NELSON TRATADO DE PEDIATRIA

Volume 1

O GEN | Grupo Editorial Nacional – maior plataforma editorial brasileira no segmento científico, técnico e profissional – publica conteúdos nas áreas de ciências da saúde, exatas, humanas, jurídicas e sociais aplicadas, além de prover serviços direcionados à educação continuada e à preparação para concursos.

As editoras que integram o GEN, das mais respeitadas no mercado editorial, construíram catálogos inigualáveis, com obras decisivas para a formação acadêmica e o aperfeiçoamento de várias gerações de profissionais e estudantes, tendo se tornado sinônimo de qualidade e seriedade.

A missão do GEN e dos núcleos de conteúdo que o compõem é prover a melhor informação científica e distribuí-la de maneira flexível e conveniente, a preços justos, gerando benefícios e servindo a autores, docentes, livreiros, funcionários, colaboradores e acionistas.

Nosso comportamento ético incondicional e nossa responsabilidade social e ambiental são reforçados pela natureza educacional de nossa atividade e dão sustentabilidade ao crescimento contínuo e à rentabilidade do grupo.

NELSON TRATADO DE PEDIATRIA

Volume 1

ROBERT M. KLIEGMAN, MD
Professor and Chair Emeritus
Department of Pediatrics
Medical College of Wisconsin
Milwaukee, Wisconsin

JOSEPH W. ST GEME III, MD
Professor of Pediatrics and Microbiology and Chair of the Department of Pediatrics
University of Pennsylvania Perelman School of Medicine
Chair of the Department of Pediatrics and Physician-in-Chief
Leonard and Madlyn Abramson Endowed Chair in Pediatrics
Children's Hospital of Philadelphia
Philadelphia, Pennsylvania

NATHAN J. BLUM, MD
William H. Bennett Professor of Pediatrics
University of Pennsylvania Perelman School of Medicine
Chief, Division of Developmental and Behavioral Pediatrics
Children's Hospital of Philadelphia
Philadelphia, Pennsylvania

SAMIR S. SHAH, MD, MSCE
Professor of Pediatrics
University of Cincinnati College of Medicine
Director, Division of Hospital Medicine
Chief Metrics Officer
James M. Ewell Endowed Chair
Cincinnati Children's Hospital Medical Center
Cincinnati, Ohio

ROBERT C. TASKER, MBBS, MD
Professor of Neurology
Professor of Anesthesia
Harvard Medical School
Senior Associate, Critical Care Medicine
Director, Pediatric NeuroCritical Care Program
Boston Children's Hospital
Boston, Massachusetts

KAREN M. WILSON, MD, MPH
Professor of Pediatrics
Debra and Leon Black Division Chief of General Pediatrics
Vice-Chair for Clinical and Translational Research
Kravis Children's Hospital at the Icahn School of Medicine at Mount Sinai
New York, New York

Editor Emérito

RICHARD E. BEHRMAN, MD
Nonprofit Healthcare and Educational Consultants to Medical Institutions
Santa Barbara, California

21ª edição

GEN | GUANABARA KOOGAN

- Data do fechamento do livro: 30/03/2022

- **Atendimento ao cliente: (11) 5080-0751 | faleconosco@grupogen.com.br**

- Traduzido de:
  NELSON TEXTBOOK OF PEDIATRICS, TWENTY-FIRST EDITION
  Copyright © 2020 by Elsevier, Inc. All rights reserved.
  Previous editions copyrighted 2016, 2011, 2007, 2004, 2000, 1996, 1992, 1987, 1983, 1979, 1975, 1969, 1964, 1959.

  This edition of *Nelson Textbook of Pediatrics, 21st edition,* by Robert M. Kliegman, Joseph W. Geme III, Nathan J. Blum, Samir S. Shah, Robert C. Tasker, Karen M. Wilson, Richard E. Behrman is published by arrangement with Elsevier Inc.
  ISBN: 978-0-323-52950-1
  Esta edição de *Nelson Textbook of Pediatrics, 21ª edição,* de Robert M. Kliegman, Joseph W. Geme III, Nathan J. Blum, Samir S. Shah, Robert C. Tasker, Karen M. Wilson, Richard E. Behrman é publicada por acordo com a Elsevier Inc.

- Direitos exclusivos para a língua portuguesa
  Copyright © 2022 by
  GEN | Grupo Editorial Nacional S.A.
  Publicado pelo selo Editora Guanabara Koogan Ltda.
  Travessa do Ouvidor, 11
  Rio de Janeiro – RJ – 20040-040
  www.grupogen.com.br

- Capa: Bruno Gomes

- Editoração eletrônica: Diretriz (volume 1)/R.O. Moura (volume 2)

- Ficha catalográfica

CIP-BRASIL. CATALOGAÇÃO NA PUBLICAÇÃO
SINDICATO NACIONAL DOS EDITORES DE LIVROS, RJ

N349
21. ed.

Nelson tratado de pediatria / Robert M. Kliegman ... [et al.] ; tradução Patricia Lydie Voeux. - 21. ed. - Rio de Janeiro : GEN | Grupo Editorial Nacional S.A. Publicado pelo selo Editora Guanabara Koogan Ltda., 2022.
4.264 p. : il. ; 28 cm.

Tradução de: Nelson textbook of pediatrics.
Inclui bibliografia
ISBN 978-8-595-15826-9

1. Pediatria. I. Kliegman, Robert M. II. Voeux, Patricia Lydie. III. Título.

22-76468

CDD: 618.92
CDU: 618.92

Gabriela Faray Ferreira Lopes – Bibliotecária – CRB-7/6643

Revisão Técnica e Tradução

COORDENAÇÃO DA REVISÃO TÉCNICA

Nathalia Veiga Moliterno (Capítulos 1, 3-5, 11, 68-71, 74-76, 78-81, 83-93, 100, 104, 546-549, 727-747)

Pediatra e intensivista pediátrica, com Residência Médica em Pediatria Geral e em terapia intensiva pediátrica pelo Instituto Fernandes Figueira, Fiocruz. Especialista em Pediatria, SBP, e em Terapia Intensiva Pediátrica, Associação de Medicina Intensiva Brasileira (AMIB). Professora Assistente de ensino de Pediatria da Faculdade de Medicina de Petrópolis (FMP-UNIFASE). Coordenadora médica da UTI Neonatal e Pediátrica do Hospital de Ensino Alcides Carneiro, Petrópolis/RJ. Professora responsável pela Simulação Realística em Pediatria e Membro do Comitê de Ética em Pesquisa da UNIFASE. Mestre em Saúde Materno-Infantil pela Universidade Federal Fluminense. Doutoranda do Instituto D'Or de Pesquisa e Ensino.

REVISÃO TÉCNICA

Adliz da Rocha Siqueira (Capítulos 692-710)

Pediatra e Neonatologista, com Residência Médica em Pediatria Geral pela UNIFASE/Hospital Alcides Carneiro, e em Neonatologia pelo Instituto Fernandes Figueira, Fiocruz. Especialista em Neonatologia, SBP. Professora Auxiliar de ensino de Pediatria da UNIFASE. Rotina médica do Hospital de Ensino Alcides Carneiro. Pós-graduanda em Gestão da Qualidade e Segurança do Paciente, Albert Einstein.

Alenuê Niquini Ramos (Capítulos 26, 132-140, 147)

Graduação em Medicina, Faculdade de Medicina de Petrópolis (FMP-UNIFASE). Residência Médica em Pediatria, Hospital de Ensino Alcides Carneiro. Professor Auxiliar de ensino de Pediatria da UNIFASE. Plantonista do Hospital de Ensino Alcides Carneiro.

Alvaro José Martins de Oliveira Veiga (Capítulos 112-114)

Professor Titular de Pediatria, Faculdade de Medicina de Petrópolis (FMP-UNIFASE). Coordenador geral das Unidades Curriculares de Semiologia da Criança e do Adolescente e Clínica da Criança e do Adolescente e Membro do Comitê de Ética em Pesquisa da UNIFASE. Diretor Médico do Hospital de Ensino Alcides Carneiro, Petrópolis, RJ. Especialista em Pediatria, Neonatologia e Terapia Intensiva Pediátrica, SBP. Mestre em Pediatria, Universidade Federal do Rio de Janeiro. Doutor em Saúde da Criança e da Mulher, Fiocruz. Especialista em Gestão Hospitalar, Fiocruz.

Ana Carolina Martelli Fernandes (Capítulos 572-576, 586, 588-591, 594, 596, 597, 600, 602)

Pediatra e Endocrinologista Pediátrica, com resistência médica em Pediatria, Hospital Universitário Pedro Ernesto da Universidade do Estado do Rio de Janeiro, e em Endocrinologia Pediátrica, Instituto de Puericultura e Pediatria Martagão Gesteira da Universidade Federal do Rio de Janeiro (UFRJ). Especialista em Pediatria, Sociedade Brasileira de Pediatria, e em Endocrinologia Pediátrica, Sociedade Brasileira de Endocrinologia e Metabologia. Professora Assistente de Pediatria da Faculdade de Medicina de Petrópolis. Mestre em Endocrinologia, UFRJ.

Ana Paula Silva Bueno (Capítulos 475-477, 495)

Título de Especialista em Pediatria, Sociedade Brasileira de Pediatria. Mestre em Clínica Médica, Hematologia, Universidade Federal do Rio de Janeiro (UFRJ). Doutoranda em Anatomia Patológica, UFRJ. Médica Hematologista Pediátrica do Instituto de Puericultura e Pediatria Martagão Gesteira da UFRJ. Hemoterapeuta da Secretaria do Estado do Rio de Janeiro de Saúde (SES-RJ) no Hospital Alcides Carneiro.

Andersen Othon Rocha Fernandes (Capítulos 518-524, 534)

Mestre em Medicina Tropical, Universidade de Brasília. Especialista em Pediatria, Sociedade Brasileira de Pediatria (SBP). Especialista em Medicina Intensiva Pediátrica, SBP/Associação de Medicina Intensiva Brasileira (AMIB). Preceptor da Residência Médica em Terapia Intensiva Pediátrica do Hospital Materno-Infantil de Brasília.

Andréa da Costa e Silva Dyonisio (Capítulos 577-585, 598, 599)

Pós-Graduação em Endocrinologia e Metabologia, Instituto Estadual de Diabetes e Endocrinologia Luiz Capriglione/Pontifícia Universidade Católica do Rio de Janeiro (IEDE/PUC-Rio). Mestre em Endocrinologia e Metabologia, Universidade Federal do Rio de Janeiro. Professora Assistente de Pediatria da Faculdade de Medicina de Petrópolis.

Anna Cristina Domingues Portugal (Capítulos 484-488, 490-492, 497-501)

Pós-Graduação em Hematologia e Hemoterapia, Universidade Federal do Rio de Janeiro. Responsável Técnica Substituta da Agência Transfusional Hospital de Ensino Alcides Carneiro.

Bianca Aparecida Sant'Anna Makiel Dine (Capítulos 608-635)

Pediatra, Sociedade Brasileira de Pediatria (SBP)/Associação Médica Brasileira (AMB). Especialista em Neurologia Infantil, AMB/SBP e Academia Brasileira de Neurologia. Neurologista Infantil do Hospital Federal de Bonsucesso e Hospital de Ensino Alcides Carneiro. Pediatra pela SBP, especialista em Neurologia Infantil pelo Instituto de Pediatria e Puericultura Martagão Gesteira (IPPMG) da Universidade Federal do Rio de Janeiro, pela AMB/SBP e pela Academia Brasileira de Neurologia. Neurologista Infantil do Hospital Federal de Bonsucesso e do Hospital de Ensino Alcides Carneiro. Professora Auxiliar de Pediatria da Faculdade de Medicina de Petrópolis.

Carla Andrea Moreira Ferreira (Capítulos 502-506, 509, 510, 513-517)

Professora Auxiliar de ensino de Clínica Médica da Faculdade de Medicina de Petrópolis. Residência em Hematologia/Hemoterapia no Hospital Universitário Pedro Ernesto.

Carla Gikovate (Capítulos 6-10, 13, 17, 22, 32, 34, 35, 39, 40, 43, 44, 47, 50, 52-54)

Neurologista Infantil. Especialista em Educação Especial Inclusiva. Mestre em Psicologia. Doutoranda em Psicologia. Professora de Pediatria da Faculdade de Medicina de Petrópolis.

Carlos Eduardo Souza Dyonisio (Capítulo 607)

Mestre em Endocrinologia, Universidade Federal do Rio de Janeiro. Especialista em Endocrinologia, Instituto Estadual de Diabetes e Endocrinologia Luiz Capriglione/Pontifícia Universidade Católica do Rio de Janeiro (IEDE/PUC-Rio). Professor Assistente de Clínica Médica da Faculdade de Medicina de Petrópolis.

Carolina Monteiro Chaloub (Capítulos 331, 344-353, 374-399)

Residência médica em Pediatria e Pós-Graduação em Gastroenterologia Pediátrica, Instituto de Puericultura e Pediatria Martagão Gesteira da Universidade Federal do Rio de Janeiro (IPPMG/UFRJ). Gastropediatra do Hospital Municipal Jesus/RJ. Mestre em Saúde Materno-Infantil, IPPMG/UFRJ.

Cassio Luiz de Carvalho Serão (Capítulos 102, 109, 111)

Médico Geneticista. Colaborador do Ambulatório de Doenças Raras do Hospital Universitário Pedro Ernesto. Professor Colaborador da Faculdade de Medicina de Petrópolis.

Christieny Chaipp Mochdece (Capítulos 115-129)

Residência em Pediatria, Instituto Fernandes Figueira, Fiocruz. Residência em Neonatologia, Fiocruz. Especialista em Pediatria e em Neonatologia, Sociedade Brasileira de Pediatria. Mestre em Saúde da Criança e da Mulher, Fiocruz. Professora Assistente de ensino de Pediatria, Faculdade de Medicina de Petrópolis.

Clara Greidinger Campos Fernandes (Cap. 178-194, 525-533)

Mestre em Ciências da Saúde, Universidade de Brasília. Especialista em Pediatria e Gastroenterologia Pediátrica, Associação Médica Brasileira (AMB)/Sociedade Brasileira de Pediatria (SBP). Gastroenterologista pediátrica do Hospital Regional da Asa Norte/Brasília, DF.

Claudia Salvini Barbosa Martins da Fonseca (Capítulos 148-165)

Professora Assistente de Pediatria da Faculdade de Medicina de Petrópolis. Mestre em Saúde Materno-Infantil, Universidade Federal Fluminense (UFF). Especialista em Pediatria, Sociedade Brasileira de Pediatria (SBP). Especialista em Alergia e Imunologia (ASBAI).

Daiana C. Barros (Capítulos 489, 496, 507, 508, 511, 512)

Pós-Graduada em Pediatria, Pontifícia Universidade Católica do Rio de Janeiro (PUC-Rio) e em Hematologia e Hemoterapia Pediátrica, Instituto de Puericultura e Pediatria Martagão Gesteira da Universidade Federal do Rio de Janeiro (IPPMG/UFRJ). Especialista em Pediatria, Sociedade Brasileira de Pediatria (SBP).

Daniela Angelina Colombo (Capítulos 473, 474, 478-483, 493, 494)
Residência Médica em Hematologia e Hemoterapia, Universidade do Estado do Rio de Janeiro. Mestre em Clínica Médica, Universidade Federal do Rio de Janeiro. Médica da Polícia Militar do Rio de Janeiro. Médica da Secretaria Municipal de Petrópolis.

Eneida Quadrio de Oliveira Veiga (Capítulos 2, 27, 57, 59-67)
Especialista em Pediatria e Neonatologia, Sociedade Brasileira de Pediatria. Mestre em Ensino em Ciências da Saúde, Universidade Federal de São Paulo. Especialista em Terapia Nutricional Enteral e Parenteral, Sociedade Brasileira de Nutrição Parenteral e Enteral. Curso de Gestão dos Serviços de Saúde, Universidade de Ribeirão Preto. Professora Assistente de ensino de Pediatria da Faculdade de Medicina de Petrópolis (FMP-UNIFASE). Coordenadora do Internato de Pediatria e Membro do Núcleo Docente Estruturante da UNIFASE. Coordenadora do Departamento de Pediatria do Hospital de Ensino Alcides Carneiro.

Felipe Machado Moliterno (Capítulos 12, 14-16, 18-21, 23-25, 28-31, 33, 36-38, 41, 42, 45, 46, 48, 49, 51, 55, 56, 58, 68, 72, 73, 103, 130, 131, 166-177, 201-304, 317-330, 333, 654-662)
Médico Pediatra e Infectologista Pediátrico, Instituto Fernandes Figueira, Fiocruz. Mestre em Medicina Tropical, Instituto Oswaldo Cruz, Fiocruz. Professor Assistente de Pediatria da Faculdade de Medicina de Petrópolis (FMP-UNIFASE). Médico Rotina da Enfermaria de Pediatria do Hospital de Ensino Alcides Carneiro. Coordenador da Residência Médica em Pediatria da UNIFASE. Membro do Comitê de Infectologia Pediátrica da Sociedade de Pediatria do Estado do Rio de Janeiro (SOPERJ) e Coordenador da Regional Serrana da SOPERJ.

Flávia Magalhães Marzullo de Almeida (Capítulos 77, 82, 402-413, 434-445, 711-726, 748)
Residência em Pediatria, Faculdade de Medicina de Petrópolis. Especialista em Pediatria, Sociedade Brasileira de Pediatria. Coordenadora da Pediatria do Hospital Beneficência Portuguesa de Petrópolis/Sociedade Médico-Hospitalar (SMH). Pediatra do Serviço de Pediatria do Hospital de Ensino Alcides Carneiro.

Juan Llerena (Capítulos 94, 96-99, 105-108, 110)
Médico Geneticista. Coordenador do Centro de Genética Médica e Centro de Referência para as Doenças Raras do Instituto Nacional Fernandes Figueira, Fiocruz. Professor Colaborador da Faculdade de Medicina de Petrópolis.

Juliana de Lima Pereira Gall (Capítulos 332, 354-373)
Professora auxiliar de ensino de Pediatria da Faculdade de Medicina de Petrópolis. Pediatra pelo Hospital Federal de Bonsucesso. Gastroenterologista Pediátrica pelo Instituto de Pediatria e Puericultura Martagão Gesteira/Universidade Federal do Rio de Janeiro.

Karinne Condack Mafort Branco (Capítulos 587, 592, 593, 595, 601, 603-606)
Residência médica em Pediatria e em Terapia Intensiva Pediátrica, Instituto Fernandes Figueira, e em Endocrinologia Pediátrica, Universidade Federal do Rio de Janeiro (UFRJ). Mestre em Endocrinologia, UFRJ. Especialista em Pediatria, Sociedade Brasileira de Pediatria (SBP), em Terapia Intensiva Pediátrica, Associação de Medicina Intensiva Brasileira (AMIB), e em Endocrinologia Pediátrica, Sociedade Brasileira de Endocrinologia e Metabologia (SBEM). Médica do ambulatório de pediatria e endocrinologia pediátrica do Instituto de Puericultura e Pediatria Martagão Gesteira (IPPMG), UFRJ.

Marco Antonio Daiha (Capítulos 552, 554-562)
Especialista em Cirurgia Geral e Cirurgia Pediátrica, Universidade Federal do Estado do Rio de Janeiro. Cirurgião Pediátrico das maternidades municipais Alexander Flemming e Herculano Pinheiro, Rio de Janeiro/RJ. Coordenador da equipe de Cirurgia Pediátrica do Hospital Alcides Carneiro.

Mariana Ventura Soares Neves (Capítulos 535-545, 550, 551, 553)
Residência Médica em Pediatria, Universidade Federal Fluminense. Coordenadora Médica do Serviço de Urgência e Emergência do Hospital de Ensino Alcides Carneiro. Professora Auxiliar de ensino de Pediatria da Faculdade de Medicina de Petrópolis.

Mariana de Queiroz Gomes Gonzaga (Capítulos 95, 101)
Residência Médica em Pediatria, Instituto de Puericultura e Pediatria Martagão Gesteira da Universidade Federal do Rio de Janeiro. Residência Médica em Genética Médica, Instituto Nacional de Saúde da Mulher, da Criança e do Adolescente Fernandes Figueira, Fiocruz. Professora de Genética Médica da Faculdade de Medicina de Petrópolis.

Marina de Figueiredo Sousa (Capítulos 663-691)
Especialização em Dermatologia no Hospital da Gamboa. Mestranda, Universidade Federal do Estado do Rio de Janeiro, Hospital Universitário Gaffrée e Guinle (HUGG-UNIRIO). Professora da Faculdade de Medicina de Petrópolis.

Patricia M. Pachá (Capítulos 636-653)
Mestrado em Educação em Saúde, Universidade Federal do Estado de São Paulo. Professora Assistente, Unidade Curricular de Oftalmologia da Faculdade de Medicina de Petrópolis.

Patrícia Papoula Gorni dos Reis (Capítulos 335, 337, 339, 340, 343)
Mestre em Odontopediatria, Universidade do Estado do Rio de Janeiro. Professora Assistente do Curso de Odontologia da Faculdade de Medicina de Petrópolis.

Priscilla Magalhães Feleppa Valente (Capítulos 195-200, 305-316)
Médica com residência em Pediatria e Infectologia Pediátrica, Instituto Fernandes Figueira, Fiocruz. Mestre em Saúde Pública da Criança e da Mulher, Fiocruz. Professora Assistente de Pediatria da Faculdade de Medicina de Petrópolis.

Renata Labronici (Capítulos 447-472)
Pediatra, Instituto Fernandes Figueira. Cardiologista Pediátrica e Fetal, Instituto Nacional de Cardiologia e Sociedade Brasileira de Cardiologia. Mestre em Cardiologia e Infecção, Instituto de Pesquisa Evandro Chagas/Fiocruz. Professora Assistente de Pediatria da Faculdade de Medicina de Petrópolis.

Solimar Stumpf Cordeiro (Capítulos 400, 401, 414-433, 446)
Residência Médica, Faculdade de Medicina de Petrópolis (FMP-UNIFASE)/ Hospital Alcides Carneiro. Especialização em Saúde Mental e Desenvolvimento Infanto-Juvenil, Santa Casa de Misericórdia do Rio de Janeiro. Médica Plantonista na UTI Neonatal e Médica da Rotina na Enfermaria Pediátrica do Hospital Alcides Carneiro, Fundação Municipal de Saúde de Petrópolis. Médica na UTI Neonatal e Médica da Rotina na Enfermaria Pediátrica do Hospital Alcides Carneiro, Fundação Municipal de Saúde de Petrópolis. Coordenadora da Liga de Pediatria e Professora Assistente de Pediatria da UNIFASE. Mestre em Saúde da Criança e Adolescente, Universidade Federal Fluminense.

Vander Guimarães Silva (Capítulos 141-146, 563-571)
Médico Ginecologista e Obstetra. Doutor em Ciências, Fiocruz. Obstetra no Instituto Fernandes Figueira. Professor titular de Ginecologia e Obstetrícia, Faculdade de Medicina de Petrópolis.

Vera Mendes Soviero (Capítulos 334, 336, 338, 341, 342)
Mestre e Doutora em Odontopediatria, Universidade Federal do Rio de Janeiro. Coordenadora do Curso de Odontologia da Faculdade de Medicina de Petrópolis (UNIFASE). Professora Associada da Faculdade de Odontologia da Universidade do Estado do Rio de Janeiro.

TRADUÇÃO

Adriana Corrêa
Adriana Nascimento
Alcir Fernandes
Alda Silva
Aline Donato
Aloysio de Mello Figueiredo Cerqueira
Ana Julia Perrotti-Garcia
Angela Nishikaku
Angela Scarparo
Beatriz Perez Floriano
Bianca Saguie
Camila Nogueira Alves Bezerra
Camila Oliveira da Silva Meira
Carmen Baur Vieira
Carolina Dagli Hernandez
Denise C. Rodrigues
Douglas Futuro
Edianez Victoria
Eliseanne Nopper
Felipe Piedade G. Neves
Fernanda Ignácio
Fernanda Seabra Schanuel
Flávia Verechia
Flor de Letras Editorial
Gustavo Fernandes
Isabela Bazzo
Karina Carvalho
Keila Dutka
Luciana Cafasso
Luiz Claudio Queiroz
Luiz Frazão Filho
Marcella de Melo Silva
Marcio Luis Acencio
Maria Cristina Motta Schimmelpfeng
Maria Eugênia Laurito
Mariana Villanova Vieira
Mariangela Pinheiro de Magalhães Oliveira
Marina Santiago de Mello
Mateus de Souza R. Mioni
Mônica Israel
Nathalie Dagli
Olimpio Scherer
Patricia Lydie Voeux
Rayssa Lopes Martins
Renata Medeiros
Renata Rabello
Renata Scavone
Samanta Mello
Sérgio Jesus-Garcia
Sheila Recepute
Simone Florim da Silva
Sueli Basile
Tatiana Ferreira Robaina
Tatiana Hernandez Zaidan
Tatiana Pádua
Teodoro Lorent
Vilma Varga
Yasmin Orlando

Ao Pediatra que, por meio de sua confiança expressa nas edições anteriores deste livro, forneceu estímulo para esta revisão. Que possamos continuar a ser uma fonte de informações úteis para os médicos que cuidam de todos os nossos filhos.

R. M. Kliegman

Colaboradores

Nadia Y. Abidi, MD
Resident Physician
Department of Dermatology
University of Missouri School of Medicine
Columbia, Missouri
Cutaneous Defects
Ectodermal Dysplasias

Mark J. Abzug, MD
Professor of Pediatrics
Vice Chair for Academic Affairs
University of Colorado School of Medicine
Section of Pediatric Infectious Diseases
Children's Hospital Colorado
Aurora, Colorado
Nonpolio Enteroviruses

David R. Adams, MD, PhD
Associate Investigator, Undiagnosed Diseases Program
Senior Staff Clinician
National Human Genome Research Institute
National Institutes of Health
Bethesda, Maryland
Genetic Approaches to Rare and Undiagnosed Diseases

Nicholas S. Adams, MD
Plastic Surgery Resident
Spectrum Health Hospitals
Michigan State University
Grand Rapids, Michigan
Deformational Plagiocephaly

Stewart L. Adelson, MD
Assistant Clinical Professor
Department of Psychiatry
Columbia University College of Physicians and Surgeons
Adjunct Clinical Assistant Professor
Weill Cornell Medical College of Cornell University
New York, New York
Gay, Lesbian, and Bisexual Adolescents

Shawn K. Ahlfeld, MD
Assistant Professor of Pediatrics
University of Cincinnati College of Medicine
Attending Neonatologist, Perinatal Institute
Cincinnati Children's Hospital Medical Center
Cincinnati, Ohio
Respiratory Tract Disorders

Osman Z. Ahmad, MD
Fellow in Pediatric Gastroenterology
University of Alabama at Birmingham School of Medicine
Birmingham, Alabama
Clostridium difficile *Infection*

John J. Aiken, MD, FACS, FAAP
Professor of Surgery
Division of Pediatric General and Thoracic Surgery
Medical College of Wisconsin
The Children's Hospital of Wisconsin
Milwaukee, Wisconsin
Acute Appendicitis
Inguinal Hernias
Epigastric Hernia
Incisional Hernia

Cezmi A. Akdis, MD
Professor of Immunology
Swiss Institute of Allergy and Asthma Research
Christine Kühne Center for Allergy Research and Education
Davos, Switzerland;
Medical Faculty, University of Zurich
Zurich, Switzerland
Allergy and the Immunologic Basis of Atopic Disease

Evaline A. Alessandrini, MD, MSCE
Professor of Clinical Pediatrics
University of Cincinnati College of Medicine
Division of Emergency Medicine
Director, Quality Scholars Program in Health Care Transformation
Cincinnati Children's Hospital Medical Center
Cincinnati, Ohio
Outcomes and Risk Adjustment of Emergency Medical Services

Michael A. Alexander, MD
Professor of Pediatrics and Rehabilitation Medicine
Thomas Jefferson Medical College
Philadelphia, Pennsylvania;
Emeritus Medical Staff
Nemours Alfred I. duPont Hospital for Children
Wilmington, Delaware
Evaluation of the Child for Rehabilitative Services

Omar Ali, MD
Pediatric Endocrinology
Valley Children's Hospital
Madera, California
Hyperpituitarism, Tall Stature, and Overgrowth Syndromes
Hypofunction of the Testes
Pseudoprecocity Resulting from Tumors of the Testes
Gynecomastia

Karl E. Anderson, MD, FACP
Professor of Preventive Medicine and Community Health and Internal Medicine
Director, Porphyria Laboratory and Center
University of Texas Medical Branch
Galveston, Texas
The Porphyrias

Kelly K. Anthony, PhD, PLLC
Assistant Professor
Department of Psychiatry and Behavioral Sciences
Duke University Medical Center
Durham, North Carolina
Musculoskeletal Pain Syndromes

Alia Y. Antoon, MD, DCH
Senior Fellow
American Academy of Pediatrics
Honorary Pediatrician
MassGeneral Hospital for Children
Boston, Massachusetts
Burn Injuries
Cold Injuries

Susan D. Apkon, MD
Professor
Department of Physical Medicine and Rehabilitation
University of Colorado
Denver, Colorado;
Chief, Pediatric Rehabilitation
Children's Hospital Colorado
Aurora, Colorado
Ambulation Assistance

Stacy P. Ardoin, MD, MHS
Associate Professor of Clinical Medicine
Division of Adult and Pediatric Rheumatology
The Ohio State University Wexner Medical Center
Nationwide Children's Hospital
Columbus, Ohio
Systemic Lupus Erythematosus
Vasculitis Syndromes

Alexandre Arkader, MD
Attending Orthopaedic Surgeon
Children's Hospital of Philadelphia
Philadelphia, Pennsylvania
Common Fractures

Thaís Armangué, MD, PhD
Pediatric Neurologist
Neuroimmunology Program
IDIBAPS—Hospital Clinic–Hospital Sant Joan de Déu (Barcelona)
University of Barcelona
Barcelona, Spain
Autoimmune Encephalitis

Carola A.S. Arndt, MD
Professor of Pediatrics
Department of Pediatrics and Adolescent Medicine
Division of Pediatric Hematology-Oncology
Mayo Clinic
Rochester, Minnesota
Soft Tissue Sarcomas

Paul L. Aronson, MD
Associate Professor of Pediatrics and Emergency Medicine
Yale School of Medicine
New Haven, Connecticut
Fever in the Older Child

David M. Asher, MD
Supervisory Medical Officer and Chief
Laboratory of Bacterial and Transmissible Spongiform Encephalopathy Agents
Division of Emerging and Transfusion-Transmitted Diseases
US Food and Drug Administration
Silver Spring, Maryland
Transmissible Spongiform Encephalopathies

Ann Ashworth, PhD, Hon FRCPCH
Professor Emeritus
Department of Population Health
Nutrition Group
London School of Hygiene and Tropical Medicine
London, United Kingdom
Nutrition, Food Security, and Health

Amit Assa, MD
Associate Professor of Pediatrics
Sackler Faculty of Medicine
Tel Aviv University
Tel Aviv, Israel;
Head, IBD Unit
Institute of Gastroenterology, Nutrition, and Liver Diseases
Schneider Children's Medical Center
Petah Tikva, Israel
Immunodeficiency Disorders

Barbara L. Asselin, MD
Professor of Pediatrics and Oncology
Department of Pediatrics
University of Rochester School of Medicine and Dentistry
Golisano Children's Hospital and Wilmot Cancer Institute
Rochester, New York
Epidemiology of Childhood and Adolescent Cancer

Christina M. Astley, MD, ScD
Instructor in Pediatrics
Harvard Medical School
Attending Physician
Division of Endocrinology
Boston Children's Hospital
Boston, Massachusetts
Autoimmune Polyglandular Syndromes

Joann L. Ater, MD
Professor
Department of Pediatrics Patient Care
University of Texas MD Anderson Cancer Center
Houston, Texas
Brain Tumors in Childhood
Neuroblastoma

Norrell Atkinson, MD, FAAP
Assistant Professor of Pediatrics
Drexel University College of Medicine
Child Protection Program
St. Christopher's Hospital for Children
Philadelphia, Pennsylvania
Adolescent Sexual Assault

Erika U. Augustine, MD
Associate Professor of Neurology and Pediatrics
Associate Director, Center for Health + Technology
University of Rochester Medical Center
Rochester, New York
Dystonia

Marilyn C. Augustyn, MD
Professor of Pediatrics
Boston University School of Medicine
Boston Medical Center
Boston, Massachusetts
Impact of Violence on Children

Yaron Avitzur, MD
Associate Professor
Department of Pediatrics
University of Toronto Faculty of Medicine
Division of Gastroenterology, Hepatology, and Nutrition
The Hospital for Sick Children
Toronto, Canada
Short Bowel Syndrome

Carlos A. Bacino, MD
Professor and Vice Chair of Clinical Affairs
Department of Molecular and Human Genetics
Baylor College of Medicine
Director, Pediatrics Genetics Clinic
Texas Children's Hospital
Houston, Texas
Cytogenetics

Zinzi D. Bailey, ScD, MSPH
Assistant Scientist
University of Miami Miller School of Medicine
Miami, Florida
Racism and Child Health

Binod Balakrishnan, MBBS
Assistant Professor
Department of Pediatrics
Medical College of Wisconsin
Division of Pediatric Critical Care
Children's Hospital of Wisconsin
Milwaukee, Wisconsin
Brain Death

Frances B. Balamuth, MD, PhD, SCE
Assistant Professor of Pediatrics
University of Pennsylvania Perelman School of Medicine
Associate Director of Research
Division of Emergency Medicine
Co-Director, Pediatric Sepsis Program
Children's Hospital of Philadelphia
Philadelphia, Pennsylvania
Triage of the Acutely Ill Child

Robert N. Baldassano, MD
Colman Family Chair in Pediatric Inflammatory Bowel Disease and Professor of Pediatrics
University of Pennsylvania Perelman School of Medicine
Director, Center for Pediatric Inflammatory Bowel Disease
Children's Hospital of Philadelphia
Philadelphia, Pennsylvania
Inflammatory Bowel Disease
Eosinophilic Gastroenteritis

Keith D. Baldwin, MD, MSPT, PH
Assistant Professor
Department of Orthopaedic Surgery
University of Pennsylvania Perelman School of Medicine
Attending Physician
Neuromuscular Orthopaedics and Orthopaedic Trauma
Children's Hospital of Philadelphia
Philadelphia, Pennsylvania
Growth and Development
Evaluation of the Child
Torsional and Angular Deformities
Common Fractures

Christina Bales, MD
Associate Professor of Clinical Pediatrics
University of Pennsylvania Perelman School of Medicine
Medical Director, Intestinal Rehabilitation Program
Division of Gastroenterology, Hepatology, and Nutrition
Children's Hospital of Philadelphia
Philadelphia, Pennsylvania
Intestinal Atresia, Stenosis, and Malrotation

William F. Balistreri, MD
Medical Director Emeritus, Pediatric Liver Care Center
Division of Pediatric Gastroenterology, Hepatology, and Nutrition
Cincinnati Children's Hospital Medical Center
Cincinnati, Ohio
Morphogenesis of the Liver and Biliary System
Manifestations of Liver Disease
Cholestasis
Metabolic Diseases of the Liver
Viral Hepatitis
Liver Disease Associated with Systemic Disorders
Mitochondrial Hepatopathies

Allison Ballantine, MD, MEd
Associate Professor of Clinical Pediatrics
University of Pennsylvania Perelman School of Medicine
Co-Director Med Ed Program, Graduate School of Education
Section Chief, Inpatient Services
Division of General Pediatrics
Children's Hospital of Philadelphia
Philadelphia, Pennsylvania
Malnutrition

Robert S. Baltimore, MD
Professor of Pediatrics and Epidemiology
Clinical Professor of Nursing
Professor of Pediatrics and Epidemiology
Clinical Professor of Nursing
Yale School of Medicine
Associate Director of Hospital Epidemiology (for Pediatrics)
Yale–New Haven Hospital
New Haven, Connecticut
Listeria monocytogenes
Pseudomonas, Burkholderia, and Stenotrophomonas
Infective Endocarditis

Manisha Balwani, MBBS, MS
Associate Professor of Medicine and Genetics and Genomic Sciences
Kravis Children's Hospital at the Icahn School of Medicine at Mount Sinai
New York, New York
The Porphyrias

Vaneeta Bamba, MD
Associate Professor of Clinical Pediatrics
University of Pennsylvania Perelman School of Medicine
Medical Director, Diagnostic and Research Growth Center
Children's Hospital of Philadelphia
Philadelphia, Pennsylvania
Assessment of Growth

Brenda L. Banwell, MD
Professor of Neurology
Grace R. Loeb Endowed Chair in Neurosciences
University of Pennsylvania Perelman School of Medicine
Chief, Division of Neurology
Director, Pediatric Multiple Sclerosis Clinic
Children's Hospital of Philadelphia
Philadelphia, Pennsylvania
Central Nervous System Vasculitis

Sarah F. Barclay, PhD
Department of Medical Genetics
Cumming School of Medicine at University of Calgary
Alberta Children's Hospital Research Institute
Calgary, Alberta, Canada
Rapid-Onset Obesity with Hypothalamic Dysfunction, Hypoventilation, and Autonomic Dysregulation (ROHHAD)

Maria E. Barnes-Davis, MD, PhD
Assistant Professor of Pediatrics
University of Cincinnati College of Medicine
Attending Neonatologist
Division of Neonatology and Pulmonary Biology
Cincinnati Children's Hospital Medical Center
Cincinnati, Ohio
The High-Risk Infant

Karyl S. Barron, MD
Deputy Director
Division of Intramural Research
National Institute of Allergy and Infectious Diseases
National Institutes of Health
Bethesda, Maryland
Amyloidosis

Donald Basel, MBBCh
Associate Professor of Pediatrics and Genetics
Chief, Medical Genetics Division
Medical College of Wisconsin
Milwaukee, Wisconsin
Ehlers-Danlos Syndrome

Dorsey M. Bass, MD
Associate Professor of Pediatrics
Stanford University School of Medicine
Division of Pediatric Gastroenterology
Lucile Salter Packard Children's Hospital
Palo Alto, California
Rotaviruses, Caliciviruses, and Astroviruses

Mary T. Bassett, MD, MPH
FXB Professor of the Practice of Public Health and Human Rights
Harvard T.H. Chan School of Public Health
Boston, Massachusetts
Racism and Child Health

Christian P. Bauerfeld, MD
Assistant Professor of Pediatrics
Wayne State University School of Medicine
Division of Pediatric Critical Care Medicine
Children's Hospital of Michigan
Detroit, Michigan
Mechanical Ventilation

Rebecca A. Baum, MD
Clinical Associate Professor of Pediatrics
The Ohio State University College of Medicine
Chief, Developmental Behavioral Pediatrics
Nationwide Children's Hospital
Columbus, Ohio
Positive Parenting and Support

Michael J. Bell, MD
Professor, Pediatrics and Critical Care Medicine
Chief, Critical Care Medicine
Children's National Medical Center
The George Washington University School of Medicine
Washington, DC
Neurologic Emergencies and Stabilization

Nicole R. Bender, MD
Resident Physician
Department of Dermatology
Medical College of Wisconsin
Milwaukee, Wisconsin
Morphology of the Skin
Dermatologic Evaluation of the Patient
Eczematous Disorders
Photosensitivity
Diseases of the Epidermis

Daniel K. Benjamin Jr, MD, PhD, MPH
Kiser-Arena Professor of Pediatrics
Duke Clinical Research Institute
Duke University Medical Center
Durham, North Carolina
Principles of Antifungal Therapy
Candida

Michael J. Bennett, PhD, FRCPath, FACB
Professor of Pathology and Laboratory Medicine
University of Pennsylvania Perelman School of Medicine
Director, Michael J. Palmieri Metabolic Disease Laboratory
Children's Hospital of Philadelphia
Philadelphia, Pennsylvania
Disorders of Mitochondrial Fatty Acid β-Oxidation

Daniel Bernstein, MD
Alfred Woodley Salter and Mabel G. Salter Endowed Professor in Pediatrics
Associate Dean for Curriculum and Scholarship
Stanford University School of Medicine
Palo Alto, California
Cardiac Development
The Fetal to Neonatal Circulatory Transition
History and Physical Examination in Cardiac Evaluation
Laboratory Cardiac Evaluation
Epidemiology and Genetic Basis of Congenital Heart Disease
Evaluation and Screening of the Infant or Child with Congenital Heart Disease
Acyanotic Congenital Heart Disease: Left-to-Right Shunt Lesions
Acyanotic Congenital Heart Disease: The Obstructive Lesions
Acyanotic Congenital Heart Disease: Regurgitant Lesions
Cyanotic Congenital Heart Disease: Evaluation of the Critically Ill Neonate with Cyanosis and Respiratory Distress
Cyanotic Congenital Heart Lesions: Lesions Associated with Decreased Pulmonary Blood Flow
Cyanotic Congenital Heart Disease: Lesions Associated with Increased Pulmonary Blood Flow
Other Congenital Heart and Vascular Malformations
Pulmonary Hypertension
General Principles of Treatment of Congenital Heart Disease
Diseases of the Blood Vessels (Aneurysms and Fistulas)

Henry H. Bernstein, DO, MHCM, FAAP
Professor of Pediatrics
Zucker School of Medicine at Hofstra/Northwell
Cohen Children's Medical Center of New York
New Hyde Park, New York
Immunization Practices

Diana X. Bharucha-Goebel, MD
Assistant Professor, Neurology and Pediatrics
Children's National Medical Center
Washington, DC;
Clinical Research Collaborator
National Institutes of Health/NINDS
Neurogenetics Branch/NNDCS
Bethesda, Maryland
Muscular Dystrophies
Myasthenia Gravis
Giant Axonal Neuropathy

Holly M. Biggs, MD, MPH
Medical Epidemiologist
Respiratory Viruses Branch, Division of Viral Diseases
National Center for Immunization and Respiratory Diseases
Centers for Disease Control and Prevention
Atlanta, Georgia
Parainfluenza Viruses

Samra S. Blanchard, MD
Associate Professor
Department of Pediatrics
University of Maryland School of Medicine
Baltimore, Maryland
Peptic Ulcer Disease in Children

Joshua A. Blatter, MD, MPH
Assistant Professor of Pediatrics, Allergy, Immunology, and Pulmonary Medicine
Researcher, Patient Oriented Research Unit
Washington University School of Medicine in St. Louis
St. Louis, Missouri
Congenital Disorders of the Lung

Archie Bleyer, MD, FRCP (Glasg)
Clinical Research Professor
Knight Cancer Center
Oregon Health & Science University
Chair, Institutional Review Board for St. Charles Health System
Portland, Oregon;
Professor of Pediatrics
University of Texas MD Anderson Cancer Center
Houston, Texas
Principles of Cancer Treatment
The Leukemias

Nathan J. Blum, MD
William H. Bennett Professor of Pediatrics
University of Pennsylvania Perelman School of Medicine
Chief, Division of Developmental and Behavioral Pediatrics
Children's Hospital of Philadelphia
Philadelphia, Pennsylvania

Steven R. Boas, MD, FAAP, FACSM
Director, The Cystic Fibrosis Center of Chicago
President and CEO, The Cystic Fibrosis Institute
Glenview, Illinois;
Clinical Professor of Pediatrics
Northwestern University Feinberg School of Medicine
Chicago, Illinois
Emphysema and Overinflation
α1-Antitrypsin Deficiency and Emphysema
Other Distal Airway Diseases
Skeletal Diseases Influencing Pulmonary Function

Walter O. Bockting, PhD
Professor of Medical Psychology (in Psychiatry and Nursing)
Research Scientist, New York State Psychiatric Institute
Division of Gender, Sexuality, and Health
Department of Psychiatry
Columbia University Vagelos College of Physicians and Surgeons
New York, New York
Gender and Sexual Identity
Transgender Care

Mark Boguniewicz, MD
Professor of Pediatrics
Division of Allergy-Immunology
Department of Pediatrics
University of Colorado School of Medicine
National Jewish Health
Denver, Colorado
Ocular Allergies

Michael J. Boivin, PhD, MPH
Professor of Psychiatry and of Neurology and Ophthalmology
Michigan State University College of Osteopathic Medicine
East Lansing, Michigan
Nodding Syndrome

Daniel J. Bonthius, MD, PhD
Professor of Pediatrics and Neurology
University of Iowa Carver College of Medicine
Iowa City, Iowa
Lymphocytic Choriomeningitis Virus

Brett J. Bordini, MD, FAAP
Associate Professor of Pediatrics
Division of Hospital Medicine
Nelson Service for Undiagnosed and Rare Diseases
Director, Medical Spanish Curriculum
Medical College of Wisconsin
Milwaukee, Wisconsin
Plastic Bronchitis

Kristopher R. Bosse, MD
Instructor in Pediatrics
University of Pennsylvania Perelman School of Medicine
Attending Physician
Division of Oncology
Children's Hospital of Philadelphia
Philadelphia, Pennsylvania
Molecular and Cellular Biology of Cancer

Bret L. Bostwick, MD
Assistant Professor
Department of Molecular and Human Genetics
Baylor College of Medicine
Houston, Texas
Genetics of Common Disorders

Kenneth M. Boyer, MD
Professor and Woman's Board Chair, Emeritus
Department of Pediatrics
Rush University Medical Center
Chicago, Illinois
Toxoplasmosis (Toxoplasma gondii)

Jennifer M. Brady, MD
Assistant Professor of Pediatrics
University of Cincinnati College of Medicine
Perinatal Institute
Division of Neonatology
Cincinnati Children's Hospital Medical Center
Cincinnati, Ohio
The High-Risk Infant
Transport of the Critically Ill Newborn
Neonatal Resuscitation and Delivery Room Emergencies

Patrick W. Brady, MD, MSc
Associate Professor of Pediatrics
University of Cincinnati College of Medicine
Attending Physician, Division of Hospital Medicine
Cincinnati Children's Hospital Medical Center
Cincinnati, Ohio
Safety in Healthcare for Children

Rebecca C. Brady, MD
Professor of Pediatrics
University of Cincinnati College of Medicine
Cincinnati Children's Hospital Medical Center
Cincinnati, Ohio
Congenital and Perinatal Infections
Coccidioidomycosis (Coccidioides *Species*)

Samuel L. Brady, MS, PhD
Clinical Medical Physicist
Cincinnati Children's Hospital
Associate Professor of Radiology
University of Cincinnati
Cincinnati, Ohio
Biologic Effects of Ionizing Radiation on Children

Amanda M. Brandow, DO, MS
Associate Professor
Department of Pediatrics
Division of Pediatric Hematology/Oncology
Medical College of Wisconsin
Milwaukee, Wisconsin
Enzymatic Defects
Hemolytic Anemias Resulting from Extracellular Factors—Immune Hemolytic Anemias
Hemolytic Anemias Secondary to Other Extracellular Factors
Polycythemia
Nonclonal Polycythemia

David T. Breault, MD, PhD
Associate Professor of Pediatrics
Harvard Medical School
Division of Endocrinology
Boston Children's Hospital
Boston, Massachusetts
Diabetes Insipidus
Other Abnormalities of Arginine Vasopressin Metabolism and Action

Cora Collette Breuner, MD, MPH
Professor of Pediatrics
Adjunct Professor of Orthopedics and Sports Medicine
University of Washington School of Medicine
Division of Adolescent Medicine
Department of Orthopedics and Sports Medicine
Seattle Children's Hospital
Seattle, Washington
Substance Abuse
Adolescent Pregnancy

Carolyn Bridgemohan, MD
Associate Professor of Pediatrics
Harvard Medical School
Co-Director Autism Spectrum Center
Division of Developmental Medicine
Boston Children's Hospital
Boston, Massachusetts
Autism Spectrum Disorder

William J. Britt, MD
Charles A. Alford Professor of Pediatrics
Professor of Microbiology and Neurobiology
University of Alabama Birmingham School of Medicine
Division of Pediatric Infectious Diseases
Children's of Alabama
Birmingham, Alabama
Cytomegalovirus

Laura Brower, MD
Assistant Professor of Pediatrics
University of Cincinnati College of Medicine
Division of Hospital Medicine
Cincinnati Children's Hospital Medical Center
Cincinnati, Ohio
Fever Without a Focus in the Neonate and Young Infant

Rebeccah L. Brown, MD
Professor of Clinical Surgery and Pediatrics
University of Cincinnati College of Medicine
Co-Director of Pectus Program
Associate Director of Trauma Services
Cincinnati Children's Hospital Medical Center
Cincinnati, Ohio
Meconium Ileus, Peritonitis, and Intestinal Obstruction
Necrotizing Enterocolitis

J. Naylor Brownell, MD
Division of Gastroenterology, Hepatology, and Nutrition
Children's Hospital of Philadelphia
Philadelphia, Pennsylvania
Feeding Healthy Infants, Children, and Adolescents

Meghen B. Browning, MD
Associate Professor of Pediatrics
The Medical College of Wisconsin
Division of Pediatric Hematology-Oncology
Children's Hospital of Wisconsin
Milwaukee, Wisconsin
Pancreatic Tumors

Nicola Brunetti-Pierri, MD
Associate Professor
Department of Translational Medicine
University of Naples Federico II
Associate Investigator, Telethon Institute of Genetics and Medicine (TIGEM)
Naples, Italy
Management and Treatment of Genetic Disorders

Phillip R. Bryant, DO
Professor
Department of Pediatrics
University of Pennsylvania Perelman School of Medicine
Division of Rehabilitation Medicine
Children's Hospital of Philadelphia
Philadelphia, Pennsylvania
Rehabilitation for Severe Traumatic Brain injury
Spinal Cord Injury and Autonomic Dysreflexia Management

Rebecca H. Buckley, MD
J. Buren Sidbury Professor of Pediatrics
Professor of Immunology
Duke University School of Medicine
Durham, North Carolina
Evaluation of Suspected Immunodeficiency
The T-, B-, and NK-Cell Systems
T Lymphocytes, B Lymphocytes, and Natural Killer Cells
Primary Defects of Antibody Production
Treatment of B-Cell Defects
Primary Defects of Cellular Immunity
Immunodeficiencies Affecting Multiple Cell Types

Cynthia Etzler Budek, MS, APN/NP, CPNP-AC/PC
Pediatric Nurse Practitioner
Department of Pulmonary and Critical Care Medicine
Transitional Care/Pulmonary Habilitation Unit
Ann & Robert H. Lurie Children's Hospital of Chicago
Chicago, Illinois
Other Conditions Affecting Respiration

Supinda Bunyavanich, MD, MPH, MPhil
Associate Professor
Associate Director, Jaffe Food Allergy Institute
Department of Pediatrics
Department of Genetics and Genomic Sciences
Kravis Children's Hospital at the Icahn School of Medicine at Mount Sinai
New York, New York
Diagnosis of Allergic Disease

Carey-Ann D. Burnham, PhD D(ABMM), FIDSA, F(AAM)
Professor of Pathology and Immunology, Molecular Microbiology, Pediatrics, and Medicine
Washington University School of Medicine in St. Louis
Medical Director, Microbiology
Barnes Jewish Hospital
St. Louis, Missouri
Diagnostic Microbiology

Gale R. Burstein, MD, MPH
Clinical Professor
Department of Pediatrics
University at Buffalo Jacobs School of Medicine and Biomedical Sciences
Commissioner, Erie County Department of Health
Buffalo, New York
The Epidemiology of Adolescent Health Problems
Transitioning to Adult Care
The Breast
Menstrual Problems
Contraception
Sexually Transmitted Infections

Amaya L. Bustinduy, MD, PhD, MPH
Associate Professor in Tropical Pediatrics
Department of Clinical Research
London School of Hygiene and Tropical Medicine
London, United Kingdom
Schistosomiasis (Schistosoma)
Flukes (Liver, Lung, and Intestinal)

Jill P. Buyon, MD
Professor of Medicine (Rheumatology)
Director, Division of Rheumatology
New York University School of Medicine
NYU Langone Medical Center
New York, New York
Neonatal Lupus

Miguel M. Cabada, MD, MSc
Assistant Professor
Division of Infectious Diseases
The University of Texas Medical Branch at Galveston
Galveston, Texas
Echinococcosis (Echinococcus granulosus and Echinococcus multilocularis)

Michaela Cada, MD, FRCPC, FAAP, MPH
Assistant Professor
Department of Pediatrics
University of Toronto Faculty of Medicine
Director, Education Training Program
Division of Hematology/Oncology
The Hospital for Sick Children
Toronto, Ontario, Canada
Inherited Bone Marrow Failure Syndromes with Pancytopenia

Derya Caglar, MD
Associate Professor
Fellowship Director, Pediatric Emergency Medicine
Department of Pediatrics
University of Washington School of Medicine
Attending Physician
Division of Emergency Medicine
Seattle Children's Hospital
Seattle, Washington
Drowning and Submersion Injury

Mitchell S. Cairo, MD
Professor
Departments of Pediatrics, Medicine, Pathology, Microbiology, and Immunology and Cell Biology and Anatomy
New York Medical College
Chief, Division of Pediatric Hematology, Oncology and Stem Cell Transplantation
Maria Fareri Children's Hospital at Westchester Medical Center
New York Medical College
Valhalla, New York
Lymphoma

Diane P. Calello, MD
Associate Professor of Emergency Medicine
Rutgers University New Jersey Medical School
Executive and Medical Director
New Jersey Poison Information and Education System
Newark, New Jersey
Nonbacterial Food Poisoning

Lauren E. Camarda, MD
Pediatric Pulmonology
Advocate Children's Hospital
Park Ridge, Illinois
Bronchitis

Lindsay Hatzenbuehler Cameron, MD, MPH
Assistant Professor of Pediatrics
Baylor College of Medicine
Pediatric Infectious Diseases
Texas Children's Hospital
Houston, Texas
Tuberculosis (Mycobacterium tuberculosis)

Bruce M. Camitta, MD
Rebecca Jean Slye Professor of Pediatrics
Division of Pediatric Hematology/Oncology
Medical College of Wisconsin
Midwest Children's Cancer Center
Milwaukee, Wisconsin
Polycythemia
Nonclonal Polycythemia
Anatomy and Function of the Spleen
Splenomegaly
Hyposplenism, Splenic Trauma, and Splenectomy
Anatomy and Function of the Lymphatic System
Abnormalities of Lymphatic Vessels
Lymphadenopathy

Angela J.P. Campbell, MD, MPH
Medical Officer
Epidemiology and Prevention Branch, Influenza Division
National Center for Immunization and Respiratory Diseases
Centers for Disease Control and Prevention
Atlanta, Georgia
Influenza Viruses
Parainfluenza Viruses

Rebecca F. Carlin, MD
Attending Physician
Division of General and Community Pediatrics
Children's National Health System
Assistant Professor of Pediatrics
George Washington University School of Medicine and Health Sciences
Washington, DC
Sudden Infant Death Syndrome

Michael R. Carr, MD
Assistant Professor of Pediatrics
Division of Cardiology
Northwestern University FeinbergSchool of Medicine
Ann & Robert H. Lurie Children's Hospital of Chicago
Chicago, Illinois
Rheumatic Heart Disease

Robert B. Carrigan, MD
Assistant Clinical Professor
Department of Orthopaedic Surgery
University of Pennsylvania Perelman School of Medicine
Pediatric Hand Surgeon
Children's Hospital of Philadelphia
Philadelphia, Pennsylvania
The Upper Limb

Michael S. Carroll
Research Assistant Professor of Pediatrics
Northwestern University Feinberg School of Medicine
Chicago, Illinois
Congenital Central Hypoventilation Syndrome

Rebecca G. Carter, MD
Assistant Professor
Department of Pediatrics
University of Maryland School of Medicine
Baltimore, Maryland
The Second Year
The Preschool Years

Mary T. Caserta, MD
Professor of Pediatrics
University of Rochester School of Medicine and Dentistry
Division of Pediatric Infectious Diseases
Golisano Children's Hospital
Rochester, New York
Roseola (Human Herpesviruses 6 and 7)
Human Herpesvirus 8

Jennifer I. Chapman, MD
Assistant Professor of Pediatrics
George Washington University School of Medicine and Health Sciences
Program Director, Pediatric Emergency Medicine Fellowship
Children's National Medical Center
Washington, DC
Principles Applicable to the Developing World

Ira M. Cheifetz, MD, FCCM, FAARC
Professor of Pediatrics and Anesthesiology
Duke University School of Medicine
Executive Director and Chief Medical Officer
Duke Children's Hospital
Associate Chief Medical Officer
Duke University Hospital
Durham, North Carolina
Pediatric Emergencies and Resuscitation
Shock

Gisela G. Chelimsky, MD
Professor of Pediatrics
Medical College of Wisconsin
Division of Pediatric Gastroenterology
Children's Hospital Milwaukee
Milwaukee, Wisconsin
Chronic Overlapping Pain Conditions
Postural Tachycardia Syndrome

Thomas C. Chelimsky, MD
Professor of Neurology
Medical College of Wisconsin
Milwaukee, Wisconsin
Chronic Overlapping Pain Conditions
Postural Tachycardia Syndrome

Wassim Chemaitilly, MD
Associate Member and Director
Division of Endocrinology
Department of Pediatric Medicine
St. Jude Children's Research Hospital
Memphis, Tennessee
Physiology of Puberty
Disorders of Pubertal Development

Yuan-Tsong Chen, MD, PhD
Professor of Pediatrics and Genetics
Duke University Medical Center
Durham, North Carolina
Defects in Metabolism of Carbohydrates

Jennifer A. Chiriboga, PhD
Pediatric and School Psychologist
Assistant Professor
Department of Counseling, Psychology, and Special Education
Duquesne University School of Psychology
Pittsburgh, Pennsylvania
Anxiety Disorders

Yvonne E. Chiu, MD
Associate Professor of Dermatology and Pediatrics
Medical College of Wisconsin
Department of Dermatology
Division of Pediatric Dermatology
Children's Hospital of Wisconsin
Milwaukee, Wisconsin
Morphology of the Skin
Dermatologic Evaluation of the Patient
Eczematous Disorders
Photosensitivity
Diseases of the Epidermis

Christine B. Cho, MD
Assistant Professor of Pediatrics
Division of Allergy-Immunology
Department of Pediatrics
University of Colorado School of Medicine
National Jewish Health
Denver, Colorado
Ocular Allergies
Adverse Reactions to Drugs

Hey Jin Chong, MD, PhD
Assistant Professor of Pediatrics
University of Pittsburgh School of Medicine
Chief, Division of Pediatric Allergy and Immunology
UPMC Children's Hospital of Pittsburgh
Pittsburgh, Pennsylvania
Infections in Immunocompromised Persons

Stella T. Chou, MD
Associate Professor
Department of Pediatrics
University of Pennsylvania Perelman School of Medicine
Children's Hospital of Philadelphia
Philadelphia, Pennsylvania
Development of the Hematopoietic System

John C. Christenson, MD
Professor of Clinical Pediatrics
Ryan White Center for Pediatric Infectious Diseases and Global Health
Indiana University School of Medicine
Indianapolis, Indiana
Health Advice for Children Traveling Internationally

Robert H. Chun, MD
Associate Professor of Pediatric Otolaryngology
Department of Otolaryngology and Communication Sciences
Medical College of Wisconsin
Milwaukee, Wisconsin
Acute Mastoiditis

Michael J. Chusid, MD
Professor (Infectious Disease)
Department of Pediatrics
Medical College of Wisconsin
Medical Director, Infection Prevention and Control
Children's Hospital of Wisconsin
Milwaukee, Wisconsin
Infection Prevention and Control
Other Anaerobic Infections

Theodore J. Cieslak, MD, MPH, FAAP, FIDSA
Associate Professor of Epidemiology
Associate Director, Center for Biosecurity, Biopreparedness, and Emerging Infectious Diseases
University of Nebraska Medical Center
College of Public Health
Omaha, Nebraska
Biologic and Chemical Terrorism

Donna J. Claes, MD, MS, BS Pharm
Assistant Professor of Pediatrics
University of Cincinnati College of Medicine
Division of Pediatric Nephrology
Cincinnati Children's Hospital Medical Center
Cincinnati, Ohio
Chronic Kidney Disease
End-Stage Renal Disease

Jeff A. Clark, MD
Associate Professor
Department of Pediatrics
Wayne State University School of Medicine
Children's Hospital of Michigan
Detroit, Michigan
Respiratory Distress and Failure

John David Clemens, MD, PhD (Hon)
Professor and Vice Chair
Department of Epidemiology
Founding Director, Center for Global Infectious Diseases
UCLA Fielding School of Public Health
Los Angeles, California;
International Centre for Diarrhoeal Disease Research
Dhaka, Bangladesh
International Immunization Practices

Thomas D. Coates, MD
Professor of Pediatrics and Pathology
University of Southern California Keck School of Medicine
Head, Section of Hematology
Children's Center for Cancer and Blood Diseases
Children's Hospital of Los Angeles
Los Angeles, California
Neutrophils
Disorders of Phagocyte Function

Susan E. Coffin, MD, MPH
Professor of Pediatrics
Distinguished Chair in the Department of Pediatrics
University of Pennsylvania Perelman School of Medicine
Associate Chief, Division of Infectious Diseases
Children's Hospital of Philadelphia
Philadelphia, Pennsylvania
Childcare and Communicable Diseases

Joanna S. Cohen, MD
Associate Professor of Pediatrics and Emergency Medicine
George Washington University School of Medicine
Division of Pediatric Emergency Medicine
Children's National Medical Center
Washington, DC
Care of Abrasions and Minor Lacerations

Mitchell B. Cohen, MD
Katharine Reynolds Ireland Endowed Chair in Pediatrics
Professor and Chair, Department of Pediatrics
University of Alabama at Birmingham School of Medicine
Physician-in-Chief
Children's of Alabama
Birmingham, Alabama
Clostridium difficile *Infection*

Michael Cohen-Wolkowiez, MD
Professor of Pediatrics
Duke Clinical Research Institute
Duke University Medical Center
Durham, North Carolina
Principles of Antifungal Therapy

Robert A. Colbert, MD, PhD
Acting Clinical Director
National Institute of Arthritis and Musculoskeletal and Skin Diseases
Chief, Pediatric Translational Branch
National Institutes of Health
Bethesda, Maryland
Ankylosing Spondylitis and Other Spondylarthritides
Reactive and Postinfectious Arthritis

F. Sessions Cole III, MD
Assistant Vice-Chancellor for Children's Health
Park J. White Professor of Pediatrics
Professor of Cell Biology and Physiology
Washington University School of Medicine in St. Louis
Chief Medical Officer
Vice-Chairman, Department of Pediatrics
Director of Newborn Medicine
St. Louis Children's Hospital
St. Louis, Missouri
Inherited Disorders of Surfactant Metabolism
Pulmonary Alveolar Proteinosis

J. Michael Collaco, MD, MS, MBA, MPH, PhD
Associate Professor of Pediatrics
Eudowood Division of Pediatric Respiratory Sciences
Johns Hopkins University School of Medicine
Baltimore, Maryland
Bronchopulmonary Dysplasia

John L. Colombo, MD
Professor of Pediatrics
University of Nebraska College of Medicine
Division of Pediatric Pulmonology
Nebraska Regional Cystic Fibrosis Center
University of Nebraska Medical Center
Omaha, Nebraska
Aspiration Syndromes
Chronic Recurrent Aspiration

Joseph A. Congeni, MD
Director, Sports Medicine Center
Akron Children's Hospital
Akron, Ohio;
Associate Professor of Pediatrics and Sports Medicine
Northeast Ohio Medical University
Rootstown, Ohio;
Clinical Associate Professor of Pediatrics and Sports Medicine
Ohio University College of Osteopathic Medicine
Athens, Ohio
Sports-Related Traumatic Brain Injury (Concussion)
Cervical Spinal Spine Injuries

Lindsay N. Conner, MD, MPH
Department of Obstetrics and Gynecology
Benefis Health System
Great Falls, Montana
Breast Concerns

Sarah M. Creighton, MBBS
Professor and Consultant Gynaecologist
Department of Women's Health
University College London Hospitals
London, United Kingdom
Female Genital Mutilation

James E. Crowe Jr, MD
Ann Scott Carell Chair and Professor of Pediatrics
Division of Pediatric Infectious Diseases
Professor of Pathology, Microbiology, and Immunology
Director, Vanderbilt Vaccine Center
Vanderbilt University School of Medicine
Nashville, Tennessee
Respiratory Syncytial Virus
Human Metapneumovirus

Steven J. Czinn, MD
Professor and Chair
Department of Pediatrics
University of Maryland School of Medicine
Baltimore, Maryland
Peptic Ulcer Disease in Children

Aarti S. Dalal, DO
Assistant Professor of Pediatrics
Washington University School of Medicine in St. Louis
Division of Pediatric Cardiology
St Louis Children's Hospital
St. Louis, Missouri
Syncope
Disturbances of Rate and Rhythm of the Heart
Sudden Death

Josep O. Dalmau, MD, PhD
Research Professor ICREA-IDIBAPS
Service of Neurology
Hospital Clinic
University of Barcelona
Barcelona, Spain;
Adjunct Professor of Neurology
University of Pennsylvania Perelman School of Medicine
Philadelphia, Pennsylvania
Autoimmune Encephalitis

Lara A. Danziger-Isakov, MD, MPH
Professor of Pediatrics
University of Cincinnati College of Medicine
Director, Immunocompromised Host Infectious Disease
Cincinnati Children's Hospital Medical Center
Cincinnati, Ohio
Histoplasmosis (Histoplasma capsulatum)

Toni Darville, MD
Professor of Pediatrics and Microbiology and Immunology
University of North Carolina at Chapel Hill
Chief, Division of Infectious Diseases
Vice-Chair of Pediatric Research
North Carolina Children's Hospital
Chapel Hill, North Carolina
Neisseria gonorrhoeae (*Gonococcus*)

Robert S. Daum, MD, CM, MSc
Professor of Medicine
Center for Vaccine Development and Global Health
University of Maryland School of Medicine
Baltimore, Maryland
Haemophilus influenzae

Loren T. Davidson, MD
Clinical Professor
Department of Physical Medicine and Rehabilitation
University of California, Davis School of Medicine
Davis, California;
Director, Spinal Cord Injury
Shriners Hospital for Children
Sacramento, California
Spasticity

Richard S. Davidson, MD
Emeritus Professor of Orthopaedic Surgery
University of Pennsylvania Perelman School of Medicine
Attending Orthopaedic Surgeon
Children's Hospital of Philadelphia
Philadelphia, Pennsylvania
The Foot and Toes
Leg-Length Discrepancy
Arthrogryposis

H. Dele Davies, MD, MS, MHCM
Vice-Chancellor for Academic Affairs
Dean for Graduate Studies
University of Nebraska Medical Center
Omaha, Nebraska
Chancroid (Haemophilus ducreyi)
Syphilis (Treponema pallidum)
Nonvenereal Treponemal Infections
Leptospira
Relapsing Fever (Borrelia)

Najat C. Daw, MD
Professor
Division of Pediatrics
University of Texas MD Anderson Cancer Center
Houston, Texas
Neoplasms of the Kidney

Shannon L. Dean, MD, PhD
Instructor in Neurology and Pediatrics
University of Rochester Medical Center
Rochester, New York
Dystonia

Helen M. Oquendo Del Toro, MD
Pediatric and Adolescent Gynecology
Clinical Assistant Professor
University of New Mexico
Department of Obstetrics and Gynecology
Albuquerque, New Mexico
Vulvovaginitis

David R. DeMaso, MD
Psychiatrist-in-Chief
The Leon Eisenberg Chair in Psychiatry
Boston Children's Hospital;
George P. Gardner and Olga E. Monks Professor of Child Psychiatry
Professor of Pediatrics
Harvard Medical School
Boston, Massachusetts
Psychosocial Assessment and Interviewing
Psychopharmacology
Psychotherapy and Psychiatric Hospitalization
Somatic Symptom and Related Disorders
Rumination and Pica
Motor Disorders and Habits
Anxiety Disorders
Mood Disorders
Suicide and Attempted Suicide
Disruptive, Impulse-Control, and Conduct Disorders
Tantrums and Breath-Holding Spells
Lying, Stealing, and Truancy
Aggression
Self-Injurious Behavior
Childhood Psychoses

Mark R. Denison, MD
Craig-Weaver Professor of Pediatrics
Professor of Pathology, Microbiology, and Immunology
Vanderbilt University Medical Center
Monroe Carell Jr Children's Hospital at Vanderbilt
Nashville, Tennessee
Coronaviruses

Arlene E. Dent, MD, PhD
Associate Professor of Pediatrics
Center for Global Health and Diseases
Case Western Reserve University School of Medicine
Cleveland, Ohio
Ascariasis (Ascaris lumbricoides)
Trichuriasis (Trichuris trichiura)
Enterobiasis (Enterobius vermicularis)
Strongyloidiasis (Strongyloides stercoralis)
Lymphatic Filariasis (Brugia malayi, Brugia timori, and Wuchereria bancrofti)
Other Tissue Nematodes
Toxocariasis (Visceral and Ocular Larva Migrans)
Trichinellosis (Trichinella spiralis)

Robert J. Desnick, MD, PhD
Dean for Genetics and Genomic Medicine
Professor and Chair Emeritus, Genetics and Genomic Sciences
Professor, Departments of Pediatrics, Oncological Sciences, and Obstetrics, Gynecology and Reproductive Science
Kravis Children's Hospital at the Icahn School of Medicine at Mount Sinai
New York, New York
Lipidoses (Lysosomal Storage Disorders)
Mucolipidoses
Disorders of Glycoprotein Degradation and Structure
The Porphyrias

Robin R. Deterding, MD
Professor of Pediatrics
University of Colorado School of Medicine
Chief, Pediatric Pulmonary Medicine
Director, Breathing Institute
Co-Chair, Children's Interstitial and Diffuse Lung Disease Research Network
Medical Director, Children's Colorado Innovation Center
Children's Hospital Colorado
Aurora, Colorado
Fibrotic Lung Disease

Prasad Devarajan, MD, FAAP
Louise M. Williams Endowed Chair
Professor of Pediatrics and Developmental Biology
University of Cincinnati College of Medicine
Director of Nephrology and Hypertension
CEO, Dialysis Unit
Cincinnati Children's Hospital Medical Center
Cincinnati, Ohio
Multisystem Disease Associated with Hematuria
Tubulointerstitial Disease Associated with Hematuria
Vascular Disease Associated with Hematuria
Anatomic Abnormalities Associated with Hematuria
Lower Urinary Tract Causes of Hematuria
Acute Kidney Injury

Gabrielle A. deVeber, MD, MHSc
Professor of Pediatrics
University of Toronto Faculty of Medicine
Children's Stroke Program
Division of Neurology
Senior Scientist Emeritus, Research Institute
Hospital for Sick Children
Toronto, Ontario, Canada
Pediatric Stroke

Vineet Dhar, BDS, MDS, PhD
Clinical Professor and Chairman
Department of Orthodontics and Pediatric Dentistry
Director, Advanced Specialty Education Program, Pediatric Dentistry
Diplomate, American Board of Pediatric Dentistry
University of Maryland School of Dentistry
Baltimore, Maryland
Development and Developmental Anomalies of the Teeth
Disorders of the Oral Cavity Associated with Other Conditions
Malocclusion
Cleft Lip and Palate
Syndromes with Oral Manifestations
Dental Caries
Periodontal Diseases
Dental Trauma
Common Lesions of the Oral Soft Tissues
Diseases of the Salivary Glands and Jaws
Diagnostic Radiology in Dental Assessment

Anil Dhawan, MD, FRCPCH
Professor of Pediatric Hepatology
Pediatric Liver GI and Nutrition Centre
MowatLabs King's College London School of Medicine at King's College Hospital NSH Foundation Trust
London, United Kingdom
Liver and Biliary Disorders Causing Malabsorption

André A.S. Dick, MD, MPH, FACS
Associate Professor of Surgery
Division of Transplantation
University of Washington School of Medicine
Section of Pediatric Transplantation
Seattle Children's Hospital
Seattle, Washington
Intestinal Transplantation in Children with Intestinal Failure

Harry C. Dietz III, MD
Victor A. McKusick Professor of Medicine and Genetics
Departments of Pediatrics, Medicine, and Molecular Biology and Genetics
Investigator, Howard Hughes Medical Institute
Institute of Genetic Medicine
Johns Hopkins University School of Medicine
Baltimore, Maryland
Marfan Syndrome

Daren A. Diiorio, MD
Resident Physician
Department of Dermatology
Medical College of Wisconsin
Milwaukee, Wisconsin
Principles of Dermatologic Therapy
Cutaneous Bacterial Infections
Cutaneous Fungal Infections
Cutaneous Viral Infections
Arthropod Bites and Infestations

Linda A. DiMeglio, MD, MPH
Professor
Department of Pediatrics
Indiana University School of Medicine
Indiana University Clinical and Translational Science Institute
Riley Hospital for Children
Indianapolis, Indiana
Hypophosphatasia
Hyperphosphatasia

Bradley P. Dixon, MD, FASN
Associate Professor of Pediatrics and Medicine
Renal Section, Department of Pediatrics
University of Colorado School of Medicine
Kidney Center
Children's Hospital Colorado
Aurora, Colorado
Tubular Function
Renal Tubular Acidosis
Nephrogenic Diabetes Insipidus
Inherited Tubular Transport Abnormalities

Nomazulu Dlamini, MBBS, PhD
Assistant Professor of Pediatrics
University of Toronto Faculty of Medicine
Staff Physician in Neurology
Director, Children's Stroke Program
Hospital for Sick Children
Toronto, Ontario, Canada
Pediatric Stroke

Sonam N. Dodhia, MD
Resident Physician
New York-Presbyterian Hospital
New York, New York
Congenital Disorders of the Nose
Acquired Disorders of the Nose
Nasal Polyps
General Considerations and Evaluation of the Ear
Hearing Loss
Congenital Malformations of the Ear
External Otitis (Otitis Externa)
The Inner Ear and Diseases of the Bony Labyrinth
Traumatic Injuries of the Ear and Temporal Bone
Tumors of the Ear and Temporal Bone

Patricia A. Donohoue, MD
Professor of Pediatrics
Chief, Pediatric Endocrinology
Medical College of Wisconsin
Medical Director, Pediatric Endocrinology
Children's Hospital of Wisconsin
Milwaukee, Wisconsin
Development and Function of the Gonads
Hypofunction of the Testes
Pseudoprecocity Resulting from Tumors of the Testes
Gynecomastia
Hypofunction of the Ovaries
Pseudoprecocity Resulting from Lesions of the Ovary
Disorders of Sex Development

Kevin J. Downes, MD
Assistant Professor of Pediatrics
University of Pennsylvania Perelman School of Medicine
Attending Physician, Division of Infectious Diseases
Children's Hospital of Philadelphia
Philadelphia, Pennsylvania
Tularemia (Francisella tularensis)
Brucella

Alexander J. Doyle, MBBS, MDRes, FRCA
William Harvey Research Institute
Barts and The London School of Medicine
Queen Mary University of London
London, United Kingdom
Marfan Syndrome

Daniel A. Doyle, MD
Associate Professor of Pediatrics
Thomas Jefferson University Sidney Kimmel Medical College
Philadelphia, Pennsylvania;
Chief, Division of Pediatric Endocrinology
Nemours Alfred I. duPont Hospital for Children
Wilmington, Delaware
Hormones and Peptides of Calcium Homeostasis and Bone Metabolism
Hypoparathyroidism
Pseudohypoparathyroidism (Albright Hereditary Osteodystrophy)
Hyperparathyroidism

Jefferson J. Doyle, MBBChir, PhD, MHS
Assistant Professor of Ophthalmology
Wilmer Eye Institute
Johns Hopkins Hospital
Affiliate Member, Institute of Genetic Medicine
Johns Hopkins University School of Medicine
Baltimore, Maryland
Marfan Syndrome

Stephen C. Dreskin, MD, PhD
Professor of Medicine and Immunology
Division of Allergy and Clinical Immunology
Department of Medicine
University of Colorado School of Medicine
Aurora, Colorado
Urticaria (Hives) and Angioedema

Sherilyn W. Driscoll, MD
Division Chair, Pediatric Rehabilitation
Departments of Physical Medicine and Rehabilitation and Pediatric and Adolescent Medicine
Mayo Clinic Children's Center
Rochester, Minnesota
Specific Sports and Associated Injuries

Yigal Dror, MD, FRCPC
Professor
Department of Pediatrics
University of Toronto Faculty of Medicine
Head, Hematology Section
Director, Marrow Failure and Myelodysplasia Program
The Hospital for Sick Children
Toronto, Ontario, Canada
The Inherited Pancytopenias

Jill N. D'Souza, MD
Assistant Professor
Baylor College of Medicine
Division of Pediatric Otolaryngology – Head and Neck Surgery
Texas Children's Hospital
Houston, Texas
Congenital Anomalies of the Larynx, Trachea, and Bronchi

Howard Dubowitz, MD, MS, FAAP
Professor of Pediatrics
Head, Division of Child Protection
Director, Center for Families
University of Maryland School of Medicine
Baltimore, Maryland
Abused and Neglected Children

J. Stephen Dumler, MD
Professor and Chair
Joint Department of Pathology
Uniformed Services University of the Health Sciences
Walter Reed National Military Medical Center
Bethesda, Maryland
Spotted Fever Group Rickettsioses
Scrub Typhus (Orientia tsutsugamushi)
Typhus Group Rickettsioses
Ehrlichioses and Anaplasmosis
Q Fever (Coxiella burnetii)

Janet Duncan, MSN, CPNP
Department of Psychosocial Oncology and Palliative Care
Boston Children's Hospital
Dana-Farber Cancer Institute
Boston, Massachusetts
Pediatric Palliative Care

Jeffrey A. Dvergsten, MD
Assistant Professor of Pediatrics
Duke University School of Medicine
Division of Pediatric Rheumatology
Duke University Health System
Durham, North Carolina
Treatment of Rheumatic Diseases

Michael G. Earing, MD
Professor of Internal Medicine and Pediatrics
Division of Adult Cardiovascular Medicine and Division of Pediatric Cardiology
Medical College of Wisconsin
Director, Wisconsin Adult Congenital Heart Disease Program (WAtCH)
Children's Hospital of Wisconsin
Milwaukee, Wisconsin
Congenital Heart Disease in Adults

Matthew D. Eberly, MD
Associate Professor of Pediatrics
Program Director, Pediatric Infectious Diseases Fellowship
Uniformed Services University of the Health Sciences
Bethesda, Maryland
Primary Amebic Meningoencephalitis

S. Derrick Eddy, MD
Sports Medicine Education Director
Akron Children's Hospital
Clinical Assistant Professor of Pediatrics
Northeast Ohio Medical University
Akron, Ohio
Cervical Spinal Spine Injuries

Marie E. Egan, MD
Professor of Pediatrics (Respiratory) and Cellular and Molecular Physiology
Director, Cystic Fibrosis Center
Vice Chair for Research
Department of Pediatrics
Yale School of Medicine
New Haven, Connecticut
Cystic Fibrosis

Jack S. Elder, MD, FACS
Chief of Pediatric Urology
Massachusetts General Hospital
Boston, Massachusetts
Congenital Anomalies and Dysgenesis of the Kidneys
Urinary Tract Infections
Vesicoureteral Reflux
Obstruction of the Urinary Tract
Anomalies of the Bladder
Neuropathic Bladder
Enuresis and Voiding Dysfunction
Anomalies of the Penis and Urethra
Disorders and Anomalies of the Scrotal Contents
Trauma to the Genitourinary Tract
Urinary Lithiasis

Elizabeth Englander, PhD
Professor of Psychology
Founder and Director, Massachusetts Aggression Reduction Center
Bridgewater State University
Bridgewater, Massachusetts
Bullying, Cyberbullying, and School Violence

Elizabeth Enlow, MD, MS
Assistant Professor of Pediatrics
University of Cincinnati College of Medicine
Division of Neonatology
Cincinnati Children's Hospital Medical Center
Cincinnati, Ohio
Clinical Manifestations of Diseases in the Newborn Period

Stephen C. Eppes, MD
Professor of Pediatrics
Sidney Kimmel Medical College at Thomas Jefferson University
Philadelphia, Pennsylvania;
Vice Chair, Department of Pediatrics
Division of Pediatric Infectious Diseases
Christiana Care Health System
Newark, Delaware
Lyme Disease (Borrelia burgdorferi)

Jessica Ericson, MD
Assistant Professor of Pediatrics
Pennsylvania State University College of Medicine
Division of Pediatric Infectious Disease
Milton S. Hershey Medical Center
Hershey, Pennsylvania
Candida

Elif Erkan, MD, MS
Associate Professor of Pediatrics
University of Cincinnati College of Medicine
Division of Pediatric Nephrology
Cincinnati Children's Hospital Medical Center
Cincinnati, Ohio
Nephrotic Syndrome

Yokabed Ermias, MPH
Fellow, Division of Reproductive Health
Centers for Disease Control and Prevention
Atlanta, Georgia
Contraception

Ashley M. Eskew, MD
Fellow, Reproductive Endocrinology and Infertility
Department of Obstetrics and Gynecology
Washington University School of Medicine in St. Louis
St. Louis, Missouri
Vulvovaginal and Müllerian Anomalies

Ruth A. Etzel, MD, PhD
Milken Institute School of Public Health
George Washington University
Washington, DC
Overview of Environmental Health and Children

Matthew P. Fahrenkopf, MD
Plastic Surgery Resident
Spectrum Health Hospitals
Michigan State University
Grand Rapids, Michigan
Deformational Plagiocephaly

Marni J. Falk, MD
Associate Professor of Pediatrics
University of Pennsylvania Perelman School of Medicine
Executive Director, Mitochondrial Medicine Frontier Program
Children's Hospital of Philadelphia
Philadelphia, Pennsylvania
Mitochondrial Disease Diagnosis

John J. Faria, MD
Assistant Professor of Otolaryngology and Pediatrics
University of Rochester
Rochester, New York
Acute Mastoiditis

John H. Fargo, DO
Division of Pediatric Hematology/Oncology
Showers Family Center for Childhood Cancer and Blood Disorders
Akron Children's Hospital
Akron, Ohio
The Acquired Pancytopenias

Kristen A. Feemster, MD, MPH, MSPHR
Director of Research for the Vaccine Education Center
Children's Hospital of Philadelphia
Medical Director of the Immunization Program and Acute Communicable Diseases
Philadelphia Department of Public Health
Adjunct Associate Professor of Pediatrics
University of Pennsylvania Perelman School of Medicine
Philadelphia, Pennsylvania
Human Papillomaviruses

Susan Feigelman, MD
Professor, Department of Pediatrics
University of Maryland School of Medicine
Baltimore, Maryland
Developmental and Behavioral Theories
Assessment of Fetal Growth and Development
The First Year
The Second Year
The Preschool Years
Middle Childhood

.Jeffrey A. Feinstein, MD, MPH
Dunlevie Family Professor of Pulmonary Vascular Disease
Division of Pediatric Cardiology
Stanford University School of Medicine
Professor, by courtesy, of Bioengineering
Medical Director, Pediatric Pulmonary Hypertension Program
Lucile Packard Children's Hospital at Stanford
Palo Alto, California
Pulmonary Hypertension

Amy G. Feldman, MD, MSCS
Assistant Professor of Pediatrics
University of Colorado School of Medicine
Denver, Colorado;
Program Director, Liver Transplant Fellowship
Children's Hospital Colorado Research Institute
Aurora, Colorado
Drug- and Toxin-Induced Liver Injury
Acute Hepatic Failure

Eric I. Felner, MD, MS
Professor of Pediatrics
Division of Pediatric Endocrinology
Director, Pediatric Clerkships
Emory University School of Medicine
Atlanta, Georgia
Hormones of the Hypothalamus and Pituitary
Hypopituitarism

Edward C. Fels, MD
Clinical Assistant Professor of Medicine
Tufts University School of Medicine
Boston, Massachusetts;
Maine Medical Center
Portland, Maine
Vasculitis Syndromes

Sing-Yi Feng, MD, FAAP
Associate Professor
Division of Emergency Medicine
Department of Pediatrics
Children's Medical Center of Dallas
Medical Toxicologist
North Texas Poison Center
Parkland Memorial Hospital
The University of Texas Southwestern Medical Center at Dallas
Dallas, Texas
Envenomations

Thomas W. Ferkol Jr, MD
Alexis Hartmann Professor of Pediatrics
Director, Division of Pediatric Allergy, Immunology, and Pulmonary Medicine
Washington University School of Medicine in St. Louis
St. Louis, Missouri
Primary Ciliary Dyskinesia (Immotile Cilia Syndrome, Kartagener Syndrome)

Karin E. Finberg, MD, PhD
Assistant Professor
Department of Pathology
Yale School of Medicine
New Haven, Connecticut
Iron-Refractory Iron-Deficiency Anemia

Jonathan D. Finder, MD
Professor of Pediatrics
The University of Tennessee Health Science Center
Attending Pediatric Pulmonologist
Division of Pediatric Pulmonology
Le Bonheur Children's Hospital
Memphis, Tennessee
Bronchomalacia and Tracheomalacia
Congenital Disorders of the Lung

Laura H. Finkelstein, MD
Assistant Professor, Department of Pediatrics
University of Maryland School of Medicine
Baltimore, Maryland
Assessment of Fetal Growth and Development
Middle Childhood

Kristin N. Fiorino, MD
Associate Professor of Clinical Pediatrics
Suzie and Scott Lustgarten Motility Center
Gastroenterology, Hepatology, and Nutrition
Children's Hospital of Philadelphia
University of Pennsylvania Perelman School of Medicine
Motility Disorders and Hirschsprung Disease

Philip R. Fischer, MD
Professor of Pediatrics
Department of Pediatric and Adolescent Medicine
Mayo Clinic
Rochester, Minnesota
Adult Tapeworm Infections
Cysticercosis
Echinococcosis (Echinococcus granulosus *and* Echinococcus multilocularis)

Brian T. Fisher, DO, MSCE
Assistant Professor of Pediatrics and Epidemiology
University of Pennsylvania Perelman School of Medicine
Fellowship Program Director
Division of Infectious Diseases
Children's Hospital of Philadelphia
Philadelphia, Pennsylvania
Actinomyces
Nocardia

Veronica H. Flood, MD
Associate Professor
Department of Pediatrics
Division of Pediatric Hematology/Oncology
Medical College of Wisconsin
Milwaukee, Wisconsin
Hemostasis
Hereditary Clotting Factor Deficiencies (Bleeding Disorders)
von Willebrand Disease
Postneonatal Vitamin K Deficiency
Liver Disease
Acquired Inhibitors of Coagulation
Platelet and Blood Vessel Disorders

Francisco X. Flores, MD
Associate Professor of Pediatrics
University of Cincinnati College of Medicine
Medical Director, Clinical Services and MARS Program
Division of Nephrology and Hypertension
Cincinnati Children's Hospital Medical Center
Cincinnati, Ohio
Clinical Evaluation of the Child with Hematuria
Isolated Renal Disease Associated with Hematuria
Clinical Evaluation of the Child with Proteinuria
Conditions Associated with Proteinuria

Joseph T. Flynn, MD, MS
Dr. Robert O. Hickman Endowed Chair in Pediatric Nephrology
Professor of Pediatrics
University of Washington School of Medicine
Chief, Division of Nephrology
Seattle Children's Hospital
Seattle, Washington
Systemic Hypertension

Patricia M. Flynn, MD
Senior Vice President and Medical Director of Quality and Patient Care
Deputy Clinical Director
Member, Department of Infectious Diseases
Arthur Ashe Chair in Pediatric AIDS Research
St. Jude Children's Research Hospital
Memphis, Tennessee
Infection Associated with Medical Devices
Cryptosporidium, Isospora, Cyclospora, *and* Microsporidia

Joel A. Forman, MD
Associate Professor of Pediatrics and Preventive Medicine
Vice-Chair for Education
Department of Pediatrics
Kravis Children's Hospital at the Icahn School of Medicine at Mount Sinai
New York, New York
Chemical Pollutants

Michael M. Frank, MD
Professor Emeritus of Pediatrics, Medicine, and Immunology
Duke University School of Medicine
Durham, North Carolina
Urticaria (Hives) and Angioedema

Robert W. Frenck Jr, MD
Professor of Pediatrics
University of Cincinnati College of Medicine
Medical Director, Division of Infectious Diseases
Cincinnati Children's Hospital Medical Center
Cincinnati, Ohio
Liver Abscess

Deborah M. Friedman, MD
Pediatric Cardiology
New York Medical College
Maria Fareri Children's Hospital
Westchester Medical Center
Valhalla, New York
Neonatal Lupus

Erika Friehling, MD
Assistant Professor of Pediatrics
University of Pittsburgh School of Medicine
Division of Pediatric Hematology/Oncology
UPMC Children's Hospital of Pittsburgh
Pittsburgh, Pennsylvania
Principles of Cancer Diagnosis
Principles of Cancer Treatment
The Leukemias

Stephanie A. Fritz, MD, MSCI
Associate Professor of Pediatrics
University of Washington School of Medicine in St. Louis
Division of Infectious Diseases
St. Louis Children's Hospital
St. Louis, Missouri
Diphtheria (Corynebacterium diphtheriae)

Donald P. Frush, MD, FACR, FAAP
Professor of Radiology
Lucile Packard Children's Hospital at Stanford
Stanford University School of Medicine
Stanford, California
Biologic Effects of Ionizing Radiation on Children

Anne M. Gadomski, MD, MPH
Director, Bassett Research Institute
Bassett Medical Center
Cooperstown, New York;
Associate Professor of Pediatrics
Columbia University Medical Center
New York, New York
Strategies for Health Behavior Change

James T. Gaensbauer, MD, MScPH
Assistant Professor of Pediatrics
University of Colorado School of Medicine
Pediatric Infectious Diseases
Denver Health Medical Center and Children's Hospital Colorado
Denver, Colorado
Staphylococcus

Sheila Gahagan, MD, MPH
Professor of Clinical Pediatrics
Chief, Division of Academic General Pediatrics, Child Development, and Community Health
Martin Stein Endowed Chair, Developmental-Behavioral Pediatrics
University of California, San Diego School of Medicine
La Jolla, California
Overweight and Obesity

William A. Gahl, MD, PhD
Clinical Director, National Human Genome Research Institute
Director, NIH Undiagnosed Diseases Program
National Institutes of Health
Bethesda, Maryland
Genetic Approaches to Rare and Undiagnosed Diseases

Patrick G. Gallagher, MD
Professor of Pediatrics, Genetics, and Pathology
Yale University School of Medicine
Attending Physician
Yale New Haven Children's Hospital
New Haven, Connecticut
Definitions and Classification of Hemolytic Anemias
Hereditary Spherocytosis
Hereditary Elliptocytosis, Hereditary Pyropoikilocytosis, and Related Disorders
Hereditary Stomatocytosis
Paroxysmal Nocturnal Hemoglobinuria and Acanthocytosis

Hayley A. Gans, MD
Clinical Professor of Pediatrics
Stanford University School of Medicine
Division of Pediatric Infectious Diseases
Stanford, California
Measles
Rubella
Mumps

Cristina Garcia-Mauriño, MD
Physician Scientist
Center for Vaccines and Immunity
The Research Institute at Nationwide Children's Hospital
Columbus, Ohio
Hansen Disease (Mycobacterium leprae)

Paula M. Gardiner, MD, MPH
Associate Professor
Associate Research Director
Department of Family Medicine and Community Health
University of Massachusetts Medical School
Worcester, Massachusetts
Complementary Therapies and Integrative Medicine

Luigi R. Garibaldi, MD
Professor of Pediatrics
University of Pittsburgh School of Medicine
Clinical Director
Division of Pediatric Endocrinology
Children's Hospital of UPMC
Pittsburgh, Pennsylvania
Physiology of Puberty
Disorders of Pubertal Development

Gregory M. Gauthier, MD, MS
Associate Professor of Medicine
Division of Infectious Diseases
University of Wisconsin School of Medicine and Public Health
Madison, Wisconsin
Blastomycosis (Blastomyces dermatitidis)

Jeffrey S. Gerber, MD, PhD
Associate Professor of Pediatrics and Epidemiology
University of Pennsylvania Perelman School of Medicine
Division of Infectious Diseases
Children's Hospital of Philadelphia
Philadelphia, Pennsylvania
Legionella

Anne A. Gershon, MD
Professor of Pediatrics
Columbia University College of Physicians and Surgeons
Division of Pediatric Infectious Diseases
New York-Presbyterian Morgan Stanley Children's Hospital
New York, New York

Saied Ghadersohi, MD
Resident Physician
Department of Otolaryngology – Head and Neck Surgery
Northwestern University Feinberg School of Medicine
Chicago, Illinois
Neoplasms of the Larynx, Trachea, and Bronchi

Mark Gibson, MD
Professor (Clinical) Emeritus
Department of Obstetrics and Gynecology
Chief, Division of Reproductive Endocrinology
University of Utah School of Medicine
Salt Lake City, Utah
Polycystic Ovary Syndrome and Hirsutism

Francis Gigliotti, MD
Professor and Chief of Pediatric Infectious Diseases and Microbiology and Immunology
Vice Chair for Academic Affairs
University of Rochester Medical Center
School of Medicine and Dentistry
Rochester, New York
Pneumocystis jirovecii

Walter S. Gilliam, MSEd, PhD
Professor of Child Psychiatry and Psychology
Child Study Center
Director, The Edward Zigler Center in Child Development and Social Policy
Yale School of Medicine
New Haven, Connecticut
Childcare

Salil Ginde, MD, MPH
Assistant Professor of Pediatrics
Division of Pediatric Cardiology
Medical College of Wisconsin
Milwaukee, Wisconsin
Congenital Heart Disease in Adults

John A. Girotto, MD
Section Chief
Pediatric Plastic Surgery and Dermatology Center
Helen DeVos Children's Hospital
Grand Rapids, Michigan
Deformational Plagiocephaly

Samuel B. Goldfarb, MD
Medical Director
Pediatric Lung and Heart/Lung Transplant Programs
Division of Pulmonary Medicine
Medical Director, Solid Organ Transplant Center
Children's Hospital of Philadelphia
Professor of Clinical Pediatrics
University of Pennsylvania
Perelman School of Medicine
Philadelphia, Pennsylvania
Heart-Lung and Lung Transplantation

David L. Goldman, MD
Associate Professor of Pediatrics and Microbiology and Immunology
Albert Einstein College of Medicine
Division of Pediatric Infectious Disease
Montefiore Medical Center
Bronx, New York
Cryptococcus neoformans *and* Cryptococcus gattii

Stanton C. Goldman, MD
Division of Pediatric Hematology, Oncology, and Stem Cell Transplant
Medical City Children's Hospital
Texas Oncology, PA
Dallas, Texas

Neal D. Goldstein, PhD, MBI
Assistant Research Professor of Epidemiology and Biostatistics
Drexel University Dornsife School of Public Health
Philadelphia, Pennsylvania;
Infectious Disease Epidemiologist
Christiana Care Health System
Newark, Delaware
Lyme Disease (Borrelia burgdorferi)

Stuart L. Goldstein, MD, FAAP, FNKF
Clark D. West Endowed Chair and Professor of Pediatrics
University of Cincinnati College of Medicine
Director, Center for Acute Care Nephrology
Cincinnati Children's Hospital Medical Center
Cincinnati, Ohio
End-Stage Renal Disease

Joseph Gonzalez-Heydrich, MD
Associate Professor of Psychiatry
Harvard Medical School
Senior Attending Psychiatrist
Boston Children's Hospital
Boston, Massachusetts
Childhood Psychoses

Denise M. Goodman, MD, MS
Professor of Pediatrics
Northwestern University Feinberg School of Medicine
Attending Physician, Division of Critical Care Medicine
Ann & Robert H. Lurie Children's Hospital of Chicago
Chicago, Illinois
Bronchitis
Chronic Respiratory Failure and Long-Term Mechanical Ventilation

Tracy S. Goodman, MA
Technical Officer, Expanded Programme on Immunization
Department of Immunization, Vaccines, and Biologicals
World Health Organization
Geneva, Switzerland
International Immunization Practices

Catherine M. Gordon, MD, MSc
Professor
Department of Pediatrics
Harvard Medical School
Chief, Division of Adolescent/Young Adult Medicine
Robert P. Masland Jr. Chair of Adolescent Medicine
Boston Children's Hospital
Boston, Massachusetts
Bone Structure, Growth, and Hormonal Regulation
Osteoporosis

Leslie B. Gordon, MD, PhD
Professor of Pediatrics Research
Hasbro Children's Hospital and Warren Alpert Medical School of Brown University
Providence, Rhode Island;
Department of Pediatrics
Boston Children's Hospital and Harvard Medical School
Boston, Massachusetts;
Medical Director, The Progeria Research Foundation
Peabody, Massachusetts
Hutchinson-Gilford Progeria Syndrome (Progeria)

Collin S. Goto, MD
Professor of Pediatrics
The University of Texas Southwestern Medical Center
Attending Physician
Division of Pediatric Emergency Medicine
Children's Medical Center
Dallas, Texas
Envenomations

W. Adam Gower, MD, MS
Associate Professor of Pediatrics
University of North Carolina School of Medicine
Chapel Hill, North Carolina
Neuroendocrine Cell Hyperplasia of Infancy

Neera K. Goyal, MD
Associate Professor of Pediatrics
Sidney Kimmel College of Medicine at Thomas Jefferson University
Philadelphia, Pennsylvania
The Newborn Infant
Jaundice and Hyperbilirubinemia in the Newborn
Kernicterus

Nicholas P. Goyeneche, MD
Department of Physical Medicine and Rehabilitation
Ochsner Health Center–Covington
Covington, Louisiana
Management of Musculoskeletal Injury

Kevin W. Graepel, PhD
Medical Scientist Training Program
Vanderbilt University School of Medicine
Vanderbilt University Medical Center
Nashville, Tennessee
Coronaviruses

Robert J. Graham, MD
Associate Professor
Department of Anesthesiology, Critical Care, and Pain Medicine
Harvard Medical School
Division of Pediatric Critical Care Medicine
Boston Children's Hospital
Boston, Massachusetts
Home Mechanical Ventilation and Technology Dependence

John M. Greally, DMed, PhD, FACMG
Professor of Genetics, Medicine, and Pediatrics
Albert Einstein College of Medicine
Department of Genetics
Children's Hospital at Montefiore
Bronx, New York
Epigenome-Wide Association Studies and Disease

Cori M. Green, MD, MSc
Assistant Professor of Clinical Pediatrics
Weill Cornell Medicine
New York-Presbyterian Komansky Children's Hospital
New York, New York
Strategies for Health Behavior Change

Michael Green, MD, MPH
Professor of Pediatrics, Surgery, and Clinical and Translational Science
University of Pittsburgh School of Medicine
Division of Infectious Diseases
Director, Antimicrobial Stewardship and Infection Prevention
UPMC Children's Hospital of Pittsburgh
Pittsburgh, Pennsylvania
Infections in Immunocompromised Persons

Larry A. Greenbaum, MD, PhD
Marcus Professor of Pediatrics
Director, Division of Pediatric Nephrology
Emory University School of Medicine
Children's Healthcare of Atlanta
Atlanta, Georgia
Vitamin D Deficiency (Rickets) and Excess
Vitamin E Deficiency
Vitamin K Deficiency
Micronutrient Mineral Deficiencies
Electrolyte and Acid-Base Disorders
Maintenance and Replacement Therapy
Deficit Therapy

V. Jordan Greenbaum, MD
International Centre for Missing and Exploited Children
Alexandria, Virginia
Child Trafficking for Sex and Labor

James M. Greenberg, MD
Professor of Pediatrics
Director, Division of Neonatology
University of Cincinnati College of Medicine
Co-Director, Perinatal Institute
Cincinnati Children's Hospital Medical Center
Cincinnati, Ohio
Overview of Morbidity and Mortality
Clinical Manifestations of Diseases in the Newborn Period

Anne G. Griffiths, MD
Pediatric Pulmonologist
Children's Respiratory and Critical Care Specialists
Director, Primary Ciliary Dyskinesia Center
Children's Minnesota
Minneapolis, Minnesota
Chronic or Recurrent Respiratory Symptoms

Kenneth L. Grizzle, PhD
Associate Professor of Pediatrics
Medical College of Wisconsin
Child Development Center
Children's Hospital of Wisconsin
Milwaukee, Wisconsin
Math and Writing Disabilities
Child-Onset Fluency Disorder

Judith A. Groner, MD
Clinical Professor of Pediatrics
The Ohio State University College of Medicine
Section of Ambulatory Pediatrics
Nationwide Children's Hospital
Columbus, Ohio
Tobacco

Alfredo Guarino, MD
Professor of Pediatrics
Department of Translational Medical Sciences
University of Naples Federico II
Napoli, Italy
Intestinal Infections and Infestations Associated with Malabsorption

Juan P. Gurria, MD
Fellow in Pediatric Trauma
Cincinnati Children's Hospital Medical Center
Cincinnati, Ohio
Meconium Ileus, Peritonitis, and Intestinal Obstruction

Anat Guz-Mark, MD
Attending Physician
Institute of Gastroenterology, Nutrition and Liver Disease
Schneider Children's Medical Center of Israel
Petah Tikva, Israel;
Sackler Faculty of Medicine
Tel Aviv University
Tel Aviv, Israel;
Chronic Diarrhea

Gabriel G. Haddad, MD
Distinguished Professor of Pediatrics and Neuroscience
Chairman, Department of Pediatrics
University of California, San Diego School of Medicine
Physician-in-Chief and Chief Scientific Officer
Rady Children's Hospital–San Diego
Diagnostic Approach to Respiratory Disease

Joseph Haddad Jr, MD
Lawrence Savetsky Professor Emeritus
Columbia University Irving Medical Center
New York, New York
Congenital Disorders of the Nose
Acquired Disorders of the Nose
Nasal Polyps
General Considerations and Evaluation of the Ear
Hearing Loss
Congenital Malformations of the Ear
External Otitis (Otitis Externa)
The Inner Ear and Diseases of the Bony Labyrinth
Traumatic Injuries of the Ear and Temporal Bone
Tumors of the Ear and Temporal Bone

Joseph F. Hagan Jr, MD, FAAP
Clinical Professor
Department of Pediatrics
The Robert Larner College of Medicine at the University of Vermont College of Medicine
Hagan, Rinehart, and Connolly Pediatricians, PLLC
Burlington, Vermont
Maximizing Children's Health: Screening, Anticipatory Guidance, and Counseling

James S. Hagood, MD
Professor of Pediatrics (Pulmonology)
Director, Program in Rare and Interstitial Lung Disease
University of North Carolina at Chapel Hill
Chapel Hill, North Carolina
Diagnostic Approach to Respiratory Disease

Suraiya K. Haider, MD
Sleep Physician
Fairfax Neonatal Associates
Fairfax, Virginia
Pleurisy, Pleural Effusions, and Empyema

Goknur Haliloglu, MD
Professor of Pediatrics
Department of Pediatric Neurology
Hacettepe University Children's Hospital
Ankara, Turkey
Nemaline Rod Myopathy
Core Myopathies
Myofibrillar Myopathies
Brain Malformations and Muscle Development
Arthrogryposis
Spinal Muscular Atrophies
Other Motor Neuron Diseases

Scott B. Halstead, MD
Adjunct Professor
Department of Preventive Medicine and Biostatistics
Uniformed Services University of the Health Sciences
Bethesda, Maryland
Arboviral Infections
Dengue Fever, Dengue Hemorrhagic Fever, and Severe Dengue
Yellow Fever
Ebola and Other Viral Hemorrhagic Fevers
Hantavirus Pulmonary Syndrome

Allison R. Hammer, MSN, APRN, CPNP-PC
Advanced Practice Nurse
Department of Otolaryngology – Head and Neck Surgery
Ann & Robert H. Lurie Children's Hospital of Chicago
Chicago, Illinois
Foreign Bodies in the Airway

Margaret R. Hammerschlag, MD
Professor of Pediatrics and Medicine
Director, Pediatric Infectious Disease Fellowship Program
SUNY Down State Medical Center
Brooklyn, New York
Chlamydia pneumoniae
Chlamydia trachomatis
Psittacosis (Chlamydia psittaci)

Aaron Hamvas, MD
Raymond and Hazel Speck Barry Professor of Neonatology
Northwestern University Feinberg School of Medicine
Head, Division of Neonatology
Ann & Robert H. Lurie Children's Hospital of Chicago
Chicago, Illinois
Inherited Disorders of Surfactant Metabolism
Pulmonary Alveolar Proteinosis

James C. Harris, MD
Professor of Pediatrics, Psychiatry and Behavioral Sciences, Mental Health, and History of Medicine
Division of Child and Adolescent Psychiatry
Director, Developmental Neuropsychiatry
Johns Hopkins University School of Medicine
Baltimore, Maryland
Disorders of Purine and Pyrimidine Metabolism

Douglas J. Harrison, MD, MS
Associate Professor of Pediatrics
Director of Patient Care and Programs
Co-Chair Pediatric Solid Tumor and Sarcoma Team
The Children's Cancer Hospital of MD Anderson
The University of Texas MD Anderson Cancer Center
Houston, Texas
Neuroblastoma

Corina Hartman, MD
Pediatric Gastroenterology and Nutrition Unit
Lady Davis Carmel Medical Center
Haifa, Israel
Other Malabsorptive Syndromes

Mary E. Hartman, MD, MPH
Assistant Professor of Pediatrics
Washington University School of Medicine in St. Louis
Division of Pediatric Critical Care Medicine
St. Louis Children's Hospital
St. Louis, Missouri
Pediatric Emergencies and Resuscitation

David B. Haslam, MD
Associate Professor of Pediatrics
University of Cincinnati College of Medicine
Director, Antimicrobial Stewardship Program
Cincinnati Children's Hospital Medical Center
Cincinnati, Ohio
Epidemiology of Infections
Healthcare-Acquired Infections
Non–Group A or B Streptococci
Enterococcus

H. Hesham Abdel-Kader Hassan, MD, MSc
Professor of Pediatrics
Chief, Division of Pediatric Gastroenterology and Nutrition
The University of Arizona College of Medicine
Tucson, Arizona
Cholestasis

Fern R. Hauck, MD, MS
Spencer P. Bass MD Twenty-First Century Professor of Family Medicine
Departments of Family Medicine and Public Health Sciences
University of Virginia School of Medicine
Charlottesville, Virginia
Sudden Infant Death Syndrome

Fiona P. Havers, MD, MHS
Medical Epidemiologist
Epidemiology and Prevention Branch, Influenza Division
National Center for Immunization and Respiratory Diseases
Centers for Disease Control and Prevention
Atlanta, Georgia
Influenza Viruses

Ericka V. Hayes, MD
Associate Professor
Department of Pediatrics
Division of Infectious Diseases
Washington University School of Medicine in St. Louis
Medical Director, Pediatric and Adolescent HIV Program
Medical Director, Infection Prevention
St. Louis Children's Hospital
St. Louis, Missouri
Campylobacter
Yersinia
Nontuberculous Mycobacteria
Human Immunodeficiency Virus and Acquired Immunodeficiency Syndrome

Jacqueline T. Hecht, PhD
Professor and Division Head
Pediatric Research Center
Vice-Chair for Research
Leah L. Lewis Distinguished Chair
Department of Pediatrics
McGovern Medical School at UTHealth
Associate Dean for Research
UTHealth School of Dentistry
Houston, Texas
General Considerations in Skeletal Dysplasias
Disorders Involving Cartilage Matrix Proteins
Disorders Involving Transmembrane Receptors
Disorders Involving Ion Transporters
Disorders Involving Transcription Factors
Disorders Involving Defective Bone Resorption
Other Inherited Disorders of Skeletal Development

Sabrina M. Heidemann, MD
Professor
Department of Pediatrics
Wayne State University School of Medicine
Director, Intensive Care Unit
Co-Director of Transport
Children's Hospital of Michigan
Detroit, Michigan
Respiratory Distress and Failure

Jennifer R. Heimall, MD
Assistant Professor of Clinical Pediatrics
University of Pennsylvania Perelman School of Medicine
Attending Physician
Division of Allergy and Immunology
Children's Hospital of Philadelphia
Philadelphia, Pennsylvania
Immunodeficiencies Affecting Multiple Cell Types

Cheryl Hemingway, MBChB, PhD
Consultant Pediatric Neurologist
Great Ormond Street Hospital for Children
London, United Kingdom
Demyelinating Disorders of the Central Nervous System

J. Owen Hendley, MD†
Professor of Pediatric Infectious Diseases
University of Virginia School of Medicine
Charlottesville, Virginia
Sinusitis
Retropharyngeal Abscess, Lateral Pharyngeal (Parapharyngeal) Abscess, and Peritonsillar Cellulitis/Abscess

Michelle L. Hernandez, MD
Associate Professor of Pediatrics
University of North Carolina School of Medicine
Chief Medical Officer
UNC Center for Environmental Medicine, Asthma, and Lung Biology
Chapel Hill, North Carolina
Hypersensitivity Pneumonia
Occupational and Environmental Lung Disease

Andrew D. Hershey, MD, PhD, FAAN, FAHS
Professor of Pediatrics
University of Cincinnati College of Medicine
Endowed Chair and Director, Division of Neurology
Headache Medicine Specialist
Cincinnati Children's Medical Center
Cincinnati, Ohio
Headaches

†Falecido.

Cynthia E. Herzog, MD
Professor of Pediatrics
University of Texas MD Anderson Cancer Center
Houston, Texas
Retinoblastoma
Gonadal and Germ Cell Neoplasms
Neoplasms of the Liver
Benign Vascular Tumors
Melanoma
Nasopharyngeal Carcinoma
Adenocarcinoma of the Colon and Rectum
Desmoplastic Small Round Cell Tumor

Jesse P. Hirner, MD
Resident Physician
Department of Dermatology
University of Missouri School of Medicine
Columbia, Missouri
Tumors of the Skin

Jessica Hochberg, MD
Assistant Professor of Clinical Pediatrics
Division of Pediatric Hematology, Oncology, and Stem Cell Transplant
New York Medical College
Maria Fareri Children's Hospital at Westchester Medical Center
Valhalla, New York
Lymphoma

Deborah Hodes, MBBS, BSc, DRCOG, FRCPCH
Consultant Community Paediatrician
Department of Paediatrics
University College London Hospitals
London, United Kingdom
Female Genital Mutilation

Holly R. Hoefgen, MD
Assistant Professor
Pediatric and Adolescent Gynecology
Washington University School of Medicine in St. Louis
Co-Director, Integrated Care and Fertility Preservation Program
St. Louis Children's Hospital
St. Louis, Missouri
Vulvovaginitis

Lauren D. Holinger, MD, FAAP, FACS
Paul H. Holinger MD Professor
Division of Pediatric Otolaryngology
Northwestern University Feinberg School of Medicine
Ann & Robert H. Lurie Children's Hospital of Chicago
Chicago, Illinois
Other Laryngeal Neoplasms
Tracheal Neoplasms

Cynthia M. Holland-Hall, MD, MPH
Associate Professor of Clinical Pediatrics
The Ohio State University College of Medicine
Section of Adolescent Medicine
Nationwide Children's Hospital
Columbus, Ohio
Adolescent Physical and Social Development
Transitioning to Adult Care
The Breast

David K. Hooper, MD, MS
Associate Professor of Pediatrics
University of Cincinnati College of Medicine
Medical Director of Kidney Transplantation
Cincinnati Children's Hospital Medical Center
Cincinnati, Ohio
Renal Transplantation

Julie E. Hoover-Fong, MD, PhD
Associate Professor
Department of Pediatrics
McKusick-Nathans Institute of Genetic Medicine
Director, Greenberg Center for Skeletal Dysplasias
Johns Hopkins University School of Medicine
Baltimore, Maryland
General Considerations in Skeletal Dysplasias
Disorders Involving Transmembrane Receptors

Jeffrey D. Hord, MD
The LOPen Charities and Mawaka Family Chair in Pediatric Hematology/Oncology
Director, Showers Family Center for Childhood Cancer and Blood Disorders
Akron Children's Hospital
Akron, Ohio
The Acquired Pancytopenias

B. David Horn, MD
Associate Professor
Department of Orthopaedic Surgery
University of Pennsylvania Perelman School of Medicine
Attending Orthopaedic Surgeon
Children's Hospital of Philadelphia
Philadelphia, Pennsylvania
The Hip

Helen M. Horstmann, MD
Associate Professor
Department of Orthopaedic Surgery
University of Pennsylvania Perelman School of Medicine
Attending Physician
Children's Hospital of Philadelphia
Philadelphia, Pennsylvania
Arthrogryposis

William A. Horton, MD
Professor
Department of Molecular Medical Genetics
Oregon Health & Science University
Director Emeritus of Research
Shriners Hospitals for Children
Portland, Oregon
General Considerations in Skeletal Dysplasias
Disorders Involving Cartilage Matrix Proteins
Disorders Involving Transmembrane Receptors
Disorders Involving Ion Transporters
Disorders Involving Transcription Factors
Disorders Involving Defective Bone Resorption
Other Inherited Disorders of Skeletal Development

Peter J. Hotez, MD, PhD
Dean, National School of Tropical Medicine
Professor, Pediatrics and Molecular Virology and Microbiology
Head, Section of Pediatric Tropical Medicine
Baylor College of Medicine;
Endowed Chair of Tropical Pediatrics
Center for Vaccine Development
Texas Children's Hospital;
Professor, Department of Biology
Baylor University
Waco, Texas;
Baker Institute Fellow in Disease and Poverty
Rice University
Houston, Texas
Hookworms (Necator americanus *and* Ancylostoma spp.)

Samantha A. House, DO
Assistant Professor of Pediatrics
Geisel School of Medicine at Dartmouth and The Dartmouth Institute
Hanover, New Hampshire
Wheezing in Infants: Bronchiolitis

Evelyn Hsu, MD
Associate Professor of Pediatrics
University of Washington School of Medicine
Medical Director, Liver Transplantation
Seattle Children's Hospital
Seattle, Washington
Liver Transplantation

Katherine Hsu, MD, MPH, FAAP
Associate Professor of Pediatrics
Section of Pediatric Infectious Diseases
Boston University Medical Center
Boston, Massachusetts;
Medical Director, Division of STD Prevention and HIV/AIDS Surveillance
Director, Ratelle STD/HIV Prevention Training Center
Bureau of Infectious Disease and Laboratory Sciences
Massachusetts Department of Public Health
Jamaica Plain, Massachusetts
Neisseria gonorrhoeae *(Gonococcus)*

Felicia A. Scaggs Huang, MD
Clinical Fellow
Division of Infectious Diseases
Cincinnati Children's Hospital Medical Center
Cincinnati, Ohio
Congenital and Perinatal Infections

Heather G. Huddleston, MD
Assistant Professor
Department of Obstetrics, Gynecology, and Reproductive Sciences
University of California, San Francisco School of Medicine
San Francisco, California
Polycystic Ovary Syndrome and Hirsutism

Sarah P. Huepenbecker, MD
Resident Physician
Department of Obstetrics and Gynecology
Washington University School of Medicine in St. Louis
St. Louis, Missouri
Gynecologic Neoplasms and Adolescent Prevention Methods for Human Papillomavirus

Vicki Huff, PhD
Professor
Department of Genetics
University of Texas MD Anderson Cancer Center
Houston, Texas
Neoplasms of the Kidney

Winston W. Huh, MD
Assistant Professor of Clinical Care
Children's Hospital of Los Angeles
Los Angeles, California
Gonadal and Germ Cell Neoplasms
Adenocarcinoma of the Colon and Rectum

Stephen R. Humphrey, MD
Assistant Professor
Department of Dermatology
Medical College of Wisconsin
Children's Hospital of Wisconsin
Milwaukee, Wisconsin
Principles of Dermatologic Therapy
Cutaneous Bacterial Infections
Cutaneous Fungal Infections
Cutaneous Viral Infections
Arthropod Bites and Infestations

Stephen P. Hunger, MD
Professor and Jeffrey E. Perelman Distinguished Chair
Department of Pediatrics
University of Pennsylvania Perelman School of Medicine
Chief, Division of Pediatric Oncology
Director, Center for Childhood Cancer Research
Children's Hospital of Philadelphia
Philadelphia, Pennsylvania
Molecular and Cellular Biology of Cancer

David A. Hunstad, MD
Professor of Pediatrics and Molecular Microbiology
Washington University School of Medicine in St. Louis
St. Louis, Missouri
Central Nervous System Infections
Animal and Human Bites
Rat Bite Fever
Monkeypox

Carl E. Hunt, MD
Research Professor of Pediatrics
Uniformed Services University of the Health Sciences
Division of Neonatology
Walter Reed National Military Medical Center
Bethesda, Maryland;
Adjunct Professor of Pediatrics
George Washington University School of Medicine and Health Sciences
Washington, DC
Sudden Infant Death Syndrome

Stacey S. Huppert, PhD
Associate Professor of Pediatrics
University of Cincinnati College of Medicine
Division of Gastroenterology, Hepatology, and Nutrition
Division of Developmental Biology
Cincinnati Children's Hospital Medical Center
Cincinnati, Ohio
Morphogenesis of the Liver and Biliary System

Anna R. Huppler, MD
Assistant Professor
Pediatric Infectious Diseases
Medical College of Wisconsin
Children's Hospital of Wisconsin
Milwaukee, Wisconsin
Infectious Complications of Hematopoietic Stem Cell Transplantation

Patricia I. Ibeziako, MBBS
Assistant Professor of Psychiatry
Harvard Medical School
Director, Psychiatry Consultation Service
Boston Children's Hospital
Boston, Massachusetts
Somatic Symptom and Related Disorders

Samar H. Ibrahim, MBChB
Assistant Professor of Pediatrics
Division of Pediatric Gastroenterology and Hepatology
Mayo Clinic
Rochester, Minnesota
Mitochondrial Hepatopathies

Allison M. Jackson, MD, MPH, FAAP
Division Chief, Child and Adolescent Protection Center
Children's National Health System
Washington Children's Foundation
Professor of Child and Adolescent Protection
Associate Professor of Pediatrics
The George Washington University School of Medicine and Health Sciences
Washington, DC
Adolescent Sexual Assault

Elizabeth C. Jackson, MD
Professor Emerita of Pediatrics
University of Cincinnati College of Medicine
Division of Nephrology
Cincinnati Children's Hospital Medical Center
Cincinnati, Ohio
Urinary Tract Infections

Mary Anne Jackson, MD
Clinical Professor of Pediatrics
University of Missouri–Kansas City School of Medicine
Department of Pediatric Infectious Diseases
Children's Mercy Hospitals and Clinics
Kansas City, Missouri
Orbital Infections

Ashlee Jaffe, MD, MEd
Assistant Professor of Clinical Pediatrics
Department of Pediatrics
University of Pennsylvania Perelman School of Medicine
Attending Physician, Division of Rehabilitation Medicine
Children's Hospital of Philadelphia
Philadelphia, Pennsylvania
Spinal Cord Injury and Autonomic Dysreflexia Management

Andrew B. Janowski, MD
Instructor in Infectious Diseases
Department of Pediatrics
Washington University School of Medicine in St. Louis
St. Louis, Missouri
Central Nervous System Infections

Tara C. Jatlaoui, MD, MPH
Medical Epidemiologist
Division of Reproductive Health
Centers for Disease Control and Prevention
Atlanta, Georgia
Contraception

Elena J. Jelsing, MD
Assistant Professor
Departments of Physical Medicine and Rehabilitation and Division of Sports Medicine
Mayo Clinic Sports Medicine Center
Minneapolis, Minnesota
Specific Sports and Associated Injuries

M. Kyle Jensen, MD
Associate Professor
Department of Pediatrics
University of Utah School of Medicine
Division of Pediatric Gastroenterology
Primary Children's Hospital
Salt Lake City, Utah
Viral Hepatitis

Brian P. Jenssen, MD, MSHP
Assistant Professor
Department of Pediatrics
University of Pennsylvania Perelman School of Medicine
Division of General Pediatrics
Children's Hospital of Philadelphia
Philadelphia, Pennsylvania
Tobacco and Electronic Nicotine Delivery Systems

Karen E. Jerardi, MD, MEd
Associate Professor of Pediatrics
University of Cincinnati College of Medicine
Attending Physician, Division of Hospital Medicine
Cincinnati Children's Hospital Medical Center
Cincinnati, Ohio
Urinary Tract Infections

Chandy C. John, MD, MS
Ryan White Professor of Pediatrics
Director, Ryan White Center for Pediatric Infectious Diseases and Global Health
Indiana University School of Medicine
Indianapolis, Indiana
Health Advice for Children Traveling Internationally
Giardiasis and Balantidiasis
Malaria (Plasmodium)

Brian D. Johnston, MD, MPH
Professor of Pediatrics
Associate Chief of Clinical Services
Division of General Pediatrics
University of Washington School of Medicine
Chief of Service, Department of Pediatrics
Harborview Medical Center
Seattle, Washington
Injury Control

Michael V. Johnston, MD
Executive Vice President and Chief Medical Officer
Kennedy Krieger Institute
Professor of Pediatrics and Neurology
Johns Hopkins University School of Medicine
Baltimore, Maryland
Congenital Anomalies of the Central Nervous System
Encephalopathies

Richard B. Johnston Jr, MD
Professor Emeritus of Pediatrics
University of Colorado School of Medicine
Aurora, Colorado;
National Jewish Health
Denver, Colorado
Monocytes, Macrophages, and Dendritic Cells
The Complement System
Disorders of the Complement System

Bridgette L. Jones, MD
Associate Professor of Pediatrics
Division of Allergy, Asthma, and Immunology
University of Missouri – Kansas City School of Medicine
Division of Allergy, Asthma, and Immunology
Division of Clinical Pharmacology, Toxicology, and Therapeutic Innovation
Children's Mercy
Kansas City, Missouri
Principles of Drug Therapy

Marsha Joselow, MSW, LICSW
Department of Psychosocial Oncology and Palliative Care
Boston Children's Hospital
Dana-Farber Cancer Institute
Boston, Massachusetts
Pediatric Palliative Care

Cassandra D. Josephson, MD
Professor of Pathology and Pediatrics
Emory University School of Medicine
Director of Clinical Research, Center for Transfusion and Cellular Therapies
Program Director, Transfusion Medicine Fellowship Medical Director
Children's Healthcare of Atlanta Blood, Tissue, and Apheresis Services
Atlanta, Georgia
Red Blood Cell Transfusions and Erythropoietin Therapy
Platelet Transfusions
Neutrophil (Granulocyte) Transfusions
Plasma Transfusions
Risks of Blood Transfusions

Nicholas Jospe, MD
Professor of Pediatrics
University of Rochester School of Medicine and Dentistry
Chief, Division of Pediatric Endocrinology
Golisano Children's Hospital
Rochester, New York
Diabetes Mellitus

Joel C. Joyce, MD
Pediatric Dermatologist
NorthShore University Health System
Skokie, Illinois;
Clinical Assistant Professor of Dermatology
University of Chicago Pritzker School of Medicine
Chicago, Illinois
Hyperpigmented Lesions
Hypopigmented Lesions
Vesiculobullous Disorders
Nutritional Dermatoses

Marielle A. Kabbouche, MD, FAHS
Professor of Pediatrics
University of Cincinnati College of Medicine
Director, Acute and Inpatient Headache Program
Division of Neurology
Cincinnati Children's Medical Center
Cincinnati, Ohio
Headaches

Joanne Kacperski, MD, FAHS
Assistant Professor of Pediatrics
University of Cincinnati College of Medicine
Headache Medicine Specialist, Division of Neurology
Director, Post-Concussion Headache Program
Director, Headache Medicine Fellowship
Cincinnati Children's Medical Center
Cincinnati, Ohio
Headaches

Deepak Kamat, MD, PhD
Professor of Pediatrics
Vice Chair for Education
Wayne State University School of Medicine
Designated Institutional Official
Detroit, Michigan
Fever

Beena D. Kamath-Rayne, MD, MPH
Associate Professor of Pediatrics
University of Cincinnati College of Medicine
Attending Neonatologist, Division of Neonatology and Pulmonary Biology
Cincinnati Children's Hospital Medical Center
Cincinnati, Ohio
Neonatal Resuscitation and Delivery Room Emergencies

Alvina R. Kansra, MD
Associate Professor of Pediatrics
Medical College of Wisconsin
Division of Pediatric Endocrinology
Children's Hospital of Wisconsin
Milwaukee, Wisconsin
Hypofunction of the Ovaries
Pseudoprecocity Resulting From Lesions of the Ovary

David M. Kanter, MD
Assistant Professor
Department of Physical Medicine and Rehabilitation
State University of New York
SUNY Upstate Medical University
Syracuse, New York
Health and Wellness for Children With Disabilities

Aaron M. Karlin, MD
Clinical Associate Professor
Department of Physical Medicine and Rehabilitation
Louisiana State University School of Medicine
Chair, Department of Physical Medicine and Rehabilitation
Section Head, Pediatric Rehabilitation
Ochsner Clinic Medical Center
Ochsner Children's Health Center
New Orleans, Louisiana
Management of Musculoskeletal Injury

Jacob Kattan, MD, MSCR
Assistant Professor
Department of Pediatrics
Jaffe Food Allergy Institute
Kravis Children's Hospital at the Icahn School of Medicine at Mount Sinai
New York, New York
Diagnosis of Allergic Disease

James W. Kazura, MD
Distinguished University Professor
Adel A. Mahmoud Professorship in Global Health and Vaccines
Director, Center for Global Health and Diseases
Case Western Reserve University School of Medicine
Cleveland, Ohio
Ascariasis (Ascaris lumbricoides)
Trichuriasis (Trichuris trichiura)
Enterobiasis (Enterobius vermicularis)
Strongyloidiasis (Strongyloides stercoralis)
Lymphatic Filariasis (Brugia malayi, Brugia timori, *and* Wuchereria bancrofti)
Other Tissue Nematodes
Toxocariasis (Visceral and Ocular Larva Migrans)
Trichinellosis (Trichinella spiralis)

Gregory L. Kearns, PharmD, PhD, FAAP
President, Arkansas Children's Research Institute
Senior Vice President and Chief Research Officer
Arkansas Children's
Ross and Mary Whipple Family Distinguished Research Scientist
Professor of Pediatrics
University of Arkansas for Medical Sciences
Little Rock, Arkansas
Principles of Drug Therapy

Andrea Kelly, MD, MSCE
Associate Professor of Pediatrics
University of Pennsylvania Perelman School of Medicine
Attending Physician
Children's Hospital of Philadelphia
Philadelphia, Pennsylvania
Assessment of Growth

Desmond P. Kelly, MD
Professor of Pediatrics
University of South Carolina School of Medicine Greenville
Chief Medical Research Officer
Health Sciences Center
Prisma Health-Upstate
Greenville, South Carolina
Neurodevelopmental and Executive Function and Dysfunction

Kevin J. Kelly, MD
Professor of Pediatrics (Emeritus)
Department of Pediatrics
University of North Carolina School of Medicine
Chapel Hill, North Carolina
Hypersensitivity Pneumonia
Occupational and Environmental Lung Disease
Granulomatous Lung Disease
Eosinophilic Lung Disease
Interstitial Lung Disease

Matthew S. Kelly, MD, MPH
Assistant Professor of Pediatrics
Division of Infectious Diseases
Duke University School of Medicine
Durham, North Carolina
Community-Acquired Pneumonia

Michael Kelly, MD, PhD
Chief Research Officer
Akron Children's Hospital
Akron, Ohio
Anatomy and Function of the Lymphatic System
Abnormalities of Lymphatic Vessels
Lymphadenopathy

Kimberly M. Ken, MD
Resident Physician
Department of Dermatology
University of Missouri School of Medicine
Columbia, Missouri
Disorders of the Sweat Glands
Disorders of Hair
Disorders of the Nails

Melissa A. Kennedy, MD
Assistant Professor of Clinical Pediatrics
Division of Gastroenterology, Hepatology, and Nutrition
University of Pennsylvania Perelman School of Medicine
Children's Hospital of Philadelphia
Philadelphia, Pennsylvania
Intestinal Duplications, Meckel Diverticulum, and Other Remnants of the Omphalomesenteric Duct

Eitan Kerem, MD
Professor and Chair
Department of Pediatrics
Hadassah University Medical Center
Jerusalem, Israel
Effects of War on Children

Joseph E. Kerschner, MD
Dean of the Medical School, Provost and Executive Vice President
Professor of Otolaryngology and Microbiology and Immunology
Medical College of Wisconsin
Milwaukee, Wisconsin
Otitis Media

Seema Khan, MD
Associate Professor of Pediatrics
Division of Gastroenterology and Nutrition
George Washington University School of Medicine and Health Sciences
Children's National Medical Center
Washington, DC
Embryology, Anatomy, and Function of the Esophagus
Congenital Anomalies
Obstructing and Motility Disorders of the Esophagus
Dysmotility
Hiatal Hernia
Gastroesophageal Reflux Disease
Eosinophilic Esophagitis, Pill Esophagitis, and Infective Esophagitis
Esophageal Perforation
Esophageal Varices
Ingestions

Ameneh Khatami, BHB, MBChB, MD
Clinical Senior Lecturer
Discipline of Child and Adolescent Health
University of Sydney
Department of Microbiology and Infectious Diseases
The Children's Hospital at Westmead
Sydney, Australia
Aeromonas *and* Plesiomonas

Soumen Khatua, MD
Associate Professor of Pediatrics
Section Chief, Neuro-Oncology
Department of Pediatrics Patient Care
The University of Texas MD Anderson Cancer Center
Houston, Texas
Brain Tumors in Childhood

Alexandra Kilinsky, DO
Fellow, Pediatric Hospital Medicine
Department of Pediatrics
Cohen Children's Medical Center of New York
New Hyde Park, New York
Immunization Practices

Chong-Tae Kim, MD, PhD
Associate Professor
Department of Pediatrics
University of Pennsylvania Perelman School of Medicine
Division of Rehabilitation Medicine
Children's Hospital of Philadelphia
Philadelphia, Pennsylvania
Rehabilitation for Severe Traumatic Brain Injury

Wendy E. Kim, DO
Assistant Professor of Internal Medicine and Pediatrics
Division of Pediatric Dermatology
Loyola University Chicago Stritch School of Medicine
Evanston, Illinois
Diseases of the Dermis
Diseases of Subcutaneous Tissue
Disorders of the Mucous Membranes
Acne

Charles H. King, MD
Professor Emeritus of International Health
Center for Global Health and Diseases
Case Western Reserve University School of Medicine
Cleveland, Ohio
Schistosomiasis (Schistosoma)
Flukes (Liver, Lung, and Intestinal)

Paul S. Kingma, MD, PhD
Associate Professor of Pediatrics
University of Cincinnati of College of Medicine
Neonatal Director, Cincinnati Fetal Center
Co-Director, Cincinnati Bronchopulmonary Dysplasia Center
The Perinatal Institute
Cincinnati Children's Hospital Medical Center
Cincinnati, Ohio
Fetal Intervention and Surgery

Stephen L. Kinsman, MD
Associate Professor of Pediatrics
Medical University of South Carolina
Charleston, South Carolina
Congenital Anomalies of the Central Nervous System

Priya S. Kishnani, MD, MBBS
C.L. and Su Chen Professor of Pediatrics
Chief, Division of Medical Genetics
Duke University Medical Center
Durham, North Carolina
Defects in Metabolism of Carbohydrates

Bruce L. Klein, MD
Associate Professor of Pediatrics
Johns Hopkins University School of Medicine
Interim Director, Pediatric Emergency Medicine
Director, Pediatric Transport
Johns Hopkins Children's Center
Baltimore, Maryland
Interfacility Transport of the Seriously Ill or Injured Pediatric Patient
Acute Care of Multiple Trauma
Care of Abrasions and Minor Lacerations

Bruce S. Klein, MD
Professor of Pediatrics, Internal Medicine, and Medical Microbiology and Immunology
Chief, Pediatric Infectious Disease Division
University of Wisconsin School of Medicine and Public Health
Madison, Wisconsin
Blastomycosis (Blastomyces dermatitidis)

Robert M. Kliegman, MD
Professor and Chairman Emeritus
Department of Pediatrics
Medical College of Wisconsin
Children's Hospital of Wisconsin
Milwaukee, Wisconsin
Culture-Specific Beliefs
Refeeding Syndrome
Generalized Arterial Calcification of Infancy/Idiopathic Infantile Arterial Calcification
Arterial Tortuosity

William C. Koch, MD
Associate Professor of Pediatrics
Virginia Commonwealth University School of Medicine
Division of Pediatric Infectious Diseases
Children's Hospital of Richmond at VCU
Richmond, Virginia
Parvoviruses

Patrick M. Kochanek, MD, MCCM
Ake N. Grenvik Professor of Critical Care Medicine
Vice Chair, Department of Critical Care Medicine
Professor of Anesthesiology, Pediatrics, Bioengineering, and Clinical and Translational Science
Director, Safar Center for Resuscitation Research
UPMC Children's Hospital of Pittsburgh
John G. Rangos Research Center
Pittsburgh, Pennsylvania
Neurologic Emergencies and Stabilization

Eric Kodish, MD
Professor of Pediatrics
Lerner College of Medicine
Cleveland Clinic
Cleveland, Ohio
Ethics in Pediatric Care

Stephan A. Kohlhoff, MD
Associate Professor of Pediatrics and Medicine
Chief, Pediatric Infectious Diseases
SUNY Downstate Medical Center
Brooklyn, New York
Chlamydia pneumoniae
Psittacosis (Chlamydia psittaci)

Mark A. Kostic, MD
Professor of Emergency Medicine and Pediatrics
Medical College of Wisconsin
Associate Medical Director
Wisconsin Poison Center
Milwaukee, Wisconsin
Poisoning

Karen L. Kotloff, MD
Professor of Pediatrics
Division Head, Infectious Disease and Tropical Pediatrics
Center for Vaccine Development and Global Health
University of Maryland School of Medicine
Baltimore, Maryland
Acute Gastroenteritis in Children

Elliot J. Krane, MD, FAAP
Professor of Pediatrics, and Anesthesiology, Perioperative, and Pain Medicine
Stanford University School of Medicine
Chief, Pediatric Pain Management
Stanford Children's Health
Lucile Packard Children's Hospital at Stanford
Stanford, California
Pediatric Pain Management

Peter J. Krause, MD
Senior Research Scientist in Epidemiology (Microbial Diseases), Medicine (Infectious Diseases), and Pediatrics (Infectious Diseases)
Lecturer in Epidemiology (Microbial Diseases)
Yale School of Public Health
New Haven, Connecticut
Babesiosis (Babesia)

Richard E. Kreipe, MD, FAAAP, FSAHM, FAED
Dr. Elizabeth R. McArnarney Professor in Pediatrics funded by Roger and Carolyn Friedlander
Department of Pediatrics, Division of Adolescent Medicine
University of Rochester Medical Center
Golisano Children's Hospital
Director, New York State ACT for Youth Center of Excellence
Medical Director, Western New York Comprehensive Care Center for Eating Disorders
Rochester, New York
Eating Disorders

Steven E. Krug, MD
Professor of Pediatrics
Northwestern University Feinberg School of Medicine
Division of Pediatric Emergency Medicine
Ann & Robert H. Lurie Children's Hospital of Chicago
Chicago, Illinois
Emergency Medical Services for Children

Janet L. Kwiatkowski, MD, MSCE
Professor
Department of Pediatrics
University of Pennsylvania Perelman School of Medicine
Division of Hematology
Children's Hospital of Philadelphia
Philadelphia, Pennsylvania
Hemoglobinopathies

Jennifer M. Kwon, MD
Professor of Child Neurology
Department of Neurology
University of Wisconsin School of Medicine and Public Health
Madison, Wisconsin
Neurodegenerative Disorders of Childhood

Catherine S. Lachenauer, MD
Assistant Professor of Pediatrics
Harvard Medical School
Director, Infectious Diseases Outpatient Practice
Boston Children's Hospital
Boston, Massachusetts
Group B Streptococcus

Stephan Ladisch, MD
Professor of Pediatrics and Biochemistry/ Molecular Biology
George Washington University School of Medicine
Center for Cancer and Immunology Research and
Center for Cancer and Blood Disorders
Children's Research Institute
Children's National Medical Center
Washington, DC
Histiocytosis Syndromes of Childhood

Oren J. Lakser, MD
Assistant Professor of Pediatrics
Northwestern University Feinberg School of Medicine
Associate Clinician Specialist
Division of Pulmonary Medicine
Ann & Robert H. Lurie Children's Hospital of Chicago
Chicago, Illinois
Bronchiectasis
Pulmonary Abscess

Philip J. Landrigan, MD, MSc, FAAP
Director, Global Public Health Program
Schiller Institute for Integrated Science and Society
Professor of Biology
Boston College
Chestnut Hill, Massachusetts
Chemical Pollutants

Gregory L. Landry, MD
Professor Emeritus
Department of Pediatrics
University of Wisconsin – Madison
School of Medicine and Public Health
Madison, Wisconsin
Epidemiology and Prevention of Injuries
Heat Injuries
Female Athletes: Menstrual Problems and the Risk of Osteopenia
Performance-Enhancing Aids

Wendy G. Lane, MD, MPH, FAAP
Associate Professor
Department Epidemiology and Public Health
Department of Pediatrics
University of Maryland School of Medicine
Baltimore, Maryland
Abused and Neglected Children

A. Noelle Larson, MD
Associate Professor, Orthopedic Surgery
Division of Pediatric Orthopedic Surgery
Mayo Clinic
Rochester, Minnesota
Benign Tumors and Tumor-Like Processes of Bone

Phillip S. LaRussa, MD
Professor of Pediatrics
Columbia University College of Physicians and Surgeons
Division of Pediatric Infectious Diseases
NewYork-Presbyterian Morgan Stanley Children's Hospital
New York, New York
Varicella-Zoster Virus

Oren J. Lakser, MD
Assistant Professor of Pediatrics
Northwestern University Feinberg School of Medicine
Division of Pulmonary Medicine
Ann & Robert H. Lurie Children's Hospital of Chicago
Chicago, Illinois
Bronchiectasis
Pulmonary Abscess

J. Todd R. Lawrence, MD, PhD
Assistant Professor
Department of Orthopaedic Surgery
University of Pennsylvania Perelman School of Medicine
Attending Orthopaedic Surgeon
Children's Hospital of Philadelphia
Philadelphia, Pennsylvania
The Knee

Brendan Lee, MD, PhD
Robert and Janice McNair Endowed Chair in Molecular and Human Genetics
Professor and Chairman
Department of Molecular and Human Genetics
Baylor College of Medicine
Houston, Texas
Integration of Genetics into Pediatric Practice
The Genetic Approach in Pediatric Medicine
The Human Genome
Patterns of Genetic Transmission
Cytogenetics
Genetics of Common Disorders

K. Jane Lee, MD, MA
Associate Professor
Department of Pediatrics
Medical College of Wisconsin
Division of Pediatric Special Needs
Children's Hospital of Wisconsin
Milwaukee, Wisconsin
Brain Death

J. Steven Leeder, PharmD, PhD
Marion Merrell Dow / Missouri Endowed Chair in Pediatric Pharmacology
Chief, Division of Pediatric Pharmacology and Medical Toxicology
Children's Mercy Hospitals and Clinics
Kansas City, Missouri;
Adjunct Professor
Department of Pharmacology, Toxicology, and Therapeutics
Kansas University School of Medicine
Kansas City, Kansas
Pediatric Pharmacogenetics, Pharmacogenomics, and Pharmacoproteomics

Jennifer W. Leiding, MD
Assistant Professor of Pediatrics
University of South Florida College of Medicine
St. Petersburg, Florida
Immunodeficiencies Affecting Multiple Cell Types

Michael J. Lentze, MD
Professor Emeritus of Pediatrics
Zentrum für Kinderheilkunde
Universitätsklinikum Bonn
Bonn, Germany
Enzyme Deficiencies

Steven O. Lestrud, MD
Assistant Professor of Pediatrics
Northwestern University Feinberg School of Medicine
Medical Director, Respiratory Care
Ann & Robert H. Lurie Children's Hospital of Chicago
Chicago, Illinois
Bronchopulmonary Dysplasia
Chronic Respiratory Failure and Long-Term Mechanical Ventilation

Donald Y. M. Leung, MD, PhD
Edelstein Family Chair of Pediatric Allergy-Immunology
National Jewish Health
Professor of Pediatrics
University of Colorado School of Medicine
Denver, Colorado
Atopic Dermatitis (Atopic Eczema)

Michael N. Levas, MD
Associate Professor of Pediatrics
Medical College of Wisconsin
Division of Pediatric Emergency Medicine
Children's Hospital of Wisconsin
Milwaukee, Wisconsin
Violent Behavior

Rona L. Levy, MSW, PhD, MPH
Professor and Director
Behavioral Medicine Research Group
Assistant Dean for Research
School of Social Work
University of Washington
Seattle, Washington
Pediatric Pain Management

B U.K. Li, MD
Clinical Professor of Pediatrics
Medical College of Wisconsin
Division of Pediatric Gastroenterology
Children's Hospital of Wisconsin
Milwaukee, Wisconsin
Cyclic Vomiting Syndrome

Chris A. Liacouras, MD
Professor of Pediatrics
University of Pennsylvania Perelman School of Medicine
Co-Director, Center for Pediatric Eosinophilic Disorders
Children's Hospital of Philadelphia
Philadelphia, Pennsylvania
Normal Digestive Tract Phenomena
Major Symptoms and Signs of Digestive Tract Disorders
Normal Development, Structure, and Function of the Stomach and Intestines
Pyloric Stenosis and Other Congenital Anomalies of the Stomach
Intestinal Atresia, Stenosis, and Malrotation
Intestinal Duplications, Meckel Diverticulum, and Other Remnants of the Omphalomesenteric Duct
Motility Disorders and Hirschsprung Disease
Ileus, Adhesions, Intussusception, and Closed-Loop Obstructions
Foreign Bodies and Bezoars
Functional Abdominal Pain
Cyclic Vomiting Syndrome
Malformations
Ascites
Peritonitis

Christopher W. Liebig, MD
Clinical Assistant Professor of Pediatrics
Northeast Ohio Medical University
Rootstown, Ohio;
Director, Sports Medicine in Mahoning Valley
Akron Children's Hospital
Boardman, Ohio
Sports-Related Traumatic Brain Injury (Concussion)

Paul H. Lipkin, MD
Associate Professor of Pediatrics
Director, Medical Informatics
Director, Interactive Autism Network
Kennedy Krieger Institute
Johns Hopkins University School of Medicine
Baltimore, Maryland
Developmental and Behavioral Surveillance and Screening

Deborah R. Liptzin, MD, MS
Assistant Professor of Pediatrics
University of Colorado School of Medicine
Associate Director, Colorado chILD
Children's Hospital Colorado
Aurora, Colorado
Fibrotic Lung Disease

Andrew H. Liu, MD
Professor
Department of Pediatrics
Children's Hospital Colorado
University of Colorado School of Medicine
Aurora, Colorado
Childhood Asthma

Lucinda Lo, MD
Clinical Assistant Professor of Pediatrics
Physician Advisor, CDI and CM
University of Pennsylvania Perelman School of Medicine
Children's Hospital of Philadelphia
Philadelphia, Pennsylvania
Malnutrition

Stanley F. Lo, PhD
Associate Professor of Pathology
Medical College of Wisconsin
Technical Director, Clinical Chemistry, POCT, and Biochemical Genetics
Director, Reference Standards Library
Children's Hospital of Wisconsin
Milwaukee, Wisconsin
Laboratory Testing in Infants and Children
Reference Intervals for Laboratory Tests and Procedures

Kathleen A. Long, MD
Department of Child Health
University of Missouri School of Medicine
Columbia, Missouri
Dermatologic Diseases of the Neonate

Sarah S. Long, MD
Professor of Pediatrics
Drexel University College of Medicine
Division of Infectious Diseases
St. Christopher's Hospital for Children
Philadelphia, Pennsylvania
Pertussis (Bordetella pertussis and Bordetella parapertussis)

Anna Lena Lopez, MD, MPH
Director, Institute of Child Health and Human Development
Research Associate Professor
University of the Philippines Manila–National Institutes of Health
Manila, Philippines
Cholera

Santiago M.C. Lopez, MD
Assistant Professor of Pediatrics
University of South Dakota School of Medicine
Pediatric Infectious Diseases
Sanford Children's Hospital/Specialty Clinic
Sioux Falls, South Dakota
The Common Cold

Steven V. Lossef, MD
Associate Professor of Radiology
George Washington University School of Medicine and Health Sciences
Head, Pediatric Interventional Radiology
Division of Diagnostic Imaging and Radiology
Children's National Medical Center
Washington, DC
Pertussis (Bordetella pertussis *and* Bordetella parapertussis)
Pleurisy, Pleural Effusions, and Empyema

Jennifer A. Lowry, MD
Professor of Pediatrics
University of Missouri – Kansas City School of Medicine
Director, Division of Clinical Pharmacology, Toxicology, and Therapeutic Innovation
Children's Mercy
Kansas City, Missouri
Principles of Drug Therapy

Ian R. Macumber, MD, MS
Assistant Professor of Pediatrics
University of Connecticut School of Medicine
Division of Nephrology
Connecticut Children's Medical Center
Hartford, Connecticut
Systemic Hypertension

Mark R. Magnusson, MD, PhD
Co-Director, Diagnostic and Complex Care Center
Medical Director, Spina Bifida Program
Children's Hospital of Philadelphia
Philadelphia, Pennsylvania
Chronic Fatigue Syndrome

Pilar L. Magoulas, MS
Assistant Professor, Clinical Program
Department of Molecular and Human Genetics
Baylor College of Medicine
Houston, Texas
Genetic Counseling

Prashant V. Mahajan, MD, MPH, MBA
Professor of Emergency Medicine and Pediatrics
Vice-Chair, Department of Emergency Medicine
Division Chief, Pediatric Emergency Medicine
University of Michigan
Ann Arbor, Michigan
Heavy Metal Intoxication

Joseph A. Majzoub, MD
Thomas Morgan Rotch Professor of Pediatrics
Harvard Medical School
Division of Endocrinology
Boston Children's Hospital
Boston, Massachusetts
Diabetes Insipidus
Other Abnormalities of Arginine Vasopressin Metabolism and Action

Robert J. Mann, MD
The Karl and Patricia Betz Family
Endowed Director of Research
Helen DeVos Children's Hospital
Grand Rapids, Michigan
Deformational Plagiocephaly

Irini Manoli, MD, PhD
National Human Genome Research Institute
National Institutes of Health
Bethesda, Maryland
Isoleucine, Leucine, Valine, and Related Organic Acidemias

Asim Maqbool, MD
Associate Professor of Clinical Pediatrics
University of Pennsylvania Perelman School of Medicine
Division of Gastroenterology, Hepatology, and Nutrition
Children's Hospital of Philadelphia
Philadelphia, Pennsylvania
Nutritional Requirements
Normal Digestive Tract Phenomena
Major Symptoms and Signs of Digestive Tract Disorders
Normal Development, Structure, and Function of the Stomach and Intestines
Pyloric Stenosis and Other Congenital Anomalies of the Stomach
Intestinal Atresia, Stenosis, and Malrotation
Intestinal Duplications, Meckel Diverticulum, and Other Remnants of the mphalomesenteric Duct
Motility Disorders and Hirschsprung Disease
Ileus, Adhesions, Intussusception, and Closed-Loop Obstructions
Foreign Bodies and Bezoars
Cyclic Vomiting Syndrome
Peritoneal Malformations
Ascites
Peritonitis

Ashley M. Maranich, MD
Program Director, Pediatrics Residency
Tripler Army Medical Center
Honolulu, Hawaii
Malassezia

Nicole Marcantuono, MD
Associate Professor
Department of Pediatrics
Thomas Jefferson Medical College
Philadelphia, Pennsylvania;
Attending Physician
Alfred I. du Pont Hospital for Children
Wilmington, Delaware
Evaluation of the Child for Rehabilitative Services

David Margolis, MD
Professor and Associate Chair
Department of Pediatrics
Medical College of Wisconsin
Program Director, Bone Marrow Transplantation
Children's Hospital of Wisconsin
Milwaukee, Wisconsin
Principles and Clinical Indications of Hematopoietic Stem Cell Transplantation
Hematopoietic Stem Cell Transplantation from Alternative Sources and Donors
Graft-Versus-Host Disease, Rejection, and Venoocclusive Disease
Late Effects of Hematopoietic Stem Cell Transplantation

Mona Marin, MD
Division of Viral Diseases
National Center for Immunization and Respiratory Diseases
Centers for Disease Control and Prevention
Atlanta, Georgia
Varicella-Zoster Virus

Joan C. Marini, MD, PhD
Chief, Bone and Extracellular Matrix Branch
National Institute for Child Health and Development
National Institutes of Health
Bethesda, Maryland
Osteogenesis Imperfecta

Thomas C. Markello, MD, PhD
Associate Staff Clinician,
Medical Genetics Branch
National Human Genome Research Institute
National Institutes of Health
Bethesda, Maryland
Genetic Approaches to Rare and Undiagnosed Diseases

Morri Markowitz, MD
Professor of Pediatrics and Medicine
Albert Einstein College of Medicine
Director, Lead Poisoning Prevention and Treatment Program
The Children's Hospital at Montefiore
Bronx, New York
Lead Poisoning

Stacene R. Maroushek, MD, PhD, MPH
Assistant Professor of Pediatrics
Divisions of Pediatric Infectious Diseases and General Pediatrics
University of Minnesota Medical School
Hennepin County Medical Center
Minneapolis, Minnesota
Medical Evaluation of the Foreign-Born Child
Principles of Antimycobacterial Therapy

Justin D. Marsh, MD
Assistant Professor of Pediatric Ophthalmology
University of Missouri-Kansas City School of Medicine
Kansas City, Missouri
Growth and Development of the Eye
Examination of the Eye
Abnormalities of Refraction and Accommodation
Disorders of Vision
Abnormalities of Pupil and Iris
Disorders of Eye Movement and Alignment
Abnormalities of the Lids
Disorders of the Lacrimal System
Disorders of the Conjunctiva
Abnormalities of the Cornea
Abnormalities of the Lens
Disorders of the Uveal Tract
Disorders of the Retina and Vitreous
Abnormalities of the Optic Nerve
Childhood Glaucoma
Orbital Abnormalities
Orbital Infections
Injuries to the Eye

Kari L. Martin, MD
Assistant Professor of Dermatology and Child Health
University of Missouri School of Medicine
Columbia, Missouri
Dermatologic Diseases of the Neonate
Cutaneous Defects
Ectodermal Dysplasias
Vascular Disorders
Cutaneous Nevi
Disorders of Keratinization
Disorders of the Sweat Glands
Disorders of Hair
Disorders of the Nails
Tumors of the Skin

Maria G. Martinez, MD
Clinical Fellow, Pediatric Rehabilitation Medicine
Cincinnati Children's Hospital Medical Center
Cincinnati, Ohio
Health and Wellness for Children With Disabilities

Wilbert H. Mason, MD, MPH
Professor Emeritus of Clinical Pediatrics
University of Southern California Keck School of Medicine
Chief, Pediatric Infectious Diseases
Children's Hospital of Los Angeles
Los Angeles, California
Measles
Rubella
Mumps

Reuben K. Matalon, MD, PhD
Professor of Pediatrics and Genetics
University of Texas Medical Branch
University of Texas Children's Hospital
Galveston, Texas
N-*Acetylaspartic Acid Aspartic Acid (Canavan Disease)*

Sravan Kumar Reddy Matta, MD
Assistant Professor of Pediatrics
Division of Gastroenterology and Nutrition
Children's National Medical Center
Washington, DC
Embryology, Anatomy, and Function of the Esophagus
Congenital Anomalies
Obstructing and Motility Disorders of the Esophagus
Dysmotility
Hiatal Hernia
Gastroesophageal Reflux Disease

Aletha Maybank, MD, MPH
Deputy Commissioner
Founding Director, Center for Health Equity
New York City Department of Health and Mental Hygiene
Long Island City, New York
Racism and Child Health

Robert L. Mazor, MD
Clinical Associate Professor
Department of Pediatrics
University of Washington School of Medicine
Division of Critical Care and Cardiac Surgery
Clinical Director, CICU
Seattle Children's Hospital and Regional Medical Center
Seattle, Washington
Pulmonary Edema

Jennifer McAllister, MD, IBCLC
Assistant Professor of Pediatrics
University of Cincinnati College of Medicine
Medical Director, West Chester Hospital Special Care Nursery and University of Cincinnati Medical Center Newborn Nursery
Medical Director, NICU Follow Up Clinic–NAS Clinic
Cincinnati Children's Hospital Medical Center
Cincinnati, Ohio
Maternal Selective Serotonin Reuptake Inhibitors and Neonatal Behavioral Syndromes

Megan E. McCabe, MD, FAAP
Director, Pediatric Residency Program
Director, Pediatric Critical Care Fellowship Program
The Children's Hospital at Montefiore
The University Hospital for Albert Einstein College of Medicine
Bronx, New York
Loss, Separation, and Bereavement

Megan E. McClean, MD
Resident Physician
Department of Dermatology
University of Missouri School of Medicine
Columbia, Missouri
Cutaneous Nevi

Susanna A. McColley, MD
Professor of Pediatrics
Northwestern University Feinberg School of Medicine
Associate Chief Research Officer for Clinical Trials
Stanley Manne Children's Research Institute
Ann & Robert H. Lurie Children's Hospital of Chicago
Chicago, Illinois
Extrapulmonary Diseases with Pulmonary Manifestations
Pulmonary Tumors

Patrick T. McGann, MD, MS
Associate Professor of Pediatrics
University of Cincinnati College of Medicine
Division of Hematology
Cincinnati Children's Hospital Medical Center
Cincinnati, Ohio
Anemia in the Newborn Infant

Margaret M. McGovern, MD, PhD
Knapp Professor of Pediatrics
Physician-in-Chief
Stony Brook Children's Hospital
Dean for Clinical Affairs
Stony Brook University School of Medicine
Stony Brook, New York
Lipidoses (Lysosomal Storage Disorders)
Mucolipidoses
Disorders of Glycoprotein Degradation and Structure

Sharon A. McGrath-Morrow, MD, MBA
Professor of Pediatrics
Eudowood Division of Pediatric Respiratory Sciences
Johns Hopkins University School of Medicine
Baltimore, Maryland
Bronchopulmonary Dysplasia

Jeffrey S. McKinney, MD, PhD
Professor of Pediatrics
Vice Chair for Education
Harry W. Bass Jr. Professorship in Pediatric Education
Distinguished Teaching Professor
Division of Pediatric Infectious Diseases
UT Southwestern Medical Center
Dallas, Texas
Salmonella

Matthew J. McLaughlin, MD
Assistant Professor of Pediatrics
University of Missouri–Kansas City School of Medicine
Division of Pediatric Physical Medicine and Rehabilitation
Children's Mercy Hospitals and Clinics
Kansas City, Missouri
Pediatric Pharmacogenetics, Pharmacogenomics, and Pharmacoproteomics

Rima McLeod, MD
Professor of Ophthalmology and Visual Science and Pediatrics
Medical Director, Toxoplasmosis Center
University of Chicago Medicine
Chicago, Illinois
Toxoplasmosis (Toxoplasma gondii)

Asuncion Mejias, MD, PhD, MSCS
Associate Professor of Pediatrics
Division of Infectious Diseases
The Ohio State University College of Medicine
Principal Investigator, Center for Vaccines and Immunity
The Research Institute at Nationwide Children's Hospital
Columbus, Ohio
Hansen Disease (Mycobacterium leprae)
Mycoplasma pneumoniae
Genital Mycoplasmas (Mycoplasma hominis, Mycoplasma genitalium, *and* Ureaplasma urealyticum)

Peter C. Melby, MD
Professor of Internal Medicine (Infectious Diseases), Microbiology and Immunology, and Pathology
Director, Division of Infectious Diseases
Director, Center for Tropical Diseases
University of Texas Medical Branch (UTMB)
Galveston, Texas
Leishmaniasis (Leishmania)

Marlene D. Melzer-Lange, MD
Professor of Pediatrics
Medical College of Wisconsin
Program Director, Project Ujima
Children's Hospital of Wisconsin
Milwaukee, Wisconsin
Violent Behavior

Matthew D. Merguerian, MD, PhD
Fellow, Division of Pediatric Oncology
Department of Oncology
Johns Hopkins Hospital
Pediatric Oncology Branch
National Cancer Institute
Baltimore, Maryland
Definitions and Classification of Hemolytic Anemias
Hereditary Spherocytosis
Hereditary Elliptocytosis, Hereditary Pyropoikilocytosis, and Related Disorders
Hereditary Stomatocytosis
Paroxysmal Nocturnal Hemoglobinuria and Acanthocytosis

Stephanie L. Merhar, MD, MS
Assistant Professor of Pediatrics
University of Cincinnati College of Medicine
Attending Neonatologist, Division of Neonatology and Pulmonary Biology
Research Director, NICU Follow-Up Clinic
Cincinnati Children's Hospital Medical Center
Cincinnati, Ohio
Nervous System Disorders

Diane F. Merritt, MD
Professor
Department of Obstetrics and Gynecology
Director, Pediatric and Adolescent Gynecology
Washington University School of Medicine in St. Louis
St. Louis, Missouri
Gynecologic History and Physical Examination
Vaginal Bleeding in the Prepubertal Child
Breast Concerns
Neoplasms and Adolescent Prevention Methods for Human Papillomavirus
Vulvovaginal and Müllerian Anomalies

Kevin Messacar, MD
Assistant Professor of Pediatrics
University of Colorado School of Medicine
Section of Pediatric Infectious Diseases
Section of Hospital Medicine
Children's Hospital Colorado
Aurora, Colorado
Nonpolio Enteroviruses

Marian G. Michaels, MD, MPH
Professor of Pediatrics and Surgery
University of Pittsburgh School of Medicine
UPMC Children's Hospital of Pittsburgh
Pittsburgh, Pennsylvania
Infections in Immunocompromised Persons

Thomas F. Michniacki, MD
Pediatric Hematology/Oncology Fellow
Division of Pediatric Hematology/Oncology
University of Michigan Medical School
Ann Arbor, Michigan
Leukopenia
Leukocytosis

Mohamad A. Mikati, MD
Wilburt C. Davison Professor of Pediatrics
Professor of Neurobiology
Chief, Division of Pediatric Neurology
Duke University Medical Center
Durham, North Carolina
Seizures in Childhood
Conditions That Mimic Seizures

Henry Milgrom, MD
Professor of Pediatrics
National Jewish Health
University of Colorado School of Medicine
Denver, Colorado
Allergic Rhinitis

Jonathan W. Mink, MD, PhD
Frederick A. Horner MD Endowed Professor in Pediatric Neurology
Professor of Neurology and Pediatrics
Chief, Division of Child Neurology
Vice-Chair, Department of Neurology
University of Rochester Medical Center
Rochester, New York
Mass Psychogenic Illness
Movement Disorders

R. Justin Mistovich, MD
Assistant Professor
Department of Orthopaedic Surgery
Case Western Reserve University School of Medicine
MetroHealth Medical Center University Hospitals
Rainbow and Babies Children's Hospital
Cleveland, Ohio
The Spine
The Neck

Jonathan A. Mitchell, PhD, MsC
Research Assistant Professor of Pediatrics
University of Pennsylvania Perelman School of Medicine
Division of Gastroenterology, Hepatology, and Nutrition
Children's Hospital of Philadelphia
Nutritional Requirements
Feeding Healthy Infants, Children, and Adolescents

Mark M. Mitsnefes, MD, MS
Professor of Pediatrics
University of Cincinnati College of Medicine
Director, Clinical and Translational Research Center
Division of Pediatric Nephrology
Cincinnati Children's Hospital Medical Center
Cincinnati, Ohio
Chronic Kidney Disease

Sindhu Mohandas, MD
Assistant Professor of Pediatrics
Division of Infectious Diseases
Keck School of Medicine
University of Southern California
Los Angeles, California
Other Anaerobic Infections

Rachel Y. Moon, MD
Professor of Pediatrics
Head, Division of General Pediatrics
University of Virginia School of Medicine
Charlottesville, Virginia
Sudden Infant Death Syndrome

Joan P. Moran, BSN, RN
Infection Preventionist
Infection Prevention and Control
Children's Hospital of Wisconsin
Milwaukee, Wisconsin
Infection Prevention and Control

Eva Morava, MD, PhD
Professor of Pediatrics
Tulane University Medical School
Clinical Biochemical Geneticist
Hayward Genetics Center
New Orleans, Louisiana
Congenital Disorders of Glycosylation

Megan A. Moreno, MD, MSEd, MPH
Professor of Pediatrics
Division Chief, General Pediatrics and Adolescent Medicine
Vice Chair of Digital Health
University of Wisconsin School of Medicine and Public Health
Madison, Wisconsin
Bullying, Cyberbullying, and School Violence
Media Violence

Esi Morgan, MD, MSCE
Associate Professor of Pediatrics
University of Cincinnati College of Medicine
Division of Rheumatology
James M. Anderson Center for Health Systems Excellence
Cincinnati Children's Hospital Medical Center
Cincinnati, Ohio
Treatment of Rheumatic Diseases

Peter E. Morrison, DO
Senior Instructor
Department of Neurology
University of Rochester Medical Center
Rochester, New York
Ataxias

Lovern R. Moseley, PhD
Clinical Assistant Professor of Psychiatry
Boston University School of Medicine
Boston, Massachusetts
Tantrums and Breath-Holding Spells
Lying, Stealing, and Truancy
Aggression
Self-Injurious Behavior

Yael Mozer-Glassberg, MD
Head, Pediatric Liver Transplant Program
Institute of Gastroenterology, Nutrition, and Liver Diseases
Schneider Children's Medical Center of Israel
Petah Tikva, Israel
Immunoproliferative Small Intestinal Disease

Louis J. Muglia, MD, PhD
Professor of Pediatrics
University of Cincinnati College of Medicine
Co-Director, Perinatal Institute
Director, Center for Prevention of Preterm Birth
Director, Division of Human Genetics
Cincinnati Children's Hospital Medical Center
Cincinnati, Ohio
The Endocrine System

Kevin P. Murphy, MD
Medical Director, Pediatric Rehabilitation
Sanford Health Systems
Bismarck, North Dakota;
Medical Director, Gillette Children's Specialty Healthcare
Duluth Clinic
Duluth, Minnesota
Management of Musculoskeletal Injury
Specific Sports and Associated Injuries

Timothy F. Murphy, MD
SUNY Distinguished Professor of Medicine
Senior Associate Dean for Clinical and Translational Research
Jacobs School of Medicine and Biomedical Sciences
University at Buffalo, State University of New York
Buffalo, New York
Moraxella catarrhalis

Karen F. Murray, MD
Professor and Interim-Chair
Chief, Division of Gastroenterology and Hepatology
Department of Pediatrics
University of Washington School of Medicine
Interim Pediatrician-In-Chief
Seattle Children's Hospital
Seattle, Washington
Tumors of the Digestive Tract

Thomas S. Murray, MD, PhD
Associate Professor of Medical Sciences
Quinnipiac University Frank H Netter MD School of Medicine
Hamden, Connecticut
Listeria monocytogenes
Pseudomonas, Burkholderia, and Stenotrophomonas
Infective Endocarditis

Sona Narula, MD
Assistant Professor of Clinical Neurology
Children's Hospital of Philadelphia
University of Pennsylvania Perelman School of Medicine
Philadelphia, Pennsylvania
Central Nervous System Vasculitis

Mindo J. Natale, PsyD
Assistant Professor of Psychology
University of South Carolina School of Medicine
Senior Staff Psychologist
GHS Children's Hospital
Greenville, South Carolina
Neurodevelopmental and Executive Function and Dysfunction

Amy T. Nathan, MD
Associate Professor of Pediatrics
University of Cincinnati College of Medicine
Medical Director, Perinatal Institute
Cincinnati Children's Hospital Medical Center
Cincinnati, Ohio
The Umbilicus

Dipesh Navsaria, MD, MPH, MSLIS, FAAP
Associate Professor of Pediatrics
University of Wisconsin School of Medicine and Public Health
Madison, Wisconsin
Maximizing Children's Health: Screening, Anticipatory Guidance, and Counseling

William A. Neal, MD
Professor Emeritus of Pediatrics
Division of Pediatric Cardiology
West Virginia University School of Medicine
Morgantown, West Virginia
Disorders of Lipoprotein Metabolism and Transport

Grace Nehme, MD
Fellow, Department of Pediatrics
University of Texas MD Anderson Cancer Center
Houston, Texas
Neoplasms of the Kidney

Edward J. Nehus, MD, MS
Assistant Professor of Clinical Pediatrics
University of Cincinnati College of Medicine
Division of Nephrology and Hypertension
Cincinnati Children's Hospital Medical Center
Cincinnati, Ohio
Introduction to Glomerular Diseases

Maureen R. Nelson, MD
Associate Professor of Physical Medicine & Rehabilitation and Pediatrics
Baylor College of Medicine
Medical Director, Physical Medicine & Rehabilitation
The Children's Hospital of San Antonio
San Antonio, Texas
Birth Brachial Plexus Palsy

Caitlin M. Neri, MD
Assistant Professor of Pediatrics
Boston University School of Medicine
Boston, Massachusetts
Complementary Therapies and Integrative Medicine

Mark I. Neuman, MD, MPH
Associate Professor of Pediatrics and Emergency Medicine
Harvard Medical School
Department of Emergency Medicine
Boston Children's Hospital
Boston, Massachusetts
Fever in the Older Child

Mary A. Nevin, MD, FAAP, FCCP
Associate Professor of Pediatrics
Northwestern University Feinberg School of Medicine
Department of Pediatrics, Division of Pulmonary Medicine
Ann & Robert H. Lurie Children's Hospital of Chicago
Chicago, Illinois
Pulmonary Hemosiderosis
Pulmonary Embolism, Infarction, and Hemorrhage

Jane W. Newburger, MD
Commonwealth Professor of Pediatrics
Harvard Medical School
Associate Cardiologist-in-Chief, Research and Education
Director, Cardiac Neurodevelopmental Program
Boston Children's Hospital
Boston, Massachusetts
Kawasaki Disease

Jonathan Newmark, MD, MM, FAAN
Adjunct Professor of Neurology
F. Edward Hebert School of Medicine
Uniformed Services University of the Health Sciences
Bethesda, Maryland;
Clinical Assistant Professor of Neurology
George Washington University School of Medicine and Health Sciences
Staff Neurologist
Washington DC VA Medical Center
Washington, DC
Biologic and Chemical Terrorism

Linda S. Nield, MD
Assistant Dean for Admissions
Professor of Medical Education and Pediatrics
West Virginia University School of Medicine
Morgantown, West Virginia
Fever

Omar Niss, MD
Assistant Professor of Pediatrics
University of Cincinnati College of Medicine
Division of Hematology
Cincinnati Children's Hospital Medical Center
Cincinnati, Ohio
Hemolytic Disease of the Newborn
Neonatal Polycythemia

Zehava L. Noah, MD
Associate Professor of Pediatrics
Northwestern University Feinberg School of Medicine
Division of Pediatric Critical Care Medicine
Ann & Robert H. Lurie Children's Hospital of Chicago
Chicago, Illinois
Other Conditions Affecting Respiration

James J. Nocton, MD
Professor of Pediatrics
Section of Pediatric Rheumatology
Medical College of Wisconsin
Milwaukee, Wisconsin
Mast Cell Activation Syndrome

Lawrence M. Nogee, MD
Professor of Pediatrics
Eudowood Neonatal Pulmonary Division
Johns Hopkins University School of Medicine
Baltimore, Maryland
Inherited Disorders of Surfactant Metabolism
Pulmonary Alveolar Proteinosis

Corina Noje, MD
Assistant Professor
Pediatric Critical Care Medicine
Department of Anesthesiology and Critical Care Medicine
Johns Hopkins University School of Medicine
Medical Director, Pediatric Transport
Johns Hopkins Bloomberg Children's Center
Baltimore, Maryland
Interfacility Transport of the Seriously Ill or Injured Pediatric Patient

Laura E. Norton, MD, MS
Assistant Professor of Pediatrics
Division of Pediatric Infectious Diseases and Immunology
University of Minnesota Medical School
Minneapolis, Minnesota
Botulism (Clostridium botulinum)

Anna Nowak-Węgrzyn, MD, PhD
Professor of Pediatrics
Jaffe Food Allergy Institute
Division of Allergy and Immunology
Department of Pediatrics
Kravis Children's Hospital at the Icahn School of Medicine at Mount Sinai
New York, New York
Serum Sickness
Food Allergy and Adverse Reactions to Foods

Stephen K. Obaro, MD, PhD
Professor of Pediatric Infectious Diseases
Director, Pediatric International Research
University of Nebraska Medical Center
Omaha, Nebraska
Nonvenereal Treponemal Infections
Relapsing Fever (Borrelia)

Makram M. Obeid, MD
Assistant Professor of Pediatrics and Adolescent Medicine
Pediatric Epileptologist, Division of Child Neurology
Department of Pediatrics and Adolescent Medicine
Department of Anatomy, Cell Biology and Physiology
American University of Beirut
Beirut, Lebanon
Conditions That Mimic Seizures

Hope L. O'Brien, MD, MBA, FAHS, FAAN
Associate Professor of Pediatrics
University of Cincinnati College of Medicine
Program Director, Headache Medicine Education
Co-Director Young Adult Headache Program
Cincinnati Children's Medical Center
Cincinnati, Ohio
Headaches

Jean-Marie Okwo-Bele, MD, MPH
Director, Department of Immunization, Vaccines, and Biologicals
World Health Organization
Geneva, Switzerland
International Immunization Practices

Joyce L. Oleszek, MD
Associate Professor
Department of Physical Medicine and Rehabilitation
University of Colorado School of Medicine
Children's Hospital Colorado
Denver, Colorado
Spasticity

Scott E. Olitsky, MD
Professor of Ophthalmology
University of Kansas School of Medicine
University of Missouri – Kansas City School of Medicine
Section Chief, Ophthalmology
Children's Mercy Hospitals and Clinics
Kansas City, Missouri
Growth and Development of the Eye
Examination of the Eye
Abnormalities of Refraction and Accommodation
Disorders of Vision
Abnormalities of Pupil and Iris
Disorders of Eye Movement and Alignment
Abnormalities of the Lids
Disorders of the Lacrimal System
Disorders of the Conjunctiva
Abnormalities of the Cornea
Abnormalities of the Lens
Disorders of the Uveal Tract
Disorders of the Retina and Vitreous
Abnormalities of the Optic Nerve
Childhood Glaucoma
Orbital Abnormalities
Orbital Infections
Injuries to the Eye

John M. Olsson, MD, CPE
Professor of Pediatrics
Medical Director, Well Newborn Services
Division of General Pediatrics
University of Virginia School of Medicine
Charlottesville, Virginia
The Newborn

Amanda K. Ombrello, MD
Associate Research Physician
National Human Genome Research Institute
National Institutes of Health
Bethesda, Maryland
Amyloidosis

Meghan E. O'Neill, MD
Fellow in Neurodevelopment Disabilities
Kennedy Krieger Institute
Baltimore, Maryland
Developmental Delay and Intellectual Disability

Mutiat T. Onigbanjo, MD
Assistant Professor
Department of Pediatrics
University of Maryland School of Medicine
Baltimore, Maryland
The First Year

Walter A. Orenstein, MD, DSc (Hon)
Professor of Medicine, Pediatrics, and Global Health
Emory University
Associate Director, Emory Vaccines Center
Atlanta, Georgia;
Former Deputy Director for Immunization Programs
Bill & Melinda Gates Foundation
Seattle, Washington;
Former Director, National Immunization Program
Centers for Disease Control and Prevention
Atlanta, Georgia
Immunization Practices

Rachel C. Orscheln, MD
Associate Professor of Pediatrics
Washington University School of Medicine in St. Louis
Director, Ambulatory Pediatric Infectious Diseases
Director, International Adoption Center
St. Louis Children's Hospital
St. Louis, Missouri
Bartonella

Marisa Osorio, DO
Assistant Professor
Department of Rehabilitation Medicine
University of Washington School of Medicine
Seattle Children's Hospital
Seattle, Washington
Ambulation Assistance

Christian A. Otto, MD, MMSc
Director of TeleOncology
Associate Attending Physician
Memorial Sloan Kettering Cancer Center
New York, New York
Altitude-Associated Illness in Children (Acute Mountain Sickness)

Judith A. Owens, MD, MPH
Professor of Neurology
Harvard Medical School
Director of Sleep Medicine
Boston Children's Hospital
Boston, Massachusetts
Sleep Medicine

Seza Özen, MD
Professor of Paediatrics
Divisions of Paediatric Rheumatology
Hacettepe University
Ankara, Turkey
Behçet Disease

Lee M. Pachter, DO
Professor of Pediatrics and Population Health
Sidney Kimmel Medical College and Jefferson College of Population Health
Thomas Jefferson University
Director, Community and Clinical Integration
Nemours Alfred I. duPont Hospital for Children
Wilmington, Delaware;
Director, Health Policy Program
Jefferson College of Population Health
Philadelphia, Pennsylvania
Overview of Pediatrics
Child Health Disparities
Cultural Issues in Pediatric Care

Amruta Padhye, MD
Assistant Professor of Clinical Child Health
Division of Pediatric Infectious Diseases
University of Missouri School of Medicine
Columbia, Missouri
Diphtheria (Corynebacterium diphtheriae)

Suzinne Pak-Gorstein, MD, PhD, MPH
Associate Professor of Pediatrics
Adjunct Associate Professor of Global Health
University of Washington School of Medicine
Seattle, Washington
Global Child Health

Jennifer Panganiban, MD
Assistant Professor of Clinical Pediatrics
University of Pennsylvania Perelman School of Medicine
Director, Non Alcoholic Fatty Liver Disease Clinic
Division of Gastroenterology, Hepatology, and Nutrition
Children's Hospital of Philadelphia
Philadelphia, Pennsylvania
Nutritional Requirements

Diane E. Pappas, MD, JD
Professor of Pediatrics
Director of Child Advocacy
University of Virginia School of Medicine
Charlottesville, Virginia
Sinusitis
Retropharyngeal Abscess, Lateral Pharyngeal (Parapharyngeal) Abscess, and Peritonsillar Cellulitis/Abscess

John J. Parent, MD, MSCR
Assistant Professor of Pediatrics
Indiana University School of Medicine
Section of Cardiology
Riley Hospital for Children at Indiana University Health
Indianapolis, Indiana
Diseases of the Myocardium
Diseases of the Pericardium
Tumors of the Heart

Alasdair P.J. Parker, MBBS (Lond), MRCP, MD, MA (Camb)
Consultant in Pediatric Neurology
Addenbrooke's Hospital
Associate Lecturer
University of Cambridge School of Clinical Medicine
Cambridge, United Kingdom
Idiopathic Intracranial Hypertension (Pseudotumor Cerebri)

Elizabeth Prout Parks, MD, MSCE
Assistant Professor of Pediatrics
University of Pennsylvania Perelman School of Medicine
Division of Gastroenterology, Hepatology, and Nutrition
Children's Hospital of Philadelphia
Philadelphia, Pennsylvania
Nutritional Requirements
Feeding Healthy Infants, Children, and Adolescents

Briana C. Patterson, MD, MS
Associate Professor of Pediatrics
Division of Pediatric Endocrinology
Director, Pediatric Endocrine Fellowship Program
Emory University School of Medicine
Atlanta, Georgia
Hormones of the Hypothalamus and Pituitary
Hypopituitarism

Maria Jevitz Patterson, MD, PhD
Professor Emeritus of Microbiology and Molecular Genetics
Michigan State University College of Human Medicine
East Lansing, Michigan
Syphilis (Treponema pallidum)

Anna L. Peters, MD, PhD
Clinical Fellow
Division of Gastroenterology, Hepatology, and Nutrition
Cincinnati Children's Hospital Medical Center
Cincinnati, Ohio
Metabolic Diseases of the Liver

Timothy R. Peters, MD
Professor of Pediatrics
Wake Forest School of Medicine
Division of Pediatric Infectious Diseases
Wake Forest Baptist Medical Center
Winston-Salem, North Carolina
Streptococcus pneumoniae (*Pneumococcus*)

Rachel A. Phelan, MD, MPH
Assistant Professor of Pediatrics
Medical College of Wisconsin
Division of Hematology/Oncology/BMT
Children's Hospital of Wisconsin
Milwaukee, Wisconsin
Principles and Clinical Indications of Hematopoietic Stem Cell Transplantation
Hematopoietic Stem Cell Transplantation from Alternative Sources and Donors
Graft-Versus-Host Disease, Rejection, and Venoocclusive Disease
Late Effects of Hematopoietic Stem Cell Transplantation

Anna Pinto, MD, PhD
Lecturer of Neurology
Harvard Medical School
Co-Director, Sturge Weber Clinic
Department of Neurology
Boston Children's Hospital
Boston, Massachusetts
Neurocutaneous Syndromes

Brenda B. Poindexter, MD, MS
Professor of Pediatrics
University of Cincinnati College of Medicine
Director of Clinical and Translational Research
Perinatal Institute
Cincinnati Children's Hospital Medical Center
Cincinnati, Ohio
The High-Risk Infant
Transport of the Critically Ill Newborn

Andrew J. Pollard, FRCPCH, PhD, FMedSci
Professor of Paediatric Infection and Immunity
Department of Paediatrics
University of Oxford
Children's Hospital
Oxford, United Kingdom
Neisseria meningitidis *(Meningococcus)*

Diego Preciado, MD, PhD
Professor of Pediatrics, Surgery, and Integrative Systems Biology
George Washington University School of Medicine and Health Sciences
Vice-Chief, Division of Pediatric Otolaryngology
Children's National Health System
Washington, DC
Otitis Media

Mark R. Proctor, MD
Franc D. Ingraham Professor of Neurosurgery
Harvard Medical School
Neurosurgeon-in-Chief
Boston Children's Hospital
Boston, Massachusetts
Spinal Cord Injuries in Children
Spinal Cord Disorders

Howard I. Pryor II, MD
Instructor of Surgery
Division of Pediatric Surgery
Johns Hopkins University School of Medicine
Johns Hopkins Children's Center
Baltimore, Maryland
Acute Care of Multiple Trauma

Lee A. Pyles, MD, MS
Associate Professor of Pediatrics
Division of Pediatric Cardiology
West Virginia University School of Medicine
Morgantown, West Virginia
Disorders of Lipoprotein Metabolism and Transport

Molly Quinn, MD
Fellow, Reproductive Endocrinology and Infertility
Department of Obstetrics, Gynecology, and Reproductive Sciences
University of California, San Francisco
San Francisco, California
Polycystic Ovary Syndrome and Hirsutism

Elisabeth H. Quint, MD
Professor of Obstetrics and Gynecology
Director, Fellowship in Pediatric and Adolescent Gynecology
University of Michigan Medical School
Ann Arbor, Michigan
Gynecologic Care for Girls with Special Needs

Amy E. Rabatin, MD
Fellow, Pediatric Rehabilitation and Board Certified Sports Medicine
Department of Physical Medicine and Rehabilitation
Mayo Clinic Children's Center
Rochester, Minnesota
Specific Sports and Associated Injuries

C. Egla Rabinovich, MD, MPH
Professor of Pediatrics
Duke University School of Medicine
Co-Chief, Division of Pediatric Rheumatology
Duke University Health System
Durham, North Carolina
Evaluation of Suspected Rheumatic Disease
Treatment of Rheumatic Diseases
Juvenile Idiopathic Arthritis
Scleroderma and Raynaud Phenomenon
Sjögren Syndrome
Miscellaneous Conditions Associated With Arthritis

Leslie J. Raffini, MD
Associate Professor
Department of Pediatrics
University of Pennsylvania Perelman School of Medicine
Division of Hematology
Children's Hospital of Philadelphia
Philadelphia, Pennsylvania
Hemostasis
Hereditary Predisposition to Thrombosis
Thrombotic Disorders in Children
Disseminated Intravascular Coagulation

Shawn L. Ralston, MD, MS
Associate Professor and Vice Chair for Clinical Affairs
Department of Pediatrics
Geisel School of Medicine at Dartmouth
Chief, Section of Pediatric Hospital Medicine
Children's Hospital at Dartmouth-Hitchcock
Hanover, New Hampshire
Wheezing in Infants: Bronchiolitis

Sanjay Ram, MD
Professor of Medicine
University of Massachusetts Medical School
Division of Infectious Diseases and Immunology
UMass Memorial Medical Center
Worcester, Massachusetts
Neisseria gonorrhoeae *(Gonococcus)*

Octavio Ramilo, MD
Professor of Pediatrics
Henry G. Cramblett Chair in Medicine
The Ohio State University College of Medicine
Chief, Division of Infectious Diseases
Nationwide Children's Hospital
Columbus, Ohio
Mycoplasma pneumoniae

Kacy A. Ramirez, MD
Assistant Professor of Pediatrics
Wake Forest School of Medicine
Division of Pediatric Infectious Diseases
Wake Forest Baptist Medical Center
Winston-Salem, North Carolina
Streptococcus pneumoniae *(Pneumococcus)*

Casey M. Rand, BS
Project Manager, Center for Autonomic Medicine in Pediatrics
Ann & Robert H. Lurie Children's Hospital of Chicago
Chicago, Illinois
Rapid-Onset Obesity with Hypothalamic Dysfunction, Hypoventilation, and Autonomic Dysregulation (ROHHAD)
Congenital Central Hypoventilation Syndrome

Adam J. Ratner, MD, MPH
Associate Professor of Pediatrics and Microbiology
New York University School of Medicine
Chief, Division of Pediatric Infectious Diseases
New York University Langone Medical Center
New York, New York
Aeromonas *and* Plesiomonas

Lee Ratner, MD, PhD
Professor of Medicine
Professor of Molecular Microbiology and of Pathology and Immunology
Washington University School of Medicine in St. Louis
St. Louis, Missouri
Human T-Lymphotropic Viruses (1 and 2)

Gerald V. Raymond, MD
Professor of Neurology
University of Minnesota School of Medicine
Chief of Pediatric Neurology
University of Minnesota Medical Center, Fairview
Minneapolis, Minnesota
Disorders of Very-Long-Chain Fatty Acids and Other Peroxisomal Functions

Ann M. Reed, MD
Professor of Pediatrics
Chair, Department of Pediatrics
Physician-in-Chief
Duke Children's
Duke University
Durham, North Carolina
Juvenile Dermatomyositis

Shimon Reif, MD
Chairman, Department of Pediatrics
Hadassah Medical Center
Hebrew University
Jerusalem, Israel
Diarrhea From Neuroendocrine Tumors

Megan E. Reller, MD, PhD, MPH
Associate Professor of Medicine
Associate Research Professor of Global Health
Duke University Medical Center
Durham, North Carolina
Spotted Fever Group Rickettsioses
Scrub Typhus (Orientia tsutsugamushi)
Typhus Group Rickettsioses
Ehrlichioses and Anaplasmosis
Q Fever (Coxiella burnetii)

Caroline H. Reuter, MD, MSCI
Associate Medical Director, Pharmacovigilance
Bioverativ
Waltham, Massachusetts
Group A Streptococcus

Jorge D. Reyes, MD
Professor and Roger K. Giesecke Distinguished Chair
Department of Surgery
University of Washington School of Medicine
Chief, Division of Transplant Surgery
Seattle Children's Hospital
Seattle, Washington
Intestinal Transplantation in Children with Intestinal Failure
Liver Transplantation

Firas Rinawi, MD
Attending Physician
Institute of Gastroenterology, Nutrition, and Liver Diseases
Schneider Children's Medical Center of Israel
Petah Tikva, Israel
Evaluation of Children with Suspected Intestinal Malabsorption

A. Kim Ritchey, MD
Professor and Vice-Chair of International Affairs
Department of Pediatrics
University of Pittsburgh School of Medicine
Division of Hematology/Oncology
UPMC Children's Hospital of Pittsburgh
Pittsburgh, Pennsylvania
Principles of Cancer Diagnosis
Principles of Cancer Treatment
The Leukemias

Frederick P. Rivara, MD, MPH
Seattle Children's Guild Endowed Chair in Pediatrics
Professor and Vice-Chair, Department of Pediatrics
University of Washington School of Medicine
Seattle, Washington
Injury Control

Eric Robinette, MD
Attending Physician in Infectious Diseases
Akron Children's Hospital
Akron, Ohio
Osteomyelitis
Septic Arthritis

Angela Byun Robinson, MD, MPH
Associate Professor
Cleveland Clinic Lerner College of Medicine
Staff, Pediatrics Institute
Cleveland Clinic Children's
Cleveland, Ohio
Juvenile Dermatomyositis
Miscellaneous Conditions Associated with Arthritis

Kristine Knuti Rodrigues, MD, MPH
Assistant Professor of Pediatrics
University of Colorado School of Medicine
Department of Pediatrics
Denver Health Medical Center
Denver, Colorado
Acute Inflammatory Upper Airway Obstruction (Croup, Epiglottitis, Laryngitis, and Bacterial Tracheitis)

David F. Rodriguez-Buritica, MD
Assistant Professor
Department of Pediatrics
Division of Medical Genetics
McGovern Medical School at UTHealth
Houston, Texas
Disorders Involving Ion Transporters
Disorders Involving Transcription Factors
Disorders Involving Defective Bone Resorption

Rosa Rodríguez-Fernández, MD, PhD
Hospital General Universitario Gregorio Marañón
Instituto de Investigación Sanitaria Gregorio Marañón (IISGM)
Madrid, Spain;
Center for Vaccines and Immunity
The Research Institute at Nationwide Children's Hospital
The Ohio State University College of Medicine
Columbus, Ohio
Genital Mycoplasmas (Mycoplasma hominis, Mycoplasma genitalium, *and* Ureaplasma urealyticum)

Genie E. Roosevelt, MD, MPH
Professor of Emergency Medicine
University of Colorado School of Medicine
Department of Emergency Medicine
Denver Health Medical Center
Denver, Colorado
Acute Inflammatory Upper Airway Obstruction (Croup, Epiglottitis, Laryngitis, and Bacterial Tracheitis)

David R. Rosenberg, MD
Chair, Department of Psychiatry and Behavioral Neurosciences
Chief of Child Psychiatry and Psychology
Wayne State University School of Medicine
Detroit, Michigan
Anxiety Disorders

Cindy Ganis Roskind, MD
Program Director
Pediatric Emergency Medicine Fellowship
Children's Hospital of New York–Presbyterian
Associate Professor of Pediatrics
Columbia University Irving Medical Center
Columbia University College of Physicians and Surgeons
New York, New York
Acute Care of Multiple Trauma

A. Catharine Ross, PhD
Professor and Dorothy Foehr Huck Chair
Department of Nutritional Sciences
The Pennsylvania State University
College of Health and Human Development
University Park, Pennsylvania
Vitamin A Deficiencies and Excess

Joseph W. Rossano, MD, MS
Chief, Division of Cardiology
Co-Executive Director, The Cardiac Center
Jennifer Terker Endowed Chair in Pediatric Cardiology
Associate Professor of Pediatrics
Children's Hospital of Philadelphia
University of Pennsylvania Perelman School of Medicine
Philadelphia, Pennsylvania
Heart Failure
Pediatric Heart and Heart-Lung Transplantation

Jennifer A. Rothman, MD
Associate Professor
Department of Pediatrics
Division of Pediatric Hematology/Oncology
Duke University Medical Center
Durham, North Carolina
Iron-Deficiency Anemia
Other Microcytic Anemias

Ranna A. Rozenfeld, MD
Professor of Pediatrics
The Warren Alpert Medical School
Brown University
Division of Pediatric Critical Care Medicine
Hasbro Children's Hospital
Providence, Rhode Island
Atelectasis

Colleen A. Ryan, MD
Instructor in Psychiatry
Harvard Medical School
Boston Children's Hospital
Boston, Massachusetts
Motor Disorders and Habits

Monique M. Ryan, M Med BS, FRACP
Professor of Paediatric Neurology
Director, Department of Neurology
Honorary Fellow, Murdoch Children's Research Institute
University of Melbourne
Royal Children's Hospital
Parkville, Victoria, Australia
Autonomic Neuropathies
Guillain-Barré Syndrome
Bell Palsy

Julie Ryu, MD
Professor of Pediatrics
University of California, San Diego School of Medicine
Interim Chief, Division of Respiratory Medicine
Chief Research Informatics Officer
Department of Pediatrics
Rady Children's Hospital–San Diego
San Diego, California

H.P.S. Sachdev, MD, FIAP, FAMS, FRCPCH
Senior Consultant
Departments of Pediatrics and Clinical Epidemiology
Sitaram Bhartia Institute of Science and Research
New Delhi, India
Vitamin B Complex Deficiencies and Excess
Vitamin C (Ascorbic Acid)

Manish Sadarangani, MRCPCH, DPHIL, BM.BCh, MA
Assistant Professor of Pediatrics
Sauder Family Chair in Pediatric Infectious Diseases
University of British Columbia Faculty of Medicine
Director, Vaccine Evaluation Center
British Columbia Children's Hospital
Vancouver, British Columbia, Canada
Neisseria meningitidis *(Meningococcus)*

Rebecca E. Sadun, MD, PhD
Assistant Professor of Adult and Pediatric Rheumatology
Departments of Medicine and Pediatrics
Duke University School of Medicine
Durham, North Carolina
Systemic Lupus Erythematosus

Mustafa Sahin, MD, PhD
Professor of Neurology
Harvard Medical School
Director, Translational Neuroscience Center
Boston Children's Hospital
Boston, Massachusetts
Neurocutaneous Syndromes

Nina N. Sainath, MD
Division of Gastroenterology, Hepatology, and Nutrition
Children's Hospital of Philadelphia
Philadelphia, Pennsylvania
Feeding Healthy Infants, Children, and Adolescents

Robert A. Salata, MD
Professor and Chairman, Department of Medicine
Case Western Reserve University School of Medicine
Physician-in-Chief
University Hospitals Case Medical Center
Cleveland, Ohio
Amebiasis
*Trichomoniasis (*Trichomonas vaginalis*)*
African Trypanosomiasis (Sleeping Sickness; Trypanosoma brucei *complex)*
American Trypanosomiasis (Chagas Disease; Trypanosoma cruzi*)*

Edsel Maurice T. Salvana, MD
Clinical Associate Professor of Medicine
University of the Philippines College of Medicine
Director, Institute of Molecular Biology and Biotechnology
National Institutes of Health
Manila, The Philippines;
Adjunct Professor of Global Health
University of Pittsburgh School of Medicine
Pittsburgh, Pennsylvania
Amebiasis
*Trichomoniasis (*Trichomonas vaginalis*)*
African Trypanosomiasis (Sleeping Sickness; Trypanosoma brucei *complex)*
American Trypanosomiasis (Chagas Disease; Trypanosoma cruzi*)*

Hugh A. Sampson, MD
Kurt Hirschhorn Professor of Pediatrics
Jaffe Food Allergy Institute
Kravis Children's Hospital at the Icahn School of Medicine at Mount Sinai
New York, New York
Anaphylaxis
Food Allergy and Adverse Reactions to Foods

Chase B. Samsel, MD
Instructor in Psychiatry
Harvard Medical School
Boston Children's Hospital
Boston, Massachusetts
Rumination and Pica

Thomas J. Sandora, MD, MPH
Associate Professor of Pediatrics
Harvard Medical School
Hospital Epidemiologist
Division of Infectious Diseases
Boston Children's Hospital
Boston, Massachusetts
Community-Acquired Pneumonia

Tracy L. Sandritter, PharmD
Division of Clinical Pharmacology, Toxicology, and Therapeutic Innovation
Children's Mercy
Adjunct Clinical Professor
University of Missouri – Kansas City School of Pharmacy
Kansas City, Missouri
Principles of Drug Therapy

Wudbhav N. Sankar, MD
Associate Professor
Department of Orthopaedic Surgery
University of Pennsylvania Perelman School of Medicine
Attending Orthopaedic Surgeon
Children's Hospital of Philadelphia
Philadelphia, Pennsylvania
The Hip

Eric J. Sarkissian, MD
Resident Physician
Department of Orthopaedic Surgery
Stanford University School of Medicine
Stanford, California
Osgood-Schlatter Disease and Sinding-Larsen-Johansson Syndrome

Ajit A. Sarnaik, MD
Associate Professor of Pediatrics
Wayne State University School of Medicine
Director, Pediatric Critical Care Medicine Fellowship Program
Children's Hospital of Michigan
Detroit, Michigan
Mechanical Ventilation

Ashok P. Sarnaik, MD
Professor and Former Interim Chair
Department of Pediatrics
Wayne State University School of Medicine
Former Pediatrician-in-Chief
Children's Hospital of Michigan
Detroit, Michigan
Respiratory Distress and Failure

Harvey B. Sarnat, MD, MS, FRCPC
Professor of Pediatrics, Pathology (Neuropathology), and Clinical Neurosciences
University of Calgary Cumming School of Medicine
Division of Pediatric Neurology
Alberta Children's Hospital Research Institute
Calgary, Alberta, Canada
Evaluation and Investigation of Neuromuscular Disorders
Developmental Disorders of Muscle
Endocrine and Toxic Myopathies
Metabolic Myopathies
Hereditary Motor-Sensory Neuropathies
Toxic Neuropathies

Joshua K. Schaffzin, MD, PhD
Assistant Professor of Pediatrics
University of Cincinnati College of Medicine
Director, Infection Prevention and Control
Cincinnati Children's Hospital Medical Center
Cincinnati, Ohio
Liver Abscess

Laura E. Schanberg, MD
Professor of Pediatrics
Duke University School of Medicine
Division of Pediatric Rheumatology
Duke University Medical Center
Durham, North Carolina
Systemic Lupus Erythematosus
Musculoskeletal Pain Syndromes

Michael S. Schechter, MD, MPH
Professor of Pediatrics
Virginia Commonwealth University School of Medicine
Chief, Division of Pulmonary Medicine
Director, Cystic Fibrosis Center
Director, UCAN Community Asthma Program
Children's Hospital of Richmond at VCU
Richmond, Virginia
Cystic Fibrosis

Mark R. Schleiss, MD
Professor of Pediatrics
American Legion and Auxiliary Heart Research Foundation Endowed Chair
Division of Pediatric Infectious Diseases and Immunology
University of Minnesota Medical School
Minneapolis, Minnesota
Principles of Antibacterial Therapy
Botulism (Clostridium botulinum)
Tetanus (Clostridium tetani)
Principles of Antiviral Therapy
Principles of Antiparasitic Therapy

Nina F. Schor, MD, PhD
Deputy Director
National Institute of Neurological Disorders and Stroke
National Institute of Health
Bethesda, Maryland
Neurologic Evaluation

James W. Schroeder Jr, MD, FACS, FAAP
Associate Professor
Department of Otolaryngology – Head and Neck Surgery
Northwestern University Feinberg School of Medicine
Ann & Robert H. Lurie Children's Hospital of Chicago
Chicago, Illinois
Congenital Anomalies of the Larynx, Trachea, and Bronchi
Foreign Bodies in the Airway
Laryngotracheal Stenosis and Subglottic Stenosis
Neoplasms of the Larynx, Trachea, and Bronchi

Elaine E. Schulte, MD, MPH
Professor of Pediatrics
Albert Einstein College of Medicine
Vice Chair, Academic Affairs and Faculty Development
Division of Academic General Pediatrics
The Children's Hospital at Montefiore
Bronx, New York
Domestic and International Adoption

Mark A. Schuster, MD, PhD
Founding Dean and CEO
Professor
Kaiser Permanente School of Medicine
Pasadena, California
Gay, Lesbian, and Bisexual Adolescents

Daryl A. Scott, MD, PhD
Assistant Professor
Department of Molecular and Human Genetics
Baylor College of Medicine
Houston, Texas
The Genetic Approach in Pediatric Medicine
The Human Genome
Patterns of Genetic Transmission

J. Paul Scott, MD
Professor
Department of Pediatrics
Division of Pediatric Hematology/Oncology
Medical College of Wisconsin
Blood Center of Southeastern Wisconsin
Milwaukee, Wisconsin
Hemostasis
Hereditary Clotting Factor Deficiencies (Bleeding Disorders)
von Willebrand Disease
Hereditary Predisposition to Thrombosis
Thrombotic Disorders in Children
Postneonatal Vitamin K Deficiency
Liver Disease
Acquired Inhibitors of Coagulation
Disseminated Intravascular Coagulation
Platelet and Blood Vessel Disorders

John P. Scott, MD
Associate Professor of Anesthesiology and Pediatrics
Divisions of Pediatric Anesthesiology and Pediatric Critical Care
Medical College of Wisconsin
Children's Hospital of Wisconsin
Milwaukee, Wisconsin
Anesthesia and Perioperative Care
Procedural Sedation

Patrick C. Seed, MD, PhD, FAAP, FIDSA
Children's Research Fund Chair in Basic Science
Professor of Pediatrics, Microbiology and Immunology
Northwestern University Feinberg School of Medicine
Division Head, Pediatric Infectious Diseases
Associate Chief Research Officer of Basic Science
Stanley Manne Children's Research Institute
Director, Host-Microbial Interactions, Inflammation, and Immunity (HMI3) Program
Ann & Robert H. Lurie Children's Hospital
Chicago, Illinois
The Microbiome and Pediatric Health
Shigella
Escherichia coli

Janet R. Serwint, MD
Professor
Department of Pediatrics
Johns Hopkins University School of Medicine
Baltimore, Maryland
Loss, Separation, and Bereavement

Apurva S. Shah, MD, MBA
Assistant Professor
Department of Orthopedic Surgery
University of Pennsylvania Perelman School of Medicine
Attending Orthopaedic Surgeon
Children's Hospital of Philadelphia
Philadelphia, Pennsylvania
Common Fractures

Dheeraj Shah, MD, FIAP, MAMS
Professor
Department of Pediatrics
University College of Medical Sciences
Guru Teg Bahadur Hospital
New Delhi, India
Vitamin B Complex Deficiencies and Excess
Vitamin C (Ascorbic Acid)

Samir S. Shah, MD, MSCE
Professor of Pediatrics
University of Cincinnati College of Medicine
Director, Division of Hospital Medicine
Chief Metrics Officer
James M. Ewell Endowed Chair
Cincinnati Children's Hospital Medical Center
Cincinnati, Ohio
Quality and Value in Healthcare for Children
Fever Without a Focus in the Neonate and Young Infant
Osteomyelitis
Septic Arthritis

Ala Shaikhkhalil, MD
Pediatric Nutrition Fellow
Division of Gastroenterology, Hepatology, and Nutrition
Children's Hospital of Philadelphia
Philadelphia, Pennsylvania
Nutritional Requirements
Feeding Healthy Infants, Children, and Adolescents

Raanan Shamir, MD
Professor of Pediatrics
Sackler Faculty of Medicine
Tel-Aviv University
Tel Aviv, Israel;
Chairman, Institute of Gastroenterology, Nutrition, and Liver Diseases
Schneider Children's Medical Center of Petah Tikva, Israel
Disorders of Malabsorption
Chronic Diarrhea

Christina M. Shanti, MD
Chief, Division of Pediatric Surgery
Children's Hospital of Michigan
Detroit, Michigan
Surgical Conditions of the Anus and Rectum

Bruce K. Shapiro, MD
Professor of Pediatrics
The Arnold J. Capute MD, MPH Chair in Neurodevelopmental Disabilities
The Johns Hopkins University School of Medicine
Vice-President, Training
Kennedy Krieger Institute
Baltimore, Maryland
Developmental Delay and Intellectual Disability

Erin E. Shaughnessy, MD, MSHCM
Division Chief, Hospital Medicine
Phoenix Children's Hospital
Phoenix, Arizona
Jaundice and Hyperbilirubinemia in the Newborn
Kernicterus

Bennett A. Shaywitz, MD
Charles and Helen Schwab Professor in Dyslexia and Learning Development
Co-Director, Center for Dyslexia and Creativity
Chief, Child Neurology
Yale University School of Medicine
New Haven, Connecticut
Dyslexia

Sally E. Shaywitz, MD
Audrey G. Ratner Professor in Learning Development
Co-Director, Center for Dyslexia and Creativity
Department of Pediatrics
Yale University School of Medicine
New Haven, Connecticut
Dyslexia

Oleg A. Shchelochkov, MD
Medical Genomics and Metabolic Genetics Branch
National Human Genome Research Institute
National Institutes of Health
Bethesda, Maryland
An Approach to Inborn Errors of Metabolism

Nicole M. Sheanon, MD, MS
Assistant Professor of Pediatrics
University of Cincinnati College of Medicine
Division of Endocrinology
Cincinnati Children's Hospital Medical Center
Cincinnati, Ohio
The Endocrine System

Benjamin L. Shneider, MD
Professor of Pediatrics
Texas Children's Hospital
Baylor College of Medicine
Houston, Texas
Autoimmune Hepatitis

Stanford T. Shulman, MD
Virginia H. Rogers Professor of Pediatric Infectious Diseases
Northwestern University Feinberg School of Medicine
Chief Emeritus, Division of Pediatric Infectious Diseases
Ann & Robert H. Lurie Children's Hospital of Chicago
Chicago, Illinois
Group A Streptococcus
Rheumatic Heart Disease

Scott H. Sicherer, MD
Elliot and Roslyn Jaffe Professor of Pediatrics, Allergy, and Immunology
Director, Jaffe Food Allergy Institute
Department of Pediatrics
Kravis Children's Hospital at the Icahn School of Medicine at Mount Sinai
New York, New York
Allergy and the Immunologic Basis of Atopic Disease
Diagnosis of Allergic Disease
Allergic Rhinitis
Childhood Asthma
Atopic Dermatitis (Atopic Eczema)
Insect Allergy
Ocular Allergies
Urticaria (Hives) and Angioedema
Anaphylaxis
Serum Sickness
Food Allergy and Adverse Reactions to Foods
Adverse Reactions to Drugs

Mark D. Simms, MD, MPH
Professor of Pediatrics
Medical College of Wisconsin
Medical Director
Child Development Center
Children's Hospital of Wisconsin
Milwaukee, Wisconsin
Language Development and Communication Disorders
Adoption

Jeffery M. Simmons, MD, MSc
Associate Professor of Pediatrics
University of Cincinnati College of Medicine
Associate Division Director for Quality
Division of Hospital Medicine
Safety Officer
Cincinnati Children's Hospital Medical Center
Cincinnati, Ohio
Quality and Value in Healthcare for Children
Safety in Healthcare for Children

Eric A.F. Simões, MBBS, DCH, MD
Professor of Pediatrics
University of Colorado School of Medicine
Division of Pediatric Infectious Diseases
Children's Hospital Colorado
Aurora, Colorado
Polioviruses

Kari A. Simonsen, MD
Professor of Pediatrics
Division of Pediatric Infectious Disease
University of Nebraska Medical Center
Omaha, Nebraska
Leptospira

Keneisha Sinclair-McBride, PhD
Assistant Professor of Psychology
Department of Psychiatry
Harvard Medical School
Staff Psychologist
Boston Children's Hospital
Boston, Massachusetts
Tantrums and Breath-Holding Spells
Lying, Stealing, and Truancy
Aggression
Self-Injurious Behavior

Vidya Sivaraman, MD
Clinical Assistant Professor of Pediatrics
Division of Adult and Pediatric Rheumatology
The Ohio State University Wexner Medical Center
Nationwide Children's Hospital
Columbus, Ohio
Vasculitis Syndromes

Anne M. Slavotinek, MB BS, PhD
Professor of Clinical Pediatrics
University of California San Francisco School of Medicine
Director, Medical Genetics and Genomics
UCSF Benioff Children's Hospital
San Francisco, California
Dysmorphology

Jessica R. Smith, MD
Assistant Professor of Pediatrics
Harvard Medical School
Clinical Director, Thyroid Program
Boston Children's Hospital
Boston, Massachusetts
Thyroid Development and Physiology
Disorders of Thyroxine-Binding Globulin
Hypothyroidism
Thyroiditis
Goiter
Thyrotoxicosis
Carcinoma of the Thyroid
Autoimmune Polyglandular Syndromes
Multiple Endocrine Neoplasia Syndrome

Stephanie H. Smith, MD
Resident Physician
Department of Obstetrics and Gynecology
Washington University School of Medicine in St. Louis
St. Louis, Missouri
Gynecologic Neoplasms and Adolescent Prevention Methods for Human Papillomavirus

Kim Smith-Whitley, MD
Professor, Department of Pediatrics
University of Pennsylvania Perelman School of Medicine
Clinical Director, Division of Hematology
Director, Comprehensive Sickle Cell Center
Children's Hospital of Philadelphia
Philadelphia, Pennsylvania
Hemoglobinopathies

Mary Beth F. Son, MD
Assistant Professor in Pediatrics
Harvard Medical School
Staff Physician, Division of Immunology
Boston Children's Hospital
Boston, Massachusetts
Kawasaki Disease

Laura Stout Sosinsky, PhD
Research Scientist
Research and Evaluation Group
Public Health Management Corporation
Philadelphia, Pennsylvania
Childcare

Emily Souder, MD
Drexel University College of Medicine
St. Christopher's Hospital for Children
Philadelphia, Pennsylvania
Pertussis (Bordetella pertussis *and* Bordetella parapertussis)

Joseph D. Spahn, MD
Professor
Department of Pediatrics
University of Colorado School of Medicine
Aurora, Colorado
Childhood Asthma

Paul Spearman, MD
Albert B. Sabin Professor of Pediatrics
University of Cincinnati College of Medicine
Director, Division of Infectious Diseases
Cincinnati Children's Hospital Medical Center
Cincinnati, Ohio
Human T-Lymphotropic Viruses (1 and 2)

Mark A. Sperling, MD
Professor Emeritus and Chair
Department of Pediatrics
University of Pittsburgh School of Medicine
Professorial Lecturer
Department of Pediatrics
Division of Endocrinology and Diabetes
Kravis Children's Hospital at the Icahn School of Medicine at Mount Sinai
New York, New York
Hypoglycemia

David A. Spiegel, MD
Professor
Department of Orthopaedic Surgery
University of Pennsylvania Perelman School of Medicine
Attending Orthopaedic Surgeon
Pediatric Orthopaedic Surgeon
Children's Hospital of Philadelphia
Philadelphia, Pennsylvania
The Spine
The Neck

Jaclyn B. Spitzer, PhD
Professor Emerita of Audiology and Speech Pathology in Otolaryngology
Columbia University Irving Medical Center
New York, New York

Jürgen W. Spranger, MD
Professor Emeritus of Pediatrics
University of Mainz School of Medicine
Children's Hospital
Mainz, Germany
Mucopolysaccharidoses

James E. Squires, MD, MS
Assistant Professor in Pediatrics
Children's Hospital of Pittsburgh
Pittsburgh, Pennsylvania
Manifestations of Liver Disease

Siddharth Srivastava, MD, PhD
Instructor in Neurology
Harvard Medical School
Department of Neurology
Boston Children's Hospital
Boston, Massachusetts
Neurocutaneous Syndromes

Joseph W. St Geme III, MD
Professor of Pediatrics and Microbiology and Chair of the Department of Pediatrics
University of Pennsylvania Perelman School of Medicine
Chair of the Department of Pediatrics and Physician-in-Chief
Leonard and Madlyn Abramson Endowed Chair in Pediatrics
Children's Hospital of Philadelphia
Philadelphia, Pennsylvania

Amy P. Stallings, MD
Assistant Professor of Pediatrics
Division of Pediatric Allergy and Immunology
Duke University School of Medicine
Durham, North Carolina
Urticaria (Hives) and Angioedema

Virginia A. Stallings, MD
Professor of Pediatrics
University of Pennsylvania Perelman School of Medicine
Director, Nutrition Center
Division of Gastroenterology, Hepatology, and Nutrition
Children's Hospital of Philadelphia
Philadelphia, Pennsylvania
Nutritional Requirements
Feeding Healthy Infants, Children, and Adolescents

Kathryn C. Stambough, MD
Resident Physician
Department of Obstetrics and Gynecology
Washington University School of Medicine in St. Louis
St. Louis, Missouri
Gynecologic History and Physical Examination

Lawrence R. Stanberry, MD, PhD
Associate Dean for International Programs
Department of Pediatrics
Columbia University Vagelos College of Physicians and Surgeons
New York, New York
Herpes Simplex Virus

Charles A. Stanley, MD
Professor of Pediatrics
University of Pennsylvania Perelman School of Medicine
Division of Endocrinology
Children's Hospital of Philadelphia
Philadelphia, Pennsylvania
Disorders of Mitochondrial Fatty Acid β-Oxidation

Jeffrey R. Starke, MD
Professor of Pediatrics
Baylor College of Medicine
Pediatric Infectious Diseases
Texas Children's Hospital
Houston, Texas
Tuberculosis (Mycobacterium tuberculosis)

Taylor B. Starr, DO, MPH
Associate Professor of Pediatrics
Division of Adolescent Medicine
University of Rochester Medical Center
Rochester, New York
Eating Disorders

Andrew P. Steenhoff, MBBCh, DCH, FAAP
Assistant Professor of Pediatrics
University of Pennsylvania Perelman School of Medicine
Medical Director, Global Health Center
Children's Hospital of Philadelphia
Philadelphia, Pennsylvania
Fever of Unknown Origin
Paracoccidioides brasiliensis
Sporotrichosis (Sporothrix schenckii)

Ronen E. Stein, MD
Assistant Professor of Clinical Pediatrics
University of Pennsylvania Perelman School of Medicine
Attending Physician
Division of Gastroenterology, Hepatology, and Nutrition
Children's Hospital of Philadelphia
Philadelphia, Pennsylvania
Inflammatory Bowel Disease
Eosinophilic Gastroenteritis

William J. Steinbach, MD
Professor of Pediatrics, Molecular Genetics, and Microbiology
Chief, Pediatric Infectious Diseases
Duke University Medical Center
Durham, North Carolina
Principles of Antifungal Therapy
Aspergillus
Mucormycosis

Janet Stewart, MD
Associate Professor Emerita
Department of Pediatrics
University of Colorado School of Medicine
Spina Bifida Clinic
Children's Hospital Colorado
Denver, Colorado
Meningomyelocele (Spina Bifida)

Gregory A. Storch, MD
Ruth L. Siteman Professor of Pediatrics
Washington University School of Medicine in St. Louis
St. Louis Children's Hospital
St. Louis, Missouri
Diagnostic Microbiology
Polyomaviruses

Ronald G. Strauss, MD
Professor Emeritus
Departments of Pediatrics and Pathology
University of Iowa Carver College of Medicine
Iowa City, Iowa;
Medical Director, Vitalant (formerly LifeSource)
Rosemont, Illinois
Red Blood Cell Transfusions and Erythropoietin Therapy
Platelet Transfusions
Neutrophil (Granulocyte) Transfusions
Plasma Transfusions
Risks of Blood Transfusions

Gina S. Sucato, MD, MPH
Director, Adolescent Center
Washington Permanente Medical Group
Adjunct Investigator, Kaiser Permanente Washington Health Research Institute
Seattle, Washington
Menstrual Problems

Frederick J. Suchy, MD
Professor of Pediatrics
Associate Dean for Child Health Research
University of Colorado School of Medicine
Denver, Colorado;
Chief Research Officer and Director
Children's Hospital Colorado Research Institute
Aurora, Colorado
Autoimmune Hepatitis
Drug- and Toxin-Induced Liver Injury
Acute Hepatic Failure
Fulminant Hepatic Failure
Cystic Diseases of the Biliary Tract and Liver
Diseases of the Gallbladder
Portal Hypertension and Varices

Kristen R. Suhrie, MD
Assistant Professor
Department of Pediatrics
University of Cincinnati College of Medicine
Neonatologist, Perinatal Institute
Division of Neonatology
Cincinnati Children's Hospital Medical Center
Cincinnati, Ohio
High-Risk Pregnancies
The Fetus

Kathleen E. Sullivan, MD, PhD
Professor of Pediatrics
University of Pennsylvania Perelman School of Medicine
Chief, Division of Allergy and Immunology
Frank R. Wallace Endowed Chair in Infectious Diseases
Children's Hospital of Philadelphia
Philadelphia, Pennsylvania
Evaluation of Suspected Immunodeficiency
The T-, B-, and NK-Cell Systems
Primary Defects of Antibody Production
Treatment of B-Cell Defects
Primary Defects of Cellular Immunity
Immunodeficiencies Affecting Multiple Cell Types

Moira Szilagyi, MD, PhD
Professor of Pediatrics
David Geffen School of Medicine at UCLA
Section Chief, Developmental Studies
UCLA Mattel Children's Hospital
Los Angeles, California
Foster and Kinship Care

Sammy M. Tabbah, MD
Assistant Professor of Obstetrics and Gynecology
University of Cincinnati College of Medicine
Maternal-Fetal Medicine Specialist, Cincinnati Fetal Center
Cincinnati Children's Hospital Medical Center
Cincinnati, Ohio
High-Risk Pregnancies
The Fetus

Robert R. Tanz, MD
Professor of Pediatrics
Division of Academic General Pediatrics and Primary Care
Northwestern University Feinberg School of Medicine
Ann & Robert H. Lurie Children's Hospital of Chicago
Chicago, Illinois
Acute Pharyngitis

Cristina Tarango, MD
Associate Professor of Pediatrics
University of Cincinnati College of Medicine
Medical Director, Hemophilia Treatment Center
Clinical Director, Hematology Program
Cincinnati Children's Hospital Medical Center
Cincinnati, Ohio
Hemorrhage in the Newborn Infant
Nonimmune Hydrops

Nidale Tarek, MD
Assistant Professor of Pediatrics
Department of Pediatrics and Adolescent Medicine
American University of Beirut
Beirut, Lebanon
Retinoblastoma
Neoplasms of the Liver
Desmoplastic Small Round Cell Tumor

Robert C. Tasker, MBBS, MD
Professor of Neurology
Professor of Anesthesia
Harvard Medical School
Senior Associate, Critical Care Medicine
Director, Pediatric NeuroCritical Care Program
Boston Children's Hospital
Boston, Massachusetts
Outcomes and Risk Adjustment of Pediatric Emergency Medical Services

Dmitry Tchapyjnikov, MD
Assistant Professor of Pediatrics and Neurology
Duke University Medical Center
Durham, North Carolina
Seizures in Childhood

Brenda L. Tesini, MD
Assistant Professor of Medicine and Pediatrics
University of Rochester Medical Center
Division of Pediatric Infectious Diseases
Golisano Children's Hospital
Rochester, New York
Roseola (Human Herpesviruses 6 and 7)

Jillian L. Theobald, MD, PhD
Assistant Professor of Emergency Medicine
Medical College of Wisconsin
Toxicologist, Wisconsin Poison Center
Milwaukee, Wisconsin
Poisoning

Beth K. Thielen, MD, PhD
Fellow, Infectious Diseases and International Medicine
Department of Medicine
Fellow, Pediatric Infectious Diseases and Immunology
Department of Pediatrics
University of Minnesota Medical School
Minneapolis, Minnesota
Principles of Antiparasitic Therapy

Anita A. Thomas, MD, MPH
Assistant Professor
Department of Pediatrics
University of Washington School of Medicine
Attending Physician
Division of Emergency Medicine
Seattle Children's Hospital
Seattle, Washington
Drowning and Submersion Injury

Cameron W. Thomas, MD, MS
Assistant Professor of Pediatrics and Neurology
University of Cincinnati College of Medicine
Fetal and Neonatal Neurology Specialist, Division of Neurology
Cincinnati Children's Hospital Medical Center
Cincinnati, Ohio
Nervous System Disorders

Courtney D. Thornburg, MD, MS
Professor of Clinical Pediatrics
University of California San Diego School of Medicine
La Jolla, California;
Medical Director, Hemophilia and Thrombosis Treatment Center
Rady Children's Hospital, San Diego
San Diego, California
The Anemias
Congenital Hypoplastic Anemia (Diamond-Blackfan Anemia)
Pearson Syndrome
Acquired Pure Red Blood Cell Anemia
Anemia of Chronic Disease and Renal Disease
Congenital Dyserythropoietic Anemias
Physiologic Anemia of Infancy
Megaloblastic Anemias

Joel S. Tieder, MD, MPH
Associate Professor of Pediatrics
Seattle Children's Hospital
University of Washington School of Medicine
Division of Hospital Medicine
Seattle Children's Hospital
Seattle, Washington
Brief Resolved Unexplained Events and Other Acute Events in Infants

Cynthia J. Tifft, MD, PhD
Director, Pediatric Undiagnosed Diseases Program
Senior Staff Clinician
Medical Genetics Branch
National Human Genome Research Institute
National Institutes of Health
Bethesda, Maryland
Genetic Approaches to Rare and Undiagnosed Diseases

James K. Todd, MD
Professor Emeritus of Pediatrics
Jules Amer Chair in Community Pediatrics
University of Colorado School of Medicine
Section Head, Epidemiology (Pediatrics)
Director, Epidemiology, Clinical Outcomes, and Clinical Microbiology
Children's Hospital Colorado
Denver, Colorado
Staphylococcus

Victor R. Tolentino Jr, JD, MPH, NP
Healthcare Consultant
Jackson Heights, New York
Principles Applicable to the Developing World

Camilo Toro, MD
Senior Staff Clinician
Director, Adult Undiagnosed Diseases Program
National Human Genome Research Institute
National Institutes of Health
Bethesda, Maryland
Genetic Approaches to Rare and Undiagnosed Diseases

Richard L. Tower II, MD, MS
Assistant Professor
Department of Pediatrics
Division of Pediatric Hematology/Oncology
Medical College of Wisconsin
Children's Hospital of Wisconsin
Milwaukee, Wisconsin
Anatomy and Function of the Lymphatic System
Abnormalities of Lymphatic Vessels
Lymphadenopathy

Joseph M. Trapasso, MD
Resident Physician
Department of Pediatrics
University of Texas Medical Branch
University of Texas Children's Hospital
Galveston, Texas
N-*Acetylaspartic Acid (Canavan Disease)*

Riccardo Troncone, MD
Professor and Director
Department of Pediatrics
University of Naples Federico II
Napoli, Italy
Celiac Disease

Elaine Tsao, MD
Assistant Professor
Department of Rehabilitation Medicine
University of Washington School of Medicine
Seattle Children's Hospital
Seattle, Washington
Ambulation Assistance

David G. Tubergen, MD
Medical Director, Host Program
MD Anderson Physicians Network
Houston, Texas
The Leukemias

Lisa K. Tuchman, MD, MPH
Associate Professor of Pediatrics
Chief, Division of Adolescent and Young Adult Medicine
Center for Translational Science, Children's Research Institute
Children's National Health System
Washington, DC
Transitioning to Adult Care

Margaret A. Turk, MD
Professor
Departments of Physical Medicine and Rehabilitation and Pediatrics
State University of New York
SUNY Upstate Medical University
Syracuse, New York
Health and Wellness for Children With Disabilities

David A. Turner, MD
Associate Professor
Department of Pediatrics
Duke University School of Medicine
Director, Pediatric Critical Care Fellowship Program
Medical Director, Pediatric Intensive Care Unit
Duke University Medical Center
Durham, North Carolina
Shock

Christina Ullrich, MD, PhD
Assistant Professor in Pediatrics
Department of Psychosocial Oncology and Palliative Care
Harvard Medical School
Boston Children's Hospital
Dana-Farber Cancer Institute
Boston, Massachusetts
Pediatric Palliative Care

Nicole Ullrich, MD, PhD
Associate Professor of Neurology
Harvard Medical School
Director, Neurologic Neuro-Oncology
Associate Director, Clinical Trials
Neurofibromatosis Program
Boston Children's Hospital
Boston, Massachusetts
Neurocutaneous Syndromes

Krishna K. Upadhya, MD, MPH
Assistant Professor
Division of Adolescent and Young Adult Medicine
Children's National Health System
Washington, DC
Menstrual Problems

David K. Urion, MD
Associate Professor and Charles F. Barlow Chair of Neurology
Harvard University Medical School
Director, Behavioral Neurology Clinics and Programs
Boston Children's Hospital
Boston, Massachusetts
Attention-Deficit/Hyperactivity Disorder

Taher Valika, MD
Clinical Instructor of Otolaryngology – Head and Neck Surgery
Northwestern University Feinberg School of Medicine
Attending Physician, Otorhinolaryngology – Head and Neck Surgery
Ann & Robert H. Lurie Children's Hospital of Chicago
Chicago, Illinois
Laryngotracheal Stenosis and Subglottic Stenosis

George F. Van Hare, MD
Professor of Pediatrics
Washington University School of Medicine in St Louis
Division of Pediatric Cardiology
St Louis Children's Hospital
St. Louis, Missouri
Syncope
Disturbances of Rate and Rhythm of the Heart
Sudden Death

Heather A. Van Mater, MD, MS
Associate Professor of Pediatrics
Duke University School of Medicine
Division of Pediatric Rheumatology
Duke University Health System
Durham, North Carolina
Scleroderma and Raynaud Phenomenon

Charles D. Varnell Jr, MD, MS
Instructor of Pediatrics
University of Cincinnati College of Medicine
Cincinnati Children's Hospital Medical Center
Cincinnati, Ohio
Renal Transplantation

Ana M. Vaughan, MD, MPH, FAAP
Assistant in Medicine
Division of Infectious Diseases
Associate Hospital Epidemiologist
Boston Children's Hospital
Instructor in Pediatrics
Harvard Medical School
Boston, Massachusetts
Childcare and Communicable Diseases

Timothy J. Vece, MD
Associate Professor of Pediatrics
University of North Carolina School of Medicine
Medical Director, Airway Center
North Carolina Children's Hospital
Chapel Hill, North Carolina
Granulomatous Lung Disease
Eosinophilic Lung Disease
Interstitial Lung Disease

Aarthi P. Vemana, MD
Pediatric Sleep Physician
Fairfax Neonatal Associates
Fairfax, Virginia
Pleurisy, Pleural Effusions, and Empyema

Charles P. Venditti, MD, PhD
Head, Organic Acid Research Section
Senior Investigator, National Human Genome Research Institute
National Institutes of Health
Bethesda, Maryland
An Approach to Inborn Errors of Metabolism

Sarah Vepraskas, MD
Assistant Professor of Pediatrics
Section of Hospital Medicine
Medical College of Wisconsin
Milwaukee, Wisconsin
Sudden Unexpected Postnatal Collapse

James W. Verbsky, MD, PhD
Associate Professor of Pediatrics (Rheumatology) and Microbiology and Immunology
Medical Director, Clinical Immunology Research Laboratory
Medical Director, Clinical and Translational Research
Medical College of Wisconsin
Milwaukee, Wisconsin
Hereditary Periodic Fever Syndromes and Other Systemic Autoinflammatory Diseases

Jennifer A. Vermilion, MD
Instructor in Neurology and Pediatrics
University of Rochester Medical Center
Rochester, New York
Chorea, Athetosis, Tremor

Brian P. Vickery, MD
Associate Professor of Pediatrics
Emory University School of Medicine
Director, Food Allergy Center at Emory and Children's Healthcare of Atlanta
Atlanta, Georgia
Eosinophils

Bernadette E. Vitola, MD, MPH
Associate Professor of Pediatrics
Medical College of Wisconsin
Children's Hospital of Wisconsin
Milwaukee, Wisconsin
Liver Disease Associated with Systemic Disorders

Judith A. Voynow, MD
Professor of Pediatrics
Virginia Commonwealth University School of Medicine
Edwin L. Kendig Jr. Professor of Pediatric Pulmonology
Children's Hospital of Richmond at VCU
Richmond, Virginia
Cystic Fibrosis

Jonathan B. Wagner, DO
Assistant Professor of Pediatrics
University of Missouri–Kansas City School of Medicine
Division of Pediatric Cardiology
Children's Mercy Hospitals and Clinics
Kansas City, Missouri
Pediatric Pharmacogenetics, Pharmacogenomics, and Pharmacoproteomics

Steven G. Waguespack, MD, FACE
Professor
Department of Endocrine Neoplasia and Hormonal Disorders
University of Texas MD Anderson Cancer Center
Houston, Texas
Thyroid Tumors
Adrenal Tumors

David M. Walker, MD
Chief, Pediatric Emergency Medicine
Department of Pediatrics
Joseph M. Sanarzi Children's Hospital
Hackensack University Medical Center
Hackensack, New Jersey
Principles Applicable to the Developing World

Kelly J. Walkovich, MD
Clinical Associate Professor of Pediatrics and Communicable Diseases
Division of Pediatric Hematology/Oncology
University of Michigan Medical School
Ann Arbor, Michigan
Leukopenia
Leukocytosis

Heather J. Walter, MD, MPH
Professor of Psychiatry and Pediatrics
Boston University School of Medicine
Senior Attending Psychiatrist
Boston Children's Hospital
Senior Lecturer on Psychiatry
Harvard Medical School
Boston, Massachusetts
Psychosocial Assessment and Interviewing
Psychopharmacology
Psychotherapy and Psychiatric Hospitalization
Somatic Symptom and Related Disorders
Rumination and Pica
Motor Disorders and Habits
Anxiety Disorders
Mood Disorders
Suicide and Attempted Suicide
Disruptive, Impulse-Control, and Conduct Disorders
Tantrums and Breath-Holding Spells
Lying, Stealing, and Truancy
Aggression
Self-Injurious Behavior
Childhood Psychoses

Jennifer A. Wambach, MD
Assistant Professor of Pediatrics
Washington University School of Medicine in St. Louis
Division of Newborn Medicine
St. Louis Children's Hospital
St. Louis, Missouri
Inherited Disorders of Surfactant Metabolism
Pulmonary Alveolar Proteinosis

Julie Wang, MD
Professor of Pediatrics
Jaffe Food Allergy Institute
Kravis Children's Hospital at the Icahn School of Medicine at Mount Sinai
New York, New York
Insect Allergy
Anaphylaxis

Michael F. Wangler, MD
Assistant Professor of Molecular and Human Genetics
Baylor College of Medicine
Jan and Dan Duncan Neurological Research Institute
Texas Children's Hospital
Houston, Texas
Disorders of Very-Long-Chain Fatty Acids and Other Peroxisomal Functions

Russell E. Ware, MD, PhD
Professor of Pediatrics
University of Cincinnati College of Medicine
Director, Division of Hematology
Co-Director, Cancer and Blood Diseases Institute
Director, Global Health Center
Marjory J. Johnson Chair of Hematology Translational Research
Cincinnati Children's Hospital Medical Center
Cincinnati, Ohio
Hemolytic Disease of the Newborn
Neonatal Polycythemia
Hemorrhage in the Newborn Infant
Nonimmune Hydrops

Stephanie M. Ware, MD, PhD, FACMG
Professor of Pediatrics and Medical and Molecular Genetics
Vice Chair of Clinical Affairs in Medical and Molecular Genetics
Program Leader in Cardiovascular Genetics
Herman B Wells Center for Pediatric Research
Indiana University School of Medicine
Indianapolis, Indiana
Diseases of the Myocardium
Diseases of the Pericardium
Tumors of the Heart

Matthew C. Washam, MD, MPH
Assistant Professor of Pediatrics
The Ohio State University
Nationwide Children's Hospital
Columbus, Ohio
Histoplasmosis (Histoplasma capsulatum)

Ari J. Wassner, MD
Assistant Professor of Pediatrics
Harvard Medical School
Director, Thyroid Program
Boston Children's Hospital
Boston, Massachusetts
Thyroid Development and Physiology
Disorders of Thyroxine-Binding Globulin
Hypothyroidism
Thyroiditis
Goiter
Thyrotoxicosis
Carcinoma of the Thyroid
Autoimmune Polyglandular Syndromes
Multiple Endocrine Neoplasia Syndrome

Rachel Wattier, MD, MHS
Assistant Professor of Pediatrics
University of California San Francisco School of Medicine
San Francisco, California
Mucormycosis

David R. Weber, MD, MSCE
Assistant Professor of Pediatrics
University of Rochester School of Medicine and Dentistry
Division of Endocrinology and Diabetes
Pediatric Bone Health Program
Golisano Children's Hospital
Rochester, New York
Diabetes Mellitus

Debra E. Weese-Mayer, MD
Beatrice Cummings Mayer Professor of Pediatrics and Pediatric Autonomic Medicine
Northwestern University Feinberg School of Medicine
Chief, Division of Pediatric Autonomic Medicine
Ann & Robert H. Lurie Children's Hospital of Chicago
Chicago, Illinois
Rapid-Onset Obesity with Hypothalamic Dysfunction, Hypoventilation, and Autonomic Dysregulation (ROHHAD)
Congenital Central Hypoventilation Syndrome

Jason B. Weinberg, MD
Associate Professor of Pediatrics
Associate Professor of Microbiology and Immunology
University of Michigan Medical School
Division of Pediatric Infectious Diseases
C. S. Mott Children's Hospital
Ann Arbor, Michigan
Epstein-Barr Virus
Adenoviruses

Jason P. Weinman, MD
Associate Professor of Radiology
University of Colorado School of Medicine
Aurora, Colorado
Fibrotic Lung Disease

Kathryn L. Weise, MD, MA
Program Director, Cleveland Fellowship in Advanced Bioethics
Department of Bioethics
The Cleveland Clinic Foundation
Cleveland, Ohio
Ethics in Pediatric Care

Anna K. Weiss, MD, MSEd
Assistant Professor of Clinical Pediatrics
University of Pennsylvania Perelman School of Medicine
Director of Pediatric Resident Education
Division of Emergency Medicine
Children's Hospital of Philadelphia
Philadelphia, Pennsylvania
Triage of the Acutely Ill Child

Pamela F. Weiss, MD, MSCE
Associate Professor of Pediatrics and Epidemiology
University of Pennsylvania Perelman School of Medicine
Division of Rheumatology
Children's Hospital of Philadelphia
Philadelphia, Pennsylvania
Ankylosing Spondylitis and Other Spondylarthritides
Reactive and Postinfectious Arthritis

Carol Weitzman, MD
Professor of Pediatrics
Director, Developmental-Behavioral Pediatrics Program
Yale School of Medicine
New Haven, Connecticut
Fetal Alcohol Exposure

Morgan P. Welebir, MD
Department of Obstetrics and Gynecology
Providence Saint Joseph Medical Center
Burbank, California
Vaginal Bleeding in the Prepubertal Child

Lawrence Wells, MD
Associate Professor
Department of Orthopaedic Surgery
University of Pennsylvania Perelman School of Medicine
Attending Orthopaedic Surgeon
Children's Hospital of Philadelphia
Philadelphia, Pennsylvania
Growth and Development
Evaluation of the Child
Torsional and Angular Deformities
The Hip
Common Fractures

Jessica W. Wen, MD
Associate Professor of Clinical Pediatrics
University of Pennsylvania Perelman School of Medicine
Children's Hospital of Philadelphia
Philadelphia, Pennsylvania
Ascites
Peritonitis

Danielle Wendel, MD
Assistant Professor
Division of Gastroenterology and Hepatology
Department of Pediatrics
University of Washington School of Medicine
Seattle Children's Hospital
Seattle, Washington
Tumors of the Digestive Tract

Steven L. Werlin, MD
Professor Emeritus of Pediatrics
The Medical College of Wisconsin
Milwaukee, Wisconsin
Embryology, Anatomy, and Physiology of the Pancreas
Pancreatic Function Tests
Disorders of the Exocrine Pancreas
Treatment of Pancreatic Insufficiency
Pancreatitis
Pseudocyst of the Pancreas
Pancreatic Tumors

Michael R. Wessels, MD
John F. Enders Professor of Pediatrics
Professor of Medicine (Microbiology)
Harvard Medical School
Division of Infectious Diseases
Boston Children's Hospital
Boston, Massachusetts
Group B Streptococcus

Ralph F. Wetmore, MD
Professor
Department of Otorhinolaryngology–Head and Neck Surgery
University of Pennsylvania Perelman School of Medicine
E. Mortimer Newlin Professor and Chief
Division of Pediatric Otolaryngology
Children's Hospital of Pennsylvania
Philadelphia, Pennsylvania
Tonsils and Adenoids

Scott L. Wexelblatt, MD
Associate Professor
Department of Pediatrics
University of Cincinnati College of Medicine
Medical Director Regional Newborn Services
Cincinnati Children's Hospital Medical Center
Cincinnati, Ohio
Neonatal Abstinence (Withdrawal)

Isaiah D. Wexler, MD, PhD
Associate Professor
Department of Pediatrics
Hadassah University Medical Center
Jerusalem, Israel
Effects of War on Children

A. Clinton White Jr, MD
Professor of Medicine
Division of Infectious Diseases
The University of Texas Medical Branch at Galveston
Galveston, Texas
Adult Tapeworm Infections
Cysticercosis
Echinococcosis (Echinococcus granulosus *and* Echinococcus multilocularis)

Perrin C. White, MD
Professor of Pediatrics
Audre Newman Rapoport Distinguished Chair in Pediatric Endocrinology
Chief, Division of Pediatric Endocrinology
University of Texas Southwestern Medical Center
Dallas, Texas
Physiology of the Adrenal Gland
Adrenocortical Insufficiency
Congenital Adrenal Hyperplasia and Related Disorders
Cushing Syndrome
Primary Aldosteronism
Adrenocortical Tumors and Masses
Virilizing and Feminizing Adrenal Tumors
Cushing Syndrome
Primary Aldosteronism
Pheochromocytoma

John V. Williams, MD
Henry L. Hillman Professor of Pediatrics
Professor of Microbiology and Molecular Genetics
University of Pittsburgh School of Medicine
Chief, Division of Pediatric Infectious Diseases
UPMC Children's Hospital of Pittsburgh
Pittsburgh, Pennsylvania
Adenoviruses
Rhinoviruses
The Common Cold

Rodney E. Willoughby Jr, MD
Professor of Pediatrics
Medical College of Wisconsin
Division of Pediatric Infectious Diseases
Children's Hospital of Wisconsin
Milwaukee, Wisconsin
Rabies

Michael Wilschanski, MBBS
Professor of Pediatrics
The Hebrew University–Hadassah School of Medicine
Director, Pediatric Gastroenterology Unit
Hadassah University Hospitals
Jerusalem, Israel
Embryology, Anatomy, and Physiology of the Pancreas
Pancreatic Function Tests
Disorders of the Exocrine Pancreas
Treatment of Pancreatic Insufficiency
Pancreatitis
Pseudocyst of the Pancreas
Pancreatic Tumors

Karen M. Wilson, MD, MPH
Professor of Pediatrics
Debra and Leon Black Division Chief of General Pediatrics
Vice-Chair for Clinical and Translational Research
Kravis Children's Hospital at the Icahn School of Medicine at Mount Sinai
New York, New York

Pamela Wilson, MD
Associate Professor
Department of Physical Medicine and Rehabilitation
University of Colorado School of Medicine
Children's Hospital Colorado
Denver, Colorado
Meningomyelocele (Spina Bifida)

Jennifer J. Winell, MD
Clinical Assistant Professor of Orthopaedic Surgery
University of Pennsylvania Perelman School of Medicine
Attending Orthopaedic Surgeon
Children's Hospital of Philadelphia
Philadelphia, Pennsylvania
The Foot and Toes

Glenna B. Winnie, MD
Director, Pediatric and Adolescent Sleep Center
Fairfax Neonatal Associates, PC
Fairfax, Virginia
Emphysema and Overinflation
α1-Antitrypsin Deficiency and Emphysema
Pleurisy, Pleural Effusions, and Empyema
Pneumothorax
Pneumomediastinum
Hydrothorax
Hemothorax
Chylothorax

Lawrence Wissow, MD, MPH
James P. Connaughton Professor of Community Psychiatry
Division of Child and Adolescent Psychiatry
Johns Hopkins School of Medicine
Baltimore, Maryland
Strategies for Health Behavior Change

Peter Witters, MD
Professor of Pediatrics
Metabolic Center
University Hospitals Leuven
Leuven, Belgium
Congenital Disorders of Glycosylation

Joshua Wolf, MBBS
Assistant Member, St. Jude Faculty
St. Jude Children's Research Hospital
Memphis, Tennessee
Infection Associated with Medical Devices

Peter M. Wolfgram, MD
Assistant Professor
Medical College of Wisconsin
Division of Endocrinology
Children's Hospital of Wisconsin
Milwaukee, Wisconsin
Delayed or Absent Puberty

Joanne Wolfe, MD, MPH
Professor of Pediatrics
Harvard Medical School
Chief, Division of Pediatric Palliative Care
Dana-Farber Cancer Institute
Director, Pediatric Palliative Care
Boston Children's Hospital
Boston, Massachusetts
Pediatric Palliative Care

Brandon T. Woods, MD
Fellow, Critical Care Medicine
Department of Pediatrics
University of Washington School of Medicine
Seattle, Washington
Pulmonary Edema

Benjamin L. Wright, MD
Assistant Professor
Department of Allergy, Asthma, and Clinical Immunology
Mayo Clinic
Scottsdale, Arizona;
Phoenix Children's Hospital
Phoenix, Arizona
Eosinophils

Joseph L. Wright, MD, MPH
Adjunct Research Professor
Department of Family Science
University of Maryland School of Public Health
Adjunct Professor of Emergency Medicine and Health Policy
George Washington University
Washington, DC
Emergency Medical Services for Children

Terry W. Wright, PhD
Associate Professor of Pediatrics (Infectious Diseases)
University of Rochester Medical Center
School of Medicine and Dentistry
Rochester, New York
Pneumocystis jirovecii

Eveline Y. Wu, MD
Assistant Professor
Department of Pediatrics
Division of Allergy, Immunology, and Rheumatology
University of North Carolina at Chapel Hill
Chapel Hill, North Carolina
Juvenile Idiopathic Arthritis
Sarcoidosis

Pablo Yagupsky, MD
Professor of Pediatrics and Clinical Microbiology (Emeritus)
Ben-Gurion University of the Negev
Department of Pediatrics
Soroka Medical Center
Beer-Sheva, Israel
Kingella kingae

E. Ann Yeh, MD, MA
Associate Professor of Pediatrics (Neurology)
University of Toronto Faculty of Medicine
Director, MS and Demyelinating Disorders Program
Hospital for Sick Children
Toronto, Ontario, Canada
Spinal Cord Lesions Associated with Vascular Processes

Anusha K. Yeshokumar, MD
Assistant Professor
Departments of Neurology and Pediatrics
Kravis Children's Hospital at the Icahn School of Medicine at Mount Sinai
New York, New York
Central Nervous System Vasculitis

Wafik Zaky, MD
Professor
Department of Pediatrics Patient Care
The University of Texas MD Anderson Cancer Center
Houston, Texas
Brain Tumors in Childhood

Lauren B. Zapata, PhD
Epidemiologist, Division of Reproductive Health
Centers for Disease Control and Prevention
Atlanta, Georgia
Contraception

Lonnie K. Zeltzer, MD
Distinguished Research Professor
Departments of Anesthesiology, Psychiatry, and Biobehavioral Science
David Geffen School of Medicine at UCLA
Los Angeles, California
Pediatric Pain Management

Amy Zhou, BA
Clinical Research Coordinator
Center for Autonomic Medicine in Pediatrics
Ann & Robert H. Lurie Children's Hospital of Chicago
Chicago, Illinois
Rapid-Onset Obesity with Hypothalamic Dysfunction, Hypoventilation, and Autonomic Dysregulation (ROHHAD)
Congenital Central Hypoventilation Syndrome

Barry S. Zuckerman, MD
Professor of Pediatrics and Chair Emeritus
Boston University School of Medicine
Boston Medical Center
Boston, Massachusetts
Impact of Violence on Children

Material Suplementar

Este livro conta com o seguinte material suplementar:

- Bibliografia
- Parte 34, Medicina Laboratorial, que abrange os seguintes capítulos:
  - Capítulo 747: Exames Laboratoriais em Lactentes e Crianças
  - Capítulo 748: Intervalos de Referência para Exames Laboratoriais e Procedimentos
- Vídeos:
  - Vídeo 116.1: Reparo por fetoscopia de defeito aberto do tubo neural
  - Vídeo 330.1: Protoescólex de *Echinococcus granulosus*
  - Vídeo 616.1: Nível bastante limitado da consciência e transtorno do movimento em paciente com encefalite anti-NMDAR após encefalite por herpes-vírus simples
  - Vídeo 616.2: Melhora do nível de consciência em paciente com encefalite anti-NMDAR após imunoterapia
  - Vídeo 616.3: Cognição íntegra em paciente com encefalite anti-NMDAR após imunoterapia e acompanhamento prolongado
  - Vídeo 626.1: Exame físico de mãe de recém-nascido apresentando artrogripose
  - Vídeo 626.2: Recém-nascido com artrogripose, insuficiência respiratória e fraturas
  - Vídeo 630.1: Atrofia muscular espinal do tipo I
  - Vídeo 630.2: Doença de Kugelberg-Welander (atrofia muscular espinal do tipo III)
  - Vídeo 630.3: Poliminimioclonia (tremor) da mão, típica de atrofia muscular espinal do tipo III.

O acesso ao material suplementar é gratuito. Basta que o leitor se cadastre e faça seu *login* em nosso *site* (www.grupogen.com.br), clique no *menu* superior do lado direito e, após, em Ambiente de aprendizagem. Em seguida, clique no menu retrátil ( ) e insira o código (PIN) de acesso localizado na primeira capa interna deste livro.

O acesso ao material suplementar online fica disponível até seis meses após a edição do livro ser retirada do mercado.

Caso haja alguma mudança no sistema ou dificuldade de acesso, entre em contato conosco (gendigital@grupogen.com.br).

Prefácio

"Aquele que salva uma vida salva o mundo inteiro."
Talmude da Babilônia

A 21ª edição de *Nelson Tratado de Pediatria* mantém a tradição de ser um recurso essencial para pediatras e especialistas pediátricos, que diagnosticam e tratam bebês, crianças e adolescentes em todo o mundo. Esta 21ª edição foi completamente revisada, atualizada e editada para acompanhar os enormes avanços no atendimento clínico derivados de pesquisas básicas, clínicas e populacionais. A promessa de que a medicina translacional melhorará a vida das crianças tornou-se uma realidade para a maioria delas, mas não para todas. O conhecimento sobre o desenvolvimento humano, comportamental e sobre doenças, do nível molecular ao sociológico, levou a maior compreensão da saúde infantil e a melhoras substanciais na qualidade da saúde para os que têm acesso aos cuidados de saúde. Esses avanços científicos bem animadores também deram esperança para abordarmos com eficácia a prevenção e o tratamento de doenças novas e emergentes que ameaçam as crianças e suas famílias.

O campo da pediatria engloba a defesa de todas as crianças em todo o mundo e deve abordar as desigualdades sociais de recursos importantes necessários para o desenvolvimento normal, bem como a proteção contra desastres naturais e provocados pelo homem. Infelizmente, muitas crianças em todo o mundo não se beneficiaram dos avanços significativos na prevenção e no tratamento de problemas de saúde. Para que nosso crescente conhecimento beneficie a todos, os avanços médicos e a boa prática clínica devem sempre ser acompanhados de uma busca efetiva para superar o preconceito inconsciente, a falta de vontade política e as prioridades equivocadas.

Esta nova edição do *Nelson Tratado de Pediatria* busca fornecer as informações essenciais que profissionais, equipes, estudantes de medicina e todos os outros prestadores de cuidados envolvidos em cuidados de saúde pediátricos em todo o mundo precisam entender para lidar, de modo eficaz, com tantos problemas biológicos, psicológicos e sociais enfrentados por nossas crianças e jovens. Além disso, os pediatras de subespecialidades se beneficiarão dos detalhes de distúrbios coexistentes frequentemente vistos em seus pacientes. Nosso objetivo é oferecer uma obra ampla, porém concisa e de fácil leitura, que abranja tanto os novos avanços da ciência clínica quanto a arte consagrada pela prática pediátrica.

Esta 21ª edição foi reorganizada e revisada a partir da edição anterior. Para tanto, foram acrescentados novos capítulos e feitos muitos acréscimos a respeito de novas doenças, com a expansão ou a atualização do texto. Além disso, muitas outras tabelas, fotografias, estudos de imagens e figuras ilustrativas, bem como referências atualizadas, foram adicionados. A adição de quatro novos editores associados, detentores de muita experiência clínica, engrandeceu ainda mais este trabalho: Dr. Nathan Blum, Chefe da Divisão de Pediatria Comportamental e do Desenvolvimento do Children's Hospital of Philadelphia; Dr. Samir S. Shah, Diretor da Divisão de Medicina Hospitalar e Diretor de Desempenho do Serviço do Centro Médico do Cincinnati Children's Hospital; Dr. Robert Tasker, Diretor de Medicina de Cuidados Neurocríticos Pediátricos do Boston Children's Hospital; e a Dra. Karen Wilson, Chefe de Divisão de Pediatria Geral, Vice-Presidente de Pesquisa Clínica e Translacional do Hospital Infantil Kravis, na Icahn School of Medicine, no Monte Sinai. Todos eles contribuíram para o planejamento e a conclusão da 21ª edição.

Embora mesmo o mais raro distúrbio seja de suma importância para a criança doente, sua família e seu médico, não é possível abordar, com o mesmo grau de detalhamento, todos os problemas de saúde em um livro generalista de pediatria. Assim, apresentam-se as referências dos principais artigos e textos de subespecialidade, as quais devem ser consultadas em necessidade de mais informações.

O enorme valor desta edição deve-se aos seus muitos colaboradores que são especialistas e autoridades nesses assuntos. Somos todos gratos a eles por sua dedicação, seu trabalho árduo, seu conhecimento, sua consideração e seu bom senso. Nosso sincero agradecimento também para Jennifer Shreiner e Sarah Barth, da Elsevier, e Carolyn Redman, do Departamento de Pediatria da Medical College of Wisconsin. Todos nós trabalhamos muito para produzir uma obra que será útil para aqueles que cuidam de crianças e jovens e para os que desejam saber mais sobre a saúde infantil em todo o mundo.

Nesta edição, recebemos auxílio informal de muitos professores e equipes internas do Departamento de Pediatria da Medical College of Wisconsin, da Escola de Medicina Perelman da University of Pennsylvania, da Faculdade de Medicina da University of Cincinnati, da Harvard Medical School e do Hospital Infantil Kravis na Icahn School of Medicine, no Monte Sinai. A ajuda dessas pessoas e dos muitos pediatras de todo o mundo que dispuseram seu tempo para nos enviar *feedback* e sugestões é sempre útil e de muito valor.

Por último, e certamente não menos importante, queremos agradecer especialmente às nossas famílias por sua paciência e compreensão em relação ao grande compromisso de tempo que nós, editores, gastamos lendo e montando esta edição.

Robert M. Kliegman, MD
Joseph W. St. Geme III, MD
Nathan J. Blum, MD
Samir S. Shah, MD, MSCE
Robert C. Tasker, MBBS, MD
Karen M. Wilson, MD, MPH

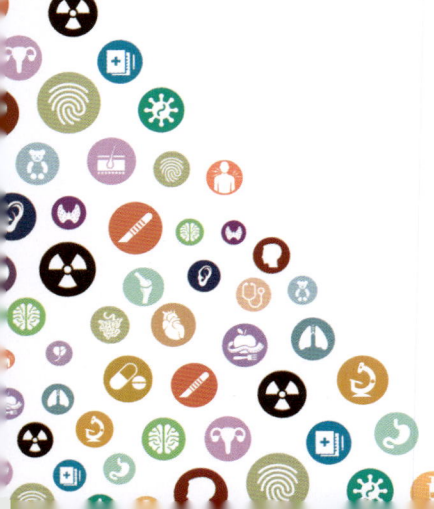

Sumário

VOLUME 1

PARTE 1
O Campo da Pediatria

PARTE 2
Crescimento, Desenvolvimento e Comportamento

PARTE 3
Transtornos Psiquiátricos e Comportamentais

PARTE 4

Transtornos de Aprendizagem e de Desenvolvimento

PARTE 5

Nutrição

PARTE 6
Distúrbios Hídricos e Eletrolíticos

PARTE 7
Terapia Farmacológica Pediátrica

PARTE 8
Cuidados Intensivos na Medicina de Emergência

PARTE 9
Genética Humana

PARTE 10
Distúrbios Metabólicos

PARTE **11**

O Feto e o Recém-Nascido

PARTE 12
Medicina do Adolescente

PARTE 13
Imunologia

PARTE **16**

Doenças Infecciosas

VOLUME 2

PARTE 17

Sistema Digestório

Seção **1** **MANIFESTAÇÕES CLÍNICAS DA DOENÇA GASTRINTESTINAL**

Seção **2** **CAVIDADE ORAL**

PARTE **18**

Sistema Respiratório

PARTE 19

Sistema Cardiovascular

Seção 1 DESENVOLVIMENTO BIOLÓGICO DO SISTEMA CARDIOVASCULAR

Seção 2 AVALIAÇÃO DO SISTEMA CARDIOVASCULAR E DA CRIANÇA COM SOPRO CARDÍACO

Seção **8** BAÇO

Seção **9** SISTEMA LINFÁTICO

PARTE **21**

Câncer e Tumores Benignos

PARTE 22

Nefrologia

Seção 1 DOENÇAS GLOMERULARES

Seção 2 CONDIÇÕES PARTICULARMENTE ASSOCIADAS À HEMATÚRIA

PARTE **26**

Sistema Nervoso

PARTE 27
Distúrbios Neuromusculares

PARTE 28

Distúrbios do Olho

PARTE 29

Orelha

PARTE **30**

Pele

PARTE **31**

Distúrbios Ósseos e Articulares

Seção **1 PROBLEMAS ORTOPÉDICOS**

O Campo da Pediatria

PARTE 1

Capítulo 1

Visão Geral da Pediatria

Lee M. Parcher

A pediatria é a única disciplina que se preocupa com todos os aspectos do atendimento e do bem-estar dos lactentes, das crianças e dos adolescentes, incluindo sua saúde física, mental e social, seu crescimento e desenvolvimento fisiológico, além de sua capacidade de alcançar o pleno potencial quando adultos. Os pediatras devem estar preocupados tanto com sistemas orgânicos específicos, genética e processos biológicos quanto com influências ambientais, psicossociais, culturais e políticas, que têm grande impacto sobre a saúde e o bem-estar da criança e de suas famílias.

As crianças não conseguem defender-se sozinhas. Como profissionais cujo propósito é promover o bem-estar delas, os pediatras devem ser os protetores não só de uma criança em particular como também de todas as outras, independentemente de cultura, religião, sexo, orientação sexual, raça, etnia ou das fronteiras locais, estaduais ou nacionais. Quanto mais política, econômica ou socialmente destituída de direitos é uma população, maior é a necessidade de defesa para suas crianças e para aqueles que servem como suporte a elas. Os jovens frequentemente estão entre os mais vulneráveis na sociedade, e, portanto, suas necessidades requerem atenção especial. Uma vez que a segmentação entre as nações se desfaz com os avanços na mídia, nos meios de transportes, na tecnologia, nas comunicações e na economia, uma perspectiva *global*, e não nacional ou local, para o campo da pediatria torna-se tanto uma realidade como uma necessidade. A interconexão das questões de saúde em todo o mundo alcançou reconhecimento generalizado após as epidemias de Zika, Ebola, Síndrome de Angústia Respiratória do Adulto (SARA) e AIDS, na guerra e no bioterrorismo, no tsunami de 2004, no terremoto no Haiti em 2010, na migração de famílias durante a crise de refugiados da Síria entre 2016 e 2018 e na crescente gravidade das secas, dos furacões e ciclones causados pela mudança climática.

Há mais de um século, a pediatria surgiu como uma especialidade médica em resposta à consciência cada vez maior de que os problemas de saúde das crianças diferiam daqueles dos adultos e de que a resposta da criança à doença e ao estresse varia com a idade e o desenvolvimento. Em 1959, as Nações Unidas publicaram a **Declaração dos Direitos da Criança**, articulando a presunção universal de que elas têm necessidades e direitos fundamentais em todos os lugares. Atualmente, uma afirmação desses direitos e um esforço para satisfazer suas necessidades são mais importantes que nunca.

ESTATÍSTICAS VITAIS SOBRE A SAÚDE INFANTIL GLOBALMENTE

De 1990 a 2010, a população mundial cresceu a uma taxa anual de 1,3%, abaixo dos 1,8% ao ano durante os 20 anos anteriores. Essa taxa de crescimento continua diminuindo; em 2016, foi de 1,13%. No mundo inteiro, existem 2,34 bilhões de crianças com 18 anos de idade ou menos, o que significa aproximadamente um terço (32%) dos 7,4 bilhões de pessoas do mundo. Em 2016, a taxa média de natalidade no mundo foi de 18,5 nascimentos por 1.000 pessoas, com um aumento de 44,8/1.000 no Níger e a menor em Mônaco, com 6,6/1.000 pessoas respectivamente. Os países mais populosos – China, Índia e EUA – apresentam taxas de 12,4, 19,3 e 12,5 por 1.000 pessoas.

Apesar da interconexão global, a saúde das crianças e dos jovens varia amplamente entre e dentro de regiões e nações do mundo, dependendo de vários fatores inter-relacionados. Esses fatores incluem: (1) condições econômicas; (2) condições educacionais, sociais e culturais; (3) infraestrutura de saúde e bem-estar social; (4) clima e geografia; (5) recursos e práticas agrícolas, responsáveis pelos recursos nutricionais; (6) fase de industrialização e urbanização; (7) frequências de genes para determinados transtornos; (8) ecologia de agentes infecciosos e seus hospedeiros; (9) estabilidade social; e (10) foco político e estabilidade. Embora a genética, a biologia e o acesso a cuidados de saúde acessíveis e de qualidade sejam determinantes com grande importância, os determinantes *sociais* de saúde – ambiente físico, condições políticas e econômicas, considerações sociais e culturais e psicologia comportamental – desempenham um papel fundamental, se não o mais importante, nos desfechos de saúde.

Para garantir que as necessidades das crianças e dos adultos em todo o mundo não sejam obscurecidas pelas necessidades locais, em 2000, a comunidade internacional estabeleceu os 8 **Objetivos de Desenvolvimento do Milênio** (ODM) a serem alcançados até 2015. Embora todos os 8 ODM impactem o bem-estar das crianças, o **ODM 4** concentrava-se exclusivamente nas crianças: reduzir a **taxa de mortalidade abaixo dos 5 anos de idade (U5 MR)** em dois terços entre 1990 e 2015. Estimava-se que a nutrição precária contribuía com mais de 33% das mortes de crianças abaixo dos 5 anos em todo o mundo. Portanto, muitos dos esforços para se alcançar essa meta concentraram-se no aumento da segurança alimentar doméstica. A intensificação da vacinação contra o sarampo, particularmente na África Subsaariana, foi outra estratégia para reduzir a U5 MR.

Houve algum progresso no alcance do ODM 4; afinal, a U5 MR em todo o mundo caiu 50% entre 1990 e 2015. Embora não se tenha chegado à meta de redução de dois terços, as mortes de crianças menores de 5 anos caíram de 12,7 milhões em 1990 para cerca de 6 milhões em 2015, apesar do crescimento da população mundial durante o mesmo período.

A U5 MR pode ser ainda subdividida em neonatal (< 1 mês de idade), lactente (< 1 ano de idade) e após a lactância (entre 1 e 5 anos de idade) (Figura 1.1). As principais causas da U5 MR em todo o mundo são complicações de parto prematuro, pneumonia, asfixia perinatal, doenças diarreicas e malária. Muitas dessas causas estão ligadas à **desnutrição**. As crianças na África Subsaariana têm 14 vezes mais chances de morrer antes dos 5 anos de idade do que as que vivem nas áreas desenvolvidas do mundo.

As causas de mortalidade entre menores de 5 anos diferem grandemente entre países desenvolvidos e em desenvolvimento. Nos países em desenvolvimento, 66% das mortes de crianças menores de 5 anos resultaram de doenças infecciosas e parasitárias. Entre os 42 países que detêm 90% das mortes de crianças, doenças diarreicas foram responsáveis por 22% dessas mortes; pneumonia, 21%; malária, 9%; AIDS, 3%; e sarampo, 1%. As causas neonatais contribuíram com 33%. Nos EUA, a pneumonia (e a gripe) foi responsável por apenas 2% das mortes abaixo dos 5 anos, com contribuições apenas insignificantes de doenças diarreicas e malária. **Lesões não intencionais** são a causa mais comum de morte entre as crianças norte-americanas de 1 a 4 anos, representando cerca de 33% das mortes, seguidas por anomalias congênitas (11%), homicídios (9%) e neoplasias malignas (8%). Outras causas foram responsáveis por < 5% do total da mortalidade nessa faixa etária (Tabela 1.1). A **violência** é um colaborador significativo para a mortalidade relacionada com lesões em todos os grupos infantis (Tabelas 1.2 e 1.3). Embora as lesões não intencionais nos países em desenvolvimento sejam proporcionalmente causas menos importantes de mortalidade do que nos países desenvolvidos, as taxas absolutas e as contribuições dessas lesões para a morbidade são substancialmente maiores.

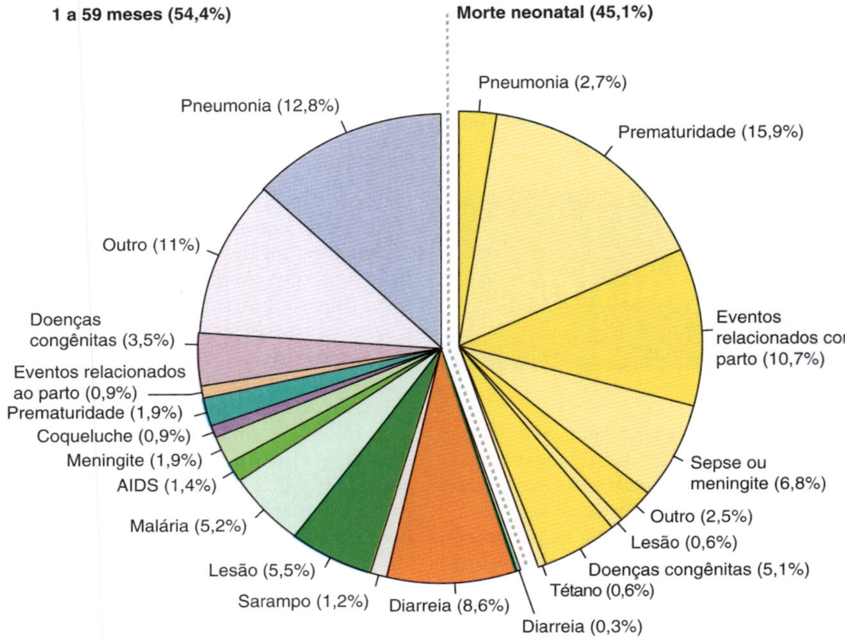

Figura 1.1 Causas globais de mortes em menores de 5 anos – 2015. (De Oza LLS, Hogan D, Chu Y, *et al*: *Global, regional, and national causes of under-5-mortality in 2000-15: an updated systematic analysis with implications for the sustainable development goals*, Lancet *388:3027-3034, 2016, Fig 1, p 3029.*)

Tabela 1.1 Dez principais causas de morte por faixa etária nos EUA, 2015.

Classificação	< 1	1 a 4	5 a 9	10 a 14	15 a 24	25 a 34	35 a 44	45 a 54	55 a 64	65+	Total
1	Anomalias congênitas 4.825	Lesão não intencional 1.235	Lesão não intencional 755	Lesão não intencional 763	Lesão não intencional 12.514	Lesão não intencional 19.795	Lesão não intencional 17.818	Neoplasias malignas 43.054	Neoplasias malignas 116.122	Doença cardíaca 507.138	Doença cardíaca 633.842
2	Gestação curta 4.084	Anomalias congênitas 435	Neoplasias malignas 437	Neoplasias malignas 428	Suicídio 5.491	Suicídio 6.947	Neoplasias malignas 10.909	Doença cardíaca 34.248	Doença cardíaca 76.872	Neoplasias malignas 419.389	Neoplasias malignas 595.930
3	SMSL 1.568	Homicídio 369	Anomalias congênitas 181	Suicídio 409	Homicídio 4.733	Homicídio 4.863	Doença cardíaca 10.387	Lesão não intencional 21.499	Lesão não intencional 19.488	Doença respiratória baixa crônica 131.804	Doença respiratória baixa crônica 155.041
4	Complicações gestacionais 1.522	Neoplasias malignas 354	Homicídio 140	Homicídio 158	Neoplasias malignas 1.469	Neoplasias malignas 3.704	Suicídio 6.936	Doença hepática 8.874	Doença respiratória baixa crônica 17.457	Cerebro-vascular 120,156	Lesão não intencional 146.571
5	Lesão não intencional 1.291	Doença cardíaca 147	Doença cardíaca 85	Anomalias congênitas 156	Doença cardíaca 997	Doença cardíaca 3.522	Homicídio 2.895	Suicídio 8.751	Diabetes melito 14.166	Doença de alzheimer 109.495	Cerebro-vascular 140.323
6	Alterações de cordão, placenta e membranas 910	Gripe e pneumonia 88	Doença respiratória inferior crônica 80	Doença cardíaca 125	Anomalias congênitas 386	Doença hepática 844	Doença hepática 2.861	Diabetes melito 6.212	Doença hepática 13.278	Diabetes melito 56.142	Doença de alzheimer 110.561
7	Sepse bacteriana 599	Sepse 54	Gripe e pneumonia 44	Doença respiratória inferior crônica 93	Doença respiratória inferior crônica 202	Diabetes melito 798	Diabetes melito 1.986	Cerebro-ascular 5.307	Cerebro-vascular 12.116	Lesão não intencional 51.395	Diabetes melito 79.535
8	Angústia respiratória 462	Período perinatal 50	Cerebro-vascular 42	Cerebro-vascular 42	Diabetes melito 196	Cerebro-vascular 567	Cerebro-vascular 1.788	Doença respiratória baixa crônica 4.345	Suicídio 7.739	Gripe e pneumonia 48.774	Gripe e pneumonia 57.062
9	Doença do sistema circulatório 428	Cerebro-vascular 42	Neoplasias benignas 39	Gripe e pneumonia 39	Gripe e pneumonia 184	HIV 529	HIV 1.055	Septicemia 2.542	Septicemia 5.774	Nefrite 41.258	Nefrite 49.959
10	Hemorragia neonatal 406	Doença respiratória baixa crônica 40	Septicemia 31	Dois vinculados: neo. benigna/ sepse 33	Cerebro-vascular 166	Anomalias congênitas 443	Septicemia 829	Nefrite 2.124	Nefrite 5.452	Septicemia 30.817	Suicídio 44.193

Fonte de Dados: National Vital Statistics System, National Center for Health Statistics (CDC).
Produzida por: National Center for Injury Prevention and Control, CDC usando WISQARS™.

Centers for Disease Control and Prevention
National Center for Injury Prevention and Control

Cortesia de Centers for Disease Control and Prevention, Atlanta.

Tabela 1.2 Dez principais causas de mortes por lesões por faixa etária, destacando-se as mortes por lesão não intencional nos EUA, 2015.

Classificação	< 1	1 a 4	5 a 9	10 a 14	15 a 24	25 a 34	35 a 44	45 a 54	55 a 64	65+	Total
1	Sufocamento não intencional 1.125	Afogamento não intencional 390	Acidente com veículo motorizado não intencional 351	Acidente com veículo motorizado não intencional 412	Acidente com veículo motorizado não intencional 6.787	Envenenamento não intencional 11.231	Envenenamento não intencional 10.580	Envenenamento não intencional 11.670	Envenenamento não intencional 7.782	Queda não intencional 28.486	Envenenamento não intencional 47.478
2	Homicídio não especificado 135	Acidente com veículo motorizado não intencional 332	Afogamento não intencional 129	Suicídio sufocamento 234	Homicídio arma de fogo 4.140	Acidente com veículo motorizado não intencional 6.327	Acidente com veículo motorizado não intencional 4.686	Acidente com veículo motorizado não intencional 5.329	Acidente com veículo motorizado não intencional 5.008	Acidente com veículo motorizado não intencional 6.860	Acidente com veículo motorizado não intencional 36.161
3	Homicídio outra esp., classificável 69	Homicídio não especificado 153	Incêndio/queimadura não intencional 72	Suicídio arma de fogo 139	Envenenamento não intencional 3.920	Homicídio arma de fogo 3.996	Suicídio arma de fogo 2.952	Suicídio arma de fogo 3.882	Suicídio arma de fogo 3.951	Suicídio arma de fogo 5.511	Queda não intencional 33.381
4	Tráfego VM não intencional 64	Sufocamento não intencional 131	Homicídio arma de fogo 69	Homicídio arma de fogo 121	Suicídio arma de fogo 2.461	Suicídio arma de fogo 3.118	Suicídio sufocamento 2.219	Suicídio sufocamento 2.333	Queda não intencional 2.504	Não intencional não especificado 5.204	Suicídio arma de fogo 22.018
5	Sufocamento não determinado 50	Incêndio/queimadura não intencional 100	Outro transporte terrestre não intencional 32	Afogamento não intencional 87	Suicídio sufocamento 2.119	Suicídio sufocamento 2.504	Homicídio arma de fogo 2.197	Suicídio envenenamento 1.835	Suicídio envenenamento 1.593	Sufocamento não intencional 3.837	Homicídio arma de fogo 12.979
6	Afogamento não intencional 30	Pedestre não intencional, outro 75	Sufocamento não intencional 31	Outro transporte terrestre não intencional 51	Afogamento não intencional 504	Suicídio envenenamento 769	Suicídio envenenamento 1.181	Homicídio arma de fogo 1.299	Suicídio sufocamento 1.535	Envenenamento não intencional 2.198	Suicídio sufocamento 11.855
7	Homicídio sufocamento 24	Homicídio outra esp., classificável 73	Natural não intencional/ambiente 24	Incêndio/queimadura não intencional 41	Suicídio envenenamento 409	Envenenamento não determinado 624	Envenenamento não determinado 699	Queda não intencional 1.298	Sufocamento não intencional 777	Efeitos adversos 1.721	Não intencional não especificado 6.930
8	Incêndio/queimadura não intencional 22	Homicídio arma de fogo 50	Pedestre não intencional, outro 20	Envenenamento não intencional 36	Homicídio corte/perfuração 312	Afogamento não intencional 445	Queda não intencional 492	Envenenamento não determinado 828	Não intencional não especificado 696	Incêndio/queimadura não intencional 1.171	Sufocamento não intencional 6.914
9	Indeterminado não especificado 21	Homicídio sufocamento 31	Envenenamento não intencional 17	Sufocamento não intencional 26	Envenenamento não determinado 234	Homicídio corte/perfuração 399	Afogamento não intencional 374	Sufocamento não intencional 469	Homicídio arma de fogo 681	Suicídio envenenamento 1.005	Suicídio envenenamento 6.816
10	Quatro vinculados 12	Queda não intencional 30	Ataque não intencional por ou contra 17	Suicídio envenenamento 23	Queda não intencional 217	Queda não intencional 324	Homicídio corte/perfuração 291	Afogamento não intencional 450	Dois vinculados: envenenamento indet. incêndio/queimadura não intencional 565	Suicídio sufocamento suicídio 908	Afogamento não intencional 3.602

Fonte de Dados: National Vital Statistics System, National Center for Health Statistics (CDC).
Produzida por: National Center for Injury Prevention and Control, CDC usando WISQARS™.

Centers for Disease Control and Prevention
National Center for Injury Prevention and Control

Cortesia de Centers for Disease Control and Prevention, Atlanta.

A **taxa de mortalidade infantil** (mortes de crianças com menos de 1 ano de idade) é responsável por 85% da U5 MR nos países industrializados, mas apenas 70% nas nações menos desenvolvidas. A morte neonatal (< 1 mês) também contribui substancialmente, crescendo de maneira proporcional à medida que a U5 MR diminui. Do ponto de vista global, a **taxa de mortalidade neonatal** de 19/1.000 nascidos vivos representa 60% da taxa de mortalidade infantil e 45% da U5 MR. A taxa de mortalidade neonatal é responsável por 56% da U5 MR nos países industrializados, 45% nos países em desenvolvimento, mas apenas 38% nos menos desenvolvidos. Mais crianças com idade inferior a 5 anos nos países em desenvolvimento morrem de causas não relacionadas com o nascimento.

Em todo o mundo, há variações significativas das taxas de mortalidade infantil por nação, região, situação econômica e nível de desenvolvimento industrial – as categorizações empregadas pelo Banco Mundial (http://wdi.worldbank.org/table/2.18). A partir de 2015, 8 nações apresentam U5 MR de ≥ 100 por 1.000 nascidos vivos (todos na região africana da OMS) (Figura 1.2). A média de U5 MR em países de baixa renda foi de 76/1.000 nascidos vivos; já em países de alta renda, 6/1.000. Renda e riqueza, no entanto, não são os únicos determinantes da mortalidade. Os EUA, por exemplo, mesmo tendo a décima maior renda nacional bruta *per capita*, ficaram em 57º lugar na menor taxa de mortalidade infantil em 2016.

Além das taxas de mortalidade, causas de morte variam de acordo com o estado de desenvolvimento da nação. Nos EUA, as três principais causas de morte entre as crianças < 5 anos foram: anomalias congênitas; doenças relacionadas com a gestação e o baixo peso ao nascimento; e lesões não intencionais. Em contrapartida, em países em desenvolvimento, a maioria das mortes infantis é causada por pneumonia, doença diarreica e malária.

AS MUDANÇAS NO MUNDO PEDIÁTRICO

Uma melhora profunda da saúde da criança em nações industrializadas ocorreu no século XX, com a introdução de vacinas, agentes antibióticos e melhores práticas de higiene. Os esforços para controlar as doenças infecciosas foram complementados por uma melhor compreensão do

Tabela 1.3 Dez principais causas de mortes por lesões por faixa etária, destacando-se mortes por lesão relacionada a violência nos EUA, 2015.

Classificação	< 1	1 a 4	5 a 9	10 a 14	15 a 24	25 a 34	35 a 44	45 a 54	55 a 64	65+	Total
1	Sufocamento não intencional 1.125	Afogamento não intencional 390	Acidente com veículo motorizado não intencional 351	Acidente com veículo motorizado não intencional 412	Acidente com veículo motorizado não intencional 6.787	Intoxicação não intencional 11.231	Intoxicação não intencional 10.580	Intoxicação não intencional 11.670	Intoxicação não intencional 7.782	Queda não intencional 28.486	Envenenamento não intencional 47.478
2	Homicídio não especificado 135	Acidente com veículo motorizado não intencional 332	Afogamento não intencional 129	Suicídio sufocamento 234	Armas de fogo homicídio 4.140	Acidente com veículo motorizado não intencional 6.327	Acidente com veículo motorizado não intencional 4.686	Acidente com veículo motorizado não intencional 5.329	Acidente com veículo motorizado não intencional 5.008	Acidente com veículo motorizado não intencional 6.860	Acidente com veículo motorizado não intencional 36.161
3	Homicídio outras especificações, classificável 69	Homicídio não especificado 153	Incêndio não intencional/ queimadura 72	Suicídio por arma de fogo 139	Intoxicação não intencional 3.920	Arma de fogo homicídio 3.996	Arma de fogo suicídio 2.952	Arma de fogo suicídio 3.882	Arma de fogo suicídio 3.951	Arma de fogo suicídio 5.511	Queda não intencional 33.381
4	Acidente com veículo motorizado não intencional 64	Sufocamento não intencional 131	Arma de fogo homicídio 69	Arma de fogo homicídio 121	Arma de fogo suicídio 2.461	Arma de fogo suicídio 3.118	Suicídio sufocamento 2.219	Suicídio sufocamento 2.333	Queda não intencional 2.504	Não intencional não especificado 5.204	Arma de fogo suicídio 22.018
5	Sufocamento não intencional 50	Incêndio não intencional/ queimadura 100	Outro transporte terrestre não intencional 32	Ataque não intencional 87	Suicídio sufocamento 2.119	Suicídio sufocamento 2.504	Arma de fogo homicídio 2.197	Suicídio envenenamento 1.835	Suicídio envenenamento 1.593	Sufocamento não intencional 3.837	Homicídio arma de fogo 12.979
6	Afogamento não intencional 30	Pedestre não intencional, outro 75	Sufocamento não intencional 31	Outros transportes terrestres não intencionais 51	Afogamento não intencional 504	Suicídio envenenamento 769	Suicídio envenenamento 1.181	Homicídio arma de fogo 1.299	Suicídio sufocamento 1.535	Envenenamento não intencional 2.198	Suicídio sufocamento 11.855
7	Homicídio sufocamento 24	Homicídio outras especificações, classificável 73	Natural/ ambiente não intencional 24	Incêndio não intencional/ queimadura 41	Suicídio envenenamento 409	Intoxicação indeterminada 624	Intoxicação indeterminada 699	Queda não intencional 1.298	Sufocamento não intencional 777	Efeitos adversos 1.721	Não intencional não especificado 6.930
8	Fogo não intencional/ queimadura 22	Arma de fogo homicídio 50	Pedestre não intencional, outros 20	Intoxicação não intencional 36	Homicídio corte/ perfuração 312	Afogamento não intencional 445	Queda não intencional 492	Intoxicação indeterminada 828	Não intencional não especificado 696	Fogo não intencional/ queimadura 1.171	Sufocamento não intencional 6,914
9	Indeterminado não especificado 21	Homicídio sufocamento 31	Envenenamento não intencional 17	Sufocamento não intencional 26	Envenenamento indeterminado 234	Homicídio corte/ perfuração 399	Afogamento não intencional 374	Sufocamento não intencional 469	Homicídio armas de fogo 681	Suicídio envenenamento 1.005	Suicídio envenenamento 6.816
10	Quatro vinculados 12	Queda não intencional 30	Ataque não intencional por ou contra 17	Suicídio envenenamento 23	Queda não intencional 217	Queda não intencional 324	Homicídio corte/ perfuração 291	Afogamento não intencional 450	Dois vinculados: indet. envenenamento, não int. fogo/ queimadura 565	Suicídio sufocamento 908	Afogamento não intencional 3.602

Fonte de Dados: National Vital Statistics System, National Center for Health Statistics (NCHS).
Produzida por: National Center for Injury Prevention and Control, CDC usando WISQARS™.

Centers for Disease Control and Prevention
National Center for Injury Prevention and Control

Cortesia de Centers for Disease Control and Prevention, Atlanta.

papel da nutrição na prevenção de doenças e manutenção da saúde. Nos EUA, no Canadá e em partes da Europa, descobertas novas e contínuas nessas áreas levaram à criação de **clínicas** de financiamento público **para o bem da criança**, voltadas a famílias de baixa renda. Embora o momento de controle de doenças infecciosas tenha sido desigual ao redor do globo, esse foco sobre o *controle* foi acompanhado por reduções significativas da morbidade e mortalidade em todos os países.

No final do século XX, com um melhor controle de doenças infecciosas por meio de prevenção e tratamento eficazes (incluindo a erradicação da poliomielite no hemisfério ocidental), o atendimento pediátrico em países industrializados cada vez mais voltou sua atenção para um amplo espectro de doenças não infecciosas e crônicas, como condições que incluem tanto aquelas potencialmente letais quanto as temporárias ou permanentemente incapacitantes. Ocorreram avanços no diagnóstico, cuidado e tratamento de leucemia e outras neoplasias, fibrose cística, doenças do recém-nascido, doenças cardíacas congênitas, defeitos genéticos, doenças reumáticas, doenças renais e distúrbios metabólicos e endócrinos.

Até a década de 1970 e o início da de 1980, as crianças acometidas pela **doença falciforme** frequentemente morriam nos primeiros 3 anos de vida, muitas vezes devido a uma sepse avassaladora causada por bactérias encapsuladas. Na década de 1980, um estudo multicêntrico mostrou que realizar precocemente *profilaxia com penicilina* levou a uma redução de 84% no risco de sepse pneumocócica e ao aumento da expectativa de vida para aqueles com doença falciforme. O uso de penicilina profilática tornou-se o padrão de atendimento, dando ainda mais importância à detecção precoce da doença falciforme (que levou à expansão da *triagem neonatal* universal) e abrindo caminho para avanços no manejo crônico da doença, incluindo terapia transfusional, triagem radiográfica para infartos cerebrais silenciosos e hidroxiureia como terapia modificadora da doença. O sucesso da profilaxia com penicilina provavelmente levou a uma taxa mais rápida de inovação no diagnóstico e no tratamento da doença, uma vez que a expectativa

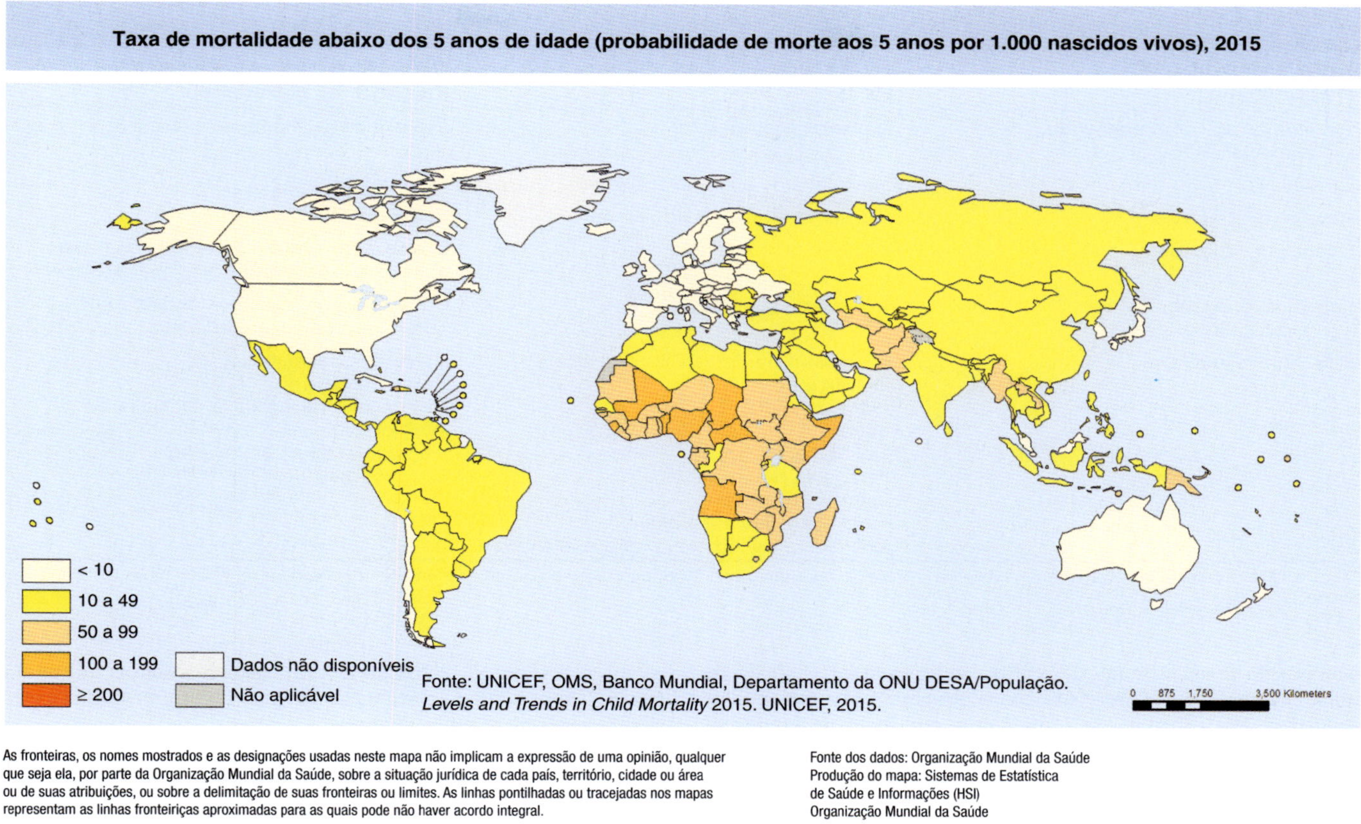

Figura 1.2 Taxa de mortalidade de menores de 5 anos em 2015. Probabilidade de morte em menores de 5 anos de idade por 1.000 nascidos vivos. (*Cortesia da Organização Mundial da Saúde, Genebra, 2015.*)

de vida de crianças com essa condição aumentou. Enquanto na era da pré-profilaxia as crianças frequentemente morriam aos 3 anos, agora 95% dos indivíduos nascidos com doença falciforme viverão até o 18º aniversário, e a maioria sobreviverá até a 5ª década.

O tratamento da **leucemia linfoblástica aguda** (LLA), a neoplasia pediátrica maligna mais comum, também apresentou avanços surpreendentes. As taxas de sobrevida em 5 anos aumentaram de < 10% na década de 1960 para > 90% de 2000 a 2005. A **fibrose cística** apresentou melhorias na sobrevida também. Na década de 1960, a maioria das crianças com fibrose cística não vivia até a idade escolar. No entanto, com os avanços nas terapias pulmonar e nutricional, bem como o início mais precoce dessas terapias secundárias à identificação precoce por meio da triagem neonatal, uma criança nascida com fibrose cística em 2010 tem uma expectativa de vida projetada de 39 a 56 anos.

Esses grandes avanços no manejo das doenças crônicas da infância foram realizados quando ocorreram melhorias significativas na prevenção e no tratamento de doenças infecciosas agudas, pelo menos nos países industrializados – o que possibilitou o desvio de recursos humanos e econômicos para o tratamento de doenças crônicas.

NOVAS MORBIDADES

Diante dos avanços em saúde pública voltados à diminuição da morbidade e da mortalidade por doenças infecciosas (imunização, higiene, antibióticos), aliados ao crescimento dos avanços tecnológicos na atenção clínica, foi dada atenção às **novas morbidades** (*i. e.*, condições comportamentais, de desenvolvimento e psicossociais, bem como problemas cada vez mais associados a desfechos de saúde e qualidade de vida subótimos). O **Comitê de Aspectos Psicossociais da Saúde da Criança e da Família** da Academia Americana de Pediatria (AAP) afirmou que a prevenção, a detecção precoce e o manejo desses tipos de problemas de saúde infantil deveriam ser um foco central do campo da pediatria, o que exigiria uma expansão na base de conhecimento referente a: (1) fatores físicos e ambientais que afetam o comportamento; (2) comportamento e desenvolvimento normal da criança; (3) comportamentos de saúde relacionados com a saúde da criança; e (4) transtornos comportamentais e do desenvolvimento leves, moderados e graves. Tal medida demandaria a reconceituação do treinamento profissional, melhorando as habilidades de comunicação clínica e entrevistas, expandindo os recursos de saúde mental para as crianças e mudando a alocação de tempo durante as visitas de supervisão de saúde infantil para abordagem dessas preocupações. Em 2001, o Comitê revisitou essa questão e enfatizou a necessidade de se discutirem os aspectos ambientais e sociais, além do desenvolvimento e comportamento (Tabela 1.4). Seriam, portanto, incluídos os temas violência, armas de fogo, uso de substâncias e problemas escolares, bem como pobreza, falta de moradia, famílias monoparentais, divórcio, mídia e assistência infantil. Embora essa lista em expansão pareça assustadora e esteja além do escopo do que os pediatras costumam abordar (saúde física e desenvolvimento), muitas dessas questões comportamentais, ambientais e psicossociais (que se enquadram na categoria de determinantes sociais da saúde) são responsáveis por uma grande proporção de variação nos desfechos de saúde em crianças e jovens. O papel da pediatria e os limites da prática clínica precisavam mudar a fim de abordar esses importantes contribuintes para a saúde e o bem-estar da criança. Foram então desenvolvidos modelos mais novos de cuidados clínicos que dependem de uma estreita colaboração e coordenação com outros profissionais comprometidos com o bem-estar da criança (p. ex., assistentes sociais, psicólogos, provedores de saúde mental, educadores). À medida que esse modelo se expandia, o mesmo ocorria com o papel da família, em particular do cuidador da criança, que passava de um receptor passivo de serviços profissionais para um parceiro mais equitativo e inclusivo na identificação das questões que precisavam ser tratadas, além de ajudar a decidir que opções terapêuticas tinham o "melhor ajuste" com a criança, a família e a condição.

O enquadramento de questões relevantes de saúde infantil sob o conceito de "nova morbidade" reconhece que os determinantes da saúde são heterogêneos, porém interligados. Biologia, genética,

Tabela 1.4 História do desenvolvimento de novas morbidades na saúde infantil.*

NOVAS MORBIDADES (1982–1993)	NOVAS MORBIDADES REVISITADAS (2001)	"NOVAS" NOVAS MORBIDADES (De 2010 até o presente)
Transtornos do comportamento/ saúde mental	Problemas escolares	Experiências adversas na infância (EAI)
Crise familiar	Transtornos de humor e ansiedade	Estresse tóxico
Abuso e negligência	Suicídio/homicídio de adolescentes	Carga alostática
Doença de longa duração	Armas de fogo em casa	Doenças crônicas de estilo de vida (p. ex., obesidade, diabetes tipo 2, hipertensão)
Uso abusivo de substâncias	Violência escolar	Condições comportamentais (autismo, TDAH, depressão, ansiedade)
Dificuldades escolares	Uso abusivo de drogas ilícitas e álcool Infecção pelo HIV Efeitos da mídia Pobreza Falta de habitação Famílias de pais solteiros Efeitos do divórcio Luta de pais que trabalham Qualidade e política de cuidados infantis	Insegurança alimentar Saúde bucal Testemunho de violência comunitária/ interpessoal Vitimização de pares/*bullying* Discriminação

*Cada coluna adiciona outras categorias e refinamentos às colunas anteriores. TDAH, transtorno de déficit de atenção/hiperatividade; HIV, vírus da imunodeficiência humana.

atendimento de saúde, comportamentos, condições sociais e influências ambientais não devem ser vistas como determinantes mutuamente exclusivos; eles exercem suas influências por meio de interações complexas em múltiplos níveis. Por exemplo, mudanças epigenéticas que resultam de condições sociais e ambientais específicas ilustram a influência do contexto na expressão gênica.

Estudos demonstraram que, embora cada um desses determinantes inter-relacionados seja importante para a saúde (o desenvolvimento e o bem-estar ideais), as maiores contribuições para os desfechos de saúde ocorrem nos domínios comportamental, social e ambiental – os **determinantes sociais da saúde**. Cerca de 40 a 70% da variação relativa em certos desfechos de saúde é causada por condições sociais e econômicas, comportamentos de saúde e fatores ambientais. Enquanto a educação médica tradicional e a prática clínica enfatizavam os determinantes biológicos, genéticos e relacionados à saúde, o reconhecimento das novas morbidades como foco da prestação de cuidados de saúde infantil reforçava a necessidade de se abordarem os determinantes sociais como um componente-chave da assistência pediátrica, do treinamento e da pesquisa.

"Novas" novas morbidades

O conceito de novas morbidades trouxe em perspectiva a importância de se abordarem os determinantes sociais da saúde, bem como a crescente prevalência e relevância das condições crônicas de saúde física e comportamental na atenção pediátrica. Desde então, os avanços na epidemiologia, fisiologia e epigenética ampliaram o escopo da investigação sobre os efeitos de uma ampla gama de determinantes de saúde e forneceram modelos explicativos mais sofisticados para os mecanismos que esclarecem seus efeitos (ver Tabela 1.4).

Experiências adversas na infância

As experiências adversas na infância (EAI) são eventos estressantes vivenciados durante a infância que podem ter profundas consequências para a saúde não só nessa fase, como também ao longo da vida até a idade adulta. As EAI foram inicialmente definidas como *abuso* (físico, emocional, sexual), *negligência* (física e emocional) e *desafios domésticos/disfunção familiar* (abuso parental do cônjuge, doença mental e uso abusivo de substâncias no domicílio, encarceramento de membro da família, separação parental ou divórcio). Estudos retrospectivos mostraram um efeito dose–resposta gradual das EAI experimentadas na infância sobre a saúde do futuro adulto que vivencia as EAI. Por exemplo, mais adversidades na infância estiveram associadas a um aumento significativo do risco de doenças cardíacas isquêmicas, doença pulmonar obstrutiva crônica, doença hepática, depressão, obesidade e câncer. Pessoas que sofreram ≥ 6 EAI quando crianças morreram quase 20 anos antes do que aquelas que não tiveram nenhuma experiência adversa durante a infância.

Embora a conceituação original das EAI incluísse trauma psicossocial de nível familiar, tentativas recentes foram feitas para expandir o conceito a fim de abranger estressores de nível "macro", como aqueles encontrados no bairro e na comunidade (Tabela 1.5). Esses incluem testemunho de violência na comunidade, pobreza, *bullying* e vitimização entre pares, isolamento de pares, vivência em bairros inseguros, baixo nível social da vizinhança, vivência em lares adotivos e discriminação ou racismo.

As EAI e outros traumas psicossociais podem influenciar a saúde por meio de vários mecanismos. As EAI estão associadas à adoção de comportamentos de risco, como uso de substâncias e início precoce da atividade sexual, que, por sua vez, podem aumentar o risco de doenças crônicas como câncer de pulmão, hepatopatias, obesidade, infecção pelo papilomavírus humano (HPV) e câncer do colo do útero,

Tabela 1.5 Classificação de experiências adversas da infância (EAI).

CATEGORIA	ITENS
Abuso e negligência	Abuso físico* Negligência física* Abuso emocional* Negligência emocional* Abuso sexual*
Disfunção familiar	Violência por parceiro íntimo* Uso de substâncias em casa* Doença mental em casa* Separação ou divórcio parental* Membro da família encarcerado* Discórdia dos pais
Adversidade no nível comunitário	Testemunho de violência na comunidade Segurança da vizinhança Falta de conectividade/confiança da vizinhança Experiência de discriminação
Outros	Experiência de sofrer *bullying*/ vitimização por colega Vivência em orfanato Isolamento social Baixo nível socioeconômico/pobreza

*Itens incluídos no estudo original Kaiser ACE.

doença pulmonar crônica e mortalidade prematura. O trauma na infância também pode perturbar o neurodesenvolvimento durante os estágios críticos e contribuir para o comprometimento social, emocional e cognitivo. Finalmente, as EAI podem resultar em estresse tóxico e levar à desregulação dos processos fisiológicos normais.

Estresse tóxico e carga alostática

Os efeitos do estresse são moderados pela intensidade dele, pela resposta biológica ao estresse e pelo ambiente social e físico em que ele é vivenciado. O **estresse tóxico** ocorre quando uma criança experimenta eventos estressantes que são crônicos, intensos ou prolongados e são inadequadamente protegidos pelo sistema de apoio social da criança (principalmente pais e cuidadores adultos). O estresse psicossocial tóxico influencia a saúde física, produzindo **carga alostática** ou desregulação fisiopatológica de sistemas regulatórios normais. A carga alostática é o "desgaste" que o corpo e os seus mecanismos reguladores experimentam em resposta ao estresse crônico não tratado. Os sistemas que podem ser afetados pela carga alostática incluem os sistemas neuroendócrino, cardiovascular, imunológico e metabólico. Desregulação dos hormônios do estresse nos sistemas hipotalâmico-hipofisário-suprarrenal (HPA) e simpático-suprarrenal-medular (SAM), citocinas inflamatórias, hormônios (p. ex., insulina), fatores imunológicos (p. ex., fibrinogênio, proteína C reativa) e biomarcadores cardiovasculares (p. ex., pressão arterial) podem ocorrer a partir do estresse crônico e resultar em condições fisiopatológicas associadas a doenças crônicas. O estresse crônico também pode ter efeitos no nível genético. Segundo estudos sobre o envelhecimento celular, ele diminui o comprimento dos telômeros, um determinante do envelhecimento no nível celular. Demonstrou-se que as alterações epigenéticas, incluindo a metilação diferencial do DNA do sistema imunológico, ocorrem após abuso infantil e transtorno de estresse pós-traumático (TEPT), contribuindo para a desregulação inflamatória e imunológica.

A pediatria, a psicologia do desenvolvimento, as ciências básicas e a saúde pública contribuíram com avanços significativos para o estudo dos determinantes comportamentais, de desenvolvimento e sociais da saúde infantil. A influência do estresse psicossocial trazido pelos desafios ambientais, embora sempre reconhecido como relevante, assumiu um novo nível de importância quando os epidemiologistas associaram sua ocorrência a morbidades significativas ao longo do curso da vida, uma vez que a neurociência básica e clínica forneceu embasamento para entender como as questões comportamentais e psicossociais "entram na pele" para causar disfunção e desregulação fisiológica.

Estrutura do ecobiodesenvolvimento

Uma estrutura ecobiodesenvolvimentista foi proposta para integrar os fatores ambientais, biológicos e de desenvolvimento em um modelo de saúde e doença (Figura 1.3). Esse modelo postula que a ecologia (ou o ambiente físico e social) afeta a biologia por meio dos mecanismos de carga epigenética e alostática discutidos anteriormente. O ambiente também influencia o desenvolvimento durante o curso da vida, o que inclui os efeitos das exposições tóxicas e de adversidade infantil na saúde cognitiva, comportamental e física ao longo da vida. A biologia influencia o desenvolvimento por meio da maturação do cérebro e da neuroplasticidade, que, por sua vez, também são afetadas por contribuições do ambiente social e físico. O arcabouço ecobiodesenvolvimentista é compatível com o modelo biopsicossocial, ao mesmo tempo em que acrescenta uma dimensão relacionado com o desenvolvimento ao longo da vida.

DOENÇA CRÔNICA E CRIANÇAS COM NECESSIDADES ESPECIAIS DE CUIDADOS DE SAÚDE

O cuidado de crianças com condições crônicas tornou-se uma parte cada vez mais ampla da pediatria clínica, tanto para o subespecialista pediátrico quanto para o pediatra geral. **Crianças e jovens com necessidades especiais de saúde (CRIANES)** são definidos pelo Departamento de Saúde Materno-Infantil dos EUA como "aqueles que têm ou estão sob risco aumentado para uma condição (física, de desenvolvimento, comportamental ou emocional crônica) e que também necessitam de saúde e serviços afins, mas de um tipo ou valor além do exigido pelas crianças em geral". De acordo com a **Pesquisa Nacional de Saúde Infantil** (NSCH) de 2011/12, > 14,5 milhões, ou 20% das crianças dos EUA, têm uma necessidade especial de saúde. A **Pesquisa Nacional de Crianças com Necessidades Especiais de Saúde** de 2009–2010 (NS-CRIANES) informa que quase um quarto (23%) dos domicílios americanos com filhos tem uma criança com necessidades especiais. Os problemas delas são extremamente heterogêneos e incluem paralisia cerebral, asma, obesidade, doença falciforme, diabetes, dificuldade de aprendizagem, distúrbios de comunicação, síndrome de Down, doenças cardíacas, enxaqueca, depressão, transtorno comportamental, autismo e transtorno do déficit de atenção/hiperatividade (Tabela 1.6). A maioria dessas crianças precisa de cuidados especiais, além da atenção primária. Nos EUA, 0,4 a 0,7% das crianças enquadra-se na categoria de "maior complexidade médica" e respondem por 15 a 33% de todos os gastos com o atendimento de saúde infantil. Crianças com complexidade médica respondem por > 70% das readmissões hospitalares.

Nove de cada 10 CRIANES têm dificuldades funcionais nos domínios sensorial, cognitivo, motor, emocional ou comportamental (Tabela 1.7). Mais de 65% (7,2 milhões) das CRIANES têm condições que afetam suas atividades diárias, e > 2,3 milhões de famílias enfrentam dificuldades financeiras devido às necessidades especiais de saúde de seus filhos. O fato de 25% dos membros da família de CRIANES reduzirem as horas de trabalho ou deixarem de trabalhar em razão das necessidades especiais de seus filhos destaca o impacto socioeconômico das doenças crônicas infantis, tanto no nível econômico individual quanto no nível nacional.

Os pediatras são tipicamente as pessoas-chave no cuidado profissional dessas crianças e fornecem dados e opiniões especializadas para obtenção dos serviços e recursos necessários à criança na clínica, em casa, nas escolas e na comunidade. Tais demandas exigem um modelo eficiente de atendimento crônico.

SISTEMAS DE CUIDADO

Abordagem de saúde da população

A prática pediátrica com pacientes e familiares com problemas e condições crônicas vem aumentando. Por isso, novas abordagens para a prestação de serviços de saúde têm sido propostas. Enquanto modelos de práticas tradicionais concentram esforços nas necessidades preventivas e terapêuticas dos pacientes que buscam cuidados, uma abordagem **de atenção à saúde da população** reorienta os esforços para enfatizar a necessidade de abordar a saúde. Isso é feito a partir de uma perspectiva comunitária ou populacional, com ênfase na identificação e abordagem das necessidades de indivíduos e famílias que não procuram atendimento regular, ou cujos cuidados são esporádicos e subótimos do ponto de vista preventivo ou gerencial. A eficácia de tal sistema aumentaria com os avanços na colaboração entre prestadores de serviços de saúde e pagadores (companhias de seguro) a fim de identificar lacunas no atendimento, sistemas de vigilância de dados e prontuários eletrônicos (PE). Para isso, seria necessário contar com um quadro ampliado da equipe de saúde, como coordenadores de atendimento, enfermeiros e médicos, assistentes sociais, navegadores de saúde e agentes comunitários de saúde. Modificações de reembolso de assistência médica, como a incorporação de modelos baseados em valor e qualidade de tratamento, se implementadas corretamente, podem promover um avanço na abordagem do atendimento à saúde da população.

Assistência médica centrada no paciente e na família: *medical home*

O conceito da abordagem de **assistência médica *medical home* centrada no paciente e na família (PFCMH)** para fornecer atendimento tem suas origens na pediatria no final do século XX. Conforme definido pela AAP, uma *medical home* oferece atendimento acessível, contínuo, abrangente, centrado na família, coordenado, compassivo e culturalmente eficaz. Os pacientes e familiares são participantes ativos, que trabalham com os médicos visando identificar prioridades e abordagens para o atendimento. Um aspecto fundamental do PFCMH é a coordenação dos cuidados. De acordo com a AAP, a *coordenação dos cuidados* "aborda as necessidades médicas, sociais, de desenvolvimento, comportamentais, educacionais e financeiras inter-relacionadas para alcançar

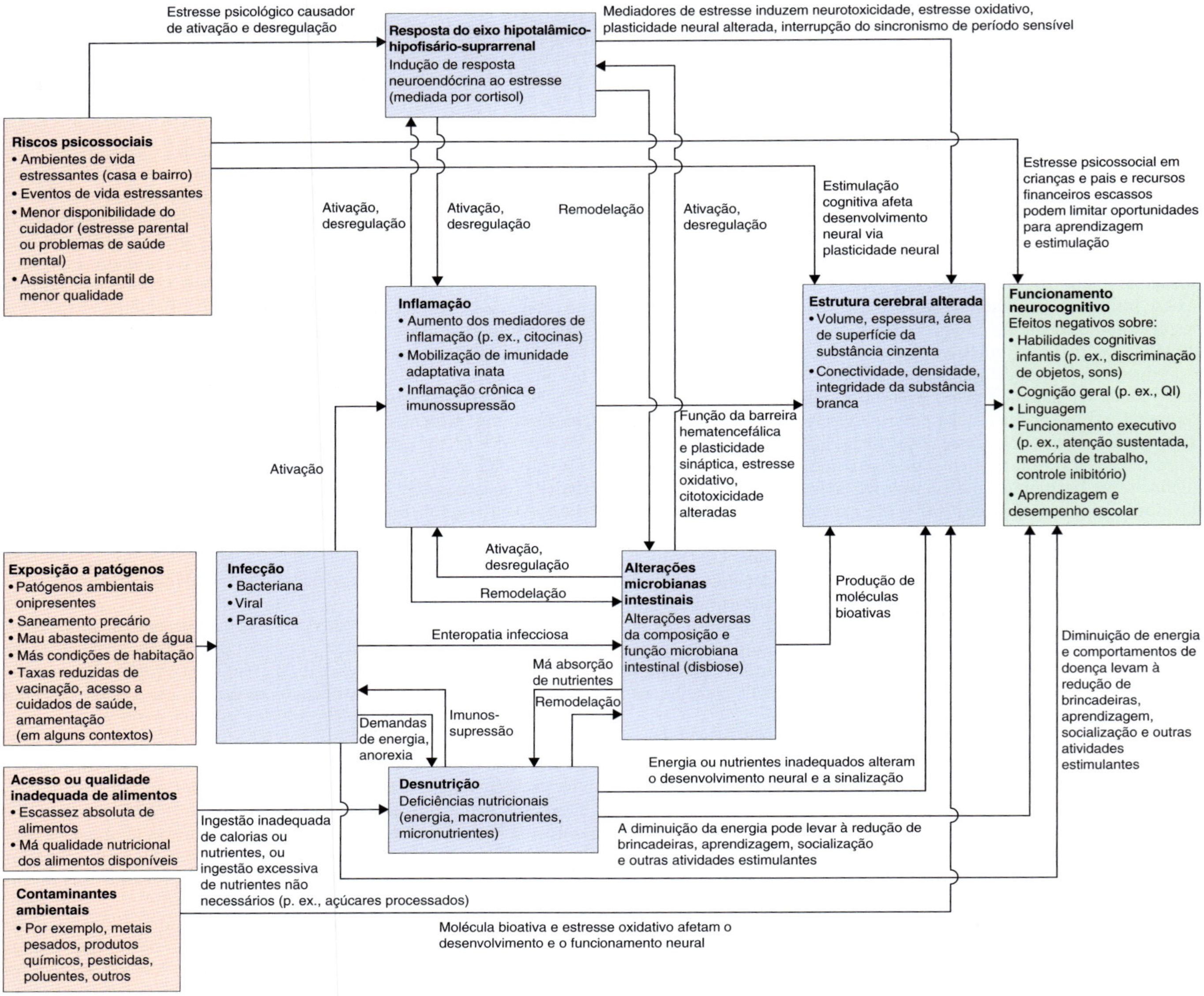

Figura 1.3 **Novas vias biológicas propostas que medeiam determinados efeitos de riscos estressantes ou adversos associados à pobreza para os desfechos neurocognitivos em crianças.** Interações complexas entre os principais fatores de risco relacionados com a pobreza, com foco nas vias biológicas primárias relacionadas com desnutrição, infecção e inflamação e respostas neuroendócrinas ao estresse. (*De Jensen SKG, Berens AE, Nelson CA: Effects of poverty on interacting biological systems underlying child development,* Lancet *1: 225-238, 2017, Fig 1, p. 228.*)

desfechos de saúde e bem-estar ideais". Um *coordenador de cuidados* na "pessoa-chave" da equipe, que identifica prospectivamente as necessidades do paciente e da família, preocupações e prioridades para a consulta, reúne informações pertinentes (resultados laboratoriais, consultas, planos educacionais, resultados de triagem/exames), comunica-se com subespecialistas e transmite todas as informações importantes à equipe clínica antes da consulta do paciente/família. Depois de uma consulta, o coordenador do atendimento trabalha com a família a fim de resolver quaisquer preocupações existentes, direciona os esforços para agendar retornos e encaminhamentos e comunica informações a todas as partes necessárias. O coordenador de atendimento geralmente *não* é médico. O resultado pretendido da coordenação do atendimento é uma interação eficiente e abrangente entre a equipe pediátrica e a família, entre atenção primária e especialidade, entre as equipes de atendimento ambulatorial e de internação e entre a equipe de atendimento pediátrico e os suportes comunitários dos quais o paciente e a família dependem.

A prestação de cuidados consistentes com os elementos de uma *medical home* tem sido associada a um diagnóstico mais preciso e precoce, menos consultas no pronto-socorro e internações hospitalares, custos mais baixos, menos necessidades não atendidas, custos médicos menores, menor impacto no emprego dos pais, menos ausências escolares e melhor satisfação do paciente. De acordo com a Pesquisa Nacional de Saúde Infantil (de 2011/12) 54,4% das crianças dos EUA receberam atendimento coordenado e abrangente dentro de uma *medical home*.

Assistência médica e saúde na comunidade: *medical and health neighborhood*

Embora o conceito de *medical home* esteja relacionado com a prática de transformação específica para a atenção primária, uma ampliação desse conceito foi proposta em duas dimensões distintas. O ***medical neighborhood*** amplia o conceito de *medical home* e refere-se à integração coordenada e eficiente entre os pediatras da atenção primária e os subespecialistas, incluindo PE integrados, agendamento eficiente de consultas coordenadas e melhor comunicação. Esse sistema tem o potencial de proporcionar uma experiência menos estressante ao paciente e à família, além de também poder levar à redução de custos e à diminuição de erros médicos.

Outra ampliação e modificação da *medical home* é o conceito de ***health neighborhood*** (saúde na vizinhança), que se baseia no

Tabela 1.6	Condições de saúde em crianças com necessidades especiais de cuidados de saúde (CRIANES).*
Transtorno de atenção/hiperatividade	
Depressão	
Problemas de ansiedade	
Problemas comportamentais ou de conduta	
Autismo, transtorno invasivo do desenvolvimento, transtorno do espectro do autismo	
Atraso de desenvolvimento	
Deficiência intelectual	
Distúrbio de comunicação	
Asma	
Diabetes	
Epilepsia ou distúrbio convulsivo	
Enxaquecas ou Cefaleias frequentes	
Lesão craniana, traumatismo cranioencefálico	
Problemas cardíacos, incluindo doença cardíaca congênita	
Problemas sanguíneos, incluindo anemia ou doença falciforme	
Fibrose cística	
Paralisia cerebral	
Distrofia muscular	
Síndrome de Down	
Artrite ou problemas articulares	
Alergias	

*A lista não é abrangente nem inclui todas as condições que a CRIANES pode ter. Adaptada de Child and Adolescent Health Measurement Initiative (2012). 2009/10 NS-CSHCN: Health Conditions and Functional Difficulties, Data Resource Center, suporte de Acordo de Cooperação 1-U59-MC06980-01 do Departamento de Serviços de Saúde e Humanos dos EUA, Health Resources and Services Administration (HRSA), Maternal and Child Health Bureau (MCHB). www.childhealthdata.org. Revisada em 27/01/2012.

reconhecimento da importância da coordenação com provedores comunitários e não médicos para abordar de maneira abrangente e eficiente os determinantes sociais da saúde. As *health neighborhoods* não apenas incluem os provedores de saúde (compatíveis com *medical home* e *medical neighborhood*), mas também envolvem serviços como programas de intervenção precoce, sistema educacional, atendimento à criança, serviços de saúde mental e comportamental com base na comunidade, serviços jurídicos, serviços de suporte nutricional e outros serviços clínicos baseados na comunidade aos quais o paciente e a família precisam ter acesso. A equipe da *health neighborhood* ajuda na identificação das necessidades do paciente para as famílias e nos encaminhamentos para órgãos adequados fora do sistema de saúde, além de coordenar os cuidados.

Alguns serviços não médicos podem ser colocalizados no consultório médico. As **parcerias médico-legais** (MLP; do inglês, *medical-legal partnerships*) são colaborações entre os sistemas de saúde e jurídico e incorporam equipe para assistência jurídica na clínica médica. Esses advogados e paraprofissionais jurídicos podem fornecer serviços diretos a pacientes e famílias que tenham problemas legais possivelmente afetando a saúde da criança (p. ex., violações do código de moradia, interrupção de serviços públicos, insegurança alimentar, questões de imigração, acomodações educacionais, tutela). Além de fornecer serviços diretos, as MLP também treinam a equipe de saúde em termos de determinantes legais e sociais da saúde e trabalham com médicos e outros para defender a mudança de políticas. Outros serviços de saúde na vizinhança não médicos que poderiam estar colocalizados no centro médico incluem programas suplementares de assistência nutricional, programas para pais, serviços de saúde comportamental e aconselhamento financeiro familiar.

Muitos, se não a maioria, dos outros serviços estão localizados na comunidade. O modelo de saúde na vizinhança vincula as famílias a esses serviços e fornece coordenação e comunicação contínuas e eficientes. Os agentes comunitários de saúde ou os navegadores de saúde são membros da equipe paraprofissional informados comunitária e culturalmente e que servem como um elo de coordenação entre a família, a *medical home* e os serviços comunitários necessários. Agentes

Tabela 1.7	Dificuldades funcionais em crianças com necessidades de cuidados especiais de saúde (CRIANES).*
Experimentando dificuldade com...	
Respiração ou problema respiratório	
Deglutição, digestão de alimentos ou metabolismo	
Circulação sanguínea	
Dor física repetida ou crônica, incluindo cefaleias	
Visão, mesmo usando óculos ou lentes de contato	
Audição, mesmo usando aparelho auditivo ou outro dispositivo	
Autocuidado, como comer, vestir-se ou tomar banho	
Coordenação ou movimentação no ambiente	
Uso das mãos	
Aprendizado, compreensão ou atenção	
Fala, comunicação ou compreensão por parte dos outros	
Ansiedade ou depressão	
Problemas de comportamento, como encenação, lutas, *bullying* ou discussões	
Amizades e manutenção delas	

*A lista não é abrangente e não inclui todas as dificuldades funcionais que a CRIANES pode ter. Adaptada de Child and Adolescent Health Measurement Initiative (2012). 2009/10 NS-CSHCN: Health Conditions and Functional Difficulties, Data Resource Center, suporte de Acordo de Cooperação 1-U59-MC06980-01 do Departamento de Serviços de Saúde e Humanos dos EUA, Health Resources and Services Administration (HRSA), Maternal and Child Health Bureau (MCHB). www.childhealthdata.org. Revisada em 27/01/2012.

comunitários de saúde e navegadores de saúde também podem oferecer educação a pacientes e familiares.

Modelos ampliados de atenção como esses têm o potencial de alcançar o que o Institute for Healthcare Improvement nos EUA chama de "triplo objetivo" para a saúde, concentrando-se: no **cuidado** (melhora da experiência do paciente com atendimento de saúde, atendimento de qualidade e satisfação); na **saúde** (melhora da saúde das populações); e no **custo** (redução dos custos de saúde *per capita*) (Figura 1.4).

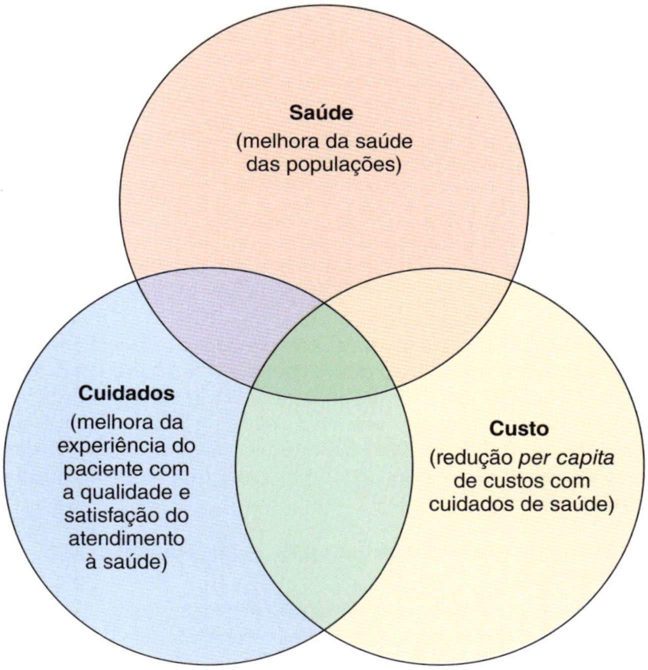

Figura 1.4 O triplo objetivo da saúde. (*Adaptada de Berwick DM, Nolan TW, Whittington J: The triple aim for healthcare: care, health, and cost*, Health Affairs *27: 759-769, 2008.*)

A bibliografia está disponível no GEN-io.

Capítulo 2

Disparidades na Saúde Infantil

Lee M. Pachter

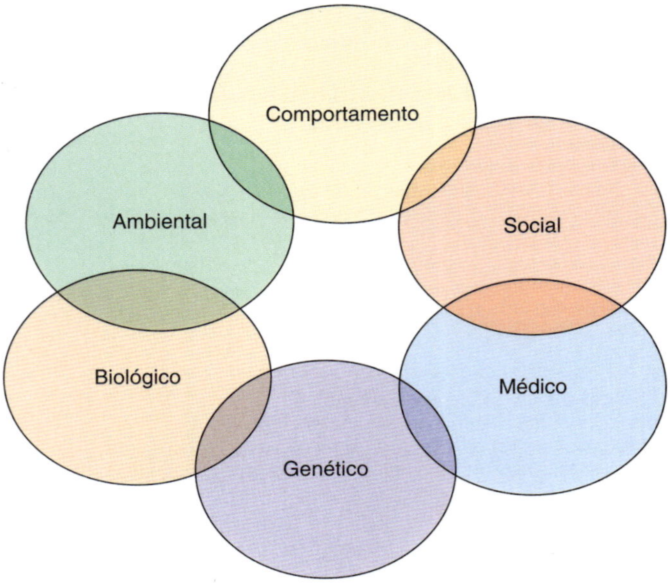

Figura 2.1 Determinantes na saúde.

Saúde e doença não estão distribuídas igualmente entre todos os membros na maioria das sociedades. Existem diferenças nos fatores de risco, na prevalência e na incidência, nas manifestações, na gravidade e no desfecho das condições de saúde, bem como na disponibilidade e na qualidade da assistência médica. Quando essas diferenças são modificáveis e evitáveis, elas são chamadas de **disparidades** ou **iniquidades**. O relatório do Departamento de Saúde e Serviços Humanos dos EUA (DHHS) intitulado *Healthy People 2020* define a *disparidade na saúde* como "um tipo particular de diferença na saúde que está intimamente associada à desvantagem social, econômica e/ou ambiental. As disparidades na saúde afetam de forma negativa grupos de pessoas que sistematicamente experimentaram maiores obstáculos à saúde com base em seu grupo racial ou étnico; religião; *status* socioeconômico; gênero; idade; saúde mental; deficiência cognitiva, sensorial ou física; orientação sexual ou identidade de gênero; localização geográfica; ou outras características historicamente associadas à discriminação ou exclusão". O CDC dos EUA define as *disparidades na saúde* como "as diferenças evitáveis no impacto de doenças, lesões, violência ou oportunidades para alcançar a saúde ideal que são experimentadas em populações socialmente desfavorecidas". As disparidades na saúde e na assistência médica ocorrem pela natureza da distribuição desigual de recursos que são inerentes a sociedades que exibem *estratificação social*, que ocorre em sistemas sociais que ranqueiam e categorizam os indivíduos em uma hierarquia de *status* e poder desiguais. Existe uma hierarquia "daqueles que têm e daqueles não têm" baseada em classificações de grupo.

Embora existam muitas diferenças em relação às condições de saúde, nem todas essas diferenças são consideradas disparidades. O aumento da prevalência de doença falciforme em indivíduos de descendência africana, ou o aumento da prevalência de fibrose cística em indivíduos brancos de descendência norte-europeia, não poderia ser considerado uma disparidade porque, pelo menos no presente, o risco genético não é facilmente modificável. No entanto, em 2003, o recurso destinado para fibrose cística foi oito vezes maior por paciente do que para doença de anemia falciforme, o que pode ser considerado uma disparidade porque é modificável.

As disparidades na saúde e na assistência médica existem há séculos. Uma crítica de um grande volume de pesquisas realizadas em meados da década de 2000 foi publicada no livro da U.S. Institute of Medicine's 2003 intitulado *Unequal Treatment: Confronting Racial and Ethnic Disparities in Healthcare*. Essa publicação fez uma revisão da literatura sobre as disparidades raciais e étnicas na saúde e na assistência médica e reuniu 600 citações.

DETERMINANTES NA SAÚDE E DISPARIDADES NA SAÚDE

A Figura 2.1 apresenta uma categorização dos múltiplos determinantes de saúde e bem-estar. Ao se aplicar essa categorização às disparidades de saúde, as conceituações das causas básicas das disparidades em saúde enfatizam os determinantes mais modificáveis na saúde: o ambiente físico e social; o comportamento psicológico e de saúde; a posição e o *status* socioeconômico; e o acesso e a qualidade da assistência médica. O acesso diferenciado a esses recursos resulta em diferenças nos recursos *materiais* (p. ex., dinheiro, educação, assistência médica) ou fatores *psicossociais* (p. ex., *locus* de controle, comportamentos adaptativos ou de risco, estresse, conexão social) que podem contribuir para diferentes condições de saúde.

A Figura 2.2 ilustra as complexas relações entre os vários níveis de fatores e desfechos na saúde. Os fatores de **estratificação social** como o *status* socioeconômico (SSE), a etnia e o gênero têm profundas influências sobre os recursos ambientais disponíveis para indivíduos e grupos, incluindo fatores de vizinhança (p. ex., segurança, espaços saudáveis), conectividade social e apoio, oportunidades de trabalho e ambiente familiar. Grande parte do acesso diferenciado a esses recursos resulta da discriminação, em um nível sistemático ou interpessoal. A **discriminação** é definida como crenças, atitudes ou comportamentos negativos que podem contribuir para disparidades de saúde e para categorização de indivíduos baseada na afiliação de grupo percebida, como gênero (sexismo) ou raça/etnia (racismo).

O *status* socioeconômico, a raça/etnia, o gênero e outros fatores de estratificação social também têm efeitos no funcionamento psicológico, incluindo o senso de controle sobre a vida de um indivíduo, expectativas, resiliência, afeto negativo, percepções e resposta à discriminação. O contexto ambiental e o psicológico influenciam intimamente os determinantes na saúde, incluindo os comportamentos de promoção da saúde ou de promoção do risco; o acesso e a qualidade da assistência médica e da educação em saúde; a exposição a patógenos, toxinas e carcinógenos; a resposta fisiopatológica (biológica) e epigenética ao estresse; e os recursos disponíveis para apoiar o desenvolvimento infantil ideal. A variabilidade desses fatores, por sua vez, resulta em diferentes desfechos de saúde.

Estresse psicossocial e carga alostática

Novos conhecimentos surgem e auxiliam a explicar como o estresse psicossocial influi na doença e nos desfechos de saúde (Figura 2.3). A teoria de **carga alostática** fornece o entendimento sobre os processos e mecanismos que podem contribuir para as disparidades na saúde. A *alostase* refere-se às alterações fisiológicas normais que ocorrem quando os indivíduos vivenciam um evento estressante. Essas reações internas a um fator de estresse externo incluem a ativação de mecanismos de resposta, como um aumento de cortisol e epinefrina, mudanças nos níveis de mediadores inflamatórios e imunológicos, reatividade cardiovascular e ativação metabólica e hormonal. Essas são respostas normais e adaptativas e resultam em estabilidade fisiológica diante de um desafio externo. Após um estresse ou desafio externo agudo, esses sistemas retornam aos estados normais basais. Entretanto, quando o fator estressor torna-se crônico e não apoiado socialmente, pode ocorrer a desregulação desses sistemas, resultando em alterações fisiopatológicas dessas respostas, como hiperativação dos sistemas alostáticos ou *burnout*. Com o passar do tempo, essa desregulação contribui para o aumento do risco de doenças e disfunções. Essa é uma resposta fisiopatológica denominada *carga alostática*.

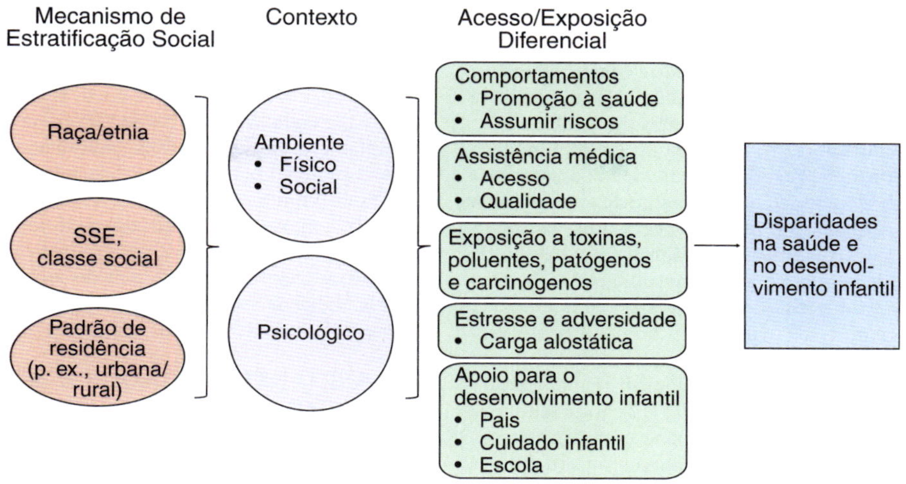

Figura 2.2 Disparidades na saúde infantil. SSE, *status* socioeconômico. (*Dados de Adler NE, Stewart J. Health disparities across the lifespan: meaning, methods, and mechanisms, Ann NY Acad Sci 1186(1):5-23, 2010.*)

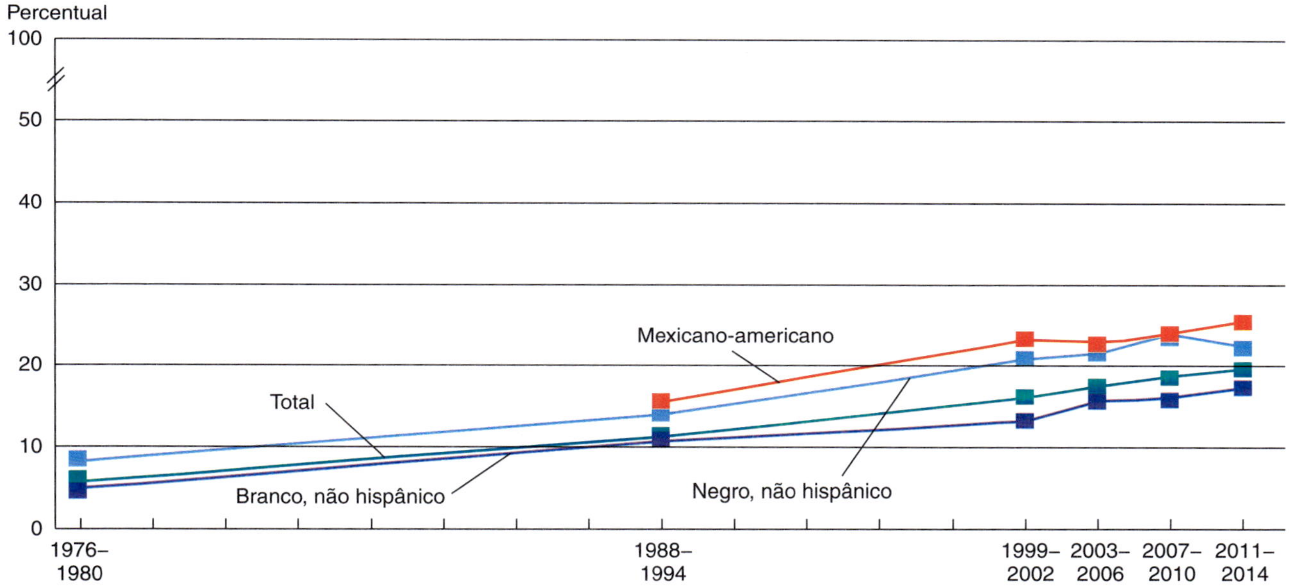

Figura 2.3 Percentual de crianças obesas de 6 a 17 anos por raça e origem hispânica entre os anos de 1976 e 2014. (*De National Center for Health Statistics, National Health and Nutrition Examination Survey. https://www.childstats.gov/americaschildren/health_fi g.asp#health7. Accessed July 2018.*)

Tendo em vista os sistemas afetados (p. ex., metabólicos, imunológicos, inflamatórios, cardiovascular), a carga alostática pode contribuir para aumentar a incidência de doenças crônicas, como doenças cardiovasculares, acidentes vasculares cerebrais, diabetes, asma e depressão. É notável que essas doenças crônicas específicas tenham maior prevalência em grupos raciais e étnicos minoritários. As minorias raciais e étnicas experimentam graus significativamente mais altos de estresse psicossocial crônico (Figura 2.2), que ao longo do tempo contribui para a carga alostática e as disparidades resultantes nessas doenças crônicas. Muitas dessas condições são observadas na idade adulta, o que demonstra as consequências do curso de vida do estresse psicossocial crônico e das adversidades que se iniciam na infância.

O modelo de carga alostática fornece um mecanismo fisiopatológico pelo qual os determinantes sociais na saúde contribuem para as disparidades na saúde. Ele complementa outros mecanismos observados na Figura 2.2, como o acesso diferencial à assistência médica, o aumento dos comportamentos de risco para a saúde e o aumento da exposição a patógenos, toxinas e outros agentes perigosos.

Paradoxo hispânico

Enquanto os dados sugerem que uma minoria de grupos raciais e étnicos geralmente apresentam piores desfechos de saúde do que o grupo branco majoritário, isso nem sempre ocorre. Esse achado demonstra a complexa inter-relação entre raça/etnia, *status* minoritário, além de outros fatores contributivos para as disparidades, como classe social e *status* socioeconômico.

Estudos sugerem que, para muitos desfechos de saúde, as populações hispânicas/latinas são significativamente melhores do que outros grupos raciais/étnicos minoritários e, às vezes, a maioria da população branca não hispânica. Essa descoberta é denominada *Paradoxo Hispânico* (também conhecido como Paradoxo Latino, Paradoxo Epidemiológico, Paradoxo Imigrante e Efeito Imigrante da Saúde). A expectativa de vida hispânica é cerca de 2 anos acima da expectativa de brancos não hispânicos, e as taxas de mortalidade são menores em sete das 10 principais causas de morte. Entre as questões de saúde infantil, os hispânicos em geral têm taxas mais baixas de prematuridade e de baixo peso ao nascer do que os afro-americanos, e os mexicanos americanos têm taxas mais baixas de asma do que afro-americanos e brancos não hispânicos.

Várias hipóteses podem explicar esses achados epidemiológicos. Primeiro, as vantagens relativas vistas na saúde hispânica são *maiores para os hispânicos não nascidos nos EUA*, e muitas das vantagens de saúde não apresentam significância na segunda ou terceira geração de hispânicos norte-americanos (quando os indivíduos passam mais tempo nos EUA). Portanto, a crença cultural e o estilo de vida indígena trazidos por imigrantes hispânicos podem fornecer uma vantagem seletiva à saúde, incluindo baixas taxas de tabagismo e consumo de drogas ilícitas, forte apoio familiar e laços comunitários e hábitos alimentares saudáveis. As vantagens de saúde desaparecem à medida que os imigrantes se tornam mais aculturados aos padrões norte-americanos (p. ex., hábitos alimentares ruins, tabagismo, uso de álcool e de drogas ilícitas), o que corrobora essa teoria. Também é hipotetizado que aqueles que imigram para os EUA são mais jovens e mais saudáveis do que os hispânicos que não imigraram e permaneceram em seu país de origem, portanto pode haver um viés *de seleção*; os imigrantes hispânicos podem estar mais saudáveis no momento de sua chegada. Os imigrantes recentes também tendem a residir em enclaves étnicos, e ambientes residenciais de apoio social estão associados a melhores desfechos de saúde. Quando os imigrantes se aculturam nos estilos de vida dos norte-americanos, não apenas adquirem comportamentos não saudáveis, como também tendem a perder os aspectos protetores de sua cultura e estilo de vida originais.

Existem também diferenças nos desfechos entre diferentes subgrupos hispânicos/latinos. As vantagens seletivas em hispânicos são geralmente encontradas entre os hispânicos do México ou da América do Sul/Central. Os hispânicos porto-riquenhos geralmente têm desfechos piores, em comparação com outros grupos hispânicos e brancos não hispânicos. Porto Rico é um território dos EUA (os porto-riquenhos não são imigrantes) e tem muito dos perfis de saúde negativos vistos no continente (p. ex., altas taxas de tabagismo e outros comportamentos de risco à saúde), o que reforça a importância do comportamento cultural e estilo de vida indígena, saudável, como uma explicação para o perfil de imigrantes saudáveis visto nos hispânicos da América Central e do Sul.

DISPARIDADES NA SAÚDE E NA ASSISTÊNCIA MÉDICA DA CRIANÇA

As Tabelas 2.1 e 2.2 mostram algumas das disparidades conhecidas na saúde e na assistência médica infantil. Como observado anteriormente, disparidades na saúde podem ocorrer como resultado da raça/etnia, do *status* socioeconômico (muitas vezes operacionalizado através da renda familiar, às vezes usando o *status* do seguro de saúde como um indicador) e dos padrões de residência, como localidade urbana e rural.

Tabela 2.1 Disparidades na saúde infantil.

INDICADOR DE SAÚDE	RAÇA/ETNIA	RENDA FAMILIAR	RESIDÊNCIA
Estado de saúde infantil regular ou ruim	Negra e hispânica > branca e asiática	Pobre > não pobre	
Crianças com necessidades especiais de saúde (CNES)	Negra > branca > hispânica	Pobre > não pobre	
Uma ou mais condições de saúde crônicas	Negra > branca > hispânica > asiática	Pobre > não pobre	
Asma	Porto-riquenha do continente > negra > branca e mexicano-americana	Pobre > não pobre	Urbana > rural
Obesidade	Hispânica e negra > branca e asiática	Pobre > não pobre	Rural > urbana
Mortalidade infantil	Negra > hispânica > branca	Pobre > não pobre	
Baixo peso ao nascer (< 2.500 g)	Negra > branca, hispânica, índio americano/nativo do Alasca, nativos de ilhas da Ásia/Pacífico. porto-riquenha do continente > mexicano-americana	Pobre > não pobre	
Nascimento prematuro (< 37 semanas)	Negra > índio americano/nativo do Alasca, hispânica, branca, nativos de ilhas da Ásia/Pacífico porto-riquenha do continente > mexicano-americana	Pobre > não pobre	
Transtorno convulsivo, epilepsia	Negra > branca, hispânica	Pobre > não pobre	
Problema ósseo, articular ou muscular	Branca > negra, pispânica	Pobre > não pobre	
Amamentado	Branca, hispânica, asiática > negra	Não pobre > pobre	Urbana > rural
Nenhuma atividade física na última passada	Hispânica > negra, asiática > branca	Pobre > não pobre	
Problema de audição		Pobre > não pobre	
Problema de visão		Pobre > não pobre	
Problemas de saúde bucal (incluindo cárie e cárie não tratada)	Hispânica > negra > branca, asiática	Pobre > não pobre	Rural > urbana
Transtorno de déficit de atenção/hiperatividade (TDAH)	Branca, negra > hispânica	Pobre > não pobre	Rural > urbana
TDAH sem tratamento	Hispânica, negra > branca		
Problemas de ansiedade	Branca > negra, hispânica	Pobre > não pobre	
Depressão		Pobre > não pobre	Rural > urbana
Problema de comportamento ou conduta (DOD, transtorno de conduta)	Negra > branca, hispânica	Pobre > não pobre	
Transtorno do espectro do autista	Branca> negra> hispânica	Pobre > não pobre	
Dificuldade de aprendizagem	negra > branca, hispânica	Pobre > não pobre	Rural > urbana
Atraso no desenvolvimento	Negra > branca > hispânica, asiática	Pobre > não pobre	

(continua)

Tabela 2.1 Disparidades na saúde infantil. *(continuação)*

INDICADOR DE SAÚDE	RAÇA/ETNIA	RENDA FAMILIAR	RESIDÊNCIA
Risco de atraso no desenvolvimento, por preocupação dos pais	Hispânica > negra e branca	Pobre > não pobre	
Problemas de fala ou linguagem		Pobre > não pobre	
Tentativas de suicídio em adolescentes (considerar, tentar, precisou de atenção médica para uma tentativa)	Meninas: hispânica > negra e branca Meninos: hispânica negra > branca		
Taxa de suicídio de adolescentes	Meninas: índio americano > branca, nativos de ilhas da Ásia/Pacífico, hispânica, negra Meninos: índio americano e branca > hispânica, negra, nativos de ilhas da Ásia/Pacífico		
Maus-tratos a crianças (relatado)	Negra> índio americano/nativo do Alasca, multirracial > branca, hispânica, nativos de ilhas da Ásia/Pacífico	Pobre > não pobre	
AIDS (adolescentes)	Negra > hispânica > branca		

AIDS, Síndrome da imunodeficiência adquirida; DOD, Distúrbio do opositor desafiador.

Tabela 2.2 Disparidades na assistência médica infantil.

INDICADOR DE SAÚDE	RAÇA/ETNIA	RENDA FAMILIAR	RESIDÊNCIA
Não recebeu nenhum tipo de assistência médica nos últimos 12 meses	Hispânica, negra, asiática > branca	Pobre > não pobre	Rural > urbana
Nenhum exame periódico infantil ou consulta preventiva nos últimos 12 meses	Hispânica > branca e negra	Pobre > não pobre	Rural > urbana
Atraso nos cuidados médicos	Hispânica > negra > branca	Pobre > não pobre	
Necessidade de assistência médica não atendida devido ao custo	Negra > hispânica > branca > asiática	Pobre > não pobre	
Nenhum cuidado coordenado, abrangente ou contínuo em uma casa de saúde	Hispânica > negra e asiática > branca	Pobre > não pobre	Rural > urbana
Problema ao acessar atendimento especializado quando necessário	Hispânica e negra > branca	Pobre > não pobre	
Nenhuma consulta de atendimento odontológico preventivo nos últimos 12 meses	Hispânica e asiática > negra > branca	Pobre > não pobre	Rural > urbana
Nenhum exame de acuidade visual nos últimos 2 anos	Hispânica e asiática > negra > branca	Pobre > não pobre	
Não recebeu tratamento ou aconselhamento em saúde mental nos últimos 12 meses	Negra e hispânica > branca	Pobre > não pobre	
Não recebeu recomendação médica para vacinação contra o HPV entre meninas de 13 a 17 anos	Negra e hispânica > branca		
Taxas de imunização: vacina contra o HPV para adolescente	Meninas: branca > negra e hispânica Meninos: negra e hispânica > branca		

HPV, Papilomavírus humano.

Disparidades na saúde da criança

Asma

As disparidades na prevalência de asma são observadas pelo grupo racial/étnico e SSE. De acordo com a Pesquisa Nacional de Saúde dos EUA (NHIS) de 2015, as crianças indígenas americanas/nativas do Alasca, porto-riquenhas do continente e afro-americanas têm a maior prevalência de asma na infância (14,4%, 13,9% e 13,4%, respectivamente), seguidas das brancas não hispânicas (7,4%) e asiáticas (5,4%). A prevalência de asma infantil em hispânicos é de 8%, mas quando a categoria hispânica é desagregada, os mexicano-americanos têm uma prevalência de 7,3%, o que é menor do que para os brancos não hispânicos; as crianças porto-riquenhas têm uma das maiores taxas de asma. A causa dessa diferença entre os subgrupos hispânicos/latinos é discutível, mas alguns dados sugerem que a resposta ao broncodilatador pode ser diferente nos dois grupos, possivelmente com base nas variantes genéticas. Os dados também sugerem que na população mexicano-americana existem diferenças de prevalência com base no local de nascimento ou na geração (ver seção Paradoxo hispânico anteriormente): crianças imigrantes e de primeira geração mexicano-americana têm menor prevalência de asma do que crianças mexicano-americanas que têm mais tempo de vivência nos EUA. Isso pode refletir as mudanças que ocorrem à medida que os latinos se tornam mais aculturados às normas comportamentais dos EUA quanto maior o tempo em que residem naquele país (p. ex., tabagismo, padrões alimentares, exposições ambientais).

Em relação ao SSE, as crianças que vivem em < 100% do nível federal de pobreza têm uma prevalência de asma na infância de 10,7%, enquanto as que vivem em ≥ 200% do nível de pobreza têm uma prevalência de 7,2%.

Obesidade

Em 2014, a porcentagem de crianças hispânicas/latinas obesas na Pesquisa Nacional de Saúde e Nutrição norte-americana (NHANES), com idades entre 6 e 17 anos foi de 24,3%. O percentual de crianças afro-americanas obesas foi de 22,5%, o das crianças brancas não hispânicas foi 17,1% e o dos asiáticos foi igual a 9,8% (Figura 2.3). Os padrões alimentares, o acesso a alimentos nutritivos e as diferentes normas culturais sobre o hábito corporal podem ser responsáveis por algumas dessas diferenças. A relação entre SSE e obesidade infantil é menos clara. Alguns estudos sugerem que as diferenças raciais e étnicas na obesidade infantil se tornam não significativas ao considerar a renda familiar, ao passo que outros estudos nacionais sugerem uma relação entre renda familiar e taxas de obesidade em brancos não hispânicos, mas não entre crianças negras ou mexicano-americanas.

Mortalidade Infantil

As maiores taxas de mortalidade infantil são observadas em crianças negras não hispânicas. De acordo com dados dos arquivos da coorte de óbitos de recém-nascidos vivos vinculados ao Centro Nacional de Estatísticas de Saúde (NCHS) de 2007-2008 dos EUA, a probabilidade (*odds ratio*) para mortalidade infantil negra não hispânica foi de 2,32, em comparação com as taxas de brancos não hispânicos, e permanece significativa depois de controlar a idade materna, educação, estado civil, paridade, pluralidade, natividade, tabagismo, hipertensão e diabetes. Comparado com brancos não hispânicos, também se verifica uma mortalidade infantil mais alta em bebês negros hispânicos e brancos hispânicos.

Em 2012, a taxa de mortalidade infantil de bebês negros não hispânicos (11,2/1.000 nascidos vivos) e índios americanos/nativos do Alasca (8,4/1.000) foi maior do que para bebês brancos não hispânicos (5,0/1.000) e hispânicos (5,1/1.000) e nativos de ilhas da Ásia/Pacífico (4,1/1.000) (Figura 2.4). Houve variação na população hispânica dos EUA: a taxa de mortalidade infantil porto-riquenha foi de 6,9/1.000, em comparação com 5,0/1.000 para os mexicano-americanos e 4,1/1.000 para os originários da América Central e do Sul.

Prematuridade e baixo peso ao nascer

Existem diferenças significativas no nascimento prematuro e no baixo peso ao nascer (BPN) entre negros e brancos (Figura 2.5). De acordo com o Sistema Nacional de Estatísticas Vitais de 2014 do NCHS, o número de bebês com baixo peso ao nascer (< 2.500 g) foi significativamente maior entre mulheres negras não hispânicas (13,2%) do que entre brancas não hispânicas (7,0%), índia americana/nativa do Alasca (7,6%), nativas de ilhas da Ásia/Pacífico (8,1%) ou hispânicas (7,1%). Entre as hispânicas, as mulheres porto-riquenhas apresentaram taxas mais altas de nascimentos com baixo peso do que as mexicano-americanas (9,5% *vs* 6,6%).

Em relação aos nascimentos prematuros (< 37 semanas), a taxa de negros não hispânicos foi de 13,2%, em comparação com 8,9% para brancos não hispânicos, 8,5% para nativos de ilhas da Ásia/Pacífico, 10,2% para índios americanos/nativos do Alasca e 9% para hispânicos. Dentro do grupo hispânico, a taxa pré-termo porto-riquenha foi maior do que para os mexicano-americanos (11% *vs* 8,8%).

Existem muitas hipóteses para o aumento das taxas de nascimento prematuro e baixo peso ao nascer em negros. Fatores de risco como assistência pré-natal inadequada, infecções do trato geniturinário, aumento da exposição a toxinas ambientais e aumento do uso de tabaco podem ser responsáveis por algumas das disparidades, mas não todas, e nem as diferenças entre o SSE, uma vez que mulheres negras com alto nível de SSE ainda apresentam uma maior taxa de nascimentos prematuros e com baixo peso ao nascer.

O aumento do **estresse** foi apresentado como um possível mecanismo. Estudos demonstraram que mulheres minoritárias que experimentam percepções de racismo e discriminação têm maiores chances de ter um filho prematuro ou com BPN do que mulheres minoritárias que não vivenciaram experiências de discriminação. A **segregação residencial** também é uma fonte potencial de diferenças nos resultados prematuros e de BPN. Viver em bairros hipersegregados pode diminuir o acesso ao pré-natal, aumentar a exposição a poluentes ambientais e aumentar o estresse psicossocial, o que pode contribuir para o aumento do risco.

A idade mais avançada da mãe afro-americana no momento não diminui o risco de parto prematuro ou com BPN (como ocorre em mães brancas). Isso levou à teoria de que o estresse cumulativo em mulheres negras, relacionado à exposição crônica a fatores como privação socioeconômica e discriminação racial, leva ao declínio da saúde em idade mais precoce em comparação às mulheres brancas e, portanto, aumenta o risco de intercorrências na gravidez. Denominada de **hipótese de intemperismo**, esta foi proposta como uma explicação para as variações raciais nos desfechos da gravidez.

Saúde oral

Existem diferenças significativas no estado de saúde bucal, bem como na assistência à saúde bucal preventiva, de acordo com a raça/etnia, SSE e local de residência. Dados do NHANES de 1994-2004 mostram que, em comparação com crianças brancas não hispânicas, crianças negras e mexicanas apresentaram taxas mais altas de cárie e de cárie não tratada e menores taxas de aplicação de selantes dentários. As crianças que vivem no limite ou abaixo do nível de pobreza federal também apresentaram taxas mais altas de cárie e de cárie não tratada

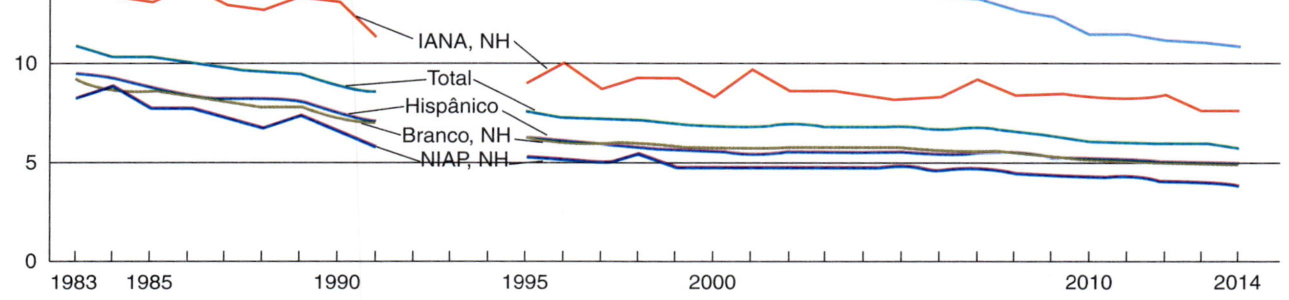

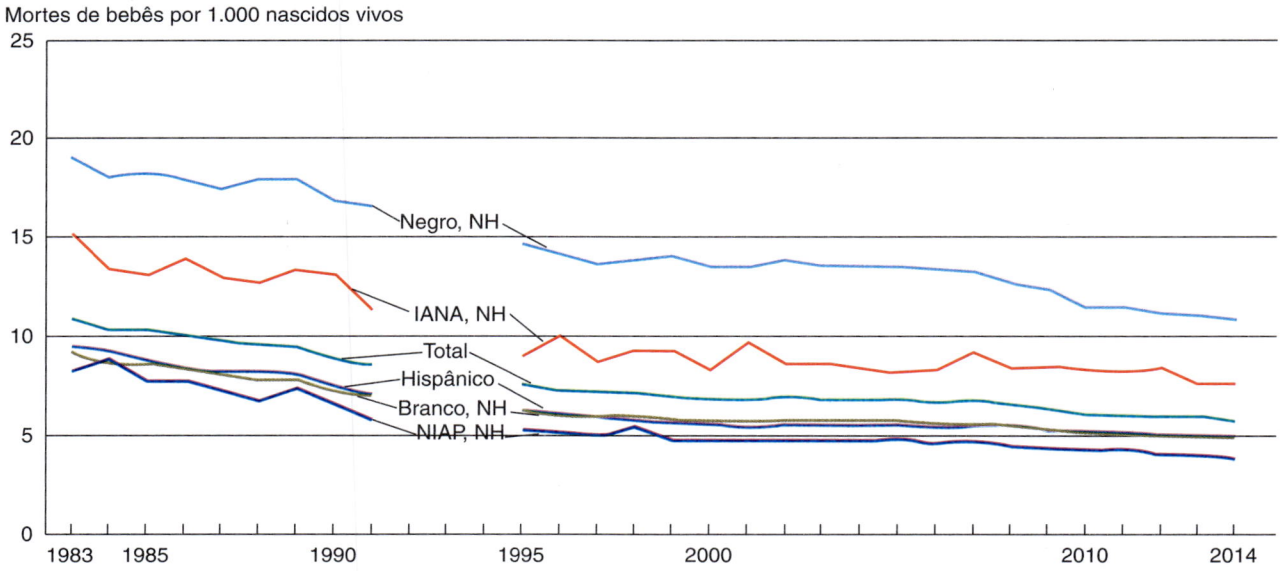

Figura 2.4 Taxas de mortalidade entre bebês por raça e origem hispânica da mãe, 1983-1991 e 1995-2014. IANA, índio americano ou nativo do Alasca; NIAP, nativos de ilhas da Ásia/Pacífico; NH, não hispânico (*De National Center for Health Statistics, National Vital Statistics System. https://www.childstats.gov/americaschildren/health_fig.asp#health2. Accessed July 2018*).

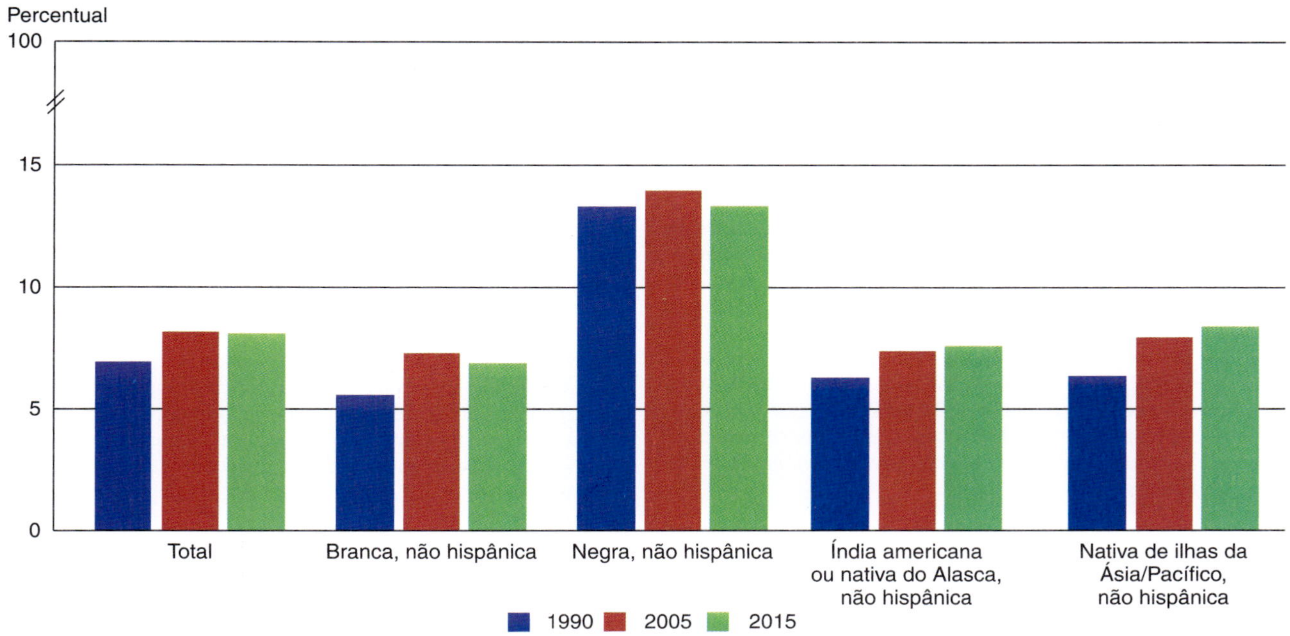

Figura 2.5 Porcentagem de bebês com baixo peso ao nascer por raça e origem hispânica da mãe, 1990, 2005 e 2015 (*De National Center for Health Statistics, National Vital Statistics System. https://www.childstats.gov/americaschildren/health_fig.asp#health1b. Accessed July 2018*).

e menores taxas de aplicações de selantes dentários, em comparação com crianças não pobres.

A saúde bucal preventiva pode melhorar as taxas de cárie e tratar a cárie antes que ocorram mais prejuízos. Dados da Pesquisa do Painel de Despesas Médicas de 2004 revelaram que apenas 34,1% das crianças negras e 32,9% das hispânicas tinham uma visita anual ao dentista, em comparação com 52,5% das crianças brancas. Da mesma forma, apenas 33,9% das crianças de baixa renda tiveram consultas com dentistas, em comparação com 46,5% das crianças de renda média e 61,8% das crianças de alta renda.

A **Pesquisa Nacional de Saúde da Criança (NSCH)** de 2011/12 utilizou os relatos paternos sobre problemas dentários e apresentou uma maior taxa em crianças asiáticas não hispânicas (8,5%), crianças negras não hispânicas (7,6%) e crianças hispânicas (15,2%), em comparação com crianças brancas (4,2%). As crianças hispânicas e negras não hispânicas também apresentaram maiores taxas de problemas de saúde bucal do que as crianças brancas não hispânicas e asiáticas não hispânicas.

Cuidados auditivos

Nenhum dado sugere que a prevalência de perda auditiva (congênita ou adquirida) seja diferente entre as categorias racial/étnica ou SSE, mas o acompanhamento após o diagnóstico de um problema auditivo mostrou-se pior em certos grupos. As taxas mais altas de "perda de seguimento" foram observadas em crianças que vivem em áreas rurais, bem como em crianças com seguro público de saúde e não brancas. Grande parte dessa disparidade é reduzida quando as famílias têm acesso a especialistas.

Problemas de visão

A Pesquisa Nacional de Saúde da Criança (NSCH) de 2011/12 relatada pelos pais não encontrou diferenças na prevalência de problemas de visão corrigíveis entre brancos não hispânicos, negros não hispânicos, hispânicos e "outros" grupos raciais/étnicos, ou em relação ao SSE ou local de residência urbana/rural.

Imunização

A imunização contra agentes infecciosos foi um dos maiores sucessos clínicos e de saúde pública do século XX. As taxas de doenças infecciosas com risco de vida diminuem após uma vacinação eficaz. A série primária de imunizações infantis contra difteria, tétano, coqueluche, poliomielite, rotavírus, sarampo, caxumba, rubéola, hepatite A e B, *Haemophilus influenzae* tipo B, varicela e *Streptococcus pneumoniae* diminuiu significativamente a incidência de doenças causadas por esses agentes.

Observaram-se disparidades nas taxas de imunização quanto ao *status* da renda familiar, do seguro de saúde e da localização residencial. Em resposta a essas disparidades socioeconômicas, bem como às taxas mais altas de casos de sarampo na década de 1980 entre grupos minoritários raciais e étnicos, tiveram início várias intervenções, incluindo a criação do programa de imunização denominado ***Vaccines for Children*** *(VFC)*, que eliminou a dificuldade financeira à imunização ao fornecer imunizações gratuitas a grupos de risco (elegíveis a cuidados médicos, não segurados, índios americanos/nativos do Alasca, ou não segurados e vacinados em um qualificado centro de saúde ou uma clínica de saúde rural). Desde o início do programa VFC, as disparidades nas taxas de imunização foram eliminadas ou diminuíram significativamente, mostrando que os programas direcionados de saúde pública podem eliminar com êxito as disparidades na saúde.

Embora as taxas da série primária de vacinas não demonstrem ou diminuam as disparidades, outras taxas de vacinação mostram diferenças. Por exemplo, mulheres adolescentes negras e hispânicas têm taxas mais baixas de vacinação contra o papilomavírus humano (HPV) do que as brancas. Os motivos dessa disparidade geram preocupações dos pais sobre segurança e nenhuma recomendação. De interesse, estudos sobre a vacinação contra o HPV em adolescentes do sexo masculino mostram que negros e hispânicos apresentam taxas mais altas de cobertura da vacina contra o HPV do que brancos.

Suicídio na adolescência

Em 2014, a maior taxa de suicídio entre adolescentes do sexo masculino foi observada em índios americanos (20 por 100.000 habitantes) e brancos (17/100.000), em comparação com adolescentes hispânicos (9/100.000), negros (7/100.000) e nativos das ilhas da Ásia/Pacífico (6/100.000).

Para adolescentes do sexo feminino, as taxas de suicídio mais altas foram observadas em índias americanas (12/100.000), em comparação às adolescentes brancas (5/100.000), nativas de ilhas da Ásia/Pacífico (5/100.000), hispânicas (3/100.000) e negras (2/100.000).

As estudantes hispânicas do ensino médio, apresentaram maior probabilidade de considerar suicídio (26%), relataram tentativa de suicídio (15%) e necessitam de atenção médica para uma tentativa de suicídio (5%), em comparação com as estudantes negras (19%, 10%, 4%) ou brancas (23%, 10%, 3%) do sexo feminino. Entre os estudantes do sexo masculino, os hispânicos e os negros, em comparação com os brancos, eram mais propensos a tentar o suicídio (8% e 7% *vs* 4%, respectivamente) e necessitam da atenção médica em virtude de uma tentativa de suicídio (4% e 3% *vs* 1%).

Maus-tratos infantil

Em 2014, os relatórios sobre abuso e negligência de crianças foram maiores em negros (15,3 por 1.000 crianças), índio americano/nativo do Alasca (13,4/1.000) e crianças multirraciais (10,6/1.000), em comparação com crianças hispânicas (8,8/1.000), nativas de Ilhas do Pacífico (8,6/1.000), brancas (8,4/1.000) e asiáticas (1,7/1.000). A **pobreza**, medida tanto na família quanto na comunidade, também é um fator de risco significativo para maus-tratos. Os municípios com alta concentração de pobreza apresentam taxa de mortes por abuso infantil três vezes maior do que os municípios com menor concentração de pobreza. No entanto, a própria raça *não deve ser um marcador* de abuso ou negligência infantil.

Disparidades comportamentais na saúde

Transtorno de déficit de atenção/hiperatividade (TDAH)

Crianças brancas e negras são mais frequentemente diagnosticadas com TDAH (10,7% e 8,4%, respectivamente) do que crianças hispânicas (6,3%), de acordo com dados do NHIS. Outros estudos mostraram que crianças negras e hispânicas têm menores chances de ter um diagnóstico de TDAH do que crianças brancas. As crianças criadas em lares que estão abaixo do nível federal de pobreza são diagnosticadas com mais frequência (11,6%) do que aquelas que estão no nível ou acima do nível de pobreza (8,1%).

As crianças diagnosticadas com TDAH têm diferentes tipos de tratamentos. Crianças hispânicas (43,8%) e negras (40,9%) com TDAH têm mais probabilidade do que crianças brancas (25,5%) de *não* tomar medicamentos. As causas dessa disparidade são desconhecidas, mas podem incluir crenças e percepções diferentes dos pacientes e dos pais sobre os efeitos colaterais dos medicamentos e diferentes padrões de prescrição por parte dos médicos.

Transtornos de depressão e ansiedade

De acordo com a NSCH 2011/12, não houve diferenças relatadas pelos pais nas taxas de depressão infantil (2 a 17 anos) entre os grupos raciais/étnicos. As crianças que vivem na pobreza, assim como as crianças que vivem nas áreas rurais, apresentaram taxas mais altas de depressão relatada pelos pais. De acordo com a **Pesquisa de Comportamento de Risco Juvenil** de 2015 baseada em adolescentes do ensino médio, os estudantes hispânicos apresentaram taxas mais altas de relatos de que se sentiam tristes ou sem esperança (35,3%) em comparação com os estudantes brancos (28,6%) e negros (25,2%). Essa relação existia para estudantes de ambos os gêneros (masculino e feminino).

Os dados da NSCH observaram que crianças brancas de 2 a 17 anos apresentavam taxas mais altas de ansiedade do que crianças negras ou hispânicas. As crianças "pobres" apresentaram maiores índices de ansiedade do que as crianças "não pobres".

Transtorno do espectro do autista (TEA)

Comparadas às crianças brancas, as crianças negras e hispânicas têm menos probabilidade de serem diagnosticadas com TEA e, quando diagnosticadas, geralmente são diagnosticadas mais tarde e com sintomas mais graves. Essa disparidade no diagnóstico e o momento do diagnóstico são preocupantes, uma vez que o diagnóstico precoce fornece acesso a serviços terapêuticos que devem ser iniciados o mais cedo possível. As razões para essas disparidades podem incluir diferenças nas normas de comportamento cultural, estigma, diferenças no conhecimento dos pais sobre desenvolvimento infantil típico e atípico, pior acesso a assistência e triagem de saúde, diferenças na qualidade da comunicação médico-paciente, confiança nos médicos, bem como acesso diferenciado a especialistas.

Problemas comportamentais ou de conduta

De acordo com a NSCH 2011/12, as crianças negras com idades entre 2 e 17 anos têm taxas mais altas de **distúrbio do opositor desafiador** (DOD) ou **transtorno de conduta** do que crianças brancas e hispânicas. As crianças que vivem na pobreza têm taxas mais altas do que as que não vivem na pobreza.

Atraso no desenvolvimento

A NSCH 2011/12 constatou que crianças negras e brancas com idades entre 2 e 17 anos apresentaram maiores taxas de atraso no desenvolvimento do que as crianças hispânicas (4,5% e 3,8% *vs* 2,7%, respectivamente). No entanto, quando perguntaram aos pais de crianças de 4 a 5 anos se eles tinham preocupações com o desenvolvimento de seus filhos (altamente correlacionados com o risco de atrasos no desenvolvimento, comportamentais ou sociais), as crianças hispânicas apresentaram taxas mais altas de risco moderado ou alto para atraso no desenvolvimento (32,5%) do que crianças negras (29,7%) ou brancas (21,2%). Essa discrepância pode ser resultante da superestimação de preocupações de mães hispânicas ou do subdiagnóstico médico de crianças hispânicas.

As crianças que vivem abaixo do nível de pobreza também apresentam taxas mais altas de atraso no desenvolvimento.

Disparidades nos cuidados de saúde

Em quase todas as áreas, as crianças minoritárias foram identificadas como tendo pior acesso aos cuidados de saúde necessários, incluindo o recebimento de qualquer tipo de assistência médica nos últimos 12 meses, consultas de rotina ou preventivas, atraso nos cuidados médicos, tendo uma necessidade médica não atendida devido ao custo da assistência médica, falta de cuidados em uma casa de saúde, problemas de acesso a especialistas quando necessário, falta de atendimento odontológico preventivo, falta de exame oftalmológico, falta de aconselhamento em saúde mental e falta de recomendações para imunizações de adolescentes (Tabela 2.2). Além disso, muitos desses indicadores de assistência médica são considerados piores para as crianças que vivem na pobreza, assim como para aquelas que vivem em uma área rural, em comparação com as crianças que vivem em áreas urbanas.

ABORDAGENS PARA ERRADICAR DISPARIDADES: INTERVENÇÕES

Muitas informações sobre as disparidades na saúde nos últimos 10 a 20 anos se concentraram na identificação de áreas em que existem disparidades na saúde. Trabalhos adicionais expandiram a descrição simples e reconheceram a natureza multivariável das disparidades. Isso proporcionou uma compreensão mais sutil das complexas inter-relações entre fatores como raça/etnia, *status* socioeconômico, classe social, geração, aculturação, gênero e localidade de residência.

Um exemplo de uma intervenção de sucesso que preencheu a lacuna de disparidade é a implementação do programa VFC, que, como observado anteriormente, diminuiu significativamente a disparidade nas taxas de subimunização observadas entre grupos raciais/étnicos e crianças pobres/sem seguro de saúde. Este é um exemplo de uma abordagem de **política pública de saúde** à intervenção.

As intervenções também precisam ocorrer no nível **clínico**. O uso quase universal dos registros eletrônicos de saúde (RES) oferece uma oportunidade única para a coleta de dados clínicos e demográficos que podem ser úteis para identificar disparidades e monitorar o sucesso das intervenções. Todas as plataformas de RES devem usar uma abordagem padronizada para a coleta de informações sobre raça/etnia dos pacientes, SSE, preferências de idioma principal e conhecimento em saúde. O relatório de 2009 do Instituto de Medicina – *Dados de Raça, Etnia e Idioma: Padronização para a Melhoria da Qualidade de Assistência Médica* – fornece informações sobre as melhores práticas sobre a captura desses dados no registro de saúde.

O avanço da ciência na melhoria da **qualidade clínica** também pode fornecer uma estrutura para identificar estratégias clínicas para reduzir as disparidades no atendimento. O uso de **ciclos PDSA** (Planejar-Fazer-Estudar-Agir) visando questões clínicas específicas em que existem disparidades na saúde pode resultar na transformação da prática e ajudar na redução de desfechos diferenciados.

Outra intervenção no nível da prática que tem o potencial de reduzir as disparidades nos cuidados e nos resultados é o modelo de **atendimento médico domiciliar**, que oferece atendimento acessível, centrado na família, contínuo, abrangente, compassivo, coordenado e culturalmente eficaz. O uso de coordenadores de assistência de saúde baseados na comunidade é uma ferramenta eficaz para ajudar a quebrar as múltiplas barreiras sociais e dos sistemas de saúde que contribuem para disparidades.

As estratégias de **saúde da população** têm a vantagem de abordar os determinantes das disparidades, tanto na clínica quanto na comunidade. Técnicas como "*hotspotting*", "*colding case*" (encontrar pacientes e famílias com perda de seguimento e que não recebem cuidados) e "*geocoding*" combinadas com avaliações periódicas das necessidades de saúde da comunidade, identificam os fatores estruturais, sistêmicos, ambientais e sociais que contribuem para disparidades e ajudam a orientar intervenções adaptadas ao cenário local.

Ao desenvolver estratégias para lidar com as disparidades, é imperativo incluir pacientes e membros da comunidade desde o início de qualquer processo voltado à identificação e intervenção. Muitas intervenções possíveis parecem adequadas e demonstram eficácia em circunstâncias ideais. Entretanto, se a intervenção não atender às preocupações dos usuários finais – pacientes e comunidades – ou não se enquadrar no contexto social ou cultural, provavelmente será ineficaz no "mundo real". Somente quando envolve a comunidade desde o princípio, incluindo a definição de questões e problemas, a probabilidade de sucesso pode ser otimizada.

As disparidades na saúde são uma consequência dos mecanismos de estratificação social inerentes a muitas sociedades modernas. As disparidades na saúde espelham-se em outras disparidades sociais na educação, oportunidades de emprego e condições de vida. Embora a sociedade lide com as questões mais amplas que contribuem para as disparidades, a assistência médica e a saúde pública podem trabalhar para entender as múltiplas causas dessas disparidades e desenvolver intervenções que abordem as causas estruturais, clínicas e sociais dessas iniquidades.

A bibliografia está disponível no GEN-io.

2.1 Racismo e Saúde Infantil

Mary T. Bassett, Zinzi D. Bailey e Aletha Maybank

RACISMO COMO DETERMINANTE SOCIAL

Um conjunto de evidências emergentes sustenta o papel do racismo em uma série de desfechos adversos em termos de saúde física, comportamental, de desenvolvimento e mental. A padronização racial/étnica da saúde nos EUA é antiga, aparente da primeira coleta de dados estatísticos no período colonial. No entanto, a extensa quantidade de dados que documentam as disparidades raciais não resolveu a questão de por que grupos de pessoas, particularmente os descendentes de africanos e de índios nativos americanos, enfrentam menor expectativa de vida e mais problemas de saúde (Tabela 2.3). O papel dos fatores sociais, não apenas fatores relacionados ao indivíduo, é cada vez mais reconhecido na determinação da saúde da população, mas muitas vezes omite o racismo entre os determinantes sociais na saúde. Esse lapso ocorre em decorrência de uma longa história de subjugação étnica e racial nos EUA, justificada de forma explícita e implícita pelo racismo. Desde o início do século XVIII, a América colonial estabeleceu categorias raciais que consagraram a superioridade dos brancos, conferindo direitos especificamente aos homens brancos, enquanto negavam esses mesmos direitos a terceiros. De forma semelhante, mas talvez menos explícita, essa discriminação continuou ao longo dos séculos e continua sendo o principal contribuinte para as desigualdades raciais na saúde das crianças.

Por gerações, as disparidades raciais/étnicas têm sido documentadas, começando no nascimento e se estendendo por toda a vida. Em 2014, a expectativa de vida ao nascer dos negros era quase 4 anos mais curta do que a expectativa de vida dos brancos não hispânicos, influenciada fortemente por disparidades a partir do nascimento (ver Tabela 2.3). A **taxa de mortalidade infantil** (TMI), sem dúvida a medida mais importante da saúde nacional, mostrou uma lacuna relativa em negros-brancos. Apesar do declínio substancial na TMI dos EUA para todos os grupos raciais/étnicos, ainda há um risco duas vezes maior de morte no 1º ano de vida para bebês negros do que para brancos (ver Tabela 2.3). Os dados da pesquisa do NCHS em 2014 mostraram um TMI de dois dígitos apenas entre os negros não hispânicos, com 11,8 mortes por 1.000 nascidos vivos, em comparação com 4,89/1.000 para brancos não hispânicos. Em 2016, a TMI em negros aumentou ligeiramente após muitos anos de declínio progressivo, o que pode pressagiar um aumento adicional na lacuna relativa em negros-brancos. Uma estagnação preocupante na TMI, sem declínio recente, é encontrada entre os nativos do Alasca e os índios americanos. A TMI de 2005 em meninas índias americanas ou nativas do Alasca, 8,06 mortes/1.000 nascidos vivos, permaneceu praticamente inalterada por uma década, com a TMI de 7,59/1.000 em 2014.

As exposições que afetam a sobrevivência infantil ocorrem antes do nascimento. A exposição materna pré-natal a pesticidas, chumbo e outros produtos tóxicos ambientais varia de acordo com a raça. Além disso, uma maior prevalência de obesidade materna, diabetes e uso de substâncias/álcool antes da concepção também afeta adversamente os desfechos no nascimento. Um estudo da Califórnia sobre obesidade materna, com base em dados de reivindicações e registros vitais, descobriu que 22,3% das mulheres negras grávidas e 20,3% das mulheres latinas grávidas tinham um índice de massa corporal (IMC) de 30 a 40, comparado a 14,9% de mulheres brancas e 5,6% de mulheres asiáticas. O IMC > 40 foi duas vezes mais prevalente em mulheres negras (5,7%) do que brancas (2,6%).

Os efeitos do racismo também são estressantes e tóxicos para o organismo, e as evidências sustentam que existem efeitos biológicos da discriminação ao longo da vida, especialmente em mulheres grávidas. O racismo pode aumentar os níveis de cortisol e levar a uma cascata de efeitos, incluindo função celular prejudicada, metabolismo lipídico alterado, aumento da glicemia e aumento da pressão arterial e diminuição da formação óssea (ver Capítulo 1, Figura 1.3). Isso pode afetar o desenvolvimento fetal, levando ao aumento dos níveis de cortisol infantil, menor peso ao nascer (BPN) e prematuridade. Na cidade de Nova York, as mulheres brancas apresentaram taxas mais baixas de desfechos adversos ao nascimento: 1,3% teve pré-eclâmpsia, menos da metade da taxa para mulheres negras (2,9%).

Embora as mortes infantis ocorram com maior frequência entre os grupos de baixa renda de todas as raças/etnias, essas disparidades nos desfechos ao nascimento por raça/etnia também são encontradas em negros com maior *status* socioeconômico (SSE). Mulheres negras com educação superior têm mais probabilidade do que mulheres brancas com alta escolaridade de ter um bebê com baixo peso ao nascimento, um fator de risco importante para a morte do bebê. Outro estudo examinou as certidões de nascimento de mulheres árabe-americanas grávidas na Califórnia após os ataques terroristas de 11 de setembro de 2001 e descobriu que aquelas que sofreram discriminação imediatamente após os ataques de 11 de setembro tiveram um risco relativo maior de dar à luz a um bebê com baixo peso nos 6 meses a seguir aos nascimentos anteriores a essa data.

O risco aumentado para populações negras continua desde o nascimento até a infância; as disparidades raciais/étnicas são observadas em quase todos os indicadores de saúde, com a maioria das lacunas relativas permanecendo estagnadas ou piorando nas duas últimas décadas. As crianças negras têm duas vezes mais chances de serem diagnosticadas com **asma**, mais chances de serem hospitalizadas pelo tratamento e mais chances de sofrer ataques fatais. A disparidade entre negro e branco na asma tem aumentado constantemente ao longo do tempo. Crianças e jovens nativos americanos (≤ 19 anos) também apresentam desfechos negativos na saúde, com as taxas mais altas de **lesões não intencionais** e mortalidade, pelo menos duas vezes maior do que em outros grupos raciais/étnicos. Além disso, de acordo com um resumo da pesquisa do NCHS de 2015, os jovens latinos de 2 a 19 anos têm as mais altas taxas de **obesidade**, definidas como um IMC ≥ percentil 95º nas curvas de crescimento de sexo/

Tabela 2.3 Novas desigualdades sociais e de saúde nos EUA.

	TOTAL	BRANCO NÃO HISPÂNICO	ASIÁTICO*	HISPÂNICO OU LATINO	NEGRO NÃO HISPÂNICO†	NATIVO AMERICANO OU NATIVO DO ALASCA
Riqueza: ativos domésticos medianos (2011)	$68.828	$110.500	$89.339	$7.683	$6.314	NR
Pobreza: proporção que vive abaixo do nível de pobreza, todas as idades (2014); crianças < 18 anos (2014)	14,8%; 21,0%	10,1%; 12,0%	12,0%; 12,0%	23,6%; 32,0%	26,2%; 38,0%	28,3%; 35,0%
Taxa de desemprego (2014)	6,2%	5,3%	5,0%	7,4%	11,3%	11,3%
Encarceramento: presidiários por 100.000 (2008)	982	610	185	836	3.611	1.573
Proporção sem seguro de saúde, idade < 65 anos (2014)	13,3%	13,3%	10,8%	25,5%	13,7%	28,3%
Mortalidade infantil por 1.000 nascidos vivos (2013)	6,0	5,1	4,1	5,0	10,8	7,6
Autoavaliação do estado de saúde (ajustado por idade): proporção com saúde regular ou ruim (2014)	8,9%	8,3%	7,3%	12,2%	13,6%	14,1%
Potencial de vida perdida: pessoas-ano por 100.000 antes dos 75 anos (2014)	6.621,1	6.659,4	2.954,4	4.676,8	9.490,6	6.954,0
Proporção de relato de sofrimento psicológico grave‡ nos últimos 30 dias, idade ≥ 18 anos, ajustada por idade (2013-14)	3,4%	3,4%	3,5%	1,9%	4,5%	5,4%
Expectativa de vida ao nascer (2014), anos	78,8	79,0	NR	81,8	75,6	NR
Mortalidade relacionada ao diabetes: mortalidade ajustada por idade por 100.000 (2014)	20,9	19,3	15,0	25,1	37,3	31,3
Mortalidade relacionada a doenças cardíacas: mortalidade ajustada por idade por 100.000 (2014)	167,0	165,9	86,1	116,0	206,3	119,1

*Dados econômicos e dados sobre saúde autorreferida e sofrimento psicológico são apenas para asiáticos; todos os outros dados de saúde relatados combinam nativos de ilhas da Ásia/Pacífico. †Riqueza, pobreza e potencial de vida perdida antes dos 75 anos são relatados apenas para a população negra; todos os outros dados são para a população negra não hispânica. ‡Sofrimento psicológico grave nos últimos 30 dias entre adultos de 18 anos ou mais é medido usando a escala Kessler 6 (intervalo: 0–24; sofrimento psicológico grave ≥ 13). NR, Não relatado. Dados de riqueza foram obtidos do censo dos EUA; dados de pobreza para adultos foram obtidos do Centro Nacional de Estatísticas de Saúde (NCHS) e dados de pobreza para crianças foram obtidos do Centro Nacional de Estatísticas da Educação; dados de desemprego foram obtidos do Escritório de Estatísticas do Trabalho dos EUA; dados de encarceramento foram obtidos da Kaiser Family Foundation; dados sobre indivíduos não segurados foram obtidos do NCHS; dados sobre mortalidade infantil, autoavaliação do estado de saúde, possível perda de vida, sérios problemas psicológicos, expectativa de vida, mortalidade relacionada ao diabetes e mortalidade relacionada a doenças cardíacas foram obtidos pelo NCHS. (De Bailey ZD, Krieger N, Agénor M *et al.* Structural racism and health inequities in the USA: evidence and interventions, *Lancet* 389:1453–463, 2017 (Table, p 1455).

idade específica do CDC de 2000. Os dados do NCHS mostram que 21,9% das crianças latinas (seguidas de crianças negras) se qualificaram como obesas de 2011 a 2014. As crianças negras são mais propensas a serem expostas a **violência** testemunhada, pessoal ou familiar e têm uma prevalência muito maior de **doenças psiquiátricas** do que seus colegas brancos, uma diferença racial que continua na idade adulta.

EXPLICAÇÃO DAS DISPARIDADES RACIAIS: UMA TAXONOMIA DO RACISMO

As explicações dessas lacunas raciais universais se concentraram em fatores individuais, incluindo variação na constituição genética individual, riscos comportamentais, pobreza e acesso e utilização de serviços de saúde. Os cientistas concordam que a "raça" é uma construção social que não se baseia na biologia, apesar da persistência da ideia de que categorias raciais refletem uma composição genética racialmente distinta que tem impacto na saúde. De fato, a variação genética entre indivíduos dentro de um determinado grupo racial/étnico é muito maior do que a variabilidade entre "raças". Apesar dos dados genéticos, muitos grupos foram "racializados" ao longo do tempo. Notavelmente, as classificações do censo demográfico dos EUA refletem esse processo. Em meados do século XIX, o censo contava "mulatos", de descendência branca e negra, como outra raça.

A partir do final do século XIX, os imigrantes e judeus da Europa Oriental eram considerados raças diferentes. Já em 1961, o censo demográfico dos EUA identificava mexicanos e porto-riquenhos como "brancos", mesmo com a classificação racial variada pela geografia. Todos os estados coletaram registros de nascimento em 1919, mas havia pouca uniformidade em como a raça era coletada, se é que existia, entre os estados. Somente em 1989, quando o Centro Nacional de Estatísticas da Saúde dos EUA (NCHS) recomendou atribuir a "raça infantil" como a da mãe, foram emitidas orientações e categorias padronizadas para os estados sobre a coleta de dados raciais ao nascimento. As categorias existentes foram alteradas e continuam a mudar com base na utilidade econômica, cultural ou política da época, em vez da distinção genética real.

Definindo racismo

O racismo estruturou consistentemente a sociedade norte-americana e se baseia na "supremacia branca", uma ideia hierárquica de que os brancos, o *grupo dominante*, são intrinsecamente superiores a outros grupos que não são classificados como "brancos". Não existe uma definição única de racismo, mas uma descrição útil é o *preconceito racial apoiado por poder e recursos*. Essa conceituação afirma que não só deve haver preconceito, mas também um sistema interligado de instituições para produzir e reproduzir iniquidades no acesso e na utilização de recursos e no poder de decisão. Mesmo ao considerar variações no comportamento de saúde, estilos de vida, *status* econômico e utilização da assistência médica, os fatores comportamentais no nível individual não captam como as experiências sociais compartilhadas mais amplas moldam os desfechos. A **dominação racial** ou o racismo contribui para a variação no acesso da população a recursos e na exposição a doenças, bem como na experiência do grupo a um tratamento justo e a oportunidade de tratamento. Embora muitos grupos nos EUA possam encontrar discriminação com base na raça/etnia, a maioria da literatura modesta sobre os efeitos do racismo na saúde se concentrou nas pessoas de descendência africana, deixando a necessidade de entender melhor o impacto do racismo em outros grupos não brancos. A Tabela 2.4 descreve várias maneiras pelas quais o racismo pode afetar a saúde.

Embora os dados empíricos sobre as disparidades para populações não brancas sem descedência africana mereçam mais pesquisas, existem estruturas úteis para entender as disparidades que a saúde pública documentou até o presente momento. Uma taxonomia útil de como o racismo opera na sociedade tem quatro categorias: racismo internalizado, racismo interpessoal, racismo institucional e racismo estrutural. Cada um tem sua relevância quando consideramos o impacto do racismo na saúde infantil.

Racismo internalizado

Quando a sociedade caracteriza os grupos racializados marginalizados como "inferiores", essas avaliações negativas podem ser aceitas pelos membros desses próprios grupos, consciente ou inconscientemente. O resultado é a *desvalorização* das habilidades pessoais e do valor intrínseco, bem como da capacidade de outros, também classificados como parte de um grupo racializado marginalizado. A documentação mais conhecida sobre *racismo internalizado* advém do estudo de Kenneth e Mamie Clark conhecido como **experimento com bonecas**, realizado na década de 1940. As crianças negras, meninos e meninas, foram convidadas a escolher entre uma boneca negra e uma boneca branca, de acordo com os atributos descritos pelo entrevistador. Em resposta a atributos positivos (p. ex., bonita, boa, inteligente), a maioria das crianças escolheu a boneca branca. Os pesquisadores interpretaram esse achado como significando que crianças negras haviam internalizado as visões sociais de inferioridade negra e superioridade branca, mesmo à custa de sua autoimagem pessoal. Esse experimento foi repetido por um estudante do ensino médio da cidade de Nova York várias décadas depois; os resultados foram praticamente os mesmos, com 15 de 21 crianças endossando atributos positivos a bonecas de pele clara. Vários estudos confirmam que a identidade racial é estabelecida em crianças pequenas, tanto em negras quanto em brancas, juntamente com visões negativas da cor negra. No desenvolvimento, porém, jovens não brancos costumam explorar a identidade racial antes de seus colegas brancos. Em termos de desfechos de saúde, dependendo da percepção de inferioridade ou superioridade do grupo, a identificação racial está associada a autoestima, domínio e sintomas depressivos. A baixa autoestima está implicada de forma independente nos distúrbios da saúde mental e pode contribuir para o fenômeno de **ameaça de estereótipo**, na qual a expectativa pessoal de desempenho inferior se correlaciona com os estereótipos sociais predominantes e afeta de forma negativa o desempenho real.

Tabela 2.4 Ligação entre racismo, saúde e exemplos.

Injustiça econômica e privação social.
Segregação residencial, educacional e ocupacional em bairros, escolas e empregos de menor qualidade (discriminação histórica *de jure* e discriminação contemporânea *de facto*)
Salário mais baixo pelo mesmo trabalho
Menor taxa de promoção, apesar de avaliações comparáveis
Iniquidades ambientais e de saúde ocupacional
Localização de garagens de ônibus e locais de lixo tóxico
Falha seletiva do governo em impedir o chumbo na água potável (por Flint, Michigan, 2015-2016)
Exposição desproporcional de trabalhadores negros a riscos ocupacionais
Trauma psicossocial
Discriminação racial interpessoal, incluindo microagressões*
Exposição à mídia racista, incluindo mídias sociais
Marketing direcionado de substâncias prejudiciais à saúde
Legal: cigarros; bebidas açucaradas
Ilegal: heroína; opioides ilícitos
Assistência médica inadequada
Acesso inadequado a planos de saúde e serviços de saúde
Tratamento inadequado causado por viés racial implícito ou explícito
Violência sancionada pelo Estado e alienação de propriedades e terras tradicionais
Violência policial
"Renovação" urbana forçada (uso de domínio eminente para forçar a realocação de comunidades de negros urbanas)
Genocídio e remoção forçada de nativos americanos
Exclusão política
Restrições de eleitor (p. ex., ex-criminosos, requisitos de identificação)
Comportamentos de adaptação inadequados
Maior consumo de tabaco e álcool
Ameaça de estereótipo
Estigma de inferioridade levando à excitação fisiológica
Relacionamento médico-paciente prejudicado

*Desprezo/insultos raciais pequenos e muitas vezes não intencionais (p. ex.; um juiz pedindo a um advogado de defesa negro: "Você pode esperar do lado de fora até que seu advogado chegue aqui?"). De Bailey ZD, Krieger N, Agénor M. *et al.*: Structural racism and health inequities in the EUA: evidence and interventions, *Lancet* 389:1453–1463, 2017 (Panel 2, p 1546).

Racismo interpessoal

A forma como as crenças raciais afetam as interações entre indivíduos tem sido o aspecto mais estudado do racismo. O *racismo interpessoal* refere-se a situações em que uma pessoa do grupo racial privilegiado da sociedade age de maneira discriminatória, afetando adversamente outra pessoa ou um grupo de pessoas.

Tais ações podem ser baseadas em crenças explícitas ou implícitas, das quais o indivíduo perpetrador não está consciente. Um campo de pesquisa em desenvolvimento examina como a experiência de tratamento injusto pode ter consequências *biológicas*, refletidas em aumentos mensuráveis nas respostas ao estresse.

Tais efeitos do racismo interpessoal são mais bem documentados para a **saúde mental**, em que o tratamento injusto percebido serve como estressor psicossocial, e são mais fracos para os desfechos de saúde física. Um estudo de 2009 com 5.147 estudantes do 5º ano descobriu que, em comparação com apenas 7% dos brancos que relataram sofrer discriminação racial, 15% dos latinos e 20% dos negros relataram discriminação racial duradoura. Além disso, as experiências discriminatórias têm sido forte e consistentemente ligadas a um maior risco de ansiedade, depressão, transtorno de conduta, sofrimento psíquico, TDAH, DOD, autoestima, valor próprio, adaptação e ajuste psicológico. A discriminação racial percebida pode afetar os desfechos em saúde, comportamento, mental e físico e está associada a: aumento do uso de álcool e drogas ilícitas entre os nativos americanos (9 a 16 anos), aumento do tabagismo para jovens negros (11 a 19 anos), maiores sintomas de depressão em crianças porto-riquenhas e resistência à insulina em mulheres jovens.

A compreensão do impacto duradouro da experiência infantil na saúde do adulto aumentou com o estudo de **experiências adversas na infância** (EAIs) (ver Capítulo 1). Essas experiencias adversas têm efeitos negativos cumulativos bem documentados na saúde que ocorrem ao longo da vida e são padronizados por raça/etnia. A experiência inicial do racismo é uma medida representativa do **estresse tóxico**. A pergunta "O [nome da criança] já foi tratado ou julgado injustamente por causa de sua raça ou grupo étnico?" está incluída na Pesquisa Nacional de Saúde da Criança do Censo dos EUA, uma amostra aleatória de 91.000 a 102.000 domicílios (dependendo do ano) para avaliar a saúde de crianças até 17 anos. Crianças não brancas de famílias de baixa renda, especialmente crianças latinas, foram relatadas como tendo o menor nível de saúde. No entanto, a exposição ao racismo entre maiores níveis de SSE não protegeu as crianças de apresentarem uma saúde relativamente pior. As crianças expostas ao racismo também foram mais propensas (em 3,2%) a terem um diagnóstico de TDAH.

As crianças expostas ao racismo tiveram duas vezes mais chances de experimentar ansiedade e depressão.

O estresse tóxico aumenta os níveis de cortisol no organismo, aumentando o risco de doença crônica. Um estudo de 2010 revelou que adolescentes mexicanos que perceberam racismo experimentaram maior produção de cortisol, depois de controlar outros estressores. Os adolescentes que experimentam racismo sem apoio demonstraram ter níveis mais altos de pressão arterial e obesidade do que aqueles com apoio emocional, o que pode ser protetor.

A prática médica não foi isenta dessas ocorrências de racismo interpessoal. Usando variação na adesão aos padrões clínicos estabelecidos nas decisões de diagnóstico e tratamento entre grupos que experimentaram racismo, os pesquisadores avaliaram o racismo interpessoal nas interações médico-paciente. A revisão mais abrangente desse viés nos cuidados clínicos continua sendo estudo do Instituto de Medicina dos EUA em 2003, no qual o tratamento discriminatório foi inferido pelo exame da tomada de decisão clínica e não pelas interações diretamente observadas. Para praticamente todas as condições estudadas, os pacientes negros eram menos propensos a receber os cuidados recomendados. Esse viés racial foi amplamente estabelecido em adultos, mas também se estende às crianças. Um estudo realizado em um departamento de emergência constatou que pacientes pediátricos (< 21 anos) eram menos propensos a receber analgésicos indicados se fossem negros, espelhando o equívoco histórico de redução da sensibilidade à dor entre os negros. Nesse contexto, não surpreende que o racismo interpessoal percebido tenha sido associado à utilização da assistência médica, incluindo atrasos na procura de cuidados ou preenchimento de prescrições e desconfiança do sistema de saúde.

Racismo institucional

O racismo interpessoal claramente inflige danos, mas mesmo se fosse completamente eliminado, as desigualdades raciais persistiriam por causa do racismo institucional e estrutural. Amplamente, o *racismo institucional* refere-se a padrões de discriminação baseados em políticas, cultura ou prática, e realizados por instituições estatais e não estatais (p. ex., corporações, universidades, sistemas legais, instituições culturais) dentro de vários setores (p. ex., habitação, educação, justiça criminal). A chave para a segregação residencial atual são as práticas bancárias que datam da Era pós-Depressão. Como instituição, o sistema educacional tem sido outro caso trágico de como o racismo afeta a saúde das crianças. Além disso, o encarceramento em massa pelo sistema de justiça criminal aumentou dramaticamente nos EUA enquanto mantém-se relativamente estável em outros países desenvolvidos (Figura 2.6). Durante toda a vida, aproximadamente 30% dos homens afro-americanos foram presos.

Na escola, as crianças negras podem experimentar não apenas o racismo individual, mas também o racismo institucional, conforme documentado por taxas mais altas de ações disciplinares, como suspensões, e em idades mais jovens que as crianças brancas. De acordo com uma pesquisa de direitos civis do Departamento de Educação dos EUA de 2016, as crianças negras, que representam apenas 19% dos estudantes nacionais de pré-escola, representam 47% de pelo menos uma suspensão de dia letivo escolar. As crianças negras na pré-escola são 3,6 vezes mais propensas a serem suspensas do que seus colegas brancos. As crianças negras do sexo feminino, que representam 20% da população feminina pré-escolar, respondem por 54% das suspensões de dia letivo escolar.

Infelizmente, essa disparidade persiste à medida que as crianças continuam no sistema escolar: do jardim de infância aos alunos do ensino médio (K-12), as crianças negras têm 3,8 vezes mais chances de sofrer suspensão de dia letivo escolar do que as crianças brancas. Essa desigualdade é particularmente prejudicial porque o sistema educacional alimenta o sistema de justiça criminal. Estudantes negros são 2,2 vezes mais propensos a ter prisões relacionadas à escola ou encaminhamentos policiais do que seus colegas brancos. A pesquisa do Departamento de Educação dos EUA também revela desigualdades raciais entre crianças com deficiência. Para crianças K-12 com deficiência abrangidas pela Lei de Indivíduos com Deficiência em Educação, 21% das meninas multirraciais receberam pelo menos uma suspensão na escola, em comparação com 5% das meninas brancas.

Além da ameaça às perspectivas educacionais e de emprego, as suspensões escolares também arriscam a saúde das crianças. Um resumo do Centro de Estudos da Infância de Yale de 2016 afirma que as suspensões e expulsões precoces de crianças prejudicam o desenvolvimento comportamental e socioemocional, enfraquecendo o desenvolvimento geral de uma criança. Além disso, essas formas de punição podem impedir o tratamento de problemas de saúde subjacentes, como problemas de saúde mental ou deficiências, e causar maior estresse para toda a família.

O racismo institucional pode funcionar sem aparente envolvimento individual e tem poderosas repercussões que persistem por muitos séculos. Tanto as organizações profissionais médicas quanto as instituições educacionais têm legados de discriminação racial enraizados no *racismo científico.* Em 2008, a American Medical Association (AMA) emitiu um pedido formal de desculpas por sua longa história, datada da década de 1870, de endossar práticas explicitamente racistas, incluindo exclusão de médicos negros, silêncio sobre direitos civis e recusa em fazer qualquer declaração pública sobre segregação hospitalar. Apesar do foco na desagregação das escolas de medicina nas décadas de 1960 e 1970, a presença de estudantes negros nas escolas de medicina está realmente diminuindo. Uma diminuição na quantidade de matrículas se tornou especialmente crítica para os homens negros, que em 2014 representavam cerca de 500 dos 20.000 estudantes de medicina em todo o país. Se os médicos sustentam visões estereotipadas sobre a raça que afetam sua tomada de decisões clínicas, a diversidade em declínio do corpo estudantil de medicina pode ter consequências para a qualidade dos cuidados médicos. Essa história de racismo institucional sobre pessoas negras contribui para desconfiança, apreensão e medo projetados para todos os estabelecimentos médicos.

Racismo estrutural

O racismo institucional dentro das instituições médicas reforça o racismo institucional em outros setores, criando um sistema maior de discriminação, o *racismo estrutural.* O racismo estrutural pode ser descrito como "a totalidade de maneiras pelas quais as sociedades fomentam a discriminação racial por meio de sistemas que se reforçam mutuamente: moradia, educação, emprego, ganhos, benefícios, crédito, mídia, saúde e justiça criminal. Esses padrões e práticas, por sua vez, reforçam crenças discriminatórias, valores e distribuição de recursos, que juntos afetam o risco de desfechos adversos à saúde". O racismo

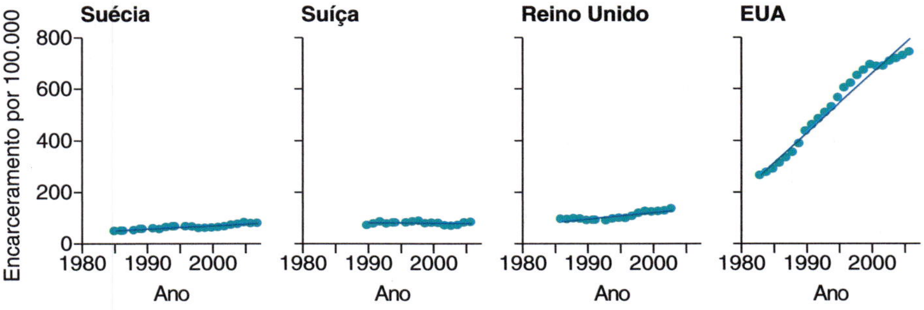

Figura 2.6 Tendências na prevalência de encarceramento em democracias desenvolvidas, 1981-2007. (*Adaptada de Wilderman C, Wang EA: Mass incarceration, public health, and widening inequality in the USA, Lancet 389:1464–1472, 2017, Fig 1.*)

institucional e o racismo estrutural são às vezes usados de forma intercambiável, mas o racismo estrutural refere-se a padrões gerais além de uma única ou mesmo de várias instituições. Historicamente, as políticas e práticas governamentais têm sido amplamente responsáveis pela criação dessas estruturas.

De fato, a segregação residencial urbana serve como um estudo de caso de como os mecanismos do racismo estrutural operam em vários setores e podem impactar a saúde e o desenvolvimento infantil ao longo da vida. No século XX, a segregação racial residencial urbana foi reforçada pela política e prática de redefinição sancionadas pelo governo. Essa prática, agora ilegal, foi iniciada pela U.S. Federal Housing Administration em 1934. Os topógrafos literalmente demarcaram os mapas das cidades com tinta vermelha para indicar os bairros urbanos que seriam inelegíveis para empréstimos à habitação. A *composição racial* foi o fator mais importante dessa categorização e, portanto, os bairros negros foram excluídos do financiamento pelo governo federal após a Depressão e permaneceram segregados. Durante essa segregação, os recursos existentes foram sistematicamente removidos (*desinvestimento*) e levaram as comunidades negras a um maior empobrecimento.

Os efeitos da segregação residencial não se restringiram aos setores bancário ou habitacional. A **segregação residencial** une vários sistemas, direcionando o acesso (e a qualidade) a assistência médica, educação e justiça para as crianças, como segue:

- *Segregação residencial e do sistema de saúde.* As instituições de saúde foram explicitamente segregadas racialmente por lei e com recursos inigualáveis até a aprovação da Lei dos Direitos Civis de 1964. Os vestígios dessa segregação continuam na segregação recente em nível hospitalar e na composição racial por hospital. Além disso, as instituições que atendem principalmente residentes não segurados são financeiramente instáveis, levando a um maior risco de fechamento em bairros negros com falta de investimento. No nível hospitalar, existe uma menor disponibilidade de médicos de atenção primária e especialistas em bairros com pouco investimento e segregados, e aqueles que estão presentes têm menos probabilidade de participar do Medicaid
- *Segregação residencial e sistema de ensino.* As escolas têm uma história semelhante de segregação racial e, após um breve intervalo de pico de integração em 1980, as taxas de segregação agora se assemelham aos níveis de segregação anteriores aos Direitos Civis. A segregação escolar está relacionada a comportamentos de saúde de alto risco. Dentro dessas escolas e em seus bairros, as crianças negras sofrem penalizações e criminalizações desproporcionais nos sistemas de justiça educacional e criminal, o que reforça o racismo institucional em outros setores e outras formas de racismo. É muito mais provável que uma criança negra de baixa renda viva em um bairro segregado do que uma criança branca. O resultado é que a criança negra enfrentará não apenas a desvantagem acumulada nos recursos e experiências da família e da vizinhança ao longo do tempo, mas também o início de desvantagens em cadeia durante períodos sensíveis da infância, essenciais para o desenvolvimento e a transição para vida adulta (p. ex., primeira infância, adolescência)
- *Segregação residencial e sistema de justiça criminal.* O encarceramento está concentrado em comunidades negras superpoliciadas e criminalizadas. No NCHS, quase 13% das crianças negras tiveram um pai preso durante a infância (até 17 anos), em comparação com cerca de 6% das crianças brancas. O encarceramento dos pais, que pode começar com uma prisão traumática em casa e posteriormente interromper o cuidado, criar estigma social, aprofundar a desvantagem financeira, desconectar os pais emocionalmente dos filhos e atrapalhar o desenvolvimento psicológico das crianças, tem sido associado de forma independente ao maior risco de comportamento antissocial das crianças.

Mais notavelmente, experiências diretamente relacionadas ao racismo institucional e estrutural, operando através da segregação residencial (incluindo dificuldades financeiras, prisão dos pais e violência no bairro), resultam em níveis mais altos de EAIs para negros e latinos do que brancos. Existem evidências crescentes e consistentes da associação ao longo da vida entre as EAIs e uma série de desfechos negativos na saúde física e mental ao longo de toda a vida.

O racismo estrutural, mostrado aqui com o exemplo de segregação residencial, afeta a saúde da criança por várias vias diretas e indiretas, sobrepostas, incluindo a concentração de moradias deterioradas, qualidade ruim do ambiente social e construído, exposição a poluentes e toxinas, acesso limitado à educação primária e secundária de qualidade, poucos empregos bem remunerados, policiamento e criminalização, experiências adversas e acesso limitado a assistência médica de qualidade.

OPORTUNIDADES PARA COMBATER O RACISMO

O racismo como determinante da saúde tem forte apoio empírico e há evidências promissoras para abordagens de mitigação em toda a comunidade. Pouco se sabe sobre intervenções eficazes em contextos clínicos. A maioria das escolas médicas e o treinamento subsequente não terão profissionais preparados para examinar o papel do racismo na vida de seus pacientes ou nos ambientes de atendimento clínico. No entanto, é razoável esperar que os pediatras possam ajudar a combater o racismo e promover a justiça racial através de três maneiras: durante as consultas médicas individuais e em seus locais de prática; como membros de instituições que prestam assistência e treinamento médicos; e como membros respeitados na comunidade.

Cenários clínicos

Um primeiro passo é entender que o racismo afeta a todos e avaliar pessoalmente o **viés implícito**. Tais vieses refletem padrões reflexivos de pensamento, muitas vezes usando estereótipos raciais decorrentes de viver em uma sociedade estratificada racialmente. O **Teste de Associação Implícita de Raça Implícita** está disponível *on-line* e seus resultados são confidenciais (disponível em: https://implicit.harvard.edu/implicit/takeatest.html). O objetivo de tal teste é criar consciência, não distribuir culpa. No entanto, os resultados geralmente são chocantes para todos os participantes, independentemente de sua identidade racial, muitos dos quais descobrirão preconceitos raciais negativos dos quais desconheciam. Tais avaliações individuais podem contribuir para abordar o racismo interpessoal, pois ele desencadeia a autorreflexão. Além disso, um número crescente de organizações oferece treinamento para entender comportamentos comuns associados a preconceitos implícitos, incluindo microagressões e práticas de contratação desiguais. Reconhecer e desfazer preconceitos pessoais como pediatras requer treinamento para desafiar os processos e ações de pensamento existentes que geralmente são difíceis de ver.

Pediatras e outros profissionais da saúde têm um papel de confiança nas famílias que exige uma parceria. Reconhecer os pontos fortes das famílias e valorizar suas experiências vividas de racismo internalizado e interpessoal como experiência promove uma interação e um relacionamento clínico mais colaborativo. Esse conhecimento não pode ser facilmente capturado pela pedagogia ou adquirido por um pediatra em treinamento ou prática clínica. Essa abordagem enfatiza o respeito pela experiência que os cuidadores trazem para criar seus filhos e começa com a presunção de que os cuidadores desejam fazer o que é melhor para a criança. Ao fazer isso, os médicos podem formar um relacionamento colaborativo, e não um relacionamento baseado em estereótipos raciais e culpa. Competência cultural é um conceito difundido que reconhece que *outras culturas* existem e que a cultura dominante deve aprender a decodificar. Em contraste, o conceito de **humildade cultural**, para o qual o treinamento está cada vez mais disponível, considera a igualdade entre culturas e uma abordagem de parceria para as diferenças.

Durante as consultas clínicas com crianças e famílias, os profissionais de saúde podem usar sua autoridade para reconhecer o racismo. Os pediatras devem abordar a "conversa" com seus pacientes que são negros, jovens adolescentes e homens. A "conversa" é o assunto que os pais negros normalmente iniciam com seus filhos sobre interações com a polícia. Ao fazer isso, o pediatra afirma a necessidade de tais conversas para promover a segurança e pode oferecer oportunidades para conectar as famílias aos recursos da comunidade. Para todas as crianças pequenas e jovens negros, os pediatras devem perguntar aos pacientes se eles foram tratados injustamente por causa de sua raça, reconhecendo isso por uma forma de ***bullying***. A experiência do racismo em todos os níveis pode ser traumática. O trauma consiste em experiências ou situações que são emocionalmente dolorosas e angustiantes e que também sobrecarregam a capacidade de lidar com as pessoas, deixando-as impotentes. Os pediatras devem considerar a adoção de práticas de atendimento pós-trauma que mudam o paradigma de "O que há de errado com você?" para "O que aconteceu com você?".

Além disso, os profissionais de saúde devem buscar a **competência estrutural**, que é a "capacidade treinada para discernir como uma série de questões definidas clinicamente como sintomas, atitudes ou doenças também representam as implicações posteriores de várias decisões anteriores", de acordo com Johnathan M. Metzl e Helena Hansen. Consequentemente, é útil garantir que as práticas clínicas estejam cientes de outros serviços sociais que podem melhorar a saúde e o engajamento com os cuidados clínicos, como a necessidade de aconselhamento jurídico para tratar de moradias precárias, combater o assédio de proprietários ou negociar despejos ameaçados (disponível em: http://medical-legalpartnership.org/), ou oferecer apoio à alfabetização *prescrevendo* ou distribuindo livros infantis, a fim de incentivar os pais a lerem para as crianças (disponível em: http://www.reachoutandread.org/).

Cenários institucionais

A instituição de saúde de maneira mais ampla também é um cenário em que a dinâmica racial ocorre. A introdução de conversas sobre raça pode revelar experiências que de outra forma não seriam aparentes. Um desfecho comum de preconceito racial implícito são as microagressões, ações e atitudes que podem parecer triviais ou sem importância para os autores, mas criam uma carga cumulativa para quem os percebe. Um médico negro pode ser solicitado para identificação ao entrar em um hospital, enquanto colegas brancos não são tão consultados. Essas microagressões ocorrem nas interações entre a equipe e os pacientes e podem contribuir para um clima racial não falado e desconfortável. Embora essas interações raramente violem os padrões federais de discriminação, a interação entre colegas de trabalho molda uma prática inteira e pode ser percebida pelas famílias.

Incentivar as instituições a avaliar o impacto da raça entre pacientes e funcionários é o primeiro passo. As configurações institucionais da prestação de serviços de saúde podem usar dados e contas de pacientes para examinar os efeitos raciais na prática e na experiência, desagregando rotineiramente as medidas de avaliação por raça/etnia. A satisfação relatada pelo paciente ou a qualidade do atendimento podem ser desagregadas pela raça. Adicionalmente, é importante considerar a equidade racial dentro da estrutura de emprego da prática: Existem discrepâncias na contratação, retenção e salários por raça? Existem procedimentos adequados de supervisão e queixas, principalmente em relação a questões relacionadas a microagressões raciais? Além disso, considere as imagens e o idioma usados para discutir e representar os pacientes e a equipe, principalmente quando se refere à raça/etnia. Organizações como a **Race Forward** (disponível em: https://www.raceforward.org) e ferramentas de avaliação organizacional desenvolvidas pelo Race Matters Institute podem ajudar a orientar as avaliações institucionais e os processos internos de mudança. Vários departamentos de saúde locais já incorporaram o treinamento antirracismo no desenvolvimento profissional da equipe e introduziram reformas internas para impulsionar a mudança organizacional. Como a reforma institucional está intimamente associada a outros modelos de práticas produtivas, incluindo melhoria da qualidade, impacto coletivo, envolvimento da comunidade e mobilização da comunidade, a aplicação de uma visão antirracista deve ser julgada por suas contribuições à eficácia organizacional e por seus méritos morais.

As instituições de ensino ou treinamento têm um papel especial em garantir uma força de trabalho diversificada e informada. Os padrões de admissão de estudantes devem ser avaliados, assim como o currículo. Embora muitas escolas de medicina agora incluam treinamento em diversidade e forneçam instruções sobre competência cultural, essas instruções geralmente são breves (e às vezes são fornecidas *on-line*). Por outro lado, as abordagens baseadas em competência estrutural, humildade cultural e **segurança cultural** foram implementadas no treinamento de profissionais de saúde em países como Canadá e Nova Zelândia. Essas abordagens enfatizam o valor de obter conhecimento sobre o racismo estrutural, conceitos internalizados de superioridade e inferioridade racial e os contextos culturais e de poder dos profissionais de saúde e de seus pacientes ou clientes. Os profissionais de saúde se beneficiam da bolsa de estudos de diversas disciplinas sobre as origens e a perpetuação do racismo, bem como de táticas para combater o racismo. Encontrar tempo de aula para esses tópicos gera o *viés biomédico* generalizado na educação médica, embora a prática médica indiscutivelmente bem-sucedida também exija uma série de habilidades, além de uma base sólida na fisiopatologia e nos tratamentos recomendados. O racismo resulta em disparidades prejudiciais que causam problemas de saúde e encurtam vidas, o que justifica as horas de ensino comprometidas com seu entendimento.

Pediatras como advogados de práticas e sistemas antirracistas

Os médicos são membros respeitados das comunidades e exercem poder, privilégio e responsabilidade pela desarticulação do racismo estrutural. Uma revisão conceitual do racismo estrutural destaca a promessa de intervenções baseadas em locais, direcionadas a comunidades geograficamente definidas, para envolver moradores e várias instituições (entre setores), a fim de garantir acesso equitativo aos recursos e serviços, corrigindo os processos iniciados décadas atrás. Os médicos desempenham um papel na vinculação de pacientes aos serviços de saúde, programação e outros recursos, e na defesa da capacidade de resposta na identificação de lacunas. Com o tempo, esforços concentrados em setores de áreas-alvo mostraram melhorias em uma série de desfechos sociais, incluindo desfechos na saúde. Dessa forma, o fornecimento de acesso a moradias de maior qualidade causa impactos positivos inesperados na saúde. Essas descobertas são encorajadoras, assim como as intervenções em políticas sociais e em mudanças sistêmicas, incluindo a legislação como a Lei dos Direitos Civis, o advento do Medicare e Medicaid e regulamentos associados ao estreitamento das lacunas raciais.

A bibliografia está disponível no GEN-io.

Capítulo 3

Saúde Global Infantil

Suzinne Pak-Gorstein

IMPLICAÇÃO GLOBAL E TENDÊNCIAS NA SAÚDE INFANTIL

A **taxa de mortalidade para menores de 5 anos** (U5MR), também conhecida como **taxa de mortalidade infantil**, serve como um indicador confiável do bem-estar infantil. Mede o resultado do sistema de saúde de um país e reflete o desenvolvimento social e econômico de uma nação. A U5MR global caiu 53% entre 1990 e 2015. Apesar disso, estima-se que 5,6 milhões de crianças com menos de 5 anos morreram em todo o mundo em 2016, o equivalente a *41 mortes por 1.000 nascidos vivos*, ou quase *15.000 mortes de crianças por dia*. O peso da mortalidade infantil mundial recai desproporcionalmente sobre as regiões de baixa e média renda da África e da Ásia (Figura 3.1), com 86% das mortes de crianças ocorrendo nessas regiões e < 1% em países de alta renda. Consequentemente, crianças nascidas na África Subsaariana têm probabilidade maior que 15 vezes de morrer aos 5 anos de idade do que aquelas nascidas em países de alta renda.

Melhorias na redução da mortalidade infantil têm sido desiguais global, regional e nacionalmente. As taxas da U5MR variam de uma diminuição de 8,9% nas Maldivas para um aumento de 2,5% na Síria durante 2000 a 2016. As disparidades significativas na mortalidade infantil persistem e se tornaram cada vez mais concentradas em regiões específicas da África e da Ásia, com um terço dessas mortes ocorrendo no sul da Ásia e metade na África Subsaariana.

Enquanto o número de mortes de crianças tem diminuído drasticamente nas duas últimas décadas, os primeiros anos de vida continuam sendo um dos períodos mais vulneráveis da criança. Entre as mortes de menores de 5 anos, quase metade ocorreu no 1º mês de vida (2,7 milhões de mortes em 2016). Essa estimativa de **mortes neonatais** (inferior a um 1 mês) se traduz em 19 por 1.000 nascidos vivos. Os declínios na mortalidade neonatal ocorreram em taxas mais lentas, de modo que em 2015 as mortes neonatais representaram 46% de todas aquelas para menores de 5 anos (Figura 3.2).

As mortes neonatais são responsáveis por uma porcentagem menor da mortalidade infantil em países de baixa e média renda, em comparação com países de alta renda (Figura 3.3), mas o risco absoluto de morte permanece significativamente maior. Uma criança na África Subsaariana ou no sul da Ásia tem 9 vezes mais chances de morrer no primeiro mês de vida do que uma nascida em um país de alta renda.

Estima-se que 1,7 milhão de mortes antes do nascimento (**natimortos** com ≥ 28 semanas completas de gestação) ocorra nas famílias em todo o mundo por ano, o que se correlaciona com 13,1 mortes por 1.000 nascimentos. Estimativas globais e nacionais de natimortos variam amplamente devido à coleta inadequada de dados, refletindo a baixa priorização desse grupo etário vulnerável. Tem sido lento o progresso para reduzir as taxas de natimortos durante a era ODM (Objetivos de Desenvolvimento do Milênio da Organização das Nações Unidas), com a taxa anual de redução estimada em metade das mortes neonatais entre 2000 e 2015. Quase todos os natimortos ocorrem em países de baixa e média renda (98%), com três quartos na África Subsaariana e no sul da Ásia.

A maioria das mortes na infância é causada por condições que poderiam ser prevenidas ou gerenciadas com um melhor acesso a intervenções simples e de baixo custo. As causas mais comuns de morte infantil são *pneumonia* (13%), *diarreia* (9%) e *malária* (5%), que representam quase um terço de todas as mortes de menores de 5 anos e cerca de 40% das mortes de menores de 5 anos na África Subsaariana (ver Capítulo 1, Figura 1.1). As mortes neonatais são causadas por prematuridade (16%), complicações intraparto, como asfixia ao nascer (11%), e sepse neonatal (7%). Por outro lado, a morte infantil por infecções é menos comum em países desenvolvidos, e lesões e malformações congênitas são responsáveis por proporções maiores de mortes em menores de 5 anos. A **subnutrição**, a redução do crescimento fetal, o déficit de ganho ponderal e as deficiências de micronutrientes contribuem com até 45% das mortes de menores de 5 anos e levam a um desenvolvimento infantil deficiente em países de baixa e média renda. A desnutrição causa um enorme impacto na mortalidade infantil devido ao ciclo vicioso entre nutrição e infecção. A imunidade diminuída e o dano na mucosa decorrente da ingestão de dieta inadequada levam ao aumento da suscetibilidade à invasão de patógenos. Infecções recorrentes e microbiota imatura prejudicam a habilidade da criança em absorver nutrientes.

Os bebês que iniciam a vida com **baixo peso ao nascer** (BPN) têm alto risco de morte, contribuindo com 60 a 80% de todas as mortes neonatais. A maioria deles é prematura (< 37 semanas de gestação) ou tem redução de crescimento fetal. Cerca de metade dos natimortos ocorre durante o trabalho de parto, variando de 10% nas regiões desenvolvidas a 59,3% no sul da Ásia, o que reflete a extensão em que

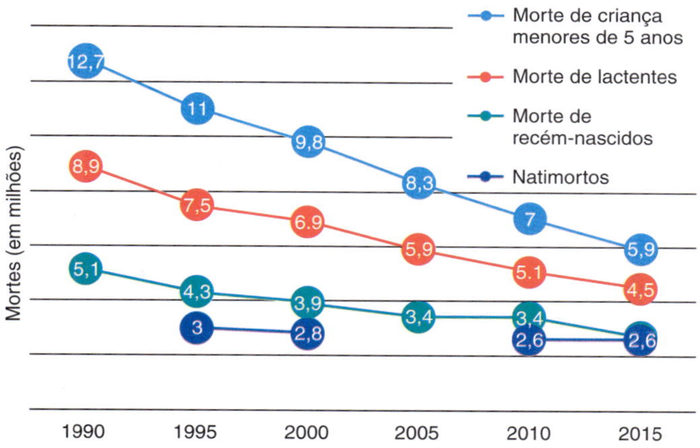

Figura 3.2 Mortes por crianças com menos de 5 anos, lactentes, recém-nascidos e natimortos, 1990–2015. (*Adaptada de United Nations Interagency Group for Child Mortality Estimation 2017. Stillbirth estimates for 1995 and 2009 from Cousens, 2011 [2010 rate from 2009]; 2000 rates from Lawn, 2012; e 2015 rate of 2.6 million from Blencow, 2016.*)

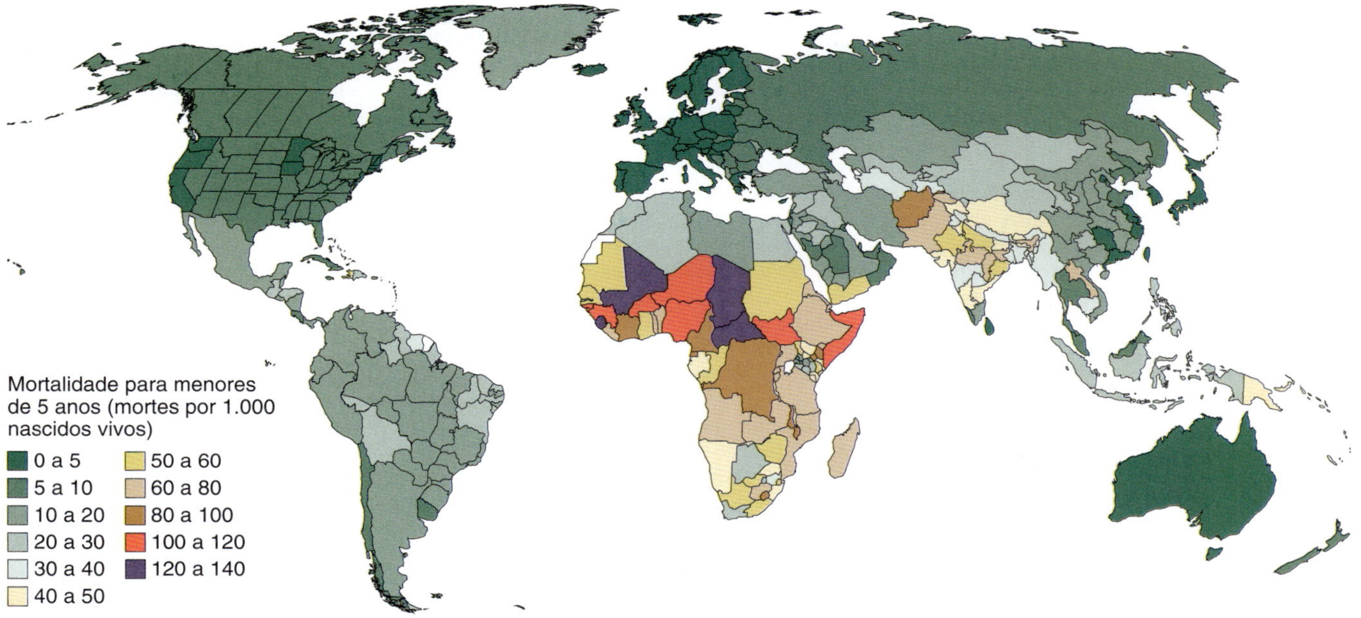

Figura 3.1 Taxa de mortalidade global para menores de 5 anos, 2015. (*Dados de Global Burden of Disease 2016 Causes of Death Collaborators: Global, regional, and national age-sex specific mortality for 264 causes of death, 1980–2016: a systematic analysis for the Global Burden of Disease Study 2016, Lancet 388:1151–1210, 2017.*)

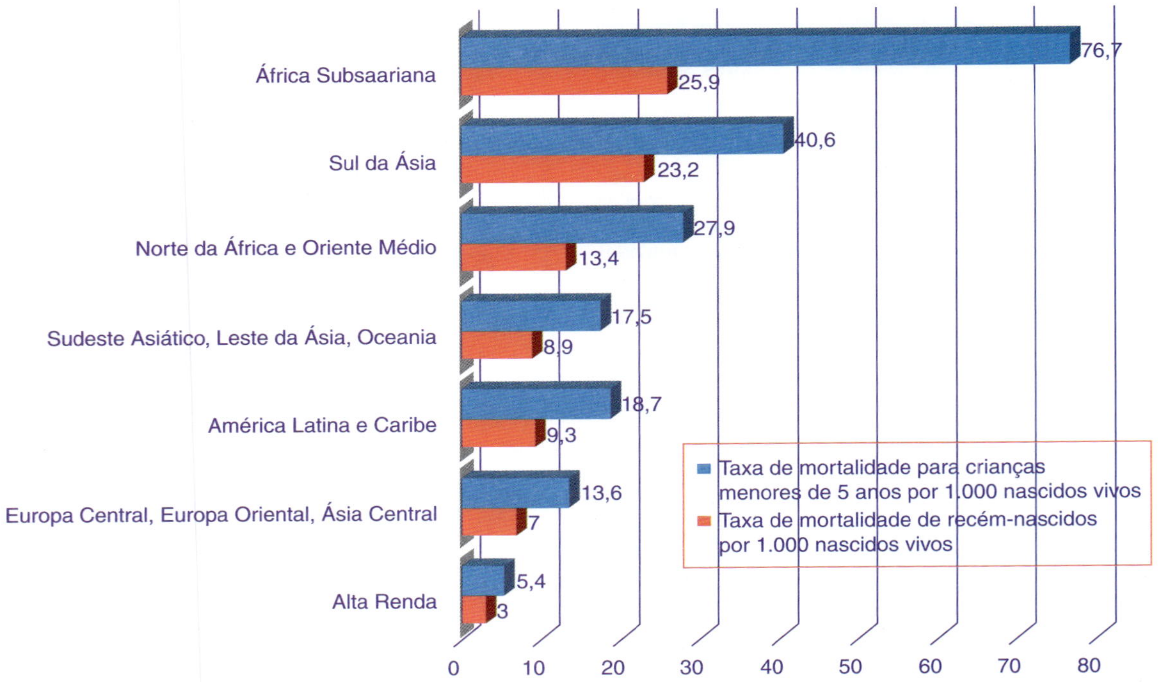

Figura 3.3 Taxa de mortalidade para crianças menores de 5 anos por mil nascidos vivos, 2016. (*Dados de Global Burden of Disease 2016: Global, regional, and national under-5 mortality, adult mortality, Lancet 390:1084–1150, 2017.*)

atendimento oportuno e de alta qualidade no parto pode prevenir muitas dessas mortes.

A mortalidade entre crianças mais velhas (de 5 a 14 anos) é baixa em comparação com a coorte mais jovem, embora 1 milhão de crianças nessa faixa etária tenha morrido em 2016, o equivalente a 3.000 delas morrendo todos os dias. As doenças infecciosas desempenham um papel menor nas mortes entre as crianças mais velhas, com lesões por causas externas (como afogamento e acidentes automobilísticos) sendo responsáveis por mais de 1/4 das mortes, e doenças não transmissíveis, por mais 1/4.

A saúde infantil não deve ser avaliada com base apenas nas taxas de mortalidade. As crianças que **sobrevivem à doença** são frequentemente deixadas com deficiências ao longo da vida, sobrecarregando suas famílias e impactando sua produtividade econômica. Aproximadamente 1 em 10 crianças nasce com ou adquire uma deficiência, e 80% dessas deficientes vivem em países de baixa ou média renda. Distúrbios neonatais, doenças infecciosas, deficiência proteico-energética e de micronutrientes, hemoglobinopatias e lesões são as principais causas de deficiências em crianças. Mortes infantis também podem levar à incapacidade da mãe sobrevivente. A mulher que tem um natimorto apresenta risco de fístula obstétrica ou morte, com um número estimado de 78 a 98% das mulheres com fístula obstétrica que tiveram um natimorto. Além disso, a perda perinatal com a morte infantil é um trauma psicológico. A natimortalidade, a morte neonatal e a perda da criança podem levar a transtorno de estresse pós-traumático, depressão, ansiedade, culpa e, em alguns cenários, vergonha e estigma social, particularmente na mãe, com impacto significativo na saúde e no bem-estar da família.

Adolescentes de 10 a 19 anos de idade, que sobreviveram à infância, crescem e se encontram em ambientes sociais onde menos atenção e menos recursos são dedicados ao seu bem-estar, em comparação com seus anos anteriores de crescimento. A escassez de apoio durante esse período de transição para a idade adulta diminui o impacto que a sobrevivência infantil pode ter na vida deles. Os adolescentes representam 18% da população mundial, aproximadamente 1,8 bilhão em 2010, o que deve aumentar para mais de 2 bilhões até 2050. A grande maioria deles (88%) vive em países de baixa e média renda. Em 2050, estima-se que a África Subsaariana tenha mais adolescentes do que qualquer outra região. Embora as taxas de mortalidade de adolescentes sejam muito inferiores às de jovens, em países de baixa renda eles enfrentam falta de oportunidades educacionais e de emprego, risco de lesões e violência, HIV/AIDS, problemas de saúde mental, casamento e gravidez na adolescência, o que os impede de alcançar seu potencial à medida que alcançam a idade adulta. A década da adolescência é um período crítico em que a pobreza e a desigualdade frequentemente se transferem para a próxima geração. A transmissão intergeracional da pobreza é mais aparente em adolescentes do sexo feminino com baixa escolaridade. Em muitas partes do mundo, é provável que elas se casem cedo, arriscando a gravidez prematura e taxas mais altas de mortalidade materna, levando à desnutrição do lactente e infantil.

DETERMINANTES SOCIAIS NA SAÚDE INFANTIL

O nível de renda nacional bruto é responsável por grande parte da diferença na mortalidade infantil observada entre os países, mas outros fatores significativos também afetam a saúde infantil. Embora a riqueza dos EUA o coloque na 8ª posição em relação ao Produto Interno Bruto (PIB*) per capita* (2016) no mundo, a taxa de mortalidade infantil desse país está em 56º lugar no mundo, com 5,8 mortes por 1.000 nascidos vivos, superando Reino Unido (4,3), Cuba (4,4), Canadá (4,5), República Tcheca (2,6) e Japão (2,0). *Estimativas nacionais de mortalidade mascaram as diferenças no* status *de saúde entre subpopulações dentro do mesmo país*. Em Burkina Faso, a taxa de mortalidade infantil é de 43,7/1.000 nascidos vivos entre as crianças nascidas de mães sem educação, enquanto é de 16,7/1.000 entre as crianças nascidas de mães com, no mínimo, o ensino médio. Similarmente, em 2013, a taxa de mortalidade infantil na República Dominicana foi de 14,0/1.000 nascidos vivos para crianças no quintil de riqueza mais alto, mas 40,0/1.000 para crianças que vivem no quintil mais baixo.

A saúde infantil é influenciada por fatores socioeconômicos que operam em múltiplos níveis da sociedade. As disparidades nesses fatores se traduzem em iniquidades na saúde infantil, refletidas por altas taxas de doenças, má nutrição e deficiência. A Figura 3.4 descreve os determinantes estruturais imediatos, subjacentes e básicos da doença, desnutrição e deficiência. Intervenções médicas preventivas e curativas focam-se nas causas imediatas de problemas de saúde. No entanto, as diferenças na mortalidade e morbidade infantil persistirão, a menos que os determinantes básicos e subjacentes da saúde sejam abordados.

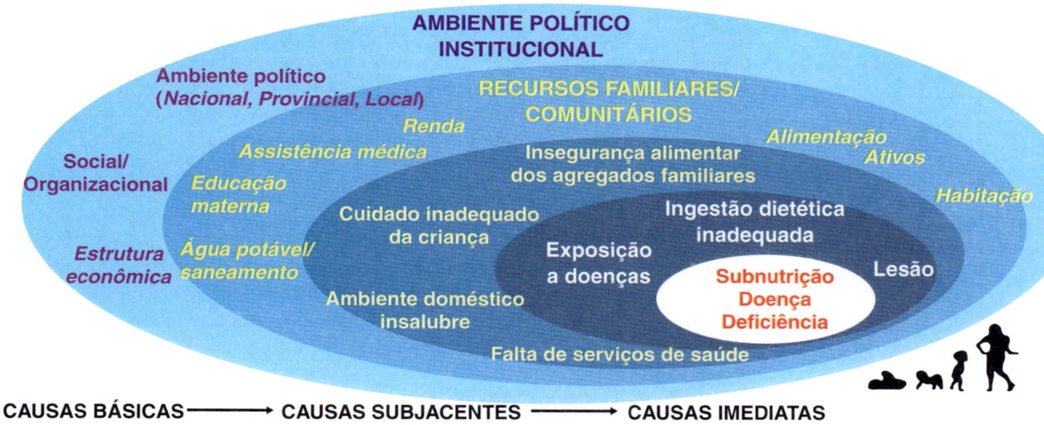

Figura 3.4 Modelo socioecológico: determinantes básico, subjacente e imediato da saúde infantil. (*Adaptada de World Health Organization and Maternal and Child Epidemiology Estimation Group, 2017.*)

Causas socioeconômicas e políticas das disparidades na saúde global

As causas do *status* de saúde de uma criança residem nos ambientes econômico e político em que ela nasce (ver Figura 3.4). O crescimento das economias durante a primeira metade do século 20 foi associado a melhorias dramáticas na saúde com a queda das taxas de mortalidade e o aumento da expectativa de vida em todas as regiões. No entanto, a segunda metade observou disparidades significativas nas economias globais e na saúde entre e em muitos países.

Entre 1980 e 2016, o 1% mais rico do mundo obteve o dobro da renda mundial do que obtiveram os 50% mais pobres do mundo (27% do crescimento da renda *vs* 12%) (Relatório de Iniquidade Mundial, 2018. Disponível em: http://wir2018.wid.world/). Quase todos os países relatam desigualdades de renda em sua população, mas alguns países, como os EUA, registraram disparidades de renda em proporções históricas (Figura 3.5). Desde 1980, a metade inferior dos americanos capturou apenas 3% do crescimento total. As crescentes desigualdades de renda se traduzem em maiores diferenças nos resultados de saúde, como a expectativa de vida, entre ricos e pobres nos EUA (Figura 3.6). Uma redistribuição mais agressiva da riqueza por meio de impostos e transferências preservou a Europa de disparidades gritantes.

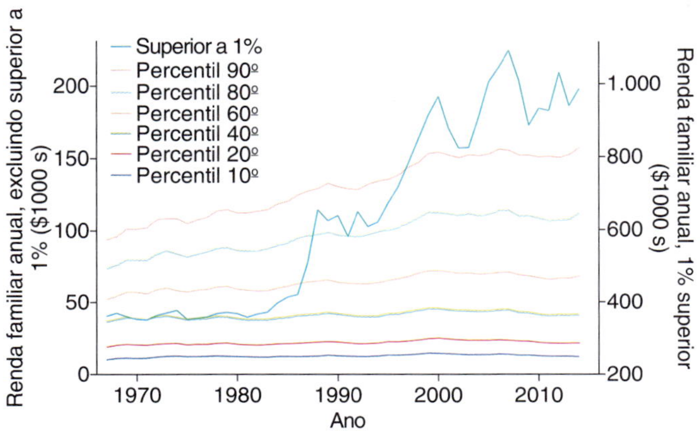

Figura 3.5 Renda domiciliar anual ajustada à inflação em percentis selecionados, de 1967 a 2014. Todas as séries mostram percentis de distribuição, exceto para o 1% superior, que mostra a média do 1% superior. Todas as séries de renda, exceto para o 1% superior, são plotadas em relação ao eixo vertical esquerdo, exibindo rendimentos de US$ 0 a US$ 200.000. O 1% superior é plotado em relação ao eixo vertical direito, exibindo rendimentos de US$ 200.000 a US$ 1.000.000. A renda é expressa em 2014 US$ (*Dados de US Census Bureau Current Population Survey, 1968–2015, Annual Social and Economic Supplements and World Wealth and Income Database. From Bor J, Cohen GH, Galea S: Population health in an era of rising income inequality: EUA, 1980–2015,* Lancet *389:1475–1490, 2017, Fig 1.*).

As evidências sustentam que a desigualdade de renda é uma questão não apenas de direitos humanos, mas também prejudicial ao crescimento econômico. Famílias mais ricas gastam uma porcentagem menor de sua própria renda, diminuindo assim a demanda e desacelerando as economias. As famílias mais pobres enfrentam maiores desafios para investir em oportunidades de saúde e educação, traduzindo-se em menos capital humano e obstáculos a fim de serem produtivos e contribuírem para a economia. Em casos extremos, as desigualdades podem ameaçar a agitação social, o que prejudica ainda mais a atividade econômica.

As disparidades globais cresceram entre muitos países de alta e baixa renda, em grande parte devido a medidas de "austeridade", incluindo programas de ajuste estrutural, impostos a muitos países pós-coloniais pelo Fundo Monetário Internacional (FMI) e pelo Banco Mundial. Para receber empréstimos e saldar suas dívidas, muitos desses países foram obrigados a adotar medidas de austeridade que transformaram suas economias para produzir culturas de rendimento e exportar recursos naturais para países de renda mais alta, em vez de apoiar indústrias locais e investir em capital humano e prestação de serviços sociais.

A **ajuda externa** para programas de saúde levou a melhorias significativas na saúde, com os países recebendo mais ajuda de saúde, demonstrando um aumento mais rápido na expectativa de vida e maiores quedas na mortalidade infantil do que os países que receberam

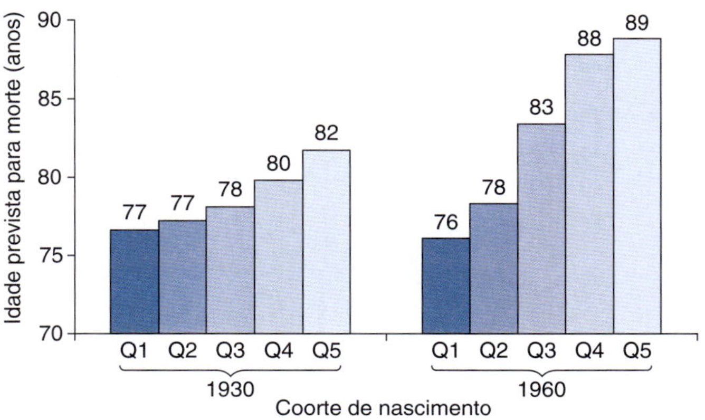

Figura 3.6 Expectativa de vida projetada para homens norte-americanos com 50 anos de idade nas coortes de nascimentos de 1930 e 1960. Por quintil de renda: Q1 (mais pobre) a Q5 (mais rico) (*De Bor, J.; Cohen, G.H.; Galea, S.: Population health in an era of rising income inequality: EUA, 1980–2015, Lancet 389:1475–1490, 2017, Figura 5b*; Dados de National Academies of Sciences, Engineering, and Medicine*:* The growing gap in life expectancy by income: implications for federal programs and policy responses, Washington, DC, 2015. National Academies Press.)

uma menor assistência de saúde. As preocupações de segurança nacional continuam a orientar a política de assistência dos EUA, que visa reforçar os países aliados, proporcionar estabilidade nas regiões de conflito, promover a democracia e contribuir para o combate ao terrorismo e aos esforços de aplicação da lei no exterior. Outros objetivos, como contribuir com ajuda humanitária durante desastres naturais, reduzir a pobreza e promover a saúde, também impulsionam a assistência.

Metas de desenvolvimento sustentável

A priorização e o planejamento do desenvolvimento global e da ajuda internacional foram guiados por metas internacionais. Em 2015, os líderes mundiais concordaram em 17 metas, os **Objetivos de Desenvolvimento Sustentável** (ODS), para melhorar o bem-estar global até 2030 (Figura 3.7). Os ODS foram construídos com base nos oito **Objetivos de Desenvolvimento do Milênio** (ODM), que foram metas concretas, específicas e mensuráveis estabelecidas pela Organização das Nações Unidas (ONU) em 2000 visando erradicar a pobreza, a fome, o analfabetismo e as doenças até 2015. Observou-se um progresso significativo, embora desigual, para se alcançarem os ODM, mas houve falha em conseguir melhorar a vida dos países mais pobres e desfavorecidos, ignorando-se os grupos sociais por causa de gênero, idade, deficiência ou etnia.

Ao contrário dos ODM, em que a saúde foi caracterizada em três das metas, o ODS-3 é o principal ODS que foca nos alvos relacionados à saúde, incluindo a redução de U5MR para 25 mortes por 1.000 nascidos vivos e a taxa de mortalidade neonatal para 12 mortes por 1.000 nascidos vivos até 2030. Os outros 16 ODS concentram-se principalmente em determinantes sociais e econômicos e no meio ambiente. Isso reflete uma importante mudança para ampliar as metas globais a fim de incluir os determinantes em saúde a montante, incluindo os sistemas de saúde e fatores socioeconômicos, políticos, ambientais e baseados em gênero. Como movimento social de apoio ao desenvolvimento sustentável, os ODS foram fundados no reconhecimento de que o meio ambiente, o desenvolvimento socioeconômico e a saúde humana estão interconectados e dependentes. Portanto, os ODS foram formulados com princípios e valores fundamentais para o **desenvolvimento econômico**, a **sustentabilidade ambiental** e a **inclusão social** para todos.

A **Estratégia Global para a Saúde da Mulher, da Criança e do Adolescente** 2016–2030 mapeia as estratégias para se alcançarem os ODS concentrando-se no objetivo de saúde para todas as mulheres, crianças e adolescentes usando abordagens baseadas em evidências, apoiadas por mecanismos de financiamento inovadores e sustentáveis. Um componente importante da Estratégia Global é a inclusão dos adolescentes como ponto central da Agenda 2030 para o Desenvolvimento Sustentável. Em alinhamento com os ODS, a Estratégia Global está focada em três pilares de ação: (1) *acabar com as mortes preveníveis entre mulheres, crianças e adolescentes*; (2) *assegurar sua saúde e bem-estar*, acabando com a desnutrição e garantindo o acesso ao planejamento familiar, reduzindo a exposição à poluição e obtendo cobertura universal de saúde; e (3) *expandir os ambientes favoráveis* por meio de esforços como a erradicação da pobreza extrema, assegurando educação de boa qualidade, eliminando a violência contra mulheres e meninas, aprimorando a pesquisa e as capacidades tecnológicas e incentivando a inovação.

Além de ser muito mais abrangente no escopo, a Estratégia Global se concentra na *equidade*, na medida em que a estratégia deve ser aplicada a todas as pessoas, incluindo as populações marginalizadas e de difícil acesso, em todas as situações, mesmo durante crise. Assim, por exemplo, a cobertura do seguro de saúde seria avaliada com base não simplesmente na média nacional de cobertura, mas também no quanto os aumentos na cobertura beneficiam todos os grupos da população, independentemente da renda ou do nível educacional.

INTERVENÇÕES BASEADAS EM EVIDÊNCIAS E INOVADORAS PARA LIDAR COM INIQUIDADES NA SAÚDE INFANTIL

Estima-se que a maioria dos 5,6 milhões de mortes anuais em crianças menores de 5 anos de idade pode ser evitada aumentando-se a cobertura de intervenções de baixo custo (Tabela 3.1). Mortes na infância por diarreia e pneumonia podem ser prevenidas por medidas simples, como vacinas e aleitamento materno exclusivo até os 6 meses de idade. Mortes relacionadas à desnutrição, que predispõem as crianças a doenças infecciosas, podem ser evitadas por práticas adequadas de alimentação de bebês e crianças pequenas, suplementação de micronutrientes e triagem baseada na comunidade e no manejo da desnutrição.

A implementação de ODS para melhorar a saúde de mães, crianças e adolescentes torna-se uma abordagem adotada por todo o curso de vida. A Figura 3.8 mostra estimativas de cobertura para intervenções essenciais em toda continuidade de cuidados, indicando a ampla gama de taxas de cobertura nos países que precisa ser implementada para que os ODS sejam alcançados.

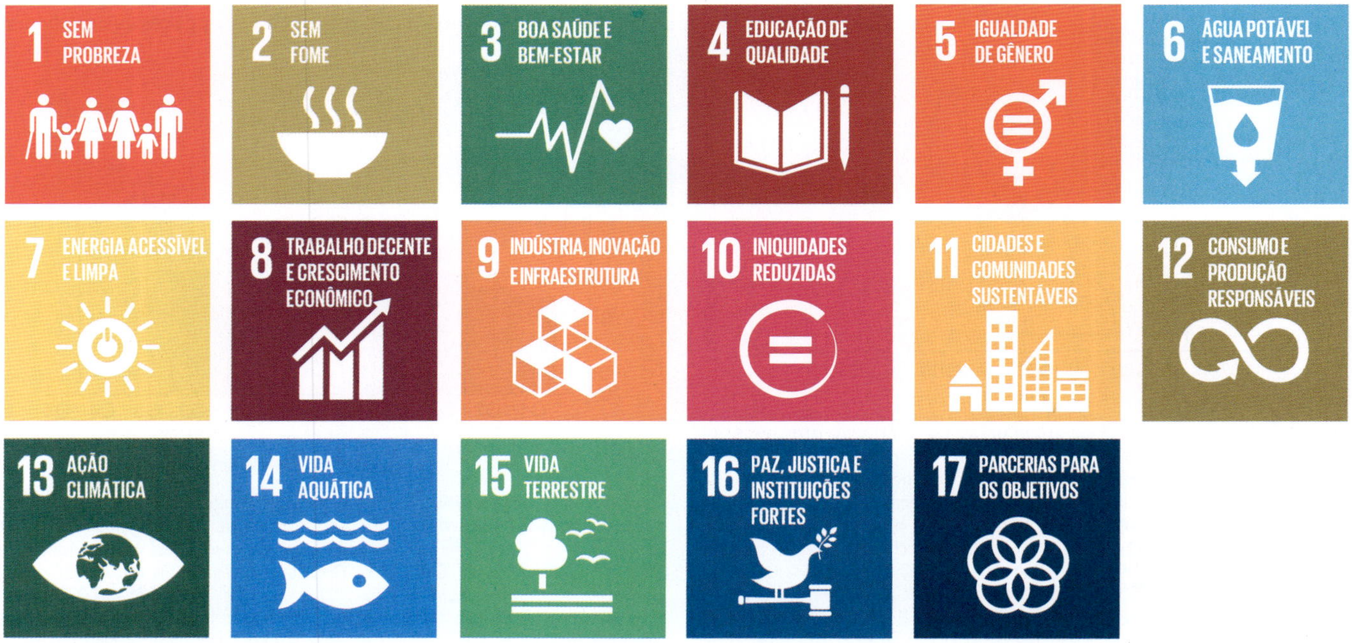

Figura 3.7 Objetivos de desenvolvimento sustentável (ODS 1-17). (*Cortesia de United Nations Department of Public Information, 2016. Disponível em: http://www.un.org/sustainabledevelopment/sustainable-development-goals/*).

Doenças preveníveis por vacinas

Em 2002, estima-se que 1,5 milhão de mortes de menores de 5 anos tenham sido causadas por doenças preveníveis por vacinação. Os principais causadores foram pneumococo e rotavírus, seguido por *Haemophilus influenzae* B (Hib), sarampo, coqueluche e tétano. O **Programa Expandido de Imunização** (EPI) da Organização Mundial da Saúde (OMS) reduziu dramaticamente mortes, doenças e deficiências em muitas dessas doenças, além de quase eliminar a poliomielite. As recomendações para imunizações de rotina continuaram a crescer com o desenvolvimento de novas vacinas, que demonstraram o potencial salvador de vida significativo nos países desenvolvidos (Tabela 3.2).

Em 2015, foram vacinadas 86% das crianças do mundo com 3 doses de vacina contra difteria-tétano-coqueluche (DTP). Embora as vacinas sejam muito eficazes para melhorar a sobrevivência infantil, as taxas de cobertura são baixas em vários países. Em 2016, um total de 19,5 milhões de crianças não recebeu todas as vacinas de rotina que salvam vidas, e foram relatadas 90.000 mortes por sarampo. Embora as taxas de cobertura ainda estejam melhorando, e as vacinas que salvam vidas ainda não estejam disponíveis em muitos países, a cada ano houve progresso na expansão da disponibilidade para novos países. O menor número de casos de poliovírus selvagem (37 casos) foi relatado em 2016.

Alcançando todas as crianças, em todos os lugares

As organizações globais de vacinas visam à cobertura universal de imunizações, mas enfrentam desafios dentro dos países para alcançarem esse objetivo, assim como outras intervenções que salvam vidas encontraram dificuldades em conseguir a cobertura universal. A terapia de reidratação oral (TRO) foi a intervenção baseada em evidências recomendada para evitar a desidratação causada por doenças diarreicas desde a década de 1970, mas apenas 2 em cada 5 crianças com menos de 5 anos e com doença diarreica recebem esse tratamento. Muitos fatores determinam se uma criança receberá uma conduta que salvará sua vida. Características do sistema de saúde, atitudes e práticas sociais, bem como o impacto do clima político indicam se a cobertura universal pode ser alcançada para intervenções essenciais baseadas em evidências. As inovações que visam fortalecer a cobertura vacinal para alcançar todas as crianças em todos os distritos variam de programas, como o Reaching Every Child through

Tabela 3.1 Intervenções essenciais por meio de cuidados continuados para melhorar a sobrevivência infantil.

AÇÕES MULTISSETORIAIS E DE SAÚDE • Garantia da segurança alimentar para a família (ou mãe e filho) • Educação materna • Água potável e saneamento básico • Lavagem das mãos com água e sabão • Redução da poluição atmosférica doméstica • Educação em saúde nas escolas	
AÇÕES PARA IDADE ESPECÍFICA	
Prevenção	**Tratamento**
ADOLESCÊNCIA E PRÉ-GRAVIDEZ • Planejamento familiar • Métodos contraceptivos	
GRAVIDEZ • Cuidados adequados para gestações normais e de alto risco (vacinação materna contra o tétano)	• Esteroides pré-natais para partos prematuros • Tratamento preventivo intermitente para malária

PARTO
• Cuidado e monitoramento intraparto materno
• Parto especializado
  • Cuidado térmico para todos os recém-nascidos
  • Limpeza do umbigo e cuidado com a pele
  • Início precoce e aleitamento materno exclusivo dentro da 1ª hora
	• Reanimação neonatal (p. ex., bebês saudáveis respiram)
	• Prematuro: administração de surfactante, pressão positiva contínua nas vias respiratórias (CPAP), tratamento para icterícia
	• Suporte alimentar para recém-nascidos pequenos/prematuros

PERÍODO PRÉ-NATAL • Consultas pós-natais apropriadas	• Cuidado extra para bebês pequenos e doentes (cuidados com método canguru, tratamento de infecção, apoio à alimentação, tratamento de complicações respiratórias) • Antibióticos para recém-nascidos em risco e para tratamento de infecções bacterianas (RPMO, sepse, meningite, pneumonia)

PRIMEIRA E SEGUNDA INFÂNCIAS
• Aleitamento materno exclusivo por 6 meses e aleitamento materno continuado por pelo menos 2 anos, com alimentação complementar apropriada a partir de 6 meses
• Monitoramento e cuidado do crescimento e desenvolvimento infantil
• Imunização contra doenças da infância
• Suplementação de micronutrientes, incluindo vitamina a partir de 6 meses
• Prevenção contra doenças da infância
  • Malária (mosquiteiro na cama e inseticida)
  • Pneumonia
  • Diarreia (imunização contra rotavírus)
  • Meningite (vacinação contra meningococo/Hib/pneumococo)
  • Sarampo (vacinação)
• Prevenção da transmissão vertical do HIV
	• Manejo de casos de desnutrição aguda grave
	• Manejo de doenças infantis
	  • Malária (tratamento antimalárico)
	  • Pneumonia (manejo do caso, antibióticos)
	  • Diarreia (TRO, suplementação de zinco, suplementação alimentar continuada)
	  • Meningite (manejo do caso, antibióticos)
	  • Sarampo (suplementação com vitamina A)
	• Assistência integral a crianças expostas ou infectadas pelo HIV (TARV)

TARV, Terapia antirretroviral; TRO, terapia de reidratação oral; RPMO, ruptura prematura de membranas ovulares. (Adaptada de Were, W., Daelmans, B., Bhutta, Z.A. *et al.* Children's health priorities and interventions, *BMJ* 351:h4300, 2015.)

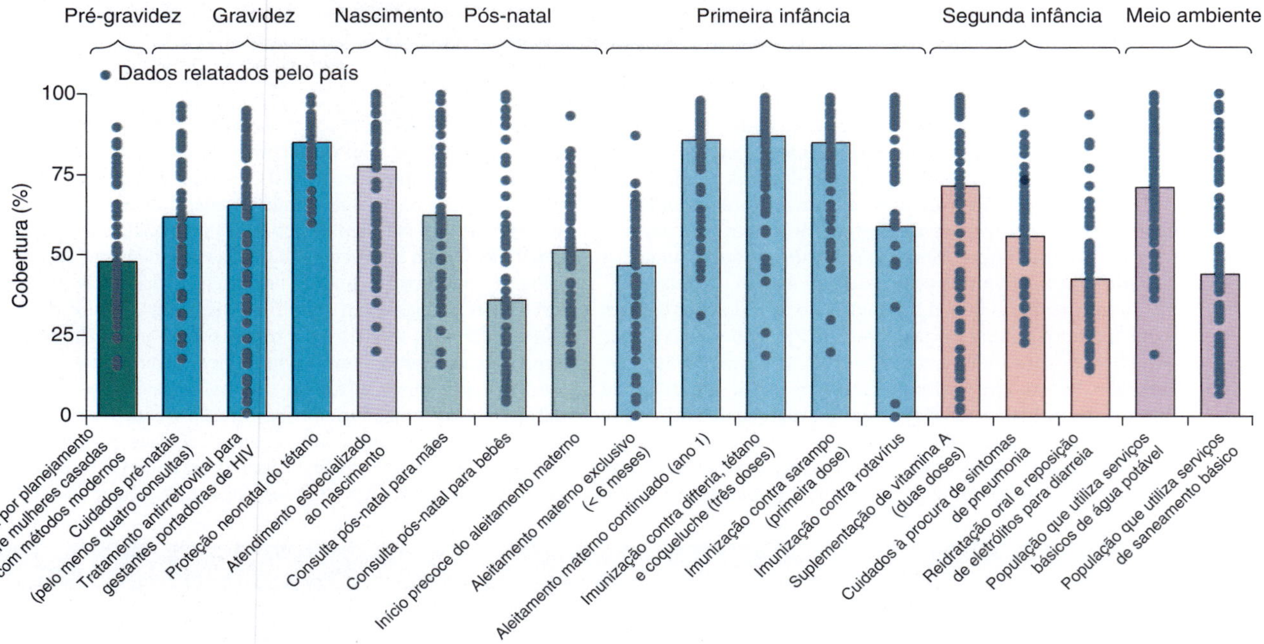

Figura 3.8 Cobertura de intervenções em todo *continuum* de atendimento, com base nos dados mais recentes desde 2012 em uma contagem regressiva de países. As barras mostram mediana cobertura nacional de intervenções; e os pontos mostram os dados específicos do país. *De Countdown to 2030 Collaboration: Tracking progress towards universal coverage for reproductive, maternal, newborn, and child health,* Lancet *391:1538-1548, 2018. Fig 1.)*

Quality Improvement (REC-QI), que usa técnicas de mapeamento da comunidade para integrar mecanismos de prestação de serviços e fortalecer o sistema de saúde com melhor vigilância.

Estratégias eficazes de parto: gestão integrada de doença infantil

Sistemas de saúde fracos impedem a capacidade dos países em fornecer intervenções custo-efetivas e mensagens de saúde que salvam vidas para as crianças. Tais sistemas são caracterizados por um número insuficiente de profissionais de saúde, treinamento e supervisão de baixa qualidade e cadeias de fornecimento com funcionamento deficiente. A prestação de serviços de saúde infantil pode concentrar-se em um nível único, como o serviço de saúde, mas melhorias efetivas e duradouras só podem ser adquiridas com a integração do parto em todos os níveis, como encaminhamento adequado e acompanhamento entre comunidade, clínica e serviço de saúde. Outras estratégias importantes salvadoras de vida incluem serviços de extensão (p. ex., imunização em massa, campanhas para suplementação de vitamina A) e atividades de promoção da saúde baseadas na comunidade (Figura 3.9).

A **Gestão Integrada de Doenças Infantis** (GIDI) foi lançada em meados da década de 1990 pelo Fundo das Nações Unidas para a Infância (UNICEF) e pela OMS como uma abordagem para não apenas reduzir a mortalidade infantil, doença e deficiência, mas também promover o crescimento e desenvolvimento nos países com altas taxas de mortalidade infantil. A GIDI foi criada para aumentar a cobertura de intervenções de alto impacto, baseadas em evidências, que abordam as principais causas da mortalidade infantil, integrando a promoção da saúde, a prevenção de doenças e o tratamento delas. A GIDI contém tanto elementos preventivos quanto curativos, estabelecidos por meio de uma série de algoritmos e diretrizes clínicas para o gerenciamento de casos (Figura 3.10 como exemplo) e implementados por profissionais de saúde, em colaboração com famílias e comunidades. Um componente-chave da estratégia da GIDI é o treinamento de profissionais de saúde da linha de frente no uso dos algoritmos para identificar sinais de doenças comuns na infância e decidir quando a criança precisa ser encaminhada a um hospital. No início de 2003, foram acrescentadas as diretrizes para cuidados com o recém-nascido, sendo então criada a **Gestão Integrada de Doenças Neonatais e da Infância** (GIDNI).

Os serviços baseados em instalações de saúde por si só não fornecem acesso adequado ao tratamento oportuno de doenças infantis. Por isso, implementou-se no início de 2000 o **Gerenciamento Integrado de Casos Comunitários (i-CCM)**. A medida visa treinar agentes comunitários de saúde a fim de instruir os pais sobre o gerenciamento doméstico de crianças doentes, incluindo TRO e zinco para diarreia, medicamentos antimaláricos para crianças febris com teste positivo para malária e antibióticos para aquelas com sinais de pneumonia. Os **agentes comunitários de saúde** (ACS) são membros das comunidades que foram selecionados para fornecer cuidados básicos de saúde com apoio e treinamento do sistema de saúde. Os ACS realizam atividades de promoção da saúde, conscientizando sobre a importância da alimentação adequada de bebês e crianças pequenas, de práticas de higiene das mãos e do uso de mosquiteiros. A estratégia do i-CCM envolveu o treinamento de ACS para rastrear e gerenciar doenças, incluindo casos leves e moderados de desnutrição, doenças diarreicas e pneumonia. Os ACS agendam visitas de acompanhamento para crianças doentes gerenciadas na comunidade e encaminham os casos graves em tempo hábil para as unidades de saúde. As intervenções baseadas na comunidade são eficazes em estender a prestação de cuidados de saúde, são de baixo custo, melhoram o comportamento de procura de cuidados de saúde e podem reduzir a mortalidade e morbidade de bebês e crianças.

Mais de 100 países adotaram a GIDNI e implementam alguns ou todos os seus componentes, não apenas melhorando as habilidades dos profissionais de saúde, mas também fortalecendo os sistemas de saúde e aprimorando as práticas familiares e comunitárias. Uma revisão observou que a GIDNI, após 20 anos de execução, estava associada a uma redução de 15% na mortalidade infantil, quando as atividades eram realizadas adequadamente nas unidades de saúde e nas comunidades. No entanto, a implementação da GIDNI foi considerada desigual entre os países e dentro deles. Em muitos países, os recursos para treinamento e supervisão de ACS, fornecimento de medicamentos e encaminhamentos eram limitados ou inexistentes. A GIDNI só obteve êxito em países com forte liderança governamental e com o compromisso de ser implementada em parceria com grupos de apoio, como a UNICEF e a OMS. Além disso, o sucesso dela exige um sistema de saúde adequado e uma abordagem sistemática para seu planejamento e implementação.

Tabela 3.2 Imunizações de rotina recomendadas pela Organização Mundial da Saúde (2017).

VACINA (ANTÍGENO)	IDADE NA 1ª DOSE	DOSES EM SÉRIES PRIMÁRIAS	INTERVALO ENTRE AS DOSES: Da 1ª para a 2ª	INTERVALO ENTRE AS DOSES: Da 2ª para a 3ª	INTERVALO ENTRE AS DOSES: Da 3ª para a 4ª	DOSE DE REFORÇO	ADOLESCENTE	CONSIDERAÇÕES
BCG (bacilo Calmette-Guérin)	Ao nascer	1						Previne TB grave e meningite tuberculosa Recomendado em países endêmicos para TB Contraindicado para HIV positivo
Hepatite B	Ao nascer	3 (ou 4)	4 semanas com DTP2	4 semanas com DTP3	(ou 4 semanas)		3 doses para grupos de alto risco que não tenham sido imunizados anteriormente	Dose recomendada ao nascimento para prevenção da transmissão perinatal Bebês prematuros < 2 kg podem não responder bem São necessárias 3 doses para imunidade, mas podem receber 4, se necessário, quando combinadas com outras vacinas de rotina
VOP (vacina oral poliomielite)	VOPb + VIP VIP/VOPb VIP	4 1 a 2 VIP/2 VOPb 3	4 semanas com DTP2 4 a 8 semanas 4 a 8 semanas	4 semanas com DTP3 4 a 8 semanas 4 a 8 semanas	4 a 8 semanas			A VOP é usada em muitos países em desenvolvimento devido a seu baixo custo, à facilidade de administração e à imunidade em massa. Existe um cronograma diferente para VIP, o que cria menor imunidade em massa; recomendado apenas em países de baixo risco. Dose adicional ao nascer (VOPb) é recomendada em países com alto risco.
DTP (difteria, tétano, coqueluche)	6 semanas	3	4 a 8 semanas	4 a 8 semanas		3 reforços: 12 a 23 meses; 4 a 7 anos (dT); e 9 a 15 anos dT)	1 reforço: 9 a 15 anos (dT)	A vacina contra coqueluche de células inteiras ainda é usada em muitos países. "DTP3" (recebendo todas as 3 doses na série primária) é um marcador comum da cobertura vacinal.
Hib (*Haemophilus influenzae* B)	6 semanas a 59 meses	3 2 a 3	4 semanas com DTP2 8 semanas para apenas 2 doses 4 semanas para 3 doses	4 semanas com DTP3 4 semanas para 3 doses		Pelo menos 6 meses após a última dose		Causa importante de pneumonia e meningite, especialmente em crianças com menos de 2 anos de idade Dose única para > 12 meses de idade Não recomendado para crianças > 5 anos
Pneumocócica (VPC10 ou 13)	6 semanas 6 semanas	3 2 a 3	4 semanas 8 semanas	4 semanas		Sim, se não foi dada em 10 semanas 9 a 15 meses		Causa importante de pneumonia, sepse e meningite Não recomendada para crianças > 5 anos
Rotavírus	6 semanas com DTP1 6 semanas com DTP1	Rotarix: 6 semanas com DTP1 Rota Teq: 6 semanas com DTP1	4 semanas com DTP2 4 a 10 semanas com DTP2	4 semanas com DTP3				Não recomendada para > 24 meses de idade
Sarampo	9 ou 12 meses	2	4 semanas					Todas as crianças devem receber 2 doses da vacina contra o sarampo. Os países com alta transmissão e alta mortalidade devem iniciar com 9 meses para diminuir a mortalidade.
Rubéola	9 ou 12 meses (com vacina contendo sarampo)	1					1 dose (meninas adolescentes e/ou mulheres em idade fértil, se não previamente vacinadas)	O objetivo é evitar a SRC. É necessária uma cobertura superior a 80% para evitar o aumento do risco de SRC pela presença continuada de mulheres grávidas não imunizadas que não foram expostas quando crianças.
HPV	9 anos (meninas)	2	6 meses				2 doses (meninas)	Alvo: meninas de 9 a 14 anos de idade, gravidez 15 anos: 3 doses Infecção pelo HIV e imunocomprometimento

SRC, Síndrome da rubéola congênita; VIP, vacina inativada poliomielite; TB, tuberculose. (*Adaptada de WHO Routine Guidelines for Immunization. Disponível em:* http://www.who.int/immunization/policy/Immunization_routine_table2.pdf?ua=1.)

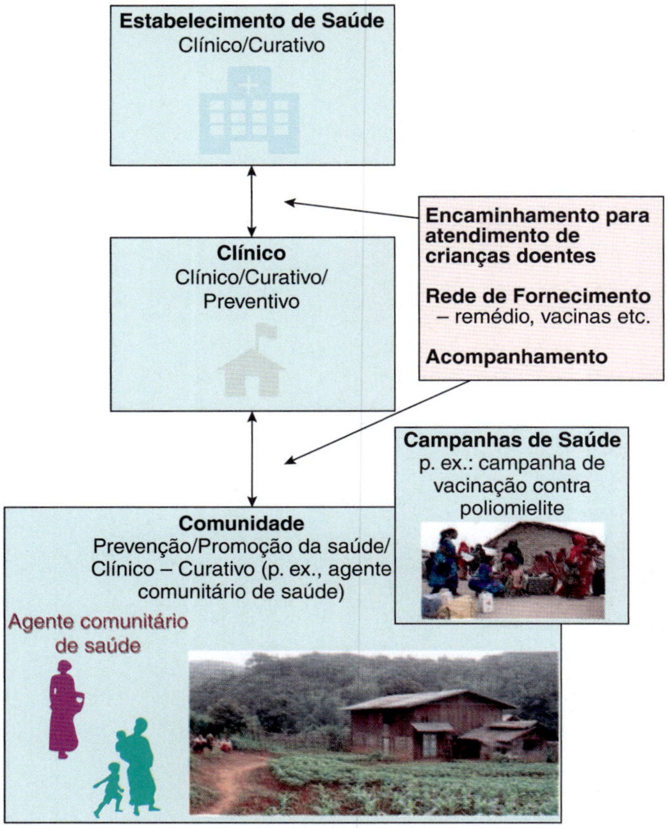

Figura 3.9 Sistemas de prestação de serviços de saúde.

Programas de proteção social: transferência de renda condicional e incondicional

Os incentivos financeiros estão se tornando amplamente utilizados para melhorar a cobertura de saúde, aliviar a pobreza e tornar os serviços de saúde infantil mais acessíveis. Nos países desenvolvidos, as **transferências de renda** são um mecanismo comum para garantir que os subgrupos mais pobres e marginalizados da população, particularmente as crianças, recebam apoio adequado no atendimento às suas necessidades básicas. Os programas de transferência de renda estão sendo cada vez mais usados em países de baixa e média renda para apoiar populações vulneráveis.

As despesas reembolsáveis das famílias constituem a maior parcela da despesa total em saúde na maioria dos países de baixa e média renda. Muitos programas de proteção social trabalham para atender a uma dupla finalidade: reduzir as barreiras financeiras e fortalecer a prestação de serviços. Os incentivos financeiros podem incluir transferências de renda, microcrédito, vales e remoção de taxas de utilização e seguro de saúde. Os programas de incentivo financeiro podem ser incondicionais, fornecidos a famílias elegíveis sem quaisquer exigências ou expectativas, com base na crença de que as famílias usarão esse tipo de apoio financeiro para os melhores interesses de seus filhos. Por outro lado, certos incentivos são condicionais ao comportamento de promoção da saúde infantil, como fornecer dinheiro ou vales apenas a famílias que participam de programas preventivos de saúde, atender a grupos de mães para que elas aprendam sobre práticas de amamentação, visitar clínicas para vacinação infantil e monitoramento do crescimento, participar de desparasitação e garantia de suplementação de vitamina A e de ferro para as crianças. Alguns programas de proteção social também são direcionados à melhoria da educação, fazendo com que as transferências de renda sejam condicionadas à matrícula de crianças na escola, frequência e ocasionalmente alguma medida de desempenho acadêmico.

DESAFIOS NA SAÚDE GLOBAL

Saúde do adolescente

A Estratégia Global, que direciona os países a alcançar seus ODS, solicitou às nações que concentrem seus esforços para apoiar a saúde dos adolescentes, dado seu papel potencial em romper o ciclo intergeracional da pobreza. O desafio para alcançar essas metas de saúde será efetivamente defender que os governos invistam nesse grupo etário como meio de melhorar a produtividade e a economia nacionais. Lacunas consideráveis nos dados sobre adolescentes representam um dos maiores desafios para a promoção de sua saúde e seus direitos.

As estratégias para abordagem das necessidades não satisfeitas dos esforços de saúde do adolescente devem destacar a melhoria da conclusão do ensino secundário, particularmente entre as mulheres. O desenvolvimento das capacidades e dos valores dos adolescentes por meio da educação pode capacitar toda uma geração a se tornar economicamente independente e contribuinte positiva para a sociedade, quebrando assim o ciclo da pobreza.

Outras ameaças à saúde do adolescente incluem saúde mental, uso abusivo de substâncias psicoativas, saúde sexual e reprodutiva e doenças não transmissíveis (DNT), como a obesidade, que variam dependendo do tipo de país (Figura 3.11). Um tema comum para essas ameaças é que as intervenções para combater essas questões devem tentar influenciar comportamentos e atitudes individuais, ao mesmo tempo em que promovam estilos de vida saudáveis. Estima-se que 20% dos adolescentes do mundo tenham problemas de saúde mental ou comportamental. A **depressão** é o maior contribuinte individual para o peso global de doenças em indivíduos com idade entre 15 e 19 anos, e o suicídio é uma das três principais causas de mortalidade entre indivíduos com 15 a 35 anos. Os esforços para enfrentamento desses problemas irão requerer uma abordagem interdisciplinar, com mais pesquisas necessárias para identificar e avaliar intervenções e efetivamente influenciar o comportamento do adolescente em países de baixa e média renda.

Alterações climáticas globais

A mudança climática global é atualmente o desafio mais urgente e alarmante para o meio ambiente. Contribuindo para a degradação ambiental, a perda de recursos naturais e a mudança do clima prejudicam os alimentos e as fontes de água. As alterações climáticas e o aumento da frequência e gravidade das crises humanitárias têm impacto negativo na saúde e nutrição das crianças, bem como ameaçam a sua educação e o seu desenvolvimento ao inteferirem na escola e no lar.

Conflito, situações de emergência e migração

Em tempos de crise, crianças e adolescentes são mais vulneráveis. Embora os mais jovens tenham maior probabilidade de morrer de doenças ou lesões, todas as crianças sofrem quando há escassez de alimentos, falta de água potável e saneamento básico, educação interrompida e separação ou deslocamento familiar. Aproximadamente 214 milhões de migrantes vivem fora de seu país de origem, o que inclui 33 milhões de crianças e adolescentes menores de 20 anos que migraram com seus pais ou não estão acompanhados. Muitas outras crianças são direta ou indiretamente afetadas pela migração, pela separação dos pais, deportação ou emigração.

Crianças e adolescentes que atravessam fronteiras podem não ter os mesmos direitos e proteção que aqueles que residem em determinado país, deixando-os em maior risco à discriminação e exploração. Uma abordagem baseada em direitos para a migração é necessária para reforçar o constante apoio nacional e internacional. Essa abordagem também deve não apenas discutir as causas profundas da migração (p. ex., instabilidade, desigualdade, discriminação, pobreza) no país de origem, como também incorporar políticas especificamente voltadas a crianças e adolescentes, meninas e mulheres jovens e populações vulneráveis, incluindo aquelas que restaram quando os membros da família migraram.

Tecnologia da informação e comunicação

Sites de redes sociais, telefones celulares, programadores e outras partes interessadas estão implementando métodos para atrair jovens em países de média renda, aproveitando essa tecnologia e sua atenção para

AVALIE

VERIFIQUE na criança SINAIS GERAIS DE PERIGO

PERGUNTE:
- A criança é capaz de beber ou amamentar?
- A criança vomita tudo que ingere?
- A criança teve convulsões?

VERIFIQUE:
- A criança está letárgica ou inconsciente?
- A criança está convulsionando no momento?

Uma criança com qualquer sinal geral de perigo precisa de atenção URGENTE; complete a avaliação e qualquer tratamento pré-encaminhamento imediatamente, para que o encaminhamento não seja postergado.

PERGUNTE sobre os PRINCIPAIS SINTOMAS

Seu filho tem tosse ou dificuldade para respirar?

Seu filho tem diarreia? Febre? Problema alimentar?

Em seguida, verifique se a criança apresenta desnutrição e anemia

Em seguida, verifique se a criança está em dia com vacinação, vitamina A, desparasitação

Exemplo

SE A RESPOSTA FOR SIM, PERGUNTE:
- Por quanto tempo?

VEJA, ESCUTE, SINTA:
- Conte as respirações em um minuto
- Observe se há tiragem costal
- Verifique se há estridor
- Verifique se há sibilância

} A CRIANÇA PRECISA ESTAR CALMA

CLASSIFIQUE A DOENÇA e IDENTIFIQUE O TRATAMENTO

Exemplo

SINAIS	CLASSIFIQUE	TRATE (Os tratamentos de urgência prévios ao encaminhamento estão em negrito)
• Qualquer sinal geral de perigo ou • Tiragem subcostal ou • Estridor em uma criança calma	PNEUMONIA GRAVE OU DOENÇA MUITO GRAVE	➢ ***Administre a primeira dose do antibiótico apropriado*** ➢ ***Encaminhe URGENTEMENTE ao hospital****
• Respiração rápida	PNEUMONIA	➢ ***Dê antibiótico oral por 3 dias*** ➢ Se apresentar sibilância (mesmo tendo desaparecido após ação rápida broncodilatadora), trate com um broncodilatador para inalação por 5 dias** ➢ Alivie a tosse e a garganta com medicação segura ➢ Se tossir por mais de 3 semanas ou tiver sibilância recorrente, consulte para avaliação de TB ou asma ➢ Aconselhe a mãe quando deve retornar imediatamente ➢ Marque retorno em 2 dias
• Sem sinais de pneumonia ou doença muito grave	TOSSE OU RESFRIADO	➢ Se tiver sibilância (mesmo tendo desaparecido após ação rápida broncodilatadora), trate com um broncodilatador para inalação por 5 dias** ➢ Alivie a tosse e a garganta com medicação segura ➢ Se tossir por mais de 3 semanas ou tiver sibilância recorrente, consulte para avaliação de TB ou asma ➢ Aconselhe a mãe quando deve retornar imediatamente ➢ Marque retorno em 2 dias, se não melhorar

TRATE a criança ou ENCAMINHE

Ensine a mãe a administrar medicação oral em casa

Dê antibióticos apropriados – para pneumonia, infecção local (olho, boca, ouvido, garganta)
Dê broncodilatador para inalação para sibilância, **ferro** para anemia, **medicamento antimalárico** para malária

Administre determinados medicamentos apenas na clínica

P. ex.: tratamento para convulsões, malária grave, hipoglicemia, antibióticos IM

ACONSELHE a MÃE

Aconselhe a mãe

Alimentação de bebês e crianças: ingestão de líquidos//saúde da mãe//quando retornar ao profissional de saúde

ACOMPANHE

Exemplo

➢ **PNEUMONIA**
Após 2 dias:
Verifique a criança para sinais gerais de perigo
Avalie se a criança apresenta tosse ou dificuldade para respirar
} Ver o quadro *AVALIE & CLASSIFIQUE*

Pergunte:
- A criança está respirando mais devagar?
- Houve diminuição da febre?
- A criança está comendo melhor?

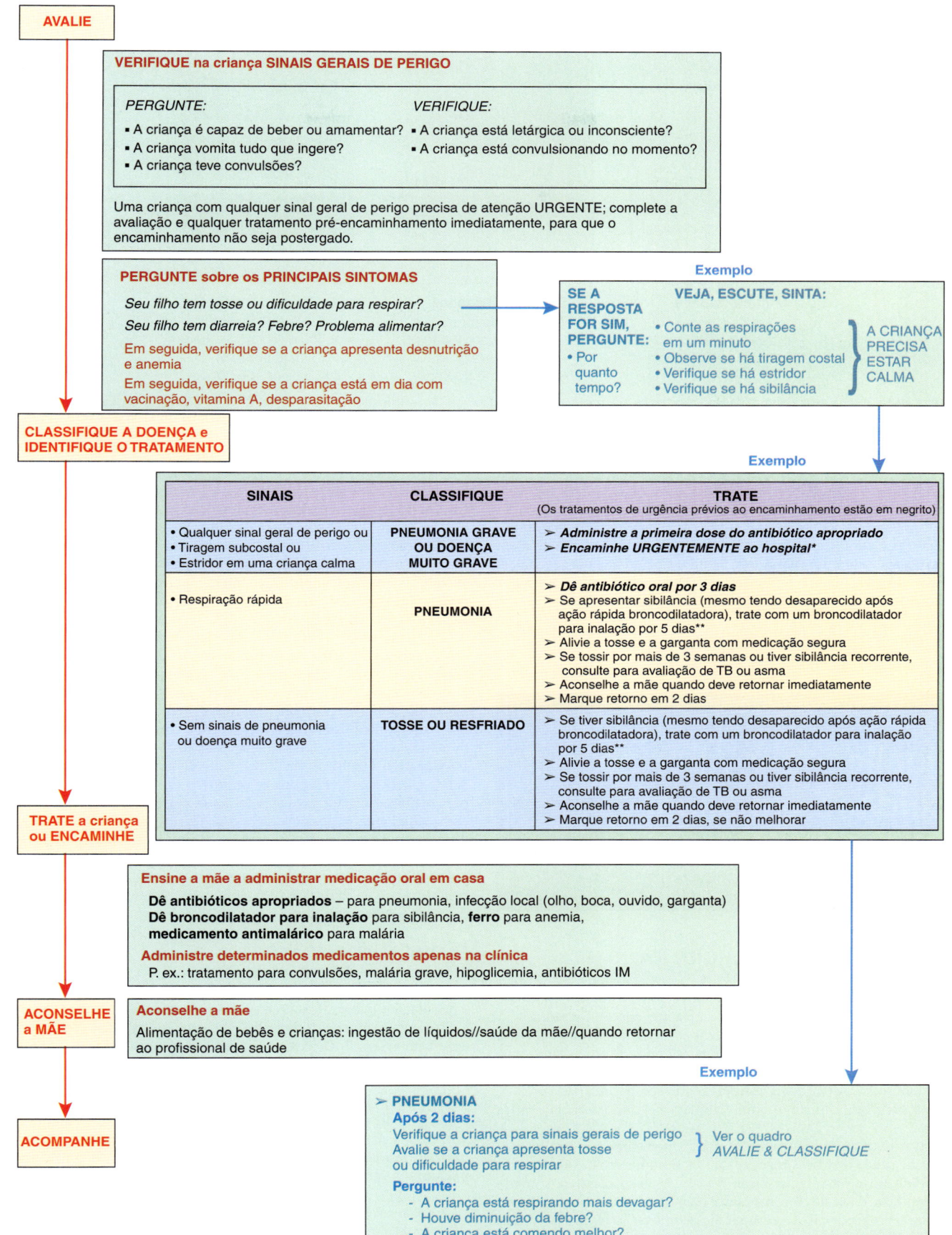

Figura 3.10 Atenção Integrada de Doenças da Infância (AIDI). (*Adaptada de WHO 2014. Revised WHO classification and treatment of pneumonia in children at health facilities: evidence summaries; WHO 2008. Integrated Management of Childhood Illness Booklet. Disponível em: http://apps.who.int/iris/bitstream/handle/10665/43993/9789241597289_eng.pdf;jsessionid=43EF43A92BDA8FBD35A835842F7280E4?sequence=1.*)

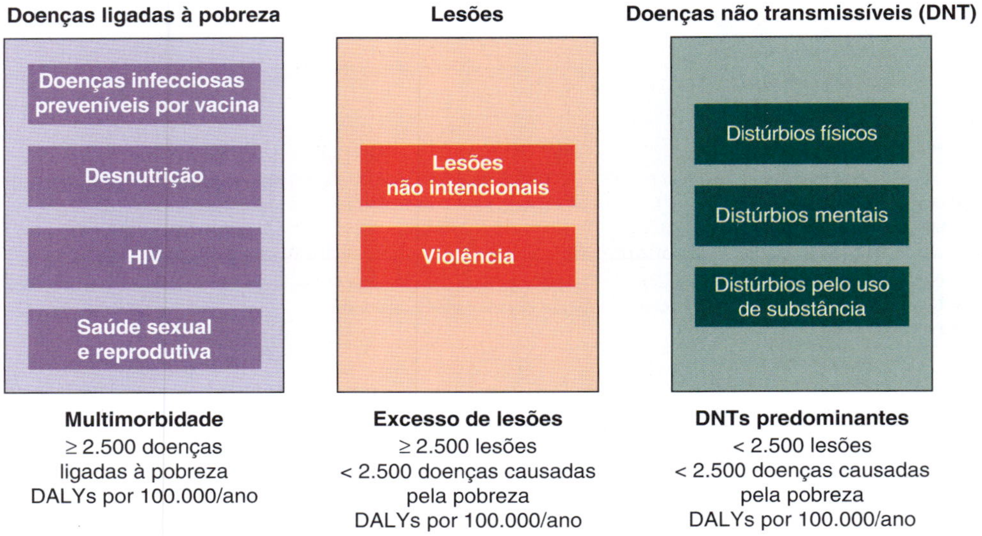

Figura 3.11 **Categorização do país com base na morbidade de doença do adolescente.** Classificação em três grupos de acordo com a morbidade de doença do adolescente e refletindo a passagem pela transição epidemiológica. DALY, ano potencial de vida perdido, do inglês disability-adjusted life-years. (*De Patton GC, Sawyer SM, Santelli JS et al.: Our future: a Lancet commission on adolescent health and wellbeing, Lancet 387:2423–2478, 2016, Fig 7.*)

intensificar a conscientização e desenvolver habilidades de saúde. No entanto, pais e educadores preocupam-se com o bem-estar e a segurança de crianças e adolescentes que usam essas ferramentas. Afinal, além de a exposição à imensa quantidade de informações na internet colocar em risco a privacidade e o bem-estar psicológico de quem a usa, os adultos não entendem completamente as implicações disso.

A bibliografia está disponível no GEN-io.

Capítulo 4

Qualidade e Valor no Cuidado em Saúde para Crianças

Jeffrey M. Simmons e Samir S. Shah

A NECESSIDADE DE MELHORA NA QUALIDADE E NO VALOR

Adultos e crianças só recebem tratamentos recomendados com base em evidências em cerca de 50% das vezes em que são atendidos. A lacuna entre o conhecimento e a prática aumenta o abismo, em parte por conta de variações na prática e disparidades de tratamento, que variam conforme o médico, a instituição, a região geográfica e o grupo socioeconômico. Além disso, estima-se que são necessários cerca de 17 anos para que um novo conhecimento seja adotado na prática clínica.

Além do tratamento apropriado que os pacientes não recebem, o sistema de saúde dos EUA fornece muitos tratamentos desnecessários e desperdiçam muitos recursos ao fazê-lo. O uso excessivo, somado ao desperdício, é um dos **fatores-chave** para os custos desproporcionais de tratamentos nos EUA, comparado a outros sistemas de países desenvolvidos. Em 2016, por exemplo, os EUA gastaram o dobro *per capita*, ajustando pelo produto interno bruto (PIB), em cuidados com a saúde, em comparação com a média das nações ricas. Estima-se que mais de um quarto de todos os gastos com cuidados de saúde nos EUA sejam desperdiçados. As lacunas no cuidado apropriado, combinadas com o uso excessivo e os altos custos, motivaram conversas sobre a necessidade de se melhorar o valor do atendimento, o que significa melhor qualidade e custos gerais mais baixos. **Choosing Wisely**®,[1] uma iniciativa inicialmente patrocinada pelo Conselho Americano de Medicina Interna e posteriormente endossada pela Academia de Pediatria Americana (American Academy of Pediatrics AAP), pediu às sociedades médicas que identificassem práticas tipicamente usadas em excesso a fim de que os médicos pudessem então envidar esforços coletivos para desenvolvê-la.

A ciência da **melhoria da qualidade (MQ)** se tornou um método mais utilizado para preencher lacunas e melhorar o valor. A princípio, o foco foi a melhoria, o desempenho e a confiabilidade no processo de atendimento; mais recentemente, em parte inspirada pela abordagem do **Objetivo Triplo** do Instituto para Melhoria de Atendimento em Saúde (Institute for Healthcare Improvement), a MQ tem sido usada para melhorar o valor para *populações* de pacientes, centrando-se mais em *resultados* definidos pelas necessidades dos pacientes. A abordagem do **Objetivo Quádruplo** adiciona a 4ª dimensão da experiência do trabalhador de assistência médica, ou a *alegria no trabalho*, para concentrar os sistemas de entrega na necessidade de melhorar a resistência da força de trabalho clínica, a fim de sustentar abordagens de cuidados de alto valor.

O QUE É QUALIDADE?

O Instituto de Medicina (Institute of Medicine – IOM) define a *qualidade* de assistência à saúde como "o grau de serviços de saúde para indivíduos e populações que aumentam a probabilidade dos resultados desejados e são compatíveis com o conhecimento profissional atual". Tal definição agrega dois conceitos-chave relacionados com a qualidade de assistência à saúde: a relação direta entre a provisão de serviços de saúde e os resultados de saúde, bem como a necessidade de os serviços de assistência à saúde se basearem nos conhecimentos atuais.

Para medir a qualidade da assistência à saúde, o IOM identificou *seis dimensões de qualidade*: **efetividade**, **eficiência**, **equidade**, **oportunidade**, **segurança do paciente** e **tratamento centrado no paciente**. A qualidade da assistência tem de ser *efetiva*, o que significa

[1]N.R.T: Choosing Wisely® é uma iniciativa da ABIM Foundation para estimular profissionais de saúde e pacientes a: 1. Conversar mais apropriadamente sobre o uso correto e o momento adequado de exames diagnósticos e intervenções em saúde – evitando procedimentos desnecessários e potencialmente iatrogênicos. 2. Fazer escolhas mais "corretas" e efetivas no processo de cuidado em saúde.

que os serviços de assistência à saúde devem transformar-se em benefícios e resultados. Os serviços de assistência médica também precisam ser *eficientes*, o que agrega a ideia de evitar desperdícios e melhorar os custos de eficiência do sistema. A qualidade da assistência médica deve melhorar a *segurança do paciente*, o que integra o conceito de que a sua segurança é um dos elementos-chave para as seis dimensões de qualidade. A assistência médica tem de ser *oportuna*, incluindo assim a necessidade de um acesso adequado a tratamentos (ver Capítulo 5). A assistência médica deve ser *equitativa*, o que destaca a importância de se minimizarem as variações decorrentes de etnia, gênero, localização geográfica e *status* socioeconômico. A qualidade de assistência médica precisa ser *voltada para o paciente*, o que ressalta a importância de se identificarem e agregarem as necessidades, as preferências e os valores individuais do paciente na escolha de uma decisão clínica. Na pediatria, a dimensão da assistência médica voltada para o paciente se estende à assistência médica voltada para a família, a fim de que as necessidades, as preferências e os valores dos pais e de outros cuidadores sejam considerados nas decisões assistenciais e no planejamento do sistema.

A estrutura de Seis Dimensões de Qualidade do Instituto de Medicina enfatiza o conceito de que todas precisam ser atendidas para que seja oferecida assistência médica de *alta qualidade*. Coletivamente, esses conceitos representam *qualidade* na proposta de um *valor* geral por custo. Do ponto de vista do médico praticante, as seis dimensões de qualidade podem ser categorizadas em *qualidade clínica* e *qualidade operacional*. A fim de fornecer assistência de alta qualidade para crianças, ambos os aspectos de qualidade – clínica e operacional – devem ser atendidos. Historicamente, os médicos têm visto a qualidade sendo limitada no âmbito clínico, com o objetivo de melhorar os resultados clínicos, enquanto se considera a melhoria da eficiência e o acesso à assistência de saúde pelo paciente como papel dos planos de saúde, hospitais e seguradoras. As organizações de assistência médica, submetidas ao credenciamento regular necessário, viram a prática de atendimentos clínicos como responsabilidade dos médicos e limitaram seus esforços a fim de aperfeiçoar a qualidade nos processos para aumentar sua eficiência.

O sistema de saúde em evolução requer médicos, profissionais da saúde, hospitais e organizações de saúde em parceria e juntos com os pacientes a fim de se definir, medir e melhorar a qualidade geral do atendimento fornecido. Exemplos concretos da perspectiva dos EUA incluem a adoção generalizada da **Manutenção da Certificação** (**Maintenance of Certification – MOC**), requerimento de entidades médico-certificadoras que exigem providências para engajamento em atividades que melhoram a assistência e suas práticas, além de recursos básicos de medição da qualidade e incentivos à saúde da população do **Ato de Proteção ao Paciente e Assistência Acessível** (**Patient Protection and Affordable Care Act – ACA**) de 2010. O ACA também estabeleceu o **Instituto de Pesquisa de Resultados Centrados no Paciente** (**Patient-Centered Outcomes Research Institute – PCORI**). O objetivo dessa iniciativa é desenvolver um portfólio de efetividade e implementação de pesquisa que exige envolvimento direto dos pacientes e das famílias a fim de estabelecer prioridades de pesquisa, formular perguntas para pesquisa e planejar estudos que irão impactar diretamente as necessidades dos pacientes e melhorar o valor da pesquisa.

ESTRUTURA PARA A QUALIDADE

A qualidade parte de um âmbito mais abrangente que a Melhoria da Qualidade. A abordagem de qualidade inclui quatro pilares. *Em primeiro lugar*, o **padrão de qualidade** deve ser definido (p. ex., o desenvolvimento de diretrizes baseadas em evidências, melhores práticas ou políticas que guiem o médico para a situação clínica específica). Essas diretrizes devem ser mudadas com base em novas provas. Entre 2000 e 2001, a AAP publicou diretrizes para o cuidado de crianças com distúrbios de atenção/hiperatividade (TDAH). Subsequentemente, em 2011, elas foram atualizadas para destacar maior ênfase às *intervenções comportamentais*, em vez de opções farmacológicas baseadas em novas evidências. Semelhantemente, a AAP ressaltou que as diretrizes evoluem para incluir maior consideração no valor da assistência, como, por exemplo, uma atualização nas diretrizes de prática clínica de infecções no trato urinário em 2011, que pedia redução na realização de exames radiológicos e uso de antibióticos profiláticos em determinada população de crianças devido à falta de custo-efetividade. *Em segundo lugar*, as **lacunas de qualidade** precisam ser fechadas. Uma lacuna-chave é a diferença entre o atendimento recomendado e aquele efetivamente entregue ao paciente. *Em terceiro lugar*, é necessário **medir** a qualidade. Medidas de qualidade podem ser desenvolvidas como meios para responsabilidade e melhoria. Medidas de responsabilidade são desenvolvidas com um alto nível de demonstração de rigor, uma vez que são utilizadas para medir e comparar a qualidade da assistência em nível estadual, regional ou para níveis de sistemas de saúde (macro). Frequentemente, a responsabilidade das medidas está ligada a ações de incentivo para reembolso nos hospitais e médicos particulares, como o **pagamento por desempenho (PPD)**. Em contraste, as medidas de melhoria são métricas que podem demonstrar o progresso acompanhando um discreto programa de Melhoria de Qualidade. Essas métricas precisam ser localmente relevantes e ágeis; além disso, em geral, não necessitaram passar por testes de campo rigorosos. *Em quarto lugar*, a abordagem da medida de qualidade deve ser usada como um **aspecto-chave** para reembolso se o sistema é designado a incentivar a assistência de alto valor. No âmbito populacional, as estratégias de medida de qualidade devem defender a assistência preventiva e precoce na infância, melhorando o valor da assistência, por meio da diminuição de custos através do tempo de vida do paciente.

Finalmente, muitos sistemas de medidas de qualidade tentaram ser mais transparentes com médicos e pacientes sobre os **custos** da assistência médica. Mais custos diretos foram transferidos para pacientes e famílias por meio da adoção generalizada de planos de saúde altamente dedutíveis (p. ex., as famílias pagam custos menores de cobertura antecipada, mas pagam despesas pessoais precárias de saúde, até que a franquia predefinida seja cumprida). Com isso, a conscientização dos custos tornou-se um fator mais efetivo na melhoria do valor, em parte, com a redução do uso excessivo.

COMO DESENVOLVER DIRETRIZES PARA ESTABELECER O PADRÃO DE QUALIDADE

As diretrizes precisam ser desenvolvidas com base em recomendações aceitas, como o sistema de classificação de qualidade e força de evidências Avaliação, Desenvolvimento e Avaliação da Classificação das Recomendações (Grading of Recommendations Assessment, Development and Evaluation – **GRADE**), crucial para o desenvolvimento de diretrizes. Essas normas devem adotar um alto nível de transparência no processo de desenvolvimento. Isso é particularmente relevante no cenário da pediatria, no qual podem existir poucas pesquisas usando métodos como os testes aleatórios controlados (TAC), que têm um elevado nível de classificação do ponto de vista de uma evidência. Uma vez que diretrizes e políticas relacionadas à qualidade precisam ser interpretadas para configurações específicas, não devem ser interpretadas como padrões de atendimento.

COMO APRIMORAR A QUALIDADE

A ciência aplicada da Melhoria da Qualidade atualmente utilizada na assistência à saúde também é firmemente fundamentada no método científico clássico da observação, hipótese e experimentação planejada. Existem quatro características-chave na ciência aplicada à melhoria da qualidade: reconhecimento dos sistemas; compreensão das variações; teoria do conhecimento; e psicologia da mudança. Adicionalmente a essa estrutura teórica, técnicas de análise estatística evoluíram para melhor avaliar os sistemas variáveis com o passar do tempo. Embora cada um derive características-chave para essa fundamentada base científica, diversas metodologias de Melhoria de Qualidade estão atualmente em uso na assistência à saúde. De maneira mais sucinta, cada método pode ser descrito como um modelo de três passos: *Dados → Informação → Melhoria*. A qualidade precisa ser medida. Os dados de qualidade obtidos a partir da medida precisam ser convertidos em informação significativa a fim de que possam ser analisados, comparados e relatados. A informação deve então ser *aplicada* a melhorias na prática clínica e nos sistemas de saúde.

Modelo para melhoria

O Modelo para Melhoria é estruturado em três perguntas-chave: (1) O que estamos tentando cumprir? (2) Como saberemos que a mudança é uma melhoria? e (3) Que mudanças podemos fazer que irão resultar em melhorias? Esclarecendo a primeira questão, o objetivo é crítico e frequentemente ignorado pelos médicos, que normalmente já têm ideias de mudanças em mente. A segunda questão diz respeito a estabelecer medidas que enfatizem a prática e a eficiência. A terceira questão trata da definição de ideias testáveis de melhorias, que devem ser testadas em seguida, utilizando-se uma estrutura periódica de aprimoramento rápido, também conhecida como o ciclo **planejar-fazerestudar-agir (PFEA)** (Figura 4.1A). O ciclo PFEA é geralmente utilizado para realizar testes de pequenas mudanças, modificações no processo de atendimento e em ciclos rápidos e interativos. Após discretos períodos de teste, os resultados são analisados, e o próximo ciclo de teste de mudança é planejado e implementado – por exemplo, múltiplos ciclos de PFEA, frequentemente chamados de *rampa* PFEA, construídos a partir de conhecimento adquirido de PFEA (Figura 4.1B). Informações valiosas podem ser obtidas de ciclos de PFEA bem-sucedidos, e aqueles que não foram ajudam a planejar a próxima repetição do ciclo PFEA. O ciclo PFEA requer especificamente que as melhorias sejam orientadas pelos dados obtidos. Muitos médicos tentam fazer mudanças para melhoria da sua prática clínica, na maioria das vezes com base na sua intuição clínica, e não na interpretação de dados empíricos.

O Modelo para o Progresso tem sido utilizado com sucesso na Vermont Oxford Network (VON) para alcançar melhorias na assistência na unidade de tratamento intensivo neonatal (UTIN). A VON é uma rede global de UTIN colaboradoras, envolvida em vários estudos que têm impactado positivamente a assistência de recém-nascidos. Um exemplo de esforços bem-sucedidos da Melhoria de Qualidade da rede Vermont é um projeto que visa à redução dos índices de doenças pulmonares crônicas em lactentes que nascem com o peso extremamente baixo. Equipes clínicas participantes dessa iniciativa de progresso usaram relatos vindos do banco de dados da VON, revisaram as informações disponíveis com peritos no assunto e, em seguida, identificaram as metas de progresso. As equipes receberam treinamento de Melhoria de Qualidade por meio de teleconferências e de *e-mails* pelo período de 1 ano. Tais esforços resultaram no aumento de 37% na administração precoce de surfactante em lactentes prematuros.

Uma Melhoria de Qualidade colaborativa bem-sucedida usou o modelo de progresso ambiental ambulatorial, promovendo a melhora nas taxas de remissão e redução do uso sistêmico de corticosteroides entre crianças com doença inflamatória intestinal (DII, doença de Crohn ou colite ulcerativa). O trabalho foi apoiado pelo **Improve Care Now Network** (https://improvecarenow.org/), um sistema de aprendizagem em saúde. Por *sistema de aprendizagem em saúde* entende-se o trabalho colaborativo organizado em torno da comunidade de pacientes, médicos e pesquisadores, que trabalham juntos para integrar pesquisa com Melhoria de Qualidade (p. ex., disseminação e implementação do conhecimento) a fim de melhorar a assistência médica enquanto avança em pesquisa clínica. Esse modelo em rede aproveita a motivação inerente dos participantes para se envolver e contribuir de maneira colaborativa. Os participantes são apoiados pelo desenvolvimento de procedimentos-padrão – como abordagens comuns de transferência de dados, mensuração e divulgação, assim como a ênfase na transparência de dados, troca de conhecimento, ferramentas e recursos visando acelerar a aprendizagem e facilitar a adoção de inovações úteis. Para a rede de Doenças Inflamatórias Intestinais, a gastrenterologia ambulatorial pratica abordagens de tratamento padronizado, para um alinhamento com as evidências existentes, embora as intervenções de Melhoria de Qualidade sejam adaptadas às circunstâncias locais, e as decisões terapêuticas para pacientes individuais permaneçam a critério dos médicos e pacientes. Essa rede também desenvolveu métodos para envolver mais os pacientes, particularmente os adolescentes e os seus cuidadores, com o uso das mídias sociais, o que ajudou a impulsionar a melhoria em alguns aspectos da mudança de comportamento clínico do trabalho.

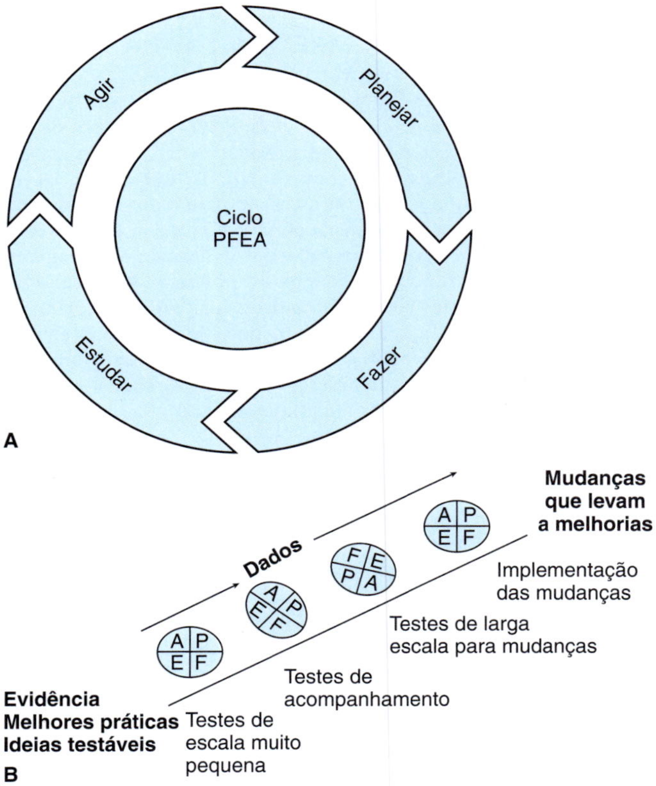

Figura 4.1 **A.** O ciclo planejar-fazer-estudar-agir (PFEA). **B.** Uso do ciclo PFEA: uma rampa. (*Extraída de Langley GJ: The improvement guide: a practical guide to enhancing organizational performance, San Francisco, 1996, Jossey-Bass. © 1996 by Gerald J. Langley, Kevin M. Nolan, Thomas W. Nolan, L. Norman, and Lloyd P. Provost.*)

Seis Sigma

O Seis Sigma refere-se à redução da *variação indesejada nos processos*. Existem dois tipos de variação em um processo: a aleatória e a de causas especiais. **Variação aleatória** é aquela inerente a um processo e esperada em qualquer sistema, simplesmente porque o processo ocorre dentro de um sistema. Em contraste, **variação de causas especiais** refere-se às variações não aleatórias que podem afetar um processo e implica a alteração de algum item no sistema. Por exemplo, quando rastreamos taxas de infecção em um berçário, um aumento repentino dessa taxa pode ser o efeito colateral para técnicas pouco eficazes de lavagem das mãos realizadas por um novo profissional de serviços de saúde no sistema. Isso representaria uma causa especial de variação; uma vez que a técnica é aperfeiçoada, as taxas de infecção provavelmente retornarão aos níveis basais. De maneira alternativa, ideias de aprimoramento têm o objetivo de perturbar positivamente o sistema, melhorando os resultados, de modo ideal, sem exacerbar a variação do sistema (Figura 4.2). O Seis Sigma tenta fornecer uma abordagem estruturada para variações indesejadas no processo de cuidados de saúde. As abordagens do Seis Sigma têm sido utilizadas com sucesso na assistência à saúde para melhorar o processo em ambos os cenários – clínico e não clínico.

Metodologia Lean

A metodologia Lean tem como foco a redução do desperdício dentro do processo em um sistema. A Figura 4.3A ilustra o procedimento de um paciente ao chegar ao departamento de emergência (DE). Após o registro inicial, ele é atendido por um profissional de enfermagem e, depois, por um médico. Em um setor de emergência cheio, o paciente pode ter de esperar por horas antes de o registro inicial ser finalizado e encaminhado à sala de examinação. Esse tempo de espera é um desperdício, do ponto de vista do paciente e de sua família. Ao inserir o processo de registro após alocar o paciente na sala de examinação médica, parte do tempo pode ser otimizado, e os desperdícios, minimizados (Figura 4.3B). Os métodos do modelo Lean vêm sendo utilizados com sucesso em vários ambientes, ambulatoriais e de internação,

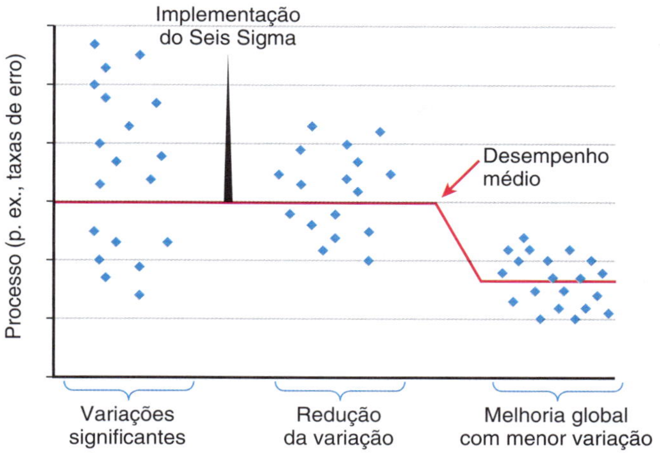

Figura 4.2 Como melhorar a qualidade com a redução da variação.

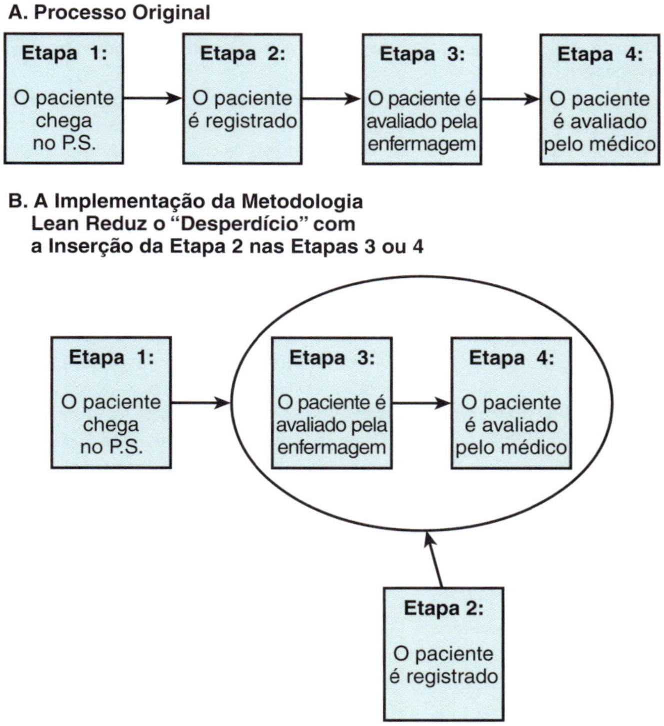

Figura 4.3 A e B. Metodologia Lean – redução do desperdício.

apresentando melhorias na eficiência. Os princípios do modelo Lean também foram adotados como uma estratégia central para hospitais infantis com o objetivo de aumentar a eficiência e reduzir o desperdício. Esses esforços podem melhorar os aspectos de qualidade e, ao mesmo tempo, reduzir os custos.

Ciências de gestão

As ciências de gestão, também conhecidas como *gerenciamento de operações*, resultam de pesquisas operacionais e relacionam-se com o uso de princípios matemáticos para maximizar a eficiência dentro de sistemas. Os princípios das ciências de gestão têm sido bem-sucedidos em muitos sistemas de saúde europeus a fim de otimizar a eficiência em ambientes ambulatoriais de atenção primária, no ambiente hospitalar destinado a pacientes internados com tratamento intensivo e nos ambientes cirúrgicos incluindo salas de cirurgia, bem como planejar de maneira eficaz os transportes e as políticas de expansão hospitalar. Os princípios das ciências de gestão estão sendo explorados para o uso no sistema de saúde dos EUA; uma das técnicas de ciências de gestão, **simulação de eventos discretos**, foi usada no Children's Hospital of Wisconsin para planejar a expansão dos serviços de cuidados intensivos pediátricos e, assim, melhorar a qualidade e a segurança. O modelo de simulação de eventos discretos, ilustrado na Figura 4.4, descreve os vários passos do processo em uma unidade de terapia intensiva pediátrica (UTIP). Quando admitidos na UTIP, os pacientes

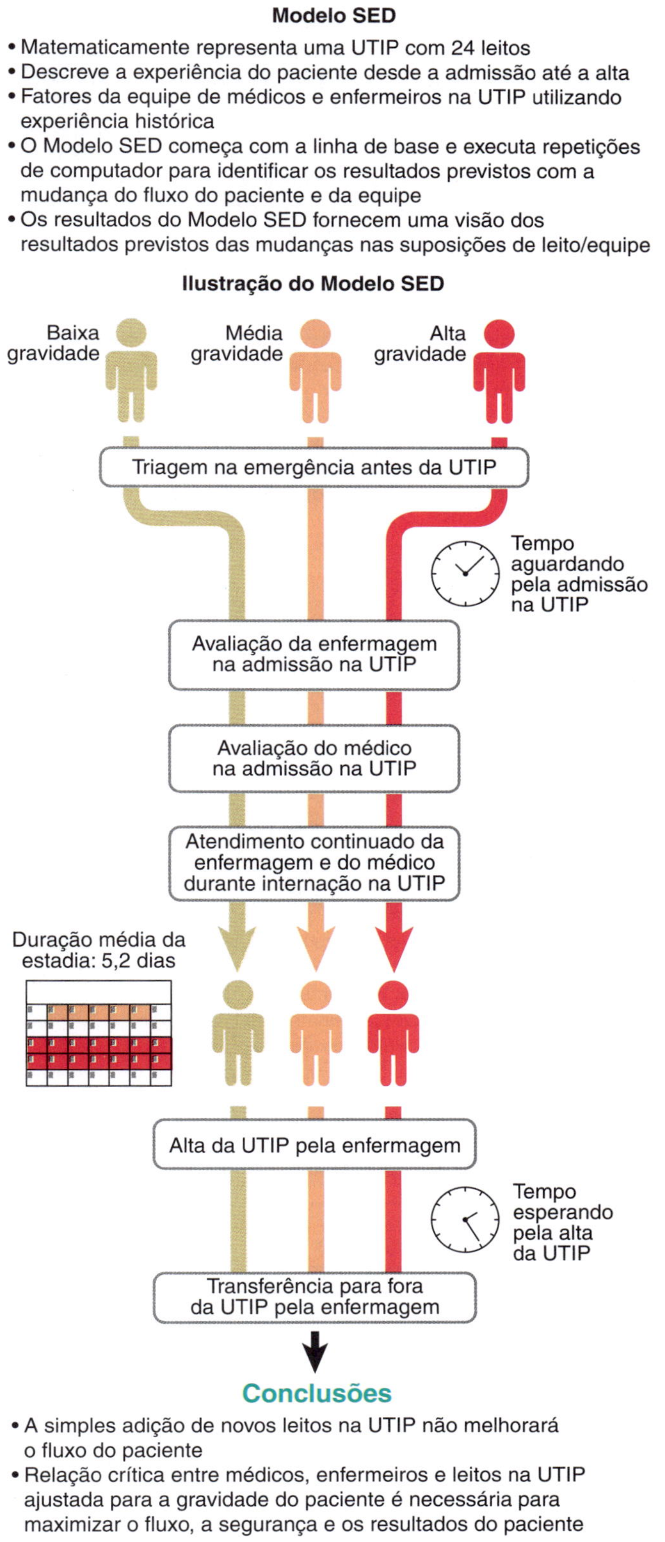

Figura 4.4 Ciências de gestão – estimulação discreta de eventos. UTIP, Unidade de terapia intensiva pediátrica.

são separados em três níveis de gravidade (baixa, média, alta) e inicialmente examinados por um enfermeiro e um médico. Depois, ficam na UTIP recebendo cuidados contínuos providos por médicos e enfermeiros, até finalmente receberem alta da UTIP. O modelo de simulação de eventos discretos é um esquema computacional desenvolvido usando estimativas reais de números de pacientes, números de médicos e enfermeiros em uma UTIP e resultados de pacientes. Foi criado usando dados históricos reais, que possibilitam testes em diversos cenários de suposição "*e se*", tais como o impacto sobre o fluxo de pacientes e o rendimento pelo aumento do número de leitos e/ou a alteração da equipe de enfermeiros e médicos.

Outra técnica de ciência de gestão, o **mapeamento cognitivo**, tem como objetivo mensurar os aspectos tênues da ciência de gestão (Figura 4.5). O mapeamento cognitivo destaca não apenas a importância das percepções e da formação de prestadores de serviços de saúde, mas também o modo como essas construções são ligadas de maneira hierárquica. Objetivos e desejos dos prestadores de serviços de saúde são identificados por entrevistas estruturadas e mapeadas para questões estratégicas, problemas e opções. Por meio de um programa de computador específico, relacionamentos complexos podem ser identificados para melhor entender os relacionamentos entre diferentes ideias em um sistema. O modelo de simulação de eventos discretos exibe a taxa de transferência de pacientes baseada no número de leitos, médicos e enfermeiros, sendo responsável pelas diferenças ao alocar os pacientes, sem, contudo, levar em conta muitos outros fatores, como características de cada unidade relacionada à cultura. Com entrevistas a profissionais da saúde, os mapas cognitivos podem ser desenvolvidos para ajudar a informar a melhor decisão a ser tomada.

Ferramentas para organizar a teoria e a execução da melhoria da qualidade

Os esforços de Melhoria da Qualidade devem ser organizados considerando a teoria de como serão alcançadas as mudanças desejadas nos resultados. Diversas ferramentas estão disponíveis para ajudar a equipe de MQ a organizar a concepção e execução desses esforços. Além de essas ferramentas tipicamente auxiliarem as equipes a organizar o trabalho em projetos ou fases distintas, algumas delas também ajudam a equipe a desenvolver ideias de mudanças.

Os **diagramas de fatores-chave (DFC)** organizam a teoria de aprendizagem que sustenta um projeto de MQ (Figura 4.6), usando o Modelo de Melhoria. Aspectos importantes do DFC incluem: a exposição de um objetivo específico ou meta de melhoria; uma lista dos principais temas ou fatores (teoricamente necessários para alcançar a melhoria e, assim, o objetivo); e, por fim, uma lista de ideias ou iniciativas de mudanças discretas a serem testadas, para que se determine se elas afetam ou não os fatores-chave e, portanto, o objetivo geral. Uma vez que a maioria dos resultados dos sistemas são conduzidos por diversos fatores, um DFC possibilita que a equipe de MQ relate uma teoria abordando múltiplos fatores. De modo similar, as metodologias de Lean e o Seis Sigma utilizam uma ferramenta chamada A3, que, em adição à teoria de organização de um projeto, também instrui as equipes a avaliar o estado atual e considerar cronogramas

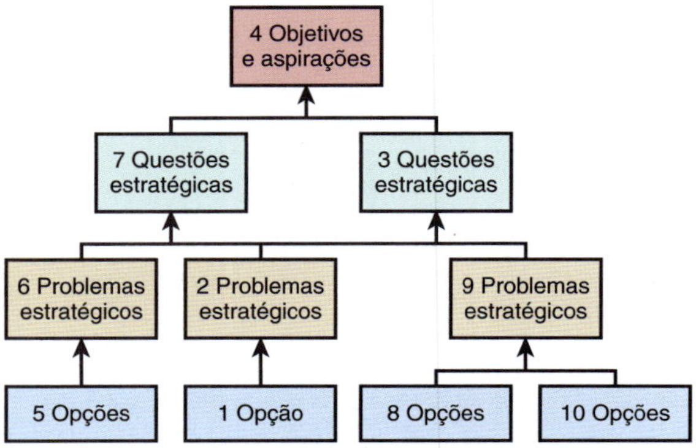

Figura 4.5 Ciências de gestão – mapeamento cognitivo.

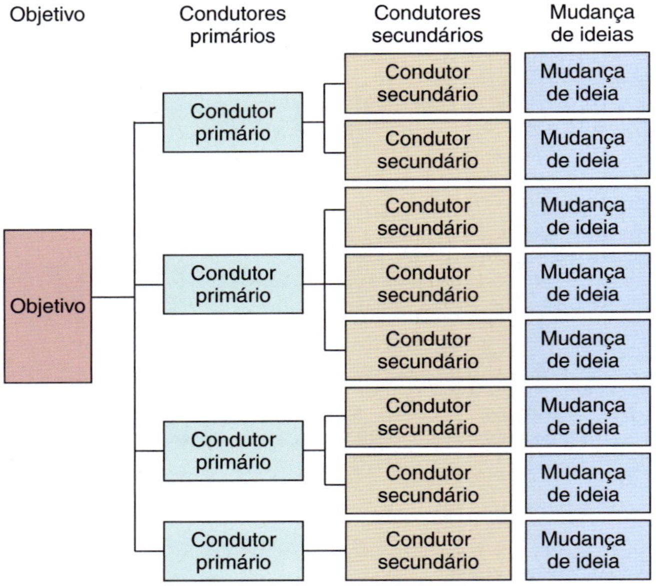

Figura 4.6 Diagrama dos fatores-chave: teoria de como alcançar um objetivo.

e pessoal para a mudança planejada (exemplos disponíveis em https://www.lean.org/common/display).

Existem ferramentas adicionais de MQ que ajudam a avaliar o estado atual de um sistema para compreender melhor como melhorá-lo. Um deles, a **análise de modos de falha e efeitos (AMFE)**, também auxilia as equipes a desenvolver ideias (Figura 4.7). Começando com um mapa do processo no sistema atual, a AMFE em seguida convida as equipes a investigar e discutir as várias maneiras pelas quais os processos discretos podem dar errado – *os modos de falha*. Uma vez que os modos de falha são identificados, a equipe começa a desenvolver intervenções pontuais e contramedidas para enfrentar as falhas (ver Capítulo 5). Uma ferramenta semelhante, a **espinha de peixe** ou diagrama de **causa e efeito**, é organizada acerca de componentes-chave de um sistema (p. ex., pessoas, matérias, equipamentos) e ajuda a equipe a catalogar como as deficiências de cada componente podem afetar os resultados gerais de um sistema.

Uma ferramenta-chave final que auxilia a equipe a priorizar a ação é o **diagrama de Pareto**, que organiza as deficiências do sistema em termos de sua prevalência (Figura 4.8). Um diagrama de Pareto tipicamente mostra a prevalência individual de problemas distintos, a partir da análise de dados basais, assim como a prevalência cumulativa, ajudando as equipes a identificar quais problemas devem ser abordados primeiro, para maximizar o impacto no resultado geral.

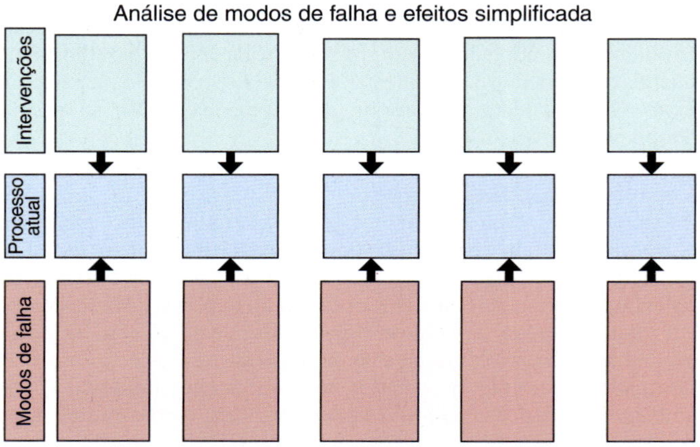

Figura 4.7 Análise de modos de falha e efeitos (AMFE).

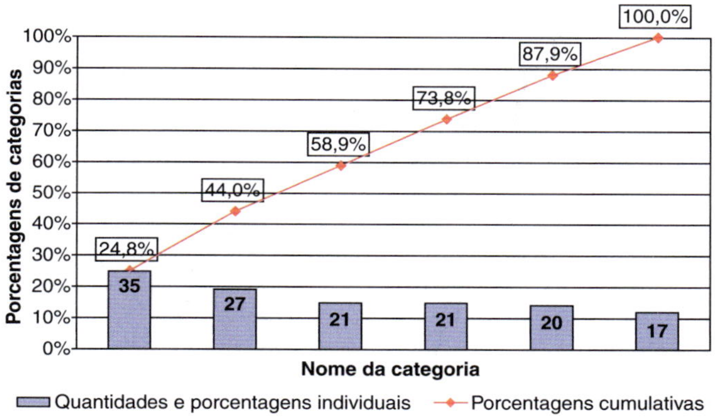

Figura 4.8 Diagrama de Pareto.

COMO MEDIR A QUALIDADE

Indicadores de qualidade robustos devem ter relevância clínica e estatística. A *relevância clínica* garante que, do ponto de vista dos pacientes e dos clínicos, esses indicadores são significativos no tratamento. A *relevância estatística* assegura que os indicadores tenham propriedades de medidas possibilitando um nível aceitável de precisão e exatidão. Esses conceitos são citados nas recomendações nacionais, em que as medidas de qualidade devem atender aos critérios de validade, confiabilidade, viabilidade e utilidade (Tabela 4.1). A **validade** das medidas de qualidade refere-se à medida, que é uma estimativa do verdadeiro conceito de interesse. A **confiabilidade** fiz respeito ao fato de as medidas serem reproduzíveis e fornecerem o mesmo resultado, caso sejam reavaliadas. É importante que as medidas de qualidade sejam **viáveis** na prática, com ênfase em como são coletados os dados para corroborá-las. Medidas de qualidade devem ser **funcionais**, isto é, significativas. A **Agência de Pesquisa em Saúde e Qualidade** e o **Fórum Nacional de Qualidade** providenciaram critérios específicos a serem considerados no desenvolvimento de medidas de qualidade.

Os indicadores de qualidade podem ser usados para medir o desempenho de três componentes dos serviços prestados na assistência à saúde: estrutura, processo e resultado. A **estrutura** relaciona-se com as *características organizacionais* na prestação de serviços de saúde. Exemplos de características organizacionais são o número de médicos e enfermeiros em um cenário de cuidados intensivos, bem como a disponibilidade e o uso de sistemas como registros eletrônicos de saúde. O **processo** de medidas faz uma estimativa de como os serviços são fornecidos; exemplos de medidas de processo são a porcentagem de famílias de crianças com asma que recebem um plano de ação para asma como parte de sua consulta ao visitarem o consultório ou a porcentagem de crianças hospitalizadas que têm o registro da avaliação da dor como parte do seu tratamento. Medidas de **resultado** referem-se à situação final de saúde da criança; são exemplos a taxa de mortalidade ajustada ao peso de nascimento em uma unidade de tratamento intensivo neonatal e o estado funcional de crianças com condições crônicas, como a fibrose cística.

É importante distinguir medidas de prestação de contas e medidas para melhoria. Medidas, especialmente para prestação de contas, que podem ser ligadas à atribuição e aos pagamentos, devem ser baseadas em um rigoroso processo (Figura 4.9), o que pode exigir muitos recursos e tempo. Em contraste, medidas para melhoria servem a um propósito diferente: acompanhar avanços adicionais relacionados a esforços específicos de Melhoria de Qualidade. Estes podem não passar por testes rigorosos, mas apresentam aplicabilidade limitada além da definição específica de MQ.

Dados de qualidade podem ser quantitativos e qualitativos. Dados *quantitativos* incluem dados numéricos, que podem ser *contínuos* (marcadores de satisfação para paciente, representados em porcentagem, com altos números indicando maior satisfação) ou *categóricos* (marcadores de satisfação para pacientes obtidos a partir de um levantamento usando a escala Likert para indicar: satisfatório, insatisfatório, bom ou muito satisfatório). Os dados também podem ser de natureza *qualitativa*, o que inclui dados não numéricos. Os exemplos de dados qualitativos podem incluir resultados de pesquisas em aberto relacionadas com a satisfação do atendimento prestado em um hospital ou cenário clínico.

Os dados que medem a qualidade do atendimento podem ser obtidos por meio de diversas fontes, que incluem a revisão de prontuários, pesquisas com os pacientes, dados administrativos (financeiros) do hospital, banco de dados de doenças e especialidades, bem como registros individuais de pacientes que rastreiam o paciente ao longo do tempo. Fontes de dados variam em termos de confiabilidade e precisão, o que deve influenciar o *rigor* e, portanto, o uso apropriado dos dados para cada caso; muitos bancos de dados nacionais investem recursos significativos na implementação de processos para melhorar a confiabilidade e a precisão desses dados.

É importante distinguir entre banco de dados e registro de dados. Os *bancos de dados* são repositórios de dados, que podem ser simples como uma planilha feita no computador pessoal ou complexos como bancos de dados relacionais, que usam servidores sofisticados e plataformas de tecnologia da informação. Bancos de dados podem fornecer uma rica fonte de dados agregados, tanto para pesquisa quanto para a medida de qualidade. *Registros de dados* possibilitam monitorar pacientes individualmente ao longo do tempo; essa característica dinâmica e longitudinal é importante para a gestão de saúde da população e a MQ.

A qualidade de dados pode tornar-se um impedimento significativo quando derivada de fontes secundárias, que podem impactar negativamente o resultado da avaliação. Uma vez que os dados sobre o indicador de qualidade são coletados, a medida da qualidade pode ocorrer em três níveis: (1) em um momento específico (p. ex., porcentagem de crianças atendidas em um consultório de atendimento primário que receberam a imunização recomendada aos 2 anos de idade); (2) no acompanhamento de desempenho ao longo do tempo (p. ex., alteração nas taxas de imunização em consultórios de atendimento primário para crianças de 2 anos de idade); e (3) na comparação do desempenho entre cenários clínicos após contabilizar variáveis de confusão epidemiológicos (p. ex., taxas de imunização para crianças menores de 2 anos de idade em consultórios de atendimento primário, estratificadas por raça e estado socioeconômico, em comparação às taxas de outras práticas da comunidade, em âmbitos regional e nacional).

Medidas de qualidade pediátricas estão sendo desenvolvidas nacionalmente. A Tabela 4.2 lista alguns dos indicadores mais importantes de qualidade pediátrica da atualidade.

Tabela 4.1 Propriedades de medidas de qualidade robustas.

ATRIBUTO	RELEVÂNCIA
Validade	O indicador captura com precisão o conceito que está sendo medido.
Confiabilidade	A medida é reprodutível.
Viabilidade	Os dados podem ser coletados usando papel ou registros eletrônicos.
Utilidade	A medida é útil na prática clínica.

COMO ANALISAR DADOS DE QUALIDADE

Três abordagens têm sido utilizadas para analisar e relatar dados. A abordagem clássica de um paradigma de pesquisa foi aplicada aos dados de qualidade para comparar estatisticamente as tendências ao longo do tempo, bem como as diferenças antes e depois de uma intervenção. Os valores de P são interpretados como significativos se $\leq 0{,}05$, sugerindo que a probabilidade de ver uma diferença tão extrema seja de $\leq 5\%$ (erro tipo I). Outra abordagem a partir de um paradigma de melhoria da ciência utiliza técnicas como gráficos de execução e controle para identificar casos especiais de variação. No contexto de melhoria da qualidade, casos especiais de variação na direção desejada são o objetivo, e essas técnicas analíticas possibilitam que a equipe envolvida logo reconheça as mudanças estatisticamente significativas no desempenho do sistema ao longo do tempo. Por fim, os dados de

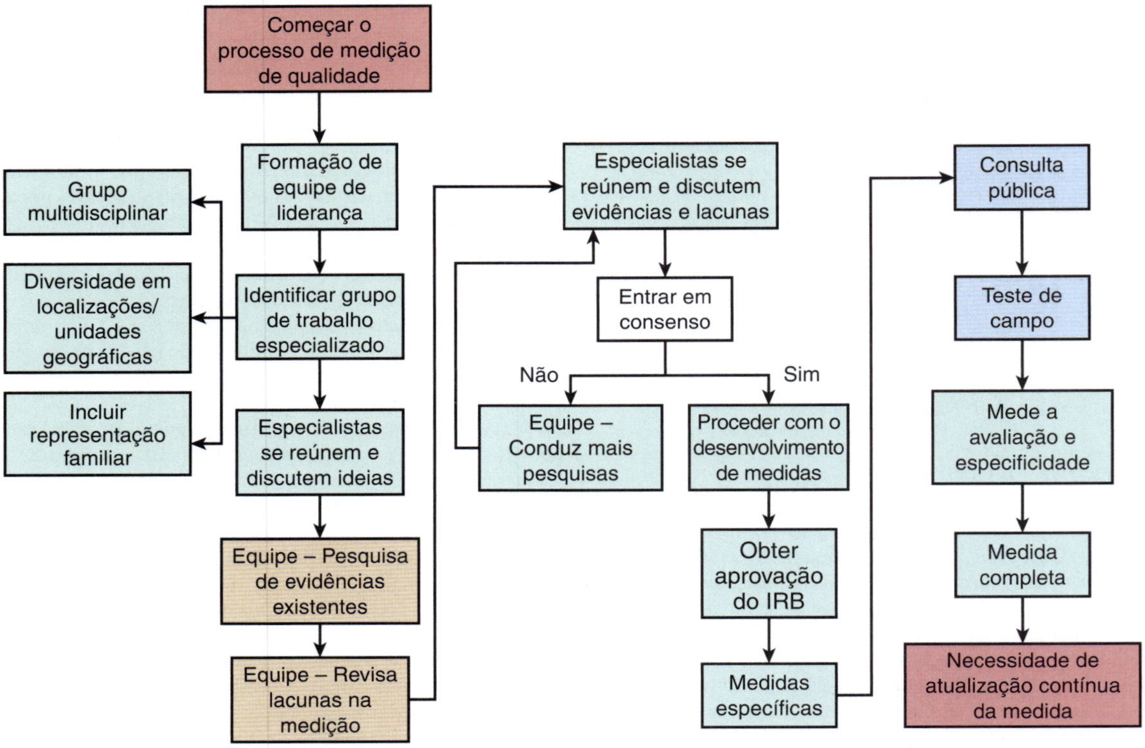

Figura 4.9 Desenvolvimento de uma medida de qualidade rigorosa.

Tabela 4.2 Exemplos de medidas de qualidade pediátricas nacionais.

INDICADORES DE QUALIDADE PEDIÁTRICA DO NQF	MEDIDAS HOSPITALARES ENTRE UTIP ENDOSSADAS PELO NQF	MEDIDAS HOSPITALARES DE ASSISTÊNCIA PEDIÁTRICA ENDOSSADAS PELO NQF	MEDIDAS AMBULATORIAIS DE CUIDADO PEDIÁTRICO ENDOSSADAS PELO NQF
Taxa de infecção da corrente sanguínea neonatal Reação à transfusão Taxa de internação por gastrenterite	Relação de mortalidade padronizada UTIP Tempo de estadia na UTIP ajustado à gravidade Índice de readmissão não planejada na UTIP	CCA-1 analgésicos para pacientes asmáticos hospitalizados CCA-2 corticosteroides sistêmicos para pacientes asmáticos hospitalizados Admitir tempo de decisão para a hora de saída de pacientes internados no DE Acompanhamento após a hospitalização por doenças mentais (FUH) Medidas de resultados de Infecções do Trato Urinário Associado a Cateter RNSSS (ITUAC) Medidas de resultados de Infecções da Corrente Sanguínea Associada à Linha Central RNSSS (ICSALC) Percentual de residentes ou pacientes avaliados e adequadamente tratados com a vacina pneumocócica (curta permanência) Prevalência de contenção (coletes e membros) Questionário de pesquisa validado e centrado na família para avaliar a experiência dos pais e dos pacientes durante a internação hospitalar pediátrica Horas de assistência dedicadas ao paciente por dia Cuidados preventivos e triagem: triagem para depressão clínica e plano de acompanhamento Mix de habilidades (ER, LVE/LPE, PANL e contrato)	Testes apropriados para crianças com faringite ACFSS em clínicas/grupos de pesquisa (assistência primária ao adulto, atendimento pediátrico e pesquisas de atendimento especializado) Transtorno depressivo maior em crianças e adolescentes: avaliação diagnóstica Transtorno depressivo maior em crianças e adolescentes: avaliação do risco de suicídio Acompanhamento após internação por doença mental (FUH) Tempo mediano de chegada ao DE até a saída do DE para pacientes em alta do DE Lista de verificação de sintomas pediátricos (LVSP)

CCA, Cuidados da Criança Asmática; ACFSS, Avaliação do Consumidor de Fornecedores e Sistemas de Saúde; DE, departamento de emergência; SPIBP, Serviços Psiquiátricos no Internamento de Base Hospitalar; LVE/LPE, Licença Vocacional/Prática de Enfermagem; RNSSS, Rede Nacional de Segurança dos Serviços de Saúde; NQF, National Quality Forum; UTIP, Unidade de Tratamento Intensivo Pediátrico; ARCCC-1, Ajuste de Risco para Cirurgia Cardíaca Congênita; ER, enfermeira registrada; PANL, Pessoal de Assistência Não Licenciado.

qualidade também foram relatados individualmente pelos próprios pacientes. Essa medida ganhou popularidade no cenário de segurança dos pacientes, em que a identificação individual da situação dos enfermos feita por análise descritiva ("relatos") pode ser mais poderosa na motivação de uma cultura de mudança, em vez de relatos estatísticos de dados agregados na forma de taxas de eventos adversos na segurança do paciente (ver Capítulo 5).

COMO COMPARAR E RELATAR A QUALIDADE

Existe um aumento nos relatórios de qualidade nos EUA. Muitos estados apresentam políticas obrigatórias para transmissão de dados de qualidade. Essas transmissões podem ser condicionadas ao reembolso usando-se as políticas de pagamento por desempenho (PPD), as quais implicam que reembolsos por parte de seguradoras para hospitais e médicos sejam parcialmente baseados em padrões de qualidade. O PPD pode incluir incentivos e desincentivos. Os *incentivos* estão relacionados a pagamentos adicionais ao serem cumpridos certos limiares de qualidade. Os *desincentivos* estão relacionados com a retenção de certos pagamentos por não cumprirem esses limiares de qualidade. Uma extensão do conceito de PPD diz respeito à implementação da política de **não reembolso de condições hospitalares adquiridas**, formalmente chamado de "acontecimento indevido" ou "evento adverso" pelos serviços de Centers for Medicare and Medicaid (CMS). O CMS identificou uma lista de condições hospitalares adquiridas – isto é, ocorrências de qualidade específica, como cirurgia realizada no local errado, infecção da corrente sanguínea associada a cateter (ICSAC) e úlceras de decúbito – que resultam no não pagamento pela assistência providenciada aos pacientes. Essa abordagem ainda não foi amplamente implementada para pacientes pediátricos.

Os relatórios de qualidade também estão sendo usados de maneira voluntária como estratégia de crescimento de negócios. Os principais hospitais infantis dos EUA competem ativamente para obter altas classificações nas avaliações nacionais de qualidade, relatadas em publicações como a revista *Parents* (anteriormente *Child*) e o *US News & World Report*. Muitos hospitais infantis também desenvolveram seus próprios *sites* para relatarem voluntariamente suas informações de qualidade para uma maior transparência. Embora essa transparência possa proporcionar uma competição vantajosa para as instituições, o objetivo subjacente à transparência é melhorar a qualidade do serviço que está sendo prestado, possibilitando que as famílias façam escolhas fundamentadas na hora de selecionarem hospitais e médicos para suas crianças.

Medidores de qualidade também podem ser usados para propósitos de certificação individual de médicos como parte do processo de Manutenção de Certificação (MDC). No passado, a certificação quanto a especialidades e subespecialidades em medicina, incluindo pediatria, baseava-se principalmente na demonstração de conhecimentos aprofundados ao ser bem-sucedido em um exame. Não era efetivamente necessária nenhuma evidência específica de competência na prática, além de se completar com sucesso um programa de treinamento. Ainda existem variações significativas nos padrões de prática mesmo entre médicos certificados – o que destaca a importância do conhecimento médico, porém sendo ele por si só insuficiente para fornecer um serviço de cuidados de alta qualidade. Subsequentemente, a American Board of Medical Specialties, incluindo a American Board of Pediatrics implementou o processo MDC em 2010, no qual existe um requisito específico (Parte IV do MDC): o de que os médicos demonstrem a avaliação da qualidade de serviços médicos e a implantação de estratégias de melhoria como parte da certificação em pediatria e subespecialidades pediátricas. O conhecimento adquirido ao longo da vida e a interpretação do aprendizado em prática são as bases essenciais para o processo MDC e para a competência do profissionalismo médico. Há também discussões sobre a adoção de um requisito similar para a Manutenção do Licenciamento para médicos, pelo conselho médico regulador responsável.

A Accreditation Council for Graduate Medical Education exige programas de residência para agregar currículos de MQ e, assim, garantir que esses sistemas baseados em prática e MQ façam parte das competências gerais dentro dos programas credenciados de graduação médica. Um tipo de educação médica contínua, a **melhoria de desempenho**, é usada para a educação médica continuada. Essas iniciativas exigem médicos para medir a qualidade da assistência oferecida aos pacientes, a fim de comparar seus desempenhos com companheiros de atuação ou referenciais na área e trabalhar para aprimorar os serviços fazendo o uso de métodos de MQ. É formado assim um ciclo de *feedback* para aprendizado contínuo e progresso na prática.

Antes de comparar dados de medida de qualidade, tanto dentro quanto por meio do ambiente clínico, é importante realizar o ajuste de risco quando possível. O **ajuste de riscos** é o conceito estatístico que utiliza medidas de gravidade ou risco subjacente, de modo que os resultados possam ser comparados de maneira significativa. A importância do ajuste de riscos foi destacada no cenário de UTIP há muitos anos. A taxa de mortalidade não ajustada para grandes centros terciários de cuidados foi bem maior que a taxa obtida em ambientes hospitalares menores. Ao realizar o ajuste do risco de **gravidade da doença**, foi posteriormente demonstrado que os riscos na atenção terciária de UTIP grandes foram maiores pelo fato de os pacientes apresentarem níveis mais elevados de gravidade das doenças. Embora esse conceito seja intuitivo para a maioria dos médicos, o uso dos modelos de gravidade de doenças possibilitou uma estimativa matemática da gravidade do paciente usando dados fisiológicos e laboratoriais, que proporcionaram o ajuste estatístico de resultados. Isso possibilita a comparação significativa entre os resultados de grandes e pequenos centros de tratamento intensivo. Os modelos de gravidade de doenças e os conceitos de ajustes estatísticos de riscos são mais desenvolvidos em cuidados intensivos pediátricos. No entanto, tais conceitos são relevantes para todas as comparações de resultados no ambiente hospitalar onde pacientes mais graves podem ser transferidos para instituições maiores de assistência e, portanto, espera-se que os resultados sejam piores em comparação com outros cenários em que há pacientes menos graves.

O ajuste de risco pode ser feito em três níveis. No primeiro, pacientes em situações mais graves podem ser excluídos da análise, fazendo com que, desse modo, as comparações estejam dentro de grupos homogêneos. Embora essa abordagem seja relativamente simples de se usar, é limitada, pois resultaria em grupos de pacientes sendo excluídos da análise. No segundo nível, a estratificação do risco pode ser feita com medidas de acuidade do paciente (p. ex., no uso do sistema de **All-Patient Refined Diagnosis-Related Group**, no qual pacientes podem ser agrupados ou estratificados dentro de diferentes critérios de gravidade com base na capacidade de percepção). Essa abordagem é capaz de fornecer grupos mais homogêneos dentro dos quais as comparações podem ser realizadas. No terceiro nível, o ajuste do risco de gravidade de doença pode usar dados clínicos para prever resultados de grupos de pacientes, como, por exemplo, o uso do sistema de pontuação **risco de mortalidade pediátrica** (**PRISM**) no ambiente das UTIP. A pontuação PRISM e suas iterações subsequentes, compostas por uma combinação de parâmetros fisiológicos e laboratoriais, são mensuradas em uma escala estatística de logística para prever o risco de mortalidade dentro do fator permanência em uma UTIP. Ao serem comparados os resultados observados e esperados (p. ex., mortalidade ou sobrevivência), uma estimativa quantitativa do desempenho dessa UTIP pode ser estabelecida e então usada para comparar resultados com outras UTIP (taxa de mortalidade padronizada).

Os sistemas de ajuste de riscos vêm sendo efetivamente integrados a bases de dados especializadas. Um desses modelos é o **Sistema de Unidade de Tratamento Intensivo Pediátrico Virtual** (SPV; do inglês, Virtual Pediatric Intensive Care Unit System, VPS), que representa o sistema de banco de dados do tratamento intensivo pediátrico nos EUA. O SPV compreende > 100 UTIP e UTI cardíaco-pediátricas nos EUA, bem como UTIP internacionais, abrangendo atualmente > 300.000 pacientes no seu banco de dados. O banco de dados do SPV enfatiza a qualidade, a validade e a confiabilidade dos dados, para garantir que os resultados sejam precisos. A validade dos dados foi estabelecida usando definições de dados-padrão com significativa entrada clínica. A confiabilidade dos dados é estabelecida utilizando-se confiabilidade entre avaliadores para garantir consistência na coleta manual de dados referente a vários coletores de dados nas instituições pediátricas. O sistema de pontuação PRISM é programado no *software* do SVP a fim de possibilitar a rápida estimativa de gravidade de doença para determinado paciente. Isso, por sua vez, torna possível o ajuste de risco de vários resultados comparados dentro de instituições ao longo do tempo e por instituições com o propósito de MQ.

IMPLICAÇÕES DA REFORMA DO SISTEMA DE SAÚDE DOS EUA PARA QUALIDADE DA ASSISTÊNCIA

Com relação à qualidade da assistência em saúde para crianças, a reforma no serviço de saúde teve três implicações principais. Em primeiro lugar, expandiu a cobertura de seguro e incluiu a expansão da abrangência da idade de jovens adultos para 26 anos. Em segundo lugar, foram implantadas e também financiadas várias iniciativas relacionadas com a qualidade, a segurança, pesquisas centradas nos pacientes e inovações. Por exemplo, a **Agency for Healthcare Research and Quality** (AHRQ) financiou um trabalho nacional para estabelecer sete centros de excelência por meio do **Pediatric Quality Measurement Program** (PQMP). A iniciativa visou melhorar as medidas de qualidade pediátrica existentes e criar novas medidas que podem ser usadas pelos estados e em uma variedade de outros cenários para avaliar a qualidade do atendimento para crianças. Em terceiro lugar, uma mudança de paradigma no modelo existente do sistema de prestação de serviços de saúde, que modificou de integração vertical para um modelo de integração *horizontal*. Isso levou à criação e ao rápido crescimento de sistemas de distribuição integrados, e de relacionamentos de compartilhamento de riscos das **organizações de cuidados sustentáveis**.

As implicações na saúde da população decorrentes dessas mudanças permanecem incertas, embora pareça que a inflação do custo dos serviços de saúde tenha diminuído um pouco.

Outra área de ênfase crescente é a noção de **saúde da população**, importante porque expande o papel tradicional de médicos para melhorar a qualidade não apenas do atendimento a pacientes individuais, como também dos cuidados oferecidos a populações maiores. Populações podem ser definidas por restrições geográficas ou condição do paciente/doença. Esforços para vincular o pagamento e reembolso para serviços de atendimento prestados e sistemas de saúde estão sendo cada vez mais ligados a melhorias mensuráveis na saúde da população. Para alcançar uma melhoria significativa no resultado da população, as práticas médicas precisarão abraçar o paradigma emergente da transformação da prática, que apresenta muitas facetas, incluindo a adoção da "**medicina de família**", a sinergia perfeita em toda a atenção primária e subespecialidades *continuum*, e uma forte conexão entre o médico e o social, determinantes da prestação de cuidados de saúde. A fim de implantar a transformação da prática bem-sucedida, os hospitais estão adotando cada vez mais uma visão mais ampla com o objetivo de evoluir para sistemas de atenção à saúde que atendam crianças em toda a gama de cuidado, incluindo cuidados preventivos e primários, atendimento hospitalar agudo e parcerias com organizações comunitárias para melhorar a estrutura de apoio social. Além disso, novos modelos de pagamento de compartilhamento de riscos estão evoluindo, resultando no crescimento de organizações de cuidados sustentáveis, que representam um modelo financeiro de partilha de riscos por meio do atendimento primário, de subespecialidades e hospitais.

TECNOLOGIA DA INFORMAÇÃO E MELHORIA DA QUALIDADE

A Tecnologia da Informação em Saúde (TIS) é um componente crítico no esforço para a melhoria da qualidade. A TIS inclui registros eletrônicos de saúde, históricos pessoais de saúde e trocas de informações de saúde. O propósito de um **registro eletrônico de saúde** em bom funcionamento é possibilitar a coleta e o armazenamento de dados sobre o paciente eletronicamente, para que, além de essa informação ser fornecida aos médicos e profissionais de saúde de maneira eficiente, os médicos tenham acesso aos pedidos de tratamentos de saúde do paciente por meio de um **prontuário eletrônico**, bem como a infraestrutura necessária para fornecer suporte às decisões clínicas, o que irá melhorar a tomada de decisões médicas no nível individual do pacientes. Os **registros de saúde pessoais** possibilitam que pacientes e familiares se tornem ativamente mais engajados na gestão de sua própria saúde pelo monitoramento de seus progressos clínicos e informações laboratoriais, assim como podem se comunicar com seus médicos para consultas, obter medicações e ter suas dúvidas sanadas. O compartilhamento adequado, oportuno e integrado de informações dos pacientes por meio de uma rede de informações médicas e de organizações de assistência à saúde é fundamental para um atendimento de qualidade e para que se alcance a visão completa de uma *medicina integral* para crianças. Essa **troca de informações de saúde** torna possível o compartilhamento de informações de cuidados de saúde em um formato eletrônico, para facilitar as conexões entre prestadores de assistência à saúde e organizações de serviços de saúde dentro de uma comunidade ou região.

COMO EXPANDIR INICIATIVAS DE MELHORIA DE QUALIDADE INDIVIDUAIS EM ESCALA

Apesar do sucesso dos projetos de MQ individual, permanece limitado o progresso geral para alcançar melhorias em larga escala abrangendo todas as crianças em todo o espectro de localização geográfica e *status* econômico. Isso causa disparidades de saúde que persistem para crianças, com diferenças significativas no acesso e na qualidade dos tratamentos. Um fator potencial que limita o impacto total da MQ é a falta de alinhamento estratégico dos esforços de melhoria com os hospitais, sistemas de saúde e entre os estados.

Esse desafio pode ser observado de um ponto de vista do sistema sendo capaz de conduzir e expandir a MQ de um nível micro (projetos individuais) para um nível meso (regional) e um macro (nacional ou internacional). O ensinamento transmitido pelos projetos de MQ individuais, por abordar desafios específicos, pode ser expandido ao nível regional caso haja uma liderança ideal, oportunidade para educação e a adoção da ciência de melhoria (Figura 4.10). Para expandir ainda mais a aprendizagem, em nível nacional e internacional, é importante alavancar a implantação da ciência a fim de possibilitar uma abordagem estratégica para a identificação dos fatores-chave que influenciam o sucesso. Para maximizar plenamente as sinergias e, assim, impactar a qualidade da assistência prestada às crianças, é importante que as organizações nacionais e internacionais de saúde colaborem efetivamente a partir de um ponto de vista de gestão de conhecimento e melhoria (Tabela 4.3).

Tabela 4.3 Organizações nacionais envolvidas na melhoria de qualidade (MQ) pediátrica.

ORGANIZAÇÃO	ATRIBUIÇÃO	ATIVIDADES
American Academy of Pediatrics (AAP)	Representação de mais de 60.000 pediatras e subespecialidades pediátricas em todo o mundo	Fontes para MQ visando à melhoria da saúde de todas as crianças, práticas melhoradas, advocacia, política, pesquisa e prática, além de medicina domiciliar
American Board of Pediatrics (ABP)	Conselho de certificação para pediatras e subespecialidades pediátricas	Políticas de certificação e recursos para atividades, como a *Maintenance of Certification* (MOC)
American Medical Association (AMA)	Associação de médicos afiliados	*Physician Consortium for Performance Improvement* (PCPI) – iniciativa conduzida por médicos

(*continua*)

Tabela 4.3 Organizações nacionais envolvidas na melhoria de qualidade (MQ) pediátrica. *(continuação)*

ORGANIZAÇÃO	ATRIBUIÇÃO	ATIVIDADES
Children's Hospital Association (CHA)	Anteriormente, a Associação Nacional de Hospitais e Instituições Relacionadas à Criança; e a Corporação de Saúde Infantil da América	Bancos de dados, MQ colaborativas e política
Institute for Healthcare Improvement (IHI)	Organização de MQ para assistência a adultos e pediátrica	MQ colaborativas, *workshops* educacionais e materiais de MQ
National Initiative for Child Health Quality (NICHQ)	Organização de MQ para assistência pediátrica	Treinamento de MQ, melhoria de redes
The Joint Commission	Organização de reconhecimento hospitalar	Levantamentos sem aviso prévio para avaliar a qualidade de serviços de assistência nos hospitais
National Committee for Quality Assurance (NCQA)	Organização de MQ	*Healthcare Effectiveness Data and Information Set* (HEDIS) e medidas de qualidade para a melhoria
National Quality Forum (NQF)	Grupo multidisciplinar incluindo profissionais de saúde, compradores, consumidores e órgãos de reconhecimento	Endosso de medidas nacionais de qualidade, convocação de grupos de especialistas e definição de prioridades nacionais

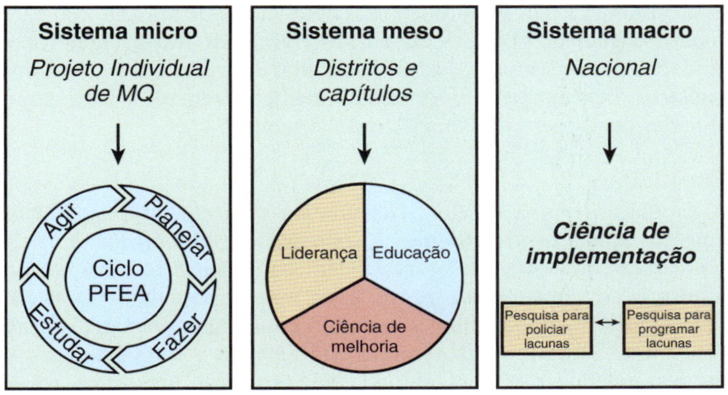

Figura 4.10 Ingredientes de sucesso para uma melhoria de qualidade em larga escala.

A bibliografia está disponível no GEN-io.

Capítulo 5

Segurança no Cuidado em Saúde para Crianças

Patrick W. Brady e Jeffrey M. Simmons

As crianças podem ser prejudicadas pelos cuidados em saúde que visam ajudá-las. Tais danos incluem infecções de corrente sanguínea associadas a acesso venoso central e superdosagem de medicamentos. Em 1991, o Harvard Medical Practice Study revisou uma grande amostra de registros médicos de adultos do Estado de Nova Iorque e descobriu que eventos adversos ocorreram em cerca de 3,7% das hospitalizações. A maioria dos eventos deu origem a uma sequela grave, e 13,6% levaram à morte. O Instituto de Medicina (IOM) estimou que 98.000 americanos por ano morrem no hospital devido a erros médicos.

Embora haja menos dados disponíveis sobre crianças, é claro que elas sofrem danos substanciais relacionados à saúde. Nos EUA, as crianças hospitalizadas sofrem cerca de 1.700 infecções de corrente sanguínea associadas a acesso venoso central e 84.000 eventos adversos a medicamentos a cada ano. Embora as evidências sejam menos robustas, e não sem controvérsias, foram relatados progressos substanciais, sobretudo nas **condições associadas aos cuidados de saúde** (**CACS**). Estimativas epidemiológicas menos robustas estão disponíveis para eventos adversos no ambiente ambulatorial, mas eles são provavelmente mais comuns do que os relatados.

A colaboração **Soluções para a Segurança de Pacientes (SSP)** começou com os oito hospitais infantis em Ohio e se expandiu para incluir mais de 130 hospitais nos EUA e no Canadá (http://www.solutionsforpatientsafety.org). A colaboração usa um modelo de rede de aprendizado para buscar eliminar danos graves em todos os hospitais infantis. A Academia Americana de Pediatria (AAP), a Associação de Hospitais Infantis e a The Joint Comission (TJC) também contribuiram como colaboradores para a melhoria da segurança em pediatria. Além disso, a área de saúde reconheceu as altas taxas de lesões dos seus trabalhadores e o papel crítico que a segurança desses profissionais desempenha nos resultados, no desgaste e no atendimento seguro ao paciente.

ERRO *VERSUS* DANO

Líderes clínicos, auxiliadores e pesquisadores frequentemente empregam medidas de erro e dano para entender e melhorar a segurança, mas as diferenças entre essas duas medidas podem levar à confusão. **Erros** ocorrem quando um médico, enfermeiro ou outro membro da equipe de saúde faz a coisa errada (*erro por comissão*) ou falha em fazer a coisa certa (*erro por omissão*); erros por omissão (p. ex., não chegar ao diagnóstico correto) são consideravelmente mais difíceis de serem medidos. O **dano**, conforme definido pelo Instituto de Promoção de Cuidados de Saúde, é "a lesão física não intencional resultante ou coprovocada pela assistência médica (incluindo a ausência de tratamento médico indicado), que requer monitoramento, tratamento ou hospitalização adicional ou que resulta em morte". A maioria dos erros na área da saúde não causa danos; estes podem ser evitáveis e não previsíveis (Figura 5.1). Um médico pode erroneamente deixar de adicionar uma vírgula decimal em uma ordem de medicação para um antibiótico aminoglicosídeo, solicitando uma dose de 25 mg/kg em vez da dose pretendida de 2,5 mg/kg de gentamicina. Se esse erro for detectado pelo sistema informatizado de entrada de pedidos ou pelo farmacêutico, não resultará em danos. Se esse erro não foi revisado nem capturado por um farmacêutico, mas chegou ao paciente, que sofreu lesão renal aguda, foi um dano *evitável*, pois as evidências mostram que a revisão do farmacêutico pode reduzir o risco desses erros em 10 vezes. Como alternativa, se um paciente recebesse uma dose inicial de amoxicilina e apresentasse anafilaxia, que requer tratamento e internação hospitalar, esse dano seria considerado *imprevisível*, pois não há testes preditivos válidos para alergia a antibióticos. Além disso, o conceito de **risco latente**, independentemente de qualquer erro real, é intrínseco a qualquer sistema em que os pacientes possam ser prejudicados. Entre

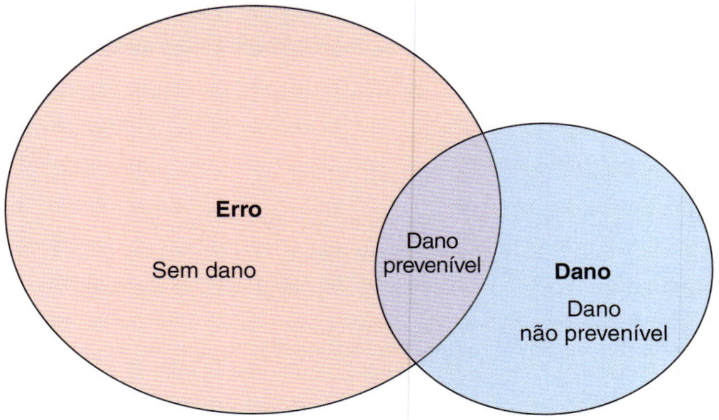

Figura 5.1 Sobreposição entre erro e dano.

os erros que não causam danos, **quase acidentes** que não atingem os pacientes – ou situações de alto risco que não causam danos em razão da boa sorte ou da mitigação – são importantes oportunidades de aprendizado sobre ameaças à segurança.

Existem vários sistemas de classificação da gravidade dos danos, incluindo o NCC-MERP (*National Coordinating Council for Medication Error Reporting and Prevention*) para danos relacionados a medicamentos e as escalas de gravidade para danos por todas as causas. **Eventos de segurança graves (ESG)** são desvios da prática esperada, seguidos de morte ou dano grave. A colaboração das SSP tem como objetivo principal a eliminação dos eventos de segurança graves. **Eventos-sentinela**, como uma cirurgia no local errado, também são alvos de relatórios externos e de eliminação por meio de iniciativas de melhoria da qualidade (MQ) (ver Capítulo 4). Cada vez mais, os sistemas de saúde estão usando um índice composto de danos graves, que combina uma variedade de condições associadas aos cuidados em saúde evitáveis (p. ex., infecções da corrente sanguínea associadas a acesso venoso central) para examinar o desempenho da segurança do sistema ao longo do tempo em várias populações de pacientes e diversos locais de atendimento.

ESTRUTURAS DE SEGURANÇA

São modelos conceituais e ferramentas para ajudar clínicos, auxiliares e pesquisadores a entender os inúmeros fatores que contribuem para eventos seguros de saúde e segurança. Os serviços de saúde são prestados em um sistema complexo, com muitos prestadores de cuidados e tecnologias, como registros eletrônicos de saúde e monitores fisiológicos contínuos. O modelo Donabediano, que liga estrutura, processo e resultado, pode ser uma ferramenta muito útil. O modelo da **Iniciativa de Engenharia de Sistemas para Segurança do Paciente (IESSP)**, desenvolvido por engenheiros de fatores humanos e psicólogos cognitivos da Universidade de Wisconsin-Madison, fornece ferramentas mais detalhadas para entender o sistema de trabalho e as complexas interações entre pessoas e tarefas, tecnologia, trabalho e meio ambiente. De maneira mais proeminente, o modelo IESSP 2.0 inclui o paciente e a família na coprodução dos resultados dos cuidados. Outras estruturas de segurança disponíveis incluem aquelas do Instituto para Promoção de Cuidado de Saúde. O modelo "queijo suíço" ilustra como as defesas de uma organização impedem que falhas causem danos, mas somente quando os furos das fatias de queijo suíço, representando diferentes componentes do sistema, não se alinham de modo adequado.

Tradicionalmente, a ciência e a melhoria da segurança se concentram na identificação *do que deu errado* (quase acidentes, erros e danos) e, em seguida, tentam entender e melhorar o sistema de atendimento que levou a esses eventos. Há um foco crescente *no que dá certo*. Essa estrutura, chamada **Segurança-II** para contrastar com a Segurança-I e seu foco em aprender com o que está errado, enfatiza o número muito maior de coisas que dão certo e como as pessoas agem todos os dias para criar segurança em sistemas complexos e imprevisíveis. A Segurança-II procura aprender com as pessoas, a maior fonte de resiliência do sistema, particularmente em meio a altos níveis de risco e estresse, como costuma ser observado na área da saúde.

COMO IDENTIFICAR E ANALISAR DANOS, ERROS E AMEAÇAS LATENTES

Os sistemas de saúde usam uma caixa de ferramentas de processos para descobrir, entender e mitigar condições inseguras.

Sistemas de relatório de incidentes

Muitos sistemas de saúde e hospitais oferecem aos funcionários acesso a um sistema para relatar erros, danos ou quase acidentes. Na maioria das vezes, eles são anônimos, a fim de que os profissionais de saúde se sintam seguros para enviar um evento em que possam estar envolvidos ou quando os danos envolvem alguém em posição de autoridade. Idealmente, esses sistemas favoreceriam a entrada fácil e eficiente de informações suficientes para posterior revisão, mas evitariam uma sobrecarga excessiva de tempo ou desgaste cognitivo de quem relatar. Os sistemas de **notificação de incidentes** provavelmente funcionam melhor quando há uma forte cultura de segurança e quando os funcionários têm alguma confiança de que o evento será revisado, e as medidas, tomadas. A partir de estudos que utilizam uma avaliação mais proativa de danos e erros, fica claro que os relatórios de incidentes *subestimam* de maneira drástica os eventos de segurança. Sendo essa a principal limitação, outros mecanismos também devem estar em vigor para se aprender sobre segurança. Os sistemas de **ferramentas de gatilho** foram avaliados em pediatria com resultados encorajadores. Esses sistemas usam gatilhos, como a necessidade de um antídoto para superdosagem de opioides ou a transferência de um paciente para cuidados de nível superior, a fim de facilitar a revisão direcionada dos registros médicos por enfermeiros e médicos treinados, bem como elucidar quaisquer erros ou riscos do sistema.

Simulação

A simulação é uma excelente ferramenta para entender melhor as ameaças latentes e do sistema. A *simulação de alta fidelidade* pode possibilitar que os médicos pratiquem habilidades técnicas, como intubação em um ambiente seguro; talvez mais importante, a simulação pode ajudar as equipes clínicas a melhorar as habilidades não técnicas, como usar a comunicação em circuito fechado e compartilhar um modelo mental (p. ex., um líder da equipe declara: "Acredito que este paciente tenha choque séptico. Estamos infundindo rapidamente fluidos e antibióticos. A pressão arterial é normal para a idade. Que outros pensamentos a equipe tem?"). Em geral, é mais fácil e viável fornecer *feedback* em um cenário simulado do que em um evento real.

A *simulação de baixa fidelidade* na unidade hospitalar ou na clínica não requer pacientes simulados que sejam dispendiosos e pode ter vantagens na identificação de ameaças latentes no sistema. Por exemplo, um cenário simulado em uma unidade médico-cirúrgica pode identificar que os enfermeiros não sabem onde encontrar uma máscara para pressão positiva contínua nas vias respiratórias (CPAP) a fim de dar suporte a um bebê com insuficiência respiratória. É preferível identificar – e depois mitigar – essa ameaça latente em um ambiente simulado a fazê-lo em uma criança com deterioração aguda.

Análise de eventos

Vários tipos de análise de eventos, incluindo análise da raiz da causa, análise da causa aparente e análise de causa comum, podem ajudar as equipes a entender – e posteriormente mitigar – as causas de eventos adversos. Cada modelo tem seus próprios pontos fortes e fracos. A **análise da raiz da causa (ARC)** é um processo útil, robusto e demorado para determinar as causas mais fundamentais, ou a raiz, de um evento de segurança. O The Joint Comission exige o uso de ARC em eventos-sentinela desde 1997. A maioria dos sistemas de saúde reserva essa metodologia principalmente para eventos-sentinela porque as ARC podem levar meses para serem concluídas e exigem a convocação de uma equipe multiprofissional de especialistas. O evento de segurança e os seus antecedentes são revisados em detalhes, com foco não no comportamento humano, mas em sistemas, perigos e erros latentes. A equipe da ARC trabalha para ir além do evento (p. ex., alimentação enteral de fórmula é conectada e administrada através da linha central) para as causas imediatas (p. ex., "tubo de alimentação e tubo intravenoso são visualmente idênticos e acoplados com facilidade") e a raiz da causa (p. ex., "A organização carece de um sistema para avaliar os riscos de fatores humanos à medida que novos equipamentos são adquiridos e colocados em prática"). Quando as causas principais são identificadas e vinculadas a planos de ação de melhoria robustos, a segurança pode ser aprimorada de maneira substancial. Além da natureza demorada das ARC, o *viés de retrospectiva* é um risco e precisa ser gerenciado com cuidado pela equipe. Desafios adicionais com as ARC incluem o potencial de *superajustar soluções* – projetar protocolos ou procedimentos que podem reduzir o risco do evento de segurança específico revisado, mas, em compensação, introduzir novos problemas e aumentar a probabilidade de outras ameaças à segurança –, além de dificuldades em espalhar soluções para diferentes áreas de atendimento que geralmente têm necessidades, processos e objetivos diferentes.

Análise de causa aparente, análise de causa comum e análise de modos e efeitos de falha são métodos de aprendizado complementares. A **análise de causa aparente** é realizada por uma equipe menor, sendo viável para eventos que ocorrem com frequência (p. ex., o medicamento errado é enviado da farmácia). A análise de causa aparente usa uma equipe multiprofissional para procurar causas imediatas. É importante ressaltar que, em cada análise, a equipe trabalha para determinar a probabilidade de ocorrência desse evento no futuro e a extensão das causas próximas no microssistema. Como na análise de causa aparente, a **análise de causa comum** procura agregar aprendizado entre os eventos. Uma causa comum semelhante, como procedimentos inadequados de transferência, pode levar a diferentes eventos de segurança (p. ex., uma verificação laboratorial perdida e um diagnóstico atrasado). A análise de causa comum ajuda os líderes a determinar isso. A **análise de modos de falhas e efeitos (AMFE)** é uma ferramenta poderosa que os médicos usam para descrever um processo e identificar modos de falha ou maneiras pelas quais cada etapa pode falhar. Um tipo mais robusto e quantitativo de AMFE classifica os possíveis modos de falha em três categorias: probabilidade de ocorrência de evento; gravidade; e capacidade de detecção. O produto deles, chamado número de prioridade de risco, pode ajudar a equipe a identificar quais modos de falha podem levar ao maior dano e, portanto, qual alvo deve ser o primeiro.

CULTURA DE SEGURANÇA

Uma cultura de segurança ampla e de suporte provavelmente ocasiona resultados de segurança de pacientes e funcionários. Uma organização com uma cultura de segurança madura promove uma cultura de aprendizado e trata os erros como oportunidades para melhorar o sistema, e não como falhas pessoais de clínicos individuais. A *cultura justa* estabelece a diferença entre os erros e as decisões erradas que um clínico toma proporcionalmente ao seu treinamento e a experiência de violações intencionais e padrões grosseiros ou repetidos de negligência. A cultura de segurança prioriza a comunicação clara e consistente e o trabalho em equipe. Várias ferramentas estão disponíveis para medir a cultura de segurança, incluindo o Questionário de Atitudes de Segurança e as pesquisas da Agência de Pesquisa e Qualidade em Saúde (APQS) sobre Cultura de Segurança do Paciente. Uma forte cultura de segurança apoia a transferência de responsabilidade dentro das disciplinas, nas transferências e entre as disciplinas (p. ex., quando uma enfermeira está chamando um médico com uma nova preocupação). Ferramentas de comunicação estruturada, como a abordagem **Situação-Contexto-Abordagem-Recomendação** (SCAR), são valorizadas na cultura de segurança, além de comportamentos de segurança como "repetir ou gravar novamente", quando um resultado crítico de laboratório é compartilhado e repetido pelo médico que o recebeu. A cultura de segurança também promove o trabalho em equipe e visa facilitar os gradientes de autoridade. O treinamento do trabalho em equipe pode ocorrer em simulação ou no sistema clínico. O Grupo EFMDSP (**Estratégias e Ferramentas para Melhorar o Desempenho e a Segurança do Paciente**) é um conjunto de ferramentas de trabalho em equipe desenvolvidas pela APQS e pelo Departamento de Defesa dos EUA. Trata-se de um treinamento baseado em evidências que facilita o aprendizado em comunicação, liderança, monitoramento de situação e apoio mútuo.

Os *gradientes de autoridade* são bastante reais nos cuidados de saúde, e a cultura médica tradicional pode ter feito muito para impulsioná-los. Em uma cultura de segurança, os médicos juniores e os seniores trabalham juntos em todas as disciplinas para falar quando as preocupações são identificadas, fazer perguntas e não prosseguir se houver incerteza sobre o atendimento seguro ao paciente. Os líderes de unidade/clínica e sistema de saúde desempenham um papel crítico no apoio a essa cultura, orientando novos funcionários quanto à sua importância e intervindo se os gradientes de autoridade ou comportamentos perturbadores contribuírem para eventos de segurança ou condições inseguras.

CIÊNCIA DA CONFIABILIDADE E ORGANIZAÇÕES DE ALTA CONFIABILIDADE

A *confiabilidade* na assistência médica é definida como a capacidade mensurável de um processo, procedimento ou serviço de saúde para desempenhar sua função pretendida no tempo necessário, sob condições comuns. A maioria dos processos nas organizações de saúde atua com confiabilidade de **Nível 1**, o que significa uma taxa de sucesso de apenas 80 a 90%. Para alcançar o desempenho de **Nível 2** (≤ 5 falhas/100 oportunidades), os processos devem ser *intencionalmente projetados* com ferramentas e conceitos baseados nos princípios da **engenharia de fatores humanos** e da **ciência da confiabilidade**. Esses processos incluem a criação de redundância intencional (como a verificação independente a respeito da dosagem de medicamentos de alto risco) e a ação padrão – ou seja, aquela desejada, com base em evidências, como o padrão de uma vacinação contra influenza para pacientes de alto risco com asma. O desempenho de **Nível 3** (≤ 5 falhas/1.000 oportunidades) exige um sistema bem elaborado, com baixa variação, relacionamentos cooperativos e um estado de "atenção plena", com atenção aos processos, à estrutura e à sua relação com os desfechos.

Os serviços de saúde podem aprender importantes lições de segurança a partir de disciplinas como engenharia de fatores humanos e psicologia cognitiva. Os setores industriais que melhor aproveitam as aprendizagens dessas disciplinas – identificando e mitigando de modo eficaz as ameaças e usando a simulação – incluem a aviação comercial e a energia nuclear, denominadas *organizações de alta confiabilidade*. Essas organizações alcançam registros de segurança exemplares sob condições dinâmicas e de alto risco por meio da aplicação consistente de cinco princípios: (1) preocupação com falhas – as surpresas e os erros são vistos como oportunidades de aprendizado, e os aprendizados são disseminados pela organização; (2) relutância em simplificar interpretações – eventos sérios de segurança recebem uma ARC; perspectiva de várias partes interessadas solicitadas em outros eventos de segurança; (3) sensibilidade às operações – avaliações proativas e alvos agrupados direcionam riscos aos pacientes e à organização; (4) compromisso com a resiliência – os erros não desabilitam, e são negociados cenários incomuns de alto risco; e (5) deferência pelo especialista – os líderes procuram por especialistas quando seu conhecimento é necessário.

EVENTOS COM DANOS GRAVES E CONDIÇÕES ASSOCIADAS A CUIDADOS DE SAÚDE

Melhorias substanciais na segurança do paciente ocorreram por meio de equipes de aprimoramento que têm como alvo os *eventos com danos graves*. A **taxa de eventos com dano grave** é uma métrica composta que agrupa CACS evitáveis em um número (geralmente uma taxa por paciente em risco-dia), para que uma organização possa acompanhar o progresso em uma variedade de condições com uma métrica e gráfico. A Tabela 5.1 lista as CACS que são alvos frequentes. As comunalidades entre as equipes de aprimoramento bem-sucedidas que visam a essas CACS incluem participação em equipes multiprofissionais, definições e medições claras de desfechos, sistemas de aprendizado em torno de cada CACS e atenção ao processo e à mensuração dos resultados. Grande parte do sucesso no tratamento das infecções da corrente sanguínea associadas a acesso venoso central foi relacionada a melhorias direcionadas à adesão confiável de um *kit* de inserção de cateter e de um *kit* de manutenção de cateter. A Figura 5.2 ilustra melhorias coincidentes nas medidas de processo e resultados em um projeto hipotético para infecções da corrente sanguínea associadas a acesso venoso central. Nesse caso, houve intervenções de melhoria direcionadas para 2 medidas de processo, conhecidas por serem importantes no risco de infecções da corrente sanguínea associadas a acesso venoso central: o *kit* de inserção de cateter e o *kit* de manutenção de cateter.

Tabela 5.1 Condições associadas a cuidados de saúde comuns (CACS) direcionadas a esforços de melhoria da qualidade com intervenções.

CACS	DEFINIÇÃO	CUSTO POR EVENTO	INTERVENÇÕES POTENCIALMENTE EFETIVAS
Infecções da corrente sanguínea associadas ao acesso venoso central	Infecção da corrente sanguínea confirmada laboratorialmente com acesso venoso central no local ou 48 h antes do início do evento (Disponível em: https://www.cdc.gov/nhsn)	US$55.646	*Kit* de inserção de cateter (p. ex., lavagem das mãos, higienização com clorexidina), *kit* de manutenção de cateter (cuidados com o cateter, troca de curativos, discussão diária sobre a necessidade do cateter)
Infecções do trato urinário associadas ao cateter	Infecção do trato urinário na qual um cateter urinário interno estava presente por mais de 2 dias (Disponível em: https://www.cdc.gov/nhsn)	US$7.200	Protocolos para revisão e remoção diária de cateteres, indicações claras para a inserção de cateteres, médicos especialistas, auditoria e *feedback* dos dados
Eventos adversos a medicamentos	Danos associados a qualquer dose de um medicamento (Disponível em: http://www.nccmerp.org/types-medication-errors)	US$3.659	Revisão do farmacêutico sobre pedidos de medicamentos, solicitação computadorizada de pedidos, pedido conjunto de laxantes em pacientes fazendo uso de opiáceos
Infiltrados periféricos intravenosos	Lesões moderadas ou graves (p. ex., pulsos diminuídos, > 30% inchaço) associadas a um infiltrado periférico intravenoso (Disponível em: http://www.solutionsforpatientsafety.org)	–	Revisões de hora em hora do *status* IV, limitações no uso de dessecantes por via IV periférica, remoção do acesso IV quando não for mais necessário
Úlceras de pressão	Lesões localizadas na pele e/ou no tecido mole subjacente, geralmente sobre uma proeminência óssea ou relacionadas a um dispositivo (Disponível em: http://www.solutionsforpatientsafety.org)	–	Triagem de pacientes de alto risco (p. ex., Escala de Braden Q), rotação regular de pacientes com baixa mobilidade, inspeção regular e cuidados com a pele; preenchimento com dispositivo especializado
Infecções no local cirúrgico	Infecção da incisão ou no espaço profundo do tecido após procedimento cirúrgico (Disponível em: https://www.cdc.gov/nhsn)	–	Lista de verificação cirúrgica, profilaxia antimicrobiana dentro de 60 min antes da incisão, banho pré-operatório, reajuste de dose dos antibióticos no pós-operatório
Tromboembolismo venoso	Coágulo sanguíneo em veia profunda, estratificado como associado ou não associado ao acesso venoso profundo (Disponível em: https://www.cdc.gov/nhsn)	US$27.686	Triagem para pacientes de alto risco, remoção de cateteres do acesso venoso profundo quando não forem mais necessários, profilaxia direcionada

IV, via intravenosa.

Posteriormente, a equipe de MQ observou melhorias nas medidas e coincidente redução de infecções da corrente sanguínea associadas a acesso venoso central.

Cultura de segurança e equipes de aprimoramento experientes são impulsionadores consistentes do sucesso. Um **modelo de rede de aprendizado**, como usado nas SSP, é eficaz para reunir equipes de projeto (p. ex., grupos que compartilham a tarefa de reduzir infecções do trato urinário associadas a cateter) de diferentes hospitais para discutir lições aprendidas e barreiras comuns enfrentadas e negociadas.

OPORTUNIDADES DE SEGURANÇA E LACUNAS

Além das CACS, existem outros eventos de segurança que são alvo de estudo e aprimoramento ativos. Tanto a deterioração clínica não reconhecida de crianças hospitalizadas quanto as inadequadas transferências entre as instituições de saúde acarretam danos substanciais e evitáveis. Intervenções em fatores humanos, como *intervalos*, também estão melhorando a segurança cirúrgica.

Deterioração clínica

A deterioração de pacientes hospitalizados raramente é um evento repentino e imprevisível; antes, é precedida por sinais vitais anormais e preocupações de pacientes, familiares e profissionais. Os **sistemas de resposta rápida** são elaborados para detectar a deterioração e, em seguida, implantar equipes com experiência em cuidados críticos para fornecer tratamento ou encaminhar os cuidados a uma unidade de terapia intensiva (UTI). Embora varie a maneira como essas equipes são acionadas e como as equipes de resposta rápida são organizadas (p. ex., enfermeiro *versus* médico), todos os hospitais infantis dos EUA têm alguma versão de um sistema de resposta rápida. A implantação de equipes de resposta rápida está associada a uma redução significativa nas intercorrências graves fora da UTI e na mortalidade hospitalar.

Os **escores pediátricos de alerta precoce (EPAP)** são usados na maioria dos hospitais infantis de grande porte para identificar pacientes em deterioração, sendo atribuídos levando-se em consideração o grau de anormalidade nos diferentes sistemas corporais. Diversas versões do EPAP são frequentemente empregadas, mas todas incluem pontuações fundamentadas em sinais vitais com base na idade e em avaliações de enfermagem em áreas como estado mental e perfusão. É importante ressaltar que o EPAP realiza esses diversos elementos do exame e os combina em uma única pontuação, que, quando ligada a ações claras e esperadas (p. ex., avaliação pelo médico na pontuação 5, avaliação pela equipe de resposta rápida na pontuação 7), pode detectar de maneira mais satisfatória a deterioração e melhorar os resultados de segurança.

O EPAP é um método para aperfeiçoar a *conscientização da situação* do clínico, o senso do que está acontecendo ao redor do clínico, a noção do que é importante e a antecipação de consequências futuras. Manter a conscientização da situação pode ser um desafio em ambientes dinâmicos e de alto risco, como na área da saúde. O trabalho em vários hospitais infantis para melhorar a conscientização da situação tem sido associado a reduções sustentadas e significativas na deterioração clínica não reconhecida. Esse trabalho de melhoria primeiro projetou a identificação sistemática e proativa de pacientes de alto risco *para serem observados*, aqueles que uma enfermeira ou médico consideravam estar perto do limite da deterioração. Os pacientes de alto risco são discutidos em "grupos multidisciplinares" de cabeceira de leito, e os

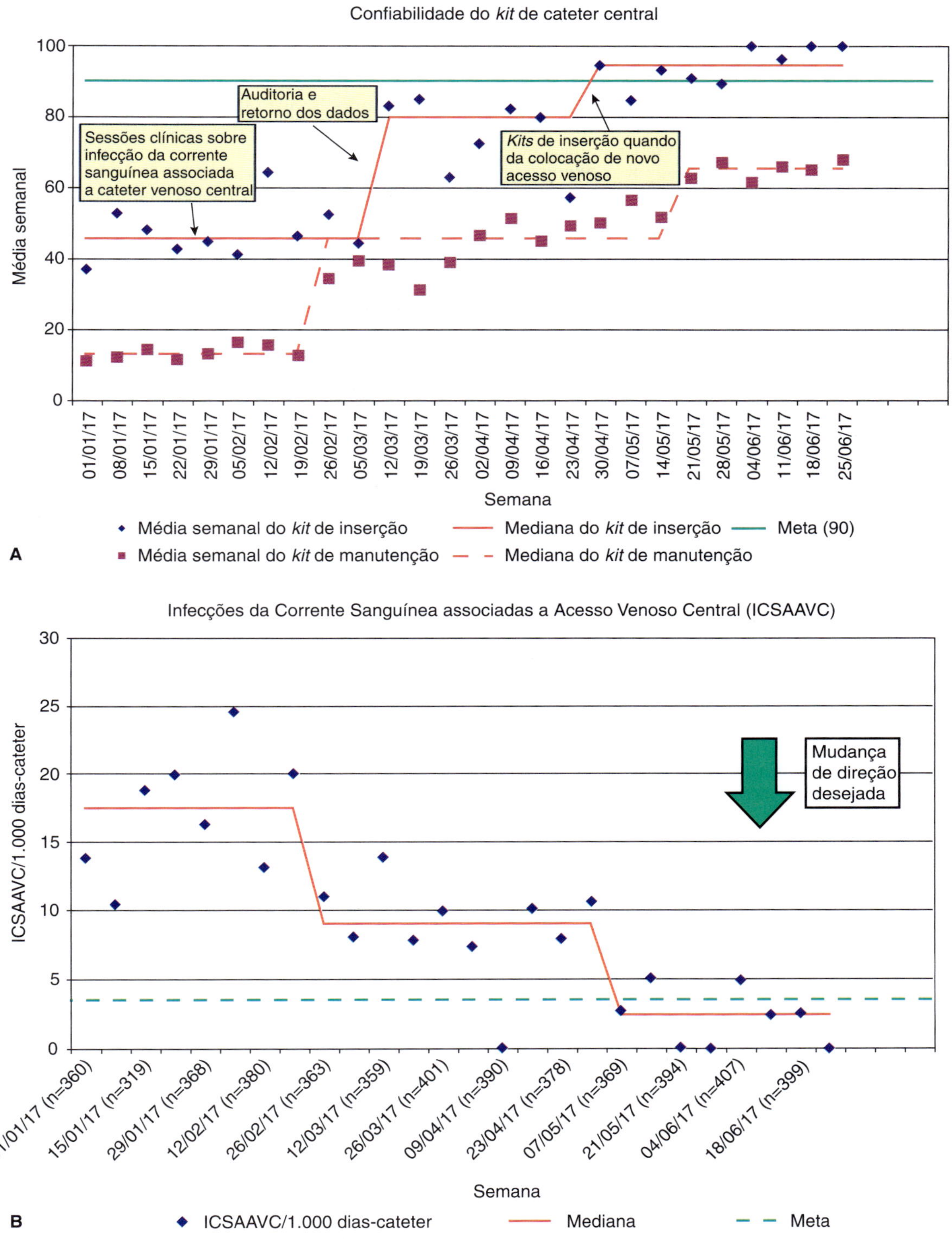

Figura 5.2 As intervenções de melhoria da qualidade objetivaram a melhoria do processo em **A** (*kit* de inserção de cateter, onde o desempenho melhorou de 46 para 95%), e em **B** (*kit* de manutenção de cateter, em que o desempenho melhorou de 13 para 66%). Coincidindo com o desempenho do *kit*, a taxa de infecções da corrente sanguínea associadas a acesso venoso central diminui de 17,6 para 2,5 por 1.000 dias-cateter.

planos e as previsões de tratamento específicos, descritos. As preocupações são abordadas de maneira mais completa por meio da equipe de resposta rápida, bem como dos grupos de segurança e de rodadas de segurança em todo o hospital. Para uma melhor noção das ameaças à segurança e ao desempenho da organização, muitos hospitais em SSP colaborativas empregam um resumo diário de segurança ou operações, em que líderes de uma variedade de linhas de serviço (p. ex., internação, farmácia, atendimento perioperatório) podem discutir eventos inesperados e rapidamente desenvolver soluções e planos de acompanhamento para mitigar ameaças emergentes que vão além das disciplinas.

Transferências/ferramenta I-PASS

Existe uma base crescente de evidências sobre as consequências de transferências ruins e intervenções complexas para melhorar transferências e resultados de segurança resultantes. A transferência mais estudada é a de turno de residente para residente em hospitais de ensino. O uso do mnemônico **I-PASS** – *illness severity, patient summary, action list, situation awareness and contingency planning, and synthesis by receiver* (gravidade da doença, resumo do paciente, lista de ações, conscientização da situação e planejamento de contingência e síntese pelo receptor) – e o currículo de melhoria da qualidade educacional ao redor foram associados a uma redução significativa de 23% nos erros médicos e 30% de redução em eventos adversos em um estudo de 9 hospitais. O trabalho relacionado descreveu uma comunicação aprimorada com o trabalho direcionado à UTI para o andar, da sala de cirurgias para a UTI e da equipe médica hospitalar para transferências à atenção primária.

Segurança cirúrgica

A princípio, em resposta ao problema de cirurgias de pacientes ou locais errados, os líderes perioperatórios desenvolveram um conjunto de estratégias de segurança frequentemente denominadas *princípios da segurança cirúrgica*, que são endossados pela Organização Mundial da Saúde.[1] Os princípios são implementados como várias listas de verificação distintas em pontos-chave, ou "tempos-limite", no fluxo de trabalho em torno de um procedimento ou cirurgia. Vários estudos demonstraram redução de danos aos pacientes e ampla adoção de listas de verificação cirúrgicas nos ambientes cirúrgicos e de procedimentos dos países desenvolvidos e em desenvolvimento. Em geral, as listas de verificação são usadas em três momentos importantes durante um procedimento: antes da indução da anestesia, antes da incisão na pele ou inserção de um dispositivo em qualquer cavidade ou orifício do corpo e antes de um paciente deixar a área de procedimento ou a sala de cirurgia. Os principais aspectos do impacto dessa abordagem incluem participação ativa multidisciplinar, exibição visual da lista de verificação ou de outras ferramentas importantes como referências e atenção às hierarquias, além de comunicação em equipe. Uma evolução na segurança cirúrgica e no procedimento é o uso de simulação e revisão de procedimentos baseados em vídeo para melhorar tanto a técnica cirúrgica quanto a função da equipe perioperatória, bem como identificar ameaças latentes.

Segurança ambulatorial

Eventos adversos a medicamentos e erros de dosagem são os eventos de segurança mais bem-estudados no ambiente ambulatorial. Um estudo de crianças em tratamento quimioterápico utilizou observação direta de uma enfermeira treinada em casa e encontrou cerca de 70 erros por 100 pacientes, muitos dos quais graves ou significativos. As famílias geralmente cometem erros de dosagem na administração de medicamentos líquidos, sobretudo ao usar colheres de cozinha em vez de seringas. Um pictograma informado sobre alfabetização em saúde reduz as taxas desses erros. Erros de dosagem e não adesão também podem ocorrer em ambientes de tratamento de câncer, epilepsia e transplante. Ameaças adicionais à segurança ambulatorial incluem atrasos no diagnóstico ou tratamento causados pelo manuseio incorreto dos resultados laboratoriais ou de imagem e falhas na coordenação do atendimento.

Segurança no trabalho

A prestação de serviços de saúde pode ser uma profissão perigosa, com taxas de lesões que superam as dos mineiros de carvão. A magnitude desse desafio e os esforços para melhorar a segurança no local de trabalho ganharam considerável atenção nos últimos anos. Enfermeiros e médicos normalmente ainda veem uma lesão por perfuração de agulha ou tensão nas costas ao levantar um paciente como simplesmente "parte do trabalho". A cultura de segurança deve incluir a segurança dos funcionários, e os sistemas de saúde precisam ter mecanismos para que os funcionários relatem lesões, quase acidentes e ameaças. Os esforços de melhoria focados podem incluir a implantação de sistemas de agulhas mais seguros, a educação sobre processos seguros e o fácil acesso a elevadores para crianças maiores com mobilidade limitada. Lesões por violência e interação com o paciente, geralmente de crianças com doenças psiquiátricas ou deficiências no desenvolvimento, são uma fonte crescente de danos para os médicos.

ÁREAS EMERGENTES DE PESQUISA E MELHORIA DE SEGURANÇA

O **erro de diagnóstico** é reconhecido como um evento cada vez mais comum e impactante. Existem 2 sistemas de tomada de decisão clínica. O **sistema 1** é rápido, instintivo e amplamente inconsciente. O **sistema 2** é lento, trabalhoso e meticuloso. O sistema 1 e suas *heurísticas* (ou seus *vieses*) possibilitam a tomada de decisões rápida, quase automática, em geral, associando novas informações a padrões ou crenças existentes (p. ex., aquele objeto vermelho no lado direito da estrada é um sinal de parada; logo, eu devo parar). No entanto, o pensamento do sistema 1 pode ser perigoso no pensamento diagnóstico, sobretudo quando novos dados são elaborados inconscientemente para se ajustarem ao padrão preconcebido e não são vistos como desconfirmadores. Muitos esforços atuais têm como objetivo o melhor entendimento de como os vieses cognitivos bem descritos (p. ex., fechamento prematuro, viés de disponibilidade) ocorrem nos cuidados clínicos e quais estratégias baseadas em sistemas podem mitigar seus efeitos (Tabelas 5.2 a 5.4). O erro diagnóstico costuma ser um erro de omissão, dificultando a mensuração ou a produção de estimativas epidemiológicas válidas de sua incidência. Apesar disso, muitos sistemas de saúde estão realizando pesquisas e aprimoramentos para mudar o médico do sistema 1 para o sistema 2, como sendo explícitos quanto à incerteza (p. ex., pacientes

[1]N.E.: Disponível, em português, em: https://bvsms.saude.gov.br/bvs/publicacoes/seguranca_paciente_cirurgias_seguras_guia.pdf

Tabela 5.2 Vieses cognitivos relacionados a falha heurística.

VIÉS	DEFINIÇÃO
Ancoragem	Bloquear um diagnóstico com base nos recursos de apresentação inicial, deixando de ajustar as impressões de diagnóstico quando novas informações se tornam disponíveis.
Confirmação	Procurar e aceitar apenas evidências que confirmam uma impressão diagnóstica, rejeitando ou não buscando evidências contraditórias.
Momento do diagnóstico	Perpetuar um diagnóstico prematuro ao longo do tempo, geralmente por vários provedores, tanto dentro como entre sistemas de saúde, apesar de o diagnóstico prematuro estar incompleto ou impreciso.
Especialização	Acreditar que um paciente já submetido a uma avaliação extensa não terá mais nada a ganhar com investigações adicionais, apesar da possibilidade de que o processo da doença ou as técnicas de diagnóstico tenham avançado cientificamente a fim de possibilitar um diagnóstico adequado.
Excesso de confiança	Acreditar que se sabe mais do que realmente sabe, agindo com informações incompletas ou palpites, e priorizando a opinião ou autoridade, em oposição à evidência.
Fechamento prematuro	Aceitar o primeiro diagnóstico plausível antes de obter evidência confirmatória ou considerar todas as evidências disponíveis. "Quando o diagnóstico é feito, o pensamento para."
Princípio de detalhamento	Deixar de explorar evidências ou dados primários em sua totalidade e subsequentemente não descobrir fatos ou achados importantes, como aceitar um relatório de biopsia ou relatório de estudo de imagem sem revisar a amostra ou imagem real; especialmente importante em doenças não diagnosticadas e raras.

De: Bordini, B. J.; Stephany, A.; Kliegman, R. Overcoming diagnostic errors in medical practice, *J Pediatr* 185:19-25, 2017 (Table I, p 20).

Tabela 5.3 Vieses cognitivos relacionados a erros de atribuição.

VIÉS	DEFINIÇÃO
Afetivo	Possibilitar que as emoções interfiram no diagnóstico, positiva ou negativamente; não gosta de tipos de pacientes ("frequentador rotineiro").
Argumento de autoridade	Aceitar as recomendações oficiais de médicos experientes, supervisores ou "especialistas", independentemente do apoio probatório a essas recomendações.
Apuração	Manter expectativas pré-concebidas com base nos estereótipos de pacientes ou doenças.
Erro de atribuição	Dar importância indevida a características internas ou motivações percebidas por outras pessoas, sejam elas o paciente, a família do paciente ou outros membros da equipe de avaliação.
Contratransferência	Ser influenciado por sentimentos subjetivos positivos ou negativos em relação a um paciente específico.
Resultado	Minimizar ou enfatizar excessivamente o significado de um achado ou resultado, geralmente com base em sentimentos subjetivos sobre o paciente, resultado desejado ou confiança pessoal nas próprias habilidades clínicas. Usar "ligeiramente" para descrever resultados anormais.
Psicológico	Manter vieses sobre pessoas com doença mental presumida.

De: Bordini, B. J.; Stephany, A.; Kliegman, R. Overcoming diagnostic errors in medical practice, *J Pediatr* 185:19-25, 2017 (Table II, p 21).

Tabela 5.4 Vieses cognitivos relacionados a erros de contexto.

VIÉS	DEFINIÇÃO
Viés de disponibilidade	Basear as decisões no paciente mais recente com sintomas semelhantes, lembrando preferencialmente doenças recentes e mais comuns.
Negligência da taxa basal	Priorizar informações específicas (p. ex., um achado laboratorial) referentes a um caso, ignorando informações gerais de taxa basal sobre a prevalência de doenças nas populações (probabilidade pré-teste).
Efeito moldura	Ser influenciado pela maneira como ou por quem descreve um problema, ou ainda pelo contexto em que a avaliação ocorre.
Viés de frequência	Acreditar que coisas comuns acontecem normalmente e que, na maioria das vezes, são benignas na prática geral.
Viés retrospectivo	Reforçar os erros de diagnóstico depois que um diagnóstico é descoberto. Pode não apenas levar o médico a superestimar a eficácia de seu raciocínio clínico, como também reforçar técnicas ineficazes.
Erro de probabilidade posterior	Considerar a probabilidade de um diagnóstico específico à luz da doença crônica de um paciente. Novas dores de cabeça em um paciente com histórico de enxaqueca podem ser, de fato, um tumor.
Viés representativo	Basear decisões em uma apresentação típica esperada. Não é eficaz para apresentações atípicas. Dar ênfase excessiva a critérios de diagnóstico da doença ou apresentações "clássicas". "Parece um pato, grasna como um pato".
Desconsiderar Sutton	Ignorar explicações alternativas para diagnósticos "óbvios" (a Lei de Sutton é que se deve primeiro considerar o óbvio).
Pensamento compartimentalizado	Restringir as considerações de diagnóstico a uma especialidade ou sistema de órgãos específico. Cada disciplina tem um conjunto de doenças em sua zona de conforto, o que reduz a flexibilidade do diagnóstico ou a comunicação em equipe.
Negação de doenças raras	Faltar convicção para rastrear distúrbios raros, mesmo quando sugerido por evidências.

De: Bordini, B. J.; Stephany, A.; Kliegman, R. Overcoming diagnostic errors in medical practice, *J Pediatr* 185:19-25, 2017 (Table III, p 21).

admitidos no pronto-socorro como "diagnóstico desconhecido") ou usando profissionais auxiliares de decisão para solicitar a revisão de diagnósticos provisórios (Tabela 5.5).

O **alarme da fadiga**, quando um profissional de saúde está sujeito a tantas interrupções que um alarme potencialmente relevante não é ouvido, também é uma área de intensa pesquisa e aprimoramento. No hospital, muitos alarmes fisiológicos do monitor ocorrem todos os dias (até 400 por paciente em alguns ambientes), e os enfermeiros expostos a um alto volume de alarmes respondem a eles de maneira mais lenta. As intervenções hoje em estudo incluem a remoção de monitores de pacientes que provavelmente não se beneficiam deles e a criação de alarmes inteligentes que alertam apenas quando ocorrem certos cenários (p. ex., bradicardia no contexto de hipoxia). Em particular, no caso de bronquiolite, é provável que o uso excessivo de monitores de oximetria de pulso contribua para o **excesso de diagnóstico** – a identificação de uma anormalidade existente, mas cuja detecção não proporcionará benefícios ao paciente. O excesso de diagnóstico de hipoxemia em crianças com bronquiolite pode contribuir para internações hospitalares, prolongar a permanência e sujeitar as crianças a danos relacionados ao hospital.

O **alerta de fadiga** está relacionado ao alarme de fadiga, mas refere-se aos médicos que não processam um alerta, como uma interação de medicamento do prontuário eletrônico, ao receber uma grande carga de alertas, muitas vezes consideradas não acionáveis.

Provavelmente a área mais importante da pesquisa atual seja como os prestadores de serviços de saúde podem fazer parceria com pacientes e familiares para melhorar a segurança dos cuidados. Em geral, as famílias identificam um grande número de erros e eventos de segurança que os médicos não relatam. Mais importantes do que os simples relatos das famílias são os primeiros esforços para envolvê-las ampla e profundamente na coprodução nos cuidados de saúde para que estes sejam eficientes, eficazes e seguros.

Tabela 5.5 Soluções para evitar erros de diagnóstico.

1. Aprimore o conhecimento fundamental na educação médica: • Ensine sintomas e sua fisiopatologia diferencial, não apenas doenças • Enfatize "alertas vermelhos" e diagnósticos imperdíveis. 2. Minimize erros relacionados a falha heurística: • Desenvolva a compreensão dos processos de pensamento do sistema 1 e do sistema 2 e os riscos de falha heurística • Modele e incentive ativamente o raciocínio contrafactual e a geração de hipóteses para aprimorar as habilidades do sistema 2. 3. Mitigue erros de atribuição: • Aumente a conscientização sobre vieses para pacientes específicos, promovendo a autorreflexão • Faça uma abordagem baseada em equipe e estratégias de diagnóstico que dissipem ativamente vieses. 4. Evite os erros de contexto: • Solicite informações sobre uma variedade de especialidades, quando apropriado • Reconheça conscientemente o risco do pensamento compartimentalizado e busque ativamente explicações fora da especialidade. 5. Otimize a coleta de dados, análise e geração de hipóteses: • Desenvolva diagnósticos diferenciais baseados na fisiopatologia; considere alternativas e opções concorrentes • Perceba que os critérios de diagnóstico para certas doenças não são responsáveis pelas manifestações atípicas da doença • Confie nos dados individuais objetivos, e não apenas nas taxas de prevalência da doença, ao considerar a probabilidade de um diagnóstico específico no pré-teste • Evite o "momento do diagnóstico" e o diagnóstico prematuro, independentemente de quem deu o diagnóstico. 6. Melhore o teste de hipóteses: • Conheça as limitações dos exames laboratoriais (ou seja, falso-positivos e falso-negativos) • Não "descarte" rapidamente um diagnóstico: considere a possibilidade pós-teste de doença em termos de uma análise probabilística que se aplique especificamente ao paciente	• Reconheça que o diagnóstico "em construção" inicial nem sempre é o diagnóstico final • Confie nos dados baseados em evidências e evite erros baseados em autoridade ou excesso de confiança • Reconheça que o diagnóstico é interativo e um processo interativo que não deve ser limitado por fechamento prematuro ou ancoragem. Seja receptivo a dados confirmatórios e não confirmatórios • Ambos sabem e aceitam o que você não sabe. 7. Soluções críticas para pacientes com doenças complexas, não diagnosticadas e raras: • Mantenha um ceticismo saudável, especialmente com pacientes que vêm pré-diagnosticados • Analise os dados históricos de diagnóstico de maneira metódica e completa e descompacte todos os dados completamente. Examine as lâminas e imagens reais, como amostras de tecido e imagem, e não confie em laudos escritos • Questione o diagnóstico em construção quando os achados ou o curso clínico não se encaixam • Perceba que os pacientes podem ter mais de uma doença em curso • Integre todos os dados e evite minimizar a importância de resultados anormais. Não ignore dados clínicos, laboratoriais ou de imagem contraditórios • Nunca diga "nunca" ou "não pode ser" • Faça uma abordagem sistemática baseada em equipe para evitar o enviesamento, ampliar a base de conhecimento coletivo e minimizar erros relacionados ao contexto • Esteja ciente de que pacientes com doenças raras e não diagnosticadas podem ter uma manifestação atípica ou rara de uma doença comum reconhecível, ou podem ter uma doença rara • Use uma extensa revisão da literatura e pesquise sobre estratégias baseadas no fenótipo do paciente, nos achados individuais e nas hipóteses.

De: Bordini BJ, Stephany A, Kliegman R: Overcoming diagnostic errors in medical practice. *J Pediatr* 185:19-25, 2017 (Table V, p. 24).

A bibliografia está disponível no GEN-io.

Capítulo 6

Ética em Cuidados Pediátricos

Eric Kodish e Kathryn L. Weise

A ética pediátrica é o ramo da bioética que analisa os aspectos morais das decisões relativas ao atendimento à saúde das crianças. Em termos gerais, a estrutura dirigida pela **autonomia** da ética médica para adultos é substituída por um paternalismo **beneficente** (ou parentalismo) na pediatria. A ética pediátrica é distintiva porque o médico pediatra tem obrigação fiduciária independente para atuar de acordo com os **melhores interesses** das crianças, tendo precedência moral sobre os desejos do(s) progenitor(es). Para crianças mais velhas, o conceito de **consentimento** sugere que a voz do paciente deva ser ouvida. Esses fatores criam a possibilidade de conflito entre crianças, pais e médico. A abordagem às questões éticas que surgem na prática pediátrica *deve* incluir respeito pela responsabilidade parental, além de autoridade balanceada com a capacidade de desenvolvimento e autonomia de uma criança. A heterogeneidade dos pontos de vista sociais, culturais e religiosos sobre o papel das crianças acrescenta ainda mais complexidade.

CONSENTIMENTO E PERMISSÃO PARENTAL

A doutrina do *consentimento informado* tem aplicação direta limitada em crianças e adolescentes sem capacidade de decisão. A capacidade de tomada de decisão informada na área de cuidados de saúde diz respeito à capacidade de compreender e comunicar, de raciocinar e deliberar, bem como de analisar elementos conflitantes de uma decisão que utiliza um conjunto de valores pessoais. Do ponto de vista legal, a idade em que um paciente competente pode exercer consentimento voluntário e informado para tratamento médico varia de estado para estado (nos EUA) e pode ser limitada a condições específicas (doenças sexualmente transmissíveis, planejamento familiar, uso abusivo de drogas ou álcool).

Em contraste com as decisões sobre o próprio cuidado, o direito de um progenitor em direcionar os cuidados médicos de uma criança é mais limitado. Por essa razão, o termo *consentimento parental* é enganoso. O conceito de permissão parental (em vez de consentimento) reflete uma decisão *substituta* ou por *procuração* tomada por um progenitor em nome de uma criança. Ele é limitado tanto pelo melhor interesse da criança como pela obrigação independente dos médicos de atuar visando ao melhor interesse da criança, mesmo que isso os coloque em conflito com um dos progenitores. Em qualquer instância, a decisão do que é ou não é o melhor interesse de uma criança pode ser difícil, especialmente considerando os diversos pontos de vista sobre a criação aceitável de uma criança e seu o bem-estar. Aos pais se concede (e assim deve ser) amplo poder de decisão na criação dos filhos. Em casos com risco substancial de prejuízo, o foco moral deve ser evitar danos à criança, e não o direito de decisão dos pais. Embora o termo *melhores interesses* possa ser uma exigência de limitar muito elevada, um padrão mínimo de *interesses básicos* é eticamente obrigatório.

O respeito pelas crianças deve considerar tanto a sua vulnerabilidade quanto a sua capacidade de desenvolvimento. Esse respeito engloba o papel protetor da permissão parental e o papel do desenvolvimento do **consentimento da criança** (a concordância afirmativa da criança). Compreender o conceito de consentimento é um dos principais desafios conceituais da ética pediátrica. O **dissenso** (ou a discordância) de uma criança é o oposto de consentimento e também é moralmente relevante. A ética pediátrica *exige* que os médicos e pais ignorem a discordância da criança quando uma intervenção proposta é essencial para o seu bem-estar. Caso contrário, o consentimento deve ser solicitado, e a discordância, honrada. Na busca pelo consentimento de crianças mais novas, o médico deve não apenas as ajudar a compreender sua condição, dizer-lhes o que podem esperar, avaliar a sua compreensão e se elas se sentem pressionadas a assentir, mas também solicitar a sua vontade de participar. Todos os esforços devem ser empenhados para definir situações em que o exame ou procedimento será feito independentemente de consentimento/discordância da criança; nesses casos, a farsa de solicitar o parecer favorável da criança deve ser evitada. Há uma distinção importante entre solicitar o consentimento e respeitosamente informar a criança que ela será submetida a um exame ou procedimento, seja qual for a sua decisão. O ideal é ocorrer um processo de orientação (se o tempo possibilitar) para ganhar a confiança e o consentimento do paciente pediátrico. Quando isso não é possível, a ética pediátrica exige que os médicos se desculpem com uma criança por agir ignorando sua discordância.

As crianças mais velhas ou adolescentes podem ter capacidade cognitiva e emocional de participar por completo das decisões de saúde. Se assim for, o adolescente deve receber as mesmas informações que seriam dadas a um paciente adulto. Em situações como essa, é possível que o paciente seja capaz de fornecer consentimento informado do ponto de vista ético, mas não legalmente. O(s) progenitor(es) do adolescente continua(m) tendo o papel de orientação e proteção. O processo de comunicação e negociação será mais complexo em caso de desacordo entre o(s) progenitor(es) e o adolescente. Os pediatras podem ser intercessores eficazes quando surgem essas situações, fazendo uso de habilidades de comunicação de uma maneira respeitosa e utilizando uma estrutura ética, como recentemente descrito por Sisk *et al.*

TRATAMENTO DE CRIANÇAS EM ESTADO CRÍTICO

Lactentes, crianças e adolescentes que ficam criticamente doentes podem apresentar recuperação total, morrer ou sobreviver com novas limitações ou agravamento de limitações de função já existentes. É possível que incertezas sobre os desfechos do tratamento dificultem o planejamento de metas de cuidados ou, se ocorrerem mal-entendidos entre paciente, familiares e equipe médica, que eles levem a conflito sobre as propostas de tratamento. As *questões éticas* que surgem durante a doença grave incluem: equilíbrio de benefícios, cargas e danos da terapia em face da incerteza; manutenção de um grau útil de transparência e de comunicação sobre os padrões médicos de cuidados em uma instituição; compreensão e respeito às diferenças religiosas e culturais que impactam as demandas ou recusas de tratamentos; definição de limites da terapia com base em avaliações de distanásia; reconhecimento da equivalência moral de não iniciar e interromper um tratamento ineficaz (embora os dois atos possam parecer muito diferentes para as famílias e os profissionais); e controvérsias, como suspensão de nutrição e hidratação clinicamente administradas.

Transição das metas do cuidado

A maioria das crianças gravemente doentes que morrem em uma unidade de cuidados intensivos o faz após a decisão por limitar ou suspender um **tratamento médico de manutenção de vida (TMMV)**, e o mesmo pode ser aplicado à população cronicamente doente. O TMMV é justificado quando o benefício previsto supera as cargas para o paciente, sendo que a disponibilidade de tecnologia por si só não leva à obrigação de sua utilização. Decisões de usar, limitar ou retirar TMMV devem ser tomadas após consideração cuidadosa de todos os fatores pertinentes reconhecíveis tanto pela família como pela equipe médica, incluindo a probabilidade clínica de desfechos particulares, o peso para o paciente e a família, estruturas de tomada de decisão religiosas e culturais e contribuições do paciente, quando possível. Embora o medo de repercussões legais possa, por vezes, conduzir o tratamento e o aconselhamento médico, as decisões finais devem basear-se no que se pensa ser o melhor para o paciente, e não nos medos de litígio.

O conceito de **distanasia** foi usado para apoiar a dispensa unilateral de TMMV contra a vontade dos pacientes e familiares ao considerar que os médicos não devem fornecer intervenções fúteis (ou inúteis). Se a *distanasia* for definida de maneira estreita como a impossibilidade de se alcançar um desfecho fisiológico desejado, então renunciar a uma intervenção específica é eticamente justificado. No entanto, é possível que essa abordagem não apenas deixe de envolver, de modo adequado, os profissionais e as famílias na compreensão de fatos e valores que poderiam possibilitar que a mesma terapia alcançasse outras metas, como também coloque os médicos e familiares em conflito permanente. A orientação proveniente de grupos de cuidados críticos é restringir o uso da palavra *distanasia* a situações de rigorosa impossibilidade fisiológica, e em vez de ela utilizar diretrizes para avaliar e gerenciar situações de *tratamento potencialmente inadequados. Caso não se consiga chegar* a um acordo por meio de esforços claros e compassivos de comunicação, deve-se procurar colaboração adicional com um consultor ou comitê de ética.

A **comunicação** sobre doença com risco de vida ou que altera a vida é desafiadora e requer habilidades aprendidas tanto por meio de modelagem como da prática. Essas *habilidades* incluem: escolher um ambiente propício para o que pode vir a ser uma ou mais longas conversas; ouvir atentamente as esperanças, os medos, a compreensão e as expectativas das crianças e das famílias; explicar as informações médicas e as incertezas de maneira simples e clara, sem termos e conceitos complicados; transmitir preocupação e abertura para discussão; e mostrar disposição em compartilhar os encargos de tomada de decisão com as famílias, dando recomendações claras. A discussão de temas difíceis com as crianças requer uma compreensão do desenvolvimento delas e pode ser auxiliada por profissionais como psicólogos infantis ou especialistas em vida das crianças. Essas conversas e seus desfechos têm um grande impacto sobre o futuro cuidado do paciente, as famílias e a equipe médica. Por essa razão, a avaliação contínua dos objetivos e a comunicação sobre eles com as famílias e a equipe médica completa é fundamental no desenrolar do curso da doença.

Os especialistas reconhecem que a boa assistência médica envolve a promoção da comunicação, o manejo dos sintomas e uma gama de serviços de apoio desde o início da doença aguda. Dessa maneira, se uma doença se revelar limitante da vida, apesar de terapias agressivas, os elementos de cuidados paliativos já estarão prontos. Houve dificuldade para se aderir a esse conceito, sobretudo em ambientes de cuidados críticos, devido à confluência equivocada de medidas paliativas amplamente definidas com cuidados paliativos. As intervenções de **cuidados paliativos** concentram-se no alívio dos sintomas e condições que podem prejudicar a qualidade de vida, seja qual for o impacto sobre o processo da doença subjacente de uma criança, sendo, portanto, importantes, independentemente de o tratamento se concentrar na cura ou na transição para o cuidado terminal (ver Capítulo 7). Algumas intervenções consideradas como suporte de vida, tais como quimioterapia, podem ser eticamente aceitáveis no cenário de fim de vida se o seu uso diminuir a dor e o sofrimento, em vez de resultar apenas no prolongamento para a morte.

Limitação e retirada de tratamento de manutenção da vida

A limitação de intervenções ou a retirada de terapias existentes são eticamente aceitáveis se congruentes com um plano de cuidados centrado no **conforto** e na **melhora da qualidade** no final de vida, em vez de cura. A visão prevalente na ética médica tradicional no Ocidente é que não há nenhuma distinção moral entre a limitação ou retirada de intervenções não clinicamente indicadas. A incerteza na previsão da resposta de uma criança ao tratamento pode conduzir à iniciação e continuação de intervenções que subsequentemente se mostram inúteis para os objetivos do tratamento ou cuidado. É necessário sempre avaliar os resultados desses tratamentos e a evolução da doença para reconhecer se tais intervenções continuam sendo as melhores escolhas clínicas e morais. Manter o foco na criança (e não nos interesses dos pais ou da equipe médica) vai ajudar a orientar a tomada de decisão.

A decisão de se realizar ou não a **reanimação cardiopulmonar** (RCP) pode tornar-se uma questão a ser discutida com os pais de crianças portadoras de condições que ameaçam a vida ou de doenças terminais. Todos os elementos das abordagens de cuidados terminais, incluindo decisão sobre reanimação, devem apoiar as metas acordadas sobre os cuidados. É imperativo que as decisões e os planos sejam efetivamente comunicados a todos os cuidadores, a fim de se evitar a negação de intervenções eficazes do ponto de vista clínico e medidas para assegurar o conforto. As ordens sobre o estado de reanimação devem esclarecer o plano relativo à intubação e ventilação mecânica, ao uso de medicamentos cardíacos, às compressões torácicas e à cardioversão. Pelo fato de as metas de cuidados poderem mudar com o tempo, uma ordem médica sobre reanimação não é irrevogável. Os médicos podem supor que a ausência de uma **ordem de não tentar reanimação (NTR)** obriga-os a realizar uma reanimação prolongada. Essa ação pode não ser eticamente defensável se os esforços de reanimação não alcançarem o ponto final fisiológico desejado. Em todos os casos, os tratamentos devem ser adaptados ao estado clínico da criança, equilibrando benefícios e prejuízos para o paciente. A reanimação não deve ser realizada com o único objetivo de acalmar a aflição dos pais no momento trágico de perda de seu filho.

Diretivas antecipadas

Diretiva antecipada é um mecanismo que possibilita que pacientes e/ou procuradores adequados designem as intervenções médicas desejadas em circunstâncias aplicáveis. A discussão e o esclarecimento do estado de reanimação devem ser incluídos no planejamento de cuidados avançados, e, para as crianças que frequentam escola (apesar da doença avançada), pode ser necessário abordá-los nesse ambiente. Decisões sobre o estado de reanimação no ambiente fora do hospital pode ser um componente importante para se fornecer atenção integral.

A Lei federal de Autodeterminação do Paciente de 1991 (Patient Self-Determination Act) exige que instituições de saúde perguntem aos pacientes adultos (> 18 anos) se eles preencheram uma **diretiva antecipada** e, se não, informá-los sobre o seu direito de fazê-lo. Poucos estados nos EUA fornecem suporte à criação de diretivas antecipadas amplas para menores, porque elas são tradicionalmente criadas para pessoas com capacidade de decisão legal. No entanto, alguns têm se movido nesse sentido, pois é reconhecido que menores podem ser capazes de participar da tomada de decisões, especialmente se estiverem lidando com doença crônica. A maioria dos estados nos EUA aprovou a implementação de **ordens pré-hospitalares ou portáteis de NTR**, por meio das quais adultos podem indicar seu desejo de não serem ressuscitados pela equipe de emergência. Com variações de estado para estado, ordens portáteis relativas à autorização de reanimação podem também aplicar-se a crianças. Se existirem ordens de NTR para um lactente ou criança, é importante comunicar efetivamente sobre sua intenção a todos os potenciais cuidadores, pois as partes interessadas não médicas, como professores ou babás, podem não querer estar na posição de interpretá-las ou honrá-las. Algumas instituições estabeleceram políticas e procedimentos locais pelos quais uma ordem de NTR ambulatorial devidamente executada pode ser honrada à chegada de uma criança no setor de emergência. Características importantes podem incluir um formato padrão de documentos, revisão por um médico assistente, educação continuada e envolvimento de um serviço pediátrico de medicina paliativa.

Nos casos que envolvem diagnóstico pré-natal de uma anomalia letal ou significativamente grave, é possível que os pais optem por manter a gestação do seu feto/nascituro até o termo, a fim de aproveitar um curto período de tempo com o lactente após o nascimento, mas podem não achar que a reanimação ou outras medidas agressivas esteja de acordo com os seus objetivos de cuidados. Nesse cenário, um plano de parto que explique as razões de cada escolha pode ser desenvolvido pelos pais e pela equipe médica antes do parto e compartilhado com a equipe médica envolvida. Essa abordagem dá à equipe a oportunidade de encontrar outros cuidadores se eles se sentirem desconfortáveis com a abordagem, sem abandonar o cuidado da criança. Se, após a avaliação ao nascimento, a condição da criança for como se esperava, honrar o plano solicitado é eticamente defensável e deve ser feito de maneira que otimize o conforto da criança e da família.

Muitos estados utilizam abordagens do tipo **Physician Orders for Life-Sustaining Treatment** ou **Medical Orders for Life-Sustaining Treatment (Ordens Médicas de Manutenção da Vida)** para comunicar a um paciente ou substitutos os desejos em relação ao planejamento de cuidados antecipados. Outras ferramentas, como a **Five Wishes (Cinco Desejos)**, foram adaptadas para uso por pacientes adolescentes a fim de abordar seus valores e desejos. É importante que os pediatras conheçam quais tipos de comunicação de desejos estão disponíveis em seus próprios estados.

Hidratação e nutrição artificiais

Questões relativas à manutenção ou retirada da hidratação e nutrição artificiais são controversas, e as interpretações são influenciadas por crenças parentais, religiosas e clínicas. Qualquer adulto ou criança que dependa por completo dos cuidados de outros morrerá como resultado de não receber hidratação nem nutrição. A jurisprudência tem apoiado a suspensão de nutrição e hidratação artificialmente administradas no caso de pacientes adultos vegetativos ou permanentemente inconscientes que, por meio de comprovação, expressaram com antecedência o desejo de não serem mantidos nesse estado. Isso requer uma diretiva antecipada válida, ou um representante substituto para falar em nome dos desejos conhecidos do paciente. Uma vez que os bebês e muitas crianças não chegaram a um estágio de desenvolvimento em que tais discussões teriam sido possíveis, são mais problemáticas as decisões sobre parar a nutrição e hidratação artificialmente administradas como uma limitação do tratamento. Essas decisões devem ser baseadas no que as famílias e os cuidadores decidirem como mais confortável. Na criança que está iminentemente morrendo, sem consciência da sua fome, que não tolera alimentação enteral e cuja família e equipe concordam que a nutrição e hidratação IV apenas prolongam o processo de morte, pode ser defensável, do ponto de vista ético, suspender ou retirar esses tratamentos com base em sua análise de benefício-carga.

A doutrina do duplo efeito

As decisões de tratamento no final de vida podem incluir limitações de determinados TMMV ou recorrer ao uso de medicamentos analgésicos ou sedativos que alguns receiam que possa encurtar a vida, causando assim a morte. A doutrina de duplo efeito (**DDE**) defende que uma ação com efeitos bons e ruins é moralmente justificável se o efeito bom for o único pretendido e o efeito ruim for previsto e aceito, mas não desejado. Na pediatria, a DDE é mais aplicada nos casos terminais, quando se pode esperar que a titulação ascendente de medicamentos (opiáceos) necessária para aliviar a dor, ansiedade ou a dispneia resulte em um grau de depressão respiratória. Nesses casos, atender a uma obrigação do profissional de aliviar a dor é o efeito pretendido, e essa obrigação ao paciente supera o efeito colateral reconhecido, mas inevitável. Escolher os medicamentos que aliviam de maneira adequada os sintomas com efeitos adversos mínimos seria eticamente preferível, mas a obrigação de promover conforto no fim da vida supera a ocorrência previsível de efeitos colaterais inevitáveis. A aceleração da morte como uma intenção principal não é considerada moralmente aceitável.

O fornecimento de medicação para dor guiado pela doutrina do duplo efeito não deve ser confundido com eutanásia ativa. A distinção é clara:

- Na **eutanásia ativa**, causar a morte é a escolha como um meio de aliviar os sintomas que provocam o sofrimento
- De acordo com a DDE, o manejo adequado da dor, ansiedade ou dispneia é reconhecido como uma obrigação para os pacientes que estão morrendo, sendo fornecido por titulação cuidadosa de medicamentos em resposta aos sintomas. Se a morte ocorrer mais cedo, como resultado, é aceita.

Em ambos os casos, o paciente morre e o sofrimento termina, mas a morte imediata é a consequência pretendida apenas no caso de eutanásia. Os códigos de ética e legislação em muitos estados apoiam a obrigação de proporcionar alívio da dor e dos sintomas no final da vida, mesmo se isso exigir doses crescentes de medicação.

ÉTICA NEONATAL

À medida que os cuidados neonatais evoluíram, os limites de viabilidade de lactentes extremamente prematuros continuam mudando. Isso introduz novos elementos de incerteza à tomada de decisões, muitas vezes em circunstâncias emocionalmente difíceis, como um parto prematuro precipitado. Em casos de prognóstico incerto, a American Academy of Pediatrics (AAP) apoia o desejo dos pais como aqueles que levam à tomada de decisão, ao mesmo tempo que encoraja os provedores a reconhecer quando os tratamentos são inadequados e usa uma abordagem compartilhada e cuidadosa para a tomada de decisão para o desenvolvimento de planos de tratamento.

A **Lei federal de Prevenção e Tratamento do Abuso Infantil de 1984** (CAPTA), que ficou conhecida como *Baby Doe Regulations*, exigia que agências de serviços de proteção à criança estaduais desenvolvessem e implementassem mecanismos para relatar a uma agência governamental específica o tratamento que os profissionais acreditavam ter sido suspenso de lactentes com base na incapacidade. As exceções somente valiam para os casos de: (1) lactente crônica e irreversivelmente comatoso; (2) fornecimento do tratamento apenas para prolongar a morte, não sendo efetivo na melhora ou correção de todas as condições letais para o lactente ou se fosse fútil em termos da sobrevivência do lactente; e (3) tratamento praticamente fútil e desumano. Tal legislação se refere *apenas* a lactentes e tem como objetivo evitar discriminação com base somente na incapacidade. Uma consequência da legislação foi a mudança de potencial subtratamento para excesso disseminado de tratamento (TMMV que não serve aos interesses da criança) de recém-nascidos gravemente incapacitados. À medida que o envolvimento parental na tomada de decisão vai novamente adquirindo um papel mais central e que as abordagens de cuidados paliativos em lactentes se tornam mais disponíveis e habilitadas, abordagens equilibradas voltadas à valorização das vidas de lactentes incapacitados devem ser consideradas. Compreender os regulamentos institucionais, regionais, estaduais e nacionais relacionados com o cuidado dos lactentes é importante para que a prática seja feita de acordo com as estruturas reguladoras, respeitando os valores da família e buscando os interesses do paciente.

A eutanásia ativa de recém-nascidos incapacitados com sofrimento intenso foi legalizada na Holanda e na Bélgica, usando protocolos projetados para minimizar o risco de abuso e maximizar a transparência. Atualmente é ilegal nos EUA, e, embora possa haver alguma controvérsia sobre o assunto, há uma opinião predominante de que ela não é eticamente aceitável no cuidado de lactentes e crianças, sendo defendido, portanto, o tratamento paliativo e uma potencial limitação de escalonamento.

DECLARAÇÃO DE MORTE E DOAÇÃO DE ÓRGÃOS

A doação de órgãos sólidos necessários ao suporte de vida pode ocorrer após um paciente ser declarado morto com base na cessação irreversível da função neurológica do cérebro e do tronco cerebral (morte por critérios neurológicos, ou *morte encefálica*) ou um período predeterminado de assistolia cardíaca chamado de *morte circulatória*. Para evitar um potencial conflito de interesse pelos cirurgiões ou por outros que cuidam de um potencial receptor do órgão, o pedido para doação de órgãos deve ser separado da discussão clínica de morte encefálica ou de retirada do TMMV. Embora os médicos possam ser os primeiros provedores a entrar na questão sobre a morte e a doação de órgãos com os membros da família durante as conversas sobre os desfechos e as opções, a discussão detalhada sobre a doação de órgãos deve ser feita por outros indivíduos, especificamente treinados para esse fim. Essa desvinculação entre a tomada de decisão clínica e um pedido de doação de órgãos por indivíduos treinados, talvez fornecendo às famílias informações especializadas sem um conflito de interesse percebido, tem sido associada a melhores taxas de doação.

Morte por critérios neurológicos

A morte por critérios neurológicos (**MCN**), comumente chamada de "morte encefálica", pode ser difícil para as famílias compreenderem quando a criança parece estar respirando (embora em um ventilador), rosada e quente ao toque e quando uma linguagem como "suporte de vida" é usada à beira do leito pela equipe. Estudos também documentam a falta de compreensão por parte do médico sobre o diagnóstico de MCN. Por essas razões, os critérios rigorosos que aderem a diretrizes nacionalmente aceitas devem ser utilizados para determinar quando ocorreu a cessação irreversível do cérebro e da função do tronco cerebral e para documentar esses achados de maneira adequada (ver Capítulo 85).

Os estados de Nova Iorque e Nova Jersey permitem que as famílias se oponham à declaração de MCN com base em "motivos religiosos". Nesse caso, a determinação clínica de MCN prepara o palco para uma discussão sobre renúncia ao TMMV, e não sobre a morte do paciente. Uma decisão unilateral de não dar início a novas intervenções ou *escalonar* as existentes é eticamente defensável sob essas circunstâncias, dada a morte documentada do paciente. Mesmo que pareça que uma decisão unilateral semelhante de retirar intervenções existentes também seria defensável, esse ato não está de acordo com a intenção das leis estaduais. Procedimentos institucionais para a resolução de conflito, como o envolvimento dos tribunais, se necessário, devem ser seguidos.

Morte circulatória

Foram desenvolvidos os protocolos que permitem a **doação de órgãos após determinação de morte circulatória (DDMC)**, e não após MCN. A DDMC pode ocorrer sob circunstâncias controladas (após retirada planejada de TMMV) ou não controladas (após falha de RCP), mas, em ambos os casos, exige-se a remoção rápida de órgãos, para que o transplante subsequente seja bem-sucedido. Um número crescente de programas está seguindo os protocolos de DDMC depois que a legislação federal começou a exigir que os hospitais credenciados abordassem a questão na esperança de reduzir a escassez de órgãos. Os hospitais podem fazer uma política que permita ou vete o processo. Em adultos, o consentimento para a doação por qualquer desses meios pode ser obtido de pacientes ou responsáveis; em crianças, de progenitores ou responsáveis que tomariam a decisão de doar.

As preocupações éticas sobre protocolos de DDMC concentram-se em dois princípios que serviram como base para a doação de órgãos: (1) a regra do *doador morto*, que limita a doação de órgãos vitais para aqueles que estão irreversivelmente mortos (por critérios circulatórios ou neurológicos, não por ambos); e (2) a ausência de conflito de interesses entre cuidados clínicos e captação de órgãos. Com protocolos de DDMC, a *irreversibilidade* foi declarada em diferentes momentos após a ocorrência de assistolia (em geral, de 2 a 5 minutos), para evitar retorno espontâneo da circulação após abrir mão de RCP. Para evitar um potencial conflito de interesses durante o processo de DDMC, há uma exigência de desvinculação rigorosa entre cuidado terminal após descontinuação de TMMV e presença da equipe de transplante. Diferentemente da situação de MCN, um paciente que está sendo considerado para DDMC permanece vivo até ocorrer assistolia. Antes da interrupção de TMMV, é realizada uma avaliação cuidadosa pela equipe de transplante e pela agência de captação de órgãos. Em seguida, na maioria dos protocolos de DDMC, os cuidadores médicos da UTI continuam cuidando do paciente até depois de ser declarada a morte por critérios cardíacos; só então a equipe de transplante cirúrgico está autorizada a entrar no local para obter os órgãos.

É *eticamente imperativo* diagnosticar com exatidão o estado de morte, por critérios neurológicos ou antes da doação de órgão após morte cardíaca. Fazer isso evita o perigo de remover órgãos de sustentação da vida de uma pessoa viva. O cumprimento rigoroso de um protocolo fundamentado na ética é a melhor maneira de evitar tanto a percepção como a realidade potencial de erros relacionados com a declaração de morte e a captação de órgãos.

OBJEÇÕES RELIGIOSAS OU CULTURAIS AO TRATAMENTO

As diferenças em crenças religiosas ou em normas culturais baseadas na ética podem levar ao conflito entre os pacientes, os familiares e os profissionais de saúde sobre a abordagem aos cuidados médicos. Os pediatras precisam permanecer sensíveis a essas diferenças e manter uma atitude de respeito por elas, mas reconhecer que existe uma obrigação independente de fornecer tratamento médico eficaz à criança.

Um adulto com capacidade de tomada de decisão é reconhecido como aquele que tem o direito de recusar o tratamento por motivos religiosos ou culturais, mas as crianças que ainda não desenvolveram essa capacidade são consideradas uma população vulnerável com direito ao tratamento. Em situações que ameaçam a vida da criança ou possam resultar em danos substanciais, a intervenção legal deve ser procurada se esforços razoáveis em relação à tomada de decisão colaborativa forem ineficazes. Caso a vida de uma criança seja iminentemente ameaçada, a intervenção médica é justificável do ponto de vista ético, apesar da objeção dos pais.

COMITÊS DE ÉTICA PEDIÁTRICOS E CONSULTORIA SOBRE ÉTICA

Na maioria dos hospitais há *comitês de ética institucionais* para ajudar no desenvolvimento de políticas, na orientação e na consulta de casos. Quando esses comitês prestam serviços a instituições que cuidam de crianças, podem ser chamados de *comitês de ética pediátricos*. Devido às diferenças importantes na abordagem entre ética para adultos e pediátrica, a especialidade do membro desse comitê deve ser dotado de uma visão especial para as questões éticas exclusivas que surgem no cuidado das crianças. Esses comitês geralmente fornecem consulta sobre ética sem a obrigatoriedade de ação ou de ser determinativo. Para a grande maioria das decisões que envolvem o tratamento médico de crianças (incluindo a recusa de TMMV), os médicos pediatras e os pais estão de acordo sobre a conveniência da intervenção proposta. Devido à importância ética do consentimento, as opiniões de crianças mais velhas também devem ter um peso considerável.

Os comitês de ética pediátricos tipicamente realizam pelo menos três funções diferentes: (1) o projeto e a revisão da política institucional sobre questões como ordens de NTR e renúncia ao TMMV; (2) a orientação dos profissionais de saúde, pacientes e famílias sobre questões éticas nos cuidados de saúde; e (3) a consulta de caso e resolução de conflito. Embora o processo de *consulta de caso* possa variar, o ideal é o comitê (ou consultor) adotar uma abordagem colaborativa que revele todos os fatos prontamente disponíveis e relevantes, leve em conta os valores dos envolvidos e equilibre os interesses relevantes, enquanto chega a uma recomendação baseada em uma análise ética consistente. Abordagem útil é aquela que considera estes quatro elementos: (1) indicações médicas; (2) preferências do paciente; (3) qualidade de vida; e (4) características contextuais. Outra estrutura baseada em princípios sugeriria atenção ao respeito pelas pessoas, beneficência/não maleficência e justiça.

Os comitês de ética pediátricos frequentemente desempenham um papel construtivo quando os pais e a equipe médica podem não concordar com o curso apropriado de ação. Nas últimas décadas, esses comitês adquiriram influência considerável e são cada vez mais reconhecidos por tribunais estaduais como uma ajuda importante na tomada de decisão. A filiação, políticas e procedimentos de um comitê de ética pediátrico devem estar de acordo com as normas profissionais aceitas.

TRIAGEM NEONATAL

O *Oxford Dictionary of Public Health* define triagem como "a identificação de uma doença até então desconhecida ou precursor da doença, usando procedimentos ou testes que podem ser realizados rápida e economicamente em um grande número de pessoas com o objetivo de classificá-las entre aquelas que podem ter a(s) condição/condições... e aquelas que estão livres de evidências da(s) condição/condições". Vários programas, como a triagem do recém-nascido para detecção de erros inatos do metabolismo (ver Capítulo 102; por exemplo, fenilcetonúria e hipotireoidismo) são adequadamente apontados entre os triunfos da pediatria contemporânea. O sucesso desses programas às vezes obscurece as questões éticas graves que continuam surgindo em propostas para rastrear outras condições para as quais os benefícios, riscos e custos não foram estabelecidos de maneira clara. Os avanços na genética e tecnologia levaram ao crescimento exponencial do número de condições para as quais programas de rastreio poderiam ser considerados, não sendo suficientemente possível estudar cada programa de testes proposto (ver Capítulo 95).

A introdução de esforços de triagem deve ser realizada de maneira cuidadosa e controlada, para que possibilite a avaliação dos custos (financeiros, médicos e psicológicos) e os benefícios da triagem, incluindo a eficácia dos protocolos de acompanhamento e tratamento. Novos programas devem ser considerados *experimentais* até que os riscos e benefícios possam ser avaliados com cautela. Testes de triagem que identificam candidatos para o tratamento precisam ter demonstrado sensibilidade, especificidade e alto valor preditivo, para que os indivíduos não sejam falsamente rotulados nem submetidos a tratamentos que possam ser tóxicos ou a riscos psicossociais. À medida que testes de triagem neonatais são desenvolvidos, os pais devem ter a oportunidade de exercer seu direito de permissão ou recusa parental informada. No entanto, após determinado teste de triagem ter sido claramente demonstrado como benéfico para a saúde do indivíduo ou pública, um processo de autorização parental ativa pode não ser eticamente obrigatório.

A questão ética persistente é se a triagem deve ser: (1) voluntária ("*opt in*"); (2) de rotina, com a capacidade de "*opt out*" ou recusa; ou (3) obrigatória. A abordagem **voluntária** implica uma decisão informada pelos progenitores antes da triagem. Com frequência, expressa-se a preocupação de que buscar autorização dos pais é eticamente equivocado em relação a testes de benefício claro, como a triagem para fenilcetonúria, pois a recusa constituiria negligência. Os exames de **rotina** com uma abordagem *opt out* requerem uma recusa explícita da triagem pelos pais que se opõem a essa intervenção. A principal justificativa ética para o rastreio **obrigatório** é a alegação de que a obrigação da sociedade em promover o bem-estar da criança por meio da detecção precoce e do tratamento de condições selecionadas substitui qualquer direito dos pais de recusar tal intervenção clínica simples e de baixo risco. A autorização dos pais é claramente necessária quando há um programa de investigação (*i. e.*, para a integração de testes experimentais em programas de rastreio estabelecidos).

GENÉTICA, GENÔMICA E MEDICINA DE PRECISÃO

Genética refere-se ao estudo de genes específicos, e a **genômica** descreve a totalidade do material genético de um indivíduo. A genômica foi possibilitada pelos avanços tecnológicos que tornaram possível o sequenciamento rápido e barato agora usado em atendimento clínico. O desenvolvimento da **medicina de precisão** baseia-se, em grande parte, na ciência genômica e pode ter um grande impacto na prática da pediatria no futuro. Esforços para realizar o sequenciamento genômico total de recém-nascidos podem não apenas produzir informações acionáveis para beneficiar a criança, mas também levar ao risco de estigmatização, resultados falso-positivos e informações indesejadas que podem levar à ansiedade e ao sofrimento psicológico.

Testes genéticos de crianças pequenas para distúrbios de início tardio, como os genes de risco de câncer de mama *BRCA1* e *BRCA2*, têm sido objeto de alguma controvérsia ética. O conhecimento de maior estado de risco pode levar às mudanças de estilo de vida capazes de reduzir a morbidade e o risco de mortalidade, ou precipitar respostas emocionais e psicológicas adversas e discriminação. Pelo fato de muitos adultos escolherem que não sejam testados para distúrbios de início tardio, não é possível supor que uma criança iria querer ou se beneficiar de teste semelhante. Em geral, os testes genéticos de crianças pequenas para distúrbios de início tardio são inadequados, exceto se resultarem em intervenções que mostrem redução da morbidade e mortalidade quando iniciadas na infância. Caso contrário, esses testes devem ser adiados até que a criança tenha a capacidade de fazer uma escolha informada e voluntária.

CUIDADOS DE SAÚDE DO ADOLESCENTE

Assentimento e consentimento do adolescente

Muitos adolescentes se parecem mais com adultos do que com crianças em relação à sua capacidade de compreender as questões de saúde e relacioná-las com seus objetivos de vida (ver Capítulo 132). Os adolescentes podem não ter competência legalmente definida, contudo, é possível que tenham desenvolvido a capacidade de atender aos elementos de consentimento informado para muitos aspectos da assistência médica (ver Capítulo 137). Também existem razões de saúde pública para permitir que adolescentes deem o consentimento para seu próprio atendimento de saúde no que diz respeito às decisões reprodutivas, como contracepção, aborto e tratamento de doenças sexualmente transmissíveis. Requisitos rigorosos solicitando a autorização dos pais podem dissuadir os adolescentes a procurar cuidados de saúde, com graves implicações para a sua saúde e outros interesses comunitários.

Contrabalançar esses argumentos é interesse legítimo dos pais para manter a responsabilidade e autoridade na criação dos filhos, incluindo a oportunidade de influenciar as atitudes e práticas sexuais de seus filhos. Outros afirmam que o acesso ao tratamento, como contracepção, aborto ou programas de troca de agulhas, apoia implicitamente a atividade sexual ou o uso de drogas durante a adolescência. Os pediatras não devem impor suas próprias crenças morais nessas disputas. Em vez disso, eles devem fornecer informações baseadas em evidências isentas e apoio imparcial. Um princípio orientador deve ser o incentivo de crianças e adolescentes a começar a assumir a responsabilidade, com a orientação, para sua própria saúde. Isso requer não só alguma contribuição dos pais ou responsáveis, mas também um pouco de privacidade durante a tomada de decisão à medida que os adolescentes conseguem a separação prevista no desenvolvimento do controle dos pais.

Doença crônica

O processo normal de desenvolvimento do adolescente envolve a separação gradual dos pais, estabelecendo autoconfiança, afirmando a individualidade, desenvolvendo relacionamentos fortes com seus pares, solidificando uma capacidade de funcionar de maneira independente fora da família e assumindo cada vez mais autonomia nas decisões de saúde. A maioria das crianças de desenvolvimento normal com idade superior a 14 anos compreende as implicações de opções clínicas bem explicadas da mesma maneira que o adulto médio, e suas contribuições para o próprio cuidado devem ser respeitadas. Para as crianças que vivem com doenças crônicas, a capacidade de tomar decisões médicas por si pode ocorrer tanto mais cedo do que para aquelas que tenham sido previamente saudáveis, como mais tarde, se, devido à doença, elas não tenham sido capazes de alcançar os marcos de desenvolvimento normais ou a maturidade psicológica. O papel do médico inclui a avaliação da capacidade isolada do paciente adolescente de compreender a situação médica, apoiar os esforços do paciente para expressar seus desejos em relação ao tratamento médico, valorizar e incentivar o apoio e o envolvimento dos pais, bem como promover a cooperação e o entendimento mútuo. Isso pode ser difícil em situações em que os pais e adolescentes discordam em relação a tratamentos de suporte de vida, tais como transplante de órgãos ou quimioterapia, mas é possível que muitos desses conflitos sejam resolvidos explorando-se as razões da discordância. Ignorar os desejos de um adolescente deve ser algo raro e apenas após consideração cuidadosa das potenciais consequências de intervenções indesejadas.

Decisões em adolescentes com doença terminal

A maioria dos adolescentes compartilha a tomada de decisão com os membros da família, embora a comunicação possa ser um desafio por causa de uma crescente sensação de independência. É possível que a comunicação aberta e a flexibilidade sobre as preferências de tratamento ajudem os adolescentes a lidar com medos e incertezas. O desenvolvimento de uma diretiva antecipada apropriada para a idade pode apoiar a autonomia emergente do paciente, esclarecendo os desejos dele, ao mesmo tempo em que promove um processo de colaboração entre o paciente, a família e os cuidadores médicos. A partir do momento do diagnóstico de uma condição ameaçadora da vida até a fase terminal, as crianças devem ser incluídas em um processo adaptado para o desenvolvimento da comunicação e tomada de decisão compartilhada que cria uma base de respeito mútuo e confiança. Alguns especialistas acreditam que a maioria dos adolescentes ainda não é totalmente capaz de tomar uma decisão de renunciar ao tratamento que sustenta a vida. É necessária uma cuidadosa avaliação, caso a caso, para fazer essa determinação, e a assistência de psicólogos do desenvolvimento e consultores de ética pode ser útil.

PESQUISA

O centro do desafio ético da pesquisa pediátrica é a necessidade de contrabalançar a proteção que se deve dar às crianças quanto ao risco da pesquisa e o imperativo ético da realização de estudos para melhorar a vida das futuras crianças. A *pesquisa* é definida nos regulamentos federais como "uma investigação sistemática concebida para desenvolver ou contribuir para o conhecimento generalizável". A fim que qualquer pesquisa seja realizada, os riscos devem ser minimizados e razoáveis com relação a quaisquer benefícios esperados para os indivíduos e a importância do conhecimento resultante. O fato de que algumas crianças obtêm um benefício direto da participação em pesquisas também deve ser considerado, tornando-se importante distinguir a pesquisa com a perspectiva de benefício direto da pesquisa pediátrica não terapêutica. *Pelo fato de as crianças serem uma população vulnerável, há restrições aos riscos de pesquisa aos quais uma criança pode estar exposta* que contrastam com o nível de risco aceitável para pesquisas com adultos que fornecem consentimento. Essas restrições funcionam por meio da limitação do tipo de pesquisa que os comitês de revisão institucional (CRI) estão autorizados a aprovar e da especificação das condições em que pais têm a autoridade moral e legal de autorizar que uma criança participe da investigação.

A **pesquisa não terapêutica** em crianças é a mais eticamente controversa porque não possui nenhum benefício direto esperado para o indivíduo. A proibição contra o uso de uma pessoa (sobretudo uma criança) apenas como um meio para se chegar a um fim levou alguns a argumentar que as crianças *nunca* devem ser usadas em pesquisas não terapêuticas. A opinião mais amplamente difundida é que as crianças podem ser expostas a um grau limitado de risco com a aprovação do CRI, autorização dos pais e assentimento se a criança for capaz. Os regulamentos federais permitem que as crianças saudáveis participem de uma pesquisa com mínimo risco independentemente do benefício potencial para criança. De maneira mais controversa, as regulamentações também afirmam que as crianças com um distúrbio ou condição podem ser expostas a um risco ligeiramente maior que o mínimo em pesquisas não terapêuticas se a experiência da criança for semelhante à vida diária com a condição, sendo vital o conhecimento antecipado para compreender essa condição.

Na pesquisa pediátrica com a perspectiva de benefício direto, os riscos devem ser justificados pelo benefício antecipado para a criança, e o equilíbrio entre benefício previsto e risco deve ser pelo menos tão favorável quanto aquele apresentado por alternativas disponíveis. *O bem-estar de uma criança isoladamente deve sempre vir antes dos objetivos científicos do estudo de pesquisa.*

Os regulamentos nos EUA para a proteção de participantes em pesquisa humana baseiam-se em dois fundamentos: (1) revisão independente da ética e ciência da pesquisa por um CRI **antes de** (2) consentimento voluntário e informado do participante. Embora não seja passível de regulamentação, a *integridade* do pesquisador é provavelmente o elemento mais importante que contribui para a proteção dos participantes de pesquisas com humanos. O padrão para o consentimento informado em um ambiente de pesquisa é maior do que para os cuidados clínicos, porque os riscos e benefícios são tipicamente menos claros, o pesquisador tem um conflito de interesse, e, do ponto de vista histórico, os seres humanos têm sido sujeitos a riscos não autorizados quando requisitos rigorosos de aprovação não são respeitados.

Adolescentes competentes podem, por vezes, consentir em ser participantes de pesquisa. É possível que crianças mais jovens participem de um processo de assentimento, mas isso não implica que a assinatura de uma criança em um documento de consentimento seja necessariamente um requisito legal ou ético. As crianças devem ter a oportunidade de discordar, sobretudo para pesquisas não terapêuticas, quando não há possibilidade de se afirmar que a participação é do interesse da criança. Nos EUA, as regulamentações nacionais exigem que esforços razoáveis sejam feitos pelo menos para informar as crianças que são capazes de entender que a participação *não* faz parte dos seus cuidados e que, portanto, elas são livres para recusar a participação. No caso raro em que a pesquisa oferece benefício direto para a criança que não estaria disponível de outra maneira, os regulamentos não exigem o consentimento da criança, mas apenas a permissão parental.

Além da proteção que o consentimento ou a autorização informada dos pais se destina a fornecer, praticamente todas as pesquisas que envolvem seres humanos nos EUA são revisadas por um CRI, como exigido por regulamentos federais para instituições que recebem fundos de pesquisa federais e para pesquisas de fármacos reguladas pela U.S. Food and Drug Administration. Para a pesquisa que apresenta mais do que um pequeno aumento sobre o risco mínimo sem perspectiva de benefício para a criança de tal modo que o CRI local não pode fornecer aprovação, existe um processo para a avaliação federal da pesquisa que "apresenta uma oportunidade razoável para promover a compreensão, prevenção ou alívio de um problema grave que afeta a saúde ou o bem-estar das crianças". Em última análise, a Secretaria de Saúde e Serviços Humanos dos EUA tem a autoridade para aprovar tais pesquisas.

EQUILÍBRIO DE INTERESSES MATERNOS E FETAIS

Algumas situações exigem equilíbrio entre a saúde e bem-estar maternos e aqueles do feto/nascituro para se conseguir uma decisão eticamente aceitável. Por exemplo, o tratamento cirúrgico inovador de uma anomalia diagnosticada no pré-natal pode ajudar o feto/nascituro a sobreviver, mas, no processo, coloca a mãe em risco de lesão ou perda da gravidez. Alternativamente, é possível uma mulher grávida se opor ao parto cesáreo por várias razões, apesar dos conselhos de que ele pode proteger o feto/nascituro durante o parto. Outra situação importante diz respeito aos comportamentos de risco durante a gravidez conhecidos por lesionar o feto/nascituro em desenvolvimento, tais como uso de drogas ou álcool. Essas questões levantam conflitos sobre a responsabilidade dos médicos para com a vida e a tomadora de decisão competente – a mãe grávida –, em oposição aos interesses do feto/nascituro.

Em determinados casos, os tribunais nos EUA decidiram que uma mulher pode ser submetida a parto cesáreo contra a sua vontade quando é mínimo o risco para a sua saúde e evidente o benefício para o feto/nascituro que apresenta desenvolvimento normal e está quase a termo, como, por exemplo, em caso de placenta prévia. Outros fatores, como prematuridade, levaram à conclusão legal oposta em situação semelhante, porque o benefício da intervenção era menos evidente. Em geral, o médico não deve se opor à recusa de uma intervenção recomendada de uma mulher grávida a menos que: (1) o risco para a mulher grávida seja mínimo; (2) a intervenção seja claramente eficaz; e (3) o dano para o feto/nascituro sem a intervenção seja certo, substancial e irrevogável. Devem ser feitas tentativas para convencer a mulher grávida a cumprir com as recomendações no interesse do feto/nascituro quando existem essas três condições, usando estratégias de apoio, tais como a influência de outros profissionais de saúde confiáveis, líder religioso e envolvimento do consultor ou comitê de ética. Se essas abordagens falharem e não houver tempo, o médico pode solicitar a intervenção judicial como último recurso na tentativa de evitar danos ao feto/nascituro.

Baseados em estatutos de abuso ou negligência da criança, obstetras e pediatras podem considerar delatar mulheres caso percebam que a ingestão de álcool ou drogas ilícitas durante a gravidez coloca o feto/nascituro em risco de lesão. No entanto, os médicos devem considerar a probabilidade de benefício do relato, o dano à criança, bem como à mãe, quando se busca acusação criminal ou mudanças de custódia e os possíveis efeitos do relato no afastamento de mulheres grávidas do cuidado pré-natal ou pós-natal. A Suprema Corte dos EUA decidiu que o teste de drogas das mulheres grávidas sem consentimento era uma violação da Quarta Emenda, que fornece proteção contra buscas despropositadas.

JUSTIÇA E ÉTICA PEDIÁTRICA

O problema ético mais grave do sistema de saúde nos EUA talvez seja a desigualdade no acesso aos cuidados de saúde. As crianças são particularmente vulneráveis a essa disparidade, e os pediatras têm a obrigação moral de defendê-las como uma classe. As crianças, pelo fato de não votarem nem terem recursos financeiros à sua disposição, ficam sujeitas a um maior risco de não terem seguro de saúde. A ausência de cuidados de saúde adequados e acessíveis acarreta consequências graves em termos de morte, deficiência e sofrimento. A proporção *per capita* de financiamento de cuidados de saúde gastos com adultos excede largamente aqueles gastos com as crianças, e o Medicare está disponível para todos os adultos que fazem 65 anos de idade, enquanto o Medicaid é limitado àqueles abaixo de um nível de renda específico. Os pediatras devem estar familiarizados com as questões políticas referentes a aspectos econômicos em torno dos cuidados da criança, para que sejam mais capazes de defender seus próprios pacientes.

QUESTÕES EMERGENTES

A pronta disponibilidade de informações na Internet e os grupos de apoio específicos para doenças em mídias sociais têm incentivado os pais a se envolverem mais na defesa de abordagens específicas para os cuidados de saúde de seus filhos, exigindo que os médicos estejam cientes da qualidade de tais fontes de informação, de modo a aconselhar os pais sobre as opções de tratamento. A gama de terapias agressivas, inovadoras ou muito caras aumentou, sem, contudo, fornecer necessariamente um benefício claro para o paciente. Por essa razão, os pediatras devem exercer o cuidado e julgamento antes de concordar em prosseguir com essas intervenções. Além disso, o crescimento das mídias sociais criou uma expectativa de que os médicos respondam rapidamente, além de desafios na manutenção da privacidade das informações médicas e das fronteiras profissionais. Essa será uma questão em evolução, uma vez que o uso da telemedicina também está ganhando força em determinados setores da saúde, incluindo o atendimento a crianças e adolescentes.

Um número crescente de pais está se recusando a imunizar seus filhos por medo de reação adversa à vacina. Isso levanta o problema ético do "*passageiro clandestino*", em que uma criança pode beneficiar-se da imunidade do grupo porque os outros foram imunizados, sem contribuir para esse bem público. Surtos de doença infecciosa evitável foram detectados em comunidades onde a recusa da vacina é prevalente. Os pediatras devem administrar essa questão com sensibilidade ética, orientando os pais sobre o perfil de segurança das vacinas e incentivando a imunização adequada. Abordagens de mais confronto não são geralmente eficazes ou justificadas do ponto de vista ético. Outra questão emergente diz respeito a crianças como doadoras de células-tronco ou órgãos sólidos. Aqui o equilíbrio risco/benefício deve ser cuidadosamente pesado, mas, em geral, uma política permissiva em relação à doação de célula-tronco e uma abordagem mais restritiva à doação de órgãos sólidos são eticamente justificáveis.

Por fim, intervenções médicas e cirúrgicas controversas aumentaram a conscientização de situações em que famílias e crianças podem não estar de acordo com as abordagens recomendadas como "padrão de cuidado" no passado. Alguns exemplos incluem adiar o tratamento cirúrgico de distúrbios de desenvolvimento sexual para determinar a identidade de gênero da criança e parar a puberdade por meio de tratamento hormonal com o objetivo de possibilitar que transgêneros ou crianças ou adolescentes em dúvida tomem as decisões quanto à identidade de gênero antes de desenvolver características sexuais secundárias permanentes. Atitudes sobre tecnologias emergentes e tratamentos podem ser influenciadas pela cobertura da mídia, por grupos de interesse especiais e esforços por famílias compreensivelmente desesperadas por ajuda para seus filhos. O médico que tenta trabalhar de maneira ética deve considerar com cuidado todos os fatos relevantes em cada caso e tentar concentrar-se nas famílias e nos cuidadores em uma avaliação de *melhor interesse* razoável para a criança. A tensão entre encontrar uma política ideal para grupos de crianças e fazer a coisa certa para uma criança isoladamente levanta desafios éticos formidáveis nesse contexto. A consulta sobre ética pode ser útil para estruturar as questões e projetar abordagens eticamente sustentáveis para o cuidado.

A bibliografia está disponível no GEN-io.

Capítulo 7

Cuidados Paliativos em Pediatria

Christina Ullrich, Janet Duncan, Marsha Joselow e Joanne Wolfe

Segundo a Organização Mundial da Saúde (OMS), "cuidados paliativos para crianças são os cuidados ativos totais do corpo, da mente e do espírito da criança e também incluem dar apoio à família. De maneira ideal, esse cuidado começa quando uma doença ou condição potencialmente fatal é diagnosticada e continua não importando se a criança recebe ou não tratamento direcionado à doença subjacente". A prestação de tratamentos paliativos aplica-se a crianças com uma ampla variedade de diagnósticos, incluindo câncer, fibrose cística, doença cardíaca complexa ou grave, distúrbios neurodegenerativos, malformações graves e trauma com sequelas que ameaçam a vida (Tabela 7.1). Os avanços médicos e tecnológicos resultaram em crianças vivendo mais, muitas vezes com dependência significativa de tecnologias caras. Essas crianças têm *condições crônicas complexas* em todo o espectro de doenças congênitas ou adquiridas com risco de vida. Crianças com condições crônicas complexas se beneficiam da integração de estratégias de tratamentos paliativos. Essas crianças, que frequentemente sobrevivem a situações de quase morte, seguidas pela necessidade renovada de tratamentos de reabilitação e prolongamento da vida, são mais bem-atendidas por um sistema flexível e responsivo às necessidades mutáveis e às metas mescladas de atendimento.

Tabela 7.1 Condições apropriadas para a assistência paliativa pediátrica.

Condições para as quais o tratamento curativo é possível, mas pode não ter sucesso
Câncer avançado ou progressivo ou câncer com mau prognóstico
Doença cardíaca complexa congênita ou adquirida
Condições para as quais existe tratamento intensivo a longo prazo destinado a prolongar a vida e manter a qualidade de vida, mas a morte prematura ainda é possível
Fibrose cística
Imunodeficiência grave
Candidatos e/ou receptores de transplante de órgãos de alto risco (p. ex., pulmão, multivisceral)
Insuficiência respiratória crônica ou grave
Distrofia muscular
Síndromes de malformação congênita múltipla complexas
Hipertensão pulmonar primária
Distúrbios cromossômicos graves (aneuploidia, deleções, duplicações)
Condições progressivas para as quais não existe uma opção curativa e em que o tratamento é quase exclusivamente paliativo após o diagnóstico
Distúrbios metabólicos progressivos (doença de Tay-Sachs)
Doença de Batten
Formas graves de osteogênese imperfeita
Condições que envolvem incapacidade grave e não progressiva, causando vulnerabilidade extrema a complicações de saúde
Paralisia cerebral grave com infecção recorrente ou sintomas de difícil controle
Sequelas neurológicas graves de doença infecciosa
Lesão cerebral hipóxica ou anóxica
Malformações cerebrais (p. ex., holoprosencefalia, lisencefalia)

Adaptada de The Together for Short Lives [formerly the Association for Children's Palliative Care (ACT)] Life-limiting/Life-threatening Condition Categories. http://www.togetherforshortlives.org.uk/professionals/childrens_palliative_care_essentials/approach.

Embora muitas vezes erroneamente entendido como equivalente aos *cuidados ao fim da vida*, o escopo e os benefícios potenciais dos tratamentos paliativos são aplicáveis em *toda a trajetória da doença*. Os cuidados paliativos enfatizam a otimização da qualidade de vida, a comunicação e o controle dos sintomas, objetivos que podem ser congruentes com o tratamento máximo destinado a sustentar ou prolongar a vida.

O mandato do pediatra e de outros médicos pediatras para atender à saúde e ao desenvolvimento físico, mental e emocional das crianças inclui a prestação de cuidados paliativos para aqueles que vivem com possibilidade significativa de morte antes da idade adulta (Figura 7.1). Tal cuidado abrangente, além de incluir aspectos físicos, psicológico, sociais e espirituais, requer uma abordagem interdisciplinar.

Nos EUA, a estrutura de saúde e reembolso, combinada com uso frequente de tecnologia médica (p. ex., suporte ventilatório domiciliar) ou enfermagem domiciliar contínua, historicamente impediam a inscrição formal de crianças ao benefício do hospital quando eram elegíveis (ou seja, tinham prognóstico estimado de 6 meses). A seção 2302 da Patient Protection and Affordable Care Act (ACA), o **Concurrent Care for Children Requirement (CCCR)**, eliminou a exigência de que pacientes da Medicaid com menos de 21 anos abandonassem as terapias curativas ou de prolongamento de vida a fim de serem elegíveis para os tratamentos paliativos. Embora os programas do Medicaid em todos os estados sejam agora obrigados a fornecer tratamento curativo/de prolongamento de vida concomitante aos serviços de cuidados paliativos para crianças elegíveis aos tratamentos paliativos, tem sido lento o desenvolvimento de sistemas para tornar tal realidade o tratamento simultâneo. Uma limitação do CCCR é que ele não expande o acesso aos tratamentos paliativos para crianças com doenças graves que não atendem aos critérios de elegibilidade para tratamentos paliativos (*i. e.*, têm um prognóstico que não pode ser estimado como menor que 6 meses) ou que não estão recebendo o Medicaid.

Uma série de coligações estaduais pediátricas de tratamentos paliativos formou-se nos últimos anos para melhorar o acesso a serviços de cuidados paliativos/pediátricos domiciliares, usando estratégias como dispensas do Medicaid ou emendas do plano estadual a fim de aumentar a cobertura para os serviços de tratamentos paliativos. Um número crescente de agências de atendimento domiciliar também desenvolveu programas de cuidados paliativos que servem como uma ponte para que tenham acesso a esses tratamentos crianças que não atendam ainda aos critérios de inclusão para a elegibilidade aos serviços de cuidados paliativos. Alguns centros que oferecem os cuidados paliativos adotaram um modelo de **tratamento paliativo aberto**, com critérios de elegibilidade mais flexíveis. No entanto, a provisão desses cuidados para crianças é muitas vezes também limitada pela disponibilidade de médicos com formação ou experiência no tratamento de crianças gravemente doentes.

DEFINIÇÕES DE ASSISTÊNCIA

A assistência paliativa pediátrica deve ser prestada em todos os ambientes, incluindo hospital, ambulatório e domiciliar, bem como em instalações de enfermagem pediátrica e, às vezes, centros de internação hospitalar. A **assistência domiciliar** para a criança com doença grave requer acesso a especialistas em cuidados paliativos pediátricos 24 horas por dia, abordagem multidisciplinar e um coordenador designado, que, além de servir como um elo entre hospitais, a comunidade e especialistas, pode ajudar a evitar ou providenciar admissões hospitalares, assistência em centros de repouso e maior apoio domiciliar, conforme necessário. O apoio domiciliar adequado e a assistência em centros de repouso, embora essenciais, muitas vezes não estão prontamente disponíveis porque falta pessoal ou a habilidade de alta tecnologia necessária para cuidar dessas crianças. Além disso, as famílias podem considerar o uso de assistência em centros de repouso uma falha pessoal ou se preocupar com o fato de outras pessoas não poderem cuidar adequadamente das necessidades especiais de seus filhos ou do possível aumento rápido dos sintomas.

No final da vida, crianças e famílias podem precisar de apoio intensivo. Cerca de metade das mortes pediátricas ocorrem em hospitais de cuidados intensivos, e é possível fornecer os cuidados de fim de vida em casa, no hospital, em enfermaria pediátrica ou casa de assistência

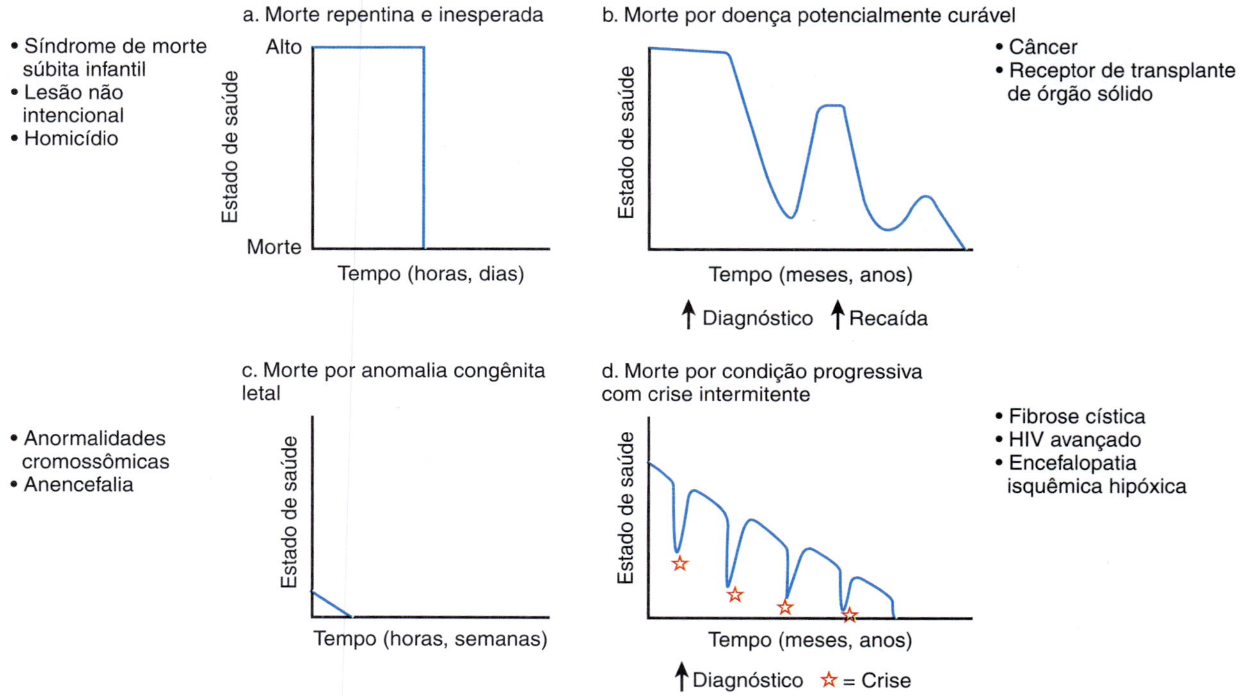

Figura 7.1 Trajetórias típicas de doenças em crianças com doenças potencialmente fatais. (*Extraída de Field M, Behrman R, editors: When children die: improving palliative and end-of-life care for children and their families, Washington, DC, 2003, National Academies Press, p 74.*)

paliativa. As famílias precisam sentir-se seguras e bem cuidadas, e, se possível, receber permissão para escolher o local do atendimento. Nos hospitais terciários, a maioria das crianças morre nas unidades de terapia intensiva neonatal e pediátrica (UTI). Em alguns casos, quando é preferível a morte em casa para uma criança na UTI, o transporte e até a extubação em domicílio podem ser possíveis, se as circunstâncias clínicas e logísticas permitirem.

A filosofia dos cuidados paliativos pode ser integrada com sucesso em qualquer ambiente hospitalar, incluindo a UTI, quando o foco da assistência também inclui a prevenção ou melhoria do sofrimento e a melhora do conforto e da qualidade de vida. Todas as intervenções que afetam a criança e a família precisam ser avaliadas em relação a essas metas. Tal abordagem proativa deixa a seguinte pergunta: "O que podemos oferecer para melhorar a qualidade de vida da criança e fornecer o maior sentido e senso de controle e escolha para a sua família?", em vez de "Que terapias não vamos mais oferecer?". A equipe pode beneficiar-se de educação, apoio e orientação, pois a assistência paliativa pediátrica, assim como outros tipos de tratamento intensivo, é uma de especialidade. Independentemente do cenário da assistência, os cuidados paliativos abrangentes requerem uma abordagem interdisciplinar capaz de incluir enfermeiros, médicos, psicólogos, psiquiatras, assistentes sociais, capelães/clérigos, especialistas em vida infantil e voluntários treinados.

COMUNICAÇÃO, PLANEJAMENTO AVANÇADO DE ASSISTÊNCIA E ORIENTAÇÃO ANTECIPADA

Embora o prognóstico preciso seja um desafio particular na pediatria, a equipe médica geralmente reconhece um prognóstico terminal antes que seja compreendido pelos pais ou pela criança. Esse atraso pode impedir a tomada de decisão informada sobre como a criança vive no final da vida. Dada a incerteza prognóstica inerente de um diagnóstico com risco de vida, deve-se iniciar as discussões sobre reanimação, controle de sintomas e planejamento de cuidados no fim da vida quando o médico reconhece que existe uma possibilidade significativa de mortalidade do paciente. Ter essas conversas no meio de uma crise não é o ideal. Sempre que possível, elas devem ocorrer bem antes da crise ou quando o paciente se recupera de uma, mas está em alto risco para outras.

Os pacientes e as famílias sentem-se mais confortáveis sendo atendidos por médicos e outros prestadores de cuidados com os quais têm uma relação estabelecida. Mesmo em face de relacionamentos de longa data e altamente conectados, *os clínicos muitas vezes mantêm suposições sobre a consciência prognóstica dos pais, bem como a disponibilidade e disposição dos pais para tais discussões.* Na tentativa de proteger as famílias, os médicos devem evitar conversas que percebam desencadear angústia ou desesperança. No entanto, os pais valorizam muito a honestidade, e, de fato, essas conversas podem promover a esperança deles, bem como a confiança e a conexão com a equipe de atendimento. Em alguns casos, portanto, uma *consulta* com a equipe de assistência paliativa oferece à família a oportunidade de participar de conversas confidenciais que não ocorrem com tanta facilidade com a equipe principal, pelo menos inicialmente.

A população de indivíduos que morrem antes de chegar à idade adulta inclui um número desproporcional de crianças e adolescentes não verbais e pré-verbais que são incapazes de desenvolver decisões de cuidado autônomas. Embora os pais, em geral, sejam os principais tomadores de decisão, esses jovens devem estar tão envolvidos nas discussões e decisões sobre seus cuidados quanto apropriado para seu *status* de desenvolvimento. A utilização de especialistas em comunicação, terapeutas da vida infantil, capelães, assistentes sociais, psicólogos ou psiquiatras para possibilitar que as crianças se expressem através da arte, de brincadeiras, da música, da fala e da escrita aumentará o conhecimento do profissional sobre a compreensão e as esperanças da criança. Ferramentas como **Five Wishes** (para adultos), **Voicing My Choices** (para adolescentes) e **My Wishes** (para crianças em idade escolar), na prática, têm sido úteis para ajudar a introduzir o planejamento antecipado de assistência para crianças, adolescentes e suas famílias (www.agingwithdignity.org/index.php).

Os pais

Para os pais, a **comunicação compassiva** com os provedores de serviços médicos que compreendem a doença, as opções de tratamento, as crenças e os objetivos da família são a base do cuidado para as crianças com doenças graves. Durante esse período, um dos relacionamentos mais significativos é aquele com o pediatra da criança, que muitas vezes tem um relacionamento duradouro com ela e a família, incluindo irmãos saudáveis. Os pais precisam saber que o pediatra de seu filho não irá abandoná-los à medida que os objetivos do cuidado evoluírem. Os objetivos de uma família podem mudar com a evolução da condição clínica da criança e outros fatores variáveis. É de suma importância uma abordagem flexível baseada em comunicação e orientação contínuas, que integre a compreensão dos valores, objetivos e convicções religiosas, culturais, espirituais e pessoais da família.

Os pediatras devem reconhecer o papel importante que têm em continuar cuidando da criança e da família, uma vez que o objetivo principal do tratamento pode ser simultaneamente prolongamento da vida e conforto, alívio do sofrimento e promoção da qualidade de vida. Reuniões regulares entre os cuidadores e a família são essenciais para reavaliar e gerenciar os sintomas, explorar o impacto da doença nos membros imediatos da família e fornecer orientação antecipatória. Nesses encontros, questões importantes com implicações para os pais e os seus filhos podem ser discutidas ao longo da vida. Tais discussões devem ser planejadas com cuidado, assegurando-se: a distribuição do tempo adequado para conversas profundas; a organização de um ambiente físico com privacidade; o silenciamento dos dispositivos; a possibilidade de que a família identifique a presença tanto dos pais quanto dos outros como suportes primários. Estratégias para facilitar conversas relacionadas a metas de cuidado e tomada de decisão são detalhadas mais adiante.

É possível que a família de um paciente procure o pediatra para ter certeza de que todas as opções de tratamento foram exploradas. Ajudá-la a organizar uma segunda opinião pode ser útil. Ouvir os familiares e as crianças falarem sobre o futuro, mesmo diante do mau prognóstico, pode ajudar a manter o foco na vida, mesmo quando a criança estiver morrendo. É possível que a espera por um milagre coexista para os pais, mesmo quando estão enfrentando e aceitando a realidade mais provável da morte.

Os pais também precisam saber sobre a disponibilidade de atendimento domiciliar, centros de repouso, suporte baseado na internet (p. ex., www.courageousparentsnetwork.org), materiais educativos e grupos de apoio. É essencial atender aos pedidos ou à necessidade dos pais de que eles mesmos, outras crianças ou familiares sejam encaminhados para aconselhamento. Além disso, pode ser primordial atender às necessidades concretas das famílias (p. ex., finanças, seguros, moradia) para libertá-las de preocupações que têm a possibilidade de interferir ou competir com sua capacidade de estarem totalmente presentes nos cuidados de seus filhos.

Quando se aproxima o fim da vida do paciente, embora pareça assustador, é um grande alívio para os pais discutir como eles visualizam a morte de seu filho, abordando suas experiências anteriores de perda (na maioria das vezes com a morte de um parente adulto) e quaisquer equívocos. Aprender sobre valores culturais, espirituais e familiares em relação ao manejo da dor, ao sofrimento e ao local preferido para a assistência no fim da vida é essencial. Mesmo mencionando arranjos de funeral, possível necropsia e doação de órgãos/tecidos, isso pode ser útil para dar escolhas aos pais e saber que é possível discutir sem medo essas considerações. Uma grande preocupação de muitos pais é como envolver e se comunicar com os irmãos da criança, assim como com a própria criança, sobre a probabilidade de morte iminente.

As avaliações de "alta satisfação" com o atendimento médico têm sido diretamente correlacionadas com o recebimento de uma **comunicação clara** sobre os problemas de fim de vida, realizadas com sensibilidade e carinho; tal comunicação inclui falar diretamente com a criança, quando apropriado. A comunicação é complicada por uma necessidade presumida de proteção mútua na qual a criança quer proteger seus pais, e do mesmo modo, os pais querem proteger seu filho, de informações dolorosas ou tristeza. Honrar a singularidade da criança, bem como compreender e respeitar o estilo de comunicação, os valores, a espiritualidade e a cultura da família, é fundamental nessas conversas tão sensíveis. As evidências mostram que os pais que têm conversas abertas com seus filhos sobre a morte e o morrer não se arrependem de tê-lo feito.

Nas comunicações com a criança e a família, o médico deve evitar fornecer estimativas específicas de duração de sobrevivência, mesmo quando a criança ou a família as pedirem de maneira explícita. Tais previsões são invariavelmente imprecisas porque as estatísticas baseadas na população não preveem o curso para pacientes individuais. Uma abordagem mais honesta pode ser explorar *intervalos de tempo em termos gerais* (semanas a meses, meses a anos), reconhecendo que crianças com doenças sérias também são suscetíveis a eventos agudos que causam rápida deterioração. O médico também pode perguntar aos pais o que eles fariam diferente se soubessem quanto tempo seu filho viveria e depois ajudá-los a pensar nas opções relacionadas às suas preocupações específicas (p. ex., sugerir comemorações de feriados ou eventos importantes mais cedo para aproveitar os momentos, quando a criança pode estar sentindo-se melhor). Em geral, é sábio sugerir que os parentes que desejem visitá-lo o façam mais cedo do que tarde, dada a imprevisível trajetória de muitas condições.

Para a criança e a família, a integração das "más notícias" é um *processo*, não um acontecimento, e, quando realizada com sensibilidade, não tira a esperança nem altera a relação entre a família e o médico. Esse profissional deve esperar que alguns problemas discutidos anteriormente não sejam resolvidos em sua totalidade para a criança e os pais (p. ex., pedidos de não reanimar, nutrição ou hidratação artificiais) e pode precisar revisitá-los ao longo do tempo. É possível que os pais de uma criança com doença crônica rejeitem a realidade de uma morte iminente porque, talvez, as previsões passadas não tenham sido precisas. Independentemente de serem pais de uma criança com uma doença crônica ou de uma criança cuja morte é o resultado de um acidente ou de uma doença súbita e catastrófica, podem sentir grande ansiedade, culpa ou desespero.

A criança

A comunicação verdadeira, que leva em conta o estágio de desenvolvimento da criança e a experiência vivida sem igual, pode ajudar a lidar com o medo e a ansiedade, que, em geral, crianças com doenças potencialmente fatais experimentam. Responder às perguntas de maneira apropriada ao desenvolvimento (Tabela 7.2) de uma criança sobre a morte (p. ex., "O que está acontecendo comigo?" ou "Estou morrendo?") requer uma exploração cuidadosa do que já é conhecido pela criança, o que está realmente sendo perguntado (*a questão por trás da pergunta*) e por que a pergunta está sendo feita nesse momento específico e nesse cenário. Tal atitude pode indicar a necessidade de estar com alguém que esteja confortável para ouvir essas perguntas sem resposta. Muitas crianças acham a expressão não verbal bem mais fácil do que falar; arte, terapia de brincadeiras e narração de histórias podem ser mais úteis do que conversas diretas.

A percepção de morte de uma criança depende de sua compreensão conceitual da *universalidade* (que todas as coisas inevitavelmente morrem), da *irreversibilidade* (que pessoas mortas não podem voltar à vida), da *não funcionalidade* (que estar morto significa que todas as funções biológicas cessam) e *causalidade* (que existem causas objetivas de morte).

Crianças muito pequenas podem lutar com os conceitos de irreversibilidade e não funcionalidade. Para aquelas em idade escolar, que estão começando a entender a finalidade da morte, é possível que as preocupações incluam o *pensamento mágico* de que seus pensamentos, desejos ou mau comportamento podem ser a causa subjacente de sua doença. As crianças mais velhas buscam informações mais factuais para obter algum controle sobre a situação.

As **crianças** temem a morte muitas vezes centrando-se no medo concreto de serem separadas dos pais e de outros entes queridos e do que acontecerá com seus pais, e não com elas mesmas – o que pode ocorrer com adolescentes e adultos jovens também. É possível que esse medo seja respondido de maneiras diferentes: algumas famílias podem garantir que parentes amorosos estarão próximos, enquanto outros usam conceitos religiosos para se referir a uma conexão espiritual eterna.

Os **adolescentes** podem ter uma compreensão conceitual da morte semelhante à dos adultos, mas trabalhar com o adolescente com doença potencialmente fatal apresenta preocupações e problemas únicos. O trabalho de desenvolvimento da adolescência inclui a separação dos pais, o desenvolvimento de relações fortes entre pares e a mudança para a vida adulta independente. Para essa população, a necessidade de se separar é complicada pela crescente dependência tanto física quanto emocional de seus pais.

Tabela 7.2 Questões de desenvolvimento, pensamentos e conceitos de morrer, com estratégias responsivas.

PERGUNTAS E DECLARAÇÕES TÍPICAS SOBRE MORRER	PENSAMENTOS QUE GUIAM O COMPORTAMENTO	DESENVOLVIMENTO DO ENTENDIMENTO DE MORTE	ESTRATÉGIAS E RESPOSTAS
DE MESES A 3 ANOS DE IDADE			
"Mamãe, não chore." "Papai, você ainda vai me fazer cócegas quando eu morrer?"	A criança tem uma compreensão limitada dos acontecimentos, do futuro e do passado, e da diferença entre viver e não viver.	A criança pode ter "sentido" que algo está errado. A morte é frequentemente vista como contínua com a vida (uma analogia entre estar acordado e estar dormindo).	Otimize o conforto e a consistência; pessoas conhecidas, objetos, rotinas. Use músicas, palavras e toques suaves. "Eu vou sempre amar você." "Eu sempre vou cuidar de você." "Eu vou fazer cócegas em você para sempre."
DE 3 A 5 ANOS DE IDADE			
"Eu fiz algo ruim e por isso vou morrer." "Poderei comer algo que eu queira no céu?"	Cria conceitos simples e reversíveis. Há variações entre realidade e fantasia.	A criança pode ver a morte como temporária, reversível e não universal. É possível que ela se sinta responsável pela doença. A morte pode ser percebida como uma força externa capaz de levá-la.	Garanta à criança que a doença não é culpa dela. Forneça cuidadores consistentes. Promova uma linguagem simples e honesta. Use livros para explicar o ciclo de vida e promover perguntas e respostas. "Você não fez nada para causar isso." "Você é tão especial para nós, e sempre amaremos você." "Nós sabemos que (Deus, Jesus, vovó, vovô) estão esperando para vê-lo."
DE 5 A 10 ANOS DE IDADE			
"Como vou morrer?" "Vai doer?" "Morrer é assustador?"	A criança começa a demonstrar pensamento lógico organizado. O pensamento se torna menos esotérico. Uma criança começa a solucionar problemas de maneira correta, raciocina logicamente e organiza pensamentos com coerência. No entanto, o raciocínio abstrato dela é limitado.	A criança começa a entender a morte como real e permanente. A morte significa que seu coração para de bater, seu sangue não circula, e a pessoa não respira. Pode ser vista como um evento violento. É possível a criança não aceitar que a morte possa acontecer a si mesma ou a qualquer pessoa que ela conheça, mas começa a perceber que as pessoas que conhece vão morrer.	Seja honesto e forneça detalhes específicos se eles forem solicitados. Ajude e apoie a necessidade de controle da criança. Permita e incentive a participação da criança na tomada de decisões. "Vamos trabalhar juntos para ajudar você a se sentir confortável. É muito importante que você nos informe como está se sentindo e o que precisa. Nós estaremos sempre com você; então, não precisa ter medo."
DE 10 A 18 ANOS DE IDADE			
"Eu tenho medo de morrer e minha mãe não suportar." "Sou jovem demais para morrer. Eu quero me casar e ter filhos." "Por que Deus está deixando isso acontecer?"	Pensamentos abstratos e lógica possíveis. A imagem corporal é importante. A criança precisa de relacionamentos entre pares para suporte e validação. A criança expressa valores altruístas, como permanecer vivo para a família (pais, irmãos) e doar órgãos/tecidos. Não crê que está morrendo.	Entende que a morte é irreversível, inevitável e universal. A criança precisa de uma garantia de cuidado e amor contínuos. Busca pelo significado e propósito da vida.	Reforce a autoestima, o senso de valor e o respeito próprio da criança/adolescente. Permita privacidade, independência e acesso a amigos e colegas. Tolere a expressão de emoções fortes e permita a participação na tomada de decisões. "Eu não consigo imaginar como você deve estar se sentindo. Apesar de tudo, está fazendo um trabalho incrível. Eu me pergunto como posso ajudar." "O que é mais importante para você agora?" "Quais são suas esperanças... suas preocupações?" "Você me ensinou muito; eu vou sempre me lembrar de você."

Adaptada de Hurwitz C, Duncan J, Wolfe J: Caring for the child with cancer at the close of life, JAMA 292:2141–2149, 2003.

Além das considerações de desenvolvimento, deve-se levar em conta na comunicação com a criança: a compreensão relacionada às experiências de vida dela; a duração da doença; o que ela entende sobre a natureza e o prognóstico da doença; e o papel da criança na família (pacificador, palhaço, encrenqueiro, boa criança).

A questão de se envolver o adolescente na tomada de decisão e de quando isso deve acontecer é particularmente comum, mas não há uma resposta para essa pergunta. Em vez disso, deve-se atentar para várias considerações, incluindo a idade cronológica dele, o estágio de desenvolvimento, a preferência do adolescente em relação a essa participação e a abordagem preferencial da família à comunicação e à tomada de decisões.

Os pais têm um desejo forte e instintivo de proteger seus filhos de danos. Ao enfrentar a morte dele, muitos pais tentam manter a realidade da morte iminente escondida de seu filho, esperando que a criança possa ser *protegida* da dura realidade. Embora seja importante respeitar os desejos dos pais, também é verdade que a maioria das crianças já tem uma noção do que está acontecendo com seu corpo, mesmo quando propositalmente foi escolhido não se falar. As crianças podem culpar-se por sua doença e as dificuldades resultantes para seus entes queridos.

Perpetuar o mito de que "tudo vai ficar bem" tira a chance de explorar medos e dar garantias. Ajudar os pais a compreender que a chave para uma comunicação honesta não é dizer a uma criança que ela está morrendo, mas, sim, abrir a porta para a conversa e validar o que a criança *já sabe*. A comunicação honesta também possibilita oportunidades para construir memória e legado, e para dizer adeus.

A **escola** é o trabalho da infância e adolescência, sendo importante para otimizar a qualidade de vida de uma criança em busca de normalidade diante de uma doença. Pode ser significativo encontrar maneiras de ajudar a criança e sua família a manter essas conexões por meio da modificação do dia na escola e explorar opções para promover conexões educacionais e sociais em casa ou no hospital, caso a criança não esteja bem o suficiente para ir à escola. Agora é fácil organizar videoconferências a partir de praticamente qualquer local.

Os irmãos

Irmãos e irmãs estão em risco especial tanto durante a doença do irmão como após a morte. Devido às extraordinárias demandas impostas aos pais para atender às necessidades de seu filho doente, os irmãos saudáveis podem sentir que suas próprias necessidades não estão sendo reconhecidas ou atendidas. É possível que esses sentimentos de negligência desencadeiem culpa sobre sua própria boa saúde e ressentimento em relação a seus pais e ao irmão doente. Os irmãos mais jovens podem reagir ao estresse tornando-se aparentemente alheios ao tumulto ao seu redor. Alguns mais novos podem sentir-se culpados por desejar que a criança doente morra para que eles tenham seus pais de volta (pensamento mágico). Os pais precisam saber que essas são respostas normais, e os irmãos devem ser encorajados a manter as rotinas típicas da vida diária. Os irmãos que estão mais envolvidos com o irmão ou a irmã doente antes da morte tendem a se ajustar melhor tanto no momento como após a morte. Reconhecer e validar os sentimentos dos irmãos, ser honesto e aberto, além de envolvê-los apropriadamente na vida do irmão doente fornece uma boa base para o processo de luto. Em geral, é útil identificar uma pessoa na família (p. ex., uma tia atenciosa) ou na escola (p. ex., uma conselheira) para oferecer oportunidades confidenciais de apoio a fim de que o irmão reflita sobre a experiência de sua família, especialmente porque os pais podem ficar sobrecarregados para fornecer essa informação em momentos cruciais.

A equipe

O apoio inadequado à equipe que fornece a assistência paliativa pode resultar em depressão, retraimento emocional e outros sintomas. Oferecer oportunidades educacionais e apoio emocional à equipe em vários estágios do atendimento infantil com risco de vida pode ser útil para melhorar o atendimento ao paciente e evitar que a equipe experimente a fadiga da compaixão, esgotamento e repercussões a longo prazo, incluindo abandono do campo de trabalho.

Metas de atendimento e tomada de decisões

No curso da doença limitante da vida de uma criança, uma série de decisões importantes pode surgir em relação: à localização do tratamento; aos riscos e benefícios dos medicamentos; ao não início ou à descontinuação de tratamentos prolongadores da vida; a tratamentos experimentais em protocolos de pesquisa; e ao uso de tratamentos integrativos (ver Capítulo 78). Tais decisões familiares são extremamente facilitadas por oportunidades de discussões profundas e guiadas em torno de **metas de assistência** à criança. Isso geralmente é realizado por meio da compreensão dos pais (e da criança) sobre a condição da criança e de perguntas abertas que exploram as esperanças, as preocupações e os valores familiares dos pais e filhos. As conversas sobre metas de assistência incluem o que é mais importante para elas em família, considerações sobre a condição clínica de seus filhos e seus valores e crenças, além de opiniões culturais, religiosas e espirituais. A Tabela 7.3 apresenta perguntas específicas que podem orientar efetivamente essas discussões. A conversa também deve abranger uma revisão do que foi falado anteriormente, a escuta ativa das preocupações e questões à medida que são levantadas, oportunidades de repetir elementos da discussão para garantir clareza e fornecer respostas honestas e factuais, mesmo em áreas de incerteza.

Tabela 7.3 Cinco perguntas básicas para orientar a conversa sobre "metas de assistência".

PERGUNTAS PARA OS ADULTOS E ADOLESCENTES MAIS VELHOS	PERGUNTAS PARA CRIANÇAS
Conte-nos sobre o seu filho como pessoa. Do que seu filho gosta?	Conte-me sobre você antes de ficar doente.
Qual é a sua compreensão sobre a doença/condição do seu filho?	Por que você está no hospital? O que você entende sobre a sua doença?
De acordo com a sua compreensão, o que é mais importante para você em relação à assistência de seu filho?	O que você quer que os outros saibam ou façam por você ao cuidar de você?
O que você está esperando? Quais são as suas preocupações?	Eu me pergunto se há alguma coisa que está preocupando você ou mantendo você acordado à noite. Existe alguma coisa sobre a qual você gostaria de conversar?
O que lhe dá força diante da doença/condição do seu filho?	O que ajuda você a passar o dia? O que ajuda você a se sentir bem?

A *tomada de decisão deve ser focada nos objetivos de assistência, em oposição às limitações do cuidado*; "Isso é o que podemos oferecer", em vez de "Não há nada mais que possamos fazer". Em vez de se reunir com o objetivo específico de discutir a retirada de apoio ou uma ordem de não reanimar, uma discussão mais geral, centrada nas metas de assistência, levará naturalmente a considerar quais intervenções atendem melhor aos interesses da criança e podem apresentar uma oportunidade para os médicos fazerem recomendações com base nesses objetivos. Ao oferecer recomendações médicas baseadas nos objetivos da família e na realidade clínica, a equipe pode diminuir o ônus da responsabilidade pela tomada de decisões que os pais carregam.

Status de reanimação

Muitos pais não entendem o mandato legal que exige tentativa de reanimação para parada cardiorrespiratória, a menos que uma ordem de não reanimar por escrito esteja em vigor. Ao abordar esse tópico, em vez de perguntar aos pais se eles querem renunciar à reanimação cardiopulmonar (RCP) para seu filho (e colocar toda a carga de decisão sobre eles), é preferível discutir se essas intervenções podem ou não beneficiar a criança. *É importante fazer recomendações com base nos objetivos gerais de assistência e conhecimento médico sobre o potencial benefício e/ou dano dessas intervenções.* Uma vez que os objetivos da terapia são acordados, o médico é obrigado a escrever uma ordem formal. Estão disponíveis em muitos estados os formulários de verificação de ordens de não reanimar extra-hospitalares. Se preenchidos em nome da criança, afirmam que, em vez de iniciar esforços de reanimação, as equipes de resposta a emergências são obrigadas a fornecer o gerenciamento adequado de sintomas com conforto e alívio do sofrimento, por meio de intervenções apropriadas, quando necessárias.

Quase metade de todos os estados implementaram o **sistema de physician orders for life treatment (POLST)**. Uma ordem do POLST é completada para crianças com doença com risco de vida, traduzindo os desejos expressos dos pais e/ou da criança em forma de ordens acionáveis de quais intervenções devem ou não ser realizadas (www.polst.org). Em geral, é útil estruturar discussões sobre o POLST como meios de os pais manterem algum controle, comunicando seus objetivos e suas preferências de assistência, para que sejam honrados, independentemente do contexto. Também pode ser benéfico escrever uma carta que delineia decisões relativas a intervenções de reanimação e medidas de assistência de apoio a serem realizadas para a criança, particularmente se o POLST não estiver disponível. A carta deve ser o mais detalhada possível, incluindo recomendações para medicamentos de conforto e informações de contato para cuidadores mais conhecidos do paciente. Tal carta, dada aos pais, com cópias para cuidadores e instituições envolvidas, pode ser uma ajuda de comunicação útil, especialmente em tempos de crise. Em qualquer caso, se uma criança pode morrer em casa, e os pais optam por usar o formulário de verificação de ordem de não fazer reanimação extra-hospitalar ou POLST, os planos para declarar a criança e fornecer apoio à família devem estar em vigor. Se a criança é encaminhada para o hospital, o hospital geralmente cumpre essas responsabilidades.

Conflitos na tomada de decisão podem ocorrer dentro das famílias, nas equipes de saúde, entre a criança e a família e entre a família e os cuidadores profissionais (ver Capítulo 6). Para as crianças incapazes de orientar a tomada de decisões (neonatos, crianças muito pequenas ou com déficit cognitivo), pais e profissionais de saúde podem chegar a conclusões diferentes sobre o que representa o melhor interesse da criança. Já a tomada de decisão em torno do cuidado dos adolescentes apresenta desafios específicos, dado o limite tênue que separa a infância da idade adulta. Em algumas famílias e culturas, dizer a verdade e exercer autonomia são ações secundárias à manutenção da integridade da família (ver Capítulo 11). Embora frequentes, as diferenças de opinião são muitas vezes controláveis para todos os envolvidos quando as linhas de comunicação são mantidas abertas, reuniões de equipe e familiares são realizadas e os objetivos do atendimento são claros.

Controle dos sintomas

O tratamento intensivo de sintomas é outro ponto fundamental da assistência paliativa pediátrica. O alívio dos sintomas reduz o sofrimento da criança e da família, além de possibilitar que eles se concentrem em outras preocupações e participem de experiências significativas. Apesar da crescente atenção aos sintomas e dos avanços farmacológicos e técnicos na medicina, as crianças costumam sofrer de múltiplos sintomas. A Tabela 7.4 fornece elementos-chave e abordagens gerais para o gerenciamento de sintomas.

A **dor** é uma sensação complexa, desencadeada por dano tecidual real ou potencial e influenciada por fatores cognitivos, comportamentais, emocionais, sociais e culturais. O alívio eficaz da dor é essencial para evitar a *sensibilização central*, uma resposta central de hiperexcitação que pode levar à hipersensibilidade e à dor crescente, e para diminuir uma resposta ao estresse que pode ter uma variedade de efeitos fisiológicos. As ferramentas de avaliação incluem instrumentos de autorrelato para crianças capazes de comunicar sua dor verbalmente, bem como ferramentas baseadas em pistas comportamentais para crianças incapazes de fazê-lo por causa de sua condição médica ou por apresentarem distúrbios do neurodesenvolvimento. As Tabelas 7.5 a 7.7 abordam o manejo da dor (ver também Capítulo 76).

Muitas crianças com doenças que apresentam risco de vida sentem dor que exige o uso de **opioides** para alívio adequado em algum momento da trajetória da doença. As diretrizes de dor da OMS recomendam o primeiro passo para a dor leve e o segundo, para a dor moderada a grave. Embora tenha sido previamente recomendada, a prescrição de *codeína* deve ser evitada na maioria das vezes, devido ao seu perfil de efeitos colaterais e à falta de superioridade sobre analgésicos não opioides. Além disso, polimorfismos genéticos um tanto comuns no gene *CYP2D6* levam a uma ampla variação no metabolismo da codeína. Especificamente, 10 a 40% dos indivíduos carregam polimorfismos, fazendo com que eles sejam *metabolizadores fracos*, que não podem converter a codeína para a sua forma ativa, a *morfina*, e, portanto, correm o risco de controle inadequado da dor. Outros indivíduos com polimorfismos são *ultrametabolizadores* capazes até de experimentar depressão respiratória devido à rápida geração de morfina a partir da codeína. Logo, preferível usar uma quantidade conhecida do agente ativo, morfina.

É importante explorar com as famílias, assim como com os membros da equipe de atendimento, os possíveis equívocos em relação a depressão respiratória, vício, dependência, o significado simbólico de iniciar um opioide como metadona ou morfina e/ou um gotejamento de morfina, além do potencial dos opioides para acelerar a morte. *Não há associação entre administração ou escalonamento de opioides e tempo de sobrevida.* Evidências sustentam maior sobrevida em indivíduos com sintomas bem controlados.

Em muitas ocasiões, as crianças também experimentam uma infinidade de **sintomas não dolorosos**. Uma combinação de intervenções farmacológicas (ver Tabela 7.6) e não farmacológicas (ver Tabela 7.7) é muitas vezes ideal. A **fadiga** é um dos sintomas mais comuns em crianças com doenças avançadas. Elas podem sentir fadiga como um sintoma físico (p. ex., fraqueza ou sonolência), um declínio na cognição (p. ex., diminuição da atenção ou concentração) e função emocional prejudicada (p. ex., humor deprimido ou motivação reduzida). Devido à sua natureza multidimensional e incapacitante, a fadiga pode impedir que as crianças participem de atividades significativas ou prazerosas, prejudicando a qualidade de vida. A fadiga geralmente tem etiologia multifatorial. É possível que uma anamnese cuidadosa revele fatores físicos contribuintes (sintomas não controlados, efeitos colaterais dos medicamentos), fatores psicológicos (ansiedade, depressão), angústia espiritual ou transtornos do sono. Intervenções para reduzir a fadiga incluem o tratamento de fatores contribuintes, exercícios, agentes farmacológicos e estratégias de modificação de comportamento. Entre os desafios para lidar efetivamente com a fadiga estão a crença comum de que ela é inevitável, a falta de comunicação entre as famílias e as equipes de atendimento sobre ela e a percepção limitada de possíveis intervenções para a fadiga.

Tabela 7.4 Principais elementos do gerenciamento efetivo de sintomas.

COMO DEFINIR O CENÁRIO

- Estabeleça e periodicamente revisite os objetivos do atendimento, além de garantir que as metas são comunicadas a toda a equipe de atendimento
- Planeje os sintomas (incluindo os imprevistos) antes que eles ocorram.

AVALIAÇÃO

- Avalie a criança quanto aos sintomas regularmente, usando ferramentas de avaliação adequadas ao desenvolvimento
    - Utilize autorrelato se a criança for capaz de relatar sintomas de maneira confiável
- Avalie todos os aspectos do sintoma, incluindo qualidade, frequência, duração e intensidade
- Considere a natureza holística dos sintomas
- Explore o significado que os sintomas podem ter para as famílias em seu contexto social, cultural e religioso
- Avalie o sofrimento causado pelo sintoma
- Avalie o grau de comprometimento funcional do sintoma.

TRATAMENTO

- Compreenda a fisiopatologia do sintoma e estabeleça um diagnóstico diferencial completo
- Trate a causa subjacente, se possível, ponderando os benefícios e riscos, no contexto dos objetivos do tratamento
- Escolha a via menos invasiva para medicamentos – VO quando possível
- Prescreva medicamentos regulares para sintomas constantes e considere doses extras conforme a necessidade (*pro re nata*) para sintomas abruptos ou descontrolados
- Considere todas as abordagens (ou seja, farmacológicas/não farmacológicas e local/sistêmica)
- Estabeleça uma parceria com as famílias a fim de identificar e abordar quaisquer barreiras para o ótimo controle dos sintomas
- Aborde o sofrimento espiritual, emocional e existencial, além do sofrimento físico, uma vez que eles são frequentemente interrelacionados.

CUIDADOS CONTÍNUOS

- Reavalie o sintoma e a resposta às intervenções regularmente
- Para sintomas refratários, revisite o diagnóstico diferencial e revise os fatores potencialmente contribuintes
- Intervenções eficazes aliviam o sintoma e reduzem o sofrimento e o comprometimento funcional.

Tabela 7.5 Diretrizes para o gerenciamento da dor.

- Use analgésicos não opiáceos como monoterapia para dor leve e juntamente com opioides para dor mais intensa.
  Os analgésicos não opioides incluem paracetamol, anti-inflamatórios não esteroides (AINE), salicilatos e produtos inibidores da ciclo-oxigenase (COX-2)
- Para dor moderada ou grave, comece com um opioide de ação curta em intervalos regulares.
  Quando os requisitos de dose se estabilizarem, considere trocar por um opioide de ação prolongada com doses disponíveis para dor aguda ou descontrolada, conforme necessário
  - Para dor não controlada, aumente a dose de opioide em 30 a 50%; para dor grave, aumente de 50 a 100%
  - Evite codeína e opioides com atividade agonista mista (p. ex., butorfanol, pentazocina)
- Administre medicamentos pelo meio mais simples, mais eficaz e pela via de aplicação menos angustiante.
- Elimine o mito de que remédios fortes devem ser salvos para situações extremas ou o fim da vida.
  Opioides não têm "efeito teto", e sintomas crescentes geralmente podem ser tratados com aumento na dose. Se a titulação adicional não fornecer analgesia adequada, o opioide pode ser trocado por outro (ver a seguir)
- Esclareça para as famílias as diferenças entre tolerância, dependência e vício.
- Antecipe e trate/evite efeitos colaterais comuns de analgésicos (gastrite com AINE; constipação intestinal, prurido, náuseas e sedação com opioides).
  Sempre inicie um esquema intestinal para evitar a constipação intestinal ao iniciar opioides.
  Considere um estimulante para a sonolência induzida por opioides.
  O prurido raramente indica uma verdadeira alergia. Se não for responsivo a um anti-histamínico, considere a administração de doses baixas de naloxona ou a troca de opioides.
  Considere mudar para um opioide diferente quando houver efeitos colaterais intoleráveis ou neurotoxicidade (p. ex., mioclonia).
  Use uma tabela de conversão equianalgésica ao trocar os opioides, e leve em consideração a tolerância cruzada incompleta com a redução da dose
- Considere o uso de fármacos adjuvantes para síndromes dolorosas específicas e seu efeito poupador de opioides:
  Administre antidepressivos (p. ex., amitriptilina, nortriptilina) e anticonvulsivantes (p. ex., gabapentina, carbamazepina, topiramato) para dor neuropática.
  Esteroides ou AINE devem ser administrados para dor óssea.
  Administre sedativos e hipnóticos para ansiedade e espasmos musculares.
  Para aumentar a analgesia dos opioides, considere clonidina ou quetamina
- Use anestésicos locais tópicos (lidocaína, prilocaína, bupivacaína) quando possível
- Considere os bloqueios anestésicos para dor regional
- Leve em consideração terapia de radiação paliativa
- Considere abordagens psicológicas (p. ex., terapia cognitiva ou comportamental) e terapias integrativas (p. ex., acupuntura, massagem).

Tabela 7.6 Abordagem farmacológica dos sintomas comumente experimentados por crianças com doença com ameaça à vida.

SINTOMA	MEDICAÇÃO	DOSE DE INÍCIO	COMENTÁRIOS
Dor leve	Paracetamol	15 mg/kg PO q4 h, máx. 4 g/dia	PO disponível (incluindo líquido), PR ou IV
	Ibuprofeno	10 mg/kg PO q6 h.	PO (incluindo líquido) apenas; evite se houver risco de sangramento; use somente em bebês ≥ 6 meses. Use com cautela na insuficiência cardíaca congestiva. Comprimidos mastigáveis contêm fenilalanina.
	Trilisado de magnésio colina	10 a 20 mg/kg PO 3 vezes/dia (máx. 500 a 1.000 mg/dose).	O trilisado pode ter menor atividade antiplaquetária e, portanto, apresenta menor risco de sangramento do que outros salicilatos. Os salicilatos, no entanto, têm sido associados à síndrome de Reye em crianças < 2 anos.
	Celecoxibe	1 a 2 mg/kg (máx. 100 mg) PO q12-24 h.	O inibidor seletivo da ciclo-oxigenase (COX-2) apresenta baixo risco de gastrite e baixa atividade antiplaquetária.
Dor moderada/ grave	Morfina de liberação imediata (p. ex., MSIR)	0,3 mg/kg PO q4 h se < 50 kg 5 a 10 mg PO q4 h se > 50 kg.[*,†]	Também disponível na formulação IV/SQ.[‡,§]
	Oxicodona	0,1 mg/kg PO q4 h se < 50 kg. 5 a 10 mg PO q4 h se > 50 kg.[*,†]	Sem formulação injetável.[‡,§]
	Hidromorfona	0,05 mg/kg PO q4 h se < 50 kg 1 a 2 mg PO q4 h se > 50 kg.[*,†]	Também disponível na formulação IV/SQ. Forma injetável muito concentrada, facilitando a administração subcutânea. [‡,§]
	Fentanila	0,5 a 1,5 μg/kg IV/SQ q30 min[*,†]	A infusão rápida pode causar rigidez da caixa torácica. [‡,§]
	Metadona	Dose inicial 0,1 a 0,2 mg/kg PO. Pode dar 3 vezes/dia, se necessário. Recomende consulta com médico experiente para dosagem de equivalência de outros opioides.[*,†]	Único opioide com efeito imediato e prolongado disponível na forma líquida; não ajuste a dose com maior frequência do que a cada 72 h, por conta da meia-vida biológica prolongada > a meia-vida terapêutica. O conhecimento da farmacocinética da metadona é necessário à conversão de doses para outros opioides. Também disponível IV/SQ. Pode causar prolongamento do intervalo QT (considere ECG), especialmente em adultos com > 200 mg/dia ou naqueles com risco de prolongamento do intervalo QT. Interage com vários agentes antirretrovirais.[§]

Tabela 7.6 Abordagem farmacológica dos sintomas comumente experimentados por crianças com doença com ameaça à vida. *(continuação)*

SINTOMA	MEDICAÇÃO	DOSE DE INÍCIO	COMENTÁRIOS
Dor – liberação gradativa	MS Contin Kadian (contém peletes de liberação gradativa) Avinza (contém esferas de libertação imediata e prolongada) Oramorfo	Dose diária total de MSIR dividido 2 vezes/dia-3 vezes/dia.	Não esmague o MS Contin. Para aqueles incapazes de engolir comprimidos, as cápsulas de Kadian e Avinza podem ser abertas, e os conteúdos, misturados com alimentos, mas *não podem ser mastigados*. O conteúdo Kadian pode ser misturado em 10 mℓ de água e administrado por meio de tubo-G 16-French. Evite álcool com Avinza. A formulação em doses maiores pode não ser adequada para crianças pequenas.[§]
	Oxycontin	Dose diária total de oxicodona dividida 2 vezes/dia-3 vezes/dia.	Não esmague.[§]
	Adesivo transdérmico de fentanila	Divida a dose de 24 h de morfina PO em duas para determinar a dose inicial de fentanila transdérmico. Não existem dados sobre a conversão equianalgésica de fentanila transdérmico para qualquer opioide oral.	O menor tamanho do adesivo pode ter dose muito alta para crianças pequenas. Para crianças > 2 anos. Aplique na parte superior das costas em crianças pequenas. O adesivo **não** pode ser cortado. Normalmente, para pacientes que tomam pelo menos 60 mg de morfina/dia ou seu equivalente. Não é apropriado quando as alterações posológicas são frequentes ou para pacientes que ainda não fazem uso de opioides. Febre > 40°C resulta em concentrações séricas mais elevadas.[§]
Dor – neuropática	Nortriptilina	0,5 mg/kg PO na hora de dormir (máx. 150 mg/dia)	Causa menos efeitos colaterais anticolinérgicos do que a amitriptilina. Pode ocasionar constipação intestinal, sedação, hipotensão postural e boca seca. Pode causar prolongamento do intervalo QT (considere ECG). Em doses mais altas, monitore os níveis de ECG e plasma.
	Gabapentina	Comece com 5 mg/kg/dia na hora de dormir e aumente gradualmente para 10 a 15 mg/kg/dia dividindo ao longo do dia; acumule 5 mg/kg/dia q3 a 4 dias, conforme necessário, mas não exceder 50 a 75 mg/kg/dia (3.600 mg/dia)	Pode causar eventos neuropsiquiátricos em crianças (agressão, labilidade emocional, hipercinesia), geralmente leves, mas podem exigir a interrupção da gabapentina. Pode causar tonturas, sonolência, tremor, nistagmo, ataxia e inchaço.
	Pregabalina	Comece com 1 mg/kg/dose PO na hora de dormir por 3 dias, depois aumente para 1 mg/kg/dose 2 vezes/dia. Aumente a cada 3 dias até 3 mg/kg/dose PO (máximo 6 mg/kg/dose).	
	Metadona	Veja listagem anterior.	Veja listagem anterior.
Dispneia	Morfina de liberação imediata (p. ex., MSIR)	0,1 mg/kg PO q4 h prn.*†	Todos os opioides podem aliviar a dispneia. Para dispneia, a dose inicial é de 30% da que seria administrada para dor.[§]
	Lorazepam	0,025 a 0,05 mg/kg IV/PO q6 h, até 2 mg/dose.	Veja listagem anterior.
Secreções respiratórias	Adesivo de escopolamina	Adesivo de 1,5 mg, troca de q72 h (para crianças > 8 a 12 anos de idade).	A secagem excessiva das secreções pode obstruir vias respiratórias com muco. O adesivo é bom para náuseas e vômitos induzidos por movimento. Ao ser manipulado e entrar em contato com os olhos, o adesivo pode causar anisocoria e visão embaçada. O adesivo pode ser dobrado, mas não cortado. Efeitos colaterais anticolinérgicos são possíveis.
	Glicopirrolato	0,04 a 0,1 mg/kg PO q4-8 h	Poderoso antissialagogo. A secagem excessiva de secreções pode causar obstrução das vias respiratórias com muco. Efeitos colaterais anticolinérgicos são possíveis. A estrutura do amônio quaternário limita sua capacidade de atravessar as membranas lipídicas, como a barreira hematencefálica (em contraste com a atropina, a escopolamina e o sulfato de hiosciamina), podendo, portanto, exercer menos efeitos anticolinérgicos centrais.
	Sulfato de hiosciamina	4 gtt PO q4 h prn se < 2 anos 8 gtt PO q4 h prn se 2 a 12 anos Não exceda 24 ggt/24 h.	Efeitos colaterais anticolinérgicos são possíveis, incluindo sedação. Pode ser administrado por via sublingual.
	Atropina	1 a 2 gtt SL q4-6 h prn.	Dar 0,5% de gotas oftálmicas por via sublingual.

(continua)

Tabela 7.6 Abordagem farmacológica dos sintomas comumente experimentados por crianças com doença com ameaça à vida. *(continuação)*

SINTOMA	MEDICAÇÃO	DOSE DE INÍCIO	COMENTÁRIOS
Náuseas	Metoclopramida	0,1 a 0,2 mg/kg/dose q6 h, até 10 mg/dose (dosagem procinética e de náuseas leve). Para náuseas associada à quimioterapia, 0,5 a 1 mg/kg q6 h prn PO/IV/SC; dar com difenidramina e continuar difenidramina por 24 h após a última dose da alta dose de metoclopramida para evitar a reação extrapiramidal.	Útil quando a dismotilidade é um problema; pode causar reações extrapiramidais, particularmente em crianças após a administração por via intravenosa de altas doses. Contraindicada em obstrução intestinal completa ou feocromocitoma. Evite o uso concomitante com olanzapina.
	Ondansetrona	0,15 mg/kg dose IV/PO q8 h prn. Nenhuma dose única intravenosa deve exceder 16 mg devido ao risco de prolongamento do intervalo QT.	Experiência significativa em pediatria. Boa terapia empírica para náuseas na população de cuidados paliativos. Comprimido de dissolução oral contém fenilalanina. Na quimioterapia são utilizadas doses mais altas, embora se indique uma dose única de 32 mg IV (pois há risco de prolongamento do intervalo QT). Considere o monitoramento de ECG em pacientes com anormalidades eletrolíticas, insuficiência cardíaca congestiva, bradiarritmias ou em pacientes que estejam tomando outros medicamentos com potencial para causar prolongamento do intervalo QT.
	Dexametasona	0,1 mg/kg/dose de PO/IV; dose máxima de 10 mg/dia.	Também é útil em caso de distensão capsular hepática, edema da parede intestinal, anorexia, aumento da PIC. Pode causar alterações de humor ou psicose.
	Lorazepam	Veja listagem anterior.	Veja listagem anterior.
	Dronabinol	2,5 a 5 mg/m^2/dose q3-4 h.	Disponível em cápsulas de 2,5 e 5 mg. Pode-se remover o conteúdo líquido das cápsulas para crianças que não conseguem engolir cápsulas. Evite em pacientes com hipersensibilidade ao óleo de gergelim ou história de esquizofrenia. Pode causar euforia, disforia ou outras alterações de humor. A tolerância aos efeitos colaterais do SNC geralmente se desenvolve de 1 a 3 dias de uso contínuo. Evite em pacientes com depressão ou mania.
	Adesivo de escopolamina	Veja listagem anterior.	Veja listagem anterior.
	Olanzapina	4 a 6 anos: 1,25 mg PO diariamente 6 a 12 anos: 2,5 mg PO diariamente ≥ 12 anos: 5 mg/dia.	Pouca evidência para orientar a dosagem antiemética. As dosagens de olanzapina variam largamente para outros fins. Evite o uso concomitante com metoclopramida.
Ansiedade	Lorazepam	Veja listagem anterior.	Veja listagem anterior.
Agitação	Haloperidol	0,01 mg/kg PO 3 vezes/dia prn para início agudo: 0,025 a 0,050 mg/kg PO, pode repetir 0,025 mg/kg em 1 h prn.	Pode causar reações extrapiramidais, que podem ser revertidas com difenidramina ou cogentina. Segurança não estabelecida em crianças < 3 anos.
Transtornos do sono/insônia	Lorazepam	Veja listagem anterior.	Veja listagem anterior.
	Trazodona	Crianças de 6 a 18 anos: 0,75 a 1 mg/kg/dose, administrada em 2 vezes/dia-3 vezes/dia se necessário. Se > 18 anos, comece com 25 a 50 mg/dose, administrada em 2 vezes/dia-3 vezes/dia se necessário.	Potencialmente arritmogênica.
Fadiga	Metilfenidato	0,3 mg/kg/dose distribuída conforme a necessidade, até 60 mg/dia.	Efeito antidepressivo rápido; também melhora a cognição. Administre antes das refeições para evitar a supressão do apetite. Use com cuidado em crianças com risco de arritmia cardíaca. Disponível como líquido e comprimido mastigável.
Prurido	Difenidramina	0,5 a 1 mg/kg q6 h IV/PO (no máximo 100 mg/dia).	Pode reverter reações distônicas induzidas por fenotiazina. É possível que a formulação tópica em grandes áreas da pele ou área aberta cause reações tóxicas. Pode causar reação paradoxal em crianças pequenas.
	Hidroxizina	0,5 a 1 mg/kg q6 h IV/PO (no máximo 600 mg/dia).	

(continua)

Tabela 7.6 Abordagem farmacológica dos sintomas comumente experimentados por crianças com doença com ameaça à vida. *(continuação)*

SINTOMA	MEDICAÇÃO	DOSE DE INÍCIO	COMENTÁRIOS
Constipação intestinal	Docusato	40 a 150 mg/dia PO divididas em 1 a 4 doses.	Amaciante de fezes disponível como líquido ou cápsula.
	Miralax	< 5 anos: ½ medida (8,5 g) em 120 mℓ de água diariamente. > 5 anos: 1 medida (17 g) em 240 mℓ de água diariamente.	O pó sem sabor pode ser misturado na bebida de escolha.
	Lactulose	5 a 10 mℓ PO até q2 h até o movimento do intestino.	Estimulante intestinal; dosagem q2 h pode causar cólicas.
	Senna	2,5 mℓ PO diariamente (para crianças > 27 kg).	Estimulante intestinal; disponível como granulado.
	Dulcolax	3 a 12 anos: 5 a 10 mg PO diariamente. > 12 anos 5 a 15 mg PO diariamente.	Disponível em formulação oral ou retal.
	Enema pediátrico	Enema pediátrico de 75 mℓ para crianças de 2 a 11 anos; enema adulto para crianças ≥ 12 anos.	Pode repetir × 1, se necessário. Não use em pacientes neutropênicos.
	Metilnaltrexona	10 a 20 kg: 2 mg SC. 21 a 33 kg: 4 mg SC. 34 a 46 kg: 6 mg SC. 47 a 62 kg: 8 mg SC. 63 a 114 kg: 12 mg SC. ≥ 155 kg: 0,15 mg/kg SC. Administre 1 dose a cada 2 dias, conforme necessário; máx. 1 dose/24 h.	Antagonista opioide de ação periférica para a constipação intestinal induzida por opioides. Geralmente funciona dentro de 30 a 60 min de administração.
Espasmos musculares	Diazepam	0,5 mg/kg/dose IV/PO q6 h prn. Dose inicial para crianças < 5 anos: dose de 5 mg; para crianças ≥ 5 anos: 10 mg/dose.	Pode ser irritante se administrado por via intravenosa periférica.
	Baclofeno	5 mg PO 3 vezes/dia, aumente em 5 mg/dose, conforme necessário.	Útil com dor neuropática e espasticidade; retirada abrupta pode resultar em alucinações e convulsões; não deve ser usado em crianças < 10 anos.
Convulsões	Lorazepam	0,1 mg/kg IV/PO/SL/PR; repetir q10 min × 2.	
	Diazepam	0,1 mg/kg q6 h (máx. 5 mg/dose se < 5 anos; máx. 10 mg/dose se > 5 anos).	Pode receber PR como Diastat® (0,2 mg/kg/dose q15 min × 3 doses).
Neuroirritabilidade	Gabapentina	Veja listagem anterior.	
	Clonidina	Dose inicial: 0,05 mg/dia. Pode aumentar a cada 3 a 5 dias em 0,05 mg/dia a 3 a 5 µg/kg/dia, administrada em doses divididas em 3 a 4 vezes/dia; dose máxima 0,3 mg/dia. Pode mudar de VO para transdérmica, uma vez estabelecida a dose oral ideal. A dose transdérmica é equivalente à dose oral total diária; por exemplo, se a dose oral total for de 0,1 mg/dia, aplique 1 adesivo (administre 0,1 mg/dia). Mude o adesivo a cada 7 dias.	O adesivo transdérmico pode conter metal (p. ex., alumínio), capaz de causar queimaduras se usado durante a ressonância magnética. Remova o adesivo antes da ressonância magnética. O adesivo pode ser cortado ao ½ ou ½ frações com base na dose necessária.
	Clonazepam	< 10 anos ou < 30 kg: dose inicial 0,01 a 0,03 mg/kg/dia dividida em 3 vezes/dia ≥ 10 anos (≥ 30 kg): dose inicial até 0,25 mg PO 3 vezes/dia; pode aumentar em 0.5 a 1 mg/dia a cada 3 dias. Dose de manutenção: 0,05 a 0,2 mg/kg/dia até 20 mg/dia.	
Anorexia	Acetato de megestrol	10 mg/kg/dia, em 1 a 4 doses fracionadas, pode aumentar até 15 mg/kg/dia ou 800 mg/dia.	Para crianças > 10 anos. A Insuficiência adrenal aguda pode ocorrer com a retirada abrupta após uso prolongado. Use com cuidado em pacientes com diabetes melito ou história de tromboembolismo. Pode causar fotossensibilidade.
	Dronabinol	Veja listagem anterior.	Veja listagem anterior.
	Cipro-heptadina	Crianças ≥ 2 anos e adolescentes: 0,08 mg/kg PO q8 h; se não houver benefício em 5 dias, aumentar a dose em 0,04 a 0,08 mg/kg/dose. Dose diária máxima: ≤ 6 anos: 12 mg/dia; 7-14 anos: 16 mg/dia; ≥ 15 anos: 32 mg/dia.	Potente anti-histamínico e antagonista da serotonina.

Nota: **Alguns medicamentos ou doses podem não se aplicar a crianças (≤ 12 meses). Verifique a adequação e a dosagem de todos os medicamentos antes de administrar a recém-nascidos.** *As crianças com menos de 6 meses devem receber 25 a 30% da dose inicial usual de opiáceos. †Embora a dose inicial usual de opioide seja apresentada, pode ser adaptada conforme necessário. Não há teto/dose máxima para opioides. ‡A dose de avanço é de 10% da dose de 24 h. Consulte o Capítulo 76 para obter informações sobre a titulação de opioides. §Os efeitos colaterais dos opioides incluem constipação intestinal, depressão respiratória, prurido, náuseas, retenção urinária, dependência física. IV, intravenosa; VO, via oral; VR, via retal; prn, conforme necessário; gtt, gotas; SC, subcutaneamente; bid, 2 vezes ao dia; tid, 3 vezes ao dia; q4 h, a cada 4 h; q30 min, a cada 30 min; SNC, sistema nervoso central; ECG, eletrocardiograma; PIC, pressão intracraniana. Adaptada de Ullrich C, Wolfe J: Pediatric pain and symptom control. In Walsh TD, Caraceni AT, Fainsinger R *et al.*: Palliative medicine, Philadelphia, 2008, Saunders).

Tabela 7.7 Abordagem não farmacológica para sintomas comumente experimentados por crianças com doença com ameaça à vida.

SINTOMA	ABORDAGEM PARA O GERENCIAMENTO
Dor	Evite a dor quando possível, limitando procedimentos dolorosos desnecessários, proporcionando sedação e administrando analgesia preventiva antes de um procedimento (p. ex., incluindo sacarose para procedimentos em recém-nascidos). Aborde depressão, ansiedade, sensação de medo ou falta de controle coincidentes. Considere a imaginação guiada, relaxamento, hipnose, terapia com arte/animais/brincadeiras, acupuntura/acupressão, *biofeedback*, massagem, calor/frio, yoga, estimulação elétrica nervosa transcutânea, distração.
Dispneia ou falta de ar	Verifique se há a presença de secreções orais de sucção; posicionamento; roupa folgada, confortável; ventilador para fornecer ar frio e sopro. Verifique o limite de volume de líquidos intravenosos; considere diuréticos se houver sobrecarga hídrica/edema pulmonar. Promova estratégias comportamentais, incluindo exercícios respiratórios, imagens guiadas, relaxamento, música, distração.
Fadiga	Promova a higiene do sono (estabeleça uma rotina, hábitos para o sono reparador). Promova exercício regular e suave; priorize ou modifique atividades. Avalie fatores potencialmente contribuintes (p. ex., anemia, depressão, efeitos colaterais de medicamentos). Aromaterapia*: hortelã-pimenta, alecrim e manjericão.
Náuseas/vômitos	Considere modificações na dieta (sem graça, suave, ajuste o tempo/volume de alimentos ou alimentação). Aromaterapia*: gengibre, hortelã, lavanda, acupuntura/acupressão.
Constipação intestinal	Aumente o consumo de fibras na dieta, estimule ingestão de líquidos e deambulação (se possível).
Lesões orais/disfagias	Recomende higiene bucal e adequada, formulação de medicação líquida, sólida e oral (textura, sabor, fluidez). Trate infecções, complicações (mucosite, faringite, abscesso dentário, esofagite). Estude a motilidade orofaríngea e consulte a fala (com equipe de alimentação).
Anorexia/caquexia	Gerencie lesões tratáveis que causem dor oral, disfagia ou anorexia. Estimule a ingestão calórica durante a fase da doença quando a anorexia é reversível. Reconheça que a anorexia/caquexia é intrínseca ao processo de morrer e pode não ser reversível. Evite/trate a constipação intestinal coexistente.
Prurido	Hidrate a pele. Recomende aparo das unhas da criança para evitar escoriações. Experimente loções anticoceira especializadas. Aplique compressas frias. Promova a contraestimulação, a distração e o relaxamento.
Diarreia	Avalie e, em caso de obstipação, trate-a. Avalie e trate a infecção. Modifique a dieta.
Depressão	Recomende psicoterapia, técnicas comportamentais, definição de metas diárias alcançáveis. Aromaterapia*: bergamota, lavanda.
Ansiedade	Recomende psicoterapia (individual e familiar), técnicas comportamentais. Aromaterapia*: sálvia esclareia, angélica, tangerina, lavanda.
Agitação/inquietação terminal	Avalie as causas (se orgânicas ou farmacológicas). Eduque a família. Oriente e tranquilize a criança; promova ambiente calmo e não estimulante, use música familiar, verso, voz, toque. Aromaterapia*: incenso, ylang ylang.

*É melhor se a aromaterapia for administrada por um praticante treinado em uso de aromaterapia e segurança e se a criança tiver escolha do aroma de óleo essencial que estimula a resposta positiva. Extraída de Sourkes B, Frankel L, Brown M *et al.*: Food, toys, and love: pediatric palliative care, *Curr Probl Pediatr Adolesc Health Care* 35:345-392, 2005.

A **dispneia** (a sensação subjetiva de falta de ar) resulta de um descompasso entre a entrada sensorial aferente ao cérebro e o sinal motor de saída do cérebro. Pode tanto se originar de causas respiratórias (p. ex., secreções das vias respiratórias, obstrução, infecção) ou outros fatores (p. ex., cardíacos) quanto ser influenciada por fatores psicológicos (p. ex., ansiedade). Parâmetros respiratórios, como frequência respiratória e saturação de oxigênio, correlacionam-se de modo não confiável com o grau de dispneia. Portanto, administrar oxigênio a uma criança cianótica ou hipóxica que, de outra maneira, está quieta e relaxada pode aliviar o desconforto da equipe sem causar impacto no sofrimento do paciente, além de aumentar a carga se a criança não tolerar a máscara ou a cânula. É possível aliviar a dispneia com doses de opioides regulares e conforme necessário. Os opioides trabalham *diretamente* no tronco cerebral para reduzir a sensação de desconforto respiratório, ao contrário de aliviar a dispneia por sedação. A dose de opioide necessária para reduzir a dispneia é de apenas 25% da quantidade que seria administrada para analgesia. Intervenções não farmacológicas, incluindo imaginação guiada ou hipnose para reduzir a ansiedade, ou ar frio e fluido, voltado para a face, também são frequentemente úteis para aliviar a dispneia. Embora o oxigênio possa aliviar cefaleias relacionadas à hipoxemia, não é mais eficaz do que soprar o ar ambiente na redução da sensação angustiante de falta de ar.

À medida que a morte se aproxima, um acúmulo de secreções pode resultar em respiração ruidosa, às vezes chamada de "último suspiro". Os pacientes nesse estágio costumam ficar inconscientes, e a respiração ruidosa é mais angustiante para os outros do que para a criança. Em muitos casos, é útil discutir antecipadamente esse fenômeno com as famílias e, se ocorrer, apontar a falta de sofrimento da criança. Se o tratamento for necessário, medicação anticolinérgica, como glicopirrolato, pode reduzir as secreções.

Os sintomas neurológicos incluem **convulsões** que, em geral, fazem parte da doença antecedente, mas podem aumentar em frequência e gravidade no final da vida. Um plano para o manejo das convulsões deve ser feito com antecedência, e os anticonvulsivantes devem estar prontamente disponíveis no caso de convulsões. Os pais podem ser orientados a usar diazepam retal em casa. A **neuroirritabilidade** aumentada acompanha alguns distúrbios neurodegenerativos; pode ser particularmente prejudicial devido à alteração dos padrões normais de sono-vigília e à dificuldade em encontrar locais de descanso para crianças que têm choro prolongado. Tal neuroirritabilidade pode responder à gabapentina. O uso cuidadoso de sedativos, benzodiazepínicos, clonidina, nortriptilina ou metadona também pode reduzir a irritabilidade sem induzir sedação excessiva, sendo possível que esse tratamento melhore drasticamente a qualidade de vida da criança e dos cuidadores. O **aumento da pressão intracraniana** e a **compressão da medula espinal** são mais comuns em crianças com tumores cerebrais ou tumores sólidos e metastáticos. Dependendo da situação clínica e dos objetivos do tratamento, a radioterapia, intervenções cirúrgicas e esteroides são opções terapêuticas potenciais.

O ***delirium*** é um transtorno cerebral sub-reconhecido, caracterizado pela atenção confusa e desorientada. Pode haver agitação, bem como características de hipomania. Embora o *delirium* como um todo não seja diagnosticado com frequência, o tipo hipomaníaco é particularmente pouco reconhecido. O *delirium* tem várias causas, incluindo medicamentos como anticolinérgicos e benzodiazepínicos. É útil recorrer a estratégias ambientais para acalmar e orientar a criança, ao mesmo tempo em que são abordados fatores potencialmente contribuintes. Em alguns pacientes, os medicamentos antipsicóticos/neurolépticos são indicados (ver Capítulos 33 e 47).

Considerações a respeito de **alimentação e hidratação** podem levantar questões éticas que evocam emoções intensas tanto nas famílias quanto nos cuidadores médicos. Opções que podem ser levadas em conta para apoiar artificialmente a nutrição e a hidratação em uma criança sem condições de se alimentar VO incluem alimentação nasogástrica e gastrostomia ou nutrição ou hidratação intravenosa (ver Capítulo 55). Essas decisões complexas exigem a avaliação dos riscos e benefícios da alimentação artificial e a consideração do nível funcional e do prognóstico da criança. Às vezes, pode ser apropriado iniciar um teste de alimentação por sonda, com o entendimento de que ela seja descontinuada em um estágio posterior da doença. Uma crença comum, mas sem fundamento, é a de que nutrição e hidratação artificiais são medidas de conforto, sem as quais uma criança pode sofrer de fome ou sede. É possível que isso resulte em tentativas bem-intencionadas, porém prejudiciais e invasivas, de administrar nutrição ou líquidos a uma criança que está morrendo. Em adultos moribundos, a sensação de sede pode ser aliviada com esforços cuidadosos para manter a boca úmida e limpa. Também é possível haver efeitos colaterais deletérios à hidratação artificial, como aumento de secreções, necessidade de micção frequente, edema e exacerbação da dispneia. Por essas razões, é importante educar as famílias sobre a diminuição antecipada de apetite/sede e, portanto, pouca necessidade de nutrição e hidratação à medida que a criança se aproxima da morte. Além disso, pode ser um alívio para o desconforto em torno desse problema conhecer mais profundamente o significado da provisão de nutrição e hidratação para as famílias, bem como as ajudar a antecipar as mudanças na aparência de seus filhos e explorar maneiras alternativas de amar e nutrir seus filhos.

Náuseas e vômitos podem ser causados por medicamentos ou toxinas, irritação ou obstrução do sistema digestório, movimento e emoções. Medicamentos como metoclopramida, antagonistas da 5-hidroxitriptamina, corticosteroides, olanzapina e aprepitanto podem ser usados e devem ser escolhidos dependendo da fisiopatologia subjacente e dos neurotransmissores envolvidos. É possível que o vômito acompanhe as náuseas, mas também que ocorra sem náuseas, como acontece com o aumento da pressão intracraniana. A **constipação intestinal** é mais encontrada em crianças com comprometimento neurológico ou naquelas que recebem medicamentos prejudiciais à motilidade gastrintestinal (principalmente os opioides). A frequência e a quantidade de fezes devem ser avaliadas no contexto da dieta da criança e do padrão intestinal usual. Em crianças que tomam opioides regulares são utilizados rotineiramente amaciadores de fezes (docusato), além de um agente laxante (p. ex., senna). Para alguns pacientes, a metilnaltrexona parenteral também é útil no alívio da constipação intestinal induzida por opioides. A **diarreia** pode ser particularmente difícil para a criança e a família, sendo possível o tratamento com loperamida (um opioide que não atravessa a barreira hematencefálica) e, em alguns casos, com colestiramina ou octreótida. A diarreia paradoxal, resultado do transbordamento resultante da constipação intestinal, também deve ser incluída no diagnóstico diferencial.

Questões hematológicas incluem a consideração de anemia e trombocitopenia ou sangramento. Se a criança apresentar anemia sintomática (fraqueza, tontura, falta de ar, taquicardia), as transfusões de hemácias podem ser consideradas. As transfusões de plaquetas podem ser uma opção se a criança tiver sintomas de sangramento. A hemorragia no fim de vida é preocupante para todos os envolvidos, e um plano envolvendo o uso de sedativos de ação rápida deve ser preparado com antecedência se tal evento for uma possibilidade.

Os **problemas de cuidados com a pele** incluem prevenção primária por meio da contínua e oportuna verificação de aparatos (incluindo cateteres internos e tubos) assim como rotação e reposicionamento frequentes com alívio de pressão sempre que possível (p. ex., elevando os calcanhares da cama com travesseiros). O prurido pode ser secundário a distúrbios sistêmicos ou terapia medicamentosa. O tratamento inclui evitar o uso excessivo de sabonetes, usar hidratantes, aparar as unhas e usar roupas folgadas, além de administrar corticosteroides tópicos ou sistêmicos. Anti-histamínicos orais e outras terapias específicas também podem ser indicados (p. ex., colestiramina na doença biliar). Os opioides podem causar liberação de histamina pelos mastócitos, mas isso não explica a maior parte do prurido causado pelos opioides. Um teste de difenidramina pode fornecer alívio; alternativamente, rotação dos opioides ou instituição de uma dose baixa de antagonista opioide podem ser necessários para o prurido refratário.

É possível que crianças com doenças graves apresentem sintomas psicológicos, como **ansiedade** e **depressão**. Tais sintomas são frequentemente multifatoriais e às vezes interrelacionados com sintomas não controlados, como dor e fadiga. Diagnosticar a depressão no contexto de doenças graves pode ser um desafio, porque os sintomas neurodegenerativos podem não ser indicadores confiáveis. Em vez disso, é possível que expressões de desesperança, desamparo, inutilidade e culpa sejam mais úteis para o diagnóstico. Agentes farmacológicos, como os antidepressivos, podem ser úteis, embora o início do seu efeito não seja imediato. Devido ao seu efeito imediato e positivo no humor, o *metilfenidato* pode ser um antidepressivo eficaz para crianças no final da vida, quando é possível que não haja tempo para que um antidepressivo tradicional tenha efeitos observáveis. Intervenções e oportunidades para as crianças explorarem preocupações, esperanças e considerações em um ambiente aberto, com apoio e sem julgamento, são abordagens igualmente ou até mais importantes para o sofrimento psicológico. Os membros qualificados de uma variedade de disciplinas, incluindo psicologia, serviço social, capelania, vida infantil e terapia expressiva, podem ajudar as crianças e suas famílias nesse sentido. É possível que essas oportunidades criem momentos positivos em que o significado, a conexão e as novas definições de esperança são encontradas.

Discussões com pacientes adolescentes, ou com os pais de qualquer criança doente, sobre possíveis terapias ou intervenções devem incluir **terapias integrativas**, como massagem terapêutica, Reiki, acupuntura, aromaterapia clínica, oração e suplementos nutricionais. Muitas famílias usam terapia integrativa, mas não mencionam isso com o médico, a menos se explicitamente perguntado (ver Capítulo 78). Embora grande parte dessas terapias não seja comprovada, algumas delas são baratas e proporcionam alívio para pacientes individuais. Outras terapias podem ser caras, dolorosas, intrusivas e até mesmo tóxicas. Ao iniciar a conversa e convidá-los a uma discussão sem julgamentos, o médico pode oferecer conselhos sobre a segurança de diferentes terapias e ajudar a evitar intervenções dispendiosas, perigosas ou onerosas. A maconha medicinal (***cannabis***) para uso pediátrico foi legalizada por alguns estados, e os pediatras são cada vez mais questionados sobre isso. Nesses casos, é muito útil aproveitar essa oportunidade para se engajar em uma conversa mais ampla sobre sintomas e manejo de sintomas, mesmo em estados em que é legal o uso de *cannabis* para fins medicinais pediátricos.

Gerenciamento intensivo de sintomas

No final da vida, quando esforços intensivos para aliviar o sintoma tiverem sido esgotados, ou quando os esforços para lidar com o sofrimento forem incapazes de proporcionar alívio com toxicidade/morbidade aceitável ou em um prazo aceitável, a **sedação paliativa** pode ser considerada. Ela é capaz de aliviar os sintomas refratários ao reduzir o nível de consciência da criança, sendo mais frequentemente usada para dor intratável, dispneia ou agitação, mas não se limitando a essas indicações angustiantes. A sedação paliativa oferece oportunidade para os pais, funcionários e clínicos primários discutirem as indicações e os objetivos da sedação, bem como as dúvidas ou preocupações sobre essa terapia, tanto antes quanto depois do início da sedação.

A doutrina do duplo efeito (DDE) costuma ser útil na justificação da escalada de medicamentos para alívio de sintomas ou sedação paliativa para sintomas não controlados no final da vida. O uso de DDE enfatiza o risco de se acelerar a morte causada por aumento de opioides ou sedação, o que é teórico e não comprovado (ver Capítulo 6). Há evidências crescentes de que pacientes com sintomas bem controlados vivem mais.

Aproximação do fim da vida

Uma vez que a morte parece iminente, a principal tarefa do médico e da equipe é ajudar a criança a ter tantos dias bons quanto possível e não sofrer. Se ainda não estiver sendo aplicada, um encaminhamento para **assistência paliativa** (em geral, fornecido em *casa*, não uma casa de assistência paliativa para crianças) pode fornecer o atendimento mais abrangente para a criança e a família. Preparar delicadamente a família para o que esperar e oferecer escolhas, quando possível, possibilitará que elas tenham um senso de controle em meio a circunstâncias trágicas. Antes da morte, pode ser muito útil discutir o seguinte:

- Apoio de irmãos ou outros membros da família
- Estado de reanimação
- Limite da tecnologia quando esta não for mais benéfica para a criança
- Necessidades culturais, espirituais ou religiosas
- Localização da morte:
  - Quem vai informar se a morte ocorrer em casa?
- Arranjos fúnebres:
  - Como oferecer aos irmãos escolha e o suporte adequado para participar
- Necropsia e/ou doação de tecido/órgão:
  - Construção de legado, benefício a outros, notificar a comunidade científica e a família.

Oferecida a oportunidade, as famílias muitas vezes toleram pensar e falar sobre suas esperanças e seus medos em relação ao fim da vida de seus filhos, e alguns até expressam alívio quando a porta para essa conversa é aberta pela equipe de atendimento. É possível que ajude à família saber que essas conversas não são sobre *se* a criança vai morrer, mas *como* a criança pode morrer.

As famílias ganham um tremendo apoio por terem um médico e uma equipe que continuarão a se envolver nos cuidados da assistência da criança. Se a criança estiver em casa ou hospitalizada, telefonemas ou visitas regulares, assistência no manejo de sintomas e apoio emocional são inestimáveis para as famílias.

Em um ambiente de terapia intensiva, em que a tecnologia pode ser esmagadora e distanciar a criança dos pais, é possível que o médico ofereça a interrupção do que não a tem beneficiado ou aumentado a qualidade de vida. Maneiras menos invasivas de se controlarem os sintomas, como infusões subcutâneas ou aplicações tópicas, podem ser úteis. É possível que os pais tenham medo de perguntar sobre segurar o filho ou dormir ao lado dele. Eles podem precisar de tranquilidade e assistência para segurá-lo, tocar nele e falar com ele, por conta dos tubos e da tecnologia, mesmo que a criança pareça indiferente.

Acredita-se que a audição e a capacidade de sentir o toque estão frequentemente presentes até a morte; todos os membros da família devem ser encorajados a continuar interagindo com o ente querido durante o processo de morrer. Os pais podem ter medo de sair do leito para que o filho não morra sozinho. Oferecer-lhes outros suportes, como capelania/clero, serviço social e outros membros da família, pode ser útil. Na maioria dos casos, não é possível prever o momento da morte. Alguns propõem que as crianças esperem para morrer até que seus pais estejam prontos, um evento importante tenha passado ou lhes seja dada permissão. Cuidadores não precisam contestar isso, nem a esperança de um milagre muitas vezes esperado pelas famílias até que a criança dê o último suspiro.

Para a família, o momento da morte é um evento lembrado em detalhes nos próximos anos, sendo, portanto, essencial aumentar a oportunidade de dignidade e sofrimento limitado. Pesquisas sugerem que o melhor controle dos sintomas e a flexibilização de situações difíceis no momento da morte podem diminuir a angústia a longo prazo dos pais em luto. A experiência clínica demonstrou que as famílias muitas vezes encontram consolo na presença do médico, seja em casa, seja no hospital. Após a morte, as famílias devem ter a opção de permanecer com seu filho pelo tempo que quiserem e estar preparadas para mudanças no corpo da criança. Durante esse período, médicos e outros profissionais podem pedir permissão para se despedir. A família pode ser convidada a dar banho e vestir o corpo como um ato final de cuidar da criança.

A decisão do médico de comparecer ao funeral é pessoal. A participação pode servir ao duplo propósito de mostrar respeito e ajudar o clínico a lidar com um sentimento pessoal de perda. Se ele não puder comparecer ao funeral, as famílias relatam valorizar muito a importância de receber uma chamada, um cartão ou uma nota do médico. Saber que seu filho fez a diferença e não será esquecido é, muitas vezes, de grande importância para as famílias em seu luto.

O pediatra

Embora a assistência paliativa ideal para crianças envolva cuidadores multidisciplinares, os pediatras estão bem posicionados para apoiar as crianças e suas famílias, particularmente se tiverem um relacionamento de longa data com vários familiares. O pediatra que cuidou de uma família ao longo do tempo pode já conhecer e cuidar de outros membros dela, compreender estressores preexistentes para a família e estar acostumado com as estratégias de enfrentamento utilizadas pelos familiares. Os pediatras estão habituados com o processo de determinar preocupações e fornecer orientação antecipatória para os pais, bem como explicações adequadas ao desenvolvimento para as crianças.

A bibliografia está disponível no GEN-io.

Capítulo **8**

Adoção Interna e Internacional

Elaine E. Schulte

A adoção é um processo social, emocional e legal que fornece uma nova família a uma criança quando a família biológica é incapaz ou não deseja criá-la. Nos EUA, cerca de 1 milhão de crianças menores de 18 anos são adotadas, e 2 a 4% de todas as famílias americanas já adotaram. A cada ano, em todo o mundo, cerca de 250.000 crianças são adotadas, sendo 30.000 delas adoções internacionais. Nos EUA, aproximadamente 120.000 crianças são adotadas todos os anos. Destas, 49% são de instituições privadas, tribos de índios americanos, padrastos ou outros tipos de cuidados de parentesco. As restantes (51% das adoções) incluem adoções públicas e internacionais. As adoções públicas são responsáveis pela maioria delas. Devido à mudança de políticas em relação à adoção e à mudança social em vários países remetentes, o número de adoções internacionais diminuiu drasticamente nos últimos 10 anos. As agências públicas apoiam cerca de 50% do total de adoções anuais nos EUA, agências privadas facilitam 25% das adoções, e profissionais independentes (p. ex., advogados) lidam com 15% delas. Em comparação com 19% da população geral, aproximadamente 39% das crianças adotadas têm necessidades especiais de saúde.

ADOÇÃO INTERNA

A **Lei da Adoção e das Famílias Seguras** (P.L. 105-89) exige que as crianças em um programa de acolhimento sejam colocadas junto a famílias adotivas se elas não puderem ser devolvidas com segurança às suas famílias dentro de um prazo razoável. No ano fiscal de 2014, havia um número estimado de 415.129 crianças em adoção temporária e 107.918 aguardando adoção. Das 238.230 que saíram de assistência social, 51% foram reunidas com progenitor(es) ou cuidadores primários, e 21% foram adotadas (ver Capítulo 9).

Muitas crianças que esperam adoção são menos propensas a serem adotadas porque estão em idade escolar, são parte de um grupo de irmãos, membros de grupos raciais/étnicos historicamente oprimidos ou têm necessidades físicas, emocionais ou de desenvolvimento consideráveis. Uma série de iniciativas políticas visa aumentar as oportunidades de adoção para essas crianças, incluindo subsídios federais de adoção, créditos fiscais, esforços de recrutamento para identificar adultos etnicamente diversos dispostos a adotar, serviços de pré-colocação aumentados e ampliando as oportunidades de adoção para adultos solteiros, casais mais velhos e parceiros gays/lésbicas.

A **adoção** por **casais do mesmo sexo**, embora seja legal em mais de uma dúzia de países do mundo, é ativamente debatida nos EUA. Apesar de a legislação sobre a adoção de casais do mesmo sexo variar por estado, um número crescente de parceiros gays e lésbicas tem conseguido adotar. Estimativas atuais sugerem que quase 2 milhões de crianças, englobando 5% de todas as adotadas, são criadas por pais gays e lésbicas. As crianças adotadas incluem aquelas adotadas internamente, aquelas oriundas de assistência social e as adotadas internacionalmente. Há cada vez mais evidências de que as crianças criadas por casais do mesmo sexo são tão saudáveis física ou psicologicamente, capazes e bem-sucedidas quanto aquelas criadas por casais do sexo oposto. Os pediatras podem contribuir para a adoção de crianças apoiando pais gays e lésbicas.

A **adoção aberta**, geralmente por meio de uma agência ou de maneira privada, ocorre quando a mãe biológica se dispõe a continuar envolvida, embora de modo limitado, com a família legalmente adotada. Isso pode ocorrer por meio de mães de aluguel ou, com mais frequência, de gravidez não planejada.

ADOÇÃO INTERPAÍSES

Assim como as adoções de programas de acolhimento, as **adoções internacionais** são uma maneira de oferecer cuidados estáveis e a longo prazo a crianças vulneráveis em todo o mundo. Existe a preocupação de que, em alguns países de origem, o rápido crescimento da adoção internacional tenha superado a regulamentação e a supervisão para proteger crianças e famílias vulneráveis. Oportunidades para ganhos financeiros levaram à ocorrência de abusos, incluindo venda e rapto de crianças, suborno e coerção financeira das famílias, mas a extensão e o alcance da preocupação potencial são difíceis de determinar. Esforços globais crescentes, como a **Convenção de Haia Relativa à Proteção de Crianças e à Cooperação em Matéria de Adoção Internacional**, promoveram a cooperação política entre nações e leis internacionais estabelecidas para reduzir o risco de rapto e tráfico de crianças, bem como assegurar que o bem-estar delas seja fundamental na tomada de decisões. As nações participantes, incluindo os EUA, estão trabalhando tanto para abordar a miríade de condições sociopolíticas que criam a necessidade de cuidados fora da família quanto para apoiar as crianças dentro das fronteiras de seu país. A adoção internacional é cada vez mais considerada uma medida de último recurso se a criança não puder ser cuidada dentro de sua família biológica (incluindo parentes extensos), da comunidade imediata ou da cultura nacional no âmbito maior. Como resultado, as crianças adotadas internacionalmente nos EUA têm maior probabilidade de entrar em suas famílias em idades mais avançadas ou com necessidades médicas, de desenvolvimento ou socioemocionais complexas.

Embora a grande maioria das crianças adotadas internacionalmente *entre* nos EUA para fins de adoção, um pequeno (mas crescente) número de crianças *sai* dos EUA para adoção em outros países. No ano fiscal de 2014, por exemplo, 96 crianças saíram dos EUA para serem adotadas por famílias em outros países (p. ex., Canadá, Holanda, Irlanda, Reino Unido). Pouco se sabe sobre as circunstâncias que cercam essas adoções e os eventuais desdobramentos das crianças adotadas internacionalmente *dos* EUA.

Em 2015, as famílias dos EUA adotaram 5.647 crianças de outros países (em comparação com um pico de 22.884 em 2004). Crianças da China, Etiópia, Coreia do Sul, Ucrânia, Bulgária e Congo representaram 65% das adotadas internacionalmente nos EUA em 2015; 42% eram apenas da China. Embora as experiências individuais variem, a maioria das crianças colocadas para adoção internacional tem algum histórico de pobreza e dificuldades sociais em seus países de origem, e a maioria delas é adotada de orfanatos ou ambientes institucionais. Muitas crianças pequenas são colocadas no **orfanato** logo após o nascimento. Algumas mais velhas sofreram perturbações familiares resultantes de doenças parentais, guerras ou desastres naturais. Outras ainda entram no cuidado do orfanato após a determinação de abuso ou negligência significativas dentro de suas famílias biológicas. Os efeitos da **institucionalização** e outros estresses da vida podem afetar todas as áreas de crescimento e desenvolvimento. Como resultado, muitas crianças precisam de apoio e compreensão especializados a fim de superar o impacto do estresse e das adversidades iniciais e atingir seu pleno potencial.

PAPEL DOS PEDIATRAS

Revisões do relatório médico de pré-adoção

As revisões do relatório médico de pré-adoção são importantes tanto para as adoções internas como para as internacionais. As agências de adoção estão fazendo esforços crescentes para obter informações sobre a saúde biológica da família e histórias genéticas para compartilhar com as famílias adotivas antes da adoção. Tais informações muitas vezes se tornam mais relevantes à medida que a criança cresce. Os pediatras podem ajudar os futuros pais adotivos a compreender o histórico de saúde e de desenvolvimento de uma criança e as informações disponíveis das famílias biológicas, a fim de avaliar os fatores de risco médico reais e potenciais para apoiar a tomada de decisões adultas sobre a capacidade da família de cuidar da criança aguardada.

Nos termos da Convenção de Haia, as agências dos EUA que organizam adoções internacionais devem esforçar-se para obter históricos de saúde precisos e completos sobre crianças que aguardam adoção. A natureza e a qualidade das informações médicas e genéticas, quando disponíveis, variam muito. É comum a má tradução e o uso de terminologia médica e medicamentos não familiares aos médicos treinados nos EUA. Os resultados de estudos específicos de diagnóstico e testes laboratoriais realizados fora dos EUA não deveriam ser considerados e *deveriam ser repetidos* assim que a criança chega aos EUA. Paradoxalmente, é possível a revisão dos relatórios médicos da criança levantar mais questões do que fornecer respostas. Cada diagnóstico médico deve ser avaliado com atenção antes de ser rejeitado ou aceito. As curvas de crescimento específicas para cada país devem ser evitadas, pois podem ser imprecisas ou refletir um nível geral de saúde e nutrição precárias no país de origem. Em vez disso, os dados de *crescimento em série* devem ser traçados nas curvas de crescimento padrão dos EUA; isso pode revelar um padrão de crescimento deficiente devido à desnutrição ou a outras doenças crônicas. É possível que fotografias ou arquivos de vídeo forneçam a única informação objetiva a partir da qual a condição médica pode ser determinada. Fotografias do rosto inteiro são capazes de revelar características dismórficas compatíveis com a **síndrome alcoólica fetal** (ver Capítulo 126.3) ou conclusões sugestivas de outros distúrbios congênitos.

Interpretações francas das informações disponíveis devem ser compartilhadas com os futuros pais adotivos. O papel do prestador de cuidados de saúde não é comentar a conveniência de uma adoção, mas notificar os futuros pais de quaisquer necessidades significativas de saúde identificadas no momento ou futuramente antecipadas.

Cuidados médicos de pós-admissão

Visita de chegada – Adoção internacional

Todas as crianças adotadas internacionalmente deveriam passar por uma avaliação médica completa logo após chegarem aos EUA. Muitas delas podem ter problemas médicos agudos ou crônicos que nem sempre são evidentes de imediato, incluindo: desnutrição; deficiências de crescimento; patógenos nas fezes; anemia; chumbo elevado no sangue; cárie dentária; estrabismo; defeitos congênitos; atraso no desenvolvimento; dificuldade de alimentação e sensorial; e preocupações socioemocionais. *Todas as crianças adotadas de outros países passam por uma triagem exaustiva de doenças infecciosas e distúrbios de crescimento, desenvolvimento, visão e audição* (Tabelas 8.1 e 8.2). Não importando os resultados dos testes antes da chegada, todas as crianças deveriam ser avaliadas para **tuberculose** com teste tuberculínico (TST) ou com ensaios da liberação da interferona-γ (IGRA). Se o teste cutâneo de derivado proteico purificado da criança (PPD) for negativo, deve ser repetido em 4 a 6 meses; as crianças podem ter testes falso-negativos pela má nutrição. Exames adicionais (p. ex., malária) devem ser solicitados, dependendo da prevalência da doença no país de origem da criança (ver Capítulo 10). Os **registros de imunização** devem ser revisados com atenção. As crianças adotadas de outros países frequentemente têm registros incompletos ou foram vacinadas usando cronogramas alternativos. Os pediatras podem optar tanto por verificar os anticorpos (a fim de determinar quais vacinas precisam ser administradas) quanto *reimunizar* a criança. As específicas necessidades médicas e de desenvolvimento das crianças adotadas internacionalmente levaram à criação de clínicas especializadas nos EUA, possivelmente um recurso valioso para as famílias adotivas em todas as etapas do processo de adoção e durante toda a vida da criança adotada.

Tabela 8.1 Testes de triagem recomendados para adotados internacionais na chegada aos EUA.

TESTES DE TRIAGEM
Contagem completa de glóbulos sanguíneos
Nível de chumbo no sangue
Triagem neonatal (lactentes jovens)
Triagem visual e auditiva
Triagem dentária
Testes de desenvolvimento
OUTROS TESTES DE TRIAGEM A SEREM CONSIDERADOS DEPENDENDO DE ACHADOS CLÍNICOS E DA IDADE DA CRIANÇA
Culturas de fezes para patógenos bacterianos
Teste da deficiência de glucose-6-fosfato-desidrogenase
Teste de células falciformes
Teste de urina para gravidez
TRIAGEM DE DOENÇAS INFECCIOSAS (ver Tabela 8.2)

Tabela 8.2 Testes de rastreio para doenças infecciosas em adotados internacionais.

TESTES RECOMENDADOS
Hepatite A Ig total (com teste de reflexo para IgM se a Ig total for positiva)
Teste sorológico para vírus da hepatite B
• Antígeno de superfície da hepatite B (HBsAg)
• Anticorpo ao antígeno de superfície da hepatite B (anti-HBs)
• Anticorpo ao antígeno nuclear da hepatite B (anti-HBc)
Teste sorológico para vírus da hepatite C*†
Teste sorológico para sífilis
• Teste não treponêmico (RPR, VDRL ou ART)
• Teste treponêmico (MHA-TP ou FTA-ABS)
Testes de HIV-1 e HIV-2 (ELISA se > 18 meses, PCR se < 18 meses)*
Contagem de células sanguíneas completa com índices de glóbulos vermelhos e diferencial (se eosinofilia, ver Capítulo 10)
Exame de fezes para óvulos e parasitas (ideal: 3 amostras) com pedidos específicos para testes de *Giardia lamblia* e *Cryptosporidium* spp.
Teste cutâneo de tuberculina (com CXR se > 5 mm de endurecimento) ou teste de liberação de interferona-γ*†
TESTES OPCIONAIS (PARA POPULAÇÕES ESPECIAIS OU CIRCUNSTÂNCIAS)
GC/Chlamydia
Strongyloides spp.
Schistosoma spp.
Trypanosoma cruzi

*Repetir 3 a 6 meses após a chegada. †Ver Capítulo 10. ART, teste de reagina automatizado; CXR, radiografia do tórax; ELISA, ensaio imunoenzimático; FTA-ABS, absorção de anticorpos treponêmicos fluorescentes; GC, gonococo; HIV, vírus da imunodeficiência humana; MHA-TP, teste de micro-hemaglutinação para *Treponema pallidum*; PCR, reação em cadeia da polimerase; RPR, reagina plasmática rápida; VDRL, Pesquisas laboratoriais de doenças venéreas.

Atrasos no crescimento

Atrasos de crescimento físico são comuns em crianças adotadas internacionalmente e podem representar o resultado combinado de muitos fatores, como condições médicas desconhecidas/não tratadas, desnutrição e privação psicológica. É mais importante monitorar o crescimento ao longo do tempo, incluindo as medições de pré-posicionamento, uma vez que os dados da evolução podem fornecer uma avaliação mais objetiva do estado nutricional e médico da criança. É possível que crianças com baixa estatura para a idade (**déficit de crescimento**) apresentem histórico de nutrição inadequada, bem como adversidade crônica. Embora a maioria das crianças tenha uma recuperação significativa no crescimento físico após a adoção, muitas permanecem menores do que seus pares nos EUA.

Atrasos no desenvolvimento

Muitas crianças adotadas internacionalmente têm atrasos em pelo menos uma área de desenvolvimento, mas a maioria apresenta ganhos significativos nos primeiros 12 meses após a adoção. Aquelas adotadas em idades mais avançadas tendem a ter resultados mais variáveis. No período logo após a adoção, pode ser impossível determinar com alguma certeza se os atrasos no desenvolvimento serão transitórios ou duradouros. É possível que o monitoramento cuidadoso do desenvolvimento nos primeiros anos de adoção identifique uma **tendência de desenvolvimento** ao longo do tempo, a qual pode ser mais preditiva do funcionamento a longo prazo do que a avaliação em qualquer ponto específico no tempo. Em caso de dúvida, é melhor *encaminhar previamente* à intervenção, em vez de esperar para ver se as crianças vão recuperar o atraso.

Desenvolvimento da linguagem

Tanto em adotados nacionais quanto em internacionais, os fatores de risco genéticos ou biológicos para o desenvolvimento deficiente da linguagem podem ser identificados de maneira preventiva, mas é improvável que os adotados internacionais tenham esses atrasos identificados antes da adoção. Essas crianças geralmente não foram submetidas a uma avaliação em seu idioma nativo e tiveram pouca exposição ao inglês. Pode não ser possível avaliar por completo suas habilidades de linguagem até que tenham tido a chance de aprender inglês. Independentemente da idade de adoção, a maioria das crianças adotadas de outros países atingirá as habilidades linguísticas esperadas com o passar do tempo.

Se uma criança tiver atrasos na linguagem, deve ser feito o encaminhamento à intervenção precoce ou ao conselho escolar. Os médicos podem precisar trabalhar com esses grupos para ajudá-los a entender as circunstâncias específicas que cercam o desenvolvimento da linguagem de uma criança adotada. Por exemplo, a aquisição da língua inglesa por crianças internacionalmente adotadas depende da idade de adoção e das habilidades na língua nativa. É possível que colocar a criança recém-adotada em idade escolar em uma aula de inglês como segundo idioma não seja suficiente se o desenvolvimento da linguagem da criança no idioma primário tiver sido atípico.

Preocupações alimentares

São comuns preocupações iniciais acerca da alimentação, da regulação do sono e de comportamentos repetitivos (p. ex., autoestimulantes ou autorrelaxantes), especialmente entre crianças adotadas após um alto grau de negligência ou trauma do desenvolvimento. Comportamentos alimentares de adotados internacionais podem estar ligados a práticas de alimentação de orfanato, ou à exposição limitada a alimentos texturizados ou sólidos durante a infância/pré-infância. As crianças que experimentaram falta crônica de alimentos podem não ter desenvolvido uma consciência dos *sinais de saciedade*, levando à guardar comida escondido, acumulando, ou a vômitos frequentes. As **preocupações com a alimentação** geralmente diminuem de maneira gradativa com a introdução de alimentos apropriados à idade e o apoio dos pais para práticas alimentares positivas. Muitas crianças adotadas após desnutrição significativa podem ingerir uma quantidade excessiva de alimentos. A menos que a criança esteja comendo a ponto de vomitar (o que indicaria pouca consciência dos sinais de saciedade), em geral, é melhor permitir que coma até se sentir saciada. Normalmente, dentro de vários meses, a criança irá regular a ingestão de alimentos de modo adequado. Em certas ocasiões, o apoio adicional de um fonoaudiólogo ou especialista em alimentação é necessário para abordar possíveis problemas sensoriais, físicos ou psicológicos em torno da alimentação adequada.

Preocupações com o sono

O sono é frequentemente desregulado quando a criança reage às mudanças nas rotinas e ambientes. Esforços para criar continuidade entre o ambiente de pré-adoção e pós-adoção podem ser úteis. No período de 1 a 6 meses, à medida que a autorregulação emocional da criança melhora, muitas preocupações com o sono diminuem. Da mesma maneira, comportamentos estereotipados, como balançar ou bater a cabeça, costumam diminuir nos primeiros meses após a adoção.

Desenvolvimento social e emocional

As interações diádicas entre a criança e o cuidador são um componente crítico para o funcionamento regulatório posterior e o desenvolvimento socioemocional. Em geral, são desconhecidas a quantidade e a qualidade de cuidados individualizados que as crianças receberam antes de sua adoção, seja internacional, seja interna ou por meio do programa de acolhimento. Em muitos casos, a entrada em um lar seguro e estável, com rotinas consistentes de cuidado infantil, é suficiente para apoiar o desenvolvimento socioemocional emergente da criança. Os pediatras podem ajudar os pais a lembrar que a adoção faz parte da história de uma criança. É possível que, durante toda a infância, experiências anteriores ou disposição biológica resultem em comportamento confuso para os pais adotivos. As reações da criança podem ser sutis ou difíceis de serem interpretadas, interferindo na capacidade dos pais de reagir de maneira sensível. Nessas circunstâncias, possivelmente o apoio adicional é útil para fomentar as relações emergentes e a regulação comportamental na família recém-formada.

Desenvolvimento de identidade racial

A **adoção transracial** (quando o histórico racial da criança difere da do pai/mãe/pais) é responsável por uma porcentagem significativa de adoções a cada ano nos EUA. Na maioria dessas colocações adotivas, as crianças negras foram adotadas por pais brancos. O desenvolvimento da identidade racial, incluindo modos de entender e responder à discriminação, é cada vez mais reconhecido como importante no desenvolvimento geral das crianças. Estudos de adultos adotados transracialmente indicam que a identidade racial é de importância crucial em muitas idades e tende a aumentar em importância durante a fase adulta jovem. Integrar raça/etnia à identidade pode ser um processo complexo para todas as crianças e especialmente complicado quando elas são criadas em uma família em que as diferenças raciais são notadas. Os adultos criados em famílias inter-raciais perceberam o valor de frequentar escolas com diversidade racial e de ter adultos como modelos (p. ex., professores, médicos, técnicos) que compartilham sua origem racial. Os pais que adotam transracialmente costumam ser encorajados a apoiar interações dentro de diversas comunidades e a discutir raça (e discriminação associada) com frequência dentro do convívio familiar. As crianças negras criadas por famílias brancas em comunidades brancas podem ter sido protegidas do racismo dissimulado, mas precisam ser ensinadas que muitos outros (incluindo policiais) irão considerá-las negras, com todos os intensos vieses associados à raça (ver Capítulo 2.1).

Estresse tóxico

O montante acumulado de adversidade precoce (p. ex., muitos anos sob os cuidados de orfanato internacional, abuso/negligência extensiva antes da remoção da família biológica ou múltiplas colocações em programas de acolhimento) experimentado por uma criança antes da adoção, conhecido como *estresse tóxico*, pode afetar tanto a estabilidade de colocação imediata quanto o funcionamento a longo prazo (ver Capítulo 2). É possível que o grau de estresse tóxico presumido seja útil na interpretação do comportamento de uma criança e no apoio ao funcionamento familiar.*

Apoio da família

Os aspectos únicos da formação familiar adotiva podem criar estresse familiar e afetar o funcionamento da família e da criança. É possível que algumas famílias adotivas tenham de abordar assuntos como a infertilidade, a criação de uma família multirracial, a divulgação do *status* adotivo, preocupações e questionamentos que a criança possa ter sobre suas origens biológicas e a fiscalização contínua das agências de adoção. Com pais e mães gays/lésbicas, muitas vezes há estressores psicossociais adicionais, incluindo barreiras contínuas para o reconhecimento legal de ambos os pais (mães) em uma parceria gay/lésbica, que podem impactar negativamente o funcionamento familiar. Embora a maioria das famílias se adapte bem a estressores relacionados à adoção, alguns pais sofrem de depressão pós-adoção e podem beneficiar-se de apoio adicional para facilitar a transição da família.

Narrativa de adoção

As famílias são encorajadas a falar aberta e repetidamente sobre adoção com seus filhos, começando na primeira infância e prosseguindo até a adolescência. Criar um *Livro da Vida* para a criança adotada fornece um meio de apoio à comunicação da família sobre o histórico da criança e relacionamentos significativos (incluindo membros da família biológica), além de documentar as importantes transições da vida da criança (p. ex., desde o programa de acolhimento ou imigração para os EUA). É comum, e normal, que as crianças tenham perguntas sobre adoção e sua família biológica durante todo o seu desenvolvimento. Um aumento na compreensão cognitiva entre as idades de 7 a 10 anos pode, por vezes, aumentar as questões e a angústia relacionadas à adoção. Os jovens que têm dúvidas sobre os membros biológicos da família estão cada vez mais aptos a acessar informações via mídia social e buscas na Internet, aumentando a importância da comunicação contínua e aberta sobre a adoção. É possível que os pediatras precisem responder a preocupações/questionamentos crescentes quando o histórico genético e de saúde do adotado forem incompletos ou desconhecidos. A qualquer momento, preocupações sobre desenvolvimento, comportamento e funcionamento socioemocional podem ou não estar relacionadas ao histórico de adoção da criança.

A grande maioria das famílias e crianças adotadas se ajusta bem e leva uma vida saudável e produtiva. As adoções raramente sofrem rupturas; as taxas de ruptura são mais altas entre crianças adotadas pelo programa de acolhimento, cuja pesquisa é associada à sua idade na adoção e ao histórico de várias colocações antes da adoção. Com maior compreensão das necessidades das famílias que adotam crianças de programas de acolhimento, as agências estão dando maior ênfase à preparação de pais adotivos e garantindo a disponibilidade de uma gama completa de serviços pós-admissão, incluindo saúde física, saúde mental e serviços de desenvolvimento para suas crianças adotivas.

A bibliografia está disponível no GEN-io.

---

*Veja o vídeo em http://developingchild.harvard.edu/resources/multimedia/videos/three_core_concepts/toxic_stress/.

Capítulo 9

Acolhimento Institucional e Cuidados por Parentes

Moira Szilagyi

Ao longo da história, as crianças que recebem cuidados fora de casa têm tido suas necessidades atendidas em muitas sociedades em todo o mundo. A implantação do **acolhimento institucional** foi desenvolvida nos EUA como um recurso temporário para crianças durante períodos de crise familiar e se baseia no princípio de que elas se desenvolvem melhor quando criadas em ambientes familiares. A missão do acolhimento institucional é garantir a segurança, a permanência e o bem-estar das crianças e, ao mesmo tempo, dar assistência às famílias com serviços que promovam a reunificação.

EPIDEMIOLOGIA

O número de crianças sob acolhimento institucional no mundo é desconhecido, embora tenha sido estimado que 8 milhões possam estar sob os cuidados de instituições de acolhimento e em residências. Em 11 de setembro de 2015, aproximadamente 427.910 crianças nos EUA residiam nessas instituições, representando um leve aumento desde o ponto mais baixo, de 397.301, alcançado em 2012. No início do milênio, os números de acolhimento institucional diminuíram, apesar de um aumento em relatórios de maus-tratos, uma vez que as organizações de proteção à criança ofereciam às famílias mais serviços preventivos e colocação com parentes ou não parentes (**cuidados por parentes**) como alternativa à suspensão da guarda por ordem judicial. O aumento mais recente dos números parece estar relacionado à epidemia de opioides. Nos últimos 15 anos, os índices de reunificação se estabilizaram, enquanto a adoção de crianças que estavam em acolhimento institucional aumentou. Nos EUA, cerca de 45% das crianças vivem com pais adotivos não parentes; 30% estão com um parente que é um pai adotivo certificado; e pouco menos de 15% estão em **congregações** (grupos) **de acolhimento**.

Aproximadamente 33% das crianças sob os cuidados de instituições de acolhimento nos EUA têm menos de 5 anos e 34% têm mais de 12 anos. A maioria é branca (41%); 24% são negras; 21% são latino-americanas de qualquer raça; e 7% são identificadas com duas ou mais raças. Como o número de instituições de acolhimento diminuiu em 25% a partir de 1999, a redução do número de crianças afrodescendentes foi ainda maior à medida que o serviço de proteção à criança fez esforços para reduzir as disparidades na investigação e na suspensão da guarda. A duração média de permanência em instituições de acolhimento continua em declínio (a média em 2015 foi de 20,4 meses), com uma queda significativa no número de crianças que passam de 2 anos ou mais – de 31% em 2011 para 26% em 2015. Somente cerca de metade das crianças conquistam a reunificação, enquanto 22% (53 mil) são adotadas e 6% residem com parentes. Entre as demais, 9% (20.800) das crianças entre 18 e os 21 anos se emancipam, 9% entram no programa do estado a longo prazo, menos de 1% foge e 2% se transferem para outras instituições. Houve 336 óbitos relatados sob os cuidados de instituições de acolhimento no ano fiscal de 2015.

Apenas 4% das crianças residem em lares de pré-adoção, embora correspondam a 12% das crianças que aguardam adoção; 52% das que aguardam adoção residem com um responsável que é um parente. O número médio de colocações que uma criança experimenta sob acolhimento institucional não está incluído no **Adoption and Foster Care Analysis and Reporting System (AFCARS),** mas existem importantes indicadores de um maior número de colocações diferentes que associam problemas comportamentais e de desenvolvimento graves, grupos maiores de irmãos e mais tempo passado sob acolhimento institucional. Dentro de 12 meses, quase todos os jovens emancipados têm pelo menos uma noite desabrigados. Dentro de uma década, menos da metade completa o ensino médio, a maioria vive na pobreza e muitos têm transtornos psiquiátricos, incluindo transtorno de estresse pós-traumático e depressão.

LEGISLAÇÃO NOS EUA

Nos **EUA,** o **Adoption and Safe Families Act** (PL 105-89) exige que um plano de permanência seja elaborado para cada criança em até 12 meses após a entrada no acolhimento institucional, e que, normalmente, uma petição para a suspensão dos direitos dos pais seja apresentada quando uma criança permaneceu em acolhimento institucional por pelo menos 15 dos últimos 22 meses. O **Fostering Connections and Promoting Adoptions Act** de 2009 (PL 110-351) se concentrou em incentivos para tutela e adoção, no suporte para os jovens adultos em idade de emancipação e nos direitos das crianças indígenas cuidadas em suas tribos. Essa lei também continha uma cláusula exigindo que os estados norte-americanos desenvolvessem e coordenassem os sistemas de saúde para crianças sob acolhimento institucional em colaboração com o Medicaid e pediatras. Em 2018, o **Family First Prevention Services Act** foi sancionado. Essa legislação enfatiza a prestação de serviços de saúde mental e tratamentos para uso abusivo de substâncias psicoativas com base em evidências para famílias cujos filhos estão em risco iminente de entrarem em acolhimento institucional.

TRAUMA NA PRIMEIRA INFÂNCIA LEVA A CONSEQUÊNCIAS RUINS NA SAÚDE

Crianças em instituições de acolhimento apresentam altos índices de traumas e adversidades na primeira infância. Mais de 60% são abrigadas por negligência, 13% por maus-tratos físicos e 5% por abandono. O **uso abusivo de substâncias psicoativas** por parte dos pais é um fator em 32% das suspensões de guarda e o uso abusivo de álcool, em 6%. A **violência** em casa é comum, mais de 80% das crianças sofreram violência doméstica e/ou comunitária, mas a violência doméstica não está incluída no sistema de relatórios do AFCARS como motivo para a suspensão. **Doença mental** parental também não é relatada como um motivo para suspensão no AFCARS, mas a literatura indica que os pais biológicos apresentam altos índices de doença mental, envolvimento com o sistema de justiça criminal, uso abusivo de substâncias psicoativas, desemprego e comprometimento cognitivo. Muitas crianças, particularmente recém-nascidos, que entram nos cuidados tiveram exposição pré-natal a substâncias psicoativas, cuidadores múltiplos de qualidade variável e são de famílias com longo histórico de envolvimento com serviços de proteção à criança.

A suspensão da guarda da criança de sua família de origem pode agravar as experiências traumáticas anteriores, embora algumas crianças sintam alívio pela saída de um lar caótico, abusivo ou perigoso. A maioria sente falta da família, preocupa-se com seus pais e irmãos e anseia pela reunificação. A separação, a perda, o luto, o contato imprevisível com os pais biológicos, as mudanças de local, o processo de suspensão dos direitos dos pais e a extrema incerteza do acolhimento institucional podem deteriorar ainda mais o bem-estar da criança.

O trauma infantil está correlacionado a consequências ruins de desenvolvimento, comportamento e saúde. Trauma precoce e estresse crônico afetam negativamente a neurobiologia do cérebro em desenvolvimento, em especial as áreas envolvidas na atenção, regulação emocional, memória, função executiva e cognição. Como resultado, capacidade de atenção reduzida, hiperatividade, função cognitiva enfraquecida, agressividade e questões de memória são problemas encontrados com frequência entre crianças sob acolhimento institucional. No entanto, evidências mostram que intervenções específicas, como pais adotivos especialmente treinados para crianças ou jovens e orientação para adolescentes, podem melhorar os resultados, embora a reprodução e a disseminação dessas intervenções baseadas em evidências sejam limitadas.

QUESTÕES DE SAÚDE

A vivência de múltiplas adversidades na infância e o recebimento de serviços de saúde fragmentados e inadequados antes da colocação da criança sob acolhimento institucional significam que as crianças entram nessa assistência com uma alta prevalência de problemas crônicos de ordem médica, de saúde mental, de desenvolvimento, odontológicos e educacionais (Tabela 9.1). Desse modo, elas são definidas como *crianças com necessidades especiais de saúde* (CRIANES). A maior necessidade de cuidados isolados dessa população são os serviços de saúde mental de alta qualidade, baseados em evidências e especializados em tratar os impactos de traumas, perdas e imprevisibilidades anteriores e em andamento. Além disso, crianças sob acolhimento institucional apresentam índices mais altos de asma, atraso de crescimento, obesidade, infecções por transmissão vertical e condições neurológicas do que a população pediátrica em geral. Os adolescentes precisam ter acesso a serviços de saúde reprodutiva e de consumo abusivo de substâncias psicoativas. Até 60% das crianças com menos de 5 anos apresentam um atraso de desenvolvimento em pelo menos um domínio e mais de 40% das crianças em idade escolar se qualificam para serviços de educação especial. Infelizmente, as dificuldades educacionais persistem apesar das melhorias na frequência escolar e no desempenho após a colocação da criança sob acolhimento institucional. Cada mudança de colocação acompanhada por mudança na escola faz as crianças retrocederem academicamente em torno de 4 meses. A legislação federal exige que o conselho tutelar mantenha as crianças em sua escola de origem sempre que possível, mesmo que tenha que providenciar transporte para garantir isso.

Tabela 9.1 Questões de saúde das crianças sob acolhimento institucional.

PROBLEMAS MÉDICOS CRÔNICOS Afetam 40 a 60% das crianças. Os problemas de asma, dermatologia, neurologia, obesidade, falha de crescimento, audição e visão são os mais comuns.
MAUS-TRATOS E NEGLIGÊNCIA Mais de 70% das crianças têm histórico de maus-tratos e negligência ao entrar em uma instituição de acolhimento. Monitore todas as visitas de saúde por abuso, negligência ou maus-tratos em casa.
PROBLEMAS MÉDICOS CRÔNICOS COMPLEXOS Envolve até 10% das crianças sob acolhimento institucional. As crianças podem depender de tecnologias médicas ou ter várias deficiências.
PROBLEMAS DE SAÚDE MENTAL Afetam 80% das crianças maiores de 4 anos de idade. Resultados de trauma e adversidade na infância. Os diagnósticos mais comuns são transtorno de adaptação, transtorno de estresse pós-traumático, transtorno de déficit de atenção/hiperatividade, transtorno desafiador de oposição e transtorno de conduta. Externalizações de problemas são mais suscetíveis a resultar em terapia. As crianças que fazem parte de uma minoria social e as que são cuidadas por parentes têm menos acesso a serviços de saúde mental.
PROBLEMAS DE DESENVOLVIMENTO Sessenta por cento das crianças com menos de 5 anos têm pelo menos 1 atraso documentado. Em geral afetam a comunicação, a cognição, a resolução de problemas e os domínios pessoais e sociais, incluindo a autorregulação emocional.
PROBLEMAS ODONTOLÓGICOS Vinte a 35% das crianças têm doença odontológica significativa.
PROBLEMAS DE SAÚDE DO ADOLESCENTE Altas taxas de doenças sexualmente transmissíveis, comportamentos de alto risco e uso abusivo de substâncias psicoativas.
PROBLEMAS EDUCACIONAIS Metade das colocações em educação especial está relacionada a questões comportamentais ou emocionais, não cognitivas. Apenas 32% dos adolescentes acabam se formando no ensino médio; 32% obtêm um diploma de equivalência geral; 1-2% concluem uma graduação.
PROBLEMAS DE RELACIONAMENTO FAMILIAR 100% das crianças têm problemas de relacionamento familiar.

Embora as crianças sob acolhimento institucional sejam CRIANES, elas geralmente não têm acesso aos serviços de que necessitam. A maioria das instituições públicas e privadas de bem-estar infantil não tem acordos formais para acessar o conjunto necessário de serviços de saúde e conta com médicos locais e clínicas de saúde financiadas pelo Medicaid. Os históricos de saúde costumam ser escassos na admissão porque muitas crianças não têm cuidados regulares ou seus pais biológicos podem não estar disponíveis ou próximos. Uma vez que as crianças entram no acolhimento institucional, é comum haver uma difusão de responsabilidade entre cuidadores e conselho tutelar. Em geral, os cuidadores recebem pouca informação sobre as necessidades de saúde da criança, mas normalmente é esperado que eles decidam quando e onde as crianças recebem serviços de saúde. Os funcionários do conselho tutelar são responsáveis por garantir que as necessidades de saúde sejam atendidas, mas a coordenação entre vários prestadores de cuidados de saúde pode ser difícil. A incerteza sobre quem é legalmente responsável por tomar decisões sobre o tratamento de saúde e quem pode ter acesso às informações de saúde pode atrasar ou resultar na recusa de serviços de saúde.

CUIDADOS DE SAÚDE PARA CRIANÇAS E ADOLESCENTES SOB ACOLHIMENTO INSTITUCIONAL

A Academia Americana de Pediatria (AAP) publicou critérios detalhados de saúde para crianças sob acolhimento institucional**,** disponíveis no site *Healthy Foster Care America***.** A AAP recomenda que as crianças recebam serviços de saúde em um ambiente clínico familiar**,** onde a assistência integral à saúde é contínua (Tabela 9.2). Cuidados de saúde humanizados e culturalmente competentes, que sejam **qualificados para lidar com traumas**, implicam que a equipe de saúde deva compreender, reconhecer e responder aos sintomas e fatores de risco do estresse traumático e proporcionar um ambiente que ofereça segurança física, emocional e psicológica para as crianças e os cuidadores. No acolhimento institucional, a atenção deve ser voltada aos efeitos de traumas passados e ao impacto de incertezas e perdas contínuas na saúde e no bem-estar de uma criança, bem como nos de suas famílias biológicas e de adoção/parentesco.

A organização qualificada para lidar com traumas é aquela em que sintomas como desregulação do sono, problemas comportamentais, atrasos no desenvolvimento, baixa função escolar e queixas somáticas são reconhecidos como os efeitos potenciais de trauma na infância. Entender o contexto e o histórico psicossocial da criança, bem como do cuidador, e explorar seus pontos fortes, recursos e desafios são a base de uma abordagem qualificada sobre os traumas. A organização deve ter material impresso para a orientação de famílias e dos profissionais do conselho tutelar, assim como uma lista de recursos úteis da comunidade local. O encaminhamento a serviços de saúde mental pediátricos relativos a trauma, quando disponíveis, deve ser considerado em colaboração com cuidadores, conselho tutelar e educadores. A **continuidade dos cuidados** é muito importante para a criança sob acolhimento institucional e inclui o monitoramento e o gerenciamento contínuos do progresso e dos cuidados. A AAP tem vários recursos para cuidar de crianças traumatizadas.*

Várias recomendações são específicas para o atendimento de crianças e jovens sob acolhimento institucional. As crianças devem ser observadas antes e durante o período de adaptação em uma nova colocação para identificar todos os seus problemas de saúde e para dar suporte à criança e aos cuidadores nessa transição importante que envolve perdas e ajustes consideráveis, incluindo o desenvolvimento de uma relação de apego com um novo cuidador para a criança e muitos desafios para os pais adotivos/parentes.

A AAP recomenda que todas as crianças sob acolhimento institucional tenham avaliações abrangentes de saúde médica, odontológica, de

*https://www.aap.org/en-us/advocacy-and-policy/aap-health-initiatives/resilience/Pages/Becoming-a-Trauma-Informed-Practice.aspx.

Tabela 9.2 Cuidado médico-pediátrico domiciliar qualificado para lidar com traumas para crianças sob acolhimento institucional.

CARACTERÍSTICA	APLICAÇÃO EM INSTITUIÇÃO DE ACOLHIMENTO
Cuidados de saúde abrangentes	Realizar uma avaliação de admissão detalhada no prazo de 30 dias da entrada. Garantir o acesso à avaliação e a serviços de saúde mental, de desenvolvimento e odontológicos. Examinar e encaminhar conforme necessário por abuso e negligência.
Coordenação de atendimento	Fazer encaminhamentos pontuais e visitas de acompanhamento a subespecialistas. Comunicar-se com assistentes sociais, cuidadores e profissionais da área jurídica. Manter um registro médico detalhado, apesar das mudanças de colocação.
Cuidado humanizado	Compreender e educar as crianças, famílias e outros profissionais de saúde sobre o impacto das adversidades na primeira infância, traumas e incertezas contínuas da instituição de acolhimento em relação ao desenvolvimento da criança. Promover estratégias parentais positivas e propositivas e minimizar o conflito entre os cuidadores.
Cuidado centrado na criança e na família	Priorizar as necessidades das crianças em primeiro lugar. Ser parceiro das famílias para aumentar a compreensão das necessidades da criança. Concentrar-se nos pontos fortes das crianças e cuidadores. Compreender os conflitos do filho por pertencer a várias famílias.
Continuidade do atendimento	Pedir às crianças que continuem como pacientes durante toda a sua estada em uma instituição de acolhimento e além, quando possível.
Competência cultural	Estender esse conceito para incluir a microcultura da instituição de acolhimento e as múltiplas transições que possam desgastar ainda mais o bem-estar de uma criança. Compreender os papéis de assistentes sociais, pais adotivos, tutores etc. Compreender a importância da visitação de qualidade para a reunificação familiar.
Acessibilidade	Criar um ambiente acolhedor para as crianças e todas as suas famílias (biológica, adoção, parentesco, pré-adotiva).

desenvolvimento e mental dentro de 30 dias após entrarem na instituição. Quase toda criança sob acolhimento merece uma avaliação completa da saúde mental para analisar o impacto do trauma e da perda no bem-estar emocional. A *medicação psicotrópica* só deve ser considerada, se for o caso, após uma avaliação de alta qualidade e qualificação para lidar com trauma por um profissional de saúde mental com formação em pediatria. O pediatra deve lembrar que a desatenção, a impulsividade e a hiperatividade podem refletir o impacto do trauma passado no cérebro em desenvolvimento, em vez do transtorno do déficit de atenção/hiperatividade (ver Capítulo 49). O trauma na infância pode prejudicar a cognição e a memória (ver Capítulo 16), de modo que crianças menores de 6 anos de idade se beneficiam de uma avaliação do desenvolvimento abrangente, enquanto crianças mais velhas geralmente se beneficiam de uma avaliação educacional abrangente. O responsável pelo caso deve dar o consentimento para a assistência médica e qualquer histórico de saúde disponível e incentivar o envolvimento apropriado dos pais biológicos. O prestador de cuidados primário pode ajudar os assistentes sociais e os cuidadores ao obter e interpretar os resultados dessas avaliações. Os pediatras, cuidadores e assistentes sociais devem compartilhar informações de saúde.

Pais adotivos/parentes são a principal intervenção terapêutica do sistema de acolhimento institucional, e os pediatras estão em uma posição singular para fornecer orientação e apoio adequados. Os tópicos importantes incluem estratégias positivas de cuidados parentais, suporte às crianças durante as fases de transição, fornecimento de um ambiente consistente e estimulante e ajuda às crianças para que se recuperem de traumas e adversidades do passado (Tabela 9.3). Todos os cuidadores podem precisar de orientação extensiva sobre problemas

Tabela 9.3 Orientação preventiva qualificada para lidar com traumas para crianças sob acolhimento institucional.

SITUAÇÃO	ORIENTAÇÃO PREVENTIVA PARA PAIS ADOTIVOS
Preparando-se para visitas	Educar pais adotivos/parentes sobre o impacto da visita em crianças e formas de melhorar a experiência para as crianças. Enviar um objeto familiar com a criança para a visita. Providenciar que a criança tire uma foto para dar aos pais biológicos. Garantir à criança que os pais adotivos estarão presentes quando ela retornar das visitas. Aconselhar todos os cuidadores a minimizar conflitos e negatividade em relação uns aos outros. De preferência, as visitas devem ser preparadas por profissionais treinados.
Retornando de visitas e outras transições	Cumprimentar a criança calorosamente e ajudá-la a desfazer as malas. Estabelecer rituais de retorno, como um jogo tranquilo, lerem juntos, brincadeiras dinâmicas, comer um lanche saudável.
Relação com pais biológicos	Incentivar o responsável pelo caso a ter os pais biológicos nos rituais e rotinas da criança compatíveis com os da instituição/lar adotivo (vice-versa, quando apropriado). Concentrar-se nas qualidades positivas dos pais biológicos; manter uma influência neutra ou positiva.
Construção de pontos fortes com a criança	Incentivar a participação em brincadeiras feitas pelas crianças. Passar tempo com a criança. Incentivar a participação em atividades de normalização (p. ex., lazer, esportes). Elogiar quando a criança agir corretamente. Dar o devido reconhecimento. Praticar a escuta atenta. Proporcionar à criança palavras para emoções. Ignorar o comportamento negativo ou redirecionar, a menos que haja um problema de segurança.

(continua)

Tabela 9.3 Orientação preventiva qualificada para lidar com traumas para crianças sob acolhimento institucional. *(continuação)*

SITUAÇÃO	ORIENTAÇÃO PREVENTIVA PARA PAIS ADOTIVOS
Preparando-se para os encontros nos tribunais	Pais adotivos/parentes, responsável pelo caso ou tutor devem explicar o propósito das audiências do tribunal à criança de forma simplificada.
Escola	Se mudar de escola, visitá-la algumas vezes e conhecer o professor. Contatar regularmente (toda semana ou todo mês, dependendo da necessidade) o professor da criança.
Adolescente	Decidir quais questões exigem limites e diretrizes firmes (p. ex., toque de recolher, não fumar, festa na casa de um amigo), que problemas não são importantes e que podem ser deixados a cargo do adolescente (p. ex., comprimento e cor do cabelo) e quais problemas são propícios à negociação (p. ex., transporte para atividade escolar, estilo de vestir). Encorajar a tomada responsável de decisões reconhecendo-as e elogiando-as. Incentivar atividades extracurriculares. Ensinar a dirigir quando estiver na idade e desenvolvimento adequados. Incentivar o adolescente a procurar emprego e a ensinar habilidades profissionais. Ajudar o adolescente a identificar mentores e se concentrar no futuro.

comportamentais e emocionais no contexto do histórico de trauma da criança para remover a culpa e promover a cura. Minimizar o conflito entre os cuidadores é extremamente importante porque as crianças, idealmente, têm afeto e lealdade por todos os seus cuidadores. Os pediatras podem promover a resiliência, concentrando-se nos pontos fortes tanto do cuidador quanto da criança. Para adolescentes e jovens adultos sob acolhimento institucional, o pediatra deverá fornecer orientação antecipada em torno da educação; da formação da identidade em razão do trauma anterior; da tomada de decisão independente; da promoção da saúde, incluindo saúde reprodutiva, relacionamentos saudáveis e desenvolvimento das habilidades; e de competências necessárias para uma vida futura bem-sucedida. O pediatra deverá defender a estabilidade na colocação em uma família adotiva estimuladora e receptiva, na qual os cuidadores tenham as habilidades necessárias para ajudar na cura das crianças e dos adolescentes.

A bibliografia está disponível no GEN-io.

Capítulo 10

Avaliação Médica da Criança Estrangeira

Stacene R. Maroushek

Mais de 210.000 crianças nascidas no estrangeiro (≤16 anos de idade) entram nos EUA todos os anos como asiladas (requerentes de asilo), refugiadas e imigrantes, incluindo adotadas internacionais (ver Capítulo 8). Esse número não considera crianças indocumentadas que vivem e trabalham nos EUA, filhos nascidos nos EUA de pais nascidos no exterior ou os aproximadamente 2,7 milhões de visitantes não imigrantes com menos de 16 anos de idade que, a cada ano, entram nos EUA por meios legais com vistos temporários. À exceção das crianças adotadas internacionais, são escassas as diretrizes pediátricas para a triagem dessas recém-chegadas. A avaliação médica de crianças imigrantes, embora necessária, é uma tarefa desafiadora em razão: dos diversos países de origem e padrões de doenças infecciosas; da possibilidade de circunstâncias de vida anteriores de alto risco (p. ex., acampamentos de refugiados, orfanatos, acolhimento institucional, pobreza rural/urbana); da disponibilidade limitada de assistência médica confiável em muitos países em desenvolvimento; dos históricos médicos geralmente desconhecidos; e das interações com pais que têm proficiência limitada de inglês e/ou experiências educacionais e econômicas.

Antes da admissão nos EUA, todas as crianças imigrantes devem passar por um exame médico realizado por médico designado pelo Departamento de Estado dos EUA em seu **país de origem**. Esse exame se limita à conclusão dos requisitos legais para o rastreio de determinadas doenças transmissíveis e ao exame de problemas físicos ou mentais graves que impeçam a emissão de um visto de residência permanente. *Não* se trata de uma avaliação abrangente da saúde da criança, e, exceto em circunstâncias limitadas, exames laboratoriais ou radiográficos para doenças infecciosas *não são necessários* para crianças menores de 15 anos de idade. Após a entrada nos EUA, recomenda-se que os exames de saúde dos refugiados, mas não de outros imigrantes, sejam realizados pelo serviço de reassentamento. Há um rastreamento limitado de refugiados quando eles se mudam para diferentes cidades ou estados. Assim, muitas crianças nascidas no exterior tiveram triagem mínima antes ou após a chegada a fim de se rastrearem doenças infecciosas ou outros problemas de saúde.

Os requisitos e registros de **imunização** também variam dependendo do *status* de entrada. As crianças adotadas internacionalmente com menos de 10 anos estão isentas dos regulamentos da Lei de Imigração e Nacionalidade referentes à imunização de imigrantes antes da chegada aos EUA. Os pais adotivos são obrigados a assinar um formulário indicando sua intenção de cumprir as imunizações recomendadas pelos EUA, enquanto os imigrantes mais velhos precisam apenas mostrar evidências de imunizações atualizadas, não necessariamente completas antes do pedido de *status* de residente permanente (*greencard*) após a chegada aos EUA.

As doenças infecciosas estão entre os diagnósticos médicos mais comumente identificados em crianças imigrantes após a chegada aos EUA. As crianças podem ser assintomáticas; portanto, os diagnósticos devem ser feitos por meio de testes de triagem, além do histórico e do exame físico. Devido à triagem perinatal inconsistente para os vírus da hepatite B e da hepatite C, sífilis e HIV, e à alta prevalência de certos parasitas intestinais e tuberculose, todas as crianças nascidas no estrangeiro devem ser examinadas para essas infecções ao chegarem aos EUA. A Tabela 10.1 sugere os testes de triagem para doenças infecciosas. A Tabela 10.2 lista os períodos de incubação de doenças que, com frequência, são adquiridas internacionalmente. Além dessas infecções, outras questões médicas e de desenvolvimento devem ser consideradas como parte da avaliação inicial de qualquer criança imigrante, incluindo: avaliações auditivas, visuais, odontológicas e de saúde mental; verificação do crescimento e desenvolvimento; análise nutricional; risco de exposição ao chumbo; contagem completa de células sanguíneas com índices de eritrócitos; urinálise microscópica; triagem neonatal (que também pode ser feita em não neonatos) e/ou medição da concentração de hormônio estimulante da tireoide; e exame de anomalias congênitas (incluindo síndrome alcoólica fetal).*

*Para as diretrizes mais atualizadas, consulte: https://www.cdc.gov/immigrantrefugeehealth/guidelines/domestic/domestic-guidelines.html.

Tabela 10.1 Testes de triagem para doenças infecciosas em adotados internacionais e crianças estrangeiras (imigrantes).

TESTES RECOMENDADOS
Teste sorológico para vírus da hepatite B*
• Antígeno de superfície da hepatite B (HBsAg)
• Anticorpo ao antígeno de superfície da hepatite B (anti-HBs)
Teste sorológico para o vírus da hepatite C*†
Teste sorológico para vírus da hepatite A†
Teste sorológico para o vírus da varicela†
Teste sorológico para sífilis
• Teste não treponêmico (RPR, VDRL ou ART)
• Teste treponêmico (MHA-TP ou FTA-ABS)
Teste dos vírus de imunodeficiência humana 1 e 2 (ELISA se > 18 meses, PCR se < 18 meses)*
Contagem completa de eritrócitos com índices de eritrócitos e diferencial (se eosinofilia, veja no texto)
Sorologia de *Strongyloides*
Exame de fezes para O & P (2 a 3 amostras)†
Exame de fezes para *Giardia lamblia* e antígeno de *Cryptosporidium* (1 amostra)†
Teste cutâneo de tuberculina (com radiografia torácica, se > 5 mm de induração) ou ensaio de liberação de interferona-γ*†
TESTES OPCIONAIS (PARA POPULAÇÕES OU CIRCUNSTÂNCIAS ESPECIAIS)
GC/Chlamydia
Sorologia para doença de Chagas (áreas endêmicas)
Malária, esfregaços grossos e finos (áreas endêmicas)
Teste de filaria (áreas endêmicas)
Urina para O & P para esquistossomose, se houver presença de hematúria
Teste de fezes para bactérias entéricas e vírus em crianças com diarreia

*Repita 3 a 6 meses após a chegada. †Veja no texto. ART, teste de reagina automatizado; ELISA, ensaio imunoenzimático; FTA-ABS, absorção de anticorpos treponêmicos fluorescentes; GC, gonococo; MHA-TP, teste de micro-hemaglutinação para *Treponema pallidum*; O & P, óvulos e parasitas; PCR, reação da cadeia de polimerase; RPR, reagina plasmática rápida; VDRL, Laboratórios de Pesquisa de Doenças Venéreas.

As crianças devem ser examinadas até 1 mês após a chegada aos EUA, ou com maior antecedência, se houver problemas de saúde imediatos. No entanto, pais estrangeiros podem não ter acesso ao sistema de saúde com seus filhos, a menos que sejam solicitados por doença, vacinação escolar ou outros requisitos legais. *É importante avaliar a integridade de exames médicos anteriores em qualquer consulta de primeira vez com uma criança nascida no exterior.*

Os médicos devem estar cientes das doenças potenciais em crianças imigrantes de alto risco e de suas manifestações clínicas. Algumas doenças, como a cisticercose do sistema nervoso central, podem ter períodos de incubação de até vários anos e, portanto, podem não ser detectadas durante a triagem inicial. Com base nos resultados da avaliação inicial, deve-se repetir a avaliação em 6 meses após a chegada. Na maioria dos casos, quanto maior o intervalo entre a chegada e o desenvolvimento de uma síndrome clínica, menor a probabilidade de a síndrome ser atribuída a um patógeno adquirido no país de origem.

INFECÇÕES COMUMENTE ENCONTRADAS

Hepatite B

Ver também Capítulo 385.

A prevalência do antígeno de superfície da hepatite B (HBsAg) em crianças refugiadas varia de 4 a 14%, dependendo do país de origem, da idade e do ano estudado. A prevalência de marcadores de infecção antiga pelo vírus da hepatite B (HBV) é ainda maior. A infecção por HBV é mais prevalente em imigrantes da Ásia, África e alguns países da Europa Central e Oriental, bem como da antiga União Soviética (p. ex., Bulgária, Romênia, Rússia, Ucrânia), mas também ocorre em imigrantes nascidos em outros países. Todas as crianças imigrantes, mesmo que previamente vacinadas, procedentes de países de alto risco (soropositividade > 2%) devem ser submetidas a testes sorológicos para infecção pelo HBV, incluindo HBsAg e anticorpo para HBsAg (anti-HBs), para identificar infecção atual ou crônica, infecção anterior resolvida ou evidência de imunização prévia. Uma vez que o HBV tem um longo período de incubação (de 6 semanas a 6 meses), é possível que a criança tenha se infectado no momento da migração ou próximo dele, e que o teste inicial seja falso-negativo. Portanto, deve-se considerar essencial a realização de uma nova avaliação 6 meses após a chegada para todas as crianças, sobretudo aquelas provenientes de países altamente endêmicos. A infecção crônica por HBV é indicada

Tabela 10.2 Períodos de incubação de infecções comuns relacionadas à viagem.*

INCUBAÇÃO CURTA (< 10 DIAS)	INCUBAÇÃO MÉDIA (10 A 21 DIAS)	INCUBAÇÃO LONGA (> 21 DIAS)
Malária	Malária	Malária
Arbovírus incluindo dengue, febre amarela, encefalite japonesa, zika, chikungunya	Flavivírus: encefalite transmitida por carrapatos e encefalite japonesa	Esquistossomose
Febres hemorrágicas: Lassa, Ebola, arenavírus da América do Sul	Febres hemorrágicas: Lassa, Ebola, Crimeia-Congo	Tuberculose
Vírus respiratórios incluindo síndrome respiratória aguda grave	Infecção aguda pelo HIV	Infecção aguda pelo HIV
Febre tifoide e paratifoide	Febre tifoide e paratifoide	Hepatite viral
Enterite bacteriana	*Giardia*	Filariose
Rickettsia: grupo da febre maculosa – febre maculosa, tifo do carrapato africano, febre maculosa do Mediterrâneo, tifo, febre Q	*Rickettsia*: pulga, piolho e tifo, febre Q, febres maculosas (raras)	*Rickettsia*: febre Q
Pneumonia bacteriana incluindo *Legionella*	Citomegalovírus	Sífilis secundária
Febre relapsa	*Toxoplasma*	Vírus Epstein-Barr incluindo mononucleose
Disenteria amebiana	Disenteria amebiana	Doença hepática amebiana
Meningococcemia	Histoplasmose	Leishmaniose
Brucella (raramente)	*Brucella*	*Brucella*
Leptospirose	Leptospirose	Bartonelose (crônica)
Fasciolíase	Babesiose	Babesiose
Raiva (raramente)	Raiva	Raiva
Tripanossomíase africana (aguda), Leste Africano (raramente)	Tripanossomíase da África Oriental (aguda)	Tripanossomíase da África Ocidental (crônica)
	Hepatite A (raramente)	Citomegalovírus
	Sarampo	

HIV, vírus da imunodeficiência humana. *Doenças que geralmente têm períodos variáveis de incubação são mostradas mais de uma vez. No entanto, a maioria das doenças raramente pode ter um período de incubação atípico, e isso não é mostrado aqui. De Freedman DO: Infections in returning travelers. In Bennett JE, Dolin R, Blaser MJ, editors: *Mandell, Douglas, and Bennett's principles and practice of infectious diseases*, ed 8, Philadelphia, 2015, Elsevier (Table 324 a 2).

pela persistência do HBsAg por > 6 meses. Crianças com resultados de testes positivos para HBsAg devem ser avaliadas para que se identifique a presença de infecção crônica por HBV, que ocorre em > 90% das crianças infectadas ao nascerem ou no primeiro ano de vida e em 30% das crianças expostas nas idades de 1 a 5 anos. Uma vez identificada a infecção, testes adicionais devem ser realizados para avaliar evidências bioquímicas de doença hepática grave ou crônica ou câncer de fígado.

Hepatite A

Ver Capítulo 385.

Hepatite C

Ver também Capítulo 385.

A decisão de examinar as crianças deve depender do histórico (p. ex., recebimento de hemoderivados, procedimentos percutâneos tradicionais, como tatuagem, *piercings* corporais, circuncisões ou outras exposições a instrumentos médicos reutilizados e não esterilizados) e da prevalência da infecção pelo vírus da hepatite C (HCV) no país de origem da criança. Crianças provenientes de países do Mediterrâneo Oriental e do Pacífico Ocidental, da África, da China e do Sudeste Asiático devem ser consideradas para a triagem de infecção pelo HCV. Todas aquelas vindas do Egito, onde há a mais alta soroprevalência conhecida do HCV (12% nacionalmente e 40% em algumas aldeias), devem ser testadas para hepatite C.

Patógenos intestinais

Exames de fezes para pesquisa de ovos e parasitas (O & P) por um laboratório experiente identificarão um patógeno em 8 a 86% dos imigrantes e refugiados. A prevalência de parasitas intestinais varia de acordo com o país de origem, o período de estudo, as condições de vida anteriores (incluindo qualidade da água, saneamento e acesso a calçados) e a idade, sendo as crianças da primeira infância/jovens em idade escolar as mais afetadas. Se existe documentação que comprove o tratamento antes da partida, deve-se realizar uma contagem de eosinófilos. Uma contagem absoluta de eosinófilos > 400 células/$\mu\ell$, se persistentemente elevada por 3 a 6 meses após a chegada, deve induzir uma investigação mais aprofundada de parasitas invasivos teciduais, como as espécies *Strongyloides* (ver Capítulo 321) e *Schistosoma* (ver Capítulo 326), caso não tenha recebido praziquantel antes da partida. Se houver documentação de tratamento antes da partida, deve-se obter 2 amostras de fezes para a pesquisa de O & P em duas manhãs separadas, examiná-las pelo método de concentração e realizar uma contagem de eosinófilos. Se a criança for sintomática, incluindo evidência de crescimento físico deficiente, mas não houver eosinofilia, deve ser enviada uma única amostra de fezes para detecção de antígeno por *Giardia lamblia* (ver Capítulo 308.1) e *Cryptosporidium parvum* (ver Capítulo 309). Todos os parasitas potencialmente patogênicos encontrados devem ser tratados de maneira adequada. Todas as refugiadas não grávidas > 2 anos de idade provenientes da África Subsaariana e do Sudeste Asiático precisam ser presumivelmente tratadas com albendazol antes do embarque.

Tuberculose

Ver também Capítulo 242.

A tuberculose (TB) costuma ser encontrada em imigrantes de todos os países porque o *Mycobacterium tuberculosis* infecta cerca de 30% da população mundial. Os índices de infecção por tuberculose latente podem chegar a 60% em algumas crianças refugiadas do norte da África e do Oriente Médio. Antes de 2007, radiografias de tórax ou testes cutâneos de tuberculina geralmente não eram administrados em crianças < 15 anos de idade, e relatos indicam que 1 a 2% dessas crianças não rastreadas podem entrar nos EUA com TB ativa não diagnosticada.

Desde 2007, *as Instruções Técnicas para Avaliação Médica de Estrangeiros* da TB têm exigido que as crianças com idades entre 2 e 14 anos sejam submetidas a um teste cutâneo para TB ou interferona-γ, caso rastreadas clinicamente em países onde a taxa de TB é ≥ 20 casos por 100.000 habitantes. Se o teste for positivo, é necessária uma radiografia de tórax. Se esta sugerir tuberculose, será preciso realizar culturas e 3 esfregaços de escarro, todos antes da chegada aos EUA. Consulte os Centros de Controle e Prevenção de Doenças, Divisão de Migração Global e Quarentena, para obter as informações mais recentes (www.cdc.gov/ncidod/dq/technica.htm).

Sífilis congênita

Ver Capítulo 245.

Infecção pelo HIV

Ver Capítulo 302.

IMUNIZAÇÕES

Ver Capítulo 197.

As crianças e os adolescentes imigrantes devem receber imunizações de acordo com os cronogramas recomendados nos EUA para crianças e adolescentes saudáveis. Alguns imigrantes terão documentação escrita das imunizações recebidas em seu país de nascimento ou de origem. Embora sejam documentadas imunizações tais como bacilo Calmette-Guérin, toxoides diftérico e tetânico e *pertussis* (DTP), poliovírus, sarampo e vacinas contra HBV, outras imunizações (como as vacinas contra *Haemophilus influenzae* tipo b, caxumba e rubéola) são dadas com menos frequência, e *Streptococcus pneumoniae*, vacinas contra o papilomavírus humano, meningocócica e varicela são administradas raramente. Quando houver dúvida, uma boa alternativa é reimunizar a criança. Uma vez que a taxa de reações locais mais sérias após a vacina contra difteria, toxoide tetânico e coqueluche acelular aumenta com o número de doses administradas, o teste sorológico para anticorpos contra toxinas tetânica e diftérica antes da reimunização (ou se uma reação séria ocorrer) pode diminuir o risco.

Em crianças com mais de 6 meses, com ou sem documentação escrita de imunização, o teste de anticorpos para difteria, toxoide tetânico e poliovírus pode ser considerado para determinar se elas têm concentrações de anticorpos protetores. Em caso afirmativo, a série de imunização deve ser concluída conforme apropriado para a idade da criança. Naquela com idade superior a 12 meses, concentrações de anticorpos contra sarampo, caxumba, rubéola e varicela podem ser medidas para determinar se ela está imune; esses testes de anticorpos não devem ser realizados em menores de 12 meses, devido à potencial presença de anticorpos maternos.

A bibliografia está disponível no GEN-io.

Capítulo 11
Questões Culturais no Atendimento Pediátrico

Lee M. Pachter

Os pediatras vivem e trabalham em um mundo multicultural. Entre os 7 bilhões de pessoas no mundo, que residem em mais de 200 países, são falados mais de 6.000 idiomas. À medida que a população global se torna mais dinâmica, aumenta a diversidade populacional em todos os países. Nos Estados Unidos, fontes de diversidade étnica e cultural vêm dos grupos culturais indígenas, como os nativos americanos e os nativos do Alasca e do Havaí, dos grupos dos territórios dos EUA, como de Porto Rico, dos grupos imigrantes recentes, aqueles cuja herança se origina da diáspora africana, bem como de outros cujas famílias e comunidades migraram da Europa e da Ásia há gerações, mantendo uma identificação cultural. As estimativas do censo nos EUA sugerem que, em 2016, quase 40% da população dos EUA se identificavam como pertencente a um grupo racial/étnico que não os brancos não hispânicos. Imigrantes recentes compreendem 13,5% da população daquele país, mas, se forem incluídos os filhos desses imigrantes lá nascidos, 27% da população são de novos imigrantes ou americanos de primeira geração. Os imigrantes da China e da Índia são responsáveis pelos maiores grupos que vão aos EUA, seguidos pelos mexicanos. Essa diversidade nacional e internacional permite uma heterogeneidade de experiência que enriquece a vida de todos. Grande parte dessa diversidade se baseia em orientação cultural variada.

O QUE É CULTURA?

O conceito de *cultura* não se refere exclusivamente a categorizações raciais e étnicas. Uma definição comum de **grupo cultural** *coletivo compartilha herança, visões de mundo, crenças, valores, atitudes, comportamentos, práticas e identidade comuns.* Os grupos culturais podem basear-se em identidades como orientação de gênero (gays/lésbicas, bissexuais, transgêneros), idade (cultura *teen*), surdez ou comprometimento auditivo (cultura dos surdos) e ter diferenças em razão do neurodesenvolvimento (neurodiversidade; neurotípicos e neuroatípicos). Todos esses grupos, em certo grau, compartilham visões de mundo, atitudes, crenças, valores, práticas e identidades comuns.

Os profissionais médicos também podem ser considerados como pertencentes a um grupo cultural específico. Aqueles que se identificam com a **cultura da medicina** compartilham teorias comuns de bem-estar e doença, aceitação dos modelos biomédicos e biopsicossociais de saúde e práticas comuns e rituais comuns. Assim como outros grupos culturais, os médicos e profissionais da saúde, em geral, têm uma linguagem distinta e compartilham uma história, além dos mesmos cursos preparatórios que são necessários para entrada no treinamento profissional (rito de passagem). Os profissionais médicos subscrevem normas comuns na prática médica. Os profissionais jovens aprendem um modo de descrever saúde e doença que exige um novo vocabulário comum e uma estrutura aceita para comunicarem a história de um paciente. Essas crenças, orientações e práticas não costumam ser compartilhadas pelos que estão fora da medicina. Portanto, *qualquer* interação clínica entre um profissional de saúde e um paciente pode ser uma potencial *interação transcultural* – entre a cultura da medicina e a cultura do paciente –, independentemente da raça ou etnia dos participantes. Uma abordagem à comunicação clínica culturalmente informada e sensibilizada é a habilidade fundamental exigida a todos os profissionais médicos, a despeito da composição demográfica de sua população de pacientes.

Cultura e identidade

Somos todos membros de múltiplos grupos culturais. Nossa identificação ou afiliação a diferentes grupos não é fixa ou imutável. Aqueles com quem nos identificamos dependem de situações e contextos específicos e podem mudar ao longo do tempo. Um médico latino gay pode sentir, em diferentes momentos e em diferentes situações, maior afinidade como membro da cultura latina, membro da cultura da medicina, minoria nos EUA ou homem gay. Uma imigrante da Índia pode inicialmente sentir grande conexão com a sua cultura e herança indianas, o que pode se apagar durante períodos de assimilação da vida cultural americana e aumentar novamente mais tarde na vida. Clínicos culturalmente informados jamais devem supor que conhecem ou compreendem a identidade cultural de uma pessoa unicamente com base na percepção étnica, racial ou outra afiliação a grupo.

Variabilidade intracultural

Pode haver crenças, valores e comportamentos significativamente diferentes entre membros do mesmo grupo cultural. Muitas vezes há tanta variabilidade *dentro* das culturas quanto *entre* as culturas. As fontes dessa variabilidade incluem diferenças de psicologia e filosofia pessoais, de crenças e práticas familiares, de contexto social e de outras diferenças demográficas, bem como de **aculturação**, definida como mudanças de crenças e práticas decorrentes de interações contínuas com outra cultura. A literatura sobre aculturação e consequências para a saúde mostra efeitos variados da mudança cultural sobre a saúde e o bem-estar. Essas diferenças são causadas, em parte, pelo modo excessivamente simplistas de medir a aculturação nas pesquisas de saúde pública e dos serviços de saúde. O uso de *representantes*, como estado geracional (imigração recente, primeira geração) e *status* socioeconômico, bem como medidas de aculturação, não permite uma compreensão das complexas alterações comportamentais que ocorrem durante mudanças de orientação cultural. É frequente que a aculturação seja vista como *processo linear* em que os indivíduos mudam de não aculturados para aculturados, ou assimilados à cultura hospedeira. Essa visão simplista não leva em consideração a realidade de que a aculturação seja **bidimensional**: o grau em que um indivíduo continua a se identificar com sua identidade cultural original e o grau em que é adotada a orientação cultural hospedeira. São processos separados e independentes. É possível se tornar *bicultural* (adotando a cultura hospedeira e, ao mesmo tempo, retendo aspectos da cultura original), *assimilado* (a cultura hospedeira é adotada, mas a cultura original não é retida), *separado* (a orientação cultural original é retida, mas a cultura hospedeira não é grandemente adotada) ou *marginalizado* (não adota a cultura hospedeira e não retém a cultura original). Essas variações no processo da aculturação são determinadas não apenas pelo indivíduo ao passar pelo processo de mudança, mas também pelo grau de aceitação da diversidade na cultura hospedeira. Na teoria, os indivíduos que melhor se adaptam à sociedade multicultural são os **biculturais**, já que retêm os pontos fortes e as vantagens de sua cultura por herança, ao mesmo tempo que são capazes de se ajustarem positivamente às normas culturais hospedeiras. Da mesma forma, os membros de uma cultura majoritária capazes de assumir uma perspectiva bicultural terão relativa vantagem na sociedade multicultural. Esse tipo de perspectiva é um pilar da conscientização cultural e da prática culturalmente informada.

ATENÇÃO CULTURALMENTE INFORMADA

Médicos e pacientes trazem às suas interações diversas orientações de múltiplos sistemas culturais. Esses diferentes sistemas de crenças e práticas poderia ter implicações importantes para a oferta de atenção à saúde (Tabela 11.1). Consequentemente, a consciência cultural do médico, sua sensibilidade e humildade são críticas para uma interação paciente-profissional bem-sucedida.

O médico culturalmente informado: (1) tenta compreender e respeitar as crenças, os valores, as atitudes e os estilos de vida dos pacientes; (2) compreende que saúde e doença são influenciadas por orientação étnica e cultural, crenças religiosas e espirituais e considerações linguísticas; (3) tem discernimento sobre vieses culturais próprios e não vê as questões culturais com algo que afeta apenas o paciente; (4) é sensível a como as diferenças de poder e os privilégios podem afetar a qualidade da consulta; (4) reconhece que, além dos aspectos fisiológicos da doença, os significados culturalmente construídos de doença e saúde cultural e psicológica são uma questão clínica central; e (6) é sensível a variações intragrupos de crenças e prática, evitando estereotipias baseadas em qualquer afiliação a grupo. Esses componentes centrais da atenção culturalmente informada são importantes para as interações com *todos* os pacientes, independentemente de raça ou etnia. A atenção clínica culturalmente sensível é *em geral sensível* na sua essência.

Tornar-se culturalmente informado é um processo de desenvolvimento. A Figura 11.1 exibe uma estrutura que inclui um contínuo de percepções e orientações para conscientização cultural. Os indivíduos no estágio de *negação* percebem sua própria orientação cultural como a verdadeira, não sendo outras culturas diferenciadas ou notadas. No estágio *defensivo*,

Tabela 11.1	Atenção culturalmente informada.
1.	Respeita as crenças, valores e estilos de vida dos pacientes
2.	Compreende que saúde e doença são influenciadas por orientação étnica e cultural, crenças religiosas e espirituais e considerações linguísticas
3.	Tem discernimento dos próprios vieses culturais; não vê as "questões culturais" como algo que apenas afeta o paciente
4.	É sensível a como as diferenças de poder e de privilégio afetam a consulta
5.	Reconhece que o significado culturalmente construído de doença e saúde é uma questão clínica tão importante quanto os aspectos biomédicos da doença
6.	Sensível a variações intragrupos das crenças e práticas; evita estereotipar

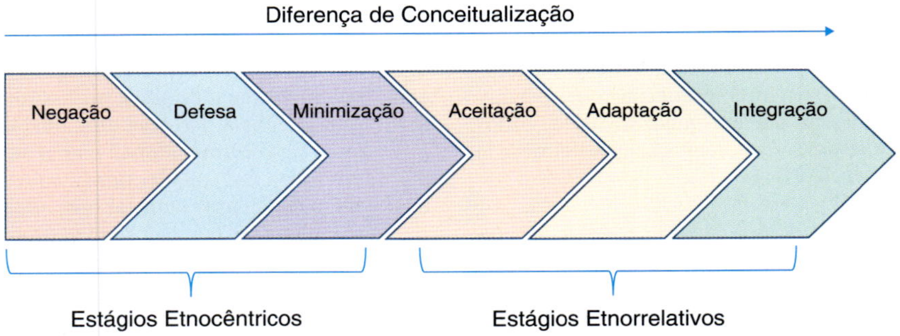

Figura 1.1 Desenvolvimento de sensibilidade intercultural. (*Adaptada de Bennett MJ: A developmental approach to training for intercultural sensitivity*, Int J Intercultural Relations *10(2):179-196, 1986.*)

outras culturas são reconhecidas, mas vistas como inferiores à sua própria cultura. O estágio da *minimização* se caracteriza por crenças de que as semelhanças fundamentais entre as pessoas ultrapassem quaisquer diferenças e subestima o papel da cultura como fonte de variação humana. A ideia de que alguém deve ser "daltônico" é um exemplo de crença comum de indivíduos no estágio da minimização.

À medida que se move para o estágio da *aceitação*, as diferenças culturais são reconhecidas. A continuação da expansão e da compreensão leva à *adaptação*, na qual não somente se reconhecem as diferenças, mas se pode mudar os sistemas de referência e ter um nível de conforto fora do próprio sistema cultural. Isso finalmente leva ao aumento do conforto com as diferentes visões de mundo encontradas no estágio de *integração*, onde os indivíduos respeitam as diferenças culturais e podem interagir confortavelmente entre culturas, até incorporando aspectos de diferentes orientações culturais à sua própria.

Compreendendo a cultura no contexto da atenção à saúde

A orientação cultural é apenas uma das muitas perspectivas diferentes que os indivíduos traçam quando tomam decisões de saúde e de atenção à saúde. A psicologia individual, as experiências passadas, os pontos de vista religiosos e espirituais, a posição social, o *status* socioeconômico e as normas familiares podem contribuir para as crenças e práticas de saúde de uma pessoa. Essas crenças e práticas também podem mudar ao longo do tempo e serem expressas diferentemente em situações e circunstâncias distintas. Em razão da significativa variabilidade das crenças e comportamentos de saúde vistos entre os membros do mesmo grupo cultural, uma abordagem de competência cultural que enfatize um grupo de conhecimentos das práticas de saúde culturais específicas em diferentes grupos culturais poderia levar a falsos pressupostos e a estereotipagem. O conhecimento é importante, mas só vai até aí. Em vez disso, uma abordagem que enfoque que o prestador de atenção à saúde adquira habilidades e atitudes relacionadas a estilos de comunicação abertos e efetivos é preferível para a atenção culturalmente efetiva e informada. Tal abordagem não depende apenas do conhecimento de rotina de fatos que podem mudar, dependendo de tempo, lugar e indivíduos. Em vez disso, oferece uma caixa de ferramentas de habilidade que podem ser usadas em todas as circunstâncias. As seguintes habilidades podem levar a uma abordagem culturalmente informada do atendimento:

1. *Não presuma.* Presumir que um paciente em particular possa ter determinadas crenças ou agir de um modo em particular com base em sua afiliação a um grupo cultural poderia levar a pressupostos incorretos. As fontes de diversidade intracultural são variadas.
2. *Pratique a humildade.* A humildade cultural foi descrita por Hook *et al.* (2013) como "a capacidade de manter uma postura interpessoal orientada para o outro (ou aberta para o outro) com relação a aspetos da identidade cultural". A humildade cultural vai além da competência cultural, pois exige que o clínico reflita em si mesmo e reconheça que a orientação cultural *própria* de alguém entra em qualquer relação com um paciente (Ver Capítulo 2.1).

A **humildade cultural** visa a consertar desequilíbrios de poder entre a cultura dominante (hospitalar-médica) e o paciente. Reconhece o valor da cultura do paciente e incorpora as experiências de vida do paciente e o conhecimento fora da esfera do prestador de assistência; cria uma colaboração e uma parceria.

A **competência cultural** é uma abordagem que tipicamente enfoca a cultura do paciente, enquanto a humildade cultural reconhece que médicos e pacientes têm orientações culturais e que um relacionamento bem-sucedido exige dar e receber entre essas diferentes perspectivas. Também inclui uma compreensão de que diferenças de poder social, inerentes na relação médico-paciente, precisam ser compreendidas e abordadas para que ocorra a comunicação aberta.

3. *Compreenda o privilégio.* Membros da cultura majoritária têm certos privilégios e benefícios muitas vezes não reconhecidos. Por exemplo, podem ter altas expectativas de que serão positivamente representados na mídia, como no cinema e na televisão. Em comparação com as minorias, os membros da cultura majoritária têm menos chance de serem seguidos pelos seguranças de lojas ou de suas bolsas serem revistadas. Têm maior chance de uma recepção positiva em um bairro novo ou de encontrar comida no supermercado compatível com a sua herança. Esses privilégios tipicamente passam despercebidos pelos membros da cultura majoritária, mas sua ausência é dolorosamente reconhecida pelos membros dos grupos culturais não majoritários. O médico culturalmente informado deve tentar ser consciente sobre privilégios e de como eles podem influenciar na interação entre médicos e pacientes.
4. *Seja indagador.* Em razão da quantidade significativa de diversidade intracultural de crenças e práticas, o único modo de conhecer a abordagem de um paciente particular a questões referentes à saúde e à doença é por comunicação direta e efetiva. Perguntar sobre a perspectiva do paciente/de sua família de maneira indagadora e respeitosa geralmente será recebido com respostas abertas e honestas, uma vez que o paciente não se sente olhado de cima e que as perguntas sejam feitas por genuíno interesse. Obter uma **história de crenças em saúde** é um modo efetivo de compreender as questões clínicas do ponto de vista do paciente e de sua família (Tabela 11.2). A história das crenças em saúde reúne informações sobre os pontos de vista do paciente sobre a identificação dos problemas de saúde, as causas, a suscetibilidade, sinais e sintomas, preocupações, tratamento e expectativas. As respostas reunidas sobre a história de crenças sobre saúde podem ser úteis para orientar os planos de atendimento e as intervenções de educação em saúde.
5. *Seja flexível.* Como membros da cultura da medicina, os clínicos foram educados e aculturados ao modelo biomédico como a abordagem ideal de saúde e doença. Os pacientes e as famílias podem ter crenças e práticas de saúde que não se encaixam inteiramente no modelo biomédico. As crenças e práticas tradicionais podem ser usadas em sequência com as abordagens biomédicas. A abordagem de um indivíduo à saúde raramente é exclusivamente biomédica ou tradicional e costuma ser uma combinação de múltiplas abordagens. O histórico das crenças sobre saúde

Tabela 11.2 História das crenças sobre saúde.

- O que acha que está errado com seu filho?
- Por que acha que seu filho ficou doente?
- O que você acha que causa a doença?
- Por que você acha que começou naquele momento?
- O que você acha que está acontecendo dentro do corpo?
- Quais são os sintomas que fazem você saber que seu filho está doente?
- Quais problemas esta doença causa ao seu filho?
- Com o que você está mais preocupado(a) sobre esta doença?
- Quanto tempo você acha que vai durar?
- Como você trata a doença?
- O que vai acontecer se não for tratada?
- O que você espera dos tratamentos?

Adaptada de Kleinman A, Eisenberg L, Good B: Culture, illness, and care: clinical lessons from anthropologic and cross-cultural research, *Ann Intern Med* 88(2):251-258, 1978.

oferece aos clínicos informações referentes às crenças e práticas não biomédicas que podem ser mantidas pelo paciente. Médicos culturalmente informados devem ser flexíveis e encontrar modos de integrar crenças e práticas tradicionais não prejudiciais ao plano de assistência médica para que tal plano se adapte às necessidades e visão de mundo do paciente. Isso provavelmente resultará em melhor adesão ao tratamento e à prevenção.

Obter uma história das crenças sobre saúde para uma criança com asma, por exemplo, pode revelar que a família usa um remédio alternativo primeiro quando os sintomas ocorrem. Se os sintomas não se resolverem depois de dar o remédio alternativo, a família administra a medicação padrão. Nesse caso, se o remédio alternativo for seguro e não tiver probabilidade significativa de causar efeitos adversos, o médico culturalmente informado pode dizer: "Não tenho certeza se o remédio que você está usando é útil ou não, mas posso dizer que, se fizesse o que foi orientado, não haveria probabilidade de ser prejudicial. Portanto, se você acha que pode funcionar, fique à vontade para tentar. Mas, em vez de esperar para dar o medicamento prescrito apenas após ver se o seu remédio funciona, por que não dá os dois ao mesmo tempo? Talvez eles funcionem bem juntos". Essa abordagem mostra respeito pelas crenças e práticas mantidas pela família, ao mesmo tempo aumentando a adesão oportuna à terapia biomédica.

Por vezes, uma terapia alternativa que o paciente esteja usando pode ser contraindicada ou ter efeitos adversos. Nesse caso, é aconselhável recomendar contra a terapia, mas, sempre que possível, deve-se tentar substituir a terapia por outro tratamento mais seguro culturalmente aceitável. Se o pai (mãe) estiver dando à criança um chá contendo ingredientes prejudiciais para tratar um resfriado, o médico culturalmente informado poderia recomendar que pare a prática e explicar as preocupações, mas então recomendar a substituição do chá prejudicial por algo mais seguro que se adapte ao sistema de crenças culturais da família. Isso exige conscientização e conhecimentos gerais sobre o sistema de crenças culturais, mas essa abordagem aumenta as chances de que a família siga a recomendação e sinta que suas crenças são respeitadas.

Modelo de Conscientização-Avaliação-Negociação

Prestar atendimento no contexto multicultural pode ser um desafio, mas oferece oportunidades para a criatividade e pode resultar em melhora dos relacionamentos médico-paciente a longo prazo, o que, ao final, vai melhorar a qualidade e os resultados de atenção à saúde. A atenção culturalmente informada combina conhecimento com habilidades efetivas de comunicação, uma atitude aberta e as qualidades de flexibilidade e humildade.

O médico culturalmente informado deve primeiramente ficar ciente das crenças e práticas sobre saúde comuns dos pacientes que utilizam o serviço. Ter acesso à literatura sobre grupos em particular poderia aumentar a conscientização, mas com cautela para que tais informações não estejam desatualizadas (crenças e práticas culturais mudam com o passar do tempo) e não sejam específicas para o contexto local. A melhor abordagem para a conscientização sobre crenças e práticas de saúde específicas é perguntar – seja em conversa com os pacientes, famílias ou membros da comunidade. Pode-se dizer: "Ouvi que há modos de tratar esta doença [ou de ficar saudável] que as pessoas acreditam que funcionem, mas que os médicos não conhecem. Algumas vezes, são recomendados pelos avós ou por outros em sua comunidade. Podem ter efeito. Já ouviu falar de algum deles?" Essa abordagem mostra interesse genuíno e aberto, não é baseada em presunções e não pergunta sobre comportamentos ou práticas, apenas se o paciente *ouviu* sobre tais práticas. Se a pergunta desencadear uma resposta positiva, a conversa pode então continuar, incluindo perguntas sobre se o paciente pessoalmente tentou alguma das terapias, sob quais circunstâncias e se eles acharam que foi útil. Essa abordagem mostra respeito pelo paciente como indivíduo e evita estereotipar todos os membros de um grupo em particular como tendo um conjunto uniforme de crenças e práticas culturais.

As informações obtidas devem ser vistas somente como formas comuns pelas quais os membros de uma comunidade *podem* interpretar assuntos relacionados com a saúde. Seria incorreto e potencialmente nocivo presumir que todos os membros têm crenças e práticas semelhantes, o que promoveria estereótipos. Como a unidade de medida na atenção clínica é o paciente individual e a família, os clínicos precisam avaliar em que grau um paciente específico pode atuar sobre sob tais crenças gerais e sob quais circunstâncias. O histórico das crenças de saúde pode ajudar o médico a se conscientizar sobre crenças e práticas específicas que um paciente mantém e permitir que se molde a assistência ao paciente individual.

Uma vez que o modelo explanatório do paciente seja expresso e compreendido, o clínico deve conseguir avaliar a semelhança desse modelo com o modelo biomédico, encontrando similaridades. Depois, pode ocorrer o processo de negociação. Integrar abordagens mantidas pelo paciente sobre saúde com padrões biomédicos baseados em evidência de atenção ajudará a colocar o atendimento dentro do estilo de vida e da visão de mundo dos pacientes, levando ao aumento da adesão aos planos de atendimento médico, à melhor comunicação médico-paciente, à melhora do relacionamento terapêutico a longo prazo e à melhora da satisfação do paciente (e do médico).

A bibliografia está disponível no GEN-io.

11.1 Crenças Específicas de Culturas

Robert M. Kliegman

As práticas específicas de grupos culturais que afetam os comportamentos de procura de atendimento à saúde são observadas nas Tabela 11.3 e 11.4.

Tabela 11.3 Valores culturais* relevantes para a saúde e o comportamento de procura de atenção à saúde.

GRUPO CULTURAL	NORMAS CULTURAIS RELEVANTES	
	Descrição da Norma	**Consequências da Falta de Apreciação**
Latinos	*Fatalismo*: O destino é predeterminado, reduzindo a crença na importância da triagem e prevenção.	Menor triagem preventiva
	Simpática: Polidez/amabilidade diante da adversidade – expectativa de que o médico deve ser educado e agradável, não desinteressado	Não adesão à terapia, deixa de comparecer aos retornos

(continua)

Tabela 11.3 Valores culturais* relevantes para a saúde e o comportamento de procura de atenção à saúde. *(continuação)*

GRUPO CULTURAL	NORMAS CULTURAIS RELEVANTES	
	Descrição da Norma	**Consequências da Falta de Apreciação**
Latinos	*Personalismo:* Expectativa de desenvolver um relacionamento caloroso e pessoal com o médico, inclusive com toque durante o cumprimento de apresentação	Recusa em divulgar partes importantes da história médica, insatisfação com o tratamento
	Respeito: Comportamento de deferência com base na idade, estatura social e posição econômica, inclusive relutância em fazer perguntas	Entender erroneamente um aceno da cabeça por deferência/não fazer perguntas para compreender; raiva por não receber os devidos sinais de respeito
	Familismo: As necessidades da família estendida valem mais do que as do indivíduo e, desse modo, a família pode precisar ser consultada na tomada de decisão médica	Conflito desnecessário, incapacidade de chegar a uma decisão
Muçulmanos	*Jejum* durante o mês sagrado do Ramadan: jejuam do nascer ao pôr do sol, começando durante os anos da adolescência. As mulheres ficam isentas durante a gravidez, lactação e menstruação e há isenções por doença, mas uma isenção pode estar associada a um sentimento de fracasso pessoal.	Terapia inadequada; não tomará medicamentos durante o dia, o que pode ser mal interpretado como não colaboração com o tratamento; diagnóstico errado.
	Discrição: O corpo das mulheres, inclusive cabelos, corpo, braços e pernas, não deve ser visto por outros homens, que não os do núcleo familiar. Acompanhante feminina e/ou o marido precisam estar presentes durante o exame e se descobre apenas a parte do corpo a ser examinada.	Indignação pessoal profunda, procura de atendimento alternativo
	Toque: É proibido tocar membros do sexo oposto, que não os dos familiares. Até um aperto de mão pode ser inapropriado.	Desconforto do paciente; busca de atendimento em outro local
	Depois do óbito, o corpo pertence a Deus. Não será permitido necropsia, a menos que exigido por lei; a família pode desejar realizar os cuidados pós-morte.	Piora desnecessária do luto e da perda
	Limpeza essencial antes da oração. O indivíduo precisa realizar abluções rituais antes da oração, especialmente micção e evacuação. A enfermagem pode precisar auxiliar na limpeza se o paciente não conseguir fazê-lo	Afronta às crenças religiosas
	Vontade de Deus: Deus faz que tudo aconteça por uma razão, e somente Deus pode ocasionar a cura.	Medicina alopática será rejeitada se entrar em conflito com as crenças religiosas, e a família pode não procurar atendimento.
	Patriarcal é a família estendida. O homem mais velho tipicamente é o chefe da família, e esta pode transferir para ele as tomadas de decisão.	A mãe da criança ou até ambos os pais podem não ser capazes de tomar decisões sobre o atendimento à criança; decisões de emergência podem exigir um tempo adicional.
	Halal (permitido) vs. *haram* (proibido) para alimentos e medicações. Os alimentos e medicamentos contendo álcool (alguns xaropes para tosse e resfriado) ou carne de porco (algumas cápsulas revestidas com gelatina) não são permitidos.	Recusa da medicação, afronta religiosa
Nativos Americanos	*Natureza* fornece os meios espirituais, emocionais, físicos, sociais e biológicos para a vida humana; cuidando do planeta, os nativos americanos serão cuidados. A vida harmoniosa é importante.	A vida espiritual é exigida dos nativos americanos; se os tratamentos não refletirem essa visão, provavelmente não serão seguidos.
	Tolerância passiva: Direito do indivíduo escolher seu caminho. Outro familiar não pode intervir.	A falta de intervenção da mãe sobre o comportamento de uma criança e/ou do uso de técnicas disciplinares não coercitivas podem ser tomados por negligência.
	Desenvolvimento natural do indivíduo. Os pais promovem o desenvolvimento de seus filhos limitando as intervenções diretas e visualizando seu desenvolvimento natural.	Muitas práticas pediátricas preventivas vão contra essa filosofia.
	Conversa em círculo é o formato para tomadas de decisão. Formato interativo de aprendizagem inclui diversos membros da tribo.	Dar lições, excluindo os pontos de vista dos idosos, provavelmente resultará em conselhos que não serão considerados.
Afro-americanos	Grande heterogeneidade de crenças e de cultura entre os afro-americanos	Risco de estereotipar e/ou fazer pressuposições que não se apliquem a um paciente ou família específica.
	A família estendida e as variações do tamanho da família e as disposições para cuidado das crianças são comuns; tomada de decisão matriarcal com referência ao atendimento à saúde.	Conselhos/instruções dados somente a um dos pais e não a outros envolvidos na tomada de decisão quanto à saúde podem não ter efeito.
	Estilo de criação de filhos costuma envolver adesão mais rígida a regras do que se vê em algumas outras culturas.	Recomendações referentes à disciplina podem não ser consideradas se forem inconsistentes com as normas percebidas; outros estilos de criação de filhos podem não ter efeito.
	Falta de confiança generalizada baseada na história com relação à profissão médica e forte orientação para alternativas culturalmente específicas/medicina complementar.	Se o paciente não seguir as orientações, os médicos serão consultados como último recurso.

(continua)

Tabela 11.3 Valores culturais* relevantes para a saúde e o comportamento de procura de atenção à saúde. *(continuação)*

GRUPO CULTURAL	NORMAS CULTURAIS RELEVANTES	
	Descrição da Norma	**Consequências da Falta de Apreciação**
Afro-americanos	Maior orientação para com outros; o papel de indivíduo é enfatizado no que se relaciona com outros em uma rede social.	Pode ser difícil a colaboração às orientações se precisar que indivíduo seja destacado acima das necessidades do grupo.
	Espiritualidade/religiosidade importante; frequência à igreja é central na maioria das famílias afro-americanas	Perda de oportunidade de trabalhar com igreja como aliada na atenção à saúde.
Leste e Sudeste Asiático	Longa história de remédios orientais (medicina chinesa), bem como tradições médicas mais localizadas	Pode envolver-se com múltiplos sistemas de saúde (biomédica ocidental e tradicional) para tratamento de sintomas e doenças.
	Famílias estendidas e redes de assistência: os avós podem fornecer os cuidados do dia a dia para as crianças enquanto os pais trabalham fora de casa.	Os pais podem não ser os únicos indivíduos com quem um médico precise se comunicar com referência aos sintomas, acompanhamento do tratamento e comportamentos preventivos.
	Conservadores sexualmente. Fortes tabus quanto a relações sexuais pré-maritais, especialmente para mulheres.	Os adolescentes podem ficar relutantes em conversar sobre problemas de sexualidade, gravidez e controle da natalidade com médicos. Imigrantes recentes ou populações nativas podem ter menos conhecimento com referência à prevenção da gravidez, infecções sexualmente transmissíveis e HIV.
	Práticas de alimentação de lactentes/crianças podem enfatizar excessivamente a necessidade do lactente ou da criança de comer certa quantidade de alimentos para ficar "saudável".	As diretrizes para a nutrição da criança e as práticas de alimentação podem não ser seguidas por preocupação com o bem-estar da criança.
	Manter a reputação. É um valor complexo pelo qual um indivíduo pode perder o prestígio ou o respeito de um terceiro quando um segundo indivíduo fizer afirmações negativas ou contraditórias.	Evite afirmações potencialmente carregadas de valores ou que impliquem crítica a um indivíduo. Use afirmações como "Agora verificamos que é melhor...", em vez de criticar uma prática.

*A adesão a essas ou a outras crenças variará entre os membros de um grupo cultural com base no país de origem, seita religiosa específica, grau de aculturação, idade do paciente etc.

Tabela 11.4 Exemplos de crenças sobre doenças e práticas de saúde em culturas seletas.

GRUPO CULTURAL	CRENÇA OU PRÁTICA
Latinos	Uso de remédios tradicionais (*nopales*, ou opúncia, como hipoglicemiante) juntamente com medicina alopática. Reconhecimento de transtornos não reconhecidos na medicina alopática ocidental (*empacho*, no qual o alimento adere aos intestinos ou estômago), tratado com remédios folclóricos, mas também trazido ao pediatra. Interpretação cultural da doença (*calda de mollera* ou "fontanela funda") como interpretação cultural da desidratação grave em lactentes.
Muçulmanos	Mutilação genital feminina: prática em alguns países muçulmanos; a maioria não a pratica e não é ensino direto do Alcorão. Curandeiros da fé islâmica: usam versos do Alcorão, água santa e alimentos específicos para ocasionar a recuperação.
Nativos americanos	"Intérpretes" tradicionais ou "curandeiros" interpretam sinais e respostas às orações. Seus conselhos podem ser procurados além ou em lugar da medicina alopática Acreditam que os sonhos oferecem orientação; as mensagens nos sonhos serão seguidas.
Leste e Sudeste Asiático	Conceitos de "quente" e "frio", nos quais uma combinação de alimentos quentes e frios e outras substâncias (café, álcool) causam doença se combinados. Um aspecto importante é que os remédios ocidentais são considerados "quentes" pelos vietnamitas e, portanto, pode ocorrer a não adesão se for percebido que grande parte de um remédio tornará o corpo da criança "quente". *Observação*: Quente e frio não se referem às temperaturas, mas são uma tipologia de diferentes alimentos; por exemplo, peixe é quente, e gengibre é frio. Alimentos, chás e ervas também são tipos importantes de remédios porque fornecem equilíbrio entre quente e frio.

Capítulo 12

Como Maximizar a Saúde Infantil: Triagem, Orientação Antecipatória e Aconselhamento

Joseph F. Hagan Jr. e Dipesh Navsaria

O atendimento de puericultura de rotina programado de lactentes, crianças e adolescentes é um esforço de prevenção essencial para crianças e jovens em todo o mundo. O desenvolvimento infantil em constante mudança agrega valor aos encontros regulares e periódicos entre as crianças, as suas famílias e os profissionais de cuidados de saúde pediátrica. As consultas de supervisão de saúde desde o nascimento até a idade de 21 anos são a plataforma para o cuidado de saúde do jovem. A provisão de **cuidados de puericultura** no modelo norte-americano, chamado de *medical home* (modelo ou filosofia de cuidados primários centrado no paciente, com base em equipe abrangente, coordenada, acessível e focada na qualidade e na segurança), promove relacionamentos fortes entre a equipe médica ou de enfermagem e a criança e a família, possibilitando a prestação adequada de vigilância, triagem e cuidados dos doentes.

Para garantir a saúde ideal da criança em desenvolvimento, cuidados pediátricos nos EUA e em outros países evoluíram para consultas programadas regularmente a fim de assegurar nutrição adequada, detectar e imunizar contra doenças infecciosas e observar o desenvolvimento da criança. A avaliação dessas áreas importantes continua sendo essencial para a consulta de puericultura para **supervisão de saúde** da criança. Entretanto, uma análise contemporânea das mudanças na saúde da população, juntamente com o reconhecimento de que as primeiras experiências de vida e os fatores sociais representam um impacto na saúde ao longo de toda a vida, conduziram à adição de outros componentes ao conteúdo da consulta de puericultura atual.

Circunstâncias estressantes prejudicam o desenvolvimento, e **experiências adversas na infância** (EAI) no início da vida aumentam o risco de doenças (ver Capítulo 2). Os adultos que, quando crianças, sofreram abuso, violência ou outros agravos têm risco aumentado para depressão, doenças cardíacas e outras morbidades. A biologia nos informa que o **estresse** leva a um aumento da frequência cardíaca, da pressão arterial e dos níveis de citocinas inflamatórias, cortisol e outros hormônios do estresse, todos eles prejudiciais à atividade cerebral, ao estado imunológico e à função cardiovascular. Existe tanto um modelo causal como evidências de que as EAI, incluindo aquelas que poderiam ter sido evitadas, afetam negativamente o curso da vida.

O **cuidado preventivo** para crianças e jovens é um componente das atividades contemporâneas de reforma da saúde dos EUA e oferece uma grande oportunidade de economia de custos de saúde. Uma economia saudável requer trabalhadores qualificados e saudáveis. Para que as crianças tenham uma experiência educacional bem-sucedida, significativa e útil, elas devem ter saúde física, cognitiva e emocional. O sucesso educacional, em particular, está vinculado à competência de desenvolvimento na primeira infância. Assim, a puericultura desempenha um papel vital na promoção da saúde adulta, um conceito endossado por líderes empresariais como essencial para a construção da infraestrutura humana da economia e da sociedade dos EUA.

Embora a puericultura se concentre na saúde e no bem-estar das crianças, a realidade é que elas vivem em famílias. O contexto da criança dentro da unidade familiar também é fundamental para esse objetivo primário e, portanto, também pode exigir o *atendimento das necessidades* da família, como dos pais ou de outros adultos. É possível que o atendimento das necessidades seja tão simples quanto a escuta de suporte, a validação e o encaminhamento a um recurso apropriado, seja na comunidade, seja no próprio atendimento médico familiar do adulto. A importância de abordagens para as duas gerações que beneficiem os pais e a criança é imensa.

PROGRAMA DE PERIODICIDADE E DIRETRIZES

A frequência e o conteúdo das atividades de puericultura derivam da prática e da pesquisa baseadas em evidências. Além disso, agências federais e organizações profissionais, como a American Academy of Pediatrics (AAP), desenvolveram diretrizes informadas de consenso entre os especialistas para o cuidado. As *Recomendações para Cuidados de Saúde Pediátrica Preventivos* ou **Programa de Periodicidade** (Recommendations for Preventive Pediatric Health Care ou Periodicity Schedule) consistem em uma compilação de recomendações listadas por consultas com base na idade (Figura 12.1). Elas se destinam a orientar os profissionais de atenção primária pediátrica a adotar determinadas condutas e intencionalmente fazer observações em consultas específicas para a idade, além de designarem o padrão para *serviços de prevenção* para crianças e jovens nos EUA, sendo assim denominadas em parte da legislação. São atualizadas e estão disponíveis *online*.

Guias abrangentes para o cuidado de puericultura de lactentes, crianças e adolescentes foram desenvolvidos com base no Periodicity Schedule para ampliar e ainda recomendar como os profissionais podem realizar as tarefas lá delineadas. O padrão de orientação atual é o *The Bright Futures Guidelines for Health Supervision of Infants, Children, and Adolescentes*, 4ª edição (https://brightfutures.aap.org/Pages/default.aspx). Essas diretrizes foram desenvolvidas pela AAP, sob a liderança do Maternal Child Health Bureau do U.S. Department of Health and Human Services, em colaboração com a National Association of Pediatric Nurse Practitioners, a American Academy of Family Physicians, a American Medical Association, a American Academy of Pediatric Dentistry, Family Voices e outros.

TAREFAS DOS CUIDADOS DE PUERICULTURA

A consulta de puericultura tem como objetivo promover o bem-estar físico e emocional das crianças e jovens. Os profissionais de saúde da criança, tais como pediatras, médicos da medicina da família e enfermeiros, aproveitam a oportunidade que essas consultas fornecem para levantar questões e preocupações dos pais, reunir informações de saúde da família e individuais relevantes e dar início a exames de triagem. As tarefas de cada consulta de puericultura incluem:

1. Detecção de doenças;
2. Prevenção de doenças;
3. Promoção da saúde;
4. Orientação antecipatória.

A fim de se alcançarem esses desfechos, os profissionais de saúde empregam técnicas para triagem de doença e de risco de doença e fornecimento de conselhos sobre comportamentos saudáveis. Essas atitudes levam à formulação de orientação antecipatória adequada e conselhos de saúde.

A detecção clínica da doença na consulta de puericultura é realizada a partir de um exame físico cuidadoso e tanto por meio de vigilância como de triagem. Em puericultura, a **vigilância** ocorre em cada encontro e é reforçada por consultas repetidas e observações com estágios de desenvolvimento progressivos. Ela baseia-se na experiência de um médico competente que realiza uma observação intencional ao longo do tempo. A **triagem** é um processo mais formal, que utiliza algum tipo de ferramenta de avaliação validada e tem sensibilidade e especificidade conhecidas. Por exemplo, a *vigilância* para anemia é realizada com o levantamento da história dietética e a busca por sinais de anemia no exame físico. A *triagem* para anemia é realizada por exames de hematócrito ou hemoglobina. A *vigilância* do desenvolvimento baseia-se nas observações dos pais e na avaliação dos médicos em atendimentos pediátricos experientes em desenvolvimento infantil. A *triagem* para o desenvolvimento utiliza uma ferramenta de rastreio do desenvolvimento estruturada por equipe treinada em seu uso ou na pontuação e interpretação de questionários de relatório para o progenitor.

A segunda ação essencial do encontro de puericultura, a **prevenção de doenças**, pode incluir tanto atividades de *prevenção primária*

American Academy of Pediatrics
DEDICADA À SAÚDE DE TODAS AS CRIANÇAS®

Recomendações para Cuidados de Saúde Pediátrica Preventivos

Bright Futures/American Academy of Pediatrics

Bright Futures. Prevenção e promoção da saúde para lactentes, crianças, adolescentes e suas famílias®

Cada criança e família é única: portanto, essas Recomendações para Cuidados de Saúde Pediátrica Preventivos são projetadas para o cuidado das crianças que estão recebendo atenção competente dos pais, não têm manifestações de qualquer problema de saúde importante e estão crescendo e desenvolvendo-se de maneira satisfatória. As questões de desenvolvimento, psicossociais e de doença crônica para crianças e adolescentes podem exigir aconselhamento e consultas para tratamento frequentes, separadas das consultas para cuidados preventivos. Consultas adicionais também podem tornar-se necessárias se as circunstâncias sugerirem variações do normal.

Essas recomendações representam um consenso da American Academy of Pediatrics (AAP) e Bright Futures. A AAP continua enfatizando a grande importância da continuidade do cuidado na supervisão abrangente de saúde e a necessidade de se evitar uma fragmentação do cuidado.

Consulte a diretriz específica para a idade como listado nas diretrizes da *Bright Futures* (Hagan JF; Shaw JS, Duncan PM, eds. *Bright Futures Guidelines for Health Supervision of Infants, Children and Adolescents*. 4ª ed. Elk Grove Village, IL: American Academy of Pediatrics; 2017).

As recomendações nessa declaração não indicam um curso exclusivo de tratamento ou padrão de cuidado médico. As variações, que consideram circunstâncias isoladas, podem ser adequadas.

	LACTENTES							
IDADE[1]	Pré-natal[2]	Recém-nascido[3]	3 a 5 dias[4]	Com 1 mês	2 meses	4 meses	6 meses	9 meses
HISTÓRIA								
Inicial/Intervalo	•	•	•	•	•	•	•	•
MEDIÇÕES								
Comprimento/altura e peso		•	•	•	•	•	•	•
Perímetro cefálico		•	•	•	•	•	•	•
Peso para comprimento		•	•	•	•	•	•	•
Índice de massa corporal[5]								
Pressão arterial[6]		★	★	★	★	★	★	★
TRIAGEM SENSORIAL								
Visão[7]								
Audição		•[8]	•[9] —	—	→	★	★	★
AVALIAÇÃO DESENVOLVIMENTO/COMPORTAMENTAL								
Triagem desenvolvimento[11]								•
Triagem Transtorno do Espectro do autismo[12]								
Vigilância desenvolvimento		•	•	•	•	•	•	
Avaliação psicossocial/comportamental[13]		•	•	•	•	•	•	•
Avaliação uso de tabaco, álcool ou drogas[14]								
Triagem para depressão[15]								
Triagem para Depressão Materna[16]								
EXAME FÍSICO[17]		•	•	•	•	•	•	•
PROCEDIMENTOS[18]								
Sangue recém-nascido		•[19]	•[20] —	—	→			
Bilirrubina recém-nascido[21]		•						
Defeito cardíaco congênito crítico[22]		•						
Imunização[23]		•	•	•	•	•	•	•
Anemia[24]								
Chumbo[25]							★	★
Tuberculose[27]				★			★	
Dislipidemia[28]								
Infecções Sexualmente Transmissíveis[29]								
HIV[30]								
Infecção pelo vírus da hepatite C[31]								
Displasia cervical[32]								
SAÚDE ORAL[33]							★	★
Aplicação de flúor[35]							←	—
Suplementação de flúor[36]								
DIRETRIZ ANTECIPATÓRIA	•	•	•	•	•	•	•	•

	PRÉ-ESCOLAR							ESCOLAR					
IDADE[1]	12 meses	15 meses	18 meses	24 meses	30 meses	3 anos	4 anos	5 anos	6 anos	7 anos	8 anos	9 anos	10 anos
HISTÓRIA													
Inicial/Intervalo	•	•	•	•	•	•	•	•	•	•	•	•	•
MEDIÇÕES													
Comprimento/altura e peso	•	•	•	•	•	•	•	•	•	•	•	•	•
Perímetro cefálico	•	•	•	•									
Peso para comprimento	•	•	•										
Índice de massa corporal[5]				•	•	•	•	•	•	•	•	•	•
Pressão arterial[6]	★	★	★	★		•	•	•	•	•	•	•	•
TRIAGEM SENSORIAL													
Visão[7]						•[7]	•	•	•		•		•
Audição	★	★	★	★	★	★	•	•	•	★	•	★	•
AVALIAÇÃO DESENVOLVIMENTO/COMPORTAMENTAL													
Triagem desenvolvimento[11]		•	•										
Triagem Transtorno do Espectro do autismo[12]		•	•										
Vigilância desenvolvimento	•	•		•		•	•	•	•	•	•	•	•
Avaliação psicossocial/comportamental[13]	•	•	•	•	•	•	•	•	•	•	•	•	•
Avaliação uso de tabaco, álcool ou drogas[14]													
Triagem para depressão[15]													
Triagem para Depressão Materna[16]													
EXAME FÍSICO[17]	•	•	•	•	•	•	•	•	•	•	•	•	•
PROCEDIMENTOS[18]													
Sangue recém-nascido													
Bilirrubina recém-nascido[21]													
Defeito cardíaco congênito crítico[22]													
Imunização[23]	•	•	•	•	•	•	•	•	•	•	•	•	•
Anemia[24]													
Chumbo[25]	• ou ★[26]		★	• ou ★[26]		★	★	★					
Tuberculose[27]	★			★		★	★	★	★	★	★	★	★
Dislipidemia[28]				★			★	★		★		←	•
Infecções Sexualmente Transmissíveis[29]													
HIV[30]													
Infecção pelo vírus da hepatite C[31]													
Displasia cervical[32]													
SAÚDE ORAL[33]	• ou ★		• ou ★	• ou ★	• ou ★	•			•				
Aplicação de flúor[35]	—	—	•	—	—	—	—	→					
Suplementação de flúor[36]													
DIRETRIZ ANTECIPATÓRIA	•	•	•	•	•	•	•	•	•	•	•	•	•

	ADOLESCÊNCIA										
IDADE[1]	11 anos	12 anos	13 anos	14 anos	15 anos	16 anos	17 anos	18 anos	19 anos	20 anos	21 anos
HISTÓRIA											
Inicial/Intervalo	•	•	•	•	•	•	•	•	•	•	•
MEDIÇÕES											
Comprimento/altura e peso	•	•	•	•	•	•	•	•	•	•	•
Perímetro cefálico											
Peso para comprimento											
Índice de massa corporal[5]	•	•	•	•	•	•	•	•	•	•	•
Pressão arterial[6]	•	•	•	•	•	•	•	•	•	•	•
TRIAGEM SENSORIAL											
Visão[7]	★	•	★	★	•	★	★	★	★	★	★
Audição	←	—	•[10]	→	←	•	→	←	—	•	→
AVALIAÇÃO DESENVOLVIMENTO/COMPORTAMENTAL											
Triagem desenvolvimento[11]											
Triagem Transtorno do Espectro do autismo[12]											
Vigilância desenvolvimento	•	•	•	•	•	•	•	•	•	•	•
Avaliação psicossocial/comportamental[13]	•	•	•	•	•	•	•	•	•	•	•
Avaliação uso de tabaco, álcool ou drogas[14]	★	★	★	★	★	★	★	★	★	★	★
Triagem para depressão[15]		•	•	•	•	•	•	•	•	•	•
Triagem para Depressão Materna[16]											
EXAME FÍSICO[17]	•	•	•	•	•	•	•	•	•	•	•
PROCEDIMENTOS[18]											
Sangue recém-nascido											
Bilirrubina recém-nascido[21]											
Defeito cardíaco congênito crítico[22]											
Imunização[23]	•	•	•	•	•	•	•	•	•	•	•
Anemia[24]	★	★	★	★	★	★	★	★	★	★	★
Chumbo[25]											
Tuberculose[27]	★	★	★	★	★	★	★	★	★	★	★
Dislipidemia[28]	→	★	★	★	★	★	←	—	—	•	→
Infecções Sexualmente Transmissíveis[29]	★	★	★	★	★	★	★	★	★	★	★
HIV[30]	★	★	★	★	←	—	•	→	★	★	★
Infecção pelo vírus da hepatite C[31]								•			
Displasia cervical[32]											•
SAÚDE ORAL[33]											
Aplicação de flúor[35]											
Suplementação de flúor[36]	★	★	★	★	★	★					
DIRETRIZ ANTECIPATÓRIA	•	•	•	•	•	•	•	•	•	•	•

1. Se uma criança procura atendimento pela primeira vez em qualquer momento na programação, ou se alguns itens não são realizados na idade sugerida, o programa deve ser atualizado o mais rapidamente possível.
2. Uma consulta pré-natal é recomendada para pais que apresentam alto risco, pais de primeira viagem e aqueles que solicitam uma conferência. A consulta pré-natal deve incluir diretriz antecipatória, história clínica pertinente e uma discussão dos benefícios do aleitamento materno e método planejado de alimentação, de acordo com a "The Prenatal Visit" (http://pediatrics.aappublications.org/content/124/4/1227.full).
3. É necessário que todo lactente seja submetido a uma avaliação neonatal após o nascimento e que o aleitamento materno seja incentivado (sendo oferecidos instrução e suporte).
4. Todo lactente deve fazer uma avaliação em 3 a 5 dias do nascimento e em 48 a 72 h após a alta do hospital, incluindo uma avaliação para alimentação e icterícia. Os lactentes em aleitamento materno têm de receber avaliação formal do aleitamento, e suas mães, incentivo e instruções, como recomendado na "Breastfeeding and the Use of Human Milk" (http://pediatrics.aappublications.org/content/129/3/e827.full). Os lactentes recém-nascidos que receberam alta com menos de 48 h do parto devem ser examinados nas 48 h da alta, de acordo com a "Hospital Stay for Healthy Term Newborns" (http://pediatrics.aappublications.org/content/125/2/405.full).
5. Triagem, de acordo com a declaração da AAP "Expert Committee Recommendations Regarding the Prevention, Assessment, and Treatment of Child and Adolescent Overweight and Obesity: Summary Report" (http://pediatrics.aappublications.org/content/120/Supplement_4/S164.full).
6. A medição da pressão arterial em lactentes e crianças com problemas de risco específicos deve ser realizada nas consultas antes dos 3 anos de idade.
7. Uma triagem de acuidade visual é recomendada para idades de 4 e 5 anos, bem como em cooperativos de 3 anos. A triagem baseada em instrumento pode ser usada para avaliar o risco nas idades de 12 e 24 meses, além das consultas de puericultura de 3 a 5 anos de idade. Consulte "Visual System Assessment in Infants, Children, and Young Adults by Pediatricians" (http://pediatrics.aappublications.org/content/137/1/e20153596) e "Procedures for the Evaluation of the Visual System by Pediatricians" (http://pediatrics.aappublications.org/content/137/1/e20153597).
8. Confirme se a triagem inicial foi concluída, verifique resultados e acompanhe, quando apropriado. Os recém-nascidos devem ser triados, por "Year 2007 Position Statement: Principles and Guidelines for Early Hearing Detection and Intervention Programs" (http://pediatrics.aappublications.org/content/120/4/898.full).
9. Verifique resultados o mais rapidamente possível e acompanhe, quando apropriado.
10. Faça triagem com audiometria incluindo frequências de 6.000 e 8.000 Hz uma vez entre 11 e 14 anos, uma vez entre 15 e 17 anos e uma vez entre 18 e 21 anos. Consulte "The Sensitivity of Adolescent Hearing Screens Significantly Improves by Adding High Frequencies" (http://www.jahonline.org/article/S1054-139X(16)00048-3/fulltext).
11. Consulte "Identifying Infants and Young Children with Developmental Disorders in the Medical Home: An Algorithm for Developmental Surveillance and Screening" (http://pediatrics.aappublications.org/content/118/1/405.full).
12. A triagem deve ocorrer de acordo com a declaração da AAP de 2007 "Identification and Evaluation of Children with Autism Spectrum Disorders" (http://pediatrics.aappublications.org/content/120/5/1183.full).
13. Essa avaliação deve ser centrada na família e pode incluir uma análise da saúde socioemocional da criança, de depressão do cuidador e determinantes sociais de saúde. Consulte a declaração da AAP "Promoting Optimal Development: Screening for Behavioral and Emotional Problems" (http://pediatrics.aappublications.org/content/135/2/384) e "Poverty and Child Health in the United States" (http://pediatrics.aappublications.org/content/137/4/e20160339).
14. Uma avaliação recomendada está disponível em http://www.ceasar-boston.org/CRAFFT/index.php.
15. É recomendada a triagem usando o Questionário de Saúde do Paciente (PHQ)-2 ou outras ferramentas disponíveis no *kit* de ferramentas GLAD-PC e em http://www.aap.org/en-us/advocacy-and-policy/aap-health-initiatives/Mental-Health/Documents/MH_ScreeningChart.pdf.
16. A triagem deve ocorrer de acordo com a declaração "Incorporating Recognition and Management of Perinatal and Postpartum Depression into Pediatric Practice" (http://pediatrics.aappublications.org/content/126/5/1032).
17. Em cada consulta, um exame físico adequado para a idade é essencial, com o lactente totalmente despido e crianças mais velhas despidas e devidamente cobertas. Ver declaração de 2011 da AAP "Use of Chaperones During the Physical Examination of the Pediatric Patient" (http://pediatrics.aappublications.org/content/127/5/991.full).
18. Essas podem ser modificadas, dependendo do ponto de entrada no programa e da necessidade individual.

Figura 12.1 **Recomendações para cuidados de saúde pediátrica preventivos.** (De Bright Futures/*American Academy of Pediatrics. Copyright 2017. American Academy of Pediatrics, Eik Grove Village, IL.* https://www.aap.org/en-us/docume nts/periodicity_schedule.pdf.)

• = a ser realizado
★ = avaliação de risco a ser realizada com ação adequada seguinte, se positiva
←•→ = intervalo durante o qual um serviço pode ser prestado

aplicadas a toda uma população quanto atividades de *prevenção secundária* destinadas a pacientes com fatores de risco específicos. Por exemplo, o aconselhamento sobre a redução da ingestão de gordura é apropriado a todas as crianças e famílias, sendo, contudo, intensificado para os jovens com sobrepeso e obesos ou quando há história familiar de hiperlipidemia e suas sequelas. O profissional de saúde de crianças e adolescentes precisa individualizar as estratégias de prevenção de doenças para paciente, família e comunidade específicos.

As atividades de **promoção de saúde** e **orientação antecipatória** distinguem a consulta de supervisão de saúde em puericultura de todos os outros encontros com o sistema de saúde. As atividades de detecção e prevenção de doenças são pertinentes a todas as interações das crianças com médicos e outros profissionais de saúde, mas a promoção da saúde e a orientação antecipatória mudam o foco para o bem-estar e os pontos fortes da família (p. ex., o que está sendo bem-feito e como isso pode ser melhorado). Essa abordagem é uma oportunidade de ajudar a família a direcionar questões de relacionamento, dialogar sobre temas de segurança importantes, ter acesso a serviços necessários e envolver-se com toda a família, a escola e organizações comunitárias e espirituais.

Não é possível cobrir todos os temas sugeridos por diretrizes abrangentes como a *Bright Futures* na consulta de puericultura, que dura, em média, 18 minutos. Por essa razão, os profissionais de saúde infantil devem priorizar os tópicos mais importantes. É necessário considerar uma discussão sobre:

- Em primeiro lugar, e acima de tudo, a agenda que o progenitor ou a criança levam à consulta de supervisão de saúde
- Os temas em que a evidência sugere que o aconselhamento é eficaz na mudança comportamental
- Os temas em que há uma razão clara para a importância crítica da questão para a saúde, como ambiente de sono para evitar a síndrome da morte súbita inesperada do lactente (SMSL) ou atenção à dieta e atividade física
- Um resumo do progresso da criança em desenvolvimento emocional, cognitivo e social, o crescimento físico e pontos fortes
- Questões que abordam dúvidas, preocupações ou problemas de saúde específicos relevantes para aquela família isoladamente
- Problemas específicos da comunidade que poderiam impactar de maneira significativa a saúde da criança (p. ex., violência no bairro, motivo pelo qual as crianças precisam de proteção; ausência de ciclovias que promovam atividade).

Essa abordagem deve ser direcionada a *todas as crianças*, incluindo as crianças e os jovens com necessidades especiais de saúde. Estes últimos não são diferentes de outras crianças no que se refere à necessidade de orientação sobre alimentação saudável, atividade física, progresso na escola, conexão com os amigos, senso saudável de autoeficácia e como evitar comportamentos de risco. A existência de consultas frequentes ao médico ou a especialistas para tratar as necessidades especiais em saúde algumas vezes mascara a ausência de cuidados de saúde gerais de supervisão. A coordenação de consultas de especialidade, monitoramento da medicação e avaliação funcional, que deve ocorrer em suas consultas periódicas, precisa ser equilibrada com uma discussão das maneiras originais da criança de realizar as tarefas emocionais, sociais e de desenvolvimento da infância e adolescência. O planejamento de cuidados integrados abrangentes para crianças e jovens com necessidades especiais de saúde deve fornecer suporte a parcerias entre *medical homes* e famílias e jovens, por meio do estabelecimento de metas e da negociação dos próximos passos. Nesse processo, o manejo da doença crônica e a vigilância da saúde (incluindo envolvimento do adolescente e planejamento para a transição para atendimento de adultos) ocorrem dentro de uma relação efetiva de assistência ao paciente, com uma parceria para melhorar os desfechos de saúde e as deficiências de prestação de cuidados.

LACTENTES E PRÉ-ESCOLARES

Nutrição, atividade física, sono, segurança e crescimento emocional, social e físico, juntamente com o bem-estar dos pais, são fundamentais a todas as crianças. Para cada consulta de puericultura, são abordados temas específicos voltados às crianças (com base na sua idade, na situação familiar e no problema de saúde crônico) ou à preocupação dos pais, como ambiente de sono para evitar a SMSL, atividades para perder peso e a importância de cercas em torno de piscinas. A atenção também deve ser concentrada no meio familiar, incluindo a triagem para depressão parental (sobretudo depressão pós-parto materna) e outras doenças mentais, violência familiar, uso abusivo de substâncias psicoativas, inadequação nutricional e falta de habitação. É igualmente importante identificar, reconhecer e fortalecer os pontos positivos da família. Essas questões são essenciais para o cuidado das crianças.

Sanar as dúvidas dos pais criando um ambiente em que eles se sintam confortáveis para fazer perguntas é a ação mais importante da consulta de puericultura. A promoção de cuidados centrados na família e da parceria com os pais aumenta a capacidade de suscitar as preocupações destes, especialmente sobre o desenvolvimento de seu filho, a aprendizagem e o comportamento. Abordagens baseadas em evidências como avaliação e promoção da alfabetização precoce (p. ex., ONG nos EUA Reach Out and Read) fornecem uma estrutura para consulta, acompanhamento e orientação parental de maneira eficiente no contexto de uma consulta de supervisão de saúde.

É importante identificar as crianças com transtornos de desenvolvimento o mais cedo possível. Uma maneira de melhorar o diagnóstico é realizar a vigilância do desenvolvimento em cada consulta combinada com uma triagem de desenvolvimento estruturada, triagem neuromuscular e triagem para autismo em determinadas consultas, especialmente para alguns dos atrasos mais sutis ou distúrbios do espectro do autismo para os quais se acredita que a intervenção precoce esteja associada a uma morbidade reduzida.

ESCOLARES E ADOLESCENTES

À medida que a criança entra em idade escolar, surgem considerações adicionais. A atenção ao desenvolvimento da autonomia exige a promoção de uma relação médico–paciente separada da relação médico–criança–família, ocorrendo (proporcionalmente ao crescimento da criança) o aumento da necessidade de privacidade e confidencialidade.

Os seis comportamentos de saúde mais importantes na morbidade e mortalidade de adolescentes e adultos são: atividade física inadequada, má nutrição, comportamentos relacionados com a sexualidade, uso e uso abusivo de substâncias (como tabaco e nicotina vaporizada), comportamentos que contribuem com lesões intencionais ou não intencionais. O bem-estar emocional, o diagnóstico precoce e o tratamento de problemas de saúde mental são igualmente importantes, dando atenção para os desafios que acompanham o desenvolvimento da adolescência: competência na escola e em outras atividades, ligação com amigos e familiares, autonomia, empatia e senso de autoestima.

INTERVENÇÃO NO CONSULTÓRIO PARA QUESTÕES COMPORTAMENTAIS E PROBLEMAS DE SAÚDE MENTAL

Vinte por cento dos encontros para cuidados primários com crianças são voltados a um problema comportamental ou de saúde mental, ou são consultas para doença complicada por um problema de saúde mental. Os pediatras e outros médicos de cuidados primários que atendem crianças devem ter razoável conforto e conhecimento para o diagnóstico, tratamento e critérios de encaminhamento em caso de transtorno de déficit de atenção/hiperatividade (ver Capítulo 49), depressão e outros transtornos de humor (ver Capítulo 39), ansiedade (ver Capítulo 38) e transtorno de conduta (ver Capítulo 42), bem como uma compreensão da farmacologia de medicamentos psicotrópicos frequentemente prescritos. A familiaridade com serviços locais disponíveis para a saúde mental e médicos e o conhecimento dos tipos de serviços indicados são importantes para uma consulta ou encaminhamento eficaz. Com uma nova compreensão do impacto do estilo de vida nos transtornos de humor e ansiedade, tornou-se uma responsabilidade importante do médico de cuidados primários o incentivo à mudança de comportamento para implementar exercícios regulares, uma dieta saudável, prevenção de uso de substâncias e uso criterioso de redes sociais. A **entrevista motivacional** fornece uma abordagem estruturada que foi projetada para ajudar os pacientes e os pais a identificar a discrepância entre o seu desejo por saúde e os desfechos de suas escolhas comportamentais atuais. Ela também possibilita que o médico use estratégias comprovadas que levem a um plano de mudanças iniciado pelo paciente.

Abordagens e estrutura baseadas nos pontos fortes

Perguntas sobre a escola ou realizações extracurriculares (ou ainda sobre características pessoais competentes) devem ser integradas ao conteúdo da consulta de puericultura. Esses questionamentos estabelecem um contexto positivo para a visita, aprofundam a parceria com a família, reconhecem o desenvolvimento saudável da criança e facilitam a discussão do desenvolvimento socioemocional com as crianças e os seus pais. Há forte relação entre desenvolvimento socioemocional apropriado (p. ex., forte ligação das crianças com sua família, amigos sociais e mentores, competência, empatia, autonomia adequada) e diminuição da participação em todos os comportamentos de risco da adolescência (relacionado com fármacos, sexo e violência). Uma abordagem organizada para a identificação e o incentivo dos pontos fortes de uma criança durante as consultas de supervisão de saúde fornece tanto à criança como aos pais uma compreensão de como promover a realização saudável das tarefas de desenvolvimento da infância e adolescência. Além disso, dá a oportunidade de avaliar e comentar sobre a saúde das relações na família. As crianças com necessidades especiais de saúde costumam apresentar um cronograma diferente, mas igualmente precisam de incentivo para o desenvolvimento de ligações fortes com a família e os colegas, competência em uma variedade de situações, maneiras de fazer algo para os outros e uma apropriada tomada de decisão independente.

Alteração de sistemas para a melhora da qualidade no consultório

A fim de facilitar a provisão efetiva de serviços de prevenção para crianças e jovens (bem como de programações de triagem e folhetos), estão disponíveis no conjunto de ferramentas do *Bright Futures Guidelines Toolkit* fluxogramas, registros para os pais e questionários pré-consulta para os pais e os jovens; ferramentas pré-consulta *on-line* estão em construção. Esses esforços são parte de um trabalho nacional maior, construído em uma abordagem de equipe coordenada no ambiente do consultório, com base no uso de medição contínua para melhoria.

EVIDÊNCIAS

As evidências disponíveis devem ser utilizadas no desenvolvimento de recomendações de promoção da saúde e de detecção de doenças. As revisões do *Periodicity Schedule* da AAP passam por avaliação rigorosa de evidências; no entanto, muitas atividades de cuidados de puericultura bastante valorizadas não foram avaliadas para eficácia. É mais frequente relacionar a falta de evidências com a ausência de estudo sistemático, o que não significa necessariamente escassez de benefício. Assim, o encontro clínico com a criança em boas condições também é orientado por diretrizes e recomendações e exige a integração de objetivos clínicos, necessidades da família e realidades da comunidade na busca de melhor saúde para a criança. A evidência e o fundamento para recomendações no Programa de Periodicidade (ver Figura 12.1) e *Bright Futures Guidelines* com relação às atividades de puericultura são um equilíbrio entre as evidências das pesquisas, as diretrizes da prática clínica e as recomendações profissionais, a opinião de especialistas, a experiência e o conhecimento das necessidades da população de pacientes no contexto de recursos e os desafios da comunidade. As decisões clínicas ou de aconselhamento e as recomendações também podem ser baseadas na legislação local (p. ex., cintos de segurança), nas medidas de senso comum não propensas a serem estudadas experimentalmente (p. ex., redução das temperaturas do aquecedor de água, uso de assentos no carro) ou em evidências relacionais (p. ex., a associação entre crianças pequenas assistirem à televisão e apresentarem comportamento violento). Mais importante, as decisões clínicas e de aconselhamento sensatas são responsivas às necessidades e aos desejos da família, sustentando a "tomada de decisão centrada no paciente".

CUIDADO DA CRIANÇA E DO JOVEM NO CONTEXTO DA FAMÍLIA E DA COMUNIDADE

A prática da atenção primária bem-sucedida para crianças engloba os familiares, é centrada na família e abrange o conceito do *medical home*. A medicina familiar, ou *medical home*, é definida como cuidados primários acessíveis, contínuos e abrangentes, centrados na família, coordenados, compassivos e culturalmente eficazes. Em uma *medical home*, o médico trabalha em parceria com a família e o paciente para assegurar que sejam atendidas todas as necessidades médicas e não médicas da criança. Por meio dessa parceria, o profissional de saúde da criança ajuda familiares/pacientes a ter acesso e coordenar cuidados especiais, serviços educacionais, cuidado fora de casa, apoio para a família e outros serviços comunitários públicos e privados que são importantes para a saúde geral da criança e da família.

De maneira ideal, as atividades de promoção da saúde ocorrem não só na *medical home*, mas também por meio de membros da comunidade e outros profissionais de saúde e educação. Para ser mais eficaz, é essencial que a comunicação e a coordenação forneçam informações precisas e consistentes, promovendo uma compreensão clara do papel importante que a comunidade desempenha no apoio a comportamentos saudáveis entre as famílias. As comunidades em que crianças e famílias se sentem seguras e valorizadas, tendo acesso a atividades e relacionamentos positivos, fornecem a base importante sobre a qual o profissional de saúde pode alicerçar-se e que ele pode consultar quando precisar de serviços que dão suporte à saúde, mas estão fora do âmbito do sistema de saúde ou dos cuidados primários da *medical home*. É importante para a *medical home* e para as agentes comunitárias identificar recursos mútuos, comunicar-se bem com as famílias e uns com os outros, bem como firmar parceria no desenho de sistemas de prestação de serviços. Essa interação é a prática de pediatria da comunidade, cuja característica exclusiva é sua a preocupação com toda a população, a saber: aqueles que permanecem bem, mas precisam de serviços preventivos; aqueles que têm sintomas, mas não recebem cuidados efetivos; e aqueles que procuram cuidados médicos no consultório do médico ou um hospital.

A bibliografia está disponível no GEN-io.

Capítulo 13
Controle de Lesões

Brian D. Johnston e Frederick P. Rivara

Em todos os países de alta renda do mundo, e cada vez mais em muitos países de baixa e média renda, as lesões são a causa mais comum de morte durante a infância e adolescência depois do primeiro mês de vida (Tabela 13.1 e Figura 13.1). Elas são as que mais ocasionam morbimortalidade pediátrica evitável nos EUA. A identificação de fatores de risco para lesões tem levado ao desenvolvimento de programas bem-sucedidos de prevenção e controle. Nesse sentido, o pediatra deve buscar estratégias para evitar e controlar lesões no consultório, pronto-socorro (PS), hospital e ambiente comunitário, além de realizá-las de maneira multidisciplinar e multifacetada.

As lesões têm fatores de risco e proteção identificáveis que podem ser usados para definir estratégias de prevenção. O termo *acidentes* implica um evento casual que ocorre sem padrão ou previsibilidade. Na verdade, a maioria das lesões acontece em circunstâncias bastante previsíveis para crianças e famílias de alto risco e, portanto, *pode ser evitada*.

É possível reduzir a morbidade e a mortalidade por lesões por meio não apenas da prevenção *primária* (evitando o evento ou a lesão), mas também da prevenção *secundária* e da *terciária*. As duas últimas abordagens incluem: **serviços médicos de emergência** (SME) apropriados para crianças com lesões; **atendimento de trauma regionalizado** para a criança com lesões múltiplas, queimaduras

Tabela 13.1 Mortes por lesões nos EUA, 2015* [N (taxa por 100.000)].

CAUSA DA MORTE	< 1 ANO	1 A 4 ANOS	5 A 9 ANOS	10 A 14 ANOS	15 A 19 ANOS	0 A 19 ANOS
TODAS AS CAUSAS	23.161 (583,4)	4.045 (25,3)	2.490 (12,2)	3.013 (14,6)	10.812 (51,2)	43.521 (53,0)
TODAS AS LESÕES	1.616 (40,70)	1.660 (10,40)	960 (4,70)	1.468 (7,12)	8.148 (39,03)	13.952 (16,99)
Todas não intencionais	1.219 (30,70)	1.261 (7,90)	787 (3,85)	847 (4,11)	4.152 (19,65)	8.266 (10,07)
Ocupante de veículo motorizado	26 (0,65)	80 (0,50)	111 (0,54)	144 (0,70)	748 (3,54)	1.109 (1,35)
Pedestre	12 (0,30)	175 (1,10)	98 (0,48)	117 (0,57)	329 (1,56)	731 (0,89)
Afogamento	38 (0,96)	425 (2,66)	147 (0,72)	103 (0,50)	253 (1,20)	966 (1,18)
Incêndio e queimadura	13 (0,33)	107 (0,67)	78 (0,38)	52 (0,25)	35 (0,17)	285 (0,35)
Envenenamento	9 (0,23)	34 (0,21)	13 (0,06)	28 (0,14)	771 (3,65)	855 (1,04)
Bicicleta	0 (0,00)	6 (0,04)	15 (0,07)	38 (0,18)	45 (0,21)	104 (0,13)
Arma de fogo	1 (0,03)	34 (0,21)	16 (0,08)	23 (0,11)	53 (0,25)	127 (0,15)
Queda	7 (0,16)	19 (0,12)	5 (0,02)	14 (0,07)	66 (0,31)	111 (0,14)
Sufocamento	1.023 (25,77)	118 (0,74)	35 (0,17)	39 (0,19)	43 (0,20)	1.258 (1,53)
Todas intencionais	276 (6,95)	339 (2,12)	146 (0,71)	585 (2,84)	3.959 (18,74)	5.305 (6,46)
Suicídio	0 (0,00)	0 (0,00)	7 (0,03)	436 (2,11)	2.117 (10,02)	2.560 (3,12)
Suicídio por arma de fogo	0 (0,00)	0 (0,00)	0 (0,00)	160 (0,78)	942 (4.46)	1.102 (1,34)
Homicídio	276 (6,95)	339 (2,12)	139 (0,68)	147 (0,71)	1.816 (8,59)	2.717 (3,13)
Homicídio por arma de fogo	11 (0,28)	64 (0,40)	68 (0,33)	95 (0,46)	1.611 (7,62)	1.849 (2,25)
Intenção não determinada	121 (3,05)	60 (0,38)	27 (0,13)	36 (0,17)	137 (0,65)	381 (0,46)

**Dados de lesões* dos Centers for Disease Control and Prevention (CDC) dos EUA: Sistema de Consulta e Relatório de Estatísticas de Lesões baseado na *web* (WISQARS) (*website*). National Center for Injury Prevention and Control, CDC (produtor). https://www. cdc. gov/injury/wisqars/. *Dados do CDC para todas as causas*, National Center for Health Statistics: Arquivo de mortalidade compactado 1999–2015, Série 20, Nº 2 U, 2016, conforme compilado a partir de dados fornecidos pelas 57 jurisdições de estatísticas vitais por meio do Programa Cooperativo de Estatísticas Vitais, banco de dados *online* CDC WONDER, outubro de 2018.

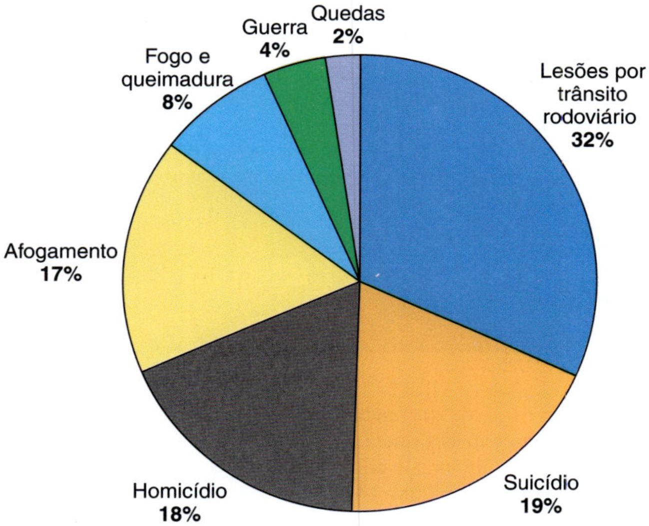

Figura 13.1 Mortes por lesões globais em crianças, adolescentes e adultos jovens, de 0 a 29 anos de idade, 2012. (*De OMS: Injuries and Violence: The Facts 2012. Genebra: World Health Organization, 2014.*)

graves ou lesão cerebral traumática; e serviços **especializados de reabilitação pediátrica** que tentam devolver as crianças ao seu nível anterior de funcionamento.

O controle de lesões também abrange *lesões intencionais* (agressões e lesões autoinfligidas). Estas, além de serem importantes em adolescentes e adultos jovens, em algumas populações se classificam em primeiro ou segundo lugar como causa de morte nessas faixas etárias. Muitos dos mesmos princípios de controle de lesões podem ser aplicados a esses problemas; por exemplo, é possível que limitar o acesso a armas de fogo reduza tiroteios não intencionais, homicídios e suicídios.

ESCOPO DO PROBLEMA

Mortalidade

Nos EUA, as lesões causam 42% das mortes entre crianças de 1 a 4 anos e 3,5 vezes mais mortes do que a próxima causa principal, anomalias congênitas. Para o restante da infância e adolescência até a idade de 19 anos, 64% das mortes são resultado de lesões, mais do que todas as outras causas combinadas. Em 2016, lesões causaram 13.952 mortes (16,78 mortes por 100.000 habitantes) entre indivíduos ≤ 19 anos de idade nos EUA, resultando em mais anos potenciais de vida perdidos do que qualquer outra causa. **Lesões não intencionais** continuaram sendo a principal causa de morte entre aqueles com menos de 24 anos em 2016 (ver Tabela 13.1 e Figura 13.1).

Lesões por veículos motorizados lideram a lista de mortes por lesões entre crianças e adolescentes em idade escolar e são a segunda causa principal de morte por lesões em idades de 1 a 4 anos. Em crianças e adultos, os ferimentos de *ocupantes* de veículos motorizados são responsáveis pela maioria dessas mortes. Durante a adolescência, as lesões dos ocupantes são a principal causa de morte por lesões, respondendo por mais de 50% da mortalidade por trauma não intencional nessa faixa etária.

Os afogamentos ocupam o segundo lugar geral como causa de mortes por lesões não intencionais entre as pessoas de 1 a 19 anos, com picos na pré-escola e final da adolescência (ver Capítulo 91). Em algumas áreas dos EUA, o afogamento é a principal causa de morte por trauma em crianças em idade pré-escolar. As causas das mortes por afogamento variam com a idade e a área geográfica. Em crianças pequenas, predomina o afogamento em banheira e piscina, enquanto em crianças mais velhas e adolescentes, o afogamento ocorre predominantemente em corpos de água natural enquanto a vítima está nadando ou navegando.

As mortes relacionadas a incêndios e queimaduras respondem por 3% de todas as mortes por trauma não intencional, com as taxas mais altas entre aqueles com < 5 anos de idade (ver Capítulo 92). A maioria das mortes resulta de incêndios domésticos e é causada por inalação de fumaça ou asfixia, e não por queimaduras graves. Crianças e idosos correm o maior risco dessas mortes devido à dificuldade de escapar de edifícios em chamas.

O sufocamento é responsável por aproximadamente 87% de todas as mortes não intencionais em crianças < 1 ano de idade. Alguns casos resultam de engasgo com alimentos, como cachorros-quentes, doces, uvas e castanhas. Itens não alimentares que podem causar asfixia incluem chupetas infantis de tamanho pequeno, bolas pequenas e balões de látex. Um número crescente de mortes por sufocação de lactentes representa mortalidade relacionada a sono em lugares com roupas de cama não seguras ou com amortecedores de berço, bem como a dormir junto com um adulto deficiente. Em anos anteriores, isso pode ter sido classificado como síndrome de morte súbita do lactente (ver Capítulo 402).

O homicídio é a terceira causa principal de morte por lesão em crianças de 1 a 4 anos de idade e a terceira causa principal de morte por lesão em adolescentes, de 15 a 19 anos (Figura 13.2). O homicídio na faixa etária pediátrica enquadra-se em dois padrões: lactente (criança) e adolescente. O homicídio infantil envolve crianças com menos de 5 anos e representa abuso infantil (ver Capítulo 16). O perpetrador geralmente é um cuidador, e a morte costuma ser resultado de trauma contuso na cabeça e/ou no abdome. O padrão adolescente de homicídio envolve colegas e conhecidos e é causado por armas de fogo em 88% dos casos. A maioria dessas mortes está relacionada a armas de fogo. Crianças entre esses dois grupos de idade sofrem homicídios de ambos os tipos.

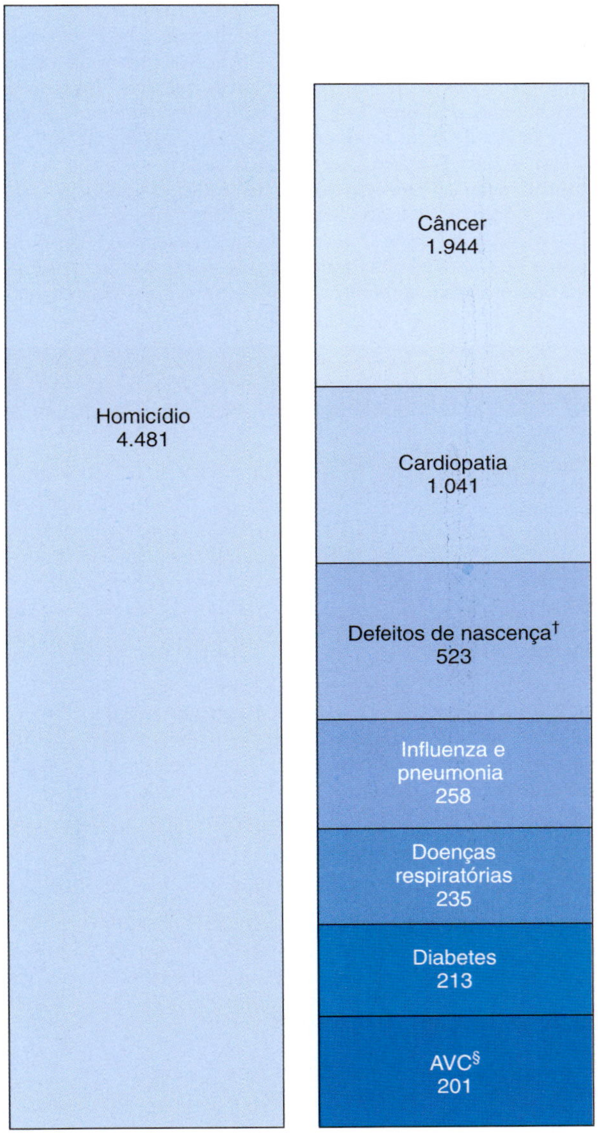

Figura 13.2 Gráfico que mostra a terceira causa principal de morte (homicídio) entre pessoas de 10 a 24 anos em comparação com a quarta à décima causa principal de morte no mesmo grupo etário nos EUA em 2013. *Não inclui as duas principais causas de morte entre pessoas de 10 a 24 anos em 2013: lesões não intencionais (12.394 mortes) e suicídio (5.264); †anomalias congênitas; §doenças cerebrovasculares. (*De David-Ferdon C, Simon TR, Spivak H et al.: CDC grand rounds: preventing youth violence,* MMWR *64(7):172, 2015.*)

O suicídio é raro em crianças < 10 anos; apenas 1% de todos os suicídios ocorre em crianças com menos de 15 anos. No entanto, essa taxa aumenta muito após os 10 anos de idade, com o resultado de que o suicídio é atualmente a segunda causa de morte de jovens de 15 a 19 anos. Os adolescentes indígenas americanos estão em maior risco, seguidos por homens brancos; as mulheres negras têm a menor taxa de suicídio nessa faixa etária. Cerca de 40% dos suicídios de adolescentes estão relacionados a armas de fogo (ver Capítulo 40).

Houve um aumento acentuado das mortes por **envenenamento** não intencional entre adolescentes e adultos jovens. Em 2016, essa foi a segunda causa principal de mortes por lesões entre jovens de 15 a 24 anos. Muitas delas decorrentes de analgésicos e opioides prescritos, como o fentanila.

Lesões não fatais

A maioria das lesões infantis não resulta em morte. Aproximadamente 12% das crianças e adolescentes recebem cuidados médicos para uma lesão a cada ano em unidades de emergência de hospitais, e pelo menos a mesma quantidade é tratada em consultórios médicos. Destes, 2% requerem cuidados de internamento, e 55% têm pelo menos incapacidade temporária a curto prazo como resultado das lesões.

A distribuição de lesões não fatais é muito diferente daquela do trauma fatal (Figura 13.3). As **quedas** são a principal causa tanto de consultas ao pronto-socorro quanto de hospitalizações. **O trauma relacionado a bicicleta** é o tipo mais comum de lesão esportiva e recreativa, sendo responsável por aproximadamente 300.000 atendimentos de emergência por ano. **Lesões não fatais** (como encefalopatia anóxica por quase afogamento, cicatrizes e desfiguração ocasionada por queimaduras e deficiências neurológicas persistentes decorrentes de traumatismo craniano) podem estar associadas a morbidade grave, levando a mudanças substanciais na qualidade de vida das vítimas e de suas famílias. Em 2010, nos EUA, lesões não fatais em crianças com menos de 19 anos resultaram em mais de 32 bilhões de dólares em custos médicos diretos e na perda de trabalho vitalícia.

Lesões infantis globais

Esse é um problema de saúde pública global que requer esforços de prevenção em países de baixa, média e alta renda. Entre 1990 e 2010, houve redução de 53% na mortalidade de pessoas de todas as idades por doenças transmissíveis, maternas, neonatais e nutricionais, enquanto a mortalidade por lesões diminuiu apenas 16% (Figura 13.4).

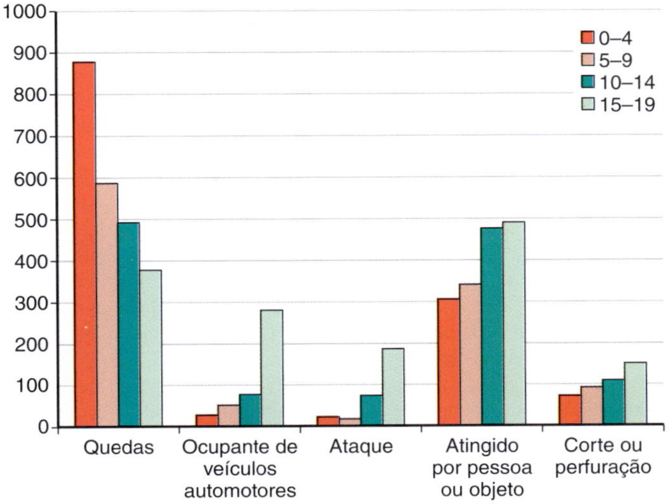

Figura 13.3 Consultas ao departamento de emergência devido a lesões, EUA 2016. (*Dados do NEISS All Injury Program operado pela Consumer Product Safety Commission para números de lesões. U. S. Bureau of Census para estimativas populacionais.*)

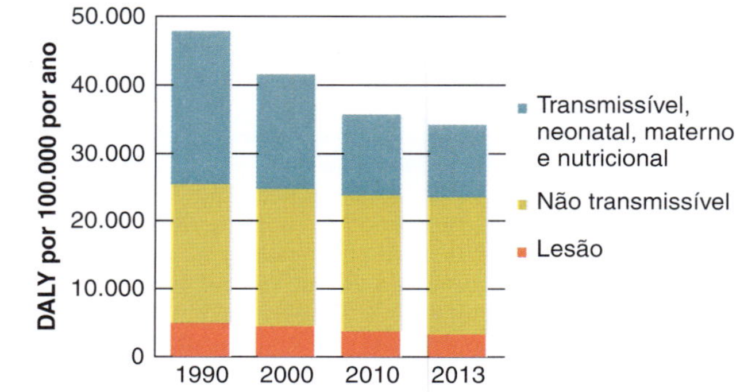

Figura 13.4 Taxas de perda de anos de vida ajustados por incapacidade (DALY) por 100.000 por ano, por agrupamento principal de causas. *(Dados do Institute for Health Metrics and Evaluation; site de visualização de dados do GBD. De Johnston BD: A safer world,* Injury Prev *22 (1): 1-2, 2016.).*

Em todo o mundo, quase 1 milhão de crianças e adolescentes morre em decorrência de lesões e violência a cada ano, e mais de 90% dessas mortes ocorrem em países de baixa e média renda. Uma vez que a mortalidade infantil passa por uma transição epidemiológica devido a um melhor controle de doenças infecciosas e de desnutrição, as lesões têm-se tornado (e cada vez mais serão) a principal causa de morte de crianças no mundo em desenvolvimento, como agora é em todos os países industrializados. O afogamento é a quinta causa mais comum de morte para crianças de 5 a 9 anos em todo o mundo e, em alguns países, como Bangladesh, a principal causa de morte entre crianças depois do primeiro ano de vida, com uma taxa 22 vezes maior do que aquela das Américas. Estima-se que 1 bilhão de pessoas atualmente não tenha acesso imediato às estradas; à medida que a industrialização e a motorização se disseminarem, a incidência de acidentes com veículos motorizados, lesões e mortes aumentará. A taxa de mortalidade infantil por lesões em paíse de baixa e média renda é três vezes maior do que em países de alta renda e reflete tanto uma maior incidência de muitos tipos de lesões quanto uma taxa de letalidade bem mais alta naqueles lesionados devido à falta de acesso a atendimentos de emergência e cirúrgicos. Como ocorre em países de alta renda, a prevenção de lesões infantis e da consequente morbimortalidade é viável com abordagens multifacetadas, muitas das quais de baixo custo e eficácia comprovada.

PRINCÍPIOS DE CONTROLE DE LESÕES

A prevenção de lesões já se concentrou em tentativas de localizar as características inatas de uma criança que resultam em maior frequência de lesões. A maioria desconsidera a teoria da "criança propensa a acidentes". Embora estudos longitudinais tenham demonstrado uma associação entre o transtorno de déficit de atenção/hiperatividade (TDAH) e o aumento das taxas de lesões, a sensibilidade e a especificidade dessas características como um teste para identificar indivíduos com alto risco de lesões são muito baixas. O conceito de *tendência a acidentes* é contraproducente, pois desvia a atenção de fatores potencialmente mais modificáveis, como o *design* do produto ou o ambiente. É mais apropriado examinar o ambiente físico e social de crianças com índices frequentes de lesões do que tentar identificar traços de personalidade ou temperamentos particulares, que são difíceis de se modificarem. Crianças com alto risco de lesões tendem a ser relativamente mal supervisionadas, ter famílias desorganizadas ou estressadas e viver em ambientes perigosos.

Os esforços para controlar lesões incluem educação ou persuasão, bem como mudanças no *design* do produto e no ambiente social e físico. O empenho em persuadir os indivíduos, sobretudo os pais, a mudar seus comportamentos constituiu a maior parte dos esforços de controle de lesões. Provavelmente será mais bem-sucedido falar com os pais especificamente sobre o uso de sistemas de retenção para crianças em automóveis e capacetes para bicicletas, instalar detectores de fumaça e verificar a temperatura da água da torneira do que oferecer conselhos bem-intencionados, mas muito gerais, sobre como supervisionar a criança de perto, ter cuidado e colocar objetos à prova de crianças em casa. Essas informações devem ser voltadas para o estágio de desenvolvimento da criança e apresentadas em doses moderadas, como uma orientação antecipatória nas consultas de puericultura. A Tabela 13.2 lista tópicos importantes a serem discutidos em cada estágio de desenvolvimento. É importante reconhecer que existem muitas barreiras para a adesão à prevenção, além da simples aquisição de conhecimento; os pediatras devem estar familiarizados com as fontes de equipamentos de baixo custo de segurança, como capacetes para bicicletas, detectores de fumaça, travas de gatilho e assentos de carro em sua comunidade.

Em geral, as estratégias de prevenção de lesões mais bem-sucedidas são aquelas referentes a **mudanças no *design* do produto**. Essas intervenções passivas protegem todos os indivíduos da população, independentemente da cooperação ou do nível de habilidade, e é provável que tenham mais êxito do que as medidas ativas que exigem mudanças repetidas de comportamento por parte dos pais ou da criança. As mudanças de produto mais importantes e eficazes ocorreram nos veículos motorizados, nos quais a proteção do compartimento do passageiro e o uso de *airbags* tiveram grandes efeitos no risco de lesões. Baixar a temperatura do aquecedor de água, instalar detectores de fumaça e usar tampas resistentes a crianças em medicamentos e produtos domésticos são outros exemplos de modificações eficazes de produtos. Muitas intervenções requerem medidas ativas e passivas. Os detectores de fumaça fornecem proteção passiva quando totalmente funcionais, mas a mudança de comportamento é necessária para garantir trocas periódicas de bateria e testes adequados.

A modificação do ambiente costuma requerer mudanças maiores do que a modificação individual do produto, mas pode ser muito eficaz na redução de lesões. O projeto de estradas seguras, a diminuição do volume de tráfego e dos limites de velocidade nos bairros e a eliminação ou o armazenamento seguro de armas nas residências são

Tabela 13.2	Tópicos de prevenção de lesões para orientação antecipatória pelo pediatra.
RECÉM-NASCIDO	
Assentos de carro	
Temperatura da água da torneira	
Detectores de fumaça	
Ambientes seguros para dormir	
INFANTIL	
Assentos de carro	
Temperatura da água da torneira	
Segurança no banho	
Prevenção de asfixia	
CRIANÇA COMEÇANDO A ANDAR E PRÉ-ESCOLAR	
Assentos de carro e assentos de elevação	
Segurança da água	
Prevenção de intoxicação	
Prevenção de quedas	
CRIANÇA DE ESCOLA PRIMÁRIA	
Treinamento de habilidades de pedestres	
Treinamento de habilidades aquáticas	
Assentos de elevação e cintos de segurança	
Capacetes de bicicleta	
Armazenamento seguro de armas de fogo em casa	
CRIANÇA DO ENSINO ELEMENTAR	
Cintos de segurança	
Armazenamento seguro de armas de fogo em casa	
Treinamento de habilidades aquáticas	
Segurança esportiva e prevenção de concussões	
ADOLESCENTES DO ENSINO MÉDIO E MAIS VELHOS	
Cintos de segurança	
Uso de álcool e drogas, especialmente ao dirigir e nadar	
Uso do telefone celular ao dirigir	
Armazenamento seguro de armas de fogo	
Segurança esportiva e prevenção de concussões	
Lesões ocupacionais	

exemplos de tais intervenções. Incluídos nesse conceito estão as mudanças no ambiente social por meio de legislação, como leis que obrigam o uso de cadeirinha e cinto de segurança para crianças, uso de capacete para ciclistas e leis graduadas de licenciamento para motoristas.

As campanhas de prevenção que combinam duas ou mais dessas abordagens têm sido particularmente eficazes na redução de lesões. O exemplo clássico é a combinação de legislação/regulamentação e educação para aumentar o uso de assento de retenção para criança e o uso do cinto de segurança; outros exemplos são programas para promover o uso de capacete ao andar de bicicleta entre crianças em idade escolar e melhorias na proteção dos ocupantes em veículos motorizados.

FATORES DE RISCO PARA LESÕES INFANTIS

Os principais fatores associados a um maior risco de lesões em crianças incluem idade, sexo, raça e etnia, *status* socioeconômico, localização rural-urbana e meio ambiente.

Idade

As crianças que estão aprendendo a andar correm maior risco de queimaduras, afogamento e queda. Os envenenamentos tornam-se outro risco à medida que elas adquirem mobilidade e comportamento exploratório. Crianças em idade escolar correm maior risco de lesões de pedestres, lesões relacionadas com uso de bicicletas (os mais graves deles geralmente envolvem veículos motorizados), lesões em ocupantes de veículos, queimaduras e afogamento. Durante a adolescência, há um risco muito maior de trauma do ocupante de um veículo motorizado, um risco contínuo de afogamento e queimaduras e um novo risco de trauma intencional. Lesões relacionadas com esportes e recreação, como concussão, tornam-se mais comuns e mais graves à medida que as crianças crescem. Acidentes de trabalho associados ao trabalho infantil, especialmente para crianças de 14 a 16 anos, são um risco adicional.

Lesões que ocorrem em determinada idade representam um período de vulnerabilidade durante o qual a criança ou o adolescente encontra uma nova tarefa ou perigo para o qual eles podem não ter as habilidades de desenvolvimento necessárias que os levem a ser bem-sucedidos. As crianças que estão aprendendo a andar não têm julgamento para saber que medicamentos podem ser venenosos ou que algumas plantas domésticas não devem ser comidas; elas não entendem o perigo apresentado por uma piscina ou uma janela aberta do segundo andar. Para crianças pequenas, os pais podem inadvertidamente estabelecer essa incompatibilidade entre as habilidades da criança e as demandas da tarefa. Muitos pais esperam que os filhos em idade escolar voltem da escola, do parquinho ou da loja de conveniência local para casa a pé, tarefas para as quais a maioria das crianças não tem o desenvolvimento necessário. Da mesma maneira, a falta de habilidade e experiência para lidar com muitas tarefas durante a adolescência contribui para um aumento do risco de lesões, em particular aquelas decorrentes de veículos motorizados. A alta taxa de acidentes com veículos motorizados entre os jovens de 15 a 17 anos é causada em parte pela inexperiência, mas também parece refletir seu nível de desenvolvimento cognitivo e maturidade emocional. Álcool, outras drogas e uso de telefone celular aumentam substancialmente essas limitações.

A idade também influencia a gravidade da lesão e o risco de invalidez a longo prazo. Crianças em idade escolar têm a pelve incompletamente desenvolvida. Em um acidente de veículo motorizado, o cinto de segurança não se fixa na pelve, mas no abdome, resultando em risco de lesão abdominal grave. A contenção adequada para crianças de 4 a 8 anos requer o uso de assentos de elevação. Crianças com menos de 2 anos de idade têm desfechos muito piores decorrentes de lesões cerebrais traumáticas do que crianças mais velhas e adolescentes, em parte por conta da gravidade do traumatismo cranioencefálico decorrente da síndrome do bebê sacudido.

Sexo

Começando com 1 a 2 anos de idade e continuando ao longo da vida, os homens têm taxas mais altas de lesões fatais do que as mulheres. Durante a infância, isso *não* parece ser primariamente resultado de diferenças de desenvolvimento entre os sexos, diferenças na coordenação ou na força muscular. A variação na *exposição* ao risco pode ser responsável pela predominância masculina em alguns tipos de lesões. Embora homens em todas as faixas etárias tenham taxas mais altas de lesões relacionadas com uso de bicicletas, o ajuste para exposição reduz essa taxa de excesso. As diferenças entre os sexos nas taxas de atropelamentos *não* parecem ser causadas por distinções na quantidade de caminhada, mas refletem diferenças de *comportamento* entre jovens do sexo feminino e masculino; não se sabe se elas são genéticas ou resultantes da socialização de gênero. Comportamentos de maior risco, combinados com maior frequência de uso de álcool, podem levar a uma taxa desproporcionalmente alta de acidentes em veículos motorizados entre adolescentes do sexo masculino. A taxa de lesões relacionadas com a violência é maior entre os homens por causa de seu comportamento de risco.

Raça e etnia

Nos EUA, os indígenas americanos têm a maior taxa de mortalidade por ferimentos não intencionais, refletindo tanto o aumento da incidência quanto o pior acesso a cuidados para traumas devido à sua localização rural. Crianças e adolescentes afro-americanos têm taxas mais altas de lesões fatais do que brancos, enquanto os asiáticos têm taxas mais baixas; as taxas de crianças e adolescentes hispânicos são intermediárias entre as de negros e as de brancos. Essas discrepâncias são ainda mais pronunciadas para algumas lesões. A taxa de homicídio para afro-americanos de 15 a 19 anos foi de 32,74 por 100.000 habitantes em 2016, em comparação com 5,59/100.000 para índios americanos e nativos do Alasca e 3,91/100.000 para brancos e 2,18/100.000 para asiáticos. A taxa de suicídio para jovens indígenas americanos foi 1,5 vez a taxa para brancos e 2,7 vezes a taxa para negros. A taxa de mortes por homicídio por arma de fogo para jovens afro-americanos com idades entre 15 e 19 é 10 vezes maior do que para brancos e 17 vezes maior do que entre jovens asiático-americanos.

Essas disparidades parecem estar principalmente relacionadas com a pobreza, o nível educacional dos pais e a presença de ambientes perigosos. As taxas de homicídio entre negros são quase equivalentes àquelas entre brancos, quando ajustadas por nível socioeconômico. *É importante reconhecer as disparidades raciais nas taxas de lesões e a importância do racismo em todos os níveis da sociedade, mas é inapropriado atribuir a etiologia dessas diferenças apenas ao efeito de raça ou etnia.*

Status socioeconômico

A pobreza é um dos fatores de risco mais importantes para lesões na infância. A mortalidade por incêndios, acidentes com veículos motorizados e afogamentos é 2 a 4 vezes maior em crianças pobres. As taxas de mortalidade entre negros e brancos apresentam relação inversa com o nível de renda: quanto maior o nível de renda, menor é a taxa de mortalidade. Os indígenas americanos, em especial, têm taxas de mortalidade muito altas. Outros fatores são famílias monoparentais, mães adolescentes, multiplicidade de provedores de cuidados, estresse familiar e quantidade de irmãos; estes são principalmente uma função da pobreza, e não de fatores de risco independentes.

Localização rural-urbana

As taxas de lesões costumam ser mais altas nas áreas rurais do que nas urbanas. As taxas de homicídio são mais altas nas áreas urbanas, assim como os crimes violentos em geral. No entanto, o suicídio entre adolescentes é maior nas áreas rurais do que nas urbanas. A letalidade por lesão tende a ser duas vezes mais alta nas áreas rurais do que nas urbanas, refletindo tanto o aumento da gravidade de algumas lesões (p. ex., acidentes de veículos motorizados que ocorrem em velocidades mais altas) quanto o acesso mais precário ao atendimento de emergência e ao atendimento definitivo ao trauma nas áreas rurais. Algumas lesões são exclusivas de áreas rurais, como lesões agrícolas em crianças e adolescentes.

Ambiente

A pobreza aumenta o risco de ferimentos nas crianças, pelo menos em parte por causa de seus efeitos sobre o ambiente. As crianças pobres têm maior risco de lesões porque estão expostas a mais perigos nos ambientes em que vivem. Elas podem viver em moradias precárias, cuja probabilidade é maior de estarem degradadas e menor de serem protegidas por detectores de fumaça. As estradas em seus bairros são mais propensas a serem vias públicas principais. As crianças e os adolescentes desses bairros têm maior probabilidade de sofrer níveis mais elevados de violência e de serem vítimas de agressão do que crianças e adolescentes que vivem em bairros residenciais. O foco no ambiente também é importante, porque desvia a atenção de fatores relativamente imutáveis (como dinâmica familiar, pobreza e raça) e direciona os esforços para fatores que podem ser alterados por meio de intervenções.

MECANISMOS DE LESÃO

Lesões de veículos motorizados

Essas são a principal causa de lesões graves e fatais em crianças e adolescentes, as quais podem ser significativamente reduzidas por meio de intervenções identificáveis.

Ocupantes

Lesões em ocupantes de veículos de passageiros são a causa predominante de mortes por acidentes em veículos automotores entre crianças e adolescentes. O pico de lesão e a taxa de mortalidade para homens e mulheres na faixa etária pediátrica ocorre entre 15 e 19 anos (ver Tabela 13.1). O uso adequado de contenção em veículos é o método mais eficaz para evitar lesões graves ou fatais. A Tabela 13.3 mostra as contenções recomendadas em diferentes idades. A Figura 13.5 fornece exemplos de assentos de segurança para automóveis.

Muita atenção foi dada às crianças ocupantes com menos de 8 anos de idade. Pode-se esperar que o uso de dispositivos de contenção para crianças, assentos para bebês e assentos de elevação reduzam as fatalidades em 71% e o risco de lesões graves em 67% nessa faixa etária. Todos os 50 estados dos EUA e o Distrito de Columbia têm leis que obrigam seu uso, embora o limite máximo de idade para a exigência de assento de elevação varie por estado. O reforço médico dos benefícios positivos dos sistemas de contenção para crianças tem sido bem-sucedido em melhorar a aceitação dos pais. Os pediatras devem alertar os pais que os bebês que normalmente viajam de carro com contenção se comportam melhor durante o percurso do que os que não a usam.

Um guia detalhado e uma lista de dispositivos aceitáveis estão disponíveis na American Academy of Pediatrics (AAP)* e na National Highway Traffic Safety Administration (NHTSA).† Crianças com peso abaixo de 9 kg podem usar um assento infantil ou ser colocadas em

*http://www.healthychildren. org/english/safety-prevention/on-the-go/pages/car-safety-seats-information-for-families.aspx. †https://www.nhtsa.gov/equipment/car-seats-and-booster-seats.

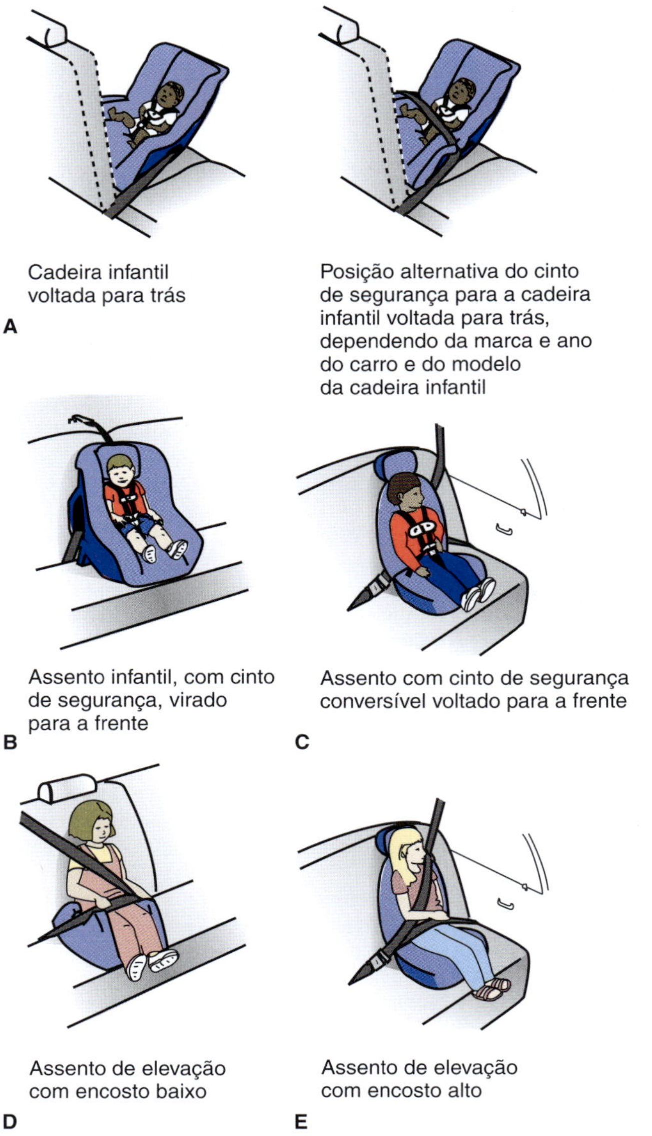

Cadeira infantil voltada para trás
A
Posição alternativa do cinto de segurança para a cadeira infantil voltada para trás, dependendo da marca e ano do carro e do modelo da cadeira infantil
Assento infantil, com cinto de segurança, virado para a frente
B
Assento com cinto de segurança conversível voltado para a frente
C
Assento de elevação com encosto baixo
D
Assento de elevação com encosto alto
E

Figura 13.5 Cadeiras e assentos automotivos infantis. (*De Ebel BE, Grossman DC: Crash proof kids? An overview of current motor vehicle child occupant safety strategies,* Curr Probl Pediatr Adolesc Health Care *33:33-64, 2003. Fonte: NHTSA.*)

Tabela 13.3 Métodos recomendados de retenção para crianças.

	LACTENTES	CRIANÇAS COMEÇANDO A CAMINHAR (1 A 3 ANOS)	CRIANÇAS EM TENRA IDADE
Requisitos de idade/peso recomendados	Do nascimento até 1 ano ou abaixo do limite de peso do assento.	Mais de 1 ano e peso entre 9 e 18 kg.	Peso entre 18 e 36 kg e altura abaixo de 1,45 m, geralmente entre 4 e 8 anos de idade.
Tipo de assento	Conversível somente para bebês ou voltado para trás.	Assento com cinto de segurança conversível ou voltado para a frente.	Assento de elevação com posicionamento do cinto.
Posição do assento	Voltado apenas para trás. Coloque no banco de trás do veículo.	Pode ser voltado para trás até 13,5 kg se o assento permitir; é geralmente voltado para a frente. Coloque no banco de trás do veículo.	Voltado para a frente. Colocar no banco de trás do veículo.
Observações	As crianças devem usar o assento voltado para trás até pelo menos 1 ano e pelo menos 9 kg. As fitas do cinto de segurança devem estar no nível dos ombros ou abaixo.	As fitas do cinto de segurança devem estar na altura dos ombros ou abaixo dela. A maioria dos assentos requer fita superior para uso voltado para frente.	Certifique-se de que o cinto de segurança fique bem ajustado na região do colo/coxa e que o cinto de ombro fique bem ajustado, cruzando o peito e os ombros para evitar lesões abdominais.

Dados de http://www. safercar. gov/parents/CarSeats. htm.

um dispositivo conversível de contenção infantil tanto para bebês quanto para crianças que estão começando a andar. Bebês e crianças menores de 4 anos devem ser colocados no banco traseiro, com a face voltada para trás; crianças mais velhas, começando a andar, e crianças um pouco maiores podem ser colocadas no banco traseiro em uma cadeira infantil com arnês, voltada para a frente até que ela cresça. Deve-se enfatizar o uso correto desses assentos, como o posicionamento do assento na direção certa, o direcionamento correto do cinto e a garantia de que a criança seja colocada com o cinto de maneira correta no assento. Regulamentações governamentais específicas para automóveis e *design* de produtos tornaram mais fácil, rápido e menos sujeito a erros o ajuste entre os assentos do carro e o carro. *Crianças < 13 anos nunca devem sentar no banco da frente. A insuflação de airbags pode ser letal para bebês nos assentos voltados para trás e para crianças pequenas no banco do passageiro dianteiro.*

Muitas vezes, as crianças mais velhas não usam contenção adequada. Várias crianças viajam no banco traseiro apenas com cinto de segurança. Foi demonstrado que os **assentos de elevação** diminuem o risco de lesões em 59% e devem ser usados por crianças que pesam entre 18 kg (cerca de 4 anos de idade) e 36 kg, têm < 8 anos de idade e têm < 145 cm de altura. Muitos estados estenderam suas leis de assen to de carro para incluir também crianças com idade para uso de assento de elevação. As fitas de ombro colocadas atrás da criança ou debaixo do braço não oferecem proteção adequada contra colisões e podem aumentar o risco de lesões graves. O uso de cintos de segurança abdominais isolados tem sido associado a um risco aumentado de lesões relacionadas com o cinto de segurança, especialmente fraturas da coluna lombar e lesões de víscera oca do abdome. Essas lesões por flexão-distração da coluna costumam ser acompanhadas por lesões nos órgãos abdominais.

O banco traseiro é claramente muito mais seguro do que o dianteiro para crianças e adultos. Um estudo com crianças com menos de 15 anos descobriu que o risco de lesões em um acidente foi 70% menor para crianças no banco traseiro em comparação com aquelas sentadas na frente. Os ***airbags*** frontais apresentam risco de ferimentos graves ou fatais causados pelo próprio *airbag* para crianças com menos de 13 anos. Os laterais também representam um risco para as crianças que se encontram no banco da frente e encostadas à porta no momento de uma colisão. O lugar mais seguro para as crianças é no banco traseiro do meio, devidamente protegido para a idade e o tamanho. As intervenções educacionais e legislativas para aumentar o número de crianças viajando no banco traseiro foram bem-sucedidas.

O transporte de **bebês prematuros** apresenta problemas especiais. A possibilidade de dessaturação de oxigênio, às vezes associada a bradicardia, entre bebês prematuros enquanto em cadeirinhas para crianças levou a AAP a recomendar um estudo observado de bebês nascidos com < 37 semanas de idade gestacional na cadeirinha antes da alta e o uso de oxigênio ou contenções alternativas para bebês que apresentam dessaturação ou bradicardia, como assentos que podem ser reclinados e usados como leito no carro.

Crianças que viajam na carroceria de caminhonetes correm um risco especial de lesões devido à possibilidade de ejeção da caçamba e de lesões graves resultantes.

Motoristas adolescentes

Motoristas de 15 a 17 anos têm mais do que o dobro da taxa de colisões em comparação com os de 18 anos ou mais. Cursos de formação de condutores para jovens motoristas parecem ser ineficazes como meio principal de diminuir o número de colisões e, de fato, podem aumentar o risco ao possibilitar que adolescentes mais jovens dirijam. O risco de lesões graves e mortalidade é diretamente proporcional à velocidade no momento da colisão e está inversamente relacionado ao tamanho do veículo. Carros pequenos e rápidos aumentam muito o risco de um desfecho fatal em caso de acidente.

O número de passageiros que trafega com motoristas adolescentes influencia o risco de acidentes. O risco de morte para motoristas de 17 anos é 50% maior ao dirigir com 1 passageiro do que ao dirigir sozinho; esse risco é 2,6 vezes maior com 2 passageiros e 3 vezes maior com 3 ou mais passageiros.

Os adolescentes que dirigem à noite estão sobrerrepresentados em acidentes e acidentes fatais, com os acidentes noturnos sendo responsáveis por mais de 33% das mortes de adolescentes em veículos motorizados. Quase 50% dos acidentes fatais envolvendo motoristas com menos de 18 anos ocorrem nas 4 horas antes ou depois da meia-noite. Os adolescentes têm 5 a 10 vezes mais probabilidade de sofrer acidente fatal enquanto dirigem à noite do que durante o dia. A dificuldade de dirigir à noite e a inexperiência dos motoristas adolescentes parecem ser uma combinação mortal.

Ainda sobre colisões de veículos motorizados, outro fator de risco para pessoas de todas as idades, incluindo adolescentes, é a **distração ao dirigir**. Essa distração pode ser *visual* (tirar os olhos da estrada à frente), *manual* (remover as mãos dos controles do veículo) ou *cognitiva* (tirar a atenção ao conduzir o veículo ou responder a eventos críticos). Os **dispositivos eletrônicos** apresentam todos os três modos de distração combinados e são cada vez mais reconhecidos como uma grande ameaça à segurança do motorista, especialmente entre os adolescentes. Em geral, acredita-se que o aumento nas taxas de mortalidade em veículos motorizados por quilômetro percorrido por veículo seja causado por distrações ao dirigir.

Em 2017, dos motoristas adolescentes, 39,2% relataram que enviaram mensagens de texto ou *e-mail* enquanto dirigiam nos últimos 30 dias. Discar em um telefone celular aumenta o risco de um acidente quase 3 vezes, e mensagens de texto podem aumentar o risco em até 6 vezes. Embora nos EUA a maioria dos estados tenha proibido a todos os motoristas o envio de mensagens de texto, o efeito das leis estaduais sobre a proibição de tal comportamento ao dirigir é desconhecido. Os pais devem estabelecer limites para o uso desses dispositivos por seus adolescentes; intervenções tecnológicas que podem bloquear sinais de telefones celulares em um veículo em movimento também estão disponíveis e devem ser consideradas pelos pais para seus adolescentes.

Os programas graduados de licenciamento de motorista (PGLM) consistem em uma série de etapas ao longo de um período designado antes que um adolescente possa receber privilégios de direção completos e irrestritos. Em uma licença graduada de três estágios, o motorista estudante deve primeiro passar por testes de visão e baseados em conhecimento, seguidos pela obtenção de uma licença de aprendiz; só após alcançar uma idade específica e avançar em determinadas habilidades de direção, o motorista estudante é elegível para fazer o teste de condução. Depois de receber uma licença provisória, o novo motorista tem um tempo específico para fazer conduções de baixo risco. Em geral, a PGLM impõe restrições iniciais ao número de passageiros (especialmente adolescentes) permitidos no veículo e limita a condução noturna. O número de acidentes diminuiu de 10 a 30% entre os motoristas mais jovens em estados com o sistema PGLM. As características dos programas PGLM variam substancialmente entre os estados. Os benefícios de segurança ideais dependem do monitoramento dos pais e do envolvimento dos adolescentes em relação às restrições e responsabilidades de dirigir. Contratos de direção para pais e adolescentes estão disponíveis e ajudam a facilitar essas discussões.

O **uso de álcool** é uma das principais causas de trauma veicular entre adolescentes. A combinação de inexperiência na direção e inexperiência com álcool é particularmente perigosa. Cerca de 20% de todas as mortes por acidentes de veículos motorizados nessa faixa etária são resultado de intoxicação por álcool, com comprometimento da direção observado em concentrações de álcool no sangue (CAS) de apenas 0,05 g/dL. Em 2017, aproximadamente 16,5% dos adolescentes relataram andar com motorista que havia bebido, e 5,5% relataram dirigir após beber. Todos os estados nos EUA adotaram uma *política de tolerância zero* ao adolescente que bebe enquanto dirige, que define qualquer teor de álcool mensurável como intoxicação legal. Todas as vítimas adolescentes de acidentes com veículos motorizados devem ter sua CAS medida no PS e ser rastreadas para uso de álcool de alto risco com um teste de triagem validado (p. ex., CRAFFT, Teste de Identificação de Distúrbios do Uso de Álcool [AUDIT]) para identificar aqueles com problemas de uso abusivo de álcool (ver Capítulo 140.1). Indivíduos com evidências de uso abusivo de álcool não devem deixar o pronto-socorro ou o hospital sem planos de tratamento adequado para o problema. As intervenções para ingestão problemática de bebidas podem ser eficazes na redução do risco de colisões subsequentes de veículos motorizados. Mesmo as intervenções breves no PS usando entrevistas motivacionais podem ser bem-sucedidas na redução do problema de ingestão de bebidas dos adolescentes.

Outra causa de comprometimento da direção é o **uso de maconha**. Em 2017, quase 20% dos alunos do ensino médio relataram uso de maconha nos 30 dias anteriores. A maconha é atualmente legalizada (2018) para uso adulto em 9 estados dos EUA e para uso medicinal em 30 estados, enquanto está sendo considerada em muitos outros; os efeitos disso nas lesões de adolescentes ainda precisam ser determinados. A maconha é frequentemente coingerida com álcool ou outras drogas, e os limites sanguíneos para comprometimento biológico não foram padronizados. Portanto, é difícil estimar o efeito independente da maconha sobre o risco de acidente.

Veículos todo o terreno

Os "veículos todo o terreno" (ATV) em muitas partes dos EUA são uma causa importante de lesões em crianças e adolescentes, pois, além de poderem atingir altas velocidades, especialmente com crianças de baixo peso, são propensos a capotar devido ao seu alto centro de gravidade. Lesões ortopédicas e na cabeça são as lesões graves observadas mais comuns entre crianças envolvidas em colisões de ATV. Os capacetes podem diminuir significativamente o risco e a gravidade dos traumatismos cranianos entre os usuários de ATV, mas o uso atual é muito baixo. Os esforços voluntários da indústria para diminuir o risco de lesões parecem ter tido pouco efeito em tornar os ATV mais seguros. A AAP recomenda que crianças com menos de 16 anos não os usem.

Lesões em bicicletas

A cada ano, nos EUA, aproximadamente 161.000 crianças e adolescentes são tratados em prontos-socorros devido a lesões relacionadas com bicicletas, tornando esse um dos motivos mais comuns pelos quais crianças com trauma buscam atendimento no PS. A maioria das lesões graves e fatais em bicicletas está relacionada a **traumatismo craniano**.

Um passo lógico na prevenção desses traumatismos cranianos é o uso de capacetes. Os **capacetes** são muito eficazes, reduzindo o risco de todos os traumatismos cranianos em 85% e o de lesões cerebrais traumáticas em 88%. Eles também reduzem as lesões no meio e na parte superior da face em até 65%. Os pediatras podem ser defensores eficazes do uso de capacetes para ciclistas e devem incluir esse conselho em suas programações de orientação preventiva para pais e filhos. Capacetes adequados são aqueles com um forro de poliestireno firme e que se encaixem adequadamente na cabeça da criança. Os pais devem evitar comprar um capacete maior com o objetivo de dar à criança "espaço para crescer".

A promoção do uso de capacete pode e deve ser estendida além do consultório do pediatra. Os programas de educação comunitária liderados por coalizões de médicos, educadores, clubes de bicicleta e organizações de serviço comunitário tiveram sucesso na promoção do uso de capacetes de bicicleta para crianças em todo o espectro socioeconômico, resultando em taxas de uso de capacete de ≥ 70% com uma redução concomitante no número de traumatismos cranianos. A aprovação de leis de uso de capacete para ciclistas também leva ao aumento do uso de capacete.

Devem-se considerar também outros tipos de atividades preventivas, embora as evidências que sustentam sua eficácia sejam limitadas. As ciclovias são um método lógico para separar bicicletas e veículos motorizados.

Lesões em pedestres

As lesões em pedestres são uma das principais causas de morte traumática para crianças e adolescentes nos EUA e na maioria dos países de alta renda. Em países de baixa renda, uma proporção muito maior de fatalidades no trânsito é de pedestres, especialmente entre as idades de 5 a 14 anos. Embora as taxas de letalidade sejam < 5%, as lesões não fatais graves constituem um problema muito maior, resultando em 34.498 consultas de emergência por ano para crianças e adolescentes. Lesões em pedestres são a causa mais importante de coma traumático em crianças e uma causa frequente de fraturas graves de membros inferiores, especialmente em crianças em idade escolar.

A maioria das lesões ocorre durante o dia, com pico no período pós-escolar. Seria de se esperar que uma melhor iluminação ou roupas refletoras evitassem algumas lesões. Surpreendentemente, cerca de 30% das lesões em pedestres ocorrem enquanto o indivíduo está em uma faixa de pedestres marcada, talvez refletindo uma falsa sensação de segurança e diminuição da vigilância nessas áreas. O risco de atropelamentos é maior em bairros com alto volume de tráfego, velocidades acima de 40 km/h, ausência de espaço para brincar próximo à casa, aglomeração familiar e baixo nível socioeconômico.

Um importante fator de risco para lesões em pedestres na infância é o nível de desenvolvimento da criança. As que têm menos de 5 anos correm o risco de serem atropeladas na entrada de automóveis. Poucas crianças com menos de 9 ou 10 anos de idade têm as habilidades de desenvolvimento para lidar bem com o tráfico em 100% do tempo. As crianças pequenas têm pouca capacidade de avaliar a distância e a velocidade do tráfego, sendo facilmente distraídas por colegas de brincadeira ou outros fatores do ambiente. Muitos pais não estão cientes dessa incompatibilidade potencial entre as habilidades da criança em idade escolar e aquelas necessárias para atravessar as ruas com segurança. O uso de telefones e dispositivos móveis tem se tornado cada vez mais comum ao caminhar e pode aumentar o risco de atropelamento por um veículo motorizado.

A prevenção de lesões em pedestres é difícil, mas deve consistir em uma abordagem multifacetada. É importante que a educação da criança em segurança de pedestres se inicie desde cedo pelos pais e continue até a idade escolar. As crianças mais novas devem ser ensinadas a nunca atravessar as ruas sozinhas; as mais velhas precisam não apenas ser ensinadas a se comportar em ruas tranquilas com pouco tráfego, como também praticar o que aprenderam a esse respeito. As avenidas não devem ser atravessadas por crianças desacompanhadas que tenham menos 10 anos de idade e que saibam adotar práticas seguras.

A legislação e a fiscalização policial são componentes importantes de qualquer campanha para reduzir lesões em pedestres. As leis para virar à direita no sinal vermelho aumentam o perigo para os pedestres. Em muitas cidades, poucos motoristas param para indivíduos nas faixas de pedestres, um perigo especial para crianças pequenas. Mudanças de engenharia no projeto de estradas são essenciais como medidas de prevenção passiva. Mais importantes são as medidas para diminuir a velocidade do tráfego e desviar o tráfego de escolas e áreas residenciais; esses esforços são endossados pelos pais e podem diminuir o risco de ferimentos e morte em 10 a 35%. Outras modificações incluem redes de ruas de mão única, colocação adequada de paradas de transporte público ou ônibus escolar, calçadas em áreas urbanas e suburbanas, limpeza em áreas rurais para delinear a beira da estrada e regulamentar o estacionamento perto do meio-fio. Esquemas abrangentes "tranquilizadores" de tráfego usando essas estratégias têm sido muito bem-sucedidos na redução de atropelamentos de pedestres infantis na Suécia, Holanda, Alemanha e, cada vez mais, nos EUA.

Traumatismos cranianos relacionados com esqui e *snowboard*

O uso crescente de capacetes em esportes de neve, como esqui e *snowboard*, é encorajador, uma vez que traumatismos cranianos são a causa mais comum de morte nesses esportes e que os capacetes reduzem o risco de traumatismos cranianos em ≥ 50%. O uso de capacetes não faz com que os esquiadores ou *snowboarders* corram mais riscos e deve ser incentivado em todos os esportes de neve em quaisquer idades, não apenas em crianças pequenas.

Lesões relacionadas a fogo e queimaduras

Ver Capítulo 92.

Envenenamento
Ver Capítulo 77.

Afogamento
Ver Capítulo 91.

Traumatismo craniano
Ver Capítulo 85.

Lesões por arma de fogo
Lesões em crianças e adolescentes por arma de fogo ocorrem em três situações diferentes: lesão não intencional, tentativa de suicídio e agressão. A lesão pode ser fatal ou resultar em sequelas permanentes. As **lesões não intencionais e por arma de fogo** e mortes continuaram a diminuir e foram responsáveis por 127 mortes em 2016, representando apenas uma pequena fração de todas as lesões por arma de fogo entre crianças e adolescentes. A maioria dessas mortes ocorre em adolescentes durante a caça ou atividades recreativas. O **suicídio** é a segunda causa mais comum de morte por todas as causas em homens e mulheres com idades entre 10 e 19 anos. Durante os anos 1950 a 1970, as taxas de suicídio de crianças e adolescentes mais do que dobraram; as taxas de suicídio por armas de fogo alcançaram o pico em 1994 e diminuíram 59% a partir desse pico em 2010, antes de aumentar de maneira gradual, paralelamente a aumentos na taxa geral de suicídio. A diferença na taxa de morte por suicídio entre homens e mulheres está relacionada com as distinções no método usado durante as tentativas. As meninas morrem com menos frequência em tentativas de suicídio porque usam meios menos letais (principalmente drogas) e talvez tenham um menor grau de intenção. O uso de armas de fogo em um ato suicida confere uma taxa de letalidade de cerca de 90%.

Os **homicídios** estão em terceiro lugar apenas em colisões com veículos motorizados e suicídio entre as causas de morte em adolescentes com mais de 15 anos. Em 2016, 1.816 adolescentes de 15 a 19 anos foram vítimas de homicídio; os adolescentes afro-americanos representavam 63% do total, tornando os homicídios a causa mais comum de morte entre adolescentes negros. Mais de 85% dos homicídios entre adolescentes do sexo masculino estão relacionados a armas de fogo, sobretudo revólveres.

Nos EUA, aproximadamente 36% dos lares tinham armas em 2016. As pistolas respondem por cerca de 30% das armas de fogo em uso hoje, mas estão relacionadas a 80% do uso criminoso e de outras armas de fogo. A posse de armas em casa aumenta o risco de suicídio de adolescentes em 3 a 10 vezes e o risco de homicídio em adolescentes em até 4 vezes. Em casas com armas de fogo, o risco para os ocupantes é muito maior do que a chance de a arma ser usada contra um intruso; para cada morte ocorrida em legítima defesa, pode haver 1,3 morte não intencional, 4,6 homicídios e 37 suicídios.

De todas as armas de fogo, as **pistolas** representam o maior risco para crianças e adolescentes. O acesso a armas de fogo por adolescentes é surpreendentemente comum e não se restringe a pessoas envolvidas em gangues ou atividades criminosas. Abordagens mais rígidas para reduzir o acesso dos jovens a pistola (e não a todas as armas de fogo) parecem ser o foco mais apropriado dos esforços para reduzir lesões por tiro em crianças e adolescentes.

Trancar e descarregar armas, bem como armazenar munição trancada em um local diferente, reduz substancialmente o risco de suicídio ou ferimento por arma de fogo não intencional entre os jovens em até 73%. Até 30% das famílias com armas de fogo têm pelo menos uma armazenada de maneira insegura. Por isso, uma abordagem potencial para reduzir esses ferimentos poderia concentrar-se na melhoria das práticas de armazenamento de armas de fogo nos domicílios em que crianças e jovens residem ou que visitam. As evidências sobre a eficácia do aconselhamento em consultório para influenciar a prática de armazenamento de armas de fogo são mistas; os programas mais eficazes são aqueles em que os dispositivos são dispensados junto com os conselhos.

Adolescentes com problemas de saúde mental e alcoolismo correm um risco particularmente alto de ferimentos por arma de fogo. Na ausência de evidências conclusivas, os médicos devem continuar a trabalhar com as famílias para eliminar o acesso a armas nessas residências.

Quedas
As quedas são a principal causa de **lesões não fatais** em crianças e adolescentes. Ao todo, houve 2,3 milhões de quedas que levaram a consultas de emergência em 2016 para crianças e adolescentes; em torno 2,9% dessas consultas levaram a uma hospitalização ou transferência. Têm havido relativamente poucos estudos analíticos aprofundados sobre quedas, exceto em circunstâncias particulares, como lesões em *playgrounds*. As estratégias para evitar quedas dependem das circunstâncias ambientais e do contexto social em que ocorrem. *As quedas de janelas* foram evitadas com sucesso com o uso de dispositivos que evitam a saída, e as lesões causadas por *quedas em playgrounds* podem ser mitigadas com o uso de revestimento adequado do piso, como lascas de madeira ou outros materiais macios e absorventes de energia. O consumo de álcool também pode contribuir para quedas entre adolescentes; no entanto, essas lesões podem ser reduzidas por estratégias gerais para diminuição do consumo de álcool entre adolescentes.

Comportamento violento e agressão
Embora as taxas atuais de homicídio sejam muito mais baixas do que em seu pico no final dos anos 1980 e início dos 1990, o problema de violência e agressão continua grande. As origens da violência adulta e adolescente ocorrem durante a infância. Quase todos os adultos que cometem atos violentos têm história de comportamento violento durante a infância ou a adolescência. Estudos longitudinais acompanhando grupos de indivíduos desde o nascimento descobriram que a agressão ocorre cedo e que a maioria das crianças aprende a controlar essa agressão na infância. Aquelas que mais tarde se tornam adolescentes e adultos violentos não aprendem a controlar esse comportamento agressivo.

As intervenções de maior sucesso para a violência têm como alvo crianças pequenas e suas famílias. Isso inclui visitas domiciliares por enfermeiros e paraprofissionais que começam no período pré-natal e continuam no primeiro ano de vida para fornecer apoio e orientação aos pais, especialmente àqueles sem outros recursos. A inscrição em programas de educação infantil (p. ex., Head Start) a partir dos 3 anos tem se mostrado eficaz em melhorar o sucesso escolar, manter as crianças na escola e diminuir a chance de que a criança seja um adolescente delinquente. Intervenções baseadas na escola, incluindo currículos para aumentar as habilidades sociais das crianças e melhorar as habilidades parentais dos cuidadores, têm efeitos de longo prazo sobre a violência e os comportamentos de risco. A identificação precoce de problemas de comportamento por pediatras da atenção primária pode ser mais bem-realizada por meio do uso rotineiro de ferramentas formais de triagem. As intervenções na adolescência, como terapia familiar, terapia multissistêmica e adoção terapêutica, podem diminuir o comportamento problemático e um subsequente declínio para a delinquência e a violência.

CONSEQUÊNCIAS PSICOSSOCIAIS DE LESÕES
Muitas crianças e seus pais apresentam sequelas psicossociais substanciais de trauma. Estudos em adultos indicam que 10 a 40% dos pacientes lesionados hospitalizados terão **transtorno de estresse pós-traumático** (TEPT; ver Capítulo 38). Entre as crianças lesionadas envolvidas em acidentes com veículos motorizados, 90% das famílias terão sintomas de transtorno de estresse agudo após o acidente, embora esse diagnóstico seja pouco preditivo de TEPT posterior. Questionários padronizados que coletam dados da criança, dos pais e do prontuário médico no momento da lesão inicial podem servir como testes de triagem úteis para o desenvolvimento posterior de TEPT. A intervenção precoce na saúde mental, com acompanhamento rigoroso, é importante para o tratamento do TEPT e para a minimização de seu efeito na criança e na família.

A bibliografia está disponível no GEN-io.

Capítulo 14

Impacto da Violência nas Crianças

Marilyn C. Augustyn e Barry S. Zuckerman

O alcance da violência é muito grande, profundo e duradouro em todo o mundo, seja como vítima, perpetrador ou testemunha, seja pessoalmente ou por meio da mídia. Estima-se que 80 a 95% das agressões nos lares sejam testemunhadas por uma criança. A *exposição à violência* perturba o desenvolvimento saudável das crianças de várias maneiras. Os médicos-pediatras devem ter competência para lidar com essas questões em crianças impactadas sob os seus cuidados (**cuidados informados sobre trauma**) e suas famílias. Eles também têm a ampla responsabilidade de defender (em âmbito local, estadual, nacional e internacional) ambientes mais seguros, nos quais todas as crianças possam crescer e desenvolver-se.

Testemunhar a violência é prejudicial para as crianças. Devido às cicatrizes serem emocionais (e não físicas) para quem observa, o clínico-pediatra pode não estimar completamente o seu sofrimento e, assim, perder a oportunidade de implementar as intervenções necessárias. Para as crianças que não vivem em zonas de guerra, a origem da primeira exposição à violência costuma ser a **violência cometida por parceiro íntimo (VCPI)**. Somente nos EUA, mais de 1 em cada 15 crianças presenciam a VCPI a cada ano, e, em todo o mundo, cerca de 275 milhões de crianças são expostas à VCPI anualmente. A exposição à VCPI na primeira infância afeta os relacionamentos afetivos, e as crianças em idade escolar que presenciam VCPI têm dificuldades em desenvolver e manter amizades, assim como uma maior probabilidade de desenvolver relacionamentos desajustados entre pares.

Outra fonte de violência testemunhada é a **violência na comunidade**, um problema grave nos EUA que, de maneira desproporcional, afeta crianças de áreas de baixa renda. Aproximadamente 22% delas testemunham violência em sua família ou em sua comunidade a cada ano; a *violência presenciada* inclui agressões e intimidação, vitimização sexual, maus-tratos por parte de um cuidador, além de roubo ou vandalismo. Quase 60% das crianças vivenciam ou testemunham violência durante a infância. Testemunhar esse tipo de ato pode ser um importante causador de estresse infantil. Testemunhar violência comunitária está relacionado a problemas internalizados, como depressão e transtorno de estresse pós-traumático (TEPT), bem como problemas externalizados, incluindo comportamento delinquente, agressão e uso abusivo de substâncias.

A fonte mais onipresente de violência presenciada por crianças americanas é a **violência na mídia** (às vezes chamada de **violência virtual**), que, em vez de ser vivenciada fisicamente, é experimentada de formas realistas por meio da tecnologia e de jogos cada vez mais intensos e realísticos. Uma variedade cada vez maior de telas faz parte do cotidiano das crianças, incluindo computadores, *tablets* e telefones celulares, além de plataformas mais antigas, como televisores e o cinema. Eventos trágicos recentes, incluindo tiroteios em massa e atos de terrorismo, aumentaram o espectro de medo entre as crianças, uma vez que esses eventos são recriados nas diversas telas que elas encontram. Muitos estudos confirmam que a violência midiática/virtual (embora sua exposição não possa ser equiparada à da violência na vida real) *dessensibiliza* as crianças quanto ao significado e ao impacto do comportamento violento. A exposição a *videogames* violentos está associada à diminuição da empatia e ao aumento dos seguintes fatores: escore de agressão composta; comportamento agressivo; percepções agressivas; afeto agressivo; dessensibilização; e excitação fisiológica. O uso de *videogames* violentos é um fator de risco para efeitos adversos. No entanto, são insuficientes os dados para se determinar qualquer vínculo potencial entre o uso de *videogames* violentos e a delinquência ou o comportamento criminoso. A Tabela 14.1 lista intervenções para se reduzir a exposição à violência na mídia.

IMPACTOS DA VIOLÊNCIA

Todos os tipos de violência apresentam um impacto profundo tanto na saúde quanto no desenvolvimento comportamental e psicológico, além de influenciar como as crianças enxergam o mundo e o seu lugar nele. Essas crianças podem vir a enxergar o mundo como um lugar perigoso e imprevisível. É possível que o medo atrapalhe a exploração do ambiente, essencial ao aprendizado na infância e que as crianças experimentem um incontrolável terror, desamparo e medo, mesmo que não estejam absolutamente em perigo. Pré-escolares são mais vulneráveis a ameaças relacionadas à segurança (ou à percepção de segurança) de seus cuidadores. A alta exposição à violência em crianças mais velhas se correlaciona com um pior desempenho escolar, sintomas de ansiedade e depressão e baixa autoestima. A violência, sobretudo a VCPI, também pode ensinar precocemente às crianças lições sobre o papel da violência nos relacionamentos. É possível que a violência também mude a maneira como as crianças enxergam o seu futuro, fazendo com que acreditem na possibilidade de morrerem cedo e, assim, correrem mais riscos, como ingerir bebidas alcoólicas, usar drogas de maneira abusiva, não usar cinto de segurança nem tomar medicação prescrita.

Algumas crianças expostas à violência grave e/ou crônica podem sofrer de TEPT (transtorno de estresse pós-traumático), exibindo emoções reprimidas, dificuldade de concentração, distúrbios autonômicos e reconstituição do trauma por meio de brincadeiras ou ações (ver Capítulo 38). Com base nos critérios do *Manual Diagnóstico e Estatístico de Transtornos Mentais*, 5ª edição (DSM-5), em relação ao TEPT entre crianças com menos de 6 anos de idade, mais de 50% dos pré-escolares podem apresentar sintomas clinicamente significativos de TEPT após a exposição à VCPI. Embora crianças pequenas possam não atender totalmente a esses critérios, certas mudanças comportamentais estão associadas à exposição a traumas, como transtornos do sono,

Tabela 14.1 Recomendações de saúde pública para se reduzirem os efeitos da violência na mídia em crianças e adolescentes.

Os pais devem:
- Estar cientes dos riscos associados às crianças que visualizam imagens violentas, pois promovem atitudes agressivas, comportamento antissocial, medo e dessensibilização
- Revisar a natureza, a extensão e o contexto da violência nos meios de comunicação disponíveis para os seus filhos antes de eles assistirem
- Ajudar as crianças a compreender as imagens violentas adequadamente ao seu nível de desenvolvimento.

Os profissionais devem:
- Oferecer apoio e aconselhamento aos pais que permitem a seus filhos acesso não supervisionado a imagens de extrema violência, pois isso pode ser visto como um tipo de abuso emocional e negligência
- Educar todos os jovens para saber avaliar criticamente os filmes, em termos de realismo, justificativa e consequências
- Exercer maior controle sobre o acesso a entretenimento violento inadequado por parte de jovens em instituições seguras
- Usar material de filme violento em programas de controle da raiva sob orientação.

Os produtores de mídia devem:
- Reduzir o conteúdo violento e promover temas antiviolência e campanhas publicitárias
- Assegurar que a violência, quando for apresentada, esteja em contexto e associada a remorso, crítica e penalidade
- Garantir que a ação violenta não seja justificada ou que suas consequências sejam subestimadas.

Os formuladores de políticas públicas devem:
- Monitorar a natureza, a extensão e o contexto da violência em todos os meios midiáticos e implementar diretrizes, normas e penalidades apropriadas
- Garantir que a educação sobre a conscientização da mídia seja uma prioridade e que faça parte dos currículos escolares.

De Browne KD, Hamilton-Giachritsis C: A influência da mídia violenta em crianças e adolescentes: uma abordagem de saúde pública, *Lancet* 365: 702-710, 2005.

comportamento agressivo, novos medos e aumento da ansiedade em relação às separações (sensação de apego). Um dos desafios no tratamento e diagnóstico do TEPT pediátrico é a possibilidade de o cuidador de uma criança, exposto ao mesmo trauma, estar sofrendo o mesmo.

Diagnóstico e acompanhamento

A maneira mais simples de reconhecer se a violência se tornou um problema em uma família é monitorar com regularidade tanto os pais quanto os filhos (após cerca de 8 anos de idade). Em particular, essa prática é importante durante a gravidez e no período imediatamente posterior ao pós-parto, quando as mulheres podem estar em maior risco de serem abusadas. É importante assegurar às famílias que elas não estão sendo escolhidas, mas que todas as outras estão sendo questionadas sobre a exposição à violência. Pode ser útil uma abordagem direta, do tipo: "A violência é um grande problema em nosso mundo hoje e impacta a todos em nossa sociedade. Então, eu pergunto a todos os meus pacientes e familiares sobre a violência que eles estão experimentando...". Em outros casos, começar com perguntas gerais e depois mudar para específicas pode ser útil: "Você se sente seguro em sua casa e na sua vizinhança? Alguém já machucou você ou seu filho?". Quando a violência afeta a criança, é importante coletar detalhes sobre os sintomas e o comportamento.

O médico-pediatra pode aconselhar, de maneira efetiva, muitos pais e crianças que foram expostos à violência. Independentemente do tipo de violência à qual a criança tenha sido exposta, os seguintes componentes fazem parte da orientação: (1) revisar com cuidado os fatos e detalhes do evento; (2) obter acesso aos serviços de apoio; (3) fornecer informações a respeito dos sintomas e comportamentos comuns em crianças expostas à violência; (4) oferecer assistência para restaurar a sensação de estabilidade na família, a fim de aumentar o sentimento de segurança da criança; e (5) ajudar os pais a conversar com os filhos sobre o evento. Quando os sintomas são crônicos (há mais de 6 meses) ou não melhoram, se o evento violento envolveu a morte ou a partida de um dos pais, se os cuidadores são incapazes de ter empatia com a criança ou se a segurança contínua da criança é uma preocupação, é importante que a família seja encaminhada a profissionais de saúde mental para tratamento adicional.

A bibliografia está disponível no GEN-io.

14.1 *Bullying, Cyberbullying* e Violência Escolar

Megan A. Moreno e Elizabeth Englander

BULLYING E CYBERBULLYING

O comportamento de *bullying* afeta as pessoas ao longo da vida, mas o maior foco tem sido as crianças e os adolescentes. No passado, o *bullying* às vezes era considerado um rito de passagem ou reduzido a "crianças sendo crianças". Hoje é reconhecido que o *bullying* pode ter profundas consequências negativas em curto e longo prazos para todos os envolvidos, incluindo os perpetradores, os alvos e os espectadores. As consequências do *bullying* podem afetar as experiências sociais da criança, o progresso acadêmico e a saúde.

O ***bullying*** é definido como qualquer comportamento agressivo indesejado por parte de um jovem ou grupo de jovens que envolva um desequilíbrio de poder observado ou percebido, repetido várias vezes ou com alta probabilidade de ser repetido. Em geral, a agressão entre irmãos e a violência nos namoros são excluídas, mas a pesquisa associou esses problemas ao *bullying entre pares*. A tecnologia digital foi inicialmente vista como um ambiente no qual o *bullying* poderia ocorrer. Estudos adicionais sugeriram que o *cyberbullying* não é apenas o *bullying* que ocorre por meio de comunicações eletrônicas, mas, sim, um tipo de *bullying* com elementos distintos, tal como o potencial de um evento "se tornar viral" e o uso da tecnologia como uma ferramenta para conseguir desequilíbrio de poder.

Acredita-se que o *bullying* e o *cyberbullying* sejam mais parecidos do que diferentes e que os esforços de vigilância, assim como as abordagens de prevenção e intervenção, devam abordar os dois tipos de *bullying*.

Papéis do *bullying* e nomenclatura

O *bullying* representa uma interação social dinâmica na qual um indivíduo pode desempenhar papéis distintos, em diferentes estágios. Nos episódios de *bullying*, uma criança pode ser a perpetradora, o alvo, uma testemunha, um espectador ou simplesmente uma criança cujo ambiente é afetado por intimidação generalizada. Em qualquer episódio de *bullying*, os papéis que cada criança desempenha podem ser flexíveis, de tal modo que é possível um alvo de *bullying* se tornar um perpetrador ou vice-versa. Assim, a nomenclatura comum evoluiu para se referir a crianças como *perpetradoras* de *bullying* ou *alvos* de *bullying* para representar o estado presente, em vez de rotular a criança como um "*bully*" (agressor) ou uma vítima, o que sugere um papel estático e pode impactar a autoimagem dessa criança.

Epidemiologia

O *bullying* é um problema generalizado durante a infância e adolescência. Estimativas atuais sugerem que, nas escolas, ele afeta provavelmente entre 18 e 31% das crianças e jovens, e o *cyberbullying*, entre 7 e 15% dos jovens. As aparentes taxas de *bullying* são influenciadas pelas perguntas feitas. A palavra "*bully*" é estigmatizada, e, na ausência desse rótulo, os jovens estão mais dispostos a reconhecer que se envolveram em atividades que podem ser categorizadas como *bullying*. Estimativas da prevalência do *bullying* são tipicamente baseadas na vitimização autorrelatada (não na perpetração), mas, também nesse caso, a linguagem pode influenciar os resultados. Crianças que são alvo de outros tipos de conflito social podem superestimar ou subestimar sua condição de vítimas de *bullying*, a menos que uma linguagem precisa seja usada durante a avaliação.

Fatores de risco

Alguns grupos são mais vulneráveis ao *bullying*, incluindo jovens lésbicas, gays, bissexuais, transgêneros e *queers*/questionando (LGBTQ), jovens de minorias imigrantes e raciais, obesos e deficientes. No entanto, é importante reconhecer que, embora esses fatores de risco individuais existam, o contexto e a situação também podem apresentar fatores de risco únicos. Alguns estudos mostraram que os afro-americanos sofrem mais *bullying* que os latinos, enquanto outros estudos não encontraram diferenças entre esses grupos. Fatores contextuais, como o ambiente da escola ou a prevalência de determinado grupo étnico em um cenário escolar, podem ser importantes em uma situação de *bullying*. A **Pesquisa de Comportamentos de Risco para Jovens** de 2015 mostrou que estudantes brancos eram muito mais propensos a relatar que sofriam *bullying* na escola ou *online* que os adolescentes negros. Assim, é importante admitir que, em qualquer ocorrência de *bullying*, um indivíduo está inserido em uma situação dentro de um contexto social mais amplo. Essa abordagem de pessoas *por situação* e *por contexto* é útil para identificar o motivo pelo qual o *bullying* ocorre em algumas situações, mas não em outras.

O *bullying* pode ocorrer junto a outros comportamentos de alto risco. Alunos que carregam armas, fumam e bebem álcool mais que 5 ou 6 dias por semana apresentavam risco mais alto de *bullying* moderado. Aqueles que carregam armas, fumam, ingerem bebida alcoólica mais de 1 vez/dia, apresentam desempenho acadêmico acima da média, prosperidade familiar moderada ou alta e se sentem irritados ou mal-humorados diariamente apresentam maior risco de se envolverem com mais frequência em casos de *bullying*. O comportamento negativo dos pais está relacionado a um risco levemente maior de as crianças se tornarem *agressores ou vítimas* (jovens que são tanto perpetradores como alvos) e riscos pequenos a moderados de serem alvo de *bullying* na escola.

Alguns fatores de risco podem ser específicos do *cyberbullying*. Entre os pré-adolescentes, o maior acesso à tecnologia (p. ex., ter telefone celular) predispõe-nos a comportamentos de *cyberbullying* e alguns tipos de vitimização digital. Além disso, as comunicações por meio da tecnologia digital podem ser mal-interpretadas como hostilidade, e é possível que essas percepções errôneas, por sua vez, aumentem os tipos eletrônicos de *bullying*.

Consequências do *bullying*

O envolvimento em qualquer tipo de *bullying* está associado a um pior ajuste psicossocial. Ambos, perpetrador e alvo, apresentam mais problemas de saúde e pior ajustamento emocional e social. As consequências dos tipos tradicional e cibernético do *bullying* são particularmente significativas nas áreas de saúde física, mental e no desempenho acadêmico. Em particular, ser o alvo do *bullying* é visto como estressante. Tem sido demonstrado que o impacto desse estresse afeta o cérebro em desenvolvimento e está associado a mudanças no sistema de resposta ao estresse, o que promove um risco aumentado de futuros problemas de saúde e dificuldades acadêmicas. As implicações a longo prazo de uma vítima de *bullying* na infância incluem aumento do risco de depressão, baixa autoestima e relacionamentos abusivos. Entre as consequências negativas para os perpetradores do *bullying*, estão o maior risco de depressão, assim como o uso abusivo de substâncias. Os efeitos na saúde mental tanto do agressor quanto do alvo incluem, entre todos os tipos de *bullying*, aumento dos riscos de depressão, baixa autoestima, aumento da probabilidade de suicídio e ansiedade. Entre as dificuldades acadêmicas, estão o aumento do risco de ter um desempenho escolar precário, fracasso escolar e abandono da escola.

VIOLÊNCIA ESCOLAR

Epidemiologia

A violência escolar é um grande problema nos EUA. Quase 40% das escolas norte-americanas relataram pelo menos um incidente violento à polícia, com mais de 600.000 vítimas de crimes violentos por ano. Entre os alunos do 9º ao 12º ano, 8% foram ameaçados ou feridos no ambiente escolar nos últimos 12 meses, e 14% estiveram envolvidos em agressão física no último ano. Ainda assim, mortes violentas associadas à escola são raras. Durante o ano letivo de 2009/2010, ocorreram nas escolas 17 homicídios de crianças entre 5 e 18 anos. Dentre todos os homicídios de jovens, menos de 2% foram cometidos nas escolas. Apesar de as escolas urbanas sofrerem mais episódios de violência, existe também violência com armas em escolas rurais e suburbanas, mesmo sendo rara, demonstrando que nenhuma região é imune à violência letal.

Fatores de risco

O *bullying* e o porte de armas podem ser importantes desencadeadores de uma violência escolar mais grave. Entre os executores de mortes violentas em escolas, 20% tinham sido vítimas de *bullying*, e 6% tinham levado arma para a escola nos últimos 30 dias. A violência nas escolas pode ser promovida por violência não letal, problemas de saúde mental, tensões raciais, ataques dos estudantes a professores e efeitos da rápida mudança econômica nas comunidades. Fatores de risco individuais que levam à violência incluem histórico anterior de violência, uso de drogas, álcool ou tabaco, associação com pares delinquentes, família disfuncional, notas baixas na escola e pobreza da comunidade.

Fatores de risco familiares incluem gravidez precoce, pouca conexão e envolvimento dos pais, estilos parentais autoritários ou permissivos (ver Capítulo 19) e pobreza. Há mais violência escolar em áreas com taxas de criminalidade mais altas e mais gangues de rua, o que tira a oportunidade de os alunos aprenderem em um ambiente seguro e deixa muitas crianças com comportamentos traumáticos de estresse e luto.

TRATAMENTO E PREVENÇÃO DO *BULLYING* E DA VIOLÊNCIA ESCOLAR

Os profissionais de pediatria estão em uma posição única para avaliar, tratar e promover a redução do impacto do *bullying* e da violência escolar, auxiliando os afetados e procurando modos de se evitarem novas ocorrências.

Sinais e sintomas

Os sinais apresentados por uma criança envolvida em *bullying* ou exposta à violência escolar incluem queixas físicas, como insônia, dores de estômago, dores de cabeça e enurese de início recente. Podem ocorrer **sintomas psicológicos** como depressão (ver Capítulo 39), solidão, ansiedade (ver Capítulo 38) e ideação suicida. São comuns **mudanças comportamentais**, como irritabilidade, falta de concentração, evasão escolar e uso abusivo de substâncias. **Problemas escolares**, como fracasso acadêmico, problemas sociais e falta de amigos, também podem ocorrer. Uma vigilância adicional é necessária àquelas crianças que representam grupos vulneráveis para o *bullying* e a agressão, incluindo jovens com deficiências, obesidade ou minorias, como imigrantes ou em condição LGBTQ.

Triagem para o *bullying*

Avaliar o envolvimento com o *bullying* e o *cyberbullying* é uma parte importante das consultas pediátricas. Várias ferramentas podem ser úteis para os médicos, incluindo as regras do *Bright Futures Guidelines*, que recomendam a triagem em cada consulta de rotina das crianças. Nessas conversas, os profissionais podem começar direcionando a consulta, por exemplo, explicando ao paciente que o *bullying* é um tópico que eles discutem com todos os seus pacientes. É aconselhável definir o *bullying* com base na Definição-Padrão, mas utilizando linguagem facilmente compreensível e adequada para o nível de desenvolvimento da criança. Os médicos podem perguntar aos pacientes se estes tiveram experiências nas quais houve repetidas crueldades entre pares, seja como alvo ou espectador dessas crueldades, seja até mesmo como uma pessoa raivosa ou maldosa com os outros. Perguntar diretamente a um paciente se ele/ela é perpetrador(a) de *bullying* é provável que não crie confiança ou uma resposta honesta. Também é importante questionar sobre a exposição à vitimização de pares ou à violência na escola. Em todas essas conversas, é essencial fornecer apoio e empatia ao mesmo tempo em que envolve o paciente.

Uma ferramenta capaz de ajudar os profissionais a lidar com essas discussões é a *Ferramenta de Aprimoramento Prático*, desenvolvida pelo Massachusetts Aggression Reduction Center (MARC) e pelo Children's Hospital Boston (Figura 14.1). Ela começa definindo o *bullying* em uma linguagem facilmente compreensível e em seguida faz a pergunta: "Existe alguma criança ou grupo de crianças que o incomoda ou faz com que se sinta mal uma ou outra vez?". A ferramenta também orienta o profissional a perguntar sobre experiências digitais problemáticas, se a criança falou com alguém sobre o problema e se isso ajudou. Por fim, ela orienta o profissional enfatizando os benefícios de se falar sobre problemas sociais e discute como o médico pode ajudar o paciente.

Crianças agressivas, excessivamente confiantes, sem empatia ou com problemas persistentes de conduta podem precisar de uma avaliação cuidadosa. É importante ter em mente que o *bullying* é um processo dinâmico e que uma criança pode estar envolvida como perpetradora e como alvo em diferentes momentos. Os sintomas físicos, comportamentais, psicológicos e acadêmicos do *bullying* podem sobrepor-se a outras condições, como problemas médicos, problemas de aprendizado e transtornos psicológicos. Desse modo, é recomendado descrever o comportamento como *bullying* em vez de rotular criança como um "agressor" (*bully*).

O controle do *bullying* e da violência escolar abrange vários passos. Em primeiro lugar, assegure-se de que todas as partes compreendem as informações relevantes (o paciente, os pais e a escola). Em segundo lugar, avalie a necessidade de a criança receber aconselhamento especializado ou intervenção com as habilidades sociais. Atividades extracurriculares (p. ex., clubes de teatro, programas de orientação, esportes) podem ser consideradas como caminhos para aumentar as habilidades sociais e a autoestima da criança. Em terceiro lugar, assegure que o paciente tenha suporte adequado, tanto no lar quanto na escola. Os pares são uma fonte particularmente eficaz de apoio; por isso, os pacientes podem ser encorajados a passar tempo com amigos. Pais e educadores também são importantes fontes de apoio emocional. Muitas crianças se beneficiam ao planejarem suas ações em ambientes desestruturados (p. ex., discutindo onde poderiam sentar-se durante o almoço), enquanto algumas se beneficiam interpretando papéis. Por fim, o médico deve identificar problemas de segurança, como ideação e planos suicidas, uso abusivo de substâncias e outros comportamentos de alto risco.

Quando há suspeita ou confirmação de *bullying* ou *cyberbullying*, deve-se oferecer aos pais e à criança educação e recursos. Alguns desses incluem o *site* patrocinado pelo governo (www.stopbullying.gov), assim como o MARC. Ambos fornecem literatura gratuita para *download*, que pode ser fornecida aos pais e às famílias.

MARC/BACPAC Questionário Pediátrico: *Bullying e Cyberbullying*

Massachusetts MARC Aggression Reduction Center — Boston Children's Hospital. Until every child is well

Data da visita no consultório: ______________

Nome da criança: ______________	Gênero: ☐ Masculino ☐ Feminino	Pais presentes durante a entrevista? ☐Sim ☐Não
Classe da criança: ______________	Idade da criança ______ anos ______ meses	Queixas subjetivas (ex. H/A, tiques, sono): ______________ ______________
IEP? ☐Sim ☐Não	Neurodesenvolvimento/Diagnóstico psicológico (se estabelecido): ______________	

COMECE AFIRMANDO:

"Você provavelmente sabe que adultos hoje estão muito preocupados com o *bullying*. Eu gostaria de lhe perguntar um pouco a respeito disso, mas quero ter certeza de que você entende o que eu quero dizer. Quando pergunto sobre *bullying*, estou falando de outra criança (ou grupo de crianças) que provoca alguém ou é maldosa de propósito, muitas e muitas vezes – não apenas uma vez."

1. Você vê a ocorrência de *bullying* na sua escola?

☐ **Sim** ☐ **Não**

2. Existe alguma outra criança (ou grupo de crianças) que provoca você ou faz você se sentir mal muitas e muitas vezes?

☐ **Sim** (pergunte sobre a frequência):
(_____ vezes/dia); _____vezes/semana; _____vezes por mês; _____vezes por ano).

SE NÃO, PULE PARA O **#3**

SE SIM:
Onde isso acontece? (marque todos que se aplicam):

☐ sala de aula	☐ refeitório	☐ corredores
☐ escadarias	☐ banheiros	☐ vestiários
☐ parquinho	☐ ônibus	☐ outro: ______________

O que ele/ela faz com você? (marque todos que se aplicam):

☐ tira sarro de mim	☐ crianças riem	☐ me chama por nomes
☐ faz rumores	☐ inventa mentiras	☐ me coloca em apuros
☐ empurra, bate, joga coisas	☐ outro: ______________	

3. E o computador de casa? Alguém foi maldoso com você ou tira sarro de você na internet?

☐ **Sim** (Detalhes):
____
____

Se **NÃO** para **#2** e **#3, PARE AQUI**. Caso contrário, continue.

Figura 14.1 Questionário pediátrico MARC/BACPAC* sobre *bullying* e *cyberbullying*. *Centro de Redução de Agressão de Massachusetts e Prevenção de *Bullying* e Cyberbullying e Advocacia Colaborativa. (*Copyright © 2013 Peter C. Raffalli, MD, e Elizabeth Englander, PhD.*).

(*continua*)

MARC/BACPAC Questionário Pediátrico: *Bullying e Cyberbullying*

Massachusetts MARC Aggression Reduction Center

Boston Children's Hospital
Until every child is well

4. É muito importante você entender que, se está sofrendo *bullying*, isso <u>*nunca*</u> é sua culpa. O *bullying* é errado, e as pessoas <u>*nunca*</u> deveriam praticar isso com ninguém. Já contou para algum adulto sobre as crianças que estão incomodando você?

□ **Sim (Para quem você contou?)**

- □ Pais
- □ Professor
- □ Outro:____________________

Se Sim..... **Os adultos conseguiram parar o *bullying*?**

□ **Sim** □ **Não**

Se Sim..... **Falar sobre isso fez você se sentir melhor?**

□ **Sim** □ **Não**

5. "Às vezes, faz bem apenas conversar sobre algumas coisas. Eu gostaria que você e eu tivéssemos mais tempo para conversar sobre isso hoje. Você gostaria de, em breve, ter a chance de conversar sobre isso algum dia?"

□ **Sim** (se SIM, relatar):

____

____

□ **Não**

SE NÃO...

..."Você gostaria que eu tentasse ajudar? Como seu médico, eu posso conversar com as autoridades da escola e tentar assegurar que o *bullying* pare. Embora eu não possa prometer que tudo ficará melhor, sei que, se não fizermos nada, o *bullying* provavelmente vai continuar e ficar pior. Eu quero que você esteja feliz e seguro na escola – está tudo bem para você se eu conversar na sua escola sobre isso?"

□ **Sim**

(Com quem você gostaria que eu conversasse? Diretor/Enfermeira/Conselheiro/Professor/Outro: ________________)

□ **Não**

Figura 14.1 (*continuação*) Questionário pediátrico MARC/BACPAC* sobre *bullying* e *cyberbullying*. *Centro de Redução de Agressão de Massachusetts e Prevenção de *Bullying* e Cyberbullying e Advocacia Colaborativa. (*Copyright © 2013 Peter C. Raffalli, MD, e Elizabeth Englander, PhD.*).

(*continua*)

MARC/BACPAC Questionário Pediátrico: *Bullying e Cyberbullying*

Guia para entrevista/*checklist* sobre *bullying/cyberbullying*

Questões de "aquecimento": confirme-as de maneira breve, mas não discuta longamente. Não há necessidade de anotar as respostas da criança

› As crianças da sua escola são amigáveis?
› Conte-me sobre alguma criança da sua escola de que você goste
› Conte-me sobre alguma criança da sua escola que não é amigável.

(Confirme de maneira breve, por exemplo: "Ok" ou "Que bom.")

Nota: está tudo bem pular as questões de aquecimento se você já conversou com a criança.

Websites para pais/professores/estudantes:

The Massachusetts Aggression Reduction Center (MARC): **MARCcenter.org**

Bullying and Cyberbullying Prevention and Advocacy Collaborative (BACPAC) at Boston Children's Hospital: **bostonchildrens.org/BACPAC**

Stop Bullying Now from the US. Government: **stopbullying.gov**

Quando uma criança está sofrendo *bullying*

Existem três pontos nos quais você pode ajudar esta criança:

1. DANDO A ELAS UM "ADULTO SEGURO" NA ESCOLA COM QUEM ELAS POSSAM SEMPRE CONVERSAR (P. EX., A ENFERMEIRA DA ESCOLA, O CONSELHEIRO DA ESCOLA);
2. DANDO A SEUS PAIS ORIENTAÇÃO SOBRE COMO LIDAR (POR MEIO DE PANFLETOS, *WEBSITES*); E
3. OFERECENDO A ELAS SUPORTE DA SUA PARTE.

Se a criança consente em seu envolvimento, procure consentimento dos pais por escrito para compartilhar informações escritas com a escola. Quanto mais detalhes a criança fornecer (como: quem, o que, onde, como), mais poder a escola terá para agir. Explique isso para a criança/os pais e faça o seu melhor a fim de coletar gentilmente detalhes para a sua carta para a escola. Se a criança ou os pais não derem consentimento para a comunicação com a escola, forneça conselhos/panfletos (MARCcenter.org) a fim de ajudar os pais a defenderem as suas crianças na escola. Sempre documente em suas anotações as conversas no consultório.

Figura 14.1 (*continuação*) Questionário pediátrico MARC/BACPAC* sobre *bullying* e *cyberbullying*. *Centro de Redução de Agressão de Massachusetts e Prevenção de *Bullying* e Cyberbullying e Advocacia Colaborativa. (*Copyright © 2013 Peter C. Raffalli, MD, e Elizabeth Englander, PhD.*).

Tratar os casos de *bullying* ou a exposição à violência na clínica geralmente requer uma abordagem interdisciplinar. Deve ser assegurado o envolvimento de professores ou conselheiros de escola, além de referências externas como psicólogos, assistentes sociais ou conselheiros. A saúde mental dos pais e os fatores de risco também têm de ser abordados.

Prevenção

Os médicos-pediatras podem racionalmente esperar que as escolas de seus pacientes forneçam programas de prevenção à violência e ao *bullying*. Em vez de focarem apenas em mudar um alvo de *bullying*, as intervenções bem-sucedidas usam abordagens que servem para a escola inteira, abrangendo vários colaboradores. O **ambiente escolar** mostra importantes efeitos na prevalência do *bullying*; por isso, essas abordagens são essenciais como prevenção primária. Os programas abrangentes incluem simultaneamente regras e sanções para toda a escola, treinamento de professores, programa de estudos em sala de aula e alto nível de envolvimento dos alunos. Abordar o acesso a armas de fogo, envolvendo organizações comunitárias e pais, e apoiar a saúde mental dos jovens é importante para criar um ambiente escolar seguro.

Os programas de prevenção ao *cyberbullying* estão em estágio inicial, refletindo a incerteza sobre a prevalência da prática, quem está perpetrando, de onde e como os alunos reagem quando são vitimizados. Muitas escolas estabeleceram políticas para *cyberbullying* e estão cada vez mais envolvidas na orientação de jovens sobre a interação *online* apropriada e no monitoramento dos problemas de *cyberbullying*. Em 2016, o *cyberbullying* foi incluído nas leis *antibullying* de 23 estados, enquanto 48 estados incluíram o "assédio eletrônico". Embora soluções jurídicas não sejam frequentemente a resposta mais produtiva para incidentes de *bullying* e *cyberbullying*, médicos-pediatras devem estar cientes das leis locais e preparados para transmitir aos pais informações sobre essas leis quando necessário. Estudos sugerem que empregar intervenções preventivas para lidar com o *bullying* afetam o *cyberbullying* e vice-versa.

A Academia Americana de Pediatria (AAP) fornece um **Plano Familiar de Uso de Mídia** *online* e gratuito que possibilita que as famílias desenvolvam regras para uso de mídia digital e que induza discussões sobre relacionamentos e segurança, com o objetivo de evitar consequências negativas do comportamento e das interações *online*. A ferramenta foi desenvolvida com o intuito de estimular diálogos contínuos entre membros da família sobre experiências *online*, regras e valores familiares.

A bibliografia está disponível no GEN-io.

14.2 Violência na Mídia

Megan A. Moreno

Os jovens de hoje estão crescendo em um ambiente rico em mídias tanto tradicionais quanto digitais. A mídia *tradicional* inclui TV, rádio e periódicos. A *digital* abrange conteúdo *online* que promove o engajamento interativo e social. O universo *online* possibilita o acesso instantâneo dos jovens ao entretenimento, à informação, ao conhecimento, ao contato social e ao *marketing*. Por meio das mídias sociais e interativas, os usuários podem atuar como criadores e consumidores de conteúdo. Exemplos incluem aplicativos (*apps*), *videogames* multijogadores, vídeos do YouTube e *vlogs*.

Um dos primeiros estudos vinculados aos efeitos da mídia sobre a agressividade e a violência foi o experimento "boneca bobo", no qual crianças que observaram um modelo adulto agressivo eram mais propensas a agressividade com uma boneca logo depois. Tem sido amplamente aceito que a exposição à mídia pode afetar o comportamento. A indústria da publicidade está baseada no conceito de que a exposição midiática pode mudar o comportamento de consumo. A exposição ao conteúdo sexual na mídia tem sido associada à iniciação sexual precoce. No entanto, aplicar esses mesmos achados à violência na mídia tem sido controverso. Alguns sugerem que outros conceitos importantes devem ser considerados, como os efeitos "dose-resposta" da mídia ou as interações gene-ambiente.

Existem três tipos principais de mídia nas quais as crianças podem ser expostas à violência: *videogames*, mídia tradicional e mídias sociais. A exposição ao ***videogame* violento** tem sido associada a várias implicações, incluindo aumento do escore de agressão composta, comportamento agressivo, cognições agressivas, afeto agressivo e dessensibilização, diminuição da empatia e aumento da excitação fisiológica.

Os filmes e a TV muitas vezes simulam comportamentos violentos para fins de entretenimento. A violência na mídia nem sempre retrata o real dano ou sofrimento humano causado pela violência. Efeitos especiais podem tornar a violência virtual mais convincente e atraente do que no mundo real. Para algumas crianças, a exposição à violência na mídia pode levar a ansiedade, depressão, transtorno de estresse pós-traumático ou transtornos do sono e pesadelos. A exposição repetida a roteiros comportamentais fornecidos pela mídia de entretenimento pode levar ao aumento dos sentimentos de hostilidade, expectativas de agressão, dessensibilização à violência e maior probabilidade de interagir e responder a outras pessoas com violência.

As **mídias sociais** apresentam riscos semelhantes na exposição à violência virtual, mas, devido à natureza interativa do ambiente, esse conteúdo pode parecer mais pessoal ou direcionado. As mídias sociais combinam efeitos dos pares e da mídia, representando, portanto, um poderoso estimulador de comportamento, seja o conteúdo criado pelos próprios adolescentes, seja o conteúdo que eles encontram e compartilham com os colegas. O Modelo de Influência do Facebook descreve 13 maneiras distintas nas quais as mídias sociais podem influenciar os usuários, tais como, estabelecendo *normas sociais* e conexão com a identidade. Assim, a exposição a conteúdos violentos nas mídias sociais pode ter influência na promoção de uma norma social ou na conexão desse tipo de conteúdo à própria identidade.

TRIAGEM

É importante que os pediatras analisem e aconselhem os pacientes e familiares sobre o uso das mídias e a exposição a conteúdos violentos. Tanto a quantidade quanto a qualidade das mídias são fatores críticos dos seus efeitos sobre as crianças. Quando é identificado o uso pesado das mídias por uma criança, o pediatra deve avaliá-la (em busca de comportamentos agressivos, medos ou distúrbios do sono) e intervir apropriadamente.

RECOMENDAÇÕES (VER TABELA 14.1)

Os pediatras podem aconselhar os pais a *evitar* que seus filhos *se exponham a qualquer tipo de violência midiática com menos de 8 anos de idade*. Essas crianças mais novas não têm a capacidade de distinguir a fantasia da realidade.

Cabe aos pais *selecionar as mídias e estar junto com seus filhos enquanto estes as usam*, incluindo jogar *videogames*, assistir a filmes e exibição de conteúdo de mídia social. Dessa maneira, os pais podem avaliar tais jogos e programas em relação ao que estão ensinando sobre comunicação e interações sociais.

É importante que os pais se *sintam com poderes para impor restrições* aos jogos ou programas que estimulem tiros, mortes ou danos a outras pessoas. As mídias são poderosos professores, e os pais devem escolher o quanto de violência querem que seus filhos aprendam. Os pais podem usar as classificações do setor, como a Motion Picture Association of America e a Entertainment Software Ratings Board, além de recursos, como o Commonsense Media, para orientar na seleção das mídias.

A bibliografia está disponível no GEN-io.

14.3 Efeitos da Guerra nas Crianças

Isaiah D. Wexler e Eitan Kerem

As consequências adversas das guerras nas crianças são devastadoras e duradouras – mortes, ferimentos, desfiguração, dor e outras deficiências físicas e cognitivas, sofrimento psicológico agudo e crônico, perda temporária e permanente de membros da família, sequestro, estupro e recrutamento militar, realocação forçada, epidemias, fome, seca e traumas residuais que duram décadas após o fim das hostilidades.

O impacto das guerras nas crianças é detalhado anualmente pela Secretaria Geral das Nações Unidas. No relatório de 2016, ela descreveu a crescente intensidade das violações dos direitos humanos em um grande número de situações de conflito armado em todo o mundo, que incluiu rapto em massa de crianças, alistamento coercitivo, morte de crianças ou seus pais, ataques a escolas e violência sexual. A exploração sob a forma de tráfico de seres humanos aumentou significativamente em áreas de conflito. Escravidão, casamentos forçados, prostituição e trabalho infantil são muitas vezes consequência das imigrações, as quais tiveram aumento na década passada devido ao crescente número de conflitos interestatais, especialmente no Oriente Médio e no Norte da África. Em 2017, o Escritório do ACNUR (**Alto Comissariado das Nações Unidas para os Refugiados**), a Agência de Refugiados da ONU, relatou a impressionante estatística de 65,6 milhões de pessoas deslocadas à força em todo o mundo.

A mortalidade e a morbidade relacionadas aos efeitos a longo prazo das guerras e dos conflitos civis são frequentemente mais altas que aquelas que ocorrem durante a luta real. A guerra e a violência não são listadas como principais causas de mortalidade infantil, mas as regiões com os níveis mais altos de mortalidade infantil, especialmente entre crianças com menos de 5 anos, são os locais envolvidos em conflitos militares. Nações que vivenciam conflitos dedicam parcelas substanciais de seus orçamentos a despesas militares em detrimento da infraestrutura em saúde. Uma proporção substancial de mortes atribuídas a desnutrição, doenças infecciosas relacionadas ao ambiente e imunização inadequada está relacionada aos efeitos da guerra. Crianças que sofrem o trauma da violência em tempos de guerra correm risco de sequelas de saúde a longo prazo, como obesidade, hipertensão, acidente vascular cerebral e doença cardiovascular.

Em tempos de guerra, os padrões habituais de comportamento são forçados a mudar, a superlotação é frequente e os recursos essenciais (como água e alimentos básicos) podem estar sujos ou contaminados. A guerra está associada a pragas e epidemias; então, novos causadores de doenças podem desenvolver-se. O ressurgimento da pólio e do cólera, e o aumento da virulência da tuberculose, têm sido associados a regiões afetadas por conflitos e a grandes deslocamentos populacionais.

A morbidade de crianças expostas a conflitos é significativa (Tabela 14.2). Muito mais crianças são fisicamente prejudicadas do que mortas. Elas carregam as cicatrizes psicológicas da guerra resultantes da exposição a episódios violentos, perda dos cuidadores principais e remoção forçada de suas casas. O recrutamento forçado de crianças para servir como **soldados** ou agentes é um tipo de *exploração* associado a problemas de adaptação a longo prazo, pois essas crianças-soldados frequentemente não desenvolvem a educação e a socialização adequadas; portanto, sua bússola moral costuma estar desalinhada. Em geral, elas são incapazes de entender as fontes do conflito ou por que foram afetadas. Seus processos de pensamento são mais concretos. É mais fácil para elas desumanizar seus adversários. Crianças expostas à violência e à crueldade tornam-se frequentemente as piores perpetradoras de atrocidades.

Tabela 14.2 Impactos da guerra nas crianças.

FÍSICO
Morte
Estupro
Rapto
Lesões
Amputações e fraturas
Trauma na cabeça
Ferimentos por bala
Lesões por explosão
Queimaduras
Ataques químicos e biologicamente induzidos
Desnutrição e fome
Doenças infecciosas
Deslocamento
PSICOSSOCIAL
Perda de cuidadores e familiares
Separação da comunidade
Falta de educação
Socialização inadequada
Reação de estresse agudo
Transtorno de estresse pós-traumático
Depressão
Comportamento desajustado
EXPLORAÇÃO
Recrutamento como soldados
Envolvimento coercitivo em atividades terroristas
Prostituição
Escravidão
Adoção forçada

Após a extinção das hostilidades, as crianças ainda correm risco de vida em razão das **minas terrestres**, armas explosivas não detonadas e de outros resíduos explosivos de guerra. Antes da assinatura do tratado internacional para o banimento das minas terrestres em 1997, estima-se que ocorriam entre 20.000 e 25.000 acidentes com minas terrestres anualmente. Desde a proibição, o número de vítimas de minas terrestres e explosivos vinha diminuindo até 2015, quando houve um aumento significativo de acidentes atribuído ao crescente número de conflitos. Aproximadamente 40% das vítimas desses acidentes são crianças. Lesões e mortes tendiam a ocorrer enquanto elas estavam brincando ou envolvidas em tarefas domésticas, e, em contraste aos adultos, grande proporção das lesões implicava a amputação nas extremidades superiores. Após o fim do conflito armado, a contínua proliferação de armas pequenas e leves facilmente manipuladas por crianças ainda causa estragos na vida humana, dificultando a estabilidade em sociedades pós-conflito.

SUSCETIBILIDADE DAS CRIANÇAS EM TEMPOS DE GUERRA

Crianças não têm capacidade física ou intelectual para se defenderem. É mais fácil adultos iludirem crianças do que outros adultos. A curiosidade das mais velhas, o desejo de aventura e a incapacidade de uma avaliação apropriada do risco, muitas vezes, levam-nas a se comportar de maneira perigosa. As crianças mais novas, devido ao pequeno tamanho e à fisiologia imatura, são mais suscetíveis a doenças e fome e mais predispostas a sofrer lesões fatais oriundas de projéteis balísticos e dispositivos explosivos, como as minas. A **lesão por explosão**, uma causa comum de dano relacionado à violência, tem um impacto mais devastador sobre as crianças do que sobre os adultos. Tipos específicos de armamentos militares podem ter efeito desproporcional sobre elas. Em uma pesquisa sobre mortalidade relacionada à guerra no Iraque entre 2003 e 2008, descobriu-se que aproximadamente 10% das mortes relacionadas à violência eram de crianças. A maioria delas sucumbiu a armas de pequeno porte e a bombas suicidas (35%). Em comparação aos adultos, uma taxa proporcionalmente maior de crianças morreu como resultado do uso indiscriminado de armas, como morteiros, mísseis e bombas arremessadas por aeronaves. Do total de vítimas nesses tipos de ataque, 40% foram crianças.

Em tempos de guerra, há uma quebra de inibições sociais e normas culturais. A exploração de crianças (como em casamentos forçados ou recrutamento involuntário) é justificada como benéfica para uma causa maior. Comportamentos aberrantes – como estupro, tortura e violação, que seriam inconcebíveis em tempos de paz – são comuns durante a guerra. Crianças podem ser atacadas, sequestradas ou usadas como escudos humanos.

A natureza mutável da guerra afeta negativamente as crianças. A guerra convencional na qual exércitos de soldados profissionais lutam entre si representando diferentes países tornou-se menos comum. **Conflitos intraestatais** na forma de guerra civil são mais frequentes. Em 2013 havia 33 conflitos armados interestatais ativos no mundo, conforme documentado pelo Programa de Dados de Conflito de Uppsala (UCDP). Esses conflitos estão sempre enraizados em ideologias étnicas, políticas ou religiosas divergentes, e os integrantes frequentemente são soldados irregulares, e não profissionais que carecem de disciplina e responsabilidade perante altos escalões, sendo liderados por pessoas que não reconhecem nem respeitam os acordos internacionais que regem as guerras. Em geral, os recursos militares dos adversários são desproporcionais, levando o combatente mais fraco a desenvolver táticas compensatórias que podem incluir atividades guerrilheiras, paramilitares e terroristas, enquanto o lado mais forte invariavelmente recorre ao uso desproporcional da força. Conflitos de baixa intensidade tornaram-se mais comuns, sendo frequentemente caracterizados por atividades militares que miram populações civis com o objetivo de interromper a rotina normal e dar publicidade aos perpetradores. Os locais de violência podem estar distantes do campo de batalha, quando uma ou ambas as facções de um conflito recorrem a atividades terroristas.

O **terrorismo** e a **guerra de gangues** urbanas organizadas se tornaram comuns. A violência perpetrada por grupos terroristas ou gangues tem a finalidade de coagir e intimidar indivíduos e sociedades inteiras. As crianças são muitas vezes vítimas de violência motivada por questões políticas ou religiosas, já que isso maximiza o impacto do terrorismo. A destruição das Torres do World Trade Center, de Nova Iorque, em 2001, e as quase 3.000 mortes mostraram que terroristas altamente organizados e motivados têm poucas inibições e podem atacar em qualquer lugar. Armas **biológicas** e **químicas** de destruição em massa têm sido empregadas, sendo o exemplo mais recente o uso de gases venenosos na guerra civil da Síria. As crianças são mais suscetíveis a toxinas químicas e biológicas devido a suas taxas respiratórias serem mais altas, a pele ser mais permeável e outras vulnerabilidades do desenvolvimento (ver Capítulo 741).

A mídia e a internet desempenharam um papel significativo em exacerbar os efeitos da guerra nas crianças. A cobertura de guerras e eventos terroristas feita pela mídia é extensa e visual. As mídias sociais propagadas pela internet são uma conveniente ferramenta para disseminar **propaganda** e material gráfico em vídeo, projetado para recrutar voluntários e chocar os oponentes. As crianças, por serem mais impressionáveis que os adultos, muitas vezes assistem a esse material sem controle. Imagens de vítimas sem censura, violência desenfreada, pessoas em estado de choque ou membros das famílias em busca de parentes nas ruínas podem traumatizar as crianças e até estimular comportamentos inadequados. É possível que a transmissão aberta de propagandas que glorificam a guerra e a violência influencie as crianças a participar de atividades militaristas ou antissociais.

IMPACTO PSICOLÓGICO DA GUERRA

A exposição à guerra e à violência pode ter um importante impacto no desenvolvimento psicossocial da criança. Os deslocamentos, a perda dos pais, o sofrimento físico e a falta de socialização adequada contribuem para um desenvolvimento anormal (ver Tabela 14.2). Muitas vezes, as reações são específicas da idade (Tabela 14.3). Os pré-escolares podem ter um aumento nas queixas somáticas e transtornos do sono, além de exibirem comportamentos de encenação, como birras ou excessivo apego. Crianças em idade escolar podem apresentar comportamento regressivo, como enurese e chupar o dedo. Elas também apresentam mais queixas somáticas e muitas vezes há um impacto negativo no desempenho escolar. Em adolescentes, o afastamento psicológico e a depressão são comuns. Em geral, os adolescentes também exibem comportamentos de encenação estimulados pelo trauma. Motivados pelo desejo de vingança, eles também podem rapidamente decidir participar da violência e contribuir para a continuação do conflito.

Há um aumento da incidência de **reações agudas ao estresse** e **transtorno de estresse pós-traumático** (TEPT; ver Capítulo 38). A verdadeira incidência é difícil de avaliar devido à natureza heterogênea das guerras, ao grau de exposição à violência e aos desafios metodológicos relacionados à caracterização precisa do TEPT. Os fatores de risco para uma resposta psicológica mais séria a um evento violento incluem: gravidade do incidente; envolvimento pessoal (lesão física, proximidade, perda de um parente); história prévia de exposição a eventos traumáticos; ser do sexo feminino; e uma resposta disfuncional dos pais ao mesmo evento. As crianças podem desenvolver TEPT muitos anos após o evento. Elas não precisam estar diretamente expostas a atividades violentas; a cobertura da mídia sobre atentados terroristas pode ser suficiente para desencadear o TEPT.

É possível que o trauma sofrido pelas crianças durante a guerra tenha efeitos ao longo da vida. Estudos com crianças presas em campos de concentração ou evacuadas de suas casas em Londres durante a Batalha da Grã-Bretanha mostram que elas estavam em maior risco

Tabela 14.3 Manifestações de reações de estresse em crianças e adolescentes expostos a guerra, terrorismo e violência urbana.

CRIANÇAS ≤ 6 ANOS
Medo excessivo de separação
Comportamento de apego excessivo
Choro ou gritos incontroláveis
Congelamento (imobilidade persistente)
Transtornos do sono
Afeto aterrorizado
Comportamento regressivo
Expressões de desamparo e passividade
CRIANÇAS DE 7 A 11 ANOS
Declínio no desempenho escolar
Ociosidade
Transtornos do sono
Somatização
Afeto depressivo
Comportamento anormalmente agressivo ou violento
Medos irracionais
Comportamento regressivo e infantil
Expressões de medo, retraimento e preocupação
ADOLESCENTES DE 12 A 17 ANOS
Declínio no desempenho escolar
Transtornos do sono
Retrospecção
Entorpecimento emocional
Comportamento antissocial
Uso abusivo de substâncias
Fantasias de vingança
Ideação suicida
Retraimento

de TEPT, transtornos de ansiedade e um maior nível de insatisfação com a vida quando pesquisadas décadas após os eventos traumáticos. O trauma pode ter um **efeito transgeracional** com alterações epigenéticas e influências ambientais, fazendo com que os filhos de vítimas de TEPT exibam uma ampla variedade de transtornos psicológicos. O lado positivo é que as crianças são mais resilientes que os adultos. Com o apoio adequado da família e da comunidade, juntamente com a intervenção psicológica oportuna e intensiva, é possível que elas se recuperem e levem uma vida normal e produtiva, apesar do trauma extremo que possam ter experimentado.

ESFORÇOS PARA PROTEGER AS CRIANÇAS DOS EFEITOS DA GUERRA

Convenções internacionais

A guerra e o terror violam os direitos humanos das crianças, incluindo o direito à vida, o direito à nutrição e proteção, o direito de se desenvolverem adequadamente, o direito de estarem com a família e a comunidade e o direito a uma existência saudável. Vários tratados e convenções internacionais foram sancionados, começando com a **Quarta Convenção de Genebra** (1949), que estabelecia diretrizes sobre o tratamento apropriado de crianças em tempos de guerra. A **Convenção das Nações Unidas sobre os Direitos da Criança** (1990) descreveu direitos humanos específicos inerentes a todas as crianças (definidas como qualquer indivíduo menor de 18 anos) e o subsequente **Primeiro Protocolo Opcional** (2000), que proíbe o recrutamento de crianças para fins militares. O **Terceiro Protocolo Opcional** em 2014 estabeleceu métodos para comunicar reclamações de violações de direitos humanos envolvendo crianças ao Comitê dos Direitos da Criança das Nações Unidas e determinou procedimentos pelos quais o Comitê pode conduzir investigações sobre violações de direitos humanos declaradas entre as nações signatárias. O **Estatuto de Roma do Tribunal Penal Internacional** promulgado em 2002 declara que o recrutamento ou alistamento de menores de 15 anos é um crime de guerra processável. Depois de uma década desde a ratificação desse documento, o número de conflitos armados em que crianças estavam servindo como soldados diminuiu de 36 para 16 em todo o mundo.

Embora esses tratados e convenções definam a extensão da proteção concedida às crianças, os meios para a execução, disponíveis para a comunidade internacional, são limitados. Indivíduos motivados pelo fervor religioso, pelo entusiasmo nacionalista ou pela xenofobia étnica dificilmente restringirão suas atividades por medo de processos. Esses tratados servem mais para aumentar a conscientização sobre a proteção das crianças em tempos de guerra e, talvez, deter os líderes de alto escalão que temem ser responsabilizados por crimes de guerra.

Esforços humanitários

Várias organizações não governamentais ou sob patrocínio da Organização das Nações Unidas (ONU) estão envolvidas na atenuação dos efeitos da guerra sobre as crianças. A Cruz Vermelha Internacional, o Fundo das nações Unidas para a Infância (UNICEF), o Alto-comissariado das Nações Unidas para os Refugiados (ACNUR), o Comitê Internacional de Resgate, a Organização Mundial da Saúde e os Médicos Sem Fronteiras impactaram significativamente na redução de vítimas relacionadas à violência em regiões devastadas pela guerra. A inserção de ajuda humanitária nos países em desenvolvimento geralmente diminui a mortalidade e a morbidade, aumentando o nível de serviços médicos e sociais disponíveis para a população em geral. Outras organizações, como a Anistia Internacional, o Instituto Internacional de Pesquisa para a Paz de Estocolmo e os Médicos pelos Direitos Humanos, monitoram ativamente os abusos dos direitos humanos envolvendo crianças e outros grupos civis. Em 2005, o Conselho de Segurança da ONU aprovou o estabelecimento de um sistema de monitoramento e notificação desenvolvido para proteger as crianças expostas à guerra. Forças-tarefa lideradas pela ONU realizaram vigilância ativa em regiões atingidas pela guerra delatando as *Seis graves violações contra crianças durante conflitos armados*: assassinato ou ferimento de crianças, recrutamento de crianças-soldado, ataques direcionados a escolas ou hospitais, violência sexual, sequestro e negação de acesso humanitário a crianças.

PAPEL DOS PEDIATRAS E DOS PROFISSIONAIS DE SAÚDE RELACIONADOS

A guerra é uma condição crônica, e os profissionais de saúde precisam estar preparados para lidar com a morte de crianças resultantes de atividades militares ou terroristas, assim como tratar crianças que sofrem com as consequências da guerra ou da violência relacionada. A comunidade e os pediatras hospitalares precisam estar envolvidos em um plano para desastres. Um plano geral para desastres não deve ignorar as necessidades e exigências específicas das crianças. No planejamento para um possível ataque químico, o equipamento adequado de reanimação específico para crianças precisa ser providenciado. Os sinais de infecção biológica, intoxicação química ou lesão por radiação são diferentes nas crianças, e os pediatras e o quadro de funcionários de emergência precisam estar cientes dessas diferenças (ver Capítulos 736 e 741). Pesquisas com pediatras e outros profissionais de saúde indicam que muitos se sentem despreparados para ataques de bioterrorismo. Organizações profissionais (p. ex., AAP e CDC) publicaram documentos de posicionamento. Há uma seção especial no *Livro Vermelho* da AAP apresentando diretrizes para o tratamento de patógenos específicos que podem ser usados em uma **guerra biológica**. Em regiões onde seja provável a atividade terrorista violenta, os pediatras, enfermeiros e o pessoal de resgate devem considerar a certificação nos programas Básicos e Avançados de Suporte a Traumas de Vida da Cruz Vermelha.

Os pediatras precisam estar cientes dos efeitos potenciais da guerra e do terror em pais e filhos. A perda ou a separação dos pais ou cuidadores tem um impacto devastador nas crianças (ver Capítulo 30). Os pais, que estão sob enorme tensão, podem não ser sensíveis aos efeitos que os mesmos estressores provocam em seus filhos. Pais e cuidadores devem ser informados dos possíveis efeitos da cobertura da mídia sobre seus filhos, assim como do seu papel na intervenção da transmissão repetitiva de atos de violência em tempo real e comunicados provocativos destinados a obter apoio para causas específicas. É importante que os pediatras encorajem pais e filhos e os incentivem a falar livremente sobre seus sentimentos. Os profissionais de cuidados de saúde infantil podem colaborar na educação dos pais para que estes estejam mais conscientes das respostas inadequadas das crianças à guerra e à violência. Quando necessário, os pediatras podem amparar as famílias, encaminhando-as para o serviço de apoio adequado.

Assim como é importante conduzir os primeiros socorros para traumas físicos, também é essencial fornecer primeiros socorros psicológicos às vítimas de trauma. Uma excelente fonte de informações *online* para profissionais e cuidadores é a **Rede Nacional para o Estresse Traumático Infantil** (www.nctsn.org). Nas interações diárias com o paciente, o pediatra tem maior probabilidade de confrontar situações relacionadas a reações de estresse, como TEPT ou transtornos depressivos. O reconhecimento do TEPT é fundamental para que o tratamento rapidamente seja iniciado. O *Manual Diagnóstico e Estatístico de Transtornos Mentais, 5ª Edição* (DSM-5), estipula que, para o diagnóstico de TEPT, deve haver manifestações de cada um dos quatro grupos de sintomas: *intrusão, evitação, alterações negativas na cognição e humor e alterações no despertar e reatividade*. O DSM-5 também estabeleceu um subtipo especial de TEPT em pré-escolares que contém os mesmos quatro grupos de sintomas, mas com manifestações específicas típicas de crianças dessa faixa etária expostas ao trauma. As pistas para a ocorrência de TEPT e reações agudas de ansiedade incluem mudanças no comportamento, no desempenho escolar, no afeto e nos padrões de sono, além de aumento nas queixas somáticas. Mesmo quando o evento desencadeante não é nem temporal nem fisicamente próximo, isso não deve desencorajar o pediatra a fazer um encaminhamento adequado aos profissionais de saúde mental especialistas em transtornos de estresse na infância.

Os padrões da profissão exigem que os médicos tratem todos os pacientes de maneira equitativa, sem levar em conta suas origens. Tanto o direito internacional como as sociedades médicas profissionais proíbem os médicos de participar ativamente de **tortura** ou outras atividades que violem os direitos humanos, incluindo crianças. É difícil aceitar qualquer situação em que um profissional de saúde, mesmo atuando como representante de seu país, possa ferir crianças, direta ou indiretamente. Pelo lado positivo, muitos pediatras e outros médicos, como membros das forças armadas ou voluntários, tratam crianças, muitas vezes sob condições adversas, recusando-se a abandonar seus pacientes mesmo com suas próprias vidas colocadas em risco. Pediatras e as organizações pediátricas têm estado na vanguarda na defesa da coexistência pacífica, auxiliando nos esforços de ajuda e na tentativa de aliviar as disparidades na saúde resultantes da guerra.

Os profissionais de saúde desempenham um importante papel na prevenção das atrocidades que ocorrem com as crianças. Nas suas funções de defensores dos direitos das crianças, os pediatras podem ser fundamentais em chamar a atenção do público para a situação precária das crianças expostas à brutalidade e ao caos da violência organizada. Além disso, podem difundir a mensagem de que a guerra e o terror não devem roubar a infância das crianças.

A bibliografia está disponível no GEN-io.

Capítulo 15
Tráfico de Crianças para Sexo e Trabalho

V. Jordan Greenbaum

O **tráfico de pessoas** viola os direitos humanos fundamentais de vítimas infantis e adultas, afetando famílias, comunidades e sociedades. Pessoas traficadas são originárias de diversos países do mundo e podem pertencer a qualquer gênero e a qualquer grupo racial, étnico, religioso, socioeconômico ou cultural. De acordo com o *Protocol to Prevent, Suppress and Punish Trafficking in Persons* da ONU (Protocolo para Prevenção, Repressão e Punição ao Tráfico de Pessoas, em tradução livre), **tráfico**

de crianças refere-se a "recrutamento, transporte, transferência, abrigo ou recebimento de uma pessoa" com menos de 18 anos para fins de exploração. Dois tipos principais de tráfico estão relacionados com o **trabalho forçado** e a **exploração sexual** (Tabela 15.1). O tráfico sexual de adultos, para ser caracterizado como tal, exige demonstração de força, fraude, coerção, engano ou abuso de poder como meio de exploração; por outro lado, *não* há essa exigência para pessoas menores de 18 anos. A interpretação do protocolo internacional varia em todo o mundo. A lei nos EUA não exige o deslocamento de uma vítima para se qualificar o tráfico humano. Além disso, menores que "consentem" em fazer sexo por dinheiro na ausência de uma terceira pessoa são vítimas de exploração sexual comercial, uma vez que sua idade impede o verdadeiro consentimento informado.

A palavra *vítima* é usada neste capítulo no sentido legal e refere-se a uma pessoa que foi prejudicada como resultado de um crime ou outro evento. Não há a intenção de qualquer interpretação subjetiva dos sentimentos da pessoa sobre sua situação ou qualquer julgamento sobre a resiliência dela.

O tráfico infantil pode ocorrer dentro dos limites do país de origem da criança (tráfico *doméstico*) ou atravessar fronteiras nacionais (*tráfico internacional ou transnacional*). Em geral, as vítimas tendem a ser traficadas dentro do seu próprio país ou para um país da mesma região. Nos EUA, a maioria das vítimas de *tráfico sexual infantil* identificadas são cidadãs norte-americanas ou residentes legais. Existem poucos dados estatísticos sobre vítimas de tráfico de trabalho infantil. Variações nas definições dos termos, problemas na coleta de dados e não reconhecimento das vítimas complicam as estimativas da prevalência do tráfico de pessoas, mas a Organização Internacional do Trabalho estima que 5,5 milhões das crianças do mundo são vítimas de trabalho forçado (isso inclui tráfico de seres humanos). Em um estudo com 55.000 vítimas de tráfico identificadas oficialmente, o Escritório das Nações Unidas sobre Drogas e Crimes estimou que cerca de 17% eram meninas e 10% meninos. No entanto, leis que definem a exploração sexual apenas em relação a meninas e mulheres, assim como visões culturais sobre os papéis de gênero, levam à subnotificação de meninos, sobretudo como vítimas de tráfico sexual, de modo que seus números podem ser maiores que o estimado.

Fatores que criam vulnerabilidade ao tráfico humano existem em níveis individual, familiar, comunitário e social (Tabela 15.2). A **idade** é um importante fator de risco para os adolescentes, pois estão em um estágio do desenvolvimento no qual possuem pouca experiência de vida, desejo de demonstrar independência do controle dos pais e nível de maturidade cerebral que favorece comportamentos de risco e impulsividade, em detrimento de uma análise cuidadosa das situações e de outras funções executivas. Além disso, estão muito interessados em mídias sociais e são habilidosos usando a internet, o que os torna suscetíveis a recrutamentos e solicitações *online*.

Tabela 15.1 Tipos de exploração incluídos no tráfico de crianças.

Exploração sexual
Prostituição de uma criança
Produção de materiais de exploração sexual infantil (pornografia infantil)
Exploração no contexto de viagens e turismo
Aliciamento de crianças em negócios voltados ao sexo
Casamento infantil ou casamento forçado
Abuso sexual *online* ao vivo
Exploração laboral
Ocorre em vários setores, como: agricultura; manufatura; têxtil; serviços de alimentação/hospitalidade; trabalho doméstico; construção; vendas de revistas; saúde e beleza; e serviços de limpeza.
Solicitação forçada
Criminalidade forçada
Envolvimento forçado em conflito armado
Adoção ilegal

Tabela 15.2 Fatores de vulnerabilidade para o tráfico de crianças.

INDIVIDUAL
Membro de grupo marginalizado (racial, étnico, minorias sexuais, casta etc.)
História de abuso sexual/físico ou negligência
Educação limitada
Uso indevido de substâncias
Condição de desabrigado, fugitivo, expulso de casa
História de envolvimento com a justiça do bem-estar infantil e/ou juvenil (EUA, tráfico sexual)
Saúde mental não tratada ou doença comportamental
Parceiro íntimo significativamente mais velho
FAMÍLIA
Pobreza
Violência, uso abusivo de substâncias, outras disfunções
Migração
COMUNIDADE
Recursos limitados (apoio econômico, educacional, social)
Tolerância a tráfico/exploração
Revoltas sociais ou políticas
Desastre natural
Violência
Conhecimento limitado sobre tráfico/exploração
Maior turismo, viagens para a área
SOCIAL
Crenças culturais sobre papéis e direitos das crianças
Preconceito de gênero/discriminação
Tolerância a marginalização, exploração
Objetificação sexual de meninas
Tolerância a violência
Disparidades econômicas

O recrutamento de crianças vítimas de trabalho ou tráfico sexual envolve muitas vezes falsas promessas de romance, oportunidades de emprego ou uma vida melhor. As crianças podem permanecer em sua situação de exploração por uma série de razões, incluindo **medo da violência** contra si mesmas ou seus entes queridos caso tentem escapar, **culpa e vergonha** por terem acreditado no esquema de recrutamento fraudulento ou por participarem de atividades ilegais e/ou socialmente condenadas, **humilhação** e medo de críticas por parte das autoridades, **escravidão por dívida** (acreditando que devem quantias exorbitantes de dinheiro e não podem sair até que a dívida seja paga) e medo de **prisão** e/ou deportação. Muitas crianças não reconhecem sua posição de vítima: há meninas que acreditam que o abusador é um namorado e, assim, podem ver suas atividades sexuais comerciais como demonstrações de amor. Já os meninos que fazem sexo para obter abrigo ou comida enquanto vivem na rua podem sentir que eles, sim, são os exploradores explorando os pagadores. Os traficantes podem usar violência e manipulação econômica e psicológica para controlar suas vítimas.

APRESENTAÇÃO CLÍNICA

Pessoas traficadas podem procurar assistência médica para qualquer uma das inúmeras consequências físicas e emocionais da exploração. É possível que apresentem danos traumáticos infligidos por traficantes, compradores e outros, ou lesões relacionadas a condições inseguras de trabalho. Podem ainda apresentar histórico de agressão sexual ou sintomas/sinais de doenças sexualmente transmissíveis (DST) e infecções relacionadas a condições insalubres e superlotadas. Elas podem solicitar exames para HIV ou queixar-se de sinais/sintomas de HIV ou infecções endêmicas do país de origem da vítima (p. ex., malária, esquistossomose, tuberculose). Outros aspectos clínicos podem incluir gravidez e complicações de gravidez ou aborto, desnutrição e/ou desidratação, exaustão, condições relacionadas a exposição a toxinas, produtos químicos e poeira, sinais e sintomas de transtorno de estresse pós-traumático (TEPT), depressão maior, probabilidade de suicídio, problemas comportamentais com agressão e somatização. É possível que algumas crianças apresentem condições médicas crônicas preexistentes que tenham sido tratadas de maneira adequada antes ou durante a exploração (p. ex., diabetes, transtorno convulsivo, asma). Pessoas traficadas também podem procurar atendimento médico para questões relacionadas aos seus filhos.

Muitos dos mesmos fatores que mantêm as vítimas presas em suas condições de exploração também as impedem de revelar aos outros sua situação. *A maioria das vítimas que se apresenta para atendimento médico em clínicas, hospitais e departamentos de emergência não se identifica como pessoa traficada.* Como consequência, cabe ao profissional médico estar ciente dos fatores de risco (para que as vítimas em potencial sejam reconhecidas) e a elas oferecer assistência. É possível que uma criança traficada se apresente sozinha a um estabelecimento médico, na companhia do pai/responsável (que pode ou não estar sabendo da situação de tráfico), um amigo ou outra pessoa não envolvida no tráfico, uma pessoa que trabalha para o traficante (que pode se passar por amigo ou parente) ou o traficante. Os traficantes podem ser homens ou mulheres, adultos ou jovens, familiares, conhecidos, amigos ou estranhos. Ocasionalmente, as crianças são trazidas pela polícia ou por serviços de proteção à criança como vítimas conhecidas ou suspeitas. A Tabela 15.3 lista possíveis indicadores de tráfico de trabalho ou sexual. Em alguns casos, o melhor indicador é a **queixa principal**, que pode ser uma condição frequentemente associada ao tráfico (p. ex., gravidez na adolescência, sintomas/sinais de DST – sobretudo com história de DST anterior –, lesão evitável relacionada ao trabalho). O profissional pode preocupar-se com um possível caso de tráfico de pessoas, reconhecendo a existência de um ou mais fatores de risco (*status* de fuga, migração recente e trabalho atual em um setor conhecido por tráfico de mão de obra).

ABORDAGEM DA CRIANÇA POTENCIALMENTE TRAFICADA

Ao interagir com uma possível vítima de tráfico, o médico deve usar uma abordagem **sensível ao trauma, baseada nos direitos humanos, culturalmente apropriada e sensível ao gênero** (Tabela 15.4). Isso requer saber que o trauma experimentado pelas crianças pode influenciar seus pensamentos sobre si mesmas e sobre os outros, suas crenças e percepções do mundo e seu comportamento. A hostilidade, o afastamento ou a desconfiança podem ser reações ao trauma e devem ser recebidas pelo profissional com um atendimento empático, sensível e não julgador. A segurança física do paciente e da equipe é fundamental, e protocolos precisam ser implementados para o tratamento das questões de segurança que possam surgir caso o traficante esteja no local. A segurança psicológica do paciente pode ser facilitada separando-o de qualquer acompanhante ao obter o histórico médico, conduzindo a consulta em um ambiente acolhedor e apropriado para crianças, tomando o tempo adequado para construir conexão e estabelecer confiança, bem como assegurando que qualquer intérprete usado não seja da mesma comunidade que o paciente e que seja treinado em tráfico humano.

O respeito pelos **direitos do paciente** é essencial, incluindo o direito a uma explicação do propósito das perguntas feitas e das razões e dos elementos tanto do exame quanto da avaliação diagnóstica. Quando possível, deve ser obtido o consentimento informado pelo paciente para todas as etapas do processo. Os limites de confidencialidade precisam ser explicados de maneira que a criança compreenda, para que eles possam escolher quais informações revelar. É importante que a **avaliação de risco** inclua uma discussão com o paciente sobre questões de segurança (referentes a riscos atuais e riscos percebidos após a alta). Embora muitas pessoas traficadas tenham cometido crimes durante o período de exploração, é fundamental tratar a criança com respeito e compaixão, encarando o paciente como vítima de exploração, e não como criminoso. Toda tentativa deve ser feita para entender e respeitar as influências culturais e religiosas que possam afetar a visão da criança sobre seu corpo, sua condição e seu tratamento desejado.

Em alguns casos, apenas depois de falar com a criança e obter o histórico médico, o profissional pode preocupar-se com a possibilidade de tráfico de seres humanos. A vulnerabilidade social e outros fatores podem vir à luz, induzindo a preocupação com a exploração. Nesses

Tabela 15.3 Possíveis indicadores de tráfico de crianças.

INDICADORES NA APRESENTAÇÃO
Queixa principal de agressão física ou sexual aguda
Queixa principal de tentativa de suicídio
Criança acompanhada por adulto ou jovem não familiar
Criança ou um dos pais acompanhado por pessoa dominadora que parece com pressa para sair; criança/um dos pais parecendo intimidado, com medo
Criança ou acompanhante fornecendo histórico de eventos inconsistente ou improvável
Criança não conhecendo a cidade em que se encontra ou onde mora
DESCOBERTAS FÍSICAS
Criança retraída, intoxicada, demonstrando pouco afeto (ou afeto inadequado), medo, muita ansiedade
Chave(s) de motel, vários telefones celulares, grande quantidade de dinheiro ou alguns itens caros (roupas, unhas feitas etc.)
Tatuagens (especialmente com nomes de ruas ou insinuações sexuais)
Evidência de lesão antiga ou aguda (queimaduras suspeitas, hematomas, sinais de estrangulamento, fraturas, traumatismo craniano fechado, trauma toracoabdominal)
Desnutrição e/ou falta de higiene
Má dentição e/ou traumatismo dentário
Apresentação tardia de doença/lesão

Tabela 15.4 Elementos baseados nos direitos humanos; abordagem de atendimento do paciente com base no trauma informado.

DIREITOS BÁSICOS
O melhor interesse da criança, como preocupação primária, em todas as ações que a envolvam.
Proteção contra discriminação por gênero, raça, etnia, cultura, situação socioeconômica, deficiência, religião, idioma, país de origem ou qualquer outro *status*.
Direito de expressar opiniões e ser ouvido, de acordo com a idade e o desenvolvimento da criança.
Direito de obter informações relevantes para a criança, a serem passadas de maneira que ela entenda.
Direito à privacidade e confidencialidade.
Direito ao mais alto padrão alcançável de saúde e acesso aos serviços de saúde.
Direito à dignidade, autorrespeito.
Direito à consideração de necessidades especiais (idade, incapacidade etc.)
Direito ao respeito de crenças e práticas culturais e religiosas.
CUIDADOS NO TRAUMA INFORMADO
Abordagem baseada em força; facilitar a resiliência e o empoderamento do paciente.
Obter histórico médico em local privado, seguro, fora da presença de pessoas que acompanham a criança na consulta.
Explicar todos os processos de maneira que a criança compreenda e obter consentimento para cada passo; discutir os limites de confidencialidade e relatórios obrigatórios.
Incentivar o paciente a expressar suas opiniões e a participar na tomada de decisões sobre encaminhamentos e cuidados.
Nutrir o senso de controle do paciente durante a avaliação.
Fazer apenas as perguntas necessárias para avaliar a segurança, a saúde e o bem-estar. Evitar fazer perguntas irrelevantes sobre o trauma, para impedir o desencadeamento desnecessário de ansiedade e angústia.
Minimizar a retraumatização durante a história, exames e testes de diagnóstico (evitar desencadeadores de estresse quando possível).
Monitorar sinais de angústia, verbais e não verbais.
Permitir que o paciente escolha o sexo do profissional, se possível.
Ter pessoal treinado presente durante o exame para ajudar a fornecer apoio e segurança.
Evitar fazer promessas que o profissional não pode cumprir.
Fazer bom uso das informações coletadas.
Realizar uma avaliação de segurança e criar um plano.
Estar preparado para fazer encaminhamentos e oferecer recursos.

casos, é possível o profissional considerar fazer perguntas adicionais, se isso puder ser feito de maneira não traumatizante. As perguntas podem incluir o seguinte:

- "Muitas crianças que vivem na rua têm dificuldade em conseguir dinheiro para comida e abrigo. Às vezes, elas precisam fazer permutas em troca de sexo para conseguir o que precisam. Isso já aconteceu com você ou com alguém que você conhece?
- Quando perguntando sobre histórico sexual: "Alguém já lhe perguntou ou forçou você a fazer sexo quando você realmente não queria? Sente-se à vontade para me contar sobre isso?"
- "Se você se sentir confortável, pode me falar um pouco sobre o seu trabalho? Quem lhe ofereceu o emprego? O trabalho que você faz é o que você esperava quando concordou em fazê-lo? Você tem permissão para guardar ou mandar para casa todo o dinheiro que ganha? Onde e com quem você mora? Quando você não está trabalhando, tem autorização para entrar e sair do lugar onde fica?"

Tais questões podem abrir as portas para uma discussão sobre a exploração e facilitar para que o profissional identifique recursos e referências apropriadas.

Todos os elementos da história médica e da revisão dos sistemas são importantes, mas deve ser dada atenção especial à história reprodutiva (incluindo orientação e identidade sexual, histórico prévio de parceiros sexuais, DST, gravidez/abortos, uso de preservativos), histórico de lesões, uso indevido (ou abusivo) de substâncias, história de saúde mental e os sintomas atuais. As taxas de uso abusivo de substâncias, depressão, transtorno de estresse pós-traumático e tendências suicidas são muito altas, e os questionamentos podem destacar a necessidade de cuidados de emergência ou encaminhamentos não urgentes. Eles também oferecem a oportunidade para uma orientação prévia visando à redução de danos: pode ser inestimável uma discussão sobre o uso de preservativos, IST, HIV/AIDS e o uso abusivo de substâncias, já que muitas vítimas não dispõem de informações precisas sobre esses tópicos. É importante identificar quaisquer condições crônicas, especialmente se não tratadas, e avaliar o *status* de vacinação. Muitas pessoas traficadas tiveram cuidados de saúde bastante precários no passado e carecem de cuidados primários básicos. É útil questionar sinais/sintomas de infecções endêmicas no país de origem da criança ou nos países em que ela foi traficada (p. ex., tuberculose, dengue, malária; ver Capítulo 10).

EXAME E TESTE DE DIAGNÓSTICO

Um exame físico completo possibilita que o profissional analise e trate condições médicas agudas e crônicas, colete evidências forenses (quando apropriado), avalie o estado nutricional e de desenvolvimento e documente lesões recentes e antigas. Testes diagnósticos podem identificar gravidez, IST, HIV, infecções não sexualmente transmissíveis, deficiências de vitaminas e minerais, anemia, exposições tóxicas, uso de drogas ou álcool. Um *kit* de evidência de agressão sexual pode revelar indícios ou DNA dos agressores. O consentimento informado para o exame, o *kit* de evidências de agressão e os testes diagnósticos são importantes, assim como a explicação cuidadosa de cada passo durante o processo e o monitoramento do paciente para sinais de sofrimento e ansiedade. Aqueles que foram traficados por sexo podem sentir um sofrimento particular durante o exame anogenital, o exame oral e no momento de fotografar as lesões. Um acompanhante treinado em trauma é muito útil para proporcionar conforto e apoio ao paciente. O exame deve ser realizado sem a presença de qualquer suspeito de estar envolvido na situação de tráfico. Após o exame, é importante que o profissional explique os resultados, pergunte à criança se tem alguma dúvida sobre o exame e lhe dê a oportunidade de falar sobre preocupações sobre o seu corpo. Pessoas traficadas podem nutrir ansiedade sobre uma variedade de problemas, incluindo infertilidade, saúde no futuro ou possíveis danos permanentes causados por lesões relacionadas ao trabalho e a condições tóxicas.

Os profissionais podem seguir as diretrizes para testes e profilaxia de IST do CDC/EUA. Fontes adicionais sobre testes de laboratório para doenças sexualmente e não sexualmente transmissíveis podem ser obtidas nas páginas do CDC (https://www.cdc.gov/) ou da Organização Mundial de Saúde (OMS) (http://www.who.int/en/). Em geral, as IST de maior relevância incluem *Neisseria gonorrhoeae*, *Chlamydia trachomatis*, *Trichomonas vaginalis*, HIV, sífilis e hepatites B e C. Os métodos de teste e as decisões sobre o tratamento (p. ex., resultados de testes positivos *versus* profilaxia *versus* tratamento sindrômico) dependerão das diretrizes nacionais, assim como dos recursos médicos que podem ser limitados em alguns países ou regiões. No entanto, deve-se considerar a alta probabilidade da perda do acompanhamento do paciente após a consulta; portanto, é possível que a decisão de adiar o tratamento até que os resultados do exame estejam disponíveis leve à não medicação necessária. As decisões de teste e tratamento precisam ser descritas em um protocolo. A contracepção de emergência e outros métodos de controle de natalidade (especialmente contracepção reversível de ação prolongada) devem ser discutidos com a paciente como viável.

Muitas crianças vítimas de tráfico (e crianças de adultos traficados) sofreram privação nutricional, falta de imunizações e problemas gerais de saúde, ainda mais se forem provenientes de países com poucos recursos ou se nascerem na situação de tráfico. Orientações sobre **exames e cuidados médicos** de crianças imigrantes (ver Capítulo 10) também podem ser obtidas no CDC, no *Red Book* da Academia Americana de Pediatria (AAP) ou no *Kit* de Saúde da Criança Imigrante*. Devem ser consideradas as doenças preveníveis por vacinação (incluindo tétano) no caso de haver feridas abertas) e doenças comuns no país de origem da criança. Vítimas domésticas ou internacionais podem ter deficiência de ferro, hemoglobinopatias, deficiência de vitamina D e problemas de visão ou audição não diagnosticados. Condições de vida anti-higiênicas e em ambientes lotados durante o período de tráfico aumentam os riscos de tuberculose, sarna e doenças diarreicas. Níveis tóxicos de chumbo ou produtos químicos podem estar presentes, e deficiências de vitaminas/minerais devem ser consideradas. É importante fazer uma **avaliação do desenvolvimento**, dada a alta probabilidade de terem recebido cuidados primários ruins no passado e das possíveis condições de vida difíceis.

A documentação do estado de saúde e das lesões é extremamente importante e deve ser detalhada e precisa. Diagramas corporais e fotografias (se não traumatizantes para a criança) são úteis, assim como descrições escritas da localização da lesão, tipo (p. ex., contusão, laceração), tamanho, forma e cor. É importante que todas as fotografias incluam identificadores do paciente e um instrumento de medição, quando possível. Fotografias a distância para determinar o local da lesão podem ser complementadas com *closes* de vários ângulos. Os sinais físicos de doença não tratada, desnutrição e outras condições precisam ser cuidadosamente documentados. Ao registrar o histórico médico, as citações diretas devem ser usadas quando possível (citações do profissional e declarações da vítima). É fundamental que registros escritos, vídeo, áudio e fotografias sejam armazenados em um sistema seguro de informações de saúde, com acesso limitado e protegido por senha. Protocolos estritos de confidencialidade e privacidade do paciente devem ser estabelecidos e seguidos.

REFERÊNCIAS E RECURSOS

Os profissionais de saúde devem cumprir as leis de notificação obrigatória em seu estado ou país, mas, ao fazê-lo, é preciso que se esforcem ao máximo para não causar danos à criança ou a sua família. No caso de os pais serem a vítima do tráfico (e não a criança), deve-se tomar o cuidado de fazer relatórios e encaminhamentos apenas com o consentimento da vítima (a menos que a segurança/saúde da criança esteja em risco). Aqueles que trabalham nos EUA, caso precisem de assistência com a interpretação de leis, trabalho com vítimas suspeitas, elaboração de relatórios às autoridades e identificação de fontes de referência locais podem obter ajuda entrando em contato com o **Centro Nacional de Recursos para o Tráfico Humano (CNRTH)**. O CNRTH treinou pessoas para apoiarem vítimas e profissionais, incluindo intérpretes para mais de 100 idiomas. Assistência adicional pode ser obtida contatando a força policial local ou estadual, forças-tarefa antitráfico ou centros

*https://www.aap.org/en-us/about-the-aap/Committees-Councils-Sections/Council-on-Community-Pediatrics/Pages/Section-1-Clinical-Care.aspx#q1.

locais de defesa da criança. Em alguns países, "linhas de apoio" e *hotlines* podem ser usados para buscar assistência a vítimas de tráfico suspeitas. É importante que o profissional de saúde esteja ciente dos recursos locais, estaduais e nacionais para vítimas de tráfico. Pessoas exploradas têm inúmeras necessidades que se estendem além do alcance da capacidade de atender do profissional de saúde. É necessária a abordagem por uma equipe multiprofissional para garantir que a criança receba alimentação, abrigo, gerenciamento de crises, interpretação do idioma, assistência à imigração e à saúde mental, bem como cuidados médicos, necessidades educacionais e outros serviços. Tal equipe pode incluir profissionais locais em serviço às vítimas, equipes de abrigo, profissionais de saúde comportamental, policiais, trabalhadores de serviços de proteção à criança (SPC) e de centros de defesa da criança, especialistas em agressão sexual e defensores de vítimas. A Tabela 15.5 lista possíveis centros de referência relacionados à saúde.

As vítimas de tráfico podem enfrentar considerável **estigma social** e **discriminação**. É possível que sejam vistas como partícipes que consentem, imigrantes ilegais que merecem maus-tratos, ou "garotos maus" que são responsáveis por suas próprias ações. Em alguns países, as leis sobre exploração sexual não incluem meninos, e as crenças culturais estimulam a crença de que os homens não podem ser vítimas disso. Variações na idade de consentimento implicam que uma criança pode ser considerada adulta em um país, mas criança em outro. Por essas e outras razões, é importante que o profissional de saúde defenda o *status* de vítima da criança ao interagir com outros profissionais e enfatize a necessidade de serviços abrangentes, sustentados e informados sobre trauma.

Antes da alta, o profissional deve garantir que o paciente compreenda os resultados da avaliação e o plano de tratamento, tenha um plano de segurança e esteja ciente das opções para o tratamento futuro. Quando os encaminhamentos estão sendo feitos, é útil que o profissional tome providências para garantir que os serviços sejam realmente realizados, acompanhando a equipe, enviando registros médicos (conforme apropriado e com o consentimento da vítima) e ajudando a vítima com compromissos quando possível. Também é essencial aconselhar a vítima sobre os seus direitos humanos básicos, incluindo o direito a cuidados médicos. Se for o responsável pelo cuidado a longo prazo de uma criança, o profissional deve considerar que as necessidades de tratamento mudam com o tempo; então, os planos de tratamento têm de ser reavaliados periodicamente. A continuidade dos cuidados é importante, mas pode ser um desafio quando a criança é transferida para outra cidade, é transportada de volta para o país de origem ou é traficada de novo. A comunicação e a colaboração com agências externas e profissionais de saúde podem ser muito úteis, assim como a designação de um administrador do caso para ajudar a garantir que os encaminhamentos estejam em vigor nas cidades ou nos vilarejos de destino.

Tabela 15.5 Potenciais encaminhamentos de saúde para pessoas traficadas.

Avaliação e tratamento da saúde comportamental (emergente ou não urgente): focada no trauma, preferencialmente conduzida por profissionais treinados em terapias de trauma*
Avaliação/tratamento de uso abusivo de substâncias
Ginecologista/obstetra
Atendimento médico especializado
Médicos da Atenção Primária (para imunizações, incluindo HPV, testes periódicos de DST, monitoramento do crescimento e desenvolvimento, planejamento familiar, orientação antecipatória, aconselhamento sobre nutrição/higiene etc.)
Fisioterapia, terapia ocupacional
Avaliação de desenvolvimento
Dentista
Oftalmologista e avaliação auditiva
Suporte para LGBTQ
Clínica de HIV
Centro de defesa da criança (para segunda opinião no exame, entrevista forense, serviços de saúde comportamental)

*A terapia apropriada pode diferir entre vítimas de culturas variadas; há uma base de evidências muito limitada para a eficácia da terapia de saúde comportamental para crianças traficadas. No entanto, terapias com uma base de evidência para abuso/abuso sexual infantil são frequentemente usadas nos EUA. HPV, papilomavírus humano; HIV, vírus da imunodeficiência humana; LGBTQ, lésbica, gay, bissexual, transgênero e questionando; DST, doença sexualmente transmissível.

A bibliografia está disponível no GEN-io.

Capítulo **16**

Crianças Abusadas e Negligenciadas

Howard Dubowitz e Wendy G. Lane

O abuso e a negligência (**maus-tratos**) contra crianças são problemas generalizados em todo o mundo, com consequências sociais, físicas e mentais em curto e longo prazos. Os profissionais de saúde infantil são importantes no auxílio da resolução desse problema. Além da responsabilidade de identificar e garantir a proteção e saúde de crianças vítimas de maus-tratos, os profissionais de saúde infantil também podem desempenhar papéis vitais relacionados à prevenção, ao tratamento e à defesa dos direitos. As taxas e políticas variam muito entre as nações e, frequentemente, dentro das nações. As taxas de maus-tratos e a oferta de serviços são afetadas pelas políticas gerais do país, da província ou do governo do estado no reconhecimento e na resposta ao abuso infantil e à negligência. Duas abordagens amplas foram identificadas: uma de *bem-estar da criança e da família* e uma *de segurança infantil*. Embora se sobreponham, o foco na primeira é a família como um todo e, na segunda, na criança percebida como em risco. Os EUA tiveram uma abordagem principalmente de segurança infantil.

DEFINIÇÕES

Abuso é definido como atos criminosos, e **negligência**, como atos de omissão. O governo dos EUA define abuso infantil como "qualquer ato recente ou falha em agir por parte de um pai ou responsável, que resulte em morte, dano físico ou emocional graves, abuso ou exploração sexual ou um ato ou falha em agir que apresente risco iminente de dano grave". Alguns estados também incluem outros membros da família. As crianças podem ser encontradas em situações nas quais nenhum dano real tenha ocorrido e nenhum risco iminente de dano grave esteja evidente, mas em que o dano potencial pode ser uma preocupação. Muitos estados incluem *danos potenciais* em suas leis de abuso infantil. A consideração do dano potencial possibilita a intervenção preventiva, embora a sua previsão seja fundamentalmente difícil. Dois aspectos devem ser considerados: a probabilidade de dano e a gravidade desse dano.

O **abuso físico** inclui bater, chacoalhar, queimar e morder. A **punição corporal**, no entanto, está sendo cada vez mais proibida. A iniciativa global para acabar com todas as punições corporais de crianças informou que 52 países proibiram a punição corporal em todos os locais, incluindo dentro da casa. Os governos de outros 55 países expressaram compromisso com a proibição total. Nos EUA, a punição corporal dentro de casa é legalizada em todos os estados, mas 31 deles proibiram a punição corporal em público.

O limiar para definir punição corporal como abuso não é claro. Pode-se considerar qualquer lesão além da vermelhidão transitória como abuso. Se os pais baterem em uma criança, isso deve ser limitado às nádegas e ocorrer sobre a roupa, nunca envolvendo a cabeça e o pescoço. Quando se usam objetos que não sejam as mãos, o potencial de dano sério aumenta. Atos graves de violência (p. ex., atirar um objeto rígido, bater no rosto da criança) têm de ser vistos como abusivos, pois, mesmo não havendo danos físicos, existe um risco significativo. Embora alguns profissionais de saúde infantil considerem **bater** como algo aceitável sob condições limitadas, quase todos sabem que abordagens mais construtivas para disciplinar são preferíveis. A Academia Americana de Pediatria, em recente declaração política, opôs-se claramente ao uso de punição corporal. Embora muitos achem que bater em uma criança nunca deva ser aceito e que diversos estudos tenham documentado dano potencial, ainda existe nos EUA uma relutância em rotular a agressão como abuso, a menos que haja uma lesão. É claro que o impacto emocional por ser agredido pode deixar uma cicatriz mais preocupante, muito tempo depois que as contusões desaparecerem e a fratura se cura.

O **abuso sexual** tem sido definido como "o envolvimento de dependentes, crianças imaturas em termos de desenvolvimento e adolescentes em atividades sexuais que não compreendem completamente, às quais são incapazes de dar consentimento ou que violam os tabus sociais dos papéis familiares". O abuso sexual inclui exposição a material sexualmente explícito, contato oral-genital, contato genital-genital, contato genital-anal e carícias genitais. É inadequado qualquer toque em *partes íntimas* pelos pais ou cuidadores em um contexto que não seja o cuidado necessário.

Negligência refere-se a omissões no cuidado, resultando em danos reais ou potenciais. *Omissões* incluem cuidados inadequados com a saúde, educação, supervisão e proteção contra riscos ambientais, falta de apoio emocional e atendimento insatisfatório das necessidades físicas (p. ex., vestuário e comida). Uma alternativa preferível, em vez de se concentrar nas omissões do cuidador, é considerar as *necessidades básicas* (ou direitos) das crianças (p. ex., alimentação adequada, vestuário, abrigo, cuidados de saúde, educação, nutrição). A negligência ocorre quando uma necessidade não é atendida de maneira adequada e resulta em dano real ou potencial, quaisquer que sejam os motivos. A criança cuja saúde é colocada em risco ou prejudicada por não receber os cuidados necessários sofre **negligência médica**. Nem todas essas situações requerem necessariamente denúncia para os serviços de proteção à criança (SPC), mas esforços iniciais menos intrusivos podem ser apropriados.

Abuso psicológico inclui abuso verbal, humilhação e atos que assustem ou aterrorizem a criança. Embora esse tipo de abuso possa ser extremamente prejudicial para as crianças, resultando em depressão, ansiedade, baixa autoestima ou falta de empatia, é raro o SPC envolver-se devido à dificuldade em provar tais alegações. Ainda assim, os profissionais de saúde infantil devem considerar com cuidado essa espécie de maus-tratos, mesmo que a preocupação não alcance um limiar legal ou de denúncia. Essas crianças e famílias podem beneficiar-se de aconselhamento e apoio social. Muitas crianças sofrem mais de um tipo de maus-tratos. Os SPC são mais propensos a abordar o abuso psicológico dentro do contexto de outras espécies de maus-tratos.

Nos EUA e internacionalmente, os problemas de **tráfico** infantil, para fins de mão de obra barata e exploração sexual, expõem as crianças a todos esses tipos de abuso mencionados (ver Capítulo 15).

INCIDÊNCIA E PREVALÊNCIA

Global

O abuso infantil e a negligência não são raros e ocorrem em todo o mundo. Com base em estudos internacionais, a Organização Mundial da Saúde (OMS) estima que 18% das meninas e 8% dos meninos sofrem abuso sexual quando crianças, enquanto 23% das crianças relatam ter sofrido abuso físico (Figuras 16.1 e 16.2). Além disso, muitas crianças sofrem abuso emocional e negligência. Pesquisas publicadas pelo Fundo das Nações Unidas para a Infância (UNICEF) confirmam esses relatórios. Em um estudo realizado no Oriente Médio, mostrou-se que 30% das crianças foram espancadas ou amarradas pelos pais; em outro, elaborado em um país do Sudeste Asiático, apontou-se que 30% das mães relataram terem batido em seus filhos com um objeto nos últimos 6 meses.

Nos EUA

Abuso e negligência ocorrem principalmente a portas fechadas e são muitas vezes um segredo bem guardado. No entanto, houve 4 milhões de notificações ao SPC envolvendo 7,2 milhões de crianças nos EUA em 2015. Das 683.000 crianças com denúncias comprovadas (9,2 por 1.000 crianças), 78,3% sofreram negligência (incluindo 1,9% de negligência médica), 17,2% foram vítimas de abuso físico, 8,4%, de abuso sexual, e 6,2%, de maus-tratos psicológicos. Embora tenha havido um declínio nas taxas a partir do início dos anos 1990, as taxas aumentaram em 2014 e 2015 em comparação com anos anteriores. De igual modo, a taxa de crianças hospitalizadas por abuso físico grave não diminuiu nos últimos anos. Profissionais médicos fizeram 9,1% de todos os relatórios.

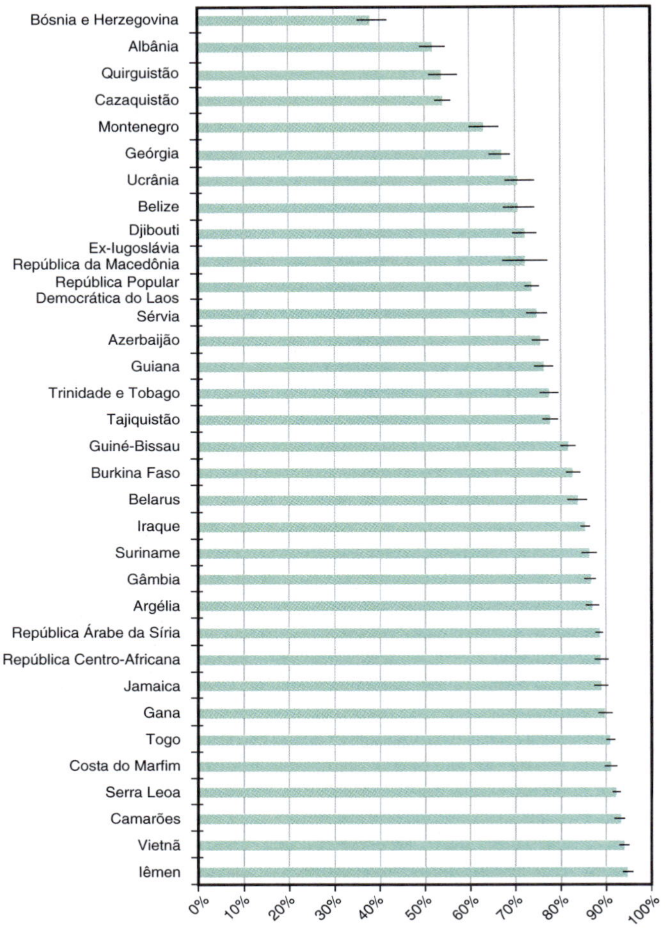

Figura 16.1 Porcentagem de crianças de 2 a 14 anos que sofreram alguma disciplina violenta (punição física e/ou agressão psicológica) no último mês, por país. (*United Nations Children's Fund, Hidden in Plain Sight: A statistical analysis of violence against children. UNICEF, New York, 2014,* Figura 2. http://www.data.unicef.org/resources/hidden-in-plain-sight).

Outras fontes, independentes das estatísticas oficiais dos SPC citadas acima, confirmam a prevalência de maus-tratos infantis. Em uma pesquisa comunitária, 3% dos pais relataram o uso de violência muito grave (p. ex., bater com o punho, queimar, usar arma ou faca) contra seus filhos no ano anterior. Considerando a natural falta de interesse em divulgar informações socialmente indesejáveis, essas taxas são conservadoras e alarmantes.

ETIOLOGIA

Os maus-tratos infantis raramente têm uma causa única. Ao contrário, existem **fatores de risco** biopsicossociais múltiplos que costumam interagir em quatro níveis. Para ilustrar, em *nível individual*, a deficiência de uma criança, a depressão de um pai ou o uso abusivo de substâncias predispõem a criança a maus-tratos. Em *nível familiar*, a violência por parceiro íntimo (ou doméstica) apresenta riscos para as crianças. *Fatores da comunidade* que influenciam incluem agravantes como bairros perigosos ou a falta de instalações recreativas. A passividade profissional pode contribuir para a negligência, como quando o plano de tratamento não é comunicado claramente. *Fatores sociais* amplos, como a pobreza e os seus encargos associados, também contribuem para os maus-tratos.

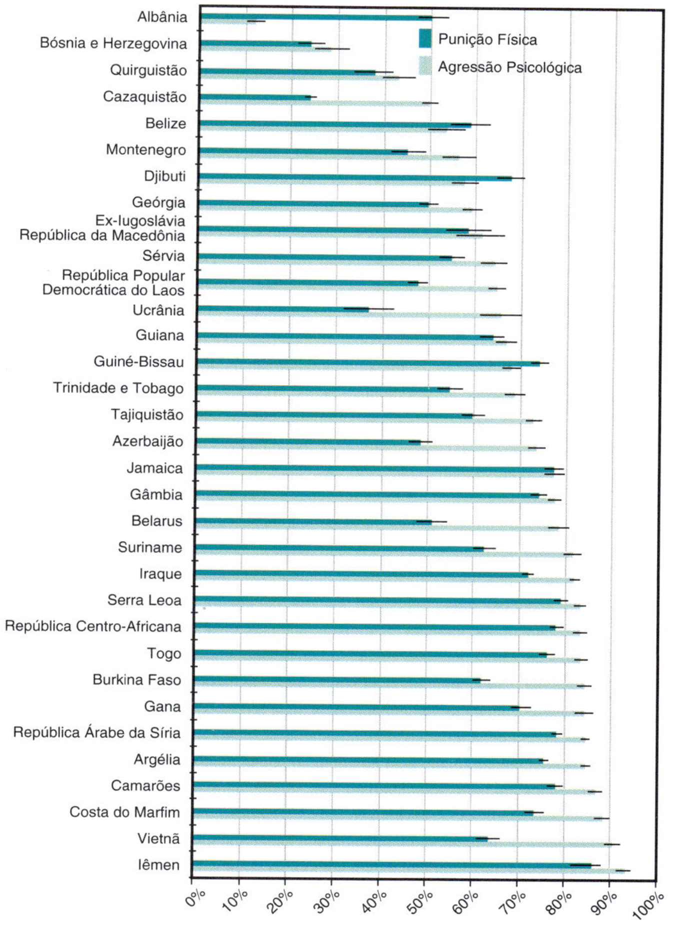

Figura 16.2 Porcentagem de crianças com idades entre 2 e 14 anos que sofreram agressões psicológicas e porcentagem de crianças com idades entre 2 e 14 anos que sofreram punições físicas no último mês, por país, de 2005 a 2006. (*United Nations Children's Fund, Hidden in Plain Sight: A statistical analysis of violence against children. UNICEF, New York*, Fig 2. http://www.data.unicef.org/resources/hidden-in-plain-sight).

A OMS estima que a taxa de homicídio de crianças é cerca de 2 vezes maior em países de baixa renda em comparação com países de alta renda (2,58 *versus* 1,21 por 100.000 habitantes), mas é claro que homicídios também ocorrem em países de alta renda. Crianças de todas as classes sociais podem ser maltratadas, e os profissionais de saúde infantil precisam atentar-se contra preconceitos em relação às famílias de baixa renda.

Por outro lado, é possível que **fatores protetivos**, como o apoio familiar ou a preocupação da mãe com o filho, atenuem os fatores de risco e protejam as crianças de maus-tratos. Identificar e construir fatores protetivos pode ser vital para a intervenção eficaz. É indicado dizer a um pai: "Eu posso ver o quanto você ama a [nome da criança]. O que podemos fazer para mantê-la fora do hospital?". Os maus-tratos à criança resultam de uma interação complexa entre fatores de risco e proteção. Uma mãe solteira que tem um bebê com cólica e recentemente perdeu seu emprego está em risco de maltratá-lo, mas uma avó amorosa pode ser protetora. Uma boa compreensão dos fatores que contribuem para os maus-tratos, bem como aqueles que são protetores, devem guiar um atendimento apropriado.

MANIFESTAÇÕES CLÍNICAS

O abuso infantil e a negligência podem manifestar-se de várias maneiras. Um elemento crítico no abuso físico é a falta de uma história plausível, além do trauma causado. A responsabilidade do médico é considerar cuidadosamente o diagnóstico diferencial e não tirar conclusões precipitadas.

Hematomas são a manifestação mais comum de abuso físico. Características sugestivas de contusões infligidas incluem: (1) hematomas em bebês que ainda não andam (ocorre em apenas 2% dos casos); (2) hematomas em áreas mais "acolchoadas" e menos expostas (nádegas, bochechas, orelhas, genitália); (3) hematomas ou queimaduras no formato de um objeto ou curativos ao redor dos punhos; e (4) hematomas múltiplos, especialmente se ficar claro terem sido causados em épocas diferentes (Figura 16.3 e Tabela 16.1). Sugestões anteriores para estimar a idade de hematomas foram desacreditadas. É algo muito difícil de se determinar com precisão.

Outras condições, tais como marcas de nascença e melanocitose dérmica congênita (p. ex., manchas mongólicas), podem ser confundidas com hematomas e abuso. Essas marcas na pele não são sensíveis nem mudam rapidamente de cor ou tamanho. Pode existir uma explicação médica subjacente para hematomas, como distúrbios sanguíneos (hemofilia) ou distúrbios do tecido conjuntivo (síndrome de Ehlers-Danlos). Em geral, a anamnese ou os exames fornecem pistas para essas condições. A púrpura de Henoch-Schönlein, a vasculite mais comum em crianças pequenas, pode ser confundida com abuso. O padrão e a localização dos hematomas causados por abuso costumam ser diferentes daqueles que decorrem de uma coagulopatia. Hematomas não infligidos são caracteristicamente localizados na parte anterior e sobre proeminências ósseas, como tibiais e frontais. A presença de um distúrbio médico não exclui o abuso.

Práticas culturais podem causar hematomas. *Cao gio*, ou *cunhagem*, é uma terapia popular do Sudeste Asiático feita com um objeto duro vigorosamente esfregado na pele, causando petéquias ou púrpura. O *uso de ventosas* é outra abordagem, popular no Oriente Médio. Uma ventosa de vidro aquecida é aplicada na pele, em geral, nas costas. À medida que esfria, um vácuo é formado, levando a hematomas perfeitamente circulares. O contexto aqui é importante, e tais circunstâncias não devem ser consideradas abusivas (ver Capítulo 11).

É necessária uma cuidadosa anamnese sobre problemas hemorrágicos do paciente e dos seus parentes de primeiro grau. Se houver suspeita de um distúrbio hemorrágico, deve-se obter o hemograma completo, incluindo a contagem de plaquetas, o tempo de protrombina e o tempo parcial de tromboplastina. Exames mais detalhados, como a atividade dos fatores VIII, IX e XIII e a avaliação de von Willebrand, precisam ser considerados em consulta com um hematologista.

As **mordidas** têm um padrão característico de 1 ou 2 arcos opostos com múltiplos hematomas. Elas podem ser infligidas por um adulto, outra criança, um animal ou pelo próprio paciente. Dentistas forenses já desenvolveram protocolos para distinguir entre mordidas de adultos e de crianças e entre mordidas de animais e de humanos. No entanto, vários estudos identificaram problemas com a precisão e consistência da análise de marcas de mordida.

As **queimaduras** podem ser infligidas ou causadas por supervisão inadequada. É possível que queimaduras por líquidos escaldantes resultem de imersão ou respingos. As *queimaduras por imersão* que ocorrem quando uma criança é forçadamente retida em água quente mostram uma delineação clara entre a pele queimada e a saudável e uma profundidade uniforme. Podem apresentar uma distribuição em forma de meia ou de luva. Marcas de respingos costumam estar ausentes, ao contrário de quando uma criança inadvertidamente esbarra em água quente. Em particular, queimaduras simétricas são sugestivas de abuso, assim como queimaduras nas nádegas e no períneo (Figura 16.4). Embora na maioria das vezes sejam acidentais, respingos também podem resultar de abuso. Queimaduras causadas por objetos quentes, como aparelhos para enrolar os cabelos (*babyliss*), aquecedores, ferros a vapor, grades de metal, facas quentes e cigarros, deixam padrões que representam o objeto (Figura 16.5). É provável que a criança se afaste rapidamente de um objeto quente; assim, queimaduras extensas e profundas refletem mais do que um contato rápido e são sugestivas de abuso.

Diversas condições imitam queimaduras causadas por abuso, como escovar os dentes próximo a um aquecedor quente, queimar-se no assento quente do carro, apresentar hemangiomas e submeter-se a tratamentos populares como o método de acupuntura térmica. O impetigo pode assemelhar-se a queimaduras por cigarro. *Queimaduras por cigarro* têm geralmente entre 7 e 10 mm de diâmetro, enquanto o

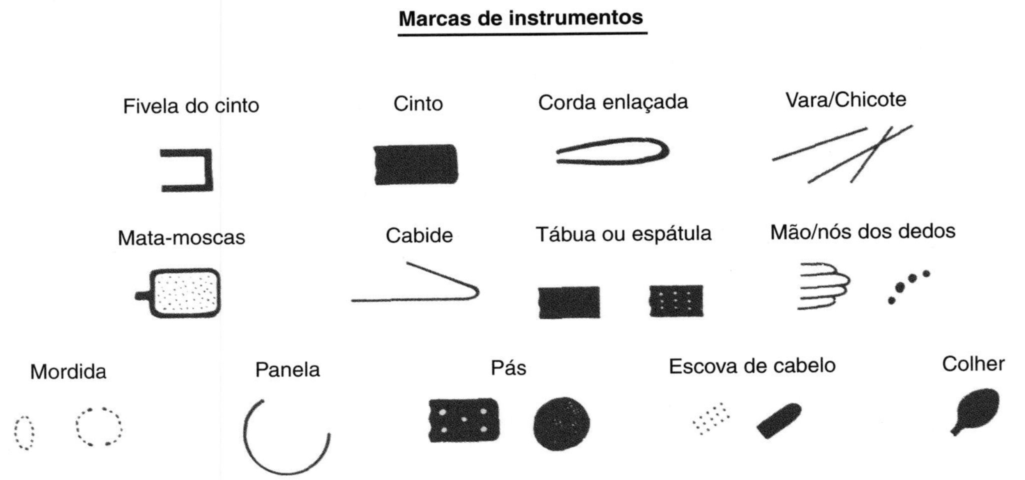

Figura 16.3 Uma variedade de instrumentos pode ser usada para causar ferimentos em uma criança. Geralmente, a escolha de um instrumento é uma questão de conveniência. Marcas tendem a deixar silhueta ou delinear a forma do instrumento. A possibilidade de o traumatismo ter sido intencional deve levantar um alto grau de suspeita quando as lesões em uma criança são geométricas, pareadas, espelhadas, de várias idades ou tipos, ou em partes relativamente protegidas do corpo. O reconhecimento precoce do traumatismo intencional é importante para fornecer terapia e evitar o agravamento de lesões mais sérias.

Tabela 16.1 Padrões de lesão.

MÉTODO DE LESÃO/INSTRUMENTO	PADRÃO OBSERVADO
Apertar/agarrar	Marcas relativamente redondas correspondentes às pontas dos dedos e/ou a polegar
Soco de punho fechado	Série de contusões redondas que correspondem aos nós dos dedos da mão
Tapas	Hematomas paralelos, lineares (geralmente petequeais) separados por áreas conservadas no centro
Cinto/cabo eletrônico	Marcas de laço ou linhas paralelas petequeais (da largura do cinto/cabo) conservadas no centro; podem ser vistas marcas triangulares da ponta do cinto, pequenas lesões circulares causadas pelos furos na língua do cinto e/ou um padrão de fivela
Corda	Áreas de hematomas intercalados com áreas de abrasão
Outros objetos/instrumentos domésticos	Ferimentos no formato do objeto/instrumento (p. ex., hastes, chaves e fios causam contusões lineares)
Mordida humana	Dois arcos formando um desenho circular ou oval, podem causar hematomas e/ou abrasão
Estrangulamento	Petéquias na cabeça e/ou no pescoço, incluindo membranas mucosas; pode haver hemorragias subconjuntivais
Curativos/ataduras	Marcas ao redor dos punhos, tornozelos ou pescoço; às vezes, acompanhadas de petéquias ou edema distal à marca da ligadura Marcas adjacentes à boca se a criança tiver sido amordaçada
Ajoelhar em excesso*	Abrasões/queimaduras, especialmente nos joelhos
Puxão de cabelo	Alopecia traumática; podem ser vistas petéquias no couro cabeludo subjacente ou inchaço e sensibilidade do couro cabeludo (do hematoma subgaleal)
Tatuagem ou marca de cicatriz intencional	Casos abusivos foram descritos, mas também podem ser um fenômeno cultural (p. ex., ornamentação Maori do corpo)

*Punição ajoelhado em sal ou outra substância áspera.

impetigo apresenta lesões de tamanhos variáveis. As queimaduras de cigarro não infligidas costumam ser ovais e superficiais.

A negligência frequentemente contribui para queimaduras na infância. Crianças sozinhas em casa podem queimar-se em incêndios domésticos. É possível o pai que usa drogas causar incêndio e ser incapaz de proteger o filho. Crianças exploradas podem puxar para si mesmas líquidos quentes deixados sem supervisão. O líquido esfria enquanto escorre, de modo que a queimadura é mais grave e ampla proximalmente. Se a criança estiver usando fraldas ou roupa, o tecido pode absorver a água quente e causar queimaduras piores do que o esperado. É difícil prever circunstâncias, e uma única queimadura resultante de um lapso momentâneo na supervisão não deve ser vista automaticamente como negligente.

Concluir se uma queimadura foi infligida depende da história, do padrão da queimadura e da situação da criança. O intervalo gasto na procura de cuidados de saúde pode resultar entre uma queimadura inicialmente menor, antes da formação de bolhas até uma infecção. É possível essa circunstância representar um comportamento razoável, não devendo, portanto, ser automaticamente considerada negligente. Uma investigação na casa costuma ser valiosa (p. ex., testar a temperatura da água).

As **fraturas** que sugerem fortemente abuso incluem lesões metafisárias clássicas, fraturas de costelas posteriores, fraturas da escápula, esterno e processos espinhosos, sobretudo em crianças pequenas (Tabela 16.2). Todas elas requerem mais força do que seria esperado de uma pequena queda ou atividades de rotina de uma criança. Fraturas de costela e do esterno raramente resultam de reanimação cardiopulmonar (RCP), mesmo quando realizadas por adultos não treinados. A técnica de 2 dedos ou 2 polegares, recomendada para bebês desde 2005, pode produzir fraturas anterolaterais de costela. Em crianças que sofreram

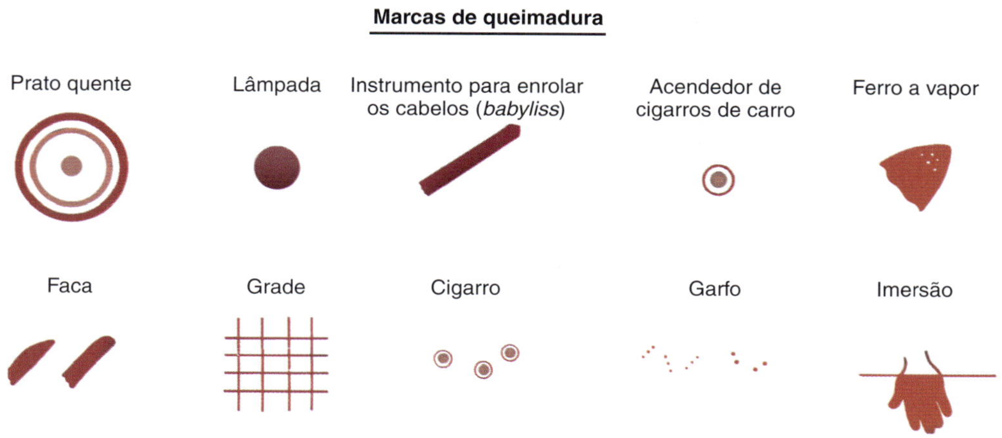

Figura 16.4 Marcas de objetos quentes causam queimaduras em um padrão que duplica o formato do objeto. A familiaridade com objetos comuns quentes que são usados para machucar crianças facilita o reconhecimento de possíveis lesões intencionais. A localização da queimadura é importante para determinar a sua causa. As crianças tendem a explorar superfícies com as palmas das mãos, sendo raros os casos em que elas tocam repetidamente um objeto quente por muito tempo.

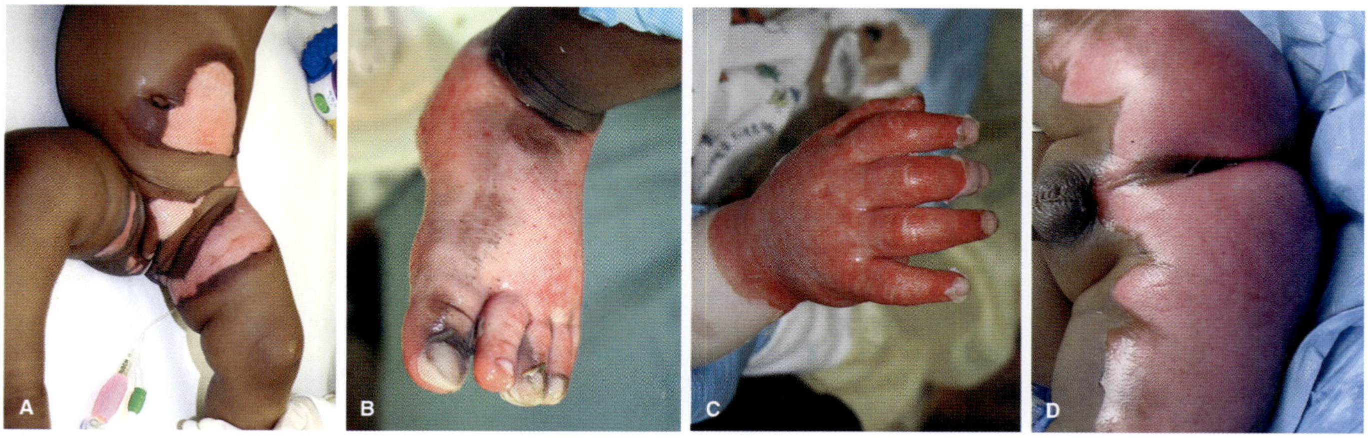

Figura 16.5 Padrões de ferimentos por imersão. **A.** Dobras flexores escassas. **B.** Queimadura por imersão em forma de meia. **C.** Queimadura por imersão em forma de luva. **D.** Nádegas queimadas por imersão. (*De: Jenny C: Child abuse and neglect: diagnosis, treatment, and evidence, Philadelphia, 2011, Saunders, p. 225, Fig 28-3.*)

abuso, fraturas de costela (Figura 16.6), metafisárias (Figura 16.7) e de crânio são as mais comuns. Fraturas de fêmur e úmero em lactentes que ainda não andam também são muito sugestivas de abuso. Com o aumento da mobilidade e capacidade de correr, as crianças podem cair com força de rotação suficiente para causar uma fratura espiralada do fêmur. Múltiplas fraturas em vários estágios de cura são sugestivas de abuso; no entanto, as condições subjacentes precisam ser consideradas. As fraturas claviculares, femoral, supracondiliana do úmero e de extremidade distal em crianças com mais de 2 anos de idade são provavelmente não infligidas, a menos que sejam múltiplas ou acompanhadas por outros sinais de abuso. Poucas fraturas são patognomônicas de abuso. Tudo deve ser considerado à luz da história e do nível de desenvolvimento da criança. As fraturas podem estar presentes em crianças muito inquietas e irritadas.

O diagnóstico diferencial inclui condições que aumentam a suscetibilidade a fraturas, tais como osteopenia e osteogênese imperfeita, distúrbios metabólicos e nutricionais (p. ex., escorbuto, raquitismo), osteodistrofia renal, osteomielite, sífilis congênita e neoplasia. Alguns apontam ser possível o raquitismo e os baixos níveis, porém subclínicos, de vitamina D como sendo responsáveis por fraturas consideradas abusivas. As evidências até o momento não suportam essa suposição. Características de condições congênitas ou metabólicas associadas a fraturas não abusivas incluem histórico familiar de fraturas recorrentes após trauma menor, formato anormal de crânio, dentinogênese

Tabela 16.2	Especificidade de achados radiológicos para traumas.
ALTA ESPECIFICIDADE*	
Lesões metafisárias clássicas	
Fraturas de costela, especialmente posteromedial	
Fraturas escapulares	
Fraturas do processo espinhoso	
Fraturas do esterno	
ESPECIFICIDADE MODERADA	
Fraturas múltiplas, especialmente bilaterais	
Fraturas de diferentes períodos	
Separações epifisárias	
Fraturas e subluxações do corpo vertebral	
Fraturas digitais	
Fraturas cranianas complexas	
Fraturas pélvicas	
ESPECIFICIDADE COMUM, MAS BAIXA	
Formação de novo osso subperiosteal	
Fraturas claviculares	
Fraturas diafisárias	
Fraturas cranianas lineares	

*A mais alta especificidade se aplica a lactentes. De Kleinman PK: *Diagnostic imaging of child abuse*, ed. 3, Cambridge, Reino Unido, 2015, Cambridge University Press, p. 24.

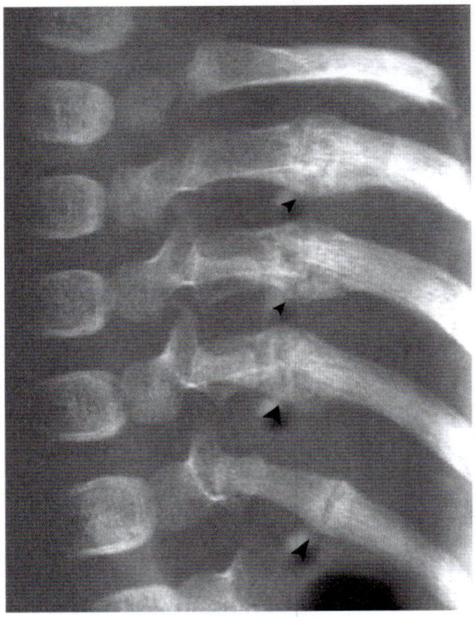

Figura 16.6 Visão oblíqua de alto detalhe das costelas de um bebê de 6 meses mostra múltiplas fraturas de costela posteromediais cicatrizando (*setas*). O nível de detalhe nesta imagem é muito maior do que em uma radiografia de tórax padrão. (*De Dwek JR: The radiographic approach to child abuse, Clin Orthop Relat Res 469: 776-789, 2011, p 780, Fig. 4.*)

Tabela 16.3	Levantamento radiológico esquelético de bebês e crianças com menos de 2 anos de idade.*

- Vista anteroposterior (AP) e lateral do crânio (visão de Townes opcional; adicionar se qualquer fratura for vista)
- Coluna lateral (coluna cervical [coluna C] pode ser incluída nas radiografias do crânio; a AP da coluna está incluída nas visões AP da caixa torácica e da bacia para incluir a coluna inteira)
- Visão AP, posterior direita oblíqua, técnica da visão posterior esquerda oblíqua do tórax-costela
- AP da pélvis
- Visão AP de cada fêmur
- Visão AP de cada perna
- Visão AP de cada úmero
- Visão AP de cada antebraço
- Visão posteroanterior (PA) de cada mão
- Visão AP (dorsoventral) de cada pé

*As imagens são verificadas pelo radiologista antes de o paciente sair. Imagens malposicionadas ou subótimas devem ser repetidas. São adicionadas vistas laterais para achados positivos ou ambíguos das extremidades. Visões cônicas de achados positivos ou ambíguos podem ser obtidas (*i. e.*, nas extremidades dos ossos longos, costelas). Adaptada de Coley BD: *Caffey's pediatric diagnostic imaging*, ed 12, vol 2, Philadelphia,, 2013, Mosby/Elsevier, p. 1588 (Box 144-1).

imperfeita, esclera azul, craniotabes, frouxidão ligamentar, pernas arqueadas, hérnia e pele translúcida. A *neoformação óssea subperiosteal* é um achado inespecífico observado em distúrbios infecciosos, traumáticos e metabólicos. Em crianças pequenas, a formação de novos ossos pode ser um achado fisiológico normal, geralmente bilateral, simétrico e menor que 2 mm de profundidade.

A avaliação de uma fratura deve incluir levantamento radiológico do esqueleto em crianças menores de 2 anos quando o abuso parece provável (Tabela 16.3). Várias radiografias de diferentes ângulos são necessárias. *Babygrams* (1 ou 2 filmes de todo o corpo) devem ser evitados. Se o exame for normal, mas a preocupação com uma lesão oculta permanecer, uma varredura óssea radionucleotídica deve ser realizada para detectar possível lesão aguda. Imagens de acompanhamento após 2 semanas também podem revelar fraturas não aparentes inicialmente.

Ao confirmar a história e a lesão, a idade de uma fratura pode ser estimada grosseiramente (Tabela 16.4). O inchaço dos tecidos moles diminui após 2 a 21 dias. Uma neoformação óssea subperiosteal é visível entre 6 e 21 dias. A perda da definição da linha de fratura ocorre entre 10 e 21 dias. O calo suave pode ser visível após 9 dias, e o duro, entre 14 e 90 dias. Esses intervalos são mais curtos na infância e mais longos em crianças em estado nutricional deficiente ou com doença subjacente crônica. As fraturas de ossos chatos, como o crânio, não formam calos nem podem ser estimadas de acordo com o tempo, embora o inchaço dos tecidos moles indique uma recidiva próxima (até a semana anterior).

O **traumatismo cranioencefálico (TCE) abusivo** resulta em morbidades e mortalidades mais significativas. A lesão abusiva pode ser causada por impacto direto, asfixia ou chacoalhão. Hematomas subdurais (Figura 16.8), hemorragias retinianas, em especial quando extensas e envolvendo múltiplas camadas e lesão axonal difusa, sugerem

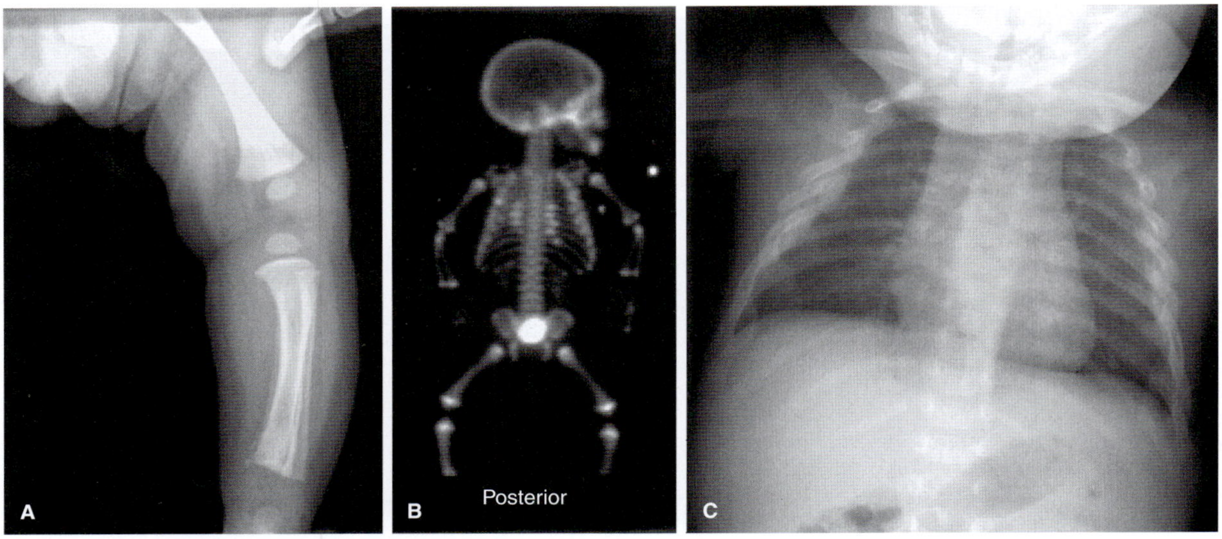

Figura 16.7 A. Fratura metafisária de tíbia distal em um lactente de 3 meses internado no hospital com traumatismo cranioencefálico grave. Há também neoformação óssea periosteal da tíbia, talvez de lesão prévia. B. Varredura óssea do mesmo bebê. A radiografia inicial do tórax mostrou uma única fratura da quarta costela posterior direita. Cintilografia óssea com radionuclídeo realizada 2 dias depois revelou múltiplas fraturas das costelas posterior e lateral, não reconhecidas. C. Radiografias de acompanhamento 2 semanas depois mostraram múltiplas fraturas de costela em cicatrização. Esse padrão de fratura é altamente específico de abuso infantil. Em geral, o mecanismo dessas lesões é a compressão violenta do peito.

fortemente o TCE, sobretudo quando ocorrem em conjunto. O baixo tônus muscular do pescoço e as cabeças relativamente grandes dos bebês os tornam vulneráveis às forças de aceleração e desaceleração associadas ao chacoalhão, levando ao TCE. As crianças podem não apresentar sinais externos de lesão, mesmo com trauma intracraniano grave. É possível que os sinais e sintomas sejam inespecíficos, variando de letargia, vômitos (sem diarreia), alteração do estado neurológico, convulsões e coma. Em todas as crianças pré-verbais, a suspeita de TCE deve existir quando apresentam esses sinais e sintomas.

Tabela 16.4 Cronograma de alterações radiológicas de fraturas em crianças* (em dias).

CATEGORIA	INÍCIO	PICO	FINAL
1. Neoformação de osso subperiosteal	4 a 10	10 a 14	14 a 21
2. Perda de definição da linha da fratura		10 a 14	14 a 21
3. Calo macio		10 a 14	14 a 21
4. Calo duro	14 a 21	21 a 42	42 a 90

*Lesões repetidas podem prolongar todas as categorias. Os pontos do tempo tendem a aumentar desde a primeira infância até a infância. Adaptada de Kleinman PK: *Diagnostic imaging of child abuse*, ed 3, Cambridge, Reino Unido, 2015, Cambridge University Press, p. 215.

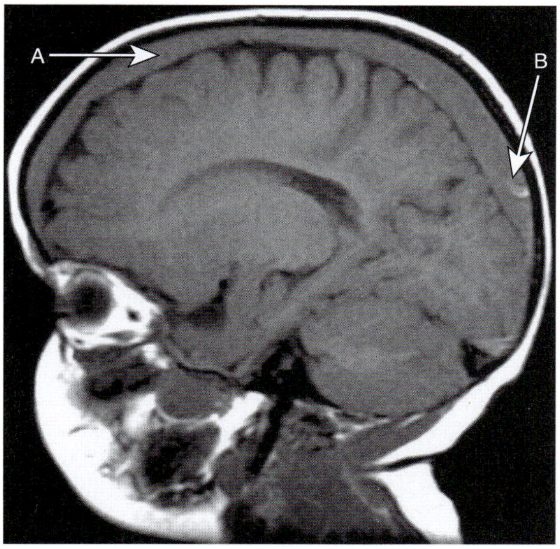

Figura 16.8 Tomografia computadorizada indicando hemorragia intracraniana. *Seta A*, sangue mais antigo. *Seta B*, sangue novo.

O trauma intracraniano agudo é mais bem-avaliado por uma TC inicial e no acompanhamento. A ressonância magnética é útil na diferenciação do fluido axial extra, determinando o tempo das lesões, avaliando a lesão do parênquima e identificando anomalias vasculares. Obtém-se melhor ressonância magnética 5 a 7 dias após uma lesão aguda. A acidúria glutárica tipo 1 pode apresentar sangramento intracraniano e deve ser considerada. Outras causas de hemorragia subdural em crianças incluem malformações arteriovenosas, coagulopatias, traumatismos no nascimento, tumor e infecções. Quando há suspeita de TCE, devem ser descartadas lesões em outros locais – esqueleto e abdome.

Hemorragias retinianas são um importante marcador de TCE (Figura 16.9). Sempre que esse for considerado, o oftalmologista pediátrico deve realizar exame oftalmológico indireto com olho dilatado. Embora hemorragias retinianas possam ser encontradas em outras condições, hemorragias múltiplas, envolvendo mais de uma camada da retina e estendendo-se para a periferia, são muito suspeitas de abuso. O mecanismo é provavelmente aceleração-desaceleração repetida durante um chacoalhão. A retinosquise traumática aponta fortemente para o abuso.

Nas outras causas de hemorragias retinianas, o padrão costuma ser diferente do observado em abuso infantil. Após o nascimento, muitos recém-nascidos as têm, mas elas desaparecem entre 2 e 6 semanas. Coagulopatias (particularmente leucemia), doenças da retina, intoxicação por monóxido de carbono ou acidúria glutárica podem ser responsáveis. Não é comum uma lesão grave direta por esmagamento, não infligida na cabeça, causar extensa retinopatia hemorrágica. A RCP raramente, ou quase nunca, causa hemorragia retiniana em lactentes e crianças. Caso ocorra, haverá algumas hemorragias no polo posterior. Hemoglobinopatias, diabetes melito, brincadeiras de rotina, traumatismo craniano menor não infligido e vacinações não parecem causar hemorragia retiniana em crianças. É raro que tosse grave ou convulsões causem hemorragias retinianas que podem ser confundidas com TCE.

O dilema frequentemente enfrentado é se as forças menores cotidianas podem explicar os achados vistos no TCE. Fraturas cranianas lineares simples na ausência de outras evidências sugestivas podem ser explicadas por uma pequena queda, embora mesmo isso seja raro (1 a 2%) e a lesão cerebral subjacente por quedas pequenas seja muito rara. O momento de ocorrência das lesões cerebrais em casos de abuso não é preciso. Nos casos fatais, no entanto, o trauma provavelmente deverá ter ocorrido muito próximo de a criança ter-se tornado sintomática.

Outras manifestações de TCE podem ser observadas. Os *olhos de guaxinim* ocorrem em associação com hematomas subgaleais após tração do cabelo e couro cabeludo anterior ou depois de um golpe na testa. O neuroblastoma pode apresentar-se de maneira semelhante e deve ser considerado. É possível visualizar no pescoço contusões por

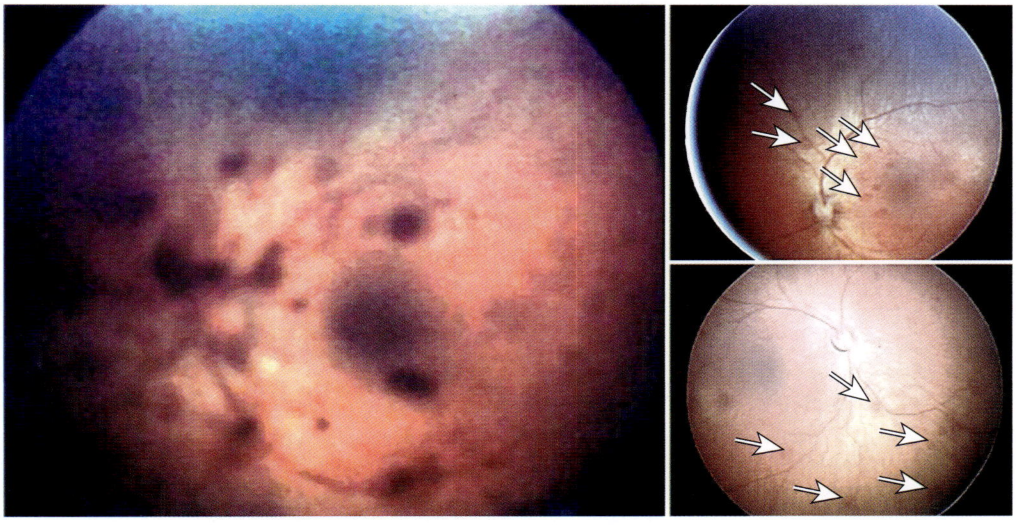

Figura 16.9 Hemorragias retinianas. As setas apontam para hemorragias de vários tamanhos.

tentativa de estrangulamento. Asfixia ou sufocamento podem causar lesão cerebral hipóxica, muitas vezes sem sinais externos.

O **trauma abdominal** é responsável por morbidade e mortalidade significativas em crianças vítimas de abuso. As pequenas são mais vulneráveis em razão de seus abdomes relativamente grandes e da musculatura abdominal frouxa. Um golpe forte ou um chute podem causar hematomas de órgãos sólidos (fígado, baço, rim) por compressão contra a coluna vertebral, assim como hematoma (duodenal) ou ruptura (estômago) de órgãos ocos. O sangramento intra-abdominal pode resultar de trauma em um órgão ou do cisalhamento de um vaso. É possível que mais de um órgão seja afetado. As crianças podem apresentar insuficiência cardiovascular ou uma condição aguda do abdome, muitas vezes após um atraso no atendimento. Vômitos biliosos, sem febre ou irritação peritoneal, sugerem hematoma duodenal, frequentemente causado por abuso.

As manifestações do trauma abdominal costumam ser sutis, mesmo com ferimentos graves. A equimose da parede abdominal é incomum, e os sintomas podem evoluir lentamente. É possível uma perfuração lenta ocorrer dias após a lesão. Estenoses intestinais ou um pseudocisto pancreático podem ocorrer semanas ou meses mais tarde. Os profissionais de saúde infantil devem considerar a busca por trauma abdominal oculto quando existir outra evidência de abuso físico. É importante que a triagem inclua dosagem dos níveis de enzimas hepáticas e pancreáticas, além de pesquisa por sangue na urina. Crianças com resultados laboratoriais indicando possível lesão precisam realizar TC abdominal. A TC ou a ultrassonografia também devem ser realizadas se houver preocupação com possível lesão dos órgãos esplênico, adrenal, hepático ou reprodutivo.

Lesões orais podem apresentar-se como lábios machucados, sangramento, frênulo rompido e traumatismo dentário ou cárie (negligência).

Negligência

A negligência é o tipo mais prevalente de maus-tratos infantis, com sequelas potencialmente graves e duradouras. Pode manifestar-se de muitas maneiras, dependendo de quais necessidades não são atendidas de modo adequado. A falta de adesão ao tratamento médico, por exemplo, é capaz de agravar a condição, assim como um atraso na busca de atendimento. É possível a alimentação inadequada manifestar-se no comprometimento do crescimento e a desatenção à obesidade agravar esse problema. A falta de higiene pode contribuir para a infecção de cortes e lesões. A supervisão inadequada contribui para lesões e ingestões. As necessidades das crianças por cuidados de saúde mental, cuidados dentários e outras necessidades relacionadas com a saúde podem não ser satisfeitas, manifestando-se como negligência nessas áreas. As necessidades educacionais, particularmente para crianças com dificuldades de aprendizagem, muitas vezes não são atendidas.

A avaliação de possíveis negligências requer a resposta às seguintes questões críticas: "Isso é negligência?" e "As circunstâncias prejudicaram a criança ou comprometeram a saúde e a segurança da criança?". Por exemplo, a adesão insuficiente ao tratamento pode levar a poucas ou nenhuma consequência clara. Cuidados inadequados às crianças naturalmente se enquadram ao longo de um processo, exigindo uma gama de respostas sob medida à situação individual. Considerações legais ou políticas de SPC (Serviços de Proteção à Criança) podem desencorajar os médicos a rotular muitas circunstâncias como negligência. Mesmo que a negligência não alcance um limite para ser relatada ao SPC, os profissionais de saúde infantil ainda podem ajudar a garantir que as necessidades das crianças sejam atendidas adequadamente.

PRINCÍPIOS GERAIS PARA AVALIAR POSSÍVEIS ABUSOS E NEGLIGÊNCIA

A heterogeneidade das circunstâncias em situações de maus-tratos infantis impede o detalhamento específico de diversas avaliações. Nesse sentido, são úteis os seguintes princípios gerais:

- Dada a complexidade e as possíveis ramificações na determinação de maus-tratos infantis, uma **avaliação interdisciplinar** é o ideal, com a contribuição de todos os profissionais envolvidos. Recomenda-se a consulta com um médico especialista em maus-tratos infantis
- Uma **anamnese** completa deve ser obtida do(s) pai(s), preferencialmente por meio de entrevistas separadas
- É importante que crianças verbais sejam entrevistadas separadamente, de maneira adequada ao estágio do desenvolvimento. **Perguntas abertas** (p. ex., "Diga-me o que aconteceu") são as mais indicadas. Algumas crianças precisam de questionamentos mais direcionados (p. ex., "Como você conseguiu esse machucado?"); outras precisam de perguntas de múltipla escolha. Perguntas conducentes devem ser evitadas (p. ex., "Seu pai bateu em você?")
- Um **exame físico** completo é necessário
- Uma cuidadosa **documentação** da anamnese e condições físicas é fundamental. Questionamentos diretos são valiosos, incluindo a pergunta que motivou a resposta. Fotografias são úteis
- Para **abuso**: qual é a evidência para concluir o abuso? Outros diagnósticos foram descartados? Qual é o mecanismo provável da lesão? Quando provavelmente ocorreu a lesão?
- Para **negligência**: as circunstâncias indicam que as necessidades da criança não foram atendidas adequadamente? Existe evidência de dano real? Existe evidência de dano potencial e em que nível? Qual é a natureza da negligência? Existe um padrão de negligência?
- Existem indicações de outros tipos de maus-tratos? Houve envolvimento prévio do SPC?
- A **segurança** de uma criança é uma preocupação primordial. Qual é o risco de dano iminente e qual é a gravidade?
- O que está contribuindo para os maus-tratos? Considere as categorias descritas na seção sobre etiologia
- Quais **pontos fortes/recursos** existem? Isso é tão importante quanto identificar problemas
- Quais **intervenções** foram tentadas, com quais resultados? Conhecer a natureza dessas intervenções pode ser útil, inclusive na perspectiva dos pais
- Qual é o **prognóstico**? A família está motivada a melhorar as circunstâncias e aceitar ajuda ou está resistente? Os recursos adequados, formais e informais, estão disponíveis?
- Existem outras crianças em casa que devem ser avaliadas por maus-tratos?

PRINCÍPIOS GERAIS PARA ABORDAR MAUS-TRATOS INFANTIS

A heterogeneidade das circunstâncias também impede detalhamentos específicos sobre como lidar com diferentes tipos de maus-tratos. Nesse sentido, são úteis os seguintes princípios gerais:

- Trate qualquer problema médico
- Ajude a garantir a **segurança** da criança, geralmente em conjunto com a SPC. Essa é uma prioridade
- Gentilmente, mas de maneira franca, transmita aos pais as preocupações com maus-tratos. Evite culpar. É natural sentir raiva dos pais de crianças maltratadas, mas eles precisam de apoio e merecem respeito
- Tenha uma maneira de abordar as emoções difíceis que os maus-tratos infantis podem provocar
- Seja empático e mostre interesse em ajudar ou sugira outro pediatra
- Conheça suas leis nacionais e estaduais e/ou as políticas locais do SPC sobre denúncias de maus-tratos infantis. Nos EUA, o limite legal para relatar é tipicamente o "motivo para acreditar" (ou, em linguagem similar, "razão para suspeitar"); ninguém precisa ter certeza. O abuso físico e a negligência moderada a grave exigem um relatório. Na negligência menos grave, intervenções menos intrusivas podem ser uma resposta inicial apropriada. Por exemplo, se a incapacidade leve de um bebê de se desenvolver é causada por um erro na mistura da fórmula, a educação dos pais e talvez a visita de uma enfermeira devem ser tentadas. Em contraste, uma grave deficiência no desenvolvimento pode exigir hospitalização, e, se os fatores contribuintes forem particularmente sérios (p. ex., mãe psicótica), pode ser necessária a colocação para fora da casa. É possível o SPC avaliar o ambiente doméstico, fornecendo informações valiosas

- Relatar maltrato infantil nunca é fácil. A inadequação ou culpabilidade dos pais está pelo menos implícita, e eles podem expressar uma grande raiva. Profissionais de saúde infantil devem informar as famílias diretamente sobre o relatório. Isso pode ser explicado como um esforço em esclarecer a situação e fornecer ajuda, bem como uma responsabilidade profissional (e legal). Explicar o que o processo subsequente provavelmente acarretará (p. ex., a visita de um funcionário do SPC e, às vezes, um policial) pode aliviar a ansiedade dos pais. Os pais frequentemente se preocupam com a possibilidade de perderem o filho. Os profissionais de saúde infantil podem, com cautela, tranquilizar os pais explicando que o SPC é responsável por ajudar as crianças e as famílias e que, na maioria dos casos, as crianças permanecem com os pais. Quando o SPC não aceita uma denúncia ou quando uma denúncia não é fundamentada, eles ainda podem oferecer serviços de apoio voluntário, como alimentos, abrigo, recursos parentais e assistência infantil. Os profissionais de saúde infantil podem ser uma ligação útil entre a família e os órgãos públicos e devem tentar permanecer envolvidos após a denúncia ao SPC
- Ajude a resolver os fatores contributivos, priorizando os mais importantes e passíveis de serem remediados. Necessidades concretas não devem ser negligenciadas. O acesso a programas nutricionais, a obtenção de planos de saúde, a matrícula de crianças em programas pré-escolares e a ajuda na busca por uma moradia segura podem fazer uma diferença valiosa. Os pais precisam que seus próprios problemas sejam resolvidos para se sentirem capazes de fornecer cuidados adequados a seus filhos
- Estabeleça **objetivos** específicos (p. ex., não bater, controlar adequadamente o diabetes) com resultados mensuráveis (p. ex., tiras de urina, hemoglobina A1c). De igual modo, o aconselhamento deve ser específico e limitado a alguns passos razoáveis. Um contrato escrito pode ser muito útil
- Envolva a família no desenvolvimento do plano, solicite sua contribuição e concordância
- Construa nos **pontos fortes**; sempre há alguns. Eles fornecem uma maneira valiosa de envolver os pais
- Encoraje apoios informais (p. ex., família, amigos, convite para os pais visitarem o consultório). É aqui que a maioria das pessoas recebe apoio, não de profissionais. Considere o apoio disponível por meio da associação religiosa da família
- Considere as **necessidades específicas** das crianças. Muitas vezes, as maltratadas não recebem serviços diretos
- Tenha conhecimento dos recursos da comunidade e facilite as referências apropriadas
- Forneça apoio, acompanhamento, revisão do progresso e ajuste do plano, se necessário
- Reconheça que os maus-tratos geralmente requerem intervenção a longo prazo com suporte e monitoramento contínuos.

RESULTADOS DOS MAUS-TRATOS NA INFÂNCIA

Os maus-tratos infantis costumam causar sequelas sociais, de saúde mental e social significativas em curto e longo prazos. Crianças vítimas de abuso físico estão sob o risco de muitos problemas, incluindo transtornos de conduta, comportamento agressivo, transtorno de estresse pós-traumático (TEPT), transtornos de ansiedade e de humor, diminuição do funcionamento cognitivo e baixo desempenho acadêmico. A negligência é similarmente associada a muitos potenciais problemas. Mesmo que uma criança maltratada pareça estar bem, os profissionais de saúde e os pais precisam ser sensíveis à possibilidade de problemas posteriores. Os maus-tratos estão associados ao aumento de comportamentos de risco à saúde na adolescência e idade adulta (p. ex., tabagismo, uso abusivo de álcool/drogas), bem como a problemas de saúde mental (p. ex., ansiedade, depressão, tentativa de suicídio) e física (p. ex., doença cardíaca, artrite). Crianças maltratadas correm o risco de se tornarem pais abusivos. Os efeitos neurobiológicos do abuso infantil e da negligência no cérebro em desenvolvimento podem explicar parcialmente algumas dessas sequelas.

Algumas crianças parecem ser resilientes e talvez não apresentem sequelas de maus-tratos, talvez devido a fatores de proteção ou intervenções. Os benefícios da intervenção foram observados até em crianças mais severamente negligenciadas, como as de orfanatos romenos que foram adotadas – quanto mais cedo, melhor.

PREVENÇÃO DO ABUSO INFANTIL E NEGLIGÊNCIA

Um aspecto importante na prevenção é que muitos dos esforços para fortalecer as famílias e apoiar os pais devem promover a saúde, o desenvolvimento e a segurança das crianças, bem como evitar o abuso e a negligência. Intervenções médicas a maus-tratos infantis ocorreram tipicamente após o fato. É preferível prevenir o problema. Profissionais de saúde infantil podem ajudar de várias maneiras. Um relacionamento contínuo oferece oportunidades para desenvolver confiança e o conhecimento das circunstâncias de uma família. A observação cuidadosa das interações entre pais e filhos pode revelar informações úteis.

A **educação dos pais e da criança** em relação às condições médicas ajuda a garantir a implementação do plano de tratamento e a evitar a negligência. Possíveis barreiras ao tratamento devem ser abordadas. Estratégias práticas como escrever o plano podem ajudar. Além disso, é possível que a orientação antecipada ajude na criação dos filhos, diminuindo o risco de maus-tratos. Programas baseados em hospitais que educam os pais sobre o choro do bebê e os riscos do chacoalhão podem ser úteis na prevenção de traumas na cabeça por abuso.

Fazer a **triagem de fatores psicossociais de risco** para maus-tratos (depressão, uso abusivo de substâncias, violência por parceiro íntimo, estresse) e auxiliar na resolução de problemas identificados, muitas vezes por meio de encaminhamentos, podem ajudar a prevenir maus-tratos. O foco de atenção na prevenção primária oferece excelentes oportunidades para rastrear com rapidez os problemas psicossociais. A revisão dos sistemas tradicionalmente focada em sistemas de órgãos pode ser expandida para a investigação de áreas como os sentimentos sobre a criança, o próprio comportamento dos pais, uma possível depressão, uso abusivo de substâncias, violência por parceiro íntimo, abordagens disciplinares, fatores estressantes e apoios. O modelo do **Safe Environment for Every Kid** (SEEK) oferece uma abordagem promissora para a atenção pediátrica primária a fim de identificar e ajudar a solucionar problemas psicossociais prevalentes. Isso pode fortalecer as famílias, apoiar os pais, promover a saúde, o desenvolvimento, a segurança, bem como ajudar a prevenir maus-tratos à criança.

Obter informações diretamente das crianças ou jovens também é importante, sobretudo considerando que entrevistas separadas com adolescentes se tornaram a norma. Quaisquer preocupações identificadas nesses exames requerem pelo menos uma breve avaliação e uma conduta inicial, o que pode levar a um encaminhamento para posterior avaliação e tratamento. É possível que visitas mais frequentes ao consultório sejam agendadas para apoio e aconselhamento durante o monitoramento da situação. Outros membros importantes da família (p. ex., os pais) podem ser convidados a participar, incentivando assim o apoio informal. As clínicas têm a possibilidade de organizar grupos de pais por meio dos quais problemas e soluções são compartilhados.

Os profissionais de saúde infantil também precisam reconhecer suas limitações e facilitar o encaminhamento para outros apoiadores da comunidade. Por fim, os problemas subjacentes aos maus-tratos infantis (tais como pobreza, estresse parental, uso abusivo de substâncias e recursos limitados na criação dos filhos) exigem políticas e programas que melhorem as habilidades das famílias para cuidar adequadamente de seus filhos. Profissionais de saúde infantil podem ajudar a defender tais políticas e programas.

DEFESA DE DIREITOS

Profissionais de saúde infantil podem auxiliar no entendimento sobre o que contribuiu para os maus-tratos à criança. Ao defender os melhores interesses dela e da família, o ideal é abordar os fatores de risco em nível individual, familiar e comunitário. Em nível individual, um exemplo de defesa em nome de uma criança é explicar aos pais que uma criança ativa está comportando-se normalmente e não de maneira intencional, desafiando-os. Incentivar a mãe a procurar ajuda para lidar com um cônjuge violento (p. ex., "Você e sua vida são muito importantes"), perguntar sobre o uso abusivo de substâncias e ajudar os pais a obter seguro de saúde para seus filhos são tipos de assistência.

Esforçar-se para melhorar o funcionamento familiar (p. ex., incentivando o envolvimento dos pais no cuidado infantil) também é um exemplo de defesa de direitos, assim como permanecer envolvido depois de uma denúncia ao SPC e ajudar a garantir que os serviços apropriados sejam prestados. Na comunidade, os profissionais de saúde infantil podem ser defensores influentes para maximizar o apoio dedicado às crianças e famílias. *Estes incluem* programas de parentalidade e apoio a mulheres e crianças vítimas de abuso, além de instalações recreativas. Por último, os profissionais de saúde infantil têm a possibilidade de desempenhar um papel importante na defesa de políticas e programas nos níveis local, estadual e nacional para beneficiar crianças e famílias. Maus-tratos infantis são um problema complexo que não tem soluções fáceis. Por meio de parcerias com colegas na proteção infantil, saúde mental, educação e aplicação da lei, os profissionais de saúde infantil podem fazer uma diferença valiosa na vida de muitas crianças e famílias.

A bibliografia está disponível no GEN-io.

16.1 Abuso Sexual

Wendy G. Lane e Howard Dubowitz

Ver também o Capítulo 145.

Cerca de 18% das mulheres e 7% dos homens nos EUA serão sexualmente abusados em algum momento na infância. Se as crianças e as famílias irão compartilhar essas informações com o pediatra, isso dependerá, em grande parte, do conforto e da abertura do pediatra em discutir possíveis abusos sexuais. Esse profissional pode desempenhar vários papéis diferentes ao lidar com o abuso sexual, incluindo identificação, notificação a serviços de proteção à criança (SPC), teste e tratamento de doenças sexualmente transmissíveis (DST) e fornecimento de apoio e segurança a crianças e famílias. O pediatra também pode ajudar na prevenção do abuso sexual, aconselhando pais e filhos sobre maneiras de se manterem seguros. Em muitas jurisdições dos EUA, os pediatras gerais desempenham um papel de *triagem*, com a avaliação médica definitiva conduzida por um especialista em abuso infantil.

DEFINIÇÃO

Abuso sexual pode ser definido como qualquer comportamento sexual ou ação em relação a uma criança que seja indesejada ou exploradora. Algumas definições legais distinguem abuso sexual de **agressão sexual**, sendo o abuso cometido por um cuidador ou membro da família, e a agressão, por alguém com uma relação de não custódia ou sem relação com a criança. Para este capítulo, o termo *abuso sexual* abrangerá abuso e agressão. É importante notar que o abuso sexual não precisa envolver toque ou contato direto do agressor. Mostrar pornografia, filmar ou fotografar uma criança em poses sexualmente explícitas e incentivar ou forçar uma criança a praticar atos sexuais em outra pessoa constitui abuso sexual.

APRESENTAÇÃO DO ABUSO SEXUAL

As crianças que foram abusadas sexualmente, às vezes, fornecem um relato claro e espontâneo a um adulto de confiança. Frequentemente, os sinais de abuso sexual são sutis. Para algumas crianças, mudanças comportamentais são a primeira indicação de que algo está errado. **Mudanças comportamentais inespecíficas**, tais como retraimento social, encenação, aumento do apego ou do medo, distração e dificuldades de aprendizagem podem ser atribuídas a uma variedade de mudanças na vida ou estressores. Outro comportamento que os cuidadores podem negligenciar como um indicador de abuso sexual é a regressão nos marcos do desenvolvimento (incluindo voltar a molhar a cama ou ser acometida por encoprese). Os adolescentes podem reagir tornando-se deprimidos, experimentando drogas, álcool ou fugindo de casa. Como os sintomas inespecíficos são muito comuns entre as crianças que sofreram abuso sexual, eles devem quase sempre ser incluídos no diagnóstico diferencial de mudanças no comportamento da criança.

Algumas crianças podem não apresentar alterações comportamentais nem fornecer qualquer outra indicação de que algo está errado. Para essas, o abuso sexual pode ser descoberto apenas quando outra pessoa testemunhar ou descobrir evidências, como fotografias ou vídeos sexualmente explícitos. A gravidez pode ser outra maneira de identificar abuso sexual. Algumas crianças, com e sem sintomas, não serão identificadas em nenhum momento durante a infância.

Os cuidadores podem ficar preocupados com a possibilidade de abuso sexual quando as crianças exibem **comportamento sexualmente explícito** – o qual inclui o que está fora da norma para a idade e o nível de desenvolvimento da criança. Para crianças em idade pré-escolar e escolar, o comportamento sexualmente explícito pode abranger masturbação compulsiva, tentativa de realizar atos sexuais em adultos ou outras crianças ou pedir que adultos ou crianças realizem atos sexuais nelas. É possível que adolescentes se tornem sexualmente promíscuos e até mesmo se envolvam em prostituição. Crianças e adolescentes mais velhos podem comportar-se abusando sexualmente de crianças menores. Vale reconhecer que esse comportamento também é capaz de resultar de exposição acidental (p. ex., a criança entra no quarto dos pais à noite e os vê fazendo sexo) ou por negligência (p. ex., adultos assistindo a filmes pornográficos em local onde uma criança pode vê-los).

PAPEL DO PEDIATRA GERAL NA AVALIAÇÃO E ADMINISTRAÇÃO DE POSSÍVEIS CASOS DE ABUSOS SEXUAIS

Antes de se determinar onde e como uma criança com suspeita de abuso sexual será avaliada, é importante investigar e descartar quaisquer problemas médicos que possam ser confundidos com abuso. Diversos **achados genitais** podem aumentar a preocupação com o abuso, mas frequentemente têm explicações alternativas. A vermelhidão genital em crianças pré-púberes é frequentemente causada por vulvovaginites inespecíficas, eczema ou infecção por estafilococos, estreptococos do grupo A, *Haemophilus* ou leveduras. A esclerose liquenosa é uma causa menos comum de vermelhidão. O corrimento vaginal pode ser causado por DST, mas também por falta de higiene, corpo estranho na vagina, início da puberdade ou infecção por *Salmonella, Shigella* ou *Yersinia*. É possível que as úlceras genitais sejam causadas pelo herpes-vírus simples (HSV) e sífilis, mas também pelo vírus Epstein-Barr, vírus da varicela-zóster, doença de Crohn e doença de Behçet. O sangramento genital pode ser causado por prolapso uretral, corpo estranho na vagina, trauma acidental e tumor vaginal.

Embora outras condições médicas precisem ser avaliadas, é fundamental que qualquer possível abuso sexual seja investigado (Figura 16.10). Deve-se determinar o local e o modo como uma criança com suspeita de abuso sexual é avaliada pela duração desde a ocorrência do último incidente de abuso e se a criança é pré-puberal ou pós-puberal. Para a criança *pré-puberal*, se o abuso tiver ocorrido nas últimas 72 horas e a história sugerir contato direto, a coleta de evidências forenses (p. ex., *swabs* genitais externos, vaginais, anais e orais, às vezes chamados de "*kit* estupro") é indicada, e a criança deve ser encaminhada para um local equipado para a coleta. Dependendo da jurisdição, esse local pode ser um departamento de emergência (DE), um centro de defesa da criança ou um ambulatório. Se o último incidente de abuso ocorreu há mais de 72 horas, a probabilidade de recuperação de evidências forenses é extremamente baixa, tornando desnecessária a coleta. Para as *meninas pós-púberes*, muitos especialistas recomendam a coleta de evidências forenses até 120 horas após o abuso – o mesmo limite de tempo para as mulheres adultas. O prazo estendido justifica-se por alguns estudos terem demonstrado que o sêmen é capaz de permanecer na cúpula vaginal pós-puberal por mais de 72 horas.

O local para o qual uma criança será encaminhada pode ser diferente quando ela não se apresenta até o tempo-limite para um exame agudo. É recomendado que o exame seja feito em um lugar alternativo (como um centro de defesa da criança ou ambulatório), pois é possível que os médicos de emergência não sejam especializados em abuso infantil ou estejam muito ocupados, além disso o local pode ser barulhento e sem privacidade. Se o exame não for urgente, é recomendável aguardar até a manhã seguinte, porque é mais fácil entrevistar e examinar uma criança que não está cansada nem irritada. Os médicos encarregados devem estar familiarizados com os procedimentos de triagem em suas comunidades, incluindo os locais de referência para exames agudos e crônicos e se há locais separados para crianças pré-púberes e pós-púberes.

Crianças suspeitas de terem sofrido abuso sexual podem chegar ao consultório do pediatra com um relato claro de abuso ou indicadores mais sutis. Há possibilidade de que uma conversa particular e breve entre pediatra e criança proporcione uma oportunidade para a criança falar com suas próprias palavras sem que os pais falem em nome dela. Isso pode ser especialmente importante quando o cuidador não acredita na criança ou não está disposto nem consegue oferecer apoio e proteção emocional. Dizer aos cuidadores que uma conversa particular faz parte da avaliação de rotina da criança pode ajudar a confortar um pai hesitante.

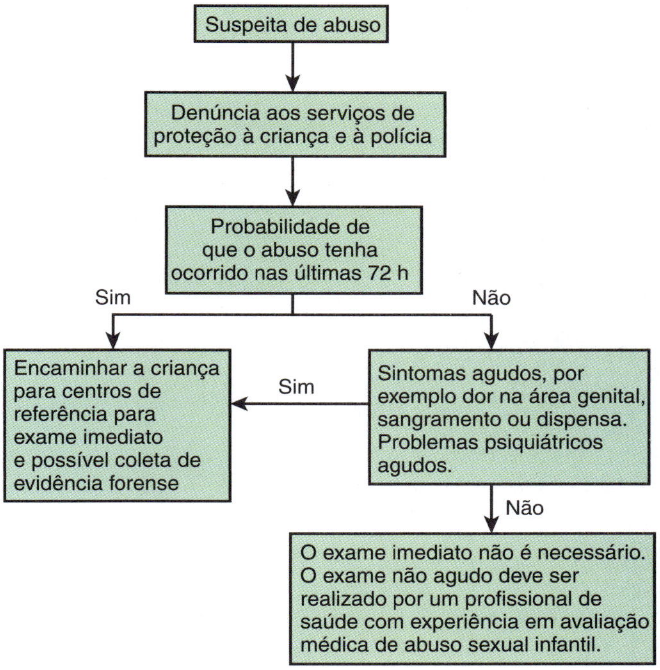

Figura 16.10 Protocolo de triagem para crianças com suspeita de abuso sexual.

Ao falar com a criança, os especialistas recomendam estabelecer um relacionamento começando com perguntas gerais e abertas como "fale-me sobre a escola" e "quais são suas coisas favoritas para fazer?". Perguntas sobre abuso sexual não devem ser feitas (p. ex., "Quem tocou você aí?"). O pediatra tem de explicar que às vezes as crianças são machucadas ou incomodadas por outras pessoas e que ele se pergunta se isso pode ter acontecido com ela (a criança). Perguntas abertas, como "você pode me contar mais sobre isso?", possibilitam que a criança forneça informações adicionais e esclarecimentos com suas próprias palavras. Não é necessário obter informações completas sobre o que aconteceu, porque a criança geralmente terá uma entrevista forense quando a denúncia for feita à SPC e a investigação começar. Crianças muito jovens e com atraso no desenvolvimento podem não ter as habilidades verbais para descrever o que aconteceu. Nessa situação, a anamnese do cuidador é capaz de fornecer informações suficientes para justificar uma denúncia à SPC sem entrevistar a criança.

Todos os 50 estados dos EUA determinam que os profissionais denunciem suspeitas de maus-tratos ao SPC. Os critérios específicos para uma "razão para suspeitar" geralmente não são definidos pela lei estadual. É claro que *os relatórios não exigem certeza de que o abuso ocorreu.* Portanto, pode ser apropriado denunciar uma criança com problemas de comportamento sexual quando nenhuma exposição sexual acidental puder ser identificada e quando a criança não confirmar ou negar claramente o abuso.

EXAME FÍSICO DA CRIANÇA COM SUSPEITA DE ABUSO SEXUAL

Infelizmente, muitos médicos não estão familiarizados com a anatomia nem com o exame genital, em particular, na criança pré-púbere (Figuras 16.11 e 16.12). Cerca de 95% das crianças que se submetem a uma avaliação médica após abuso sexual apresentam resultados normais nos exames. Por isso, o papel do prestador de cuidados primários é, muitas vezes, apenas distinguir um exame normal de achados indicativos de preocupações médicas comuns ou traumas. A ausência de achados físicos muitas vezes pode ser explicada pelo tipo e tempo de contato sexual que ocorreu. É possível que atos abusivos

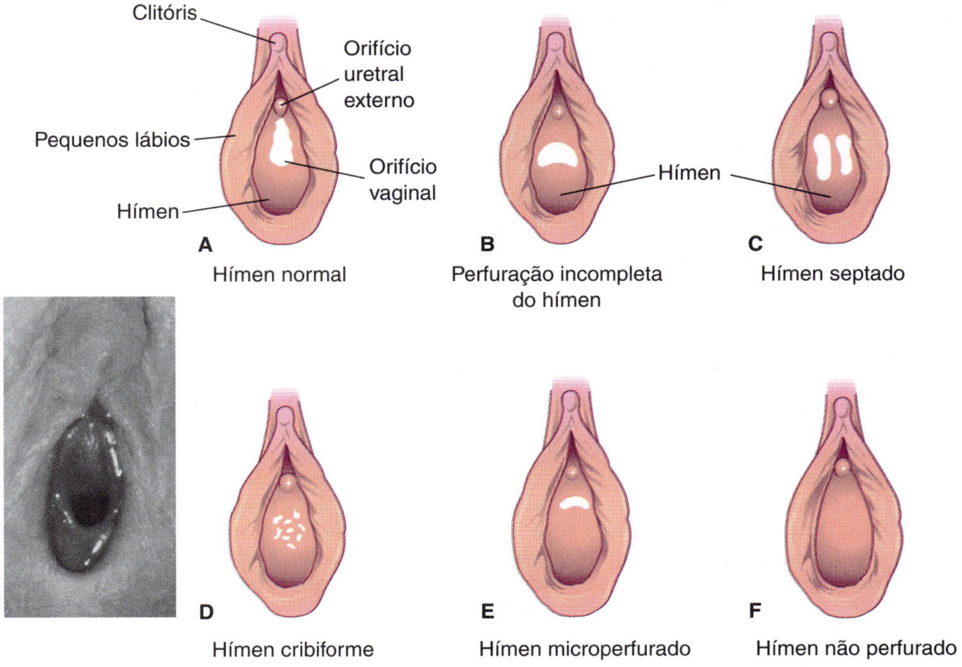

Figura 16.11 Anomalias congênitas do hímen. **A–F:** Diferentes tipos de anormalidades do hímen. A fotografia mostra um hímen normal, como em *A*. (*De Moore KL, Persaud TVN. The Human Development, ed 7, Philadelphia, 2003, Elsevier.*)

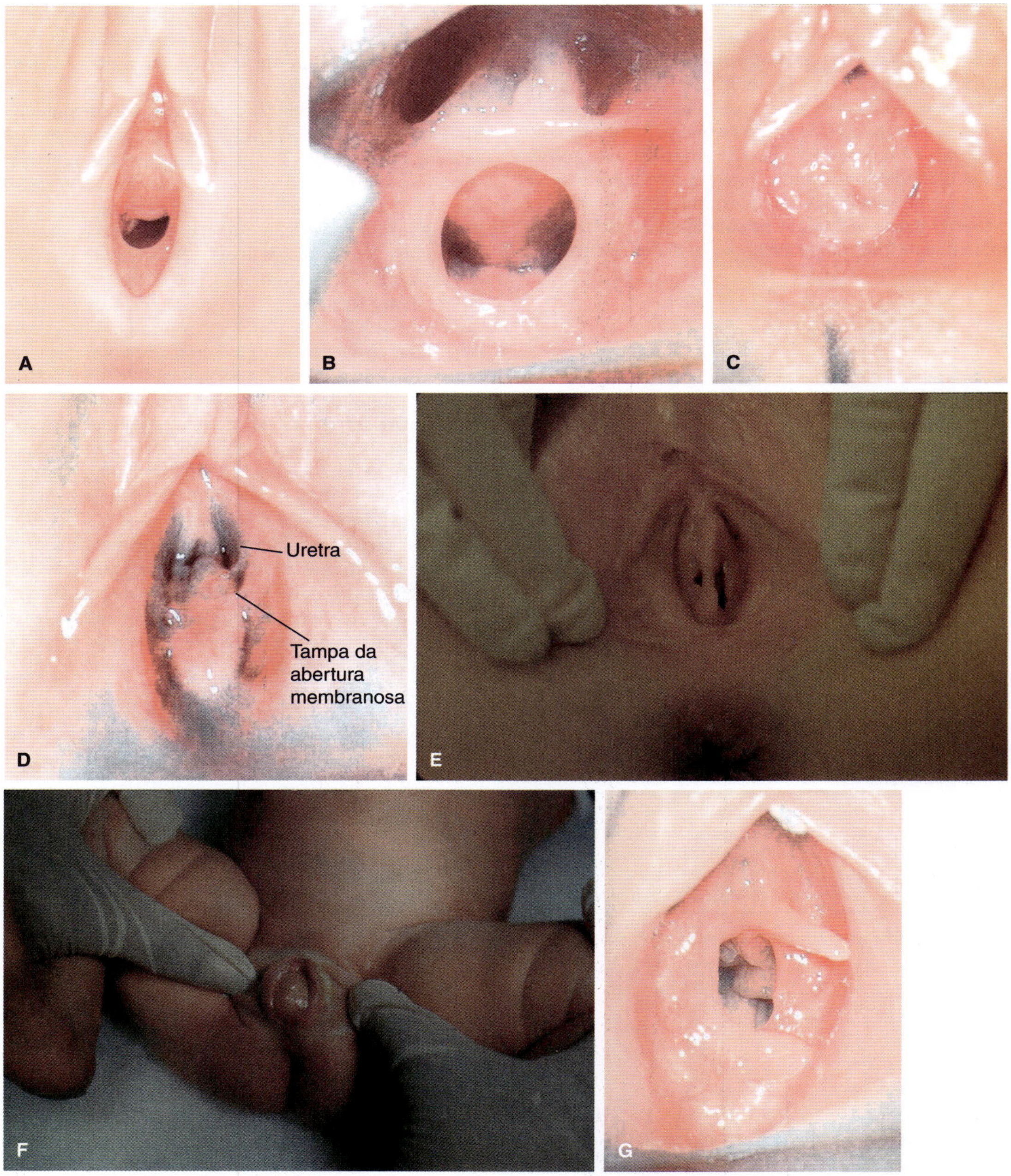

Figura 16.12 Tipos de hímen. **A.** Crescente. **B.** Anelar. **C.** Redundante. **D.** Microperfurado. **E.** Septado. **F.** Imperfurado. **G.** Carúnculas himenais. *(**A-F**, De Perlman SE, Nakajima ST, Hertweck SP. Clinical protocols in pediatric and adolescent gynecology, London, 2004, Parthenon Publishing Group; **G.** De McCann JJ, Kerns DL. The anatomy of child and adolescent sexual abuse, St. Louis, 1999, InterCorp.).*

como carícias ou mesmo penetração digital ocorram sem causar ferimentos. Além disso, muitas crianças não revelam abusos até dias, semanas, meses ou anos após o abuso ter ocorrido. Uma vez que, em geral, as lesões genitais cicatrizam rápido, elas costumam estar completamente curadas no momento em que a criança se apresenta para avaliação médica. Um exame genital normal não exclui a possibilidade de abuso nem deve influenciar a decisão de denunciar ao SPC.

Mesmo com a alta proporção de exames genitais normais, é valiosa a realização de um exame físico completo. Por meio dele, pode-se identificar lesões não suspeitas ou problemas médicos, como aderências labiais, hímen imperfurado ou prolapso uretral. Além disso, a garantia da saúde física é capaz de aliviar a ansiedade da criança e da família.

Poucas descobertas no exame genital são diagnósticas para abuso sexual. No período de tempo agudo, lacerações ou hematomas nos lábios, no pênis, no escroto, nos tecidos perianais ou no períneo são indicativos de trauma. De igual modo, contusões e lacerações no hímen e lacerações perianais que se estendem profundamente até o esfíncter anal externo indicam trauma penetrante. No período não agudo, cicatrizes perianais e cicatrizes na fúrcula ou fossa posterior indicam trauma e/ou atividade sexual. Uma transecção completa do hímen até a base entre as 4 e as 8 horas na posição supina (*i. e.*, ausência de tecido himenal na borda posterior) é considerada diagnóstica para trauma (ver Figura 16.12). Para esse tipo de achado, a causa da lesão deve ser elucidada por meio da anamnese da criança e do cuidador. Se houver qualquer desconfiança de que o achado possa ser resultado de abuso sexual, o SPC deve ser notificado, e uma avaliação médica tem de ser realizada por um pediatra experiente em abuso infantil.

O teste para DST não é indicado a todas as crianças, mas é justificado em certas situações (Tabela 16.5). A *cultura* já foi considerada o padrão-ouro para o diagnóstico de infecções por gonorreia vaginal (ver Capítulo 219) e clamídia (Capítulo 252) em crianças. No entanto, vários estudos demonstraram que o *teste de amplificação de ácido*

Tabela 16.5 Indicações para triagem de DST em crianças com suspeita de abuso sexual.

1. A criança sofreu penetração ou tem evidência de lesão por penetração recente ou cicatrizada nos genitais, no ânus ou na orofaringe.
2. Criança foi abusada por um estranho.
3. A criança foi abusada por um agressor conhecido por estar infectado com uma doença sexualmente transmissível (DST) ou com alto risco de contrair DST (p. ex., usuários de drogas intravenosas, homens que fazem sexo com homens, pessoas com múltiplos parceiros sexuais, histórico de DST).
4. A criança tem um irmão, outro parente ou outra pessoa no domicílio com DST.
5. A criança vive em área com alta taxa de DST na comunidade.
6. A criança tem sinais ou sintomas de DST (p. ex., corrimento vaginal ou dor, prurido ou odor genital, sintomas urinários, lesões genitais ou úlceras).
7. O filho ou o pai solicita o teste para DST.

De: Centers for Disease Control and Prevention: Sexually transmitted diseases treatment guidelines, 2015, *MMWR* 64 (RR3): 1-137, 2015.

nucleico (TAAN) para gonorreia e clamídia, por *swab* vaginal ou urina, em meninas pré-púberes é tão sensível e, possivelmente, mais sensível que a cultura. As recomendações atuais dos Centros de Controle e Prevenção de Doenças (CCPD) permitem o teste de TAAN por *swab* vaginal ou urina como uma alternativa à cultura em meninas. Pelo motivo de a obtenção de esfregaços vaginais poder ser desconfortável para crianças pré-púberes, o teste de urina é preferível. A cultura continua sendo o método preferido para o teste de amostras retais e faríngeas em meninos e meninas. Poucos dados estão disponíveis sobre o uso do teste TAAN de urina em meninos pré-púberes. Portanto, o CCPD continua a recomendar urina ou cultura uretral para meninos. Muitos especialistas em abuso infantil realizam testes TAAN de urina em meninos pré-púberes, pois os *swabs* uretrais são desconfortáveis, e os bons resultados sustentam o teste TAAN de urina em mulheres. Após todos os testes TAAN em ambos os sexos, a criança *não* deve receber tratamento presumível. Em vez disso, é importante que um teste TAAN positivo seja confirmado por cultura ou um teste TAAN alternativo antes do tratamento. Uma vez que a gonorreia e a clamídia em crianças pré-púberes normalmente não causam infecção ascendente, esperar por um diagnóstico definitivo antes do tratamento não aumentará o risco de doença inflamatória pélvica. O teste para *Trichomonas vaginalis* é por cultura (meio Diamond ou InPouch, Biomed Diagnostics, White City, OR) ou montagem úmida. A *montagem molhada* requer a presença de secreções vaginais; a visualização deve ser imediata para resultados melhores, e a sensibilidade é de apenas 44 a 68%. Portanto, testes falso-negativos são comuns. Especialistas determinaram que existem dados insuficientes para recomendar TAAN para *Trichomonas* comercialmente disponíveis para crianças pré-púberes. No entanto, também não há razão para suspeitar que o desempenho do teste em crianças seja diferente dos adultos.

Inúmeras DST devem acender preocupação com abuso (Tabela 16.6). Nos pré-púberes, **gonorreia** ou **sífilis** além do período neonatal indica que a criança teve algum contato com secreções genitais infectadas, quase sempre como resultado de abuso sexual. Algumas evidências indicam que a **clamídia** em crianças com até 3 anos de idade possa ter sido adquirida no perinatal. A clamídia em crianças maiores de 3 anos de idade é diagnóstica de contato com secreções genitais infectadas, quase sempre resultado de abuso sexual. Em crianças com menos de 3 anos, o abuso sexual ainda deve ser fortemente considerado além do período neonatal. O **HIV** é diagnóstico de abuso sexual se outros meios de transmissão tiverem sido excluídos. Devido ao potencial de transmissão perinatal ou por contato não sexual, a presença de **verrugas genitais** tem baixa especificidade para abuso sexual. A possibilidade de abuso sexual deve ser considerada e abordada com a família, especialmente em crianças cujas verrugas aparecem pela primeira vez após os 5 anos de idade. O herpes genital tipo 1 ou 2 está relacionado ao abuso sexual, mas não é diagnóstico devido a outras possíveis vias de transmissão. Em relação ao papilomavírus humano (HPV) e o HSV,

Tabela 16.6 Implicações de doenças sexualmente transmissíveis ou sexualmente associadas, encontradas com frequência, para diagnóstico e relato de abuso sexual entre bebês e crianças pré-púberes.

ST/SA CONFIRMADO	EVIDÊNCIA DE ABUSO SEXUAL	AÇÕES SUGERIDAS
Gonorreia*	Diagnóstica	Denunciar†
Sífilis*	Diagnóstica	Denunciar†
HIV‡	Diagnóstica	Denunciar†
*Chlamydia trachomatis**	Diagnóstica	Denunciar†
*Trichomonas vaginalis**	Altamente suspeita	Denunciar†
Herpes genital	Altamente suspeita (principalmente HSV-2)	Denunciar†,§
Condiloma acuminado (verrugas anogenitais)*	Suspeita	Considerar denúncia†,§,**
Vaginose bacteriana	Inconclusiva	Fazer acompanhamento médico

*Se não for provável que tenha sido adquirido no período perinatal, a transmissão vertical rara é excluída. †As denúncias devem ser feitas à agência na comunidade encarregada de receber denúncias de suspeita de abuso ou negligência infantil. ‡Se não for provável que tenha sido adquirido no período perinatal ou por transfusão. §A menos que exista um histórico claro de autoinoculação. **Relate se existe evidência de abuso, incluindo anamnese, exame físico ou outras infecções identificadas. HIV, vírus da imunodeficiência humana; HSV, herpes-vírus simples; SA, sexualmente associado; ST, sexualmente transmissível. Fonte: Centers for Disease Control and Prevention: Sexually transmitted diseases treatment guidelines, 2015, MMWR 64 (RR3): 1-137, 2015 (Table 6).

a Academia Americana de Pediatria (AAP) recomenda denúncia ao SPC, a menos que a transmissão perinatal ou horizontal seja considerada provável.

CUIDADOS ADICIONAIS

O teste de HIV identifica anticorpos contra o vírus, e não o próprio vírus da imunodeficiência humana. Além disso, pode levar vários meses para a soroconversão. Por essas razões, deve-se repetir o teste 6 semanas e 3 meses após a indicação da última suspeita de exposição. Tornar a realizar o teste para sífilis também é recomendado. A vacina contra hepatite B e HPV (para crianças com idade maior ou igual a 9 anos) deve ser administrada caso a criança não tenha sido previamente vacinada ou a vacinação esteja incompleta.

PREVENÇÃO DO ABUSO SEXUAL

É possível que os pediatras desempenhem um papel na prevenção do abuso sexual, educando pais e filhos sobre a segurança sexual nas consultas de rotina das crianças. Durante o exame genital, o pediatra pode informar à criança que somente o médico e os cuidadores adultos devem ter permissão para ver suas partes íntimas e que um adulto de confiança precisa ser avisado se alguém tentar fazê-lo. Os pediatras têm a possibilidade de aumentar a consciência dos pais de que crianças mais velhas ou adultos podem tentar desenvolver comportamento sexual com crianças. O pediatra ainda pode ensinar aos pais como minimizar a oportunidade de os criminosos terem acesso às crianças, por exemplo, limitando as situações adulto/criança sozinhos e sendo sensíveis ao interesse incomum de qualquer adulto em crianças pequenas. Além disso, podem ajudar os pais a conversar com as crianças sobre o que fazer se confrontadas com uma situação potencialmente abusiva. Alguns exemplos incluem falar às crianças que digam "não", que saiam e contem para um dos pais e/ou outro adulto. Se o abuso ocorrer, o pediatra pode mostrar aos pais como reconhecer possíveis sinais e sintomas e como certificar a criança de que não foi sua culpa. Por fim, os pediatras têm a possibilidade de fornecer aos pais sugestões sobre como manter uma comunicação aberta com seus filhos, para que essas conversas possam ocorrer com o mínimo de desconforto entre eles.

A bibliografia está disponível no GEN-io.

16.2 Abuso Médico Infantil: Transtorno Factivo por Procuração, Síndrome de Munchausen por Procuração

Howard Dubowitz e Wendy G. Lane

O termo *síndrome de Munchausen* é usado para descrever situações em que adultos simulam seus próprios sintomas. Na *síndrome de Munchausen por procuração*, um dos pais, geralmente a mãe, simula ou causa uma doença em seu próprio filho. Vários termos foram sugeridos para descrever esse fenômeno: transtorno factício por procuração, falsificação de condição pediátrica e, atualmente, **abuso médico infantil (AMI)**. Em alguns casos, como na sufocação parcial, abuso infantil pode ser mais apropriado.

A principal dinâmica do AMI é um dos pais apresentar falsamente uma criança para atendimento médico. Isso pode ocorrer ao fabricar uma história, como relatar convulsões que nunca ocorreram. É possível um dos pais causar diretamente a doença de uma criança, expondo-a a toxinas, medicação ou agentes infecciosos (p. ex., injetando fezes por via intravenosa). Sinais ou sintomas também podem ser fabricados, como quando um dos pais sufoca uma criança ou altera amostras de laboratório ou medições de temperatura. Cada uma dessas ações pode levar a cuidados médicos desnecessários, às vezes incluindo exames e cirurgias intrusivas. Os "problemas" costumam ocorrer repetidas vezes ao longo de vários anos. Além dos testes físicos e tratamentos concomitantes, há sequelas sociais e psicológicas potencialmente graves e duradouras.

Em geral, os profissionais de saúde infantil são levados a pensar que a criança realmente apresenta um problema médico. Os pais, às vezes por trabalharem na área médica, podem ser peritos em construir representações de alguma forma plausíveis. É possível que um histórico convulsivo convincente seja apresentado e um eletroencefalograma normal (ECG) não descarte totalmente a possibilidade de um distúrbio convulsivo. Mesmo após testes extensivos não levarem a um diagnóstico ou o tratamento se mostrar ineficaz, os profissionais de saúde são capazes de pensar que estão enfrentando uma doença nova ou rara. Involuntariamente, isso pode levar a testes contínuos (sem deixar pedra sobre pedra) e a intervenções, perpetuando assim o AMI. Os pediatras tendem a confiar nos pais e a contar com eles para o fornecimento de uma anamnese precisa. Assim como acontece com outros tipos de maus-tratos na infância, um diagnóstico preciso de AMI exige que o pediatra mantenha um ceticismo saudável sob certas circunstâncias.

MANIFESTAÇÕES CLÍNICAS

A apresentação do AMI pode variar em natureza e gravidade. Deve-se considerar a possibilidade do AMI quando os sintomas relatados são repetidamente observados por apenas um dos pais, o teste apropriado não confirmar um diagnóstico e o tratamento aparentemente apropriado for ineficaz. Às vezes, os sintomas da criança, o curso ou a resposta ao tratamento podem ser incompatíveis com qualquer doença conhecida. Geralmente crianças pré-verbais são vítimas, embora crianças mais velhas possam ser convencidas pelos pais de que têm um problema específico e acabam tornando-se dependentes do aumento da atenção, o que pode levá-las a fingir sintomas.

Os sintomas em crianças pequenas estão principalmente associados à proximidade do cuidador agressor com a criança. A mãe pode apresentar-se como sendo dedicada ou até mesmo um modelo, que cria relacionamentos próximos com os membros da equipe de saúde. Embora pareça muito interessada na condição do filho, é possível que ela esteja relativamente distante do ponto de vista emocional. Ela pode ter uma história de síndrome de Munchausen, embora não necessariamente seja diagnosticada como tal.

Sangramentos são uma representação particularmente comum. Podem ser causados pela adição de corantes ou sangue às amostras da criança (p. ex., sangue da mãe) ou administrando à criança um anticoagulante (p. ex., varfarina).

Convulsões são outra manifestação comum, por uma história fácil de fabricar e um problema difícil de excluir com base nos testes. É possível um dos pais relatar que outro médico diagnosticou convulsões e a mentira continuar se não houver esforços para confirmar a base para o "diagnóstico". Alternativamente, as convulsões podem ser induzidas por toxinas, medicamentos (p. ex., insulina), água ou sais. Os médicos precisam estar familiarizados com as substâncias disponíveis para as famílias e as possíveis consequências da exposição.

A **apneia** também é uma representação comum. A observação pode ser falsificada ou criada por sufocação parcial. A história de um irmão que tenha o mesmo problema ou que talvez tenha morrido deve ser motivo de preocupação. Pais de crianças hospitalizadas devido a breves eventos inexplicáveis resolvidos (ou eventos aparentemente com risco de vida) foram filmados tentando sufocar seus filhos enquanto estavam no hospital.

Sinais ou sintomas **gastrintestinais** são outra manifestação comum. A ingestão forçada de medicamentos como a ipeca pode causar vômitos crônicos, e laxantes podem causar diarreia.

A **pele**, por ser facilmente acessível, pode ser queimada, tingida, tatuada, lacerada ou perfurada para simular condições agudas ou crônicas. **A sepse recorrente** pode ser causada pela administração de agentes infecciosos. É possível o acesso intravenoso durante a hospitalização fornecer uma porta conveniente. Amostras de urina e sangue podem estar contaminadas com sangue ou fezes de outra pessoa.

DIAGNÓSTICO

Ao avaliar possíveis AMI, várias explicações devem ser consideradas, além de um verdadeiro problema médico. Alguns pais podem estar ansiosos ao extremo e genuinamente preocupados com possíveis problemas. Essa ansiedade pode resultar de um traço de personalidade, a morte do filho do vizinho ou algo lido na internet. Como alternativa, os pais podem acreditar em algo que lhes foi dito por um médico de confiança, apesar de as evidências subsequentes serem contrárias e dos esforços para corrigir o errado diagnóstico anterior. Os médicos podem involuntariamente contribuir para a crença de um pai de que um problema real existe, talvez de maneira racional, ao buscarem com persistência um diagnóstico médico. Há uma necessidade de discernir a comumente usada hipérbole (p. ex., exagerar a altura da febre) a fim de despertar preocupação e talvez justificar uma visita de emergência. No final, um diagnóstico de AMI baseia-se em evidências claras de que uma criança esteja sendo repetidamente submetida a exames e tratamentos médicos desnecessários, sobretudo decorrentes das ações dos pais. Determinar a pressuposta psicopatologia dos pais é responsabilidade dos profissionais de saúde mental.

Uma vez que haja suspeita de AMI, reunir e revisar **todos** os registros médicos da criança de todas as fontes é um oneroso (mas crítico) primeiro passo. Muitas vezes, é importante conversar com outros médicos que tenham tratado o caso sobre o que foi especificamente transmitido à família. É possível uma mãe relatar que o médico da criança tenha insistido na realização de certo teste, quando, em vez disso, foi ela mesma quem exigiu tal teste. Também é necessário confirmar a suposição para determinado diagnóstico, em vez de simplesmente aceitar a narrativa dos pais.

Os pediatras podem enfrentar o dilema de quando aceitar que todos os diagnósticos plausíveis foram racionalmente descartados, se as circunstâncias se encaixam no AMI e se os testes e tratamentos adicionais devem parar. É fundamental que a probabilidade de AMI seja equilibrada com as preocupações de possivelmente perder um diagnóstico importante. Recomenda-se a consulta com um pediatra especialista em abuso infantil. Ao avaliar possíveis casos de AMI, as amostras devem ser cuidadosamente coletadas, sem deixar a oportunidade de serem adulteradas. Da mesma maneira, as medições de temperatura têm de ser observadas de perto.

Dependendo da gravidade e complexidade, para ajudar no diagnóstico, a hospitalização pode ser necessária para uma observação cuidadosa. Em alguns casos, tais como repetidos eventos que ameaçam a vida, pode ser valiosa a vigilância encoberta por vídeo, acompanhada de monitoramento próximo (para a intervenção rápida no caso de um dos pais tentar sufocar a criança). A estreita coordenação entre os funcionários do hospital é essencial, especialmente porque alguns podem ficar do lado da mãe e se ressentir até mesmo com a possibilidade de o AMI ser levantado. Os pais não devem ser informados da avaliação para AMI até que o diagnóstico seja feito. Isso poderia influenciar naturalmente o seu comportamento e comprometer o diagnóstico. Todas as etapas até o diagnóstico e todas as informações pertinentes devem ser cuidadosamente documentadas, talvez usando um "gráfico de sombra" (cópia do relatório médico) ao qual os pais não tenham acesso.

TRATAMENTO

Uma vez estabelecido o diagnóstico, a equipe médica e o SPC devem determinar o plano de tratamento que pode exigir a condução para fora da casa e precisa incluir cuidados de saúde mental para a mãe ou pai infrator, assim como para outras crianças afetadas. Cuidados médicos adicionais devem ser atentamente organizados e coordenados por um profissional de cuidados primários. O SPC deve ser incentivado a se reunir com a família somente após a equipe médica ter informado a mãe ou pai infrator sobre o diagnóstico, pois seu envolvimento anterior pode dificultar a avaliação. Os pais geralmente respondem com resistência, negação e ameaças. Pode ser prudente ter segurança hospitalar nas proximidades.

A bibliografia está disponível no GEN-io.

Capítulo 17

Estratégias para Mudança de Comportamento em Saúde

Cori M. Green, Anne M. Gadomski e Lawrence Wissow

Para melhorar a saúde das crianças, os pediatras costumam pedir aos pacientes e cuidadores que façam mudanças comportamentais, seja modificando o estilo de vida para gerenciar uma condição crônica (p. ex., obesidade, asma), seja aderindo às recomendações sobre o tempo e a frequência de medicamentos ou a procura pela assistência de outros profissionais de saúde (p. ex., nutricionistas, profissionais de saúde mental, educadores físicos, terapeutas ocupacionais, fonoaudiólogos). No entanto, a mudança é difícil e pode causar angústia; por isso, as famílias geralmente expressam relutância ou ambivalência em mudar ao perceber as barreiras. Quando as famílias não acreditam que a mudança seja necessária ou possível, é possível que o pediatra fique desanimado ou desconfortável em prestar assistência. Isso pode dificultar a formação de um vínculo com as famílias, fundamental para a solução da maioria das questões identificadas no ambiente médico.

Muitos casos podem exigir intervenções complexas e multifacetadas, mas o primeiro passo é sempre envolver a família na identificação do problema de saúde que leva à necessidade de mudança de comportamento. Depois de identificado e acordado, os médicos e as famílias precisam estabelecer uma meta alcançável e apontar comportamentos peculiares que possam ajudar os familiares a chegar ao seu objetivo. É importante ser específico e preciso sobre o comportamento real, e não simplesmente identificar a *categoria* comportamental. Ao aconselhar um paciente sobre perda de peso para obesidade, por exemplo, pode-se discutir três abordagens: fazer mudanças na dieta, aumentar o exercício e diminuir o tempo de exposição a telas. A escolha de qual comportamento focar deve vir do paciente, mas precisa ser específica. Não basta o paciente afirmar que fará mais exercícios. Em vez disso, o clínico deve ajudá-lo a identificar um objetivo mais específico, como jogar basquete com seus amigos 3 vezes/semana no parque perto de casa. Isso leva em consideração a ação, o contexto, a configuração e o tempo do novo objetivo comportamental. Exemplos específicos de problemas que exigiriam uma mudança de comportamento para melhorar os resultados são usados ao longo do capítulo.

TEORIA UNIFICADA DA MUDANÇA DE COMPORTAMENTO

Existem várias teorias de mudança de comportamento relacionadas à saúde. Cada um destaca um conceito diferente, mas os quadros que as unem sugerem que o fator mais preditivo para a execução de um comportamento é a *intenção*. A **teoria unificada da mudança de comportamento** examina o comportamento em duas dimensões: influências na intenção e moderadores da relação intenção/comportamento (Figura 17.1). Cinco fatores principais que influenciam a decisão de alguém de executar um comportamento são: expectativas; normas sociais/influências normativas; autoconceito/autoimagem; emoções; e autoeficácia. A Tabela 17.1 fornece exemplos específicos de como explorar influências de intenção ao orientar famílias na tomada de decisões, como decidir iniciar um medicamento estimulante para uma criança diagnosticada com transtorno de déficit de atenção/hiperatividade (TDAH). Não é necessário perguntar sobre cada influência, mas esses princípios são particularmente úteis ao orientar pacientes que podem ser resistentes à mudança.

Uma vez tomada a decisão pela mudança, quatro fatores determinam se uma intenção leva à execução do comportamento: conhecimentos e habilidades; facilitadores e restrições ambientais; relevância do comportamento; e hábitos. O pediatra pode ajudar a garantir que a

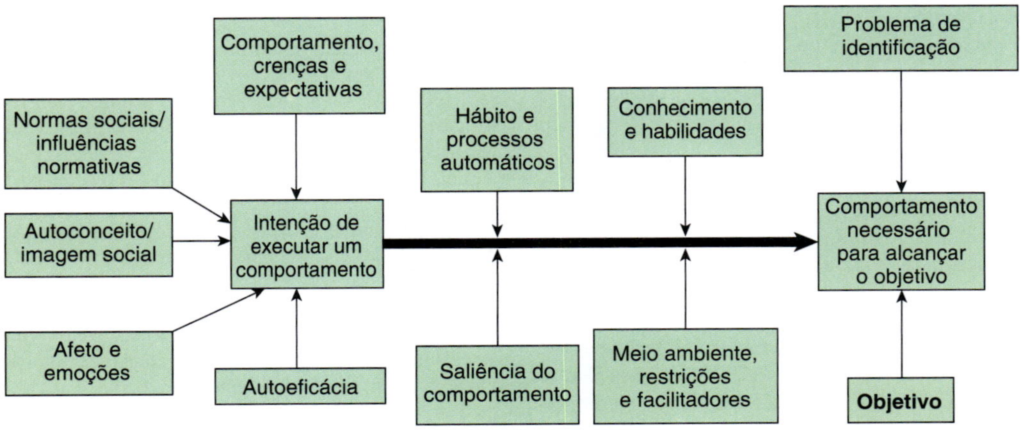

Figura 17.1 As 5 construções que influenciam a intenção de alguém de executar um comportamento e as 4 influências que determinam se uma intenção levará à execução do comportamento. É na identificação do problema (*caixa no canto superior direito*) que começa o processo de pensar sobre as mudanças no comportamento da saúde. Um clínico pode ajudar a pessoa a decidir sobre qual comportamento é capaz de ajudá-la a alcançar a meta de saúde. Depois que isso for decidido, para auxiliar na mudança de comportamento, os médicos devem pensar na intenção, nas influências da intenção e nos fatores que podem facilitar ou impedir a intenção de levar à ação.

Tabela 17.1 Influências da intenção e uso possível durante um encontro com um paciente (especificamente, estimulante inicial para o TDAH).

INFLUÊNCIA DA INTENÇÃO	ESTRATÉGIAS PARA ENGAJAR FAMÍLIAS USANDO INFLUÊNCIAS DE INTENÇÃO	FATORES POSSÍVEIS QUE INFLUENCIAM A DECISÃO
Crenças e expectativas Percebeu vantagens e desvantagens de realizar um comportamento.	Faça perguntas sobre suas crenças e experiências. "O que você já sabe sobre estimulantes?" "Você já ouviu falar de experiências de outras crianças tomando estimulantes?" "O que você espera que aconteça se seu filho tomar um estimulante?" Peça permissão para fornecer informações sobre suas crenças ou experiências anteriores. "Tudo bem se eu lhe der algumas informações sobre suas preocupações?"	"Eu sei que os estimulantes ajudaram meu sobrinho a se sair melhor na escola." "Eu ouvi que estimulantes atrofiam o crescimento das crianças."
Normas sociais As pressões para executar (ou não) um comportamento por causa do que é padrão entre os grupos sociais.	Compartilhe informações sobre a natureza normativa do comportamento e maneiras de lidar se estiver realizando um comportamento que não é a norma social. "Eu tenho muitos pacientes que melhoraram na escola depois de iniciar um estimulante."	"Outros pais dão estimulantes a seus filhos se forem diagnosticados com TDAH?" "O que minha mãe pensaria se descobrisse que meu filho estava tomando um estimulante?"
Autoconceito/autoimagem O senso geral de si mesmo e se o comportamento é congruente com isso e com a imagem que eles querem projetar para os outros.	Interaja com a família de maneira solidária, dando suporte e sendo respeitoso. Identifique os pontos fortes. Renomeie todas as imagens negativas que eles preveem que podem ocorrer com o comportamento. "Tenho certeza de que seus sogros ficarão felizes quando seu filho estiver melhor na escola."	"Sou um bom pai se der medicamentos ao meu filho que afetam o cérebro dele?" "O que os outros pais da escola pensam se eu permitir que meu filho comece a tomar um estimulante? O que meus sogros pensam sobre isso?"
Emoções Reações emocionais ao comportamento, em intensidade e direção (positiva ou negativa).	Permita que os pacientes expressem seus sentimentos. Sugira maneiras de gerenciar sentimentos negativos ou de esquiva. "Muitos pais têm medo de começar estimulantes primeiro. No entanto, uma vez que seu filho tenha sucesso na escola, eles percebem que os benefícios superam os riscos. Vamos falar mais sobre seus medos."	"Estou tão nervoso com o fato de meu filho começar a tomar um estimulante." "Estou tão chateado com o desempenho do meu filho na escola e realmente não sei o que fazer a seguir." "Estou tão aliviado por haver um medicamento que pode ajudar a melhorar as notas e a chance de ir para a faculdade."
Autoeficácia Confiança percebida de que eles podem desempenhar o comportamento.	Forneça informações, modele o comportamento, incentive o sucesso e ensine habilidades. Explore quais obstáculos eles preveem e quão confiantes eles são para superar obstáculos. Ajude a criar estratégias para superar obstáculos. "Você se sente confiante de que poderá levar seu filho a tomar a medicação?" "Vamos discutir como podemos evitar qualquer um dos efeitos colaterais." "Muitos dos meus pacientes tomam um café da manhã antes da medicação. Posso ajudá-lo a descobrir como encaixar isso na sua agenda?"	"Serei capaz de me lembrar de dar o remédio ao meu filho todos os dias?" "Serei capaz de garantir que meu filho tome um café da manhã antes de tomar o remédio?"

TDAH, Transtorno de déficit de atenção/hiperatividade.

intenção leve à mudança de comportamento, abordando esses fatores durante a visita. No exemplo do TDAH, é possível o clínico auxiliar a família a desenvolver seu conhecimento fornecendo apostilas sobre estimulantes, além de panfletos nutricionais sobre como minimizar os efeitos inibidores de apetite da medicação sobre o peso e informações sobre como os familiares podem explicar aos outros a necessidade de medicação. Perguntar sobre as rotinas matinais ajudará a identificar possíveis barreiras na lembrança de tomar o medicamento. Por fim, os médicos podem ajudar as famílias a pensar em dicas para lembrar de dar o medicamento pela manhã, pois suas rotinas ou hábitos matinais terão de ser ajustados para adesão a esse fármaco.

Ao usar esses princípios de mudança de comportamento, o pediatra está apto a orientar seus pacientes em direção a mudanças durante a consulta, garantindo que eles saiam com: (1) uma forte intenção positiva de realizar o comportamento; (2) a percepção de que eles têm as habilidades necessárias para realizá-lo; (3) a crença de que o comportamento é socialmente aceitável e consistente com sua autoimagem; (4) um sentimento positivo sobre o comportamento; (5) estratégias específicas para superar possíveis barreiras na execução do comportamento; e (6) um conjunto de dicas e facilitadores identificados para ajudar a construir novos hábitos.

MODELO TRANSTEÓRICO DE MUDANÇA DE COMPORTAMENTO EM SAÚDE

É difícil aconselhar as famílias a mudar um comportamento quando não concordam que há um problema ou quando não estão prontas para criar uma intenção de mudar. O **modelo transteórico de mudança de comportamento em saúde** coloca a motivação e a prontidão de um indivíduo para mudar em um *continuum*. A premissa desse modelo é que a mudança de comportamento é um processo, e, quando alguém tenta mudar, passa por 5 estágios (embora nem sempre de maneira linear): *pré-contemplação* (em que não há intenção atual de se fazer uma mudança); *contemplação* (em que se considera a mudança); *preparação* (quando há a criação de uma intenção, planejamento e comprometimento com a mudança); *ação* (quando mudou de comportamento por um curto período); e *manutenção* (quando as mudanças se sustentaram a longo prazo). Avaliar o estágio de mudança de um paciente e, em seguida, direcionar o aconselhamento para esse estágio pode ajudar a construir uma aliança terapêutica, em contraste com o aconselhamento de um paciente a fazer algo para o qual não está preparado, o que pode interromper a aliança terapêutica e levar à resistência. A Tabela 17.2 descreve ainda mais os estágios de mudança e fornece exemplos de aconselhamento direcionado ao estágio de mudança do adolescente na redução do consumo de maconha.

Tabela 17.2 Etapas da mudança e estratégias para aconselhamento.

ESTÁGIO/DEFINIÇÃO	OBJETIVO E ESTRATÉGIA	EXEMPLOS ESPECÍFICOS
Pré-contemplação Não considera alterações. Pode não estar ciente de que existe um problema.	Estabeleça um relacionamento terapêutico. Aumente a conscientização sobre a necessidade de mudar.	"Eu entendo que você está aqui apenas porque seus pais estão preocupados e que você não sente que fumar maconha é um grande problema." "Posso perguntar se fumar maconha criou algum problema para você agora? Sei que seus pais estavam preocupados com suas notas." "Cabe a você decidir se você está pronto (ou quando estará) para reduzir o consumo de maconha." "Tudo bem se eu lhe der algumas informações sobre o uso de maconha?" "Eu sei que pode ser difícil mudar um hábito quando você se sente pressionado. Depende totalmente de você decidir se interromper o uso é adequado para o seu caso. Tudo bem se eu perguntar sobre isso durante a nossa próxima visita?"
Contemplação Começa a considerar fazer uma mudança, mas ainda se sentindo ambivalente em fazer uma mudança.	Identifique ambivalência. Ajude a desenvolver discrepância entre objetivos e comportamentos atuais. Pergunte sobre prós e contras de mudar o comportamento do problema. Ajude o paciente a fazer uma mudança.	"Estou ouvindo que você concorda que às vezes o uso de maconha atrapalha, principalmente na escola. No entanto, ajuda a relaxar e seria difícil fazer uma alteração agora." "Qual seria um benefício em reduzir? O que seria uma desvantagem em reduzir? Você acha que seu fumo causará problemas no futuro?" "Depois de falar sobre isso, se você sentir que deseja reduzir, o próximo passo seria pensar em como fazer isso da melhor maneira. Não precisaríamos pular direto para um plano. Por que você não pensa sobre o que discutimos e nos encontramos na próxima semana, se você estiver pronto para fazer um plano?
Preparação Prepara-se para a ação. Ambivalência reduzida e exploração de opções de mudança.	Ajude o paciente a estabelecer uma meta e preparar um plano concreto. Ofereça um menu de opções. Identifique suportes e barreiras.	"É ótimo que você esteja pensando em maneiras de reduzir o fumo. Entendo que seu objetivo inicial é parar de fumar durante a semana." "Posso dar-lhe outras opções de como relaxar e reduzir o estresse durante a semana." "Precisamos descobrir como reagir aos seus amigos com quem você normalmente fuma depois da escola." "Há outros amigos que você pode encontrar depois das aulas e que apoiariam essa decisão?"
Ação Toma uma atitude; plano de implementação ativa.	Forneça *feedback* positivo. Identifique barreiras inesperadas e crie estratégias de enfrentamento.	"Parabéns por cortar. Você notou alguma diferença nos seus trabalhos escolares? Fico muito feliz em saber que suas notas melhoraram." "Foi difícil não ver seus amigos depois da escola? Como você reagiu quando eles se aborreceram por não querer fumar com eles?" "Vamos continuar acompanhando seu progresso."
Manutenção Continua a mudar o comportamento e mantém um estilo de vida mais saudável.	Reforce o compromisso e afirme a capacidade de mudar. Crie planos de enfrentamento quando ocorrer recaída. Gerencie gatilhos.	"Você realmente está comprometido em ir para uma boa faculdade e melhorar suas notas. Estou tão feliz porque o trabalho duro valeu a pena." "Entendo que era difícil dizer 'não' a fumar com seus amigos na semana passada, quando era o aniversário de alguém. Como você se sentiu depois? Existem gatilhos que podemos pensar em evitar no futuro?"

*Esta tabela usa um exemplo de adolescente inicialmente resistente a reduzir o consumo de maconha. Seus pais o pegaram fumando em seu quarto e providenciaram que ele se consultasse com o pediatra. Adaptada de *Implementing mental health priorities in practice: substance use,* American Academy of Pediatrics. https://www.aap.org/en-us/advocacy-and-policy/aap-health-initiatives/Mental-Health/Pages/substance-use.aspx.

ABORDAGEM DE FATORES COMUNS

As conversas sobre mudança de comportamento são mais eficazes quando ocorrem no contexto de um relacionamento de confiança e respeito mútuo. O modelo médico tradicional pressupõe que os pacientes e as suas famílias tenham perguntas e necessidades, e que o trabalho do pediatra é oferecer-lhes conselhos específicos e advogar por sua aceitação. Essa abordagem, no entanto, falha quando as famílias são relutantes, ambivalentes, desmoralizadas ou não conhecem o sistema de saúde ou as opções de tratamento oferecidas. Um contexto mais favorável à mudança de comportamento pode ser desenvolvido quando os pediatras usam estratégias de comunicação que facilitam a colaboração e a construção de aliança terapêutica.

A **abordagem de fatores comuns** é uma eficaz estratégia de comunicação baseada em evidências para facilitar a mudança de comportamento. As habilidades centrais para essa abordagem são consistentes em vários tipos de psicoterapia, e é possível vê-las como aspectos genéricos do tratamento que podem ser usados em uma ampla gama de sintomas a fim de construir uma aliança terapêutica entre o médico e o paciente. Essa aliança prevê mais resultados de aconselhamento do que a modalidade específica de tratamento. A abordagem de fatores comuns foi implementada e estudada na atenção primária pediátrica a crianças com problemas de saúde mental. As que foram tratadas por pediatras treinados na abordagem de fatores comuns tinham melhorado o funcionamento em comparação com aquelas que procuraram pediatras sem esse treinamento.

Uma abordagem de fatores comuns distingue entre o impacto da aliança paciente-provedor e o uso de habilidades pelo pediatra que influenciam a mudança de comportamento do paciente em uma ampla gama de condições. As habilidades interpessoais que ajudam a construir alianças com os pacientes incluem mostrar empatia, carinho e consideração positiva. As habilidades que influenciam a mudança de comportamento incluem a capacidade do clínico em oferecer otimismo, facilitar o envolvimento no tratamento e manter o foco em objetivos alcançáveis. Isso pode ser feito explicando-se claramente as abordagens da condição e do tratamento, bem como se mantendo a discussão focada em preocupações imediatas e práticas.

Habilidades interpessoais: HEL² P³

As habilidades interpessoais que facilitam um vínculo afetivo entre o paciente e o clínico podem ser lembradas pelo mnemônico HEL² P³ (Tabela 17.3). Essas habilidades incluem: proporcionar **esperança, empatia e lealdade**; usar a **linguagem** do paciente; firmar **parceria** com a família; pedir **permissão** para levantar questões mais sensíveis ou dar conselhos; e criar um **plano** iniciado pela família. Essas habilidades interpessoais devem ajudar a operacionalizar a abordagem de fatores comuns, aumentando o otimismo do paciente, os sentimentos de bem-estar e a vontade de trabalhar para melhorar a saúde, além de direcionar sentimentos de raiva, ambivalência e desesperança.

Estruturar um encontro do paciente usando fatores comuns para facilitar a mudança de comportamento requer as seguintes etapas: extrair preocupações ao definir uma agenda e concordar com a natureza do problema; estabelecer um plano; e responder à raiva e desmoralização e enfatizar a esperança.

Extrair preocupações: definir a agenda e concordar com o problema

O primeiro passo da consulta é extrair as preocupações da criança e dos pais e concordar com o foco da visita. Isso pode ser feito usando-se perguntas abertas e questionando "mais alguma coisa?" até que nada mais seja dito. É importante mostrar que você tem tempo e está interessado em suas preocupações, fazendo contato visual, ouvindo atentamente, minimizando distrações e respondendo com empatia e interesse. Envolva a criança e os pais revezando-se em suas preocupações. É útil resumir a história deles para garantir que você ouviu e entendeu o que eles estão dizendo. Mantenha a sessão organizada e gerencie divagações interrompendo, parafraseando, solicitando preocupações adicionais e reorientando a conversa.

Ao final dessa etapa da consulta, todas as partes devem sentir-se tranquilizadas de que seus problemas foram ouvidos e descritos com precisão. O próximo passo é concordar com o problema a ser tratado durante essa consulta. Se o pai e o filho não concordarem com o problema, tente encontrar um tópico em comum que atenda às preocupações de ambos.

Tabela 17.3 Esperança, empatia, linguajar, lealdade, permissão, parceria, plano (HEL² P³).*

HABILIDADE	EXEMPLOS
Esperança por melhoria: desenvolva pontos fortes.	"Vi outras crianças como você com sentimentos semelhantes de tristeza, e elas melhoraram."
Empatia: ouça atentamente.	"Deve ser difícil para você não ter mais prazer em jogar futebol."
Linguajar: use a linguagem da família; verifique o entendimento.	"Deixe-me entender o que você está dizendo. Você não sente mais vontade de fazer coisas que o faziam feliz no passado?"
Lealdade: expresse apoio e comprometimento.	"Você é livre para conversar comigo sobre qualquer coisa enquanto trabalhamos com isso."
Permissão: peça permissão para explorar assuntos sensíveis; ofereça conselhos.	"Gostaria de fazer mais perguntas que você possa achar mais sensíveis, tudo bem?"
Parceria: identifique e supere barreiras.	"Tudo bem se eu lhe der a minha opinião sobre qual pode ser o problema aqui?"
Plano: estabeleça um plano ou pelo menos os primeiros passos com que a família consiga lidar.	"Se trabalharmos juntos, talvez possamos pensar em soluções para os problemas que você identificou."

*A tabela ilustra as **habilidades interpessoais** destacadas na abordagem de fatores comuns. Neste exemplo, o clínico está respondendo a um adolescente que sofre de depressão e é resistente em procurar ajuda. Adaptada com dados de Foy JM, Kelleher KJ, Laraque D; American Academy of Pediatrics: Enhancing pediatric mental health care: strategies for preparing a primary care practice, *Pediatrics* 125(Suppl 3):S87–S108, 2010.

Estabelecer um plano

Quando um problema é acordado, o pediatra pode fazer parceria com as famílias para desenvolver planos aceitáveis e viáveis de tratamento ou avaliação posterior. As famílias precisam liderar o desenvolvimento de objetivos e as estratégias para alcançá-los, e as informações têm de ser fornecidas em resposta às necessidades expressas dos pacientes. Os pediatras podem envolver as famílias oferecendo opções e pedindo *feedback*. O conselho deve ser dado somente após a permissão de uma família para fazê-lo. Se ela pedir conselhos, o clínico precisa responder considerando os princípios de mudança de comportamento, conforme descrito anteriormente. É importante adaptar o conselho à disposição da família de agir e às preocupações com barreiras e atitudes, devendo ser o mais específico e prático possível. Depois que um plano inicial é estabelecido, é preciso formar parcerias no monitoramento das respostas e fornecer suporte contínuo.

Responda à raiva e à desmoralização e enfatize a esperança

A abordagem de fatores comuns é particularmente útil para envolver as famílias em situações em que a raiva e a desmoralização podem impedir que os pacientes usem os conselhos do clínico. É mais produtivo focar a conversa nas metas para o futuro e na maneira como as alcançar do que discutir como os problemas começaram. Essa abordagem de "terapia focada em solução" surgiu da necessidade de os médicos ajudarem as pessoas em um breve encontro. O desespero pode ser aliviado pelos pediatras, ajudando os pacientes a identificar e desenvolver os pontos fortes e os sucessos passados, reformulando eventos e sentimentos e dividindo metas desafiadoras em etapas pequenas e concretas, que são realizadas com mais facilidade. Em geral, os pediatras podem usar o **modelo extrair-fornecer-extrair.** Primeiro, pergunte se eles querem ouvir seus pensamentos sobre a situação. Depois, forneça orientação de maneira neutra e pergunte à família o que ela pensa sobre o que você acabou de declarar.

A Tabela 17.4 fornece um exemplo de como usar fatores comuns na prática, tendo como cenário o de uma adolescente provocada a usar albuterol antes da aula de educação física em razão de asma induzida por exercício. O clínico no cenário tenta abordar as preocupações da paciente e da mãe.

ENTREVISTA MOTIVACIONAL

A entrevista motivacional (EM) é um estilo de aconselhamento orientado para objetivos, que complementa a estrutura HEL² P³ e é útil quando pacientes ou famílias permanecem ambivalentes em fazer mudanças de comportamento relacionadas à saúde. A EM foi desenvolvida para aprimorar a motivação intrínseca dos pacientes, explorando suas perspectivas e ambivalência. Também está alinhada com o *continuum* de mudança do modelo transteórico, em que o pediatra não apenas adapta o aconselhamento ao estágio de mudança de um paciente, mas também o faz com o objetivo de mover o paciente para o estágio seguinte. É particularmente eficaz para quem não tem interesse em mudar ou não está pronto para assumir um compromisso. A EM demonstrou ser uma estratégia de intervenção eficaz para diminuir comportamentos de alto risco, melhorar o controle de doenças crônicas e aumentar a adesão a medidas preventivas de saúde.

A EM é uma abordagem colaborativa na qual o pediatra respeita a perspectiva dos pacientes e trata cada um deles como o "especialista" em seus valores, crenças e objetivos. *Colaboração, aceitação, compaixão* e *evocação* são a base da EM e referidas como o "espírito" da abordagem. O clínico é um "guia", respeitando a autonomia dos pacientes e a sua capacidade de tomar sua própria decisão de mudar. O pediatra expressa preocupação genuína e demonstra que entende e valida a luta do paciente ou da família. Usando perguntas abertas, ele evoca a própria motivação do paciente para mudar.

Expressar empatia facilita a mudança de comportamento ao aceitar as crenças e os comportamentos do paciente. Isso contrasta com a

Tabela 17.4 Abordagem de fatores comuns na prática.*

META	HABILIDADES ESPECÍFICAS	EXEMPLOS
Extraia as preocupações dos filhos e dos pais.	Use perguntas abertas e questione "o que mais?" até que nada mais seja listado, enquanto envolve ambas as partes e demonstra empatia.	"Olá, Jacqueline e senhora Smith. Como estão as coisas desde a última vez? Quais são as suas maiores preocupações hoje?" "O que mais você acha que devemos colocar na agenda de hoje?" "Lamento saber que você teve mais sintomas de asma na hora da academia, Jacqueline. Gostaria de fazer mais algumas perguntas para entender melhor o que mudou, se estiver tudo bem com você." "Entendo que isso a esteja incomodando, Sra. Smith, e que você se preocupa com o fato de Jacqueline não conseguir ir à enfermaria antes da academia para usar mais o seu inalador. Vamos ouvir Jacqueline."
	Concorde com o problema	"Todos podemos concordar que o gerenciamento dos sintomas de asma no horário da academia é a questão mais urgente no dia de hoje? Devemos focar nisso hoje?"
	Gerencie divagações.	"O que você está dizendo é realmente importante, mas quero ter certeza de que temos tempo para conversar sobre como controlar os sintomas de asma de sua filha durante a academia. Tudo bem se voltarmos a esse tópico?"
Faça parceria com as famílias para encontrar formas aceitáveis de tratamento.	Desenvolva planos aceitáveis para o tratamento de outros diagnósticos.	"Acredito que podemos desenvolver um plano para ajudar a lidar com isso. Tudo bem começar a falar sobre os próximos passos?" "Eu sei que esses sintomas de asma são preocupantes para sua mãe. Mas, Jacqueline, isso é algo que você pode fazer agora?" "Fico feliz em dar sugestões sobre como usar o inalador mais facilmente antes da academia, sem que as outras crianças percebam. Mas no que você estava pensando, Jacqueline?" "Vamos fazer um plano específico sobre onde você pode manter o inalador para que as outras crianças não o vejam."
	Abordar as barreiras ao tratamento.	"Existe alguma preocupação de que isso não funcione?"
Aumente as expectativas de que o tratamento será útil.	Responda à desesperança, raiva e frustração.	"Sei que não foi sua escolha vir aqui, Jacqueline, mas estou interessado em saber como você se sente sobre esse assunto." "Deve ser muito difícil para você, Jacqueline, quando as crianças a provocam por causa do seu inalador." "Deve ser frustrante a enfermeira da escola ligar para você no meio do dia no trabalho, Sra. Smith." "Eu também ficaria com raiva se percebesse que minha mãe não entendeu como me senti quando cheguei, provocada por ter ido ao consultório da enfermeira."
	Enfatize a esperança.	"Já conseguimos coisas difíceis antes. Lembra-se de quando Jacqueline se mantinha internada por sua asma quando era mais jovem? Percorremos um longo caminho desde então, e tenho certeza de que podemos administrar isso também."

*Jacqueline é uma adolescente que tem asma desde criança. Apesar de várias hospitalizações na infância, sua asma estava sob controle, exceto durante o exercício, incluindo aulas de educação física (EF). Antes das aulas de EF, ela ia à enfermaria tomar albuterol, mas recentemente foi provocada por colegas por ter de ser medicada antes da EF. Então, para evitar as provocações, ela começou a pular o uso dos medicamentos. No entanto, sua mãe já foi chamada algumas vezes para buscá-la na escola devido a seus sintomas de asma. A Sra. Smith é uma mãe solteira que não pode faltar ao trabalho e está muito frustrada. Ela não estava ciente do assédio moral que Jacqueline sofria. Esse cenário é adaptado dos currículos da Academia Americana de Pediatria sobre fatores comuns. https://www.aap.org/en-us/advocacy-and-policy/aap-health-initiatives/Mental-Health/Pages/Module-1-Brief-Intervention.aspx.

persuasão direta, que, muitas vezes, leva à resistência. O pediatra deve reforçar que a ambivalência é normal e usar escuta reflexiva hábil, mostrando ao paciente uma compreensão da situação.

O *desenvolvimento de uma discrepância* entre comportamentos atuais (ou escolhas de tratamento) e objetivos de tratamento motiva a mudança e ajuda a mover o paciente do estágio pré-contemplativo para o estágio contemplativo ou do estágio contemplativo para a preparação, conforme descrito no modelo transteórico. Por meio da EM, é possível o clínico orientar os pacientes no entendimento de que seus comportamentos atuais podem não ser consistentes com seus objetivos e valores declarados.

Lidar com a resistência, ou não recuar quando as sugestões são recusadas, é uma estratégia para novamente se alinhar com o paciente. Em geral, resistência é sinal de necessidade de uma abordagem diferente. Se preciso, o clínico pode pedir permissão para dar novas perspectivas.

A *autoeficácia*, ou a crença do paciente em sua capacidade de realizar o comportamento, é um elemento-chave para a mudança e um poderoso motivador. Os médicos podem tanto expressar confiança na capacidade do paciente de obter mudanças quanto apoiar a autoeficácia dele.

O processo pelo qual a EM é usada no encontro com o paciente requer as quatro partes a seguir:

1. O *engajamento* é a parte da construção de *rapport* do encontro. Além de usar as habilidades apresentadas na estrutura HEL^{2}P^3, a abordagem da EM destaca o uso de perguntas abertas, afirmações, escutas reflexivas e resumos (OARS; do inglês, *open-ended questions*, *afirmations*, *reflective listening*, *summaries*). **Perguntas abertas** devem ser convidativas e sondadoras, possibilitando que o paciente pense e chegue a uma melhor compreensão do problema e elicie sua motivação interna. As **afirmações** fornecem *feedback* positivo, expressam apreço pelos pontos fortes de um paciente e podem reforçar a autonomia e a autoeficácia. A **escuta reflexiva** demonstra que o clínico entende os pensamentos e sentimentos do paciente sem julgamento ou interrupção. Isso deve ser feito com frequência e pode incentivar o paciente a ser mais aberto. **Resumir** a conversa de maneira sucinta reforça que você está ouvindo, reúne todas as informações e possibilita que o paciente ouça suas próprias motivações e ambivalência.
2. O *foco* da visita é feito para esclarecer as prioridades do paciente, o estágio de prontidão, e identificar o problema em que há ambivalência. Se um paciente permanecer resistente à mudança, peça permissão para fornecer informações ou compartilhar ideias e solicite *feedback* sobre o que ele pensa a respeito do que você disse. No **modelo de induzir e pedir**, um clínico pode fornecer informações sobre um comportamento não saudável ou uma decisão concernente ao estilo de vida de maneira não paternalista.

3. *Evocação* é quando o clínico avalia as razões de mudança de seus pacientes e os ajuda a explorar vantagens, desvantagens e barreiras à mudança. É importante reforçar a **conversa sobre mudança** do paciente. Exemplos de conversas sobre mudanças incluem expressão de desejo ("Eu quero..."), habilidade ("Eu posso..."), razões ("Existem boas razões para...") ou necessidade de mudança ("Eu preciso..."). O médico pode usar as "regras de prontidão", pedindo que o paciente classifique em uma escala de 1 a 10 a importância e a confiança que ele tem em fazer a mudança. O clínico deve responder perguntando por que o paciente não escolheu um número mais baixo e questionar o que seria necessário para elevá-lo a um número mais alto.
4. O estágio de *planejamento* é semelhante ao descrito na discussão de uma abordagem de fatores comuns e ocorre quando o paciente está no estágio de preparação no *continuum* da mudança. Um clínico pode orientar seu paciente nesse estágio, solicitando que ele escreva respostas a declarações como: "As mudanças que eu quero fazer são...", "Os motivos mais importantes para essa mudança são...", "Algumas pessoas que podem me apoiar são..." e "Eles podem ajudar-me com...". Um plano concreto deve incluir ações específicas e uma maneira de levar em consideração a responsabilidade e as recompensas. A Tabela 17.5 usa uma consulta para aconselhamento sobre obesidade a fim de demonstrar o processo de entrevistas motivacionais.

Tabela 17.5 Aconselhamento para obesidade usando uma abordagem de entrevista motivacional (EM).

AÇÃO	HABILIDADES ESPECÍFICAS	EXEMPLOS
Comprometimento*	Questões em aberto	"Agora que terminamos a maior parte da visita, gostaria de falar sobre o seu peso. Tudo bem? Como você se sente com o seu tamanho?" "Smith, como você se sente com o peso de Jimmy?"
	Afirmações	"Você definitivamente mostrou quão forte está sendo a sua necessidade de lidar com as crianças que implicam com você sobre o seu tamanho." "Lembra-se de quando você estava tendo dificuldades na escola? Conseguiu fazer algumas alterações e, agora, está indo bem. Estou confiante de que podemos fazer o mesmo com o seu peso."
	Escuta reflexiva	"Você sente que seu filho é do mesmo tamanho que todos da sua família e não está preocupada agora." "Ter sua família assistindo à TV antes de dormir realmente funciona para sua família, Sra. Smith." "Você não está muito entusiasmada sobre ter de pensar em maneiras de cozinhar diferente."
	Resuma as declarações	"Até agora, discutimos como seria desafiador perder peso e fazer mudanças para toda a família, mas você está disposto a considerar algumas mudanças simples."
Foco	Defina a agenda	"Poderíamos falar sobre o aumento da quantidade de exercício que Jimmy realiza toda semana, reduzindo o tempo de tela ou fazendo uma mudança na dieta. O que você acha que funcionaria melhor?" "Ótimo, então vamos falar sobre refrigerante. Você gosta? Quantas vezes/semana você bebe?"
Evocação	Reforce qualquer conversa sobre mudanças. Mude a regra.	"Essas são ótimas razões para pensar em reduzir o refrigerante." "Em uma escala de 1 a 10, quão confiante você está de que pode reduzir o refrigerante ou quão importante isso é?" "Um 5. Por que você não respondeu um 3?" "O que seria necessário para o número 7?"
Planejamento	Concentre-se em como fazer a mudança, e não no "porquê". Seja realista.	"Talvez eliminar completamente o refrigerante seja muito difícil agora. Você quer pensar em algumas vezes durante a semana em que pode recompensar-se com um refrigerante?" "O que você vai beber depois da escola em vez de refrigerante?"

As ações destacadas no mnemônico OARS são usadas para envolver o paciente e criar harmonia. Adaptada de *Changing the conversation about childhood obesity*, American Academy of Pediatrics, Institute for Healthy Childhood Weight. https://www.aap.org/en-us/about-the-aap/aap-press-room/pages/Changing-the-conversation-about-Childhood-Obesity.aspx.

TOMADA DE DECISÃO COMPARTILHADA

A tomada de decisão compartilhada tem muitas semelhanças com os processos descritos anteriormente, enfatizando o afastamento dos médicos de uma abordagem paternalista ao ditar o tratamento para aquele em que pacientes e médicos colaboram na tomada de uma decisão médica, sobretudo quando existem várias opções de tratamentos baseados em evidências. O pediatra ou clínico oferece diferentes opções de tratamento e descreve os riscos e benefícios para cada um. O paciente ou cuidador expressa seus valores, suas preferências e os objetivos de tratamento, e a decisão é tomada em conjunto.

A tomada de decisão compartilhada geralmente é facilitada pelo uso de recursos baseados em evidências, como panfletos, vídeos, ferramentas tendo como fonte a Web ou *workshops* educacionais. Foram criados auxílios específicos (ou mais genéricos) à decisão da condição, os quais facilitam o processo de tomada de decisão compartilhada. Estes, segundo estudos em adultos, melhoram o conhecimento e a satisfação, reduzem os conflitos de decisão e aumentam o alinhamento entre as preferências do paciente e as opções de tratamento. Mais estudos são necessários para avaliar os resultados comportamentais e fisiológicos especificamente ao envolver crianças no processo de tomada de decisão.

A bibliografia está disponível no GEN-io.

Crescimento, Desenvolvimento e Comportamento

PARTE 2

Capítulo 18

Teorias do Desenvolvimento e do Comportamento

Susan Feigelman

O campo da pediatria é dedicado a otimizar o crescimento e o desenvolvimento de cada criança. Os pediatras precisam conhecer o crescimento, o desenvolvimento e o comportamento normais, a fim de monitorar efetivamente o progresso das crianças, identificar atrasos ou anormalidades no desenvolvimento, ajudar a obter os serviços necessários e aconselhar os pais e cuidadores. Para alterar fatores que aumentam ou diminuem o risco, os pediatras têm de entender como as forças biológicas e sociais interagem dentro da relação pais–filhos, dentro da família e entre a família e a sociedade em geral. O crescimento é um indicador de bem-estar geral, *status* de doença crônica e estresse interpessoal e psicológico. Ao monitorar crianças e famílias ao longo do tempo, os pediatras têm uma localização única para observar as inter-relações entre o crescimento físico e o desenvolvimento cognitivo, motor e emocional. A observação é reforçada pela familiaridade com as teorias do desenvolvimento e do comportamento, que informam sobre padrões típicos de desenvolvimento e orientam quanto à prevenção ou intervenção para problemas comportamentais. A familiaridade com teorias de comportamento de saúde pode ajudar a orientar pacientes e familiares no manejo da doença e nos cuidados de saúde.

MODELO BIOPSICOSSOCIAL E QUADRO DE DESENVOLVIMENTO ECOBIOLÓGICO: MODELOS DE DESENVOLVIMENTO

O **modelo médico** pressupõe que um paciente apresente sinais e sintomas e que um médico se concentre em diagnosticar e tratar doenças do corpo. Esse modelo negligencia o aspecto psicológico de uma pessoa que existe no ambiente maior da família e da sociedade. No **modelo biopsicossocial**, sistemas sociais e comunitários são considerados de maneira simultânea, juntamente com sistemas mais proximais que compõem a pessoa e o ambiente dela (Figura 18.1). Os sintomas do paciente são examinados e explicados no contexto da existência dele. Esse modelo básico pode ser usado para entender a saúde e as doenças agudas e crônicas.

Com os avanços da Neurologia, da Genômica (incluindo a epigenética), da Biologia Molecular e das Ciências Sociais, surgiu um modelo mais preciso, o **arcabouço ecodesenvolvimentista**. Essa estrutura enfatiza como a ecologia da infância (ambientes sociais e físicos) interage com os processos biológicos para determinar os resultados e as trajetórias de vida. Influências precoces, particularmente aquelas que produzem níveis **tóxicos de estresse**, afetam o indivíduo modificando a expressão gênica, sem, contudo, alterar o sequenciamento do DNA. Essas **alterações epigenéticas**, como a metilação do DNA e a acetilação das histonas (ver Capítulo 100), são influenciadas pelas primeiras experiências da vida (o meio ambiente). As respostas ao estresse podem alterar a estrutura e a função do cérebro, levando à desregulação dos mecanismos de enfrentamento posteriores. Essas alterações produzirão efeitos duradouros na saúde e no bem-estar do indivíduo, podendo ser transmitidas às gerações futuras (Figura 18.2).

Essencial para o aprendizado e a memorização (e, portanto, o desenvolvimento) é a **plasticidade neuronal**, que possibilita ao sistema nervoso central reorganizar as redes neuronais em resposta à estimulação ambiental, tanto positiva quanto negativa. Uma superprodução de precursores neuronais leva a cerca de 100 bilhões de neurônios no cérebro adulto. Cada neurônio desenvolve em média 15.000 sinapses aos 3 anos de idade. Durante o início da infância, as sinapses nas vias frequentemente utilizadas são preservadas, enquanto as menos utilizadas se atrofiam, um processo denominado "poda". Mudanças na força e no número de sinapses, bem como na reorganização dos circuitos neuronais, também desempenham papéis importantes na plasticidade cerebral. Aumentos ou diminuições na atividade sináptica resultam em aumentos ou diminuições persistentes da força sináptica. A nossa experiência (**meio ambiente**) tem um efeito direto nas propriedades físicas e, portanto, funcionais do cérebro. Crianças com diferentes talentos e temperamentos (já uma combinação de genética e meio ambiente) provocam estímulos distintos de seus ambientes (diferentes).

Períodos de rápido desenvolvimento geralmente se correlacionam com períodos de grandes mudanças nos números sinápticos em áreas relevantes do cérebro. Como consequência, a privação sensorial durante o tempo em que as mudanças sinápticas devem estar ocorrendo tem efeitos profundos. Por exemplo, os efeitos do estrabismo que levam à ambliopia em um olho podem ocorrer rapidamente durante o início da infância. Do mesmo modo, vendar o olho com boa visão para reverter a ambliopia no outro olho é menos eficaz no final da infância (ver Capítulo 641). A experiência inicial é particularmente importante, porque a aprendizagem ocorre de maneira mais eficiente ao longo das vias sinápticas estabelecidas.

Experiências traumáticas precoces modificam a expressão de mediadores de estresse (em particular, o eixo hipotalâmico-hipofisário-adrenal) e neurotransmissores, levando a mudanças na estrutura e função do cérebro. Esses efeitos podem ser persistentes, causando alterações e disfunções na resposta ao estresse ao longo da vida. O

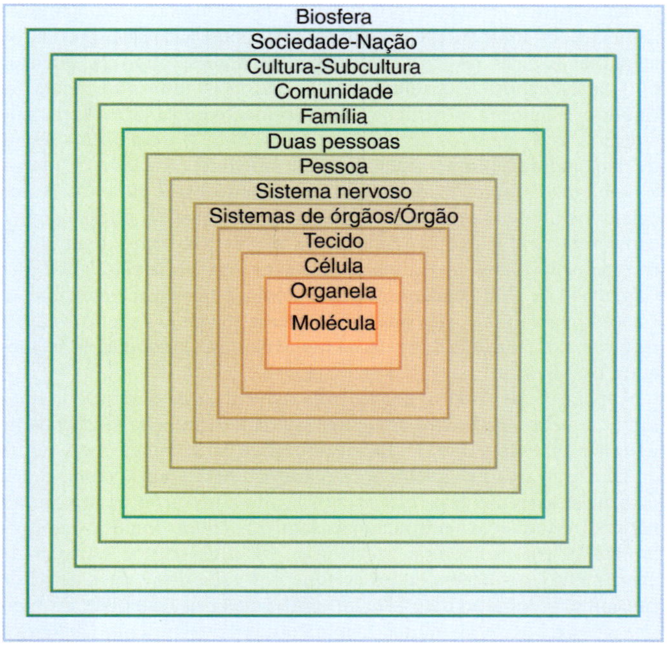

Figura 18.1 *Continuum* e hierarquia dos sistemas naturais no modelo biopsicossocial. (*De Engel GL: The clinical application of the biopsychosocial model, Am J Psychiatry 137:535–544, 1980.*)

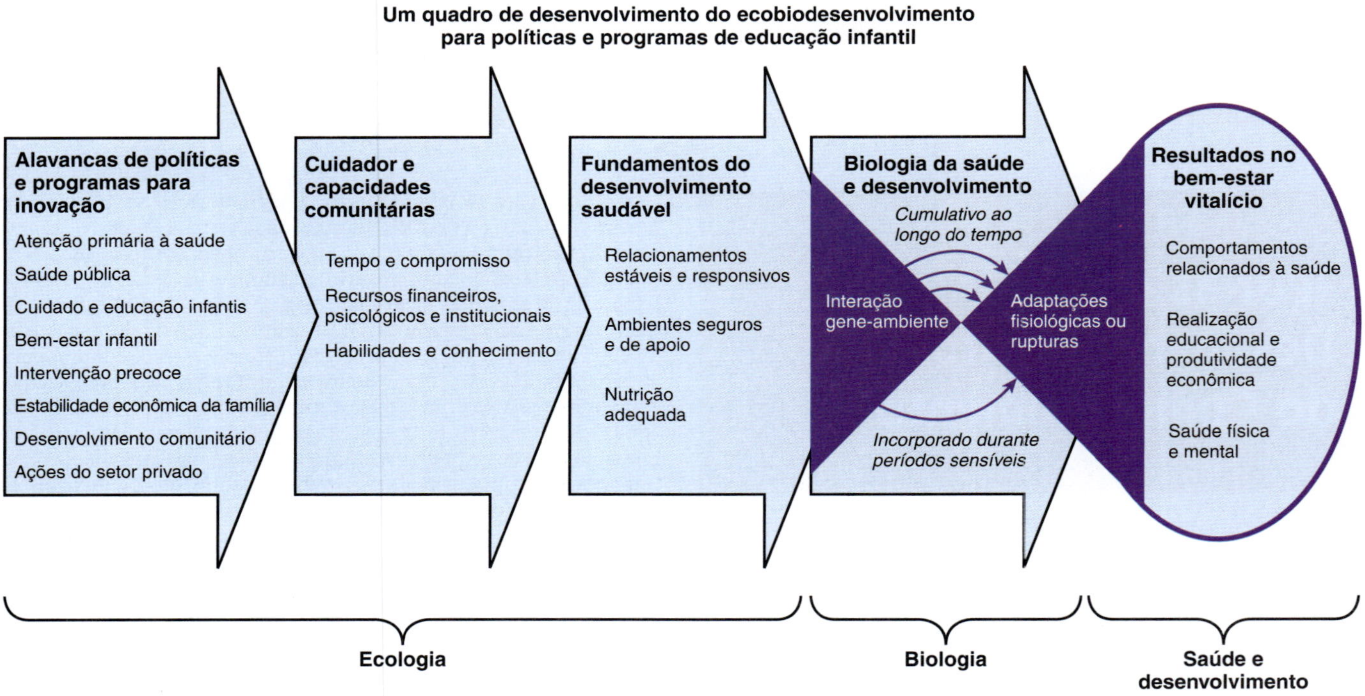

Figura 18.2 Quadro do ecodesenvolvimento para políticas e programas voltados à primeira infância. (*Adaptada de Center on the Developing Child [2010]. The foundations of lifelong health are built in early childhood. Disponível em: http://developingchild.harvard.edu.*)

estresse crônico tem efeitos negativos nas funções cognitivas, incluindo memória e regulação emocional. Experiências positivas e negativas não determinam o resultado, mas mudam as probabilidades, influenciando a capacidade da criança de responder de modo adaptativo a estímulos futuros. A plasticidade do cérebro continua até a adolescência, com maior desenvolvimento do córtex pré-frontal, importante na tomada de decisões, no planejamento futuro e no controle emocional; já a neurogênese persiste na idade adulta em certas áreas do cérebro.

Influências biológicas

As influências biológicas no desenvolvimento incluem a genética, a exposição *in utero* a teratógenos, os efeitos negativos a longo prazo do baixo peso ao nascer (morbidades neonatais mais taxas aumentadas de obesidade subsequente na idade adulta, doença cardíaca coronária, acidente vascular cerebral, hipertensão e diabetes tipo 2), doenças pós-natais, exposição a substâncias perigosas e maturação. Adoção e estudos de gêmeos mostram consistentemente que a hereditariedade é responsável por cerca de 40% da variância no QI e em outros traços de personalidade, como sociabilidade e desejo de novidade, enquanto o ambiente compartilhado é responsável por outros 50%. Os efeitos negativos no desenvolvimento da exposição pré-natal a teratógenos, como mercúrio e álcool, e de insultos pós-natais, como meningite e traumatismo cranioencefálico, foram extensivamente estudados (ver Capítulos 115 e 120). Qualquer doença crônica pode afetar o crescimento e o desenvolvimento, seja diretamente, seja por meio de mudanças na nutrição, nos cuidados dos pais, na frequência escolar ou nas interações entre os pares.

A maioria das crianças acompanha sequências de desenvolvimento motor semelhantes; a idade em que elas andam de maneira independente é similar em todo o mundo, apesar da grande variabilidade nas práticas de educação infantil. A obtenção de outras habilidades, como o uso de sentenças complexas, está menos ligada a um cronograma maturacional. Mudanças maturacionais também criam desafios comportamentais em momentos previsíveis. Os decréscimos na taxa de crescimento e as necessidades de sono por volta dos 2 anos de idade causam preocupação com falta de apetite e recusa a cochilar. Embora seja possível acelerar muitos marcos de desenvolvimento (higiênico – treinamento aos 12 meses de idade ou ensinar a ler aos 3 anos de idade), *os benefícios a longo prazo de tais realizações precoces são questionáveis.*

Além das mudanças físicas de tamanho, proporções corporais e força, a maturação provoca mudanças hormonais. A diferenciação sexual, tanto somática quanto neurológica, começa no útero. Tanto o estresse quanto os hormônios reprodutivos afetam o desenvolvimento do cérebro, bem como o comportamento durante o desenvolvimento. A produção de esteroides pelas gônadas fetais leva a diferenças nas estruturas cerebrais entre machos e fêmeas.

Temperamento descreve as variações individuais estáveis e de aparência inicial nas dimensões comportamentais, incluindo a emotividade (choro, riso contido) e o nível de atividade, atenção, sociabilidade e persistência. A teoria clássica propõe 9 dimensões de temperamento (Tabela 18.1). Essas características levam a três constelações comuns: (1) a criança fácil e altamente adaptável, que tem ciclos biológicos regulares; (2) a criança difícil, inflexível, temperamental e que se frustra com facilidade; e (3) a criança lenta, que precisa de mais tempo para se adaptar às novas circunstâncias. Várias combinações desses atributos também ocorrem. Temperamento tem sido descrito como biológico ou "herdado". É mais comum os gêmeos monozigóticos serem classificados pelos pais como temperamentalmente semelhantes do que os gêmeos dizigóticos. As estimativas de hereditariedade sugerem que as diferenças genéticas são responsáveis por cerca de 20 a 60% da variabilidade do temperamento dentro de uma população. O restante da variação é atribuído ao ambiente da criança. O estresse e a ansiedade pré-natais maternos estão associados ao temperamento da criança, possivelmente por meio de hormônios do estresse. Entretanto, certos polimorfismos de genes específicos moderam a influência do estresse materno no temperamento infantil. As crianças que são facilmente frustradas, medrosas ou irritáveis podem provocar reações parentais negativas, tornando-se ainda mais suscetíveis a comportamentos parentais negativos e à deficiência de adaptação à adversidade. Estudos longitudinais sobre personalidade de gêmeos adultos indicam que mudanças na personalidade ao longo do tempo resultam em grande parte de influências ambientais não compartilhadas, enquanto a estabilidade do temperamento parece resultar de fatores genéticos.

O conceito de temperamento pode ajudar os pais a entender e aceitar as características de seus filhos sem se sentirem responsáveis por tê-las causado. É possível que crianças com dificuldade em se adaptar às mudanças tenham problemas de comportamento quando um novo bebê chega ou quando entram na escola. Além disso, assinalar o temperamento da criança pode possibilitar ajustes nos estilos parentais.

Tabela 18.1 Características temperamentais: descrições e exemplos.

CARACTERÍSTICA	DESCRIÇÃO	EXEMPLOS*
Abordagem e retirada	Resposta inicial a novos estímulos	"A princípio, ela rejeita toda comida nova." "Ele dorme bem em qualquer lugar".
Adaptabilidade	Facilidade de adaptação a novos estímulos	"Mudanças o aborrecem." "Ela ajusta-se a novas pessoas rapidamente."
Distração	Como é facilmente desviado da atividade em andamento	"Ela se distrai na hora das refeições quando outras crianças estão por perto." "Ele nem sequer me ouve quando está brincando."
Intensidade de reação	Nível de energia de resposta	"Ela grita quando está feliz e geme quando está triste". "Ele nunca chora muito".
Limiar de capacidade de resposta	Intensidade de estímulos necessária para evocar uma resposta (p. ex., toque, som, luz)	"Ele percebe todos os pedaços em sua comida e não os aceita." "Ela vai comer qualquer coisa, vestir qualquer coisa, fazer qualquer coisa."
Nível de atividade	Quantidade de coordenação motora grossa	"Ela está constantemente em movimento." "Ele prefere ficar parado a correr por aí."
Período de atenção e persistência	O tempo durante o qual uma criança presta atenção e fica com tarefas difíceis	"Ele vai de brinquedo a brinquedo a cada minuto." "Ela vai continuar com um quebra-cabeça até que o tenha dominado."
Qualidade de humor	Disposição habitual (p. ex., agradável, triste)	"Ele não ri muito". "Parece que ela está sempre feliz."
Ritmicidade	Regularidade dos ciclos biológicos	"Ele nunca tem fome na mesma hora todos os dias." "Você poderia definir um horário para sua soneca."

*Declarações típicas dos pais, refletindo o intervalo para cada característica de bem pouco a muito. (Baseada em dados a partir de Chess S, Thomas A: *Temperament in clinical practice*, New York, 1986, Guilford.)

Problemas comportamentais e emocionais podem desenvolver-se quando as características temperamentais das crianças e dos pais estão em conflito. Por exemplo, se os pais que mantêm horários irregulares tiverem uma criança não facilmente adaptável, as dificuldades comportamentais são mais prováveis do que se ela tiver pais com rotinas previsíveis.

Influências psicológicas: apego e contingência

A influência do ambiente de criação de filhos domina os modelos mais atuais de desenvolvimento. Bebês em hospitais e orfanatos, desprovidos de oportunidades de apego, têm graves déficits de desenvolvimento. O **apego** refere-se não apenas à tendência biologicamente determinada de uma criança pequena em buscar proximidade com os pais durante períodos de estresse, como também ao relacionamento que possibilita que crianças seguramente apegadas usem seus pais para restabelecer uma sensação de bem-estar após uma experiência estressante. O apego inseguro pode ser preditivo de problemas de aprendizagem e de comportamento no futuro.

Em todos os estágios de desenvolvimento, as crianças progridem da melhor maneira quando têm cuidadores adultos que prestam atenção às suas sugestões verbais e não verbais e respondem de acordo. Na primeira infância, essa capacidade de resposta contingente a sinais de superação ou falta de cuidado ajuda a manter os bebês em estado de alerta silencioso e estimula a autorregulação autônoma. **Respostas contingentes** (reforço dependendo do comportamento do outro) para gestos não verbais criam a base para a atenção compartilhada e a reciprocidade, essenciais à linguagem posterior e ao desenvolvimento social. As crianças aprendem melhor quando novos desafios são apenas um pouco mais difíceis do que o que elas já dominaram, um grau de dificuldade chamado "zona de desenvolvimento proximal". Forças psicológicas, como problemas de atenção (ver Capítulo 49) ou transtornos de humor (ver Capítulo 39), terão efeitos profundos em muitos aspectos da vida de uma criança mais velha.

Fatores sociais: sistemas familiares e o modelo ecológico

Modelos contemporâneos de desenvolvimento infantil reconhecem a importância crucial das influências fora da díade mãe–filho. Os pais desempenham papéis críticos, tanto em seus relacionamentos diretos com seus filhos quanto no apoio às mães. Uma vez que os núcleos familiares tradicionais se tornaram menos dominantes, a influência de outros membros da família (avós, pais adotivos, parceiros do mesmo sexo) torna-se cada vez mais importante. As crianças são mais e mais criadas por cuidadores sem vínculo enquanto os pais trabalham ou enquanto elas estão em um orfanato.

As famílias funcionam como sistemas, com limites internos e externos, subsistemas, funções e regras de interação. Nas famílias com subsistemas parentais rigidamente definidos, as crianças podem ser impedidas de tomar decisões, exacerbando a rebeldia; já naquelas com limites de pais e filhos mal definidos, as crianças podem ser obrigadas a assumir responsabilidades além da sua idade ou ser recrutadas para desempenhar um papel de cônjuge.

A teoria dos sistemas familiares reconhece que os indivíduos dentro dos sistemas adotam papéis implícitos. Embora a ordem de nascimento não tenha efeitos a longo prazo no desenvolvimento da personalidade, nas famílias, os membros assumem papéis diferentes. Um filho pode ser o causador de problemas, enquanto outro é o negociador, e o outro, quieto. Alterações no comportamento de uma pessoa afetam todos os outros membros do sistema; os papéis mudam até que um novo equilíbrio seja encontrado. O nascimento de um novo filho e a conquista de marcos de desenvolvimento – como o caminhar independente, o início de medos noturnos e a morte de um avô – são mudanças que exigem renegociação de papéis dentro da família e têm o potencial para adaptação saudável ou disfunção.

O sistema familiar, por sua vez, funciona dentro de sistemas maiores de família ampliada, subcultura, cultura e sociedade. O modelo ecológico de Bronfenbrenner descreve essas relações como círculos concêntricos, com a díade pai–filho no centro (com riscos associados e fatores de proteção) e a sociedade maior na periferia. Alterações em qualquer nível são refletidas nos níveis acima e abaixo. A modificação de uma economia industrial para uma baseada no serviço e na informação é um exemplo óbvio de mudança social, com efeitos profundos sobre as famílias e as crianças.

Conceitos unificadores: o modelo transacional, o risco e a resiliência

O **modelo transacional** propõe que o *status* de uma criança em qualquer ponto do tempo é uma função da interação entre influências biológicas e sociais. As influências são bidirecionais: fatores biológicos, como temperamento e estado de saúde, afetam o ambiente de criação dos filhos e são afetados por ele. Um bebê prematuro pode chorar pouco e dormir por longos períodos; é possível o pai deprimido do bebê aceitar esse comportamento, estabelecendo um ciclo que leva a uma nutrição deficiente e crescimento inadequado. O fracasso da criança em prosperar pode reforçar o sentimento de fracasso dos pais como pai ou mãe. Em um estágio posterior, a impulsividade e a desatenção associadas à desnutrição precoce prolongada são capazes de levar a um comportamento agressivo. A causa da agressão, nesse caso, não é a prematuridade, a desnutrição ou a depressão materna, mas a interação de todos esses fatores (Figura 18.3). Por outro lado, crianças com fatores de risco biológico podem, no entanto, progredir bem se o ambiente de criação dos filhos for favorável. É possível bebês prematuros com evidências eletroencefalográficas de imaturidade neurológica apresentarem risco aumentado de atraso cognitivo. Esse risco só pode ser percebido quando a qualidade da interação pai–filho é ruim; se, por outro lado, ela for ótima, a prematuridade terá um risco reduzido de incapacidade de desenvolvimento.

Uma estimativa do risco de desenvolvimento pode começar com fatores de risco, como baixa renda, educação limitada dos pais e falta de recursos na vizinhança. Estresse e ansiedade na gravidez estão associados a problemas cognitivos, comportamentais e emocionais na criança. O estresse precoce pode ter efeitos sobre o envelhecimento mediado pelo encurtamento do comprimento dos telômeros, um elo com as disparidades de saúde. O risco de resultados negativos ao longo do tempo aumenta exponencialmente como resultado da plasticidade decrescente e do acúmulo de fatores de risco (tanto comportamentais quanto ambientais). As intervenções são mais eficazes em crianças pequenas; com o tempo, o risco aumenta à medida que a capacidade de mudar diminui.

Crianças que crescem na pobreza experimentam múltiplos níveis de risco para o desenvolvimento: aumento da exposição a fatores biológicos de risco, como chumbo ambiental e desnutrição; falta de estimulação em casa; e diminuição do acesso à educação intervencionista e a experiências terapêuticas. À medida que respondem pela retirada ou agindo fora, eles desencorajam ainda mais a estimulação positiva dos que os rodeiam. Filhos de mães adolescentes também estão em risco. Quando os programas de intervenção precoce fornecem serviços oportunos, intensivos, abrangentes e prolongados, as crianças em situação de risco apresentam uma evolução marcada e sustentada em sua trajetória de desenvolvimento. A identificação precoce de crianças em risco de desenvolvimento, juntamente com a intervenção precoce para apoiar a parentalidade, é de extrema importância.

As crianças podem ter trajetórias de desenvolvimento adequadas, independentemente de trauma de infância. **Resiliência** é a capacidade de resistir, adaptar-se e recuperar-se das adversidades. Existem vários fatores de resiliência que podem ser modificados: uma avaliação positiva ou perspectiva e bom funcionamento executivo (ver Capítulo 48); cuidado dos filhos (ver Capítulo 19); boa saúde mental materna, boas habilidades de autocuidado e rotinas domésticas consistentes; e uma compreensão do trauma. As histórias pessoais de crianças que superam a pobreza incluem pelo menos um adulto de confiança (pai, avô, professor) com quem elas têm um relacionamento especial, de apoio e proximidade. Os prestadores de pediatria estão posicionados para direcionar e reforçar a resiliência em seus pacientes e familiares.

Domínios de desenvolvimento e teorias da emoção e cognição

O desenvolvimento infantil também pode ser rastreado pelo progresso do desenvolvimento da criança em domínios específicos, como motricidade grossa, motricidade fina, social, emocional, linguagem e cognição. Dentro de cada uma dessas categorias, há *linhas de desenvolvimento* ou sequências de mudanças que levam a conquistas próprias. São claras as linhas de desenvolvimento no domínio de motricidade grossa, do rolamento ao rastejamento e ao andar independente. Outras linhas, como a que leva ao desenvolvimento da consciência, são mais sutis.

O conceito de uma linha de desenvolvimento implica que uma criança passa por etapas sucessivas. Várias teorias psicanalíticas são baseadas em estágios como épocas qualitativamente diferentes no desenvolvimento da emoção e da cognição (Tabela 18.2). Em contraste, as teorias comportamentais baseiam-se menos na mudança qualitativa e mais na modificação gradual do comportamento e acumulação de competência.

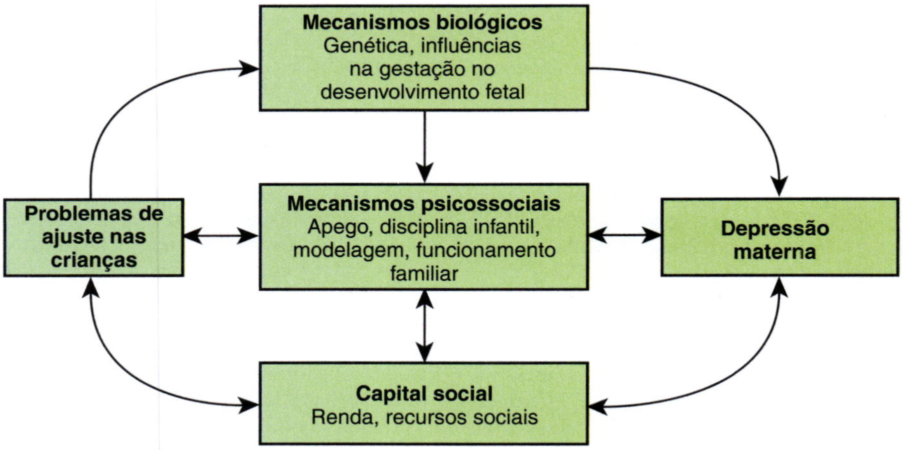

Figura 18.3 Modelo teórico de influência mútua na depressão materna e no ajustamento da criança. (*De Elgar FJ, McGrath PJ, Waschbusch DA et al.: Mutual influences on maternal depression and child adjustment problems, Clin Psychol Rev 24:441–459, 2004.*)

Tabela 18.2 Teorias clássicas do estágio de desenvolvimento.

	LACTENTE (DE 0 A 1 ANO)	TODDLERHOOD (DE 2 A 3 ANOS)	PRÉ-ESCOLA (DE 3 A 6 ANOS)	IDADE ESCOLAR (DE 6 A 12 ANOS)	ADOLESCÊNCIA (DE 12 A 20 ANOS)
Freud: psicossexual	Oral	Anal	Fálico/edipiano	Latência	Genital
Erikson: psicossocial	Confiança básica *versus* desconfiança	Autonomia *versus* vergonha e dúvida	Iniciativa *versus* culpa	Indústria *versus* inferioridade	Identidade *versus* difusão de papéis
Piaget: cognitivo	Sensorimotor	Sensorimotor	Pré-operacional	Operações concretas	Operações formais
Kohlberg: moral	–	Pré-convencional: evitar punição/obter recompensas (fases 1 e 2)	Convencional: conformidade (estágio 3)	Convencional: lei e ordem (estágio 4)	Pós-convencional: princípios morais

Teorias psicanalíticas

No centro da **teoria freudiana** está a ideia de impulsos centrados no corpo (ou, em geral, "sexuais"); a saúde emocional da criança e do adulto dependem da resolução adequada desses conflitos. Embora as ideias freudianas tenham sido desafiadas, elas abriram as portas para as teorias subsequentes do desenvolvimento.

Erikson reformulou os estágios de Freud em termos da personalidade emergente (ver Tabela 18.2). O senso de confiança básica da criança desenvolve-se pela negociação bem-sucedida das necessidades infantis. À medida que as crianças progridem por meio desses estágios psicossociais, diferentes questões tornam-se salientes. É previsível que uma criança esteja preocupada em estabelecer um senso de autonomia, enquanto um adolescente tardio pode estar mais focado em estabelecer relacionamentos significativos e uma identidade ocupacional. Erikson reconheceu que essas etapas surgem no contexto das expectativas sociais da Europa Ocidental; em outras culturas, as questões salientes podem ser bem diferentes.

O trabalho de Erikson chama a atenção para os desafios intrapessoais que as crianças enfrentam em diferentes idades, de modo a facilitar a intervenção profissional. Sabendo que a questão saliente para as crianças em idade escolar é a indústria *versus* a inferioridade, os pediatras perguntam sobre as experiências de maestria e fracasso de uma criança e (se necessário) sugerem maneiras de garantir sucessos adequados.

Teorias cognitivas

O desenvolvimento cognitivo é mais bem-compreendido pelo trabalho de **Piaget**, que tem como um princípio central a cognição mudar em *qualidade*, não apenas em quantidade (ver Tabela 18.2). Durante o estágio sensorimotor, o pensamento de uma criança está ligado a sensações imediatas e à capacidade dela de manipular objetos. O conceito de "*in*" é incorporado no ato de uma criança de colocar um bloco em um copo. Com a chegada da linguagem, a natureza do pensamento muda de maneira drástica; símbolos cada vez mais ocupam o lugar dos objetos e das ações. Piaget descreveu como as crianças constroem ativamente o conhecimento para si por meio dos processos de **assimilação** interligados (absorvendo novas experiências de acordo com os esquemas existentes) e **acomodação** (criando padrões de compreensão para adaptar-se às novas informações). Dessa maneira, as crianças estão contínua e ativamente reorganizando os processos cognitivos.

Os conceitos básicos de Piaget resistiram bem. Os desafios incluíram questões sobre o momento de vários estágios e até que ponto o contexto pode afetar as conclusões sobre o estágio cognitivo. O entendimento das crianças sobre causa e efeito pode ser consideravelmente mais avançado no contexto das relações entre irmãos do que na manipulação e percepção de objetos inanimados. Em muitas crianças, o pensamento lógico aparece bem antes da puberdade (mesmo em crianças pequenas), a idade postulada por Piaget. De inegável importância é o foco de Piaget na cognição como um assunto de estudo empírico, a universalidade da progressão dos estágios cognitivos e a imagem de uma criança como interpretadora ativa e criativa do mundo.

O trabalho de Piaget é de especial importância para os pediatras por três motivos: (1) as observações de Piaget fornecem informações sobre muitos comportamentos intrigantes da infância, como a exacerbação comum dos problemas de sono aos 9 e 18 meses de idade; (2) as observações de Piaget geralmente se prestam a rápida replicação no escritório, com pouco equipamento especial; e (3) o questionamento aberto, fundamentado no trabalho de Piaget, pode fornecer discernimento sobre a compreensão das crianças com relação a doença e hospitalização.

Com base no desenvolvimento cognitivo, **Kohlberg** desenvolveu uma teoria do desenvolvimento moral em seis etapas, desde a primeira infância até a idade adulta. O primeiro senso de certo e errado dos pré-escolares é egocêntrico, motivado por controles aplicados externamente. Nos estágios posteriores, as crianças percebem a igualdade, a justiça e a reciprocidade em sua compreensão das interações interpessoais por meio da tomada de perspectiva. A maioria dos jovens alcançará o estágio 4, a moralidade convencional, até a adolescência média e tardia. A teoria básica foi modificada para distinguir a moralidade das convenções sociais. Enquanto o pensamento moral considera as interações interpessoais, a justiça e o bem-estar humano, as convenções sociais são os padrões acordados de comportamento específicos de um grupo social ou cultural. Dentro de cada estágio de desenvolvimento, as crianças são guiadas pelos preceitos básicos do comportamento moral, mas também podem levar em conta os padrões locais, como código de vestimenta, comportamento em sala de aula e expectativas de namoro. Estudos adicionais até demonstraram alguma protomoralidade em bebês.

Teoria comportamental

Essa perspectiva teórica se distingue pela falta de preocupação com a experiência interior da criança. Seu único foco são comportamentos observáveis e fatores mensuráveis que aumentam ou diminuem a frequência com que esses comportamentos ocorrem. Não há estágios implícitos; as crianças, os adultos e, de fato, os animais respondem da mesma maneira. Em seu modo mais simples, a orientação behaviorista afirma que os comportamentos reforçados ocorrem com mais frequência e que os comportamentos punidos ou ignorados são mais raros. O reforço pode ser subdividido em *positivo*, quando uma recompensa ou atenção aumenta a chance de um comportamento ocorrer, e *negativo*, quando a remoção de um estímulo aversivo aumenta a frequência do comportamento. Por exemplo, um professor que dá aos alunos que fazem o dever de casa de segunda a quinta-feira a oportunidade de não o fazerem na sexta-feira está usando reforço negativo para motivar a conclusão do trabalho durante a semana.

Os pontos fortes da teoria comportamental são sua simplicidade, ampla aplicabilidade e condutividade para a verificação científica. Uma abordagem comportamental presta-se a intervenções para vários problemas comuns, como birras, comportamento agressivo na pré-escola e distúrbios alimentares nos quais os comportamentos são divididos em unidades distintas. Em crianças cognitivamente limitadas e naquelas com transtorno do espectro do autismo, intervenções comportamentais usando abordagens de **análise comportamental aplicada** demonstraram a capacidade de ensinar comportamentos novos e complexos. A análise do comportamento aplicado tem sido muito útil no tratamento do autismo diagnosticado precocemente (ver Capítulo 54). No entanto, quando o mau comportamento é sintomático de um problema emocional, perceptivo ou familiar, uma dependência exclusiva da terapia comportamental pode deixar a causa sem tratamento. É possível que abordagens comportamentais sejam ensinadas aos pais para aplicação em casa.

Teorias usadas em intervenções comportamentais

Um número crescente de programas ou intervenções (dentro e fora do consultório médico) é projetado para influenciar os comportamentos de saúde; alguns desses modelos se baseiam em teoria comportamental ou cognitiva ou podem ter atributos de ambos. Os mais comumente empregados são o Modelo de Crenças em Saúde, a Teoria da Ação Racional, a Teoria do Comportamento Planejado, a Teoria Cognitiva Social e o Modelo Transteórico, também conhecido como Teoria das Etapas da Mudança (ver Capítulo 17). Os pediatras devem estar cientes desses modelos e de suas semelhanças e diferenças (Tabela 18.3). Intervenções fundamentadas nessas teorias foram projetadas para crianças e adolescentes em ambientes comunitários, clínicos e hospitalares.

A **entrevista motivacional** é uma técnica frequentemente usada em contextos clínicos para provocar mudança de comportamento, como discutido em detalhes no Capítulo 17. Por fim, o objetivo é aumentar a motivação de um indivíduo para mudar o comportamento, explorando e superando a ambivalência. O terapeuta é um parceiro, e não uma figura de autoridade, e reconhece que, em última análise, o paciente tem controle sobre suas escolhas.

Estatísticas utilizadas na descrição do crescimento e desenvolvimento

Ver Capítulo 27.

No uso diário, o termo *normal* é sinônimo de *saudável*. Em um senso estatístico, *normal* significa que um conjunto de valores proporciona uma distribuição normal (em forma de sino ou gaussiana). Esse é o caso de quantidades antropométricas, como altura e peso, e com muitas medidas de desenvolvimento, como o quociente de

Tabela 18.3 Elementos similares ou idênticos em cinco teorias do comportamento de saúde.

CONCEITO	PRINCÍPIO GERAL DO CONCEITO "ENGAJAR NO COMPORTAMENTO É PROVÁVEL SE..."	MODELO DE CRENÇA DE SAÚDE	TEORIA DA AÇÃO RACIOCINADA	TEORIA DO COMPORTAMENTO PLANEJADO	TEORIA COGNITIVA SOCIAL	MODELO TRANSTEÓRICO
CRENÇAS ATITUDINAIS						
Avaliação de aspectos positivos e negativos do comportamento e seu resultado esperado	Os aspectos positivos superam os negativos	Benefícios, barreiras/ motivação para a saúde	Crenças comportamentais e avaliação dessas crenças (atitudes)	Crenças comportamentais e avaliação dessas crenças (atitudes)	Expectativas de resultados/ expectativas	Prós, contras (saldo decisório)
CRENÇAS DE AUTOEFICÁCIA/CRENÇAS SOBRE O CONTROLE SOBRE O COMPORTAMENTO						
Crença na capacidade de realizar o comportamento; confiança	Acredita-se na capacidade de realizar o comportamento	Autoeficácia	–	Controle comportamental percebido	Autoeficácia	Autoeficácia/tentação
CRENÇAS E ATIVIDADES NORMATIVAS E NORMALIZADAS						
Crença de que os outros querem que alguém se engaje no comportamento (e a motivação de alguém para cumprir); pode incluir suporte real de outros	Acredita-se que as pessoas importantes para alguém querem envolver-se no comportamento; a pessoa tem apoio de outros	Sugestões da mídia, amigos (dicas para ação)	Crenças normativas e motivação para cumprir (normas subjetivas)	Crenças normativas e motivação para cumprir (normas subjetivas)	Suporte social	Ajudando relacionamentos (processo de mudança)
Crença de que outras pessoas (p. ex., colegas) estão envolvidas no comportamento	Acredita-se que outras pessoas estão envolvidas no comportamento	–	–	–	Ambiente social/normas; modelagem	Libertação social (processo de mudança)
Respostas ao comportamento de uma pessoa que aumentam ou diminuem a probabilidade de alguém se engajar no comportamento; podem incluir lembretes	Um recebe reforço positivo dos outros ou cria reforços positivos para si mesmo	Sugestões da mídia, amigos (dicas para ação)	–	–	Reforço	Manejo de reforço/ controle de estímulos (processo de mudança)
CRENÇAS RELACIONADAS COM RISCOS E RESPOSTAS EMOCIONAIS						
Crença de que alguém está em risco, se não se envolver no comportamento, e de que as consequências podem ser graves; pode incluir realmente experimentar emoções ou sintomas negativos e lidar com ele	A pessoa se sente em risco em relação a um resultado negativo ou doença.	Suscetibilidade/gravidade percebida (ameaça percebida)	–	–	Respostas emocionais de enfrentamento/ expectativas sobre sinais ambientais	Alívio dramático (processo de mudança)
INTENÇÃO/COMPROMISSO/PLANEJAMENTO						
Pretendendo ou planejando realizar o comportamento; estabelecendo metas ou assumindo o compromisso de realizar o comportamento	Um formou fortes intenções comportamentais para se envolver no comportamento; um estabeleceu metas realistas ou assumiu o compromisso firme de se engajar no comportamento	–	Intenções comportamentais	Intenções comportamentais	Autocontrole/ autorregulação	Contemplação/ preparação (etapas de mudança); autolibertação (processo de mudança)

De Noar SM, Zimmerman RS: Health behavior theory and cumulative knowledge regarding health behaviors: are we moving in the right direction? *Health Educ Res* 20:275–290, 2005, Tabela 1.

inteligência (QI). Para uma **medição normalmente distribuída**, um histograma com a quantidade (altura, idade) no eixo *x* e a frequência (o número de filhos dessa altura, ou o número que fica sozinho nessa idade) no eixo *y* cria uma curva em forma de sino. Em uma curva ideal nesse formato, o pico corresponde à **média** aritmética (média) da amostra, assim como a mediana e a moda. A **mediana** é o valor acima e abaixo do qual 50% das observações se encontram; a **moda** é o valor com o maior número de observações. Distribuições são denominadas *distorcidas* se a média, a mediana e a moda não forem o mesmo número.

A extensão em que os valores observados se agrupam perto da média determina a largura do sino e pode ser descrita matematicamente pelo **desvio padrão (DP)**. Na curva normal ideal, uma faixa de valores que se estende de 1 DP abaixo da média a 1 DP acima da média inclui cerca de 68% dos valores, e cada "cauda" acima e abaixo dessa faixa contém 16% dos valores. Um intervalo que abrange ± 2 DP inclui 95% dos valores (com as caudas superior e inferior, cada uma compreendendo aproximadamente 2,5% dos valores), e ± 3 DP, 99,7% dos valores (Figura 18.4 e Tabela 18.4).

Para qualquer medição única, sua distância da média pode ser expressa em termos do número de DPs (também chamado de **escore *z***); pode-se, então, consultar uma tabela da distribuição normal para descobrir qual porcentagem de medições está dentro dessa distância da média. Um *software* para converter dados antropométricos em escores *z* para fins epidemiológicos está disponível. Uma medição que fica "fora da faixa normal" - arbitrariamente definida como 2 ou, às vezes, 3 DPs em qualquer lado da média - é atípica, mas não necessariamente indicativa de doença. Quanto mais uma medida (altura, peso, QI) cai da média, maior é a probabilidade de que represente não apenas uma variação normal, mas uma condição potencialmente patológica diferente.

Outra forma de relacionar um indivíduo a um grupo é utilizando percentis. O percentil é a porcentagem de indivíduos no grupo que alcançaram uma determinada quantidade medida (p. ex., estatura de

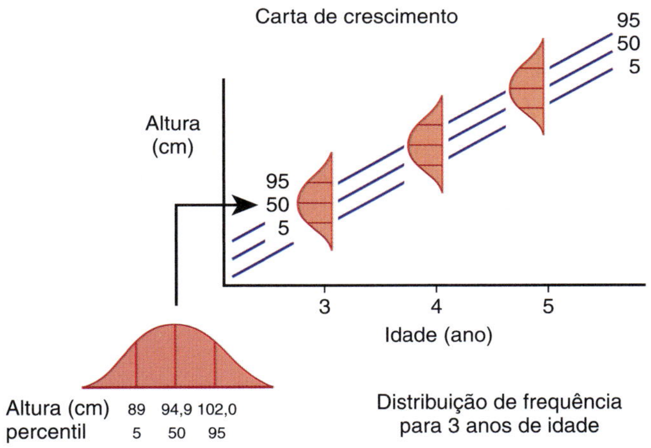

Figura 18.4 Relação entre linhas de percentis na curva de crescimento e distribuição de frequências de altura em diferentes idades.

Tabela 18.4 Relação entre o desvio padrão (DP) e a faixa normal para quantidades normalmente distribuídas.

OBSERVAÇÕES INCLUÍDAS NA FAIXA NORMAL		PROBABILIDADE DE UMA MEDIÇÃO "NORMAL" DESVIANDO DA MÉDIA POR ESSE MONTANTE	
DP	%	DP	%
± 1	68,3	≥ 1	16
± 2	95,4	≥ 2	2,3
± 3	99,7	≥ 3	0,13

95 cm) ou um marco de desenvolvimento (p. ex., caminhar independentemente). Para dados antropométricos, os pontos de corte percentuais podem ser calculados a partir da média e do DP. Os percentis 5, 10 e 25 correspondem a –1,65 DP, –1,3 DP e –0,7 DP, respectivamente. A Figura 18.4 demonstra como as distribuições de frequência de um determinado parâmetro (altura) em diferentes idades se relacionam com as linhas de percentil na curva de crescimento.

A bibliografia está disponível no GEN-io.

Capítulo 19
Parentalidade Positiva e Suporte

Rebecca A. Baum

Nenhuma força pode ser mais importante no desenvolvimento de uma criança do que a parentalidade. Muitos fatores contribuem para a influência da família, incluindo a estrutura familiar, o funcionamento, a economia e o estresse. A parentalidade fornece a base para promover o desenvolvimento saudável da criança e para proteger contra resultados adversos. O termo **parentalidade positiva** descreve uma abordagem que atinge esses objetivos.

A IMPORTÂNCIA DA PARENTALIDADE

Interações entre os pais e seus filhos proporcionam a estimulação que promove o desenvolvimento da linguagem, habilidades cognitivas precoces e rendimento escolar. Menor frequência de práticas parentais interativas, como ler em voz alta para as crianças, fazer refeições em família e participar de passeios familiares, prevê um aumento do risco de atraso no desenvolvimento em famílias de baixa renda. As intervenções que aumentam a leitura dos pais para crianças promovem resultados positivos para o desenvolvimento, como desenvolvimento precoce de linguagem e alfabetização.

A natureza afetiva da interação entre pai/mãe e filho(a) é importante para o amadurecimento emocional cognitivo e social. A depressão materna persistente tem sido associada a reduções nos escores de QI na entrada da escola. A exposição precoce à parentalidade positiva tem sido associada a menores taxas de depressão infantil, comportamento perigoso, delinquência, lesões, problemas de comportamento e *bullying*, com maior probabilidade de empatia e comportamento pró-social. Verificou-se que os efeitos benéficos da sensibilidade materna precoce sobre a competência social persistem até a idade adulta, sugerindo que as experiências iniciais da vida têm impacto a longo prazo.

As práticas parentais positivas, como o uso de uma abordagem de apoio cordial durante o conflito, e práticas negativas, como a agressão materna, foram associadas a alterações na RM no desenvolvimento cerebral do adolescente em meninos. Modelos animais têm sido usados para demonstrar os efeitos prejudiciais de experiências estressantes da vida inicial, caracterizadas por separação materna ou diminuição da responsividade materna. Os filhotes criados nesses ambientes eram mais propensos a exibir um comportamento de medo. Diferenças foram observadas na arquitetura do cérebro e nas mudanças epigenéticas que alteram a expressão gênica (ver Capítulo 100). É importante notar que o aumento da nutrição materna nesses modelos animais pode proteger contra essas mudanças.

PAPEL DA FAMÍLIA

A parentalidade ocorre no contexto de uma unidade familiar e existe uma diversidade significativa entre as famílias. A composição da família mudou muito nas últimas décadas nos EUA, com o aumento na diversidade cultural, étnica e espiritual e nas famílias monoparentais. Em 2014, com base nos dados do serviço de Censo dos EUA, 26% das crianças viviam em famílias monoparentais e 62% em agregados familiares com dois pais casados. Esses padrões diferem quando raça e etnia são consideradas; a maioria das crianças de famílias brancas e asiáticas americanas vive em lares com pais casados, diferentemente das crianças negras (taxa de 31%), com cerca de metade (57%) vivendo em lares monoparentais. Embora as crianças possam se desenvolver em todos os tipos de ambientes familiares, os dados sugerem que, em média, as crianças que vivem em famílias monoparentais se saem pior do que suas contrapartes. Aquelas de famílias monoparentais têm três vezes mais probabilidade de viver abaixo do limiar de pobreza que aquelas de famílias com dois pais casados. As mães são as principais provedoras de sustento em 40% das famílias, um aumento de 10% em relação a 1960, mas as famílias chefiadas por mães solo tendem a se sair pior do que aquelas lideradas por pais não casados.

As famílias também estão mudando a forma como passam o tempo juntas. O uso de mídia para pais e filhos aumentou dramaticamente com o advento de *tablets* e *smartphones*. Nas últimas décadas, à medida que as mulheres ingressaram no mercado de trabalho, um número crescente de crianças tem participado de atividades de assistência infantil e de atividades pós-escolares. Disparidades raciais, étnicas e econômicas são encontradas também naqueles que participam dessas atividades. Mais crianças de famílias economicamente favorecidas participam de atividades extracurriculares; famílias de baixa renda e negras se preocupam mais com a disponibilidade de programação de alta qualidade para seus filhos.

O Censo dos EUA projeta que até 2040 a maioria da população dos EUA será composta de minorias, com aumentos constantes em populações nascidas no exterior e indivíduos relatando duas ou mais etnias. Essa diversidade afetará a composição familiar, assim como os valores familiares e as abordagens para a criação dos filhos. A cultura refere-se a um padrão de normas sociais, valores, linguagem e comportamento compartilhado por um grupo de indivíduos, e os pais são, assim, afetados por sua cultura. Abordagens parentais à autorregulação variam de acordo com a cultura, no que diz respeito à promoção de atenção, conformidade, gratificação tardia, função executiva e controle efetivo.

ESTILOS DOS PAIS

Os três estilos de parentalidade são autoritativos, autoritários e permissivos, cada um com abordagens variadas de controle parental e capacidade de resposta. Um quarto estilo, a parentalidade negligente, também foi sugerido. A criação de filhos **autoritativa** descreve um estilo parental que é cordial, responsivo e aceito, mas que também define expectativas de comportamento e realização. As diferenças são abordadas com raciocínio e discussão, em vez de exercer o controle. A **parentalidade autoritária** é caracterizada por um alto grau de controle dos pais em que a obediência é esperada. Em vez da conversa, a punição é frequentemente empregada para promover o cumprimento.

A **parentalidade permissiva** refere-se a uma abordagem caracterizada pela cordialidade e aceitabilidade, mas com poucas regras ou expectativas, e a autonomia da criança é altamente valorizada. Isso contrasta com a **parentalidade negligente**, similarmente caracterizada por poucas regras ou expectativas mas também com limitadas cordialidade ou responsividade parental.

Estudos descobriram que um estilo parental autoritativo é mais provável de ser associado a resultados positivos para crianças em vários domínios, incluindo desempenho educacional e competência socioemocional. A supervisão dos pais, a consistência e a comunicação aberta reduzem os comportamentos de risco em adolescentes. A disciplina grave, incoerente, coerciva e castigo físico têm sido associados a aumentos de problemas emocionais e comportamentais e podem ser um fator de risco para maus-tratos na infância. Grande parte da pesquisa inicial sobre estilos parentais foi baseada em populações selecionadas dos EUA (famílias brancas de classe média). Alguns sugerem que um estilo parental autoritário pode ser benéfico em certos ambientes, e mais trabalho é necessário para explicar as mudanças econômicas e demográficas nas famílias dos EUA.

TEMPERAMENTO DA CRIANÇA

Evidencia-se pelos efeitos da estrutura familiar, cultura/etnia e economia que a parentalidade não ocorre isoladamente. A criança também traz para a relação entre pai/mãe e filho(a) sua própria personalidade, ou **temperamento**, uma coleção de traços que permanecem relativamente constantes ao longo do tempo (ver Capítulo 18). Nove traços foram identificados no temperamento da criança: nível de atividade, previsibilidade de comportamento, reação a novos ambientes, adaptabilidade, intensidade, humor, distração, persistência e sensibilidade. A maioria das crianças (65%) se encaixa em um de três grupos: fácil (40%), difícil (10%) e de adaptação lenta (15%), e esses padrões são relativamente estáveis ao longo do tempo. Embora as variações nas características do temperamento façam parte das variações humanas normais, certas dificuldades comportamentais têm sido associadas a alguns tipos de temperamento. Por exemplo, um temperamento difícil tem sido associado ao desenvolvimento de comportamentos externalizantes (p. ex., comportamento agressivo, disruptivo e agressivo) e, não surpreendentemente, um temperamento de adaptação lenta com comportamento internalizante (p. ex., ansiedade e comportamento temperamental).

Os traços de temperamento são relativamente estáveis, mas a forma como a criança atua é afetada pelo ambiente, especialmente pela parentalidade e pela "bondade de ajustar" entre pai/mãe e filho(a). As crianças com características de temperamento difícil respondem mais negativamente à parentalidade negligente, e as crianças de todos os grupos de temperamento respondem positivamente à parentalidade responsiva e sensível. Além disso, traços de infância, como baixa adaptabilidade, impulsividade e baixa tolerância à frustração, podem levar alguns pais a se envolverem em práticas parentais mais negativas. Essas descobertas ilustram a natureza interativa entre pais e criança, com comportamento parental que molda o comportamento da criança, e vice-versa.

PROBLEMAS COMPORTAMENTAIS DA CRIANÇA

Os problemas emocionais e comportamentais são comuns na infância. De fato, muitos padrões de comportamento desafiador são normativos na infância, como os acessos de raiva e o negativismo vistos em crianças pequenas. Aproximadamente 7,4% das crianças de 4 a 17 anos têm problemas emocionais e comportamentais, definidos como sintomas elevados ou sérias dificuldades gerais. Problemas emocionais e comportamentais têm sido associados a famílias de mães solo, à pobreza e aos transtornos do desenvolvimento. Em crianças pré-escolares, as taxas de comportamento desafiador clinicamente significativo foram estimadas em 8 a 17%, novamente com uma prevalência aumentada entre crianças que vivem na pobreza. A associação entre o comportamento desafiador e a pobreza é provavelmente multifatorial, mediada por aumentos no estresse familiar, comportamentos parentais mais negativos, cuidados infantis de baixa qualidade, problemas de saúde mental dos pais e violência na comunidade. Evidências também sugerem que alguns tipos de comportamento desafiador aparente em uma idade jovem podem persistir. Em determinado estudo, uma alta porcentagem de pré-escolares identificados como tendo comportamento de internalização e externalização aos 3 anos de idade continuaram a ter dificuldades semelhantes aos 6 anos.

Outros fatores de risco para o desenvolvimento de comportamentos desafiadores incluem trauma e problemas de desenvolvimento. As **experiências adversas em infância (EAIs)**, definidas como abuso e negligência, uso de substâncias pelo cuidador, depressão do cuidador e violência doméstica ou criminalidade, estão frequentemente presentes durante a infância. Na Pesquisa Nacional sobre o Bem-Estar da Criança e do Adolescente, 42% das crianças menores de 6 anos de idade no sistema de bem-estar infantil tiveram quatro ou mais EAIs. Além disso, havia uma relação cumulativa entre problemas emocionais e comportamentais e a exposição à EAI, com crianças expostas a quatro ou mais EAIs quase cinco vezes mais propensas a apresentar problemas de internalização do que crianças não expostas a EAIs. Uma relação semelhante foi encontrada para problemas de externalização. Estudos envolvendo crianças com deficiências de desenvolvimento sugerem que problemas emocionais e comportamentais ocorrem com mais frequência nesse grupo do que em crianças com desenvolvimento típico. Essas crianças podem ter atrasos nas habilidades de autorregulação e comunicação, bem como aumento do estresse familiar, o que contribui para a maior probabilidade de desafios comportamentais.

DEFINIÇÃO DE PARENTALIDADE POSITIVA

Falta a definição precisa dos componentes da parentalidade positiva. A parentalidade positiva deve garantir a segurança, a saúde e a nutrição da criança, bem como a promoção do desenvolvimento. Atributos comuns da parentalidade positiva incluem: cuidar, liderar, prover, ensinar e comunicar com a criança de uma maneira consistente e incondicional. Para dar conta dos objetivos a longo prazo da parentalidade bem-sucedida na promoção de resultados emocionais, comportamentais e de desenvolvimento ideais, alguns sugerem o termo **parentalidade proposital** e características relacionadas (Tabela 19.1). A caracterização de uma abordagem ideal para a criação de filhos evoluirá com normas sociais em constante mudança, mas os componentes-chave, como os da Tabela 19.1, provavelmente permanecerão fundamentais.

PARENTALIDADE COMO INTERVENÇÃO

A influência das práticas parentais sobre o comportamento infantil, o desenvolvimento e a correção geral da criança levou a esforços para ensinar a parentalidade como método de prevenção primária. O Projeto de Interação de Vídeo (PIV) usa um modelo de treinamento e educação com interações pais-filhos gravadas para promover um comportamento parental positivo. Esses comportamentos parentais vão desde a leitura em voz alta até o incentivo ao jogo interativo. Em um ambiente de atenção primária urbana de baixa renda, os resultados dos pais e filhos para o grupo PIV foram comparados com aqueles de uma intervenção de menor intensidade (correspondência dos pais encorajando comportamentos parentais positivos) e um grupo controle. O PIV produziu os impactos mais robustos nos resultados socioemocionais, incluindo maior atenção e diminuição do sofrimento com separação, hiperatividade e comportamento de externalização em crianças pequenas.

Tabela 19.1 Componentes da parentalidade com propósitos.

ATRIBUIÇÃO	AÇÕES DE DEFINIÇÃO
Proteção	Garantir que as necessidades emocionais, de desenvolvimento e fisiológicas da criança sejam atendidas. Fornecer um ambiente seguro. Equilibrar a necessidade de segurança com a necessidade de exploração e independência da criança.
Pessoal	Mostrar amor incondicional e aceitação. Seja amável e gentil. Evitar xingamentos e linguagem grave. Rotular emoções e comportamentos para ajudar as crianças a entender seus sentimentos. Ensinar e modelar o comportamento cooperativo em vez de apenas dizer "não".
Progressiva	Adaptar as habilidades dos pais e a disciplina para atender às necessidades de desenvolvimento da criança. Aprender sobre desenvolvimento infantil para saber o que esperar. Observar e elogiar novas habilidades e comportamentos desejáveis.
Positiva	Ser caloroso, solidário e otimista, mesmo em momentos de mau comportamento. Evitar punições graves ou físicas. Fornecer incentivo e esforço de recompensa, não apenas em um resultado positivo.
Divertida	Aproveitar o tempo liderado pela criança para incentivar a exploração, fomentar a criatividade e aprender novas habilidades. Ler juntos.
Propósito	Cuidar de suas necessidades como pais. Manter os objetivos a longo prazo da criação dos filhos em mente. Preferencialmente usar o ensino em vez da punição para encorajar o comportamento desejável. Ser consistente com as rotinas e expectativas. Tentar entender o motivo por trás do comportamento da criança.

Adaptada do trabalho de Andrew Garner e do Ohio Chapter, American Academy of Pediatrics. http://ohioaap.org/wp-content/uploads/2013/07/BPoM_PurposefulParenting.pdf.

A parentalidade positiva como uma intervenção de saúde pública resultou em taxas reduzidas de casos de maus-tratos infantis comprovados, acomodação de uma criança em nova casa e lesões por maus-tratos na infância. Outras abordagens eficazes de saúde pública incluem programas de visita domiciliar, que foram implantados em famílias em situação de risco, com o objetivo de melhorar os resultados maternos e infantis. O Programa de Visita Domiciliar Materna, Infantil e na Primeira Infância, autorizado como parte da Lei de Cuidados Pontuais de 2010 e novamente em 2015, faz parte da Lei de Reautorização do Acesso Medicare e do Programa de Seguro de Saúde Infantil (PSSI). Um componente-chave dos programas de visitas domiciliares é a promoção do comportamento positivo dos pais para promover o desenvolvimento infantil e o rendimento escolar. Programas parentais em grupo foram implantados como prevenção primária para promover o ajuste emocional e comportamental em crianças pequenas. Há evidências de qualidade moderada de que programas parentais baseados em grupos podem melhorar as interações entre pais e filhos. Esses programas tipicamente empregam elogios, encorajamento e afeto e têm sido associados a uma melhor autoestima e competência social e acadêmica.

Os comportamentos parentais também têm sido utilizados como uma estratégia de *intervenção* para tratar problemas emocionais e comportamentais em crianças pequenas. Intervenções parentais, tais como Anos Incríveis, Programa de Parentalidade Positivo Triplo P e Programa de Parentalidade New Forrest são eficazes para, pelo menos, melhorias em problemas de conduta infantil, saúde mental dos pais e práticas parentais a curto prazo. Também chamado de *programas de treinamento para os pais*, a maioria ensina a importância dos jogos, das recompensas, dos elogios e da disciplina consistente e permite que os pais pratiquem novas habilidades. Esse componente de aprendizagem ativa distingue os programas de treinamento dos pais de programas educacionais, que se mostraram menos eficazes.

Ensinar habilidades de comunicação emocional e habilidades positivas de interação entre pais e filhos são associadas a programas de treinamento para os pais que demonstram um maior aumento nas habilidades (Tabela 19.2). Vários componentes estão associados a programas que mostram maiores melhorias no comportamento de externalização da criança, como: ensinar os pais a usar o tempo limite corretamente, responder de forma consistente e interagir positivamente com seus filhos. Todos os programas bem-sucedidos exigem que os pais pratiquem habilidades parentais durante o programa.

Descobriu-se que os pais se beneficiam da participação em programas parentais. Antes de suas participações, os pais experimentavam perda de controle, autocensura, isolamento social e dificuldade em lidar com os problemas emocionais e comportamentais de seus filhos, que melhoraram após a participação. Os poucos estudos que avaliaram a eficácia a longo prazo dos programas de treinamento dos pais sugerem resultados positivos gerais para a criança, mas também períodos de recaída durante os quais o uso de habilidades parentais positivas diminuiu. O uso de apoios sociais está associado a resultados positivos para a criança e pode ser um componente importante do programa ao considerar o sucesso a longo prazo.

PAPEL DO PEDIATRA

Os pediatras e outros profissionais pediátricos têm a responsabilidade primária de apoiar as necessidades dos pais e de seus filhos. Inúmeros programas e intervenções foram desenvolvidos para serem aplicados de forma eficaz e eficiente no cenário da atenção primária.

A Academia Americana de Pediatria publicou o Futuros Brilhantes e as associadas Diretrizes de Cuidados Preventivos para padronizar a promoção e a prevenção da saúde infantil nos cuidados primários. Uma quantidade substancial do conteúdo do Futuros Brilhantes mapeia para os domínios parentais positivos de segurança, alimentação, promoção do desenvolvimento e proteção. Implementar as diretrizes do Futuros Brilhantes nas visitas de supervisão de saúde é uma maneira importante para os médicos pediatras apoiarem a promoção da parentalidade positiva na prática.

A leitura em voz alta para as crianças é uma estratégia poderosa para promover o desenvolvimento da linguagem, a alfabetização precoce e a interação positiva entre pais e filhos. O programa Tentar

Tabela 19.2 Componentes do programa de treinamento dos pais.

COMPONENTE	ATIVIDADES
Conhecimento sobre desenvolvimento infantil e comportamento	Fornecendo ambiente apropriado para o desenvolvimento Aprendendo sobre o desenvolvimento infantil Promovendo o desenvolvimento emocional positivo
Interações positivas entre pai/mãe e filho(a)	Aprendendo a importância de interações positivas e não focadas na disciplina Usando habilidades que promovem interações positivas Prestando atenção positiva
Responsividade e cordialidade	Respondendo com sensibilidade às necessidades emocionais da criança Proporcionando contato físico e afeto apropriados
Comunicação emocional	Usando a escuta ativa para promover a comunicação Ajudar as crianças a identificar e expressar emoções
Comunicação disciplinar	Estabelecendo expectativas claras, apropriadas e consistentes Estabelecendo limites e regras Escolhendo e seguindo com as consequências apropriadas
Disciplina e Gestão do Comportamento	Entendendo o mau comportamento das crianças Entendendo as estratégias apropriadas de disciplina Usando práticas de monitoramento e supervisão seguras e apropriadas Usando técnicas de reforço Usando a solução de problemas para comportamento desafiador Sendo consistente
Promovendo habilidades sociais e comportamento pró-social das crianças	Ensinar as crianças a compartilhar, cooperar e conviver com outras pessoas Usando boas maneiras consistentes
Promover as habilidades cognitivas ou acadêmicas das crianças	Promoção do desenvolvimento da linguagem e da alfabetização Promoção da prontidão escolar

Adaptada de US Centers for Disease Control and Prevention: *Parent training programs: insight for practitioners*, Atlanta, 2009, CDC.

Ajudar e Ler é uma intervenção baseada em cuidados primários que treina profissionais para incentivar os pais a ler com seus filhos e fornece livros para famílias em risco. Na ausência de uma parceria formal com o Tentar Ajudar e Ler, os profissionais devem promover os benefícios da leitura em voz alta para as crianças e apoiar os pais em seus esforços para desenvolver hábitos que incorporem a leitura nas rotinas diárias.

Além do PIV descrito anteriormente, outros modelos de atenção primária para promover a parentalidade foram estudados. O programa Passos Saudáveis para Crianças Pequenas é uma abordagem baseada em pontos fortes fornecida no cenário da atenção primária desde a infância até os 3 anos de idade. Ele promove mudanças no conhecimento dos pais, crenças e saúde psicológica, além de alterações nos comportamentos parentais usando uma variedade de métodos fornecidos pelo consultor e por especialistas, através de visitas domiciliares. Avaliações extensivas mostraram melhorias no bem-estar dos pais, práticas parentais e apego entre pais e filhos e problemas de comportamento infantil diminuídos. Outra abordagem promissora usa agentes de saúde comunitários e enfermeiros para oferecer educação parental e permitir que as mães pratiquem habilidades parentais fora do ambiente do posto.

Se a participação em um programa parental formal não for possível, os médicos pediatras ainda poderão implementar uma abordagem sistemática para apoiar as necessidades dos pais e de seus filhos. Os praticantes podem tirar proveito de materiais de domínio público de organizações nacionais dedicadas à saúde de crianças e famílias, assim como o ZERO TO THREE (https://www.zerotothree.org/) e a Academia Americana de Pediatria (https://www.aap.org/). O CDC também promove recurso parental baseado em evidências (https://www.cdc.gov/parents/essentials/index.html). Componentes adicionais incluem identificação precoce das preocupações dos pais, preocupação endereçada no suporte e não na via de julgamento e prover ligação aos serviços de tratamento quando apropriado.

Em geral os pais querem mais informações sobre o desenvolvimento da criança, mas os pais das crianças com problemas de comportamento frequentemente se sentem estigmatizados e isolados. Praticantes são encorajados a dar suporte e otimismo nas interações com as famílias e a desenvolver parceria com objetivo de promover a saúde de pais e da criança (ver Capítulo 17). Praticantes podem também encorajar os pais a praticarem novas breves habilidades no trabalho antes de experimentar a nova destreza em casa. Modelagem ativa pelos praticantes usando "momentos ensináveis" pode também ser efetiva.

A bibliografia está disponível no GEN-io.

Capítulo 20

Avaliação do Crescimento e Desenvolvimento Fetal

Susan Feigelman e Laura H. Finkelstein

O feto em desenvolvimento sofre influências sociais e ambientais, incluindo o estado nutricional materno, o uso de substâncias (legais ou ilícitas) e trauma psicológico. Do mesmo modo, as alterações psicológicas vivenciadas pelos pais durante a gestação afetam profundamente a vida de todos os membros da família. Evidências cada vez maiores implicam a importância dessas e de outras experiências maternas e paternas que ocorrem antes e ao longo da gestação (e mesmo entre membros de gerações anteriores) sobre o desenvolvimento subsequente do indivíduo (efeitos epigenéticos, ver Capítulo 100). A complexa inter-relação entre essas forças e as transformações somáticas e neurológicas que ocorrem no feto influenciam o crescimento e o comportamento ao nascer, durante a infância e possivelmente toda a vida da pessoa.

DESENVOLVIMENTO SOMÁTICO

Período embrionário

A Tabela 20.1 relaciona os marcos do desenvolvimento pré-natal. Por volta do sexto dia de vida pós-concepção, uma vez que a implantação começa, o embrião consiste em uma massa esférica de células com uma cavidade central (o *blastocisto*). Por volta de 2 semanas, a implantação está completa, e inicia-se a circulação uteroplacentária; o embrião tem duas camadas distintas, *endoderma* e *ectoderma*, e o âmnio começa a formar-se. Por volta de 3 semanas, aparece a terceira camada germinativa primária (*mesoderma*), juntamente com um tubo neural primitivo e vasos sanguíneos. Tubos cardíacos pareados começam a bombear.

Da quarta à oitava semana, o dobramento lateral da placa embriológica, seguido por crescimento nas extremidades cranial e caudal e pelo brotamento de braços e pernas, produz uma forma semelhante à humana. Precursores de músculo esquelético e vértebras (somitos) aparecem, junto com os arcos branquiais que formarão a mandíbula, o maxilar, o palato, a orelha externa e outras estruturas da cabeça e do pescoço. Aparecem os placoides do cristalino, marcando o local dos futuros olhos; o cérebro cresce rapidamente. Ao fim da 8ª semana, à medida que o período embrionário se encerra, os rudimentos de todos os principais sistemas orgânicos desenvolveram-se; o comprimento cabeça-nádegas é de 3 cm.

Período fetal

A partir da nona semana (período fetal), as alterações somáticas consistem em um crescimento corporal rápido, bem como na diferenciação dos tecidos, órgãos e sistemas orgânicos. A Figura 20.1 demonstra as mudanças na proporção corporal. Por volta da 10ª semana, a face é reconhecidamente humana. O intestino médio retorna ao abdome desde o cordão umbilical, girando no sentido anti-horário a fim de alocar o estômago, o intestino delgado e o intestino grosso para suas posições normais. Por volta da 12ª semana, o gênero dos genitais externos torna-se claramente distinguível. O desenvolvimento dos pulmões prossegue, com o brotamento de brônquios, bronquíolos e divisões sucessivamente menores. Entre a 20ª e a 24ª semana, formam-se alvéolos primitivos e começa a produção de surfactante; antes disso, a ausência de alvéolos deixa os pulmões inúteis como órgãos de troca gasosa.

Durante o terceiro trimestre, o peso triplica, e o comprimento dobra, à medida que as reservas corporais de proteínas, gordura, ferro e cálcio aumentam.

Tabela 20.1 Marcos do desenvolvimento pré-natal.

SEMANA	EVENTOS DO DESENVOLVIMENTO
1	Fertilização e implantação; começo do período embrionário
2	Endoderma e ectoderma aparecem (embrião bilaminar)
3	Ausência do primeiro período menstrual; mesoderma aparece (embrião trilaminar); somitos começam a formar-se
4	Fusão de pregas neurais; dobramento do embrião em forma semelhante à humana; brotos de braços e pernas aparecem; comprimento cabeça-nádegas: de 4 a 5 mm
5	Placoides do cristalino, boca primitiva, raios digitais nas mãos
6	Nariz primitivo, depressão infranasal, palato primário
7	Começam a formar-se as pálpebras; comprimento cabeça–nádegas: 2 cm
8	Ovários e testículos são distinguíveis
9	Começa o período fetal; comprimento cabeça–nádegas: 5 cm; peso: 8 g
12	Genitais externos são distinguíveis
20	Limite inferior usual de viabilidade; peso: 460 g; comprimento: 19 cm
25	Começa o terceiro trimestre; peso: 900 g; comprimento: 24 cm
28	Os olhos abrem-se, e o feto vira a cabeça para baixo; peso: de 1.000 a 1.300 g
38	A termo

DESENVOLVIMENTO NEUROLÓGICO

Durante a terceira semana, surge uma placa neural na superfície ectodérmica do embrião trilaminar. O dobramento da placa produz um tubo neural que irá tornar-se o sistema nervoso central, além de uma crista neural que passará a ser o sistema nervoso periférico. As células neuroectodérmicas diferenciam-se em neurônios, astrócitos, oligodendrócitos e células ependimais, enquanto as células microgliais derivam do mesoderma. Por volta da quinta semana, são evidentes as três principais subdivisões: prosencéfalo, mesencéfalo e rombencéfalo. Os cornos dorsal e ventral da medula espinal começam a formar-se, juntamente com os nervos motores e sensoriais periféricos. A mielinização começa no meio da gestação e continua durante anos.

Ao fim do período embrionário (oitava semana), estabelece-se a estrutura bruta do sistema nervoso. Ao nível celular, os neurônios migram para fora, a fim de formar as seis camadas corticais. A migração está completa por volta do sexto mês, mas a diferenciação continua. Axônios e dendritos formam conexões sinápticas em ritmo acelerado, tornando o sistema nervoso central vulnerável a influências teratogênicas ou hipóxicas durante a gestação. A Figura 20.2 apresenta as velocidades de aumento de DNA (um marcador do número de células), peso total do cérebro e colesterol (um marcador da mielinização). É provável que os picos pré e pós-natal do DNA representem o crescimento rápido dos neurônios e da glia, respectivamente. As células gliais são importantes na formação do cérebro e dos circuitos neuronais. Os diferentes tipos de células gliais são necessários para a composição da bainha de mielina dos axônios, para uma série de funções na formação e manutenção de vias neuronais e para a remoção de detritos (o cérebro não contém sistema linfático para essa tarefa).

No momento do nascimento, a estrutura do cérebro está completa. No entanto, muitas células sofrerão *apoptose* (morte celular). Sinapses

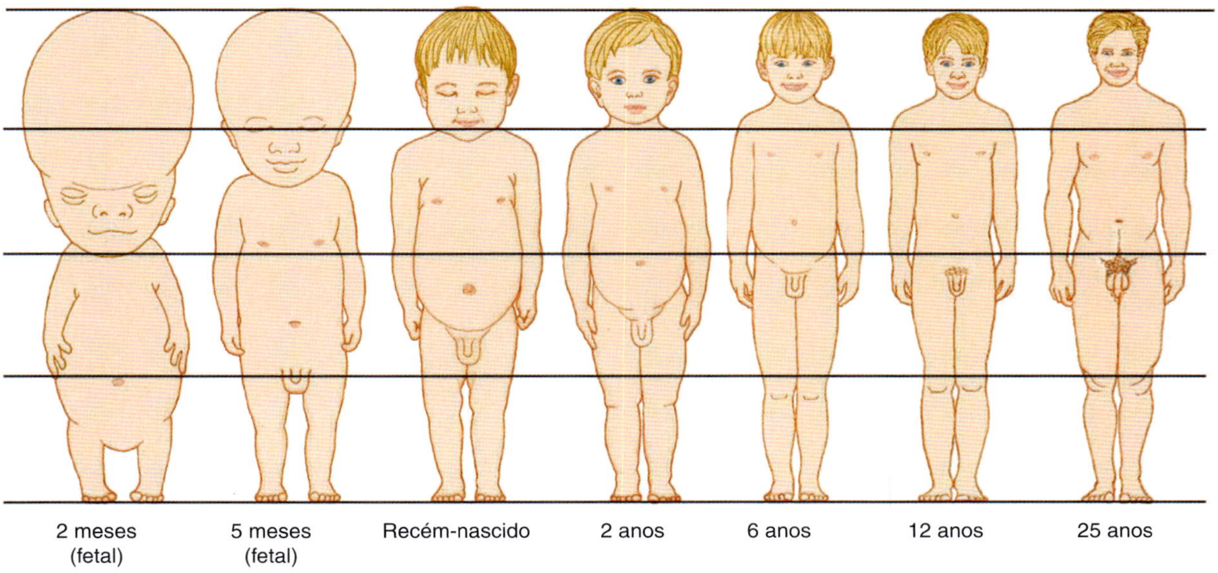

Figura 20.1 Alterações nas proporções corporais. Mudanças aproximadas nas proporções corporais da vida fetal até a vida adulta. (*De Leifer G: Introduction to maternity & pediatric nursing, Philadelphia, 2011, WB Saunders, pp 347-385, Figura 15.2.*)

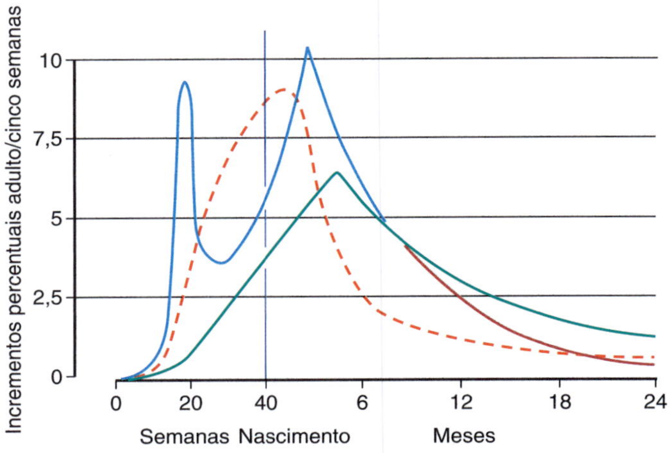

Figura 20.2 Curvas de velocidade dos vários componentes do crescimento do cérebro humano. *Linha azul*, DNA; *linha vermelha*, peso do cérebro; *linha verde*, colesterol. (*De Brasel JA, Gruen RK. In Falkner F, Tanner JM, editors: Human growth: a comprehensive treatise, New York, 1986, Plenum Press, pp 78-95.*)

serão substancialmente aparadas, e novas conexões serão formadas, em grande parte como resultado da experiência. Acredita-se que muitos distúrbios psiquiátricos e do desenvolvimento resultem, pelo menos em parte, de rupturas na **conectividade funcional** de redes cerebrais. Os distúrbios da conectividade podem começar durante a vida fetal; estudos de ressonância magnética fornecem um cronograma do desenvolvimento de tais conexões, que apoiam um possível papel de rupturas no estabelecimento dessas conexões.

DESENVOLVIMENTO COMPORTAMENTAL

Nenhuma evidência comportamental da função neural é detectável até o terceiro mês. Respostas reflexivas à estimulação tátil desenvolvem-se em uma sequência craniocaudal. Entre a 13ª e a 14ª semana, surgem os movimentos de respiração e deglutição. O reflexo da preensão palmar aparece na 17ª semana e está bem desenvolvido por volta da 27ª semana. A abertura dos olhos ocorre por volta da 26ª à 28ª semana. No meio da gestação, todos os movimentos neonatais podem ser observados.

Durante o terceiro trimestre, os fetos respondem a estímulos externos com aumento da frequência cardíaca e movimentos corporais, que podem ser observados por ultrassonografia (ver Capítulo 115). A reatividade a estímulos auditivos (vibroacústicos) e visuais (luz brilhante) varia, dependendo de seu estado comportamental, que pode ser caracterizado como sono tranquilo, sono ativo ou acordado. Diferenças individuais no nível da atividade fetal costumam ser observadas pelas mães. Os fetos preferencialmente se voltam para padrões de luz na configuração da face humana. O movimento fetal é afetado por medicações e dieta maternas, aumentando após a ingestão de cafeína. O comportamento pode estar incorporado aos ritmos diários da mãe: adormecido durante o dia, ativo à noite. Padrões anormais de movimento fetal são encontrados em neonatos com subsequentes anomalias musculares ou neurológicas.

O movimento fetal aumenta em resposta a um tom auditivo súbito, mas diminui após várias repetições. Isso demonstra **habituação**, um tipo básico de aprendizado no qual a estimulação repetida resulta em diminuição da resposta. Se a altura do tom se altera, o movimento aumenta novamente, evidenciando que o feto distingue entre um tom familiar, que é repetido, e um novo. A habituação melhora em fetos mais velhos e diminui em fetos comprometidos do ponto de vista neurológico ou fisicamente estressados. Foram observadas respostas similares a estímulos visuais e táteis.

ALTERAÇÕES PSICOLÓGICAS NOS PAIS

Muitas alterações psicológicas ocorrem durante a gestação. Uma gravidez não planejada pode ocasionar raiva, negação ou depressão. Sentimentos ambivalentes são a regra, tenha a gestação sido planejada ou não. A euforia com o pensamento de produzir um bebê e o desejo de ser a mãe perfeita competem com os receios de inadequação e das mudanças no estilo de vida que a criação dos filhos impõe. Pais de uma criança existente podem sentir-se protetores, preocupados de que a criança possa sentir-se menos valorizada. É possível que velhos conflitos ressurjam conforme a mulher se identifica psicologicamente com sua própria mãe e consigo mesma quando criança. O futuro pai enfrenta sentimentos mistos semelhantes, o que pode intensificar problemas no relacionamento parental.

Muitas vezes, os sentimentos de uma mulher são potencializados por evidências tangíveis de que o feto existe como um ser isolado, seja como resultado da visualização ultrassonográfica, seja pela percepção dos primeiros movimentos fetais (*quickening*), que ocorre entre a 16ª e a 20ª semana. Os pais preocupam-se com o desenvolvimento saudável do feto e ensaiam mentalmente o que farão se a criança for malformada, incluindo suas respostas a evidências de anomalias durante ultrassonografia, amniocentese ou outros exames laboratoriais fetais. No final da gravidez, a mulher reconhece os padrões da atividade e reatividade fetal e começa a conferir a seu feto uma personalidade individual e uma capacidade de sobreviver de modo independente. A compreensão da vulnerabilidade psicológica dos futuros pais e da poderosa contribuição do comportamento fetal facilita a intervenção clínica de suporte.

AMEAÇAS AO DESENVOLVIMENTO FETAL

Mortalidade e morbidade são mais altas durante o período neonatal (ver Capítulo 112). Estima-se que 50% de todas as gestações terminem em aborto espontâneo, incluindo 10 a 15% de todas as gestações clinicamente reconhecidas. A maior parte ocorre no primeiro trimestre. Alguns são resultado de anormalidades cromossômicas ou de outras anomalias.

Teratógenos associados a anomalias físicas e mentais graves incluem diversos agentes infecciosos (p ex., toxoplasmose, rubéola, sífilis, Zika vírus); agentes químicos (p. ex., mercúrio, talidomida, medicações antiepilépticas, etanol), alta temperatura e radiação (ver Capítulos 115.6 e 736).

Efeitos teratogênicos também podem reduzir o crescimento e resultar em déficits comportamentais ou cognitivos, que somente aparecem mais adiante na vida. A nicotina tem propriedades vasoconstritoras e é capaz de interromper vias dopaminérgicas e serotoninérgicas. Exposição pré-natal à fumaça de cigarro está associada a peso mais baixo ao nascer, retardo do crescimento, menor perímetro cefálico, bem como a alterações nas avaliações neonatais do desenvolvimento neurológico. Mais tarde, essas crianças estarão mais sujeitas ao risco de apresentar problemas de aprendizagem, transtornos de atenção e comportamento, além de efeitos sobre a saúde a longo prazo. O álcool é um teratógeno significante, que afeta o desenvolvimento físico, a cognição e o comportamento (ver Capítulo 126.3). Os efeitos da exposição pré-natal à cocaína – que também ocorrem por alternâncias no fluxo sanguíneo placentário e causam efeitos tóxicos diretos no cérebro em desenvolvimento – foram acompanhados em várias coortes e são menos drásticos do que se acreditava anteriormente. Adolescentes que sofreram exposição apresentam efeitos pequenos, porém significativos, em comportamento e funcionamento, mas podem não apresentar dano cognitivo. Permanecem significativos os fatores de risco associados, incluindo outras exposições pré-natais (consumo de álcool concomitante a tabagismo), bem como ambientes pós-natais "tóxicos", frequentemente caracterizados por instabilidade, múltiplos cuidadores e exposição à violência (ver Capítulos 14 e 16).

A associação entre um suprimento inadequado de nutrientes para o feto e o baixo peso ao nascer é reconhecida há décadas; essa adaptação por parte do feto presumivelmente aumenta a probabilidade de que ele sobreviva até o nascimento. Para qualquer potencial insulto ao feto, a extensão e a natureza de seus efeitos são determinadas por características do hospedeiro, bem como pela dose e pelo tempo de exposição. Diferenças hereditárias no metabolismo do etanol, o tempo de exposição e a dieta da mãe podem explicar a variabilidade nos efeitos do álcool sobre o feto. Sistemas orgânicos são mais vulneráveis durante períodos de crescimento e diferenciação máximos, geralmente no primeiro trimestre (**organogênese**). Consulte na internet (em inglês), em http://www2.epa.gov/children/children-are-not-little-adults, detalhes sobre períodos críticos e anomalias específicas do desenvolvimento.

Adaptações fetais ou respostas a uma situação adversa *in utero*, denominadas **programação fetal** ou **plasticidade do desenvolvimento**, apresentam implicações por toda a vida do indivíduo. A programação fetal pode preparar o feto para um ambiente que corresponda ao experimentado no útero. A programação fetal em resposta a alguns sinais ambientais e nutricionais *in utero* aumenta o risco de doença cardiovascular, diabetes e obesidade em idade mais avançada. Esses efeitos adversos a longo prazo parecem representar uma incompatibilidade entre as condições ambientais fetal e neonatal e as condições que o indivíduo enfrentará mais tarde na vida; um feto privado de calorias adequadas pode ou não, como criança ou adolescente, enfrentar escassez de alimentos. Um mecanismo proposto para a programação fetal é a **marcação epigenética**, em que um de dois alelos é desligado por meio de uma modificação epigenética induzida pelo ambiente (ver Capítulos 97 e 100). Exposição a substâncias psicoativas *in utero* produz interações droga-receptor afetando o desenvolvimento do sistema nervoso e a função de neurotransmissores. Essa desregulação causa efeitos duradouros no crescimento fetal e na função adulta, podendo ter efeitos sobre gerações futuras por meio dessas modificações epigenéticas.

Assim como as adaptações fetais ao ambiente uterino podem aumentar a probabilidade de condições metabólicas tardias, o feto adapta-se à angústia psicológica materna. Em resposta ao ambiente estressante, ocorrem alterações psicológicas envolvendo o eixo hipotalâmico-hipofisário-adrenal e o sistema nervoso autônomo. A desregulação desses sistemas pode explicar as associações observadas em alguns dos estudos entre angústia materna e resultados infantis negativos, incluindo baixo peso ao nascer, aborto espontâneo, prematuridade e perímetro cefálico reduzido. Além disso, crianças nascidas de mães que passaram por altos níveis de estresse apresentaram índices mais elevados de desatenção, impulsividade, transtornos de conduta e alterações cognitivas. Embora essas alterações possam ser adaptativas em culturas primitivas, são mal-adaptativas em sociedades modernas, levando a psicopatologias. Variabilidade genética, momentos de estresse durante períodos sensíveis e a qualidade dos cuidados parentais após o parto podem atenuar ou exacerbar essas associações.

A bibliografia está disponível no GEN-io.

Capítulo 21

Recém-Nascido

John M. Olsson

Ver também Capítulo 113.

Independentemente da idade gestacional, o período neonatal começa ao nascer e inclui o primeiro mês de vida. Durante essa fase, transições fisiológicas marcantes ocorrem em todos os sistemas orgânicos, e a criança aprende a responder a muitos tipos de estímulos externos. Uma vez que as crianças se desenvolvem física e psicologicamente apenas no contexto de suas relações sociais, qualquer descrição do estado de desenvolvimento do recém-nascido também deve considerar o papel dos pais.

PAPEL DOS PAIS NO VÍNCULO ENTRE MÃE E BEBÊ

Cuidar de um recém-nascido requer dedicação total, porque suas necessidades são urgentes, contínuas e difíceis de serem compreendidas. Os pais precisam acompanhar os sinais da criança e reagir com empatia. Muitos fatores influenciam a capacidade dos pais de assumir esse papel.

Fatores pré-natais

A gravidez é um período de preparação psicológica para as enormes demandas da criação dos filhos. As mulheres podem experimentar ambivalência, sobretudo (mas não exclusivamente) se a gestação não foi planejada. Se preocupações financeiras, abortos prévios ou natimortos, doenças físicas ou outras crises interferirem na preparação psicológica, o neonato pode não ser bem-vindo. Para mães adolescentes, a renunciar à sua própria agenda de desenvolvimento, como uma vida social ativa, pode ser especialmente pesado.

É possível que a experiência inicial de ser mãe estabeleça expectativas inconscientes quanto a relações de cuidados que possibilitam às mães "entrar em sintonia" com seus bebês. Essas expectativas estão ligadas à qualidade das futuras interações entre mãe e bebê. Mães cuja primeira infância tenha sido marcada por separações traumáticas, abuso ou negligência podem achar especialmente difícil proporcionar um cuidado consistente e responsivo. Em vez disso, podem reencenar suas experiências de infância com seus próprios filhos, como se fossem incapazes de ter uma relação diferente. O **vínculo** entre mãe e bebê pode ser afetado de maneira adversa por vários fatores de risco durante a gestação e no puerpério, o que pode abalar essa relação e ameaçar o desenvolvimento cognitivo e emocional (Tabela 21.1).

Apoio social durante a gestação, especialmente do pai e de familiares próximos, também é importante. Por outro lado, conflitos ou abandono do pai durante a gravidez podem diminuir a capacidade da mãe de envolver-se com seu bebê. É possível a expectativa de um retorno precoce ao trabalho fazer com que algumas mulheres relutem em apaixonar-se por seus bebês em razão da separação prevista. O retorno ao trabalho deve ser adiado por pelo menos 6 semanas, quando os horários de alimentação e os ajustes comportamentais básicos já se estabeleceram.

Muitas decisões precisam ser tomadas pelos pais antevendo o nascimento da criança. Uma escolha necessária é definir como o bebê será alimentado. Um dos importantes benefícios da **amamentação** é promover o vínculo entre mãe e bebê. As instruções dadas aos pais sobre amamentação, fornecidas pelo pediatra e pelo obstetra durante as consultas pré-natais, pode aumentar a confiança materna na amamentação após o parto e reduzir estresse durante o período neonatal (ver Capítulo 56).

Influências peri e pós-parto

A presença contínua de uma profissional treinada para oferecer suporte amigável e encorajamento (uma **doula**) resulta em um trabalho de parto mais curto, menos complicações obstétricas (incluindo cesariana) e tempo menor de internação após o parto. O contato inicial pele a pele entre mães e bebês imediatamente após o nascimento pode estar correlacionado a um aumento da taxa e maior duração da amamentação. A maior parte dos novos pais valoriza até mesmo um breve período sem interrupção em que conhecem seu novo bebê, e um contato maior entre mãe e bebê durante os primeiros dias é capaz de melhorar as interações entre a mãe e a criança a longo prazo. Não obstante, a separação precoce – embora se espere que seja muito estressante – não prejudica necessariamente a capacidade de uma mãe de ligar-se ao seu bebê. A alta hospitalar precoce pode prejudicar o vínculo, sobretudo quando a nova mãe é obrigada a reassumir toda a responsabilidade pelas tarefas domésticas ao deixar a maternidade.

Tabela 21.1 Fatores de risco pré-natais para o vínculo entre mãe e bebê.

Morte recente de um ente querido
Perda anterior ou doença grave em outro filho
Perda anterior da guarda de outro filho
Histórico de depressão ou doença mental grave
Histórico de infertilidade ou perda gestacional
Relacionamento conturbado com os pais
Problemas financeiros ou perda de emprego
Discórdia conjugal ou relacionamento ruim com o pai da criança
Mudança recente ou ausência de laços comunitários
Ausência de amigos ou de rede social
Gestação indesejada
Ausência de um bom modelo de pais
Ter tido pais ruins
Consumo abusivo de drogas e/ou álcool
Imaturidade extrema

De Dixon SD, Stein MT: *Encounters with children: pediatric behavior and development*, ed 4, Philadelphia, 2006, Mosby, p 131.

É possível que ocorra **depressão pós-parto** na primeira semana ou até 6 meses após o parto e que ela afete de modo adverso o crescimento e o desenvolvimento neonatal. Ferramentas de triagem, como a **Escala de Depressão Pós-parto de Edinburgh (EDPE)**, estão disponíveis para uso durante consultas neonatais e infantis ao pediatra. Na EDPE, escores de 0 a 8 indicam baixa probabilidade de depressão (Tabela 21.2). O limite de pontuação que recomenda avaliação adicional de depressão varia de 9 a 13; portanto, toda mulher que tiver escore igual ou superior a 9 deve ser mais avaliada. Se houver depressão pós-parto, encaminhar para tratamento acelera consideravelmente a recuperação dessa mãe.

PAPEL DA CRIANÇA NO VÍNCULO ENTRE MÃE E BEBÊ

O ambiente intrauterino contribui muito, mas não totalmente, para o futuro crescimento e desenvolvimento do feto. Anomalias na circulação placentária materno-fetal e o metabolismo materno da glicose ou a presença de infecção materna podem resultar em crescimento anormal do feto. Por conseguinte, bebês podem ser pequenos ou grandes para a idade gestacional. Esses padrões anormais de crescimento não apenas predispõem os bebês a uma necessidade maior de intervenção médica, como também podem afetar sua capacidade de responder aos pais de modo comportamental.

Exame físico

O exame do recém-nascido deve incluir a **avaliação do crescimento** (ver Capítulo 20) e a **observação do comportamento**. O peso médio do recém-nascido a termo, embora varie de acordo com a etnia e a situação socioeconômica, é de aproximadamente 3,4 kg (os meninos são um pouco mais pesados do que as meninas). O comprimento médio e o perímetro cefálico são de cerca de 50 cm e 35 cm, respectivamente, em bebês nascidos a termo. Os parâmetros de crescimento de cada recém-nascido devem ser plotados sobre curvas de cresci-

Tabela 21.2 Escala de Depressão Pós-parto de Edinburgh.

INSTRUÇÕES PARA USUÁRIOS

1. A mãe é orientada a sublinhar a resposta que mais se aproxima de como se sentiu nos últimos 7 dias.
2. Todos os 10 itens devem ser preenchidos.
3. É preciso ter o cuidado de evitar a possibilidade de a mãe discutir suas respostas com os outros.
4. A mãe deve preencher a escala sozinha, a menos que tenha limitado domínio do idioma ou dificuldades com a leitura.
5. A Escala de Depressão Pós-parto de Edinburgh pode ser utilizada entre a 6ª e a 8ª semana para avaliar mulheres no período pós-natal. Uma consulta pediátrica, um checkup pós-natal ou uma visita domiciliar podem criar a oportunidade adequada para o preenchimento do questionário.

ESCALA DE DEPRESSÃO PÓS-PARTO DE EDINBURGH

Nome:
Endereço:
Idade do bebê:
Você teve um bebê recentemente; por isso, gostaríamos de saber como está sentindo-se. Por favor, sublinhe a resposta que mais se aproxima de como você se sentiu nos últimos 7 dias, não apenas hoje.
Temos aqui um exemplo já preenchido.
Eu me senti feliz:
Sim, todo o tempo.
<u>Sim, na maior parte do tempo.</u>
Não, não muito frequentemente.
Não, de jeito nenhum.
Isso poderia significar: "Eu me senti feliz na maior parte do tempo" durante a última semana. Por favor, preencha as outras questões do mesmo modo.
Nos últimos 7 dias:

1. Tenho sido capaz de rir e ver o lado engraçado das coisas:
   Como sempre pude.
   Não tanto quanto antes.
   Sem dúvida, menos do que antes.
   De jeito nenhum.
2. Tenho aguardado com prazer o que pode acontecer:
   Tanto quanto sempre.
   Um pouco menos que eu costumava.
   Sem dúvida, menos que eu costumava.
   Dificilmente.

*3. Tenho me culpado desnecessariamente quando algo não deu certo:
   Sim, na maior parte das vezes.
   Sim, algumas vezes.
   Não muito frequentemente.
   Não, nunca.

4. Fiquei ansiosa ou preocupada sem um bom motivo:
   Não, de jeito nenhum.
   Pouquíssimas vezes.
   Sim, às vezes.
   Sim, com muita frequência.

*5. Senti medo ou pânico sem um bom motivo:
   Sim, muito.
   Sim, às vezes.
   Não, não muito.
   Não, de jeito nenhum.

*6. Tenho me sentido sobrecarregada:
   Sim, na maior parte do tempo, não tenho sido capaz suportar tudo.
   Sim, às vezes não consigo suportar tudo como de costume.
   Não, na maior parte tenho suportado tudo muito bem.
   Não, eu tenho suportado tudo como sempre.

*7. Tenho estado tão infeliz, que sinto dificuldade para dormir:
   Sim, na maior parte do tempo.
   Sim, às vezes.
   Não muitas vezes.
   Não, de jeito nenhum.

*8. Sinto-me triste ou infeliz:
   Sim, na maior parte do tempo.
   Sim, muitas vezes.
   Não muitas vezes.
   Não, de jeito nenhum.

*9. Sinto-me tão infeliz, que tenho chorado:
   Sim, na maior parte do tempo.
   Sim, muitas vezes.
   Apenas ocasionalmente.
   Não, nunca.

*10. O pensamento de causar dano a mim mesma já me ocorreu:
   Sim, com muita frequência.
   Algumas vezes.
   Raramente.
   Nunca.

As respostas recebem a pontuação 0, 1, 2 e 3 de acordo com a maior gravidade do sintoma. Itens marcados com um asterisco (*) são pontuados em ordem inversa (*i. e.*, 3, 2, 1 e 0). A pontuação total é calculada somando-se os escores de cada um dos 10 itens. Os usuários podem reproduzir a escala sem a necessidade de permissão, desde que respeitem os direitos autorais (que permanecem com o *British Journal of Psychiatry*), citando os nomes dos autores, o título e a fonte do artigo em todas as cópias reproduzidas. (De Currie ML, Rademacher R: The pediatrician's role in recognizing and intervening in postpartum depression, *Pediatr Clin North Am* 51:785–801, 2004.)

mento específicas para a idade gestacional daquele bebê a fim de que se determine a adequação do tamanho. Do mesmo modo, também foram desenvolvidos gráficos de crescimento específicos para condições associadas a variações nos padrões de crescimento. A resposta do bebê ao ser examinado pode ser útil na avaliação de seu vigor, estado de alerta e tônus. Também é importante observar como os pais manipulam o bebê e lhe dão conforto e afeto. A ordem do exame físico deve ser da manobra menos invasiva para a mais invasiva. É muito útil avaliar o seguimento visual e a resposta a sons, bem como notar as alterações de tônus com o nível de atividade e estado de alerta. Realizar esse exame e compartilhar impressões com os pais é uma oportunidade fundamental para facilitar o vínculo entre os pais e o bebê (ver Capítulo 113).

Capacidades interacionais

Logo após o nascimento, os neonatos estão em alerta e prontos a interagir e mamar. Esse primeiro período acordado-alerta pode ser afetado por analgésicos e anestesia maternos ou por hipoxia fetal. Neonatos são míopes, com um comprimento focal fixo de 20 a 30 cm – aproximadamente a distância do peito ao rosto da mãe – e preferência visual inata por faces. A audição é bem desenvolvida, e os bebês voltam-se preferencialmente para uma voz feminina. Essas capacidades e predileções inatas aumentam a probabilidade de que, quando uma mãe olha para seu recém-nascido, o bebê retribua de volta esse olhar. A fase inicial de interação social, que costuma durar 40 minutos, é seguida por um período de sonolência. Depois desse momento, períodos mais curtos de alerta ou excitação alternam-se com o sono. Se perder o primeiro período acordado-alerta do bebê, a mãe pode não experimentar um período tão longo de interação social por vários dias. O circuito hipotálamo-mesencéfalo-límbico-paralímbico-cortical dos pais interage para apoiar as respostas aos bebês, o que é essencial para o papel dos pais ser eficaz (p. ex., emoção, atenção, motivação, empatia, tomada de decisões).

Modulação dos estímulos

A adaptação à vida extrauterina requer alterações fisiológicas rápidas e profundas, incluindo a aeração dos pulmões, reorientação da circulação e ativação do trato intestinal. As necessárias alterações comportamentais não são menos profundas. Para obter alimento, evitar hipo e hipertermia e garantir segurança, os neonatos precisam reagir apropriadamente a uma extensa variedade de estímulos sensoriais. Os lactentes precisam permanecer alerta em resposta à estimulação, mas não hiperalerta de modo a tornar seu comportamento desorganizado. Bebês subestimulados não são capazes de alimentar-se e interagir; bebês hiperestimulados demonstram sinais de **instabilidade autonômica**, incluindo presença de eritemas ou lesões maculosas, palidez perioral, soluços, vômitos, movimentos descontrolados dos membros e choro inconsolável.

Estados comportamentais

A organização do comportamento do bebê em estados comportamentais distintos pode refletir a capacidade inata da criança para regular excitação. *Seis estados* foram descritos: sono calmo, sono ativo, sonolência, alerta quieto, alerta agitado e choro. No **estado de alerta**, os bebês fixam os olhos em objetos ou faces e os seguem horizontal e (em 1 mês) verticalmente; eles também giram a cabeça de modo confiante na direção de um novo som, como se procurassem sua origem. Quando hiperestimulados, podem acalmar-se desviando o olhar, bocejando ou sugando seus lábios ou mãos, aumentando assim a atividade parassimpática e reduzindo a atividade nervosa simpática. O estado comportamental determina o tônus muscular do bebê, o movimento espontâneo, o padrão do eletroencefalograma e a resposta a estímulos. No **sono ativo**, um bebê pode exibir reação progressivamente menor a um estímulo repetido no calcanhar (habituação), enquanto, no **estado de sonolência**, o mesmo estímulo pode desencadear agitação ou choro.

Regulação mútua

Os pais participam ativamente no estado de regulação da criança, estimulando-a e acalmando-a de maneira alternada. Por sua vez, eles também são regulados pelos sinais do bebê, respondendo a choros de fome oferecendo-lhe leite materno (ou mamadeira). Essas interações constituem um sistema direcionado a proporcionar homeostasia fisiológica e crescimento físico ao bebê. Ao mesmo tempo, formam a base para o relacionamento psicológico emergente entre os pais e a criança. Os bebês começam a associar a presença dos pais com a prazerosa redução de tensões (como na alimentação) e demonstram tal preferência acalmando-se mais rapidamente com sua mãe do que com um estranho. Essa resposta, por sua vez, fortalece o sentimento de eficácia da mãe e a sua conexão com o seu bebê.

IMPLICAÇÕES PARA O PEDIATRA

O pediatra pode dar suporte ao desenvolvimento saudável do recém-nascido de várias maneiras.

Práticas ideais

Uma **consulta pediátrica pré-natal** possibilita que os pediatras avaliem potenciais ameaças ao vínculo entre pais e bebê (p. ex., um relacionamento conjugal tenso) e a fontes de apoio social. **Políticas hospitalares de suporte** incluem: usar salas de nascimentos, em vez de salas de centro cirúrgico ou salas de parto; incentivar o pai ou um parente ou amigo de confiança a permanecer com a mãe durante o parto ou providenciar uma doula profissional; entregar a criança recém-nascida à mãe imediatamente após a secagem e uma breve avaliação; colocar o recém-nascido no quarto da mãe, e não no berçário; e evitar a distribuição intra-hospitalar de fórmula para lactentes. Tais políticas (da Iniciativa Hospital Amigo da Criança, OMS e UNICEF) demonstraram aumentar significativamente os índices de amamentação (ver Capítulo 113.3). Após a alta hospitalar, **visitas domiciliares** de enfermeiras e orientadores da amamentação podem reduzir os problemas iniciais com a alimentação e identificar condições de saúde emergentes na mãe ou no bebê. Lactentes que necessitam de transferência para outro hospital precisam ser levados primeiro até a mãe, se possível. Na alta para casa, o pai deve proteger a mãe de visitas e telefonemas desnecessários e assumir as tarefas domésticas, possibilitando assim que mãe e bebê tenham tempo para se conhecer sem distrações. A **primeira consulta ao pediatra** deve ocorrer durante as primeiras duas semanas após a alta, a fim de determinar se a mãe e o bebê estão fazendo a transição para a vida em casa com tranquilidade. Bebês que recebem alta precoce, os amamentados ao seio e aqueles com risco de icterícia devem ser vistos 1 a 3 dias após a alta.

Avaliação das interações entre pais e bebê

Durante a amamentação ou quando os bebês estão em alerta e frente a frente com seus pais, é normal que a díade pareça absorta um com o outro. Bebês que se tornam hiperestimulados pela voz ou atividade dos pais podem afastar ou fechar os olhos, levando ao término prematuro do encontro. Por outro lado, é possível o bebê estar pronto para interagir, mas os pais parecem estar preocupados. Questionar a nova mãe sobre seu próprio estado emocional, perguntando especificamente sobre histórico de depressão, facilita o encaminhamento para terapia e pode proporcionar benefícios ao bebê a longo prazo. Os pediatras são capazes de detectar depressão pós-parto utilizando a EDPE durante as consultas no primeiro trimestre para avaliação da saúde e do desenvolvimento do bebê (ver Tabela 21.2).

Ensinando competências individuais

A **Escala de Avaliação do Comportamento Neonatal (EACN)** fornece uma medida formal das competências de neurodesenvolvimento do bebê, incluindo controle do estado, reatividade autonômica, reflexos, habituação e orientação na direção de estímulos auditivos e visuais. Esse exame também pode ser utilizado para demonstrar aos pais as capacidades e vulnerabilidades do bebê. É possível os pais aprenderem que precisam despir seu bebê para aumentar o nível de estimulação ou enrolar a criança em um cueiro para reduzir a hiperestimulação que causa o movimento aleatório dos braços. A EACN pode ser utilizada para dar suporte ao desenvolvimento de relações iniciais positivas entre os pais e a criança. A apresentação da EACN aos pais na primeira semana de vida também está correlacionada com melhorias no ambiente de cuidados meses depois.

A bibliografia está disponível no GEN-io.

Capítulo 22

O Primeiro Ano

Mutiat T. Onigbanjo e Susan Feigelman

O período pré-natal e o primeiro ano são a base para um bom crescimento e um bom desenvolvimento, definindo a trajetória de vida de uma criança. A **plasticidade neural**, a capacidade de o cérebro ser moldado pelas experiências, tanto positivas quanto negativas, está em seu ápice. O volume cerebral total duplica no primeiro ano de vida e aumenta mais 15% durante o segundo ano. O volume total do cérebro no lactente com 1 mês de vida é aproximadamente 36% do volume de adulto, mas com 1 ano de idade é de cerca de 72% (83% aos 2 anos) (Figura 22.1).

A aquisição de habilidades aparentemente "simples", como a deglutição, reflete uma série de processos complicados e altamente coordenados envolvendo vários níveis de controle neural distribuídos entre vários sistemas fisiológicos cujas natureza e relações amadurecem durante todo o primeiro ano de vida. Uma aprendizagem substancial das ferramentas básicas da linguagem (fonologia, segmentação de palavras) ocorre durante a infância. O processamento da fala em pessoa mais velhas requer redes neuronais precisas e definidas; o cérebro infantil apresenta uma organização estrutural e funcional semelhante à dos adultos. Isso sugere que o processamento neurológico estrutural da fala possa orientar os bebês a descobrir as propriedades de sua língua nativa. A mielinização do córtex começa entre o sétimo e o oitavo meses da gestação e continua até a adolescência e a juventude. Ocorre da região posterior para a anterior, viabilizando a maturação progressiva das vias sensoriais, motoras e finalmente das vias associativas. Dada a importância do ferro, do colesterol e de outros nutrientes para o processo da mielinização, os quais são importantes reservas adequadas durante toda a infância (Capítulo 56). Interações insuficientes com os cuidadores ou com o ambiente em geral podem alterar os processos dependentes da experiência que são fundamentais para o desenvolvimento da estrutura e a função do cérebro durante a infância. Embora para alguns desses processos a estimulação subsequente possibilite a recuperação, conforme os períodos de plasticidade vão se concluindo nas fases de rápido desenvolvimento infantil, podem ocorrer déficits mais permanentes.

O lactente adquire novas competências em todos os domínios do desenvolvimento. O conceito das **trajetórias de desenvolvimento** reconhece que habilidades complexas são construídas sobre outras mais simples. Também é importante perceber como o desenvolvimento em cada domínio afeta o funcionamento em todos os outros. Todos os parâmetros de crescimento devem ser traçados a partir das tabelas da Organização Mundial da Saúde, que mostram como as crianças desde o nascimento até 72 meses de vida "devem" crescer em circunstâncias ideais (Capítulo 23, Figuras 23.1 e 23.2). A Tabela 22.1 apresenta uma visão geral dos principais marcos por domínio; e a Tabela 22.2 reúne informações semelhantes organizadas por idade. Já a Tabela 22.3 apresenta a idade no período do aparecimento radiológico dos centros de ossificação. Muitas vezes, os pais buscam informações sobre o "desenvolvimento normal" durante esse período e devem ser orientados a procurar fontes fidedignas, como o *site* da American Academy of Pediatrics (healthychildren.org).

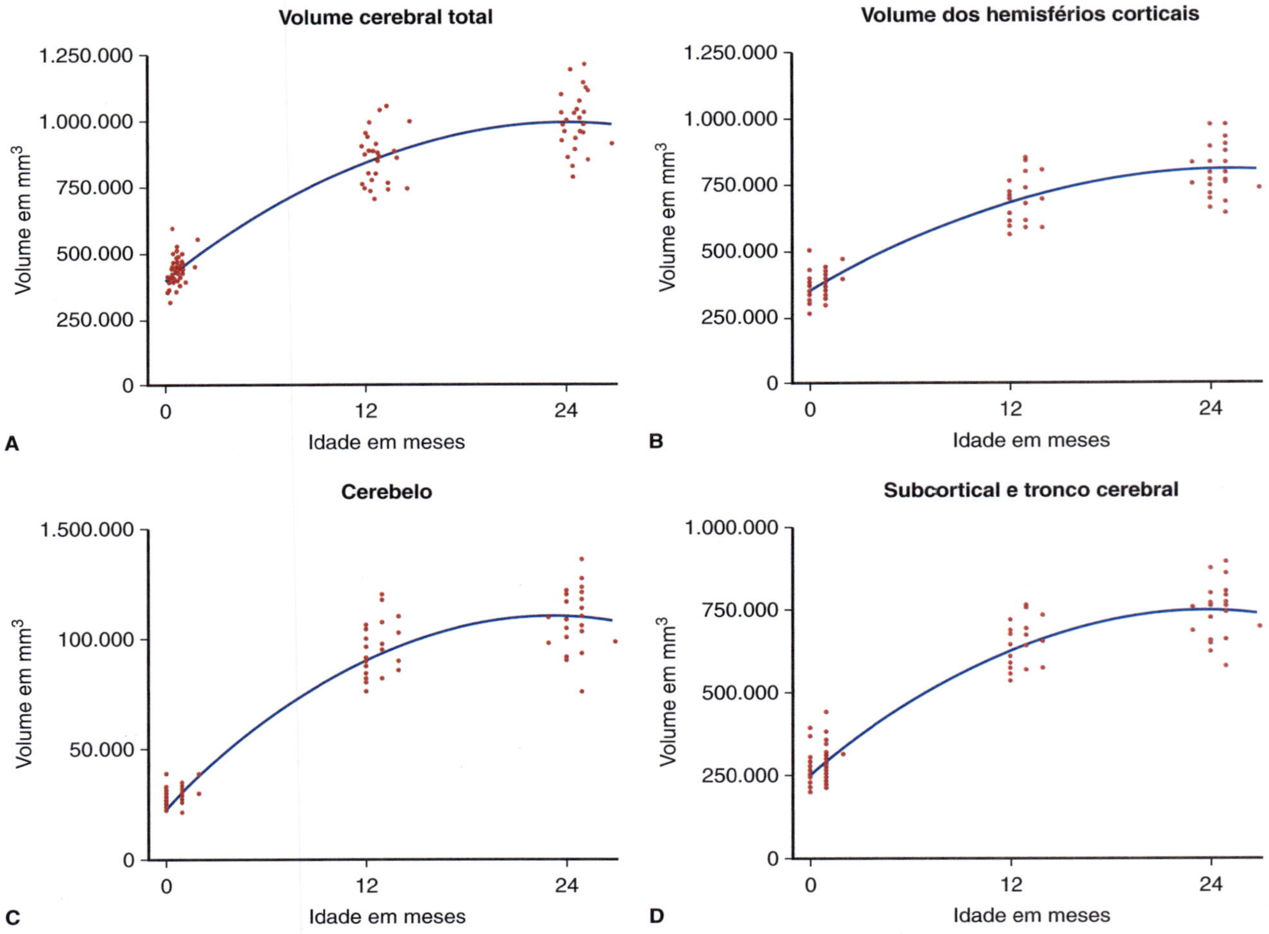

Figura 22.1 Gráficos de dispersão mostrando o crescimento cerebral no 1º ano de vida. **A.** Volume total do cérebro por idade na varredura. **B.** Hemisférios corticais. **C.** Cerebelo. **D.** Região subcortical e tronco cerebral. *(De Knickmeyer RC, Gouttard S, Kang C et al. Um estudo estrutural MRI do desenvolvimento do cérebro humano desde o nascimento até aos 2 anos de idade. J Neurosci. 2008;28 (47): 12176-12182).*

Tabela 22.1 Marcos do desenvolvimento nos primeiros 2 anos de vida.

MARCO DO DESENVOLVIMENTO	MÉDIA DE IDADE AO ALCANÇAR O MARCO (MESES)	IMPLICAÇÕES DO DESENVOLVIMENTO
COORD. MOTORA GROSSA		
Mantém a cabeça ereta ao sentar	2	Possibilita maior interação visual
Puxa para sentar, cabeça firme	3	Tônus muscular
Une as mãos na linha média	3	Autodescoberta das mãos
Perda do reflexo tônico cervical assimétrico	4	Pode inspecionar as mãos na linha média
Senta sem apoio	6	Aumento da exploração
Rola sobre o abdome	6,5	Flexão do tronco, risco de quedas
Deambula sozinho	12	Exploração, controle da proximidade dos pais
Corre	16	Supervisão mais difícil
COORD. MOTORA FINA		
Segura chocalho	3,5	Uso de objetos
Busca por objetos	4	Coordenação visual e motora
Perda da garra palmar	4	Liberação voluntária de objetos
Transfere objeto de uma das mãos para a outra	5,5	Comparação de objetos
Agarro dedo polegar	8	Capacidade de explorar pequenos objetos
Vira páginas de livros	12	Autonomia crescente do tempo com livros
Rabisca	13	Coordenação visuomotora
Constrói torre de dois cubos	15	Combina objetos
Constrói torre de seis cubos	22	Requer coordenação visual e motora macroscópica e fina
COMUNICAÇÃO E LINGUAGEM		
Ri respondendo a um rosto ou voz	1,5	Participação mais ativa
Balbucia monossilabicamente	6	Experimentação com sons, sensações táteis
Inibição perante o "não"	7	Resposta ao tom (não verbal)
Obedece a um comando com gesto único	7	Comunicação não verbal
Obedece a um comando sem gesto	10	Percepção verbal receptiva (p. ex., "me dá isso")
Diz "mamã" ou "papá"	10	Linguagem expressiva
Aponta para objetos	10	Comunicação interativa
Fala a primeira palavra real	12	Começo da rotulagem de palavras
Diz 4 a 6 palavras	15	Aquisição dos nomes de objetos e pessoas
Diz 10 a 15 palavras	18	Aquisição dos nomes de objetos e pessoas
Diz frases de 2 palavras (p. ex., "sapato da mamãe")	19	Começo das noções gramaticais, corresponde a vocabulário de 50 palavras
COGNITIVOS		
Olha momentaneamente para o ponto onde o objeto desapareceu	2	Ausência da permanência do objeto (fora da visão, sem consciência; por exemplo, bola caiu)
Olha para a própria mão	4	Autodescoberta, causa e efeito
Bate com dois cubos	8	Comparação ativa entre objetos
Descobre um brinquedo (após o ver ser escondido)	8	Permanência do objeto
Brincadeiras simbólicas egocêntricas (p. ex., finge beber em um copo)	12	Começo do pensamento simbólico
Usa uma vara para pegar um brinquedo	17	Capacidade de ligar ações para solucionar problemas
Finge brincar com uma boneca (p. ex., dá mamadeira para a boneca)	17	Pensamento simbólico

ZERO A 2 MESES

No lactente nascido a termo, no momento de nascimento há **mielinização** no tronco cerebral dorsal, nos pedúnculos cerebelares e na perna posterior da cápsula interna. A substância branca cerebelar adquire mielina por volta do primeiro mês de vida e está bem mielinizada aos 3 meses. A substância branca subcortical do córtex parietal, do frontal posterior, do temporal e da calcarina está parcialmente mielinizada aos 3 meses de idade. Nesse período, o bebê experimenta um grande crescimento. Alterações fisiológicas possibilitam o estabelecimento de rotinas de alimentação eficazes e de um ciclo de sono-vigília previsível. As interações sociais que ocorrem à medida que os pais e os bebês realizam essas tarefas definem as bases para o desenvolvimento cognitivo e emocional.

Desenvolvimento físico

Inicialmente, o peso de um recém-nascido pode diminuir 10% (parto vaginal) a 12% (parto cesariano) abaixo do peso ao nascer durante a primeira semana, como resultado da eliminação do excesso de fluido extravascular e da ingestão nutricional limitada. A nutrição melhora à proporção que o colostro é substituído por leite materno com alto teor de gordura e quando os bebês aprendem sobre como se acoplar à mama e a sugar de maneira mais eficiente e as mães tornam-se mais à vontade com as técnicas de amamentação. Os lactentes recuperam ou excedem o peso ao nascer por volta da segunda semana de vida e devem crescer cerca de 30 g por dia durante o primeiro mês (ver Tabela 27.1). Esse é o período mais rápido de crescimento pós-natal. Os braços ficam pendentes ao lado do corpo. Os movimentos dos membros consistem basicamente em contrações descontroladas, com abertura e fechamento das mãos aparentemente sem propósito. O sorriso ocorre involuntariamente. O olhar, os giros da cabeça e a sucção são mais bem controlados e podem, portanto, ser utilizados para demonstrar a percepção e a cognição infantis. A preferência da criança em se voltar para a voz da mãe é uma evidência da memória de reconhecimento.

Seis **estados comportamentais** foram descritos (ver Capítulo 21). Inicialmente, o sono e a vigília estão uniformemente distribuídos ao longo de 1 dia de 24 horas (Figura 22.2). A maturação neurológica explica a consolidação do sono em blocos de 5 ou 6 horas por noite,

Tabela 22.2 Padrões emergentes de comportamento durante o primeiro ano de vida.*

PERÍODO NEONATAL (QUATRO PRIMEIRAS SEMANAS)	
Decúbito ventral	Permanece em uma atitude fletida, gira a cabeça de um lado para o outro; cabeça pendente durante a suspensão ventral
Decúbito dorsal	Geralmente fletido e ligeiramente rígido
Visual	Pode fixar o olhar para uma luz no campo visual; movimento de "olhos de boneca" (reflexo oculocefálico) ao girar o corpo
Reflexo	Resposta de Moro ativa, reflexo de marcha ativo, reflexo de preensão-palmar ativo
Social	Preferência visual pela face humana
1 MÊS	
Decúbito ventral	Pernas mais estendidas, mantém o queixo para cima; cabeça elevada momentaneamente até o plano do corpo à suspensão ventral
Decúbito dorsal	Postura tônica do pescoço predomina; flexível e relaxado; cabeça pende quando puxada da posição sentada
Visual	Olha para a pessoa, segue objeto em movimento
Social	Movimentos corporais em cadência com a voz de outro durante contato social; começa a sorrir
2 MESES	
Decúbito ventral	Eleva a cabeça um pouco mais; cabeça mantida no plano do corpo em suspensão ventral.
Decúbito dorsal	Postura tônica do pescoço predomina; cabeça pende quando puxada da posição sentada
Visual	Segue objeto em movimento até 180°
Social	Sorri ao contato social, ouve vozes e murmura
3 MESES	
Decúbito ventral	Levanta cabeça e tronco com braços estendidos; cabeça acima do plano do corpo à suspensão ventral
Decúbito dorsal	Postura tônica do pescoço predomina; busca e não alcança objetos; acena para um brinquedo
Sentado	Balanço da cabeça parcialmente compensado quando está na posição sentada; controle precoce da cabeça com a mobilização; dorso arredondado
Reflexo	Resposta típica de Moro não persiste; faz movimentos defensivos ou reações de retirada seletivas
Social	Mantém contato social; ouve músicas e diz "aah, gah"
4 MESES	
Decúbito ventral	Eleva a cabeça e o tórax, com a cabeça aproximadamente no eixo vertical; pernas estendidas
Decúbito dorsal	Postura simétrica predomina; mãos na linha média; busca e captura objetos trazendo-os à boca
Sentado	A cabeça não pende quando colocado na posição sentada; cabeça firme, inclinada para a frente; gosta de sentar com total apoio do tronco
Adaptativo	Vê uma passa, mas não faz esforço para pegá-la
Social	Ri em voz alta; pode demonstrar desprazer se contato social for interrompido; excitado com a presença de alimento
7 MESES	
Decúbito ventral	Rola sobre o corpo; engatinha ou se arrasta (Knobloch)
Decúbito dorsal	Eleva a cabeça; rola; contorce-se
Sentado	Senta-se brevemente, com apoio na pelve; inclina-se à frente sobre as mãos; dorso arredondado
Adaptativo	Busca e captura grandes objetos; transfere objetos de uma das mãos para a outra; a garra utiliza a palma radial; busca por uma passa
Linguagem	Forma sons vogais polissilábicos
Social	Prefere a mãe, balbucia, gosta de espelhos, responde a alterações no conteúdo emocional e contato social
10 MESES	
Sentado	Senta-se sozinho e indefinidamente sem suporte, dorso reto
Em pé	Puxa para ficar em pé; anda segurando na mobília
Motora	Arrasta-se ou engatinha
Adaptativa	Agarra objetos com o polegar e o indicador; aponta para objetos com os dedos; pega objetos com o movimento da pinça; descobre um brinquedo coberto; tenta pegar um objeto que cai; solta objetos capturados por outra pessoa
Linguagem	Sons repetidos de consoantes ("mamã", "papá")
Social	Responde ao som de seu nome; brinca de esconder; acena despedindo-se
1 ANO	
Motora	Anda dando a mão para outra pessoa; levanta-se de modo independente; dá vários passos (Knobloch)
Adaptativa	Pega uma passa com movimento de pinça entre o indicador e o polegar; dá um objeto a outra pessoa quando solicitado
Linguagem	Diz algumas palavras além de "mamã" e "papá"
Social	Brinca com uma bola; faz ajustes posturais às suas roupas

*Dados extraídos de Gesell (revisado por Knobloch), Shirley, Provence, Wolf e Bailey, entre outros. Dados de Knobloch H, Stevens F, Malone AF. *Manual of developmental diagnosis*. Hagerstown: Harper & Row, 1980.

com breves períodos de vigília para a alimentação. Também ocorre o aprendizado; bebês cujos pais são consistentemente mais interativos e estimuladores durante o dia aprendem a concentrar seu sono durante a noite.

Desenvolvimento cognitivo

Os bebês podem diferenciar entre padrões, cores e consoantes. Podem reconhecer expressões faciais (sorrisos) como semelhantes, mesmo quando estas aparecem em rostos diferentes. Podem também combinar propriedades abstratas dos estímulos, como contorno, intensidade ou padrão temporal, por meio de modalidades sensoriais. Aos 2 meses de idade, os lactentes podem discriminar padrões rítmicos na língua nativa *versus* língua não nativa. Os bebês parecem buscar ativamente por estímulos, como se estivessem satisfazendo uma necessidade inata de dar sentido ao mundo. Esses fenômenos apontam para a integração de estímulos sensoriais no sistema nervoso central (SNC). Os cuidados dos pais e cuidadores proporcionam estímulos visuais, táteis, olfatórios e auditivos, os quais auxiliam o desenvolvimento da cognição. Os lactentes **habituam-se** ao que é conhecido, respondendo menos a estímulos repetidos e aumentando a atenção a novos estímulos.

Tabela 22.3 Período de aparecimento radiográfico dos centros de ossificação durante a infância.

MENINOS – IDADE DO SURGIMENTO*	OSSOS E CENTROS EPIFISÁRIOS	MENINAS – IDADE DO SURGIMENTO*
ÚMERO, CABEÇA		
3 semanas		3 semanas
OSSOS DO CARPO		
2 meses ± 2 meses	Capitato	2 meses ± 2 meses
3 meses ± 2 meses	Hamato	2 meses ± 2 meses
30 meses ± 16 meses	Piramidal†	21 meses ± 14 meses
42 meses ± 19 meses	Semilunar†	34 meses ± 13 meses
67 meses ± 19 meses	Trapézio†	47 meses ± 14 meses
69 meses ± 15 meses	Trapezoide†	49 meses ± 12 meses
66 meses ± 15 meses	Escafoide†	51 meses ± 12 meses
Sem padrões disponíveis	Pisiforme†	Sem padrões disponíveis
OSSOS DO METACARPO		
18 meses ± 5 meses	II	12 meses ± 3 meses
20 meses ± 5 meses	III	13 meses ± 3 meses
23 meses ± 6 meses	IV	15 meses ± 4 meses
26 meses ± 7 meses	V	16 meses ± 5 meses
32 meses ± 9 meses	I	18 meses ± 5 meses
QUIRODÁCTILOS (EPÍFISES)		
16 meses ± 4 meses	Falange proximal, 3º quirodáctilo	10 meses ± 3 meses
16 meses ± 4 meses	Falange proximal, 2º quirodáctilo	11 meses ± 3 meses
17 meses ± 5 meses	Falange proximal, 4º quirodáctilo	11 meses ± 3 meses
19 meses ± 7 meses	Falange distal, 1º quirodáctilo	12 meses ± 4 meses
21 meses ± 5 meses	Falange proximal, 5º quirodáctilo	14 meses ± 4 meses
24 meses ± 6 meses	Falange média, 3º quirodáctilo	15 meses ± 5 meses
24 meses ± 6 meses	Falange média, 4º quirodáctilo	15 meses ± 5 meses
26 meses ± 6 meses	Falange média, 2º quirodáctilo	16 meses ± 5 meses
28 meses ± 6 meses	Falange distal, 3º quirodáctilo	18 meses ± 4 meses
28 meses ± 6 meses	Falange distal, 4º quirodáctilo	18 meses ± 5 meses
32 meses ± 7 meses	Falange proximal, 1º quirodáctilo	20 meses ± 5 meses
37 meses ± 9 meses	Falange distal, 5º quirodáctilo	23 meses ± 6 meses
37 meses ± 8 meses	Falange distal, 2º quirodáctilo	23 meses ± 6 meses
39 meses ± 10 meses	Falange média, 5º quirodáctilo	22 meses ± 7 meses
152 meses ± 18 meses	Sesamoide (adutor polegar)	121 meses ± 13 meses
QUADRIL E JOELHO		
Geralmente presente ao nascer	Fêmur, distal	Geralmente presente ao nascer
Geralmente presente ao nascer	Tíbia, proximal	Geralmente presente ao nascer
4 meses ± 2 meses	Fêmur, cabeça	4 meses ± 2 meses
46 meses ± 11 meses	Patela	29 meses ± 7 meses
PÉ E TORNOZELO‡		

Valores representam a média ± desvio padrão, quando aplicáveis. *Até o mês mais próximo. †Exceto para os ossos capitato e hamato, a variabilidade dos centros carpais é muito grande para que tenham utilidade clínica. ‡Existem padrões para o pé, mas a variação da normalidade é ampla, com algumas variações conhecidas, de modo que tal área tem pouca utilização clínica. As normas representam uma compilação de dados publicados de Fels Research Institute, Yellow Springs, OH (Pyle SI, Sontag L. *AJR Am J Roentgenol.* 1943;49:102) e dados não publicados de Brush Foundation, Case Western Reserve University, Cleveland, OH, e de Harvard School of Public Health, Boston, MA. Compilados por Lieb, Buehl e Pyle.

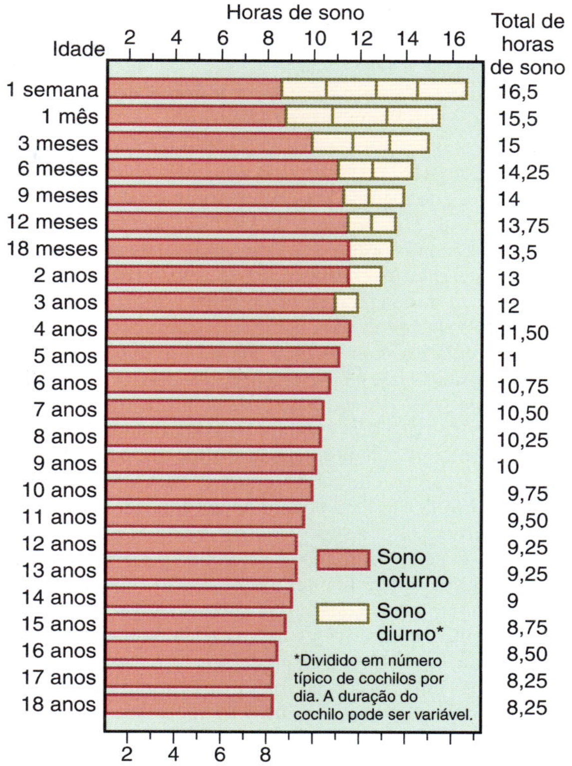

Figura 22.2 Exigências de sono típicas em crianças. (*De Ferber R. Solve your child's sleep problems. New York: Simon & Schuster, 1985.*)

Desenvolvimento emocional

O lactente depende do ambiente para satisfazer suas necessidades. A disponibilidade consistente de um adulto de confiança para atender às urgências do bebê cria as condições para uma **fixação segura**. A **confiança básica *versus* a desconfiança**, o primeiro dos estágios psicossociais de Erikson (Capítulo 18), depende de vínculo e ligação recíprocos com a mãe. O choro ocorre em resposta a estímulos que podem ser óbvios (uma fralda suja), mas muitas vezes obscuros (Capítulo 22.1). Os bebês com menos de 1 ano de idade que são constantemente postos no colo e acalmados em resposta a um choro de socorro demonstram comportamento menos agressivo aos 2 anos. Os bebês choram em resposta ao choro de outro bebê, o que foi interpretado como um sinal precoce de empatia.

Implicações para pais e pediatras

O sucesso ou o fracasso em estabelecer ciclos de alimentação e sono influenciam os sentimentos de competência dos pais. Quando tudo vai bem, a ansiedade e a ambivalência dos pais, bem como a sensação de esgotamento das primeiras semanas, diminuem.

Problemas do bebê (p. ex., cólicas) ou conflitos familiares podem evitar que isso ocorra. Com a recuperação física após o parto e a normalização hormonal, o *baby blues* pós-parto leve que afeta muitas mães diminui. Se a mãe continua a sentir tristeza, sobrecarga emocional e ansiedade, a possibilidade de **depressão pós-parto** moderada a grave, encontrada em 10 a 15% das mulheres após o parto, precisa ser considerada. Um transtorno **depressivo** maior que surge durante a gravidez ou no período pós-parto ameaça a relação mãe-filho e é um fator de risco para problemas cognitivos e comportamentais tardios. O pediatra pode ser o primeiro profissional a diagnosticar a mãe deprimida e deve ser um instrumento para ajudá-la na busca de tratamento (Capítulo 21).

2 A 6 MESES

Por volta dos 2 meses de idade, o surgimento de sorrisos voluntários (sociais) e o maior contato visual marcam uma mudança na relação pais-filhos, aumentando a sensação de ser amado reciprocamente pelos pais. Durante os próximos meses, a amplitude do controle motor/social e o envolvimento cognitivo da criança aumentam significativamente. A regulação mútua assume a forma de intercâmbios sociais complexos, o que resulta em forte apego e prazer mútuo. Rotinas são estabelecidas. Os pais ficam menos cansados.

Desenvolvimento físico

Entre 3 e 4 meses de idade, a taxa de crescimento diminui para cerca de 20 g/dia (Tabela 27.1 e Figuras 23.1 e 23.2). Por volta dos 4 meses, o peso de nascimento dobra. Os reflexos iniciais que limitavam os movimentos voluntários retrocedem (p. ex., **reflexos primitivos**, Capítulo 608). O desaparecimento do reflexo tônico assimétrico do pescoço libera os lactentes para começar a examinar objetos na linha média e manipulá-los com as duas mãos. A redução do reflexo da garra inicial possibilita que o bebê segure e solte objetos voluntariamente. Um novo objeto pode provocar uma busca proposital, embora ineficiente. A qualidade dos movimentos espontâneos também muda, de movimentos contorcidos maiores para movimentos circulares menores, que têm sido descritos como "irrequietos". Movimentos irrequietos anormais ou ausentes podem constituir um fator de risco para anormalidades neurológicas tardias.

O aumento do controle de flexão do tronco possibilita o rolamento intencional. Como podem manter a cabeça firme enquanto sentados, os lactentes podem olhar através dos objetos em vez de apenas olhar para esses, abrindo uma nova gama visual. Podem começar a se alimentar com uma colher. Ao mesmo tempo, a maturação do sistema visual possibilita uma percepção maior da profundidade.

Nesse período, os bebês alcançam uma regulação estável e regular dos ciclos de sono-vigília. As necessidades totais de sono são aproximadamente de 14 a 16 h/24 h, com cerca de 9 a 10 horas concentradas à noite e 2 cochilos/dia. Aproximadamente 70% dos lactentes dormem por um período de 6 a 8 horas aos 6 meses de idade (Figura 22.2). Entre 4 e 6 meses, o eletroencefalograma durante o sono demonstra um padrão maduro, com demarcação do sono de movimento rápido dos olhos (REM) e dos 3 estágios do sono de movimento não rápidos dos olhos. O ciclo do sono permanece mais curto que o de adultos (50 a 60 min *versus* aproximadamente 90 min). Como resultado, as crianças tendem a apresentar sono leve ou despertam frequentemente durante a noite, o que leva a problemas comportamentais do sono (Capítulo 31).

Desenvolvimento cognitivo

O efeito geral desse desenvolvimento é uma mudança qualitativa. Aos 4 meses de idade, os lactentes são descritos como em um período de "incubação" social, cada vez mais interessados em um mundo mais amplo. Durante a alimentação, os bebês não se concentram exclusivamente na mãe, mas se distraem. Nos braços da mãe, o lactente pode, literalmente, virar-se. Prefere ficar virado para fora.

Os bebês dessa idade também exploram seus próprios corpos, olhando fixamente para as mãos, vocalizando, soprando bolhas e tocando as orelhas, as bochechas e os genitais. Essas explorações representam uma fase inicial da compreensão da causa e do efeito, já que os lactentes aprendem que os movimentos musculares voluntários resultam em sensações táteis e visuais previsíveis, além de atuarem no surgimento de um senso de "eu", separado da mãe. Esse é o primeiro estágio do desenvolvimento da personalidade. Os bebês podem começar a associar certas sensações por meio da repetição frequente. A sensação proprioceptiva de segurar a mão e mexer os dedos sempre acompanha a visão dos dedos em movimento. Tais sensações "próprias" estão constantemente ligadas e são reprodutíveis de acordo com a vontade. Por outro lado, as sensações que estão relacionadas com o "outro" ocorrem com menos regularidade e em combinações variadas. O som, o cheiro e a sensação da mãe aparecem prontamente em resposta ao choro, mas às vezes não. A satisfação das necessidades pela mãe ou por outro adulto amoroso continua o processo de apego.

Desenvolvimento emocional e comunicação

Os bebês interagem com crescente sofisticação e alcance. As **emoções** primárias de raiva, alegria, interesse, medo, nojo e surpresa aparecem em contextos apropriados na forma de expressões faciais distintas. Quando frente a frente, o lactente e um adulto de confiança podem combinar expressões afetivas (sorriso ou surpresa) cerca de 30% do tempo. Jogos de iniciação (cantar, jogos de mão) aumentam o desenvolvimento social. O comportamento frente a frente revela a capacidade de o bebê compartilhar estados emocionais, o primeiro passo no desenvolvimento da comunicação. Os bebês de pais deprimidos apresentam um padrão diferente, despendendo menos tempo em movimentos coordenados com os pais e fazendo menos esforços para se relacionar. Em vez de raiva e tristeza, demonstram perda de energia quando os pais continuam não disponíveis.

Implicações para pais e pediatras

A maturação motora e sensorial torna lactentes de 3 a 6 meses seres emocionantes e interativos. Alguns pais interpretam o ato de seus bebês de 4 meses de idade de girar a cabeça para o outro lado como uma rejeição, secretamente temendo que seus filhos não o amem. Para a maioria dos pais, é um período feliz, e eles animadamente relatam que podem manter conversas com seus filhos, revezando a vocalização e a escuta. Os pediatras compartilham o prazer, enquanto os bebês balbuciam, fazem contato visual e se movem ritmicamente. Os bebês que não apresentam essa linguagem e os movimentos recíprocos estão em risco quanto a transtornos do espectro autista ou outras deficiências de desenvolvimento (Capítulos 52 e 54). Se essa consulta médica não for alegre e descontraída, causas como estresse social, disfunção familiar, doença mental dos pais ou problemas no relacionamento bebê-pais devem ser consideradas. Os pais devem ter a certeza de que suas respostas às necessidades emocionais de um lactente não tornam o filho mimado. Vacinar e coletar sangue enquanto a criança está sentada no colo dos pais ou amamentando no peito aumenta a tolerância à dor.

6 A 12 MESES

Com a conquista da posição sentada, as crianças de 6 a 12 meses de idade adquirem maior mobilidade e novas habilidades para explorar o mundo a seu redor e demonstram avanços na compreensão e na comunicação cognitiva, e novas tensões surgem com relação ao apego e à separação. Os bebês desenvolvem vontades e intenções, características que a maioria dos pais considera bem-vindas, mas ainda representam um desafio para gerenciar.

Desenvolvimento físico

O crescimento desacelera ainda mais (Tabela 27.1 e Figuras 23.1 e 23.2). Por volta do primeiro aniversário, o peso do nascimento triplicou, o comprimento cresceu em 50% e o perímetro cefálico aumentou 10 cm. A capacidade de se sentar sem apoio (6 a 7 meses) e de girar ao sentar-se (cerca de 9 a 10 meses) proporciona um aumento de oportunidades para manipular vários objetos ao mesmo tempo e de experimentar com novas combinações de objetos. Essas descobertas são auxiliadas pelo surgimento dos movimentos de garra entre o polegar e o dedo (8 a 9 meses) e de pinça pura aos 12 meses. A liberação voluntária surge aos 9 meses. Muitos bebês começam a engatinhar e puxar para ficar em pé por volta dos 8 meses. Alguns ficam em pé com 1 ano de idade. As conquistas motoras relacionam-se com o aumento da mielinização e com o crescimento cerebelar. Essas habilidades motoras expandem a amplitude exploratória e criam novos perigos físicos, bem como oportunidades de aprendizado. Geralmente, a erupção dentária começa pelos incisivos centrais inferiores. O desenvolvimento dos dentes reflete a maturação esquelética e a idade óssea, apesar de haver uma ampla variação individual (ver Tabela 22.3 e Capítulo 333).

Desenvolvimento cognitivo

O bebê de 6 meses de idade descobre as mãos e logo aprenderá a manipular objetos. No início, tudo é levado à boca. Com o tempo, novos objetos são apanhados, examinados, passados de mão em mão, batidos e derrubados para, em seguida, serem levados à boca. Cada ação representa uma ideia não verbal sobre a utilidade dos objetos (nos termos de Piaget, um *esquema*; Capítulo 18). A complexidade da brincadeira de um bebê, quantos esquemas diferentes são exercidos, é um indicador útil do desenvolvimento cognitivo nessa idade. O prazer, a persistência e a energia com a qual os lactentes enfrentam esses desafios sugerem a existência de um impulso intrínseco ou uma motivação para o domínio de habilidades. O comportamento para o domínio de habilidades motoras ocorre quando os bebês se sentem seguros. Aqueles com relacionamentos menos seguros demonstram limitações na experimentação e menor competência.

Um marco importante é a conquista aos 9 meses da **permanência do objeto (constância)**, o entendimento de que os objetos continuam a existir, mesmo quando não são vistos. Dos 4 aos 7 meses de vida, os bebês olham para baixo à procura de uma bola que caiu, mas rapidamente desistem se não a encontrarem. Com a constância do objeto, os lactentes mais velhos persistem na busca. Eles vão encontrar objetos escondidos sob um pano ou atrás do examinador. Brincar de esconder traz um prazer ilimitado conforme o bebê magicamente traz de volta o outro jogador. Eventos parecem ocorrer como resultado das próprias atividades da criança.

Desenvolvimento emocional

O advento da permanência do objeto corresponde a mudanças qualitativas no desenvolvimento social e da comunicação. Os bebês alternam o olhar entre um estranho que se aproxima e um dos pais e podem agarrar-se ou chorar ansiosamente, demonstrando **ansiedade com relação ao estranho**. Muitas vezes, as separações tornam-se mais difíceis. Os bebês que dormem durante a noite por meses começam a despertar regularmente e chorar, como se lembrassem de que os pais estão próximos ou no quarto ao lado.

Também surge uma nova demanda por **autonomia**. O ganho de peso nessa idade muitas vezes reflete uma luta entre a independência emergente de um lactente e do controle dos pais para a situação alimentar. O uso de duas colheres para a alimentação (uma para a criança e outra para o pai/a mãe), alimentos que podem ser ingeridos com as mãos e uma cadeira alta com mesa de bandeja podem evitar possíveis problemas. As birras aparecem pela primeira vez à medida que os impulsos por autonomia e domínio entram em conflito com o controle dos pais e as habilidades ainda limitadas dos bebês.

Comunicação

Os lactentes com 7 meses de idade são adeptos da comunicação não verbal, expressando várias emoções e de resposta com tons vocais e expressões faciais. Aproximadamente aos 9 meses de idade, os bebês tornam-se conscientes de que as emoções podem ser compartilhadas entre as pessoas. Eles entregam seus brinquedos a seus pais como maneira de compartilhar seus sentimentos felizes. Entre 8 e 10 meses de idade, o balbuciar assume uma nova complexidade, com sons multissilábicos ("ba-da-ma") chamados de **balbucios canônicos**. Os bebês podem discriminar entre idiomas. Bebês em casas bilíngues aprendem as características e as regras que regem dois idiomas diferentes. A interação social (adultos atentos revezando a vocalização com a criança) influencia profundamente a aquisição e a produção de novos sons. A primeira palavra verdadeira (ou seja, um som utilizado de modo consistente para se referir a um objeto ou uma pessoa específica) aparece junto com a descoberta pela criança da permanência do objeto. Os livros de imagens oferecem, então, um contexto ideal para a aquisição da linguagem verbal. Com o uso de um livro conhecido como foco compartilhado de atenção, pai/mãe e filho envolvem-se em ciclos repetidos de apontar e dar nomes, com elaboração e reforços pelo pai/mãe. O acréscimo da linguagem de sinais pode auxiliar o desenvolvimento infantil, reforçando simultaneamente a comunicação pais-bebê.

Implicações para pais e pediatras

Com a reorganização do desenvolvimento que ocorre por volta dos 9 meses de idade, ressurgem as questões de alimentação e do sono. Os pediatras podem preparar os pais na consulta dos 6 meses para que tais problemas possam ser entendidos como resultado de progresso de desenvolvimento e não de regressão. Os pais devem ser incentivados a planejar com antecedência separações necessárias e inevitáveis (p. ex., babá, creche). As preparações de rotina podem tornar essas separações mais fáceis. Ter ambos os pais trabalhando não tem sido consistentemente considerado prejudicial ou benéfico para os resultados cognitivos ou socioemocionais a longo prazo. A introdução de um **objeto transicional** pode proporcionar que a criança tenha um autoconforto durante a ausência dos pais. O objeto não pode ter qualquer potencial de asfixia ou estrangulamento.

Muitas vezes, a desconfiança de bebês com estranhos dificulta o exame clínico aos 9 meses, especialmente se o lactente é temperamentalmente propenso a reagir negativamente contra situações desconhecidas. Inicialmente, o pediatra deve evitar o contato visual direto com o bebê. Despender tempo conversando com os pais e oferecer um pequeno brinquedo lavável para a criança serão uma garantia de maior cooperação. O exame pode ser feito no colo dos pais quando viável.

A bibliografia está disponível no GEN-io.

22.1 Choro e Cólica do Bebê

Susan Feigelman

Ocorrem choro ou irritabilidade em todos os bebês, mas é necessário o atendimento médico em cerca de 20% das crianças menores de 2 meses. Embora geralmente seja um comportamento infantil transitório e normal, o choro costuma ser associado a preocupação e angústia dos pais. Em média, os bebês choram 2 horas por dia, com um pico à sexta semana de idade. Prematuros têm um pico de choro na idade corrigida de 6 semanas (Figura 22.3). Os bebês pequenos para a idade gestacional e prematuros podem estar em maior risco. O período de pico do choro do bebê costuma ocorrer no fim da tarde no início da noite. Choro excessivo ou irritabilidade persistente por mais de 3 a 5 meses podem estar associados a problemas comportamentais em crianças mais velhas (ansiedade, agressividade, hiperatividade), diminuição da duração da amamentação ou depressão pós-parto, mas é incerto qual seria a causa (ou o efeito). A maioria das crianças com choro/irritabilidade não tem refluxo gastresofágico, intolerância à lactose, constipação intestinal ou alergia à proteína do leite de vaca.

O choro incontrolável de início agudo pode ser causado por uma condição clínica. As condições potencialmente negligenciadas a serem consideradas são abrasão da córnea, efeito de torniquete de um cabelo enrolado em torno do dedo ou do pênis, fratura oculta, infecção do trato urinário, abdome agudo com hérnia inguinal ou artéria coronária anômala. As mães que amamentam devem ser questionadas sobre medicamentos, drogas e dieta. O desconforto gastrintestinal pode resultar de uma dieta materna rica em vegetais crucíferos. Na maioria

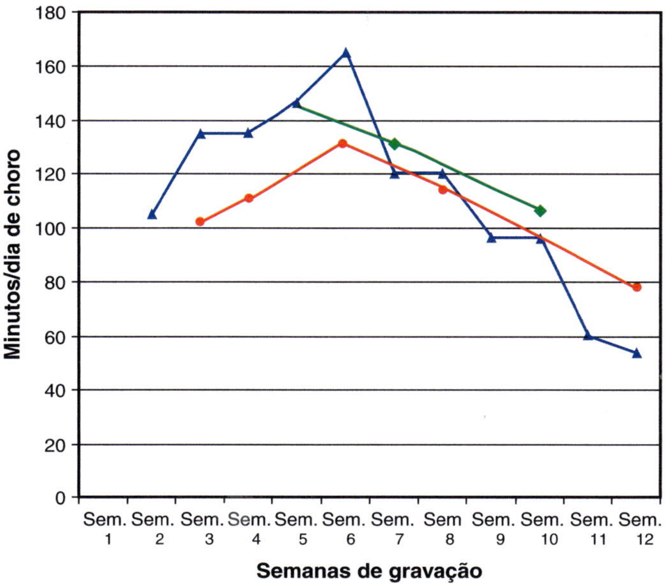

Figura 22.3 Padrões e quantidade de choro de três estudos norte-americanos ilustrando semelhanças no padrão de choro. *(De Barr RG, Trent RB, Cross J. Age-related incidence curve of hospitalized shaken baby syndrome cases: convergent evidence for crying as a trigger to shaking. Child Abuse Neglect. 2006;30(1):7-16.)*

das vezes, a etiologia de um problema grave pode ser descoberta com um exame cuidadoso da história e da condição física.

O choro é uma parte normal do desenvolvimento neurocomportamental. Os bebês têm vários sinais para suas necessidades e para obter a atenção de um cuidador. Esses comportamentos aumentam progressivamente em intensidade em muitos lactentes, desde mudanças na respiração e na cor até mudanças posturais e de movimento. Depois, acalmam as vocalizações. Essas precondições, se não forem atendidas, acabarão levando ao choro ativo. Algumas crianças podem ir diretamente ao choro, talvez com base no temperamento; esses bebês podem ser menos facilmente consoláveis, mais intensos ou mais responsivos aos estímulos sensoriais. O manejo do choro/irritabilidade deve envolver o ensino dos cuidadores sobre os sinais precatórios e a resposta ao sinal de alimentação de maneira calma e relaxada. Se a superestimulação sensorial é um fator, criar um ambiente calmo e sem distrações pode ajudar, assim como envolver o bebê em uma manta. Quando há a falta de estimulação sensorial, carregar o bebê no colo e fazer o contato pele a pele podem ser benéficos. Em todas as situações, a garantia de que isso é normal e transitório, com apenas 5% dos bebês persistindo além dos 3 meses de idade, ajuda a família a lidar com a doença. Ensinar as famílias sobre expectativas para o comportamento normal do choro pode reduzir as visitas ao departamento de emergência.

O significado emocional de qualquer experiência depende do temperamento da criança e das respostas dos pais (ver Tabela 18.1); diferentes horários de alimentação produzem várias reações. A fome gera tensão crescente; quando a urgência aumenta, a criança chora, os pais oferecem o seio ou a mamadeira e a tensão se dissipa. Bebês alimentados "sob demanda" experimentam consistentemente essa ligação entre a angústia, a chegada dos pais e o alívio da fome. A maioria das crianças alimentadas com um horário fixo adapta rapidamente seu ciclo de fome a tal período. Aqueles que não conseguem se adaptar, porque são temperamentalmente propensos a ritmos biológicos irregulares, experimentam períodos de fome não aliviada, assim como alimentações indesejadas quando já se sentem satisfeitos. Da mesma maneira, os bebês que são alimentados de acordo com a conveniência dos pais, sem atenção aos sinais de fome do bebê nem a um cronograma fixo, podem não experimentar consistentemente a alimentação como a redução prazerosa da tensão. Os bebês com desregulação precoce geralmente apresentam aumento da irritabilidade e instabilidade fisiológica (cuspir, diarreia, ganho de peso insuficiente), bem como problemas comportamentais posteriores. Bebês com excesso de choro após 4 a 6 meses podem ter desregulação neurocomportamental e estar em maior risco de outros problemas de comportamento (sono, comportamento, alimentação).

A **cólica** caracteriza-se pela "regra de 3". Ocorre em uma criança saudável, bem desenvolvida, começando na 2ª ou na 3ª semana de vida, dura cerca de 3 h/dia, ocorre 3 dias/semana, dura mais de 3 semanas e resolve-se por 3 ou 4 meses de idade. É igualmente comum em bebês alimentados no seio e na mamadeira, embora a prevalência seja variável (até 20%). Não há risco racial, socioeconômico ou risco de gênero para cólica. Cólica é um diagnóstico de exclusão após um exame cuidadoso da história e da condição física. Poucos casos terão uma etiologia orgânica. Embora todos os bebês tenham episódios de choro, os com cólica choram excessivamente e são difíceis de acalmar. A irritabilidade não está associada à fome ou a qualquer outra forma de desconforto. Bebês com cólicas podem ser mais reativos ao mesmo estímulo e podem chorar mais alto do que outras crianças. Embora os períodos de choro sejam um fenômeno normal de desenvolvimento, os bebês com cólica podem fazer com que os pais fiquem ansiosos, agitados, frustrados e privados de sono. As mães correm maior risco de depressão pós-parto se relatarem episódios de choro inconsoláveis com duração de mais de 20 minutos. Depressão pode levar à interrupção da amamentação. O risco de abuso aumenta à medida que os pais podem usar meios agressivos para acalmar a criança, o que resulta na **síndrome do bebê sacudido.**

Não há tratamento específico para cólica, mas os profissionais devem dar aconselhamento e passar confiança aos pais. Os pais devem ser aconselhados sobre o problema, a importância de implementar uma série de passos calmos e sistemáticos para acalmar o bebê e ter um plano para aliviar o estresse, como o tempo limite para os pais e cuidadores substitutos. Os pais podem ser informados de que essa cólica é autolimitada, sem efeitos adversos na criança. Programas de saúde pública, como o **Period of PURPLE Crying *("choro púrpura")*** (http://purple-crying.info/) e o **Take 5 Safety Plan for Crying** (5 Planos de Segurança para o Choro), são ferramentas inestimáveis para os pais. Esses programas informam aos pais que todos os bebês passam por períodos de choro, eximindo a culpa dos pais e a autorrecriminação. Mais importante ainda, os pais são lembrados de que é melhor permitir que o bebê chore do que se envolver em sacudi-lo, o que pode levar ao traumatismo craniano. Embora os bebês com cólica tenham períodos inconsoláveis quando não há alívio, os pais podem tentar alguns passos simples. Rotinas diárias previsíveis podem ajudar, garantindo que o bebê tenha um sono adequado. Os pais devem oferecer estimulação apropriada ao longo do dia, quando o bebê estiver em um período de alerta/desperto. O ambiente do sono deve estar livre de estimulação. Envolver em mantas, balançar e expor a "ruído branco" e movimento (p. ex., carrinho de passeio, passeio de carro) ajudam alguns bebês a se acomodarem. Quando carregados no colo, os bebês apresentam diferentes alterações fisiológicas do que quando mantidos em posição sentada/deitada, embora não haja evidências de que ser carregado continuamente tenha eficácia no manejo da cólica. Um estudo em uma sociedade de caçadores-coletores mostrou que as crianças que são continuamente carregadas por suas mães passam por períodos de choro semelhantes aos das sociedades ocidentais.

Alguns estudos encontraram diferenças na **microbiota fecal** entre bebês com excesso de choro e o grupo controle. Os resultados foram menos bifidobactérias e lactobacilos e mais bactérias coliformes, como *Escherichia coli*. No entanto, nenhum foi conclusivo por ter limitações, como a falta de critérios de inclusão precisos, a falta de observadores cegos e a variabilidade nas medições de resultados.

Se a criança parece ter sintomas gastrintestinais, as mães que amamentam podem tentar eliminar o leite, o feijão e os vegetais crucíferos. Em famílias alérgicas, as lactantes podem tentar uma eliminação mais rigorosa dos alergênios alimentares (leite, ovo, trigo, nozes, soja e peixe), embora o estado nutricional deva ser monitorado. Para bebês alimentados com fórmula, a mudança de fórmulas à base de leite para à base de soja ou sem lactose não teve efeito na maioria dos estudos. Já fórmulas com proteínas hidrolisadas ou parcialmente hidrolisadas podem melhorar moderadamente os sintomas.

A causa da cólica não é conhecida, e nenhuma intervenção clínica tem sido consistentemente eficaz. A cólica tem sido descrita como um "distúrbio gastrintestinal funcional" e associada ao desenvolvimento tardio da **enxaqueca**. A simeticona não se mostrou melhor do que o placebo. Medicamentos anticolinérgicos não devem ser usados em crianças com menos de 6 meses. Os estudos iniciais de probióticos parecem promissores, mas as evidências são insuficientes para recomendar seu uso rotineiro. Entre várias terapias complementares, alguns **chás de ervas**, soluções de açúcar, Gripe Water® (fitoterápico) e extrato de erva-doce podem proporcionar benefícios, mas não há muitas evidências. A massagem no bebê pode ser útil, no entanto a manipulação quiroprática não deve ser realizada em crianças pequenas. Acupuntura foi eficaz em um estudo, e cantar para o bebê enquanto ele está no útero pode gerar bebês que choram menos.

A bibliografia está disponível no GEN-io.

Capítulo 23
O Segundo Ano
Rebecca G. Carter e Susan Feigelman

O segundo ano de vida é um momento de crescimento rápido, sobretudo no campo das habilidades socioemocionais e cognitivas, assim como no desenvolvimento motor. A recente descoberta da atividade de caminhar pela criança pequena possibilita sua separação e sua independência. No entanto, ela continua a precisar de um vínculo seguro com os pais. Com aproximadamente 18 meses de idade, o surgimento do pensamento simbólico e da linguagem causa uma reorganização do comportamento, com implicações em muitos domínios do desenvolvimento.

12 A 18 MESES

Desenvolvimento físico

Enquanto a taxa geral de crescimento continua a cair, a criança pequena continua a experimentar um considerável crescimento do cérebro e a mielinização no segundo ano, o que resulta em um aumento do perímetro cefálico de 2 cm ao longo do ano (Figuras 23.1 e 23.2). As crianças pequenas têm pernas relativamente curtas e tronco curto, com uma lordose lombar exagerada e um abdome abaulado.

A maioria das crianças começa a andar de modo independente por volta dos 12 a 15 meses de idade. Começar a caminhar precocemente não está associado a um desenvolvimento avançado em outros domínios. Inicialmente, os bebês caminham balançando-se com uma marcha de base ampla com os joelhos dobrados e os braços flexionados na altura do cotovelo. Todo o tronco roda com cada passada; os dedos dos pés podem apontar para dentro ou para fora, e os pés alcançam o chão planos. A aparência é de geno varo (**pernas arqueadas**). Um refinamento subsequente leva a maior firmeza e mais eficiência de energia. Após vários meses de prática, o centro de gravidade desvia-se para trás e o tronco estabiliza-se, enquanto os joelhos estendem-se e os braços balançam-se ao lado do corpo para manter o equilíbrio. Os pés são mantidos em melhor alinhamento; e a criança é capaz de parar, girar e inclinar-se sem tropeçar (Capítulos 692 e 693).

Desenvolvimento cognitivo

A exploração do ambiente aumenta em paralelo com a melhora na destreza (apanhar, agarrar, liberar) e na mobilidade. O aprendizado segue os preceitos do **estágio sensorimotor** de Piaget (Capítulo 18). As crianças pequenas manipulam os objetos de novas maneiras para criar efeitos interessantes, como empilhar blocos ou colocar coisas dentro de lixeiras ou derrubá-las. Os objetos utilizados como brinquedos também apresentam maior probabilidade de serem usados para seus propósitos apropriados (pentes para o cabelo, copos para beber). A imitação dos pais e de irmãos mais velhos ou de outras crianças é um modo importante de aprendizado. O jogo de faz de conta (**simbólico**) centraliza-se no próprio corpo da criança (fingir que está bebendo em um copo vazio) (Tabela 23.1; também consultar Tabela 22.1).

Desenvolvimento emocional

Próximo ao marco de desenvolvimento da marcha inicial, os bebês podem estar mais irritados. Uma vez tendo começado a andar, seu humor predominante muda de maneira acentuada. As crianças pequenas geralmente ficam extasiadas com sua nova capacidade e com o poder de controlar a distância entre elas próprias e os pais. As crianças pequenas e exploradoras caminham ao redor dos pais, movimentando-se para longe deles e, em seguida, retornando para um toque tranquilizador antes de se mover novamente. Uma criança com um **vínculo seguro** usará a mãe (ou o pai) como uma base segura da qual começará a explorar independentemente. Orgulhoso de suas conquistas, o bebê ilustra o **estágio de autonomia e separação de Erickson** (Capítulo 18). A criança que está começando a andar e é excessivamente controlada e desencorajada de uma exploração ativa sentirá dúvidas, vergonha, raiva e insegurança. Todas as crianças experimentarão algum tipo de pirraça, refletindo sua incapacidade em esperar pela gratificação, suprimir ou desviar a raiva para outros objetos ou comunicar verbalmente seus estados emocionais. A qualidade do relacionamento mãe/pai-criança pode moderar os efeitos negativos dos arranjos dos cuidados infantis quando os pais trabalham.

Desenvolvimento linguístico

A linguagem *receptiva* precede a linguagem *expressiva*. No período em que pronunciam suas primeiras palavras, por volta dos 12 meses de idade, as crianças já respondem apropriadamente a várias declarações simples como "não", "tchau" e "me dá". Por volta dos 15 meses, a criança comumente aponta para as principais partes do seu corpo e usa 4 a 6 palavras espontânea e corretamente. As crianças que estão começando a andar também adotam um vocabulário **polissilábico** (Tabelas 22.1 e 23.1), mas não ficam perturbadas quando ninguém as entende. A comunicação da maioria dos desejos e ideias continua a ser não verbal.

Implicações para pais e pediatras

Os pais que não conseguem se recordar de nenhum ponto importante de referência tendem a lembrar-se de quando o filho começou a andar. Talvez isso se deva à significância simbólica da caminhada como um ato de independência e/ou por causa das novas exigências que uma criança que está começando a andar impõe a seus pais. Todas as crianças que estão começando a andar devem ser incentivadas a explorar seu meio ambiente. A capacidade de andar além do campo de visão também aumenta os riscos de lesões e a necessidade de supervisão, o que torna a **proteção à criança** um foco integrante das consultas ao pediatra.

No contexto do consultório, muitas crianças que estão começando a andar ficam confortáveis explorando a sala, mas se agarram aos pais com o estresse do exame. Realizar a maior parte do exame físico no colo da mãe ou do pai pode ajudar a apaziguar os medos de separação. As crianças que se tornam mais e não menos estressadas nos braços de seus pais ou que evitam seus pais em momentos de estresse podem ter uma insegurança ligada ao vínculo. Crianças pequenas que, quando perturbadas, voltam-se para estranhos em vez de buscar o conforto dos pais são particularmente preocupantes. As crianças criadas em **ambientes estressantes e tóxicos** têm maior vulnerabilidade a doença. Os conflitos entre a independência e a segurança manifestam-se em questões de disciplina, ataques temperamentais, treinamento de toalete e mudanças no comportamento alimentar. Os pais devem ser orientados sobre tais assuntos dentro da estrutura do desenvolvimento normal.

Os pais podem expressar preocupações quanto a uma redução na ingesta alimentar conforme o crescimento desacelera. O gráfico de crescimento deve tranquilizá-los. A maioria das crianças ainda tira dois cochilos durante o dia, apesar de sua duração diminuir progressivamente (Figura 22.2).

18 A 24 MESES

Desenvolvimento físico

O desenvolvimento motor durante esse período reflete-se em melhorias no equilíbrio e na agilidade e na emergência da corrida e da subida de escadas. A altura e o peso aumentam em uma velocidade estável durante esse ano, com um ganho de 12 cm e de 2 kg. Por volta dos 24 meses, as crianças estão aproximadamente na metade de sua altura final de adulto. O crescimento cefálico é ligeiramente lento. Oitenta e cinco por cento da circunferência cefálica do adulto é alcançado por volta de 2 anos de idade, com apenas um ganho adicional de 5 cm ao longo dos próximos anos (Figura 23.1 e Tabela 27.1).

Desenvolvimento cognitivo

Com aproximadamente 18 meses de idade, várias alterações cognitivas coalescem, marcando a conclusão do período sensorimotor. Essas podem ser observadas durante uma *brincadeira iniciada pela própria criança*. A **permanência do objeto** está firmemente estabelecida; as crianças pequenas antecipam aonde um objeto chegará, mesmo quando o objeto não estava visível ao ser movido. A causa e o efeito são mais bem compreendidos, e as crianças pequenas demonstram flexibilidade na solução de problemas (p. ex., usando uma varinha para alcançar um brinquedo que está fora do alcance ou descobrindo como dar corda em um brinquedo mecânico). A transformação simbólica em jogo não está mais ligada ao próprio corpo da criança pequena, de modo que uma boneca pode ser "alimentada" utilizando um prato vazio. Como a reorganização que ocorre aos 9 meses (Capítulo 22), as alterações cognitivas aos 18 meses correlacionam-se com alterações importantes nos domínios emocional e linguístico (Tabela 23.1).

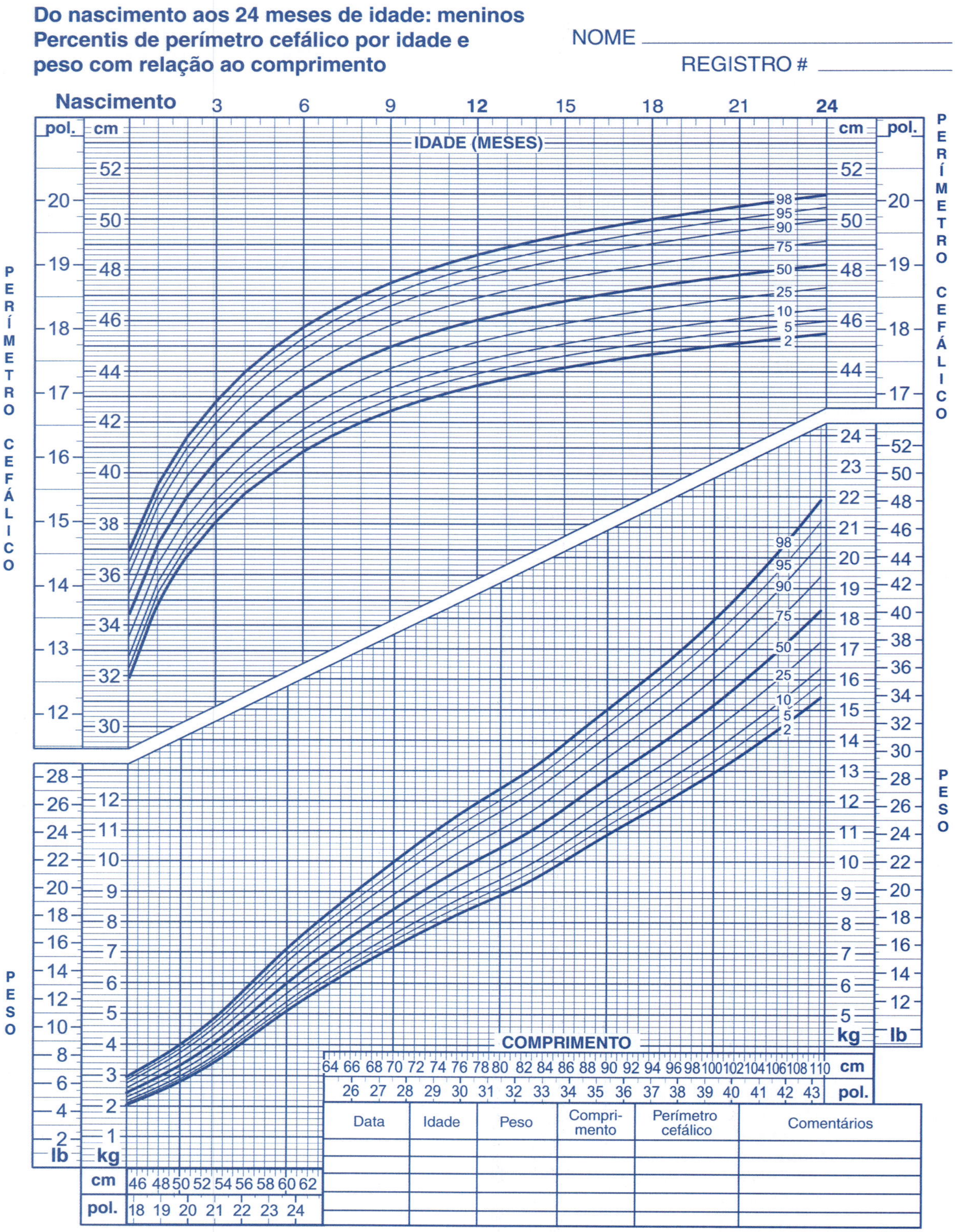

Publicado por Centers for Disease Control and Prevention, 1º de novembro de 2009
FONTE: WHO Child Growth Standards (http://www.who.int/childgrowth/standards/en/)

A

Figura 23.1 Gráficos de crescimento da Organização Mundial da Saúde. **A.** Peso/comprimento e perímetro cefálico para meninos por idade, do nascimento aos 24 meses de idade. (*Cortesia de World Health Organization: WHO Child Growth Standards, 2014.*) (continua)

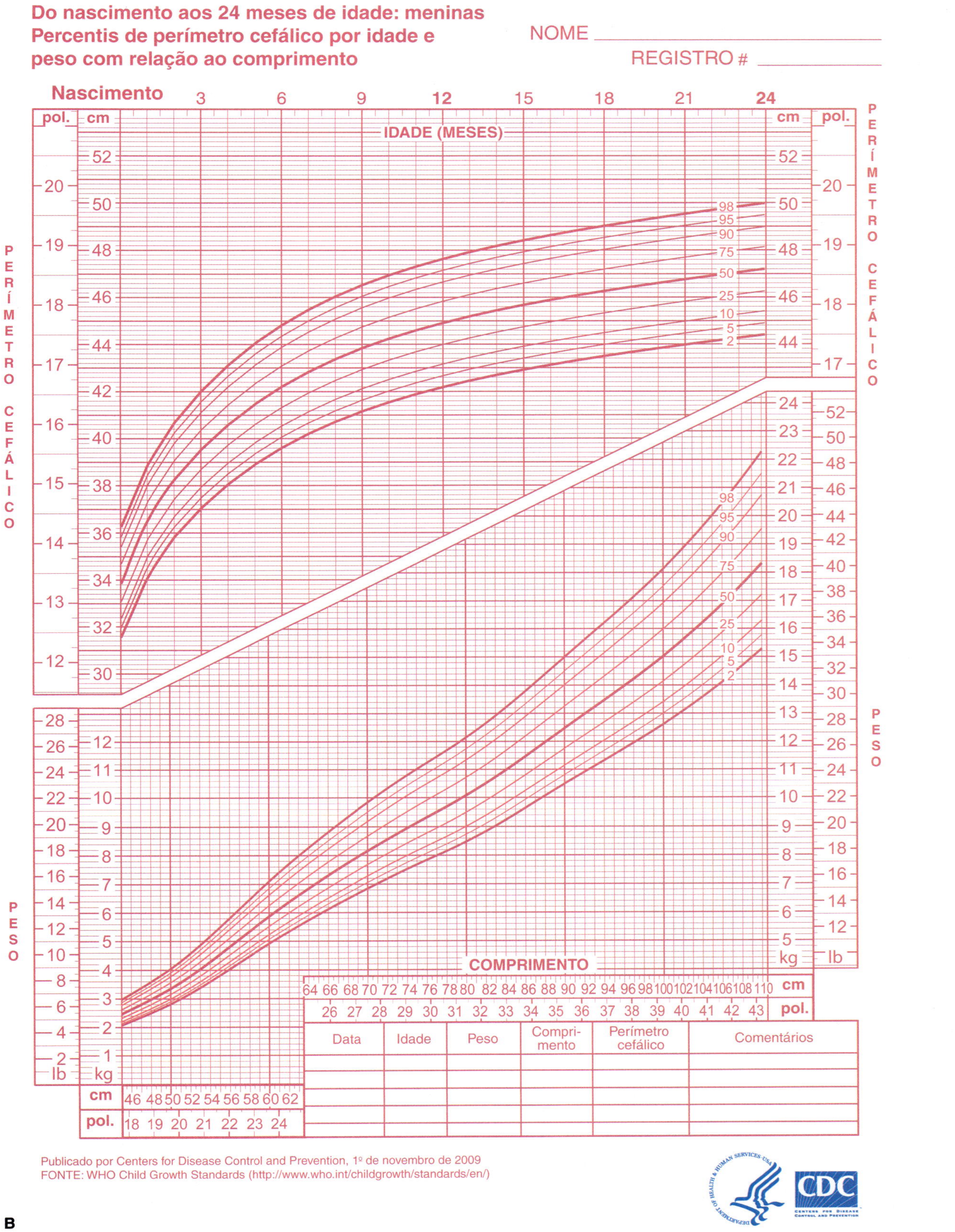

B

Figura 23.1 (*continuação*) **B.** Peso/comprimento e perímetro cefálico por idade para meninas, do nascimento aos 24 meses de idade. (*Cortesia de World Health Organization: WHO Child Growth Standards, 2014.*)

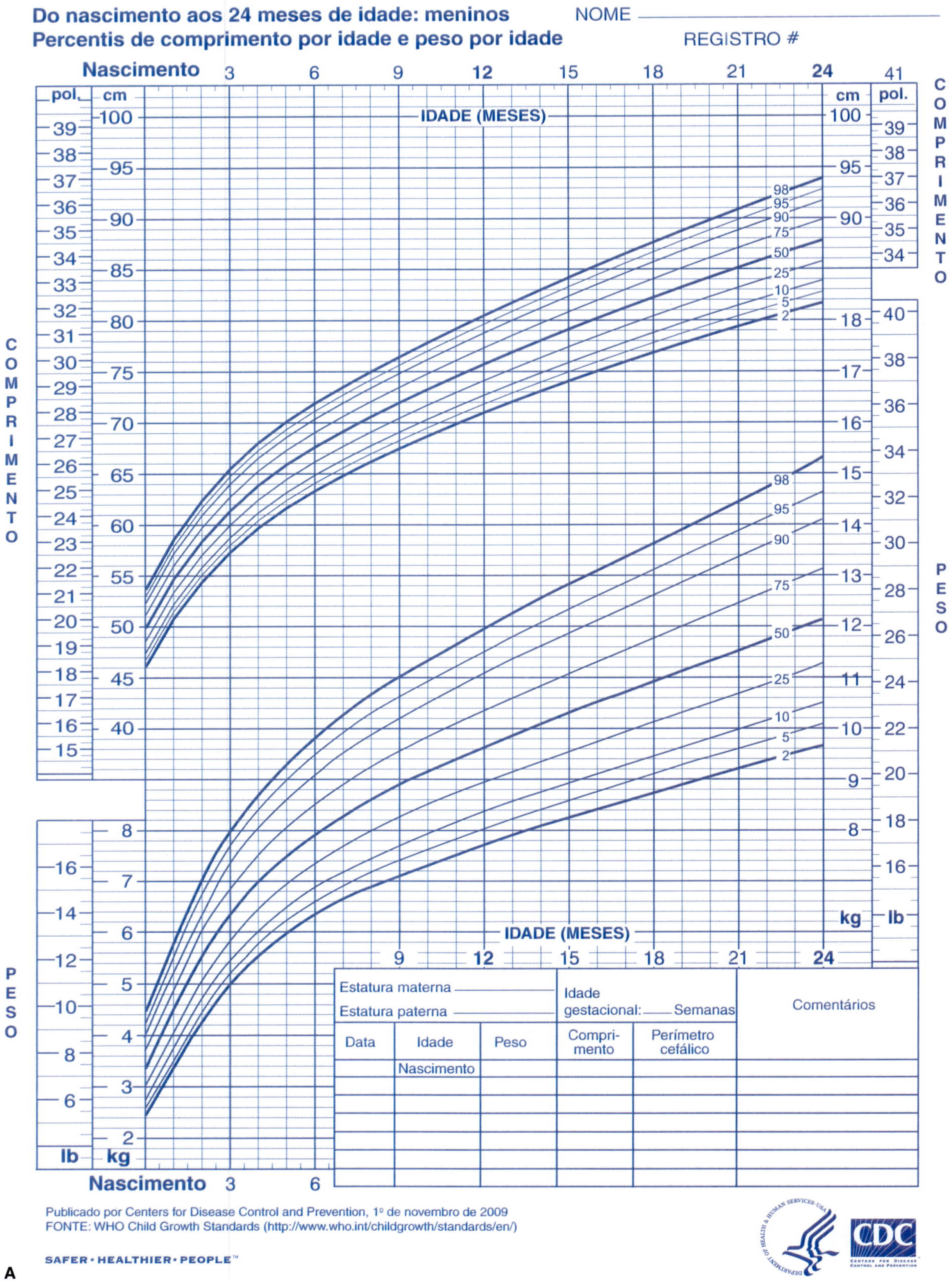

A

Figura 23.2 Gráficos de Crescimento da Organização Mundial da Saúde. **A.** Comprimento por idade e peso para meninos, do nascimento aos 24 meses. (*Cortesia de World Health Organization: WHO Child Growth Standards, 2014.*) (*continua*)

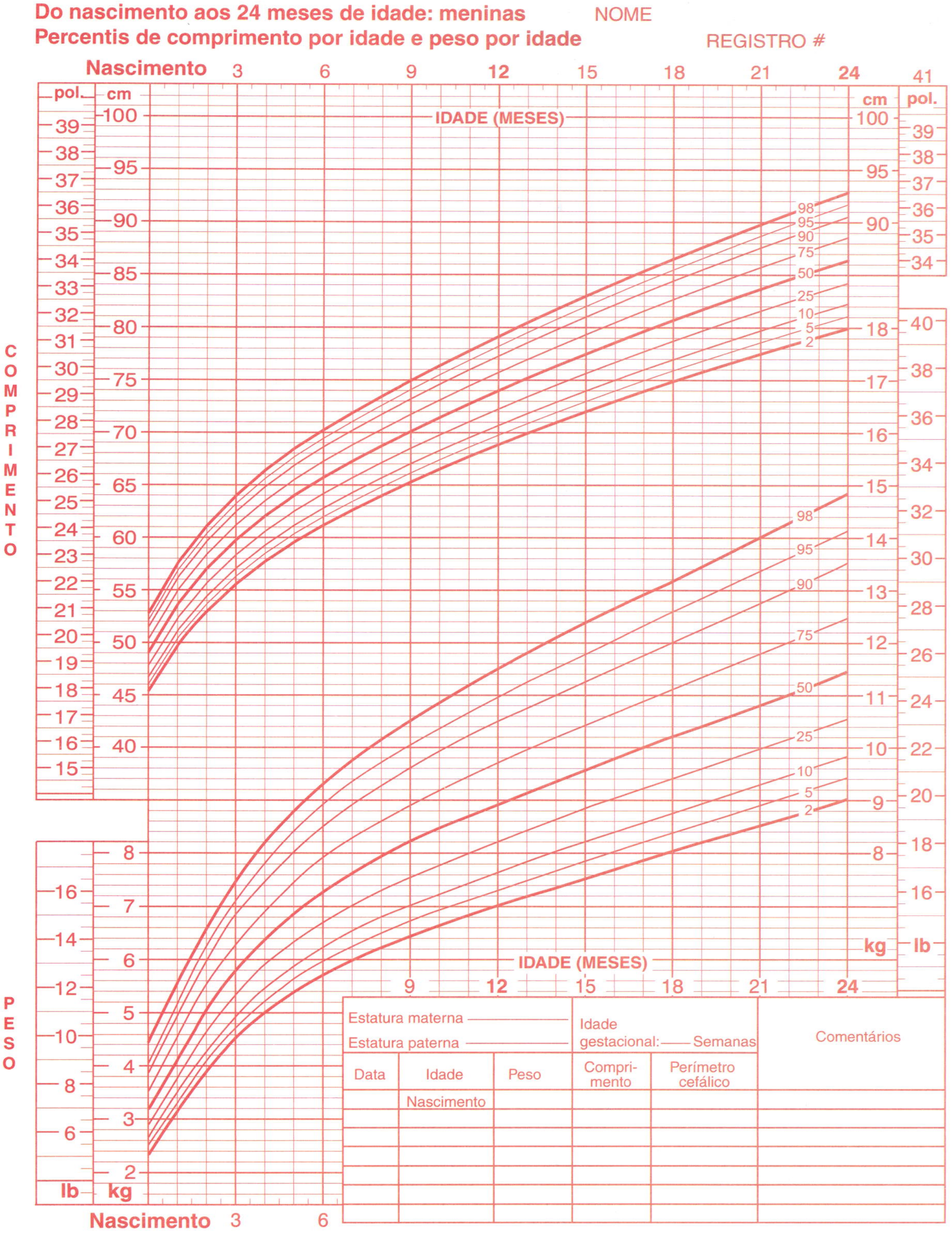

Publicado por Centers for Disease Control and Prevention, 1º de novembro de 2009
FONTE: WHO Child Growth Standards (http://www.who.int/childgrowth/standards/en/)

B

Figura 23.2 (*continuação*) **B.** Comprimento por idade e peso para meninas, do nascimento aos 24 meses. (*Cortesia de World Health Organization: WHO Child Growth Standards, 2014.*)

Tabela 23.1 Padrões emergentes de comportamento de 1 a 5 anos de idade.*

Idade	*Motor*	*Adaptativo*	*Linguagem*	*Social*
15 MESES	caminha sozinho; engatinha escada acima.	faz torres com três cubos; traça uma linha com giz de cera; insere uma uva-passa dentro de uma garrafa.	jargão; obedece a comandos simples; pode nomear um objeto familiar (p. ex., bola); responde ao próprio nome.	indica alguns desejos ou aponta para as coisas; abraça os pais.
18 MESES	corre em posição rígida; senta-se em uma pequena cadeira; sobe as escadas em pé segurando com uma das mãos; explora gavetas e lixeiras.	faz torres de quatro cubos; imita o ato de escrever; imita um traço vertical; retira uma uva-passa da garrafa.	10 palavras (em média); nomeia figuras; identifica uma ou mais partes do corpo.	alimenta-se sozinho; procura ajuda quando está com problemas; pode se queixar quando está com urina ou fezes nas fraldas; beija os pais fazendo biquinho.
24 MESES	corre bem, sobe e desce escadas, um degrau de cada vez; abre as portas; sobe nos móveis; pula.	faz torres com sete cubos (seis cubos aos 21 meses); rabisca em padrão circular; imita um traço horizontal; dobra o papel uma vez, imitando outra pessoa.	consegue fazer uma frase com três palavras (sujeito, verbo e objeto).	segura bem uma colher; frequentemente conta a respeito de experiências imediatas; ajuda a despir-se; ouve histórias quando lhe mostram as gravuras.
30 MESES	sobe escadas alternando os pés	faz torres de nove cubos; faz traços verticais e horizontais, mas geralmente não os une para fazer uma cruz; imita um traço circular, formando figuras fechadas.	refere-se a si mesmo pelo pronome "eu"; sabe seu nome completo.	ajuda a guardar as coisas; brinca de faz de conta.
36 MESES	anda em um triciclo; fica momentaneamente em pé sobre apenas uma das pernas.	faz torres com dez cubos; imita a construção de uma "ponte" de três cubos; copia círculos; imita a cruz.	sabe a idade e o sexo; conta três objetos corretamente; repete três números ou uma sentença de seis sílabas; a maior parte de seu discurso é compreensível aos estranhos.	participa de jogos simples (em "paralelo" com outras crianças); ajuda ao vestir-se (desabotoa as roupas e calça os sapatos); lava as mãos.
48 MESES	pula em uma só perna; joga a bola acima da cabeça; usa tesouras para recortar figuras; sobe bem a escada e em outros objetos.	copia uma ponte de um modelo; imita a construção de um "portão" de cinco cubos; copia a cruz e o quadrado; desenha um homem com duas a quatro partes além da cabeça; identifica qual é a mais longa de duas linhas.	conta quatro moedas com precisão; narra histórias.	brinca com várias crianças a partir do início de interação social e jogos de teatro; vai sozinho ao banheiro.
60 MESES	pula	desenha triângulos usando modelos; indica o mais pesado de dois objetos.	nomeia quatro cores; repete sentenças de dez sílabas; conta dez moedas corretamente.	veste-se e despe-se; faz perguntas sobre o significado das palavras; participa de jogos de papéis domésticos.

*Dados fundamentados em Gesell (conforme revistos por Knobloch), Shirley, Provence, Wolf, Bailey e outros. Após os 6 anos, as Wechsler Intelligence Scales for Children (WISC-IV) e outras escalas oferecem as estimativas mais precisas do nível de desenvolvimento. Para que seja alcançado seu máximo valor, devem somente ser administradas por uma pessoa experiente e qualificada.

Desenvolvimento emocional

A relativa independência dos 6 meses anteriores frequentemente dá lugar a um maior apego por volta dos 18 meses. Esse estágio, frequentemente descrito como "restabelecimento de laços", pode ser uma reação à crescente percepção da possibilidade de uma separação. Muitos pais relatam que não podem ir a lugar algum sem que a criança pequena se segure neles. A **ansiedade de separação** irá se manifestar no momento de dormir. Muitas crianças usam um cobertor ou um brinquedo de pelúcia como um **objeto de transição**, que funciona como a presença simbólica da mãe/pai ausente. O objeto de transição permanece importante até que a transição para o pensamento simbólico tenha sido concluída e a presença simbólica da mãe/pai tenha sido completamente internalizada. Apesar do apego à mãe/ao pai, o uso do "não" pela criança é um modo de declarar sua independência. As diferenças individuais em **temperamento**, tanto da criança quanto dos pais, exercem um papel essencial na determinação do equilíbrio do conflito *versus* cooperação no relacionamento pais-criança. Emerge uma linguagem eficaz, e os conflitos tornam-se menos frequentes.

A **percepção de autoconsciência** e os padrões internalizados de comportamento aparecem primeiramente nessa idade. As crianças que estão começando a andar, ao olharem pela primeira vez em um espelho, tentarão tocar sua própria face em vez da imagem no espelho, se notarem algo estranho com seu nariz. Elas começam a reconhecer quando os brinquedos estão quebrados e podem entregá-los aos pais para que os consertem. A linguagem torna-se um meio de controle dos impulsos, do raciocínio precoce e da conexão entre ideias. Quando tentadas a tocar algum objeto proibido, podem dizer a si mesmas "não, não". É o início da formação de uma consciência. O fato de frequentemente irem em frente e tocarem o objeto de qualquer maneira demonstra a relativa fragilidade das **inibições internalizadas** nesse estágio.

Desenvolvimento linguístico

Talvez o desenvolvimento mais considerável nesse período seja o linguístico. Rotular os objetos coincide com o advento do pensamento simbólico. Depois da percepção de que as palavras podem dar significado a coisas, o vocabulário de uma criança salta de 10 a 15 palavras aos 18 meses para entre 50 e 100 aos 2 anos. Após adquirirem um vocabulário de aproximadamente 50 palavras, as crianças pequenas começam a combiná-las para construir pequenas sentenças. É o começo da gramática. Nesse estágio, as crianças pequenas compreendem **ordens em duas etapas**, como "me dê a bola e, depois, pegue os sapatos". A linguagem também proporciona à criança pequena um sentido de controle de seu ambiente, como em "boa noite" ou "tchau". A urgência da linguagem verbal marca o fim do período sensorimotor. Conforme a criança pequena aprende a usar símbolos para expressar ideias e resolver problemas, a necessidade da cognição com base na sensação direta e manipulação motora desvanece-se.

Implicações para pais e pediatras

Com o aumento da mobilidade da criança, os limites físicos de suas explorações começam a ficar menos eficazes. As palavras tornam-se cada vez mais importantes para o controle do comportamento, assim como para a cognição. As crianças com um retardo na aquisição da linguagem frequentemente têm mais transtornos de comportamento e frustrações por causa de problemas com a comunicação. O desenvolvimento da linguagem é facilitado quando os pais e cuidadores usam sentenças claras e simples; fazem perguntas; e respondem às sentenças incompletas das crianças e à comunicação por gestos com as palavras apropriadas. Ver TV e deixá-la ligada como um ruído de fundo diminuem a interação verbal entre a mãe/o pai e a criança, enquanto olhar livros com gravuras e envolvê-la em conversações em duas vias estimula o desenvolvimento da linguagem. No mundo do constante acesso a *tablets*, *smartphones* e telas, os pais e as crianças têm mais distrações da interação com a linguagem direta.

No contexto do consultório, determinados procedimentos podem diminuir a **ansiedade da criança com estranhos**. Evite o contato direto com os olhos inicialmente. Realize o máximo possível do exame físico com a criança no colo dos pais. Os pediatras podem ajudar os pais a compreender o aparecimento e o reaparecimento de problemas com a separação e o surgimento de um cobertor ou um ursinho de pelúcia muito estimado como um fenômeno do desenvolvimento. Os pais precisam compreender a importância da separação. Em vez de limitar os movimentos, os pais devem colocar as crianças pequenas em ambientes seguros ou substituir uma atividade por outra. Métodos de disciplina, como os **castigos corporais** (o que não é recomendado), devem ser discutidos; alternativas eficazes costumam ser apreciadas. Ajudar os pais a compreenderem e se adaptarem aos estilos de temperamento diferentes de seus filhos pode ser uma intervenção importante (ver Tabela 18.1). O desenvolvimento de rotinas cotidianas é útil para todas as crianças nessa idade. A rigidez nessas rotinas reflete uma necessidade de domínio sobre um ambiente em mudança.

A bibliografia está disponível no GEN-io.

Capítulo **24**

Fase Pré-Escolar

Rebecca G. Carter e Susan Feigelman

O surgimento da linguagem e a exposição das crianças a uma esfera social em expansão representam os principais marcos para crianças de 2 a 5 anos. Enquanto são bebês, aprendem a explorar o mundo a seu redor e voltar para a segurança de um adulto ou de seus pais. Em fase pré-escolar, as crianças exploram a separação emocional, alternando entre a teimosia da oposição e a alegria da colaboração, entre a exploração ousada e a dependência. O aumento do tempo despendido em salas de aula e as áreas de recreação desafia a capacidade de a criança se adaptar a novas regras e relacionamentos. Incentivadas por suas cada vez maiores e novas habilidades e realizações, as crianças em fase pré-escolar também estão cada vez mais conscientes das limitações que lhes são impostas pelo mundo adulto e de suas próprias habilidades limitadas.

DESENVOLVIMENTO ESTRUTURAL DO CÉREBRO

O cérebro em fase pré-escolar passa por consideráveis mudanças em suas características anatômicas e fisiológicas, com o aumento da área cortical, a redução da espessura cortical e a alteração do volume cortical. Essas mudanças são não uniformes em todo o cérebro. Elas variam por região. As propriedades das substâncias cinzenta e branca mudam consideravelmente, com propriedades de difusão nos principais tratos de fibras cerebrais. Ocorrem aumentos significativos nas exigências metabólicas do cérebro. Em geral, para concluir uma mesma tarefa cognitiva, em crianças menores são utilizadas mais regiões cerebrais que em maiores. Essa duplicação foi interpretada como um modo de "estruturação", que é descartado com o envelhecimento. O cérebro em fase pré-escolar caracteriza-se pelo crescimento e pela expansão, que serão acompanhados nos anos seguintes pela "poda" dos excessos de sinapses.

DESENVOLVIMENTO FÍSICO

A velocidade de crescimento somático e cerebral diminui até o fim do segundo ano de vida, proporcionalmente às reduções das exigências nutricionais e de apetite e do surgimento de hábitos alimentares "urgentes" (Tabela 27.1). Esperam-se aumentos de aproximadamente 2 kg no peso e 7 a 8 cm de altura por ano. O peso ao nascer quadruplica aos 2,5 anos de idade. Uma criança de 4 anos de idade, em média, pesa 20 kg e mede 106 cm. A cabeça crescerá mais 5 a 6 cm entre 3 e 18 anos de idade. Gráficos de crescimento atuais, com parâmetros de crescimento, podem ser encontrados no *site* do CDC (http://www.cdc.gov/growthcharts/) e no Capítulo 27. Crianças com **adiposidade rebote** precoce (aumento do índice de massa corporal) estão em maior risco para obesidade adulta.

A criança em fase pré-escolar tem geno valgo (**joelhos aproximados na linha média**) e **pés planos** leves. O dorso afila-se, e os membros inferiores alongam-se. O crescimento dos órgãos sexuais é proporcional ao crescimento somático. A energia física alcança seu pico, e a necessidade de sono diminui para 11 h a 13 h/24 h. Por fim, a criança deixa de tirar seu cochilo (Figura 22.2). A acuidade visual alcança 20/30, por volta dos 3 anos de idade, e 20/20 aos 4 anos. Todos os 20 dentes decíduos já eclodiram por volta de 3 anos de idade (Capítulo 333).

A maioria das crianças caminha com a marcha madura e corre de maneira firme antes do fim de seu terceiro ano (Tabela 23.1). Além desse nível básico, há grande variação nas habilidades, já que a gama de atividades motoras se expande para arremessos, captura e chute de bolas; andar de bicicleta; escalar estruturas de áreas de recreação; dançar; e outros padrões complexos de comportamento. As características de estilo da atividade motora grossa, como ritmo, intensidade e cautela, também variam significativamente. Embora crianças possam andar com estilos diferentes, a deambulação **na ponta dos pés** não deve persistir.

Os efeitos dessas diferenças individuais no desenvolvimento cognitivo e emocional dependem, em parte, das demandas do ambiente social. Crianças com muita energia e coordenação podem se desenvolver emocionalmente com pais ou professores que incentivem a atividade física. Aquelas com menos energia e mais cerebrais podem se desenvolver com adultos que valorizam atividades mais calmas.

A **dominância da mão** geralmente se estabelece por volta do terceiro ano de vida. Pode haver frustrações com tentativas de mudar a preferência de mão da criança. Variações no desenvolvimento motor fino refletem preferências individuais e diferentes oportunidades de aprendizado. Crianças com limitações para desenhar com giz de cera, por exemplo, alcançam a habilidade de segurar o lápis mais tarde.

Os controles intestinal e vesical surgem durante esse período, com o "amadurecimento" para ir ao banheiro com grande variação individual e cultural. O treinamento das meninas tende a ser mais rápido e mais cedo que o dos meninos. A enurese é normal até a idade de 4 anos em meninas e 5 anos em meninos (Capítulo 558). Muitas crianças dominam os cuidados pessoais de toalete com facilidade, especialmente porque são capazes de verbalizar suas necessidades corporais. Para outros, o **treinamento de toalete** pode envolver uma prolongada luta pelo poder. A recusa em defecar no vaso sanitário ou no penico é relativamente comum e pode levar à constipação intestinal na criança e à frustração nos pais. Adiar a questão com uma interrupção temporária do treinamento (e um retorno às fraldas) costuma possibilitar que o treinamento da higiene pessoal prossiga.

Implicações para pais e pediatras

A diminuição normal do apetite nessa idade pode causar preocupação para os pais a respeito da nutrição. Os gráficos de crescimento devem tranquilizar os pais de que a ingestão da criança é adequada. Normalmente, as crianças modulam a ingestão de alimentos para atender às suas necessidades somáticas de acordo com a sensação de fome e saciedade. A ingestão diária flutua, em intervalos amplos de tempo, mas a ingestão durante um período de 1 semana é relativamente estável. Um multivitamínico completo pode ser utilizado para assegurar a ingestão adequada de vitaminas e minerais. Os pais devem oferecer uma programação alimentar previsível, com três refeições e dois lanches por dia. Isso possibilita que a criança escolha o quanto comer a fim de evitar lutas de poder e para permitir que aprenda a responder aos sinais de saciedade.

Crianças altamente ativas enfrentam maiores riscos de lesão, e os pais devem ser orientados sobre precauções de segurança. As preocupações dos pais sobre uma possível hiperatividade podem refletir expectativas inadequadas, medos hiperdimensionados ou hiperatividade verdadeira. As crianças que se envolvem em atividades impulsivas sem uma preocupação aparente com a segurança pessoal devem ser avaliadas.

LINGUAGEM, COGNIÇÃO E BRINCADEIRAS

Esses três domínios envolvem uma **função simbólica**, um modo de lidar com o mundo que emerge durante o período pré-escolar.

Linguagem

Nossa compreensão sobre a aquisição da linguagem está em evolução. Crianças em fase pré-escolar detêm significativas habilidades computacionais e compreendem padrões estatísticos que lhes possibilitam aprender sobre linguagem e nexo causal. A criança de 2 a 3 anos de idade emprega distribuições de frequência para identificar unidades fonéticas que fazem distinção entre as palavras em sua linguagem nativa e as em outros idiomas.

O desenvolvimento da linguagem ocorre mais rapidamente entre 2 e 5 anos de idade. O vocabulário aumenta de 50 a 100 palavras para mais de 2 mil. A estrutura da frase avança de frases telegráficas ("bebê chora") para frases incorporando todos os principais componentes gramaticais. Como regra prática, entre 2 e 5 anos, o número de palavras em uma frase típica é igual à idade da criança (duas se a criança tiver 2 anos, três aos 3 anos, e assim por diante). Por volta dos 21 aos 24 meses, a maioria das crianças usa possessivos ("minha bola"), progressivos (a construção do gerúndio, como em "Estou jogando"), perguntas e negações. Aos 4 anos, as crianças, na maioria, podem contar até quatro e usa os verbos no passado; e, aos 5 anos, usam o tempo verbal futuro. As crianças não utilizam discursos figurativos; elas só compreendem o significado literal das palavras. Referir-se a um objeto como "leve como uma pena" pode resultar em um olhar interrogativo em uma criança.

É importante distinguir entre **fala** (a produção de sons inteligíveis) e **linguagem**, que se refere ao ato mental subjacente. A linguagem inclui funções expressivas e receptivas. A linguagem receptiva (compreensão) varia menos em sua taxa de aquisição que a linguagem *expressiva*. Portanto, tem maior importância prognóstica (Capítulos 28 e 52).

A aquisição da linguagem depende criticamente dos estímulos ambientais. Os principais determinantes são a quantidade e a variedade do discurso dirigido para crianças e a frequência com que os adultos fazem perguntas e incentivam a verbalização. Normalmente, crianças criadas em condições de pobreza apresentam desempenho inferior nas avaliações de desenvolvimento da linguagem em comparação com aquelas de famílias economicamente favorecidas, que tendem a ser expostas a muito mais palavras no período pré-escolar.

Embora a experiência influencie a taxa de desenvolvimento da linguagem, muitos linguistas acreditam que o mecanismo básico para o aprendizado de linguagem seja uma "ligação direta" no cérebro. As crianças não imitam simplesmente o discurso adulto; elas abstraem as regras complexas de gramática de acordo com o ambiente da linguagem, criando hipóteses implícitas. A evidência para a existência de tais regras implícitas vem da análise dos erros gramaticais, como a supergeneralização do uso do "s" para construir o plural e do "i" nas conjugações verbais no passado ("eu fazi").

A linguagem está ligada tanto ao desenvolvimento cognitivo quanto ao emocional. Os atrasos de linguagem podem ser os primeiros indícios de que uma criança sofra uma deficiência intelectual ou um transtorno do espectro autista ou que tenha sido maltratada. A linguagem tem um papel crucial na regulação do comportamento por meio da internalização do "discurso privado", no qual a criança repete proibições do adulto, primeiro de modo audível e, em seguida, mentalmente. A linguagem também possibilita que crianças expressem sentimentos, como raiva ou frustração, sem exteriorizá-los. Consequentemente, as crianças com atraso de linguagem mostram níveis mais elevados de acessos de raiva e outros comportamentos de externalização.

O desenvolvimento da linguagem pré-escolar estabelece as bases para o sucesso escolar mais tarde. Cerca de 35% das crianças nos EUA podem entrar na escola sem as habilidades de linguagem que são os pré-requisitos para a aquisição de alfabetização. Crianças de cenários social e econômico desfavorecidos apresentam maior risco de problemas escolares, o que torna a detecção precoce, o acompanhamento e a estimulação fundamentais. Embora as crianças normalmente aprendam a ler e escrever no ensino fundamental, os principais fundamentos da alfabetização são estabelecidos durante a fase pré-escolar. Por meio da exposição precoce e repetida às palavras escritas, as crianças aprendem sobre os usos da escrita (contar histórias ou enviar mensagens) e sobre seus formatos (da esquerda para a direita, de cima para baixo). Erros iniciais da escrita, assim como erros na fala, revelam que a alfabetização é um processo ativo que envolve a geração e a revisão das hipóteses. Programas como o Head Start são especialmente importantes para melhorar as habilidades com o idioma para as crianças de lares bilíngues. Esses pais devem ser tranquilizados que, embora as **crianças bilíngues** inicialmente possam ficar defasadas em relação a seus colegas monolíngues na aquisição da linguagem, elas aprendem as regras que diferem e regem ambas as linguagens. As crianças bilíngues não seguem o mesmo curso do desenvolvimento da linguagem das crianças monolíngues, mas criam um sistema diferente de pistas de linguagem. Várias vantagens cognitivas foram demonstradas repetidamente entre as crianças bilíngues quando comparadas com as monolíngues.

Os livros com figuras têm papel especial não apenas para familiarizar crianças mais novas com a palavra impressa, mas também no desenvolvimento do idioma verbalmente. O vocabulário infantil e a linguagem receptiva melhoram quando pais ou cuidadores com frequência leem para as crianças. A leitura em voz alta para uma criança nova é um processo interativo no qual um pai repetidamente concentra a atenção da criança em uma imagem em especial, faz perguntas e, em seguida, dá o *feedback* para a criança (**leitura dialógica**). A atenção compartilhada, a participação ativa, o *feedback* imediato, a repetição e a dificuldade graduada são elementos que tornam tais rotinas ideais para a aprendizagem de linguagens. Programas em que os médicos fornecem livros para crianças em fase pré-escolar têm demonstrado melhorar as habilidades de linguagem entre crianças (p. ex., Reach Out and Read).

O período de aquisição rápida da linguagem também é o período no qual a **disfluência do desenvolvimento** e a **gagueira** estão mais propensas a surgir (Capítulo 52.1). Estas podem ser rastreadas até a ativação das áreas motoras e sensoriais corticais e das áreas cerebelares. São dificuldades comuns pausas e repetições de sons iniciais. Estresse ou excitação exacerbam essas dificuldades, que geralmente resolvem espontaneamente. Embora 5% das crianças em fase pré-escolar gaguejem, resolve-se tal fenômeno em 80% das crianças até os 8 anos de idade. Nos casos graves, persistentes ou associados à ansiedade, aquelas com gagueira devem ser encaminhadas para avaliação ou se houver uma preocupação dos pais. O tratamento envolve a orientação aos pais no intuito de reduzir as pressões associadas à fala.

Cognição

O período pré-escolar corresponde à **fase pré-operacional** (pré-lógica) de Piaget, caracterizada por pensamento mágico, egocentrismo e pelo pensamento dominado pela percepção, não abstração (Tabela 18.2). O **pensamento mágico** inclui confundir coincidência com causalidade, animismo (atribuindo motivações a objetos inanimados e eventos) e crenças irrealistas sobre o poder dos desejos. Uma criança pode acreditar que as pessoas fazem chover porque transportam guarda-chuvas, que o sol se põe porque está cansado ou que um sentimento de ressentimento para com um irmão pode realmente fazer com que este fique doente. O **egocentrismo** diz respeito à incapacidade de uma criança levar em consideração o ponto de vista de outro e não conota egoísmo. Uma criança pode tentar confortar um adulto que está chateado, levando até o adulto seu bicho de pelúcia favorito. Após os 2 anos, a criança desenvolve um conceito de sua própria existência como um indivíduo e sente a necessidade de sentir o "todo".

Piaget demonstrou o domínio da **percepção** sobre a lógica. Em um experimento, a água é despejada para dentro e fora de um vaso fino e um prato amplo e baixo. Então, as crianças são perguntadas sobre qual dos objetos contêm mais água. Invariavelmente, elas escolhem o que parece maior (geralmente o vaso alto), mesmo quando o examinador observa que nenhuma água foi adicionada ou retirada. Tais equívocos refletem a imaturidade ou a incipiente capacidade de desenvolvimento de hipóteses que crianças têm sobre a natureza do mundo, bem como sua dificuldade de avaliar simultaneamente vários aspectos de uma situação.

Trabalhos recentes indicativos de que crianças em fase pré-escolar são capazes de compreender as **relações causais** alteraram nossa compreensão sobre a capacidade de as crianças nessa fase se envolverem no pensamento abstrato (Capítulo 18).

A **imitação**, central para a experiência de aprendizagem de crianças em fase pré-escolar, agora é reconhecida como um ato complexo, dadas as diferenças no tamanho dos atores (do adulto e da criança), dos diversos níveis de destreza e mesmo de resultados distintos. Uma criança que vê um adulto tentar sem sucesso um ato simples (abrir a tampa de um frasco) vai imitar a ação, mas geralmente com o resultado pretendido, não o resultado falho demonstrado. Assim, a "imitação" vai além da mera repetição de movimentos observados.

Aos 3 anos, as crianças reconhecem seu sexo e estão ativamente buscando a compreensão do significado de **identificação do gênero**. Observa-se uma progressão do desenvolvimento da rigidez (meninos e meninas têm papéis estritos de gênero) no início da fase pré-escolar para uma compreensão mais realista e flexível (meninos e meninas podem ter vários interesses).

Brincadeiras

Brincar envolve o aprendizado, a atividade física, a socialização com os colegas e a prática de papéis adultos. Brincar aumenta em complexidade e imaginação, da simples imitação de experiências comuns, como fazer compras e pôr o bebê na cama (2 ou 3 anos de idade), passando por cenários mais amplos que envolvem eventos singulares, como ir ao zoológico ou viajar (3 ou 4 anos), até a criação de cenários que foram apenas imaginados, como "ir à lua" (4 ou 5 anos de idade). Aos 3 anos, a **brincadeira cooperativa** é vista em atividades como a construção de uma torre de blocos; mais adiante, uma **atividade interpretação** mais estruturada, como ao brincar de casinha. O ato de brincar também se torna cada vez regido por regras, começando por aquelas de pedir (em vez de pegar) e de compartilhar (2 ou 3 anos) passando por regras que mudam de momento a momento, de acordo com os desejos dos jogadores (4 e 5 anos), chegando ao começo do reconhecimento das regras como relativamente imutáveis (5 anos). As modalidades eletrônicas de brincar (jogos) são melhores se forem interativas e educativas.

Brincar também possibilita a resolução de conflitos e ansiedades, e as saídas criativas. As crianças podem liberar a raiva de maneira segura (bater em um boneco), ter superpoderes (e brincar de dinossauro ou super-heróis) e conseguir coisas que lhes são negadas na vida real (um amigo imaginário ou bichinhos de pelúcia). A criatividade é particularmente evidente em desenhos, pinturas e outras atividades artísticas. Os temas e emoções que surgem nos desenhos de uma criança geralmente refletem as questões emocionais de maior importância para ela.

A dificuldade de fazer distinção entre ficção e realidade é destacada pela percepção do que uma criança vê na mídia, por meio da programação normal ou de propaganda. Um quarto de criança com televisão está associado a mais horas de audiência. A quantidade de horas que crianças em fase pré-escolar assistem à TV excede o recomendado. O número de horas que a maioria dessas crianças assiste à TV excede as diretrizes (1 h/dia para crianças entre 2 e 5 anos de idade). Uma programação interativa com qualidade educacional na qual a criança desenvolva relações com os personagens pode ajudar no aprendizado. Entretanto, a exposição à TV comercial com conteúdo violento está associada a problemas comportamentais posteriores, e, como crianças com idade inferior a 8 anos não são capazes de compreender a intenção persuasiva, elas são mais vulneráveis à publicidade televisiva.

Implicações para pais e pediatras

A importância da linguagem como alvo para avaliação e intervenção não pode ser subestimada em razão de seu papel central como indicador de desenvolvimento cognitivo e emocional e fator-chave na regulação do comportamento e do futuro sucesso escolar. Conforme emerge a linguagem, os pais podem apoiar o desenvolvimento emocional usando palavras que descrevam os estados que a criança está sentindo ("Você parece com raiva agora.") e que a incitem a usar palavras para expressar sentimentos, em vez de exteriorizá-los de modo físico. Imaginações ativas entram em jogo quando as crianças oferecem explicações para um mau comportamento. A melhor maneira de um pai lidar com "inverdades" é abordar o evento, não a criança, e estimulá-la a fazer o certo.

Os pais devem ter um horário regular durante o dia para a leitura ou visualização de livros com seus filhos. Programas como o **Reach Out and Read**, em que os pediatras fornecem livros ilustrados com a orientação adequada durante atendimentos ambulatoriais, têm sido eficazes no aumento de horas que os pais leem em voz alta para seus filhos, promovendo o desenvolvimento da linguagem, sobretudo em famílias de baixa renda. A TV e os similares devem ser limitados a 1 h/dia de programação de qualidade para crianças entre 2 e 5 anos de idade, e os pais devem assistir aos programas com os filhos, comentando-os depois. Crianças em risco, especialmente as que vivem na pobreza, podem responder melhor aos futuros desafios da escola se tiverem tido experiências de alta qualidade, como as do programa Head Start.

O pensamento pré-operacional educa crianças a entender experiências da doença e do tratamento. As crianças começam a entender que corpos têm "interiores" e "exteriores." Devem receber explicações simples e concretas para procedimentos médicos e ter algum controle sobre eles, se possível. As crianças devem ser tranquilizadas que não estão sendo punidas quando recebem uma vacina ou a punção venosa. No pensamento de uma criança, um curativo adesivo vai ajudar o corpo a voltar novamente ao "normal".

A imaginação ativa que nutre as brincadeiras e o pensamento mágico e animista característico da cognição pré-operacional também pode produzir medos intensos. Mais de 80% dos pais relatam pelo menos um tipo de medo em suas crianças em fase pré-escolar. A recusa em tomar banhos ou em sentar no vaso sanitário pode surgir do medo de "sair pelo ralo" ou "ser levado pela descarga", reflexo da apreciação imatura do tamanho relativo da própria criança. As tentativas de demonstrar racionalmente que não há "monstros no armário" geralmente falham, na medida em que o medo surge do pensamento pré-racional. No entanto, esse mesmo pensamento possibilita que os pais sejam dotados de poderes mágicos que podem banir os monstros com "*spray* de monstro" ou uma luz noturna. Os pais devem reconhecer os medos, reconfortar a criança e dar uma sensação de segurança, oferecendo a ela algum senso de controle sobre a situação. A utilização da técnica de **"desenhe uma pessoa"**, na qual a criança é convidada a desenhar a melhor pessoa que ela conhece, pode ajudar a elucidar o ponto de vista infantil.

Desenvolvimento emocional e moral

Os desafios emocionais enfrentados pelas crianças em fase pré-escolar são aceitação de limites, manutenção do senso de autocuidados, controle da agressividade e dos impulsos sexuais e interação com um círculo crescente de adultos e colegas. Aos 2 anos de idade, os limites comportamentais são predominantemente externos; e, aos 5 anos, esses controles devem estar internalizados, se a criança precisar frequentar uma sala de aula típica. O sucesso na obtenção desse objetivo depende do desenvolvimento emocional prévio, sobretudo a capacidade de usar imagens internalizadas de adultos confiáveis para fornecer um ambiente seguro em tempos de estresse. O amor que uma criança sente com relação aos adultos importantes é o principal incentivo para o desenvolvimento do autocontrole.

As crianças aprendem quais comportamentos são aceitáveis e quanto poder exercem perante adultos importantes, testando seus limites. Essa **prática de testes** aumenta quando isso chama a atenção, apesar de esta geralmente ser negativa, e quando os limites são incoerentes. Os testes geralmente despertam a ira dos pais ou a solicitude inadequada na medida em que a criança se esforça para se separar e dá origem a um desafio paterno correspondente: dar independência a ela. Limites excessivamente rígidos podem minar o senso de iniciativa de uma criança, enquanto limites excessivamente frouxos podem provocar ansiedade em uma criança, ao sentir que ninguém está no controle.

O *controle* é uma questão central. As crianças pequenas não podem controlar muitos aspectos de suas vidas, como para onde vão, quanto tempo permanecem e o que podem levar para casa em uma loja. Também tendem a perder o controle interno, ou seja, a ter **acessos de raiva**. Medo, cansaço excessivo, expectativas incompatíveis ou desconforto físico também podem evocar um temperamento agressivo. Esse temperamento normalmente aparece ao fim do primeiro ano de vida e alcança seu pico entre 2 e 4 anos de idade. Um temperamento agressivo que dure mais de 15 min ou que ocorra regularmente mais de 3 vezes/dia pode refletir problemas médicos, emocionais ou sociais subjacentes.

Crianças em fase pré-escolar normalmente experimentam sentimentos complicados direcionados a seus pais, que podem envolver forte apego e possessividade com relação ao progenitor do sexo oposto, inveja e ressentimento para com o outro progenitor e receio de que esses sentimentos negativos possam levar a abandono. A maioria dessas emoções está além da capacidade de uma criança de compreender ou verbalizar. Muitas vezes, encontram expressão em humores altamente lábeis. A resolução dessa crise (um processo que se estende ao longo de anos) envolve a decisão tácita de uma criança se identificar com os pais, em vez de competir com eles. Brincar e conversar são ações que fomentam o desenvolvimento dos controles emocionais. Isso possibilita que as crianças expressem suas emoções e entendam seu papel.

A curiosidade sobre a genitália e sobre os órgãos sexuais adultos é normal, assim como a **masturbação**. A masturbação excessiva, que interfira na atividade normal, a simulação de uma relação sexual, o extremo pudor ou a simulação de um comportamento sedutor de um adulto sugerem a possibilidade de abuso sexual ou exposição imprópria (Capítulo 16.1). O pudor aparece gradualmente entre 4 e 6 anos de idade, com grandes variações entre culturas e famílias. Os pais devem começar a ensinar as crianças sobre a "privacidade" de áreas corporais antes que elas comecem a frequentar a escola.

O **pensamento moral** é limitado pelo nível cognitivo de uma criança e por suas habilidades de linguagem, mas se desenvolve à medida que ela progride em sua identificação com os pais. Começando antes do segundo aniversário, o senso da criança sobre o certo e o errado deriva do desejo de ganhar a aprovação dos pais e evitar consequências negativas. Os impulsos da criança são temperados por forças externas; ela ainda não interiorizou as regras sociais ou um senso de justiça e equidade. Ao longo do tempo, conforme a criança internaliza as admoestações dos pais, as palavras são substituídas por comportamentos agressivos. Por fim, a criança aceita a responsabilidade pessoal. As ações serão vistas pelos danos causados, não pela intenção. Respostas enfáticas à angústia dos outros surgem durante o segundo ano de vida, mas a capacidade de considerar o ponto de vista de outra criança continua limitada durante tal período. Pela incapacidade de a criança se concentrar em mais de uma situação por vez, a equidade é entendida como igualdade de tratamento, independentemente da circunstância. Uma criança de 4 anos vai reconhecer a importância de se revezar, mas vai se queixar se "não tiver tempo suficiente". As regras tendem a ser absolutas, com a culpa atribuída a maus resultados, a despeito das intenções.

Implicações para pais e pediatras

A importância do sentido de controle sobre seu corpo e sobre o ambiente em crianças em fase pré-escolar tem implicações práticas. A preparação da criança como paciente, possibilitando que saiba como será uma consulta médica, é reconfortante. Deve-se dizer à criança o que vai ocorrer, mas não pedir sua permissão, a menos que se esteja disposto a receber um "não" como resposta. Uma breve introdução às "partes íntimas" é aconselhável antes do exame genital.

A consulta para crianças de 4 ou 5 anos de idade deve ser divertida, por causa da capacidade da criança de se comunicar, bem como por sua curiosidade natural. Os médicos devem perceber que todas as crianças ocasionalmente são difíceis. A informação enfatizando expectativas apropriadas ao desenvolvimento comportamental e emocional, reconhecendo os sentimentos normais de raiva, culpa e confusão por parte dos pais, deve estar presente em todas as consultas nesse momento. Os pais devem ser questionados sobre rotinas diárias e suas expectativas sobre o comportamento da criança. Oferecer opções às crianças (sendo todas as **opções aceitáveis** para os pais) e incentivar a independência nas atividades de autocuidado (alimentação, vestir e banhar) reduz conflitos.

Embora algumas culturas tolerem o uso de **castigos corporais** para disciplinar crianças, não é um meio eficaz de controle do comportamento. Como as crianças se habituam a palmadas repetidas, os pais precisam bater cada vez mais para obter a resposta desejada, o que aumenta o risco de ferimentos graves. Uma punição suficientemente grave pode inibir comportamentos indesejados, mas a um grande custo psicológico. As crianças imitam a punição corporal que recebem; aquelas que são espancadas apresentam posteriormente maior comportamento agressivo. Enquanto a palmada se trata do uso da força externamente aplicada, para produzir a mudança de comportamento, a **disciplina** é o processo que possibilita que a criança internalize controles em seu comportamento. Estratégias alternativas de disciplina devem ser oferecidas, como a "contagem regressiva", junto a imposição coerente de limites, comunicação clara das regras e frequente aprovação. A disciplina deve ser imediata, específica para o comportamento e limitada no tempo (Capítulo 19). O castigo deve ser imediato, específico para o comportamento e limitado por tempo. *O disciplinamento de cerca de 1 min/ano de idade é muito eficaz.* Um *timer* de cozinha possibilita que o pai/a mãe se afaste da situação; a criança está livre quando o alarme tocar. Embora uma estratégia possa não funcionar para todas as crianças de maneira uniforme, a consistência é fundamental para um aprendizado e um crescimento saudáveis.

A bibliografia está disponível no GEN-io.

Capítulo 25

Fase Escolar

Laura H. Finkelstein e Susan Feigelman

A fase escolar (6 a 11 anos de idade) é o período em que as crianças cada vez mais se separam dos pais e procuram a aceitação por parte dos professores, outros adultos e colegas. As crianças começam a se sentir sob pressão para se adequar ao estilo e aos ideais de seus pares. A autoestima torna-se uma questão central, conforme as crianças desenvolvem a capacidade cognitiva para considerar suas próprias autoavaliações e sua percepção de como os outros as veem. Pela primeira vez, elas são julgadas de acordo com sua capacidade para produzir resultados socialmente valorizados, como tirar boas notas, tocar um instrumento musical ou praticar um esporte.

DESENVOLVIMENTO FÍSICO

O crescimento ocorre *descontinuamente*, em três a seis estirões irregulares a cada ano, mas com variações individuais. O crescimento durante o período é, em média, entre 3 kg e 3,5 kg e entre 6 e 7 cm por ano (Figura 25.1). O perímetro cefálico aumenta apenas 2 cm ao longo de todo o período, o que reflete uma desaceleração do crescimento do cérebro. A mielinização continua na adolescência, com o pico de massa cinzenta aos 12 e 14 anos. O *habitus* corporal é mais ereto que anteriormente, com as pernas longas em comparação com o torso.

O crescimento da face média e da parte inferior do rosto ocorre gradualmente. A perda de dentes decíduos (dentes primários) é um sinal mais marcante de maturação, começando por volta de 6 anos de idade. A substituição por dentes adultos (dentes secundários) ocorre a uma taxa de cerca de 4 por ano, de modo que por volta dos 9 anos as crianças terão 8 incisivos permanentes e 4 molares permanentes. A erupção de pré-molares ocorre entre 11 e 12 anos de idade (Capítulo 333). Os tecidos linfoides frequentemente hipertrofiam, dando origem às amígdalas e adenoides.

A força muscular, a coordenação e a resistência aumentam progressivamente, assim como a capacidade de executar movimentos complexos, como a dança ou o arremesso em cestas. Tais habilidades motoras superiores resultam tanto da maturação quanto do treinamento; o grau de desempenho reflete a ampla variabilidade na habilidade inata, no interesse e na oportunidade.

A aptidão física diminui entre as crianças em idade escolar. Os hábitos sedentários nessa idade estão associados ao aumento do risco de vida para obesidade, doença cardiovascular, desempenho escolar e baixa autoestima. O número de crianças com excesso de peso e o grau de sobrepeso têm aumentado, embora recentemente a um ritmo mais lento (Capítulo 60). Apenas 15% das escolas de ensino médio exigem aula de educação física, pelo menos, 3 dias/semana. Um quarto dos jovens não se envolve em qualquer atividade física no tempo livre, apesar da recomendação de 1 hora de atividade física/dia.

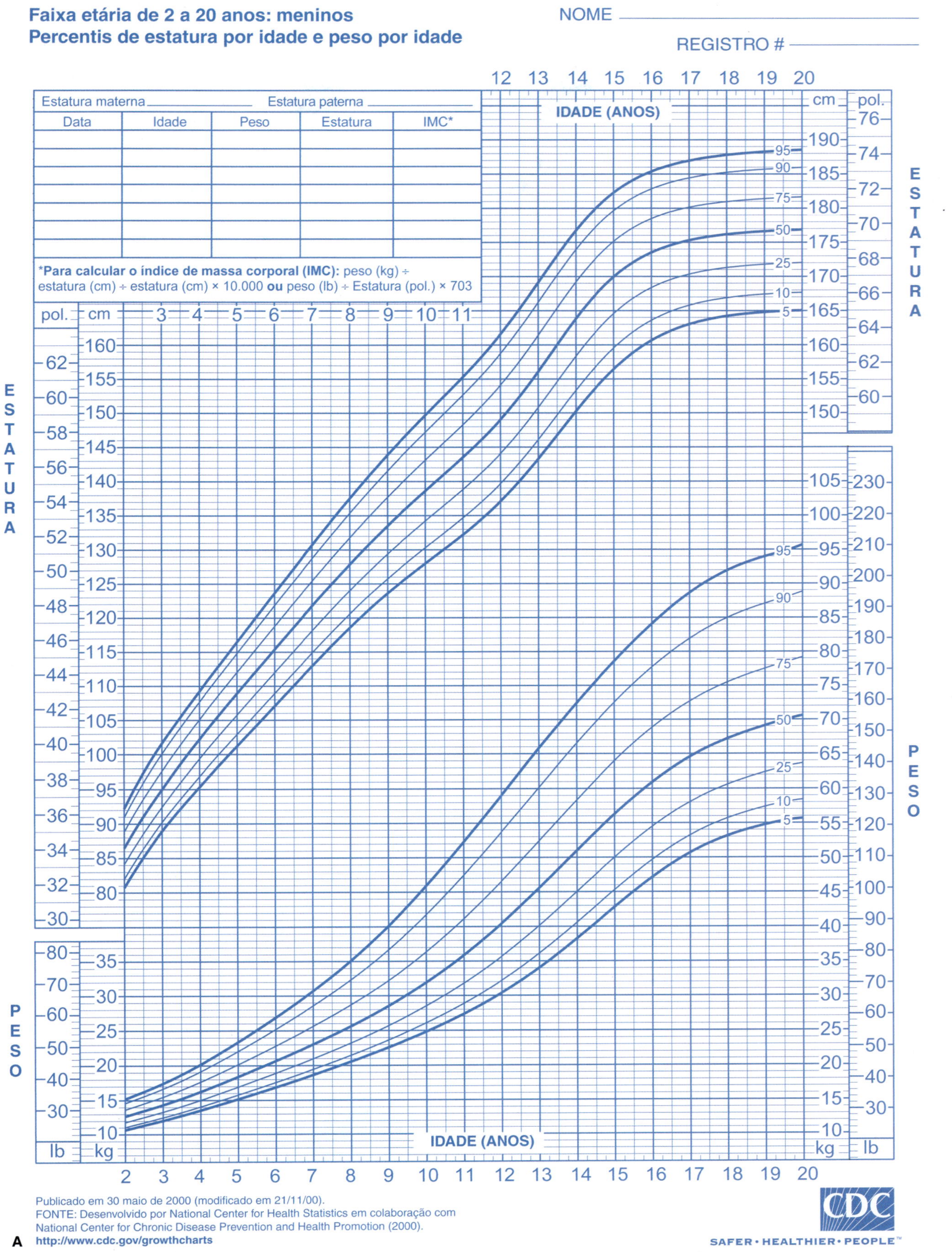

A

Figura 25.1 A. Estatura (altura) por idade e peso para meninos entre 2 e 20 anos de idade. (*Cortesia do National Center for Health Statistics em colaboração com o National Center for Chronic Disease Prevention and Health Promotion, 2000.* http://www.cdc.gov/growthcharts.) (*continua*)

Faixa etária de 2 a 20 anos: meninas
Percentis de estatura por idade e peso por idade

NOME ______________________

REGISTRO # ______________

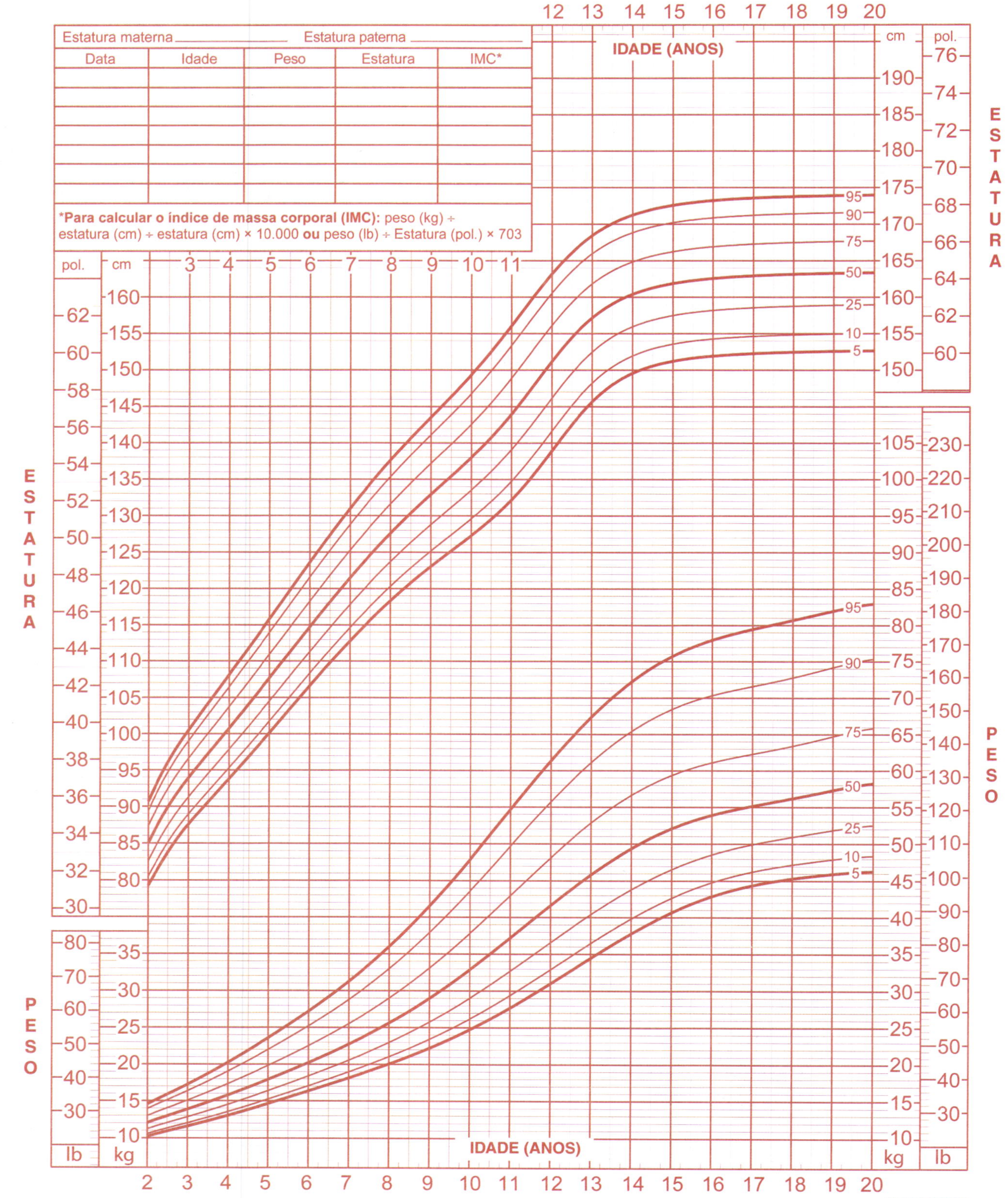

Publicado em 30 maio de 2000 (modificado em 21/11/00).
FONTE: Desenvolvido por National Center for Health Statistics em colaboração com National Center for Chronic Disease Prevention and Health Promotion (2000).
http://www.cdc.gov/growthcharts

B

CDC
SAFER • HEALTHIER • PEOPLE™

Figura 25.1 (*continuação*) **B.** Estatura (altura) por idade e peso para meninas com entre 2 e 20 anos de idade. (*Cortesia de National Center for Health Statistics, 2000.*)

As percepções da **imagem corporal** desenvolvem-se precocemente durante tal período; as crianças entre 5 e 6 anos de idade expressam insatisfação com sua imagem corporal. Na faixa etária entre 8 e 9 anos muitas delas relatam a tentativa de fazer dieta, muitas vezes usando programas mal orientados. A perda de controle (compulsão) para comer ocorre entre cerca de 6% das crianças dessa idade.

Antes da puberdade, altera-se a sensibilidade do hipotálamo e da pituitária, o que leva a maior síntese de gonadotrofinas. O interesse em diferenças de gênero e no comportamento sexual aumenta progressivamente até a puberdade. Embora esse seja um período em que os impulsos sexuais são limitados, a masturbação é comum e as crianças podem estar interessadas nas diferenças entre os sexos. A maturidade sexual ocorre mais cedo para ambos os sexos nos EUA. As diferenças de maturação implicam expectativas diferentes dos outros a seu respeito.

Implicações para pais e pediatras

A fase escolar costuma ser uma época de excelentes condições de saúde. No entanto, as crianças têm tamanhos variáveis, formatos e capacidades. As crianças dessa idade comparam-se entre si, provocando sentimentos sobre seus atributos físicos e suas habilidades. O medo de ser "anormal" pode levar a evitar situações nas quais as diferenças físicas podem ser reveladas, como a aula de educação física ou os exames médicos. As crianças com deficiências físicas reais podem enfrentar tensões especiais. Os riscos clínico, social e psicológico tendem a ocorrer juntos.

As crianças devem ser questionadas sobre fatores de risco para a **obesidade**. A participação em atividades físicas, como esportes organizados ou outras atividades organizadas, pode promover habilidades, trabalho em equipe e boa forma física, assim como um sentimento de realização, mas a pressão de competir quando a atividade não é mais agradável tem efeitos negativos. O aconselhamento sobre a criação de hábitos alimentares saudáveis e o tempo limitado de tela deve ser dado a todas as famílias. As crianças pré-púberes não devem se envolver em esportes de alto impacto e alto estresse, como o levantamento de peso ou o futebol americano, pois a imaturidade esquelética aumenta o risco de lesão (Capítulo 713).

DESENVOLVIMENTO COGNITIVO

O pensamento das crianças no início da idade do ensino fundamental difere qualitativamente das crianças em fase pré-escolar. No lugar da percepção mágica, egocêntrica e ligada à cognição, as crianças em idade escolar cada vez mais aplicam regras baseadas em fenômenos observáveis, fatores em múltiplas dimensões e pontos de vista e interpretam suas percepções usando as leis físicas. Piaget registrou essa mudança das **operações** pré-operacionais para o **concreto** (lógico). Quando crianças de 5 anos de idade assistem a uma bola de argila ser enrolada em uma cobra, elas poderiam insistir no fato de que a cobra "é mais pesada" porque é mais longa. Por outro lado, aos 7 anos geralmente respondem que a bola e a cobra devem pesar o mesmo, pois nada foi acrescentado ou retirado ou porque a cobra é mais longa e mais fina. Essa reorganização cognitiva ocorre em taxas diferentes em contextos diferentes. No contexto das interações sociais com irmãos, as crianças menores muitas vezes revelam a capacidade de compreender os pontos de vista alternativos muito antes de mostrarem essa capacidade em seu pensamento sobre o mundo físico. Compreender as construções de espaço e tempo ocorre mais adiante nesse período.

O conceito de **aptidão escolar** evoluiu. A American Academy of Pediatrics recomenda seguir um modelo de "interação relacional", no qual o foco é sobre a criança, o ambiente e suas interações. Esse modelo ajuda a afirmar explicitamente que todas as crianças podem aprender e que o processo educacional é recíproco entre a criança e a escola. O modelo baseia-se no desenvolvimento, uma vez que reconhece a importância das primeiras experiências para o desenvolvimento mais tardio. Em vez de atrasar a entrada na escola, os programas de educação de alta qualidade podem ser a solução para um bem-sucedido desempenho.

A escola aumenta as demandas cognitivas sobre a criança. O domínio do currículo elementar exige que um grande número de processos cognitivos, de linguagem e perceptivos seja eficiente (Tabela 25.1), e espera-se que as crianças atendam a muitas demandas ao mesmo tempo. Os primeiros 2 a 3 anos do ensino fundamental são dedicados a adquirir fundamentos: leitura, escrita e habilidades básicas de matemática. Na

Tabela 25.1 Processos selecionados perceptivos, cognitivos e linguísticos apropriados para o sucesso do ensino fundamental.

PROCESSO	DESCRIÇÃO	PROBLEMAS ASSOCIADOS
PERCEPTIVO		
Análise visual	Capacidade de dividir uma figura complexa em componentes e compreender sua relação espacial	Confusão persistente de letra (p. ex., entre b, d e g); dificuldade com a leitura e a escrita básica e limitada "visão" de vocabulário
Propriocepção e controle motor	Capacidade de obter informações sobre a posição do corpo pelos sentidos e inconscientemente programa movimentos complexos	Escrita ruim, exigindo esforço excessivo, muitas vezes com a preensão excessiva do lápis; dificuldade especial com tarefas cronometradas
Processamento fonológico	Habilidade de perceber diferenças entre palavras com sons semelhantes e para dividir as palavras em sons constituintes	Habilidade atrasada de linguagem receptiva; problemas de atenção e de comportamento secundário para não entender as direções; aquisição tardia de correlações letra-som (fonética)
COGNITIVO		
Memória a longo prazo, armazenamento e recuperação	Capacidade de adquirir habilidades que são "automáticas" (ou seja, acessível, sem pensamento consciente)	Domínio atrasado do alfabeto (leitura e escrita de letras); escrita lenta; incapacidade de progredir além da matemática básica
Atenção seletiva	Capacidade de atender a estímulos importantes e ignorar distrações	Dificuldade em seguir instruções de várias etapas, concluir tarefas e se comportar bem; problemas de interação entre seus colegas
Sequenciamento	Capacidade de lembrar as coisas em ordem; facilidade com conceitos temporais	Dificuldade em seguir instruções; atenção errante durante as aulas e as histórias; problemas com a compreensão da leitura; problemas de relacionamentos com os colegas
LINGUAGEM		
Linguagem receptiva	Capacidade de compreender construções complexas, funções de palavras (p. ex., se, quando, somente, exceto), nuances de linguagem e blocos estendidos de linguagem (p. ex., parágrafos)	Dificuldade em seguir instruções; atenção errante durante as aulas e as histórias; problemas com a compreensão da leitura; problemas de relacionamentos com seus colegas
Linguagem expressiva	Capacidade de recordar palavras necessárias sem esforço (descoberta de palavra), significados de controle variando de posição e terminações de palavras, e construção de parágrafos e histórias significativos	Dificuldade em expressar sentimentos e em usar palavras de autodefesa, com consequente frustração e sem desempenho físico; lutando durante o "tempo do círculo" e em matérias com base em idioma (p. ex., inglês)

terceira série, as crianças precisam ser capazes de sustentar a atenção por um período de 45 minutos e o currículo requer tarefas mais complexas. A meta de ler um parágrafo não é mais para decodificar as palavras, mas para compreender o conteúdo. O objetivo da escrita não é mais a ortografia ou a caligrafia, mas a redação. O volume de trabalho aumenta junto com a complexidade.

As habilidades cognitivas interagem com uma grande variedade de atitudes e fatores emocionais para determinar o desempenho em sala de aula. Esses fatores são *recompensas externas* (dedicação para agradar adultos e aprovação de seus pares) e *internas* (competitividade, vontade de trabalhar para uma recompensa posterior, crença em suas próprias habilidade e capacidade de se arriscar a tentar quando o sucesso não é garantido). O sucesso predispõe ao sucesso, enquanto o fracasso impacta a autoestima e reduz a autoeficácia, diminuindo a capacidade de uma criança assumir riscos futuros.

A atividade intelectual das crianças estende-se para além da sala de aula. A partir do terceiro ou do quarto ano, as crianças gostam cada vez mais de jogos de estratégia e de palavras (trocadilhos e insultos) que exercitem seu crescimento cognitivo e seu domínio linguístico. Muitos se tornam peritos em assuntos de sua própria escolha, como esportes triviais ou desenvolvem *hobbies*, como coleções de *cards* especiais. Outros se tornam ávidos leitores ou desempenham atividades artísticas. Considerando que jogos de tabuleiro e de cartas já foram atividades de lazer habituais da juventude, o computador, o *videogame* e outros jogos eletrônicos atualmente preenchem tal necessidade.

Implicações para pais e pediatras

O pediatra tem papel importante na preparação de seus pacientes para o ingresso na escola, pela promoção de saúde por meio de imunizações, nutrição adequada, recreação apropriada e rastreamento para distúrbios físicos, de desenvolvimento e cognitivos. A American Academy of Pediatrics recomenda que os pediatras promovam os "5 Rs" de educação infantil: (1) leitura (*reading*) como uma atividade familiar diária; (2) jogos de rimas (*rhyming*) e brincadeiras juntos; (3) rotinas (*routines*) e horários regulares para refeições, brincar e dormir; (4) recompensa (*reward*) por meio de elogio pelo sucesso; e (5) nutrir relacionamentos (*relationships*) recíprocos.

As operações concretas possibilitam que as crianças entendam explicações simples para as doenças e os tratamentos necessários, embora possam reverter para o pensamento pré-lógico quando estão sob estresse. Uma criança com pneumonia pode ser capaz de explicar sobre os leucócitos lutando contra os "germes" nos pulmões, mas ainda secretamente abriga a crença de que a doença é uma punição pela desobediência.

Conforme as crianças são confrontadas com conceitos mais abstratos, os problemas escolares e de comportamento em sala de aula emergem e chamam a atenção do pediatra. Podem ser feitos encaminhamentos para a escola para a correção ou os recursos da comunidade (médicos ou psicológicos), quando apropriado. As causas podem ser uma ou mais das seguintes: déficits na percepção (visão e audição); dificuldades de aprendizagem específicas (Capítulos 50 e 51); atraso cognitivo global (retardo mental; Capítulo 53); déficit de atenção primária e função executiva Capítulos 48 e 49); e déficits de atenção secundária à disfunção familiar, depressão, ansiedade ou doença crônica. As crianças cujo estilo de aprendizagem não se enquadra à cultura da sala de aula podem ter dificuldades escolares e precisam de avaliação antes de o fracasso se concretizar. É algo raro uma simples repetição de ano ter qualquer efeito benéfico, e muitas vezes isso enfraquece seriamente a autoestima. Além de encontrar as áreas do problema, identificar os pontos fortes de cada criança é importante. As metodologias educacionais que valorizam uma vasta gama de talentos ("inteligências múltiplas"), além das tradicionais de leitura, escrita e matemática, possibilitam que mais crianças sejam bem-sucedidas.

A mudança na cognição possibilita que a criança entenda as cláusulas "se/quando". O aumento das responsabilidades e expectativas acompanha mais direitos e privilégios. As estratégias de disciplina devem mover-se em direção a negociação e um entendimento claro das consequências, com a suspensão dos privilégios em caso de infrações.

DESENVOLVIMENTO SOCIAL, EMOCIONAL E MORAL

Desenvolvimento social e emocional

Nesse período, a energia é direcionada para a criatividade e a produtividade. As mudanças ocorrem em três esferas: a casa, a escola e a comunidade. Destas, o lar e a família permanecem os mais influentes. O aumento da independência é marcado pela primeira festa do pijama na casa de um amigo e pela primeira vez no acampamento em uma noite. Os pais devem exigir empenho nas atividades escolares e extracurriculares, comemorar sucessos e oferecer a aceitação incondicional quando ocorrerem fracassos. As tarefas regulares, associadas a um subsídio, proporcionam uma oportunidade de as crianças contribuírem para o funcionamento familiar e aprenderem o valor do dinheiro. Essas responsabilidades podem ser um campo de testes para a separação psicológica, levando a um conflito. Os irmãos têm papéis importantes como concorrentes, apoiadores leais e modelos.

O início da escola coincide com a posterior separação da criança da família e da importância crescente dos professores e dos relacionamentos com os colegas. Os grupos sociais tendem a ser de pessoas do mesmo sexo, com a mudança frequente de adesão, o que contribui para os crescentes desenvolvimento e competência social de uma criança. A popularidade, um ingrediente central da autoestima, pode ser conquistada por meio de posses (como os mais recentes aparelhos eletrônicos ou as roupas certas), bem como por meio de atratividade pessoal, conquistas e habilidades sociais reais. As crianças estão conscientes das diferenças raciais e estão começando a formar opiniões sobre os grupos raciais que afetam seus relacionamentos. A **identificação de gênero**, que começa no início da infância, continua a evoluir e pode ter implicações significativas nas relações entre colegas e na autoconscientização.

Algumas crianças enquadram-se de modo simples às regras entre colegas e desfrutam o sucesso social fácil. As que adotam estilos individualistas ou têm diferenças visíveis podem sofrer mais provocações. Essas crianças podem ser dolorosamente conscientes de que eles são diferentes ou podem se sentir intrigadas com sua falta de popularidade. As crianças com déficits em habilidades sociais podem ir a extremos para ganhar a aceitação, unicamente por se encontrarem em repetido fracasso. Os atributos conferidos por seus colegas, como "engraçado", "estúpido", "mau" ou "gordo", podem tornar-se incorporados à sua autoimagem e afetar sua personalidade, assim como seu desempenho escolar. Os pais podem ter maior efeito indiretamente, por meio de ações que alteram o grupo de colegas (a mudança para uma nova comunidade ou insistir no envolvimento em atividades estruturadas após a escola). As crianças que se identificam com um gênero diferente de seu sexo de nascença, ou cujos modos e vestimentas refletem aqueles mais comumente vistos como "opostos" a seu sexo de nascença, podem ser sujeitas a provocações ou ***bullying***. Isso pode ampliar a confusão para essas crianças, que estão formulando seu próprio conceito de "eu".

Na comunidade, perigos reais, como ruas movimentadas, intimidações e estranhos, testam o senso comum das crianças em idade escolar e a sua desenvoltura (Capítulo 14). As interações com colegas sem supervisão de um adulto apelam para o aumento de resolução de conflitos ou habilidades pugilistas. A exposição na mídia a materialismo adulto, sexualidade, consumo de drogas e violência pode ser assustadora, o que reforça o sentimento de impotência das crianças no mundo maior. As fantasias compensatórias de ser poderoso podem alimentar a fascinação por heróis e super-heróis. Um equilíbrio entre a fantasia e uma capacidade adequada para negociar os desafios do mundo real indica um desenvolvimento emocional saudável.

Desenvolvimento moral

Embora com 6 anos de idade a maioria das crianças tenha uma **consciência** (regras internalizadas da sociedade), elas variam muito em seu nível de desenvolvimento moral. Para as mais jovens, muitas ainda registram a noção de que as regras são estabelecidas e executadas por uma figura de autoridade (pais ou professor) e a tomada de decisão é guiada por autointeresse (para evitar a negativa e a recepção das consequências positivas). As necessidades dos outros não são fortemente consideradas na tomada de decisão. À medida que crescem, a maioria vai reconhecer não apenas suas próprias necessidades e desejos, mas também as de outros, embora as consequências pessoais ainda sejam o principal condutor do comportamento. Os comportamentos socialmente indesejáveis são considerados errados. Entre 10 e 11 anos de idade, a combinação de pressão dos pares, desejo de agradar as figuras de autoridade, bem como compreensão de reciprocidade (tratar os outros como você gostaria de ser tratado), molda o comportamento da criança.

Implicações para pais e pediatras

As crianças precisam de apoio incondicional e exigências realistas, na medida em que se aventuram em um mundo que muitas vezes é assustador. Uma conversa diária dos pais à mesa de jantar ou na hora de dormir sobre os fatos bons e ruins que aconteceram durante o dia da criança pode descobrir problemas mais cedo. Os pais podem ter dificuldade de permitir a independência da criança ou podem exercer uma pressão excessiva sobre seus filhos para que eles alcancem sucesso na escola ou em competições. As crianças que lutam para atender a tais expectativas podem ter problemas de comportamento ou queixas psicossomáticas.

Muitas crianças enfrentam estressores que excedem os desafios normais de separação e sucesso na escola e na comunidade. O divórcio afeta quase 50% das crianças. A violência doméstica, o consumo abusivo de drogas pelos pais e outros problemas de saúde mental podem também prejudicar a capacidade de a criança usar sua casa como uma base segura para o reabastecimento de energias emocionais. Em muitas comunidades, a violência aleatória faz com que o desenvolvimento normal da independência seja extremamente perigoso. As crianças mais velhas podem se juntar a gangues como um meio de autoproteção e um modo de reconhecimento e pertencimento a um grupo coeso. As crianças que intimidam as outras e/ou que são vítimas de *bullying* devem ser avaliadas, pois esse comportamento está associado a transtornos de humor, problemas familiares e problemas de ajustamento escolar. Os pais devem reduzir a exposição a riscos sempre que possível. Dado o risco de lesões não intencionais por arma de fogo à criança, os pais devem ser incentivados a perguntar aos pais de colegas se mantêm alguma arma em sua casa e, em caso afirmativo, se está segura ou como é guardada. A alta prevalência de transtornos de ajustamento entre as crianças em idade escolar atesta os efeitos impressionantes de tais fatores de estresse sobre o desenvolvimento.

As idas ao pediatra são frequentes nesse período. Portanto, cada consulta é uma oportunidade para avaliar o funcionamento das crianças em todos os contextos (casa, escola, comunidade). Os comportamentos desajustados, tanto a internalização quanto a externalização, ocorrem quando o estresse em qualquer um desses ambientes oprime as respostas de enfrentamento da criança. Em razão da exposição contínua e da forte influência dos meios de comunicação (programação e publicidade) sobre as crenças e atitudes das crianças, os pais devem estar em alerta para as exposições da televisão e da internet. O pré-adolescente norte-americano médio despende mais de 6 h/dia com várias mídias, e dois terços deles têm televisão em seus quartos. Os pais devem ser avisados para retirar a televisão dos quartos de seus filhos, limitar seu uso para 2 h/dia e monitorar os programas que as crianças assistem. O **desenho de uma pessoa** (para as idades de 3 a 10 anos, com instruções para "desenhar uma pessoa completa") e o **desenho da família cinética** (a partir de 5 anos de idade, com instruções para "tirar uma foto de todos em sua família fazendo algo") são ferramentas de trabalho úteis para avaliar o desempenho de uma criança.

A bibliografia está disponível no GEN-io.

Capítulo 26
Adolescência

Consulte Parte 12, Capítulo 132, Desenvolvimento Físico e Social do Adolescente.

Capítulo 27
Avaliação do Crescimento

Vaneeta Bamba e Andrea Kelly

O crescimento pode ser considerado um sinal vital nas crianças; por isso, o crescimento anormal pode ser o primeiro sinal de uma condição patológica subjacente. A ferramenta mais poderosa de avaliação do crescimento é o gráfico de crescimento (Figuras 23.1, 23.2 e 27.1), usado em combinação com aferições precisas de peso, altura, perímetro cefálico e cálculo do índice de massa corporal.

TÉCNICAS PARA MEDIR O CRESCIMENTO

A avaliação do crescimento requer uma aferição acurada e precisa. Para lactentes e crianças com menos de 2 anos de idade, são obtidos peso, comprimento e perímetro cefálico. O **perímetro cefálico** é medido com uma fita métrica flexível que começa na arcada supraorbitária ao redor da proeminência occipital na parte posterior da cabeça, localizando a circunferência máxima. As medidas de **altura** e **peso** devem ser realizadas com o lactente despido e, idealmente, devem ser repetidas no mesmo equipamento. O **comprimento em decúbito** é medido com mais precisão por dois examinadores (um para posicionar a criança). Ornamentos de cabelos e penteados que interferem nas medidas e posicionamento devem ser retirados. A cabeça da criança é posicionada contra uma prancha de medição inflexível no **plano de Frankfurt,** e os cantos externos dos olhos precisam estar alinhados com o meato auditivo externo e perpendiculares ao eixo longo do tronco. As pernas devem estar completamente estendidas e os pés mantidos perpendiculares ao plano do lactente em decúbito dorsal. Para crianças mais velhas (> 2 anos) que podem ficar de pé sem assistência, deve-se obter a altura de pé, sem sapatos, utilizando um estadiômetro com a cabeça no plano de Frankfurt e a parte posterior da cabeça, coluna torácica, nádegas e calcanhares próximos do eixo vertical um do outro e do estadiômetro.

As medições obtidas com uso de meios alternativos, como a marcação em papel de exame do pé até a cabeça de uma criança em decúbito dorsal ou usando uma fita métrica ou um gráfico de crescimento de parede simples com um livro ou uma régua na cabeça, podem levar a imprecisão e inutilizar a medição.

As medidas de altura e peso devem ser colocadas em gráfico na curva de crescimento apropriada para a idade. Comparar as medições com as tendências de crescimento anteriores, repetir as medidas inconsistentes e traçar no gráfico os resultados longitudinalmente são essenciais para monitorar o crescimento. O cálculo da velocidade de crescimento linear provisória, como centímetros por ano (cm/ano), possibilita uma comparação mais precisa da taxa de crescimento com a norma (Tabela 27.1).

Se uma criança está crescendo mais rápido ou mais lentamente do que o esperado, a medição das proporções do corpo, que segue uma sequência previsível de mudanças com o desenvolvimento, é útil.

Tabela 27.1 Velocidade de crescimento e outras características do crescimento por idade.

LACTÂNCIA	INFÂNCIA	ADOLESCÊNCIA
Nascimento-12 meses: 24 cm/ano 12 a 24 meses: 10 cm/ano 24 a 36 meses: 8 cm/ano	6 cm/ano Desacelera lentamente antes do início da puberdade Altura tipicamente não atravessa as linhas de percentis	Crescimento em forma sigmoide Estirão do crescimento do adolescente é responsável por cerca de 15% da altura do adulto Velocidade de pico de altura Meninas: 8 cm/ano Meninos: 10 cm/ano

A cabeça e o tronco são relativamente grandes ao nascimento, com alongamento progressivo dos membros ao longo do desenvolvimento, principalmente durante a puberdade. A **proporção do segmento corporal superior para inferior** (proporção S/I) fornece uma avaliação do crescimento do tronco em relação ao crescimento do membro. O **segmento da parte inferior do corpo** é definido como o comprimento do topo da sínfise púbica ao chão, e o **segmento da parte superior do corpo** é a altura total menos o segmento da parte inferior. A relação S/I é igual a cerca de 1,7 ao nascimento, 1,3 aos 3 anos e 1,0 após 7 anos. Razões S/I mais altas são típicas de nanismo de membros curtos, como ocorre com a síndrome de Turner ou com distúrbios ósseos, enquanto razões mais baixas sugerem hipogonadismo ou síndrome de Marfan.

A **envergadura do braço** também fornece avaliação da proporcionalidade e é medida como a distância entre as pontas dos dedos médios enquanto o paciente fica com as costas contra a parede e com os braços estendidos horizontalmente em um ângulo de 90° em relação ao tronco. Essa distância deve ser próxima à altura, embora a razão mude com a idade.

CURVAS DE CRESCIMENTO

A American Academy of Pediatrics (AAP) e os Centers for Disease Control and Prevention (CDC) dos EUA recomendam o uso das curvas de crescimento da Organização Mundial da Saúde (OMS) de 2006 para crianças de 0 a 24 meses, e as curvas de crescimento dos CDC de 2000 para crianças de 2 a 19 anos (https://www.cdc.gov/growthcharts). Existem cinco gráficos padrão específicos por gênero: (1) peso para idade, (2) altura (comprimento e estatura) para idade, (3) perímetro cefálico para idade, (4) peso para altura (comprimento e estatura) para bebês e (5) índice de massa corporal para idade (Figura 27.1; veja também as Figuras 23.1, 23.2 e 25.1). Os médicos devem confirmar se os gráficos de crescimento corretos dos CDC e da OMS são usados em prontuários eletrônicos para garantir a caracterização precisa do crescimento.

As curvas da OMS descrevem o crescimento de maneira diferente das curvas dos CDC (Figura 27.2). As curvas da OMS são **padrões de crescimento** que descrevem como as crianças crescem em condições ideais, enquanto as curvas dos CDC são **referências de crescimento** que descrevem como as crianças cresceram em um tempo e lugar específicos. As curvas de crescimento da OMS são baseadas em estudos longitudinais de crescimento nos quais foram escolhidas coortes de recém-nascidos de seis países (Brasil, Gana, Índia, Noruega, Omã, EUA) usando critérios específicos de inclusão e exclusão; todos os bebês receberam aleitamento materno por pelo menos 12 meses e predominantemente receberam aleitamento materno durante os primeiros 4 meses de vida. Eles foram medidos regularmente desde o nascimento até 23 meses durante 1997-2003. Em contrapartida, as curvas dos CDC são baseadas em dados transversais de diferentes estudos durante diferentes momentos. As curvas de crescimento para crianças de 2 a 59 meses foram baseadas no National Health and Nutrition Examination Survey (NHANES), que incluiu um corte transversal da população dos EUA. Esses dados foram complementados com participantes adicionais em um estudo de vigilância nutricional separado.

Várias deficiências dos gráficos mais antigos foram corrigidas, como a representação excessiva dos lactentes alimentados com mamadeira e a dependência de um conjunto de dados locais para os gráficos infantis. A desarticulação entre comprimento e altura quando se faz a transição das curvas para lactentes para as de crianças mais velhas está aperfeiçoada.

Cada gráfico é composto por curvas de percentis, que indicam a porcentagem de crianças em determinada idade no eixo *x*, cujo valor medido é inferior ao valor correspondente no eixo *y*. As curvas de crescimento da OMS de 2006 incluem valores que estão dois desvios padrão (DP) acima e abaixo da mediana (2º e 98º percentis), enquanto as curvas de crescimento dos CDC de 2000 incluem o 3º e o 97º percentis. No gráfico de peso da OMS para meninos de 0 a 24 meses de idade (Figura 23.2 A), a linha de idade de 9 meses faz uma intersecção com a curva do percentil 25 em 8,3 kg, indicando que 25% dos meninos com 9 meses de idade nas coortes da OMS pesam menos que 8,3 kg (75% pesam mais). Do mesmo modo, um menino de 9 meses de idade que pesa mais de 11 kg é mais pesado que 98% de seus pares. A mediana ou percentil 50 também é denominado **valor padrão**, no sentido de que o comprimento padrão para uma menina de 7 meses de idade é de 67,3 cm (Figura 23.2B). Os gráficos peso-comprimento (Figura 23.1) são construídos de maneira análoga, com comprimento ou estatura no lugar de idade no eixo *x*; o peso mediano ou padrão para uma menina que mede 100 cm é 15 kg.

Os extremos de altura ou peso também podem ser expressos nos termos da idade para a qual representariam o padrão ou mediana. Por exemplo, uma menina de 18 meses de idade que tem 74,9 cm (2º percentil) está no 50º percentil para uma de 13 meses de idade. Assim, a idade para a altura é 13 meses. A idade para o peso também pode ser expressa dessa maneira.

Ao avaliar adolescentes, deve-se ter cautela na aplicação dos gráficos transversais. O crescimento durante a adolescência está ligado temporalmente ao início da puberdade, que varia amplamente. As variações normais no momento de ocorrência do estirão do crescimento podem levar a diagnósticos equivocados de anormalidades de crescimento. Usando dados transversais com base na idade cronológica, os gráficos combinam jovens que estão em estágios diferentes de maturação. Os dados para meninos de 12 anos de idade incluem tanto os meninos com início mais precoce de maturação, que estão no auge de seus estirões de crescimento, como também os de maturação mais tardia, que ainda estão crescendo a uma taxa pré-púbere. O resultado final é um pico de crescimento artificialmente atenuado, fazendo parecer que os adolescentes crescem gradualmente por um período mais longo que o real.

Quando é necessária uma visão adicional, recomendam-se os gráficos de crescimento derivados de dados longitudinais, tais como os **gráficos de velocidade de crescimento** de Tanner *et al.* O componente longitudinal dessas curvas de velocidade é baseado em crianças britânicas das décadas de 1950 a 1960 e dados transversais de crianças dos EUA foram sobrepostos. Mais recentemente, as curvas de velocidade de crescimento, baseadas em dados longitudinais de um estudo multiétnico conduzido em cinco locais dos EUA, incluíram pontuações de desvio padrão para velocidade de crescimento para adolescentes com maturação precoce e tardia para facilitar a identificação de crescimento linear precário ou acelerado.

Os **gráficos de crescimento especializados** foram desenvolvidos para crianças norte-americanas com várias condições, como muito baixo peso ao nascimento, tamanho pequeno para a idade gestacional, trissomia do 21, síndrome de Turner e acondroplasia, e devem ser usados quando apropriado.

Para facilitar a identificação da obesidade, os gráficos incluem curvas para traçar o **índice de massa corporal (IMC)** para idades de 2 a 20 anos, em vez de peso para altura (ver Figura 27.1). Passos metodológicos garantiram que o aumento da prevalência da obesidade não elevou indevidamente os limites superiores da normalidade. O IMC pode ser calculado como peso em quilogramas/(altura em metros)^2 ou peso em libras/(altura em polegadas)^2 × 703, com frações de libras e polegadas expressas como decimais. Devido a ganhos de peso e altura variáveis durante a infância, o IMC deve ser interpretado em relação à idade e sexo; o percentil do IMC fornece uma comparação mais padronizada. Por exemplo, uma menina de 6 anos de idade com um IMC de 19,7 kg/m^2 (97º percentil) está obesa, enquanto uma menina de 15 anos de idade com o IMC de 19,7 kg/m^2 (50º percentil) tem peso normal.

Crescimento normal

A altura está altamente correlacionada com a genética, especificamente a altura dos pais. O cálculo da **altura parental média** ajustada por sexo é importante ao avaliar o crescimento em uma criança para evitar a classificação incorreta do crescimento anormal. A diferença média de estatura entre homens e mulheres é de 13 cm; portanto, 13 cm são subtraídos da altura do pai antes de calcular a média com a altura da mãe em uma mulher, enquanto 13 cm são adicionados à altura da mãe antes da média com a altura do pai em um homem:

- Meninos: [(Altura materna + 13 cm) + Altura paterna]/2
- Meninas: [Altura materna + (Altura paterna – 13 cm)]/2.

Faixa etária de 2 a 20 anos: meninos
Percentis de índice de massa corporal por idade

NOME ____________________

REGISTRO # ______________

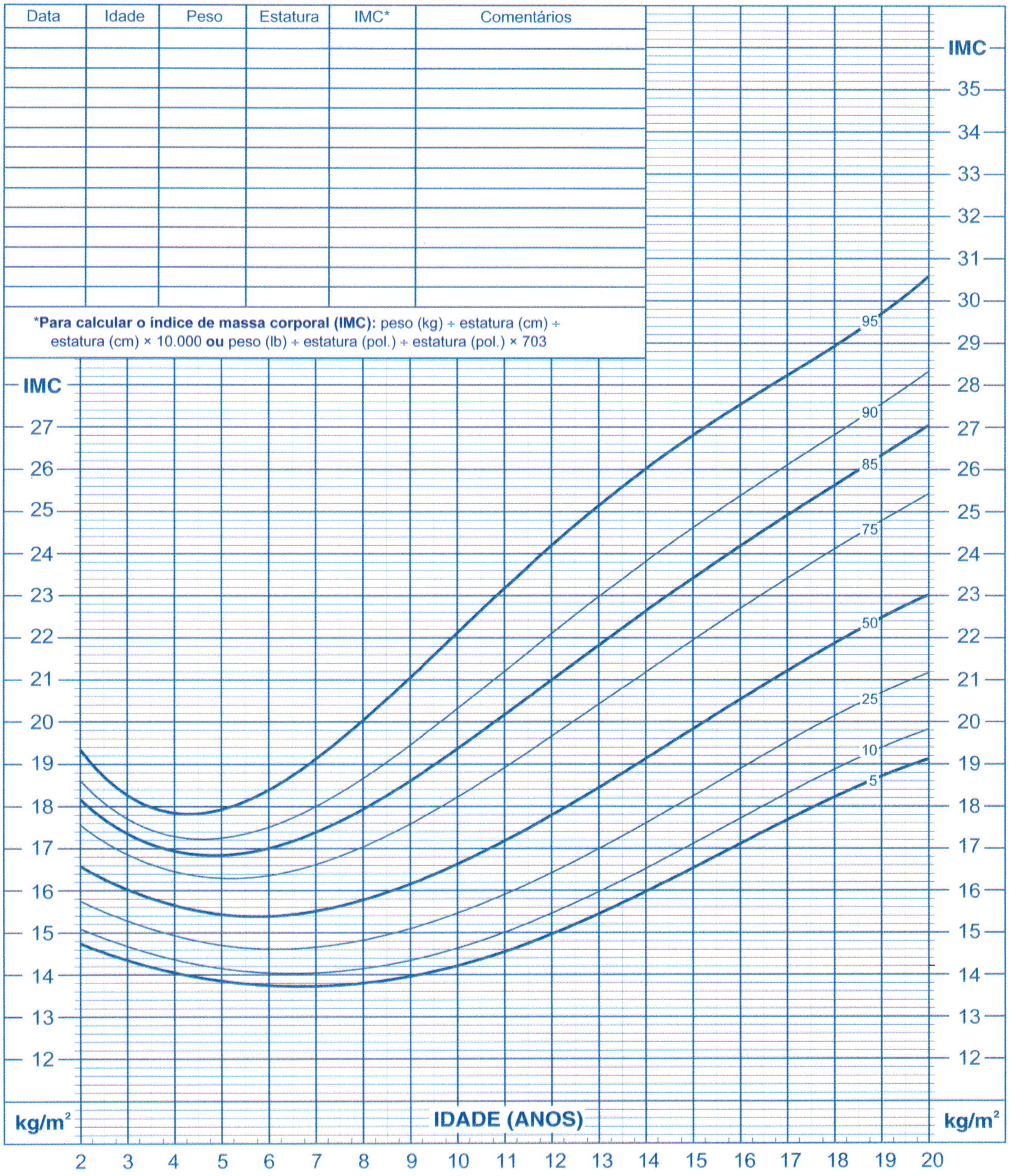

Publicada em: 30 maio 2000 (modificado em: 16/10/2000).
FONTE: Desenvolvida por National Center for Health Statistics em colaboração com National Center for Chronic Disease Prevention and Health Promotion (2000).
http://www.cdc.gov/growcharts

CDC
SAFER • HEALTHIER • PEOPLE™

A

Figura 27.1 A. Índice de massa corporal (IMC) para meninos, na faixa etária de 2 a 20 anos. (*Gráficos de crescimento oficiais de Centers for Disease Control [CDC], tal como descrito neste capítulo. Os percentis de 85 a 95 estão em risco de excesso de peso; percentil superior a 95 é excesso de peso; percentil inferior a 5 está abaixo do peso. As guias de informação técnica e de interpretação e manejo estão disponíveis em* www.cdc.gov/nchs. *Desenvolvida por National Center for Health Statistics em colaboração com o National Center for Chronic Disease Prevention and Health Promotion, 2000. http://www.cdc.gov/growthcharts.*) (continua)

Faixa etária de 2 a 20 anos: meninas
Percentis de índice de massa corporal por idade

NOME ______________________

REGISTRO # ______________________

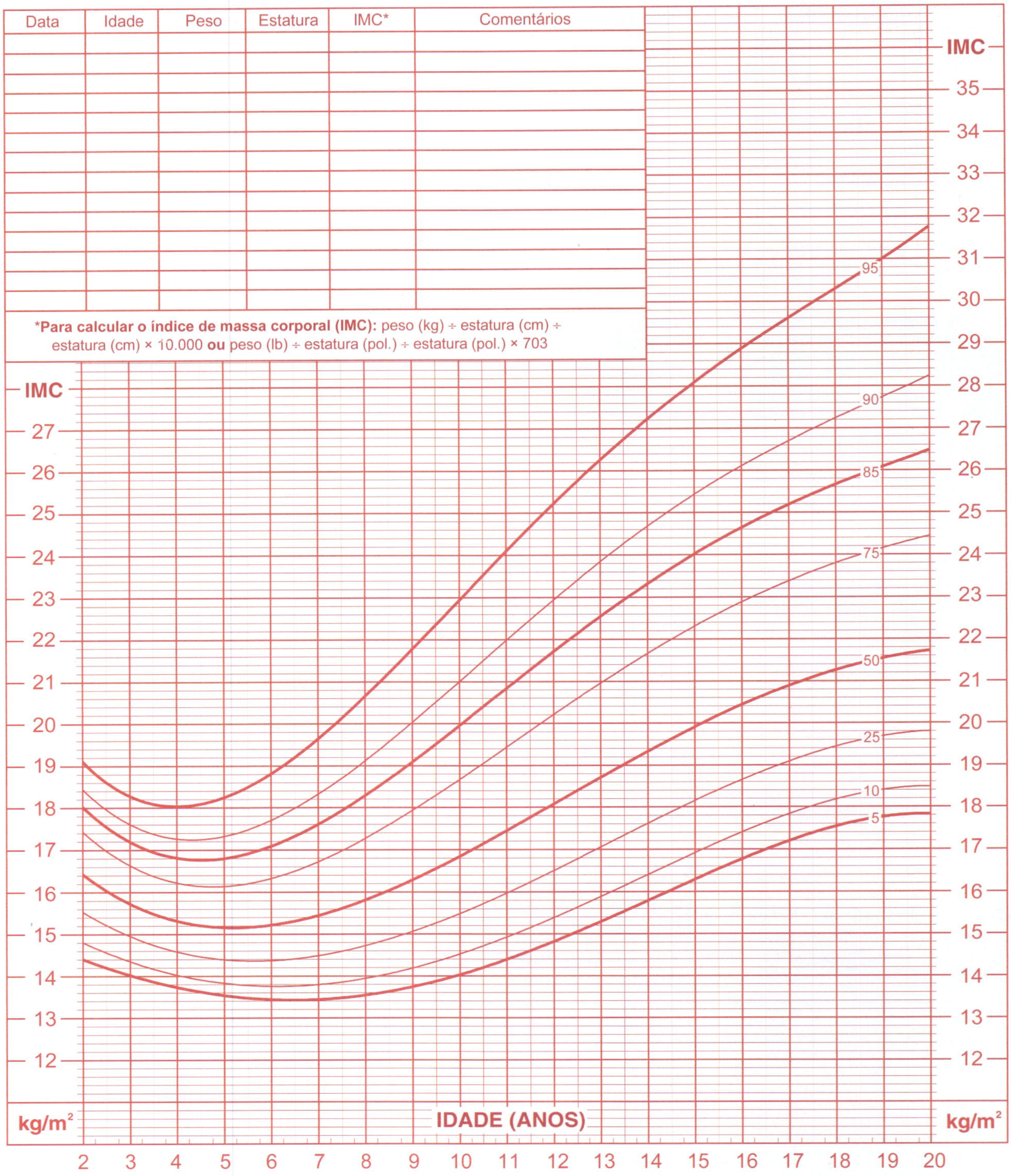

FONTE: Desenvolvida por National Center for Health Statistics em colaboração com National Center for Chronic Disease Prevention and Health Promotion (2000).
http://www.cdc.gov/growcharts

CDC
SAFER • HEALTHIER • PEOPLE™

B

Figura 27.1 (*continuação*) **B.** Percentis de índice de massa corporal (IMC) para meninas, faixa etária de 2 a 20 anos.

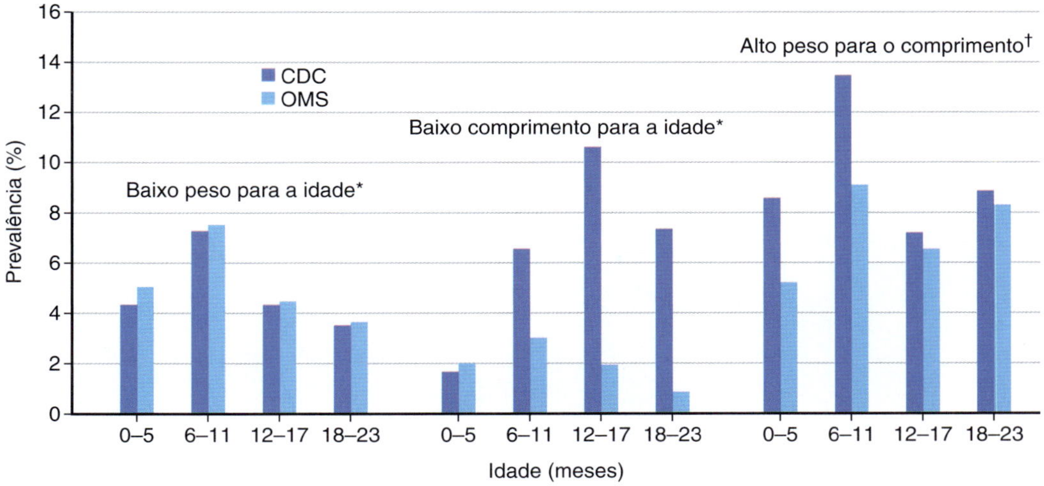

Figura 27.2 Comparação das prevalências de gráficos de crescimento da OMS e dos CDC de baixo comprimento para a idade, peso baixo para a idade e peso elevado para o comprimento entre crianças de idade inferior a 24 meses – EUA, 1999-2004. *≤ percentil 5 nos gráficos dos CDC; ≤ percentil 2,3 nos gráficos da OMS. †≥ percentil 95 nos gráficos dos CDC; ≥ percentil 97,7 nos gráficos da OMS. (*Dados de National Health and Nutrition Examination Survey, 1999-2004; de Grummer-Strawn LM, Reinold C, Krebs NF, Centers for Disease Control and Prevention, Use of World Health Organization and CDC growth charts for children aged 0-59 months in the United States. MMWR Recomm Rep 59 (RR-9): 1-15, 2010*).

Além disso, geralmente 10 cm (2 DP) são aplicados acima e abaixo deste valor para fornecer uma *faixa de altura alvo genética*. Por exemplo, se a mãe tem 1,60 m de altura e o pai 1,78 m de altura, a altura mediana parental da filha ajustada pelo sexo é de 162 cm ± 10 cm, para uma faixa de altura alvo de 1,52 m a 1,62 m. O filho desses mesmos pais teria uma altura parental mediana ajustada ao sexo de 1,75 m, com uma faixa de 1,65 a 1,85. Observe que essas diretrizes gerais não abordam diferenças extremas entre as alturas dos pais que podem afetar a faixa de altura alvo individual.

O crescimento pode ser dividido em quatro fases principais: fetal, lactância, infância e adolescência e a taxa de crescimento varia com a idade (Tabela 27.1). Diferentes fatores têm importância distinta em cada fase, e os vários contribuintes para o crescimento deficiente podem aparecer mais em uma fase do que em outra. A altura a longo prazo pode ficar comprometida permanentemente se uma fase inteira for caracterizada por crescimento deficiente. Portanto, a detecção e prevenção precoces são fundamentais. O **crescimento fetal** é a fase de crescimento mais rápido, com fatores maternos, placentários, fetais e ambientais desempenhando papéis importantes. O peso ao nascimento não se correlaciona necessariamente com a altura do adulto, embora os fatores que inibem o crescimento fetal possam ter efeitos de longa duração, como observado em crianças com retardo de crescimento intrauterino. O **crescimento na lactância** é particularmente sensível à nutrição, bem como às condições congênitas. A altura genética gradualmente torna-se influente; na verdade, o cruzamento de percentis nos primeiros 2 anos de vida é comum quando as crianças começam a se aproximar de seu potencial genético. O **crescimento na infância** é frequentemente o mais estável e previsível. Durante essa fase, o canal de percentil de altura é bastante consistente em crianças saudáveis em outros aspectos.

O **crescimento do adolescente** está associado a uma diminuição na velocidade de crescimento antes do início da puberdade; essa desaceleração tende a ser mais pronunciada no sexo masculino. Durante o desenvolvimento puberal, os hormônios sexuais (testosterona e estrogênio) são os principais condutores do crescimento e aumentam a secreção desse hormônio, facilitando assim a aceleração do crescimento puberal. As meninas tipicamente apresentam aceleração de crescimento durante o estágio de Tanner 3 para o desenvolvimento dos seios, enquanto essa aceleração ocorre durante o estágio 4 de Tanner para o desenvolvimento de pelos pubianos em meninos. Os meninos não apenas atingem maiores velocidades de altura do que as meninas durante a puberdade, mas também crescem aproximadamente 2 anos a mais do que as meninas, o que contribui para a altura média mais alta dos homens adultos em comparação com as mulheres adultas.

Crescimento anormal

O crescimento é um processo dinâmico. Uma criança medida no percentil 5 de estatura pode estar crescendo normalmente, pode não estar crescendo ou pode estar se recuperando de uma falha de crescimento, dependendo da trajetória da curva de crescimento (Figura 27.3). A falha de crescimento deve ser distinguida da baixa estatura. A **falha de crescimento** é definida como o alcance de uma velocidade de crescimento menor do que o esperado para a idade e o sexo da criança (e desenvolvimento puberal, se relevante) ou um cruzamento para baixo de mais de 2 linhas de percentil para altura no gráfico de crescimento. A **baixa estatura** é definida como crescendo abaixo do potencial genético esperado ou abaixo de −2 DP para idade e sexo. Para algumas crianças, no entanto, os parâmetros de crescimento <−2 DP podem ser normais, e diferenciar apropriadamente pequeno *vs.* patologicamente pequeno é crucial. Altura parental média, etnia e outros fatores que podem ser inerentes ao potencial genético da criança para crescimento são considerações importantes na avaliação do crescimento. Para crianças com pais particularmente altos ou baixos, o sobrediagnóstico e subdiagnóstico de distúrbios de crescimento são riscos se a altura dos pais não for levada em consideração. No cenário de baixa estatura familiar ou *status* alto, gráficos mais especializados podem ajudar a determinar se uma criança é ainda mais baixa ou mais alta do que o esperado para a altura dos pais, para evitar diagnósticos errados de distúrbios de crescimento.

Para **recém-nascidos prematuros**, o diagnóstico exagerado de deficiência do crescimento pode ser evitado pelo uso de gráficos de crescimento desenvolvidos especificamente para essa população. Um método mais grosseiro, subtraindo as semanas de prematuridade da idade pós-natal ao dispor os parâmetros de crescimento em gráfico, não captura a variabilidade da velocidade de crescimento que os recém-nascidos de muito baixo peso ao nascimento (RNMBPN) demonstram. Embora os bebês RNMBPN possam continuar apresentando um **crescimento compensatório** até a idade escolar inicial, a maioria alcança peso compensatório durante o segundo ano e altura compensatória aos 3 a 4 anos, salvo complicações médicas (ver Capítulo 117).

O crescimento anormal pode ser causado por uma variedade de fatores, como problemas congênitos, doença sistêmica, distúrbios endócrinos, deficiência nutricional (ver Capítulo 57), problemas psicossociais, atraso constitucional ou distúrbios familiares (Tabelas 27.2 e 27.3). Na baixa estatura patológica congênita, um lactente pode ou não nascer pequeno, mas o crescimento gradualmente se estabiliza durante a infância (Figura 27.3). As causas incluem anomalias cromossômicas ou genéticas (síndrome de Turner, displasia esquelética,

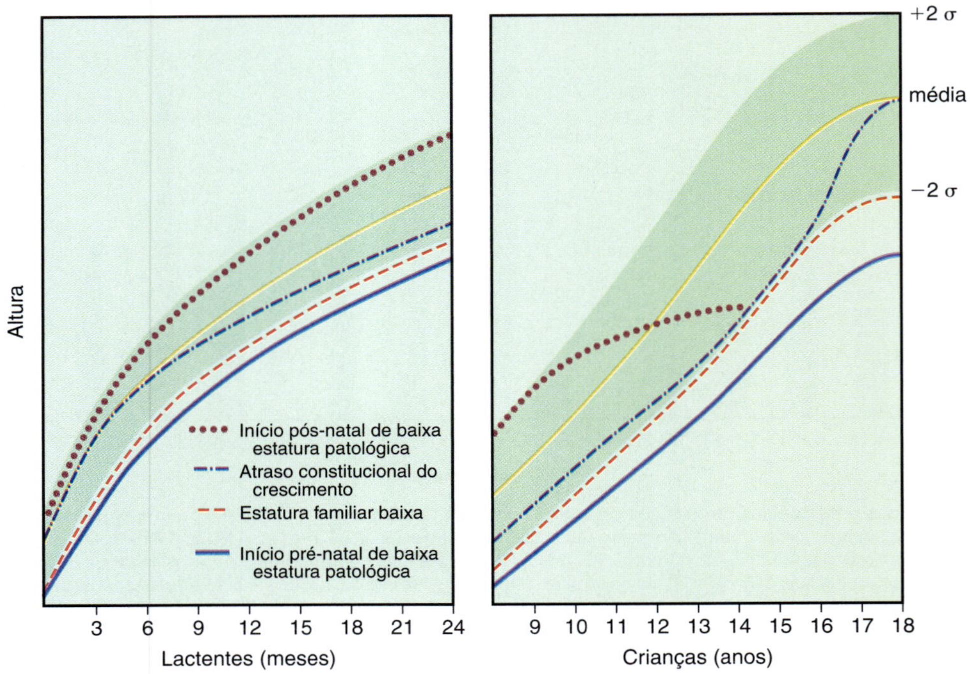

Figura 27.3 Curvas altura por idade das quatro causas gerais de baixa estatura proporcional: início pós-natal de baixa estatura patológica, atraso constitucional do crescimento, baixa estatura familiar; e início pré-natal de baixa estatura. (*De Mahoney CP: Evaluating the child with short stature,* Pediatr Clin *North Am 34:825, 1987.)*

trissomia do 21; ver Capítulo 98), infecção perinatal, prematuridade extrema e teratogênicos (fenitoína, álcool) (ver Capítulo 115.5). A desaceleração do crescimento linear com ou sem alterações no peso pode ocorrer no início ou como resultado de uma doença sistêmica ou inflamação crônica. Medicamentos como glicocorticoides em altas doses também podem afetar o crescimento. A análise dos padrões de crescimento requer consideração do *status* do peso. O crescimento linear deficiente no contexto de IMC decrescente sugere um problema nutricional ou gastrintestinal, ao passo que o crescimento linear deficiente no contexto de IMC bom ou robusto sugere uma condição hormonal (hipotireoidismo, deficiência de hormônio do crescimento, excesso de cortisol).

Tabela 27.2 Causas comuns de diminuição do crescimento e baixa estatura.

Variação do normal
Baixa estatura familiar
Atraso constitucional
Puberdade retardada
Nutrição e condições gastrintestinais
Desnutrição
Doença celíaca
Doença inflamatória intestinal
Condições genéticas
Síndrome de Turner
Síndrome de Prader-Willi
Síndrome de deleção 22q
Trissomia do 21
Displasias esqueléticas: acondroplasia, haploinsuficiência de SHOX, osteogênese imperfeita
Condições endócrinas
Hipotireoidismo
Deficiência de hormônio do crescimento
Diabetes melito mal controlado
Diabetes insípido mal controlado
Doença óssea metabólica: raquitismo, hipofosfatasia
Excesso de glicocorticoide
Causas psicossociais
Condições renais
Acidose tubular renal
Síndrome nefrótica
Remédios
Glicocorticoides
Exposição inadequada a esteroides sexuais
Medicamentos antiepilépticos

Nem todo crescimento diminuído é anormal; variações de crescimento incluem retardo do crescimento constitucional (e puberal) e baixa estatura familiar. No **atraso de crescimento constitucional**, o peso e a altura diminuem perto do fim da lactância, paralelos à regra até a metade da infância, e aceleram até o término da adolescência atingindo-se a altura normal do adulto. Na baixa estatura familiar, tanto o lactente/criança como o(s) progenitor(es) são pequenos; o crescimento ocorre paralelo às curvas normais e imediatamente abaixo delas.

Embora o **crescimento alto ou acelerado** possa ser uma variação do normal, o aumento inesperado no crescimento também pode sinalizar uma condição subjacente (Tabela 27.3). Tipicamente, indivíduos obesos crescem mais rapidamente do que seus pares por causa da aromatização periférica do estrogênio e dos efeitos na maturação óssea. Apesar da estatura inicial mais alta, as crianças obesas não são, em última análise, mais altas do que o esperado para a altura genética. O início precoce da puberdade, o excesso de hormônio do crescimento e a exposição a esteroides sexuais também podem levar ao crescimento acelerado. Várias dessas condições podem levar à baixa estatura na idade adulta. Condições genéticas associadas à alta estatura e crescimento excessivo incluem as síndromes de Sotos, Klinefelter e Marfan (ver Capítulo 576).

Tabela 27.3 Causas comuns de aumento de crescimento e alta estatura.

Variação do normal
Estatura constitucional alta
Estatura familiar alta
Condições endócrinas
Excesso de hormônio do crescimento
Puberdade precoce
Hiperplasia suprarrenal congênita
Obesidade
Condições genéticas
Síndrome de Marfan
Síndrome de Klinefelter
Síndrome de Sotos

Avaliação de crescimento anormal

A avaliação do crescimento anormal deve incluir a confirmação de que os dados são precisos e inseridos no gráfico corretamente. As comparações devem ser feitas com medições anteriores. Se o crescimento precário ou rápido ou a estatura baixa ou alta forem uma preocupação, uma radiografia da mão e do punho esquerdos, a **idade óssea**, pode fornecer informações sobre a maturação esquelética. O desenvolvimento esquelético representa a idade fisiológica e não cronológica. Os padrões de referência para a maturação óssea facilitam a estimativa da idade óssea (Tabela 22.3). Uma idade óssea atrasada (idade esquelética mais jovem do que a idade cronológica) sugere potencial de recuperação para o crescimento linear. A idade óssea avançada sugere uma maturação rápida do esqueleto que pode levar à interrupção precoce do crescimento. A idade óssea deve ser interpretada com a orientação de um endocrinologista pediátrico. A idade esquelética correlaciona-se bem com o estágio de desenvolvimento puberal e pode ser útil para prever a altura adulta em adolescentes de maturação precoce ou tardia. Na baixa estatura familiar, a idade óssea é normal (comparável à idade cronológica), enquanto o atraso constitucional, a baixa estatura endocrinológica e a desnutrição podem estar associados a um atraso na idade óssea comparável à idade da altura.

Os exames laboratoriais também são úteis na avaliação do crescimento e podem ser adaptados à etiologia suspeita com base na história do paciente e em exame físico. A avaliação inicial inclui painel metabólico abrangente, hemograma completo, velocidade de hemossedimentação, proteína C reativa, hormônio estimulador da tireoide, tiroxina, painel celíaco e fator de crescimento semelhante à insulina (IGF)-I e IGF-BP3, que são marcadores substitutos para secreção do hormônio do crescimento (ver Capítulo 573). Um cariótipo para excluir a síndrome de Turner é um componente essencial da avaliação da baixa estatura em mulheres e deve ser realizado mesmo na ausência de características físicas típicas (ver Capítulo 604). Se houver preocupação quanto ao momento anormal da puberdade estar contribuindo para o padrão de crescimento, as gonadotrofinas (hormônio luteinizante, hormônio foliculoestimulante) e o estradiol ou a testosterona também podem ser avaliados. O exame de urina pode fornecer informações adicionais sobre a função renal. A avaliação por um nutricionista (pediátrico) para avaliação das necessidades calóricas pode ser útil em pacientes com desnutrição, baixo peso ou ganho de peso lento. Testes adicionais e encaminhamento a especialistas devem ser realizados conforme indicado.

OUTRAS CONSIDERAÇÕES DE CRESCIMENTO

Obesidade

A obesidade acomete grande número de crianças (ver Capítulo 60). O CDC define *obesidade* como um IMC maior ou igual ao percentil 95 para idade e sexo e *sobrepeso* como um IMC do percentil 85 a 95 para idade e sexo. Embora amplamente aceito como a melhor medida clínica de subpeso e sobrepeso, o IMC pode não fornecer um índice preciso de adiposidade, porque não diferencia tecido magro, de tecido ósseo e de gordura. Em indivíduos saudáveis em outros aspectos, a massa corporal magra é amplamente representada pelo IMC em percentis mais baixos. O Índice de Massa Corporal (IMC) maior que 80 a 85% reflete amplamente o aumento da gordura corporal com uma relação não linear entre o IMC e a adiposidade. No cenário de doença crônica, o aumento da gordura corporal pode estar presente em baixo IMC, enquanto em atletas o alto IMC pode refletir o aumento da massa muscular. A medição da espessura da prega cutânea do tríceps, subescapular e suprailíaco tem sido usada para estimar a adiposidade. Outros métodos de medir a gordura, como hidrodensitometria, impedância bioelétrica e medição de água corporal total são usados em pesquisas, mas não na avaliação clínica; a absorção de raios X de dupla energia do corpo todo (DXA) está começando a surgir como uma ferramenta para medir a gordura corporal e a massa magra do corpo.

Desenvolvimento dental

O desenvolvimento dental inclui mineralização, erupção e perda dos dentes (Tabela 27.4). A mineralização inicial começa já no segundo trimestre (idade média para os incisivos centrais, 14 semanas) e continua até 3 anos de idade para os dentes primários (decíduos) e 25 anos de idade para os dentes secundários (permanentes). A mineralização começa na coroa e progride em direção à raiz. A erupção começa com os incisivos centrais e progride lateralmente. A queda começa por volta de 6 anos de idade e continua até 12 anos de idade. A erupção dos dentes permanentes pode vir imediatamente após a queda ou demorar entre 4 e 5 meses. O momento do desenvolvimento dentário é fracamente correlacionado com outros processos de crescimento e maturação. A **erupção tardia** é geralmente considerada quando não houve erupção de dentes por volta dos 13 meses de idade (média de + 3 DP). As causas usuais incluem distúrbios congênitos ou genéticos, distúrbios endócrinos (p. ex., hipotireoidismo, hiparatireoidismo), doenças familiares e idiopáticas (a mais comum). Os dentes individuais podem apresentar deficiência de erupção em razão de bloqueio mecânico

Tabela 27.4 Cronologia da dentição humana.

	CALCIFICAÇÃO		IDADE NA ERUPÇÃO		IDADE NA QUEDA	
	Início	**Fim**	**Maxilar**	**Mandibular**	**Maxilar**	**Mandibular**
DENTES PRIMÁRIOS						
Incisivos centrais	5º mês fetal	18 a 24 meses	6 a 8 meses	5 a 7 meses	7 a 8 anos	6 a 7 anos
Incisivos laterais	5º mês fetal	18 a 24 meses	8 a 11 meses	7 a 10 meses	8 a 9 anos	7 a 8 anos
Caninos	6º mês fetal	30 a 36 meses	16 a 20 meses	16 a 20 meses	11 a 12 anos	9 a 11 anos
Primeiros molares	5º mês fetal	24 a 30 meses	10 a 16 meses	10 a 16 meses	10 a 12 anos	10 a 12 anos
Segundos molares	6º mês fetal	36 meses	20 a 30 meses	20 a 30 meses	10 a 12 anos	11 a 13 anos
DENTES SECUNDÁRIOS						
Incisivos centrais	3 a 4 meses	9 a 10 anos	7 a 8 anos	6 a 7 anos		
Incisivos laterais	Max., 10 a 12 meses Mand., 3 a 4 meses	10 a 11 anos	8 a 9 anos	7 a 8 anos		
Caninos	4 a 5 meses	12 a 15 anos	11 a 12 anos	9 a 11 anos		
Primeiros pré-molares (pré-molares)	18 a 21 meses	12 a 13 anos	10 a 11 anos	10 a 12 anos		
Segundos pré-molares (pré-molares)	24 a 30 meses	12 a 14 anos	10 a 12 anos	11 a 13 anos		
Primeiros molares	Nascimento	9 a 10 anos	6 a 7 anos	6 a 7 anos		
Segundos molares	30 a 36 meses	14 a 16 anos	12 a 13 anos	12 a 13 anos		
Terceiros molares	Max., 7 a 9 anos Mand., 8 a 10 anos	18 a 25 anos	17 a 22 anos	17 a 22 anos		

Mand., Mandibular; Max., maxilar. (Adaptada de um gráfico elaborado por P.K. Losch, Harvard School of Dental Medicine, que forneceu os dados para essa tabela.)

(apinhamento, fibrose gengival). As causas de **queda precoce** incluem hipofosfatasia, histiocitose X, neutropenia cíclica, leucemia, traumatismo e fatores idiopáticos. Os distúrbios nutricionais e metabólicos, doenças prolongadas e determinados medicamentos (tetraciclina) frequentemente acarretam manchas ou malformações do esmalte dentário. Uma linha discreta de depressões no esmalte sugere uma lesão temporalmente limitada.

A bibliografia está disponível no GEN-io.

Capítulo 28

Vigilância e Triagem de Desenvolvimento e Comportamento

Paul H. Lipkin

No desenvolvimento saudável, a criança adquire novas habilidades começando no período pré-natal e estendendo pelo menos até a idade adulta jovem. As raízes dessa aquisição de habilidades estão no desenvolvimento do sistema nervoso, com influências adicionais do estado de saúde de outros sistemas orgânicos e do ambiente físico e social em que ocorre o desenvolvimento. O *desenvolvimento* e seus marcos são divididos nas "correntes" motora grossa, motora fina, linguagem verbal (expressiva e receptiva), linguagem social e autoajuda. O *comportamento* pode ser categorizado em comportamentos observáveis, espontâneos e responsivos nos ambientes de casa, da escola e da comunidade.

Embora o desenvolvimento típico esteja associado a uma grande variabilidade de aquisição de habilidades em cada uma dessas correntes, distúrbios específicos de desenvolvimento e comportamento são observados em aproximadamente 1 em cada 6 crianças e podem afetar a saúde, a função e o bem-estar da criança e da família por uma vida inteira. Esses distúrbios incluem condições raras que costumam causar deficiências graves, como paralisia cerebral e autismo, e condições relativamente comuns, como distúrbio de déficit de atenção/hiperatividade, distúrbios da linguagem da fala e distúrbios comportamentais e emocionais que acometem até 1 em cada 4 crianças. As condições mais comuns são geralmente percebidas como "menos graves", mas também podem ter um grande impacto de curto e longo prazo na saúde da criança e no funcionamento diário em casa, na escola e na comunidade, podendo afetar o bem-estar ao longo da vida. Devido a sua alta prevalência em crianças, seu impacto na saúde, condição social e econômica e seus efeitos na criança, no lar e na comunidade, esses distúrbios requerem a atenção do pediatra durante a infância. Além disso, tanto a criança quanto a família se beneficiam com a identificação e o tratamento precoces de muitas dessas condições, incluindo as mais graves. Portanto, é responsabilidade do clínico pediátrico conduzir a **vigilância** regular do **desenvolvimento** e a **triagem** periódica do **desenvolvimento** nas consultas de puericultura com o objetivo de identificação e tratamento precoces.

Entre os muitos tipos de problemas de desenvolvimento ou comportamentais, os mais comuns incluem *problemas de linguagem*, que afetam pelo menos 1 em cada 10 crianças (ver Capítulo 52); *transtornos comportamentais ou emocionais*, que acometem até 25% das crianças, sendo 6% considerados graves; *transtorno de déficit de atenção/hiperatividade*, que acomete 1 em cada 10 crianças (ver Capítulo 49); e *dificuldades de aprendizagem*, que acometem até 10% (ver Capítulos 50 e 51). Menos comuns e mais incapacitantes são as *deficiências intelectuais* (1 a 2%; ver Capítulo 53); *transtornos do espectro do autismo* (1 em 59 crianças; ver Capítulo 54); *paralisia cerebral* e *deficiências motoras* relacionadas (0,3%, ou 1 em 345 crianças; ver Capítulo 616); *deficiência auditiva*, também conhecida como surdez, deficiência auditiva ou perda auditiva (0,12%; ver Capítulo 655); e *deficiência visual* não refrativa (0,8%; ver Capítulo 639).

VIGILÂNCIA DO DESENVOLVIMENTO E COMPORTAMENTO

A vigilância geral da saúde é uma responsabilidade fundamental do clínico de atenção primária e é um componente-chave das consultas de puericultura. A vigilância regular do desenvolvimento e do comportamento deve ser realizada em todas as consultas de puericultura, desde a infância até a idade adulta jovem. A vigilância do desenvolvimento e do comportamento de uma criança inclui obter informações sobre o histórico da criança e da família e fazer observações na visita ao consultório (Tabelas 28.1 e 28.2).

Os principais elementos históricos incluem (1) descobrir e atender às preocupações dos pais ou responsáveis em relação ao desenvolvimento ou comportamento da criança; (2) obter um histórico das habilidades de desenvolvimento e comportamento da criança em casa, com os colegas, na escola e na comunidade; e (3) identificar os riscos, pontos fortes e fatores de proteção para o desenvolvimento e comportamento da criança e da família, incluindo os determinantes sociais da saúde. Durante a visita ao consultório, o médico deve fazer e documentar observações diretas das habilidades de desenvolvimento e interações comportamentais da criança. Habilidades em todos os fluxos de desenvolvimento devem ser consideradas juntamente com observações do funcionamento neurológico relacionado feitas no exame físico.

Tabela 28.1 Componentes principais da vigilância de desenvolvimento e comportamental.

HISTÓRIA
1. Preocupações dos pais com o desenvolvimento
2. História de desenvolvimento
   a. Fluxos de conquista de marcos de desenvolvimento
      i. Motora bruta
      ii. Motora fina
      iii. Discurso verbal e linguagem
         (1) Expressivo
         (2) Receptivo
      iv. Linguagem social e autoajuda
   b. Padrões de anormalidade
      i. Atraso
      ii. Dissociação
      iii. Desvio
      iv. Regressão
3. Histórico de comportamento
   a. Interações
      i. Configurações familiares (p. ex., casa, escola): pais, irmãos, outras pessoas familiares, colegas, outras crianças
      ii. Interação em ambientes desconhecidos (p. ex., comunidade): adultos e crianças desconhecidos
   b. Padrões de anormalidade
      i. Desobediência, interrupção (incluindo acessos de raiva), agressão, impulsividade, aumento da atividade, diminuição da capacidade de atenção, diminuição do envolvimento social, diminuição da atenção auditiva ou visual
      ii. Desvio ou comportamentos atípicos
         (1) Jogo repetitivo, rituais, pensamento ou ação perseverante, automutilação
4. Identificação do fator de risco: histórico médico, familiar e social (incluindo os determinantes sociais de saúde)
5. Identificação de fator de proteção (também incluindo determinantes sociais)

OBSERVAÇÃO DE DESENVOLVIMENTO
1. Movimento: habilidades motoras grossas e finas
2. Comunicação verbal: fala e linguagem expressivas, compreensão da linguagem
3. Engajamento e resposta social
4. Comportamento: espontâneo e responsivo com o cuidador e com a equipe
5. Função neurológica relacionada no exame físico

Tabela 28.2 "Bandeiras vermelhas" em triagem e vigilância do desenvolvimento.

Esses indicadores sugerem que o desenvolvimento está gravemente desordenado e que a criança deve ser imediatamente encaminhada para um pediatra do desenvolvimento ou da comunidade.

INDICADORES POSITIVOS

Presença de qualquer dos seguintes:

Perda de habilidades de desenvolvimento em qualquer idade

Preocupações dos pais ou profissionais sobre a visão, fixação ou acompanhamento de um objeto ou uma deficiência visual confirmada em qualquer idade (encaminhamento simultâneo para oftalmologia pediátrica)

Perda de audição em qualquer idade (encaminhamento simultâneo para audiológo experiente ou avaliação do ouvido, nariz e garganta)

Tônus muscular persistentemente baixo ou frouxidão

Sem falar aos 18 meses, especialmente se a criança não tenta se comunicar por outros meios, como gestos (encaminhamento simultâneo para teste de audição urgente)

Assimetria de movimentos ou outras características sugestivas de paralisia cerebral, como aumento do tônus muscular

Caminhar persistente na ponta dos pés

Deficiências complexas

Perímetro cefálico acima do percentil 99,6 ou abaixo do percentil 0,4. Além disso, se a circunferência cruzar 2 percentis (para cima ou para baixo) sobre a tabela apropriada ou for desproporcional ao perímetro cefálico dos pais

Um médico que está avaliando e que não tem certeza sobre qualquer aspecto da avaliação, mas pensa que o desenvolvimento pode estar desordenado

INDICADORES NEGATIVOS

Atividade que a criança não consegue fazer:

Sentar-se sem apoio aos 12 meses

Caminhar aos 18 meses (meninos) ou 2 anos (meninas) (verificar creatinoquinase urgentemente)

Caminhar de outras maneiras que não na ponta dos pés

Correr aos 2,5 anos

Segurar objeto colocado na mão aos 5 meses (corrigido para a gestação)

Buscar objetos aos 6 meses (corrigidos para gestação)

Apontar para objetos para compartilhar interesses com outros aos 2 anos

*A maioria das crianças não tem "bandeiras vermelhas" e, portanto, requer triagem de qualidade para detectar quaisquer problemas. (Adaptada de Horridge KA. Assessment and investigation of the child with disordered development. *Arch Dis Child Educ Pract Ed* 96:9-20, 2011.)

Com essa história e observação, o médico deve criar e manter um registro longitudinal do desenvolvimento e comportamento da criança para acompanhá-la durante as consultas. Muitas vezes é útil obter e compartilhar informações com outros profissionais envolvidos com a criança, como profissionais de cuidados infantis, visitantes domiciliares, professores, provedores de serviço pós-escola e terapeutas de desenvolvimento. Isso fornece uma imagem completa do desenvolvimento e comportamento da criança e possibilita o acompanhamento colaborativo do progresso da criança.

As histórias de desenvolvimento e comportamento

A **vigilância do desenvolvimento** inclui o rastreamento das conquistas de marcos, que representam habilidades essenciais facilmente reconhecíveis que geralmente ocorrem em uma sequência previsível e em faixas etárias previsíveis durante a infância. As áreas de habilidades do desenvolvimento podem ser divididas em **motora grossa, motora fina, linguagem verbal** (expressiva e receptiva), **linguagem social** e **autoajuda**. O rastreamento de marcos revelará que a maioria das crianças atinge os marcos em um padrão típico e dentro de faixas etárias típicas. No entanto, o pediatra ou os pais podem reconhecer padrões de desenvolvimento relativos, como atraso, dissociação, desvio ou regressão.

O *atraso no desenvolvimento* ocorre quando o desenvolvimento está ocorrendo em sua sequência usual, mas em um ritmo mais lento, com marcos alcançados mais tardiamente do que a faixa normal (ver Capítulo 53). O atraso pode ocorrer em uma única área de desenvolvimento ou em vários fluxos e pode ser expresso como um *quociente de desenvolvimento* (QD). O QD é calculado dividindo a idade em que a criança está funcionando em termos de desenvolvimento (*idade de desenvolvimento*; ID) pela *idade cronológica* (IC) e multiplicando por 100 (QD = ID/IC × 100). Um QD de 100 indica que a criança está se desenvolvendo na média ou taxa média, enquanto um QD abaixo de 70 é aproximadamente 2 desvios padrão (DP) abaixo da média e sugere um atraso significativo que requer avaliação adicional.

A *dissociação do desenvolvimento* indica atraso em um único fluxo com desenvolvimento típico em outros fluxos. Uma criança com autismo pode ter atrasos na linguagem verbal ou social, mas habilidades motoras normais. O desvio é definido pelo desenvolvimento que ocorre fora da sequência, como quando uma criança fica de pé antes de sentar (como na paralisia cerebral diplégica) ou tem um vocabulário expressivo melhor do que a compreensão receptiva de palavras (distúrbios da linguagem e do espectro do autismo). A *regressão* se refere a uma perda de habilidades. Também pode ser identificado mais cedo ou mais sutilmente por uma desaceleração ou falta de avanço nas habilidades. Embora incomum, a regressão é descrita em até 1 em cada 4 crianças com autismo e também é observada em distúrbios neurológicos mais raros, como a síndrome de Rett e a distrofia muscular de Duchenne (ver Capítulo 53.1).

A **vigilância comportamental** é realizada por meio da obtenção de um histórico do comportamento e das interações de uma criança em todos os ambientes, incluindo casa, creche, escola e comunidade, e em situações como comer, dormir e brincar. Além disso, as interações podem diferir com base nas pessoas com quem a criança está (pais ou responsáveis, irmãos, pares, estranhos). As preocupações podem incluir envolvimento limitado ou socialização, conformidade, acessos de raiva, agressão, impulsividade, nível de atividade, atenção auditiva ou visual e tempo de atenção. Também podem ocorrer desvios do comportamento usual, como brincadeiras repetitivas, comportamentos ritualísticos, pensamentos ou ações perseverantes e automutilação.

Observação

As observações das habilidades de desenvolvimento e das interações comportamentais da criança devem ser feitas na sala de exames, com documentação no prontuário médico, e combinadas com o exame de outras funções neurológicas, como tônus muscular, reflexos e postura.

As observações do desenvolvimento podem incluir os movimentos motores grossos e finos da criança, tanto no chão quanto na mesa de exame. A linguagem falada e a resposta às comunicações de outras pessoas, bem como as interações e o envolvimento com os pais ou responsáveis, devem ser observadas. Se os irmãos estiverem na sala, a interação entre a criança e um irmão também pode ser informativa. Impulsividade, problemas de atenção, acessos de raiva, não obediência, oposição e agressão podem ser observados nas interações com o médico, mas deve-se perguntar se esses comportamentos são observados em *outros ambientes*, dada a possível falta de familiaridade ou desconforto da criança com o profissional de saúde ou em ambientes de saúde.

Se indagar e observar o desenvolvimento e o comportamento da criança sugerir padrões normais ou típicos de desenvolvimento e comportamento, discussões podem ser realizadas sobre marcos futuros e estratégias de manejo de comportamento usuais para serem empregadas em casa. Se os problemas ou preocupações forem identificados pelos pais ou pelo médico, entretanto, a triagem formal do desenvolvimento, avaliação ou manejo deve ser considerada, junto com o acompanhamento e revisão precoces.

VIGILÂNCIA DO DESENVOLVIMENTO E COMPORTAMENTO

A triagem periódica episódica para condições de desenvolvimento e comportamento deve ser realizada em todas as crianças, como feito para outras condições de saúde, como anemia, intoxicação por chumbo, audição e distúrbios metabólicos congênitos. As triagens de desenvolvimento e comportamentais são centradas na administração de testes de baixo custo, breves e padronizados, projetados para tais fins no ambiente de consultório de atenção primária. Esses testes podem ser implementados por assistentes de saúde em consultas determinadas pela idade, com interpretação dos resultados e encaminhamento ou início do tratamento pelo pediatra, conforme indicado.

A American Academy of Pediatrics fornece recomendações e diretrizes sobre triagem de desenvolvimento específica para idade, para implementação em ambulatórios médicos de atenção primária. A triagem do desenvolvimento usando um teste formal, validado e padronizado, é recomendada durante os primeiros 3 anos de vida na consulta de cuidados preventivos aos 9 meses, 18 meses e 30 meses. Os testes recomendados nessas idades fazem triagem do desenvolvimento em todos os fluxos. Além disso, um teste de triagem de autismo é recomendado nas consultas de 18 e 24 meses. A Tabela 28.3 fornece testes de triagem recomendados para o desenvolvimento geral e para o autismo. Também é recomendado que uma criança faça um teste de triagem sempre que um pai, responsável ou profissional de saúde infantil ou profissional da primeira infância identificar problemas durante a vigilância do desenvolvimento ou por meio de triagem realizada em programas para a primeira infância. Embora a triagem formal de rotina antes da entrada da criança na escola primária não esteja incluída nas diretrizes atuais, o médico de atenção primária deve estar vigilante com relação à vigilância do desenvolvimento na consulta de 4 ou 5 anos de idade e realizar a triagem formal se houver preocupação, devido ao potencial impacto na aprendizagem e nos serviços escolares.

Cada uma das consultas de triagem oferece oportunidades especiais para identificar problemas de desenvolvimento específicos. Na triagem de 9 meses, as áreas críticas de desenvolvimento são visão, audição, motora grossa, motora fina e linguagem receptiva. É nessa idade que podem ser identificadas deficiências visuais ou auditivas, bem como paralisia cerebral e outros distúrbios neuromotores. Aos 18 meses, a linguagem expressiva e o desenvolvimento da linguagem social são áreas particularmente importantes. As condições identificadas nessa idade podem incluir aquelas consideradas aos 9 meses, embora em formas mais leves, bem como o espectro do autismo, linguagem e distúrbios intelectuais. Na consulta de 30 meses, as interações comportamentais da criança tornam-se uma área adicional de foco, com problemas emergentes ligados à atenção e transtornos de comportamento perturbadores. Embora a triagem universal não seja recomendada em idades posteriores, a vigilância do desenvolvimento pode identificar crianças que precisam de triagem ou avaliação para problemas de aprendizagem, atenção e comportamento.

A triagem adicional para *problemas comportamentais* deve ser considerada, embora atualmente não haja um consenso recomendado sobre as idades em que a triagem comportamental deve ocorrer. Uma possibilidade seria fornecer exames comportamentais nas visitas de 30 meses, 4 ou 5 anos e 8 anos para identificar problemas emergentes na criança que começou a andar, na que está na pré-escola e na que está nos primeiros anos do ensino fundamental. Para crianças mais velhas, as consultas durante a pré-adolescência ou adolescência também oferecem uma oportunidade para vigilância e possível triagem para problemas comportamentais e emocionais que merecem assistência ou intervenção profissional. A Tabela 28.4 fornece ferramentas de triagem de comportamento recomendadas.

Ferramentas baseadas em evidências

As Tabelas 28.3, 28.4 e 28,5 mostram uma série de medidas úteis para a identificação precoce de problemas de desenvolvimento e comportamento, incluindo transtornos do espectro autista. Pelo fato de as consultas de puericultura serem breves e terem agendas amplas (vigilância e triagem de saúde, exames físicos, imunizações, orientação antecipatória, segurança e prevenção de lesões, e promoção do desenvolvimento), as ferramentas que dependem de preenchimento do progenitor com administração e pontuação da equipe de trabalho são bem adequadas para os ambientes de cuidados primários. Esses testes podem ser concluídos antes de agendamentos de consultas, seja *on-line* ou por escrito, seja em casa ou enquanto se espera que a consulta pediátrica comece. Se a pontuação do teste for feita antes da consulta, o pediatra pode entrar na sala tendo os resultados em mãos para revisão e discussão, inclusive a descrição do desenvolvimento e comportamento da criança em comparação com seus pares, informações gerais sobre desenvolvimento comportamento infantil, quaisquer áreas de preocupação, encaminhamentos necessários e informações a serem compartilhadas com os profissionais da creche, pré-escola da criança, ou outros da comunidade, conforme necessário.

Propriedades do teste de triagem

Cada um dos testes fornecidos nas Tabelas 28.3 a 28.5 atende aos critérios de teste psicométrico aceitos. O teste tem normas, com perguntas padronizadas ou marcos baseados na aplicação aos pais de uma grande amostra de crianças com desenvolvimento típico. Essas normas são usadas para comparar o desempenho isolado de uma criança no teste com o da grande amostra de crianças com desenvolvimento típico. Além disso, os testes demonstram padrões aceitos de *confiabilidade* ou a capacidade de produzir resultados consistentes; *validade preditiva* ou a capacidade de prever desempenho ou desenvolvimento de teste posterior; *sensibilidade* ou precisão na identificação de atraso no desenvolvimento ou deficiência; e *especificidade* ou acurácia na identificação de crianças que não estão atrasadas. Alguns dos testes de triagem são gerais, avaliando várias áreas de desenvolvimento ou comportamento (às vezes chamados de "banda larga"). Outros são específicos de domínio e avaliam uma área de desenvolvimento (p. ex.,

Tabela 28.3 Ferramentas padronizadas para triagem do desenvolvimento geral.

TESTE DE TRIAGEM	FAIXA ETÁRIA	NÚMERO DE ITENS	TEMPO DE ADMINISTRAÇÃO	INFORMAÇÕES DA PUBLICAÇÃO	REF*
Questionário de Idades e Fases-3 (ASQ-3).	2 a 60 meses	30	10 a 15 min	Paul H. Brookes Publishing 800-638-3775 www.brookespublishing.com	1
Avaliações dos Pais de Estado de Desenvolvimento (PEDS).	0 a 8 anos	10	2 a 10 min	Ellsworth & Vandermeer Press 888-729-1697 www.pedstest.com	2
Avaliações dos Pais de Estado de Desenvolvimento: Marcos do desenvolvimento (PEDS:MD) Versão de Exame	0 a 8 anos	6 a 8 itens em cada nível de idade	4 a 6 min	Ellsworth & Vandermeer Press 888/729 a 1697 or www.pedstest.com	2
Pesquisa de bem-estar de Crianças em Tenra Idade (SWYC)†	Des: 1 a 65 meses Autismo: 16 a 35 meses	Des: 10 Autismo: 7	Des: < 5 min Autismo: < 5 min	www.theswyc.org	3 a 6

*Principais fontes de referência: 1. Squires J, Potter L, Bricker D: The ASQ user's guide, ed 3, Baltimore, MD, 2009, Paul H Brookes Publishing. 2.Glascoe FP, Marks KP, Poon JK *et al.*, editors: Identifying and addressing developmental-behavioral problems: a practical guide for medical and non-medical professionals, trainees, researchers and advocates, Nolensville, TN, 2013, PEDStest.com. 3. Sheldrick RC, Perrin EC: Evidence-based milestones for surveillance of cognitive, language, and motor development, Acad Pediatr 13(6):577–586, 2013. 4. Smith N, Sheldrick R, Perrin E: An abbreviated screening instrument for autism spectrum disorders, Infant Ment Health J 34(2):149–155, 2012. 5. Salisbury LA, Nyce JD, Hannum CD, et al:*et al* Sensitivity and specificity of 2 autism screeners among referred children between 16 and 48 months of age, *J Dev Behav Pediatr* 39(3):254–258, 2018. 6. Disponível em www.theswyc.org. †Estudos de validação inicial foram completados, mas estudos avançados em populações maiores ainda não foram concluídos. Des, Desenvolvimento.

Tabela 28.4 Ferramentas padronizadas para triagem de comportamento geral.

TESTE DE TRIAGEM	FAIXA ETÁRIA	NÚMERO DE ITENS	TEMPO DE ADMINISTRAÇÃO	INFORMAÇÕES DA PUBLICAÇÃO	REF*
Questionário de Idades e Fases: Social-Emocional-2 (ASQ:SE-2) (2015)	2 a 60 meses	9 formulários específicos para a idade, com 19 a 33 itens	10 min	Paul H. Brookes Publishing, 800-638-3775 www.agesandstages.com	1, 2
Avaliação Socioemocional de Lactente-Criança de 1 a 3 anos Breve (BITSEA)	12 a 36 meses	42	7 a 10 min	Avaliações da Pearson†	3
Lista de verificação de sintomas pediátricos, 17 itens (PSC-17b)	4 a 16 anos Autorrelato do jovem PSC-35: ≥ 11 anos	17	< 5 min	Website‡	4
Questionário de pontos fortes e dificuldades (SDQ)	4 a 17 anos Versão para 3 a 4 anos de idade disponível Autorrelato do jovem 11 a 16 anos	25; 22 para 3 a 4 anos de idade	5 a 10 min	www.sdqinfo.org	5

*Principais fontes de referência: 1. Squires J, Bricker DD, Twombly E: Ages & Stages Questionnaires: Social-Emotional-2 (ASQ:SE-2): a parent-completed, child-monitoring system for social-emotionalbehaviors, Baltimore, MD, 2016, Paul H Brookes Publishing. 2. Briggs RD, Stettler EM, Johnson Silver, E, *et al*: Social-emotional screening for infants and toddlers in primary care, Pediatrics 129(2):1–8, 2012. 3. Briggs-Gowan MJ, Carter AS, Irwin JR, *et al*: The Brief-Infant Toddler Social and Emotional Assessment: screening for social-emotional problems and delays incompetence, J Pediatr Psychol 29:143–155, 2004. 4. Gardner W, Lucas A, Kolko DJ, Campo JV: Comparison of the PSC-17 and alternative mental health screens in an at-risk primary care sample, J Am Acad ChildAdolesc Psychiatry 46:611–618, 2007. 5. Stone LL, Otten R, Engels RC, *et al*: Psychometric properties of the parent and teacher versions of the Strengths and Diffi culties Questionnaire for 4- to 12-year-olds: a review. Clin Child Fam Psychol Rev 13(3):254–274, 2010. †http://www.pearsonassessments.com/HAIWEB/Cultures/en-us/Productdetail.htm?Pid=015-8007-352. ‡http://www.massgeneral.org/psychiatry/services/psc_about.aspx.

Tabela 28.5 Ferramentas padronizadas para triagem de linguagem e autismo.

TESTE DE TRIAGEM	FAIXA ETÁRIA	NÚMERO DE ITENS	TEMPO DE ADMINISTRAÇÃO	INFORMAÇÕES DA PUBLICAÇÃO	REF*
LINGUAGEM Escalas de Comunicação e Comportamento Simbólico: Perfil do Desenvolvimento (CSBS-DP): Lista de Verificação de Lactente e Criança começando a andar	6 a 24 meses	24	5 a 10 min	Paul H. Brookes Publishing, 800-638-3775 www.brookespublishing.com	1
AUTISMO Lista de Verificação Modificada para Autismo em Crianças começando a andar, Revisado com Acompanhamento (M-CHAT-R/F)	16 a 48 meses	20 (média)	5 a 10 min	www.m-chat.org/ Entrevista de acompanhamento†	2
Questionário de Comunicação Social (SCQ)	4+ anos	40 (média)	5 a 10 min	Western Psychological Services www.wpspublish.com	3, 4

*Principais fontes de referência: 1. Wetherby AM, Prizant BM: Communication and Symbolic Behavior Scales: Developmental Profi le, Baltimore, MD, 2002, Paul H Brookes Publishing. 2. Robins DL, Casagrande K, Barton M, *et al*: Validation of the Modifi ed Checklist for Autism in Toddlers, Revised with Follow-up (M-CHAT-R/F), Pediatrics 133(1):37–45, 2014. 3. Rutter M, Bailey A, Lord C: The Social Communication Questionnaire (SCQ) manual, Los Angeles, 2003, Western Psychological Services. 4. Corsello C, Hus V, Pickles A, *et al*: Between a ROC and a hard place: decision making and making decisions about using the SCQ, J Child Psychol Psychiatry 48(9):932–940, 2007. †http://www2.gsu.edu/~psydlr/Diana_L._Robins,_Ph.D._files/M-CHATInterview.pdf.

linguagem), ou um transtorno específico, com o objetivo de identificar um transtorno de desenvolvimento específico (às vezes chamado de "banda estreita").

ALÉM DA VIGILÂNCIA E TRIAGEM

Avaliação completa

Quando uma preocupação de desenvolvimento ou comportamento é identificada por meio de vigilância ou triagem, o papel do médico de atenção primária é garantir que a criança receba uma avaliação diagnóstica apropriada, exames médicos relacionados e intervenções de desenvolvimento e tratamento médico indicados. Quando uma preocupação é identificada, uma avaliação diagnóstica completa deve ser realizada por um profissional com treinamento e experiência apropriados. No caso de questões de desenvolvimento, pode ser um especialista em pediatria, como um pediatra/neurologista em neurodesenvolvimento ou um pediatra de desenvolvimento comportamental ou um profissional de desenvolvimento relacionado, dependendo dos recursos da comunidade local. Os profissionais relacionados podem incluir educadores da primeira infância, psicólogos, fonoaudiólogos, audiólogos, fisioterapeutas e terapeutas ocupacionais, muitos dos quais estão disponíveis por meio do sistema local de intervenção precoce. Essa avaliação tipicamente incluiria testes de desenvolvimento padronizados mais detalhados. O médico de atenção primária deve garantir que as avaliações de audição e visão sejam concluídas. Para a criança com problemas motores, o médico deve prestar atenção especial à avaliação motora e neurológica. Crianças com atrasos de linguagem devem ter audição, fala, linguagem e habilidades de aprendizagem (p. ex., leitura, fonética) avaliadas.

O pediatra de cuidados primários também deve realizar uma avaliação clínica abrangente da criança para identificar quaisquer condições de saúde relacionadas. O exame físico, incluindo o perímetro cefálico, deve ser revisado para identificar anormalidades de crescimento e características dismórficas. Para crianças com atraso motor e tônus muscular diminuído ou normal, testes de creatinoquinase sérica e função tireoidiana são recomendados para descartar distrofia muscular e doença tireoidiana, respectivamente. Quando há aumento do tônus, a ressonância magnética ou o encaminhamento a um neurologista devem ser considerados. Para a criança com suspeita de autismo ou deficiência intelectual (ou atraso de desenvolvimento global), microarranjo cromossômico e teste do X frágil são recomendados (ver Capítulo 53).

Encaminhamento e intervenção

As crianças com atrasos significativos no desenvolvimento ou com deficiência de desenvolvimento identificada devem ser encaminhadas e geralmente se beneficiam de uma intervenção precoce com serviços de terapia direcionados ao desenvolvimento atrasado ou atípico. A Lei de Educação de Indivíduos com Deficiências dos EUA (IDEA) dá direito a qualquer criança com deficiência ou atraso de desenvolvimento a receber educação local e serviços relacionados, incluindo terapia, desde o nascimento, para condições conhecidas ou de alto risco que levem a tal atraso ou deficiência, até a idade de 21 anos. Essas intervenções potencializam o desenvolvimento da criança por meio de intervenção precoce e apoio familiar, bem como de educação pública individualizada com o objetivo de reduzir os custos públicos. O médico pediatra deve, portanto, encaminhar todas as crianças com problemas de desenvolvimento para o programa ou agência local de intervenção precoce (com idades de 0 a 3 anos), programa de escola pública (mais de 3 anos) ou provedores locais de terapia. As necessidades de serviço típicas incluem educação especial para crianças com problemas intelectuais ou de aprendizagem, terapia física ou ocupacional para crianças com atrasos motores, fonoaudiologia para crianças com dificuldades de linguagem ou comunicação social e serviços de terapia comportamental para crianças com problemas de envolvimento social ou outros problemas de comportamento.

Da mesma maneira, a criança com preocupações específicas de comportamento deve ser encaminhada a um profissional de saúde mental ou pediátrico apropriado, que pode realizar uma avaliação completa e ajudar a família a aliviar os problemas ou preocupações. Esses profissionais podem incluir aqueles treinados em pediatria do desenvolvimento-comportamental, deficiências do neurodesenvolvimento, medicina do adolescente, psiquiatria infantil e adolescente, psicologia pediátrica, enfermagem psiquiátrica avançada e serviço social. Tal avaliação é semelhante à avaliação do desenvolvimento em seu objetivo de determinar um diagnóstico, bem como de desenvolver um programa de tratamento que pode incluir tratamento psicoterapêutico e medicamentoso. Os distúrbios médicos ou de desenvolvimento associados devem ser considerados e avaliados posteriormente, conforme necessário.

Manejo contínuo

Crianças com transtornos de desenvolvimento ou de comportamento devem ser identificadas como *crianças com necessidades especiais de saúde* no *medical home*, com um programa de manejo de doenças crônicas iniciado pela equipe do programa clínico, incluindo sua equipe médica e não médica. Ao fazer isso, o médico e a família devem trabalhar juntos para traçar os objetivos de curto e longo prazo e o plano de manejo da criança. Isso inclui um programa de monitoramento regular e acompanhamento do desenvolvimento e comportamento da criança, encaminhamentos, tratamento e vigilância para identificação e tratamento de comorbidades clínicas, de desenvolvimento ou comportamentais relacionadas que possam surgir. Algumas crianças e famílias podem justificar a designação de um gerente de caso dentro do *medical home* ou em uma agência local relacionada. O pediatra ou outro profissional da equipe do medical home deve participar das atividades de coordenação de cuidados conforme necessário e auxiliar a família e outros profissionais na tomada de decisões sobre cuidados clínicos, terapias e serviços educacionais.

A família pode receber assistência adicional durante as fases de triagem e encaminhamento ou posteriormente, com cuidados contínuos por meio de direcionamento para programas de serviço de apoio, como cuidados temporários, programas de pais para pais e organizações de defesa. Algumas crianças podem qualificar-se para programas de benefícios estaduais ou federais adicionais, incluindo seguro, renda de segurança suplementar e programas estaduais para crianças com necessidades especiais de saúde. As famílias frequentemente procuram informações, apoio ou conexão com outras famílias com crianças acometidas de maneira semelhante e encontram benefícios em redes locais ou nacionais (p. ex., Family Voices, centros do Family to Family Health Information) e associações específicas para doenças.

Implementação

Os princípios e as diretrizes profissionais para vigilância e triagem do desenvolvimento-comportamental foram solidificados para identificar crianças com deficiências de desenvolvimento, incluindo as condições específicas de deficiência intelectual, autismo, distúrbios motores e problemas comportamentais-emocionais. Algoritmos específicos são incluídos nessas diretrizes para auxiliar o médico na implementação. No entanto, os pediatras relataram dificuldades em colocá-los em prática, com obstáculos e barreiras identificados e mudanças nas políticas feitas para garantir que a triagem e o encaminhamento possam ser implementados. (Consulte a bibliografia *on-line* para orientações específicas.)

Os projetos de implementação identificaram os fatores-chave para a incorporação bem-sucedida da vigilância do desenvolvimento e da triagem na prática. A triagem bem-sucedida no consultório exige o desenvolvimento de um sistema abrangente no consultório que se estende da casa da criança ao consultório e até a visita clínica, em vez de centrar-se exclusivamente no tempo na sala da clínica. Isso requer a utilização de consultórios e equipes de apoio médico para agendamento, distribuição antecipada de testes e início dos procedimentos de vigilância e triagem antes da consulta de cuidados preventivos. A equipe pediátrica deve escolher testes de triagem que sejam válidos não apenas para a triagem da condição específica nas idades recomendadas, mas também adequados à população atendida (incluindo nível de leitura e linguagem). Os testes escolhidos devem poder ser realizados pelo cuidador em pouco tempo e com baixo custo. O treinamento da equipe em faturamento e codificação para esses procedimentos garante o pagamento adequado.

Sistemas de prática também devem ser desenvolvidos para encaminhamento e rastreamento de crianças que têm problemas identificados por meio de triagem. Isso deve incluir sistemas de encaminhamento para intervenção precoce, terapia comunitária, profissionais de desenvolvimento e consultores médicos. Os representantes do consultório ou o médico devem estabelecer relações de trabalho com os programas e recursos da comunidade local para ajudar a criança e a família.

A bibliografia está disponível no GEN-io.

Capítulo 29
Cuidados Infantis

Laura Stout Sosinsky e Walter S. Gilliam

Nos EUA, aproximadamente metade de todas as crianças com menos de 3 anos e 60 a 75% das crianças entre 3 e 5 anos de idade tiveram pelo menos um cuidado regular não parental em 2012. Filhos pequenos de mães que trabalham fora passam, em média, 36 horas por semana em uma creche.

A prestação de cuidados infantis é afetada por muitos fatores, como a demanda familiar, a oferta de cuidados infantis e a política da criança/família. Com o aumento das mães nos postos de trabalho no mundo todo, o principal motivo pelo qual a maioria das famílias usa creches é a manutenção dos empregos de ambos os pais. Após o parto, a licença-maternidade não remunerada é a solução mais usada entre as mães estadunidenses. Naquele país, o governo federal permite 12 semanas de licença não remunerada protegidas durante a gravidez ou após o parto, mas cobre apenas 50% da força de trabalho, porque as empresas com menos de 50 empregados, aquelas com empregados de meio período e as pessoas sob regimes informais estão isentas. Quatro estados e várias cidades aprovaram leis de licença familiar.

Em parte por causa da carga financeira de uma licença-maternidade não remunerada, muitas mães retornam ao trabalho, matriculando seus filhos na creche logo nas primeiras semanas após o parto. Em uma pesquisa da Lei de Licença Médica e Família de 2000, apenas 10% dos entrevistados relataram ter tirado mais de 60 dias de licença-maternidade. Nos anos 2005 a 2007, aproximadamente 44% das mães estavam trabalhando fora na época em que seu primeiro filho tinha 3 a 4 meses de idade, e cerca de 63% das mães trabalhavam na época em que seu primeiro filho tinha 12 meses. Algumas mães enfrentam exigências de trabalho, se estiverem recebendo benefícios públicos, por causa das reformas de bem-estar aprovadas pelo Congresso dos EUA, em 1996. Há aquelas que sentem forte motivação financeira, ou mesmo pressão, para trabalhar fora – especialmente se forem mães solo –, mães que o fazem por segurança financeira de curto e longo prazo, outras que têm interesse e preferência – ou todos esses motivos em conjunto. No entanto, o emprego da mãe não é o único fator que impulsiona a procura pelas creches: crianças pequenas, de mães desempregadas, ficam em média 21 horas por semana nelas. Também há muitos pais que desejam que seus filhos as frequentem para se beneficiarem daquilo que ambientes de aprendizagem precoce podem proporcionar, particularmente aos pré-escolares. Dessa forma, a qualidade dos cuidados infantis é uma questão importante, ainda mais porque há diferentes ambientes de educação infantil e porque ainda são poucos aqueles de excelência.

PROVISÃO, REGULAMENTAÇÃO E USO DO CUIDADO INFANTIL NOS EUA

Configurações de cuidados infantis

Os ambientes de cuidado infantil variam muito e se dividem em quatro categorias amplas, listadas aqui do menos ao mais formal: (1) cuidador familiar, (2) cuidador não familiar em domicílio, como babás, (3) creche familiar, na casa do próprio cuidador, para até seis crianças pequenas, incluindo crianças de idades variadas, irmãos ou os próprios filhos do provedor e (4) instituições de cuidados em instalações não residenciais, para crianças agrupadas por idade.

Os pais costumam usar os cuidados domiciliares para bebês e crianças pequenas, tanto por maior preferência, flexibilidade e disponibilidade quanto pelo custo, que costuma ser menor. As creches domiciliares são mais usadas para pré-escolares (crianças de 3 a 5 anos). Centros de cuidados infantis e programas de educação precoce são administrados por uma grande variedade de empresas e organizações, incluindo empresas e cadeias independentes com fins lucrativos, organizações religiosas, escolas públicas e privadas, organizações comunitárias sem fins lucrativos, cooperativas e órgãos públicos. Programas **pré-escolares** (p. ex., Head Start) também podem desempenhar um papel importante no cuidado infantil. Embora esses programas possam ter maior foco em atividades educacionais e muitas vezes proporcionem apenas horas limitadas de assistência diária, as questões de saúde e segurança envolvidas neles se assemelham àquelas apresentadas por outros grupos de creches.

Licenciamento, regulamentação e acreditação de cuidados infantis

Ambientes de cuidado infantil de baixa qualidade e ambientes inseguros que não atendam às necessidades físicas e emocionais básicas das crianças podem resultar em negligência, estresse, ferimentos ou até mesmo morte. O licenciamento e os requisitos regulamentares estabelecem os requisitos mínimos necessários para proteger a saúde e a segurança das crianças sob cuidados. Em sua maioria, os padrões de licenciamento exigem normas básicas de saúde e segurança, como práticas sanitárias, vacinação de crianças e prestadores, acesso a profissional de saúde e segurança relativa a instalações e equipamentos, além de características igualmente básicas, tanto estruturais quanto relativas a cuidadores, como a relação entre crianças e funcionários, tamanhos do grupo e requisitos mínimos de educação e treinamento dos cuidadores. A maioria das creches e pré-escolas, e muitos provedores de creches familiares, estão sujeitos ao **licenciamento e regulamentação estaduais**. Todos os estados regulam os centros, assim como o Distrito de Columbia, e a maioria dos estados regulam os prestadores de cuidados infantis familiares.* Os programas de cuidados infantis sujeitos a licenciamento devem cumprir os requisitos do seu estado para operar legalmente. Muitos prestadores de cuidados estão sujeitos a monitoramento por várias agências e organizações.

Há prestadores, por sua vez, legalmente isentos de padrões de licenciamento. No entanto, a reautorização do Subsídio em Bloco de Desenvolvimento Infantil 2014 (CCDBG, do inglês Child Care Development Block Grant) exigiu que os estados e territórios dos EUA ampliassem o monitoramento de prestadores legalmente isentos para proteger a saúde e a segurança das crianças que recebem assistência infantil subsidiada. As isenções variam por estado. Casas menores (3 a 4 crianças sob cuidados), abrangendo cuidadores parentes, amigos e vizinhos, bem como babás e *au pairs*, são normalmente isentas de licença. Esses provedores podem ficar de fora de qualquer escrutínio regulador, e alguns podem nem sequer pensar em si mesmos como prestadores de "assistência infantil". Uma quantidade menor de crianças (≥ 4) são cuidadas em grandes ambientes de base domiciliar, geralmente por não parentes. Dependendo do estado, as pequenas creches familiares são isentas, caso haja poucas crianças sob cuidados, e as creches das famílias grandes/grupais ficam isentas se funcionarem a meio expediente. Ao contrário das regras de isenção para provedores de assistência domiciliar, que normalmente se baseiam no tamanho, os centros são frequentemente isentos caso sejam supervisionados por outras organizações, como escolas, igrejas ou governos locais, e, portanto, tenham alguma supervisão externa. Muitas dessas entidades fornecem programas pré-escolares de meio período, e cerca de metade dos estados também isentam tais programas de meio período.

As residências e os centros que se enquadram nas diretrizes de licenciamento estadual enfrentam requisitos diferentes, que podem ter impacto direto na qualidade das experiências das crianças. O tamanho difere muito entre os dois tipos de contextos, e essas diferenças de tamanho são incorporadas aos regulamentos em termos do número máximo de crianças que podem ser cuidadas em um grupo, e do número de adultos que devem estar presentes. O tamanho máximo de grupo mais comum entre os **centros,** requerido pelo estado, é de 8 para bebês, 12 para crianças pequenas e 20 para pré-escolares – os centros podem ter inúmeras salas de aula, cada uma abrigando essas quantidades. Para estes, os regulamentos declaram explicitamente uma proporção de crianças para adultos permitida. As proporções mais comuns são: 4:1 para bebês, 6:1 para crianças pequenas e 10:1 para pré-escolares, o que significa que normalmente haveria 2 adultos em um grupo. No entanto, outros estados permitem proporções de 5:1 ou 6:1 para crianças menores de 9 meses de idade. Além disso, a maioria dos requisitos de proporção criança/funcionário dos estados aumenta à medida que as crianças envelhecem; para crianças de 27 meses, apenas poucos estados têm proporções de 4:1.

Os estados licenciam **residências para creches familiares** nas categorias pequenas e grandes, com número máximo de crianças, geralmente, de 6 e 12, respectivamente (incluindo os próprios filhos do provedor). Mais de 75% dos lares licenciados se enquadram na categoria "pequena". Assim, o tamanho total de uma casa típica é menor que apenas uma sala de aula em um centro. De modo menos frequente, os estados descrevem explicitamente as proporções de crianças/adultos para as residências, uma vez que muitos lares envolvem um provedor que cuida de todas as crianças. Alguns estados restringem o número de crianças mais novas que podem estar sob cuidados ou explicitamente fornecem proporções (especialmente para residências grandes), embora essas restrições variem muito entre os estados.

Condições de saúde e segurança podem ser insatisfatórias em configurações não licenciadas. Na maioria dos estados, os padrões de licenciamento e regulamentação foram considerados inadequados para promover o desenvolvimento infantil ideal e, em muitos deles, os padrões são tão baixos, que comprometem a saúde e a segurança das crianças. Portanto, mesmo os provedores licenciados podem estar prestando cuidados com qualidade em níveis muito abaixo das recomendações profissionais. Uma pequena parcela dos provedores é

*Para regulamentos de licenciamento de estado e território mais recentes, consultar https://childcareta.acf.hhs.gov/resource/state-and-territory-licensing-agencies-and-regulations.

credenciada pela Associação Nacional para a Educação de Crianças Pequenas (NAEYC, do inglês National Association for the Education of Young Children), pela Associação Nacional para a Assistência à Criança em Famílias (NAFCC, do inglês National Association for Family Child Care) ou por outras organizações, cumprindo voluntariamente padrões de alta qualidade, adequados ao desenvolvimento e profissionalmente recomendados. Para examinar a qualidade das interações entre criança e cuidador, o processo de acreditação vai muito além das práticas de saúde e segurança e das características estruturais e do cuidador, que são cruciais para o desenvolvimento infantil, conforme descrito na próxima seção. Evidências indicam que os programas de cuidados infantis que completam o credenciamento voluntário por meio do NAEYC melhoram a qualidade e proporcionam um ambiente que facilita um melhor desenvolvimento geral das crianças. Apenas 10% das creches e 1% das creches familiares são credenciadas, seja por falta de conhecimento, de recursos e de incentivos para os provedores melhorarem a qualidade, seja pelas despesas do processo de credenciamento.

As agências estaduais de licenciamento infantil desempanham um papel mais abrangente em várias iniciativas destinadas a melhorar a qualidade da assistência infantil, trabalhando por meio da infraestrutura do sistema de atendimento e educação inicial. Vários estados têm iniciativas de qualidade chamadas *classificações de qualidade e sistemas de melhoria* (*QRIS*, do inglês *quality ratings and improvement systems*), como estratégias de qualidade diferenciadas (p. ex., sistemas de reembolso diferenciados para provedores participantes que atingem níveis de qualidade além dos requisitos básicos de licenciamento), financiamento público para facilitar o credenciamento, sistemas de desenvolvimento profissional e avaliações de programas e assistência técnica.

PAPEL DA CRECHE NA SAÚDE E NO DESENVOLVIMENTO DA CRIANÇA

Características de creches e associações com resultados de desenvolvimento infantil

O cuidado infantil de alta qualidade é caracterizado por interações calorosas, responsivas e estimulantes entre crianças e cuidadores. Em interações de alta qualidade, os cuidadores expressam sentimentos positivos em relação às crianças; estão emocionalmente envolvidos, engajados e conscientes das necessidades delas, além de sensíveis e receptivos às suas iniciativas; falam diretamente com elas de maneira elaborativa e estimulante, apropriada à idade; fazem perguntas e encorajam as ideias e verbalizações daquelas. Características estruturais de qualidade do ambiente, incluindo a proporção de crianças para adultos, o tamanho do grupo, a educação e o treinamento do cuidador, atuam indiretamente nos resultados da criança, facilitando as interações entre criança e cuidador de alta qualidade. Seria difícil até para o provedor mais sensível e estimulante envolver-se em interações de alta qualidade com cada criança, caso fosse o único cuidador de 10 crianças.

Práticas em creches podem beneficiar ou minar o potencial que os cuidadores têm de fornecer interações individualizadas de alta qualidade a crianças pequenas, no que tange aos cuidados e apoio ao desenvolvimento daquelas. **O cuidado primário** é a prática de designar um professor o principal responsável pelo cuidado de um pequeno grupo de crianças dentro de um grupo maior; esse professor assume o papel de liderança no fornecimento de cuidados intencionais e individuais para as necessidades rotineiras da criança sob seus cuidados e estabelece relações com esta e sua família. Essa prática é consistente com pesquisas que mostram que bebês que experimentam cuidados estáveis, consistentes, sensíveis e responsivos de seus cuidadores primários desenvolvem relacionamentos de **apego** mais **seguros** (ver Capítulos 18, 19 e 22), além de resultados de desenvolvimento mais positivos. Para promulgar o cuidado primário, os centros precisam ter proporções de criança-equipe e arranjos de equipe compatíveis com essa prática. Vários requisitos para definir as proporções de crianças/funcionários dos estados (p. ex., 4:1 para bebês de 6 ou 9 meses) são consistentes com disposições de pessoal conducentes à criação e à manutenção de relacionamentos primários de cuidado, mas as proporções em outros estados são muito maiores e aumentam ainda mais ao longo dos anos do bebê/criança.

A qualidade, a quantidade, o tipo de ambiente e a estabilidade da assistência infantil experimentada por crianças pequenas contribuem para o desenvolvimento infantil. Frequentar uma creche, por si só, não afeta o apego entre mãe e filho. Somente quando combinadas com baixa sensibilidade e responsividade maternas é que a assistência infantil de baixa qualidade, as maiores quantidades de cuidado infantil ou os múltiplos arranjos de cuidado infantil preveem uma maior probabilidade de apego inseguro.

Ajustando os fatores familiares (renda dos pais, educação, raça/etnia, estrutura familiar, sensibilidade dos pais), a qualidade do cuidado infantil tem uma associação única e consistente, ainda que pequena, com os resultados da criança, no que tange à maioria dos domínios de seu desenvolvimento. O tipo de estabelecimento de cuidado infantil tem efeitos únicos no controle da qualidade, com base em resultados de numerosos estudos que demonstram que os cuidados baseados em centros estão associados a melhor desempenho linguístico e pré-acadêmico, em comparação com os cuidados domiciliares. A quantidade de cuidados (horas por semana) também pode ter efeitos únicos, mas as conclusões dos estudos são mistas, com alguns demonstrando pequenas associações entre maior quantidade e problemas de comportamento elevados, e outros não encontrando correspondências para a maioria das crianças. **Instabilidade** no cuidado da criança – no decorrer de um dia, como a troca de funcionários ou múltiplos arranjos, ou ao longo do tempo, com rotatividade frequente de funcionários ou mudanças nos arranjos – tem efeitos negativos sobre a linguagem das crianças e gera problemas de internalização. Além disso, como os cuidados infantis em geral têm características de qualidade, os quais são uma combinação de indicadores de maior ou menor qualidade, o conjunto de recursos em um arranjo de cuidados infantis pode ser outra maneira significativa de os pais considerarem os efeitos potenciais de um arranjo sobre seu filho.

Quando um profissional de saúde conversa com os pais sobre o arranjo de cuidado infantil, também é importante considerar as características individuais da criança, preocupações com a saúde, disposições e até respostas fisiológicas ao ambiente. Como em todos os ambientes, o acolhimento de crianças é experimentado de forma diferente por crianças diferentes. Um ambiente comum pode, com frequência, compensar suficientemente as capacidades normativas típicas da maioria das crianças, mas quando um ambiente não oferece suporte adequado para as necessidades específicas de uma criança, seu desenvolvimento saudável pode ser ainda mais comprometido. Algumas crianças podem ser mais vulneráveis a cuidados infantis modestos (ou particularmente responsivas a bons cuidados infantis), tais como aquelas com temperamentos difíceis ou medrosas, especialmente se os seus ambientes domésticos forem caracterizados por maiores fatores de risco, como pobreza ou elevado conflito com os pais.

Vários estudos descobriram que a maioria dos cuidados infantis nos EUA é de qualidade "baixa a mediana". Em um deles, apenas 14% dos centros (8% dos cuidados infantis baseados em centros) forneciam cuidados apropriados para o desenvolvimento, enquanto 12% pontuaram em níveis mínimos que comprometiam a saúde e a segurança (40% para cuidados infantis). Em outra pesquisa, 58% das creches familiares prestaram cuidados adequados e apenas 8% prestaram um bom atendimento. As crianças com maior risco familiar podem ser as que têm maior probabilidade de receber assistência infantil de qualidade inferior. Muitas crianças de famílias de baixo risco também recebem cuidados de baixa qualidade, mas, apesar de suas vantagens em casa, elas podem não estar protegidas dos efeitos negativos.

Um cuidado infantil acessível e de alta qualidade é difícil de encontrar. As famílias de classe média gastam aproximadamente 6% de sua renda anual em despesas com cuidados infantis, enquanto as famílias pobres gastam aproximadamente 33% (a par com as despesas com moradia). O cuidado do bebê e da criança é particularmente caro, com menos vagas disponíveis. Para um casal com filhos, o custo médio do centro de atendimento em tempo integral para uma criança varia de 7 a aproximadamente 19% da renda média estadual, dependendo do estado. Em 38 estados, o custo do cuidado infantil excede 10% da renda média estadual para uma família de dois pais. O custo médio do centro de atendimento para um pai com filho de 4 anos ultrapassa 10% da renda familiar média em 21 estados e no Distrito de Columbia. Para os pais solteiros, o custo médio dos cuidados infantis baseados no centro excede 25% da renda média em todos os estados. O custo médio dos cuidados infantis familiares é apenas ligeiramente inferior.

Além do estresse em pagar uma despesa tão alta, muitos pais temem que o filho se sinta infeliz em situações de grupo, sofra ao se separar dos pais ou seja alvo de negligência ou abuso. Essa preocupação é especialmente provável entre pais de baixa renda com mais fatores de risco, menos recursos e menos opções de alta qualidade disponíveis. Os pais são os "compradores", mas não os que recebem os cuidados, logo não estão na melhor posição para julgar a qualidade daquilo por que pagam. Muitos deles contratam cuidados infantis pela primeira vez, com pouca experiência e sob necessidades muito imediatas, e precisam escolher opções em um mercado que faz pouco para fornecer informações úteis sobre arranjos de cuidado infantil. Em muitos estados, estão em curso esforços para melhorar a qualidade e fornecer aos pais essas informações, mas em outros não há um sistema de classificação e informação de qualidade; além disso, em alguns estados os programas ainda estão surgindo, com testes ainda em andamento. Isso faz com que, a fim de se informarem sobre suas decisões quanto a cuidados, os pais recorram ao pediatra de seu filho como o único profissional com experiência em desenvolvimento infantil com quem têm contato regular e conveniente.

Os pediatras podem frequentemente ser solicitados a fornecer informações sobre a saúde infantil em ambientes de cuidado fora de casa. **Padrões e diretrizes** são fornecidos pela Academia Americana de Pediatria, pela Associação Americana de Saúde Pública e pelo Centro Nacional de Recursos para Saúde e Segurança no Cuidado Infantil e Educação Infantil, em *Stepping Stones to Caring for Our Children: National Health and Safety Performance Standards - Guidelines for Early Care and Education Programs* (3rd edition, 2013). *Caring for our Children Basics* (2014), que se baseia no maior documento de recursos, representa os padrões **mínimos** de saúde e segurança que os especialistas acreditam que devam constar no local onde as crianças são cuidadas fora de suas casas. A intenção é que as diretrizes sirvam como um recurso para os estados e outras entidades, enquanto estes trabalham para melhorar os padrões de saúde e segurança nos sistemas de licenciamento e melhoria de classificação de qualidade. As diretrizes incluem: seções sobre atividades do programa para desenvolvimento saudável (p. ex., monitoramento do desenvolvimento infantil, obtenção de consentimento para exames de comportamento adequados à idade), promoção e proteção da saúde (p. ex., oportunidades ativas para atividade física; práticas seguras de sono e redução do risco de síndrome da morte súbita infantil; procedimentos de mudança de fraldas e higienização das mãos; procedimentos de emergência; reconhecimento e notificação de suspeita de abuso, negligência e exploração de crianças), e nutrição e serviços de alimentação (p. ex., cuidados para crianças com alergias alimentares; preparação, alimentação e armazenamento de leite humano).

Pediatras muito frequentemente podem deparar-se com perguntas dos pais e cuidadores sobre crianças doentes, exposição e prevenção de riscos no cuidado infantil e apoio a crianças com necessidades especiais de cuidados infantis. Diretrizes nessas áreas estão resumidas nas próximas seções.

Crianças doentes

Quando as crianças ficam doentes, elas podem ser afastadas dos cuidados fora de casa, e as configurações sob licença estadual são necessárias para afastar crianças com certas condições. *Stepping Stones* fornece orientações e recomendações sobre as condições em que as crianças doentes devem ou não devem ser afastadas dos programas do grupo. As leis estaduais geralmente refletem essas diretrizes, mas podem ser mais rigorosas em alguns estados. O documento *Caring for Our Children Basics* (2014) resume as diretrizes para inclusão e exclusão, temporária ou definitiva, de crianças, com base em sinais/sintomas ou doença (Tabela 29.1).

Tabela 29.1 Condições que exigem ou não afastamento das configurações de cuidado infantil do grupo.

CONDIÇÕES QUE EXIGEM AFASTAMENTO	COMENTÁRIOS
Se houver algum destes três critérios-chave a seguir, a criança deverá ser temporariamente afastada, independentemente do tipo de doença:	
1) Doença que impede a criança de participar confortavelmente de atividades, conforme determinado pelo prestador de cuidados infantis	Os prestadores de serviços devem especificar em suas políticas, aprovadas pelo consultor da unidade de saúde, qual o nível de gravidade da doença que a instalação pode administrar, e quanto e quais tipos de doença serão abordados: • O nível de gravidade 1 consiste em crianças cuja condição de saúde é acompanhada por alto interesse e envolvimento completo na atividade, associada à ausência de sintomas da doença (p. ex., crianças se recuperando de conjuntivite, erupção cutânea ou varicela), mas que precisam de mais tempo de recuperação • O nível de gravidade 2 engloba crianças cujo estado de saúde é acompanhado por um nível médio de atividade devido a sintomas (p. ex., crianças com febre baixa, crianças no início da doença, crianças em período de recuperação precoce da doença) • O nível de gravidade 3 consiste em crianças cujo estado de saúde é acompanhado por um baixo nível de atividade devido a sintomas que impedem um maior envolvimento
2) Doença que resulta em necessidade de cuidado maior do que a equipe de cuidado infantil pode fornecer sem comprometer a saúde e a segurança das outras crianças, conforme determinado pelo prestador de cuidados infantis	
3) Doença que representa risco de propagação de doenças prejudiciais para os outros	
Além dessas condições, o afastamento temporário é recomendado no caso de alguma das seguintes condições:	
Febre (temperatura > 38 °C por via oral; > 38,9 °C por via retal; ou > 37,8 °C por axila ou método equivalente) e mudança de comportamento ou outros sinais e sintomas (p. ex., dor de garganta, erupção cutânea, vômitos, diarreia)	Acompanhado por alterações de comportamento ou outros sinais ou sintomas de doença até que a avaliação do profissional médico encontre a criança que pode ser incluída na unidade
Alterações agudas no comportamento, incluindo letargia/falta de capacidade de resposta, irritabilidade inexplicável ou choro persistente, dificuldade em respirar ou erupção cutânea de rápida disseminação	Até que a avaliação por um profissional médico encontre a criança que pode ser incluída na instalação

(continua)

Tabela 29.1 Condições que exigem ou não afastamento das configurações de cuidado infantil do grupo. *(continuação)*

CONDIÇÕES QUE EXIGEM AFASTAMENTO	COMENTÁRIOS
Diarreia (definida por fezes aquosas ou forma reduzida de fezes não associada a alterações da dieta). O afastamento é necessário para todas as crianças com fraldas, cujas fezes não estejam nelas contidas, e crianças treinadas no banheiro, caso a diarreia esteja sujando as calças ou as roupas.	A readmissão após a diarreia pode ocorrer quando as crianças com fraldas têm as fezes nelas contidas (mesmo que as fezes permaneçam soltas) e quando as crianças treinadas no banheiro são continentes. Circunstâncias especiais que exigem critérios de afastamento específicos incluem o seguinte: • *Escherichia coli* produtora de toxina ou infecção por *Shigella*, até que as fezes sejam formadas e os resultados do teste de duas culturas obtidas de fezes produzidas 24 horas separadas não detectem esses organismos • Infecção por *Salmonella sorovar Typhi*, até que se resolva a diarreia; em crianças < 5 anos de idade, 3 culturas de fezes negativas obtidas em intervalos de 24 h
Sangue ou muco nas fezes	Não explicado por mudança na dieta, medicação ou fezes duras
Doença de vômito	Mais de 2 vezes nas 24 h anteriores, a menos que o vômito seja causado por uma condição não infecciosa e a criança permaneça adequadamente hidratada
Dor abdominal	Persistente (contínua por mais de 2 h) ou intermitente associada a febre ou a outros sinais ou sintomas
Feridas na boca com salivação	A menos que o médico da criança ou a autoridade do departamento de saúde local afirme que a criança não é infecciosa
Erupção cutânea com febre ou alterações de comportamento	Até que o provedor de cuidados primários determine que a doença não é uma doença infecciosa
Tuberculose ativa	Até que o prestador de cuidados primários da criança ou o departamento de saúde local afirme que a criança está em tratamento adequado e pode retornar
Impetigo	Até que o tratamento tenha sido iniciado
Faringite estreptocócica (i. e., infecção na garganta ou outra infecção estreptocócica)	Até 24 h após o início do tratamento
Conjuntivite purulenta	Definida como conjuntiva rosa ou vermelha com corrimento ocular branco ou amarelo, até que o tratamento tenha sido iniciado
Pediculose (piolhos)	Até depois do 1º tratamento Nota: O afastamento não é necessário antes do final do dia do programa.
Sarna	Até depois do tratamento ter sido dado
Vírus varicela-zóster (catapora)	Até que todas as lesões tenham secado ou que se tenha formado crostas (geralmente 6 dias após o início da erupção)
Rubéola	Até 6 dias após o início da erupção
Coqueluche	Até 5 dias de tratamento antibiótico adequado
Caxumba	Até 5 dias após o início do inchaço da glândula parótida
Sarampo	Até 4 dias após o início da erupção
Vírus da hepatite A	Até 1 semana após o início da doença ou icterícia, se os sintomas da criança forem leves ou conforme indicado pelo departamento de saúde
Qualquer criança que, de acordo com o departamento de saúde local, possa transmitir a doença durante um surto	
CONDIÇÕES QUE NÃO EXIGEM AFASTAMENTO	**COMENTÁRIOS**
Resfriados comuns, coriza	Independentemente da cor ou da consistência da secreção nasal
Tosse não associada a uma doença infecciosa ou febre	
Corrimento lacrimejante, amarelo ou branco, ou com crostas oculares sem febre, dor ocular ou vermelhidão nas pálpebras	
Bactérias ou vírus na urina ou nas fezes, na ausência de sintomas da doença (p. ex., diarreia)	As exceções incluem crianças infectadas com organismos altamente contagiosos capazes de causar doenças graves
Centelha conjunta (conjuntivite bacteriana), indicada por pálpebras rosa ou vermelhas após o sono	Se duas crianças não relacionadas, no mesmo programa, têm conjuntivite, o organismo causador da conjuntivite pode ter um risco maior de transmissão, e um profissional de saúde infantil deve ser consultado.
Febre sem quaisquer sinais ou sintomas de doença em crianças com mais de 6 meses de idade, independentemente de ter sido administrado acetaminofeno ou ibuprofeno	Se a criança está se comportando normalmente, mas tem febre < 38,9 °C por via retal ou equivalente, ela deve ser monitorada, mas não precisa ser afastada apenas por febre.
Erupção cutânea sem febre e sem alterações comportamentais	
Piolhos ou lêndeas	O afastamento para o tratamento de uma infestação de piolhos ativa pode ser adiada até o final do dia.

(continua)

Tabela 29.1 Condições que exigem ou não afastamento das configurações de cuidado infantil do grupo. *(continuação)*

CONDIÇÕES QUE NÃO EXIGEM AFASTAMENTO	COMENTÁRIOS
Micose	O afastamento para tratamento pode ser adiado até o final do dia.
Molusco contagioso	Não requer afastamento ou cobertura de lesões
Candidíase (manchas brancas na boca, ou ainda nas bochechas ou gengivas)	
Eritema infeccioso (quinta doença)	Uma vez que a erupção apareceu
Staphylococcus aureus resistente à meticilina (MRSA) sem infecção ou doença que de outra forma exigiria afastamento	Portadores de MRSA conhecidos ou indivíduos colonizados não devem ser afastados
Infecção por citomegalovírus	
Infecção crônica por hepatite B	
Infecção pelo HIV	
Crianças assintomáticas que foram previamente avaliadas, quando se descobriu que estão liberando organismos potencialmente infecciosos nas fezes	Crianças que prendem as fezes ou cujas fezes não vazam da fralda podem retornar aos cuidados
Crianças com condições de infecções crônicas que podem ser acomodadas no programa de acordo com a exigência legal federal da Americans with Disabilities Act (ADA)	A ADA exige que os programas de cuidados infantis criem acomodações razoáveis para crianças com deficiências e/ou doenças crônicas, considerando cada criança individualmente.

Adaptada de American Academy of Pediatrics (AAP), American Public Health Association, National Resource Center for Health and Safety in Child Care and Early Education: *Stepping stones to caring for our children: national health and safety performance standards – guidelines for early care and education programs*, ed. 3, Elk Grove Village, IL, 2013, AAP, pp 46-52. http://nrckids.org/index.cfm/products/stepping-stones-to-caring-for-our-children-3rd-edition-ss3/stepping-stones-to-caring-for-our-children-3rd-edition-ss3/

O cuidador/professor deve determinar se a doença (1) impede que a criança participe confortavelmente das atividades; (2) resulta em necessidade de cuidados maiores do que a equipe pode fornecer, sem comprometer a saúde e a segurança de outras crianças; (3) representa risco de propagação de doenças prejudiciais a outras pessoas; ou (4) provoca febre e mudança de comportamento ou outros sinais e sintomas (p. ex., dor de garganta, erupção cutânea, vômito, diarreia). Uma temperatura inexplicável acima de 37,8°C (axila) em uma criança com menos 6 meses deve ser avaliada clinicamente, e febre em crianças com menos de 2 meses de idade exige atendimento médico imediato.

A maioria das famílias precisa conseguir manter as crianças doentes em casa, o que implica ausentar-se do trabalho ou ter planos alternativos como um cuidador. Cuidados alternativos fora de casa para crianças doentes são relativamente raros, mas podem incluir: (1) cuidados no próprio centro da criança, caso sejam previstas disposições especiais destinadas ao cuidado de crianças doentes (às vezes chamado de **modelo de enfermaria** ou **cuidado diário ao doente**), ou (2) cuidados em um centro que atende apenas crianças com doença ou com condições temporárias. Embora seja importante que tais arranjos enfatizem a prevenção da disseminação da doença, um estudo realizado não encontrou nenhuma ocorrência de inoculação adicional de doença transmissível em crianças que frequentam um centro de saúde. Considerando-se um grupo de crianças doentes, o impacto do atendimento sobre sua saúde subsequente e sobre a saúde de suas famílias e comunidade é desconhecido.

Caring for Our Childrens Basics também fornece diretrizes para o controle de surtos de doenças infecciosas e para a afastamento de qualquer criança ou funcionário suspeito de contribuir para a transmissão de uma doença, que não esteja adequadamente imunizado quando do surto de uma doença evitável por vacina, ou quando o patógeno circulante representa um risco aumentado para o indivíduo.

Assistência infantil e saúde da criança

Grande proporção de mortes por **síndrome da morte súbita infantil (SMSI)** ocorre em creches ou em creches familiares (aproximadamente 20%). Crianças que dormem de costas em casa, mas são colocadas para dormir de bruços em ambientes de cuidados infantis, apresentam maior risco de SMSI. Cuidadores e pais devem saber da importância da correta posição para dormir (ver Capítulo 402).

Crianças matriculadas em creches também estão na idade mais vulnerável para adquirir **doenças infecciosas**. A participação em grupos eleva a exposição. Crianças que frequentam esses locais têm maior incidência de doenças (infecções do trato respiratório superior, otite média, diarreia, infecções por hepatite A, problemas de pele e asma) que aquelas cuidadas em casa, especialmente nos anos pré-escolares; entretanto, são doenças sem consequências adversas a longo prazo. Os prestadores de cuidados infantis que seguem as diretrizes de cuidados infantis para lavagem de mãos, fraldas e manipulação de alimentos, e que controlam adequadamente as doenças infantis, podem reduzir os casos de doenças transmissíveis.

É controverso se a exposição a cuidados infantis serve como um fator de risco ou de proteção para a asma. Um estudo transversal descobriu que pré-escolares em creche aumentaram o risco de resfriado comum e de otite média, enquanto as crianças que iniciaram a assistência infantil antes dos 2 anos de idade tiveram risco aumentado de desenvolver otite média recorrente e asma. No entanto, um estudo longitudinal que constatou que crianças expostas a outras mais velhas, em casa ou nas creches, durante os primeiros 6 meses de vida, tiveram menos sibilância entre 6 e 13 anos de idade, é sugestivo de que a exposição pode protegê-las contra o desenvolvimento de asma e sibilos frequentes mais tarde na infância. Um acompanhamento de 10 anos de uma coorte de nascimentos não encontrou associação entre atendimento de creche e infecções respiratórias, asma, rinite alérgica ou reatividade de teste cutâneo. Outro estudo constatou que, no 1º ano do ensino fundamental, as crianças que frequentaram creche tiveram menos faltas à escola, metade dos episódios de asma e menos doenças respiratórias agudas que aquelas que não a frequentaram. Esses resultados podem estar relacionados à proteção contra doenças respiratórias como resultado da exposição precoce ou de uma mudança no pico de doença relacionado à idade, embora a seleção de crianças propensas a doenças para a atenção domiciliar possa ter um papel importante. Outros fatores também podem ser relevantes, como o fato de crianças em creches serem potencialmente menos expostas ao tabagismo passivo que aquelas que ficam em casa.

Assistência infantil e crianças com necessidades especiais

As necessidades das crianças com deficiências mentais, físicas ou emocionais – que, em razão de sua doença crônica, requerem cuidados e instrução especiais – demandam atenção particular quando se trata de sua participação na maioria dos ambientes de cuidado infantil. Princípios orientadores de serviços para crianças com deficiências defendem o apoio a crianças em ambientes regulares, incluindo cuidados infantis. Além disso, a Lei dos Americanos Portadores de Deficiência e a Seção 504 da Lei de Reabilitação de 1973 proíbem a discriminação contra crianças e adultos com deficiência, exigindo acesso igual a programas e serviços oferecidos.

Embora muitos prestadores de cuidados infantis e ambientes não estejam preparados para identificar ou administrar serviços para crianças com necessidades especiais, o acolhimento delas pode ser utilizado para prestar serviços de apoio a elas e para vincular famílias a serviços, como intervenção precoce e encaminhamento médico. Além disso, o pediatra pode recorrer a prestadores de cuidados infantis para obter dados importantes sobre o bem-estar de uma criança, uma vez que esses profissionais têm contato diário extensivo com aquela e podem ter ampla compreensão profissional de seu desenvolvimento normativo. O prestador de cuidados infantis pode ser, por exemplo, o primeiro a identificar o potencial atraso da fala da criança. Os cuidadores também são parceiros necessários e valiosos no desenvolvimento e administração de planos de serviços de intervenção precoce.

Crianças com necessidades especiais podem ser elegíveis para serviços sob a **Lei de Educação de Indivíduos com Deficiências** (**IDEA**, do inglês **Individuals with Disabilities Education Act**; ver Capítulos 48 e 51). O objetivo dessa lei é fornecer "educação pública apropriada gratuita", independentemente de deficiência ou doença crônica, a todas as crianças elegíveis, do nascimento até os 21 anos, em um ambiente natural e/ou menos restritivo. As crianças elegíveis incluem aquelas com deficiências mentais, físicas ou emocionais, que, devido à sua deficiência ou doença crônica, necessitam de instrução especial para aprender. Como parte desses serviços, um plano formal de intervenção deve ser desenvolvido pelos prestadores de serviços, famílias e prestadores dos cuidados de saúde das crianças. Fundos federais estão disponíveis para implementar um sistema colaborativo de intervenção precoce de serviços para bebês e crianças elegíveis desde o nascimento até os 3 anos e para suas famílias. Esses serviços incluem: triagem, avaliação, coordenação de serviços e desenvolvimento colaborativo de um **plano de serviço familiar individualizado** (**IFSP**, do inglês **individualized family service plan**). O IFSP descreve os serviços de intervenção precoce para o bebê, a criança e a família, incluindo apoio à família e necessidades de saúde, terapêuticas e educacionais da criança. Uma compreensão das rotinas da criança e das oportunidades e atividades da vida real, como comer, brincar, interagir com os outros e trabalhar com habilidades de desenvolvimento, é crucial para melhorar a capacidade da criança de atingir os objetivos funcionais da IFSP. Portanto, é fundamental que os prestadores de cuidados infantis estejam envolvidos no desenvolvimento ou revisão do IFSP, com o consentimento dos pais. Os prestadores de cuidados infantis devem também familiarizar-se com o IFSP da criança e compreender o seu papel e os recursos disponíveis para apoiar a família e o próprio prestador de cuidados infantis.

Além disso, a IDEA oferece suporte a crianças elegíveis em idade pré-escolar para receber serviços por meio do distrito escolar local. Isso inclui o desenvolvimento de um **programa de educação individualizado** por escrito (**IEP**, do inglês **individualized education program**), sendo sua implementação de responsabilidade da agência de educação local, em um ambiente pré-escolar público ou privado. Tal como acontece com os IFSP, os prestadores de cuidados infantis devem familiarizar-se com as necessidades especiais da criança em idade pré-escolar, conforme identificado no IEP, e podem envolver-se, com o consentimento dos pais, nas reuniões de desenvolvimento e revisão do IEP. Para as crianças que têm, ou podem ter, risco de atraso no desenvolvimento, o diagnóstico é importante para obter e coordenar serviços e avaliações adicionais. Para tanto, os pediatras podem fazer parcerias com prestadores de cuidados infantis, a fim de avaliar e monitorar o comportamento e o desenvolvimento das crianças.

PAPEL DOS PRESTADORES PEDIÁTRICOS NO CUIDADO INFANTIL

Aconselhamento dos pais na escolha dos cuidados infantis

A orientação profissional disponível para ajudar os pais na escolha de cuidados infantis não é suficiente. Pediatras podem ajudá-los a entender a importância de cuidados de alta qualidade para o desenvolvimento de seus filhos, descrevendo como deve ser esse cuidado e fornecendo referências e conselhos sobre como encontrar e selecionar os de alta qualidade (Tabela 29.2). Além disso, podem auxiliar os pais a determinar como ajustar os arranjos do cuidado infantil para melhor atender às necessidades específicas de seus filhos (p. ex., alergias, hábitos alimentares e de sono, capacidade de controle de temperamento e estresse). Para a maioria dos pais, encontrar uma creche pela qual possam pagar, ter acesso, administrar e aceitar como um bom ambiente para o filho é um processo difícil e muitas vezes angustiante. Muitos deles também se preocupam em como o filho se sairá na creche (p. ex., o filho se sentirá angustiado com os grupos, sofrerá ao se separar dos pais ou estará sujeito a negligência ou abuso?). É mais provável que essas preocupações ocorram entre pais de baixa renda, com menos recursos familiares e comunitários. Alguns podem cogitar deixar as crianças com qualquer "babá", sem considerar as consequências disso para o desenvolvimento cognitivo, linguístico e social de seus filhos. Esses pais podem ter menos probabilidade de selecionar um arranjo de cuidado infantil de alta qualidade, o que é especialmente problemático se a família estiver enfrentando desafios socioeconômicos que já os coloquem em risco de receber cuidados de menor qualidade para seus filhos. Para esses pais, é vital enfatizar a importância da qualidade e suas implicações para o desenvolvimento cognitivo, de linguagem e comportamental da criança e sua preparação escolar.

Aconselhamento dos pais em questões de saúde no cuidado infantil

Os pais das crianças devem garantir que os prestadores de cuidados infantis coloquem as crianças de costas para dormir, a fim de evitar a SMSI. Além disso, pediatras devem enfatizar a importância de seguir os cronogramas de vacinação; a maioria dos estados exige vacinas para que as crianças participem de ambientes licenciados de assistência infantil em grupo.

Quando as crianças ficam doentes, os pais devem ser aconselhados a seguir as diretrizes para inclusão e exclusão (ver Tabela 29.1), e alguns pais podem discordar da equipe das creches quanto ao cumprimento ou não dos critérios de afastamento de uma criança. No entanto, as orientações profissionais afirmam que "se... o motivo do afastamento estiver relacionado com a capacidade de participação da criança ou com a capacidade de o cuidador/professor prestar cuidados às outras crianças, o cuidador/professor não deverá ser obrigado a aceitar responsabilidade pelo cuidado da criança".[2]

Ajuda às crianças com necessidades especiais

Os pediatras devem trabalhar com os pais e se comunicar com outros provedores de serviços e também com a equipe de intervenção precoce para identificar problemas, remover barreiras de acesso e coordenar a prestação de serviços a crianças com necessidades especiais. Eles também devem incentivar o envolvimento de pais e provedores de cuidados infantis no desenvolvimento de planos IFSP ou IEP.

Consultoria e parceria com prestadores de cuidado infantil

A maioria dos regulamentos estaduais determina que os programas licenciados tenham um relacionamento formal com um provedor de serviços de saúde. Esforços adicionais de estado incluem modelos de consulta de saúde mental para apoiar os provedores – estes, em geral, não são bem treinados no manejo do comportamento infantil e na capacidade de se elevar a qualidade do cuidado para todas as crianças. A consulta de saúde mental na primeira infância vincula um profissional de saúde mental a um profissional de educação infantil e a um cuidador em termos de um relacionamento contínuo de solução de problemas e capacitação.

Pediatras podem fornecer consultoria aos prestadores de cuidados infantis, recomendando medidas para a proteção e a manutenção da saúde e da segurança das crianças e dos funcionários. Isso pode incluir consultas sobre práticas de promoção para: prevenir SMSI, prevenir e reduzir a propagação de doenças transmissíveis, reduzir a exposição a alergênios, toxinas e parasitas, assegurar vacinas para crianças e funcionários, remover riscos ambientais e prevenir lesões.

---

[2]Disponível em http://nrckids.org/index.cfm/products/stepping-stones-to-caring-for-our-children-3rd-edition-ss3/.

Tabela 29.2 Recursos de informação sobre cuidados infantis.

ORGANIZAÇÃO	PATROCINADOR	WEBSITE E INFORMAÇÕES DE CONTATO
Cuidado infantil	Cuidados Infantis Conscientes da América (anteriormente, Associação Nacional de Recursos para Infância e Agências de Referência)	http://www.childcareaware.org
Cuidado Infantil Saudável América	Academia Americana de Pediatria (AAP)	http://www.healthychildcare.org
Associação Nacional para a Educação de Crianças Pequenas (NAEYC)		http://www.naeyc.org
Associação Nacional de Creches para Crianças Doentes (NASCD)		http://www.nascd.com
Centro Nacional de Recursos para Saúde e Segurança no Cuidado Infantil e Educação Infantil (NRC)		http://www.nrckids.org De AAP, APHA, NRC, Stepping Stones to Caring for Our Children: National Health and Safety Performance Standards (2013). Para Guidelines for Early Care and Education Programs, ed 3, acessar: http://nrckids.org/index.cfm/products/stepping-stones-to-caring-for-our-children-3rd-edition-ss3/stepping-stones-to-caring-for our-children-3rd-edition-ss3/
Escritório de Cuidado da Criança (OCC)	Departamento de Saúde e Serviços Humanos dos EUA, Administração para Crianças e Famílias	http://www.acf.hhs.gov/programs/occ
Escritório da Rede de Assistência Técnica para Assistência Infantil (CCTAN)	Departamento de Saúde e Serviços Humanos dos EUA, Administração para Crianças e Famílias, Escritório de Assistência à Criança	https://childcareta.acf.hhs.gov/

A bibliografia está disponível no GEN-io.

Capítulo 30

Perda, Separação e Luto

Megan E. McCabe e Janet R. Serwint

Em algum momento, todas as crianças experimentarão separações involuntárias relacionadas a entes queridos, provocadas por doenças, morte ou outras causas. Separações relativamente breves entre crianças e seus pais, como férias, geralmente produzem efeitos mínimos e transitórios, mas separações mais duradouras e frequentes podem causar sequelas. O impacto potencial de cada evento deve ser considerado à luz da idade e do estágio de desenvolvimento da criança, de sua relação particular com a pessoa ausente e da natureza da situação em cada caso.

SEPARAÇÃO E PERDA

As separações podem ter causas temporárias, tais como férias, restrições relativas ao trabalho dos pais, desastres naturais ou uma doença dos pais ou dos irmãos que exija hospitalização. Já as separações mais longas ocorrem como resultado de divórcio, de colocação da criança em lares adotivos ou de adoção, enquanto separações permanentes podem ocorrer por morte. A reação inicial de crianças pequenas à separação de qualquer duração pode envolver choro ou algum tipo de protesto, como uma crise de birra, ou pode ser de um tipo mais quieto e triste. O comportamento das crianças pode parecer subjugado, introvertido, exigente ou mal-humorado, podendo demonstrar resistência à autoridade. Os problemas específicos podem incluir falta de apetite, disfunção comportamental, tais como atitudes contra os pedidos do cuidador, relutância em ir para a cama, distúrbios de sono ou comportamento regressivo (p. ex., solicitar mamadeira ou urinar na cama). As crianças em idade escolar podem sofrer deterioração da função cognitiva e mau desempenho na escola. Algumas crianças podem pedir repetidamente pelo pai/mãe ausente e perguntar quando eles voltarão. A criança pode ir para a janela ou para a porta ou deambular pela vizinhança para procurar o pai/mãe ausente; algumas podem até sair de casa ou do seu local de colocação temporária para procurá-los. Outras crianças podem, ainda, não se referir à ausência dos pais.

A resposta da criança ao encontro pode surpreender ou alarmar um pai despreparado. Um pai que alegremente retorna à família pode ser recebido por crianças desconfiadas ou cautelosas. Após um interlúdio afetivo, as crianças podem parecer indiferentes ao retorno do pai ou da mãe. Essa resposta pode indicar raiva pelo abandono e receio de que o evento ocorra novamente, ou a criança pode achar que causou a partida do pai ou da mãe em função de um **pensamento mágico** (Capítulo 24). Por exemplo, se uma mãe que diz frequentemente: "Pare com isso, ou você vai me dar uma dor de cabeça" for hospitalizada, a criança poderá se sentir errada e culpada. Como consequência desses sentimentos, as crianças podem parecer mais intimamente ligadas ao pai/mãe que está presente que àquele ausente, ou até mesmo à avó ou babá que cuidava delas durante a ausência dos pais. Algumas crianças, especialmente as mais jovens, podem se tornar mais apegadas e dependentes do que eram antes da separação, dando continuidade a qualquer comportamento regressivo que tenha ocorrido durante esse período. Tal comportamento pode engajar o pai de forma mais intensa, ajudando-o a restabelecer o vínculo que a criança sentiu que foi quebrado. Essas reações são geralmente transitórias e, dentro de 1 a 2 semanas, as crianças recuperam o seu comportamento habitual e o equilíbrio. As separações recorrentes podem tender a tornar as crianças mais desconfiadas e reservadas a respeito do restabelecimento do relacionamento com o pai várias vezes ausente, e essas características podem afetar seus demais relacionamentos pessoais. Os pais devem ser aconselhados a não tentar melhorar o comportamento da criança, ameaçando sair de casa.

DIVÓRCIO

As experiências mais sustentadas de perda, tais como aquelas que resultam de divórcio ou de colocação em lares adotivos, podem dar origem aos mesmos tipos de reações observadas anteriormente, mas são mais intensas e, possivelmente, mais duradouras. Atualmente, nos EUA, cerca de 40% dos casamentos terminam em divórcio. Este demonstrou estar associado a uma postura negativa dos pais, como depressão parental e sentimentos de incompetência; ao comportamento negativo da criança, como abandono e lamentação; e à interação negativa entre pai e filho, como falta de disciplina, redução da comunicação e da afeição. Maior intensidade de sofrimento na infância está associada a maior sofrimento dos pais. A continuação do conflito parental e a perda de contato com o progenitor que não tem a guarda (geralmente é o caso do pai) são comuns.

Dois dos mais importantes fatores que contribuem para a morbidade das crianças envolvidas em um divórcio incluem *psicopatologia parental* e *parentalidade interrompida* antes da separação. O ano seguinte ao divórcio é o período quando os problemas são mais evidentes; estes tendem a se dissipar ao longo dos 2 anos seguintes. A depressão pode estar presente 5 anos mais tarde e o declínio educacional ou ocupacional pode ocorrer até mesmo 10 anos depois. É difícil esclarecer todos os fatores de confusão. As crianças podem sofrer quando expostas ao conflito parental que continua após o divórcio e, em alguns casos, esse sofrimento pode intensificar. O grau de *conflito interparental* pode ser o fator mais importante associado à morbidade infantil. Uma relação continuada com o progenitor sem a guarda, enquanto existe conflito interparental mínimo, foi um fator associado a resultados mais positivos.

As crianças em idade escolar podem responder com depressão evidente, parecer indiferentes ou estar acentuadamente com raiva. Outras crianças parecem negar ou evitar o problema, de forma comportamental ou verbalmente. A maioria das crianças se apega à esperança de que a situação ou a separação de fato não sejam reais, apenas temporárias. As crianças podem experimentar culpa por sentir que a perda, a separação ou a nova situação representam rejeição e, talvez, punição por mau comportamento. As crianças podem, também, proteger um dos pais e assumir a culpa, acreditando que a sua própria "natureza má" fez o outro sair de casa. Culpar os pais pode ser percebido pela criança como algo muito arriscado; os pais que descobrem que uma criança guarda ressentimento podem puni-las ainda mais por esses pensamentos ou sentimentos. Já as crianças que acreditam que seu mau comportamento causou a separação ou o divórcio de seus pais têm a fantasia de que seus padrões triviais ou recorrentes de comportamento causam a irritação daqueles, um com o outro. Por último, algumas crianças apresentam sintomas comportamentais ou psicossomáticos e, inconscientemente, adotam um papel de "doente" como uma estratégia para aproximar seus pais.

Em resposta ao divórcio dos pais e à subsequente separação e perda, é comum que as crianças mais velhas e os adolescentes mostrem raiva intensa. Cinco anos após a separação, cerca de 1/3 das crianças relatam intensa infelicidade e insatisfação com as suas vidas e com as suas famílias reconfiguradas; outro 1/3 mostra a evidência clara de um ajuste satisfatório; enquanto o 1/3 restante demonstra um quadro misto, com bom resultado em algumas áreas e realização insatisfatória em outras. Depois de 10 anos, cerca de 45% daquelas estão bem, mas 40% podem ter problemas acadêmicos, sociais e/ou emocionais. Como adultos, algumas tornam-se relutantes em assumir relacionamentos íntimos, com medo de repetir a experiência de seus pais.

A longo prazo, o divórcio dos pais tem impacto negativo moderado sobre o estado de saúde mental adulto de crianças, mesmo após controlados as mudanças na situação econômica e os problemas anteriores ao divórcio. O bom ajuste das crianças após o divórcio está relacionado ao envolvimento contínuo com dois pais psicologicamente saudáveis que minimizam os conflitos, com os irmãos e com outros parentes que fornecem um sistema de apoio positivo. Os pais divorciados devem ser encorajados a evitar os processos litigiosos e a usar um mediador treinado para resolver disputas, se necessário. Embora os acordos de custódia conjunta possam reduzir o conflito parental contínuo, as crianças em guarda conjunta podem se sentir sobrecarregadas pelas exigências de manter uma presença marcante em duas casas.

Quando o prestador de cuidados primários de saúde é questionado sobre os efeitos do divórcio, os pais devem ser informados que crianças diferentes podem ter reações distintas, mas que o seu comportamento e a forma como eles interagem uns com os outros terão efeito considerável e a longo prazo sobre a adaptação da criança. A presença contínua de ambos os pais na vida da criança, com conflito interparental mínimo, é mais benéfica.

MUDANÇA DE LOCAL DA FAMÍLIA

Uma proporção significativa da população dos EUA muda de residência a cada ano. Os efeitos dessas mudanças sobre as crianças e as famílias são frequentemente negligenciados. Para as crianças, o movimento é essencialmente involuntário e está fora de seu controle. Quando alterações na estrutura familiar, resultantes de divórcio ou morte, precipitam o deslocamento, as crianças enfrentam tanto as tensões criadas pelos eventos precipitantes quanto pela própria mudança de local. A tristeza dos pais com relação à mudança pode transmitir infelicidade para os filhos. As crianças que se deslocam perdem os seus velhos amigos, o conforto de um quarto e de uma casa familiares, seus laços com a escola e com a comunidade. Nesses casos, elas não só devem cortar as relações antigas, como também são confrontadas com a exigência de desenvolver novos laços, em novos bairros e escolas. Além disso, as crianças podem se mudar para ambientes com costumes e valores diferentes e, por causa de normas acadêmicas e curriculares, que variam entre as comunidades, aquelas que tiveram um bom desempenho em uma escola podem se encontrar em dificuldades em uma nova. Por conseguinte, mudanças frequentes durante os anos de escola são suscetíveis de consequências negativas sobre o desempenho social e acadêmico das crianças.

As **crianças migrantes** e as que emigram de outros países apresentam-se em circunstâncias especiais. Elas não só precisam se acostumar com uma nova casa, escola e comunidade, mas também precisam se adaptar a uma nova cultura e, em muitos casos, a um novo idioma. Além disso, devido ao fato de crianças terem maior facilidade para aprender novos idiomas, elas podem agir como tradutoras para os adultos em suas famílias. Essa vantagem pode levar à inversão de papéis e a um potencial conflito dentro da própria família. Na avaliação de crianças e famílias migrantes, é importante que se pergunte sobre as circunstâncias da migração, incluindo *status* legal, violência ou ameaça de violência, conflito de lealdades e diferença moral, ética e religiosa.

Os pais devem preparar as crianças com antecedência para qualquer mudança e permitir que elas expressem todos os sentimentos infelizes ou receios. Os pais devem reconhecer seus próprios sentimentos mistos e concordar que eles vão perder a sua antiga casa, enquanto estão ansiosos por uma nova. As visitas com antecedência ao novo lar, muitas vezes, são prelúdios úteis para a mudança que irá acontecer. Os períodos transitórios de comportamento regressivo podem ser observados nas crianças pré-escolares logo após a mudança, e estes devem ser compreendidos e aceitos. Os pais devem ajudar na adaptação de seus filhos em uma nova comunidade e, sempre que possível, devem incentivar o contato com os velhos amigos e as visitas a estes.

SEPARAÇÃO POR CAUSA DE HOSPITALIZAÇÃO

Os principais desafios com crianças hospitalizadas incluem: lidar com a separação, adaptar-se ao novo ambiente hospitalar, ajustar-se a vários cuidadores, ver outras crianças muito doentes e, às vezes, experimentar a desorientação que ocorre com terapia intensiva, anestesia e cirurgia. Para ajudar a minimizar possíveis problemas, uma visita pré-admissional ao hospital é importante para permitir que a criança conheça as pessoas que oferecerão o cuidado e faça perguntas sobre o que vai acontecer. Os pais de crianças menores de 5 a 6 anos de idade devem permanecer no quarto como acompanhantes, se possível. As crianças mais velhas também podem se beneficiar da presença de seus pais enquanto estão no hospital, dependendo da gravidade da doença. Os programas criativos e de recreação ativa ou de socialização com especialistas em vida infantil, chances de representar procedimentos temidos brincando com bonecas ou manequins, e horários de visita livres, incluindo a de irmãos, são todos úteis. As atitudes sensíveis, simpáticas e de aceitação em relação às crianças e aos pais por parte da equipe do hospital são muito importantes. Os profissionais de saúde precisam se lembrar de que os pais têm o maior interesse nos seus filhos e são quem os conhecem melhor. Sempre que possível, as tarefas escolares e a tutoria para as crianças hospitalizadas devem estar disponíveis, a fim de que as crianças sejam envolvidas intelectualmente e, desse modo, impedidas de ficar atrasadas em suas realizações acadêmicas.

Os aspectos psicológicos da doença devem ser avaliados desde o início, e os médicos devem agir como um modelo para pais e filhos, mostrando interesse nos sentimentos das crianças, permitindo-lhes um espaço de expressão e demonstrando que é possível e apropriado que elas comuniquem seu desconforto em linguagem verbal e simbólica. A continuidade de pessoal médico pode ser reconfortante para a criança e para a família.

FAMÍLIA DE MILITARES

Nos EUA, mais de 2 milhões de crianças vivem em famílias militares e cerca de 50% delas obtêm assistência médica na comunidade em vez de em um centro médico militar. As crianças cujos pais estão servindo nas Forças Armadas podem enfrentar perda e separação de várias maneiras. Estas incluem: os deslocamentos frequentes, transferência para países estrangeiros e separação relacionada com o dever dos pais. Nos últimos anos, as experiências mais impactantes foram os repetidos afastamentos dos pais por tempo de guerra e as mortes durante o serviço militar. Todas as divisões das Forças Armadas têm aumentado o seu foco na preparação e no apoio às famílias dos militares em caso de convocação de um parente para o serviço militar, a fim de melhorar o enfrentamento familiar. As famílias militares compostas de pais jovens e de crianças estão em risco de maus-tratos no contexto de afastamentos constantes ou prolongados.

MORTE PARENTAL/MORTE DE IRMÃO

Cerca de 5 a 8% das crianças americanas experimentarão a morte dos pais; essas taxas são muito mais elevadas em outras partes do mundo mais diretamente afetadas pela guerra, pela AIDS e por desastres naturais. As mortes precoces por doença crônica podem colocar pressão significativa sobre uma família, com crises frequentes de doença, hospitalização, perturbação da vida normal da casa, ausência do parente doente e, possivelmente, mais responsabilidades colocadas sobre a criança. As tensões adicionais incluem: mudanças nas rotinas diárias, pressões financeiras, bem como necessidade de lidar com opções de tratamento agressivo.

As crianças podem e devem continuar envolvidas com o pai ou irmãos doentes, mas precisam ser preparadas para o que presenciarão no ambiente doméstico ou hospitalar. As tensões que uma criança terá de enfrentar incluem: a visualização da degradação física do membro da família, o desamparo e a instabilidade emocional. Advertir a criança de que o membro da família pode demonstrar mudanças físicas, como emagrecimento ou perda do cabelo, a ajudará a se acostumar. Esse avisos, combinados com explicações simples e específicas quanto à necessidade de equipamentos, tais como sonda nasogástrica para a nutrição, máscara de oxigênio ou ventilador, ajudarão a diminuir o medo da criança. As crianças devem ser honestamente informadas do que está acontecendo, em linguagem que elas possam entender, permitindo-lhes escolhas, mas com o envolvimento dos pais no processo decisório. Elas devem ser encorajadas, mas não obrigadas, a ver o seu familiar doente. Os pais que estão cuidando de um cônjuge em estado agonizante, ou da criança, podem estar emocionalmente muito esgotados para atender às necessidades de seu filho saudável, ou para dar continuidade às rotinas regulares. Os filhos de um pai em estado agonizante podem sofrer perda de segurança e de crença no mundo como um lugar seguro, e o progenitor sobrevivente pode estar inclinado a impor sua própria necessidade de apoio e conforto a essas crianças. No entanto, o progenitor que está bem e os parentes que as cuidam devem ter em mente que as crianças precisam ser tratadas como crianças, com apoio e atenção apropriados. As mortes repentinas e inesperadas levam a mais ansiedade e medo, porque nesse caso não há tempo para preparação, e as explicações para a morte podem causar incertezas.

TRISTEZA E LUTO

O **luto** é um estado pessoal, emocional ou uma resposta antecipada à perda como a morte. As reações mais comuns incluem: tristeza, raiva, culpa, medo e, por vezes, alívio. Deve-se enfatizar que essas reações são normais. A maioria das famílias de luto permanece socialmente conectada e espera que a vida volte a ter algum novo sentido de normalidade, ainda que diferente. A dor e o sofrimento impostos pela tristeza nunca devem ser considerados automaticamente "normais" e, assim, negligenciados ou ignorados. Em reações de **luto sem complicações**, a preocupação constante do pediatra pode ajudar a promover uma sensação de bem-estar na família. Nas reações mais angustiantes (tais como aquelas vistas em luto traumático de morte súbita), o pediatra pode consistir em uma força considerável e de primeira linha para ajudar as crianças e suas famílias na abordagem de sua perda.

A participação no cuidado de uma criança com uma doença que implica risco de vida ou terminal é uma experiência profunda. Os pais passam por muita ansiedade e preocupação durante os estágios finais da vida de seu filho. De acordo com um estudo feito em um hospital infantil, 45% das crianças em estágio terminal de câncer morrem na unidade de terapia intensiva pediátrica, e os pais relatam que 89% dos seus filhos sofreram "muito" ou "extremamente" durante o último mês de vida. Os médicos, consistentemente, subnotificam os sintomas das crianças, em comparação com os relatos dos pais. São necessárias melhores maneiras de se cuidar de uma criança em estado agonizante. Os cuidadores devem manter uma comunicação honesta e aberta, dar o devido tratamento à dor e satisfazer os desejos das famílias quanto ao local preferido de morte da criança – eventualmente, em sua própria casa. A inclusão de vários serviços, tais como cuidados paliativos, religião, enfermagem, tratamento da dor, especialistas em vida infantil e serviço social, muitas vezes ajudam em um apoio pleno às famílias durante essa difícil experiência.

A prática de reter as informações de crianças e pais a respeito do diagnóstico e do prognóstico geralmente é abandonada, porque os médicos aprenderam que proteger os pais e os pacientes da gravidade da condição de sua criança não atenua as preocupações e as ansiedades relacionadas. Até mesmo as crianças muito pequenas podem ter uma compreensão real da sua doença. As crianças que têm doenças graves e que estão em tratamento com regimes agressivos de medicação, e que pretendem ser informadas por seus pais de que estão bem, não são convencidas. Essas crianças entendem que algo grave está acontecendo com elas e são muitas vezes obrigadas a sofrer em silêncio e isolamento, porque a mensagem que lhes foi dada por seus pais consiste em não discutir e manter uma atitude alegre. As crianças têm o direito de saber o seu diagnóstico e devem ser informadas no início de seu tratamento. O conteúdo e a profundidade da discussão têm de ser adaptados à personalidade da criança e ao nível de desenvolvimento de sua compreensão. Entretanto, os pais têm escolhas quanto à forma de orquestrar essa divulgação. Eles podem querer ser os únicos a informar a criança, por si mesmos, optar pelo prestador de cuidados de saúde pediátrica para isso, ou podem fazê-lo em parceria com o pediatra.

A **morte**, especialmente a de um membro da família, é a perda mais difícil para uma criança. Muitas mudanças nos padrões "normais" de funcionamento podem então ocorrer, incluindo a perda do amor e do apoio do membro da família falecido, mudança na renda, eventual necessidade de se mudar, menor apoio emocional dos membros sobreviventes da família, alteração de rotinas e possível mudança no *status* de irmão para filho único. As relações entre os membros da família podem tornar-se tensas e as crianças podem culpar outros membros da família pela morte de um pai ou de um irmão, ou até mesmo culpar-se. As crianças de luto podem apresentar muitas das emoções discutidas anteriormente como resultado da perda, além de comportamentos de reclusão em seu próprio mundo, distúrbios do sono, pesadelos e sintomas tais como dor de cabeça, dores abdominais ou, possivelmente, semelhantes àqueles do membro da família que morreu. As crianças de 3 a 5 anos de idade que sofreram um luto familiar podem apresentar comportamentos regressivos, como enurese e chupar o dedo. As crianças em idade escolar podem apresentar sintomas inespecíficos, como dor de cabeça, dor abdominal, dor no peito, fadiga e falta de energia. As crianças e os adolescentes também podem demonstrar ansiedade aumentada, caso esses sintomas se assemelhem aos do membro da família que morreu. A presença de adultos seguros e estáveis, que podem atender às necessidades da criança e permitir a discussão sobre a perda, é o mais importante no que concerne à ajuda de uma criança em luto. O pediatra deve ajudar a família a compreender essa presença necessária e incentivar o funcionamento de proteção da unidade familiar. Assim sendo, visitas mais frequentes ao profissional de saúde poderão ser necessárias para tratar esses sintomas e fornecer tranquilidade quando for o caso. A disponibilidade sugerida de um clérigo ou de um profissional de saúde pode fornecer apoio e estratégias adicionais que facilitam as transições após a morte.

A morte, a separação e a perda como resultado de **catástrofes naturais** e **desastres feitos pelo homem** têm se tornado eventos cada vez mais comuns nas vidas das crianças. A exposição a esse tipo de catástrofes ocorre direta ou indiretamente, quando o evento é vivido por meio da mídia. Os exemplos de **exposição indireta** incluem: cenas de terremotos, furacões televisionados, tsunamis, tornados e ataques terroristas internacionais. As crianças que sofrem de perda pessoal em desastres tendem a assistir mais a esse tipo de cobertura pela televisão que aquelas que não sofrem. Mesmo assim, essas que não vivenciam uma perda pessoal a assistem como uma forma de participar do evento e, nesse caso, podem experimentar uma exposição repetitiva a cenas e histórias traumáticas. A perda e a devastação para uma criança que vive pessoalmente um desastre são significativas; o efeito da ocorrência simultânea de desastre e perda pessoal complica o processo de luto, assim como as reações de luto se entrelaçam com os sintomas de estresse pós-traumático (Capítulo 38). Depois de uma morte que ocorre como resultado de circunstâncias agressivas ou traumáticas, o acesso à ajuda especializada pode ser necessário. Sob condições de ameaça e medo, as crianças buscam proximidade de figuras protetoras, estáveis e seguras.

É importante que os pais sofram o luto com seus filhos. Alguns pais querem proteger seus filhos de sua dor; assim, colocam-se em uma posição externamente corajosa ou não falam sobre o membro da família falecido. Em vez do efeito de proteção desejado, a criança recebe a mensagem de que demonstrar tristeza ou falar sobre a morte é errado, levando-a a sentir-se isolada, lamentando privadamente seu luto ou o adiando. A criança também pode concluir que os pais não se importam realmente com o falecido porque parecem ter se esquecido dele facilmente ou não demonstram emoção. De maneira que os esforços dos pais para evitar falar sobre a morte podem fazer com que eles se isolem dos filhos em um momento em que as crianças mais precisam deles. Elas precisam saber que seus pais as amam e continuarão a protegê-las. Elas precisam de oportunidades para falar sobre a morte de seu parente e sobre as memórias a ele relacionadas. Um irmão sobrevivente pode se sentir culpado simplesmente por ter sobrevivido, especialmente se a morte tiver sido o resultado de um acidente envolvendo ambos os filhos. A tristeza dos irmãos, especialmente quando agravada por sentimento de culpa, pode ser manifestada por comportamento regressivo ou raiva. Os pais devem ser informados dessa possibilidade e incentivados a discutir isso com seus filhos.

PERSPECTIVA DE DESENVOLVIMENTO

As respostas das crianças à morte refletem a cultura atual da família, o seu patrimônio passado, as experiências e o ambiente sociopolítico. A experiência pessoal da doença terminal e da morte também podem facilitar a compreensão das crianças e sua familiaridade com o luto. As diferenças de desenvolvimento nos esforços das crianças para dar sentido e dominar o conceito e a realidade da morte existem e influenciam profundamente suas reações de luto.

As **crianças menores de 3 anos** de idade têm pouco ou nenhum entendimento do conceito de morte. O desespero, a ansiedade da separação e o desprendimento podem ocorrer com o afastamento de cuidadores amorosos. As crianças pequenas podem responder em reação à angústia observada em outros, como em um pai ou em um irmão que está chorando, solitário ou com raiva. As crianças pequenas também expressam sinais e sintomas de dor nos seus estados emocionais, como irritabilidade ou letargia e, em casos graves, mutismo. Se a reação for grave, poderá ocorrer déficit de crescimento.

As **crianças em idade pré-escolar** estão no estágio cognitivo pré-operacional, no qual a comunicação ocorre por meio de brincadeiras e fantasias (ver Capítulo 24). Elas não demonstram um raciocínio de causa e efeito bem estabelecido. Elas acham que a morte é reversível, de maneira análoga a uma viagem. Na tentativa de dominar a finalidade e a permanência da morte, os pré-escolares frequentemente perguntam repetida e incessantemente sobre quando a pessoa que morreu voltará. Isso torna a situação difícil para os pais, que podem ficar frustrados por não compreenderem o motivo de a criança continuar a fazer essas perguntas, e que, além disso, não gostam dos constantes lembretes da morte daquela pessoa. O prestador de cuidados de saúde primário assume um papel muito importante ao ajudar as famílias a compreender a luta da criança para lidar com a morte. As crianças em idade pré-escolar geralmente expressam explicações mágicas de eventos de morte, às vezes resultando em culpa e autoacusação ("ele morreu porque eu não jogava com ele", ou "ela morreu porque eu estava bravo com ela"). Algumas crianças têm esses pensamentos, mas não o expressam verbalmente por causa de vergonha ou culpa. Os pais e os prestadores de cuidados primários precisam estar cientes do pensamento mágico e devem tranquilizar as crianças em idade pré-escolares de que os seus pensamentos não têm nada a ver com o resultado. As crianças dessa idade estão muitas vezes assustadas com expressões prolongadas e poderosas de luto de parte dos outros. As crianças conceituam os eventos no contexto de sua própria realidade experiencial e consideram, portanto, a morte em termos de sono, separação e lesões. As crianças pequenas expressam pesar de forma intermitente e mostram claras mudanças afetivas durante curtos períodos.

As **crianças mais jovens em idade escolar** pensam concretamente, reconhecem que a morte é irreversível, mas acreditam que não acontecerá com elas ou que as afetará, e começam assim a entender os processos biológicos do corpo humano ("você vai morrer se o seu corpo parar de funcionar"). As informações recolhidas a partir dos meios de comunicação, de colegas e pais constituem impressões a longo prazo. Consequentemente, elas podem fazer perguntas espontâneas sobre a morte que os adultos terão dificuldade de abordar ("ele deve ter sido feitos em pedaços, hein?").

As **crianças de aproximadamente 9 anos de idade ou mais** entendem que a morte é irreversível e que pode envolvê-las ou suas famílias. Essas crianças tendem a experimentar maior ansiedade, sintomas evidentes de depressão e queixas somáticas, em comparação com as mais jovens. As crianças em idade escolar muitas vezes são mantidas com uma raiva focada no ente querido, aquele que não poderia salvar o falecido ou aquele presumivelmente responsável pela morte. O contato com o pediatra pode fornecer grande tranquilidade, especialmente para a criança com sintomas somáticos e particularmente quando a morte é subsequente a uma doença clínica. Também podem ocorrer problemas escolares e de aprendizagem, e essas reações são muitas vezes ligadas à dificuldade de concentração ou à preocupação com a morte. A estreita colaboração com a escola da criança pode fornecer informações de diagnóstico importantes e oferecer oportunidades para mobilizar uma intervenção ou apoio.

Com **12 a 14 anos de idade**, as crianças começam a usar o pensamento simbólico, raciocinar abstratamente e analisar cenários hipotéticos (ou "cenários 'e se'") de forma sistemática. A morte e o fim da vida tornam-se conceitos, em vez de eventos. Os adolescentes são muitas vezes ambivalentes sobre a dependência e a independência e podem se afastar emocionalmente dos membros sobreviventes da família, só para chorar em isolamento. Eles começam a compreender os sistemas fisiológicos complexos em relação à morte. Uma vez que são geralmente egocêntricos, podem estar mais preocupados com o impacto da morte em si mesmos que sobre os falecidos ou os outros familiares. A fascinação pela morte dramática, sensacional ou romântica ocorre eventualmente, e pode encontrar expressão no *comportamento imitador*, como suicídios de grupos, bem como no *comportamento competitivo*, a fim de estabelecer laços emocionais com a pessoa falecida ("ele era meu melhor amigo"). A expressão somática de tristeza pode girar em torno de transtornos alimentares (Capítulo 41) ou de reações de conversão (Capítulo 35), bem como produzir sintomas limitados às percepções mais imediatas, como acontece com as crianças mais jovens (dores de estômago). A *qualidade de vida* assume um significado e o adolescente desenvolve um foco no futuro. Depressão, ressentimento, variações de humor, raiva e comportamentos de risco podem emergir, assim como a busca do adolescente por respostas para as questões de valores, segurança, infortúnio e justiça. Como alternativa, o adolescente pode buscar explicações filosóficas ou espirituais ("estar em paz") para facilitar o seu sentimento de perda. A morte de um colega pode ser especialmente traumática.

As famílias muitas vezes lutam com a forma de dar a notícia a seus filhos sobre a morte de um familiar. A resposta depende do nível de desenvolvimento da criança. É melhor evitar eufemismos enganosos e metáforas. Uma criança que é informada de que o parente que morreu "foi dormir" pode tornar-se assustada para adormecer, resultando em problemas de sono ou pesadelos. As crianças podem ser informadas de que a pessoa "não está mais viva" ou "já não se move ou sente". Usar exemplos de animais que morreram, por vezes pode ajudar as crianças a ter uma ideia mais realista do significado da morte. Os pais que têm crenças religiosas podem confortar os filhos com explicações do tipo "a alma de sua irmã está no céu" ou "o avô agora está com Deus", desde que essas crenças sejam honestamente mantidas. Se essas não são as crenças religiosas que os pais compartilham, as crianças sentirão a falta de sinceridade e experimentarão ansiedade, em vez da tranquilidade esperada. Os livros infantis sobre a morte podem constituir uma importante fonte de informação e, quando lidos em conjunto, podem ajudar os pais a encontrar as palavras certas, sem negligenciar as necessidades da criança.

O PAPEL DO PEDIATRA NA TRISTEZA

O pediatra tem um papel importante na assistência às famílias em luto, porque a morte de uma criança tornou-se uma experiência incomum em nossa sociedade. O profissional de saúde pediátrica que teve um relacionamento longitudinal com a família será uma importante fonte de apoio na transmissão de más notícias e na tomada de decisões críticas, tanto durante o processo de morte como no período de luto. O envolvimento desse profissional pode incluir estar presente no momento em que o diagnóstico é divulgado, no hospital ou em casa no momento da morte, estar disponível para a família por telefone durante o período de luto, enviar um cartão cordial, assistir ao funeral e/ou agendar uma visita de acompanhamento. A presença no funeral passa uma sólida mensagem de que a família e seu filho são importantes, respeitados pelo provedor de cuidados, e também pode ajudar o profissional de saúde pediátrica a lidar e a aceitar o luto pessoal concernente à morte. Um encontro com a família 1 a 3 meses mais tarde pode ser útil, porque os pais podem não ser capazes de formular suas perguntas no momento da morte. Essa reunião dá à família tempo para que ela elabore perguntas, compartilhe preocupações e avalie os resultados da necropsia (caso esta tenha sido realizada), além do que possibilita que o profissional de saúde determine como os pais e os familiares estão se assentando relativamente à morte.

Em vez de relegar o sentimento da família ao abandono de um sistema de saúde cujo suporte ela contava ter, essa visita lhe permite um apoio continuado. Isso é ainda mais importante no caso de o prestador de cuidados de saúde continuar a prestar seus serviços aos irmãos sobreviventes. Além disso, a visita pode ter a utilidade de determinar como o processo de luto está progredindo, detectar os indícios de discórdia conjugal e avaliar como os irmãos sobreviventes estão lidando com a situação. É, também, uma oportunidade para avaliar se indicações a grupos de apoio ou de provedores de saúde mental podem ser benéficas. Continuar a reconhecer a criança que morreu é importante. As famílias apreciam o recebimento de um cartão no aniversário de sua criança, ou no seu aniversário de morte.

O profissional de saúde precisa ser um *educador* no que tange a doença, morte e luto. O pediatra pode oferecer um ambiente seguro para que a família fale sobre as emoções dolorosas, expresse os medos e partilhe suas memórias. Ao dar às famílias permissão para falar e modelar a forma de abordar as preocupações das crianças, o pediatra desmistifica a morte. Muitas vezes, os pais pedem uma ajuda prática. O profissional de saúde pode oferecer às famílias alguns recursos, tais como literatura (tanto ficção como não ficção), encaminhamentos para os serviços terapêuticos e ferramentas para ajudá-los a compreender melhor a doença, a perda e a tristeza. Dessa forma, o médico reforça a sensação de que outras pessoas entendem o que eles estão passando, e isso ajuda a normalizar emoções angustiantes. O pediatra também pode facilitar e desmistificar o processo de luto ao compartilhar os princípios básicos da **terapia do luto**. Não há uma única maneira certa ou errada para se lamentar. Todo mundo sofre de forma diferente; as mães podem se lamentar de forma diferente dos pais, e as crianças de maneira distinta à dos adultos. Ajudar os membros da família a respeitar essas diferenças e a alcançar um suporte mútuo é fundamental. O sofrimento não é algo que se deva "superar", mas um processo de adaptação, reajuste e reconexão que persiste ao longo de toda a vida.

Os pais podem precisar de ajuda para saber o que constitui o **luto normal**. Ouvir, ver ou sentir a presença de seu filho podem ser respostas normais. As lembranças ou sonhos vívidos podem ocorrer. O pediatra pode ajudar os pais a aprender que, embora sua dor e tristeza possam parecer intoleráveis, outros pais sobreviveram a experiências semelhantes e que sua dor diminuirá ao longo do tempo.

Os pediatras são muitas vezes questionados se as crianças devem assistir ao **funeral** de um dos pais ou irmãos. Esses rituais permitem que a família possa começar seu processo de luto. As crianças com idade superior a 4 anos de idade devem ter direito à escolha. Se a criança escolhe participar, a criança deve ter um adulto de confiança designado que não faça parte da família imediata para ficar com ela, oferecer-lhe conforto e estar disposto a acompanhá-la caso a experiência demonstre ser para ela insustentável. Já se a criança escolhe não participar, devem ser-lhe oferecidas oportunidades adicionais de compartilhar um ritual, como ir ao cemitério para ver a sepultura, contar histórias sobre o falecido ou possibilitar que ela obtenha um objeto de lembrança do membro falecido da família, a modo de recordação.

Na era da medicina regionalizada de atendimento terciário, o prestador de cuidados de saúde primários e a equipe médica podem não ser informados quando um dos seus pacientes morre no hospital. No entanto, essa comunicação é extremamente importante. As famílias supõem que seu pediatra tenha sido notificado e, muitas vezes, se sentem magoadas quando não recebem algum tipo de condolência. Por causa de seu relacionamento longitudinal com a família, os provedores de cuidados primários podem oferecer um apoio assaz necessário. Existem problemas práticos, como a necessidade de cancelar previamente compromissos assumidos e de alertar o escritório e o pessoal de enfermagem, de modo que eles estejam preparados caso a família retorne para uma visita de acompanhamento ou de cuidados vigentes com a manutenção da saúde dos irmãos sobreviventes. Até mesmo doenças menos importantes dos irmãos sobreviventes podem assustar as crianças. Os pais podem contribuir com essa ansiedade, porque sua incapacidade de proteger a criança que morreu pode incutir-lhes um sentimento de culpa ou desamparo. Eles podem procurar atendimento médico mais cedo ou podem ser hipervigilantes no cuidado dos irmãos, por motivo de culpa relativa à morte da outra criança, preocupação com o seu julgamento, ou necessidade de segurança continuada. Uma visita ao pediatra pode ser muito satisfatória para acalmar seus medos.

Os clínicos devem permanecer vigilantes no que diz respeito aos fatores de risco associados a cada membro da família e à unidade familiar como um todo. Os prestadores de cuidados de saúde primários, que cuidam de famílias ao longo do tempo, conhecem o funcionamento pré-mórbido dos pacientes desprovidos e podem identificar as pessoas com risco atual ou futuro de morbidade física e psiquiátrica. Os provedores devem se concentrar sobre os sintomas que interferem com as atividades normais do paciente e comprometem a realização de tarefas de desenvolvimento de uma criança. A duração dos sintomas, a intensidade e a gravidade, em contexto com a cultura da família, podem ajudar a identificar as **reações de luto complicadas** que necessitam de atenção terapêutica. Palavras descritivas, como "inflexível," "intenso", "invasivo" ou "prolongado" devem causar preocupação. A total ausência de sinais de luto, especificamente incapacidade para discutir a perda ou a tristeza expressa, também sugere problemas potenciais.

Nenhum sinal específico, sintoma ou um conjunto de comportamentos identifica a criança ou a família em necessidade de ajuda. Uma avaliação mais aprofundada é indicada caso ocorram: (1) queixas somáticas persistentes ou psicossomáticas de origem indeterminada (dor de cabeça, dor de estômago, distúrbios para comer e dormir, sintomas de conversão, sintomas relacionados com a condição do falecido, hipocondria); (2) circunstâncias incomuns de morte ou perda (morte súbita, violenta ou traumática; inexplicável, inacreditável ou morte particularmente sem sentido; doença prolongada, complicada; separação inesperada); (3) dificuldades na escola ou no trabalho (notas ou desempenho escolar em declínio, retraimento social, agressão); (4) mudanças na casa ou no funcionamento familiar (múltiplas tensões familiares, falta de apoio social, funcionamento indisponível ou ineficaz dos cuidadores, múltiplas interrupções em rotinas, falta de segurança); e (5) fatores psicológicos preocupantes (culpa ou culpa persistente, desejo de morrer ou de falar em suicídio, angústia da separação grave, alucinações perturbantes, autoabuso, comportamentos de risco, sintomas de trauma como a hiperestimulação ou graves *flashbacks*, tristeza causada por mortes anteriores ou múltiplas mortes).

Por fim, os prestadores de saúde pediátrica precisam reconhecer que a perda de um paciente terá sobre eles um impacto, tanto como profissional quanto indivíduo. Identificar as respostas à perda (luto, culpa, raiva, tristeza) e encontrar tempo para processar esses sentimentos é importante. Os profissionais lidam com essas experiências de muitas maneiras. Os mecanismos fortes de enfrentamento promovem resiliência e permitem que eles continuem lidando com os pacientes e familiares de maneiras significativas, mesmo em face ao luto e à perda.

TRATAMENTO

Sugerir intervenções fora da rede de apoio natural de familiares e dos amigos, muitas vezes pode ser útil para as famílias de luto. A orientação para a perda deve ser prontamente oferecida, se necessário, ou solicitada pela família. Intervenções que aumentem ou promovam apegos e segurança, bem como o oferecimento à família de um meio de se expressar e entender a morte, ajudam a reduzir a probabilidade de perturbação futura ou prolongada, especialmente em crianças. A colaboração entre os profissionais de saúde pediátricos e mentais pode ajudar a determinar o momento e a adequação dos serviços.

As intervenções para crianças e famílias que estão lutando para lidar com uma perda na comunidade incluem gestos como enviar um cartão ou oferecer-lhes comida, ensinar as crianças a etiqueta de comportamentos e os rituais em torno do luto, além de apoio mútuo. Prestar serviços comunitários ou participar de organizações de caridade, tais como a mobilização de fundos em memória do falecido, pode ser útil. À sequência de um desastre, os pais e os irmãos mais velhos podem doar sangue ou ser voluntários na busca e nos esforços de recuperação. Quando uma perda não envolve uma morte real (p. ex., o divórcio dos pais ou uma realocação geográfica), capacitar a criança para se juntar ou iniciar um "clube das crianças divorciadas" na escola, ou ainda planejar uma festa para os "novos garotos da cidade" pode ajudar. Participar de uma atividade construtiva ajuda a afastar a família de um sentido de desamparo e de desesperança, e os ajuda a encontrar significado para a sua perda.

Os **serviços psicoterapêuticos** podem beneficiar toda a família ou membros individuais desta. Muitos grupos de apoio ou de autoajuda se concentram em tipos específicos de perdas (casos de síndrome de morte súbita infantil, suicídio, viúva/viúvo ou AIDS) e proporcionam uma oportunidade para se falar com outras pessoas que sofreram perdas semelhantes. Aconselhamentos familiares, de casal, para irmãos ou individuais podem ser úteis, dependendo da natureza das questões residuais de enfrentamento. Combinações de abordagens também podem funcionar bem para as crianças ou para os pais com necessidades em evolução. Uma criança pode participar de terapia de família para lidar com a perda de um irmão, e usar o tratamento individual para abordar questões de ambivalência e do âmbito da culpa pessoal relacionada com a morte.

Outra questão que muitas vezes aparece concerne à **intervenção farmacológica** para as reações de luto. Nesse caso, pode ser útil explicar que a medicação não cura a dor e, muitas vezes, não reduz a intensidade de alguns sintomas (angústia de separação). Embora a medicação possa aliviar as reações, o trabalho psicológico de luto ainda deve ocorrer. O pediatra deve considerar a vulnerabilidade psiquiátrica pré-mórbida do paciente, o nível atual de funcionamento, outros apoios disponíveis e o uso de intervenções terapêuticas adicionais. A medicação, como uma primeira linha de defesa, raramente se mostra útil em reações normais ou sem complicações de luto. Em certas situações (perturbação grave do sono, ansiedade incapacitante ou intensa, hiperestimulação), o uso de medicação ansiolítica ou antidepressiva para o alívio dos sintomas e para proporcionar ao paciente energia emocional para vivenciar o luto pode ajudar. A medicação usada associada a alguma forma de psicoterapia e em consulta com um psicofarmacologista tem ótimos resultados.

As crianças que são **refugiadas** e que talvez tenham experimentado guerra, violência ou tortura pessoal, embora muitas vezes resistentes, podem sofrer um estresse pós-traumático se as exposições tiverem sido graves ou repetidas (ver Capítulo 14.3). As sequelas, tais como depressão, ansiedade e tristeza precisam ser abordadas, e a terapia de saúde mental é indicada. O tratamento cognitivo-comportamental, a utilização de registro diário e as narrativas para dar testemunho das experiências, além do uso de tradutores, podem ser essenciais.

QUESTÕES ESPIRITUAIS

Responder às crenças espirituais dos pacientes e das famílias pode ajudar, confortando-os durante as tragédias familiares. Chamar membros de equipes de cuidados pastorais ou o seu próprio líder espiritual como uma oferta à família pode ser um verdadeiro apoio para ela, e isso pode também ajudá-la em uma tomada de decisão. Afinal, para as famílias, é importante ter suas crenças e suas necessidades de esperança reconhecidas nos cuidados relativos ao fim de vida. A maioria dos pacientes relata como acolhedoras as discussões sobre espiritualidade, o que pode ajudar os pacientes individuais a lidar com a doença, a enfermidade, a fase terminal e a morte. Ao abordar a espiritualidade, os médicos precisam seguir algumas orientações que incluem: respeito pelas crenças do paciente, observação de como a espiritualidade afeta a tomada de decisão daquele reconhecimento dos limites relativos à sua própria experiência e ao seu papel na espiritualidade, manutenção de sua própria integridade, o que implica não dizer ou fazer algo que viole os seus próprios pontos de vista espirituais ou religiosos. Os profissionais de saúde não devem impor as suas próprias crenças religiosas ou antirreligiosas aos pacientes, mas devem ouvi-los com respeito. Ao responder às necessidades espirituais, os médicos podem ajudar melhor os seus pacientes e familiares nos cuidados de fim de vida e luto, e assumir assim o papel de curadores.

A bibliografia está disponível no GEN-io.

Capítulo **31**

Medicina do Sono

Judith A. Owens

PRINCÍPIOS BÁSICOS DO SONO E DA CRONOBIOLOGIA

O sono, com o seu equivalente, a vigília, é um sistema neurobiológico altamente complexo e intricadamente regulado que influencia todos os sistemas fisiológicos do corpo e por estes é influenciado, assim como pelas práticas ambientais e socioculturais. O conceito de **regulação do sono** tem como base o que é chamado em geral de "modelo de dois processos", porque requer a operação simultânea de dois processos básicos e altamente acoplados que regem o sono e a vigília. O **processo homeostático** ("Processo S") regula a duração e a profundidade do sono e pode ser relacionado ao acúmulo de adenosina e de outros produtos químicos promotores de sono ("*somnogens*"), tais como as citocinas, durante prolongados períodos de vigília. Essa pressão por sono parece ser criada mais rapidamente em lactentes e crianças pequenas, limitando assim a duração dos períodos de vigília, ao mesmo tempo que promove nelas uma necessidade de sono durante o dia (*i. e.*, cochilos). Os **ritmos circadianos** endógenos ("Processo C") influenciam a organização interna do sono, o tempo e a duração dos ciclos de sono-vigília diários e governam os padrões previsíveis de alerta durante o dia de 24 horas.

O "relógio-mestre circadiano", que controla os padrões de sono-vigília, e dos quais a secreção de melatonina é o principal biomarcador, está localizado no núcleo supraquiasmático do hipotálamo ventral. Os relógios "circadianos" regem o tempo de vários outros sistemas fisiológicos no corpo (p. ex., a reatividade cardiovascular, os níveis hormonais, as funções renal e pulmonar). Devido ao relógio circadiano humano em realidade ser um pouco mais extenso que 24 horas, os ritmos circadianos intrínsecos devem ser sincronizados ou "arrastados" para o ciclo de dia de 24 horas por estímulos ambientais chamados *zeitgebers*. Entre estes, o **ciclo escuro-claro** é o mais poderoso: os sinais de luz são transmitidos para o núcleo supraquiasmático, por meio do sistema de fotorreceptores circadianos dentro da retina (funcional e anatomicamente separado do sistema visual), que muda a produção corporal do hormônio melatonina pela glândula pineal de desligado (claro) para ligado (escuro) e vice-versa. Os ritmos circadianos também são sincronizados por outros sinais temporais externos, como os horários das refeições e os despertadores.

A *predisposição do sono*, nível relativo de sonolência ou estado de alerta experimentado em qualquer tempo dado durante um período de 24 horas, é parcialmente determinado pela *unidade de sono* homeostático que, por sua vez, depende da duração e da qualidade do sono anterior e da quantidade de tempo acordado desde o último período de sono. Interagindo com esse *homeostato do sono* está o padrão cíclico de 24 horas ou o ritmo caracterizado por períodos dependentes do relógio de sonolência máxima (*vales circadianos*) e do estado de alerta máximo (*nadires circadianos*). Existem dois períodos de sonolência máxima, um no fim da tarde (entre 15 h e 17 h) e um em direção ao fim da noite (entre 3 h e 5 h) e dois períodos de estado de alerta máximo, um no meio da manhã e um à noite, um pouco antes do início do sono natural (a chamada zona proibida ou o fenômeno do segundo fôlego, que permite a manutenção da vigília em vista da unidade do sono acumulado).

Há consequências significativas da incapacidade de se satisfazer as necessidades básicas do sono, denominada *sono insuficiente/inadequado* ou **perda de sono**. Dormir o suficiente é um imperativo biológico, necessário para o funcionamento ideal do corpo e da mente. O **sono de ondas lentas (SWS**, do inglês *slow-wave sleep*) (*i. e.*, N3, delta ou sono profundo) parece ser a forma mais reparadora do sono; ele é inserido relativamente pouco tempo depois do início do sono, é preservado em face à redução do tempo total de sono e aumenta (rebota) após uma noite de sono restrito. Essas propriedades restauradoras do sono podem estar ligadas ao "sistema glinfático", que aumenta a liberação de produtos residuais metabólicos, incluindo o β-amiloide, produzido pela atividade neural no cérebro desperto. O sono de **movimento rápido dos olhos (REM**, do inglês *rapid eye movement*) (sono de estágio R ou "sonho") parece estar envolvido em numerosos processos cerebrais importantes, incluindo a conclusão de funções cognitivas vitais (p. ex., a consolidação da memória), a promoção da plasticidade do sistema nervoso central (SNC) e a proteção do cérebro de uma lesão. Quantidades suficientes desses estados de sono são necessárias para o funcionamento cognitivo ideal e para a autorregulação emocional e comportamental.

A perda parcial do sono (*i. e.*, restrição de sono) de modo crônico é acumulada no que se chama de um **débito de sono** e produz déficits equivalentes aos observados em condições de privação de sono total. Se a dívida do sono se torna grande o suficiente e não é voluntariamente restituída, mediante a obtenção de sono de recuperação satisfatório, o corpo pode responder substituindo o controle voluntário de vigília. Isso resulta em períodos de diminuição do alerta, adormecimento e cochilo não planejado reconhecido como *sonolência diurna excessiva*. O indivíduo com restrição de sono também pode experimentar muitos microssonos breves (de alguns segundos) diurnos repetidos, nos quais ele pode estar completamente inconsciente, mas que, no entanto, pode resultar em lapsos significativos de atenção e vigilância. Existe também uma relação entre a quantidade de restrição de sono e o desempenho em tarefas cognitivas, particularmente aquelas que requerem atenção sustentada e maior nível de competências cognitivas (*funções executivas*, Capítulo 48), com uma deterioração no desempenho correlacionada com o declínio da quantidade de sono.

Também tem sido cada vez mais reconhecido que o que pode ser globalmente descrito como sono "deficiente" envolve alterações na quantidade e no *tempo* de sono. O desalinhamento dos ritmos circadianos intrínsecos com demandas sociais extrínsecas, como trabalho em turnos e horário de início escolar demasiadamente cedo, está associado aos déficits na função cognitiva e na autorregulação, ao aumento dos problemas emocionais, comportamentais e de comportamentos arriscados, além de ter impactos na saúde, tais como maior risco de doença cardiovascular, obesidade e disfunção metabólica.

A quantidade insuficiente de sono, o sono desregulado e a má qualidade do sono em crianças e adolescentes costumam resultar em sonolência excessiva diurna e diminuição nos níveis de alerta diurno. A **sonolência** em crianças pode ser reconhecível por meio da modorra, de bocejos e de outros "comportamentos sonolentos" clássicos, mas também pode se manifestar como perturbação do humor, incluindo reclamações de mau humor, irritabilidade, labilidade emocional, depressão e raiva; cansaço e letargia diurna, incluindo o aumento de queixas somáticas (dores de cabeça, dores musculares); comprometimento cognitivo, incluindo problemas com a memória, atenção, concentração, tomada de decisão e resolução de problemas; problemas de comportamento diurno, incluindo hiperatividade, impulsividade e desobediência; e problemas acadêmicos, incluindo atraso crônico relacionado ao sono insuficiente e insucesso escolar, resultante de sonolência diurna crônica.

ALTERAÇÕES DE DESENVOLVIMENTO NO SONO

Os distúrbios do sono, bem como muitas características do sono em si, têm algumas características diferentes em crianças e em adultos. As mudanças na arquitetura e a evolução dos padrões e comportamentos do sono refletem o desenvolvimento fisiológico/cronobiológico e mudanças sociais/ambientais que estão ocorrendo em toda a infância. Essas tendências podem ser resumidas como o pressuposto gradual de padrões de sono mais adultos conforme as crianças amadurecem:

1. O sono é *a* principal atividade do cérebro durante o desenvolvimento das crianças pequenas; por exemplo, à idade de 2 anos, a criança gasta em média 9.500 horas (cerca de 13 meses) dormindo, em comparação com 8.000 horas acordada, e, entre 2 e 5 anos, o tempo de sono é igual ao tempo acordado.
2. Há um declínio gradual da duração média do sono de 24 horas desde a infância até a adolescência, o que implica uma diminuição em ambos os montantes de sono diurno e noturno. O declínio do sono durante o dia (cochilo programado) resulta no fim dos cochilos, normalmente por volta dos 5 anos de idade. Há também uma diminuição gradual contínua em quantidades de sono noturno na adolescência tardia; no entanto, o adolescente típico ainda requer de 8 a 10 horas de sono por noite.
3. Há um declínio na porcentagem relativa de sono REM que ocorre desde o nascimento (50% do sono), atravessa a primeira infância e alcança a idade adulta (25 a 30%); e também um predomínio inicial similar de SWS que tem picos no início da infância, cai abruptamente após a puberdade (40 a 60% de diminuição) e, em seguida, diminui ainda mais durante a vida. Essa preponderância de SWS no início da vida tem significado clínico; por exemplo, a alta prevalência de parassonias de excitação parcial (sonambulismo e terrores do sono) nas crianças pré-escolares e nas crianças no início da idade escolar está relacionada ao aumento da porcentagem relativa de SWS nessa faixa etária.
4. O **ciclo ultradiano** dentro do sono aumenta de cerca de 50 minutos no período infantil para de 90 a 110 minutos na criança em idade escolar. Isso, mais uma vez, tem um significado clínico, traduzido por uma breve excitação típica ou despertar durante a noite, ao término de cada ciclo ultradiano. À medida que o comprimento dos ciclos aumenta, há uma diminuição concomitante no número desse despertar no fim de ciclo (despertar noturno).
5. Uma mudança gradual no ritmo de sono-vigília circadiano para um início de sono atrasado (mais tarde) e tempo de compensação, mais ligado ao desenvolvimento puberal que propriamente à idade cronológica, começa no meio da infância e acelera na metade da adolescência. Esse fenômeno biológico muitas vezes coincide com fatores ambientais, que, além de atrasar a ida para cama e avançar o tempo de vigília, resulta em duração do sono insuficiente, incluindo a exposição a "telas" eletrônicas (televisão e computador) à noite, redes sociais, exigências acadêmicas e extracurriculares, além do horário das aulas no ensino médio começar às vezes cedo (antes das 8h30).
6. O aumento da irregularidade de padrões de sono-vigília é tipicamente observado em toda a infância até a adolescência; isso é caracterizado por discrepâncias cada vez maiores entre a hora de dormir escolar e não escolar e horários de levantar; e o aumento do "dormir demasiado no fim de semana" em uma tentativa de compensar a insuficiência crônica de sono nos dias úteis. Esse fenômeno, muitas vezes chamado de "*jet lag* social", não só não trata corretamente os déficits de desempenho associados ao sono insuficiente nas noites de escola, assim como exacerba o atraso normal da fase adolescente normal e resulta em interrupção circadiana adicional (análoga à vivida por trabalhadores por turnos).

A Tabela 31.1 lista as alterações normais de desenvolvimento no sono das crianças.

Tabela 31.1 Alterações normais de desenvolvimento no sono das crianças.

CATEGORIA DE IDADE	DURAÇÃO* E PADRÕES DO SONO	PROBLEMAS DE SONO ADICIONAIS	DISTÚRBIOS DE SONO
Recém-nascido (0 a 2 meses)	Sono total: 10 a 19 h por 24 h (média = 13 a 14,5 h), pode ser maior em bebês prematuros. Os bebês alimentados com mamadeira geralmente dormem por períodos mais longos (episódios de 2 a 5 h) que os bebês amamentados ao peito (1 a 3 h). Os períodos de sono são separados por 1 a 2 h acordado. Nenhum padrão noturno-diurno estabelecido nas primeiras poucas semanas; o sono é uniformemente distribuído ao longo do dia e da noite, com uma média de 8,5 h à noite e 5,75 h durante o dia.	A American Academy of Pediatrics emitiu uma recomendação formal em 2016 advogando contra o compartilhamento de cama no primeiro ano de vida, encorajando, em vez disso, que se durma em superfícies próximas porém separadas, para a mãe e o bebê, pelo menos do 1º ao 6º mês e preferivelmente pelo 1º ano de vida. Práticas de sono seguro para as crianças: • Coloque o bebê de costas para dormir à noite e durante o horário do sono • Coloque o bebê em um colchão firme com um lençol bem encaixado em um berço com segurança aprovada • Não use travesseiros ou edredons • Os berços não devem ter colunas de canto com mais de 1/16 em recortes altos ou decorativos • Certifique-se de que o rosto do bebê e sua cabeça fiquem descobertos e livres de cobertores e de outros revestimentos durante o sono.	A maioria das questões relativas ao sono que são percebidas como problemáticas nessa fase representa uma discrepância entre as expectativas dos pais e os comportamentos de sono adequados ao desenvolvimento. Os recém-nascidos que são apontados pelos pais como extremamente exigentes e persistentemente difíceis de consolar são mais propensos a ter problemas médicos subjacentes, tais como cólicas, refluxo gastresofágico, e intolerância à fórmula.
Lactente (2 a 12 meses)	A duração recomendada do sono (4 a 12 meses) é de 12 a 16 h (observe que há uma grande variabilidade individual quanto aos tempos de sono durante a primeira infância).	A regulação do sono ou de autoacalmar-se envolve a capacidade da criança para negociar a transição sono-vigília, tanto no início do sono como conseguinte a despertares normais, durante a noite. A capacidade de autoacalmar-se começa a desenvolver-se nas primeiras 12 semanas de vida e é um reflexo tanto da maturação do desenvolvimento neurológico como da aprendizagem. A consolidação do sono ou do "dormir durante a noite" é geralmente definida pelos pais como um episódio contínuo do sono sem a necessidade de intervenção parental (p. ex., alimentação, calmante), da hora em que a criança se deita até o início da manhã. Os bebês desenvolvem a capacidade de consolidar o sono entre 6 semanas e 3 meses.	Insônia comportamental da infância; tipo de associação de início de sono. Movimentos rítmicos relacionados ao sono (bater a cabeça, balançar o corpo).
Fase dos primeiros passos (1 a 2 anos)	A quantidade recomendada de sono é de 11 a 14 h (incluindo os cochilos). Os cochilos diminuem de 2 para 1 em média na idade de 18 meses.	As questões de desenvolvimento cognitivo, motor, social e de linguagem têm impacto sobre o sono. Medos noturnos são desenvolvidos; objetos transicionais e rotinas de dormir são importantes.	Insônia comportamental da infância, tipo de associação de início do sono. Insônia comportamental da infância, tipo de definição do limite.
Fase pré-escolar (3 a 5 anos)	A quantidade recomendada de sono é de 10 a 13 h (incluindo os cochilos). No geral, 26% das crianças com 4 anos idade e apenas 15% daquelas com 5 anos de idade cochilam.	O dormir junto persistente tende a ser altamente associado a problemas de sono nessa faixa etária. Os problemas do sono podem se tornar crônicos.	Insônia comportamental da infância, tipo de definição do limite. Sonambulismo, terrores noturnos, medos noturnos/pesadelos, apneia obstrutiva do sono.
Infância média (6 a 12 anos)	A quantidade recomendada de sono é de 9 a 12 h	Os problemas escolares e de comportamento podem estar relacionados aos problemas de sono. A mídia e os aparelhos eletrônicos, como a televisão, o computador, os jogos eletrônicos e a internet cada vez mais competem com o tempo de sono. A irregularidade dos horários de sono-vigília reflete crescente discrepância entre a hora de dormir à noite dos escolares e dos não escolares e a hora de acordar.	Pesadelos Apneia obstrutiva do sono Sono insuficiente
Adolescência (13 a 18 anos)	A quantidade recomendada de sono é de 8 a 10 h. Horários de dormir tardios; aumento na discrepância dos padrões do sono entre dias de semana e finais de semana.	Atraso de fase mediada pela puberdade (início de sono e horário de despertar mais tardios), em relação com o ciclo sono-vigília na infância média. Necessidade de acordar mais cedo. Prioridades relativas ao ambiente concorrentes com o sono.	Sono insuficiente Distúrbio da fase atrasada do sono Narcolepsia Síndrome das pernas inquietas/ distúrbio de movimentos periódicos dos membros

*Todas as quantidades de sono recomendadas por Paruthi S, Brooks LJ, D'Ambrosio C et al.: Quantidade recomendada de sono para populações pediátricas: uma declaração de consenso da Academia Americana de Medicina do Sono. J Clin Sleep Med 12: 785-786, 2016.

DISTÚRBIOS COMUNS DO SONO

Os problemas do sono na infância podem ser conceituados como resultantes (1) de qualquer duração inadequada de sono para a idade e das necessidades do sono (quantidade insuficiente de sono); (2) da perturbação e fragmentação do sono (sono de má qualidade), como resultado de despertares frequentes, repetitivos e breves durante o sono; e (3) de desalinhamento do período sono-vigília com ritmos circadianos ou **hipersonia** mediada pelo SNC (sonolência diurna excessiva e aumento das necessidades de sono). O sono insuficiente normalmente é o resultado da dificuldade de iniciar (*início tardio do sono*) ou de manter o sono (*despertares noturnos prolongados*), porém, sobretudo em crianças mais velhas e adolescentes, também pode representar uma decisão de estilo de vida consciente que sacrifica o sono em favor de prioridades concorrentes, como deveres de casa e atividades sociais. As causas subjacentes de demora do início de sono/despertares noturnos prolongados ou fragmentação do sono podem, por sua vez, estar relacionadas com fatores principalmente comportamentais (p. ex., a resistência de deitar resultando em duração do sono encurtado) e/ou causas médicas (p. ex., apneia obstrutiva do sono causando frequentes despertares breves).

Certas populações pediátricas são relativamente mais vulneráveis a problemas agudos ou crônicos do sono. Estas abrangem crianças com problemas médicos incluindo as doenças crônicas ou condições de dor (p. ex., fibrose cística, asma, artrite juvenil idiopática) e doenças agudas (p. ex., otite média); crianças que tomam estimulantes (p. ex., psicoestimulantes, cafeína), medicamentos que interrompem o sono (p. ex., corticosteroides) ou medicamentos com propriedades sedativas diurnas (alguns anticonvulsivantes, α-agonistas); crianças hospitalizadas e crianças com uma variedade de distúrbios psiquiátricos incluindo déficit de atenção/hiperatividade (TDAH), depressão, distúrbio bipolar e distúrbios de ansiedade. As crianças com perturbações do desenvolvimento neurológico, como autismo, incapacidade intelectual, cegueira e algumas síndromes cromossômicas (p. ex., Smith-Magenis, X frágil) têm especialmente altas taxas de distúrbios do sono por uma ampla variedade de razões. Elas podem ter problemas médicos de comorbidade ou podem estar ingerindo medicamentos que interrompem o sono, podem ser mais propensas a crises convulsivas noturnas, e podem ser menos facilmente implicadas em estímulos ambientais, sendo, portanto, mais vulneráveis às rupturas circadianas e mais propensas a comorbidades psiquiátricas e a condições comportamentais que a predisponham ainda mais ao sono interrompido.

Insônia da infância

Insônia é a dificuldade de iniciar e/ou manter o sono que ocorre apesar do tempo apropriado para a idade e da oportunidade de dormir e resulta, em algum grau, de prejuízo no funcionamento do dia para a criança e/ou família (variando de fadiga, irritabilidade, falta de energia e leve comprometimento cognitivo aos efeitos sobre o humor, desempenho escolar e qualidade de vida). A insônia pode ser de curta duração e de natureza transitória (geralmente relacionada a um evento agudo), ou pode ser caracterizada como de longo prazo e crônica. A insônia é um conjunto de *sintomas* com um grande número de possíveis etiologias (p. ex., dor, medicamentos, condições médicas e psiquiátricas, comportamentos aprendidos). A insônia, como vários problemas comportamentais em crianças, muitas vezes é definida principalmente por preocupações dos pais e não por critérios objetivos e, portanto, deve ser vista no contexto da família (depressão materna, estresse), da criança (seu temperamento e nível de desenvolvimento) e de considerações ambientais (práticas culturais, o espaço de dormir).

Enquanto a terminologia atual (*Diagnostic and Statistical Manual of Mental Disorder*, 5ª edição, 2015; *International Classification of Sleep Disorders*, 3ª edição, 2014) agrupa os principais tipos de insônia em crianças e adultos sob uma única categoria de Distúrbio de Insônia Crônica, o descritor de Insônia Comportamental da Infância e seus subtipos (Associação do Início do Sono e Definição de Limites) continua sendo um conceito útil, especialmente para crianças pequenas (0 a 5 anos), na prática clínica. Uma das apresentações mais comuns de insônia encontrada em lactentes e crianças pequenas é o **tipo de associação do início do sono**. Nessa situação, a criança aprende a adormecer apenas sob certas condições ou associações, que normalmente exigem a presença dos pais, como ser embalado ou alimentado, e não desenvolve a capacidade de se autoacalmar. Durante a noite, quando a criança experimenta o tipo de breve excitação que normalmente ocorre no final de um ciclo de sono ultradiano ou desperta por outras razões, ela não é capaz de voltar a dormir sem que essas mesmas associações estejam presentes. A criança, em seguida, "sinaliza" aos pais chorando (ou entrando no quarto dos pais, se ela já é capaz de andar), até que as associações necessárias sejam a ela fornecidas. A queixa apresentada geralmente é uma vigília noturna prolongada resultando em sono insuficiente (tanto para a criança como para os pais).

A administração dos **despertares noturnos** deve incluir o estabelecimento de uma programação definida do sono e rotina para dormir, além da implementação de um programa comportamental. A abordagem de tratamento geralmente envolve um programa de retirada rápida (extinção) ou retirada mais gradual (extinção graduada) da assistência dos pais no início do sono e durante a noite. A **extinção** ("chorar até cansar") envolve colocar a criança na cama em uma hora de dormir designada, "sonolenta, mas acordada", a fim de com isso maximizar sua propensão ao sono e, em seguida, ignorar sistematicamente qualquer protesto da criança até uma determinada hora na manhã seguinte. Embora tenha suporte empírico considerável, a extinção, muitas vezes, não é uma opção aceitável para as famílias. Já a **extinção graduada** envolve o desmame gradual da criança contra a dependência da presença dos pais; normalmente, o pai ou a mãe deixa o quarto com as "luzes apagadas" e, em seguida, a ele retorna ou o "verifica" periodicamente, a intervalos fixos ou de modo sucessivo, durante a transição sono-vigília, para que com isso forneça uma breve garantia, até que a criança adormeça. O intervalo de tempo exato entre as verificações é geralmente determinado pela tolerância dos pais ao choro e com relação ao temperamento da criança. O objetivo é permitir que o bebê ou a criança desenvolva habilidades autocalmantes durante a noite, bem como na hora de dormir. Em crianças mais velhas, a introdução de associações mais adequadas de sono que estarão prontamente disponíveis para elas durante a noite (objetos transicionais, como um cobertor ou brinquedo), assim como de reforço positivo (etiquetas para permanecer na cama), muitas vezes é benéfica. Se a criança se tornou habituada a despertar para as mamadas noturnas (fome aprendida), essas mamadas devem ser eliminadas lentamente. Os pais devem ser consistentes na aplicação de programas comportamentais a fim de evitar o reforço inadvertido intermitente de despertares noturnos; eles também devem ser prevenidos quanto ao fato de que o comportamento de choro frequentemente se agrava, ainda que temporariamente, no início do tratamento (*pós-extinção da explosão*).

Os problemas na hora de dormir, incluindo o adiamento e a recusa de ir para a cama, são mais comuns em idade pré-escolar e em crianças mais velhas. Esse tipo de insônia é frequentemente relacionado à **definição de limites** inadequada e muitas vezes é resultado da dificuldade dos pais de impor limites e de gerenciar o comportamento da criança em geral, e também de sua incapacidade ou falta de vontade para definir regras de ninar consistentes para que se faça cumprir um horário regular em particular. A situação pode ser exacerbada por comportamento de oposição da criança. Em alguns casos, a resistência da criança na hora de dormir é o resultado de um problema subjacente relativo à conciliação do sono que é causado por outros fatores (condições médicas, como a asma ou uso de medicamentos; um distúrbio do sono, como a síndrome das pernas inquietas ou ansiedade), ou a uma incompatibilidade entre o ritmo circadiano intrínseco da criança ("corujão") e a expectativa dos pais relativa à hora de dormir "apropriada".

O sucesso do tratamento nos problemas de sono associados ao estabelecimento de limites geralmente envolve uma combinação de educação dos pais em relação à definição de limite adequado, diminuição da atenção dos pais para com o comportamento de atraso relacionado à hora de dormir, estabelecimento de rotinas de ninar e reforço positivo (gráficos de etiqueta) para o comportamento apropriado na hora de dormir. Outra estratégia de gestão de comportamento que tem suporte empírico inclui aquela que se chama **"caindo de sono"** (do inglês ***bedtime fading***), que consiste em temporariamente estipular a hora de dormir mais próxima da hora real de início do sono e, então, gradualmente avançar com a hora de dormir até atingir o objetivo de dormir mais cedo. As crianças mais velhas podem se beneficiar disso, aprendendo técnicas de relaxamento que as ajuda a cair no sono mais facilmente. Seguir os princípios da prática do sono saudável para as crianças é essencial (Tabela 31.2).

Tabela 31.2 Princípios básicos de sono saudável para as crianças.

1. **Estabeleça uma hora de deitar e uma rotina de dormir** para o seu filho.
2. **A hora de dormir e de despertar deve ser aproximadamente a mesma em noites de escola e em noites de não escola.** Não deve haver mais do que cerca de uma hora de diferença entre uma e outra.
3. **Faça com que a hora antes de dormir compartilhe com um tempo de silêncio.** Evite atividades de alta energia, como jogos agitados, e atividades estimulantes, como assistir à televisão ou brincar de jogos de computador, antes de dormir.
4. **Não mande seu filho para a cama com fome.** Um lanche *leve* (p. ex., leite e biscoitos) antes de dormir é uma boa ideia. As refeições pesadas dentro de uma ou duas horas antes de dormir, no entanto, podem interferir com o sono.
5. **Evite produtos que contenham cafeína por, pelo menos, várias horas antes de deitar.** Estes incluem refrigerantes com cafeína, café, chá e chocolate.
6. **Certifique-se de que seu filho disponha de um tempo fora de casa todos os dias**, sempre que possível, e que esteja envolvido em atividades ou exercícios regulares.
7. **Mantenha o quarto do seu filho silencioso e escuro.** A luz da noite de baixo nível é aceitável para as crianças que acham que seus quartos são completamente escuros e assustadores.
8. **Mantenha o quarto do seu filho em uma temperatura confortável** durante a noite (< 24°C).
9. **Não use o quarto do seu filho para castigos ou punição.**
10. **Mantenha aparelhos de televisão fora do quarto do seu filho.** As crianças podem facilmente desenvolver o mau hábito de "precisar" da televisão para adormecer. Além do que, é também muito mais difícil de controlar o que seu filho visualiza se o aparelho está no quarto.

Um terceiro tipo de insônia da infância está relacionado à disparidade entre as expectativas dos pais com relação ao tempo na cama e as necessidades intrínsecas de sono da criança. Se, como ilustrado na Figura 31.1, o período de sono normal da criança for 10 horas, mas a "janela do sono" for definida para 12 horas (das 19 h às 7 h), o resultado possivelmente será um início de sono prolongado de 2 horas, um período estendido de vigília durante a noite ou um despertar bem cedo pela manhã (ou uma combinação de todos); esses períodos geralmente são caracterizados por vigília "normal" da criança que não é acompanhada por desconforto excessivo. Essa situação é importante ser reconhecida porque sua solução – reduzir o tempo na cama ao tempo real de sono – costuma ser simples e eficaz.

Outra forma de insônia que é mais comum em crianças mais velhas e adolescentes geralmente é chamada de insônia *psicofisiológica*, *primária* ou *aprendida*. A **insônia primária** ocorre principalmente em adolescentes e caracteriza-se por uma combinação de associações aprendidas de prevenção do sono e excitação fisiológica aumentada, resultando em uma queixa de insônia e diminuição do funcionamento

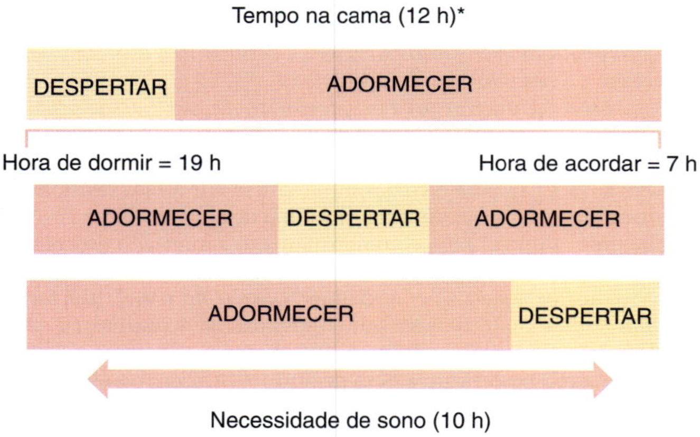

Figura 31.1 Incompatibilidade entre as necessidades de sono/duração do sono e o tempo na cama, resultando em insônia.

diurno. A marca da insônia primária é a preocupação excessiva com o sono e uma exagerada preocupação com as potenciais consequências diurnas. A excitação fisiológica pode se dar na forma de **hipervigilância** cognitiva, como pensamentos de "corrida"; em muitos indivíduos com um aumento do nível de excitação basal, a insônia é ainda mais intensificada pela ansiedade secundária relativa à falta de sono. O tratamento geralmente envolve educação do adolescente quanto aos princípios de práticas saudáveis do sono (Tabela 31.3); instituição de um ciclo vigília-sono consistente, evitando períodos de sono diurno e instruindo-o tanto a usar a cama apenas para dormir, quanto dela sair apenas se não for possível adormecer (*controle do estímulo*); restrição do tempo na cama ao tempo real dormindo (*restrição de sono*), dirigindo as cognições que resultam de má adaptação ao sono e ensinando técnicas de relaxamento para reduzir a ansiedade.

Os tratamentos comportamentais para insônia, mesmo em crianças pequenas, parecem ser altamente eficazes e bem tolerados. Diversos estudos falharam em demonstrar os efeitos negativos a longo prazo de estratégias comportamentais tais como "treinamento do sono" em relações e conexões entre pais e filhos, funcionamento psicossocial-emocional e estresse crônico. No geral, os medicamentos hipnóticos ou complementos, como melatonina, raramente são necessários como adjuvantes à terapia comportamental para tratar a insônia em crianças em desenvolvimento e tipicamente saudáveis.

Apneia obstrutiva do sono

Os **distúrbios respiratórios do sono (DRS)** em crianças englobam um amplo espectro de doenças respiratórias que ocorrem exclusivamente no sono ou são por este agravadas, incluindo o ronco primário e a síndrome de resistência das vias respiratórias superiores, bem como

Tabela 31.3 Princípios básicos de sono saudável para os adolescentes.

1. **Acordar e ir para a cama por volta da mesma hora** todas as noites. Os horários de dormir e de despertar não devem diferir das noites de escola para noites de não escola por mais de aproximadamente 1 h.
2. **Evitar dormir nos fins de semana** para "recuperar" o sono. Isso torna mais provável que você tenha problemas para adormecer.
3. Se você tirar **cochilos**, eles devem ser **curtos** (não mais de 1 h) e **agendados no início e no meio da tarde**. No entanto, se você tem problemas para adormecer à noite, dormir durante o dia pode torná-lo ainda pior, devendo ser evitado.
4. **Passar um tempo fora de casa** todos os dias. A exposição à luz solar ajuda a manter o relógio interno do seu corpo no caminho certo.
5. **Exercitar-se regularmente.** O exercício pode ajudar a adormecer e a dormir mais profundamente.
6. **Usar a cama apenas para dormir.** Não estudar, ler, ouvir música, ver televisão etc. nela.
7. **Fazer dos 30 a 60 min antes de ir para a cama um tempo de silêncio ou relaxamento.** Atividades relaxantes, calmas, agradáveis, como ler um livro ou ouvir música calma, ajudam o seu corpo e mente a abrandarem-se o suficiente para que o deixem dormir. Não estudar, assistir a filmes emocionantes/assustadores, fazer exercício ou se envolver em atividades "energizantes" antes de dormir.
8. Comer refeições regulares e **não ir para a cama com fome**. Um lanche leve antes de dormir é uma boa ideia; comer uma refeição completa dentro de uma hora antes de dormir não é.
9. **Evitar** comer ou beber produtos que contenham **cafeína** a partir da hora de jantar. Estes incluem refrigerantes com cafeína, café, chá e chocolate.
10. **Não usar álcool.** O álcool perturba o sono e pode despertá-lo durante a noite.
11. Fumar (p. ex., cigarros) perturba o sono. Embora você não deva fumar de jeito nenhum, **evite fumar, pelo menos, 2 h antes de dormir**.
12. **Não usar pílulas para dormir, melatonina ou outros soníferos sem receita**, a menos que especificamente recomendado pelo seu médico. Eles podem ser perigosos, e os problemas de sono muitas vezes voltarão quando você parar de tomar o medicamento.

a apneia da prematuridade (Capítulo 122.2) e a apneia central (Capítulo 446.2). A **apneia obstrutiva do sono (AOS)**, a entidade clínica mais importante dentro do espectro DRS, é uma doença respiratória que se caracteriza por episódios repetidos de obstrução prolongada das vias respiratórias superiores durante o sono, apesar de o esforço respiratório continuado ou aumentado resultar em cessação completa (*apneia*) ou parcial (*hipopneia;* ≥ 30% de redução no fluxo de ar acompanhada de ≥ 3% de dessaturação de O_2 e/ou excitação) do fluxo de ar no nariz e/ou na boca, bem como em sono interrompido. Tanto a hipoxia intermitente como os múltiplos despertares resultantes desses acontecimentos obstrutivos provavelmente contribuem para a morbidade significativa metabólica, cardiovascular e neurocognitiva/neurocomportamental.

O **ronco primário** é definido como o ronco sem anormalidades ventilatórias associadas à polissonografia durante a noite (p. ex., apneias ou hipopneias, hipoxemia, hipercapnia) ou a despertares relacionados com problemas respiratórios, e é uma manifestação das vibrações das paredes da orofaringe dos tecidos moles que ocorrem quando um indivíduo tenta respirar contra o aumento da resistência das vias respiratórias superiores durante o sono. Embora considerado geralmente não patológico, o ronco primário em crianças pode ainda estar associado a alterações sutis de respiração durante o sono, incluindo a evidência de aumento do esforço respiratório, o que, por sua vez, pode estar associado a resultados adversos de neurodesenvolvimento.

Etiologia

A AOS resulta de uma via respiratória superior funcional ou anatomicamente estreitada; isso geralmente envolve alguma combinação de permeabilidade diminuída das vias respiratórias superiores (obstrução das vias respiratórias superiores e/ou diminuição do diâmetro das vias respiratórias superiores), aumento da capacidade de colapso da via respiratória superior (redução do tônus muscular da faringe) e diminuição da vontade de respirar em face da reduzida permeabilidade das vias respiratórias superiores (diminuição do impulso ventilatório central) (Tabela 31.4). A obstrução das vias respiratórias superiores varia em grau e nível (*i. e.*, nariz, nasofaringe/orofaringe, hipofaringe) e é mais comumente causada por hipertrofia adenoamigdaliana, embora o tamanho das amígdalas não se correlacione necessariamente com o grau de obstrução, especialmente em crianças mais velhas. Outras causas de obstrução das vias respiratórias incluem: alergias associadas à rinite crônica/obstrução nasal; anormalidades craniofaciais incluindo hipoplasia/deslocamento da maxila e da mandíbula; refluxo gastresofágico, com consequente edema faríngeo reativo (Capítulo 349); desvio de septo nasal (Capítulo 404); e retalho velofaríngeo de reparo de fissura palatina. O tônus das vias respiratórias superiores reduzido pode resultar de doenças neuromusculares incluindo a paralisia cerebral hipotônica e as distrofias musculares (Capítulo 627) ou hipotireoidismo (Capítulo 581). O impulso ventilatório central reduzido pode estar presente em algumas crianças com malformação Arnold-Chiari (Capítulo 446), obesidade de início rápido com disfunção hipotalâmica, hipoventilação e desregulação autonômica e mielomeningocele (Capítulo 609.4). Em outras situações, a etiologia é mista; indivíduos com a síndrome de Down (Capítulo 98.2), em virtude de sua anatomia facial, hipotonia, macroglossia e adiposidade central, bem como do aumento da incidência de hipotireoidismo, estão em risco particularmente elevado de AOS, com algumas estimativas de prevalência de até 70%.

Tabela 31.4	Fatores anatômicos que predispõem à apneia obstrutiva do sono e à hipoventilação em crianças.
NARIZ	
Estenose nasal anterior	
Estenose coanal/atresia	
Desvio de septo nasal	
Rinite sazonal ou perene	
Pólipos nasais, corpo estranho, hematoma, lesão de massa	
NASOFARINGE E OROFARINGE	
Hipertrofia adenoamigdaliana	
Macroglossia	
Higroma cístico	
Reparação de aba velofaríngea	
Reparação de fissura palatina	
Lesão de massa faríngea	
CRANIOFACIAL	
Micrognatia/retrognatia	
Hipoplasia da maxila (p. ex., trissomia 21, Crouzon, Síndrome de Apert)	
Hipoplasia mandibular (síndromes de Pierre Robin, Treacher Collins, Cornelia de Lange)	
Trauma craniofacial	
Doenças esqueléticas e de armazenamento	
Acondroplasia	
Doenças de armazenamento (p. ex., o glicogênio; Hunter, síndrome de Hurler)	

Embora muitas crianças com AOS tenham peso normal, um percentual cada vez maior está com sobrepeso ou obeso, e muitas delas são crianças em idade escolar e jovens (Capítulo 60). Há uma correlação significativa entre o peso e o DRS (p. ex., ronco habitual, AOS, hipoventilação relacionada ao sono). Apesar de a hipertrofia adenoamigdaliana também desempenhar um papel etiológico importante nas crianças com sobrepeso/obesidade e AOS, os fatores mecânicos relacionados a um aumento da quantidade de tecido adiposo na garganta (bolsas de gordura na faringe), pescoço (aumento da circunferência do pescoço), parede torácica e abdome podem criar aumento da resistência das vias respiratórias superiores, piorar a troca gasosa e aumentar o trabalho respiratório, especialmente na posição supina e durante o sono REM. Pode haver também um componente do impulso ventilatório central inibido, em resposta à hipoxia/hipercapnia e à hipoventilação, (Capítulo 446.3) particularmente em crianças com obesidade mórbida ou obesidade baseada em síndrome (p. ex., de Prader-Willi). As crianças e adolescentes com sobrepeso e obesas correm um risco particularmente elevado de complicações metabólicas e cardiovasculares da DRS, tais como resistência à insulina e hipertensão arterial sistêmica; as crianças morbidamente obesas estão também em maior risco com relação às complicações pós-operatórias, bem como à AOS residual após a adenoamigdalectomia.

Epidemiologia

A prevalência geral de ronco relatada pelos pais na população pediátrica é de cerca de 8%; o ronco "sempre" é relatado em 1,5 a 6%, e o ronco "muitas vezes" em 3 a 15%. Quando definida pelos sintomas relatados pelos pais, a prevalência de AOS é de 4 a 11%. A prevalência da AOS pediátrica, como documentada por estudos do sono durante a noite, utilizando procedimentos de monitoramento ventilatória (p. ex., polissonografia em laboratório [PSG], estudos em casa) é de 1 a 4% do total, com uma faixa relatada de 0,1 a 13%. A prevalência também é afetada pelas características demográficas, como idade (aumento da prevalência entre 2 e 8 anos), sexo (mais comum em meninos, especialmente após a puberdade), raça/etnia (aumento de prevalência em crianças afro-americanas e asiáticas), histórico de prematuridade e histórico familiar de AOS.

Patogênese

A regulação positiva de vias inflamatórias, como indicado por um aumento nos marcadores de inflamação periféricos tais como a proteína C reativa, parece estar ligada à disfunção metabólica (p. ex., resistência à insulina, dislipidemia) em ambas as crianças obesas e não obesas com AOS. Tanto a inflamação sistêmica como o aumento mediado por excitação na atividade do sistema nervoso autônomo simpático com o tônus vasomotor alterado podem ser os principais contribuintes para o aumento do risco cardiovascular em adultos e crianças com AOS. Outros mecanismos potenciais que podem mediar sequelas cardiovasculares em adultos e crianças com AOS incluem a pressão arterial sistêmica elevada e a disfunção ventricular. O esforço mecânico sobre as vias respiratórias superiores induzido por ronco crônico pode também resultar na inflamação da mucosa local de tecidos adenotonsilares e subsequente regulação positiva de moléculas inflamatórias, mais notavelmente os leucotrienos.

Um dos principais mecanismos pelo qual se acredita que a AOS exerça influências negativas sobre a função cognitiva parece envolver despertares episódicos repetidos de sono conduzindo à fragmentação do sono e à sonolência resultante. Um papel igualmente importante pode ter a hipoxia intermitente, que leva diretamente às alterações vasculares inflamatórias sistêmicas no cérebro. Os níveis de marcadores inflamatórios, como a proteína reativa-C e a citocina interleucina-6, são elevados em crianças com AOS e também estão associados à disfunção cognitiva.

Manifestações clínicas

As manifestações clínicas da AOS podem ser divididas entre aquelas relacionadas com o sono e aquelas com sintomas diurnos. As manifestações noturnas mais comuns de AOS em crianças e adolescentes são ronco alto, frequente e perturbador, pausas respiratórias, asfixia ou despertares ofegantes, sono agitado e sudorese noturna. Muitas crianças que roncam não têm AOS, mas muito poucas crianças com AOS não roncam. As crianças, assim como os adultos, tendem a ter eventos obstrutivos mais frequentes e mais graves em sono REM e quando dormem em decúbito dorsal. As crianças com AOS podem adotar posições para dormir incomuns, mantendo seus pescoços hiperestendidos a fim de manter a desobstrução das vias respiratórias. Os despertares frequentes associados à obstrução podem resultar em despertares noturnos, mas são mais propensos a causar sono fragmentado.

Os sintomas diurnos de AOS incluem respiração com boca aberta e sensação de boca seca, congestão nasal crônica/coriza, fala hiponasal, cefaleia matinal, dificuldade de engolir e falta de apetite. As crianças com AOS podem ter *enurese secundária*, que tem sido postulada como resultado da perturbação do padrão noturno normal de hormônio antidiurético ou secreção de peptídeo natriurético atrial. As parassonias de despertar parcial (sonambulismo e os terrores do sono) podem ocorrer com mais frequência em crianças com AOS relacionadas aos frequentes despertares associados e a uma porcentagem de aumento da SWS.

Uma das mais importantes sequelas de AOS em crianças, mas frequentemente negligenciada, é o efeito sobre humor, comportamento, aprendizado e funcionamento acadêmico. As consequências neurocomportamentais de AOS em crianças incluem sonolência diurna com torpor, dificuldade de acordar de manhã e cochilo não planejado ou cochilo durante as atividades, embora a evidência de hipersonolência franca tenda a ser menos comum em crianças em comparação com adultos com AOS (exceto em crianças muito obesas). As alterações de humor incluem aumento da irritabilidade, instabilidade de humor e desregulação emocional, baixa tolerância à frustração e depressão/ansiedade. As questões comportamentais incluem tanto a "internalização" (ou seja, aumento de queixas somáticas e isolamento social) como os comportamentos de "externalização", incluindo: agressão, impulsividade, hiperatividade, comportamento de oposição e problemas de conduta. Há uma sobreposição substancial entre as deficiências clínicas associadas à AOS e os critérios de diagnóstico de TDAH, incluindo desatenção, falta de concentração e distração (Capítulo 49).

Muitos dos estudos que analisaram as mudanças no comportamento e o funcionamento neuropsicológico em crianças após o tratamento (normalmente adenoamigdalectomia) da AOS documentaram amplamente uma melhora significativa nos resultados, a curto e a longo prazos, da síndrome AOS pós-tratamento, incluindo a sonolência diurna, o humor, o comportamento, a melhora acadêmica e a qualidade de vida. No entanto, a maioria dos estudos não conseguiu encontrar uma relação dose-dependente entre a AOS em crianças e déficits neurocognitivos/neurocomportamentais específicos, sugerindo que outros fatores possam influenciar os resultados neurocognitivos, incluindo: a genética individual, a suscetibilidade de fundo racial/étnica, as influências ambientais (p. ex., exposição ao fumo passivo) e as comorbidades, como a obesidade, a duração do sono encurtado e a presença de outros distúrbios do sono.

Diagnóstico

As diretrizes de prática clínica de 2012 revistas pela American Academy of Pediatrics fornecem excelentes informações para a avaliação e gestão de AOS da infância sem complicações (Tabela 31.5). Não há achados do exame físico que sejam verdadeiramente patognomônicos para a AOS, e as crianças mais saudáveis com AOS parecem normais; determinados achados do exame físico podem sugerir AOS. Os parâmetros de crescimento podem ser anormais (obesidade ou, mais raramente, falha de crescimento), e pode haver evidências de obstrução nasal crônica (fala hiponasal, respiração bucal, desvio de septo, "fácies adenoide"), bem como sinais de doença atópica (*i. e.*, "olheiras alérgicas"). O exame da orofaringe pode revelar o aumento das amígdalas, o excesso de tecido mole na faringe posterior e um espaço faríngeo posterior estreitado, assim como características odontológicas consistentes com a obstrução (p. ex., apinhamento dentário, palato estreito, freio curto). Qualquer anormalidade da estrutura facial, como retrognatismo e/ou micrognatia, hipoplasia médio facial, melhor apreciada por inspeção do perfil facial lateral, aumenta a probabilidade de AOS e deve ser observada. Em casos muito graves, pode haver evidência de hipertensão pulmonar do lado direito, insuficiência cardíaca e *cor pulmonale*; a hipertensão arterial sistêmica pode ocorrer especialmente em crianças obesas.

Como nenhuma combinação de história clínica e de achados físicos pode prever com precisão quais as crianças com ronco têm AOS, o padrão ouro para o diagnóstico de AOS continua sendo uma **polissonografia (PSG)** durante a noite no laboratório. A PSG durante a noite é um estudo técnico supervisionado e monitorado que documenta variáveis fisiológicas durante o sono; estadiamento do sono, medição de excitação, parâmetros cardiovasculares, movimentos do corpo (eletroencefalografia, eletroculografia, eletromiografia de queixo e perna, eletrocardiograma, sensores de posição do corpo e gravação de vídeo) e uma combinação de monitores de respiração (sensor térmico oronasal e transdutor de pressão de ar nasal para o fluxo de ar) e monitores de tórax/abdominais (p. ex., a pletismografia à indutância para o esforço respiratório, oxímetro de pulso para a saturação de O_2, CO_2 final da expiração ou transcutânea para a retenção de CO_2, microfone para o ronco). O parâmetro polissonográfico mais utilizado na avaliação de distúrbios respiratórios do sono é o **índice de apneia-hipopneia (IAH)**, que indica o número de eventos de apneia e hipopneia por hora de sono. Nota-se atualmente que não existem parâmetros normais de referência de valores polissonográficos universalmente aceitos para o diagnóstico de AOS em crianças, e ainda não está claro quais parâmetros são os melhores para a predição de morbidade. As crianças normais pré-escolares e em idade escolar têm geralmente um IAH total de menos de 1,5 (IAH obstrutiva < 1), e esse é o valor de corte mais amplamente utilizado para AOS em crianças de 12 anos e abaixo; em adolescentes mais velhos, é geralmente usado o corte adulto de um IAH ≥ 5. Nos casos em que o IAH é entre um e cinco acontecimentos obstrutivos por hora, a avaliação dos parâmetros adicionais da PSG (p. ex., CO_2 elevado indicando hipoventilação obstrutiva, dessaturação de O_2, despertares relacionados à respiração), o julgamento clínico em relação a fatores de risco para DRS, a evidência de sequelas diurnas e a qualidade técnica do estudo do sono durante a noite devem determinar um gerenciamento adicional.

Tratamento

Atualmente, não há diretrizes universalmente aceitas quanto às indicações de tratamento de DRS pediátrico (ou seja, incluindo ronco primário e AOS). As recomendações atuais enfatizam amplamente pesar o que se sabe sobre o potencial de sequelas cardiovasculares, metabólicas e neurocognitivas de DRS em crianças, em combinação com o julgamento clínico do profissional individual de saúde. A decisão de se tratar a AOS e como tratá-la, especificamente em crianças, depende de uma série de parâmetros que incluem a gravidade (sintomas noturnos, sequelas diurnas, os resultados do estudo do sono), a duração da doença e as variáveis individuais do paciente, como idade, comorbidades e fatores etiológicos subjacentes. No caso de doença moderada (IAH 5 a 10) à grave (IAH > 10), a decisão de tratar é geralmente simples, e a maioria dos especialistas de sono pediátricos recomenda que qualquer criança com apneia e hipopneia com índice > 5 deve ser tratada. No entanto, em um abrangente estudo randomizado de adenoamigdalectomia precoce *vs.* conduta expectante com cuidados de suporte, 46% das crianças do grupo de controle normalizou no PSG (em comparação com 79% do grupo de adenoamigdalectomia precoce), durante um período de observação de 7 meses.

Tabela 31.5 Diretrizes de prática clínica da American Academy of Pediatrics: diagnóstico e tratamento da síndrome de apneia obstrutiva do sono (SAOS) na infância.

Declaração de ação-chave 1: seleção para SAOS
Como parte da rotina de visitas de manutenção da saúde, os médicos devem perguntar se a criança ou adolescente ronca. Se a resposta for afirmativa, ou se uma criança ou adolescente apresentar sinais ou sintomas de SAOS, os médicos deverão fazer uma avaliação mais focada. (Qualidade de evidência: grau B; força de recomendação: recomendação.)

Declaração de ação-chave 2A: polissonografia
Se uma criança ou adolescente ronca em bases regulares, e não tem nenhuma das queixas ou achados de SAOS, os médicos devem (1) obter uma polissonografia (Qualidade de evidência: grau A; força de ação-chave: recomendação) ou (2) encaminhar o paciente para um especialista do sono ou otorrinolaringologista, para uma avaliação mais extensiva (Qualidade de evidência: grau D; força de recomendação: opção.)

Declaração de ação-chave 2B: testes alternativos
Se polissonografia não está disponível, então os médicos podem solicitar exames diagnósticos alternativos, tais como gravação de vídeo noturno, oximetria noturna, polissonografia de cochilo diurno ou polissonografia ambulatorial. (Qualidade de evidência: grau C; força de recomendação: opção.)

Declaração de ação-chave 3: adenoamigdalectomia
Se uma criança está determinada a ter SAOS, tem um exame clínico compatível com hipertrofia adenoamigdaliana e não tem contraindicação para a cirurgia, o médico deve recomendar a adenoamigdalectomia como a primeira linha de tratamento. Se a criança tem SAOS, mas não tem hipertrofia adenoamigdaliana, outro tratamento deve ser considerado (declaração de ação-chave 6). O julgamento clínico é necessário para determinar os benefícios da amigdalectomia em comparação com outros tratamentos em crianças obesas com diferentes graus de hipertrofia adenoamigdaliana. (Qualidade de evidência: grau B; força de recomendação: recomendação.)

Declaração de ação-chave 4: pacientes de alto risco submetidos à adenoamigdalectomia
Os médicos devem monitorar os doentes de alto risco submetidos a adenoamigdalectomia como pacientes no pós-operatório. (Qualidade de evidência: grau B; força de recomendação: recomendação).

Declaração de ação-chave 5: reavaliação
Os médicos devem avaliar clinicamente todos os pacientes com SAOS, em busca de persistência de sinais e sintomas após a terapia, para assim determinar se o tratamento é necessário. (Qualidade de evidência: grau B; força de recomendação: recomendação.)

Declaração de ação-chave 5B: reavaliação de pacientes de alto risco
Os médicos devem reavaliar os doentes de alto risco para SAOS persistentes após a adenoamigdalectomia, incluindo aqueles que tinham uma polissonografia significativamente anormal, os que têm sequelas da SAOS, os que são obesos ou que permanecem sintomáticos após o tratamento, com um teste objetivo (declaração de ação-chave 2), ou consultar esses pacientes com um especialista do sono. (Qualidade de evidência: grau B; força de recomendação: recomendação.)

Declaração de ação-chave 6: pressão positiva contínua (CPAP, do inglês continuous positive airway pressure)
Os médicos deverão encaminhar os pacientes para a gestão de CPAP se os sintomas/sinais ou evidência objetiva de SAOS persistirem após a adenoamigdalectomia, ou se a adenoamigdalectomia não for executada. (Qualidade de evidência: grau B; força de recomendação: recomendação.)

Declaração de ação-chave 7: perda de peso
Os médicos devem recomendar a perda de peso, além de outras terapias, se uma criança/adolescente com SAOS está com sobrepeso ou obeso. (Qualidade de evidência: grau C; força de recomendação: recomendação.)

Declaração de ação-chave 8: corticosteroides intranasais
Os médicos podem prescrever corticosteroides intranasais tópicos para as crianças com SAOS leve, nas quais a adenoamigdalectomia é contraindicada, ou para as crianças com SAOS pós-operatórias suaves. (Qualidade de evidência: grau B; força de recomendação: opção.)

Adaptada de Marcus CL, Brooks LJ, Draper KA *et al.*: Diagnosis and management of childhood obstructive sleep apnea syndrome. *Pediatrics* 130:576-584, 2012.

Na maioria dos casos de AOS pediátrica, a adenoamigdalectomia é o tratamento de primeira linha em qualquer criança com hipertrofia adenoamigdaliana significativa, mesmo na presença de fatores de risco adicionais, tais como a obesidade. A adenoamigdalectomia, em casos não complicados, em geral (70 a 90% de crianças) resulta em resolução completa dos sintomas, com o recrescimento de tecido adenoide ocorrendo após a remoção cirúrgica em alguns casos. Os grupos considerados de alto risco incluem as crianças pequenas (< 3 anos de idade), bem como aquelas com AOS grave documentada por PSG, sequelas clínicas significativas de AOS (p. ex., insuficiência de crescimento) ou condições médicas associadas, tais como as síndromes craniofaciais, obesidade mórbida e hipotonia. Todos os pacientes devem ser reavaliados no pós-operatório para determinar se a avaliação adicional, uma polissonografia de repetição e/ou tratamento são requeridos. A American Academy of Sleep Medicine recomenda que, em grupos de alto risco (crianças com obesidade, anomalias craniofaciais, síndrome de Down ou AOS de moderada-grave) ou em crianças com sintomas continuados de AOS, é indicado um estudo do sono de acompanhamento pelo menos 6 semanas após a adenoamigdalectomia. Do mesmo modo, inúmeros estudos sugerem que as crianças que estão abaixo do peso, têm peso normal ou sobrepeso, ou são obesas na linha de base, tendem a *ganhar peso* após a AT e, portanto, a vigilância clínica é necessária durante o acompanhamento.

As medidas adicionais de tratamento que podem ser apropriadas incluem perda de peso, **terapia posicional** (que consiste em anexar um objeto firme, como uma bola de tênis, na parte traseira de uma peça de vestuário para dormir, a fim de evitar que a criança durma na posição supina) e tratamento agressivo de fatores de risco adicionais quando presentes, tais como asma, alergias sazonais e refluxo gastresofágico. Há evidências de que os corticosteroides intranasais e inibidores de leucotrienos possam ser úteis na redução da inflamação das vias respiratórias superiores na AOS leve. Outros procedimentos cirúrgicos, tais como uvulofaringopalatoplastia e cirurgia maxilofacial (p. ex., distração osteogênica mandibular), raramente são realizados em crianças. Os aparelhos orais, tais como os dispositivos de avanço mandibular e os expansores palatais, podem ser considerados em casos selecionados; a consulta com um dentista pediatra/ortodontista é recomendada. A reeducação neuromuscular ou a repadronização dos músculos bucais e faciais, com exercícios que abordam a posição da língua anormal e o baixo tônus da via respiratória superior (*i. e.*, **terapia miofuncional**), demonstraram ser benéficas ao tratar de AOS pediátrica, assim como para aliviar problemas de mastigação e de deglutição em crianças aptas a cooperarem com o programa comportamental.

A **pressão positiva contínua** ou **de dois níveis** (**CPAP** ou **BiPap**, do inglês *continuous or bilevel positive airway pressure*) é o tratamento mais comum para a AOS em adultos e pode ser usada com sucesso em crianças e adolescentes. A pressão positiva (PAP) pode ser recomendada se a remoção das adenoides e amígdalas não for indicada, se houver doença residual após a adenoamigdalectomia ou se existirem fatores de risco que não sejam passíveis de tratamento com cirurgia (obesidade, hipotonia). A pressão positiva proporciona o ar umidificado, aquecido por meio de uma interface (máscara, almofadas nasais) que, sob pressão, efetivamente "mantém" a via respiratória superior aberta.

Os ajustes ideais de pressão (que abolem ou reduzem significativamente os eventos respiratórios sem aumentar os despertares ou apneias centrais) são determinados no laboratório de sono durante uma noite inteira, com titulação de pressão positiva das vias respiratórias. Uma atenção especial deve ser dada à educação da criança e da família e os protocolos de dessensibilização devem ser implementados na maioria dos casos, a fim de aumentar a probabilidade de adesão. Além disso, estudos de eficácia na pressão atual e retitulações devem ser realizados periodicamente com utilização a longo prazo (pelo menos anualmente, ou em associação com alterações significativas de peso ou de retomada dos sintomas de DRS).

Parassonias

As parassonias são comportamentos noturnos episódicos, que muitas vezes envolvem desorientação cognitiva e alterações autonômica e musculoesquelética. As parassonias podem ainda ser caracterizadas como de ocorrência principalmente durante o sono não REM (parassonias de excitação parcial) ou em associação com o sono REM incluindo pesadelos, alucinações hipnagógicas e paralisia do sono; outras parassonias comuns incluem falar no sono e a mioclonia noturna ou "começo do sono".

Etiologia

As **parassonias de excitação parcial** representam um estado dissociado de sono-vigília, sendo que sua neurobiologia permanece incerta, apesar de fatores genéticos e uma oscilação intrínseca da excitação subcortical-cortical com sono terem sido propostos. Esses eventos episódicos, que incluem sonambulismo, terror noturno e despertares confusionais, são mais comuns em pré-escolares e em crianças em idade escolar, devido à porcentagem relativamente maior de SWS em crianças mais jovens. As parassonias de excitação parcial normalmente ocorrem quando o SWS predomina (*i. e.*, no primeiro terço da noite). Em contraste, os **pesadelos**, que são muito mais comuns que as parassonias de excitação parcial, mas são muitas vezes confundidos com elas, estão concentrados no último terço da noite, quando o sono REM é o mais proeminente. Qualquer fator que esteja associado a um aumento da porcentagem relativa de SWS (certos medicamentos, restrição prévia de sono) pode aumentar a frequência de eventos em uma criança predisposta. Parece haver uma predisposição genética para ambos, o sonambulismo e os terrores noturnos. As parassonias de excitação parcial também podem ser difíceis de distinguir de crises noturnas. A Tabela 31.6 resume as semelhanças e as diferenças entre esses eventos de excitação noturna.

Epidemiologia

Muitas crianças são sonâmbulas em pelo menos uma ocasião; a prevalência aos 10 anos de idade é de 13%. O **sonambulismo** pode persistir na vida adulta, com prevalência em adultos de cerca de 4%. A prevalência é cerca de 10 vezes maior em crianças com histórico familiar de sonambulismo. A prevalência de **terrores noturnos** é de 34% entre 1 e 5 anos de idade, caindo para 10% aos 7 anos; a idade de início é geralmente entre 4 e 12 anos. Por causa da predisposição genética comum, a possibilidade de desenvolver sonambulismo após os 5 anos é quase duas vezes maior em crianças com histórico de terrores noturnos. Apesar de os terrores noturnos ocorrerem em qualquer idade, desde a infância até a idade adulta, a maioria dos indivíduos os supera na adolescência. Já os **despertares confusionais** (embriaguez do sono, inércia do sono) comumente ocorrem com o sonambulismo e com os terrores noturnos; as taxas de prevalência são estimadas em > 15% em crianças com idades entre 3 e 13 anos.

Manifestações clínicas

As parassonias de excitação parcial têm várias características em comum. Porque ocorrem tipicamente na zona de transição do sono "profundo" ou SWS, as parassonias de excitação parcial têm características clínicas de ambos os estados, *acordado* (deambulação, vocalizações) e *dormindo* (alto limiar de excitação, insensibilidade ao ambiente); geralmente ocorre amnésia em ambos os eventos. Os fatores externos (ruídos) ou internos (obstrução) podem desencadear eventos em alguns indivíduos. A duração é tipicamente de alguns minutos (terrores noturnos) a 30 a 40 min (despertar confusional). O terror noturno é repentino no início e, caracteristicamente, envolve um alto grau de excitação autonômica (taquicardia, pupilas dilatadas). Enquanto os despertares confusionais normalmente surgem de forma mais gradual no sono, podem envolver o ato de debater-se, mas geralmente sem que ocorra deslocamento da cama, e são frequentemente acompanhados por atividade mental lenta, desorientação e confusão no período de excitação forçada de SWS ou ao acordar pela manhã. O sonambulismo pode estar associado a preocupações de segurança (p. ex., cair da janela, vagar ao ar livre). A prevenção ou o aumento da agitação com o conforto dos pais, além de tentativas de despertar, também são características comuns de todas as parassonias de excitação parcial.

Tratamento

O tratamento de parassonias de excitação parcial envolve uma certa combinação de educação dos pais e segurança, práticas de sono saudável, assim como evitar fatores de agravamento como a restrição do sono

Tabela 31.6 Semelhanças principais e características diferenciadoras entre parassonias não REM e REM, bem como crises noturnas.

	DESPERTARES CONFUSIONAIS	TERRORES NOTURNOS	SONAMBULISMO	PESADELOS	CRISES NOTURNAS
Tempo	Cedo	Cedo	Intermediário	Tarde	Qualquer
Estágio do sono	SWS	SWS	SWS	REM	Qualquer
Descargas de EEG	–	–	–	–	+
Grito	–	++++	–	++	+
Ativação autonômica	+	++++	+	+	+
Atividade motora	–	+	+++	+	++++
Desperta	–	–	–	+	+
Duração (minutos)	0,5 a 10; compensação mais gradual	1 a 10; compensação mais gradual	2 a 30; compensação mais gradual	3 a 20	5 a 15; início e compensação abruptos
Confusão pós-evento	+	+	+	–	+
Idade	Criança	Criança	Criança	Criança, jovem adulto	Adolescente, jovem adulto
Genética	+	+	+	–	±
Lesão orgânica SNC	–	–	–	–	++++

SNC, sistema nervoso central; EEG, eletroencefalograma; REM, movimento rápido dos olhos; SWS, sono de ondas lentas. (De Avidan A, Kaplish N: The parasomnias: epidemiology, clinical features and diagnostic approach. *Clin Chest Med* 31:353-370, 2010.)

e a cafeína. Particularmente no caso de sonambulismo, é importante instituir medidas de segurança, como o uso de portas nas entradas e no topo de escadas, bloqueio de portas e janelas para o exterior, e a instalação de sistemas de notificação dos pais como alarmes de porta no quarto. Os **despertares programados**, uma intervenção comportamental na qual o pai acorda a criança cerca de 15 a 30 min antes da hora da noite em que ocorre o primeiro episódio de parassonia, são mais prováveis de ser bem-sucedidos em situações em que os episódios de excitação parcial ocorrem à noite. A farmacoterapia raramente é necessária, mas pode ser indicada em casos de episódios frequentes ou graves, alto risco de lesão, comportamento violento ou grave perturbação para a família; os agentes farmacológicos primários utilizados são os potentes inibidores de SWS, principalmente benzodiazepínicos e antidepressivos tricíclicos.

Distúrbios de movimentos relacionados ao sono: síndrome das pernas inquietas (SPI)/transtorno de movimentos periódicos dos membros e de movimentos rítmicos

A síndrome das pernas inquietas (**SPI**), também denominada *síndrome de Willis-Ekbom*, é uma desordem neurológica crônica caracterizada por um desejo quase irresistível de mover as pernas, muitas vezes acompanhado de sensações desconfortáveis nas extremidades inferiores. Tanto o desejo de mover como as sensações são geralmente piores em repouso e à noite, e são, pelo menos parcialmente, aliviados pelo movimento, que inclui caminhada, alongamento e fricção, mas apenas enquanto o movimento continua. A SPI é um diagnóstico clínico que se baseia na presença desses sintomas principais (Tabela 31.7).

O transtorno de movimentos periódicos dos membros (**TMPM**) é caracterizado por espasmos periódicos dos membros, repetitivos, breves (0,5 a 10 s) e altamente estereotipados, que ocorrem tipicamente em intervalos de 20 a 40 s. Esses movimentos ocorrem principalmente durante o sono, são mais comuns nas pernas e, frequentemente, consistem em extensão rítmica do dedão do pé e flexão dorsal do tornozelo. O diagnóstico de **movimentos periódicos dos membros (MPM)** requer PSG durante a noite para documentar os movimentos característicos dos membros com ligações de eletromiografia no tibial anterior.

Etiologia

O "início precoce" da SPI (ou seja, o início dos sintomas antes de 35 a 40 anos de idade), muitas vezes denominado de SPI *primária*, parece ter um componente genético particularmente forte, com um aumento de 6 a 7 vezes na prevalência em parentes de primeiro grau de pacientes com SPI. O modo de herança é complexo e vários *locus* genéticos foram identificados (*MEIS1, BTBD9, MAP2K5*). Os baixos níveis de ferro sérico (até mesmo sem anemia) em ambos, adultos e crianças, podem ser um fator etiológico importante para a presença e gravidade de ambos os sintomas da SPI e da MPM. Como um marcador de diminuição das reservas de ferro, os níveis de ferritina sérica em crianças e adultos com SPI são com frequência baixos (inferiores a 50 μg/mℓ). O mecanismo subjacente que tem sido postulado está relacionado com o papel do ferro como um cofator na hidroxilação da tirosina, uma etapa limitante da taxa na síntese de dopamina; por sua vez, a disfunção dopaminérgica tem sido implicada, particularmente na gênese do componente sensorial da SPI, bem como no TMPM. Certas condições médicas, incluindo diabetes melito, fase terminal de doença renal, câncer, artrite reumatoide, hipotiroidismo e gravidez, também podem estar associadas à SPI/TMPM, assim como os medicamentos específicos (p. ex., anti-histamínicos, tais como difenidramina, antidepressivos e bloqueadores de H_2, tais como cimetidina) e algumas substâncias (nomeadamente, cafeína).

Tabela 31.7 Critérios diagnósticos para a síndrome das pernas inquietas.

A. Ímpeto para mover as pernas, normalmente acompanhado por resposta a sensações desconfortáveis e desagradáveis nas pernas, ou em resposta a estas, caracterizado pelo seguinte:
   1. O ímpeto para mover as pernas começa ou se agrava durante os períodos de repouso ou de inatividade.
   2. O ímpeto para mover as pernas é parcial ou totalmente aliviado pelo movimento.
   3. O ímpeto para mover as pernas é pior à tarde ou à noite que durante o dia, ou ocorre apenas à tarde ou à noite.

B. Os sintomas no Critério A ocorrem pelo menos 3 vezes/semana e têm persistido há pelo menos 3 meses.

C. Os sintomas no Critério A são acompanhados por desconforto significativo ou comprometimento nas áreas social, ocupacional, educacional, acadêmica, comportamental ou em outras áreas importantes do funcionamento.

D. Os sintomas no Critério A não são atribuídos a outro transtorno mental ou condição médica (p. ex., artrite, edema na perna, isquemia periférica, cãibras nas pernas) e não são mais bem explicados por uma condição comportamental. (p. ex., desconforto posicional, batimento habitual dos pés).

E. Os sintomas não são atribuídos aos efeitos fisiológicos de uma droga, abuso ou medicamento (p. ex., acatisia).

De American Psychiatric Association: *Diagnostic and Statistical Manual of Mental Disorders*, 5ª edição, 2013, p. 410.

Epidemiologia

Estudos anteriores encontraram índices de prevalência de SPI na população pediátrica variando de 1 a 6%; cerca de 2% de jovens de 8 a 17 anos preenchem os critérios para a "definida" SPI. As taxas de prevalência de MPM superiores a cinco por hora, em populações clínicas de crianças encaminhadas para os estudos do sono, variam de 5 a 27%; em estudos de levantamento de sintomas de MPM, as taxas são de 8 a 12%. Aproximadamente 40% de adultos com SPI têm sintomas antes dos 20 anos de idade; 20% relatam sintomas antes dos 10 anos. Casos familiares normalmente têm início em uma idade menor. Vários estudos em populações de referência descobriram que os MPM ocorrem em 25% das crianças com diagnóstico de TDAH.

Manifestações clínicas

Além da necessidade de movimentar as pernas e do componente sensorial (do tipo parestesia, formigamento, queimação, coceira, ato de engatinhar), a maioria dos episódios da SPI começa ou é exacerbada pelo repouso ou inatividade, como estar deitado na cama para adormecer ou andar em um carro por períodos prolongados. Uma característica única da SPI é que o momento dos sintomas também parece ter um componente circadiano, na medida em que muitas vezes o pico acontece no fim do dia. Algumas crianças podem queixar-se de "dores de crescimento", embora estas sejam consideradas uma característica não específica. Como os sintomas da SPI são geralmente piores à noite, antes de dormir, os esforços e as dificuldades para adormecer são duas das queixas mais comuns apresentadas. Ao contrário dos pacientes com SPI, os indivíduos com MPM geralmente não têm consciência desses movimentos, mas as crianças podem queixar-se de dores musculares pela manhã ou fadiga; esses movimentos podem resultar em despertares durante o sono e em consequente interrupção significativa deste. Os pais de crianças com SPI/TMPM podem relatar que o filho tem um sono inquieto, se move ao redor ou até mesmo cai da cama durante a noite.

O diagnóstico diferencial inclui: dores crescentes, cãibras nas pernas, neuropatia, artrite, mialgias, compressão dos nervos ("adormecimento das pernas") e acatisia associada ao antagonista da dopamina.

Tratamento

A decisão de tratar e como tratar a SPI depende do nível de gravidade (intensidade, frequência e periodicidade), dos sintomas sensitivos, do grau de interferência com o sono e do impacto das sequelas diurnas em uma determinada criança ou adolescente. Com os MPM, para um índice (MPM por hora) menor que 5, geralmente nenhum tratamento é recomendado; para um índice maior que 5, a decisão de tratar especificamente o MPM deve se basear na presença ou na ausência de sintomas noturnos (sono agitado ou não reparador) e sequelas clínicas diurnas.

O acrônimo **AIMS** representa uma abordagem abrangente para o tratamento da SPI: evitar agravantes (**A = avoidance**), como a cafeína e drogas que aumentam os sintomas, suplementar o ferro quando apropriado (**I** = **iron**), fazer atividade muscular (**M** = **muscle**), com aumento da atividade física e relaxamento muscular, aplicar compressas de calor/frio e manter o sono (**S** = **sleep**) com horários regulares e suficiente para a idade. Os suplementos de ferro devem ser instituídos, se os níveis de ferritina sérica forem < 50 μg/l; deve ser mantido em mente que a ferritina é um reagente de fase aguda e, portanto, pode ser falsamente elevado (*i. e.*, normal) no ambiente de uma doença concomitante. A dose recomendada de sulfato ferroso é geralmente na faixa de 3 a 6 mg/kg/dia durante um período de 3 meses. Os medicamentos que aumentam os níveis de dopamina no SNC, tais como ropinirol e pramipexol, foram eficazes no alívio de sintomas de SPI/TMPM em adultos; dados em crianças são extremamente limitados. A terapia dopaminérgica pode levar à perda de resposta terapêutica. Alguns recomendam gabapentina enacarbil ou outros ligantes alfa-2 delta que se ligam à subunidade alfa-2 do canal de cálcio dependente de voltagem.

Os **movimentos rítmicos relacionados ao sono**, incluindo bater a cabeça, balançar o corpo e rolar a cabeça são caracterizados por movimentos repetitivos, estereotipados e rítmicos, ou por comportamentos que envolvem grandes grupos musculares. Esses comportamentos ocorrem normalmente na transição do sono durante a hora de dormir, mas também no momento da sesta e em seguida a despertares noturnos. As crianças costumam se envolver em tais comportamentos como um meio de acalmar-se (ou de voltar) para o sono; eles são muito mais comuns no primeiro ano de vida e geralmente desaparecem com a idade pré-escolar. Na maioria dos casos, os comportamentos de movimento rítmico são benignos, porque o sono não é significativamente interrompido como resultado desses movimentos, e o prejuízo significativo associado é raro. Esses comportamentos ocorrem normalmente em crianças em desenvolvimento e, na grande maioria dos casos, a sua presença não indica que haja algum problema neurológico ou psicológico subjacente. Normalmente, o aspeto mais importante na gestão dos movimentos rítmicos relacionados ao sono é a segurança para a família de que esse comportamento é normal, comum, benigno e autolimitado.

Narcolepsia

Hipersonia é um termo clínico que é usado para descrever um grupo de doenças caracterizadas por episódios recorrentes de **sonolência diurna excessiva (SDE)**, estado de alerta basal reduzido e/ou períodos prolongados de sono noturno que interferem com o funcionamento diário normal (Tabela 31.8). As muitas possíveis causas de SDE podem ser amplamente agrupadas como "extrínsecas" (p. ex., secundárias ao sono insuficiente e/ou fragmentadas) ou "intrínsecas" (p. ex., resultantes de uma maior necessidade de sono). A **narcolepsia** é um distúrbio crônico do SNC para toda a vida, geralmente apresentando-se na adolescência e no início da idade adulta, caracterizado por uma profunda sonolência diurna e prejuízo funcional resultante significativo. Outros sintomas frequentemente associados à narcolepsia incluem a **cataplexia** (tipo 1), definida como uma perda súbita, breve, parcial ou completa de tônus muscular esquelético, normalmente desencadeada por emoções fortes (p. ex., risadas, surpresa, raiva), com a consciência mantida. Outros sintomas frequentemente associados à narcolepsia, incluindo alucinações visuais hipnagógicas/hipnopômpicas (imediatamente antes de adormecer/despertar) e paralisia do sono, podem ser conceituados como elementos "intrusos" do sono REM dentro do estado de vigília. Outras características associadas ao REM incluem observância dos movimentos dos olhos e contrações no início do sono, além de sonhos vívidos. Um rápido ganho de peso, sobretudo perto do início do sintoma, é frequentemente observado, e foi relatado que as crianças pequenas com narcolepsia desenvolvem puberdade precoce.

Tabela 31.8 Critérios diagnósticos para narcolepsia.

A. Períodos recorrentes de uma necessidade incontrolável de dormir, cair no sono ou tirar cochilos ocorrem no mesmo dia. Esses episódios devem estar ocorrendo pelo menos 3 vezes/semana nos últimos 3 meses.

B. A presença de pelo menos um dos seguintes:

1. Episódios de cataplexia, definidos como (a) ou (b), ocorrendo pelo menos algumas vezes por mês:
   a. Em indivíduos com doença de longa duração, episódios breves (segundos a minutos) de perda bilateral súbita de tônus muscular com consciência mantida, que são precipitados por risadas ou brincadeiras.
   b. Em crianças ou indivíduos dentro de 6 meses do início, caretas espontâneas ou episódios de abertura da mandíbula com colocação da língua para fora ou hipotonia global, sem quaisquer gatilhos emocionais óbvios.
2. Deficiência de hipocretina, conforme medido usando os valores de imunorreatividade de hipocretina-1 no líquido cefalorraquidiano (LCR) (menor ou igual a um terço dos valores obtidos em indivíduos saudáveis testados usando-se o mesmo ensaio, ou menor ou igual a 110 pg/mℓ).
3. Polissonografia do sono noturno mostrando latência do sono com movimento rápido dos olhos (REM) menor ou igual a 15 min, ou um teste múltiplo de latência do sono mostrando uma latência média do sono menor ou igual a 8 min e dois ou mais períodos de REM no início do sono.

Especificar se:

Narcolepsia sem cataplexia, mas com deficiência de hipocretina: As exigências do Critério B de baixos níveis de hipocretina-1 e polissonografia positiva/teste múltiplo de latência do sono são atendidas, porém não há cataplexia presente (Critério B1 não atendido).

Narcolepsia com cataplexia, mas sem deficiência de hipocretina: Neste raro subtipo (menos de 5% dos casos de narcolepsia), as exigências do Critério B de cataplexia e polissonografia positiva/teste múltiplo de latência do sono são atendidas, porém os níveis de hipocretina-1 no LCR são normais (Critério B2 não atendido).

Ataxia cerebelar dominante autossômica, surdez e narcolepsia: Esse subtipo é causado pelas mutações do éxon 21 DNA (citosina-5)-metiltransferase-1 e é caracterizado por narcolepsia de início tardio (30 a 40 anos de idade) (com níveis baixos ou intermediários de hipocretina-1 no LCR), surdez, ataxia cerebelar e, eventualmente, demência.

Ataxia cerebelar dominante autossômica, obesidade e diabetes tipo 2: Narcolepsia, obesidade e diabetes tipo 2 são os baixos níveis de hipocretina-1 no LCR que foram descritos nos casos raros e estão associados a uma mutação no gene glicoproteína mielina-oligodendrócito.

Narcolepsia sem cataplexia, mas com deficiência de hipocretina: Esse subtipo faz parte da narcolepsia e é responsável por desenvolver condições médicas secundárias que causam infecções (p. ex., doença de Whipple, sarcoidose), traumas ou destruição tumoral dos neurônios da hipocretina.

Gravidade:

Leve: Cataplexia não frequente (menos de 1 vez/semana), necessidade de cochilos apenas 1 ou 2 vezes/dia, e sono noturno menos perturbado.

Moderada: Cataplexia 1 vez/dia, por alguns dias, sono noturno perturbado e necessidade de vários cochilos ao dia.

Grave: Cataplexia resistente a fármacos com vários ataques ao dia, sonolência quase constante e sono noturno perturbado (*i. e.*, movimentos, insônia e sonhos vívidos).

De American Psychiatric Association: *Diagnostic and Statistical Manual of Mental Disorders*, 5ª edição, 2013, pp 372–373.

Etiologia

A gênese da narcolepsia com cataplexia (tipo 1) parece estar relacionada a um déficit específico no sistema neurotransmissor orexina/hipocretina hipotalâmica envolvendo a perda seletiva de células que secretam hipocretina/orexina no hipotálamo lateral. Os neurônios da *hipocretina* estimulam uma variedade de neurônios que promovem o despertar no tronco cerebral, hipotálamo e córtex e prosencéfalo basal que produzem neuroquímicos para sustentar o estado de vigília e prevenir os lapsos de sono.

O desenvolvimento de narcolepsia muito provavelmente envolve os mecanismos autoimunes, possivelmente desencadeados por estreptococos, vírus do influenza, H1N1 e outras infecções virais, em combinação com predisposição genética e fatores ambientais. Um aumento 12 a 13 vezes maior nos casos de narcolepsia tipo 1, sobretudo em crianças, foi relatado em partes da Europa em 2009-2010 após a imunização com vacina contra influenza H1N1 suplementada com AS03. Os testes do antígeno leucocitário humano também mostram uma forte associação com a narcolepsia; a maioria dos indivíduos com esse antígeno não tem narcolepsia, mas a maioria (> 90%) dos pacientes com narcolepsia com cataplexia é HLA-DQB1*0602 positiva. Pacientes com narcolepsia sem cataplexia (tipo 2) são cada vez mais considerados como tendo uma fisiopatologia significativamente diferente; eles são bem menos prováveis de ser HLA-DQB1*0602 positivos (4 a 50%), e os níveis de hipocretina no líquido cefalorraquidiano (LCR) são normais na maioria dos pacientes.

Embora a maioria dos casos de narcolepsia seja considerada idiopática (autoimune), a narcolepsia secundária pode ser causada por lesões no hipotálamo posterior, induzidas por lesão cerebral traumática, tumor, AVC e processos neuroinflamatórios, como PANDAS pós-estreptocócicos (Capítulo 210), assim como por doenças neurogenéticas, como a síndrome de Prader-Willi (Capítulo 98.8), Niemann-Pick tipo C (Capítulo 104.4), distrofia miotônica (Capítulo 627.6) e doença de Norrie.

Epidemiologia

A narcolepsia é um distúrbio raro com uma prevalência de cerca de 0,025 a 0,05%. O risco de que um parente de primeiro grau de uma pessoa com narcolepsia desenvolva a narcolepsia com cataplexia é estimado em 1 a 2%. Isso representa um aumento de 10 a 40 vezes, em comparação com a população em geral. Contudo, esse risco permanece sendo muito baixo, reforçando o provável papel de outros fatores etiológicos.

Manifestações clínicas e diagnóstico

O início típico de sintomas da narcolepsia ocorre na adolescência e no início da idade adulta, embora os sintomas possam inicialmente estar presentes em crianças em idade escolar e até mesmo nas mais jovens. As manifestações precoces de narcolepsia são muitas vezes ignoradas, mal interpretadas ou diagnosticadas como outras condições médicas, neurológicas e psiquiátricas, além do que o diagnóstico apropriado é frequentemente adiado por vários anos. O início pode ser abrupto ou lentamente progressivo.

A manifestação clínica mais proeminente da narcolepsia é uma profunda sonolência diurna, caracterizada tanto por um aumento do nível basal de sonolência diurna, como pela ocorrência repetida de episódios de sono súbito e imprevisível. Esses "ataques de sono" são frequentemente descritos como "irresistíveis", no sentido de que a criança ou o adolescente é incapaz de ficar acordado, apesar de um esforço considerável, e ocorrerem mesmo no contexto de atividades normalmente estimulantes (p. ex., durante as refeições, no meio de uma conversa). Ataques breves de sono (vários segundos) também podem ocorrer, e nestes o indivíduo pode "olhar fixamente", parecer não responsivo ou continuar a exercer uma atividade em curso (*comportamento automático*). A SDE também pode ser manifestada pelo aumento das necessidades de sono noturno e extrema dificuldade para acordar de manhã ou depois de um cochilo.

A cataplexia é considerada praticamente patognomônica para a narcolepsia, porém pode se desenvolver vários anos após o início da SDE. As manifestações são desencadeadas por emoções positivas (riso, surpresa) ou negativas (medo, raiva, frustração) fortes e predominantemente incluem afrouxamento facial, inclinação da cabeça, abertura do maxilar e, menos frequentemente, enfraquecimento dos joelhos ou colapso completo com queda no chão. Os ataques de cataplexia são tipicamente breves (segundos a minutos), o paciente está desperto e consciente, e os episódios são totalmente reversíveis, com recuperação completa de tônus normal quando o episódio termina. Uma forma de cataplexia exclusiva de crianças, conhecida como **fácies cataplética**, é caracterizada por protrusão prolongada da língua, ptose, afrouxamento do maxilar, fala arrastada, caretas e instabilidade no caminhar. Além disso, as crianças podem ter um fenômeno motor positivo semelhante às discinesias ou tiques motores, com caretas repetitivas e exposição da língua. Os ataques catapléticos costumam ser breves (segundos a minutos), mas em crianças podem durar por horas ou dias (**estado cataplético**).

As **alucinações hipnagógicas/hipnopômpicas** envolvem experiências sensoriais visuais vívidas, auditivas e táteis, e às vezes ocorrem durante a transição entre o sono e a vigília, principalmente no sono compensado (hipnopômpico) e no início do sono (hipnagógico). A **paralisia do sono** é a incapacidade de se mover ou de falar por alguns segundos ou minutos, no início do sono ou na compensação, e muitas vezes acompanha as alucinações. Outros sintomas associados à narcolepsia incluem: sono noturno interrompido, cognição prejudicada, desatenção, sintomas semelhantes aos do TDAH e desregulação comportamental e de humor.

Diversos questionários de triagem pediátrica para SDE, incluindo o Epworth Sleepiness Scale modificado, ajudam a orientar a necessidade de avaliação adicional na prática clínica quando surge uma queixa de sonolência diurna. O exame físico deve incluir uma avaliação neurológica detalhada. A PSG durante a noite seguida de um teste de latência múltipla do sono são componentes altamente recomendados de avaliação de um paciente com profunda sonolência diurna inexplicável ou suspeita de narcolepsia. O objetivo do PSG durante a noite é avaliar os distúrbios primários do sono (p. ex., AOS) que podem causar a SDE. O teste de latência múltipla envolve uma série de cinco oportunidades para cochilar (20 minutos de duração), durante a qual os narcolépticos demonstram uma latência média de início do sono patologicamente encurtada (≤ 8 minutos; geralmente menos do que 5 minutos), bem como até dois períodos de sono REM que ocorrem imediatamente após o início do sono. Em contrapartida, um diagnóstico pode ser feito com os achados de baixa concentração de hipocretina-1 no SNC (normalmente ≤ 110 pg/mℓ) com um ensaio padronizado.

Tratamento

Um plano de tratamento individualizado de narcolepsia geralmente envolve educação, boa higiene do sono, mudanças de comportamento e medicação. Os cochilos programados são frequentemente úteis. Os medicamentos, como os psicoestimulantes e modafinila, são frequentemente prescritos para controlar a SDE, embora não sejam aprovados pelo U.S. Food and Drug Administration (FDA). Seus possíveis efeitos colaterais incluem relatos raros de síndrome de Stevens-Johnson e eficácia reduzida de contracetivos à base de hormônios. Os psicoestimulantes são aprovados para TDAH em crianças e podem ser usados para SDE; os efeitos colaterais incluem supressão do apetite, mudança de humor e efeitos cardiovasculares. Os antidepressivos (inibidores da recaptação da serotonina, venlafaxina) também podem ser usados para reduzir a cataplexia. O oxibato de sódio, também não aprovado atualmente pela FDA para uso em crianças, é um fármaco único que parece ter um impacto positivo na sonolência diurna, cataplexia e perturbação do sono noturno; os efeitos colaterais relatados incluem tonturas, perda de peso, enurese, exacerbação do AOS, depressão e risco de depressão respiratória, sobretudo quando combinado com tranquilizantes do SNC, incluindo álcool. Pitolisant, um agonista recetor de histamina (H3), tem mostrado melhorar a cataplexia e a SDE em pacientes adultos com narcolepsia. O objetivo deve ser o de permitir o máximo retorno possível do funcionamento normal na escola, em casa e em situações sociais.

Síndrome do atraso das fases do sono

A síndrome do atraso das fases do sono (**SAFS**), um distúrbio do ritmo circadiano, envolve uma mudança significativa na fase persistente e intratável do ciclo sono-vigília (início do sono tardio e tempo de vigília) que está em conflito com as exigências normais da escola, do trabalho e/ou do estilo de vida do indivíduo. A SAFS pode ocorrer em qualquer idade, mas é mais comum em adolescentes e em adultos jovens.

Etiologia

Os indivíduos com SAFS muitas vezes começam como notívagos; ou seja, eles têm uma predisposição subjacente, ou preferência circadiana por ficarem acordados até tarde à noite e dormirem no final da manhã, especialmente nos fins de semana, feriados e férias de verão. A fisiopatologia subjacente da SAFS ainda é desconhecida, embora alguns autores teorizem que ela envolva uma anormalidade intrínseca aos osciladores circadianos que governam o calendário do período de sono.

Epidemiologia

Estudos indicam que a prevalência de SAFS pode ser elevada em 7 a 16% dos adolescentes e adultos jovens.

Manifestações clínicas

A apresentação clínica mais comum é a insônia no início do sono quando o indivíduo tenta adormecer em uma hora de dormir desejada "socialmente aceitável" e experimenta um início de sono bem tardio (apenas após 1 a 2 horas), sendo essa tentativa acompanhada de sonolência diurna. Os pacientes podem ter extrema dificuldade ao se levantar pela manhã, mesmo que para atividades desejadas, com confusão pronunciada ao despertar (*inércia do sono*). A manutenção do sono geralmente não é problemática e nenhuma insônia no início do sono é experimentada, se o horário de deitar coincide com o tempo preferido para o início do sono (p. ex., nos finais de semana, nas férias escolares). O atraso escolar e o absenteísmo frequente, com um declínio no desempenho acadêmico, estão comumente presentes. Os pacientes também podem desenvolver insônia psicofisiológica "secundária" como resultado de passar um tempo prolongado na cama tentando cair no sono na hora de dormir.

Tratamento

O tratamento da SAFS geralmente tem três componentes, todos voltados para as metas de transferência do cronograma de sono-vigília para um horário mais cedo, o que seria mais desejável, e para a manutenção desse novo esquema. O passo inicial envolve transferir o cronograma de sono-vigília com os horários mais cedo desejados, geralmente com um avanço gradual (*i. e.*, no mínimo incrementos de 15 a 30 minutos todos os dias) da hora de dormir à noite e da hora de levantar de manhã; além disso, os atrasos de fase significativos (*i. e.*, maiores diferenças entre o início do sono atual e a hora de deitar-se desejada) podem exigir a *cronoterapia*, que envolve atrasar a hora de dormir e de despertar em 2 a 3 horas a cada 24 horas ("avançando 24 horas por dia") até que o alvo da hora de dormir seja atingido. Em razão de a secreção de melatonina ser altamente sensível à luz, evitar a exposição à luz da manhã (quer seja esta luz natural ou de uma "caixa de luz", que predominantemente produz luz azul) e a exposição à luz à noite é muitas vezes benéfico. A suplementação exógena de melatonina por via oral também pode ser utilizada; doses sedativas levemente maiores (5 mg) são normalmente dadas na hora de dormir, mas alguns estudos sugerem que doses fisiológicas de melatonina por via oral (0,3 a 0,5 mg), administradas no período da tarde ou no início da noite (5 a 7 h antes do tempo habitual de início do sono), sejam mais eficazes no avanço da fase do sono.

SUPERVISÃO DE SAÚDE

É especialmente importante que os pediatras avaliem e reconheçam os distúrbios do sono em crianças e adolescentes, durante os encontros de saúde. Inspecionar bem a criança é uma oportunidade para educar os pais sobre o sono normal em crianças, e para ensinar-lhes estratégias tanto para prevenir o desenvolvimento de problemas de sono (prevenção primária) quanto para evitar a cronicidade, no caso de que já existam problemas (prevenção secundária). A triagem adequada para os distúrbios do sono deve ocorrer no contexto de cada visita da criança, e deve incluir uma gama de potenciais problemas de sono; a Tabela 31.9 descreve um algoritmo simples de monitoramento do sono, o "BEARS". Como os pais não podem estar sempre a par dos problemas de sono, especialmente em crianças mais velhas e adolescentes, também é importante questionar a criança diretamente sobre as questões concernentes ao sono. O reconhecimento e a avaliação de problemas de sono em crianças requerem tanto um entendimento da associação entre os distúrbios do sono e suas consequências diurnas (p. ex., irritabilidade, desatenção e péssimo controle de impulso), como uma familiaridade com os diagnósticos diferenciais adequados ao desenvolvimento de queixas de sono de apresentação comum (dificuldade para iniciar e manter o sono, eventos noturnos episódicos). Uma avaliação dos padrões de sono e dos possíveis problemas de sono devem fazer parte da avaliação inicial de cada criança que apresenta problemas comportamentais e/ou acadêmicos, especialmente TDAH.

Tabela 31.9 BEARS algoritmo de triagem de sono.

O instrumento BEARS é dividido em cinco grandes domínios de sono, proporcionando uma tela abrangente para os principais distúrbios do sono que afetam crianças de 2 a 18 anos de idade. Cada domínio do sono tem um conjunto de "perguntas gatilho" apropriadas à idade, que deve ser usado na entrevista clínica.
B = Problemas para dormir (Bedtime problems)
E = Sonolência diurna excessiva (Excessive daytime sleepiness)
A = Despertares durante a noite (Awakenings during the night)
R = Regularidade e duração do sono (Regularity and duration of sleep)
S = Ronco (Snoring)

	EXEMPLOS DE PERGUNTAS DESENCADEANTES ADEQUADAS AO DESENVOLVIMENTO		
	Criança em fase dos primeiros passos/pré-escolar (2 a 5 anos)	**Criança em idade escolar (6 a 12 anos)**	**Adolescente (13 a 18 anos)**
1. Problemas da hora de dormir	O seu filho tem algum problema para ir para a cama? Para adormecer?	O seu filho tem algum problema na hora de dormir? (P) Você tem algum problema de ir para a cama? (C)	Você tem algum problema em adormecer na hora de dormir? (C)
2. Excessiva sonolência diurna	O seu filho parece muito cansado ou sonolento durante o dia? O seu filho ainda tira cochilos?	O seu filho tem dificuldade de acordar de manhã, parece sonolento durante o dia ou tira cochilos? (P) Você se sente muito cansado/a? (C)	Você se sente muito sonolento/a durante o dia? Na escola? Durante a condução? (C)
3. Despertares durante a noite	O seu filho acorda várias vezes durante a noite?	O seu filho parece acordar várias vezes durante a noite? Algum sonambulismo ou pesadelos? (P) Você acorda várias vezes durante a noite? Você tem problemas para conseguir voltar a dormir? (C)	Você acorda várias vezes durante a noite? Você tem problemas para conseguir voltar a dormir? (C)
4. Regularidade e duração do sono	O seu filho tem uma hora de dormir e uma de acordar regulares? Quais são elas?	A que horas o seu filho vai para a cama e acorda nos dias de aula? E nos fins de semana? Você acha que seu filho está dormindo o suficiente? (P)	Que horas você costuma ir para a cama em noites de escola? E nos fins de semana? Quantas horas de sono você costuma ter? (C)
5. Ronco	O seu filho ronca muito ou tem dificuldade para respirar durante a noite?	O seu filho tem ronco alto ou noturno, ou quaisquer dificuldades respiratórias durante a noite? (P)	Será que seu filho adolescente ronca alto ou todas as noites? (P)

C, criança; P, pais.

As medidas preventivas eficazes incluem educar os pais de recém-nascidos a respeito das quantidades e dos padrões normais de sono. A capacidade de regular o sono ou de controlar os estados internos de excitação para adormecer na hora proposta, e para voltar a dormir durante a noite, começa a se desenvolver nas primeiras 8 a 12 semanas de vida. Assim, é importante recomendar que os pais coloquem os seus bebês de 2 a 4 meses de idade na cama "sonolentos, mas acordados", se quiserem evitar a dependência de suas presenças no início do sono, e que fomentem a capacidade das crianças de se autoacalmar. Outras questões importantes do sono incluem discutir a importância da hora de dormir, rotinas regulares na hora de dormir e objetos de transição para as crianças; fornecer aos pais e crianças as informações básicas sobre as práticas de sono saudável, a quantidade de sono recomendado em idades diferentes e a educação sobre os sinais de uma criança que não dorme o suficiente (acorda com dificuldade na parte da manhã, dorme mais quando permitido nos fins de semana e nos dias de férias).

O contexto cultural e familiar no qual os problemas do sono em crianças ocorrem deve ser considerado. Por exemplo, crianças dormirem junto dos pais é uma prática comum e aceita em muitos grupos étnicos/raciais, e essas famílias podem não compartilhar o objetivo de autoacalmar independente em lactentes jovens. A *orientação antecipatória* precisa equilibrar a consciência cultural com a importância crítica de condições de "sono seguro" na prevenção da síndrome da morte súbita do lactente (*i. e.*, dormir em decúbito dorsal, evitar a partilha de cama, mas incentivar a partilha de quarto no primeiro ano de vida) (Capítulo 402). Por outro lado, a instituição de dormir junto com os pais como uma tentativa de resolver o problema de sono subjacente de uma criança (o chamado dormir junto reativo), e não como uma decisão consciente da família, é suscetível de produzir apenas uma pausa temporária do problema e pode definir um cenário propício a mais questões significativas do sono.

AVALIAÇÃO DOS PROBLEMAS DE SONO PEDIÁTRICOS

A avaliação clínica de uma criança apresentando um problema de sono envolve a obtenção de um histórico clínico cuidadoso para avaliar as causas médicas potenciais de distúrbios do sono, como alergias, medicamentos concomitantes e condições agudas ou crônicas de dor. O histórico do desenvolvimento é importante por causa do aumento do risco acima mencionado de problemas de sono em crianças com perturbações do desenvolvimento neurológico. A avaliação do nível atual de funcionamento da criança (escola, casa) é fundamental para avaliar possíveis problemas de humor, sequelas comportamentais e neurocognitivas dos problemas de sono. Os padrões de sono atuais, incluindo o cronograma de duração do sono e sono-vigília habitual, são muitas vezes mais bem avaliados com um **diário do sono**, no qual um dos pais (ou adolescente) registra os comportamentos diários de sono por um período prolongado (1 a 2 semanas). Uma análise de hábitos de sono, como as rotinas de horas de dormir, a ingestão diária de cafeína e o ambiente do sono (p. ex., temperatura, nível de ruído), pode revelar os fatores ambientais que contribuem para os problemas de sono. Os sintomas noturnos que podem ser indicativos de um distúrbio do sono baseado em medicamentos, como AOS (ronco alto, asfixia ou fôlego curto, transpiração) ou MPM (sono agitado, movimentos repetitivos de chute), devem ser elucidados. O registro em vídeo pode ser útil na avaliação de possíveis episódios de parassonia, na avaliação do ronco e no aumento de trabalho respiratório em crianças com AOS. Um estudo do sono durante a noite (PSG) não é rotineiramente garantido na avaliação de uma criança com problemas de sono, a menos que haja sintomas sugestivos de AOS ou movimentos periódicos de perna, características incomuns de eventos noturnos episódicos ou sonolência diurna inexplicável.

A bibliografia está disponível no GEN-io.

Transtornos Psiquiátricos e Comportamentais

PARTE 3

Capítulo 32
Avaliação Psicossocial e Entrevista

Heather J. Walter e David R. DeMaso

Estima-se que 20% das crianças residentes nos EUA apresentem uma doença mental em determinado momento da vida, a um custo de aproximadamente US$ 14 bilhões. Nas crianças, as doenças mentais são mais prevalentes do que leucemia, diabetes e AIDS combinadas. Gasta-se mais dinheiro com transtornos mentais do que com qualquer outra condição infantil, como asma, traumatismo e doenças infecciosas. Embora cerca de um a cada cinco jovens sofra de algum transtorno psiquiátrico, 75 a 85% não recebem cuidados especializados de saúde mental. Aqueles que o recebem o fazem principalmente em setores não especializados (atendimento básico, escolas, instituições de apoio à criança, sistema judiciário direcionado para jovens), nos quais a *expertise* em saúde mental pode ser limitada. Os transtornos psiquiátricos não tratados ou tratados de maneira inadequada persistem por décadas, tornam-se cada vez mais irresponsivos ao tratamento, prejudicam a adesão aos regimes de tratamento clínico e incorrem em consequências sociais, educacionais e econômicas progressivamente maiores ao longo do tempo.

OBJETIVOS DA AVALIAÇÃO

Uma avaliação psicossocial no ambiente pediátrico deve determinar se há sinais e sintomas de dificuldades cognitivas, de desenvolvimento, emocionais, comportamentais ou sociais e caracterizá-los suficientemente para determinar seu tratamento adequado. O foco da avaliação varia de acordo com a natureza do problema apresentado e com o ambiente clínico. Sob situações de emergência, o foco pode ser limitado a uma avaliação da "periculosidade para si mesmo e para os outros", com a finalidade de determinar o nível mais seguro de cuidados. Em circunstâncias rotineiras (consultas com crianças saudáveis), o foco pode ser mais abrangente, envolvendo a verificação de sintomas e a debilitação funcional nos principais domínios psicossociais. O desafio para o pediatra será determinar, com a maior precisão possível, se os sinais e sintomas apresentados possivelmente atendem aos critérios de transtorno psiquiátrico e se a gravidade e a complexidade do transtorno sugerem indicação a um especialista em saúde mental ou tratamento no ambiente pediátrico.

PROBLEMAS APRESENTADOS

Os **bebês** podem ser levados a uma consulta médica devido a problemas com alimentação e/ou regulação do sono, falta de ganho de peso e altura, capacidade de reação insatisfatória, vocalização limitada, apatia ou desinteresse e reação a estranhos excessivamente temerosa ou familiar demais. Os transtornos psiquiátricos mais comumente diagnosticados durante esse período são ruminação e transtornos de apego reativo.

As **crianças pequenas** são avaliadas devido a preocupações com problemas de sono, atrasos de linguagem, hiperatividade motora, extremo mau comportamento, timidez extrema, adesão inflexível à rotina, dificuldade de se separar dos pais, problemas relacionados com o treinamento do banheiro, problemas nutricionais e teste de limites. Atrasos de desenvolvimento e problemas fisiológicos, sensoriais e de processamento motor mais sutis são preocupações que podem ser apresentadas. Problemas de "ajuste" entre o temperamento da criança e as expectativas dos pais podem criar dificuldades de relacionamento que também requerem avaliação (ver Capítulo 19). Os transtornos do espectro autista (TEA) e de apego reativo são os problemas psiquiátricos mais comumente diagnosticados durante tal período.

Os problemas apresentados por **pré-escolares** são dificuldades de eliminação, ciúme dos irmãos, falta de amigos, impulsividade autodestrutiva, diversos medos, pesadelos, recusa em seguir orientações, somatização, modo de falar de difícil compreensão e ataques de raiva. Os transtornos psiquiátricos mais comumente diagnosticados nesse período são comunicação no TEA, oposição, transtorno de déficit de atenção/hiperatividade (TDAH), ansiedade (separação, mutismo seletivo), apego reativo, disforia de gênero e transtornos do sono.

As **crianças maiores** são levadas ao consultório médico devido a preocupações relativas a raiva ou tristeza, por urinarem na cama, hiperatividade, impulsividade, distração, problemas de aprendizagem, discussões, rebeldia, pesadelos, recusa em ir à escola, por praticar ou ser vítima de *bullying*, inquietação e medos, somatização, problemas de comunicação, tiques e introspecção ou isolamento. Os transtornos psiquiátricos mais comumente diagnosticados durante esse período são TDAH, oposição, ansiedade (generalizada, fobias), eliminação, somatização, aprendizado específico e tiques.

Os **adolescentes** são avaliados por questões relativas a situação familiar, experiências com sexualidade e drogas, delinquência e envolvimento com gangues, padrões de amizade, problemas de independência, formação de identidade, autoestima e moralidade. Os transtornos psiquiátricos mais diagnosticados durante esse período são ansiedade (pânico, ansiedade social), depressão, bipolaridade, psicose, transtorno obsessivo-compulsivo, controle de impulso, conduta, transtornos relacionados com o uso de substâncias e transtornos alimentares.

PRINCÍPIOS GERAIS DA ENTREVISTA PSICOSSOCIAL

As entrevistas psicossociais no contexto de uma consulta pediátrica de rotina requerem tempo e privacidade adequados. O propósito dessa linha de questionamento deve ser explicado à criança e aos pais ("para ter certeza de que está indo tudo bem em casa, na escola e com os amigos"), assim como os limites de **confidencialidade**. Depois disso, o primeiro objetivo da entrevista é estabelecer uma **relação empática** tanto com a criança quanto com os pais (ver os Capítulos 17 e 34 para uma discussão mais aprofundada sobre estratégias para envolver as famílias).

Com os pais, essa empatia se baseia no respeito pelo conhecimento destes sobre os filhos, seu papel como principais influenciadores na vida deles e seu desejo de proporcionar uma vida melhor para os filhos. Os pais geralmente se sentem ansiosos ou culpados, pois acreditam que os problemas da criança sejam causados por sua falta de habilidade parental. As experiências dos pais em sua própria infância influenciam o significado que eles atribuem aos sentimentos e ao comportamento dos filhos. Uma boa parceria possibilita a descoberta mútua do passado que está ativo no presente e permite que possíveis distorções sejam modificadas mais rapidamente. Preliminares adequadas ao desenvolvimento podem facilitar o estabelecimento de uma relação de empatia com a criança. São exemplos disso brincar de esconde-esconde com um bebê, fazer uma corrida de carrinhos com um pré-escolar, comentar sobre esportes com uma criança que está usando um boné de beisebol e conversar sobre música com um adolescente que está usando uma camiseta de uma banda de rock.

Depois das preliminares com a criança, é útil começar com uma **entrevista centrada na família**, na qual os pais são convidados a apresentar qualquer preocupação psicossocial (aprendizagem, sentimentos, comportamento, relação com os pares) quanto à criança. Com pacientes adolescentes, é importante conduzir uma entrevista separada para dar ao adolescente a oportunidade de confirmar ou refutar a queixa dos pais e para apresentar o problema por meio de sua própria perspectiva. Após a apresentação não direcionada da família sobre o problema principal, é importante passar para o questionamento direto a fim de esclarecer a duração, a frequência e a intensidade dos sintomas, o sofrimento associado ou deficiência funcional e o contexto de desenvolvimento e ambiental em que os sintomas ocorrem.

Devido ao alto grau de comorbidade dos problemas psicossociais nas crianças, depois de elucidar o problema apresentado, o pediatra deve verificar rapidamente se há problemas em todas as principais categorias de desenvolvimento adequado de transtornos cognitivos, de desenvolvimento, emocionais, comportamentais e sociais, como problemas de humor, ansiedade, atenção, comportamento, pensamentos e percepções, uso de substâncias, relacionamentos sociais, alimentação, eliminação, de desenvolvimento, linguagem e aprendizagem. Isso pode ser precedido por uma frase de transição, como: "Agora, quero fazer algumas perguntas sobre outras questões que sempre faço a todos os pais e crianças".

Um guia útil para essa área de questionamento é o **11 Sinais de Alerta** (Tabela 32.1), criado para oferecer aos médicos as ferramentas necessárias para reconhecer precocemente os sintomas de transtornos mentais.

O *comprometimento funcional* pode ser avaliado fazendo-se perguntas sobre os sintomas e funções nos principais domínios da vida, incluindo lar e família, escola, colegas e comunidade. Esses domínios estão incluídos no Guia de Entrevista HEADSS (Home, Education, Activities, Drugs, Sexuality, Suicide/Depression; em português: lar, educação, atividades, drogas, sexualidade, suicídio/depressão), frequentemente usado na avaliação de adolescentes (Tabela 32.2).

A natureza e a intensidade do(s) problema(s) apresentado(s) podem ser ainda mais caracterizadas por meio do uso de uma escala padronizada de classificação informada pelo próprio paciente, pelos pais ou pelo professor (a Tabela 32.3 relaciona algumas das escalas que já se encontram em domínio público). Uma *escala de classificação* é um tipo de medida que oferece uma avaliação relativamente rápida de um constructo específico com uma pontuação numérica facilmente derivada rapidamente interpretada. As escalas de classificação de sintomas podem garantir uma verificação sistemática dos sintomas relevantes, qualificar a intensidade dos sintomas e registrar uma base com a qual mensurar os efeitos do tratamento.

A experiência clínica e os estudos metodológicos sugerem que pais e professores são mais propensos do que a criança a relatar problemas de externalização (inquietação, impulsividade, hiperatividade ou comportamento antissocial). As crianças podem ser mais propensas a relatar sentimentos como ansiedade ou depressão, além de ideação e atos suicidas, sobre os quais os pais podem não ter conhecimento. Discrepâncias entre as informações são comuns e podem esclarecer se os sintomas são generalizados ou contextuais. Embora questões tenham sido levantadas sobre a competência das crianças como autoinformantes (devido a limitações das habilidades linguísticas; autorreflexão, consciência emocional; capacidade de monitorar comportamentos, pensamentos e sentimentos; tendência ao interesse social), crianças e adolescentes podem ser autoinformantes confiáveis e válidos.

Os médicos são aconselhados a se familiarizar com as características psicométricas e com o uso apropriado de pelo menos uma escala abrangente de classificação de sintomas, como o *Strengths and Difficulties Questionnaire* (SDQ) (http://www.sdqinfo.org/py/sdqinfo/b0.py), a *Pediatric Symptom Checklist* (PSC), (http://www.brightfutures.org/mentalhealth/pdf/professionals/ped_sympton_chklst.pdf) ou o *Swanson, Nolan, and Pelham-IV* (SNAP-IV) (http://psychiatryassociatespc.com/doc/SNAP-IV_Parent&Teacher.pdf). Tais avaliações estão disponíveis em diversos idiomas. Se a entrevista clínica ou a escala de classificação abrangente sugerem dificuldades em uma ou mais áreas específicas de sintomas, o médico pode prosseguir com um instrumento mais adequado e psicométrico, como a *Vanderbilt ADHD Diagnostic Rating Scale* para problemas de atenção, comportamento e aprendizagem; a

Tabela 32.1 Sinais de alerta de saúde mental.

- Sentir-se muito triste ou introspectivo por mais de 2 semanas
- Tentativa séria de machucar-se ou se matar ou planejar fazê-los
- Medo súbito e incontrolável por nenhum motivo, às vezes com aceleração dos batimentos cardíacos ou respiração ofegante
- Envolvimento em muitas brigas, uso de armas, ou desejo intenso de ferir outras pessoas
- Comportamento totalmente fora de controle, podendo machucar a si mesmo e aos outros
- Não comer, vomitar ou usar laxantes para perder peso
- Grandes preocupações ou medos que atrapalham a realização de suas atividades cotidianas
- Dificuldade extrema de se concentrar ou ficar quieto(a), colocando-se em situações de perigo físico ou causando insucessos escolares
- Uso repetido de substâncias psicoativas ou álcool
- Mudanças intensas de humor, causando problemas de relacionamento
- Mudanças drásticas no comportamento ou na personalidade

Extraída de The Action Signs Project, Center for the Advancement of Children's Mental Health da Universidade de Columbia.

Tabela 32.2 HEADSS: entrevista de triagem para obtenção rápida de história psicossocial.

ENTREVISTA COM OS PAIS

Em casa
- Como é a relação entre todos vocês em casa?

Educação
- Como seu filho vai na escola?

Atividades
- O que seu filho gosta de fazer?
- Seu filho faz alguma coisa com que você realmente se preocupa?
- Como seu filho se comporta com os colegas?

Drogas
- Seu filho já usou drogas ou álcool?

Sexualidade
- Há alguma questão com relação à sexualidade ou à atividade sexual que lhe cause alguma preocupação?

Suicídio/depressão
- Seu filho já recebeu o tratamento devido a algum problema emocional?
- Alguma vez seu filho tentou, intencionalmente, ferir-se ou fazer ameaças aos outros?

ENTREVISTA COM O ADOLESCENTE

Em casa
- Como é sua relação com seus pais?

Educação
- Você gosta de sua escola e de seus professores?
- Você vai bem na escola?

Atividades
- Você tem um melhor amigo ou um grupo de bons amigos?
- O que você gosta de fazer?

Drogas
- Você já usou drogas ou álcool?

Sexualidade
- Há alguma questão com relação à sexualidade ou à atividade sexual que lhe cause alguma preocupação?

Suicídio/depressão
- Todo mundo fica triste ou com raiva às vezes. E você?
- Você já ficou tão chateado que desejou não estar vivo ou com tanta raiva que desejou machucar bastante alguém?

HEADSS: *home* (lar), *education* (educação), *activities* (atividades), *drugs* (drogas), *sexuality* (sexualidade), *suicide/depression* (suicídio/depressão). Extraído de Cohen E, MacKenzie RG, Yates GL. HEADSS, a psychosocial risk assessment instrument: implications for designing effective intervention programs for runaway youth. *J Adolesc Health*. 1991;12:539-544.

Tabela 32.3 Lista selecionada de escalas de classificação de saúde mental de domínio público.

INSTRUMENTOS	PARA IDADES DE (ANOS)	INFORMANTE: NÚMERO DE ITENS	TEMPO DE DURAÇÃO (MIN)	DISPONÍVEL EM
GERAIS				
Pediatric Symptom Checklist (PSC)	4 a 18	Pais: 35, 17 Jovem: 35, 17	5 a 10	www.massgeneral.org/psychiatry/services/psc_home.aspx
SNAP-IV Rating Scale	6 a 18	Pais, professores: 90	10	http://www.crfht.ca/files/8913/7597/8069/SNAPIV_000.pdf
Strengths and Difficulties Questionnaire (SDQ)	4 a 18	Pais, professores, criança: 25	5	www.sdqinfo.com
ESPECÍFICOS				
Ansiedade				
Self-Report for Childhood Anxiety Related Emotional Disorders (SCARED)	8 a 18	Pais, criança: 41	5	http://www.pediatricbipolar.pitt.edu/content.asp?id = 2333#3304
Atenção e comportamento				
Vanderbilt ADHD Diagnostic Rating Scale	6 a 12	Pais: 55 Professores: 43	10	http://www.nichq.org/childrens-health/adhd/resources/vanderbilt-assessment-scales
Autismo				
Modified Checklist for Autism in Toddlers (M-CHAT)	16 a 30 meses	Pais: 23	5 a 10	https://www.m-chat.org/index.php
Depressão				
Center for Epidemiological Studies Depression Scale for Children (CES-DC)	6 a 18	Criança: 20	5	https://www.brightfutures.org/mentalhealth/pdf/professionals/bridges/ces_dc.pdf
Mood and Feelings Questionnaire (MFQ) – Short Version	7 a 18	Pais: 34 Criança: 33	< 5	www.devepi.duhs.duke.edu/mfq.html
Patient Health Questionnaire–9 (PHQ-9)	12 a 13+	9	< 5	http://www.phqscreeners.com/sites/g/files/g10016261/f/201412/PHQ-9_English.pdf

ADHD: *attention-deficit/hyperactivity disorder.*

Center for Epidemiological Studies Depression Scale for Children (CES-DC), a *Mood and Feelings Questionnaire* (MFQ) ou o *Patient Health Questionnaire-9* (PHQ-9) para depressão; ou a *Screen for Child Anxiety Related Emotional Disorders* (SCARED) para ansiedade.

Na maioria dos casos, crianças e adolescentes com escores acima dos pontos de corte padronizados devem ser encaminhados a um profissional qualificado em saúde mental para avaliação e tratamento, pois as pontuações nessa faixa estão altamente correlacionadas com transtornos psiquiátricos clinicamente significativos. Jovens com pontuações logo abaixo ou ligeiramente acima dos pontos de corte (p. ex., transtornos subsindrômicos ou leves de humor, ansiedade ou de comportamento disruptivo) podem ser apropriados para o tratamento na atenção primária pediátrica, assim como jovens com pontuações bem acima dos pontos de corte em determinados transtornos do desenvolvimento neurológico (TDAH, espectro autista, tiques).

A segurança da criança no contexto domiciliar e comunitário é de suma importância. A entrevista deve avaliar com delicadeza se a criança foi exposta a algum evento assustador, como abuso, negligência, *bullying*, brigas entre os pais, violência doméstica ou comunitária; se demonstra alguma indicação de periculosidade para si mesma ou para os outros ou um estado mental gravemente alterado (psicose, intoxicação, *delirium*, raiva, desespero); ou se (caso adequado para a idade) já se envolveu em algum comportamento de risco, como fugir, ficar fora de casa sem permissão, absenteísmo escolar, envolvimento com gangues, experimentação de substâncias e sexo sem proteção. A entrevista também deve avaliar a capacidade dos pais de satisfazer adequadamente as necessidades físicas, emocionais e sociais da criança, ou se a capacidade dos pais foi reduzida devido a transtornos psiquiátricos, disfunção familiar ou sequelas de condições socioeconômicas desfavoráveis. Qualquer indicação de ameaça à segurança da criança deve ser imediatamente acompanhada por meio de avaliação minuciosa e medidas de proteção.

INDICAÇÕES PARA ENCAMINHAMENTO

Há uma variabilidade no nível de **confiança** que os pediatras percebem no diagnóstico de problemas psicossociais em crianças e adolescentes. Pediatras que têm familiaridade com critérios diagnósticos psiquiátricos podem se sentir confiantes em diagnosticar certos transtornos, especialmente do desenvolvimento neurológico e outros transtornos de fundo biológico (TDAH, TEA, tiques, enurese, encoprese, insônia, anorexia). Os transtornos sobre os quais alguns pediatras podem ter menos confiança no diagnóstico são transtornos disruptivos, de controle de impulsos/conduta, depressivos, bipolares, de ansiedade, psicóticos, obsessivo-compulsivos e relacionados com traumatismo, sintomas somáticos e substâncias. Os pediatras devem encaminhar o paciente a um especialista em saúde mental sempre que não tiverem certeza do diagnóstico de uma criança que apresenta sintomas psicossociais angustiantes ou funcionalmente debilitantes. Crianças que, mediante a avaliação inicial, demonstram ter indicações de periculosidade devem sempre ser imediatamente encaminhadas a um profissional qualificado em saúde mental.

AVALIAÇÃO DIAGNÓSTICA PSIQUIÁTRICA

Os objetivos da avaliação diagnóstica psiquiátrica da criança e do adolescente são determinar se há presença de *psicopatologia* ou *risco no desenvolvimento* e, se houver, estabelecer uma formulação explanatória e um diagnóstico diferencial, e se o tratamento é indicado. Se for, convém desenvolver um plano de tratamento e facilitar o envolvimento dos pais e da criança nesse plano. Os objetivos da avaliação diagnóstica são esclarecer os motivos do encaminhamento; obter uma descrição acurada do desenvolvimento da criança e a natureza e extensão de dificuldades psicossociais, comprometimento funcional e sofrimento subjetivo da criança; e identificar possíveis fatores individuais, familiares ou ambientais que possam ser responsáveis, influenciar ou atenuar tais dificuldades. As questões relevantes para o diagnóstico e o plano de tratamento podem englobar fatores genéticos, constitucionais e temperamentais; psicodinâmica individual; habilidades cognitivas, de linguagem e sociais; e padrões familiares de interação e práticas de criação de filhos; além de influências da comunidade, da escola e socioeconômicas.

O foco da avaliação está no que se refere ao *desenvolvimento*. Ela busca descrever o funcionamento da criança em várias áreas e avaliar a adaptação da criança nessas áreas quanto às expectativas para sua idade e sua fase de desenvolvimento. A perspectiva do desenvolvimento estende-se além das atuais dificuldades até as vulnerabilidades que podem afetar o desenvolvimento futuro. Portanto, são importantes alvos para intervenção preventiva. Entre as vulnerabilidades, podem-se citar dificuldades subclínicas ou subsindrômicas que, principalmente quando múltiplas, costumam ser acompanhadas de grande sofrimento ou comprometimento, sendo, então, importantes por serem prenúncios de futuros problemas.

Durante a avaliação, o médico concentra-se em identificar um equilíbrio realista das vulnerabilidades e capacidades da criança, dos pais e das interações entre eles. A partir dessa abordagem baseada nas capacidades, com o tempo, uma narrativa familiar esperançosa é construída em conjunto para enquadrar o atual progresso do desenvolvimento da criança e prever seu progresso contínuo no âmbito dos atuais fatores de risco e de proteção.

Embora o escopo da avaliação varie quanto à circunstância clínica, a avaliação diagnóstica psiquiátrica completa tem 12 componentes principais: o(s) problema(s) apresentado(s) e o contexto no qual ele(s) ocorre(m); uma revisão dos sintomas psiquiátricos; uma história de tratamento psiquiátrico; uma história clínica, uma história de desenvolvimento; uma história educacional; uma história familiar; um exame do estado mental; uma formulação clínica biopsicossocial; um diagnóstico do *Manual Diagnóstico e Estatístico de Transtornos Mentais, 5ª Edição* (DSM-5); uma avaliação de risco; e um plano de tratamento. Para bebês e crianças pequenas, o problema apresentado e as informações das histórias são derivados dos pais e de outros informantes. Conforme as crianças vão amadurecendo, elas se tornam contribuintes cada vez mais importantes para a base de informações e se transformam na principal fonte de informação no fim da adolescência. Informações relevantes à formulação e ao diagnóstico diferencial são derivadas de várias maneiras, inclusive de questionamentos direcionados e não direcionados, brincadeiras interativas e observação da criança sozinha e na companhia do(s) cuidador(es).

A explicação do(s) **problema(s) apresentado(s)** inclui informações sobre manifestação, duração, frequência, configuração e intensidade dos sintomas; sofrimento e/ou comprometimento funcional associados; e fatores contextuais de predisposição, precipitadores, perpetuadores e atenuadores. A **revisão dos sintomas** avalia possíveis comorbidades nos principais domínios da psicopatologia da criança e do adolescente, inclusive problemas de competência intelectual, de comunicação, motora, de aprendizagem e de desenvolvimento; déficits de atenção; raiva, tristeza ou euforia; ansiedade; obsessões ou compulsões; traumatismo ou reações de estresse; sintomas somáticos; transtornos alimentares, de eliminação, do sono ou de gênero; problemas disruptivos, de controle de impulsos ou de conduta; psicose; e abuso ou vício em substâncias. A **história de tratamentos psiquiátricos** envolve a obtenção de informações sobre avaliações de saúde mental emergenciais, hospitalizações psiquiátricas, tratamento diário, psicoterapia, farmacoterapia e tratamentos não tradicionais anteriores.

A **história clínica** inclui informações sobre a fonte de atendimento básico, a frequência da supervisão da saúde, doenças e tratamentos clínicos anteriores e atuais e história do jovem e da família quanto à adesão ao tratamento médico. Uma revisão sistemática de sistemas orgânicos ou funcionais facilita a identificação de anormalidades que requeiram investigação ou monitoramento por parte do pediatra, bem como a identificação de fatores cautelares relacionados com a prescrição de medicação psicotrópica. A **história de desenvolvimento** envolve informações sobre as circunstâncias da concepção, gestação ou adoção; agressões pré, peri ou pós-natais; vínculo e temperamento; desenvolvimento cognitivo, motor, linguístico, emocional, social e moral; hábitos de saúde, sexualidade e uso de substâncias (de acordo com a idade); e estrutura de enfrentamento e de defesa, orientação futura e capacidades percebidas. A **história educacional** envolve as escolas que já frequentou; os anos escolares típicos, a assiduidade e o comportamento; as acomodações das salas de aula; os serviços de educação especial; as medidas disciplinares; os relacionamentos sociais; as atividades extracurriculares; e as barreiras de aprendizagem. A **história familiar** avalia a composição da família; as características sociodemográficas e da vizinhança; as organizações domiciliares; as capacidades parentais; a função da família; as histórias clínicas e psiquiátricas dos membros da família; e as afiliações culturais/religiosas.

Testa-se a **orientação** pela capacidade de identificar corretamente o tempo (data, mês, ano, estação), local (hospital, clínica, cidade, estado, país) e nome, bem como lembrar-se (recordar) de três objetos. O teste de **atenção/cálculo** depende da idade e inclui a contagem progressiva por 3 s ou, mais classicamente, a contagem regressiva de 100 por 7 ("série 7 s") ou 5. Testa-se a **linguagem** apontando para objetos familiares (relógio, caneta) e pedindo ao paciente que os nomeie, bem como fazendo-o seguir um comando de três etapas. A linguagem também é testada fazendo o paciente escrever uma frase, bem como ler outra frase e executar o comando nessa frase.

O **exame do estado mental** avalia a aparência, a afinidade, a cognição, a comunicação, o humor, as expressões afetivas, o comportamento, a memória, a orientação e a percepção.

A avaliação termina com formulação biopsicossocial, diagnóstico e avaliação de risco. A **formulação biopsicossocial** deriva de uma análise das *vulnerabilidades* e *capacidades* nos domínios biológico, psicológico e social e serve para identificar alvos de intervenção e tratamento. No domínio *biológico*, entre as principais vulnerabilidades estão história familiar de transtorno psiquiátrico e problemas de personalidade ou comportamento, assim como história pessoal de agressões pré, peri ou pós-natais; comprometimento cognitivo ou linguístico; doença física crônica; e temperamento difícil. No domínio *psicológico*, as principais vulnerabilidades são falha em realizar tarefas de desenvolvimento, conflitos inconscientes não resolvidos e estilos de enfrentamento e defensivos mal adaptativos. No domínio *social*, as principais vulnerabilidades são incapacidade parental; incompetência parental; disfunção familiar; isolamento social; ambiente escolar desfavorável; falta de apoio de estruturas comunitárias; e desvantagem sociodemográfica. As principais capacidades são capacidade cognitiva e linguística; saúde e atratividade física; características temperamentais estáveis e moderadas; e estabilidade e apoio dos pais, da família, dos colegas e das estruturas comunitárias. A formulação biopsicossocial pode ser organizada de modo a refletir fatores de predisposição, precipitadores, perpetuadores e protetores (atenuadores) (os "4 Ps") que influenciam o desenvolvimento da psicopatologia observada.

O **diagnóstico** deve ser feito de acordo com a nomenclatura constante no DSM-5. Esta nomenclatura categoriza a fenomenologia intersecional em síndromes clínicas distintas e procura elevar a precisão diagnóstica tomando por base teorias de causalidade e apresentações dimensionais. Por convenção do DSM-5, se os critérios diagnósticos tiverem sido atendidos, o diagnóstico é dado (exceto quando se aplicam regras hierárquicas); consequentemente, a comorbidade psiquiátrica consiste em uma ocorrência comum. A **avaliação de risco** envolve uma análise cuidadosa das condições de risco, como ideação suicida ou homicida, agressividade, autolesão e envolvimento em comportamento ou situações de risco.

A avaliação diagnóstica psiquiátrica culmina em um **plano de tratamento** que oferece uma ampla gama de intervenções psicossociais direcionadas a serviço da criança. Os diagnósticos orientam a escolha de tratamentos psicoterapêuticos e psicofarmacológicos com base em evidências. A formulação orienta a seleção das intervenções direcionadas a vulnerabilidades e capacidades biológicas, psicológicas e sociais. Muitos desses tratamentos e intervenções são descritos nos capítulos a seguir.

CONSIDERAÇÕES ESPECIAIS PARA A AVALIAÇÃO DIAGNÓSTICA DE BEBÊS E CRIANÇAS PEQUENAS

A avaliação psiquiátrica de bebês e crianças pequenas inclui os domínios da fisiologia, do temperamento, do desenvolvimento motor e da linguagem; do comportamento afetivo; do comportamento social; e da comunicação. Embora grande parte das informações nesses domínios seja derivada do relato dos pais, muito pode ser revelado pelo comportamento não verbal e pela observação da interação entre os pais e a criança. As observações devem ter o tom afetivo predominante dos pais e dos filhos (positivo, negativo, apático); envolvimento na situação (curiosidade, desinteresse); reação social (mutualidade de olhares, capacidade de resposta auditiva); e reações a transições (inclusive separação).

Uma triagem de depressão materna (ver http://www.medicalhomeportal.org/clinical-practice/screening-and-prevention/maternal-depression com vários exemplos) é fundamental nesse estágio, assim como uma avaliação da capacidade da mãe (ou de outros cuidadores) de reagir rapidamente e contingencialmente às necessidades expressas da criança, regular as rápidas mudanças emocionais e comportamentais da criança e oferecer um estímulo para que a criança não se sinta oprimida.

Instrumentos padronizados de triagem – *Ages and Stages Questionnaires, Brief Infant-Toddler Social & Emotional Assessment, Early Childhood Screening Assessment, Modified Checklist for Autism in Toddlers; Parents' Evaluation of Developmental Status*; e *Survey of Well-being of Young Children* – delineados para essa faixa etária podem ser úteis na sistematização da avaliação. Além disso, o *Infant, Toddler and Preschool Mental Status Exam* (ITP-MSE) é uma ferramenta de referência que descreve como as categorias tradicionais do exame de estado mental podem ser adaptadas para observações de crianças pequenas. Outras categorias, como regulação sensorial e de estado, foram adicionadas de modo a refletir áreas importantes de desenvolvimento em crianças pequenas.

Sistemas diagnósticos mais adequados à idade do que o DSM-5 foram desenvolvidos para bebês e crianças pequenas. Esses sistemas são os *Research Diagnostic Criteria–Preschool Age (RDC-PA)* e a *Zero to Three Diagnostic Classification of Mental Health and Developmental Disorders of Infancy and Early Childhood-Revised* (DC: 0-3R). A DC: 0-3R envolve uma classificação de relacionamento que avalia a variação da adaptação interacional em cada relação pai-criança e transtornos de regulação do processamento sensorial que identificam vários padrões de reatividade sensorial de base constitucional e maturacional, padrões motores e padrões de comportamento que, juntos, podem desregular internamente uma criança e suas interações com seus cuidadores.

A bibliografia está disponível no GEN-io.

Capítulo **33**

Psicofarmacologia

David R. DeMaso e Heather J. Walter

A psicofarmacologia é o tratamento de primeira linha para vários transtornos psiquiátricos na infância e na adolescência (p. ex., TDAH, esquizofrenia, bipolar), e é usado em conjunto com tratamentos psicossociais para outros transtornos (ou condições coexistentes), incluindo: ansiedade, depressão, espectro do autismo, tiques e trauma relacionados, além de transtornos obsessivo-compulsivos. Embora os profissionais de cuidados primários pediátricos (PCP, do inglês *pediatric primary care practitioners*) possam rotineiramente administrar medicamentos para transtorno de déficit de atenção/hiperatividade (TDAH), ansiedade e depressão, eles podem ser chamados para administrar medicamentos psicotrópicos com os quais tiveram menos experiência. Assim sendo, é útil que os PCP estejam familiarizados com as informações básicas sobre a psicofarmacologia da criança e do adolescente. Antes de prescrever um medicamento psicotrópico, os PCP devem rever as informações completas de prescrição de cada medicamento (nas bulas ou em sites confiáveis, como o National Institutes of Health DailyMed[1]), para obter informações completas e atualizadas sobre indicações, contraindicações, advertências, interações e precauções.

[1]https://dailymed.nlm.nih.gov/dailymed/index.cfm.

Os prescritores pediátricos devem estar cientes dos princípios das "melhores práticas", que fundamentam a avaliação e a gestão de medicamentos por psiquiatras de crianças e adolescentes (Tabela 33.1), de modo a considerar a extrapolação desses princípios para a prescrição no cenário da atenção primária. O uso de medicamentos envolve uma série de etapas interconectadas, incluindo a realização de uma avaliação, a construção de diagnósticos operacionais e uma formulação explicativa, a decisão sobre o tratamento e um plano de monitoramento, a obtenção do tratamento/consentimento e a implementação do tratamento.

Questões permanecem sobre a qualidade das evidências que apoiam o uso de muitos medicamentos psicotrópicos em crianças e adolescentes. Portanto, sintomas cognitivos, emocionais e comportamentais dão a direção do tratamento medicamentoso quando (1) não há resposta suficiente ou ela é insuficiente às intervenções psicossociais baseadas em evidências disponíveis, (2) os sintomas do paciente expressam risco significativo de dano, ou (3) o paciente está passando por sofrimento significativo ou prejuízo funcional. Os sintomas-alvo comuns incluem: agitação, agressão, ansiedade, depressão, hiperatividade, desatenção, impulsividade, mania, obsessões, compulsões e psicose (Tabela 33.2). Todos estes podem ser medidos quantitativamente com escalas padronizadas de sintomas para estabelecer a gravidade dos sintomas basais e facilitar o "tratamento-alvo" (do inglês "*treating to target*").

ESTIMULANTES E OUTRAS MEDICAÇÕES PARA TDAH

Estimulantes são drogas simpaticomiméticas que atuam tanto no sistema nervoso central (SNC) quanto no periférico, aumentando a transmissão dopaminérgica e noradrenérgica (Tabela 33.3). Existem fortes evidências da eficácia desses medicamentos para o tratamento do TDAH e da agressão, bem como evidências moderadas do tratamento da hiperatividade no transtorno do espectro autista (ASD, do inglês *autism spectrum disorder*). Em alguns casos, os estimulantes são usados de forma adjuvante com antidepressivos no tratamento da depressão, e como monoterapia para fadiga ou mal-estar associado a doenças físicas crônicas.

Tabela 33.1	Melhores princípios para uso de medicamentos psicotrópicos em crianças e adolescentes.
1.	Antes de iniciar a farmacoterapia, uma avaliação psiquiátrica é concluída.
2.	Antes de iniciar a farmacoterapia, é obtido um histórico médico, e uma avaliação médica é considerada quando apropriado.
3.	O prescritor se comunica com outros profissionais para obter o histórico e colaborar no monitoramento dos resultados e efeitos colaterais durante o estudo da medicação.
4.	O prescritor desenvolve um plano de tratamento psicossocial e psicofarmacológico baseado nas melhores evidências disponíveis.
5.	O prescritor desenvolve um plano para monitorar o paciente durante o teste da medicação.
6.	O prescritor será cauteloso quando a avaliação da medicação não puder ser adequadamente monitorada.
7.	O prescritor instrui o paciente e a família sobre o diagnóstico e o plano de tratamento do paciente.
8.	O prescritor obtém e documenta o consentimento informado, antes de iniciar o teste de medicação e em intervalos apropriados durante o estudo.
9.	O processo de consentimento informado se concentra nos riscos e benefícios dos tratamentos propostos e alternativos.
10.	O ensaio de medicação deve envolver uma dose adequada de medicação por um período adequado.
11.	O prescritor reavaliará o paciente se o este não responder ao teste de medicação como esperado.
12.	O prescritor tem uma razão clara para usar combinações de medicamentos.
13.	O prescritor tem um plano específico para a descontinuação de uma medicação.

Adaptada de American Academy of Child and Adolescent Psychiatry: Practice parameter on the use of psychotropic medication in children and adolescents. *J Am Acad Child Adolesc Psychiatry* 48(9):961-973, 2009.

Tabela 33.2 Abordagem de sintomas alvo para o gerenciamento psicofarmacológico.

SINTOMA-ALVO	CONSIDERAÇÕES DOS MEDICAMENTOS
Agitação	Antipsicótico típico Antipsicótico atípico Ansiolítico
Agressão	Estimulante Antipsicótico atípico
Ansiedade	Antidepressivo Ansiolíticos (apenas ansiedade situacional)
Depressão	Antidepressivo
Hiperatividade, desatenção, impulsividade	Estimulante α-agonista Atomoxetina
Mania	Antipsicótico atípico Lítio
Obsessões, compulsões	Antidepressivo
Psicose	Antipsicótico atípico Antipsicótico típico
Tiques	α-agonista Antipsicótico atípico Antipsicótico típico

Adaptada a partir de Shaw RJ, DeMaso DR: *Clinical manual of pediatric psychosomatic medicine: mental health consultation with physically ill children and adolescents,* Washington, DC, 2006, American Psychiatric Press, p. 306.

Não foram encontradas diferenças significativas quanto à eficácia ou tolerabilidade entre diferentes classes de estimulantes, e nenhum perfil consistente de pacientes identifica aqueles que responderão preferencialmente a uma classe em detrimento de outra. Os efeitos colaterais mais comuns (geralmente dose-dependentes) dos estimulantes incluem: cefaleia, dor de estômago, supressão do apetite, perda de peso, pressão arterial (PA) e aumentos da frequência cardíaca, além de atraso no início do sono. Efeitos colaterais menos comuns incluem: irritabilidade (especialmente em crianças mais jovens), agressão, retraimento social e alucinações (visuais ou táteis). Preparações de anfetamina prescritas concomitantemente com antidepressivos serotoninérgicos podem estar associadas ao desenvolvimento da síndrome da serotonina.

Os estimulantes têm sido associados a elevações da PA média (< 5 mmHg) e do pulso (< 10 bpm); um subconjunto de indivíduos (5 a 10%) pode apresentar maiores aumentos. A taxa de morte súbita em pacientes pediátricos que tomam estimulantes é comparável a de crianças na população em geral; a taxa de risco para eventos cardiovasculares graves (CV) é de 0,75 (embora não se possa excluir um aumento desse risco de até 2 vezes). Além disso, a análise de uma série de casos de crianças com um incidente CV e tratamento com metilfenidato demonstrou um risco aumentado de arritmia (taxa de incidência de 1,61), que foi maior na presença de cardiopatia congênita. A Food and Drug Administration (FDA) recomenda que os estimulantes sejam evitados na presença de anormalidades cardíacas estruturais (p. ex., tetralogia de Fallot no pós-operatório, anormalidades nas artérias coronárias, estenose subaórtica, cardiomiopatia hipertrófica) e sintomas do paciente (síncope, palpitações, arritmias) ou história familiar (p. ex., morte súbita inexplicável) sugestiva de doença CV. Nessas circunstâncias, a consulta com um cardiologista é recomendada antes da prescrição. Eletrocardiogramas de rotina (ECG) não são recomendados na ausência de fatores de risco cardíaco.

A **atomoxetina** é um inibidor seletivo da recaptação pré-sináptica da norepinefrina; aumenta a dopamina e a norepinefrina no córtex pré-frontal (ver Tabela 33.3). Para o tratamento de TDAH e agressão, ela é menos eficaz que os estimulantes, mas a atomoxetina tem uma longa duração de ação (cerca de 24 h). A atomoxetina pode ter um início de ação dentro de 1 a 2 semanas após o início do tratamento, mas há uma resposta incremental crescente por até 24 semanas ou mais. Os efeitos colaterais comuns da atomoxetina incluem: náuseas, dor de cabeça, dor abdominal, insônia, sonolência, disfunção erétil, irritabilidade, fadiga, diminuição do apetite, perda de peso e tontura, além de aumentos não clínicos da frequência cardíaca e da PA. Potenciais reações neuropsiquiátricas graves incluem: psicose, mania, ataques de pânico, comportamento agressivo, depressão, convulsões e pensamentos suicidas. A atomoxetina carrega uma advertência da FDA sobre o risco de pensamento suicida e a necessidade de monitorá-lo de perto. A atomoxetina também tem sido associada à hepatotoxicidade e deve ser descontinuada em pacientes com icterícia ou evidência laboratorial de lesão hepática, sem que seja reiniciada. Por causa do risco de morte súbita, a atomoxetina geralmente deve ser evitada em jovens com anormalidades cardíacas estruturais graves conhecidas, cardiomiopatia, anormalidades do ritmo cardíaco ou outros problemas cardíacos graves.

Os agentes alfa-adrenérgicos **clonidina** e **guanfacina**, juntamente com a preparação de ação mais longa de cada um, são agonistas adrenérgicos pré-sinápticos que parecem estimular os autorreceptores pré-sinápticos inibitórios no SNC (ver Tabela 33.3). A formulação de liberação prolongada da guanfacina tem evidência moderada a forte para a monoterapia do TDAH e evidência mais fraca como terapia adjuvante à medicação estimulante. A combinação de estimulantes/α-agonistas é superior à monoterapia com cada um deles e ao placebo, para melhorar a desatenção e a memória de trabalho. A guanfacina de liberação prolongada também apresenta evidências moderadas de tratamento eficaz do TDAH com transtorno desafiador de oposição comórbido (TDO), afetando favoravelmente tanto os grupos de sintomas quanto o tratamento da agitação no autismo.

Sedação, sonolência, dor de cabeça, dor abdominal, hipotensão, bradicardia, anormalidades na condução cardíaca, boca seca, depressão e confusão são potenciais efeitos colaterais da clonidina e da guanfacina. A retirada abrupta pode resultar em hipertensão rebote; a superdosagem pode resultar em morte.

ANTIDEPRESSIVOS

Os antidepressivos atuam em receptores pré e pós-sinápticos que afetam a liberação e a recaptação de neurotransmissores cerebrais, incluindo norepinefrina, serotonina e dopamina (Tabela 33.4). Há fortes evidências quanto à eficácia dos medicamentos antidepressivos no tratamento da ansiedade e dos transtornos obsessivo-compulsivos, e evidência mais fraca no que diz respeito ao tratamento de transtornos depressivos. Pensamentos suicidas foram relatados durante o tratamento com todos os antidepressivos. A diferença de risco global de ideação/tentativa suicida em todos os ensaios clínicos randomizados (ECR) de antidepressivos e indicações foi relatada como 0,7%, correspondendo a um *número necessário para que se produza um dano* de 143. Todos os antidepressivos carregam uma advertência da FDA para a probabilidade de suicídio; por isso, recomenda-se monitoramento cuidadoso durante os estágios iniciais do tratamento e após os ajustes de dose.

O **inibidor seletivo da recaptação da serotonina (ISRS)**, a fluoxetina, supera todos os outros antidepressivos (ambos ISRS e não ISRS) estudados e, além disso, é o único ISRS que se separa do placebo nos estudos em *pré-adolescentes* deprimidos. Os ISRS têm uma grande margem de segurança. Seus efeitos colaterais geralmente se manifestam nas primeiras semanas de tratamento, e muitos se resolvem com o tempo. Entre esses, os mais comuns incluem: náuseas, irritabilidade, insônia, alterações no apetite, perda/ganho de peso, dores de cabeça, boca seca, tontura, bruxismo, diaforese, tremores, acatisia, inquietação e ativação comportamental. Cerca de 5% dos jovens que tomam ISRS, particularmente crianças, desenvolvem **ativação comportamental** (aumento da impulsividade, agitação e irritabilidade) que pode ser confundida com mania, mas cujos sintomas geralmente desaparecem quando a dose é diminuída ou quando a medicação é descontinuada. Os efeitos colaterais sexuais são comuns e incluem diminuição da libido, anorgasmia e disfunção erétil. Há um risco aumentado de sangramento, especialmente quando usado com ácido acetilsalicílico ou drogas anti-inflamatórias não esteroides (AINE).

Os ISRS podem estar associados a ritmos cardíacos anormais, e o citalopram causa prolongamento do intervalo QT dose-dependente, contraindicando doses > 40 mg/dia. Os pacientes com diabetes podem apresentar hipoglicemia durante o tratamento com ISRS e hiperglicemia após sua descontinuação. Os **sintomas de descontinuação** (p. ex.,

Tabela 33.3 Medicamentos selecionados para os sintomas do transtorno de déficit de atenção/hiperatividade (TDAH).

SUBSTÂNCIA (NOME COMERCIAL) DURAÇÃO APROXIMADA DA AÇÃO	APROVADA PELA FDA (FAIXA ETÁRIA PEDIÁTRICA EM ANOS)	SINTOMAS-ALVO	DOSE INICIAL DIÁRIA	FAIXA DE DOSAGEM TERAPÊUTICA DIÁRIA*	MONITORAMENTO MÉDICO SELECIONADO E PRECAUÇÕES
ESTIMULANTES					
Longa atuação					
OROS metilfenidato (Concerta) 12 h	TDAH (6+)	Desatenção Hiperatividade Impulsividade	18 mg	6 a 12 anos: 18 a 54 mg > 12: 18 a 72 mg	Histórico pessoal e de familiares para CV; histórico pessoal de convulsão; Ht, Wt, PA, P; sintomas bipolares ou psicóticos; abuso de substâncias; potencial para obstrução GI
Dexmetilfenidato (Focalin XR)† 10 a 12 h	TDAH (6+)	Desatenção Hiperatividade Impulsividade	5 mg	5 a 30 mg	Histórico pessoal e de familiares para CV; histórico pessoal de convulsão; Ht, Wt, PA, P; sintomas bipolares ou psicóticos; abuso de substâncias
Combinação de anfetamina (Adderall XR)† 12 h	TDAH (6+)	Desatenção Hiperatividade Impulsividade	5 mg	5 a 30 mg	Histórico pessoal e de familiares para CV; histórico pessoal de convulsão; Ht, Wt, PA, P; sintomas bipolares ou psicóticos; abuso de substâncias
Lisdexanfetamina (cápsula† e mastigável) (Vyvanse) 12 h	TDAH (6+)	Desatenção Hiperatividade Impulsividade	20 mg	20 a 70 mg	Histórico pessoal e de familiares para CV; histórico pessoal de convulsão; Ht, Wt, PA, P; sintomas bipolares ou psicóticos; abuso de substâncias
Metilfenidato transdérmico (Daytrana) 12 h	TDAH (6+)	Desatenção Hiperatividade Impulsividade	10 mg	10 a 30 mg	Histórico pessoal e de familiares para CV; histórico pessoal de convulsão; Ht, Wt, PA, P; sintomas bipolares ou psicóticos; abuso de substâncias; reações cutâneas
Metilfenidato transdérmico (Quillivant XR) 12 h	TDAH (6+)	Desatenção Hiperatividade Impulsividade	20 mg	20 a 60 mg	Histórico pessoal e de familiares para CV; histórico pessoal de convulsão; Ht, Wt, PA, P; sintomas bipolares ou psicóticos; abuso de substâncias
Atuação intermediária					
Metilfenidato (Metadato CD, Ritalina LA) 8 h	TDAH (6+)	Desatenção Hiperatividade Impulsividade	10 mg	10 a 60 mg	Histórico pessoal e de familiares para CV; histórico pessoal de convulsão; Ht, Wt, PA, P; sintomas bipolares ou psicóticos; abuso de substâncias
Dextroanfetamina (Dexedrine Spansule) 8 h	TDAH (6+)	Desatenção Hiperatividade Impulsividade	5 mg	5 a 40 mg	Histórico pessoal e de familiares para CV; histórico pessoal de convulsão; Ht, Wt, PA, P; sintomas bipolares ou psicóticos; abuso de substâncias
Metilfenidato mastigável (Quillichew ER) 8 h	TDAH (6+)	Desatenção Hiperatividade Impulsividade	20 mg	20 a 60 mg	Histórico pessoal e de familiares para CV; histórico pessoal de convulsão; Ht, Wt, PA, P; sintomas bipolares ou psicóticos; abuso de substâncias
Curta atuação					
Dexmetilfenidato (Focalin) 4 a 5 h	TDAH (6+)	Desatenção Hiperatividade Impulsividade	5 mg	5 a 20 mg	Histórico pessoal e de familiares para CV; histórico pessoal de convulsão; Ht, Wt, PA, P; sintomas bipolares ou psicóticos; abuso de substâncias
Metilfenidato (Ritalina, Metilina) 4 h	TDAH (6+)	Desatenção Hiperatividade Impulsividade	5 mg	5 a 60 mg	Histórico pessoal e de familiares para CV; histórico pessoal de convulsão; Ht, Wt, PA, P; sintomas bipolares ou psicóticos; abuso de substâncias
Combinação de anfetamina (Adderall) 4 a 5 h	TDAH (3+)	Desatenção Hiperatividade Impulsividade	Idade 3 a 5: 2,5 mg Idade ≥ 6: 5 mg	5 a 40 mg	Histórico pessoal e de familiares para CV; histórico pessoal de convulsão; Ht, Wt, PA, P; sintomas bipolares ou psicóticos; abuso de substâncias
Dextroanfetamina (Dexedrina) 4 h	TDAH (3+)	Desatenção Hiperatividade Impulsividade	Idade 3 a 5: 2,5 mg Idade ≥ 6: 5 mg	5 a 40 mg	Histórico pessoal e de familiares para CV; histórico pessoal de convulsão; Ht, Wt, PA, P; sintomas bipolares ou psicóticos; abuso de substâncias

(*continua*)

Tabela 33.3 Medicamentos selecionados para os sintomas do transtorno de déficit de atenção/hiperatividade (TDAH). *(continuação)*

SUBSTÂNCIA (NOME COMERCIAL) DURAÇÃO APROXIMADA DA AÇÃO	APROVADA PELA FDA (FAIXA ETÁRIA PEDIÁTRICA EM ANOS)	SINTOMAS-ALVO	DOSE INICIAL DIÁRIA	FAIXA DE DOSAGEM TERAPÊUTICA DIÁRIA*	MONITORAMENTO MÉDICO SELECIONADO E PRECAUÇÕES
INIBIDOR SELETIVO DA RECAPTAÇÃO DA NOREPINEFRINA					
Atomoxetina (Strattera) 24 h	TDAH (6+)	Desatenção Hiperatividade Impulsividade	< 70 kg: 0,5 mg/kg/dia > 70 kg: 40 mg	< 70 kg: 0,5 a 1,2 mg/kg/dia > 70 kg: 40 a 100 mg	Histórico pessoal e de familiares para CV; histórico pessoal de convulsão; Ht, Wt, PA, P; sintomas bipolares ou psicóticos
ALFA (α)-AGONISTAS					
Curta atuação					
Clonidina (Catapres) 4 h	Nenhuma	Desatenção Hiperatividade Impulsividade	0.05 mg	27 a 40,5 kg: 0,05 a 0,2 mg 40,5 a 45 kg: 0,05 a 0,3 mg > 45 kg: 0,05 a 0,4 mg	Histórico CV; PA, P; hipertensão de rebote; anormalidades da condução cardíaca
Guanfacina (Tenex) 6 h	Nenhuma	Desatenção Hiperatividade Impulsividade	0,5 mg	27 a 40,5 kg: 0,5 a 2 mg 40,5 a 45 kg: 0,5 a 3 mg > 45 kg: 0,5 a 4 mg	Histórico CV; PA, P; hipertensão de rebote; anormalidades da condução cardíaca
Longa atuação					
Clonidina (Kapvay) 12 h	TDAH (6+)	Desatenção Hiperatividade Impulsividade	0,1 mg	0,1 a 0,4 mg	Histórico CV; PA, P; hipertensão de rebote; anormalidades da condução cardíaca
Guanfacine (Intuniv) 24 h	TDAH (6+)	Desatenção Hiperatividade Impulsividade	1 mg	Monoterapia: 25 a 33.9 kg: 2 a 3 mg 34 a 41.4 kg: 2 a 4 mg 41.5 a 49.4 kg: 3 a 5 mg 49.5 a 58.4 kg: 3 a 6 mg 58.5 a 91 kg: 4 a 7 mg > 91 kg: 5 a 7 mg *Adjuntivo* (com estimulante): 0,05 a 0,12 mg/kg/dia	Histórico CV; PA, P; hipertensão de rebote; anormalidades da condução cardíaca

*As doses mostradas na tabela podem exceder a dose máxima recomendada para algumas crianças. †O conteúdo da cápsula pode ser borrifado em alimentos moles. FDA, Food and Drug Administration dos EUA; CV, cardiovascular; Ht, Altura; Wt, peso; PA, pressão arterial; P, pulso; GI, gastrintestinal.

humor disfórico, irritabilidade, agitação, tontura, distúrbios sensoriais, ansiedade, confusão, dor de cabeça, letargia, labilidade emocional, insônia, hipomania) são comuns com ISRS de curta ação (sertralina, citalopram, escitalopram), levando a uma recomendação de doses divididas, se esses medicamentos forem usados em doses mais altas, e redução gradual se descontinuados.

A **síndrome serotoninérgica** é caracterizada pela tríade de alterações do estado mental (p. ex., agitação, alucinações, delírio, coma), instabilidade autonômica (p. ex., taquicardia, pressão lábil instável, tontura, diaforese, rubor, hipertermia) e sintomas neuromusculares (p. ex., tremor, rigidez, mioclonia, hiper-reflexia, incoordenação). A síndrome da serotonina resulta de um agonista excessivo dos receptores serotoninérgicos do SNC e do sistema nervoso periférico, podendo ser causada por uma variedade de medicamentos, incluindo ISRS, valproato e lítio. As interações que podem causar a síndrome da serotonina incluem ISRS com linezolida (antibiótico com propriedades inibidoras da monoamina oxidase) e com preparações antienxaqueca, bem como com preparações de anfetamina, trazodona, buspirona e venlafaxina. A síndrome serotoninérgica é geralmente autolimitada e pode se resolver espontaneamente após a suspensão dos agentes serotoninérgicos. Os pacientes com doença grave requerem controle da agitação, da instabilidade autônoma e da hipertermia, bem como administração de antagonistas da 5-hidroxitriptamina (5-HT_{2A}, serotonina) (p. ex., cipro-heptadina).

Os **antidepressivos não ISRS** incluem: bupropiona, duloxetina, venlafaxina e mirtazapina (ver Tabela 33.4). Todos esses medicamentos carecem de evidências rigorosas para apoiar sua eficácia em crianças e adolescentes e, como tal, não devem ser considerados opções de primeira linha. A *bupropiona*, um **inibidor da recaptação de norepinefrina-dopamina (NDRI**, do inglês ***norepinephrine-dopamine reuptake inhibitor*)**, parece ter um efeito agonista misto indireto na transmissão de dopamina e norepinefrina. Nenhum estudo rigoroso da bupropiona para ansiedade ou depressão foi realizado com crianças ou adolescentes, embora algumas evidências sugiram que a bupropiona possa ser eficaz para a cessação do tabagismo e do TDAH em jovens. Efeitos colaterais comuns incluem: irritabilidade, náuseas, anorexia, dor de cabeça e insônia. As convulsões dose-dependentes (risco de 0,1% com 300 mg/dia e risco de 0,4% com 400 mg/dia) ocorreram com a bupropiona, por isso esta é contraindicada em pessoas com epilepsia, distúrbios alimentares ou em risco de convulsões.

A duloxetina e a venlafaxina são **inibidores da recaptação da serotonina-norepinefrina (IRSN)**. A *duloxetina* tem aprovação da FDA para o tratamento do transtorno de ansiedade generalizada em crianças e adolescentes, mas os estudos concernentes à duloxetina para depressão na juventude têm sido negativos. Há evidências em adultos de que a duloxetina possa ser útil para a fibromialgia e para a dor musculoesquelética crônica, efeito também observado em crianças e adolescentes. Os efeitos colaterais comuns da duloxetina incluem: náuseas, diarreia, diminuição de peso e tontura. Aumentos na frequência cardíaca e na PA foram observados, portanto, essa deve ser monitorada a cada visita e a cada troca de dose. Além disso, houve relatos de insuficiência hepática, às vezes fatal; a duloxetina deve ser descontinuada e não retomada em doentes que desenvolvam icterícia ou outra evidência de disfunção hepática. A duloxetina também foi associada a reações cutâneas graves (eritema multiforme e síndrome de Stevens-Johnson).

A *venlafaxina* apresenta apenas ensaios negativos para o tratamento da depressão em crianças e adolescentes, mas apresenta evidências favoráveis para o tratamento da ansiedade. Os efeitos colaterais são semelhantes aos dos ISRS, incluindo: hipertensão, irritabilidade, insônia, dores de cabeça, anorexia, nervosismo e tontura. Além disso, as taxas de abandono são altas em ensaios clínicos da venlafaxina. A PA deve ser monitorada em cada visita e a cada mudança de dose. Sintomas de descontinuação (p. ex., humor disfórico, irritabilidade, agitação, tontura, distúrbios sensoriais, ansiedade, confusão, dor de cabeça,

Tabela 33.4 Medicamentos selecionados para depressão e ansiedade em crianças e adolescentes.

SUBSTÂNCIA (NOME COMERCIAL)	APROVADA PELA FDA PARA (FAIXA ETÁRIA PEDIÁTRICA EM ANOS)	SINTOMAS-ALVO	DOSE INICIAL DIÁRIA	FAIXA DE DOSAGEM TERAPÊUTICA DIÁRIA*	MONITORAMENTO MÉDICO SELECIONADO E PRECAUÇÕES
INIBIDORES SELETIVOS DA RECAPTAÇÃO DE SEROTONINA					
Citalopram (Celexa)	Nenhuma	Ansiedade Depressão Obsessão/compulsão	10 mg	10 a 40 mg	Pensamentos suicidas; Prolongamento do intervalo QT em doses > 40 mg; sangramento anormal; mania; SS, DS
Escitalopram (Lexapro)	Depressão (12 a 17)	Depressão Ansiedade Obsessões/compulsões	5 mg	5 a 20 mg	Pensamento suicida; sangramento anormal; mania; SS, DS
Fluoxetina (Prozac)	Depressão (8 a 17) TOC (7 a 17)	Depressão Ansiedade Obsessões/compulsões	6 a 12 anos: 10 mg 13 a 17 anos: 20 mg	Depressão: 10 a 20 mg Ansiedade, TOC: 10 a 60 mg	Ideação suicida; sangramento anormal; mania; SS
Sertralina (Zoloft)	TOC (6 a 17)	Depressão Ansiedade Obsessões/compulsões	6 a 12 anos: 12,5 a 25 mg 13 a 17 anos: 25 a 50 mg	12.5 a 200 mg	Pensamento suicida; sangramentos anormais; mania; SS, DS
ANTIDEPRESSIVOS ATÍPICOS					
Bupropiona (Wellbutrin XL)	Nenhuma	Depressão	150 mg	150 a 300 mg	Pensamento suicida; reação neuropsiquiátrica, convulsões (> 300 mg/dia), PA; mania; contraindicado em pacientes com convulsão e distúrbios alimentares
Duloxetina (Cymbalta)	Ansiedade (7 a 17)	Ansiedade Depressão	30 mg	30 a 60 mg	Pensamento suicida; PA, P; dano hepático; reações cutâneas graves; sangramento anormal; mania; SS, DS
Mirtazapina (Remeron)	Nenhuma	Depressão	7,5 mg	7,5 a 45 mg	Pensamento suicida; peso; sonolência; agranulocitose; Prolongamento do intervalo QT; mania; SS, DS
Venlafaxina (Effexor XR)	Nenhuma	Depressão Ansiedade	37,5 mg	37,5 a 225 mg	Pensamento suicida; PA; sangramento anormal; mania; SS, DS
ANTIDEPRESSIVOS TRICÍCLICOS					
Clomipramina (Anafranil)	TOC (10 a 17)	Obsessões Compulsões	25 mg	25 a 200 mg	Pensamento suicida; PA; P; ECG; nível sanguíneo; mania; SS; convulsões; DS
AGENTES ANSIOLÍTICOS (USO SITUACIONAL)					
Lorazepam (Ativan)	Nenhuma	Ansiedade	0,5 mg	0,5 a 2 mg	Depressão respiratória; sedação; dependência física e psicológica; reações paradoxais
Clonazepam (Klonopin)	Nenhuma	Pânico	0,5 mg	0,5 a 1 mg	Depressão respiratória; sedação; dependência física e psicológica; reações paradoxais; pensamento suicida
Hidroxizina (Atarax, Vistaril)	Ansiedade	Ansiedade	50 mg	Idade < 6: 50 mg Idade > 6: 50 a 100 mg	Prolongamento do intervalo QT

*As doses mostradas na tabela podem exceder a dose máxima recomendada para algumas crianças. TOC, transtorno obsessivo-compulsivo; PA, pressão arterial; P, pulso; ECG, eletrocardiograma; SS, síndrome serotoninérgica; DS, síndrome de descontinuação.

letargia, labilidade emocional, insônia, hipomania, zumbido, convulsões) são mais pronunciados com a venlafaxina que com os outros antidepressivos não ISRS. Além disso, o pensamento e a agitação suicida podem ser mais comuns com a venlafaxina que com outros antidepressivos, exigindo um monitoramento rigoroso. À luz dos efeitos adversos substanciais, é provável que a venlafaxina seja considerada uma medicação de terceira linha.

A *mirtazapina* é tanto um antidepressivo noradrenérgico quanto um antidepressivo serotoninérgico específico. Ela apresenta apenas ensaios negativos para o tratamento da depressão em jovens e não apresenta evidência rigorosa de eficácia para qualquer outro transtorno psiquiátrico da criança ou do adolescente. A mirtazapina está associada a um risco de ganho de peso substancial e, mais raramente, à hipotensão, enzimas hepáticas elevadas, agranulocitose e prolongamento do intervalo QT. Embora suas propriedades sedativas tenham levado ao seu uso adjuvante para insônia em adultos com transtornos depressivos/de ansiedade, não há evidências quanto ao uso de mirtazapina em distúrbios do sono na infância.

Os **antidepressivos tricíclicos (ATC)** possuem mecanismos de ação mistos; por exemplo, a clomipramina é primariamente serotoninérgica, e a imipramina é tanto noradrenérgica quanto serotoninérgica. Com o advento dos ISRS, a falta de estudos de eficácia, particularmente em depressão, e os efeitos colaterais mais graves, o uso de ATC em crianças diminuiu. A *clomipramina* é usada no tratamento do transtorno obsessivo-compulsivo (ver Tabela 33.4). Ao contrário dos ISRS, os ATC podem ser úteis nos distúrbios da dor. Eles têm um índice terapêutico estreito, com superdosagens sendo potencialmente fatais. Os sintomas anticolinérgicos (p. ex., boca seca, visão turva, constipação intestinal) são os efeitos colaterais mais comuns. Os ATC podem ter efeitos de condução cardíaca em doses > 3,5 mg/kg. o monitoramento da PA e dos ECG é indicada em doses acima desse nível.

Os **agentes ansiolíticos**, incluindo lorazepam, clonazepam e hidroxizina, têm sido efetivamente usados para o alívio a curto prazo dos sintomas de ansiedade aguda (ver Tabela 33.4). Eles são menos eficazes como medicamentos ansiolíticos crônicos (> 4 meses), particularmente quando se é usado como monoterapia. O uso crônico acarreta risco significativo de dependência física e psicológica.

ANTIPSICÓTICOS

Com base no seu mecanismo de ação, os medicamentos antipsicóticos podem ser divididos em agentes de primeira geração (bloqueadores dos receptores D_2 dopaminérgicos) e de segunda geração (antagonistas mistos dopaminérgicos e serotoninérgicos) (Tabela 33.5).

Os **antipsicóticos de segunda geração (ASG)** (ou **atípicos**) têm interações antagônicas relativamente fortes com os receptores 5-HT_2 e talvez uma atividade mais variável nos sítios adrenérgicos centrais, colinérgicos e histamínicos, o que pode explicar os vários efeitos colaterais, particularmente metabólicos, entre esses agentes. Os ASG apresentam evidências moderadas para o tratamento da agitação no autismo e para o tratamento de esquizofrenia, transtorno bipolar e agressão. O haloperidol é um antipsicótico de alta potência, sendo o **antipsicótico** de **primeira geração** (ou **típico**) mais comumente usado no tratamento de agitação e esquizofrenia.

Os ASG têm efeitos colaterais significativos, incluindo: sedação, sintomas extrapiramidais, ganho de peso, síndrome metabólica, diabetes, hiperlipidemia, hiperprolactinemia, efeitos hematológicos (p. ex., leucopenia, neutropenia), transaminases hepáticas elevadas, convulsões e efeitos cardiovasculares (Tabela 33.6). Eles possuem um aviso da

Tabela 33.5 Medicações selecionadas para psicose, mania, irritabilidade, agitação, agressão e transtorno de Tourette em crianças e adolescentes.

SUBSTÂNCIA (NOME COMERCIAL)	APROVADA PELA FDA PARA (FAIXA ETÁRIA PEDIÁTRICA EM ANOS)	SINTOMAS-ALVO	DOSE INICIAL DIÁRIA	FAIXA DE DOSAGEM TERAPÊUTICA DIÁRIA*	MONITORAMENTO MÉDICO SELECIONADO E PRECAUÇÕES
ANTIPSICÓTICOS DE SEGUNDA GERAÇÃO					
Aripiprazol (Abilify) Disponível em preparação líquida	Bipolar (10 a 17) Esquizofrenia (13 a 17) Irritabilidade no autismo (6 a 17) Tourette (6 a 17)	Mania Psicose Irritabilidade Agressão Agitação Tiques vocais/motores	Bipolar, esquizofrenia: 2 mg Autismo: 2 mg Tourette: 2 mg	Bipolar, esquizofrenia: 10 a 30 mg Autismo: 5 a 15 mg Tourette: 5 a 20 mg	IMC, PA, P, glicemia e lipídios de jejum, movimentos anormais; comportamentos compulsivos; síndrome maligna neuroléptica; leucopenia, neutropenia, agranulocitose; convulsões
Olanzapina (Zyprexa) Disponível em preparações líquidas, solúveis e IM	Bipolar (13 a 17) Esquizofrenia (13 a 17)	Mania Psicose Agitação	2,5 mg	2,5 a 20 mg	IMC, PA, P, glicemia e lipídios em jejum, movimentos anormais; erupção cutânea (DRESS); síndrome neuroléptica maligna; leucopenia, neutropenia, agranulocitose; convulsões
Quetiapina (Seroquel)	Bipolar (10 a 17) Esquizofrenia (13 a 17)	Mania Psicose Agitação	Lance de 25 mg	Bipolar: 400 a 600 mg Esquizofrenia: 400 a 800 mg	IMC, PA, P, glicemia e lipídios em jejum, movimentos anormais; exame oftalmológico; síndrome neuroléptica maligna; leucopenia, neutropenia, agranulocitose; convulsões; prolongamento do QT
Risperidona (Risperdal) Disponível em preparação líquida e solúvel	Bipolar (10 a 17) Esquizofrenia (13 a 17) Irritabilidade no autismo (5 a 17)	Mania Psicose Irritabilidade Agressão Agitação	Bipolar, esquizofrenia: 0,5 mg Autismo: < 20 kg: 0,25 mg ≥ 20 kg: 0,5 mg	Bipolar, esquizofrenia: 1 a 6 mg Autismo: 0,5 a 3 mg	IMC, PA, P, glicemia e lipídios em jejum, prolactina, movimentos anormais; síndrome maligna neuroléptica; leucopenia, neutropenia, agranulocitose; convulsões
Paliperidona (Invega) Disponível em preparações líquidas e IM	Esquizofrenia (12 a 17)	Psicose	3 mg	< 51 kg: 3 a 6 mg ≥ 51 kg: 3 a 12 mg	IMC, PA, P, glicemia e lipídios em jejum, prolactina, movimentos anormais, prolongamento do intervalo QT; síndrome neuroléptica maligna; potencial para obstrução gastrintestinal; leucopenia, neutropenia, agranulocitose; convulsões
Lurasidona (Latuda)	Esquizofrenia (13 a 17)	Psicose	40 mg	40 a 80 mg	IMC, PA, P, glicemia e lipídios em jejum, prolactina, movimentos anormais; síndrome maligna neuroléptica; leucopenia, neutropenia, agranulocitose; convulsões
Asenapina (Saphris)	Bipolar (10 a 17)	Mania Psicose	2,5 mg 2 vezes/dia	5 a 20 mg	IMC, PA, P, glicemia e lipídios em jejum, prolactina, movimentos anormais; prolongamento do QT; síndrome neuroléptica maligna; leucopenia, neutropenia, agranulocitose; convulsões

(continua)

Tabela 33.5 Medicações selecionadas para psicose, mania, irritabilidade, agitação, agressão e transtorno de Tourette em crianças e adolescentes. *(continuação)*

SUBSTÂNCIA (NOME COMERCIAL)	APROVADA PELA FDA PARA (FAIXA ETÁRIA PEDIÁTRICA EM ANOS)	SINTOMAS-ALVO	DOSE INICIAL DIÁRIA	FAIXA DE DOSAGEM TERAPÊUTICA DIÁRIA*	MONITORAMENTO MÉDICO SELECIONADO E PRECAUÇÕES
ANTIPSICÓTICOS DE PRIMEIRA GERAÇÃO					
Haloperidol (Haldol) Disponível em preparações líquidas e IM	Psicose Desordem de Tourette Transtornos comportamentais graves Agitação (3 a 17)	Mania Psicose Irritabilidade Agressão Agitação Tiques vocais/motores	0,05 mg/kg/dia	0,05 a 0,15 mg/kg/dia	PA, P; movimentos anormais; prolongamento do QT; síndrome neuroléptica maligna; encefalopatia quando combinada com lítio; leucopenia, neutropenia, agranulocitose
ESTABILIZADOR DE HUMOR					
Carbonato de lítio Disponível em preparação líquida	Bipolar (12 a 17)	Mania	Mania aguda: 1.800 mg/dia Nível-alvo: 1,0 a 1,5 mEq/ℓ	Controle a longo prazo: 900 a 1.200 mg/dia Nível-alvo: 0,6 a 1,2 mEq/ℓ	Nível sérico, CBC/diff, função tireoidiana, BUN/creatina, AU, eletrólitos, FBS; ECG; encefalopatia quando combinado com haloperidol

*As doses mostradas na tabela podem exceder a dose máxima recomendada para algumas crianças. IMC, índice de massa corporal; PA, pressão arterial; P, pulso; IM, intramuscular; GI, gastrintestinal; CBC/diff, hemograma completo com contagem diferencial; BUN, nitrogênio ureico sanguíneo; AU, urinálise; FBS, açúcar no sangue em jejum; ECG, eletrocardiograma.

Tabela 33.6 Efeitos adversos para medicamentos antipsicóticos selecionados.

EFEITO ADVERSO	ARIPIPRAZOLA (ABILIFY)	OLANZAPINA (ZYPREXA)	QUETIAPINA (SEROQUEL)	RISPERIDONA (RISPERDAL)	PALIPERÍDONA (INVEGA)	LURASIDONA (LATUDA)	HALOPERIDOL (HALDOL)
Ganho de peso	0/+	+++	++	++	++	0/+	+
Intervalo QTc	0/+	0/+	+	+	+	0/+	0/+
Sedação	0/+	+/++	++	+	0/+	+/++	+
Aumento da prolactina	0	+	0	+++	+++	+	++/+++
Aumento lipídico	0/+	+++	++	+	+	0/+	0/+
Diabetes	0/+	+++	++	+	+	0/+	0/+
Anticolinérgico	0	++	+/++	0	0	0	0
Parkinsonismo agudo	+	0/+	0	++	++	+/++	+++
Acatisia	++	+	+	+	+	+/++	+++
Discinesia tardia	0/+	0/+	0/+	0/+	0/+	0/+	++
Discinesia por abstinência	+/++	0/+	0/+	+	+	+	++
Ortostase	0/+	++	++	+	+	0/+	0
Convulsões	0/+	0/+	0/+	0/+	0/+	0/+	0/+

0 = nenhum; 0/+ = mínimo; + = médio; ++ = moderado; +++ = grave. Adaptada a partir de Correll CU: Antipsychotic medications. In Dulcan MK, editor: *Dulcan's textbook of child and adolescent psychiatry*, ed 2, Washington, DC, 2016, American Psychiatric Press, pp. 795-846.

FDA, devido ao aumento do risco de diabetes. Os jovens parecem ser mais sensíveis à sedação, efeitos colaterais extrapiramidais (exceto acatisia), discinesia de abstinência, anormalidades de prolactina, ganho de peso, hepatotoxicidade e anormalidades metabólicas. O desenvolvimento de diabetes ou discinesia tardia parece menos prevalente que em adultos, embora isso possa ser uma função de períodos curtos de acompanhamento, já que esses efeitos colaterais podem não surgir até a idade adulta.

O manejo dos efeitos adversos deve ser proativo, com avaliação inicial e monitoramento contínuo (Tabela 33.7). Os movimentos anormais (distonia, acatisia, discinesia tardia) necessitam de avaliação periódica usando um instrumento padronizado, como a *Escala de Movimento Involuntário Anormal* (AIMS, do inglês *Abnormal Involuntary Movement Scale*). A valbenazina é aprovada pela FDA para o tratamento da discinesia tardia em adultos. A necessidade de agentes antiparkinsonianos pode ser considerada, particularmente para pacientes com risco de distonia aguda ou que tenham histórico prévio de reações distônicas. Os efeitos CV dos ASG incluem prolongamento do intervalo QTc, taquicardia, hipertensão ortostática e pericardite. Em pacientes com histórico pessoal ou familiar de anormalidades cardíacas, incluindo síncope, palpitações, arritmias ou morte súbita inexplicada, um ECG basal com acompanhamento subsequente deve ser considerado, juntamente com uma consulta de cardiologia antes da prescrição. A farmacologia alternativa deverá ser considerada, se a frequência cardíaca de repouso exceder 130 bpm, ou se o PR, QRS e QTc excederem 200, 120 e 460 milissegundos (ms), respectivamente.

As enzimas citocromo P450 (CYP) metabolizam os antipsicóticos e, como tal, exigem que o PCP e o psiquiatra estejam alertas para possíveis interações medicamentosas que possam afetar os níveis séricos de todos os medicamentos do paciente. A CYP3A4 é principalmente relevante para a lurasidona, quetiapina, olanzapina e haloperidol, enquanto a CYP2D6 limpa predominantemente o aripiprazol e a risperidona. A asenapina é metabolizada pela CYP1A2, bem como a glucuronidação direta pela UGT1A4. Como < 10% da paliperidona sofre metabolismo de primeira passagem pelas CYP, há uma menor probabilidade de interações medicamentosas.

As principais estratégias de prevenção para controlar o peso e a disfunção metabólica incluem educar os jovens e a família sobre

Tabela 33.7 Parâmetros do monitoramento metabólico baseados nas diretrizes do consenso da ADA/APA.

	LINHA DE BASE	SEMANA 4	SEMANA 8	SEMANA 12	A CADA 3 MESES DAÍ EM DIANTE	ANUALMENTE
Histórico médico*	X			X		X
Peso (IMC)	X	X	X	X	X	X
Circunferência da cintura	X			X		X
Pressão sanguínea	X			X		X
Glicemia em jejum/HbA_{1c}	X			X		X
Lipídios em jejum	X			X		X

*Histórico pessoal e familiar de obesidade, hipertensão e doença cardiovascular. IMC, índice de massa corporal; Hb, hemoglobina. De American Diabetes Association (ADA), American Psychiatric Association (APA), American Association of Clinical Endocrinologists, North American Association for the Study of Obesity. Consensus development conference on antipsychotic drugs and obesity and diabetes, *Diabetes Care* 27:596-601, 2004.

comportamentos que envolvam um estilo de vida saudável, assim como selecionar um agente que tenha a menor probabilidade de afetar o *status* metabólico. As estratégias secundárias incluem a intensificação de instruções de estilo de vida saudável, a consideração de agentes de troca e um programa de tratamento de perda de peso. A consideração de intervenções de controle de peso e o aumento do monitoramento dos níveis de glicose e lipídios devem ser implementados, caso o ganho de peso exceda o percentil 90 do índice de massa corporal (IMC) para a idade, ou haja uma mudança de 5 unidades de IMC em jovens que já eram obesos no início do tratamento. As estratégias terciárias, nas quais diabetes, hipertensão, obesidade ou outra anormalidade metabólica tenham ocorrido, requerem intervenções mais intensivas de redução de peso, mudança de medicação e consulta a um subespecialista médico. A metformina tem sido usada para tratar o ganho de peso grave associado à medicação antipsicótica. Os efeitos adversos extrapiramidais são geralmente dependentes da dose e da taxa de titulação, e podem responder às reduções da dose ou da taxa de titulação. Efeitos mais incapacitantes podem se beneficiar do tratamento adjuvante (p. ex., anticolinérgicos, anti-histamínicos).

A **síndrome neuroléptica maligna** é uma reação rara e potencialmente fatal que pode ocorrer durante a terapia antipsicótica. A síndrome geralmente se manifesta com febre, rigidez muscular, instabilidade autonômica e delírio. Está associada a níveis elevados de creatinofosfoquinase sérica, acidose metabólica e alta excreção de CO_2 no final da expiração. Estima-se que ocorra em 0,2 a 1% dos pacientes tratados com agentes bloqueadores da dopamina. A desnutrição e a desidratação, no contexto de uma síndrome cerebral orgânica e tratamento simultâneo com lítio e agentes antipsicóticos (particularmente o haloperidol), podem aumentar o risco. As taxas de mortalidade podem chegar a 20 a 30% como resultado da desidratação, aspiração, insuficiência renal e colapso respiratório. O diagnóstico diferencial da síndrome maligna dos neurolépticos inclui: infecções, insolação, hipertermia maligna, catatonia letal, delirium agitado, tireotoxicose, síndrome serotoninérgica, abstinência de drogas e toxicidade anticolinérgica ou anfetamínica, ou causada por ecstasy e salicilato.

ESTABILIZADORES DE HUMOR

Por causa de sua evidência limitada quanto à eficácia, e preocupações concernentes à segurança, os medicamentos estabilizadores do humor (ver Tabela 33.5) têm uso limitado no tratamento de transtornos psiquiátricos na infância e adolescência. Para o tratamento da mania bipolar em adolescentes, os antipsicóticos atípicos são considerados terapia de primeira linha.

Dos estabilizadores de humor, o **lítio** sozinho tem suporte rigoroso para o tratamento da mania bipolar. O mecanismo de ação do lítio não é bem compreendido; as teorias propostas dizem respeito à neurotransmissão, aos efeitos endócrinos, ao ritmo circadiano e aos processos celulares. Os efeitos colaterais comuns incluem: poliúria e polidipsia, hipotireoidismo, hiperparatireoidismo, ganho de peso, náuseas, dor abdominal, diarreia, acne e sintomas do SNC (sedação, tremor, sonolência, comprometimento da memória). O monitoramento periódico dos níveis de lítio, juntamente com a função tireoidiana e renal, é necessária. Os níveis séricos de lítio de 0,8 a 1,2 mEq/ℓ são direcionados para episódios agudos e 0,6 a 0,9 mEq/ℓ são direcionados para terapia de manutenção. A superdosagem aguda (nível > 1,5 mEq/ℓ) manifesta-se com sintomas neurológicos (p. ex., tremor, ataxia, nistagmo, hiper-reflexia, mioclonia, fala arrastada, delírio, coma, convulsões) e função renal alterada. A toxicidade é aumentada quando desidratado ou com drogas que afetam a função renal, como os AINE ou os inibidores da enzima conversora da angiotensina (ECA). A síndrome neuroléptica maligna tem sido relatada em pacientes com uso simultâneo de drogas antipsicóticas e lítio.

MEDICAÇÃO UTILIZADA NA DOENÇA FÍSICA

Há considerações especiais para a utilização de medicamentos psicotrópicos em crianças com doenças físicas. Entre 80 e 95% da maioria dos medicamentos psicotrópicos está ligada às proteínas, com exceção do lítio (0%), do metilfenidato (10 a 30%) e da venlafaxina (25 a 30%). Como resultado disso, os níveis dos psicotrópicos podem ser diretamente afetados porque a ligação à albumina está reduzida em muitas doenças físicas. O metabolismo ocorre principalmente por meio do fígado e do trato gastrintestinal (GI), com excreção via renal. Portanto, as dosagens podem precisar ser ajustadas em crianças com comprometimento hepático ou renal.

Doença hepática

Doses menores de medicamentos podem ser necessárias em pacientes com doença hepática. A dosagem inicial de medicamentos deve ser reduzida e a titulação deve prosseguir lentamente. Em situações de estado estacionário, alterações na ligação de proteínas podem resultar em aumento da medicação não ligada, resultando em aumento da ação do fármaco, mesmo na presença de concentrações séricas normais deste. Como muitas vezes é difícil prever mudanças na ligação às proteínas, é importante manter a atenção aos efeitos clínicos dos medicamentos psicotrópicos e não confiar exclusivamente nas concentrações séricas de medicamentos.

Na hepatite aguda, geralmente não há necessidade de modificar a dosagem porque o metabolismo está apenas minimamente alterado. Na hepatite crônica e na cirrose, os hepatócitos são destruídos e as doses podem precisar ser modificadas.

Os medicamentos com altas taxas basais de depuração do fígado (p. ex., haloperidol, sertralina, venlafaxina, ATC) são significativamente afetados pela doença hepática. Para drogas que têm metabolismo hepático significativo, a administração intravenosa pode ser preferida porque a administração parenteral evita efeitos metabólicos hepáticos de primeira passagem, e a dosagem e ação de medicamentos parenterais são similares àquelas em pacientes com função hepática normal. O ácido valproico pode prejudicar o metabolismo do hepatócito desproporcional ao grau de dano hepatocelular. Em pacientes com lesão hepática induzida por valproato, níveis baixos de albumina, protrombina alta e altos níveis de amônia podem ser observados sem elevação significativa das transaminases hepáticas.

Doença gastrintestinal

Os medicamentos com efeitos colaterais anticolinérgicos podem retardar a motilidade GI, afetando a absorção e causando constipação intestinal.

Os ISRS aumentam a motilidade gástrica e podem causar diarreia. Os ISRS podem aumentar o risco de sangramento gastrintestinal, especialmente quando administrados com AINE. As preparações de liberação prolongada ou a liberação controlada de medicamentos podem reduzir os efeitos colaterais gastrintestinais, particularmente quando o desconforto gástrico está relacionado ao rápido aumento das concentrações plasmáticas do medicamento.

Doença renal

Com exceção do lítio e da gabapentina, os medicamentos psicotrópicos geralmente não exigem ajustes significativos na dosagem de insuficiência renal. É importante monitorar as concentrações séricas na insuficiência renal, particularmente no caso de medicamentos com um índice terapêutico estreito; a ciclosporina pode elevar os níveis séricos de lítio, diminuindo a excreção do próprio. Pacientes com insuficiência renal e aqueles em diálise parecem ser mais sensíveis aos efeitos colaterais de ATC, possivelmente devido ao acúmulo de metabólitos tricíclicos hidroxilados.

Como a maioria dos medicamentos psicotrópicos são altamente ligados a proteínas, eles não são eliminados significativamente por diálise. De modo essencial, o lítio é removido completamente pela diálise, e a prática comum é administrá-lo após a diálise. Os pacientes em diálise muitas vezes apresentam mudanças significativas de fluidos e estão em risco de desidratação, sendo a síndrome neuroléptica maligna mais provável nessas situações.

Doença cardíaca

Os antipsicóticos, ATC e citalopram (> 40 mg/dia) podem levar ao prolongamento do intervalo QTc, com aumento do risco de taquicardia e fibrilação ventriculares, particularmente em pacientes com doença cardíaca estrutural. Os pacientes com um intervalo QTc basal > 440 ms devem ser particularmente considerados como em risco. O valor QTc normal em crianças é de 400 mseg (± 25 a 30 mseg). Um valor de QTc que exceda 2 SD (> 450 a 460 ms) é considerado muito longo e pode estar associado a um aumento da mortalidade. Um aumento no QTc da linha de base de > 60 msec também está associado ao aumento da mortalidade.

Há aumento do risco de morbidade e mortalidade em pacientes com problemas de condução cardíaca preexistentes. Alguns dos agentes bloqueadores dos canais de cálcio (p. ex., verapamil) podem retardar a condução atrioventricular e podem teoricamente interagir com os ATC. Os pacientes com síndrome de Wolff-Parkinson-White, com intervalo PR curto (< 0,12 s) e intervalo QRS aumentado associado à taquicardia paroxística, apresentam alto risco de taquicardia ventricular com risco de vida que pode ser exacerbado pelo uso de antipsicóticos, ATC e citalopram.

Doença respiratória

Agentes ansiolíticos podem aumentar o risco de depressão respiratória em pacientes com doença pulmonar. Nessas situações, os ISRS e a buspirona são bons medicamentos alternativos a ser considerados no tratamento da ansiedade incapacitante. O possível comprometimento das vias respiratórias causado pelo laringospasmo agudo deve ser considerado, quando agentes antipsicóticos bloqueadores da dopamina são usados.

Doença neurológica

Os medicamentos psicotrópicos podem ser usados com segurança em casos de epilepsia, após a consideração de possíveis interações entre o medicamento, o distúrbio convulsivo e o anticonvulsivante. Qualquer toxicidade comportamental dos anticonvulsivantes utilizados isoladamente ou em combinação deve ser considerada antes de se proceder ao tratamento psicotrópico. A simplificação da terapia anticonvulsivante combinada ou uma mudança para outro agente pode resultar em uma redução dos sintomas comportamentais ou emocionais e evitar a necessidade de intervenção psicotrópica. A clomipramina e a bupropiona possuem propriedades de indução de convulsão significativas e deverão ser evitadas quando o risco de convulsões estiver presente.

Princípios para a prescrição de psicotrópicos na atenção primária

Devido ao fato de que médicos não psiquiatras (predominantemente pediatras) atendem três quartos e dois terços, respectivamente, de todas as consultas de saúde mental de crianças e de adolescentes, nas quais novos medicamentos psicotrópicos são iniciados, pode ser útil para os PCP que eles desenvolvam relações consultivas com psiquiatras infantis e adolescentes que possam aconselhá-los a respeito de uma prescrição psicotrópica segura e eficaz. Se essa consulta não estiver prontamente disponível, os PCP poderão obter benefícios se seguirem uma abordagem padronizada de prescrição que seja viável no cenário da atenção primária (Tabela 33.8). Essa abordagem enfatiza: a avaliação inicial com escalas de avaliação padronizadas para identificar os sintomas-alvo e seus níveis de gravidade; a seleção de medicamentos aprovados pela FDA para o sintoma-alvo e faixa etária do paciente; a adesão às recomendações quanto às faixas de doses terapêuticas; a avaliação da escala de avaliação de acompanhamento para monitorar a resposta à medicação; a duração suficiente do ensaio clínico; e o ato de mudar para uma medicação alternativa aprovada pela FDA caso o primeiro teste da medicação seja ineficaz. Geralmente, a consulta com um médico com experiência no manejo do transtorno da criança deve ocorrer, caso se esteja considerando o uso de múltiplos medicamentos psicotrópicos, doses fora da faixa terapêutica ou medicamentos não aprovados pela FDA.

Tabela 33.8 Princípios para prescrição psicotrópica na atenção básica.

1. Identificar os possíveis sintomas-alvo por meio do uso sistemático (p. ex., em todas as consultas em crianças) de instrumentos de rastreio da banda ampla da saúde mental, como a Lista de Sintomas Pediátricos ou o Questionário sobre Pontos Fortes e Dificuldades.
2. Estabelecer a gravidade da linha de base do(s) sintoma(s)-alvo(s) identificado(s) por meio do uso de escalas de classificação de sintomas de banda estreita, como as seguintes (selecionadas a partir de instrumentos de domínio público):
   a. Depressão
      - Questionário de Humor e Sentimentos
      - Centros de Escala de Depressão de Estudos Epidemiológicos
      - Questionário de saúde do paciente-9
   b. Ansiedade
      - Triagem para Transtornos Relacionados à Ansiedade Infantil
   c. TDAH, problemas de comportamento
      - Escala de Avaliação de Diagnóstico Vanderbilt TDAH
      - SNAP-IV 19
   d. Agressão
      - Escala de Monitoramento de Explosão.
3. Selecionar um medicamento aprovado pela FDA para o sintoma-alvo e faixa etária; dosar conforme tolerado, a partir da dose inicial para o intervalo de dosagem terapêutica.
4. Tratar até obter o resultado: readministrar a escala de avaliação dos sintomas basais em intervalos regulares (pelo menos mensalmente) para avaliar a resposta ao tratamento (redução na pontuação da escala de classificação), com o objetivo de remissão (pontuação da escala abaixo do ponto de corte clínico).
5. Se o teste de medicação for malsucedido após a adesão à dose terapêutica por uma duração adequada (normalmente 1 a 2 meses), considere o 2º teste de medicação alternativa com aprovação da FDA para os sintomas-alvo e faixa etária, seguindo os mesmos princípios do 1º teste.
6. Se o segundo ensaio de medicação não for bem-sucedido, recomenda-se consultar um psiquiatra infantil e adolescente antes de recorrer a doses de medicação fora do intervalo terapêutico, polifarmácia ou medicamentos não aprovados pela FDA.

TDAH, transtorno de déficit de atenção/hiperatividade; FDA, Food and Drug Administration.

A bibliografia está disponível no GEN-io.

Capítulo 34

Psicoterapia e Internação Psiquiátrica

Heather J. Walter e David R. DeMaso

PSICOTERAPIA

A psicoterapia é o tratamento de primeira linha para a maioria dos transtornos psiquiátricos da infância e da adolescência, pois geralmente produz resultados semelhantes aos da farmacoterapia, mas com menor risco de dano. Mesmo em condições como a esquizofrenia, o transtorno bipolar e o transtorno de déficit de atenção/hiperatividade (TDAH), em que a *medicação é a primeira linha de tratamento*, a psicoterapia adjunta pode ter outros benefícios consideráveis. Já que é provável que o encaminhamento dos jovens com transtornos psiquiátricos para tratamento seja feito por pediatras, esses profissionais devem ter informações básicas sobre psicoterapia infantojuvenil.

De modo geral, a psicoterapia tem eficácia moderada na redução da sintomatologia psiquiátrica e na obtenção de remissão da doença. Em uma metanálise multinível de 2017, com quase 500 ensaios clínicos randomizados realizados ao longo de cinco décadas, houve uma probabilidade de 63% de que um jovem submetido à psicoterapia se saísse melhor do que um jovem do grupo controle. Os efeitos variaram entre diversos moderadores, inclusive o problema visado no tratamento. Assim, os tamanhos médios dos efeitos após o tratamento e de acompanhamento foram maiores nos casos de ansiedade, seguidos por comportamento/conduta, TDAH e depressão e menores nos indivíduos com comorbidades múltiplas. Os tamanhos dos efeitos variaram conforme o informante da medida de desfecho e, de modo geral, os jovens e pais relatam efeitos maiores do que os professores. Testes com moderadores étnicos não mostraram diferenças significativas no benefício do tratamento entre a maioria das amostras caucasianas e a maioria das amostras não caucasianas.

Diversos programas psicoterapêuticos foram desenvolvidos, com níveis variados de eficácia (Tabela 34.1). As diferenças entre abordagens terapêuticas podem ser menos pronunciadas na prática do que na teoria. A qualidade da aliança terapeuta-paciente sempre é um importante fator preditivo do resultado do tratamento. Uma relação de trabalho positiva, esperando que a mudança ocorra, encarando os problemas de maneira assertiva, aumentando o domínio e atribuindo a mudança à participação na terapia, está ligada à eficácia da terapia.

Todas as intervenções psicoterápicas têm uma série de etapas interconectadas, entre elas a realização de uma avaliação, a construção de possibilidades diagnósticas e de uma explicação, a decisão sobre o tratamento e um plano de monitoramento, a obtenção do consentimento/adesão ao tratamento e a instituição do tratamento. O ideal é que os psicoterapeutas desenvolvam um plano terapêutico que combine terapias conhecidas com base em evidências com sua opinião clínica e a preferência do paciente/família para chegar a um plano de intervenção específico para cada indivíduo.

Terapia comportamental

A terapia comportamental baseia-se no condicionamento clássico (pavloviano) e operante (skinneriano). As duas abordagens não se preocupam com os motivos internos do indivíduo, mas, em vez disso, envolvem os estímulos antecedentes e as respostas consequentes. O tratamento começa com uma avaliação comportamental com componentes de entrevista, observação, diário e escala de classificação, junto a uma análise funcional do contexto da configuração, logo antes de eventos externos e consequências reais do comportamento. Um plano de tratamento é desenvolvido para modificar as funções mal adaptativas do comportamento, por meio de ferramentas como reforço positivo e negativo, recompensas sociais e tangíveis, modelagem e estímulo para aumento do comportamento positivo e extinção, controle de estímulo, punição, custo de resposta, correção excessiva, reforço diferencial de comportamento incompatível, exposição gradual/dessensibilização sistemática, terapia implosiva (inundação), modelagem e dramatização (*role-playing*) para diminuir o comportamento negativo.

A terapia comportamental tem sido aplicada a transtornos de ansiedade, transtornos obsessivo-compulsivos e similares, transtornos de comportamento, TDAH e transtorno do espectro autista.

Terapia cognitivo-comportamental

A terapia cognitivo-comportamental (TCC) baseia-se em teorias de aprendizagem social e cognitiva e amplia a terapia comportamental para abordar a influência dos processos cognitivos sobre o comportamento. A TCC é um tratamento orientado para o problema, centrado na correção de padrões problemáticos no *pensamento* e no *comportamento* que causam dificuldades emocionais e prejuízos funcionais. Na TCC, o terapeuta procura identificar e modificar as distorções cognitivas (p. ex., desamparo aprendido, medos irracionais), identificar e evitar situações angustiantes e identificar e praticar o comportamento de redução da angústia. O automonitoramento (registros diários de pensamentos), a autoinstrução (frases breves que afirmam pensamentos reconfortantes e adaptativos) e o autorreforço (recompensa de si mesmo) são ferramentas essenciais usadas para facilitar o alcance das metas da TCC. A Tabela 34.2 resume as principais características descritivas da TCC que podem ser usadas pelos pediatras ao indicarem a TCC aos pacientes e seus familiares.

A TCC tem evidências de boa qualidade para o tratamento de depressão, ansiedade, transtornos obsessivo-compulsivos (TOC), transtornos de comportamento, abuso de substâncias e insônia (Tabela 34.1). Em muitos transtornos psiquiátricos da infância, a TCC, por si só, tem resultados comparáveis com a medicação psicotrópica isolada, e a combinação de ambas pode trazer benefícios na redução de sintomas e danos.

Versões modificadas da TCC demonstraram aplicabilidade no tratamento de outros transtornos. A **terapia cognitivo-comportamental focada em trauma (TCC-FT)** combina a psicoeducação, o ensino de relaxamento efetivo, a modulação afetiva e as habilidades cognitivas de enfrentamento e processamento, o envolvimento em uma narrativa de trauma, a dominância sobre a lembrança de trauma e a melhora da segurança e do desenvolvimento futuros. Considera-se a TCC-FT o tratamento de primeira linha para o transtorno de estresse pós-traumático (TEPT).

A **terapia comportamental dialética (TCD)** é uma abordagem de TCC direcionada à desregulação emocional e comportamental pela síntese ou pela integração de estratégias aparentemente opostas de aceitação e mudança. Os conflitos dialéticos (querer morrer ou querer viver) geralmente existem no mesmo paciente, e sua abordagem é importante. Os quatro módulos de habilidades – *atenção plena* (*mindfulness*; a prática de estar completamente ciente e presente no momento), *tolerância ao estresse* (como tolerar a dor emocional), *efetividade interpessoal* (como manter o respeito próprio e a comunicação eficaz nas relações com os outros) e *regulação emocional* (como lidar com emoções complexas) – são equilibrados em termos de aceitação e mudança. Em geral, os pacientes submetidos à TCD têm vários problemas; os alvos terapêuticos, em ordem de prioridade em uma determinada sessão, são os *comportamentos com risco de vida*, como os comportamentos ou comunicações suicidas ou de automutilação; os comportamentos de *interferência na terapia*, como chegar atrasado às sessões, cancelar consultas e não colaborar no trabalho em direção aos objetivos do tratamento; comportamentos de *qualidade de vida*, inclusive problemas de relacionamento e ocupacionais e crises financeiras; e a aquisição de habilidades para ajudar os pacientes a alcançar seus objetivos. A TCD mostrou ser promissora no tratamento de transtornos de personalidade, comportamento suicida, transtorno bipolar e outras manifestações de desregulação emocional-comportamental.

Psicoterapia interpessoal

A psicoterapia interpessoal (IPT) concentra-se em questões interpessoais que levam ao sofrimento psicológico. Os pacientes são vistos como tendo pontos fortes e vulnerabilidades biopsicossociais que determinam a maneira como lidam ou respondem a uma crise interpessoal (**fator**

Tabela 34.1 Psicoterapias eficazes em transtornos comportamentais específicos.

TRANSTORNO	BEM ESTABELECIDO*	PROVAVELMENTE EFICAZ†
Anorexia	Terapia familiar: comportamental	Terapia familiar: sistêmica Psicoterapia individual orientada a *insight*
Ansiedade	TCC individual	TCC + componente parental TCC + medicação
TDAH	Treinamento comportamental para os pais Manejo comportamental em sala de aula Intervenções comportamentais para colegas Treinamento em organização (função executiva)	Intervenções combinadas de treinamento
Autismo	ACA abrangente individual ACA por professor + DSP	ACA focada individual + DSP Treinamento parental em DSP focado
Bipolar	Não há	Psicoeducação familiar + construção de habilidades
Depressão, criança	TCC em grupo TCC em grupo + componente parental	Terapia comportamental
Depressão, adolescente	TCC em grupo Psicoterapia interpessoal individual	TCC em grupo + componente parental TCC individual TCC individual + componente parental/familiar
Insônia	TCC individual	
TOD e TC, criança	Treinamento terapêutico individual/parental TCC individual Treinamento em resolução de problemas Treinamento de assertividade em grupo Assistência social multidimensional Terapia multissistêmica	TCC em grupo Treinamento terapêutico grupal/parental
TOD e TC, adolescente	Combinação de terapia comportamental, TCC e terapia familiar Assistência social terapêutica	TCC
TOC	Não há	TCC individual TCC individual com foco na família
Transtornos de personalidade	Não há	Terapia comportamental dialética
TEPT	TCC com foco em trauma	TCC em grupo
Fobia social	Não há	TCC em grupo
Fobia específica	Não há	Não há
Abuso de substância	TCC em grupo TCC individual Tratamento familiar, ecológico	Tratamento comportamental com base na família Entrevista motivacional
Automutilação	Individual + TCC familiar + treinamento parental Psicodinâmica individual + familiar	Terapia familiar

TDAH, transtorno de déficit de atenção/hiperatividade; TCC, terapia cognitivo-comportamental; ACA, análise comportamental aplicada; DSP, desenvolvimento social pragmático; TOD, transtorno de oposição desafiante (transtorno desafiador opositivo); TC, transtorno de conduta; TOC, transtorno obsessivo-compulsivo; TEPT, transtorno de estresse pós-traumático. *Dois ou mais ensaios controlados randomizados consistentes demonstraram superioridade do tratamento com relação aos grupos controles; conduzidos por pesquisadores independentes que trabalham em diferentes ambientes de estudo. †Como mencionado anteriormente, mas sem critério de investigador independente. Adaptada de Society of Clinical Child and Adolescent Psychology: effective child psychotherapy. http://effectivechildtherapy.org/content/ebp-options-specific-disorders. Acesso em: 5 mar. 2017.

Tabela 34.2 Componentes básicos e características da terapia cognitivo-comportamental.

- Uma sessão de 60 a 90 minutos por semana, geralmente por 6 a 12 semanas.
- As medidas de sintomas geralmente são coletadas com frequência.
- O tratamento é orientado pelo objetivo e colaborativo com o paciente como participante ativo.
- O tratamento enfoca a mudança dos pensamentos ou comportamentos atualmente problemáticos.
- De modo geral, há uma tarefa por semana a ser realizada.

De Coffey SF, Banducci AN, Vinci C. Common questions about cognitive behavior therapy for psychiatric disorders. *Am Fam Physician.* 2015;92:807-812.

de estresse). A resolução de sintomas, a melhora do funcionamento interpessoal e o aumento do apoio social são os alvos da IPT. Esta provou ser um tratamento bem estabelecido para a depressão em adolescentes.

Psicoterapia psicodinâmica

No cerne da psicoterapia psicodinâmica, está a interação *dinâmica* entre diferentes dimensões da mente. Essa abordagem baseia-se na crença de que grande parte da atividade mental ocorre fora da consciência de alguém. Muitas vezes, o paciente não tem consciência dos conflitos internos por que emoções, impulsos e memórias ameaçadores ou dolorosos são reprimidos. O comportamento é, então, controlado pelo que o paciente não sabe sobre si mesmo. Os objetivos da terapia são aumentar a autocompreensão e a aceitação de sentimentos e desenvolver relacionamentos realistas entre o eu e os outros. Essa terapia é não direcionada para possibilitar o surgimento dos padrões característicos de um paciente para que a autocompreensão e uma experiência emocional corretiva sejam estimuladas.

A psicoterapia psicodinâmica tem mostrado aplicabilidade no tratamento da ansiedade e da depressão, bem como dos aspectos mal adaptativos da personalidade. A psicoterapia psicodinâmica breve, de duração limitada, pode ser apropriada em jovens que estão em sofrimento situacional agudo. A terapia a longo prazo pode ser adequada quando os fatores biológicos ou sociais que desestabilizam a adaptação e o desenvolvimento da criança são crônicos e as dificuldades psicológicas causadas por comorbidades são complexas ou caso haja conflitos profundos e interferências de desenvolvimento.

Psicoterapia de apoio

A psicoterapia de apoio visa a minimizar os níveis de sofrimento emocional por meio da prestação de apoio individual e contextual. O objetivo consiste em reduzir os sintomas e o tratamento é focado no "aqui e agora". O terapeuta é ativo e prestativo ao proporcionar alívio sintomático ao paciente, ajudando-o a conter e controlar a ansiedade, a tristeza e a raiva. O terapeuta dá apoio e incentivo para reforçar os mecanismos de enfrentamento de um paciente, facilita a resolução de problemas e proporciona apoio social e instrumental para melhorar ou atenuar os precipitantes contextuais. As técnicas informadas de TCC são frequentemente combinadas com a psicoterapia de apoio. Provavelmente a modalidade mais empregada pelos terapeutas, a psicoterapia de apoio teve resultados comparáveis com a TCC em várias pesquisas.

Terapia familiar

A premissa central na terapia familiar é que os padrões de interação familiar disfuncional precipitam e/ou perpetuam as dificuldades emocionais ou comportamentais de um indivíduo. A disfunção familiar pode assumir diversas formas, inclusive aglutinação, desengajamento, inversão de papéis ou confusão e padrões mal adaptativos de comunicação. A terapia familiar começa com uma avaliação do sistema familiar, com observação dos padrões de interação, análise das crenças familiares e dos significados associados a comportamentos, definição de contextos sociais e culturais, exploração do problema apresentado no contexto do desenvolvimento individual e familiar, avaliação do estilo da família de lidar com problemas e identificação dos pontos fortes e fracos da família.

As técnicas de terapia familiar são extraídas de dois principais modelos teóricos: estrutural e comportamental. A terapia familiar *estrutural* cria estruturas para o desenvolvimento do bom funcionamento das famílias, com limites claros e flexíveis entre indivíduos, papéis bem definidos e bom equilíbrio entre proximidade e independência. A terapia familiar *comportamental* concentra-se em sequências comportamentais que ocorrem na vida diária e tenta interromper padrões inúteis e fortalecer padrões positivos através da boa comunicação e resolução de problemas.

A terapia familiar mostrou aplicabilidade na anorexia nervosa e no abuso de substâncias e pode ser um tratamento promissor para a depressão.

Intervenções parentais

(Mais detalhes no Capítulo 19.)

As intervenções parentais buscam melhorar tanto o relacionamento pai-filho quanto as habilidades dos pais usando os princípios da terapia comportamental, já descritos. Essas intervenções podem ser feitas em terapia individual ou de grupo. As principais recomendações de relacionamento são passar tempo de qualidade com a criança, aumentar a interação verbal, demonstrar afeto físico, fazer elogios eventuais e participar de brincadeiras direcionadas para crianças. As habilidades parentais básicas são aumentar o reforço de comportamentos positivos, diminuir o reforço de comportamentos negativos, ignorar comportamentos meramente irritantes, aplicar consequências para comportamentos perigosos/destrutivos e tornar as respostas dos pais previsíveis, contingentes e imediatas. As intervenções parentais mostraram aplicabilidade para transtornos de comportamento e TDAH.

Elementos comuns das psicoterapias baseadas em evidências

Um grande desafio para o terapeuta é escolher a "intervenção correta" para a "pessoa certa" no "ambiente certo" e fazer a intervenção da "maneira certa" (para atender às necessidades dos pacientes e das famílias). Tal desafio gerou o interesse na identificação de **elementos práticos** entre as terapias eficazes baseadas em evidências que poderiam ser "combinadas" de modo flexível a pacientes de certa idade, sexo e raça/etnia com determinados transtornos psiquiátricos. A Tabela 34.3 mostra os principais elementos práticos para três dos transtornos psiquiátricos mais comuns em crianças e adolescentes: ansiedade, depressão e comportamentos disruptivos. Esses elementos práticos, quando disponibilizados a pacientes com transtornos psiquiátricos em um sistema de atendimento, são considerados relevantes para aproximadamente dois terços dos indivíduos. Seis dos elementos práticos – habilidades de resolução de problemas, psicoeducação dos pais, habilidades de relaxamento, automonitoramento, habilidades cognitivas/de enfrentamento e psicoeducação da criança – são aplicáveis a esses três transtornos e, assim, podem ser considerados "habilidades essenciais" para o psicoterapeuta de crianças e adolescentes.

A **psicoeducação** é a educação dos pais e da criança sobre a causa, o curso, o prognóstico e o tratamento do transtorno. A **resolução de problemas** refere-se a técnicas, discussões ou atividades destinadas a trazer soluções para problemas específicos, com a intenção de transmitir uma habilidade de como abordar e resolver problemas futuros de maneira semelhante. O **relaxamento** refere-se a técnicas projetadas para criar e manter a resposta de relaxamento fisiológico. O **automonitoramento** é a medida repetida de uma métrica-alvo pela criança. As habilidades **cognitivas/de enfrentamento** consistem em técnicas projetadas para alterar as interpretações de eventos por meio do exame dos pensamentos relatados pela criança, acompanhadas por exercícios com objetivo de testar a validade deles. Os pediatras podem incorporar alguns desses elementos em seu trabalho de orientação antecipatória com seus pacientes.

Pacotes terapêuticos modulares

A maneira com que os elementos comuns da prática terapêutica são escolhidos, sequenciados, repetidos ou aplicados seletivamente, tem importância considerável no trabalho clínico do dia a dia. Essa **coordenação** dos elementos psicoterapêuticos é muito relevante em pacientes com múltiplos transtornos psiquiátricos concomitantes. A Abordagem Modular à Terapia em Crianças (*Modular Approach to Therapy for Children*, MATCH) é um sistema de intervenção multidisciplinar que incorpora procedimentos terapêuticos (elementos práticos) e lógica terapêutica (coordenação) correspondentes a intervenções eficazes para ansiedade, depressão e problemas comportamentais na infância a modificações que possibilitam o funcionamento do sistema como um protocolo único. Em comparação com os tratamentos padronizados para cada transtorno e os cuidados habituais, a abordagem modular superou tanto os comparadores quanto as múltiplas medidas de resultados clínicos e de serviços em um período de 2 anos de avaliação, embora mais evidências independentes sejam necessárias para considerar o estabelecimento dessa abordagem terapêutica.

Elementos comuns das intervenções terapêuticas de engajamento

O engajamento terapêutico é conceitualizado como uma construção multidimensional que tem como objetivos os domínios *cognitivo*, *de comparecimento* e *de adesão*. A pesquisa identificou vários fatores essenciais que abordam esses domínios associados ao engajamento terapêutico: promoção da acessibilidade, psicoeducação sobre serviços, lembretes de consultas, avaliação das barreiras ao tratamento, avaliação do paciente, definição de expectativas, modelagem e tarefas de casa (Tabela 34.4). Para promover o engajamento terapêutico, os sete primeiros desses fatores podem ser abordados pelo pediatra e pela equipe médica da instituição assim que se identifique um problema de saúde mental que se beneficie do tratamento (ver mais discussões no Capítulo 17).

Psicoterapia no modelo *medical home*[1]

Reconhecendo que até metade das consultas a pediatras envolve um problema de saúde mental e que cerca de um quinto dos pacientes pediátricos tem um transtorno psiquiátrico que causa incapacitação funcional, no contexto de acesso limitado a serviços especializados de saúde mental em comunidades ou hospitais, diversos modelos foram

[1]Nota da tradução: O *medical home* consiste em um modelo norte-americano de saúde para atendimento médico contínuo de pacientes com o objetivo de obter melhores resultados. É descrito como uma abordagem para atenção primária abrangente de crianças, jovens e adultos.

Tabela 34.3 Elementos práticos em intervenções para três transtornos psiquiátricos comuns em crianças e adolescentes.

	TRANSTORNOS DE ANSIEDADE	DEPRESSÃO	COMPORTAMENTO DISRUPTIVO
Brincadeira direcionada			X
Ambiente limitado			X
Tempo para pensar			X
Custo da resposta			X
Agenda de atividades		X	
Manutenção		X	X
Construção de habilidades		X	
Treinamento em habilidades sociais		X	X
Elogio/recompensa pelo terapeuta			X
Consequências naturais e lógicas	X		X
Habilidades de comunicação	X		X
Treinamento de assertividade	X		
Monitoramento parental	X		X
Modelagem	X		
Ignorar	X		X
Elogio pelos pais	X		X
Resolução de problemas	X	X	X
Enfrentamento parental	X		X
Psicoeducação, pais	X	X	X
Relaxamento	X	X	X
Recompensas tangíveis	X		X
Automonitoramento	X	X	X
Cognição/enfrentamento	X	X	X
Psicoeducação, criança	X	X	X
Exposição	X		

Adaptada de Chorpita BF, Daleiden EL, Weisz JR. Identifying and selecting the common elements of evidence based interventions: a distillation and matching model. *Ment Health Serv Res.* 2005;7(1): 5-20.

Tabela 34.4 Alguns elementos de engajamento em psicoterapia.

ELEMENTO	DEFINIÇÃO
Promoção de acessibilidade	Qualquer estratégia usada para tornar os serviços convenientes e acessíveis, a fim de incentivar proativamente e aumentar a participação no tratamento; por exemplo, contratar um terapeuta próximo ou consultar um terapeuta local da comunidade com o qual a clínica tem um relacionamento colaborativo contínuo.
Psicoeducação sobre serviços	Informações sobre serviços ou o sistema de prestação de serviços; por exemplo, tipo de terapia sendo recomendada, informações sobre o terapeuta, frequência e duração das sessões.
Lembretes de compromisso	Dar informações sobre dia, hora e local da primeira consulta inicial via correio, mensagem de texto, telefone, e-mail etc., para aumentar a participação na sessão.
Avaliação de barreiras terapêuticas	Discussão para elucidar e identificar barreiras que impeçam a participação no tratamento; por exemplo, transporte, agendamento, cuidado com crianças, experiências anteriores com terapia, estigma.
Avaliação	Medida das habilidades/necessidades do paciente por meio de diversos métodos; por exemplo, instrumentos de triagem de saúde mental, entrevistas, registro de revisões em que o médico responsável pelo encaminhamento pode motivar o envolvimento no tratamento.
Modelagem	Veículo para transmitir informações sobre papéis específicos do terapeuta; por exemplo, vídeo introdutório ou livreto
Determinação de expectativas	Dar esperança quanto à eficácia da terapia e à capacidade de participação do paciente no sucesso do tratamento.
Tarefa doméstica	Tarefas terapêuticas dadas ao paciente para a realização fora da sessão de terapia a fim de reforçar ou facilitar o conhecimento ou habilidades consistentes com o plano de tratamento.

Adaptada de Lindsey MA, Brandt NE, Becker KD *et al.* Identifying the common elements of treatment engagement interventions in children's mental health services. *Clin Child Fam Psychol Rev.* 2014;17: 283-298; e Becker KD, Lee BR, Daleiden EL *et al.* The common elements of engagement in children's mental health services: which elements for which outcomes? *J Clin Child Adolesc Psychol.* 2015; 44(1): 30-43.

desenvolvidos para oferecer a psicoterapia na atenção primária. Os dois principais modelos, ambos originalmente desenvolvidos para populações adultas, são o cuidado colaborativo e a saúde comportamental da atenção primária.

O **cuidado colaborativo** integra o atendimento de saúde física e mental para pacientes com um transtorno psiquiátrico em um modelo terapêutico que fornece medicação psicotrópica e psicoterapia realizada por uma equipe de pediatras, assistentes sociais e outros profissionais com apoio de um psiquiatra consultor. O papel do psiquiatra consultor é aconselhar os pediatras sobre a administração de medicamentos psicotrópicos e os terapeutas acerca de intervenções psicoterapêuticas breves. Os quatro elementos essenciais do cuidado colaborativo são a orientação por equipe, o enfoque populacional, a orientação por medição e a base em evidências. Esses elementos orientam uma abordagem terapêutica em que o atendimento da saúde mental baseado em evidências e orientado por medidas (p. ex., pontuações na escala de avaliação de sintomas como objetivos terapêuticos) é prestado pela equipe multiprofissional para toda a população de pacientes, conforme indicado para que eles percebam uma integração perfeita de cuidados médicos e psicológicos.

Em crianças e adolescentes, estudos clínicos randomizados (ECR) demonstraram que o cuidado colaborativo para problemas comportamentais, depressão adolescente e abuso de substâncias por adolescentes está associado a resultados mais favoráveis quanto a adesão ao tratamento, redução de sintomas, remissão de transtornos e satisfação do consumidor em comparação com o tratamento habitual com ou sem encaminhamento a profissionais especializados. Em uma metanálise e revisão sistemática, o atendimento clínico e psicológico integrado para crianças e adolescentes gerou melhores resultados de saúde mental em comparação com as terapias habituais. Efeitos maiores foram observados em ensaios terapêuticos com diagnósticos específicos e sintomas elevados com relação a estudos de prevenção, bem como a modelos de cuidados colaborativos em outros cuidados integrados de saúde mental.

O **atendimento primário de saúde comportamental** emprega um profissional de saúde mental (psicólogo, assistente social, conselheiro de saúde mental) para fazer uma avaliação específica de pacientes com problemas de saúde mental, comportamento de saúde e uso de substâncias e terapia a curto prazo, bem como a promoção da saúde/saúde mental e intervenções preventivas. Os profissionais de saúde mental normalmente colaboram com os médicos clínicos gerais no desenvolvimento de planos de tratamento, monitoramento do progresso do paciente e atendimento flexível para atender às necessidades de mudança dos pacientes. O modelo usa uma abordagem de "rede ampla", que visa a atender toda a população da atenção primária, com ênfase em intervenções breves e focadas. As principais características do modelo são as "transferências diretas" (*warm handoff*, no original em inglês), em que o médico apresenta o profissional de saúde mental diretamente ao paciente, e as "consultas na calçada" (*curbside consultations*, no original em inglês), em que o médico e o profissional de saúde mental têm interações informais frequentes para discutir os pacientes.

Uma base limitada de evidências sustenta o modelo de saúde comportamental da atenção primária, mas a literatura de pesquisa sobre intervenções breves está aumentando e é encorajadora. As intervenções breves, com duração de apenas uma sessão, são efetivas em vários transtornos psiquiátricos infantis, em especial ansiedade e problemas de comportamento e entre crianças (em comparação com adolescentes) e são mais eficazes nas abordagens de TCC. As intervenções psicossociais realizadas por pediatras (em vez de profissionais de saúde comportamental) não foram consideradas eficazes em uma revisão Cochrane.

HOSPITALIZAÇÃO PSIQUIÁTRICA

Os jovens com transtornos psiquiátricos graves requerem avaliação inicial, planejamento terapêutico e estabilização por profissionais de saúde comportamental treinados para o atendimento dessa população. Os programas de hospitais psiquiátricos abordam os sérios riscos e problemas mentais graves causados pelas formas mais agudas e complexas de transtornos psiquiátricos que não podem ser tratadas de maneira eficaz em qualquer outro nível de atendimento. O objetivo é a estabilização clínica rápida que possibilite a pronta transição terapêutica segura e apropriada para um nível menos intensivo de cuidados de saúde mental fora do hospital.

A alta gravidade da doença combinada com o comprometimento funcional significativo indica a necessidade de hospitalização. Os critérios de internação devem envolver sinais e sintomas significativos de transtorno psiquiátrico ativo. Os indicadores funcionais de internação geralmente são um risco significativo de automutilação ou danos a outros, mas, em alguns casos, o paciente é incapaz de satisfazer as necessidades básicas de autocuidado ou cuidados de saúde, comprometendo o bem-estar. Transtornos emocionais graves que impedem a participação na vida familiar, escolar ou comunitária também podem se elevar a um nível de comprometimento global que só pode ser abordado à internação.

O *planejamento da alta* começa na admissão, quando se tenta coordenar o atendimento com serviços e recursos comunitários que já estão em vigor para a criança ou o adolescente. Cuidados intermediários (*step-down care*) em ambientes hospitalares parciais ou residenciais podem ser necessários se serviços integrados em apenas um local ainda forem indicados após a estabilização clínica suficiente no hospital. A transição do hospital implica colaboração ativa e comunicação com pediatras do atendimento primário da criança. Em alguns casos, o pediatra retoma o tratamento farmacológico desses jovens após sua estabilização.

A bibliografia está disponível no GEN-io.

Capítulo 35

Transtorno de Sintomas Somáticos e Transtornos Relacionados

Patricia I. Ibeziako, Heather J. Walter e David R. DeMaso

A medicina psicossomática lida com a relação entre fatores fisiológicos e psicológicos na causa ou na manutenção de uma doença. A condição clínica caracterizada por angústia e manifestada por sintomas físicos é chamada de **somatização** ou **doença psicossomática**. Ainda que ocorram em praticamente todos os transtornos psiquiátricos, os sintomas físicos são mais proeminentes em casos de transtorno de sintomas somáticos e transtornos relacionados.

No *Manual Diagnóstico e Estatístico de Transtornos Mentais*, 5ª edição (DSM-5), doenças anteriormente denominadas "transtornos somatoformes" são classificadas como **transtorno de sintomas somáticos e transtornos relacionados (TSSTRs)**. Em crianças e adolescentes, os TSSTRs incluem **transtorno de sintomas somáticos** (Tabela 35.1), **transtorno conversivo** (Tabela 35.2), **transtornos factícios** (Tabela 35.3), **transtorno de ansiedade de doença** (Tabela 35.4) e **outros TSSTRs especificados e não especificados** (Tabela 35.5), bem como fatores psicológicos que afetam outras condições médicas (Tabela 35.6).

Tabela 35.1 Critérios diagnósticos do DSM-5 para transtorno de sintomas somáticos.

A. Um ou mais sintomas somáticos que causam aflição ou resultam em perturbação significativa da vida diária.
B. Pensamentos, sentimentos ou comportamentos excessivos relacionados aos sintomas somáticos ou associados a preocupações com a saúde, manifestados por pelo menos um dos seguintes:
   1. Pensamentos desproporcionais e persistentes acerca da gravidade dos próprios sintomas.
   2. Nível de ansiedade persistentemente elevado acerca da saúde e dos sintomas.
   3. Tempo e energia excessivos dedicados a esses sintomas ou a preocupações a respeito da saúde.
C. Embora algum dos sintomas somáticos possa não estar continuamente presente, o estado sintomático é persistente (> 6 meses, em geral).

Especificar se:
Com dor predominante (anteriormente "transtorno doloroso" no DSM-IV-TR): para indivíduos cujos sintomas somáticos envolvem predominantemente dor.
Persistente: um curso persistente é caracterizado por sintomas graves, comprometimento acentuado e longa duração (> 6 meses).

Adaptada de *Diagnostic and Statistical Manual of Mental Disorders, Fifth Edition* (Copyright 2013). American Psychiatric Association, p. 311.

Tabela 35.2 Critérios diagnósticos do DSM-5 para transtorno conversivo ou transtorno de sintomas neurológicos funcionais.

A. Um ou mais sintomas de alteração da função motora ou sensorial voluntária.
B. Achados clínicos evidenciam incompatibilidade entre o sintoma e as condições neurológicas ou médicas reconhecidas.
C. O sintoma não é mais bem explicado por outro transtorno médico ou mental.
D. O sintoma causa sofrimento clinicamente significativo ou prejuízo no funcionamento social, profissional ou em outras áreas importantes da vida do indivíduo ou requer avaliação médica.

Especificar o tipo de sintoma: fraqueza ou paralisia; movimento anormal; sintomas de deglutição; sintoma de fala; ataques ou convulsões; anestesia ou perda sensorial; sintoma sensorial especial (p. ex., perturbação visual, olfatória ou auditiva); ou sintomas mistos.

Adaptada de *Diagnostic and Statistical Manual of Mental Disorders, Fifth Edition* (Copyright 2013). American Psychiatric Association, p. 318.

Tabela 35.3 Critérios diagnósticos do DSM-5 para transtornos factícios.

Transtorno factício autoimposto

A. Falsificação de sinais ou sintomas físicos ou psicológicos, ou indução de lesão ou doença, associada à fraude identificada.
B. O indivíduo se apresenta aos outros como doente, incapacitado ou lesionado.
C. O comportamento enganoso é evidente mesmo quando não há recompensas externas óbvias.
D. O comportamento não é mais bem explicado por outro transtorno mental, como transtorno delirante ou outra condição psicótica.

Especificar se: episódio único ou episódios recorrentes.

Transtorno factício imposto a outro (anteriormente "transtorno factício por procuração")

A. Falsificação de sinais ou sintomas físicos ou psicológicos, ou indução de lesão ou doença em outro, associada a fraude identificada.
B. O indivíduo apresenta outra pessoa (vítima) a terceiros como doente, incapacitado ou lesionado.
C. O comportamento enganoso é evidente mesmo quando não há recompensas externas óbvias.
D. O comportamento não é mais bem explicado por outro transtorno mental, como transtorno delirante ou outra condição psicótica.

Nota: o agente, não a vítima, recebe esse diagnóstico.
Especificar se: episódio único ou episódios recorrentes.

Adaptada de *Diagnostic and Statistical Manual of Mental Disorders, Fifth Edition,* (Copyright 2013). American Psychiatric Association, p. 324.

Tabela 35.4 Critérios diagnósticos do DSM-5 para transtorno de ansiedade de doença.

A. Preocupação com ter ou contrair uma doença grave.
B. Não há sintomas somáticos ou, se houver, são apenas de leve intensidade. Se há outra condição médica ou risco elevado de desenvolver uma condição médica (p. ex., forte história familiar), a preocupação é claramente excessiva ou desproporcional.
C. Há alto nível de ansiedade com relação à saúde, e o indivíduo é facilmente alarmado a respeito do estado de saúde pessoal.
D. O indivíduo tem comportamentos excessivos relacionados à saúde (p. ex., verificações repetidas do corpo em busca de sinais de doença) ou exibe evitação mal-adaptativa (p. ex., evita consultas médicas e hospitais).
E. Há preocupação relacionada a doença há pelo menos 6 meses, mas a doença específica que é temida pode mudar nesse período.
F. A preocupação relacionada a doença não é mais bem explicada por outro transtorno mental.

Determinar o subtipo: busca de cuidado ou evitação de cuidado.

Adaptada de *Diagnostic and Statistical Manual of Mental Disorders, Fifth Edition* (Copyright 2013). American Psychiatric Association, p. 315.

Tabela 35.5 Critérios diagnósticos do DSM-5 para outro transtorno de sintomas somáticos e transtornos relacionados (TSSTR) especificado e para TSSTR não especificado.

Outro TSSTR especificado

Esta categoria se aplica a apresentações em que predominem sintomas característicos de um TSSTR, causando sofrimento clinicamente significativo ou prejuízo no funcionamento social, profissional ou em outras áreas importantes da vida do indivíduo, embora não satisfaçam todos os critérios para qualquer transtorno na classe diagnóstica de TSSTR.
Exemplos de apresentações que podem ser especificadas usando a designação "outro TSSTR especificado" incluem:

1. Breve transtorno de sintomas somáticos: duração dos sintomas < 6 meses.
2. Breve transtorno de ansiedade de doença: duração dos sintomas < 6 meses.
3. Transtorno de ansiedade de doença sem comportamentos excessivos relacionados à saúde: o critério D para transtorno de ansiedade de doença não é atendido (ver Tabela 35.4).
4. *Pseudociese*: falsa crença de estar grávida associada a sinais objetivos e sintomas relatados de gravidez.

TSSTR não especificado

Essa categoria se aplica a apresentações em que predominem sintomas característicos de um TSSTT, causando sofrimento clinicamente significativo ou prejuízo no funcionamento, embora não satisfaça todos os critérios para qualquer transtorno na classe diagnóstica de TSSTR.

Adaptada de *Diagnostic and Statistical Manual of Mental Disorders, Fifth Edition* (Copyright 2013). American Psychiatric Association, p. 327.

Tabela 35.6 Critérios diagnósticos do DSM-5 para fatores psicológicos que afetam outras condições médicas.

A. Há sintoma ou condição médica (que não seja um transtorno mental).
B. Fatores psicológicos ou comportamentais afetam negativamente a condição médica em uma das seguintes maneiras:
   1. Os fatores influenciaram o curso da condição médica, conforme demonstrado por uma estreita associação temporal entre os fatores psicológicos e o desenvolvimento, a exacerbação ou a demora na recuperação da condição médica.
   2. Os fatores interferem no tratamento da condição médica (p. ex., má adesão).
   3. Os fatores constituem claros riscos adicionais de saúde para o indivíduo.
   4. Os fatores influenciam a fisiopatologia subjacente, precipitando ou agravando os sintomas, ou demandando atenção médica.
C. Os fatores psicológicos e comportamentais do critério B não são mais bem explicados por outro transtorno mental (p. ex., transtorno de pânico, transtorno depressivo maior, transtorno de estresse pós-traumático).

Especificar se: leve, moderado, grave ou extremo.

Adaptada de *Diagnostic and Statistical Manual of Mental Disorders, Fifth Edition* (Copyright 2013). American Psychiatric Association, p. 322.

Com exceção do transtorno de ansiedade de doença, em que há alto nível de ansiedade a respeito da saúde sem sintomas somáticos significativos, e dos fatores psicológicos que afetam outras condições médicas, em que fatores psicológicos e/ou comportamentais afetam negativamente uma condição médica, os TSSTRs são classificados com base em sintomas físicos associados a sofrimento e comprometimento significativos, com ou sem diagnóstico de uma condição médica. Os sintomas formam um *continuum* que pode variar de dor a sintomas neurológicos incapacitantes e geralmente interferem na vida escolar ou doméstica e nos relacionamentos interpessoais.

A maioria dos pacientes com TSSTR é atendida por profissionais da atenção primária ou por subespecialistas pediátricos, que podem fazer diagnósticos específicos da especialidade, como hiperalgesia visceral, síndrome de fadiga crônica, síncope psicogênica ou dor torácica não cardíaca. Mesmo no âmbito da psiquiatria, os TSSTRs são referidos como **transtornos funcionais** ou **psicossomáticos** ou como **sintomas médicos inexplicados**. A heterogeneidade nosológica entre as diversas subespecialidades médicas contribui para os diferentes rótulos diagnósticos. Há sobreposição significativa nos sintomas e na apresentação de pacientes com sintomas somáticos que receberam diferentes diagnósticos de especialidades distintas. Além disso, os TSSTRs compartilham similaridades na etiologia, na fisiopatologia, na neurobiologia, nos mecanismos psicológicos, nas características do paciente, no manejo e na resposta ao tratamento, o que indica um único espectro de transtornos somáticos.

Os profissionais de saúde devem evitar uma abordagem dicotômica segundo a qual a doença tem base física ou psicológica. Ao contrário, o *continuum biocomportamental* caracteriza melhor a enfermidade dentro de um espectro que varia de etiologia predominantemente biológica a etiologia predominantemente psicológica.

EPIDEMIOLOGIA

Entre 10% e 30% das crianças no mundo experimentam sintomas físicos aparentemente inexplicáveis por uma doença física. A prevalência estimada varia muito entre os estudos de acordo com o tipo de sintomas e com a metodologia da pesquisa. A frequência e a heterogeneidade de queixas aumentam com a idade, e os sintomas ocorrem mais frequentemente em meninas do que em meninos.

Muitas crianças com queixas persistentes de dor abdominal se encaixam nos critérios do DSM-5 para transtorno de sintomas somáticos com dor predominante. Cefaleia e dor torácica, nas costas e nos membros são também sintomas de dor que ocorrem com frequência em adolescentes. As taxas de prevalência do transtorno conversivo em adolescentes são de 0,3 a 10%. Crises não epilépticas, perda de consciência e alterações motoras são sintomas conversivos comuns nas mais diversas culturas.

FATORES DE RISCO

Individuais

Temperamento e estilos de enfrentamento

Os sintomas somáticos, como constatado, são mais comuns nas crianças responsáveis, sensíveis, inseguras, introspectivas e ansiosas, e naquelas que se esforçam para o sucesso acadêmico. A somatização também pode ocorrer em crianças que não conseguem verbalizar o desconforto emocional. Os sintomas somáticos são frequentemente vistos como uma forma de defesa psicológica contra a angústia intrapsíquica, fazendo com que a criança evite confrontar ansiedades ou conflitos, um processo chamado de "ganho primário". Os sintomas também podem proporcionar "ganho secundário" se desobrigarem a criança de responsabilidades ou consequências indesejadas.

Comportamento aprendido

As queixas somáticas podem ser reforçadas pela diminuição nas responsabilidades ou nas expectativas das outras pessoas, e pelo recebimento de atenção e compaixão. Muitas crianças podem ter uma patologia prévia subjacente que é, então, reforçada pela atenção dos pais e dos amigos, assim como pela atenção médica adicional na forma de exames e de investigações desnecessários.

Comorbidade psiquiátrica

Há uma associação entre somatização e outras doenças psiquiátricas, em particular transtornos depressivos e de ansiedade. Existe um vínculo familiar entre TSSTR e outros transtornos psiquiátricos (p. ex., taxas mais elevadas de ansiedade e depressão em membros da família).

Doença física na infância

Parece haver uma conexão entre doença física na infância e posterior desenvolvimento de somatização. Muitas crianças com TSSTR têm outras condições clínicas. Um histórico médico (p. ex., acidente, doença viral) pode desencadear o início dos sintomas e levar a recuperação prolongada ou recorrência dos sintomas após a doença ter se amenizado. As crianças que tendem a somatizar podem ser propensas a experimentar sensações somáticas normais como "intensas, nocivas e perturbadoras", situação denominada *amplificação somatossensorial*.

Familiares e ambientais

Reprodução de sintomas

Diversos estudos encontraram evidências de que uma proporção significativa de pacientes com TSSTR tiveram contato recente com pessoas que manifestam queixas e sintomas similares (p. ex., criança com crises não epilépticas que convive com algum parente com transtorno convulsivo).

Reações dos pais

A crença dos pais sobre a significância dos sintomas influencia as queixas que as crianças relatam. Uma queixa somática pode ser aceita ou notada mais facilmente em algumas famílias do que a expressão de emoções fortes (p. ex., ansiedade, medo, raiva). Em tal ambiente, uma criança pode não obter atenção suficiente para sua angústia emocional, mas obtém mais atenção e compaixão pelos sintomas físicos. Vários estudos demonstraram que a superproteção parental prediz a incapacidade funcional da criança, e algumas reações dos pais (p. ex., desencorajar uma atividade, expressar preocupação, oferecer conforto) podem servir inadvertidamente para reforçar e manter os comportamentos patológicos.

Conflitos escolares e familiares

Fatores ambientais externos (p. ex., conflito escolar, mudança na situação familiar) são comuns em crianças com TSSTR. Conflitos escolares comuns incluem *bullying*, começo de ano escolar, medo de falha acadêmica ou participação em atividades escolares extracurriculares. Famílias disfuncionais e negligentes são comuns nesses casos. Mudanças na família, incluindo morte de um parente, nascimento de um irmão, divórcio dos pais, punição com surras e aumento nas discussões entre os pais, foram ligadas aos sintomas somáticos. No entanto, uma minoria significativa com TSSTR não parece ter precipitantes psicossociais óbvios para seus sintomas; nesses casos, não está claro se realmente não há eventos estressores ou se os pacientes evitam ou não conseguem relatá-los.

Trauma

Taxas elevadas de trauma infantil (p. ex., abuso sexual, físico ou emocional) foram encontradas em pacientes com TSSTR, apesar de as taxas de prevalência de trauma variarem muito em diferentes estudos.

Vulnerabilidades genéticas e biológicas

Acredita-se que vulnerabilidades genéticas e biológicas (p. ex., sensibilidade aumentada à dor) contribuem para os TSSTRs. Pesquisas sugerem alguns mecanismos unificadores, incluindo funções aberrantes das vias neurais eferentes, como o sistema nervoso autônomo e o eixo hipotalâmico-hipofisário, e alterações no processamento central de *input* sensorial. A hiperatividade do córtex cingulado anterior tem sido encontrada em pacientes com transtorno conversivo, associada a atividade prejudicada do córtex pré-frontal dorsolateral. Em estudos de dor crônica, incluindo enxaqueca e cefaleia do tipo tensional, parece haver uma perda progressiva da densidade da substância cinzenta nas estruturas cerebrais envolvidas no registro da dor, como córtex somatossensorial, córtex cingulado anterior e ínsula. Além disso, quando há uma expectativa forte de dor, o córtex insular anterior é ativado na proporção dessa expectativa.

AVALIAÇÃO

A maioria das crianças com TSSTR se consulta mais com pediatras do que com profissionais de saúde mental. É importante que os profissionais de pediatria realizem seu diagnóstico com base em sintomas e sinais positivos (sintomas somáticos de angústia com pensamentos, sentimentos e comportamentos anormais em resposta a esses sintomas), e não pela falta de explicação clínica. Para isso, em caso de suspeita de transtorno, a avaliação deve incluir os âmbitos biológico, psicológico, social e do desenvolvimento, tanto separadamente quanto em conjunto. É indicada uma abordagem integrada na qual tanto o pediatra quanto profissionais de saúde mental estejam envolvidos na avaliação, no manejo e no tratamento.

Clínica

A ocorrência de doença física não exclui a possibilidade de haver somatização significativa no quadro da criança. Os sintomas somáticos que surgem precocemente no curso da doença e que podem ser atribuídos diretamente a uma doença física específica (p. ex., doença respiratória aguda) podem evoluir para sintomas com base psicológica, particularmente em situações nas quais a criança possa obter benefícios adotando o papel de doente. Os sintomas somáticos também podem ocorrer em maior intensidade do que o esperado de uma doença física existente. Os achados físicos podem ser secundários aos efeitos do transtorno de sintomas somáticos, especialmente quando são crônicos ou graves (p. ex., descondicionamento, atrofia por desuso e contratura por imobilização prolongada, deficiência nutricional, gastroparesia e constipação intestinal decorrente de ingestão oral deficiente crônica).

Um acompanhamento clínico abrangente, que vise descartar uma doença física grave, também deve ter o cuidado de evitar os riscos de exames e procedimentos desnecessários e potencialmente prejudiciais. O exame físico pode evidenciar que os sintomas da criança mudam em diferentes contextos, são anatomicamente inconsistentes e são excessivos em relação aos achados físicos.

Psicossocial

Se houver suspeita de somatização, deve ser precocemente incluída a consulta de saúde mental no acompanhamento diagnóstico. A razão para a consulta deve ser cuidadosamente explicada à família para evitar a percepção de que os sintomas da criança não estão sendo levados a sério pela equipe pediátrica ("coisa da cabeça dela"). Deve ser explicado que um acompanhamento completo envolve a avaliação geral tanto física quanto psicológica da criança, e que a consulta psiquiátrica pode ajudar a compreender a origem das angústias da criança, o que as perpetua e quais tratamentos podem ser mais efetivos.

A avaliação de saúde mental deve incluir uma análise cuidadosa dos estressores psicológicos e sociais e dos fatores de risco, incluindo um profundo histórico clínico e psiquiátrico da família. A natureza dos sintomas físicos atuais e qualquer histórico de episódios anteriores de sintomas somáticos devem ser incluídos na avaliação, além do desempenho emocional, social e acadêmico da criança; estratégias de enfrentamento; e relações familiares. A avaliação deve fornecer à equipe clínica uma explicação biopsicossocial dos sintomas da criança de modo a direcionar o plano de tratamento.

Diagnóstico diferencial

O principal diagnóstico diferencial do TSSTR é uma doença física. Entretanto, é importante observar que essas condições não são mutuamente excludentes e frequentemente coexistem. Transtornos de humor e ansiedade costumam cursar com sintomas físicos que tendem a remeter ao tratamento de sintomas primários de humor e ansiedade, e que parecem distintos das queixas físicas observadas nos TSSTRs. As síndromes de dor crônica podem ser causadas por fibromialgia e neuropatia das pequenas fibras autonômicas.

MANEJO

Além das avaliações clínica e psicossocial, deve ser feita uma reunião multiprofissional da equipe pediátrica e de saúde mental para revisar as avaliações e os testes de cada especialidade e discutir as impressões diagnósticas e as recomendações de tratamento. Isso deve ocorrer para garantir um consenso sobre o diagnóstico e o plano de tratamento, e para facilitar a comunicação adequada e consistente entre todos os cuidadores.

Uma reunião com a família deve ocorrer após a reunião da equipe a fim de transmitir as impressões diagnósticas e as recomendações de tratamento ao paciente e seus familiares. Pediatras e profissionais de saúde mental devem, juntos, comunicar o diagnóstico (ou diagnósticos) de modo que a família possa compreender o quadro a partir de uma abordagem biopsicossocial abrangente. Os achados clínicos e psicossociais devem ser reconhecidos e discutidos.

Pacientes com TSSTR e seus familiares costumam acreditar em uma causa médica primária para os sintomas, e frequentemente há resistência às contribuições psicossociais. Após investigações médicas completas que não possibilitem quaisquer resultados unificadores, rotular os sintomas como "psiquiátricos" pode minimizar a busca pela causa e desviar a atenção para o funcionamento familiar, fazendo com que a criança e os pais se sintam culpados pelos sintomas. A equipe deve ajudar a família a compreender a conexão mente-corpo e a voltar adequadamente sua atenção para a melhoria das relações familiares. Deve-se orientar a família sobre os benefícios do tratamento e os riscos da falta de tratamento durante as etapas do processo terapêutico.

Tratamento

Deve-se aplicar um modelo integrado de reabilitação multiprofissional ao tratamento, que, em vez de buscar a cura para os sintomas, enfatizará um retorno ao funcionamento adaptativo normal. Isso inclui aumento de atividades da vida diária, melhora na nutrição e na mobilidade, retorno à escola e socialização com os colegas.

A terapia cognitivo-comportamental (TCC) é a intervenção baseada em evidências mais recomendada. As intervenções da TCC modificam a experiência dos sintomas (incluindo a percepção da dor) e corrigem anormalidades do sistema nervoso central que estão associadas ao dano funcional. As técnicas de TCC (p. ex., treinamento de relaxamento, resposta biológica, hipnose) podem ser utilizadas para ensinar aos pacientes o controle que eles podem ter sobre certos processos fisiológicos, como a atividade do sistema autônomo. A reestruturação cognitiva é efetiva em identificar e alterar os pensamentos disfuncionais, considerando os sintomas e suas implicações ao funcionamento. Tratamentos que encorajem estratégias de enfrentamento ativas e expressão e modulação emocionais, e que limitem a confiança do paciente ao apoio emocional fornecido pelos pais, são úteis para amenizar os sintomas e melhorar o funcionamento. Modificar os padrões de reação de pais superprotetores e potencialmente reforçadores (p. ex., que permitem que a criança durma tarde ou não vá à escola em resposta aos sintomas) ajuda a diminuir a incapacidade.

O tratamento psicofarmacológico pode ser considerado quando ocorrem outras comorbidades psiquiátricas, especialmente transtornos depressivos e de ansiedade. Uma combinação de farmacoterapia, fisioterapia e intervenções psicológicas nos programas de manejo multicomponentes tem demonstrado ser efetiva.

Local de tratamento

A maioria dos pacientes pode ser tratada no ambiente ambulatorial com acompanhamento apropriado de saúde mental. Visitas agendadas de acompanhamento com o mesmo profissional de saúde são importantes para manter a aliança e o investimento no tratamento, evitar muitas consultas a diferentes médicos e evitar exames e procedimentos invasivos e desnecessários.

Por causa da natureza dos sintomas, a maioria dos pacientes com TSSTR não procura o atendimento de saúde mental para suas queixas físicas, e somente pacientes que demonstrem sintomas emocionais proeminentes ou que apresentem um transtorno mental concomitante são encaminhados a serviços de saúde mental. Os especialistas pediatras tratam as síndromes somáticas de "sua própria" especialidade, como consequência natural do grande número de pacientes com esse transtorno que têm se apresentado em suas clínicas. O manejo nessas clínicas costuma ser monoprofissional, e os tratamentos e as intervenções são baseados principalmente em medicamentos. A existência de várias clínicas especializadas em determinada síndrome perpetua a abordagem isolada do TSSTR e pode reforçar um cuidado fragmentado, em vez de investir em um modelo mais integrado. Embora as clínicas especializadas desempenhem um papel importante na provisão de especialistas necessários na avaliação dos pacientes, muitas vezes não estão preparadas para o manejo daqueles que apresentem sintomas envolvendo sistemas de múltiplos órgãos. Esses pacientes podem frequentar várias clínicas ao mesmo tempo e receber vários tratamentos paralelos e descoordenados.

Está comprovado que um **modelo domiciliar de tratamento** com médicos de saúde mental trabalhando em colaboração com pediatras e/ou diferentes especialistas pediátricos é a abordagem mais adequada para pacientes com TSSTR. A integração dos serviços pediátricos e de saúde mental melhora a comunicação, diminui a fragmentação do tratamento e é uma alternativa ao estigma e à resistência que algumas famílias possam apresentar em relação às clínicas de saúde mental. Um programa de tratamento com serviços multiprofissionais abrangentes e TCC mostrou benefícios imediatos e clinicamente relevantes, que foram sustentados em 1 ano de acompanhamento em um ensaio controlado randomizado.

Pacientes com dano funcional profundo e difuso provavelmente precisarão de um tratamento psiquiátrico mais intensivo (p. ex., programa hospitalar médico-psiquiátrico ou unidade de internação). Os programas multiprofissionais de reabilitação com internação têm muito a oferecer a esses pacientes, já que se voltam tanto para a recuperação física quanto para a psicológica. As famílias sentem-se tranquilas em saber que uma equipe multiprofissional pode continuar a monitorar os sintomas, garantindo, portanto, que quaisquer diagnósticos despercebidos sejam rapidamente reconhecidos.

Crianças com comprometimento significativo costumam perder muitas aulas; a comunicação com a escola geralmente é crucial para auxiliar uma reintegração bem-sucedida e melhorar o funcionamento do paciente como um todo. Além das discussões com o orientador escolar e a enfermeira, pode-se escrever uma carta para a escola fornecendo orientações e abordagens recomendadas para os sintomas do paciente. Essas intervenções podem ser formalizadas com a colaboração da escola, da família e da equipe médica para atender às necessidades da criança, seja na educação regular, seja na educação especial. É recomendada a comunicação contínua entre a escola e o profissional de saúde para o monitoramento de sintomas posteriores.

A bibliografia está disponível no GEN-io.

Capítulo 36
Ruminação e Pica

36.1 Transtorno de Ruminação

Chase B. Samsel, Heather J. Walter e David R. DeMaso

Os **transtornos de ruminação** consistem na repetida regurgitação de alimentos, na qual o alimento regurgitado é remastigado, ingerido de novo ou cuspido, por um período de pelo menos 1 mês após um período de funcionamento normal. A regurgitação é tipicamente frequente e diária; não ocorre durante o sono. Não é causada por doença gastrintestinal ou por outras condições médicas (p. ex., refluxo gastrintestinal, estenose pilórica). Não ocorre exclusivamente durante anorexia nervosa, bulimia nervosa, transtorno de compulsão alimentar ou transtorno de evitação ou restrição de ingestão alimentar. Se o sintoma ocorre no contexto de um transtorno de desenvolvimento intelectual ou outro transtorno de neurodesenvolvimento, o sintoma pode se tornar suficientemente grave a ponto de precisar de atenção clínica adicional.

Perda de peso e insuficiência para atingir o peso esperado são características comuns em recém-nascidos com transtorno de ruminação. Os recém-nascidos podem manifestar uma posição característica de esforço, arqueando as costas com a cabeça virada para trás, fazendo movimentos de sucção com a língua. Neles, assim como em indivíduos mais idosos com déficit intelectual, o comportamento de ruminação pode estar relacionado com a função de autorrelaxamento ou de autoestimulação. A má nutrição poderá ocorrer em crianças maiores e em adultos, especialmente se a regurgitação estiver associada à ingestão restrita de alimentos (que pode ser atribuída ao ato de evitar a regurgitação diante de pessoas). Elas podem tentar esconder o comportamento de regurgitação e evitar comer junto com outras pessoas.

EPIDEMIOLOGIA

Originalmente pensado como um transtorno predominantemente observado em recém-nascidos e naqueles com déficit intelectual, o transtorno de ruminação também tem sido reconhecido em indivíduos saudáveis no decorrer da vida, e pode ser subestimado em adolescentes. Em crianças saudáveis, o transtorno de ruminação aparece tipicamente no primeiro ano de vida, geralmente entre 3 e 12 meses de idade. O transtorno pode ter um curso episódico ou pode ocorrer continuamente até que o tratamento seja iniciado. Em recém-nascidos, o transtorno frequentemente diminui de modo espontâneo, mas pode ser que seja prolongado com má nutrição problemática e, inclusive, fatal. Complicações adicionais relacionadas aos efeitos secundários da má nutrição incluem atraso no crescimento e efeitos negativos no desenvolvimento e no potencial de aprendizado.

ETIOLOGIA E DIAGNÓSTICO DIFERENCIAL

Os fatores de risco do transtorno de ruminação em recém-nascidos e crianças pequenas incluem: uma relação conturbada com as pessoas responsáveis pelas crianças, falta de um ambiente adequadamente estimulante, negligência, situações estressantes de vida, comportamento aprendido reforçado por sensações agradáveis, distração decorrente de emoções negativas e reforço inadvertido (atenção) dos principais responsáveis pela criança. Os fatores de risco para o transtorno de ruminação em adolescentes incluem os mesmos fatores da primeira infância juntamente com o gênero feminino e comorbidade de sintomas ansiosos e depressivos. O diagnóstico diferencial inclui: anomalias congênitas do sistema gastrintestinal, estenose pilórica, síndrome de Sandifer, gastroparesia, hérnia de hiato, aumento da pressão intracraniana, tumores diencefálicos, insuficiência adrenal e erros congênitos de metabolismo. Crianças maiores e adultos com anorexia nervosa ou bulimia nervosa podem também se empenhar na regurgitação devido a problemas relacionados ao ganho de peso. O diagnóstico de transtorno de ruminação é apenas apropriado quando a gravidade do distúrbio excede aquilo que rotineiramente está associado a uma doença física simultânea ou transtorno mental.

TRATAMENTO

O primeiro passo no tratamento começa com uma análise comportamental para determinar se o transtorno serve como um objetivo de autoestimulação e/ou é socialmente motivado. O comportamento pode começar como uma autoestimulação, mas que subsequentemente se torna reforçado e mantido pela atenção social dada a ele próprio. O foco central do tratamento comportamental é reforçar o comportamento alimentar correto, enquanto se minimiza a atenção à ruminação. A respiração diafragmática e o hábito de mascar chiclete pós-prandial, quando usados como uma reação concorrente, têm se mostrado úteis. As técnicas de **condicionamento aversivo** (p. ex., retirar a atenção positiva, introduzindo sabores amargos/azedos quando se está ruminando) devem ser consideradas quando a saúde da criança está comprometida, mas podem ser mais úteis e adequadas em adolescentes. Técnicas adicionais que têm se revelado úteis em adolescentes incluem remastigar toda a ruminação, o uso de intenção paradoxal e testes alimentares orientados e progressivos.

O êxito do tratamento comportamental requer que os responsáveis pela criança se envolvam na intervenção. Os responsáveis precisam de aprendizado e aconselhamento para que reajam de forma adaptativa ao comportamento da criança, bem como alterem quaisquer reações inadequadas. Não há evidência atual que suporte uma intervenção psicofarmacológica para o transtorno de ruminação. Em casos mais graves ou intratáveis (p. ex., desidratação grave, má-nutrição), pode ser necessário recorrer a um programa de tratamento médico-comportamental integrado e intensivo em uma unidade médica ou de tratamento médico-psiquiátrico.

A bibliografia está disponível no GEN-io.

36.2 Pica

Chase B. Samsel, Heather J. Walter e David R. DeMaso

A **pica** consiste na ingestão persistente de substâncias não nutritivas e não alimentares (p. ex., papel, sabão, gesso, carvão, lã, cinzas, tinta, terra) durante um período de pelo menos 1 mês. O hábito alimentar é inadequado para o nível de desenvolvimento (p. ex., o contato normal de objetos com a boca dos bebês e crianças pequenas provando-os) e, portanto, a idade mínima de 2 anos é sugestiva. O hábito alimentar também não é parte de uma prática normativa apoiada cultural ou socialmente. Um diagnóstico de pica pode ser atribuído na presença de qualquer outro tipo de transtorno alimentar ou de nutrição.

EPIDEMIOLOGIA

A pica pode ocorrer ao longo da vida, mas surge de forma mais frequente na infância. Parece ser mais comum naqueles com déficit intelectual e transtornos do espectro autista e, em menor grau, nos casos de transtornos obsessivo-compulsivos e esquizofrênicos. A prevalência de pica não é clara, embora pareça aumentar com a gravidade de uma deficiência intelectual. Geralmente, remete à infância, mas pode continuar na adolescência e na fase adulta. A **geofagia** (comer terra) está associada à gestação e não é vista como anormal em algumas culturas (p. ex., sociedades rurais e pré-industriais em partes da África e da Índia). As crianças com pica estão em risco elevado de intoxicação por chumbo, anemia por deficiência de ferro, problemas mecânicos no intestino, obstrução intestinal, perfurações intestinais, lesão dentária e infecções parasíticas. A pica pode ser fatal dependendo das substâncias ingeridas.

ETIOLOGIA E DIAGNÓSTICO DIFERENCIAL

Foram propostas várias etiologias, embora estas não tenham sido comprovadas, variando de causas psicossociais até físicas. Entre elas, incluem-se: deficiências nutricionais (p. ex., ferro, zinco, cálcio), fatores socioeconômicos de baixo nível (p. ex., exposição à tinta com chumbo), abuso infantil e negligência, desorganização familiar (p. ex., supervisão negligenciada), transtorno mental, comportamento adquirido, transtorno bioquímico subjacente (mas indeterminado) e fatores culturais e familiares. O diagnóstico diferencial inclui anorexia nervosa, transtorno factício e autolesão não suicida em transtornos de personalidade. Dever-se-á realizar um diagnóstico separado de pica somente se o hábito alimentar for suficientemente grave, a ponto de que justifique atenção clínica adicional.

TRATAMENTO

As abordagens comportamentais, sociais e médicas combinadas são geralmente indicadas para a pica. A avaliação para negligência e supervisão familiar combinada com exame psiquiátrico para transtornos mentais concomitantes e atraso de desenvolvimento são importantes para se chegar a uma estratégia eficaz de intervenção no caso de pica. As intervenções comportamentais, especialmente a análise comportamental aplicada a pacientes com déficit intelectual ou transtornos do espectro autista, são cada vez mais consideradas como úteis. A sequela relacionada a um item ingerido requer tratamento específico (p. ex., toxicidade de chumbo, anemia por deficiência de ferro, infestação parasítica). A ingestão de cabelo requer intervenção médica ou cirúrgica para um bezoar gástrico.

A bibliografia está disponível no GEN-io.

Capítulo 37

Transtornos Motores e Hábitos

Collen A. Ryan, Heather J. Walter e David R. DeMaso

Os transtornos motores estão inter-relacionados com sintomas psiquiátricos caracterizados por movimentos motores anormais e fenômenos associados. No *Manual Diagnóstico e Estatístico de Transtornos Mentais,* 5ª edição (DMS-5), os **transtornos motores** incluem tiques, movimentos estereotipados e problemas no desenvolvimento da coordenação. Os **transtornos de tiques** (síndrome de Tourette, tique vocal ou motor crônicos, tique transitório, outro tique especificado/não especificado) e o **transtorno do movimento estereotipado** são abordados neste capítulo, junto com os hábitos. Embora não sejam transtornos motores do DMS-5, os **hábitos** se manifestam como comportamentos motores repetitivos e frequentemente problemáticos (p. ex., chupar o dedo, ranger os dentes).

37.1 Transtornos de Tique

Colleen A. Ryan, Heather J. Walter e David R. DeMaso

O **Transtorno de Tourette (TT), o transtorno de tique motor ou vocal persistente (TTP) (crônico)** e os **transtornos de tique transitórios** são caracterizados por tiques motores e/ou vocal/fonético involuntários, rápidos, repetitivos, únicos ou múltiplos que aumentam e diminuem com frequência, mas que persistem por 1 ano desde sua primeira manifestação (< 1 ano para o transtorno de tique transitório) (Tabela 37.1). O TTP se diferencia do TT por sua limitação em relação aos tiques vocais ou motores (não ambos), ao passo que o TT apresenta ambos os tiques, motor e vocal, em algum momento da doença (embora não necessariamente de forma simultânea). Os transtornos de tique seguem uma ordem hierárquica (p. ex., TT seguido por TTP, seguido pelo transtorno de tique transitório) de modo que, quando um transtorno de tique é diagnosticado em um determinado nível de hierarquia, não se pode chegar a um diagnóstico de hierarquia inferior. **Outros transtornos de tique específicos/não específicos** são quadros

Tabela 37.1 Critérios de diagnóstico do DSM-5 para transtornos de tique.

Observação: Um tique é um movimento motor ou uma vocalização repentina, rápida, recorrente, não rítmica.

TRANSTORNO DE TOURETTE

A. Tiques motores múltiplos e um ou mais tiques vocais, ambos têm estado presentes em algum momento durante o transtorno, embora não necessariamente de forma simultânea.
B. A frequência dos tiques pode aumentar e diminuir, mas tem persistido por > 1 ano desde o primeiro surgimento do tique.
C. O surgimento ocorre antes dos 18 anos de idade.
D. O distúrbio não é atribuível aos efeitos fisiológicos de uma substância (p. ex., cocaína) ou à outra condição médica (p. ex., doença de Huntington, encefalite pós-viral).

TRANSTORNO DE TIQUE MOTOR OU VOCAL PERSISTENTE (CRÔNICO)

A. Os tiques motores ou vocais únicos ou múltiplos têm estado presentes durante a doença, mas não ambos, motores e vocais.
B. A frequência dos tiques pode aumentar ou diminuir, mas tem persistido por > 1 ano desde o primeiro surgimento do tique.
C. O surgimento ocorre antes dos 18 anos de idade.
D. O distúrbio não é atribuível aos efeitos fisiológicos de uma substância (p. ex., cocaína) ou à outra condição médica (p. ex., doença de Huntington, encefalite pós-viral).
E. Os critérios nunca foram atendidos para a doença de Tourette.

Especifique se:
Somente com tiques motores
Somente com tiques vocais

TRANSTORNO DE TIQUE TRANSITÓRIO

A. Tiques motores e/ou vocais únicos ou múltiplos.
B. Os tiques têm estado presentes por < 1 ano desde o primeiro surgimento do tique.
C. Surgimento ocorre antes dos 18 anos de idade.
D. O distúrbio não é atribuível aos efeitos fisiológicos de uma substância (p. ex., cocaína) ou à outra condição médica (p. ex., doença de Huntington, encefalite pós-viral).
E. Os critérios nunca foram atendidos para a doença de Tourette ou para o transtorno de tique motor ou vocal persistente (crônico).

Adaptado do *Diagnostic and Statistical Manual of Mental Disorders, Fifth Edition* (Copyright 2013). American Psychiatric Association, p. 81.

nos quais sintomas característicos de um transtorno de tique podem causar desconforto significativo ou deficiência predominante, mas que não se enquadram em todos os critérios de um tique ou de outro transtorno de desenvolvimento neurológico.

DESCRIÇÃO

Os **tiques** são movimentos ou vocalizações repentinas, rápidas, recorrentes e não rítmicas. Os *tiques motores únicos* (p. ex., piscar os olhos, torcer o pescoço, contrair os ombros, esticar as extremidades) são movimentos rápidos, breves, e que envolvem um ou vários grupos musculares. Os *tiques motores complexos* envolvem movimentos produzidos sequencialmente e/ou simultaneamente, relativamente coordenados, e que podem parecer intencionais (p. ex., pentear as franjas do cabelo de outra pessoa para trás, bater o pé, imitar o movimento de outras pessoas [**ecopraxia**], ou fazer gesto sexual ou obsceno [**copropraxia**]). Já os *Tiques vocais únicos* (p. ex., limpar a garganta, fungar, tossir) são sons e ruídos solitários e sem sentido. E os *tiques vocais complexos* envolvem palavras ou pronunciamentos reconhecíveis (p. ex., palavras parciais [sílabas], palavras fora do contexto, coprolalia [obscenidades ou insultos], **palilalia** [repetir os próprios sons ou palavras] ou **ecolalia** [repetir a última palavra ou frase ouvida]).

Os fenômenos sensoriais (urgências premonitórias) que precedem ou desencadeiam a necessidade do tique têm sido descritos. Indivíduos com tiques conseguem contê-los por períodos variados de tempo, especialmente quando demandas externas exercem suas influências, quando estão profundamente envolvidos em uma tarefa ou atividade que exige foco ou durante o sono. Os tiques são frequentemente sugestíveis e pioram com ansiedade, excitação e exaustão. Os pais têm descrito um aumento de frequência dos tiques no final do dia. As pesquisas não têm revelado que o controle volitivo dos tiques leva a uma recuperação deste.

EVOLUÇÃO CLÍNICA

O início dos tiques surge tipicamente entre 4 e 6 anos de idade. A frequência dos tiques tende a aumentar e diminuir, com o pico da gravidade ocorrendo entre 10 e 12 anos de idade, e uma atenuação acentuada da gravidade entre 18 e 20 anos de idade, na maioria dos indivíduos (65%). Uma pequena porcentagem sofrerá uma piora dos tiques na fase adulta. O surgimento de tiques na fase adulta é muito raro e geralmente está associado à exposição a drogas ou a lesões no sistema nervoso central. Os tiques se manifestam de forma similar em todas as faixas etárias, e as alterações nos grupos musculares afetados e vocalizações ocorrem no decorrer do tempo. Alguns indivíduos podem manifestar períodos de semanas ou meses livres do tique.

EPIDEMIOLOGIA

As taxas de prevalência para todos os tiques variam de 6 a 18% para meninos e 3 a 11% para meninas, com a taxa de TT sozinha estimada em 0,8%. Em geral, o TTP/TT tem uma predominância masculina com uma proporção de gênero que varia de 2:1 a 4:1. A evidência apoia taxas mais elevadas em jovens brancos, em comparação com jovens negros ou latino-americanos.

DIAGNÓSTICO DIFERENCIAL

O diagnóstico diferencial inclui movimentos repetitivos na infância (Tabela 37.2). Os tiques podem ser difíceis de ser diferenciados de **estereotipias**. Embora estas possam se assemelhar aos tiques, são tipicamente movimentos rítmicos e não demonstram alteração na localização corporal ou algum tipo de movimento no decorrer do tempo típico dos tiques. As **compulsões**, por sua vez, podem ser difíceis de ser diferenciadas dos tiques quando se trata de tiques com necessidades premonitórias. Os tiques devem ser diferenciados de uma variedade de transtornos de desenvolvimento e movimento benigno (p. ex., torcicolo paroxístico benigno, síndrome de Sandifer, hiperexcitabilidade de recém-nascidos, ataques de tremedeira). Além disso, os tiques podem se apresentar em várias doenças neurológicas (p. ex., doença de Wilson, neuroacantocitose, síndrome de Huntington e várias lesões cerebrais subcorticais frontais), mas é raro que sejam as únicas manifestações desses distúrbios.

Indivíduos com quadro de tiques no contexto de função motora ou cognitiva deteriorando devem ser encaminhados para a avaliação neurológica. Substâncias/medicamentos relatados que pioraram os tiques incluem inibidores seletivos de receptação de serotonina (SSRI,

Tabela 37.2 Movimentos repetitivos da infância.

MOVIMENTO	DESCRIÇÃO	TRANSTORNOS TÍPICOS QUANDO PRESENTES
Tiques	Movimento motor ou vocalização repentina, rápida, recorrente, não rítmica, estereotipada	Tiques transitórios, síndrome de Tourette, transtorno de tique persistente
Distonia	Contrações musculares involuntárias, mantidas ou intermitentes, que causam movimentos repetitivos e de torções, posturas anormais, ou ambos	Gene *DYT1*, doença de Wilson, distonia mioclônica, sintomas extrapiramidais causados por agentes bloqueadores de dopamina
Coreia	Movimentos involuntários, aleatórios, rápidos, bruscos, com maior frequência nas extremidades proximais, que fluem de articulação para articulação. Os movimentos são abruptos, não repetitivos e arrítmicos, têm frequência e intensidade variáveis	Coreia de Sydenham, coreia de Huntington
Estereotipias	Movimentos ou padrões estereotipados, rítmicos e repetitivos de fala, com falta de variação no decorrer do tempo	Autismo, transtorno de movimentos estereotipados, déficit intelectual
Compulsões	Uma atividade ou exercício mental repetitivo, excessivo e desnecessário que a pessoa realiza na tentativa de evitar aflição ou preocupação	Transtorno obsessivo compulsivo, anorexia, transtorno dismórfico corporal, tricotilomania, transtorno de escoriação
Mioclonia	Espasmos musculares involuntários como choques que podem afetar uma única região do corpo, um lado do corpo ou o corpo inteiro; pode ocorrer como um único espasmo ou de modo repetitivo	Soluços, espasmos hípnicos, síndrome de Lennox-Gastaut, epilepsia mioclônica juvenil, encefalopatias mitocondriais, distúrbios metabólicos
Acatisia	Sensações desagradáveis de inquietação "interna", geralmente desencadeando movimentos em um esforço de reduzir essas sensações	Efeitos adversos extrapiramidais de agentes bloqueadores de dopamina; ansiedade
Comportamentos volitivos	Comportamentos que podem ser impulsivos ou causados pelo tédio, tais como cutucar os colegas ou fazer ruídos (ruídos de animais)	Transtorno de déficit de atenção/hiperatividade, transtorno desafiador opositivo, transtornos de integração sensorial

Adaptada de Murphy TK, Lewin AB, Storch EA *et al.*: Practice parameter for the assessment and treatment of children and adolescents with chronic tic disorders, *J Am Acad Child Adolesc Psychiatry* 52(12):1341-1359, 2013.

do inglês *selective serotonin reuptake inhibitors*), lamotrigina e cocaína. Se os tiques se desenvolvem em relação temporal próxima a do uso de uma substância ou medicamento, e então diminuem quando a substância é descontinuada, é possível que haja uma relação causal. Embora se trate de uma preocupação clínica duradoura, estudos controlados não fornecem evidência de que os estimulantes geralmente aumentem os tiques.

COMORBIDADES

Os transtornos psiquiátricos comórbidos são comuns, em geral com o paciente e a família considerando a condição associada como sendo mais problemática que os tiques. Há uma associação bidirecional entre o TTP/TT (especialmente o TT) e o transtorno obsessivo compulsivo (TOC), com 20 a 60% dos pacientes relatando tiques (Figura 37.1). O transtorno do déficit de atenção com hiperatividade (TDAH) ocorre em aproximadamente 50% de todos os TTP/TT na infância, mas estimativas com base em pacientes encaminhados clinicamente sugerem taxas muito mais elevadas (60 a 80%). O TTP/TT geralmente vem acompanhado de problemas comportamentais que incluem baixa tolerância à frustração, explosões de raiva e desafiador oposicional. Deficiências de aprendizagem foram encontradas em > 20% desses pacientes. Foram observadas também ansiedade e depressão simultâneas. Alguns pacientes com TTP/TT manifestarão sintomas de transtorno do espectro autista (TEA); é importante que se faça uma avaliação minuciosa para determinar qual transtorno é o primário.

ETIOLOGIA

Os tiques são supostamente o resultado de disfunções nos circuitos cortico-estriatal-tálamo-corticais nos gânglios da base, corpo estriado e lobos frontais associados a anomalias nos sistemas neurotransmissores de dopamina, serotonina e norepinefrina. A predominância no sexo masculino de TTP/TT pode ser atribuída a influências dos hormônios sexuais no desenvolvimento neurológico desses circuitos motores, como é refletido pelos efeitos de antiandrogênicos no tratamento de TT.

Estudos conduzidos com familiares sugerem um risco 10 a 100 vezes maior de TTP/TT entre os parentes de primeiro grau, comparado com as taxas da população em geral. Estudos realizados com gêmeos também corroboram uma ligação genética, com cerca de 80% de gêmeos monozigóticos e 30% de gêmeos dizigóticos mostrando concordância com TTP/TT. Estudos de ligação não paramétrica e associação de genes candidatos não têm identificado suscetibilidade genética ao TTP/TT.

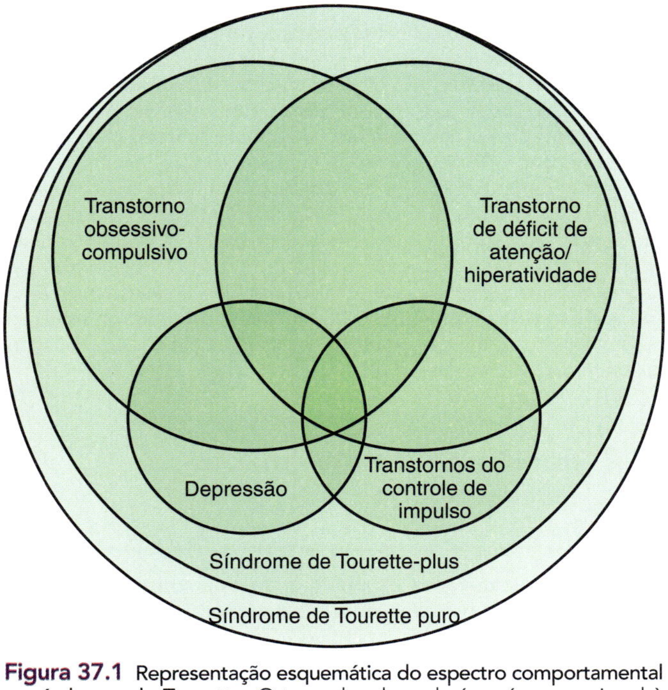

Figura 37.1 **Representação esquemática do espectro comportamental na síndrome de Tourette.** O tamanho de cada área é proporcional à prevalência estimada dos sintomas; a intensidade da cor ao fundo é proporcional à complexidade do quadro clínico. (*De Cavanna AE, Seri S: Tourette's syndrome.* BMJ *347:f4964, 2013*).

Cogitou-se a hipótese de que mecanismos mediadores de autoimunidade desempenhem um papel etiológico potencial em alguns transtornos de tiques. A designação de **transtornos neuropsiquiátricos autoimunes associados a infecções estreptocócicas (PANDAS**, do inglês ***pediatric autoimmune neuropsychiatric disorder associated with streptococcal infection***) vem sendo utilizada para descrever casos de início agudo de TOC e/ou tiques na infância após uma infecção estreptocócica. Assim como a ***síndrome neuropsiquiátrica pediátrica de início agudo*** (**PANS**, do inglês ***pediatric acute-onset neuropsychiatric syndrome***) vem sendo utilizada para descrever um subtipo de início agudo de TOC na infância (os tiques não são uma característica requerida), no qual uma ligação a uma infecção estreptocócica prévia não é evidente, sugerindo que outros agentes infecciosos possam também ser responsáveis. Além do diagnóstico de TOC e tiques, foi relatado que as crianças com PANS/PANDAS manifestam sintomas de ansiedade de separação, pesadelos, mudanças de personalidade, comportamentos desafiadores opositores e deterioração na habilidade com matemática e caligrafia. Embora alguns estudos sugiram que um histórico prévio de infecções possa aumentar o risco de desenvolvimento do transtorno de tique, isso continua sendo controverso.

Por último, cogitou-se a hipótese de que o estresse pré-mórbido aja como um agente sensibilizador na patogênese do TT entre indivíduos suscetíveis, ao afetar os sistemas biológicos reagentes ao estresse, tais como o eixo adrenal-hipotalâmico-hipofisário.

SEQUELA

Muitos indivíduos com tiques leves a moderados expressam mínimo ou nenhum transtorno ou distúrbio funcional e, inclusive, podem não estar cientes de seus tiques. Mesmo os indivíduos com tiques moderados a graves podem sofrer de um mínimo distúrbio funcional, como também pode, nesses casos, ocorrer distúrbio psicológico. Ocasionalmente, a presença de tiques pode levar ao isolamento social, à vitimização social ou à incapacidade de trabalhar ou de frequentar a escola, ou ainda prejudicar a qualidade de vida.

TRIAGEM

Os pediatras devem fazer o exame de rotina dos movimentos e vocalizações incomuns. Como complemento da triagem verbal, as escalas de classificação de sintomas em larga escala, tais como o *Inventário de Comportamentos de Infância e Adolescência (CBCL*, do inglês *Child Behavior Checklist)* e o *Swanson, Nolan, and Pelham (SNAP)*, incluem questões específicas. Geralmente as famílias não sabem que fungar, tossir ou piscar os olhos com frequência são sinais indicativos de tiques, atribuindo esses comportamentos a problemas médicos (p. ex., alergias, problemas visuais). Uma avaliação cuidadosa da periodicidade, dos desencadeamentos e das características específicas pode diferenciar os tiques de outros tipos de problemas médicos. Caso seja difícil fazer a diferenciação, deve-se garantir o encaminhamento para um especialista pediátrico no sistema afetado.

AVALIAÇÃO

Caso a triagem indique a presença de um transtorno de tique, deve-se dar prosseguimento a uma avaliação mais abrangente, incluindo a idade no início do transtorno, os tipos de tiques, suas frequências, fatores atenuantes e agravantes e um histórico familiar de tiques. As escalas de classificação de sintomas específicos para tiques (p. ex., o MOVES [*Motor Tic, Obsessions and Compulsions, Vocal Tic Evaluation Survey*], *Tic Self Report Scale, Tourette's Disorder Scale, Parent Tic Questionnaire* [PTQ] e o *Child Tourette's Disorder Impairment Scale-Parent Version*) podem complementar a avaliação. Para a escala de gravidade do tique, os instrumentos mais comuns usados são a *Escala Global de Gravidade de Tiques de Yale* (YGTSS, do inglês *Yale Global Tic Severity Scale*), a *Escala de Gravidade da Síndrome de Tourette* (TSSS, do inglês *Tourette Syndrome Severity Scale*) e a *Escala Global de Gravidade da Síndrome de Tourette* (TSGS, do inglês *Tourette Syndrome Global Scale*).

Deve-se considerar um exame médico para o surgimento de novos tiques, especialmente com quadros caracterizados por início repentino, atípicos ou anomalias do estado mental. Deve-se também levar em conta os exames laboratoriais básicos (hemograma, controle da função renal/hepática, controle da tireoide e da ferritina junto com exame de urina de adolescentes para detectar consumo de drogas). Para novo início repentino ou exacerbação grave do sintoma, os profissionais pediátricos devem avaliar a presença de uma infecção aguda simultânea (p. ex., cultura, testes virais rápidos). A eletroencefalografia e o exame por imagem do cérebro não são rotineiramente recomendados e devem ser reservados para pacientes com outros achados neurológicos que possam sugerir uma síndrome encefálica autoimune (encefalite límbica). Os transtornos psiquiátricos comórbidos (p. ex., TOC, TDAH, TEA) devem ser investigados.

TRATAMENTO

A decisão de tratar os tiques é feita com a criança e a família baseada no nível da deficiência e do desconforto causados pelos tiques. Caso os tiques sejam de gravidade moderada, pode não haver necessidade de intervenção após a aplicação da psicoeducação.

A **psicoeducação** deve incluir alguns quadros de sintomas comuns, implicações das condições simultâneas, procedimento e prognóstico e opções de tratamento (incluindo não tratamento). Os fatores de agravamento e atenuantes típicos da adolescência devem ser revisados. O médico pode orientar a família e o jovem por meio de websites informativos, incluindo a Associação da Síndrome de Tourette (*www.tourette.org*).

Quase 75% das crianças com TT/TTP recebem algum tipo de acomodação na sala de aula (na maioria das vezes ignorando os tiques e com permissão para sair, caso necessário). Talvez as acomodações precisem ser formalizadas pelo plano de educação individualizada (IEP), caso a criança necessite de serviços de educação especial, ou por um Plano 504, caso a criança precise de acomodações em uma sala de aula normal.

Dever-se-á considerar o encaminhamento a um especialista em tratamento comportamental quando os tiques forem desconfortantes ou prejudicarem a funcionalidade. As intervenções comportamentais com o suporte empírico de maior impacto são a **terapia de reversão de hábito (TRH)** e a **intervenção comportamental abrangente para tiques (ICAT)**. Os componentes básicos da TRH incluem treinamento para conscientização da urgência premonitória e a criação de uma reação competitiva para combater a urgência do tique (Tabela 37.3). Baseada na TRH, a ICAT também inclui treinamento de relaxamento e uma intervenção funcional voltada a minimizar situações que geram tiques. Um curso de tratamento de TRH/ICAT geralmente leva alguns meses ou 8 a 10 sessões. Em crianças e adolescentes com TT, a ICAT conseguiu reduzir significativamente a gravidade dos tiques, quando comparada com a terapia de apoio e educação. Esse achado foi confirmado pela meta-análise da terapia comportamental (TRH/ICAT) para TT, na qual um tamanho de efeito médio a grande foi demonstrado para a terapia comportamental em relação às condições de comparação.

Dever-se-á recorrer aos medicamentos quando os tiques estiverem causando distúrbios graves na qualidade de vida, ou na presença de comorbidades psiquiátricas. Os únicos medicamentos aprovados pela U.S. Food and Drug Administration (FDA) para tratar o TT em crianças e adolescentes são 2 antipsicóticos (típicos) de primeira geração (haloperidol, pimozida) e 1 antipsicótico (atípico) de segunda geração (aripiprazol). Os antagonistas-alfa (clonidina, guanfacina) também são considerados agentes de primeira linha, devido ao seu perfil de efeitos colaterais mais favoráveis que os dos antipsicóticos de primeira ou segunda gerações (ver Capítulo 33).

Ambos os medicamentos antipsicóticos e adrenérgicos-alfa apresentam benefícios significativos quando comparados com o placebo, para o tratamento farmacológico de adolescentes com transtornos de tique. Não houve diferenças significativas entre os agentes antipsicóticos de primeira e segunda gerações testados.

Crianças com transtornos de tiques podem se beneficiar com os ISRS para o tratamento de TOC comórbido, ansiedade ou transtornos depressivos. O aumento dos ISRS com antipsicótico atípico pode ser considerado em pacientes com transtornos de tiques simultâneos e TOC com resposta insuficiente usando somente os ISRS. A presença de tiques não exclui o uso de estimulantes para tratar o TDAH comórbido. Entretanto, é importante que haja um monitoramento clínico atento para possível agravamento dos tiques durante o tratamento com estimulantes. Ataques de fúria e violência não são incomuns entre os jovens com tiques (até 80%, em casos encaminhados clinicamente). Terapias comportamentais (TCC, programa de treinamento de pais) que lidam com o controle da raiva podem ser úteis. Não há estudos farmacológicos controlados em jovens com transtornos de tique com ataques de raiva. Assim como tampouco há evidência científica rigorosa que suporte o uso da estimulação cerebral profunda, estimulação magnética transcraniana repetitiva ou suplementos dietéticos no tratamento de TT ou TTP.

Tabela 37.3 Componentes do procedimento de reversão de hábitos.
Aumentar a conscientização do indivíduo sobre o hábito
Descrição da resposta – fazer o indivíduo descrever o comportamento em detalhes ao terapeuta enquanto o repete observando-se no espelho.
Detecção da resposta – informar o indivíduo de cada ocorrência do comportamento até que cada uma seja detectada sem esse auxílio.
Alerta precoce – fazer o indivíduo praticar a identificação dos primeiros sinais do comportamento alvo.
Consciência da situação – fazer o indivíduo descrever todas as situações na qual haja a probabilidade de o comportamento alvo ocorrer.
Ensinar respostas competitivas ao hábito
A resposta competitiva deve resultar na contração isométrica dos músculos envolvidos no hábito, ser capaz de ser mantida por 3 min, e ser socialmente discreta e compatível com as atividades normais em andamento, mas incompatíveis com o hábito (p. ex., apertar os punhos, segurar e apertar um objeto). Para os tiques vocais e gagueiras, respirar fundo e relaxado e exalar lentamente antes da fala é uma técnica que tem sido usada como resposta competitiva.
Manter a observância
Revisar a inconveniência do hábito – fazer o indivíduo rever em detalhes todos os problemas associados ao comportamento alvo.
Procedimento de apoio social – membros da família e amigos proporcionam altos níveis de elogio quando um período livre do hábito é notado.
Exposição pública – o indivíduo demonstra aos outros que consegue controlar o comportamento alvo em situações na qual o mesmo comportamento tenha ocorrido no passado.
Facilitar a generalização – procedimento de reversão simbólica
Para cada situação identificada no procedimento de conscientização da situação, o indivíduo se imagina começando o comportamento alvo, mas o interrompe e se engaja na resposta competitiva.

De Carey WB, Crocker AC, Coleman WL *et al.*, editors: *Developmental-behavioral pediatrics*, ed 4, Philadelphia, 2009, Elsevier/Saunders, p. 639.

37.2 Transtorno de Movimento Estereotipado

Colleen A. Ryan, Heather J. Walter e David R. DeMaso

No DSM-5, o **transtorno de movimento estereotipado (TME)** é definido como um transtorno do neurodesenvolvimento caracterizado por comportamento motor repetitivo, visivelmente impulsionado e aparentemente desnecessário (*estereotipia*), que interfere em atividades sociais, acadêmicas ou de outras naturezas, e que pode resultar em autolesão. O início do TME ocorre no período do desenvolvimento inicial (geralmente antes de 3 anos de idade), e os sintomas não são atribuíveis aos efeitos fisiológicos de uma substância, à condição neurológica ou a transtorno mental. O transtorno será considerado *leve* se os sintomas forem facilmente suprimidos por estímulo sensorial ou distração, *grave*, se houver a necessidade de medidas de monitoramento contínuo e de proteção para evitar lesões graves, e *moderado*, se estiver entre leve e grave.

DESCRIÇÃO

Exemplos de movimentos estereotipados incluem: tremor nas mãos ou acenar, balançar o corpo, bater a cabeça, morder a si próprio e bater no próprio corpo. O quadro depende da natureza do movimento estereotipado e do nível de consciência da criança quanto ao seu comportamento. Entre as crianças tipicamente em desenvolvimento, os movimentos repetitivos podem ser interrompidos quando a atenção é voltada aos movimentos, ou quando a criança fica distraída e deixa de realizá-los. Entre as crianças com deficiência intelectual, os comportamentos podem gerar menos reações a tais esforços. Cada indivíduo apresenta o seu próprio padrão único de comportamento. Os movimentos estereotipados podem ocorrer muitas vezes durante o dia, durando alguns segundos a vários minutos ou até mais. Os comportamentos podem ocorrer em múltiplos contextos, incluindo quando o indivíduo está excitado, estressado, fatigado ou entediado.

EVOLUÇÃO CLÍNICA

Os movimentos estereotipados geralmente começam nos primeiros 3 anos de vida. Em crianças que desenvolvem estereotipias motoras complexas, a grande maioria manifesta os sintomas antes dos 24 meses de idade. Na maioria das crianças com desenvolvimento normal, esses movimentos desaparecem com o tempo. Entre os indivíduos com deficiência intelectual, os comportamentos estereotipados podem persistir por anos, embora o padrão possa alterar no decorrer do tempo.

EPIDEMIOLOGIA

Os movimentos estereotipados *simples* são comuns em crianças pequenas com desenvolvimento normal. Algumas crianças podem bater a cabeça no colchão enquanto estão prestes a dormir ou podem sentar e balançar quando se sentem entediadas ou hiperestimuladas. Hábitos de autolesão, tais como morder a si própria ou bater a cabeça, podem ocorrer em até 25% das crianças com desenvolvimento normal (geralmente durante birras), mas estão *quase invariavelmente* associados ao atraso de desenvolvimento em crianças acima de 5 anos de idade. Os movimentos estereotipados *complexos* são muito menos comuns (ocorrem em cerca de 3 a 4% das crianças). Entre 4 e 16% dos indivíduos com deficiência intelectual manifestam movimentos estereotipados.

COMORBIDADE

Os movimentos estereotipados são uma manifestação comum de uma variedade de transtornos neurogenéticos, tais como as síndromes de Lesch-Nyhan, Rett, X frágil, Cornelia de Lange e Smith-Magenis.

DIAGNÓSTICO DIFERENCIAL

De acordo com o DSM-5, os movimentos estereotipados devem ser diferenciados do desenvolvimento típico, TEA, transtornos de tiques, TOC e outras condições neurológicas e médicas. Os transtornos estereotipados simples, que ocorrem no contexto do desenvolvimento normal, geralmente se resolvem com a idade. Os movimentos estereotipados podem apresentar um sintoma de TEA, mas o TME não inclui déficits na comunicação social característica do TEA. Quando o TEA está presente, o TME é diagnosticado somente quando ocorre uma autolesão, ou quando os comportamentos estereotipados são suficientemente graves, tornando-se o foco do tratamento. Normalmente, o TME tem uma idade de início mais precoce que os transtornos de tiques, e os movimentos são fixados em seus padrões. O TME se distingue do TOC pela ausência de obsessões, assim como de acordo com a natureza dos comportamentos repetitivos, que no caso do TOC são intencionais (p. ex., em resposta a obsessões). O diagnóstico de movimentos estereotipados requer a exclusão de hábitos, maneirismos, discinesias paradoxais e coreia hereditária benigna. O exame e o histórico neurológicos são necessários para avaliar as características sugestivas de outros transtornos, tais como mioclonia, distonia e coreia.

ETIOLOGIA

Há um possível elo evolutivo entre os comportamentos anormais repetitivos de cuidado com a aparência e as primeiras experiências humanas com a adversidade. As regiões do cérebro implicadas nesse modelo (p. ex., amígdala, hipocampo) são aquelas envolvidas na condução da experiência humana através de estados emocionais imprevisíveis e provocadas pela ansiedade, assim como as regiões (p. ex., núcleo accumbens) relacionadas à busca do prazer e da recompensa. Esta última envolve a hipótese de que indivíduos experimentem algum nível de gratificação ao realizar um comportamento habitual.

O isolamento social com estimulação insuficiente (p. ex., negligência grave) é um fator de risco para a autoestimulação, que pode progredir para estereotipias, especialmente balançar e girar repetidamente. Um ambiente estressante pode desencadear os comportamentos estereotipados. O comportamento repetitivo de autolesão pode ser um fenótipo comportamental em síndromes neurogenéticas (p. ex., síndromes de Lesch-Nyhan, Rett e Cornelia de Lange). O funcionamento cognitivo inferior também está ligado ao risco elevado de comportamentos estereotipados.

TRATAMENTO

A abordagem inicial para ajudar crianças com estereotipia moderada inclui: que os pais ignorem o comportamento indesejado, estimulem o comportamento substituto e não transmitam preocupação para a criança. Esses comportamentos podem desaparecer com o tempo e com a eliminação da atenção em crianças pequenas. Entretanto, em crianças com deficiência intelectual ou TEA, as estereotipias podem ser mais refratárias ao tratamento que em crianças com desenvolvimento típico, e podem precisar de acompanhamento de um psicólogo comportamental, pediatra de desenvolvimento comportamental, ou psiquiatra infantil e de adolescente para o controle comportamental e psicofarmacológico. O pediatra deve considerar e excluir a negligência da criança, que pode estar associada ao movimento de balançar, girar e a outros movimentos estereotipados.

A terapia comportamental é o pilar fundamental do tratamento, usando uma variedade de estratégias que incluem: reversão do hábito, treinamento de relaxamento, automonitoramento, controle da contingência, respostas competitivas e prática negativa. O ambiente também deve ser modificado para que se reduza o risco de lesão àqueles engajados em comportamento de automutilação.

Os medicamentos antipsicóticos atípicos parecem ajudar a reduzir os movimentos estereotípicos em jovens com TEA. Pacientes com comportamentos de ansiedade e obsessivo-compulsivo tratados com ISRS podem apresentar melhora em seus movimentos estereotipados.

HÁBITOS

Os **hábitos** envolvem uma ação ou padrão de comportamento que é repetido frequentemente. Os hábitos são comuns na infância e geralmente variam de comportamentos benignos e transitórios (p. ex., chupar o dedo, roer as unhas) para mais problemáticos (p. ex., tricotilomania, bruxismo). No DSM-5, os hábitos não são incluídos como uma categoria de diagnóstico porque não são vistos como transtornos que possam causar distúrbios clinicamente significativos ou comprometimento do funcionamento. O tratamento com terapia de reversão de hábitos (HRT) tem sido eficaz como uma abordagem de primeira linha (ver Tabela 37.3).

Chupar o dedo

O hábito de chupar o dedo é comum na infância em mais de 25% das crianças com idade de 2 anos e em 15% das crianças com idade de 5 anos. Chupar o dedo além dos 5 anos de idade pode ser associado a uma sequela (p. ex., paroníquia, mordida aberta anterior). Como outros padrões rítmicos de comportamento, chupar o dedo é um ato de autorrelaxamento. O controle comportamental básico, incluindo estimular os pais para que estes ignorem o ato de chupar o dedo e, em vez disso, foquem em elogiar a criança quando esta realizar comportamentos substitutos, é frequentemente um tratamento eficaz. Simples lembretes e reforços podem também ser considerados, tais como dar à criança um adesivo (ou outra recompensa) para cada bloco de tempo no qual ela não chupar o dedo. Em casos raros, dispositivos mecânicos podem ser colocados no polegar ou na boca para evitar que ela chupe o dedo; além disso, agentes nocivos (cremes amargos) colocados no polegar podem auxiliar, como parte do tratamento.

Bruxismo

O bruxismo ou ranger dos dentes é comum (5 a 30% das crianças), pode ter início nos primeiros 5 anos de vida e estar associado à ansiedade do dia a dia. O bruxismo persistente pode se manifestar como dor na articulação muscular ou temporomandibular. Quando não tratado, pode causar problema de oclusão dentária. Ajudar a criança a encontrar formas de reduzir a ansiedade pode aliviar o problema; a hora de dormir pode ser feita de maneira mais relaxante com leitura ou conversando com a criança e permitindo que ela fale sobre os seus medos. Elogio e outras formas de suporte emocional são úteis. O bruxismo persistente requer acompanhamento de um dentista, levando em conta o risco de oclusão dentária.

A bibliografia está disponível no GEN-io.

Capítulo 38

Transtornos de Ansiedade

David R. Rosenberg e Jennifer A. Chiriboga

A **ansiedade**, definida como medo ou apreensão, não é considerada patológica, costuma ser observada ao longo do ciclo de vida e pode ser adaptativa (p. ex., a ansiedade que é capaz de sentir durante um acidente de automóvel). A ansiedade tem tanto um componente cognitivo-comportamental, expresso em preocupações e cautela, como um fisiológico, mediado pelo sistema nervoso autônomo (SNA). Os transtornos de ansiedade (TA) são caracterizados por **ansiedade patológica**, quando essa se torna incapacitante, interferindo nas interações sociais, desenvolvimento e realização dos objetivos ou qualidade de vida, e pode levar a baixa autoestima, isolamento social e insucesso escolar. A idade média de início do transtorno é aos11 anos. O diagnóstico de determinado TA em uma criança requer interferência significativa no funcionamento psicossocial e acadêmico ou ocupacional dela, o que pode ocorrer mesmo com sintomas subliminares que não atendem aos critérios do *Manual Diagnóstico e Estatístico de Transtornos Mentais*, 5ª edição (DSM-5). A ansiedade pode ter manifestações físicas, como perda de peso, palidez, taquicardia, tremores, cãibras musculares, parestesias, hiperidrose, rubor, hiper-reflexia e sensibilidade abdominal.

Transtorno de ansiedade da separação (TAS), fobia social de início na infância ou transtorno de ansiedade social, transtorno de ansiedade generalizada (TAG), transtorno obsessivo-compulsivo (TOC), fobias, transtorno do estresse pós-traumático (TEPT) e transtorno de pânico (TP) são todos definidos pela ocorrência de ansiedade difusa ou específica, frequentemente relacionada com situações ou indícios previsíveis. Os TA são os distúrbios psiquiátricos mais comuns da infância; ocorre em 5 a 18% de todas as crianças e adolescentes, taxas de prevalência comparáveis a dos transtornos físicos, como asma e diabetes. Eles costumam ter comorbidades com outros transtornos psiquiátricos e clínicos (incluindo um segundo TA); prejuízo significativo no funcionamento do dia a dia é comum. Níveis elevados de medo na adolescência também são um fator de risco importante para o desenvolvimento tardio de episódios depressivos na idade adulta. Ansiedade e transtorno depressivo na adolescência prediz risco aumentado para sintomas de ansiedade e depressão (inclusive tentativas de suicídio) na idade adulta, ressaltando a necessidade de diagnosticar e tratar essas doenças subnotificadas, contudo prevalentes, de forma precoce.

Como a ansiedade tanto é um fenômeno normal quanto está fortemente associada à deficiência (quando ativado demais), o pediatra deve ser capaz de diferenciar a condição normal da anormal durante o desenvolvimento (Figura 38.1 e Tabela 38.1). A ansiedade tem uma progressão identificável de evolução para a maioria das crianças; grande parte dos lactentes exibe receio ou ansiedade diante de estranhos que começa aos 7 a 9 meses de vida. A **inibição comportamental** ao

Tabela 38.1 Diagnóstico diferencial de transtornos de ansiedade.
Timidez
Uso de substâncias
Abstinência de uso de substâncias
Hipertireoidismo
Arritmias
Feocromocitoma
Distúrbios de mastócitos
Síndrome carcinoide
Anafilaxia
Angioedema hereditário
Lúpus
Encefalite autoimune
Transtorno dismórfico corporal
Transtorno de espectro do autismo
Transtorno depressivo maior
Transtorno delirante
Transtorno desafiador de oposição
Problema clínico constrangedor

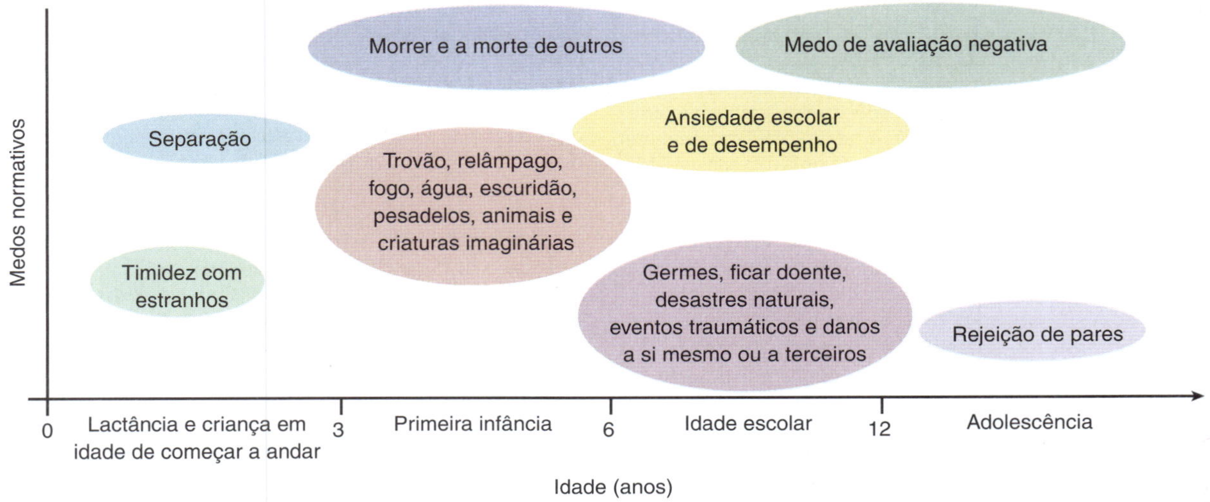

Figura 38.1 Medos normativos durante toda a infância e adolescência. (*De Craske MG, Stein MB: Anxiety.* Lancet *388:3048-3058, 2016.*)

desconhecido (isolamento ou temor diante de novos estímulos associados a desenvolvimento fisiológico) é evidente em cerca de 10 a 15% da população aos 12 meses de vida e tem estabilidade moderada. A maioria das crianças que apresenta inibição do comportamento não desenvolve níveis de ansiedade comprometedores. Uma história familiar de TA e excesso de envolvimento ou enredamento materno prevê ansiedade clínica tardia significativa em lactentes com comportamento inibido. Aquele que é excessivamente pegajoso e difícil de acalmar durante consultas pediátricas deve ser acompanhado para detecção de sinais de aumento dos níveis de ansiedade.

Em geral, pré-escolares têm medos específicos relacionados a escuro, animais e situações imaginárias, além de ansiedade da separação normativa. A preocupação com organização e rotinas (fenômeno do *estar em ordem*) costuma assumir uma qualidade de ansiedade para crianças pré-escolares; a tranquilização dos pais normalmente é suficiente para ajudar a criança durante esse período. Embora a maioria daquelas em idade escolar abandone os medos imaginários da primeira infância, algumas os substituem pelos temores de danos corporais ou outras preocupações (Tabela 38.2). Na adolescência, preocupações gerais sobre desempenho escolar e competência social são comuns e desaparecem à medida que o adolescente amadurece.

Fatores genéticos ou temperamentais têm uma contribuição maior no desenvolvimento de alguns TA, enquanto os fatores ambientais estão intimamente ligados à causa de outros. De modo específico, a inibição comportamental parece ser uma tendência hereditária e está ligada a fobia social, ansiedade generalizada e mutismo seletivo. O TOC e outros distúrbios associados a comportamentos semelhantes a ele, como a síndrome de Tourette e outros transtornos de tiques, tendem a ter alto risco genético também (ver Capítulo 37.1). Fatores ambientais, como vínculo progenitor-filho e exposição a trauma, contribuem mais para TAS e TEPT. O transtorno de ansiedade parental (TAP) está associado ao risco aumentado de TA na progênie. Diferenças

Tabela 38.2 Critérios de diagnóstico do DSM-5 para fobia específica.

A. Medo ou ansiedade acentuados em relação a um objeto ou situação específica (p. ex., voar, alturas, animais, receber uma injeção e ver sangue)
Observação: em crianças, o medo ou ansiedade podem ser expressos por choro, birras, congelamento ou agarramento
B. O objeto ou situação fóbica quase sempre provoca medo ou ansiedade imediatos
C. O objeto ou situação fóbica é ativamente evitado ou suportado com intenso medo ou ansiedade
D. O medo ou ansiedade é desproporcional ao perigo real representado pelo objeto ou situação específicos e para o contexto sociocultural
E. O medo, a ansiedade ou a evitação é persistente; em geral, dura 6 meses ou mais
F. O medo, a ansiedade ou a evitação causa sofrimento clínico significativo ou prejuízo social, ocupacional ou outras áreas importantes de funcionamento
G. O distúrbio não é mais bem explicado pelos sintomas de outro transtorno mental, como medo, ansiedade e evitação ou situações associadas a sintomas de pânico ou outros incapacitantes (p. ex., agorafobia); objetos ou situações relacionados a obsessões (p. ex., transtorno obsessivo-compulsivo); vestígios de eventos traumáticos (p. ex., transtorno de estresse pós-traumático); separação de casa ou figuras de apego (p. ex., transtorno de ansiedade da separação); ou situações sociais (p. ex., transtorno de ansiedade social)

Especifique se:
Código baseado no estímulo fóbico:
Animal (p. ex., aranhas, insetos e cães)
Meio ambiente (p. ex., alturas, tempestades e água)
Sangue-injeção-lesão (p. ex., agulhas e procedimentos médicos invasivos)
Situacional (p. ex., aviões, elevadores e locais fechados)
Outros (p. ex., situações que podem levar a sufocamento ou vômito; em crianças, sons altos ou personagens fantasiados)

De *Diagnostic and Statistical Manual of Mental Disorders, Fifth Edition* (Copyright 2013). American Psychiatric Association, pp. 197-198.

de tamanho da amígdala e hipocampo são notadas em pacientes com sintomas de ansiedade.

O **TAS** é um dos distúrbios de ansiedade mais comuns na infância, com uma prevalência de 3,5 a 5,4%. Cerca de 30% das crianças atendidas em clínica ambulatorial especializada apresentam TAS como diagnóstico primário. A ansiedade da separação é, em termos de desenvolvimento, normal quando começa por volta dos 10 meses de vida e diminui de forma gradual até os 18 meses. Aos 3 anos de idade, a maioria das crianças é capaz de aceitar a ausência temporária da mãe ou cuidador primário.

O TAS é mais comum em crianças pré-púberes, com uma idade média inicial de 7,5 anos; meninas são acometidas com mais frequência do que os meninos. É caracterizado por preocupações irrealistas e persistentes sobre separação de casa ou de uma figura de vínculo importante. Essas preocupações abrangem: possível mal que se abate sobre a criança acometida ou sobre os seus cuidadores primários; relutância para ir à escola ou em dormir sem estar perto dos pais; esquiva persistente de estar sozinho; pesadelos envolvendo temas de separação; vários sintomas somáticos; e queixas de aflição subjetiva. O primeiro sinal clínico pode aparecer apenas na 3ª ou 4ª série; em geral, após um feriado ou período no qual a criança permaneceu em casa por causa de doença, ou quando a estabilidade da estrutura familiar tem sido ameaçada por doença, divórcio ou outro estressor psicossocial.

Os sintomas variam de acordo com a faixa etária: crianças < 8 anos de idade costumam se recusar a ir para a escola e têm medo excessivo de que algo ruim aconteça a um dos pais; as de 9 a 12 anos de idade apresentam angústia excessiva quando separadas de um progenitor; e aqueles de 13 a 16 anos de idade frequentemente manifestam recusa escolar e queixas físicas. O TAS têm mais propensão a se desenvolver em crianças com níveis mais baixos de maturidade psicossocial. Muitas vezes, os pais não conseguem ser assertivos em retornar a criança para a escola. É comum as mães de crianças com TAS terem história de algum distúrbio de ansiedade. Nesses casos, o pediatra deve buscar por depressão ou ansiedade parental. Para que se possa tratar o TAS e a recusa escolar concomitante de forma eficaz, muitas vezes, é necessário o encaminhamento para tratamento parental ou terapia familiar.

A comorbidade é comum nessa condição. Em crianças com comorbidades de transtornos de tique e ansiedade, o TAS é sobretudo associado à gravidade do tique. Ele é um preditor para o início precoce de TP. Pacientes com TAS, comparados àqueles sem a doença, são 3 vezes mais propensos a desenvolver TP na adolescência.

Quando uma criança relata a recorrência de ansiedade aguda grave, frequentemente são necessários fármacos antidepressivos ou ansiolíticos. Estudos controlados de antidepressivos tricíclicos (ADT, imipramina) e benzodiazepínicos (clonazepam) mostram que, de modo geral, esses agentes não são eficazes. Dados da literatura dão suporte à prescrição de terapia cognitivo-comportamental (TCC) e de inibidores seletivos de recaptação da serotonina (ISRS) (ver Capítulo 33, Tabela 33.4). Eventos adversos do tratamento com ISRS, como ideação suicida e homicida, são incomuns. TCC isolada é associada com menos insônia, fadiga, sedação e inquietação do que ISRS. Combiná-los pode ser a melhor abordagem para alcançar uma resposta positiva; o tratamento a longo prazo com esses inibidores pode fornecer benefício adicional.

A **fobia social (FS) de início na infância**, também **transtorno de ansiedade social**, é caracterizada por ansiedade excessiva em ambientes sociais (incluindo a presença de colegas ou adultos desconhecidos) ou situações de desempenho que levam ao isolamento social, e também associada com julgamento social e medo de fazer algo embaraçoso (Tabela 38.3). O medo de situações sociais também pode ocorrer em outros transtornos, como TAG. A evasão ou fuga da situação, em geral, dissipa a ansiedade na FS, diferente do distúrbio de ansiedade generalizado, no qual a preocupação persiste.

Crianças e adolescentes com FS costumam manter o desejo por envolvimento com a família e os parentes. Quando grave, a ansiedade pode se manifestar em forma de um ataque de pânico. A FS é relacionada a uma diminuição da qualidade de vida, com aumento da probabilidade de repetir ao menos 1 ano escolar e 38% de chance de não terminar o ensino médio. Seu início é comum durante, ou antes, da adolescência

Tabela 38.3 Critérios de diagnóstico do DSM-5 para o transtorno de ansiedade social (fobia social).

A. Medo ou ansiedade acentuados sobre uma ou mais situações sociais nas quais o indivíduo é exposto a possível escrutínio por outros, como interações sociais (p. ex., ter uma conversa ou encontrar pessoas desconhecidas), ser observado (p. ex., comer ou beber) e atuar na frente de outras pessoas (p. ex., fazer um discurso)
B. O indivíduo teme agir de determinada forma ou mostrar sintomas de ansiedade que serão avaliados de forma negativa (i. e., serão humilhantes ou constrangedores; levarão à rejeição ou ofenderão os outros)
C. As situações sociais quase sempre provocam medo ou ansiedade

Observação: em crianças, medo ou ansiedade podem ser expressos por choro, acessos de raiva, congelamento, apego, encolhimento ou incapacidade de falar em situações sociais

D. As situações sociais são evitadas ou suportadas com intenso medo ou ansiedade
E. O medo ou ansiedade é desproporcional à ameaça real representada pela situação social e ao contexto sociocultural
F. Medo, ansiedade ou evitação são persistentes, em geral, duram 6 meses ou mais
G. Medo, ansiedade ou evitação causam sofrimento clínico significativo ou prejuízos sociais, ocupacionais ou em outras áreas importantes do funcionamento
H. Medo, ansiedade ou evitação não são atribuíveis a efeitos fisiológicos de uma substância (p. ex., droga de uso abusivo ou fármaco) ou outra condição clínica
I. Medo, ansiedade ou evitação não são explicados de uma forma melhor pelos sintomas de outro transtorno mental, como os transtornos do pânico, dismórfico corporal ou do espectro do autismo
J. Se outra condição clínica (p. ex., doença de Parkinson, obesidade, desfiguração por queimaduras ou ferimentos) estiver presente, a ansiedade ou esquiva está claramente não relacionada ou é excessiva

Especificar se:
Apenas desempenho: se o medo fica restrito ao ato de falar ou atuar em público

De *Diagnostic and Statistical Manual of Mental Disorders, Fifth Edition* (Copyright 2013). American Psychiatric Association, pp. 202-203.

e ocorre com mais frequência em meninas. História familiar de FS ou timidez extrema é comum. Cerca de 70 a 80% dos pacientes acometidos têm comorbidade com ao menos um transtorno psiquiátrico. A maior parte dos indivíduos tímidos não tem FS.

A terapia de eficácia social de crianças (**TES-C**), isolada ou com ISRS, é considerada o tratamento de escolha para FS (ver Tabela 33.4). ISRS e TES-C são superiores ao placebo em redução de angústia social, evitação comportamental e aumento do funcionamento geral. Nesses casos, a TES-C pode ser indicada como a melhor opção; há também a possibilidade de que seja superior ao placebo no desenvolvimento de aptidões sociais, na redução da ansiedade em interações sociais específicas e na melhora da competência social. Os ISRS têm um efeito máximo por 8 semanas; TES-C fornece melhora contínua durante 12 semanas. Uma combinação de ISRS e TCC é superior a qualquer tratamento isolado na redução da gravidade da ansiedade em crianças com FS e outros transtornos de ansiedade. Agentes bloqueadores beta-adrenérgicos são utilizados para tratar FS, em particular o subtipo com ansiedade de desempenho e medo do palco. Os betabloqueadores não são aprovados pela U.S. Food and Drug Administration (FDA) para FS.

A **recusa escolar**, a qual ocorre em cerca de 1 a 2% das crianças, é associada com ansiedade em 40 a 50% dos casos; depressão, 50 a 60%; e comportamento de oposição, 50%. Crianças pequenas ansiosas que se recusam a frequentar a escola são mais propensas a ter TAS, enquanto as maiores com ansiedade, em geral, não querem frequentar a escola por causa de FS. Sintomas somáticos, sobretudo dor abdominal e cefaleias, são comuns. Talvez haja uma tensão crescente na relação pai-filho ou outros indicadores de ruptura familiar (violência doméstica, divórcio ou outros estressores principais) contribuindo para a recusa escolar.

No geral, o manejo para recusa escolar requer treinamento de controle parental e terapia familiar. O trabalho com a equipe escolar é sempre indicado; crianças ansiosas costumam requerer atenção especial de professores, conselheiros ou enfermeiros escolares. Pais treinados em mandar, sem estresse, a criança para escola e a recompensá-la por cada dia letivo cumprido são geralmente bem-sucedidos. Em casos de recusa contínua, indica-se o encaminhamento para psiquiatra e psicólogo especializados no atendimento de crianças e adolescentes. O tratamento com ISRS pode ser útil. Crianças pequenas com sintomas afetivos têm um bom prognóstico, enquanto adolescentes com início mais insidioso ou queixas somáticas significativas apresentam prognóstico mais reservado.

O **mutismo seletivo** é conceituado como um distúrbio que se sobrepõe à FS. Crianças nessa condição falam quase exclusivamente em casa, já que são reticentes em outras situações, como escola, creche, ou até mesmo casas de parentes. O mutismo deve estar presente por ≥ 1 mês. Muitas vezes, um ou mais fatores de estresse, como sala de aula nova ou conflitos com pais ou irmãos, levam uma criança já tímida a apresentar relutância em falar. Pode ser de grande ajuda obter a história de utilização normal da linguagem em ao menos uma situação, a fim de descartar quaisquer distúrbios de comunicação (transtorno de fluência) e neurológico ou transtorno invasivo do desenvolvimento (autismo e esquizofrenia) como uma causa de mutismo. Fluoxetina em combinação com TCC é eficaz para crianças cujo desempenho escolar é gravemente limitado pelos sintomas apresentados (ver Capítulo 52). Outros ISRS também podem ser eficazes.

TP é uma síndrome de episódios recorrentes e distintos de medo ou desconforto acentuado nos quais os pacientes sofrem início abrupto de sintomas físicos e psicológicos chamados *ataques de pânico* (Tabela 38.4). Sintomas físicos podem incluir palpitações, sudorese, tremor, dispneia, tonturas, dor torácica e náuseas; e é possível que as crianças se manifestem com desconforto respiratório agudo, mas sem febre, sibilância ou estridor, descartando causas orgânicas para o desconforto. Sintomas psicológicos relacionados incluem medo de morte, catástrofe iminente, perda de controle, preocupações persistentes sobre ter ataques futuros, e distanciamento de locais onde os ataques ocorreram (agorafobia, Tabela 38.5).

O TP é raro antes da adolescência, com o pico de aparecimento aos 15 a 19 anos de idade, ocorrendo com mais frequência em meninas. A prevalência após a adolescência é de 1 a 2%. O TP de início precoce e o na idade adulta não diferem em gravidade dos sintomas ou funcionamento social. No de *início precoce,* há maior associação com comorbidade, o que pode resultar em uma carga familiar elevada para transtornos de ansiedade no subtipo de início precoce. Filhos de indivíduos com TP são muito mais propensos a desenvolver TP. Predisposição para reagir à estimulação autonômica com ansiedade pode ser um fator de risco específico que leva a essa condição. Estudos em gêmeos sugerem que 30 a 40% da variância são atribuídos à genética. O aumento nas taxas de ataques de pânico também está diretamente relacionado à maturidade sexual mais precoce. Ataques de pânico sugestionados podem estar presentes em outros transtornos de ansiedade e diferem daqueles inesperados, "vindos do nada", no TP.

Nenhum ensaio clínico randomizado (ECR) avaliou a eficácia dos fármacos antidepressivos em jovens com TP. Estudos abertos com ISRS parecem mostrar eficácia no tratamento de adolescentes (ver Tabela 33.4). A TCC também pode ser útil. A taxa de recuperação é de aproximadamente 70%.

É comum o **TAG** ocorrer em crianças que sofrem de medos irrealistas sobre diferentes eventos ou atividades durante 6 meses e com uma queixa somática, ao menos (Tabela 38.6). A natureza difusa dos sintomas ansiosos lhe diferencia de outros transtornos de ansiedade. Os medos em crianças nessa condição quase sempre giram em torno de competência e desempenho escolares e esportivos. O TAG costuma se manifestar com sintomas somáticos, incluindo agitação, fadiga, problemas de concentração, irritabilidade, tensão muscular e distúrbios do sono. Considerando os seus sintomas somáticos típicos, o diagnóstico diferencial deve levar em conta outras causas clínicas. Uso abusivo de cafeína ou outros estimulantes é comum na adolescência e precisa ser

Tabela 38.4 Critérios de diagnóstico do DSM-5 para transtorno de pânico.

A. Ataques de pânico recorrentes e inesperados. Um ataque de pânico é uma onda abrupta de medo ou desconforto intenso que atinge um pico dentro de minutos e durante o qual ocorrem 4 (ou mais) dos seguintes sintomas:

Observação: o pico abrupto pode ocorrer a partir de um estado de calma ou ansiedade.

1. Palpitações, coração acelerado, ou frequência cardíaca acelerada
2. Sudorese
3. Tremor ou vibração
4. Sensações de dispneia ou sufocamento
5. Sensação de asfixia
6. Dor ou desconforto no peito
7. Náuseas ou desconforto abdominal
8. Sensação de tontura, instabilidade e fraqueza, ou desmaio
9. Calafrios ou vibrações no coração
10. Parestesias (dormência ou sensação de formigamento)
11. Desrealizações (sentimento ou irrealidade) ou despersonalização (estar separado de si mesmo)
12. Medo de perder o controle ou "enlouquecer"
13. Medo de morrer

Observação: sintomas específicos da cultura (p. ex., zumbido, dor no pescoço, cefaleia, gritos ou choro incontroláveis) podem ser observados. Esses sintomas não devem ser contabilizados como um dos quatro sintomas necessários

B. Ao menos um dos ataques ter sido acompanhado durante 1 mês (ou mais) de um ou ambos os seguintes sintomas:
1. Preocupação constante ou medo em relação a novos ataques de pânico ou suas consequências (p. ex., perder o controle, sofrer um ataque cardíaco ou "enlouquecer")
2. Uma mudança significativa e não adaptativa no comportamento relacionado aos ataques (p. ex., comportamentos projetados para evitar ataques de pânico, como esquiva de exercícios ou situações desconhecidas)

C. A perturbação não é atribuível aos efeitos fisiológicos de uma substância (p. ex., uma droga de uso abusivo ou um fármaco) ou outra condição clínica (p. ex., hipertireoidismo ou distúrbios cardiopulmonares)

D. O distúrbio não é explicado de uma forma melhor por outro transtorno mental (p. ex., ataques de pânico não ocorrem apenas em resposta a situações sociais temidas, como no transtorno de ansiedade social; em resposta a objetos ou situações fóbicas circunscritas, como na fobia específica; em resposta a obsessões, como no transtorno obsessivo-compulsivo; em resposta a lembranças de eventos traumáticos, como no transtorno de estresse pós-traumático; ou em resposta à separação de figuras de apego, como no transtorno de ansiedade da separação)

De *Diagnostic and Statistical Manual of Mental Disorders, Fifth Edition* (Copyright 2013). American Psychiatric Association, pp. 208-209.

determinado com uma anamnese rigorosa. Quando a história ou exame físico é sugestivo, o pediatra deve descartar hipertireoidismo, hipoglicemia, lúpus, feocromocitoma e outros distúrbios (ver Tabela 38.1; Figura 38.2).

Crianças com TAG são extremamente autoconscientes e perfeccionistas e lutam com angústia mais intensa do que é evidente para os pais ou outros ao seu redor. Elas costumam ter outros TA, como fobia simples e TP. O início pode ser gradual ou súbito; embora, raras vezes, o TAG se manifeste antes da puberdade. Meninos e meninas são afetados da mesma forma antes da puberdade, quando o distúrbio se torna mais prevalente em meninas. A sua prevalência varia de 2,5 a 6% em crianças. Hipermetabolismo na zona frontal pré-cortical e aumento do fluxo sanguíneo no córtex pré-frontal dorsolateral direito podem estar presentes.

Crianças com TAG são boas candidatas para tratamento com TCC, ISRS ou os dois associados (ver Tabela 33.4). A buspirona pode ser utilizada como um adjuvante à terapia com ISRS. É muito comum a combinação de TCC e ISRS dar resposta superior em pacientes pediátricos com TA, incluindo TAG. A taxa de recuperação é de aproximadamente 80%.

Tabela 38.5 Critérios de diagnóstico do DSM-5 para agorafobia.

A. Medo ou ansiedade acentuados em relação a duas (ou mais) das cinco situações seguintes:
1. Usar transporte público (p. ex., automóveis, ônibus, trens, navios ou aviões)
2. Estar em espaços abertos (p. ex., estacionamentos, mercados ou pontes)
3. Estar em locais fechados (p. ex., lojas, teatros ou cinemas)
4. Estar parado em fila ou em meio a uma multidão
5. Estar fora de casa sozinho

B. O indivíduo teme ou evita essas situações por causa de pensamentos de que elas são possivelmente difíceis de escapar ou a ajuda pode não estar disponível em provável surgimento de crises de pânico ou outros sintomas incapacitantes ou constrangedores (p. ex., medo de queda ou incontinência no idoso)

C. Situações agorafóbicas quase sempre provocam medo ou ansiedade

D. Situações agorafóbicas são evitadas ativamente, requerem a presença de uma companhia ou são suportadas com intenso medo ou ansiedade

E. Medo ou ansiedade são desproporcionais ao perigo real representado pelas situações agorafóbicas e ao contexto sociocultural

F. Medo, ansiedade ou evitação é persistente; em geral, dura 6 meses ou mais

G. Medo, ansiedade ou evitação causam sofrimento clínico significativo ou prejuízo social, ocupacional ou em outras áreas importantes do funcionamento

H. Se outro problema clínico (p. ex., doença inflamatória intestinal ou de Parkinson) estiver presente, o medo, ansiedade ou evitação é claramente excessivo

I. O medo, a ansiedade ou a evitação não são explicados de uma forma melhor pelos sintomas ou outro transtorno mental: os sintomas não se limitam a uma fobia específica, tipo situacional; não envolvem apenas situações sociais (p. ex., transtorno de ansiedade social); e não estão relacionados exclusivamente a obsessões (p. ex., transtorno obsessivo-compulsivo), lembranças ou eventos traumáticos (p. ex., transtorno de estresse pós-traumático) ou medo da separação (p. ex.,transtorno de ansiedade de separação)

Observação: a agorafobia é diagnosticada independentemente da presença de transtorno do pânico. Se a apresentação de um indivíduo atender aos critérios para transtorno de pânico e agorafobia, ambos os diagnósticos devem ser atribuídos

De *Diagnostic and Statistical Manual of Mental Disorders, Fifth Edition* (Copyright 2013). American Psychiatric Association, pp. 217-218.

É importante distinguir as crianças com TAG daquelas com pensamentos repetitivos específicos que invadem a consciência (**obsessões**) ou rituais/movimentos repetitivos que são conduzidos pela ansiedade (**compulsões**). As obsessões mais comuns têm relação com resíduos e secreções corporais, medo de que algo trágico aconteça ou necessidade de monotonia. As compulsões mais comuns são lavar as mãos, verificação contínua de fechaduras e toque. Em momentos de estresse (hora de dormir ou preparação para a escola), algumas crianças tocam determinados objetos, dizem determinadas palavras ou lavam as mãos repetidamente.

O **TOC** é diagnosticado quando os pensamentos/rituais provocam sofrimento e consomem tempo, ou interferem no funcionamento ocupacional ou social (Tabela 38.7). No DSM-5, o TOC e os distúrbios relacionados, como tricotilomania, escoriação, transtorno dismórfico corporal e acumulação, são listados separadamente e já não estão mais incluídos em TA.

O TOC é uma doença cronicamente incapacitante caracterizada por comportamentos ritualísticos repetitivos sobre os quais o paciente tem pouco ou nenhum controle. Tem uma prevalência mundial de 1 a 3%, e até 80% dos casos começam na infância e adolescência. Obsessões comuns abrangem contaminação (35%) e pensamentos sobre ferir entes queridos ou a si mesmo (30%). As compulsões para lavar e limpar são comuns em crianças (75%), assim como os atos de verificar

(40%) e pôr em ordem (35%). Observa-se que muitas delas têm irregularidades visuoespaciais, problemas de memória e déficits de atenção que causam problemas escolares não explicados pelos sintomas de TOC isolados.

Tabela 38.6 Critérios de diagnóstico do DSM-5 para transtorno de ansiedade generalizada.

A. Ansiedade e preocupação excessiva (expectativa apreensiva), ocorrendo mais dias do que não nos últimos 6 meses, em relação a uma série de eventos ou atividades (como trabalho ou desempenho escolar)
B. O indivíduo acha difícil controlar a preocupação
C. Ansiedade e preocupação estão associadas a três (ou mais) dos 6 sintomas a seguir (presentes por mais dias do que não nos últimos 6 meses):

Observação: Apenas 1 item é exigido em crianças

1. Inquietação ou sentindo-se irritado ou no limite
2. Fica cansado com facilidade
3. Dificuldade de concentração ou mente dando branco
4. Irritabilidade
5. Tensão muscular
6. Perturbação do sono (dificuldade em pegar no sono ou permanecer adormecido ou sono agitado e insatisfatório)

D. Ansiedade, preocupação ou sintomas físicos na forma clínica causam sofrimento significativo ou prejuízo em áreas do funcionamento social, ocupacional, ou em outras categorias importantes
E. A perturbação não é atribuível aos efeitos fisiológicos de uma substância (p. ex., uma droga de uso abusivo ou um fármaco) ou outro problema clínico (p. ex., hipertireoidismo)
F. O distúrbio não é mais bem explicado por outro transtorno mental (p. ex., ansiedade ou preocupação em ter ataques de pânico no transtorno do pânico, avaliação negativa no transtorno de ansiedade social [fobia social], contaminação ou outras obsessões no transtorno obsessivo-compulsivo, separação de figuras de apego no transtorno de ansiedade de separação, lembranças de eventos traumáticos no transtorno de estresse pós-traumático, ganho de peso na anorexia nervosa, queixas físicas no transtorno de sintomas somáticos, falhas de aparência percebidas no transtorno dismórfico corporal, ter uma doença grave no transtorno de ansiedade da doença ou o conteúdo de crenças delirantes na esquizofrenia ou transtorno delirante)

De *Diagnostic and Statistical Manual of Mental Disorders, Fifth Edition* (Copyright 2013). American Psychiatric Association, p. 222.

A *Escala Obsessivo-Compulsiva Yale-Brown para Crianças* (C-YBOCS, do inglês *Children's Yale-Brown Obsessive-Compulsive Scale*) e a *Anxiety Disorders Interview Schedule for Children* (ADIS-C) são métodos válidos e confiáveis para a identificar crianças com TOC. A C-YBOCS é útil para acompanhar a progressão dos sintomas com o tratamento. O *Leyton Obsessional Inventory* (LOI) é uma medida de autorrelato dos sintomas de TOC bastante sensível. Indivíduos com essa condição têm anormalidades persistentes identificadas no circuito frontoestriatal-talâmico associadas a gravidade da doença e resposta ao tratamento. A comorbidade é comum no TOC, com 30% dos pacientes apresentando transtornos de tiques; 26%, depressão maior; e 24%, distúrbios do desenvolvimento.

As diretrizes de consensos recomendam que crianças e adolescentes com TOC iniciem o tratamento apenas com TCC ou TCC combinada com ISRS, quando os sintomas são moderados a graves (YBOCS > 21). Nos pacientes com TOC associado a tiques, os ISRS não são mais efetivos do que o placebo, e a combinação da terapia comportamental e ISRS é superior à TCC; essa terapia isolada é muito melhor do que o placebo. Pacientes pediátricos dentro desse mesmo quadro clínico devem iniciar o tratamento apenas com TCC ou combiná-la ao ISRS. As crianças com esse transtorno que têm história familiar de TOC podem ser significativamente menos responsivas à TCC isolada do que aquelas sem casos anteriores na família.

Existem quatro fármacos aprovados pela FDA para o TOC pediátrico: fluoxetina, sertralina, fluvoxamina e clomipramina. A *clomipramina*, um antidepressivo heterocíclico e inibidor não seletivo de recaptação da serotonina e norepinefrina, somente é indicado quando o paciente não responde a dois ou mais testes com ISRS. Pode haver uma função para os fármacos moduladores de glutamato no tratamento de TOC. *Riluzol* (Rilutek®) é um inibidor de glutamato aprovado pela FDA para esclerose lateral amiotrófica (ver Capítulo 630.3) e tem um bom protocolo de segurança. O evento adverso mais comum relacionado a ele é o aumento transitório das transaminases hepáticas. O riluzol pode ser benéfico em crianças com TOC resistente ao tratamento, e costuma ser bem tolerado. Outros agentes moduladores de glutamato, como memantina, *N*-acetilcisteína e D-cicloserina, têm sido utilizados com algum sucesso em pacientes com TOC. O encaminhamento desses pacientes para um profissional de saúde mental é sempre indicado.

Em 10% das crianças com TOC, os sintomas são provocados ou exacerbados pela infecção estreptocócica beta-hemolítica do grupo A (ver Capítulo 210). Os estreptococos beta-hemolíticos do grupo A desencadeiam anticorpos antineuronais que reagem de forma cruzada com gânglios basais do tecido neural em hospedeiros geneticamente suscetíveis, levando a edema nessa região e consequentes obsessões e

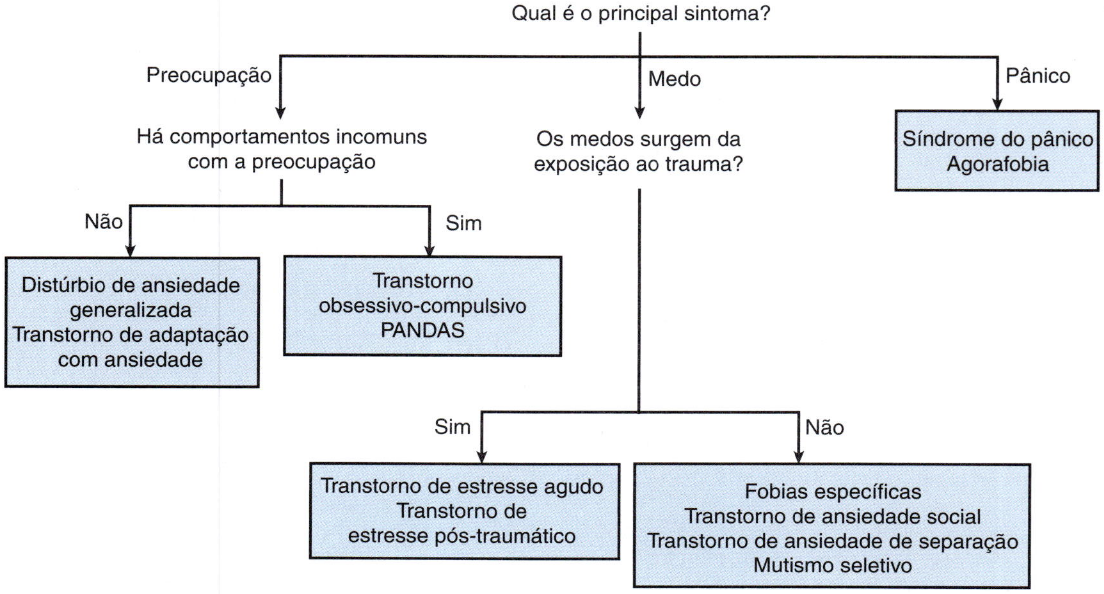

Figura 38.2 Avaliação de preocupação, medo e pânico. PANDAS: transtornos neuropsiquiátricos autoimunes pediátricos relacionados à infecção estreptocócica. (De Kliegman RM, Lye PS, Bordini B et al., editors: *Nelson pediatric symptom-based diagnosis*, Philadelphia, 2018, Elsevier, p. 429).

Tabela 38.7 Critérios diagnóstico do DSM-5 para transtorno obsessivo-compulsivo.

A. Presença de obsessões, compulsões ou ambos:
Obsessões são definidas por (1) e (2):
1. Pensamentos, desejos ou imagens recorrentes e persistentes que são vivenciados, em algum momento durante a perturbação, como intrusivos e indesejados e que, na maior parte dos indivíduos, provocam acentuada ansiedade ou sofrimento
2. O indivíduo tenta ignorar ou suprimir esses pensamentos, impulsos ou imagens, ou neutralizá-los com algum outro pensamento ou ação (i. e., realizando uma compulsão)

Compulsões são definidas por (1) e (2):
1. Comportamentos repetitivos (p. ex., lavar as mãos, ordenar e verificar) ou atos mentais (p. ex., orar, contar e repetir palavras silenciosamente) que o indivíduo se sente impulsionado a realizar em resposta a uma obsessão ou de acordo com regras que devem ser aplicadas com rigor
2. Os comportamentos ou atos mentais buscam prevenir ou reduzir a ansiedade ou angústia, ou prevenir algum evento ou situação temida; no entanto, essas ações não estão conectadas de maneira realista com o que foram concebidas para neutralizar ou prevenir, ou são claramente excessivas

B. As obsessões ou compulsões são demoradas (p. ex., levam mais de 1 h/dia) ou causam sofrimento clinicamente significativo ou prejuízos social, ocupacional ou em outras áreas importantes do funcionamento

C. Os sintomas obsessivo-compulsivos não são atribuíveis aos efeitos fisiológicos de uma substância (p. ex., uma droga de uso abusivo ou um fármaco) ou outro problema clínico

D. O distúrbio não é explicado de uma forma melhor pelos sintomas de outro transtorno mental, por exemplo: as preocupações excessivas no transtorno de ansiedade generalizado; a preocupação com a aparência no transtorno dismórfico corporal; a dificuldade em se desfazer ou se separar de posses no transtorno de acumulação; o ato de puxar o cabelo na tricotilomania (distúrbio puxar-cabelo); o hábito de cutucar a pele no distúrbio de escoriação [cutuca-pele]; as estereotipias no transtorno do movimento estereotipado; o transtorno alimentar ritualizado nos transtornos alimentares; a preocupação com substâncias ou jogos de azar nos transtornos relacionados a substâncias e dependência; a preocupação em ter uma doença no transtorno de ansiedade de doença; os impulsos ou fantasias sexuais nos distúrbios parafílicos; os impulsos nos transtornos disruptivos, de controle de impulsos e de conduta; as ruminações de culpa no espectro da esquizofrenia e outros transtornos psicóticos; ou os padrões repetitivos de comportamento no transtorno do espectro do autismo)

Especifique se:
Com um *insight* bom ou justo: O indivíduo reconhece que as crenças sobre o transtorno obsessivo-compulsivo são definitiva ou provavelmente não verdadeiras ou podem ser ou não verdadeiras
Com *insight* insuficiente: o indivíduo pensa que as crenças sobre o transtorno obsessivo-compulsivo são provavelmente verdadeiras
Com *insight* ausente/crenças delirantes: O indivíduo está completamente convencido de que as crenças do transtorno obsessivo-compulsivo são verdadeiras

Especifique se:
Relacionado ao tique: o indivíduo tem uma história atual ou prévia de um transtorno de tique

De Diagnostic and Statistical Manual of Mental Disorders, Fifth Edition (Copyright 2013). American Psychiatric Association, p. 237.

compulsões. Esse subtipo do TOC, denominado **transtorno neuropsiquiátrico autoimune pediátrico associado à infecção estreptocócica (PANDAS)**, é caracterizado por início súbito e drástico ou exacerbação ou de sintomas de TOC ou tiques, achados neurológicos associados e uma infecção estreptocócica recente. O aumento dos títulos de anticorpos antiestreptolisina O e antidesoxirribonuclease B tem correlação com o crescimento dos volumes dos gânglios basais. A plasmaférese é eficaz na redução dos sintomas de TOC em alguns pacientes com PANDAS e também na diminuição do volume aumentado dos gânglios basais. O TOC também se apresenta acompanhado por episódios de encefalomielite aguda disseminada (ver Capítulo 618.4). O pediatra deve estar ciente da origem infecciosa com relação a alguns casos de transtornos de tiques e TOC e seguir as diretrizes de manejo (ver Capítulo 37).

Crianças com **fobias** evitam objetos ou situações específicos que, de forma confiável, desencadeiam a estimulação fisiológica (p. ex., cães e aranhas; ver Tabela 38.2). O medo é excessivo e irracional e pode ser motivado pela presença ou antecipação do gatilho temido, com sintomas de ansiedade que ocorrem de imediato. Nem obsessões nem compulsões têm relação com a resposta ao medo; raras vezes, fobias interferem no funcionamento social, educacional ou interpessoal. A agressão por um familiar e a agressividade verbal entre os pais podem levar aos primeiros sinais de fobias específicas. Os responsáveis de crianças fóbicas devem permanecer calmos diante das crises de ansiedade ou pânico delas. É provável que pais aflitos reforcem o quadro de ansiedade da criança; o pediatra pode ajudar na interrupção desse ciclo relatando de uma forma tranquila que as fobias são comuns e bem poucas vezes causam dano. A prevalência de fobias específicas na infância é de 0,5 a 2%.

A **dessensibilização sistemática** é uma forma de terapia comportamental que, de forma gradual, expõe o paciente à situação ou ao objeto que lhe provoca medo, ao mesmo tempo que ensina técnicas de relaxamento para o controle da ansiedade. A exposição bem-sucedida repetida leva à extinção de ansiedade em relação a esse estímulo. Quando as fobias são particularmente graves, os ISRS podem ser utilizados com intervenção comportamental. O tratamento com ISRS em doses baixas pode ser particularmente eficaz para algumas crianças acometidas por fobia grave com asfixia refratária.

O **TEPT** é tipicamente precipitado por um estressor extremo (ver Capítulo 14). Ele é um TA resultante dos efeitos de longo e curto prazos de trauma que causa sequelas comportamentais e fisiológicas em lactentes até 3 anos, crianças maiores e adolescentes (Tabela 38.8). Outra categoria diagnóstica, o **transtorno de estresse agudo (TEA)**, mostra que eventos traumáticos, muitas vezes, ocasionam sintomas agudos, os quais podem ou não desaparecer. Exposição anterior a trauma, história de outra psicopatologia e sintomas de TEPT em pais prognosticam essa condição com início na infância. Muitas circunstâncias psicopatológicas em adolescentes e adultos, como transtorno de conduta, depressão e alguns transtornos de personalidade, podem estar relacionadas a trauma anterior. O TEPT também está ligado a transtornos de humor e comportamento perturbador. A ansiedade da separação é comum em crianças com esse transtorno. A prevalência de TEPT antes dos 18 anos de idade é de aproximadamente 6%. Até 40% apresentam sintomas, mas não preenchem os critérios diagnósticos.

Eventos que representam danos físicos reais ou ameaçadores, ferimento ou morte à criança, ao seu cuidador ou outras pessoas próximas à ela, e também produzem estresse, medo e/ou impotência consideráveis, são requeridos para o estabelecimento do diagnóstico de TEPT. Três grupos de sintomas também são essenciais para o diagnóstico: reexperiência, esquiva e hiperestimulação. A **reexperiência** persistente do estressor por meio de lembranças intrusivas, pesadelos e reconstituição nas brincadeiras são respostas típicas em crianças. A **esquiva** persistente de lembranças e o embotamento da resposta emocional, como o isolamento, a amnésia e a fuga, constituem o segundo conjunto de comportamentos. Os sintomas de **hiperestímulo**, como a hipervigilância, a falta de concentração, as respostas extremas de sobressalto, a agitação e os problemas de sono, completam o perfil dos sintomas de TEPT. Às vezes, as crianças regridem em alguns de seus marcos de desenvolvimento após um evento traumático. Sintomas de esquiva geralmente são perceptíveis em crianças pequenas, enquanto as maiores podem descrever melhor os sintomas de reexperiência e hiperestimulação. Brincadeiras repetitivas envolvendo o trauma, sintomas psicossomáticos e pesadelos também podem ser observados.

As intervenções iniciais após um trauma devem se concentrar na reunificação com um dos pais e no atendimento às necessidades físicas

Tabela 38.8 Critérios diagnósticos do DSM-5 para transtorno de estresse pós-traumático.

TRANSTORNO DE ESTRESSE PÓS-TRAUMÁTICO

Observação: os critérios a seguir aplicam-se a adultos, adolescentes e crianças acima de 6 anos de idade. Para crianças dessa faixa etária ou menos, consulte os critérios correspondentes adiante.

A. Exposição a morte real ou situações de perigo, ferimentos graves ou violência sexual em uma (ou mais) das seguintes formas:
  1. Experimentar diretamente o(s) evento(s) traumático(s)
  2. Testemunhar, pessoalmente, o(s) evento(s) que ocorreu(ram) a outras pessoas
  3. Ficar sabendo que o(s) evento(s) traumático(s) ocorreu(ram) a um familiar ou amigo próximo. Em casos de morte real ou situações de perigo de um membro da família ou amigo, o(s) evento(s) deve(m) ter sido violento ou acidental
  4. Sofrer exposição repetida ou extrema a detalhes aversivos do(s) evento(s) traumático(os) (p. ex., primeiros respondentes a coletar restos mortais; policiais repetidamente expostos a detalhes de abuso infantil)

Observação: o critério A4 não se aplica à exposição por meio de mídia eletrônica, televisão, filmes ou fotos, a menos que essa exposição esteja relacionada ao trabalho.

B. Presença de um (ou mais) dos seguintes sintomas de intrusão associados ao(s) evento(s) traumático(s), começando após a sua ocorrência:
  1. Memórias angustiantes recorrentes, involuntárias e intrusivas do evento(s) traumático(s)

Observação: em crianças acima de 6 anos de idade, é provável a ocorrência de brincadeiras repetitivas nas quais temas ou aspectos do(s) evento(s) traumático(s) sejam representados

  2. Sonhos angustiantes recorrentes em que seu conteúdo e/ou efeito está relacionado ao(s) evento(s) traumático(s)

Observação: em crianças, talvez ocorram sonhos assustadores sem conteúdo reconhecível

  3. Reações dissociativas (p. ex., *flashbacks*) em que o indivíduo sente ou age como se o(s) evento(s) traumático(s) fosse(m) recorrente(s). (Essas reações podem ocorrer em um *continuum*, e a expressão mais extrema é uma perda completa ou consciência do ambiente presente).

Observação: em crianças, a reconstituição específica do trauma pode ocorrer durante a brincadeira.

  4. Sofrimento psicológico intenso ou prolongado na exposição a sinais internos ou externos que simbolizam ou se assemelham a um aspecto do(s) evento(s) traumático(s)
  5. Reações fisiológicas acentuadas a sinais internos ou externos que simbolizam ou se assemelham a um aspecto do(s) evento(s) traumático(s)

C. Esquiva persistente de estímulos associados ao(s) evento(s) traumático(s), com início após a sua ocorrência, conforme evidenciado por uma ou ambas as seguintes situações:
  1. Esquiva ou esforços para evitar memórias, pensamentos ou sentimentos angustiantes sobre ou intimamente associados ao(s) evento(s) traumático(s)
  2. Esquiva ou esforços para evitar lembranças externas (pessoas, lugares, conversas, atividades, objetos ou situações) que despertam memórias, pensamentos ou sentimentos angustiantes sobre ou intimamente associados ao(s) evento(s) traumático(s)

D. Alterações negativas nas cognições e no humor associadas ao evento(s) traumático(s), com início ou piora após a sua ocorrência, conforme evidenciado por duas (ou mais) das seguintes situações:
  1. Incapacidade de lembrar um aspecto importante do(s) evento(s) traumático(s) (em geral, por causa de amnésia dissociativa e não de outros fatores, como traumatismo craniano, álcool ou drogas)
  2. Crenças ou expectativas negativas persistentes e exageradas sobre si mesmo, outras pessoas ou o mundo (p. ex., "eu sou mau", "não posso confiar em ninguém", "o mundo é completamente perigoso", "todo o meu sistema nervoso está permanentemente arruinado")
  3. Cognições distorcidas e persistentes sobre a causa ou consequências do(s) evento(s) traumático(s) que levam o indivíduo a culpar a si mesmo ou aos outros
  4. Estado emocional negativo persistente (p. ex., medo, horror, raiva, culpa ou vergonha)
  5. Diminuição acentuada do interesse ou participação em atividades significativas
  6. Sentimentos de distanciamento ou estranhamento de outras pessoas
  7. Incapacidade persistente de vivenciar emoções positivas (p. ex., incapacidade de sentir felicidade, satisfação ou amor)

E. Alterações acentuadas na excitação e reatividade associadas a evento(s) traumático(s), com início após a sua ocorrência, conforme evidenciado por duas (ou mais) das seguintes situações:
  1. Comportamento irritável e explosões de raiva (com pouca ou nenhuma provocação) geralmente expressas por agressão verbal ou física a pessoas ou objetos
  2. Comportamento imprudente ou autodestrutivo
  3. Hipervigilância
  4. Resposta exagerada ao sobressalto
  5. Problemas de concentração
  6. Perturbação do sono (p. ex., dificuldade em adormecer ou permanecer dormindo ou sono agitado)

F. O distúrbio (critérios B, C, D e E) dura mais do que 1 mês

G. O distúrbio causa sofrimento ou prejuízo clinicamente significativo em áreas sociais, ocupacionais ou outras importantes para o funcionamento

H. O distúrbio não é atribuível aos efeitos fisiológicos de uma substância (p. ex., fármaco ou álcool) ou outro problema clínico

Especifique se:

Com sintomas dissociativos: os sintomas do indivíduo atendem a critérios para transtorno de estresse pós-traumático; além disso, em resposta ao estressor, o indivíduo apresenta sintomas persistentes ou recorrentes de um dos seguintes subtipos:
  1. **Despersonalização**: experiências persistentes ou recorrentes de estar separado de si mesmo, e como se fosse um observador externo de processos mentais ou corporais (p. ex., sentir-se como em um sonho; ter sensação de irrealidade de si mesmo ou do corpo, ou de o tempo passando bem devagar)
  2. **Desrealização**: experiências persistentes ou recorrentes de irrealidade do ambiente (p. ex., o mundo ao redor do indivíduo é experimentado como irreal, onírico, distante ou distorcido)

Observação: para usar esse subtipo, os sintomas dissociativos não devem ser atribuíveis aos efeitos fisiológicos de uma substância (p. ex., desmaios ou comportamento durante a intoxicação por álcool) ou outro problema clínico (p. ex., convulsões parciais complexas)

Especifique se:

Com expressão tardia: se todos os critérios de diagnóstico não forem atendidos até pelo menos 6 meses após o evento (embora o início e a expressão de alguns sintomas possam ser imediatos)

TRANSTORNO DE ESTRESSE PÓS-TRAUMÁTICO PARA CRIANÇAS DE 6 ANOS DE IDADE OU MENOS

A. Em crianças de 6 anos ou menos, exposição a morte real ou ameaça à vida, ferimentos graves ou violência sexual em uma (ou mais) das seguintes formas:
  1. Sofrer diretamente o(s) evento(s) traumático(s)
  2. Testemunhar, pessoalmente, o(s) evento(s) conforme esse ocorreu a outras pessoas, sobretudo aos cuidadores primários

Observação: Testemunho não inclui eventos ocorridos apenas na mídia eletrônica, televisão, filmes ou fotos

  3. Saber que o(s) evento(s) traumático(s) ocorreu a um dos pais ou pessoa que cuida dela

B. Presença de um (ou mais) dos seguintes sintomas de intrusão associados ao(s) evento(s) traumático(s), com início após a sua ocorrência:
  1. Memórias angustiantes recorrentes, involuntárias e intrusivas dos evento(s) traumático(s)

Observação: memórias espontâneas e intrusivas podem não necessariamente parecer angustiantes e ser expressadas como uma encenação de brincadeira

  2. Sonhos angustiantes recorrentes em que o conteúdo e/ou efeito do sonho está relacionado ao(s) evento(s) traumático(s)

(*continua*)

Tabela 38.8 Critérios diagnósticos do DSM-5 para transtorno de estresse pós-traumático. (*continuação*)

Observação: talvez não seja possível se certificar de que o conteúdo assustador está relacionado ao evento traumático

3. Reações dissociativas (p. ex., *flashbacks*) nas quais a criança sente ou age como se o(s) evento(s) traumático(s) fosse(m) recorrente(s) (essas reações podem ocorrer em um *continuum*, e a expressão mais extrema é uma perda completa de consciência dos arredores atuais.) Essa reconstituição específica ao trauma pode acontecer em uma brincadeira
4. Sofrimento psicológico intenso ou prolongado na exposição a sinais internos ou externos que simbolizam ou relembram um aspecto do(s) evento(s) traumático(s)

C. Um (ou mais) dos seguintes sintomas, representando evitação persistente de estímulos ou alterações negativas nas cognições e humor associadas ao(s) evento(s) traumático(s), deve estar presente, com início ou piora após a sua ocorrência:

Esquiva persistente de estímulos

1. Esquiva ou esforços para evitar atividades, lugares ou lembretes físicos que despertam lembranças ou o(s) evento(s) traumático(s)
2. Esquiva ou esforços para evitar pessoas, conversas ou situações interpessoais que trazem recordações do(s) evento(s) traumático(s)

Alterações negativas nas cognições

3. Frequência substancialmente aumentada de estados emocionais negativos (p. ex., medo, culpa, tristeza, vergonha e confusão)
4. Interesse ou participação acentuadamente reduzido em atividades significativas, inclusive diminuição das brincadeiras
5. Comportamento socialmente retraído
6. Redução persistente na expressão de emoções positivas

D. Alterações na excitação e reatividade associadas a evento(s) traumático(s), com início ou piora a sua ocorrência, conforme evidenciado por dois (ou mais) dos seguintes sintomas:

1. Comportamento irritável e explosões de raiva (com pouca ou nenhuma provocação), geralmente expressos como agressão verbal e física contra pessoas ou objetos (inclusive birras extremas)
2. Hipervigilância
3. Resposta exagerada a susto
4. Problemas de concentração
5. Perturbação do sono (p. ex., dificuldade para pegar no sono ou permanecer adormecido ou sono agitado)

E. A duração do distúrbio é superior a 1 mês

F. O distúrbio causa sofrimento clinicamente significativo ou prejuízo no relacionamento com os pais, irmãos, colegas ou outros cuidadores, ou no comportamento escolar

G. O distúrbio não é atribuível aos efeitos fisiológicos de uma substância (p. ex., fármaco ou álcool) ou outra condição clínica

Especifique se:

Com sintomas dissociativos: Os sintomas do indivíduo atendem a critérios para transtorno de estresse pós-traumático, e a experiência individual persistente ou recorrente dos sintomas a um dos seguintes subtipos:

1. **Despersonalização**: experiências persistentes ou recorrentes de se sentir separado de si mesmo, e como se fosse um observador externo de seus processos mentais ou corporais (p. ex., sentir-se como em um sonho; ter uma sensação de irrealidade de si mesmo ou do corpo, ou do tempo passando bem devagar)
2. **Desrealização**: experiências persistentes ou recorrentes de irrealidade do ambiente (p. ex., o mundo ao redor do indivíduo é experimentado como irreal, onírico, distante ou distorcido)

Observação: para usar esse subtipo, os sintomas dissociativos não devem ser atribuídos aos efeitos fisiológicos de uma substância (p. ex., desmaios e comportamento durante a intoxicação por álcool) ou outra condição clínica (p. ex., convulsões parciais complexas)

Especifique se:

Com expressão tardia: se todos os critérios de diagnóstico não forem atendidos até pelo menos 6 meses após o evento (embora o início e a expressão de alguns sintomas possam ser imediatos)

De *Diagnostic and Statistical Manual of Mental Disorders, Fifth Edition* (Copyright 2013). American Psychiatric Association, pp. 271-274.

da criança em um lugar seguro. O procedimento agressivo para a dor e a facilitação do retorno às rotinas reconfortantes, inclusive sono regular, são indicados. O tratamento a longo prazo pode incluir terapia individual, em grupo, escolar ou familiar, bem como farmacoterapia, em casos selecionados. O tratamento *individual* inclui a alteraração do conceito que a criança tem de si mesma como vítima para o de sobrevivente e pode ser realizado por meio de ludoterapia, terapia psicodinâmica ou TCC. O trabalho em grupo também é útil para identificar quais crianças podem precisar de assistência mais intensiva. Os objetivos do trabalho *familiar* são auxiliar a criança a estabelecer um senso de segurança, validando suas emoções e antecipando situações em que ela precisará de mais apoio da família.

Clonidina ou *guanfacina* podem ser úteis para distúrbios do sono, estado de alerta persistente e resposta excessiva ao sobressalto. ECR recentes em crianças e adolescentes com TEPT não encontraram uma diferença significativa entre ISRS e placebo. Esses inibidores seletivos podem ser considerados em pacientes pediátricos acometidos que apresentam comorbidades responsivas a eles, como depressão, embotamento afetivo e ansiedade (ver Tabela 33.4). Como para muitos outros transtornos de ansiedade, a TCC é a intervenção psicoterapêutica com maior suporte empírico.

ANSIEDADE ASSOCIADA A CONDIÇÕES CLÍNICAS

É prudente descartar condições orgânicas antes de fazer um diagnóstico de TA, bem como hipertireoidismo, cafeinismo (bebidas gaseificadas), hipoglicemia, distúrbios do sistema nervoso central (*delirium*, encefalopatia ou tumores cerebrais), enxaqueca, asma, intoxicação por chumbo, arritmias cardíacas; e, raras vezes, embolia pulmonar, hiperparatireoidismo, lúpus eritematoso sistêmico, anafilaxia, porfiria ou feocromocitoma, (ver Tabela 38.1). Alguns fármacos *controlados* com efeitos colaterais que podem mimetizar a ansiedade compõem-se de agentes antiasmáticos, anticolinérgicos e antipsicóticos; corticosteroides; simpatomiméticos; e ISRS (iniciação). Os fármacos *não controlados* que provocam ansiedade incluem pílulas dietéticas, anti-histamínicos, drogas estimulantes de uso abusivo, abstinência de drogas e remédios para gripe.

A doença crônica também é uma causa subjacente de ansiedade. As crianças nem sempre são emocional e cognitivamente competentes para compreender as implicações de uma afecção grave e prolongada. Além das complicações fisiológicas da doença, elas também têm de lidar com internações, procedimentos e medicamentos que permeiam sua programação diária. Essa experiência afeta sua educação escolar, amizades, atividades e dinâmica do núcleo familiar, inclusive as experiências de seus irmãos saudáveis.

Questões escolares envolvendo ausências prolongadas e reingresso à escola após uma condição clínica podem causar, ou reforçar e impulsionar, a ansiedade existente. A escola é um alicerce não somente para a aprendizagem, mas é central para experiências sociais e percepções de normalidade das crianças. Muitas vezes, a frequência escolar é impedida e retardada pela doença. Problemas escolares podem ser o resultado de falta às aulas, uso de medicamentos e estado emocional. Crianças em condições crônicas também são socialmente desfavorecidas, com redes de amizade dificultadas pela presença instável ou rejeição social por serem diferentes. Consultar o psicólogo escolar pode ser benéfico na preparação de professores e colegas antes de a criança retornar para a escola. Um trato entre o aluno e os funcionários da escola deve ser feito, objetivando um esquema relacionado a horário de remédio, necessidade de repouso ou considerando outras carências. Se a criança e a família concordarem, uma reunião informativa com os alunos e professores pode normalizar a situação. Esclarecer a condição faz com que ela pareça menos assustadora para crianças que exageram ou se preocupam com o contágio. Colegas e professores representam um meio natural acessível e podem ser uma comunidade de apoio valiosa. A terapêutcia também pode ser autorizada para complementar o apoio social.

As experiências dos **irmãos** de crianças com doenças crônicas são muitas vezes esquecidas, com os recursos familiares concentrados nas consequências clínicas e financeiras e no funcionamento emocional e físico do filho doente. Não é incomum que irmãos de crianças doentes também sofram de depressão e ansiedade. Avaliar seus sistemas de apoio social, as oportunidades de comunicação com os pais e os escapes emocionais são fundamentais para a manutenção do funcionamento saudável. Manter um cronograma redefinido de atividades pós-escola e compromissos sociais é útil porque possibilita que os irmãos continuem na escola.

QUESTÕES DE SEGURANÇA E EFICÁCIA SOBRE OS INIBIDORES SELETIVOS DA RECAPTAÇÃO DE SEROTONINA

Nenhuma evidência empírica sugere a superioridade de um ISRS sobre outro. Os dados são limitados no que diz respeito à combinação de fármacos. Em geral, os ISRS são bem tolerados pela maioria das crianças e adolescentes. A FDA emitiu um alerta em tarja preta sobre o aumento de agitação e comportamento suicida entre adolescentes e crianças que tomam ISRS. Esse alerta foi baseado na revisão de estudos em crianças e adolescentes acometidos por depressão maior e não por transtornos de ansiedade. O controle rigoroso é sempre justificado.

A bibliografia está disponível no GEN-io.

Capítulo 39
Transtornos do Humor
Heather J. Walter e David R. DeMaso

Os transtornos do humor são conjuntos inter-relacionados de sintomas psiquiátricos caracterizados por um déficit central da autorregulação emocional. Classicamente, os transtornos do humor se dividem em transtornos depressivos e bipolares, representando as duas polaridades emocionais, humor disfórico ("baixo") e eufórico ("alto").

39.1 Transtornos Depressivos Maiores e Outros
Heather J. Walter e David R. DeMaso

Os transtornos depressivos incluem: transtornos depressivos maiores, depressivos persistentes, transtorno disruptivo da desregulação do humor, outros transtornos especificados/não especificados, disfórico pré-menstrual e transtornos induzidos por substâncias psicoativas/medicamentos, bem como transtorno depressivo causado por outra condição médica (Figura 39.1).

DESCRIÇÃO

O **transtorno depressivo maior** (**TDM**) caracteriza-se por um período distinto de pelo menos 2 semanas (um *episódio*) em que ocorre, na maior parte do dia, quase todos os dias, humor depressivo ou irritável e/ou perda de interesse ou de prazer em quase todas as atividades (Tabela 39.1). A depressão maior associa-se a sintomas vegetativos e cognitivos característicos, incluindo: distúrbios do apetite, do sono, da energia e do nível de atividade; comprometimento da concentração; pensamentos de inutilidade ou culpa; e pensamentos ou ações suicidas. A depressão maior será considerada *leve* se nenhum ou poucos sintomas, além dos necessários para fazer o diagnóstico, estiverem presentes, e se estes causarem sofrimento leve e forem tratáveis, e ainda, se resultarem em comprometimento funcional menor. A depressão maior será considerada *grave* se estiverem presentes sintomas muito além dos necessários para fazer o diagnóstico, e se estes causarem muito sofrimento e não forem tratáveis, além de comprometerem acentuadamente a função. A depressão maior *moderada* tem intensidade intermediária entre leve e grave.

O **transtorno depressivo persistente** caracteriza-se por humor depressivo ou irritável presente em mais dias do que ausente, por pelo menos 1 ano (em crianças e adolescentes). Assim como ocorre com a depressão maior, esse tipo crônico de depressão se associa a sintomas vegetativos e cognitivos característicos; entretanto, os sintomas cognitivos da depressão persistente são menos intensos (p. ex., baixa autoestima, em vez de sentimento de inutilidade; falta de esperança, em vez de ideias suicidas). Como a depressão maior, o transtorno depressivo persistente é caracterizado como leve, moderado ou grave (Tabela 39.2).

De um modo geral, a apresentação clínica dos transtornos depressivos maiores e persistentes, em crianças e adolescentes, é semelhante à dos

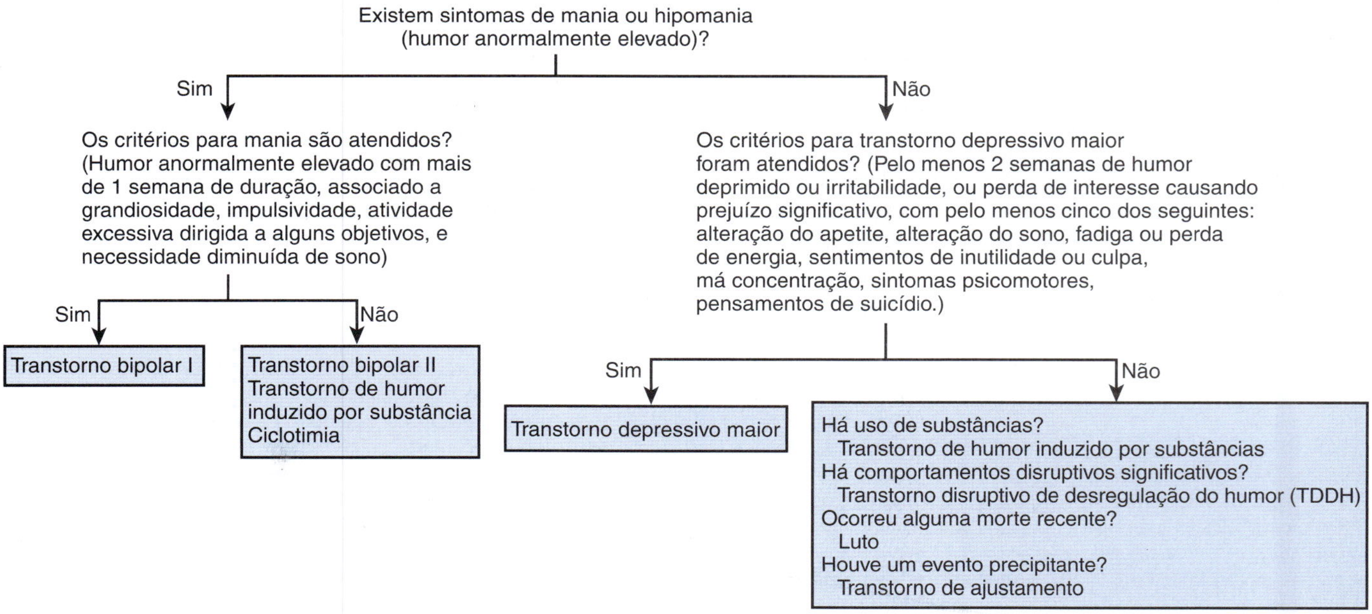

Figura 39.1 Avaliação de transtornos do humor. (*De Kliegman RM, Lye PS, Bordini BJ et al., editors:* Nelson pediatric symptom-based diagnosis, *Philadelphia, 2018, Elsevier, p. 426*).

Tabela 39.1 Critérios diagnósticos DSM-5 para transtorno depressivo maior.

A. Cinco (ou mais) dos seguintes sintomas estiveram presentes durante o mesmo período de 2 semanas e representam uma alteração do funcionamento anterior; pelo menos um dos sintomas representa (1) humor deprimido ou (2) perda de interesse ou prazer.
1. Deprimido a maior parte do dia, quase todos os dias, como indicado por um ou outro relatório subjetivo (p. ex., sente-se triste, vazio, sem esperança), ou por observação feita por outros (p. ex., aparece choroso).

Nota: em crianças e adolescentes, pode ser humor irritável.

2. Interesse ou prazer marcadamente diminuídos em todas, ou quase todas, as atividades durante a maior parte do dia, quase todos os dias (como indicado pela consideração ou observação subjetiva).
3. Perda ou ganho de peso significativo quando não está em dieta (p. ex., uma mudança de mais de 5% do peso corporal em 1 mês), ou ainda diminuição ou aumento do apetite quase todos os dias.

Nota: em crianças, considere falha em obter o ganho de peso esperado.

4. Insônia ou hipersônia quase todos os dias.
5. Agitação ou atraso psicomotor quase todos os dias (observável por outros, não apenas sentimentos subjetivos de agitação ou lentidão).
6. Fadiga ou perda de energia quase todos os dias.
7. Sentimentos de inutilidade ou culpa excessiva ou inadequada (que pode ser delirante) quase todos os dias (não apenas autocensura ou culpa por estar doente).
8. Capacidade de pensar ou de se concentrar diminuídas, ou indecisão, quase todos os dias (por observação subjetiva ou por outros).
9. Pensamentos recorrentes de morte (não apenas medo de morrer), ideação suicida recorrente sem um plano específico, ou ainda uma tentativa de suicídio ou um plano específico para cometê-lo.

B. Os sintomas causam desconforto ou comprometimento clinicamente significativo em áreas de funcionamento sociais, ocupacionais ou em outras áreas importantes.

C. O episódio não é atribuível aos efeitos fisiológicos de uma substância ou a outra condição médica.

Nota: os critérios A-C representam um episódio depressivo maior.

D. A ocorrência do episódio depressivo maior não é mais bem explicada por transtorno esquizoafetivo, esquizofrenia, transtorno esquizofrênico, transtorno delirante ou outro espectro de esquizofrenia especificado e não especificado, e por outros transtornos psicóticos.

E. Nunca houve um episódio maníaco ou um episódio hipomaníaco.

De *Diagnostic and Statistical Manual of Mental Disorders, Fifth Edition,* (Copyright 2013). American Psychiatric Association, pp. 125-126.

Tabela 39.2 Critérios diagnósticos DSM-5 para transtorno depressivo persistente.

A. Humor deprimido na maior parte do dia, com mais dias estando presente que ausente, como indicado por observação subjetiva ou por outros, por pelo menos 2 anos.

Nota: em crianças e adolescentes, o humor pode ser irritável e a duração deve ser de pelo menos 1 ano.

B. Presença, enquanto deprimido, de dois (ou mais) dos seguintes:
1. Baixo apetite ou ingestão excessiva de comida.
2. Insônia ou hipersônia.
3. Baixa energia ou fadiga.
4. Baixa autoestima.
5. Pouca concentração ou dificuldade de tomar decisões.
6. Sentimentos de desesperança.

C. Durante o período de 2 anos (1 ano para crianças ou adolescentes) de perturbação, o indivíduo nunca ficou sem os sintomas dos critérios A e B por mais de 2 meses de cada vez.

D. Os critérios para um transtorno depressivo maior podem estar continuamente presentes por 2 anos.

E. Nunca houve um episódio maníaco ou um episódio hipomaníaco, e os critérios para transtorno ciclotímico nunca foram atendidos.

F. O distúrbio não é mais bem explicado por um distúrbio esquizoafetivo persistente, por esquizofrenia, por transtorno delirante ou outro espectro de esquizofrenia especificado ou não especificado, e por outro transtorno psicótico.

G. Os sintomas não são atribuíveis aos efeitos fisiológicos de uma substância (p. ex., uma droga de abuso, um medicamento) ou a outra condição médica (p. ex., hipotireoidismo).

H. Os sintomas causam desconforto ou prejuízo clinicamente significativo em áreas sociais, ocupacionais, ou outras áreas importantes de funcionamento.

Nota: como os critérios para um episódio depressivo maior incluem quatro sintomas ausentes da lista de sintoma para transtorno depressivo persistente (distimia), um número muito limitado de indivíduos terá sintomas depressivos que persistiram por mais de 2 anos, mas não atenderá a critérios de transtorno depressivo persistente. Caso os critérios completos para um episódio depressivo maior tenham sido atendidos em algum momento, durante o episódio atual da doença, eles devem receber um diagnóstico de transtorno depressivo maior. Caso contrário, um diagnóstico de outro transtorno depressivo especificado ou de transtorno depressivo não especificado é então justificado.

De *Diagnostic and Statistical Manual of Mental Disorders, Fifth Edition,* (Copyright 2013). American Psychiatric Association, pp. 168-169.

adultos. A proeminência dos sintomas pode mudar com a idade: irritabilidade e queixas somáticas podem ser mais comuns em crianças, e os distúrbios de energia, do nível de atividade e do sono podem ser mais comuns em adolescentes. Em razão da imaturidade cognitiva e linguística dos pré-escolares, os sintomas de depressão nesse grupo etário são mais prováveis de ser observados que autoavaliados.

A característica central do **transtorno disruptivo da desregulação do humor** (**TDDH**) é a irritabilidade intensa e persistente evidente por pelo menos 12 meses, em múltiplos ambientes (em casa, na escola, com os pares). Essa irritabilidade se caracteriza por frequentes ($\geq$ 3 vezes/semana) e intensas explosões de raiva (verbal e/ou física) (Tabela 39.3). Esse diagnóstico pretende caracterizar mais precisamente a irritabilidade extrema, até aqui considerada por alguns investigadores como apresentação do transtorno bipolar durante o desenvolvimento, e distingui-la das apresentações mais leves, características do transtorno desafiador e de oposição (TDO) e do transtorno explosivo intermitente.

Outros transtornos depressivos especificados/não especificados (transtorno depressivo subsindrômico) se aplicam a apresentações nas quais os sintomas característicos de um transtorno depressivo estão presentes e causam sofrimento ou comprometimento funcional clinicamente significativo, mas não preenchem a totalidade dos critérios de nenhum dos transtornos nessa classe de diagnóstico.

EPIDEMIOLOGIA

A prevalência total do diagnóstico de transtorno depressivo relatado pelos pais nos EUA (excluindo-se TDDH), entre pacientes com 3 a 17 anos de idade, é de cerca de 2,1% (casos correntes) e de aproximadamente de 3,9% (em algum momento da vida); a taxa de prevalência aumenta para cerca de 12,8% (durante o tempo de vida) nos pacientes com 12 a 17 anos de idade. A proporção masculina:feminina (excluindo-se TDDH) aproxima-se de 1:1 durante a infância e quando começa no início da adolescência, elevando-se para 1:1,5 a 3,0 na idade adulta.

Com base nas taxas de irritabilidade persistente crônica e intensa, que é a característica central do TDDH, estima-se que a prevalência total em 6 meses a 1 ano caia na faixa de 2 a 5%. Em três amostras de comunidades, a taxa de prevalência do TDDH em 3 meses variou de 0,8 a 3,3%, com as taxas mais altas nos pré-escolares (embora o DSM-5 não permita o diagnóstico até a idade de 6 anos). Estima-se que cerca de 5 a 10% das crianças e adolescentes tenham **depressão subsindrômica (não especificada)**.

Tabela 39.3 Critérios diagnósticos DSM-5 para transtorno disruptivo da desregulação do humor.

A. Explosões de temperamento recorrentes graves manifestadas verbalmente (p. ex., ataques verbais) e/ou comportamentais (p. ex., agressão física a pessoas ou propriedades) que são muito desproporcionais, na intensidade ou na duração, à situação ou à provocação.
B. As explosões de temperamento são incompatíveis com o nível de desenvolvimento.
C. As explosões de temperamento ocorrem, em média, três ou mais vezes/semana.
D. O humor entre as explosões de temperamento é persistentemente irritável ou raivoso a maior parte do dia, quase todos os dias, e é observável por outros (p. ex., pais, professores, colegas).
E. Os critérios A-D estiveram presentes durante 12 meses ou mais. Ao longo desse tempo, o indivíduo não teve um período com duração de três ou mais meses consecutivos sem todos os sintomas dos critérios A-D.
F. Os critérios A e D estão presentes em pelo menos duas de três configurações (ou seja, em casa, na escola, com amigos) e são graves em pelo menos um desses.
G. O diagnóstico não deve ser feito pela primeira vez antes da idade de 6 anos ou após a idade de 18 anos.
H. Pela história ou observação, a idade, no início do critério A-E, é antes dos 10 anos.
I. Nunca houve um período distinto com permanência superior a um dia durante o qual os critérios de sintomas completos, exceto duração, para episódio maníaco ou hipomaníaco foram cumpridos.

Nota: a elevação de humor adequada ao desenvolvimento, como ocorre no contexto de um evento altamente positivo ou em sua previsão, não deve ser considerada um sintoma de mania ou hipomania.

J. Os comportamentos não ocorrem exclusivamente durante um episódio de transtorno depressivo maior e não são mais bem explicados por outro transtorno mental (p. ex., transtorno do espectro do autismo, transtorno de estresse pós-traumático, transtorno de ansiedade de separação, transtorno depressivo persistente [distimia]).

Nota: o diagnóstico não pode coexistir com transtorno desafiante oposicional, distúrbio explosivo intermitente ou transtorno bipolar, embora possa coexistir com outros, incluindo: transtorno depressivo maior, transtorno de déficit de atenção/hiperatividade, transtorno de conduta e transtorno de uso de substâncias. Os indivíduos cujos sintomas atendem a critérios para o transtorno disruptivo de desregulação do humor e transtorno desafiante oposicional devem somente receber o diagnóstico do transtorno disruptivo de desregulação do humor. Se um indivíduo já experimentou um episódio maníaco ou hipomaníaco, o diagnóstico de transtorno disruptivo de desregulação do humor deve não ser atribuído.

K. Os sintomas não são atribuíveis aos efeitos fisiológicos de uma substância ou a outra condição médica ou neurológica.

De *Diagnostic and Statistical Manual of Mental Disorders, Fifth Edition*, (Copyright 2013). American Psychiatric Association, p. 156.

EVOLUÇÃO CLÍNICA

A depressão maior pode aparecer pela primeira vez em qualquer idade, mas a probabilidade de início aumenta acentuadamente com a puberdade. A incidência parece ter um pico na terceira década. A duração média de um episódio depressivo maior aproxima-se de 5 a 8 meses para jovens encaminhados clinicamente e de 3 a 6 meses para amostras da comunidade. A evolução é bem variável, pois alguns indivíduos raramente ou nunca apresentam remissão, enquanto outros passam muitos anos com poucos sintomas ou nenhum sintoma entre os episódios. O transtorno depressivo persistente muitas vezes tem início precoce e insidioso, e, por definição, sua evolução é crônica (duração média dos casos não tratados em amostras clínicas e da comunidade: 3,5 anos).

Os transtornos depressivos **pré-puberais** exibem continuidade mais heterotípica que homotípica; as crianças depressivas parecem ter maior probabilidade de desenvolver transtornos psiquiátricos não depressivos na idade adulta que transtornos depressivos. Os adolescentes exibem maior continuidade homotípica, com a probabilidade de recorrência da depressão chegando a 50 a 70% depois de 5 anos. A persistência de sintomas depressivos, mesmo leves, durante a remissão é um preditor forte de recorrência; outros fatores de prognóstico negativo incluem: sintomas mais intensos, tempo mais longo até a remissão, história de maus-tratos e transtornos psiquiátricos comórbidos. Até 20% dos adolescentes depressivos desenvolvem um transtorno bipolar; o risco é mais alto entre adolescentes que tenham alta carga familiar para transtorno bipolar, que tenham depressão psicótica ou que tenham apresentado mania induzida farmacologicamente.

DIAGNÓSTICO DIFERENCIAL

Alguns transtornos psiquiátricos, condições clínicas gerais e medicações podem gerar sintomas de depressão ou irritabilidade e precisam ser distinguidos dos transtornos depressivos. Os transtornos psiquiátricos incluem: espectro autista, transtorno do déficit da atenção e hiperatividade (TDAH), transtorno bipolar, ansiedade, transtorno relacionado com trauma e estressores, transtorno disruptivo/de controle de impulsos/de conduta e transtornos relacionados com substâncias psicoativas. As condições médicas, por sua vez, incluem: transtornos neurológicos (incluindo encefalite autoimune), distúrbios endócrinos (incluindo hipotireoidismo e doença de Addison), doenças infecciosas, tumores, anemia, uremia, dificuldade para ganhar peso, transtorno da fadiga crônica e transtorno doloroso. Por último, as medicações incluem: narcóticos, agentes de quimioterapia, betabloqueadores, corticosteroides e contraceptivos. O diagnóstico de um transtorno depressivo deverá ser feito depois que essas outras explicações para os sintomas observados tiverem sido descartadas.

COMORBIDADE

Os transtornos depressivos maiores e persistentes costumam ocorrer concomitantemente a outros transtornos psiquiátricos. Dependendo do contexto e da fonte de encaminhamento, 40 a 90% dos jovens com um transtorno depressivo têm outros transtornos psiquiátricos, e até 50% têm dois ou mais diagnósticos comórbidos. O diagnóstico comórbido mais comum é **transtorno de ansiedade,** e pode refletir uma diátese comum; outras comorbidades comuns incluem TDAH e comportamento disruptivo, transtornos alimentares e de uso de substâncias psicoativas. O desenvolvimento de transtornos depressivos pode levar ao desenvolvimento de transtornos comórbidos ou ocorrer depois deles.

Dados preliminares sugerem que o TDDH ocorra com outros transtornos psiquiátricos, incluindo outros transtornos depressivos, TDAH, transtorno de conduta e transtornos por uso de substâncias psicoativas, de 60 a 90% do tempo. Como os sintomas do TDDH se sobrepõem, em parte, aos sintomas do transtorno bipolar, do TDO e do transtorno explosivo intermitente, pela convenção do *Manual Diagnóstico e Estatístico de Transtornos Mentais*, 5ª edição (DSM-5), as regras diagnósticas hierárquicas se aplicam. Assim, o transtorno bipolar terá precedência sobre o TDDH, se tiver ocorrido um episódio maníaco/hipomaníaco, e o TDDH terá precedência sobre o TDO e sobre o transtorno explosivo intermitente, se forem preenchidos os critérios completos para TDDH.

SEQUELAS

Cerca de 60% dos jovens com TDM relatam **pensamentos suicidas**, e 30% realmente tentam o suicídio. Os jovens com transtornos depressivos também têm alto risco de uso abusivo de substâncias psicoativas, de comprometimento das relações familiares e com os pares, de gravidez precoce, de problemas com a lei, de resultados escolares e profissionais abaixo do normal e de pouco ajustamento aos estressores da vida, inclusive doença física.

As crianças com TDDH apresentam taxas elevadas de comprometimentos sociais, suspensão escolar e uso de serviços médicos. A irritabilidade na adolescência prediz o desenvolvimento de transtorno depressivo maior, de transtornos distímicos e de transtorno de ansiedade generalizada (mas não de transtorno bipolar) 20 anos mais tarde, bem como realizações escolares e renda mais baixas.

ETIOLOGIA E FATORES DE RISCO

Os atuais modelos de vulnerabilidade a transtornos depressivos se baseiam em genes e variáveis ambientais. Estudos genéticos têm demonstrado a hereditariedade dos transtornos depressivos, sendo que estudos com gêmeos monozigóticos encontram taxas de concordância de 40 a 65%. Nas famílias, tanto estudos de baixo para cima (dos filhos para os pais) como de cima para baixo (dos pais para os filhos) têm mostrado um aumento bidirecional de 2 a 4 vezes da depressão entre parentes em primeiro grau. Ainda não se esclareceu a natureza exata da expressão genética. As variações cerebrais de estrutura e função (particularmente serotoninérgica), a função do eixo hipotálamo-hipofisário-suprarrenal, temperamento/personalidade difícil (*i. e.*, afetividade negativa) e estilo cognitivo reflexivo e autodepreciativo são implicados como componentes de vulnerabilidade biológica. A maioria dos transtornos depressivos se origina em jovens com dificuldades psicossociais de longa duração, das quais as mais preditivas são: violência física/sexual, negligência, doença crônica, dificuldades escolares (*bullying*, insuficiência acadêmica), isolamento social, falta de harmonia familiar ou conjugal, divórcio/separação, psicopatologia parental e violência doméstica. Estudos longitudinais demonstram a maior importância de influências ambientais em crianças que se tornam depressivas, em comparação com adultos que se tornam depressivos. Fatores que se mostram protetores contra o desenvolvimento de depressão incluem: relacionamento positivo com um dos pais, melhor função familiar, supervisão/monitoramento/envolvimento parental mais próximo, grupo de pares pró-social, QI mais alto e maiores aspirações acadêmicas.

PREVENÇÃO

Numerosos estudos experimentais têm procurado demonstrar a efetividade das estratégias psicológicas ou educacionais para prevenir o início dos transtornos depressivos em crianças e adolescentes. Esses programas geralmente têm fornecido informações sobre a ligação entre humor depressivo e pensamentos e comportamentos depressogênicos, assim como treinamento de habilidades com a intenção de modificar os pensamentos e comportamentos. Uma revisão Cochrane verificou efeitos pequenos a moderados desses programas nos sintomas de depressão quando implementados universalmente *versus* nenhuma intervenção, sendo que programas seletivos (que têm como objetivo grupos de alto risco) têm melhores resultados que os programas universais; no entanto, o efeito dos programas de prevenção foi nulo quando comparados com controles de atenção.

TRIAGEM/ENCONTRO DE CASO

Adolescentes que vêm à instituição de atenção básica devem ser interrogados, juntamente com seus pais, sobre humor depressivo como parte da entrevista clínica de rotina. Uma pergunta de triagem típica seria: "Todos se sentem tristes ou zangados uma parte do tempo, e você (ou seu adolescente)?" Os pais de crianças com menos idade podem ser interrogados sobre sinais manifestos de depressão, como choro, irritabilidade, enfado ou isolamento social. Alguns instrumentos de triagem padronizados amplamente usados na atenção básica (p. ex., *Pediatric Symptom Checklist, Strengths and Difficulties Questionnaire, Vanderbilt ADHD Diagnostic Rating Scales*) têm itens específicos para humor triste e, como tal, podem ser usados para dar foco à entrevista.

Não está claro qual é o papel da triagem universal de depressão usando instrumentos padronizados específicos para depressão. Uma revisão Cochrane verificou que o uso de triagem de depressão na atenção básica tem pouco ou nenhum impacto sobre o reconhecimento, controle ou resultado da depressão. No entanto, A U.S. Preventive Services Task Force (PSTF) recomenda o uso universal de instrumentos de triagem de depressão, mas somente entre adolescentes e somente quando os sistemas estão preparados para garantir um seguimento adequado. A triagem direcionada para os grupos sabidamente de alto risco (p. ex., jovens sem teto, refugiados, atraídos pelo mesmo sexo, envolvidos com a justiça) ou para jovens vivenciando adversidades psicossociais conhecidas (ver "Etiologia/Fatores de Risco" anteriormente), ou a autoavaliação de um humor disfórico, podem ser uma estratégia de encontro de casos com maior sucesso que a triagem universal.

INTERVENÇÃO INICIAL

Os jovens (e/ou seus pais) que se apresentam no estabelecimento de atenção básica, que se autoavaliam ou que respondem afirmativamente à pesquisa sobre uma experiência de vida estressante ou a um humor depressivo ou irritável devem ter a oportunidade de conversar sobre a situação com um pediatra (separadamente com os jovens mais velhos, conforme indicado). Envolvendo-se no ouvir ativo (p. ex., "Eu entendo o quanto você se sente chateado[a]. Fale mais sobre o que aconteceu para que você se sente desse modo"), o pediatra pode começar a avaliar o início, a duração, o contexto e a intensidade dos sintomas e a periculosidade, o sofrimento e o comprometimento funcional associados. Na ausência de perigo agudo (p. ex., suicídio, psicose, abuso de substância psicoativa) e angústia ou de comprometimento funcional significativo, o pediatra (ou o terapeuta em saúde comportamental) pode agendar um retorno em 1 a 2 semanas para conduzir uma avaliação de depressão. Na consulta de retorno, para auxiliar na tomada de decisão sobre o nível de atendimento apropriado, pode-se administrar um instrumento padronizado de triagem específico para depressão a fim de avaliar a gravidade do sintoma (Tabela 39.4), e também podem ser explorados fatores de risco adicionais (ver "Etiologia/Fatores de risco" anteriormente).

As decisões de tratamento devem ser orientadas pelo entendimento de que a depressão na juventude é altamente responsiva a placebo (50 a 60%) ou a uma breve intervenção inespecífica (15 a 30%). O objetivo do tratamento é a **remissão**, definida como um período de pelo menos

Tabela 39.4 Instrumentos de triagem específicos para depressão.

NOME DO INSTRUMENTO	INFORMANTE(S)	FAIXA ETÁRIA	NÚMERO DE ITENS
Beck Depression Inventory	Jovem	13+ anos	21
Beck Depression Inventory for Youth	Jovem	7 a 14 anos	20
Center for Epidemiologic Studies-Depression-Children	Jovem	6 a 18 anos	20
Children's Depression Rating Scale-Revised	Jovem, pais, clínico	6 a 18 anos	47
Children's Depression Inventory, Segunda Edição	Jovem, pais, professor	7 a 17 anos	28/17/12
Depression Self-Rating Scale	Jovem	7 a 13 anos	18
Mood and Feelings Questionnaire	Jovem, pais	7 a 18 anos	33 a 34
Patient Health Questionnaire-9	Jovem	12/13+ anos	9
Preschool Feelings Checklist	Pais	3 a 5,6 anos	20
PROMIS Emotional Distress-Depressive Symptoms	Jovem, pais	Jovem: 8 a 17 anos Pais: 5 a 17 anos	8/6
Reynolds Child Depression Scale	Jovem	8 a 13 anos	30
Reynolds Adolescent Depression Scale, Segunda Edição	Jovem	11 a 20 anos	30

2 semanas, sem ou com muito poucos sintomas depressivos, e, finalmente, a **recuperação**, definida como um período de pelo menos 2 meses, sem ou com muito poucos sintomas depressivos. A avaliação da remissão e da recuperação pode ser auxiliada por meio das escalas de avaliação padronizadas específicas da depressão, nas quais a remissão é definida como escores abaixo do ponto de corte clínico específico da escala.

Para sintomas leves (tratáveis e sem comprometimento funcional) e na ausência de fatores de risco importantes (p. ex., possibilidade de suicídio, psicose, uso de substância psicoativa, história de depressão, mania ou exposições traumáticas, psicopatologia parental, particularmente depressão, ou disfunção familiar grave), a **autoajuda orientada** (orientação antecipatória) com observação vigilante e acompanhamento agendado pode ser suficiente. A autoajuda orientada pode incluir fornecimento de material educativo (p. ex., panfletos, livros, caderno de exercícios, aplicativos, sites da internet), que dê informações ao jovem sobre como enfrentar situações depressogênicas, assim como aconselhamento dos pais sobre fortalecimento da relação pais-filho e modificação de exposições depressogênicas (p. ex., tomar providências contra *bullying*, aumentar as oportunidades de interação/apoio social, proteger a criança da exposição a desavenças conjugais). As atividades de autoajuda adicionais que mostraram promessa de melhora nos sintomas depressivos leves incluem exercício físico, terapia de relaxamento (p. ex., ioga, *mindfulness*), e um programa para regularização de sono.

Para os jovens que continuarem tendo depressão leve depois de algumas semanas de autoajuda orientada, a terapia de apoio com um profissional de saúde mental (idealmente colocado no ambiente de atenção básica, escola ou comunidade) poderá ser uma etapa subsequente apropriada. A **psicoterapia de apoio**, que pode ser oferecida no formato individual ou em grupos, concentra-se em ensinar pensamentos (p. ex., conversar positivamente consigo mesmo) e comportamentos (p. ex., atividades prazerosas, relaxamento, resolução de problemas, comunicação efetiva) que amenizam os sintomas depressivos, bem como em oferecer assistência social concreta ou resolução de problemas materiais ao jovem ou à família, quando necessário.

TRATAMENTO

Para o jovem que não tenha respondido a cerca de 4 a 8 semanas de psicoterapia de apoio ou que, desde o início, revele depressão de moderada a grave, comórbida ou recorrente, ou que tenha tendência suicida, história de mania, exposições traumáticas, disfunção ou psicopatologia familiar séria, deve-se considerar avaliação e tratamento em estabelecimento especializado em saúde mental.

Para depressão moderada a grave, deve-se considerar psicoterapia específica, antidepressivo ou uma combinação das duas abordagens. Atualmente, existem evidências insuficientes para conclusões definitivas sobre a efetividade relativa desses tratamentos.

Ensaios clínicos de tratamentos agudos têm gerado apoio para a eficácia da terapia cognitivo-comportamental (TCC)/terapia de ativação comportamental e para a terapia interpessoal como monoterapias em jovens depressivos, mas os efeitos são modestos (0,35 e 0,26 respectivamente). Para crianças de 12 anos e mais jovens, as metanálises sugerem que não há benefício da TCC em comparação com a ausência de tratamento. A TCC concentra-se em identificar e corrigir distorções cognitivas que possam levar ao humor depressivo e ensina a resolver problemas, ativação de comportamentos, comunicação social e técnicas de regulação emocional para combater a depressão. A terapia interpessoal se concentra em melhorar a solução de problemas e a comunicação social a fim de diminuir conflitos interpessoais. Cada uma dessas terapias tipicamente envolve cerca de 8 a 12 semanas de consultas. Evidências limitadas sugerem que a terapia familiar seja mais efetiva que o não tratamento para diminuir a depressão e melhorar a funcionalidade da família.

Dois inibidores seletivos da recaptação da serotonina (ISRS), **fluoxetina** e **escitalopram**, são os únicos antidepressivos aprovados pela U.S. Food and Drug Administration (FDA) para o tratamento de depressão em jovens, e unicamente a fluoxetina é aprovada para pré-adolescentes. Ensaios clínicos randomizados controlados (ECR) da eficácia dos antidepressivos são mistos, mas os achados desapontadores das metanálises de ECR têm sido bastante consistentes.

Com base em uma metanálise de 2007, cerca de 60% dos jovens com TDM responderam a antidepressivos de múltiplas classes de medicamentos (*vs*. 50% para o placebo), mas somente em torno de 30% dos jovens depressivos medicados apresentaram remissão dos sintomas. A fluoxetina demonstrou consistentemente eficácia maior e foi o único ISRS que se separou do placebo em estudos de pré-adolescentes depressivos. O risco absoluto de pensamentos suicidas em jovens tratados com antidepressivo foi de cerca de 3% *versus* 2% para aqueles que receberam placebo.

Em outra revisão Cochrane, os antidepressivos de várias classes diminuíram a gravidade dos sintomas em crianças e adolescentes com transtornos depressivos e aumentaram a remissão/resposta em adolescentes, mas os efeitos foram pequenos e podem não ter sido clinicamente significativos. Fluoxetina e escitalopram possivelmente superaram outros antidepressivos quanto à segurança e eficácia.

Em uma metanálise de 2016 de todas as classes de antidepressivos prescritos para TDM em crianças e adolescentes, apenas a fluoxetina foi estatística e significativamente mais eficaz que o placebo. A duloxetina e a venlafaxina apresentaram perfis de tolerabilidade adversa, e sugeriu-se que os jovens que tomam o último tenham um risco significativamente aumentado para o suicídio.

Esses achados convergem na sugestão de que a fluoxetina deva ser considerada terapia de primeira linha entre antidepressivos, a menos que outros fatores (p. ex., comorbidades, perfis de efeitos colaterais, história pessoal/familiar de resposta a um medicamento específico) favoreçam um antidepressivo alternativo. Considerando os achados de eficácia e tolerabilidade, as próximas melhores escolhas podem ser escitalopram (para adolescentes) e sertralina (para crianças e adolescentes). À luz dos achados acumulados, os antidepressivos devem ser usados cautelosamente em jovens e provavelmente devem ser limitados a pacientes (especialmente adolescentes) com depressão moderada a grave, para os quais as intervenções psicossociais são ineficazes ou não viáveis.

Intensidade clínica, comorbidade, conflito familiar, baixa concentração do medicamento, não adesão, anedonia, dificuldades para dormir, sintomas maníacos subsindrômicos e maus-tratos à criança estão relacionados com a resistência ao tratamento. Cerca de 50% dos jovens depressivos que deixam de responder ao primeiro ISRS respondem depois da troca para um segundo antidepressivo mais TCC *versus* cerca de 40% que respondem a uma segunda medicação exclusivamente. Para jovens com depressão psicótica, deve-se considerar acrescentar ao antidepressivo um antipsicótico atípico, ao passo que os efeitos colaterais são monitorados de perto.

Antes de iniciar a medicação antidepressiva, deve-se avaliar a gravidade dos sintomas basais utilizando uma escala de classificação padronizada (ver Tabela 39.4). A dose inicial de fluoxetina para transtorno depressivo maior moderado a grave geralmente seria de 10 mg para crianças com idade entre 6 e 12 anos e 20 mg para adolescentes com idade ≥ 13 anos. A resposta clínica, a tolerabilidade e a emergência de ativação comportamental, mania ou pensamentos suicidas, devem ser avaliados semanalmente (por recomendação da FDA) por 1 a 4 semanas. Se o jovem tolerou com segurança o antidepressivo, a escala de avaliação padronizada do sintoma basal deve ser usada para avaliar a resposta ao tratamento. Como os resultados de uma metanálise recente sugerem que os ganhos do tratamento em resposta aos medicamentos de SSRI são maiores no início do tratamento e mínimos após 4 semanas, caso não tenha ocorrido melhora substancial no escore da escala de avaliação em 4 semanas, e apesar da confirmação da adesão ao regime medicamentoso, deve-se considerar uma consulta a um psiquiatra pediátrico e do adolescente.

Devido à alta taxa de recorrência, o tratamento bem-sucedido deve continuar por 6 a 12 meses. Os achados de um ECR sugeriram que a adição de TCC de prevenção de recorrências ao tratamento medicamentoso em curso reduz o risco de recorrência mais que o tratamento medicamentoso isoladamente, mesmo após o término do tratamento. Quando o tratamento é concluído, todos os antidepressivos (exceto possivelmente fluoxetina por causa da meia-vida longa) devem ser descontinuados gradualmente, para evitar sintomas de abstinência (irritação gastrintestinal, alteração de equilíbrio, perturbação do sono, sintomas gripais, perturbações sensoriais). Pacientes com recorrência

(≥ 2 episódios), depressão crônica ou de maior gravidade podem requerer tratamento além de 12 meses.

Até o momento, não há estudos rigorosos avaliando a efetividade de abordagens farmacológicas ou de tratamento psicossocial para transtorno depressivo persistente ou TDDH. Os tratamentos acima mencionados para TDM podem se mostrar úteis no transtorno depressivo persistente. Em casos suspeitos de TDDH, a consulta a um psiquiatra infantil e do adolescente pode ser útil para esclarecer o diagnóstico e sugerir abordagens de tratamento.

NÍVEL DE CUIDADOS

A maioria das crianças e adolescentes com transtornos depressivos leves a moderados pode ser segura e efetivamente tratada ambulatorialmente, uma vez que se mantenha a marcação de consultas clinicamente apropriadas durante as fases do tratamento. O tratamento com o paciente internado deve ser considerado para os casos em que existe alto risco de suicídio, de ferimentos a si ou de autonegligência, ou quando a família não consegue oferecer um nível apropriado de supervisão ou seguimento das recomendações de tratamento ambulatorial, ou ainda quando é necessária uma avaliação abrangente para clareza do diagnóstico. Ao considerar a internação do paciente quando ele é um jovem com depressão, os benefícios do tratamento em internação precisam ser pesados em contraste com os efeitos prejudiciais em potencial, como a perda do apoio da família e da comunidade.

A bibliografia está disponível no GEN-io.

39.2 Transtorno Bipolar e Transtornos Relacionados

Heather J. Walter e David R. DeMaso

DESCRIÇÃO

O transtorno bipolar e transtornos relacionados incluem: bipolar I, bipolar II, ciclotímico e outros transtornos bipolares especificados/não especificados e relacionados, bem como transtorno bipolar e relacionados que sejam causados por outra condição médica.

Um **episódio de mania** se caracteriza por um período distinto de pelo menos uma semana, no qual existe um humor anormal e persistentemente elevado, expansivo ou irritável, e um aumento persistente da atividade ou energia direcionada a um objetivo, presente na maior parte do dia, quase todos os dias (ou em qualquer duração de hospitalização necessária). O episódio se associa a sintomas cognitivos e comportamentais característicos, incluindo distúrbios da autoimagem, da fala, da atenção, do pensamento, da atividade, da impulsividade e do sono (Tabela 39.5). Para diagnosticar o **transtorno bipolar I**, precisam ser preenchidos os critérios para pelo menos um episódio maníaco, e o episódio não pode ser mais bem explicado por um transtorno psicótico. O episódio de mania pode ter sido precedido ou seguido por episódios hipomaníacos ou depressivos maiores. O transtorno bipolar I é classificado como leve, moderado ou grave, do mesmo modo que os transtornos depressivos (ver seção "Descrição" do Capítulo 39.1).

Para diagnosticar **transtorno bipolar II**, é preciso que sejam preenchidos os critérios para pelo menos um episódio de hipomania e pelo menos um episódio depressivo maior. O **episódio hipomaníaco** é semelhante a um episódio de mania, porém é mais breve (pelo menos 4 dias) e menos intenso (causa menos comprometimento da função, não se associa à psicose e não precisaria de hospitalização) (Tabela 39.6). No transtorno bipolar II, não pode jamais ter havido um episódio de mania, os episódios não podem ser mais bem explicados por um transtorno psicótico, e os sintomas de depressão ou a imprevisibilidade causada pela alternância frequente entre os períodos de depressão e hipomania precisam causar angústia clinicamente significativa ou comprometimento funcional. O transtorno bipolar II também é classificado como leve, moderado ou grave.

O **transtorno ciclotímico** se caracteriza por um período de pelo menos 1 ano (em crianças e adolescentes) no qual existem numerosos

Tabela 39.5 Critérios diagnósticos DSM-5 para episódio maníaco.

A. Um período distinto de humor anormal e persistentemente elevado, expansivo ou irritável, e atividade ou energia direcionada ao objetivo anormal e persistentemente aumentada, com duração de pelo menos 1 semana e presente a maior parte do dia, quase todos os dias (ou em qualquer duração de hospitalização necessária).

B. Durante o período de perturbação do humor e aumento da energia ou da atividade, três (ou mais) dos seguintes sintomas (quatro se o humor é somente irritável) estão presentes a um grau significativo e representam uma mudança notável do comportamento usual:
   1. Autoestima ou grandiosidade inflada.
   2. Diminuição da necessidade de sono (p. ex., se sente descansado após apenas 3 h de sono).
   3. Mais falador que o usual, ou apresenta pressão para continuar falando.
   4. Fuga das ideias ou experiência subjetiva de que os pensamentos estão acelerando.
   5. "Distrações" (ou seja, atenção muito facilmente dirigida para estímulos externos não importantes ou irrelevantes), conforme relatado ou observado.
   6. Aumento da atividade direcionada para o objetivo (seja socialmente, no trabalho ou na escola, ou sexualmente) ou agitação psicomotora (ou seja, atividade não direcionada para o objetivo).
   7. Envolvimento excessivo em atividades que têm um elevado potencial de consequências dolorosas (p. ex., compras compulsivas irrestritas, indiscrições sexuais, ou investimentos comerciais imprudentes).

C. O distúrbio do humor é suficientemente grave para causar prejuízo acentuado no funcionamento social ou ocupacional, ou para precisar de hospitalização a fim de evitar danos a si ou a outros, ou então há características psicóticas.

D. O episódio não é atribuível aos efeitos fisiológicos de uma substância (p. ex., uma droga de abuso, um medicamento, outro tratamento) ou a outra condição médica.

Nota: um episódio maníaco completo que surge durante o tratamento com antidepressivos (p. ex., medicação, terapia electroconvulsiva), mas persiste em um nível inteiramente sindrômico além do efeito fisiológico desse tratamento, é evidência suficiente para um episódio maníaco e, portanto, um diagnóstico de transtorno bipolar I.

Nota: Os critérios A-D constituem um episódio maníaco. Pelo menos um episódio maníaco ao longo da vida é necessário para o diagnóstico de transtorno bipolar I.

De *Diagnostic and Statistical Manual of Mental Disorders, Fifth Edition*, (Copyright 2013). American Psychiatric Association, p. 124.

períodos com sintomas hipomaníacos e depressivos que não cumprem os critérios para um episódio hipomaníaco ou um episódio depressivo maior, respectivamente.

Outros transtornos bipolares especificados/não especificados e relacionados (**transtorno bipolar subsindrômico**) é a classificação que se aplica a apresentações nas quais os sintomas característicos de um transtorno bipolar e relacionado estão presentes e causam sofrimento ou comprometimento funcional, mas não cumprem os critérios completos de qualquer um dos transtornos dessa classe diagnóstica. Embora esse diagnóstico (antes conhecido como "transtorno bipolar, sem outra especificação") tenha sido aplicado com frequência a crianças com desregulação intensa e crônica do humor e do comportamento que não se encaixavam precisamente em outras categorias diagnósticas, o suporte empírico para a validade dessa prática é esparso. Crianças que antes recebiam o diagnóstico preencherão os critérios para TDDH (Capítulo 39.1).

Nos adolescentes, as manifestações clínicas de mania são semelhantes às dos adultos, e **psicose** (delírios, alucinações) é, com frequência, um sintoma associado. O humor, em um episódio de mania, é descrito como eufórico, excessivamente alegre, alto ou "sentindo-se no topo do mundo". Durante o episódio, o adolescente pode se envolver em múltiplos projetos novos iniciados com poucos conhecimentos do tópico e muitas vezes em horários incomuns (madrugada). Geralmente

Tabela 39.6 Critérios diagnósticos DSM-5 para episódio hipomaníaco.

A. Um período distinto de humor anormal e persistentemente elevado, expansivo ou irritável, e atividade ou energia direcionada ao objetivo anormal e persistentemente maior, com duração de pelo menos 4 dias consecutivos e presente a maior parte do dia, quase todos os dias.
B. Durante o período de perturbação do humor e aumento da energia ou atividade, três (ou mais) dos seguintes sintomas (quatro se o humor é somente irritável) persistiram, representam uma mudança notável do comportamento usual e estiveram presentes a um grau significativo:
1. Autoestima ou grandiosidade inflada.
2. Diminuição da necessidade de sono (p. ex., sente-se descansado após apenas 3 h de sono).
3. Mais falador que em geral ou sente pressão para continuar falando.
4. Fuga das ideias ou tem a experiência subjetiva de que os pensamentos estão acelerando.
5. Distrações (ou seja, atenção muito facilmente dirigida para estímulos externos não importantes ou irrelevantes), conforme relatado ou observado.
6. Aumento da atividade direcionada para o objetivo (seja socialmente, no trabalho ou na escola, ou sexualmente) ou agitação psicomotora (ou seja, atividade não direcionada para o objetivo).
7. Envolvimento excessivo em atividades que têm um elevado potencial de consequências dolorosas (p. ex., compras compulsivas irrestritas, indiscrições sexuais, ou investimentos comerciais imprudentes).

C. O episódio está associado a uma alteração inequívoca no funcionamento que é incomum do indivíduo quando não sintomática.
D. O distúrbio no humor e a mudança no funcionamento são observáveis por outros.
E. A perturbação não é suficientemente grave para causar prejuízo acentuado no funcionamento social ou ocupacional, ou para precisar de hospitalização. Se houver características psicóticas, o episódio será, por definição, maníaco.
F. O episódio não é atribuível aos efeitos fisiológicos de uma substância (p. ex., uma droga de abuso, um medicamento, outro tratamento) ou a outra condição médica.

Nota: um episódio hipomaníaco completo, que surge durante o tratamento antidepressivo (p. ex., medicação, terapia eletroconvulsiva), mas que persiste em um nível totalmente sindrômico além do efeito fisiológico desse tratamento, é evidência suficiente para um diagnóstico de episódio hipomaníaco. Entretanto, o cuidado é indicado de modo que um ou dois sintomas (particularmente irritabilidade aumentada, inquietação, ou agitação depois do uso do antidepressivo) não sejam tomados como suficientes para o diagnóstico de um episódio hipomaníaco, nem necessariamente indicativos de diátese bipolar.
Nota: Os critérios A-F constituem um episódio hipomaníaco. Episódios hipomaníacos são comuns no transtorno bipolar I, mas não são necessários para o seu diagnóstico.

De *Diagnostic and Statistical Manual of Mental Disorders, Fifth Edition*, (Copyright 2013). American Psychiatric Association, p. 124.

existe uma autoestima inflada, variando da autoconfiança sem crítica à grandiosidade acentuada e podendo chegar a proporções delirantes. O adolescente pode dormir pouco ou não dormir por dias e, não obstante, sentir-se descansado e cheio de energia. A fala pode ser rápida, pressionada e de alta intensidade, caracterizada por piadas, jogos de palavras, irrelevâncias divertidas e teatralidade. Frequentemente, existe "fuga de ideias", evidenciada por um fluxo quase contínuo de fala acelerada, com mudanças abruptas de um assunto para outro. As distrações ficam evidentes por uma incapacidade de censurar estímulos estranhos irrelevantes, o que costuma impedir um indivíduo com mania de se envolver em uma conversa lógica. O humor expansivo, a grandiosidade e o julgamento prejudicado geralmente levam a um envolvimento imprudente em atividades com alto potencial para danos pessoais.

Com relação a crianças *antes da puberdade*, existe controvérsia sobre a aplicabilidade dos critérios diagnósticos para mania. Pode ser normal para a etapa de desenvolvimento que a criança seja excessivamente alegre, expansiva, grandiosa ou falante, reduzindo a especificidade desses sintomas para o transtorno bipolar. Além disso, facilidade de se distrair, atividade excessiva, impulsividade e irritabilidade, antes atribuídas ao transtorno bipolar por alguns investigadores, podem ser mais bem explicadas por um diagnóstico de TDAH, com ou sem TDO comórbido. A apresentação de irritabilidade intensa e generalizada, antes diagnosticada como "transtorno bipolar", pode ser mais bem captada pelo diagnóstico de TDDH.

EPIDEMIOLOGIA

A prevalência vitalícia de transtorno bipolar I entre adultos em todo o mundo é de cerca de 0,6% para transtorno bipolar I, 0,4% para transtorno bipolar II e 1,4% para transtorno bipolar subsindrômico. Transtorno bipolar I afeta homens e mulheres igualmente, enquanto transtorno bipolar II é mais comum em mulheres. As taxas de mania ao longo da vida entre os jovens variaram de 0,1 a 1,7%. Desde a década de 1990, houve um aumento significativo no diagnóstico de transtorno bipolar nos EUA, que não foi espelhado no Reino Unido. O número anual estimado de visitas a consultórios nos EUA de jovens com um diagnóstico de transtorno bipolar aumentou de 25 por 100.000 habitantes em 1994-1995 para 1.003/100.000 em 2002-2003. Os diagnósticos de alta hospitalar nos EUA aumentaram de 1,4 para 7,3/10.000 em crianças de 9 a 13 anos e de 5,1 para 20,4/10.000 em jovens de 14 a 19 anos. Esses aumentos não foram encontrados em altas hospitalares no Reino Unido, questionando-se se o transtorno bipolar estava sendo superdiagnosticado nos EUA, com aumentos resultantes na prescrição de medicamentos antipsicóticos e estabilizadores de humor.

EVOLUÇÃO CLÍNICA

A média de idade de início do primeiro episódio de mania é cerca de 18 anos para o transtorno bipolar I. São comuns os problemas pré-mórbidos no transtorno bipolar, especialmente dificuldades de temperamento e de regulação do humor e do comportamento. Também é comum a ansiedade pré-mórbida. O curso inicial do transtorno bipolar I, com início na adolescência, parece ser mais crônico e refratário a tratamento que o transtorno bipolar com início na idade adulta. A comorbidade prediz comprometimento funcional, e a idade de início prediz a duração dos episódios. O comprometimento do sono e os conflitos familiares são inversamente proporcionais à resposta favorável ao tratamento, sugerindo-lhe alvos importantes. Os transtornos bipolares são altamente recorrentes, e 70 a 80% dos pacientes bipolares I apresentarão episódios afetivos adicionais. Os episódios recorrentes podem se aproximar de quatro em 10 anos, abreviando-se o intervalo entre episódios à medida que o paciente fica mais velho. Embora a maioria dos pacientes com transtorno bipolar I retorne a um nível inteiramente funcional entre episódios, cerca de um terço continua a ser sintomático e funcionalmente comprometido entre os episódios.

A apresentação inicial do transtorno bipolar I é muitas vezes um TDM. A mudança de um episódio depressivo para um episódio maníaco próximo da idade adulta pode ocorrer em 10 a 20% dos jovens, tanto espontaneamente quanto durante o tratamento da depressão. Fatores que preveem o eventual desenvolvimento de mania na juventude depressiva incluem: um episódio depressivo caracterizado por início rápido, retardo psicomotor e características psicóticas; história familiar de transtornos afetivos, especialmente transtorno bipolar; e história de mania ou hipomania após a terapia antidepressiva.

A idade média do início do transtorno bipolar II é 20 anos. De modo mais frequente, essa doença começa com um episódio depressivo e não é reconhecida como transtorno bipolar II até que ocorra um episódio hipomaníaco, em cerca de 12% dos indivíduos com o diagnóstico inicial de depressão maior. Muitos indivíduos experimentam diversos episódios da depressão principal antes de experimentar o primeiro episódio hipomaníaco reconhecido. Ansiedade, uso indevido de substâncias ou transtornos alimentares também podem preceder o início do bipolar II, complicando sua detecção. Cerca de 5 a 15% dos indivíduos com transtorno bipolar II acabará por desenvolver um episódio maníaco, que muda o diagnóstico para transtorno bipolar I.

A depressão em bipolar I ou II geralmente tem início mais cedo, episódios mais frequentes e de duração mais curta, início e término abruptos, está ligada a abuso de substância comórbida, e é provocada por estressores. Sintomas atípicos como hipersonia, labilidade e instabilidade do peso também são comuns na depressão bipolar, relatados em até 90% dos casos *versus* 50% na depressão unipolar. Psicose, retardo psicomotor e catatonia também são mais característicos da depressão bipolar, ao passo que as queixas somáticas são mais frequentes na depressão unipolar. História familiar de mania também é um fator discriminante relevante.

A provisão de serviços clínicos é fraca para os jovens com transtorno bipolar. Em um estudo do sistema de saúde com acompanhamento de 2 anos após o diagnóstico, apesar dos regimes complexos de medicamentos, as consultas medicamentosas eram pouco frequentes, com média de uma visita a cada 2 meses. Mais da metade dos pacientes precisou de uma ou mais internações, e quase metade visitou o departamento de emergência psiquiátrica. Em um estudo nacional, 38% dos jovens diagnosticados com transtorno bipolar não receberam nenhum tratamento.

DIAGNÓSTICO DIFERENCIAL

Numerosos transtornos psiquiátricos, condições médicas gerais e medicamentos podem gerar sintomas semelhantes aos da mania e precisam ser distinguidos do transtorno bipolar e dos transtornos relacionados. Os transtornos psiquiátricos incluem: TDAH, TDO, transtorno explosivo intermitente, transtorno do estresse pós-traumático, transtorno depressivo, ansiedade, uso abusivo de substâncias psicoativas e transtorno da personalidade *borderline*. Já as condições clínicas incluem: transtornos neurológicos, transtornos endócrinos, doenças infecciosas, tumores, anemia, uremia e deficiências de vitaminas. As medicações, por sua vez, incluem: andrógenos, broncodilatadores, medicamentos cardiovasculares, corticosteroides, agentes de quimioterapia, medicamentos para a tireoide e certos medicamentos psiquiátricos (benzodiazepínicos, antidepressivos, estimulantes). Por fim, o diagnóstico de um transtorno bipolar deve ser feito depois de descartadas outras explicações para os sintomas observados.

Para o transtorno bipolar II, o principal diferencial é a depressão unipolar (TDM) ou transtorno ciclotímico.

COMORBIDADE

As comorbidades simultâneas mais comuns (TDAH, TDO, transtorno de conduta, ansiedade) podem ser difíceis de distinguir da mania por causa da sobreposição considerável de sintomas. O uso de substâncias também é uma comorbidade comum em adolescentes, e as apresentações que parecem ser maníacas podem remitir quando as substâncias de abuso são descontinuadas.

SEQUELAS

Estima-se que o risco de **suicídio** durante o tempo de vida, nos indivíduos com transtorno bipolar, seja pelo menos 15 vezes o da população geral. Os fatores associados às tentativas de suicídio incluem: sexo feminino, idade jovem no início da doença, polaridade depressiva do primeiro episódio da doença ou do episódio atual ou mais recente, transtorno de ansiedade comórbido, qualquer transtorno comórbido de uso de substância, transtorno *borderline* de personalidade e história familiar de primeiro grau de suicídio. Por outro lado, os suicídios concluídos estão associados ao sexo masculino e a uma história familiar de suicídio de primeiro grau. Apesar dos pacientes com transtorno bipolar terem cognição normal ou mesmo superior antes do diagnóstico, o transtorno bipolar tem sido associado à diminuição na função executiva e na memória verbal. Jovens com transtorno bipolar também têm alto risco de uso abusivo de substâncias psicoativas, de comportamento antissocial, de comprometimento do desempenho acadêmico, de comprometimento dos relacionamentos com a família e com os pares e de pouco ajuste aos estressores da vida.

ETIOLOGIA E FATORES DE RISCO

Estudos de gêmeos adultos sugerem que a hereditariedade do transtorno bipolar possa ser de 60 a 90%, enquanto fatores ambientais compartilhados e únicos possam ser responsáveis por 30 a 40% e 10 a 20%, respectivamente. Descendentes de pais com transtornos bipolares têm alto risco de transtornos bipolares de início precoce, bem como ansiedade e distúrbios comportamentais e desregulação do humor. Há uma média de aumento de risco de 10 vezes entre parentes adultos de indivíduos com transtorno bipolar, sendo a magnitude do risco maior com o grau de parentesco. O transtorno bipolar e a esquizofrenia provavelmente compartilham uma origem genética, refletida na congregação familiar dos dois transtornos.

Os estudos até agora sugerem papéis-chave da amígdala, córtices paralímbicos anteriores e suas conexões na desregulação emocional do transtorno bipolar. Algumas dessas anormalidades estão evidentes próximo da adolescência, enquanto outras parecem progredir além da adolescência para a idade adulta jovem.

Temperamentos *distímicos* (tristes), *ciclotímicos* (lábeis) ou *hipertímicos* (irritáveis) podem pressagiar um transtorno bipolar final. Ansiedade e disforia pré-mórbidas também são comuns. Fatores ambientais como estilos parentais irritáveis e negativos, abuso físico e sexual, suporte social deficiente e exposição pré-natal ao álcool podem interagir com a vulnerabilidade genética para causar o início precoce da doença bipolar, bem como indicadores prognósticos negativos. A *labilidade afetiva*, em particular, tem sido associada a altos níveis de trauma infantil, e a sensibilização gradual aos estressores tem sido relacionada à recorrência do episódio.

PREVENÇÃO

Embora a sustentação empírica seja fraca, um estudo demonstrou a efetividade do tratamento concentrado na família *versus* um controle educacional para agilizar e sustentar a recuperação dos sintomas do humor, em uma coorte de jovens com alto risco familiar e sintomas subsindrômicos de mania. O tratamento concentrado na família é uma intervenção psicoeducacional manualizada destinada a reduzir estresse familiar, conflitos e despertar afetivo, melhorando a comunicação e a resolução de problemas entre os jovens e seus responsáveis. As intervenções farmacológicas para mania subsindrômica têm produzido resultados ambíguos.

RASTREIO DE CASO

Sintomas cardinais de mania como alegria exagerada, energia aumentada e grandiosidade ocorrendo em adolescentes como um episódio distinto, e representando uma mudança inequívoca e incaracterística no funcionamento, devem alertar o pediatra para a possibilidade de um transtorno bipolar. Pontuações elevadas em versões concluídas pelos pais de escalas de classificação específicas de mania (p. ex., *General Behavior Inventory, Child Mania Rating Scale, Young Mania Rating Scale*) têm sido associadas a maior probabilidade de um diagnóstico bipolar. No entanto, em geral, as ferramentas de triagem para transtorno bipolar têm propriedades psicométricas subotimais quando aplicadas a jovens. Em vista da complexidade desses transtornos, qualquer caso suspeito deve ser encaminhado para um serviço de saúde mental especializado para avaliação abrangente e tratamento.

TRATAMENTO

Para mania no transtorno bipolar I, a medicação é o tratamento primário. Estudos demonstraram a superioridade dos **antipsicóticos** sobre os estabilizadores de humor no tratamento da mania, com haloperidol, risperidona e olanzapina classificados como os agentes mais eficazes, e quetiapina, risperidona e olanzapina classificados como os agentes mais toleráveis. Tomados em conjunto, a risperidona e a olanzapina podem ter melhor eficácia e tolerabilidade geral. Também foi observado que a asenapina é efetiva e bem tolerada. A FDA aprovou o aripiprazol, a risperidona e a quetiapina para o tratamento de transtorno bipolar a partir dos 10 anos de idade, e a olanzapina a partir dos 13 anos. A escolha do antipsicótico se baseia em fatores como perfis de efeitos colaterais, comorbidades, adesão e resposta positiva de um familiar.

Entre os **estabilizadores de humor** tradicionais, apenas o lítio é aprovado pela FDA para o tratamento do transtorno bipolar a partir dos 12 anos de idade, e sua eficácia e tolerabilidade em comparação com o placebo foi demonstrada em ECR. Há também evidências metanalíticas de que o lítio reduz o risco de suicídio e mortes totais em pacientes com transtorno depressivo unipolar e bipolar.

Nenhuma evidência publicada de ECR apoia a eficácia de outros estabilizadores do humor (p. ex., divalproex sódio, topiramato, carbamazepina, oxcarbazepina, lamotrigina) no tratamento de jovens com transtorno bipolar, e os estudos de coorte retrospectivos sugerem que aqueles que recebem antipsicóticos são menos propensos a interromper o tratamento e menos propensos a receber um aumento do tratamento, se comparados com jovens que recebem estabilizadores de humor. Nenhum dos medicamentos estabilizadores do humor (com exceção do lítio) tem a aprovação da FDA para o tratamento do transtorno bipolar em jovens e, portanto, é plausível que não devam ser tratamentos de primeira linha.

Os ensaios clínicos sobre medicação devem ser sistemáticos, e sua duração suficiente (em geral 6 a 8 semanas), para que se determine a efetividade do agente. É preciso cuidado para evitar polifarmácia desnecessária, descontinuando agentes que não tenham demonstrado benefício significativo. Como todas essas medicações se associam a efeitos colaterais significativos, é obrigatória o monitoramento cuidadoso dos índices basais e de seguimento.

O esquema necessário para estabilizar a mania aguda deve ser mantido por 12 a 24 meses. A terapia de manutenção costuma ser necessária para adolescentes com transtorno bipolar I, e alguns pacientes precisam de medicação por toda a vida. Qualquer tentativa de descontinuar a medicação profilática deve ser feita gradualmente, enquanto se monitora de perto se o paciente tem recorrência.

Os antidepressivos *isoladamente* não devem ser prescritos para sintomas depressivos em transtorno bipolar I por causa do risco de desvio maníaco. No entanto, em um ECR, a combinação de olanzapina/fluoxetina foi superior ao placebo em jovens com depressão no transtorno bipolar I e foi aprovada pela FDA para essa indicação em pacientes com idade de 10 a 17 anos. Para o tratamento da depressão no transtorno bipolar II, o medicamento antidepressivo (preferivelmente SSRI ou bupropiona) pode ser usado cautelosamente. TDAH comórbido pode ser tratado com medicação estimulante, uma vez que tenha sido iniciado o estabilizador do humor.

Psicoterapia é um tratamento complementar potencialmente importante para os transtornos bipolares. As terapias com alguma evidência de eficácia, primeiramente como adjuvantes à farmacoterapia, incluem: a psicoterapia psicoeducacional multifamiliar e o tratamento centrado na família (provavelmente eficaz), TCC centrada na criança e na família (possivelmente eficaz), terapia comportamental dialética e terapia de ritmo interpessoal e social (experimental). Os componentes ativos dessas terapias incluem: envolvimento familiar e psicoeducação, juntamente com autorregulação, reestruturação cognitiva, comunicação, resolução de problemas e habilidades de regulação emocional. Fatores que sabidamente influenciam adversamente a resposta à terapia incluem: famílias com altos conflitos e comprometimento do sono, sugerindo a importância de ter esses fatores como alvo no tratamento.

NÍVEL DE CUIDADOS

A maioria dos jovens com transtornos bipolares pode ser segura e efetivamente tratada ambulatorialmente, uma vez que se mantenha uma agenda apropriada de consultas e de monitoramento laboratorial durante o transcorrer do tratamento. Os jovens que são suicidas ou psicóticos tipicamente precisam de hospitalização.

A bibliografia está disponível no GEN-io.

Capítulo 40

Suicídio e Tentativa de Suicídio

David R. DeMaso e Heather J. Walter

O suicídio de jovens é um problema de saúde pública importante. Em 2014, nos EUA, o suicídio era a segunda maior causa de morte entre os adolescentes de 10 a 19 anos, sendo perdidas aproximadamente 5.500 vidas a cada ano. A taxa de suicídio para adolescentes entre 15 e 19 anos era de 9,8 por 100 mil pessoas (14,2 para o sexo masculino e 5,1 para o sexo feminino), enquanto a taxa para as idades de 10 a 14 anos era de 2 por 100 mil (2,4 para o sexo masculino e 1,6 para sexo feminino). Existem numerosos fatores de risco psiquiátricos, sociais, culturais e ambientais para o comportamento suicida, e conhecer tais fatores de risco facilita a identificação dos jovens com risco mais alto (Figura 40.1).

EPIDEMIOLOGIA

Ideação suicida e tentativas de suicídio

Com base na Pesquisa de Comportamento de Risco dos Jovens de 2015 (*Youth Risk Behavior Survey*), quase um terço dos estudantes do nono ano ao terceiro ano escolar nos EUA inteiro, em quase todos os dias por 2 semanas ou mais seguidas durante o ano anterior, se sentiu tão triste ou sem esperança que parou de fazer suas atividades habituais. Durante aquele mesmo período de tempo, quase 18% dos estudantes relatou que tinha considerado seriamente tentar o suicídio e 9% relataram que de fato tinham tentado o suicídio uma ou mais vezes. Mais de 3% dos estudantes relataram uma tentativa de suicídio no ano anterior que resultou em lesão, envenenamento ou intoxicação e teve de ser tratada por um médico ou enfermeiro.

Estima-se que, para cada suicídio cometido por um jovem, até duzentas tentativas sejam realizadas. Envenenamento, sufocamento e armas de fogo são as causas mais comuns de suicídio, enquanto a ingestão de fármacos é o método mais comum de *tentativa* de suicídio (Figura 40.2). O grupo entre 15 e 19 anos de idade é o que tem maior probabilidade de sofrer lesões provocadas intencionalmente por ingestão, receber tratamento em serviços de emergência e sobreviver. As tentativas são mais comuns em garotas do que garotos (cerca de 3:1-4:1) e em latino-americanos do que em não latino-americanos. Jovens homossexuais, transexuais e que são vítimas de *bullying* também têm taxas desproporcionalmente altas de tentativas de suicídio. Os jovens que tentaram o suicídio antes, que usaram um método que não fosse a ingestão, que têm um plano (não impulsivo), que não se arrependeram e que ainda querem morrer têm maior risco de cometer suicídio.

Suicídios consumados

Nos EUA, o suicídio *consumado* é muito raro antes dos 10 anos de idade. As taxas de suicídios aumentam constantemente durante a adolescência até o princípio da idade adulta, tendo seu pico no início dos 20 anos. A relação sexo masculino:feminino para suicídio se eleva com a idade, de 3:1 em crianças para cerca de 4:1 entre 15 e 24 anos e para mais de 6:1 entre 20 e 24 anos.

Em 2015, entre jovens de 10 a 19 anos de idade, as maiores taxas de suicídio, 21,8 e 16,6 por 100 mil, foram de descendentes indígenas norte-americanos do sexo masculino e do sexo feminino, respectivamente, seguidos por indivíduos brancos do sexo masculino (10,6/100 mil). Os grupos com as taxas mais baixas foram de mulheres asiáticas/das ilhas do Pacífico, latino-americanas e negras (2,4, 2,3 e 1,9/100 mil, respectivamente). As **armas de fogo** são o método mais comum usado para consumar o suicídio nos EUA, representando 50% de todas as mortes por suicídio em 2015 (Figura 40.2). Os outros métodos mais prevalentes são o **sufocamento** (27%) e **envenenamento** (15%). As armas de fogo são o método mais letal de consumação do suicídio; a taxa de mortalidade no que diz respeito às armas de fogo é de aproximadamente 80 a 90%, enquanto para superdosagens é de apenas 1,5 a 4%. Entre as pessoas do sexo masculino, as armas de fogo são o método utilizado com mais frequência (55%); entre as do sexo feminino, o envenenamento é o método mais comum (34%).

De 1999 a 2014, a taxa de suicídio ajustada por idade nos EUA aumentou 24%, de 10,5 para 13,0 por 100 mil, com o ritmo de aumento maior após 2006. As taxas aumentaram para pessoas dos sexos masculino e feminino e para todas as idades, de 10 a 74 anos; o aumento percentual para o sexo feminino entre 10 e 14 anos, e para o sexo masculino, entre 45 e 64 anos.

FATORES DE RISCO

Além da idade, a raça/etnia e uma história de tentativa de suicídio prévia, existem múltiplos fatores de risco que predispõem os jovens ao suicídio (ver Figura 40.1).

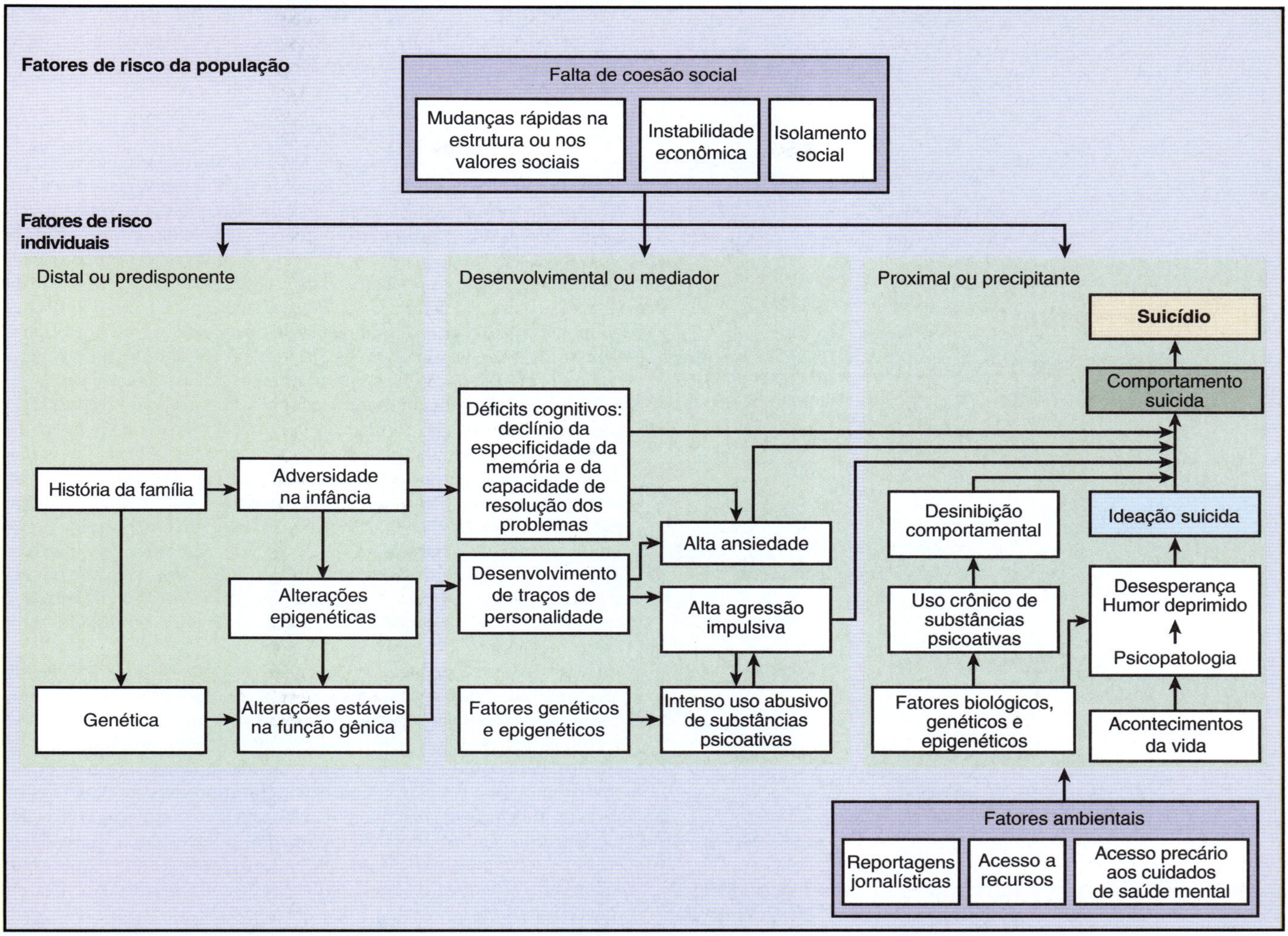

Figura 40.1 **Modelo para risco de suicídio.** O risco de suicídio é modulado por uma série de fatores tanto na população quanto em níveis individuais. Os fatores de risco individuais podem ser agrupados em fatores *distais* (ou predisponentes), *desenvolvimentais* (ou mediadores) e *proximais* (ou precipitantes), e muitos desses fatores interagem para contribuir para o risco de desenvolver comportamentos suicidas. *Qualquer doença mental associada ao risco de suicídio, ou uma combinação de doenças mentais, incluindo transtorno depressivo maior, transtorno bipolar, esquizofrenia e transtornos de personalidade; a presença de um episódio depressivo é muitas vezes um sinal de aumento do risco de suicídio. (De *Turecki D, Brent DA: Suicide and suicidal behaviours. Lancet 387:1227–1238, 2016.*)

Transtorno mental preexistente

Cerca de 90% dos jovens que cometem suicídio têm uma doença psiquiátrica preexistente, em geral depressão maior. Entre as mulheres, ansiedade crônica, especialmente transtorno do pânico, também se associa a tentativas de suicídio e suicídios consumados. Entre os homens, transtorno de conduta e uso de substâncias psicoativas acarretam aumento de risco. A comorbidade de um transtorno por uso de substância psicoativa, transtorno depressivo e transtorno de conduta está ligada ao suicídio por arma de fogo. Os transtornos do espectro da esquizofrenia estão ligados a tentativas e consumação de suicídio.

Distorções cognitivas

Autoatribuições negativas podem contribuir para a desesperança normalmente associada à tendência suicida; a desesperança pode contribuir para cerca de 55% da variância explicada nas ideações suicidas contínuas. Muitos jovens com tendências suicidas mantêm pontos de vista negativos sobre sua própria competência, têm baixa autoestima, são envolvidos em ideias catastróficas e têm dificuldade para identificar fontes de apoio ou razões para viver. Muitos não têm estratégias de enfrentamento necessárias para lidar com emoções fortes e, no lugar disso, tendem a transformar coisas banais em *catástrofes* e a se envolver em pensamentos de "*tudo ou nada*".

Fatores biológicos

Estudos em necropsias mostram diferenças notáveis entre o cérebro de indivíduos que cometeram suicídio e aqueles que morreram por outras causas. Os sistemas cerebrais que podem estar relacionados com o suicídio são o sistema serotoninérgico, o sistema adrenérgico e o eixo hipotálamo-hipofisário. Antecedentes familiares de transtornos mentais também estão ligados ao suicídio.

Fatores sociais, ambientais e culturais

Entre os adolescentes que tentam o suicídio, 65% podem dar o nome de um evento que causou sua ação. A maioria das tentativas de suicídio de adolescentes é desencadeada por **eventos estressantes da vida** (p. ex., problemas acadêmicos ou sociais, *bullying*, problemas com a justiça, questionamento da orientação sexual ou identidade de gênero, condição médica recentemente diagnosticada ou uma perda recente ou prevista).

As tentativas de suicídio também podem ser desencadeadas pela exposição a notícias sobre o suicídio de outra pessoa ou por leitura sobre um suicídio retratado de forma romantizada na mídia. A cobertura de suicídios pela mídia está ligada a taxas de incidência flutuantes dos suicídios, particularmente entre adolescentes. Verifica-se que a glorificação ou sensacionalização desse ato na mídia se associa a um aumento dos suicídios. Quando a reportagem inclui descrição detalhada do

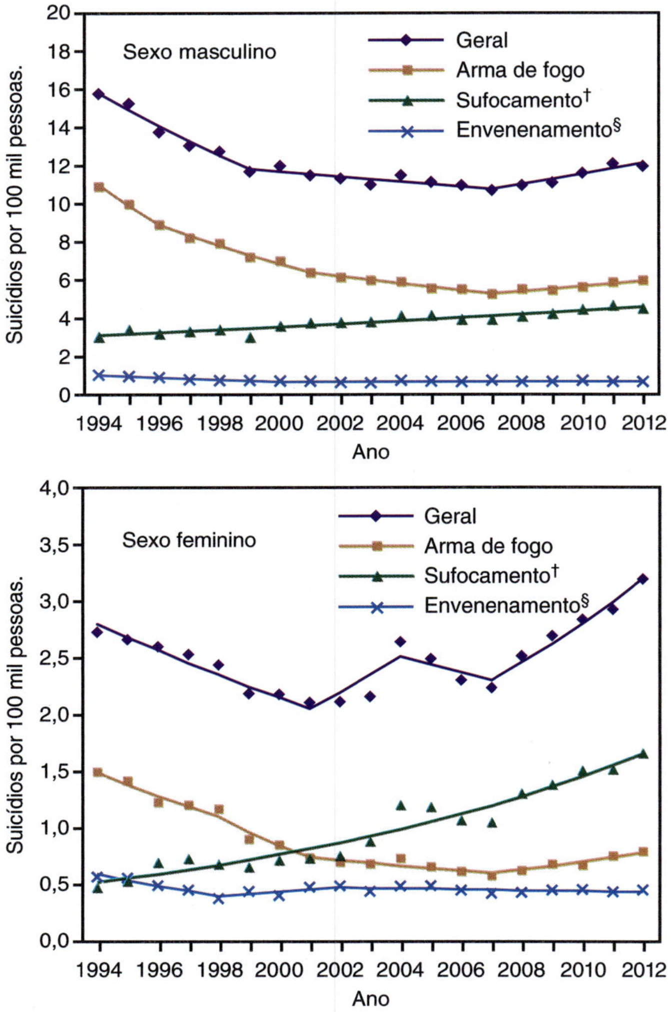

* Símbolos (losango, quadrado, triângulo, x) representando os pontos de articulação são exibidos nos gráficos de linha porque, tanto para o sexo masculino quanto para o feminino, algumas das taxas de suicídio foram mais bem ajustadas por múltiplos segmentos de linhas (número de pontos de articulação maiores que 0).

† Incluindo enforcamento.

§ Incluindo superdosagem de substâncias psicoativas.

Figura 40.2 Taxas de suicídio ajustadas por idade entre pessoas de 10 a 24 anos, por sexo e método – EUA, 1994–2012. **Imagem de cima**: sexo masculino; **imagem de baixo**: sexo feminino. Símbolos*: ver notas de rodapé na figura. (De *Sullivan EM, Annest JL, Simon TR et al.: Suicide trends among persons aged 10 a 24 years – United States, 1994-2012. MMWR 64(8):201-205, 2015. Fig, p. 203.*)

método específico usado, esse uso em particular pode aumentar na população em geral.

Para alguns imigrantes, a ideação suicida pode se associar a altos níveis de estresse gerado pela aculturação, especialmente no contexto de uma separação familiar e acesso limitado a recursos de apoio. A violência física e sexual também aumenta o risco de suicídio, e 15 a 20% das mulheres que tentam o suicídio têm história de violência. A associação geral entre conflitos familiares e tentativas de suicídio é mais forte nas crianças e nos primeiros anos da adolescência. Psicopatologia familiar e história familiar de comportamento suicida também trazem um excesso de risco. A falta de acolhimento nas relações sociais com amigos, pais e funcionários da escola contribui para o aumento do risco de suicídio entre os jovens.

Fatores de proteção

Os fatores de proteção podem proporcionar um contrapeso para aqueles que pensam em suicídio. Estes podem incluir uma sensação de responsabilidade familiar, satisfação na vida, orientação do futuro, apoio social e técnicas para resolução de problemas, fé religiosa, avaliação de percepção preservada e relações terapêuticas sólidas (p. ex., pediatra, professor, terapeuta).

AVALIAÇÃO E INTERVENÇÃO

A Preventive Services Task Force dos EUA concluiu que não há evidências suficientes para recomendar a triagem de suicídio universal no cenário de atenção primária para crianças e adolescentes. Os profissionais pediátricos devem considerar o potencial de suicídio e a necessidade de avaliação da saúde mental no contexto de informações preocupantes levantadas na história psicossocial da criança/pais (p. ex., Avaliação de Risco Psicossocial HEADSS; ver Tabela 32.2, Capítulo 32), pontuações de medidas na triagem fora da faixa da normalidade (p. ex., Pediatric Symptom Checklist Internalizing Sub-Scale; ver Capítulo 28) ou declarações de autoavaliação ou comportamentos dos pacientes e pais.

Toda a ideação suicida e tentativa de suicídio deve ser levada a sério e exige uma avaliação minuciosa por um clínico da área de saúde mental infantil treinado para avaliar o estado mental atual do jovem, as condições psiquiátricas subjacentes e o risco real de dano. É necessária avaliação de saúde mental de **emergência** para a ameaça imediata do paciente a si mesmo (*i. e.*, intenção e plano suicidas); avaliação de saúde mental de **urgência** (48 a 72 h) para sintomas psiquiátricos graves, alteração significativa da função global e/ou ideação suicida sem intenção ou plano. A avaliação da saúde mental de **rotina** é apropriada para sintomas psiquiátricos de leves a moderados sem ideação suicida.

Os profissionais pediátricos devem esperar que o clínico da área de saúde mental avalie a presença e o grau de tendências suicidas e os fatores de risco subjacentes. A confiabilidade e validade de entrevistar a criança são afetadas pelo nível de desenvolvimento cognitivo da criança, bem como sua compreensão da relação entre as emoções e o comportamento. É possível confirmar o comportamento suicida por meio de informações coletadas por entrevista com outros que conheçam a criança ou o adolescente. Não é incomum haver uma discrepância entre os relatos do paciente e dos pais, crianças e adolescentes têm maior probabilidade de revelar ideação suicida e ações suicidas do que seus pais.

Na avaliação da saúde mental, a **ideação suicida** pode ser analisada por perguntas explícitas trazidas em abordagem sem preconceitos, não condescendente e prática. O *Ask Suicide-Screening Questionnaire* (ASQ) é um formulário eficaz de quatro itens que demonstrou, no departamento de emergência, ter alta sensibilidade e valor preditivo negativo em serviços de emergência para ideação e comportamento suicida: (1) "Nas últimas semanas, você sentiu que você ou sua família estariam melhor se estivesse morto(a)?" (2) "Nas últimas semanas, desejou estar morto(a)?" (3) "Nas últimas semanas, tem tido pensamentos de se matar?" e (4) "Já tentou se matar?" Se a resposta for "sim" para qualquer uma dessas quatro perguntas, deve-se questionar o paciente com o seguinte: (5) "Você está tendo pensamentos sobre se matar neste momento?" Outro teste de triagem comum é a escala *Columbia Suicide Severity Rating Scale* (C-SSRS) (Tabela 40.1).

A avaliação de uma tentativa de suicídio deve incluir exploração detalhada das horas imediatamente precedentes à tentativa para identificar causas, bem como circunstâncias da própria tentativa, de modo a compreender por completo a intenção e o potencial de letalidade do paciente. O cálculo do nível de interesse em suicídio é complexo, exigindo determinação em um espectro de risco. Na extremidade inferior do espectro de risco estão os jovens com ideias de morte ou desejo de morrer, mas sem pensamentos suicidas, intenções ou um plano de suicídio. Aqueles com planos muito específicos, atos preparatórios ou ensaios e intenção claramente articulada estão na extremidade alta. Uma história de suicídio, discernimento comprometido no momento (como se vê em estados mentais alterados, incluindo depressão, mania, ansiedade, intoxicação, uso abusivo de substância psicoativa, psicose, reativos a traumas, desesperança, ira, humilhação, impulsividade), bem como pouco apoio social, aumenta ainda mais o risco. Entre os adolescentes que consideram fazer mal a si mesmos, os que realizam (**autores**) autolesões têm maior probabilidade de ter familiares ou amigos (ou pensam que seus amigos estejam) envolvidos

Tabela 40.1 Columbia Suicide Severity Rating Scale (C-SSRS).

1. Você já desejou estar morto ou que pudesse ir dormir e não acordar?
2. Você já teve de fato algum pensamento sobre se matar?
   Se "sim" para a 2, responda às perguntas 3, 4, 5 e 6.
   Se "não" para a 2, vá diretamente para a pergunta 6.
3. Você já pensou em como faria isso?
4. Você teve alguma intenção em concretizar esses pensamentos de se matar, em vez de apenas de ter os pensamentos e definitivamente não concretizá-los?
5. Você começou a planejar os detalhes de como se matar? Pretende realizar esse plano?
6. Você fez, começou a fazer ou se preparou para fazer alguma coisa para terminar com a sua vida?

Protocolo de resposta à escala (com base no último item com resposta "Sim")

Item 1 – Encaminhamento de saúde mental para alta hospitalar
Item 2 – Encaminhamento de saúde mental para alta hospitalar
Item 3 – Consulta da equipe de cuidado (enfermeiro psiquiatra) e procedimentos/monitoramento de segurança do paciente
Item 4 – Consulta psiquiátrica e procedimentos/monitoramento de segurança do paciente
Item 5 – Consulta psiquiátrica e procedimentos/monitoramento de segurança do paciente
Item 6 – Se há mais de 3 meses, encaminhamento de saúde mental para alta hospitalar
Se há 3 meses ou menos, consulta psiquiátrica e monitoramento de segurança do paciente

De Posner K. Columbia Lighthouse Project. The Columbia-Suicide Severity Rating Scale (C-SSRS) Screener–Recent. http://www.cssrs.columbia.edu/scales_practice_cssrs.html.

em lesões autoprovocadas, também são mais impulsivos do que aqueles que têm apenas pensamentos de se machucarem (**idealizadores**).

Para os jovens que são um iminente perigo para si mesmos (ou seja, têm intenção suicida *ativa* ["Eu quero morrer"] ou *implícita* ["Eu não consigo ver nenhuma razão para continuar vivendo"]), é necessária atenção em nível de internação psiquiátrica para garantir a segurança, estabelecer diagnósticos e oferecer um plano de tratamento abrangente. Esses pacientes podem ser hospitalizados voluntária ou involuntariamente. É útil que o profissional pediátrico tenha um protocolo para acompanhar tais situações. Esse protocolo deve levar em consideração as leis referentes à hospitalização compulsória, opções de transporte, local mais próximo para avaliação de emergência, fichas necessárias para a hospitalização e consultores de saúde mental em serviços de emergência à disposição.

Para os jovens com recomendação para tratamento ambulatorial (p. ex., ideação suicida sem intenção; estado mental intacto; poucos ou nenhum outro fator de risco para o suicídio; dispostos e capazes de participar de tratamento ambulatorial; e com cuidadores capazes de fornecer apoio emocional, supervisão, medida de proteção e adesão ao acompanhamento), deve ser marcada uma consulta em alguns dias para um clínico de saúde mental. O ideal é que essa consulta seja marcada antes que o jovem deixe o local da avaliação, já que quase 50% daqueles que tentam o suicídio deixam de prosseguir com o encaminhamento para saúde mental. Deve ser instituído um procedimento de contato com a família se ela deixar de cumprir o encaminhamento.

Por meio de consultas de acompanhamento, os profissionais pediátricos podem ajudar a dar apoio e facilitar a implementação de psicoterapias (p. ex., terapia cognitivo-comportamental, terapia comportamental dialética, tratamento baseado na mentalização, terapia familiar) que visem aos transtornos psiquiátricos específicos e à disforia emocional ou desregulação comportamental que acompanham a ideação ou comportamento suicida. Juntamente com um psiquiatra de crianças e adolescentes, podem ser usadas medicações psicotrópicas indicadas para tratar transtornos psiquiátricos subjacentes. Os profissionais pediátricos também podem incentivar a conexão social com colegas e organizações comunitárias (p. ex., escola ou igreja), bem como promover comportamentos de procurar ajuda (p. ex., conversar com um adulto confiável quando angustiado) e bem-estar (p. ex., sono, atividade física, relaxamento, alimentação). Caso ocorra um suicídio, os pediatras podem oferecer apoio à família, particularmente monitorando respostas adversas de luto em irmãos e nos pais.

PREVENÇÃO

Os fatores de risco mencionados antes neste material que são associados ao suicídio são relativamente comuns e, individualmente, não são causas fortes de suicídio. A avaliação é complicada, uma vez que alguns pacientes podem tentar esconder os pensamentos suicidas e aqueles que expressam podem não ter intenção séria. A triagem para suicídio tem sido um desafio porque a maioria dos instrumentos de triagem tem sensibilidade e especificidade variáveis. Além disso, o ônus das avaliações de saúde mental é desencorajador para aqueles escalados como positivos. Embora os instrumentos de triagem exequíveis para a atenção básica possam ajudar a identificar alguns adultos com aumento do risco de suicídio, até o momento, eles têm demonstrado capacidade limitada de detectar o risco de suicídio em adolescentes.

As estratégias de prevenção em **área pediátrica** incluem equipe treinada para reconhecer e reagir a *sinais de alerta* de suicídio (Tabela 40.2), triagem de depressão e seu tratamento, orientação dos pacientes/pais sobre os sinais de alerta de suicídio e restrição de acesso a modalidades letais de dano ao paciente. Entre os jovens há maiores taxas de tentativas e consumação de suicídio quando vivem em locais nos quais as armas de fogo estão presentes e disponíveis. Quando recomendado pelos prestadores de atendimento primário, a maioria dos pais restringe o acesso de seus filhos a revólveres e medicações. Os profissionais pediátricos devem considerar aconselhar os pais para retirar armas de fogo de casa ou trancar de modo seguro os revólveres e munição em locais separados. Evidências anedóticas sugerem que os jovens frequentemente sabem onde estão os revólveres e as chaves para abrir os armários onde estão guardados, embora seus pais pensem que eles não sabem. A mesma recomendação se aplica à restrição do acesso a medicações prescritas ou de venda livre potencialmente letais (p. ex., frascos com mais de 25 comprimidos de paracetamol) e álcool. Essas abordagens enfatizam a importância da restrição do acesso a meios de suicídio para prevenir lesões autoprovocadas.

A triagem para suicídio em **escolas** também é repleta de problemas relacionados à baixa especificidade do instrumento de triagem e falta de locais para encaminhamento, bem como pouca aceitabilidade entre os administradores escolares. O **treinamento dos porteiros** (p. ex., pessoal de apoio ao estudante) parece efetivo para melhorar as técnicas dos funcionários da escola e é altamente aceitável para os administradores, mas não foi comprovado que previna suicídios. Os currículos escolares

Tabela 40.2 Sinais de alerta de suicídio.

Procure ajuda, o mais rapidamente possível, de um profissional de saúde mental se você ou alguém que conhece exibir qualquer um dos seguintes sinais:

- Ameaça se ferir ou se matar ou fala sobre se ferir ou se matar Procura maneiras de se matar, buscando acesso a armas de fogo, pílulas disponíveis ou outros meios
- Fala ou escreve sobre a morte, morrer ou suicídio quando essas ações estão fora do comum para a pessoa
- Sente-se sem esperança
- Sente raiva ou irritação descontrolada, ou busca vingança
- Age de forma imprudente ou se engaja em atividades arriscadas, aparentemente sem pensar
- Sente-se encurralado, "como se não houvesse saída"
- Aumento do consumo de álcool ou substâncias psicoativas
- Afasta-se de amigos, familiares e sociedade
- Sente-se ansioso, agitado ou incapaz de dormir, ou dorme o tempo todo
- Experimenta mudanças expressivas de humor
- Não vê nenhuma razão para viver, ou não tem nenhum senso de propósito na vida.

Desenvolvida por US Department of Health and Human Services, Substance Abuse and Mental Health Services Administration (SAMHSA). https://www.nimh.nih.gov/health/topics/suicide-prevention/suicide-prevention-studies/warningsigns-of-suicide.shtml.

(p. ex., *sinais de suicídio*) têm mostrado certo potencial preventivo, ensinando os alunos a reconhecerem os sinais de depressão e suicídio em si mesmos e nos outros e fornecendo a eles etapas de providências específicas necessárias para reagir a esses sinais. Amigos como ajudantes não se têm mostrado, em geral, eficazes.

A bibliografia está disponível no GEN-io.

Capítulo **41**

Transtornos Alimentares

Richard E. Kreipe e Taylor B. Starr

Os transtornos alimentares (TA) se caracterizam por falta de satisfação com o corpo, relacionada com supervalorização de um corpo magro ideal, e associada a padrões disfuncionais de cognição e de controle do peso, que resultam em significativas complicações biológicas, psicológicas e sociais. Embora atinja em geral mulheres brancas adolescentes, os TA também afetam homens e atravessam todas as fronteiras raciais, étnicas e culturais. Uma intervenção precoce nos TA melhora o prognóstico.

DEFINIÇÕES

A **anorexia nervosa** (**AN**) envolve superestimativa significativa do tamanho e da forma do corpo, com uma busca implacável de magreza que, no subtipo **restritivo**, tipicamente combina excesso de dietas e atividade física compulsiva. Já no subtipo **purgativo**, os pacientes comem excessivamente de modo intermitente e depois tentam se livrar das calorias vomitando ou tomando laxantes, ainda com um forte impulso para emagrecer (Tabela 41.1).

Tabela 41.1 Critérios de diagnóstico do DSM-5 para anorexia nervosa.

A. Restrição da ingestão de energia em relação aos requisitos, levando a um peso corporal significativamente baixo no contexto da idade, sexo, trajetória de desenvolvimento e saúde física. Um peso significativamente baixo é definido como um peso abaixo do mínimo normal ou, para crianças ou adolescentes, menor que o mínimo esperado.
B. Intenso medo de ganhar peso ou de engordar, ou comportamento persistente que interfere no ganho de peso, mesmo que este seja significativamente baixo.
C. Alteração na maneira pela qual o peso ou a forma corporal são experimentados, influência indevida do peso ou da forma corporal na autoavaliação, ou persistente falta de reconhecimento da gravidade do baixo peso atual.

Especifique se:
Tipo restritivo (CID-10-CM código F50.01): durante os últimos 3 meses, o indivíduo não se envolveu em episódios recorrentes de compulsão alimentar ou comportamento purgativo (i. e., vômito autoinduzido ou uso indevido de laxantes, diuréticos ou enemas). Esse subtipo descreve apresentações nas quais a perda de peso é realizada principalmente por meio de dieta, jejum e/ou exercício físico excessivo.
Compulsão alimentar/tipo purgativo (CID-10-CM código F50.02): durante os últimos 3 meses, o indivíduo se envolveu em episódios recorrentes de compulsão alimentar ou comportamento purgativo (i. e., vômito autoinduzido ou uso indevido de laxantes, diuréticos ou enemas).
Especifique se:
Em remissão parcial: depois que os critérios completos para anorexia nervosa foram atendidos anteriormente, o Critério A (baixo peso corporal) não foi atendido por um período prolongado, mas o Critério B (medo intenso de ganhar peso ou engordar, ou comportamento que interfere no ganho de peso) ou o Critério C (distúrbios na autopercepção de peso e forma) ainda é cumprido.
Em remissão total: Após o preenchimento prévio dos critérios completos para anorexia nervosa, nenhum dos critérios foi atendido por um período de tempo prolongado.
Especifique a gravidade atual: O nível mínimo de gravidade é baseado, para adultos, no índice de massa corporal atual (IMC) (ver adiante) ou, para crianças ou adolescente, no percentil de IMC. **Os intervalos abaixo são derivados das categorias da Organização Mundial de Saúde para magreza em adultos; para crianças e adolescentes, os percentis de IMC correspondentes devem ser usados.** O nível de gravidade pode ser aumentado para refletir os sintomas clínicos, o grau de incapacidade funcional, e a necessidade de supervisão.
Suave: IMC ≥ 17 kg/m^2
Moderado: IMC 16 a 16,99 kg/m^2
Grave: IMC 15 a 15,99 kg/m^2
Extremo: IMC < 15 kg/m^2

Do *Diagnostic and Statistical Manual of Mental Disorders, Fifth Edition,* (Copyright 2013). American Psychiatric Association, pp. 338-339.

A **bulimia nervosa** (**BN**) se caracteriza por episódios de consumo de grandes quantidades de alimento em um breve período, seguindo-se vômitos compensatórios, uso de laxantes, atividade física ou jejum, para livrar o corpo dos efeitos desse consumo exagerado de alimentos, em um esforço para evitar a obesidade (Tabela 41.2).

Crianças e adolescentes com TA podem não preencher os critérios para AN ou BN do *Manual Diagnóstico e Estatístico de Transtornos Mentais*, 5ª edição (DSM-5), e podem cair em uma subcategoria de **anorexia nervosa atípica**, ou em uma categoria mais apropriadamente definida de **transtorno alimentar restritivo evitativo** (**TARE** ou **ARFID**, em inglês). Nessas condições, o consumo alimentar é restrito ou evitado por causa de experiências adversas com a alimentação ou das qualidades sensoriais do alimento, resultando em significativa perda de peso não intencional ou deficiência nutricional e problemas relativos a interações sociais (Tabela 41.3).

O **transtorno da compulsão alimentar periódica** (**TCAP**), no qual a compulsão alimentar não é seguida regularmente por comportamentos compensatórios (vômitos, laxantes), é uma categoria autônoma no DSM-5, mas compartilha muitas características com a obesidade (ver Capítulo 60). O **transtorno alimentar sem outra especificação** (TA-SOE), muitas vezes chamado "alimentação com transtorno", por sua vez pode piorar e chegar aos TA sindrômicos completos.

EPIDEMIOLOGIA

As características clássicas da AN consistem em mulheres adolescentes precoces com nível de inteligência e condições socioeconômicas acima da média e que evitam conflitos, têm aversão a riscos, são perfeccionistas e estão lutando com distúrbios de ansiedade e/ou humor. A BN, por sua vez, tende a surgir mais no final da adolescência, algumas vezes evoluindo a partir da AN, e é tipificada por impulsividade e características de transtorno de personalidade *borderline* associadas à depressão e a oscilações de humor. As taxas de incidência de 0,5 a 1% e 3 a 5% para AN e BN, entre garotas adolescentes mais novas e mais velhas, respectivamente, provavelmente refletem um viés de averiguação na amostragem e subdiagnóstico em casos que não se adaptam ao perfil comum. O mesmo pode ser verdade para a significativa disparidade de gêneros, por meio da qual as pacientes do sexo feminino são responsáveis por cerca de 85% dos pacientes com TA diagnosticados. Em algumas populações femininas de adolescentes, $\geq 10\%$ têm TA-SOE.

Nenhum fator isolado causa o desenvolvimento de um TA; estudos socioculturais indicam um inter-relacionamento complexo de cultura, etnia, gênero, pares e família. O dimorfismo de **gênero** está, presumivelmente, relacionado com o fato de que garotas apresentam uma relação mais forte entre imagem corporal e autoavaliação, bem como com a influência que o corpo magro ideal exerce na cultura ocidental. Raça e etnia parecem influenciar na associação entre fatores de risco e transtornos alimentares, sendo que as mulheres afrodescendentes e caribenhas relatam menor insatisfação com o corpo e se envolvem em menos dietas que as brancas, hispânicas e não hispânicas. Como a aceitação entre adolescentes da mesma idade é central para um crescimento e desenvolvimento saudáveis, especialmente no início da adolescência, quando a AN tende a ter seu pico de prevalência inicial, o poder de influência entre os adolescentes sobre os TA é significativo, assim como acontece com os relacionamentos entre os adolescentes, a imagem corporal e a alimentação. Brincadeiras feitas por amigos da mesma idade ou por familiares (especialmente homens) podem ser fator contribuinte para o caso de garotas com sobrepeso.

Tabela 41.2 Critérios de diagnóstico DSM-5 para bulimia nervosa.

A. Episódios recorrentes de compulsão alimentar. Um episódio de compulsão alimentar é caracterizado pelos seguintes critérios:
1. Comer, em um período discreto de tempo (p. ex., dentro de um período de 2 horas), uma quantidade de comida que é definitivamente maior que a quantidade que maioria das pessoas comeria em um período semelhante, em circunstâncias semelhantes.
2. Uma sensação de falta de controle sobre a alimentação durante o episódio (p. ex., uma sensação de que não pode parar de comer ou controlar o que ou o quanto se come).

B. Recorrentes comportamentos compensatórios inapropriados, a fim de evitar o ganho de peso, como vômitos autoinduzidos, uso indevido de laxantes, diuréticos ou outros medicamentos; jejum; ou exercício físico excessivo.

C. A compulsão alimentar e comportamentos compensatórios inadequados ocorrem, em média, pelo menos uma vez na semana, durante 3 meses.

D. A autoavaliação é indevidamente influenciada pela forma e peso do corpo.

E. O distúrbio não ocorre exclusivamente durante os episódios de anorexia nervosa.

Especifique se:

Em remissão parcial: depois que os critérios completos para bulimia nervosa foram atendidos anteriormente, alguns, mas não todos, foram atendidos por um período prolongado de tempo.

Em remissão total: após o preenchimento prévio dos critérios completos para bulimia nervosa, nenhum dos critérios foi atendido por um período de tempo prolongado.

Especifique a gravidade atual: O nível mínimo de gravidade é baseado na frequência inadequada de comportamentos compensatórios (ver adiante). O nível de gravidade pode ser aumentado para refletir outros sintomas e o grau de incapacidade funcional.

Suave: uma média de 1 a 3 episódios de comportamentos compensatórios inapropriados por semana.

Moderado: uma média de 4 a 7 episódios de comportamentos compensatórios inapropriados por semana.

Grave: uma média de 8 a 13 episódios de comportamentos compensatórios inapropriados por semana.

Extremo: uma média de 14 ou mais episódios de comportamentos compensatórios inapropriados por semana.

Do *Diagnostic and Statistical Manual of Mental Disorders, Fifth Edition*, (Copyright 2013). American Psychiatric Association, p. 345.

A influência da **família** no desenvolvimento dos TA é ainda mais complexa por causa do inter-relacionamento de fatores ambientais e genéticos; elementos compartilhados do ambiente familiar e fatores genéticos imutáveis são responsáveis por quantidades aproximadamente iguais de variância nos transtornos alimentares. Nesse sentido, associações entre os comportamentos alimentares dos pais e dos filhos, como por exemplo fazer dieta e certos níveis de atividade física, sugerem reforço parental das mensagens provindas da sociedade que estão relacionadas com o corpo. A influência dos fatores genéticos herdados sobre o surgimento dos TA durante a adolescência também é significativa, mas não de maneira direta. O risco de desenvolver um TA parece ser mediado por uma predisposição genética à *ansiedade* (ver Capítulo 38), *depressão* (ver Capítulo 39) ou *traços obsessivo-compulsivos* que podem ser modulados pelo ambiente interno da puberdade. Não existem evidências que apoiem a noção ultrapassada de que os pais ou a dinâmica familiar "causam" um TA. Em vez disso, a dinâmica familiar pode representar respostas para o fato de se ter um membro da família com uma condição potencialmente fatal. A influência do apoio dos pais, como cuidadores carinhosos, na recuperação não pode ser superestimada.

PATOLOGIA E PATOGÊNESE

O surgimento dos TA coincidindo com os processos da adolescência (p. ex., puberdade, identidade, autonomia, cognição) indica o papel central do desenvolvimento. Uma história de trauma sexual não é significativamente mais comum nos TA que na população em geral, mas, quando presente, torna a recuperação mais difícil e é mais comum na BN. Os TA podem ser vistos como a via final comum, com alguns fatores *predisponentes* que aumentam o risco de desenvolvê-los, fatores *precipitantes*, muitas vezes relacionados a processos de desenvolvimento da adolescência que desencadeiam seu surgimento, e fatores *perpetuadores*, que fazem com que um TA persista. Os TA geralmente começam com dietas, mas gradualmente evoluem para hábitos não saudáveis que diminuem o impacto negativo dos problemas psicossociais associados, aos quais a pessoa afetada é vulnerável por causa de características pré-mórbidas biológicas e psicológicas, interações familiares e clima social. Quando persistentes, os efeitos biológicos da inanição e da desnutrição (p. ex., perda de apetite verdadeira, hipotermia, atonia gástrica, amenorreia, distúrbios do sono, fadiga, fraqueza, depressão), combinados com recompensas psicológicas de aumento do senso de domínio e redução da reatividade emocional, realmente mantêm e recompensam os comportamentos patológicos nos TA.

Tabela 41.3 Critérios de diagnósticos DSM-5 para transtorno alimentar restritivo evitativo.

A. Um distúrbio alimentar (p. ex., aparente desinteresse em comer ou na comida; desinteresse baseado nas características sensoriais da comida; preocupação com as consequências aversivas da alimentação) manifestado por uma falha persistente em atender às necessidades nutricionais e/ou energéticas associadas a um (ou mais) dos seguintes itens:
1. Significativa perda de peso (ou falha em atingir o ganho de peso esperado, ou ainda crescimento vacilante em crianças).
2. Significativa deficiência nutricional.
3. Dependência de suplementação enteral ou de suplementos nutricionais orais.
4. Interferência acentuada no funcionamento psicossocial.

B. O distúrbio não é mais bem explicado pela falta de comida disponível ou por uma prática culturalmente associada.

C. Os distúrbios alimentares não ocorrem exclusivamente durante o curso da anorexia nervosa ou bulimia nervosa, e não existem evidências de uma perturbação na maneira como o peso ou a forma do corpo são experimentados.

D. O distúrbio alimentar não é atribuído a uma condição médica ou não é mais bem explicado por um transtorno mental. Quando o distúrbio alimentar ocorre no contexto de outra condição ou distúrbio, a gravidade do distúrbio alimentar associada com a condição ou distúrbio excede a normalidade e requer atenção clínica adicional.

Especifique se:

Em remissão: após o preenchimento prévio dos critérios para transtorno alimentar restritivo evitativo, os critérios não foram sustentados por um período de tempo.

Do *Diagnostic and Statistical Manual of Mental Disorders, Fifth Edition*, (Copyright 2013). American Psychiatric Association, p. 334.

Esse reforço positivo dos comportamentos e suas consequências, geralmente vistos pelos pais e outros como negativos, ajudam a explicar por que as pessoas com um TA caracteristicamente negam que exista um problema e resistem ao tratamento. Embora prejudicial, o comportamento purgativo pode ser reforçador, devido a uma redução da ansiedade desencadeada pela ingestão excessiva de alimentos; o comportamento purgativo também pode resultar em melhora do humor a curto prazo, mas reforçadora, relacionada com alterações dos neurotransmissores. Além de um desequilíbrio dos neurotransmissores, mais notavelmente da serotonina e da dopamina, alterações da anatomia funcional também sustentam o conceito de que os TA sejam transtornos cerebrais. Não foi esclarecida a relação de causa e efeito das alterações do sistema nervoso central (SNC) nos TA, nem sua reversibilidade.

MANIFESTAÇÕES CLÍNICAS

Exceto para TARE, no qual a perda de peso *não é intencional*, uma característica central dos TA é a supervalorização do tamanho, da forma, ou de partes do corpo (p. ex., abdome, coxas), levando à prática intencional de controle do peso para reduzir o peso (AN) ou impedir o seu ganho (BN). As práticas associadas incluem intensa restrição do consumo calórico e comportamentos com o intuito de reduzir o efeito das calorias ingeridas, como a atividade física compulsiva ou comportamentos purgativos, induzindo vômito ou tomando laxantes. Os hábitos alimentares e de perda de peso comumente encontrados nos TA podem resultar em ampla variedade de peso, desde a perda extrema, na AN, até a flutuação em torno do peso normal a moderadamente alto na BN. Desse modo, os hábitos alimentares e de controle do peso informam a abordagem inicial de atenção primária (Tabela 41.4).

Tabela 41.4 Hábitos de controle da alimentação e do peso comumente encontrados em crianças e adolescentes com um transtorno alimentar (TA).

	CARACTERÍSTICA PROEMINENTE		COMENTÁRIOS CLÍNICOS SOBRE HÁBITOS DE TA	
HÁBITO	**Anorexia nervosa**	**Bulimia nervosa**	**Anorexia nervosa**	**Bulimia nervosa**
Ingestão oral	Energia inadequada (calorias), embora o volume de comida e de bebidas possa ser alto por causa da densidade calórica muito baixa, resultante da ingestão de produtos *diet* e de escolhas não gordurosas	Variável, mas as calorias são normais a altas; a ingestão nos episódios de compulsão frequentemente inclui alimentos ou bebidas "proibidos" e difere da ingestão nas refeições	Consumo calórico inadequado consistente, levando à debilitação corporal, que é uma característica essencial do diagnóstico	Balanço de ingestão inconsistente, atividade física e vômitos inconsistentes, mas a restrição calórica intensa tem curta duração
Alimentos	Conta e limita calorias, especialmente de gordura; ênfase em "escolhas alimentares saudáveis" com redução da densidade calórica Escolhas alimentares "boas" monótonas e limitadas, muitas vezes levando à dieta vegetariana ou vegana Fortes sensações de culpa depois de comer mais que o planejado levam à atividade física e à nova dieta	Consciente sobre calorias e gordura, porém menos disciplinado em evitá-las que na AN Dietas frequentes intercaladas com excesso de consumo alimentar, muitas vezes desencadeado por depressão, isolamento ou raiva	Atenção obsessivo-compulsiva aos dados nutricionais nos rótulos dos alimentos e pode ter razões "lógicas" para as escolhas alimentares em padrão altamente disciplinado, como participação em atividades esportivas ou história familiar de transtorno lipídico	Escolhas menos estruturadas, com dietas mais frequentes
Bebidas	Água ou outras bebidas com baixas calorias ou sem calorias; leite desnatado	Variáveis, refrigerante *diet* comum; pode se exceder no consumo de álcool	Os líquidos geralmente ficam restritos para evitar ganho de peso	Líquidos ingeridos para auxiliar o vômito ou substituir as perdas
Refeições	Programação consistente e estrutura para plano de refeições Redução ou eliminação de conteúdo calórico, muitas vezes iniciando com o café da manhã, passando pelo almoço e depois também no jantar. O volume pode aumentar com frutas frescas, verduras e saladas como fontes primárias de alimentos	Refeições menos disciplinadas e planejadas que na AN; mais provavelmente impulsivas e não reguladas, muitas vezes eliminadas após um episódio de compulsão alimentar	Adesão rígida a "regras" que governam a alimentação leva a uma sensação de controle, confiança e domínio	Eliminação de uma refeição após um episódio de compulsão alimentar somente reforça a compulsão mais tarde no dia
Lanches	Reduzidos ou eliminados do plano de refeições	Muitas vezes evitados nos planos de refeições, mas depois consumidos impulsivamente	Salgadinhos removidos precocemente porque "não são saudáveis"	"Alimentos de bem-estar" dos lanches podem desencadear um episódio de compulsão
Dietas	Hábito inicial que se torna progressivamente restritivo, embora muitas vezes parecendo superficialmente "saudável" Crenças e "regras" sobre as exigências nutricionais idiossincráticas e resposta a alimentos são fortemente mantidas	A dieta inicial dá lugar à alimentação caótica, muitas vezes interpretada pelo paciente como evidência de estar "fraco" ou "preguiçoso"	Pode ser difícil distinguir entre planejamento saudável das refeições com calorias reduzidas e dieta em TA	As dietas tendem a ser impulsivas e durar pouco, sendo que frequentemente resultam em ganho de peso não pretendido
Compulsão alimentar	Nenhuma no subtipo restritivo, mas característica essencial no subtipo purgativo	Característica essencial, muitas vezes em segredo Vergonha e culpa proeminentes dali em diante	Muitas vezes "subjetiva" (mais do que planejada, mas não grande)	Alivia a angústia emocional, podendo ser planejada
Atividade física	Caracteristicamente obsessivo-compulsiva, ritualista e progressiva Pode ter excelência em dança e corrida de longa distância	Menos previsível Pode ser atlético ou evitar os exercícios inteiramente	Pode ser difícil distinguir entre magro ativo *vs.* TA	Os rapazes muitas vezes se exercitam como meio "purgativo"
Vômitos	Característicos do subtipo purgativo Pode mastigar, depois cuspir, e não deglutir o alimento como variante	Hábito mais comum com a intenção de reduzir os efeitos do excesso de alimentos ingeridos Pode ocorrer depois de uma refeição, bem como depois de um episódio de compulsão alimentar	Instabilidade fisiológica e emocional proeminentes	Fortemente "aditivos" e autopunitivos, mas não eliminam as calorias ingeridas – muitas das quais ainda são absorvidas
Laxantes	Se usados, em geral são para aliviar constipação intestinal no subtipo restritivo, mas como um catártico no subtipo purgativo	Segundo hábito mais comum usado para reduzir ou evitar ganho de peso, muitas vezes usados em doses crescentes para efeito catártico	Instabilidade fisiológica e emocional proeminentes	Fortemente "viciantes", autopunitivos, mas ineficazes quanto à redução do peso (as calorias são absorvidas no intestino delgado, mas os laxantes atuam no colo)
Medicamentos para emagrecer	Muito raramente, se usados; mais comuns no subtipo purgativo	Usados para reduzir o apetite ou aumentar o metabolismo	Uso de medicamentos para emagrecer implica incapacidade de controlar a alimentação	O controle do excesso de alimentação pode ser procurado por qualquer meio

AN, anorexia nervosa; BN, bulimia nervosa; TA, transtorno alimentar.

Embora os padrões de controle de peso guiem a abordagem pediátrica inicial, é essencial uma avaliação dos sintomas e achados comuns para identificar alvos de intervenção. Quando os sintomas relatados de perda de peso excessiva (sensação de cansaço e frio, falta de energia, ortostase e dificuldade para se concentrar) são explicitamente ligados pelo clínico aos sinais físicos associados (hipotermia com acrocianose e lento enchimento capilar, perda de massa muscular, bradicardia com ortostase), torna-se mais difícil para o paciente negar que existe um problema. Além disso, a conscientização de que sintomas incômodos podem ser eliminados por uma alimentação e padrões de atividade mais saudáveis podem aumentar a motivação do paciente para que ele se envolva no tratamento. As Tabelas 41.5 e 41.6 detalham os sintomas e sinais comuns que devem ser abordados em uma avaliação pediátrica de suspeita de TA.

Tabela 41.5 Sintomas comumente relatados por pacientes com um transtorno alimentar (TA).

SINTOMAS	DIAGNÓSTICO Anorexia nervosa	 Bulimia nervosa	OBSERVAÇÕES CLÍNICAS REFERENTES AOS SINTOMAS DO TA
Imagem corporal	Sente-se gordo, mesmo estando sob emagrecimento extremo, muitas vezes com distorções corporais específicas (barriga, coxas); forte impulso para a magreza, ligando estreitamente a autoeficácia à avaliação da forma, do tamanho e/ou do peso corporais	Distorção variável da imagem corporal e insatisfação com ela, embora o impulso para a magreza seja menor que o desejo de evitar um ganho de peso	Desafiar a imagem corporal do paciente não tem efeito e é contraterapêutico, clinicamente Aceitar a imagem corporal expressa pelo paciente, mas observar sua discrepância com relação aos sintomas e sinais reforça o conceito de que o paciente pode se "sentir" gordo, mas também "estar" magro demais e sem saúde
Metabolismo	Sintomas hipometabólicos incluem sentir frio, cansaço e fraqueza, bem como falta de energia Podem ser incômodos e reforçadores	Variáveis, dependendo do equilíbrio de entrada e saída e da hidratação	Os sintomas são evidências de "desligamento" do corpo, na tentativa de conservar calorias com uma dieta inadequada Enfatizar a reversibilidade dos sintomas com uma alimentação saudável e ganho de peso pode motivar os pacientes a cooperarem com o tratamento
Pele	Pele seca, demora na cicatrização, contusões fáceis, aspecto de "pele de ganso" Pele laranja-amarelada nas mãos	Nenhum sintoma característico; pode ser visto um comportamento autolesivo	A pele não possui bom fluxo sanguíneo nem a capacidade de cicatrizar naqueles com baixo peso Carotenemia com grande consumo de alimentos contendo betacaroteno; reversível
Cabelos e pelos	Crescimento de pelos do tipo lanugo na face e na parte superior do corpo Crescimento lento e aumento da perda dos cabelos	Nenhum sintoma característico	Crescimento dos pelos corporais conserva energia Perda de cabelos pode piorar durante o "eflúvio telógeno" na realimentação (cabelos em repouso são substituídos por cabelos em crescimento) Reversível com a continuação da alimentação saudável
Olhos	Nenhum sintoma característico	Hemorragia subconjuntival	Causada por aumento da pressão intratorácica durante o vômito
Dentes	Nenhum sintoma característico	Erosão do esmalte dentário Deterioração, fratura e perda de dentes	Ácido gástrico intraoral decorrente dos vômitos age sobre o esmalte dentário, expondo elementos dentários mais moles
Glândulas salivares	Nenhum sintoma característico	Aumento de volume (dor à palpação ausente ou leve)	Causado por episódios crônicos de compulsão alimentar e vômitos induzidos, sendo mais proeminente o aumento de volume da parótida que da submandibular; reversível
Coração	Tonturas, desmaios no subtipo restritivo Palpitações mais comuns no subtipo purgativo	Tonturas, desmaios, palpitações	Tonturas e desmaios são causados por taquicardia ortostática postural e desregulação ao nível hipotalâmico e cardíaco com perda de peso, em decorrência de hipovolemia com os métodos purgativos usados Palpitações e arritmias muitas vezes causadas por desequilíbrio eletrolítico Sintomas revertidos com o ganho de peso e/ou com o cessar do uso de meios purgativos
Abdome	Saciedade precoce e desconforto com a alimentação Constipação intestinal Percebe contorno como "gordura", muitas vezes preferindo a musculatura abdominal definida	Desconforto depois de um episódio de compulsão alimentar Cólicas e diarreia com uso abusivo de laxantes	Perda de peso se associa a uma redução do volume e do tônus da musculatura do trato GI, especialmente do estômago Os laxantes podem ser usados para aliviar a constipação intestinal ou como catárticos Redução dos sintomas com alimentação saudável pode levar semanas para que ocorra
Extremidades e sistema musculoesquelético	Mãos e pés frios e azulados	Nenhum sintoma característico Cortes autoinfligidos ou queimaduras nos punhos ou nos braços	Temperatura corporal baixa para conservar energia, sendo o fluxo sanguíneo lento mais notavelmente na periferia Rapidamente revertidos com alimentação saudável
Sistema nervoso	Nenhum sintoma característico	Nenhum sintoma característico	Sintomas neurológicos sugerem um diagnóstico diferente de TA
Condições mentais	Depressão, ansiedade, sintomas obsessivo-compulsivos isoladamente ou combinados	Depressão; TEPT; traços do transtorno de personalidade borderline	Distúrbios do humor subjacentes podem piorar com práticas disfuncionais de controle do peso, e podem melhorar com alimentação saudável Os pacientes com AN podem relatar "embotamento" emocional com a inanição, preferível à emocionalidade associada à alimentação saudável

AN, anorexia nervosa; BN, bulimia nervosa; TA, transtorno alimentar; GI, gastrintestinal; TEPT, transtorno do estresse pós-traumático.

Tabela 41.6 Sinais comumente encontrados em pacientes com transtornos alimentares (TA) relativos ao aspecto proeminente do controle do peso.

	ASPECTO PROEMINENTE		
SINAL FÍSICO	**Consumo alimentar restritivo**	**Compulsão alimentar/ uso de métodos purgativos**	**OBSERVAÇÕES CLÍNICAS RELACIONADAS COM SINAIS DE TA**
Aparência geral	Magro ou caquético, dependendo do equilíbrio entre consumo e perda Pode usar roupas volumosas para esconder a magreza e pode resistir ao exame	Magro a sobrepeso, dependendo do equilíbrio entre consumo e perdas por vários meios	Examine em roupa do hospital Perda de peso mais rápida com redução do consumo e atividade física excessiva Episódios de compulsão alimentar podem resultar em grande ganho de peso, independentemente do comportamento purgativo Aparência depende do equilíbrio entre consumo e perda e dos hábitos globais de controle do peso
Peso	Baixo e caindo (se previamente estava na faixa de sobrepeso, pode estar normal ou alto); pode estar falsamente elevado, se o paciente ingerir líquidos ou acrescentar pesos ao corpo antes de ser pesado	Altamente variável, dependendo do equilíbrio entre consumo e perdas e do estado de hidratação Não é comum a falsificação do peso	Pesar em roupas hospitalares sem roupas íntimas depois de micção (dosar DU da urina) Continuar com a roupa hospitalar até que se complete o exame físico para identificar possível sobrecarga hídrica (baixa DU da urina, bexiga palpável) ou acréscimo de pesos ao corpo
Metabolismo	Hipotermia: temperatura < 35,5°C, pulso < 60 bpm Reação psicomotora lenta com temperatura central muito baixa	Variável, mas o estado hipometabólico é menos comum que na AN	Hipometabolismo relacionado com a interrupção de mecanismos de controle hipotalâmicos, em decorrência da perda de peso Sinais de hipometabolismo (pele fria, enchimento capilar lento, acrocianose) principalmente evidente nas mãos e nos pés, onde a conservação de energia é mais ativa
Pele	Seca Aumento da proeminência dos folículos pilosos Mãos alaranjadas ou amarelas	Calos sobre as articulações interfalângicas proximais da mão (sinal de Russell)	Carotenemia com grande consumo de alimentos com betacaroteno Sinal de Russell: abrasão de incisivos maxilares se desenvolve em calos com estimulação faríngea digital crônica, geralmente na mão dominante
Pelos e cabelos	Crescimento de pelos do tipo lanugo na face e na parte superior do corpo Perda de cabelos especialmente proeminente na região parietal	Nenhum sinal característico	Crescimento dos pelos corporais conserva energia Perda de cabelos em "eflúvio telógeno" pode piorar semanas depois de começada a realimentação, à medida que os cabelos em fase de repouso são substituídos por cabelos em crescimento
Olhos	Nenhum sinal característico	Hemorragia subconjuntival	Aumento da pressão intratorácica durante os vômitos
Dentes	Nenhum sinal característico	Erosão do esmalte dentário e deterioração, fraturas e dentes faltando	Perimólise, pior nas superfícies linguais dos dentes maxilares, intensificada pela escovação sem enxágue precedente da boca
Glândulas salivares	Nenhum sinal característico	Aumento de volume, relativamente incontestável	Envolvimento da parótida > submandibular com compulsões frequentes e crônicas e vômitos induzidos
Garganta	Nenhum sinal característico	Reflexo faríngeo abolido	Extinção do reflexo faríngeo com repetida estimulação faríngea
Coração	Bradicardia, hipotensão e diferencial do pulso ortostático > 25 bpm	Hipovolemia, se desidratado	Alterações na AN decorrentes de função cardíaca hipotalâmica central e intrínseca Alterações ortostáticas menos proeminentes se atlético, mais proeminentes se associadas ao uso de métodos purgativos
Abdome	Escafoide, órgãos podem ser palpáveis, mas não estão aumentados de volume, quadrante inferior esquerdo cheio de fezes	Aumento dos ruídos intestinais, em caso de uso recente de laxante	Presença de organomegalia exige investigação para determinar a causa Constipação intestinal proeminente com a perda de peso
Extremidades e sistema musculo-esquelético	Frias, acrocianose, enchimento capilar lento Edema dos pés Perda de tecido muscular, subcutâneo e de gordura	Nenhum sinal característico, mas pode ter edema de rebote depois de suspenso o uso crônico de laxantes	Sinais de hipometabolismo (frio) e de disfunção cardiovascular (enchimento capilar lento e acrocianose) nas mãos e nos pés Edema causado por fragilidade capilar, mais do que por hipoproteinemia na AN, pode piorar no início da fase de realimentação
Sistema nervoso	Nenhum sinal característico	Nenhum sinal característico	Sobrecarga hídrica antes da verificação do peso pode causar hiponatremia aguda
Condições mentais	Ansiedade a respeito da imagem corporal, irritabilidade, humor depressivo, oposição à mudança	Depressão, evidência de TEPT, maior probabilidade de suicídio que na AN	Condições mentais costumam melhorar com alimentação e peso mais saudáveis; ISRS se mostraram efetivos somente para BN

AN, anorexia nervosa; BN, bulimia nervosa; TEPT, transtorno do estresse pós-traumático; DU, densidade urinária; ISRS, inibidor seletivo da recaptação da serotonina.

DIAGNÓSTICO DIFERENCIAL

Além de identificar sintomas e sinais que merecem intervenção direcionada para pacientes que têm um TA, é necessário histórico e exame físico abrangentes para descartar outras condições no diagnóstico diferencial. Pode ocorrer perda de peso em qualquer condição com aumento do *catabolismo* (p. ex., hipertireoidismo, doença maligna, infecção crônica oculta) ou *má absorção* (p. ex., doença inflamatória intestinal, doença celíaca), ou ainda com outras doenças (doença de Addison, diabetes melito tipo 1, abuso de estimulantes), mas essas doenças, em geral, associam-se a outros achados e geralmente não se associam à diminuição do consumo calórico. Os pacientes com **doença inflamatória intestinal** podem reduzir o consumo para minimizar as cólicas abdominais; comer pode causar desconforto abdominal e saciedade precoce na AN, por causa da atonia gástrica associada à perda de peso significativa, não por má absorção. De igual modo, sinais de perda de peso na AN podem incluir hipotermia, acrocianose com lento enchimento capilar e neutropenia semelhantes a algumas características de sepse, mas o quadro global nos TA é de relativa estabilidade cardiovascular, em comparação com a sepse. **Endocrinopatias** também estão no diagnóstico diferencial de TA. Com a BN, o apetite voraz, em face da perda de peso, pode sugerir diabetes melito, mas os níveis de glicemia são normais ou baixos nos TA. A insuficiência suprarrenal simula muitos sintomas físicos e sinais encontrados na AN restritiva, mas se associa a níveis elevados de potássio e hiperpigmentação. Os transtornos da tireoide podem ser considerados por causa das alterações do peso, mas a apresentação global da AN inclui sintomas de tireoide pouco ativa e excessivamente ativa, como hipotermia, bradicardia e constipação intestinal, bem como perda de peso e excessiva atividade física, respectivamente.

No SNC, os craniofaringiomas e os tumores da bolsa de Rathke podem simular alguns dos achados da AN, como perda de peso e crescimento insuficiente, e até alguns distúrbios da imagem corporal, embora estes sejam menos fixos que nos TA típicos e se associem a outros achados, incluindo evidências de hipertensão intracraniana. A **encefalomiopatia neurogastrintestinal mitocondrial**, causada por uma mutação no gene *TYMP*, apresenta alteração da motilidade gastrintestinal, caquexia, ptose, neuropatia periférica, oftalmoplegia e leucoencefalopatia. Os sintomas começam durante a segunda década de vida e costumam ser inicialmente diagnosticados como AN. Saciedade precoce, vômitos, cólicas, constipação intestinal e pseudo-obstrução resultam em perda de peso, geralmente antes que sejam notadas as características neurológicas (ver Capítulo 616.2). Disfunção oromotora aguda ou crônica e transtorno obsessivo-compulsivo podem mimetizar um transtorno alimentar. O medo de asfixia pode levar ao **transtorno alimentar restritivo evitativo**.

Qualquer paciente com apresentação atípica de um TA, com base na idade, gênero ou outros fatores não típicos da AN ou da BN, merece pesquisa aprofundada de uma explicação alternativa. No TARE, a perturbação nos processos neurossensoriais associados à alimentação, e não à perda de peso, é a preocupação central e deve ser reconhecida para o tratamento adequado. Os pacientes podem ter doença subjacente e um TA. As características centrais dos hábitos alimentares disfuncionais – distúrbio da imagem corporal e alteração do peso – podem coexistir com condições como o diabetes melito, nas quais os pacientes podem manipular sua dose de insulina para perder peso.

ACHADOS LABORATORIAIS

Como o diagnóstico de um TA é feito clinicamente, não existe exame laboratorial confirmatório. As anormalidades laboratoriais, quando encontradas, decorrem da desnutrição, dos hábitos de controle de peso ou de complicações médicas; os exames devem ser escolhidos com base na história e em exame físico. Uma bateria de triagem de rotina inclui hemograma completo, velocidade de hemossedimentação (que deve ser normal) e perfil bioquímico. As anormalidades comuns no TA incluem: baixa contagem de leucócitos com hemoglobina normal e contagem diferencial normal; alcalose metabólica hipopotassêmica e hipoclorêmica com vômitos intensos; níveis de enzimas hepáticas, colesterol e cortisol pouco elevados; baixas gonadotrofinas e glicemia com a perda de peso acentuada; e proteínas totais, albumina e função renal geralmente normais. Um eletrocardiograma pode ser útil quando são detectadas bradicardia ou arritmias profundas; o ECG pode ser útil quando se detecta bradicardia profunda ou arritmia; o eletrocardiograma geralmente tem baixa voltagem, apresentando alterações inespecíficas de intervalo ST ou da onda T. Embora se relate um tempo de onda Q (QTc) prolongado, estudos prospectivos não encontraram esse aumento de risco. No entanto, quando um QTc prolongado está presente em um paciente com TA, os riscos de arritmias ventriculares podem ser aumentados.

COMPLICAÇÕES

Nenhum órgão é poupado dos efeitos prejudiciais dos hábitos disfuncionais de controle de peso, mas os alvos mais preocupantes de complicações médicas são o coração, o cérebro, as gônadas e os ossos. Alguns achados **cardíacos** nos TA (p. ex., bradicardia sinusal, hipotensão) são adaptações *fisiológicas* à inanição e tanto conservam calorias quanto reduzem a pós-carga. Mãos e pés frios e cianóticos, com enchimento capilar lento, que resultam em perfusão tecidual insuficiente para atender às demandas também representam respostas de conservação de energia associadas ao consumo alimentar inadequado. Todas essas alterações agudas são reversíveis com restauração da nutrição e do peso. As alterações ortostáticas significativas do pulso, arritmias ventriculares ou redução da contratilidade do miocárdio refletem um comprometimento do miocárdico que pode ser letal. Além disso, com um peso extremamente baixo, a **síndrome da realimentação** (decorrente da queda rápida do fósforo, magnésio e potássio no sangue, com excessiva reintrodução de calorias, especialmente carboidratos) é associada com taquicardia aguda, insuficiência cardíaca e sintomas neurológicos. Com desnutrição a longo prazo, o miocárdio parece ter mais propensão à taquiarritmia, a segunda causa mais comum de óbito nesses pacientes, depois do suicídio. Na BN, as arritmias também podem estar relacionadas com desequilíbrio eletrolítico.

Clinicamente, a área SNC primária afetada agudamente nos TA, especialmente com perda de peso, é o **hipotálamo**. A disfunção hipotalâmica é refletida em problemas com a termorregulação (aquecimento e resfriamento), a saciedade, o sono, o desequilíbrio cardiorregulatório autônomo (ortostase) e a função endócrina (redução da estimulação gonadal e estimulação excessiva do córtex da suprarrenal), todos os quais são reversíveis. Estudos anatômicos do cérebro no TA têm se concentrado na AN, sendo o achado mais comum o aumento dos volumes ventriculares e dos sulcos que normalizam com a restauração do peso. Foram relatados déficits persistentes de substância cinzenta, mesmo após a recuperação, relacionados com o grau de perda de peso. A elevação do fluxo sanguíneo cerebral no lobo temporal medial, visualizada na tomografia por emissão de pósitrons, que ocorre de forma semelhante em pacientes psicóticos, sugere que essas alterações estejam relacionadas com a distorção da imagem corporal. De igual modo, visualizar alimentos ricos em calorias se associa a respostas exageradas no córtex de associação visual, que são semelhantes às vistas em pacientes com fobias específicas. Pacientes com AN podem ter um desequilíbrio, entre as vias neuronais que usam serotonina e dopamina presentes em neurocircuitos, no qual a restrição da dieta reduz a ansiedade.

Ocorre redução da função **gonadal** em pacientes masculinos e femininos; esta se manifesta clinicamente na AN como amenorreia, nas meninas, e disfunção erétil nos meninos. Relaciona-se com subestimulação de parte do hipotálamo, bem como com supressão cortical relacionada com estresse físico e emocional. A amenorreia precede dietas e perda de peso significativas em até 30% das mulheres com AN, e a maioria das adolescentes com TA relata a ausência de menstruações. A principal preocupação com a saúde é o efeito negativo da diminuição da função ovariana e do estrogênio sobre os **ossos**. A diminuição da densidade mineral óssea (DMO) com osteopenia ou osteoporose mais grave é uma complicação significativa dos TA (mais pronunciada na AN que na BN). Não existem dados que sustentem o uso de terapia de reposição de hormônios sexuais porque essa terapia, isoladamente, não melhora outras causas de DMO baixa (baixo peso corporal, massa corporal magra, baixo fator de crescimento semelhante à insulina-1, cortisol alto).

TRATAMENTO

Princípios que orientam o tratamento na atenção básica

A abordagem na atenção básica deve facilitar tanto a aceitação do diagnóstico, por parte do paciente de TA (e seus pais), como as recomendações iniciais de tratamento. É útil uma abordagem

compassiva-formal usando o modelo biopsicossocial. Um pediatra que explicitamente reconhece que o paciente pode discordar do diagnóstico e das recomendações de tratamento, e pode ser ambivalente quanto a mudar seus hábitos alimentares, ao mesmo tempo que reconhece que a recuperação exige força, coragem, força de vontade e determinação, demonstra *reforço*. Os pais também acham mais fácil dar alento, uma vez que descobrem que o desenvolvimento de um TA não é uma decisão premeditada do paciente, nem reflexo da criação inadequada de seus filhos. Enquadrar o TA como um mecanismo de enfrentamento para uma variedade complexa de questões, com aspectos positivos e negativos, evita culpa e pode preparar a família para uma ajuda profissional que se concentrará nos pontos fortes e em restaurar a saúde, e não nos déficits do adolescente ou da família.

O aspecto *formal* relacionado ao papel de um médico vem da vivência em saúde, crescimento e desenvolvimento físicos. Um objetivo do tratamento na atenção básica deve ser alcançar e manter a saúde – não simplesmente o ganho de peso –, embora o ganho de peso seja um meio para se alcançar o objetivo do bem-estar. Os prestadores de atendimento que se enquadram como consultores para o paciente, isto é, com conhecimentos formais sobre saúde, podem evitar uma postura autoritária contraterapêutica. As atividades de atenção primária à saúde incluem monitoramento do estado físico do paciente, estabelecimento de limites para os comportamentos que ameaçam sua saúde, envolvimento de especialistas com vivência em TA na equipe de tratamento, e continuidade da prestação de atendimento básico para manutenção da saúde, doença aguda ou lesões.

O modelo **biopsicossocial** usa uma ampla estrutura ecológica, a começar pelos comprometimentos biológicos da saúde física relacionados às práticas disfuncionais de controle de peso, evidenciadas por sintomas e sinais. Ligar explicitamente comportamentos de TA a sintomas e sinais pode aumentar a motivação para mudar. Além disso, geralmente existem conflitos psicossociais não resolvidos na esfera intrapessoal (autoestima, autoeficácia) e interpessoal (família, amigos, escola). As práticas de controle de peso, iniciadas como mecanismos de enfrentamento, se tornam reforçadas por causa de *feedback* positivo. Isso significa que as recompensas externas (p. ex., cumprimentos pela melhora da aparência física) e internas (p. ex., domínio percebido sobre o que é comido e o que é feito para minimizar os efeitos do excesso de alimentação por meio de atividade física ou de medidas purgativas) são mais poderosas para manter o comportamento que o *feedback* negativo (*i. e.*, conflito com os pais, amigos e outros sobre a alimentação) é para mudá-lo. Desse modo, quando se inicia o tratamento definitivo, é preciso desenvolver meios alternativos mais produtivos para o enfrentamento.

Nutrição e atividade física

O prestador de atendimento primário, em geral, começa o processo de prescrição da nutrição, embora um nutricionista deva ser envolvido finalmente no planejamento de refeições e na orientação nutricional dos pacientes com AN ou BN. Enquadrar o alimento como combustível para o corpo e fonte de energia para as atividades diárias enfatiza o objetivo, em saúde, de aumentar o nível de energia do paciente, sua resistência e sua força. Para os pacientes com AN e baixo peso, a prescrição de nutrição deve agir na direção de aumentar gradualmente o peso em uma taxa de cerca de 250 a 500 g/semana, elevando a aquisição de energia em incrementos de 100 a 200 kcal a cada intervalo de alguns dias, visando um alvo de cerca de 90% da média do peso corporal para o gênero, a estatura e a idade. Não ocorrerá ganho de peso até que a entrada exceda a perda, e a entrada eventual para ganho de peso contínuo pode exceder 4.000 kcal/dia, especialmente para pacientes ansiosos e que têm altos níveis de termogênese em decorrência de atividade não física. Estabilizar a ingesta é o objetivo para pacientes com BN, com uma introdução gradual de alimentos "proibidos", enquanto também se limitam os alimentos que podem desencadear um episódio de compulsão alimentar.

Ao iniciar o tratamento de um TA em um estabelecimento de atenção básica, o clínico deve estar ciente dos padrões cognitivos comuns. Os pacientes com AN tipicamente têm um pensamento de tudo ou nada (relacionado com perfeccionismo), têm tendência para generalizar excessivamente e "saltar" a conclusões catastróficas, admitindo que seu corpo é governado por regras que não se aplicam aos outros. Essas tendências levam à dicotomização dos alimentos nas categorias boa e má, sendo que o dia é arruinado por causa de um evento inesperado, ou por uma escolha de alimentos com base em restrições rígidas autoimpostas. Esses pensamentos podem estar relacionados com anormalidades dos neurocircuitos e de neurotransmissores, associadas à função executiva e de recompensas. A perda de peso na ausência de preocupações com a forma, o tamanho ou peso do corpo deve levantar suspeitas sobre TARE, porque estresse emocional associado à alimentação "forçada" não está associado ao ganho de peso, mas à experiência neurossensorial da alimentação.

Um balanço nutricional padrão de 15 a 20% de calorias de proteínas, 50 a 55% de carboidratos e 25 a 30% de gordura é apropriado. O conteúdo de gordura pode precisar ser reduzido para 15 a 20% no início do tratamento de uma AN, por causa da fobia contínua de gorduras. Com o risco de baixa DMO em pacientes com AN, costumam ser necessários os suplementos de cálcio e vitamina D para chegar ao consumo recomendado de 1.300 mg/dia de cálcio. A realimentação pode ser efetuada com pequenas refeições frequentes e lanches consistindo em vários alimentos e bebidas (com dieta mínima ou produtos isentos de gordura), e não com refeições em menor número, grande volume e ricas em calorias. Alguns pacientes acham mais fácil consumir parte da nutrição adicional em suplementos enlatados (remédios), e não em alimento. Independentemente da fonte de ganho de energia, o risco de síndrome da realimentação (ver anteriormente em Complicações) aumenta com o grau de perda de peso e com a rapidez dos aumentos calóricos. Portanto, se o peso tiver caído abaixo de 80% do peso esperado para a estatura, a realimentação deve prosseguir cuidadosamente (não necessariamente devagar) e possivelmente em um hospital (Tabela 41.7).

Os pacientes com AN tendem a apresentar um dia altamente estruturado com um consumo alimentar restritivo, diferentemente da BN, caracterizada por falta de estrutura, resultando em padrões alimentares caóticos e episódios de compulsão alimentar e métodos purgativos. Todos os pacientes com AN, BN ou TA-SOE se beneficiam de uma estrutura diária para alimentação saudável que inclua três refeições e pelo menos um lanche, distribuindo-se igualmente ao longo do dia, com base no planejamento de refeições balanceadas. O café da manhã merece ênfase especial porque costuma ser a primeira refeição eliminada na AN, e costuma ser evitado na manhã

Tabela 41.7 Indicações potenciais para internação hospitalar de pacientes com anorexia nervosa.

FÍSICAS E LABORATORIAIS
Frequência cardíaca < 50 bpm
Outros distúrbios do ritmo cardíaco
Pressão arterial < 80/50 mmHg
Hipotensão postural resultando em queda > 10 mmHg ou aumento da frequência cardíaca > 25 bpm
Hipopotassemia
Hipofosfatemia
Hipoglicemia
Desidratação
Temperatura corporal < 36,1°C Peso < 80% do peso corporal saudável
Comprometimento hepático, cardíaco ou renal
PSIQUIÁTRICAS
Intenção e plano de suicídio
Motivação muito pequena para recuperação (na família e no paciente)
Preocupação com pensamentos egossintônicos
Transtornos psiquiátricos coexistentes
VARIADAS
Exige supervisão depois das refeições e enquanto usa o banheiro
Falha no tratamento do dia

depois de um episódio de alimentação compulsiva e do uso de meios purgativos na BN. Além de estruturar refeições e lanches, os pacientes devem planejar a estrutura de suas atividades. Embora o excesso de atividade física seja comum na AN, proibir completamente a atividade pode levar a uma restrição ainda maior da ingestão ou a exercícios sub-reptícios; a inatividade deve ficar limitada a situações em que a perda de peso é dramática, ou se houver instabilidade fisiológica. De igual modo, a atividade física saudável (1 vez/dia, por não mais que 30 min em intensidade não acima da moderada) pode melhorar o humor e tornar o aumento de calorias mais aceitável. Como os pacientes com AN geralmente não têm consciência de seu nível de atividade e tendem a aumentar progressivamente a sua intensidade, não se recomenda atividade física sem um parceiro ou supervisão.

Tratamento em serviços de atenção básica

São essenciais as consultas de atenção básica no tratamento dos TA. Deve-se monitorar de perto a resposta do paciente e da família às intervenções sugeridas para determinar quais pacientes podem permanecer em tratamento no serviço de atenção básica (pacientes com alteração inicial e leve), quais pacientes precisam ser encaminhados para especialistas individuais para tratamento conjunto (alteração levemente progressiva), e quais precisam ser encaminhados para tratamento por uma equipe interdisciplinar (TA). Entre a consulta inicial e as subsequentes, o paciente pode registrar o consumo calórico diário (alimentos, bebidas, quantidade, tempo, local), a atividade física (tipo, duração, intensidade) e o estado emocional (p. ex., zangado, triste, preocupado) em um diário que será analisado conjuntamente com o médico no retorno. Enfocar os dados registrados auxilia o clínico a identificar deficiências e excessos na dieta e na atividade, bem como padrões comportamentais e de saúde mental, e por conseguinte a ajudar o paciente a tornar-se objetivamente ciente das questões relevantes a serem abordadas na recuperação.

Dada a tendência dos pacientes com AN de superestimar seu consumo calórico e subestimar seu nível de atividade, antes de analisar os dados dos diários em cada consulta é importante determinar: o peso sem roupa íntima, em uma roupa hospitalar depois de urinar; a densidade da urina; a temperatura; e a pressão arterial e pulso em decúbito dorsal, na posição sentada e em pé, na qualidade de dados objetivos. Além disso, um exame físico direcionado enfocando hipometabolismo, estabilidade cardiovascular e estado mental, bem como qualquer sintoma relacionado, deve ocorrer em cada consulta para monitorar o progresso (ou a regressão).

Encaminhamento a serviço de saúde mental

Além do encaminhamento a um nutricionista, os serviços de saúde mental e outros serviços são elementos importantes do tratamento dos pacientes com TA. Dependendo da sua disponibilidade e experiência, eles podem dispor de um assistente social psiquiátrico, psicólogo ou psiquiatra que devem participar da equipe juntos com o prestador de atendimento básico. O TARE apresenta o desfio de trabalhar com a experiência negativa de comer dos pacientes, ou com o medo de trauma, como os provocados por vômitos ou asfixia, ao mesmo tempo que atende às necessidade nutricionais inadequadas. Embora os pacientes com AN muitas vezes recebam a prescrição de inibidor seletivo da recaptação da serotonina (ISRS), por causa dos sintomas depressivos, não existem evidências de sua eficácia para pacientes com baixo peso; a **alimentação** continua a ser o tratamento de escolha inicial para tratar a depressão na AN. Os **ISRS**, muito efetivos para reduzir comportamentos de compulsão alimentar e uso de métodos purgativos, independentemente de depressão, são considerados elementos-padrão da terapia na BN. A dose de ISRS na BN, contudo, pode precisar ser aumentada até um equivalente > 60 mg de fluoxetina para manter a efetividade.

A **terapia cognitivo-comportamental**, que enfoca a reestruturação dos "erros de pensamento" e estabelece padrões adaptativos de comportamento, é mais efetiva que as abordagens interpessoal ou psicanalítica em pacientes com TA. A **terapia comportamental dialética**, na qual os pensamentos e respostas emocionais distorcidos são desafiados, analisados e substituídos por elementos mais saudáveis, com ênfase em "conscientização", exige capacidade de pensamento de adulto e é útil para pacientes mais velhos com BN. Já a **terapia em grupo** pode proporcionar muito suporte necessário, mas exige um clínico que tenha habilidade. Combinar pacientes em vários níveis de recuperação, que apresentam reforço variável de comportamentos de enfrentamento disfuncionais, pode ser desafiador, caso os pacientes na terapia em grupo compitam entre si para ser "mais magros" ou para adotar novos comportamentos, como os vômitos.

Quanto mais jovem o paciente, mais intimamente os pais precisam estar envolvidos na terapia. A única abordagem de tratamento com efetividade, baseada em evidências no tratamento da AN em crianças e adolescentes, é o **tratamento baseado na família**, exemplificado pela abordagem de Maudsley. Esse modelo ambulatorial intensivo em três fases ajuda os pais a desempenhar um papel positivo na restauração a um nível normal da alimentação e do peso de seu filho, então devolve o controle da alimentação à criança que demonstrou capacidade de manter um peso saudável, e posteriormente ainda incentiva a progressão saudável nos outros domínios do desenvolvimento do adolescente. As características do tratamento familiar efetivo incluem: (1) uma abordagem agnóstica, na qual a causa da doença é desconhecida e irrelevante para o ganho do peso, enfatizando que os pais *não* devem ser culpados pelos TA; (2) pais sendo ativamente estimulantes e dando suporte à alimentação saudável do filho, ao mesmo tempo que reforçam os limites de hábitos disfuncionais, em vez de serem uma "polícia alimentar" autoritária ou agentes de uma abordagem totalmente sem interferência; e (3) reforço dos pais como o melhor recurso de recuperação para quase todos os pacientes, com os profissionais atuando como consultores e conselheiros para ajudar os pais a enfrentar os desafios.

Encaminhamento a uma equipe interdisciplinar de transtornos alimentares

O tratamento de uma criança ou adolescente com diagnóstico de TA é fornecido idealmente por uma equipe interdisciplinar (médico, enfermeira, nutricionista, prestador de serviço de saúde mental) com experiência em tratar pacientes pediátricos. Como não existe amplo acesso a tais equipes, muitas vezes lideradas por especialistas em medicina do adolescente em centros médicos, o prestador do atendimento básico pode precisar convocar essa equipe. Os programas baseados em medicina do adolescente relatam resultados de tratamento animadores, possivelmente relacionados a pacientes que entram mais cedo no atendimento e ao estigma que alguns pacientes e pais podem associar a programas baseados em psiquiatria. Centros de especialidades concentrados em tratar TA, em geral, baseiam-se em psiquiatria e muitas vezes apresentam caminhos diferentes para pacientes mais jovens e adultos. Os elementos de tratamento observados anteriormente (cognitivo-comportamental, comportamental dialética e terapia baseada na família), bem como tratamento individual e em grupo, devem estar todos disponíveis, como parte do tratamento por equipe multiprofissional. Serviços abrangentes idealmente incluem tratamento ambulatorial intensivo e hospitalização parcial, bem como tratamento com o paciente internado. Independentemente da intensidade, do tipo ou da localização dos serviços de tratamento, o paciente, os pais e o prestador de atendimento básico são membros essenciais da equipe de tratamento. Um tema recorrente no tratamento efetivo é ajudar os pacientes e as famílias a restabelecerem conexões que foram interrompidas pelo TA.

O tratamento médico dos TA **com o paciente internado**, em geral, é limitado aos pacientes com AN, para estabilizar e tratar a inanição potencialmente letal e proporcionar serviços de saúde mental de suporte. Os cuidados médicos para os pacientes internados podem ser necessários para evitar a síndrome da realimentação em pacientes gravemente desnutridos, proporcionar alimentação por sonda nasogástrica para pacientes incapazes de comer ou que não estejam dispostos a fazê-lo, ou para iniciar serviços de saúde mental, especialmente tratamento baseado na família, se isso não tiver ocorrido em base ambulatorial (ver Tabela 41.7). É recomendável a internação em uma unidade pediátrica geral somente para estabilização a curto prazo, em preparação para a transferência para uma unidade médica com vivência em tratamento de TA pediátricos. Os cuidados psiquiátricos em internação para TA devem ser fornecidos em uma unidade com vivência no tratamento dos comportamentos desafiadores (p. ex., esconder ou descartar alimentos, vômitos, atividade física sub-reptícia) e de problemas emocionais (p. ex., depressão, ansiedade). O risco de suicídio é pequeno, mas os pacientes com AN podem ameaçar com o suicídio, caso sejam obrigados a comer ou a ganhar peso em um esforço para "fazer seus pais retrocederem".

Um **programa hospitalar parcial** para TA oferece serviços ambulatoriais menos intensivos que os cuidados de internação 24 h por dia. Geralmente realizados de 4 a 5 dias por semana e por 6 a 9 h cada sessão, os serviços de programas hospitalares parciais tipicamente são baseados em grupos e incluem fazer pelo menos duas refeições, bem como oportunidades de abordar questões em um ambiente que se aproxima mais da "vida real" que aquele oferecido em um tratamento com o paciente internado. Isso significa que o paciente dorme em casa e está livre nos fins de semana, expondo-os a desafios que podem ser processados durante as 25 a 40 h semanais do programa, bem como convidando-os a compartilhar experiências de grupo e de família.

Cuidados de apoio

Com relação aos TA pediátricos, os grupos de apoio são destinados primariamente aos pais. Como a filha ou filho com TA costuma resistir ao diagnóstico e tratamento, os pais se sentem impotentes e sem esperança. Em vista do precedente histórico de culpabilidade dos pais enquanto os causadores dos TA, estes costumam expressar sentimentos de vergonha e isolamento (www.maudsleyparents.org). Os grupos de apoio e as sessões de terapia multifamiliar reúnem os pais com outros pais, cujas famílias estão em vários estágios de recuperação de um TA, de modo que são educacionais e animadores. Os pacientes geralmente se beneficiam dos grupos de apoio depois de tratamento intensivo, ou ao final do tratamento, por causa da imagem corporal residual ou por outras questões que perduram após a alimentação e o peso normalizados.

PROGNÓSTICO

Com o diagnóstico precoce e o tratamento efetivo, ≥ 80% dos jovens com AN se recuperam. Desenvolvem hábitos normais de alimentação e controle do peso, voltam a ter menstruações, mantêm um peso normal para a altura e têm boa função na escola, no trabalho e nos relacionamentos, embora alguns ainda tenham uma imagem corporal insatisfatória. Com a restauração do peso, a fertilidade também retorna, embora o peso para retomada das menstruações (cerca de 92% do peso corporal médio para a altura) possa ser mais baixo que o peso para a ovulação. O prognóstico da BN não foi tão bem estabelecido, mas o resultado melhora com tratamento multidimensional que inclua ISRS e atenção ao humor, trauma do passado, impulsividade e qualquer psicopatologia existente. Uma vez que o diagnóstico de TARE só foi estabelecido em 2013, pouco se sabe sobre o seu prognóstico a longo prazo, embora a evidência anedótica sugira que a restauração do peso não é ativamente resistida, como na AN. A AN atípica e o TA-SOE ainda podem apresentar morbidade significativa.

PREVENÇÃO

Dada a complexidade da patogênese dos TA, é difícil sua prevenção. Intervenções preventivas direcionadas podem reduzir os fatores de risco em adolescentes mais velhos e em mulheres em idade universitária. Esforços de prevenção universais para promover regulação do peso saudável e desestimular dietas não saudáveis não têm mostrado efetividade em alunos nos 2 anos finais do ensino fundamental. Programas que incluem pacientes recuperados ou com foco nos problemas associados aos TA podem, inadvertidamente, tornar corriqueiros ou até glamorizar os TA, e devem ser desestimulados.

A bibliografia está disponível no GEN-io.

Capítulo 42

Transtornos Disruptivos, de Controle de Impulsos e de Conduta

Heather J. Walter e David R. DeMaso

Os transtornos disruptivos, de controle de impulsos e de conduta são conjuntos inter-relacionados de sintomas psiquiátricos caracterizados por um déficit central na autorregulação da raiva, da agressão, da rebeldia e dos comportamentos antissociais. Os transtornos disruptivos, de controle de impulsos e de conduta incluem: o transtorno de oposição desafiante, explosivo intermitente, conduta, outro controle/conduta de distúrbios/de impulsos especificados/não especificados e transtornos de personalidade antissocial, bem como piromania e cleptomania.

DESCRIÇÃO

O transtorno opositivo desafiador (TOD) é caracterizado por um padrão de pelo menos 6 meses de raiva, humor irritável, comportamento argumentativo/desafiador ou de vingança exibido durante a interação com pelo menos um indivíduo que não seja irmão (Tabela 42.1). Para crianças em idade pré-escolar, o comportamento deve ocorrer na maioria dos dias, enquanto em crianças em idade escolar, deve ocorrer pelo menos 1 vez/semana. A gravidade do transtorno será considerada *leve* se os sintomas estiverem restritos a apenas um ambiente (p. ex., em casa, na escola, no trabalho, com colegas); *moderada*, se os sintomas estiverem presentes em pelo menos dois ambientes; e *grave*, se houver sintomas em ≥ 4 configurações.

O **transtorno explosivo intermitente (TEI)** é caracterizado por agressão verbal ou física recorrente, que é grosseiramente desproporcional à provocação ou a quaisquer estressores psicossociais precipitantes (Tabela 42.2). As explosões, que são impulsivas e/ou com base na raiva, em vez de premeditadas e/ou instrumentais, tipicamente duram < 30 min e, frequentemente, ocorrem em resposta a uma pequena provocação feita por pessoa íntima.

O **transtorno de conduta (TC)** é caracterizado por um padrão repetitivo e persistente, ao longo de pelo menos 12 meses, de comportamento sério de violação de regras, no qual os direitos básicos de outros, normas ou regras sociais importantes são violados (Tabela 42.3). Os sintomas do TC são divididos em quatro categorias principais: agressão a pessoas e animais, destruição de propriedade, falsidade ou roubo, e violações graves da regra (p. ex., evasão escolar, fuga). Três subtipos de TC (que têm significância prognóstica diferente) são baseados na idade de início: tipo de início na infância, tipo de início na adolescência e não especificado. Uma pequena proporção de indivíduos com TC apresenta características (falta de remorso/culpa, insensibilidade/falta de empatia, despreocupação com o desempenho, afeto superficial/deficiente) que se qualificam para o especificador "com emoções pró-sociais limitadas". O TC é classificado como *leve* quando poucos sintomas acima do necessário para o diagnóstico estão presentes ou nenhum está, e causam danos relativamente menores aos outros. O TC é classificado como *grave* se há muitos sintomas acima daqueles necessários para o diagnóstico, e causam danos consideráveis a outros. A gravidade *moderada* é, assim sendo, intermediária entre leve e grave.

Outro transtorno disruptivo, de controle de impulsos e de conduta especificado/não especificado (transtorno subsindrômico) aplica-se a apresentações nas quais os sintomas característicos dos transtornos dessa classe estão presentes e causam sofrimento clinicamente significativo ou comprometimento funcional, mas não satisfazem os critérios diagnósticos completos para qualquer um dos transtornos ou perturbações dessa classe.

Tabela 42.1 Critérios diagnósticos do DSM-5 para transtorno opositivo desafiante.

A. Um padrão de raiva/humor irritável, comportamento argumentativo/desafiador ou de vingança, com duração de pelo menos 6 meses, conforme evidenciado por pelo menos quatro sintomas de qualquer das seguintes categorias, e exibido durante a interação com pelo menos um indivíduo que não seja irmão:

Raiva/humor irritável

1. Muitas vezes perde o temperamento.
2. Muitas vezes é melindroso ou facilmente incomodado.
3. Muitas vezes fica com raiva e ressentido.

Comportamento argumentativo/desafiante

4. Frequentemente argumenta com figuras de autoridade ou, no caso de crianças e adolescentes, com adultos.
5. Frequentemente desafia de modo ativo ou se recusa a atender solicitações de figuras de autoridade ou sob regras.
6. Muitas vezes, deliberadamente, incomoda os outros.
7. Muitas vezes culpa os outros por seus erros ou mau comportamento.

Vingança

8. Foi rancoroso ou vingativo pelo menos duas vezes nos últimos 6 meses.

Nota: A persistência e a frequência desses comportamentos devem ser usadas para distinguir um comportamento que esteja dentro dos limites normais, de um comportamento que seja sintomático. Para crianças menores de 5 anos, o comportamento deve ocorrer na maioria dos dias por um período de pelo menos 6 meses, a menos que indicado de outra forma (Critério A8). Para indivíduos de 5 anos ou mais, o comportamento deve ocorrer pelo menos 1 vez/semana por pelo menos 6 meses, a menos que indicado de outra forma (Critério A8). Embora esses critérios de frequência forneçam orientações sobre um nível mínimo de frequência para definir sintomas, outros fatores devem ser considerados, por exemplo, se a frequência e intensidade dos comportamentos se situam fora de um intervalo que é considerado normal para aquele período de desenvolvimento, de acordo com a idade, gênero e cultura.

B. A perturbação no comportamento está associada à angústia no indivíduo ou em outros, em seu contexto social imediato (p. ex., família, grupo de colegas, colegas de trabalho), ou tem um impacto negativo sobre áreas sociais, educacionais, ocupacionais ou outras que sejam importantes para o funcionamento.

C. Os comportamentos não ocorrem exclusivamente durante o curso de um evento psicótico, uso de substâncias, transtorno depressivo ou bipolar. Além disso, os critérios não são atendidos para o transtorno de desregulação disruptiva do humor.

Adaptada do *Diagnostic and Statistical Manual of Mental Disorders, Fifth Edition,* (Copyright 2013). American Psychiatric Association, pp. 462-463.

Tabela 42.2 Critérios de diagnóstico do DSM-5 para transtorno explosivo intermitente.

A. Explosões comportamentais recorrentes que representam uma falha no controle de impulsos agressivos, conforme manifestado por um dos seguintes:
   1. Agressão verbal (p. ex., birras, "tiradas", argumentos verbais ou brigas) ou agressão física, em relação à propriedade, animais ou outros indivíduos, ocorrendo 2 vezes/semana, em média, por um período de 3 meses. A agressão física não resulta em dano ou destruição de propriedade, e não resulta em dano físico a animais ou outros indivíduos.
   2. Três explosões comportamentais envolvendo danos ou destruição de propriedade e/ou agressão física envolvendo danos físicos contra animais ou outros indivíduos, que ocorrem em um período de 12 meses.

B. A magnitude da agressividade expressa durante as explosões recorrentes é totalmente desproporcional à provocação ou a qualquer estressor psicossocial precipitante.

C. As explosões agressivas recorrentes não são premeditadas (ou seja, são impulsivas e/ou baseadas na raiva) e não estão comprometidas com atingir algum objetivo tangível (p. ex., dinheiro, poder, intimidação).

D. Os surtos agressivos recorrentes causam sofrimento acentuado no indivíduo ou prejuízo no funcionamento ocupacional ou interpessoal, ou como associados a consequências financeiras ou legais.

E. A idade cronológica é de pelo menos 6 anos (ou um nível de desenvolvimento equivalente).

F. As explosões agressivas recorrentes não são mais bem explicadas por outro transtorno mental (p. ex., transtorno depressivo maior, transtorno bipolar, transtorno disruptivo da desregulação do humor, transtorno psicótico, transtorno de personalidade antissocial, transtorno de personalidade borderline) e não são atribuíveis à outra condição médica (p. ex., traumatismo craniano, doença de Alzheimer) ou aos efeitos fisiológicos de uma substância (p. ex., droga de abuso ou medicamento). Para crianças de 6 a 18 anos, o comportamento agressivo que ocorre como parte de um distúrbio de adaptação não deve ser considerado para esse diagnóstico.

Nota: Esse diagnóstico pode ser feito em adição ao diagnóstico de transtorno de déficit de atenção/hiperatividade, transtorno de conduta, transtorno opositivo desafiador ou transtorno do espectro do autismo, quando surtos agressivos impulsivos recorrentes são superiores àqueles em geral observados nesses transtornos e merecem atenção clínica.

Adaptada do *Diagnostic and Statistical Manual of Mental Disorders, Fifth Edition,* (Copyright 2013). American Psychiatric Association, p. 466.

Tabela 42.3 Critérios de diagnóstico do DSM-5 para transtorno de conduta.

A. Um padrão de comportamento repetitivo e persistente no qual os direitos básicos de outros, normas ou regras sociais apropriadas à idade são violados, conforme manifestado pela presença, nos últimos 12 meses, de pelo menos três dos seguintes 15 critérios de qualquer uma das categorias abaixo, com pelo menos um critério estando presente nos últimos 6 meses:

Agressão a pessoas e animais

1. Muitas vezes destrata, ameaça ou intimida outros.
2. Muitas vezes inicia lutas físicas.
3. Usou uma arma que pode causar sérios danos físicos a outros (p. ex., um taco, tijolo, garrafa quebrada, faca, arma).
4. Tem sido fisicamente cruel com as pessoas.
5. Tem sido fisicamente cruel com os animais.
6. Roubou ao confrontar uma vítima (p. ex., em um assalto, roubo de bolsa, extorsão, assalto à mão armada).
7. Forçou alguém a fazer atividade sexual.

Destruição de propriedade

8. Engajou-se deliberadamente em provocar um incêndio, com a intenção de causar sérios danos.
9. Destruiu deliberadamente a propriedade de outros (diferentemente de um incêndio).

Engano ou roubo

10. Roubou outra pessoa, casa, prédio ou carro.
11. Muitas vezes mente para obter vantagens ou favores, ou para evitar obrigações.
12. Roubou itens de valor não trivial sem confrontar a vítima (p. ex., um furto, mas sem arrombamento e invasão; falsificação).

Violações sérias de regras

13. Muitas vezes passa a noite fora, apesar das proibições dos pais, começando antes dos 13 anos de idade.
14. Fugiu de casa durante a noite pelo menos duas vezes enquanto morava na casa dos pais, ou uma vez sem retornar por um longo período.
15. Evasão da escola recorrente, começando antes dos 13 anos de idade.

B. A perturbação no comportamento causa prejuízo clinicamente significativo no funcionamento social, acadêmico ou ocupacional.

C. Se o indivíduo tiver 18 anos ou mais, os critérios não serão atendidos para o transtorno de personalidade antissocial.

Adaptada do *Diagnostic and Statistical Manual of Mental Disorders, Fifth Edition,* (Copyright 2013). American Psychiatric Association, pp. 469-471.

EPIDEMIOLOGIA

A prevalência de TOD é de cerca de 3%, e em pré-adolescentes é mais comum em homens que em mulheres (1,4:1). As taxas de prevalência de 1 ano para TEI e TD aproximam-se de 3 e 5%, respectivamente. Para TD, as taxas de prevalência aumentam da infância para a adolescência e são mais altas entre homens que entre mulheres. A prevalência desses transtornos tem se mostrado mais alta nas classes socioeconômicas mais baixas. Essa classe de transtornos constitui o problema de encaminhamento mais frequente para os jovens, correspondendo a um terço até a metade de todos os casos atendidos em clínicas de saúde mental. Jovens de minorias raciais/étnicas com esses transtornos utilizam serviços de saúde mental especializados em taxas mais baixas que seus pares brancos.

EVOLUÇÃO CLÍNICA

O *comportamento* de oposição pode ocorrer em todas as crianças e adolescentes de tempos em tempos, particularmente durante os períodos de pré-escola e primeira infância, quando estabelecer autonomia e independência são tarefas de desenvolvimento normativas. O comportamento de oposição torna-se uma preocupação quando esse é intenso, persistente e generalizado, e quando afeta a vida social, familiar e acadêmica da criança.

Algumas das primeiras manifestações de oposição são a teimosia (3 anos), o desafio e as birras (4 a 5 anos), e a argumentatividade (6 anos). Cerca de 65% das crianças com TOD saem do diagnóstico após um acompanhamento de 3 anos; uma idade mais precoce, no início dos sintomas de oposição, transmite um pior prognóstico. A TOD frequentemente precede o desenvolvimento de TC (probabilidade de cerca de 30% mais alta com transtorno de déficit de atenção/hiperatividade comórbido [TDAH]), mas também aumenta o risco de desenvolvimento de transtornos depressivos e de ansiedade. Os sintomas desafiadores e vingativos carregam consigo a maior parte do risco de TC, enquanto os sintomas de raiva e humor irritável respondem pela maior parte do risco de ansiedade e depressão.

O TEI geralmente começa no final da infância ou na adolescência e parece seguir um curso crônico e persistente ao longo de muitos anos.

O início do TC pode ocorrer já nos anos pré-escolares, mas os primeiros sintomas significativos geralmente surgem durante o período da meia infância até a meia adolescência; o início é raro após os 16 anos de idade. Os sintomas do TC variam com a idade, à medida que o indivíduo desenvolve aumento da força física, habilidades cognitivas e maturidade sexual. Os sintomas que surgem primeiro tendem a ser menos sérios (p. ex., mentir), enquanto aqueles que emergem depois tendem a ser mais graves (p. ex., agressão sexual ou física). Comportamentos graves emergentes em uma idade precoce transmitem um mau prognóstico. Na maioria dos indivíduos, o transtorno remete à idade adulta; em uma fração substancial, o transtorno de personalidade antissocial se desenvolve. Indivíduos com TC também estão em risco de desenvolvimento posterior de humor, ansiedade, estresse pós-traumático, controle de impulsos, sintomas psicóticos, somáticos e transtornos relacionados a substâncias.

DIAGNÓSTICO DIFERENCIAL

Os transtornos nessa classe diagnóstica compartilham uma série de características entre si, bem como com transtornos de outras classes, e como tal devem ser cuidadosamente diferenciados. O TOD pode ser distinguido do TD pela ausência de agressividade física e destrutividade, e pela presença de raiva e humor irritável. O TOD também pode ser distinguido do TEI pela falta de agressão grave (agressão física). O TEI, por sua vez, pode ser distinguido do TC pela falta de agressão predatória e de outros sintomas não agressivos presentes no TC.

A **oposicionalidade** vista no TOD deve ser distinguida daquela vista no TDAH, nos transtornos depressivos e bipolares (incluindo transtorno disruptivo da desregulação do humor), nos distúrbios de linguagem, na incapacidade intelectual e no transtorno de ansiedade social. O TOD não deverá ser diagnosticado se os comportamentos ocorrerem exclusivamente durante o curso de um transtorno psicótico, uso de substâncias, transtorno depressivo ou bipolar, ou se forem atendidos critérios para desordem disruptiva da desregulação do humor. O TEI, por sua parte, não deverá ser diagnosticado se o comportamento puder ser mais bem explicado por um transtorno depressivo, bipolar, desregulação disruptiva do humor, transtorno psicótico, de personalidade antissocial ou transtorno de personalidade *borderline*. A **agressão** observada no TC deve ser diferenciada da observada no TDAH e em transtornos intermitentes explosivos, depressivos, bipolares e de adaptação.

COMORBIDADE

As taxas de TOD são muito mais altas em crianças com TDAH, o que sugere fatores de risco temperamentais compartilhados. Transtornos depressivos, ansiedade e transtornos relacionados ao uso de substâncias são mais frequentemente associados ao TEI. TDAH e TOD são comuns em indivíduos com TC, e essa apresentação comórbida prevê piores desfechos. O TC também pode ocorrer com transtornos ansiosos, depressivos, bipolares, de aprendizagem, de linguagem e relacionados a substâncias psicoativas.

SEQUELAS

Os transtornos disruptivos, de controle de impulsos e de conduta estão associados a uma ampla gama de transtornos psiquiátricos na vida adulta e a muitos outros resultados adversos, como comportamento suicida, danos físicos, delinquência e criminalidade, problemas legais, uso de substâncias, gravidez não planejada, instabilidade, fracasso conjugal e insucesso acadêmico e profissional.

ETIOLOGIA E FATORES DE RISCO

A nível individual, vários marcadores neurobiológicos (menor reatividade da frequência cardíaca e condutância da pele, redução da reatividade do cortisol basal, anormalidades no córtex pré-frontal e na amígdala, anormalidades serotoninérgicas) têm sido associados a distúrbios comportamentais agressivos. Outros fatores de risco biológico incluem: insultos pré, peri e pós-natais; comprometimento cognitivo e linguístico, particularmente déficits de aprendizagem baseados em linguagem; características temperamentais difíceis, particularmente afetividade negativa, baixa tolerância à frustração e impulsividade; certas características de personalidade (busca de novidades, redução da evitação de danos e dependência de recompensas); e certas características cognitivas (rigidez cognitiva, atribuições hostis a sugestões sociais ambíguas).

No nível da família, um fator de risco consistentemente demonstrado é a **parentalidade ineficaz**. Os pais de crianças com comportamento desordenado são mais inconsistentes no uso de regras; emitem mais comandos e esses não são claros; são mais propensos a responder ao seu filho com base em seu próprio humor, e não no comportamento dele; são menos propensos a monitorar o paradeiro dos seus filhos; e são relativamente não responsivos ao comportamento social daqueles. A complicação dessa associação é a constatação consistente de que *crianças temperamentalmente difíceis têm maior probabilidade de provocar respostas parentais negativas,* incluindo punição física, que pode exacerbar a raiva e o sentimento de oposição na criança. Outras influências importantes no nível da família incluem: apego entre pais e filhos, maus-tratos à criança (abuso físico e sexual), exposição a conflitos conjugais e violência doméstica, pobreza e crime familiares, além de **responsabilidade genética familiar** (história familiar de transtornos nessa classe, juntamente com o uso de substâncias, transtornos depressivos, bipolares, esquizofrênicos, de somatização e de personalidade, bem como TDAH, todos demonstraram estar associados ao desenvolvimento de transtornos comportamentais).

A influência dos pares no desenvolvimento de problemas comportamentais inclui rejeição de uma parcela destes na infância, e de grupos antissociais. A influência da vizinhança, por sua vez, inclui alguns processos sociais, como a eficácia coletiva e o controle social.

PREVENÇÃO

Um programa de prevenção de problemas de conduta útil é o *Fast Track* (http://fasttrackproject.org), que consiste em uma intervenção baseada em escolas multicomponentes, compreendendo um currículo de sala de aula voltado para a resolução de conflitos e habilidades interpessoais, treinamento dos pais e intervenções direcionadas ao ambiente escolar. Considerando sua implementação em 1ª a 10ª séries, os ex-participantes do programa aos 25 anos de idade tiveram uma menor prevalência de qualquer problema de externalização, internalização ou abuso de substâncias, quando comparados a não participantes do programa. Os participantes do programa também tiveram menores pontuações de condenação por crimes violentos e por drogas, menores escores de comportamento sexual de risco e maiores pontuações de bem-estar. Outro programa útil de prevenção, o *Projeto de Desenvolvimento Social de Seattle* (http://ssdp-tip.org/SSDP/index.html), também é uma intervenção baseada em escolas, com vários componentes, entre os quais professores, pais e alunos, voltada para o gerenciamento de sala de aula, problema interpessoal, gerenciamento de comportamento infantil e habilidades de suporte acadêmico. Implementado em 1ª a 6ª séries, os resultados aos 19 anos demonstraram que a intervenção diminuiu o uso de drogas e a delinquência entre os homens participantes, em comparação com outros homens da comunidade, mas não teve efeitos significativos sobre as mulheres.

TRIAGEM/ACHADO DE CASO

Os pais de crianças que se apresentam no contexto da atenção primária devem ser indagados sobre o humor irritado ou o comportamento agressivo, desafiador ou antissocial, como parte da entrevista clínica de rotina. Uma pergunta típica de triagem seria: "O (nome) tem muita dificuldade de controlar a raiva ou o comportamento [dele ou dela]?" Vários instrumentos padronizados de triagem de banda larga, amplamente usados no cenário da atenção primária *(Lista de Sintomas Pediátricos, Pontos Fortes e Questionário de Dificuldades, Escalas de Avaliação de Diagnóstico de TDAH da Vanderbilt)* possuem itens específicos para humor raivoso e comportamento agressivo, e como tal podem ser usados como foco da entrevista.

INTERVENÇÃO PRECOCE

Os jovens (e/ou seus pais) que se apresentem nos cuidados primários e que relatem, ou respondam afirmativamente a perguntas sobre as dificuldades de controlar o humor raivoso ou o comportamento agressivo ou antissocial devem ter a oportunidade de falar sobre a situação com um pediatra (separadamente, no caso dos jovens mais velhos, como indicado). Ao se envolver em uma escuta ativa (p. ex., "ouço como você está se sentindo. Conte-me mais sobre o que aconteceu para fazer você se sentir assim"), o pediatra pode estabelecer um relacionamento terapêutico e começar a avaliar o início, a duração e o contexto, além da gravidade dos sintomas e a periculosidade associada, a angústia e o comprometimento funcional. Na ausência de periculosidade aguda (p. ex., risco de cometer um homicídio, agressividade, psicose, abuso de substâncias) e sofrimento significativo, ou comprometimento funcional, o médico pediatra pode programar uma consulta de acompanhamento dentro de 1 a 2 semanas, para realizar uma avaliação do comportamento. Nessa visita de acompanhamento, para auxiliar na tomada de decisões sobre o nível apropriado de cuidado, um instrumento de triagem comportamental pode ser empregado (Tabela 42.4) e fatores de risco adicionais podem ser explorados (ver Etiologia e Fatores de Risco, anteriormente).

Para sintomas leves (controláveis pelos pais e não funcionalmente incapacitantes), e na ausência de fatores de risco maior (risco de cometer um homicídio, assalto, psicose, uso de substâncias, maus-tratos infantis, psicopatologia parental ou disfunção familiar grave), a **autoajuda guiada** (orientação antecipatória) com espera vigilante e acompanhamento agendado pode ser suficiente. A autoajuda guiada pode incluir o fornecimento de materiais educativos (panfletos, livros, vídeos, cadernos de exercícios, sites da internet) que oferecem informações aos jovens sobre como lidar com situações provocadoras de raiva e conselhos aos pais a respeito do fortalecimento do relacionamento com os filhos, estratégias parentais efetivas e os efeitos de exposições ambientais adversas no desenvolvimento de problemas de comportamento. Em uma revisão da Cochrane, as intervenções parentais baseadas na mídia tiveram um efeito positivo moderado sobre os problemas de comportamento da criança, sozinhos ou como adjuvantes à medicação. Um exemplo de um programa de autoajuda para os pais é o *Programa de Parentalidade Positiva* (do inglês *Positive Parenting Program* – Triplo P [*Triple P*]; www.triplep.net), versão online, por meio do qual os pais podem adquirir quatro módulos de técnicas para paternidade positiva e estratégias para encorajar o bom comportamento, ensinando novas habilidades emocionais e comportamentais e como administrar o mau comportamento (ver Capítulo 19).

Se o comportamento problemático está ocorrendo predominantemente na escola, o pai pode ser aconselhado sobre o papel de uma avaliação de educação especial no parecer e no gerenciamento da criança com "mau comportamento", incluindo o desenvolvimento de um plano de intervenção comportamental para evitar ações disciplinares que é formalizado em um plano educacional individualizado (PEI) ou plano 504.

Se um médico de saúde mental tiver sido colocalizado ou integrado ao serviço de atenção primária, todos os pais de crianças pequenas (prevenção universal), bem como os pais de jovens com problemas comportamentais moderados (prevenção indicada), podem receber uma breve versão do **treinamento dos pais**. Descobriu-se que programas direcionados a crianças de até 12 anos de idade são eficazes quanto à melhoria das competências parentais, saúde mental dos pais e problemas emocionais e comportamentais da criança. Por exemplo, o *Anos Incríveis* (do inglês *Incredible Years* [http://www.incredibleyears.com]) tem uma versão de prevenção universal 6 a 8 sessões para ajudar os pais a promover a regulação emocional, a competência social, a resolução de problemas e a preparação para a leitura de crianças de 2 a 6 anos de idade. Uma versão de 12 a 20 sessões é projetada para fortalecer as interações entre pais e filhos, reduzir a disciplina grave, e fomentar a capacidade dos pais de promover o desenvolvimento social, emocional e de linguagem, de bebês até crianças em idade escolar. Um estudo randomizado concernente a práticas pediátricas descobriu que o Anos Incríveis melhorou significativamente as práticas parentais e os comportamentos disruptivos de crianças de 2 a 4 anos, em comparação com um controle de lista de espera. Similarmente, em termos de crianças com problemas de comportamento, o programa Triplo P apresenta versões de seminários (três sessões de 90 min), breves (15 a 30 min de consultas) e de atenção primária (quatro consultas de 20 a 30 min) para os pais de jovens, do nascimento à adolescência, sendo projetado especificamente para a implementação no cenário da atenção primária. As intervenções do Triplo P, apoiadas por uma extensa base de evidências, enfocam o fortalecimento do relacionamento entre pais e filhos, identificando e monitorando a frequência de um problema de comportamento, e implementando e revisando os efeitos de um plano de comportamento direcionado.

Tabela 42.4 Instrumentos de triagem específicos para raiva/agressão.

NOME DO INSTRUMENTO	INFORMANTE(S)	FAIXA ETÁRIA	NÚMERO DE ITENS
Escala de agressão da criança	Pai/mãe, professor	5 a 18 anos	33 (pai/mãe), 23 (prof.)
Inventário de comportamento infantil	Pai/mãe	2 a 16 anos	36
Escala de monitoramento de explosão	Pai/mãe	12 a 17 anos	20
Inventário de comportamentos estudantis de Sutter-Eyberg revisado	Professor	2 a 16 anos	38
Escalas de classificação de diagnóstico Vanderbilt TDAH	Pai/mãe, professor	6 a 12 anos	55 (pai/mãe), 43 (prof.)

TRATAMENTO

Para os jovens que continuam com problemas comportamentais leves a moderados, após várias semanas de autoajuda guiada, ou após um breve curso de treinamento dos pais, ou ainda que, desde o início, apresentam agressão moderada a grave ou comórbida, risco de cometer um homicídio, um assalto, que apresentam quadro de psicose ou que fazem uso de substâncias, que têm histórico de maus-tratos infantis, de disfunção familiar grave ou de psicopatologia, a avaliação e o tratamento no ambiente de especialidade em saúde mental por um clínico de saúde mental com experiência em crianças deve ser fornecido.

O comportamento problemático dos jovens pode ocorrer predominantemente em casa, na escola, com os colegas, na comunidade, ou pode ser generalizado. Caso seja possível, as intervenções precisam abordar cada contexto especificamente, em vez de assumir a generalização do tratamento. Assim, no que concerne aos comportamentos manifestos principalmente em ambiente doméstico, o treinamento dos pais seria o tratamento de escolha, enquanto aos comportamentos manifestos principalmente na escola, a consulta com o professor e a recomendação de uma avaliação de educação especial para elegibilidade para o serviço podem ser úteis. Quando há problemas generalizados, incluindo agressividade em relação aos colegas, a terapia cognitivo-comportamental com a criança/adolescente pode ser empregada em adição às outras intervenções.

O treinamento dos pais tem sido extensivamente estudado para o tratamento do comportamento problemático dos jovens. Esses programas, normalmente com 10 a 15 semanas de duração, concentram-se em uma combinação dos seguintes componentes: compreensão dos princípios de aprendizagem social, desenvolvimento de uma calorosa relação de apoio junto à criança, incentivo à interação e brincadeiras direcionadas à criança, proporcionando um ambiente doméstico estruturado e previsível, com regras domésticas claras e simples, elogiando reiteradamente e recompensando materialmente o comportamento positivo, ao mesmo tempo que ignorando de modo regular o comportamento irritante (seguido de elogios quando este cessa), e consistentemente gerando consequências (p. ex., colocando de castigo para pensar, ou promovendo a perda de privilégios) por comportamento perigoso ou destrutivo. Outras metas importantes para o treinamento dos pais incluem: compreensão do humor e do comportamento adequados ao desenvolvimento, gestão de características temperamentais difíceis, promovendo o desenvolvimento social e emocional da criança, e protegendo-a de exposições traumáticas. Programas específicos de treinamento dos pais incluem: *Terapia de Interação Pai-Filho, Triplo P, Ajudando a Criança Inadaptada, Anos Incríveis* e *Treinamento de Gerenciamento dos Pais no Oregon.* Os preditores de não resposta a essas intervenções, por sua vez, incluíram maior gravidade inicial dos sintomas, bem como envolvimento dos pais com serviços de proteção à criança.

A adesão ao regime completo de tratamento limitou a eficácia dos programas de treinamento dos pais. As estimativas de interrupção prematura são tão altas quanto 50 a 60%, e o término dentro de 5 sessões de tratamento não é incomum. Os preditores de interrupção prematura dos programas de treinamento dos pais incluíram *status* de pais solteiros, baixa renda familiar, baixos níveis de escolaridade dos pais, idade materna jovem, *status* de grupo minoritário e estresse de vida.

A **terapia comportamental cognitiva (TCC)** para jovens com comportamento disruptivo também tem sido extensivamente estudada. Técnicas comuns de TCC para comportamento disruptivo incluem: a identificação dos antecedentes e consequências do comportamento disruptivo ou agressivo, estratégias de aprendizado para reconhecer e regular a expressão de raiva, resolução de problemas e reestruturação cognitiva (tomada de perspectiva), além de modelagem e ensaio de comportamentos sociais apropriados que poderiam substituir reações irritadiças ou agressivas. Os programas normalmente são entregues em 16 a 20 sessões semanais.

Tratamentos multicomponentes para transtornos comportamentais graves, como TC, visam um contexto social mais amplo. O **tratamento multidimensional *foster care***, oferecido em um ambiente de adoção por 6 a 9 meses, normalmente inclui treinamento e apoio aos pais adotivos; terapia familiar para pais biológicos; gestão da raiva juvenil, habilidades sociais e treinamento em solução de problemas; intervenções comportamentais baseadas na escola e apoio acadêmico; além de, quando necessário, consulta psiquiátrica e gerenciamento de medicação. A **terapia multissistêmica**, geralmente com duração de 3 a 5 meses, normalmente inclui: treinamento de competência social, treinamento de habilidades familiares e parentais, medicamentos, engajamento acadêmico e desenvolvimento de habilidades, intervenções escolares e mediação entre pares, programas de aconselhamento e pós-escola, além de envolvimento de agências de atendimento infantil. Esses programas multicomponentes foram designados como "provavelmente eficazes" devido à evidência de suporte rigorosa limitada. Os preditores de não resposta aos tratamentos multicomponentes incluíram maior frequência de comportamento de quebra de regras e de agressão predatória, maiores escores de psicopatia e transtornos de humor comórbidos.

Duas classes de medicamentos, **estimulantes** e **antipsicóticos atípicos**, têm fortes evidências para o gerenciamento de comportamento agressivo impulsivo e dirigido pela raiva, embora nenhum dos dois seja aprovado pela Food and Drug Administration (FDA) dos EUA para essa indicação. Limitações de recursos podem exigir o fornecimento de farmacoterapia no ambiente de atenção primária; a segurança e a eficácia dessa prática podem ser reforçadas pela consulta regular com um psiquiatra infantil e adolescente. Vários estudos mostraram efeitos favoráveis de estimulantes no comportamento de oposição e de agressão em jovens com TDAH. As doses de estimulantes utilizadas para agressão são semelhantes às utilizadas para o TDAH (dose média de metilfenidato, cerca de 1 mg/kg/dia). Há evidências quanto à eficácia da risperidona na redução da agressão e problemas de conduta em crianças de 5 a 18 anos de idade. A dose diária habitual recomendada de risperidona para agressão grave é de 1,5 a 2 mg para crianças e 2 a 4 mg para adolescentes. As doses iniciais são de 0,25 mg para crianças e 0,5 mg para adolescentes, dosando para cima até chegar à dose diária usual, conforme indicado e tolerado.

Ensaios farmacológicos devem ser sistemáticos e sua duração deve ser suficiente (geralmente 6 a 8 semanas para antipsicóticos atípicos), para que se determine o agente eficaz. O objetivo a curto prazo do tratamento é alcançar pelo menos uma redução de 50% dos sintomas agressivos, conforme avaliado por uma escala de classificação padronizada (ver Tabela 42.4); já o objetivo final é alcançar a remissão dos sintomas (abaixo do ponto de corte clínico na escala de classificação). Uma segunda medicação da mesma classe poderá ser considerada, se houver evidência insuficiente de resposta à dose máxima tolerada em 8 semanas. Deve-se ter cuidado para evitar medicação desnecessária, em parte interrompendo os agentes que não demonstraram benefício significativo. A descontinuação da medicação deve ser considerada, após um intervalo sem sintomas.

NÍVEL DE CUIDADO

A maioria das crianças e adolescentes com um transtorno de comportamento pode ser tratada com segurança e eficácia no ambiente ambulatorial. Os jovens com DC intratável podem se beneficiar de tratamento residencial ou de acolhimento especializado, os quais podem oferecer tratamentos mais intensivos.

A bibliografia está disponível no GEN-io.

Capítulo 43
Birras e Crises de Perda de Fôlego

Lovern R. Moseley, Keneisha Sinclair-McBride, David R. DeMaso e Heather J. Walter

Os **comportamentos de birras** são comuns durante os primeiros anos de vida. Eles são tipicamente expressões do desenvolvimento normal de uma criança diante da frustração com suas próprias limitações, ou diante da raiva por não conseguirem o que querem. É importante que os pais reconheçam as diferenças entre os tipos de birra e se antecipem, a fim de determinar o melhor curso de ação para gerenciar o comportamento subsequente. Lidar com o comportamento de birra pode tornar-se muito frustrante para os pais, mas muitas delas podem ser evitadas por meio da conscientização de um dos pais ou da sintonia com certos sinais dados pelo filho, principalmente nos primeiros anos. Em particular, os pais devem estar cientes de que, quando a criança está cansada, com fome, sentindo-se doente ou passando por uma transição, pode-se esperar que ela tenha maior probabilidade de fazer uma birra, porque nessas situações as crianças ficam mais facilmente sobrecarregadas. Assim sendo, é aconselhável que os pais, conscientes dos *fatores desencadeantes*, se planejem com antecedência e adotem uma postura preventiva, minimizando o potencial de uma birra. Por exemplo, os pais não devem fazer com que um filho cansado ou faminto os acompanhe em uma saída prolongada, a menos que seja absolutamente necessário. Além disso, dependendo do nível de desenvolvimento da criança, é útil ter uma discussão clara e antecipada a respeito das expectativas, em determinados cenários. Quando as crianças são capazes de demonstrar um bom controle, seu comportamento deve ser reconhecido e elogiado. Isso aumentará a probabilidade de que elas se engajem na resposta desejada de um modo mais frequente, mesmo em situações frustrantes.

No caso de crianças que se envolvem em comportamento de birra para conseguir o que querem, os pais podem se sentir mais inclinados a responder a esse desafio com gritos ou ameaças, o que pode reforçar, e até mesmo aumentar, o comportamento de oposição. Em contrapartida, os pais devem tentar evitar a provocação proporcionando escolhas ao filho; uma vez que a criança tenha começado uma birra, ela pode ser colocada de castigo. Se a birra foi para evitar uma tarefa, a criança deve ser obrigada a completá-la, assim que o castigo tenha acabado. Os pais devem declarar o motivo pelo qual a criança está sendo levada a pensar por meio do castigo, mas não devem discutir as razões deste, antes ou durante a sua duração. Uma vez terminado o castigo, e que a criança esteja calma, pode ser útil que os pais discutam com ela as razões de sua frustração, bem como suas expectativas de como ela deverá reagir no futuro.

As **crises de perda de fôlego** ocasionalmente ocorrem durante uma birra e podem ser assustadoras para os pais. Trata-se de eventos reflexos nos quais a criança que chora se torna apneica, pálida ou cianótica, pode perder a consciência e, eventualmente, terá uma breve convulsão. Os pais são aconselhados a ignorar a crise de perda de fôlego uma vez que esta tenha começado. Sem reforço, a crise geralmente desaparece.

Os subtipos de crises de perda de fôlego incluem episódios cianóticos, pálidos ou episódios mistos. As *crises cianóticas* são o tipo dominante. As *crises pálidas* podem ser semelhantes aos eventos relacionados à síncope vasovagal em crianças mais velhas e podem ser iniciadas por estímulos semelhantes. Já a *deficiência de ferro*, com ou sem anemia, pode estar presente, e algumas crianças com crise de perda de fôlego respondem à terapia com ferro. Não há aumento do risco de distúrbios convulsivos em crianças que tiveram uma convulsão curta durante um período de crise de perda de fôlego. As condições médicas para se descartar crises de perda de fôlego (geralmente pálidas) incluem: convulsões, crise relacionada ao Chiari, disautonomia, arritmias cardíacas e lesões do sistema nervoso central.

A primeira chave para **a conduta** no consultório, relacionada a birras e crise de perda de fôlego é ajudar os pais a intervirem antes que a criança esteja muito aflita. O pai pode ser instruído a lembrar calmamente à criança o comportamento esperado e a consequência em potencial, caso aquele não ocorra. Se a criança não cumprir, ela deverá ser colocada de castigo, por um período de cerca de 1 minuto para cada ano de vida. O tempo limite pode ser efetivamente usado em crianças até os 10 anos de idade. Os pais também devem ser aconselhados a ter em mente suas próprias reações ao comportamento de birra de seu filho, de modo a evitar uma escalada desse comportamento, de parte da criança, que seja causada por uma resposta irritada deles próprios.

Se medidas comportamentais como os castigos falharem, o pediatra deverá avaliar outros aspectos da relação entre pais e filhos, tais como a frequência de interações positivas, a consistência das respostas dos pais ao comportamento infantil e a forma como estes lidam com a raiva, antes de fazer outras recomendações. Na ausência de interações frequentes entre pais e filhos, o castigo pode não ser efetivo, e nesse caso a resposta inconsistente ao comportamento problemático aumenta a probabilidade de que ele continue. As crianças podem se assustar com a intensidade de seus próprios sentimentos de raiva, e com os sentimentos de raiva que despertam em seus pais. Os pais, por sua vez, devem modelar o controle da raiva que eles querem que seus filhos exibam. Alguns pais são incapazes de ver que, se perderem o controle, seu próprio comportamento de raiva não ajudará seus filhos a que eles internalizem o comportamento apropriado. Portanto, aconselhar os pais a que ofereçam, com calma, escolhas simples ajudará a criança a sentir-se com mais controle e, consequentemente, a que ela desenvolva um senso de *autonomia*. Oferecer opções à criança também ajuda a reduzir seus sentimentos de raiva e vergonha, sentimentos estes que podem ter efeitos adversos no seu desenvolvimento social e emocional. Além disso, proporcionar escolha também reduz disputas de poder entre pais e filhos e pode ajudar tanto a melhorar o relacionamento entre ambos, como a construir habilidades para resolução de problemas.

Quando o comportamento de birra, incluindo a crise de perda de fôlego, não responde ao treinamento dos pais, ou é acompanhado por bate-cabeça ou altos níveis de agressão, o encaminhamento para uma avaliação de saúde mental é indicado. Avaliações adicionais também são recomendadas caso o comportamento de birra persista no período de latência e nos anos pré-adolescentes.

A bibliografia está disponível no GEN-io.

Capítulo 44
Mentira, Roubo e Absenteísmo

Lovern R. Moseley, Keneisha Sinclair-McBride, David R. DeMaso e Heather J. Walter

MENTIRA

Existem várias razões pelas quais uma criança pode mentir. Para crianças entre 2 e 4 anos, a mentira pode ser usada como método de brincar com a linguagem. Ao observar as reações dos pais, os pré-escolares aprendem sobre as expectativas de honestidade na comunicação. Mentir pode, também, ser uma forma de fantasia para as crianças, que descrevem as coisas como elas gostariam que fossem, e não como são. Para evitar um confronto desagradável, uma criança, que não fez algo que um pai queria, pode dizer por exemplo que aquilo foi feito. A percepção de tempo e a lógica da criança não permitem o entendimento de que esse ato apenas adia um confronto inevitável. Em todo caso, é importante que os pais tenham em mente que o comportamento de mentir, nessa faixa etária, raramente é malicioso ou premeditado.

Em **crianças mais velhas**, mentir é geralmente um esforço para encobrir algo que elas não querem aceitar em seu próprio comportamento. A mentira, nesse caso, é inventada para alcançar um bom sentimento temporário e para proteger a própria criança contra uma perda de autoestima. Igualmente, mentir nessa faixa etária é uma tentativa de evitar consequências negativas de um mau comportamento. As crianças mais velhas também são mais propensas a omitir intencionalmente partes críticas de uma história, na tentativa de enganar ou evitar uma consequência negativa. A **mentira habitual** também pode ser promovida por um modelo adulto ruim. Muitos adolescentes mentem para evitar a desaprovação dos adultos. Alternativamente, a mentira pode ser usada como um método de rebelião. Já a **mentira crônica** pode ocorrer em combinação com vários outros comportamentos antissociais, e é um sinal de psicopatologia subjacente ou de disfunção familiar.

Os pais devem abordar a mentira, dando à criança uma mensagem clara do que é aceitável. Sensibilidade e apoio, combinados com uma definição precisa de limites, são necessários para uma intervenção bem-sucedida. Embora a mentira habitual possa tornar-se frustrante para os pais, eles devem ser desencorajados quanto a fazer acusações, tampouco devem se concentrar em "pegar o filho em uma mentira"; em vez disso, é indicado que trabalhem para criar uma atmosfera que facilite à criança dizer a verdade. Os pais devem informar a criança que dizer a verdade sobre uma situação difícil lhes permitirá ajudá-las a resolver melhor o problema em questão. Caso surja uma situação a respeito da qual os pais estejam cientes dos detalhes, a mentira deve ser confrontada, enquanto os fatos conhecidos são fornecidos e o comportamento desejado ou esperado é declarado. A título de ilustração, se um pai souber que uma criança pegou um *cookie* sem permissão, e o filho negar que o tenha feito, o pai poderá declarar: "Estou desapontado por você ter pegado o *cookie* sem permissão. Preciso que você me pergunte primeiro." A criança então é lembrada de como pode conseguir as coisas que deseja de maneira aceitável; uma consequência apropriada pode então ser dada. Os pais devem ser encorajados a abordar as expectativas relativas a seus lares e filhos, em uma reunião familiar ou em discussões regulares com eles, mas fora do contexto da mentira da criança.

Independentemente da idade ou do nível de desenvolvimento, quando a mentira se torna uma maneira comum de gerenciar conflitos, a intervenção é justificada. Se esse comportamento não puder ser resolvido por meio da compreensão dos pais a respeito da situação e do entendimento da criança de que mentir não é uma alternativa razoável, uma avaliação de saúde mental será indicada.

ROUBO

Muitas crianças roubam algo em algum momento de suas vidas. Frequentemente, quando crianças muito jovens roubam, o comportamento é uma ação impulsiva para adquirir algo que elas querem. Um exemplo comum é a criança que pega um doce ou um brinquedo na prateleira da loja. Se um pai perceber esse comportamento, a situação se tornará uma oportunidade de ensino e deverá ser usada em uma conversa com a criança sobre a necessidade se pagar pelas coisas da loja, não lhe sendo permitido simplesmente pegá-las. Não se deve esperar que crianças pequenas estejam cientes de todas as regras sobre comprar ou roubar. Inclusive, deve ser difícil para uma criança, que está acostumada a pegar livremente o que deseja, ter consciência de todos os comportamentos esperados em situações diferentes. Assim, quando pré-escolares e escolares começam a roubar com frequência, mesmo depois de terem sido avisadas para não o fazer, o comportamento pode ser uma resposta às circunstâncias de estresse do ambiente, caso este que requer maior exploração e avaliação.

Para algumas **crianças mais velhas**, roubar pode ser uma expressão de raiva ou revanche relativas a frustrações com os pais ou com outras figuras de autoridade. Nesses casos, roubar se torna um caminho que permite à criança e ao adolescente manipular e tentar controlar o seu mundo. Roubar também pode ser aprendido de um adulto. Algumas crianças relatarão que o comportamento é "excitante" para elas, e podem também se empenhar no comportamento para obter a aprovação dos colegas. Em alguns casos, experiência precoce de vida na pobreza pode levar a esse comportamento, como mecanismo de sobrevivência.

É importante que os pais ajudem as crianças a desfazer o roubo, por meio de algumas formas de restituição. A criança deve estar pronta para devolver o artigo roubado, ou para devolver o equivalente em dinheiro daquilo que foi pegado, ou ainda a compensar o ato na forma de um serviço. Quando roubar é parte de um padrão de problema de conduta mais amplo, encaminhar à avaliação de saúde mental é necessário.

ABSENTEÍSMO

Ociosidade e fuga nunca foram apropriados ao desenvolvimento. O **absenteísmo** pode representar desorganização dentro de casa, necessidade de cuidar de irmãos mais novos, problemas de conduta ou problemas emocionais, incluindo depressão e ansiedade. Quando o absenteísmo ocorre em **crianças mais novas**, geralmente há preocupações psicossociais concernente aos pais ou responsáveis adultos em casa que os impedem de atender às demandas regulares de seus filhos. De modo que é importante considerar se os pais estão passando por dificuldade de habitação ou insegurança alimentar, que fazem com que a frequência escolar seja menos prioritária. Pais com déficit intelectual ou com problemas de saúde mental, ou ainda com problemas de abuso de drogas, podem se tornar sobrecarregados com o cuidado da casa e das crianças, podendo não garantir consistentemente que as crianças vão à escola. Além disso tudo, crianças podem decidir permanecer em casa para tomar conta dos pais com deficiência.

O absenteísmo é mais comum em **crianças mais velhas** e pode resultar de múltiplos fatores que incluem (embora não se restrinjam a eles): dificuldades de aprendizagem, ansiedade social, depressão, exposição traumática, *bullying*, pressão dos colegas, e uso de drogas. Em qualquer desses casos, a criança deve ser encaminhada para avaliação adicional, para que sejam verificadas barreiras ao retorno à escola. As melhores práticas para lidar com absenteísmo resultante da *evasão escolar* e *ansiedade* incluem: abordagem dos sintomas psicológicos subjacentes, que causam na criança desejo de evitar a escola, e capacitação dos pais, crianças e professores para que eles trabalhem em um plano consistente de retorno à escola.

Crianças mais novas podem ameaçar **fugir** em momentos de frustação ou desejar "voltar para os pais". As crianças mais velhas que fogem estão quase sempre expressando um sério problema subjacente dentro delas próprias ou de suas famílias, incluindo violência, abuso, atividade sexual não segura (p. ex., exploração sexual) e outros comportamentos de risco.

Jovens que apresentam absenteísmo ou fuga devem ser encaminhados para avaliação de saúde mental.

A bibliografia está disponível no GEN-io.

Capítulo 45

Agressão

Lovern R. Moseley, Keneisha Sinclair-McBride, David R. DeMaso e Heather J. Walter

O **comportamento agressivo** é um sintoma sério associado a morbidade e mortalidade significativas. A intervenção precoce é indicada para comportamento agressivo persistente, pois crianças não podem simplesmente "superar isso". Tendências agressivas são hereditárias, embora fatores ambientais possam estimular a agressão em crianças vulneráveis. Tanto os estressores duradouros quanto os temporários que afetam uma família podem exacerbar o comportamento agressivo em crianças. A agressão na infância está correlacionada à pobreza e a situações familiares conturbadas, inclusive de desemprego constante, discórdia familiar e exposição à violência doméstica e comunitária, criminalidade e transtornos psiquiátricos. Crianças nascidas de mães adolescentes e progenitores com recursos e apoio limitados também estão em risco. Quase sem exceção, os meninos são apresentados como mais agressivos do que as meninas. *Temperamento difícil* e agressividade subsequente estão relacionados. Quando crianças com temperamento problemático provocam cuidados punitivos no ambiente familiar, isso pode estabelecer um ciclo de agressão crescente. Crianças agressivas frequentemente desvirtuam indícios sociais de tal maneira que percebem intenção hostil em interações ambíguas ou benignas e, então, podem reagir com agressão verbal ou física contra colegas e pais.

É importante diferenciar causas e motivos das agressões infantis. A agressão intencional pode ser principalmente instrumental, ou seja, para atingir um fim; especialmente hostil, isto é, para infligir dor física ou psicológica; ou sobretudo colérica e impulsiva. Crianças insensíveis, não empáticas e frequentemente agressivas requerem intervenção de saúde mental. Elas correm alto risco de suspensão da escola e eventual fracasso escolar. Como os transtornos de aprendizagem são comuns nessa população, crianças agressivas devem ser encaminhadas para triagem. O comportamento agressivo está muitas vezes presente em uma variedade de outras condições psicológicas, incluindo os transtornos de déficit de atenção com hiperatividade, desafiador de oposição, explosivo intermitente, de conduta e disruptivo da desregulação do humor (ver Capítulos 39 e 42).

O comportamento agressivo em **meninos** é relativamente consistente desde o período pré-escolar até o fim da adolescência. Sem uma intervenção efetiva, um menino com alto índice de comportamento agressivo entre 3 e 6 anos de idade tem uma grande probabilidade de levar esse comportamento até a adolescência. A progressão do desenvolvimento da agressão entre **meninas** é bem menos estudada. São poucas as meninas que manifestam comportamento fisicamente agressivo na primeira infância. Entretanto, o **comportamento coercitivo interpessoal**, sobretudo em relacionamentos com pares, é observado no sexo feminino. Esse comportamento pode estar relacionado ao desenvolvimento de agressão física por meninas na adolescência (p. ex., brigas) ou outros problemas de conduta (p. ex., roubar).

Crianças expostas a modelos agressivos na televisão, em *videogames* ou em jogos apresentam um comportamento mais agressivo em comparação àquelas não expostas a esses padrões. A irritação dos pais e a punição agressiva ou grave podem moldar um comportamento que permita aos filhos reproduzirem quando são física ou psicologicamente feridos. O abuso dos progenitores pode ser transmitido à próxima geração de várias formas: os filhos reproduzem a agressão testemunhada; o abuso pode causar lesão cerebral, o que por si só predispõe a criança à violência; e a raiva internalizada frequentemente é resultado de abuso.

O comportamento agressivo na juventude costuma ser direcionado aos colegas por meio de ***bullying*** (ver Capítulo 14.1). Embora seja normativo no desenvolvimento de crianças se envolver em algum comportamento de provocação, o *bullying* tem um tom mais sério. O *bullying* é definido como um *comportamento agressivo indesejado* no qual há um real ou percebido *desequilíbrio de poder ou força* entre o agressor e a vítima. Normalmente, envolve um padrão de comportamento repetido ao longo do tempo. Embora, na maioria das vezes, seja percebido como agressão física, o *bullying* pode assumir uma variedade de formas, incluindo o ***bullying* relacional**, a forma mais comum praticada por meninas. O ***cyberbullying*** é um risco típico durante os anos do ensino fundamental e médio por causa da elevada exposição e acesso a várias plataformas de mídia social nesse estágio de desenvolvimento. Os pais devem ser aconselhados a monitorar de perto a exposição de seus filhos em redes sociais através de plataformas nos *smartphones* e na internet e manter uma comunicação aberta com eles. É provável que crianças intimidem os outros por causa de controle de impulsos e déficits de habilidades sociais; forte necessidade de poder e dominação negativa; satisfação em causar danos aos outros; ou recompensas psicológicas ou materiais. Crianças que praticam o *bullying* correm o risco de uma variedade de resultados escolares e psicológicos negativos.

Vítimas de *bullying* estão particularmente sob risco de desfechos negativos, sobretudo se o comportamento não for abordado por adultos. Experiências de vitimização estão associadas a evasão e abandono escolar; isolamento social; sintomas somáticos; e aumento de problemas psicológicos, como depressão e ansiedade. Tem ocorrido inúmeros casos de suicídio em crianças que relataram história prévia de intimidação. Caso surja alguma preocupação em torno de *bullying* no ambiente escolar, pais devem ser aconselhados a entrar em contato com o professor de seu filho, e o conselheiro escolar e a equipe administrativa da escola devem chamar a atenção para o comportamento de *bullying*. Muitas escolas também têm um *protocolo de intervenção de bullying* que pode ser implementado, e as secretarias estaduais de educação têm políticas contra o *bullying*, com protocolos formais para tratar quaisquer problemas. Dados os riscos psicológicos significativos para as vítimas de *bullying*, é essencial que elas sejam encaminhadas para avaliação de saúde mental.

A bibliografia está disponível no GEN-io.

Capítulo **46**

Comportamento Autoagressivo

Lovern R. Moseley, Keneisha Sinclair-McBride, David R. DeMaso e Heather J. Walter

O **comportamento autolesivo** pode ser definido como dano autoinfligido intencional à superfície do corpo de um indivíduo, de um tipo capaz de induzir sangramento, hematomas ou dor, com a expectativa de que a lesão levará apenas a danos físicos menores ou moderados.

Comportamentos autoagressivos e **cortes** em particular foram documentados em crianças a partir dos 7 anos de idade, com taxas crescentes entre pré-adolescentes, adolescentes e adultos jovens. As taxas de autolesão são geralmente mais altas nas mulheres que em homens, mas o corte e outros comportamentos autolesivos ocorrem em ambos os sexos. Estima-se que, nos EUA, cerca de 20% ou mais dos adolescentes tenham se envolvido em alguma forma de autolesão, em algum momento de suas vidas. Não existem diferenças significativas de raça, etnia ou classe entre os jovens que se envolvem em comportamento autolesivo. Os jovens identificados como aqueles com maior risco incluem mulheres de 15 a 19 anos e homens de 20 a 24 anos, sendo o corte a forma mais comum de autolesão. Entre os jovens que se envolvem em comportamento autolesivo pela primeira vez, cerca de 20% repetirão o comportamento no mesmo ano, sendo o corte o comportamento autodestrutivo repetido mais provável.

Tipos comuns de autolesão incluem: cortar, arranhar, queimar, mutilar, perfurar, bater ou socar, morder, cutucar feridas e cravar as unhas na pele. As áreas mais comuns de lesão são os braços, as pernas e o tronco. Descobriu-se que as mulheres com sintomatologia psiquiátrica significativa cortam outras partes do corpo diferentes dos braços (seios, genitais, virilha, pescoço). Os objetos usados para os cortes incluem: lâminas de barbear, tesouras, vidros quebrados, plástico duro, facas, grampos, clipes de papel ou qualquer outro objeto afiado o suficiente para causar ferimentos.

Geralmente, o comportamento autolesivo não ocorre com a intenção de **suicídio**, mas pode, inadvertidamente, resultar em danos significativos ou mesmo em morte. Embora a autolesão e o suicídio sejam muitas vezes vistos como comportamentos distintos, pesquisas que exploram atitudes de jovens que se envolveram com autolesão indicam que há uma forte identificação com suicídio e morte da parte dessa população, tornando o comportamento autolesivo um problema clínico significativo que não pode ser ignorado ou minimizado. Mesmo que alguns jovens se envolvam em repetidas lesões corporais sem nunca tentarem suicídio, estudos sugerem que 50 a 75% dos adolescentes que têm um histórico de comportamento autodestrutivo farão uma tentativa de suicídio em algum momento.

Os jovens têm relatado muitas formas de exposição antes de se envolverem em comportamentos autolesivos. Eles geralmente mencionam ter **amigos** que se cortam para tentar aliviar emoções negativas, o que justificaria uma tentativa idêntica. Pode ser também que eles compartilhem suas histórias de autolesão em sites e **redes sociais**, possivelmente contribuindo para a experimentação daqueles que visualizam tais postagens. Jovens impressionáveis também relataram que aprenderam a cortar-se pela primeira vez ao ouvir relatos de celebridades que se envolveram nesse comportamento.

O comportamento autolesivo está associado à depressão, ansiedade, vitimização entre pares, isolamento social, baixa autoestima, abuso de substâncias, transtornos alimentares, impulsividade, baixo desempenho escolar, delinquência e práticas educativas negligentes ou altamente punitivas, assim como uma história de abuso físico ou sexual. O comportamento pode começar como uma resposta impulsiva ao sofrimento interno de adolescentes mais jovens, mas para aqueles que são mais velhos, o comportamento pode assumir uma função autorreforçadora. Os jovens podem sentir uma sensação de *alívio* ou *domínio* sobre as emoções negativas, uma vez que o comportamento tenha sido concluído. Alguns jovens relatam que se envolvem em comportamentos autolesivos quando se sentem sobrecarregados ou em estado de pânico, a fim de sentir que podem "respirar de novo", ou, quando estão se sentindo anestesiados, porque a dor da autolesão lhes permite "sentir algo" novamente. O corte também pode servir como uma *distração* da dor emocional, proporcionar uma sensação de *controle* sobre o corpo ou ser usado como uma forma de *autopunição* para um delito percebido. Os jovens frequentemente relatam que são incapazes de resistir ao desejo de se engajar no comportamento e, desse modo, continuarão a sentir níveis crescentes de sofrimento até que tenham completado a *autolesão*; eles veem isso como uma maneira de regular o afeto. Outros também esperam e apreciam o comportamento, e tendem a planejá-lo, a pensar em quando poderão fazer isso novamente. Os jovens que veem o comportamento de se cortar como uma estratégia privada e positiva de enfrentamento agradável tendem a ter mais dependência do comportamento e mais resistência em cessá-lo.

Alguns adolescentes e adultos jovens se envolveram em repetidos atos de autolesão durante anos sem compartilhar esse comportamento com os outros, ou sem que o comportamento fosse conhecido. Eles farão, muitas vezes, grandes esforços para manter o comportamento em segredo. Alguns indivíduos usam pulseiras para cobrir cicatrizes em seus braços ou mangas compridas, mesmo no verão, para esconder as cicatrizes. Eles relatam que se sentem envergonhados pelo comportamento e temem a rejeição ou a decepção da família e dos amigos, caso eles o descubram. Às vezes, o medo de ser rejeitado ou de ser uma decepção para os outros pode aumentar os sentimentos de depressão e ansiedade, podendo servir para perpetuar o comportamento. Há também uma coorte de adolescentes que são mais abertos quanto a mostrar suas cicatrizes e compartilhar seu comportamento com os outros; sua discussão sobre o comportamento pode tender a parecer provocativa. Em ambos os casos, o comportamento é uma maneira de comunicar ou de gerenciar algum nível de *sofrimento*. Muitos jovens que se envolvem em comportamentos autolesivos podem nunca ser vistos em um departamento de emergência do hospital, ou ser atendidos por um profissional de saúde mental.

Pais devem ser aconselhados a monitorar o acesso à mídia de seus crianças e adolescentes e a estar atentos ao grupo de colegas deles. Manter uma comunicação aberta pode ajudar os pais a reconhecer um aumento nos comportamentos e seus padrões. Os pais também devem ser encorajados a conversar com seus filhos a respeito do uso e exposição a drogas e álcool, porque o uso de substâncias pode acompanhar o envolvimento em comportamentos autolesivos. Saber que seu filho se envolveu em autoagressão pode ser assustador para os pais, uma vez que eles não têm certeza do que fazer, ou do porquê de o filho estar envolvido nesse comportamento. Assim sendo, é importante que eles procurem serviços de saúde mental para seus filhos. Recomenda-se, também, que o adolescente receba uma avaliação completa do risco de suicídio, quando a autolesão constituir uma preocupação.

O *Manual Diagnóstico e Estatístico de Transtornos Mentais,* 5ª Edição (DSM-5) classificou a **autolesão não suicida** (do inglês *nonsuicidal self-injury*, NSSI) como uma condição que requer estudo adicional antes da consideração para um possível posicionamento nas próximas edições do DSM. Os critérios diagnósticos propostos incluem lesão autoinfligida sem intenção suicida, que tenha ocorrido em cinco ou mais dias no ano anterior, com ausência de intenção suicida, declarada pelo indivíduo ou inferida por seu engajamento repetido em um comportamento que ele próprio sabe não ser provável que resulte em morte. O indivíduo espera que o comportamento autolesivo alivie um sentimento ou pensamento negativos, resolva uma dificuldade interpessoal ou o induza a um estado de sentimento positivo. O comportamento autolesivo está associado a dificuldades interpessoais ou a sentimentos ou pensamentos negativos, preocupação com um comportamento pretendido difícil de se controlar ou pensamentos frequentes a respeito deste. Os critérios propostos também especificam que o comportamento não é sancionado socialmente (p. ex., *piercing* no corpo, tatuagem) e não se restringe a cutucar ou a roer as unhas. Finalmente, o comportamento deve estar associado a sofrimento significativo ou comprometimento funcional.

Por último, vale destacar que o comportamento autolesivo em indivíduos com deficiências de desenvolvimento geralmente ocorre em associação com distúrbios estereotípicos do movimento (Capítulo 37.2).

A bibliografia está disponível no GEN-io.

Capítulo 47
Psicoses na Infância

Joseph Gonzalez-Heydrich, Heather J. Walter e David R. DeMaso

A psicose é uma alteração grave do pensamento, da percepção e do comportamento que provoca **perda da capacidade de percepção da realidade**. Ela pode ocorrer como parte de um transtorno de humor, transtorno depressivo maior ou transtorno bipolar; entre episódios de transtorno do humor, como no transtorno esquizoafetivo; ou sem episódios de transtorno do humor, como na esquizofrenia. Episódios psicóticos transitórios podem surgir durante períodos de estresse psicológico ou fisiológico em pacientes vulneráveis devido a transtornos de personalidade, de desenvolvimento ou genéticos. Delírios, alucinações, desorganização do pensamento e alteração grave do comportamento (sintomas positivos) são características essenciais que definem a psicose nos diferentes transtornos, provavelmente devido a mecanismos patofisiológicos comuns. Os sintomas negativos, por outro lado, são mais típicos da esquizofrenia.

Os **delírios** são crenças fixas, imutáveis e falsas, mesmo à luz de evidência conflitante. Podem ter diversos temas (persecutório, referencial, somático, religioso ou de grandeza). Os delírios são considerados bizarros caso sejam claramente implausíveis. As **alucinações** são experiências vívidas e claras, similares a percepções, que ocorrem sem estímulo externo e têm a potência e o impacto total das percepções normais. As alucinações podem ocorrer em qualquer modalidade sensorial, e as auditivas são as mais comuns. A **desorganização do pensamento** é geralmente inferida a partir da fala do indivíduo (associações débeis, divergências ou incoerências). A **alteração grave do comportamento** pode variar de infantilidade a comportamento catatônico. Os **sintomas negativos** incluem menos expressão emocional, avolia, alogia (ausência de fala), anedonia (incapacidade de sentir prazer) e ausência de sociabilidade. Os sintomas negativos geralmente são responsáveis por uma parte substancial da morbidade a longo prazo associada à esquizofrenia.

Devido à centralidade das alucinações e ilusões no diagnóstico de uma doença psicótica, é essencial diferenciá-la da *fantasia* normal do desenvolvimento. Quando as crianças *imaginam*, elas controlam a fantasia e não têm a experiência perceptiva de ver e ouvir. As *alucinações*, porém, elas não conseguem controlar. Quase dois terços das crianças relatam pelo menos uma experiência psicótica, na maioria das vezes uma alucinação, e, quando não são persistentes ou acompanhadas por sofrimento, essas experiências geralmente não são motivo de preocupação. O maior estudo populacional até o momento a avaliar sintomas psicóticos e neurocognição em jovens de 11 a 21 anos descobriu que aqueles que relataram mais experiências de tipo psicótico do que o normal para sua idade apresentaram menor precisão nos domínios neurocognitivos, redução do funcionamento global e aumento do risco de depressão, ansiedade, distúrbios comportamentais, uso de substâncias e ideação suicida. Assim, sintomas semelhantes aos psicóticos – que são frequentes, angustiantes e causam problemas – indicam a necessidade de maior avaliação e monitoramento; no entanto, apenas uma pequena minoria dessas crianças desenvolverá doenças psicóticas completas.

47.1 Espectro da Esquizofrenia e Outros Transtornos Psicóticos

Joseph Gonzalez-Heydrich, Heather J. Walter e David R. DeMaso

O espectro da esquizofrenia e outros transtornos psicóticos descritos no *Manual Diagnóstico e Estatístico de Transtornos Mentais*, 5ª Edição (DSM-5) incluem o transtorno psicótico breve, o transtorno esquizofreniforme, a esquizofrenia, o transtorno esquizoafetivo, o transtorno psicótico induzido por substâncias psicoativas/medicamentos, o transtorno psicótico causado por outra doença, a catatonia associada a outra doença mental, o transtorno catatônico causado por outra doença, a catatonia não especificada, o transtorno delirante, o transtorno de personalidade esquizotípica e outros distúrbios especificados/não especificados do espectro da esquizofrenia e dos demais transtornos psicóticos.

DESCRIÇÃO

O **espectro da esquizofrenia** e os outros transtornos psicóticos são primariamente caracterizados por sintomas positivos (ou ativos) de psicose, sobretudo delírios, alucinações, fala desorganizada ou alteração grave do comportamento ou comportamento catatônico. O **transtorno psicótico breve** é caracterizado pela duração de um ou mais desses sintomas por pelo menos 1 dia, mas menos de 1 mês, seguidos por resolução completa. O surgimento dos sintomas pode ou não ser precedido por um estressor identificável (Tabela 47.1). Embora breve, o nível de disfunção nesse transtorno pode ser grave a ponto de exigir supervisão para assegurar o atendimento às necessidades básicas e a proteção do indivíduo das consequências do mau julgamento e da disfunção cognitiva.

Se dois ou mais sintomas psicóticos persistirem por 1 a 6 meses, a doença é denominada **transtorno esquizofreniforme** (Tabela 47.2). Para atender aos critérios do DSM-5 para **esquizofrenia**, dois ou mais sintomas psicóticos devem estar presentes por um período significativo durante 1 mês (a menos que suprimidos pelo tratamento) e o nível de funcionamento psicossocial deve estar consideravelmente abaixo do nível alcançado antes do início do quadro (ou as crianças não atingem o nível esperado de funcionamento). Além disso, deve haver sinais contínuos de perturbação (sintomas prodrômicos, ativos ou residuais) por pelo menos 6 meses (Tabela 47.3).

Tabela 47.1 Critérios diagnósticos do DSM-5 para o transtorno psicótico breve.

A. Presença de um (ou mais) dos sintomas a seguir. Pelo menos um deles deve ser (1), (2) ou (3):
1. Delírios.
2. Alucinações.
3. Discurso desorganizado (p. ex., descarrilamento ou incoerência frequentes)
4. Comportamento grosseiramente desorganizado ou catatônico.

Nota: Não incluir um sintoma que seja um padrão de resposta culturalmente aceito.

B. A duração de um episódio da perturbação é de, pelo menos, 1 dia, mas inferior a 1 mês, com eventual retorno completo a um nível de funcionamento pré-mórbido.

C. A perturbação não é mais bem explicada por transtorno depressivo maior ou transtorno bipolar com características psicóticas, por outro transtorno psicótico (como esquizofrenia ou catatonia), nem se deve aos efeitos fisiológicos de uma substância (p. ex., substância de abuso, medicamento) ou outra condição médica.

Especificar se:

Com estressor(es) evidente(s) (psicose reativa breve): Se os sintomas ocorrem em resposta a eventos que, isolados ou em conjunto, seriam notadamente estressantes a quase todos os indivíduos daquela cultura em circunstâncias similares.

Sem estressor(es) evidente(s): Se os sintomas não ocorrem em resposta a eventos que, isolados ou em conjunto, seriam notadamente estressantes a quase todos os indivíduos daquela cultura em circunstâncias similares.

Com início no pós-parto: Se o início é durante a gestação ou dentro de 4 semanas após o parto.

De *Diagnostic and Statistical Manual of Mental Disorders, Fifth Edition* (Copyright 2013). American Psychiatric Association, p. 94.

Tabela 47.2 Critérios diagnósticos do DSM-5 para o transtorno esquizofreniforme.

A. Dois (ou mais) dos itens a seguir, cada um presente por uma quantidade significativa de tempo durante um período de 1 mês (ou menos, se tratados com sucesso). Pelo menos um deles deve ser (1), (2) ou (3):
1. Delírios.
2. Alucinações.
3. Discurso desorganizado (p. ex., descarrilamento ou incoerência frequentes).
4. Comportamento grosseiramente desorganizado ou catatônico.
5. Sintomas negativos (i. e., expressão emocional diminuída ou avolia).

B. Um episódio do transtorno que dura pelo menos 1 mês, mas menos do que 6 meses. Quando é necessário fazer um diagnóstico sem aguardar a recuperação, ele deve ser qualificado como "provisório".

C. Transtorno esquizoafetivo e transtorno depressivo ou transtorno bipolar com características psicóticas foram descartados porque 1) nenhum episódio depressivo maior ou maníaco ocorreu concomitantemente com os sintomas da fase ativa; ou 2) se os episódios de humor ocorreram durante os sintomas da fase ativa, estiveram presentes pela menor parte da duração total dos períodos ativo e residual da doença.

D. A perturbação não é atribuível aos efeitos fisiológicos de uma substância (p. ex., substância de abuso ou medicamento) ou a outra condição médica.

Especificar se:

Com características de bom prognóstico: Esse especificador exige a presença de pelo menos duas das seguintes características: início de sintomas psicóticos proeminentes dentro de 4 semanas após a primeira mudança percebida no comportamento ou funcionamento habitual; confusão ou perplexidade; bom funcionamento social e profissional pré-mórbido; e ausência de afeto embotado ou plano.

Sem características de bom prognóstico: Esse especificador é aplicado se duas ou mais das características anteriores não estiveram presentes.

De *Diagnostic and Statistical Manual of Mental Disorders, Fifth Edition* (Copyright 2013). American Psychiatric Association, pp. 96-97.

Indivíduos com esquizofrenia podem apresentar afeto inadequado, humor disfórico, alterações dos padrões de sono e ausência de interesse em comer ou recusa de alimentos. Despersonalização, irrealidade, preocupações somáticas, ansiedade e fobias são comuns. Déficits cognitivos são observados, incluindo reduções da memória declarativa, da memória de trabalho, da linguagem e de outras funções executivas, assim como menor velocidade de processamento. Esses indivíduos podem não perceber seu transtorno, o que prevê a não adesão ao tratamento, maiores taxas de recidiva e pior progressão da doença. A hostilidade e a agressividade podem ser associadas à esquizofrenia, embora ataques espontâneos ou aleatórios sejam incomuns. A agressividade é mais frequente em homens jovens e indivíduos com histórico de violência, não adesão ao tratamento, uso de substâncias psicoativas e impulsividade.

As características essenciais da esquizofrenia são as mesmas em crianças e adultos, mas o diagnóstico na população pediátrica é mais difícil. Em crianças, os delírios e as alucinações podem ser menos elaborados e as alucinações visuais podem ser mais comuns. A desorganização da fala e do comportamento ocorre em muitas doenças psiquiátricas de surgimento na infância e não devem ser atribuídas à esquizofrenia a não ser que transtornos mais comuns sejam descartados. As alucinações visuais podem ser mais comuns e a fala desorganizada pode ser mais bem atribuída ao espectro autista ou a um distúrbio de comunicação. Em uma revisão de 35 estudos de jovens com esquizofrenia, os sintomas psicóticos mais frequentes

Tabela 47.3 Critérios diagnósticos do DSM-5 para a esquizofrenia.

A. Dois (ou mais) dos itens a seguir, cada um presente por uma quantidade significativa de tempo durante um período de 1 mês (ou menos, se tratados com sucesso). Pelo menos um deles deve ser (1), (2) ou (3):
1. Delírios.
2. Alucinações.
3. Discurso desorganizado (p. ex., descarrilamento ou incoerência frequentes).
4. Comportamento grosseiramente desorganizado ou catatônico.
5. Sintomas negativos (i. e., expressão emocional diminuída ou avolia).

B. Por um período significativo de tempo desde o aparecimento da perturbação, o nível de funcionamento em uma ou mais áreas importantes do funcionamento – como trabalho, relações interpessoais ou autocuidado – está acentuadamente abaixo do nível alcançado antes do início (ou, quando o início se dá na infância ou na adolescência, incapacidade de atingir o nível esperado de funcionamento interpessoal, acadêmico ou profissional).

C. Sinais contínuos de perturbação persistem durante, pelo menos, 6 meses. Esse período de 6 meses deve incluir no mínimo 1 mês de sintomas (ou menos, se tratados com sucesso), que precisam estar de acordo com o Critério A (i. e., sintomas da fase ativa), e pode incluir períodos de sintomas prodrômicos ou residuais. Durante esses períodos prodrômicos ou residuais, os sinais da perturbação podem ser manifestados apenas por sintomas negativos ou por dois ou mais sintomas listados no Critério A presentes em uma forma atenuada (p. ex., crenças esquisitas, experiências perceptivas incomuns).

D. Transtorno esquizoafetivo e transtorno depressivo ou transtorno bipolar com características psicóticas são descartados porque 1) não ocorreram episódios depressivos maiores ou maníacos concomitantemente com os sintomas da fase ativa; ou, 2) se episódios de humor ocorreram durante os sintomas da fase ativa, sua duração total foi breve em relação aos períodos ativo e residual da doença.

E. A perturbação não pode ser atribuída aos efeitos fisiológicos de uma substância (p. ex., substância de abuso, medicamento) ou a outra condição médica.

F. Se há história de transtorno do espectro autista ou de um transtorno da comunicação iniciado na infância, o diagnóstico adicional de esquizofrenia é realizado somente se delírios ou alucinações proeminentes, além dos demais sintomas exigidos de esquizofrenia, estão também presentes por pelo menos 1 mês (ou menos, se tratados com sucesso).

De *Diagnostic and Statistical Manual of Mental Disorders, Fifth Edition* (Copyright 2013). American Psychiatric Association, pp. 99-100.

foram alucinações auditivas (82%), delírios (78%), transtorno de pensamento (66%), comportamento desorganizado ou bizarro (53%) e sintomas negativos (50%).

EPIDEMIOLOGIA

Os transtornos psicóticos breves são relatados como responsáveis por 9% dos casos de primeiro aparecimento de psicose nos EUA, com uma razão de 2:1 em favor do sexo feminino. A incidência de transtornos esquizofreniformes nos EUA e em outros países desenvolvidos parece até cinco vezes menor do que a de esquizofrenia. A prevalência vitalícia de esquizofrenia é de aproximadamente 0,3 a 0,7%, embora existam relatos de variações raciais/étnicas, entre países e por origem geográfica em imigrantes. A razão sexo masculino:feminino é de cerca de 1,4:1. Os homens tendem a apresentar pior adaptação pré-morbida, menor nível educacional, sintomas negativos mais proeminentes e mais disfunção cognitiva do que as mulheres.

PROGRESSÃO CLÍNICA

O transtorno psicótico breve geralmente surge na adolescência ou no início da vida adulta, com idade média de aparecimento em meados da terceira década de vida, mas pode ocorrer em qualquer idade. Por definição, o diagnóstico do transtorno psicótico breve exige a remissão completa após 1 mês do surgimento. O diagnóstico de transtorno psicótico breve requer remissão completa em 1 mês do início e retorno gradual ao nível funcional pré-mórbido. A idade de início do distúrbio esquizofreniforme é semelhante à da esquizofrenia. A recuperação de um episódio ocorre em 6 meses; no entanto, cerca de dois terços dos pacientes apresentam recidiva e acabam por receber o diagnóstico de esquizofrenia ou transtorno esquizoafetivo. O início abrupto, a confusão, a ausência de anedonia e o bom funcionamento pré-mórbido predizem o melhor desfecho do transtorno esquizofreniforme.

A esquizofrenia tende a se desenvolver entre o final da adolescência e meados da terceira década de vida; o surgimento antes da adolescência é raro. A idade máxima do primeiro episódio psicótico é no início dos 20 anos em pacientes do sexo masculino e no final dos 20 anos em pacientes do sexo feminino. O surgimento pode ser abrupto ou insidioso, mas a maioria dos indivíduos manifesta desenvolvimento lento e gradual dos sintomas e cerca de metade dos pacientes se queixa de sintomas depressivos. Os fatores preditivos da progressão e do desfecho são muito pouco explicados. A progressão parece ser favorável em aproximadamente 20% dos casos e um pequeno número de indivíduos se recupera por completo. No entanto, muitos permanecem com a doença crônica, com exacerbações e remissões de sintomas ativos, enquanto outros apresentam deterioração progressiva. A maioria dos indivíduos diagnosticados com esquizofrenia precisa de auxílio para a vida diária. Os sintomas positivos tendem a diminuir com o passar do tempo e os sintomas negativos são os mais persistentes, assim como os déficits cognitivos.

DIAGNÓSTICO DIFERENCIAL

O diagnóstico diferencial dos transtornos psicóticos é amplo e inclui reações a substâncias psicoativas/medicamentos (dextrometorfano, ácido lisérgico [LSD], cogumelos alucinógenos, psilocibina, peiote, *cannabis*, estimulantes e inalantes; corticosteroides, anestésicos, anticolinérgicos, anti-histamínicos, anfetaminas); outras doenças que causam sintomas similares aos psicóticos (Tabela 47.4); e outras doenças psiquiátricas (transtornos depressivo, bipolar, obsessivo-compulsivo, factício, dismórfico corporal, de estresse pós-traumático, do espectro autista, de comunicação, de personalidade). O diagnóstico diferencial pode ser difícil, já que muitas doenças que podem ser confundidas com a psicose também aumentam o risco de desenvolvê-la.

A **encefalite autoimune** causada por anticorpos contra o receptor *N*-metil-D-aspartato (NMDA) ou outros autoanticorpos pode ser acompanhada por psicose, ansiedade, depressão, agitação, agressão, delírios, catatonia, alucinações visuais ou auditivas, desorientação e paranoia em combinação com distúrbios do sono, disfunção autônoma (hipoventilação), discinesias, transtornos de movimento, convulsões, perda de memória e redução do nível de consciência (Figura 47.1). Os resultados do eletroencefalograma (EEG), da análise do liquor e da

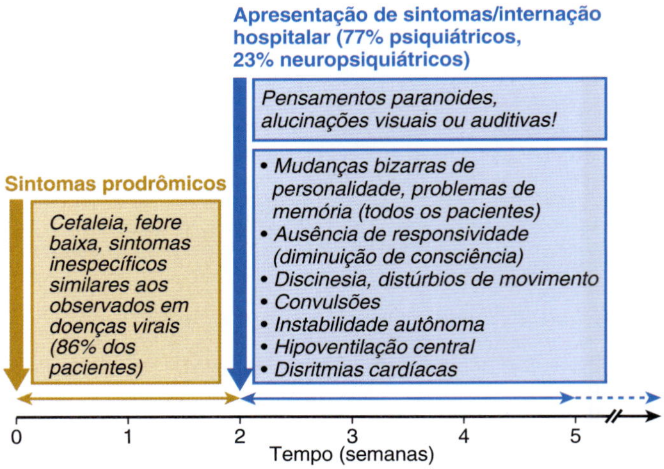

Figura 47.1 Características clínicas de pacientes com encefalite antirreceptor NMDA. (*Modificada de Wandinger KP, Saschenbrecker S, Stoecker W, Dalmau J: Anti-NMDA-receptor encephalitis: a severe multistage, treatable disorder presenting with psychosis, J Neuroimmunol 231:86-91, 2011, Fig 2.*)

Tabela 47.4 Algumas causas neurológicas e sistêmicas de depressão e/ou psicose.

CATEGORIA	DISTÚRBIOS
Traumatismo craniano	Lesão encefálica traumática Hematoma subdural
Infecciosa	Doença de Lyme Doença causada por príons Neurossífilis Infecções/encefalites virais (infecção/encefalopatia pelo HIV, encefalite por herpesvírus, citomegalovírus, vírus Epstein-Barr) Doença de Whipple Malária cerebral Infecção sistêmica
Inflamatória	Encefalite autoimune Doença celíaca Lúpus eritematoso sistêmico Síndrome de Sjögren Arterite temporal Encefalopatia de Hashimoto Coreia de Sydenham Sarcoidose
Neoplásica	Neoplasia cerebral primária ou secundária Neoplasia sistêmica Encefalite paraneoplásica
Endócrina ou metabólica adquirida	Encefalopatia hepática Encefalopatia urêmica Demência por diálise Hipo/hiperparatireoidismo Hipo/hipertireoidismo Doença de Addison, doença de Cushing Pós-parto Deficiência vitamínica: vitamina B_{12}, folato, niacina, vitamina C, tiamina Deficiências nutricionais associadas a *bypass* gástrico Hipoglicemia Hiponatremia
Vascular	Derrame Arteriopatia cerebral autossômica dominante com infartos subcorticais e leucoencefalopatia (CADASIL)
Degenerativa	Paralisia supranuclear progressiva Doença de Huntington Degeneração ganglionar corticobasal Atrofia multissistêmica, degeneração estriatonigral, atrofia olivopontocerebelar Calcificações idiopáticas dos gânglios da base, doença de Fahr Neuroacantose Neurodegeneração com acúmulo cerebral de ferro (NBIA) Adrenoleucodistrofia Leucodistrofia metacromática
Desmielinização	Esclerose múltipla Encefalomielite disseminada aguda Adrenoleucodistrofia Leucodistrofia metacromática
Metabólica congênita	Doença de Wilson Síndrome do corno posterior Doença de Tay-Sachs Lipofuscinose ceroide neuronal Doença de Niemann-Pick de tipo C Porfiria intermitente aguda Encefalopatia mitocondrial, acidose láctica e episódios de acidente vascular cerebral (MELAS) Xantomatose cerebrotendínea Homocistinúria Deficiência de ornitina transcarbamilase
Síndromes	Williams Prader-Willi X frágil Deleção 22q11.2 ROHHAD
Epilepsia	Ictal Interictal Pós-ictal Normalização forçada Pós-cirurgia para epilepsia Epilepsia mioclônica progressiva de Lafora
Medicações	Analgésicos Andrógenos (esteroides anabolizantes) Antiarrítmicos Anticonvulsivantes Anticolinérgicos Antibióticos Anti-hipertensivos Agentes antineoplásicos Agentes betabloqueadores Corticosteroides Ciclosporina Agonistas dopaminérgicos Contraceptivos orais Sedativos/hipnóticos Inibidores seletivos da recaptação de serotonina (SSRIs) (síndrome serotoninérgica)
Substâncias de abuso	Álcool Anfetaminas Cocaína Alucinógenos Maconha e canabinoides sintéticos Metilenodioximetanfetamina (MDMA, Ecstasy) Fenciclidina
Síndromes de abstinência	Álcool Barbitúricos Benzodiazepínicos Anfetaminas SSRIs
Toxinas	Metais pesados Inalantes
Outra	Hidrocefalia com pressão normal Radiação ionizante Doença descompressiva

ROHHAD: Obesidade de início rápido com disfunção hipotalâmica, hipoventilação e desregulação autonômica. Modificada de Perez DL, Murray ED, Price BH: Depression and psychosis in neurological practice. In Daroff RB, Jankovic J, Mazziotta JC *et al.*, editors: *Bradley's neurology in clinical practice*, 7ª ed, Philadelphia, 2015, Elsevier.

ressonância magnética (RM) geralmente, mas nem sempre, são anormais. A constelação de psicose e características encefalíticas deve dar um indício do diagnóstico; no entanto, no quadro, os problemas comportamentais podem ser a característica dominante (ver Capítulo 616.4).

Pode ser difícil determinar as causas médicas que geram o delírio com sintomas psicóticos proeminentes (Tabela 47.5 e Tabela 47.6). De modo geral, o delírio por causas médicas é frequentemente associado às anomalias nos sinais vitais e no exame neurológico (inclusive o nível de consciência). O histórico familiar ou pessoal positivo de doença psiquiátrica grave é menos provável. Quando os sintomas psicóticos são causados por doenças médicas identificáveis, geralmente há alterações da atenção, da orientação, da memória recente e da função intelectual. As alucinações podem ser causadas por doenças médicas, mas tendem a ser táteis, visuais e olfatórias, enquanto as alucinações auditivas são mais comuns nos transtornos psiquiátricos primários. Nos pacientes com alucinações causadas por doenças médicas, a probabilidade de reconhecer que as alucinações não representam a realidade é maior do que em indivíduos com transtornos psicóticos primários.

O diagnóstico de um transtorno psicótico deve ser estabelecido apenas após a consideração cuidadosa de todas essas outras explicações para os sintomas observados. O diagnóstico errôneo da psicose em sua ausência pode levar ao uso inadequado de antipsicóticos e todos os seus riscos; da mesma maneira, a consideração errônea dos sintomas psicóticos como manifestações não psicóticas de, por exemplo, autismo ou trauma, pode causar longos atrasos no tratamento da psicose. A persistência, a frequência e a forma de possíveis sintomas psicóticos, bem como o grau de sofrimento associado e a regressão funcional, precisam ser considerados na determinação da probabilidade de uma fisiopatologia psicótica subjacente.

COMORBIDADES

Em uma avaliação de 35 estudos de jovens com esquizofrenia, as taxas de comorbidade foram próximas a 34% para transtorno de estresse pós-traumático, 34% para transtorno de déficit de atenção/hiperatividade e/ou transtornos de comportamento disruptivo e 32% para uso abusivo/dependência de substâncias psicoativas.

SEQUELAS

Os estudos de acompanhamento da esquizofrenia de aparecimento precoce sugerem a existência de disfunção moderada a grave durante a vida do indivíduo. O desfecho desfavorável é previsto por baixo funcionamento pré-morbidade, aparecimento insidioso, maiores taxas de sintomas negativos, surgimento durante a infância e baixo funcionamento intelectual. Quando acompanhados na vida adulta, os jovens com esquizofrenia apresentaram maiores déficits sociais, menores níveis de emprego e menor probabilidade de viver de forma independente em comparação aos demais transtornos psicóticos da infância.

Aproximadamente 5 a 6% dos indivíduos com esquizofrenia se suicidam, cerca de 20% tentam se suicidar em uma ou mais ocasiões e muitos mais têm ideação suicida. A expectativa de vida é menor em indivíduos com esquizofrenia devido às doenças associadas; uma vulnerabilidade associada à psicose e a transtornos médicos pode explicar parte da comorbidade médica da esquizofrenia.

ETIOLOGIA E FATORES DE RISCO

As evidências etiológicas da esquizofrenia apoiam um modelo de neurodesenvolvimento e neurodegeneração, com a participação importante de múltiplos fatores genéticos e exposições ambientais. Segundo uma hipótese, embora a origem dos transtornos psicóticos provavelmente esteja no início do desenvolvimento, é apenas na juventude que as estruturas nervosas subjacentes manifestam déficits funcionais e que surgem os sintomas psicóticos resultantes.

Fatores genéticos

O risco vitalício de desenvolvimento de esquizofrenia é 5 a 20 vezes maior em parentes de primeiro grau de probandos acometidos do que na população geral. Taxas de concordância de 40 a 60% e 5 a 15%

Tabela 47.5 Problemas especiais no diagnóstico diferencial do delírio.*

CARACTERÍSTICA CLÍNICA	DELÍRIO	DEMÊNCIAS	ESQUIZOFRENIA	DEPRESSÃO
Progressão	Início agudo; horas, dias ou mais	Início insidioso, meses ou anos; progressiva	Início insidioso, ≥ 6 meses, fases psicóticas agudas	Início insidioso, pelo menos 2 semanas, geralmente meses
Atenção	Atenção muito prejudicada e excitação	A princípio, normal; mais tarde, diminuída	Normal a discretamente diminuída	Discreta redução
Flutuação	Proeminente na excitação da atenção; alteração do ciclo dia/noite	Ausência de flutuações proeminentes; distúrbios menores no ciclo dia/noite	Ausente	Ausente
Percepção	Percepções equivocadas; alucinações, geralmente visuais, fugazes; paramnésia	Anomalias perceptivas muito menos proeminentes; paramnésia	Alucinações auditivas com referência pessoal	Pode ter alucinações congruentes de humor
Fala e linguagem	Percepção, velocidade e coerência anormais; desarticulado e disártrico; uso de nomes errados; disgrafia característica	Anomia precoce; discurso vazio; compreensão anormal	Desorganizado, com tema bizarro	Diminuição da quantidade de fala
Outros parâmetros cognitivos	Desorientação em tempo e lugar; memória recente e anomalias de visão e espaço	Desorientação em tempo e lugar; vários outros déficits cognitivos superiores	Desorientação pessoal; interpretações concretas	Alentecimento do pensamento; indecisão; dificuldade de recuperação de memória
Comportamento	Letargia ou delírio; ilusões não sistematizadas; labilidade emocional	Desinteressado; não participativo; desinibido; delírios e outros sintomas psiquiátricos	Delírios sistematizados; paranoia; comportamento bizarro	Humor deprimido; anedonia; falta de energia; distúrbios do sono e apetite
Eletroencefalograma	Alentecimento difuso; atividade rápida de baixa voltagem; padrões específicos	A princípio, normal; posteriormente, alentecimento discreto	Normal	Normal

*As características listadas são as usuais e não exclusivas. De Mendez MF, Padilla CR: Delirium. In Daroff RB, Jankovic J, Mazziotta JC *et al.*, editors: *Bradley's neurology in clinical practice*, 7ª ed, Philadelphia, 2015, Elsevier.

Tabela 47.6 Características sugestivas de doença neurológica em pacientes com sintomas psiquiátricos.

CARACTERÍSTICAS PSIQUIÁTRICAS ATÍPICAS Início em idade tardia ou muito precoce Início agudo ou subagudo Ausência de estressores psicossociais significativos Catatonia Comportamento diminuído Declínio cognitivo Intratabilidade apesar da terapia adequada Sintomas progressivos	**HISTÓRICO MÉDICO DO PACIENTE** Fatores de risco para doenças cerebrovasculares ou infecções do sistema nervoso central Câncer Imunocomprometimento Traumatismo craniano significativo Convulsões Distúrbio do movimento Distúrbios hepatobiliares Crises abdominais de causa desconhecida Parentes biológicos com doenças ou queixas semelhantes
HISTÓRIA DA DOENÇA ATUAL Dor de cabeça nova ou pior Desatenção Sonolência Incontinência Queixas neurológicas focais, como fraqueza, alterações sensoriais, incoordenação ou dificuldade na marcha Alterações neuroendócrinas Anorexia/perda de peso	**ANOMALIAS DIAGNÓSTICAS NÃO EXPLICADAS** Exames laboratoriais de triagem Estudos de neuroimagem ou talvez de outros sistemas Eletroencefalograma Liquor

De Perez DL Murray ED, Price BH: Depression and psychosis in neurological practice. In Daroff RB, Jankovic J, Mazziotta JC, editors: *Bradley's neurology in clinical practice*, 7ª ed, Philadelphia, 2015, Elsevier.

foram relatadas, respectivamente, em gêmeos monozigóticos e dizigóticos. Estudos de associação genômica ampla implicaram variantes em mais de 100 genes diferentes que levam a aumentos estatisticamente significativos, mas pequenos, no risco de desenvolvimento de esquizofrenia (razão de probabilidade de cerca de 1,4). O risco de esquizofrenia aumenta conforme a carga desses alelos comuns de risco e cerca de 30% do risco de desenvolvimento de esquizofrenia é atribuído a variantes genéticas comuns. Variantes raras de maior efeito também foram implicadas na elevação do risco. Algumas variantes raras de números de cópias, em que trechos do genoma com muitos genes de abrangência são duplicados ou deletados, aumentam o risco de esquizofrenia de forma mais acentuada, com razão de probabilidade de 2 a 25. Embora essas variantes do número de cópias – inclusive os "pontos críticos" (*hot spots*), como 1q21.1, 15q13.3 e 22q11.2 – possam ser responsáveis por 0,5 a 1% dos casos de esquizofrenia típica em adolescentes/adultos, os dados indicam que estão envolvidas em cerca de 12% dos casos de esquizofrenia com início antes dos 13 anos de idade. Existem evidências crescentes de que os mesmos alelos de risco genético são associados ao risco de desenvolvimento de múltiplos distúrbios (p. ex., depressão).

Fatores ambientais

A exposição intrauterina à fome materna, a idade paterna avançada, as infecções pré-natais, as complicações obstétricas, o uso de maconha e a imigração foram considerados como contribuintes hipotéticos para o desenvolvimento de esquizofrenia. As exposições ambientais podem mediar o risco de doença por meio do dano neurológico direto, interações gene-ambiente, efeitos epigenéticos e/ou mutações *de novo*. Não há evidências de que fatores psicológicos ou sociais isolados provoquem esquizofrenia. Por outro lado, os fatores ambientais podem interagir com os fatores biológicos de risco e mediar o momento do aparecimento, a progressão e a gravidade do transtorno. A emoção expressa no ambiente familiar pode influenciar o aparecimento e a exacerbação de episódios agudos e as taxas de recidiva.

ANOMALIAS NEUROANATÔMICAS

Maiores volumes do ventrículo lateral, associados a reduções dos volumes do hipocampo, do tálamo e do lobo frontal, foram relatados na esquizofrenia. Os jovens, em particular, apresentam reduções dos volumes de substância cinzenta e menor número de giros corticais. Segundo uma hipótese, os sistemas de neurotransmissores, principalmente dos circuitos de dopamina do sistema nervoso central, têm papel importante na fisiopatologia da esquizofrenia. A hipótese da dopamina é derivada, em parte, da identificação do bloqueio do receptor D_2 como mecanismo de ação de medicamentos antipsicóticos.

PREVENÇÃO

Há enorme interesse na identificação prospectiva de jovens suscetíveis ao desenvolvimento de doenças do espectro da esquizofrenia e outros transtornos psicóticos, como forma de intervir precocemente, antes do desenvolvimento de um transtorno psicótico pleno. Diversos nomes – como *síndrome de psicose atenuada* (APS), *alto risco clínico* (*clinical high risk* [CHR]), síndrome de risco de psicose, risco ultra-alto, estado mental suscetível e estágio prodrômico – foram usados para descrever os pacientes que apresentam sintomas preocupantes e sugestivos de psicose precoce.

A APS ou CHR é caracterizada pela presença de delírios, alucinações ou fala desorganizada em formas atenuadas. Indivíduos acometidos podem expressar diversas crenças incomuns ou estranhas ou ter experiências perceptivas incomuns, inclusive alucinações francas, mas reconhecem sua irrealidade; seu discurso pode ser compreensível em linhas gerais, mas é vago; e seu comportamento pode ser incomum, mas não há desorganização grosseira. Indivíduos que eram socialmente ativos podem ficar retraídos. Os sintomas são descritos como presentes pelo menos 1 vez/semana no último mês e com início/piora no último ano. Embora os sintomas sejam menos graves e mais transientes do que no transtorno psicótico, 20 a 40% dos pacientes com esses sintomas atenuados parecem progredir a um transtorno psicótico nos anos após seu aparecimento. Há evidências de que poucas habilidades cognitivas e sociais pré-morbidade, assim como o histórico de uso de substâncias psicoativas, contribuam para o risco de desenvolver um transtorno psicótico pleno em indivíduos com APS/CHR.

Algumas evidências indicam que o uso de medicamentos antipsicóticos pode retardar a conversão da forma atenuada à psicose plena e melhorar os sintomas acentuados no tratamento ativo, embora aparentemente não existam efeitos duradouros após a interrupção da medicação. Além disso, os conhecidos efeitos adversos dos antipsicóticos contraindicam seu uso amplo para prevenção de psicose em pacientes com APS/CHR, uma vez que cerca de dois terços deles não chega a desenvolver um distúrbio psicótico.

Os antidepressivos foram associados à melhora sintomática em adolescentes com APS/CHR. Há relatos de que as intervenções psicológicas, inclusive habilidades sociais, programas de treinamento cognitivo e interativo, assim como intervenções familiares educacionais e a terapia cognitivo-comportamental (TCC) melhoram a sintomatologia e o funcionamento psicossocial em jovens com sintomas iniciais e diminuem a taxa de conversão à psicose.

Apesar das melhorias da validade preditiva do diagnóstico, ainda há muita preocupação com a alta taxa de *falso-positivos* (a identificação de um indivíduo como prodrômico que não desenvolve psicose), que pode fazer com que as pessoas sejam estigmatizadas ou expostas a tratamentos desnecessários. Nesse contexto, os jovens com sintomas iniciais sugestivos de psicose devem ser encaminhados a um psiquiatra especialista em crianças e adolescentes ou outro especialista qualificado de saúde mental e/ou a um programa especializado de pesquisa.

TRIAGEM/ACHADO DE CASO

Os pediatras podem fazer perguntas gerais aos jovens e a seus pais quanto aos problemas com pensamentos ou percepções. Em pacientes mais velhos, perguntas como "Sua mente te engana?", "Você ouve alguém falando quando está sozinho?" e "Sua mente fica confusa?" podem ajudar a evocar sintomas. Em crianças pequenas, os clínicos devem ter certeza de que o paciente entende as perguntas. Os verdadeiros sintomas psicóticos geralmente são confusos para o indivíduo. Relatos muito descritivos, detalhados, organizados e/ou específicos a situações têm menor probabilidade de representar uma real psicose. A evidência franca de psicose nem sempre é observada no exame do estado mental, mas, em sua ausência, a validade dos relatos sintomáticos deve ser analisada. Jovens que apresentam uma possível psicose devem ser submetidos à avaliação e tratamento por um psiquiatra especializado em crianças e adolescentes ou outro especialista qualificado em saúde mental.

AVALIAÇÃO

A avaliação diagnóstica de esquizofrenia em jovens é bastante difícil e erros diagnósticos são comuns. A maioria das crianças que relatam alucinações não atende aos critérios de esquizofrenia e muitas não têm doenças psicóticas. A persistência, a frequência e a forma dos possíveis sintomas psicóticos; a presença de angústia; o prejuízo funcional; e o discernimento (*insight*) precisam ser considerados ao determinar o diagnóstico. Experiências normais da infância, inclusive imaginação excessiva e fantasias vívidas, podem ser erroneamente interpretadas como psicose. A experiência em psicopatologia infantil e na avaliação de relatos de sintomas psicóticos em jovens é um pré-requisito importante para os médicos que avaliam jovens com possível diagnóstico de psicose. Avaliações diagnósticas abrangentes, que conciliem os achados do estado mental com a rigorosa aplicação de critérios diagnósticos, ajudam a aumentar a precisão.

Não há exames de neuroimagem, psicológicos ou laboratoriais que estabeleçam o diagnóstico dos transtornos do espectro esquizofrênico. A avaliação médica enfoca o descarte das causas não psiquiátricas de psicose, ao mesmo tempo em que estabelece os parâmetros laboratoriais basais para monitoramento da terapia medicamentosa. Os exames laboratoriais de rotina geralmente incluem hemogramas, painel metabólico básico e funções hepática, renal e tireoidiana. A avaliação mais extensa é indicada nas apresentações atípicas, como a deterioração grave das habilidades cognitivas e motoras, sintomas neurológicos focais ou delírio. Exames de neuroimagem podem ser indicados na presença de sintomas neurológicos, e o EEG pode ser indicado em caso de histórico clínico sugestivo de convulsões. Os exames toxicológicos são indicados nos casos de surgimento agudo ou exacerbações da psicose, quando a exposição a substâncias de abuso não pode ser descartada. Os exames genéticos são indicados em caso de associação a características dismórficas ou sindrômicas. Os exames para descarte de síndromes ou doenças específicas são indicados nas apresentações clínicas sugestivas (p. ex., exames de aminoácidos para detecção de erros inatos do metabolismo, ceruloplasmina para diagnóstico da doença de Wilson, porfobilinogênio para detecção de porfiria intermitente aguda, anticorpos contra o receptor NMDA para diagnóstico de encefalite autoimune). Os exames neuropsicológicos não podem estabelecer o diagnóstico, mas podem ser importantes na documentação dos déficits cognitivos para o planejamento acadêmico.

TRATAMENTO

É importante reconhecer as fases características na avaliação e no tratamento da esquizofrenia. Na **fase prodrômica**, a maioria dos pacientes apresenta deteriorações funcionais (ou seja, isolamento social, preocupações idiossincráticas, comportamentos incomuns, insucesso acadêmico, deterioração das habilidades de autocuidado e/ou disforia) antes do aparecimento de sintomas psicóticos. A **fase aguda** é caracterizada por sintomas positivos proeminentes e deterioração funcional. A **fase de recuperação** é marcada por um período de vários meses de disfunção e sintomas predominantemente negativos. A **fase residual** (se atingida) não tem sintomas positivos, embora os sintomas negativos possam causar disfunção contínua.

Os objetivos do tratamento incluem a redução da sintomatologia psicótica, o direcionamento da criança a uma trajetória normal de desenvolvimento e a reintegração da criança em casa e na comunidade. As crianças e as famílias que enfrentam os transtornos do espectro da esquizofrenia precisam de uma gama de serviços de saúde mental para atendimento de suas necessidades psicológicas, sociais, educacionais e culturais. Devido ao aparecimento insidioso e à progressão crônica desses transtornos, o paciente deve ser acompanhado de forma longitudinal, com reavaliação periódica para manter a precisão do diagnóstico e personalização dos serviços para atendimento das necessidades do paciente e da família. Serviços integrados de psicofarmacologia, psicoterapia, psicoeducação e tratamento individualizado são frequentemente necessários.

A **psicoeducação** sobre a doença, com uma avaliação do possível estigma sobre a participação no tratamento, é essencial para melhorar a adesão às recomendações terapêuticas. A avaliação dos pontos fortes e das vulnerabilidades da criança, assim como dos recursos ambientais disponíveis, é essencial para a formulação de um plano terapêutico eficaz. O trabalho conjunto da escola e da comunidade, para o desenvolvimento e a manutenção de um cronograma diário para o paciente, é importante. Programas educacionais especializados devem ser considerados no sistema escolar. As intervenções cognitivas têm tido alguns resultados promissores no planejamento de habilidades e flexibilidade cognitiva. A comunicação eficaz e colaborativa entre a família, o pediatra, a criança e o psiquiatra especializado e outros profissionais de saúde mental aumenta a possibilidade de obter funcionamento ideal do paciente.

Farmacoterapia

Os medicamentos antipsicóticos de primeira geração (típicos) e segunda geração (atípicos) são comprovadamente eficazes na redução dos sintomas psicóticos. Esses antipsicóticos parecem ser superiores ao placebo e têm eficácia aproximadamente igual, exceto pela *ziprasidona* e pela *clozapina*, que podem ser menos e mais eficazes do que os demais, respectivamente. A risperidona, o aripiprazol, a quetiapina, a olanzapina e a lurasidona são antipsicóticos de segunda geração aprovados pela Food and Drug Administration (FDA) dos EUA para o tratamento da esquizofrenia em pacientes com 13 anos ou mais, e a *paliperidona* é usada por aqueles a partir de 12 anos. Diversos antipsicóticos de primeira geração também são aprovados pela FDA para crianças e adolescentes. A escolha do agente a ser usado primeiro é geralmente baseada na aprovação da FDA, no perfil de efeitos colaterais, na preferência do paciente e da família, na familiaridade do médico e nos custos. Os antipsicóticos *depot* não foram estudados na população pediátrica e têm riscos inerentes devido à exposição a longo prazo a efeitos colaterais. Embora a clozapina seja eficaz no tratamento dos sintomas positivos e negativos, o risco de desenvolvimento de agranulocitose e convulsões limita seu uso aos pacientes com transtornos resistentes ao tratamento. A ziprasidona e a paliperidona são associadas ao prolongamento do intervalo QT; esse achado, junto à eficácia inferior da ziprasidona, limita seu uso em crianças e adolescentes.

A maioria dos pacientes precisa de tratamento prolongado e é bastante suscetível à recidiva em caso de interrupção da medicação; além disso, mais de três quartos dos jovens com esquizofrenia interrompem o uso da medicação em 180 dias. Assim, o objetivo é manter o medicamento na menor dose eficaz para minimizar possíveis eventos adversos. Muitos pacientes continuarão a apresentar algum grau de sintomas positivos ou negativos, precisando de tratamento contínuo. Os pacientes devem manter contato regular com seu médico, para monitoramento da progressão dos sintomas, dos efeitos colaterais e da adesão à terapia.

A **terapia eletroconvulsiva (ECT)** pode ser usada em adolescentes com disfunção grave caso os medicamentos não sejam eficazes ou não possam ser tolerados. Essa técnica não foi sistematicamente estudada em crianças.

A bibliografia está disponível no GEN-io.

47.2 Psicose Associada à Epilepsia

Joseph Gonzalez-Heydrich, Heather J. Walter e David R. DeMaso

O espectro da esquizofrenia e os outros transtornos psicóticos incluem o transtorno psicótico devido a outra doença (Tabela 47.7). A **psicose associada à epilepsia** foi relatada em crianças e adultos. Também denominado *psicose esquizofreniforme da epilepsia*, o transtorno se manifesta com delírios ou alucinações associados à má percepção. A caracterização é complicada pelo fato de que os medicamentos anticonvulsivos podem causar psicose e os fármacos antipsicóticos podem reduzir o limiar convulsivo, produzindo convulsões.

A psicose associada à epilepsia pode ser diferenciada em ictal, interictal e pós-ictal. A psicose de indução ictal é uma forma de ***status epilepticus* não convulsivo,** geralmente uma condição parcial complexa que pode durar horas a dias e é associada a períodos de diminuição da consciência. A psicose interictal breve pode perdurar dias a semanas e é associada a paranoia, delírios e alucinações auditivas. A psicose interictal crônica é similar à esquizofrenia e se manifesta como paranoia, alucinações visuais e catatonia. A psicose pós-ictal é o tipo mais comum (observada em 2 a 7% dos pacientes com epilepsia) e dura até 1 semana, quando se resolve espontaneamente.

O diagnóstico requer alto índice de suspeita e monitoramento por EEG. O tratamento exige a administração de medicamentos anticonvulsivos adequados e, em caso de persistência da psicose, a instituição de antipsicóticos em baixa dose.

A bibliografia está disponível no GEN-io.

47.3 Catatonia em Crianças e Adolescentes

Joseph Gonzalez-Heydrich, Heather J. Walter e David R. DeMaso

A catatonia é um estado mal definido em que há uma manifestação incomum de redução ou aumento do tônus muscular e menor responsividade (embora possa ser acompanhada por agitação), que ocorre em associação a uma ampla gama de doenças que acometem crianças, adolescentes e adultos. Entre essas doenças estão: psicose, transtorno do espectro autista, doenças do desenvolvimento, distúrbios induzidos por substâncias psicoativas, transtornos disfóricos e uma ampla gama de transtornos médicos (Tabela 47.8). Devido à sua natureza mal definida, não é surpresa que a prevalência de catatonia em crianças e adolescentes seja desconhecida, embora, de modo geral, acredita-se que seja significativamente subdiagnosticada. O reconhecimento da catatonia pelo médico é muito importante, já que em geral o transtorno é muito responsivo ao tratamento com benzodiazepínicos e/ou ECT.

Tabela 47.7 Critérios diagnósticos do DSM-5 para o transtorno psicótico devido a outra condição médica.

A. Alucinações ou delírios proeminentes.
B. Há evidências da história, do exame físico ou de achados laboratoriais de que a perturbação é a consequência fisiopatológica direta de outra condição médica.
C. A perturbação não é mais bem explicada por outro transtorno mental.
D. A perturbação não ocorre exclusivamente durante o curso de delírio.
E. A perturbação causa sofrimento clinicamente significativo ou dano no funcionamento social, profissional ou em outras áreas importantes da vida do indivíduo.

Especificar se:
Com delírios: Se os delírios são o sintoma predominante.
Com alucinações: Se as alucinações são o sintoma predominante.

De *Diagnostic and Statistical Manual of Mental Disorders, Fifth Edition* (Copyright 2013). American Psychiatric Association, pp. 115-116.

Tabela 47.8 Transtornos associados à catatonia.

Transtornos psicóticos
- Esquizofrenia paranoide, esquizofrenia catatônica, psicose, autismo, síndrome de Prader-Willi, deficiência intelectual

Transtornos do humor
- Transtorno bipolar: episódios maníacos ou mistos

Transtorno depressivo maior

Doenças médicas
- Anomalias endócrinas, infecções, desequilíbrios eletrolíticos, mutações no gene *SCN2A*

Doenças neurológicas
- Epilepsia, acidente vascular cerebral, lesão cerebral traumática, esclerose múltipla, encefalite infecciosa e autoimune

Substâncias psicoativas
- Abstinência: benzodiazepínicos, L-dopa, gabapentina
- Superdosagem: LSD, fenciclidina (PCP), cocaína, MDMA (ecstasy), dissulfiram, levetiracetam

Adaptada de Weder ND, Muralee S, Penland H, Tampi RR: Catatonia: a review, *Ann Clin Psychiatry* 20(2):97-107, 2008, Tabela 2.

DIAGNÓSTICO E TRATAMENTO

A catatonia é definida pela presença de três ou mais dos 12 sintomas listados na Tabela 47.9. A etapa seguinte, muito importante, é a avaliação (e a possível eliminação) dos medicamentos administrados à criança devido ao seu potencial de indução de sintomas catatônicos, um efeito colateral comum de muitos fármacos, inclusive psiquiátricos. De particular importância é a interrupção da administração de agentes antipsicóticos, já que esses medicamentos foram associados a uma maior incidência de catatonia maligna ou síndrome neuroléptica maligna.

Os benzodiazepínicos (geralmente o lorazepam) e a ECT são eficazes em adultos e parecem ser eficazes em crianças. A Figura 47.2 mostra um algoritmo com uma prova terapêutica utilizando lorazepam (oral, intravenoso ou intramuscular, em dose de 1 a 2 mg). Se o teste terapêutico reverter os sintomas, doses maiores de lorazepam são indicadas, com cuidadoso monitoramento para evitar a ocorrência de efeitos colaterais. A ECT pode ser indicada sozinha (em caso de ausência de melhora como lorazepam) ou combinada ao lorazepam caso haja melhora incompleta.

O panorama da catatonia é bastante influenciado pela(s) doença(s) associada(s). O desfecho a longo prazo dos pacientes submetidos à ECT é desconhecido, mas as taxas de mortalidade de pacientes catatônicos caíram após a introdução da ECT.

A bibliografia está disponível no GEN-io.

47.4 Alucinações Fóbicas Agudas da Infância

Joseph Gonzalez-Heydrich, Heather J. Walter e David R. DeMaso

Entre os adultos, as alucinações são vistas como sinônimos de "psicose" e precursoras de uma psicopatologia grave. Em crianças, as alucinações podem ser parte do desenvolvimento normal e, com maior frequência do que em adultos, estar associadas à psicopatologia não psicótica, fatores de estresse psicossocial, intoxicação por substâncias psicoativas ou doenças físicas. A primeira tarefa clínica na avaliação de jovens que relatam alucinações é diferenciar aquelas associadas à doença mental grave daquelas derivadas de outras causas (Figura 47.3).

MANIFESTAÇÕES CLÍNICAS

As **alucinações** são percepções (geralmente auditivas, visuais, táteis ou olfatórias) que ocorrem na ausência de estímulos externos passíveis de identificação. Elas podem também ser categorizadas como *não diagnósticas* (ouvir passos, batidas à porta ou ser chamado pelo nome) e *diagnósticas* (ouvir uma ou mais vozes dizendo coisas que não o nome do paciente).

Tabela 47.9 Critérios diagnosticos do DSM-5 para transtorno catatônico devido a outra condição médica.

A. O quadro clínico é dominado por três (ou mais) dos sintomas a seguir:
1. Estupor (i. e., ausência de atividade psicomotora; sem relação ativa com o ambiente).
2. Catalepsia (i. e., indução passiva de uma postura mantida contra a gravidade).
3. Flexibilidade cérea (i. e., resistência leve ao posicionamento pelo examinador).
4. Mutismo (i. e., resposta verbal ausente ou muito pouca [*Nota*: não se aplica se houver afasia estabelecida]).
5. Negativismo (i. e., oposição ou ausência de resposta a instruções ou a estímulos externos).
6. Postura (i. e., manutenção espontânea e ativa de uma postura contrária à gravidade).
7. Maneirismo (i. e., representação caricata esquisita e circunstancial de ações normais).
8. Estereotipia (i. e., movimentos repetitivos, anormalmente frequentes e não voltados a metas).
9. Agitação, não influenciada por estímulos externos.
10. Caretas.
11. Ecolalia (i. e., imitação da fala de outra pessoa).
12. Ecopraxia (i. e., imitação dos movimentos de outra pessoa).

B. Há evidências da história, do exame físico ou de achados laboratoriais de que a perturbação é a consequência fisiopatológica direta de outra condição médica.

C. O transtorno não é mais bem explicado por outro transtorno mental (p. ex., um episódio maníaco).

D. O transtorno não ocorre exclusivamente durante o curso de delírio.

E. O transtorno causa sofrimento clinicamente significativo ou prejuízo no funcionamento social, profissional ou em outras áreas importantes da vida do indivíduo.

Nota para codificação: Incluir o nome da condição médica no nome do transtorno mental (p. ex., 293.89 [F06.1] transtorno catatônico devido a encefalopatia hepática). A outra condição médica deve ser codificada e listada em separado, imediatamente antes de transtorno catatônico devido à condição médica (p. ex., 572.2 [K71.90] encefalopatia hepática; 293.89 [F06.1] transtorno catatônico devido a encefalopatia hepática).

De *Diagnostic and Statistical Manual of Mental Disorders, Fifth Edition* (Copyright 2013). American Psychiatric Association, pp. 120-121.

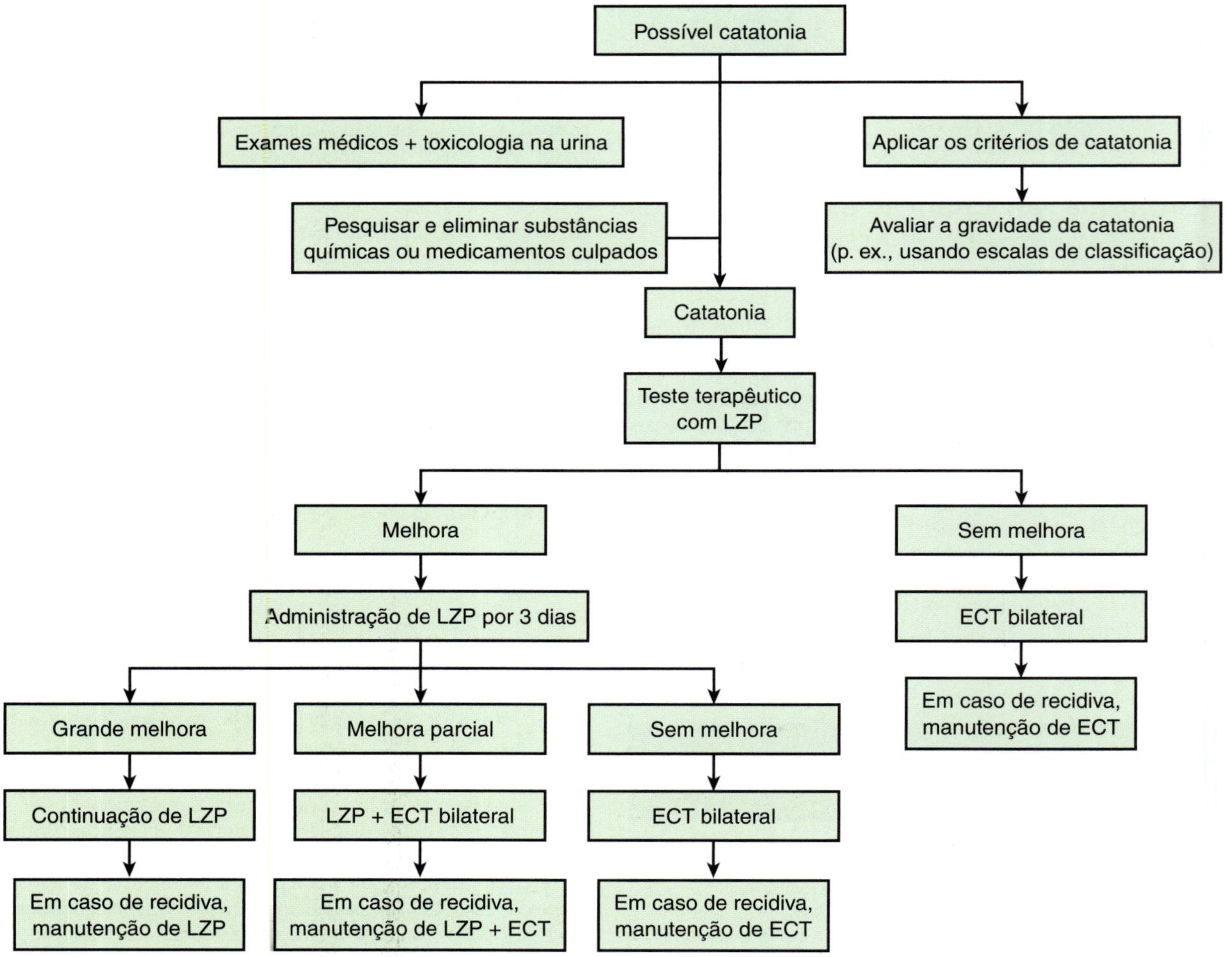

Figura 47.2 **Avaliação, diagnóstico e tratamento da catatonia em crianças e adolescentes.** ECT: terapia eletroconvulsiva; LZP: lorazepam. (*De Dhossche DM, Wilson C, Wachtel LE: Catatonia in childhood and adolescents: implications for the DSM-5, Prim Psychiatry 17(4):23-26, 2010.*)

Em crianças com alucinações não psicóticas, os outros sintomas de psicose estão ausentes. As alucinações *não psicóticas* comumente ocorrem no contexto de grave estresse traumático, dificuldades de desenvolvimento, privação social e emocional, pais cujas próprias psicopatologias fazem com que a criança perca o sentido da realidade, crenças culturais em misticismo e luto não resolvido. As alucinações *auditivas*, de vozes dizendo para a criança fazer "coisas ruins", podem ser mais frequentemente associadas a transtornos comportamentais graves do que aos diagnósticos psicóticos. Ouvir uma voz que invoca o suicídio é frequentemente associado à depressão. As alucinações auditivas relacionadas a traumas são comumente associadas ao transtorno de estresse pós-traumático ou ao transtorno psicótico breve

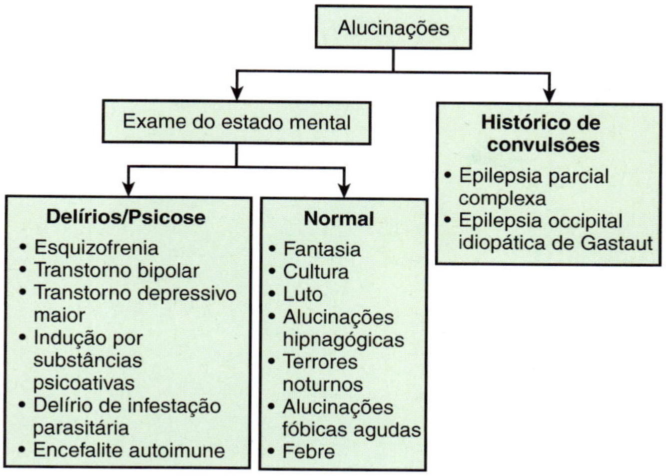

Figura 47.3 Avaliação das alucinações.

com fatores importantes de estresse. O teor das alucinações pode ser relevante à compreensão da psicopatologia subjacente e problemas do desenvolvimento.

DIAGNÓSTICO E DIAGNÓSTICO DIFERENCIAL

As **alucinações fóbicas agudas** são benignas e comuns e ocorrem em crianças previamente saudáveis e em idade pré-escolar. As alucinações são frequentemente visuais ou táteis, duram de 10 a 60 min e ocorrem a qualquer momento, mas com mais frequência à noite. A criança fica bastante assustada e pode relatar que insetos ou serpentes estão andando sobre ela e tentar removê-los. A causa é desconhecida. O diagnóstico diferencial inclui superdosagem de substâncias psicoativas/fármacos ou envenenamento, febre alta, encefalite e psicose. O medo da criança não é diminuído pelo conforto oferecido pelos pais ou pelo médico e ela não consegue lidar com a situação de forma racional. Os achados do exame físico e do estado mental são, exceto pelas alucinações, normais. Os sintomas podem persistir por 1 a 3 dias, lentamente cessando em 1 a 2 semanas.

O diagnóstico diferencial das alucinações compreende uma ampla gama de doenças mentais, incluindo os diagnósticos em que as alucinações não são a característica principal, mas podem ser observadas como sintomas associados (transtorno de estresse pós-traumático, transtornos não psicóticos do humor e transtornos disruptivos, de controle de impulso e de conduta); os diagnósticos que são definidos por características psicóticas (transtorno psicótico breve, esquizofrenia, transtorno depressivo maior ou bipolar com características psicóticas); e os estados clínicos de risco (má capacidade de percepção da realidade). Além disso, outras doenças podem provocar alucinações, incluindo intoxicações por substâncias psicoativas (*cannabis*, LSD, cocaína, anfetaminas, barbitúricos), efeitos colaterais de medicamentos (p. ex., corticosteroides, anticolinérgicos, estimulantes) e doenças físicas (p. ex., distúrbios de tireoide, paratireoide e adrenal; doença de Wilson; desequilíbrios eletrolíticos; infecções; enxaquecas; convulsões; neoplasias).

TRATAMENTO

A avaliação da doença subjacente direciona o tipo de tratamento necessário. As alucinações não psicóticas sugerem a necessidade de psicoterapia específica para o transtorno (p. ex., TCC com foco em trauma nos casos de transtorno de estresse pós-traumático) e, talvez, terapia medicamentosa adjunta (p. ex., um antidepressivo em caso de depressão ou ansiedade ou um tratamento curto com antipsicóticos em caso de agitação). A TCC ajuda os jovens a entender a origem das alucinações e a desenvolver estratégias para o enfrentamento das situações estressantes, que pode ser realizada em crianças mais velhas e adolescentes. As verdadeiras alucinações psicóticas sugerem a necessidade de administração de medicamentos antipsicóticos.

A bibliografia está disponível no GEN-io.

Transtornos de Aprendizagem e de Desenvolvimento

PARTE 4

Capítulo 48

Neurodesenvolvimento e Função e Disfunção Executivas

Desmond P. Kelly e Mindo J. Natale

TERMINOLOGIA E EPIDEMIOLOGIA

A **função do neurodesenvolvimento** é um processo cerebral básico, necessário para o aprendizado e para a produtividade. A **função executiva (FE)** é uma expressão genérica usada para descrever processos neurocognitivos específicos, envolvidos na regulação, orientação, organização e monitoramento de pensamentos e ações para que se atinja um objetivo específico. Os processos considerados de natureza "executiva" incluem: controle de inibição/impulso, flexibilidade cognitiva/mental, controle emocional, tarefas de iniciação, planejamento, organização, memória de trabalho e autocontrole. As **disfunções do neurodesenvolvimento e/ou executivas** refletem quaisquer rupturas ou fraquezas nesses processos, que podem resultar de mau funcionamento neuroanatômico ou psicofisiológico. Enquanto a **variação do neurodesenvolvimento** se refere às diferenças no funcionamento do desenvolvimento neurológico. Amplas variações nessas funções existem internamente e entre indivíduos. Essas diferenças podem sofrer alterações com o tempo e não representam necessariamente uma patologia ou anormalidade.

Os transtornos neurodesenvolvimentais e/ou executivos colocam uma criança em risco de passar por desafios de desenvolvimento, cognitivos, emocionais, comportamentais, psicológicos e adaptativos. Crianças em idade pré-escolar com transtorno de neurodesenvolvimento ou executivo podem manifestar atrasos em um ou mais domínios do desenvolvimento, tais como o da linguagem, o domínio motor, de autoajuda ou de desenvolvimento socioemocional e de autorregulação. Para as crianças em idade escolar, uma área que merece uma atenção especial é a do desenvolvimento da capacidade acadêmica. As **deficiências acadêmicas** foram classificadas diagnosticamente como **Transtornos Específicos de Aprendizagem (TEA)** pelo *Manual Diagnóstico e Estatístico de Transtornos Mentais, Quinta Edição* (DSM-5), com aprofundamento nos critérios diagnósticos em um esforço para que fossem reconhecidos os fatores que podem interferir na aquisição eficaz de habilidades acadêmicas, incluindo leitura, linguagem escrita, e matemática. Na *Classificação Internacional de Doenças, Décima Edição* (CID-10), os transtornos do neurodesenvolvimento incluem os **transtornos específicos de desenvolvimento das habilidades escolares** que abrangem o transtorno específico de leitura, os transtornos em matemática e a desordem da expressão escrita. A **dislexia** é categorizada separadamente na CID-10 em "Sintomas e Sinais Não Classificados em Nenhum Outro Lugar". O **lobo frontal e o déficit de funções executivas** também estão incluídos nessa categoria. Já os **transtornos da função executiva** tradicionalmente têm sido vistos como um componente do **transtorno de déficit de atenção/hiperatividade (TDAH)**, que também é classificado no DSM-5 como um transtorno do neurodesenvolvimento.

Especificamente, não há estimativas quanto à prevalência para o transtorno do neurodesenvolvimento, embora as estimativas gerais para os transtornos de aprendizagem variem de 3 a 10%, com um intervalo semelhante relatado para o TDAH. Esses transtornos frequentemente coincidem. A variação na prevalência provavelmente está relacionada a diferenças nas definições e critérios adotados para a classificação e diagnóstico, como também às diferenças apresentadas pelos métodos de avaliação.

ETIOLOGIA E PATOGÊNESE

O transtorno do neurodesenvolvimento e da função executiva pode se manifestar por várias razões etiológicas, incluindo: influências genéticas, médicas, psicológicas, ambientais e socioculturais.

Há um alto grau de **hereditariedade** relatado em transtornos de aprendizagem e atenção, com estimativas variando de 45 a 80%. Foi identificado que genes específicos estão associados a transtornos de leitura, incluindo o *locus DYX2* no cromossomo 6p22 e o lócus *DYX3* em 2p12. Estudos de neuroimagem confirmaram as ligações entre variações genéticas e variações na espessura cortical em áreas do cérebro reconhecidamente associadas à aprendizagem e ao desempenho acadêmico, como as regiões temporais. As anomalias cromossômicas podem levar a padrões únicos de disfunção, tais como déficit visual-espacial, em meninas com diagnóstico de síndrome de Turner (Capítulo 98.4), ou déficits executivos e de linguagem em crianças com síndrome do X frágil (Capítulo 98.5). A síndrome de deleção do cromossomo 22q11.2 (Síndrome de DiGeorge ou velocardiofacial; Capítulo 98.3) está associada a padrões previsíveis de transtorno executivo ou do neurodesenvolvimento e que podem ser progressivos, incluindo uma maior prevalência de deficiência intelectual, bem como déficits no processamento visual-espacial, na atenção, na memória de trabalho, na aprendizagem verbal, aritmética e de linguagem.

As vulnerabilidades genéticas podem ser ainda mais influenciadas por fatores **perinatais**, incluindo: muito baixo peso ao nascimento, restrição de crescimento intrauterino grave, encefalopatia hipóxico-isquêmica perinatal e exposição pré-natal a substâncias como álcool e drogas. O risco elevado de transtornos do lobo frontal e de aprendizagem também está associado a toxinas ambientais, incluindo: o chumbo (Capítulo 739); drogas, tais como a cocaína; infecções, tais como a meningite, o HIV e Zika; e lesão cerebral secundária à hemorragia intraventricular, leucomalácia periventricular ou trauma cerebral. Os efeitos acadêmicos de concussão em crianças e adolescentes, embora geralmente temporários, foram bem caracterizados, incluindo concentração prejudicada e velocidade de processamento reduzida. Lesões repetidas têm uma probabilidade muito maior de efeitos neurocognitivos negativos a longo prazo.

O **trauma psicológico** precoce pode resultar tanto em alterações estruturais como neuroquímicas no desenvolvimento do cérebro, podendo contribuir com o transtorno executivo e do neurodesenvolvimento. Os achados sugerem que os efeitos de exposição ao trauma ou a abusos no início do desenvolvimento possam induzir à interrupção do sistema regulador do cérebro, e possam influenciar na função do hemisfério direito, com risco associado a problemas relativos ao processamento de informação, memória, foco e autorregulação. A privação sociocultural e ambiental, por sua vez, pode levar, ou potencializar, o transtorno executivo e do neurodesenvolvimento, sendo que vários estudos indicaram que o funcionamento executivo dos pais/responsáveis afeta o desenvolvimento de funções executivas nos filhos.

Com relação à **patogênese**, pesquisas de substratos neuroanatômicos forneceram informações importantes sobre os mecanismos subjacentes no transtorno neurodesenvolvimental e executivo. Várias pesquisas neurobiológicas identificaram diferenças nas regiões parietotemporal esquerda e occipitotemporal de indivíduos com dislexia, comparadas com as daqueles sem dificuldades de leitura (Capítulo 50). Estudos também descreveram os circuitos neurais, principalmente no córtex parietal, intrínseco às competências matemáticas, processamento da grandeza numérica e de aritmética mental. As associações entre a disfunção executiva e o *córtex pré-frontal/frontal* estão bem estabelecidas e os traumas nas regiões do lobo frontal frequentemente resultam em disfunção das habilidades executivas (p. ex., controle inibitório inadequado). Embora o córtex pré-frontal/frontal possa ser a região primária de controle das funções executivas, há considerável interconectividade entre as regiões frontais do cérebro e outras áreas, tais como sistemas *de excitação* (sistema de ativação reticular), sistemas *motivacionais e emocionais* (sistema límbico), sistemas de *associação cortical* (posterior/anterior; hemisférios esquerdo/direito) e sistemas de *entrada/saída* (motor frontal/áreas sensoriais posteriores).

FUNÇÕES PRINCIPAIS DO NEURODESENVOLVIMENTO

A melhor forma de se compreender os processos do neurodesenvolvimento, que são cruciais para o sucesso escolar, é colocá-los nos **campos principais do neurodesenvolvimento**. Não obstante tal classificação dos domínios, as distinções clínicas, frequentemente feitas em relação aos processos "cognitivos" (p. ex., inteligência, FE, atenção, linguagem, memória), são relativamente artificiais porque essas funções cerebrais são altamente integradas.

Função sensorial e motora

O desenvolvimento sensorial (p. ex., auditivo, visual, tátil, proprioceptivo) começa bem antes do nascimento. Esse processo de desenvolvimento neurológico é crucial para ajudar as crianças a experimentar, entender e manipular seus ambientes. O desenvolvimento sensorial progride junto com a exposição ambiental e com o desenvolvimento de outros processos cognitivos, tais como o desenvolvimento motor. Por intermédio das experiências sensoriais, os cérebros infantis amadurecem à medida que novas vias neurais são criadas e as existentes são fortalecidas.

Existem três formas distintas, e também relacionadas, de capacidade neuromotora: motora fina, grafo-motora e coordenação motora grossa. A **função motora fina** reflete a capacidade de controlar os músculos e ossos para produzir movimentos pequenos e exatos. Problemas com a função motora fina podem perturbar a capacidade de se comunicar por escrito, de se destacar em atividades artísticas e artesanais, e podem interferir no aprendizado de um instrumento musical ou no uso do teclado do computador. O termo **dispraxia** está relacionado à dificuldade de desenvolver um plano de exercício ideomotor e de ativar as ações motoras visuais coordenadas e integradas para completar uma tarefa ou para resolver um problema motor, tais como a montagem de uma maquete. A **função grafo-motora** se refere a aspectos motores específicos de produção da escrita. Vários subtipos de disfunção grafo-motora impedem a escrita de forma significativa. Crianças que escondem fraquezas de visualização durante a escrita têm problemas para retratar as configurações das letras e das palavras à medida que escrevem (ortografia), de modo que elas têm uma produção escrita que tende a não ser muito legível, com espaços inconsistentes entre as palavras. Outras apresentam fraquezas de raciocínio ortográfico e se esforçam muito com as letras separadas, preferindo imprimir (manuscrito) em escrita cursiva. Algumas demonstram sinais de agnosia digital e têm problemas de localização dos dedos enquanto escrevem, precisam manter seus olhos bem perto da página e tendem a aplicar pressão excessiva no lápis. Outras lutam para gerar sequências motoras altamente coordenadas e necessárias para a escrita, um fenômeno descrito como **disgrafia dispráxica**. De tudo isso, é importante enfatizar que uma criança pode demonstrar uma destreza motora fina (como revelado nos campos mecânicos e artísticos), mas com fluência grafo-motora muito fraca (com escrita trabalhosa ou letra pouco legível).

A **Função motora grossa** refere-se ao controle de grandes músculos. As crianças com falta de coordenação motora grossa geralmente têm problemas para processar a informação "espacial do exterior" que orienta as ações motoras grossas. As crianças afetadas podem ser incapazes de pegar ou jogar uma bola porque não conseguem julgar de forma precisa as trajetórias no espaço. Outras demonstram sensação de proporção reduzida do corpo. Elas não recebem ou não conseguem interpretar eficientemente a reação proprioceptiva e cinestésica das articulações e dos músculos periféricos. Elas são propensas a sentir dificuldades quando as atividades demandam equilíbrio e localização contínua do movimento corporal. Outras, ainda, são incapazes de satisfazer as demandas de praxe de determinadas atividades motoras grossas. Pode ser difícil que elas relembrem ou planejem procedimentos motores complexos, tais como aqueles necessários para dançar, fazer ginástica ou nadar.

Linguagem

A linguagem é uma das funções cognitivas mais complexas e críticas. Esta pode ser dividida em termos gerais como função **receptiva** (assimilação auditiva/entendimento) e **expressiva** (fala e produção de linguagem e/ou comunicação). Crianças que têm principalmente problemas de linguagem receptiva podem manifestar dificuldade de compreender a informação verbal, depois de receber instruções e explicações, e de interpretar o que ouviram. Os déficits de linguagem expressiva podem resultar de problemas com a produção da fala e/ou de problemas de desenvolvimento da linguagem de nível mais elevado. As **dificuldades de produção da fala** incluem problemas oromotores que afetam a articulação, a fluência verbal e a enumeração. Algumas crianças têm problemas com sequenciamento dos sons dentro de cada palavra. Outras acham difícil regular o ritmo ou a prosódia de sua produção verbal. Sua fala pode ser não fluente, hesitante e inapropriada no tom de voz. Problemas com a recuperação das palavras podem resultar em dificuldade para encontrar as palavras certas quando necessárias (como em um debate em sala de aula), ou na substituição de definições por palavras (circunlocução).

Os componentes básicos da linguagem incluem: **fonologia** (capacidade de processar e integrar os sons individuais em palavras), **semântica** (compreensão do significado das palavras), **sintaxe** (domínio da ordem das palavras e regras gramaticais), **discurso** (processamento e produção de parágrafos e passagens), **metalinguagem** (capacidade de raciocinar e analisar como a linguagem funciona) e **pragmática** (compreensão social e aplicação da linguagem). As crianças que evidenciam impedimentos de linguagem expressiva, de nível superior, têm dificuldade de formular frases, usar a gramática de modo aceitável e organizar narrativas orais (e possivelmente escritas).

Em menor ou maior grau, todas as habilidades acadêmicas são ensinadas principalmente por intermédio da linguagem, assim, não é surpreendente que crianças que sofrem com transtorno de linguagem frequentemente enfrentem problemas com o desempenho escolar. Na realidade, alguns estudos sugerem que até 80% das crianças com quadro de TEA também enfrentem dificuldades com a linguagem. Além disso, o papel da linguagem no funcionamento executivo não pode ser subestimado, uma vez que a linguagem serve para guiar a cognição e o comportamento.

Função visual-espacial/visual-perceptual

As principais estruturas envolvidas no desenvolvimento e função do sistema visual incluem: a retina, as células ópticas (p. ex., cones e bastonetes), o quiasma óptico, os nervos ópticos, o tronco encefálico (que controla as reações automáticas, como a dilatação das pupilas), o tálamo (p. ex., o núcleo geniculado lateral para dar forma, movimento e cor), e as regiões de processamento visual primária (espaço visual e orientação) e secundária (percepção de cor), localizadas dentro e ao redor do lobo occipital. Outras áreas do cérebro, consideradas como estando fora do sistema visual primário, são também importantes para a função visual, auxiliando no processamento do *que* (lobo temporal) é visto e *onde* isso se localiza no espaço (lobo parietal). Atualmente, está bem documentado que os hemisférios cerebrais direito e esquerdo interagem de forma considerável com os processos visuais, com cada hemisfério possuindo funções mais especializadas, incluindo o hemisfério esquerdo, que possui o processamento de detalhes, padrões e informação linear, e o hemisfério direito, que processa a *gestalt* e a forma geral.

Os aspectos críticos do processamento visual para o desenvolvimento das crianças incluem a apreciação de **relações espaciais** (a capacidade de perceber objetos no espaço com exatidão, em relação a outros objetos), **discriminação visual** (a habilidade para diferenciar e identificar objetos baseados em seus atributos individuais, tais como tamanho, estado, cor, forma e posição) e **fechamento visual** (capacidade de reconhecer ou identificar um objeto, mesmo quando o objeto inteiro não pode ser visto). Os distúrbios no processamento visuoespacial raramente são a causa dos transtornos de leitura, no entanto, algumas pesquisas estabeleceram que os déficits em codificação ortográfica (análise visual-espacial dos sistemas com base nos caracteres) podem contribuir para dificuldades de leitura. A soletração e a escrita podem emergir como um ponto fraco, levando em conta que as crianças com problemas de processamento visual geralmente têm dificuldade com configuração visual de palavras de forma precisa. Em matemática, essas crianças frequentemente têm problemas com a orientação visual-espacial, apresentando dificuldades para alinhar dígitos em colunas enquanto fazem cálculos, e dificuldades de lidar com questões geométricas. No campo social, o processamento visual intacto permite que a criança use sinais visuais e físicos para se comunicar e interpretar os aspectos paralinguísticos da linguagem. As funções visuais seguras também são necessárias para processar o *feedback* proprioceptivo e cinestésico, e para coordenar movimentos durante atividades físicas.

Função intelectual

Uma definição útil da **função intelectual** é a capacidade de pensar de modo abstrato, raciocinar, compreender e resolver problemas. O conceito de inteligência já recebeu várias definições e modelos teóricos, incluindo o conceito unitário do "fator G" de Spearman, as teorias "verbais e não verbais" (p. ex., Binet, Thorndike), a teoria dos dois fatores de Catell (inteligência cristalizada *versus* fluida), o modelo de processamento simultâneo e sucessivo de Luria e os modelos mais recentes que veem a inteligência como uma construção global, composta de funções cognitivas mais específicas (p. ex., processamento da percepção visual e auditiva, habilidades espaciais, velocidade de processamento e memória operacional).

A expressão do intelecto é mediada por muitos fatores, incluindo: desenvolvimento da linguagem, habilidades sensorimotoras, genética, hereditariedade, meio ambiente e função do desenvolvimento neurológico. Quando a inteligência medida de um indivíduo é > 2 desvios padrão abaixo da média (um quociente padrão é de < 70 na maioria dos testes de QI), e acompanhada por deficiências significativas em habilidades adaptativas, pode-se levar em consideração o diagnóstico de **deficiência intelectual** (Capítulo 53).

Funcionalmente, há algumas características comuns que distinguem as crianças com deficiência do funcionamento intelectual daquelas com habilidades na média ou acima desta. Normalmente, aquelas no extremo inferior do espectro (p. ex., deficiências intelectuais profundas ou graves) são incapazes de ter um desempenho independente, e requerem um ambiente altamente estruturado com constante cuidado e supervisão. Na outra ponta do espectro, estão aquelas com o intelecto normalmente bem desenvolvido ("talentosas"). Embora esse nível de funcionamento intelectual ofereça muitas oportunidades, pode também estar associado a desafios funcionais relacionados à socialização, ao aprendizado e ao estilo de comunicação. Indivíduos cujo intelecto se enquadra na escala abaixo da média (às vezes referidos como *borderline* ou "aprendizado lento") tendem a experimentar maior dificuldade de processar e gerenciar a informação considerada abstrata e de fazer conexões entre conceitos e ideias, generalizando informações (p. ex., pode ser capaz de compreender um conceito em um cenário, mas ser incapaz de transferi-lo e aplicá-lo a uma situação diferente). Em geral, esses indivíduos tendem a se sair melhor quando a informação lhes é apresentada em termos mais concretos e explícitos e quando lidam com aquela de forma mecânica (p. ex., memorizando um material específico). Um intelecto mais forte está relacionado à formação de conceito mais bem desenvolvido, ao pensamento crítico, à resolução de problemas, à compreensão e à formulação de regras, *brainstorming*, criatividade e *metacognição* (a capacidade de "pensar sobre o pensamento").

Memória

A memória é o termo usado para descrever o mecanismo cognitivo pelo qual a informação é adquirida, retida e recuperada. Estruturalmente, algumas regiões principais do cérebro, envolvidas no processamento da memória, são o hipocampo, o fórnice, os lobos temporais e o cerebelo, com conexões dentro e entre a maioria das regiões do cérebro. O sistema da memória pode ser dividido em subsistemas baseados nas sequências de processamento; forma, intervalo de tempo e método de recuperação; se as memórias são lembradas de modo consciente ou inconscientemente; e os tipos de transtornos de memória que podem ocorrer.

Assim que a informação é identificada (por meio dos processos auditivos, visuais, táteis e/ou sensoriais), ela precisa ser **codificada e registrada**, um processo mental que cria uma representação da informação no sistema da memória. O período de tempo (normalmente, segundos) durante o qual essa informação está sendo mantida e/ou manipulada para o registro e, finalmente, codificada, consolidada e retida é referido como **memória de trabalho.** Outras denominações incluem **memória de curta duração** e **memória imediata**. A **consolidação** e o **armazenamento** representam o processo pelo qual a informação na memória de curta duração é transferida para a **memória de longa duração**. As informações na memória de longa duração podem ficar disponíveis durante horas ou pela vida toda. Acreditava-se que as memórias a longo prazo geralmente ficavam guardadas, de forma plena ou parcial, em regiões específicas do cérebro (p. ex., o córtex, cerebelo). Normalmente, a consolidação na memória de longa duração ocorre de uma ou mais de quatro maneiras: emparelhamento de 2 bits de informação (p. ex., um grupo de letras e o som em inglês que este representa); procedimentos de armazenagem (consolidando novas habilidades, tais como os passos para resolver problemas matemáticos); classificação de dados em categorias (arquivando todos os insetos juntos na memória); e ligação de novas informações para estabelecer regras, padrões ou sistemas de organização (aprendizado baseado em regras).

Assim que a informação encontra o seu caminho na memória de longa duração, ela deve ser acessada. Em geral, a informação pode ser recuperada espontaneamente (um processo conhecido como **recuperação livre**) ou com a ajuda de dicas (**sugerida ou recuperação por reconhecimento**). Alguns dos descritores de memória mais comuns incluem a **memória anterógrada** (a capacidade de aprender a partir de um único ponto com o tempo), a **memória retrógrada** (a capacidade de recuperar informação que já foi aprendida), a **memória explícita** (consciência da recuperação) e a **memória implícita** (recuperação subconsciente: sem consciência de que o sistema da memória está sendo ativado), **memória de procedimentos** (memória de como realizar coisas) e **memória prospectiva** ou *lembrando-se de lembrar*. **A automatização** reflete a capacidade de acessar instantaneamente o que foi aprendido no passado, sem fazer esforços. Os alunos bem-sucedidos são capazes de formar letras automaticamente, dominar fatos matemáticos e decodificar palavras.

Cognição social

O desenvolvimento de habilidades sociais efetivas é fortemente dependente da **cognição social** segura, que consiste em processos mentais que permitem que o indivíduo compreenda e interaja com o ambiente social. Embora algumas evidências apontem para a existência da cognição social como uma área discreta da função do neurodesenvolvimento, vários processos cognitivos estão nela envolvidos. Estes incluem: a capacidade de reconhecer, interpretar e fazer sentido dos pensamentos, comunicações (verbal e não verbal) e ações dos outros; a capacidade de compreender que as percepções, perspectivas e intenções dos demais podem ser diferentes das nossas próprias (geralmente referida como "teoria da mente"); a capacidade de usar a linguagem para comunicar com outros socialmente (linguagem pragmática); e a capacidade de gerar impacto nos outros e no ambiente baseada na informação contextual. Pode se argumentar que a cognição social envolve processos associados à memória e FE, como a flexibilidade.

Função executiva

O desenvolvimento de FE começa muito cedo no curso do desenvolvimento (indicações precoces de controle inibitório e até mesmo de memória de trabalho foram encontradas na infância), amadurece significativamente durante os anos pré-escolares e continua a se desenvolver durante a adolescência, bem como na idade adulta. Alguns estudos indicaram que a FE segura pode ser mais importante que a capacidade intelectual para o sucesso acadêmico, e revelaram que a capacidade da criança de adiar precocemente a satisfação prediz competência, atenção, autorregulação, tolerância à frustração, aptidão, saúde física e mental e, até mesmo, dependência de drogas na adolescência e na idade adulta. Por outro lado, os déficits em outras áreas do neurodesenvolvimento, como o desenvolvimento da linguagem, afetam a FE.

A **atenção** está longe de ser uma função cerebral unitária, independente ou específica. Isso pode ser mais bem ilustrado com o fenótipo associado ao TDAH (Capítulo 49). A atenção deficitária pode ocorrer devido a mecanismos defeituosos nos subdomínios da atenção. Esses subdomínios incluem: atenção *seletiva* (a capacidade de focar a atenção em um estímulo em particular e discernir a informação relevante da irrelevante); atenção *dividida* (a capacidade de se orientar por mais de um estímulo em um determinado momento); atenção *sustentada* (capacidade de manter o foco); e atenção *alternada* (capacidade de mudar o foco entre os estímulos).

Os problemas de atenção de crianças podem se manifestar a qualquer momento, desde a excitação até a saída. Crianças com atenção e excitação reduzidas podem demonstrar sinais de fadiga mental na sala de aula ou quando realizam qualquer atividade que exija foco sustentado. Elas são propensas a ter dificuldade de alocar e manter a concentração, e seus esforços podem se tornar instáveis e imprevisíveis, com extrema inconsistência no desempenho. As fraquezas na determinação da saliência resultam, com frequência, em enfoque nos estímulos errados, em casa, na escola e socialmente, e na perda de informações importantes. A **distração** pode ocorrer na forma de ouvir ruídos estranhos em vez do professor, fixar o olhar na janela ou pensar constantemente sobre o futuro. O déficit de atenção pode afetar o rendimento no trabalho, comportamento e atividade social. É importante reconhecer que a maioria das crianças com déficit de atenção portam outras formas de transtorno do neurodesenvolvimento que podem estar associadas a transtornos escolares (com algumas estimativas sugerindo até 60% de comorbidade).

O **controle inibitório (CI)** pode ser descrito como a capacidade de restringir, resistir e não agir (cognitiva ou comportamental/emocionalmente) de acordo com um pensamento. O CI também pode ser visto como a capacidade de parar pensamentos ou ações contínuas. Os déficits nesse mecanismo de regulação comportamental/impulsiva são uma característica central da apresentação **combinada** ou **impulsiva hiperativa** do TDAH e têm um impacto adverso significativo no funcionamento geral da criança. Em situações cotidianas, crianças com CI fraco podem apresentar dificuldades com autocontrole e automonitoramento de seu comportamento e rendimento (p. ex., impulsividade), podem não reconhecer seus próprios equívocos ou erros e, muitas vezes, agir prematuramente e sem considerar as possíveis consequências de suas ações. No contexto social, as crianças desinibidas podem interromper as outras e demonstrar outros comportamentos impulsivos que frequentemente interferem com as relações interpessoais. As consequências indiretas de CI deficiente, frequentemente, levam a desafios com comportamento, funcionamento emocional e escolar e interação social (Tabela 48.1).

A **memória de trabalho** (MT) pode ser definida como a capacidade de coletar, manipular e armazenar informações por períodos curtos. Essa função é essencial para concluir problemas em várias etapas, instruções e tarefas mais complexas. Na sua forma mais simples, a memória de trabalho envolve a interação de processos verbais e visuais a curto prazo (p. ex., memória, habilidades fonológicas, espaciais e de consciência) com um mecanismo de controle centralizado que é responsável pela coordenação de todos os processos cognitivos envolvidos (p. ex., suspensão temporária da informação na memória enquanto se trabalha com ela). No âmbito do desenvolvimento, a capacidade da MT pode duplicar ou triplicar entre os anos pré-escolares e a adolescência. Uma criança com déficit de memória de trabalho poderá fazer um cálculo matemático e, em seguida, esquecer o que pretendia fazer com aquele cálculo. A MT é uma função subjacente igualmente importante para a leitura, fazendo com que a criança se lembre do início de um parágrafo quando ela chegar ao final dele. Na escrita, a MT ajuda as crianças a se lembrarem o que pretendiam expressar na forma escrita enquanto realizavam outra tarefa, como colocar uma vírgula ou trabalhar na soletração de uma palavra corretamente. A MT também propicia a ligação entre uma informação nova na memória a curto prazo com o conhecimento ou habilidades prévias armazenadas na memória a longo prazo.

Tabela 48.1 Expressão de sintomas do transtorno da função executiva.

DÉFICIT DE FUNÇÃO EXECUTIVA	SINTOMA MANIFESTADO
Desinibição	Impulsividade/baixo controle comportamental Interrupções "Desabafa sem pensar"
Alteração	Problemas com a transição de uma tarefa/atividade para outra Incapaz de se ajustar à alteração inesperada Repete sem êxito as abordagens de resolução de problemas
Iniciação	Dificuldade de iniciar tarefas/atividades de forma independente Falta de iniciativa Dificuldade de desenvolver ideias ou de tomar decisões
Memória de trabalho	Dificuldade de seguir instrução em várias etapas (p. ex., conclui apenas 1 de 3 passos) Esquecimento
Organização e planejamento	Não planeja antecipadamente O trabalho é frequentemente desorganizado Procrastina e não conclui as tarefas Criança "confusa"
Automonitoramento	Não consegue reconhecer os erros e checar o trabalho Não avalia o impacto das ações nos demais Autoconsciência insignificante
Controle afetado	Expressa ataques comportamentais e emocionais (p. ex., faz birras) Fica facilmente chateado/frustrado Alterações de humor frequentes

A **iniciação**, por sua vez, refere-se à capacidade de iniciar independentemente uma atividade, uma tarefa ou um processo de pensamento (p. ex., na resolução de problemas). As crianças que se apresentam com dificuldades de iniciação muitas vezes têm dificuldade de "seguir em frente" ou de "começar". Isso pode ser exibido de forma comportamental, de modo que a criança se esforça para iniciar atividades físicas, como sair da cama ou começar as tarefas domésticas. Cognitivamente, debilidades na iniciação podem se manifestar como dificuldades de ter ideias ou de fazer planos. Na escola, as crianças que têm habilidades precárias de iniciação podem estar atrasadas ou ser incapazes de iniciar tarefas ou testes de casa. Em situações sociais, os desafios de iniciação podem fazer com que a criança tenha dificuldade de iniciar conversas, convidar amigos ou sair para estar com eles.

Os déficits na iniciação "primária" são relativamente raros e estão frequentemente associados a condições e tratamentos neurológicos significativos (p. ex., lesão cerebral traumática, anoxia, efeitos do tratamento com radiação no câncer infantil). Mais frequentemente, os déficits de iniciação estão subordinados a outros problemas executivos (p. ex., desorganização) ou a transtornos comportamentais (p. ex., comportamentos opostos/desafiantes), de desenvolvimento (p. ex., do espectro do autismo) ou emocionais (p. ex., depressão, ansiedade).

O **planejamento** se refere à capacidade de gerar, sequenciar e movimentar efetivamente as etapas e os procedimentos necessários para a realização de um objetivo específico. Em contextos do mundo real, as crianças que lutam contra o planejamento são tipicamente descritas por cuidadores e professores como sendo incapazes de, independentemente, reunirem o que é necessário para resolver um problema, ou ainda como inábeis para a completação de tarefas mais pesadas. Outra queixa comum é que essas crianças apresentam poucas habilidades de gerenciamento de tempo. A **organização** é uma habilidade que representa a proficiência de uma criança em organizar, ordenar, classificar e categorizar informações. Desafios comuns da vida diária, associados a dificuldades organizacionais na infância, incluem problemas na coleta e no gerenciamento de materiais ou itens. Quando as crianças lutam contra a organização, as consequências indiretas podem incluir: ficarem sobrecarregadas com informações e não conseguirem concluir uma tarefa ou atividade. A organização efetiva é um componente vital no aprendizado (mais especificamente, na memória/retenção); muitos estudos, juntamente com a experiência clínica, têm demostrado que a organização deficiente afeta significativamente a qualidade com que uma criança se lembra da informação. Tanto o planejamento quanto a organização dependem da capacidade de **discriminação**, que se refere à capacidade da criança de determinar o que é e o que não é valioso, ao tentar solucionar ou organizar problemas.

Já o **controle emocional** é a capacidade de regular as emoções para realizar metas e direcionar o comportamento, os pensamentos e as ações. Está bem estabelecido que os estados afetivos/emocionais têm impacto em muitos aspectos do funcionamento. Por outro lado, a função ou disfunção executiva geralmente contribui para a modulação ou o afeto. Embora o controle emocional esteja altamente inter-relacionado com FE diferentes (p. ex., desinibição, automonitoramento), separá-lo conceitualmente facilita a apreciação e o reconhecimento do papel frequentemente negligenciado que o estado emocional de uma criança desempenha no funcionamento cognitivo e comportamental. As crianças com fraco controle emocional podem exibir ataques explosivos, escasso controle do humor/raiva e hipersensibilidade. Nitidamente, compreender o estado emocional de uma criança é vital para que se entenda seu impacto não apenas no funcionamento executivo, mas também no funcionamento como um todo (p. ex., socialmente, mentalmente, de modo comportamental e academicamente).

Qualquer discussão envolvendo controle emocional também deve reconhecer a **motivação**. A *motivação/esforço* pode ser definido como a razão ou razões pelas quais se age ou se comporta de uma determinada maneira. Crianças menos motivadas são menos propensas a se envolverem e utilizarem todas as suas habilidades. Tal disposição não apenas interfere na aplicação de habilidades executivas, mas também resulta em desempenho e funcionamento abaixo do ótimo. Quanto menos sucesso a criança sentir, menor a probabilidade de ela se esforçar e perseverar quando as coisas se tornarem mais desafiadoras. Se os esforços iniciais de uma criança forem recebidos com uma reação negativa, a probabilidade de a criança continuar aplicando o esforço adequado diminuirá. Se não for verificado, o nível geral de funcionamento de uma criança provavelmente será comprometido. Mais importante, o senso de eficácia pessoal (p. ex., autoestima) e a competência da criança podem ser afetados.

MANIFESTAÇÕES CLÍNICAS

Os sintomas e manifestações clínicas do neurodesenvolvimento e disfunção executiva diferem com a idade. **Crianças na pré-escola** podem apresentar atraso no desenvolvimento da linguagem, incluindo problemas de articulação, desenvolvimento do vocabulário, aprendizado da palavra e rima. Elas geralmente experimentam seus primeiros desafios com o aprendizado de cores, formas, letras e números, o alfabeto e os dias da semana. Crianças com déficits no processamento visual podem ter dificuldade de aprender como desenhar e escrever, e têm problemas com atividades artísticas. Essas crianças podem também apresentar problemas de discernimento entre o lado direito e o esquerdo. Podem, talvez, se deparar com problemas de reconhecimento de letras e palavras. A dificuldade de seguir instruções, a superatividade e a tendência a se distraírem podem ser sintomas iniciais de transtorno da função executiva emergente. Dificuldades com o desenvolvimento motor fino (p. ex., segurar um lápis comum ou de cor, colorir ou desenhar) e relativas à interação social podem se desenvolver.

As **crianças em idade escolar** com transtornos executivos e do neurodesenvolvimento variam muito no que diz respeito aos quadros clínicos. Seus padrões específicos de desempenho escolar e comportamento representam vias comuns finais de forças e déficits de neurodesenvolvimento interagindo com fatores ambientais, sociais ou culturais; temperamento; experiência educacional; e resistência intrínseca (Tabela 48.2). Crianças com deficiências de linguagem podem demonstrar problemas integrando e associando letras e sons, decodificando palavras, derivando significado e sendo capazes de compreender passagens. Crianças com os primeiros sinais de deficiência em matemática podem apresentar dificuldade com conceitos de quantidade ou com adição e subtração sem lançarem mão de representação concreta (p. ex., seus dedos enquanto estão calculando). Dificuldade de aprender conceitos de tempo e confusão com a orientação (direita/esquerda) podem também se manifestar. O controle e a coordenação motora fina, além de planejamento inadequado podem levar a problemas de escrita. As fraquezas da atenção e do controle do comportamento, observadas anteriormente, podem continuar e, juntamente com outras fraquezas do funcionamento executivo (p. ex., organização, habilidades de iniciação), complicam ainda mais a capacidade da criança de adquirir e generalizar novos conhecimentos. Crianças com deficiências na MT podem se esforçar para lembrar as etapas necessárias para concluir uma atividade ou resolver problemas. Em ambientes sociais, essas crianças muitas vezes têm dificuldade para manter conversas mais complexas.

Em **crianças do ensino fundamental**, a mudança nas demandas cognitivas, acadêmicas e regulatórias podem causar mais dificuldades para aqueles com desafios de neurodesenvolvimento e executivos. Na leitura e na escrita, as crianças do ensino fundamental podem apresentar erros de transposição e sequenciamento; dificuldades com étimos, prefixos e sufixos; dificuldades com a expressão escrita; além do que, podem evitar completamente a leitura e a escrita. Os desafios para resolver problemas que envolvem palavras em matemática são comuns. Elas podem também experimentar dificuldades ao relembrarem informações. Embora observável tanto em graus menores como maiores, as dificuldades comportamentais, emocionais e sociais tendem a se tornar mais marcantes em crianças do ensino fundamental que experimentam problemas cognitivos ou acadêmicos.

Estudantes do ensino médio, por sua vez, podem manifestar problemas com compreensão de texto, expressão escrita e eficiência lenta de processamento. Problemas ao responder questões abertas,

Tabela 48.2 Deficiências escolares subjacentes ao transtorno do neurodesenvolvimento.*

DEFICIÊNCIA ESCOLAR	TRANSTORNO DO NEURODESENVOLVIMENTO SUBJACENTE EM POTENCIAL

Leitura	Linguagem
	  Processamento fonológico
	  Fluência verbal
	  Habilidades sintáticas e semânticas
	Memória
	  Memória de trabalho
	Sequenciamento
	Visual-espacial
	Atenção

Expressão escrita, soletração	Linguagem
	  Processamento fonológico
	  Habilidades sintáticas e semânticas
	Grafomotora
	Visual-espacial
	Memória
	  Memória de trabalho
	Sequenciamento
	Atenção

Matemática	Visual-espacial Memória Memória de trabalho Linguagem Sequenciamento Grafomotora Atenção

*A disfunção neurodesenvolvimental isolada pode levar a um distúrbio acadêmico específico, porém, mais frequentemente, há uma combinação de fatores subjacentes ao fraco desempenho acadêmico. Além da disfunção nos domínios do neurodesenvolvimento, conforme listado na tabela, o clínico também deve considerar a possibilidade de limitações de habilidades intelectuais e cognitivas, ou problemas sociais e emocionais associados.

lidar com informação abstrata e produzir controle executivo (p. ex., automonitoramento, organização, planejamento e iniciativa própria) são frequentemente relatados.

Problemas acadêmicos

Transtornos de leitura (ver Capítulo 50) podem resultar de uma série de deficiências de desenvolvimento neurológico como descrito anteriormente (ver Tabela 48.2). Mais frequentemente, as deficiências no processamento auditivo e da linguagem estão presentes, como foi evidenciado, pelo fraco processamento fonológico que resulta em deficiências no nível da decodificação individual das palavras e, consequentemente, em um atraso na *automaticidade* (p. ex., aquisição de um repertório de palavras que consigam identificar instantaneamente), o que faz com que a leitura se torne lenta, trabalhosa e frustrante. Déficits em outros domínios centrais do neurodesenvolvimento também podem estar presentes. A MT fraca pode dificultar a capacidade da criança de reter sons e símbolos na mente, enquanto separa as palavras em componentes de sons, ou lhe gerar problemas na compreensão de um texto. Algumas crianças experimentam fraquezas com ordenação temporal e lutam para recompor fonemas na sequência correta. O déficit de memória pode gerar problemas com recordação e resumo do que foi lido. Algumas crianças com déficits cognitivos de alto grau têm problemas para compreender o que foi lido porque carecem de um forte domínio dos conceitos inerentes a um texto. Embora relativamente raros como uma causa de dificuldade de leitura, os problemas com a função visual-espacial (p. ex., a percepção visual) podem fazer com que as crianças tenham problemas para reconhecer as letras. Não é raro que crianças com problemas de leitura evitem a prática de ler, e, nesse caso, um atraso na proficiência em leitura se torna cada vez mais evidente e difícil de remediar.

Deficiências em soletração e escrita dividem muitos déficits fundamentalmente relacionados com a leitura, portanto, não é de se surpreender que os dois transtornos ocorram com frequência de forma simultânea, em crianças na idade escolar (ver Tabela 48.2). As principais fraquezas do neurodesenvolvimento, subjacentes às *dificuldades de ortografia*, incluem: dificuldades fonológicas e de decodificação, problemas ortográficos (codificação de letras e palavras na memória) e déficits morfológicos (uso de sufixos, prefixos e étimos). Problemas nessas áreas podem se manifestar como foneticamente fracos, porém com aproximações visualmente comparáveis à palavra exata (*cauda* por *calda*), com soletração que soa foneticamente correta, mas que visualmente está incorreta (*saldar* por *saudar*), e cujos padrões são inadequados (*recrear* em vez de *recriar*). Crianças com déficits de memória podem soletrar palavras de forma incorreta devido a limitações na codificação. Outras soletram errado por causa da memória de trabalho auditiva debilitada, que interfere na sua capacidade de processar as letras. Fraquezas de sequenciamento frequentemente resultam em erros de transposição durante a soletração.

As dificuldades na escrita foram classificadas como **transtorno da expressão escrita**, ou **disgrafia** (ver Tabela 48.2). Embora muitos dos mesmos distúrbios descritos para a leitura e para a soletração possam contribuir com problemas na escrita, a expressão escrita é a mais complexa do estudo da linguagem, porque exige a síntese de muitas funções do neurodesenvolvimento (p. ex., auditiva, visual-espacial, de memória, executiva; Capítulo 51.2). Essas debilidades podem resultar em um texto escrito de difícil compreensão, incoerente e desorganizado. A criança com desafios de MT pode perder o foco sobre aquilo que pretendia escrever. Os déficits de atenção podem fazer com que seja difícil para uma criança mobilizar e sustentar o esforço mental, o ritmo e as demandas de automonitoramento necessários para escrever. Em muitos casos, a escrita se torna trabalhosa devido à *disfunção grafomotora* subjacente (p. ex., a fluência não acompanha o ritmo da produção de ideias e linguagem). Os pensamentos podem também ser esquecidos ou subdesenvolvidos durante a escrita porque o esforço mecânico se torna muito penoso.

Os atrasos na habilidade com a matemática, conhecidos como **transtorno da matemática** ou **discalculia**, requerem intervenção precoce porque a matemática envolve a assimilação tanto do conhecimento procedural (p. ex., cálculos) como dos processos cognitivos de alto grau (p. ex., MT; ver Tabela 48.2). Há muitas razões pelas quais as crianças experimentam falhas em matemática (Capítulo 51.1). Para elas, pode ser difícil entender e aplicar conceitos de forma eficaz e sistemática. Bons matemáticos são capazes de usar tanto a conceitualização verbal como a perceptual, a fim de que sejam compreendidos conceitos como frações, porcentagens, equações e proporção. Crianças com transtornos de linguagem têm dificuldade com a matemática porque elas não conseguem compreender as explicações verbais dos professores sobre conceitos quantitativos e operações, estando, com isso, propensas à frustração que resulta da tentativa de resolver problemas com as palavras e com o processamento de uma vasta rede de vocabulário técnico que envolve a matemática. Além disso, a matemática depende também da visualização. Crianças com dificuldade de formar e relembrar imagens visuais podem ter desvantagens na aquisição de habilidades matemáticas. Elas podem ter problemas para escrever números corretamente, colocar localizações de valores e processar formas geométricas ou frações. Crianças com déficits da função executiva podem ser incapazes de focar nos detalhes mais finos (tais como sinais operacionais), assumir uma abordagem impulsiva para resolver problemas, ter pouco ou nenhum automonitoramento, esquecer componentes do mesmo problema ou cometer erros imprudentes por falta de cuidado. Quando o sistema de memória da criança é fraco, ela pode ter dificuldade de lembrar procedimentos apropriados e dados matemáticos automatizados (p. ex., tabelas de multiplicação). Além disso, não é raro que crianças com déficits em matemática sofram de **fobias** sobrepostas pela dificuldade. A ansiedade gerada pela matemática pode ser especialmente debilitante.

Problemas extraescolares

A impulsividade e a falta de automonitoramento eficaz em crianças com disfunção executiva podem levar a atitudes inaceitáveis que se manifestam de forma não intencional. Crianças com transtornos do neurodesenvolvimento podem experienciar ansiedade excessiva com o desempenho, tristeza ou depressão clínica, queda da autoestima, além de fadiga crônica. Algumas delas perdem a motivação. Elas tendem a desistir e expressam sensação de **impotência com o aprendizado**, um sentimento similar a não ter controle sobre o próprio destino. Portanto, elas sentem que não precisam se esforçar e nem criar metas para o futuro. Essas crianças são induzidas com facilidade a ter relações interpessoais disfuncionais, comportamentos nocivos (p. ex., delinquência) e ao desenvolvimento de transtornos mentais, tais como transtorno de humor (Capítulo 39) ou transtorno de conduta (Capítulo 42).

AVALIAÇÃO E DIAGNÓSTICO

Os pediatras têm um papel crucial na identificação e no tratamento da criança com disfunção de neurodesenvolvimento ou executiva (Figura 48.1). Eles têm conhecimento do histórico médico e familiar da criança e das circunstâncias socioambientais, além do que têm o benefício do contato longitudinal durante as visitas de rotina. A **vigilância e a triagem** focadas levarão à identificação precoce de dificuldades e intervenções desenvolvimento-comportamentais e pré-acadêmicas que facilitarão os resultados ideais.

O histórico familiar de pais que ainda tenham problemas de leitura ou com a gestão do tempo, ou de um irmão ou irmã que tenha se saído mal na escola, deve estimular um nível maior de monitoramento. **Fatores de risco** relacionados ao histórico médico da criança devem ser registrados, tais como prematuridade extrema ou condições médicas crônicas. Crianças com peso baixo ao nascer e aquelas nascidas prematuramente, que aparentam não ter tido sérios problemas neurológicos, poderão somente manifestar problemas escolares mais tarde em seus currículos escolares. **Queixas físicas genéricas** ou **mudanças** inesperadas **no comportamento** podem estar representando sintomas. Os sinais de alerta podem ser sutis ou ausentes, e os pais podem estar preocupados com o progresso escolar da criança, mas se mostram relutantes em partilhá-los com o pediatra, a menos que sejam motivados, tal como por meio de **questionários padronizados de avaliação do desenvolvimento** ou questionamentos diretos relacionados às possíveis preocupações. Deve-se estabelecer um limite baixo para iniciar futura triagem e avaliações adicionais do desempenho escolar, caso haja "bandeiras vermelhas".

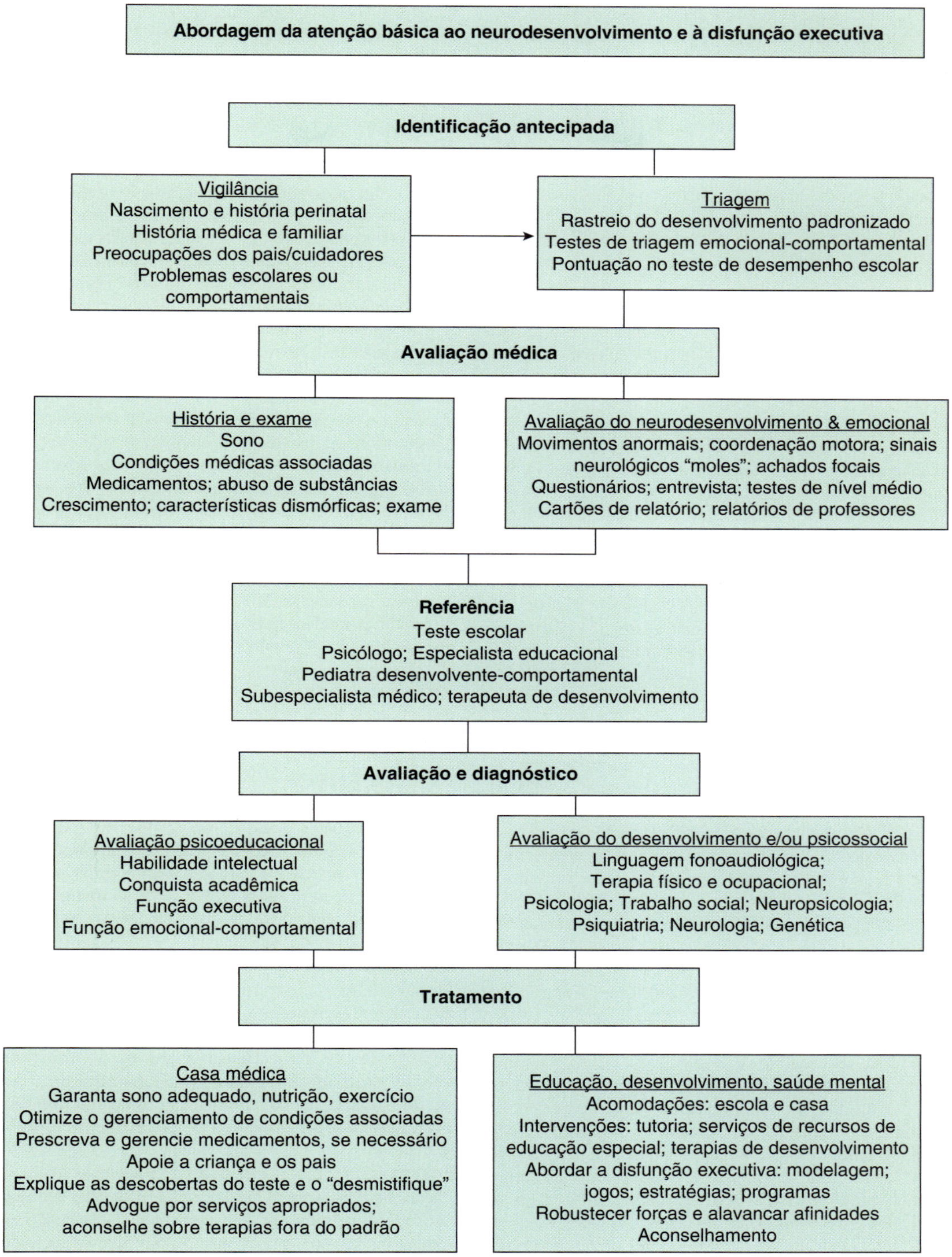

Figura 48.1 Abordagem da atenção primária no neurodesenvolvimento e no transtorno da função executiva.

A revisão dos **boletins escolares** pode fornecer informações muito úteis. Além de padrões de notas nas várias matérias escolares, é importante observar também as avaliações do comportamento em sala de aula e os hábitos de trabalho. **Testes padronizados** administrados em grupo fornecem informações adicionais, embora a revisão seja necessária porque notas baixas podem ser o resultado de um transtorno de aprendizado, TDAH, ansiedade, falta de motivação ou alguma combinação desses fatores. Por outro lado, uma discrepância entre os testes padronizados e o desempenho insatisfatório em sala de aula poderia sinalizar problemas de motivação ou ajuste. Desafios relacionados ao **dever de casa** podem fornecer ainda mais informações sobre habilidades executivas, acadêmicas e comportamentais.

Problemas médicos subjacentes ou relacionados devem ser descartados. Qualquer suspeita de dificuldade sensorial deve justificar o encaminhamento para **testes de visão ou audição**. Deve-se levar em conta a influência de problemas médicos crônicos ou de efeitos adversos de medicamentos de uso contínuo. A **privação do sono** vem sendo cada vez mais reconhecida como um fator que contribui para problemas escolares. O **abuso de drogas** deve sempre ser levado em consideração, especialmente no caso do adolescente que antes tinha bons resultados na escola e passou a manifestar um rápido declínio no desempenho escolar.

O médico deve se manter atento às características físicas dismórficas, anomalias congênitas mínimas ou formações de achados clínicos (p. ex., anomalias cardíacas e anomalias palatinas na síndrome velocardiofacial) e realizar um exame neurológico detalhado, incluindo uma avaliação da coordenação motora fina e grossa e de quaisquer movimentos involuntários ou de sinais neurológicos suaves. Exames especiais (p. ex., microarranjo de duplicação por deleção genética, eletroencefalograma, IRM) nem sempre são indicados na ausência de achados médicos específicos ou de uma história familiar. Os exames da função cerebral, tais como a IRM funcional, oferecem informações sobre as possíveis áreas de transtorno do neurodesenvolvimento, mas permanecem como sendo principalmente ferramentas de pesquisa.

Os primeiros sinais de disfunção executiva também podem ser sutis e facilmente negligenciados ou mal interpretados. A investigação informal pode incluir perguntas sobre como as crianças concluem tarefas escolares, quão organizadas ou desorganizadas elas são, quanta orientação elas precisam, se pensam sobre os problemas ou respondem e reagem rápido demais, que circunstâncias ou indivíduos afetam sua capacidade de empregar FE facilmente, se elas começam tarefas e atividades, e como elas planejam, administram seus pertences e controlam suas emoções.

Médicos pediatras com interesse em realizar uma avaliação adicional antes do encaminhamento, ou que estejam praticando em áreas onde os recursos de testes psicológicos são limitados, podem utilizar escalas e inventários padronizados ou testes breves administrados individualmente para limitar potenciais diagnósticos e guiar os próximos passos no diagnóstico e no tratamento. Tais instrumentos, preenchidos pelos pais, professores e pela criança (caso esta tenha idade suficiente), podem fornecer informações sobre emoções e comportamento, padrões de desempenho escolar e traços associados com transtornos de neurodesenvolvimento específicos (Capítulo 32). Instrumentos de triagem, tais como a *Lista de Sintomas Pediátricos*, e questionários comportamentais, como a *Lista de Verificação de Comportamento Infantil* (CBCL, do inglês *Child Behavior Checklist*) e a *Escala de Avaliação Comportamental para Crianças – Segunda Edição* (BASC-2, do inglês *Behavior Assessment System for Children – Second Edition*), podem auxiliar na avaliação. Instrumentos mais especificamente focados em desordens acadêmicas, como o *Inventário de Diagnóstico de Deficiências de Aprendizagem*, podem ser preenchidos pelo professor da criança para revelar até que ponto os padrões de habilidades em uma área específica (p. ex., leitura, escrita) são consistentes com aqueles de indivíduos conhecidos por terem uma dificuldade de aprendizagem.

As funções executivas podem ainda ser avaliadas por instrumentos como o *Inventário de Avaliação do Comportamento da Função Executiva, Segunda Edição* (BRIEF2, do inglês *Behavior Rating Inventory of Executive Function, Second Edition*), que fornece uma medida abrangente dos comportamentos do mundo real que estão intimamente ligados ao funcionamento executivo em crianças de 5 a 18 anos. Um inventário alternativo de avaliação de FE em crianças é o *Inventário Completo de Função Executiva* (ICFE). Testes que podem ser diretamente administrados para avaliar o funcionamento intelectual incluem o *Breve Teste de Inteligência de Kaufman, Segunda Edição* (BTIK-2) e o *Teste de Vocabulário de Imagem Peabody, Quarta Edição* (TVIP 4; avaliação do vocabulário receptivo). Um teste relativamente rápido de habilidades acadêmicas é o *Teste de Realização de Grande Alcance 4* (TRGA4). Deve-se reconhecer que esses são testes de nível médio que podem fornecer estimativas descritivas de função, mas não são diagnósticos.

Crianças que estão batalhando academicamente estão habilitadas a avaliações na escola. Tais avaliações são garantidas nos EUA pela Lei Pública 101-476, a **Lei de Educação de Indivíduos com Deficiências (LEID)**. Um tipo cada vez mais comum de avaliação apoiado pela LEID é conhecido como **resposta a intervenção (RaI)** (ver Capítulo 51.1). Nesse modelo, aos estudantes que estão lutando com habilidades acadêmicas são inicialmente fornecidas instruções baseadas em pesquisa. Caso uma criança não responda a essa instrução, é realizada uma avaliação individualizada, por uma equipe multiprofissional. Crianças com transtorno de atenção e outros transtornos podem se qualificar para acomodações educacionais na sala de aula regular, de acordo com a Seção 504 da Lei de Reabilitação de 1973 (**plano 504**).

O pediatra deve aconselhar e ajudar os pais a respeito das etapas para solicitar avaliações pela escola. Avaliações multidisciplinares são focadas principalmente em determinar se um estudante atende aos critérios de qualificação para os serviços de educação especial e em auxiliar no desenvolvimento de um **plano educacional individualizado (PEI)** àqueles elegíveis para esses serviços. Avaliações independentes podem fornecer uma segunda opinião fora do âmbito escolar. A equipe multiprofissional deve incluir um psicólogo e, de preferência, um especialista em diagnóstico educacional que possa realizar uma análise detalhada das habilidades acadêmicas, a fim de identificar onde as falhas estão ocorrendo nos processos de leitura, soletração, escrita e matemática. Outros profissionais devem se envolver, quando necessário, como o fonoaudiólogo, o terapeuta ocupacional e o assistente social. Um especialista em saúde mental pode ser valioso para identificar as questões familiares ou transtornos psiquiátricos que possam estar complicando ou agravando os transtornos de neurodesenvolvimento.

Em alguns casos, é necessário realizar um exame mais aprofundado sobre o **estado neurocognitivo** da criança. Isso vale especialmente para aquelas com dificuldades cognitivas ou de desenvolvimento, na presença de uma condição médica (p. ex., epilepsia, lesão cerebral traumática, cânceres/tumores cerebrais na infância, condições genéticas). A **análise neuropsicológica** envolve uma avaliação abrangente para compreender as funções cerebrais entre os domínios. Os dados neuropsicológicos são geralmente analisados em conjunto com outros testes, como a IRM, em busca de evidências que apontem para quaisquer áreas de dificuldade (p. ex., lapsos de memória associados a anomalias do lobo temporal). Os neuropsicólogos também podem fornecer uma avaliação mais aprofundada dos FE. A avaliação de FE é normalmente concluída no contexto do exame, utilizando ferramentas especificamente projetadas para identificar quaisquer deficiências nessas funções. Embora poucas ferramentas estejam disponíveis atualmente para avaliar FE em crianças em idade pré-escolar, a avaliação de crianças em idade escolar é mais bem estabelecida. Problemas com FE devem ser avaliados por meio de escalas e em diferentes configurações, particularmente dentro do contexto das demandas diárias da criança.

TRATAMENTO

Além de abordar quaisquer problemas médicos subjacentes ou associados, o pediatra pode desempenhar um papel importante como **consultor e defensor** na supervisão e monitoramento da implementação de um plano de manejo multidisciplinar abrangente para crianças com transtornos de neurodesenvolvimento. A maioria das crianças requer várias formas contínuas de intervenção.

Desmistificação

Muitas crianças com transtornos do neurodesenvolvimento têm pouca ou nenhuma compreensão da natureza ou das fontes de suas dificuldades escolares. Depois de realizada uma avaliação descritiva adequada, é importante explicar à criança a natureza do transtorno enquanto são definidos os pontos fortes daquela. Essa explicação deve ser fornecida em uma linguagem não técnica, comunicando um senso de otimismo e um desejo de ser útil, além do oferecimento de apoio.

Estratégias de inclusão (acomodações)

Várias técnicas podem ajudar a criança a lidar com os transtornos do neurodesenvolvimento. Tais estratégias de inclusão são normalmente usadas na sala de aula comum. Exemplos de estratégias de inclusão compreendem: o uso da calculadora, para resolver problemas de matemática; escrever redações com processador de texto; apresentação de relatórios orais, em vez de escritos; resolver menos problemas matemáticos; sentar próximo ao professor, para reduzir a distração; apresentar visualmente os problemas matemáticos resolvidos; e fazer os testes padronizados com tempo ilimitado. Essas estratégias de inclusão não curam os transtornos do neurodesenvolvimento, mas ajudam a diminuir os efeitos escolares e extraescolares. Em suma, servem como uma plataforma para que se atinja um maior êxito escolar.

Tratamento de transtornos de neurodesenvolvimento

As intervenções podem ser implementadas em casa e na escola, a fim de fortalecer os elos fracos das habilidades escolares. Especialistas em escrita, tutores em matemática e outros profissionais do ramo podem usar os dados de diagnóstico para selecionar as técnicas que aproveitam os pontos fortes do neurodesenvolvimento do estudante, em um esforço para melhorar as capacidades de codificação, habilidade na escrita ou competências em computação matemática. A **Remediação** não precisa focar exclusivamente em matérias escolares específicas. Muitos estudantes precisam de ajuda para adquirir as habilidades de estudo, estratégias cognitivas e hábitos organizacionais produtivos.

A identificação precoce é crucial para que as intervenções instrucionais apropriadas possam ser introduzidas em um esforço para minimizar os efeitos a longo prazo dos transtornos escolares. Qualquer intervenção deve ser empiricamente apoiada (p. ex., intervenção na leitura com base fonológica mostrou uma melhora significativa nas habilidades de leitura, nas crianças em idade escolar). A remediação pode ocorrer em uma sala de recursos ou em um centro de aprendizagem na escola, e é geralmente limitada às crianças que preenchem os critérios educacionais para os serviços de recursos de educação especial, como descritos anteriormente.

As intervenções que podem ser implantadas em casa podem incluir exercícios para ajudar na automatização das sub-habilidades, tais como dados aritméticos ou formação de letras, ou o uso de programas de leitura com base fonológica.

Tratamento da disfunção executiva

Intervenções para fortalecer as FE podem ser implementadas durante toda a infância, mas são mais eficazes se iniciadas em uma idade jovem. Crianças em idade pré-escolar experimentam FE primeiramente por meio da **modelagem**, **limites e regras** observadas e postas em prática por seus pais/cuidadores, e esse comportamento modelado deve gradualmente tornar-se "internalizado" pela criança. O **jogo** infantil demonstrou ser eficaz na promoção de habilidades executivas em crianças menores com brincadeiras como "cadê o bolo" (MT); "adoleta" (MT e CI); "siga o líder", "Simon diz" e "ciranda" (autocontrole); atividades de imitação (atenção e controle de impulsos); jogos de correspondência e classificação (organização e atenção); e jogo imaginário (atenção, MT, CI, automonitoramento, flexibilidade cognitiva).

Em crianças em idade escolar, é crucial estabelecer **rotinas cognitivas e comportamentais** consistentes, que promovam e maximizem a resolução de problemas independente e orientada por objetivos e desempenho, por meio de mecanismos que incluem modificação do ambiente da criança, modelagem e orientação com a criança e estratégias de reforço positivo. As intervenções devem promover a **generalização** (ensinar rotinas executivas no contexto de um problema, não como uma habilidade separada) e devem passar do externo para o interno (do "suporte externo" com modelagem ativa e diretiva para um "processo interno"). Uma intervenção poderia advir da modelagem externa de rotinas de resolução de problemas em várias etapas, e da orientação externa no desenvolvimento e implementação de rotinas diárias, para a prática de aplicação e uso de rotinas em circunstâncias cotidianas, para que haja uma gradual atenuação do suporte externo e sinalização de geração interna e uso das habilidades executivas. Tais abordagens devem fazer da criança uma parte do planejamento da intervenção; devem evitar rotular, mas devem recompensar o esforço e não os resultados, fazer intervenções positivas e responsabilizar a criança por seus esforços. Estudos têm demonstrado consistentemente que uma combinação de medicação e tratamentos comportamentais é mais eficaz, embora a evidência disso, a longo prazo, seja insuficiente. É importante que todos os planos de tratamento destinados a reforçar a atenção e o funcionamento executivo também incluam intervenções que abordem os déficits específicos associados a quaisquer diagnósticos de outras comorbidades.

Além de abordagens comportamentais, os **programas de treinamento** computadorizado têm demonstrado fortalecer as habilidades de MT em crianças, usando modelos de jogos de computador. Melhorias generalizadas e duradouras na MT foram relatadas. Também evidenciando resultados positivos estão os **programas de sala de aula** com base no currículo, tais como as *Ferramentas da Mente* (Ferramentas) [*Tools of the Mind (Tools)*] e a *Promoção de Estratégias Alternativas de Pensamento* (PEAP) [PATHS (*Promoting Alternative Thinking Strategies*)]. Outras abordagens promissoras para a intervenção na FE incluem o **exercício aeróbico**, indicado para melhorar as FE por meio da estimulação do córtex pré-frontal. As **artes marciais**, tais como o tae-kwon-do, que focam na disciplina e na autorregulação, demonstraram progressos que se difundem em muitos aspectos das FE e da atenção (p. ex., foco sustentado). Abordagens que usam **técnicas de plena consciência** também estão ganhando destaque. **Intervenções parentais** formais também demonstraram fortes evidências de eficácia. Quatro programas que têm o apoio mais empírico são o *Triplo P*, a *Terapia de Interação Pai-Filho* (TIPF), o *Anos Incríveis* e o *Programa Nova Floresta Parental*.

A Tabela 48.3 descreve intervenções para direcionar os componentes específicos da FE. Embora as intervenções possam ter como alvo cada componente em separado, o sucesso será determinado pela forma como os tratamentos podem ser integrados entre os cenários e generalizados para outras áreas de função. Sempre que possível, o trabalho com mais de uma FE simultaneamente é incentivado como meio de intervenção escalonada, progressiva e na construção de habilidades previamente dominadas.

Terapia do desenvolvimento

Os fonoaudiólogos oferecem intervenções para crianças com várias formas de transtorno de linguagem. Os terapeutas ocupacionais se concentram nas habilidades sensorimotoras, incluindo as capacidades motoras dos estudantes com problemas de escrita. E os fisioterapeutas abordam a descoordenação motora grossa.

Modificações curriculares

Muitas crianças com transtornos do neurodesenvolvimento requerem alterações no currículo escolar para que possam obter êxito, especialmente à medida que avançam para o ensino médio. Estudantes com déficits de memória podem precisar ter seus cursos selecionados para eles, para que não tenham uma carga de memória cumulativa excessiva em um único semestre. O tempo para a aquisição de língua estrangeira, a seleção do currículo de matemática e a escolha dos cursos de ciências são questões críticas para muitos desses adolescentes que sofrem com tais problemas.

Fortalecimento dos pontos fortes

As crianças afetadas precisam encontrar suas afinidades, potenciais e talentos, identificados claramente e explorados da forma mais ampla possível. É tão importante fortalecer os pontos fortes como é a tentativa de remediar os pontos fracos. Potenciais atléticos, inclinações artísticas, talentos criativos e habilidades mecânicas estão entre os recursos potenciais de determinados estudantes que não desempenham bem no âmbito escolar. Os pais e os educadores precisam criar oportunidades para que esses estudantes construam seus próprios recursos e alcancem o respeito e o elogio merecido por seus esforços. Esses recursos pessoais bem-desenvolvidos podem, no final das contas, ter implicações na transição para a idade adulta jovem, incluindo o ingresso na faculdade e uma carreira.

Aconselhamento individual e familiar

Quando dificuldades acadêmicas são complicadas por problemas familiares ou distúrbios psiquiátricos identificáveis, a **psicoterapia** pode ser indicada. Profissionais de saúde mental podem oferecer terapia a longo ou a curto prazo. Tal intervenção pode envolver somente a criança ou toda a família. A terapia cognitivo-comportamental é especialmente eficaz para transtornos de humor e ansiedade. É essencial que o terapeuta tenha uma sólida compreensão da natureza dos transtornos do neurodesenvolvimento de uma criança.

Terapias não padronizadas

Foi proposta uma variedade de métodos de tratamento para transtornos do neurodesenvolvimento que atualmente têm pouca ou nenhuma evidência científica conhecida quanto à sua eficácia. Essa lista inclui intervenções dietéticas (vitaminas, eliminação de aditivos alimentares ou alergênicos potenciais), programas ou medicamentos neuromotores para lidar com o transtorno vestibular, exercícios óticos, filtros, lentes coloridas e vários aparelhos tecnológicos. Os pais devem ser advertidos contra o gasto excessivo de tempo e recursos financeiros normalmente

Tabela 48.3 Categorias de funções executivas: apresentação de sintomas, transtorno sugerido e possíveis intervenções.

SINTOMA/APRESENTAÇÃO DA RECLAMAÇÃO	SUSPEITA DA ÁREA DE TRANSTORNO	POSSÍVEIS INTERVENÇÕES DE "REALIDADE"
Age antes de pensar Interrupções Pouco controle comportamental e/ou emocional	Desinibição/impulsividade	Aumente a estrutura no ambiente para impor limites aos problemas de inibição. Torne as expectativas de comportamento e trabalho claras e explícitas; reveja com a criança. Coloque regras à vista; aponte para elas quando a criança as quebrar. Ensine técnicas de atraso de resposta (p. ex., contando até 10 antes de agir).
Não conseguem acompanhar instruções em várias etapas Esquecimento	Memória de trabalho	Repita as instruções conforme necessário. Mantenha as instruções claras e concisas. Forneça referências concretas.
Esforço em tarefas iniciais/afazeres Carece de iniciativa/motivação Tem dificuldade de desenvolver ideias/estratégias	Iniciação	Aumente a estrutura de tarefas. Estabeleça e confie na rotina. Quebre as tarefas em etapas menores e gerenciáveis. Coloque a criança com um parceiro ou em um grupo para que se criem modelos e para que ela receba dicas dos colegas.
Não planeja à frente Usa o método de tentativa e erro	Planejamento	Pratique com tarefas que tenham apenas alguns passos, primeiro. Ensine gráficos de fluxo simples, como uma ferramenta de planejamento. Pratique com tarefas de planejamento (p. ex., labirintos). Peça à criança para que ela verbalize o plano antes de começar o trabalho. Peça à criança para que ela verbalize o segundo plano, caso o primeiro não funcione. Peça à criança para que ela verbalize possíveis consequências das ações, antes de começar. Revise os incidentes de planejamento/antecipação insuficientes com a criança.
Trabalho/pertences é/são "bagunçados" Solução aleatória/fortuita de problemas Procrastina/não conclui as tarefas	Organização	Aumente a organização de sala de aula e das atividades para que sirvam de modelo e ajudem a criança a compreender a estrutura de novas informações. Apresente o quadro de novas informações a serem aprendidas no início e reveja-o novamente no final de uma aula. Comece com tarefas que tenham apenas alguns passos e aumente gradativamente.
Fica "emperrado" Problema na transição Não se adapta à mudança	Flexibilidade/inconstância	Aumente a rotina do dia. Torne o cronograma claro e público. Preveja quaisquer alterações no cronograma. Dê "aviso de 2 min" de tempo para mudar. Faça alterações claras e explícitas de uma tarefa para a próxima, ou de um tópico para o outro. A inconstância pode ser um problema de inibição, portanto, aplique estratégias para problemas de inibição.

exigidos por esses recursos. Em muitos casos, é difícil distinguir os efeitos benéficos inespecíficos do aumento do apoio e da atenção dada à criança pelos supostos efeitos-alvo da intervenção.[1]

Medicação

Agentes psicofarmacológicos podem ser úteis para aliviar o peso dos transtornos do neurodesenvolvimento. Na maioria das vezes, os medicamentos **estimulantes** são usados no tratamento de crianças com déficits de atenção. Embora a maioria dessas crianças tenham outros transtornos associados, tais como transtorno de linguagem, problemas de memória, deficiências motoras ou déficits de habilidade social, medicamentos como metilfenidato, dextroanfetamina, lisdexanfetamina e misturas de sais de anfetaminas, bem como não estimulantes tais como **α2-adrenérgicos agonistas** e **atomoxetina**, podem ser importantes complementos no tratamento, ajudando algumas delas a focar de forma mais seletiva e a controlar sua impulsividade. Quando a depressão ou ansiedade excessiva for um componente significativo do quadro clínico, os medicamentos **antidepressivos** ou **ansiolíticos** poderão ser úteis. Outros medicamentos podem melhorar o controle comportamental (Capítulo 33). As crianças que recebem medicamentos precisam de acompanhamento médico regular que inclua o histórico e a lista dos efeitos colaterais, uma revisão na lista comportamental atual, um exame físico completo e modificações apropriadas na dose do medicamento. Testes periódicos sem o medicamento são recomendados para que se estabeleça se este é ainda necessário.

A bibliografia está disponível no GEN-io.

[1]N.R.T.: No Brasil, surgiu, na última década, um movimento com estudos intervencionistas com dietas restritivas para pacientes diagnosticados com TEA, nos quais há carência de evidência científica de melhora. A Sociedade Brasileira de Pediatria publicou nota de esclarecimento para os profissionais de saúde e pais, repudiando a disseminação e propagação dessa terapia dietética como medida efetiva de tratamento.

Capítulo 49

Transtorno de Déficit de Atenção/Hiperatividade

David K. Urion

Entre as condições crônicas de saúde mais prevalentes que afetam crianças em idade escolar, o transtorno de déficit de atenção/hiperatividade (TDAH) é o distúrbio neurocomportamental mais comum na infância e um dos transtornos de desenvolvimento neurológico infantis mais estudados. O TDAH é caracterizado pela desatenção, e isso inclui: aumento da distratibilidade (demasiada facilidade de se ter a atenção desviada por estímulos externos insignificantes) e dificuldade de manter a atenção; fraco controle do impulso e capacidade autoinibitória reduzida; além de agitação e hiperatividade motoras (Tabela 49.1 e Figura 49.1). As definições variam de acordo com cada país (Tabela 49.2). As crianças afetadas regularmente enfrentam baixo rendimento escolar, problemas nas relações interpessoais com familiares e com seus pares, e baixa autoestima. Frequentemente, o TDAH ocorre junto com outros transtornos emocionais, comportamentais, de fala e de aprendizado (Tabela 49.3). Além disso, as evidências sugerem que, para muitos indivíduos, o transtorno continua com manifestações variadas ao longo do ciclo de vida, gerando problemas significativos como subemprego ou desemprego, disfunção social e aumento no risco de comportamentos antissociais (p. ex., abuso de drogas), dificuldades de manter relacionamentos, problemas com a lei, morte por suicídio e, se não tratado, acidentes (Figuras. 49.2 e 49.3).

ETIOLOGIA

Nenhum fator determina a expressão do TDAH, sendo que este pode ser a via final comum para uma variedade de processos de desenvolvimento cerebral complexos. Mães de crianças com TDAH são mais propensas a enfrentar complicações no parto, tais como toxemia, trabalho de parto prolongado e complicado. O consumo materno de drogas também foi identificado como um fator de risco no desenvolvimento de TDAH. O consumo de álcool e tabaco pela mãe durante a gestação, além da exposição no pré e pós-natal ao chumbo, estão frequentemente ligados a dificuldades de atenção relacionadas ao desenvolvimento do TDAH, mas menos claramente à hiperatividade. Corantes e conservantes alimentares têm sido associados, de forma inconsistente, com o aumento de hiperatividade em crianças com TDAH.

Há um forte componente genético ligado ao TDAH. Estudos genéticos identificaram principalmente dois genes candidatos envolvidos no desenvolvimento do TDAH, o gene do transportador de dopamina (*DAT1*) e uma forma específica do gene para os receptores de dopamina do tipo 4 (*DRD4*). Genes adicionais, que podem contribuir para o TDAH, incluem: *DOCK2*, associado a uma inversão pericêntrica do 46N inv(3)(p14:q21), que está envolvido na regulação de citocinas; um gene do trocador de sódio-hidrogênio; e *DRD5*, *SLC6A3*, *DBH*, *SNAP25*, *SLC6A4* e *HTR1B*.

Além disso, foram identificadas anomalias cerebrais estruturais e funcionais em crianças com TDAH. Entre elas, incluem: desregulação

Tabela 49.1 Critérios de diagnóstico do DSM-5 para transtorno do déficit de atenção e hiperatividade (TDAH).

A. Um padrão persistente de desatenção e/ou hiperatividade/impulsividade que interfere no funcionamento ou no desenvolvimento, caracterizado por (1) e/ou (2):

1. **Desatenção:** Seis (ou mais) dos seguintes sintomas de desatenção persistiram por $\geq$ 6 meses, em um grau que é inconsistente com o nível de desenvolvimento e que impacta negativa e diretamente nas atividades sociais e acadêmicas/ocupacionais:
   a. Muitas vezes, não dá a devida atenção aos detalhes ou comete erros por descuido nos exercícios escolares, no trabalho ou durante outras atividades (p. ex., ignora ou omite detalhes; o trabalho é impreciso).
   b. Muitas vezes tem dificuldade de manter a atenção em tarefas ou atividades lúdicas.
   c. Muitas vezes não parece ouvir quando lhe falam diretamente.
   d. Frequentemente, não segue as instruções e não consegue terminar os trabalhos escolares, tarefas domésticas ou deveres no local de trabalho (não devido a comportamento de oposição ou incapacidade de compreender as instruções).
   e. Muitas vezes tem dificuldade de organizar tarefas e atividades.
   f. Muitas vezes evita se envolver em tarefas que exigem esforço mental sustentado (p. ex., trabalhos escolares, lição de casa), não gosta delas ou reluta em fazê-las.
   g. Muitas vezes perde as coisas necessárias para as tarefas ou atividades (p. ex., brinquedos, tarefas escolares, lápis, livros, ferramentas).
   h. Muitas vezes é facilmente distraído por estímulos estranhos.
   i. Frequentemente esquece as atividades diárias.
2. **Hiperatividade/impulsividade:** Seis (ou mais) dos seguintes sintomas de desatenção persistiram por $\geq$ 6 meses, em um grau que é inconsistente com o nível de desenvolvimento e que impacta negativa e diretamente nas atividades sociais e acadêmicas/ocupacionais.
   a. Muitas vezes agita as mãos ou os pés ou se contorce no assento.
   b. Frequentemente deixa o assento na sala de aula, ou em outras situações nas quais é esperado que permaneça sentado.
   c. Muitas vezes corre ou sobe nas coisas de modo excessivo, em situações em que isso é inadequado (em adolescentes ou adultos, pode ser limitado a sentimentos subjetivos de inquietação).
   d. Muitas vezes tem dificuldade de jogar ou participar de atividades de lazer em silêncio.
   e. Muitas vezes está "viajando" ou, outras tantas, age como se estivesse "a todo vapor".
   f. Muitas vezes fala excessivamente.
   Impulsividade.
   g. Muitas vezes deixa escapar respostas antes das perguntas serem concluídas.
   h. Muitas vezes tem dificuldade de esperar por sua vez.
   i. Muitas vezes interrompe os outros ou se intromete em suas coisas/assuntos (p. ex., se mete em conversas ou jogos).

B. Vários sintomas de desatenção ou hiperatividade/impulsividade estavam presentes antes dos 12 anos de idade.

C. Vários sintomas de desatenção ou hiperatividade/impulsividade estão presentes em dois ou mais contextos (p. ex., na escola [ou no trabalho] ou em casa) e são documentados de forma independente.

D. Há evidências claras de prejuízo clinicamente significativo no funcionamento social, acadêmico ou ocupacional.

E. Os sintomas não ocorrem exclusivamente durante o curso da esquizofrenia, ou de outro transtorno psicótico, e não são mais bem explicados por outro transtorno mental (p. ex., transtorno de humor, transtorno de ansiedade, transtorno dissociativo, transtorno de personalidade, intoxicação ou abstinência de substâncias).

CÓDIGO BASEADO NO TIPO

314.01 Transtorno do déficit de atenção/hiperatividade, apresentação combinada: se ambos os Critérios A1 e A2 forem atendidos nos últimos 6 meses.

314.00 Transtorno do déficit de atenção/hiperatividade, apresentação predominantemente desatenta: se o Critério A1 for atendido, mas o Critério A2 não for atendido nos últimos 6 meses.

314.01 Transtorno de déficit de atenção/hiperatividade, apresentação predominantemente hiperativa-impulsiva: se o Critério A2 for atendido, mas o Critério A1 não for atendido nos últimos 6 meses.

Especifique se:

Leve: Poucos sintomas, se houver algum, além daqueles necessários para fazer o diagnóstico, estão presentes, e apenas se esses resultam em não mais que pequenas deficiências no funcionamento social e ocupacional.

Moderada: Sintomas ou comprometimento funcional entre "leve" e "grave" estão presentes.

Grave: Muitos sintomas, além daqueles necessários para fazer o diagnóstico, ou vários deles que são particularmente graves, estão presentes; ou então os sintomas resultam em prejuízo acentuado no funcionamento social ou ocupacional.

Obtida do *Diagnostic and Statistical Manual of Mental Disorders, Fourth Edition, Text Revision,* Washington, DC, 2000, and *Fifth Edition,* (Copyright 2013). American Psychiatric Association.

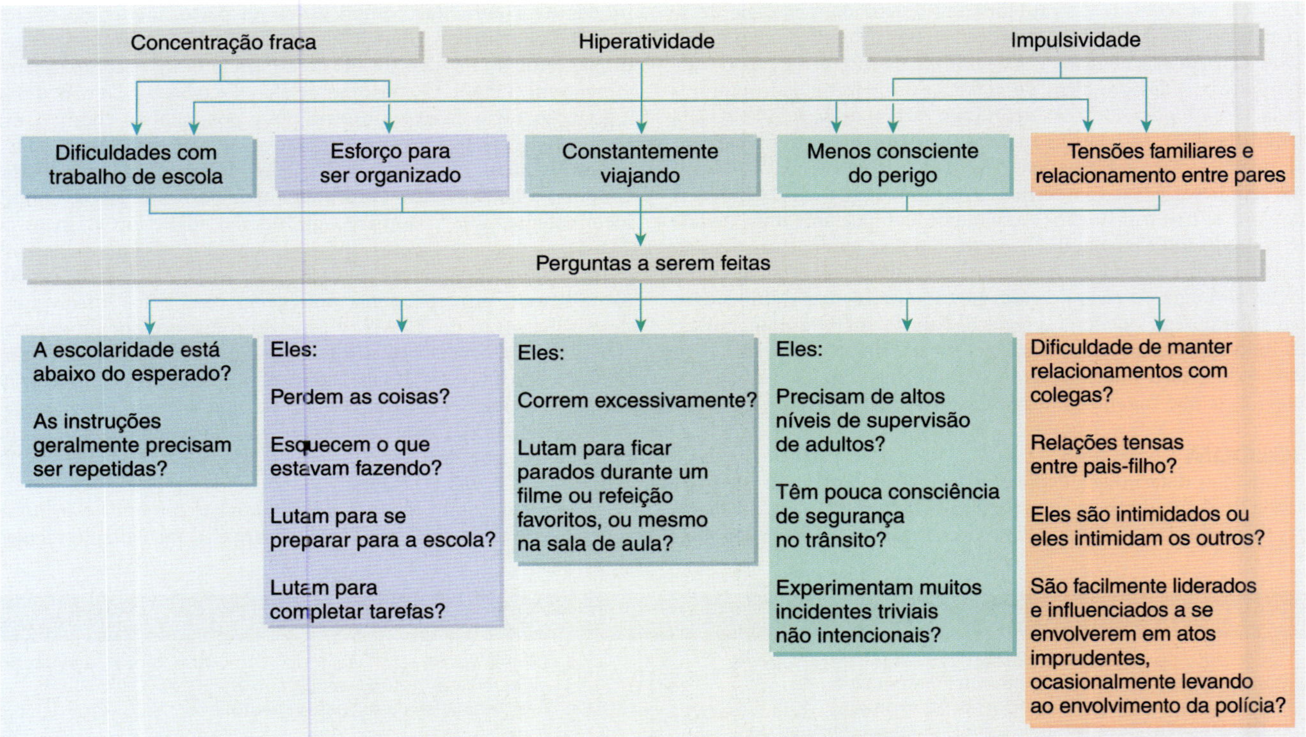

Figura 49.1 Como avaliar as crianças para o transtorno de déficit de atenção/hiperatividade. *(De Verkuijl N, Perkins M, Fazel M: Childhood attention-deficit/hyperactivity disorder,* BMJ *350:h2168, 2015, Fig 2, p. 146.)*

Tabela 49.2 Diferenças entre os critérios estadunidenses e europeus para TDAH ou HKD.

DSM-5 TDAH	ICD-10 HKD
SINTOMAS	
Um ou ambos dos seguintes: Pelo menos 6 dos 9 sintomas de desatenção Pelo menos 6 dos 9 sintomas hiperativos ou impulsivos	*Todos os itens a seguir:* Pelo menos 6 dos 8 sintomas de desatenção Pelo menos 3 de 5 sintomas hiperativos Pelo menos 1 de 4 sintomas impulsivos
PERVASIVIDADE	
Algum comprometimento dos sintomas está presente em > 1 ambiente	Os critérios são atendidos para > 1 ambiente

TDAH, transtorno de déficit de atenção/hiperatividade; HKD, transtorno hipercinético; DSM-5, *Manual Diagnóstico e Estatístico de Transtornos Mentais, Quinta Edição*; CID-10, *Classificação Internacional de Doenças, Décima Edição.* Obtido de Biederman J, Faraone S: Attention-deficit hyperactivity disorder, *Lancet* 366:237–248, 2005.

dos circuitos frontossubcorticais, pequenos volumes corticais nessa região, redução de pequenos volumes difundidos por todo o cérebro e anomalias no cerebelo, especialmente nos elementos medianos/vermianos (ver Patogênese). A lesão cerebral também aumenta o risco de TDAH. Por exemplo, foi relatado que 20% das crianças com lesão cerebral traumática grave apresentaram o surgimento posterior de sintomas substanciais de impulsividade e falta de atenção. Entretanto, o TDAH pode aumentar o risco de lesão cerebral traumática.

Estressores psicossociais familiares podem também contribuir para os sintomas do TDAH ou exacerbá-los, incluindo: pobreza, exposição à violência e desnutrição ou subnutrição.

EPIDEMIOLOGIA

Estudos conduzidos em todo o mundo sobre a prevalência do TDAH relatam que 5 a 10% das crianças em idade escolar se encontram afetadas, embora as taxas variem consideravelmente de acordo com

Tabela 49.3 Diagnóstico diferencial do transtorno de déficit de atenção/Hiperatividade (TDAH).

FATORES PSICOSSOCIAIS
Resposta ao abuso físico ou sexual
Resposta a práticas parentais inadequadas
Resposta à psicopatologia parental
Resposta à aculturação
Resposta ao ambiente inapropriado de sala de aula
DIAGNÓSTICOS ASSOCIADOS COM COMPORTAMENTOS DE TDAH
Síndrome do X frágil
Síndrome alcoólica fetal
Transtornos invasivos do desenvolvimento
Transtorno obsessivo-compulsivo
Síndrome de Gilles de la Tourette
Transtorno de apego com emoções e conduta mistas
CONDIÇÕES MÉDICAS E NEUROLÓGICAS
Distúrbios da tireoide (incluindo resistência geral ao hormônio tireoidiano)
Envenenamento por metais pesados (incluindo chumbo)
Efeitos adversos de medicamentos
Efeitos de substâncias consumidas
Déficits sensoriais (audição e visão)
Distúrbios do processamento auditivo e visual
Transtorno neurodegenerativo, especialmente leucodistrofias
Lesão na cabeça pós-traumática
Distúrbio pós-encefalítico

Nota: condições coexistentes com possível apresentação de TDAH incluem: transtorno desafiador de oposição, transtornos de ansiedade, transtorno de conduta, transtornos depressivos, distúrbios de aprendizagem e distúrbios de linguagem. A presença de um ou mais dos sintomas desses distúrbios pode estar dentro do espectro do comportamento normal, enquanto uma variedade desses sintomas pode ser problemática, mas fica aquém do cumprimento de todos os critérios para o distúrbio. Obtido de Reiff MI, Stein MT: Attention-deficit/hyperactivity disorder evaluation and diagnosis: a practical approach in office practice, *Pediatr Clin North Am* 50:1019–1048, 2003. Adaptado de Reiff MI: Attention-deficit/hyperactivity disorders. In Bergman AB, editor: *20 Common problems in pediatrics,* New York, 2001, McGraw-Hill, p. 273.

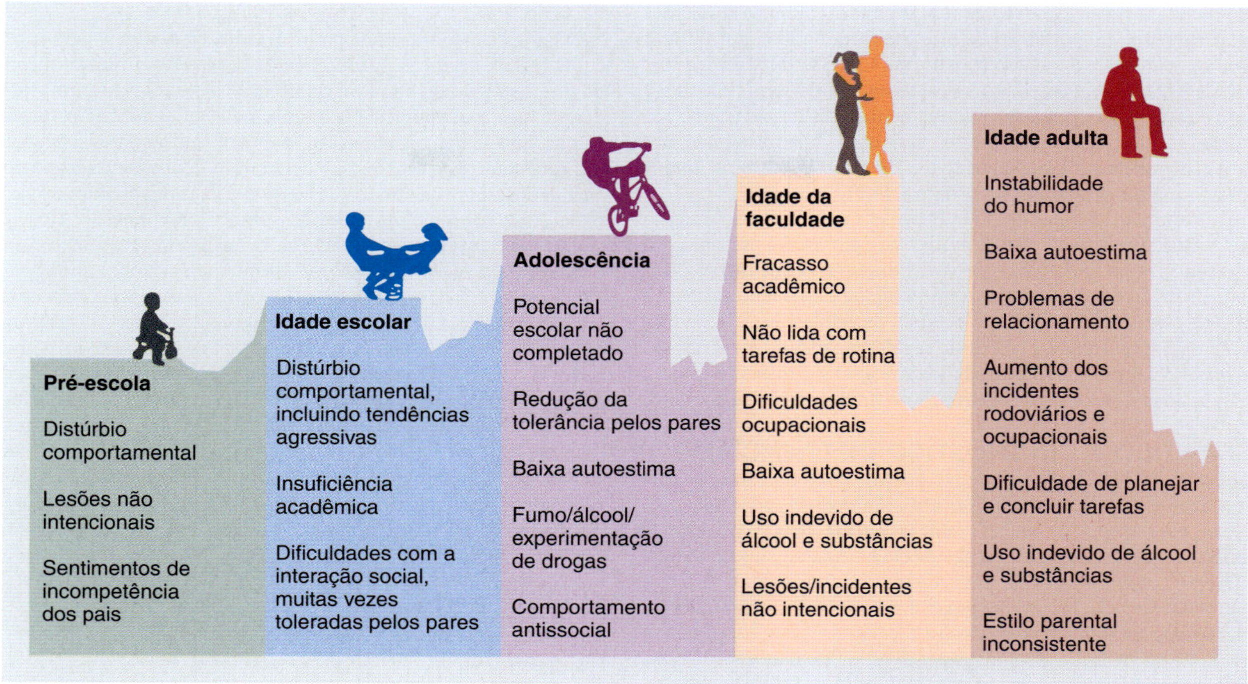

Figura 49.2 Possíveis impactos no desenvolvimento do transtorno de déficit de atenção/hiperatividade. *(De Verkuijl N, Perkins M, Fazel M: Childhood attention-deficit/hyperactivity disorder,* BMJ *350:h2168, 2015, Fig 1, p. 145.)*

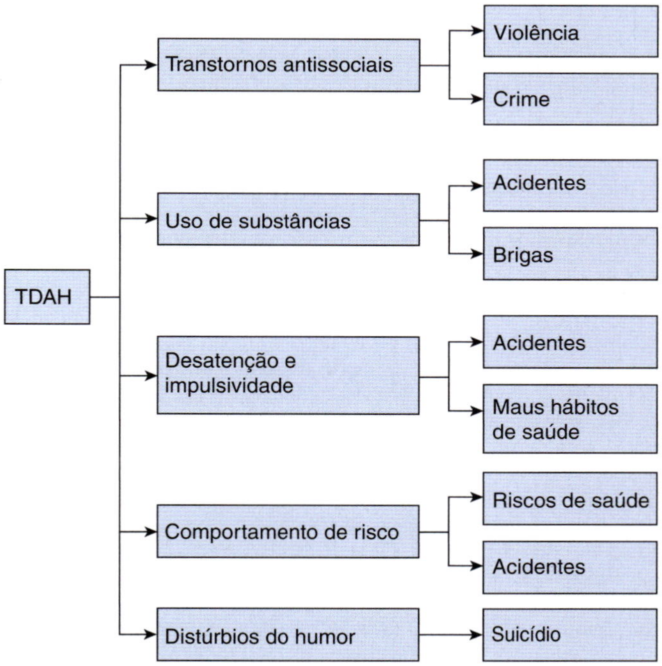

Figura 49.3 Caminhos para a morte prematura em pessoas com transtorno de déficit de atenção/hiperatividade (TDAH). *(De Faraone SV: Attention deficit hyperactivity disorder and premature death,* Lancet *385:2132–2133, 2015.)*

o país, talvez, em parte, devido a diversos tipos de técnicas de amostragem e testes. As taxas poderão ser mais altas se os sintomas (falta de atenção, impulsividade, hiperatividade) forem considerados na ausência de deficiência funcional. A prevalência nas amostras com adolescentes é de 2 a 6%. Cerca de 2% dos adultos atendem aos critérios de TDAH, mas este é frequentemente subdiagnosticado em crianças e adolescentes. Jovens com TDAH são frequentemente subtratados em relação ao que se sabe quanto às dosagens necessárias e adequadas de medicamentos. Muitas crianças com TDAH também apresentam diagnósticos neuropsiquiátricos comórbidos, incluindo: transtorno desafiador opositivo, transtorno de conduta, dificuldades de aprendizagem e transtornos de ansiedade. A incidência de TDAH parece aumentar em crianças com transtornos neurológicos, tais como epilepsias, neurofibromatose e esclerose tuberculosa (ver Tabela 49.3).

PATOGÊNESE

Os estudos com ressonância magnética (RM) indicam que é possível observar uma perda de assimetria normal no cérebro, além de pequenos volumes cerebrais de estruturas específicas, tais como o córtex pré-frontal e gânglios basais, em cérebros de crianças com TDAH. Crianças com TDAH apresentam cerca de 5 a 10% de redução no volume dessas estruturas cerebrais. Os achados com RM funcional evidenciam baixo fluxo sanguíneo no corpo estriado. Os dados da RM funcional também sugerem déficits em redes funcionais abrangentes para a atenção seletiva e atividade tônica no TDAH, que incluem: o corpo estriado, as regiões pré-frontais, o lobo parietal e o lobo temporal. O córtex pré-frontal e os gânglios basais são ricos em receptores de dopamina. Esse conhecimento, incluindo os dados sobre os mecanismos dopaminérgicos de ação do tratamento medicamentoso para o TDAH, tem levado à **hipótese dopaminérgica**, que postula que os distúrbios no sistema dopaminérgico possam estar relacionados ao desencadeamento do TDAH. A captação de fluorodopa na tomografia por emissão de pósitrons também apoia a hipótese dopaminérgica com a identificação de baixos níveis de atividade dopaminérgica em adultos.

MANIFESTAÇÕES CLÍNICAS

O desenvolvimento dos critérios do *Manual Diagnóstico e Estatísticos de Transtornos Mentais, 5ª Edição* (DSM-5), que levou ao diagnóstico de TDAH, ocorreu principalmente nos testes de campo com crianças de 5 a 12 anos de idade. (ver Tabela 49.1 e Figura 49.1). O DSM-5 ampliou notavelmente a idade de início aceita para sintomas de TDAH, e estudos utilizando esses critérios mais amplos demonstram uma boa correlação com dados de estudos baseados em critérios do DSM-4. De acordo com os critérios atualizados do DSM-5, o comportamento deve ser de desenvolvimento inapropriado (substancialmente diferente daquele de outras crianças com a mesma idade e nível de desenvolvimento), deve ter início antes dos 12 anos de idade, deve estar presente por pelo menos 6 meses, deve se manifestar em dois ou mais ambientes e ser relatado como tal por observadores independentes e, por último, não deve ser secundário a outro transtorno. O DSM-5 identifica três subtipos de TDAH. A apresentação **desatenta** é mais comum no sexo feminino e está associada a taxas relativamente altas de internalização de sintomas (ansiedade e baixo humor). As outras duas apresentações, **hiperativa-impulsiva** e **combinada**, são diagnosticadas com maior frequência no sexo masculino (ver Figura 49.1).

As manifestações clínicas do TDAH podem sofrer alterações com a idade (ver Figura 49.2). Os sintomas podem variar de agitação psicomotora e comportamento agressivo e disruptivo, que são comuns em crianças na fase pré-escolar, até sintomas de desordem, distração e desatenção, que são mais típicos no final da adolescência e na fase adulta. Em geral, o TDAH é difícil de ser diagnosticado em crianças na fase pré-escolar porque a distratibilidade e a falta de atenção podem ser consideradas normais do desenvolvimento durante esse período.

DIAGNÓSTICO E DIAGNÓSTICO DIFERENCIAL

O diagnóstico do TDAH é feito principalmente em ambientes clínicos após um exame completo, incluindo um relatório clínico e histórico minucioso para descartar ou identificar outras causas ou fatores contribuintes; preenchimento de escalas de classificação comportamental por diferentes observadores de pelo menos dois ambientes distintos (p. ex., professor e pais); um exame físico; e, caso necessário ou indicado, testes laboratoriais que resultam de condições suspeitas baseadas no histórico e/ou exame físico. É importante coletar e checar as informações, de forma sistemática, de várias fontes, incluindo da própria criança, dos pais, professores, médicos e, quando apropriado, de outros responsáveis e cuidadores, tanto durante o período do diagnóstico como no subsequente tratamento.

Entrevista clínica e histórico

A entrevista clínica permite que se chegue a uma compreensão abrangente de como os sintomas se encaixam nos critérios de diagnóstico para o TDAH. Durante a entrevista, o médico deve coletar as informações relacionadas ao histórico dos problemas em questão, ao desenvolvimento e saúde geral da criança e ao histórico social e familiar. A entrevista deve focar nos fatores que possam afetar o desenvolvimento ou a integridade do sistema nervoso central, ou revelar uma doença crônica, deficiências sensoriais ou uso de medicamentos que possam afetar o aspecto funcional da criança. Os fatores sociais disruptivos, tais como discórdia familiar, estresse situacional e abuso ou negligência, podem resultar em comportamentos hiperativos ou ansiedade. Uma anamnese dirigida em busca de problemas de saúde mental no histórico familiar de parentes de primeiro grau deve ser realizada. Deve-se também perguntar diretamente sobre a presença de casos de TDAH, transtornos de humor ou de ansiedade, dificuldade de aprendizagem, transtorno antissocial ou abuso de drogas ou álcool. Esse histórico presente pode indicar um risco elevado de TDAH e/ou de condições comórbidas.

Escalas de classificação comportamental

As escalas de classificação comportamental são úteis para se estabelecer a magnitude e abrangência dos sintomas, mas sozinhas não são suficientes para que se chegue a um diagnóstico de TDAH. Há uma gama de escalas de classificação comportamental bem estabelecidas que atingiu bons resultados para discriminar crianças com TDAH de indivíduos-controle. Essas avaliações incluem, mas não se limitam, às *Escalas de Classificação de Diagnóstico de TDAH de Vanderbilt*; *Escalas de Classificação de Conner* (pais e professores); *Escalas de Classificação 5 de TDAH;* o *Checklist de Swanson, Nolan e Pelham (SNAP)*; e a *ADD-H: Escala de Classificação Abrangente de Professores* (ACTeRS). Outros checklists de cobertura mais ampla, tais como o *Checklist de Comportamento Infantil de Acherbach* (CBCL, do inglês *Child Behavior Checklist*) ou a Escala de Avaliação Comportamental para Crianças (BASC, do inglês *Behavioral Assessment Scale for Children*), são úteis, especialmente em casos em que a criança pode estar sofrendo com problemas concomitantes em outras áreas (ansiedade, depressão, problemas de conduta). Algumas avaliações, tais como a BASC, incluem uma escala de validação para ajudar a determinar a confiabilidade da avaliação de um determinado observador da criança.

Exame físico e achados laboratoriais

Não há testes laboratoriais padronizados disponíveis para identificar o TDAH em crianças. A presença de hipertensão, ataxia ou sintomas de um distúrbio do sono ou da tireoide devem levar a uma avaliação diagnóstica neurológica ou endócrina. Deficiências no movimento motor fino e má coordenação, além de outros sinais neurológicos motores sutis (dificuldade de bater com os dedos; de fazer movimentos alternados; na prova dedo-nariz; de traçar um labirinto; ou de cortar papel), são comuns, mas não são suficientemente específicos para se chegar a um diagnóstico de TDAH. O médico deve também considerar o exame para níveis elevados de chumbo em crianças que apresentam alguns ou todos os critérios de diagnóstico, caso essas crianças tenham sido expostas a fatores ambientais que possam ter contribuído com esse risco (moradia precária, tinta antiga nas paredes, proximidade a rodovias com depósito de chumbo na superfície, devido à exaustão de automóveis nos anos anteriores). Além disso, o comportamento no ambiente laboratorial estruturado não irá necessariamente refletir o comportamento típico da criança no ambiente escolar ou doméstico. Portanto, testes computadorizados de atenção e avaliações eletroencefalográficas não são necessários para fazer o diagnóstico e, comparados ao padrão-ouro clínico, estão sujeitos a erros falso-positivos e falso-negativos. Similarmente, o comportamento observado em um ambiente médico não é suficiente para confirmar ou descartar o diagnóstico de TDAH.

Diagnóstico diferencial

Doenças crônicas, tais como cefaleias, enxaqueca, crises convulsivas de ausência, asma e alergias, distúrbios hematológicos, diabetes, câncer infantil, afetam até 20% das crianças nos EUA e podem comprometer a atenção e o desempenho escolar da criança, tanto devido à própria doença ou por causa dos medicamentos usados para tratar ou controlar a doença subjacente (medicamentos para asma, esteroides, anticonvulsivos, anti-histamínicos; ver Tabela 49.3). No caso de crianças maiores e adolescentes, o **abuso de drogas** pode resultar em queda no desempenho escolar e comportamento desatento (Capítulo 140).

Transtornos do sono, incluindo os secundários à obstrução crônica das vias respiratórias superiores pelas amígdalas e adenoides dilatadas, frequentemente resultam em sintomas comportamentais e emocionais, que podem se assemelhar ao TDAH ou exacerbá-lo. (Capítulo 31). Os movimentos periódicos das pernas, causados pela síndrome das pernas inquietas, estão associados aos sintomas de atenção, e o questionamento em relação a isso deve ser feito durante o levantamento do histórico. Distúrbios comportamentais e emocionais também podem gerar padrões de transtornos do sono.

A depressão e os transtornos de ansiedade podem causar muitos dos mesmos sintomas do TDAH (falta de atenção, agitação, incapacidade de focar e de se concentrar no trabalho, desorganização, esquecimento), assim como também podem se tratar de condições comórbidas (Capítulos 38 e 39). O transtorno obsessivo-compulsivo pode imitar o TDAH, especialmente quando os pensamentos recorrentes e persistentes, impulsos ou imagens, se tornam intrusivos, interferindo nas atividades diárias normais. Os transtornos de adaptação secundários aos principais estresses da vida (morte de um familiar próximo, divórcio dos pais, violência doméstica, abuso de drogas dos pais e um trauma comovente partilhado socialmente, tal como atentados com bombas e outros ataques), ou os transtornos na relação de pais e filhos envolvendo conflitos relacionados à disciplina, abuso infantil explícito e/ou abandono, ou ainda superproteção, todos esses podem resultar em sintomas similares aos do TDAH.

Embora acredite-se que o TDAH seja o resultado de uma deficiência primária de atenção, controle do impulso e atividade motora, ocorre uma prevalência elevada de comorbidade com outros transtornos neuropsiquiátricos (ver Tabela 49.3). Dos casos de crianças com TDAH, 15 a 25% consistem em dificuldades de aprendizagem, 30 a 35% têm transtornos no desenvolvimento da fala, 15 a 20% foram diagnosticadas com transtornos de humor e 20 a 25% apresentam transtornos coexistentes de ansiedade. Crianças com TDAH podem também manifestar diagnósticos concomitantes de transtornos do sono, de memória e capacidades motoras reduzidas.

TRATAMENTO

Tratamentos psicossociais

Assim que o diagnóstico de TDAH tenha sido confirmado, o médico deve dialogar com os pais e com a criança para mostrar de que forma o TDAH pode afetar o aprendizado, o comportamento, a autoestima, as competências sociais e as funções familiares. O médico deve estabelecer objetivos para que a família ajude a melhorar as relações interpessoais da criança, desenvolver técnicas de estudo e diminuir os comportamentos disruptivos. Os grupos de apoio aos pais, com consulta profissional apropriada a esses grupos, podem ser muito úteis.

Tratamentos de orientação comportamental

Os tratamentos voltados para o manejo comportamental transcorrem, com frequência, no período de 8 a 12 sessões. Tal tratamento serve para que o médico identifique os comportamentos específicos que desencadeiam o transtorno na vida da criança (comportamentos disruptivos, dificuldade de concluir as lições de casa, incapacidade de obedecer a regras em casa e na escola), e para que a criança consiga melhorar o próprio desempenho, de forma progressiva, e melhorar suas habilidades nessas áreas. O médico deve orientar os pais e professores para que esses estabeleçam expectativas apropriadas, implementando recompensas, consistentemente, que encorajem os comportamentos e consequências desejados, ao mesmo tempo que desencorajem aqueles indesejáveis. Comparados com os testes a curto prazo, os estimulantes têm sido mais eficazes que os tratamentos comportamentais usados sozinhos na melhoria dos principais sintomas de TDAH, para a maioria das crianças. As intervenções comportamentais são modestamente bem-sucedidas quanto à melhora nos principais sintomas de TDAH, e são consideradas o tratamento de primeira linha em crianças em idade pré-escolar com o transtorno. Além disso, o tratamento comportamental pode ser particularmente útil para crianças com transtorno de ansiedade associado, comorbidades complexas, estressores familiares e quando combinado com medicação.

Medicamentos

Os medicamentos mais utilizados para o tratamento de TDAH e para o tratamento de escolha são os agonistas dopaminérgicos pré-sinápticos, normalmente conhecidos como medicamentos **psicoestimulantes**, que incluem metilfenidato dexmetilfenidato, anfetamina e várias fórmulas com anfetamina e dextroanfetamina. Fórmulas diárias de longa duração, contendo cada um dos principais tipos de estimulantes, estão disponíveis e facilitam a adesão ao tratamento e cobertura durante um período de tempo mais longo (ver Tabela 49.3). Ao iniciar um estimulante, o médico pode selecionar um composto tanto à base de metilfenidato como de anfetamina. Se uma gama completa de dosagens de metilfenidato for usada, cerca de 25% dos pacientes deverão apresentar uma ótima reação em doses diárias baixas (< 0,5 mg/kg/dia de metilfenidato, < 0,25 mg/kg/dia de anfetaminas); 25%, em doses diárias médias (0,5 a 1,0 mg/kg/dia de metilfenidato, 0,25 a 0,5 mg/kg/dia de anfetaminas) ou em doses diárias altas (1,0 a 1,5 mg/kg/dia de metilfenidato, 0,5 a 0,75 de anfetaminas); outros 25% não apresentarão reação ou terão efeitos colaterais, fazendo com que esse medicamento seja especialmente desagradável para os familiares. (Consulte a Tabela 33.2 para obter mais informações sobre dosagem.)

Ao longo das primeiras 4 semanas de tratamento, o médico deve aumentar a dose do medicamento ao nível tolerável (mantendo os efeitos colaterais no mínimo ou ausentes) para obter o maior benefício possível. Caso essa estratégia não alcance resultados satisfatórios, ou caso os efeitos colaterais não permitam maiores ajustes da dosagem na presença de sintomas persistentes, o médico deve recorrer a uma classe de estimulantes alternativos que não tenha sido usada previamente. Se o composto com metilfenidato não tiver obtido êxito, o médico deverá mudar para a anfetamina. Se não conseguir obter resultados satisfatórios no tratamento com o segundo estimulante, aquele poderá optar por prescrever *atomoxetina*, um inibidor de receptação não adrenérgico que foi aprovado pela Food and Drug Administration (FDA) dos EUA para o tratamento do TDAH em crianças, adolescentes e adultos. A atomoxetina deve ser iniciada na dosagem de 0,3 mg/kg/dia e titulada durante 1 a 3 semanas para a dosagem total máxima de 1,2 a 1,4 mg/kg/dia. A dose deve ser dividida em duas porções diárias. A dosagem diária única parece estar associada à alta incidência de fracasso no tratamento. A *guanfacina* de ação prolongada e a *clonidina* também são aprovadas pela FDA para o tratamento do TDAH (Capítulo 33). Esses medicamentos também podem tratar os tiques motores e vocais e, portanto, podem ser uma escolha razoável em uma criança com um transtorno de tique comórbido. Drogas para tratar o TDAH não aumentam a incidência de tiques em crianças predispostas a um tique nervoso. No passado, os antidepressivos tricíclicos eram usados para tratar o TDAH, mas os TCA raramente são usados agora, por causa do risco de morte súbita, particularmente se uma superdosagem for tomada.

O médico deve reconhecer que o monitoramento minucioso do medicamento é um componente necessário do tratamento em crianças com TDAH. Quando os médicos prescrevem medicamentos para o tratamento de TDAH, tendem a usar doses abaixo do ideal. O tratamento ideal geralmente requer doses relativamente mais elevadas que as tipicamente prescritas em cenários da prática normal de rotina. Fórmulas para o período integral são também úteis para maximizar os efeitos positivos e diminuir os efeitos colaterais, portanto, fica clara a importância e relevância de se oferecer visitas de acompanhamento em caso de uso regular do medicamento (quatro ou mais vezes ao ano). Sendo assim, consultas extras são necessárias pois as visitas semestrais, geralmente oferecidas em ambientes de atendimento primário comunitário, são insuficientes.

No entanto, somente o medicamento pode não ser suficiente para tratar o TDAH em crianças, especialmente em situações em que elas apresentam múltiplos transtornos psiquiátricos ou sofrem com ambientes domésticos estressantes. Quando as crianças não reagem ao medicamento, talvez se torne necessário encaminhá-las a um especialista em saúde mental. A consulta com um psiquiatra ou psicólogo infantil pode também ser benéfica para que se determine os próximos passos que deverão ser tomados para o tratamento, incluindo o acréscimo de outros componentes e apoio ao programa geral do tratamento. Evidências sugerem que crianças que receberam manejo medicamentoso minucioso, com acompanhamento frequente do tratamento, todas dentro de um contexto educativo e de relacionamento de apoio com os provedores de cuidados primários, são propensas a uma melhor experiência comportamental.

Os estimulantes usados para tratar o TDAH podem estar associados ao risco elevado de eventos cardiovasculares adversos, incluindo morte cardíaca súbita, infarto do miocárdio e acidente vascular cerebral em jovens adultos, mas raramente em crianças. Em alguns dos casos relatados, o paciente tinha um transtorno subjacente, como cardiomiopatia hipertrófica obstrutiva, que piorou com os agentes simpaticomiméticos. Eventos tais como esse são raros, mas nem por isso devem ser negligenciados antes de se iniciar o tratamento e durante o seu monitoramento, com medicamentos estimulantes. Crianças com histórico familiar pessoal ou positivo de cardiomiopatia, arritmias ou síncope, requerem um eletrocardiograma e possivelmente uma consulta cardiológica antes de que um estimulante seja prescrito (Figura 49.4).

PROGNÓSTICO

Um diagnóstico infantil de TDAH geralmente leva à persistência deste pelo resto da vida. Entre 60 e 80% das crianças com TDAH continuam com os sintomas na adolescência, e até 40 a 60% dos adolescentes carregam os sintomas para a fase adulta. Em crianças com TDAH, uma queda do comportamento hiperativo geralmente ocorre com a idade. Outros sintomas associados a esse transtorno podem se tornar mais proeminentes com a idade, tais como falta de atenção, impulsividade e desorganização, e isso, precisamente, acarretará em um fardo enorme no desenvolvimento de jovens adultos. Fatores de risco em crianças com TDAH não tratadas, à medida que elas se tornam adultas, incluem: envolvimento em comportamentos de risco (atividade sexual, comportamentos delinquentes, abuso de drogas), insucesso educacional, dificuldades de emprego e dificuldades nos relacionamentos. Com o tratamento adequado, os riscos associados, incluindo lesões, podem ser reduzidos de forma significativa. O tratamento consistente, com medicamentos e terapias adjuvantes, parece reduzir o risco de resultados adversos, tais como o abuso de drogas.

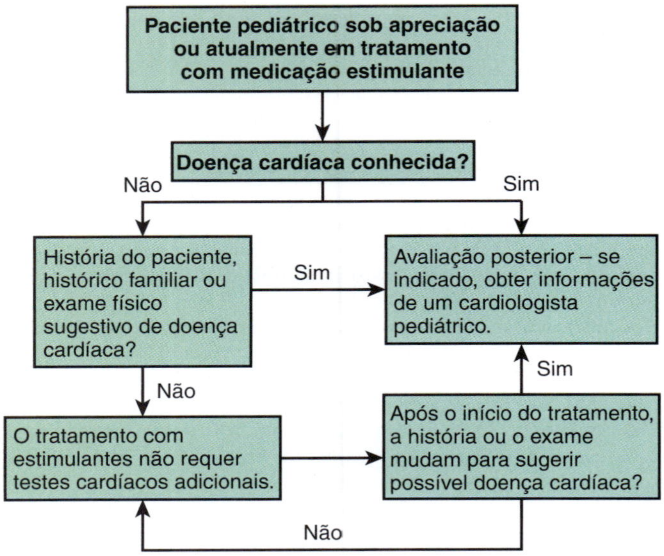

Figura 49.4 Avaliação cardíaca de crianças e adolescentes com TDAH recebendo medicações estimulantes ou sendo consideradas para isso. *(De Perrin JM, Friedman RA, Knilans TK: Cardiovascular monitoring and stimulant drugs for attention-deficit/hyperactivity disorder,* Pediatrics *122:451-453, 2008.)*

PREVENÇÃO

A capacitação dos pais pode levar a melhorias significativas em crianças com sintomas de TDAH em idade pré-escolar, sendo que o treinamento dos pais, para orientar os jovens com TDAH, ajuda a reduzir o comportamento de oposição. Ao passo que pais, professores, médicos e elaboradores de políticas públicas aumentam seus esforços para que se chegue a uma detecção precoce, diagnóstico e tratamento, a prevenção dos efeitos adversos a longo prazo do TDAH na vida das crianças afetadas deve ser reconsiderada, dentro da perspectiva da prevenção. Dados os tratamentos eficazes para o TDAH, atualmente disponíveis, e as evidências bem documentadas sobre os efeitos a longo prazo do transtorno não tratado ou tratado de forma ineficaz, em crianças e jovens, a prevenção dessas consequências deve estar ao alcance dos médicos, crianças e famílias com TDAH por quem somos responsáveis.

A bibliografia está disponível no GEN-io.

Capítulo **50**

Dislexia

Sally E. Shaywitz e Bennett A. Shaywitz

A definição mais atual de *dislexia* está agora sistematizada na forma de lei federal nos EUA (First Step Act de 2018, PL: 115-391): "O termo *dislexia* significa uma dificuldade inesperada na leitura de parte de um indivíduo que tem a inteligência necessária para ser um leitor muito melhor, e é mais comumente causada por uma dificuldade no processamento fonológico (a compreensão de sons individuais da linguagem falada), o que afeta a capacidade de um indivíduo de falar, ler e soletrar". Em leitores típicos, o desenvolvimento da leitura e o quociente de inteligência (QI) estão dinamicamente ligados ao longo do tempo. Nos leitores disléxicos, entretanto, ocorre um desajuste de desenvolvimento entre a leitura e o QI (Figura 50.1), de forma que o aprendizado da leitura está significativamente abaixo do que seria esperado, dado o QI do indivíduo. A discrepância entre o aprendizado da leitura e o QI fornece as evidências empíricas há muito buscadas para o aparente paradoxo entre cognição e leitura, em indivíduos com dislexia do desenvolvimento, e essa discrepância atualmente é reconhecida na definição federal como uma dificuldade inesperada na leitura.

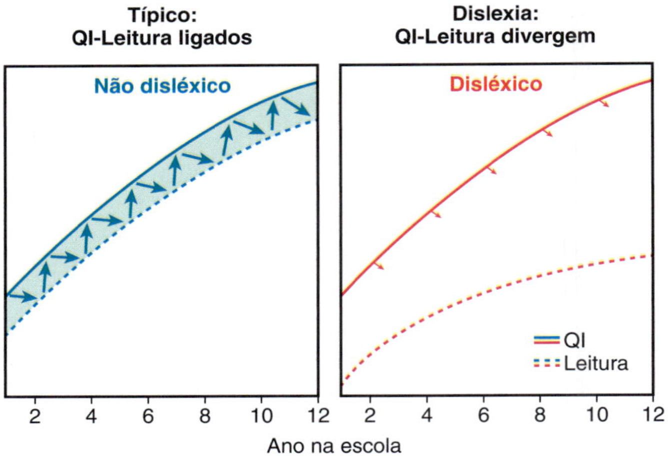

Figura 50.1 Discrepância entre leitura e QI ao longo do tempo: evidências empíricas para a definição de dislexia. **Esquerda:** nos leitores típicos, a leitura e o desenvolvimento do QI estão dinamicamente ligados ao longo do tempo. **Direita:** por outro lado, nos leitores disléxicos, a leitura e o desenvolvimento do QI estão dissociados e um não influencia o outro. *(Dados adaptados de Ferrer E, Shaywitz BA, Holahan JM et al.: Uncoupling of reading and IQ over time: empirical evidence for a definition of dyslexia,* Psychol Sci *21(1):93-101, 2010.)*

ETIOLOGIA

A dislexia é familiar e ocorre em 50% das crianças que têm um dos pais com dislexia, em 50% dos irmãos de pessoas disléxicas, e em 50% dos pais de pessoas disléxicas. Tais observações naturalmente levaram a uma busca pelos genes responsáveis pela dislexia e, em um certo momento, houve esperança de que a hereditariedade estivesse relacionada a um pequeno número de genes. No entanto, estudos de associação genômica ampla (do inglês *Genome-wide association studies* – GWAS) demonstraram o contrário, ou seja, que um grande número de genes está de fato envolvido, cada um produzindo um pequeno efeito. Além disso, avanços na genética confirmaram o que os GWAS sugeriram, isto é, que traços complexos como a leitura são o resultado de milhares de variantes genéticas, todas trabalhando em conjunto (Capítulo 99). Assim, os pediatras devem ser cautelosos ao recomendar qualquer teste genético para seus pacientes que pretenda diagnosticar dislexia na primeira infância, ou antes mesmo do surgimento da linguagem e da leitura. É improvável que um único gene ou mesmo alguns genes identifiquem com segurança pessoas com dislexia. Pelo contrário, a dislexia é mais bem explicada por **múltiplos genes**, cada um deles dando uma pequena contribuição para a expressão da dislexia.

EPIDEMIOLOGIA

A dislexia é a mais comum e a mais amplamente estudada das dificuldades de aprendizagem, afetando 80% das crianças identificadas com dificuldade de aprendizagem. Além disso, pode ser que a dislexia seja o distúrbio neurocomportamental mais comum a afetar crianças, com taxas de prevalência que variam de 20%, em amostras não selecionadas de base populacional, a taxas muito mais baixas em amostras identificadas em escolas. Essa taxa diminuta de prevalência nas amostras identificadas em escolas pode refletir uma relutância das escolas em identificar a dislexia. Dislexia esta que ocorre com igual frequência em meninos e meninas, em amostras de pesquisa nas quais *todas* as crianças são avaliadas. Apesar desses achados bem documentados, as escolas continuam a identificar mais meninos que meninas, provavelmente refletindo o comportamento mais indisciplinado dos meninos, o que chama a atenção dos professores, ao passo que as meninas com dificuldade de leitura, que são menos propensas a se comportarem mal, têm menos chances de ser identificadas pelas escolas. A dislexia obedece a um modelo dimensional no qual a capacidade e a incapacidade de leitura ocorrem ao longo de um *continuum*, com a dislexia representando a cauda inferior de uma distribuição normal de habilidade de leitura.

PATOGÊNESE

As evidências provenientes de uma série de linhas de investigação indicam que a dislexia reflete déficits dentro do sistema de linguagem e, mais especificamente, dentro do **componente fonológico** do sistema de linguagem envolvido no processamento dos sons da fala. Os indivíduos com dislexia têm dificuldade para desenvolver uma consciência de que as palavras faladas podem ser segmentadas em unidades elementares de som menores (fonemas), uma habilidade que é essencial, uma vez que a leitura exige que o leitor mapeie ou ligue os símbolos impressos ao som. Cada vez mais evidências indicam que uma falha nos mecanismos atencionais também pode desempenhar um papel importante nas dificuldades de leitura.

Os exames de imagem funcional do cérebro, em crianças e adultos com dislexia, demonstram um funcionamento ineficiente dos sistemas cerebrais posteriores do hemisfério esquerdo, um padrão denominado *assinatura neural da dislexia* (Figura 50.2). Embora a ressonância magnética funcional (RMf) demonstre, de forma consistente, diferenças entre *grupos* de disléxicos, em comparação com leitores típicos, os exames de imagem do cérebro não conseguem diferenciar um caso *específico* de um leitor disléxico de um leitor típico e, assim, não são úteis no diagnóstico da dislexia.

MANIFESTAÇÕES CLÍNICAS

Refletindo uma dificuldade fonológica subjacente, crianças e adultos com dislexia exibem problemas tanto na linguagem falada quanto na escrita. As dificuldades na linguagem falada se manifestam tipicamente na forma de erros de pronúncia, falta de loquacidade, fala que carece de fluência, com muitas pausas ou hesitações e "hums", dificuldade em achar palavras, com necessidade de tempo para evocar uma resposta oral e sendo incapaz de produzir rapidamente uma resposta verbal quando questionado; isso reflete dificuldades *baseadas no som*, e não baseadas na semântica ou no conhecimento.

As dificuldades na decodificação e no reconhecimento de palavras podem variar de acordo com a idade e com o nível de desenvolvimento. Os sinais cardinais da dislexia, observados em crianças em idade escolar e em adultos, são uma abordagem laboriosa e forçada para a leitura envolvendo decodificação, reconhecimento de palavras e leitura de texto. A compreensão auditiva normalmente é eficaz. As crianças mais velhas apresentam melhora na precisão da leitura ao longo do tempo, embora sem ganhos comensuráveis quanto à fluência dessa leitura, ou seja, elas continuam a ser leitores lentos. As dificuldades de soletração refletem, de forma típica, as dificuldades fonológicas observadas na leitura oral. O grafismo, vale lembrar, também costuma ser afetado.

A história geralmente revela dificuldades precoces sutis de linguagem nas crianças disléxicas. Durante os anos de pré-escola e jardim de infância, as crianças com risco apresentam dificuldades com jogos de rima e no aprendizado dos nomes das letras e dos números. Avaliações durante o jardim de infância dessas competências linguísticas podem ajudar a identificar crianças com risco de dislexia. Embora uma criança disléxica desfrute de que outros leiam para ela, e tome disso algum benefício, ela pode evitar ler em voz alta para os pais ou ler de forma independente.

A dislexia pode coexistir com o déficit de atenção/transtorno de hiperatividade (Capítulo 49); essa comorbidade tem sido documentada tanto nas amostras referidas (40% de comorbidade) quanto naquelas não referidas (15% de comorbidade).

DIAGNÓSTICO

Desde o primeiro ano, e persistindo após essa fase, uma grande lacuna de desempenho torna-se evidente entre os leitores típicos e os disléxicos (Figura 50.3). Esses achados fornecem fortes evidências e estímulo para o rastreio e a identificação precoces, bem como para uma intervenção antecipada, para o caso de crianças pequenas com risco de dislexia. Uma fonte de informações de rastreio potencialmente poderosa e altamente acessível é a avalição do professor a respeito da leitura da criança e de outras habilidades relacionadas à leitura. O rastreio baseado em evidências pode ser realizado desde o jardim de infância, e também do primeiro ao terceiro ano, pelo professor da criança. As respostas dos professores a um pequeno conjunto de perguntas (10 a 12 perguntas) predizem um grupo de crianças que correm risco de dislexia com um alto grau de precisão. O rastreio leva menos de 10 minutos, é concluído em um *tablet* e é extremamente eficiente e econômico. As crianças consideradas de risco passarão, então, por uma avaliação mais aprofundada e, se forem diagnosticadas como disléxicas, deverão ser submetidas a uma intervenção baseada em evidências.

A dislexia é um diagnóstico clínico e a anamnese é especialmente crucial. O médico busca determinar por meio da anamnese, da

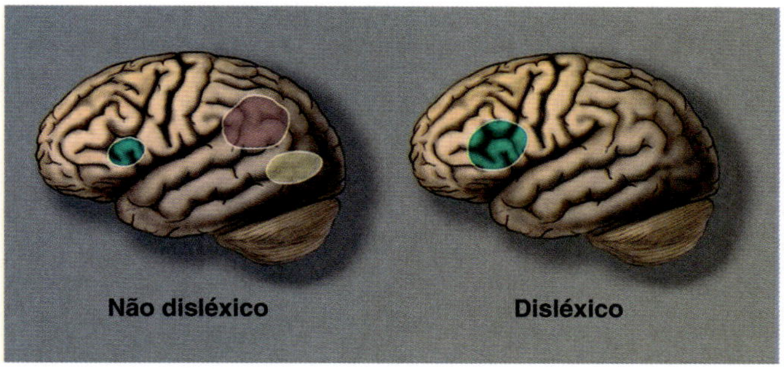

Figura 50.2 **Uma assinatura neural para a dislexia.** O lado *esquerdo* da figura mostra um diagrama dos sistemas cerebrais do hemisfério esquerdo em leitores típicos (não disléxicos). Os três sistemas para leitura são um sistema anterior na região do giro frontal inferior (área de Brocas), suprindo a articulação e a análise de palavras, e dois sistemas posteriores, um na região occípito-temporal, que fornece a análise de palavras, e um 2º na região occípito-temporal (área de formação das palavras), que supre a identificação rápida, automática e fluente de palavras. Em leitores disléxicos (lado *direito* da figura), os doissistemas posteriores estão funcionando de maneira ineficaz e aparecem subativados. O padrão de subativação, nos sistemas de leitura posteriores esquerdos, é chamado de assinatura neural da dislexia. *(Adaptado de Shaywitz S*: Overcoming dyslexia: a new and complete science-based program for reading problems at any level. *New York, 2003, Alfred A. Knopf. Copyright 2003 by S. Shaywitz. Adaptada com permissão.)*

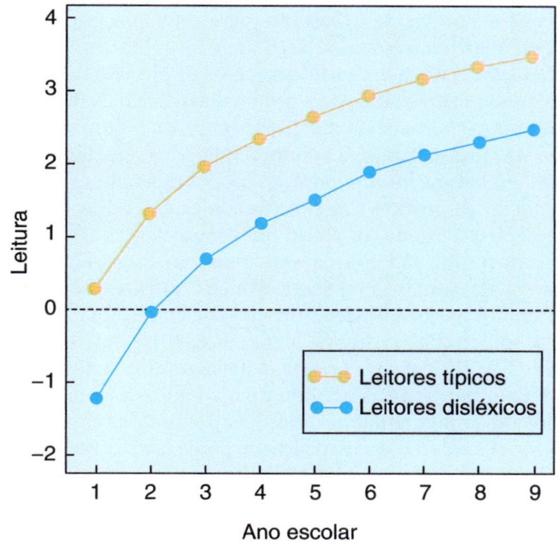

Figura 50.3 **Leitura do 1º ao 9º ano de leitores típicos e disléxicos.** A lacuna de desempenho entre os leitores típicos e disléxicos é evidente desde o 1º ano e persiste até a adolescência. *(Adaptado de Ferrer E, Shaywitz BA, Holahan JM, et al: Achievement gap in reading is present as early as first grade and persists through adolescence,* J Pediatr *167:1121–1125, 2015.)*

observação e da avaliação psicométrica, se existem dificuldades inesperadas na leitura (com base na inteligência da pessoa, no nível cronológico de escolaridade, no nível de educação ou no *status* profissional) e problemas de linguagem associados ao nível do processamento fonológico. Não há um teste único que seja patognomônico da dislexia. O diagnóstico desta deve refletir uma síntese cuidadosa de todos os dados clínicos disponíveis.

A dislexia se distingue de outros distúrbios que podem apresentar, de modo proeminente, dificuldades de leitura pelo caráter único e circunscrito do *déficit fonológico*, uma característica que não penetra em outros domínios linguísticos ou cognitivos. Uma avaliação muito importante para o diagnóstico de dislexia em crianças inclui testes de linguagem, em especial, de fonologia; leitura, incluindo palavras e pseudopalavras; fluência de leitura; soletração e testes de capacidade intelectual. Testes adicionais de memória, de competências linguísticas gerais e de matemática podem ser administrados como parte de uma avaliação mais abrangente das funções cognitiva, linguística e acadêmica. Algumas escolas usam uma abordagem de **resposta à intervenção** (do inglês ***response to intervention*** **– RtI**) para identificar deficiências de leitura (Capítulo 51.1). Uma vez que tenha sido feito, a dislexia é um diagnóstico permanente e que não precisa ser reconfirmado por meio de novas avaliações.

Para uma triagem informal, além de um histórico cuidadoso, o clínico geral, durante o atendimento em consultório, pode ouvir a criança ler em voz alta de seu próprio livro de leitura escolar, correspondente ao seu nível de escolaridade. Ter disponível no consultório um conjunto de livros de leitura correspondentes a cada nível escolar tem a mesma finalidade e elimina a necessidade de a criança levar seus próprios livros escolares. A **leitura oral** é uma medida sensível da precisão e da fluência da leitura. O sinal mais consistente e revelador de uma deficiência de leitura em um jovem adulto proficiente é a leitura e a escrita lentas e laboriosas. Ao tentar ler em voz alta, a maioria das crianças e adultos com dislexia apresenta uma abordagem trabalhosa para decodificar e reconhecer palavras isoladas, abordagem que, em crianças, especificamente, se caracteriza por hesitações, erros de pronúncia e repetidas tentativas de pronunciar palavras desconhecidas. Em contraste com as dificuldades que vivenciam na decodificação de palavras isoladas, as pessoas com dislexia geralmente possuem o vocabulário, a sintaxe e outras habilidades de nível superior envolvidas na compreensão.

A incapacidade de reconhecer ou de medir a falta de fluência na leitura talvez seja o erro mais comum no diagnóstico da dislexia em crianças mais velhas e em adultos jovens proficientes. Tarefas de identificação de palavras simples não detectarão a dislexia em uma pessoa que é proficiente o bastante para estar em um bom ensino médio, ou para se formar na faculdade ou obter um diploma de pós-graduação. Testes que dependem apenas da precisão da identificação de palavras são inadequados para uso no diagnóstico da dislexia porque mostram pouco ou nada da *dificuldade* para ler. Como eles avaliam a precisão da leitura, mas não a automaticidade (velocidade), os tipos de testes de leitura usados para crianças em idade escolar podem fornecer dados enganosos a respeito de adolescentes e de jovens adultos brilhantes. Desse modo, os testes mais importantes são aqueles que são *cronometrados*; são eles os mais sensíveis quanto à detecção da dislexia em um adulto inteligente. Poucos testes padronizados para leitores adultos jovens são administrados sob condições cronometradas e não cronometradas; o *teste de leitura Nelson-Denny* é uma exceção. O útil *Teste de Eficiência de Leitura de Palavras* (do inglês *Test of Word Reading Efficiency* – TOWRE) examina a leitura de palavras simples em condições cronometradas. Quaisquer pontuações obtidas em testes devem ser consideradas em relação a pares com o mesmo grau de educação ou de formação profissional.

TRATAMENTO

O tratamento da dislexia exige uma perspectiva de curso de vida. Logo no início desta, o foco está na **remediação** do problema de leitura. A aplicação do conhecimento da importância da linguagem precoce, incluindo vocabulário e habilidades fonológicas, leva a um progresso significativo na precisão de leitura de crianças, mesmo naquelas que são suscetíveis. À medida que a criança amadurece e penetra o contexto do ensino fundamental e, posteriormente, o do ensino médio, os quais demandam cada vez mais tempo, a ênfase se desloca para a importante função de prover adaptações e ajustes. Com base no trabalho do National Reading Panel, são identificados métodos e programas de intervenção em leitura com base em evidências. Programas eficazes de intervenção fornecem instrução sistemática em cinco áreas-chave: consciência fonêmica, instrução fonética, fluência, vocabulário e estratégias de compreensão. Esses programas também oferecem amplas oportunidades para escrever, ler e discutir literatura.

Ao abordar cada um dos componentes do processo de leitura separadamente, as intervenções eficazes melhoram a consciência fonêmica: a capacidade de se concentrar e de manipular os fonemas (sons da fala) em sílabas e palavras faladas. Sabe-se que os elementos mais eficazes no aperfeiçoamento da **consciência fonêmica**, habilidades de leitura e de soletração, incluem ensinar às crianças a manipulação de fonemas com letras; focar a instrução em um ou dois tipos de manipulações de fonemas, em vez de fazê-lo em vários tipos; e ensinar as crianças em pequenos grupos. Fornecer instruções concernentes à consciência fonêmica é necessário, mas não o suficiente para ensinar as crianças a ler. Os programas eficazes de intervenção incluem o ensino de **fonética**, ou certificam-se de que o leitor iniciante compreende como as letras estão ligadas aos sons (fonemas) para formar as correspondências letra-som e padrões de ortografia. A instrução deve ser explícita e sistemática; a instrução fonética aumenta o sucesso das crianças no que tange ao aprendizado da leitura e, sendo sistemática, é mais eficaz que a instrução que ensina pouca ou nenhuma fonética, ou que ensina manipulações de fonemas apenas por acaso. Iniciar as crianças na leitura de textos conectados desde cedo, de preferência no início ou perto do início da alfabetização, é uma atividade importante mas, muitas vezes, esquecida.

A **fluência**, por sua vez, é de fundamental importância, pois permite o reconhecimento rápido e automático de palavras e, embora geralmente se reconheça que se trata de um componente importante da leitura proficiente, ela se mostrou difícil de ser ensinada. As intervenções para o desenvolvimento do vocabulário e compreensão de leitura não estão bem estabelecidas. Os métodos mais eficazes de ensino da compreensão de leitura envolvem o ensino de vocabulário e estratégias que estimulem a interação ativa entre o leitor e o texto. Novos conhecimentos científicos indicam que não é apenas o conhecimento de conteúdo do professor, mas sua habilidade de envolver o aluno e de fazer com que este concentre sua atenção na tarefa de leitura que é necessária para a instrução eficaz.

Para aqueles que estão no ensino médio, na faculdade e cursando uma pós-graduação, o fornecimento de **ajustes e adaptações** representa, muito frequentemente, uma abordagem altamente eficaz à dislexia. Atualmente, estudos de imagem fornecem evidências neurobiológicas da necessidade de tempo adicional para alunos disléxicos; sendo assim, estudantes universitários com um histórico de dislexia na infância requerem um tempo extra para executarem tarefas de leitura e escrita, bem como em provas. Muitos alunos adolescentes e adultos conseguem melhorar sua precisão de leitura, mas sem ganhos comensuráveis em termos da velocidade daquela. A possibilidade de oferecer tempo extra concilia a frequente capacidade cognitiva alta do indivíduo com a leitura lenta, de modo que o teste passa a ser uma medida da habilidade dessa pessoa, e não de sua deficiência. Outra adaptação importante consiste em ensinar o aluno disléxico a ouvir os textos. Entre alguns dos excelentes programas e aplicativos de conversão de texto em voz, disponíveis para os sistemas Apple e Android, estão o Voice Dream Reader, o Immersive Reader (no OneNote como parte do Microsoft Office), o Kurzweil Firefly, o Read & Write Gold, o Read: OutLoud e o Natural Reader. Os programas de conversão de voz em texto também são úteis e, muitas vezes, parte do pacote de programas, bem como o popular Dragon Dictate. A conversão de voz em texto é encontrada em muitos *smartphones*. Outras adaptações úteis incluem: o uso de computadores portáteis com verificadores ortográficos, o acesso a notas de aula, serviços de tutoria, e uma sala tranquila, em separado, para a realização de testes.

Além disso, o impacto da insuficiência fonológica primária na dislexia exige consideração especial durante provas orais, de modo que os alunos não sejam avaliados por sua falta de fluência ou hesitações de fala, mas por seu conhecimento do conteúdo. Infelizmente, as hesitações na fala ou as dificuldades na identificação de palavras são, muitas vezes, indevidamente confundidas com insegurança relativa ao conhecimento do conteúdo. A maior dificuldade na dislexia, refletindo problemas de acesso ao sistema sonoro da língua falada, causa grande dificuldade no aprendizado de uma segunda língua. Como resultado, uma adaptação que frequentemente se faz necessária é uma dispensa total ou parcial da exigência de uma língua estrangeira; assim, o estudante disléxico pode se inscrever em um curso sobre a história ou a cultura de um país que tenha outro idioma que não o seu.

PROGNÓSTICO

A aplicação de métodos baseados em evidências para crianças pequenas (do jardim de infância à 3ª série), quando são fornecidos com uma intensidade e duração suficientes, pode resultar em melhorias na precisão de leitura e, em uma medida muito menor, na fluência. Em crianças mais velhas e adultos, as intervenções resultam em maior precisão, mas não em um progresso perceptível na fluência. As adaptações são fundamentais para permitir que a criança disléxica demonstre o seu conhecimento. Os pais devem ser informados de que, com o apoio adequado, as crianças disléxicas podem ter sucesso em uma gama de ocupações futuras que podem parecer fora do seu alcance, incluindo medicina, direito, jornalismo e literatura.

A bibliografia está disponível no GEN-io.

Capítulo 51
Deficiências em Matemática e Escrita

51.1 Deficiências em Matemática

Kenneth L. Grizzle

Dados do U.S. National Center for Educational Statistics para 2009 mostraram que 69% dos graduados do ensino médio nos EUA estudaram álgebra 1, 88% estudaram geometria, 76% estudaram álgebra 2/trigonometria e 35% estudaram pré-cálculo. Essas porcentagens são consideravelmente mais altas do que as de 20 anos antes. No entanto, persistem preocupações sobre o nível limitado de alfabetização em matemática para crianças, adolescentes e aqueles que ingressam no mercado de trabalho; as habilidades matemáticas fracas predizem inúmeros desafios sociais, de emprego e emocionais. A necessidade de alfabetização numérica e matemática estende-se além do local de trabalho e na vida diária, e as deficiências nessa área podem afetar negativamente o funcionamento diário. A pesquisa sobre a etiologia e o tratamento das **deficiências em matemática** fica muito aquém do estudo das deficiências de leitura (ver Capítulo 50). Portanto, o conhecimento necessário para identificar, tratar e minimizar o impacto dos desafios matemáticos no funcionamento diário e na educação é limitado.

DEFICIÊNCIA DE APRENDIZAGEM DE MATEMÁTICA DEFINIDA

Compreender os desafios de aprendizagem associados à matemática requer uma apreciação básica da terminologia e operações específicas do domínio. O *Manual Diagnóstico e Estatístico de Transtornos Mentais, Quinta Edição* (DSM-5) publicou critérios diagnósticos para transtornos de aprendizagem. Tipos específicos de desafios de aprendizagem são incluídos no termo amplo de **transtorno específico de aprendizagem (TEA)**. O DSM identifica as seguintes características de um TEA com **deficiência em matemática**: dificuldades para dominar a percepção de números, fatos numéricos ou cálculo fluente e dificuldades com raciocínio matemático. Os sintomas devem estar presentes por um período mínimo de 6 meses e persistir, apesar das intervenções para enfrentar os desafios de aprendizagem. O **senso numérico** refere-se a uma compreensão básica de quantidade, número e operações e é representado como não verbal e simbólico. Exemplos de senso numérico incluem a compreensão de que cada número é 1 a mais ou 1 a menos que o número anterior ou seguinte; conhecimento de palavras e símbolos numéricos; e a capacidade de comparar a magnitude relativa dos números e realizar cálculos aritméticos simples.

A definição do DSM-5 pode ser contrastada com uma **deficiência de aprendizagem em matemática definida pela educação**. Duas áreas relacionadas à matemática são identificadas como parte da **Lei de Educação de Indivíduos com Deficiências (IDEA)**: cálculo matemático e resolução de problemas matemáticos. Operacionalmente, isso se reflete na competência por nível de idade em cálculos aritméticos e matemáticos, problemas com palavras, interpretação de gráficos, compreensão de conceitos de dinheiro e tempo e aplicação de conceitos matemáticos para resolver problemas quantitativos. O governo federal permite que os estados escolham a forma como uma *deficiência de aprendizagem* (DA) é identificada se o procedimento for "baseado em pesquisa". Referidos especificamente na IDEA como métodos para identificar uma DA são um **modelo de discrepância** e "uso de um processo baseado na resposta da criança à intervenção científica com base em pesquisa". O primeiro refere-se à identificação de uma DA com base em uma discrepância pronunciada entre o funcionamento intelectual e o desempenho acadêmico. Este último, conhecido como modelo de **resposta à intervenção (RtI)**, requer que os sistemas escolares façam a triagem de uma deficiência, intervenham usando tratamentos com suporte empírico para a deficiência identificada, monitorem rigorosamente o progresso e façam os ajustes necessários à intervenção, conforme necessário. Se uma criança não está respondendo adequadamente, uma avaliação de equipe multiprofissional é usada para desenvolver um **plano educacional individualizado (PEI)**.

É importante que os prestadores de cuidados primários compreendam o processo de RtI porque muitos estados exigem ou incentivam essa abordagem para identificar DA. A confusão pode ser evitada ajudando os pais preocupados a entender que uma escola pode revisar os registros de seus filhos, examinar as habilidades relevantes e fornecer intervenção com monitoramento rigoroso de progresso, antes de iniciar o processo para um PEI. Os testes tradicionais de psicoeducação (QI e desempenho) só podem ser concluídos se a criança não respondeu bem a intervenções específicas. A abordagem RtI é uma forma valiosa e empiricamente sustentada de abordar e identificar uma deficiência de aprendizagem potencial, porém muito diferente de uma abordagem médica para diagnóstico e tratamento.

Terminologia

O termo **discalculia**, frequentemente utilizado em medicina e pesquisa, mas raramente utilizado por educadores, é reservado para crianças com um TEA em matemática quando há um padrão de déficits no aprendizado de fatos aritméticos e cálculos precisos e fluentes. O termo **inabilidade de aprendizagem matemática (IAM)** é utilizado genericamente aqui, com discalculia usada para limitar a discussão a crianças com deficiência de habilidades de cálculo matemático. Também é feita uma distinção entre crianças que apresentam IAM e aquelas que apresentam **baixo desempenho (BD) em matemática**; ambos os grupos receberam considerável foco de pesquisa. Embora não esteja incluída em nenhuma das definições anteriores, a pesquisa sobre déficits em matemática tipicamente requer que os indivíduos identificados com IAM tenham pontuações de desempenho em matemática abaixo do 10º percentil em vários níveis escolares. Essas crianças começam mal em matemática e continuam com baixo desempenho ao longo das séries, apesar das intervenções. Alunos de matemática com BD pontuam consistentemente abaixo do 25º percentil em testes de desempenho de matemática em todas as séries, mas apresentam habilidades matemáticas de nível de entrada mais típicas.

EPIDEMIOLOGIA

Prevalência

Dependendo de como a IAM é definida e avaliada, a prevalência varia. Com base nos achados de vários estudos, aproximadamente 7% das crianças apresentarão um perfil de IAM antes da formatura do ensino médio. Outros 10% dos alunos serão identificados como BD. Como a pesquisa na área tipicamente exige que os indivíduos apresentem déficits por anos consecutivos, as respectivas estimativas de prevalência são inferiores ao ponto de corte do 10º percentil por serem identificados como IAM ou ao ponto de corte do 25º percentil por serem identificados como BD. Não é incomum que as crianças obtenham pontuação abaixo do critério 1 ano e acima do critério nos anos subsequentes. Essas crianças não apresentam os mesmos déficits cognitivos associados a uma IAM. Ao contrário da dislexia, os meninos correm maior risco de apresentar IAM. Isso é encontrado em pesquisas epidemiológicas nos EUA (razão de risco, 1,6-2,2:1) e em vários países europeus.

Fatores de risco

Genética

A herança das habilidades matemáticas é estimada em aproximadamente 0,50. A herança ou influência genética nas habilidades matemáticas é consistente em todo o *continuum* de habilidades matemáticas altas a baixas. Essa pesquisa enfatiza que, embora as habilidades matemáticas sejam aprendidas ao longo do tempo, a estabilidade do desempenho matemático é o resultado de influências genéticas. A herança matemática parece ser o produto de vários marcadores genéticos, cada um com um pequeno efeito.

Doenças clínicas/genéticas

Inúmeras síndromes genéticas estão associadas a problemas matemáticos. Embora a maioria das crianças com a **síndrome do X frágil** tenha uma *deficiência intelectual* (DI), aproximadamente 50% das meninas com a doença não têm. Daquelas sem uma DI, ≥ 75% têm uma deficiência em matemática no final do 3º ano e já estão com pontuação abaixo da média em matemática no jardim de infância e no 1º ano. Para as meninas que apresentam IAM por X frágil, a memória de trabalho fraca parece desempenhar um papel importante. A frequência de IAM em meninas com **síndrome de Turner (ST)** é a mesma encontrada em meninas com síndrome do X frágil. Um achado consistente são as meninas com cálculos matemáticos completos da ST em uma velocidade significativamente mais lenta do que os alunos com desenvolvimento normal. Embora as meninas com ST tenham habilidades de cálculo fracas, sua capacidade de resolver problemas matemáticos sem exigir cálculo explícito é semelhante à de suas colegas. A porcentagem de crianças com a **síndrome de deleção 22q11.2** (22q11.2ds) que apresentam IAM não está clara. Crianças mais novas com essa condição genética (6 a 10 anos de idade) mostraram senso de número e habilidades de cálculo semelhantes às de crianças com desenvolvimento normal, mas resolução de problemas matemáticos mais fraca. Crianças mais velhas com 22q11.2ds apresentaram velocidade mais lenta em seu senso geral de números e cálculos, mas a precisão foi mantida. Habilidades de contagem e comparação de magnitudes fracas foram encontradas nesse grupo de crianças, o que sugere processamento visuoespacial fraco. Crianças com **mielomeningocele** correm maior risco de ter dificuldades matemáticas do que seus pares não acometidos. Quase 30% dessas crianças têm IAM sem um transtorno de aprendizagem adicional diagnosticado e > 50% têm transtornos de aprendizagem de matemática e leitura. Embora amplos, os déficits são mais pronunciados na velocidade do cálculo matemático e na computação escrita.

Comorbidades

Estima-se que 30 a 70% das pessoas que apresentam IAM também terão deficiência de leitura. Isso é especialmente importante porque crianças que apresentam IAM têm menos probabilidade de serem encaminhadas para assistência educacional adicional e intervenção do que alunos com problemas de leitura. Infelizmente, as crianças identificadas com ambos os desafios de aprendizagem têm pior desempenho em medidas psicossociais e acadêmicas do que as crianças que apenas apresentam IAM. Apresentar uma IAM coloca a criança em maior risco não apenas de outros desafios de aprendizagem, mas também de transtornos psiquiátricos, incluindo transtorno de déficit de atenção/hiperatividade, transtorno desafiador opositivo, transtorno de conduta, transtorno de ansiedade generalizada e transtorno depressivo maior. Descobriu-se que os indivíduos com IAM têm maior isolamento social e dificuldades para desenvolver relacionamentos sociais em geral.

CAUSAS DA DEFICIÊNCIA DE APRENDIZAGEM DE MATEMÁTICA

Há um consenso de que os indivíduos que apresentam IAM são um grupo heterogêneo, com múltiplos déficits potenciais, amplos e específicos, que direcionam suas dificuldades de aprendizagem. A pesquisa sobre as causas da IAM tem se concentrado em processos específicos da matemática e amplos déficits cognitivos, com uma apreciação de que esses dois fatores nem sempre são independentes.

Processos cognitivos amplos

Inteligência

A inteligência afeta o aprendizado, mas se o funcionamento intelectual fosse o principal fator para o mau desempenho em matemática, as habilidades matemáticas das crianças com baixo QI seriam semelhantes ou piores do que as de indivíduos com IAM. Pelo contrário, as crianças que apresentam IAM têm um desempenho em matemática significativamente pior do que as crianças com QI baixo. Crianças que apresentam IAM têm déficits graves em matemática não explicados por seu funcionamento cognitivo. Indivíduos que apresentam baixa cognição podem ter dificuldade em aprender matemática, mas suas habilidades matemáticas provavelmente serão proporcionais à sua inteligência.

Memória de trabalho

A memória de trabalho refere-se à capacidade de manter as informações em mente enquanto as usa em outros processos mentais. A memória de trabalho é composta por três sistemas centrais: o executivo central, o *loop* fonológico relacionado à linguagem e o esboço visuoespacial. O executivo central coordena o funcionamento dos outros dois sistemas. Todos os três desempenham um papel em vários aspectos da aprendizagem e no desenvolvimento e na aplicação de habilidades matemáticas em particular; crianças com IAM apresentam déficits em cada área.

Velocidade de processamento

Indivíduos que apresentam IAM são frequentemente mais lentos para completar problemas matemáticos do que seus pares em desenvolvimento típico, um resultado de sua recuperação deficiente de fatos, em vez de uma velocidade mais ampla de déficits de processamento. No entanto, as crianças tardiamente identificadas com uma IAM ao começarem a escola têm uma velocidade de processamento de números consideravelmente mais lenta do que as crianças da mesma idade e da mesma série escolar.

Processos específicos de matemática

Erros de procedimento

Os tipos de erros cometidos por crianças que apresentam IAM são típicos de qualquer criança, com a diferença de que crianças com deficiência de aprendizagem apresentam um atraso de 2 a 3 anos no entendimento do conceito. Um exemplo de um erro comum que uma criança do 1º ano que apresenta IAM pode cometer quando "faz conta" é fazer uma contagem inferior: "6 + 2=?;" "6, 7" em vez de começar no 6 e contar 2 números adicionais. À medida que as crianças com déficit de matemática ficam mais velhas, é comum subtrair um número maior de um número menor. Por exemplo, no problema "63 − 29 = 46", a criança comete o erro de subtrair 3 de 9. Outro erro comum é não diminuir o número na coluna das dezenas ao pegar emprestado: "64 − 39 = 35." Tanto para somar quanto para subtrair, há uma falta de compreensão da propriedade comutativa dos números e uma tendência a usar adições repetidas em vez de recuperação de fatos. Não é que as crianças que apresentam IAM não desenvolvam essas habilidades; elas desenvolvem muito mais tarde do que seus colegas, tornando a transição para conceitos matemáticos complicados muito mais desafiadora.

Memória para fatos matemáticos

Alocar fatos matemáticos na memória ou recuperá-los dela sempre foi considerado problemático para crianças que apresentam IAM. A codificação ou recuperação precária de fatos por si só não determina um diagnóstico de IAM. Muitos currículos de matemática nos EUA não incluem o desenvolvimento de fatos matemáticos como parte do processo de ensino, resultando em crianças que não sabem os fatos básicos.

Ao contrário da dislexia, na qual os déficits foram isolados e identificados como causais (ver Capítulo 50), os fatores envolvidos no desenvolvimento de uma IAM são muito mais heterogêneos. Em separado, nenhum dos processos descritos anteriormente explica totalmente a IAM, embora todos tenham sido considerados problemáticos para aqueles que lutam com a matemática.

TRATAMENTO E INTERVENÇÕES

As intervenções mais eficazes para IAM são aquelas que incluem instruções explícitas sobre como resolver tipos específicos de problemas e que ocorrem ao longo de várias semanas a vários meses. A instrução baseada em habilidades é um componente crítico; a resolução geral de problemas matemáticos não será transmitida a várias habilidades matemáticas, a menos que a habilidade seja parte de um conceito matemático mais complexo. Diretrizes claras e abrangentes para intervenções eficazes para alunos que lutam com a matemática foram fornecidas pelo Departamento de Educação dos EUA na forma de um *Guia Prático* lançado por meio do What Works Clearinghouse. Esse documento oferece excelentes orientações na identificação e no tratamento de crianças com dificuldades matemáticas no sistema educacional. Embora não seja destinado à equipe médica ou aos pais, o guia está disponível gratuitamente e pode ser útil para os pais quando conversarem com os professores sobre o aprendizado de seus filhos. A Tabela 51.1 lista recursos adicionais para pais preocupados com o desenvolvimento de fatos matemáticos de seus filhos pequenos.

A consciência de que a maioria dos sistemas de escolas públicas implementou alguma forma de RtI para identificar dificuldades de aprendizagem possibilita que o médico da atenção primária incentive os pais a voltarem à escola em busca de uma intervenção para tratar das preocupações de seus filhos. O recebimento de serviços de educação especial na forma de um PEI pode ser necessário para algumas crianças. No entanto, a abordagem atual para identificar crianças com deficiência de aprendizagem possibilita que os sistemas escolares intervenham mais cedo, quando surgem problemas, e potencialmente evitem a necessidade de um PEI. Os pediatras com pacientes cujos pais receberam *feedback* da escola com qualquer um dos fatores de risco descritos na Tabela 51.2 devem encorajar os pais a discutir um plano de intervenção com o professor da criança.

Tabela 51.1 Recursos para pais com crianças que apresentam dificuldade de aprendizado de matemática.

Let's talk about Math. Disponível em: http://www.zerotothree.org/parenting-resources/early-math-videosseries. Acesso em 2 de janeiro de 2017.
Mixing in Math. Disponível em: https://mixinginmath.terc.edu/aboutMiM/what_isMiM.php. Acesso em 2 de janeiro de 2017.
PBS Parents. Math resources available to parents through the Public Broadcasting Service website. Acesso em 28 de janeiro de 2017: http://www.pbs.org/parents/earlymath/index.html http://www.pbs.org/parents/education/math/
US Department of Education: *Helping your child learn mathematics.* Disponível em: https://www2.ed.gov/parents/academic/help/math/index.html. Acesso em 28 de janeiro de 2017.

Tabela 51.2 Fatores de risco para uma deficiência de aprendizagem específica envolvendo matemática.

- A criança está no 20º percentil ou abaixo dele em qualquer área matemática, conforme refletido por testes padronizados ou medidas contínuas de monitoramento de progresso.
- O professor expressa preocupação sobre a capacidade da criança de "dar o próximo passo" em matemática
- Há uma história familiar positiva para dificuldades de aprendizagem de matemática (isso por si só não iniciará uma intervenção)
- Os pais acham que precisam "ensinar novamente" conceitos matemáticos aos filhos.

A bibliografia está disponível no GEN-io.

51.2 Deficiências em Escrita

Kenneth L. Grizzle

A *linguagem oral* é um processo complexo que tipicamente se desenvolve na ausência de instrução formal. Em contrapartida, a *linguagem escrita* requer instrução em aquisição (leitura de palavras), compreensão (compreensão de leitura) e expressão (ortografia e composição). Infelizmente, apesar da pedagogia razoável, uma parcela das crianças luta com o desenvolvimento em uma ou várias dessas áreas. A produção desordenada da linguagem escrita é atualmente referida no *Manual Diagnóstico e Estatístico de Transtornos Mentais, Quinta Edição* (DSM-5) como um **distúrbio de aprendizagem específico com deficiência na expressão escrita** (Tabela 51.3).

Várias terminologias têm sido usadas para se referir a indivíduos com déficits de escrita; este subcapítulo usa o termo **deficiência na expressão escrita (DEE)** em vez de "distúrbio da escrita" ou "distúrbio da expressão escrita". A **disgrafia** é frequentemente usada para se referir a crianças com problemas de escrita, às vezes como sinônimo de DEE, embora os dois sejam condições relacionadas, porém distintas. A disgrafia é principalmente um déficit na produção motora (habilidades com papel/lápis), ao passo que DEE é uma fraqueza conceitual no desenvolvimento, organização e elaboração de ideias por escrito.

Os diagnósticos de uma DEE e disgrafia são feitos amplamente com base na apresentação fenotípica; ortografia, pontuação, gramática, clareza e organização são fatores a serem considerados com relação às preocupações com DEE. Além dessas características de escrita potencialmente fracas, entretanto, nenhuma outra orientação é oferecida. Com base na experiência clínica e na pesquisa sobre as características das amostras de escrita de crianças com habilidades de escrita desordenadas, seria de se esperar uma produção limitada, má organização, repetição de conteúdo e estrutura de frase e ortografia fracas, apesar de a criança levar um tempo considerável para produzir uma pequena quantidade de conteúdo. Para aqueles com disgrafia comórbida, a legibilidade de seu produto de escrita também será ruim, às vezes ilegível.

EPIDEMIOLOGIA

A incidência de DEE é estimada em 6,9 a 14,7%, com o risco relativo de DEE 2 a 2,9 vezes maior para meninos do que meninas. Um estudo cobrindo três regiões geográficas dos EUA encontrou taxas consideravelmente mais altas de DEE no Meio-Oeste e Sudeste do que no Oeste.

O risco de problemas de escrita é muito maior entre populações selecionadas; > 50% das crianças com distúrbios de linguagem oral têm DEE. A relação entre o transtorno de déficit de atenção/hiperatividade (TDAH) e os transtornos de aprendizagem em geral está bem estabelecida, incluindo estimativas de DEE na faixa de 60% para as apresentações combinadas e desatentas do TDAH. Devido à importância da memória operacional e de outras funções executivas no processo de escrita, qualquer criança com fraqueza nessas áreas provavelmente achará o processo de escrita difícil (ver Capítulo 48).

DÉFICITS DE HABILIDADE ASSOCIADOS À ESCRITA DEFICIENTE

A linguagem escrita, assim como a leitura, ocorre ao longo de uma trajetória de desenvolvimento que pode ser contínua à medida que as crianças dominam habilidades essenciais para a próxima etapa do processo. O domínio do controle motor, que possibilita que uma criança produza letras e sequências de letras, libera energia cognitiva para se dedicar a soletrar palavras e, em seguida, encadear palavras em frases, parágrafos e composições complexas. No início do desenvolvimento de cada habilidade individual, é necessário um esforço cognitivo considerável, embora idealmente as habilidades de nível inferior de

Tabela 51.3 Critérios de diagnóstico do DSM-5 para distúrbio de aprendizagem específico com deficiência na expressão escrita.

A. Dificuldades de aprendizagem e uso de habilidades acadêmicas que persistiram por pelo menos 6 meses, apesar da oferta de intervenções que almejam essas dificuldades.
Dificuldades com a expressão escrita (p. ex., comete vários erros gramaticais ou de pontuação dentro das frases; emprega uma organização deficiente de parágrafos; a expressão escrita de ideias carece de clareza).
B. As habilidades acadêmicas afetadas estão substancial e quantificadamente abaixo das esperadas para a idade cronológica do indivíduo e causam interferência significativa no desempenho acadêmico ou ocupacional, ou nas atividades da vida diária, conforme confirmado por medidas de desempenho padronizadas administradas individualmente e avaliação clínica abrangente. Para indivíduos com 17 anos ou mais, uma história documentada de dificuldades de aprendizagem prejudiciais pode substituir a avaliação padronizada.
C. As dificuldades de aprendizagem começam durante os anos de idade escolar, mas podem não se manifestar totalmente até que as demandas por aquelas habilidades acadêmicas afetadas excedam as capacidades limitadas do indivíduo (p. ex., como em testes cronometrados, ler ou escrever relatórios complexos longos para um prazo apertado, cargas acadêmicas excessivamente pesadas).
D. As dificuldades de aprendizagem não são mais bem explicadas por deficiência intelectual, acuidade visual ou auditiva não corrigida, outros transtornos mentais ou neurológicos, adversidade psicossocial, falta de proficiência na língua de instrução acadêmica ou instrução educacional inadequada.

315.2 (F81.81) Com comprometimento da expressão escrita:
Precisão ortográfica
Precisão de gramática e pontuação
Clareza ou organização da expressão escrita

Especificar a gravidade atual:
Leve: Algumas dificuldades de aprendizagem de habilidades em um ou dois domínios acadêmicos, mas de gravidade leve o suficiente para que o indivíduo possa compensar ou funcionar bem quando fornecido com acomodações ou serviços de apoio apropriados, especialmente durante os anos escolares.
Moderada: Dificuldades marcadas de aprendizagem de habilidades em ≥ 1 domínio(s) acadêmico(s), de modo que é improvável que o indivíduo se torne proficiente sem alguns intervalos de ensino intensivo e especializado durante os anos escolares. Algumas acomodações ou serviços de apoio pelo menos em parte do dia na escola, no local de trabalho ou em casa podem ser necessários para completar as atividades com precisão e eficiência.
Grave: Dificuldades graves de aprendizagem de habilidades, que afetam vários domínios acadêmicos, de modo que é improvável que o indivíduo aprenda essas habilidades sem um ensino intensivo individualizado e especializado contínuo durante a maior parte dos anos escolares. Mesmo com uma variedade de acomodações ou serviços adequados em casa, na escola ou no local de trabalho, o indivíduo pode não ser capaz de completar todas as atividades com eficiência.

Adaptada de *Diagnostic and Statistical Manual of Mental Disorders, Fifth Edition*, (Copyright 2013). American Psychiatric Association, pp. 66-67.

produção motora, ortografia, pontuação e capitalização (referidas como **mecânica de escrita** ou **convenções de escrita**) tornem-se gradualmente automáticas e exijam progressivamente menos esforço mental. Esse esforço pode então ser dedicado a habilidades de nível mais elevado, como planejamento, organização, aplicação de conhecimento e uso de vocabulário variado. Para crianças com déficit de escrita, os colapsos podem ocorrer em um, alguns ou todos os estágios.

Transcrição

Entre as crianças da pré-escola e do ensino fundamental, há uma ampla gama do que é considerado "típico do desenvolvimento" no que se refere à produção e ortografia das letras. No entanto, as evidências indicam que escritores ruins em séries posteriores são lentos para produzir letras e escrever seus nomes na pré-escola e no jardim de infância. Também se descobriu que habilidades iniciais de ortografia e leitura fracas (identificação de letras e consciência fonológica; ver Capítulo 50) e linguagem oral fraca preveem habilidades de escrita fracas nas séries posteriores do ensino fundamental. Crianças que lutam para dominar as primeiras habilidades de **transcrição** tendem a escrever lentamente ou, quando escrevem em uma velocidade razoável, a legibilidade de sua escrita diminui. A produção em quantidade e variedade é limitada, e o uso de vocabulário em soletradores ruins costuma ser restrito a palavras que eles podem soletrar.

À medida que as crianças avançam para o ensino fundamental e além, surge um novo conjunto de desafios. Agora espera-se que elas tenham dominado as habilidades de transcrição de nível inferior, e o foco se volta para a aplicação dessas habilidades para a geração de textos mais complexos. Além da transcrição, essa próxima etapa requer a integração de habilidades cognitivas adicionais que ainda não foram aproveitadas pelos jovens aprendizes.

Linguagem oral

Descobriu-se que a linguagem, embora não a fala, está relacionada às habilidades de escrita. As dificuldades de escrita estão associadas a déficits tanto na expressão quanto na compreensão da linguagem oral. As características de escrita de crianças com **comprometimento específico de linguagem** (**CEL**) podem diferir de seus pares sem comprometimento no início da experiência escolar e persistir até o ensino médio (ver Capítulo 52). Na pré-escola e no jardim de infância, como um grupo, as crianças com distúrbios de linguagem apresentam uma produção de letras e capacidade de imprimir seu nome mais precárias. A ortografia pobre e o vocabulário fraco também contribuem para as habilidades de escrita precárias. Além das séries primárias, as narrativas escritas de crianças com CEL tendem a ser avaliadas como de "qualidade inferior com organização deficiente" e uso mais fraco de vocabulário variado.

Linguagem pragmática e déficits de linguagem de alto nível também afetam negativamente as habilidades de escrita. **Linguagem pragmática** refere-se ao uso social da linguagem, incluindo, embora não se limitando a, saudar e fazer pedidos; ajustes na linguagem usados para atender à necessidade da situação ou ouvinte; e seguir as regras de conversação verbalmente e não verbalmente. **A linguagem de nível mais alto** vai além do vocabulário básico, da forma de palavras e das habilidades gramaticais e inclui fazer inferências, compreender e usar a linguagem figurativa de maneira adequada e fazer julgamentos de causa e efeito. Fraquezas nessas áreas, com ou sem linguagem fundamental intacta, podem apresentar desafios para os alunos em todas as áreas acadêmicas que exigem escrita. Por exemplo, ao produzir uma peça analítica ou narrativa, o escritor deve compreender a extensão do conhecimento prévio do leitor e, por sua vez, quais informações incluir e omitir, apresentar um argumento para uma relação de causa e efeito e usar vocabulário específico do conteúdo ou vocabulário rico em imagens e interpretação não literal.

Funções executivas

Escrever é um processo e, quando bem-feito, requer a integração efetiva de vários processos. Funções executivas (FE) são um conjunto de habilidades que incluem planejamento, solução de problemas, monitoramento e ajustes necessários (ver Capítulo 48). Três processos recursivos foram consistentemente relatados como envolvidos no processo de escrita: *tradução* do pensamento em produção escrita, *planejamento* e *revisão*. Ter ideias, embora seja um desafio para muitos, é simplesmente o primeiro passo ao escrever uma narrativa (história). Após o surgimento de uma ideia, o conceito deve ser desenvolvido para incluir um enredo, personagens e um fio narrativo e, em seguida, coordenado em um todo coerente que é bem organizado e flui do início ao fim. Mesmo que alguém desenvolva ideias e comece a escrevê-las, é necessário *persistência* para completar a tarefa, o que requer *autorregulação*. Escritores eficazes dependem fortemente de FE, e crianças com DEE lutam com esse conjunto de habilidades. Os escritores fracos raramente se envolvem no planejamento e no esforço necessários para se automonitorar e revisar com eficácia.

Memória de trabalho

A memória de trabalho (MT) refere-se à capacidade de reter, manipular e armazenar informações por curtos períodos. Quanto mais espaço disponível, mais memória pode ser dedicada à resolução de problemas e às tarefas de raciocínio. No entanto, há um espaço limitado no qual as informações podem ser armazenadas e, quanto mais esforço dedicado a uma tarefa, menos espaço fica disponível para ser dedicado a outras tarefas. Demonstrou-se que a MT consistentemente desempenha um papel importante no processo de escrita, porque a MT fraca limita o espaço disponível. Além disso, habilidades de escrita que devem ser *automáticas* continuam exigindo esforço, memória preciosa é necessária, tirando o que de outra forma estaria disponível para linguagem de nível mais alto.

A *Visão Simples da Escrita* é uma abordagem que integra cada uma das quatro ideias recém-delineadas para descrever o processo de escrita (Figura 51.1). Na base do triângulo estão a transcrição e as funções executivas, que suportam, dentro da MT, a capacidade de produzir texto. Quebras em qualquer uma dessas áreas podem levar a uma redação inadequada, e identificar onde o(s) déficit(s) ocorre(m) é essencial ao decidir tratar o problema de redação. Por exemplo, crianças com habilidades **grafomotoras** fracas (p. ex., disgrafia) devem dedicar um esforço considerável à produção precisa da linguagem escrita, aumentando assim o uso de MT dedicada à transcrição de nível inferior e limitando a memória que pode ser usada para desenvolver o discurso. O resultado pode ser a produção dolorosamente lenta de uma história legível ou uma passagem amplamente ilegível. Se, por outro lado, a caligrafia e a grafia de uma criança se desenvolveram bem, mas sua capacidade de persistir em tarefas desafiadoras ou de organizar seus pensamentos e desenvolver um plano coordenado para seu trabalho é limitada, pode-se ver muito pouca informação escrita no papel, apesar do tempo considerável dedicado à tarefa. Por último, mesmo quando as habilidades que residem na base desse triângulo estão em vigor, os alunos com um distúrbio de linguagem provavelmente produzirão um texto que seja mais consistente com o funcionamento de sua linguagem do que sua série ou idade cronológica (Figura 51.1).

TRATAMENTO

As habilidades de escrita deficientes podem melhorar com um tratamento eficaz. Habilidades grafomotoras fracas podem não exigir necessariamente a intervenção de um **terapeuta ocupacional (TO)**, embora *Handwriting Without Tears* (Caligrafia sem Lágrimas) seja um currículo frequentemente usado por TO ao trabalhar com crianças com caligrafia ruim. Um programa de escrita com suporte empírico foi desenvolvido por Berninger, mas não é amplamente utilizado dentro ou fora dos sistemas escolares (*PAL Research-Based Reading and Writing Lessons*). Para crianças com disgrafia, as habilidades de transcrição de nível inferior devem ser enfatizadas a ponto de se tornarem automáticas. A conexão entre as habilidades de transcrição e composição deve ser incluída no processo de instrução; ou seja, as crianças precisam ver como seu trabalho na produção de cartas está relacionado a componentes mais amplos da escrita. Além disso, devido às restrições da MT que frequentemente afetam o processo de instrução para alunos com distúrbios de aprendizagem, todos os componentes da escrita devem ser ensinados na mesma lição.

A instrução explícita de estratégias de escrita combinada com implementação e treinamento em autorregulação provavelmente produzirá os maiores ganhos para alunos com déficits de escrita. A ênfase irá variar dependendo do déficit específico da criança. Uma intervenção bem pesquisada e bem apoiada para crianças com escrita ruim é o **desenvolvimento de estratégia autorregulada (DEAR)**. Os seis estágios nesse modelo incluem desenvolver e ativar o conhecimento prévio de uma criança; apresentar e discutir a estratégia que está sendo ensinada; modelar a estratégia para o aluno; auxiliar a criança na memorização da estratégia; apoiar o uso da estratégia pela criança durante a implementação; e uso independente da estratégia. O DEAR pode ser aplicado em várias situações de escrita e tem suporte até que o aluno desenvolva o domínio. O modelo pode enfatizar ou diminuir as áreas mais necessárias para a criança.

Recursos educacionais

Crianças com distúrbios de aprendizagem identificados podem potencialmente se qualificar para programas de educação formal por meio de educação especial ou um plano da seção 504. A **educação especial** nos EUA é orientada em nível federal pela **Lei de Educação de Indivíduos com Deficiências (IDEA)** e inclui o desenvolvimento de um **plano de educação individual** (ver Capítulo 48). Um **plano 504** oferece acomodações para ajudar as crianças a terem sucesso na sala de aula regular. Acomodações que podem ser fornecidas a uma criança com DEE, por meio de um PEI ou um plano 504, incluem: ditado a um escrevente quando confrontado com tarefas de escrita extensas; tempo adicional para completar provas que requerem escrita; e uso de tecnologia, como digitação, *software* de fala para texto e dispositivos de escrita que registram as instruções do professor. Ao recomendar que os pais adotem tecnologia assistiva para seus filhos como uma acomodação potencial, o médico deve enfatizar a importância da instrução para o domínio do dispositivo que é utilizado. Aprender a usar a tecnologia de maneira eficaz requer um tempo considerável e, inicialmente, é provável que exija um esforço adicional, o que pode resultar em frustração e evasão.

A bibliografia está disponível no GEN-io.

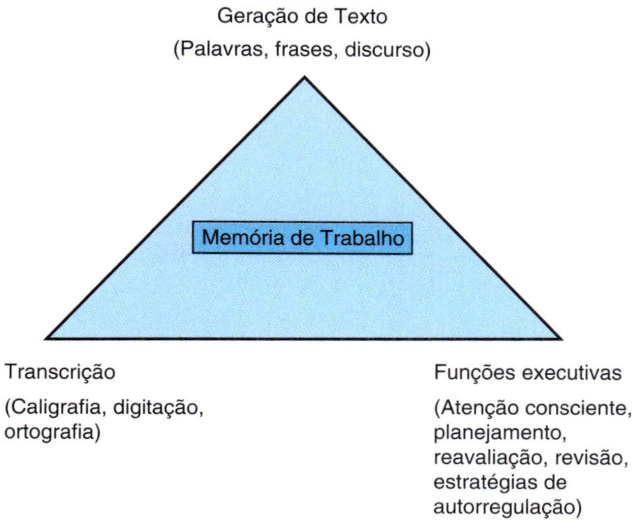

Figura 51.1 Visão simples da escrita. *(De Berninger VW: Preventing written expression disabilities through early and continuing assessment and intervention for handwriting and/or spelling problems: research into practice. In Swanson HL, Harris KR, Graham S, editors:* Handbook of learning disabilities, *New York, 2003, The Guilford Press.)*

Capítulo 52
Desenvolvimento da Linguagem e Transtornos de Comunicação

Mark D. Simms

A maioria das crianças aprende a se comunicar em sua língua nativa, sem instrução ou intervenção específica além da exposição a um ambiente rico em linguagem. O desenvolvimento normal da fala e da linguagem baseia-se na capacidade da criança de ouvir, ver, compreender, lembrar e interagir socialmente com outras pessoas. A criança também precisa ter habilidades motoras suficientes para imitar os movimentos orais da fala.

DESENVOLVIMENTO NORMAL DA LINGUAGEM

A linguagem pode ser subdividida em vários componentes essenciais. A **comunicação** consiste em uma ampla gama de comportamentos e habilidades. Na esfera da capacidade verbal básica, a **fonologia** refere-se ao uso correto dos sons da fala para formar palavras; a **semântica**, ao uso correto de palavras; e a **sintaxe**, ao uso adequado da gramática para formar frases. Em âmbito mais abstrato, as habilidades verbais incluem a capacidade de conectar pensamentos de maneira coerente para elaborar e desenvolver um tema. As capacidades **pragmáticas** envolvem habilidades verbais e não verbais que facilitem a troca de ideias, incluindo a escolha apropriada da linguagem para cada situação e circunstância e o uso adequado da linguagem corporal (postura, contato visual, gesticulação etc.). As habilidades comportamentais e sociopragmáticas (saber iniciar e conduzir uma conversa, com trocas recíprocas) também tornam mais eficaz a comunicação com o interlocutor.

Costuma-se dividir as competências linguísticas em capacidades **receptivas** (audição e compreensão) e **expressivas** (fala). O desenvolvimento da linguagem geralmente segue um padrão bastante previsível e ocorre paralelamente ao desenvolvimento cognitivo geral (Tabela 52.1).

Desenvolvimento da linguagem receptiva

O sistema auditivo periférico está maduro por volta da 26ª semana de gestação, e o feto discrimina os sons da fala e reage a eles. A assimetria anatômica no *planum temporale*, região estrutural do cérebro especializada no processamento da linguagem, está presente por volta da 31ª semana de gestação. O recém-nascido a termo parece ter redes neurais funcionalmente organizadas que são sensíveis a diferentes propriedades de estímulo de linguagem. Quando saudável, o neonato demonstra preferir vozes humanas a sons de objetos e reconhece a voz da mãe, reagindo mais intensamente a ela do que à voz de um estranho. Ainda mais notável é a capacidade do recém-nascido de discriminar frases em sua língua "nativa" (a língua da mãe) de sentenças em uma língua "estrangeira". Em ambientes de pesquisa, os filhos de mães monolíngues mostraram preferência por apenas aquela língua, ao passo que os filhos de mães bilíngues preferiram ambos os idiomas, em vez de qualquer outra língua.

Entre 4 e 6 meses de vida, os lactentes buscam visualmente a fonte dos sons, preferindo, mais uma vez, vozes humanas a outros sons do ambiente. Por volta dos 6 meses, os bebês conseguem seguir passivamente a linha de atenção visual do adulto, resultando em uma "referência compartilhada" para os mesmos objetos e eventos ao redor. A capacidade de compartilhar a mesma experiência é crucial para o desenvolvimento de habilidades linguísticas, sociais e cognitivas posteriores à medida que a criança "mapeia" significados específicos em suas experiências. Por volta dos 8 aos 9 meses, o bebê consegue, ativamente, mostrar, oferecer e apontar objetos. A compreensão de palavras costuma tornar-se aparente em torno do 9º mês, quando a criança reage seletivamente ao seu nome e parece compreender a palavra "não". Jogos sociais, como

Tabela 52.1 Marcos da linguagem normal de uma criança: do nascimento aos 5 anos de idade.

AUDIÇÃO E COMPREENSÃO	FALA
NASCIMENTO A 3 MESES	
Assusta-se com sons altos Acalma-se ou sorri quando falam com ela Parece reconhecer sua voz e se acalma, caso esteja chorando Aumenta ou diminui o comportamento de sucção em resposta ao som	Faz sons de prazer (ahh, aguu) Chora de modo diferente para cada necessidade Sorri quando vê você
4 A 6 MESES	
Move os olhos na direção dos sons Responde a mudanças no tom de sua voz Percebe brinquedos que emitem sons Presta atenção à música	Balbucia sons mais semelhantes à fala, com muitos sons diferentes, incluindo *p*, *b* e *m* Vocaliza emoção e desprazer Faz sons de gorgolejo quando deixada sozinha e quando brinca com você
7 MESES A 1 ANO	
Gosta de brincadeiras como "achou!" e bater palmas Vira-se e olha na direção dos sons Ouve quando falam com ela Reconhece palavras para itens comuns, como copo, sapato e suco Começa a responder aos pedidos (*Venha aqui; Quer mais?*)	Os balbucios têm grupos longos e curtos de sons, como dada e bibibibi Usa palavras ou sons diferentes de choro para obter e manter a atenção Imita diferentes sons da fala Usa 1 ou 2 palavras (*dadá, papá, mama*), embora nem sempre claras
1 A 2 ANOS	
Aponta para algumas partes do corpo quando solicitada Segue comandos simples e compreende perguntas fáceis (*Role a bola; Beije o bebê; Onde está seu sapato?*) Ouve histórias simples, canções e rimas Aponta para imagens em um livro quando nomeadas	Diz mais palavras a cada mês Elabora algumas questões de 1 a 2 palavras (*Cadê gatinho?; Vai mimi?; O quê?*) Junta 2 palavras (*mais biscoito, suco não, livro mamãe*) Inicia palavras com consoantes variadas
2 A 3 ANOS	
Compreende diferenças de significado (p. ex., ir-vir, dentro-fora, grande-pequeno, em cima-embaixo) Atende pedidos de duas etapas (*Pegue o livro e coloque-o sobre a mesa*)	Tem uma palavra para quase tudo Usa "frases" de 2 a 3 palavras para falar e pedir algo A fala é geralmente entendida pelos ouvintes da família Muitas vezes, pede ou indica objetos, nomeando-os
3 A 4 ANOS	
Ouve você quando a chama de outro cômodo Assiste à televisão ou ouve rádio no mesmo volume que os outros membros da família Entende perguntas simples como quem, quê, onde, por quê	Fala sobre as atividades na escola ou na casa de amigos Geralmente é compreendida por pessoas de fora da família Usa muitas frases com 4 ou mais palavras Normalmente fala com facilidade sem repetir sílabas ou palavras
4 A 5 ANOS	
Presta atenção a uma história curta e responde a perguntas simples sobre o enredo Ouve e compreende a maior parte do que é dito em casa e na escola	A voz soa tão clara como a de outras crianças Usa frases mais desenvolvidas (*eu gosto de ler meus livros*) Conta histórias que se atêm a um tópico Comunica-se facilmente com outras crianças e adultos Pronuncia a maioria dos sons corretamente, com poucas exceções, como *l, s, r, v, z, j,* x e *lh* Usa as mesmas regras gramaticais que o restante da família

Adaptada de American Speech-Language-Hearing Association, 2005. http://www.asha.org/public/speech/development/chart.htm.

"achou!" (brincadeira de esconder o rosto e reaparecer) e acenar "tchau", podem ser evocadas pela simples menção dessas palavras. Aos 12 meses, muitas crianças podem atender a um comando simples, estritamente verbal, de uma etapa (p. ex., "Me dê").

Entre 1 e 2 anos, a compreensão da linguagem acelera rapidamente. Quando solicitadas, as crianças conseguem apontar para partes do corpo, identificar imagens em livros e responder a perguntas simples (p. ex., "Onde está seu sapato?"). A criança de 2 anos é capaz de seguir um comando de duas etapas, executando tarefas não relacionadas (p. ex., "Tire os sapatos e depois vá sentar-se à mesa"), e consegue apontar para objetos descritos por seu uso (p. ex., "Me dê o que usamos para beber"). Por volta dos 3 anos, a criança costuma compreender perguntas simples (quem, o quê, onde, por quê). Aos 4 anos, a maioria consegue acompanhar uma conversa adulta, ouvir uma história curta e responder a perguntas simples sobre o enredo. Uma criança de 5 anos normalmente tem um vocabulário receptivo de mais de 2 mil palavras e consegue seguir comandos de três e quatro etapas.

Desenvolvimento da linguagem expressiva

As vocalizações são estabelecidas por volta de 4 a 6 semanas de vida. Durante os primeiros 3 meses, os pais podem distinguir os diferentes sons vocais de seu bebê relativos a prazer, dor, inquietação, cansaço etc. Muitos lactentes de 3 meses vocalizam em resposta à fala de um adulto para manter a interação social ("pingue-pongue vocal"). Por volta do 4º mês, os bebês começam a fazer sons bilabiais e, aos 5 meses, percebem-se monossílabos e riso. Entre 6 e 8 meses, ouve-se um balbucio polissilábico ou lalação ("lalala" ou "mamama"), e a criança pode começar a se comunicar com gestos. Entre 8 e 10 meses, o balbucio se aproxima fonologicamente dos padrões sonoros específicos da língua materna da criança (ou seja, ela produz mais sons nativos do que não nativos). Dos 9 aos 10 meses, os balbucios se tornam mais definidos, transformando-se em palavras específicas (p. ex., "mama", "papa").

Ao longo dos meses seguintes, as crianças aprendem uma ou duas palavras para objetos comuns e começam a imitar palavras apresentadas por um adulto. Essas palavras podem ser esporádicas no repertório da criança até que um grupo estável de 10 ou mais palavras seja estabelecido. A taxa de aquisição de novas palavras é de aproximadamente uma palavra nova por semana aos 12 meses, mas se acelera para aproximadamente uma palavra nova por dia aos 2 anos. As primeiras palavras a aparecer são usadas principalmente para nomear objetos (substantivos) ou para pedir objetos e chamar pessoas. Por volta dos 18 aos 20 meses, as crianças costumam usar um mínimo de 20 palavras e produzir *jargão* (cadeias de sons que se assemelham a palavras) com padrões de inflexão semelhantes à linguagem verbal. Esse jargão geralmente se mistura com algumas palavras verdadeiras. Frases espontâneas de duas palavras (palavras essenciais), que consistem na união de palavras com intenção clara (p. ex., "Quer suco!" ou "Eu descer!"), são características de crianças de 2 anos de idade e refletem o surgimento de capacidade gramatical (sintaxe).

Esses enunciados de duas palavras não costumam surgir até que as crianças tenham adquirido 50 a 100 palavras em seu vocabulário. A partir daí, a aquisição de novos vocábulos acelera rapidamente. À medida que o conhecimento gramatical aumenta, também aumentam proporcionalmente os verbos, adjetivos e outras palavras que servem para definir a relação entre objetos e pessoas. Aos 3 anos, as frases ficam mais extensas, e a criança usa pronomes e formas verbais simples no presente do indicativo. Essas frases de 3 a 5 palavras costumam ter sujeito e verbo, mas não apresentam conjunções, artigos e formas verbais complexas. O personagem Come-Come da *Vila Sésamo* ("Mim quer biscoito!") exemplifica a natureza "telegráfica" das frases das crianças de 3 anos. Por volta dos 4 aos 5 anos, as crianças são capazes de dar continuidade a conversas usando formas gramaticais como as dos adultos, com frases mais desenvolvidas (p. ex., "Eu gosto de ler meus livros").

Variações do normal

Sabe-se que os marcos de linguagem são, em grande parte, comuns a diversas línguas e culturas, com algumas variações, dependendo da complexidade da estrutura gramatical de cada idioma. Em italiano (cujos verbos costumam ocupar posição de destaque no início ou no fim das frases), crianças de 14 meses apresentam uma proporção maior de verbos, comparadas com as crianças anglófonas. Para cada idioma, o desenvolvimento geralmente segue um padrão previsível, acompanhando em paralelo o desenvolvimento cognitivo geral. Embora as sequências sejam previsíveis, o momento exato em que são realizadas não o é. Entre crianças saudáveis nos primeiros 2 a 3 anos de vida, há variações acentuadas na taxa de desenvolvimento do balbucio, na compreensão de palavras, na produção de palavras isoladas e no uso de formas conectivas.

Foram identificados dois padrões básicos de aquisição da linguagem: analítico e holístico. O padrão *analítico* é o mais comum e reflete o domínio de unidades cada vez maiores da linguagem. As habilidades analíticas da criança se desenvolvem das formas simples para as mais complexas e extensas. As crianças que seguem um padrão *holístico* ou de aprendizado *gestalt* podem começar usando trechos de discurso relativamente grandes em contextos familiares. Elas podem memorizar frases familiares ou diálogo de filmes ou histórias e repeti-los de maneira excessivamente generalizada. Suas frases normalmente têm um padrão estereotipado, refletindo o domínio inadequado do uso da gramática para combinar as palavras, de modo flexível e espontâneo, na elocução típica de uma criança. Ao longo do tempo, essas crianças gradualmente decompõem os significados de frases e sentenças em seus componentes, e aprendem a analisar as unidades linguísticas dessas formas memorizadas. Enquanto isso ocorre, mais produções de discurso próprio emergem, e a criança se torna capaz de concatenar os pensamentos de maneira mais flexível. Tanto o processo analítico de aprendizagem quanto o holístico são necessários para que ocorra o desenvolvimento normal da linguagem.

LINGUAGEM E TRANSTORNO DA COMUNICAÇÃO

Epidemiologia

Os distúrbios de fala e linguagem são muito comuns em crianças na idade pré-escolar. Acredita-se que quase 20% das crianças com 2 anos de idade apresentem atraso no início da linguagem. Por volta dos 5 anos, cerca de 6% das crianças são diagnosticadas com distúrbio de fala; 5%, com distúrbio de fala e linguagem; e 8%, com distúrbio de linguagem. Os meninos têm quase duas vezes mais probabilidade de ter um distúrbio identificado de fala ou linguagem do que as meninas.

Etiologia

A capacidade normal de linguagem é uma função complexa, amplamente distribuída por todo o cérebro por meio de redes neurais interligadas, que são sincronizadas para atividades específicas. Embora existam semelhanças clínicas entre afasia adquirida em adultos e distúrbios de linguagem na infância, as lesões unilaterais e focais adquiridas no início da vida não parecem ter os mesmos efeitos em crianças e adultos. Os fatores de risco para **lesão neurológica** estão ausentes na grande maioria das crianças com distúrbio de fala.

Os fatores **genéticos** parecem influenciar significativamente a maneira como as crianças aprendem a falar. Os distúrbios de linguagem se agrupam em famílias. Uma história familiar minuciosa pode identificar problemas atuais ou passados de fala ou linguagem em até 30% dos parentes de primeiro grau da criança examinada. Embora se espere que crianças expostas a pais com dificuldade de linguagem vivenciem uma estimulação insuficiente e um desenvolvimento linguístico inadequado, estudos com gêmeos mostraram que a taxa de concordância para baixa pontuação no teste de linguagem e/ou para histórico de tratamento fonoaudiológico é de aproximadamente 50% em pares dizigóticos, elevando-se para mais de 90% em pares monozigóticos. Apesar das fortes evidências de que os distúrbios de linguagem têm base genética, não foram identificadas mutações genéticas consistentes. Em vez disso, várias regiões genéticas e alterações epigenéticas podem resultar em vias genéticas heterogêneas que causam distúrbios de linguagem. Algumas dessas vias genéticas perturbam a cronologia de eventos iniciais do neurodesenvolvimento pré-natal que afetam a migração de células nervosas da matriz germinativa para o córtex cerebral. Vários polimorfismos de nucleotídio único (SNPs; do inglês, *single nucleotide polymorphisms*) que envolvem genes reguladores não codificadores, incluindo o *CNTNAP2* (proteína tipo 2 associada à contactina) e o *KIAA0319*, estão fortemente associados à aquisição precoce da linguagem; acredita-se também que afetem o desenvolvimento estrutural neuronal precoce.

Além disso, outros fatores ambientais, hormonais e nutricionais podem exercer influências **epigenéticas** ao desregular a expressão gênica, resultando em um sequenciamento aberrante para o início, o crescimento e a época do desenvolvimento da linguagem.

Patogênese

Os distúrbios de linguagem estão associados a um déficit fundamental na capacidade do cérebro de processar informações complexas rapidamente. A avaliação simultânea de palavras (semântica), frases (sintaxe), prosódia (entoação da voz) e sinais sociais pode sobrecarregar a capacidade da criança de compreender e responder de forma apropriada em um contexto verbal. Limitações na quantidade de informação que pode ser armazenada na memória de trabalho verbal podem comprometer ainda mais o ritmo no qual a informação da linguagem é processada. Estudos eletrofisiológicos mostram latência anormal na fase inicial de processamento auditivo em crianças com distúrbios de linguagem. Estudos de neuroimagem identificam um conjunto de anomalias anatômicas nas regiões do cérebro que são fundamentais para o processamento da linguagem. Exames de ressonância magnética em crianças com **desordem específica de linguagem (DEL)** podem revelar lesões e perda de volume na substância branca, alargamento ventricular, heterotopia focal da substância cinzenta dentro da substância branca parietotemporal direita e esquerda, morfologia anormal do giro frontal inferior, padrões atípicos de assimetria do córtex de linguagem, ou aumento da espessura do corpo caloso em uma minoria de crianças acometidas. Estudos *post mortem* de crianças com distúrbios de linguagem encontraram evidências de simetria atípica nos planos temporais e displasia cortical na região da fissura silviana. Corroborando um mecanismo genético que afeta o desenvolvimento cerebral, também se documentou alta taxa de assimetrias atípicas perissilvianas nos pais das crianças com DEL.

Manifestações clínicas

Os distúrbios primários da fala e do desenvolvimento da linguagem costumam ser encontrados sem disfunções cognitivas ou motoras consideráveis. No entanto, os distúrbios de comunicação também são as comorbidades mais comuns em pessoas com condições que acarretam distúrbios cognitivos (deficiência intelectual ou autismo), anomalias estruturais dos órgãos da fala (p. ex., insuficiência velofaríngea de fenda palatina) e condições neuromotoras que afetam a coordenação motora oral (p. ex., disartria por paralisia cerebral ou outras doenças neuromusculares).

Classificação

Cada categoria profissional adotou um sistema de classificação um pouco diferente, com base em padrões de agrupamento de sintomas. O *Manual Diagnóstico e Estatístico de Transtornos Mentais*, 5ª edição (DSM-5), da American Psychiatric Association (APA), organizou os distúrbios de comunicação em: (1) distúrbio de linguagem (que combina distúrbios de linguagem expressiva e receptivo-expressiva), transtorno fonológico (distúrbio fonológico) e transtorno da fluência com início na infância (gagueira); e (2) distúrbio da comunicação social (pragmática), que se caracteriza por dificuldades persistentes nos usos sociais da comunicação verbal e não verbal (Tabela 52.2). Na prática clínica, os distúrbios de linguagem e fala na infância se manifestam como muitas entidades distintas.

Distúrbio de linguagem ou desordem específica de linguagem

A condição que o DSM-5 chama de **distúrbio de linguagem** também é conhecida como **desordem específica de linguagem (DEL)**, **disfasia do desenvolvimento** ou **distúrbio no desenvolvimento da linguagem**.

Tabela 52.2 Critérios diagnósticos do DSM-5 para transtornos da comunicação.

Transtorno da linguagem

A. Dificuldades persistentes na aquisição e no uso da linguagem em suas diversas modalidades (falada, escrita, linguagem de sinais ou outra) devido a déficits na compreensão ou na produção, que incluem:
   1. Vocabulário reduzido (conhecimento e uso de palavras).
   2. Estrutura limitada de frases (capacidade de unir palavras e afixos de modo a formar frases, com base nas regras gramaticais e morfológicas).
   3. Prejuízos no discurso (capacidade de usar vocabulário e unir frases para explicar ou descrever um tópico ou uma série de eventos, ou ter uma conversa).

B. As capacidades linguísticas estão, de maneira substancial e quantificável, abaixo do esperado para a idade, resultando em limitações funcionais na comunicação efetiva, na participação social, no sucesso acadêmico ou no desempenho profissional, individualmente ou em qualquer combinação.

C. O início dos sintomas ocorre precocemente no período do desenvolvimento.

D. As dificuldades não são atribuíveis a deficiência auditiva ou outro prejuízo sensorial, disfunção motora ou outra condição clínica ou neurológica, não sendo mais bem explicadas por deficiência intelectual (transtorno do desenvolvimento intelectual) ou atraso global do desenvolvimento.

Transtorno dos sons da fala

A. Dificuldade persistente para produção da fala que interfere na inteligibilidade da fala ou impede a comunicação verbal de mensagens.

B. A comunicação tem eficácia limitada, o que interfere na participação social, no sucesso acadêmico ou no desempenho profissional, individualmente ou em qualquer combinação.

C. O início dos sintomas ocorre precocemente no período do desenvolvimento.

D. As dificuldades não são atribuíveis a condições congênitas ou adquiridas, como paralisia cerebral, fenda palatina, surdez ou perda auditiva, traumatismo cranioencefálico ou outras condições clínicas ou neurológicas.

Transtorno da comunicação social (pragmática)

A. Dificuldades persistentes no uso social da comunicação verbal e não verbal, manifestadas por todos os itens a seguir:
   1. Déficits no uso da comunicação para fins sociais, como em saudações e compartilhamento de informações, de acordo com o contexto social.
   2. Prejuízo da capacidade de adaptar a comunicação para se adequar ao contexto ou às necessidades do interlocutor, tal como usar uma linguagem em sala de aula e outra em um grupo de amigos, falar de um jeito com uma criança e de outro com um adulto, e evitar o uso de linguagem excessivamente formal.
   3. Dificuldades de seguir regras para conversar e contar histórias, como aguardar a vez para falar, reformular o que disse quando não for entendido e saber usar sinais verbais e não verbais para regular a interação.
   4. Dificuldades para compreender o que não é dito de forma explícita (p. ex., fazer inferências) e significados não literais ou ambíguos da linguagem (p. ex., expressões idiomáticas, humor, metáforas, múltiplos significados que dependem do contexto para interpretação).

B. Os déficits resultam em limitações funcionais na comunicação efetiva, na participação social, nas relações sociais, no desempenho acadêmico ou profissional, individualmente ou em combinação.

C. O início dos sintomas ocorre no período inicial do desenvolvimento (mas os déficits podem não se manifestar totalmente até que as demandas de comunicação social excedam as capacidades limitadas).

D. Os sintomas não são atribuíveis a outra condição clínica ou neurológica ou a baixas habilidades nos domínios da estrutura da palavra e da gramática, e não são mais bem explicados por transtorno do espectro autista, deficiência intelectual (transtorno do desenvolvimento intelectual), atraso global do desenvolvimento ou outro transtorno mental.

De *Diagnostic and Statistical Manual of Mental Disorders, Fifth Edition* (Copyright 2013). American Psychiatric Association, pp. 42, 44, 47, 48.

A DEL é caracterizada por uma discrepância significativa entre o nível cognitivo geral da criança (tipicamente por medidas da inteligência não verbal) e o nível de linguagem funcional. Essas crianças também seguem um padrão atípico de aquisição e uso da linguagem. Um exame mais detalhado das habilidades da criança pode revelar déficits na compreensão e no uso do significado das palavras (semântica) e da gramática (sintaxe). Frequentemente, as crianças demoram a começar a falar. De maneira mais significativa, elas costumam ter dificuldade na compreensão da língua falada. O problema pode decorrer da compreensão insuficiente de palavras isoladas ou da incapacidade de desconstruir e analisar o significado de sentenças. Muitas crianças afetadas apresentam um padrão *holístico* de desenvolvimento da linguagem, repetindo frases memorizadas ou diálogos de filmes ou histórias (ecolalia). Em contrapartida, as crianças com DEL parecem aprender visualmente e demonstram habilidade em testes não verbais de inteligência.

Depois que as crianças com DEL se tornam falantes fluentes, elas geralmente são menos proficientes na produção de narrativas orais do que as crianças da mesma idade. Suas histórias tendem a ser mais curtas e a incluir menos proposições, ideias-chave ou recursos gramaticais. As crianças mais velhas fazem menos descrições subjetivas (p. ex., referências ao que seus personagens pensam e como se sentem). Suas narrativas contêm menos elementos de coesão do discurso, e pode ser difícil para a criança seguir a linha da história.

Muitas crianças com DEL apresentam dificuldades com **interação social**, particularmente com colegas da mesma idade. A interação social é mediada pela comunicação oral, e uma criança com deficiência em comunicação está em clara desvantagem na arena social. As crianças com DEL tendem a ser mais dependentes de crianças mais velhas ou de adultos, que podem adaptar sua comunicação de modo a se equiparar ao nível funcional da criança. Geralmente, as habilidades de interação social são mais estreitamente relacionadas com o nível de linguagem verbal do que com o nível cognitivo não verbal. Com isso, observa-se uma progressão no desenvolvimento de uma interação social cada vez mais sofisticada à medida que também progridem as habilidades de linguagem da criança. Nesse contexto, a inaptidão social não é necessariamente um sinal de distanciamento social (p. ex., autismo), mas de um atraso na capacidade para negociar interações sociais.

Distúrbio de linguagem envolvendo níveis mais altos

Conforme as crianças amadurecem, a capacidade de se comunicar eficazmente com os outros depende do domínio de uma série de competências que vão além da compreensão básica de palavras e regras de gramática. As habilidades de linguagem de níveis mais altos incluem riqueza de vocabulário, interpretação de texto, habilidades de raciocínio (inferências e conclusões corretas), capacidade de entender o contexto da perspectiva de outra pessoa, e capacidade de parafrasear e reformular com facilidade. Além disso, incluem habilidades pragmáticas que servem como base para as interações sociais. Essas habilidades envolvem o conhecimento e a compreensão do interlocutor, o entendimento do contexto social em que a conversa está ocorrendo e a visão geral de mundo. Os aspectos sociais e linguísticos da comunicação nem sempre são distinguíveis, e as pessoas com dificuldade para interpretar esses aspectos relativamente abstratos da comunicação também costumam ter dificuldade para formar e manter relacionamentos.

O DSM-5 identificou o **transtorno da comunicação social (pragmática) (TCS)** como uma categoria de distúrbio de comunicação (Tabela 52.2). Os sintomas da dificuldade pragmática incluem extrema literalidade e interações verbais e sociais inadequadas. O uso adequado e a compreensão de humor, gírias e sarcasmo dependem da interpretação correta do significado e do contexto da linguagem e da capacidade de tirar conclusões apropriadas. A incapacidade de fornecer um referencial suficiente para o interlocutor – assumir a perspectiva de outra pessoa – resulta na impressão de se estar falando ou se comportando de modo aleatório ou incoerente. O TCS geralmente ocorre no contexto de outro distúrbio de linguagem e tem sido reconhecido como indício de uma ampla gama de distúrbios, incluindo danos cerebrais no hemisfério direito, síndrome de Williams e transtornos não verbais de aprendizagem. O TCS também pode ocorrer independentemente de outros distúrbios. As crianças com **transtorno do espectro autista (TEA)** geralmente apresentam sintomas de TCS, mas o TCS não é diagnosticado nessas crianças porque os sintomas são um componente do TEA. Em contextos escolares, as crianças com TCS podem ser socialmente excluídas e perseguidas.

Deficiência intelectual

A maioria das crianças com um leve grau de deficiência intelectual aprendem a falar mais lentamente do que o normal; elas seguem uma sequência normal de aquisição da linguagem e acabam por dominar as habilidades básicas de comunicação. É possível que se encontrem dificuldades com conceitos e com o uso da linguagem mais avançada. As pessoas com grau moderado a grave de deficiência intelectual podem ter muita dificuldade para adquirir habilidades básicas de comunicação. Cerca de metade das pessoas com quociente de inteligência (QI) inferior a 50 pode se comunicar usando palavras ou frases simples; o restante é tipicamente não verbal.

Transtorno do espectro autista

Um padrão desordenado de desenvolvimento da linguagem é uma das principais características do TEA (ver Capítulo 54). O perfil de linguagem de crianças com TEA geralmente é indistinguível do perfil de crianças com DEL ou TCS. As características fundamentais do TEA que o distinguem de DEL ou TCS são: falta de relações sociais recíprocas; limitação na capacidade de desenvolver brincadeiras funcionais, simbólicas ou de faz de conta; hiper ou hiporreatividade a estímulos sensoriais; e necessidade obsessiva de uniformidade e resistência a mudanças. Aproximadamente 40% das crianças com TEA também têm deficiência intelectual, o que pode limitar sua capacidade de desenvolver habilidades de comunicação funcionais. As habilidades linguísticas podem variar de ausentes até gramaticalmente intactas, mas com dificuldade pragmática e/ou padrões de prosódia alterado. Alguns indivíduos com TEA têm habilidades extraordinárias altamente especializadas, mas isoladas, tais como cálculos de calendário e **hiperlexia** (habilidade precoce para reconhecer palavras escritas além das expectativas, com base na capacidade cognitiva geral). Os pais relatam regressão nas competências linguísticas e sociais (**regressão autística**) em aproximadamente 20 a 25% das crianças com TEA, geralmente entre 12 e 36 meses de idade. A causa da regressão não é conhecida, mas tende a estar associada a maior risco de deficiência intelectual comórbida e TEA mais grave (Figura 52.1).

Síndrome de Asperger

A **síndrome de Asperger** caracteriza-se por dificuldades de interação social, comportamentos excêntricos e interesses anormalmente intensos e circunscritos, apesar da capacidade cognitiva e verbal normal. Os indivíduos acometidos podem se envolver em monólogos prolixos e enfadonhos sobre os seus temas de interesse especial, com pouca consideração sobre a reação das outras pessoas. Os adultos com síndrome de Asperger geralmente têm prognóstico mais favorável do que aqueles com autismo "clássico". Antes de 2013, a síndrome de Asperger era classificada como distinta do autismo; no entanto, o DSM-5 não reconhece mais essa síndrome como um distúrbio neurodesenvolvimental separado. Os indivíduos mais gravemente afetados são agora

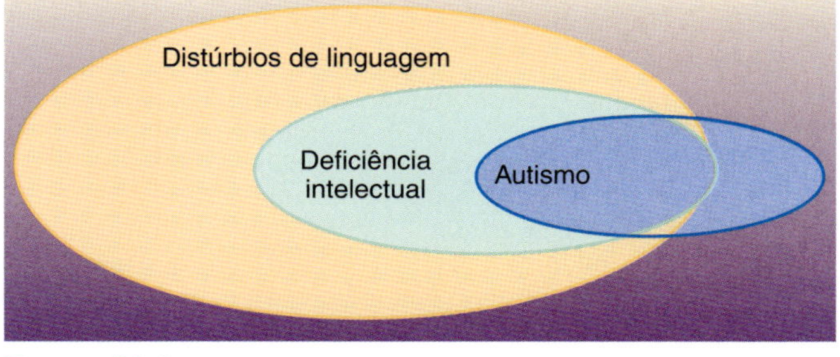

Figura 52.1 Relação entre autismo, distúrbios de linguagem e deficiência intelectual. *(De Simms MD, Schum RL: Preschool children who have atypical patterns of development,* Pediatr Rev *21:147-158, 2000.)*

incluídos na extremidade de "alto funcionamento" do espectro do autismo (ver Capítulo 54), enquanto indivíduos com comprometimento leve podem ser diagnosticados com TCS.

Mutismo seletivo

O **mutismo seletivo** é definido como a incapacidade de falar em situações sociais específicas, apesar da habilidade de falar em outras situações, e é tipicamente um sintoma de **transtorno de ansiedade** subjacente. As crianças com mutismo seletivo podem falar normalmente em certos ambientes, como dentro de casa ou quando estão sozinhas com seus pais. Elas não conseguem falar em outros contextos sociais, como na escola ou em outros lugares fora de sua casa. Outros sintomas associados ao mutismo seletivo podem incluir timidez excessiva, retraimento, dependência dos pais e comportamento opositor. A maioria dos casos de mutismo seletivo não é resultado de um único evento traumático, mas a manifestação de um padrão crônico de ansiedade. O mutismo não é um comportamento passivo-agressivo. As crianças com mutismo seletivo muitas vezes relatam que querem falar em contextos sociais, mas têm medo de fazê-lo. Geralmente, um ou ambos os pais de uma criança com mutismo seletivo têm um histórico de sintomas de ansiedade, incluindo timidez na infância, ansiedade social ou ataques de pânico. O mutismo é altamente funcional na infância, uma vez que reduz a ansiedade e protege a criança da interação social, percebida como um desafio. O tratamento do mutismo seletivo deve utilizar estratégias cognitivo-comportamentais focadas na redução da ansiedade geral e no aumento do diálogo em situações sociais (ver Capítulo 38). Ocasionalmente, os inibidores seletivos da recaptação de serotonina são úteis em conjunto com a terapia cognitivo-comportamental. O mutismo seletivo reflete uma dificuldade de interação social, e não um distúrbio do processamento da linguagem.

Distúrbio isolado da linguagem expressiva

Mais comumente visto em meninos do que em meninas, o **distúrbio isolado da linguagem expressiva** ("síndrome do falante tardio") é um diagnóstico que se faz melhor quando é retrospectivo. Essas crianças têm linguagem receptiva adequada à idade e à habilidade social. Uma vez que começam a falar, sua fala é clara. Não há aumento do risco de deficiência de linguagem ou de aprendizagem à medida que progridem na escola. Costuma-se relatar um histórico familiar de outros meninos com padrão de desenvolvimento semelhante. Esse padrão de desenvolvimento da linguagem provavelmente reflete uma variação da normalidade.

DISTÚRBIOS MOTORES DA FALA

Disartria

Os distúrbios motores da fala podem se originar de distúrbios neuromotores, tais como paralisia cerebral, distrofia muscular, miopatia e paralisia facial. A **disartria** resultante afeta as funções da fala, além de outras, como sorrir e mastigar. A falta de força e de controle muscular se manifesta como palavras mal articuladas e distorção das vogais. Os padrões de fala geralmente são lentos e difíceis. A função velofaríngea deficiente pode resultar em ressonância nasal mista (fala hiper ou hiponasal). Em muitos casos, dificuldade para alimentar-se, sialorreia, postura de boca aberta e língua protrusa acompanham a fala disártrica.

Apraxia da fala na infância

A dificuldade de planejar e coordenar os movimentos para a produção da fala pode resultar em distorção inconsistente dos sons da fala. A mesma palavra pode ser pronunciada de forma diferente a cada vez. A inteligibilidade tende a diminuir à medida que a duração e a complexidade do discurso da criança aumentam. As consoantes podem ser excluídas e os sons, invertidos. Conforme as crianças tentam falar espontaneamente, ou imitar a fala de outros, aquelas com **apraxia da fala na infância** podem exibir comportamentos orais de articulação das palavras com dificuldade. As crianças acometidas costumam ter um histórico de dificuldade inicial de alimentação, produção limitada de balbucio quando bebês e atraso na fala. Elas podem apontar, grunhir ou desenvolver um sistema elaborado de comunicação gestual, como tentativa de superar sua dificuldade verbal. A apraxia pode estar limitada à função oromotora, ou pode ser um problema mais generalizado que afeta a coordenação motora fina e/ou geral.

Distúrbio dos sons da fala

As crianças com **distúrbio dos sons da fala (DSF)**, anteriormente chamado de *distúrbio fonológico*, geralmente são ininteligíveis, mesmo para seus pais. Os erros de articulação não são o resultado de prejuízo neuromotor, mas parecem refletir uma incapacidade para processar corretamente as palavras ouvidas (Tabela 52.2). Como resultado, essas crianças não aprendem a unir os sons adequadamente para criar palavras. Em comparação com as crianças com apraxia da fala na infância, aquelas com DSF são fluentes, embora incompreensíveis, e produzem um padrão de erros de articulação consistente e altamente previsível. As crianças com DSF estão em alto risco para dificuldades posteriores de leitura e aprendizagem.

DEFICIÊNCIA AUDITIVA

A **perda auditiva** pode ser uma das principais causas de desenvolvimento atrasado ou desordenado da linguagem (ver Capítulo 655). De cada 1.000 crianças, cerca de 16 a 30 têm perda auditiva leve a grave, significativa o suficiente para afetar o progresso educacional. Além dessas crianças com dificuldades de audição, aproximadamente 1:1.000 são **surdas** (perda auditiva bilateral profunda). A perda auditiva pode estar presente ao nascimento ou ser adquirida posteriormente. Os programas de triagem neonatal são capazes de identificar muitas formas de perda de audição congênita, mas as crianças podem desenvolver perda auditiva progressiva ou adquirir a surdez após o nascimento.

Os tipos mais comuns de perda auditiva são atribuíveis a déficit condutivo (ouvido médio) ou neurossensorial. Embora não seja possível prever com precisão o impacto da perda auditiva sobre o desenvolvimento da linguagem de uma criança, o tipo e o grau da perda, a idade de início e a duração da deficiência auditiva desempenham, claramente, papéis importantes. As crianças com deficiência auditiva significativa geralmente têm problemas para desenvolver facilidade com a linguagem e, muitas vezes, têm dificuldades acadêmicas relacionadas. Provavelmente, o comprometimento da linguagem é causado pela falta de exposição a modelos de linguagem fluente desde os primeiros meses de vida.

Aproximadamente 30% das crianças com deficiência auditiva têm pelo menos uma outra deficiência que afeta o desenvolvimento da fala e da linguagem (p. ex., deficiência intelectual, anomalias craniofaciais, paralisia cerebral). Qualquer criança que mostre sinais de alerta de um problema na fala ou na linguagem deve ser submetida a uma avaliação auditiva por um audiologista.

HIDROCEFALIA

Algumas crianças com **hidrocefalia** podem ser diagnosticadas com "*cocktail-party syndrome*". Embora possam usar palavras sofisticadas, sua compreensão de conceitos abstratos é limitada, e suas habilidades de conversação pragmática são fracas. Como resultado, elas falam superficialmente sobre os assuntos e parecem estar declamando um monólogo (ver Capítulo 609.11).

CAUSAS RARAS DE COMPROMETIMENTO DA LINGUAGEM

Hiperlexia

A **hiperlexia** é o desenvolvimento precoce da leitura de palavras isoladas que ocorre espontaneamente em algumas crianças (2 a 5 anos) sem instrução específica. É geralmente associada a crianças que têm TEA ou DEL. Ela contrasta com o desenvolvimento precoce de leitura em crianças pequenas que não têm quaisquer outros distúrbios do desenvolvimento. Uma manifestação típica é uma criança com DEL ler em voz alta palavras isoladas ou fazer a correspondência entre imagens e palavras simples. Embora as crianças hiperléxicas apresentem habilidades precoces e bem desenvolvidas de decodificação de palavras, elas geralmente não têm capacidade precoce para a compreensão do texto. A interpretação de texto está estreitamente ligada à compreensão oral, e as crianças que têm dificuldade de decodificar a sintaxe da linguagem também correm risco de ter problemas de compreensão de leitura.

Síndrome de Landau-Kleffner (agnosia auditivo-verbal)

As crianças com síndrome de Landau-Kleffner têm uma história normal de desenvolvimento da linguagem, até que começam a sofrer uma regressão na sua capacidade de compreender a linguagem falada, **agnosia auditivo-verbal**. A regressão pode ser súbita ou gradual, e isso geralmente ocorre entre 3 e 7 anos de idade. As habilidades de linguagem expressiva tipicamente se deterioram, e algumas crianças podem tornar-se mudas. Apesar de sua regressão da linguagem, essas crianças geralmente mantêm padrões de brincadeira adequados e capacidade de interação social apropriada. Um eletroencefalograma (EEG) pode mostrar um padrão distinto de estado de mal epiléptico no sono (ponta-onda contínua no sono lento), e até 80% das crianças com síndrome de Landau-Kleffner exibem, em algum momento, convulsões clínicas. Relatou-se uma série de abordagens de tratamento, incluindo medicamentos antiepilépticos, corticosteroides e gamaglobulina intravenosa, com resultados variáveis. O prognóstico para a recuperação da capacidade normal de linguagem é incerto, mesmo com a resolução da anormalidade no EEG. Descargas epilépticas interictais são mais frequentemente encontradas nos EEGs de crianças com comprometimento de linguagem do que em crianças que se desenvolveram normalmente, mesmo naquelas sem qualquer histórico de regressão de linguagem. No entanto, acredita-se que esse fenômeno represente uma manifestação de um distúrbio subjacente da estrutura ou da função cerebral, que é distinto do comprometimento de linguagem, porque há pouca evidência de melhora na função da linguagem quando o EEG foi normalizado após administração de medicação antiepiléptica. A menos que haja um padrão claro de sintomas convulsivos ou de regressão na capacidade de linguagem, um EEG de rotina não é recomendado como parte da avaliação para uma criança com comprometimento de fala e/ou linguagem.

Distúrbios metabólicos e neurodegenerativos

(Ver também Parte 10.)

A regressão do desenvolvimento da linguagem pode acompanhar perda de função neuromotora no início de uma série de doenças metabólicas, incluindo doenças de depósito lisossômico (leucodistrofia metacromática), doenças peroxissomais (adrenoleucodistrofia), lipofuscinose ceroide (doença de Batten) e mucopolissacaridose (doença de Hunter, doença de Hurler). Recentemente, a deficiência do transportador de creatina foi identificada como uma doença ligada ao cromossomo X que se manifesta com atraso de linguagem em meninos e com dificuldade de aprendizagem branda em meninas.

Triagem

A vigilância do desenvolvimento em cada consulta médica de rotina deve incluir perguntas específicas sobre os marcos de desenvolvimento relativos à linguagem normal e observações do comportamento da criança. O **discernimento clínico**, definido como a capacidade de suscitar e esclarecer as dúvidas dos pais, pode detectar a maioria das crianças com problemas de fala e linguagem. A American Academy of Pediatrics (AAP) recomenda que os médicos utilizem questionários padronizados de triagem de desenvolvimento e listas de verificação em consultas selecionadas de puericultura (ver Capítulo 28).

Em 2015, a Preventive Services Task Force dos EUA revisou a triagem para DEL em crianças pequenas na atenção básica de saúde e encontrou evidências inadequadas para apoiar a triagem na ausência de preocupações dos pais ou do médico concernentes a fala, linguagem, audição ou desenvolvimento das crianças. Quando os pais ou os médicos estão preocupados com o desenvolvimento da fala ou da linguagem por motivos como os destacados na Tabela 52.3, a criança deve ser encaminhada para avaliação e intervenção mais aprofundadas (ver "Avaliação diagnóstica").

FATORES QUE NÃO CAUSAM ATRASO DE LINGUAGEM

Nascimento de gêmeos, ordem de nascimento, "preguiça", exposição a vários idiomas, língua presa (anquiloglossia) ou otite média não são explicações adequadas para atraso de linguagem significativo. Gêmeos saudáveis aprendem a falar na mesma idade que filhos únicos saudáveis, e efeitos da ordem de nascimento no desenvolvimento da linguagem não foram consistentemente encontrados. O esforço para se comunicar e as recompensas pela interação verbal bem-sucedida são tão fortes que as crianças que deixam os outros falarem por elas geralmente não conseguem falar por si mesmas; não é o caso de serem "preguiçosas". As crianças expostas a mais de um idioma podem mostrar um leve atraso para começar a falar, e podem, inicialmente, misturar elementos (vocabulário e sintaxe) das diferentes línguas que estão aprendendo (alternância de código). No entanto, elas aprendem a separar cada idioma por volta dos 24 aos 30 meses de idade e se igualam a seus pares monolíngues em torno dos 3 anos. Um frênulo lingual extremamente curto (língua presa) pode afetar a alimentação e a articulação da fala, mas não impede a aquisição de habilidades de linguagem. Estudos prospectivos também mostram que infecções frequentes de ouvido e otite média serosa na primeira infância não resultam em distúrbio persistente de linguagem.

Avaliação diagnóstica

É importante distinguir o atraso de desenvolvimento (tempo anormal) de padrões ou sequências anormais de desenvolvimento. As competências linguísticas e de comunicação de uma criança também devem ser interpretadas dentro do contexto das habilidades cognitivas e físicas gerais da criança. É igualmente importante avaliar o uso da linguagem pela criança para se comunicar com os outros em sentido mais amplo (intenção comunicativa). Assim, uma avaliação multiprofissional é, muitas vezes, justificada. No mínimo, ela deve incluir avaliação psicológica, avaliação pediátrica do neurodesenvolvimento e exame de linguagem e fala.

Avaliação psicológica

Há dois objetivos principais para a avaliação psicológica de uma criança pequena com distúrbio de comunicação. A capacidade cognitiva não verbal deve ser avaliada para determinar se a criança tem uma deficiência intelectual, e seus comportamentos sociais devem ser avaliados para determinar se ela tem TEA. Considerações diagnósticas adicionais podem incluir distúrbios emocionais, tais como ansiedade, depressão,

Tabela 52.3 Triagem para fala e linguagem.

ENCAMINHAR PARA AVALIAÇÃO FONOAUDIOLÓGICA SE:		
IDADE	**CAPACIDADE RECEPTIVA**	**CAPACIDADE EXPRESSIVA**
15 meses	Não olha/aponta para 5 a 10 objetos	Não está usando 3 palavras
18 meses	Não obedece a instruções simples ("pegue seus sapatos")	Não está usando "mamãe", "papai" ou outros vocativos
24 meses	Não aponta para imagens ou partes do corpo quando elas são nomeadas	Não está usando 25 palavras
30 meses	Não responde a perguntas verbalmente ou acena/mexe a cabeça	Não está usando frases únicas de 2 palavras, incluindo combinações de substantivo-verbo
36 meses	Não entende preposições ou palavras de ação; não obedece a instruções de dois passos	Possui um vocabulário de menos de 200 palavras; não pede coisas; tem ecolalia em relação a perguntas; apresenta regressão de linguagem após conseguir formar frases de 2 palavras

transtorno de humor, transtorno obsessivo-compulsivo, distúrbios de aprendizado acadêmico e transtorno de déficit de atenção com hiperatividade (TDAH).

Avaliação cognitiva

A *deficiência intelectual* é definida como déficits nas habilidades cognitivas e nos comportamentos adaptativos. Nesse contexto, as crianças com deficiência intelectual apresentam atraso no desenvolvimento de habilidades de comunicação; no entanto, a comunicação atrasada nem sempre sinaliza deficiência intelectual. Portanto, uma avaliação cognitiva abrangente é um componente importante para a avaliação de crianças com atrasos de linguagem, incluindo a avaliação das habilidades verbais e não verbais. Se uma criança tem deficiência intelectual, tanto os escores verbais quanto os não verbais serão relativamente baixos (≤ 2º percentil). Por outro lado, o perfil cognitivo típico de uma criança com DEL inclui uma diferença significativa entre as habilidades não verbais e as verbais, com QI não verbal maior do que o QI verbal, e escore não verbal dentro de uma faixa média.

Avaliação de comportamentos sociais

O interesse social é a principal diferença entre as crianças com um distúrbio primário de linguagem, como DEL, e aquelas com um distúrbio de comunicação secundário ao TEA. As crianças com DEL têm interesse na interação social, mas podem ter dificuldade em colocar em prática seu interesse por causa das suas limitações comunicativas. Por outro lado, as crianças autistas demonstram pouco interesse social.

Relação entre linguagem, comportamentos sociais e idade mental

A avaliação cognitiva estabelece uma idade mental para a criança, e o comportamento da criança deve ser avaliado nesse contexto. A maioria das crianças de 4 anos costuma envolver os pares em brincadeiras interativas, mas a maioria das crianças com 2 anos são brincalhonas, mas focadas, principalmente, em interações com os cuidadores adultos. Uma criança de 4 anos com deficiência intelectual leve a moderada e idade mental de 2 anos pode não brincar ainda com seus pares por causa da limitação cognitiva, e não devido a uma falta de desejo de interação social.

Avaliação de fala e linguagem

Um **fonoaudiólogo** certificado deve realizar uma avaliação da fala e da linguagem. Uma avaliação típica inclui avaliação da linguagem, da fala e dos mecanismos físicos associados à produção da fala. Tanto a linguagem expressiva quanto a receptiva são avaliadas por uma combinação de medidas padronizadas e interações e observações informais. Todos os componentes da linguagem são avaliados, incluindo sintaxe, semântica, pragmática e fluência. A avaliação da fala utiliza, de modo semelhante, uma combinação de medidas padronizadas e observações informais. A avaliação física inclui funções e estruturas orais, função respiratória e qualidade vocal. Em muitos contextos, o fonoaudiólogo trabalha em conjunto com um **audiologista**, que pode fazer uma avaliação auditiva adequada da criança. Se um audiologista não estiver disponível na mesma consulta, deve-se fazer um encaminhamento separado. Nenhuma criança é jovem demais para uma avaliação de fala e linguagem ou de audição. Um encaminhamento para avaliação é apropriado sempre que houver suspeita de comprometimento de linguagem.

Avaliação clínica

A anamnese e o exame físico cuidadosos devem se concentrar na identificação de potenciais fatores que estejam contribuindo para as dificuldades de linguagem e de comunicação da criança. **História familiar** de atraso na fala, necessidade de fonoaudiologia ou dificuldade acadêmica pode sugerir predisposição genética para distúrbios de linguagem. O **histórico da gravidez** pode revelar fatores de risco para anomalias pré-natais de desenvolvimento, como polidrâmnio ou padrões de movimentos fetais reduzidos. Tamanho pequeno para a idade gestacional ao nascimento, sintomas de encefalopatia neonatal ou dificuldade de alimentação oromotora inicial e persistente podem prognosticar dificuldades de fala e linguagem. O **histórico do desenvolvimento** deve enfocar a idade em que diversas competências linguísticas foram dominadas e as sequências e padrões de aquisição dos marcos. Regressão ou perda de competências adquiridas deve suscitar preocupação imediata.

O **exame físico** deve incluir a medição da altura, do peso e do perímetro cefálico. A pele deve ser examinada em busca de lesões compatíveis com facomatose (p. ex., esclerose tuberosa, neurofibromatose, síndrome de Sturge-Weber) e outras interrupções de pigmento (p. ex., hipomelanose de Ito). Anomalias de cabeça e pescoço, como mecha frontal branca e hipertelorismo (síndrome de Waardenburg), malformações das orelhas (síndrome de Goldenhar), anomalias faciais e cardíacas (síndrome de Williams, síndrome velocardiofacial), retrognatismo do queixo (anomalia de Pierre Robin) ou fenda labiopalatina, estão associadas a anomalias da audição e da fala. O **exame neurológico** pode revelar hipertonia ou hipotonia musculares, que podem afetar o controle neuromuscular da fala. A hipotonia muscular generalizada, com o aumento da amplitude de movimento das articulações, é frequentemente observada em crianças com DEL. A razão para essa associação não está esclarecida, mas ela poderia explicar a falta de destreza motora geral e fina observada nessas crianças. No entanto, hipotonia branda não é explicação suficiente para o comprometimento de linguagem expressiva e receptiva.

Não há estudos de diagnóstico de rotina indicados para DEL ou distúrbios isolados de linguagem. Quando o atraso de linguagem é parte de um distúrbio cognitivo ou físico generalizado, pode-se considerar o encaminhamento para avaliação genética, exames cromossômicos (p. ex., teste do X frágil, hibridização genômica comparativa por *microarray*), estudos de neuroimagem e EEG, se clinicamente indicados.

TRATAMENTO

A legislação norte-americana, por meio do *Individuals with Disabilities Education Act* (IDEA), exige que as escolas ofereçam serviços de intervenção precoce e **educação especial** a crianças que tenham dificuldades de aprendizagem. Isso inclui crianças com distúrbios de fala e linguagem. Os serviços são prestados a crianças a partir do nascimento até os 21 anos. Os estados norte-americanos têm vários métodos para prestar esses serviços, incluindo terapia fonoaudiológica para crianças pequenas, como os programas *Birth-to-Three*, *Early Childhood* e *Early Learning*. As crianças também podem receber tratamento de organizações sem fins lucrativos, hospitais e centros de reabilitação e fonoaudiólogos em consultórios particulares.

É preocupante que muitas crianças com déficits de fala e linguagem não recebam serviços de intervenção adequados. Levantamentos de base populacional, tanto nos EUA quanto no Canadá, constataram que menos de metade das crianças identificadas com déficits de fala e linguagem no jardim de infância recebe **intervenções fonoaudiológicas**, mesmo quando seus pais foram instruídos sobre a condição de seu filho. Constatou-se em um estudo que as crianças com déficits na produção de som e fala tinham muito mais probabilidade de receber apoio profissional (41%) do que aquelas que tiveram apenas problemas de linguagem (9%). Esses achados são preocupantes porque resultados educacionais insuficientes, especialmente na leitura, e uma adaptação social e comportamental prejudicada estão mais fortemente associados à linguagem do que a transtornos fonológicos. Portanto, as crianças com maior risco têm menos probabilidade de receber serviços de intervenção. Relatou-se que meninos têm duas vezes mais probabilidade de receber intervenção fonoaudiológica do que as meninas, independentemente de seu diagnóstico fonoaudiológico. Fatores sociais e demográficos não parecem ter influência no fato de as crianças identificadas receberem ou não serviços de intervenção.

A terapia fonoaudiológica inclui uma variedade de objetivos. Às vezes, tanto atividades de fala quanto de linguagem são incorporadas na terapia. As metas em relação à fala se concentram no desenvolvimento de uma fala mais inteligível. As metas em relação à linguagem podem se concentrar em expandir o vocabulário (léxico), compreender o significado das palavras (semântica), melhorar a sintaxe por meio do uso das formas adequadas, aprender a transformar as palavras soltas em frases, e aprimorar o uso social da linguagem (pragmática). A terapia pode incluir sessões individuais, sessões em grupo e integração na sala de aula tradicional. As sessões **individuais** podem usar exercícios para as crianças mais velhas ou jogos para as crianças mais novas a fim de atingir objetivos específicos. As sessões **em grupo** podem incluir várias crianças com metas de linguagem semelhantes para que pratiquem atividades de comunicação entre colegas e se coloquem em situações de comunicação mais naturais. A integração **na sala de aula** pode incluir o fonoaudiólogo trabalhando em conjunto com o professor ou prestando consultorias a ele para facilitar o uso, por parte da criança, da linguagem em situações acadêmicas comuns.

Para as crianças com grave comprometimento da linguagem, métodos alternativos de comunicação costumam ser incluídos na terapia, como linguagem de sinais, uso de imagens (p. ex., sistema de comunicação por troca de figuras [PECS]) e programas de computador para geração de voz. Muitas vezes, o objetivo final é melhorar a linguagem falada. O uso inicial de **sinais** ou **imagens** pode ajudar a criança a estabelecer uma comunicação funcional melhor e a entender a natureza simbólica das palavras para facilitar o processo de linguagem. Não há evidência de que o uso de sinais ou imagens interfira no desenvolvimento da linguagem oral se a criança tiver a capacidade de falar. Muitos profissionais acreditam que esses métodos alternativos aceleram o aprendizado da linguagem. Esses métodos também reduzem a frustração dos pais e das crianças que não conseguem comunicar as necessidades básicas.

Os pais podem consultar o fonoaudiólogo de seu filho a respeito de atividades domésticas para melhorar o desenvolvimento linguístico e estender as atividades da terapia, estimulando a linguagem e a leitura de modo recreativo. As atividades de linguagem dos pais devem se concentrar nas habilidades de comunicação em desenvolvimento que estão dentro do repertório da criança, em vez de ensinar à criança novas habilidades. O fonoaudiólogo pode orientar os pais na modelagem eficaz e na evocação da comunicação em seu filho.

A **leitura** recreativa centra-se na expansão da compreensão linguística da criança. Às vezes, ao evitar ler, a criança está sinalizando aos pais que aquele material é complexo demais para ela. O fonoaudiólogo pode orientar os pais na escolha de um material de leitura de nível adequado.

PROGNÓSTICO

As crianças com distúrbio de linguagem expressiva isolado de grau leve ("falantes tardios") apresentam excelente prognóstico para linguagem, aprendizagem e ajuste socioemocional.

Ao longo do tempo, as crianças com DEL respondem a intervenções terapêuticas/educacionais e tendem a melhorar as habilidades de comunicação. Adultos com histórico de distúrbio de linguagem na infância continuam a mostrar indícios de capacidade comprometida da linguagem, mesmo quando as características superficiais da dificuldade de comunicação melhoraram consideravelmente. Isso sugere que muitas pessoas encontram maneiras bem-sucedidas de adaptação à sua deficiência. Embora a capacidade de comunicação da maioria das crianças melhore com o tempo, 50 a 80% das crianças em idade pré-escolar com atraso de linguagem e inteligência não verbal normal continuam a experimentar dificuldade no desenvolvimento social e da linguagem até 20 anos depois do diagnóstico inicial. Os distúrbios de linguagem muitas vezes interferem na capacidade da criança de conceituar o mundo cada vez mais complexo e ambíguo das emoções e do relacionamento social. Consequentemente, em um momento posterior da infância e da adolescência, as crianças com sintomas persistentes de DEL têm probabilidade duas vezes maior de apresentar patologias de cunho emocional e dificuldades comportamentais, em comparação com crianças da mesma idade com linguagem adequada para sua faixa etária.

Um estudo dinamarquês verificou que adultos com DEL tinham menos probabilidade de concluir uma educação formal além do ensino médio, e menos sucesso profissional e socioeconômico do que a população em geral; 56% tinham um trabalho remunerado (contra 84% da população geral com a mesma idade), dos quais 35% eram trabalhadores não qualificados e 40%, trabalhadores qualificados. Cerca de 80% dos adultos relataram dificuldade para ler quando estavam na escola (tendo a maioria recebido apoio educacional) e 50% continuaram a apresentar dificuldade de leitura depois de adultos (em comparação com 5% dos adultos dinamarqueses). Inteligência não verbal mais baixa e distúrbios psiquiátricos e comorbidades neurológicas contribuíram de maneira independente para um pior prognóstico. Esses resultados corroboram estudos anteriores, realizados no Canadá e no Reino Unido, com adultos que tinham histórico de DEL na infância.

Dificuldades acadêmicas

A deficiência de linguagem precoce está fortemente relacionada com um **transtorno de leitura** posterior. Cerca de 50% das crianças com dificuldade de linguagem precoce desenvolvem transtorno de leitura, e 55% das crianças com transtorno de leitura têm histórico de comprometimento no desenvolvimento precoce da linguagem oral. No momento em que entram no jardim de infância, muitas crianças com déficits precoces de linguagem podem ter melhorado significativamente e começam a exibir habilidades precoces de alfabetização, identificando e vocalizando letras. No entanto, à medida que progridem na escola, muitas vezes são incapazes de acompanhar as crescentes demandas de linguagem oral e escrita. Apesar de sua capacidade de ler palavras, essas crianças carecem de compreensão oral e de leitura, podem ler lentamente e têm dificuldades com uma vasta gama de assuntos acadêmicos. Essa "recuperação ilusória" da habilidade de linguagem precoce pode fazer com que essas crianças não se beneficiem de serviços de fonoaudiologia ou do apoio da educação especial nas séries iniciais, apenas sendo diagnosticadas mais tarde, quando os problemas acadêmicos aparecem. Além disso, crianças com problemas de linguagem sutis, mas persistentes, podem parecer desatentas ou ansiosas em salas de aula com muitos estímulos de linguagem e podem ser diagnosticadas erroneamente como portadoras de um transtorno de atenção.

Em um estudo australiano, pais e professores relataram que crianças de 7 a 9 anos com deficiências de comunicação exibiam um progresso mais lento na leitura, na escrita e no desempenho escolar geral do que outras crianças de sua idade. As crianças relataram maior incidência de *bullying*, relações piores com os colegas e menor satisfação geral com a escola, quando comparadas com crianças da mesma idade com desenvolvimento típico.

COMORBIDADES

Deficiências emocionais e comportamentais

O distúrbio de linguagem precoce, particularmente a deficiência com compreensão auditiva, parece ser um fator de risco específico para a disfunção emocional tardia. Meninos e meninas com distúrbio de linguagem têm uma taxa maior do que a esperada de **transtorno de ansiedade** (principalmente fobia social). Meninos com distúrbio de linguagem são mais propensos a desenvolver sintomas de TDAH, desvio de conduta e transtorno de personalidade antissocial em comparação com crianças da mesma idade sem distúrbio de linguagem. Os distúrbios de linguagem são comuns em crianças encaminhadas para serviços psiquiátricos, mas eles são, muitas vezes, subdiagnosticados, e seu impacto no comportamento e no desenvolvimento emocional das crianças costuma ser negligenciado.

Crianças em idade pré-escolar com deficiência de linguagem frequentemente expressam sua frustração por meio de um comportamento ansioso, socialmente afastado ou agressivo. À medida que sua capacidade de comunicar melhora, progressos paralelos costumam ser observados em seu comportamento, sugerindo uma relação de causa e efeito entre linguagem e comportamento. No entanto, a persistência de problemas emocionais e comportamentais ao longo da vida de pessoas com deficiência de linguagem precoce sugere uma forte conexão biológica ou genética entre o desenvolvimento da linguagem e os distúrbios emocionais subsequentes.

O impacto geral do apoio ambiental e educacional nessas deficiências emocionais e comportamentais ainda não é conhecido, mas muitas crianças com DEL precisam de apoio psicológico. Devem-se realizar esforços para estimular a resiliência, a competência emocional e as habilidades de enfrentamento da criança. Pais e professores devem ser incentivados a fortalecer o comportamento pró-social da criança e reduzir comportamentos desafiadores e agressivos.

Atrasos motores e de coordenação

Cerca de um terço a metade das crianças com distúrbios de linguagem e/ou fala apresenta algum grau de comprometimento da coordenação motora que pode prejudicar significativamente sua capacidade de realizar atividades corriqueiras (vestir-se, comer, tomar banho), tarefas escolares (escrever, desenhar, colorir) e atividades sociais e recreativas (participação em esportes e outras atividades ao ar livre). Deficiências motoras não estão relacionadas com o tipo de distúrbio de linguagem (ou seja, elas são encontradas tanto em crianças com apenas atrasos receptivos quanto naquelas com atrasos expressivos e receptivos). Os padrões de deficiência motora observados em crianças com comprometimento de linguagem não são distintamente "anormais", e os perfis motores de crianças com comprometimento de linguagem se assemelham àqueles de crianças mais jovens, sugerindo que elas resultam de maturação atrasada do desenvolvimento motor, em vez de um comprometimento neurológico. Vários pesquisadores afirmam que os distúrbios de linguagem e as deficiências motoras podem ter uma base comum de desenvolvimento neurológico. Quando a atenção se volta apenas para os atrasos de linguagem, a necessidade de intervenção e apoio para o comprometimento motor da criança pode ser negligenciada.

A bibliografia está disponível no GEN-io.

52.1 Transtorno de Fluência com Início na Infância

Kenneth L. Grizzle

A **gagueira desenvolvimental** é um distúrbio da fala na infância que não está associado a acidente vascular cerebral, traumatismo cranioencefálico ou outras condições clínicas possíveis; é um distúrbio que interrompe o fluxo normal da fala por meio de sons repetidos ou prolongados, sílabas ou monossílabos (a Tabela 52.4 lista as definições de terminologia.) Todos os falantes vivenciam **disfluências na fala**. Durante os dois primeiros anos de vida e o período pré-escolar, as crianças costumam repetir sons, sílabas ou palavras, principalmente no início das frases (disfluências normais). No entanto, as disfluências encontradas em indivíduos com gagueira são distintas daquelas sofridas por falantes em desenvolvimento. Especificamente, as crianças que gaguejam apresentam maior repetição de parte das palavras ("m-m-m-m-mas"), repetição de palavras monossilábicas ("Meu, meu, meu") e prolongamento do som ("MMMMMM-uito"), e a frequência de sua gagueira é muito maior do que a encontrada nas disfluências normais. Outros tipos de disfluência que não são exclusivos de crianças que gaguejam incluem *interjeições* ("bem, uhh, umm"), *revisões* ("eu achei... quer dizer") e *repetições de frases* ("Você disse, você disse"). A perspectiva do falante também caracteriza diferenças entre as crianças que gaguejam e uma disfluência típica. As crianças que gaguejam decidiram usar uma palavra, mas têm dificuldade de articulá-la, enquanto uma criança em desenvolvimento típico pode ter dificuldade em se expressar porque não consegue recuperar a palavra, muda de ideia ou está distraída.

Várias características não relacionadas à fala podem acompanhar a gagueira. **Concomitantes físicos** que ocorrem no início e à medida que a condição persiste incluem movimentos de cabeça (virar ou sacudir), rosto (piscar ou apertar os olhos, fazer caretas, abrir ou fechar fortemente a mandíbula) e pescoço (tensionar), e inspirações e expirações irregulares. O *medo* e a *ansiedade* de falar em grupos grandes, como na frente de uma turma ou em interações sociais, são **sintomas emocionais** associados à gagueira. Como acontece com todos os seres sociais, as crianças monitoram de perto as reações daqueles com quem se associam, principalmente à medida que crescem. Não é difícil imaginar o impacto que uma ou múltiplas interações ou comentários negativos poderia ter nas tentativas futuras de uma criança de interagir verbalmente com outra ou em uma situação social mais ampla. Considerem-se também os possíveis **desafios sociais** em situações como o primeiro dia de aula, a transição para os ensinos fundamental, médio/e superior, o início de um emprego ou de um namoro e assim por diante. Não é de surpreender que a *evitação* seja uma maneira comum de lidar com a ansiedade criada pelo medo da gagueira.

No *Manual Diagnóstico e Estatístico de Transtornos Mentais*, 5ª edição (DSM-5), o termo *gagueira* foi removido da classificação diagnóstica, e o transtorno passou a ser denominado **transtorno de fluência com início na infância** (Tabela 52.5). Observe-se que o impacto no comportamento funcional é um componente do diagnóstico psiquiátrico dessa condição. Por outro lado, os especialistas em distúrbios de comunicação considerariam a possível ansiedade e a evitação de várias atividades e situações como concomitantes comuns do transtorno de fluência com início na infância (gagueira), e não necessariamente requisitos para que o diagnóstico seja feito.

A gagueira é diferente de outros transtornos de produção da fala, como a taquifemia. Diferentemente da gagueira, na qual episódios distintos podem ser identificados e até mesmo contados, a **taquifemia** afeta toda a produção da fala. Além de repetir fonemas e sílabas (como na gagueira), palavras e frases, os taquifêmicos apresentam "explosões" de fala que geralmente são entrecortadas, e a articulação pode ser imprecisa e distorcida. Ao contrário das crianças que gaguejam, os taquifêmicos não têm muita consciência do quanto sua fala afeta os ouvintes. **Tartamudez** é sinônimo de gagueira. O termo "gaguejar" também é usado informalmente quando um indivíduo está tendo dificuldades para se expressar e fala de maneira hesitante ou confusa.

Tabela 52.4 Terminologia relacionada ao transtorno de fluência com início na infância.

TERMO	DEFINIÇÃO
Gagueira	Distúrbio manifestado por padrões anormais de fala, chamados disfluências; também é usado informalmente para descrever o discurso hesitante e confuso
Transtorno de fluência com início na infância	Termo usado no DSM-5, sinônimo de gagueira
Tartamudez	Sinônimo de gagueira
Taquifemia	Distúrbio caracterizado por fala excessivamente rápida e irregular
Disfluência	Distúrbio que pode ocorrer na fala normal ou desordenada

Tabela 52.5 Critérios diagnósticos do DSM-5 para transtorno de fluência com início na infância (gagueira).

A. Perturbações na fluência normal e no padrão temporal da fala, que são inadequados para a idade e as habilidades de linguagem do indivíduo, persistem ao longo do tempo e são caracterizados por ocorrências frequentes e marcantes de um (ou mais) dos seguintes critérios:
  1. Repetições de sons e sílabas.
  2. Prolongamentos de sons de consoantes e vogais.
  3. Palavras interrompidas (p. ex., pausa no meio de uma palavra).
  4. Bloqueio audível ou silencioso (pausas preenchidas ou não na fala).
  5. Circunlocuções (substituições de palavras para evitar os termos problemáticos).
  6. Palavras produzidas com excesso de tensão física.
  7. Repetições de monossílabos (p. ex., "Eu-eu-eu-eu o vejo").

B. O distúrbio causa ansiedade a respeito da fala ou limitações na comunicação efetiva, na participação social ou no desempenho profissional ou acadêmico, individualmente ou em qualquer combinação.

C. O início dos sintomas ocorre no período de desenvolvimento inicial. (Observação: casos de início tardio são diagnosticados como 307.0 [F98.5] transtorno de fluência com início na idade adulta.)

D. A perturbação não é atribuível a déficit sensorial ou motor da fala, disfluência associada a uma lesão neurológica (p. ex., acidente vascular cerebral, tumor, traumatismo) ou outra condição clínica, e não é mais bem explicada por outro transtorno mental.

De *Diagnostic and Statistical Manual of Mental Disorders, Fifth Edition* (Copyright 2013). American Psychiatric Association, pp. 45-46.

EPIDEMIOLOGIA

Embora os estudos de prevalência tenham produzido uma série de estimativas para a gagueira desenvolvimental, parece que 0,75 a 1% da população sofre dessa condição em algum momento. As taxas de incidência são consideravelmente mais altas: as estimativas até o momento sugerem uma taxa de incidência de aproximadamente 5%, com taxas consideravelmente mais altas entre crianças pequenas do que em crianças mais velhas ou adolescentes. Raramente uma criança começa a gaguejar antes dos 2 anos de idade ou após os 12 anos; de fato, a idade média de início é de 2 a 4 anos, e a maioria das crianças para de gaguejar em até 4 anos. Os sintomas desaparecem em até 4 semanas para uma minoria de crianças. Embora estudos tenham mostrado de forma consistente que essa condição acomete mais o sexo masculino, a magnitude do padrão aumenta à medida que as crianças ficam mais velhas. A proporção masculino:feminino entre crianças menores de 5 anos é de aproximadamente 2:1 e salta para 4:1 entre adolescentes e adultos jovens.

GENÉTICA

Há evidências convergentes de uma relação entre fatores genéticos e transtorno de fluência com início na infância. As taxas de concordância entre gêmeos monozigóticos variam de 20 a 83%, e entre gêmeos dizigóticos, de 4 a 19%. Estudos de agregação familiar sugerem aumento da taxa de incidência de aproximadamente 15% entre os parentes de 1º grau dos acometidos, 3 vezes maior que a taxa de 5% para a população em geral. A variação no risco de gagueira atribuída aos efeitos genéticos é alta, entre 70 e 85%. Embora a evidência seja limitada, a gagueira parece ser uma condição poligênica, e vários genes aumentam a suscetibilidade.

ETIOLOGIA

As anormalidades de estrutura e função cerebrais encontradas nos gagos incluem déficits na substância branca no hemisfério esquerdo, hiperatividade na região cortical direita e subatividade no córtex auditivo. Também foi identificada ativação anormal dos gânglios da base.

COMORBIDADES

Apesar da crença amplamente difundida de que há um alto grau de comorbidade entre o transtorno de fluência com início na infância e outros distúrbios de comunicação, as pesquisas até o momento não sustentam necessariamente essa afirmação. Os fonoaudiólogos relatam consistentemente taxas mais altas de comorbidade entre seus pacientes, embora isso seja esperado em amostras clínicas. Os distúrbios dos sons da fala (fonológicos) são as comorbidades mais comumente relatadas, e 30 a 40% das crianças nos casos tratados por fonoaudiólogos também estão sofrendo com problemas de fonologia. No entanto, estudos não encontraram maior incidência de distúrbios fonológicos entre aqueles que gaguejam em comparação com um grupo-controle. Da mesma forma, os fonoaudiólogos relatam uma porcentagem muito maior de crianças com distúrbios de linguagem entre seus pacientes que gaguejam do que os cerca de 7% esperados na população geral, mas o funcionamento da linguagem entre os gagos aparentemente não é diferente do que entre o restante da população. O mesmo padrão se aplica ao transtorno de aprendizagem (TA). A incidência de vários tipos de TAs associados a um distúrbio de linguagem é bem documentada; portanto, seria de esperar um aumento da frequência em uma população clínica.

A percepção dos especialistas em distúrbios de comunicação e das pessoas em geral é de que as crianças gagas sentem mais **ansiedade** do que seus pares que não gaguejam. De fato, isso é sustentado por pesquisas clínicas que encontraram taxas consideravelmente mais altas de psicopatologia, especificamente ansiedade social e transtorno de ansiedade generalizada, entre os adolescentes que gaguejam. A frequência da ansiedade relatada aumenta com a idade. Até o momento, no entanto, a falta de estudos controlados não deve levar à suposição de que a gagueira em si aumenta o risco de uma criança ou adolescente desenvolver qualquer distúrbio psiquiátrico. Isso não significa que a ansiedade não tenha impacto no comportamento de uma criança que gagueja em situações específicas; como exposto anteriormente neste capítulo, as crianças gagas costumam evitar situações que exijam que elas falem.

Sabe-se que as crianças que gaguejam sofrem mais intimidação que os colegas. Demonstrou-se em um estudo que os gagos são quase quatro vezes mais propensos a sofrer *bullying* do que pessoas que não gaguejam. Cerca de 45% das pessoas gagas relataram já ter sofrido *bullying*.

PROGRESSÃO DO DESENVOLVIMENTO

O início da gagueira geralmente ocorre entre 2 e 4 anos de idade. A gravidade dos sintomas varia de gagueira acentuada, alguns dias depois do início do quadro, até o agravamento gradual dos sintomas ao longo dos meses. Os sintomas podem aumentar e diminuir, inclusive desaparecendo por semanas antes de retornar, principalmente entre crianças pequenas. Destas, 40 a 75% param de gaguejar de forma espontânea, normalmente alguns meses após o início do quadro. Embora seja difícil prever qual criança irá parar de gaguejar, os fatores de risco para persistência incluem gagueira por mais de 1 ano, gagueira contínua após os 6 anos de idade e outros problemas de fala ou linguagem.

TRATAMENTO

Vários fatores devem ser considerados quando se decide encaminhar uma criança pequena com transtorno de fluência com início na infância para tratamento. Se houver histórico familiar positivo para gagueira, se os sintomas estiverem presentes por mais de 4 semanas e se as disfluências estiverem afetando o funcionamento social, comportamental e emocional da criança, o encaminhamento é necessário. Embora não haja cura para a gagueira, estão disponíveis terapias comportamentais desenvolvidas e implementadas por fonoaudiólogos. O tratamento enfatiza o controle da gagueira, regulando a velocidade da fala e da respiração e ajudando a criança a progredir gradualmente da produção fluente de sílabas para frases mais complexas. As abordagens de tratamento podem incluir diretamente os pais no processo; mesmo que não sejam participantes ativos, os pais desempenham um papel importante no processo de enfrentamento da gagueira pela criança. O tratamento em crianças em idade pré-escolar demonstrou bons resultados, e também é enfatizado em crianças mais velhas. Para crianças em idade escolar, o tratamento inclui a melhora não apenas da fluência, mas também dos problemas concomitantes da condição. Isso inclui reconhecer e aceitar a gagueira e perceber a reação dos outros, controlar os comportamentos secundários e lidar com comportamentos de evitação. O foco mais amplo permite minimizar os efeitos adversos da condição. Até o momento, nenhuma evidência apoia o uso de um agente farmacológico no tratamento da gagueira em crianças e adolescentes.

Crianças em idade pré-escolar com disfluência considerada normal do desenvolvimento podem ser observadas com conscientização e tranquilização pelos pais, que não devem repreendê-las ou criar ansiedade indevida.

As crianças gagas em idade pré-escolar ou mais velhas devem ser encaminhadas para um fonoaudiólogo. A terapia é mais eficaz se iniciada durante o período pré-escolar. Além dos riscos observados na Tabela 52.5, as indicações para encaminhamento incluem três ou mais disfluências a cada 100 sílabas (*m-m-mas*; *d-d-do*; *você, você, você*), evitações ou fugas (pausas, movimentos de cabeça, piscadelas), desconforto ou ansiedade ao falar e suspeita de um transtorno neurológico ou psicótico associado.

A maioria das crianças em idade pré-escolar responde às intervenções ensinadas pelos fonoaudiólogos e ao *feedback* comportamental dos pais. Estes não devem gritar com a criança, e sim manter-se calmos ao elogiar os períodos de fluência ("Você falou sem problemas") ou comentar os episódios de gagueira sem julgamentos ("Agora você gaguejou um pouco"). A criança se dedica à autocorreção e atende a pedidos ("Você pode dizer isso de novo?") quando orientada por pais calmos. Esse tratamento melhora muito a disfluência, mesmo que não a elimine por completo.

A bibliografia está disponível no GEN-io.

Capítulo 53

Atraso no Desenvolvimento e Deficiência Intelectual

Bruce K. Shapiro e Meghan E. O'Neill

Deficiência intelectual (DI) refere-se a um grupo de doenças que têm em comum déficits de função adaptativa e intelectual e um início do quadro antes de atingir a maturidade.

DEFINIÇÃO

As conceituações contemporâneas de DI enfatizam o funcionamento e a interação social em vez de resultados de testes. Segundo a *Classificação Internacional de Doenças, Décima Edição,* (CID-10) da Organização Mundial da Saúde (OMS); o Individuals with Disabilities Education Act (IDEA) dos EUA; o *Manual Diagnóstico e Estatístico de Transtornos Mentais, Quinta Edição* (DSM-5) da American Psychiatric Association (APA); e a Associação Americana sobre Deficiências Intelectuais e do Desenvolvimento (AAIDD), as definições de DI incluem prejuízo significativo na função intelectual geral (raciocínio, aprendizado, solução de problemas), nas habilidades sociais e no comportamento adaptativo. Esse foco em habilidades conceituais, sociais e práticas permite o desenvolvimento de planos de tratamento individuais projetados para melhorar o funcionamento. O início dos sintomas antes dos 18 anos ou da idade adulta é consistente nessas definições.

O *prejuízo significativo na função intelectual geral* refere-se ao desempenho em um teste de inteligência administrado individualmente, que é de cerca de dois desvios padrões (DP) abaixo da média. Em geral, esses testes fornecem uma pontuação padrão que tem uma média de 100 e DP de 15, de forma que pontuações de quociente de inteligência (QI) menores que 70 atenderiam a esses critérios. Se o erro padrão de medida for considerado, os limites superiores de função intelectual significativamente prejudicados podem se estender a um QI de 75. O uso de uma pontuação de 75 para delinear a DI pode dobrar o número de crianças com esse diagnóstico, mas a exigência de comprometimento das habilidades adaptativas limita os falsos positivos. Crianças com DI muitas vezes exibem um padrão variável de pontos fortes e fracos. Nem todas as pontuações de subteste nos testes de QI se enquadram na faixa significativamente prejudicada.

O *prejuízo significativo no comportamento adaptativo* reflete o nível de comprometimento da função diária que a disfunção cognitiva causa. **Comportamento adaptativo** refere-se às habilidades necessárias para as pessoas funcionarem em suas vidas cotidianas. As classificações AAIDD e DSM-5 do comportamento adaptativo abordam três amplos conjuntos de habilidades: conceituais, sociais e práticos. As **habilidades conceituais** incluem linguagem, leitura, escrita, tempo, conceitos de número e autodireção. As **habilidades sociais** incluem habilidades interpessoais, responsabilidade pessoal e social, autoestima, credulidade, ingenuidade e capacidade de seguir regras, obedecer às leis e evitar a vitimização. As **habilidades práticas** representativas são o desempenho de atividades da vida diária (vestir-se, alimentar-se, ir ao banheiro, tomar banho, mobilidade), atividades instrumentais da vida diária (p. ex., trabalhos domésticos, administrar dinheiro, tomar medicação, fazer compras, preparar refeições, usar o telefone), habilidades profissionais e manutenção de um ambiente seguro. Para que haja um déficit no comportamento adaptativo, deve haver um atraso significativo em pelo menos uma das três áreas de habilidades. A justificativa para exigir apenas uma área é o achado, empiricamente derivado, de que as pessoas com DI podem apresentar padrões variantes de capacidade e podem não apresentar déficits em todas as três áreas.

A exigência de déficits no comportamento adaptativo é o aspecto mais controverso da formulação do diagnóstico. A controvérsia gira em torno de duas grandes áreas: se os comprometimentos nesse comportamento são necessários para o construto da DI e o que medir. O critério do comportamento adaptativo pode ser irrelevante para muitas crianças, pois ele está comprometido em praticamente todas as crianças com pontuações de QI menores que 50. A principal utilidade do critério do comportamento adaptativo é confirmar a DI em crianças com pontuações de QI na faixa de 65 a 75. Deve-se ressaltar que os déficits no comportamento adaptativo costumam ser encontrados em distúrbios como o transtorno do espectro autista (TEA; consulte o Capítulo 54) e o transtorno do déficit de atenção/hiperatividade (TDAH; consulte o Capítulo 49) na presença de função intelectual típica.

As questões de medição psicométricas também são importantes. A independência dos três domínios do comportamento adaptativo não foi validada; e a relação entre o comportamento adaptativo e o desempenho do QI não foi explorada o suficiente. A maioria dos adultos com DI leve não apresenta prejuízos significativos nas habilidades práticas. Os déficits de comportamento adaptativo também devem ser distinguidos do *comportamento não adaptativo* (p. ex., agressão, contato sexual inadequado).

O *início antes dos 18 anos ou da idade adulta* distingue as disfunções que têm origem durante o período de desenvolvimento. O diagnóstico de DI pode ser feito depois dos 18 anos, mas a disfunção cognitiva e adaptativa deve ter se manifestado antes dessa idade.

O termo "retardo mental" não deve ser usado porque é estigmatizante, foi usado para limitar as realizações do indivíduo e não alcançou seu objetivo inicial de ajudar pessoas com o transtorno. O termo *deficiência intelectual* é cada vez mais utilizado em seu lugar, mas não foi adotado universalmente. Nos EUA, a lei Rosa (Lei Pública 111-256) foi aprovada em 2010 e agora exige que o termo "retardo mental" seja retirado das políticas federais de saúde, educação e trabalho. A partir de 2013, pelo menos nove estados persistem no uso da terminologia desatualizada. Na Europa, usa-se *deficiência de aprendizagem* para descrever a DI.

O **atraso global do desenvolvimento (AGD)** é um termo muitas vezes usado para descrever crianças cujas limitações ainda não resultaram em um diagnóstico formal de DI. No DSM-5, o AGD é um diagnóstico dado a crianças com menos de 5 anos de idade que apresentam atraso significativo (menos de 2 DP) na aquisição de marcos do desenvolvimento na primeira infância em dois ou mais domínios de desenvolvimento. Esses domínios incluem linguagem receptiva e expressiva, coordenação motora grossa e fina, cognição, desenvolvimento social e pessoal e atividades da vida diária. Normalmente, supõe-se que o atraso em dois domínios esteja associado ao atraso em todos os domínios avaliados, mas esse nem sempre é o caso. Além disso, nem todas as crianças que atendem aos critérios para o diagnóstico de AGD em tenra idade passam a atender aos critérios de DI após os 5 anos. Os motivos para isso podem incluir efeitos maturacionais, uma mudança na trajetória do desenvolvimento (possivelmente por uma intervenção), reclassificação para uma categoria de deficiência diferente ou uso impreciso do diagnóstico de AGD no princípio. Por outro lado, em pacientes com atraso mais grave, o termo AGD é frequentemente usado de maneira inadequada após o momento no qual fica evidente que a criança apresenta um DI, em geral aos 3 anos de idade.

É importante distinguir o diagnóstico médico de AGD da classificação federal de deficiência de "atraso no desenvolvimento", que pode ser usada pelas agências educacionais sob o IDEA. Essa classificação exige que uma criança tenha atrasos em apenas um domínio de desenvolvimento, com a necessidade subsequente de educação especial. Cada estado determina sua própria definição precisa e termos de elegibilidade de acordo com a definição mais ampla da IDEA, e muitos usam o rótulo para crianças até 9 anos de idade.

ETIOLOGIA

Numerosas causas já identificadas de DI podem ocorrer no período pré-natal, durante o parto, no período pós-natal ou em um momento posterior na infância. Essas causas incluem infecção, trauma, prematuridade, hipoxia-isquemia, exposições tóxicas, disfunção metabólica, anormalidades endócrinas, desnutrição e anormalidades genéticas. No entanto, mais de dois terços das pessoas com DI não terão um diagnóstico subjacente prontamente identificável que possa ser vinculado à sua apresentação clínica, justificando avaliação médica adicional. Para aqueles que são submetidos a análises genéticas e metabólicas mais aprofundadas, cerca de dois terços terão uma etiologia que será posteriormente descoberta. Parece haver duas populações sobrepostas de crianças com DI com diferentes etiologias correspondentes. A DI *leve* (QI de 50 a 70) está mais associada a influências ambientais, com maior risco entre crianças de baixo nível socioeconômico. A DI *grave* (QI menor que 50) costuma estar mais ligada a causas genéticas e biológicas. Consequentemente, em geral o esclarecimento diagnóstico é mais alto entre as pessoas com deficiência mais grave (maior que 75%) do que entre as pessoas com deficiência leve (menor que 50%). Com o avanço contínuo dos padrões tecnológicos e a expansão de nossa base de conhecimento, espera-se um aumento no número de causas biológicas e genéticas identificadas.

Os fatores de risco não genéticos que geralmente estão associados à DI leve incluem baixo nível socioeconômico, residência em um país em desenvolvimento, baixa escolaridade materna, desnutrição e acesso precário aos cuidados de saúde. As causas biológicas mais comuns da DI leve incluem síndromes genéticas ou cromossômicas com múltiplas, grandes ou pequenas anomalias congênitas (p. ex., síndromes velocardiofacial, de Williams e de Noonan), restrição de crescimento intrauterino, prematuridade, insultos perinatais, exposição intrauterina a substâncias de abuso (incluindo o álcool) e *anomalias cromossômicas sexuais*. É comum haver agrupamento familiar.

Em crianças com DI grave, uma causa biológica (geralmente pré-natal) pode ser identificada em cerca de três quartos de todos os casos. As causas incluem distúrbios cromossômicos (p. ex., síndromes de Down, de Wolf-Hirschhorn e de deleção do 1p36) e outros distúrbios genéticos e epigenéticos (p. ex., síndromes do X frágil, de Rett, de Angelman e de Prader-Willi), anormalidades do desenvolvimento cerebral (p. ex., lisencefalia) e erros inatos do metabolismo ou distúrbios neurodegenerativos (p. ex., mucopolissacaridoses) (Tabela 53.1). A DI grave *não sindrômica* pode ser resultado de mutações genéticas herdadas ou *de novo*, bem como de microdeleções ou microduplicações não detectadas na análise cromossômica padrão. Atualmente, mais de 700 genes estão associados à DI não sindrômica. As anomalias genéticas herdadas podem ser mendelianas (autossômicas dominantes *de novo*, autossômicas recessivas, ligadas ao cromossomo X) ou não mendelianas (*imprinting*, metilação, defeitos mitocondriais; consulte o Capítulo 97). As mutações *de novo* também podem causar outras características fenotípicas, como convulsões ou autismo; a presença dessas características sugere manifestações mais pleiotrópicas de mutações genéticas. De acordo com o achado de que os distúrbios que alteram a embriogênese precoce são os mais comuns e graves, quanto mais cedo o problema ocorre no desenvolvimento, mais graves tendem a ser suas consequências.

A análise etiológica é recomendada em todos os casos de AGD ou DI. Embora existam apenas cerca de 80 distúrbios (todos de natureza metabólica) para os quais o tratamento pode melhorar os principais sintomas da DI, várias razões além da modificação da doença devem levar os profissionais de saúde a buscar respostas etiológicas em pacientes com DI. Isso inclui: informações sobre possíveis comorbidades médicas ou comportamentais associadas; informações sobre prognóstico e expectativa de vida; estimativa do risco de recorrência para aconselhamento em planejamento familiar, potencial validação e uma conclusão para a família; maior acesso a serviços ou suporte específico; e um melhor entendimento da patologia subjacente, com a esperança de novas opções de tratamento no futuro. Quando pesquisadas, as famílias de crianças com DI sem etiologia subjacente identificada relatam quase universalmente que gostariam de ser informadas sobre um diagnóstico etiológico, caso tivessem essa opção.

Tabela 53.1 Identificação da causa em crianças com deficiência intelectual significativa.

CAUSA	EXEMPLOS	% DO TOTAL
Distúrbio cromossômico	Trissomias 21, 18, 13, Deleções de 1p36, 4p, 5p, 11p, 12q, 17p Microdeleções; 47, XXX Síndrome de Klinefelter e de Turner	cerca de 20
Síndrome genética	X frágil, síndromes de Prader-Willi, de Angelman e de Rett	cerca de 20
Mutações autossômicas não sindrômicas	Variações no número de cópias, mutações *de novo* em SYNGAP1, GRIK2, TUSC3, oligossacaril-transferase e outras	cerca de 10
Anomalia de desenvolvimento cerebral	Hidrocefalia ± meningomielocele, esquizencefalia, lisencefalia	cerca de 8
Erros inatos do metabolismo ou doença neurodegenerativa	Fenilcetonúria, doença de Tay-Sachs, várias doenças de depósito	cerca de 7
Infecções congênitas	HIV, toxoplasmose, rubéola, citomegalovírus, sífilis, herpes simples	cerca de 3
Deficiência intelectual familiar	Ambiental, sindrômica ou genética	cerca de 5
Causas perinatais	Encefalopatia hipóxico-isquêmica, meningite, hemorragia intraventricular, leucomalácia periventricular, síndrome alcoólica fetal	4
Causas pós-natais	Trauma (abuso), meningite, hipotireoidismo	cerca de 4
Desconhecido		20

Adaptada de Stromme P, Hayberg G: Aetiology in severe and mild mental retardation: a population based study of Norwegian children, *Dev Med Child Neurol* 42:76-86, 2000.

EPIDEMIOLOGIA

A prevalência de DI depende da definição, método de determinação e população estudada, tanto em relação à geografia quanto à idade. De acordo com as estatísticas de uma distribuição normal, 2,5% da população devem ter DI (com base apenas no QI) e 75% desses indivíduos estariam na faixa de leve a moderada. A variabilidade nas taxas muda entre as populações, provavelmente como resultado da forte influência de fatores ambientais externos na prevalência de DI leve. A prevalência de DI grave é relativamente estável. Em todo o mundo, estima-se que a prevalência da DI seja de cerca de 16,4/1.000 pessoas em países de baixa renda, cerca de 15,9/1.000 em países de renda média e cerca de 9,2/1.000 em países de alta renda. Uma metanálise de estudos mundiais de 1980 a 2009 resultou em uma prevalência geral de 10,4/1.000. A DI ocorre mais em meninos do que em meninas, em uma proporção de 2:1 na DI leve e 1,5:1 na DI grave. Isso pode ser, em parte, uma consequência dos muitos distúrbios ligados ao cromossomo X associados à DI, e a mais proeminente é a síndrome do X frágil (Capítulo 98.5).

Entre 2014 e 2015, nos EUA, cerca de 12/1.000 alunos com idade entre 3 e 5 anos e 6,2/1.000 alunos com idade entre 6 e 21 anos receberam assistência para a DI por meio de programas escolares com apoio federal. Em 2012, a National Survey of Children's Health (Pesquisa Nacional de Saúde da Criança) relatou uma prevalência estimada de DI entre crianças norte-americanas (de 2 a 17 anos) de 1,1%. Por várias razões, menos crianças do que o previsto são identificadas como portadoras de DI leve. Como é mais difícil diagnosticar a DI leve do que as formas mais graves, os profissionais podem adiar o diagnóstico e conceder o benefício da dúvida à criança. Outras razões que contribuem para a discrepância são o uso de instrumentos que subidentificam crianças pequenas com DI leve, crianças diagnosticadas como portadoras de TEA sem referência à sua DI, diagnóstico incorreto como transtorno de linguagem ou dificuldade específica de aprendizado e uma relutância para realizar o diagnóstico em estudantes pobres ou de grupos minoritários em razão de sobrediagnósticos anteriores. Em alguns casos, distúrbios comportamentais podem desviar o foco da disfunção cognitiva.

Além do potencial subdiagnóstico de DI leve, o número de crianças com DI leve pode estar diminuindo como consequência de medidas de saúde pública e educação no intuito de prevenir a prematuridade e proporcionar uma intervenção precoce e de programas Head Start. Entretanto, apesar de o número de crianças em idade escolar que recebeu assistência para DI sob uma classificação federal de deficiência vir diminuindo desde 1999, quando o *atraso no desenvolvimento* é incluído na análise dos dados, os números não mudam de forma significativa.

A prevalência de DI grave não mudou muito desde a década de 1940, atingindo de 0,3 a 0,5% da população. Muitas das causas da DI grave envolvem malformações cerebrais congênitas ou genéticas que não podem ser previstas nem tratadas atualmente. Além disso, novas populações com DI grave sobrepuseram as reduções da prevalência de DI grave que resultaram dos progressos nos serviços de saúde. Embora diagnósticos pré-natais e subsequentes interrupções da gravidez possam levar a uma diminuição da incidência da síndrome de Down (Capítulo 98.2), e o exame de recém-nascidos com tratamento precoce praticamente tenha eliminado a DI causada pela fenilcetonúria e hipotireoidismo congênito, uma prevalência continuamente alta da exposição fetal a drogas ilícitas e uma melhora na sobrevida de crianças prematuras com peso muito baixo contrabalancearam esse efeito.

PATOLOGIA E PATOGÊNESE

As limitações em nosso conhecimento da neuropatologia da DI são exemplificadas pelo fato de que 10 a 20% dos cérebros de pessoas com DI grave têm aparência completamente normal no estudo neuropatológico padrão. A maioria desses cérebros exibe apenas alterações leves e não específicas que se correlacionam mal com o grau de DI, incluindo microcefalia, heterotopias da substância cinzenta na substância branca subcortical, arranjo colunar do córtex excepcionalmente regular e neurônios que são mais densamente compactados do que o habitual. Apenas uma pequena parte do cérebro exibe alterações mais específicas na organização dendrítica e sináptica, com disgenesia das espinhas dendríticas ou neurônios piramidais corticais, ou crescimento comprometido das árvores dendríticas. A programação do sistema nervoso central (SNC) envolve um processo de *indução*; a maturação do SNC é definida em termos de influências genéticas, moleculares, autócrinas, parácrinas e endócrinas. Receptores, moléculas de sinalização e genes são fundamentais para o desenvolvimento do cérebro. A manutenção de diferentes fenótipos neuronais no cérebro adulto envolve as mesmas transcrições genéticas que desempenham um papel crucial no desenvolvimento fetal, com a ativação de mecanismos de transdução de sinal intracelular semelhantes.

Quanto mais a capacidade de identificar anomalias genéticas que correspondem a fenótipos específicos se expande por meio do uso do sequenciamento de nova geração, maior é a elucidação da patogênese da DI em nível genético e molecular. Essa base de conhecimento fisiopatológico em expansão pode servir como uma estrutura para o desenvolvimento de terapias direcionadas para contornar ou corrigir defeitos recentemente identificados. Por exemplo, foi demonstrado que o uso de inibidores de histona deacetilase (HDAC) resgata déficits neurais estruturais e funcionais em modelos de camundongo da síndrome de Kabuki, um distúrbio da metilação de histonas que leva a níveis variáveis de DI e traços faciais característicos (Capítulo 100).

MANIFESTAÇÕES CLÍNICAS

O diagnóstico precoce da DI facilita uma primeira intervenção, a identificação das capacidades, o estabelecimento de metas realistas, o alívio da ansiedade parental e uma maior aceitação da criança na comunidade. A maioria das crianças com DI se consulta pela primeira vez com o pediatra na infância em razão de dismorfismos, deficiências associadas de desenvolvimento ou incapacidade de atingir marcos de desenvolvimento apropriados à idade (Tabelas 53.2 e 53.3). A DI não possui características físicas específicas, mas dismorfismos podem ser os primeiros sinais que levam as crianças à atenção do pediatra. Eles podem incluir-se em uma síndrome genética, como a síndrome de Down, ou podem estar isolados, como na microcefalia ou déficit de crescimento. Deficiências associadas de desenvolvimento incluem distúrbios convulsivos, paralisia cerebral e TEA.

Tabela 53.2 Exame físico de uma criança com suspeita de deficiências do desenvolvimento.

ITEM	POSSÍVEL SIGNIFICADO
Aparência geral	Pode indicar atraso significativo no desenvolvimento ou síndrome óbvia
Estatura	
Baixa estatura	Desnutrição, muitas síndromes genéticas estão associadas a baixa estatura (p. ex., Turner, Noonan)
Obesidade	Síndrome de Prader-Willi
Alta estatura	Síndrome de Sotos
Cabeça	
Macrocefalia	Síndrome de Alexander, doença de Canavan, síndrome de Sotos, gangliosidose, hidrocefalia, mucopolissacaridose, derrame subdural
Microcefalia	Praticamente qualquer condição que possa restringir o crescimento cerebral (p. ex., desnutrição, síndrome de Angelman, síndrome de Cornelia de Lange, efeitos do álcool sobre o feto)
Face	
Face grosseira, triangular, redonda ou achatada; hipotelorismo ou hipertelorismo; fissura palpebral oblíqua ou curta; nariz, maxila e mandíbula incomuns	Medidas específicas podem fornecer pistas para doenças hereditárias, metabólicas ou de outro tipo, como síndrome do alcoolismo fetal, síndrome cri du chat (5p–) ou síndrome de Williams.
Olhos	
Proeminentes	Síndromes de Crouzon, Seckel e do X frágil
Catarata	Galactosemia, síndrome de Lowe, rubéola pré-natal, hipotireoidismo
Mancha vermelho-cereja na mácula	Gangliosidose (GM_1), leucodistrofia metacromática, mucolipidose, doença de Tay-Sachs, doença de Niemann-Pick, lipogranulomatose de Farber, sialidose tipo III
Coriorretinite	Infecção congênita por citomegalovírus, toxoplasmose, Zika vírus ou rubéola
Nebulosidade da córnea	Mucopolissacaridose tipos I e II, síndrome de Lowe, sífilis congênita
Orelhas	
Pavilhão auricular de inserção baixa ou malformado	Trissomias como síndrome de Down, síndrome de Rubinstein-Taybi, síndrome CHARGE, síndrome cérebro-óculo-facioesquelética, efeitos da fenitoína no feto
Audição	Perda de acuidade na mucopolissacaridose; hiperacusia em muitas encefalopatias

(continua)

Tabela 53.2 Exame físico de uma criança com suspeita de deficiências do desenvolvimento. (*continuação*)

ITEM	POSSÍVEL SIGNIFICADO
Coração	
Anomalia estrutural ou hipertrofia	Síndrome CHARGE, síndrome velocardiofacial, glicogenose tipo II, efeitos do álcool no feto, mucopolissacaridose tipo I; anomalias cromossômicas como síndrome de Down; FCU materna; e cianose crônica podem prejudicar o desenvolvimento cognitivo
Fígado	
Hepatomegalia	Intolerância à frutose, galactosemia, glicogenose tipos I-IV, mucopolissacaridose tipos I e II, doença de Niemann-Pick, doença de Tay-Sachs, síndrome de Zellweger, doença de Gaucher, lipofuscinose ceroide, gangliosidose
Genitália	
Macro-orquidismo	Síndrome do X frágil
Hipogenitalismo	Síndromes de Prader-Willi, Klinefelter e CHARGE
Extremidades	
Mãos, pés; dermatoglifia, pregas	Pode indicar uma entidade específica, como a síndrome de Rubinstein-Taybi, ou pode estar associada a anomalia cromossômica
Contrações articulares	Sinais de desequilíbrio muscular ao redor das articulações; por exemplo, com meningomielocele, paralisia cerebral, artrogripose, distrofia muscular; também ocorre com problemas cartilaginosos, como mucopolissacaridose
Pele	
Manchas café com leite	Neurofibromatose, esclerose tuberosa, aneuploidia cromossômica, ataxia-telangiectasia, neoplasia endócrina múltipla tipo 2b Anemia de Fanconi, doença de Gaucher Síndromes: nevo basocelular, McCune-Albright, Silver-Russell, Bloom, Chediak-Higashi, Hunter, Bannayan-Riley-Ruvalcaba, Maffucci
Rash seborreico ou eczematoide	FCU, histiocitose
Hemangiomas e telangiectasia	Síndrome de Sturge-Weber, síndrome de Bloom, ataxia-telangiectasia
Máculas hipopigmentadas, estrias, adenoma sebáceo	Esclerose tuberosa, hipomelanose de Ito
Cabelo	
Hirsutismo	Síndrome de De Lange, mucopolissacaridose, efeitos da fenitoína fetal, síndrome cérebro-óculo-facioesquelética, trissomia de 18, síndrome de Wiedemann-Steiner (hipertricose cubital)
Neurológico	
Assimetria da força e tônus	Lesão focal, paralisia cerebral hemiplégica
Hipotonia	Síndromes de Prader-Willi, de Down e de Angelman; gangliosidose; paralisia cerebral precoce; distúrbios musculares (distrofia ou miopatia)
Hipertonia	Condições neurodegenerativas envolvendo a substância branca, paralisia cerebral, trissomia do 18
Ataxia	Ataxia-telangiectasia, leucodistrofia metacromática, síndrome de Angelman

CHARGE: Coloboma, cardiopatias, atresia das coanas, atraso do crescimento, anomalias genitais, anomalias dos pavilhões auriculares (surdez); CATCH-22: defeitos cardíacos, fácies anormais, hipoplasia tímica, fenda palatina, hipocalcemia-defeitos no cromossomo 22; FCU, fenilcetonúria. De Simms M: Intellectual and developmental disability. In Kliegman RM, Lye PS, Bordini BJ *et al.*, editors: *Nelson pediatric symptom-based diagnosis,* Philadelphia, 2018, Elsevier, Tabela 24.11, p. 376.

Tabela 53.3 Exemplos de anomalias menores e síndromes associadas.*†

ÁREA	ANOMALIA/SÍNDROME	ÁREA	ANOMALIA/SÍNDROME
Cabeça	Região occipital achatada: síndrome de Down, síndrome de Zellweger; occipital proeminente: trissomia de 18 Atraso no fechamento das suturas: hipotireoidismo, hidrocefalia Craniossinostose: síndrome de Crouzon, síndrome de Pfeiffer Atraso no fechamento da fontanela: hipotireoidismo, síndrome de Down, hidrocefalia, displasias esqueléticas	Olhos	Hipertelorismo: síndrome fetal pela hidantoína, síndrome de Waardenburg Hipotelorismo: sequência de holoprosencefalia, efeito da fenilcetonúria materna Pregas epicânticas/manchas de Brushfield: Síndrome de Down; fissuras palpebrais oblíquas: trissomias Olhos proeminentes: síndrome de Apert, síndrome de Beckwith-Wiedemann Nódulos de Lisch: neurofibromatose Esclera azul: osteogênese imperfeita, síndrome de Turner, distúrbios hereditários do tecido conjuntivo
Face	Hipoplasia do terço médio da face: síndrome do alcoolismo fetal, síndrome de Down Fácies triangulares: síndrome de Russell-Silver, síndrome de Turner Fácies grosseiras: mucopolissacaridoses, síndrome de Sotos Nariz e queixo proeminentes: síndrome do X frágil Fácies planas: síndrome de Apert, síndrome de Stickler Fácies redondas: síndrome de Prader-Willi	Orelhas	Pavilhões auriculares grandes/hélices simples: síndrome do X frágil Pavilhões auriculares malformados/atresia do canal auricular: síndrome de Treacher Collins, síndrome CHARGE Implantação baixa das orelhas: síndrome de Treacher Collins, trissomias, distúrbios múltiplos

(*continua*)

Tabela 53.3 Exemplos de anomalias menores e síndromes associadas.*† (*continuação*)

ÁREA	ANOMALIA/SÍNDROME
Nariz	Narinas antevertidas/sinofris: síndrome de Cornelia de Lange; ponte nasal larga: efeitos de substâncias psicoativas no feto, síndrome do X frágil Ponte nasal baixa: acondroplasia, síndrome de Down Nariz proeminente: síndrome de Coffin-Lowry, síndrome de Smith-Lemli-Opitz
Boca	Filtro longo/borda do vermelhão fina: efeitos do álcool no feto Fenda labial e palatina: isolada ou parte de uma síndrome Micrognatia: sequência de Pierre Robin, trissomias, síndrome de Stickler Macroglossia: hipotireoidismo, síndrome de Beckwith-Wiedemann
Dentes	Anodontia: displasia ectodérmica Incisivos entalhados: sífilis congênita Erupção dentária tardia: síndrome de Hunter, hipotireoidismo Cúspides em garra: síndrome de Rubinstein-Taybi Dentes espaçados: síndrome de Cornelia de Lange, síndrome de Angelman
Cabelos	Hirsutismo: síndrome de Hurler Baixa implantação da linha dos cabelos: Sequência Klippel-Feil, síndrome de Turner Cabelos esparsos: doença de Menkes, acidemia argininosuccínica Redemoinhos pilosos anormais/posteriores: aneuploidia cromossômica (p. ex., síndrome de Down) Padrões anormais de sobrancelha: síndrome de Cornelia de Lange
Pescoço	Pescoço alado/Baixa implantação da linha posterior dos cabelos: síndrome de Turner, síndrome de Noonan
Tórax	Tórax em forma de escudo: síndrome de Turner
Genitália	Macro-orquidismo: Síndrome do X frágil Hipogenitalismo: síndrome de Prader-Willi
Extremidades	Membros curtos: acondroplasia, condrodisplasia rizomélica Mãos pequenas: síndrome de Prader-Willi Clinodactilia: trissomias, incluindo síndrome de Down Polidactilia: trissomia 13, ciliopatias Polegar largo: síndrome de Rubinstein-Taybi Sindactilia: síndrome de de Lange Prega palmar transversal: síndrome de Down Frouxidão articular: síndrome de Down, síndrome do X frágil, síndrome de Ehlers-Danlos Focomelia: síndrome de Cornelia de Lange
Coluna vertebral	Fosseta sacral/tufo de pelos: espinha bífida
Pele	Máculas hipopigmentadas/adenoma sebáceo: esclerose tuberosa Manchas café com leite e neurofibromas: neurofibromatose Nevos despigmentados lineares: hipomelanose de Ito Hemangioma facial cor vinho do porto: síndrome de Sturge-Weber Hipoplasia ou displasia das unhas: síndrome do alcoolismo fetal, trissomias

CHARGE: Coloboma, cardiopatias, atresia das coanas, atraso do crescimento, anomalias genitais, anomalias dos pavilhões auriculares (surdez). *Foi relatado aumento da incidência de anomalias menos graves em paralisia cerebral, deficiência intelectual, dificuldades de aprendizagem e autismo. †A presença de três ou mais anomalias menores implica uma chance maior de a criança apresentar uma anomalia mais grave e um diagnóstico de uma síndrome específica. Modificada de Levy SE, Hyman SL. Pediatric assessment of the child with developmental delay, *Pediatr Clin North Am* 40:465-477, 1993.

A maioria das crianças com DI não acompanha as habilidades de desenvolvimento de seus pares. Na primeira infância, a incapacidade de corresponder às expectativas apropriadas para a idade inclui falta de resposta visual ou auditiva, postura ou tônus muscular (hipo ou hipertonia) alterados e dificuldades alimentares. Entre 6 e 18 meses de idade, o atraso motor geral (a criança não senta, engatinha ou anda) é a queixa mais comum. Atraso na linguagem e problemas de comportamento são preocupações comuns depois de 18 meses (Tabela 53.4). Em algumas crianças com DI leve, o diagnóstico permanece incerto durante os primeiros anos escolares. Somente após o aumento das exigências da escola ao longo dos anos, passando de "aprendendo a ler" para "lendo para aprender", as limitações da criança ficam claras. Os adolescentes com DI leve costumam estar atualizados sobre os assuntos do momento e estão familiarizados com "quem", "o quê" e "onde". Apenas quando as perguntas "por quê" e "como" são feitas é que suas limitações se tornam aparentes. Caso interaja em um nível superficial, sua DI leve pode não ser percebida, até mesmo por profissionais que talvez sejam seus professores de educação especial ou prestadores de cuidados de saúde. Devido ao estigma associado à DI, os adolescentes podem usar eufemismos no intuito de evitar serem considerados "estúpidos" ou "retardados" e podem referir a si mesmos como portadores de transtorno de aprendizagem, disléxicos, portadores de transtorno de linguagem ou lentos no aprendizado. Algumas pessoas com DI imitam o que veem no seu ambiente social para serem aceitas. Elas podem ser camaleões sociais e assumem os conceitos do grupo ao qual estão ligadas. Algumas delas preferem ser consideradas "más" do que "incompetentes".

As crianças com DI têm um distúrbio não progressivo; a perda de marcos desenvolvimentais ou sintomas progressivos sugere outro distúrbio (Capítulo 53.1).

Tabela 53.4 Apresentações comuns da deficiência intelectual por idade.

IDADE	ÁREA DE PREOCUPAÇÃO
Recém-nascido	Síndromes dismórficas, (anomalias congênitas múltiplas), microcefalia Disfunção de sistemas de órgãos principais (p. ex., alimentação, respiração)
Primeiros meses (2 a 4 meses)	Incapacidade de interagir com o ambiente Preocupações com deficiências visuais e auditivas
Primeira infância (6 a 18 meses)	Atraso no desempenho motor grosseiro
Crianças (2 a 3 anos)	Atrasos ou dificuldades de linguagem
Idade pré-escolar (3 a 5 anos)	Atrasos ou dificuldades de linguagem Dificuldades de comportamento, incluindo brincadeiras Atrasos na coordenação motora fina: cortar, colorir, desenhar
Idade escolar (> 5 anos)	Desempenho escolar insatisfatório Dificuldades comportamentais (p. ex., atenção, ansiedade, humor, conduta)

AVALIAÇÃO DIAGNÓSTICA

A deficiência intelectual é um dos motivos mais frequentes de encaminhamento a geneticistas com foco em pediatria, com diretrizes de avaliação diagnóstica separadas, mas semelhantes, às publicadas pela American College of Medical Genetics, pela American Academy of Neurology, pela American Academy of Pediatrics (AAP) e pela American Academy of Child and Adolescent Psychiatry. A DI é um diagnóstico de grande heterogeneidade clínica, com apenas um subconjunto de etiologias sindrômicas identificáveis pela dismorfologia clássica. Se o diagnóstico não for feito após a realização de anamnese e exame físico adequados, a análise cromossômica por *microarray* é o primeiro passo recomendado na avaliação diagnóstica da DI. O sequenciamento de nova geração representa a nova fronteira diagnóstica, com extensos painéis genéticos (de exoma ou de genoma completo) que aumentam o esclarecimento diagnóstico e a utilidade dos testes genéticos na DI. Outros testes de diagnóstico médico comumente usados para crianças com DI incluem: neuroimagem, testes metabólicos e eletroencefalografia (Figura 53.1).

As decisões para buscar um diagnóstico etiológico devem se basear no histórico médico e familiar, no exame físico e nos desejos da família. A Tabela 53.5 resume as diretrizes da prática clínica e os rendimentos de testes a fim de auxiliar nas decisões a respeito da avaliação da criança com AGD ou DI. Os testes positivos tendem a aumentar de acordo com o crescimento na gravidade dos atrasos.

A **análise por *microarray*** substituiu o cariótipo como o teste de primeiro nível, uma vez que discerne anormalidades que estão muito abaixo da resolução de um cariótipo. O *microarray* pode identificar variantes de importância desconhecida ou variantes benignas, e, portanto, deveria ser utilizado em conjunto com uma consulta genética. O cariótipo desempenha um papel importante quando há preocupações em relação a inversões, inserções balanceadas e translocações recíprocas. A hibridização fluorescente *in situ* (FISH) e a análise subtelomérica foram, em grande parte, substituídas pela análise por *microarray*, mas são usadas ocasionalmente em indicações específicas. Se o *microarray* não permite um diagnóstico completo, o sequenciamento do exoma aumenta a chance de diagnóstico em muitas crianças com DI grave não sindrômica. Começar com o sequenciamento completo do exoma pode ser mais econômico e pode reduzir substancialmente o tempo até o diagnóstico, com rendimentos finais mais altos em comparação com a via diagnóstica tradicional.

O teste genético molecular para a síndrome do X frágil é recomendado para todas as crianças que apresentam AGD. A positividade é mais alta em indivíduos do sexo masculino com DI moderada, características físicas incomuns e/ou um histórico familiar de DI, ou em indivíduos do sexo feminino com déficits cognitivos mais sutis associados a uma timidez grave e um histórico familiar relevante, incluindo falência ovariana prematura ou sintomas de ataxia-tremor de início tardio. Para crianças com um forte histórico de DI ligada ao cromossomo X, testes específicos de genes ou de todo o cromossomo podem ser esclarecedores. Deve-se considerar o exame para confirmação de síndrome de Rett (MECP2, proteína 2 de ligação a metil-CpG) em meninas com deficiência moderada a grave.

Uma criança com uma desordem neurológica progressiva, regressão de desenvolvimento ou mudanças comportamentais agudas necessita de investigação metabólica, conforme mostrado na Figura 53.1. Alguns profissionais da saúde defendem que o teste metabólico deva ser feito com mais frequência em crianças com DI devido à possibilidade de detectar uma condição que possa ser tratável (Figura 53.2 e Tabela 53.6). Uma criança com episódios semelhantes a crises convulsivas deve ser submetida a um eletroencefalograma (EEG), embora esse exame geralmente não seja útil fora de uma situação em que se busca descartar convulsões. A **ressonância magnética do cérebro** pode fornecer informações úteis para direcionar o atendimento a uma criança com micro ou macrocefalia, alteração na trajetória de crescimento ou formato assimétrico de cabeça, achados neurológicos novos ou focais ou convulsões. A RM pode detectar um número significativo de discretas anormalidades compatíveis com disgenesia cerebral em crianças com DI, mas esses marcadores geralmente não sugerem um diagnóstico etiológico específico.

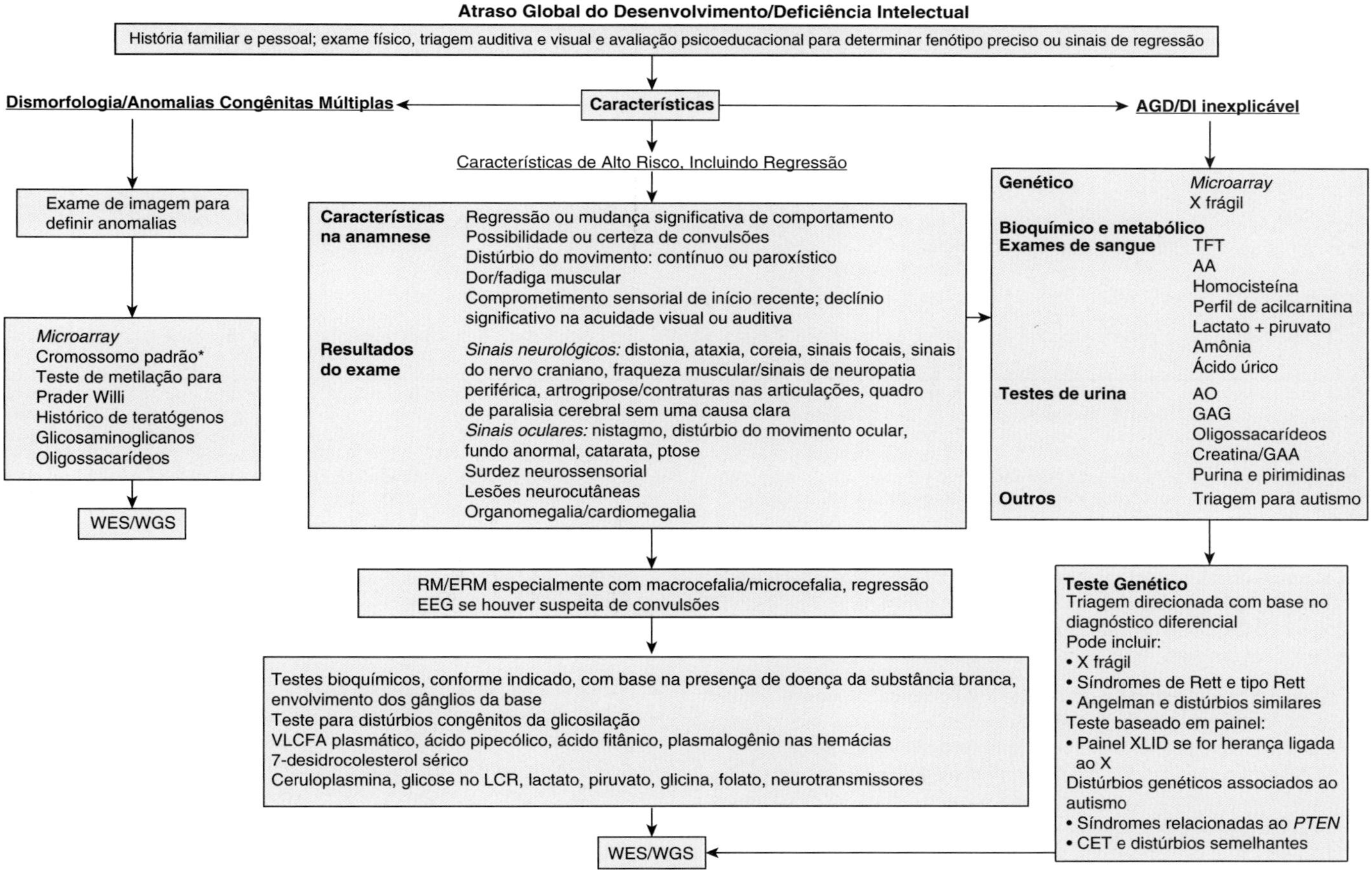

Figura 53.1 Algoritmo para a avaliação da criança com atraso global do desenvolvimento (AGD) ou deficiência intelectual (DI) inexplicáveis. AA, aminoácidos; TEA, transtorno do espectro autista; CK, creatinoquinase; LCR, líquido cefalorraquidiano; HC, hemograma completo; GAA, ácido guanidinoacético; GAG, glicosaminoglicanos; TFH, teste de função hepática; AO, ácidos orgânicos; TFT, testes de função tireoidiana; CET, complexo de esclerose tuberosa; U&E, ureia e eletrólitos; VLCFA, ácidos graxos de cadeia muito longa; WES, sequenciamento completo do exoma; WGS, sequenciamento completo do genoma; genes de deficiência intelectual ligada ao cromossomo X.

Tabela 53.5 Avaliação sugerida da criança com deficiência intelectual (DI)/atraso global de desenvolvimento (AGD).

TESTE	COMENTÁRIO
História detalhada	Inclui eventos pré-, peri e pós-natal (incluindo convulsões); resultados de desenvolvimento; heredograma de três gerações na história familiar (com foco em anormalidades neurológicas ou do desenvolvimento, abortos, consanguinidade etc.)
Exame físico	Especial atenção a dismorfismos menores ou sutis; problemas de crescimento; achados neurocutâneos; anomalias oculares e cranianas; hepatoesplenomegalia e exame neurológico em busca de alterações focais Fenótipo comportamental
Avaliação visual e auditiva	É essencial detectar e tratar; pode passar por atraso no desenvolvimento
Análise genética por *microarray*	Um rendimento de 15% em geral Maior sensibilidade que com o cariótipo; pode identificar até o dobro de anomalias do que o cariótipo
Cariótipo	Rendimento de 4% na DI/AGD (18,6% se características sindrômicas, 3% excluindo trissomia de 21) Melhor para inversões e inserções balanceadas, translocações recíprocas e poliploidia
Exame do X Frágil	Rendimento combinado de 2% Pré-seleção por motivos clínicos pode aumentar o rendimento para 7,6%
Sequenciamento genético de nova geração	Detecta pontos de mutações herdados e *de novo*, especialmente na deficiência intelectual grave não sindrômica O sequenciamento completo do exoma (WES, introduzido em 2010) fornece um rendimento adicional de cerca de 30 a 40% Embora ainda não sejam utilizados clinicamente, estudos-piloto do sequenciamento do genoma completo (WGS) revelam um rendimento adicional de cerca de 15%
Neuroimagem	Preferência por RM; resultados positivos aumentados para anomalias do contorno do crânio ou microcefalia e macrocefalia, ou exame neurológico focal (30 a 40%, se indicado, 10 a 14%, se rastreio). A identificação de etiologias específicas é rara; a maioria das condições encontradas não altera o plano de tratamento; é preciso pesar o risco de sedação contra possível rendimento
Tireoide (T_4, TSH)	Próximo de 0% em ambientes com programa universal de triagem do recém-nascido
Chumbo sérico	Se houver fatores de risco identificáveis para excessiva exposição ambiental ao chumbo (p. ex., baixo nível socioeconômico, casa construída antes de 1950)
Teste metabólico	Rendimento de 0,2% a 4,6% com base em indicadores clínicos e testes realizados Ácidos orgânicos na urina, aminoácidos no plasma, amônia, lactato e gasometria do sangue capilar O teste focado com base nos achados clínicos é justificado se houver falta de resultados da triagem neonatal ou histórico/exame sugestivos (p. ex., regressão, consanguinidade, hepatoesplenomegalia, fácies grosseira). O exame de recém-nascidos por espectrometria de massa em tandem permitiu a identificação de muitos transtornos no período perinatal e diminuiu o rendimento em crianças mais velhas; surgiram outros distúrbios, como distúrbios congênitos de glicosilação (rendimento de 1,4%) e distúrbios de síntese e transporte de creatina (rendimento de 2,8%)
MECP2 para síndrome de Rett	1,5% das mulheres com critérios sugestivos de Rett (p. ex., microcefalia adquirida, perda de habilidades) 0,5% dos homens
EEG	Pode ser adiado na ausência de histórico de convulsões
História frequente e exame físico	Pode dar tempo para a maturação do fenótipo físico e comportamental. Nova tecnologia pode estar disponível para avaliação

EEG: Eletroencefalograma; CGH: hibridização genômica comparativa; MECP2: proteína 2 de ligação a metil-CpG; T_4: tiroxina; TSH: hormônio estimulante da tireoide.
Dados de Michelson DJ *et al.*: Evidence report. Genetic and metabolic testing on children with global developmental delay: report of the Quality Standards Subcommittee of the American Academy of Neurology and the Practice Committee of Child Neurology. Neurology 77:1629-35, 2011; Curry CJ *et al.*: Evaluation of mental retardation: recommendations of a Consensus Conference: American College of Medical Genetics. Am J Med Genet 12:72:468-477, 1997; Shapiro BK, Batshaw ML: Mental retardation. In Burg FD *et al.*: *Gellis and Kagan's current pediatric therapy*, ed 18, Philadelphia, 2005, Saunders; e Shevell M *et al.*: Practice parameter: evaluation of the child with global developmental delay, *Neurology* 60:367-380, 2003.

Algumas crianças com achados neurológicos ou físicos sutis também podem apresentar causas biológicas determináveis de sua DI (Tabelas 53.2 e 53.3). A intensidade com que a causa da DI de uma criança é investigada fundamenta-se nos fatores a seguir:

- Qual é o grau de atraso e qual a idade da criança? Se houver atrasos mais leves ou menos generalizados, especialmente em crianças mais jovens, é provável que o rendimento etiológico seja menor
- O histórico médico, histórico familiar ou exame físico sugere um distúrbio específico, aumentando a probabilidade de diagnosticar? Os pais estão planejando ter mais filhos e o paciente tem irmãos? Em caso positivo, deve-se procurar exaustivamente por distúrbios para os quais haja disponibilidade de diagnóstico pré-natal ou de uma opção de tratamento inicial específica
- Quais são os desejos dos pais? Alguns têm pouco interesse em procurar pela causa da DI, enquanto outros tornam-se tão focados em obter um diagnóstico que têm dificuldade de realizar as intervenções até que uma causa tenha sido encontrada. Todo espectro de respostas deve ser respeitado e deve-se fornecer uma orientação de suporte no contexto da conscientização dos pais.

DIAGNÓSTICO DIFERENCIAL

Um dos papéis importantes do pediatra é o reconhecimento e o diagnóstico precoce de déficits cognitivos. A abordagem de vigilância do desenvolvimento para o diagnóstico precoce da DI deve ser multifacetada. As preocupações e observações dos pais sobre o desenvolvimento de seu filho devem ser ouvidas com atenção. Devem ser identificados fatores de risco médicos, genéticos e ambientais. Crianças sob alto risco (prematuridade, uso abusivo de substâncias pela mãe, insulto perinatal) devem ser registradas em programas de acompanhamento de recém-nascidos, nos quais são avaliadas periodicamente em busca de defasagens de desenvolvimento pelos primeiros 2 anos de vida; elas devem ser encaminhadas a programas de intervenção

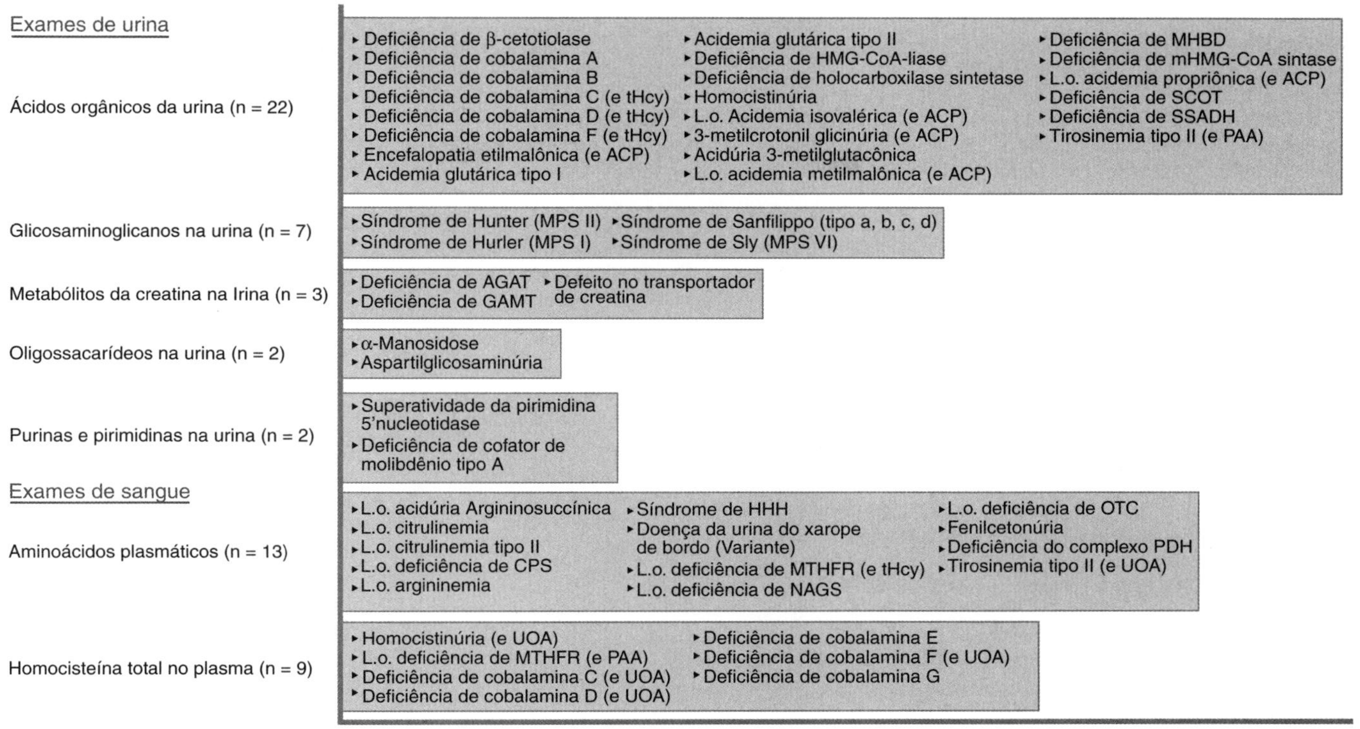

Figura 53.2 Resumo dos erros inatos do metabolismo (EIM) tratáveis que podem ser detectados por testes metabólicos em crianças afetadas, cada um dos quais tem preço baixo e é acessível, além de ter o potencial de identificar pelo menos dois EIM (e até 22). Cada barra representa o rendimento do teste de triagem específico e lista o número e os tipos de EIM tratáveis que o teste pode identificar. PAA: aminoácidos plasmáticos; tHcy: homocisteína total; ACP: perfil de acilcarnitina plasmática; UOA: ácidos orgânicos na urina, L.o.: forma de aparecimento tardio (do inglês, *late-onset*). (*De van Karnebeek CD, Stockler S: Treatable inborn errors of metabolism causing intellectual disability: a systematic literature review*, Mol Genet Metab *105:368-381, 2012, Fig 1, p. 374.*)

Tabela 53.6 Protocolo de diagnóstico Treatable Intellectual Disability Endeavor (TIDE).

Nível 1: Triagem Metabólica Não Direcionada para Identificar 54 (60%) EIM Tratáveis	Sequenciamento direcionado de genes/painel molecular
Sangue	Outros
Aminoácidos plasmáticos	
Homocisteína plasmática total	***Nível 3: Análise Direcionada para Identificar 35 (40%) EIM Tratáveis que Exigem Testes Específicos***
Perfil de acilcarnitinas	De acordo com a sintomatologia do paciente e a experiência do clínico
Cobre, ceruloplasmina	Utilização de ferramentas digitais (www.treatable-id.org)
Urina	Teste bioquímico/genético específico
Ácidos orgânicos	Manganês no sangue total
Purinas e pirimidinas	Colestanol plasmático
Metabólitos da creatina	Proporção de 7-desidrocolesterol:colesterol no plasma
Oligossacarídeos	Ácido pipecólico plasmático e semialdeído α-aminoadípico da urina (AASA)
Glicosaminoglicanos	Ácidos graxos plasmáticos de cadeia muito longa
Aminoácidos (quando indicado)	Vitamina B_{12} e folato plasmático
Nível 2: Prática Atual Seguindo Diretrizes Internacionais* (1 ou mais de:)	Proporção de lactato/piruvato no soro e no LCR
Audiologia	Atividades enzimáticas (leucócitos): arilsulfatase A, biotinidase, glucocerebrosidase, aldeído graxo desidrogenase
Oftalmologia	Desoxipiridinolina na urina
Teste citogenético (CGH em *array*)	Aminoácidos do LCR
Estudos da tireoide	Neurotransmissores do LCR
Hemograma completo (HC)	Proporção de glicose no LCR/plasma
Chumbo	Medição de CoQ: fibroblastos
Testes metabólicos	Análise molecular: genes *CA5A, NPC1, NPC2 SC4MOL, SLC18A2, SLC19A3, SLC30A10, SLC52A2, SLC52A3, PDHA1, DLAT, PDHX, SPR, TH*
RM do cérebro e espectroscopia de 1 H (quando disponível)	
X frágil	

*Limiar baixo para solicitação de testes. IEM: erros inatos do metabolismo; LCR: líquido cefalorraquidiano; CGH: hibridação genômica comparativa; CoQ: coenzima Q (ubiquinona). Adaptada de Van Karnebeek CD, Stockler-Ipsiroglu S. Early identification of treatable inborn errors of metabolism in children with intellectual disability: The Treatable Intellectual Disability Endeavor protocol in British Columbia, *Paediatr Child Health* 19(9):469-471, 2014.

inicial, quando for apropriado. Marcos de desenvolvimento devem ser registrados rotineiramente durante visitas de manutenção de cuidados de saúde. A AAP formulou um plano para vigilância e triagem do desenvolvimento (Capítulo 28).

Antes de diagnosticar uma DI, outros distúrbios que afetam as habilidades cognitivas e o comportamento adaptativo devem ser considerados. Estes incluem condições que se assemelham à DI e outras que envolvem a DI como um comprometimento associado. Déficits sensoriais (perdas auditivas e visuais graves), transtornos de comunicação, distúrbios convulsivos refratários, transtornos do humor mal controlados ou déficits graves de atenção não tratados podem imitar a DI; certos distúrbios neurológicos progressivos podem se assemelhar à DI antes que a regressão seja percebida. Muitas crianças com paralisia cerebral (Capítulo 616.1) ou TEA (Capítulo 54) também apresentam DI. A diferenciação entre **paralisia cerebral** isolada e DI depende de um comprometimento maior das habilidades motoras do que das habilidades cognitivas e da presença de reflexos patológicos e alterações do tônus muscular. Nos **transtornos do espectro autista**, as habilidades de linguagem e de adaptação social são mais afetadas do que as habilidades de raciocínio não verbais, enquanto na DI costuma haver déficits mais relacionados a habilidades sociais, motoras finas, adaptativas e cognitivas.

TESTES DE DIAGNÓSTICO PSICOLÓGICO

O diagnóstico formal de DI exige a administração de testes individuais de inteligência e funcionamento adaptativo.

As *Escalas Bayley de Desenvolvimento para Bebês e Crianças* (BSID-III), o teste de inteligência infantil mais comumente utilizado, fornecem uma avaliação das habilidades cognitivas, de linguagem, motoras, comportamentais, socioemocionais e adaptativas gerais entre 1 e 42 meses de idade. Os escores no *Mental Developmental Index* (MDI, Índice de Desenvolvimento Mental) e no *Psychomotor Development Index* (PDI, Índice de Desenvolvimento Psicomotor] uma medida de competência motora] derivam dos resultados. O BSID-III permite a diferenciação entre bebês com DI grave e crianças com desenvolvimento típico, mas é menos útil na distinção entre uma criança típica e uma com DI leve.

Os testes psicológicos mais utilizados para crianças com mais de 3 anos são as Escalas Wechsler. A *Escala Wechsler de Inteligência na Idade Pré-Escolar e Primária, Quarta Edição* (WPPSI-IV), é usada para crianças com idade intelectual de 2,5 a 7,6 anos. A *Escala Wechsler de Inteligência para Crianças, Quinta Edição* (WISC-V), é usada para crianças que funcionam acima de uma idade mental de 6 anos. Ambas as escalas contêm diversos subtestes nas áreas de habilidades verbais e de desempenho. Embora crianças com DI costumem pontuar abaixo da média em todas as subescalas, elas ocasionalmente pontuam na faixa média em uma ou mais áreas de desempenho.

Várias escalas normatizadas são usadas na prática médica para avaliar o funcionamento adaptativo. Por exemplo, a **Vineland Adaptive Behavior Scale** (VABS-3, Escala de Comportamento Adaptativo Vineland) usa entrevistas semiestruturadas com os pais e cuidadores/professores para avaliar o comportamento adaptativo em quatro domínios: comunicação, habilidades da vida diária, socialização e habilidades motoras. Outros testes de comportamento adaptativo incluem as *Escalas de Woodcock-Johnson de Comportamento Independente–Revisada*; a *Escala Diagnóstica de Comportamento Adaptativo* (DABS), da AAIDD; e o *Sistema de Avaliação do Comportamento Adaptativo* (ABAS). Costuma haver (mas nem sempre) uma boa correlação entre as pontuações nas escalas de inteligência e adaptativas. No entanto, é importante reconhecer que o comportamento adaptativo pode ser influenciado por ocasiões baseadas no ambiente, bem como pelas expectativas familiares ou culturais. As habilidades adaptativas práticas básicas (alimentação, vestuário, higiene) são mais suscetíveis a esforços terapêuticos do que a pontuação de QI. As habilidades adaptativas também são mais variáveis ao longo do tempo, o que pode estar relacionado com a condição subjacente e expectativas ambientais.

COMPLICAÇÕES

Crianças com DI têm maiores taxas de distúrbios visuais, auditivos, neurológicos, ortopédicos e comportamentais ou emocionais do que crianças com desenvolvimento típico. Esses outros problemas são, muitas vezes, detectados mais tarde em crianças com DI. Se não forem tratados, os comprometimentos associados podem afetar de maneira adversa a condição final do indivíduo, mais do que a própria DI.

Quanto mais grave a DI, maior são o número e a gravidade das deficiências associadas. Conhecer a causa da DI pode ajudar a prever quais comprometimentos associados têm maior probabilidade de ocorrer. A síndrome do X frágil e a síndrome do alcoolismo fetal (Capítulo 126.3) estão associadas a uma alta taxa de distúrbios comportamentais; a síndrome de Down apresenta muitas complicações médicas (hipotireoidismo, apneia obstrutiva do sono, doença cardíaca congênita, subluxação atlantoaxial). Comprometimentos associados podem exigir fisioterapia, terapia ocupacional, terapia fonoaudiológica, terapia comportamental, equipamento adaptativo e de mobilidade, óculos, aparelhos auditivos e medicação de uso contínuo. A incapacidade de identificar e tratar adequadamente essas deficiências pode dificultar a reabilitação bem-sucedida e resultar em dificuldades na escola, em casa e no ambiente próximo de casa.

PREVENÇÃO

Exemplos de programas fundamentais para prevenir a DI incluem:

- Aumento da conscientização do público a respeito dos efeitos adversos do álcool e outras substâncias de abuso no feto (a causa evitável mais comum de DI no mundo ocidental é a exposição fetal ao álcool)
- Incentivo de práticas sexuais seguras, prevenção da gravidez na adolescência e promoção de atendimento pré-natal precoce com foco em programas preventivos para limitar a transmissão de doenças que possam causar infecção congênita (sífilis, toxoplasmose, citomegalovírus, HIV)
- Prevenção de lesões traumáticas por meio do incentivo ao uso de proteções, grades e travas em janelas para evitar quedas e outras lesões evitáveis no lar; uso dos cintos de segurança apropriados ao dirigir; uso de um capacete de segurança ao andar de bicicleta ou skate; limitar a exposição a armas de fogo
- Prevenção de intoxicações por meio do ensino aos pais sobre o armazenamento em lugar seguro de medicamentos e venenos potenciais
- Implementação de programas de imunização a fim de reduzir o risco de DI devido a encefalite, meningite e infecção congênita.

A **detecção pré-sintomática** de certos distúrbios pode resultar em um tratamento preventivo de consequências adversas. Como exemplos temos a triagem neonatal por espectrometria de massa em tandem (incluindo agora mais de 50 distúrbios genéticos raros na maioria dos estados), exame auditivo de recém-nascidos e programas pré-escolares de prevenção do envenenamento por chumbo. Além disso, o rastreio de condições comórbidas pode ajudar a limitar a extensão da deficiência e a maximizar o nível de funcionamento em determinadas populações. O exame anual da tireoide, da visão e da audição em uma criança com síndrome de Down é um exemplo de teste pré-sintomático em um distúrbio associado à DI.

TRATAMENTO

Embora os sintomas principais da DI em si geralmente não sejam tratáveis, muitos comprometimentos associados são passíveis de intervenção e, portanto, são beneficiados pela identificação precoce. A maioria das crianças com DI não apresenta um distúrbio comportamental ou emocional como comprometimento associado, mas comportamentos desafiadores (agressão, autoagressividade, comportamento desafiador e de oposição) e doenças mentais (transtornos de humor e ansiedade) ocorrem com maior frequência nessa população do que entre crianças com inteligência típica. Esses transtornos comportamentais e emocionais são a principal causa para tratamentos fora do lar, aumento do estresse familiar, perspectivas reduzidas de emprego e oportunidades diminuídas de integração social. Alguns distúrbios comportamentais e emocionais são difíceis de diagnosticar em crianças com DI mais grave em razão das habilidades limitadas de compreensão, comunicação, interpretação ou generalização da criança. Outros transtornos são mascarados pela DI. A detecção de TDAH (Capítulo 49) na presença de DI moderada a grave pode ser difícil, assim como a identificação de uma desordem mental (psicose) em alguém com autismo e DI.

Embora a doença mental costume ter origem biológica e reaja à medicação, **distúrbios comportamentais** podem resultar de uma incompatibilidade entre as habilidades da criança e as exigências da situação, problemas orgânicos e dificuldades familiares. Esses comportamentos podem representar tentativas da criança de se comunicar, ganhar a atenção ou evitar frustração. Ao avaliar o comportamento desafiador, é preciso também considerar se ele é inadequado para a *idade intelectual* da criança, em vez da *idade cronológica*. Quando a intervenção é necessária, uma mudança de ambiente, tal como uma sala de aula mais adequada, pode melhorar certos problemas de comportamento. Técnicas de gestão de comportamento são úteis; agentes psicofarmacológicos podem ser apropriados em certas situações.

Não foi encontrado nenhum medicamento que melhore os principais sintomas da DI. No entanto, vários agentes estão sendo testados em distúrbios específicos com mecanismos biológicos conhecidos (p. ex., inibidores de mGluR5 na síndrome do X frágil, inibidores de mTOR na esclerose tuberosa), com a esperança de descobrir futuras opções farmacológicas que possam alterar o curso natural do comprometimento cognitivo observado em pacientes com esses distúrbios. Atualmente, a medicação é mais útil no tratamento de transtornos psiquiátricos e comportamentais associados. A psicofarmacologia costuma ser dirigida a grupos específicos de sintomas, incluindo TDAH (medicação estimulante), comportamento de autolesão e agressão (antipsicóticos), transtorno de ansiedade obsessivo-compulsivo e depressão (inibidores seletivos de recaptação da serotonina). Mesmo que um medicamento seja bem-sucedido, seu uso deve ser reavaliado ao menos anualmente, a fim de avaliar a necessidade de tratamento contínuo.

TRATAMENTO E CUIDADOS DE SUPORTE

Cada criança com DI necessita de uma abordagem de atenção centrada no paciente com um pediatra que esteja facilmente acessível à família para responder perguntas, ajudar a coordenar a assistência e discutir preocupações. Pediatras podem ter um efeito sobre os pacientes e suas famílias que ainda são sentidos décadas mais tarde. O papel desse profissional inclui o envolvimento com esforços de prevenção, diagnóstico precoce, identificação de déficits associados, referência para serviços de diagnóstico e terapêuticos apropriados, tratamento interdisciplinar, prestação de cuidados de saúde iniciais e defesa da criança e da família. As estratégias de tratamento para crianças com DI devem ser multimodais, com esforços dirigidos a todos os aspectos da vida da criança: saúde, educação, atividades sociais e recreativas, problemas de comportamento e comprometimentos associados. Deve-se fornecer também suporte para pais e irmãos.

Cuidados primários

Para crianças com DI, os cuidados primários apresentam os seguintes componentes importantes:

- Prestação do mesmo cuidado primário recebido por todas as outras crianças de idade cronológica semelhante
- Orientação antecipatória relevante para o nível de função da criança: alimentação, uso do banheiro, escola, prevenção de acidentes, educação sexual
- Avaliação de questões relevantes para o distúrbio daquela criança, como exame odontológico em crianças que apresentam bruxismo, função da tireoide em crianças com síndrome de Down e função cardíaca na síndrome de Williams (Capítulo 454.5).

A AAP publicou uma série de diretrizes para crianças com distúrbios genéticos específicos associados à DI (síndrome de Down, síndrome do X frágil e síndrome de Williams). Durante a visita de cuidados primários, objetivos devem ser considerados e programas devem ser ajustados conforme necessário. Também devem ser tomadas decisões sobre quais informações adicionais são necessárias para o planejamento futuro ou para explicar por que a criança não está atendendo às expectativas. Pode ser necessário programar outras avaliações, como testes psicológicos ou educacionais formais.

Tratamento interdisciplinar

O pediatra tem a responsabilidade de consultar outras especialidades para diagnosticar a DI e coordenar os serviços de tratamento. Os serviços de consultoria podem incluir psicologia, fonoaudiologia, fisioterapia, terapia ocupacional, audiologia, nutrição, enfermagem e serviço social, bem como especialidades médicas, como especialista em neurodesenvolvimento, neurologia, genética, medicina e reabilitação do corpo, psiquiatria, pediatras comportamentais do desenvolvimento e especialidades cirúrgicas. O contato com intervenção precoce e com a equipe escolar é igualmente importante para ajudar a preparar e avaliar a adequação do plano individual de apoio à família ou plano educacional individual da criança. A família deve ser uma parte integrante do planejamento e direção desse processo. Os cuidados devem ser centrados na família e culturalmente sensíveis; para crianças mais velhas, sua participação no planejamento e na tomada de decisões deve ser promovida tanto quanto possível.

Reavaliação periódica

As habilidades da criança e as necessidades da família mudam ao longo do tempo. À medida que a criança cresce, é necessário fornecer mais informações à ela e à família, reavaliar objetivos e ajustar as necessidades de programação. A revisão periódica deve incluir informações sobre o estado de saúde da criança, bem como o desempenho dela em casa, na escola e em outros ambientes comunitários. Outras informações, tais como testes psicológicos ou educacionais formais, podem ser úteis. A reavaliação deve ser realizada em intervalos rotineiros (a cada 6 a 12 meses durante a primeira infância), a qualquer momento em que a criança não esteja atendendo às expectativas ou quando ela está mudando de um sistema de cuidado para outro. Isso é especialmente verdadeiro durante a transição para a vida adulta, começando aos 16 anos, e seguindo até os 21 anos, quando os cuidados devem ser transferidos para sistemas e profissionais especializados em adultos.

Serviços educacionais e federais nos EUA

A educação é a disciplina mais importante envolvida no tratamento de crianças com DI. O programa educacional deve ser relevante para as necessidades da criança e atender às suas forças e fraquezas individuais. Nos EUA, o nível de desenvolvimento da criança, os requisitos para assistência e as metas para independência fornecem uma base para estabelecer um **programa de educação individualizado** (PEI) para crianças em idade escolar, conforme estipulado pela legislação federal.

Além dos serviços educacionais, as famílias de crianças com DI geralmente precisam muito de serviços sociais federais ou estaduais. Todos os estados norte-americanos oferecem programas para deficiências desenvolvimentais que fornecem serviços domiciliares e comunitários a crianças e adultos elegíveis, podendo incluir serviços de apoio domiciliar, serviços de coordenação do cuidado, programas domiciliares e opções terapêuticas adicionais. Também são oferecidos diversos programas de isenção (p. ex., do cumprimento de algumas normas e requerimentos) próprios do Medicaid para crianças com deficiência em cada estado. As crianças com DI que vivem em famílias de baixo nível socioeconômico devem se qualificar para receber renda de segurança suplementar (SSI). É importante notar que, em 2012, estima-se que mais de 40% das crianças com DI não receberam os benefícios da SSI para os quais estavam qualificadas a receber, indicando um recurso potencial inexplorado para muitas famílias.

Lazer e atividades recreativas

As necessidades sociais e recreativas da criança devem ser abordadas. Embora crianças com DI costumem ser incluídas em atividades lúdicas com crianças com desenvolvimento típico, os adolescentes com DI muitas vezes não têm oportunidades de interações sociais apropriadas. A participação comunitária entre adultos com DI é muito menor que a da população típica, enfatizando a importância de promover o envolvimento em atividades sociais como danças, viagens, encontros, esportes extracurriculares e outros eventos sociais e recreativos desde tenra idade. A prática de esportes deve ser incentivada (mesmo que a criança não seja competitiva), porque ela oferece muitos benefícios, incluindo controle de peso, desenvolvimento de coordenação motora, manutenção de uma boa performance cardiovascular e melhora da autoimagem.

Aconselhamento familiar

Muitas famílias se adaptam bem a um filho com DI, mas algumas apresentam dificuldades emocionais ou sociais. Os riscos de depressão parental e abuso e negligência infantis são mais elevados nesse grupo de crianças do que na população em geral. Os fatores associados a um bom enfrentamento familiar e habilidades parentais incluem a estabilidade do casamento, boa autoestima dos pais, número limitado de irmãos, maior nível socioeconômico, menor grau de deficiência ou comprometimentos associados (especialmente comportamentais), adequada expectativa e aceitação do diagnóstico pelos pais, apoio de outros membros da família e disponibilidade de serviços de cuidados temporários e programas comunitários. Em famílias nas quais a carga emocional de ter uma criança com DI é grande, o aconselhamento familiar, grupos de apoio aos pais, cuidados temporários e serviços de saúde domiciliares devem ser uma parte integrante do plano de tratamento.

Transição para a vida adulta

A transição para a vida adulta em adolescentes com deficiências intelectuais pode apresentar um momento estressante e caótico para o indivíduo e para a família, assim como ocorre entre os jovens adultos de inteligência típica. Uma transição bem-sucedida se correlaciona fortemente com uma melhor qualidade de vida no futuro, mas requer um significativo planejamento avançado. Ao passar da assistência infantil para a adulta, as famílias tendem a achar que políticas, sistemas e serviços são mais fragmentados, não tão prontamente disponíveis e mais difíceis de lidar. Vários domínios de transição devem ser abordados, como formação escolar e emprego, saúde e estilo de vida, finanças e independência e vida social e comunitária. Entre as questões específicas a serem manejadas estão: transição para um profissional de saúde voltado para adultos, determinação da necessidade de ajuda nos processos de tomada de decisão (p. ex., tutela, procuração para decisões médicas), obtenção de benefícios governamentais após ultrapassar a idade máxima para se beneficiar de programas se assistência para jovens (p. ex., SSI, assistência médica), acordo quanto à situação ideal de moradia, inscrição em programas estaduais de assistência a pessoas com deficiência e providências quanto ao planejamento sucessório dos cuidadores no que diz respeito ao indivíduo com DI (p. ex., fundos para pessoas com necessidades especiais).

Após a conclusão do ensino médio, devem-se considerar cuidadosamente opções para a continuação da formação acadêmica ou para a entrada na força de trabalho, com o objetivo final de obtenção de um emprego comunitário. Embora o emprego seja um elemento crucial de adaptação à vida para as pessoas com DI, estima-se que apenas 15% tenham empregos, com diferenças significativas de remuneração e benefícios em comparação com trabalhadores sem deficiência. O planejamento antecipado e a expansão das oportunidades podem ajudar a reduzir as barreiras ao emprego. As possibilidades de educação após o ensino médio podem envolver faculdades comunitárias ou formação vocacional. A seleção do emprego deve ser "personalizada" de acordo com os interesses e habilidades do indivíduo. As opções podem incluir a participação em empregos competitivos, empregos apoiados, programas de transição da escola para o trabalho, programas de treinamento profissional e programas de financiamento direcionados ao consumidor.

PROGNÓSTICO

Em crianças com DI grave, o prognóstico é, muitas vezes, evidente na primeira infância. A DI leve pode não ser sempre um transtorno vitalício. As crianças podem satisfazer os critérios de AGD em uma idade precoce, mas, depois, a deficiência pode evoluir para um transtorno do desenvolvimento mais específico (distúrbio da comunicação, autismo, deficiência específica de aprendizagem ou inteligência normal limítrofe). Outras crianças com um diagnóstico de DI leve durante seus anos escolares desenvolvem suficientes habilidades de comportamento adaptativo, de forma que não se encaixam mais no diagnóstico como adolescentes ou adultos jovens, ou os efeitos de maturação e plasticidade podem resultar na mudança de crianças de uma categoria diagnóstica para outra (de DI moderado para leve). Por outro lado, algumas crianças com um diagnóstico de deficiência específica de aprendizagem ou transtorno de comunicação podem não manter sua taxa de crescimento cognitivo e podem entrar na faixa de DI ao longo do tempo.

A aparente maior prevalência da DI em países de renda média ou baixa é preocupante, dadas as limitações nos recursos disponíveis. A **reabilitação com base na comunidade (RBC)** é um esforço promovido pela OMS nas últimas quatro décadas como um meio de fazer uso dos recursos comunitários existentes para pessoas com deficiência em países de baixa renda, com o objetivo de aumentar a inclusão e a participação na comunidade. A RBC está sendo implementada em mais de 90 países, embora a eficácia de tais programas ainda não tenha sido estabelecida.

A condição final a longo prazo de pessoas com DI depende da causa subjacente, do grau dos déficits cognitivo e adaptativo, da presença de comorbidades e comprometimento no desenvolvimento associados, das capacidades das famílias e do apoio, serviços e formação fornecidos para a criança e para a família pela escola e pela comunidade (Tabela 53.7). Como adultos, muitas pessoas com DI leve são capazes de conquistar independência econômica e social com alfabetização funcional, mas elas podem precisar de supervisão periódica (especialmente quando se encontram sob estresse social ou econômico). A maioria vive de forma bem-sucedida na comunidade, seja com independência ou em ambientes supervisionados.

Para pessoas com DI moderada, as metas de educação são aumentar as habilidades de adaptação e as habilidades acadêmicas e vocacionais de "sobrevivência" a fim de que elas sejam mais capazes de viver e funcionar no mundo adulto (Tabela 53.7). O conceito de emprego assistido tem sido muito benéfico para esses indivíduos; a pessoa é instruída por um treinador para realizar um trabalho

Tabela 53.7 Gravidade da deficiência intelectual e funcionamento na idade adulta.

NÍVEL	IDADE MENTAL COMO ADULTO	ADAPTAÇÃO ADULTA
Leve	9 a 11 anos	Lê em um nível de ensino fundamental; multiplicação e divisão simples; escreve cartas e listas simples; preenche fichas de candidatura de emprego; habilidades independentes básicas de trabalho (chega no horário, permanece na tarefa, interage com colegas de trabalho); usa transporte público, pode se qualificar para tirar carteira de motorista; cuida da casa, cozinha usando receitas
Moderada	6 a 8 anos	Lê por memorização de palavras; copia informações (p. ex., endereço na ficha de candidatura de emprego); correlaciona o número escrito com o número de itens; reconhece a hora no relógio; comunica-se; tem certa independência nos cuidados próprios; cuida da casa com supervisão ou cartões de sinalização; prepara refeições, pode seguir os cartões de receita com imagens; habilidades de trabalho aprendidas com muita repetição; usa transporte público com alguma supervisão
Grave	3 a 5 anos	Precisa de apoio e supervisão contínuos; pode comunicar desejos e necessidades, às vezes com técnicas aumentativas de comunicação
Profunda	< 3 anos	Limitações nos cuidados próprios, continência, comunicação e mobilidade; pode precisar de cuidados completos de enfermagem ou assistência pessoal

Dados da Organização Mundial de Saúde: *Classificação Estatística Internacional de Doenças e Problemas Relacionados à Saúde*, 10ª revisão, Genebra, 2011, OMS.

específico no ambiente em que trabalhará, contornando a necessidade de uma experiência "afastada de trabalho" e resultando em uma adaptação bem-sucedida ao trabalho na comunidade. Essas pessoas costumam viver em casa ou em um ambiente supervisionado na comunidade.

Como adultos, pessoas com DI grave a profunda costumam necessitar de assistências amplas a difusas (Tabela 53.7). Esses indivíduos podem apresentar comprometimentos associados, tais como paralisia cerebral, distúrbios de comportamento, epilepsia ou comprometimentos sensoriais, que limitam ainda mais seu funcionamento adaptativo. Eles podem executar tarefas simples em ambientes supervisionados. A maioria das pessoas com esse nível de DI é capaz de viver na comunidade com assistências adequadas.

A expectativa de vida de pessoas com DI leve é semelhante à da população geral, com idade média de morte no início dos 70 anos. No entanto, pessoas com DI grave e profunda têm uma expectativa de vida reduzida em todas as idades, presumivelmente devido a distúrbios neurológicos ou médicos graves associados, com uma idade média de morte em meados da quinta década de vida. Dado que as pessoas com DI estão vivendo mais e têm taxas mais altas de condições comórbidas de saúde na idade adulta (p. ex., obesidade, hipertensão, diabetes), a DI é, agora, um dos diagnósticos mais caros do CID-10, com um custo médio por toda a vida de 1 a 2 milhões dólares por pessoa. Assim, as prioridades para os pediatras são melhorar os sistemas de atendimento à saúde durante a infância, facilitar a transição dos cuidados para os profissionais de pacientes adultos e garantir serviços comunitários integrados e de alta qualidade para todas as pessoas com DI.

A bibliografia está disponível no GEN-io.

53.1 Deficiência Intelectual com Regressão

Bruce K. Shapiro e Meghan E. O'Neill

Os pacientes discutidos no Capítulo 53 com deficiência intelectual (DI) geralmente têm um curso estático e não progressivo da doença. Eles podem adquirir novos marcos de desenvolvimento, embora a uma taxa mais lenta que as crianças não afetadas, ou podem permanecer fixos em um estágio específico de desenvolvimento. A regressão dos marcos nessas crianças pode ser causada pelo aumento da espasticidade ou contraturas, convulsões de início recente, distúrbio do movimento ou progressão da hidrocefalia.

No entanto, a **regressão** ou perda de marcos deve sugerir uma **encefalopatia progressiva** causada por um *erro inato do metabolismo*, incluindo distúrbios do metabolismo da energia e doenças de armazenamento, ou um *distúrbio neurodegenerativo*, incluindo distúrbios do cérebro inteiro (encefalopatias difusas), da substância branca (leucodistrofias), do córtex cerebral e dos gânglios da base, bem como distúrbios espinocerebelares (Tabela 53.8) (Capítulos 616 e 617).

A bibliografia está disponível no GEN-io.

Tabela 53.8 Causas da encefalopatia progressiva.

INÍCIO ANTES DOS 2 ANOS DE IDADE	
*Encefalopatia pela Síndrome de Imunodeficiência Adquirida**	
Distúrbios do Metabolismo dos Aminoácidos	
Deficiência de guanidinoacetato metiltransferase*	
Homocistinúria (21q22)*	
Doença na urina do xarope de bordo (formas intermediárias e de resposta à tiamina)*	
Fenilcetonúria	
Deficiência de guanidinoacetato metiltransferase*	
Distúrbios hiperamonêmicos	
Distúrbios das Enzimas Lisossomais	
Distúrbios do armazenamento de gangliosídeos	
Gangliosidose GM_1	
Gangliosidose GM_2 (doença de Tay-Sachs, doença de Sandhoff)	
Doença de Gaucher tipo II (lipidose por glicosilceramida)*	
Leucodistrofia de células globoides (doença de Krabbe)	
Distúrbios de degradação da glicoproteína	
Doença das células I	
Mucopolissacaridoses*	
Tipo I (Síndrome de Hurler) *	
Tipo III (doença de Sanfilippo)	
Doença de Niemann-Pick tipo A (lipidose por esfingomielina)	
Distúrbios por deficiência de sulfatase	
Leucodistrofia metacromática (lipidoses sulfatídicas)	
Deficiência múltipla de sulfatase	
Síndromes de Glicoproteínas Deficientes em Carboidratos	
*Hipotireoidismo**	
Distúrbios Mitocondriais	
Doença de Alexander	
Miopatia mitocondrial, encefalopatia, acidose láctica, acidente vascular cerebral	
Poliodistrofia infantil progressiva (doença de Alpers)	
Encefalomielopatia necrosante subaguda (doença de Leigh)	
Tricopoliodistrofia (doença de Menkes)	
Síndromes Neurocutâneas	
Síndrome de Chediak-Higashi	
Neurofibromatose*	
Esclerose tuberosa*	
Outros Distúrbios da Substância Cinzenta	
Lipofuscinose ceroide infantil (doença de Santavuori-Haltia)	
Distrofia neuroaxonal infantil	
Doença de Lesch-Nyhan*	
Degeneração neuronal progressiva com doença hepática	
Síndrome de Rett	
*Hidrocefalia Progressiva**	
Outros Distúrbios da Substância Branca	
Deficiência de aspartoacilase (doença de Canavan)	
Galactosemia: deficiência de transferase*	
Adrenoleucodistrofia neonatal	
Doença de Pelizaeus-Merzbacher	
Leucoencefalopatia cavitante progressiva	
INÍCIO APÓS 2 ANOS DE IDADE	
Distúrbios das Enzimas Lisossomais	
Doença de Gaucher tipo III (lipidose por glicosilceramida)	
Leucodistrofia de células globoides (doença de Krabbe de início tardio)	
Distúrbios de degradação da glicoproteína	
Aspartilglicosaminúria	
Manosidose tipo II	
Gangliosidose GM_2 (doença de Tay-Sachs juvenil)	
Leucodistrofia metacromática (lipidoses sulfatídicas de início tardio)	
Mucopolissacaridoses tipos II e VII	
Niemann-Pick tipo C (lipidose por esfingomielina)	
Doença Infecciosa	
Encefalopatia pela síndrome da imunodeficiência adquirida*	
Sífilis congênita*	
Panencefalite esclerosante subaguda	
Outros Distúrbios da Substância Cinzenta	
Lipofuscinose ceroide	
Juvenil	
Infantil tardia (doença de Bielschowsky-Jansky)	
Doença de Huntington	

(continua)

Tabela 53.8 Causas da encefalopatia progressiva. (*continuação*)

Distúrbios mitocondriais	Xantomatose cerebrotendínea
Poliodistrofia de início tardio	Leucoencefalopatia cavitante progressiva
Epilepsia mioclônica e fibras vermelhas rasgadas	
Degeneração neuronal progressiva com doença hepática	***Outras Doenças***
Xeroderma pigmentoso	Doença de Wilson
	Ataxia de Friedreich
Outros Distúrbios da Substância Branca	Neurodegeneração associada à pantotenato quinase
Adrenoleucodistrofia	Neurodegeneração com acúmulo cerebral de ferro
Doença de Alexander	

*Indica as condições mais comuns e aquelas com tratamento que modificam a doença. De Pina-Garza JE: *Fenichel's clinical pediatric neurology*, ed 7, Philadelphia, 2013, Elsevier, Quadros 5.2 e 5.5, pp. 114, 121.

Capítulo 54

Transtorno do Espectro Autista

Carolyn F. Bridgemohan

DEFINIÇÃO

O transtorno do espectro autista (TEA) é um distúrbio neurobiológico com início na primeira infância. As principais características são o comprometimento da comunicação e da interação social, acompanhados por comportamentos restritos e repetitivos. A apresentação do TEA pode variar significativamente de um indivíduo para outro, bem como ao longo do desenvolvimento de uma criança em particular. Não há, atualmente, nenhum marcador biológico de diagnóstico para o TEA. Portanto, diagnóstico preciso requer revisão cuidadosa da história e observação direta do comportamento da criança.

CRITÉRIOS DIAGNÓSTICOS E SINTOMAS

Os critérios diagnósticos do *Manual Diagnóstico e Estatístico de Transtornos Mentais, Quinta Edição* (DSM-5), categorizam os sintomas em dois domínios primários (Tabela 54.1). Para atender aos critérios para TEA, os sintomas precisam estar presentes desde o início do período de desenvolvimento, impactar significativamente o funcionamento e não ser mais bem explicados pelos diagnósticos de deficiência intelectual (DI) ou atraso global do desenvolvimento (AGD; ver Capítulo 53). A Tabela 54.2 fornece recursos associados não incluídos nos critérios do DSM-5.

Anteriormente, o TEA foi agrupado sob o título de *transtornos invasivos do desenvolvimento* (TID) e incluía uma variedade de subdiagnósticos, como transtorno autista, TID sem outras especificações (TID-SOE) e **síndrome de Asperger**. A pesquisa não apoiou essas condições como distintas; na atual estrutura diagnóstica, qualquer indivíduo previamente diagnosticado com uma dessas condições deve ser diagnosticado com TEA.

Os sintomas podem se apresentar precocemente na infância, com resposta reduzida ao chamado do seu nome e uso incomum de objetos, fortes preditores de risco de TEA. No entanto, antes dos 12 meses de idade os sintomas não são tão confiáveis para o diagnóstico tardio. Indivíduos com gravidade mais leve podem não ser diagnosticados até a idade pré-escolar ou escolar, quando as demandas sociais por interação entre pares e participação em grupo são maiores.

Comunicação e interação social

Indivíduos com TEA têm dificuldade em entender e se engajar em relacionamentos sociais. Os problemas são difusos e impactam três áreas principais: interações sociais recíprocas (reciprocidade socioemocional), comunicação não verbal e compreensão das relações sociais. A apresentação pode variar com a gravidade e o funcionamento do desenvolvimento. O diagnóstico de TEA requer a presença de sintomas das três categorias (Tabela 54.3).

Tabela 54.1 Critérios diagnósticos do DSM-5 para o TEA.

A. Déficits persistentes na comunicação e interação social em múltiplos contextos, conforme manifestado a seguir, atualmente ou pela história:
   1. Déficits na reciprocidade socioemocional
   2. Déficits nos comportamentos comunicativos não verbais utilizados para interação social
   3. Déficits em desenvolvimento, manutenção e compreensão de relacionamentos

B. Padrões restritos e repetitivos de comportamento, interesses ou atividades, manifestados por pelo menos dois dos seguintes critérios, atualmente ou pela história:
   1. Movimentos motores estereotipados ou repetitivos, uso de objetos ou fala
   2. Insistência na mesmice, adesão inflexível às rotinas ou padrões ritualizados de comportamento verbal ou não verbal
   3. Altamente restrito, interesses fixos que são anormais em intensidade ou foco
   4. Hiper ou hiporreatividade a estímulos sensoriais ou interesse incomum em aspectos sensoriais do ambiente

C. Os sintomas presentes desde o período inicial do desenvolvimento (podem não se manifestar completamente até que as demandas sociais excedam as capacidades limitadas ou ser mascarados por estratégias aprendidas na vida adulta)

D. Os sintomas causam prejuízo clinicamente significativo em áreas sociais, ocupacionais ou outras áreas importantes do funcionamento atual

E. Os trantornos não são mais bem explicados pela deficiência intelectual (transtorno intelectual do desenvolvimento) ou pelo atraso global no desenvolvimento

Do *Diagnostic and Statistical Manual of Mental Disorders, Fifth Edition*, (Copyright 2013). American Psychiatric Association, pp. 50-51.

Tabela 54.2 Características associadas do autismo que não estão nos critérios do DSM-5.

Desenvolvimento e habilidades de linguagem atípica
   Idade < 6 anos: frequentemente dificuldade ou atraso na compreensão; dois terços apresentam dificuldade com fonologia expressiva e gramática
   Idade ≥ 6 anos: dificuldade pragmática, semântica e morfologia, com articulação e sintaxe relativamente intactas (ou seja, as dificuldades iniciais são resolvidas)
Anormalidades motoras: atraso motor; hipotonia; catatonia; déficits em coordenação, preparação e planejamento do movimento, práxis, marcha e equilíbrio

Para uma versão com referências completas, consulte o *Diagnostic and Statistical Manual of Mental Disorders, Fifth Edition*, Washington DC, 2013, American Psychiatric Association. Adapted from Lai MC, Lombardo MV, Baron-Cohen S: Autism, *Lancet* 383:896-910, 2014.

Reciprocidade social-emocional

Interações sociais reduzidas em TEA podem variar de evitação ativa ou redução da resposta social por desinteresse, com prejuízo da habilidade de iniciar ou sustentar uma interação com colegas ou adultos. Uma criança pequena com TEA pode não responder quando seu nome é chamado, exibir comportamentos limitados de exibição

Tabela 54.3 Sinais e sintomas de possível autismo em pré-escolares (ou idade mental equivalente).

INTERAÇÃO SOCIAL E COMPORTAMENTOS DE COMUNICAÇÃO RECÍPROCA *Idioma falado* Atraso de linguagem (para balbuciar ou usar palavras; por exemplo, usando < 10 palavras com a idade de 2 anos) Regressão ou perda do uso da fala A linguagem oral (se presente) pode incluir características incomuns, como vocalizações que não são semelhantes à fala; entonação estranha ou plana; repetição frequente de palavras e frases fixas (ecolalia); referência a si próprio pelo nome ou "você" ou "ela/ele" depois dos 3 anos de idade Uso reduzido e/ou infrequente da linguagem para comunicação; por exemplo, uso de palavras isoladas, embora seja capaz de falar em frases *Resposta aos outros* Resposta ausente ou atrasada ao chamado do seu nome, apesar da audição normal Reduzido ou ausente sorriso social responsivo Reduzida ou ausência de resposta a expressões faciais ou sentimentos das outras pessoas Resposta excepcionalmente negativa às solicitações dos outros (comportamento de "evitar a demanda") Rejeição de afagos iniciados pelos pais ou cuidador, embora a criança possa iniciar afagos *Interação com os outros* Consciência reduzida ou ausente do espaço pessoal ou intolerância incomum das pessoas que entram em seu espaço pessoal Interesse social reduzido ou ausente em outras pessoas, incluindo crianças da mesma idade (pode rejeitá-las); se estiver interessado em outros, a criança pode abordá-las de forma inadequada, parecendo ser agressiva ou perturbada Imitação reduzida ou ausente de outras ações Redução ou ausência de iniciativa do brincar social com os outros; brinca sozinho Redução ou ausência de prazer em situações que a maioria das crianças gosta; por exemplo, festas de aniversário	Compartilhamento reduzido ou ausente de prazer *Contato com os olhos, apontar e outros gestos* Utilização reduzida ou ausente de gestos e expressões faciais para se comunicar (embora possam colocar a mão do adulto em um objeto) Uso reduzido de gestos, expressões faciais, orientação corporal, contato visual (olhar para os olhos das pessoas ao falar) e da fala com intuito de comunicação social Uso reduzido ou ausente de contato ocular (assumindo a visão esteja preservada) Redução ou ausência de "atenção compartilhada" (quando uma pessoa avisa a outra sobre algo por meio de olhar fixo, apontar o dedo ou outra indicação verbal ou não verbal com a finalidade de compartilhar interesse). Isso seria evidente na criança pela falta de: Alternância do olhar Capacidade de olhar para onde o outro aponta (olhando para onde a outra pessoa aponta – pode olhar para a mão) Usar o apontar para mostrar objetos ou para compartilhar interesse *Ideias e imaginação* Reduzidas ou ausentes imaginação e variedade de fazer de conta *Interesses incomuns ou restritos e/ou comportamentos rígidos e repetitivos* Movimentos "estereotipados" repetitivos, como bater mãos, balançar o corpo em pé, girar e sacudir o dedo Brincar repetitivo ou estereotipado; por exemplo, abrir e fechar portas Hiperfoco e intesesses incomuns Insistência excessiva em seguir a própria rotina Reações emocionais extremas diante de mudanças ou novas situações; insistência para que as coisas sejam "as mesmas" Reação exagerada ou diminuída a estímulos sensoriais, como texturas, sons ou cheiros Reação excessiva a paladar, olfato, textura ou aparência de alimentos, ou apego extremo a determinados hábitos alimentares

Adaptada de Baird G, Douglas HR e Murphy MS: Recognizing and diagnosing autism in children and young people: summary of NICE guidance. *BMJ* 343: d6360, 2011, Box 1, p. 901.

e compartilhamento e preferir brincadeiras solitárias. Além disso, a criança pode recusar as tentativas de outros para brincar e pode não participar de atividades que exigem turnos, como pique-pega e jogar bola. Uma criança mais velha com TEA pode ter interesse nos colegas, mas não saber como iniciar ou participar da brincadeira. A criança pode ter problemas com as regras de conversação e falar longamente sobre um assunto de seu interesse ou sair abruptamente da interação. As crianças mais jovens geralmente têm capacidade limitada para habilidades imaginativas ou fazer de conta. Já as mais velhas podem participar do jogo, mas não têm flexibilidade e são muito diretas com os colegas. Algumas crianças com TEA interagem bem com adultos, mas apresentam dificuldades para interagir com pares da mesma idade.

Comportamento comunicativo não verbal

Dificuldades com a comunicação não verbal podem se manifestar como redução do uso de contato visual e de gestos, como o apontar. As crianças também podem demonstrar pouca resposta ao olhar fixo ou ao apontar dos outros. Elas podem usar o contato visual apenas quando estão pedindo algo ou ter dificuldade em coordenar o uso de comunicação verbal e não verbal. Crianças com TEA podem ter uma gama limitada de expressão facial ou emocional.

Desenvolvimento, manutenção e compreensão de relacionamentos

Crianças com TEA têm uma visão limitada sobre as relações sociais. Elas têm dificuldade em entender a diferença entre um amigo verdadeiro e um conhecido casual; elas não entendem bem as nuances das interações sociais e as expectativas sociais em relação ao comportamento educado. Podem ter compreensão reduzida dos limites pessoais e ficar muito perto dos outros. Além disso, podem ter dificuldade em entender e deduzir as emoções dos outros e são menos propensas a compartilhar emoções ou prazeres com outras pessoas. Adolescentes e jovens adultos têm dificuldade em participar de interações grupais e manter relacionamentos amorosos.

Comportamento restritivo e repetitivo

O diagnóstico de TEA requer a presença de dois dos quatro sintomas de padrões restritivos e repetitivos de comportamento apresentados a seguir.

Estereotipias motoras ou verbais

Movimentos estereotipados (ou estereotípicos) e comportamentos repetitivos, podendo incluir batida de mãos, movimentos dos dedos, balanços e movimentos do corpo, saltos, corrida e rotação, além de fala repetitiva com ecolalia imediata de palavras que escuta. Padrões repetitivos de brincadeiras podem estar presentes, como alinhar objetos, ligar e desligar repetidamente interruptores de luz ou abrir e fechar portas, girar objetos ou organizar brinquedos de uma maneira específica. Esses padrões repetitivos podem não ser vistos em crianças muito novas, mas podem se desenvolver à medida que envelhecem. Movimentos estereotipados podem mudar ao longo do tempo e, em crianças mais velhas, são vistos com maior frequência naquelas com menor funcionamento cognitivo.

Insistência na mesmice

Crianças com TEA têm dificuldade em tolerar transições ou mudanças. Elas podem insistir em rotinas ou horários e ficar muito angustiadas com eventos inesperados ou novas situações. Podem repetir roteiros de shows ou filmes ou assistir a mesma parte de um vídeo repetidamente. A intolerância à mudança causa prejuízo significativo e impacto na função da criança e da família.

Interesses restritos

Esse sintoma pode se manifestar como interesses intensos que parecem fora do normal em comparação aos pares da mesma idade. As crianças mais novas podem brincar com uma gama limitada de brinquedos ou insistir em manter um pequeno objeto em cada mão. As crianças mais velhas podem ter forte preferência por uma história ou um filme em particular. A área de interesse pode ser compartilhada por pares (p. ex., filmes da Disney, Legos, Thomas e seus amigos), mas a intensidade com que se manifestam é incomum. Outras crianças afetadas podem ter interesses intensos e estranhos, como interesse em marcas de veículos, números de placas ou ventiladores e sistemas de aquecimento. Esses interesses interferem nas interações sociais; uma criança pode só querer falar sobre a sua área de interesse ou pode insistir para que os colegas participem de uma história específica, mas de maneira rígida e inflexível.

Hipo ou hiper-reatividade à entrada sensorial

Crianças com TEA podem ser excessivamente sensíveis a estímulos sensoriais, como ruídos, cheiros ou texturas. Elas podem gritar quando ouvem uma sirene ou aspirador de pó e vomitar ou se engasgar com determinados alimentos ou odores. Podem se recusar a usar certas roupas ou ficar muito angustiadas com o banho ou com o corte de unhas e cabelos. Por outro lado, algumas crianças afetadas parecem necessitar de estímulos sensoriais. Elas podem se envolver em saltos ou abraços repetitivos e cheirar ou lamber objetos ou pessoas. As crianças pequenas podem tocar inadequadamente o rosto ou o cabelo dos outros.

Diagnosticar o TEA conforme os critérios do DSM-5 pode ser um desafio em crianças muito pequenas em virtude da redução da expressão de comportamentos repetitivos, particularmente estereotipias e interesses intensos. Estudos que monitoram o desenvolvimento de crianças jovens de alto risco que têm um irmão mais velho com TEA indicam que esses sintomas adicionais podem surgir com o tempo. Isso cria um dilema para clínicos especializados que avaliam crianças muito jovens para TEA, porque eles podem não conseguir endossar sintomas suficientes para fazer um diagnóstico precoce e acessar serviços especializados de intervenção.

Níveis de gravidade definidos no DSM-5

O nível de gravidade do TEA baseia-se no tanto de apoio que o indivíduo requer em cada um dos principais domínios afetados – comunicação social e comportamento restrito e repetitivo. Os níveis vão de "precisar de apoio" (nível 1) e "precisar de apoio substancial" (nível 2) até "necessitar de muito apoio substancial" (nível 3) (Tabela 54.4).

Especificadores definidos no DSM-5

O diagnóstico formal de TEA também inclui documentar as condições associadas, incluindo a presença de comprometimento cognitivo e/ou de linguagem, quaisquer fatores médicos, genéticos ou ambientais relacionados e quaisquer outras condições de saúde de desenvolvimento ou comportamento neurológico, incluindo catatonia (Tabela 54.5). Esse processo ajuda a caracterizar melhor a apresentação em uma criança e garante que o diagnóstico foi feito individualmente, considerando seus sintomas no contexto atual de habilidades cognitivas e de linguagem.

EPIDEMIOLOGIA

A prevalência de TEA é estimada em 1:59 pessoas nos EUA, segundo o Centers for Disease Control and Prevention (CDC). A prevalência aumentou de maneira significativa nos últimos 25 anos, principalmente devido à melhoria do diagnóstico e da descoberta de casos e à inclusão de apresentações menos graves no espectro autista. Existe uma predominância masculina de 4:1. A prevalência é aumentada em irmãos (até 10% de taxa de recorrência) e particularmente em gêmeos idênticos. Não há diferenças raciais ou étnicas na prevalência. Indivíduos de minorias raciais e menor nível socioeconômico apenas correm risco de diagnóstico mais tardio.

ETIOLOGIA

Acredita-se que a etiologia do TEA resulte de uma conectividade neural interrompida e seja principalmente influenciada por variações genéticas que afetam o desenvolvimento inicial do cérebro. Modelos animais e estudos de indivíduos com TEA indicam mudanças no volume cerebral

Tabela 54.4 Níveis de gravidade do DSM-5 para o TEA.

NÍVEL DE GRAVIDADE	COMUNICAÇÃO SOCIAL	COMPORTAMENTOS RESTRITOS E REPETITIVOS
Nível 3 "Requer suporte muito substancial"	Os déficits graves nas habilidades de comunicação social verbal e não verbal causam graves prejuízos no funcionamento, iniciação muito limitada das interações sociais e resposta mínima às aberturas sociais de outros. Por exemplo, uma pessoa com poucas palavras, de fala inteligível, que raramente inicia interação e, quando o faz, faz abordagens incomuns para atender apenas às próprias necessidades e responde apenas a abordagens sociais muito diretas	A inflexibilidade do comportamento, a extrema dificuldade em lidar com a mudança ou outros comportamentos restritos/repetitivos interferem de maneira marcante no funcionamento de todas as esferas. Grande desconforto/dificuldade para mudar o foco ou uma ação
Nível 2 "Requer suporte substancial"	Déficits acentuados nas habilidades de comunicação social verbal e não verbal, deficiências sociais aparentes mesmo com suportes no local, iniciação limitada de interações sociais e respostas reduzidas ou anormais a aberturas sociais de outros. Por exemplo, uma pessoa que fala frases simples, cuja interação é limitada a interesses especiais restritos, e que tem uma comunicação não verbal marcadamente estranha	A inflexibilidade do comportamento, a dificuldade em lidar com a mudança ou outros comportamentos restritos/repetitivos aparecem com frequência suficiente para serem óbvios para o observador casual e interferir no funcionamento em uma variedade de contextos. Desconforto e/ou dificuldade para mudar o foco ou uma ação
Nível 1 "Requer suporte"	Sem suportes, os déficits na comunicação social causam deficiências visíveis. Dificuldade em iniciar interações sociais e exemplos claros de respostas atípicas ou malsucedidas às aberturas sociais de outros. Pode parecer ter interesse diminuído em interações sociais. Por exemplo, uma pessoa que é capaz de falar em frases completas e se engajar em comunicação, mas cuja conversa com os outros é falha e cujas tentativas de fazer amigos são estranhas e geralmente malsucedidas	A inflexibilidade do comportamento causa interferência significativa no funcionamento em um ou mais contextos. Dificuldade para alternar atividades. Problemas de organização e planejamento que dificultam a independência

Do *Diagnostic and Statistical Manual of Mental Disorders, Fifth Edition,* (Copyright 2013). American Psychiatric Association, p. 52.

Tabela 54.5 Condições concomitantes comuns no TEA.

COMORBIDADE	INDIVÍDUOS COM AUTISMO AFETADOS	COMENTÁRIOS
TRANSTORNOS DO DESENVOLVIMENTO		
Deficiência intelectual	cerca de 45%	A estimativa de prevalência é afetada pelo limite de diagnóstico e pela definição de inteligência (p. ex., se a capacidade verbal é usada como um critério) Em alguns indivíduos, o desempenho discrepante entre subtestes é comum
Transtornos de linguagem	Variável	No DSM-IV, o atraso de linguagem era uma característica definidora do autismo (transtorno autista), mas não é mais incluído no DSM-5 Existe um perfil de linguagem específico para o autismo (separado dos transtornos de linguagem), mas com substancial variabilidade interindividual
Transtorno do déficit de atenção/hiperatividade	28 a 44%	No DSM-IV, não se diagnosticava quando acontecia em indivíduos com autismo, o que não ocorre mais no DSM-5
Transtornos de tiques	14 a 38%	Aproximadamente 6,5% têm síndrome de Tourette
Anormalidade do motor	≤ 79%	Ver Tabela 54.2.
TRANSTORNOS MÉDICOS GERAIS		
Epilepsia	8 a 35%	Aumento da frequência em indivíduos com deficiência intelectual ou síndromes genéticas Dois picos de início: infância precoce e adolescência Aumenta o risco de resultados ruins
Problemas gastrintestinais	9 a 70%	Sintomas comuns incluem constipação intestinal crônica, dor abdominal, diarreia crônica e refluxo gastresofágico As desordens associadas incluem gastrite, esofagite, doença do refluxo gastresofágico, doença inflamatória intestinal, doença de Crohn e colite
Desregulação imune	≤ 38%	Associada a distúrbios alérgicos e autoimunes
Distúrbios genéticos	10 a 20%	Coletivamente chamados de autismo sindrômico Exemplos incluem síndrome do X frágil (21 a 50% dos indivíduos afetados têm autismo), síndrome de Rett (a maioria tem características autistas, mas com perfis diferentes do autismo idiopático), complexo esclerose tuberosa (24 a 60%), síndrome de Down (5 a 39%), fenilcetonúria (5 a 20%), síndrome CHARGE* (15 a 50%), síndrome de Angelman (50 a 81%), síndrome de Timothy (60 a 70%) e síndrome de Joubert (cerca de 40%)
Transtornos do sono	50 a 80%	A insônia é o mais comum
TRANSTORNOS PSIQUIÁTRICOS		
Ansiedade	cerca de 40%	Comum em todos os grupos etários Os mais comuns são transtorno de ansiedade social (13 a 29% dos indivíduos com autismo) e transtorno de ansiedade generalizada (13 a 22%) Indivíduos de alto desempenho são mais suscetíveis (ou os sintomas são mais detectáveis)
Depressão	12 a 70%	Comum em adultos, menos comum em crianças Adultos de alto funcionamento que são menos prejudicados socialmente são mais suscetíveis (ou os sintomas são mais detectáveis)
Transtorno obsessivo-compulsivo (TOC)	7 a 24%	Compartilha o domínio do comportamento repetitivo com autismo, podendo atravessar as categorias nosológicas É importante distinguir entre comportamentos repetitivos que não envolvem pensamentos ou obsessões intrusivas, causadores de ansiedade (parte do autismo) daqueles que o fazem (e fazem parte do TOC)
Transtornos psicóticos	12 a 17%	Ocorrem principalmente em adultos Alucinações são comumente recorrentes Alta frequência de características semelhantes às do autismo (até mesmo um diagnóstico de TEA), precedendo a esquizofrenia de início no adulto (52%) e na infância (30 a 50%)
Transtornos por uso de substâncias	≤ 16%	Potencialmente porque o indivíduo está usando substâncias como automedicação para aliviar a ansiedade
Transtorno desafiador de oposição	16 a 28%	Comportamentos de oposição podem ser uma manifestação da ansiedade, resistência à mudança, crença teimosa na justeza da sua própria perspectiva, dificuldade em ver ponto de vista do outro, má consciência do efeito do próprio comportamento nos outros ou nenhum interesse em conformidades sociais
Transtornos alimentares	4 a 5%	Podem ser um diagnóstico errado do autismo, particularmente em mulheres, porque ambos envolvem comportamento rígido, cognição inflexível, foco em si mesmo e hiperfoco em detalhes
TRANSTORNOS DE PERSONALIDADE†		
Transtorno de personalidade paranoica	0 a 19%	Pode ser secundário à dificuldade de entender as intenções dos outros e as experiências interpessoais negativas
Transtorno de personalidade esquizoide	21 a 26%	Critérios de diagnóstico parcialmente sobrepostos
Transtorno da personalidade esquizotípica	2 a 13%	Alguns critérios se sobrepõem, especialmente aqueles compartilhados com transtorno da personalidade esquizoide
Transtorno de personalidade borderline	0 a 9%	Pode ter similaridade de comportamentos (p. ex., dificuldades nas relações interpessoais, atribuição incorreta de intenções hostis, problemas com a regulação do afeto), o que requer um diagnóstico diferencial cuidadoso Pode ser um diagnóstico errado do autismo, particularmente em mulheres
Transtorno de personalidade obsessivo-compulsivo	19 a 32%	Critérios de diagnóstico parcialmente sobrepostos
Transtorno de personalidade esquiva	13 a 25%	Pode ser secundário a falhas repetidas em experiências sociais

(*continua*)

Tabela 54.5 Condições concomitantes comuns no TEA. *(continuação)*

COMORBIDADE	INDIVÍDUOS COM AUTISMO AFETADOS	COMENTÁRIOS
TRANSTORNOS COMPORTAMENTAIS		
Comportamentos agressivos	≤ 68%	Muitas vezes dirigidos aos cuidadores, em vez dos não cuidadores Podem ser resultado de dificuldades de empatia, ansiedade, sobrecarga sensorial, interrupção de rotinas e dificuldades de comunicação
Comportamentos autoagressivos	≤ 50%	Associados a impulsividade e hiperatividade, afeto negativo e níveis mais baixos de habilidade e fala Podem significar frustração em indivíduos com possibilidade de comunicação reduzida, bem como ansiedade, sobrecarga sensorial ou interrupção de rotinas Também podem se tornar um hábito repetitivo. Pode causar danos nos tecidos e necessidade de contenção.
Pica	cerca de 36%	Ocorre mais provavelmente em indivíduos com deficiência intelectual Pode ser resultado de falta de conformidade social com as categorias culturais do que é considerado comestível, ou exploração sensorial, ou ambos
Ideação suicida ou tentativa	11 a 14%	Os riscos aumentam com depressão concomitante e problemas comportamentais, ou depois de serem provocados ou intimidados

*Coloboma do olho; defeitos cardíacos; atresia das coanas; retardamento do crescimento e desenvolvimento, ou ambos; anormalidades genitais e urinárias, ou ambos; e anomalias auditivas e surdez. †Particularmente em adultos de alto funcionamento. DSM-IV, *Diagnostic and Statistical Manual of Mental Disorders, 4th edition*; DSM-5, *Diagnostic and Statistical Manual of Mental Disorders, Fifth Edition*. Adaptada de Lai MC, Lombardo MV, Baron-Cohen S: Autism, *Lancet* 383:896-910, 2014.

e na densidade de células neurais no sistema límbico, no cerebelo e nas regiões frontotemporais. Um estudo documentou mudanças no desenvolvimento inicial do cérebro, caracterizadas como "hiperexpansão da área de superfície cortical", identificadas na ressonância magnética do cérebro aos 6 a 12 meses de idade, que se correlacionaram com o desenvolvimento posterior de habilidades sociais prejudicadas. Estudos funcionais mostram anormalidades no processamento de informações, particularmente relacionadas com habilidades sociais fundamentais, como o reconhecimento facial. As interrupções no desenvolvimento cerebral inicial provavelmente respondem ao tratamento. Terapias precoces de desenvolvimento em crianças pequenas com TEA demonstraram a capacidade de normalização da resposta eletrofisiológica a estímulos visuais, incluindo rostos.

Numerosos **genes** envolvidos no desenvolvimento do cérebro e na função sináptica têm sido associados com o TEA. Mutações que incluem grandes deleções genéticas ou duplicações e pequenas mudanças de sequenciamento têm sido implicadas; estas podem ser herdadas ou mutações novas (*de novo*). Mutações heterozigotas em genes, como as presentes na deleção ou duplicação de 15q11.2 ou 16 p11.2, podem ter expressão variável dentro de uma família. Mutações recessivas raras foram identificadas em algumas populações com altos níveis de consanguinidade. Pacientes com várias síndromes genéticas (p. ex., X frágil, Down, Smith-Lemli-Opitz, Rett, Angelman, Timothy, Joubert), bem como aqueles com distúrbios do metabolismo e da função mitocondrial, apresentam taxas mais altas de TEA do que a população geral (Tabela 54.5).

Há também evidências de contribuições **ambientais** para a TEA. Idade avançada materna ou paterna pode aumentar o risco de TEA. Além disso, fatores que influenciam o ambiente intrauterino, como obesidade materna ou excesso de peso, intervalo curto de gravidez anterior, parto prematuro e algumas infecções pré-natais (p. ex., rubéola, citomegalovírus) estão associados ao TEA. Um modelo epigenético é considerado uma explicação para a etiologia; indivíduos com vulnerabilidade genética podem ser mais sensíveis a fatores ambientais que influenciam o desenvolvimento inicial do cérebro.

Apesar das frequentes preocupações das famílias de que as **vacinas** ou os conservantes dela levam ao TEA, *não há evidências que sustentem essa afirmação*. Muitos estudos de pesquisa e metanálises falharam em mostrar uma associação de vacinas com TEA.

DIAGNÓSTICO DIFERENCIAL

O diagnóstico diferencial de TEA é complexo porque muitas condições que estão na lista dos diagnósticos diferenciais também podem cursar com TEA. As condições mais importantes a serem consideradas em crianças pequenas são distúrbio de linguagem (ver Capítulo 52), deficiência intelectual ou atraso global do desenvolvimento (ver Capítulo 53) e perda auditiva (ver Capítulo 655). Crianças com **transtorno de linguagem** podem ter prejuízos na comunicação social e no ato de brincar; suas habilidades sociais e lúdicas, no entanto, são tipicamente semelhantes ao seu nível de linguagem. Além disso, elas não têm comportamento restrito e repetitivo associado ou uso atípico de linguagem, como repetir roteiros. O diagnóstico de **transtorno de comunicação social** também é diferenciado do TEA pela falta de comportamentos restritivos e repetitivos. Crianças com **deficiência intelectual (DI)** ou **atraso no desenvolvimento global (ADG)** podem ter defasagens nas habilidades sociais e de comunicação, bem como comportamento estereotipado. No entanto, as habilidades sociais e de comunicação são tipicamente proporcionais ao seu funcionamento cognitivo e adaptativo. As crianças com **perda auditiva** podem apresentar alguns "sinais de alerta" para o TEA, como a má resposta ao chamado do seu nome. No entanto, elas normalmente desenvolvem habilidades de comunicação e jogo não verbais, como esperado, e não apresentam padrões de comportamento estereotipados ou restritos.

Em crianças mais velhas, transtornos de atenção, aprendizado e regulação do humor devem ser considerados no diagnóstico diferencial de TEA. As crianças com **transtorno de déficit de atenção/hiperatividade (TDAH)** podem apresentar contato visual reduzido e baixa resposta ao nome causada por pouca atenção, e não por falta de consciência social. Crianças com TDAH, no entanto, não têm prejuízos associados a atenção compartilhada, reciprocidade social ou comportamentos repetitivos. Crianças com **ansiedade social** ou outros transtornos de ansiedade podem apresentar alguns sintomas sugestivos de TEA. Crianças tímidas podem apresentar contato visual e iniciativa social reduzidos. Crianças ansiosas podem ser resistentes a mudanças e preferir rotinas familiares. Aquelas com ansiedade, no entanto, normalmente terão interesse e percepção social preservados e não exibirão altos níveis de comportamentos estereotipados. Pode ser difícil distinguir o **transtorno de apego reativo** do TEA, particularmente em crianças menores com história de trauma. No entanto, os comportamentos sociais dessas crianças geralmente melhoram com o cuidado positivo.

A diferenciação entre TEA e **transtorno obsessivo-compulsivo (TOC)**, tiques e comportamentos estereotipados às vezes pode ser um desafio. Em geral, comportamentos estereotipados podem trazer calma e prazer, enquanto tiques e rituais compulsivos são angustiantes para o indivíduo. Crianças com TOC têm interesses intensos, bem como comportamentos repetitivos e rituais, mas não têm prejuízo na comunicação social ou na interação. Crianças com **transtorno do movimento estereotípico** não terão habilidades sociais prejudicadas ou outros tipos de comportamentos restritos e repetitivos. Crianças com **síndrome de Landau Kleffner (SLK)** apresentam perda de habilidades na compreensão da linguagem (agnosia verbal auditiva) e na expressão verbal (afasia) associada ao aparecimento de crises epilépticas durante o sono (ver Capítulo 52). Em contraste com o TEA, as crianças com SLK têm desenvolvimento inicial típico, seguido por perda da função da linguagem aos 3 a 6 anos de idade.

CONDIÇÕES COMÓRBIDAS

Até 50% dos indivíduos com TEA têm deficiência intelectual, variando de leve a grave (Tabela 54.5). A deficiência intelectual está associada a taxas mais altas de condições genéticas e epilepsia. Crianças com TEA frequentemente apresentam comprometimentos de linguagem associados, incluindo atrasos nas habilidades de linguagem expressiva, receptiva e pragmática (social). A função de linguagem pode variar amplamente, desde o *status* não verbal até o desenvolvimento apropriado para a idade. Problemas gastrintestinais, como constipação intestinal, esofagite e doença do refluxo gastresofágico (DRGE), são relatados em até 70% das crianças com TEA. A epilepsia ocorre em até 35% dos casos e se apresenta em dois picos, na primeira infância e na adolescência. Epilepsia ou convulsões elétricas sem manifestações motoras podem ser uma causa de **regressão** em crianças pequenas com TEA.

Crianças com TEA correm maior risco de desordens de atenção, incluindo atenção reduzida para atividades de menor interesse e atenção excessiva para as atividades preferidas. Um subconjunto de crianças também atende aos critérios completos para o diagnóstico de TDAH. Há maiores taxas de ansiedade (cerca de 40%) e transtornos de humor em TEA, particularmente durante a adolescência. Crianças com TEA também correm maior risco de sofrer *bullying* e podem apresentar irritabilidade secundária, ansiedade ou depressão.

Problemas de sono, incluindo início tardio do sono, despertar noturno frequente e arquitetura anormal do sono, são relatados em 50 a 80% das crianças com TEA. Existem algumas evidências de anormalidades basais na secreção de melatonina. A prática de atividades baseadas em tela, como televisão, computadores ou *tablets*, antes de dormir pode inibir a secreção de melatonina. Crianças com TEA também apresentam taxas mais altas de problemas de alimentação e de idas ao banheiro resultantes da resistência à mudança, da sensibilidade sensorial e dos padrões de comportamento repetitivos. Muitas crianças com TEA têm padrões restritivos de alimentação e seletividade alimentar. Elas também apresentam taxas mais altas de excesso de peso, possivelmente por causa de dietas mais ricas em carboidratos, atividade física reduzida, uso de recompensas alimentares para regular o comportamento e efeitos colaterais de medicamentos para controlar o humor e o comportamento.

Comportamentos disruptivos, como autolesão e agressão, podem estar presentes em pacientes com TEA, mas são mais comuns em indivíduos com função cognitiva baixa e linguagem limitada. A privação do sono, os déficits nutricionais, a dor, a epilepsia e os efeitos colaterais dos medicamentos podem contribuir para esses comportamentos.

TRIAGEM

A Academia Americana de Pediatria recomenda a triagem de TEA para *todas as* crianças com idade entre 18 e 24 meses (ver Capítulo 28). A triagem também deve ocorrer quando há risco aumentado de TEA, como uma criança com um irmão mais velho que tenha essa condição ou preocupação com possível TEA. A triagem pode ser feita a partir de uma lista de quesitos de verificação usada pelos pais (*checklist*) ou pelo examinador da criança. A ferramenta de triagem usada com mais frequência é *Modified Checklist for Autism, Revised/Follow-Up Interview* (MCHAT-R/FU), composta por 20 itens, com a entrevista adicional completa com os pais em caso de pontuações intermediárias. O MCHAT-R/FU pode ser usado a partir dos 16 meses até os 30 meses de idade.

AVALIAÇÃO

A avaliação diagnóstica deve incluir avaliações médica e cognitiva, de linguagem e de função adaptativa da criança. A avaliação pode ocorrer em uma única consulta multidisciplinar ou em uma série de consultas com diferentes especialistas em desenvolvimento. A avaliação multidisciplinar com clínicos especializados em TEA é ideal para a precisão do diagnóstico e o planejamento do tratamento. Pediatras de desenvolvimento comportamental, especialistas em deficiência do neurodesenvolvimento, neurologistas, psiquiatras e psicólogos estão qualificados para fazer um diagnóstico formal de TEA. Outros especialistas, incluindo fonoaudiólogos e terapeutas ocupacionais, também devem ser incluídos, dependendo da idade da criança e das preocupações apresentadas.

Avaliação do TEA inclui observação direta da criança para analisar as habilidades sociais e o comportamento. A observação informal pode ser complementada com ferramentas de diagnóstico estruturadas, como o *Autism Diagnostic Observation Schedule, Second Edition* (ADOS-2) e o *Autism Diagnostic Observation Schedule, Toddler module* (ADOS-T). Essas avaliações, baseadas em jogos estruturados, fornecem dicas sociais e oportunidades para avaliar a frequência e a qualidade da responsividade social da criança, bem como suas habilidades para iniciar e manter interações sociais, sua capacidade de atenção e prazer compartilhado, sua flexibilidade comportamental e a presença de padrões repetitivos de comportamento. O ADOS-2 e o ADOS-T não são indispensáveis para um diagnóstico preciso e não devem ser usados isoladamente, mas podem ser utilizados para enriquecer a história e a observação cuidadosa. A escala *Childhood Autism Rating Scale, Second Edition* (CARS-2) é um instrumento de observação clínica direta com 15 itens que pode auxiliar os médicos no diagnóstico de TEA. O *Autism Diagnostic Interview-Revisado* (ADI-R) é uma longa ferramenta de entrevista clínica usada principalmente em ambientes de pesquisa, pois leva várias horas para ser realizada. Outras ferramentas incluem padronizar escalas de avaliação que os pais e professores podem completar informando sobre as habilidades sociais e os comportamentos da criança.

A avaliação médica deve incluir uma história completa e um exame físico detalhado da criança, além de observações comportamentais diretas de comunicação e brincadeira. Além disso, o exame deve incluir a medida da circunferência da cabeça, a avaliação cuidadosa das características dismórficas e a triagem para esclerose tuberosa com o exame de lâmpada de Wood. Crianças com TEA devem fazer testes genéticos (descritos posteriormente), exame audiológico para descartar perda auditiva e, em crianças com pica, um teste de chumbo (Tabela 54.6).

Atualmente, existem várias diretrizes clínicas específicas para avaliação genética de crianças diagnosticadas com TEA. Testes genéticos mostram impacto na tomada de decisão clínica, mas nenhum estudo avaliou esse impacto no resultado para a criança. O American College of Medical Genetics recomenda uma abordagem escalonada de testes genéticos.

Primeiro nível

Todas as crianças com TEA devem passar por uma análise cromossômica por **micro*array* (MC)**. Essa análise será positiva em 10 a 15% dos indivíduos com TEA. A taxa é aumentada para quase 30% em indivíduos que demonstram apresentações complexas, como microcefalia associada, características dismórficas, anomalias congênitas ou convulsões. A tecnologia MC identificará variantes no número de cópias, mas não erros de sequenciamento de DNA, translocações balanceadas ou anormalidades no comprimento da repetição de trinucleotídios. *O teste de DNA X frágil é, portanto, recomendado para todos os meninos com* TEA. O teste de X frágil também deve ser considerado em meninas com características físicas sugestivas de síndrome do X frágil ou com história familiar de X frágil, padrão de deficiência intelectual ligada ao X, tremor/ataxia ou insuficiência ovariana prematura.

Segundo nível

Meninas com TEA devem testar se há mutação no gene *MeCP2*, se a MC estiver normal. Meninos que apresentam hipotonia, sialorreia e infecções respiratórias frequentes devem fazer o teste de exclusão/duplicação do *MeCP2*. Todos os indivíduos com TEA e perímetro cefálico maior do que 2,5 desvios padrões (DP) acima da média devem testar a mutação no gene *PTEN*, pois há risco de tumor do tipo hamartoma nesses indivíduos (síndromes de Cowden, Proteus-like, Bannayan-Riley-Ruvakaba). O teste citogenético (cariótipo) tem rendimento menor que o MC. O cariótipo é recomendado se o MC não estiver disponível e em crianças com suspeita de translocação equilibrada, como em história de múltiplos abortamentos prévios.

Tabela 54.6	Avaliação médica e genética de crianças com TEA.

Exame físico
Características físicas dismórficas
Tônus muscular e reflexos
Circunferência da cabeça
Exame de lâmpada de Wood para esclerose tuberosa

Teste de diagnóstico
Microarray cromossômico (MC) em todos os indivíduos
Teste de DNA X frágil em homens
Avaliação audiológica
Teste com dosagem de chumbo em crianças com pica

Testes genéticos adicionais direcionados
Teste de DNA X frágil em mulheres com sintomas sugestivos de X frágil, história familiar de deficiência intelectual ligada ao cromossomo X, tremor, ataxia ou falência ovariana prematura
Sequenciamento *MeCP2* no sexo feminino
Teste de mutação *PTEN* se a circunferência da cabeça for maior que 2,5 desvios padrões acima da média
Teste de deleção/duplicação de *MeCP2* em homens com regressão significativa do desenvolvimento, sialorreia, infecções respiratórias e hipotonia
Cariótipo, se incapaz de obter microarray ou se houver suspeita de translocação equilibrada

Testes de diagnóstico-alvo adicionais
Eletroencefalograma em crianças com convulsões, desligamentos do meio ou regressão do desenvolvimento
Ressonância magnética cerebral em crianças com microcefalia, achados neurológicos focais ou regressão do desenvolvimento
Testes metabólicos em crianças com regressão do desenvolvimento, hipotonia, convulsões, intolerância alimentar, perda auditiva, ataxia ou características faciais do curso

Dados de Schaefer GB, Mendelsohn NJ: Clinical genetics evaluation in identifying the etiology of autism spectrum disorders: 2013 guideline revisions, *Genet Med* 15(5):399-407, 2013.

Mais testes de diagnóstico médico são indicados pela história da criança e apresentação dos sinais. A imagem cerebral é indicada em casos de microcefalia, regressão significativa do desenvolvimento ou achados focais no exame neurológico. Em virtude da alta taxa (até 25%) de macrocefalia em TEA, a imagem não é indicada apenas para essa condição. A ressonância magnética não é recomendada em caso de regressão discreta de linguagem (perda de poucas palavras) durante o segundo ano de vida, que é frequentemente descrita em crianças com TEA. Crianças que preocupam com relação a convulsões, sincopes ou regressão do desenvolvimento devem realizar um eletroencefalograma (EEG). A triagem metabólica é indicada para crianças com sinais de distúrbio metabólico ou mitocondrial, como regressão do desenvolvimento, fraqueza, fadiga, letargia, vômitos cíclicos ou convulsões (ver Capítulos 53 e 102).

TRATAMENTO E GERENCIAMENTO

Educacional

O tratamento primário para o TEA é feito fora do ambiente médico e inclui programação educacional e de desenvolvimento. Numerosos recursos foram desenvolvidos para ajudar as famílias no complexo processo de planejamento do tratamento (Tabela 54.7). Terapias comportamentais intensivas têm a evidência mais forte até o momento. Idade anterior no início do tratamento e maior intensidade do tratamento estão associadas a melhores resultados. A programação deve ser individualizada e nenhuma abordagem é bem-sucedida para todas as crianças. Além disso, os tratamentos de pesquisa são frequentemente conduzidos de forma intensiva e consistente, sendo difíceis de alcançar ou reproduzir em ambientes comunitários. As habilidades cognitivas, lúdicas e de atenção compartilhada, associadas a uma menor gravidade dos sintomas no início do acompanhamento, são preditores de melhores resultados nos sintomas centrais, na função intelectual e na função da linguagem.

Tabela 54.7	Recursos do autismo para famílias, nos EUA.

Autism Speaks First 100 Days kit
https://www.autismspeaks.org/family-services/tool-kits/100-day-kit
Autism Speaks Toolkits – dental, transição, tutela
https://www.autismspeaks.org/family-services/tool-kits
AACAP Autism Spectrum Disorder Parent ' s Guia de Medicação
https://www.aacap.org/App_Themes/AACAP/Docs/resource_centers/autism/Autism_Spectrum_Disorder_Parents_Medication_Guide.pdf
Informações sobre sexualidade para indivíduos com deficiência de desenvolvimento
http://vkc.mc.vanderbilt.edu/healthybodies/

Abordagens comportamentais baseadas nos princípios da **análise comportamental aplicada (ACA)** envolvem o desenvolvimento direto de habilidades dentro de uma estrutura comportamental tradicional usando reforço do comportamento desejado, coleta cuidadosa de dados e análise e ajuste do programa de tratamento baseado na revisão das informações. Modelos abrangentes que integram abordagens comportamentais e de desenvolvimento que constroem habilidades básicas, como atenção compartilhada, prazer de dividir e comunicação recíproca, mostram fortes evidências de eficácia para crianças pequenas com TEA. Os exemplos incluem o *Early Start Denver Model* (ESDM), a *Joint Attention Symbolic Play Engagement and Regulation* (JASPER) e o *Social Communication/Emotional Regulation/Transactional Support* (SCERTS). Os modelos de treinamento para os pais também são promissores para as crianças menores.

Abordagens educacionais, como o *Treatment and Education of Autistic and Communication Handicapped Children* (TEACCH), incorporam ensino estruturado, suporte visual e ajuste do ambiente às necessidades individuais dos alunos com TEA, como dificuldade de comunicação, tempo de compreensão e necessidade de rotina. Essas abordagens demonstraram eficácia para melhorar as habilidades cognitivas e adaptativas. Para crianças mais velhas com sintomas mais graves, abordagens que usam princípios comportamentais, além de ajustar o ambiente, podem ser mais eficazes.

A fonoaudiologia pode ajudar a construir vocabulário, compreensão e habilidades pragmáticas. Crianças com TEA beneficiam-se de suporte visual para compreensão, entendimento das expectativas e comunicação de suas necessidades. Abordagens de **comunicação alternativa** usando fotografias ou ícones de imagem podem melhorar a compreensão e a capacidade de comunicação. Há uma gama de opções com níveis variados de complexidade, flexibilidade e tecnologia. Usar a comunicação alternativa não inibe a aquisição da linguagem verbal. Pelo contrário, apoiando o desenvolvimento da linguagem da criança com suportes avançados, pode facilitar o desenvolvimento da linguagem falada, mesmo em crianças mais velhas.

Estratégias adicionais para construir habilidades sociais são usadas para crianças e adolescentes em idade escolar e podem ser administradas na escola ou na comunidade por uma variedade de especialistas, incluindo fonoaudiólogos, psicólogos e conselheiros. **Programas de habilidades sociais** que incluem treinamento de mentores de pares têm maiores taxas de eficácia. A terapia ocupacional e a fisioterapia podem ser indicadas para indivíduos com atraso motor e dificuldade para adquirir habilidades adaptativas, como vestir-se e ir ao banheiro.

Para alguns estudantes do ensino médio com TEA, o treinamento em habilidades para a vida e vocacionais é fundamental para maximizar a independência na vida adulta. O treinamento pode enfocar autocuidado básico (p. ex., vestir-se, higiene), cuidados acadêmicos e funcionais (p. ex., gerenciamento de dinheiro, habilidades bancárias), aprender a preencher um pedido de emprego e entender como se comportar com estranhos e em ambientes de trabalho. Habilidades sociais e *coaching* de trabalho podem ser necessários até mesmo para adolescentes com ótima habilidade cognitiva e acadêmica, porque eles podem apresentar dificuldade para leitura social e ficar vulneráveis à exploração por outros.

Condições concomitantes

Tratamento médico ou de saúde comportamental adicional é frequentemente necessário para o gerenciamento de condições concomitantes ao TEA. As convulsões ocorrem em até 35% das crianças com TEA e devem ser tratadas com medicação antiepiléptica apropriada (ver Capítulo 611). Problemas gastrintestinais (p. ex., constipação intestinal, esofagite, DRGE) podem se apresentar como irritabilidade inespecífica, distúrbios do sono, autoagressão, agressividade e sinais de dor ou desconforto, como choro, e podem ser controlados com as mesmas abordagens usadas em crianças com desenvolvimento típico.

O manejo da desatenção e dos transtornos do humor é semelhante ao de crianças com desenvolvimento típico. Estratégias para aumentar a estrutura e a organização no ambiente e o uso de suportes visuais (p. ex., horários) podem melhorar a atenção e reduzir a ansiedade. Algumas crianças com TEA se beneficiam da terapia cognitivo-comportamental modificada para abordar a ansiedade e o TOC.

Estratégias para promover a **higiene do sono** e uso de abordagens comportamentais, como rotinas estruturadas para a hora de dormir, podem resolver o atraso no início do sono. Outros problemas médicos, como epilepsia ou DRGE, também podem contribuir para o sono insuficiente e devem ser tratados diretamente. Em casos refratários a abordagens comportamentais, medicamentos podem ser utilizados. (Para uma discussão mais detalhada sobre o gerenciamento de problemas do sono, ver Capítulo 31.)

Abordagens comportamentais estruturadas para o treinamento do uso de banheiro tardio, em conjunto com o tratamento para prevenir a constipação intestinal, são frequentemente necessárias para crianças com TEA. Para aquelas com dietas altamente restritivas, aconselhamento nutricional e terapia comportamental focada na parte alimentar podem ser necessários para abordar a pobre ingestão calórica ou a falta de qualidade nutricional. Em virtude de dietas limitadas, as crianças com TEA podem estar em risco de baixos níveis de cálcio, vitamina D e ferro. Aquelas com excesso de peso podem ter má nutrição como resultado de dietas restritivas.

Irritabilidade é um sintoma não específico e pode ser um reflexo de dor, ansiedade, angústia ou falta de sono. As crianças com TEA são propensas à irritabilidade por causa de sua dificuldade em tolerar a mudança e de suas habilidades de comunicação limitadas. A gestão da irritabilidade inclui avaliar cuidadosamente problemas médicos que possam estar causando a dor, bem como quaisquer fatores na casa ou no ambiente escolar da criança que possam provocar aflição. Possíveis causas de angústia variam de experiências comuns, como mudanças na rotina, até abuso não revelado ou *bullying*. O tratamento deve ser direcionado primeiro em qualquer causa subjacente. Medicamentos são frequentemente administrados para tratar a irritabilidade em TEA, mas devem ser usados apenas depois que os suportes adequados de comunicação e comportamento tiverem sido implementados.

Farmacologia

Atualmente, não há medicamentos que tratem os principais sintomas da TEA. Medicamentos podem ser usados para direcionar condições ou sintomas concomitantes específicos (Tabela 54.8; ver também Tabela 54.5). As famílias devem ser alertadas, no entanto, que o tamanho do efeito pode ser menor e a taxa de efeitos colaterais maior na utilização de medicação em crianças com TEA.

Dados preliminares sugerem que a terapia intranasal com o neuropetídio ocitocina pode melhorar o funcionamento social em crianças com TEA, particularmente naquelas com níveis baixos de ocitocina pré-tratamento.

Há evidências para apoiar o uso de medicação estimulante, **atomoxetina** e α-agonistas para TDAH em TEA. Inibidores seletivos da recaptação da serotonina (ISRS) podem ser usados para ansiedade e TOC e, em adolescentes, também podem ser úteis para a depressão. Os benzodiazepínicos podem ser úteis para a ansiedade situacional (p. ex., desencadeada por procedimentos odontológicos e médicos ou por viagens aéreas). Os medicamentos usados para tratar o TDAH e a ansiedade podem resultar em ativação ou irritabilidade no TEA e exigem monitoramento cuidadoso.

A melatonina pode ser usada para melhorar o início do sono, mas não abordará o despertar noturno. **Clonidina** ou **trazodona** podem ser usados para início e manutenção do sono. Nenhum medicamento é especificamente rotulado para o tratamento da insônia em TEA.

Os agonistas alfa-adrenérgicos podem ser úteis em crianças que apresentam desregulação comportamental significativa. Existem dois medicamentos antipsicóticos atípicos que têm recomendação da Food and Drug Administration (FDA) dos EUA para irritabilidade e agressão em crianças com TEA. Tanto a **risperidona** quanto o **aripiprazol** têm vários estudos que documentam a eficácia na redução de irritabilidade, agressão e autoagressão. Melhorias secundárias na atenção e no comportamento repetitivo também foram observadas. Os efeitos colaterais incluem ganho de peso e síndrome metabólica, assim como discinesia tardia e movimentos extrapiramidais. Recomenda-se o

Tabela 54.8 Tratamentos farmacológicos comuns no TEA.

SINTOMA-ALVO	CLASSE DE MEDICAÇÃO*	EFEITOS	EFEITOS COLATERAIS	MONITORAMENTO
Hiperatividade e/ou desatenção	Estimulantes	Diminuição da hiperatividade, impulsividade, melhora da atenção	Ativação, irritabilidade, labilidade emocional, letargia/retraimento social, dor de estômago, redução do apetite, insônia, aumento da estereotipia	Altura, peso, PA, FC
	α_2- agonistas	Diminuição da hiperatividade, impulsividade, melhora da atenção	Sonolência, irritabilidade, enurese, diminuição do apetite, boca seca, hipotensão	Altura, peso, PA, FC
	Inibidor seletivo da recaptação da norepinefrina	Diminuição da hiperatividade, impulsividade, melhora da atenção	Irritabilidade, diminuição do apetite, fadiga, dor de estômago, náuseas, vômitos, batimento cardíaco acelerado	Altura, peso, PA, FC
Ansiedade	Inibidores seletivos da recaptação da serotonina	Diminuição da ansiedade	Ativação, hiperatividade, desatenção, sedação, mudança no apetite, insônia, dor de estômago, diarreia Citalopram: intervalo QTc prolongado	Peso, PA, FC
Irritabilidade	Antipsicóticos atípicos (risperidona, aripiprazol)	Diminuição de irritabilidade, agressividade, comportamento autolesivo, comportamento repetitivo, hiperatividade	Sonolência, ganho de peso, movimentos extrapiramidais, sialorreia, tremor, tontura, vômitos, ginecomastia	Peso, PA, FC Monitor HC, colesterol, ALT, AST, prolactina, glicose ou hemoglobina A_{1c}
Insônia	Melatonina	Diminuição do tempo de início do sono	Pesadelos, enurese	–

*Os nomes dos medicamentos específicos são fornecidos entre parênteses quando há uma indicação aprovada pela FDA para o uso do medicamento para tratar o sintoma em crianças com TEA. Mais informações sobre esses medicamentos estão disponíveis no Capítulo 33. PA, pressão arterial; FC, frequência cardíaca; HC, hemograma completo; ALT, alanina transaminase; AST, aspartato transaminase.

monitoramento laboratorial cuidadoso. Medicamentos antiepilépticos estabilizadores do humor também têm sido usados para tratar a irritabilidade.

Medicina complementar e alternativa

Famílias de crianças com TEA frequentemente usam abordagens de medicina complementar e alternativa (MCA). Esses tratamentos podem incluir suplementos, mudanças na dieta e tratamentos corporais ou físicos. Há uma evidência limitada sobre o que deve ser informado para as famílias, que muitas vezes aprendem sobre esses tratamentos por meio de amigos e familiares, de provedores de medicina alternativa ou da internet. Para a maioria das terapias, as evidências são insuficientes para mostrar benefício. Há fortes evidências de que a secretina e a comunicação facilitada não são eficazes. Algumas terapias, como oxigênio hiperbárico, quelação e altas doses de vitaminas, são potencialmente prejudiciais. Para as crianças com dietas restritivas, tomar um multivitamínico diário e 400 UI de vitamina D pode ser indicado, embora não haja evidências para apoiar megadoses de vitaminas. Da mesma forma, para crianças com evidência de sensibilidade ao glúten, um teste de dieta sem glúten pode ser indicado. No entanto, a evidência atual não suporta isso como um tratamento para todas as crianças com TEA.

Ao discutir MCA com uma família, é melhor usar comunicação aberta e colaborativa, incentivando-a a compartilhar suas práticas atuais e quaisquer perguntas. Pode-se perguntar especificamente se usam algum tratamento com ervas, suplementos ou outras terapias, como acupuntura, massagem ou tratamento quiroprático, e o que observaram desde que iniciaram o tratamento. Forneça informações precisas sobre os possíveis benefícios e riscos de qualquer tratamento. Eduque sobre "sinais de alerta", como tratamentos que são comercializados como uma cura para múltiplas condições e que não relatam risco de efeitos colaterais ou que são comercializados pelo clínico que recomendou o tratamento. Incentive as famílias a identificar um sintoma-alvo, "tente uma coisa de cada vez" e monitore a resposta cuidadosamente.

Transição

Navegar em uma transição bem-sucedida para o cuidado de adultos é o papel fundamental do provedor pediátrico. Idealmente, esse processo deve começar a partir dos 12 a 13 anos. Os pais são confrontados com um sistema complexo e desconectado de diversas organizações por onde precisam transitar. O uso de modelos de visita estruturada e coordenadores de cuidados pode ajudar a garantir que as famílias e seus jovens com TEA sejam capazes de tomar decisões apropriadas sobre programação educacional após o ensino fundamental e para o nível superior, orientação vocacional, tutela, finanças, moradia e assistência médica. A programação educacional do ensino médio deve incluir treinamento vocacional individualizado e significativo, bem como instrução sobre sexualidade, relacionamentos, prevenção de segurança e abuso, finanças, treinamento em viagens e autodefesa geral. Indivíduos com TEA com maior funcionalidade precisarão de ajuda para acessar suportes para o treinamento de habilidades universitárias ou pós-secundárias e podem se beneficiar do encaminhamento para serviços estaduais de reabilitação profissional, assim como treinadores de vida pessoal ou conselheiros. Famílias que têm filhos adultos com deficiência cognitiva mais significativa precisam de informações sobre a variedade de serviços para adultos com deficiência, como solicitar benefícios de renda suplementar de segurança e o realizar o processo de tutela ou curadoria médica e financeira para seu filho adulto. Essas decisões são complexas e devem ser individualizadas para o adulto com TEA e sua família.

RESULTADO

O TEA é uma condição permanente. Embora uma minoria dos indivíduos responda tão bem à terapia que não preencha os critérios para o diagnóstico, a maioria irá progredir, mas continuará com algum prejuízo na função social e comportamental como adultos. Estudos de desfechos em adultos são preocupantes, indicando que muitos adultos com TEA são socialmente isolados, não têm emprego remunerado ou vida independente e apresentam taxas mais altas de depressão e ansiedade. Não está claro se esses dados podem ser extrapolados para crianças menores que atualmente recebem terapias educacionais intensivas. Há uma rede crescente de autodefensores adultos que promovem os pontos fortes únicos em indivíduos com TEA. O resultado medido pelo progresso do desenvolvimento e pela independência funcional é melhor para indivíduos com maiores habilidades cognitivas e de linguagem e menor gravidade no diagnóstico inicial.

A bibliografia está disponível no GEN-io.

Nutrição

PARTE 5

Capítulo 55
Necessidades Nutricionais

Asim Maqbool, Elizabeth Prout Parks, Ala Shaikhkhalil, Jennifer Panganiban, Jonathan A. Mitchell e Virginia A. Stallings

A nutrição para lactentes, crianças e adolescentes deve manter o peso e auxiliar o crescimento e desenvolvimento normais. O crescimento durante a lactância é rápido e crucial para o desenvolvimento neurocognitivo, e apresenta os maiores requerimentos de energia e nutrientes para o tamanho corporal em comparação a qualquer outro período de crescimento. É seguido pelo crescimento durante a infância, quando 60% do crescimento total ocorrem, e finalmente pela puberdade. Nutrição e crescimento durante os três primeiros anos de vida predizem a estatura adulta e alguns desfechos de saúde. O principal período de risco para a **redução do crescimento** (crescimento linear comprometido) é entre 4 e 24 meses de idade. Portanto, é fundamental identificar as deficiências nutricionais imediatamente e abordá-las de maneira precoce na vida, porque negligenciá-las pode levar a reações adversas duradouras no crescimento e desenvolvimento futuros.

A ingestão alimentar deve atender às necessidades energéticas, bem como fornecer macro e micronutrientes essenciais para manter o funcionamento dos vários processos vitais. As deficiências de nutrientes podem limitar o crescimento, prejudicar a função imunológica, afetar o neurodesenvolvimento e aumentar a morbidade e a mortalidade. Em todo o mundo, desnutrição e subnutrição são as principais causas de imunodeficiência adquirida e o principal fator subjacente a morbidade e mortalidade de crianças com menos de 5 anos de idade.

A transição no suprimento alimentar e no tipo de nutrição escolhida em muitos países em desenvolvimento – coincidente com a mudança nas populações – de dietas tradicionais para a dieta ocidental resultou no aumento da expectativa de vida e da estatura adulta. Infelizmente, a dieta ocidental nessas populações com frequência é acompanhada de redução da atividade física, e, em paralelo, reduções na incidência e prevalência de doenças transmissíveis (infecciosas), junto com aumentos na incidência e prevalência de doenças não transmissíveis como o diabetes tipo 2, doença cardiovascular (CV), obesidade, doença inflamatória intestinal (DII) e determinados tipos de câncer. Consequentemente, é importante ver o impacto da nutrição na saúde sob várias perspectivas: prevenir deficiência, promover suficiência e evitar ou reduzir o risco de contrair doenças associadas ao consumo em excesso, como obesidade, diabetes e doença CV.

Os avanços na compreensão dos papéis de alguns nutrientes, como a vitamina D, os ácidos graxos poli-insaturados (AGPIs) e as fibras mudaram nosso foco das recomendações sobre prevenção da deficiência para recomendações sobre o consumo nutricional associado à saúde ideal. Os gráficos de crescimento de 2006 da Organização Mundial da Saúde (OMS), que agora são recomendados *para todas as crianças até os 2 anos de idade*, não são apenas descritivos, mas também prescritivos sobre como as crianças com nutrição adequada e saudável devem crescer. Portanto, a identificação e o fornecimento de nutrição apropriada e adequada na infância são cruciais para o crescimento e desenvolvimento normais, bem como para proporcionar a base para uma vida saudável e o bem-estar.

INGESTÕES DIETÉTICAS DE REFERÊNCIA

A **ingestão dietética de referência (IDR)** estabelecida pela Food and Nutrition Board do U.S. Institutes of Medicine (IOM) – Conselho de Alimentação e Nutrição do Instituto de Medicina dos Estados Unidos – fornece orientações quanto às necessidades nutricionais para indivíduos e grupos por diferentes estágios da vida e por gênero (Tabelas 55.1 a 55.4).

Os principais conceitos da IDR incluem **requerimento médio estimado (RME)**, **quantidade diária recomendada (QDR)** e **limite máximo (LM)** de consumo tolerável (Figura 55.1). O RME é o nível médio estimado de consumo diário de nutrientes para satisfazer as necessidades para metade da população, supondo uma distribuição normal. A QDR é uma estimativa média do consumo diário de nutrientes que atende as necessidades nutricionais de mais de 97% das pessoas, e que pode ser utilizada como orientação individual para evitar deficiência. Quando o RME não pode ser calculado, a QDR também não pode ser calculada; portanto, uma **ingestão adequada (IA)** é desenvolvida como orientações para os indivíduos baseadas nos melhores dados e consensos científicos disponíveis. O LM denota a maior ingestão média diária sem associação de reação adversa de saúde para quase todos os indivíduos de um grupo em particular. As relações entre RME, QDR e LM são mostradas na Figura 55.2.

ENERGIA

Energia inclui tanto ingestão de alimentos como gasto metabólico. Os déficits e excessos da ingestão de energia produzem consequências indesejáveis para a saúde. A ingestão *insuficiente* de energia pode levar a deficiências de crescimento, catabolismo dos tecidos do corpo e incapacidade de fornecer substrato energético adequado. A ingestão *excessiva* de energia pode aumentar o risco de obesidade. A adequação da ingestão de energia em adultos está associada à manutenção de um peso saudável. Os três componentes do gasto energético em adultos são a *taxa metabólica basal* (TMB), o *efeito térmico* do alimento (p. ex., energia necessária para digestão e absorção) e *energia* para a

Tabela 55.1 Equações para requerimento energético estimado.

LACTENTES E CRIANÇAS MAIS NOVAS: REE (kcal/dia) = GET + DE
0 a 3 meses REE = (89 × peso [kg] – 100) + 175
4 a 6 meses REE = (89 × peso [kg] – 100) + 56
7 a 12 meses REE = (89 × peso [kg] – 100) + 22
1 a 36 meses REE = (89 × peso [kg] – 100) + 20
CRIANÇAS E ADOLESCENTES 3 a 18 ANOS: REE (kcal/dia) = GET + DE
Meninos
3 a 8 anos REE = 88,5 – (61,9 × idade [ano] + AF × [(26,7 × peso [kg] + (903 × altura [m])] + 20
9 a 18 anos REE = 88,5 – (61,9 × idade [ano] + AF × [(26,7 × peso [kg] + (903 × altura [m])] + 25
Meninas
3 a 8 anos REE = 135,3 – (30,8 × idade [ano] + AF [(10 × peso [kg] + (934 × altura [m])] + 20
9 a 18 anos REE = 135,3 – (30,8 × idade [ano] + AF [(10 × peso [kg] + (934 × altura [m])] + 25

REE: requerimento energético estimado; GET: gasto energético total; DE: deposição de energia (energia necessária para crescimento/desenvolvimento de tecido novo). AF representa o coeficiente de atividade física:

Para meninos:
AF = 1,00 (sedentário, nível estimado de atividade física 1,0–1,4)
AF = 1,13 (pouco ativo, nível estimado de atividade física 1,4–1,6)
AF = 1,26 (ativo, nível estimado de atividade física 1,6–1,9)
AF = 1,42 (muito ativo, nível estimado de atividade física 1,9–2,5)

Para meninas:
AF = 1,00 (sedentária, nível estimado de atividade física 1,0–1,4)
AF = 1,16 (pouco ativa, nível estimado de atividade física 1,4–1,6)
AF = 1,31 (ativa, nível estimado de atividade física 1,6–1,9)
AF = 1,56 (muito ativa, nível estimado de atividade física 1,9–2,5)

Adaptada de Kleinman RE, editor: *Pediatric nutrition handbook*, ed. 7, Elk Grove Village, IL, 2013, American Academy of Pediatrics.

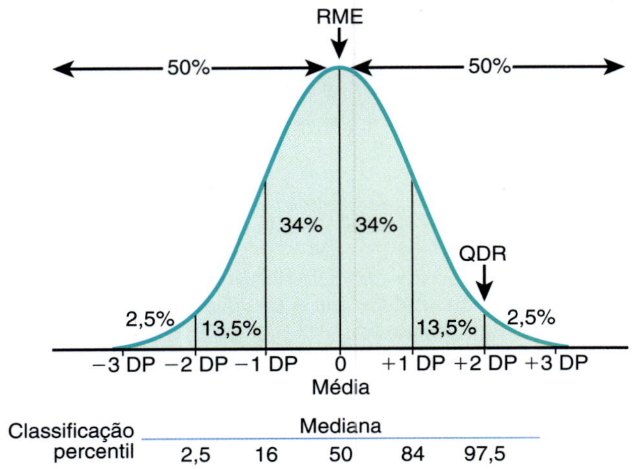

Figura 55.1 Ingestão dietética de referência. Distribuição normal das necessidades de nutrientes hipotéticos que mostra a classificação de percentil e a localização do requerimento médio estimado (RME) e da quantidade diária recomendada (QDR) sobre a distribuição. DP, desvio padrão.

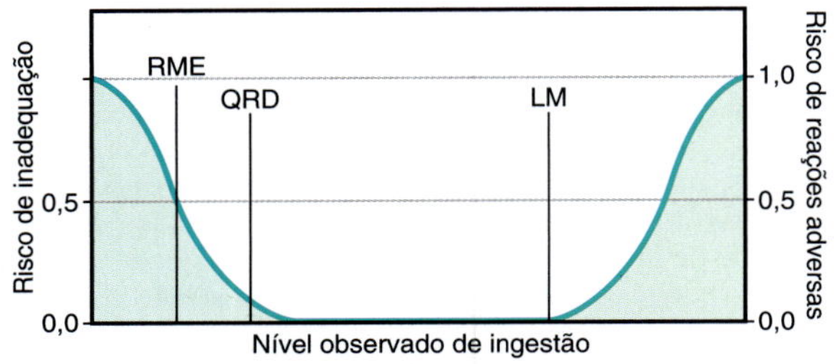

Figura 55.2 **Referências dietéticas de consumo: a relação entre requerimento médio estimado (RME), quantidade diária recomendada (QDR) e limite máximo (LM) tolerável de ingestão diária.** Esta figura mostra que o RME é a ingestão em que o risco de inadequação é estimado em 0,5 (50%). A QDR é a ingestão em que o risco de inadequação seria muito pequeno – somente 0,02 a 0,03 (2 a 3%). Com ingestões entre a QDR e o LM, o risco de inadequação e de excesso é estimado como próximo de 0,0. Com ingestões acima do LM, o risco potencial de reações adversas pode aumentar.

atividade física. Nas crianças, o consumo adicional de energia é necessário para garantir crescimento e desenvolvimento.

O **requerimento energético estimado (REE)** é o consumo médio de energia dietética prevista para manter o balanço energético em um indivíduo saudável, e considera idade, gênero, peso, estatura e nível de atividade física (Tabela 55.1). As **Diretrizes Dietéticas para Norte-Americanos (Dietary Guidelines for Americans)** de 2015-2020 estão associadas às Diretrizes de Atividade Física para Norte-Americanos (Physical Activity Guidelines for Americans) de 2008. Essas diretrizes recomendam 60 minutos ou mais de atividade aeróbica de intensidade moderada a vigorosa todos os dias para crianças e adolescentes. Essa prática deve incluir atividade física de intensidade vigorosa pelo menos 3 dias por semana. Além disso, como parte de sua atividade física diária de pelo menos 60 minutos, as crianças e adolescentes são orientados a incorporar atividade de fortalecimento muscular e ósseo por no mínimo 3 dias por semana para manter um peso saudável e evitar ou retardar a progressão de doenças crônicas não transmissíveis, como obesidade e doença CV.

O REE foi determinado com base em pesquisas empíricas com pessoas saudáveis com diferentes níveis de atividade física, incluindo os diferentes dos recomendados. Isso não necessariamente se aplica a crianças com doenças agudas ou crônicas. O REE é estimado por equações que representam o *gasto energético total* (GET) e a *deposição de energia* (DE) para o crescimento saudável. Os REE para lactentes, em relação ao peso corporal, é aproximadamente o dobro daquele para adultos em razão de alta taxa metabólica e necessidades de manutenção do peso e desenvolvimento tecidual (crescimento).

Os nutrientes dietéticos que fornecem energia incluem *gorduras* (aproximadamente 9 kcal/g), *carboidratos* (4 kcal/g) e *proteínas* (4 kcal/g). Esses nutrientes são chamados de **macronutrientes.** Se houver consumo de álcool, este também contribui para a ingestão de energia (7 kcal/g). O REE não especifica as contribuições relativas de energia dos macronutrientes. Uma vez que o consumo mínimo de cada macronutriente for alcançado (ingestão de proteínas suficiente para suprir as exigências específicas de aminoácidos e ingestão suficiente de gordura para atender as necessidades de ácido linoleico e ácido α-linolênico para o desenvolvimento cerebral), o restante do consumo é utilizado para satisfazer as necessidades energéticas com algum grau de liberdade e permutabilidade entre gordura, carboidrato e proteína. Esse argumento forma a base para **as faixas aceitáveis de distribuição de macronutrientes (FADM)**, expressas como função do consumo total de energia (Tabela 55.2).

GORDURA

A gordura é o macronutriente com maior densidade calórica, que fornece cerca de 9 kcal/g. Para lactentes, leite humano ou fórmula são a principal fonte dietética de gordura, enquanto crianças mais velhas obtêm gordura de produtos de origem animal, óleos vegetais e margarina. A FADM para gorduras é de 30% a 40% do total da ingestão de energia para crianças na faixa etária de 1 a 3 anos e entre 25 e 35% para crianças de 4 a 18 anos de idade. Além de serem densas em energia, as gorduras fornecem ácidos graxos essenciais que desempenham papéis estruturais e funcionais (p. ex., as porções de colesterol são precursoras para as membranas celulares, hormônios e ácidos biliares). A ingestão de gordura facilita a absorção de vitaminas lipossolúveis (vitaminas A, D, E e K). Ambas as funções são relevantes para o desenvolvimento neurológico e ocular (Tabela 55.3).

Triglicerídeos são a apresentação mais comum de gordura da dieta e são compostos de uma molécula de glicerol com três ácidos graxos. Eles são encontrados em gorduras animais e vegetais. Os açúcares simples (ou seja, grãos refinados e bebidas com alto teor de açúcar) são convertidos em triglicerídeos no fígado. Os triglicerídeos séricos elevados são um fator de risco para doença CV e síndrome metabólica. A redução de açúcares simples e o aumento da ingestão de carboidratos complexos reduzem os níveis de triglicerídeos séricos.

Os ácidos graxos saturados dietéticos (presentes principalmente na gordura animal e laticínios), gorduras *trans* (encontradas em margarinas e óleos hidrogenados) e **colesterol** aumentam a fração da lipoproteína de baixa densidade (LDL) do colesterol sérico, um fator de risco para o desenvolvimento de aterosclerose (Figura 55.3). Estudos de autópsias revelam que a aterosclerose começa cedo na infância, mesmo na lactância. Portanto, o aconselhamento dietético para otimizar a saúde CV deve ser iniciado aos 2 anos de idade, quando a ingestão suficiente de gordura para sustentar o crescimento e desenvolvimento do cérebro é menos preocupante.

Como as gorduras saturadas e monoinsaturadas podem ser sintetizadas endogenamente para garantir as necessidades estruturais e fisiológicas adequadas, não há IA ou QDR estabelecida para tais

Tabela 55.2 Faixas aceitáveis de distribuição de macronutrientes.

	FADM (% DE ENERGIA)	
Macronutriente	**Idade 1 a 3 anos**	**Idade 4 a 18 anos**
Gordura	30 a 40	25 a 35
AGPI ω6 (ácido linoleico)	5 a 10	5 a 10
AGPI ω3 (ácido α-linolênico)	0,6 a 1,2	0,6 a 1,2
Carboidrato	45 a 65	45 a 65
Proteína	5 a 20	10 a 30

AGPI: ácido graxo poli-insaturado. Adaptada de Otten JJ, Hellwig JP, Meyers LD, editores; Institute of Medicine: *Dietary reference intakes: the essential guide to nutrient requirements*, Washington, DC, 2006, National Academies Press.

Tabela 55.3 Referência dietética de consumo: macronutrientes.

FUNÇÃO	GRUPO DE FASE DA VIDA	QDR OU IA* (G/DIA)	FONTES ALIMENTARES SELECIONADAS	REAÇÕES ADVERSAS DE CONSUMO EXCESSIVO
CARBOIDRATOS DIGERÍVEIS TOTAIS				
QDR baseado em seu papel como fonte de energia primária para o cérebro FADM com base no seu papel como fonte de kcal para manter o peso corporal	*Lactentes* 0 a 6 meses 7 a 12 meses *Crianças* > 1 ano *Gravidez* ≤ 18 anos 19 a 30 anos	 60* 95* 130 175 175	Tipos principais: amidos e açúcares, grãos e vegetais (milho, massas, arroz, batatas, pães) são fontes de amido Açúcares naturais são encontrados em frutas e sucos Fontes de adição de açúcares: refrigerantes, doces, bebidas de frutas, sobremesas, xaropes e adoçantes†	Nenhum nível de ingestão definido para possíveis reações adversas de carboidrato digerível total foi identificado, mas a extremidade superior da FADM foi baseada na redução do risco de doença crônica e na promoção de ingestão adequada de outros nutrientes Sugere-se que a ingestão máxima de adição de açúcares seja limitada a fornecer não mais que 10% de energia
FIBRA TOTAL				
Melhora a laxação, reduz o risco de doença arterial (cardíaca) coronária, auxilia na manutenção dos níveis normais de glicemia	*Lactentes* *0 a 6 meses* 7 a 12 meses *Crianças* 1 a 3 anos 4 a 8 anos *Homens* 9 a 13 anos 14 a 18 anos 19 a 21 anos *Mulheres* 9 a 13 anos 14 a 18 anos 19 a 21 anos *Gravidez* ≤ 18 anos 19 a 21 anos	 ND ND 190* 25* 31* 38* 38* 26* 26* 25* 28* 28*	Inclui fibra dietética naturalmente presente nos grãos (p. ex., aveia, trigo, arroz integral) e fibra funcional sintetizada ou isolada de plantas ou animais e se mostra serem benéfica à saúde	Fibra dietética pode ter composições variáveis; portanto, é difícil ligar uma fonte específica de fibra a uma reação adversa particular, especialmente quando o fitato também está presente na fonte de fibra natural Como parte de uma dieta saudável em geral, uma alta ingestão de fibra dietética não produzirá efeitos deletérios em pessoas saudáveis Sintomas gastrintestinais adversos ocasionais são observados quando se consome algumas fibras isoladas ou sintéticas, mas reações adversas crônicas graves não foram observadas devido à natureza volumosa das fibras. O consumo excessivo provavelmente é autolimitante; portanto, um LM não foi definido para fibras funcionais isoladas
GORDURA TOTAL				
Fonte de energia Quando encontrada em alimentos, é uma fonte de AGPI ω3 e ω6 Facilita a absorção de vitaminas lipossolúveis	*Lactentes* 0 a 6 meses 7 a 12 meses 1 a 18 anos	 31* 30* Evidências insuficientes para determinar IA ou RME; consulte FADM, Tabela 55.2	Lactentes: Leite humano ou fórmula para lactentes Crianças mais velhas: manteiga, margarina, óleos vegetais, leite integral, gordura visível na carne e produtos avícolas, gordura invisível no peixe, moluscos, alguns produtos vegetais como sementes e castanhas, produtos de panificação	UL não definido porque não há ingestão definida de gordura em que ocorrem reações adversas. A alta ingestão de gordura leva à obesidade. A extremidade superior da FADM também se baseia na redução do risco de doenças crônicas e fornecimento de ingestão adequada de outros nutrientes† A baixa ingestão de gordura (com alto teor de carboidratos) demonstrou aumentar as concentrações plasmáticas de níveis de triacilglicerol e diminuir o colesterol HDL
ÁCIDOS GRAXOS POLI-INSATURADOS ω6				
Componente essencial dos lipídeos da membrana estrutural, envolvido na sinalização celular Precursor dos eicosanoides Necessário para a função normal da pele	Lactentes 0 a 6 meses 7 a 12 meses Crianças 1 a 3 anos 4 a 8 anos *Homens* 9 a 13 anos 14 a 18 anos 19 a 21 anos *Mulheres* 9 a 13 anos 14 a 18 anos 19 a 21 anos *Gravidez* ≤ 18 anos 19 a 21 anos *Lactação* ≤ 18 anos 19 a 21 anos	 4,4* 4,6* 7* 10* 12* 16* 17* 10* 11* 12* 13* 13* 13* 13*	Castanhas, sementes; óleos vegetais como óleo de soja, girassol, milho	Não há nenhuma ingestão definida de nível ω6 em que ocorrem reações adversas Extremidade superior da FADM baseia-se na ausência de evidências que demonstram segurança a longo prazo e estudos em humanos e in vitro que mostram um aumento da formação de radicais livres e peroxidação lipídica com maiores quantidades de ácidos graxos ω6 Acredita-se que a peroxidação lipídica seja um componente das placas ateroscleróticas

(*continua*)

Tabela 55.3 Referência dietética de consumo: macronutrientes. *(continuação)*

FUNÇÃO	GRUPO DE FASE DA VIDA	QDR OU IA* (G/DIA)	FONTES ALIMENTARES SELECIONADAS	REAÇÕES ADVERSAS DE CONSUMO EXCESSIVO
ÁCIDOS GRAXOS POLI-INSATURADOS ω3				
Envolvido no desenvolvimento e crescimento neurológico Precursor de eicosanoides	*Lactentes* 0 a 6 meses 7 a 12 meses *Crianças* 1 a 3 anos 4 a 8 anos *Homens* 9 a 13 anos 14 a 18 anos 19 a 21 anos *Mulheres* 9 a 13 anos 14 a 18 anos 19 a 21 anos *Gravidez* ≤18 anos 19 a 21 anos *Lactação* ≤18 anos 19 a 21 anos	 0,5* 0,5* 0,7* 0,9* 1,2* 1,6* 1,6* 1,0* 1,1* 1,1* 1,4* 1,4* 1,3* 1,3*	Óleos vegetais, p.ex., soja, canola, óleo de semente de linhaça; óleos de peixe, peixes gordos, nozes;[†] menores quantidades de carnes e ovos	Não há nenhum nível definido de ingestão para potenciais efeitos adversos de AGPI ω3 Extremidade superior da FADM baseia-se em manter o equilíbrio adequado de ácidos graxos ω6 e a ausência de evidência que demonstra segurança de longo prazo, juntamente com estudos in vitro em humanos que mostram formação aumentada de radicais livres e peroxidação de lipídeos com maiores quantidades de AGPI Como a cadeia mais longa de ácidos graxos n-3, ácido eicopentaenoico (EPA) e ácido docosa-hexaenoico (DHA) são biologicamente mais potentes que seu precursor, o ácido linoleico, grande parte do trabalho nos efeitos adversos desse grupo de ácidos graxos foi no DHA e EPA. Acredita-se que a peroxidação lipídica seja um componente no desenvolvimento das placas ateroscleróticas.
ÁCIDOS GRAXOS SATURADOS E TRANS				
O corpo pode sintetizar suas necessidades de ácidos graxos saturados de outras fontes		Sem exigência dietética	Ácidos graxos saturados estão presentes em gorduras de origem animal (gorduras de carne e de manteiga) e óleos de coco e de palmiste Gordura trans: margarinas em barra, alimentos que contêm gorduras vegetais hidrogenadas ou parcialmente hidrogenadas	Há um aumento crescente das concentrações de colesterol total e LDL no plasma com o aumento da ingestão de ácidos graxos saturados ou trans; portanto, as ingestões de gordura saturada devem ser limitadas a <10%, sem gordura trans[†‡]
COLESTEROL				
		Sem exigência dietética	Fontes: fígado, ovos, alimentos que contêm ovos, p. ex., cheesecake, torta de creme	
PROTEÍNA E AMINOÁCIDOS[†]				
Principal componente estrutural de todas as células do corpo Funciona como enzimas, em membranas, como carreadores de transporte e como alguns hormônios Durante a digestão e absorção, proteínas dietéticas são degradadas em aminoácidos, que se tornam os blocos de construção desses compostos estruturais e funcionais Nove aminoácidos indispensáveis devem ser fornecidos na dieta; o corpo pode fazer os outros aminoácidos necessários para sintetizar estruturas específicas de outros aminoácidos	*Lactentes* 0 a 6 meses 7 a 12 meses *Crianças* 1 a 3 anos 4 a 8 anos *Homens* 9 a 13 anos 14 a 18 anos ≥19 anos *Mulheres* 9 a 13 anos ≥14 anos ≤ 18 anos 19 a 21 anos	 9,1* 11,0 13 19 34 52 56 34 46 71	Proteínas de fontes animais, p. ex., carne vermelha, aves, peixes, ovos, leite, queijo, iogurte, fornecem todos os nove aminoácidos indispensáveis em quantidades adequadas e são considerados "proteínas completas" Proteínas de plantas, legumes, grãos, castanhas, sementes e vegetais tendem a ser deficientes em ≥ 1 dos aminoácidos indispensáveis e são chamadas de "proteínas incompletas" Dietas veganas adequadas em teor total de proteína podem ser "completas" combinando fontes de proteínas incompletas, que não têm aminoácidos diferentes indispensáveis	Nenhum nível de ingestão definido para possíveis reações adversas da proteína foi identificado Extremidade superior de FADM baseou-se em complementar a FADM para carboidratos e gordura para as várias faixas etárias Extremidade inferior da FADM é fixada aproximadamente na QDR

Nota: Os números marcados com uma estrela (*) são IA; e os números em negrito são QDR. QDRs e IAs podem ambas ser usadas como metas para a ingestão individual. As QDRs são ajustadas para satisfazer as necessidades de 97% a 98% dos membros de um grupo. Para crianças saudáveis amamentadas com leite materno, a IA é a ingestão média. Acredita-se que a IA para grupos de outras fases de vida e outro gênero abrange as necessidades de todos os membros do grupo, mas a falta de dados impede de especificar com confiança a porcentagem coberta por essa ingestão. A FADM é o intervalo de ingestão para determinada fonte de energia que está associada a um risco reduzido de doença crônica, proporcionando a ingestão de nutrientes essenciais. Com o consumo em excesso de FADM, existe um potencial para aumentar o risco de doenças crônicas e/ou a ingestão insuficiente de nutrientes essenciais. As quantidades NDs não são determináveis por causa da falta de dados em relação às reações adversas nessa faixa etária e da preocupação em relação à falta de capacidade para lidar com quantidades excessivas. A fonte de ingestão deve ser de alimentos apenas para evitar altos níveis de ingestão. *Ingestão adequada. [†]2015-2020 Dietary Guidelines for Americans. US Department of Health and Human Services. https://health.gov/dietaryguidelines/2015/. [‡]Com base em 1,5 g/kg/dia para lactentes, 1,1 g/kg/dia durante 1 a 3 anos, 0,95 g/kg/dia durante 4 a 13 anos, 0,85 g/kg/dia durante 14 a 18 anos, 0,8 g/kg/dia para adultos e 1,1 g/kg/dia para gestantes (com peso pré-gestacional) e mulheres lactantes. IA: ingestão adequada; FADM: faixa aceitável de distribuição de macronutrientes; GI: gastrintestinal; LDL: lipoproteína de baixa densidade (colesterol); ND: não determinável; AGPI: ácido graxo poli-insaturado; QDR: quantidade diária recomendada; LM: limite máximo. Adaptada de Food and Nutrition Board, Institute of Medicine: *Dietary reference intakes for energy, carbohydrate, fiber, fatty acids, cholesterol, protein and amino acids* https://www.nap.edu/read/10490/chapter/32

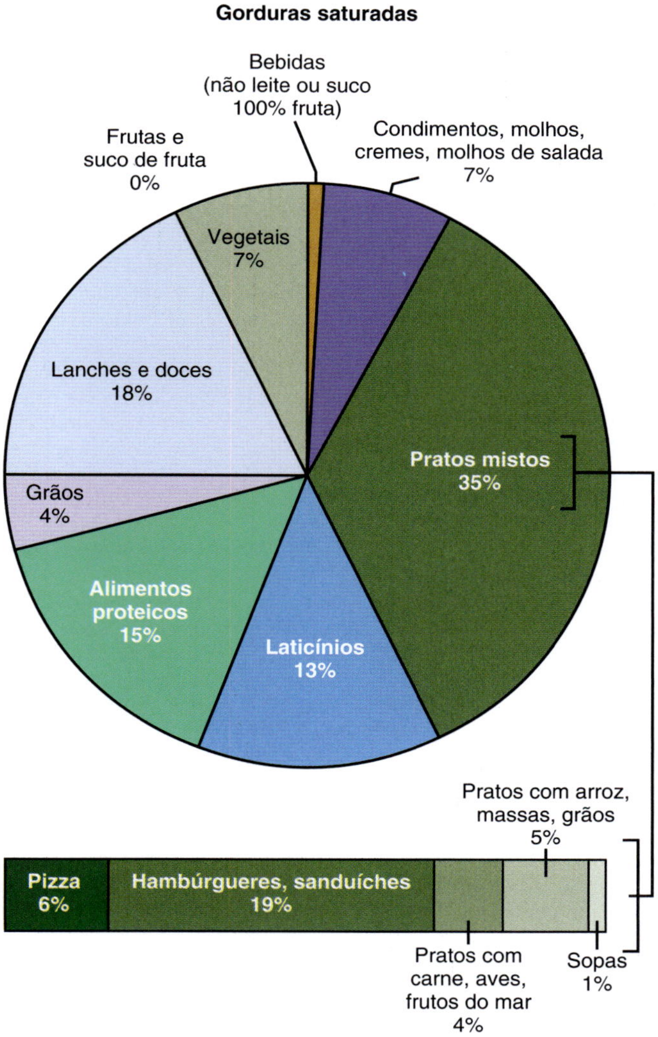

Figura 55.3 Fontes de gorduras saturadas de categoria alimentar na população dos EUA com 2 anos ou mais. Estimativas baseadas nos lembretes de dieta do dia 1 da WWEIA, National Health and Nutrition Examination Survey (NHANES), 2009-2010. (*De Análise de categoria do What We Eat in America (WWEIA) para o Comitê Consultivo para Diretrizes Dietéticas de 2015.* https://health.gov/dietaryguidelines/2015/guidelines/chapter-2/a-closer-look-at-current-intakes-and-recommended-shifts/#figure-2-12.)

componentes da dieta. As gorduras *trans* – um subproduto da hidrogenação de óleos vegetais para formar margarina – *não apresentam qualquer benefício de saúde conhecido em seres humanos*. Elas não têm uma IA ou QDR definida. Na verdade, essas substâncias comportam-se como gorduras saturadas. Um LM não foi definido para colesterol, gorduras saturadas ou *trans* porque há uma associação linear positiva contínua entre a ingestão dessas gorduras e o aumento do risco de doença CV, sem um nível máximo. As dietas pobres em gorduras saturadas e colesterol sem gorduras *trans* são, portanto, preferidas.

Os esforços para reduzir ou eliminar as gorduras *trans* da dieta continuam. Para uma saúde CV ideal na população em geral, em vez de limitar a ingestão de gordura, o conselho deve concentrar-se, na maioria dos casos, na mudança do tipo de gordura consumida. Com relação à prevenção da obesidade, todos os tipos de ácidos graxos possuem o mesmo teor energético e podem contribuir para o aumento do risco de obesidade. As atuais Diretrizes Dietéticas para Norte-Americanos de 2015-2020 não restringem mais a quantidade de energia que deve vir da ingestão de gordura, mas continuam recomendando que menos de 10% do total de calorias diárias venham da gordura saturada, sem ingestão de gordura *trans*. Além disso, essas diretrizes não especificam limites para a ingestão de colesterol na dieta, porque não há evidências claras e fortes da relação entre o colesterol na dieta e no sangue.

Os seres humanos são incapazes de sintetizar os precursores ômega (ω) 3 (ácido α-linoleico, AAL) e ω6 (ácido linoleico, AL) dos AGPIs, e dependem da dieta para obter esses dois ácidos graxos essenciais (AGE). Óleo de cártamo e girassol são boas fontes de ácido linoleico. Óleo de noz e linhaça são boas fontes de AAL. A **deficiência de ácidos graxos essenciais** com AL está associada a erupções cutâneas descamativas, alopecia, trombocitopenia, imunidade comprometida e déficits de crescimento, mas é rara na população em geral. Os AGE são enzimaticamente alongados e dessaturados em ácidos graxos de cadeia longa; AAL pode ser convertido em AGPI ω3 ácido eicosapentaenoico (EPA) e ácido docosa-hexaenoico (DHA). AL é convertido em ácido araquidônico (AAR). AGPIs de cadeia longa, como DHA e AAR, têm uma variedade de funções celulares estruturais e funcionais; eles influenciam a fluidez e a função da membrana na expressão gênica, e modulam a resposta inflamatória. AAR e DHA estão presentes no leite materno, frequentemente suplementado nas fórmulas para lactentes, e são necessários para o crescimento e desenvolvimento normais. O DHA está presente na retina e está envolvido na resposta visual evocada em lactentes.

A conversão de AAL em EPA e DHA e de AL em AAR é influenciada por muitos fatores, incluindo o tipo e as quantidades de gorduras alimentares, e a afinidade do substrato enzimático entre os concorrentes ω3, ω6, ω9, ácidos graxos saturados e *trans*. Aproximadamente 0,5% de AAL dietético é convertido em DHA, e 5% da ingestão de AAL são convertidos em EPA; portanto, a ingestão dietética de AGPI de cadeia longa é um determinante importante do estado de AGPI de cadeia longa sérico e tecidual. Acredita-se que a atividade biológica e os benefícios para a saúde do AAL são produzidos por meio dos derivados de AGPI de cadeia longa EPA e DHA. Compatível com esses achados de conversão limitada de AAL em EPA e DHA, e com o fato de que EPA e DHA parecem conferir o papel biológico e os benefícios para a saúde, a ingestão dietética de referência (IDR) estipula que até 10% da IA para AGPI ω3 (sendo AAL o principal constituinte dietético) podem ser substituídos por DHA e EPA para dar suporte ao desenvolvimento neural e crescimento normais.

A proporção de ingestão alimentar de cada tipo de AGPI influencia suas quantidades relativas em compartimentos teciduais diferentes. Uma razão dietética de AGPI ω6:ω3 de 4-5:1 pode ser benéfica na redução do risco de doença e pode estar associada a melhores desfechos de saúde, em comparação com a razão atual de 15-30:1 observada na dieta nos Estados Unidos.

PROTEÍNA

Proteína e aminoácidos têm papéis estruturais e funcionais em cada célula do corpo. A ingestão de proteína na dieta é necessária para repor o *turnover* proteico e atender às necessidades de aminoácidos para o crescimento. A ingestão de proteína na dieta também fornece aproximadamente 4 kcal/g como substrato energético quando em excesso em relação à necessidade ou durante períodos de catabolismo. A ingestão energética ou a ingestão proteica inadequada aumentam o catabolismo dos reservatórios de proteína corporal (p. ex., massa corporal magra) para a energia e aminoácidos livres necessários para dar suporte à função fisiológica normal. O nitrogênio derivado do *turnover* de proteínas é excretado na urina, nas fezes e em outras excreções corporais. A maior ingestão de proteínas pode ser necessária para estados hipermetabólicos raros, como lesões por queimaduras extensas. A desnutrição energético-proteica, embora relativamente rara na população não institucionalizada dos Estados Unidos, é mais comum em países em desenvolvimento. A desnutrição energético-proteica compromete as funções cerebrais, do sistema imunológico e da mucosa intestinal (Capítulo 59).

A IDR para a proteína é fornecida na Tabela 55.3. De acordo com as Diretrizes Dietéticas para Norte-Americanos de 2015-2020, a ingestão média de proteínas de aves, carnes, ovos, nozes, sementes e produtos de soja está próxima das quantidades recomendadas para todas as idades. A ingestão de proteínas é maior do que as quantidades recomendadas em adolescentes do sexo masculino (principalmente de carnes, aves e ovos). A ingestão de proteínas de frutos do mar é baixa em todos os grupos de idade e sexo. Um LM para proteína não foi definido. Alguns atletas podem ter necessidades proteicas maiores, de aproximadamente 2 g/kg/dia, para prevenir a perda de massa sem gordura ou massa magra. Determinadas condições podem exigir um aumento modesto na ingestão de proteínas, como condições com alto *turnover* de proteína, condições inflamatórias ou estados pós-cirúrgicos, bem como fibrose cística, doenças críticas, lesões por queimaduras, doença hepática compensada e cirurgia bariátrica (p. ex., gastrectomia em manga laparoscópica e *bypass* gástrico em Y de Roux). A ingestão de proteínas ou aminoácidos específicos precisa ser limitada em algumas condições de saúde, como doença renal e doença hepática descompensada, e doenças metabólicas, como a fenilcetonúria e a doença renal de xarope de bordo, nas quais aminoácidos específicos podem ser tóxicos.

O teor de aminoácidos na proteína dietética também é importante. Determinados aminoácidos são **indispensáveis**, e os seres humanos dependem de fontes dietéticas para atender à adequação e evitar deficiências. Determinados aminoácidos são denominados de **condicionalmente essenciais/indispensáveis**, o que significa que se tornam imprescindíveis para pacientes acometidos por algumas doenças ou durante determinada fase da vida, como ocorre com a cisteína, tirosina e arginina em recém-nascidos, por causa da imaturidade das enzimas (Tabela 55.4). O leite humano contém ambos os aminoácidos, indispensáveis e condicionalmente indispensáveis, e, por conseguinte, atende às necessidades de proteína para lactentes. O leite materno é considerado a fonte ideal de proteínas para os lactentes e apresenta a composição de aminoácidos de referência cuja qualidade biológica é determinada para lactentes. Se um único aminoácido em uma fonte de proteína alimentar é baixo ou ausente mas é necessário para dar suporte ao metabolismo normal, esse aminoácido específico torna-se o nutriente limitante naquele alimento. Para fórmulas para lactentes à base de soja, a suplementação da fórmula com o aminoácido limitante (metionina) faz-se necessária. Determinadas substâncias semelhantes a aminoácidos, como creatinina, são usadas por alguns atletas e podem melhorar o desempenho. Essa suplementação deve ser monitorada para potenciais efeitos colaterais.

Para assegurar um crescimento adequado e promover saciedade, as crianças devem consumir a quantidade recomendada de proteína. As recomendações específicas para fontes de proteína na alimentação adequadas para atender às necessidades do aminoácido indispensável estão disponíveis para grupos que adotam dietas específicas, como os vegetarianos e veganos. A inclusão de leguminosas e milho, assim como a utilização de uma variedade de fontes de alimentos para fornecer todos os aminoácidos necessários, é uma estratégia defendida para vegetarianos e veganos (Capítulo 56).

CARBOIDRATOS

Carboidratos são abundantes em muitos alimentos, incluindo cereais, grãos, frutas e vegetais, e fornecem cerca de 4 kcal/g. Carboidratos da dieta incluem *monossacarídeos*, que contêm uma molécula de açúcar (glicose, frutose); *dissacarídeos*, que contêm duas moléculas de açúcar (sacarose, lactose); *oligossacarídeos* ou *polissacarídeos*, que contêm várias moléculas de açúcar em uma configuração de cadeia ou complexa (p. ex., amido); e *álcoois de açúcar*. A **glicose** serve como fonte essencial de energia para as hemácias e o sistema nervoso central e como importante fonte de energia para todas as outras células. As necessidades de carboidratos baseiam-se na quantidade mínima média de glicose utilizada pelo cérebro. Ingestão crônica baixa de carboidratos resulta em cetose. Embora não tenha sido definido um LM para carboidratos, um consumo máximo de menos de 10% do consumo total de energia com a adição de açúcares foi proposto nas Diretrizes Dietéticas para Norte-Americanos de 2015-2020. Os açúcares adicionados incluem xaropes e outros *adoçantes* calóricos (Figura 55.4). Esses açúcares adicionados não contribuem com nutrientes essenciais e funcionam como adoçantes de alimentos e bebidas aos quais são adicionados. Os açúcares de ocorrência natural, como no leite (lactose) ou nas frutas, não são incluídos. A maior ingestão de adição de açúcar pode deslocar outros macros e micronutrientes e aumentar o risco para deficiências nutricionais e ingestão excessiva de energia. Não há vantagem ou benefício da ingestão de calorias opcionais, como o consumo de açúcares adicionados. Na verdade, o excesso de calorias dos açúcares adicionados pode dificultar o atendimento às necessidades nutricionais enquanto se permanece com a ingestão calórica total recomendada.

As recomendações das FADMs para carboidratos são baseadas em dados que sugerem um risco para doença arterial coronariana (DAC) com dietas ricas em carboidratos e pobres em gordura (Tabela 55.2). Essas dietas, em comparação com as de maior ingestão de gordura, resultam em altos níveis de triglicerídeos, baixo colesterol com lipoproteína de alta densidade (HDL) e pequenas partículas de colesterol LDL, e estão associadas a um alto risco de DAC, especialmente em pessoas sedentárias com sobrepeso. Dietas dentro da FADM para carboidratos e gorduras minimizam os riscos de diabetes, obesidade e DAC. Dietas com menos do mínimo da FADM para carboidratos muito provavelmente não atendem a IA para fibras (Tabela 55.3).

A maioria dos carboidratos está presente nos alimentos sob a apresentação de amidos ou açúcares. Os açúcares simples (monossacarídeos e dissacarídeos) são frequentemente adicionados a alimentos e bebidas durante a preparação, o processamento e o empacotamento, para melhorar a palatabilidade, além de atuarem como conservantes. Refrigerantes não *diet*, sucos, *iced tea* (bebidas geladas à base de chás) e bebidas esportivas são os principais contribuintes de adição de açúcares em dietas de crianças e adolescentes norte-americanos. A adição de açúcares aumenta o risco de obesidade, diabetes e cáries dentárias. A frutose é um tipo de açúcar adicionado por meio de um xarope de milho com alto teor de frutose, que é onipresente na dieta nos Estados Unidos. A frutose aumenta a produção de HDL e triglicerídeos no fígado e os níveis séricos de ácido úrico que aumentam a pressão arterial sistólica, além de estar associada a doença hepática gordurosa não alcoólica e síndrome metabólica. A ingestão excessiva de frutose, tal como por meio de sucos de fruta, está relacionada com diarreia, dor abdominal e falha no crescimento em crianças.

O **índice glicêmico** é a medida da concentração máxima de glicose no sangue 2 horas após a ingestão de certo alimento em comparação

Tabela 55.4 Aminoácidos indispensáveis, dispensáveis e condicionalmente indispensáveis na dieta humana.

INDISPENSÁVEL	DISPENSÁVEL	CONDICIONALMENTE INDISPENSÁVEL*	PRECURSORES DE CONDICIONALMENTE INDISPENSÁVEL
Fenilalanina	Ácido aspártico	Arginina	Glutamina/glutamato, aspartato
Histidina†	Ácido glutâmico	Cisteína	Metionina, serina
Isoleucina	Alanina	Glicina	Ácido glutâmico/amônia
Leucina	Asparagina	Glutamina	Serina, colina
Lisina	Serina	Prolina	Glutamato
Metionina		Tirosina	Fenilalanina
Treonina			
Triptofano			
Valina			

*_Condicionalmente indispensável_ é definido como o que necessita de uma fonte dietética quando a síntese endógena não pode atender à necessidade metabólica.
†Embora a histidina seja considerada indispensável, ao contrário dos outros oito aminoácidos indispensáveis, ela não preenche os critérios de redução da deposição de proteína e indução do equilíbrio negativo de nitrogênio imediatamente após a remoção da dieta. Adaptada de Otten JJ, Hellwig JP, Meyers LD, editores; Institute of Medicine: *Dietary reference intakes: the essential guide to nutrient requirements*, Washington, DC, 2006, National Academies Press.

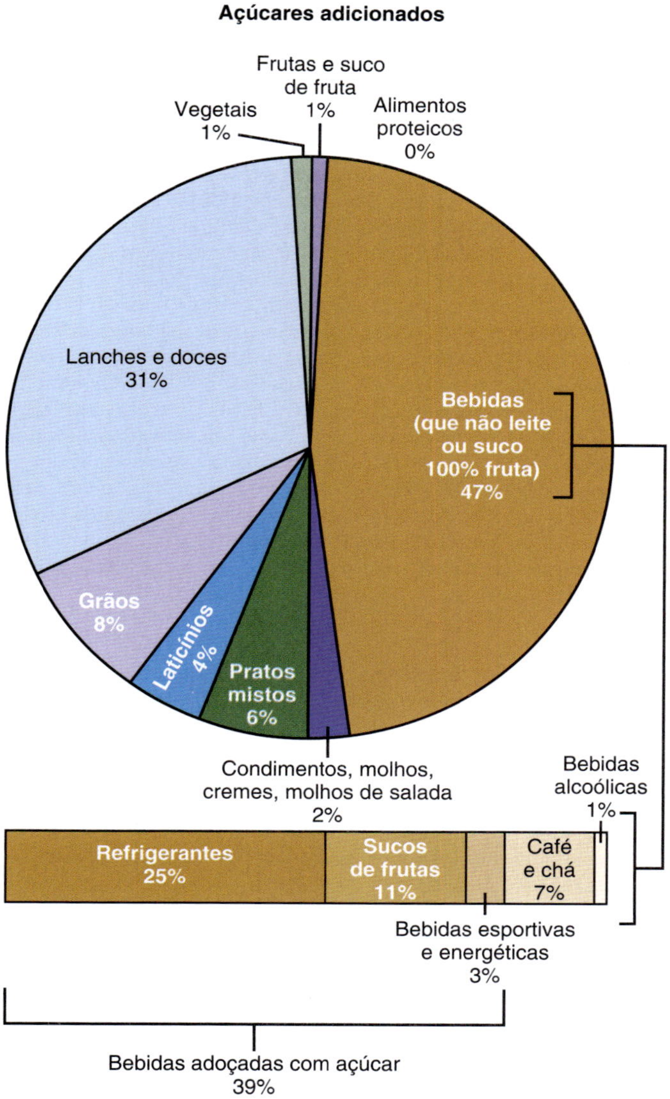

Figura 55.4 **Fontes de açúcares adicionados de categoria alimentar na população dos EUA com 2 anos ou mais.** Estimativas baseadas nos lembretes de dieta do dia 1 da WWEIA, National Health and Nutrition Examination Survey (NHANES), 2009-2010. (*De Análise de categoria do What We Eat in America (WWEIA) para o Comitê Consultivo para Diretrizes Dietéticas de 2015.* https://health.gov/dietaryguidelines/2015/guidelines/chapter-2/a-closer-look-at-current-intakes-and-recommended-shifts/#figure-2-10.)

a um alimento padrão de referência (uma fatia de pão branco). O índice glicêmico tem efeitos previsíveis na glicemia, hemoglobina A_{1c}, insulina, triglicerídeos e colesterol HDL. Alimentos com índice glicêmico mais baixo são recomendados e podem reduzir o risco de resistência a insulina e doença CV (p. ex., farelo de aveia, muesli, cevada, cenoura, vegetais sem amido, a maioria das frutas).

FIBRAS

Fibras consistem em carboidratos *não digeríveis*, sobretudo derivados de fontes vegetais, como grãos integrais, frutas e vegetais, que escapam da digestão e chegam ao cólon quase 100% intactos. Esses compostos foram previamente classificados como *hidrossolúveis versus insolúveis*, o que pode ser uma distinção de saúde menos significativa, mas ainda comumente usada. A classificação da IDR inclui **fibra dietética** (carboidratos não digeríveis e lignina, que são intactos e essenciais em plantas), **fibra funcional** (fibra com conhecidos benefícios fisiológicos em humanos) e **fibra total** (dietética mais funcional).

Embora não contribua de forma significativa para a ingestão de energia, a ingestão de fibras realmente tem vários papéis importantes. O destino metabólico da fibra é influenciado sobretudo pelas bactérias colônicas, que a tornam suscetível a fermentação, dependendo da estrutura da fibra (p. ex., pectina, farelo de aveia). Derivados comuns da fermentação colônica incluem dióxido de carbono, metano (em adição a outros gases), **oligofrutoses** (também conhecidas como *prebióticos,* um substrato que nutre a microbiota gastrintestinal comensurada benéfica) e **ácidos graxos de cadeia curta (AGCC)**. Os AGCC comuns produzidos por fermentação incluem acetato, butirato e propionato. Há uma interação dinâmica entre o meio bacteriano colônico e a dieta. Os AGCCs influenciam a fisiologia do cólon, estimulando o fluxo sanguíneo colônico e a captação de líquidos e eletrólitos. O butirato é o combustível preferido do colonócito e pode ter um papel na manutenção do fenótipo normal nessas células.

A fibra dietética pode ter um papel importante ao diluir toxinas, carcinógenos e promotores tumorais; diminuir o tempo de trânsito, reduzindo, assim, a exposição à mucosa colônica; e promover a expulsão da toxina no trânsito fecal. A fibra dietética resistente à degradação do cólon pode também desempenhar um papel na manutenção e promoção do bolo fecal e na regulação de pressão intraluminal e resistência da parede colônica, motilidade colônica desordenada ou ambas. A ausência de determinados tipos de fibra dietética está associada a constipação intestinal e diverticulose.

Todos os tipos de fibra retardam o esvaziamento gástrico e promovem saciedade e, desse modo, podem ajudar a regular o apetite. A fibra dietética pode reduzir a taxa de síntese e absorção de açúcares simples, e pode ajudar na regulação da concentração de açúcar no sangue, com menor nível pós-prandial. A fibra dietética tem um baixo índice glicêmico e pode ter um efeito benéfico em casos de sensibilidade à insulina. A fibra também se liga ao colesterol luminal e reduz a absorção e/ou a circulação entero-hepática do colesterol em sais biliares (com a ingestão de apresentações mais viscosas de fibra dietética, como a pectina). Goma guar, produtos de aveia e pectina (previamente categorizada com fibra solúvel) reduzem o colesterol sérico, enquanto a fibra insolúvel (p. ex., linhaça, farelo de trigo) pode reduzir os triglicerídeos séricos. No entanto, fibras como psílio, dextrinas resistentes e amido resistente podem reduzir o LDL sérico e os triglicerídeos. As classificações mais antigas dos benefícios de tipos de fibras solúveis *versus* insolúveis, portanto, não são sempre compatíveis. A ingestão reduzida de fibras na sociedade ocidental foi associada a aumento da incidência e prevalência de diabetes, obesidade, doenças CV, câncer de cólon e DII.

Não há dados suficientes para estabelecer uma RME para a fibra dietética. Uma IA para fibra dietética foi definida com base nos níveis de consumo associados à redução do risco de doença CV e à redução ou normalização do colesterol sérico (Tabela 55.3). Um LM não foi delimitado para as fibras, que não são consideradas prejudiciais para a saúde humana. Várias recomendações tratam a ingestão de fibra na dieta com base no peso corporal ou como proporção de calorias diárias consumidas. A abordagem prevalente, no entanto, baseia-se em consenso de especialistas e usa uma regra geral guiada por considerações de segurança, com melhora da laxação e risco reduzido de futuras doenças crônicas como metas. A equação utilizada para ingestão de fibras em crianças é:

$$\text{Ingestão de gramas de fibra por dia} = \text{idade (em anos)} + 5 \text{ a idade (em anos)} + 10.$$

Vale ressaltar que a recomendação não especifica o tipo de fibra e é anterior à definição mais recente de fibra. As dificuldades em fazer recomendações melhores para as metas de ingestão de fibra em crianças incluem a falta de consenso sobre a definição de fibra e ensaios clínicos randomizados duplo-cegos controlados por placebo inadequados com desfechos bem definidos e clinicamente significativos.

Determinados tipos de ingestão de fibras estão associados ao risco aumentado de sintomas gastrintestinais (GI), tais como: dor abdominal funcional, distúrbios GI e espectro de DII. Alguns tipos de fibra podem apresentar sintomas com base em sua digestibilidade, formação de subprodutos e interações com a microbiota GI. Restrição de

oligossacarídeos (p. ex., fruto-oligossacarídeos, como cebolas) **fermentáveis** (ou seja, para produzir metano, CO_2 e hidrogênio), **dissacarídeos** (p. ex., lactose), **monossacarídeos** (p. ex., frutose) e **polióis** (p. ex., sorbitol) (**FODMAP**) ou substituição por alimentos com baixo teor de FODMAP pode ser benéfica. As substituições dentro dos mesmos grupos de alimentos podem mudar de uma dieta com alto FODMAP para uma dieta com baixo FODMAP, o que pode fornecer alívio dos sintomas GI. Por exemplo, substituir aipo por pepino seria trocar um alimento com alto teor de FODMAP por um alimento com baixo teor de FODMAP.

Por último, o manejo alimentar em determinadas doenças pode colocar essas crianças em risco de ingestão baixa de fibras. Por exemplo, crianças com doença celíaca são aconselhadas a fazer dieta sem glúten. Assim, essas crianças correm o risco de ingestão inadequada de fibras, por isso fontes alternativas de fibra sem glúten devem ser recomendadas, como tapioca, linhaça, milho, arroz, sorgo e quinoa.

MICRONUTRIENTES

(Ver Capítulos 61 a 67.)

As vitaminas e os oligoelementos minerais, os **micronutrientes** da dieta, são essenciais no crescimento e desenvolvimento e contribuem para uma série de funções fisiológicas. Muitas crianças norte-americanas têm ingestão abaixo do ideal de ferro, zinco, potássio, cálcio, vitamina D e vitamina K, e ingestão de sódio em excesso. As recomendações dietéticas para micronutrientes foram originalmente estabelecidas para evitar deficiência e hoje em dia também incluem o impacto de micronutrientes nos desfechos de saúde a longo prazo (Tabela 55.5). O enriquecimento de alimentos é uma estratégia eficaz para evitar algumas deficiências de nutrientes e foi implementado com sucesso para evitar deficiência de iodo e ácido fólico.

O leite materno fornece consumo ideal da maioria dos nutrientes, incluindo ferro e zinco. Embora estejam presentes em quantidades menores se comparadas com fórmulas para lactentes, ferro e zinco são mais biodisponíveis e suficientes para atender às necessidades infantis até aproximadamente 4 a 6 meses de idade. Após essa idade, ferro e zinco são requeridos na dieta complementar, como cereais e carnes processadas enriquecidas com ferro.

Ferro

As necessidades de ferro são relativamente mais elevadas durante a lactância e a infância do que mais tarde na vida, e são maiores para mulheres que menstruam do que para homens de idades semelhantes (ver Capítulo 67). O ferro presente na proteína animal é mais biodisponível que o encontrado em vegetais e outros alimentos porque já está incorporado em moléculas heme no sangue e no músculo. A **deficiência de ferro** é a deficiência de micronutrientes mais comum no mundo e está associada a anemia ferropriva e déficits neurocognitivos em algumas crianças. A **deficiência de zinco** afeta milhões de crianças e está relacionada com um risco aumentado de comprometimento do crescimento linear (nanismo), comprometimento da função imunológica e aumento do risco de doenças respiratórias e diarreicas.

Vitamina D

O leite materno é uma fonte pobre de **vitamina D**. A insuficiência dessa vitamina é mais comum em lactentes e crianças do que se pensava. A vitamina D é essencial para o metabolismo ósseo e o cálcio, mas também é um determinante importante de vários desfechos de saúde não ósseos (Capítulo 64). Crianças de todas as idades com pele mais escura e as que não consomem laticínios enriquecidos devem ser triadas para deficiência de vitamina D. A IDR para vitamina D baseia-se em seus efeitos sobre o *status* de cálcio e saúde óssea. O objetivo é atingir níveis séricos de 25-hidroxivitamina D acima de 50 nmol/ℓ (30 ng/dℓ). A American Academy of Pediatrics (AAP) recomenda ingestão total de vitamina D de 400 UI/dia para lactentes e crianças. Uma suplementação é recomendada para todos os lactentes sob aleitamento materno para garantir ingestão suficiente. Em 2010, os IOM aumentaram a QDR de vitamina D para 600 unidades diárias para crianças saudáveis de 1 a 18 anos de idade.

Cálcio

O cálcio é essencial para a saúde óssea. A adequação é determinada, em parte, pelo teor mineral ósseo e a densidade mineral óssea (DMO). Os principais órgãos de armazenamento de cálcio são os ossos e dentes. O ganho mineral ósseo ocorre principalmente durante a infância, e o pico de massa óssea é alcançado por volta da segunda à terceira décadas de vida. As recomendações de cálcio variam de acordo com a idade e foram atualizadas em 2011. Essas alterações incluem uma mudança de uma IA para QDR, em termos de força de evidência para recomendações, e LM aumentado em idades de 9 a 18 anos (Tabela 55.6). Não há biomarcadores adequados para avaliar o *status* do cálcio em crianças saudáveis, porque o cálcio sérico é regulado de forma rígida (independentemente da ingestão e do cálcio corporal total) por alterações nos níveis de hormônio da paratireoide e calcitriol. Manter o nível de cálcio sérico adequado, apesar da ingestão inadequada, pode prejudicar a DMO. Portanto, em longo prazo, a DMO reduzida poderia servir como um marcador substituto da ingestão e do estado de cálcio. É importante observar que outras variáveis influenciam a DMO. As avaliações do *status* do cálcio devem incluir a ingestão de cálcio na dieta. Também é importante educar as famílias sobre fontes adicionais e alternativas de cálcio (incluindo suplementação de cálcio) se a ingestão de cálcio for determinada como baixa.

Vitamina K

A vitamina K é um importante determinante da saúde óssea e um importante cofator para fatores da coagulação (fatores II, VII, IX e X; proteína C e S) (ver Capítulo 66).

Eletrólitos

O potássio (K^+) e o sódio (Na^+) são os principais cátions intra e extracelulares, respectivamente, e estão envolvidos no transporte de líquidos e nutrientes pela membrana celular. A IA para o **potássio** está relacionada com seus efeitos na manutenção de uma pressão arterial saudável, reduzindo o risco de nefrolitíase e dando suporte à saúde dos ossos. Moderada deficiência de potássio ocorre mesmo na ausência de hipopotassemia e pode resultar em aumento da pressão arterial, acidente vascular encefálico e outras doenças CV.

A maioria das crianças norte-americanas tem ingestão de potássio abaixo das recomendações atuais, e os afrodescendentes têm menor ingestão de potássio do que os brancos. Para as pessoas com risco elevado de hipertensão e que são sensíveis ao sal, a redução da ingestão de sódio e o aumento da ingestão de potássio é aconselhada. Vegetais de folhas verdes, frutos de trepadeiras (p. ex., tomates, berinjela, abobrinha, abóbora) e vegetais de raiz (p. ex., inhame, beterraba) são boas fontes alimentares de potássio (Tabela 55.6).

Pessoas com insuficiência renal podem precisar reduzir a ingestão de potássio, pois a hiperpotassemia pode aumentar o risco de arritmias cardíacas fatais entre esses pacientes.

A maior parte do **sódio** da dieta (como cloreto de sódio ou sal de cozinha) nos Estados Unidos é encontrada em alimentos processados, pães e condimentos (Figura 55.5). O sal de sódio é adicionado aos alimentos para servir como conservante alimentar e aumentar a palatabilidade. O sódio tem uma IA, mas, dado o risco de hipertensão relacionado com o sal de cozinha, um LM também foi definido. O limiar de LM pode ser ainda menor em afrodescendentes, que, em média, são mais sensíveis ao sal de sódio, e para aqueles com hipertensão ou doença renal preexistente. A ingestão dietética de sódio também interfere na ingestão de potássio. Razão sódio-potássio elevada pode aumentar o risco de nefrolitíase. Consumos inferiores a 2.300 mg (aproximadamente 1 colher de chá) por dia são recomendados. A média diária de ingestão de sal para a maioria das pessoas nos Estados Unidos e no Canadá excede tanto a IA como o LM. Para populações com ou sob risco de hipertensão e doença renal, *a ingestão de sódio deve ser reduzida para menos de 1.500 mg/dia e a ingestão de potássio aumentada para mais de 4.700 mg/dia.* Para pessoas com hipertensão, orientações dietéticas adicionais estão disponíveis no plano alimentar da Dietary Approaches to Stop Hypertension (DASH).

Tabela 55.5 Referência dietética de consumo para vitaminas

NUTRIENTE	FUNÇÃO	GRUPO DE FASE DA VIDA	QD OU IA	LM	FONTES SELECIONADAS DE ALIMENTOS	REAÇÕES ADVERSAS DO CONSUMO EXCESSIVO	CONSIDERAÇÕES ESPECIAIS
Biotina (também conhecida como vitamina B_7)	Coenzima na síntese de gordura, glicogênio e aminoácidos	*Lactentes* (μg/dia)			Fígado Quantidades menores em frutas e carnes	Nenhuma reação adversa de biotina em seres humanos ou animais foi encontrada; isso não significa que não há potencial para reações adversas resultantes das altas ingestões Como há poucos dados sobre efeitos adversos da biotina, é necessário ter cautela	Nenhuma
		0 a 6 meses	5*	ND			
		7 a 12 meses	6*	ND			
		Crianças (μg/dia)					
		1 a 3 anos	8*	ND			
		4 a 8 anos	12*	ND			
		Homens (μg/dia)					
		9 a 13 anos	20*	ND			
		14 a 18 anos	25*	ND			
		19 a 21 anos	30*	ND			
		Mulheres (μg/dia)					
		9 a 13 anos	20*	ND			
		14 a 18 anos	25*	ND			
		19 a 21 anos	30*	ND			
		Gravidez (μg/dia)					
		≤ 18 anos	30*	ND			
		19 a 21 anos	30*	ND			
		Lactação (μg/dia)					
		≤ 18 anos	35*	ND			
		19 a 21 anos	35*	ND			
Colina	Precursor para acetilcolina, fosfolipídeos e betaína	*Lactentes* (mg/dia)			Leite, fígado, ovos, amendoim	Odor corporal de peixe, sudorese, salivação, hipotensão, hepatotoxicidade	Pacientes com trimetilaminúria, doença renal, doença hepática, depressão e doença de Parkinson podem apresentar risco de reações adversas com ingestões de colina no LS As IA foram definidas para a colina, mas há poucos dados para avaliar se um suprimento dietético de colina é necessário em todas as fases do ciclo de vida, e a necessidade de colina pode ser atendida pela síntese endógena em algumas dessas fases
		0–6 meses	125*	ND			
		7–12 meses	150*	ND			
		Crianças (mg/dia)					
		1 a 3 anos	200*	1.000			
		4 a 8 anos	250*	1.000			
		Homens (mg/dia)					
		9 a 13 anos	375*	2.000			
		14 a 18 anos	550*	3.000			
		19 a 21 anos	550*	3.500			
		Mulheres (mg/dia)					
		9 a 13 anos	375*	2.000			
		14 a 18 anos	400*	3.000			
		19 a 21 anos	425*	3.500			
		Gravidez (mg/dia)					
		≤ 18 anos	450*	3.000			
		19 a 21 anos	450*	3.500			
		Lactação (mg/dia)					
		≤ 18 anos	550*	3.000			
		19 a 21 anos	550*	3.500			

(*continua*)

Tabela 55.5 Referência dietética de consumo para vitaminas (*continuação*)

NUTRIENTE	FUNÇÃO	GRUPO DE FASE DA VIDA	QD OU IA	LM	FONTES SELECIONADAS DE ALIMENTOS	REAÇÕES ADVERSAS DO CONSUMO EXCESSIVO	CONSIDERAÇÕES ESPECIAIS
Folato (também conhecido como ácido fólico, vitamina B_9, folacina), pteroil-poliglutamatos administrados como equivalentes de folato dietético (DFE) 1 DFE = 1 μg de folato alimentar = 0,6 μg de alimento enriquecido ou como suplemento consumido com alimento = 0,5 μg de um suplemento ingerido com o estômago vazio	Coenzima no metabolismo de ácido nucleico e aminoácidos Previne anemia megaloblástica	*Lactentes* (μg/dia)			Cereais enriquecidos, grãos, vegetais de folhas escuras, pães e produtos de panificação enriquecidos e integrais, cereais prontos para consumo	Complicações neurológicas ocultas em pessoas com deficiência de vitamina B_{12} Nenhuma reação adversa associada a ácido fólico de alimentos ou suplementos foi relatada; isso não significa que não haja potencial para reações adversas resultantes de altas ingestões Como os dados sobre reações adversas de folato são limitados, é necessário cautela LM para folato aplica-se para formas sintéticas obtidas de suplementos e/ou alimentos enriquecidos	Tendo em vista evidências que ligam a ingestão precária de folato com defeitos do tubo neural, todas as mulheres que podem engravidar devem consumir 400 μg/dia de suplementos ou alimentos enriquecidos além da ingestão de folato alimentar por meio de uma dieta variada
		0 a 6 meses	65*	ND			
		7 a 12 meses	80*	ND			
		Crianças (μg/dia)					
		1 a 3 anos	150	300			
		4 a 8 anos	200	400			
		Homens (μg/dia)					
		9 a 13 anos	300	600			
		14 a 18 anos	400	800			
		19 a 21 anos	400	1.000			
		Mulheres (μg/dia)					
		9 a 13 anos	300	600			
		14 a 18 anos	400	800			
		19 a 21 anos	400	1.000			
		Gravidez (μg/dia)					
		≤ 18 anos	600	800			
		19 a 21 anos	600	1.000			
		Lactação (μg/dia)					
		≤ 18 anos	500	800			
		19 a 21 anos	500	1.000			
Niacina (também conhecida como vitamina B_3) Inclui ácido nicotínico amido, ácido nicotínico (piridina-3 ácido carboxílico) e derivados que exibem a atividade biológica da nicotinamida Administrada como equivalentes de niacina (EN) 1 mg de niacina = 60 mg de triptofano Idade 0–6 meses = niacina pré-formada (não EN)	Coenzima ou cossubstrato em muitas reações de redução e oxidação biológica, assim necessária para o metabolismo de energia	*Lactentes* (mg/dia)			Carne, peixe, aves, pães e produtos de panificação enriquecidos e integrais e cereais enriquecidos prontos para comer	Não há evidência de reações adversas do consumo de niacina de ocorrência natural no alimento Reações adversas de suplementos que contêm niacina podem incluir rubor e desconforto gastrintestinal LM para niacina aplica-se a formas sintéticas obtidas de suplementos, alimentos enriquecidos ou uma combinação destes	Niacina extra pode ser exigida por pessoas tratadas com hemodiálise ou diálise peritoneal ou por aquelas com síndrome de má absorção
		0 a 6 meses	2*	ND			
		7 a 12 meses	4*	ND			
		Crianças (mg/dia)					
		1 a 3 anos	6	10			
		4 a 8 anos	8	15			
		Homens (mg/dia)					
		9 a 13 anos	12	20			
		14 a 18 anos	16	30			
		19 a 21 anos	16	35			
		Mulheres (mg/dia)					
		9 a 13 anos	12	20			
		14 a 18 anos	14	30			
		19 a 21 anos	14	35			
		Gravidez (mg/dia)					
		≤ 18 anos	18	30			
		19 a 21 anos	18	35			
		Lactação (mg/dia)					
		≤ 18 anos	17	30			
		19 a 21 anos	17	35			

NUTRIENTE	FUNÇÃO	GRUPO DE FASE DA VIDA	QD OU IA	LM	FONTES SELECIONADAS DE ALIMENTOS	REAÇÕES ADVERSAS DO CONSUMO EXCESSIVO	CONSIDERAÇÕES ESPECIAIS
Ácido pantotênico (também conhecido como vitamina B_5)	Coenzima no metabolismo do ácido graxo	*Lactentes* (mg/dia)			Frango, carne, batata, aveia, cereais, tomate, fígado, rim, fermento, gema de ovo, brócolis, grãos integrais	Nenhum efeito adverso associado ao ácido pantotênico de alimentos ou suplementos foi relatado; isso não significa que não haja potencial para efeitos adversos resultantes de altas ingestões. Como os dados sobre os efeitos adversos do ácido pantotênico são limitados, deve-se ter cautela.	Nenhuma
		0 a 6 meses	1,7*	ND			
		7 a 12 meses	1,8*	ND			
		Crianças (mg/dia)					
		1 a 3 anos	2*	ND			
		4 a 8 anos	3*	ND			
		Homens (mg/dia)					
		9 a 13 anos	4*	ND			
		14 a 18 anos	5*	ND			
		19 a 21 anos	5*	ND			
		Mulheres (mg/dia)					
		9 a 13 anos	4*	ND			
		14 a 18 anos	5*	ND			
		19 a 21 anos	5*	ND			
		Gravidez (mg/dia)					
		≤18 anos	6*	ND			
		19 a 21 anos	6*	ND			
		Lactação (mg/dia)					
		≤18 anos	7*	ND			
		19 a 21 anos	7*	ND			
Riboflavina (também conhecida como vitamina B_2)	Coenzima em inúmeras reações redox	*Lactentes* (mg/dia)			Vísceras, leite, produtos de panificação, cereais enriquecidos	Nenhuma reação adversa associada ao consumo de vitamina B_2 de alimentos ou suplementos foi relatada; isso não significa que não há potencial para reações adversas resultantes de alta ingestão Como os dados sobre reações adversas de vitamina B_2 são limitados, justifica-se cautela	Nenhuma
		0 a 6 meses	0,3*	ND			
		7 a 12 meses	0,4*	ND			
		Crianças (mg/dia)					
		1 a 3 anos	0,5	ND			
		4 a 8 anos	0,6	ND			
		Homens (mg/dia)					
		9 a 13 anos	0,9	ND			
		14 a 18 anos	1,3	ND			
		19 a 21 anos	1,3	ND			
		Mulheres (mg/dia)					
		9 a 13 anos	0,9	ND			
		14 a 18 anos	1,0	ND			
		19 a 21 anos	1,1	ND			
		Gravidez (mg/dia)					
		≤ 18 anos	1,4	ND			
		19 a 21 anos	1,4	ND			
		Lactação (mg/dia)					
		≤ 18 anos	1,6	ND			
		19 a 21 anos	1,6	ND			

(*continua*)

Tabela 55.5 Referência dietética de consumo para vitaminas *(continuação)*

NUTRIENTE	FUNÇÃO	GRUPO DE FASE DA VIDA	QD OU IA	LM	FONTES SELECIONADAS DE ALIMENTOS	REAÇÕES ADVERSAS DO CONSUMO EXCESSIVO	CONSIDERAÇÕES ESPECIAIS
Tiamina (também conhecida como vitamina B_1, aneurina)	Coenzima no metabolismo de carboidratos e aminoácidos de cadeia ramificada	*Lactentes* (mg/dia)			Produtos enriquecidos, fortalecidos ou integrais, pão e produtos de panificação, alimentos mistos cujo principal ingrediente é grão, cereais prontos para consumo	Nenhuma reação adversa associada a consumo de vitamina B_1 de alimentos ou suplementos foi relatada; isso não significa que não há potencial para reações adversas resultantes da alta ingestão Como os dados sobre reações adversas de vitamina B_1 são limitados, é necessário ter cautela	Pessoas que poderiam ter necessidade aumentada de vitamina B_1 incluem aquelas a serem tratadas com hemodiálise ou pessoas com uma síndrome de má absorção
		0 a 6 meses	0,2*	ND			
		7 a 12 meses	0,3*	ND			
		Crianças (mg/dia)					
		1 a 3 anos	0,5	ND			
		4 a 8 anos	0,6	ND			
		Homens (mg/dia)					
		9 a 13 anos	0,9	ND			
		14 a 18 anos	1,2	ND			
		19 a 21 anos	1,2	ND			
		Mulheres (mg/dia)					
		9 a 13 anos	0,9	ND			
		14 a 18 anos	1,0	ND			
		19 a 21 anos	1,1	ND			
		Gravidez (mg/dia)					
		≤ 18 anos	1,4	ND			
		19 a 21 anos	1,4	ND			
		Lactação (mg/dia)					
		≤ 18 anos	1,4	ND			
		19 a 21 anos	1,4	ND			
Vitamina A Inclui carotenoides provitamina A que são precursores dietéticos de retinol Administrada como equivalentes de atividade retinol (EARs) 1 EAR = 1 μg de retinol, 12 μg de β-caroteno, 24 μg de α-caroteno ou 24 μg de β-criptoxantina Para calcular EAR de ERs de carotenoides de provitamina A em alimentos, dividir os ERs por 2 Para vitamina A pré-formada em alimentos ou suplementos e para carotenoides de provitamina A em suplementos, 1 ER = 1 EAR	Necessária para visão normal, expressão do gene, reprodução, desenvolvimento embrionário e função imune	*Lactentes* (μg/dia)			Fígado, laticínios, peixe, frutas de cor escura, vegetais folhosos	Efeitos teratológicos, toxicidade hepática (de vitamina A pré-formada apenas)	Pessoas com alta ingestão de álcool, doença hepática preexistente, hiperlipidemia ou desnutrição proteica grave podem ser nitidamente suscetíveis às reações adversas de excesso de ingestão de vitamina A pré-formada Suplementos de β-caroteno são aconselhados apenas para servir como uma fonte de pró-vitamina A para as pessoas em risco de deficiência de vitamina A
		0 a 6 meses	400*	600			
		7 a 12 meses	500*	600			
		Crianças (μg/dia)					
		1 a 3 anos	300	600			
		4 a 8 anos	400	900			
		Homens (μg/dia)					
		9 a 13 anos	600	1.700			
		14 a 18 anos	900	2.800			
		19 a 21 anos	900	3.000			
		Mulheres (μg/dia)					
		9 a 13 anos	600	1.700			
		14 a 18 anos	700	2.800			
		19 a 21 anos	700	3.000			
		Gravidez (μg/dia)					
		≤ 18 anos	750	2.800			
		19 a 21 anos	770	3.000			
		Lactação (μg/dia)					
		≤ 18 anos	1.200	2.800			
		19 a 21 anos	1.300	3.000			

NUTRIENTE	FUNÇÃO	GRUPO DE FASE DA VIDA	QD OU IA	LM	FONTES SELECIONADAS DE ALIMENTOS	REAÇÕES ADVERSAS DO CONSUMO EXCESSIVO	CONSIDERAÇÕES ESPECIAIS
Piridoxina (também conhecida como vitamina B_6) Abrange um grupo de seis compostos relacionados: piridoxal, piridoxina, piridoxamina e 5'-fosfatos (PLP, PNP, PMP)	Coenzima no metabolismo de aminoácidos, glicogênio e bases esfingoides	*Lactentes* (mg/dia)			Cereais enriquecidos, vísceras, substitutos de carne à base de soja enriquecidos	Nenhuma reação adversa associada à vitamina B_6 de alimentos foi relatada; isso não significa que não há potencial para reações adversas resultantes da alta ingestão Como os dados sobre reações adversas da vitamina B_6 são limitados, é necessário cautela A neuropatia sensorial ocorreu do consumo elevado de formas de suplementação	Nenhuma
		0 a 6 meses	0,1*	ND			
		7 a 12 meses	0,3*	ND			
		Crianças (mg/dia)					
		1 a 3 anos	0,5	30			
		4 a 8 anos	0,6	40			
		Homens (mg/dia)					
		9 a 13 anos	1,0	60			
		14 a 18 anos	1,3	80			
		19 a 21 anos	1,3	100			
		Mulheres (mg/dia)					
		9 a 13 anos	1,0	60			
		14 a 18 anos	1,2	80			
		19 a 21 anos	1,3	100			
		Gravidez (mg/dia)					
		≤ 18 anos	1,9	80			
		19 a 21 anos	1,9	100			
		Lactação (mg/dia)					
		≤ 18 anos	2,0	80			
		19 a 21 anos	2,0	100			
Cobalamina (também conhecida como vitamina B_{12})	Coenzima no metabolismo do ácido nucleico Previne anemia megaloblástica	*Lactentes* (µg/dia)			Cereais enriquecidos, carne bovina, peixe, aves	Nenhuma reação adversa foi associada a consumo das quantidades de vitamina B_{12} normalmente encontradas em alimentos ou suplementos; isso não significa que não há potencial para reações adversas resultantes da alta ingestão Como os dados sobre reações adversas de vitamina B_{12} são limitados, é necessário cautela	Pelo fato de 10 a 30% das pessoas idosas absorverem mal a vitamina B_{12} ligada aos alimentos, aqueles com >50 anos são aconselhados a atender à sua QDR principalmente por meio do consumo de alimentos enriquecidos com vitamina B_{12} ou um suplemento com vitamina B_{12}
		0 a 6 meses	0,4*	ND			
		7 a 12 meses	0,5*	ND			
		Crianças (µg/dia)					
		1 a 3 anos	0,9	ND			
		4 a 8 anos	1,2	ND			
		Homens (µg/dia)					
		9 a 13 anos	1,8	ND			
		14 a 18 anos	2,4	ND			
		19 a 21 anos	2,4	ND			
		Mulheres (µg/dia)					
		9 a 13 anos	1,8	ND			
		14 a 18 anos	2,4	ND			
		19 a 21 anos	2,4	ND			
		Gravidez (µg/dia)					
		≤ 18 anos	2,6	ND			
		19 a 21 anos	2,6	ND			
		Lactação (µg/dia)					
		≤ 18 anos	2,8	ND			
		19 a 21 anos	2,8	ND			

(*continua*)

Tabela 55.5 Referência dietética de consumo para vitaminas (*continuação*)

NUTRIENTE	FUNÇÃO	GRUPO DE FASE DA VIDA	QD OU IA	LM	FONTES SELECIONADAS DE ALIMENTOS	REAÇÕES ADVERSAS DO CONSUMO EXCESSIVO	CONSIDERAÇÕES ESPECIAIS
Vitamina C (também conhecida como ácido ascórbico, ácido desidroascórbico)	Cofator para reações que exigem metaloenzima reduzida de cobre ou ferro e como antioxidante protetor	*Lactentes* (mg/dia)			Frutas cítricas, tomate, suco de tomate, batatas, couve-de-bruxelas, couve-flor, brócolis, morangos, repolho, espinafre	Distúrbios GI, cálculos renais, absorção excessiva de ferro	Os tabagistas exigem mais 35 mg/dia de vitamina C além do necessário para não tabagistas Os não tabagistas regularmente expostos à fumaça do tabaco devem assegurar o cumprimento da QDR de vitamina C
		0 a 6 meses	40*	ND			
		7 a 12 meses	50*	ND			
		Crianças (mg/dia)					
		1 a 3 anos	15	400			
		4 a 8 anos	25	650			
		Homens (mg/dia)					
		9 a 13 anos	45	1.200			
		14 a 18 anos	75	1.800			
		19 a 21 anos	90	2.000			
		Mulheres (mg/dia)					
		9 a 13 anos	45	1.200			
		14 a 18 anos	65	1.800			
		19 a 21 anos	75	2.000			
		Gravidez (mg/dia)					
		≤ 18 anos	80	1.800			
		19 a 21 anos	85	2.000			
		Lactação (mg/dia)					
		≤ 18 anos	115	1.800			
		19 a 21 anos	120	2.000			
Vitamina E, (também conhecida como α-tocoferol) α-tocoferol inclui RRR-α-tocoferol, a única forma de α-tocoferol que ocorre naturalmente nos alimentos, e as formas 2R-estereoisoméricas de α-tocoferol (RRR, RSR, RRS e RSS-α-tocoferol) que ocorrem em alimentos enriquecidos e suplementos Não inclui as formas 2S-estereoisoméricas de α-tocoferol (SRR, SSR, SRS e SSS-α-tocoferol), também encontradas em alimentos enriquecidos e suplementos	Uma função metabólica ainda não foi identificada A principal função da vitamina E parece ser como um antioxidante inespecífico que quebra cadeias	*Lactentes* (mg/dia)			Óleo vegetal, grãos de cereais não processados, castanhas, frutas, vegetais, carne bovina	Não há evidência de reações adversas do consumo de vitamina E que ocorre naturalmente em alimentos As reações adversas de suplementos que contêm vitamina E podem incluir toxicidade hemorrágica O LM para vitamina E aplica-se a qualquer forma de α-tocoferol obtido de suplementos, alimentos enriquecidos ou de uma combinação desses	Os pacientes em terapia anticoagulante devem ser monitorados enquanto utilizam suplementos de vitamina E
		0 a 6 meses	4*	ND			
		7 a 12 meses	5*	ND			
		Crianças (mg/dia)					
		1 a 3 anos	6	200			
		4 a 8 anos	7	300			
		Homens (mg/dia)					
		9 a 13 anos	11	600			
		14 a 18 anos	15	800			
		19 a 21 anos	15	1.000			
		Mulheres (mg/dia)					
		9 a 13 anos	11	600			
		14 a 18 anos	15	800			
		19–21 anos	15	1.000			
		Gravidez (mg/dia)					
		≤18 anos	15	800			
		19–21 anos	15	1.000			
		Lactação (mg/dia)					
		≤ 18 anos	19	800			
		19 – 21 anos	19	1.000			
		Homens (mg/dia)					
		9 a 13 anos	19	600			
		14 a 18 anos	19	800			
		19 a 21 anos		1000			
		Mulheres (mg/dia)					
		9 a 13 anos		600			
		14 a 18 anos		800			
		19 a 21 anos		1.000			
		Gravidez (mg/dia)		800			
		≤ 18 anos		1.000			
		19-21 anos					

NUTRIENTE	FUNÇÃO	GRUPO DE FASE DA VIDA	QD OU IA	LM	FONTES SELECIONADAS DE ALIMENTOS	REAÇÕES ADVERSAS DO CONSUMO EXCESSIVO	CONSIDERAÇÕES ESPECIAIS
Vitamina K	Coenzima durante a síntese de muitas proteínas envolvidas na coagulação do sangue e metabolismo ósseo	*Lactentes* (μg/dia)			Vegetais de cor verde (couve, espinafre, saladas verdes, brócolis), couve-de-bruxelas, repolho, óleo vegetal, margarina	Nenhuma reação adversa associada a consumo de vitamina K de alimentos ou suplementos foi relatada em seres humanos ou animais; isso não significa que não há potencial para reações adversas resultantes da alta ingestão Como os dados sobre reações adversas da vitamina K são limitados, é necessário cautela	Os pacientes em terapia anticoagulante devem monitorar a ingestão de vitamina K
		0 a 6 meses	2,0*	ND			
		7 a 12 meses	2,5*	ND			
		Crianças (μg/dia)					
		1 a 3 anos	30*	ND			
		4 a 8 anos	55*	ND			
		Homens (μg/dia)					
		9 a 13 anos	60*	ND			
		14 a 18 anos	75*	ND			
		19 a 21 anos	120*	ND			
		Mulheres (μg/dia)					
		9 a 13 anos	60*	ND			
		14 a 18 anos	75*	ND			
		19 a 21 anos	120*	ND			
		Gravidez (μg/dia)					
		≤ 18 anos	75*	ND			
		19 a 21 anos	90*	ND			
		Lactação (μg/dia)					
		≤ 18 anos	75*	ND			
		19 a 21 anos	90*	ND			

Nota: Os números marcados com uma estrela (*) são IA, e os números em negrito são QDR. Ambas podem ser usadas como metas para o consumo individual. QDRs são ajustadas para atender às necessidades de 97 a 98% dos membros de um grupo. Para lactentes saudáveis amamentados com leite materno, a IA é a ingestão média. Acredita-se que a IA para outros grupos de estágio de vida e gênero abrange as necessidades de todos os membros do grupo, mas a falta de dados impede a especificação com confiança da porcentagem coberta por esse consumo. O LM é o nível máximo de ingestão diária de nutrientes que provavelmente não representa um risco de reações adversas. A menos que especificado de outra forma, o LM representa ingestão total de alimentos, água ou suplementos. Em razão da falta de dados adequados, os LMs não puderam ser estabelecidos para potássio, água e sulfato inorgânico. Na ausência de LM, justifica-se cuidado extra ao consumir níveis acima das ingestões recomendadas. As quantidades NDs não são determináveis por causa da ausência de dados de reações adversas nessa faixa etária e preocupação no que diz respeito à falta de habilidade para lidar com quantidades excessivas. A fonte de ingestão deve ser de alimentos apenas para evitar altos níveis de ingestão. *Ingestão adequada. *QDR para vitamina D em UI/dia: 400 se < 1 ano de idade, 600 se > 1 ano, amamentando ou grávida. IA: ingestão adequada; GI: gastrintestinal; ND: não determinável; PLP: fosfato de piridoxal; PMP: fosfato de piridoxamina; PNP: fosfato de piridoxina; QDR: quantidade diária recomendada; LM: limite máximo do normal. Dados de Dietary reference intakes for calcium, phosphorous, magnesium, vitamin D, and fluoride, 1997; Dietary reference intakes for thiamin, riboflavin, niacin, vitamin B6, folate, vitamin B_{12}, pantothen acid, biotin, and choline, 1998; Dietary reference intakes for vitamin C, vitamin E, selenium and carotenoids, 2000; Dietary reference intakes for vitamin A, vitamin K, arsenic, boron, chromium, copper, iodine, iron, manganese, molybdenum, nickel, silicon, vanadium, and zinc, 2001; Dietary reference intakes for energy, carbohydrate, fiber, fat, fatty acids, cholesterol, protein, and amino acids, 2002/2005; Dietary reference intakes for calcium and vitamin D, 2011. Esses relatórios podem ser acessados via www.nap.edu. Acesso em 18 de janeiro de 2017.

Tabela 55.6 Referência dietética de consumo para micronutrientes selecionados e água

NUTRIENTE	FUNÇÃO	GRUPO DE ESTÁGIO DA VIDA	IA (MG/DIA)	UL (MG/DIA)	FONTES SELECIONADAS DE ALIMENTOS	REAÇÕES ADVERSAS DO CONSUMO EXCESSIVO	CONSIDERAÇÕES ESPECIAIS
Sódio	Mantém volume de líquido fora das células e, assim, a função celular normal	*Lactentes*			Alimentos processados com adição de cloreto de sódio (sal), benzoato e fosfato; carnes salgadas, pão, castanhas, carnes frias; margarina; manteiga; sal adicionado aos alimentos ao cozinhar ou à mesa Sal tem cerca de 40% de sódio por peso	Hipertensão Risco aumentado de doenças cardiovasculares e acidente vascular encefálico	IA é definida com base na capacidade de obter uma dieta nutricionalmente adequada para outros nutrientes e para atender às necessidades de perdas pelo suor de pessoas envolvidas em níveis recomendados de atividade física Pessoas que exercem uma atividade em níveis mais elevados ou em climas úmidos que resultam em sudorese excessiva podem precisar de mais do que a IA LM se aplica a pessoas aparentemente saudáveis sem hipertensão; pode, portanto, ser muito alta para pessoas que já têm hipertensão ou que estão sob os cuidados de um profissional de saúde
		0 a 6 meses	120	ND			
		7 a 12 meses	370	ND			
		Crianças					
		1 a 3 anos	1.000	1.500			
		4 a 8 anos	1.200	1.900			
		Homens					
		9 a 13 anos	1.500	2.200			
		14 a 21 anos	1.500	2.300			
		Mulheres					
		9 a 13 anos	1.500	2.200			
		13 a 21 anos	1.500	2.300			
		Gravidez e Lactação					
		≥14 anos	1.500	2.300			
Cloreto	Com sódio, mantém volume de líquido das células e, assim, a função celular normal	*Lactentes*			Alimentos processados com adição de cloreto de sódio (sal), benzoato e fosfato; carnes salgadas, castanhas, carnes frias; margarina; manteiga; sal adicionado aos alimentos ao cozinhar ou à mesa Sal tem cerca de 60% de cloreto por peso	Assim como o sódio, resulta em hipertensão	Cloreto é perdido, em geral com o sódio, no suor, bem como nos vômitos e diarreia A IA e o LM são equimolares em relação ao sódio porque a maior parte do sódio na dieta vem como cloreto de sódio (sal)
		0 a 6 meses	180	ND			
		7 a 12 meses	570	ND			
		Crianças					
		1 a 3 anos	1.500	2.300			
		4 a 8 anos	1.900	2.900			
		Homens					
		9 a 13 anos	2.300	3.400			
		14 a 21 anos	2.300	3.600			
		Mulheres					
		9 a 13 anos	2.300	3.400			
		13 a 21 anos	2.300	3.600			
		Gravidez e Lactação					
		≥14 anos	2.300	3.600			
Potássio	Mantém volume líquido interno/externo de células e, assim, a função celular normal impedindo o aumento da pressão arterial em resposta ao excesso de ingestão de sódio, e reduz marcadores de turnover ósseo e recorrência de cálculos renais	*Lactentes*			Frutas e vegetais, ervilhas secas, laticínios, carnes, castanhas	Nenhum documentado de alimentos isolados, mas potássio a partir de suplementos ou substitutos do sal pode resultar em hipercalemia e, possivelmente, morte súbita se excesso for consumido por pessoas com insuficiência renal crônica (doença renal) ou diabetes	Pessoas que tomam medicamentos para doença cardiovascular, como inibidores de ECA, BRA ou diuréticos poupadores de potássio devem ser cuidadosos para não consumir suplementos que contenham potássio e podem precisar consumir menos que a IA
		0 a 6 meses	400	Nenhum estabelecido			
		7 a 12 meses	700				
		Crianças					
		1 a 3 anos	3.000	Nenhum LM			
		4 a 8 anos	3.800				
		Homens					
		9 a 13 anos	4.500				
		14 a 21 anos	4.700				
		Mulheres					
		9 a 13 anos	4.500				
		13 a 21 anos	4.700				
		Gravidez					
		≥ 14	4.700				
		Lactação					
		≥ 14	5.100				

NUTRIENTE	FUNÇÃO	GRUPO DE ESTÁGIO DA VIDA	IA (MG/DIA)	UL (MG/DIA)	FONTES SELECIONADAS DE ALIMENTOS	REAÇÕES ADVERSAS DO CONSUMO EXCESSIVO	CONSIDERAÇÕES ESPECIAIS
Vitamina D (também conhecida como calciferol) 1 μg de calciferol = 40 UI de vitamina D Valores de IDR baseiam-se na ausência de exposição adequada à luz solar	Mantém concentrações séricas de cálcio e fósforo	*Lactentes (μg/dia)**			Os óleos de fígado de bacalhau, carne de peixes gordos, fígado e gordura de focas e ursos polares, ovos de galinhas que foram alimentadas com vitamina D, produtos lácteos enriquecidos, cereais fortificados	Concentração plasmática elevada 25(OH)D que causa hipercalcemia	Os pacientes em tratamento com glicocorticoides exigem vitamina D adicional
		0 a 6 meses	10	25			
		7 a 12 meses	10	38			
		*Crianças (μg/dia)**					
		1 a 3 anos	15	63			
		4 a 8 anos	15	75			
		*Homens (μg/dia)**					
		9 a 21 anos	15	100			
		*Mulheres (μg/dia)**					
		9–21 anos	15	100			
		*Gravidez (μg/dia)**					
		≥ 18 anos	15	100			
		*Lactação (μg/dia)**					
		≥ 18 anos	15	100			
		19 a 21 anos	15	100			
Cálcio	Papel essencial na coagulação do sangue, contração muscular, transmissão nervosa e formação dos ossos e dentes	*Lactentes*			Leite, queijo, iogurte, tortinhas de milho, tofu com cálcio, repolho-chinês, couve, brócolis	Cálculos renais, hipercalcemia, síndrome do leite alcalino e insuficiência renal	Mulheres amenorreicas (induzido por exercício ou anorexia nervosa) apresentam absorção reduzida de cálcio livre
		0 a 6 meses	200	1.000			
		7 a 12 meses	260	1.500			
		Crianças					
		1 a 3 anos	700	2.500			
		4 a 8 anos	1.000	2.500			
		Homens					
		9 a 18 anos	1.300	3.000			
		19 a 21 anos	1.000	2.500			
		Mulheres					
		9 a 18 anos	1.300	3.000			
		19 a 21 anos					
		Gravidez					
		≥ 18 anos	1.300	3.000			
		19 a 21 anos	1.000	2.500			
		Lactação					
		≥ 18 anos	1.300	3.000			
		19 a 21 anos	1.000	2.500			

(continua)

Tabela 55.6 Referência dietética de consumo para micronutrientes selecionados e água (*continuação*)

NUTRIENTE	FUNÇÃO	GRUPO DE ESTÁGIO DA VIDA	IA (MG/DIA)	UL (MG/DIA)	FONTES SELECIONADAS DE ALIMENTOS	REAÇÕES ADVERSAS DO CONSUMO EXCESSIVO	CONSIDERAÇÕES ESPECIAIS
Ferro	Componente essencial de enzimas, citocromos, mioglobina e hemoglobina	Lactentes			Fontes heme: carne vermelha, aves, peixe Fontes não heme: laticínios, ovos, alimentos baseados em plantas, pães, cereais, alimentos para o café da manhã	Desconforto GI	Pessoas com acidez gástrica reduzida podem apresentar maior risco para a deficiência O leite de vaca é uma fonte pobre de ferro biodisponível e não é recomendado para crianças <1 ano de idade Déficits neurocognitivos foram relatados em recém-nascidos com deficiência de ferro A QDR para o gênero feminino aumenta com a menarca relacionada com o aumento das perdas durante a menstruação Os veganos e vegetarianos podem requerer suplementação de ferro ou ingestão de alimentos fortificados com ferro Parasitas GI podem aumentar as perdas de ferro via sangramento GI Os suplementos de ferro podem interferir na absorção de zinco e vice-versa; se suplementos estiverem sendo utilizados, as doses devem ser escalonadas
		0 a 6 meses	0,27	40			
		7 a 12 meses	11	40			
		Crianças					
		1 a 3 anos	7	40			
		4 a 8 anos	10	40			
		Homens					
		9 a 13 anos	8	40			
		14 a 18 anos	11	45			
		19 a 21 anos	8	45			
		Mulheres					
		9 a 13 anos	8	40			
		14 a 18 anos	15	45			
		19 a 21 anos	18	45			
		Gravidez					
		≥ 18 anos	27	45			
		19 a 21 anos	27	45			
		Lactação					
		≥ 18 anos	10	45			
		19 a 21 anos	9	45			
Zinco	Essencial para crescimento e desenvolvimento adequados; importante catalisador para 100 enzimas específicas	*Lactentes*			Carnes vermelhas, moluscos, legumes, cereais enriquecidos, grãos integrais	Suplementos agudos de zinco causam irritação GI e cefaleia; efeitos crônicos da suplementação de zinco incluem comprometimento da função imunológica, alterações nos níveis de lipoproteínas e de colesterol e níveis reduzidos de cobre	Os suplementos de zinco interferem na absorção de ferro e vice-versa; portanto, se suplementos estiverem sendo utilizados, as doses devem ser escalonadas A deficiência de zinco pode ser associada a baixa estatura ou comprometimento do crescimento linear
		0 a 6 meses	2	4			
		7 a 12 meses	3	5			
		Crianças					
		1 a 3 anos	3	7			
		4 a 8 anos	5	12			
		Homens					
		9 a 13 anos	8	23			
		14 a 18 anos	11	34			
		19 a 21 anos	11	40			
		Lactação					
		9 a 13 anos	8	23			
		14 a 18 anos	9	34			
		19 a 21 anos	8	40			
		Gravidez					
		≥ 18 anos	12	34			
		19 a 21 anos	11	40			
		Lactação					
		≥ 18 anos	13	34			
		19 a 21 anos	12	40			

NUTRIENTE	FUNÇÃO	GRUPO DE ESTÁGIO DA VIDA	IA (MG/DIA)	UL (MG/DIA)	FONTES SELECIONADAS DE ALIMENTOS	REAÇÕES ADVERSAS DO CONSUMO EXCESSIVO	CONSIDERAÇÕES ESPECIAIS
Água	Mantém homeostase do corpo Possibilita transporte de nutrientes para as células e remoção e excreção de produtos residuais do metabolismo	*Lactentes (ℓ/dia)*			Todas as bebidas, incluindo água Umidade em alimentos Alimentos de alta umidade incluem melancia, carnes vermelhas e sopas	Sem LM porque normalmente o funcionamento dos rins pode manipular >0,7 ℓ de líquidos por hora Os sintomas de intoxicação por água incluem hiponatremia, que pode resultar em insuficiência cardíaca e rabdomiólise (lesão do tecido do músculo esquelético), que pode levar a insuficiência renal	As doses recomendadas de água são baseadas nas ingestões medianas de pessoas em geral saudáveis que estão adequadamente hidratadas Pessoas podem estar adequadamente hidratadas em níveis acima ou abaixo das IAs fornecidas; IAs fornecidas servem para água total em climas temperados Todas as fontes podem contribuir para as necessidades totais de água: bebidas (chá, café, suco, refrigerante e água potável) e umidade encontrada nos alimentos Umidade em alimentos responde por cerca de 20% da ingestão total de água A sede e o consumo de bebidas em refeições são adequados para manter a hidratação
		0 a 6 meses	0,7	Nenhum estabelecido			
		7 a 12 meses	0,8				
		Crianças (ℓ/dia)					
		1 a 3 anos	1,3				
		4 a 8 anos	1,7				
		Homens (ℓ/dia)					
		9 a 13 anos	2,4				
		14 a 18 anos	3,3				
		≥ 19 anos	3,7				
		Mulheres (ℓ/dia)					
		9 a 13 anos	2,1				
		14 a 18 anos	2,3				
		≥ 19 anos	2,7				
		Gravidez (ℓ/dia)					
		≥ 14 anos	3,0				
		Lactação (ℓ/dia)					
		≥ 14 anos	3,8				

Nota: Os **números** em negrito são QDR. QDRs e IA podem ambas ser usadas como metas para o consumo individual. As QDRs são ajustadas para atender às necessidades de 97 a 98% dos membros de um grupo. Para lactentes saudáveis amamentados com leite materno, a IA é a ingestão média. Acredita-se que a IA para grupos de outros estágios de vida e gênero abrange as necessidades de todos os membros do grupo, mas a falta de dados impede a especificação confiável da porcentagem coberta por esse consumo. O LM é o nível máximo de ingestão diária de nutrientes que provavelmente não representa um risco de reações adversas. A menos que especificado de outro modo, o LM representa ingestão total de alimentos, água e suplementos. Em razão da falta de dados adequados, os LMs não puderam ser estabelecidos para potássio, água ou sulfato inorgânico. Na ausência dele, justifica-se cuidado extra ao consumir níveis acima das ingestões recomendadas. As quantidades NDs não são determináveis por causa da ausência de dados de reações adversas nessa faixa etária e da preocupação no que diz respeito à falta de habilidade para lidar com quantidades excessivas. A fonte de ingestão deve ser apenas de alimentos para evitar altos níveis de ingestão. *QRD Vitamina D em UI/dia: 40 se < 1 ano de idade, 600 se > 1 ano ou grávida ou lactante. ECA: enzima conversora da angiotensina; IA: ingestão adequada; BRA: bloqueador do receptor da angiotensina; GI: gastrintestinal; ND: não determinável; QDR: quantidade diária recomendada; LM: limite máximo. Adaptada de Food and Nutrition Board, U.S. Institute of Medicine: *Dietary reference intakes for water, potassium, sodium, chloride, and sulfate* (website). *http://www.nap.edu/openbook.php?record_id=10925*; e Ross AC, US Institute of Medicine, Committee to Review Dietary Reference Intakes for Vitamin D and Calcium: *Dietary reference intakes: calcium, vitamin D*, Washington, DC, 2011, National Academies Press, pp xv, 536.

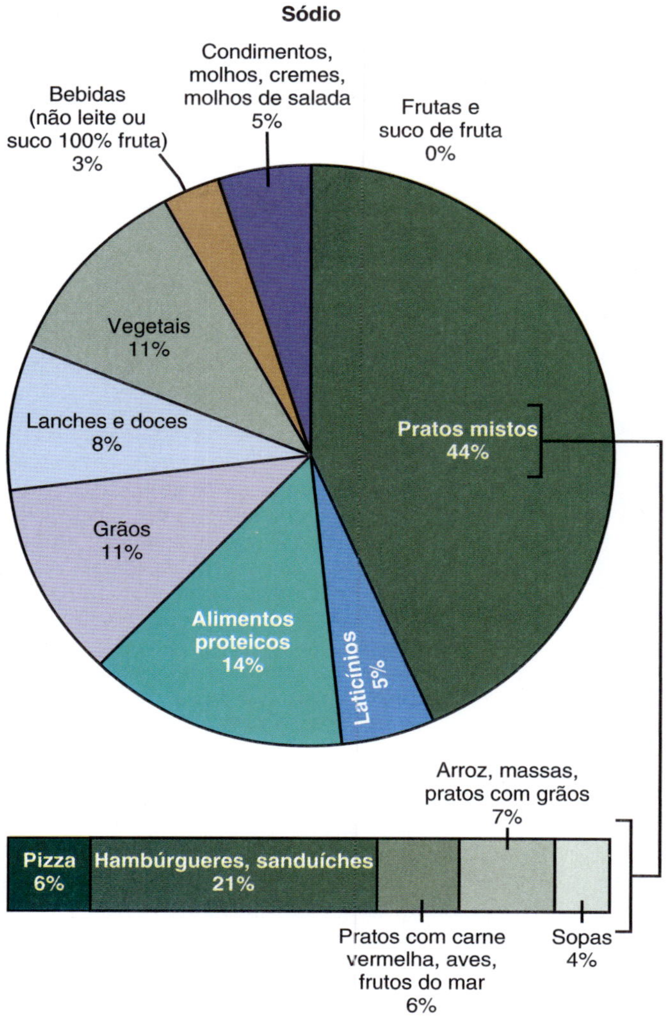

Figura 55.5 Fontes de sódio de categoria alimentar na população dos EUA com 2 anos ou mais. Estimativas baseadas nos lembretes de dieta do dia 1 da WWEIA, NHANES, 2009-2010. (*De Análise de categoria do What We Eat in America (WWEIA) para o Comitê Consultivo para Diretrizes Dietéticas de 2015.* https://health.gov/dietaryguidelines/2015/guidelines/chapter-2/a-closer-look-at-current-intakes-and-recommended-shifts/#figure-2-14.)

ÁGUA

As necessidades diárias de água e o teor de água como proporção do peso corporal são maiores em lactentes e diminuem com a idade. O consumo de água é alcançado com ingestão de líquido e alimentos, e as perdas incluem a excreção na urina e fezes, bem como as perdas insensíveis e por evaporação por meio da pele e do trato respiratório. Uma IA foi estabelecida para a água (Tabela 55.6). Considerações especiais são exigidas com base nos estágios de vida e na TMB, na atividade física, nas proporções corporais (área de superfície sobre volume), no ambiente e nas condições clínicas conhecidas. Leite materno e fórmulas para lactentes fornecem água adequada e a ingestão adicional de água ou outro líquido não é necessária até os alimentos complementares serem introduzidos. A água não contém calorias; a preocupação é que a ingestão de água diminua a ingestão de leite materno e interfira na ingestão de nutrientes essenciais durante essa fase de taxa de crescimento rápida e metabolicamente muito ativa da vida. As necessidades relativamente aumentadas de líquido dos lactentes e crianças mais novas podem ser explicadas em parte pela elevada proporção de área de superfície corporal em relação a volume na lactância, alta frequência respiratória e período de rápido crescimento.

As consequências da ingestão inadequada de líquidos são: desidratação, incapacidade de termorregulação e dissipação de calor, atividade de tolerância/desempenho reduzida, líquido intravascular reduzido e desidratação. Essa ingestão inadequada de líquido pode ser refletida por redução do débito urinário. Esses déficits podem resultar em aumento da frequência cardíaca compensatória, hipotensão e síncope e, se não corrigidos, lesão renal ou nefrolitíase. "Água livre" é definida como água no corpo que pode ser removida por ultrafiltração e na qual as substâncias podem ser dissolvidas. A ingestão de água livre em excesso é geralmente mais bem tolerada por adultos saudáveis do que por crianças mais novas, que estão em maior risco de **intoxicação hídrica**. A hiponatremia pode resultar da ingestão excessiva de água livre associada à ingestão de sódio inadequada. As necessidades e restrições de ingestão de líquidos também são influenciadas por distúrbios renais e hormonais conhecidos, incluindo diabetes, síndrome de secreção inapropriada de hormônio antidiurético e diabetes insípido.

MEDIÇÃO DA ADEQUAÇÃO NUTRICIONAL

Os Centros de Controle e Prevenção de Doenças (CDC) e a AAP recomendam o uso dos gráficos da OMS para monitorar o crescimento de todos os lactentes e crianças (amamentadas com leite materno e fórmula) desde o nascimento até 2 anos e o uso dos gráficos de crescimento de 2000 dos CDC para crianças de 2 a 20 anos (ver Capítulos 18 e 27). Os gráficos de crescimento da OMS são derivados de dados longitudinais e transversais obtidos de uma amostra de lactentes saudáveis alimentados com leite materno e crianças (0 a 5 anos) no Brasil, em Gana, na Índia, na Noruega, em Omã e nos Estados Unidos, que estavam recebendo ingestão nutricional adequada e cuidados médicos. Por conseguinte, os gráficos de crescimento da OMS não são apenas descritivos da média da população e distribuição, mas também descrevem o crescimento de crianças saudáveis adequadamente nutridas sob as melhores práticas de cuidados.

No cenário clínico, os percentis 2,3 e 97,7 nos gráficos de crescimento da OMS são usados para identificar crescimento *insuficiente* e *excessivo* desde o nascimento até 2 anos, respectivamente. Em contrapartida, o 5° e o 95° percentis são recomendados para a identificação equivalente nos gráficos de crescimento dos CDC de 2 a 20 anos (Tabela 55.7). Observe que comprimento, peso e peso para comprimento são usados nos gráficos de crescimento da OMS desde o nascimento até os 2 anos. O *índice de massa corporal* (IMC) pode ser calculado, mas não é recomendado para uso em crianças com menos de 2 anos. Estatura, peso e IMC são usados nos gráficos de crescimento do CDC 2000 de 2 a 20 anos de idade. Esses gráficos podem ser usados para categorizar crianças de 2 a 20 anos como *abaixo do peso* (abaixo do 5° percentil do IMC), com peso normal (5° a 85°), com sobrepeso (85° a 95°) e obesas (95° ou acima). A obesidade grave é definida como IMC de 120% ou mais do percentil 95 ou IMC de 35 kg/m^2 ou mais (o que for menor). Essa avaliação corresponde a aproximadamente o percentil 99 ou um escore z de IMC de 2,33 ou mais. A obesidade grave que excede o percentil 99 é rastreada em uma curva de percentil especializada para obesidade. Além disso, a classificação de adultos é usada para IMC 27 kg/m^2 ou mais em adolescentes com mais de 18 anos para consideração de medicação e cirurgia bariátrica.

Tabela 55.7 Comparações do gráfico de crescimento para medição do crescimento desde o nascimento até os 20 anos.

GRÁFICO DE CRESCIMENTO	FAIXA ETÁRIA	MÉTRICA DO CRESCIMENTO	PERCENTIL DE CRESCIMENTO INSUFICIENTE	PERCENTIL DE CRESCIMENTO EXCESSIVO	PERCENTIL DO ESTADO DE IMC
Organização Mundial da Saúde, 2006	Nascimento até 2 anos	Peso, comprimento, peso para o comprimento e perímetro cefálico	< 2,3°	> 97°	–
US Centers for Disease Control and Prevention, 2000	2-20 anos	Peso, comprimento, índice de massa corporal (IMC)	< 5°	> 95°	Abaixo (<5°) Normal (5–85°) Acima (85–95°) Obeso (>95°) Obesidade grave (≥ 120% de 95°, ou ≥ 35 kg/m²)

A bibliografia está disponível no GEN-io.

Capítulo 56

Alimentação de Lactentes, Crianças e Adolescentes Saudáveis

Elizabeth Prout Parks, Ala Shaikhkhalil, Nina N. Sainath, Jonathan A. Mitchell, J. Naylor Brownell e Virginia A. Stallings

A alimentação e a nutrição no início da vida são importantes fatores na origem de doenças do adulto, entre elas diabetes tipo 2, hipertensão, obesidade e síndrome metabólica. Por esse motivo, práticas apropriadas de alimentação devem ser estabelecidas durante o período neonatal e mantidas ao longo de toda a infância e a adolescência até a fase adulta. A alimentação saudável das crianças requer parcerias entre os familiares, o sistema de assistência médica, as escolas, a comunidade e o governo.

ALIMENTAÇÃO DURANTE O PRIMEIRO ANO DE VIDA

Amamentação

A American Academy of Pediatrics (AAP) e a Organização Mundial da Saúde (OMS) declararam a amamentação e a administração de leite humano como práticas normativas para nutrição e alimentação de bebês. Foi demonstrado que a amamentação proporciona vantagens médicas e de neurodesenvolvimento a curto e longo prazo, com raras contraindicações (Tabelas 56.1 a 56.3). Assim, a decisão de amamentar deve ser considerada uma questão de saúde pública, e não apenas uma opção de estilo de vida. A AAP e a OMS recomendam que os bebês sejam exclusivamente amamentados ou que recebam somente leite materno pelos primeiros 6 meses. A amamentação deve ser mantida e aliada à introdução alimentar durante 1 ano ou mais, conforme o desejo mútuo da mãe e do bebê. O sucesso do início e da continuidade da amamentação depende de múltiplos fatores, como educação sobre amamentação, políticas e práticas de amamentação hospitalar, cuidados de rotina e seguimento, bem como suporte para as famílias e a sociedade (Tabelas 56.4 e 56.5).

As alimentações devem ser iniciadas logo após o nascimento, a menos que existam condições médicas que as contraindiquem. As mães devem ser incentivadas a amamentar com ambas as mamas a cada mamada, iniciando com a mama oferecida em segundo lugar na última amamentação. Não é raro o bebê adormecer após ser amamentado na primeira mama e recusar a outra. Nesse caso, é preferível esvaziar a primeira mama antes de oferecer a segunda, a fim de esvaziar completamente ambas as mamas e, assim, alcançar uma melhor produção de leite. A Tabela 56.6 resume os padrões de fornecimento de leite na 1ª semana.

Tabela 56.1 Propriedades benéficas do leite humano em comparação com as fórmulas para bebês.

FATOR	AÇÃO
FATORES ANTIBACTERIANOS	
IgA secretora	Ação anti-infecciosa antiantígeno específica
Lactoferrina	Imunomodulação, quelação de ferro, ação antimicrobiana, antiadesiva e trófica para crescimento intestinal
κ-caseína	Antiadesiva, flora bacteriana
Oligossacarídios	Prevenção de fixação bacteriana
Citocinas	Anti-inflamatória, função de barreira epitelial
FATORES DE CRESCIMENTO	
Fator de crescimento epidérmico	Vigilância luminal, reparo do intestino
Fator de transformação do crescimento (TGF)	Promove o crescimento de células epiteliais (TGF-beta) Suprime a função dos linfócitos (TGF-beta)
Fator de crescimento de nervo	Promove crescimento neural
ENZIMAS	
Fator ativador de plaquetas-acetil-hidrolase	Bloqueia a ação do fator ativador de plaquetas
Glutationa peroxidase	Previne a peroxidação lipídica
Nucleotídios	Intensifica as respostas de anticorpo, flora bacteriana

Adaptada de Hamosh M: Bioactive factors in human milk, *Pediatr Clin North Am* 48:69-86, 2001.

As mães que tiveram o primeiro bebê devem ser orientadas sobre indícios de fome demonstrados pela criança, pega correta, posicionamento do bebê no seio e frequência da amamentação. Também é sugerido que uma pessoa treinada em lactação observe a amamentação para avaliar o posicionamento, a pega, a transferência de leite, as respostas maternas e a saciedade do bebê. A atenção a esses aspectos durante a internação após o nascimento possibilita o diálogo com a mãe e os familiares, podendo prevenir problemas que ocorreriam com o uso de uma técnica inadequada ou de conhecimentos equivocados sobre a amamentação. Como parte do processo de orientação para

Tabela 56.2 Contraindicações absolutas e relativas à amamentação em decorrência de condições de saúde maternas.

CONDIÇÃO DE SAÚDE MATERNA	GRAU DE RISCO
Infecção pelo HIV e HTLV	Nos EUA, a amamentação é contraindicada Em outros contextos, os riscos à saúde associados à não amamentação devem ser ponderados contra o risco de transmissão viral para o bebê
Infecção tuberculosa	A amamentação é contraindicada até a conclusão de cerca de 2 semanas de terapia materna apropriada
Infecção por varicela-zóster	O bebê não deve ter contato direto com as lesões ativas O bebê deve receber imunoglobulina
Infecção por herpes simples	A amamentação é contraindicada na presença de lesões herpéticas ativas na mama
Infecção por CMV	Pode ser encontrada no leite de mães soropositivas para CMV A transmissão pelo leite humano, causando doença sintomática em bebês nascidos a termo, é incomum
Infecção por hepatite B	Os bebês rotineiramente recebem imunoglobulina anti-hepatite B e vacina contra hepatite B, se a mãe for HBsAg+ Não há necessidade de adiar a iniciação da amamentação
Infecção por hepatite C	A amamentação não é contraindicada
Consumo de álcool	Limitar o consumo materno de álcool a < 0,5 g/kg/dia (para mulheres de peso mediano; o que equivale a duas latas de cerveja, duas taças de vinho ou 57 mℓ de licor)
Tabagismo	Desestimular o tabagismo; contudo, ele não é contraindicação à amamentação
Quimioterapia, radiofármacos	A amamentação geralmente é contraindicada

CMV, citomegalovírus; HbsAg, antígeno de superfície da hepatite B; HIV, vírus da imunodeficiência humana; HTLV, vírus T-linfotrópico humano. Dados de Schanler RJ, Krebs NF, Mass SB (eds): *Breastfeeding handbook for physicians*, ed 2, Elk Grove Village, IL, 2014, American Academy of Pediatrics, pp 223–226.

Tabela 56.3 Condições para as quais o leite humano pode ter um efeito protetor.

Alergia	Hospitalizações
Botulismo infantil	Infecção do trato urinário
Câncer infantil	Leucemia
Diabetes melito dependente de insulina	Linfoma
Diarreia	Mortalidade infantil
Doença celíaca	Otite média aguda
Doença de Crohn	Otite média recorrente
Enterocolite necrosante	Septicemia

alta hospitalar, é necessário discutir os aspectos da alimentação do bebê, padrões de eliminações, ingurgitamento mamário, cuidados com a mama e nutrição materna. É recomendado marcar um horário para seguimento em 24 a 48 horas após a alta hospitalar.

Dor no mamilo

A dor no mamilo é uma das queixas mais comuns das mães que amamentam, no período de pós-parto imediato. O posicionamento incorreto do bebê e o encaixe inadequado ao mamilo são as causas mais comuns de dor, além do desconforto sentido no início da amamentação. Se o problema persistir e o bebê recusar a amamentação, é necessário fazer uma avaliação de candidíase no mamilo. Se a candidíase estiver presente, a mãe deverá ser tratada com um creme antifúngico, removido do seio antes da amamentação, e o bebê deverá ser tratado com medicação antifúngica oral.

A **língua presa (anquiloglossia)** tem sido associada a dor nos mamilos, pega inadequada e baixo ganho de peso em bebês amamentados e alimentados com mamadeira. A *frenotomia* é um procedimento cirúrgico simples, com poucas complicações, e tem sido sugerida como uma opção de tratamento para anquiloglossia. No entanto, existe uma discordância considerável sobre o significado da anquiloglossia e o valor da frenotomia. Muitas vezes é difícil avaliar a gravidade da anquiloglossia no exame físico; uma combinação de avaliação física e dificuldade de alimentação funcional é mais útil. No entanto, cerca de 50% das crianças com anquiloglossia não têm problemas de alimentação, e a maioria das crianças com problemas de cuidado não tem anquiloglossia. Os consultores de amamentação geralmente recomendam a frenotomia, enquanto os

Tabela 56.4 Dez práticas hospitalares para incentivar e apoiar a amamentação.*‡

1. Tenha uma política escrita sobre aleitamento materno que seja rotineiramente comunicada a todos os profissionais de saúde
2. Treine todos os profissionais de saúde nas habilidades necessárias para implementar essa política
3. Informe todas as mulheres grávidas sobre os benefícios e o manejo da amamentação
4. Ajude as mulheres a iniciar a amamentação dentro de 1 hora após o nascimento
5. Mostre às mulheres como amamentar e como manter a lactação, mesmo que sejam separadas dos recém-nascidos
6. Não dê aos recém-nascidos nenhum alimento ou bebida além do leite materno, a menos que indicado de forma médica
7. Pratique o alojamento conjunto, permitindo que mães e recém-nascidos permaneçam juntos 24 h/dia
8. Incentive a amamentação sob livre demanda
9. Não dê chupetas ou bicos artificiais para crianças que são amamentadas†
10. Promova o estabelecimento de grupos de apoio à amamentação e encaminhe-os para a alta do hospital ou centro de nascimento

COMPONENTES DE POSICIONAMENTO SEGURO PARA O RECÉM-NASCIDO, PELE A PELE**

1. O rosto do bebê está visível
2. A cabeça do bebê está na posição "farejando"
3. A boca do bebê não está coberta
4. A cabeça do bebê está virada para um lado
5. O pescoço do bebê está reto, não dobrado
6. Os ombros e o peito do bebê estão virados para a mãe
7. As pernas do bebê estão flexionadas
8. As costas do bebê estão cobertas com cobertores
9. A díade mãe-bebê é monitorada continuamente pela equipe no ambiente de parto e regularmente na unidade pós-parto
10. Quando a mãe quer dormir, o bebê é colocado no berço ou dado a outra pessoa de apoio que esteja acordada e alerta

*O 1994 Report of the Healthy Mothers, Health Babies National Coalition Expert Work Group recomenda que a Iniciativa Hospital Amigo da Criança da UNICEF-OMS seja adaptada para uso nos EUA como a Iniciativa de Saúde em Aleitamento Materno, usando as dez práticas hospitalares adaptadas acima. †A American Academy of Pediatrics endossou os Dez Passos da UNICEF-OMS para o Sucesso da Amamentação, mas não apoia a proibição categórica de chupetas por causa de seu papel na redução do risco de síndrome da morte súbita do bebê e de seu benefício analgésico durante procedimentos dolorosos quando a amamentação não pode fornecer analgesia. ‡Dados de Baby-Friendly USA. Guidelines and evaluation criteria for facilities seeking baby-friendly designation. Sandwich (MA): Baby Friendly USA, 2010. Available at https://www.babyfriendlyusa.org/for-facilities/practice-guidelines/. Acesso em 10 de dezembro 2018. Do ACOG Committee Opinion: Optimizing support for breastfeeding as part of obstetric practice. Obstet Gynecol 132(4):e187-e195, 2018 (Box 1, p. e191 and Box 2, p. e192). **Dados de Ludington-Hoe SM, Morgan K. Infant assessment and reduction of sudden unexpected postnatal collapse risk during skin-to-skin contact. Newborn Infant Nurs Rev 2014;14:28-33.

Tabela 56.5 Recomendações sobre o manejo da amamentação em bebês saudáveis.

1. Aleitamento materno exclusivo por cerca de 6 meses:
   - Amamentação preferida; leite materno expresso alternativamente ou leite materno doador
   - Continuar pelo menos durante o primeiro ano e além, desde que seja mutuamente desejado pela mãe e pelo filho
   - Alimentos complementares ricos em ferro e outros micronutrientes devem ser introduzidos aos 6 meses de idade
2. As políticas e práticas periparto que otimizam o início e a manutenção da amamentação devem ser compatíveis com a Política Hospitalar segundo o modelo da AAP e da Academy of Breastfeeding Medicine Model e incluir o seguinte:
   - Contato direto pele a pele com as mães imediatamente após o parto, até que a primeira mamada seja realizada e incentivada no pós-parto
   - Atraso nos procedimentos de rotina (pesagem, medição, banho, exames de sangue, vacinas e profilaxia ocular) até que a primeira alimentação seja concluída
   - Atraso na administração de vitamina K intramuscular até a primeira alimentação ser concluída, mas dentro de 6 horas após o nascimento
   - Garantia de 8 a 12 mamadas no peito a cada 24 horas
   - Garantia de avaliação formal e documentação da amamentação por cuidadores treinados (incluindo posição, pega, transferência de leite, exame) pelo menos uma vez a cada turno de enfermagem
   - Não dar suplementos (água, água de glicose, fórmula comercial para bebês ou outros fluidos) aos recém-nascidos que mamem, a menos que indicado de forma médica, usando diretrizes padrão baseadas em evidências para o tratamento de hiperbilirrubinemia e hipoglicemia
   - Evitar o uso rotineiro de chupeta no período pós-parto
   - Começar diariamente gotas orais de vitamina D (400 UI) na alta hospitalar
3. Todas as crianças amamentadas devem ser atendidas por um pediatra dentro de 48 a 72 horas após a alta hospitalar:
   - Avaliar padrões de hidratação e eliminação
   - Avaliar o ganho de peso corporal (perda de peso corporal não superior a 7% desde o nascimento e nenhuma perda adicional de peso até o 5º dia: avaliar a alimentação e considerar acompanhamento mais frequente)
   - Discutir questões maternas/infantis
   - Observar a alimentação
4. Mãe e bebê devem dormir próximos um do outro para facilitar a amamentação
5. A chupeta pode ser oferecida, ao colocar o bebê na posição de volta ao sono, antes das 3 a 4 semanas de idade e após o estabelecimento da amamentação

De American Academy of Pediatrics (AAP): Breast-feeding and the use of human milk, *Pediatrics* 129:e827–e841, 2012.

pediatras fornecem abordagens para o gerenciamento da amamentação e esperam pelo menos 2 a 3 semanas antes de considerar a frenotomia. Durante esse período, muitos problemas alimentares são resolvidos, evitando o procedimento.[1]

Ingurgitamento

No segundo estágio da lactogênese, ocorre a repleção fisiológica da mama. As mamas podem se tornar engurgitadas, isto é, firmes, transbordantes e dolorosas, uma vez que o padrão e o volume de produção de leite são ajustados conforme o horário de amamentação do bebê. A remoção incompleta de leite em virtude de uma técnica de amamentação incorreta ou doença do bebê pode acarretar o ingurgitamento. Amamentar logo que o bebê demonstrar sinais de fome pode evitar essa situação. Para minimizar o ingurgitamento, as mamas devem ser preparadas antes de alimentar o bebê, a fim de ficarem mais macias, facilitando a pega adequada; para tanto, utiliza-se

Tabela 56.6 Padrões de fornecimento de leite.

DIA DE VIDA	FORNECIMENTO DE LEITE
1	Pode haver extração de um pouco de leite (cerca de 5 mℓ)
2 a 4	Lactogênese, aumento da produção de leite
5	Presença de leite, repleção, vazamento percebido
6 em diante	As mamas devem parecer "vazias" após a amamentação

Adaptada de Neifert MR: Clinical aspects of lactation: promoting breastfeeding success, *Clin Perinatol* 26:281-306, 1999.

uma combinação de compressas quentes e extração do leite. Para reduzir a inflamação e a dor, entre as amamentações, um sutiã de sustentação pode ser utilizado, bem como compressas frias e medicações anti-inflamatórias não esteroidais (AINE).

Mastite

A mastite ocorre em 2 a 3% das mulheres lactantes, sendo geralmente unilateral e se manifestando como calor localizado, sensibilidade, edema e eritema após a 2ª semana pós-parto. Também podem ocorrer aparecimento súbito de dor na mama, mialgia e febre, acompanhados por fadiga, náuseas, vômito e cefaleia. Entre os organismos implicados na mastite, destacam-se *Staphylococcus aureus*, *Escherichia coli*, *Estreptococos* do grupo A, *Haemophilus influenzae*, *Klebsiella pneumoniae* e *Bacteroides* spp. O diagnóstico é confirmado pelo exame físico. Os antibióticos e analgésicos orais, associados à promoção da amamentação e ao esvaziamento do seio afetado, geralmente resolvem a infecção. Um abscesso de mama é uma complicação menos comum da mastite, porém é uma infecção mais séria que requer administração por via intravenosa de antibióticos, incisão e drenagem, aliadas à suspensão temporária da amamentação com a mama afetada.

Ingesta insuficiente de leite

A ingesta insuficiente de leite, a desidratação e a icterícia em bebês podem ocorrer na primeira semana de vida. Os sinais são: letargia, retardo das fezes, diminuição do débito urinário, perda de peso maior que 7 a 10% do peso corporal ao nascimento, desidratação hipernatrêmica, choro inconsolável e fome aumentada. A ingesta insuficiente pode ser causada por produção insuficiente de leite, falha da amamentação estabelecida e presença de condições de saúde no bebê que impeçam a estimulação apropriada da mama. Os pais devem estar cientes de que os neonatos amamentados se alimentam de 8 a 12 vezes/dia, com a frequência mínima de 8 vezes/dia. A atenção cuidadosa na história pré-natal permite identificar fatores maternos associados a esse problema (falha das mamas em aumentar de tamanho durante a gravidez ou nos primeiros dias após o parto). A observação direta da amamentação pode ajudar a identificar técnicas inadequadas. Se um amplo volume de leite for manualmente emitido após a amamentação, é possível que o bebê não extraia leite o suficiente e isso, por fim, levará à diminuição do débito de leite. Bebês prematuros nascidos mais tardiamente no curso da gestação (34 a 36 semanas) apresentam risco de desenvolver a síndrome do leite insuficiente como consequência de padrões inadequados de sucção e deglutição ou por problemas médicos.

Icterícia

A **icterícia da amamentação** está relacionada com a ingestão insuficiente de líquidos durante a primeira semana de vida e é causa comum de readmissão hospitalar de bebês amamentados e sadios (ver Capítulo 123.3). A icterícia da amamentação é associada à desidratação e à hipernatremia. A **icterícia do leite materno** é um distúrbio diferente que causa níveis séricos de bilirrubina indireta persistentemente elevados em bebês sadios e bem alimentados. O leite materno contém inibidores da glucuronil-transferase e promove maior absorção de bilirrubina no intestino. A icterícia do leite materno demora mais do que a icterícia da amamentação para se tornar evidente, geralmente declinando na 2ª ou 3ª semana de vida. Bebês com icterícia grave ou persistente

[1]N.R.T.: No Brasil, foi criada a Lei nº 13.002, de 20 de junho de 2014, que estabelece um protocolo padrão de avaliação de frênulo lingual para todas as maternidades do país. Esse protocolo chama-se Protocolo de Bristol, baseado no Bristol Tongue Assessment Tool.

devem ser avaliados quanto à existência de outras causas médicas. Níveis persistentemente altos de bilirrubina podem requerer a troca do leite materno por fórmula para bebês durante 24 a 48 horas e/ou tratamento com fototerapia sem suspender a amamentação. A amamentação deve ser retomada depois que a bilirrubina sérica diminuir. Os pais devem ser tranquilizados e incentivados a continuarem a coletar leite materno durante o período em que o bebê estiver consumindo a fórmula.

Coleta de leite materno

O bombeamento do leite materno é prática comum quando há a necessidade de afastar mãe e bebê. Hábitos eficazes de higiene e lavagem das mãos devem ser enfatizados. As bombas mamárias elétricas geralmente são mais eficientes e bem toleradas pelas mães do que as bombas mecânicas ou a extração manual. Os *kits* de coleta devem ser limpos com água quente contendo sabão, enxaguados e secos ao ar após cada utilização. Frascos de vidro ou de plástico devem ser usados para coletar o leite, e este deve ser mantido sob refrigeração para ser usado dentro de 48 h. O leite materno ordenhado pode ser congelado e usado em até 6 meses.[2] O leite congelado deve ser descongelado rapidamente por imersão em água morna, e então usado integralmente dentro de 24 h. *Jamais colocar o leite no micro-ondas.*

Crescimento do bebê amamentado

A velocidade do ganho de peso do bebê amamentado difere daquela do bebê alimentado por fórmula, sendo que o risco de ganho de peso excessivo pelo bebê em fases tardias da infância pode estar associado à alimentação por mamadeira. Os gráficos de crescimento da OMS são baseados nos padrões crescimento de bebês sadios amamentados ao longo do 1º ano de vida. Esses padrões (http://www.who.int/childgrowth) são o resultado de um estudo em que foram selecionadas mais de 8.000 em seis países. Os bebês foram selecionados com base no aleitamento materno, com assistência médica eficiente, condição socioeconômica alta e mães não fumantes, de modo a refletir o crescimento de bebês amamentados sob condições ideais e para que os gráficos pudessem ser usados como curvas prescritivas, e não normativas. Os gráficos estão disponíveis para monitoramento do crescimento desde o nascimento até os 6 anos. O Centers for Disease Control and Prevention (CDC) dos EUA recomenda o uso dos gráficos de crescimento da OMS para bebês de 0 a 23 meses de idade, e os do CDC para as idades de 24 meses a 20 anos (ver Capítulo 27).

Alimentação com fórmulas (Figura 56.1)

Apesar dos esforços para promover o aleitamento materno exclusivo por 6 meses, menos 50% das mulheres seguem essas orientações. A maioria das mulheres decide as opções de alimentação de seus bebês no início da gravidez. A preferência familiar é o motivo mais comum para o uso de fórmulas para bebês. Entretanto, a fórmula também é indicada nos casos em que a ingesta de leite materno é contraindicada devido a fatores inerentes ao bebê (p. ex., erros inatos do metabolismo) e fatores maternos (ver Tabela 56.2). Em adição, a fórmula para bebês é usada como suplemento para ajudar no ganho de peso inadequado em bebês amamentados.

As fórmulas para bebês comercializadas nos EUA são seguras e nutricionalmente adequadas como única fonte nutricional para bebês saudáveis durante os primeiros 6 meses de vida. Essas fórmulas são disponibilizadas na forma de pós ou líquidos concentrados prontos para consumo. Os produtos prontos para uso geralmente fornecem 19 a 20 kcal/30 mℓ e cerca de 64 a 67 kcal/dℓ. Os produtos líquidos concentrados, quando diluídos conforme as instruções, fornecem uma preparação com a mesma concentração. As fórmulas em pó são comercializadas como porções únicas ou múltiplas e, quando misturadas conforme as instruções, resultam em densidades calóricas similares.

Embora as fórmulas para bebê sejam produzidas segundo as melhores práticas de manufaturação e controladas pela Food and Drug Administration (FDA), há potenciais questões de segurança. As fórmulas líquidas concentradas e prontas para a alimentação são comercialmente estéreis, mas aqueas em pó não. Embora o número de unidades formadoras de colônia por grama (UFC/g) de fórmula em pó geralmente seja menor que os limites permitidos, surtos de infecção com *Cronobacter sakazakii* (anteriormente *Enterobacter sakazakii*) foram documentados, especialmente em bebês prematuros. As preparações em pó podem conter outras bactérias de coliforme, mas não foram associadas a doenças em bebês sadios nascidos a termo. É preciso seguir com cuidado as instruções de preparo, a fim de evitar diluições exageradas ou insuficientes, usar água fervida ou esterilizada e utilizar os medidores específicos fornecidos pelo fabricante, dada a variação de tamanho das colheres medidoras. A água fervida deve resfriar totalmente, evitando a degradação dos nutrientes termolábeis, especificamente da vitamina C. A água de poço deve ser testada regularmente quanto à contaminação por bactérias e toxinas. A água municipal pode conter concentrações variáveis de fluoreto e, se essas concentrações forem altas, deverá ser fervida, para se tornar desfluoretada, evitando toxicidade.

Os pais devem ser instruídos a usar técnicas corretas de lavagem das mãos no preparo das fórmulas e ao alimentar o bebê. Também devem ser fornecidas orientações sobre o armazenamento de fórmulas. Depois de abertos, os frascos de líquidos concentrados e prontos para uso podem ser cobertos com papel alumínio ou filme plástico e armazenados na geladeira por até 48 horas. As fórmulas em pó devem ser armazenadas em locais frios e secos. As latas, depois de abertas, devem ser cobertas com a capa protetora original ou com papel alumínio, e o produto em pó pode ser usado em até 4 semanas. Depois de preparadas, todas as garrafas devem ser usadas em 24 horas, independentemente do tipo de fórmula. As fórmulas devem ser usadas em até 2 horas após a retirada da geladeira e, uma vez iniciada a alimentação, devem ser consumidas até em 1 hora ou descartadas. As fórmulas preparadas armazenadas na geladeira devem ser aquecidas em banho-maria por aproximadamente 5 minutos. Elas não devem ser aquecidas em micro-ondas, pois a distribuição do calor pode ser irregular e resultar em queimaduras, apesar de a temperatura parecer estar correta ao ser testada.

A alimentação com fórmulas deve ser feita *ad libitum*, com a meta de alcançar o potencial genético de crescimento e desenvolvimento da criança. A ingesta usual para permitir um ganho de peso de 25 a 30 g/dia é de 140 a 200 mℓ/kg/dia, durante os primeiros 3 meses de vida. A velocidade do ganho de peso declina a partir dos 3 a 12 meses de idade.

FÓRMULAS À BASE DE PROTEÍNA DO LEITE DE VACA

Nos EUA, as fórmulas à base de proteína do leite de vaca contêm concentrações proteicas que variam de 1,8 a 3 g/100 kcal ou (1,4 a 1,8 g/dℓ), sendo consideravelmente maiores que as do leite materno maduro (1,2 a 1,3 g/100 kcal; 0,9 a 1,0 g/dℓ). Essa concentração aumentada é designada para atender às necessidades dos bebês mais novos, mas leva à ingesta excessiva de proteína em bebês maiores. Por outro lado, o conteúdo do leite materno varia ao longo do tempo para corresponder à quantidade de proteína necessária conforme a idade do bebê. A proporção soro de leite:caseína varia, na fórmula infantil, de 18:82 a 60:40. Um fabricante comercializa uma fórmula contendo 100% de soro de leite. A proteína predominante no soro do leite é a betaglobulina, no leite de vaca, e a alfalactalbumina, no leite humano. Essa e outras diferenças entre o leite humano e as fórmulas de leite de vaca resultam em diferentes perfis de aminoácidos plasmáticos em bebês que recebem diferentes padrões de alimentação, porém a importância clínica ainda não foi demonstrada.

A principal fonte de gordura nas fórmulas infantis à base de proteína do leite de vaca são os vegetais ou uma mistura de óleos vegetais e animais. As gorduras fornecem 40 a 50% da energia com o uso das fórmulas à base de leite de vaca. Misturas de gorduras são mais bem absorvidas do que gorduras de laticínios, fornecendo ácidos graxos saturados, monoinsaturados e poli-insaturados (PUFAs). Todas as

[2]N.R.T.: De acordo com o Ministério da Saúde, por meio da Rede de Banco de Leite Humano, e a Sociedade Brasileira de Pediatria, o armazenamento do leite humano ordenhado (LHO) tem prazos diferentes: para congelamento, respeita-se o prazo máximo de 15 dias sob temperatura máxima de até −3°C, e para LHO resfriado segue-se o prazo de 12 horas em temperatura máxima de até 5°C.

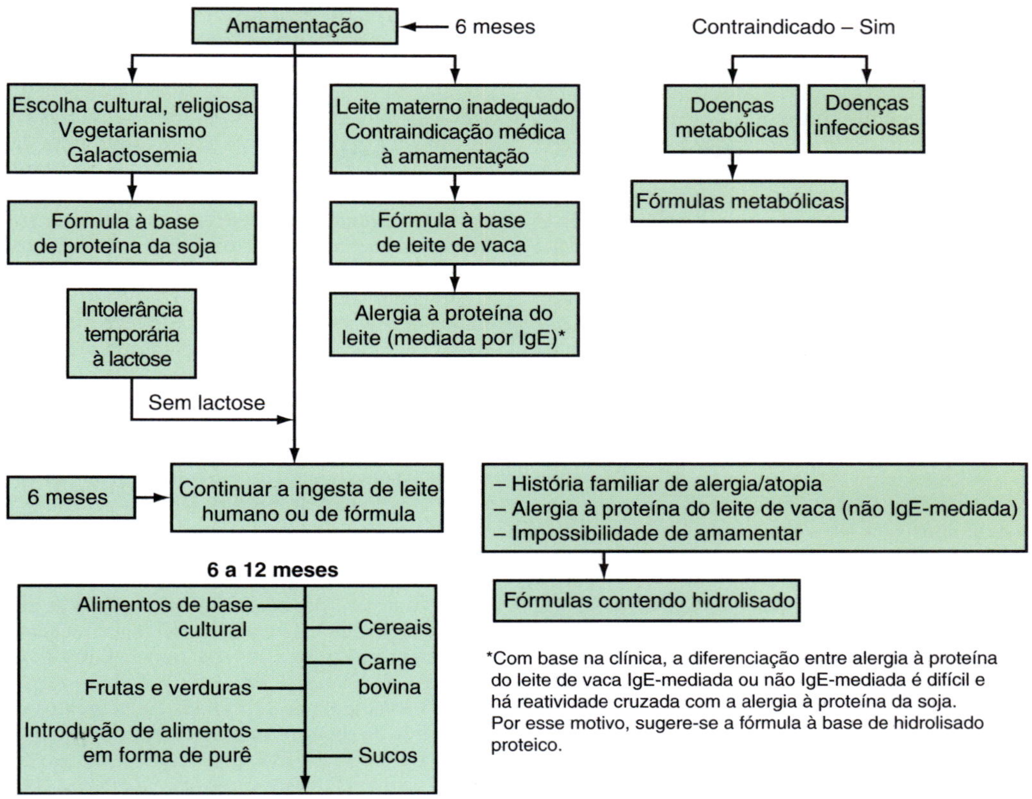

Figura 56.1 **Algoritmo de alimentação para bebês nascidos a termo.** (De Gamble Y, Bunyapen C, Bhatia J: Feeding the term infant. In Berdanier CD, Dwyer J, Feldman EB, editors. *Handbook of nutrition and food*, Boca Raton, FL, 2008, CRC Press, pp 271-284, Fig 15.3.)

fórmulas para bebês são suplementadas com PUFAs de cadeia longa, ácido docosa-hexaenoico (DHA) e ácido araquidônico (ARA) em concentrações variáveis. ARA e DHA são encontrados em concentrações variáveis no leite humano e diferem de acordo com a região geográfica e a dieta materna. O DHA e o ARA são derivados de microfungos e microalgas de célula única e classificados como "geralmente reconhecidos como seguros" (em inglês, GRAS) para uso em fórmulas infantis em concentrações e proporções aprovadas. A suplementação rotineira da fórmula à base de leite com PUFAs de cadeia longa, com o objetivo de melhorar os resultados físicos, de neurodesenvolvimento ou visuais alcançados por bebês a termo, não pode ser recomendada com base nas evidências atuais.

A **lactose** é o principal carboidrato presente no leite materno e nas fórmulas padrão à base de leite de vaca para bebês nascidos a termo. As fórmulas destinadas a bebês nascidos a termo também podem conter amido modificado ou outros carboidratos complexos. Os carboidratos constituem 67 a 75 g/ℓ das fórmulas à base de leite de vaca.

FÓRMULAS À BASE DE SOJA

As fórmulas à base de proteína da soja disponibilizadas no mercado são isentas das proteínas do leite de vaca e de lactose. Carboidratos são fornecidos por sucralose, xarope de milho e/ou maltodextrina para fornecer 67 kcal/dℓ. Essas fórmulas estão em conformidade com as diretrizes para vitaminas, minerais e eletrólitos estabelecidas pela AAP e pela FDA para bebês nascidos a termo. A proteína é um isolado da soja suplementado com L-metionina, L-carnitina e taurina para fornecer um conteúdo proteico de 2,45 a 2,8 g/100 kcal ou 1,7 a 1,9 g/dℓ. A quantidade de gorduras específicas varia de acordo com o fabricante e geralmente é similar à da fórmula à base de leite de vaca correspondente do próprio fabricante. O conteúdo de gordura é de 5 a 5,5 g/100 kcal ou 3,4 a 3,6 g/dℓ. Os óleos usados nas fórmulas à base de leite de vaca e à base de soja incluem os óleos de soja, palma, oleína, girassol e coco. DHA e ARA também são adicionados.

Em bebês a termo, apesar de as fórmulas à base de proteína da soja serem usadas para fornecer nutrição que resulte em padrões normais de crescimento, há poucas indicações para seu uso em substituição às fórmulas à base de leite de vaca. Entre as indicações para as fórmulas à base de soja, estão a galactosemia, preferência por uma dieta vegetariana e a deficiência hereditária de lactase, porque essas fórmulas são isentas de lactose. A maioria dos bebês sadios com gastrenterite aguda pode ser tratada após a reidratação com uso contínuo de leite materno ou de fórmulas à base de leite de vaca, sem necessidade de uma fórmula isenta de lactose, como aquela à base de soja. Entretanto, as fórmulas à base de proteína da soja podem ser indicadas quando houver intolerância secundária à lactose comprovada. As fórmulas à base de proteína da soja não proporcionam vantagens em relação às fórmulas à base de leite de vaca, como suplementos para bebês amamentados, a menos que esses bebês tenham alguma das indicações anteriormente referidas, e não são recomendadas para bebês prematuros. O uso rotineiro da fórmula à base de proteína da soja não tem valor comprovado na prevenção ou no tratamento da doença atópica, da agitação nervosa e da cólica infantil. Bebês com enterocolite ou enteropatia induzida por proteína do leite de vaca comprovada muitas vezes também são sensíveis à proteína da soja. Esses bebês devem receber fórmulas derivadas de proteínas extensivamente hidrolisadas ou de aminoácidos sintéticos. As fórmulas à base de soja contêm fitoestrógenos, que comprovadamente exibem atividade fisiológica em modelos experimentais com roedores, mas não há evidências conclusivas sobre efeitos adversos no desenvolvimento de bebês alimentados com fórmulas à base de soja.

FÓRMULAS À BASE DE HIDROLISADO PROTEICO

As fórmulas à base de hidrolisado proteico podem ser *parcialmente hidrolisadas*, contendo oligopeptídios com peso molecular < 5.000 daltons (entre 3.000 e 10.000 Da), ou *extensivamente hidrolisadas*, contendo peptídios com peso molecular < 3.000 Da. As proteínas parcialmente hidrolisadas das fórmulas têm misturas de gorduras similares às daquelas à base de leite de vaca, sendo que os carboidratos são fornecidos com maltodextrina ou xarope de milho. Como a proteína não é extensivamente hidrolisada, essas fórmulas não devem ser fornecidas para bebês alérgicos à proteína do leite de vaca. Em estudos sobre as fórmulas fornecidas a bebês que apresentam alto risco de desenvolvimento de doença atópica, foram encontradas evidências modestas de que a dermatite atópica da infância pode ser adiada ou prevenida com o uso de fórmulas extensivas ou parcialmente hidrolisadas, em comparação àquelas à base de leite de vaca. Estudos comparativos sobre as diversas fórmulas hidrolisadas também indicaram que nem todas as fórmulas proporcionam o mesmo efeito protetor. As fórmulas extensivamente hidrolisadas podem ser mais efetivas do que as parcialmente hidrolisadas, em termos de prevenção da doença atópica. As fórmulas extensivamente hidrolisadas são recomendadas para bebês intolerantes à proteína do leite de vaca ou à soja. Essas fórmulas são isentas de lactose e podem incluir triglicerídeos de cadeia média, o que as torna úteis para bebês com má absorção gastrintestinal, como consequência de fibrose cística, síndrome do intestino curto, diarreia prolongada e doença hepatobiliar.

FÓRMULAS À BASE DE AMINOÁCIDOS

As fórmulas à base de aminoácidos são isentas de peptídios, contendo misturas de aminoácidos essenciais e não essenciais. São destinadas a bebês com alergia às proteínas derivadas do leite, que apresentaram falha de crescimento com o consumo de fórmulas à base de proteínas extensivamente hidrolisadas. A efetividade das fórmulas à base de aminoácidos na prevenção de doença atópica não foi estudada.

LEITE E OUTROS LÍQUIDOS EM BEBÊS E CRIANÇAS PEQUENAS

Bebês amamentados e bebês alimentados com fórmulas não precisam de água adicional, exceto quando determinado por alguma condição específica que envolva excesso de perda de água, como diabetes insípido. Vômitos e regurgitações são comuns em bebês. Quando o ganho de peso e o bem-estar geral são notados, a modificação da fórmula se torna desnecessária.

O leite de vaca integral deve ser introduzido somente após os 12 meses de idade. Em crianças na faixa etária de 12 a 24 meses com problemas de sobrepeso ou obesidade, ou que tenham história familiar de obesidade, dislipidemia ou doença cardiovascular, o uso de leite com baixo teor de gordura é apropriado. De outro modo, o consumo de leite integral é recomendado até os 24 meses de idade, quando deve ser feita a mudança para leite com 1% de gordura, no caso das crianças sadias. Seja qual for o tipo, todos os leites consumidos devem ser pasteurizados. Bebês e crianças pequenas são particularmente suscetíveis a infecções por patógenos como *E. coli*, *Campylobacter* e *Salmonella*, encontrados no **leite cru ou não pasteurizado**. Por motivos culturais, entre outros, a fórmula é substituída pelo leite de cabra, ainda que isso não seja recomendado. Foi demonstrado que o **leite de cabra** causa distúrbios eletrolíticos significativos e anemia, por ter baixa concentração de ácido fólico.

Alternativas não lácteas de fontes à base de plantas (p. ex., soja, cânhamo, ervilha, arroz) e à base de nozes (p. ex., amêndoa, castanha-de-caju, amendoim) tornaram-se populares. Ao aconselhar os pais, é importante enfatizar que o conteúdo nutricional geral das alternativas ao leite à base de plantas *não é* equivalente ao do leite de vaca. Embora a maioria seja enriquecida com vitamina D e cálcio, com exceção de algumas alternativas à base de leite de soja, cânhamo e ervilha, a maioria dos produtos apresenta menor teor de proteínas. Simultaneamente, produtos à base de plantas, como leite de soja e arroz, tendem a adicionar óleos e açúcares, proporcionando maior conteúdo energético que o leite de vaca. Em razão do menor teor de proteínas, esses leites alternativos não *devem ser dados aos bebês*. Os leites à base de nozes podem ser adequados para crianças com mais de 24 meses de idade, sem alergias que tenham uma dieta adequada.

ALIMENTAÇÃO COMPLEMENTAR

A introdução oportuna de **alimentos complementares** (alimentos sólidos e líquidos, além de leite materno ou fórmula, também chamados de **alimentos de desmame**) durante a infância é importante por diversos motivos nutricionais e de desenvolvimento (Tabela 56.7). A capacidade de amamentação exclusiva torna-se limitada para atendimento das necessidades de macro e micronutrientes com o avanço da idade do bebê. A recomendação para escolha do momento da iniciação da alimentação complementar se baseia nos benefícios em termos de neurodesenvolvimento e prevenção de futuras comorbidades (proporcionados pela amamentação exclusiva antes de 6 meses). A AAP, a OMS e a European Society for Pediatric Gastroenterology, Hepatology, and Nutrition Committee on Nutrition recomendam a amamentação exclusiva durante os primeiros 6 meses. Não foram publicados dados similares sobre os benefícios do uso exclusivo da fórmula por esse período.

Alimentos complementares são mais nutricionalmente apropriados do que outros para complementar o leite materno ou a fórmula para bebês. Nos EUA, os padrões de consumo de alimento dos bebês e crianças em fase de engatinhar demonstram que quase todas as crianças com idade inferior ou igual a 12 meses consumiam alguma forma de leite diariamente, bebês com idade superior a 4 meses consumiam mais fórmula do que leite humano e bebês por volta de 9 a 11 meses de idade, consumiam leite de vaca integral (20%) ou leite desnatado ou com baixo teor de gordura (25%).

Os alimentos complementares mais comumente fornecidos entre 4 e 11 meses de idade eram os cereais para bebês. Quase 45% dos bebês com 9 a 11 meses de idade consumiam cereais não destinados a bebês, enquanto até 61% dos bebês com 4 a 11 meses de idade não consumiam vegetais. A batata frita era o vegetal mais frequentemente consumido pelas crianças em fase de engatinhar. Entre as alterações positivas ocorridas na última década, estão a duração aumentada da amamentação, o adiamento da introdução de alimentos complementares e a diminuição do consumo de sucos. As preocupações persistentes incluem a falta de frutas e verduras; dietas pobres em ferro, ácidos graxos essenciais, fibras e grãos integrais; e dieta rica em gordura saturada e sódio. A Tabela 56.7 resume as recomendações da AAP para iniciação da alimentação complementar.

Os alimentos complementares devem ser variados para garantir a ingesta adequada de macro e micronutrientes. Em adição aos alimentos complementares introduzidos aos 6 meses de idade, a continuação da amamentação ou o uso de fórmula para bebê ao longo de todo o 1º ano de vida deve ser incentivada. O consumo exagerado de alimentos complementares ricos em energia pode levar a ganho excessivo de peso no início da infância, resultando em risco aumentado de obesidade.

ALIMENTAÇÃO DE CRIANÇAS EM FASE DE ENGATINHAR E EM IDADE PRÉ-ESCOLAR

A fase de engatinhar é um período em que o comportamento alimentar e os hábitos saudáveis podem ser estabelecidos, sendo muitas vezes um momento de confusão e ansiedade para os pais. Após o 1º ano de vida, o crescimento se torna mais lento, a atividade motora aumenta e o apetite diminui. O peso corporal do bebê no momento do nascimento

Tabela 56.7 Princípios importantes para o desmame.

Começar aos 6 meses de idade
Na idade apropriada, incentivar o uso de um copo, em vez de mamadeira
Introduzir um alimento de cada vez
A densidade energética deve exceder a do leite materno
Alimentos contendo ferro (carne bovina, cereais suplementados com ferro) são necessários
A ingesta de zinco deve ser incentivada por meio do consumo de alimentos como carne bovina, laticínios, trigo e arroz
A ingesta de fitato deve ser baixa para intensificar a absorção de minerais
O leite materno deve ser mantido até os 12 meses, quando é feita a substituição por fórmula ou leite de vaca
Fornecer no máximo 682 mℓ de leite de vaca/dia
Outros líquidos que não leite materno, fórmula e água devem ser desestimulados
Não fornecer mais de 113,5 a 170,5 mℓ de suco de fruta/dia; não fornecer bebidas adoçadas com açúcar

Adaptada de American Academy of Pediatrics: *Pediatric nutrition handbook*, ed 6, Elk Grove Village, IL, 2008, American Academy of Pediatrics.

triplica no decorrer do 1º ano de vida, e quadruplica aos 2 anos, refletindo esse retardo da velocidade de crescimento. O comportamento alimentar é errático e a criança parece se distrair da comida enquanto explora o ambiente. Crianças que consomem uma variedade limitada de alimentos, muitas vezes preferem um em particular por certo período, depois passam a rejeitá-lo. O uso dos gráficos de crescimento para demonstrar o crescimento adequado e fornecer orientação sobre o comportamento típico e os hábitos alimentares ajuda a aliviar as preocupações dos pais. As metas importantes da nutrição no início da infância são impulsionar os hábitos alimentares sadios e fornecer alimentos que sejam apropriados para o desenvolvimento.

Práticas de alimentação

O período iniciado após os 6 meses até os 15 meses de idade é caracterizado pela aquisição de habilidades de autoalimentação, uma vez que o bebê já consegue segurar os alimentos com os dedos das mãos, aprender a usar uma colher e comer alimentos moles (Tabela 56.8). Por volta dos 12 meses de idade, a criança aprende a beber usando um copo e pode continuar sendo amamentada ou desejar se alimentar de fórmula usando a mamadeira. O desmame da mamadeira deve ser feito por volta dos 12 a 15 meses de idade, sendo necessário desestimular as mamadeiras da hora de dormir, por causa da associação com o desenvolvimento de **cáries nos dentes**. A menos que seja usado durante as refeições, o copo com canudo acoplado somente deve ser usado com água, a fim de evitar as cáries. Bebidas adoçadas com açúcar e sucos com 100% de fruta também não devem ser fornecidos em mamadeiras. Copos sem tampa podem ser usados para oferecer, no máximo, 118 a 177 mℓ/dia de suco de 100% de fruta para crianças que engatinham.

Tabela 56.8 Habilidades de alimentação: nascimento aos 36 meses.

IDADE (MESES)	HABILIDADES DE ALIMENTAÇÃO/ SENSORIMOTOR ORAL
Nascimento até 4 a 6	Leite materno no seio ou mamadeira Mão na mamadeira durante a alimentação (2 a 4 meses) Mantém postura semiflexa durante a alimentação Promoção da interação entre bebê e pais
6 a 9 (alimentação de transição)	Alimentação mais na posição vertical Come alimentos macios com a colher Ambas as mãos para segurar a mamadeira Passa a usar os dedos para se alimentar Mastigação vertical de sólidos facilmente dissolvíveis Preferência pelos pais para alimentar
9 a 12	Bebe no copo Come comida granulosa e amassada Alimentação manual para sólidos facilmente dissolvíveis Mastigação com ação rotativa da mandíbula
12 a 18	Se alimenta sozinho; segura a colher com a mão inteira Segura o copo com as duas mãos Bebe de 4 a 5 goles consecutivos Segura e vira a mamadeira
> 18 a 24	Engole com boca fechada Predomina o alimentar-se sozinho Mastiga ampla variedade de alimentos Faz movimentos com a língua para cima e para baixo
24 a 36	Rotações circulatórias da mandíbula Mastiga com os lábios fechados Segura o copo com uma mão e bebe em copo aberto sem derramar Usa os dedos para encher a colher Come uma grande variedade de alimentos sólidos Autoalimentação total, usando garfo

Adaptada de Arvedson JC: Swallowing and feeding in infants and young children. *GI Motility online*, 2006. doi:10.1038/gimo17.

Sucos não devem ser oferecidos antes dos 12 meses de idade. O volume de sucos deve ser limitado a 118 mℓ/dia para crianças de 1 a 3 anos, 118 a 177 mℓ/dia para crianças de 4 a 6 anos e a 236 mℓ/dia para crianças de 7 a 18 anos. Crianças que tomam medicamentos metabolizados pelo CYP3A4 devem evitar sucos de toranja.

No 2º ano de vida, a autoalimentação se torna a regra e proporciona a oportunidade para que a família toda faça as refeições em conjunto e com menos estresse. A autoalimentação permite que a criança limite sua própria ingesta. A alimentação das crianças é um processo interativo. Elas recebem sugestões sobre comportamentos alimentares adequados dos pais, os quais devem elogiar positivamente e ignorar comportamentos alimentares negativos, a menos que o comportamento prejudique a saúde e a segurança da criança. Em adição, os pais devem comer junto com as crianças entre 1 e 3 anos, em vez de simplesmente alimentá-las, a fim de moldar comportamentos alimentares positivos.

A criança de 2 anos de idade deve começar com pequenos pedaços de alimento e evoluir para alimentos de mesa preparados, com as devidas precauções. Nesse estágio, a criança é incapaz de mastigar e deglutir completamente os alimentos, sendo necessário prestar atenção especial naqueles que envolvem risco de engasgo. Balas, pipoca, nozes e cenoura crua devem ser evitadas. Pães e uvas devem ser fatiados. Os cuidadores devem estar sempre atentos e presentes durante a alimentação, sendo que a criança deve ser colocada em um cadeirão ou em uma cadeira alta. A AAP desestimula o hábito da alimentação com distrações, como diante de televisão, *tablet*, celular e outros aparelhos com tela, bem como a alimentação dentro do carro, porque o adulto não pode observá-la adequadamente.

Crianças pequenas têm uma preferência natural por alimentos e bebidas adoçados, que surge no início da infância. A relutância em aceitar novos alimentos é uma fase comum do desenvolvimento. Um alimento novo deve ser oferecido várias vezes (8 a 15) durante alguns meses para aceitação pela criança.

As crianças entre 1 e 3 anos precisam comer três refeições saudáveis e dois lanches diariamente. O leite continua sendo uma importante fonte de nutrição. As diretrizes para suplementação da vitamina D recomendam uma ingesta diária de 600 UI de vitamina D/dia para crianças e adolescentes com ingestas inferiores a 1.000 mℓ/dia de fórmula ou leite fortificado com vitamina D. As crianças entre 1 e 3 anos e em idade pré-escolar costumam falhar em cumprir as recomendações para porções de frutas, verduras e fibras, enquanto mantêm ingestas elevadas de alimentos contendo gordura e açúcar. Fornecer verduras no início da refeição e aumentar o tamanho da porção durante as refeições pode ser uma estratégia efetiva para aumentar o consumo.

Alimentação na creche

Muitas crianças nos EUA entre 1 e 3 anos e em idade pré-escolar permanecem em creches, recebendo refeições e lanches nesses locais. Há ampla variação em termos de qualidade do alimento oferecido e nível de supervisão durante as refeições. Os pais são incentivados a avaliar a qualidade dos alimentos servidos nas creches fazendo perguntas, visitando os centros e participando de reuniões de pais. Refeições ou lanches econômicos ou grátis são fornecidos nas creches de comunidades de renda baixa a média, por meio do U.S. Department of Agriculture (USDA) **Child and Adult Care Food Program**. Os programas participantes são obrigados a fornecer refeições e lanches que sigam a regulamentação para refeições estabelecida pelo USDA, garantindo algum nível de qualidade dos alimentos. Entretanto, apesar das dificuldades financeiras, numerosas creches ainda lutam para fornecer refeições e lanches de alta qualidade.

ALIMENTAÇÃO DE CRIANÇAS EM IDADE ESCOLAR E ADOLESCENTES

MyPlate

O USDA MyPlate (www.choosemyplate.gov) é uma das bases para a construção de uma dieta ideal para crianças e adultos (Figura 56.2). O MyPlate é baseado no **Dietary Guidelines for Americans** de 2010 e substitui o MyPyramid. O MyPlate fornece uma representação visual dos diferentes grupos alimentares e respectivos tamanhos de porção projetada para o público geral. Além de informações sobre grupos alimentares, o *website* fornece descrições sobre calorias e estratégias de

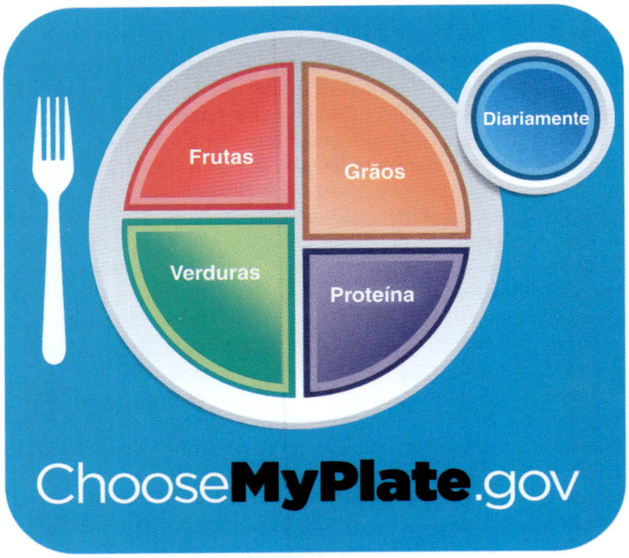

Figura 56.2 Guia alimentar MyPlate. (Adaptada de *U.S. Department of Agriculture. http://www.choosemyplate.gov/*.)

controle de peso, bem como ferramentas para medir calorias e estabelecer metas de atividade física. Um plano alimentar baseado nessas diretrizes fornece, em média, em alguns dias, todos os nutrientes limitantes associados ao desenvolvimento de doença crônica. O MyPlate também pode ser usado como ferramenta de interação, permitindo a personalização de recomendações com base em idade, sexo, atividade física e, para algumas populações, peso e altura. Material impresso também é disponibilizado pelo USDA para famílias sem acesso à internet.

As recomendações baseadas no MyPlate enfatizam que metade de um prato deve conter verduras e frutas, e a outra metade deve conter proteína e grãos, sendo que a parte contendo proteínas deve ser menor. A proteína substitui a categoria de carne, já que muitas fontes de proteína não são animais. À parte, é incluída também uma seção de laticínios. As recomendações de atividade física para alcançar um equilíbrio energético saudável não são visualmente exibidas, mas são fornecidas no *website*. O MyPlate exclui alimentos de baixo valor nutricional, como bebidas adoçadas com açúcar e produtos doces de panificação.

Nos EUA e em um número crescente de outros países, a maioria das crianças e adolescentes não consome uma dieta que segue as recomendações do MyPlate. A ingesta de calorias é bem maior do que o recomendado, com o consumo frequente de bebidas adoçadas com açúcar (refrigerantes, sucos, chás gelados, bebidas esportivas), sanduíches, carnes gordas (*bacon*, linguiça) e laticínios com alto teor de gordura (queijo, sorvete). A ingesta de verduras de folhas verde-escuro e de cor laranja, frutas integrais, laticínios com baixo teor de gordura e grãos integrais é tipicamente menor do que a recomendação. Adicionalmente, hábitos alimentares não saudáveis – ingerir porções maiores do que o recomendado, preparar alimentos com adição de gordura, açúcar ou sal; "pular" o café da manhã e/ou almoço, "beliscar" ou seguir dietas gordas – são prevalentes e estão associados a pior qualidade de vida. O MyPlate oferece uma ferramenta útil e acessível ao consumidor, que auxilia os pediatras no aconselhamento das famílias sobre planos alimentares ideais para promoção da saúde a curto e longo prazos.

Alimentação em casa

Em casa, muito daquilo que crianças e adolescentes comem está sob o controle dos pais. Tipicamente, os pais fazem as compras no supermercado e, até certo ponto, controlam os alimentos disponibilizados em casa. A construção de um modelo de comportamento alimentar saudável pelos pais é um determinante decisivo das opções alimentares de crianças e adolescentes. O aconselhamento para melhorar a dieta inclui a orientação dos pais quanto ao uso de sua influência na disponibilização de escolhas alimentares mais saudáveis e atraentes em casa.

Fazer refeições regulares em família, com todos sentados à mesa, ao contrário de comer sozinho ou assistindo à televisão ou outras telas, está associado a uma melhor qualidade da dieta, talvez devido ao número maior de oportunidades para **relações parentais positivas** durante as refeições. Muitas famílias com horários apertados e outros fatores de estresse são incapazes de promover a refeição ideal. Outro desafio na criação dos filhos pelos pais é controlar o apetite exagerado de algumas crianças e adolescentes. As crianças devem ser incentivadas a comer mais devagar e a mastigar adequadamente os alimentos. A conversa à mesa do jantar deve ser incentivada para prolongar a alimentação pelo menos por 15 minutos. Foi demonstrado que oferecer verduras enquanto as crianças estão com fome, no início da refeição, aumenta seu consumo. Quando a criança continua com fome após a refeição, algumas estratégias úteis são fazer uma pausa de 15 a 20 minutos (permitir que a criança se engaje em outra atividade) antes de servir uma segunda porção ou oferecer alimentos que tenham sido consumidos de modo insuficiente, como verduras, grãos integrais ou frutas.

Alimentação na escola

O **National School Lunch Program** e o **School Breakfast Program** fornecem refeições a baixo custo a mais de cinco bilhões de crianças em todo o país. As diretrizes para as refeições foram tiradas do Dietary Guidelines for Americans e do Dietary Reference de 2005. São incluídas recomendações sobre tamanhos de porção conforme a idade, bem como quantidades de verduras e frutas, grãos e gordura (Tabela 56.9). O treinamento e o equipamento destinados à equipe que serve alimentos na escola, o engajamento da comunidade, a educação dos pais e o envolvimento da indústria alimentícia estão entre os componentes necessários. O ano-alvo é 2020 para alcançar as recomendações para o sódio. Até lá, enquanto as escolas trabalham na implementação de mudanças, os pais devem ser incentivados a examinar o cardápio semanal com os filhos e auxiliá-los em suas escolhas. Para crianças que levam comida feita em casa, o pediatra deve fornecer recomendações sobre o que constitui um almoço saudável. Os pais podem ser orientados a buscar ideias para opções de almoço saudáveis no *website* www.choosemyplate.org. Ademais, as festas da classe na escola devem ser limitadas a uma por mês.

Comer fora

O número de refeições feitas fora de casa ou entregues em casa a partir de restaurantes que fazem entregas em domicílio aumentou em todas as faixas etárias da população dos EUA. A maior conveniência desse

Tabela 56.9 Recomendações revisadas do National School Lunch Program and School Breakfast Program.

- Os tamanhos das porções de alimento devem ser baseados nos grupos etários
- Os almoços e cafés da manhã escolares terão níveis máximo e mínimo de calorias, conteúdo máximo de gordura saturada e conteúdo máximo de sódio
- Os alimentos devem conter 0 g de gordura *trans* por porção
- A inclusão de óleos vegetais insaturados é incentivada, dentro dos limites de calorias
- Verduras e frutas não são intercambiáveis
- As ofertas de verduras no almoço devem incluir o equivalente a ½ xícara dos seguintes itens: verduras de folhas verde-escuras e legumes
- Não mais de metade das porções de frutas podem estar na forma de suco
- Ao menos metade da oferta de pães/grãos deve estar na forma de grãos integrais
- O leite saborizado deve ser isento de gordura, e o leite comum deve ser isento de gordura ou conter apenas 1% dela
- Os estudantes devem escolher uma opção de fruta no café da manhã acompanhando a refeição, e uma fruta ou verdura no almoço, para que a refeição seja reembolsável

Adaptada de National Academies of Engineering, Science and Medicine: *School meals: building blocks for healthy children.* Washington, DC, 2010, National Academies Press.

padrão de alimentação é minada pelo valor nutricional geralmente diminuído das refeições, em comparação àquelas feitas em casa. De modo geral, as refeições consumidas ou compradas em restaurantes de *fast-food* ou casuais têm tamanhos de porção grandes, são densas em calorias e contêm grandes quantidades de gordura saturada, sal e açúcar, além de baixas quantidades de grãos integrais, frutas e verduras. Embora esse continue sendo um problema atual, a gordura *trans* está sendo eliminada na maioria dos restaurantes comerciais e comidas preparadas. E apesar do número crescente de restaurantes que oferecem alternativas mais saudáveis, a vasta maioria daquilo que é consumido nos restaurantes não se adequa às recomendações do MyPlate.

Com o avanço da idade, um número crescente de refeições e lanches também é consumido durante reuniões sociais em casas de amigos e nas festas. Quando uma grande parte da alimentação de uma criança ou adolescente é consumida em ocasiões desse tipo, a qualidade da dieta pode sofrer, porque as ofertas de alimentos são tipicamente de baixo valor nutricional. Os pais e pediatras precisam orientar os adolescentes a passarem por essas ocasiões mantendo uma dieta saudável e aproveitando as interações sociais significativas. Muitas vezes, essas ocasiões também são oportunidades para os jovens consumirem bebidas alcoólicas; consequentemente, a supervisão dos adultos é importante.

ASPECTOS NUTRICIONAIS IMPORTANTES NA FAIXA ETÁRIA PEDIÁTRICA

Ambiente alimentar

A maioria das famílias tem algum conhecimento sobre nutrição e pretende fornecer aos filhos uma dieta saudável. A discrepância entre esse fato e a qualidade real da dieta consumida pelas crianças americanas muitas vezes é explicada pelas dificuldades das famílias para a escolha de opções alimentares saudáveis. Como a escolha alimentar final é feita pela criança individualmente ou por seus pais, as intervenções para aprimorar a dieta têm enfocado o conhecimento individual e as alterações do comportamento, mas apresentam sucesso limitado (Figura 56.3). Conhecer o contexto das escolhas alimentares e de estilo de vida ajuda a compreender a falta de modificações ou "baixa complacência", além de diminuir a frustração frequentemente vivenciada pelos pediatras que poderiam "culpar a vítima" por um comportamento que eles não controlam totalmente. Recentemente, foram lançadas iniciativas nacionais para aumentar o acesso a vegetais e frutas e a conscientização pública sobre alimentação saudável (p. ex., Let's Move!).

Embora o **sabor** seja o principal determinante na escolha de alimentos, muitos outros fatores complexos influenciam essa escolha, incluindo estratégias de **custo** e marketing. A **comercialização** inclui estratégias tão diversificadas quanto a disposição na prateleira, associação dos produtos alimentícios com personagens de desenho animado, cupons e ofertas ou preços especiais, que influenciam as escolhas no momento da aquisição de alimentos. As propagandas exibidas na televisão são um elemento importante do modo como crianças e adolescentes ouvem falar sobre os alimentos, com estimados 40.000 comerciais transmitidos ao ano assistidos por uma criança comum que vive nos EUA, muitos dos quais sobre alimentos, em comparação com as poucas horas de educação nutricional recebidas nas escolas. As propagandas adicionais de alimentos estão se multiplicando cada vez mais, com a introdução das marcas nos cinemas e programas de TV, nos *websites* e até em videogames.

Uso do alimento como recompensa

É um hábito prevalente usar alimentos como recompensa ou, por vezes, retirá-los como forma de punição. A maioria dos pais usa essa prática ocasionalmente, e alguns a utilizam de modo quase sistemático, começando na juventude. Essa prática também é comumente usada nos outros locais em que as crianças passam o tempo, como creches, escola ou até no cenário do esporte. Embora possa ser uma boa ideia limitar algumas categorias de alimentos não saudáveis, porém desejáveis, para ocasiões especiais, usar um alimento como recompensa é problemático. Limitar e tornar o acesso a certos alimentos contingente a uma particular conquista aumenta o desejo por esse tipo de alimento. Por outro lado, incentivar o consumo de alguns alimentos os torna

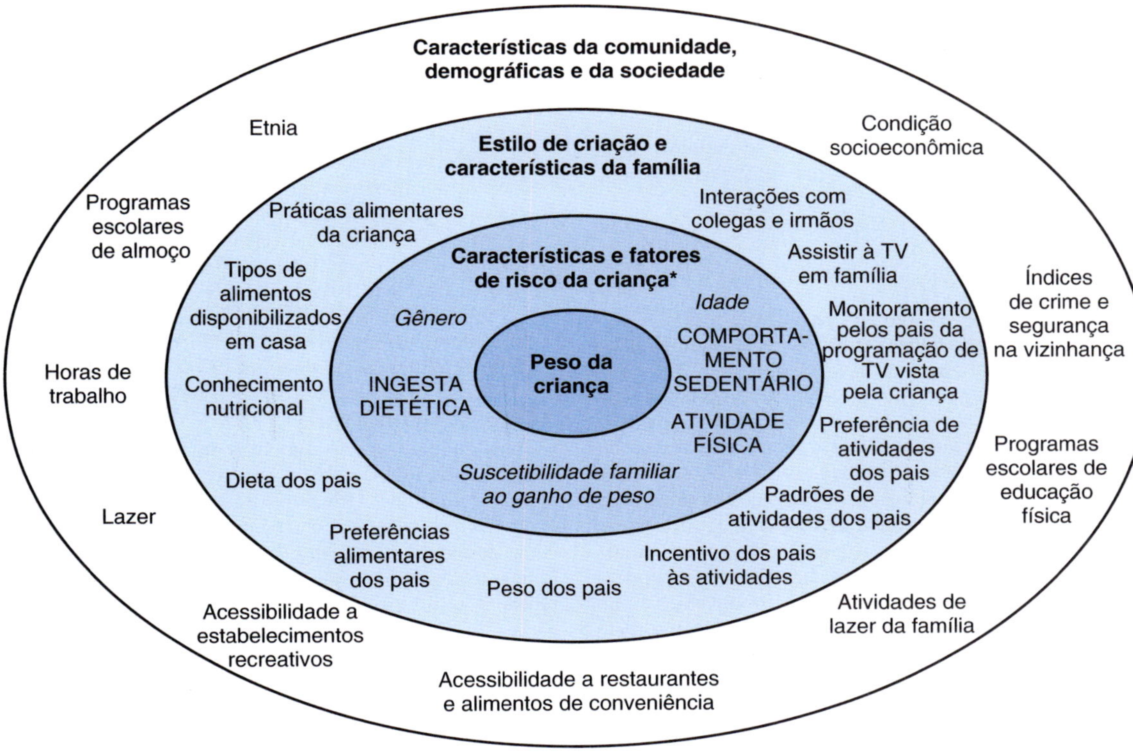

Figura 56.3 Estrutura teórica do contexto das opções alimentares e de estilo de vida. Os fatores de risco das crianças (em letras maiúsculas) referem-se aos comportamentos das crianças associados ao desenvolvimento de sobrepeso. As características da criança (em itálico) interagem com os fatores de risco da criança e com fatores contextuais que influenciam no desenvolvimento de sobrepeso (*i. e.*, variáveis mediadoras). (De *Davison KK, Birch LL: Childhood overweight: a contextual model and recommendations for future research*, Obes Rev *2:159-171, 2001. © 2001 The International Association for the Study of Obesity.*).

menos desejáveis. Portanto, frases como "termine de comer as verduras e eu lhe darei sorvete na sobremesa" podem resultar no estabelecimento de hábitos alimentares ruins quando a criança passar a ter maior autonomia nas escolhas de alimentos. Os pais devem ser aconselhados com relação a essas questões e incentivados a escolher outros itens que não alimentos para usar como recompensa, como brinquedos baratos ou equipamentos de esporte, tempo com a família, eventos especiais ou itens colecionáveis. Tipos similares de comportamento também são vistos em escolas e atividades extracurriculares. Em vez de oferecer recompensas ou punições envolvendo alimentos (p. ex., pizza, bala), os cuidadores, professores e conselheiros devem ser incentivados a usar recompensas alternativas, como minutos de tempo livre, sentar na cadeira do professor, ser auxiliar do professor e passar noites sem lição de casa.

Considerações culturais em nutrição e alimentação

As opções alimentares, a preparação dos alimentos, os padrões de alimentação e as práticas alimentares de bebês têm raízes culturais muito profundas. De fato, crenças, atitudes e práticas sobre alimentos e alimentação são alguns dos componentes mais importantes da identidade cultural. Assim, não surpreende que nas sociedades multiculturais a dieta apresente grande variabilidade. Até mesmo em um mundo onde as forças de mercado globais tendem a diminuir as diferenças geográficas em termos de tipos de alimentos ou até de marcas comerciais disponíveis, a maioria das famílias, em especial durante as refeições feitas em casa, ainda é muito influenciada por seus antecedentes. Desse modo, os pediatras devem se familiarizar com as características dietéticas das várias culturas, de modo a poderem identificar e abordar, sem julgamentos e evitando estereótipos, as potenciais questões nutricionais relacionadas com a dieta de seus pacientes.

Vegetarianismo

Vegetarianismo é a prática de seguir uma dieta que exclui alimentos à base de carne de animais, incluindo carne bovina, carne suína, aves, peixes e mariscos. Essa dieta tem diversas variantes, algumas das quais também excluem ovos e/ou determinados produtos gerados a partir do trabalho animal, como laticínios e mel. É importante entender as variações distintas do vegetarianismo:

- Veganismo: exclui todos os produtos de origem animal. Pode ser parte de uma prática maior de se abster do uso de produtos de origem animal para quaisquer propósitos
- Ovovegetarianismo: inclui os ovos, mas não os laticínios
- Lactovegetarianismo: inclui os laticínios, mas exclui os ovos
- Ovolactovegetarianismo: inclui ovos e laticínios
- Flexitarianismo: um vegetariano que ocasionalmente consome carnes
- Piscitarianismo: consome peixe, mas muitas vezes se rotula como vegetariano.

Outra expressão usada para o vegetarianismo e veganismo é "dieta à base de plantas".

Outras práticas dietéticas comumente associadas ao vegetarianismo incluem a *dieta frutariana* (frutas, nozes, sementes e outras matérias vegetais reunidas sem dano às plantas), a *dieta vegetariana Su* (exclui todos os produtos de origem animal, e também cebola, alho, cebolinha, alho-poró ou chalota), a *dieta macrobiótica* (inclui grãos integrais e feijões; em alguns casos, peixe) e a *dieta vegana crua* (inclui frutas frescas e não cozidas, nozes, sementes e vegetais). A segurança dessas dietas restritivas ainda não foi estudada em crianças. Essas dietas podem ser bastante limitadas em termos de macro e micronutrientes e não são recomendadas para crianças. Apesar de se estar em uma dieta vegetariana ou vegana não parecer aumentar o risco de um transtorno alimentar, alguns adolescentes com transtornos alimentares podem escolher essas dietas para ajudar a limitar sua ingestão calórica.

O vegetarianismo é considerado uma dieta saudável e viável. Tanto a Academy of Nutrition and Dietetics (antiga American Dietetic Association) quanto a Dietitians of Canada constataram que uma dieta vegetariana devidamente planejada e bem equilibrada pode satisfazer as metas nutricionais em todos os estágios da vida. Em comparação com as dietas não vegetarianas, as dietas vegetarianas têm baixa ingesta de gorduras saturadas, colesterol e proteína animal, e níveis relativamente maiores de carboidratos complexos, fibras, magnésio, potássio, folato, vitaminas C e E e fitoquímicos. Os vegetarianos têm índice de massa corporal menor, colesterol e pressão arterial mais baixos, apresentando risco diminuído de desenvolvimento de câncer e cardiopatia isquêmica. As preocupações com nutrientes específicos em dietas vegetarianas incluem:

- **Ferro** (ver Capítulo 55): dietas vegetarianas podem ter níveis de ferro similares aos de dietas não vegetarianas, porém o ferro de fontes vegetais tem menor biodisponibilidade do que o ferro oriundo das fontes derivadas de carne, como o fitato (encontrado em vegetais de folhas verdes e grãos integrais). As reservas de ferro são mais baixas nos vegetarianos e veganos do que nos indivíduis não vegetarianos. A deficiência de ferro é mais comum em crianças e mulheres veganas e vegetarianas. Os alimentos ricos em ferro são os cereais fortificados com ferro, feijão-preto, castanhas-de-caju, feijão comum, lentilha, aveia, uva-passa, feijão-fradinho, soja, semente de girassol, grão-de-bico, melaço, chocolate e *tempeh*. A absorção de ferro pode ser aumentada pela ingestão de alimentos que contenham ácido ascórbico (vitamina C) junto com alimentos que contêm ferro
- **Vitamina B_{12}:** as plantas são uma fonte precária de vitamina B_{12} (ver Capítulo 62.7), a qual pode ser obtida por meio de laticínios e ovos. Os veganos precisam de alimentos fortificados ou suplementos. A amamentação por mães veganas pode impor ao bebê o risco de desenvolvimento de deficiência de vitamina B_{12}
- **Ácidos graxos:** vegetarianos e veganos podem apresentar risco de insuficiência de ácido eicosapentaenoico (EPA) e DHA, sendo recomendada a inclusão de fontes de ácido linolênico (precursor de EPA e DHA), como nozes, produtos à base de soja, semente de linho e óleo de canola
- **Cálcio e vitamina D:** sem suplementação, as dietas veganas são pobres em cálcio e vitamina D, expondo os veganos ao risco de comprometimento da mineralização óssea (ver Capítulo 64). Níveis séricos de 25-hidroxivitamina D_3 devem ser monitorados nos veganos e suplementados quando inferiores a 30 dℓ. Entre as fontes de cálcio, estão as verduras de folhas verdes (com baixo teor de oxalato, como brócolis, couve ou repolho-chinês). Cálcio e vitamina D são encontrados nas amêndoas fortificadas, no leite de soja e no suco de laranja fortificado
- **Zinco:** a biodisponibilidade do zinco em fontes vegetais tende a ser baixa, devido à presença de fitatos e fibras que inibem sua absorção (ver Capítulo 67). O zinco é encontrado em produtos à base de soja, legumes, grãos, queijos e nozes
- **Iodo**: as dietas à base de plantas podem ser pobres em iodo e, portanto, vegetarianos e veganos que não consomem sal iodado ou vegetais do mar (que possuem conteúdo variável de iodo) podem estar em risco de deficiência de iodo. O uso exclusivo de sal marinho ou sal kosher pode aumentar ainda mais esse risco, porque normalmente não são iodados, e o sal iodado não é utilizado em alimentos processados.

Alimentos orgânicos

Os pais podem preferir alimentos orgânicos para os filhos, em consequência das preocupações com o conteúdo químico e hormonal dos animais e produtos. **Alimentos orgânicos** são definidos como produtos e ingredientes cultivados sem o uso de pesticidas, fertilizantes sintéticos, lamas de depuração, organismos geneticamente modificados ou radiação ionizante. Os animais que produzem carne, aves, ovos e laticínios não recebem antibióticos ou hormônios de crescimento. Nos EUA, para comercializar alimentos como "orgânicos", deve-se obter a certificação e seguir os regulamentos do USDA. As diferenças nutricionais entre alimentos orgânicos e convencionais podem não ter relevância clínica. Crianças que consomem alimentos orgânicos apresentam níveis mais baixos ou indetectáveis de pesticidas na urina, em comparação àquelas que consomem alimentos não orgânicos. Não está claro se essa redução da exposição a compostos químicos é clinicamente significativa. Os alimentos orgânicos têm altos níveis de PUFA (alfalinolênico, ácido graxo de cadeia longa *n-3*), alfatocoferol e ferro e níveis mais baixos de cádmio, selênio e iodo. De modo similar, apesar das preocupações dos pais, a quantidade de hormônio do crescimento bovino no leite convencional não é considerada significativa nem biologicamente ativa em seres humanos. Adicionalmente, o consumo de leite de vacas tratadas com estrógeno não resulta em perturbações endócrinas em bebês. Entretanto, outros compostos químicos presentes no ambiente, como bisfenol-A (encontrado nos plásticos), nitratos, disruptores endócrinos e ftalatos, devem ser evitados. A certificação orgânica de um alimento também indica que a fonte alimentícia não deriva de nutriente geneticamente modificado.

Organismos geneticamente modificados (OGM) podem não ser prejudiciais. No entanto, os OGM são alterados para resistir aos efeitos dos herbicidas, incluindo o glifosato e o ácido 2,4-diclorofenoxiacético (2,4-D), o que confere uma vantagem de crescimento seletivo. No entanto, o glifosato e o 2,4-D foram designados pela International Agency for Research on Cancer como prováveis e possíveis carcinógenos humanos, respectivamente.

Como o custo dos alimentos orgânicos geralmente é mais alto, uma abordagem prudente é explicar às famílias que a base científica para a escolha dos alimentos orgânicos é incerta e que estudos humanos em larga escala para avaliar essas questões são de difícil realização. Mas, se esta for a preferência delas e sendo possível bancar as despesas adicionais, não há motivos para não consumir alimentos orgânicos.

Nutrição como parte de medicina complementar e alternativa, alimentos funcionais, suplementos dietéticos, suplementos vitamínicos e produtos botânicos e à base de ervas

O uso de nutrição ou suplementos nutricionais como medicina complementar ou alternativa está crescendo, apesar dos dados limitados sobre segurança e eficácia, especialmente em crianças. Muitos pais assumem que, se um alimento ou suplemento é "natural" ou "orgânico", não há potencial de risco, e sim alguns benefícios. Entretanto, foi comprovado que alguns suplementos dietéticos produzem efeitos adversos e descobriu-se que alguns suplementos contêm alergênios comuns. Os suplementos alimentares, incluindo produtos botânicos e à base de plantas, são regulados diferentemente dos medicamentos nos EUA. Os fabricantes não precisam provar segurança ou eficácia antes de comercializar o suplemento; portanto, o potencial de efeitos adversos ou simplesmente ineficácia é alto. É difícil para os pediatras competirem contra a agressiva divulgação, por múltiplos meios de comunicação, dos suplementos alimentares direcionados às famílias de crianças saudáveis e com doenças crônicas. Os pediatras também devem competir contra a fala infundada, a internet e os conselhos dados por pessoas sem conhecimentos científicos e com conflitos de interesse significativos.

Muitas vezes, os pais perguntam aos pediatras se seus filhos precisam tomar um multivitamínico diário. A menos que a criança siga uma dieta particular que possa ser pobre em um ou mais nutrientes, por questões de saúde, culturais ou religiosas, ou se a criança tiver alguma condição de saúde crônica que a coloque em risco de desenvolver alguma deficiência de nutrientes, os multivitamínicos não são indicados. Muitas crianças não seguem todas as diretrizes do MyPlate, de modo que os pais e pediatras podem ser tentados a usar suplementos multivitamínicos para garantir que as deficiências nutricionais sejam evitadas. O uso de um suplemento multivitamínico diário pode resultar na falsa impressão de que a dieta da criança é completa, bem como na diminuição dos esforços para atender às recomendações dietéticas por meio de alimentos (ver Capítulo 55). A dieta média consumida nos EUA fornece mais do que uma quantidade suficiente da maioria dos nutrientes, inclusive a maioria das vitaminas. Por isso, os multivitamínicos não devem ser recomendados de forma rotineira.[3]

Segurança alimentar

Ter em mente as questões relacionadas com a segurança alimentar é um aspecto importante da alimentação de bebês, crianças e adolescentes. Em adição ao perigo do choque anafilático e das alergias alimentares, pediatras e pais devem estar cientes sobre as questões de segurança dos alimentos relacionadas com agentes infecciosos e contaminantes ambientais. O **envenenamento alimentar** com bactérias, vírus ou suas toxinas é mais comum com o consumo de alimentos crus ou malcozidos, como no caso de ostras, carne bovina, ovos ou outros alimentos cozidos que não foram adequadamente manipulados ou armazenados. As bactérias e os vírus específicos envolvidos no envenenamento alimentar são descritos no Capítulo 740. Muitos contaminantes químicos, como metais pesados, pesticidas e compostos orgânicos, estão presentes em vários alimentos, geralmente em pequenas quantidades. Em virtude das preocupações relacionadas com o desenvolvimento neurológico dos filhos e com o risco de câncer, os pais apresentam muitas dúvidas, especialmente após a cobertura de incidentes isolados feita pela mídia. Uma discussão recorrente é o equilíbrio entre os benefícios proporcionados pelos frutos do mar para o cérebro em desenvolvimento e a saúde cardiovascular *versus* o risco de contaminação por mercúrio a partir do consumo de espécies de peixes predadores de grande porte. Os pediatras precisam estar familiarizados com as fontes confiáveis de informação, como os *websites* da U.S. Environmental Protection Agency, da FDA e do CDC. O **Food Safety Modernization Act** confere à FDA autoridade para ter controle mais estrito sobre a produção e distribuição dos alimentos. O FDA pode exigir que os fabricantes desenvolvam planos de segurança de alimentos. Uma boa fonte de informação para paciente e pais pode ser encontrada em www.foodsafety.gov.

Aconselhamento nutricional preventivo na assistência primária pediátrica

Uma parte importante da consulta de uma criança em bom estado junto à assistência primária enfoca a nutrição e o crescimento, porque a maioria das famílias busca o pediatra para obter diretrizes referentes à nutrição dos filhos. A nutrição preventiva é uma das bases da pediatria e constitui um aspecto decisivo da orientação antecipatória. Os primeiros passos do aconselhamento nutricional são as avaliações do estado nutricional, realizadas primariamente via monitoramento do crescimento e avaliação da ingesta dietética. Embora a **avaliação dietética** seja algo simples em bebês, cujas dietas são relativamente monótonas, torna-se mais desafiadora com o avanço da idade. As metas da avaliação dietética no contexto da assistência primária precisam incluir uma noção dos padrões alimentares (tempo, local e ambiente) e a dieta usual, pedindo aos pais para descrever a alimentação da criança em 1 dia ou nas últimas 24 horas. Alternativamente, deve ser feita uma avaliação básica do consumo da criança de verduras, frutas, grãos integrais, laticínios com baixo teor ou isentos de gordura, sucos de 100% frutas naturais e bebidas adoçadas com açúcar. Os pediatras devem incentivar refeições regulares e um ou dois lanches saudáveis (dependendo da idade da criança). Para metas mais ambiciosas de avaliação dietética, recomenda-se o encaminhamento a um nutricionista licenciado que tenha experiência pediátrica.

Após obter certo grau de conhecimento sobre a dieta da criança, os problemas nutricionais em curso ou previstos devem ser avaliados, como a qualidade da dieta, os hábitos dietéticos e o tamanho das porções. Para alguns problemas nutricionais, é possível abordar a falta de conhecimento por meio da educação nutricional; contudo, as questões nutricionais preventivas pediátricas, como comer excessivamente ou fazer escolhas alimentares ruins, não resultam unicamente da falta de conhecimento dos pais. Nesses casos, a educação nutricional isolada é insuficiente e os pediatras precisam adquirir treinamento em técnicas de modificação comportamental ou auxiliar seus pacientes a se engajarem na alimentação e em comportamentos alimentares saudáveis. Os ambientes físicos, culturais e familiares em que a criança vive devem sempre ser considerados para que o aconselhamento nutricional seja relevante e as modificações sejam viáveis.

Um aspecto importante do aconselhamento nutricional é fornecer às famílias fontes de informação adicional e ferramentas de modificação do comportamento. Embora as agências do governo, a AAP e outras organizações profissionais destinadas a famílias sem acesso à internet disponibilizem alguns folhetos, um número crescente de famílias conta com a internet para encontrar informação sobre nutrição. Dessa forma, os pediatras precisam estar familiarizados com os *websites* comumente usados para que possam indicar às famílias fontes de informações

---

[3]N.R.T.: A OMS e o Ministério da Saúde do Brasil recomendam formalmente a reposição diária de ferro a partir do 6º mês de vida até os 2 anos de idade e a reposição de vitaminas A e D até os 5 anos de idade para todas as crianças.

confiáveis e não tendenciosas. Talvez os *websites* mais úteis para as crianças sejam os da AAP e USDA MyPlate, do CDC, da FDA, do National Institutes of Health e da The National Academies, Food and Nutrition Board – como fontes governamentais. Outras fontes profissionais são a American Heart Association e a Academy of Nutrition and Dietetics. Os pediatras também devem estar cientes dos *websites* que fornecem informações tendenciosas ou até perigosas, para que possam alertar as famílias. Alguns exemplos são os *websites* sobre dietas, que promovem abertamente suplementos dietéticos ou outros produtos alimentícios e aqueles de organizações "sem fins lucrativos" patrocinadas principalmente por empresas do ramo alimentício ou que tenham outras agendas sociais ou políticas.

Programas de assistência alimentar nos EUA

Nos EUA, existem vários programas destinados a garantir uma nutrição suficiente e de alta qualidade para crianças de famílias que nem sempre podem ter acesso à nutrição ótima. Um dos programas federais mais utilizados é o **Special Supplemental Nutrition Program for Women, Infants, and Children (WIC)**, que fornece suplementos nutricionais a uma ampla proporção de gestantes, mulheres em pós-parto e crianças até o 5º ano de vida. Um de seus pontos fortes é que, para fins de qualificação, as famílias devem visitar regularmente um nutricionista do WIC, que pode ser útil como fonte de aconselhamento nutricional. Para crianças mais velhas, programas federais fornecem almoços, cafés da manhã e refeições pós-escolares, além de programas nutricionais para creches e de verão. As famílias de baixa renda também são elegíveis para o **Supplemental Nutrition Assistance Program (SNAP)**, antigo Food Stamp Program. Esse programa fornece fundos diretamente às famílias para aquisição de itens alimentícios em lojas regulares.

A bibliografia está disponível no GEN-io.

Capítulo 57
Nutrição, Segurança Alimentar e Saúde

Ann Ashworth

DESNUTRIÇÃO COMO INTERSECÇÃO DA INSEGURANÇA ALIMENTAR E INSEGURANÇA EM SAÚDE

A **desnutrição** costuma ser um resultado de três fatores, frequentemente em combinação: fornecimento doméstico de alimentos, práticas de cuidado infantil e acesso a serviços de saúde e água/saneamento. Em situações de fome e de emergência, a escassez de alimentos é o principal fator, porém em muitos países com desnutrição generalizada a produção de alimentos ou o acesso a alimentos pode não ser o fator mais limitante. As causas mais importantes podem ser infecções de repetição, especialmente doenças diarreicas associadas a um ambiente inseguro e falta de aleitamento materno exclusivo; ou práticas inadequadas de alimentação complementar; ou a falta de tempo que as famílias têm para cuidados infantis ou maternos apropriados. A Figura 57.1 apresenta alguns dos muitos fatores causais no caminho para a desnutrição e como eles se estendem dos níveis doméstico e comunitário aos níveis nacionais e internacionais. A distribuição desigual de recursos por causa de políticas públicas, econômicas e agrícolas muitas vezes nega às famílias seu direito a terra, água, alimentos, cuidados de saúde, educação e um ambiente seguro, o que pode influenciar o estado nutricional.

Famílias com poucos recursos econômicos que saibam como cuidar de seus filhos e capazes de fazer isso podem frequentemente utilizar os serviços de alimentação e saúde disponíveis com o objetivo de alcançar uma boa condição nutricional às crianças. Se os recursos alimentares e os serviços de saúde não estão disponíveis em uma comunidade, não são utilizados ou não são acessíveis a algumas famílias, as crianças podem ficar desnutridas. A desnutrição não se limita aos países de baixa renda. Observou-se em pacientes com doenças crônicas em unidades de terapia intensiva neonatal e pediátrica em países de alta renda e em indivíduos com queimaduras, infecção pelo vírus da imunodeficiência humana (HIV), tuberculose, fibrose cística, síndromes diarreicas crônicas, malignidades, transplante de medula óssea e erros inatos do metabolismo. A desnutrição grave tem sido relatada em comunidades afluentes, em bebês cujas famílias acreditam em dietas da moda, bem como em crianças com alergias supridas com alimentos nutricionalmente inadequados, como "leite" de arroz, que tem um teor muito baixo de proteínas e micronutrientes (Figuras 57.2 e 57.3).

COMIDA SEGURA

A segurança alimentar existe quando todas as pessoas, em todos os momentos, têm acesso a alimentos nutritivos, seguros e suficientes para manter uma vida saudável e ativa. Quatro principais dimensões da segurança alimentar podem ser identificadas: disponibilidade, acesso, utilização e estabilidade. **Disponibilidade** refere-se ao *fornecimento* de alimentos, refletindo o nível de produção de alimentos, estoques de alimentos e comercialização. O **acesso** liga-se ao nível do agregado familiar, refletindo o poder de compra, a produção alimentar doméstica e as transferências de comida/dinheiro recebidas por meio de programas sociais de "rede de segurança". A dimensão da **utilização** reconhece que, mesmo quando um agregado familiar tem acesso a comida, não é necessariamente partilhado de maneira igualitária dentro de uma comunidade. **Estabilidade** refere-se a ser "seguro alimentar" em todos os momentos. Exemplos de situações que afetam a estabilidade são as "estações magras" antes de uma colheita, os desastres naturais, a instabilidade política e o aumento dos preços dos alimentos. Para ter segurança alimentar, as quatro dimensões devem ser atendidas simultaneamente.

Medida de insegurança alimentar

A medida de insegurança alimentar mais usada é a *desnutrição* (fome crônica): a proporção da população que não consegue atender às necessidades diárias de energia para atividades leves. Trata-se de uma estimativa calculada pela **Organização das Nações Unidas para Agricultura e Alimentação (FAO)** com base em balanços de alimentos em nível de país. Não leva em conta a adequação de nutrientes, mas tem a vantagem de estar disponível para quase todos os países anualmente (embora com um intervalo de tempo) e auxilia no monitoramento das tendências globais. Além disso, a FAO mede o acesso aos alimentos perguntando aos indivíduos sobre suas experiências nos últimos 12 meses, como se eles ficaram sem comida ou ignoraram as refeições. As respostas são classificadas de insegurança alimentar leve a grave. Tal ferramenta de monitoramento, relativamente simples, a **Escala de Experiência de Insegurança Alimentar**, fornece informações oportunas para orientar a tomada de decisões nos níveis nacional e local.

Em 2017, a FAO estimou que cerca de 821 milhões de pessoas, ou 10,9% da população mundial, eram subnutridas, 98% delas em países em desenvolvimento. A maioria é de pessoas pobres de regiões rurais que vivem em pequenos lotes de terra ou contratadas como trabalhadores; e pessoas pobres de áreas urbanas que não têm meios para cultivar ou comprar alimentos. Junto ao 0,82 bilhão de pessoas que estão subnutridas, estima-se que 1,9 bilhão se revela superalimentada, o que indica as desigualdades globais e o "duplo ônus da desnutrição" em países de baixa e média rendas.

Nutrição, segurança alimentar e pobreza

A segurança alimentar das famílias acompanha a renda de perto. Com o aumento da renda, as famílias muito pobres primeiramente aumentam seu consumo de energia na dieta para evitar a fome. Se as rendas aumentarem ainda mais, há uma mudança para alimentos básicos mais caros e depois para uma dieta mais variada, com maior proporção de energia de fontes animais, frutas/vegetais e gorduras/açúcares e menos de cereais, raízes e tubérculos. O crescimento econômico nacional tende a ser acompanhado por reduções no déficit estatural, mas pode passar por pessoas pobres se trabalharem em

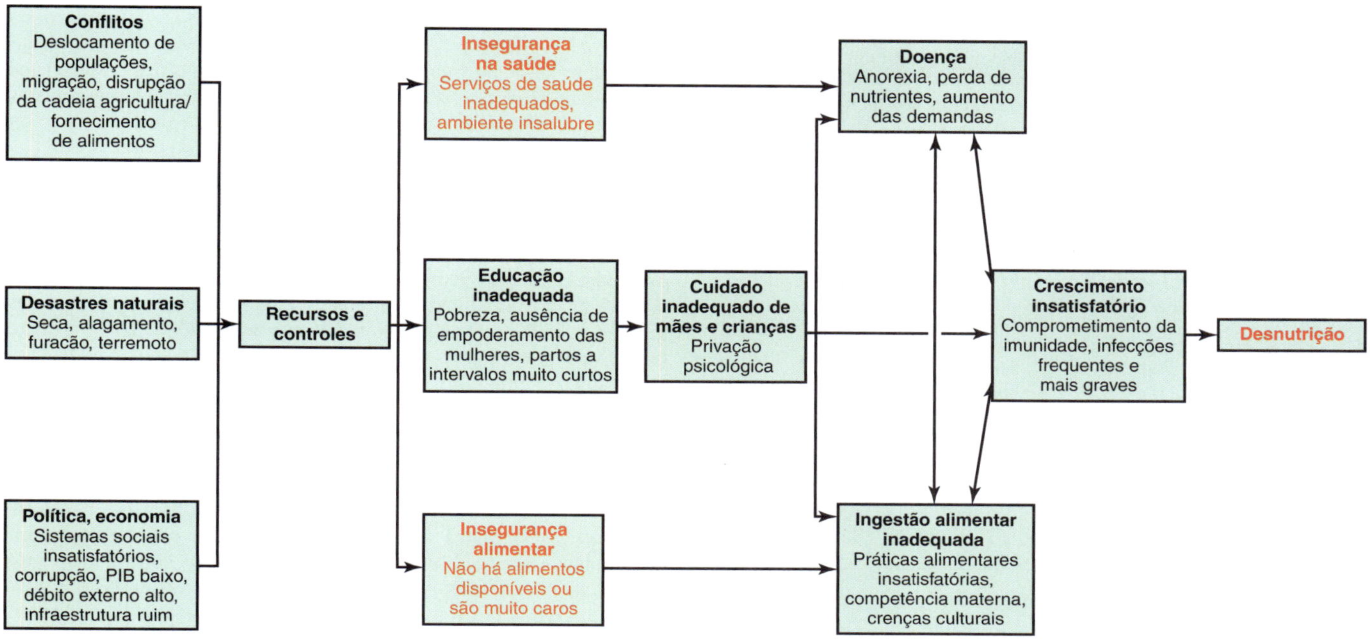

Figura 57.1 Causas básicas, subjacentes e imediatas da desnutrição.

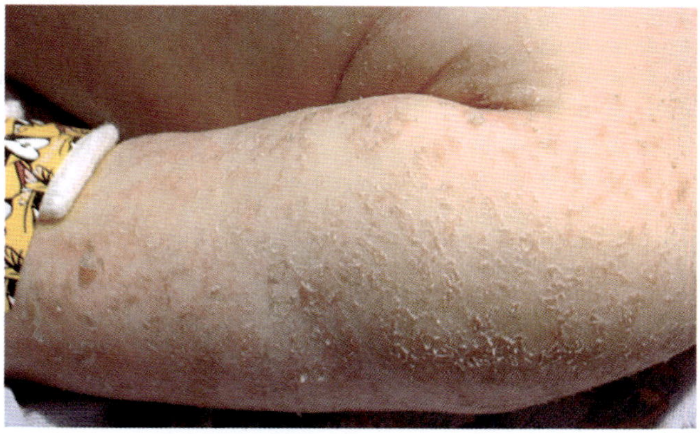

Figura 57.2 Menina de 14 meses com dermatite de "escoriações". (De Katz KA, Mahlberg MH, Honig PJ *et al.* Rice nightmare: kwashiorkor in 2. Philadelphia-area infants fed Rice Dream beverage. *J Am Acad Dermatol.* 2005;52 [5 Suppl 1]: S69-S72.)

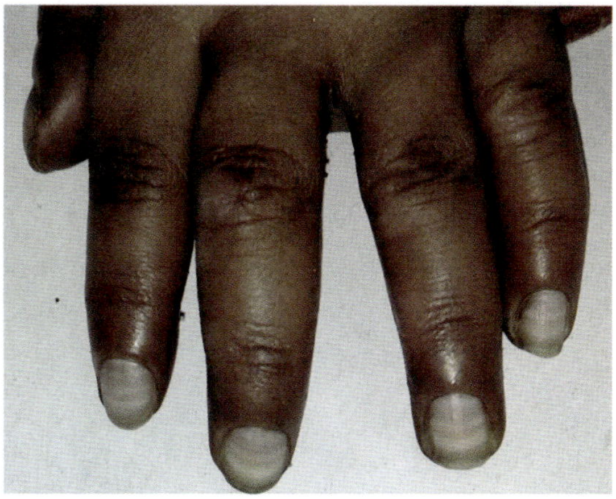

Figura 57.3 Linhas bordadas em pares, transversais, homogêneas e lisas observadas em todas as unhas dos dedos, sugestivas de linhas de Muehrcke em um lactente alimentado com leite de vaca diluído, desde o nascimento. (De Williams V, Jayashree M: Muehrcke em uma criança. *J Pediatr.* 2017;189: 234.).

setores não afetados ou forem incapazes de aproveitar novas oportunidades devido a falta de educação, acesso a crédito ou transporte ou se os governos não canalizarem recursos provenientes do crescimento econômico para saúde, educação, proteção social e outros serviços públicos e infraestrutura. Há boas evidências de que o crescimento econômico reduz a pobreza, mas não necessariamente reduz a desnutrição.

Metas de segurança alimentar e nutrição

O período dos Millennium Development Goals (MDGs) terminou em 2015. Todas as regiões em desenvolvimento, exceto a África Subsaariana, alcançaram a meta de reduzir pela metade a proporção de pessoas vivendo em extrema pobreza, com a proporção caindo de 47% em 1990 para 14% em 2015. As reduções na fome foram amplamente consistentes com as da redução da pobreza, e as taxas de desnutrição nas regiões em desenvolvimento caíram de 23% em 1990 para 13% em 2015. A prevalência de crianças abaixo do peso (outro indicador de fome) caiu de 29% em 1990 a 15% em 2015 para as regiões em desenvolvimento combinadas. As crianças rurais têm quase o dobro da probabilidade de estarem abaixo do peso que as urbanas, e o quintil mais pobre tem quase três vezes mais chances de estar abaixo do peso do quintil mais rico.

Erradicar a pobreza e a fome continua a ser o principal alvo dos **Sustainable Development Goals**, conforme acordado pelos 193 países da Assembleia Geral das Nações Unidas em setembro de 2015, e deve ser algo alcançado até 2030. Além disso, em 2012 a Assembleia Mundial da Saúde concordou com seis metas globais de nutrição a serem alcançadas até 2025, medidas com relação à base de 2010, e a ONU lançou o **Desafio Fome Zero** com cinco objetivos que "impulsionariam o crescimento econômico, reduziriam a pobreza e salvaguardariam o meio ambiente" e "promoveriam a paz e estabilidade" (Tabela 57.1).

Segurança alimentar futura

Até 2050, espera-se que a população mundial chegue a 9 bilhões, e um aumento na oferta de alimentos de 70 a 100% será necessário para alimentar essa população maior, mais urbana e mais rica. No mesmo período, espera-se que a oferta mundial de alimentos diminua, a menos que sejam tomadas medidas. Acelerar o declínio nas taxas de fertilidade e reduzir o consumo excessivo são ações básicas, mas difíceis, para preencher a lacuna entre o aumento da demanda e a diminuição da oferta. São ações igualmente desafiadoras limitar a interferência do

Tabela 57.1 Metas globais de segurança alimentar e nutrição.

OBJETIVOS DO DESAFIO DA FOME ZERO	ASSUNTOS MUNDIAIS DA SAÚDE – OBJETIVOS GLOBAIS DA NUTRIÇÃO PARA 2025
1. Acesso a um fornecimento de alimentos adequado e estável para todos	1. Redução de 40% no número de crianças raquíticas com menos de 5 anos
2. Eliminação do déficit estatural em crianças com menos de 2 anos e sem desnutrição na gravidez e na primeira infância	2. Redução de 50% na anemia em mulheres em idade reprodutiva
3. Sistemas alimentares sustentáveis	3. Redução de 30% no baixo peso ao nascer
4. Duplicação da produtividade e da renda dos pequenos produtores, sobretudo para as mulheres	4. Nenhum aumento no excesso de peso na infância
5. Nenhuma perda ou desperdício de comida e consumo responsável	5. Aumento das taxas de amamentação exclusiva para pelo menos 50% nos primeiros 6 meses
	6. Redução e manutenção da desnutrição infantil a menos de 5%

clima, aumentar a eficiência da produção de alimentos, reduzir o desperdício e diminuir a demanda por carne e laticínios.

- *Reduzir os problemas climáticos.* Secas, enchentes e outros eventos climáticos extremos estão se tornando mais frequentes e destroem colheitas e pecuária, frequentemente em grande escala. O aumento do nível do mar levará à perda de terra produtiva por meio de inundação e salinização. A acidificação dos oceanos reduzirá as colheitas marinhas. Uma vez que a redução das emissões de gases com efeito de estufa é essencial para minimizar a perturbação do clima, as metas são: (1) reduzir o consumo de combustíveis fósseis, para pelo menos metade dos níveis presentes até 2050, de modo a reduzir a emissão do dióxido de carbono (CO_2); e (2) modificar as práticas nas atividades de pecuária e agronômicas objetivando diminuir as emissões de metano e óxido nitroso (NO).
- *Aumentar a eficiência na produção de alimentos.* Expandir a área de terras agrícolas em grande escala (p. ex., pelo desmatamento) não é uma opção sustentável, devido às consequências adversas nos ecossistemas e na biodiversidade, embora alguma expansão da produção de alimentos possa ser alcançada pela substituição de terras de boa qualidade da primeira geração de biocombustíveis. Por exemplo, quase 40% da colheita de milho dos EUA em 2016-2017 foi para biocombustíveis. Esforços para aumentar a intensidade da produção precisam ser ambientalmente sustentáveis. Eles envolvem a otimização dos rendimentos pela conservação do solo e da água, a remoção de restrições técnicas e financeiras enfrentadas pelos agricultores e a criação de culturas e gado eficientes em termos de recursos que também sejam resistentes ao clima e resistentes a pragas/doenças.
- *Reduzir o desperdício.* De 30 a 40% dos alimentos são desperdiçados, entre a colheita e o mercado, durante o varejo, em casa e na indústria de serviços alimentícios. Melhores instalações de transporte e armazenamento nos países em desenvolvimento, datas de venda menos rigorosas, padrões cosméticos mais baixos para frutas e legumes e o fim de porções superdimensionadas ajudariam na redução do desperdício.
- *Mudar as dietas.* Conforme a riqueza aumenta, aumenta também a demanda por alimentos processados, carne, laticínios e peixe. Cerca de um terço da produção mundial de cereais é direcionada aos animais, portanto, a redução do consumo desses animais e o aumento da proporção de alimentos mais eficientes (carne suína e aves) possibilitaria que mais pessoas fossem alimentadas a partir do mesmo terreno cultivado.

SUBNUTRIÇÃO

O maior risco de desnutrição (baixo peso, déficit de crescimento, déficit de micronutrientes) ocorre nos primeiros 1.000 dias, desde a concepção até os 24 meses de idade, e esse dano inicial ao crescimento e ao desenvolvimento pode ter consequências adversas na capacidade intelectual/cognitiva refletida no desempenho escolar, na diminuição da produtividade no trabalho e na condição econômica. Os governos e as agências são, portanto, aconselhados a focalizar as intervenções nessa área crítica. Para a deficiência de folato, que aumenta o risco de defeitos congênitos, essa janela específica é antes da concepção.

Medição da subnutrição

O termo **desnutrição** engloba os extremos do espectro nutricional: da desnutrição ao excesso de peso. Muitos resultados nutricionais ruins começam no útero e se manifestam como baixo peso ao nascer (BPN < 2.500 g). A prematuridade e a restrição do crescimento fetal são as duas principais causas de BPN, sendo a prematuridade relativamente mais comum nos países mais ricos e a restrição do crescimento fetal relativamente mais comum nos países mais pobres.

O estado nutricional é frequentemente avaliado em termos de antropometria (Tabela 57.2). Os padrões internacionais de crescimento normal da criança sob condições ótimas desde o nascimento até os 5 anos foram estabelecidos pela Organização Mundial da Saúde (OMS). Para compilar os padrões, dados longitudinais desde o nascimento até 24 meses de lactentes saudáveis, amamentados e a termo foram combinados com medidas transversais de crianças com idades entre 18 e 71 meses. Os padrões possibilitam a normalização das medidas antropométricas em termos de escores z (escores de desvio padrão [DP]). O escore z é a altura (para o peso) da criança menos a altura mediana (para o peso) da criança de acordo com a idade e o sexo dividido pelo DP relevante. Os padrões são aplicáveis a todas as crianças em todos os lugares, tendo sido derivados de um grande estudo internacional que refletiu diversas origens étnicas e contextos culturais.

A **altura para idade** (ou comprimento para idade para crianças com menos de 2 anos) é uma medida de crescimento linear, e um déficit representa o impacto cumulativo de eventos adversos, geralmente nos primeiros 1.000 dias da concepção, que resultam em *retardo de crescimento*, ou desnutrição crônica. Uma baixa estatura para a idade tipicamente reflete uma desvantagem socioeconômica. Uma razão peso/altura baixa geralmente indica *desnutrição aguda*, enquanto uma razão peso/altura alta indica *sobrepeso*. A razão peso/altura é o indicador mais comumente utilizado para avaliação do estado nutricional, embora um valor baixo tenha importância clínica limitada porque não diferencia os tipos de desnutrição. A razão peso/idade tem a vantagem de ser de mais fácil determinação que os indicadores que exigem medidas da

Tabela 57.2 Classificação da desnutrição.

CLASSIFICAÇÃO	ÍNDICE	CLASSIFICAÇÃO
Gomez (abaixo do peso)	75 a 90% da razão mediana peso/idade	Grau 1 (leve)
	60 a 75%	Grau 2 (moderado)
	< 60%	Grau 3 (grave)
Waterlow (desnutrição)	80 a 90% da razão mediana peso/altura	Leve
	70 a 80%	Moderado
	< 70%	Grave
Waterlow (comprometimento da estatura)	90 a 95% da da razão mediana altura/idade	Leve
	85 a 90%	Moderado
	< 85%	Grave
OMS (desnutrição)	< –2 a > –3 DP (razão peso/altura)	Moderado
	< –3	Grave
OMS (comprometimento da estatura)	< –2 a > –3 DP (razão altura/idade)	Moderado
	< –3	Grave
OMS (desnutrição) (para grupo etário 6 a 59 meses)	Circunferência da parte média do braço de 115 a 125 mm	Moderado
	< 115 mm	Grave

DP, desvio padrão; OMS, Organização Mundial da Saúde.

altura (comprimento). Em emergências humanitárias e em alguns ambientes comunitários ou ambulatoriais, a **circunferência da parte média do braço** é usada para rastrear crianças perdidas (Figura 57.4).

Calcula-se o **índice de massa corporal (IMC)** dividindo o peso em quilogramas pelo quadrado da altura em metros. Para as crianças, o IMC é específico para idade e sexo. O **IMC para idade** pode ser usado do nascimento aos 20 anos e é uma ferramenta de triagem para *magreza* (menos que −2 DP), *sobrepeso* (entre +1 DP e +2 DP) e *obesidade* (maior que +2 DP). Para diagnosticar a obesidade, medidas adicionais de adiposidade são desejáveis, pois um IMC elevado pode resultar de um alto conteúdo muscular, e não apenas do excesso de gordura subcutânea.

As deficiências de micronutrientes são outra dimensão da desnutrição. Aqueles de importância particular para a saúde pública são deficiências de vitamina A, iodo, ferro e zinco.

A deficiência de vitamina A é causada por uma baixa ingestão de retinol (em alimentos de origem animal) ou seus precursores de carotenoides, principalmente betacaroteno (em frutas e vegetais cor de laranja e folhas verde-escuras) (ver Capítulo 61). A prevalência de *deficiência clínica* é avaliada a partir de sintomas e sinais de xeroftalmia (sobretudo cegueira noturna e manchas Bitot). Define-se *deficiência subclínica* como a concentração de retinol no soro ≤ 0,70 µmol/ℓ. A deficiência de vitamina A é a principal causa de cegueira evitável em crianças. Também está associada a uma maior morbidade e mortalidade entre as crianças pequenas.

A **deficiência de iodo** é a principal causa de deficiência intelectual evitável (ver Capítulo 67). Uma tireoide aumentada (bócio) é um sinal de deficiência. A deficiência grave na gravidez causa perda fetal e danos permanentes ao cérebro e ao sistema nervoso central (SNC) na descendência sobrevivente (cretinismo). Pode ser prevenida pela suplementação de iodo antes da concepção ou durante o primeiro trimestre da gravidez. A deficiência de iodo pós-natal está associada ao comprometimento da função mental e ao retardo de crescimento. A concentração mediana de iodo urinário em crianças com idade 6 a 12 anos é utilizada para avaliar a prevalência de deficiência na população em geral, e uma média abaixo de 100 µg/ℓ indica a ingestão insuficiente de iodo.

A **anemia por deficiência de ferro** é comum na infância, seja por ingestão baixa de ferro ou má absorção, seja como resultado de doença ou infestação por parasitas (ver Capítulo 67). As mulheres também têm taxas relativamente altas de anemia como resultado da perda de sangue menstrual, gravidez, baixa ingestão de ferro, baixa absorção e doenças. Os valores de corte de hemoglobina para definir anemia são de 110 g/ℓ para crianças de 6 a 59 meses, 115 g/ℓ para crianças de 5 a 11 anos e 120 g/ℓ para crianças de 12 a 14 anos. Os pontos de corte para definir anemia para mulheres não grávidas são de 120 g/ℓ, 110 g/ℓ para mulheres grávidas e 130 g/ℓ para homens.

A deficiência de zinco aumenta o risco de morbidade e mortalidade por diarreia, pneumonia e possivelmente outras doenças infecciosas (ver Capítulo 67). A deficiência de zinco também tem um efeito adverso no crescimento linear. A deficiência no nível da população é avaliada a partir da ingestão de zinco na dieta ou concentrações séricas de zinco.

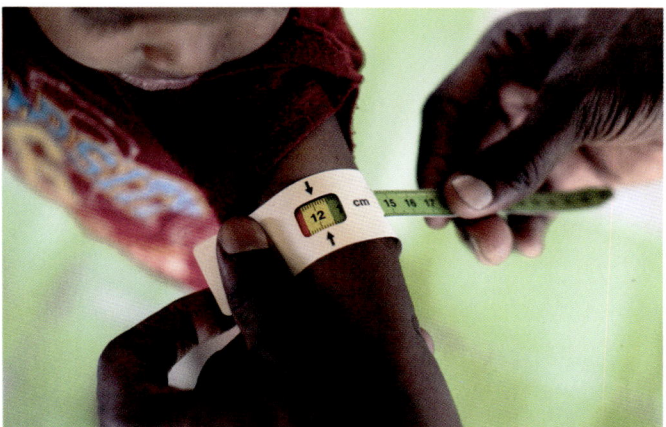

Figura 57.4 Medição da circunferência da parte média do braço. *(Cortesia de Nyani Quarmyne/Panos Pictures.)*

Prevalência de subnutrição

Estima-se que aproximadamente 16% dos nascimentos em todo o mundo em 2013 foram BPN. As taxas de BPN são mais altas (28%) no sul da Ásia, duas vezes as da África Subsaariana. Globalmente, em 2015, 14% das crianças com menos de 5 anos de idade estavam *abaixo do peso* (razão peso/idade < −2 DP). A prevalência global de interrupção do crescimento vertical (razão altura/idade < −2 DP) diminuiu de 33% em 2000 para 22% em 2017, com as maiores reduções ocorrendo na Ásia. A prevalência do atraso no crescimento é mais alta na região africana (30%). A *desnutrição* (razão peso/altura < 2 DP) afeta 7% das crianças com menos de 5 anos, com mínima mudança na prevalência nas últimas duas décadas. Esses números representam 151 milhões de crianças raquíticas e 51 milhões de crianças perdidas.

A Ásia carrega a maior parte da carga global de crianças abaixo do peso, devido à combinação de grande tamanho populacional e alta prevalência. Em 2017, 55% de todas as crianças raquíticas e 69% de todas as crianças perdidas viviam na Ásia. A África carrega a maior parte do fardo global restante. Para crianças com menos de 5 anos, a prevalência global é estimada em 33% para *deficiência de vitamina A*, 29% para *deficiência de iodo*, 17% para *deficiência de zinco* e 18% para *anemia ferropriva*. A prevalência de deficiências de micronutrientes tende a ser mais alta na África. Para gestantes, a prevalência estimada de deficiência de vitamina A é de 15% e, para anemia ferropriva, 19%.

As taxas de deficiência clínica de vitamina A em crianças com menos de 5 anos têm diminuído, provavelmente como resultado de programas de suplementação de altas doses de vitamina A e vacinação contra o sarampo (porque o sarampo leva a uma considerável perda urinária de vitamina A), mas a deficiência subclínica continua generalizada (> 90 milhões de crianças). A disponibilidade em grande escala de sal iodado reduziu substancialmente as taxas de deficiência de iodo, e o sal iodado afeta cerca de 75% dos agregados familiares. Por outro lado, o progresso na redução das taxas de anemia por deficiência de ferro é lento, e as taxas permanecem em grande parte estáticas.

Consequências da subnutrição

A consequência mais profunda da desnutrição é a morte prematura (Tabela 57.3). A restrição do crescimento fetal juntamente com a amamentação subótima no primeiro mês de vida contribui para 19% de todas as mortes em crianças com menos de 5 anos (1,3 milhão de mortes/ano). Quando os efeitos do atraso no crescimento, da desnutrição

Tabela 57.3 Mortes globais em crianças com menos de 5 anos atribuídas a condições nutricionais.

CONDIÇÃO	MORTES ATRIBUÍVEIS	% DE MORTES TOTAIS COM MENOS DE 5 ANOS
(a) Restrição de crescimento fetal (< 1 mês)	817.000	11,8
(b) Comprometimento da estatura (1 a 59 meses)	1.017.000	14,7
(c) Perda muscular (1 a 59 meses)	875.000	12,6
(d) Deficiência de zinco (12 a 59 meses)	116.000	1,7
(e) Deficiência de vitamina A (6 a 59 meses)	157.000	2,3
(f) Amamentação insuficiente (0 a 23 meses)	804.000	11,6
Efeitos conjuntos de (a) + (f)	1.348.000	19,4
Efeitos conjuntos de todos os 6 fatores	3.097.000	44,7

De Black RE, Victora CG, Walker SP *et al.* Desnutrição materna e infantil e sobrepeso em países de baixa e média renda. *Lancet.* 2013;382: 427-451.

proteica e das deficiências de vitamina A e zinco também são considerados, esses seis itens contribuem em conjunto para 45% das mortes infantis globais (3,1 milhões de mortes/ano) e muitos mais indivíduos são deficientes ou desenvolvimento tardio durante toda a vida. A anemia contribui para mais de um quarto das mortes maternas.

O risco de morte infantil por doenças infecciosas aumenta, mesmo com desnutrição leve e, conforme a gravidade da desnutrição é maior, o risco eleva-se exponencialmente (Tabela 57.4). A subnutrição prejudica a função imunológica e outras defesas do hospedeiro; consequentemente, as infecções da infância são mais graves e duradouras em crianças desnutridas e mais propensas a serem fatais do que as mesmas doenças em crianças bem nutridas. As infecções podem afetar adversamente o estado nutricional; e as crianças pequenas, entrar rapidamente em um ciclo de infecções repetidas e agravamento da desnutrição. Mesmo para os sobreviventes, danos físicos e cognitivos como resultado da desnutrição podem afetar sua saúde futura e o bem-estar econômico. Para as meninas, o ciclo de desnutrição é passado para a geração seguinte quando as mulheres desnutridas dão à luz bebês com BPN.

A restrição do crescimento fetal e a subnutrição na primeira infância têm consequências para a doença crônica em adultos. O BPN está associado a aumento do risco de hipertensão, acidente vascular encefálico (AVE) e diabetes tipo 2 em adultos. Acredita-se que o aumento do risco reflita a "programação fetal", um processo pelo qual a desnutrição fetal leva a mudanças permanentes na estrutura e no metabolismo de órgãos e sistemas que se manifestam como doença mais tardia. O risco é exacerbado pelo baixo ganho de peso durante os primeiros 2 anos de vida. O aumento do risco de doenças crônicas em adultos devido à desnutrição no início da vida é um particular desafio para os países de baixa renda com rápido crescimento econômico.

O atrofiamento antes dos 3 anos de idade está associado a pior desenvolvimento motor e cognitivo e comportamento alterado nos anos posteriores. O efeito é de 6 a 13 pontos de QQ (quociente de desenvolvimento). As deficiências de iodo e ferro também levam à perda do potencial cognitivo. As indicações são de que crianças que vivem em áreas de deficiência crônica de iodo têm uma redução média do QI (quociente de inteligência) de 12 a 13,5 pontos em comparação com aquelas em áreas com iodo suficiente. A deficiência de ferro tem um efeito prejudicial no desenvolvimento motor de crianças com menos de 4 anos e na cognição de crianças em idade escolar. O déficit estimado é de 1,73 ponto de QI para cada 10 g/ℓ de redução na concentração de hemoglobina.

A desnutrição pode ter consequências econômicas substanciais para os sobreviventes e suas famílias. As consequências podem ser quantificadas em cinco categorias: (1) aumento dos custos dos cuidados de saúde, cuidados neonatais para bebês com BPN ou tratamento de doenças para bebês e crianças pequenas; (2) perdas de produtividade (e, portanto, ganhos reduzidos) associadas a menor estatura e massa muscular; (3) perdas de produtividade por redução da capacidade cognitiva e pior desempenho escolar; (4) aumento dos custos das doenças crônicas associadas à desnutrição infantil e fetal; e (5) consequências da desnutrição materna nas gerações futuras. O impacto da nutrição nos ganhos parece ser independente dos efeitos da privação na infância.

Intervenções-chave

As intervenções para abordar a desnutrição infantil podem ser divididas entre aquelas que abordam causas imediatas (*intervenções específicas de nutrição*) e aquelas que abordam as causas subjacentes (*intervenções sensíveis à nutrição*) (Tabela 57.5). A curto prazo, intervenções específicas de nutrição (p. ex., quantidade ideal de sal) podem ter um impacto substancial mesmo sem crescimento econômico, e as intervenções de micronutrientes (suplementação e fortificação) são consistentemente classificadas como o investimento mais rentável. Há cada vez mais atenção para as intervenções sensíveis à nutrição como o melhor meio de eliminar de modo sustentável a desnutrição; e as políticas multissetoriais que aproveitam o sinergismo entre os dois tipos de intervenção (p. ex., ligações intersetoriais entre agricultura, nutrição e saúde).

Para reduzir as consequências adversas da desnutrição sobre a mortalidade, a morbidade e o desenvolvimento cognitivo, as intervenções devem abranger tanto os períodos fetais quanto os pós-natais. Prevenir o BPN é essencial, com ênfase na prevenção do baixo IMC materno e da anemia, e a longo prazo, na prevenção da baixa estatura materna. Outras medidas são a cessação do tabagismo, o espaçamento dos nascimentos, o retardo da gravidez até os 18 anos de idade e o tratamento preventivo intermitente da malária. No período pós-natal, a promoção e o apoio ao aleitamento materno exclusivo são prioridade máxima. Embora a Iniciativa Hospital Amigo da Criança tenha um benefício marcante nas taxas de amamentação exclusiva no hospital, o aconselhamento pós-natal de agentes comunitários ou voluntários é necessário para facilitar a continuação da amamentação exclusiva em casa por 6 meses (ver Capítulo 56). A maioria dos estudos mostra um risco menor de transmissão do HIV com amamentação exclusiva do que com a amamentação mista. O risco de transmissão do HIV pela amamentação é de aproximadamente 5 a 20%, dependendo da duração, mas pode ser reduzido para menos de 2% com fármacos antirretrovirais.

Tabela 57.4 Razões de risco para todas as causas e mortes específicas relacionadas a causas associadas ao atraso no crescimento, ao desperdício e ao baixo peso em crianças com menos de 5 anos.

	MORTES				
PONTUAÇÃO DE DESVIO PADRÃO (DP)	TODOS	PNEUMONIA	DIARREIA	SARAMPO	OUTRAS INFECÇÕES
Altura/comprimento por idade					
< –3	5,5	6,4	6,3	6,0	3,0
–3 a < –2	2,3	2,2	2,4	2,8	1,9
–2 a < –1	1,5	1,6	1,7	1,3	0,9
≥ –1	1,0	1,0	1,0	1,0	1,0
Peso para comprimento					
< –3	11,6	9,7	12,3	9,6	11,2
–3 a < –2	3,4	4,7	3,4	2,6	2,7
–2 a < –1	1,6	1,9	1,6	1,0	1,7
≥ –1	1,0	1,0	1,0	1,0	1,0
Peso por idade					
< –3	9,4	10,1	11,6	7,7	8,3
–3 a < –2	2,6	3,1	2,9	3,1	1,6
–2 a < –1	1,5	1,9	1,7	1,0	1,5
≥ –1	1,0	1,0	1,0	1,0	1,0

De Black RE, Victora CG, Walker SP *et al*. Desnutrição materna e infantil e sobrepeso em países de baixa e média renda. *Lancet*. 2013;382: 427-451.

Tabela 57.5 Exemplos de intervenções nutricionais específicas e sensíveis à nutrição.

INTERVENÇÕES NUTRICIONAIS ESPECÍFICAS	INTERVENÇÕES NUTRICIONAIS GERAIS
• Promoção e apoio ao aleitamento materno exclusivo por 6 meses e amamentação contínua por, pelo menos, 2 anos • Promoção de alimentação complementar adequada, oportuna e segura a partir de 6 meses • Aumento da ingestão de micronutrientes por meio da diversidade dietética • Suplementos de micronutrientes para mulheres grávidas (ferro/metilfolato) e crianças pequenas (vitamina A, ferro, zinco) em áreas deficientes • Suplementos de zinco para crianças durante e após a diarreia (10 a 20 mg/dia durante 2 semanas) • Prevenção e tratamento da desnutrição aguda grave • Biofortificação de culturas, fortificação de alimentos, iodação do sal • Reduzida atividade física pesada na gravidez	• Maior acesso a alimentos nutritivos e acessíveis; agricultura de pequena escala; crédito e microfinanciamento • Processamento e preservação de alimentos pós-coleta • Vacinação contra doenças neonatais e infantis; acesso a cuidados de saúde • Água/saneamento e higiene melhorados (p. ex., lavar as mãos com sabão) • Educação; empoderamento das mulheres; equidade de gênero • Proteção social (p. ex., transferências em dinheiro) • Prevenção da malária (controle de vetores/mosquiteiros); tratamento preventivo intermitente durante a gravidez e em crianças 3 a 59 meses • Espaçamento entre nascimentos; atrasar a gravidez para depois dos 18 anos de idade

Mesmo sem fármacos antirretrovirais, crianças amamentadas exclusivamente de mães infectadas pelo HIV em países de baixa renda têm menor mortalidade do que aquelas não amamentadas, pois estas têm maior risco de morte por diarreia e pneumonia.

As intervenções para melhorar a alimentação infantil devem ser planejadas para o cenário local e, portanto, requerem cuidadosa pesquisa formativa durante seu desenvolvimento. As mensagens devem ser poucas, viáveis e culturalmente apropriadas. Para a alimentação complementar, as misturas de alimentos densas em energia, ricas em nutrientes, e a alimentação responsiva costumam ser enfatizadas. Quando a alimentação complementar adequada é difícil de ser alcançada e as deficiências subclínicas são comuns, a suplementação de altas doses de vitamina A com intervalos programados para cada 6 meses em crianças de 6 a 59 meses reduz a mortalidade por todas as causas e mortes por diarreia em 12%, e a suplementação de zinco pode reduzir 1 a 4 anos de mortalidade por 18%, incidência de diarreia em 13% e pneumonia em 19%. O monitoramento do crescimento da criança proporciona um alerta antecipado para um problema nutricional ou de saúde, mas só vale a pena se for acompanhado de boas atividades de aconselhamento e promoção do crescimento. O impacto do monitoramento e promoção do crescimento dependerá da cobertura, da intensidade do contato, do desempenho do profissional de saúde e das habilidades de comunicação, da adequação dos recursos e da motivação e da capacidade das famílias em seguir as ações acordadas.

Manifestações clínicas e tratamento da subnutrição

Discute-se o tratamento de deficiências de vitaminas e minerais nos Capítulos 61 a 67. Discute-se o tratamento de BPN e restrição de crescimento intrauterino no Capítulo 117.

DESNUTRIÇÃO AGUDA GRAVE

Define-se desnutrição aguda grave como desnutrição grave e/ou edema bilateral. *A desnutrição grave* consiste em extrema magreza diagnosticada por um peso para comprimento (ou altura) < –3 DP dos Padrões de Crescimento Infantil da OMS. Em crianças com idades entre 6 e 59 meses, uma circunferência da parte média do braço abaixo de 115 mm também indica magreza extrema: uma fita colorida (Figura 57.4) é uma maneira conveniente de rastrear crianças que precisam de tratamento.

O edema bilateral é diagnosticado segurando-se os dois pés, colocando um polegar em cima de cada um e pressionando delicadamente, mas com firmeza, por 10 s. Uma depressão remanescente sob cada polegar indica edema bilateral.

Essa definição de desnutrição aguda grave distingue crianças que sofreram edema de crianças com retardo de crescimento, uma vez que crianças com deficiência de peso (abaixo do peso) não são prioritárias para cuidados clínicos agudos, pois seus déficits de altura e peso não podem ser corrigidos a curto prazo. Evita-se o nome anterior, *desnutrição proteico-energética*, porque simplifica demais a etiologia complexa e multifacetada. Outros termos são *marasmo* (perda grave), *kwashiorkor* (caracterizado por edema) e *marasmo-kwashiorkor* (perda grave e edema).

As crianças com desnutrição aguda grave têm uma dieta insuficiente em energia e nutrientes com relação às suas necessidades. A magnitude dos déficits será diferente dependendo da duração da inadequação, da quantidade e da diversidade de alimentos consumidos, da presença de antinutrientes (p. ex., fitatos), da variação individual nos requisitos, do número e da gravidade das infecções coexistentes e de sua duração. As infecções podem levar a déficits e desequilíbrios nutricionais profundos: por exemplo, os aminoácidos são desviados para formar proteínas de fase aguda, e potássio, magnésio, vitamina A e zinco são perdidos pela diarreia, e as perdas de glicina e taurina são associadas ao supercrescimento bacteriano do intestino delgado. Os microrganismos ingeridos podem causar atrofia das vilosidades e perda de nutrientes devido a má digestão e má absorção, bem como interrupção da função da barreira intestinal, o que leva a translocação microbiana, ativação imune crônica e microbioma intestinal alterado (disfunção entérica ambiental). Déficits também podem surgir do aumento da utilização de nutrientes em resposta a agentes nocivos (p. ex., cisteína e metionina para desintoxicar componentes cianogênicos da dieta).

A heterogeneidade na extensão e na natureza dos déficits e desequilíbrios, refletindo os diversos caminhos para a desnutrição aguda grave, ajuda a explicar por que as crianças afetadas diferem em sua apresentação clínica e no grau de distúrbio metabólico. As crianças que desenvolvem desnutrição edematosa são mais propensas do que as crianças não edemaciadas a terem sido expostas a toxinas que geram estresse oxidativo e/ou apresentam maiores déficits de antioxidantes na eliminação de radicais livres (glutationa, vitaminas A, C e E e ácidos graxos essenciais) ou cofatores (zinco, cobre, selênio).

Manifestações clínicas da desnutrição aguda grave (Tabela 57.6)

A perda grave é mais visível em coxas, nádegas e parte superior dos braços, bem como em costelas e escápulas, onde a perda de gordura e músculo esquelético é maior (Figura 57.5). O desperdício é precedido pelo fracasso em ganhar peso e depois pela perda de peso. A pele perde o turgor e fica solta quando os tecidos subcutâneos são quebrados para fornecer energia. O rosto pode manter uma aparência relativamente normal, mas por fim fica com aspecto de embriagado e encarquilhado. Os olhos podem estar afundados pela perda de gordura retrorbitária, e as glândulas lacrimais e salivares podem se atrofiar, levando à falta de lágrimas e à boca seca. Músculos abdominais enfraquecidos e gases do supercrescimento bacteriano do intestino superior podem levar a um abdome distendido. Crianças gravemente afetadas costumam ser agitadas e irritadiças.

Na **desnutrição edematosa**, é mais provável que o edema apareça primeiro nos pés e depois na parte inferior das pernas. Pode desenvolver-se rapidamente em edema generalizado, afetando também as mãos, os braços e a face (Figura 57.6). As alterações da pele tipicamente ocorrem sobre os membros inchados, com manchas escuras e crepitantes (dermatose "escamosa") e a pele pálida por baixo, facilmente infectada (Figuras 57.2 e 57.6). O cabelo é esparso e facilmente retirado e pode perder sua curvatura. Em crianças de cabelos escuros, o cabelo pode ficar pálido ou avermelhado. O fígado é frequentemente aumentado de gordura. Crianças com edema são infelizes e apáticas, e muitas vezes se recusam a comer.

Tabela 57.6 Sinais clínicos de desnutrição.

LOCAL	SINAIS
Face	Rosto lunar (kwashiorkor), fácies simiesca (marasmo)
Olho	Olhos secos, conjuntiva pálida, manchas de Bitot (vitamina A), edema periorbital
Boca	Estomatite angular, queilite, glossite, gengivas esponjosas (vitamina C), aumento de parótida
Dentes	Manchas no esmalte, erupção retardada
Cabelo	Cabelo sem brilho, esparso e quebradiço; hipopigmentação; sinal de bandeira (faixas alternadas de luz e cor normal); cílios de vassoura; alopecia
Pele	Solta e enrugada (marasmo); brilhante e edemaciada (kwashiorkor); hiperqueratose folicular seca; hiperpigmentação irregular e hipopigmentação (lesões em mosaico ou "escamosas"); erosões; má cicatrização de feridas
Unhas	Coiloníquia; placas, fissuras ou cristas de unhas finas e macias
Musculatura	Desgaste muscular, particularmente nádegas e coxas; sinal de Chvostek ou Trousseau (hipocalcemia)
Esquelético	Deformidades, geralmente como resultado de deficiências de cálcio, vitamina D ou vitamina C
Abdome	Distendido: hepatomegalia com esteatose hepática; ascites podem estar presentes
Cardiovascular	Bradicardia, hipotensão, redução do débito cardíaco, vasculopatia de pequenos vasos
Neurológico	Atraso no desenvolvimento global, perda dos reflexos do joelho e tornozelo, comprometimento da memória
Hematológico	Palidez, petéquias, diátese hemorrágica
Comportamento	Letárgico, apático, irritado ao manusear

De Grover Z, Ee LC. desnutrição energético-proteico. *Pediatr Clin North Am.* 2009;56: 1055-68.

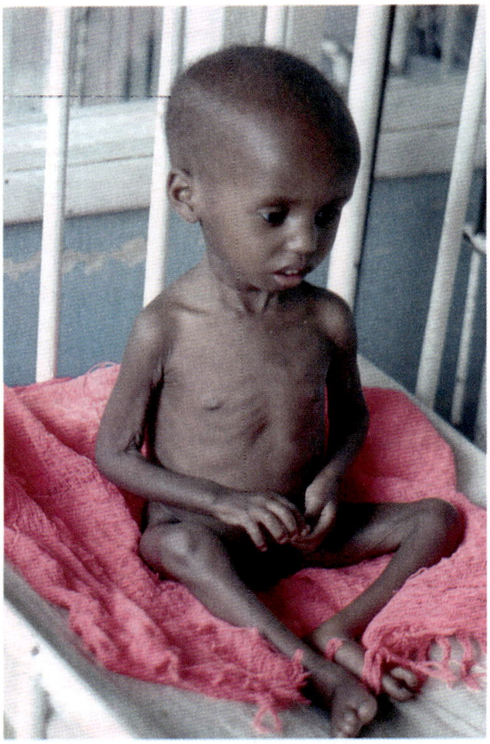

Figura 57.5 Criança com desnutrição grave.

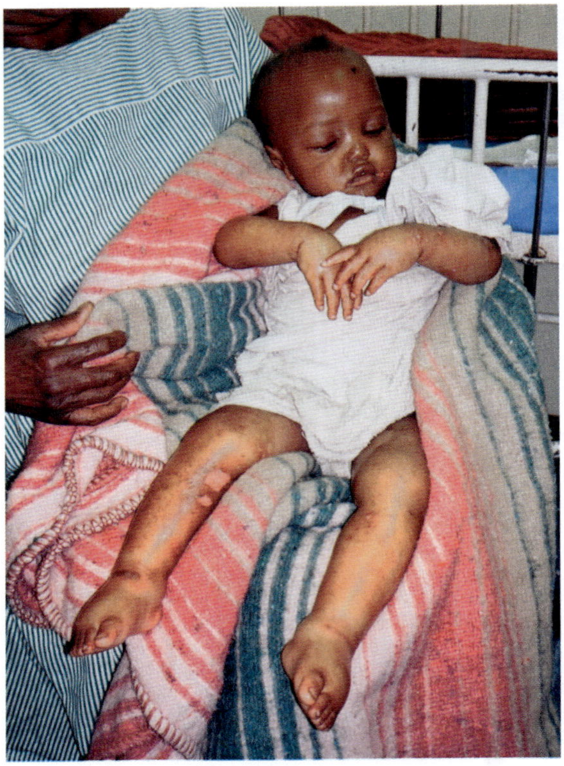

Figura 57.6 Criança com edema generalizado.

Fisiopatologia

Quando uma criança não ingere o suficiente para atender às suas necessidades diárias, ocorrem alterações metabólicas e fisiológicas em uma progressão ordenada para economizar energia e prolongar a vida. Chama-se tal processo de *adaptação redutiva*. As reservas de gordura são mobilizadas para fornecer energia. Mais tarde, a proteína no músculo, na pele e no trato gastrintestinal é ativada. Conserva-se a energia pela redução da atividade física e do crescimento, o que reduz o metabolismo basal e a reserva funcional dos órgãos e as respostas inflamatórias e imunológicas. Essas mudanças têm consequências importantes:

- O fígado produz glicose menos facilmente, tornando a criança mais propensa a hipoglicemia. Produz menos albumina, transferrina e outras proteínas de transporte. É menos capaz de lidar com excesso de proteína na dieta e excretar toxinas
- A produção de calor mostra-se menor, tornando a criança mais vulnerável à hipotermia
- Os rins são menos capazes de excretar excesso de líquido e sódio, e o líquido acumula-se facilmente na circulação, aumentando o risco de sobrecarga de líquidos
- O coração é menor e mais fraco e tem sua potência reduzida, e a sobrecarga de fluido leva prontamente à morte por insuficiência cardíaca
- O sódio acumula-se dentro das células devido a membranas celulares com vazamentos e reduz a atividade da bomba de sódio-potássio, levando a excesso de sódio no corpo, retenção de líquidos e edema
- O potássio vaza das células e é excretado na urina, contribuindo para o desequilíbrio eletrolítico, a retenção de líquidos, o edema e a anorexia
- A perda muscular (desnutrição proteica) é acompanhada por perda de potássio, magnésio, zinco e cobre
- O intestino produz menos ácido gástrico e enzimas. A motilidade é reduzida, e as bactérias podem colonizar o estômago e o intestino delgado, danificando a mucosa e desconjugando os sais biliares. Digestão e absorção são prejudicadas

- A replicação e o reparo das células são reduzidos, aumentando o risco de translocação bacteriana por meio da mucosa intestinal
- A função imunológica está comprometida, especialmente a imunidade mediada por células. As respostas habituais à infecção podem estar ausentes, mesmo em doenças graves, aumentando o risco de infecção não diagnosticada
- A massa de glóbulos vermelhos é reduzida, liberando ferro, o que requer que a glicose e os aminoácidos sejam convertidos em ferritina, aumentando o risco de hipoglicemia e desequilíbrios de aminoácidos. Se a conversão à ferritina for incompleta, o ferro não ligado promove o crescimento do patógeno e a formação de radicais livres
- As deficiências de micronutrientes limitam a capacidade do corpo de inativar radicais livres, causadores de dano celular. Edema e alterações de cabelo/pele são sinais externos de dano celular.

Ao prescrever o tratamento, é essencial levar em consideração essas mudanças na função. Caso contrário, os órgãos e sistemas ficarão sobrecarregados e a morte ocorrerá rapidamente.

Princípios do tratamento

A Figura 57.7 mostra as dez etapas do tratamento, que são separadas em duas fases, estabilização e reabilitação. Esses passos aplicam-se a todas as formas clínicas e a todas as localizações geográficas, inclusive a América do Norte e a Europa. O objetivo da fase de **estabilização** é reparar a função celular, corrigir o desequilíbrio hidreletrolítico, restaurar a homeostase e evitar a morte da tríade interligada de hipoglicemia, hipotermia e infecção. O objetivo da fase de **reabilitação** é restaurar os tecidos desperdiçados (ou seja, o crescimento de recuperação). É essencial que o tratamento prossiga em uma progressão ordenada e que a maquinaria metabólica seja reparada antes que qualquer tentativa seja feita para promover o ganho de peso. Apressar-se rapidamente pode induzir a "síndrome de realimentação" potencialmente fatal (ver Capítulo 58).

Os cuidadores trazem as crianças para as unidades de saúde por causa de doenças; raramente por causa de sua desnutrição. Um erro comum entre os profissionais de saúde é concentrar-se na doença e tratar como uma criança bem nutrida. Essa abordagem ignora o metabolismo perturbado em crianças desnutridas e pode ser fatal. Essas crianças devem ser consideradas gravemente desnutridas com uma complicação, e o tratamento deve seguir os dez passos. Dois outros erros potencialmente fatais são o tratamento do edema com um diurético e a administração de uma dieta rica em proteínas na fase inicial do tratamento.

Tratamento de emergência

A Tabela 57.7 resume as diretrizes terapêuticas para crianças desnutridas com choque e outras condições de emergência. Observe que o tratamento do choque nessas crianças é diferente (menos rápido, menor volume, diferente do líquido) do tratamento do choque em crianças bem nutridas, pois o choque da desidratação e o choque da sepse geralmente coexistem e são difíceis de diferenciar com base clínica. Assim, o médico deve ser guiado pela resposta ao tratamento: as crianças com desidratação respondem ao líquido intravenoso (IV), enquanto aquelas com choque séptico não respondem. Como as crianças gravemente desnutridas podem rapidamente sucumbir à sobrecarga de líquidos, elas devem ser monitoradas de perto.

Estabilização

A Tabela 57.8 resume as diretrizes terapêuticas para as etapas de estabilização 1 a 7 (Figura 57.7). Administrar antibióticos de amplo espectro (Tabela 57.9) e alimentar com pequenas quantidades frequentes de F-75® (um leite de baixa lactose especialmente formulado com 75 kcal e 0,9 g de proteína por 100 mℓ ao qual são adicionados potássio, magnésio e micronutrientes) restabelecem o controle metabólico, tratam o edema e restauram o apetite. Deve ser evitada a via parenteral. As crianças sem apetite devem ser alimentadas por sonda nasogástrica, pois os nutrientes fornecidos no lúmen intestinal ajudam em sua reparação. A Tabela 57.10 fornece receitas para preparar os alimentos especiais e sua composição nutricional. Das duas receitas com o F-75®, uma não requer cozimento, e a outra é à base de cereais e tem uma osmolalidade mais baixa, o que pode beneficiar crianças com diarreia persistente. O F-75® também está disponível comercialmente. As maltodextrinas substituem parte do açúcar, e o potássio, o magnésio, os minerais e as vitaminas já são adicionados.

O estado de *desidratação* é frequentemente diagnosticado de modo errôneo em crianças gravemente desnutridas, pois os sinais habituais (p. ex., turgor da pele diminuído, olhos encovados) podem estar presentes mesmo sem desidratação. A reidratação deve, portanto, ser monitorada de perto quanto a sinais de sobrecarga de fluido. Os níveis séricos de eletrólitos podem ser enganosos, devido ao vazamento de sódio do sangue para as células e ao de potássio das células. Manter a ingestão de eletrólitos e nutrientes constantes (ver Tabela 57.8) possibilita que os sistemas se estabilizem mais rapidamente do que o ajuste da ingestão em resposta aos resultados laboratoriais.

A Tabela 57.11 fornece uma receita para a solução especial de reidratação usada na desnutrição grave (ReSoMal®). Uma **combinação de vitaminas e minerais (CVM) terapêutica** contém eletrólitos, minerais e vitaminas e é adicionada ao ReSoMal® e à alimentação. Se não estiver disponível, potássio, magnésio, zinco e cobre podem ser adicionados como uma solução de eletrólitos/minerais (a Tabela 57.12 apresenta uma receita), e um suplemento multivitamínico pode ser administrado separadamente.

Reabilitação

Os sinais para a entrada nessa fase são o edema reduzido/mínimo e o retorno do apetite. Recomenda-se uma transição controlada ao longo de 3 dias para evitar a "*síndrome da realimentação*" (ver Capítulo 58). Após a transição, devem ser fornecidas quantidades ilimitadas de uma fórmula à base de leite rica em energia e proteínas, como a F-100® (100 kcal e 3 g de proteínas/100 mℓ), de alimento terapêutico pronto para uso (RUTF, do inglês *ready-to-use therapeutic food*) ou de alimentos para a família modificados com conteúdos similares.

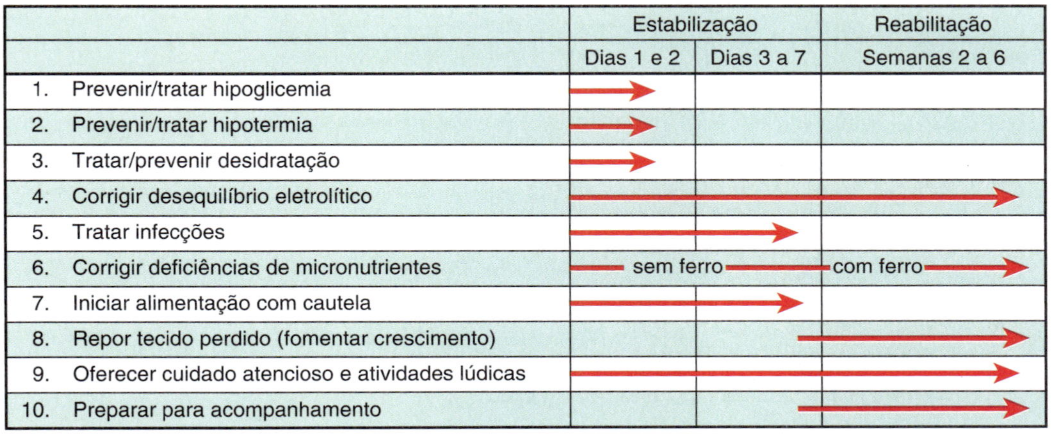

Estabilização
Reabilitação
Dias 1 e 2
Dias 3 a 7
Semanas 2 a 6
1. Prevenir/tratar hipoglicemia
2. Prevenir/tratar hipotermia
3. Tratar/prevenir desidratação
4. Corrigir desequilíbrio eletrolítico
5. Tratar infecções
6. Corrigir deficiências de micronutrientes
sem ferro
com ferro
7. Iniciar alimentação com cautela
8. Repor tecido perdido (fomentar crescimento)
9. Oferecer cuidado atencioso e atividades lúdicas
10. Preparar para acompanhamento

Figura 57.7 Dez passos do tratamento da desnutrição aguda grave e seus prazos aproximados.

Tabela 57.7 Tratamento de emergência na desnutrição grave.

CONDIÇÃO	AÇÃO IMEDIATA
Choque • Letárgico ou inconsciente *e* • Mãos frias *Além disso:* • Recarga capilar lenta (> 3 seg) *ou* • Pulso rápido fraco	1. Dar oxigênio. 2. Fornecer glicose estéril a 10% (5 mℓ/kg) rapidamente por injeção IV. 3. Administrar fluido IV a 15 mℓ/kg durante 1 h, usando: • Lactato de Ringer com 5% de dextrose *ou* • Solução salina 0,45%* com dextrose a 5% *ou* • Solução de Darrow ao meio com 5% de dextrose • Se todos os itens anteriores estiverem indisponíveis, usar lactato de Ringer. 4. Medir e registrar o pulso e as respirações no início e a cada 10 min. Se houver sinais de melhora (as taxas de pulso e respiração diminuem), repetir a administração por via intravenosa de 15 mℓ/kg por mais 1 h. Em seguida, mudar para reidratação oral ou nasogástrica com ReSoMal®, 5 a 10 mℓ/kg em horas alternadas (ver Tabela 57.8, etapa 3). Se não houver sinais de melhora, presumir choque séptico e: 1. Administrar fluido de manutenção IV (4 mℓ/kg/h) enquanto aguarda pelo sangue. 2. Pedir 10 mℓ/kg de sangue total fresco e transferir lentamente por 3 h. Se houver sinais de insuficiência cardíaca, administrar 5 a 7 mℓ/kg de concentrado de células, em vez de sangue total. 3. Administrar furosemida, 1 mℓ/kg IV no início da transfusão.
Hipoglicemia Glicemia < 3 mmol/ℓ	Ver a Tabela 57.8 (etapa 1) para o tratamento.
Desidratação grave	Não dar fluidos IV, exceto em estado de choque. Ver Tabela 57.8, etapa 3, para o tratamento.
Anemia muito grave Hgb < 4 g/dℓ	Se houver anemia muito grave (ou Hgb 4 a 6 g/dℓ *e* dificuldade respiratória): 1. Dar sangue total 10 mℓ/kg lentamente ao longo de 3 h. Se houver sinais de insuficiência cardíaca, administrar 5 a 7 mℓ/kg de concentrado de células, em vez de sangue total. 2. Administrar furosemida 1 mℓ/kg IV no início da transfusão.
Emergência oftalmológica Ulceração da córnea	Se houver ulceração de córnea: 1. Administrar vitamina A imediatamente (abaixo de 6 meses de idade: 50.000 UI; 6-12 meses: 100.000 UI; acima de 12 meses: 200.000 UI) 2. Pôr 1 gota de atropina (1%) no olho afetado para relaxar o olho e evitar que o cristalino seja empurrado.

Hgb, hemoglobina; IV, intravenosa. *Alguns recomendam 5% de dextrose em salina normal.

Tabela 57.8 Diretrizes terapêuticas para a estabilização de crianças desnutridas.

ETAPA	PREVENÇÃO	TRATAMENTO
1. Evitar/tratar hipoglicemia glicose no sangue < 3 mmol/ℓ.	Evitar aberturas longas sem comida e minimizar a necessidade de glicose: 1. Alimentar imediatamente. 2. Alimentar a cada 3 h dia e noite (2 h se estiver doente). 3. Alimentar no tempo. 4. Manter morno. 5. Tratar infecções (elas competem por glicose). Nota: A hipoglicemia e a hipotermia frequentemente coexistem e são sinais de infecção grave.	Se consciente: 1. Dar 10% de glicose (50 mℓ) ou uma ração (ver o passo 7) ou 1 colher de chá de açúcar sob a língua – o que for mais rápido. 2. Alimentar a cada 2 h durante, pelo menos, 1 dia. Inicialmente, dar de ração a cada 30 min. 3. Manter morno. 4. Iniciar antibióticos de amplo espectro. Se inconsciente: 1. Imediatamente dar glicose a 10% estéril (5 mℓ/kg) rapidamente IV. 2. Alimentar a cada 2 h durante, pelo menos, 1 dia. Inicialmente, dar ração a cada 30 min. Use tubo nasogástrico (NG) se não puder beber. 3. Manter morno. 4. Iniciar antibióticos de amplo espectro.
2. Evitar/tratar hipotermia axilar < 35°C; retal < 35,5°C	Manter quente e seco e alimentar com frequência. 1. Evitar a exposição. 2. Vestir de modo a manter o calor, contemplando a cabeça, e cobrir com manta. 3. Manter o quarto quente; evitar rascunhos. 4. Mudar a roupa molhada e a roupa de cama. 5. Não dar banho se estiver muito doente. 6. Alimentar frequentemente, dia e noite. 7. Trate infecções.	Rejuvenescer ativamente. 1. Alimentação. 2. Contato pele a pele com o cuidador ("técnica canguru") ou vestir com roupas aquecidas, cobrir a cabeça, envolver em cobertor aquecido e fornecer calor indireto (p. ex., aquecedor; colchão aquecido; lâmpada incandescente). 3. Monitorar a temperatura a cada hora (ou a cada 30 min se estiver usando o aquecedor). 4. Parar de reaquecer quando a temperatura retal for de 36,5°C.

(*continua*)

Tabela 57.8 Diretrizes terapêuticas para a estabilização de crianças desnutridas. (*continuação*)

ETAPA	PREVENÇÃO	TRATAMENTO
3. Evitar/tratar a desidratação.	Repor as perdas fecais. 1. Dar ReSoMal® após cada evacuação líquida. O ReSoMal® (37,5 mmol Na/ℓ) é uma solução de reidratação com baixo teor de sódio para desnutrição.	Não dar fluidos IV, a menos que a criança esteja em estado de choque. 1. Dar ReSoMal® 5 mℓ/kg a cada 30 min nas primeiras 2 h VO ou por cateter nasogástrico. 2. Em seguida, administrar 5 a 10 mℓ/kg em horas alternadas por até 10 h. A quantidade depende da perda de fezes e da vontade de ingerir líquido. Alimentar em outra hora. 3. Monitorar a cada hora e parar se desenvolver sinais de sobrecarga (a pulsação aumenta em 25 bpm e a frequência respiratória, em 5 ciclos/min; aumentando o edema; veias jugulares ingurgitadas). 4. Parar quando reidratado (≥ 3 sinais de hidratação: menos sede, já urina, turgor da pele melhor, olhos menos fundos, boca úmida, presença de lágrimas, menos letargia, pulso e frequência respiratória melhores).
4. Controlar desequilíbrio eletrolítico correto – déficit de potássio e magnésio, excesso de sódio.	–	1. Administrar potássio extra (4 mmol/kg/dia) e magnésio (0,6 mmol/kg/dia) por, pelo menos, 2 semanas (ver Tabela 57.12). Nota: O potássio e o magnésio já são adicionados nas composições do Nutriset F-75® e do F-100®.
5. Evitar/tratar infecções.	Minimizar o risco de infecção cruzada. 1. Evitar superlotação. 2. Lavar as mãos. 3. Vacina contra o sarampo para crianças não imunizadas com mais de 6 meses de idade.	Muitas vezes, as infecções são silenciosas. A partir do primeiro dia, administrar antibióticos de amplo espectro a todas as crianças. 1. Para opções/agendamento de antibióticos, consultar a Tabela 57.9. 2. Assegurar-se de que todas as doses sejam dadas e entregues a tempo. 3. Cobrir as lesões cutâneas para que não se infectem. Nota: Evitar esteroides, pois eles deprimem a função imunológica.
6. Corrigir deficiências de micronutrientes.	Nota: Ácido fólico, multivitaminas, zinco, cobre e outros minerais já compõem a formulação do Nutriset F-75® e do F-100®.	Não administrar ferro na fase de estabilização. 1. Administrar vitamina A no 1º dia (abaixo de 6 meses – 50.000 unidades; 6-12 meses – 100.000 unidades; acima de 12 meses – 200.000 unidades) se a criança apresentar sinais oculares de deficiência de vitamina A ou se tiver sarampo recente. Repetir a dose no 2º e no 14º dia. 2. Dar ácido fólico, 1 mg (5 mg no 1º dia). 3. Administrar zinco (2 mg/kg/dia) e cobre (0,3 mg/kg/dia). Eles estão na solução eletrolítica/mineral e na combinação de vitaminas e minerais (CVM) e podem ser adicionados aos alimentos e ao ReSoMal®. 4. Dar xarope multivitamínico ou CVM.
7. Começar a alimentar com cautela.		1. Dar 8 a 12 pequenas doses de F-75® para fornecer 130 mℓ/kg/dia, 100 kcal/kg/dia e 1 a 1,5 g de proteína/kg/dia. 2. Se houver edema grosseiro, reduzir o volume para 100 mℓ/kg/dia. 3. Manter um gráfico de 24 h de ingestão. Medir a quantidade dos alimentos com cuidado. Registrar as sobras. 4. Se a criança tiver pouco apetite, persuadir e incentivar a terminar de comer o alimento. Se não conseguir acabar, reoferecer mais tarde. Usar cateter nasogástrico se comer ≤ 80% da quantidade oferecida. 5. Se amamentado, incentivar a amamentação continuada, mas também dar F-75®. 6. Transferir para F-100® quando o apetite retornar (geralmente dentro de 1 semana) e o edema tiver sido sanado ou reduzido. 7. Pesar diariamente e avaliar o peso.

Tabela 57.9 Antibióticos recomendados para crianças desnutridas.*

	OFEREÇA
Se não houver complicações	Amoxicilina, 25 mg/kg VO, 2 vezes/dia, durante 5 dias
Se houver complicações (choque, hipoglicemia, hipotermia, lesões de pele, infecções respiratórias ou do trato urinário, ou letargia/doença)	Gentamicina, 7,5 mg/kg IV ou IM, 1 vez/dia, por 7 dias, *e* Ampicilina 50 mg/kg IV ou IM, a cada 6 h, por 2 dias; depois, amoxicilina, 25 a 40 mg/kg VO, a cada 8 h, por 5 dias

*Padrões locais de resistência podem exigir que eles sejam ajustados: assegure-se de que haja cobertura gram-negativa. Se infecções específicas forem identificadas, convém adicionar antibióticos apropriados. Para diarreia persistente ou supercolonização do intestino delgado, adiciona-se metronidazol, 7,5 mg/kg VO a cada 8 horas, durante 7 dias. VO: via oral; IM: intramuscularmente; IV: por via intravenosa.

Tabela 57.10 Receitas para fórmulas de leite F-75® e F-100®.

	F-75®[b] (INICIAL)	F-75®[c] (INICIAL) (COM BASE EM CEREAIS)	F-100®[d] (RECUPERAÇÃO DE METAS)
Leite em pó desnatado (g)	25	25	80
Açúcar (g)	100	70	50
Farinha de cereais (g)	–	35	–
Óleo vegetal (g)	30	30	60
Solução eletrolítica/mineral (mℓ)[a]	20	20	20
Água: até (mℓ)	1.000	1.000	1.000
Conteúdo/100 mℓ			
Energia (kcal)	75	75	100
Proteína (g)	0,9	1,1	2,9
Lactose (g)	1,3	1,3	4,2
Potássio (mmol)	4,0	4,2	6,3
Sódio (mmol)	0,6	0,6	1,9
Magnésio (mmol)	0,43	0,46	0,73
Zinco (mg)	2,0	2,0	2,3
Cobre (mg)	0,25	0,25	0,25
Porcentagem de energia da proteína	5	6	12
Porcentagem de energia da gordura	32	32	53
Osmolalidade (mOsm/ℓ)	413	334	419

Bater em alta velocidade para evitar que o óleo se separe. [a]Ver a Tabela 57.12 para receita ou usar mistura de vitamina mineral combinada (VMC) terapêutica comercialmente disponível. [b]Um F-75® similar pode ser preparado a partir de 35 g de leite em pó integral, 100 g de açúcar, 20 g de óleo, 20 mℓ de solução eletrolítica/mineral e água a 1.000 mℓ; ou a partir de 300 mℓ leite de vaca integral, 100 g de açúcar, 20 g de óleo, 20 mℓ de solução de eletrolítica/mineral e água até 1.000 mℓ. [c]Essa fórmula de baixa osmolaridade pode ser útil para crianças com disenteria ou diarreia persistente. Cozer por 4 min. [d]Um F-100® similar pode ser feito a partir de 110 g de leite integral em pó, 50 g de açúcar, 30 g de óleo, 20 mℓ de solução eletrolítica/mineral e água a 1.000 mℓ; ou a partir de 880 mℓ de leite integral, 75 g de açúcar, 20 g de óleo, 20 mℓ de solução eletrolítica/mineral e água até 1.000 mℓ.

Tabela 57.11 Receita para solução de reidratação para desnutrição (ReSoMal®).

INGREDIENTE	MONTANTE
Água	2 ℓ
WHO/ORS	Uma bolsa de 1 ℓ*
Sacarose	50 g
Solução eletrolítica/mineral[†]	40 mℓ

O ReSoMal® contém 37,5 mmol de sódio e 40 mmol de potássio/ℓ. *O saquinho contém 2,6 g de cloreto de sódio, 2,9 g de citrato trissódico di-hidratado, 1,5 g de cloreto de potássio e 13,5 g de glicose. [†]Para obter a receita, consultar a Tabela 57.12 ou usar a combinação de vitaminas e minerais (CVM) *terapêutica* comercialmente disponível. WHO/ORS: solução de reidratação oral da Organização Mundial da Saúde.

Tabela 57.12 Receita de eletrólito concentrado/solução mineral.*

INGREDIENTE	g	mmol/20 mℓ
Cloreto de potássio: KCl	224,0	24 mmol
Citrato tripotássico	81,0	2 mmol
Cloreto de magnésio: $MgCl_2 \cdot 6\ H_2O$	76,0	3 mmol
Acetato de zinco: acetato de $Zn \cdot 2\ H_2O$	8,2	300 μmol
Sulfato de cobre (cúprico): $CuSO_4 \cdot 5\ H_2O$	1,4	45 μmol
Água: para diluir	2.500 mℓ	

Adicionar 20 mℓ ao preparar 1 ℓ de alimentação ou solução de reidratação para pacientes desnutridos (ReSoMal®). *Fazer fresco a cada mês. Usar água fervida resfriada.

Para fazer a transição, durante 2 dias, a F-75® deve ser substituída por um volume igual de F-100® que, em seguida, deve ser aumentado em 10 mℓ a cada alimentação sucessiva, até sobrar um pouco de alimento não consumido (em geral, em torno de 200 mℓ/kg/dia).

Após a transição, devem ser fornecidas 150 a 220 kcal/kg/dia e 4 a 6 g de proteínas/kg/dia, mantendo continuamente o potássio, o magnésio e os micronutrientes. Em seguida, adiciona-se ferro (3 mg/kg/dia). Se o bebê for amamentado, incentiva-se a continuidade da amamentação.

Crianças com desnutrição grave têm retardos do desenvolvimento. Por isso, cuidar com amor, brincar de modo estruturado e promover a estimulação sensorial durante e após o tratamento é essencial para ajudar a recuperar a função cerebral.

Tratamento com base na comunidade

Muitas crianças com desnutrição aguda grave podem ser identificadas em suas comunidades antes que surjam complicações clínicas. Se tais crianças apresentarem um bom apetite e estiverem clinicamente bem, elas podem ser reabilitadas em casa por meio de cuidados terapêuticos com base na comunidade, o que tem o benefício adicional de reduzir a exposição a infecções nosocomiais e proporcionar a continuidade de cuidados após a recuperação. Também reduz o tempo que os prestadores de cuidados gastam fora de casa e seus custos de oportunidade e pode ser econômico para os serviços de saúde.

A Figura 57.8 mostra os critérios para atendimento hospitalar e ambulatorial. Para maximizar a cobertura e a conformidade, os cuidados terapêuticos com base na comunidade têm quatro elementos principais: mobilização e sensibilização da comunidade, busca ativa de casos, cuidados terapêuticos e acompanhamento após a alta.

Os cuidados terapêuticos com base na comunidade são os passos 8 a 10 (Figura 57.7), mais um antibiótico de largo espectro (passo 5). O RUTF costuma ser fornecido, especialmente em tempos de escassez de alimentos. O RUTF é especialmente produzido para reabilitar crianças com desnutrição aguda grave em casa. É rico em energia e proteína e tem eletrólitos e micronutrientes adicionados. O RUTF mais utilizado consiste em uma pasta espessa que contém leite em pó, amendoim, óleo vegetal e açúcar. Os patógenos não crescem nele por causa de

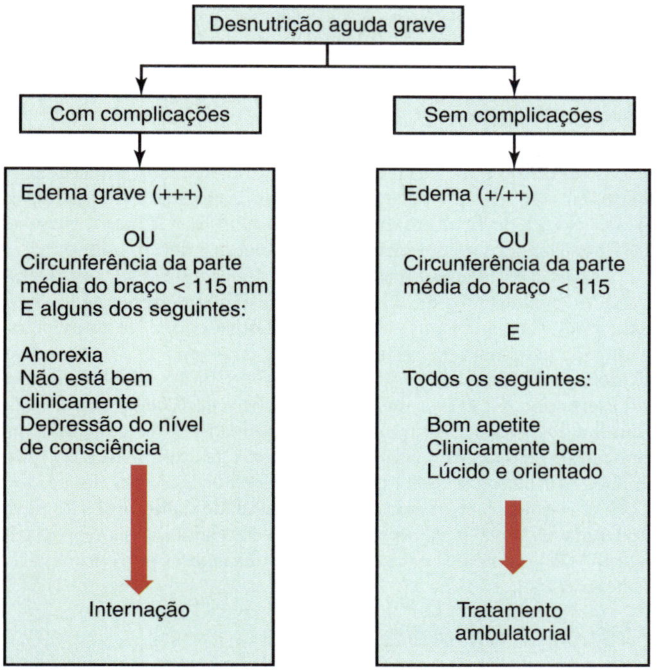

Figura 57.8 Diagrama de fluxo para cuidados de pacientes internados (à *esquerda*) e cuidados ambulatoriais (à *direita)* na criança com desnutrição aguda grave.

seu baixo teor de umidade. As crianças hospitalizadas que completaram os passos 1 a 7 e a transição podem ser transferidas para cuidados com base na comunidade para a conclusão da reabilitação, o que reduz a permanência hospitalar em cerca de 7 a 10 dias.

A bibliografia está disponível no GEN-io.

Capítulo 58

Síndrome de Realimentação

Robert M. Kliegman

A **síndrome de realimentação** pode acontecer se uma dieta de alta energia for iniciada cedo demais ou com muito vigor, e pode levar à morte súbita com sinais de insuficiência cardíaca. Os primeiros relatos dessa síndrome surgiram entre sobreviventes famintos de cercos de guerra e campos de concentração e prisioneiros de guerra quando recebiam acesso repentino à comida ilimitada. A síndrome de realimentação ocorre em indivíduos desnutridos como resultado de alimentação exagerada, por via oral, enteral ou parenteral (maior risco), e seu risco não é amplamente reconhecido. Essa síndrome também foi observada em pacientes desnutridos com anorexia nervosa e índice de massa corporal (IMC) < 70% da mediana. O início geralmente se dá entre 24 e 48 h após o início da alimentação de alta energia e é caracterizado por falta de ar, pulso rápido, aumento da pressão venosa, aumento rápido do fígado e diarreia aquosa. Outras características são apresentadas na Tabela 58.1.

O aumento no suprimento de energia (geralmente carboidratos) é acompanhado por maior atividade da bomba de sódio, e um suprimento muito súbito pode levar à rápida liberação do sódio acumulado das células, causando expansão dos volumes extracelulares e plasmáticos. Ao mesmo tempo, há aumento da captação pelas células de glicose, potássio, magnésio e fosfato. A diminuição súbita das concentrações séricas de potássio, magnésio e fosfato é uma característica importante da síndrome de realimentação.

A chave para prevenir a síndrome é minimizar o risco de sua ocorrência, o que pode ser feito seguindo as diretrizes da Organização

Tabela 58.1 Sinais clínicos e sintomas da síndrome de realimentação.

HIPOFOSFATEMIA	HIPOPOTASSEMIA	HIPOMAGNESEMIA	DEFICIÊNCIA DE VITAMINA/ TIAMINA	RETENÇÃO DE SÓDIO	HIPERGLICEMIA
Cardíaco Hipotensão Diminuição do volume de braçada ***Respiratório*** Contratilidade do diafragma prejudicada Dispneia Parada respiratória ***Neurológico*** Parestesia Fraqueza Confusão Desorientação Letargia Paralisia arreflexa Convulsões Coma ***Hematológicos*** Disfunção leucocitária Hemólise Trombocitopenia ***Outros*** Morte	***Cardíaco*** Arritmias ***Respiratório*** Falha ***Neurológico*** Fraqueza Paralisia ***Gastrintestinal*** Náuseas Vômito Constipação intestinal ***Muscular*** Rabdomiólise Necrose muscular ***Outros*** Morte	***Cardíaco*** Arritmias ***Neurológico*** Fraqueza Tremor Tetania Convulsões Estado mental alterado Coma ***Gastrintestinal*** Náuseas Vômito Diarreia ***Outros*** Hipopotassemia refratária e hipocalcemia Morte	Encefalopatia Acidose láctica Morte	Sobrecarga de fluido Edema pulmonar Comprometimento cardíaco	***Cardíaco*** Hipotensão ***Respiratório*** Hipercapnia Falha ***Outros*** Cetoacidose Coma Desidratação Função imunitária prejudicada

Dados de Kraft MD, Btaiche IF, Sacks GS: Review of RFS, *Nutr Clin Pract* 20: 625-633, 2005. De Fuentebella J, Kerner JA: Refeeding syndrome, *Pediatr Clin North Am* 56: 1201-1210, 2009.

Mundial da Saúde (OMS) para o tratamento da desnutrição (ver Capítulo 57). Para minimizar o risco, a **fase inicial de estabilização** é de particular relevância, pois inclui o fornecimento de quantidades de energia e proteína de manutenção e promove a correção de desequilíbrios de eletrólitos e deficiências de micronutrientes, seguidos por uma transição controlada para alimentação de alta energia. Dietas à base de leite são desejáveis, uma vez que ele é uma boa fonte de fosfato. Nenhum ou mínimo edema e retorno do apetite são sinais de prontidão para a transição. É aconselhável detectar aumentos súbitos nas frequências cardíaca e respiratória durante a transição para alimentação de alta energia, a fim de detectar precocemente esses sinais de alerta. Caso ocorra a síndrome de realimentação, o tratamento imediato com uma dose parenteral única de digoxina e furosemida tem sido útil.

A bibliografia está disponível no GEN-io.

Capítulo 59

Desnutrição

Lucinda Lo e Allison Ballantine

Evolução ponderal deficiente (*Failure to thrive – FTT*) tem sido o termo classicamente utilizado para descrever crianças que não crescem conforme o esperado. Estudos têm defendido o uso do termo **desnutrição** para descrever essa coorte de crianças com a classificação especificamente definida baseada em avaliação antropométrica. Neste capítulo, a desnutrição se refere à **subnutrição** e é definida como um desequilíbrio entre as exigências nutricionais e a ingestão ou distribuição, que então gera déficits de energia, proteína ou micronutrientes, e podem afetar negativamente o crescimento e o desenvolvimento. A desnutrição pode estar ou não relacionada à doença, ou ambos. A desnutrição relacionada à doença pode ser causada por uma ou mais doenças, infecções ou anomalias congênitas, assim como por lesão ou cirurgia. As causas não relacionadas à doença incluem fatores ambientais, psicossociais ou comportamentais. Geralmente, pode ser uma causa primária exacerbada por outra. Pacientes com desnutrição podem apresentar desaceleração do crescimento, crescimento instável ou até mesmo perda de peso, conforme avaliado por parâmetros antropométricos, incluindo peso, altura/comprimento, dobras de pele e medida do perímetro braquial (ver Capítulo 57).

MANIFESTAÇÕES CLÍNICAS

Peso inadequado para a idade correta, insuficiência no ganho de peso adequado durante um período de tempo (velocidade de ganho de peso), velocidade de altura, peso por altura, índice de massa corporal (IMC) e resultados do desenvolvimento ajudam a definir a desnutrição (ver Capítulo 57). Parâmetros antropométricos devem ser seriamente avaliados e analisados em gráficos de crescimento apropriados para sexo, idade (corrigida nos casos de prematuridade) e, se conhecidos, distúrbios genéticos da criança, como a trissomia 21. A American Academy of Pediatrics (AAP) e o U.S. Centers for Disease Control and Prevention (CDC) recomendam os gráficos de 2006 da Organização Mundial de Saúde (OMS) para crianças acima de 2 anos de idade que são medidas em decúbito dorsal. Os gráficos de crescimento do CDC de 2000 são recomendados para crianças e adolescentes (idade de 2 a 20 anos) quando avaliados de pé. A gravidade da desnutrição (leve, moderada ou grave) pode ser determinada tracejando o escore z (desvio padrão [DP] da média) para cada um desses valores antropométricos (Tabela 59.1).

ETIOLOGIA E DIAGNÓSTICO

Os mecanismos mais comuns para as causas de deficiência de crescimento relacionadas à doença incluem (1) falha na ingestão de calorias suficientes ou fome (p. ex., insuficiência cardíaca, restrição de fluidos); (2) perda elevada de nutrientes (p. ex., enteropatia perdedora de proteínas, diarreia crônica); (3) demandas metabólicas elevadas, conforme observado em lesões extensas de queimaduras; e (4) absorção ou utilização de nutrientes alterada (p. ex., fibrose cística, síndrome do intestino curto). Mais de um mecanismo pode existir simultaneamente (Figura 59.1). *Desnutrição aguda* é definida tendo uma duração de < 3 meses (ver Capítulo 57).

Uma história completa deve incluir história nutricional, familiar e pré-natal detalhadas; quantidade, qualidade e frequência das refeições; e mais informações a respeito da manifestação da deficiência de crescimento (Tabela 59.2). É necessário um exame físico abrangente para obter etiologias subjacentes (Tabela 59.3). Em casos de desnutrição, a puberdade é frequentemente retardada ou estagnada; portanto, o estágio de Tanner deve ser cuidadosamente observado durante a avaliação inicial de pré-adolescentes e adolescentes. O estadiamento

Tabela 59.1 Indicadores de desnutrição abrangentes.

INDICADORES*	DESNUTRIÇÃO GRAVE	DESNUTRIÇÃO MODERADA	DESNUTRIÇÃO LEVE
Escore z peso-por-altura	≥ –3 escore z ou menos	–2,0 a 2,99 escore z	–1,0 a –1,99 escore z†
Escore z IMC-por-idade	≥ –3 escore z ou menos	–2,0 a 2,99 escore z	–1,0 a –1,99 escore z†
Escore z peso-por-altura/comprimento	≥ –3 escore z ou menos	Nenhum dado disponível	Nenhum dado disponível
Medida do perímetro braquial (< 5 anos de idade)	≥ –3 escore z ou menos	–2,0 a 2,99 escore z	–1,0 a –1,99 escore z
Velocidade de ganho de peso (≤ 2 anos de idade)	≤ 25% de normalidade	26 a 50% de normalidade	51 a 75% de normalidade
Perda de peso (2 a 20 anos de idade)	> 10% de PCN	> 7,5% PCN	> 5% PCN
Desaceleração em peso-por-comprimento/altura ou IMC-por-idade	Desaceleração nas três linhas do escore z	Desaceleração nas duas linhas do escore z	Desaceleração em uma linha do escore z
Ingestão inadequada de nutrientes	≤ 25% de energia estimada – necessidade proteica	26 a 50% de energia estimada – necessidade proteica	51 a 75% de energia estimada – necessidade proteica

*Recomenda-se que, quando uma criança atinge mais de um nível de acuidade de desnutrição, o provedor deve documentar a gravidade da desnutrição no nível de acuidade de desnutrição mais elevado para garantir que sejam oferecidos um plano de tratamento e uma intervenção apropriados, monitoramento e avaliação. †Necessidade de critérios adicionais de diagnóstico positivo para realizar um diagnóstico de desnutrição. IMC, índice de massa corporal; PCN, peso corporal normal. Utilizar julgamento clínico ao aplicar esses critérios diagnósticos. Adaptado de Becker PJ, Carney LN, Corkins MR *et al.*: Consensus Statement of the Academy of Nutrition and Dietetics/American Society for Parenteral and Enteral Nutrition: Indicators recommended for the identification and documentation of pediatric malnutrition (undernutrition). *J Acad Nutr Diet* 114(12):1988-2000, 2014.

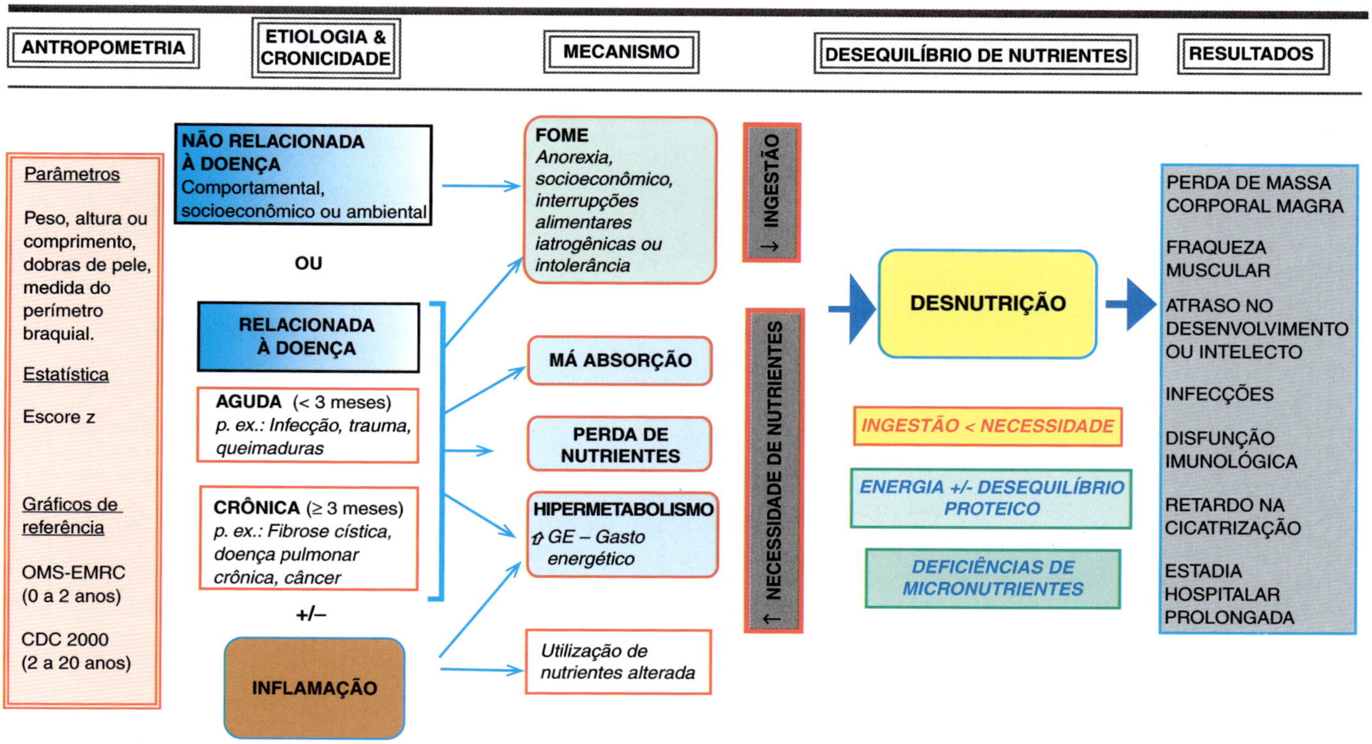

Figura 59.1 **Definindo desnutrição em crianças hospitalizadas (ASPEN).** CDC, Centers for Disease Control and Prevention; EMRC, Estudo Multicêntrico de Referência para o Crescimento; OMS, Organização Mundial de Saúde. *De Mehta NM, Corkins MR, Lyman B et al.: Defining pediatric malnutrition: A paradigm shift toward etiology-related definitions. JPEN J Parenter Enteral Nutr* 37(4):460-481, 2013.

de Tanner não pode ser utilizado como um marcador para o estado nutricional, porém ele é influenciado pela desnutrição. A puberdade geralmente recuperará a progressão quando o estado de desnutrição é resolvido. A avaliação laboratorial de crianças com desnutrição deve ser criteriosa e baseada em achados a partir de história e exame físico. Obter os resultados da avaliação do estado do recém-nascido, uma contagem sanguínea completa e a urinálise representam uma avaliação inicial razoável.

As avaliações adicionais que são úteis para acompanhar o progresso da criança com desnutrição aguda são a medida do perímetro braquial (MPB) e a força de preensão palmar. A MPB é uma medida antropométrica particularmente útil quando o peso pode estar distorcido pelo uso de corticosteroides ou pelo estado de fluido (p. ex., ascite, edema).

Para crianças de 6 ou mais anos de idade, a **força de preensão palmar** pode ser uma medida mais precisa de resposta à intervenção nutricional que a MPB, pois a função muscular reage mais precocemente às alterações no estado nutricional que a massa muscular. O *dinamômetro* é um instrumento simples, não invasivo e de baixo custo para avaliações do estado funcional de referência e acompanhar o progresso ao longo do curso terapêutico. A força de preensão palmar pode auxiliar a identificar a presença de desnutrição, porém a atual ausência de intervalos de referência para desnutrição leve, moderada e grave em grandes populações limita a capacidade de utilizar a força de preensão palmar para quantificar o grau de desnutrição.

Tabela 59.2 Abordagem à desnutrição com base nos sinais e sintomas.

HISTÓRIA/EXAME FÍSICO	CONSIDERAÇÃO DIAGNÓSTICA
Cuspindo, vomitando, recusa de alimento	Refluxo gastresofágico, tonsilite crônica, alergias alimentares, esofagite eosinofílica
Diarreia, fezes com gordura	Má absorção, parasitas intestinais, intolerância à proteína do leite, insuficiência pancreática, doença celíaca, imunodeficiência, doença intestinal inflamatória
Ronco, respiração oral, tonsilas aumentadas	Hipertrofia adenoide, apneia obstrutiva do sono
Chiado recorrente, infecções pulmonares	Asma, aspiração, alergia alimentar, fibrose cística, imunodeficiência
Infecções recorrentes	HIV ou doenças de imunodeficiência primária congênita, defeitos anatômicos
Viajar para/de volta de países em desenvolvimento	Infecções parasitárias ou bacterianas do trato gastrintestinal

TRATAMENTO

Enquanto se investiga uma etiologia relacionada à doença de desnutrição leve, a suplementação calórica deve ocorrer simultaneamente. Tanto a investigação médica quanto o início da suplementação oral devem ocorrer na instalação ambulatorial com acompanhamento próximo. A inclusão de um fonoaudiólogo deve ser considerada para uma avaliação da sucção e deglutição se a história sugere dificuldade com a alimentação VO. Se uma criança não responde após 2 a 3 meses de conduta ambulatorial, a hospitalização deve ser considerada para o potencial início da alimentação por sonda nasogástrica, seguido por avaliação diagnóstica e laboratorial, avaliação e implementação observadas de nutrição adequada e avaliação da interação entre criança-pais na alimentação. As indicações adicionais para hospitalização incluem desnutrição moderada ou grave, desde que o potencial para a síndrome de realimentação exija monitoramento cauteloso (ver Capítulo 58). O tipo de suplementação calórica é baseado na gravidade da desnutrição e na condição médica subjacente. A resposta à alimentação depende do diagnóstico específico, do tratamento médico e da gravidade da desnutrição.

Tabela 59.3 Achados na má evolução ponderal.

CAUSA	PORCENTAGEM APROXIMADA DE TODOS OS CASOS	HISTÓRICO	SISTEMA DE ACHADOS FÍSICOS ESPECÍFICOS	SISTEMA DE EXAMES LABORATORIAIS
Psicossocial	Acima de 50% ou mais	Vago, história de alimentação inconsistente, história de escoramento da mamadeira	Nenhum, pode haver sinais neurológicos suaves	Nenhum
SNC	13%	Má alimentação, atraso no desenvolvimento, vômito	Achados neurológicos macroscopicamente anormais	Anomalias macroscópicas frequentes no EEG e na IRM ou testes da função neuromuscular anormais
Gastrintestinal	10%	Vômito e/ou diarreia crônicos, fezes anormais, choro nas alimentações, tosse/ronco noturno	Geralmente negativo, pode haver distensão abdominal	Bário, sonda de pH ou avaliação endoscópica anormais; achados de fezes anormais (pH, substâncias redutoras, gordura fecal coloração de Wright)
Cardíaca	9%	Alimentação lenta, dispneia e diaforese com alimentação, agitação e diaforese durante o sono	Geralmente cianótico ou com sinais de insuficiência cardíaca congestiva	Ecocardiograma, ECG, achados de cateterismo anormais
Genética	8%	Pode haver uma história familiar positiva ou uma história de atraso no desenvolvimento	Geralmente possui fácies típica de uma síndrome, anomalias esqueléticas, anomalias neurológicas ou visceromegalia	Pode haver achados radiográficos típicos, anomalias cromossômicas, avaliações metabólicas anormais
Pulmonar	3,5%	Dispneia crônica ou recorrente com achados, taquipneia	Achados de avaliação macroscopicamente anormal de tórax	Radiografias torácicas anormais
Renal	3,5%	Pode ser negativo ou pode haver história de poliúria	Geralmente negativo, pode haver massas no flanco	Urinálise anormal, frequentemente NSU e creatinina elevados, sinais de osteodistrofia renal nas radiografias
Endócrina	3,5%	Com hipotireoidismo, constipação intestinal e nível de atividade reduzido; com diabetes, poliúria, polidipsia	Com hipotireoidismo, não emagrecido de acordo com a altura, hérnia umbilical, geralmente com fontanela posterior aberta. Com diabetes, frequentemente sem anomalia específica, porém pode haver sinais de desidratação, respiração cetótica e hiperpneia. Com hipopituitarismo e deficiência do hormônio do crescimento isolada, crescimento normal até 9 meses ou mais, dentro de um patamar de equilíbrio, mas peso por altura normal; atraso na erupção dentária.	T_4 reduzido, elevado TSH; glicosúria e hiperglicemia; resultados de avaliação da função pituitária anormais

NSU, níveis séricos de ureia; *SNC*, sistema nervoso central; *TC*, tomografia computadorizada; *ECG*, eletrocardiograma; *EEG*, eletroencefalograma; T_4, tiroxina; *TSH*, hormônio estimulante da tireoide. De Carrasco MM, Wolford JE: Child abuse and neglect. In Zitelli BJ, McIntire SC, Nowalk AJ, editors: Atlas of pediatric physical diagnosis, ed 7, Philadelphia, 2018, Elsevier, Table 6.6.

As mesmas medidas antropométricas utilizadas para diagnosticar a desnutrição devem ser utilizadas para avaliar o progresso e a recuperação do estado de desnutrição. A suplementação multivitamínica deve ser administrada para todas as crianças com desnutrição para atingir a ingestão diária recomendada, pois essas crianças geralmente possuem deficiência de ferro, zinco e vitamina D, bem como o aumento na demanda por micronutrientes com a recuperação do crescimento.

Terapia para fatores psicossociais deve ser específica para a questão subjacente, como uma depressão materna ou recursos insuficientes para comida. Além disso, a educação dos pais deve focar o que é o desenvolvimento infantil normal e a correção de qualquer equívoco sobre alimentação e temperamento, assim como aprender os sinais infantis para fome, saciedade e sono. Algumas crianças que desenvolvem comportamento de aversão à alimentação necessitarão de tratamento por meio de uma equipe especializada em alimentação. Se ocorrer uma questão de abuso ou negligência intencional, a família deve ser encaminhada a uma equipe de serviço de proteção à criança.

PROGNÓSTICO

A desnutrição, independentemente da causa, é preocupante devido ao efeito prejudicial sobre o crescimento e desenvolvimentos físico e intelectual. O diagnóstico e o tratamento precoces de desnutrição aguda permitem que a criança recupere e algumas vezes até supere crianças da mesma idade sem quadro de desnutrição. As sequelas a longo prazo da desnutrição em lactentes e crianças têm sido conflitantes, e não há um claro consenso a respeito dos efeitos a longo prazo emocionais, cognitivos e metabólicos. Apesar de resultados a longo prazo inconclusivos em crianças que apresentam desnutrição, pesquisadores apoiam intervenções nutricionais precoces para crianças que possuem deficiência de crescimento.

A bibliografia está no GEN-io.

Capítulo 60

Sobrepeso e Obesidade

Sheila Gahagan

EPIDEMIOLOGIA

A obesidade é um problema de saúde pública pediátrico importante associado ao risco de complicações na infância e ao aumento da morbidade e da mortalidade ao longo da vida adulta. Atualmente, a obesidade é ligada a mais mortes do que o subpeso. Em 2014, de acordo com a Organização Mundial da Saúde (OMS), mais de 1,9 milhão de pessoas com 20 anos ou mais apresentavam sobrepeso ou obesidade.

Nos EUA, 37% dos adultos são obesos, e 35% estão acima do peso. Em crianças, a prevalência de obesidade aumentou 300% ao longo de aproximadamente 40 anos. De acordo com a pesquisa do National Health and Nutrition Examination Survey (NHANES), de 2013-2014, 34% das crianças de 2 a 19 anos de idade apresentavam sobrepeso ou obesidade, com 17% na faixa de obesidade. O risco de obesidade em crianças de 2 a 19 anos varia significativamente por raça/etnia, com mais de 20% para crianças consideradas de minorias comparados com 15% para crianças brancas. Em todos os grupos raciais, uma maior educação materna confere proteção contra a obesidade infantil.

Os primeiros 1.000 dias, período desde a concepção até os 2 anos de idade, são cada vez mais reconhecidos como um período modificável com relação ao risco de obesidade infantil. A obesidade dos pais correlaciona-se com um maior risco de obesidade nos filhos. Fatores pré-natais, como peso elevado pré-concepção, ganho de peso gestacional, peso elevado ao nascimento e tabagismo materno, estão associados ao aumento do risco de obesidade futura. Paradoxalmente, a restrição do crescimento intrauterino com crescimento precoce na infância está associada ao desenvolvimento de adiposidade central e risco cardiovascular (CV) na idade adulta. A amamentação é modestamente protetora contra a obesidade com base na dose e duração. Os lactentes com altos níveis de reatividade negativa (temperamento) estão em maior risco de obesidade do que aqueles com melhor autorregulação.

ÍNDICE DE MASSA CORPORAL

Define-se a obesidade ou o aumento da adiposidade usando-se o **índice de massa corporal (IMC)**, um excelente substituto para uma medição mais direta da gordura corporal: IMC = peso em kg/(altura em metros)^2. Os adultos com um IMC ≥ 30 atendem ao critério de obesidade, e aqueles com um IMC de 25 a 30 entram na faixa de sobrepeso. Durante a infância, os níveis de gordura corporal modificam-se, começando com grande adiposidade no lactente. Os níveis de gordura corporal diminuem por cerca de 5,5 anos até o período chamado de *rebote da adiposidade*, quando a gordura corporal está tipicamente no nível mais baixo. A adiposidade, em seguida, aumenta até o início da idade adulta (Figura 60.1). Consequentemente, a obesidade e o sobrepeso são definidos usando-se percentis de IMC para crianças de 2 anos de idade ou mais e com percentis de peso/comprimento para lactentes de menos de 2 anos. O critério de **obesidade** é um IMC ≥ percentil 95 e para **sobrepeso** é um IMC entre os percentis 85 e 95.

ETIOLOGIA

Os seres humanos têm a capacidade de armazenar energia no tecido adiposo, possibilitando um aumento da sobrevida em tempos de restrição alimentar (fome). De maneira simplista, a obesidade resulta de um desequilíbrio da ingestão calórica e do gasto energético. Mesmo o excesso calórico gradual, mas sustentado, resulta em excesso de adiposidade. A adiposidade do indivíduo resulta de uma interação complexa entre a constituição física geneticamente determinada, o apetite, a ingestão nutricional, **a atividade física (AF)** e o gasto energético. Os fatores ambientais determinam os níveis de alimentos disponíveis, as preferências para tipos de alimentos, os níveis de AF e as preferências para tipos de atividades. As preferências alimentares atuam no consumo de alimentos de densa energia. Os seres humanos, de maneira inata, preferem alimentos doces e salgados e tendem a inicialmente rejeitar os sabores amargos, que são comuns a muitos vegetais. A exposição repetida a alimentos saudáveis promove sua aceitação e sua apreciação, especialmente no início da vida. Tal característica humana de se adaptar a novos alimentos pode ser usada para promover a seleção de alimentos saudáveis.

Alterações ambientais

Ao longo das últimas quatro décadas, o ambiente alimentar mudou consideravelmente quanto à urbanização e à indústria de alimentos. Como menos famílias cozinham refeições rotineiramente, os alimentos preparados pela indústria de alimentos têm níveis mais altos de calorias, carboidratos simples e gorduras. O preço de muitos alimentos diminuiu com relação ao orçamento familiar. Essas alterações, em combinação com a pressão do marketing, resultaram em porções de tamanhos maiores e aumento dos lanches entre as refeições. O maior consumo de bebidas ricas em carboidratos, como refrigerantes, bebidas esportivas, néctares de frutas e sucos, acrescenta-se a esses fatores.

O *fast-food* é consumido por 33% das crianças estadunidenses todos os dias e por 66% das crianças toda semana. Uma refeição *fast-food* típica pode conter 2.000 kcal e 84 g de gordura. Muitas crianças consomem quatro porções de bebidas com alto teor de carboidratos por dia, o que resulta em um adicional de 560 kcal de baixo valor nutricional. Bebidas adoçadas têm sido associadas ao aumento do risco de obesidade. O considerável aumento do uso de xarope de milho com alta dose de frutose para adoçar bebidas e alimentos preparados é outra mudança ambiental importante, que leva à disponibilidade de calorias de baixo custo.[4]

Desde a Segunda Guerra Mundial, os níveis de AF em crianças e adultos diminuíram. De acordo com um levantamento da NHANES de 2012, 25% das pessoas entre 12 e 15 anos de idade cumpriam as diretrizes de 60 minutos de AF por dia. O declínio na AF está relacionado com muitos fatores, como alterações no ambiente construído, mais dependência do automóvel, níveis menores de transporte ativo, questões de segurança e estilos de vida cada vez mais sedentários. Muitos setores da sociedade não se envolvem em AF durante o tempo de lazer. Para as crianças, as restrições orçamentais e a pressão para desempenho acadêmico levaram a menos tempo dedicado à atividade física nas escolas. A percepção da segurança precária no bairro também leva a níveis mais baixos de AF. Além disso, as telas (televisores, *tablets*, *smartphones*, computadores) oferecem atividades sedentárias atraentes que não queimam calorias.

O **sono** atua no risco de obesidade. Ao longo das últimas quatro décadas, crianças e adultos têm diminuído a quantidade de tempo de sono. As razões para essas mudanças podem estar relacionadas com aumento do tempo de trabalho, aumento do tempo assistindo à televisão e ritmo geral de vida mais rápido. A perda parcial de sono crônica pode aumentar o risco de ganho de peso e obesidade, com impacto possivelmente maior em crianças do que em adultos. Em estudos de homens jovens, saudáveis, magros, a duração curta do sono foi associada a diminuição dos níveis de leptina e aumento dos níveis de grelina, juntamente a aumento da fome e do apetite. O débito de sono também resulta na diminuição da tolerância à glicose e na sensibilidade à insulina relacionada com alterações na atividade dos glicocorticoides e simpática. Alguns efeitos da falta de sono podem estar relacionados com orexinas, peptídeos sintetizados no hipotálamo lateral que podem aumentar a alimentação, a excitação, a atividade simpática e/ou atividade do neuropeptídeo Y.

[4]N.R.T.: No Brasil, avaliações do Instituto Brasileiro de Geografia e Estatística (IBGE) estimam que entre as crianças com idade de 5 a 9 anos, a prevalência de sobrepeso e obesidade passou de 13,5% no ano de 1989 para 33,5% em 2009. Entre os adolescentes, esse valor praticamente dobrou, saindo de 10,8% para 20,5% no mesmo período analisado. Alimentação inadequada e baixa atividade física são os alicerces da pirâmide causal, composta também por hereditariedade, ambiente intrauterino e alimentação materna na gestação, aleitamento materno, rápido ganho de peso, ambiente doméstico, segurança, condições socioeconômicas, disponibilidade de alimentos e ambiente escolar, entre outros. Endocrinopatias ou mesmo doenças crônicas raramente (menos de 5%) são determinantes da obesidade.

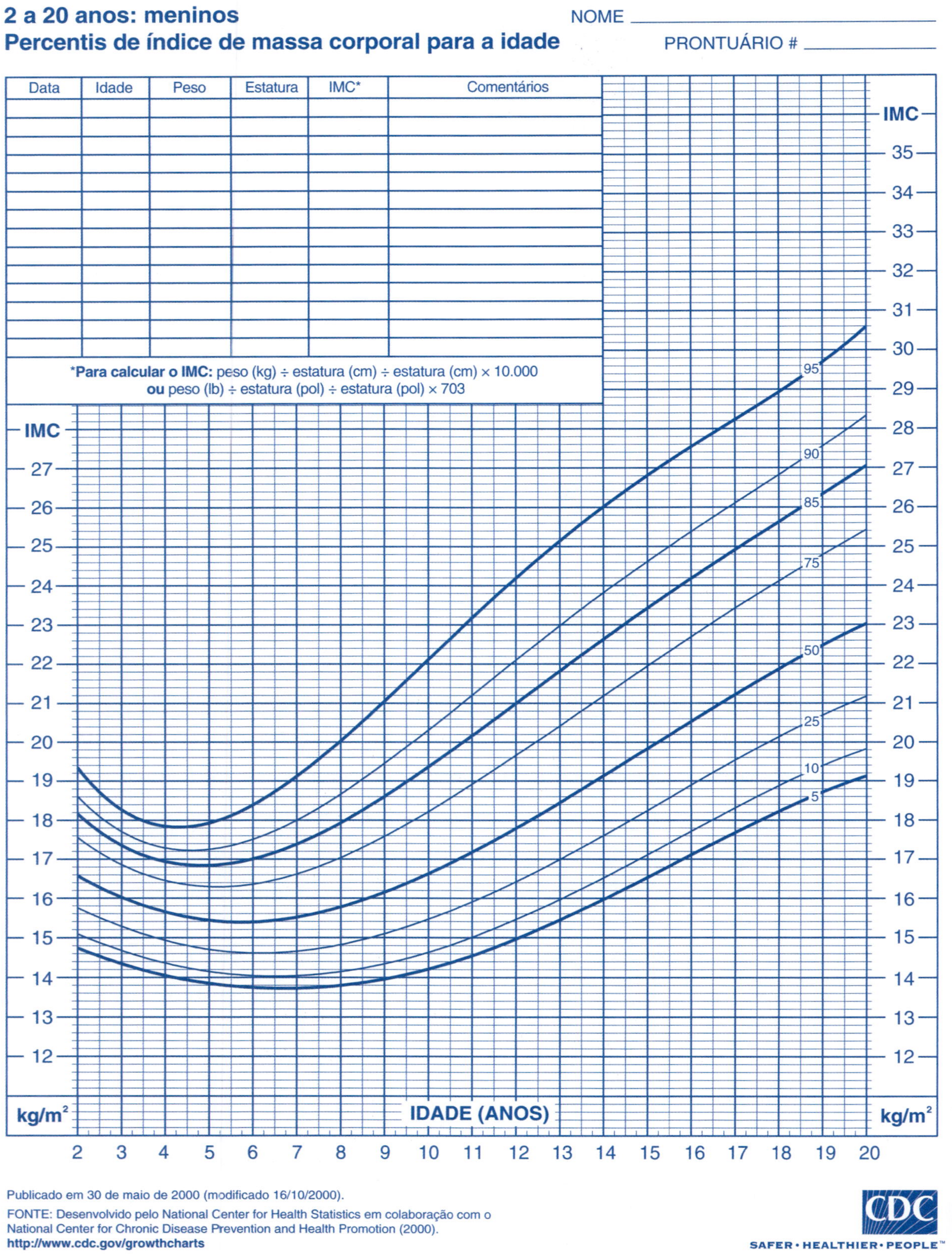

A

Figura 60.1 **A. Perfis de índice de massa corporal (IMC) para a idade para meninos e homens.** Desenvolvido pelo *National Center for Health Statistics* em colaboração com o *National Center for Chronic Disease Prevention and Health Promotion*, 2000. Veja www.cdc.gov/growthcharts.

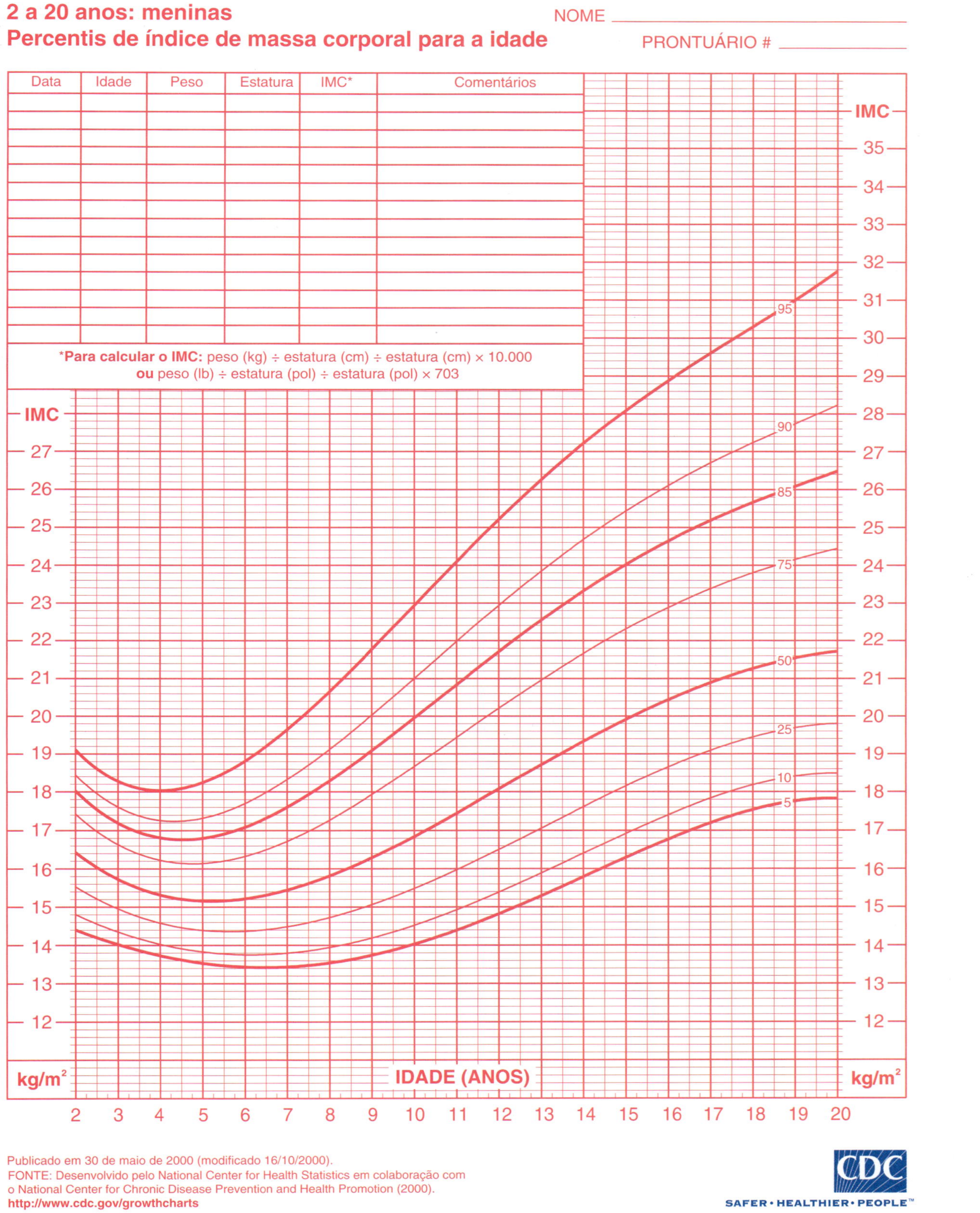

B

Figura 60.1 **B.** Perfis de IMC para a idade para meninas e mulheres.

Genética

Os determinantes genéticos também atuam na suscetibilidade individual à obesidade (Tabela 60.1). Os achados de estudos de associação ampla do genoma explicam uma porção muito pequena da variabilidade interindividual na obesidade. Um exemplo importante, o gene *FTO* no 16q12, está associado a adiposidade na infância, provavelmente explicada pelo aumento da ingestão de energia. As formas monogênicas de obesidade também foram identificadas, como a deficiência de **receptor de melanocortina-4 (MC4R)**, associada a obesidade de início precoce e comportamento de busca de alimentos. As mutações em *MC4R* são uma causa comum de obesidade monogenética, mas uma causa rara de obesidade em geral. Observa-se a ativação deficiente do *MC4R* em pacientes com deficiência de **pro-opiomelanocortina (POMC)**, um precursor pró-hormônio do hormônio da adrenocorticotrofina (ACTH) e do hormônio estimulante de melanócitos (MSH), o que resulta em insuficiência suprarrenal, pele clara, hiperfagia e obesidade. Além disso, evidências sugerem que os traços de apetite são moderadamente hereditários. Por exemplo, alguns genes associados ao apetite também estão relacionados com peso e vice-versa. Além disso, existem doenças genéticas associadas à obesidade, como a **síndrome de Prader-Willi**, que resulta de ausência de genes paternos expressos na região do 15q11.2-q13. A síndrome de Prader-Willi caracteriza-se por apetite insaciável e busca por alimentos. Na era da medicina genômica, será cada vez mais possível identificar os riscos de acordo com genes específicos e considerar interações gene-ambiente. A modificação ambiental epigenética dos genes pode ter um papel no desenvolvimento da obesidade, especialmente durante a vida fetal e a primeira infância.

Tabela 60.1 Causas endócrinas e genéticas de obesidade.

DOENÇA	SINTOMAS	LABORATÓRIO
ENDÓCRINA		
Síndrome de Cushing	Obesidade central, hirsutismo, face de lua cheia, hipertensão	Teste de supressão de dexametasona
Deficiência de GH	Baixa estatura, crescimento linear lento	Resposta evocada de GH, IGF-1
Hiperinsulinismo	Nesidioblastose, adenoma pancreático, hipoglicemia, síndrome de Mauriac	Nível de insulina
Hipotireoidismo	Baixa estatura, ganho de peso, fadiga, constipação intestinal, intolerância ao frio, mixedema	TSH, T_4 livre
Pseudo-hipoparatireoidismo	Metacarpos curtos, calcificações subcutâneas, fácies dismórfica, retardo mental, baixa estatura, hipocalcemia, hiperfosfatemia	cAMP na urina após infusão de PTH sintético
GENÉTICA		
Osteodistrofia hereditária de Albright	Baixa estatura, defeitos esqueléticos, resistência a PTH	Gene *GNAS*
Síndrome de Alström	Comprometimento cognitivo, retinite pigmentar, diabetes melito, perda auditiva, hipogonadismo, cardiomiopatia	Gene *ALMS1*
Síndrome de Bardet-Biedl	Retinite pigmentar, anomalias renais, polidactilia, sindactilia, hipogonadismo	Gene *BBS1*
Deficiência de BDNF/TrkB	Hiperatividade, comprometimento da concentração, período de atenção limitado, comprometimento da memória a curto prazo e sensação de dor	Gene *BDNF/TrkB*
Síndrome de Biemond	Comprometimento cognitivo, coloboma da íris, hipogonadismo, polidactilia	–
Síndrome de Carpenter	Polidactilia, sindactilia, sinostose craniana, retardo mental	Mutações no gene *RAB23*, localizadas no cromossomo 6 em seres humanos
Síndrome de Cohen	Aparecimento da obesidade em meados da infância, baixa estatura, incisivos superiores proeminentes, hipotonia, retardo mental, microcefalia, diminuição da atividade visual	Mutações no gene *VPS13B* (frequentemente chamado de gene *COH1*) no *locus* de 8q22
Deleção 9q34	Obesidade de início precoce, retardo mental, braquicefalia, sinofre, prognatismo, transtornos de comportamento e do sono	Deleção de 9q34
Síndrome de Down	Baixa estatura, fácies dismórfica, retardo mental	Trissomia do 21
Mutações do gene *ENPP1*	Resistência à insulina, obesidade infantil	Mutação gênica no cromossomo 6q
Síndrome de Fröhlich	Tumor hipotalâmico	
Polimorfismo do gene *FTO*, mais genes de regulação a montante e ativação a jusante	Desregulação do hormônio orexigênico acilgrelina, supressão precária pós-prandial do apetite	Homozigoto para o alelo AA de *FTO*
Deficiência de KSR2	Hiperfagia leve e taxa metabólica basal reduzida, resistência a insulina frequentemente com acantose nigricans, menstruação irregular, desenvolvimento precoce de diabetes melito tipo 2	Gene *KSR2*
Deficiência do gene da leptina ou de receptor de leptina	Obesidade grave de início precoce, infertilidade (hipogonadismo hipogonadotrófico)	Leptina
Mutação do gene do receptor 4 de melanocortina	Obesidade grave de início precoce, aumento do crescimento linear, hiperfagia, hiperinsulinemia Causa genética conhecida mais comum da obesidade Homozigoto pior do que heterozigoto	Mutação de MC4R
Deficiência de PCSK1	Enteropatia do intestino delgado, hipoglicemia, hipotireoidismo, deficiência de ACTH, diabetes insípido	Gene *PCSK1*
Síndrome de Prader-Willi	Hipotonia neonatal, crescimento infantil lento, mãos e pés pequenos, retardo mental, hipogonadismo, hiperfagia que leva a obesidade grave, grelina paradoxalmente elevada	Deleção parcial do cromossomo 15 ou perda de genes expressos paternalmente
Deficiência de pro-opiomelanocortina (POMC)	Obesidade, cabelos vermelhos, insuficiência suprarrenal devido a deficiência de ACTH, hiperproinsulinemia, hiperfagia, pele pálida, icterícia colestática	Mutações de perda de função do gene *POMC*

(continua)

Tabela 60.1 Causas endócrinas e genéticas de obesidade. (*continuação*)

DOENÇA	SINTOMAS	LABORATÓRIO
Obesidade de início rápido com disfunção hipotalâmica, hipoventilação e desregulação autonômica (ORHHDA)	Frequentemente confundida com síndrome de hipoventilação central congênita (SHCC); apresentação ≥ 1,5 ano de idade com ganho de peso, hiperfagia, hipoventilação, parada cardíaca, diabetes insípido central, hipotireoidismo, deficiência do GH, insensibilidade à dor, hipotermia, puberdade precoce, tumores da crista neural	Genes desconhecidos Pode ser um distúrbio paraneoplásico
Deficiência de SH2B1	Hiperfagia, hiperinsulinemia desproporcional, atraso do início da fala e linguagem que frequentemente desaparece, problemas de comportamento como agressão	Gene *SHB2*
Deficiência de SIM1	Hiperfagia com disfunção autonômica (caracterizada por baixa pressão arterial sistólica), atraso na fala e na linguagem, anormalidades neurocomportamentais, como comportamentos do tipo autista	Gene *SIM1*
Deficiência do TUB	Distrofia da retina, surdez	Gene *TUB*
Síndrome de Turner	Disgenesia ovariana, linfedema, pescoço alado, baixa estatura, disfunção cognitiva	Cromossomo XO

ACTH, hormônio adrenocorticotrófico; cAMP, adenosina monofosfato cíclico; T_4 livre, tiroxina livre; GH, hormônio do crescimento; IGF, fator de crescimento semelhante a insulina; PTH, hormônio da paratireoide; TSH, hormônio tireoestimulante.

Microbioma

Cada vez mais se reconhece que a microbiota intestinal humana atua na regulação do metabolismo. Essa nova área de pesquisa suscita perguntas sobre o papel dos antibióticos na via em direção à obesidade e a possibilidade de que os probióticos poderiam ser terapêuticos para alguns indivíduos.

Fisiologia endócrina e neural

O monitoramento de "combustíveis armazenados" e o controle a curto prazo da ingestão alimentar (apetite e saciedade) ocorrem por meio de alças de *feedback* neuroendócrinas que ligam o tecido adiposo, o trato gastrintestinal (GI) e o sistema nervoso central (SNC) (Figuras 60.2 e 60.3). Os hormônios GI, como a colecistoquinina, o peptídeo 1 semelhante ao glucagon, o peptídeo YY e o *feedback* neuronal vagal promovem a saciedade. A *grelina* estimula o apetite. O tecido adiposo fornece *feedback* com relação aos níveis de armazenamento de energia para o cérebro por meio da liberação hormonal de adiponectina e leptina. Esses hormônios atuam no núcleo arqueado no hipotálamo e no núcleo do trato solitário do tronco encefálico e, por sua vez, ativam redes neuronais distintas. Os adipócitos secretam *adiponectina* no sangue, com níveis reduzidos em resposta à obesidade e níveis aumentados em resposta ao jejum. Os níveis reduzidos de adiponectina estão associados a menor sensibilidade à insulina e a desfechos CV adversos. A *leptina* está diretamente envolvida na saciedade, pois níveis baixos de leptina estimulam a ingestão de alimentos e níveis elevados de leptina inibem a fome em modelos animais e em voluntários humanos saudáveis. No entanto, o *loop* de *feedback* negativo da leptina para o apetite pode ser mais adaptado para evitar fome do que a ingestão em excesso.

Inúmeros neuropeptídeos no cérebro, como o peptídeo YY (PYY), o peptídeo relacionado com agouti e a orexina, parecem afetar a estimulação do apetite, enquanto as melanocortinas e o hormônio estimulante da alfamelanocortina estão envolvidos na saciedade (Figura 60.3). O controle neuroendócrino do apetite e o do peso envolvem um sistema de *feedback* negativo, equilibrado entre o controle a curto prazo do apetite e o controle a longo prazo da adiposidade (incluindo a leptina). O PYY reduz a ingestão de alimentos através da via hipotalâmica vagal-tronco encefálico-hipotalâmica. Alterações no desenvolvimento do PYY são evidentes à medida que os lactentes têm maiores níveis de PYY do que as crianças em idade escolar e os adultos. As crianças obesas têm menores níveis de PYY em jejum do que adultos. A perda de peso pode restaurar os níveis de PYY em crianças, embora isso não aconteça em adultos. Além disso, os pacientes homozigotos para o alelo de risco a obesidade de *FTO* demonstram regulação precária do hormônio orexígeno acilgrelina e têm supressão precária do apetite pós-prandial.

COMORBIDADES

As complicações da obesidade pediátrica ocorrem durante a infância e a adolescência e persistem até a vida adulta. Uma razão importante para evitar e tratar a obesidade pediátrica é o aumento do risco de morbidade e mortalidade mais tarde na vida. O estudo Harvard Growth descobriu que os meninos que estavam acima do peso durante a adolescência tinham duas vezes mais probabilidade de morrer de doenças CV em comparação com os que tinham peso normal. São comorbidades mais imediatas diabetes tipo 2, hipertensão, hiperlipidemia e **doença hepática gordurosa não alcoólica** (DHGNA) (Tabela 60.2). A resistência à insulina aumenta com o aumento da adiposidade e afeta de maneira independente o metabolismo lipídico e a saúde CV. A **síndrome metabólica** (obesidade central, hipertensão, intolerância à glicose e hiperlipidemia) aumenta o risco de morbidade e mortalidade CV. A DHGNA foi relatada em 34% dos pacientes tratados em clínicas de obesidade pediátrica, sendo atualmente a doença hepática crônica mais comum em crianças e adolescentes nos EUA. Pode apresentar-se com fibrose avançada ou esteato-hepatite não alcoólica e pode resultar em cirrose e carcinoma hepatocelular. A resistência à insulina costuma estar associada. Além disso, a DHGNA é independentemente associada a risco aumentado de doença CV.

A obesidade também pode ser associada a inflamação crônica. A adiponectina, um peptídeo com propriedades anti-inflamatórias, ocorre em níveis reduzidos em pacientes obesos, quando comparado com pessoas magras, sensíveis à insulina. Os baixos níveis de adiponectina correlacionam-se com níveis elevados de ácidos graxos livres e triglicerídeos plasmáticos, bem como um IMC elevado e níveis altos de adiponectina correlacionam-se com sensibilidade periférica à insulina. Os adipócitos secretam peptídeos e citocinas na circulação, e peptídeos pró-inflamatórios como interleucina (IL)-6 e fator de necrose tumoral (TNF-α) ocorrem em níveis mais elevados em pacientes obesos. Especificamente, a IL-6 estimula a produção de proteína C reativa (PCR) no fígado. A PCR é um marcador de inflamação e pode vincular obesidade, doença coronariana e inflamação subclínica.

Algumas complicações da obesidade são mecânicas, como apneia obstrutiva do sono e complicações ortopédicas. As complicações ortopédicas são doença de Blount e deslizamento da epífise femoral-capital (Capítulos 697 e 698.4).

Os problemas de saúde mental podem coexistir com a obesidade, com a possibilidade de efeitos bidirecionais. Essas associações são modificadas por sexo, etnia e condição socioeconômica. A autoestima pode ser menor em meninas adolescentes obesas do que em seus pares não obesos. Alguns estudos revelaram uma associação entre obesidade e depressão em adolescentes. Há um interesse considerável na co-ocorrência de transtornos alimentares e obesidade. Os jovens obesos também apresentam risco de sofrer *bullying* devido à aparência.

IDENTIFICAÇÃO

As crianças com sobrepeso e obesas são frequentemente identificadas como parte da rotina de cuidados clínicos. A criança e a família podem não estar cientes de que a criança aumentou a adiposidade. Eles podem ficar insatisfeitos com o profissional de saúde por ele levantar tal questão

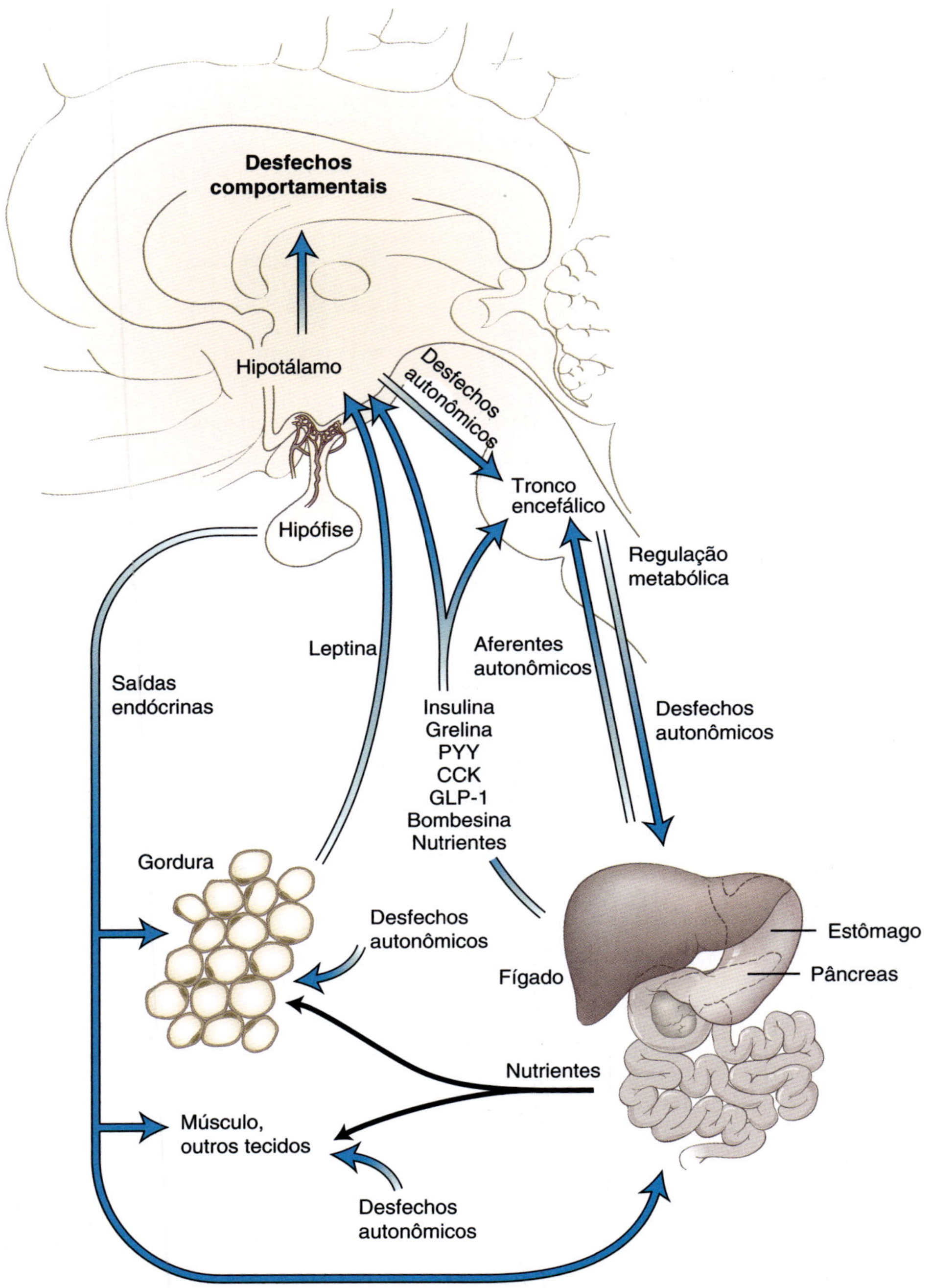

Figura 60.2 **Regulação da homeostase energética pelo eixo cérebro-intestino-tecido adiposo.** CCK, colecistocinina; GLP-1, peptídeo 1 semelhante ao glucagon; PPY, peptídeo YY. *(De Melmed S, Polonsky KS, Larsen PR, Kronenberg HM.* Williams textbook of endocrinology, *13. ed. Filadélfia: Elsevier; 2016. p. 1610.)*

e responder com negação ou aparente falta de preocupação. Frequentemente, é necessário começar por auxiliar a família a entender a importância do peso saudável para a saúde atual e futura. Investir em uma boa relação terapêutica é importante, pois a intervenção da obesidade requer uma abordagem para o manejo da doença crônica. A intervenção e a resolução bem-sucedida desse problema requerem um esforço considerável da família e da criança durante um período prolongado, a fim de mudar os comportamentos alimentares e de atividade.

AVALIAÇÃO

A avaliação da criança com sobrepeso ou obesidade começa com o exame do gráfico de crescimento para peso, altura e trajetórias do IMC; a consideração de possíveis causas médicas da obesidade; e a exploração detalhada dos padrões alimentares, nutricionais e de atividade da família. Uma história pediátrica completa é usada para descobrir comorbidades. A história familiar concentra-se na adiposidade de outros membros da família e na história familiar de doenças associadas à obesidade. O exame físico adiciona dados que podem resultar em diagnósticos importantes. Os exames laboratoriais são guiados pela necessidade de identificar comorbidades.

O exame do **gráfico de crescimento** revela gravidade, duração e momento de início da obesidade. As crianças que estão com sobrepeso (IMC no percentil 85 a 95) são menos propensas a ter comorbidades desenvolvidas do que aquelas que são obesas (IMC ≥ percentil 95). Aquelas com IMC ≥ percentil 99 são mais propensas a apresentar agravos clínicos coexistentes. Após a gravidade da obesidade ser determinada, a trajetória do IMC é examinada para elucidar quando a criança se tornou obesa. Vários períodos durante a infância são

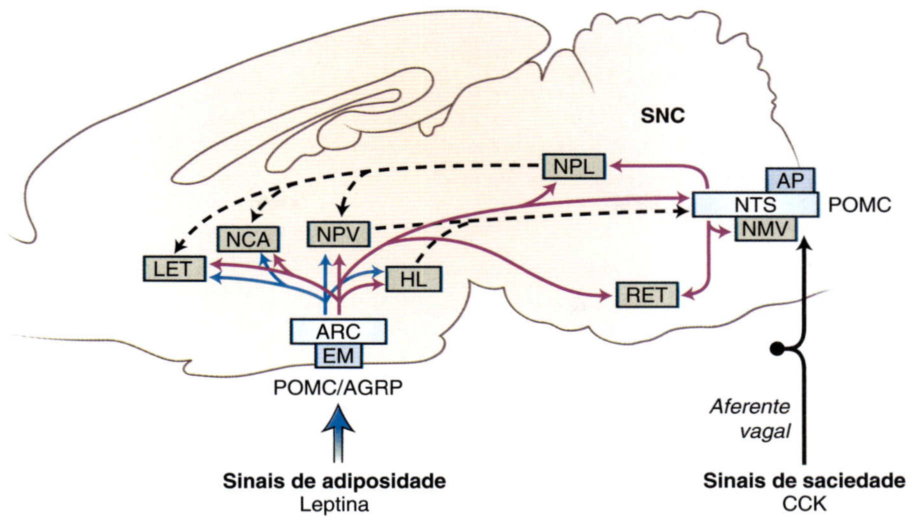

Figura 60.3 **Estruturas cerebrais envolvidas na homeostase energética.** Recebimento de sinais adipostáticos a longo prazo e sinais de saciedade aguda por neurônios no núcleo arqueado e tronco encefálico, respectivamente. Os *boxes em azul-claro* indicam núcleos contendo neurônios de pro-opiomelanocortina (POMC); os *boxes em marrom* indicam núcleos contendo neurônios do receptor de melanocortina-4 (MC4R) que podem servir para integrar sinais adipostáticos e de saciedade; e os *boxes* em *azul mais escuro* mostram alguns órgãos circunventriculares envolvidos na homeostase energética. As *setas em rosa* designam um subconjunto de projeções de neurônios POMC; e as *setas azuis* mostram um subconjunto de projeções de neurônios do peptídeo relacionado com agouti (AGRP). AP, área postrema; ARC, núcleo arqueado; LET, núcleo leito da estria terminal; CCK, colecistocinina; NCA, núcleo central da amígdala; SNC, sistema nervoso central; NMV, núcleo motor dorsal do vago; HL, área hipotalâmica lateral; NPL, núcleo parabraquial lateral; EM, eminência mediana; NTS, núcleo do trato solitário; NPV, núcleo paraventricular do hipotálamo; RET, formação reticular. *(Adaptada de Fan W, Ellacott KL, Halatchev IG et al. Cholecystokinin-mediated suppression of feeding involves the brainstem melanocortin system.* Nat Neurosci. *2004;7:335-336.)*

considerados sensíveis ou de aumento do risco de desenvolver obesidade, como na lactância, no rebote de adiposidade (quando a gordura corporal é menor aproximadamente aos 5,5 anos de idade) e na adolescência. Uma mudança abrupta do IMC pode sinalizar o aparecimento de um problema clínico ou um período de estresse familiar ou pessoal para a criança. O exame da trajetória de peso pode ainda revelar como o problema desenvolveu-se. Uma criança pequena pode apresentar peso aumentado e altura aumentada, pois o crescimento linear pode aumentar cedo na infância, se ela consumir energia em excesso. Em algum ponto, o percentil de peso excede o percentil de altura, e o IMC da criança sobe para a faixa de obesos. Outro exemplo é uma criança cujo peso aumenta rapidamente quando ela reduz o nível de atividade e consome mais refeições fora de casa. O exame da trajetória da altura pode revelar problemas endócrinos, que frequentemente ocorrem com a desaceleração do crescimento linear.

A consideração de possíveis causas clínicas de obesidade é essencial, embora causas endócrinas e genéticas sejam raras (Tabela 60.1). A deficiência de hormônio do crescimento, o hipotireoidismo e a síndrome de Cushing são exemplos de distúrbios do sistema endócrino que podem levar à obesidade. Em geral, esses distúrbios manifestam-se com o crescimento linear alentecido. Pelo fato de as crianças que consomem quantidades excessivas de calorias tenderem a apresentar crescimento linear acelerado, a baixa estatura justifica uma avaliação mais aprofundada. Indvíduos com distúrbios genéticos associados à obesidade podem manifestar hiperfagia extrema ou ter características dismórficas coexistentes, comprometimento cognitivo, anomalias visuais e auditivas ou baixa estatura. Em algumas crianças com distúrbios congênitos, como mielodisplasia ou distrofia muscular, níveis mais baixos de AF podem levar a obesidade secundária. Alguns medicamentos, como antipsicóticos atípicos, podem causar apetite excessivo e hiperfagia, o que resulta em obesidade (Tabela 60.3). O ganho de peso rápido em uma criança ou um adolescente que está tomando um desses medicamentos pode exigir sua descontinuação. O crescimento linear precário e as alterações rápidas no ganho de peso são indicações para a avaliação de possíveis causas clínicas.

A exploração dos padrões familiares de alimentação, nutrição e atividade começa com uma descrição do horário das refeições regulares e dos lanches e dos hábitos familiares com relação ao tempo para caminhadas, andar de bicicleta, atividades recreativas e **tempo de tela**. É útil pedir que a pessoa se lembre das refeições nas últimas 24 horas com especial atenção para a ingestão de frutas, verduras e água, bem como alimentos altamente calóricos e bebidas ricas em carboidratos. Quando possível, a avaliação por um nutricionista é extremamente útil. Essas informações formarão a base para mudanças incrementais no comportamento alimentar, na ingestão calórica e na AF durante a intervenção.

A avaliação inicial da criança com sobrepeso ou obesa inclui uma revisão completa dos sistemas corporais concentrando-se na possibilidade de problemas comórbidos (Tabela 60.2). O atraso no desenvolvimento e o comprometimento visual e auditivo podem ser associados a doenças genéticas. Dificuldade para dormir, ronco ou sonolência diurna sugerem apneia do sono. A dor abdominal pode sugerir DHGNA. Os sintomas de poliúria, noctúria ou polidipsia podem ser resultado de diabetes tipo 2. A dor no quadril ou no joelho pode ser consequência de problemas ortopédicos secundários, como doença de Blount e deslizamento de epífise femoral-capital. A menstruação irregular pode ser associada à síndrome do ovário policístico. A acantose *nigricans* pode sugerir resistência à insulina e diabetes tipo 2 (Figura 60.4).

A história familiar começa com a identificação de outros membros obesos na família. A obesidade familiar é um risco importante para a obesidade infantil. Se todos os membros da família são obesos, é razoável concentrar a intervenção em toda a família. A criança pode apresentar maior risco de desenvolver diabetes tipo 2 se houver uma história familiar. Pacientes de descendência afro-americana, hispânica ou indígena americana também apresentam maior risco de desenvolvimento de diabetes tipo 2. A identificação de uma história familiar de hipertensão, doenças CV ou síndrome metabólica indica aumento do risco de desenvolver essas condições associadas à obesidade. Se o médico ajuda a família a entender que a obesidade infantil aumenta o risco de desenvolvimento dessas doenças crônicas, essa intervenção educativa pode servir como motivação para melhorar a nutrição e a AF.

O exame físico deve ser completo, com foco em possíveis comorbidades (Tabela 60.2). Uma triagem cuidadosa para hipertensão com uso de um manguito de pressão arterial de tamanho adequado é importante. O exame sistemático da pele pode revelar acantose *nigricans*, o que sugere resistência à insulina, ou hirsutismo, o qual sugere síndrome de ovário policístico. O estadiamento de Tanner pode revelar adrenarca precoce secundária a maturação sexual avançada em meninas com sobrepeso e obesidade.

Tabela 60.2 Comorbidades associadas à obesidade.

DOENÇA	POSSÍVEIS SINTOMAS	CRITÉRIOS LABORATORIAIS
CARDIOVASCULAR		
Dislipidemia	HDL < 40, LDL > 130, colesterol total > 200 mg/dℓ	Colesterol total de jejum, HDL, LDL, triglicerídeos
Hipertensão	PAS > 95% para sexo, idade, altura	Teste seriado, exame de urina, eletrólitos, ureia no sangue, creatinina
ENDÓCRINA		
Diabetes melito tipo 2	Acantose nigrans, poliúria, polidipsia	Glicemia de jejum > 110, hemoglobina A_{1C}, nível de insulina, peptídeo C, teste de tolerância à glucose oral
Síndrome metabólica	Adiposidade central, resistência à insulina, dislipidemia, hipertensão, intolerância à glicose	Glicemia de jejum, colesterol LDL e HDL
Síndrome do ovário policístico	Menstruação irregular, hirsutismo, acne, resistência à insulina, hiperandrogenemia	Ultrassonografia pélvica, testosterona livre, LH, FSH
GASTRINTESTINAL		
Doença da vesícula biliar	Dor abdominal, vômitos, icterícia	Ultrassonografia
Doença hepática gordurosa não alcoólica (DHGNA)	Hepatomegalia, dor abdominal, edema dependente, ↑transaminases Pode evoluir para fibrose, cirrose	TGO, TGP, ultrassonografia, tomografia computadorizada ou ressonância magnética
NEUROLÓGICA		
Pseudotumor cerebral	Cefaleias, alterações na visão, papiledema	Pressão de abertura do líquido cerebrospinal, TC, RM
Enxaquecas	Hemicrania, cefaleias	Nenhum
ORTOPÉDICA		
Doença de Blount (tíbia vara)	Curvatura intensa da tíbia, dor no joelho, claudicação	Radiografias do joelho
Problemas musculoesqueléticos	Dor nas costas, dor nas articulações, espasmos ou entorses frequentes, claudicação, dor no quadril, dor na virilha, curvamento da perna	Radiografias
Deslizamento de epífise femoral-capital	Dor no quadril, dor no joelho, claudicação, diminuição da mobilidade do quadril	Radiografias do quadril
PSICOLÓGICA		
Complicações comportamentais	Ansiedade, depressão, baixa autoestima, distúrbios alimentares, sinais de depressão, piora do desempenho escolar, isolamento social, problemas com *bullying* ou sofrer *bullying*	Lista de Verificação do Comportamento da Criança, Inventário de Depressão Infantil, Peds QL, Inventário de Distúrbio Alimentar 2, classificações subjetivas de estresse e depressão, Sistema de Avaliação do Comportamento para Crianças, Lista de Verificação de Sintomas Pediátricos
PULMONAR		
Asma	Falta de ar, sibilo, tosse, intolerância ao exercício	Testes de função pulmonar, pico de fluxo
Apneia obstrutiva do sono	Ronco, apneia, sono agitado, problemas comportamentais	Polissonografia, hipoxia, eletrólitos (acidose respiratória com alcalose metabólica)

TGP, alanina transaminase; TGO, aspartato transaminase; TC, tomografia computadorizada; FSH, hormônio foliculoestimulante; HDL, lipoproteína de alta densidade; LDL, lipoproteína de baixa densidade; LH, hormônio luteinizante; RM, ressonância magnética; Peds QL, Pediatric Quality of Life Inventory; PAS, pressão arterial sistólica.

Tabela 60.3 Medicamentos associados à obesidade.

Prednisona e outros glicocorticoides
Tioridazina
Olanzapina
Clozapina
Quetiapina
Risperidona
Lítio
Amitriptilina e outros antidepressivos tricíclicos
Paroxetina
Valproato
Carbamazepina
Gabapentina
Cipro-heptadina
Propranolol e outros betabloqueadores

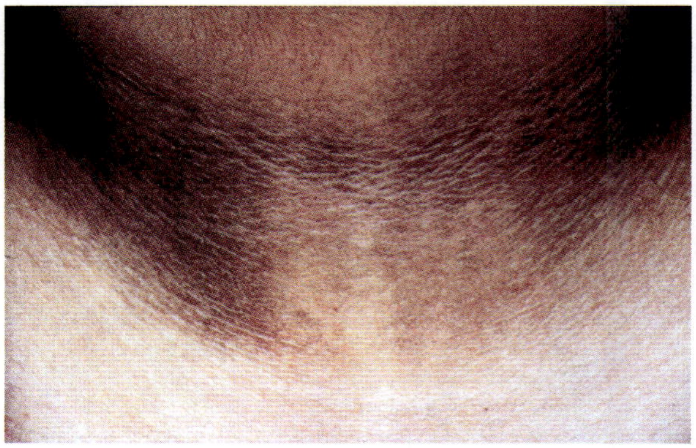

Figura 60.4 Acantose *nigricans*. (*De Gahagan S. Child and adolescent obesity.* Curr Probl Pediatr Adolesc Health Care. *2004;34: 6-43.)*

Análises laboratoriais para glicemia de jejum, triglicerídeos, colesterol de lipoproteína de baixa densidade e de alta densidade e testes de função hepática são recomendados como parte da avaliação inicial para obesidade pediátrica recentemente identificada (Tabela 60.4). As crianças com sobrepeso (IMC com percentil 85 a 95) que têm uma história familiar de diabetes melito ou sinais de resistência à insulina também devem ser avaliadas com um teste de glicemia em jejum. Outros exames laboratoriais devem ser orientados pelos achados da história ou do exame físico. A Figura 60.5 apresenta uma abordagem para a categorização, a avaliação e o tratamento.

INTERVENÇÃO

As evidências mostram que algumas intervenções resultam em melhora modesta, mas significativa e sustentada na massa corporal. Com base em teorias de mudança comportamental, o tratamento inclui especificar **comportamentos-alvo, automonitoramento, estabelecimento de metas, controle de estímulos** e promoção de habilidades de **autoeficácia** e **autogestão**. As **mudanças de comportamento** associadas à melhora do IMC são ingestão de menores quantidades de bebidas adoçadas com açúcar, consumo de dietas de maior qualidade, aumento do exercício, redução do tempo de tela e autopesagem. A maioria das intervenções bem-sucedidas tem sido baseada na família e considera a idade de desenvolvimento da criança. O tratamento "apenas do progenitor" pode ser tão eficaz quanto o tratamento "progenitor-filho". Pelo fato de a obesidade ser multifatorial, nem todas as crianças e adolescentes responderão à mesma abordagem. Por exemplo, a *ingestão de alimentos com perda de controle*, associada a ganho de peso e obesidade, prevê resultados ruins em resposta ao tratamento de base familiar. Além disso, os programas de tratamento clínico são caros e não estão amplamente disponíveis. Portanto, cresceu o interesse em novas abordagens, como tratamentos com base na internet e autoajuda com orientação.

É importante começar com recomendações claras sobre a **ingestão calórica apropriada** para a criança obesa (Tabela 60.5). Trabalhar com um nutricionista mostra-se essencial. As refeições devem ser à base de frutas, legumes, grãos integrais, carnes magras, peixes e aves. Os alimentos preparados devem ser escolhidos por seu valor nutricional, com atenção às calorias e à gordura. Os alimentos que fornecem calorias excessivas e baixo valor nutricional devem ser reservados para degustações pouco frequentes.

As dietas de redução de peso em adultos geralmente não levam à perda de peso sustentada. Portanto, o foco deve ser sobre as mudanças que podem ser mantidas por toda a vida. A atenção aos padrões alimentares é útil. As famílias devem ser incentivadas a planejar as *refeições de casa*, como o café da manhã. É quase impossível para uma criança fazer mudanças na ingestão nutricional e nos padrões alimentares se os outros membros da família não fizerem as mesmas mudanças. As necessidades alimentares também mudam com o desenvolvimento, pois adolescentes exigem grande aumento das calorias durante os estirões de crescimento e os adultos que levam vidas inativas precisam de menos calorias do que as crianças ativas em crescimento.

As estratégias psicológicas são úteis. A **"dieta do semáforo"** agrupa os alimentos naqueles que podem ser consumidos sem quaisquer limitações (verde), com moderação (amarelo) ou reservados para degustações pouco frequentes (vermelho) (Tabela 60.6). As categorias concretas são muito úteis para crianças e famílias. Essa abordagem pode ser adaptada a qualquer grupo étnico ou cozinha regional. A **entrevista motivacional** começa com a avaliação de quão preparado o paciente está para fazer mudanças comportamentais importantes. Os profissionais então envolvem o paciente no desenvolvimento de uma estratégia para dar o próximo passo em direção ao objetivo final da ingestão alimentar saudável. Esse método possibilita ao profissional assumir o papel de um treinador, ajudando a criança e a família a alcançar seus objetivos. Outras abordagens comportamentais são as regras da família sobre onde o alimento pode ser consumido (p. ex., "no quarto, não").

Aumentar a AF sem diminuir a ingestão calórica provavelmente não irá resultar na perda de peso. No entanto, os **exercícios aeróbicos** revelaram-se capazes de melhorar os perfis metabólicos em crianças e adolescentes obesos. Além disso, podem aumentar o condicionamento físico aeróbico e diminuir a porcentagem de gordura corporal, mesmo sem perda de peso. Portanto, aumentar a AF pode diminuir o risco de doença CV, melhorar o bem-estar e contribuir para a perda de peso. O aumento da AF pode ser feito com caminhada até a escola, engajamento em AF durante os horários de lazer com a família e amigos ou inscrevendo-se em esportes organizados. As crianças são mais propensas a serem ativas se seus pais forem ativos. Assim como com as refeições em família, recomenda-se a AF em família. Quando os adultos perdem peso significativo, podem ganhar novamente aquele peso apesar da ingestão de menos calorias. O corpo pode adaptar-se à perda de peso reduzindo a taxa metabólica basal (TMB), o que exige menos calorias. Uma abordagem a esse fenômeno é aumentar a AF.

Tabela 60.4 Valores laboratoriais normais para exames recomendados.

EXAME LABORATORIAL	VALOR NORMAL
Glicose	< 110 mg/dℓ
Insulina	< 15 mU/ℓ
Hemoglobina A_{1c}	< 5,7%
TGO (2 a 8 anos de idade)	< 58 U/ℓ
TGO (9 a 15 anos de idade)	< 46 U/ℓ
TGO (15 a 18 anos de idade)	< 35 U/ℓ
TGP	< 35 U/ℓ
Colesterol total	< 170 mg/dℓ
LDL	< 110 mg/dℓ
HDL	> 45 mg/dℓ
Triglicerídeos (0 a 9 anos de idade)	< 75 mg/dℓ
Triglicerídeos (10 a 19 anos de idade)	< 90 mg/dℓ

TGO, aspartato transaminase; TGP, alanina transaminase; LDL, lipoproteína de baixa densidade; HDL, lipoproteína de alta densidade. De Children's Hospital of Wisconsin: *Programa infantil NEW* (nutrição, exercício e manejo do peso) (arquivo PDF). http://www.chw.org/display/displayFile.asp?docid=33672&filename=/Groups/NEWKids/NewKidsReferral.PDF.

Tabela 60.5 Ingestão calórica recomendada designada por idade e sexo.

FASE DE VIDA	IDADE (ANOS)	NÍVEL RELATIVAMENTE SEDENTÁRIO DE ATIVIDADE (KCAL)	NÍVEL MODERADO DE ATIVIDADE (KCAL)	ATIVO (KCAL)
Criança pequena	2 a 3	1.000	1.000 a 1.400	1.000 a 1.400
Meninas	4 a 8	1.200	1.400 a 1.600	1.400 a 1.800
	9 a 13	1.600	1.600 a 2.000	1.800 a 2.200
	14 a 18	1.800	2.000	2.400
Meninos	4 a 8	1.400	1.400 a 1.600	1.600 a 2.000
	9 a 13	1.800	1.800 a 2.200	2.000 a 2.600
	14 a 18	2.200	2.400 a 2.800	2.800 a 3.200

Adaptada do Departamento de Agricultura dos EUA. *Dietary Guidelines for Americans*, 2005. http://www.health.gov/DIETARYGUIDELINES/dga2005/document/html/chapter2.htm.

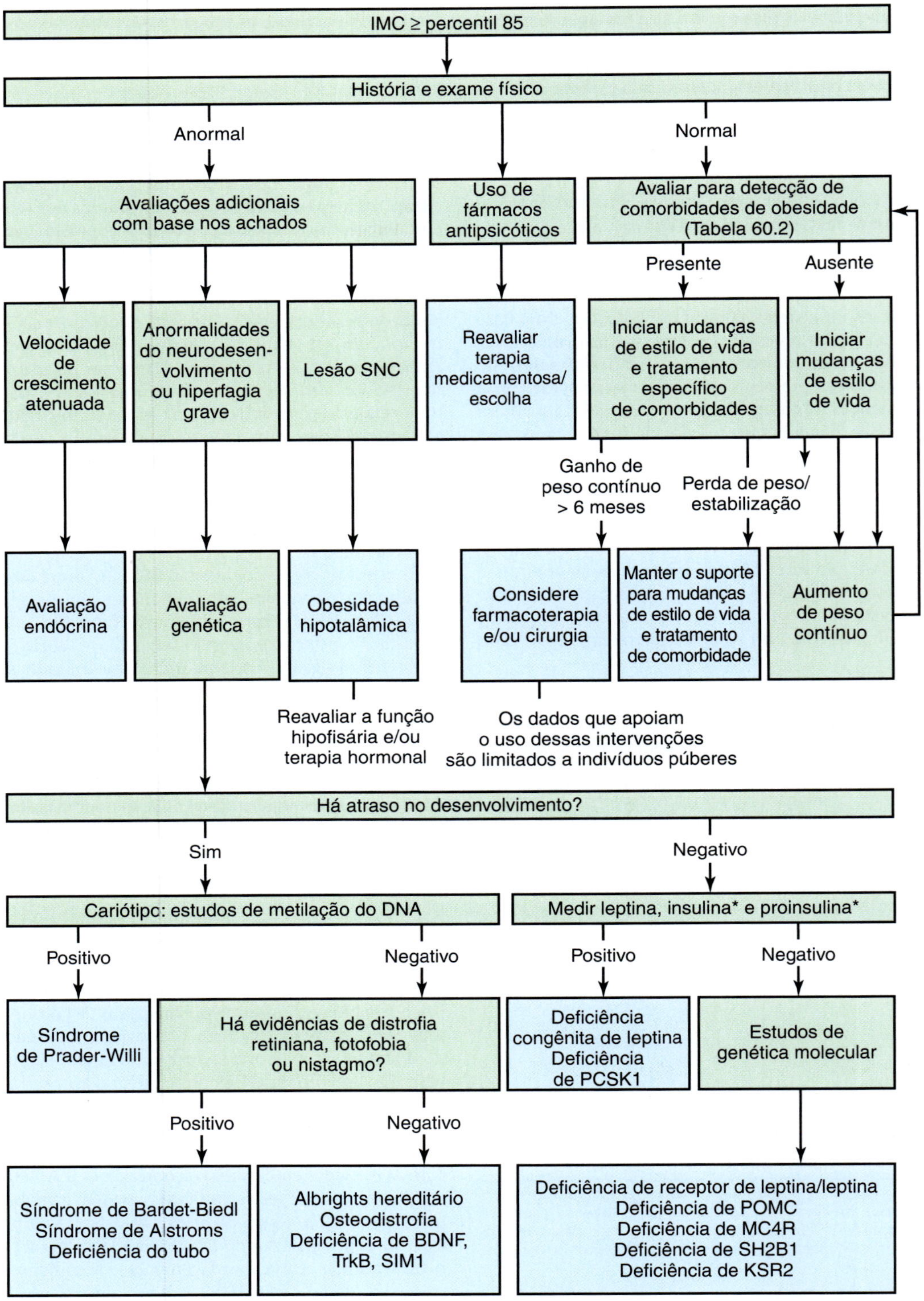

Figura 60.5 **Fluxograma de diagnóstico e manejo.** *Medir a insulina e a proinsulina em pacientes com características clínicas de deficiência de PCSK1. IMC, índice de massa corporal; SNC, sistema nervoso central. *(De Farooqi SOR, O'Rahilly S: Genetic obesity syndromes. In: Grant S (ed.).* The genetics of obesity. *New York; 2014. p. 23-32; originalmente adaptada de August GP, Caprio S, Fennoy I et al. Prevention and treatment of pediatric obesity: an Endocrine Society clinical practice guideline based on expert opinion.* J Clin Endocrinol Metab. *2008;93:4576–4599.)*

Tabela 60.6 "Dieta do semáforo".

CARACTERÍSTICA	ALIMENTOS VERDES *LIGHT*	ALIMENTOS AMARELOS *LIGHT*	ALIMENTOS VERMELHOS *LIGHT*
Qualidade	Baixa caloria, alto teor de fibra, baixo teor de gordura, rico em nutrientes	Ricos em nutrientes, mas com mais calorias e gordura	Rico em calorias, açúcar e gordura
Tipos de alimentos	Frutas, legumes	Carnes magras, laticínios, amidos, grãos	Carnes gordas, açúcar, bebidas adoçadas com açúcar, comidas fritas
Quantidade	Ilimitada	Limitada	Infrequente ou evitada

As ocupações ativas podem substituir atividades mais sedentárias. A American Academy of Pediatrics recomenda que o tempo vendo televisão ou no computador deve ser restrito a não mais do que 2 h/dia para crianças acima de 2 anos de idade e que as crianças com menos de 2 anos não assistam à televisão. Assistir TV é frequentemente associado a comer, e muitos produtos alimentares altamente calóricos são comercializados diretamente para crianças durante programas de televisão voltados para elas.

Os profissionais de saúde pediátricos devem ajudar as famílias a desenvolver metas para a mudança de ingestão nutricional e AF, além de poder fornecer informações necessárias para a criança e a família. A família não deve esperar a redução imediata do percentil de IMC relacionado com as alterações comportamentais, mas em vez disso pode contar com uma redução gradual da taxa de aumento do percentil de IMC até que ele estabilize, seguido por uma redução gradual. O encaminhamento para programas pediátricos multiprofissionais, abrangentes, de manejo do peso, é o ideal para crianças obesas sempre que possível.[1]

[1]N.R.T.: No Brasil, diversas ações políticas vêm sendo tomadas há mais de uma década no âmbito nacional para combater o excesso de peso entre crianças. Entre as mais importantes, estão a restrição de propaganda de produtos alimentícios com excesso de sal, açúcar e gordura (Resolução Anvisa 24/2010); a lei federal que determina que pelo menos 30% do orçamento do Programa Nacional de Alimentação Escolar devam ser usados para a compra de alimentos frescos cultivados por agricultores locais; o monitoramento das tendências de obesidade a partir de inquéritos, o Programa Nacional de Aleitamento Materno e mais atualmente a regulamentação de marketing de alimentos e restrição na alimentação de risco para obesidade nas escolas (*Ações contra a obesidade* – Sociedade Brasileira de Endocrinologia e Metabologia em SBEM.org.br).

A **farmacoterapia** para perda de peso na população pediátrica é pouco estudada. Ensaios controlados randomizados (ECR) avaliaram muitos medicamentos, como a metformina, o orlistate, a sibutramina e a exanatida (Tabela 60.7). Os medicamentos disponíveis resultam em perda de peso discreta com melhora do IMC, mesmo quando combinado com intervenções comportamentais. Várias classes de fármacos são de interesse, como aqueles que diminuem a ingestão de energia ou atuam centralmente como **anorexiantes**, aqueles que afetam a disponibilidade de nutrientes através de reabsorção intestinal ou tubular renal e aqueles que afetam o metabolismo. O único medicamento aprovado pelo U.S. Food and Drug Administration (FDA) para a obesidade em crianças com menos de 16 anos de idade é o *orlistate*, que diminui a absorção de gordura, resultando em perda de peso discreta. As complicações são flatulência, fezes oleosas e perda fecal involuntária. Esse agente oferece pouco benefício para adolescentes gravemente obesos. Como vários mecanismos neurais redundantes atuam para proteger o peso corporal, promover a perda de peso é extremamente difícil. Portanto, há um considerável interesse em combinar terapias que visem a, simultaneamente, múltiplas vias de regulação do peso. Um exemplo, aprovado para adultos, combina *fentermina*, um agente noradrenérgico, com *topiramato*, um medicamento de ácido gama-aminobutírico (GABA)érgico. Essa combinação resultou em uma perda de peso média de 10,2 kg em comparação com 1,4 kg no grupo de placebo. Os efeitos colaterais são comuns, como boca seca, constipação intestinal, parestesias, insônia e disfunção cognitiva. Outro exemplo promissor é a combinação de amilina (diminui a ingestão de alimentos e retarda o esvaziamento gástrico) com leptina, que não tem efeitos anorexígenos quando administrado isoladamente. Essa combinação exige injeção e está em ensaios clínicos em adultos.

Tabela 60.7 Medicamentos para manejo do peso com mecanismo de ação, disponibilidade e dosagem.

MEDICAMENTO	MECANISMO DE AÇÃO	DISPONÍVEL PARA USO CRÔNICO: EUA	DISPONÍVEL PARA USO CRÔNICO: União Europeia	PORCENTAGEM MÉDIA PERDA DE PESO: Placebo	PORCENTAGEM MÉDIA PERDA DE PESO: Fármaco	VANTAGENS	DESVANTAGENS
Fentermina, 15 a 30 mg VO	Simpaticomimético	Para uso a curto prazo	Não	Não declarado no rótulo	Não declarado no rótulo	Barato	Perfil de efeito colateral sem dados a longo prazo*
Orlistate, 120 mg VO 3 vezes/dia antes das refeições	Inibidor de lipase pancreática	Sim	Sim	−2,6%†	−6,1%†	Não absorvido; dados a longo prazo*	Perda de peso modesta; perfil de efeito colateral
Lorcaserina, 10 mg VO 2 vezes/dia	Agonista da serotonina 5-HT_{2c} com pouca afinidade para outros receptores serotoninérgicos	Sim	Não	−2,5%	−5,8%	Efeitos colaterais leves; dados a longo prazo*	Caro; perda de peso modesta
Fentermina/ topiramato ER, 7,5 mg/46 mg ou 15 mg/92 mg VO indicada como resgate (requer titulação)	Anticonvulsivante simpaticomimético (modulação do receptor GABA, inibição da anidrase carbônica, antagonismo do glutamato)	Sim	Não	−1,2%	−7,8% (dose intermediária) −9,8% (dose total)	Perda de peso robusta; dados a longo prazo*	Caro; teratogênico
Naltrexona SR/ bupropiona SR, 32 mg/360 mg VO (requer titulação)	Antagonista do receptor de opioide; inibidor da recaptação da dopamina e norepinefrina	Sim	Sim	−1,3%	−5,4%	Reduz desejo excessivo por alimento; dados a longo prazo do desejo por comida*	Moderadamente caro; perfil de efeito colateral
Liraglutida, injeção de 3,0 mg (requer titulação)	Agonista do receptor GLP-1	Sim	Sim	−3%	−7,4% (dose total)	Perfil de efeito colateral; dados a longo prazo*	Caro; injetável

As informações vêm de rótulos de produtos dos EUA, exceto onde indicado. Os dados que fornecem suporte a essas tabelas são derivados da rotulagem de informações de prescrição aprovada pela US Food and Drug Administration. *Dados de ensaios clínicos randomizados com duração > 52 semanas. †Supondo que o paciente médio nos grupos orlistate e placebo pesasse 100 kg no início do estudo. LE: liberação prolongada; LS: liberação sustentada; VO: via oral. (Adaptada de Bray GA, Frühbeck G, Ryan DH, Wilding JPH. Management of obesity. *Lancet*. 2016;387: 1947-1965.)

Outro fármaco aprovado pela FDA (para adultos) é a *lorcaserina*, um agonista seletivo do receptor 2C de serotonina. Estabelecer a segurança a longo prazo e a tolerabilidade em crianças é um desafio, pois os medicamentos de interesse têm efeitos no SNC ou interferem na absorção de nutrientes. Os efeitos teratogênicos devem ser considerados para uso em meninas adolescentes.

A **terapia de reposição hormonal** está disponível para pacientes com deficiência de leptina e podem estar disponíveis para pacientes com deficiência de POMC. A setmelanotida liga-se ao MC4R e ativa-o e pode ser útil para pacientes com obesidade associada a deficiência de POMC.

Em alguns casos, é razoável encaminhar os adolescentes para a avaliação de **cirurgia bariátrica**. As diretrizes da American Pediatric Surgical Association recomendam que a cirurgia seja considerada apenas em crianças com maturidade completa ou quase completa do esqueleto, um IMC ≥ 40 e uma complicação clínica resultante da obesidade, *após* terem falhado em um programa de 6 meses de manejo multidisciplinar do peso. As abordagens cirúrgicas são o *bypass* gástrico em Y de Roux e a banda gástrica ajustável (Figura 60.6). Em adultos obesos, a cirurgia bariátrica reduz o risco de desenvolvimento de diabetes melito tipo 2. Em pacientes adultos obesos com diabetes tipo 2 preexistente, a cirurgia bariátrica melhora o controle do diabetes. São complicações nutricionais da cirurgia bariátrica má absorção e deficiências de vitaminas (A, B_1, B_2, B_6, B_{12}, D, E, K) e minerais (cobre, ferro) que requerem suplementação.

PREVENÇÃO

A prevenção da obesidade infantil e do adolescente é essencial para a saúde pública nos EUA e muitos outros países (Tabelas 60.8 e 60.9). Os esforços profissionais de cuidados pediátricos podem complementar os programas de saúde pública a nível nacional e na comunidade. O National Institutes of Health (NIH) e os U.S. Centers for Disease Control and Prevention (CDC) recomendam várias iniciativas para combater o ambiente obesogênico atual, como promoção do aleitamento materno, acesso a frutas e legumes, realização de caminhadas e 60 min/dia de atividade para as crianças. O Departamento de Agricultura dos EUA (USDA) patrocina programas que promovem 5,5 xícaras de frutas e vegetais por dia. Os incentivos para a indústria alimentícia promover o consumo de alimentos mais saudáveis devem ser considerados. A comercialização de alimentos não saudáveis para crianças atualmente está sendo regulamentada. Aguardam-se mudanças em programas alimentares federais, como compra de alimentos básicos pelo governo, o Women, Infant, and Children Supplemental Food Program (WIC) e programas de almoço na escola para atender às necessidades das crianças de hoje.

Os esforços de prevenção pediátrica começam com o monitoramento cuidadoso do peso e dos percentis de IMC em consultas de manutenção da saúde. A atenção a mudanças nos percentis de IMC pode alertar o provedor pediátrico com relação ao aumento da adiposidade antes que a criança alcance o sobrepeso ou fique obesa. Todas as famílias devem ser orientadas sobre alimentação saudável para seus filhos, pois a atual prevalência de sobrepeso e obesidade em adultos é de 65%. Portanto, cerca de dois terços de todas as crianças podem ser consideradas em risco para o excesso de peso ou obesidade em algum momento de suas vidas. Aqueles que têm um progenitor obeso têm um risco maior. Os esforços de prevenção começam com a promoção do *aleitamento materno exclusivo por 6 meses* e o aleitamento total por 12 meses. A introdução de alimentos infantis aos 6 meses deve se

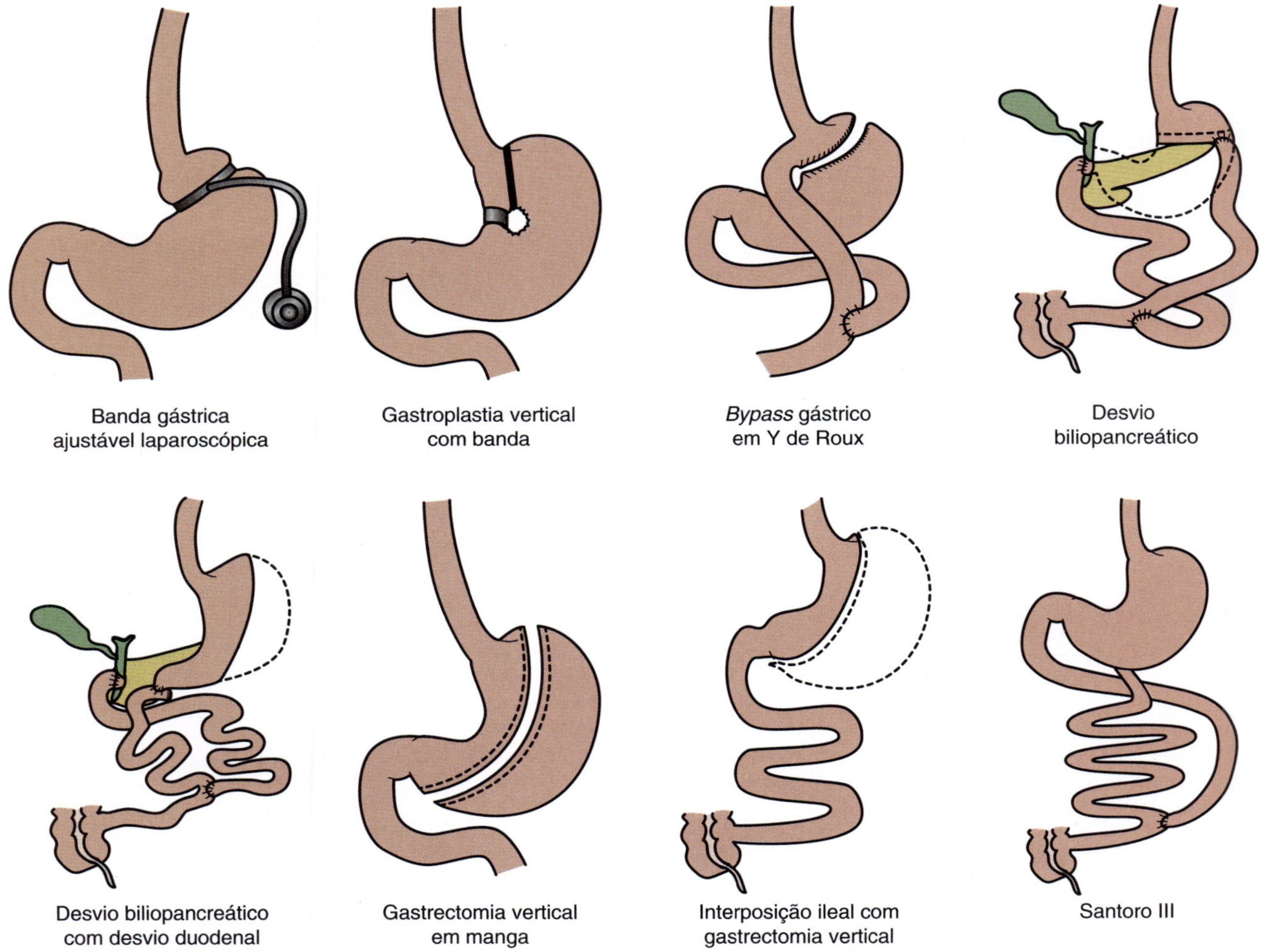

Figura 60.6 Procedimentos cirúrgicos bariátricos. Banda gástrica ajustável laparoscópica, *bypass* gástrico em Y de Roux e técnicas de gastrectomia em manga vertical.

Tabela 60.8 Proposta de sugestões para prevenção da obesidade.

GRAVIDEZ
Normalizar o IMC antes da gravidez.
Não fumar.
Manter exercício moderado, conforme tolerado.
Em diabéticas gestacionais, fornecer controle meticuloso da glicose.
Monitorar ganho de peso gestacional dentro das recomendações do Institute of Medicine (IOM).

PÓS-PARTO E INFÂNCIA
Amamentação: exclusiva por 4 a 6 meses; continuar com outros alimentos por 12 meses.
Adiar a introdução de alimentos para bebês para 4 a 6 meses e sucos para 12 meses.

FAMÍLIAS
Comer refeições com a família em lugar e horário fixos.
Não pular refeições, especialmente o café da manhã.
Não permitir televisão durante as refeições.
Usar pratos pequenos e manter os pratos de servir longe da mesa.
Evitar alimentos doces ou gordurosos desnecessários e bebidas adoçadas com açúcar.
Remover televisores dos quartos das crianças; restringir o tempo para assistir à televisão e jogar videogame.
Não usar o alimento como recompensa.

ESCOLAS
Eliminar as vendas de doces e biscoitos como captação de recursos.
Rever o conteúdo de máquinas de venda automática e substituir com escolhas mais saudáveis; eliminar refrigerantes.
Evitar apoio financeiro de indústrias de bebidas e alimentos para equipes de esportes.
Instalar bebedouros e estações de hidratação.
Orientar os professores, especialmente os de educação física e de ciências, sobre nutrição básica e os benefícios da atividade física (AF).
Orientar as crianças da pré-escola até o ensino médio sobre dieta e estilo de vida adequados.
Impor padrões mínimos para a educação física, como 60 min de exercício extenuante 5 vezes/semana.
Incentivar "o ônibus de caminhada para a escola": grupos de crianças que vão para a escola andando com a supervisão de um adulto.

COMUNIDADES
Aumentar o exercício ideal para a família e as instalações de lazer seguras para crianças de todas as idades.
Desenvolver empreendimentos residenciais-comerciais mais mistos para comunidades onde se possa caminhar e andar de bicicleta.
Desencorajar o uso de elevadores e esteiras rolantes.
Fornecer informações sobre como comprar e preparar versões mais saudáveis de alimentos específicos de cada cultura.

PRESTADORES DE CUIDADOS DE SAÚDE
Explicar as contribuições biológicas e genéticas para a obesidade.
Fornecer expectativas apropriadas para a idade e para o peso corporal em crianças.
Trabalhar para classificar a obesidade como uma doença para promover o reconhecimento, o reembolso para cuidados e a vontade e capacidade de fornecer tratamento.

INDÚSTRIA
Exigir rotulagem nutricional adequada para a idade para os produtos destinados a crianças (p. ex., alimentos luz vermelha/luz verde, com o tamanho das porções).
Incentivar a comercialização de videogames interativos em que as crianças devem se exercitar para brincar.
Usar a publicidade com celebridades dirigida às crianças para alimentos saudáveis para promover café da manhã e refeições regulares.
Reduzir o tamanho da porção (bebidas e refeições).

GOVERNO E AGÊNCIAS REGULADORAS
Classificar a obesidade infantil como uma doença legítima.
Encontrar novas maneiras de financiar programas de estilo de vida saudável (p. ex., com gastos com impostos de comida e bebida).
Subsidiar programas patrocinados pelo governo para promover o consumo de frutas e vegetais frescos.
Oferecer incentivos financeiros para a indústria desenvolver produtos mais saudáveis e educar o consumidor sobre o conteúdo do produto.
Oferecer incentivos financeiros para as escolas que iniciam programas de AF e nutrição inovadores.
Permitir deduções fiscais para o custo da perda de peso e programas de exercícios.
Fornecer aos urbanistas financiamento para estabelecer vias para bicicleta, corrida e caminhadas.
Proibir a publicidade de *fast-foods*, alimentos não nutritivos e bebidas adoçadas com açúcar, destinadas às crianças pré-escolares e restringir a publicidade para crianças em idade escolar.
Proibir brinquedos como presentes para as crianças na compra de *fast-food*.

Adaptada de Speiser PW, Rudolf MCJ, Anhalt H *et al.* Consensus statement: childhood obesity. *J Clin Endocrinol Metab.* 2005;90: 1871-1887.

Tabela 60.9 Orientação antecipatória: criação de hábitos alimentares saudáveis em crianças.

Não punir uma criança durante as refeições no que diz respeito à alimentação. A atmosfera emocional de uma refeição é muito importante. As interações durante as refeições devem ser agradáveis e felizes.
Não usar alimentos como recompensa.
Pais, irmãos e seus pares devem ser modelos de consumo de uma alimentação saudável, degustação de novos produtos e ingestão de uma refeição bem balanceada.
As crianças devem ser expostas a uma ampla gama de alimentos, sabores e texturas.
Novos alimentos devem ser oferecidos várias vezes. A exposição repetida leva à aceitação e à preferência.
Forçar uma criança a comer um determinado alimento irá diminuir a preferência da criança por esse alimento. A desconfiança pelas crianças com relação a novos alimentos é normal e deve ser esperada. Oferecer uma variedade de alimentos com baixa densidade de energia ajuda as crianças a equilibrar a ingestão energética.
Os pais devem controlar que alimentos haverá em casa. Restringir o acesso a alimentos em casa vai aumentar em vez de diminuir o desejo de uma criança por esse alimento.
As crianças tendem a ser mais conscientes de saciedade do que os adultos; por isso, permita que as crianças respondam à saciedade e parem de comer. Não force as crianças a "limpar o prato".

Adaptada de Benton D. Role of parents in the determination of food preferences of children and the development of obesity, *Int J Obes Relat Metab Disord.* 2004;28: 858-869. Copyright 2004. Reproduzida, com autorização, de Macmillan Publishers Ltd.

concentrar em cereais, frutas e legumes. As carnes magras, as aves e os peixes podem ser introduzidos mais tarde no primeiro ano de vida. Os pais devem ser especificamente aconselhados a *evitar a introdução de bebidas e alimentos altamente açucarados no primeiro ano de vida.* Em vez disso, eles devem expor seus bebês e crianças pequenas a uma rica variedade de frutas, legumes, grãos, carnes magras, aves e peixes para facilitar a aceitação de uma dieta diversificada e saudável. A maneira como se educa o filho faz diferença, e pais assertivos são mais propensos a ter filhos com um peso saudável do que aqueles que são **autoritários** ou permissivos. As famílias que fazem refeições regularmente programadas juntos são menos propensas a ter filhos com sobrepeso ou obesos. Os profissionais de saúde da criança são capazes de abordar o estado nutricional de uma criança e contribuir com a experiência para seu crescimento e seu desenvolvimento.

Os profissionais de saúde da criança também podem *promover* a AF durante as consultas regulares de manutenção de saúde. Os pais que gastam parte de seu tempo de lazer na AF promovem peso saudável em seus filhos. Começando na lactância, os pais devem estar cientes da capacidade de desenvolvimento de seu filho e da necessidade de AF. Pelo fato de o tempo de TV, computador e *videogame* poder substituir a AF de promoção da saúde, os médicos devem aconselhar os pais a limitar o período na frente desses aparelhos para seus filhos. Deve-se desencorajar fazer lanches enquanto se vê TV. Os pais podem ajudar os filhos a compreender que os comerciais da televisão têm a intenção de vender um produto. As crianças podem aprender que seus pais vão ajudá-los, escolhendo de maneira responsável os alimentos saudáveis.

Como a obesidade é determinada por condições multifatoriais complexas, a prevenção fará esforços em vários níveis de organização social. Um programa bem-sucedido é o **EPODE** (Ensemble Prévenons L'obésité des Enfants), uma estratégia de prevenção em vários níveis que começou na França e tem sido adotada por mais de 500 comunidades em 6 países. Já o **Shape Up Somerville** consiste em uma campanha realizada em toda a cidade para aumentar a AF diária e a alimentação saudável em Somerville, Massachusetts, desde 2002. Por sua vez, a campanha **"Let's Move"** foi defendida pela ex-primeira-dama dos EUA Michelle Obama. Como os fatores comunitários e ambientais estão relacionados com o risco de obesidade pediátrica, mudanças nos ambientes locais, creches, escolas e locais de diversão e famílias podem exercer um impacto na saúde pública. Os programas podem incentivar famílias a adotar práticas que promovam estilos de vida saudáveis para as crianças e os adolescentes. Os programas mais bem-sucedidos são abrangentes e baseiam-se em quatro estratégias: compromisso político com a mudança, recursos para dar suporte ao marketing social e mudanças, serviços de apoio e práticas baseadas em evidências. Programas em toda a comunidade são importantes porque os fatores ambientais da vizinhança (p. ex., pobreza) têm sido associados à obesidade em seus residentes. Há um interesse considerável em concentrar esses esforços cedo no ciclo de vida. Começar a prevenção da obesidade durante a gravidez e envolver-se em sistemas de saúde, programas na primeira infância e em sistemas da comunidade para dar suporte a ciclos de vida mais saudáveis é uma abordagem muito promissora.

A bibliografia está disponível no GEN-io.

60.1 Obesidade de Início Rápido com Disfunção Hipotalâmica, Hipoventilação e Desregulação Autonômica (ORHHDA)

Sarah F. Barclay, Amy Zhou, Casey M. Rand e Debra E. Weese-Mayer

A obesidade de início rápido com disfunção hipotalâmica, hipoventilação e desregulação autonômica (ORHHDA) consiste em uma doença rara e mal compreendida com início na infância, cujo primeiro sinal é ganho de peso súbito, rápido e extremo em uma criança previamente saudável. O acrônimo descreve os sintomas de apresentação e a ordem típica em que eles se manifestam ou se desdobram, conforme a condição evolui ao longo de meses a anos. Apesar de sua raridade, a ORHHDA deve ser considerada sempre que a obesidade de início rápido for observada em uma criança, pois, sem tratamento adequado, uma alta taxa de mortalidade está associada à grave hipoventilação central que invariavelmente se desenvolverá.

O diagnóstico é inicialmente considerado após a observação de obesidade de início rápido (ganho de 7 a 9 kg) após 1,5 ano de idade, acompanhada por pelo menos um sinal adicional de disfunção hipotalâmica. A hipoventilação central pode não estar presente no diagnóstico, mas se desenvolverá com o tempo, e o suporte ventilatório artificial será necessário pelo menos durante o sono, se não 24 h/dia. Os sinais de desregulação do sistema nervoso autônomo tipicamente ocorrem após a identificação do ganho de peso, da disfunção hipotalâmica e da hipoventilação. Além disso, aproximadamente 40% dos pacientes com ORHHDA terão um tumor com origem na crista neural, tipicamente ganglioneuroma ou ganglioneuroblastoma.

A ORHHDA é diferente da **síndrome de hipoventilação central congênita de início tardio (SHCC-IT**; ver adiante e Capítulo 446.2). A ORHHDA distingue-se principalmente da SHCC-IT pela presença de obesidade e outros sinais de disfunção hipotalâmica e pela ausência da mutação de *PHOX2B* relacionada com a SHCC. Aproximadamente 100 casos de ORHHDA foram descritos na literatura até o momento.

MANIFESTAÇÕES CLÍNICAS

Crianças com ORHHDA inicialmente parecem saudáveis, com uma história normal. Os sintomas iniciais manifestam-se entre 18 meses e 7 anos de idade. Tipicamente, o primeiro sintoma observado é a **obesidade de início rápido**, com ganho de peso de 7 a 9 kg em 6 a 12 meses. Esse é um sinal de **disfunção hipotalâmica (DH)** em tais pacientes. O segundo sinal comum de DH, observado na maioria dos pacientes com ORHHDA, é o **equilíbrio hídrico desordenado**, com hiper e hiponatremia e adipsia e polidipsia. A deficiência de hormônio do crescimento (GH) também é observada na maioria dos pacientes. Em alguns, isso se manifesta clinicamente como taxa de crescimento retardada e baixa estatura, enquanto em outros um teste de estimulação de GH falho se revela a única evidência. Outros sintomas de DH, que ocorrem em mais de 25 a 50% dos pacientes com ORHHDA, são hiperprolactinemia, termorregulação deficiente, hipotireoidismo central, insuficiência suprarrenal e puberdade tardia ou precoce. O número de anormalidades hipotalâmicas que serão observadas e a ordem sequencial em que aparecerão são variáveis, e alguns sintomas podem não se manifestar por meses a 1 a 2 anos após o diagnóstico inicial. No entanto, todos os pacientes com ORHHDA apresentarão pelo menos um desses sinais de DH.

Os **distúrbios respiratórios do sono (DRS)** são um dos principais sintomas da ORHHDA, frequentemente se manifestando como uma das características mais graves do fenótipo, com maior potencial para complicações fatais. Mais da metade dos pacientes com ORHHDA têm **apneia obstrutiva do sono** (**AOS**) inicial; embora os DRS sejam conhecidos por estarem associados à obesidade e a AOS seja frequentemente observada em indivíduos obesos, a extensão em que os DRS estão ligados à obesidade em pacientes com ORHHDA ainda não está bem definida. No entanto, com o tempo, conforme o fenótipo de ORHHDA se desdobra, o DRS evoluirá além do que poderia ser explicado como relacionado com a obesidade. Todos os pacientes com ORHHDA acabarão por desenvolver **hipoventilação alveolar central**, o que exige suporte ventilatório artificial, mesmo quando a obstrução das vias respiratórias superiores é aliviada como uma intervenção para AOS. Cerca de metade dos pacientes com ORHHDA necessitará de ventilação artificial apenas durante o sono, enquanto a outra metade precisará de ventilação artificial contínua (durante o sono e vigília). Mais de 40% das crianças com ORHHDA terão uma parada cardiorrespiratória antes que sua hipoventilação seja identificada e tratada. Infelizmente, muitos pacientes com ORHHDA morrem de parada cardiorrespiratória por causa de hipoventilação não reconhecida ou tratada de maneira inadequada. Assim, se houver suspeita de um diagnóstico de ORHHDA, é fundamental que uma avaliação abrangente da fisiologia respiratória seja realizada, com polissonografia durante a noite e registro fisiológico em vigília nas atividades de vida diária (AVD).

Todos os pacientes com ORHHDA apresentam sintomas de **desregulação do sistema nervoso autônomo** (SNA), mas, conforme descrito para os sinais de DH, os sintomas exatos e a ordem e o momento de seu aparecimento variam entre os pacientes. As manifestações mais comuns da desregulação do SNA em ORHHDA são oftalmológicas, como disfunção pupilar, estrabismo e alacrima. Muitos pacientes com ORHHDA terão dismotilidade gastrintestinal, apresentando-se como obstipação crônica ou diarreia crônica. Outros sinais de desregulação do SNA são sudorese alterada, diminuição da temperatura corporal, diminuição da sensibilidade à dor e mãos e pés frios indicando tônus vasomotor alterado. Observa-se bradicardia em alguns pacientes com ORHHDA, tipicamente relacionada com a hipotermia extrema.

Os **tumores da crista neural** são observados em pelo menos 40% dos pacientes com ORHHDA, mais frequentemente ganglioneuromas e ganglioneuroblastomas do tórax ou abdome; raramente se relatou um neuroblastoma. Esses tumores podem ocorrer em qualquer idade. Portanto, a avaliação proativa por imagem para identificar os tumores é essencial.

A maioria dos pacientes não apresenta **transtornos comportamentais ou psicológicos**. Para aqueles que têm, no entanto, os transtornos podem ser bastante graves, como ansiedade, depressão, raiva, letargia, irritabilidade, agressividade, psicose e transtorno obsessivo-compulsivo. Os transtornos de desenvolvimento descritos são atraso neurocognitivo, regressão do desenvolvimento, transtorno de déficit de atenção/hiperatividade e transtorno invasivo do desenvolvimento. Provavelmente, esses distúrbios são causados por hipoventilação mal controlada, pois a maioria dos pacientes com ORHHDA não tem problemas de comportamento e um QI normal.

Relataram-se **convulsões** em alguns pacientes com ORHHDA, provavelmente causadas por episódios de hipoxemia, quando a hipoventilação ainda não foi diagnosticada ou foi tratada de maneira inadequada.

DIAGNÓSTICO

Os critérios de diagnóstico para ORHHDA são obesidade de início rápido após 1,5 ano de idade, hipoventilação central começando após 1,5 ano de idade e ≥ 1 dos seguintes sinais de DH: equilíbrio hídrico desordenado, hiperprolactinemia, falha no teste de estimulação de GH, hipotireoidismo central, deficiência de corticotropina e início alterado da puberdade. Além disso, deve-se confirmar que não há mutação do gene *PHOX2B* relacionada com a SHCC, para descartar o diagnóstico de SHCC ou SHCC-IT.

Como nenhum exame diagnóstico único está disponível para ORHHDA, o diagnóstico deve se basear na observação da apresentação clínica e, portanto, requer consulta a especialistas em várias especialidades, como fisiologia respiratória, endocrinologia, medicina autonômica, cardiologia, oncologia, nutrição, cuidados intensivos e psiquiatria. Quando uma criança com obesidade de início rápido é examinada por um pediatra geral ou médico de família, a trajetória do ganho de peso deve sinalizar a consideração imediata de um diagnóstico de ORHHDA, com encaminhamento imediato a um centro especializado nessa constelação única de sintomas. O reconhecimento precoce é fundamental para um desfecho positivo em crianças com ORHHDA. Se a hipoventilação alveolar não for identificada e tratada agressivamente, pode ocorrer parada cardiorrespiratória; e ela tem se revelado fatal em muitos casos.

As avaliações iniciais devem envolver polissonografia durante a noite para identificar AOS ou hipoventilação central, registro fisiológico abrangente nas atividades da vida diária, avaliação cardíaca para detecção de *cor pulmonale*, avaliação da função endócrina, triagem de tumores da crista neural (radiografia de tórax, ultrassonografia abdominopélvica) e um avaliação psiquiátrica, especialmente se quaisquer distúrbios comportamentais, psicológicos ou de desenvolvimento forem observados ou suspeitos. Imagens do cérebro devem ser realizadas para descartar lesões intracranianas que podem ser responsáveis pelas anormalidades hipotálamo-hipofisárias observadas. Se os critérios forem atendidos e um diagnóstico de ORHHDA for realizado, o manejo bem-sucedido requer uma cooperação contínua entre os vários especialistas, com um líder de equipe para gerenciar todos os testes, para fornecer cuidados integrados à criança.

MANEJO

Atualmente, não há cura para a ORHHDA. Em vez disso, o tratamento consiste em identificação precoce, monitoramento meticuloso e manejo sintomático dos vários sintomas à medida que se desenvolvem. Avaliações iniciais abrangentes devem determinar a natureza e a gravidade da hipoventilação, da DHD e da desregulação do SNA, com implementação de intervenções apropriadas. A obesidade é muito difícil de controlar, mas em consulta com um nutricionista e endocrinologista a trajetória de avanço do ganho de peso pode ser diminuída com exercícios moderados e restrição calórica, o que leva à melhora do índice de massa corporal (IMC) com o avançar da idade. Os sinais específicos de DH e desregulação do SNA devem ser avaliados por um endocrinologista pediátrico e especialista em medicina autonômica pediátrica, respectivamente, e tratados conforme necessário. Esses tratamentos ou estratégias de manejo podem incluir reposição hormonal; ingestão de líquidos controlada; avaliação e tratamento oftalmológico; monitoramento longitudinal da temperatura periférica, central e ambiente; e manejo da obstipação com amolecedores de fezes. O equilíbrio hídrico desordenado para evitar a desidratação deve ser abordado, bem como a regulação da frequência cardíaca, uma vez que se observa bradicardia em alguns pacientes (geralmente com temperatura central diminuída).

Os tumores da crista neural devem ser avaliados e ressecados por um cirurgião pediátrico juntamente a um oncologista pediátrico, pois o tamanho desses tumores benignos cria um sério comprometimento aos tecidos circundantes. Se nenhum tumor for identificado inicialmente, o rastreamento deve continuar a cada 6 meses até os 7 anos de idade e, a partir daí, anualmente.

O mais crítico é o manejo da hipoventilação. A intervenção inicial para AOS provavelmente envolverá o alívio cirúrgico da obstrução das vias respiratórias superiores. Isso geralmente revelará hipoventilação central, e será necessário iniciar a ventilação com suporte. Se nenhuma hipoventilação central for identificada, o paciente deve continuar sendo monitorado vigilantemente por um fisiologista respiratório, pois todos os pacientes com ORHHDA acabarão por desenvolver hipoventilação central, exigindo ventilação artificial. Oxigenação e ventilação ideais podem então ser mantidas usando-se um ventilador mecânico com máscara ou traqueostomia. Isso deve ser acompanhado por enfermagem domiciliar altamente treinada e monitoramento contínuo com oximetria e capnografia durante o sono, com checagens pontuais durante a vigília. O objetivo deve ser manter os valores de saturação de hemoglobina ≥ 95% e valores expirados de CO_2 de 35 a 45 mmHg, com avaliação vigilante para hipoventilação em vigília, necessitando de ventilação artificial por até 24 horas/dia, conforme necessário.

Como o fenótipo ORHHDA evolui com o avanço da idade, o cuidado contínuo requer avaliação programada regularmente de todos os sistemas envolvidos para identificar e tratar outros sintomas conforme aparecem. A rigor, a avaliação abrangente deve ocorrer em um **Centro de Excelência** para ORHHDA e deve incluir avaliação da fisiologia respiratória durante o sono e vigília (em AVD, com níveis variados de esforço, tarefas de concentração, jogo tranquilo e alimentação), triagem de tórax e abdome para tumores da crista neural nas suprarrenais ou ao longo da cadeia simpática, avaliação do eixo hipotálamo-hipofisário com reposição hormonal conforme necessário, avaliação não invasiva apropriada para a idade da desregulação do SNA, avaliação cardíaca abrangente para evidências de hipoxemia recorrente e teste neurocognitivo. Essas avaliações devem ocorrer inicialmente em intervalos de 3 a 6 meses, mas esse cronograma pode ser alterado com o avançar da idade, dependendo da condição clínica de cada paciente.

Sem o manejo adequado, a privação de oxigênio pode levar à deterioração irreversível dos pacientes. No entanto, com diagnóstico imediato e manejo agressivo, com atenção cuidadosa às vias respiratórias, respiração e circulação da criança, as complicações podem ser minimizadas e o prognóstico pode ser bastante favorável, embora o desfecho a longo prazo permaneça desconhecido, mas foco de um registro internacional (https://clinicaltrials.gov/show/NCT03135730).

ETIOLOGIA: ESTUDOS E HIPÓTESES

Apesar dos avanços na caracterização do fenótipo de ORHHDA e na identificação precoce, a causa da doença é desconhecida. As correlações entre os sintomas observados, bem como os mecanismos que os sustentam, ainda precisam ser elucidados.

Estudos genéticos

Como o distúrbio SHCC relacionado, mas aparentemente distinto, tem uma base genética (mutação *PHOX2B*), a ORHHDA também pode ser genética. Contudo, os pacientes com ORHHDA não têm mutações *PHOX2B* relacionadas com a SHCC; e nenhum rearranjo cromossômico numérico ou estrutural foi descrito. A ocorrência esporádica de ORHHDA, sem recorrência familiar, é plausível com novas mutações. A análise de sequenciamento de exoma de 7 trios da família ORHHDA não identificou nenhuma mutação causadora de alteração original de proteína, ou quaisquer candidatos em modelos de herança autossômica recessiva ou autossômica dominante, mesmo quando uma coorte de replicação de 28 probandos de ORHHDA adicionais foi incluída.

Outro modelo de mutação genética que pode ser responsável pela ocorrência esporádica de um fenótipo é um de *mutação somática*, no qual as mutações ocorrem pós-zigoticamente e, portanto, estão presentes apenas em um subconjunto das células de um indivíduo. Condizendo com a hipótese de mutação somática, relataram-se dois pares de gêmeos monozigóticos discordantes para o fenótipo de ORHHDA. Os exomas (de amostras de sangue) de um par de gêmeos foram comparados, mas não se identificou mutação de codificação discordante. O desafio é que o tecido "correto" precisa ser amostrado para que a mutação somática seja identificada. Em outros fenótipos causados por mutações somáticas, como a síndrome de Proteus, a mutação causa crescimento excessivo. Assim, o tecido acometido (mutado) é visível e pode ser amostrado e sequenciado. No ORHHDA, presumivelmente as células acometidas (mutadas) estão no hipotálamo e/ou no SNA e não podem ser amostradas e sequenciadas de indivíduos vivos. Os tumores da crista neural em muitos pacientes com ORHHDA podem representar um tecido adicional acometido. Os exomas de tumores da crista neural de 4 pacientes com ORHHDA foram comparados com os exomas de amostras de sangue dos mesmos indivíduos, mas nenhuma mutação específica do tumor foi identificada.

A observação de gêmeos monozigóticos discordantes para o fenótipo ORHHDA pode ser consistente com uma mutação genética somática, mas também pode sugerir uma etiologia alternativa, não genética. Por exemplo, a variação epigenética pode ser responsável por alguma discordância entre gêmeos monozigóticos e atuar em doenças que envolvem a função respiratória e autonômica, como a síndrome de Prader-Willi (adiante) e a síndrome de Rett.

Hipótese paraneoplástica/autoimune

As *síndromes paraneoplásicas* são doenças raras causadas por uma neoplasia que desencadeia uma resposta imunológica alterada que ataca e destrói neurônios de forma aberrante, levando a sintomas do sistema nervoso. Sugeriu-se uma base autoimune ou paraneoplásica para ORHHDA com base em tumores da crista neural ocorrendo em 40% dos pacientes com ORHHDA e 2 casos iniciais com necropsias revelando lesões de baixa densidade nos gânglios basais e perda neuronal por infiltração linfocítica do hipotálamo, tálamo, mesencéfalo e ponte. A necropsia de outro paciente com ORHHDA revelou achados semelhantes de inflamação hipotalâmica com infiltrados linfocíticos e gliose, embora outras necropsias não tenham encontrado tal patologia. Algumas análises do líquido cefalorraquidiano (LCR) revelaram pleocitose, neopterinas elevadas e bandas oligoclonais compatíveis com a síntese intratecal de imunoglobulina G oligoclonal. No entanto, outros estudos relatam uma ausência de IgG oligoclonal e anticorpos antineuronais, bem como microscopias e culturas claras de LCR. Portanto, as evidências até agora são conflitantes, com alguns relatórios apoiando a hipótese autoimune, enquanto outros não. Além disso, o início dos sintomas de ORHHDA frequentemente precede o diagnóstico de um tumor da crista neural em pacientes com ORHHDA e, em muitos casos, os tumores da crista neural não foram descobertos com ressonância magnética ou mesmo uma necropsia, embora esses tumores sejam frequentemente difíceis de detectar. Entretanto, isso também é observado em outras síndromes paraneoplásicas, como opsoclonia-mioclonia, em que apenas alguns casos estão associados a uma neoplasia, sendo o restante idiopático.

Depois que um paciente com DH idiopática foi tratado com terapia de imunoglobulina, vários outros estudos buscaram tratamentos semelhantes com imunoglobulinas e corticosteroides em pacientes com ORHHDA. Após o tratamento com altas doses de ciclofosfamida, alguns pacientes com ORHHAD relataram melhoras sintomáticas e neurofisiológicas, enquanto outros tiveram resultados clínicos insatisfatórios. Notavelmente, os relatórios indicam que a imunoterapia não interrompeu de maneira consistente o desdobramento e o avanço da constelação única de sintomas descritos na ORHHDA. Mesmo com a ressecção completa do tumor e a imunoablação, apenas se relatou recuperação parcial. A falta de retorno à linha de base foi atribuída ao tratamento tardio, em que a doença progressiva rápida e precoce deixou dano residual. Isso seria consistente com uma hipótese imunomediada, na qual um processo autoimune é iniciado por um tumor da crista neural, mas mantido em sua ausência, resultando em lesão irreversível que impede a resolução completa dos sintomas.

Neurocristopatia

As **neurocristopatias** são distúrbios causados pelo desenvolvimento anormal de qualquer um dos tecidos ou sistemas que se desenvolvem a partir da linhagem de células da crista neural embrionária. Como os sistemas envolvidos no fenótipo de ORHHDA (hipotálamo, SNA, sistema endócrino) compartilham uma origem da crista neural, o ORHHDA encaixa-se nesta classe. Pode-se, então, supor que os sintomas observados são causados pelo desenvolvimento anormal de células da crista neural em um estágio embrionário inicial. Esse é realmente o caso do distúrbio relacionado, SHCC, causado por mutações no gene *PHOX2B*, que é importante para o desenvolvimento do SNA a partir das células da crista neural. Sob essa hipótese, os tumores da crista neural observados em pacientes com ORHHDA, em vez de serem o gatilho para o restante do fenótipo (como proposto pela teoria paraneoplásica), seriam resultado do mesmo desenvolvimento anormal que causou o restante do fenótipo.

DIAGNÓSTICO DIFERENCIAL

Conforme observado anteriormente, a **síndrome de hipoventilação central congênita** revela-se um distúrbio pediátrico raro do SNA e do controle respiratório. A SHCC é causada por mutações no gene *PHOX2B*, que desempenha um papel importante na diferenciação e no desenvolvimento do SNA a partir das células progenitoras da crista neural. A característica marcante da SHCC é a hipoventilação com risco de vida durante o sono (e, em alguns casos, também durante a vigília). Como acontece com os pacientes com ORHHDA, os pacientes com SHCC requerem suporte ventilatório artificial, tipicamente por traqueostomia e ventilador mecânico. Ao contrário de ORHHDA, no entanto, a SHCC geralmente se apresenta no período neonatal, embora a SHCC de início tardio tenha sido diagnosticada ao final da infância, adolescência e até na idade adulta. O SHCC também se apresenta com outros sintomas de desregulação do SNA, com regulação da frequência cardíaca alterada e tônus vasomotor alterado, regulação da temperatura alterada, manifestações oftalmológicas e motilidade gastrintestinal reduzida. No entanto, os pacientes com SHCC não são obesos e tipicamente não têm DH. Quando se observa a hipoventilação, um simples exame de sangue pode confirmar um diagnóstico de SHCC procurando-se por mutações de *PHOX2B*. Se as mutações de *PHOX2B* não forem identificadas e as outras características do fenótipo ROHHAD forem identificadas, deve ser considerado um diagnóstico de ORHHDA.

A **síndrome de Prader-Willi (SPW)** assemelha-se à ORHHDA, em que a obesidade infantil é uma das características mais proeminentes; no entanto, muitas diferenças importantes separam essas duas condições. A SPW é causada por anormalidades cromossômicas no cromossomo 15q11-q13, especificamente por uma falta de contribuição paterna nessa região (de deleção genômica, dissomia uniparental ou erro de impressão). Lactentes com SPW apresentam hipotonia neonatal e deficiência no crescimento (desnutrição). Mais tarde, as crianças com SPW desenvolvem hiperfagia e obesidade extremas. Outros sintomas principais são deficiência intelectual leve, comportamentos inadequados, baixa estatura causada por insuficiência de GH, hipogonadismo e DRS. Além disso, muitos pacientes com SPW apresentam sinais de desregulação do SNA, como percepção e regulação da temperatura alteradas, estrabismo e alto limiar de dor. Embora existam vários sintomas aparentemente sobrepostos (obesidade pediátrica, DRS, desregulação do SNA), os pacientes com ORHHDA não apresentam a anormalidade genômica típica da SPW, hipogonadismo ou comprometimento neurocognitivo consistente. Os pacientes com ORHHDA também são saudáveis no período neonatal, não apresentando nenhum dos primeiros sintomas de SPW.

A bibliografia está disponível no GEN-io.

Capítulo 61

Deficiências e Excesso de Vitamina A

A. Catharine Ross

VISÃO GERAL DA VITAMINA A

A vitamina A (Vit A) é um micronutriente lipossolúvel que não pode ser sintetizado *de novo* pelo corpo dos mamíferos; portanto, é fator dietético obrigatório. O termo **vitamina A** é bastante utilizado em referência a um grupo de compostos que possuem atividade biológica do ácido *all-trans* retinoico (AATR; Figura 61.1). Na qualidade de microelemento lipossolúvel, a Vit A é reconhecida como essencial para todos os vertebrados a fim de se manter a visão normal, a reprodução, a diferenciação celular e tecidual e as funções do sistema imunológico. Ela contribui de forma fundamental no desenvolvimento neonatal. É requerida para o desenvolvimento embrionário normal, hematopoese, resposta imune, metabolismo, bem como crescimento e diferenciação de muitos tipos de células.

A Vit A pode ser obtida pela dieta a partir da Vit A pré-formada (ésteres de retinil, como o retinil-palmitato), principalmente em alimentos de origem animal. Vísceras (sobretudo, fígado e rim) são riquíssimas em Vit A, enquanto outras carnes, leite e queijos contêm concentrações moderadas. Outras fontes desse micronutriente incluem: vários carotenoides pró-vitamina A, os quais são facilmente encontrados em muitas frutas; legumes e verduras, sobretudo vegetais de cor amarelo-alaranjada (abóbora e batata-doce); além de verduras de folhas verdes (acelga, espinafre e brócolis). Um dos carotenoides mais abundantes é o betacaroteno. Diversos *cultivares* ou formas biofortificadas de batata-doce têm sido introduzidos em áreas do mundo onde a deficiência de Vit A ainda é prevalente, a fim de elevar o consumo de caroteno nessas regiões. O α-caroteno e carotenoides oxigenados, como a β-criptoxantina, encontrados em laranjas, também possuem atividade desse micronutriente, mas com bioatividade mais baixa. No corpo, esses precursores são usados para síntese de dois metabólitos essenciais de Vit A. O **AATR** é a forma requerida para a diferenciação celular e a regulação da transcrição gênica, assim como a forma mais bioativa da Vit A; o **11-*cis* retinal** é a forma necessária para a visão, na qualidade de cromóforo que absorve a luz dos pigmentos visuais rodopsina e iodopsina.

METABOLISMO DA VITAMINA A

Antes de tudo, os compostos da Vit A presentes nos alimentos devem ser liberados por processos digestivos normais. Os ésteres de retinil (ER) devem ser primeiramente hidrolizados no lúmen intestinal para liberar retinol não esterificado durante a absorção através da barreira mucosa. Uma vez no enterócito, a maior parte do retinol é reesterificada, formando novos ER para inclusão em quilomícrons. Cerca de 70 a 90% da Vit A pré-formada na dieta é absorvida, contanto que haja ≥ 10 g de gordura na refeição; caso contrário, a eficiência da absorção é menor. Distúrbios intestinais crônicos ou má absorção lipídica podem resultar em deficiência de Vit A. Os carotenoides da pró-vitamina A são transportados do lúmen intestinal para o interior dos enterócitos por transportadores específicos e, em seguida, incorporados intactos em quilomícrons ou clivados para a forma *retinal*, um precursor do retinol; esse é o processo pelo qual se converte betacaroteno em retinol. A eficiência estimada de absorção dos carotenoides é de 20 a 50%, inferior à da Vit A pré-formada. Além disso, a eficiência é reduzida quando o estado nutricional de Vit A do corpo é alto; e, como essa condição pode mudar, há uma variabilidade significativa na eficiência de absorção entre indivíduos. A enzima de clivagem do caroteno, a betacaroteno mono-oxigenase, presente no enterócito e nos outros tecidos em níveis mais baixos, exibe certos graus de polimorfismos de nucleotídio único (SNP) que, ao menos *in vitro*, diminuem a eficiência de conversão do betacaroteno em retinol. Estudos clínicos sugerem um efeito similar *in vivo*.

Logo que o retinol é esterificado no enterócito, o ER é também englobado pelos quilomícrons nascentes, os quais, já secretados nos vasos linfáticos, entram na circulação sistêmica e, então, são transportados e captados por diversos tecidos. Quando o estado nutricional de Vit A está adequado, na maioria dos mamíferos, inclusive seres humanos, o fígado é o principal local de captação e armazenamento de quilomícrons desse micronutriente, com níveis potencialmente altos de ER nas células estreladas hepáticas (CEH). À medida que essa condição se deteriora e entra em uma faixa de deficiência, as reservas de Vit A são mobilizadas das CEH, de forma que o retinol liberado consiga ser absorvido e utilizado pelos tecidos extra-hepáticos. O retinol circulante é ligado a uma proteína transportadora específica, a **proteína transportadora de retinol (RBP,** sigla do inglês ***retinol-binding protein*)**,

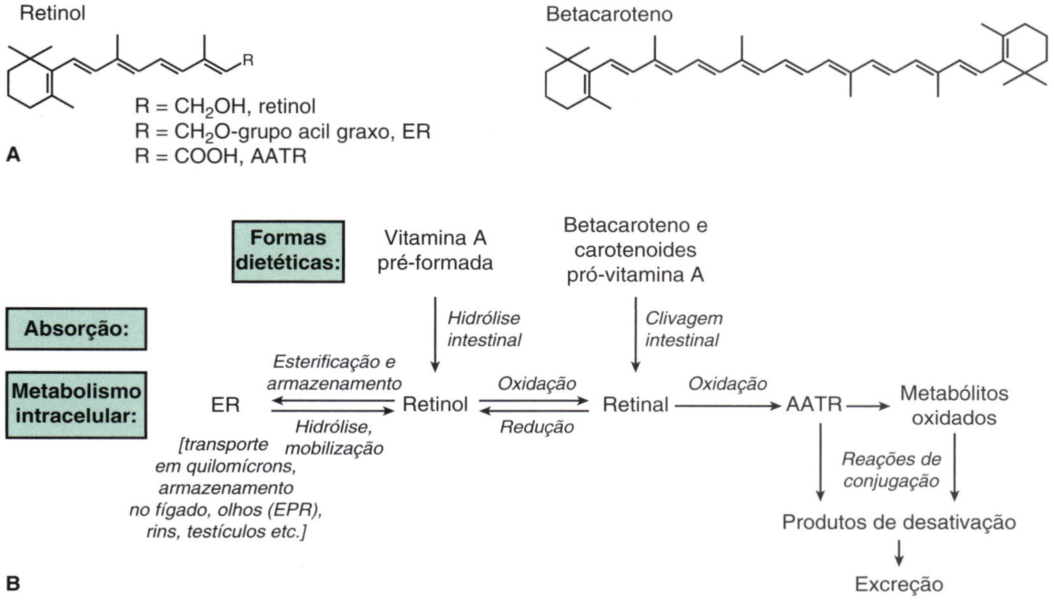

Figura 61.1 **A.** Estruturas da vitamina A. **B.** Visão geral do metabolismo da vitamina A. AATR, ácido All-*trans* retinoico; ER, éster de retinil; EPR, epitélio pigmentar da retina.

que por sua vez se liga à proteína de transporte de hormônio da tireoide, a **transtirretina (TTR)**; esse complexo distribui retinol plasmático (assim como o hormônio da tireoide) a um grande número de tecidos-alvo da Vit A. O principal mediador fisiológico da captação de retinol pelas células em muitos tecidos é o Stra6, uma proteína de múltiplos domínios transmembrana amplamente expressa que atua como um receptor de superfície celular para o retinol ligado à RBP. O Stra6 não é expressado de forma significativa no fígado, mas um receptor homólogo pode desempenhar função similar. No interior dos tecidos-alvo, o retinol é esterificado em ER para armazenamento ou oxidado em ácido retinoico (AR) para exercer sua função. No olho, há a formação de 11-*cis*-retinal, que se liga à proteína rodopsina (bastonetes) ou iodopsina (cones), onde funciona como um receptor sensível à luz.

Estado nutricional de vitamina A em neonatos

Os neonatos iniciam a vida com níveis baixos de vitamina A no plasma, fígado e tecidos extra-hepáticos, em comparação com aqueles encontrados em adultos. Em lactentes, os níveis plasmáticos normais de retinol se mantêm entre 20 e 50 μg/dℓ, aumentando de forma gradual conforme o crescimento da criança. Os valores médios de retinol sérico são: 1,19 μmol/ℓ para ambos os sexos entre 4 e 8 anos de idade; 1,4 e 1,33 μmol/ℓ para meninos e meninas entre 9 e 13 anos, respectivamente; e 1,71 e 1,57 μmol/ℓ para meninos e meninas entre 14 e 18 anos, respectivamente (para fins de conversão, 1 μmol/ℓ = 28,6 μg/dℓ). Valores de 1,96 e 1,85 μmol/ℓ são encontrados em homens e mulheres entre 19 e 30 anos, respectivamente. A Figura 61.2 mostra a distribuição de concentrações séricas de retinol em crianças norte-americanas.

Os níveis de retinol são ainda menores nos neonatos que vivem em países em desenvolvimento, onde a ingestão de Vit A pode ser baixa e a deficiência desse micronutriente é um problema nutricional comum e significativo. Reservas reduzidas de Vit A e concentrações plasmáticas de retinol são percebidas em lactentes com baixo peso ao nascimento (BPN) e recém-nascidos prematuros (RNP). A desnutrição, particularmente o déficit proteico, pode causar deficiência de Vit A em razão do comprometimento da síntese de RBP.

Inflamação que causa níveis plasmáticos de retinol baixos

A inflamação relacionada ao retinol é uma causa da redução de seus níveis plasmáticos como consequência da síntese diminuída de RBP e TTR. Essa condição pode mimetizar uma falta de Vit A, mas não será corrigida pela suplementação. Na população adulta dos EUA, aqueles com níveis moderadamente elevados de proteína C reativa (PCR), que é indicativo de inflamação leve, apresentaram concentração plasmática média de retinol mais baixa. Não é possível determinar até que ponto a inflamação é um fator relevante para os níveis plasmáticos de retinol baixos em crianças, mas é provável que seja significativo em doenças infecciosas agudas, como sarampo, e, possivelmente, em condições inflamatórias crônicas, como a fibrose cística.

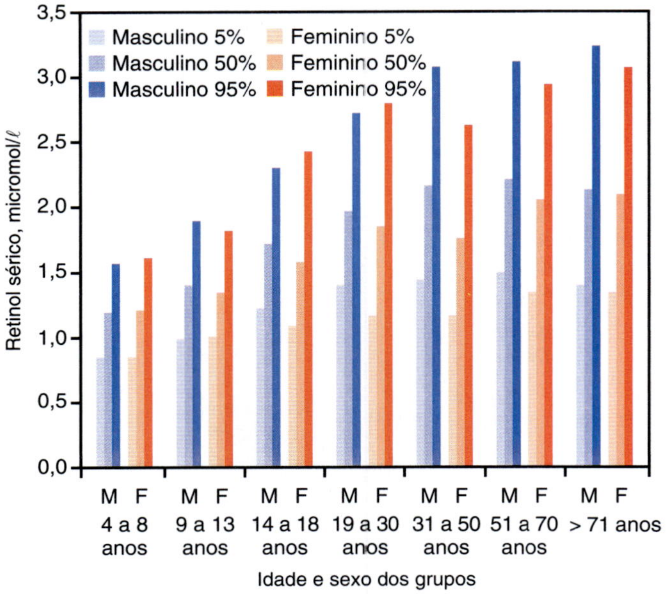

Figura 61.2 Distribuição de concentrações séricas de retinol em crianças e adultos nos EUA por idade e sexo, de acordo com o National Health and Nutrition Examination Survey (NHANES).

FUNÇÕES DA VITAMINA A E SEUS MECANISMOS DE AÇÃO

Afora o seu papel na visão, as ações pleiotrópicas desse micronutriente são mediadas pelo AATR, o qual é um ligante para fatores de transcrição nuclear específicos, os **receptores de retinoides**; Os receptores do ácido retinoico (RAR) e do retinoide X (RXR) regulam a expressão de centenas de genes. Quando um RAR é ativado pela presença de AR, forma-se um complexo RAR-RXR, o qual se liga e ativa sequências específicas de DNA presentes em genes responsivos a retinoides, os RARE e RXRE. Os genes podem ser induzidos ou suprimidos, dependendo de coativadores e cossupressores adicionais recrutados para o complexo RAR-RXR. Os genes regulados por retinoides estão envolvidos em diversas atividades biológicas fundamentais, incluindo regulação da divisão, morte e diferenciação celulares. Aplica-se o termo *retinoides* a compostos naturais e sintéticos com atividade de Vit A e esse costuma ser utilizado com mais frequência no contexto de ação da Vit A a nível genético. Inúmeros retinoides sintéticos vêm ganhando aceitação clínica no tratamento de distúrbios cutâneos e determinadas neoplasias.

Durante o desenvolvimento embrionário, o AR está entre as moléculas sinalizadoras mais importantes que determinam a padronização corpórea (morfogênese). Muitos processos fisiológicos são sensíveis a uma deficiência ou excesso de Vit A ou AATR, incluindo a reprodução, o crescimento, o desenvolvimento ósseo, bem como as funções dos sistemas respiratório, gastrintestinal, hematopoético e imunológico. A Vit A, talvez por estimular a função imunológica e a defesa do hospedeiro, é particularmente importante nos países em desenvolvimento; estudos mostram que a suplementação ou terapia com Vit A reduz as taxas de morbidade e mortalidade de várias doenças infecciosas, incluindo o sarampo (ver Capítulo 273).

A Vitamina A contribui de forma crucial para a visão, mediada pelo 11-*cis*-retinal. A retina humana contém dois sistemas fotorreceptores distintos: os *bastonetes*, nos quais a rodopsina detecta a luz de baixa intensidade; e os *cones*, nos quais a iodopsina detecta cores diferentes; o 11-*cis* retinal é o grupo prostético presente em ambas as proteínas visuais. O mecanismo de ação da Vitamina A é semelhante para bastonetes e cones, com base na *fotoisomerização* de 11-*cis* para *all-trans* retinal (muda de forma quando exposto à luz), que inicia a transdução de sinal através do nervo óptico para o cérebro, resultando em sensação visual. Após a isomerização (ou fotobranqueamento), uma série de reações serve para regenerar o 11-*cis*-retinal em favor da ressíntese de rodopsina e iodopsina; células acessórias, incluindo epitélio pimentar da retina (EPR) e células de Müller, estão envolvidas nesse processo de reciclagem.

DEFICIÊNCIA DE VITAMINA A

Se a criança em fase de crescimento tem uma dieta balanceada e obtém Vit A a partir de alimentos ricos nesse micronutriente ou em pró-vitamina A (Tabela 61.1), o risco de deficiência de Vit A é pequeno. Contudo, até mesmo uma deficiência subclínica dessa vitamina pode ter consequências graves.

Condições de deficiência em países desenvolvidos são raras, exceto em algumas populações empobrecidas (ver Capítulo 57), quer após erros na preparação de alimentos ou por dietas da moda; porém, são comuns em muitos países em desenvolvimento e frequentemente estão associadas à desnutrição global. No ambiente clínico, as deficiências de vitaminas também podem ocorrer como complicações em crianças com diversos distúrbios ou doenças crônicas. As informações obtidas na história médica relacionadas aos hábitos alimentares podem ser importantes na identificação do risco de desenvolvimento desses problemas nutricionais. Com exceção da Vit A, a toxicidade pelo

Tabela 61.1 Características da vitamina A.

NOMES E SINÔNIMOS	CARACTERÍSTICAS	AÇÃO BIOQUÍMICA	EFEITOS DA DEFICIÊNCIA	EFEITOS DO EXCESSO	FONTES
Retinol (Vit A_1); 1 μg retinol = 3,3 UI Vit A = 1 RAE Pró-vitaminas A: os pigmentos de planta α-, β- e γ-carotenos e criptoxantina têm atividade parcial de retinol: 12 μg de betacaroteno ou 24 μg de outros carotenoides de pró-vitamina A = 1 μg de retinol	Lipossolúvel; termoestável; destruída por oxidação, ressecamento Necessidade de bile para absorção Armazenamento no fígado Protegida pela Vit E	Na visão, como retinal, para síntese dos pigmentos visuais de rodopsina e iodopsina No crescimento, reprodução, desenvolvimento embrionário e fetal, crescimento ósseo, funções imune e epitelial, via ácido retinoico como um ligante para fatores de transcrição nuclear específicos, regulando genes envolvidos em muitos processos celulares fundamentais	Nictalopia Fotofobia, xeroftalmia, manchas de Bitôt, conjuntivite, ceratomalácia que leva à cegueira Falha de formação das epífises ósseas Defeito no esmalte do dente Queratinização de membranas mucosas e pele Retardo do crescimento. Comprometimento da resistência a infecção, anemia, falha de reprodução e anormalidades fetais	Anorexia, crescimento lento, ressecamento e rachadura da pele, hepatomegalia e esplenomegalia, edema e dor em ossos longos, fragilidade óssea, pressão intracraniana aumentada, alopecia e carotenemia Anormalidades fetais	Fígado e óleos de fígado de peixe Laticínios, exceto leite desnatado Gema de ovo, margarina enriquecida, leite desnatado enriquecido Carotenoides de plantas: verduras verdes, frutas amarelas e legumes

RAE, equivalente de atividade de retinol (*retinol activity equivalente*); Vit, vitamina.

consumo excessivo de vitaminas é rara. A Tabela 61.1 resume as fontes dietéticas, as funções e os sintomas provocados por deficiência e excesso de vitaminas.

Manifestações clínicas da deficiência de vitamina A

Os sintomas mais evidentes da deficiência de vitamina A estão associados a alterações na morfologia e funções da célula epitelial. Nos intestinos, as células caliciformes secretoras de muco são afetadas, e a perda de um bloqueio eficaz contra patógenos pode provocar diarreia ou prejuízo da função de barreira epitelial. Da mesma fora, a secreção de muco pelo epitélio é essencial no trato respiratório para a eliminação de agentes tóxicos e patógenos inalados. As alterações epiteliais características resultam da deficiência de Vit A, incluindo proliferação de células basais, hiperqueratose e formação de epitélio estratificado pavimentoso queratinizado. A metaplasia escamosa da pelve renal, ureteres, epitélio vaginal e ductos pancreático e salivar pode levar ao aumento de infecção nessas áreas. Na vesícula urinária, a perda de integridade epitelial pode resultar em piúria e hematúria. Na pele, a deficiência de Vit A se manifesta como manchas ressecadas, escamosas e hiperqueratóticas, geralmente em braços, pernas, ombros e nádegas. A associação de barreiras epiteliais defeituosas com infecção, reação imunológica baixa e resposta reduzida ao estresse inflamatório, todas por causa de insuficiência de Vit A, pode ocasionar deficiência de crescimento e problemas de saúde graves em crianças.

Os sinais mais característicos e específicos da deficiência de Vit A são as *lesões oculares*, ainda que possam se manifestar um pouco mais tarde na progressão da deficiência, desenvolver-se de maneira insidiosa e, raras vezes, ocorrer antes dos 2 anos de idade. Um sintoma mais inicial dessa condição é a adaptação tardia ao escuro, como consequência da ressíntese reduzida de rodopsina; isso pode progredir para **cegueira noturna**. Essa é consequência da ausência de retinal no pigmento visual rodopsina da retina. A fotofobia é um sintoma comum. O EPR, elemento estrutural da retina, sofre queratinização. Quando ele se degenera, bastonetes e cones não recebem suporte e, portanto, desintegram-se, resultando em cegueira.

Ao passo que a deficiência de Vit A evolui, os tecidos epiteliais da córnea e da conjuntiva do olho ficam gravemente alterados por causa da falta de AATR suficiente para a diferenciação da célula epitelial normal. A córnea protege o olho do meio ambiente e também é importante na refração da luz. As fases da deficiência incluem queratinização e opacificação da córnea, suscetibilidade à infecção e formação de camadas de células ressecadas e escamosas (**xeroftalmia**; Figuras 61.3 e 61.4). A membrana conjuntiva sofre queratinização e pode desenvolver placas de aspecto esponjoso (**manchas de Bitôt**; Figura 61.5). Quando linfócitos infiltram a córnea em fases mais avançadas de infecção, ela sofre degeneração irreversível (**queratomalácia** e **ulceração corneal**), o que resulta em cegueira irreversível. Antes de tudo, essas lesões oculares são doenças juvenis e representam uma das principais causas de cegueira nos países em desenvolvimento. Embora os índices de xeroftalmia tenham caído, o número de crianças afetadas

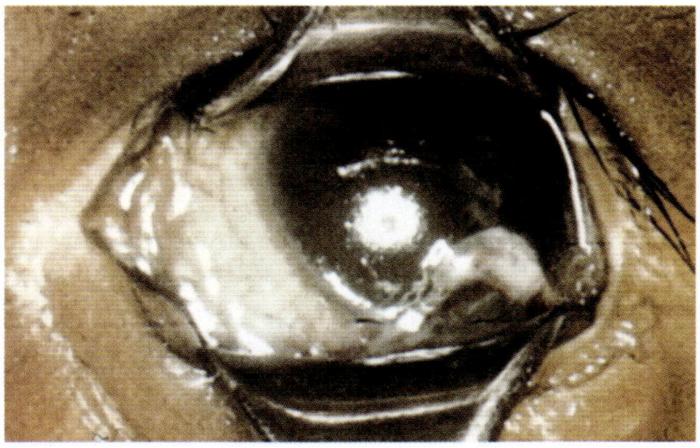

Figura 61.3 Xeroftalmia avançada com córnea opaca e sem brilho e alguns danos à íris em menino de 1 ano de idade. (*De Oomen HAPC: Vitamin A deficiency, xerophthalmia and blindness*, Nutr Rev *6:161-166, 1974.*)

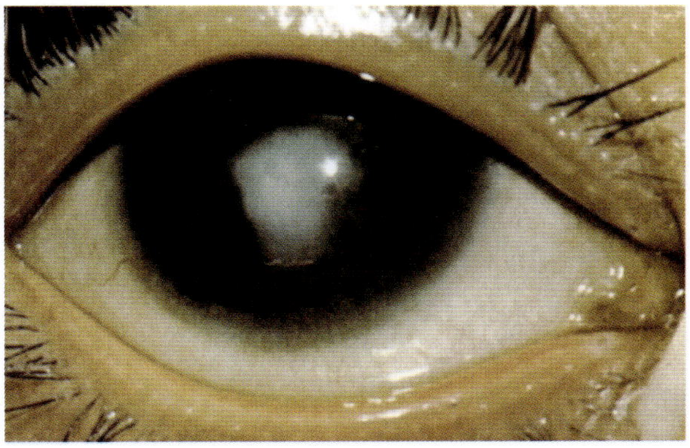

Figura 61.4 Recuperação da xeroftalmia, mostrando uma lesão ocular permanente. (De Bloch CE: Blindness and other disease arising from deficient nutrition [lack of fat soluble A factor], *Am J Dis Child* 27:139, 1924.)

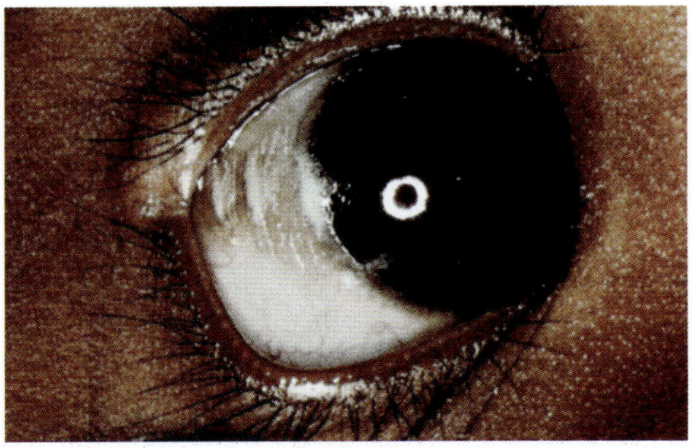

Figura 61.5 Manchas de Bitôt com hiperpigmentação observadas em menino indonésio de 10 meses de vida. (De Oomen HAPC: Vitamin A deficiency, xerophthalmia and blindness, *Nutr Rev* 6:161-166, 1974.)

ainda é muito alto. O tratamento com Vit A, até a fase de queratomalácia, é eficaz ao repor de forma rápida o micronutriente no organismo do indivíduo, salvando-lhe a visão.

Outros sinais clínicos de deficiência de Vit A são: crescimento total insuficiente, diarreia, suscetibilidade a infecções, anemia, apatia, prejuízo intelectual e aumento da pressão intracraniana, com separação ampla dos ossos cranianos junto às suturas. Pode haver problemas de visão como consequência da pressão que o crescimento ósseo excessivo provoca sobre o nervo óptico.

A **desnutrição**, sobretudo a deficiência de proteínas, pode causar deficiência de Vit A ao comprometer a síntese da proteína transportadora de retinol. Em países em desenvolvimento, é provável que a deficiência subclínica ou clínica de zinco aumente o risco da carência de Vit A. Há também alguma evidência de ingestão limitado de zinco em crianças nos EUA.

Diagnóstico

Os testes de adaptação ao escuro podem ser utilizados para avaliar a deficiência de Vit A em fase inicial. Embora as manchas de Bitôt se desenvolvam relativamente cedo, aquelas relacionadas à deficiência ativa desse micronutriente costumam ficar restritas a crianças em idade pré-escolar. A xeroftalmia é uma lesão muito característica dessa deficiência. Para a detecção de carência menos grave (condição limítrofe de Vit A), os métodos empregados são citologia de impressão conjuntival, resposta relativa à dose e testes modificados de resposta relativa à dose. Uma história da dieta é útil para sugerir ou descartar a ingestão insuficiente como causa dos sintomas. A condição limítrofe da Vit A é relativamente prevalente entre mulheres grávidas e lactantes em regiões do mundo com recursos escassos (e, portanto, de ingestão nutricional insuficente). Embora o nível plasmático de retinol não seja um indicador muito preciso para determinar o estado nutricional de Vit A, diversas diretrizes têm sido propostas para categorizar esse estado com base no retinol sérico. Em crianças, são considerados os seguintes valores do retinol plasmático: < 0,35 μmol/ℓ, *muito deficientes*; 0,35 a 0,7 μmol/ℓ, *deficientes*; 0,7 a 1,05 μmol/ℓ, *limítrofes*; e > 1,05 μmol/ℓ, *adequados*. Há tempos tem-se levado em consideração que uma concentração hepática de Vit A > 20 μg/g é necessária para sustentar uma taxa normal de secreção de retinol-RBP no plasma e, portanto, distribuir níveis normais de retinol para os tecidos periféricos.

Epidemiologia e questões de saúde pública

A deficiência de Vit A e a xeroftalmia ainda ocorrem em populações de baixa renda em grande parte dos países em desenvolvimento no mundo e estão ligadas à subnutrição e agravadas por doenças. Diversos programas de saúde pública têm sido instituídos para fornecer grandes doses de Vit A periodicamente. A suplementação desse micronutriente é considerada parte da estratégia dos Objetivos de Desenvolvimento do Milênio (ODM) da Organização Mundial da Saúde (OMS) para reduzir a mortalidade de crianças com < 5 anos de idade. A suplementação neonatal pode ser mais eficaz em populações com alta incidência de carência de Vit A maternal. Outras estratégias ainda em teste incluem a melhoria do conteúdo de betacaroteno em alimentos essenciais por meio do cultivo de vegetais (biofortificação).

Ingestão dietética de referência para a população saudável

A Tabela 61.2 resume a ingestão dietética de referência (DRI; *Dietary Reference Intake*) para lactentes e crianças. Os valores de referência incluem: a necessidade média estimada (EAR; *estimated average requirement*), o requisito biológico médio do nutriente para o grupo de idade/sexo de interesse; a ingestão dietética recomendada (RDA; *recommended dietary allowance*), que é estabelecida para atender às necessidades fisiológicas de > 97% da população (assim, as carências de muitas pessoas são mais do que atendidas pelo consumo de acordo com a RDA); e o limite superior de normalidade (UL; *upper level of normal*), um limite de ingestão acima do qual o risco de efeitos adversos pode aumentar; refere-se somente ao consumo crônico de Vit A pré-formada. A RDA é expressa como equivalente de atividade de retinol (RAE; 1 RAE = 1 μg AATR; equivalentes para pró-vitamina A em alimentos = 12 μg de betacaroteno, 24 μg de α-caroteno ou 24 μg de β-criptoxantina). Desde a infância até os 18 anos de idade, a RDA aumenta como resultado do crescimento corporal, tornando-se maior para meninos do que para meninas durante a adolescência. Ao longo da gestação, a RDA é de 750 a 770 μg, e enquanto dura a lactação, sobe para 1.200 a 1.300 μg para garantir quantidade suficiente do conteúdo de Vit A no decorrer da amamentação.

Vale ressaltar que, sobretudo para crianças pequenas, o UL é somente cerca de duas vezes mais alto do que a RDA. Assim sendo, com relação a crianças cuja dieta é adequada, deve-se tomar cuidado com o uso abusivo de suplementos dietéticos (suplementos vitamínicos e minerais) contendo Vit A pré-formada e/ou evitar o consumo excessivo de alimentos ricos nesse micronutriente, como o fígado.

Vitamina A para tratamento de deficiência

Uma suplementação diária de 1.500 μg de Vit A é suficiente para tratar a deficiência latente desse micronutriente; logo depois, a ingestão dentro da RDA deve ser a meta. Em crianças sem sinais evidentes de deficiência de Vit A, mas com suspeita de níveis baixos de reserva desse micronutriente, as taxas de morbidade e mortalidade, desde infecção viral como o sarampo, têm sido reduzidas pela administração de doses semanais de Vit A no nível de RDA. Com uma frequência maior, administram-se doses mais altas de 30 a 60 mg de retinol (100 a 200 mil UI/criança), 1 a 2 vezes/dia, sob monitoramento cuidadoso para evitar a toxicidade associada ao excesso da vitamina. A xeroftalmia é tratada com 1.500 μg/kg de peso corporal por via oral (VO), durante 5 dias, seguida de injeção intramuscular (IM) de 7.500 μg de Vit A em óleo, até a recuperação. Nas taxas neonatais, a administração desse nutriente como dose suplementar aumentou os níveis de retinol apenas transitoriamente na maioria dos tecidos, posto que a Vit A hepática permaneceu em nível alto de forma mais persistente.

Tabela 61.2 Ingestão dietética de referência para vitamina A em crianças.

FAIXA ETÁRIA	DRI (μg equivalentes de retinol por dia)	UL (μg equivalentes de retinol por dia)	COMENTÁRIOS
0 a 6 meses	400	600	O consumo recomendado para lactentes é uma ingestão considerada adequada, com base na quantidade de Vit A normalmente presente no leite materno
7 a 12 meses	500	600	
1 a 3 anos	300	600	
4 a 8 anos	400	900	
9 a 13 anos	600	1.700	O UL se aplica apenas à Vit A pré-formada (retinol)
14 a 18 anos	900, meninos; 700, meninas	2.800	

DRI, Ingestão Dietética de Referência (*Dietary Reference Intake*); UL, limite superior de normalidade (*upper level of normal*); Vit, vitamina.

A Vit A também é utilizada em RNP para melhorar a função respiratória e prevenir o desenvolvimento de doença pulmonar crônica. Uma análise de 9 ensaios clínicos controlados e randomizados (ECCR) sobre esse micronutriente constatou que ele parece ser benéfico em redução de mortes ou necessidade de suplementação de oxigênio, sem diferença nos resultados do desenvolvimento neurológico.

HIPERVITAMINOSE A

A hipervitaminose A crônica resulta da ingestão excessiva de Vit A pré-formada (retinol ou ER), geralmente por várias semanas ou meses. Na maioria da vezes, ela é causada pelo uso abusivo de suplementos contendo Vit A ou por modismo dietético, incluindo alto consumo de vísceras. A ingestão crônica diária de 15 mil e 6 mil μg pode ser tóxica em adultos e crianças, respectivamente. Como não há antídoto para hipervitaminose A, e a Vit A é armazenada sem dificuldade no fígado e em outros tecidos, o mais importante é prevenir a toxicidade. Os sintomas podem ceder de imediato com a suspensão da vitamina; porém, a taxa de melhora depende da quantidade do micronutriente acumulado nos tecidos. Em casos extremos, a hipervitaminose A é fatal. Os sinais de toxicidade subaguda ou crônica podem incluir: cefaleia; vômitos (sinais precoces); anorexia; pele ressecada com descamação irritativa; e lesões seborreicas cutâneas. Em sua forma crônica, é possível observar: rachaduras nos cantos da boca; alopecia e espessamento do cabelo; anormalidades ósseas e edema; hepato e esplenomegalia; diplopia; pressão intracraniana aumentada; irritabilidade; estupor; limitação do movimento; ressecamento das membranas mucosas; e descamação palmoplantar. As radiografias podem mostrar *hiperostose* afetando vários ossos longos, sobretudo no meio das diáfises (Figura 61.6). Os níveis séricos de Vit A estão altos, principalmente na forma de ER carregados em lipoproteínas, o que pode resultar em dano tecidual e liberação de enzimas hepáticas no plasma. É provável que haja hipercalcemia e/ou cirrose hepática. A hipervitaminose A é distinta da hiperostose cortical (ver Capítulo 720).

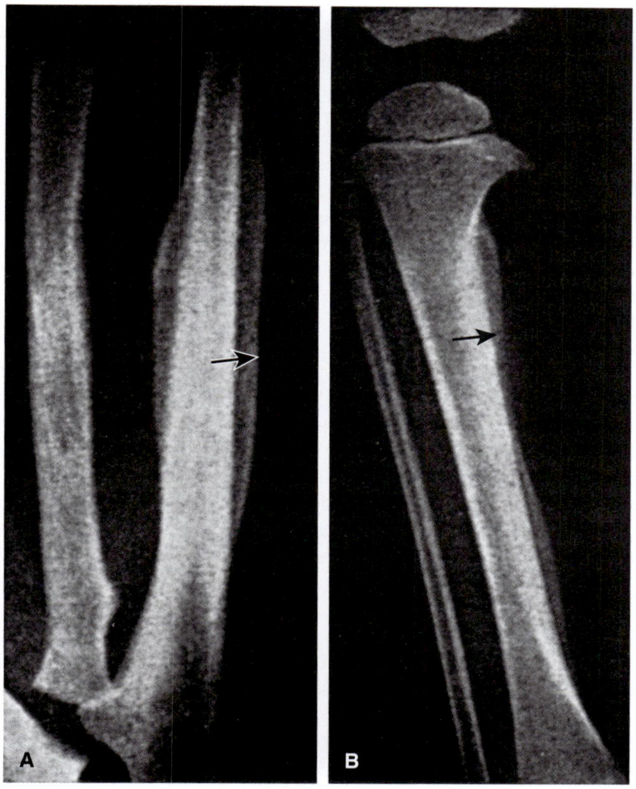

Figura 61.6 Hiperostose da ulna e da tíbia em lactente de 21 meses de vida, decorrente de intoxicação por vitamina A. **A.** Hiperostose cortical ondulada e longa da ulna (*seta*). **B.** Hiperostose cortical ondulada e longa da tíbia direita (*seta*), com notável ausência de alterações metafisárias. (De Caffey J, *Pediatric x-ray diagnosis*, ed 5, Chicago, 1967, Year Book, p 994.).

Em crianças pequenas, os sinais da toxicidade por Vit A incluem vômitos e fontanelas proeminentes, nenhum deles é específico. Contudo, se combinados com anorexia, prurido e dificuldade de ganho de peso, a toxicidade deve ser considerada. Os sintomas menos comuns incluem: diplopia, papiledema, paralisias de nervo craniano e outros sintomas sugestivos de **pseudotumor cerebral**.

Se níveis elevados de Vit A ou retinoides sintéticos forem ingeridos no início da gestação, podem ocorrer **malformações congênitas graves** no feto. A **teratogenicidade** tem sido associada a doses terapêuticas (0,5 a 1,5 mg/kg) de ácido 13-*cis*-retinoico oral (p. ex., Accutane®), em geral, para o tratamento de acne ou câncer, durante o 1º trimestre da gestação. Uma alta incidência (> 20%) de abortos espontâneos e de malformações congênitas, incluindo anormalidades craniofaciais características, levou a U.S. Food and Drug Administration (FDA) a promulgar regulamentos de prescrição mais rigorosos para esses fármacos em mulheres em idade fértil, como uma tentativa para reduzir essas anomalias.

Os carotenoides, mesmo em doses altas, não estão associados à toxicidade, mas podem provocar uma coloração amarelada na pele (**carotenodermia**), incluindo as palmas das mãos, e níveis elevados no soro (carotenemia); essa condição relativamente benigna desaparece aos poucos quando a ingestão de caroteno é reduzida. Crianças com doença hepática, diabetes melito ou hipotireoidismo são mais suscetíveis. Modismos dietéticos, como o consumo excessivo de alimentos e sucos ricos em caroteno, podem ser uma das causas de carotenodermia.

A bibliografia está disponível no GEN-io.

Capítulo **62**

Deficiências e Excessos de Vitaminas do Complexo B

H.P.S. Sachdev e Dheeraj Shah

As vitaminas do complexo B são hidrossolúveis e incluem: tiamina [vitamina (Vit) B_1], riboflavina (B_2), niacina (B_3), piridoxina (B_6), folato, cobalamina (B_{12}), biotina e ácido pantotênico. *Colina* e *inositol,* também considerados integrantes do complexo B, são importantes para as funções normais do corpo; todavia, nenhuma síndrome específica por deficiência tem sido atribuída à falta desses dois fatores na dieta.

As vitaminas do complexo B atuam como coenzimas em muitas vias metabólicas que têm relação estreitamente funcional entre si. Portanto, a falta de uma delas tem o potencial para interromper uma cadeia de processos químicos, incluindo reações dependentes de outras vitaminas, e, em síntese, pode ocasionar diversas manifestações clínicas. Como as dietas deficientes em qualquer um dos micronutrientes do complexo B costumam ser fontes escassas de outras vitaminas B, geralmente manifestações de várias deficiências podem ser observadas no mesmo indivíduo. Por essa razão, tem-se como uma prática geral, no paciente com evidente deficiência de uma Vit B específica, o tratamento com todas as vitaminas desse complexo.

62.1 Tiamina (Vitamina B_1)

H.P.S. Sachdev e Dheeraj Shah

O bifosfato de tiamina, que é a sua forma ativa, atua como cofator para várias enzimas envolvidas no catabolismo de carboidratos, por exemplo, a piruvato desidrogenase, a transcetolase e a α-cetoglutarase.

Essas enzimas também contribuem para o *shunt* da hexose monofosfato que gera fosfato de nicotinamida adenina dinucleotídio (NADP) e pentose para a síntese de ácido nucleico. Além disso, a tiamina é requerida para a síntese de acetilcolina (ACh) e ácido γ-aminobutírico (GABA), os quais têm funções importantes na condução nervosa. A Vit B_1 é absorvida eficazmente no trato gastrintestinal (TGI); assim sendo, é possível que seja deficiente em indivíduos com doença do TGI ou hepática. A demanda de tiamina cresce quando grandes quantidades de carboidrato são ingeridas e durante períodos de metabolismo aumentado, bem como febre, atividade muscular, hipertireoidismo, gravidez e lactação. O álcool afeta vários aspectos de transporte e captação da Vit B_1, contribuindo para a deficiência em alcoólicos.

Carne de porco (sobretudo magra), peixe e aves são boas **fontes dietéticas** não vegetarianas de tiamina. Para vegetarianos, as principais fontes são arroz, aveia, trigo e legumes. A maior parte dos cereais matinais prontos para consumo são enriquecidos com essa vitamina. A tiamina é hidrossolúvel e termossensível; grande parte dela é perdida quando o arroz é lavado repetidas vezes e a água do cozimento é descartada. Quando a lactante é bem nutrida, o leite materno fornece tiamina em quantidade adequada; porém, lactentes amamentados por mães com insuficiência dessa vitamina correm o risco de deficiência. Os antagonistas de tiamina (café e chá) e as tiaminases (peixe fermentado) podem contribuir para sua deficiência. A maioria das crianças com uma dieta equilibrada obtém uma ingestão adequada de Vit B_1 a partir dos alimentos e não necessita de suplementos.

DEFICIÊNCIA DE TIAMINA

A deficiência de tiamina está associada a estados de desnutrição grave, incluindo malignidade e pós-operatório. O distúrbio (ou espectro de distúrbios) está classicamente associado a uma dieta muito rica em arroz polido (beribéri oriental). Também pode surgir se a farinha de trigo branca compõe uma parte significativa da alimentação; em alcoólicos; e nas dietas da moda (beribéri ocasional). Há relatos frequentes dessa deficiência em habitantes de campos de refugiados que consomem dietas repetitivas à base de arroz polido. Concentrações baixas de tiamina também são observadas durante doenças graves.

A **síndrome da anemia megaloblástica responsiva à tiamina (AMRT)** é um distúrbio autossômico recessivo raro caracterizado por anemia megaloblástica, diabetes melittus e perda auditiva neurossensorial, responsivo a vários graus de tratamento com tiamina. A síndrome é causada por mutações no gene *SLC19A2*, que codifica uma proteína transportadora de Vit B_1, levando ao transporte anormal do micronutriente e à deficiência da vitamina ao nível celular. Outro estado de dependência, a **doença dos gânglios basais responsivos à biotina e tiamina**, resulta de mutações no gene *SLC19A3*; apresenta-se com letargia, mau contato e alimentação deficiente na primeira infância; e responde ao tratamento combinado com biotina e tiamina. A Vit B_1 e vitaminas relacionadas podem melhorar o resultado em crianças com encefalomielopatia de Leigh e diabetes melittus tipo 1.

Manifestações clínicas

A deficiência de tiamina pode se desenvolver dentro de 2 a 3 meses de uma ingestão deficiente. Os sintomas iniciais são inespecíficos, como fadiga, apatia, irritabilidade, depressão, sonolência, pouca concentração mental, anorexia, náuseas e desconforto abdominal. Manifestações mais específicas de **beribéri** aparecem à medida que a condição evolui, como neurite periférica (que se manifesta como formigamento, ardência e parestesias dos pés e de seus dedos), redução dos reflexos tendíneos profundos, perda da sensação vibratória, sensibilidade e parestesias nos músculos da perna, insuficiência cardíaca e transtornos psicológicos. Os pacientes podem ter ptose palpebral e atrofia do nervo óptico. Rouquidão ou afonia causada por paralisia do nervo laríngeo é um sinal característico. Atrofia muscular e sensibilidade dos troncos nervosos são acompanhadas por ataxia, perdas de coordenação e de sensibilidade profunda. Os sinais mais tardios incluem pressão intracraniana (PIC) aumentada, meningismo e coma. O quadro clínico da deficiência de tiamina costuma ser dividido em tipos seco (**neurítico**) e úmido (**cardíaco**). A doença é úmida ou seca, dependendo da quantidade de líquido que se acumula no corpo por causa de disfunções cardíaca e renal, ainda que a causa exata desse edema seja desconhecida. Muitos casos de carência de Vit B_1 mostram uma mistura de ambos os aspectos e são mais adequadamente denominados **deficiência de tiamina com cardiopatia e neuropatia periférica**.

A tríade clínica clássica da **encefalopatia de Wernicke** – alterações do estado mental, sinais oculares e ataxia – é, raras vezes, relatada em lactentes e crianças pequenas acometidas por deficiência grave secundária até malignidades ou alimentação à base de fórmulas inadequadas. Uma epidemia da deficiência de tiamina com risco de vida foi percebida entre lactentes alimentados com uma fórmula à base de soja que apresentava níveis indetectáveis desse elemento. As manifestações incluíam: êmese; letargia; agitação; oftalmoplegia; distensão abdominal; atraso no desenvolvimento; distúrbio de crescimento (déficit nutricional); acidose láctica; nistagmo; diarreia; apneia; convulsões; e neuropatia auditiva. Uma apresentação aguda com taquicardia, gemidos e acidose metabólica grave em resposta à tiamina parenteral tem sido, ocasionalmente, relatada em lactentes de mães que consomem arroz polido e lavado repetidas vezes.

Em geral, a morte por deficiência de tiamina é secundária ao envolvimento cardíaco. Os sinais iniciais são cianose e dispneia, mas pode haver rápido desenvolvimento de taquicardia, hepatomegalia, perda de consciência e convulsões. O coração, sobretudo o lado direito, fica aumentado. O eletrocardiograma (ECG) mostra intervalo QT elevado, ondas T invertidas e baixa voltagem. Essas alterações, bem como a cardiomegalia, voltam bem rápido ao normal com o tratamento; contudo, sem o procedimento imediato, a insuficiência cardíaca pode evoluir depressa e resultar em morte. Em casos fatais de beribéri, as lesões se localizam principalmente no coração, nos nervos periféricos, no tecido subcutâneo e nas cavidades serosas. O coração fica dilatado, e a degeneração gordurosa do miocárdio é comum. Edemas generalizado ou das pernas, efusões serosas e ingurgitamento venoso costumam estar presentes. A degeneração da mielina e dos cilindros axonais dos nervos periféricos, relacionada com a deterioração walleriana que começa nas localizações distais, também é comum, em particular nos membros inferiores. As lesões cerebrais incluem dilatação vascular e hemorragia.

Diagnóstico

A suspeita diagnóstica costuma ser levantada com base no contexto clínico e nos sintomas compatíveis. Às vezes, um alto índice de suspeição em crianças que se apresentam com insuficiência cardíaca inexplicada pode salvar vidas. Os testes bioquímicos objetivos para determinação do estado de tiamina incluem a medida da atividade de transcetolase eritrocitária e o efeito do pirofosfato de tiamina. Os critérios diagnósticos bioquímicos da deficiência dessa substância consistem em baixa atividade de transcetolase eritrocitária e alto efeito do pirofosfato de tiamina (faixa normal: 0 a 14%). A excreção urinária de tiamina ou de seus metabólitos (tiazol ou pirimidina) após uma dose de carga de tiamina por via oral (VO), também pode ser medida para auxiliar na identificação do estado de deficiência. Alterações na ressonância magnética (RM) associadas à deficiência de Vit B_1 em lactentes são caracterizadas por hiperintensidades simétricas bilaterais dos gânglios e lobo frontal; além das lesões nos corpos mamilares, região periaquedutal e tálamos descritas em adultos.

Prevenção

Uma dieta materna que contém quantidades suficientes de tiamina previne a ocorrência de sua deficiência em lactentes em fase de amamentação, e as fórmulas infantis comercializadas em todos os países desenvolvidos fornecem os níveis recomendados de ingestão. Durante a alimentação complementar, a ingestão adequada de tiamina pode ser obtida com uma dieta variada que inclua carne bovina e cereais enriquecidos ou integrais. Quando o cereal principal é o arroz polido, esforços especiais precisam ser feitos para incluir legumes e/ou nozes à ração. A tiamina e outras vitaminas podem ficar retidas no arroz tipo *parboilizado*, um processo de cozimento do arroz na casca antes da moagem. O aprimoramento das técnicas de cozimento, como aquela que não descarta a água utilizada no processo, a lavagem mínima dos grãos e a redução do tempo de cozimento ajudam a minimizar as perdas de tiamina durante a preparação do alimento. A suplementação de Vit B_1 deve ser garantida durante a nutrição parenteral total (NPT).

Tratamento

Na ausência de distúrbios gastrintestinais, a administração por via oral de tiamina é efetiva. Crianças com insuficiência cardíaca, convulsões ou coma devem receber 10 mg de tiamina por via intramuscular (IM) ou intravenosa (IV), diariamente, durante a 1ª semana. Logo depois, deve-se continuar esse tratamento com 3 a 5 mg/dia de tiamina, VO, durante um período mínimo de 6 semanas. A resposta é drástica em lactentes e naqueles com manifestações predominantemente cardiovasculares, enquanto a resposta neurológica é lenta e, muitas vezes, incompleta. Epilepsia, deficiência mental e problemas de linguagem e auditivo de graus variáveis têm sido relatados em sobreviventes de deficiência grave de tiamina infantil.

Pacientes com beribéri costumam ter deficiências de outras vitaminas do complexo B; portanto, todo o grupo desses micronutrientes deve ser administrado também. O tratamento da AMTR e outros estados de dependência requerem dosagens mais altas (100 a 200 mg/dia). A anemia responde bem à administração de tiamina, assim como a insulina para o diabetes melito associado também pode ser descontinuada em muitos pacientes com síndrome de AMTR.

TOXICIDADE DA TIAMINA

Não há relatos de efeitos adversos do uso abusivo de tiamina por meio da ingestão de alimentos ou suplementos. Alguns casos isolados de prurido e anafilaxia têm sido relatados após a administração parenteral da Vit B_1.

A bibliografia está disponível no GEN-io.

62.2 Riboflavina (Vitamina B_2)

H.P.S. Sachdev e Dheeraj Shah

A riboflavina faz parte da estrutura das coenzimas flavina adenina dinucleotídio (FAD) e flavina mononucleotídio, as quais participam das reações de oxidação-redução (redox) em numerosas vias metabólicas e na produção de energia via cadeia respiratória mitocondrial. A riboflavina é termoestável; porém, é destruída pela luz. Leite, ovos, vísceras, legumes e cogumelos são fontes dietéticas ricas desse micronutriente. A maioria dos cereais, farinhas e pães comercializados é enriquecida com riboflavina.

DEFICIÊNCIA DE RIBOFLAVINA

As causas da deficiência de riboflavina (**ariboflavinose**) estão, sobretudo, relacionadas a estados de desnutrição e má absorção, incluindo infecções do TGI. O tratamento com alguns fármacos, como probenecida, fenotiazina ou anticoncepcionais orais (AOs), também podem causar a deficiência. A cadeia lateral da vitamina é destruída fotoquimicamente durante a fototerapia para hiperbilirrubinemia, por causa do envolvimento na oxidação fotossensibilizada da bilirrubina a compostos excretáveis mais polares.

A **deficiência isolada do complexo II**, doença mitocondrial rara que se manifesta em lactentes e crianças, responde de modo favorável à suplementação com riboflavina e, portanto, pode ser denominada um estado de dependência. A **síndrome de Brown-Vialetto-Van Laere (SBVVL)** – distúrbio neurológico raro, com possível letalidade, caracterizado por: deterioração neurológica rapidamente progressiva; neuropatia periférica; hipotonia; ataxia; perda auditiva neurossensorial; atrofia óptica; paralisia pontobulbar; e insuficiência respiratória – responde ao tratamento com doses altas de riboflavina se for tratada no início do curso da doença. Mutações no gene *SLC52A2* (autossômico recessivo), que codifica proteínas transportadoras de riboflavina, têm sido identificadas em crianças com essa síndrome.

Manifestações clínicas

As características clínicas da deficiência nutricional de riboflavina incluem: queilite, glossite, ceratite, conjuntivite, fotofobia, lacrimejamento, vascularização da córnea e dermatite seborreica. A queilite surge com palidez nos ângulos da boca e evolui para afinamento e maceração do epitélio, levando a fissuras que se estendem radialmente na pele (Figura 62.1). Na glossite, a língua fica lisa, com perda da estrutura papilar (Figura 62.2). A anemia normocrômica e normocítica também pode ser vista por causa do comprometimento da eritropoese. Um baixo teor de riboflavina na dieta materna tem sido associado a defeitos cardíacos congênitos, mas as evidências são fracas.

Diagnóstico

A maioria das vezes, o diagnóstico é estabelecido com base nas características clínicas de queilite angular em criança desnutrida, que responde de imediato à suplementação de riboflavina. Um teste funcional do estado nutricional da riboflavina é feito pela mensuração de atividade da glutationa redutase eritrocitária (GRE), com e sem adição de FAD. Um coeficiente da atividade GRE (razão de atividade GRE com FAD adicionado para atividade EGR sem FAD) > 1,4 é usado como um indicador de deficiência. A excreção urinária de riboflavina < 30 μg/24 h também sugere ingestões baixas.

Prevenção

A Tabela 62.1 lista a ingestão diária recomendada (RDA; do inglês *recommended daily allowance*) de riboflavina para lactentes, crianças e adolescentes. O consumo adequado de leite, laticínios e ovos previne a deficiência de Vit B_2. A fortificação de cereais é útil aos que seguem dietas veganas ou para quem consome quantidades inadequadas de laticínios por outras razões.

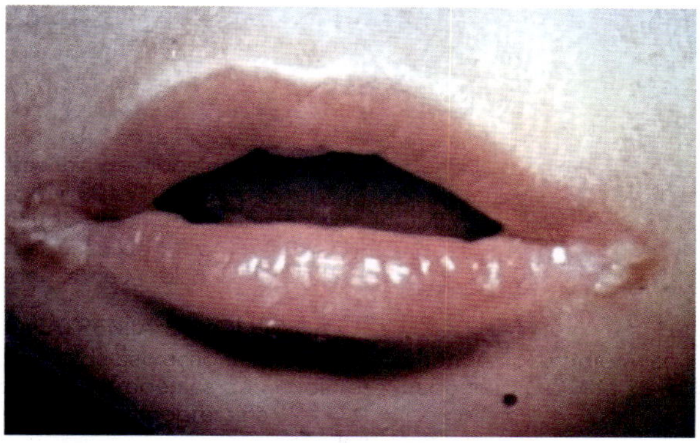

Figura 62.1 Queilite angular com ulceração e formação de crosta. (*Cortesia de National Institute of Nutrition, Indian Council of Medical Research, Hyderabad, India.*)

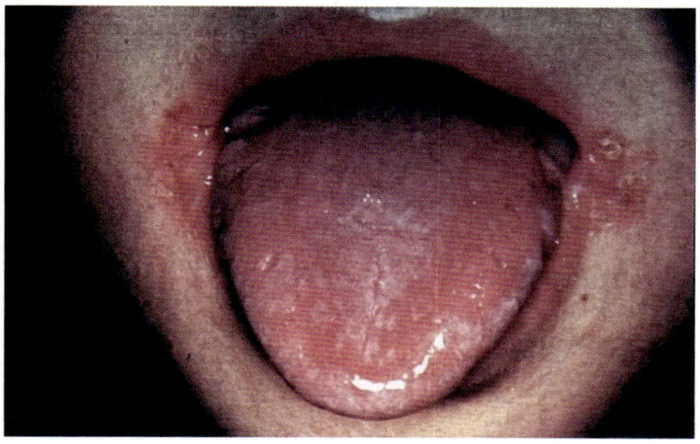

Figura 62.2 Glossite observada na deficiência de riboflavina. (*De Zappe HA, Nuss S, Becker K et al.:* Riboflavina deficiency in Baltistan. http://www.rzuser.uni-heidelberg.de/%7Ecn6/baltista/ribofl e.htm.)

Tabela 62.1 Vitaminas hidrossolúveis.

NOMES E SINÔNIMOS	AÇÃO BIOQUÍMICA	EFEITOS DA DEFICIÊNCIA	TRATAMENTO DA DEFICIÊNCIA	CAUSAS DA DEFICIÊNCIA	FONTES DIETÉTICAS	RDA* POR IDADE
Tiamina (Vit B_1)	Coenzimas no metabolismo de carboidratos Síntese de ácido nucleico Síntese de neurotransmissor	Neurológico (beribéri seco): irritabilidade, neurite periférica, sensibilidade muscular e ataxia Cardíacos (beribéri úmido): taquicardia, edema, cardiomegalia e insuficiência cardíaca	3 a 5 mg/dia de tiamina VO, por 6 semanas	Dietas à base de arroz parboilizado Condições clínicas de má absorção Desnutrição grave Malignidades Alcoolismo	Carnes: bovina e, sobretudo, de porco; peixes; e fígado Arroz (integral), germe de trigo; cereais enriquecidos; e legumes	0 a 6 meses: 0,2 mg/dia 7 a 12 meses: 0,3 mg/dia 1 a 3 anos: 0,5 mg/dia 4 a 8 anos: 0,6 mg/dia 9 a 13 anos: 0,9 mg/dia 14 a 18 anos: Meninas: 1 mg/dia Meninos: 1,2 mg/dia
Riboflavina (Vit B_2)	Constituinte de enzimas flavoproteínas importantes em reações de redox: metabolismo de aminoácidos, ácidos graxos e carboidratos; respiração celular	Glossite, fotofobia, lacrimejamento, vascularização da córnea, crescimento prejudicado e queilite	3 a 10 mg/dia de riboflavina por VO	Desnutrição grave Condições clínicas de má absorção Tratamento prolongado com fenotiazinas, probenecida ou PACOs	Leite, laticínios, ovos, cereais fortificados e verduras verdes	0 a 6 meses: 0,3 mg/dia 7 a 12 meses: 0,4 mg/dia 1 a 3 anos: 0,5 mg/dia 4 a 8 anos: 0,6 mg/dia 9 a 13 anos: 0,9 mg/dia 14 a 18 anos: Meninas: 1 mg/dia Meninos: 1,3 mg/dia
Niacina (Vit B_3)	Constituinte de NAD e NADP, importante na cadeia respiratória, síntese de ácidos graxos, diferenciação celular e processamento de DNA	Pelagra que se manifesta como diarreia, dermatite escamosa simétrica em áreas de exposição solar; e sintomas neurológicos de desorientação e delírio	50 a 300 mg de niacina/dia durante VO	Dietas predominantemente à base de milho Anorexia nervosa Síndrome carcinoide	Carne bovina, peixes e aves Cereais, legumes e verduras verdes	0 a 6 meses: 2 mg/dia 7 a 12 meses: 4 mg/dia 1 a 3 anos: 6 mg/dia 4 a 8 anos: 8 mg/dia 9 a 13 anos: 12 mg/dia 14 a 18 anos: Meninas: 14 mg/dia Meninos: 16 mg/dia
Piridoxina (Vit B_6)	Constituinte de coenzimas para o metabolismo de aminoácidos e glicogênio, síntese de heme, ação de esteroides e síntese de neurotransmissor	Irritabilidade, convulsões e anemia hipocrômica Distúrbio do crescimento Oxalúria	5 a 25 mg/dia VO, para condições de deficiência 100 mg IM ou IV, para convulsões piridoxina-dependentes	Tratamento prolongado com INH, penicilamina e PACO	Cereais fortificados prontos para o consumo, carne bovina, peixes, aves, fígado, bananas, arroz e batatas	0 a 6 meses: 0,1 mg/dia 7 a 12 meses: 0,3 mg/dia 1 a 3 anos: 0,5 mg/dia 4 a 8 anos: 0,6 mg/dia 9 a 13 anos: 1 mg/dia 14 a 18 anos: Meninas: 1,2 mg/dia Meninos: 1,3 mg/dia
Biotina	Cofator de carboxilases, importante na neoglicogênese e metabolismo de ácidos graxos e aminoácidos	Dermatite periorificial escamosa, conjuntivite, alopecia, letargia, hipotonia e comportamento de abstinência	1 a 10 mg de biotina/dia durante VO	Consumo de ovo cru por período prolongado Nutrição parenteral com infusados sem biotina Terapia com valproato	Fígado, vísceras e frutas	0 a 6 meses: 5 μg/dia 7 a 12 meses: 6 μg/dia 1 a 3 anos: 8 μg/dia 4 a 8 anos: 12 μg/dia 9 a 13 anos: 20 μg/dia 14 a 18 anos: 25 μg/dia

NOMES E SINÔNIMOS	AÇÃO BIOQUÍMICA	EFEITOS DA DEFICIÊNCIA	TRATAMENTO DA DEFICIÊNCIA	CAUSAS DA DEFICIÊNCIA	FONTES DIETÉTICAS	RDA* POR IDADE
Ácido pantotênico (Vit B_5)	Componente de coenzima A e proteína transportadora de acila envolvida no metabolismo de ácido graxo	Deficiência experimentalmente produzida em seres humanos: irritabilidade, fadiga, torpor, parestesias (síndrome de queimação nos pés) e cãibras musculares		Deficiência isolada extremamente rara em seres humanos	Carne bovina, vísceras, aves, frutos do mar e gema de ovo Fermento, soja e cogumelos	0 a 6 meses: 1,7 mg/dia 7 a 12 meses: 1,8 mg/dia 1 a 3 anos: 2 mg/dia 4 a 8 anos: 3 mg/dia 9 a 13 anos: 4 mg/dia 14 a 18 anos: 5 mg/dia
Ácido fólico	Coenzimas no metabolismo de aminoácidos e nucleotídios como um aceptor e doador de 1 unidade monocarbono	Anemia megaloblástica Atraso de crescimento e glossite Defeitos do tubo neural no filho	0,5 a 1 mg de ácido fólico/dia durante VO	Desnutrição Condições clínicas de má absorção Malignidades Anemias hemolíticas Terapia anticonvulsivante	Cereais enriquecidos, feijão, verduras folhosos, frutas cítricas e mamão papaia	0 a 6 meses: 65 μg/dia 7 a 12 meses: 80 μg/dia 1 a 3 anos: 150 μg/dia 4 a 8 anos: 200 μg/dia 9 a 13 anos: 300 μg/dia 14 a 18 anos: 400 μg/dia
Cobalamina (vitamina B_{12})	Enquanto desoxiadenosilcobalamina, atua como cofator no metabolismo de lipídios e carboidratos Como metilcobalamina, é importante para a conversão de homocisteína em metionina e no metabolismo de ácido fólico	Anemia megaloblástica, irritabilidade, Atraso do desenvolvimento, regressão do desenvolvimento, movimentos involuntários e hiperpigmentação	1.000 μg de Vit B_{12} por IM	Dietas veganas Condições clínicas de má absorção Doença de Crohn Deficiência de fator intrínseco (anemia perniciosa)	Vísceras, frutos do mar, aves, gema de ovo, leite, cereais fortificados prontos para o consumo	0 a 6 meses: 0,4 μg/dia 7 a 12 meses: 0,5 μg/dia 1 a 3 anos: 0,9 μg/dia 4 a 8 anos: 1,2 μg/dia 9 a 13 anos: 1,8 μg/dia 14 a 18 anos: 2,4 μg/dia
Ácido ascórbico (vitamina C)	Importante para a síntese de colágeno, metabolismo de colesterol e neurotransmissores Funções antioxidantes e absorção de ferro não heme	Escorbuto manifestado como irritabilidade, sensibilidade e edema de pernas, sangramento gengival, petéquias, equimoses, hiperqueratose folicular e feridas que não cicatrizam	100 a 200 mg de ácido ascórbico/dia VO, por até 3 meses	Dietas predominantemente à base de leite (não humano) Desnutrição grave	Frutas cítricas e sucos de frutas, pimentas, bagas, melões, tomates, couve-flor e verduras de folhas verdes	0 a 6 meses: 40 mg/dia 7 a 12 meses: 50 mg/dia 1 a 3 anos: 15 mg/dia 4 a 8 anos: 25 mg/dia 9 a 13 anos: 45 mg/dia 14 a 18 anos: Meninas: 65 mg/dia Meninos: 75 mg/dia

*Para crianças saudáveis amamentadas, os valores representam a ingestão adequada; ou seja, a ingestão média de lactentes aparentemente "normais". VO, via oral; IM, via intramuscular; IV, via intravenosa; INH, isoniazida; NAD, nicotinamida adenina dinucleotídio; NADP, fosfato de nicotinamida adenina dinucleotídio; PACO, pílula de anticoncepcional oral; RDA, ingestão diária recomendada; Vit, vitamina. De Dietary Reference Intakes (DRIs): *Recommended dietary allowances and adequate intakes, vitamins,* Food and Nutrition Board, Institute of Medicine, National Academies. http://www.nationalacademies.org/hmd/cerca de/media/Files/Activity%20Files/Nutrition/DRI-Tables/2_%20RDA%20ªnd%20AI%20Values_Vitamin%20ªnd%20Elements.pdf?la=en

Tratamento

O tratamento inclui a administração por via oral de 3 a 10 mg/dia de riboflavina, frequentemente como ingrediente de uma mistura de vitaminas do complexo B. A criança também deve receber uma dieta bem balanceada, contendo leite e derivados.

TOXICIDADE DA RIBOFLAVINA

Efeitos adversos associados a ingestões de riboflavina em alimentos ou suplementos não têm sido relatados, e o limite superior de segurança para consumo ainda não foi estabelecido. Embora a propriedade fotossensibilizante da Vit B_2 sugira alguns riscos potenciais, a absorção limitada em situações de ingestão elevada evita esse tipo de preocupação.

A bibliografia está disponível no GEN-io.

62.3 Niacina (Vitamina B_3)

H.P.S. Sachdev e Dheeraj Shah

A niacina (nicotinamida ou ácido nicotínico) faz parte de dois cofatores, nicotinamida adenina dinucleotídio (NAD) e NADP, os quais são importantes em várias reações biológicas, incluindo a cadeia respiratória, síntese de ácidos graxos e esteroides, diferenciação celular e processamento do DNA. A Vit B_3 é absorvida de forma muito rápida pelo estômago e pelos intestinos, além de ser possível sintetizá-la a partir do triptofano na dieta.

As principais fontes dietéticas de niacina são: carne bovina, peixes e aves para não vegetarianos; e cereais, legumes e verduras de folhas verdes para vegetarianos. Produtos à base de cereais enriquecidos e fortificados, bem como os legumes, também são contribuidores importantes para a ingestão desse micronutriente. Leite e ovos contêm pouca niacina, mas são boas fontes de triptofano, o qual pode ser convertido em NAD (60 mg de triptofano = 1 mg de niacina).

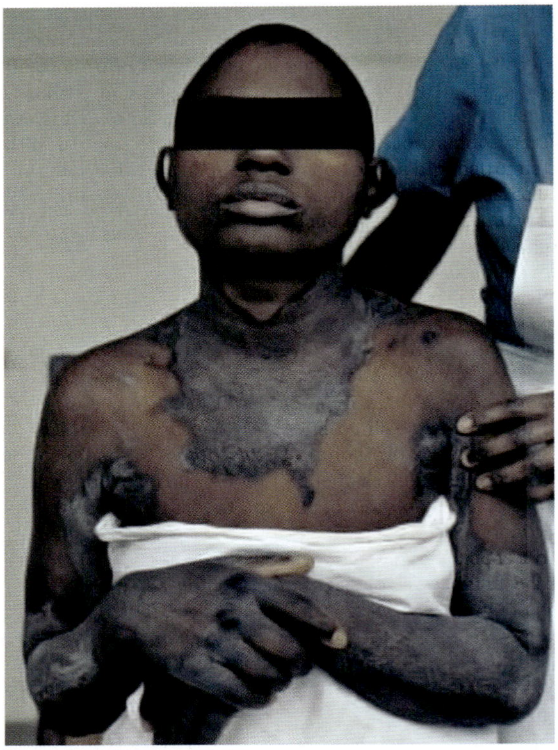

Figura 62.3 Lesões cutâneas características de pelagra nas mãos, e lesões no pescoço (colar de Casal). (*Cortesia de Dr. J.D. MacLean, McGill Centre for Tropical Diseases, Montreal, Canada.*)

DEFICIÊNCIA DE NIACINA

A **pelagra,** doença clássica decorrente da deficiência de niacina, ocorre geralmente em populações onde o milho, uma fonte pobre de triptofano, é o principal item da alimentação. Um desequilíbrio dietético grave, como na anorexia nervosa e em situações de guerra ou fome, também pode causar pelagra. Além disso, há a possibilidade de que ela se desenvolva em condições associadas ao metabolismo alterado do triptofano, como na síndrome carcinoide e na doença de Hartnup.

Manifestações clínicas

Os sintomas iniciais da pelagra são vagos: anorexia, fadiga, fraqueza, sensação de queimação, torpor e tontura. Após um longo período de deficiência, surge a tríade clássica de dermatite, diarreia e demência. A **dermatite**, a manifestação mais característica da pelagra, pode se desenvolver de forma súbita ou insidiosa e ser desencadeada por fatores irritantes, incluindo a luz solar intensa. As lesões aparecem primeiro como áreas simétricas de eritema nas superfícies expostas, semelhantes a queimaduras solares, e talvez sejam imperceptíveis. Em geral, elas são bem demarcadas pela pele saudável circundante e sua distribuição pode mudar com frequência. Lesões nas mãos e pés costumam ter aparência de luva ou meia (Figura 62.3). Demarcações similares também podem ocorrer ao redor do pescoço (**colar de Casal**; Figura 62.3). Em alguns casos, há desenvolvimento de vesículas e bolhas (tipo úmidas). Em certos pacientes pode haver supuração sob a epiderme escamosa e com crosta; em outros ainda, o edema pode desaparecer após um curto período, seguido de descamação (Figura 62.4). As partes cicatrizadas da pele talvez permaneçam pigmentadas. As lesões cutâneas podem ser precedidas ou acompanhadas por estomatite, glossite, vômitos e diarreia. Inchaço e eritema na ponta da língua e em suas margens laterais costumam ser seguidos por vermelhidão intensa, até mesmo ulceração, de toda a língua e das papilas. Os sintomas nervosos compõem-se de depressão, desorientação, insônia e delírio.

Em geral, os sintomas clássicos de pelagra não são bem desenvolvidos em lactentes e crianças pequenas; porém, anorexia, irritabilidade, ansiedade e apatia são comuns. Pacientes jovens também podem apresentar feridas na língua e lábios e, geralmente, têm pele ressecada e descamada. Há uma possível alternância entre diarreia e constipação intestinal, e talvez ocorra anemia. Crianças com pelagra costumam dar indícios de outras doenças associadas à deficiência nutricional.

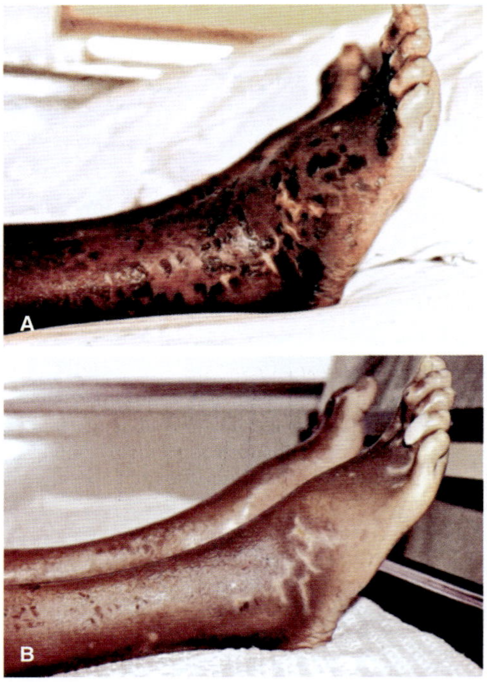

Figura 62.4 Manifestações clínicas da deficiência de niacina antes (**A**) e depois (**B**) da terapia. (*De Weinsier RL, Morgan SL:* Fundamentals of clinical nutrition, *St. Louis, 1993, Mosby, p. 99.*)

Diagnóstico

Em razão da falta de um teste funcional eficiente para avaliar o estado nutricional da niacina, o diagnóstico de deficiência costuma ser estabelecido a partir dos sinais físicos de glossite, sintomas gastrintestinais e dermatite simétrica. A resposta clínica rápida a esse micronutriente é um teste confirmatório importante. Uma diminuição na concentração e/ou alteração na proporção dos metabólitos da niacina (N^1-metilnicotinamida e 2-piridona) na urina fornece evidência bioquímica de deficiência e pode ser observada antes do aparecimento de sinais notórios de carência nutricional. As alterações histopatológicas na pele afetada abrangem vasos sanguíneos dilatados sem infiltrados inflamatórios significativos, edema de queratinócitos, hiperqueratose e necrose epidérmica.

Prevenção

Ingestões adequadas de niacina são facilmente obtidas com o consumo de uma dieta composta por vários alimentos, incluindo carne bovina, ovos, leite e produtos à base de cereais enriquecidos ou fortificados. A **ingestão dietética de referência (IDR)** é expressa em miligramas equivalentes de niacina (EN), com 1 mg de EN = 1 mg de niacina ou 60 mg de triptofano. Uma ingestão de 2 mg do micronutriente é considerada adequada para lactentes de 0 a 6 meses de vida; e para lactentes de 7 a 12 meses de vida, 4 mg. Em crianças maiores, as ingestões recomendadas, de acordo com a faixa etária, são as seguintes: 1 a 3 anos, 6 mg; 4 a 8 anos, 8 mg; 9 a 13 anos, 12 mg; e 14 a 18 anos, 14 a 16 mg.

Tratamento

Em geral, as crianças têm uma resposta rápida ao tratamento. Uma dieta livre e variada deve ser suplementada com 50 a 300 mg de niacina/dia; Nos casos graves ou em pacientes com má absorção intestinal, pode-se administrar 100 mg por IV. A dieta também precisa de suplementação com outras vitaminas, sobretudo com aquelas do complexo B. A exposição solar deve ser evitada durante a fase ativa da pelagra, e as lesões cutâneas podem ser cobertas com aplicações calmantes. Outras deficiências nutricionais coexistentes, como a anemia ferropriva, têm de ser tratadas. Mesmo após o tratamento bem-sucedido, deve-se continuar o monitoramento da dieta a fim de prevenir recidivas.

TOXICIDADE DA NIACINA

Nenhum efeito tóxico está associado à ingestão da niacina presente nos alimentos de forma natural. Logo após a ingestão de doses grandes de ácido nicotínico, tomadas como suplemento ou agente farmacológico, o indivíduo costuma ter sensação de queimação, formigamento e prurido, bem como rubor na face, braços e tórax. Doses altas de niacina também podem produzir efeitos gastrintestinais inespecíficos e provocar icterícia colestática ou hepatotoxicidade. Os níveis máximos toleráveis de ingestão (UL) para crianças são aproximadamente o dobro da RDA.

A bibliografia está disponível no GEN-io.

62.4 Vitamina B_6 (Piridoxina)

H.P.S. Sachdev e Dheeraj Shah

A Vit B_6 inclui um grupo de compostos estreitamente relacionados: piridoxina, piridoxal, piridoxamina e seus derivados fosforilados. O **piridoxal 5′-fosfato (PLP)** e, em menor grau, o fosfato de piridoxamina atuam como coenzimas de muitas enzimas envolvidas no metabolismo de aminoácidos, síntese de neurotransmissores, metabolismo de glicogênio e ação de esteroide. Se houver falta de Vit B_6, o metabolismo da glicina pode levar à oxalúria. O principal produto de excreção na urina é o ácido 4-piridóxico.

O teor de Vit B_6 do leite humano e das fórmulas para lactentes é adequado. Fontes alimentares benéficas com esse micronutriente incluem: cereais fortificados prontos para consumo, carne bovina, peixes, aves, fígado, bananas, arroz e determinadas verduras. Perdas significativas da vitamina podem ocorrer durante o processamento de alimentos a altas temperaturas ou na moagem de cereais, enquanto a parboilização do arroz evita a sua perda.

DEFICIÊNCIA DE VITAMINA B_6

Em razão da importância da Vit B_6 no metabolismo de aminoácidos, ingestões proteicas elevadas podem aumentar a exigência por esse micronutriente; as RDA são suficientes para cobrir a faixa esperada do consumo de proteínas na população. O risco de deficiência é maior em indivíduos que tomam medicamentos inibidores da atividade da Vit B_6 (p. ex., isoniazida, penicilamina, corticosteroides, fenitoína e carbamazepina); mulheres jovens que usam AOs com base de progesterona-estrógeno orais; e pacientes que fazem diálise de manutenção.

Manifestações clínicas

Os sintomas da deficiência de Vit B_6 observados em lactentes são apatia, irritabilidade, convulsões, vômitos e déficit de crescimento. A neurite periférica é uma característica de deficiência em adultos; porém, em geral, não é observada em crianças. Anormalidades no eletroencefalograma (EEG) têm sido descritas nos lactentes e adultos jovens em estudos controlados sobre depleção. Lesões cutâneas incluem: queilite, glossite e dermatite seborreica ao redor dos olhos, nariz e boca. É possível que lactentes sejam acometidos por anemia microcítica, mas não é uma ocorrência comum. Oxalúria, cálculos vesicais de ácido oxálico, hiperglicinemia, linfopenia, síntese reduzida de anticorpos e infecções também estão associados a essa deficiência.

Vários tipos de **síndromes de dependência** da Vit B_6, ao que parece resultantes de erros na estrutura ou função enzimática, reagem a grandes quantidades de piridoxina. Essas síndromes abrangem epilepsia piridoxina-dependente, anemia responsiva à Vit B_6, acidúria xanturênica, cistationinúria e homocistinúria (ver Capítulo 103). A epilepsia piridoxina-dependente envolve mutações no gene *ALDH7A1* que causa deficiência de antiquitina, uma enzima implicada na desidrogenação do semialdeído L-α-aminoadípico.

Diagnóstico

A atividade de aspartato aminotransferase (AST; antes transaminase glutâmico-oxaloacética) e alanina aminotransferase (ALT; antes transaminase glutâmico-pirúvica) é baixa na deficiência de Vit B_6; testes que medem a atividade dessas enzimas antes e depois da adição de PLP podem ser úteis como indicadores do estado nutricional desse micronutriente. A excreção anormalmente alta de ácido xanturênico após a ingestão de triptofano também fornece evidências de deficiência. Ensaios de PLP plasmático estão sendo utilizados com mais frequência, mas fatores como inflamação, função renal e hipoalbuminemia podem influenciar os resultados. É possível que as proporções entre pares substrato-produtos (p. ex., índice PAr, relação 3-hidroxiquinurenina/ácido xanturênico e relação oxoglutarato/glutamato) atenuem essa influência. A quantificação de um número grande de metabólitos, utilizando metabolômica com base em espectrometria de massa, vem sendo avaliada como biomarcadores funcionais do estado nutricional da piridoxina.

Deve-se suspeitar de deficiência ou dependência de Vit B_6 em todos os lactentes com **convulsões**. Se as causas mais comuns de convulsões infantis tiverem sido excluídas, 100 mg de piridoxina podem ser injetados – com monitoramento por EEG, caso seja possível. Se a convulsão cessar, a suspeita de deficiência de Vit B_6 é considerada indispensável. Em crianças maiores, permite-se injetar 100 mg de piridoxina, IM, enquanto é registrado o EEG; uma resposta favorável desse exame sugere deficiência de piridoxina.

Prevenção

A deficiência é improvável em crianças com dietas que atendem as suas necessidades energéticas e contêm alimentos variados. A parboilização do arroz evita a perda de Vit B_6 dos grãos. As IDR desse micronutriente para lactentes e crianças maiores são: até 6 meses de vida, 0,1 mg/dia; 6 meses a 1 ano de idade, 0,3 mg/dia; 1 a 3 anos, 0,5 mg/dia; 4 a 8 anos; 0,6 mg/dia; 9 a 13 anos, 1 mg/dia; e para adolescentes de 14 a 18 anos de idade entre 1,2 e 1,3 mg/dia. Lactentes cujas mães receberam doses altas de piridoxina durante a gestação correm risco maior durante convulsões em razão da dependência dessa substância, de modo que se deve considerar a prescrição de suplementos ao longo das primeiras semanas de vida. Qualquer criança ao receber um antagonista de piridoxina, como a isoniazida, deve ser atentamente observada a respeito de manifestações neurológicas; caso isso ocorra, deve-se administrar Vit B_6 ou diminuir a dose do antagonista.

Tratamento

A administração de 100 mg de piridoxina, IM ou IV, é realizada para tratar convulsões decorrentes da deficiência de Vit B_6. Se o paciente segue uma dieta adequada, uma dose única deve ser suficiente. Para crianças dependentes de piridoxina, talvez haja a necessidade de doses diárias de 2 a 10 mg, IM; ou 10 a 100 mg,VO.

TOXICIDADE DA VITAMINA B_6

Efeitos adversos não têm sido associados à ingestão elevada da Vit B_6 oriunda de fontes alimentares. Entretanto, tem havido relatos de ataxia e neuropatia sensorial com dosagens mínimas de 100 mg/dia em adultos que tomaram suplementos dessa vitamina durante vários meses.

A bibliografia está disponível no GEN-io.

62.5 Biotina

H.P.S. Sachdev e Dheeraj Shah

A biotina (Vit B_7 ou H) atua como cofator para enzimas envolvidas em reações de carboxilação dentro e fora da mitocôndria. Essas carboxilases biotina-dependentes catalisam reações-chave em neoglicogênese, metabolismo de ácidos graxos e catabolismo de aminoácidos.

As informações disponíveis sobre o conteúdo de biotina nos alimentos são limitadas. Acredita-se que ela tenha ampla distribuição, o que torna improvável uma deficiência. A *avidina* encontrada na clara de ovo crua atua como antagonista da biotina. Sinais de deficiência dessa vitamina têm se manifestado em indivíduos que consomem grandes quantidades de clara de ovo por longos períodos. Além disso, essa carência tem sido descrita em lactentes e crianças alimentadas com fórmulas nutricionais enteral e parenteral sem biotina. O tratamento com ácido valproico pode resultar em baixa atividade de biotinidase e/ou deficiência de biotina.

Os achados clínicos da deficiência de biotina incluem dermatite periorificial escamosa, conjuntivite, afinamento capilar e alopecia (Figura 62.5). As anormalidades do sistema nervoso central (SNC) observadas são letargia, hipotonia, convulsões, ataxia e comportamento retraído. O tratamento diário com 1 a 10 mg de biotina, VO, pode ser bastante eficaz. Os valores adequados de ingestão dietética para biotina, de acordo com a faixa etária, são: 0 a 6 meses, 5 μg/dia; 7 a 12 meses, 6 μg/dia; 1 a 3 anos, 8 μg/dia; 4 a 8 anos, 12 μg/dia; 9 a 13 anos, 20 μg/dia; e 14 a 18 anos, 25 μg/dia. Ainda não foram relatados efeitos tóxicos associados a doses muito altas.

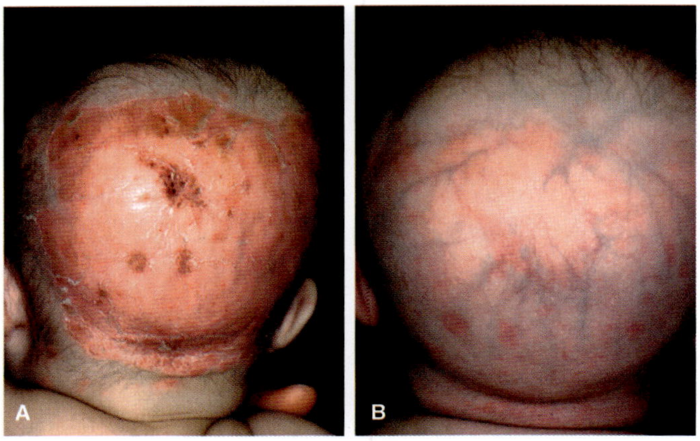

Figura 62.5 A. Erupção no couro cabeludo antes do tratamento com biotina. **B.** Após 3 semanas do tratamento. (*De Ito T, Nishie W, Fujita Y et al.: Infantile eczema caused by formula milk.* Lancet *381:1958, 2013.*)

A **doença dos gânglios basais responsiva à biotina ou doença dos ganglios basais responsiva à biotina e tiamina** é um distúrbio neurológico infantil raro caracterizado por: encefalopatia; convulsões; manifestações extrapiramidais; sinais alterados em gânglios basais (envolvimento bilateral dos núcleos caudados e putame com preservação do globo pálido) na RM; e mutação homozigótica *missense* no gene *SLC19A3*. O Capítulo 103 descreve as condições que envolvem deficiências nas enzimas holocarboxilase sintetase e biotinidase responsivas ao tratamento com biotina.

A bibliografia está disponível no GEN-io.

62.6 Folato

H.P.S. Sachdev e Dheeraj Shah

O folato existe em inúmeras formas químicas diferentes. O **ácido fólico** (ácido pteroilglutâmico) é a forma sintética usada utilizada alimentos fortificados e suplementos. Folatos que se encontram de forma natural nos alimentos retêm a estrutura química central do ácido pteroilglutâmico (variando em seu estado de redução): a porção de carbono único que carregam ou o comprimento da cadeia de glutamato. Esses poliglutamatos são decompostos e reduzidos no intestino delgado a di-hidro e tetra-hidrofolatos, os quais são envolvidos tanto como coenzimas no metabolismo de aminoácidos e nucleotídios quanto na qualidade de receptores e doadores de unidades de 1 carbono. O folato é importante para o desenvolvimento do SNC durante a embriogênese.

O arroz e os cereais são fontes dietéticas abundantes de folato, sobretudo quando enriquecidos. Feijões, verduras e frutas, como laranjas e mamão, são excelentes fontes também. A vitamina é prontamente absorvida a partir do intestino delgado e decomposta em derivados de monoglutamato pelas hidrolases de poliglutamato da mucosa. Um transportador de folato acoplado a prótons de alta afinidade (PCFT) parece ser essencial para a absorção de folato no intestino e em vários tipos celulares com pH baixo. A vitamina também é sintetizada por bactérias colônicas e tem meia-vida prolongada pela recirculação êntero-hepática.

DEFICIÊNCIA DE FOLATO

Por causa da contribuição do folato na síntese de proteínas, ácido desoxirribonucleico (DNA) e ácido ribonucleico (RNA), o risco de deficiência aumenta durante os períodos de crescimento rápido ou metabolismo celular intensificado. A deficiência de folato pode ser resultado de teor nutricional baixo na dieta, absorção inadequada (doença celíaca e enteropatia inflamatória), necessidade aumentada (anemia falciforme; psoríase; malignidades; e períodos de crescimento rápido, como na infância e adolescência) ou utilização inadequada (tratamento a longo prazo com doses altas de fármacos anti-inflamatórios não esteroides; anticonvulsivantes, como fenitoína e fenobarbital; e metotrexato). Má absorção hereditária de folato, erros inatos do metabolismo do folato (deficiências de metileno tetra-hidrofolato redutase, metionina sintase redutase e glutamato formiminotransferase) e deficiência cerebral de folato (DCF) são causas raras de deficiência. Uma mutação de perda funcional no gene codificador de PCFT é a base molecular da hereditariedade da má absorção da vitamina. Um autoanticorpo bloqueador de alta afinidade contra o receptor de folato ligado à membrana no plexo coroide, impedindo seu transporte através da barreira hematencefálica, é a causa provável da DCF em crianças.

Manifestações clínicas

A deficiência de ácido fólico resulta em anemia megaloblástica e hipersegmentação de neutrófilos. As manifestações não hematológicas incluem glossite, apatia e atraso de crescimento não relacionado à anemia. Existe uma associação entre estado nutricional de ácido fólico materno baixo e **defeitos de tubo neural**, principalmente espinha bífida e anencefalia, de modo que o papel do folato periconcepcional em sua prevenção está bem estabelecido (ver Capítulo 481.1).

A **má absorção hereditária de folato** se manifesta entre 1 e 3 meses de idade, com diarreia crônica ou recorrente, deficiência de crescimento (desnutrição), ulcerações orais, deterioração neurológica, anemia megaloblástica e infecções oportunistas. A **DCF** surge entre 4 e 6 meses de idade, na forma de irritabilidade, microcefalia, atraso de desenvolvimento, ataxia cerebelar, sinais do trato piramidal, coreoatetose, balismo, convulsões e cegueira resultante de atrofia óptica. Os níveis de 5-metiltetra-hidrofolato (5-MTHF) permanecem normais no soro e nas hemácias, mas muito reduzidos no líquido cefalorraquidiano (LCR).

Diagnóstico

O diagnóstico de anemia por deficiência de ácido fólico é feito na presença de macrocitose acompanhada de níveis baixos de folato no soro ou hemácias. Os níveis séricos normais de ácido fólico são 5 a 20 ng/mℓ, enquanto a deficiência é determinada por níveis < 3 ng/mℓ. O melhor indicador de deficiência crônica são os níveis eritrocitários de folato; a sua taxa normal é de 150 a 600 ng/mℓ de células concentradas. A medula óssea é hipercelular por causa da hiperplasia eritroide, e as alterações megaloblásticas são proeminentes. Grandes formas neutrofílicas anormais (metamielócitos gigantes) com vacuolização citoplasmática são observadas também.

A DCF está associada a níveis baixos de 5-MTHF no LCR e níveis normais de folato no plasma e nas hemácias. Mutações no gene *PCFT* são demonstradas na má absorção hereditária de folato.

Prevenção

Os lactentes amamentados são mais bem nutridos de folato do que os não amamentados ao longo da infância. A alimentação rica em ácido fólico e os programas de fortificação de alimentos são importantes para garantir a ingestão adequada em crianças e nas mulheres em idade fértil. As IDR dessa vitamina são 65 μg de equivalentes de folato dietéticos (EFD) para lactentes de 0 a 6 meses de idade; e para aqueles de 6 a 12 meses, 80 μg de EFD (1 EFD = 1 mg de folato alimentar = 0,6 μg de folato de alimentos fortificados ou como um suplemento consumido com alimentos = 0,5 μg de um suplemento tomado com o estômago vazio). Para crianças maiores, as IDR são: na faixa etária de 1 a 3 anos, 150 μg de EFD; 4 a 8 anos, 200 μg; 9 a 13 anos, 300 μg; e 14 a 18 anos, 400 μg. Todas as mulheres que desejam engravidar devem consumir 400 a 800 μg de ácido fólico/dia; a dose é de 4 mg/dia naquelas que tiveram uma criança com defeito do tubo neural. Para ser efetiva, a suplementação deve ser iniciada ao menos 1 mês antes da concepção e continuada ao longo dos primeiros 2 a 3 meses de gestação. O benefício da suplementação periconcepcional de folato na prevenção de defeitos cardíacos congênitos, fissuras orofaciais e transtornos do espectro autista é incerto. A suplementação pré-concepcional mantida durante a gestação pode reduzir marginalmente o risco do parto de um recém-nascido pequeno para a idade gestacional (PIG). O fornecimento de comprimidos de ferro e ácido fólico para a prevenção da anemia em crianças e gestantes é uma estratégia de rotina em populações de risco. A fortificação obrigatória das farinhas de cereais com ácido fólico aliada a programas de educação em saúde tem sido associada a uma redução substancial na incidência de defeitos do tubo neural em muitos países.

Tratamento

Quando o diagnóstico da deficiência de folato é estabelecido, o ácido fólico pode ser administrado na dose de 0,5 a 1 mg/dia, VO ou parenteral. A terapia com a vitamina deve ser mantida durante 3 a 4 semanas ou até que uma resposta hematológica positiva tenha ocorrido. A terapêutica de manutenção com 0,2 mg de folato é adequada. O tratamento prolongado com ácido folínico oral é requerido na DCF; contudo, a resposta talvez seja incompleta. A sua administração em doses altas, IV, pode ajudar em casos refratários. Há a possibilidade de tratamento da má absorção hereditária de folato com a prescrição de ácido folínico por IM; alguns pacientes podem responder à terapia com doses altas da vitamina.

TOXICIDADE DO FOLATO

No momento, nenhum efeito adverso foi relacionado ao consumo das quantidades de folato normalmente encontradas em alimentos fortificados. A ingestão excessiva de suplementos dessa vitamina é capaz de ocultar e, provavelmente, atrasar o diagnóstico da deficiência de Vit B_{12}. Doses altas aplicadas por injeção têm o potencial de causar neurotoxicidade.

A bibliografia está disponível no GEN-io.

62.7 Vitamina B_{12} (Cobalamina)

H.P.S. Sachdev e Dheeraj Shah

A vitamina B_{12}, na forma de desoxiadenosilcobalamina, atua como cofator para a isomerização de metilmalonil-CoA em succinil-CoA, uma reação essencial no metabolismo de lipídios e carboidratos. A metilcobalamina é outra forma circulante de Vit B_{12}, além disso fundamental para a transferência do grupo metil durante a conversão de homocisteína em metionina. Essa reação também requer um cofator de ácido fólico, assim como é importante para a biossíntese de proteína e ácido nucleico. A vitamina B_{12} é significativa para hematopoese, mielinização do SNC e desenvolvimento mental e psicomotor (Figura 62.6).

As fontes dietéticas de Vit B_{12} são quase exclusivamente provenientes dos alimentos de origem animal. Vísceras, músculo bovino, frutos do mar (moluscos, mariscos e peixes), aves e gema de ovo são fontes ricas desse micronutriente. Cereais fortificados prontos para consumo e leite e seus derivados são fontes importantes da vitamina para vegetarianos. O leite humano é uma fonte adequada para lactentes em fase de amamentação, desde que os níveis séricos maternos de B_{12} sejam adequados. A Vit B_{12} é absorvida a partir do íleo, em pH alcalino, após ligação com o fator intrínseco. A circulação êntero-hepática, a absorção direta e a síntese por bactérias intestinais são mecanismos adicionais que auxiliam na manutenção do estado nutricional dessa vitamina.

DEFICIÊNCIA DE VITAMINA B_{12}

A deficiência de vitamina B_{12} causada por ingestão dietética inadequada ocorre principalmente em indivíduos que consomem dietas vegetarianas ou veganas rigorosas. Tem uma alta prevalência em populações predominantemente vegetarianas ou lactovegetarianas. Lactentes amamentados por mães com carência de colabamina (Cbl) também correm o risco de manifestar deficiência significativa. A má absorção de B_{12} ocorre em doença celíaca, ressecções ileais, doença de Crohn, infecção por *Helicobacter pylori* e gastrite atrófica autoimune (anemia perniciosa). A utilização de metformina, inibidores da bomba de prótons e antagonistas do receptor de histamina (H_2) pode aumentar o risco de insuficiência da vitamina. A **deficiência hereditária de fator intrínseco** e a **doença de Imerslund-Gräsbeck** são erros inatos do metabolismo que levam à má absorção da Vit B_{12}. Mutações no gene do fator intrínseco causam deficiência hereditária do fator intrínseco, enquanto mutações em qualquer uma das duas subunidades (cubilina e *amnionless*) do receptor de fator intrínseco provocam a doença de Imerslund-Gräsbeck.

Manifestações clínicas

As manifestações hematológicas da deficiência de Vit B_{12} são similares àquelas da deficiência de folato (discutidas no Capítulo 481.2). Irritabilidade, hipotonia, atraso e regressão no desenvolvimento e movimentos involuntários (tremores predominantemente grosseiros) são os sintomas neurológicos comuns observados em lactentes. Crianças maiores com essa deficiência podem apresentar crescimento insatisfatório e desempenho escolar baixo, ao passo que déficits sensoriais, parestesias e neurite periférica são observados em adultos. A hiperpigmentação das articulações e palmas das mãos é outra observação comum em crianças com deficiência de B_{12} (Figura 62.7). A carência de B_{12} nas gestantes também pode ser um fator de risco independente para defeitos do tubo neural fetal.

Diagnóstico

Ver Capítulo 481.2.

Tratamento

Os sintomas hematológicos respondem de imediato à administração parenteral de 250 a 1 mil μg de Vit B_{12}. Crianças com deficiência grave

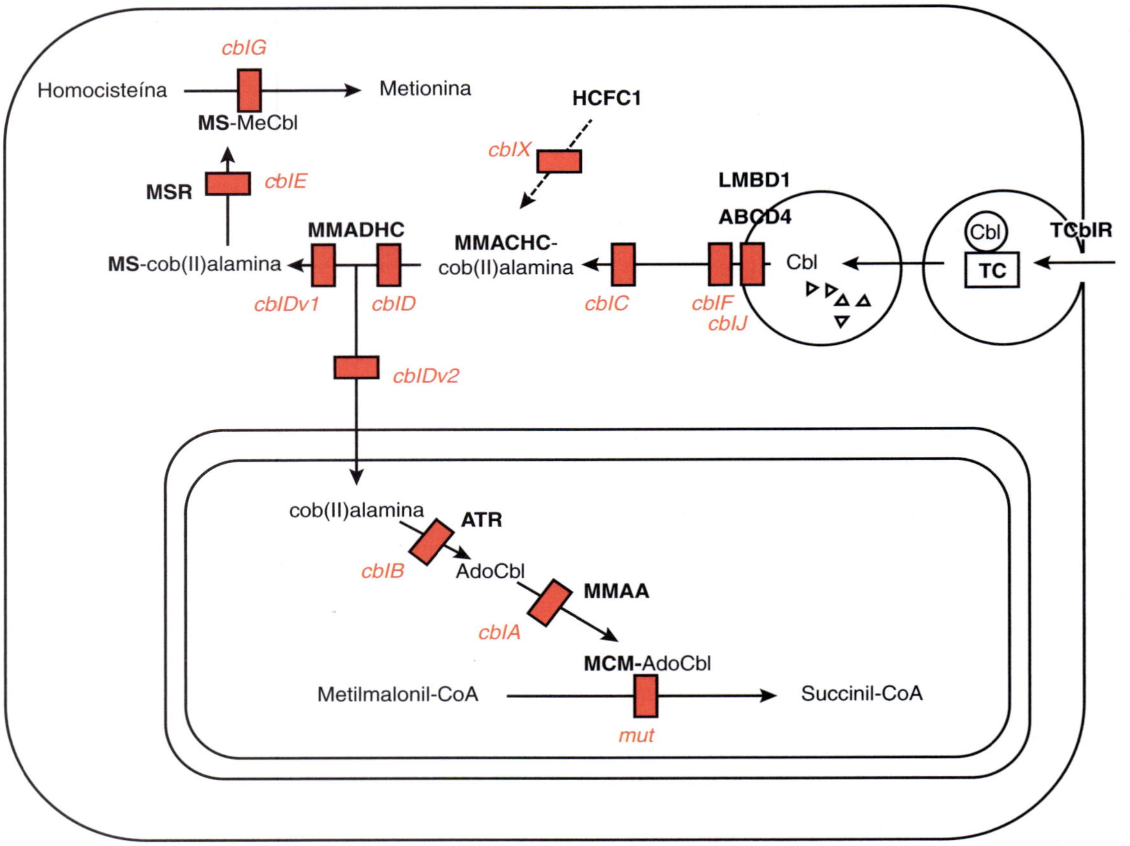

Figura 62.6 Esquema do metabolismo da cobalamina (Cbl). Os locais afetados pela deficiência de mutase metilmalonil-CoA (*mut*) e os erros inatos do metabolismo da cobalamina (*cblA-cblG, cblJ e cblX*) são mostrados em *vermelho*. O distúrbio do *cblA* é causado por defeitos na proteína MMAA; o distúrbio de *cblB* por defeitos na proteína cob(I)alamina adenosiltransferase (MMAB); o distúrbio de *cblC* por defeitos na proteína MMACHC; os distúrbios *cblD*, *cblD* variante 1 (*cblDv1*) e *cblD* variante 2 (*cblDv2*) são causados por defeitos na proteína MMADHC; o distúrbio *cblE* causado por defeitos na proteína metionina-sintase redutase (MSR); distúrbio de *cblG* por defeitos na proteína metionina-sintase (MS); distúrbio cblJ por mutações na proteína ABCD4; distúrbio de *cblX* por mutações na proteína HCFC1; e distúrbio de *mut* por defeitos na metilmalonil-CoA mutase (MCM). A proteína afetada no distúrbio de *cblF* é desconhecida. MCM-AdoCbl, holometilmalonil-CoA mutase (mutase com adenosilcobalamina ligada); MS-cob(II)alamina, metionina sintase com cob(II)alamina ligada; MS-MeCbl, holometionina sintase (sintase com metilcobalamina ligada; TC, transcobalamina. (De *Nathan and Oski's hematology and oncology of infancy and childhood*, ed 8, Vol 1, Philadelphia, 2015, Elsevier, p. 318.)

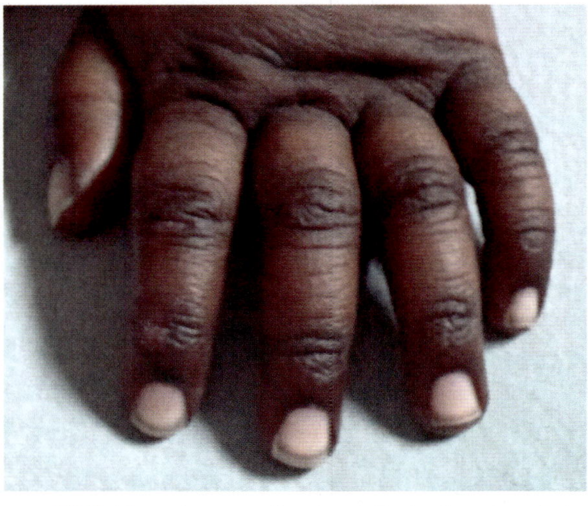

Figura 62.7 Hiperpigmentação das articulações dos dedos em lactente com deficiência de vitamina B_{12} e anemia megaloblástica.

e aquelas com sintomas neurológicos precisam de doses repetidas diariamente ou em dias alternados na primeira semana, seguidas por semanais durante os primeiros 1 a 2 meses e depois mensalmente. Pacientes que sofrem somente a manifestação hematológica têm recuperação total dentro de 2 a 3 meses, ao passo que aquelas com doença neurológica precisam de pelo menos 6 meses de terapia. Crianças em uma condição absortiva deficiente contínua e aquelas com erros inatos de má absorção de Vit B_{12} necessitam de tratamento vitalício. A terapia diária prolongada com doses altas (1 a 2 mil μg) de preparações orais de B_{12} também é igualmente efetiva na obtenção de respostas hematológicas e neurológicas em pacientes idosos, mas essa prescrição é inadequada para crianças e adultos jovens.

Prevenção

As IDR de Vit B_{12} são: para 0 a 6 meses de vida, 0,4 μg/dia; 6 a 12 meses, 0,5 μg/dia; 1 a 3 anos de idade, 0,9 μg/dia; 4 a 8 anos, 1,2 μg/dia; 9 a 13 anos, 1,8 μg/dia; e 14 a 18 anos, 2,4 μg/dia. Em adultos são: 2,6 μg/dia para gestantes; e 2,8 μg/dia durante a lactação. Gestantes e lactantes devem incorporar em sua dieta um consumo adequado dos alimentos de origem animal para prevenir a deficiência de Cbl nos lactentes. Vegetarianos rigorosos, sobretudo os veganos, devem adotar o consumo regular de Vit B_{12}. A fortificação de alimentos com esse micronutriente ajuda a evitar a deficiência em populações predominantemente vegetarianas.

A bibliografia está disponível no GEN-io.

Capítulo 63

Deficiência e Excesso de Vitamina C (Ácido Ascórbico)

Dheeraj Shah e H.P.S. Sachdev

A vitamina C é importante para a síntese de colágeno ao nível da hidroxilação de lisina e de prolina em pré-colágeno. Também está envolvida no metabolismo de neurotransmissores (conversão de dopamina em noradrenalina e de triptofano em serotonina), no metabolismo do colesterol (conversão de colesterol em hormônios esteroides e ácidos biliares) e na biossíntese de carnitina. A vitamina C atua mantendo os átomos de ferro e de cobre, cofatores de metaloenzimas, no estado reduzido (ativo). A vitamina C é um antioxidante importante (doador de elétrons) no meio aquoso do corpo. A vitamina C intensifica a absorção de ferro não heme, a transferência do ferro da transferrina para ferritina e a formação de ácido tetra-hidrofólico, podendo, assim, afetar as funções celular e imunológica do sistema hematopoiético.

NECESSIDADES E FONTES DIETÉTICAS DE VITAMINA C

Os seres humanos dependem das fontes dietéticas de vitamina C. A ingestão adequada é 40 mg para a faixa etária de 0 a 6 meses e 50 mg para a faixa etária de 6 a 12 meses. Para crianças maiores, a orientação dietética recomendada é 15 mg para a faixa etária de 1 a 3 anos; 25 mg para a faixa etária de 4 a 8 anos; 45 mg para a faixa etária de 9 a 13 anos; e 65-75 mg para a faixa etária de 14 a 18 anos. As recomendações dietéticas durante a gestação e a amamentação são 85 mg/dia e 120 mg/dia, respectivamente. A necessidade de vitamina C aumenta durante as doenças infecciosas e diarreicas. As crianças expostas ao tabagismo ou à fumaça do tabaco ambiental também necessitam de quantidades aumentadas de alimentos ricos em vitamina C. As melhores fontes de vitamina C são frutas cítricas e suco de frutas, pimentas, frutas vermelhas, melões, goiaba, quiuí, tomates, couve-flor e vegetais de folhas verdes. A vitamina C é facilmente destruída pelo armazenamento prolongado, cozimento excessivo e processamento dos alimentos.

A absorção da vitamina C ocorre na porção superior do intestino delgado, por meio de um processo ativo ou por difusão simples, quando ocorre ingesta de grandes quantidades. A vitamina C não é armazenada no corpo, mas é captada por todos os tecidos. Os níveis mais altos são encontrados nas glândulas hipófise e suprarrenal. O conteúdo cerebral de ascorbato no feto e no recém-nascido é acentuadamente maior do que o conteúdo no cérebro adulto, um achado provavelmente relacionado à sua função na síntese de neurotransmissores.

Quando a ingestão materna de vitamina C durante a gestação e a lactação é adequada, o recém-nascido exibe níveis teciduais adequados de vitamina C que estão relacionados à transferência placentária ativa, subsequentemente mantida pela vitamina C presente no leite materno ou nas fórmulas infantis comerciais. O leite materno contém vitamina C em quantidade suficiente para prevenir a deficiência ao longo de toda a infância. Os lactentes que consomem leite de origem animal pasteurizado ou fervido apresentam risco significativo de desenvolvimento de deficiência, caso outras fontes de vitamina C não sejam implementadas na dieta. Recém-nascidos, cuja alimentação tenha sido retardada em consequência de alguma condição clínica, também podem desenvolver deficiência de ácido ascórbico. Para pacientes que recebem nutrição parenteral total (NPT), recomenda-se uma dose de 80 mg/dia para bebês nascidos a termo, enquanto uma dose parenteral de 25 mg/kg/dia é recomendada para bebês prematuros. Pais e crianças que optam por uma dieta limitada (seletiva), ou aqueles que consomem dietas da moda, correm risco de deficiência de vitamina C.

DEFICIÊNCIA DE VITAMINA C

Uma deficiência de vitamina C resulta na manifestação clínica conhecida como **escorbuto**. Crianças alimentadas predominantemente com leite submetido a aquecimento (temperaturas muito altas ou pasteurizados) ou com fórmulas não enriquecidas e que não recebem frutas nem sucos de frutas apresentam risco significativo de doença sintomática. Lactentes e crianças mantidas em dietas altamente restritivas, desprovidas da maioria das frutas e legumes, estão em risco de adquirir deficiência grave de vitamina C. Essas dietas são ocasionalmente promovidas com infundadas alegações de benefícios no autismo e em outros distúrbios de desenvolvimento. No escorbuto, há formação defeituosa de tecidos conjuntivos e colágeno na pele, cartilagem, dentição, ossos e vasos sanguíneos, levando à fragilidade dessas estruturas. Nos ossos longos, não há deposição de osteoide pelos osteoblastos, o córtex é delgado e as trabéculas tornam-se frágeis e fraturam com facilidade.

Características clínicas

As manifestações iniciais da deficiência da vitamina C são irritabilidade, perda de apetite, febre baixa, dor musculoesquelética e sensibilidade nas pernas. Estes sinais e sintomas são acompanhados por edema das pernas – mais acentuado nos joelhos e tornozelos – e **pseudoparalisia**. O lactente, quando em decúbito dorsal, fica com o quadril e os joelhos semiflexionados e os pés voltados para fora. Algumas vezes, as hemorragias subperiósteas nos ossos do membro inferior aumentam agudamente o edema e a dor, fazendo com que a condição possa mimetizar a osteomielite aguda ou a artrite. Também se observa um "rosário" nas junções costocondrais e depressão do esterno, além de outros achados típicos (Figura 63.1). A angulação dos botões escorbúticos geralmente é mais nítida do que a angulação de um rosário raquítico. As alterações gengivais são observadas em crianças maiores, após a erupção dos dentes, e se manifestam como inchaços púrpura-azulados e esponjosos da membrana mucosa, especialmente sobre os incisivos superiores (Figura 63.2). A **anemia**, um achado comum em lactentes e crianças pequenas com escorbuto, está relacionada à absorção comprometida do ferro e à coexistência de deficiências hematopoiéticas nutricionais, incluindo ferro, vitamina B_{12} e folato.

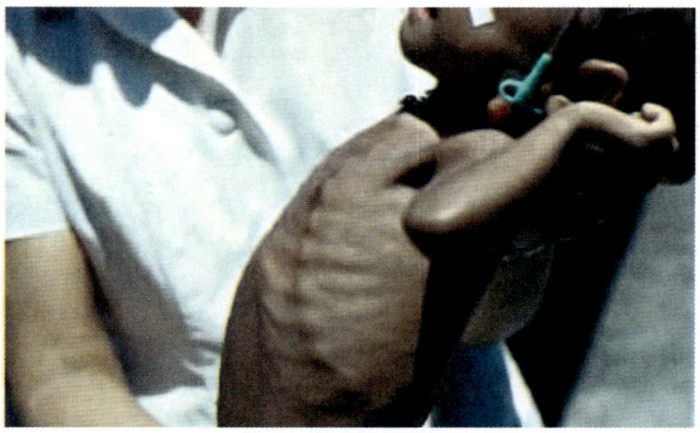

Figura 63.1 "Rosário" escorbútico. (*Cortesia do Dr. J. D. MacLean, McGill Centre for Tropical Diseases, Montreal.*)

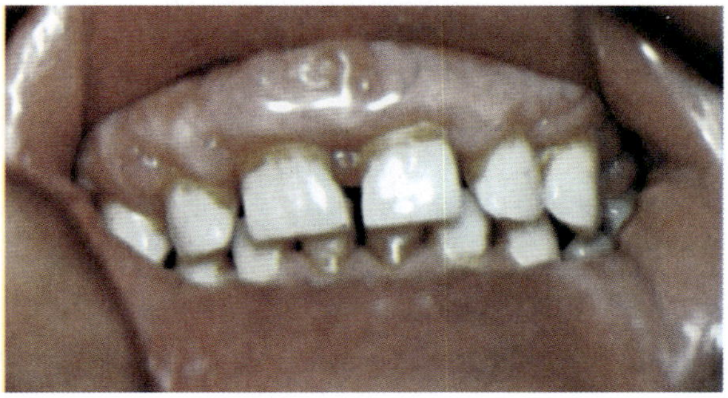

Figura 63.2 Lesões gengivais no escorbuto avançado. (*De Nutrition, ed 4, Kalamazoo, MI, 1980, The Upjohn Company, p. 80. Utilizado com permissão da Pfizer, Inc.*)

As manifestações hemorrágicas do escorbuto incluem petéquias, púrpura e equimoses em pontos de pressão; epistaxe; sangramento gengival; e as típicas hemorragias foliculares (Figura 63.3). Outras manifestações são a cicatrização precária de feridas e fraturas, hiperqueratose de folículos pilosos, artralgia e enfraquecimento muscular.

Achados laboratoriais e diagnóstico

O diagnóstico de deficiência de vitamina C geralmente se baseia no quadro clínico característico, na aparência radiográfica dos ossos longos e em uma história de baixa ingestão de vitamina C. Crianças submetidas a dietas restritivas levantam um alto índice de suspeita, particularmente em crianças com autismo ou outros distúrbios de desenvolvimento, e devem ser examinadas quanto à presença de escorbuto sempre que apresentarem dificuldade em caminhar ou dores ósseas. As alterações radiográficas típicas ocorrem nas extremidades distais dos ossos longos e são particularmente comuns nos joelhos. As diáfises dos ossos longos exibem aspecto de vidro fosco, por causa da atrofia trabecular. O córtex é delgado e denso, conferindo a aparência de *contorno a lápis* à diáfise e à epífise. A *linha branca de Frankel*, uma linha branca irregular e espessa na metáfise, representa a zona de cartilagem bem calcificada. Os centros epifisários de ossificação também exibem aparência de vidro fosco e são circundados por um anel esclerótico (Figura 63.4). O achado radiológico mais específico, porém tardio, do escorbuto é uma zona de rarefação sob a linha branca na metáfise. Essa zona de rarefação (*zona de Trümmerfeld*), uma quebra linear no osso que é proximal e paralela à linha branca, representa uma área de debris de trabéculas ósseas quebradas e tecido conjuntivo. Um *esporão de Pelkan* é um prolongamento lateral da linha branca e pode estar presente nas extremidades corticais. Pode ocorrer separação epifisária ao longo da linha de destruição, seja com deslocamento linear ou por compressão da epífise contra a diáfise (Figura 63.5). As hemorragias subperiósteas são invisíveis nas radiografias planas durante a fase ativa do escorbuto. Entretanto, durante a cicatrização, o periósteo elevado torna-se calcificado e radiopaco (Figura 63.5), o que, por vezes confere um formato de haltere ou taco ao osso afetado. As imagens de RM podem demonstrar hematomas subperiósteos agudos bem como em processo de cicatrização, acompanhados de periostite, alterações metafisárias e intensidade de sinal medular ósseo heterogêneo, mesmo na ausência de alterações nas radiografias planas. Relatou-se transformação gelatinosa da medula óssea, observada à aspiração, em crianças nas quais havia suspeita de malignidade.

Os exames bioquímicos não têm muita utilidade no diagnóstico do escorbuto, porque não refletem o estado tecidual. Uma concentração plasmática de ascorbato inferior a 0,2 mg/dℓ geralmente é considerada deficiente. A concentração leucocitária de vitamina C é um indicador mais adequado das reservas corporais, mas esse procedimento é tecnicamente mais difícil de realizar. Concentrações leucocitárias ≤ 10 μg/10^8 células são consideradas deficientes e indicam escorbuto latente, mesmo na ausência de sinais clínicos de deficiência. A saturação dos tecidos com vitamina C pode ser estimada a partir da excreção

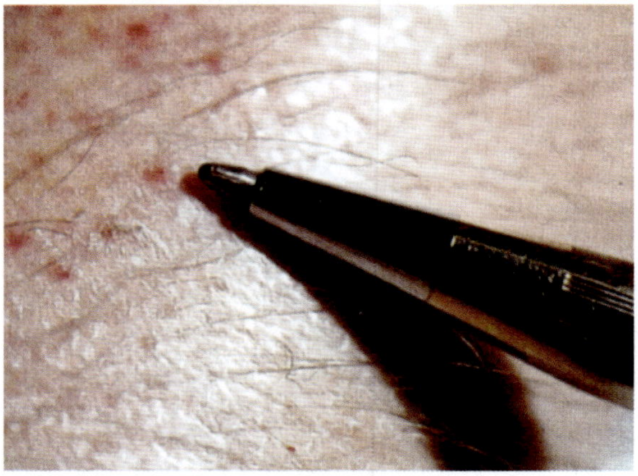

Figura 63.3 Petéquias perifoliculares no escorbuto. (*De Weinsier RL, Morgan SL:* Fundamentals of clinical nutrition, *St Louis, 1993, Mosby, p. 85.*)

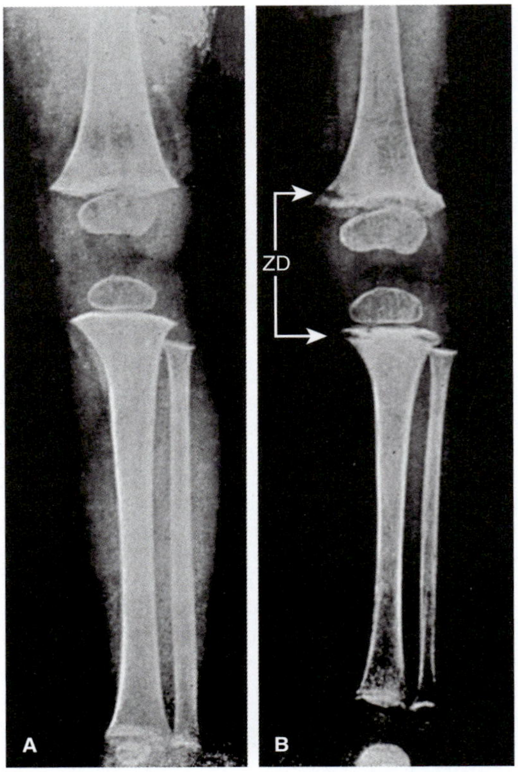

Figura 63.4 Radiografias de uma perna. **A.** Uma "linha branca" de escorbuto inicial é visível nas extremidades das diáfises da tíbia e da fíbula; observam-se anéis escleróticos (sinal de Wimberger) ao redor das epífises do fêmur e da tíbia. **B.** Alterações escorbúticas mais avançadas; zonas de destruição (ZD) estão evidentes no fêmur e na tíbia. O esporão de Pelkan também é visível na extremidade cortical.

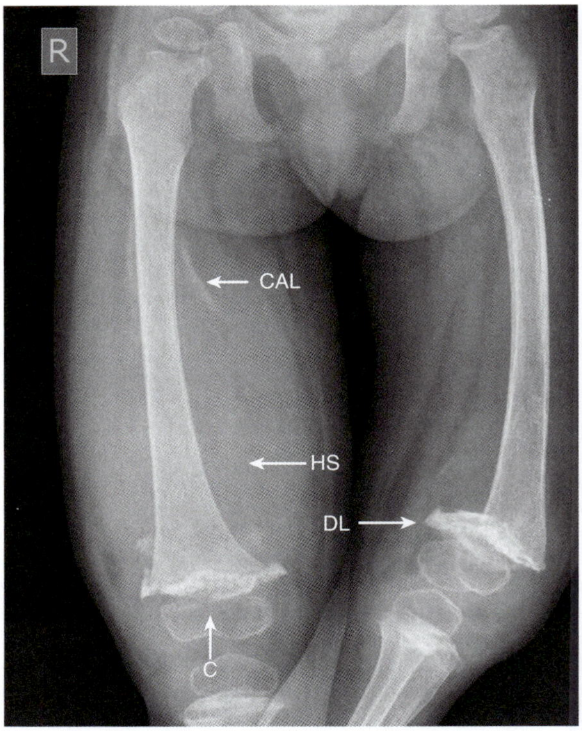

Figura 63.5 Observa-se hematoma subperiósteo (HS) amplo com áreas de calcificação (CAL) ao longo da diáfise do fêmur direito de uma criança com escorbuto avançado. Observa-se também separação epifisária em ambos os joelhos, com deslocamento linear (DL) no joelho esquerdo e compressão (C) contra a diáfise do joelho direito.

urinária da vitamina após a administração de uma dose de teste de ácido ascórbico. Em crianças sadias, 80% da dose de teste aparece na urina em 3 a 5 horas após a administração parenteral. A aminoacidúria inespecífica generalizada é comum no escorbuto, enquanto os níveis plasmáticos de aminoácidos permanecem normais.

Diagnóstico diferencial

O escorbuto muitas vezes é diagnosticado erroneamente como artrite, osteomielite, traumatismo não acidental (abuso infantil), neoplasia ou acrodinia (intoxicação por mercúrio). A irritabilidade inicial e a dor óssea são, às vezes, atribuídas a dores inespecíficas ou outras deficiências nutricionais. A deficiência de cobre resulta em um quadro clínico radiográfico similar ao do escorbuto. Algumas vezes, a suspeita de púrpura de Henoch-Schönlein, púrpura trombocitopênica ou leucemia é levantada em casos de crianças com manifestações hemorrágicas.

Tratamento

Os suplementos de vitamina C de 100 a 200 mg/dia, administrados por via oral ou parenteral, asseguram uma cura rápida e completa. Na maioria dos casos, observa-se melhora clínica em 1 semana; porém, para a recuperação completa é preciso continuar o tratamento por até 3 meses.

Prevenção

A amamentação protege contra a deficiência de vitamina C ao longo de toda a infância. Em crianças que consomem fórmula láctea, é preciso garantir o enriquecimento com vitamina C. Crianças que consomem leite submetido a superaquecimento ou bebidas de base vegetal (p. ex., leite de amêndoas, leite de soja) devem consumir alimentos ricos em vitamina C adequados durante a infância. Os suplementos dietéticos ou medicinais são necessários em crianças submetidas a dietas restritivas deficientes em vitamina C, com desnutrição grave e crianças com condições debilitantes crônicas (p. ex., neoplasias e distúrbios neurológicos). O fornecimento pré-natal de suplementos de vitamina C para mães fumantes pode atenuar alguns dos efeitos nocivos do tabagismo sobre o desenvolvimento e função do pulmão em fetos e lactentes.

TOXICIDADE DA VITAMINA C

A ingestão diária superior a 2 g de vitamina C geralmente não é isenta de efeitos colaterais em adultos. Doses maiores podem causar problemas gastrintestinais, como dor abdominal e diarreia osmótica. Há raros relatos de hemólise após altas doses de ácido ascórbico. Megadoses de vitamina C devem ser evitadas por pacientes com história de urolitíase ou condições relacionadas a acúmulo excessivo de ferro, como talassemia e hemocromatose. Há escassez de dados referentes à toxicidade da vitamina C em crianças. Os seguintes valores máximos de níveis de ingestão toleráveis são extrapolados a partir de dados obtidos de adultos, com base nas diferenças de peso corporal: faixa etária de 1 a 3 anos, 400 mg; 4 a 8 anos, 650 mg; 9 a 13 anos, 1.200 mg; e 14 a 18 anos, 1.800 mg.

A bibliografia está disponível no GEN-io.

Capítulo 64

Deficiência (Raquitismo) e Excesso de Vitamina D

Larry A. Greenbaum

RAQUITISMO

O osso consiste em uma matriz proteica denominada osteoide e em uma fase mineral, composta sobretudo de cálcio e fosfato, predominantemente na forma de *hidroxiapatita*. A **osteomalacia** ocorre quando há mineralização inadequada do osteoide ósseo em crianças e adultos. O **raquitismo** é uma doença do crescimento ósseo causada por uma matriz não mineralizada nas placas de crescimento, que ocorre em crianças somente antes da fusão das epífises. Como o osteoide e a cartilagem da placa de crescimento continuam a se expandir, porém a mineralização é inadequada, há espessamento da placa de crescimento. Há também aumento da circunferência da placa de crescimento e da metáfise, que torna maior a largura do osso no local onde estão as placas de crescimento e causa manifestações clínicas clássicas, como o alargamento de pulsos e tornozelos. O amolecimento generalizado dos ossos faz com que eles se curvem facilmente quando submetidos a forças como sustentação de peso ou tração muscular. Tal amolecimento acarreta várias deformidades ósseas.

O raquitismo é causado principalmente pela deficiência de vitamina D, e sua incidência era muito alta no Norte da Europa e nos EUA nos primeiros anos do século XX. Embora esse problema tenha sido amplamente corrigido por meio da adoção de medidas de saúde pública com o fornecimento adequado de vitamina D às crianças, o raquitismo continua sendo um problema persistente em países desenvolvidos, sendo que muitos casos ainda são secundários à deficiência nutricional evitável de vitamina D. Isso também é um problema significativo em países em desenvolvimento, onde pode ser secundária à deficiência nutricional de vitamina D e à ingestão inadequada de cálcio (Tabela 64.1).

Etiologia

Existem muitas causas de raquitismo, incluindo os distúrbios de vitamina D, deficiência de cálcio, deficiência de fósforo e acidose tubular renal distal (Tabela 64.2).

Manifestações clínicas

A maioria das manifestações clínicas de raquitismo resulta de alterações esqueléticas (Tabela 64.3). O **craniotabes** é o amolecimento dos ossos cranianos e pode ser detectado por meio da digitopressão sobre o osso occipital ou os ossos parietais. A sensação é similar à sensação de comprimir uma bola de pingue-pongue e soltá-la em seguida. O craniotabes também pode ser secundário à osteogênese imperfeita, à hidrocefalia e à sífilis. Trata-se de um achado normal em muitos recém-nascidos, sobretudo nas proximidades das linhas de sutura, que tipicamente desaparece em poucos meses após o nascimento.

A ampliação das junções costocondrais resulta na formação de um **"rosário" raquítico**, que se parece com as contas de um rosário à medida que os dedos do examinador se movem ao longo das junções costocondrais, de uma costela a outra (Figura 64.1). A ampliação da placa de crescimento também é responsável pelo alargamento de pulsos e tornozelos (Figura 64.2). A depressão horizontal ao longo da região torácica anteroinferior, conhecida como *sulco de Harrison*, ocorre a partir da tração das costelas amolecidas por ação do diafragma durante a inspiração. O amolecimento das costelas também impede a movimentação do ar e predispõe os pacientes ao desenvolvimento de atelectasia e pneumonia. As deformidades em valgo ou em varo das pernas são comuns; a **deformidade *windswept*** ocorre quando uma perna apresenta uma deformidade extrema em valgo e a outra perna, uma deformidade extrema em varo (Figura 64.3).

Há certa variação na apresentação clínica do raquitismo com base na etiologia. As alterações ocorridas no membro inferior tendem a ser a característica dominante do raquitismo hipofosfatêmico ligado ao X. Os sintomas secundários à hipocalcemia ocorrem somente nas formas de raquitismo associadas a níveis séricos reduzidos de cálcio.

A principal queixa de uma criança com raquitismo é bastante variável. Muitas crianças buscam atendimento por causa de deformidades esqueléticas, enquanto outras têm dificuldade para andar devido a uma combinação de deformidade e enfraquecimento. Outras queixas de apresentação comuns são má progressão ponderal (desnutrição) e a hipocalcemia sintomática (Capítulos 588 a 590).

Radiologia

As alterações raquíticas são mais facilmente visualizadas nas radiografias anteroposteriores do pulso, embora as alterações raquíticas características possam ser vistas em outras placas de crescimento (Figuras 64.4 e 64.5). A menor calcificação leva ao espessamento da placa de

Tabela 64.1 Propriedades físicas e metabólicas e fontes alimentares de vitaminas D, E e K.

NOMES E SINÔNIMOS	CARACTERÍSTICAS	AÇÃO BIOQUÍMICA	EFEITOS DA DEFICIÊNCIA	EFEITOS DO EXCESSO	FONTES
VITAMINA D					
Vitamina D_3 (3-colecalciferol), que é sintetizada na pele, e vitamina D_2 (de plantas ou leveduras) são biologicamente equivalentes; 1 μg = 40 UI de vitamina D	Solúvel em gordura, estável ao calor, ácido, álcali e oxidação; a bile é necessária para absorção; a hidroxilação no fígado e no rim mostra-se necessária para a atividade biológica	Necessária para a absorção GI de cálcio; também aumenta a absorção de fosfato; ações diretas sobre o osso, como a mediação da reabsorção	Raquitismo em crianças em crescimento; osteomalacia; a hipocalcemia pode causar tetania e convulsões	Hipercalcemia, que pode causar êmese, anorexia, pancreatite, hipertensão, arritmias, efeitos no SNC, poliúria, nefrolitíase, insuficiência renal	Exposição à luz do sol (luz UV); óleos de peixe, peixes gordurosos, gema de ovos e fórmula enriquecida com vitamina D, leite, cereais, pão
VITAMINA E					
Grupo de compostos relacionados com atividades biológicas similares; o alfatocoferol é a forma mais potente e mais comum	Gordura solúvel; prontamente oxidado por oxigênio, ferro, gorduras rançosas; ácidos biliares necessários para a absorção.	Antioxidante; proteção das membranas celulares da peroxidação lipídica e formação de radicais livres.	Hemólise eritrocitária em prematuros; coluna posterior e disfunção cerebelar; retinopatia pigmentar	Desconhecido	Óleos vegetais, sementes, nozes, vegetais de folhas verdes, margarina
VITAMINA K					
Grupo de naftoquinonas com atividades biológicas semelhantes; K_1 (filoquinona) da dieta; K_2 (menaquinonas) de bactérias intestinais	Os compostos naturais são solúveis em gordura; estável para aquecer e reduzir agentes; sensível a agente oxidante, ácidos fortes, álcali, luz; sais biliares necessários para a absorção intestinal	As proteínas dependentes de vitamina K são os fatores de coagulação II, VII, IX e X; proteínas C, S, Z; proteína Gla da matriz, osteocalcina	Manifestações hemorrágicas; saúde óssea e vascular a longo prazo	Não estabelecido; análogos (não mais usados) causaram anemia hemolítica, icterícia, kernicterus, morte	Vegetais de folhas verdes, fígado, certas leguminosas e óleos vegetais; amplamente distribuído

SNC, sistema nervoso central; GI, gastrintestinal; UV, ultravioleta.

Tabela 64.2 Causas de raquitismo.

DISTÚRBIOS DE VITAMINA D	**DEFICIÊNCIA DE FÓSFORO**
Deficiência nutricional de vitamina D	Ingestão inadequada
Deficiência congênita de vitamina D	Bebês prematuros (raquitismo de prematuridade)
Deficiência secundária de vitamina D	Antiácidos contendo alumínio
Má absorção	
Degradação aumentada	**PERDAS RENAIS**
25-hidroxilase hepática diminuída	Raquitismo hipofosfatêmico ligado ao X*
Raquitismo dependente de vitamina D tipos 1A e 1B	Raquitismo hipofosfatêmico autossômico dominante*
Raquitismo dependente de vitamina D tipos 2A e 2B	Raquitismo hipofosfatêmico autossômico recessivo tipo 1 e 2*
Doença renal crônica	Raquitismo hipofosfatêmico hereditário com hipercalciúria
	Superprodução de fator de crescimento de fibroblasto-23
DEFICIÊNCIA DE CÁLCIO	Raquitismo induzido por tumor*
Baixa ingestão	Síndrome de McCune-Albright*
Dieta	Síndrome do nevo epidérmico*
Bebês prematuros (raquitismo de prematuridade)	Neurofibromatose*
Má absorção	Síndrome de Fanconi
Doença primária	Doença de Dent
Inibidores dietéticos da absorção do cálcio	Acidose tubular renal distal

*Distúrbios secundários para excesso de fator de crescimento de fibroblasto-23.

crescimento. A borda da metáfise perde o contorno definido, processo descrito como desgaste ou esgarçamento ósseo. A borda da metáfise passa de uma superfície convexa ou plana para uma superfície mais côncava. Tal alteração para uma superfície côncava é denominada de escavação e observada mais facilmente nas extremidades distais do rádio, ulna e fíbula. Há ampliação da extremidade distal da metáfise, que corresponde à observação clínica de pulsos e tornozelos espessados, além do rosário raquítico. Outras características radiológicas são a trabeculação grosseira da diáfise e a rarefação generalizada.

Diagnóstico

O diagnóstico de raquitismo baseia-se em anormalidades radiográficas clássicas. Esse diagnóstico é sustentado por achados do exame físico, história e resultados dos exames laboratoriais consistentes com uma etiologia específica (Tabela 64.4).

Avaliação clínica

Como a maioria das crianças com raquitismo tem deficiência nutricional, a avaliação inicial deve basear-se em uma **história dietética**, enfatizando a ingestão de vitamina D e de cálcio. A maioria das crianças que vivem em países industrializados recebe vitamina D em fórmulas comerciais, leite enriquecido ou suplementos vitamínicos. Ao lado da quantidade, a composição exata da fórmula ou do leite é pertinente, pois o raquitismo ocorre em crianças que receberam produtos rotulados como "leite" (p. ex., leite de soja), mas que são deficientes em vitamina D e em minerais.

A **síntese cutânea** mediada pela exposição à luz solar é uma importante fonte de vitamina D. Convém perguntar sobre tempo passado ao ar livre, uso de protetor solar e vestuário, especialmente se houver razões culturais para a maior cobertura da pele. Como a luz solar durante o inverno é pouco efetiva para estimular a síntese

Tabela 64.3 Características clínicas do raquitismo.

GERAIS
Má progressão ponderal (desnutrição)
Apatia
Abdome saliente
Fraqueza muscular (especialmente de músculos proximais)
Cardiomiopatia dilatada hipocalcêmica
Fraturas (patológicas, trauma mínimo)
Pressão intracraniana aumentada
CABEÇA
Craniotabes
Proeminência frontal
Fechamento tardio de fontanela (geralmente fechada por volta dos 2 anos de idade)
Dentição tardia
Nenhum incisivo até os 10 meses de idade
Nenhum molar até os 18 meses de idade
Cáries
Craniossinostose
TÓRAX
Rosário raquítico
Fenda de Harrison
Infecções respiratórias e atelectasia*
DORSO
Escoliose
Cifose
Lordose
EXTREMIDADES
Aumento dos pulsos e dos tornozelos
Deformidades em valgo ou varo
Deformidade *windswept* (deformidade em valgo em uma perna e deformidade em varo na outra perna)
Curvatura anterior da tíbia e do fêmur
Coxa vara
Dor na perna
SINTOMAS HIPOCALCÊMICOS†
Tetania
Convulsões
Estridor causado por espasmo laríngeo

*Essas características são mais frequentemente associadas a distúrbios de deficiência de vitamina D. †Esses sintomas desenvolvem-se apenas em crianças com distúrbios que produzem hipocalcemia (Tabela 64.4).

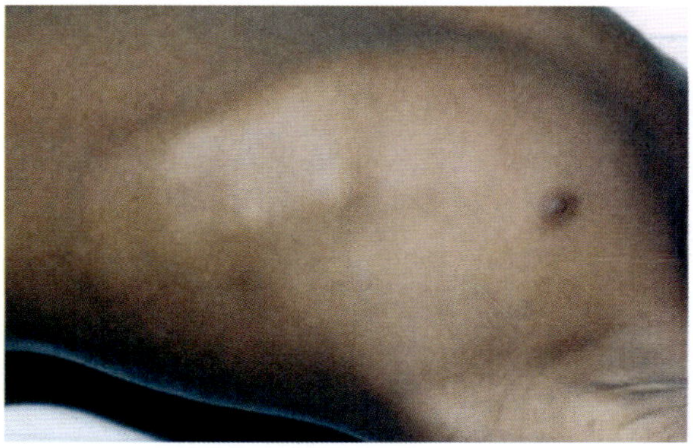

Figura 64.1 "Rosário" raquítico em uma criança com raquitismo. *(Cortesia de Dr. Thomas D. Thacher, Rochester, MN.)*

cutânea de vitamina D, a estação do ano é outra consideração. Crianças com elevada pigmentação cutânea apresentam maior risco de deficiência de vitamina D, por causa da síntese cutânea diminuída.

A presença de fatores de risco **maternos** de deficiência nutricional de vitamina D, como dieta e exposição solar, é uma consideração importante quando um neonato ou um lactente muito novo apresentam achados de raquitismo, especialmente se estiver em fase de amamentação

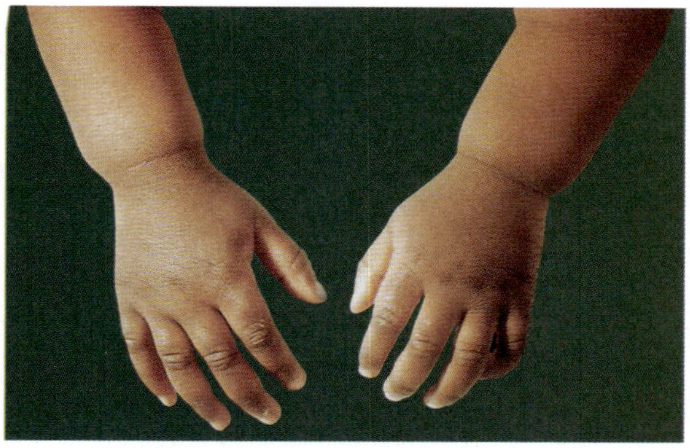

Figura 64.2 As mãos e os antebraços de uma criança pequena com raquitismo mostram proeminência acima do pulso, resultante da irritação e da mineralização ruim da extremidade inferior do rádio e da ulna. (*De Bullough PG.* Orthopaedic pathology, *5. ed. St Louis: Mosby; 2010.)*

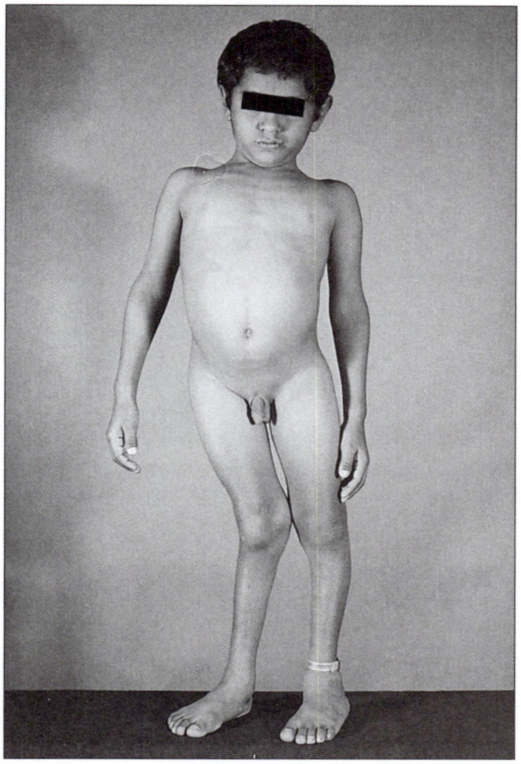

Figura 64.3 Deformidade *windswept* das pernas de uma criança mais velha com raquitismo. *(De Rickets and osteomalacia. In: Hochberg MC, Silman AJ, Smolen JS et al. (Eds.).* Rheumatology, *4. ed. London: Mosby; 2008, Fig. 192-6.)*

(Tabela 64.5). Determinar o consumo alimentar da criança de laticínios, principal fonte dietética de cálcio, fornece uma noção geral da ingestão de cálcio. Um alto conteúdo dietético de fibras pode interferir na absorção de cálcio.

O uso de **medicação** pela criança é uma informação relevante, pois determinados medicamentos, como os anticonvulsivantes (fenobarbital e fenitoína), aumentam a degradação da vitamina D, enquanto os antiácidos contendo ligantes de fosfato ou alumínio interferem na absorção de fosfato.

A **má absorção** de vitamina D é sugerida por uma história de doença hepática ou intestinal. A suspeita de doença hepática ou intestinal não diagnosticada deve ser levantada se a criança apresentar sintomas gastrintestinais (GI), ainda que o raquitismo ocasionalmente seja a queixa apresentada. A má absorção de gorduras é frequentemente associada a diarreia ou fezes gordurosas e pode haver sinais ou sintomas sugestivos de deficiências de outras vitaminas lipossolúveis (A, E e K; Capítulos 61, 65 e 66).

Uma história de **doença renal** (proteinúria, hematúria, infecções do trato urinário) constitui uma consideração adicional significativa, dada a importância da doença renal crônica como causa de raquitismo. A poliúria pode ocorrer em crianças com doença renal crônica ou síndrome de Fanconi.

Crianças com raquitismo podem ter história de cáries dentárias, déficit de crescimento, atraso da deambulação, marcha bamboleante, andar gingado, pneumonia e sintomas hipocalcêmicos.

A história familiar é decisiva, devido ao amplo número de **causas genéticas** de raquitismo, ainda que a maioria dessas causas seja rara. Além da doença óssea, convém perguntar sobre deformidades de perna, dificuldades para caminhar ou estatura inexplicavelmente baixa, pois alguns pais podem desconhecer o próprio diagnóstico. Uma doença não diagnosticada na mãe não se revela incomum na hipofosfatemia ligada ao X. Pode haver história de morte inexplicável de um irmão durante a infância, em casos de crianças com cistinose, que é a causa mais comum da síndrome de Fanconi nessa faixa etária.

O exame físico foca na detecção das manifestações de raquitismo (Tabela 64.3). É importante observar a marcha da criança, auscultar os pulmões para detectar atelectasia ou pneumonia e representar graficamente o crescimento do paciente. A presença de alopecia sugere raquitismo dependente de vitamina D tipo 2.

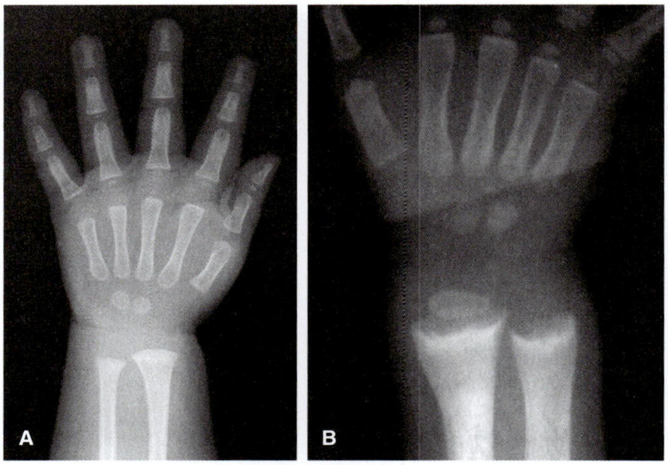

Figura 64.4 Radiografias de um pulso de uma criança normal (**A**); e de uma criança com raquitismo (**B**), que apresentava desgaste metafisário e escavação do rádio distal e da ulna.

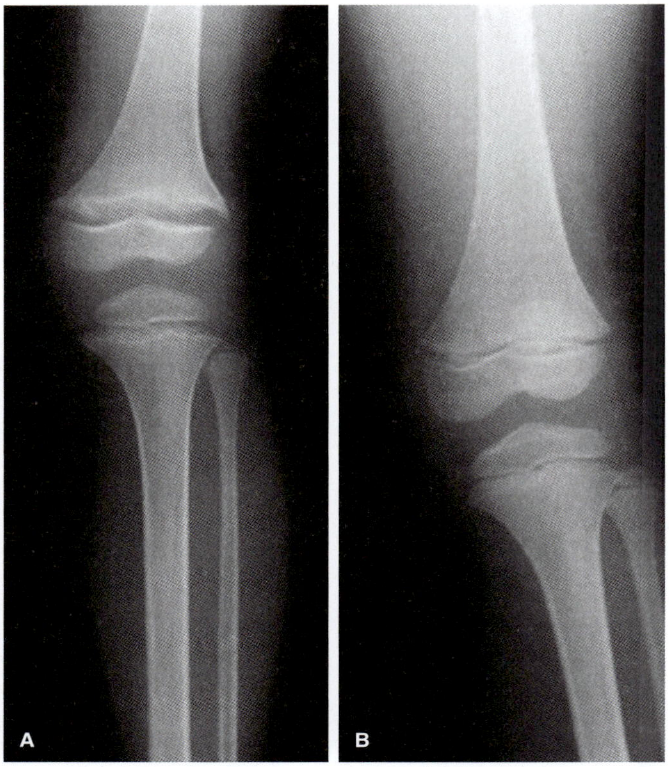

Figura 64.5 Radiografias dos joelhos em uma menina de 7 anos de idade com acidose tubular distal renal e raquitismo. **A.** No momento de apresentação inicial, há aumento da placa de crescimento e desgaste metafisário. **B.** Considerável melhora após 4 meses de terapia alcalina.

Tabela 64.4 Achados laboratoriais em vários distúrbios que causam raquitismo.

DISTÚRBIO	Ca	Pi	PTH	25-(OH)D	1,25-$(OH)_2$D	FA	Ca NA URINA	Pi NA URINA
Deficiência de vitamina D	N, ↓	↓	↑	↓	↓, N, ↑	↑	↓	↑
RDVD, tipo 1A	N, ↓	↓	↑	N	↓	↑	↓	↑
RDVD, tipo 1B	N, ↓	↓	↑	↓	N	↑	↓	↑
RDVD, tipo 2A	N, ↓	↓	↑	N	↑↑	↑	↓	↑
RDVD, tipo 2B	N, ↓	↓	↑	N	↑↑	↑	↓	↑
Doença renal crônica	N, ↓	↑	↑	N	↓	↑	N, ↓	↓
Deficiência de Pi	N	↓	N, ↓	N	↑	↑	↑	↓
RHX*	N	↓	N, ↑	N	RD	↑	↓	↑
RHAD*	N	↓	N	N	RD	↑	↓	↑
RHHH	N	↓	N, ↓	N	↑	↑	↑	↑
RHAR, tipo 1 ou tipo 2*	N	↓	N	N	RD	↑	↓	↑
Raquitismo induzido por tumor	N	↓	N	N	RD	↑	↓	↑
Síndrome de Fanconi	N	↓	N	N	RD ou ↑	↑	↓ ou ↑	↑
Doença de Dent	N	↓	N	N	N	↑	↑	↑
Deficiência de Ca na dieta	N, ↓	↓	↑	N	↑	↑	↓	↑

Ca, cálcio; FA, fosfatase alcalina; N, normal; Pi, fósforo inorgânico; PTH, paratormônio; RHAD, raquitismo hipofosfatêmico autossômico dominante; RHAR, raquitismo hipofosfatêmico autossômico recessivo; RD, relativamente diminuído (porque deveria estar aumentado, dada a hipofosfatemia concomitante); RDVD, raquitismo dependente de vitamina D; RHHH, raquitismo hipofosfatêmico hereditário com hipercalciúria; RHX, raquitismo hipofosfatêmico ligado ao X; 1,25-$(OH)_2$D, 1,25-di-hidroxivitamina D; 25-(OH)D, 25-hidroxivitamina D; ↓, diminuído; ↑, aumentado; ↑↑, extremamente aumentado.

Tabela 64.5 Fatores de risco para raquitismo nutricional e osteomalacia e sua prevenção.

FATORES MATERNOS
Deficiência de vitamina D
Pigmentação cutânea escura
Todo o corpo coberto por roupas
Alta latitude durante o inverno e a primavera
Outras causas de exposição solar restringida (UVB) – por exemplo, viver em ambientes predominantemente internos, deficiência, poluição, nebulosidade
Dieta pobre em vitamina D
Dieta pobre em cálcio
Pobreza, desnutrição, dietas especiais
FATORES RELACIONADOS COM O BEBÊ/A INFÂNCIA
Deficiência neonatal de vitamina D secundária à deficiência materna/deficiência de vitamina D
Falta de suplementação infantil com vitamina D
Amamentação prolongada sem apropriada complementação alimentar a partir de 6 meses de idade
Alta latitude durante o inverno e a primavera
Pigmentação cutânea escura e/ou exposição solar restringida (UVB) – por exemplo, viver em ambiente predominantemente interno, deficiência, poluição, nebulosidade
Dieta pobre em vitamina D
Dieta pobre em cálcio
Pobreza, desnutrição, dietas especiais
MEDIDAS PREVENTIVAS
Exposição solar (a quantidade de raios UVB depende da latitude e da estação do ano)
Suplementação de vitamina D
Enriquecimento estratégico do suprimento alimentar habitual
Ingestão normal de cálcio

Adaptada de Munns CF, Shaw N, Kiely M *et al.* Global consensus recommendations on prevention and management of nutritional rickets. *J Clin Endocrinol Metab.* 2016;101: 394-415.

Os **exames laboratoriais** iniciais de uma criança com raquitismo devem incluir níveis séricos de cálcio, fósforo, fosfatase alcalina (FA), paratormônio (PTH), 25-hidroxivitamina D, 1,25-di-hidroxivitamina D (1,25 D), creatinina e eletrólitos (Tabela 64.4, para interpretação). A urinálise é útil para detectar a glicosúria observada na síndrome de Fanconi e proteinúria de baixo peso molecular (teste de fitas reagentes (*dipstick*) positivo para proteína) na síndrome de Fanconi ou na doença de Dent. A avaliação da excreção urinária de cálcio (coleta de 24 horas para cálcio ou relação cálcio:creatinina) é útil quando houver suspeita de raquitismo hipofosfatêmico hereditário com hipercalciúria ou doença de Dent. A quantificação direta de outras vitaminas lipossolúveis (A, E e K) ou a avaliação indireta da deficiência (tempo de protrombina para deficiência de vitamina K) são apropriadas quando se considera a possibilidade de má absorção.

DISTÚRBIOS DE VITAMINA D

Fisiologia da vitamina D

A vitamina D pode ser sintetizada nas células epiteliais da pele e, portanto, do ponto de vista técnico, não é uma vitamina. A síntese cutânea costuma ser a fonte mais importante de vitamina D e depende da conversão de 7-desidrocolesterol em vitamina D_3 (3-colecalciferol) por ação da radiação ultravioleta B oriunda do sol. A eficiência desse processo é diminuída pela melanina. Assim, convém maior exposição solar para haver síntese de vitamina D em indivíduos com pigmentação cutânea aumentada. A adoção de medidas para diminuir a exposição solar, como cobrir a pele com roupas ou aplicar bloqueador solar, também diminui a síntese de vitamina D. Crianças que passam menos tempo ao ar livre têm síntese reduzida de vitamina D. O sol do inverno nas regiões distantes do Equador é ineficaz para mediar a síntese de vitamina D.

Há poucas fontes dietéticas naturais de vitamina D. Os óleos de fígado de peixe têm alto teor de vitamina D. Outras fontes dietéticas boas são os peixes gordos e a gema do ovo. Nos países industrializados, a maioria das crianças recebe vitamina D por meio de alimentos enriquecidos, especialmente fórmulas e leite (ambos com conteúdo de 400 UI/ℓ), além de alguns cereais matinais e pães. A vitamina D suplementar pode ser a vitamina D_2 (oriunda de vegetais ou leveduras) ou a vitamina D_3. O leite materno é pobre em vitamina D, contendo cerca de 12 a 60 UI/ℓ.

A vitamina D é transportada pela proteína de ligação da vitamina D até o fígado, onde a 25-hidroxilase converte a vitamina D em 25-hidroxivitamina D (25-D), a forma circulante mais abundante da vitamina D. Como tal etapa de hidroxilação hepática é pouco regulada, a quantificação de 25-D mostra-se o método padrão para determinar o *status* de vitamina D do paciente. A etapa final da ativação ocorre no rim, onde a enzima 1-alfa-hidroxilase adiciona um segundo grupo hidroxila, que resulta em 1,25-D. A 1-alfa-hidroxilase é induzida pelo PTH e pela hipofosfatemia, enquanto a hiperfosfatemia e a 1,25-D causam sua inibição. A maior parte da 1,25-D circula ligada à proteína de ligação de vitamina D.

A 1,25-di-hidroxivitamina D atua ligando-se a um receptor intracelular, e o complexo formado afeta a expressão gênica interagindo com elementos de resposta à vitamina D. No intestino, tal ligação resulta em aumento acentuado da absorção de cálcio, que é altamente dependente de 1,25-D. Há também aumento da absorção de fósforo, mas tal efeito é menos significativo porque a maior parte da absorção de fósforo da dieta independe de vitamina D. A 1,25-D também exerce efeitos diretos sobre o osso, como a mediação da reabsorção. A 1,25-D suprime diretamente a secreção de PTH pela glândula paratireoide, completando uma alça de retroalimentação negativa. A secreção de PTH também é suprimida pelo aumento dos níveis séricos de cálcio mediado pela 1,25-D. A 1,25-D inibe sua própria síntese no rim e aumenta a síntese de metabólitos inativos.

Deficiência nutricional de vitamina D

A deficiência de vitamina D continua sendo a causa mais comum de raquitismo globalmente e é prevalente até mesmo nos países industrializados. Como a vitamina D pode ser obtida a partir de fontes dietéticas ou por síntese cutânea, a maioria dos pacientes que vivem em países industrializados exibe uma combinação de fatores de risco que levam ao desenvolvimento de deficiência de vitamina D.

Etiologia

A deficiência de vitamina D ocorre mais frequentemente na infância, devido a uma combinação de ingestão precária e síntese cutânea inadequada. O transporte transplacentário de vitamina D, sobretudo de 25-D, normalmente fornece quantidade suficiente de vitamina D durante os primeiros 2 meses de vida, a menos que haja grave deficiência materna de vitamina D. Lactentes que recebem fórmula comercial obtêm uma quantidade adequada de vitamina D, mesmo sem síntese cutânea. Devido ao baixo teor de vitamina D do leite materno, os bebês amamentados ao seio materno contam com a síntese cutânea ou com os suplementos de vitamina. A síntese cutânea pode ser limitada, devido à inefetividade do sol no inverno em estimular a síntese de vitamina D; à proteção contra luz solar por causa de preocupações relacionadas com câncer, segurança na vizinhança ou práticas culturais; e diminuição da síntese cutânea em consequência a elevada pigmentação cutânea.

O efeito da pigmentação da pele explica por que a maioria dos casos de raquitismo nutricional, nos EUA e Norte da Europa, ocorre em crianças amamentadas com leite materno e que são afrodescendentes ou descendentes de outras populações com pigmentação cutânea escura. O impacto adicional do sol de inverno é sustentado pelo fato de esses bebês buscarem atendimento, mais frequentemente, ao final do inverno ou na primavera. Em alguns grupos, a cobertura completa dos bebês ou a prática de não os expor ao ar livre apresentam papel significativo, o que explica a ocorrência de raquitismo em bebês que vivem em áreas abundantemente ensolaradas, como o Oriente Médio. Como as mães de alguns bebês podem apresentar os mesmos fatores de risco, a concentração materna reduzida de vitamina D também pode contribuir, tanto por causa do teor reduzido de vitamina D no leite materno quanto pela diminuição da passagem transplacentária e pela distribuição de vitamina D. O raquitismo causado pela deficiência de vitamina D também pode ser secundário a práticas dietéticas não convencionais, como as dietas veganas que usam leite de soja ou leite de arroz não enriquecido.

Manifestações clínicas

As manifestações clínicas são típicas do raquitismo (Tabela 64.3), com uma minoria significativa apresentando sintomas de hipocalcemia. O laringospasmo prolongado é ocasionalmente fatal. As crianças afetadas têm maior risco de pneumonia e enfraquecimento muscular, o que leva ao retardo do desenvolvimento motor.

Achados laboratoriais

A Tabela 64.4 resume os principais achados laboratoriais. A hipocalcemia é um achado variável, como resultado das ações dos níveis elevados de PTH, que aumentam a concentração sérica de cálcio. A hipofosfatemia é causada por perdas renais de fosfato induzidas pelo PTH, combinadas com diminuição da absorção intestinal.

A ampla variação dos níveis de 1,25-D (baixos, normais ou altos) é secundária à indução da 1-alfa-hidroxilase renal, causada pela ocorrência concomitante de hipofosfatemia e hiperparatireoidismo. Como os níveis séricos de 1,25-D são muito inferiores aos níveis de 25-D, mesmo com níveis baixos de 25-D ainda haverá 25-D suficiente para atuar como precursor para a síntese de 1,25-D na presença de 1-alfa-hidroxilase induzida. Os níveis de 1,25-D são baixos apenas quando há deficiência grave de vitamina D.

Alguns pacientes apresentam acidose metabólica secundária à eliminação de bicarbonato renal induzido por PTH. Também pode haver aminoacidúria generalizada.

Diagnóstico e diagnóstico diferencial

O diagnóstico de deficiência nutricional de vitamina D baseia-se na combinação de uma história de baixa ingestão de vitamina D e fatores de risco de síntese cutânea diminuída, alterações radiográficas consistentes com raquitismo e achados laboratoriais típicos (Tabela 64.4). Níveis normais de PTH quase nunca ocorrem com deficiência de vitamina D e sugerem um distúrbio primário de fosfato.

Tratamento

Crianças com deficiência nutricional de vitamina D devem receber essa vitamina e ingestão nutricional adequada de cálcio e fósforo. Existem duas estratégias de administração de vitamina D. Com a **terapia de choque**, administra-se vitamina D (300.000 a 600.000 UI) VO (preferencialmente) ou intramuscular, em 2 a 4 doses, ao longo de 1 dia (a vitamina D_3 é mais indicada do que a D_2 devido à sua meia-vida mais longa). Como as doses são observadas, a terapia de choque é ideal em pacientes cuja adesão ao tratamento é questionável. A estratégia alternativa é a administração diária de vitamina D, com uma dose mínima de 2.000 UI/dia por, no mínimo, 3 meses. Qualquer que seja a estratégia, ela deve ser seguida pela ingestão diária de 400 UI/dia de vitamina D em crianças com idade inferior a 1 ano de vida ou 600 UI/dia em crianças com idade superior a 1 ano. É importante garantir que as crianças recebam adequadamente cálcio (mínimo de 500 mg/dia) e fósforo na dieta; essa ingestão dietética costuma ser fornecida por leite, fórmulas comerciais e outros laticínios, apesar de ser necessário administrar suplementos de cálcio em alguns pacientes.

Crianças com hipocalcemia sintomática podem precisar receber cálcio de modo agudo por via intravenosa (IV), seguido de suplementos de cálcio VO, que normalmente podem ser reduzidos aos poucos no decorrer de 2 a 6 semanas naquelas que recebem cálcio adequadamente na dieta. O uso temporário de 1,25-D (**calcitriol**) IV ou oral costuma ser útil para reverter a hipocalcemia na fase aguda, fornecendo vitamina D ativa durante o período crítico, uma vez que a vitamina D suplementar é convertida em vitamina D ativa. As doses de calcitriol são normalmente de 0,05 μg/kg/dia. O cálcio IV é inicialmente administrado em bólus para tratar a hipocalcemia sintomática (20 mg/kg de cloreto de cálcio ou 100 mg/kg de gliconato de cálcio). Alguns pacientes requerem infusão contínua IV de cálcio, titulado para manter os níveis séricos desejados de cálcio. Esses pacientes devem fazer uma transição para o cálcio enteral, e a maioria dos lactentes requer aproximadamente 1.000 mg de cálcio elementar.

Prognóstico

A maioria das crianças com deficiência nutricional de vitamina D apresenta uma excelente resposta ao tratamento, com a cura radiológica ocorrendo em poucos meses. Os resultados dos exames laboratoriais também devem ser normalizados rapidamente. Muitas dessas malformações ósseas melhoram consideravelmente, mas as crianças com doença grave podem apresentar deformidades permanentes e baixa estatura. Raramente, os pacientes são beneficiados pela intervenção ortopédica para deformidades da perna e, embora isso seja, em geral, feito somente após a cura da osteopatia metabólica, há claras evidências de que essas deformidades não sofrem autorresolução e de que causem problemas funcionais.

Prevenção

A maioria dos casos de raquitismo nutricional pode ser prevenida com a administração universal de 400 UI de vitamina D em lactentes de até 1 ano de idade. Crianças mais velhas com fatores de risco para ingestão inadequada devem receber 600 UI/dia. A vitamina D pode ser administrada como componente de um multivitamínico ou como suplemento de vitamina D.

Deficiência congênita de vitamina D

O **raquitismo congênito** é bastante raro em países industrializados e ocorre quando há deficiência materna grave de vitamina D durante a gestação. Os fatores de risco maternos são a baixa ingestão dietética de vitamina D, a falta de exposição solar adequada e múltiplas gestações a intervalos de tempo curtos. Esses neonatos podem ter hipocalcemia sintomática, retardo do desenvolvimento intrauterino e calcificação óssea diminuída, além das clássicas alterações raquíticas. A deficiência materna mais sutil de vitamina D pode ter efeito adverso sobre a densidade óssea do bebê, e o peso ao nascimento pode causar defeito no esmalte dental e predispor os bebês à tetania hipocalcêmica neonatal. O tratamento do raquitismo congênito inclui a suplementação com vitamina D e a ingestão adequada de cálcio e fósforo. O uso pré-natal de complexos vitamínicos contendo vitamina D (600 UI) evita essa condição.

Deficiência secundária de vitamina D

Etiologia

Aliada à ingestão inadequada, a deficiência de vitamina D pode se desenvolver devido a absorção inadequada, diminuição da hidroxilação hepática e aumento da degradação. Como a vitamina D é lipossolúvel, sua absorção pode estar diminuída em pacientes com várias doenças hepáticas e GI, como doença hepática colestática, defeitos do metabolismo de ácidos biliares, fibrose cística e outras causas de disfunção pancreática, doença celíaca e doença de Crohn. A má absorção de vitamina D também pode ocorrer com a linfangiectasia intestinal e após a ressecção intestinal.

A doença hepática grave, que geralmente também está associada à má absorção, pode causar diminuição da formação de 25-D como consequência de uma atividade enzimática insuficiente. Pela ampla reserva de atividade de 25-hidroxilase no fígado, a deficiência de vitamina D resultante de doença hepática geralmente requer uma perda superior a 90% da função hepática. Diversas medicações intensificam a degradação de vitamina D por meio da indução do sistema do citocromo P450 (CYP). O raquitismo como consequência da deficiência de vitamina D pode se desenvolver em crianças que recebem anticonvulsivantes (p. ex., fenobarbital, fenitoína) ou medicações antituberculose (p. ex., isoniazida, rifampicina).

Tratamento

O tratamento da deficiência de vitamina D atribuível à má absorção requer doses altas de vitamina D. Por sua melhor absorção, a 25-D (25 a 50 μg/dia ou 5 a 7 μg/kg/dia) é superior à vitamina D_3. Ajusta-se a dose com base no monitoramento dos níveis séricos de 25-D. Alternativamente, os pacientes podem ser tratados com 1,25-D, que também é mais bem absorvida na presença de má absorção de gorduras ou com vitamina D parenteral. Crianças com raquitismo resultante de degradação aumentada de vitamina D pelo sistema CYP requerem a mesma terapia aguda indicada para deficiência nutricional (discutida anteriormente), seguida de administração por período prolongado de doses altas de vitamina D (p. ex., 1.000 UI/dia), tendo a dosagem titulada com base nos níveis séricos de 25-D. Alguns pacientes requerem até 4.000 UI/dia.

Raquitismo dependente de vitamina D, tipo 1

Crianças com raquitismo dependente de vitamina D **tipo 1A**, um distúrbio autossômico recessivo, apresentam mutações no gene codificador de 1-alfa-hidroxilase renal, que impede a conversão de 25-D em 1,25-D. Tais pacientes normalmente buscam atendimento com 1 a 2 anos de idade e podem apresentar qualquer uma das características clássicas do raquitismo (Tabela 64.3), como a hipocalcemia sintomática. Os pacientes têm níveis normais de 25-D, porém seus níveis de 1,25-D estão diminuídos (Tabela 64.4). Às vezes, os níveis de 1,25-D estão no limite normal inferior e são inapropriadamente baixos diante dos altos níveis de PTH e baixa concentração sérica de fósforo, que deveriam aumentar a atividade da 1-alfa-hidroxilase renal e induzir níveis altos de 1,25-D. Como na deficiência nutricional de vitamina D, a disfunção tubular renal pode provocar acidose metabólica e aminoacidúria generalizada.

O raquitismo dependente de vitamina D **tipo 1B** é secundário à mutação no gene da 25-hidroxilase. Os pacientes apresentam baixos níveis de 25-D, mas níveis normais de 1,25-D (Tabela 64.4).

Tratamento

Os pacientes com raquitismo dependente de vitamina D tipo 1A respondem ao tratamento prolongado com 1,25-D (calcitriol). As doses iniciais são 0,25 a 2 μg/dia, e doses menores passam a ser usadas tão logo ocorra a cura do raquitismo. É importante garantir uma ingestão adequada de cálcio, especialmente durante a terapia inicial. Ajusta-se a dose de calcitriol para manter os níveis séricos de cálcio no limite normal baixo, os níveis séricos normais de fósforo e os níveis séricos de PTH no limite normal alto. Estabelecer como alvo uma concentração de cálcio normal baixa e níveis de PTH normais altos evita a dosagem excessiva de calcitriol, que pode causar hipercalciúria e nefrocalcinose. Assim, o monitoramento do paciente envolve a avaliação periódica da excreção urinária de cálcio, tendo como meta concentrações inferiores a 4 mg/kg/dia.

O raquitismo dependente de vitamina D tipo 1B pode responder a doses farmacológicas de vitamina D_2 (3.000 U/dia) como resultado de enzimas alternativas com atividade de 25-hidroxilase ou atividade residual da proteína mutante.

Raquitismo dependente de vitamina D, tipo 2

Pacientes com raquitismo dependente de vitamina D **tipo 2A** apresentam mutações no gene codificador do receptor de vitamina D, que impedem uma resposta fisiológica normal à 1,25-D. Os níveis de 1,25-D estão extremamente elevados em indivíduos com tal distúrbio autossômico recessivo (Tabela 64.4). A maioria dos pacientes procura atendimento durante a infância, embora o raquitismo em pacientes menos seriamente afetados possa não ser diagnosticado até a fase adulta. A doença de menor gravidade está associada a um receptor de vitamina parcialmente funcional. Aproximadamente 50 a 70% das crianças apresentam **alopecia**, que tende a estar associada a uma forma mais grave da doença e pode variar de alopecia areata a alopecia total. Os cistos epidérmicos são uma das manifestações menos comuns.

O raquitismo dependente de vitamina D **tipo 2B** parece ser resultado da superexpressão de uma proteína de ligação ao elemento de resposta hormonal que interfere na ação de 1,25-D. Pode haver alopecia.

Tratamento

Alguns pacientes respondem a doses extremamente altas de vitamina D_2 (25-D ou 1,25-D), especialmente aqueles sem alopecia. Tal resposta é provocada por um receptor de vitamina D parcialmente funcional em pacientes com raquitismo dependente de vitamina D tipo 2A, mas pode ocorrer em indivíduos com raquitismo dependente de vitamina D tipo 2B. Todos os pacientes devem passar por um período de 3 a 6 meses de triagem recebendo vitamina D em dose alta e cálcio oral. A dose inicial de 1,25-D deve ser 2 μg/dia, porém alguns pacientes requerem doses mais altas, de até 50 a 60 μg/dia. As doses de cálcio são de 1.000 a 3.000 mg/dia. Pacientes que não respondem ao regime de dose alta de vitamina D podem ser tratados com cálcio IV por período prolongado, com possível transição para uma dose muito alta de suplementos de cálcio VO. O tratamento de pacientes irresponsivos à vitamina D é difícil.

Doença renal crônica

Com a doença renal crônica, há diminuição da atividade de 1-alfa-hidroxilase nos rins, o que leva à diminuição da produção de 1,25-D. Na doença renal crônica, diferentemente das outras causas de deficiência de vitamina D, os pacientes desenvolvem hiperfosfatemia como resultado da excreção renal diminuída (Tabela 64.4 e Capítulo 550.2).

Tratamento

A terapia requer uso de uma forma de vitamina D que pode atuar na ausência de 1-hidroxilação pelo rim (calcitriol), que tanto possibilita a absorção adequada de cálcio quanto suprime diretamente a glândula paratireoide. Como a hiperfosfatemia é um estímulo para a secreção de PTH, a normalização dos níveis séricos de fósforo por meio da combinação de restrição do fósforo da dieta e uso de ligadores de fosfato orais é tão importante quanto o uso de vitamina D ativada.

DEFICIÊNCIA DE CÁLCIO

Fisiopatologia

O raquitismo secundário por ingestão dietética inadequada de cálcio constitui um problema significativo em alguns países da África, embora também ocorram casos em outras regiões do mundo, inclusive em países industrializados. Como o leite materno e as fórmulas comerciais são excelentes fontes de cálcio, esse tipo de raquitismo desenvolve-se após o desmame do leite materno ou de uma fórmula, sendo mais provável ocorrer em crianças desmamadas precocemente. O desenvolvimento de raquitismo resulta do baixo conteúdo de cálcio da dieta, em geral inferior a 200 mg/dia para crianças com menos de 12 meses de idade ou até 300 mg/dia para crianças com mais de 12 meses. A criança tem uma ingestão mínima de laticínios ou outras fontes de cálcio é baixa. Além disso, por ter como base grãos e verduras de folhas verdes, a dieta pode ser rica em fitato, oxalato e fosfato, que diminuem a absorção do cálcio contido na dieta. Em países industrializados, o raquitismo causado pela deficiência de cálcio pode ocorrer em crianças que consomem dietas não convencionais. Entre os exemplos, estão as crianças com alergia ao leite que consomem uma dieta pobre em cálcio e as crianças em transição de uma fórmula comercial ou do leite materno para sucos, refrigerantes ou bebidas à base de soja pobres em cálcio, sem uma fonte alternativa de cálcio dietético.

Esse tipo de raquitismo pode se desenvolver em crianças que recebem nutrição por via intravenosa sem cálcio em quantidade adequada. A má absorção do cálcio pode ocorrer na doença celíaca, na abetalipoproteinemia intestinal e após a ressecção do intestino delgado. Pode haver má absorção concomitante de vitamina D.

Manifestações clínicas

As crianças com deficiência de cálcio apresentam os sinais e sintomas clássicos do raquitismo (Tabela 64.3). A apresentação pode ocorrer na primeira infância ou no início da fase escolar, embora alguns casos sejam diagnosticados em adolescentes. Os indivíduos buscam atendimento durante a infância, ou mesmo na primeira infância, embora alguns casos sejam diagnosticados na adolescência. Como a deficiência de cálcio ocorre após a cessação da amamentação, tende a ocorrer mais tardiamente do que a deficiência nutricional de vitamina D associada à amamentação. Na Nigéria, a deficiência nutricional de vitamina D é mais comum aos 4 a 15 meses de idade, enquanto o raquitismo por deficiência de cálcio ocorre normalmente aos 15 a 25 meses de idade.

Diagnóstico

Os achados laboratoriais são níveis aumentados de FA, PTH e 1,25-D (Tabela 64.4). Os níveis de cálcio podem ser normais ou baixos, embora a hipocalcemia sintomática seja incomum. A excreção urinária de cálcio está diminuída e os níveis séricos de fósforo podem estar baixos como resultado da perda de fosfato decorrente de hiperparatireoidismo secundário. Algumas crianças apresentam deficiência nutricional de vitamina D concomitante, com baixos níveis de 25-D.

Tratamento

O tratamento enfoca o fornecimento adequado de cálcio, normalmente na forma de suplemento dietético (doses de 700 mg/dia [1 a 3 anos de idade], 1.000 mg/dia [4 a 8 anos] e 1.300 mg/dia [9 a 18 anos] de cálcio elementar são efetivas). A suplementação de vitamina D é necessária quando há deficiência concomitante de vitamina D (discutida anteriormente). As estratégias preventivas são o desencorajamento do desmame precoce e o aumento das fontes dietéticas de cálcio. Em países como o Quênia, onde muitas crianças consomem dietas ricas em cereais com ingestão insignificante de leite de vaca, os programas escolares de fornecimento de leite têm sido efetivos para reduzir a prevalência do raquitismo.

DEFICIÊNCIA DE FÓSFORO

Ingestão inadequada

Com exceção da inanição ou da anorexia grave, é quase impossível ter uma dieta deficiente em fósforo, pois o fósforo está presente na maioria dos alimentos. Pode haver absorção diminuída de fósforo em doenças associadas a má absorção (doença celíaca, fibrose cística, doença hepática colestática), mas se houver desenvolvimento de raquitismo o problema primário costuma ser a má absorção de vitamina D e/ou cálcio.

A má absorção isolada de fósforo ocorre em pacientes que fazem uso prolongado de **antiácidos contendo alumínio**. Esses compostos são bastante efetivos em quelar fosfato no trato GI, levando à diminuição da absorção. Tal absorção diminuída resulta em hipofosfatemia com osteomalacia secundária em adultos e em raquitismo em crianças. Essa condição responde à descontinuação de antiácidos e à suplementação de fósforo por curto período de tempo.

Fator de crescimento de fibroblasto-23

O fator de crescimento de fibroblasto-23 (**FGF-23**) é um mediador humoral que reduz a reabsorção tubular renal de fosfato, diminuindo o fósforo sérico. O FGF-23, sintetizado pelos osteócitos, também deprime a atividade de 1-alfa-hidroxilase renal, com consequente redução da produção de 1,25-D. Níveis aumentados de FGF-23 causam muitas das doenças renais com perda de fosfato (Tabela 64.2).

Raquitismo hipofosfatêmico ligado ao X

Entre os distúrbios genéticos causadores de raquitismo decorrente de hipofosfatemia, o raquitismo hipofosfatêmico ligado ao X (**RHX**) é o mais comum, com prevalência de 1/20.000. O gene defeituoso está no cromossomo X, mas indivíduos do sexo feminino portadores são afetados, de modo que se trata de um distúrbio dominante ligado ao X.

Fisiopatologia

O gene defeituoso é chamado *PHEX* por ser um gene regulador de fosfato homólogo às endopeptidases no cromossomo X. O produto desse gene parece exercer papel indireto na inativação do FGF-23. As mutações no gene *PHEX* levam a níveis aumentados de FGF-23. Como as ações do FGF-23 envolvem a inibição da reabsorção de fosfato no túbulo proximal, há aumento da excreção de fosfato. O FGF-23 também inibe a 1-alfa-hidroxilase renal, levando à diminuição da produção de 1,25-D.

Manifestações clínicas

Os pacientes têm raquitismo, porém as anormalidades envolvendo os membros inferiores e o crescimento precário são as características dominantes. O retardo da dentição e os abscessos dentários também são comuns. Alguns pacientes têm hipofosfatemia e baixa estatura, sem osteopatia clinicamente evidente.

Achados laboratoriais

Os pacientes apresentam alta excreção renal de fosfato, hipofosfatemia e níveis aumentados de FA, com PTH e níveis séricos de cálcio permanecendo normais (Tabela 64.4). A hipofosfatemia normalmente induz expressão de 1-alfa-hidroxilase renal e deve levar ao aumento de 1,25-D, mas esses pacientes apresentam níveis baixos ou inadequadamente normais de 1,25-D.

Tratamento

Os pacientes respondem bem a uma combinação de fósforo oral e 1,25-D (calcitriol). A necessidade diária de suplementação de fósforo é 1 a 3 g de fósforo elementar dividida em 4 a 5 doses. A administração de doses frequentes ajuda a evitar as diminuições prolongadas de fósforo sérico, pois ocorre um rápido declínio após cada dose. Além disso, dosagens frequentes diminuem a diarreia, uma complicação da administração de fósforo em dose alta VO. O calcitriol é administrado em 2 doses diárias, totalizando 30 a 70 ng/kg/dia. O burosumabe-twza é um anticorpo monoclonal contra FGF-23, aprovado como uma abordagem alternativa para o tratamento do raquitismo hipofosfatêmico ligado ao X (RHX) em crianças de até 1 ano de idade.

As complicações do tratamento ocorrem na ausência de um balanço adequado entre a suplementação de fósforo e o calcitriol. O excesso de fósforo, por meio da diminuição da absorção enteral de cálcio, leva ao desenvolvimento de hiperparatireoidismo secundário, com piora das lesões ósseas. Por outro lado, o excesso de calcitriol causa hipercalciúria e nefrocalcinose, podendo até causar hipercalcemia. Dessa maneira, o monitoramento laboratorial do tratamento inclui a determinação dos níveis séricos de cálcio, fósforo, FA e PTH, além do cálcio urinário, bem como a realização periódica de exames ultrassonográficos dos rins para a avaliação dos pacientes quanto à presença de nefrocalcinose. Devido à variação dos níveis séricos de fósforo e dada a importância de se evitar a dosagem excessiva de fósforo, a normalização dos níveis de FA é um método mais útil de avaliação da resposta terapêutica do que a mensuração do fósforo sérico. Para crianças com estatura significativamente baixa, o hormônio do crescimento constitui uma opção efetiva. Crianças com deformidades graves podem precisar se submeter a osteotomias, mas esses procedimentos devem ser conduzidos apenas quando o tratamento tiver resultado na resolução da osteopatia.

Prognóstico

A resposta à terapia costuma ser satisfatória, embora a dosagem frequente possa acarretar problemas de adesão. Em geral, as meninas apresentam uma doença menos grave do que a desenvolvida em meninos, provavelmente devido à herança ligada ao cromossomo X. A baixa estatura pode persistir, mesmo após a cura do raquitismo. Os adultos normalmente reagem melhor ao tratamento menos agressivo, sendo que alguns recebem apenas calcitriol. Adultos com dor óssea ou outros sintomas melhoram ao receber suplementação oral de fósforo e calcitriol.

Raquitismo hipofosfatêmico autossômico dominante

O raquitismo hipofosfatêmico autossômico dominante (**RHAD**) ocorre com frequência bem menor do que o RHX. A penetrância é incompleta e a idade do aparecimento da condição, variável. Pacientes com RHAD têm mutação no gene que codifica FGF-23 (*FGF23*). Essa mutação impede a degradação do FGF-23 pelas proteases e, com isso, os níveis de FGF-23 aumentam. As ações do FGF-23 envolvem a diminuição da reabsorção de fosfato no túbulo renal proximal, o que resulta em hipofosfatemia; e a inibição de 1-alfa-hidroxilase nos rins, com consequente diminuição da síntese de 1,25-D.

No RHAD, assim como no RHX, os achados laboratoriais anormais são hipofosfatemia, níveis elevados de FA e níveis baixos ou inadequadamente normais de 1,25-D (Tabela 64.4). O tratamento é similar à abordagem usada no RHX.

Raquitismo hipofosfatêmico autossômico recessivo

O raquitismo hipofosfatêmico autossômico recessivo (**RHAR**) **tipo 1** é um distúrbio extremamente raro, causado por mutações no gene que codifica a proteína da matriz de dentina 1 (*DMP1*). O RHAR **tipo 2** ocorre em pacientes com mutações no gene *ENPP1*. As mutações em *ENPP1* também resultam na calcificação arterial generalizada na infância. Ambos os tipos de RHAR estão associados a níveis altos de FGF-23, o que leva a perda renal de fosfato, hipofosfatemia e níveis baixos ou inadequadamente normais de 1,25-D. O tratamento é similar àquele usado no RHX, embora seja prudente realizar o monitoramento para calcificação arterial em pacientes com mutações em *ENPP1*.

Raquitismo hipofosfatêmico hereditário com hipercalciúria

O raquitismo hipofosfatêmico hereditário com hipercalciúria (**RHHH**) é um distúrbio raro encontrado, principalmente, no Oriente Médio.

Fisiopatologia

Esse distúrbio autossômico recessivo é causado por mutações no gene codificador de um cotransportador de sódio-fosfato expresso no túbulo proximal (*SLC34A3*). A perda renal de fosfato causa hipofosfatemia que, então, estimula a produção de 1,25-D. Os níveis elevados de 1,25-D aumentam a absorção intestinal de cálcio, suprimindo o PTH. Há desenvolvimento de hipercalciúria, como resultado da alta absorção de cálcio e dos níveis baixos de PTH, que normalmente diminuem a excreção renal de cálcio.

Manifestações clínicas

Os sintomas principais de RHHH são anormalidades raquíticas nas pernas (Tabela 64.3), enfraquecimento muscular e dor óssea. Os pacientes podem apresentar baixa estatura, com diminuição desproporcional do comprimento dos membros inferiores. A gravidade da doença varia, e alguns membros da família não apresentam evidência de raquitismo, mas têm cálculos renais secundários à hipercalciúria.

Achados laboratoriais

Entre os achados laboratoriais estão a hipofosfatemia, a perda renal de fosfato, níveis séricos elevados de FA e níveis altos de 1,25-D. Os níveis de PTH estão baixos (Tabela 64.4).

Tratamento

A terapia para pacientes com RHHH baseia-se na reposição oral de fósforo (1 a 2,5 g/dia de fósforo elementar dividido em cinco doses orais). O tratamento da hipofosfatemia diminui os níveis séricos de 1,25-D e corrige a hipercalciúria. A resposta à terapia geralmente é excelente, com resolução da dor, do enfraquecimento e da evidência radiográfica de raquitismo.

Superprodução de FGF-23

A **osteomalacia induzida por tumor** é mais comum em adultos; em crianças, essa condição pode produzir os achados clássicos de raquitismo. A maioria dos tumores tem origem mesenquimal e geralmente é benigna, de tamanho pequeno e localização óssea. Esses tumores secretam FGF-23 e produzem um fenótipo bioquímico similar ao do RHX, com perda urinária de fosfato, hipofosfatemia, níveis elevados de FA e níveis baixos ou inadequadamente normais de 1,25-D (Tabela 64.4). O tratamento curativo consiste na excisão do tumor. Se o tumor não puder ser removido, o tratamento é idêntico ao usado para RHX.

A perda renal de fosfato, que leva ao desenvolvimento de hipofosfatemia e raquitismo (ou osteomalacia, em adultos), é um potencial fator de complicação na **síndrome de McCune-Albright**, uma condição que inclui a tríade de displasia fibrosa poliostótica, máculas hiperpigmentadas e poliendocrinopatia (Capítulo 578.6). Os pacientes afetados têm níveis inadequadamente baixos de 1,25-D e altos de FA. A perda renal de fosfato e a inibição da síntese de 1,25-D estão relacionados com a displasia fibrosa poliostótica. Os pacientes apresentam níveis elevados de FGF-23, provavelmente produzido pelo osso displásico. O raquitismo hipofosfatêmico também pode ocorrer em crianças com displasia fibrosa poliostótica isolada. Ainda que seja raramente possível, a remoção do osso anormal pode curar tal distúrbio em crianças com síndrome de McCune-Albright. A maioria dos pacientes recebe o mesmo tratamento que as crianças com RHX. O tratamento com bisfosfonato diminui a dor e o risco de fratura associado às lesões ósseas.

O raquitismo é uma complicação incomum da **síndrome do nevo epidérmico** (Capítulo 670). Os pacientes têm raquitismo hipofosfatêmico decorrente de perda renal de fosfato e também apresentam níveis baixos ou inadequadamente normas de 1,25-D em consequência da produção excessiva de FGF-23. O momento da apresentação com raquitismo varia da primeira infância ao início da adolescência. Em alguns pacientes, a resolução da hipofosfatemia e do raquitismo tem sido alcançada após a excisão dos nevos epidérmicos, mas isso não ocorre com outros indivíduos. Na maioria dos casos, as lesões cutâneas são extensas demais para serem removidas, necessitando de tratamento com suplementação de fósforo e de 1,25-D. O raquitismo causado pela perda de fosfato é uma complicação extremamente rara em crianças com **neurofibromatose** (Capítulo 614.1).

A **síndrome de Raine** é um distúrbio autossômico recessivo causado por mutações no gene *FAM20C* e uma displasia óssea osteoesclerótica frequentemente fatal no período neonatal. No entanto, os pacientes que sobreviveram e ultrapassaram a fase de infância podem desenvolver raquitismo devido aos níveis aumentados de FGF-23.

Síndrome de Fanconi

A síndrome de Fanconi é secundária à disfunção generalizada do túbulo renal proximal (Capítulo 547.1). Há perdas renais de fosfato, aminoácidos, bicarbonato, glicose, urato e outras moléculas que normalmente são reabsorvidas no túbulo proximal. Alguns pacientes têm disfunção parcial com perdas menos generalizadas. As consequências mais clinicamente relevantes são a hipofosfatemia causada pelas perdas de fosfato e a acidose tubular renal decorrente das perdas de bicarbonato. Os pacientes apresentam raquitismo como resultado de hipofosfatemia, com exacerbação decorrente da acidose metabólica crônica, que provoca dissolução óssea. A falha de desenvolvimento (desnutrição) é uma consequência do raquitismo e da acidose tubular renal. O tratamento é determinado pela etiologia (Capítulo 547).

Doença de Dent

A doença de Dent é um distúrbio ligado ao X geralmente causado por mutações no gene que codifica um canal de cloro expresso nos rins (*CLCN5*). Alguns pacientes apresentam mutações no gene *OCRL1*, que também causam a síndrome de Lowe (Capítulo 549.3). Os indivíduos do sexo masculino afetados exibem manifestações variáveis, como hematúria, nefrolitíase, nefrocalcinose, raquitismo e doença renal crônica. Quase todos os pacientes têm proteinúria de baixo peso molecular e hipercalciúria. Outras anormalidades menos universais são aminoacidúria, glicosúria, hipofosfatemia e hipopotassemia. O raquitismo ocorre em cerca de 25% dos pacientes e responde aos suplementos orais de fósforo. Alguns pacientes também necessitam de 1,25-D, porém esse tratamento deve ser usado com cautela, pois pode piorar a hipercalciúria.

RAQUITISMO DE PREMATURIDADE

O raquitismo em bebês com baixo peso extremo ao nascimento tornou-se um problema significativo, uma vez que a taxa de sobrevida para esse grupo de bebês aumentou (Capítulo 117.2).

Patogenia

A transferência de cálcio e fósforo da mãe para o feto ocorre no decorrer de toda a gestação, mas 80% dessa transferência ocorre durante o 3º trimestre. O nascimento prematuro interrompe tal processo e há desenvolvimento de raquitismo quando o bebê prematuro não tem suprimento adequado de cálcio e fósforo para sustentar a mineralização do esqueleto em crescimento.

A maioria dos casos de raquitismo da prematuridade ocorre em bebês com peso inferior a 1.000 g ao nascimento. A condição tem maior probabilidade de se desenvolver em bebês com menor peso ao nascimento e menor idade gestacional. O raquitismo ocorre como consequência do consumo de leite materno não suplementado e de fórmulas padronizadas para bebês que não contêm cálcio e fósforo em quantidade suficiente para suprir as necessidades do bebê prematuro. Outros fatores de risco são icterícia colestática, complicações durante o período neonatal, uso prolongado de nutrição parenteral, uso de fórmulas comerciais à base de soja e uso de medicações como diuréticos e corticosteroides.

Manifestações clínicas

O raquitismo da prematuridade ocorre 1 a 4 meses após o nascimento. Os bebês podem apresentar fraturas não traumáticas, especialmente em pernas, braços e costelas. A maioria das fraturas não levanta suspeita clínica. Como as fraturas e o amolecimento das costelas leva à diminuição da complacência torácica, alguns bebês desenvolvem angústia respiratória como resultado da atelectasia e da ventilação precária. Esse sofrimento respiratório raquítico geralmente se desenvolve em bebês com mais de 5 semanas após o parto, o que distingue essa condição da doença respiratória de aparecimento precoce do bebê prematuro. Esses bebês apresentam crescimento linear prejudicado, com efeitos negativos sobre o crescimento persistindo após o primeiro ano de vida. Um efeito adicional a longo prazo é a hipoplasia de esmalte. A baixa mineralização óssea pode contribuir para a dolicocefalia. Os achados clássicos do raquitismo podem estar presentes, como saliência frontal, rosário raquítico (Figura 64.1), craniotabes e alargamento de pulsos e tornozelos (Tabela 64.3). A maioria dos bebês com raquitismo de prematuridade não apresenta manifestações clínicas, e o diagnóstico baseia-se em achados radiográficos e laboratoriais.

Achados laboratoriais

Devido à ingestão inadequada, os níveis séricos de fósforo estão baixos ou normais-baixos no raquitismo de prematuridade. A resposta renal permanece adequada, com conservação do fosfato, o que resulta em baixos níveis urinários de fosfato. A reabsorção tubular de fosfato é superior a 95%. A maioria dos pacientes tem níveis normais de 25-D, exceto quando a ingestão é inadequada ou a absorção está prejudicada (discutido anteriormente). A hipofosfatemia estimula a 1-alfa-hidroxilase renal, de modo que os níveis de 1,25-D estão altos ou normais-altos. Esses níveis elevados podem contribuir para a desmineralização óssea, pois a 1,25-D estimula a reabsorção óssea. Os níveis séricos de cálcio são baixos, normais ou altos, e os pacientes muitas vezes têm hipercalciúria. Níveis séricos elevados de cálcio e de hipercalciúria são secundários à absorção intestinal aumentada e à dissolução óssea decorrente da elevação dos níveis de 1,25-D e da incapacidade de depositar cálcio nos ossos, devido ao suprimento inadequado de fósforo. A hipercalciúria indica que o fósforo é o nutriente limitante para a mineralização óssea, apesar de o fornecimento aumentado de fósforo isoladamente não conseguir, com frequência, corrigir o defeito de mineralização. Também há necessidade de mais cálcio. Dessa maneira, o suprimento de cálcio e fósforo está inadequado, mas a deficiência de fósforo é mais intensa.

Os níveis de fosfatase alcalina estão frequentemente elevados, mas alguns bebês afetados apresentam níveis normais. Em alguns casos, os níveis normais de FA podem ser secundários à resolução da desmineralização óssea decorrente de um suprimento mineral adequado, apesar da presença contínua de alterações radiológicas, cuja resolução é mais demorada. Entretanto, os níveis de FA podem estar normais, mesmo com a doença ativa. Nenhum teste sanguíneo é, isoladamente, 100% sensível para o diagnóstico de raquitismo. Deve-se suspeitar do diagnóstico em bebês com níveis de FA 5 a 6 vezes acima do limite superior normal (UL) para adultos (exceto se houver doença hepática concomitante) ou níveis de fósforo abaixo de 5,6 mg/dℓ. O diagnóstico é confirmado por evidências radiológicas de raquitismo, que são mais bem visualizadas em radiografias de pulso e de tornozelo. As radiografias dos braços e pernas podem revelar fraturas. O rosário raquítico pode ser visível na radiografia torácica. Infelizmente, as radiografias não conseguem mostrar a desmineralização óssea inicial, pois as alterações não são evidentes até que haja mais de 20 a 30% de redução do conteúdo ósseo mineral.

Diagnóstico

Como muitos bebês prematuros não apresentam manifestações clínicas evidentes de raquitismo, recomenda-se a realização de testes de triagem. Esses testes devem incluir mensurações semanais de cálcio, fósforo e FA. A quantificação periódica da concentração sérica de bicarbonato é igualmente importante, porque a acidose metabólica provoca dissolução óssea. Para bebês que apresentam alto risco de raquitismo, é apropriado que se faça pelo menos um exame radiográfico para raquitismo, que deve ser realizado com 6 a 8 semanas de idade. A obtenção de radiografias adicionais pode ser indicada para bebês com risco muito alto.

Prevenção

O fornecimento de quantidades adequadas de cálcio, fósforo e vitamina D diminui significativamente o risco de raquitismo de prematuridade. A nutrição parenteral muitas vezes se faz necessária inicialmente em casos de bebês muito prematuros. Antigamente, era difícil distribuir cálcio e fósforo adequadamente por via parenteral, devido aos limites decorrentes da insolubilidade desses íons quando suas concentrações estão aumentadas. As atuais preparações de aminoácidos possibilitam concentrações maiores de cálcio e fosfato, o que diminui o risco de raquitismo. A transição antecipada para alimentação enteral também é útil. Esses bebês devem receber leite humano enriquecido com cálcio e fósforo ou fórmula para bebês prematuros, que contém concentrações maiores de cálcio e fósforo do que as fórmulas padronizadas. A fórmula à base de soja deve ser evitada por causa da biodisponibilidade diminuída de cálcio e fósforo. A alimentação enriquecida com minerais deve ser mantida até que o peso corporal do bebê chegue a 3 a 3,5 kg. Esses bebês também devem receber cerca de 400 UI/dia de vitamina D, por meio de fórmula e suplementos vitamínicos.

Tratamento

A terapia para raquitismo de prematuridade foca na garantia da distribuição adequada de cálcio, fósforo e vitamina D. Se a distribuição mineral for satisfatória e não houver evidência de cura, é importante realizar a triagem para deficiência de vitamina D por meio da quantificação de 25-D sérica. Em alguns casos, a quantificação de PTH, 1,25-D e dos níveis urinários de cálcio e fósforo pode ser útil.

ACIDOSE TUBULAR RENAL DISTAL

A acidose tubular renal distal geralmente se manifesta com falha de desenvolvimento. Os pacientes apresentam acidose metabólica com incapacidade de acidificar adequadamente a urina. A hipercalciúria e a nefrocalcinose normalmente estão presentes. Existem muitas etiologias possíveis, com formas autossômicas recessivas e dominantes. O raquitismo é variável e responde à terapia alcalina (Figura 64.5 e Capítulo 547.2).

HIPERVITAMINOSE D

Etiologia

A hipervitaminose D é causada pela ingestão excessiva de vitamina D. Pode ocorrer com uma ingestão intensiva prolongada ou com uma ingestão aguda substancial (Tabela 64.1). A maioria dos casos é secundária ao uso indevido dos suplementos de vitamina D, com ou sem prescrição, mas há também casos secundários ao enriquecimento excessivo acidental do leite, à contaminação do açúcar de mesa e ao uso inadvertido de suplementos de vitamina D em óleo de cozinha. Os limites superiores recomendados para ingestão de vitamina D prolongada são 1.000 UI para crianças com idade inferior a 1 ano de idade e 2.000 UI para crianças maiores e adultos. A hipervitaminose D também pode resultar da ingestão excessiva de análogos sintéticos de vitamina D (25-D, 1,25-D). A intoxicação por vitamina D jamais é secundária à exposição excessiva à luz solar, provavelmente porque a irradiação ultravioleta pode transformar a vitamina D_3 e seu precursor em metabólitos inativos.

Patogenia

Embora a vitamina D aumente a absorção intestinal de cálcio, o mecanismo dominante da hipercalcemia é a reabsorção óssea excessiva.

Manifestações clínicas

Os sinais e sintomas da intoxicação por vitamina D são secundários à hipercalcemia. As manifestações GI são náuseas, vômitos, hiporexia, constipação intestinal, dor abdominal e pancreatite. Os possíveis achados cardíacos são hipertensão, intervalo QT diminuído e arritmias. Os efeitos da hipercalcemia sobre o sistema nervoso central (SNC) são letargia, hipotonia, confusão, desorientação, depressão, psicose, alucinações e coma. A hipercalcemia compromete os mecanismos de concentração renal, o que pode acarretar poliúria, desidratação e hipernatremia. A hipercalcemia também pode levar à insuficiência renal aguda, à nefrolitíase e à nefrocalcinose, podendo resultar em insuficiência renal crônica. As mortes geralmente estão associadas a arritmias ou desidratação.

Achados laboratoriais

Os achados clássicos da intoxicação por vitamina D são hipercalcemia e níveis extremamente elevados de 25-D (> 100 ng/mℓ), hipercalciúria e supressão de PTH. A hiperfosfatemia também é comum. A hipercalciúria pode levar à nefrocalcinose, que é visível na ultrassonografia renal. A hipercalcemia e a nefrocalcinose podem levar à insuficiência renal.

De modo surpreendente, os níveis de 1,25-D geralmente permanecem normais. Isso pode ser resultado da regulação inibitória da 1-alfa-hidroxilase renal pela combinação de níveis baixos de PTH, hiperfosfatemia e efeito direito de 1,25-D. Os níveis de 1,25-D livre podem estar altos devido ao deslocamento da proteína ligadora de vitamina D pela 25-D. A anemia está ocasionalmente presente, e o mecanismo é desconhecido.

Diagnóstico e diagnóstico diferencial

O diagnóstico baseia-se na presença de hipercalcemia e níveis séricos elevados de 25-D, embora crianças com ingestão excessiva de 1,25-D ou de outra preparação de vitamina D sintética tenham níveis normais de 25-D. Com investigação cautelosa, geralmente se chega a uma história de ingestão excessiva de vitamina D, embora em algumas situações (fortificação excessiva do leite ou outro laticínio) o paciente e seus familiares não tenham consciência disso.

O diagnóstico diferencial de intoxicação por vitamina D enfoca outras causas de **hipercalcemia**. O hiperparatireoidismo produz hipofosfatemia, enquanto a intoxicação por vitamina D geralmente causa hiperfosfatemia. A síndrome de Williams costuma ser sugerida por causa dos achados fenotípicos e pela cardiopatia que acompanha o quadro. A hipercalcemia infantil idiopática ocorre em crianças que tomam doses apropriadas de vitamina D. A necrose gordurosa subcutânea é causa comum de hipercalcemia em bebês pequenos; em geral, há achados cutâneos. A hipercalcemia decorrente da hipercalcemia hipocalciúrica benigna familiar é branda, assintomática e associada à hipocalciúria. A hipercalcemia presente em malignidades é uma importante consideração. A alta ingestão de cálcio também pode causar hipercalcemia, especialmente na presença de insuficiência renal. O questionamento sobre a ingestão de cálcio deve fazer parte da anamnese de um paciente com hipercalcemia. Há casos em que os pacientes tomam intencionalmente doses altas de cálcio e de vitamina D.

Tratamento

O tratamento da intoxicação por vitamina D foca no controle da hipercalcemia. Muitos pacientes com hipercalcemia apresentam desidratação resultante de poliúria decorrente de diabetes insípido nefrogênico, ingestão oral precária e vômitos. A reidratação diminui os níveis séricos de cálcio por meio da diluição e corrige a azotemia pré-renal. O resultante débito urinário elevado aumenta a excreção urinária de cálcio, que também é aumentada pela alta excreção urinária de sódio. A base do tratamento inicial é a terapia agressiva com soro fisiológico, muitas vezes em conjunto com um diurético de alça, para intensificar ainda mais a excreção de cálcio. Isso costuma ser adequado para o tratamento da hipercalcemia leve ou moderada. A hipercalcemia mais significativa normalmente requer outras terapias. Os glicocorticoides diminuem a absorção intestinal do cálcio pelo bloqueio da ação de 1,25-D. Há também diminuição dos níveis de 25-D e de 1,25-D. A dosagem habitual de prednisona é de 1 a 2 mg/kg/24 h.

A calcitonina, que diminui o cálcio por meio da inibição da reabsorção óssea, mostra-se útil como adjuvante, mas seu efeito em geral não é significativo. Há uma excelente resposta à administração de bisfosfonatos IV ou oral na intoxicação pela vitamina D. Os bisfosfonatos inibem a reabsorção óssea atuando sobre os osteoclastos. A hemodiálise usando um dialisato de cálcio baixo ou ausente pode diminuir rapidamente os níveis séricos de cálcio em pacientes com hipercalcemia grave refratária a outras intervenções.

Além do controle da hipercalcemia, revela-se fundamental eliminar a fonte de excesso de vitamina D. Fontes adicionais de vitamina D, como multivitamínicos ou alimentos enriquecidos, devem ser eliminadas ou reduzidas. É prudente evitar a exposição solar, inclusive com o uso de bloqueador solar. O paciente também deve restringir a ingestão de cálcio.

Prognóstico

A maioria das crianças alcança a recuperação total, porém a hipervitaminose D pode ser fatal ou levar ao desenvolvimento de doença renal crônica. Como a vitamina D é estocada no tecido adiposo, os níveis podem se manter elevados por vários meses, levando à necessidade de monitoramento regular da 25-D, do cálcio sérico e do cálcio urinário.

A bibliografia está disponível no GEN-io

Capítulo 65

Deficiência de Vitamina E

Larry A. Greenbaum

A vitamina E é lipossolúvel e atua como antioxidante, mas suas funções bioquímicas precisas são desconhecidas. A deficiência dessa vitamina pode provocar hemólise ou manifestações neurológicas; ocorre em bebês prematuros, pacientes com má absorção e portadores de distúrbio autossômico recessivo que afeta o transporte da vitamina E. Em razão de seu papel como antioxidante, deve-se considerar a proposta das pesquisas sobre a contribuição da suplementação de vitamina E nas doenças crônicas.

PATOGENIA

O termo *vitamina E* denota um grupo de oito compostos com similaridades estruturais e atividade antioxidante. Dentre esses compostos, o mais potente é o **α-tocoferol**, que também é a forma principal em seres humanos. As suas melhores fontes dietéticas são óleos vegetais, sementes, nozes, verduras de folhas verdes e margarina (ver Tabela 64.1).

A maior parte da vitamina E está localizada dentro das membranas celulares, onde previne a peroxidação lipídica e a formação de radicais livres. Outros antioxidantes, como o ácido ascórbico, intensificam a atividade antioxidante da vitamina E. A importância de suas outras funções ainda está sendo delineada.

Os recém-nascidos prematuros (RNPT) são particularmente suscetíveis à deficiência de vitamina E, porque a transferência dessa vitamina somente é significativa durante o último trimestre da gestação. Essa deficiência causa trombocitose, edema e hemólise, com potencial chance de ocasionar anemia nesses neonatos. O risco de deficiência sintomática de vitamina E aumentou com o uso de fórmulas para RNPT com alta concentração de ácidos graxos poli-insaturados (PUFAs, do inglês, ***P****oly* ***U****nsaturated* ***F****atty* ***A****cids*). Essas fórmulas levaram a uma alta concentração de PUFAs nas membranas celulares das hemácias, tornando-as mais suscetíveis ao estresse oxidativo, o qual poderia ser amenizado pela vitamina E. O estresse oxidativo aumentou mediante o uso agressivo da suplementação de ferro; o ferro aumenta a produção de radicais livres. A incidência de hemólise como resultado da deficiência de vitamina E em RNPT diminuiu secundariamente ao uso de fórmulas com concentração reduzida de PUFAs, utilização menos agressivo de suplementação de ferro e fornecimento adequado de vitamina E.

Como a vitamina E é abundante em alimentos comuns, a deficiência alimentar primária é rara, exceto em RNPT e em casos graves de desnutrição generalizada. A deficiência de vitamina E ocorre em crianças com má absorção de gordura secundária à necessidade de ácido biliar para absorção dessa vitamina. Embora a doença sintomática seja mais comum em crianças com doença hepática colestática, essa também pode ocorrer em pacientes com fibrose cística, doença celíaca, síndrome do intestino curto ou doença de Crohn. O distúrbio autossômico recessivo, conhecido como **abetalipoproteinemia**, provoca má absorção de gorduras, e a deficiência de vitamina E é uma complicação comum (ver Capítulo 104).

Na **ataxia com deficiência isolada de vitamina E** (ADVE), um distúrbio autossômico recessivo raro, há mutações no gene que codifica a proteína de transferência de α-tocoferol (*TTPA*). Pacientes com esse distúrbio são incapazes de incorporar vitamina E às lipoproteínas antes de sua liberação do fígado, e isso leva à diminuição dos níveis séricos de vitamina E. Não há má absorção de gorduras associada, e a absorção intestinal de vitamina E ocorre normalmente.

MANIFESTAÇÕES CLÍNICAS

Um distúrbio neurológico grave e progressivo ocorre em pacientes com deficiência de vitamina E por tempo prolongado. As manifestações clínicas não aparecem antes de 1 ano de idade, mesmo em crianças com colestase desde o nascimento. Os pacientes podem ter doença cerebelar, disfunção da coluna posterior e doença retiniana. Em geral, a perda dos reflexos tendinosos profundos é o achado inicial. Entre as manifestações subsequentes estão ataxias de membro (tremor intencional e disdiadococinesia) e de tronco (marcha instável de base ampla); oftalmoplegia (olhar fixo e limitado para o alto); nistagmo; propriocepção diminuída (teste de Romberg positivo); sensibilidade vibratória diminuída; e disartria. Alguns pacientes apresentam retinopatia pigmentar. A constrição do campo visual pode evoluir para amaurose. A cognição e o comportamento também podem ser afetados. Miopatia e arritmias cardíacas são achados menos frequentes.

Em RNPT, a hemólise resultante de deficiência de vitamina E normalmente se desenvolve durante o segundo mês de vida. Também pode ocorrer edema.

ACHADOS LABORATORIAIS

Níveis séricos de vitamina E aumentam na presença de níveis séricos elevados de lipídios, mesmo quando há deficiência de vitamina E. Portanto, a melhor forma de determinar o *status* da vitamina E é medir a sua proporção em relação aos lipídios séricos; uma proporção < 0,8 mg/g é anormal em crianças maiores e adultos; e < 0,6 mg/g é anormal em lactentes com menos de 1 ano de idade. RNPT com hemólise decorrente de deficiência de vitamina E também costumam ter trombocitose.

O envolvimento neurológico pode produzir potenciais evocados somatossensoriais e resultados de exames de condução nervosa anormais. Anormalidades de eletrorretinografia podem preceder os achados de exame físico em pacientes com envolvimento da retina.

DIAGNÓSTICO E DIAGNÓSTICO DIFERENCIAL

RNPT com anemia hemolítica de causa inexplicada após o primeiro mês de vida, sobretudo se houver trombocitose, devem receber tratamento empírico com vitamina E ou ter os níveis séricos de lipídios e vitamina E mensurados. Crianças com achados neurológicos e doença causadora de má absorção devem ter seu *status* de vitamina E avaliado.

Como as crianças com ADVE não manifestam sintomas de má absorção, um diagnóstico correto requer alto índice de suspeita. A **ataxia de Friedreich** tem sido diagnosticada de maneira incorreta em alguns pacientes (ver Capítulo 615.1). Crianças com ataxia de causa inexplicada devem passar por exames para identificação de deficiência de vitamina E.

TRATAMENTO

Para correção da deficiência em neonatos, a dose de vitamina E é 25 a 50 unidades/dia durante 1 semana, seguida de ingestão dietética adequada. Crianças com deficiência por má absorção devem receber 1 unidade/kg/dia, com dosagem ajustada com base nos níveis da vitamina mensurados periodicamente; o tratamento contínuo é importante e necessário. Crianças com ADVE normalizam seus níveis séricos de vitamina E recebendo dosagens altas desta e requerem tratamento contínuo.

PROGNÓSTICO

A anemia hemolítica em lactentes é resolvida com a correção da deficiência de vitamina E. Algumas manifestações neurológicas dessa deficiência podem ser revertidas com o tratamento precoce, mas muitos pacientes apresentam pouca ou nenhuma melhora. É importante ressaltar que o tratamento previne a progressão.

PREVENÇÃO

RNPT devem receber vitamina E suficiente por meio de fórmula ou leite materno enriquecidos e fórmula sem alto teor de PUFAs. Crianças com risco de deficiência de vitamina E como resultado de má absorção devem ser submetidas a avaliação em busca de deficiências e receber suplementação adequada dessa vitamina. Estão disponíveis comercialmente preparações de vitamina com alto teor de todas aquelas que são lipossolúveis.

A bibliografia está disponível no GEN-io.

Capítulo 66

Deficiência de Vitamina K

Larry A. Greenbaum

A vitamina K é necessária para a síntese dos fatores de coagulação II, VII, IX e X; sua deficiência pode resultar em hemorragia clinicamente significativa. A deficiência de vitamina K quase sempre afeta lactentes, os quais apresentam uma deficiência transitória relacionada à ingestão inadequada, ou pacientes de qualquer idade com diminuição da absorção dessa vitamina. A deficiência leve pode afetar a saúde óssea e vascular a longo prazo (ver Capítulos 124.4 e 507).

PATOGENIA

A vitamina K é um grupo de compostos com uma estrutura comum de anel de naftoquinona (ver Tabela 64.1). A **filoquinona**, denominada *vitamina* K_1, está presente em várias fontes alimentares, com verduras de folhas verdes, fígado e alguns legumes e óleos vegetais contendo a concentração mais alta. A vitamina K_1 é a forma utilizada para enriquecer alimentos e como processo terapêutico nos EUA. A *vitamina* K_2 é um grupo de compostos chamado **menaquinonas**, que são produzidos pelas bactérias intestinais. Há dúvida a respeito da importância relativa da forma K_2 gerada no intestino. As menaquinonas também estão presentes em carne bovina, sobretudo fígado, e queijo. Em alguns países, ela é utilizada de forma farmacológica.

A vitamina K é um cofator da γ-glutamil carboxilase, enzima que realiza a carboxilação pós-translacional, convertendo resíduos de glutamato nas proteínas em **γ-carboxiglutamato** (**Gla**). Os resíduos de Gla, ao facilitarem a ligação do cálcio, são necessários à função proteica.

As proteínas clássicas contendo Gla envolvidas na coagulação sanguínea que estão reduzidas na deficiência de vitamina K são os fatores II (protrombina), VII, IX e X. Essa deficiência causa diminuição de proteínas C e S, as quais inibem a coagulação sanguínea, bem como da proteína Z, a qual também contribui na coagulação. Todas essas proteínas são produzidas somente no fígado, com exceção da proteína S, um produto de diversos tecidos.

Proteínas contendo Gla também estão envolvidas nas biologias óssea (osteocalcina e proteína S) e vascular (proteínas S e Gla da matriz). Com base na presença de níveis reduzidos de Gla, essas proteínas parecem ser mais sensíveis à deficiência sutil de vitamina K do que aquelas de coagulação. As evidências sugerem que a deficiência leve dessa vitamina pode ter um efeito deletério a longo prazo na resistência óssea e na saúde vascular.

Por ser lipossolúvel, a vitamina K requer a presença de sais biliares para sua absorção. Ao contrário de outras vitaminas lipossolúveis, as reservas corporais da K são limitadas. Além disso, há um alto índice de reutilização dessa vitamina, e os fatores de coagulação vitamina

K-dependentes têm vida média curta. Assim, quando seu suprimento é inadequado, pode haver desenvolvimento de deficiência de vitamina K sintomática em questão de semanas, como resultado de baixa ingestão ou má absorção.

Existem três formas de **sangramento por deficiência de vitamina K (SDVK)** do recém-nascido (RN) (ver Capítulo 124.4). O SDVK *precoce*, anteriormente conhecido como *doença hemorrágica clássica do recém-nascido*, ocorre entre o 1º e o 14º dia de vida. Essa condição é secundária à redução das reservas de vitamina K ao nascimento, como resultado da baixa transferência dessa vitamina através da placenta e da ingestão inadequada durante os primeiros dias de vida. Além disso, não há síntese intestinal de vitamina K_2 porque o intestino do RN é estéril. O SDVK precoce ocorre a maior parte das vezes em lactentes como consequência da baixa concentração de vitamina K do leite materno (as fórmulas são enriquecidas). O início tardio da amamentação é um fator de risco adicional.

O SDVK *tardio* ocorre com mais frequência entre 2 e 12 semanas de vida, embora os casos possam acontecer até 6 meses após o nascimento. Quase todos eles envolvem lactentes por causa do baixo teor de vitamina K presente no leite materno. Um fator de risco adicional é a má absorção oculta dessa vitamina, como acontece em crianças com fibrose cística não diagnosticada ou doença hepática colestática (p. ex., atresia biliar e deficiência de α-1-antitripsina). Sem a profilaxia da vitamina K, a incidência é de 4 a 10:100 mil RN.

A terceira forma de SDVK do RN ocorre *no nascimento* ou logo depois. É secundária à ingestão materna de fármacos (varfarina, fenobarbital e fenitoína) que atravessam a placenta e interferem na função da vitamina K.

O SDVK como resultado de má absorção pode ocorrer em crianças de qualquer idade. As etiologias possíveis incluem doenças hepática colestática e pancreática; e distúrbios intestinais, como a doença celíaca, a doença intestinal inflamatória e a síndrome do intestino curto. A diarreia prolongada pode provocar deficiência de vitamina K, sobretudo em bebês em fase de aleitamento materno. Crianças com fibrose cística são mais propensas a ter deficiência de vitamina K se apresentarem insuficiência pancreática e doença hepática.

Depois da infância, a baixa ingestão dietética por si só nunca causa deficiência de vitamina K. Entretanto, a combinação de baixa ingestão e o uso de antibióticos de amplo espectro que eliminam as bactérias intestinais produtoras da forma K_2 pode ocasionar essa deficiência. Esse cenário é especialmente comum na unidade de terapia intensiva (UTI). A deficiência de vitamina K também pode acometer pacientes que recebem nutrição parenteral total (NPT) sem suplementação dessa vitamina.

MANIFESTAÇÕES CLÍNICAS

No SDVK precoce, os locais de sangramento mais comuns são trato gastrintestinal (GI), tecidos mucoso e cutâneo, coto umbilical e sítio de pós-circuncisão; sangramento intracraniano é menos comum. A perda de sangue GI pode ser grave o suficiente para requerer uma transfusão. Por outro lado, o sítio mais comum de sangramento no SDVK tardio é o intracraniano, embora haja a possibilidade de sangramento cutâneo e GI como a manifestação inicial. O sangramento intracraniano pode provocar convulsões, sequelas neurológicas permanentes ou morte. Em alguns casos de SDVK tardio, a presença de um distúrbio subjacente pode ser pressuposto mediante icterícia ou má progressão ponderal (desnutrição). Crianças mais velhas com deficiência de vitamina K podem apresentar equimoses, sangramento mucocutâneo ou hemorragia mais grave.

Achados laboratoriais

Em pacientes com sangramento resultante de deficiência de vitamina K, o tempo de protrombina (TP) é prolongado. O TP deve ser interpretado com base na idade do paciente, pois esse parâmetro quase sempre é prolongado em RN (ver Capítulos 124.4 e 502). Em geral, o tempo de tromboplastina parcial (TTP) é prolongado, mas pode ser normal no início da deficiência. O fator VII tem a vida média mais curta dos fatores de coagulação e é o primeiro a ser afetado pela deficiência de vitamina K, mas a deficiência isolada de fator VII não acomete o TTP. A contagem plaquetária e os níveis de fibrinogênio permanecem normais.

Quando há deficiência leve de vitamina K, o TP é normal, mas existem níveis elevados das formas subcarboxiladas das proteínas que são normalmente carboxiladas em presença da vitamina K. Essas são chamadas **proteínas induzidas pela ausência de vitamina K** (PIVKA, do inglês *proteins induced by vitamin K absence/antagonism*). A quantificação de fator subcarboxilado II (PIVKA-II) pode ser utilizada para detectar a deficiência leve de vitamina K. A determinação dos níveis dessa vitamina no sangue tem pouca utilidade, dada a variação significativa com base na ingestão dietética recente; os níveis nem sempre refletem as reservas teciduais.

DIAGNÓSTICO E DIAGNÓSTICO DIFERENCIAL

O diagnóstico é estabelecido pela presença de um TP prolongado que se corrige rapidamente após a administração de vitamina K, a qual interrompe o sangramento ativo. Outras possíveis causas de sangramento e TP prolongado incluem **coagulação intravascular disseminada (CIVD)**, insuficiência hepática e deficiências hereditárias raras de fatores de coagulação. A CIVD, a qual muitas vezes é secundária à sepse, está associada a trombocitopenia, fibrinogênio baixo e elevação de D-dímeros. Doença hepática grave resulta na diminuição da produção de fatores de coagulação; o TP não é totalmente corrigido com a administração de vitamina K. Crianças com distúrbio hereditário apresentam deficiência de um fator de coagulação específico (I, II, V, VII e X).

Os derivados **cumarínicos** inibem a ação da vitamina K ao impedir a sua reciclagem para uma forma ativa após atuar como cofator da γ-glutamil carboxilase. Pode haver sangramento com a superdosagem de **varfarina**, anticoagulante utilizado com frequência, ou com a ingesta de produtos contendo derivados cumarínicos para roedores. Dosagens altas de salicilatos também inibem a regeneração da vitamina K, que são capazes de levar a um TP prolongado e a quadro de hemorragias clínicas.

TRATAMENTO

Lactentes com SDVK devem receber 1 mg de vitamina K por via parenteral. O TP deve diminuir em 6 horas e se normalizar no prazo de 24 horas. Para uma correção rápida em adolescentes, a dosagem parenteral é 2,5 a 10 mg. Além de vitamina K, um paciente com sangramento grave correndo risco de vida deve receber uma infusão de plasma fresco congelado (PFC) para correção rápida da coagulopatia. Crianças com deficiência de vitamina K decorrente de má absorção de alimentos requerem administração crônica de dosagens altas da vitamina por via oral (VO): 2,5 mg, 2 vezes/semana a 5 mg/dia. A administração por via parenteral pode ser necessária se a por VO não for eficaz.

PREVENÇÃO

A administração de vitamina K, VO ou parenteral, logo após o nascimento previne o SDVK precoce do RN. Por outro lado, uma dosagem única da vitamina, VO, não previne um número substancial de casos de SDVK tardio. Contudo, uma única injeção intramuscular (IM) dela (1 mg), prática vigente nos EUA e no Brasil, é quase eficaz para todos os casos, exceto em crianças com má absorção grave. Considera-se que essa eficácia aumentada da forma IM seja o resultado de um efeito de deposição. Argumentações acerca de uma associação entre a vitamina K parenteral ao nascimento e o desenvolvimento posterior de malignidade não são fundamentadas.

A descontinuação de fármacos agressores antes do parto pode prevenir SDVK atribuível a procedimentos terapêuticos maternos. Se isso não for possível, pode ser eficaz administrar vitamina K na mãe. Além disso, deve-se aplicá-la por via parenteral no neonato imediatamente após o nascimento. Caso esse procedimento não corrija a coagulopatia com rapidez, a criança deve receber PFC.

Crianças com alto risco de má absorção da vitamina K devem receber suplementação dessa vitamina e mensurar o TP periodicamente.

Bibliografia está disponível no GEN-io.

Capítulo 67

Deficiências de Micronutrientes Minerais

Larry A. Greenbaum

Os micronutrientes incluem vitaminas (ver Capítulos 61 a 66) e oligoelementos (elementos-traço). Por definição, um **oligoelemento** representa menos de 0,01% do peso corporal. Eles exercem diversas funções essenciais (Tabela 67.1). Afora a deficiência de ferro, a de oligoelementos não é comum em países desenvolvidos, mas algumas deficiências (iodo, zinco e selênio) são problemas de saúde pública importantes em inúmeros países em desenvolvimento. Em razão dos baixos requerimentos nutricionais e do suprimento abundante, as deficiências de alguns dos oligoelementos são muito raras em seres humanos e normalmente ocorrem em pacientes que recebem dietas incomuns ou nutrição parenteral total (NPT) por período prolongado sem a oferta adequada de algum oligoelemento específico. Essas deficiências podem acometer também as crianças com síndrome do intestino curto ou má absorção intestinal. A ingestão excessiva de oligoelementos é incomum, mas pode ser resultado de exposição ambiental ou uso abusivo de suplementos (Tabela 67.1).

Por inúmeras razões, as crianças são especialmente suscetíveis à deficiência de oligoelementos. Em primeiro lugar, o crescimento gera um aumento da demanda pela maioria dos oligoelementos. Em segundo, alguns órgãos são mais suscetíveis a sofrer dano permanente por causa da deficiência de oligoelemento durante a infância. O cérebro em desenvolvimento é bastante vulnerável às consequências de certas condições de deficiência (ferro e iodo). Da mesma forma, o fornecimento

Tabela 67.1 Oligoelementos.

ELEMENTO	FISIOLOGIA	EFEITOS DA DEFICIÊNCIA	EFEITOS DO EXCESSO	FONTES DIETÉTICAS
Cromo	Potencializa a ação da insulina	Comprometimento da tolerância à glicose, neuropatia periférica e encefalopatia	Desconhecido	Carne bovina, grãos, frutas e verduras
Cobre	Absorvido via transportador intestinal específico Circula ligado à ceruloplasmina Cofator enzimático (superóxido dismutase, citocromo oxidase e enzimas envolvidas no metabolismo do ferro e formação do tecido conjuntivo)	Anemia microcítica, osteoporose, neutropenia, sintomas neurológicos e despigmentação de cabelo e pele	Agudos: náuseas, êmese, dor abdominal, coma e necrose hepática Toxicidade crônica (lesões hepática e cerebral) ocorre na **doença de Wilson** (ver Capítulo 384.2) e secundária à ingestão excessiva (ver Capítulo 384.3)	Verduras, grãos, nozes, fígado, margarina, legumes e óleo de milho
Fluoreto	Incorporado ao osso	Cáries dentárias (ver Capítulo 338)	Crônicos: fluorose dentária (ver Capítulo 333)	Creme dental e água fluoretada
Iodo	Componente do hormônio da tireoide (ver Capítulo 580)	Hipotireoidismo (ver Capítulos 579 e 580)	Hipotireoidismo e tireomegalia (ver Capítulos 581 e 583); excessos maternos podem causar hipotireoidismo congênito e tireomegalia (ver Capítulo 584.1)	Peixes de água salgada e sal iodado
Ferro	Componente da hemoglobina, mioglobina, citocromos e outras enzimas	Anemia (ver Capítulo 482), diminuição do estado de alerta e aprendizagem comprometida	Agudo (ver Capítulo 77): náuseas, vômito, diarreia, dor abdominal e hipotensão Excesso crônico geralmente secundário a distúrbios hereditários (ver Capítulo 489); provoca disfunção de órgão	Carne bovina e alimentos enriquecidos A deficiência também pode ser o resultado de perdas sanguíneas (infestação por ancilostomídeos e menorragia)
Manganês	Cofator enzimático	Hipercolesterolemia, perda de peso e diminuição de proteínas de coagulação*	Manifestações neurológicas e icterícia colestática	Nozes, carne bovina, grãos e chá
Molibdênio	Cofator enzimático (xantina oxidase e outras)	Taquicardia, taquipneia, cegueira noturna, irritabilidade e coma*	Hiperuricemia e risco aumentado de gota	Legumes, grãos e fígado
Selênio	Cofator enzimático (previne dano oxidativo)	Cardiomiopatia (**doença de Keshan**) e miopatia	Náuseas, diarreia, manifestações neurológicas, alterações em unhas e cabelos e odor de alho	Carne bovina, frutos do mar, grãos integrais e alho
Zinco	Cofator enzimático Constituinte das proteínas dedo de zinco, as quais regulam a transcrição gênica	Diminuição do crescimento, dermatite de membros e ao redor de orifícios, comprometimento da imunidade, má cicatrização de feridas, hipogonadismo e diarreia Os suplementos são benéficos em casos de diarreia e melhoram os resultados do neurodesenvolvimento	Dor abdominal, diarreia e vômitos Pode agravar a deficiência de cobre	Carne bovina, mariscos, grãos integrais, legumes e queijo

*Essas condições de deficiência têm sido mencionadas apenas em relatos de casos associados com a nutrição parenteral ou em dietas muito específicas.

adequado de fluoreto é mais crítico para a saúde dental durante a infância. Em terceiro, as crianças, sobretudo em países em desenvolvimento, são mais propensas a distúrbios gastrintestinais que podem causar deficiências de oligoelementos resultantes de má absorção.

Uma dieta normal fornece ingestão adequada da maioria dos oligoelementos. No entanto, a deglutição de certos oligoelementos varia de maneira significativa em diferentes localizações geográficas. Alimentos que contêm iodo são abundantes em regiões próximas ao oceano, mas é comum nas áreas rurais ter fontes inadequadas que levam ao desenvolvimento de bócio e **hipotireoidismo**. A **deficiência de iodo** não é um problema nos EUA em razão do uso disseminado de sal iodado; entretanto, a deficiência sintomática de iodo (bócio e hipotireoidismo) é comum em muitos países em desenvolvimento. O conteúdo de selênio do solo e, por consequência, dos alimentos também é bastante variável. A **deficiência de selênio** (associada à cardiomiopatia) de origem dietética ocorre em determinadas localizações, como em algumas partes da China.

As consequências da deficiência de oligoelemento grave e isolada são ilustradas em certos distúrbios genéticos. As manifestações da **doença de Menkes** são causadas por mutação no gene que codifica uma proteína facilitadora da absorção intestinal de cobre (ver Capítulos 617.5 e 682). Essa mutação resulta em deficiência grave de cobre, o qual, fornecido por via subcutânea, é um tratamento eficaz. O distúrbio autossômico recessivo **acrodermatite enteropática** é secundário à má absorção de zinco (ver Capítulo 691). Esses pacientes respondem de forma eficaz à suplementação de zinco.

As crianças podem ter deficiências aparentemente assintomáticas de certos oligoelementos, mas ainda assim se beneficiam da suplementação. O zinco, por exemplo, é altamente efetivo no tratamento de crianças antes ou durante doenças diarreicas nos países em desenvolvimento.

A **deficiência de zinco** é bastante comum nos países em desenvolvimento e, muitas vezes, está associada à desnutrição ou a outras deficiências de micronutrientes (ferro). A deficiência crônica de zinco está associada a nanismo, hipogonadismo, dermatite e imunodeficiência de células T. Dietas ricas em fitatos retêm zinco, prejudicando a sua absorção. A suplementação de zinco em crianças sob risco reduz a incidência e a gravidade de diarreia, pneumonia e, possivelmente, malária. Em países em desenvolvimento, as crianças com diarreia podem ser beneficiadas por essa suplementação, sobretudo se houver desnutrição subjacente.

A bibliografia está disponível no GEN-io.

Distúrbios Hídricos e Eletrolíticos

PARTE 6

Capítulo 68
Distúrbios Eletrolíticos e Ácido-Básicos

68.1 Composição dos Líquidos Corporais

Larry A. Greenbaum

ÁGUA CORPORAL TOTAL

A água corporal total (ACT), como uma porcentagem do peso corporal, varia de acordo com a idade (Figura 68.1). O feto tem ACT muito alta, que diminui gradualmente para aproximadamente 75% do peso de nascimento de um bebê a termo. Os prematuros têm ACT maior que a dos nascidos a termo. Durante o primeiro ano de vida, a ACT diminui para cerca de 60% do peso corporal e permanece nesse nível até a puberdade. Nessa fase, o teor de gordura aumenta mais em meninas do que em meninos que, por sua vez, adquirem mais massa muscular. Como a gordura apresenta um teor de água muito baixo e o músculo tem um elevado teor de água, a ACT nos homens permanece em 60% até o fim da puberdade, enquanto nas mulheres a ACT diminui para aproximadamente 50% do peso corporal. Em crianças com excesso de peso, o elevado teor de gordura provoca uma diminuição da porcentagem da ACT com relação ao peso corporal. Durante a desidratação, a ACT diminui e, portanto, corresponde a uma porcentagem menor de peso corporal.

COMPARTIMENTOS HÍDRICOS

A ACT divide-se entre dois compartimentos principais: **líquido intracelular** (**LIC**) e **líquido extracelular** (**LEC**). No feto e no neonato, o volume de LEC é maior do que o volume de LIC (Figura 68.1). A diurese pós-natal normal provoca uma diminuição imediata do volume do LEC. Em seguida, ocorre uma expansão contínua do volume de LIC, que provém do crescimento celular. Por volta de 1 ano de idade, a relação entre o volume de LIC e o volume de LEC aproxima-se dos níveis de um adulto. O volume de LEC é de cerca de 20 a 25% do peso corporal e o volume de LIC, de aproximadamente 30 a 40% do peso do corpo, em torno de duas vezes o volume de LEC (Figura 68.2). Com a puberdade, o aumento da massa muscular dos homens faz com que eles tenham um volume de LIC maior do que o das mulheres. Não há nenhuma diferença significativa no volume de LEC entre mulheres e homens na pós-puberdade.

O LEC é ainda dividido em plasma e líquido intersticial (Figura 68.2). O *plasma* equivale a 5% do peso corporal. O volume de sangue, considerando-se um hematócrito de 40%, normalmente é 8% do peso corporal, apesar de ser maior nos neonatos e em crianças jovens. Em recém-nascidos prematuros, esse volume é aproximadamente 10% do peso corporal. O volume plasmático pode ser alterado por condições patológicas, como desidratação, anemia, policitemia, insuficiência cardíaca, osmolalidade plasmática anormal e hipoalbuminemia. O *líquido intersticial*, normalmente 15% do peso corporal, pode aumentar de modo considerável em doenças associadas a edema, como insuficiência cardíaca, enteropatia com perda de proteína, insuficiência hepática, síndrome nefrótica e sepse. Um aumento no líquido intersticial também ocorre em pacientes com ascite ou derrames pleurais.

Há um equilíbrio delicado entre o líquido intravascular e o intersticial. O equilíbrio entre as forças hidrostática e oncótica regula o volume intravascular, que é essencial para a perfusão tecidual adequada. O *líquido intravascular* tem maior concentração de albumina com relação ao intersticial, e a consequente força oncótica direciona a água para o espaço intravascular. A manutenção desse gradiente depende da permeabilidade limitada da albumina através dos capilares. A pressão

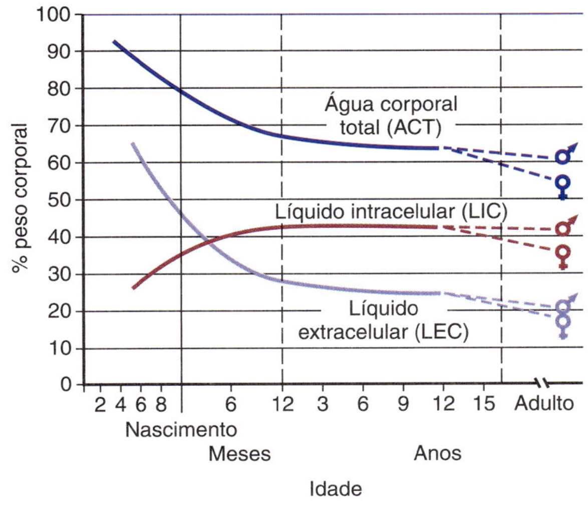

Figura 68.1 Água corporal total, líquido intracelular e líquido extracelular como uma porcentagem do peso corporal total e em função da idade. *(De Winters RW: Water and electrolyte regulation. In: Winters RW (Ed.).* The body fluids in pediatrics, *Boston, 1973, Little, Brown).*

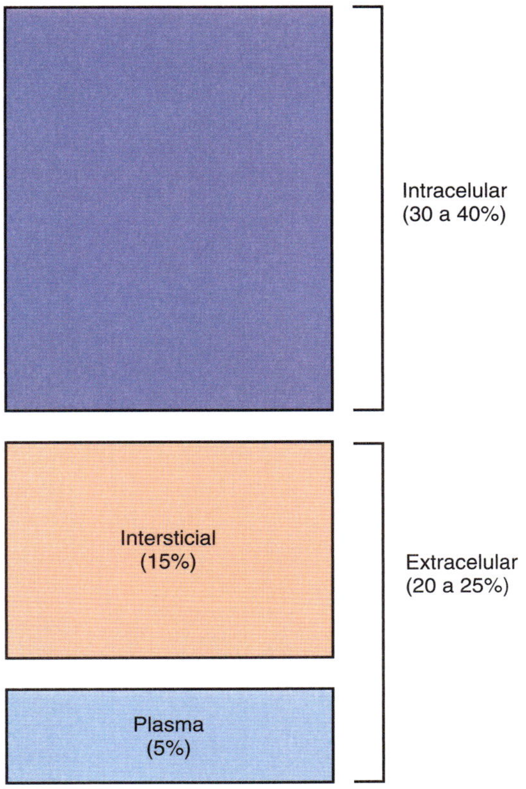

Figura 68.2 Compartimentos da água corporal total, expressos como porcentagens do peso corporal, em uma criança mais velha ou adulto.

hidrostática do espaço intravascular, decorrente da ação de bombeamento do coração, impulsiona o líquido para fora do espaço intravascular. Essas forças favorecem o movimento em direção ao espaço intersticial nos capilares arteriais terminais. A diminuição das forças hidrostáticas e o aumento das forças oncóticas, que resultam do aumento da diluição na concentração de albumina, levam ao movimento de líquido para os capilares terminais venosos. Em geral, costuma haver um movimento maior de líquido saindo do espaço intravascular para o espaço intersticial, mas esse líquido é devolvido à circulação por meio dos *vasos linfáticos*.

Um desequilíbrio entre essas forças pode provocar a expansão do volume intersticial, em razão do volume intravascular. Em crianças com hipoalbuminemia, a pressão oncótica diminuída do líquido intravascular contribui para o desenvolvimento de **edema**. A perda de líquido a partir do espaço intravascular pode comprometer o volume intravascular, colocando a criança em risco de uma perfusão insuficiente de sangue para os órgãos vitais. Isso é particularmente provável em doenças nas quais ocorre um extravasamento capilar, pois a perda de albumina a partir do espaço intravascular está associada a um aumento na concentração de albumina no espaço intersticial, comprometendo ainda mais as forças oncóticas que normalmente mantêm o volume intravascular. Em contrapartida, quando existe uma **insuficiência cardíaca**, há um aumento da pressão hidrostática venosa proveniente da expansão do volume intravascular, o que é causado pelo bombeamento deficiente do coração. Assim, um aumento da pressão venosa faz com que o líquido se mova do espaço intravascular para o espaço intersticial. A expansão do volume intravascular e o aumento da pressão intravascular também causam o edema que ocorre na glomerulonefrite aguda.

COMPOSIÇÃO ELETROLÍTICA

A composição dos solutos no LIC e no LEC são muito diferentes (Figura 68.3). O **sódio** (Na^+) e o **cloreto** (Cl^-) são o cátion e o ânion dominantes, respectivamente, no LEC. As concentrações de sódio e de cloreto ($[Na^+]$, $[Cl^-]$) do LIC são muito mais baixas. O **potássio** (K^+) é o cátion mais abundante no LIC, e sua concentração ($[K^+]$) dentro das células mostra-se aproximadamente 30 vezes maior que no LEC. Proteínas, ânions orgânicos e fosfato são os ânions mais abundantes no LIC. A diferença entre os ânions no LIC e no LEC é amplamente determinada pela presença de moléculas intracelulares que não atravessam a membrana celular, a barreira que separa o LEC do LIC. Já a diferença na distribuição de cátions – Na^+ e K^+ – é um resultado da atividade da bomba de Na^+,K^+ adenosina trifosfatase (ATPase) e dos canais iônicos de membrana.

A diferença nas composições de eletrólitos do LEC e do LIC tem desdobramentos importantes na avaliação e no tratamento de distúrbios eletrolíticos. A concentração sérica de eletrólitos – $[Na^+]$, $[K^+]$ e $[Cl^-]$ – nem sempre reflete seu conteúdo corporal. A $[K^+]$ intracelular é muito mais elevada do que sua concentração sérica. Uma saída do K^+ do **espaço intracelular** (**EIC**) pode manter uma concentração normal, ou mesmo elevada, de K^+ sérico, apesar de perdas maciças de K^+ a partir do EIC. Observa-se esse efeito na cetoacidose diabética, em que uma depleção importante do K^+ costuma ser mascarada por causa da passagem transmembrana de K^+ do LIC para o LEC. Assim, para o K^+ e o fósforo, eletrólitos com uma concentração intracelular alta, o nível sérico pode não refletir o conteúdo corporal total. Da mesma maneira, a concentração de cálcio ($[Ca^{2+}]$) sérica não prediz o conteúdo corporal do Ca^{2+}, pois ele está em grande parte contido no osso e nos dentes (ver Capítulo 64).

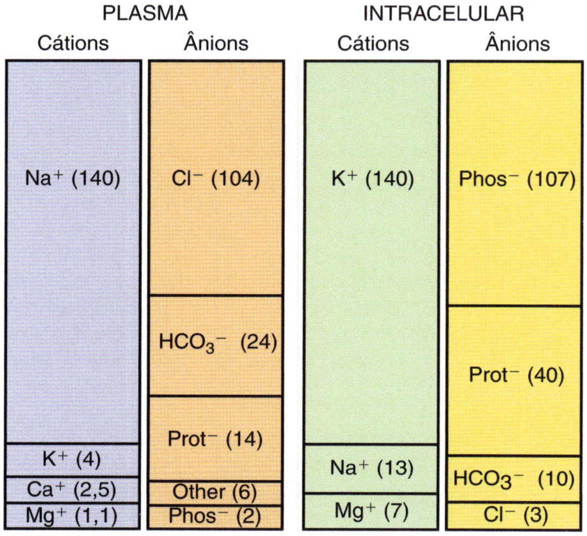

Figura 68.3 Concentrações dos principais cátions e ânions no espaço intracelular e no plasma, expressas em mEq/ℓ.

OSMOLALIDADE

O LIC e o LEC estão em **equilíbrio osmótico**, pois a membrana da célula é permeável à água. Se a osmolalidade sofre alteração em um compartimento, o movimento da água leva, então, a uma rápida equalização da osmolalidade, com uma mobilização da água entre o EIC e o **espaço extracelular** (**EEC**). Clinicamente, o processo primário costuma ser uma alteração na osmolalidade do LEC, com um movimento da água para o LIC, se a osmolalidade do LEC diminuir, ou vice-versa se houver aumento da osmolalidade do LEC. A *osmolalidade do LEC* pode ser determinada e *geralmente é igual à osmolalidade do LIC*. A **osmolalidade plasmática** normalmente é de 285 a 295 mOsm/kg e mensurada pelo grau de depressão do ponto de congelamento. A osmolalidade plasmática também pode ser *estimada* por um cálculo com base na seguinte fórmula:

$$\text{Osmolalidade} = 2 \times [\text{Na}] + [\text{glicose}]/18 + [\text{NUS}]/2{,}8$$

A glicose e o nitrogênio de ureia sanguínea (NUS) são informados em mg/dℓ. A divisão desses valores por 18 e 2,8, respectivamente, como mostrado, converte as unidades em mmol/ℓ. A multiplicação do valor da $[Na^+]$ por 2 representa seus ânions acompanhantes, sobretudo Cl^- e bicarbonato. Em geral, a osmolalidade calculada é um pouco menor do que a osmolalidade mensurada.

A ureia não está exclusivamente confinada ao EEC, pois atravessa facilmente a membrana celular, e sua concentração intracelular é aproximadamente igual à sua concentração extracelular. Enquanto uma elevada $[Na^+]$ provoca um deslocamento da água a partir do EIC, a presença de **uremia** não produz um gradiente osmolar entre os dois compartimentos e, por conseguinte, não há nenhum movimento de água. A única exceção ocorre durante a **hemodiálise**, quando a diminuição da ureia extracelular é tão rápida que a ureia intracelular não tem tempo de se equilibrar. Essa **síndrome do desequilíbrio** pode fazer com que a água se movimente para dentro das células cerebrais e produza sintomas graves. O etanol, por ser capaz de atravessar livremente as membranas celulares, é outro osmol ineficaz. No caso da glicose, a osmolalidade efetiva pode ser calculada do seguinte modo:

$$\text{Osmolalidade efetiva} = 2 \times [\text{Na}] + [\text{glicose}]/18$$

A *osmolalidade efetiva* (também chamada de *tonicidade*) determina a força osmótica que está mediando o deslocamento de água entre o LEC e o LIC.

A **hiperglicemia** provoca um aumento da osmolalidade plasmática, pois não está em equilíbrio com o EIC. Durante a hiperglicemia, há um deslocamento de água do EIC para o EEC. Esse movimento provoca uma diluição do Na^+ no LEC, levando à hiponatremia, apesar de uma elevada osmolalidade plasmática. A magnitude desse efeito pode ser calculada como segue:

$$[\text{Na}]_{\text{corrigida}} = [\text{Na}]_{\text{mensurada}} + 1{,}6 \times ([\text{glicose}] - 100\ \text{mg/d}\ell)/100$$

em que $[Na]_{mensurada}$ = concentração de Na^+ mensurada pelo laboratório clínico e $[Na]_{corrigida}$ = concentração de Na^+ corrigida (a concentração de Na^+, se a concentração de glicose for normal e sua água associada tiver voltado para dentro das células). A $[Na]_{corrigida}$ é o indicador mais confiável da proporção do Na^+ corporal total com relação à ACT, o determinante normal da concentração de Na^+.

Normalmente, a osmolalidade mensurada e a osmolalidade calculada estão dentro de 10 mOsm/kg. No entanto, existem algumas situações clínicas em que essa diferença não ocorre. A presença de **osmoles não**

mensuráveis faz com que a osmolalidade mensurada seja significativamente elevada em comparação com a osmolalidade calculada. Há **hiato osmolal** quando a diferença entre a osmolalidade mensurada excede a osmolalidade calculada em > 10 mOsm/kg. São exemplos de osmoles não mensuráveis o etanol, o etilenoglicol, o metanol, a sacarose, o sorbitol e o manitol. Essas substâncias aumentam a osmolalidade mensurada, mas não são parte da equação para calcular a osmolalidade. A presença de um hiato osmolal é um indício clínico da presença de osmoles não mensuráveis e pode ser útil no diagnóstico quando há suspeita clínica de envenenamento com metanol ou etilenoglicol.

A **pseudo-hiponatremia** é a segunda situação em que existe discordância entre a osmolalidade mensurada e a osmolalidade calculada. Os lipídios e as proteínas são os sólidos do soro. Em pacientes com elevados níveis de proteínas ou lipídios séricos, o teor de água do soro diminui porque a água é deslocada pela maior quantidade de sólidos. Alguns instrumentos medem a [Na^+] por meio da determinação da quantidade de Na^+ por litro de soro, incluindo o componente sólido. Quando os componentes sólidos aumentam, há uma diminuição na [Na^+] por litro de soro, apesar de a concentração estar normal quando baseada na quantidade de Na^+ por litro de água. *É a concentração de sódio por litro de água do soro fisiologicamente relevante.* Um problema semelhante ocorre quando se utilizam instrumentos que requerem uma diluição da amostra antes da mensuração de Na^+ (potenciometria indireta). Em ambas as situações, a osmolalidade do plasma é normal, apesar da presença da pseudo-hiponatremia, pois o método de aferição da osmolalidade não se mostra consideravelmente influenciado pela porcentagem de soro composta por lipídios e proteínas. A pseudo-hiponatremia é diagnosticada pela determinação da osmolalidade plasmática normal apesar da hiponatremia. Esse artefato de laboratório não ocorre se a [Na^+] sérica for medida diretamente com um eletrodo íon-específico, assim como ocorre com os instrumentos utilizados para fazer a análise de gasometria de sangue arterial (GSA). A **pseudo-hipernatremia** pode ocorrer em pacientes com níveis muito baixos de proteínas no soro por meio de um mecanismo semelhante.

Quando não há osmoles não mensuráveis e a pseudo-hiponatremia não é uma questão, a osmolalidade calculada fornece uma estimativa precisa da osmolalidade plasmática. A aferição da osmolalidade plasmática é útil para a detecção ou o monitoramento dos osmoles não mensuráveis e confirmar a presença da verdadeira hiponatremia. Considerando que muitas crianças com alta osmolalidade plasmática apresentam desidratação – como observado na desidratação hipernatrêmica ou na cetoacidose diabética –, a alta osmolalidade nem sempre condiz com a desidratação. Uma criança com intoxicação por sal ou uremia tem uma osmolalidade plasmática elevada, mas pode estar com sobrecarga de volume.

TESTES *POINT-OF-CARE*

Os testes do tipo *point-of-care* (POC) oferecem inúmeras vantagens, como a rapidez de resposta, e, em geral, requer uma amostra de sangue com menor volume. Os dispositivos POC podem oferecer resultados mais precisos em determinadas situações, como a pseudo-hiponatremia (descrita anteriormente) e a pseudo-hiperpotassemia (ver Capítulo 68.4). No entanto, a concordância entre os resultados obtidos com testes POC e testes laboratoriais é variável e, assim, convém ter cuidado na interpretação dos resultados. Por causa do viés, os resultados obtidos por métodos de POC ou laboratoriais não devem ser usados de modo alternativo um ao outro em casos de tendência crítica (p. ex., durante a correção de hipernatremia ou hiponatremia; ver Capítulo 68.3).

A bibliografia está disponível no GEN-io.

68.2 Regulação do Volume e da Osmolalidade

Larry A. Greenbaum

A regulação da **osmolalidade** plasmática e do **volume** intravascular é controlada por sistemas independentes para o equilíbrio de água, que determinam a osmolalidade, e pelo equilíbrio do sódio, que estabelece a condição volêmica. A manutenção da osmolalidade normal depende da regulação do equilíbrio da água. O controle da condição volêmica depende de regulação do equilíbrio do sódio. Quando presente, a depleção de volume tem prioridade sobre a regulação da osmolalidade, e a retenção de água contribui para a manutenção do volume intravascular.

REGULAÇÃO DA OSMOLALIDADE

A osmolalidade plasmática é estritamente regulada e mantida a 285 a 295 mOsm/kg. A modificação da ingestão e da excreção de água mantém na normalidade a osmolalidade do plasma. Em estado basal, a combinação da ingestão de água e da água produzida pelo corpo a partir da oxidação equilibra as perdas de água a partir de pele, pulmões, urina e trato gastrintestinal (GI). Apenas a ingestão de água e as perdas urinárias podem ser reguladas.

Os osmorreceptores no hipotálamo percebem a osmolalidade plasmática (ver Capítulo 572). Uma osmolalidade efetiva elevada induz a secreção do **hormônio antidiurético** (**ADH**) por neurônios nos núcleos supraópticos e paraventriculares no hipotálamo. Os axônios desses neurônios terminam na hipófise posterior. O ADH circulante liga-se a seus receptores V_2 nas células do ducto coletor do rim e causa a inserção de canais de água (aquaporina-2) nos ductos coletores renais. Isso produz um aumento da permeabilidade à água, o que possibilita sua reabsorção na medula renal hipertônica. A concentração da urina aumenta e a excreção de água diminui. As perdas urinárias de água não podem ser completamente eliminadas porque há excreção obrigatória de solutos urinários, como ureia e sódio. A regulação da secreção do ADH é estritamente ligada à osmolalidade plasmática, sendo possível detectar respostas com uma variação de 1% na osmolalidade. A secreção de ADH praticamente desaparece quando a osmolalidade do plasma é baixa, tornando possível a excreção de urina maximamente diluída. A perda consequente de água livre (água sem Na^+) corrige a osmolalidade plasmática. A secreção de ADH não é uma resposta do tipo tudo ou nada; existe um ajuste gradual de acordo com as alterações na osmolalidade.

A ingestão de água é regulada por osmorreceptores hipotalâmicos, que estimulam a sede quando a osmolalidade sérica aumenta. A sede é desencadeada com um pequeno aumento na osmolalidade sérica. *O controle da osmolalidade é subordinado à manutenção de um volume intravascular adequado.* Quando há depleção de volume, tanto a secreção de ADH quanto a sede são estimuladas, de maneira independente da osmolalidade plasmática. A sensação de sede requer a depleção moderada de volume, mas uma alteração de apenas 1 a 2% na osmolalidade plasmática.

Diversas condições podem limitar a capacidade do rim de excretar água adequadamente para corrigir a baixa osmolalidade do plasma. Na **síndrome de secreção inapropriada do hormônio antidiurético** (**SIADH**), o ADH continua a ser produzido, apesar da baixa osmolalidade plasmática (ver Capítulos 68.3 e 575).

A taxa de filtração glomerular (TFG) afeta a capacidade do rim de eliminar a água. Com uma diminuição na TFG, menos água é liberada no ducto coletor, o que limita a quantidade de água que pode ser excretada. A diminuição na TFG deve ser bastante significativa para limitar a capacidade dos rins em responder a um excesso de água.

A **osmolalidade urinária mínima** é de aproximadamente 30 a 50 mOsm/kg. Isso coloca um limite máximo na capacidade renal de excretar água; uma quantidade suficiente de soluto deve estar presente para possibilitar a perda de água. Uma intoxicação hídrica maciça pode exceder esse limite, enquanto em uma criança submetida a uma dieta com pouco soluto a quantidade de água necessária pode ser menor. Tal fato pode produzir hiponatremia grave em crianças que recebem pouco sal e têm pouca produção de ureia, como resultado da ingestão inadequada de proteínas. A depleção de volume é uma causa extremamente importante da diminuição na perda de água pelo rim, apesar da baixa osmolalidade do plasma. Essa secreção "apropriada" de ADH ocorre porque a depleção de volume tem prioridade sobre a osmolalidade na regulação do ADH.

A **osmolalidade urinária máxima** é de, aproximadamente, 1.200 mOsm/kg. As perdas de solutos obrigatórios ditam o volume mínimo de urina que precisa ser produzida, mesmo em sua concentração máxima. As perdas obrigatórias de água aumentam em pacientes com a ingestão de elevado teor de sal ou perdas elevadas de ureia, assim como podem ocorrer depois do alívio de obstrução urinária ou durante a recuperação de necrose tubular aguda. Ocorre um aumento nos solutos urinários e, consequentemente, na perda de água durante a **diurese osmótica**, classicamente representada pela glicosúria no diabetes melito e, iatrogenicamente, após a administração de manitol. Há alterações na capacidade do rim em concentrar a urina durante o desenvolvimento. A osmolalidade urinária máxima em um neonato, especialmente em um recém-nascido prematuro, é menor do que em um bebê ou criança mais velha. Isso limita a capacidade de conservar a água e torna esses pacientes mais vulneráveis à desidratação hipernatrêmica. O consumo muito elevado de líquidos, como observado na **polidipsia psicogênica**, pode diluir a alta osmolalidade na medula renal, que é necessária para a concentração urinária máxima. Se a ingestão de líquidos for restrita em pacientes com essa condição, pode haver alguma limitação na capacidade do rim em concentrar a urina, embora tal defeito se corrija depois de alguns dias sem polidipsia. Isso também pode ocorrer durante o tratamento inicial do diabetes insípido central com acetato de desmopressina; a medula renal leva tempo para alcançar sua osmolalidade máxima normal.

REGULAÇÃO DE VOLUME

Um volume intravascular adequado é crítico para a sobrevivência; tanto a depleção de volume quanto a sobrecarga de volume podem causar morbidade e mortalidade significativas. Como o sódio se revela o principal cátion extracelular e restrito ao LEC, uma concentração corporal adequada de sódio é necessária para a manutenção do volume intravascular. O principal ânion extracelular, o Cl^-, também é necessário, mas, para simplificar, considera-se o equilíbrio de Na^+ o principal regulador da condição volêmica, pois o conteúdo corporal de sódio e de cloreto geralmente muda proporcionalmente, tendo em vista a necessidade de um número igual de cátions e ânions. Em algumas situações, a depleção de Cl^- é considerada como o distúrbio dominante na depleção do volume (alcalose metabólica com depleção de volume).

O rim determina o equilíbrio de sódio, pois há pouco controle homeostático da ingestão de sódio, embora o **desejo por sal** ocorra ocasionalmente, em geral em crianças com perda renal crônica de sal. O rim regula o equilíbrio de Na^+, alterando a porcentagem de Na^+ filtrado que é reabsorvido ao longo do néfron. Normalmente, o rim excreta < 1% do Na^+ filtrado no glomérulo. Na ausência de doença, as perdas extrarrenais e a produção de urina equiparam-se com a ingestão, com o rim tendo a capacidade de se adaptar às grandes variações na ingestão de sódio. Quando necessário, a excreção urinária de sódio pode ser reduzida a níveis virtualmente indetectáveis ou aumentada de modo significativo.

O fator determinante principal da excreção renal de Na^+ é a condição volêmica da criança. É o volume intravascular efetivo que influencia a excreção urinária de Na^+. O *volume intravascular efetivo* é a condição volêmica detectada pelos mecanismos reguladores do organismo. A insuficiência cardíaca consiste em uma condição de sobrecarga de volume, mas o volume intravascular efetivo é baixo porque a função cardíaca deficiente impede a perfusão adequada dos rins e de outros órgãos. Isso explica a grande retenção renal de Na^+ que ocorre frequentemente em pacientes com insuficiência cardíaca.

O **sistema renina-angiotensina** é um importante regulador da excreção renal de Na^+. O aparelho justaglomerular produz renina em resposta à diminuição efetiva do volume intravascular. Os estímulos específicos para a liberação de renina envolvem a diminuição da pressão de perfusão na arteríola aferente do glomérulo e a redução da liberação de sódio para o néfron distal e os agonistas $beta_1$-adrenérgicos, que aumentam em resposta à depleção do volume intravascular. A renina, uma enzima proteolítica, cliva o angiotensinogênio, produzindo a angiotensina I. A enzima conversora de angiotensina (ECA) converte a angiotensina I em angiotensina II. As ações da angiotensina II envolvem a estimulação direta do túbulo proximal para aumentar a reabsorção de sódio e a estimulação da glândula adrenal para aumentar a secreção de aldosterona. Por meio de suas ações no néfron distal – especificamente o túbulo contorcido distal posterior e o ducto coletor – a aldosterona aumenta a reabsorção de sódio. A aldosterona também estimula a excreção de potássio, aumentando as perdas urinárias. Juntamente à diminuição da perda urinária de sódio, a angiotensina II atua como um vasoconstritor, que ajuda a manter a pressão sanguínea adequada na presença de depleção de volume.

A expansão de volume estimula a síntese do **peptídeo natriurético atrial** (**ANP**), que é produzido pelos átrios em resposta à distensão da parede atrial. O aumento da TFG junto com o ANP inibe a reabsorção de Na^+ na porção medular do ducto coletor, facilitando um aumento na excreção urinária de Na^+.

A **sobrecarga de volume** ocorre quando a ingestão de Na^+ é superior à sua saída. Em crianças com insuficiência renal, há uma diminuição da capacidade de excretar o Na^+. A TFG é baixa no nascimento, limitando a capacidade do recém-nascido de excretar uma carga de Na^+. Em outras situações, há uma perda da regulação adequada da excreção renal de Na^+. Tal perda ocorre em pacientes com excesso de aldosterona, como é visto no hiperaldosteronismo primário ou na estenose da artéria renal, em que o excesso de produção de renina leva a níveis elevados de aldosterona. Na glomerulonefrite aguda, mesmo sem a redução significativa da TFG, os mecanismos intrarrenais normais que regulam a excreção de Na^+ não funcionam corretamente, provocando a retenção renal excessiva de Na^+ e uma sobrecarga de volume.

A retenção renal de Na^+ ocorre durante a depleção de volume, mas essa resposta adequada causa o grave excesso de Na^+ corporal total que está presente na insuficiência cardíaca, na insuficiência hepática, na síndrome nefrótica e em outras causas de hipoalbuminemia. Nessas doenças, o volume intravascular efetivo está diminuído, fazendo com que o rim e os vários sistemas reguladores respondam, levando à retenção renal de Na^+ e à formação de edema.

Em geral, a **depleção de volume** ocorre quando as perdas de Na^+ excedem a ingestão. A etiologia mais comum em crianças é a gastrenterite. As perdas excessivas de sódio também podem ocorrer a partir da pele em crianças com queimaduras, no suor de pacientes com fibrose cística ou após exercício vigoroso. A ingestão inadequada de Na^+ é incomum, exceto na negligência e na fome, ou com uma escolha inadequada de dieta líquida em uma criança que não pode tomar sólidos. A perda urinária de Na^+ pode ocorrer em uma ampla variedade de doenças renais, desde a displasia renal até os distúrbios tubulares, como a síndrome de Bartter. O recém-nascido, especialmente se for prematuro, tem um comprometimento leve na capacidade de conservar Na^+. A perda renal iatrogênica de Na^+ ocorre durante o tratamento com o diurético. A perda de Na^+ renal ocorre como resultado do desarranjo nos sistemas regulatórios normais. A ausência de aldosterona, observada mais frequentemente em crianças com **hiperplasia adrenal congênita** causada pela deficiência da 21-hidroxilase, provoca perda de sódio (ver Capítulo 594).

Os distúrbios isolados do equilíbrio hídrico podem afetar a condição volêmica e o equilíbrio de Na^+. Como a membrana da célula é permeável à água, as alterações na ACT influenciam tanto o volume extracelular quanto o volume intracelular. Na perda de água isolada, como ocorre no diabetes insípido, o impacto é maior sobre o EIC devido a seu maior volume em comparação com o EEC. Dessa maneira, em comparação com outros tipos de desidratação, a desidratação hipernatrêmica tem menos impacto sobre o volume plasmático. A maior parte da perda hídrica provém do EIC. No entanto, perdas significativas de água afetam, por fim, o volume intravascular e acabam estimulando a retenção renal de Na^+, mesmo que o conteúdo de Na^+ corporal total esteja normal. Do mesmo modo, na intoxicação aguda de água ou na SIADH, há um excesso de ACT, mas a maior parte está no EIC. No entanto, há um certo efeito no volume intravascular, o que causa a excreção renal de Na^+. Crianças com SIADH ou intoxicação por água têm concentrações altas de Na^+ na urina, apesar da hiponatremia. Esse achado reforça o conceito de que existem sistemas de controle independentes para água e Na^+, mas os dois sistemas interagem quando ocorrem processos fisiopatológicos, e o controle do volume intravascular efetivo sempre tem prioridade sobre o controle da osmolalidade.

A bibliografia está disponível no GEN-io.

68.3 Sódio

Larry A. Greenbaum

METABOLISMO DE SÓDIO

Conteúdo corporal e função fisiológica

O sódio é o cátion dominante do LEC (Figura 68.3) e é o principal determinante da osmolalidade extracelular. O Na^+ é, portanto, necessário para a manutenção do volume intravascular. Menos de 3% do Na^+ é intracelular. Mais de 40% do Na^+ corporal total está nos ossos; o restante está nos espaços intersticial e intravascular. A baixa [Na^+] intracelular, de cerca de 10 mEq/ℓ, é mantida pela Na^+,K^+-ATPase, que faz a troca do Na^+ intracelular pelo K^+ extracelular.

Ingestão de sódio

A dieta de uma criança determina a quantidade de Na^+ ingerida – uma determinação predominantemente cultural em crianças mais velhas. Às vezes, uma criança tem o desejo de ingerir sal em razão de uma doença renal com perda de sal subjacente ou por insuficiência adrenal. As crianças nos EUA tendem a ter uma ingestão de sódio muito alta porque suas dietas têm uma grande quantidade de *junk food* ou lanches rápidos. Os bebês recebem sódio proveniente do leite materno (aproximadamente 7 mEq/ℓ) e de fórmula (7 a 13 mEq/ℓ, para 20 calorias para cada 30 mℓ de fórmula).

O sódio é prontamente absorvido pelo trato GI. Os mineralocorticoides aumentam o transporte de sódio no corpo, embora tal efeito tenha uma significância clínica limitada. A glicose aumenta a absorção de sódio devido à presença de um sistema de cotransporte. Essa é a razão para a inclusão de sódio e da glicose em soluções de reidratação oral (ver Capítulo 366).

Excreção de sódio

A excreção de sódio ocorre nas fezes e no suor, mas o rim regula o equilíbrio de Na^+ e é o principal local de excreção do Na^+. Existe alguma perda de Na^+ nas fezes, mas é mínima, a menos que haja diarreia. Normalmente, o suor tem 5 a 40 mEq/ℓ de sódio. A concentração de Na^+ no suor é maior em crianças com fibrose cística, deficiência de aldosterona ou pseudo-hipoaldosteronismo. As perdas mais elevadas pelo suor nessas condições podem causar ou contribuir para a depleção de Na^+.

O sódio é único entre os eletrólitos porque sua concentração costuma ser determinada pelo equilíbrio da água e não pelo equilíbrio de Na^+. Quando a [Na^+] aumenta, a resultante osmolalidade plasmática elevada provoca um aumento da sede e um aumento na secreção de ADH, o que leva à conservação de água pelo rim. Ambos os mecanismos aumentam o conteúdo de água corporal, e a [Na^+] retorna ao normal. Durante a hiponatremia, a diminuição da osmolalidade plasmática interrompe a secreção de ADH e a consequente excreção renal de água leva a um aumento na [Na^+]. Mesmo que o equilíbrio da água seja geralmente regulado pela osmolalidade, a depleção de volume estimula a sede, a secreção de ADH e a conservação renal de água. A depleção de volume tem prioridade sobre a osmolalidade; a depleção de volume estimula a secreção de ADH, mesmo se um paciente tiver hiponatremia.

A excreção de Na^+ pelo rim não é regulada pela osmolalidade plasmática. O volume de plasma efetivo do paciente determina a quantidade de sódio na urina. Isso é mediado por vários sistemas regulatórios, como o sistema renina-angiotensina-aldosterona e os mecanismos intrarrenais. Na hiponatremia ou na hipernatremia, a fisiopatologia subjacente determina a quantidade de Na^+ urinário, não a [Na^+] sérica.

HIPERNATREMIA

A hipernatremia refere-se a uma [Na^+] > 145 mEq/ℓ, embora às vezes seja definida como > 150 mEq/ℓ. A hipernatremia leve é bastante comum em crianças, especialmente entre as crianças com gastrenterite. A hipernatremia em pacientes hospitalizados pode ser iatrogênica – causada pela administração inadequada de água ou, menos frequentemente, por administração excessiva de Na^+. A hipernatremia moderada ou grave tem morbidade significativa por causa da doença subjacente, dos efeitos da hipernatremia sobre o cérebro e dos riscos da correção excessivamente rápida.

Etiologia e fisiopatologia

Existem três mecanismos básicos de hipernatremia (Tabela 68.1). A *intoxicação por sódio* é frequentemente iatrogênica em um ambiente hospitalar, como resultado da correção da acidose metabólica com bicarbonato de sódio. O bicarbonato de sódio, um remédio caseiro para dor de estômago, é outra fonte de sódio. A hipernatremia é acompanhada por uma alcalose metabólica profunda. No hiperaldosteronismo, há uma retenção renal de sódio e uma hipertensão resultante; a hipernatremia pode não ocorrer ou geralmente é branda.

As causas clássicas de hipernatremia decorrente de um *déficit hídrico* são o **diabetes insípido central** e o **nefrogênico** (ver Capítulos 548 e 574). A hipernatremia desenvolve-se no diabetes insípido somente se o paciente não tiver acesso à água ou não puder beber de maneira adequada por causa de imaturidade, comprometimento neurológico, vômitos ou anorexia. Os bebês estão sob alto risco por causa de sua incapacidade de controlar sua própria ingestão de água. O diabetes insípido central e as formas genéticas de diabetes insípido nefrogênico normalmente causam enormes perdas urinárias de água e uma urina

Tabela 68.1 Causas da hipernatremia.
EXCESSO DE SÓDIO
Fórmula misturada indevidamente
Excesso de bicarbonato de sódio
Ingestão de água do mar ou de cloreto de sódio
Envenenamento intencional com sal (abuso infantil ou síndrome de Munchausen por procuração)
Salina hipertônica intravenosa
Hiperaldosteronismo
DÉFICIT DE ÁGUA
Diabetes insípido nefrogênico
Adquirido
Ligado ao cromossomo X (OMIM 304800)
Autossômico recessivo (OMIM 222000)
Autossômico dominante (OMIM 125800)
Diabetes insípido central
Adquirido
Autossômico recessivo (OMIM 125700)
Autossômico dominante (OMIM 125700)
Síndrome de Wolfram (OMIM 222300/598500)
Perdas insensíveis aumentadas
Bebês prematuros
Berços aquecidos
Fototerapia
Ingestão inadequada:
Amamentação ineficaz
Negligência ou abuso infantil
Adipsia (falta de sede)
DÉFICITS DE ÁGUA E DE SÓDIO
Perdas gastrintestinais
Diarreia
Êmese/sucção nasogástrica
Catárticos osmóticos (lactulose)
Perdas cutâneas
Queimadura
Suor excessivo
Perdas renais
Diuréticos osmóticos (manitol)
Diabetes melito
Doença renal crônica (displasia e uropatia obstrutiva)
Fase poliúrica da necrose tubular aguda
Diurese pós-obstrutiva

OMIM, número do banco de dados do Online Mendelian Inheritance in Man (http://www.ncbi.nlm.nih.gov/omim).

muito diluída. As perdas de água são menos significativas e a urina tem frequentemente a mesma osmolalidade do plasma quando o diabetes insípido nefrogênico é secundário à doença renal intrínseca (uropatia obstrutiva, displasia renal, doença falciforme).

As outras causas de déficit hídrico também são secundárias a um desequilíbrio entre a ingestão e as perdas. Os neonatos, especialmente se forem prematuros, têm altas perdas insensíveis de água. As perdas são ainda maiores se a criança for colocada sob incubadoras com aquecimento ou se estiverem fazendo uso de fototerapia para a hiperbilirrubinemia. Os mecanismos de concentração renal não são os ideais no nascimento, proporcionando uma fonte adicional de perda de água. Uma amamentação ineficaz, frequentemente em uma mãe primípara, pode causar desidratação grave hipernatrêmica. A **adipsia**, a ausência de sede, costuma ser secundária à lesão ao hipotálamo, como após um traumatismo, tumor, hidrocefalia ou histiocitose. A adipsia primária é rara.

Quando a hipernatremia ocorre em condições com *deficiência de sódio e de água*, o déficit de água excede o déficit de sódio. Isso ocorre apenas se o paciente for incapaz de ingerir água adequadamente. A diarreia resulta tanto na depleção de Na^+ quanto de água. Como a diarreia é hipotônica – a concentração normal de Na^+ é 35 a 65 mEq/ℓ –, a perda de água excede as perdas de Na^+, levando potencialmente à hipernatremia. A maioria das crianças com gastrenterite não apresenta hipernatremia porque bebem líquido hipotônico o suficiente para compensar as perdas de água nas fezes (ver Capítulo 366). Líquidos, como água, suco e fórmulas, são mais hipotônicos do que as perdas nas fezes, o que possibilita a correção do déficit de água e, potencialmente, até mesmo causando hiponatremia. A hipernatremia é mais provável de ocorrer na criança com diarreia que tem uma ingestão inadequada por causa dos vômitos, da falta de acesso à água ou de anorexia.

Os agentes osmóticos, como manitol e glicose no **diabetes melito**, provocam perdas renais excessivas de água e de Na^+. Como a urina se revela hipotônica (concentração de Na^+ de aproximadamente 50 mEq/ℓ) durante uma diurese osmótica, a perda de água é superior à perda de Na^+ e a hipernatremia pode ocorrer se o consumo de água for inadequado. Determinadas doenças renais crônicas, como a displasia renal e a uropatia obstrutiva, estão associadas à disfunção tubular, levando a perdas excessivas de água e de Na^+. Muitas crianças com essas doenças apresentam perda de água desproporcional e correm o risco de desidratação hipernatrêmica, especialmente se houver gastrenterite subsequente. Mecanismos similares ocorrem durante a fase poliúrica da necrose tubular aguda e após o alívio da obstrução urinária (diurese pós-obstrutiva). Os pacientes com qualquer condição podem ter uma diurese osmótica por perdas urinárias de ureia e uma incapacidade de conservar a água por causa de disfunção tubular.

A **hipernatremia essencial** é rara em crianças e acredita-se que ocorra em casos de lesão do eixo hipotalâmico-hipofisário posterior. Essa condição é euvolêmica, não hipertensiva e associada a hipodipsia, possivelmente relacionada com a reconfiguração do sensor de osmolalidade.

Manifestações clínicas

A maioria das crianças com hipernatremia está desidratada e mostra sinais e sintomas clínicos típicos (ver Capítulo 70). As crianças com desidratação hipernatrêmica tendem a ter melhor preservação do volume intravascular devido à passagem de água do EIC para o EEC. Essa mudança mantém a pressão arterial e a diurese, possibilitando que as crianças hipernatrêmicas sejam menos sintomáticas inicialmente e alcancem uma maior gravidade de desidratação antes de buscar atendimento médico. Os bebês amamentados ao seio e com hipernatremia estão, com frequência, profundamente desidratados, com má progressão ponderal (desnutrição). Provavelmente devido à perda de água intracelular, a pele abdominal de um bebê com desidratação hipernatrêmica apresenta uma sensação "pastosa" quando pinçada.

A hipernatremia, mesmo sem desidratação, causa sintomas no sistema nervoso central (SNC) que tendem a ocorrer em paralelo à elevação do grau de Na^+ e à sensibilidade do paciente ao aumento. Os pacientes ficam irritáveis, inquietos, fracos e letárgicos. Algumas crianças apresentam um choro estridente e hiperpneia. Os pacientes alertas sentem muita sede, embora possam ter náuseas. A hipernatremia pode provocar febre, embora muitos pacientes apresentem um processo subjacente que contribui para essa febre. A hipernatremia está associada a hiperglicemia e hipocalcemia leve. Os mecanismos são desconhecidos. Além das sequelas da desidratação, não existe clareza sobre os efeitos da hipernatremia em outros órgãos ou tecidos, exceto o cérebro.

A **hemorragia cerebral** é a consequência mais devastadora da hipernatremia não tratada. Conforme aumenta a osmolalidade extracelular, a água move-se para fora das células cerebrais, levando a uma diminuição no volume do cérebro. Essa diminuição pode resultar em lacerações nas veias intracerebrais e nos vasos sanguíneos comunicantes à medida que o cérebro se afasta do crânio e das meninges. Os pacientes podem apresentar hemorragias subaracnóideas, subdurais e parenquimatosas. Convulsões e coma são possíveis sequelas da hemorragia, embora as convulsões sejam mais comuns durante a correção da hipernatremia. A proteína do líquido cefalorraquidiano é frequentemente elevada em crianças com hipernatremia significativa, provavelmente devido ao extravasamento dos vasos sanguíneos danificados. Os neonatos, sobretudo os prematuros, parecem especialmente vulneráveis à hipernatremia e à ingestão excessiva de sódio. Existe uma associação entre a administração de bicarbonato de sódio rápida ou hiperosmolar e o desenvolvimento de hemorragias intraventriculares em neonatos. Ainda que a mielinólise pontina central esteja classicamente associada à correção excessivamente rápida da hiponatremia, tanto a mielinólise pontina central quanto a mielinólise extrapontina podem ocorrer em crianças com hipernatremia (ver o tópico Tratamento). Complicações trombóticas ocorrem na desidratação hipernatrêmica grave, como acidente vascular encefálico (AVE), trombose do seio dural, trombose periférica e trombose da veia renal. Essas complicações são secundárias à desidratação e, possivelmente, à hipercoagulabilidade associada à hipernatremia.

Diagnóstico

A etiologia da hipernatremia costuma ser evidenciada na história clínica. A hipernatremia resultante da perda de água ocorre apenas se o paciente não tiver acesso à água ou for incapaz de beber. Sem desidratação, é importante perguntar sobre a ingestão de sódio. As crianças com excesso de ingestão de sódio não apresentam sinais de desidratação, a menos que outro processo esteja presente. A intoxicação grave de Na^+ causa sinais de sobrecarga de volume, como edema pulmonar e ganho de peso. O **envenenamento por sal** está associado a uma elevada excreção fracionada de Na^+, enquanto a desidratação hipernatrêmica provoca uma baixa excreção fracionada de Na^+. As concentrações gástricas de sódio frequentemente estão elevadas na intoxicação por sal. No hiperaldosteronismo, a hipernatremia é geralmente leve ou ausente e está associada a edema, hipertensão, hipopotassemia e alcalose metabólica.

Quando há perda isolada de água, os sinais da depleção de volume são, em geral, inicialmente menos intensos, porque grande parte da perda provém do EIC. Quando a perda de água pura provoca sinais de desidratação, a hipernatremia e o déficit hídrico normalmente são graves. Em crianças com perda renal de água, tanto por diabetes insípido central quanto nefrogênico, a urina é inapropriadamente diluída e o volume de urina não se mostra baixo. A urina é concentrada ao extremo e o volume de urina é baixo se as perdas forem extrarrenais ou decorrentes de ingestão inadequada. Com causas extrarrenais de perda de água, a osmolalidade da urina deve ser > 1.000 mOsm/kg. Quando houver suspeita de diabetes insípido, a avaliação pode envolver a aferição de ADH e um teste de privação de água, com o uso de acetato de desmopressina (análogo sintético do ADH) para diferenciar entre o diabetes insípido nefrogênico e o diabetes insípido central (ver Capítulos 548 e 574). Um teste de privação de água é desnecessário se o paciente tiver registro simultâneo de hipernatremia e de urina pouco concentrada (osmolalidade inferior à do plasma). Nas crianças com diabetes insípido central, a administração de acetato de desmopressina aumenta a osmolalidade da urina acima da osmolalidade plasmática, embora a osmolalidade máxima não ocorra imediatamente, devido à diminuição da osmolalidade da medula renal como consequência da falta crônica de ADH. Em crianças com diabetes insípido nefrogênico, não há nenhuma resposta ao acetato de desmopressina. A hipercalcemia pode produzir uma síndrome semelhante ao diabetes insípido nefrogênico.

Quando há déficits de sódio e água combinados, a análise da urina consegue diferenciar entre as etiologias renais e não renais. Quando as perdas são extrarrenais, o rim responde à depleção de volume com baixo volume de urina, urina concentrada e retenção de Na^+ ([Na^+] na urina < 20 mEq/ℓ, excreção fracionada de Na^+ < 1%). Com causas renais, o volume de urina não é adequadamente baixo, a urina não se mostra maximamente concentrada e a [Na^+] na urina pode estar inapropriadamente elevada.

Tratamento

Conforme a hipernatremia se desenvolve, o cérebro gera **osmoles idiogênicos** para aumentar a osmolalidade intracelular e evitar a perda de água do cérebro. Tal mecanismo não é instantâneo e revela-se mais proeminente quando a hipernatremia se desenvolve gradualmente. Se a [Na^+] no soro é reduzida rapidamente, há um movimento de água a partir do soro para as células do cérebro, de modo a igualar a osmolalidade nos dois compartimentos. O edema cerebral resultante manifesta-se como convulsões ou coma.

Devido aos perigos associados, *a hipernatremia crônica não deve ser corrigida rapidamente.* O objetivo é diminuir a [Na^+] sérica em < 10 mEq/ℓ a cada 24 horas. O componente mais importante na correção da hipernatremia moderada ou grave é o monitoramento frequente da [Na^+] sérica, de modo que a hidratação possa ser ajustada para proporcionar uma correção adequada, nem muito lenta, nem muito rápida. Se uma criança tem convulsões decorrente do edema cerebral, secundário a uma correção rápida, a administração de líquidos hipotônicos deve ser interrompida. Uma infusão de 3% de solução salina pode aumentar agudamente a [Na^+] sérica, revertendo o edema cerebral.

O Capítulo 70 descreve uma abordagem detalhada para a criança com desidratação hipernatrêmica. A hipernatremia aguda, grave, geralmente secundária à administração de sódio, pode ser corrigida mais rapidamente com dextrose 5% em água (D5 H_2O) porque os osmoles idiogênicos não tiveram tempo de acumular. Tal fato equilibra as altas taxas de morbidade e mortalidade associadas à hipernatremia com os perigos da correção excessivamente rápida. Quando a hipernatremia é grave e causada por intoxicação de sódio, pode ser impossível administrar água suficiente para corrigir a hipernatremia rapidamente sem piorar a sobrecarga de volume. Nessa situação, a diálise possibilita a remoção do excesso de Na^+, e a estratégia adequada depende do tipo de diálise. Em casos menos graves, a adição de um diurético de alça aumenta a remoção do excesso de Na^+ e de água, diminuindo o risco de sobrecarga de volume. Com a sobrecarga de Na^+, a hipernatremia é corrigida com a administração de solução intravenosa (IV) livre de Na^+ (D5 H_2O).

A hiperglicemia decorrente da hipernatremia não costuma ser um problema e não é tratada com insulina, pois a diminuição aguda na glicose pode precipitar um edema cerebral por meio da diminuição da osmolalidade plasmática. Raramente, a concentração de glicose dos líquidos intravenosos deve ser reduzida (5 a 2,5% de dextrose em água). A hipocalcemia secundária é tratada conforme a necessidade.

É importante definir e tratar a causa subjacente da hipernatremia, se possível. A criança com diabetes insípido central deve receber acetato de desmopressina. Como tal tratamento reduz a excreção renal de água, a ingestão excessiva de água deve ser evitada para evitar tanto a correção excessivamente rápida da hipernatremia quanto o desenvolvimento de hiponatremia. A longo prazo, a ingestão reduzida de sódio e o uso de medicamentos podem amenizar um pouco as perdas de água no diabetes insípido nefrogênico (ver Capítulo 548). A ingestão diária de água de uma criança que está recebendo alimentação por sonda pode precisar ser aumentada para compensar as perdas elevadas. O paciente com perdas significativas em curso, como por meio de uma diarreia, pode precisar da suplementação de água e eletrólitos (ver Capítulo 69). A ingestão de sódio é reduzida, se tal ingestão tiver contribuído para o quadro de hipernatremia.

HIPONATREMIA

A hiponatremia, uma alteração eletrolítica muito comum em pacientes hospitalizados, equivale a um nível sérico de sódio < 135 mEq/ℓ. Tanto o sódio corporal total quanto a ACT determinam a concentração sérica de sódio. A hiponatremia existe quando a proporção de água para Na^+ é aumentada. Essa condição pode ocorrer com níveis baixos, normais ou altos de Na^+ corporal. Da mesma maneira, a água corporal pode ser baixa, normal ou alta.

Etiologia e fisiopatologia

A Tabela 68.2 lista as causas de hiponatremia. A **pseudo-hiponatremia** é um artefato de laboratório que está presente quando o plasma contém concentrações muito elevadas de proteínas (mieloma múltiplo, infusão IVIG) ou de lipídios (hipertrigliceridemia, hipercolesterolemia). Isso

Tabela 68.2 Causas da hiponatremia.

PSEUDO-HIPONATREMIA
Hiperlipidemia
Hiperproteinemia
HIPEROSMOLALIDADE
Hiperglicemia
Iatrogênica (manitol, sacarose, glicina)
HIPONATREMIA HIPOVOLÊMICA
PERDAS EXTRARRENAIS
Gastrintestinal (vômitos, diarreia)
Pele (suor ou queimaduras)
Perdas para o terceiro espaço (obstrução intestinal, peritonite, sepse)
PERDAS RENAIS
Diuréticos de alça ou tiazídicos
Diurese osmótica
Diurese pós-obstrutiva
Fase poliúrica da necrose tubular aguda
Nefronoftíase juvenil (OMIM 256100/606966/602088/604387/611498)
Doença renal policística autossômica recessiva (OMIM 263200)
Nefrite tubulointersticial
Uropatias obstrutivas
Perda de sal cerebral
Acidose tubular renal proximal (tipo II), (OMIM 604278)*
Falta de efeito da aldosterona (elevação de potássio no soro):
Ausência de aldosterona (p. ex., deficiência da 21-hidroxilase [OMIM 201.910])
Pseudo-hipoaldosteronismo tipo I (OMIM 264350/177735)
Obstrução do trato urinário e/ou infecção
Doença de Addison
HIPONATREMIA EUVOLÊMICA
Síndrome da secreção inapropriada de hormônio antidiurético
Síndrome nefrogênica de antidiurese inadequada (OMIM 304800)
Acetato de desmopressina
Deficiência de glicocorticoide
Hipotireoidismo
Medicamentos antidepressivos
Intoxicação por água:
Iatrogênica (excesso de fluidos intravenosos hipotônicos)
Alimentação infantil com produtos com excesso de água
Aulas de natação
Enema com água da torneira
Abuso infantil
Polidipsia psicogênica
Fórmula diluída
Potomania da cerveja
Hiponatremia induzida pelo exercício
HIPONATREMIA HIPERVOLÊMICA
Insuficiência cardíaca
Cirrose
Síndrome nefrótica
Lesão renal aguda, crônica
Permeabilidade capilar causada pela sepse
Hipoalbuminemia causada pela doença gastrintestinal (enteropatia com perda de proteínas)

*A maioria dos casos de acidose tubular renal proximal não é causada por esse distúrbio genético primário. Em geral, a acidose tubular renal proximal faz parte da síndrome de Fanconi, que tem diversas etiologias. OMIM: número do banco de dados do Online Mendelian Inheritance in Man (http://www.ncbi.nlm.nih.gov/omim).

não ocorre quando um eletrodo de íon-seletivo direto determina a [Na^+] no plasma não diluído, uma técnica utilizada por analisadores de gasometria sanguínea arterial ou instrumentos diagnósticos do tipo POC (ver Capítulo 68.1). Na hiponatremia verdadeira, a osmolalidade medida é baixa, mas se revela normal na pseudo-hiponatremia. A **hiperosmolalidade**, como pode ocorrer com a hiperglicemia, provoca uma baixa [Na^+] no soro porque a água se desloca do EIC para o EEC, reduzindo seu gradiente osmótico e diluindo a [Na^+].

No entanto, como as manifestações da hiponatremia são um resultado da baixa osmolalidade plasmática, os pacientes com hiponatremia resultante da hiperosmolalidade não apresentam sintomas de hiponatremia. Quando a etiologia da hiperosmolalidade se resolve, como a hiperglicemia no diabetes melito, a água volta para as células e a [Na^+] aumenta para seu valor "verdadeiro". O manitol, ou a sacarose, um componente das preparações de imunoglobulina intravenosa (IVIG), pode causar hiponatremia por causa da hiperosmolalidade.

A classificação da hiponatremia baseia-se na condição volêmica do paciente. Na **hiponatremia hipovolêmica**, a criança perde Na^+ do corpo. O equilíbrio hídrico pode ser positivo ou negativo, mas a perda de Na^+ é maior do que a perda de água. A patogenia da hiponatremia geralmente é uma combinação da perda de Na^+ com a retenção de água para compensar a depleção do volume. O paciente apresenta um aumento patológico na perda de líquido e este contém Na^+. A maior parte do líquido perdido tem uma [Na^+] mais baixa do que a do plasma. O líquido perdido na diarreia viral tem, em média, uma [Na^+] de 50 mEq/ℓ. Como o líquido perdido por diarreia apresenta [Na^+] de 50 mEq/ℓ e a solução de reposição com fórmula tem apenas cerca de 10 mEq/ℓ de Na^+, ocorre uma diminuição da [Na^+]. A depleção do volume intravascular interfere na excreção renal de água, mecanismo habitual do corpo para evitar a hiponatremia. A depleção de volume estimula a síntese de ADH, o que resulta em retenção renal de água. A depleção de volume também diminui a TFG e aumenta a reabsorção de água no túbulo proximal. Desse modo, isso reduz a liberação de água para o tubo coletor.

A diarreia por gastrenterite é a causa mais comum de hiponatremia hipovolêmica em crianças. A êmese provoca hiponatremia se o paciente receber solução hipotônica, seja por via intravenosa ou por via enteral, apesar do vômito. A maioria dos pacientes com êmese tem uma [Na^+] normal ou hipernatrêmica. As queimaduras podem causar perdas maciças de líquido isotônico e depleção de volume resultante. Desenvolve-se hiponatremia se o paciente receber solução hipotônica. As perdas de sódio pelo suor são especialmente altas em crianças com fibrose cística, deficiência de aldosterona ou pseudo-hipoaldosteronismo, embora perdas elevadas possam ocorrer simplesmente porque o clima está quente. As perdas do terceiro espaço são isotônicas e podem provocar depleção significativa de volume, o que conduz à produção de ADH e à retenção de água que, por sua vez, podem causar a hiponatremia, se o paciente receber solução hipotônica. Nas doenças que causam a depleção do volume por meio da perda de Na^+ extrarrenal, o nível de Na^+ na urina deve ser baixo (< 10 mEq/ℓ), como parte da resposta renal para manter o volume intravascular. As únicas exceções são as doenças que causam perdas de Na^+ extrarrenais e renais: a insuficiência adrenal e o pseudo-hipoaldosteronismo.

A perda renal de Na^+ pode ocorrer em uma variedade de situações. Em algumas situações, a [Na^+] na urina é > 140 mEq/ℓ. Assim, a hiponatremia pode ocorrer sem qualquer ingestão de líquidos. Em muitos casos, o nível de Na^+ na urina é menor do que a [Na^+] no soro. Dessa maneira, a ingestão de líquido hipotônico é necessária para desenvolver a hiponatremia. Em doenças associadas à perda urinária de Na^+, o nível de Na^+ na urina é > 20 mEq/ℓ, apesar da depleção de volume. Isso pode não ser verdadeiro se a perda urinária de Na^+ tiver cessado, como é frequentemente com a interrupção dos diuréticos. Como os diuréticos de alça evitam a geração da hipertonicidade máxima da medula renal, o paciente pode não conseguir diluir nem concentrar a urina. A incapacidade de reter ao máximo a água proporciona certa proteção contra a hiponatremia grave. O paciente que recebe diuréticos tiazídicos pode concentrar a urina e está sob maior risco de hiponatremia grave. Os agentes osmóticos, como a glicose durante a cetoacidose diabética, causam a perda de água e de Na^+. A ureia acumula-se durante a insuficiência renal e, em seguida, atua como um diurético osmótico após a liberação de obstrução do trato urinário e durante a fase poliúrica da necrose tubular aguda. O dano tubular transitório nessas condições dificulta ainda mais a conservação de Na^+. A [Na^+] no soro, nessas condições, depende da [Na^+] na solução utilizada para repor as perdas. Desenvolve-se hiponatremia quando o líquido é hipotônico com relação às perdas urinárias.

A **perda de sal pelo rim** ocorre nas doenças renais hereditárias, como a nefronoftíase juvenil e a doença renal policística autossômica recessiva. A uropatia obstrutiva, mais frequentemente um resultado das válvulas posteriores de uretra, produz a perda de sal, mas os pacientes com a doença também podem apresentar hipernatremia como resultado da capacidade prejudicada de concentrar a urina e da alta perda de água. A nefrite tubulointersticial adquirida, geralmente decorrente de medicamentos ou de infecções, pode provocar perda de sal, junto a outras evidências de disfunção tubular. Uma lesão no SNC pode produzir a perda de sal, que é, teoricamente, causada pela produção de um peptídeo natriurético que provoca a perda renal de sal. Na **acidose tubular renal** (**ATR**) tipo II, geralmente associada à síndrome de Fanconi (ver Capítulo 547.1), há aumento da excreção de Na^+ e bicarbonato de sódio na urina. Os pacientes com síndrome de Fanconi também apresentam glicosúria, aminoacidúria e hipofosfatemia por causa da perda renal de fosfato.

A aldosterona é necessária para a retenção renal de Na^+ e para a excreção de K^+ e ácido. Na hiperplasia adrenal congênita causada pela deficiência da 21-hidroxilase, o bloqueio na produção de aldosterona resulta em hiponatremia, hiperpotassemia e acidose metabólica. A secreção reduzida de aldosterona pode ser observada na doença de Addison (insuficiência adrenal). No pseudo-hipoaldosteronismo, os níveis de aldosterona estão elevados, mas não há nenhuma resposta, seja por causa de um defeito do canal de Na^+ ou por uma deficiência nos receptores de aldosterona. A falta de resposta tubular à aldosterona pode ocorrer em crianças com obstrução do trato urinário, especialmente durante uma infecção urinária aguda.

Na **hiponatremia hipervolêmica**, há um excesso de ACT e de Na^+, embora o aumento na água seja maior do que o aumento de Na^+. Na maioria das condições que causam hiponatremia hipervolêmica, há uma diminuição no *volume efetivo de sangue*, resultante da perda de líquido no terceiro espaço, da vasodilatação e do débito cardíaco deficiente. Os sistemas de regulação percebem uma diminuição no volume efetivo de sangue e tentam reter a água e o Na^+ para corrigir o problema. O ADH provoca a retenção de água, e o rim, sob a influência da aldosterona e de outros mecanismos intrarrenais, retém o sódio. A concentração de sódio do paciente diminui, pois a ingestão de água excede a ingestão de sódio e o ADH evita a perda normal do excesso de água.

Nesses distúrbios, há uma baixa [Na^+] na urina (< 10 mEq/ℓ) e um excesso tanto de ACT quanto de Na^+. A única exceção ocorre em pacientes com insuficiência renal e hiponatremia. Esses pacientes têm um volume intravascular expandido e a hiponatremia pode, consequentemente, suprimir a produção de ADH. A água não pode ser excretada, pois pouca urina está sendo produzida. O Na^+ sérico é diluído por meio da ingestão de água. Por causa de disfunção renal, a [Na^+] na urina pode ser elevada, mas o volume de urina é tão baixo que a excreção de Na^+ na urina não acompanha a ingestão de Na^+, o que leva à sobrecarga de sódio. A [Na^+] na urina varia na insuficiência renal. Na glomerulonefrite aguda, como os túbulos não são afetados, os pacientes apresentam um nível de Na^+ na urina geralmente baixo, enquanto em pacientes com necrose tubular aguda essa concentração é elevada por causa da disfunção tubular.

Os pacientes com hiponatremia e nenhuma evidência de sobrecarga de volume ou depleção de volume têm **hiponatremia euvolêmica**. Esses indivíduos normalmente apresentam um excesso de ACT e um ligeiro decréscimo no Na^+ corporal total. Alguns desses pacientes têm um aumento de peso, o que significa que estão com sobrecarga de volume. No entanto, do ponto de vista clínico, eles geralmente parecem normais ou apresentam sinais sutis de sobrecarga de líquidos. Na SIADH, a secreção de ADH não é inibida nem pela baixa osmolalidade sérica, nem pelo volume intravascular expandido (ver Capítulo 575). O resultado é que a criança com SIADH se mostra incapaz de excretar água. Isso resulta em uma diluição do Na^+ sérico e em hiponatremia.

A expansão do volume extracelular, como resultado da água retida, provoca um ligeiro aumento do volume intravascular. O rim aumenta a excreção de Na^+ em uma tentativa de diminuir o volume intravascular para seu nível normal; assim, o paciente tem uma ligeira diminuição do Na^+ corporal. A SIADH ocorre mais frequentemente em associação a distúrbios do SNC (infecção, hemorragia, traumatismo, tumores, trombose, síndrome de Guillain-Barré), mas doenças pulmonares (infecção, asma, ventilação com pressão positiva) e tumores malignos (produtores de ADH) são outras causas potenciais. Várias substâncias podem causar a SIADH, como a 3,4-metilenedioximetilanfetamina (MDMA ou *ecstasy*) sob uso recreativo, os opiáceos, os fármacos antiepilépticos (carbamazepina, oxcarbazepina, valproato), os antidepressivos tricíclicos, a vincristina, a ciclofosfamida e os inibidores seletivos da recaptação da serotonina (ISRS). O diagnóstico de SIADH é de exclusão, pois outras causas de hiponatremia devem ser eliminadas (Tabela 68.3). Como a SIADH é um estado de expansão do volume intravascular, os níveis séricos baixos do ácido úrico e de NUS dão suporte ao diagnóstico. Uma mutação rara de ganho de função no receptor renal de ADH causa a **síndrome nefrogênica de antidiurese inadequada**. Os pacientes com doença ligada ao X parecem ter SIADH, mas apresentam níveis indetectáveis desse hormônio.

A hiponatremia em pacientes hospitalizados é frequentemente causada pela produção inadequada de ADH e pela administração de soluções hipotônicas IV (ver Capítulo 69). As causas da produção inadequada de ADH são estresse, medicamentos, como narcóticos ou anestésicos, náuseas e doença respiratória. O análogo sintético do ADH, o acetato de desmopressina, provoca retenção de água e pode causar hiponatremia se a ingestão de líquidos não for apropriadamente limitada. Os principais usos do acetato de desmopressina em crianças são o manejo do diabetes insípido central e enurese noturna.

O **excesso de ingestão de água** pode produzir hiponatremia. Nesses casos, a $[Na^+]$ diminui como resultado da diluição. Essa diminuição suprime a secreção de ADH, e há uma diurese significativa de água pelo rim. Desenvolve-se hiponatremia porque a ingestão de água excede a capacidade do rim de eliminar a água. Essa condição ocorre com mais frequência em crianças, pois sua TFG mais baixa limita sua capacidade de excretar água.

A hiponatremia pode se desenvolver em crianças com idade inferior a 6 meses quando os cuidadores oferecem água para seu bebê como um complemento, durante o tempo quente ou quando eles param de usar fórmulas para bebês. A hiponatremia pode resultar em convulsões transientes, hipotermia e tônus fraco. Com a interrupção do consumo de água, a hiponatremia corrige-se rapidamente. Os bebês < 6 meses de idade não devem beber água; crianças entre 6 e 12 meses de idade não devem receber mais de 30 a 60 mℓ. Se o bebê apresentar sede, os pais devem oferecer fórmula ou amamentar a criança.

Em algumas situações, a intoxicação hídrica, que ocorre devido a uma **sobrecarga hídrica aguda** e maciça, provoca hiponatremia aguda. As causas dessa carga hídrica são aulas infantis de natação, uso inadequado de líquidos hipotônicos IV, enemas de água e ingestão de água forçada como forma de abuso infantil. A hiponatremia crônica ocorre em crianças que recebem água, mas têm uma ingestão limitada de sódio e de proteína. A osmolalidade mínima da urina é de aproximadamente 50 mOsm/kg, de modo que o rim só pode excretar 1 ℓ de água se houver a ingestão de soluto suficiente para produzir 50 mOsm para a excreção urinária. Como o Na^+ e a ureia (um produto da decomposição da proteína) são os principais solutos urinários, a falta de ingestão de Na^+ e de proteína impede uma excreção de água adequada. Isso ocorre com o uso de fórmulas diluídas ou outras dietas inadequadas. A subsistência à base de cerveja, uma fonte inadequada de Na^+ e de proteína, provoca a hiponatremia, devido à incapacidade de excretar a sobrecarga de água ("potomania da cerveja"). A **hiponatremia induzida pelo exercício**, relatada frequentemente durante as maratonas, é causada por excesso de ingestão de água, perdas de sal pelo suor e pela secreção do ADH.

A patogenia da hiponatremia na deficiência de glicocorticoide (insuficiência adrenal) é multifatorial e inclui um aumento da secreção de ADH. No hipotireoidismo, há uma retenção inadequada de água pelo rim, mas os mecanismos precisos não estão claramente elucidados.

A **perda cerebral de sal**, um distúrbio incomum em crianças, pode ser confundida com SIADH e, com frequência, está associada a lesão ou lesões ao SNC. A perda cerebral de sal produz perdas de sal e hipovolemia (hipotensão ortostática e hematócrito elevado, NUS ou creatinina).

Tabela 68.3 Critérios diagnósticos para a síndrome da secreção inapropriada do hormônio antidiurético.

- Ausência de:
  Insuficiência renal, adrenal ou da tireoide
  Insuficiência cardíaca, síndrome nefrótica ou cirrose
  Ingestão de diurético
  Desidratação
- Osmolalidade urinária > 100 mOsm/kg (normalmente > plasma)
- Osmolalidade sérica < 280 mOsm/kg e sódio sérico < 135 mEq/ℓ
- Sódio na urina > 30 mEq/ℓ
- Reversão da "perda de sódio" e correção da hiponatremia com restrição de água

Manifestações clínicas

A hiponatremia provoca uma redução na osmolalidade do EEC. Como o EIC tem uma osmolalidade mais elevada, a água desloca-se do EEC para o EIC para manter o equilíbrio osmótico. O aumento da água intracelular faz com que as células edemaciem. Embora o edema celular não seja problemático na maioria dos tecidos, ele é perigoso para o cérebro, confinado pelo crânio. Com o edema das células do cérebro, há um aumento da pressão intracraniana, o que prejudica o fluxo sanguíneo cerebral. A hiponatremia grave e aguda pode causar herniação do tronco cerebral e apneia; muitas vezes, o suporte respiratório é necessário. O edema das células cerebrais é responsável pela maioria dos sintomas da hiponatremia. Os sintomas neurológicos da hiponatremia são anorexia, náuseas, vômitos, mal-estar, letargia, confusão, agitação, cefaleia, convulsões, coma e reflexos diminuídos. Os pacientes podem apresentar hipotermia e respirações de Cheyne-Stokes. A hiponatremia pode causar cãibras musculares e fraqueza; a rabdomiólise pode ocorrer com a intoxicação hídrica.

Principalmente, os sintomas de hiponatremia são uma consequência da diminuição da osmolalidade extracelular e do movimento resultante da água em seu gradiente osmótico para o EIC. O edema cerebral pode ser significativamente evitado se a hiponatremia se desenvolver gradualmente, pois as células do cérebro se adaptam à osmolalidade extracelular diminuída, reduzindo a osmolalidade intracelular. Tal redução é alcançada por extrusão dos principais íons intracelulares (K^+ e Cl^-) e uma variedade de moléculas orgânicas pequenas. Esse processo explica por que a gama de sintomas na hiponatremia está relacionada tanto à $[Na^+]$ sérica quanto à sua taxa de redução. Um paciente com hiponatremia crônica pode ter apenas anormalidades neurológicas sutis com uma $[Na^+]$ sérica de 110 mEq/ℓ, mas outro paciente pode ter convulsões devido a um declínio agudo na $[Na^+]$ sérica de 140 a 125 mEq/ℓ.

Diagnóstico

Em geral, a história aponta para uma etiologia provável da hiponatremia. A maioria dos pacientes com hiponatremia tem uma história de depleção de volume. A diarreia e o uso de diuréticos são as causas mais comuns de hiponatremia em crianças. Uma história de poliúria, talvez com enurese e/ou desejo de sal, está presente em crianças com doenças renais primárias ou ausência de efeito da aldosterona. As crianças podem apresentar sinais ou sintomas que sugerem um diagnóstico de hipotireoidismo ou insuficiência da adrenal (ver Capítulos 581 e 593). A lesão cerebral levanta a possibilidade de SIADH ou perda de sal cerebral, com a ressalva de que a SIADH é muito mais provável. A doença hepática, a síndrome nefrótica, a insuficiência renal ou a insuficiência cardíaca congestiva podem ser agudas ou crônicas. A história deve incluir uma avaliação da ingestão do paciente, tanto intravenosa quanto enteral, com cuidadosa atenção às quantidades de água, Na^+ e proteína.

O primeiro passo tradicional no processo de diagnóstico é a determinação da osmolalidade do plasma. Isso é feito porque alguns pacientes com uma baixa $[Na^+]$ sérica não têm baixa osmolalidade. Os efeitos clínicos da hiponatremia decorrem da baixa osmolalidade associada. Sem uma osmolalidade baixa, não há movimento da água para o espaço intracelular.

Um paciente com hiponatremia pode ter uma osmolalidade baixa, normal ou alta. Uma osmolalidade normal em combinação com a hiponatremia ocorre na pseudo-hiponatremia. Crianças com elevação da concentração de glicose sérica ou de outro osmole efetivo (manitol) apresentam uma osmolalidade plasmática alta e uma hiponatremia. A presença de uma osmolalidade baixa indica uma hiponatremia "verdadeira". Pacientes com baixa osmolalidade estão sob risco de sofrer sintomas neurológicos e exigem uma avaliação mais aprofundada para determinar a etiologia da hiponatremia.

Em algumas situações, a hiponatremia verdadeira está presente, apesar da osmolalidade plasmática normal ou elevada. A presença de um osmole ineficaz, geralmente a ureia, aumenta a osmolalidade plasmática, mas como o osmole tem a mesma concentração no EIC ele não faz com que o líquido se desloque para o EEC. Não há diluição de Na^+ sérico pela água, e a $[Na^+]$ mantém-se inalterada se o osmole ineficaz for eliminado. O mais importante é que o osmole ineficaz não protege o cérebro do edema causado pela hiponatremia. Portanto, um paciente pode apresentar sintomas de hiponatremia, apesar de ter uma osmolalidade normal ou aumentada por causa da uremia.

Em pacientes com hiponatremia verdadeira, o passo seguinte no processo de diagnóstico é a avaliação clínica da condição volêmica. Os pacientes com hiponatremia podem ser hipovolêmicos, hipervolêmicos ou euvolêmicos. O diagnóstico de depleção do volume depende dos achados habituais de desidratação (ver Capítulo 70), embora a depleção sutil de volume possa não ser clinicamente aparente. Crianças com hipervolemia apresentam-se **edematosas** ao exame físico. Elas podem ter ascite, edema pulmonar, derrame pleural ou hipertensão.

A hiponatremia hipovolêmica pode ter causas renais ou não renais. A $[Na^+]$ na urina é muito útil na diferenciação entre as causas renais e não renais. Quando as perdas não são renais e o rim está funcionando adequadamente, há retenção renal de Na^+, uma resposta homeostática normal à depleção de volume. Assim, a $[Na^+]$ urinária é baixa, normalmente < 10 mEq/ℓ, embora a conservação de Na^+ em neonatos seja menos ávida. Quando o rim se revela a causa da perda de Na^+, a $[Na^+]$ na urina é > 20 mEq/ℓ, o que reflete o defeito na retenção renal de Na^+. A interpretação do nível de Na^+ na urina é um desafio à terapia com diuréticos, pois esse nível é elevado quando se emprega diuréticos, mas são baixos depois que o efeito diurético acaba. Isso se torna um problema apenas quando o uso de diurético é furtivo. A $[Na^+]$ na urina não é útil se houver uma alcalose metabólica. Deve-se, então, utilizar a $[Cl^-]$ da urina (ver Capítulo 68.7).

A diferenciação entre as causas não renais da hiponatremia hipovolêmica geralmente é facilitada pela história. Embora as causas renais sejam mais difíceis de distinguir, associa-se uma alta $[K^+]$ no soro a distúrbios nos quais a perda de Na^+ é causada pela ausência ou pela ineficácia da aldosterona.

No paciente com hiponatremia hipervolêmica, a $[Na^+]$ na urina é um parâmetro útil. Tal concentração costuma ser inferior a 10 mEq/ℓ, exceto em pacientes com insuficiência renal.

Tratamento

O manejo da hiponatremia baseia-se na fisiopatologia da etiologia específica. O manejo de todas as causas exige um acompanhamento criterioso e a prevenção de uma normalização excessivamente rápida da $[Na^+]$ sérica. Um paciente com sintomas graves (convulsões), não importa a etiologia, deve receber um *bolus* de solução salina hipertônica para produzir um pequeno aumento rápido do sódio sérico. *A hipoxia piora o edema cerebral, e a hiponatremia pode exacerbar o edema celular hipóxico.* Assim, a oximetria de pulso deve ser monitorada, e a hipoxia deve ser corrigida de maneira agressiva.

Em todas as causas da hiponatremia, é importante evitar correção excessivamente rápida, que pode provocar **mielinólise pontina central** (MPC). Essa síndrome, que ocorre no intervalo de vários dias após a rápida correção da hiponatremia, produz sintomas neurológicos, como confusão, agitação, tetraparesia espástica ou flácida e morte. Habitualmente, encontram-se alterações características, patológicas e radiológicas, no cérebro, especialmente na ponte, mas as lesões extrapontinas são bastante comuns e podem causar sintomas adicionais. Apesar dos sintomas graves, a recuperação total ocorre em alguns pacientes.

A MPC é mais comum em pacientes que são tratados para hiponatremia *crônica* do que naqueles tratados para a hiponatremia aguda. Provavelmente, tal diferença baseia-se na adaptação das células do cérebro à hiponatremia. A osmolalidade intracelular reduzida, que é um mecanismo adaptativo para a hiponatremia crônica, faz com que as células cerebrais fiquem suscetíveis à desidratação durante a correção rápida da hiponatremia, e esta pode ser o mecanismo da MPC. Embora a MPC seja rara em pacientes pediátricos, aconselha-se evitar a correção da $[Na^+]$ sérica > 10 mEq/ℓ/24 h ou > 18 mEq/ℓ/48 h. A desmopressina é uma opção potencial, se a $[Na^+]$ sérica aumentar muito rapidamente. Tal orientação *não se aplica* à hiponatremia aguda, como pode ocorrer com a intoxicação hídrica, pois a hiponatremia é mais frequentemente sintomática e não há tempo para a diminuição adaptativa da osmolalidade cerebral ocorrer. As consequências do edema cerebral na hiponatremia aguda excedem o pequeno risco de MPC.

Os pacientes com hiponatremia podem ter sintomas neurológicos graves, como convulsões e coma. As convulsões associadas à hiponatremia geralmente são pouco responsivas aos anticonvulsivantes. A criança com hiponatremia e sintomas graves precisa receber um tratamento que irá reduzir rapidamente o edema cerebral. Tal objetivo é alcançado da melhor maneira pelo aumento da osmolalidade extracelular, de modo que a água se desloque em seu gradiente osmótico do EIC para o EEC.

A injeção intravenosa de solução salina hipertônica aumenta rapidamente a $[Na^+]$ sérica, e o efeito sobre a osmolalidade sérica leva a uma diminuição do edema cerebral. Cada mℓ/kg de NaCl a 3% aumenta a $[Na^+]$ sérica em aproximadamente 1 mEq/ℓ. Uma criança com sintomas ativos melhora depois de receber de 4 a 6 mℓ/kg de NaCl a 3%.

A criança com **hiponatremia hipovolêmica** tem uma deficiência de Na^+ e pode ter uma deficiência hídrica. O pilar da terapia é repor o déficit de Na^+ e qualquer déficit hídrico presente. O primeiro passo no tratamento de qualquer paciente desidratado é restaurar o volume intravascular com solução salina isotônica. Em última análise, a recuperação completa do volume intravascular suprime a produção de ADH, o que torna possível a excreção do excesso de água. O Capítulo 70 discute o manejo da desidratação hiponatrêmica.

O manejo da **hiponatremia hipervolêmica** é difícil, e os pacientes apresentam um excesso de água e de Na^+. A administração de Na^+ leva à piora na sobrecarga de volume e no edema. Além disso, os pacientes estão retendo água e Na^+ por causa de seu volume intravascular não efetivo ou por insuficiência renal. O pilar da terapia é a restrição de água e Na^+, pois os pacientes têm sobrecarga de volume. Os diuréticos podem ajudar, levando à excreção de Na^+ e de água. Os antagonistas da vasopressina (**vaptanos**), por meio do bloqueio da ação do ADH e por causarem uma diurese hídrica, são eficazes na correção da hiponatremia hipervolêmica ocasionada por insuficiência cardíaca ou cirrose. Os vaptanos são contraindicados se houver sintomas neurológicos centrais moderados a graves.

Os pacientes hiponatrêmicos com baixa albumina resultante da síndrome nefrótica apresentam melhor resposta aos diuréticos após uma infusão de albumina a 25%; a $[Na^+]$ frequentemente se normaliza como resultado da expansão do volume intravascular. Uma criança com insuficiência cardíaca pode ter um aumento da excreção renal de água e Na^+, se houver uma melhora do débito cardíaco. Tal melhora vai "desligar" os hormônios reguladores que causam a retenção de água (ADH) e de Na^+ (aldosterona). O paciente com insuficiência renal pode não responder a qualquer dessas terapias, exceto a restrição de líquidos. As perdas insensíveis de líquidos resultam em um aumento na $[Na^+]$, desde que essas perdas insensíveis e urinárias sejam maiores do que a ingestão. Uma abordagem mais definitiva em crianças com insuficiência renal é a realização de diálise, que remove a água e o Na^+.

Na **hiponatremia isovolumétrica**, geralmente há um excesso de água e um déficit leve de Na^+. A terapia é dirigida para a eliminação do excesso de água. A criança com ingestão hídrica excessiva aguda perde água na urina, pois a produção de ADH é interrompida como resultado da baixa osmolalidade do plasma. As crianças podem corrigir sua hiponatremia espontaneamente em 3 a 6 h. Para a hiponatremia aguda e sintomática, resultante da intoxicação por água, pode ser necessário administrar uma solução salina hipertônica para reverter o edema cerebral. Para a hiponatremia crônica decorrente da ingestão inadequada de solutos, a criança precisa receber uma fórmula adequada, e o excesso de ingestão de água deve ser eliminado.

As crianças com **hiponatremia iatrogênica** causada pela administração por via intravenosa (IV) de soluções hipotônicas devem receber solução salina a 3%, se eles forem sintomáticos. O tratamento subsequente é ditado pela condição volêmica do paciente. A criança hipovolêmica deve receber soluções isotônicas IV. As crianças com estímulos não fisiológicos para a produção de ADH devem ser submetidas à restrição de líquidos. A prevenção dessa complicação iatrogênica requer o uso criterioso de soluções IV (ver Capítulo 69).

A reposição hormonal específica é o pilar da terapia para a hiponatremia do hipotireoidismo ou para a deficiência de cortisol. A correção do defeito subjacente possibilita a eliminação adequada do excesso de água.

A SIADH é uma condição de excesso de água, com capacidade limitada do rim de excretar água. O pilar de sua terapia consiste na restrição de líquidos com ingestão normal de sódio. A furosemida e a suplementação com NaCl são eficazes para o paciente com SIADH e hiponatremia grave. Mesmo em um paciente com SIADH, a furosemida provoca um aumento na excreção de Na^+ e água. A perda de Na^+ é um pouco contraproducente, mas esse Na^+ pode ser substituído com solução salina hipertônica. Como o paciente apresenta uma perda concreta de água e as perdas urinárias de Na^+ foram repostas, ocorre um aumento na [Na^+], mas nenhum aumento significativo na pressão sanguínea. Os vaptanos, que bloqueiam a ação do ADH e causam uma diurese de água, são eficazes para corrigir a hiponatremia euvolêmica, mas a correção excessivamente rápida é uma complicação potencial. Os vaptanos não são adequados para o tratamento da hiponatremia sintomática, pois pode demorar algumas horas até que a diurese hídrica ocorra.

O tratamento da SIADH crônica revela-se um desafio. A restrição de líquidos em crianças é difícil por motivos nutricionais e comportamentais. Outras opções são a terapia prolongada com furosemida e com suplementação de Na^+, um vaptano (tolvaptana) ou ureia oral.

A bibliografia está disponível no GEN-io.

68.4 Potássio

Larry A. Greenbaum

METABOLISMO DO POTÁSSIO

Conteúdo corporal e função fisiológica

A [K^+] intracelular, aproximadamente 150 mEq/ℓ, é muito maior do que a [K^+] plasmática (Figura 68.3). A maioria do K^+ corporal encontra-se na musculatura. Conforme aumenta a massa muscular, há um aumento de K^+ no corpo. Existe, portanto, um aumento de K^+ no corpo durante a puberdade, sendo mais significativo em homens. A maioria do K^+ extracelular está no tecido ósseo; < 1% do total de K^+ do corpo está no plasma.

Como a maior parte do K^+ é intracelular, a concentração no plasma nem sempre reflete o conteúdo total de K^+ corporal. Várias condições podem alterar a distribuição de K^+ entre os compartimentos intracelular e extracelular. A Na^+,K^+-ATPase mantém a [K^+] intracelular elevada pelo bombeamento de Na^+ para fora da célula e de K^+ para dentro da célula. Esta atividade equilibra a liberação normal de K^+ para fora das células por meio dos canais de potássio e é impulsionada pelo gradiente químico favorável. A insulina aumenta o movimento de K^+ para dentro das células pela ativação da Na^+,K^+-ATPase. A hiperpotassemia estimula a secreção de insulina, que ajuda a atenuar a própria hiperpotassemia. O estado ácido-básico afeta a distribuição de K^+, provavelmente, através dos canais de K^+ e da Na^+,K^+-ATPase. A diminuição do pH direciona o potássio para o meio extracelular; um aumento do pH tem um efeito oposto. Os agonistas beta-adrenérgicos estimulam a Na^+,K^+-ATPase, aumentando a captação celular de K^+. Esse aumento é protetor, já que a hiperpotassemia estimula a liberação adrenal de catecolaminas. Os agonistas alfa-adrenérgicos e o exercício causam um movimento concreto de K^+ para fora do EIC. Um aumento da osmolalidade plasmática, como acontece na perfusão com manitol, conduz ao movimento de água para fora das células e o K^+ segue como um resultado de um arrastamento do solvente. A [K^+] sérica aumenta em aproximadamente 0,6 mEq/ℓ, com cada 10 mOsm de aumento na osmolalidade do plasma.

A concentração intracelular elevada de K^+, o principal cátion intracelular, mantém-se por meio da Na^+,K^+-ATPase. O gradiente químico resultante é usado para produzir o potencial de membrana em repouso das células. O K^+ é necessário para a responsividade elétrica das células nervosas e musculares e para a contratilidade das musculaturas cardíaca, esquelética e lisa. As alterações na polarização da membrana que ocorrem durante a contração muscular ou a condução nervosa fazem com que essas células fiquem suscetíveis a alterações nas [K^+] no soro. A razão de K^+ intracelular para extracelular determina o limiar para uma célula gerar um potencial de ação e a taxa de repolarização celular. A concentração intracelular de K^+ afeta as enzimas celulares. O K^+ é necessário para manter o volume da célula por causa de sua importante contribuição para a osmolalidade intracelular.

Ingestão de potássio

O potássio é abundante nos alimentos. O consumo alimentar varia consideravelmente, apesar de 1 a 2 mEq/kg ser a dose de ingestão recomendada. Os intestinos normalmente absorvem aproximadamente 90% do K^+ ingerido. A maior absorção ocorre no intestino delgado, enquanto o intestino grosso troca o K^+ corporal pelo Na^+ luminal. A regulação das perdas intestinais normalmente tem um papel muito pequeno na manutenção da homeostase do potássio, embora a insuficiência renal, a aldosterona e os glicocorticoides aumentem a secreção colônica de K^+. O aumento nas perdas intestinais, no caso de insuficiência renal e hiperpotassemia, que estimula a produção de aldosterona, é clinicamente significativo. Tal fato ajuda na proteção contra a hiperpotassemia.

Excreção de potássio

Há uma certa perda de K^+ no suor, mas normalmente é mínima. O cólon tem a capacidade de eliminar um pouco de K^+. Além disso, depois de uma carga aguda de K^+, a maior parte do K^+, > 40%, é deslocada para o meio intracelular, por meio das ações da epinefrina e da insulina, que são produzidas em resposta à hiperpotassemia. Esse processo fornece uma proteção temporária contra a hiperpotassemia, mas a maior parte do K^+ ingerido é, por fim, excretada na urina. Os rins são os principais reguladores do equilíbrio de K^+ a longo prazo e alteram a excreção em resposta a vários sinais. O K^+ é filtrado livremente no glomérulo, mas 90% é reabsorvido antes de alcançar o túbulo distal e o ducto coletor, os principais locais de regulação de K^+ que apresentam a capacidade de absorver e de secretar K^+. É a quantidade de secreção tubular que regula a quantidade de K^+ que aparece na urina. A [K^+] no plasma influencia diretamente a secreção no néfron distal. À medida que aumenta a [K^+], a secreção aumenta.

O principal hormônio que regula a secreção de potássio é a **aldosterona**, liberada pelo córtex adrenal em resposta ao aumento de K^+ no plasma. Seu principal local de ação é o ducto coletor cortical, onde a aldosterona estimula o movimento de Na^+ do túbulo para dentro das células. Esse movimento cria uma carga negativa no lúmen tubular, facilitando a excreção de K^+. Além disso, o Na^+ aumentado intracelularmente estimula a Na^+,K^+-ATPase basolateral, fazendo com que mais K^+ se mova para dentro das células que revestem o ducto coletor cortical. Os glicocorticoides, o ADH, a alta taxa de fluxo urinário e a alta liberação de Na^+ para o néfron distal também aumentam a excreção urinária de K^+. A excreção de potássio é diminuída pela insulina, pelas catecolaminas e pela amônia urinária. Ao mesmo tempo que o ADH aumenta a secreção de K^+, ele também provoca a reabsorção de água, diminuindo o fluxo urinário. O efeito líquido é que o ADH tem pouco impacto global sobre o equilíbrio do K^+. A alcalose faz com que o potássio se mova para dentro das células, inclusive aquelas que revestem o ducto coletor. Esse movimento aumenta a secreção de K^+ e, como a acidose tem o efeito oposto, ela diminui a secreção de K^+.

O rim pode variar dramaticamente a excreção de K^+ em resposta a alterações na ingestão. Normalmente, aproximadamente 10 a 15% da carga filtrada é excretada. No adulto, a excreção de K^+ pode variar de 5 a 1.000 mEq/dia.

HIPERPOTASSEMIA

A hiperpotassemia – devido ao potencial para arritmias letais – mostra-se uma das anormalidades de eletrólitos mais preocupantes.

Etiologia e fisiopatologia

Três mecanismos básicos causam hiperpotassemia (Tabela 68.4). Em alguns pacientes, a etiologia é, algumas vezes, multifatorial.

A **hiperpotassemia espúria** ou **pseudo-hiperpotassemia** é muito comum em crianças, por causa das dificuldades na obtenção de amostras de sangue. Esse resultado laboratorial costuma ser causado por hemólise durante uma punção em calcanhar ou uma flebotomia, mas pode ser o resultado da aplicação prolongada de torniquete ou pelo fechamento do punho, que induzem a liberação local de potássio do músculo.

A $[K^+]$ sérica é normalmente 0,4 mEq/ℓ mais elevado do que o valor plasmático, decorrente da liberação de K^+ a partir das células, durante a formação do coágulo. Esse fenômeno é exacerbado com a trombocitose por causa da liberação de K^+ a partir das plaquetas. Para cada 100.000/m^3 de aumento na contagem de plaquetas, a $[K^+]$ no soro aumenta em aproximadamente 0,15 mEq/ℓ. Tal fenômeno também ocorre com as elevações significativas na contagem de células brancas do sangue (leucograma), observada em algumas leucemias. As contagens elevadas do leucograma, caracteristicamente > 200.000/m^3, podem provocar uma considerável elevação na $[K^+]$ no soro. Em geral, a análise de uma amostra de plasma fornece um resultado preciso.

É importante analisar a amostra rapidamente para evitar a liberação de K^+ a partir das células, o que ocorre se a amostra for armazenada no frio, ou a captação celular de K^+ e a hipopotassemia espúria, que acontecem com o armazenamento da amostra em altas temperaturas. O transporte por tubo pneumático pode produzir pseudo-hiperpotassemia se as membranas estiverem frágeis (leucemia). Às vezes, a heparina provoca a lise das células leucêmicas e uma falsa elevação na amostra de plasma; uma seringa para gasometria sanguínea tem menos heparina e pode proporcionar uma leitura mais precisa do que um tubo padrão. Há doenças genéticas raras que causam a liberação *in vitro* de K^+ a partir das hemácias, que podem causar uma pseudo-hiperpotassemia familiar.

Devido à capacidade do rim de excretar K^+, é incomum que uma ingestão excessiva possa, por si só, causar hiperpotassemia. Essa condição pode ocorrer em um paciente que está recebendo grandes quantidades de K^+ por via oral (VO) ou IV por perdas excessivas que não mais ocorrem. Transfusões de sangue frequentes ou rápidas podem aumentar, de modo agudo, a $[K^+]$ devido ao teor de potássio no sangue, que é elevado. O aumento da ingestão pode precipitar uma hiperpotassemia, se houver um defeito subjacente na excreção de K^+.

O EIC tem uma $[K^+]$ muito alta, de maneira que um deslocamento de K^+ do EIC para o EEC possa ter um efeito significativo na $[K^+]$ plasmática. Tal deslocamento ocorre com a acidose metabólica, mas o efeito é mínimo com um ácido orgânico (acidose láctica, cetoacidose). A acidose respiratória exerce menos impacto do que a acidose metabólica. A destruição celular, como pode ser visto na rabdomiólise, na síndrome da lise tumoral, na necrose dos tecidos ou na hemólise, libera K^+ para o meio extracelular. O K^+ liberado pelas hemácias em hemorragias internas, como os hematomas, é reabsorvido e entra no EEC.

Doses normais de succinilcolina ou de betabloqueadores e de fluoreto ou a intoxicação por digitálicos provocam um movimento do K^+ para fora do compartimento intracelular. *A succinilcolina não deve ser utilizada durante a anestesia em pacientes com risco de hiperpotassemia.* Os betabloqueadores impedem a captação celular normal de K^+ mediada pela ligação de beta-agonistas aos receptores beta-2-adrenérgicos. Durante o exercício, ocorre liberação de K^+ pelas células musculares, que pode aumentar os níveis em 1 a 2 mEq/ℓ com uma alta atividade. Com um aumento na osmolalidade plasmática, a água desloca-se do EIC e o K^+ segue. Esse processo ocorre com a hiperglicemia, embora em pacientes não diabéticos o aumento da insulina induza o deslocamento de K^+ para o meio intracelular. Na **cetoacidose diabética** (**CAD**), a ausência de insulina faz com que o potássio deixe o EIC, e o problema é agravado pela hiperosmolalidade. O efeito da hiperosmolalidade provoca uma troca transcelular de K^+ para o EEC após as infusões com manitol ou solução salina hipertônica. A **hipertermia maligna**, que é desencadeada por alguns anestésicos inalatórios, provoca a liberação de potássio pela musculatura (ver Capítulo 629.2). A **paralisia periódica hiperpotassêmica** é uma doença autossômica dominante causada por uma mutação do canal de Na^+. Isso resulta em liberação celular episódica de K^+ e em ataques de paralisia (ver Capítulo 629.1).

Tabela 68.4 Causas de hiperpotassemia.

VALOR LABORATORIAL FALSO
Hemólise
Isquemia tecidual durante a retirada de sangue
Trombocitose
Leucocitose
Pseudo-hiperpotassemia familiar (OMIM 609153/611184/612126)
INGESTÃO ELEVADA
Intravenosa ou oral
Transfusões sanguíneas
DESLOCAMENTOS TRANSCELULARES
Acidose
Rabdomiólise
Síndrome de lise tumoral
Necrose tecidual
Hemólise/hematomas/hemorragias gastrintestinais
Succinilcolina
Intoxicação por digitalis
Intoxicação por fluoreto
Bloqueadores beta-adrenérgicos
Exercício
Hiperosmolalidade
Deficiência de insulina
Hipertermia maligna (OMIM 145600/601887)
Paralisia periódica hiperpotassêmica (OMIM 170500)
EXCREÇÃO DIMINUÍDA
Insuficiência renal
Doença adrenal primária:
Doença de Addison adquirida
Deficiência da 21-hidroxilase (OMIM 201910)
Deficiência da 3-beta-hidroxiesteroide desidrogenase (OMIM 201810)
Hiperplasia adrenal congênita lipoide (OMIM 201710)
Hipoplasia adrenal congênita (OMIM 300200)
Deficiência da aldosterona sintase (OMIM 203400/610600)
Adrenoleucodistrofia (OMIM 300100)
Hipoaldosteronismo hiporeninêmico:
Obstrução do trato urinário
Anemia falciforme (OMIM 603903)
Transplante renal
Nefrite lúpica
Doença tubular renal:
Pseudo-hipoaldosteronismo tipo I (OMIM 264350/177735)
Pseudo-hipoaldosteronismo tipo II (OMIM 145260)
Síndrome de Bartter, tipo 2 (OMIM 241200)
Obstrução do trato urinário
Transplante renal
Medicamentos:
Inibidores da renina
Inibidores da enzima conversora de angiotensina
Bloqueadores da angiotensina II
Diuréticos poupadores de potássio
Inibidores da calcineurina
Anti-inflamatórios não esteroides
Trimetoprima
Heparina
Drospirenona (em alguns contraceptivos orais)

OMIM, número do banco de dados do Online Mendelian Inheritance in Man (http://www.ncbi.nlm.nih.gov/omim).

Os rins excretam a maior parte da ingestão diária de K^+, de modo que uma diminuição da função renal pode causar uma hiperpotassemia. Os neonatos, em geral, e especialmente os prematuros, têm função renal diminuída ao nascimento e, portanto, estão sob maior risco de hiperpotassemia, apesar da ausência de doença renal intrínseca. Os neonatos também têm uma diminuição da expressão de canais de K^+, o que limita ainda mais a excreção de K^+.

Uma ampla gama de **distúrbios adrenais** primários, tanto hereditários quanto adquiridos, pode causar uma redução na produção de aldosterona, com hiperpotassemia secundária (ver Capítulos 593 e 594). Os pacientes com esses transtornos caracteristicamente apresentam acidose metabólica e perda de sal com hiponatremia. As crianças com insuficiência adrenal mais sutil podem apresentar problemas eletrolíticos apenas durante a fase aguda da doença. A forma mais comum de **hiperplasia adrenal congênita**, a deficiência da 21-hidroxilase, manifesta-se tipicamente em crianças do sexo masculino como hiperpotassemia, acidose metabólica, hiponatremia e depleção de volume. As meninas com esse distúrbio geralmente são diagnosticadas logo ao nascimento por causa de sua genitália ambígua; o tratamento evita o desenvolvimento de problemas eletrolíticos.

A renina, por meio da angiotensina II, estimula a produção de aldosterona. Uma deficiência de renina, como resultado de danos renais, pode levar à diminuição da produção de aldosterona. A **hiporreninemia** ocorre em muitas doenças renais, com algumas das causas pediátricas mais comuns listadas na Tabela 68.4. Esses pacientes normalmente apresentam hiperpotassemia e acidose metabólica, sem hiponatremia. Alguns desses indivíduos apresentam comprometimento da função renal, parcialmente representada pela hiperpotassemia, mas o comprometimento da excreção de K^+ é mais extremo do que o esperado para o grau de insuficiência renal.

Vários **distúrbios tubulares renais** prejudicam a excreção renal de K^+. Crianças com **pseudo-hipoaldosteronismo tipo 1** manifestam hiperpotassemia, acidose metabólica e perda de sal (rim, cólon, suor), o que leva à hiponatremia e à depleção de volume; os valores de aldosterona são elevados. Na variante autossômica recessiva, existe um defeito no canal de Na^+ renal, que normalmente é ativado pela aldosterona. Os pacientes com essa variante apresentam sintomas graves (má progressão ponderal, diarreia, infecções respiratórias recorrentes, erupções tipo miliária rubra [brotoeja]), com início na infância. Os pacientes com a forma autossômica dominante têm um defeito no receptor de aldosterona e a doença é mais suave, frequentemente desaparecendo na idade adulta. O **pseudo-hipoaldosteronismo tipo 2** (**hipertensão hiperpotassêmica familiar**), também chamada de **síndrome de Gordon**, é uma doença autossômica dominante, caracterizada por hipertensão causada pela retenção de sal e excreção inadequada de K^+ e ácido, o que leva à hiperpotassemia e à acidose metabólica hiperclorêmica. As mutações ativadoras em *WNK1* ou em *WNK4*, ambos codificantes para quinases de serina-treonina localizadas no néfron distal, causam a síndrome de Gordon. Os pacientes podem responder bem a diuréticos tiazídicos. Na **síndrome de Bartter**, causada por mutações no canal de potássio ROMK (síndrome de Bartter tipo 2), pode haver hiperpotassemia transitória nos neonatos, mas a hipopotassemia se desenvolve posteriormente (ver Capítulo 549.1).

Na disfunção renal tubular adquirida, em que há uma capacidade diminuída de excretar K^+, ocorre em várias condições. Esses distúrbios, todos caracterizados por **doença tubulointersticial**, são frequentemente associados à secreção de ácido prejudicada e a uma acidose metabólica secundária. Em algumas crianças afetadas, a acidose metabólica é a característica dominante, embora uma alta ingestão de K^+ possa revelar o defeito na regulação do K^+. A disfunção tubular pode causar perda de sal renal, levando à hiponatremia. Por causa dos danos tubulointersticiais, essas condições também podem causar hiperpotassemia, como resultado do hipoaldosteronismo hiporreninêmico.

O risco da hiperpotassemia causada por **medicamentos** revela-se maior em pacientes com insuficiência renal subjacente. O mecanismo predominante da hiperpotassemia induzida por medicamentos é a excreção renal prejudicada, embora os inibidores da ECA possam piorar a hiperpotassemia em pacientes anúricos, provavelmente pela inibição da perda de potássio GI, o que normalmente se mostra regulado positivamente na insuficiência renal. A hiperpotassemia causada por trimetoprima geralmente ocorre apenas com as doses muito altas, que são utilizadas para tratar a pneumonia por *Pneumocystis jirovecii*. Os diuréticos poupadores de potássio podem facilmente causar hiperpotassemia, em especial porque eles são frequentemente usados em pacientes que estão recebendo suplementos orais de K^+. Os contraceptivos orais contendo drospirenona, que bloqueiam a ação da aldosterona, podem causar hiperpotassemia e não devem ser utilizados em pacientes com diminuição da função renal.

Manifestações clínicas

Os efeitos mais importantes da hiperpotassemia resultam do papel do K^+ na polarização da membrana. O sistema de condução cardíaco costuma ser a preocupação dominante. As alterações no eletrocardiograma (ECG) começam com picos das ondas T. Isso é seguido, à medida que o nível de K^+ aumenta, por depressão do segmento ST, aumento do intervalo PR, achatamento da onda P e ampliação do complexo QRS. No entanto, a correlação entre o nível de K^+ e as alterações no ECG é ruim. Tal processo pode, por fim, evoluir para fibrilação ventricular. A assistolia também pode ocorrer. Alguns pacientes apresentam parestesias, fasciculações, fraqueza e até mesmo uma paralisia ascendente, mas a toxicidade cardíaca geralmente precede esses sintomas clínicos, enfatizando o perigo de assumir que uma ausência de sintomas implica ausência de perigo. A hiperpotassemia crônica geralmente é mais bem tolerada do que a hiperpotassemia aguda.

Diagnóstico

A etiologia da hiperpotassemia é, com frequência, facilmente evidente. A hiperpotassemia espúria é muito comum em crianças e, assim, muitas vezes se revela apropriado solicitar uma segunda dosagem de potássio. Se houver uma elevação significativa dos leucócitos do sangue ou na contagem de plaquetas, a segunda aferição deve ser efetuada em uma amostra de plasma avaliada mais prontamente. A história deve focar inicialmente na ingestão de potássio, nos fatores de risco para deslocamento transcelular de K^+, nos medicamentos que causam hiperpotassemia e na presença de sinais de insuficiência renal, como oligúria e edema. A **avaliação laboratorial** inicial deve incluir creatinina, NUS e avaliação do estado ácido-básico. Muitas etiologias da hiperpotassemia causam uma **acidose metabólica**, que piora a hiperpotassemia por meio do movimento transcelular de K^+ para fora das células. A insuficiência renal é uma causa comum da combinação da acidose metabólica e da hiperpotassemia, também observada em doenças associadas a insuficiência de aldosterona ou resistência à aldosterona. Crianças com ausência de aldosterona ou com uma aldosterona ineficaz apresentam, com frequência, depleção de volume e hiponatremia por causa da perda de sal. Doenças genéticas, como a hiperplasia adrenal congênita e o pseudo-hipoaldosteronismo, geralmente se manifestam na infância e devem ser fortemente consideradas em crianças com hiperpotassemia e acidose metabólica, em especial se a hiponatremia estiver presente.

É importante considerar as diversas etiologias de um desvio transcelular de K^+. Em alguns desses distúrbios, o nível de K^+ continua a aumentar, apesar da eliminação de toda a ingestão de K^+, especialmente quando há insuficiência renal concomitante. Esse aumento é potencialmente observado na síndrome de lise tumoral, hemólise, rabdomiólise e outras causas de morte celular. Todas essas condições podem causar hiperfosfatemia concomitante e hiperuricemia. A **rabdomiólise** produz um valor elevado da creatinina fosfoquinase (CPK) e hipocalcemia, enquanto as crianças com hemólise apresentam hemoglobinúria e um hematócrito diminuído. Para a criança com diabetes, um valor elevado de glicose no sangue sugere um desvio transcelular de potássio.

Tratamento

O nível de K^+ no plasma, o ECG e o risco de agravamento do problema determinam a agressividade da abordagem terapêutica. A alta $[K^+]$ sérica e a presença de alterações no ECG requerem um tratamento vigoroso. Uma fonte adicional de preocupação é o paciente no qual os níveis plasmáticos de K^+ continuam em elevação, apesar da ingestão mínima. Tal situação pode acontecer se houver liberação celular de K^+ (síndrome da lise tumoral), especialmente se ocorrer excreção diminuída (insuficiência renal).

A primeira medida em uma criança com uma elevação preocupante da $[K^+]$ plasmática é interromper todas as fontes adicionais de K^+ (orais e intravenosas). Os eritrócitos lavados podem ser utilizados em pacientes que necessitam de transfusões de sangue. Se a $[K^+]$ for > 6,5 mEq/ℓ, um ECG deve ser obtido para ajudar a avaliar a urgência da situação. Picos das ondas T constituem o primeiro sinal de hiperpotassemia, seguidos por um intervalo PR prolongado e, quando mais graves, um complexo QRS prolongado. As arritmias ventriculares potencialmente fatais também podem se desenvolver. O tratamento da hiperpotassemia tem dois objetivos fundamentais: (1) estabilizar o coração para evitar as arritmias potencialmente fatais e (2) remover o K^+ do corpo. Os tratamentos que evitam agudamente as arritmias têm a vantagem de trabalhar rapidamente (em minutos), mas não removem o K^+ corporal. O **cálcio** estabiliza a membrana celular das células cardíacas, impedindo as arritmias; ele é administrado por via intravenosa ao longo de alguns minutos e sua ação revela-se quase imediata. O cálcio deve ser administrado durante 30 minutos em um paciente que esteja recebendo digitálicos, pois senão pode provocar arritmias. O **bicarbonato** provoca um movimento do potássio para o meio intracelular, diminuindo a $[K^+]$ plasmática, de maneira particularmente eficaz em pacientes com acidose metabólica. A **insulina** provoca o movimento do K^+ para o meio intracelular, mas deve ser administrada junto com **glicose** para evitar a hipoglicemia. A combinação de insulina e glicose funciona em 30 min. A nebulização com **albuterol**, por meio da estimulação dos receptores beta-1-adrenégicos, leva a um rápido movimento intracelular de K^+. Esse tratamento tem a vantagem de não requerer uma via de administração por via intravenosa, possibilitando que seja administrado simultaneamente com as outras medidas.

É fundamental iniciar as medidas que removem o K^+ do corpo. Em pacientes não anúricos, um **diurético de alça** aumenta a excreção renal de K^+. Uma dose elevada pode ser necessária em um paciente com insuficiência renal significativa. O **sulfonato de poliestireno sódico** (**SPS**, kaiexalato) é uma resina de troca administrada por via retal (VR) ou VO. O **patirômero** é uma resina oral de troca para tratar a hiperpotassemia. Alguns pacientes necessitam de diálise para a remoção aguda de K^+. A diálise costuma ser necessária se o paciente tiver insuficiência renal grave ou uma taxa de liberação especialmente elevada de K^+ endógeno, como algumas vezes ocorre na síndrome da lise tumoral ou na rabdomiólise. A hemodiálise reduz rapidamente a $[K^+]$ plasmática. A diálise peritoneal não é tão rápida ou confiável, mas costuma ser adequada, desde que o problema agudo possa ser controlado com medicamentos e a liberação endógena de K^+ não seja alta.

O manejo a longo prazo da hiperpotassemia inclui a redução da ingestão por meio de mudanças na dieta e a eliminação ou redução dos medicamentos que causam hiperpotassemia (ver Capítulo 550). Alguns pacientes necessitam de medicamentos para aumentar a excreção de potássio, como o SPS, o patirômero e os diuréticos de alça ou tiazídicos. Algumas crianças com insuficiência renal crônica podem necessitar de uma diálise para permitir a ingestão calórica adequada sem hiperpotassemia. É incomum uma criança mais velha exigir uma diálise, principalmente para controlar a hiperpotassemia crônica. Os distúrbios que são causados por uma deficiência de aldosterona respondem à terapia de substituição com fludrocortisona.

HIPOPOTASSEMIA

A hipopotassemia é comum em crianças, com a maioria dos casos relacionados com a gastrenterite.

Etiologia e fisiopatologia

Existem quatro mecanismos básicos de hipopotassemia (Tabela 68.5). A **hipopotassemia espúria** ocorre em pacientes com leucemia e leucograma muito elevado, se o plasma para análise for deixado em temperatura ambiente. Isso possibilita que os leucócitos do sangue captem o K^+ a partir do plasma. Com uma troca transcelular, não há alteração no K^+ corporal total, embora possa haver uma depleção concomitante de potássio resultante de outros fatores. A ingestão diminuída, as perdas extrarrenais e as perdas renais estão associadas à depleção do K^+ corporal total.

Tabela 68.5 Causas de hipopotassemia.

VALOR LABORATORIAL FALSO
Alta contagem de glóbulos brancos
DESLOCAMENTOS TRANSCELULARES
Alcalemia
Insulina
Agonistas alfa-adrenérgicos
Fármacos/toxinas (teofilina, bário, tolueno, cloreto de césio, hidroxicloroquina)
Paralisia periódica hipopotassêmica (OMIM 170400)
Paralisia periódica tireotóxica
Síndrome da realimentação
INGESTÃO DIMINUÍDA
Anorexia nervosa
PERDAS EXTRARRENAIS
Diarreia
Abuso de laxantes
Sudorese
Sulfonato de poliestireno de sódio (kaiexalato) ou ingestão de barro
PERDAS RENAIS
Com acidose metabólica
Acidose tubular renal distal (OMIM 179800/602722/267300)
Acidose tubular renal proximal (OMIM 604278)*
Ureterossigmoidostomia
Cetoacidose diabética
Sem distúrbio ácido-básico específico
Toxinas tubulares: anfotericina, cisplatina, aminoglicosídeos
Nefrite intersticial
Fase diurética da necrose tubular aguda
Diurese pós-obstrutiva
Hipomagnesemia
Ânions altos na urina (p. ex., penicilina ou derivados da penicilina)
Com alcalose metabólica
Cloreto baixo na urina
Êmese ou sucção nasogástrica
Diarreia com perda de cloreto (OMIM 214700)
Fibrose cística (OMIM 219700)
Fórmula com baixo conteúdo de cloreto
Pós-hipercapnia
Uso anterior de diuréticos de alça ou tiazídicos
Cloreto alto na urina e pressão arterial normal
Síndrome de Gitelman (OMIM 263800)
Síndrome de Bartter (OMIM 241200/607364/602522/601678/300971/601198/613090)
Hipoparatireoidismo autossômico dominante (OMIM 146200)
Síndrome EAST (OMIM 612780)
Diuréticos de alça e tiazídicos
Cloreto alto na urina e pressão arterial elevada
Adenoma ou hiperplasia adrenal
Aldosteronismo remediável com glicocorticoide (OMIM 103900)
Doença renovascular
Tumor secretor de renina
Deficiência da 17-beta-hidroxilase (OMIM 202110)
Deficiência da 11-beta-hidroxilase (OMIM 202010)
Síndrome de Cushing
Deficiência da 11-beta-hidroxiesteroide desidrogenase (OMIM 218030)
Ingestão de alcaçuz
Síndrome de Liddle (OMIM 177200)

*A maioria dos casos de acidose tubular renal proximal não é causada por esse distúrbio genético primário. Geralmente, a acidose tubular renal proximal faz parte da síndrome de Fanconi, que tem várias etiologias. EAST: epilepsia, ataxia, perda auditiva neurossensorial, e tubulopatia; OMIM: número do banco de dados do Online Mendelian Inheritance in Man (http://www.ncbi.nlm.nih.gov/omim).

Como a $[K^+]$ intracelular se mostra muito mais elevada do que a plasmática, uma quantidade significativa de K^+ pode se mover para as células sem alterar expressivamente a $[K^+]$ intracelular. A **alcalemia** é uma das causas mais comuns de troca transcelular. O efeito é muito maior com uma *alcalose metabólica* do que com uma alcalose respiratória. O impacto da insulina exógena na entrada de K^+ nas células é substancial em pacientes com CAD. A insulina endógena pode ser a causa quando se administra um *bolus* de glicose ao paciente. Tanto os agonistas beta-adrenérgicos endógenos (epinefrina no estresse) quanto os exógenos (albuterol) estimulam a captação celular de K^+. A superdose com teofilina, a intoxicação por bário, a administração de cloreto de césio (um remédio homeopático contra o câncer) e a intoxicação com tolueno presente em tintas ou o ato de cheirar cola podem causar uma hipopotassemia por desvio intracelular, frequentemente com manifestações clínicas graves. As crianças com **paralisia periódica hipopotassêmica**, uma doença autossômica dominante rara, têm uma captação celular aguda de K^+ (ver Capítulo 629). A **paralisia periódica tireotóxica**, mais comum em asiáticos, é uma manifestação inicial incomum do hipertireoidismo. Os pacientes afetados apresentam uma hipopotassemia significativa como resultado de um deslocamento transcelular do potássio. A hipopotassemia pode ocorrer durante a síndrome da realimentação (ver Capítulos 58 e 364.8).

Ocorre ingestão inadequada de K^+ na **anorexia nervosa**; a bulimia associada e o abuso de laxantes ou de diuréticos agravam a deficiência de K^+. As perdas de K^+ pelo suor podem ser significativas durante o exercício vigoroso em um clima quente. A depleção de volume associada e o hiperaldosteronismo aumentam as perdas renais de K^+ (discutido posteriormente). Na diarreia, a fase líquida tem uma elevada concentração de K^+ e a hipopotassemia resultante da diarreia geralmente está associada à acidose metabólica decorrente da perda de bicarbonato nas fezes. Por outro lado, observa-se balanço ácido-básico normal ou uma alcalose metabólica leve em situações de abuso de laxantes. A captação de SPS ou a ingestão de barro, causadas por pica, aumentam as perdas de potássio nas fezes.

A **perda urinária de potássio** pode ser acompanhada por uma acidose metabólica (ATR proximal ou distal). Na CAD, embora esta seja muitas vezes associada a uma $[K^+]$ plasmática normal por causa do deslocamento transcelular, há uma depleção significativa de K^+ corporal total decorrente das perdas urinárias devido à diurese osmótica, e o nível de K^+ pode diminuir consideravelmente com a terapia de insulina (ver Capítulo 607). Tanto a fase poliúrica da necrose tubular aguda quanto a diurese pós-obstrutiva causam perda de K^+ transitória, altamente variável e podem estar associadas a uma acidose metabólica. O dano tubular, que ocorre diretamente por causa de medicamentos ou secundário à nefrite intersticial, costuma ser acompanhado por outras perdas tubulares, como as de magnésio, Na^+ e água. Esse dano tubular pode causar uma ATR secundária com uma acidose metabólica. A deficiência isolada de magnésio provoca uma perda renal de K^+. A **penicilina** é um ânion excretado na urina, o que resulta no aumento da excreção de K^+, pois o ânion da penicilina deve ser acompanhado por um cátion. A hipopotassemia decorrente da terapia da penicilina ocorre apenas com o sal *sódico* da penicilina, e não com o sal de potássio.

A perda urinária de K^+ é frequentemente acompanhada por uma alcalose metabólica. Essa condição está geralmente associada a aldosterona aumentada, o que aumenta as perdas urinárias de K^+ e de ácido, contribuindo para a hipopotassemia e a alcalose metabólica. Muitas vezes, outros mecanismos contribuem tanto para as perdas de K^+ quanto para a alcalose metabólica. Com vômitos ou aspiração nasogástrica, há uma perda gástrica de K^+, mas esta é relativamente pequena, devido ao baixo conteúdo de K^+ no líquido gástrico, aproximadamente 10 mEq/ℓ. Mais importante é a perda gástrica de ácido clorídrico (HCl), que leva a uma alcalose metabólica e um estado de depleção de volume. O rim compensa a alcalose metabólica, excretando bicarbonato na urina, mas há uma perda obrigatória de K^+ e de Na^+ com o bicarbonato. A depleção do volume aumenta os níveis de aldosterona, elevando ainda mais as perdas urinárias de K^+ e impedindo a correção da alcalose metabólica e da hipopotassemia até que o esgotamento do volume seja corrigido.

O cloreto (Cl^-) urinário é baixo, em resposta à depleção de volume. Como a depleção de volume é secundária à perda de Cl^-, essa condição é considerada como **deficiência de Cl^-**. Houve casos de deficiência de Cl^- resultantes do uso de uma fórmula infantil deficiente em Cl^-, o que causou uma alcalose metabólica com hipopotassemia e baixa $[Cl^-]$ na urina. As fórmulas infantis atuais não são deficientes em Cl^-. Um mecanismo semelhante ocorre na fibrose cística pela perda de Cl^- no suor. Na **diarreia congênita com perda de cloreto**, uma doença autossômica recessiva, há grande perda de Cl^- nas fezes, o que leva à alcalose metabólica, uma sequela incomum de diarreia. Por causa das perdas de K^+ nas fezes, da deficiência de Cl^- e da alcalose metabólica, os pacientes com essa doença apresentam hipopotassemia. Durante a acidose respiratória, há uma compensação renal, com retenção de bicarbonato e excreção de Cl^-. Após a acidose respiratória ser corrigida, os pacientes têm deficiência de Cl^- e uma alcalose pós-hipercápnica com hipopotassemia secundária. Os indivíduos com deficiência de Cl^-, alcalose metabólica e hipopotassemia têm uma $[Cl^-]$ urinária < 10 mEq/ℓ. Os diuréticos de alça e os tiazídicos levam à hipopotassemia, à alcalose metabólica e à deficiência de Cl^-. Durante o tratamento, esses pacientes têm níveis elevados de cloreto na urina resultantes do efeito do diurético. No entanto, após os diuréticos serem interrompidos, há uma deficiência residual de Cl^-, a $[Cl^-]$ urinária é apropriadamente baixa, e nem a hipopotassemia, nem a alcalose, se resolvem até que a deficiência de Cl^- seja corrigida.

A combinação de alcalose metabólica, hipopotassemia, uma $[Cl^-]$ elevada na urina e pressão arterial normal é característica da síndrome de Bartter, da síndrome de Gitelman e do uso corrente de diuréticos. Pacientes com alguma dessas condições têm perdas urinárias elevadas de Cl^-, apesar de um estado de depleção relativa do volume com hiperaldosteronismo secundário (renina plasmática elevada). As síndromes de Bartter e de Gitelman são doenças autossômicas recessivas causadas por defeitos nos transportadores tubulares (ver Capítulo 549). A **síndrome de Bartter** geralmente é associada à hipercalciúria e, com frequência, à nefrocalcinose, enquanto as crianças com **síndrome de Gitelman** têm baixas perdas de cálcio urinário, mas hipomagnesemia como consequência das perdas urinárias de magnésio. Uma forma transitória antenatal da síndrome de Bartter é associada a polidrâmnios e mutações em *MAGED2*.

Alguns pacientes com hipoparatireoidismo e hipocalcemia causadas por uma mutação ativadora no receptor de detecção de cálcio (**hipoparatireoidismo autossômico dominante**) apresentam hipopotassemia, hipomagnesemia e alcalose metabólica. A razão é que a ativação do receptor de detecção do cálcio na alça de Henle prejudica a reabsorção tubular de sódio e cloreto, provocando depleção de volume e hiperaldosteronismo secundário. A **síndrome EAST**, uma doença autossômica recessiva causada por mutações no gene para um canal de potássio presente no rim, na orelha interna e no cérebro, consiste em epilepsia, ataxia, perda auditiva neurossensorial e tubulopatia (hipopotassemia, alcalose metabólica, hipomagnesemia e hipocalciúria).

Na presença de níveis elevados de aldosterona, há perda urinária de K^+, hipopotassemia, alcalose metabólica e uma elevada $[Cl^-]$ na urina. Além disso, a retenção renal de Na^+ leva à hipertensão. O hiperaldosteronismo primário causado por adenoma ou hiperplasia é muito menos comum em crianças do que em adultos (ver Capítulos 597 e 598). O **aldosteronismo controlável com glicocorticoides**, uma doença autossômica dominante que leva a altos níveis de aldosterona (mas baixos níveis de renina), é frequentemente diagnosticado na infância, embora a hipopotassemia não esteja sempre presente.

Os níveis elevados de aldosterona podem ser secundários ao aumento da produção de renina. A estenose da artéria renal leva à hipertensão devido ao aumento da renina e ao hiperaldosteronismo secundário. O aumento da aldosterona pode provocar alcalose metabólica e hipopotassemia, embora a maioria dos pacientes tenha níveis normais de eletrólitos. Os tumores produtores de renina, que são extremamente raros, podem causar hipopotassemia.

Vários distúrbios provocam hipertensão e hipopotassemia sem níveis elevados de aldosterona. Alguns são resultado do aumento dos níveis de outros mineralocorticoides além da aldosterona. Esses aumentos ocorrem em duas formas de **hiperplasia adrenal congênita** (ver Capítulo 594). Na **deficiência da 11-beta-hidroxilase**, que está associada à virilização, o valor da 11-desoxicorticosterona está elevado, causando uma hipertensão variável e hipopotassemia. Um mecanismo semelhante, a 11-deoxicorticosterona elevada, ocorre na **deficiência da 17-alfa-hidroxilase**, mas os pacientes com esse distúrbio são mais uniformemente hipertensos e hipopotassêmicos, e eles têm um defeito na produção de hormônios sexuais. A **síndrome de Cushing**, frequentemente associada à hipertensão, pode provocar, em menor frequência, alcalose metabólica e hipopotassemia, de maneira secundária à atividade mineralocorticoide do cortisol. Na **deficiência da 11-beta-hidroxiesteroide desidrogenase**, um distúrbio autossômico recessivo, o defeito enzimático impede a conversão do cortisol em cortisona no rim. Como o cortisol se liga e ativa o receptor de aldosterona, as crianças com essa deficiência têm todas as características do excesso de mineralocorticoides, como hipertensão, hipopotassemia e alcalose metabólica. Os pacientes com essa doença, também chamada de doença por **excesso aparente de mineralocorticoides**, respondem à terapia com espironolactona, que bloqueia o receptor de mineralocorticoide. Uma forma adquirida de deficiência de 11-beta-hidroxiesteroide desidrogenase ocorre devido à ingestão de substâncias que inibem essa enzima. Um exemplo clássico é o ácido glicirrízico, encontrado no alcaçuz natural. A **síndrome de Liddle** é uma doença autossômica dominante que resulta de uma mutação ativadora do canal de sódio do néfron distal que costuma ser regulado pela aldosterona. Os pacientes apresentam características do hiperaldosteronismo – hipertensão, hipopotassemia e alcalose – mas com baixos níveis séricos de aldosterona. Esses pacientes respondem aos diuréticos poupadores de potássio (triantereno e amilorida) que inibem esse canal de sódio (ver Capítulo 549.3). A hipertensão exacerbada pela gestação e a síndrome de excesso aparente mineralocortical são associadas a hipopotassemia e baixos níveis de renina.

Manifestações clínicas

A musculatura cardíaca e a esquelética são especialmente vulneráveis à hipopotassemia. As alterações do ECG são uma onda T achatada, um segmento ST deprimido e o aparecimento de uma onda U, que está localizada entre a onda T (se ainda for visível) e a onda P. Podem ocorrer fibrilação ventricular e *torsade de pointes*, embora normalmente apenas no contexto da doença cardíaca subjacente. A hipopotassemia torna o coração especialmente suscetível a arritmias induzidas por digitálicos, como taquicardia supraventricular, taquicardia ventricular e bloqueio cardíaco (ver Capítulo 462).

As consequências clínicas da hipopotassemia no músculo esquelético são fraqueza muscular e cãibras. A paralisia é uma complicação possível, em geral, apenas em $[K^+] < 2{,}5$ mEq/ℓ. Geralmente começa nas pernas e se desloca para os braços. A paralisia respiratória pode requerer ventilação mecânica. Alguns pacientes apresentam rabdomiólise; o risco aumenta com o exercício. A hipopotassemia diminui a motilidade gastrintestinal. Esse efeito manifesta-se como constipação intestinal; com $[K^+] < 2{,}5$ mEq/ℓ, pode ocorrer íleo adinâmico. A hipopotassemia prejudica a função da bexiga, o que leva potencialmente à retenção urinária.

A hipopotassemia causa **poliúria** e **polidipsia** por prejudicar a capacidade de concentração urinária, o que produz o diabetes insípido nefrogênico. A hipopotassemia estimula a produção renal de amônia, um efeito clinicamente significativo se houver insuficiência hepática presente, pois o fígado não consegue metabolizar a amônia. Consequentemente, a hipopotassemia pode piorar a encefalopatia hepática. A hipopotassemia crônica pode causar danos nos rins, como nefrite intersticial e cistos renais.

Diagnóstico

A maioria das causas de hipopotassemia é facilmente identificável a partir da história. É importante rever a dieta da criança, as perdas GI e os medicamentos. Tanto os vômitos quanto o uso de diuréticos podem ser enganadores. A presença de **hipertensão** sugere o efeito do, ou níveis de, excesso de mineralocorticoides. As anormalidades eletrolíticas concomitantes são pistas úteis. A combinação de hipopotassemia e acidose metabólica é característica da diarreia e da ATR distal e proximal. A alcalose metabólica concomitante é característica no vômito ou em perdas nasogástricas, excesso de aldosterona, uso de diuréticos e síndromes de Bartter e de Gitelman. A Figura 68.4 mostra uma abordagem para a hipopotassemia persistente.

Se uma etiologia clara não estiver aparente, a aferição do K^+ urinário distingue entre as perdas renais e extrarrenais. Os rins devem conservar o K^+ na presença de perdas extrarrenais. A perda urinária de K^+ pode ser avaliada com uma coleta de urina de 24 h, pela relação pontual K^+:creatinina, pela fração de excreção de K^+ ou pelo cálculo do *gradiente transtubular de K^+* (GTTP), que é a abordagem mais amplamente utilizada em crianças:

$$\text{GTTP} = [K]_{urina}/[K]_{plasma} \times (\text{osmolalidade do plasma}/\text{osmolalidade da urina})$$

em que $[K]_{urina}$ = concentração de potássio na urina e $[K]_{plasma}$ = concentração de potássio no plasma.

A osmolalidade da urina deve ser maior do que a osmolalidade do soro para o resultado desse cálculo ser válido. Um GTTP > 4, quando há hipopotassemia, sugere perdas urinárias excessivas de K^+. O valor da excreção urinária de K^+ pode ser enganoso se o estímulo para a perda renal, como um diurético, não estiver mais presente.

Tratamento

Os fatores que influenciam o tratamento da hipopotassemia são o nível de K^+, os sintomas clínicos, a função renal, a presença de deslocamento transcelular de K^+, as perdas em curso e a capacidade de o paciente de tolerar o K^+ oral. A hipopotassemia sintomática grave requer um tratamento agressivo. A suplementação é mais cautelosa se a função renal estiver diminuída por causa da capacidade limitada do rim de excretar o K^+ em excesso. O nível de potássio no plasma nem sempre fornece uma estimativa precisa do déficit corporal total de K^+, pois pode haver deslocamentos de K^+ do EIC para o plasma. Clinicamente, esses deslocamentos ocorrem mais frequentemente com a acidose metabólica e a deficiência de insulina na CAD; a aferição da $[K^+]$ no plasma subestima o grau de depleção do K^+ corporal total. Quando esses problemas são corrigidos, o K^+ movimenta-se para o EIC; e faz-se necessária, então, uma suplementação adicional de K^+ para corrigir a hipopotassemia. Do mesmo modo, a presença de uma troca transcelular de K^+ para as células indica que a depleção de K^+ corporal total é menos grave. Em uma troca transcelular isolada, como ocorre na paralisia periódica hipopotassêmica, a suplementação de K^+ deve ser usada com cautela, considerando o risco de hiperpotassemia quando a troca transcelular for finalizada. Esse cuidado é especialmente necessário na paralisia periódica tireotóxica, que responde consideravelmente ao propranolol, com correção da fraqueza e da hipopotassemia. Os pacientes que têm perdas contínuas de K^+ precisam de uma correção do déficit e uma reposição das perdas contínuas.

Por causa do risco de hiperpotassemia, a administração intravenosa de K^+ deve ser usada com muita cautela. O K^+ fornecido VO é mais seguro, mas não tão rápido em situações de urgência. As preparações líquidas têm um gosto amargo; as formulações microencapsuladas ou com matriz de cera são menos irritantes do que os comprimidos para a mucosa gástrica. A dose oral varia, dependendo da situação clínica. Uma dose típica começa em 1 a 2 mEq/kg/dia, com um máximo de 60 mEq/dia em doses divididas. A dose de potássio IV é de 0,5 a 1,0 mEq/kg, geralmente administrada ao longo de 1 h. A dose adulta máxima é de 40 mEq. Em geral, convém usar uma dosagem mais conservadora. O cloreto de potássio é a escolha habitual para a suplementação, embora a presença de anormalidades eletrolíticas simultâneas possa ditar outras opções. Os pacientes com acidose e hipopotassemia podem receber acetato de potássio ou citrato de potássio. Se houver hipofosfatemia, parte do déficit de potássio pode ser substituída por fosfato de potássio. Às vezes, é possível diminuir as perdas contínuas de K^+. Para pacientes com perda urinária excessiva, os diuréticos poupadores de potássio são eficazes, mas eles precisam ser usados com cautela em pacientes com insuficiência renal. Se a hipopotassemia, a alcalose metabólica e a depleção de volume estiverem presentes (com perdas gástricas), a restauração do volume intravascular com o NaCl adequado vai diminuir as perdas urinárias de K^+. A correção da hipomagnesemia simultânea é importante, pois a hipomagnesemia pode causar hipopotassemia. A terapia específica da doença mostra-se eficaz em muitos dos distúrbios genéticos tubulares.

A bibliografia está disponível no GEN-io.

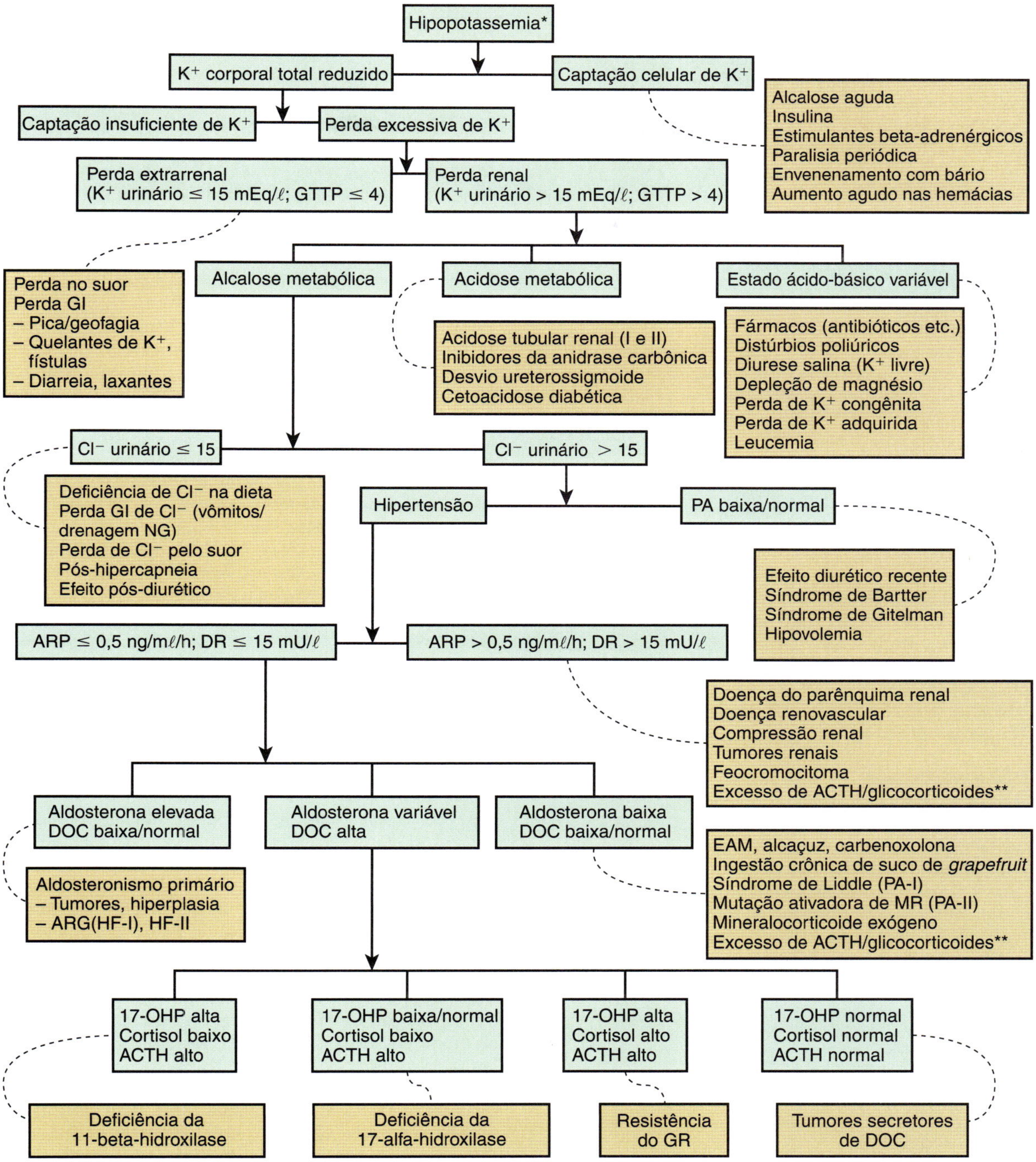

Figura 68.4 **Algoritmo de diagnóstico para avaliar a hipopotassemia persistente.** *A hipopotassemia espúria deve ser excluída. **A hipopotassemia é incomum em distúrbios edematosos não complicados e em condições associadas a excesso de glicocorticoides. As condições associadas a níveis elevados de glicocorticoides circulantes têm, frequentemente, atividade de renina normal. 17-OHP, 17-hidroxiprogesterona; ACTH, hormônio adrenocorticotrófico; ARG (HF-I), aldosteronismo remediável com glicocorticoide (hiperaldosteronismo familiar tipo I); ARP, atividade da renina plasmática; Cl^-, cloro; DOC, 11-desoxicorticosterona; DR, ensaio direto de renina; EAM, excesso aparente de mineralocorticoides; PA, pressão arterial; GI, gastrintestinal; GR, receptores de glicocorticoides; GTTP, gradiente transtubular de potássio; HF-II, hiperaldosteronismo familiar tipo II; K^+, potássio; MR, receptor de mineralocorticoide; PA-I, pseudoaldosteronismo tipo I; PA-II, pseudoaldosteronismo tipo II. (*De Shoemaker LR, Eaton BV, Buchino JJ. A three-year-old with persistent hypokalemia.* J Pediatr. *2007;151: 696 a 699.*)

68.5 Magnésio

Larry A. Greenbaum

METABOLISMO DE MAGNÉSIO

Conteúdo corporal e função fisiológica

O magnésio é o quarto cátion mais comum no corpo e o terceiro mais comum no meio intracelular (Figura 68.3). Entre 50 e 60% do magnésio do corpo está nos ossos, onde ele serve como um reservatório porque 30% é permutável, o que possibilita o movimento para o EEC. A maior parte do magnésio intracelular está ligada às proteínas; apenas cerca de 25% é permutável. Como as células com maiores taxas metabólicas têm concentrações mais elevadas de magnésio, a maior parte do magnésio intracelular está presente na musculatura e no fígado.

A concentração de magnésio no plasma normal é de 1,5 a 2,3 mg/dℓ (1,2 a 1,9 mEq/ℓ; 0,62 a 0,94 mmol/ℓ), com algumas variações entre os laboratórios clínicos. Os bebês apresentam concentrações plasmáticas de magnésio ligeiramente mais altas do que as crianças mais velhas e os adultos. Apenas 1% do magnésio corporal é extracelular (60% ionizado; 15% complexado; 25% ligado a proteínas). Nos EUA, relata-se o magnésio sérico em mg/dℓ (Tabela 68.6). Os valores na unidade da coluna esquerda estão convertidos na unidade da coluna da direita por meio da multiplicação pelo fator de conversão (p. ex., cálcio de 10 mg/dℓ × 0,25 = 2,5 mmol/ℓ). A divisão da unidade da coluna da direita pelo fator de conversão converte para a unidade da coluna esquerda.

O magnésio é um cofator necessário para centenas de enzimas. É importante para a estabilização da membrana e para a condução nervosa. O trifosfato de adenosina (ATP) e o trifosfato de guanosina necessitam de magnésio associado quando são utilizados por ATP-ases, ciclases e quinases.

Ingestão de magnésio

Entre 30 e 50% do magnésio na dieta é absorvido. São boas fontes os vegetais verdes, os cereais, as nozes, as carnes e a água dura (água com alto teor de minerais), embora muitos alimentos contenham magnésio. O leite humano contém aproximadamente 35 mg/ℓ de magnésio; as fórmulas infantis contêm 40 a 70 mg/ℓ. O intestino delgado é o principal local de absorção de magnésio, mas a regulação da absorção de magnésio se mostra pouco conhecida. Há uma absorção passiva, o que possibilita uma elevada absorção quando ocorre uma ingestão excessiva. Provavelmente, isso acontece por meio de um mecanismo paracelular. A absorção é diminuída na presença de substâncias que formam complexos com o magnésio (ácidos graxos livres, fibras, fitato, fosfato, oxalato); a motilidade intestinal aumentada e o cálcio também diminuem a absorção de magnésio. A vitamina D e o paratormônio (PTH) podem aumentar a absorção, embora tal efeito seja limitado. A absorção intestinal aumenta quando a ingestão é diminuída, possivelmente por meio de um sistema de transporte ativo saturável. Se não houver ingestão oral de magnésio, as perdas secretoras obrigatórias evitam a eliminação completa das perdas intestinais.

Excreção de magnésio

A excreção renal é o principal regulador do equilíbrio de magnésio. Não há um sistema definido de regulação hormonal, embora o PTH possa aumentar a reabsorção tubular. Cerca de 15% da reabsorção ocorre no túbulo proximal e 70% no ramo ascendente espesso (RAE) da alça de Henle. A reabsorção proximal pode ser maior em recém-nascidos. Altos níveis de magnésio no soro inibem a reabsorção no RAE, sugerindo que um transporte ativo esteja envolvido. Aproximadamente 5 a 10% do magnésio filtrado é reabsorvido no túbulo distal. A hipomagnesemia aumenta a absorção no RAE e no túbulo distal.

HIPOMAGNESEMIA

A hipomagnesemia é relativamente comum em pacientes hospitalizados, embora a maioria dos casos seja assintomática. A detecção requer um alto índice de suspeita, pois o magnésio não é aferido na maioria dos painéis metabólicos básicos.

Etiologia e fisiopatologia

As perdas gastrintestinais e renais são as principais causas de hipomagnesemia (Tabela 68.7). O líquido diarreico contém até 200 mg/ℓ de magnésio; o conteúdo gástrico tem apenas cerca de 15 mg/ℓ, mas as perdas elevadas podem causar uma depleção. A esteatorreia provoca a perda de magnésio como resultado da formação de sais de magnésio-lipídio; a restrição de gordura na dieta pode diminuir as perdas. O patirômero, um agente redutor de potássio, liga-se ao magnésio e pode provocar hipomagnesemia.

A **hipomagnesemia com uma hipocalcemia secundária**, um raro distúrbio autossômico recessivo, é causada pela diminuição da absorção intestinal de magnésio e pela perda de magnésio renal. Os pacientes com esse distúrbio têm mutações em um gene expresso no intestino e no rim; o *TRPM6* codifica para um receptor de potencial transitório de canal de cátions. Os pacientes apresentam convulsões, tetania, tremores ou inquietação com 2 a 8 semanas de vida como resultado da hipomagnesemia grave (0,2 a 0,8 mg/dℓ) e da hipocalcemia secundária.

As perdas renais podem ocorrer por causa de **medicamentos** que são toxinas tubulares diretas. A anfotericina frequentemente causa perdas significativas de magnésio e está geralmente associada a outros defeitos tubulares (especialmente perda de potássio). A cisplatina produz perdas renais marcantes de magnésio. Os diuréticos afetam o manejo tubular do magnésio. Os diuréticos de alça provocam um ligeiro aumento da excreção de magnésio e os diuréticos tiazídicos têm ainda menos efeito. O uso crônico de inibidores da bomba de prótons pode causar hipomagnesemia. Os diuréticos poupadores de potássio reduzem as perdas de magnésio. Os agentes osmóticos, como o manitol, a glicose no diabetes melito e a ureia na fase de recuperação da necrose tubular aguda, aumentam as perdas urinárias de magnésio. Os inibidores do receptor do fator de crescimento epidérmico (EGF) causam uma perda renal de magnésio. As soluções IV, pela expansão do volume intravascular, diminuem a reabsorção renal de sódio e de água, prejudicando a reabsorção de magnésio. A hipercalcemia inibe a reabsorção de magnésio na alça de Henle, embora essa inibição não ocorra na hipercalcemia causada por hipocalciúria hipercalcêmica familiar ou lítio.

Inúmeras doenças genéticas raras causam uma perda renal de magnésio. As síndromes de Gitelman e Bartter, ambas doenças autossômicas recessivas, são as entidades mais comuns (ver Capítulo 549). A **síndrome de Gitelman**, causada por um defeito no cotransportador Na^+-Cl^- sensível aos tiazídicos no túbulo distal, está geralmente associada à hipomagnesemia. A hipomagnesemia ocorre em uma minoria de pacientes com a **síndrome de Bartter**, que pode ser causada por mutações em múltiplos genes que são necessários para a reabsorção de Na^+ e Cl^- na alça de Henle. Em ambas as doenças, não há alcalose metabólica hipopotassêmica. Normalmente, a hipomagnesemia não é grave e se revela assintomática, embora às vezes ocorra tetania como resultado da hipomagnesemia.

A **hipomagnesemia familiar com hipercalciúria e nefrocalcinose (síndrome de Michelis-Castrillo)**, uma doença autossômica recessiva, é causada por mutações no gene da claudina 16 (paracelina-1), que está localizada nas junções oclusivas do RAE da alça de Henle. Os pacientes com a doença apresentam perda renal grave de magnésio e cálcio com hipomagnesemia secundária e nefrocalcinose; os níveis séricos de cálcio são normais. A insuficiência renal crônica ocorre frequentemente durante a infância. Outras características são litíase renal, infecções do trato urinário, hematúria, aumento dos níveis de PTH, tetania, convulsões, ATR distal incompleta, hiperuricemia, poliúria e polidipsia. Os pacientes com **hipomagnesemia familiar com hipercalciúria, nefrocalcinose e envolvimento ocular grave** têm mutações no gene para a claudina 19.

A **perda renal autossômica recessiva de magnésio com normocalciúria** é causada por mutações no gene do EGF. As manifestações clínicas são convulsões, retardo psicomotor leve a moderado e reflexos rápidos do tendão.

A **perda renal autossômica dominante de magnésio** é causada por mutações em vários genes diferentes. Uma mutação dominante negativa no gene que codifica a subunidade γ da enzima Na^+,K^+-ATPase está associada a hipomagnesemia, aumento das perdas urinárias de magnésio, hipocalciúria e normocalcemia. Os pacientes podem apresentar convulsões; a maioria é assintomática, apesar dos níveis séricos de 0,8 a 1,5 mg/dℓ de magnésio. As mutações no *CNNM2*, que codifica uma proteína que medeia as correntes de sódio sensíveis ao magnésio,

Tabela 68.6 Fatores de conversão para cálcio, magnésio e fósforo.

	UNIDADE	FATOR DE CONVERSÃO	UNIDADE
Cálcio	mg/dℓ	0,25	mmol/ℓ
	mEq/ℓ	0,5	mmol/ℓ
	mg/dℓ	0,5	mEq/ℓ
Magnésio	mg/dℓ	0,411	mmol/ℓ
	mEq/ℓ	0,5	mmol/ℓ
	mg/dℓ	0,822	mEq/ℓ
Fósforo	mg/dℓ	0,32	mmol/ℓ

Tabela 68.7 Causas de hipomagnesemia.

DOENÇAS GASTRINTESTINAIS
Diarreia
Sucção nasogástrica ou vômitos
Doença intestinal inflamatória
Doença celíaca
Fibrose cística
Linfangiectasia intestinal
Ressecção ou desvio do intestino delgado
Pancreatite
Desnutrição proteico-calórica
Patirômero
Hipomagnesemia com hipocalcemia secundária (OMIM 602014)*
 	
DISTÚRBIOS RENAIS
Medicamentos
  Anfotericina
  Cisplatina
  Ciclosporina, tacrolimo
  Diuréticos de alça
  Manitol
  Pentamidina
  Inibidores da bomba de prótons
  Aminoglicosídeos
  Diuréticos tiazídicos
  Inibidores do receptor do fator de crescimento epidérmico (cetuximabe)
Diabetes
Necrose tubular aguda (fase de recuperação)
Nefropatia pós-obstrutiva
Doenças renais crônicas
  Nefrite intersticial
  Glomerulonefrite
  Pós-transplante renal
Hipercalcemia
	Soluções intravenosas
	Aldosteronismo primário
	Doenças genéticas
	  Síndrome de Gitelman (OMIM 263800)
	  Síndrome de Bartter (OMIM 241200/607364/602522/601678/300971/601198/613090)
	  Hipomagnesemia familiar com hipercalciúria e nefrocalcinose (OMIM 248250)
	  Hipomagnesemia familiar com hipercalciúria, nefrocalcinose e envolvimento ocular grave (OMIM 248190)
	  Perda renal de magnésio autossômica recessiva com normocalciúria (OMIM 611718)
	  Cistos renais e síndrome de diabetes (OMIM 137920)
	  Hipomagnesemia autossômica dominante (OMIM 160120/613882/154020)
	  Síndrome EAST (OMIM 612780)
	  Hipoparatireoidismo autossômico dominante (OMIM 146200)
	  Doenças mitocondriais (OMIM 500005)
	Hipomagnesemia após hiperfenilalaninemia transitória neonatal
	Hipomagnesemia com desenvolvimento cerebral prejudicado
	Hipomagnesemia com síndrome metabólica
	Hiperuricemia, hipertensão pulmonar, insuficiência renal, síndrome alcalose (Hupra)
	Nefropatia HNF1B
	
	CAUSAS DIVERSAS
	Ingestão deficiente
	Síndrome do osso faminto
	Administração de insulina
	Pancreatite
	Restrição do crescimento intrauterino
	Filhos de mães diabéticas
	Transfusão de troca

*Este distúrbio também está associado à perda renal de magnésio. EAST: epilepsia, ataxia, perda auditiva neurossensorial e tubulopatia; OMIM, número do banco de dados do Online Mendelian Inheritance in Man (http://www.ncbi.nlm.nih.gov/omim).

causam uma hipomagnesemia isolada. Uma mutação no *KCNA1*, um gene que codifica um canal de K^+, também causa uma forma autossômica dominante de hipomagnesemia; os sintomas podem ser graves.

Os **cistos renais e a síndrome diabetes**, que são causados por mutações no gene para o fator nuclear de beta-hepatócitos-1, estão associados à hipomagnesemia, apesar da presença frequente de insuficiência renal. A hipomagnesemia costuma ser leve, mas pode causar uma hipocalcemia sintomática. A **síndrome EAST** é causada por mutações em um canal de potássio, e os pacientes com essa doença autossômica recessiva apresentam hipopotassemia, alcalose metabólica e hipomagnesemia. O **hipoparatireoidismo autossômico dominante** é causado por uma mutação ativadora no receptor sensível ao cálcio, que também detecta os níveis de magnésio no rim (ver Capítulo 589). O receptor mutado inadequadamente não percebe apropriadamente que os níveis de cálcio e magnésio são elevados, o que leva à perda urinária de ambos os cátions. A hipomagnesemia, se presente, é geralmente leve. Uma mutação em um RNA de transferência codificado na mitocôndria está associado a hipomagnesemia, hipertensão e hipercolesterolemia. A hipomagnesemia está ocasionalmente presente em crianças com outras doenças mitocondriais.

Uma ingestão deficiente é uma causa incomum de hipomagnesemia, embora possa ser observada em crianças hospitalizadas e que recebem apenas soluções IV sem magnésio. Na **síndrome de osso faminto**, que ocorre mais frequentemente após a paratireoidectomia em pacientes com hiperparatireoidismo, o magnésio desloca-se para o osso como resultado da formação óssea acelerada. Esses pacientes costumam ter hipocalcemia e hipofosfatemia por meio do mesmo mecanismo. Um mecanismo semelhante pode ocorrer durante a **fase de realimentação da desnutrição proteico-calórica** em crianças, com alto uso de magnésio durante o crescimento celular depletando as reservas limitadas do paciente. A terapia com insulina estimula a captação de magnésio pelas células, e a hipomagnesemia ocorre com frequência na CAD, em que o magnésio total do corpo fica baixo por causa das perdas osmóticas. Na **pancreatite**, há uma saponificação do magnésio e do cálcio na gordura necrótica, causando tanto a hipocalcemia quanto a hipomagnesemia.

A **hipomagnesemia transitória em neonatos**, que às vezes é idiopática, é mais comum em filhos de mães diabéticas, presumivelmente como resultado da depleção materna pelas perdas osmóticas. Outras doenças maternas que provocam perdas de magnésio predispõem as crianças a hipomagnesemia. A hipomagnesemia é mais comum em crianças com restrição de crescimento intrauterino. A hipomagnesemia pode se desenvolver em neonatos que requerem exsanguineotransfusão por causa da remoção de magnésio pelo citrato no material proveniente de banco de sangue.

Manifestações clínicas

A hipomagnesemia provoca uma hipocalcemia secundária por comprometer a liberação de PTH pela glândula paratireoide e por atenuar a resposta tecidual ao PTH. Logo, a hipomagnesemia faz parte do diagnóstico diferencial da hipocalcemia. Em geral, ela geralmente ocorre apenas em níveis de magnésio < 0,7 mg/dℓ. As manifestações dominantes da hipomagnesemia são causadas pela hipocalcemia: tetania, presença de sinais de Chvostek e Trousseau e convulsões. No entanto, com a hipomagnesemia grave, esses mesmos sinais e sintomas podem estar presentes, apesar da normocalcemia. A hipocalcemia persistente causada pela hipomagnesemia é uma causa rara de raquitismo.

Muitas causas de hipomagnesemia também resultam em hipopotassemia. A hipomagnesemia pode produzir perda renal de potássio e hipopotassemia, que se corrige somente com terapia com magnésio. As alterações eletrocardiográficas da hipomagnesemia são achatamento da onda T e alongamento do segmento ST. As arritmias podem estar presentes, quase sempre no cenário da doença cardíaca subjacente.

Diagnóstico

Com frequência, a etiologia da hipomagnesemia é evidente a partir da situação clínica. A criança deve ser avaliada quanto a doença GI, ingestão adequada e doenças renais, com especial atenção aos medicamentos que podem causar perda renal de magnésio. Quando o diagnóstico é duvidoso, uma avaliação das perdas urinárias de magnésio possibilita fazer a distinção entre as causas renais e não renais. A *fração de excreção de magnésio* (FEMg) é calculada por meio da seguinte fórmula:

$$FE_{Mg} = (U_{Mg} \times P_{Cr}) / ([0{,}7 \times P_{Mg}] \times U_{Cr}) \times 100$$

em que U_{Mg} é a concentração urinária de magnésio; P_{Cr}, a concentração plasmática de creatinina; P_{Mg}, a concentração plasmática de magnésio; e U_{Cr}, a concentração urinária de magnésio. A concentração de magnésio no plasma é multiplicada por 0,7, pois aproximadamente 30% está ligado à albumina e não é filtrado no glomérulo.

A FE_{Mg} não varia com a idade, mas ela muda de acordo com a concentração de magnésio no soro. A FE_{Mg} varia entre 1 e 8% em crianças com níveis normais de magnésio. Em pacientes com hipomagnesemia como resultado de causas extrarrenais, a FE_{Mg} deve ser baixa devido à conservação renal, normalmente < 2%. A FE_{Mg} é inapropriadamente elevada no cenário de perda renal de magnésio. Os valores geralmente são > 4% e frequentemente são > 10%. A aferição não deve ser feita durante uma infusão de magnésio, pois o aumento agudo no magnésio do soro aumenta o magnésio urinário. Outras abordagens para avaliar as perdas urinárias de magnésio são o cálculo de perdas urinárias de magnésio em 24 h e da razão de magnésio:creatinina urinária, considerando que ambos variam com a idade.

As causas genéticas de perda renal de magnésio são diferenciadas com base na aferição de outros eletrólitos no soro e na urina. Crianças com as síndromes Gitelman ou Bartter apresentam hipopotassemia e alcalose metabólica.

Tratamento

A hipomagnesemia grave é tratada com magnésio por via parenteral. Administra-se o sulfato de magnésio a uma dose de 25 a 50 mg/kg (0,05 a 0,1 mℓ/kg de uma solução a 50%; 2,5 a 5,0 mg/kg de magnésio elementar). É administrado como uma infusão IV lenta, embora possa ser utilizado por via intramuscular em neonatos. A taxa de infusão IV deve ser retardada se um paciente apresentar diaforese, rubor ou uma sensação de calor. A dose é repetida a cada 6 h (a cada 8 a 12 h em neonatos), até um total de 2 a 3 doses, antes da concentração de magnésio no plasma ser verificada novamente. Doses menores são usadas em crianças com insuficiência renal.

A terapia a longo prazo costuma ser administrada por via oral. As preparações são o gliconato de magnésio (5,4 mg de magnésio elementar/100 mg), óxido de magnésio (60 mg de magnésio elementar/100 mg) e sulfato de magnésio (10 mg de magnésio elementar/100 mg). Existem preparações de liberação controlada, como a Slow-Mag® (60 mg de magnésio elementar/comprimido) e a Mag-Tab SR® (84 mg de magnésio elementar/comprimido). A dosagem oral de magnésio deve ser dividida para diminuir os efeitos colaterais catárticos. As alternativas para o magnésio oral são as injeções intramusculares e a infusão nasogástrica noturna, ambos projetados para minimizar a diarreia. A suplementação de magnésio deve ser utilizada com precaução em um cenário de insuficiência renal.

HIPERMAGNESEMIA

A hipermagnesemia clinicamente significativa é quase sempre secundária à ingestão excessiva, incomum, exceto em neonatos provenientes de mães que estão recebendo magnésio IV para pré-eclâmpsia ou eclâmpsia (ver Capítulo 119.5).

Etiologia e fisiopatologia

Não há nenhum mecanismo de retroalimentação para evitar a absorção de magnésio a partir do trato GI. O magnésio está presente em quantidades elevadas em determinados laxantes, enemas, catárticos utilizados para tratar intoxicação por drogas ilícitas e antiácidos. Também está normalmente presente na nutrição parenteral total (NPT), e os neonatos podem receber quantidades elevadas através da placenta, se os níveis maternos estiverem elevados. Normalmente, os rins excretam o magnésio em excesso, mas essa capacidade é diminuída em pacientes com insuficiência renal crônica. Além disso, recém-nascidos e lactentes são vulneráveis à ingestão excessiva de magnésio por causa de sua TFG reduzida. A maioria dos casos pediátricos não relacionados com a hipermagnesemia materna ocorre em crianças como resultado do uso excessivo de antiácidos ou laxantes. A hipermagnesemia leve pode ocorrer na insuficiência renal crônica, na hipercalcemia hipocalciúrica familiar, na CAD, na ingestão de lítio, na síndrome do leite alcalino e na síndrome da lise tumoral. A hipermagnesemia na CAD ocorre, apesar da depleção significativa de magnésio intracelular como resultado das perdas urinárias; a hipomagnesemia frequentemente ocorre após o tratamento com insulina.

Manifestações clínicas

Em geral, os sintomas não aparecem até que o nível plasmático de magnésio fique > 4,5 mg/dℓ. A hipermagnesemia leva à inibição da liberação de acetilcolina na junção neuromuscular, produzindo hipotonia, hiporreflexia e fraqueza; a paralisia ocorre em altas concentrações. Os efeitos neuromusculares podem ser exacerbados por antibióticos aminoglicosídeos. A depressão direta do SNC provoca letargia e sonolência; os bebês apresentam uma capacidade de sucção fraca. Os valores elevados de magnésio estão associados à hipotensão causada pela dilatação vascular, que também causa ruborização. A hipotensão pode ser intensa em concentrações mais elevadas decorrentes de um efeito direto sobre a função cardíaca. As alterações eletrocardiográficas são intervalo PR, complexo QRS e intervalo QT prolongados. A hipermagnesemia grave (> 15 mg/dℓ) causa um bloqueio cardíaco completo e parada cardíaca. Outras manifestações de hipermagnesemia são náuseas, vômitos e hipocalcemia.

Diagnóstico

Exceto para os casos de neonatos com exposição transplacentária, para se chegar ao diagnóstico da hipermagnesemia, são necessários um alto índice de suspeita e um bom histórico. A prevenção é essencial; compostos que contêm magnésio devem ser usados cuidadosamente em crianças com insuficiência renal.

Tratamento

A maioria dos pacientes com função renal normal rapidamente elimina o excesso de magnésio. A hidratação intravenosa e os diuréticos de alça podem acelerar esse processo. Em casos graves, especialmente em pacientes com insuficiência renal subjacente, a diálise pode ser necessária. A hemodiálise funciona mais rápido do que a diálise peritoneal. Uma exsanguineotransfusão é outra opção em recém-nascidos. O tratamento de suporte envolve monitoramento do estado cardiorrespiratório, fornecimento de líquidos, monitoramento dos níveis de eletrólitos e utilização de vasopressores para a hipotensão. Em emergências graves, especialmente no contexto de manifestações neurológicas ou cardíacas graves, 100 mg/kg de gliconato de cálcio IV é transitoriamente eficaz.

A bibliografia está disponível no GEN-io.

68.6 Fósforo

Larry A. Greenbaum

Aproximadamente 65% do fósforo plasmático está nos fosfolipídios, mas esses compostos se mostram insolúveis em meio ácido e não são aferidos por laboratórios clínicos. É o conteúdo de fósforo do **fosfato plasmático** determinado. Descreve-se o resultado como fosfato ou fósforo, embora mesmo quando se utiliza o termo *fosfato*, na verdade, é a concentração de *fósforo* que se afere e se relata. O resultado é que os termos fosfato e fósforo costumam ser utilizados indistintamente. O termo *fósforo* é o preferido quando se refere à concentração no plasma. A conversão das unidades utilizadas nos EUA (mg/dℓ) para mmol/ℓ revela-se simples (Tabela 68.6).

METABOLISMO DE FÓSFORO

Conteúdo corporal e função fisiológica

A maioria do fósforo está nos ossos ou é intracelular, com < 1% no plasma. Em um pH fisiológico, existem formas monovalentes e divalentes de fosfato porque o pK_a (constante de ionização de ácidos) dessas formas é 6,8. Em um pH de 7,4, aproximadamente 80% é divalente e o restante, monovalente. O restante pode ser filtrado pelos glomérulos, com a maioria estando na forma de fosfato livre e uma pequena porcentagem ligada a cálcio, magnésio ou sódio. O fosfato é o ânion intracelular mais abundante, embora a maioria seja parte de um composto maior (ATP).

A concentração de fósforo varia com a idade, mais do que a de qualquer outro eletrólito (Tabela 68.8). A explicação teleológica para a alta concentração durante a infância é a necessidade de fósforo para facilitar o crescimento. Há uma variação diurna da concentração plasmática de fósforo, com um pico durante o sono.

O fósforo, como um componente do trifosfato de adenosina (ATP) e outros trinucleotídios, é essencial para o metabolismo de energia celular. É necessário para a sinalização celular e para a síntese de ácido nucleico, além de ser um componente das membranas celulares e de outras estruturas. Junto ao cálcio, o fósforo é necessário para a mineralização do esqueleto. Convém haver um saldo líquido positivo de fósforo durante o crescimento, com o crescimento do esqueleto, que é particularmente vulnerável à deficiência.

Ingestão de fósforo

O fósforo está prontamente disponível nos alimentos. O leite e seus produtos lácteos são as melhores fontes de fósforo. Altas concentrações estão presentes na carne e nos peixes. Os legumes e verduras têm mais fósforo do que as frutas e os grãos. A absorção GI de fósforo é razoavelmente proporcional ao consumo, com absorção de aproximadamente 65% da ingestão, com uma pequena quantidade secretada. A absorção, quase exclusivamente no intestino delgado, ocorre por meio de um processo de difusão paracelular e uma via transcelular regulada pela vitamina D. No entanto, o impacto da mudança na absorção de fósforo causada pela vitamina D é relativamente pequeno em comparação com o efeito das variações na ingestão de fósforo.

Excreção de fósforo

Apesar da grande variação na absorção de fósforo ditada pela ingestão oral, a excreção equipara-se ao consumo, exceto pelas necessidades do crescimento. O rim regula o balanço do fósforo, que é determinado por mecanismos intrarrenais e ações hormonais no néfron.

Aproximadamente 90% do fosfato plasmático é filtrado no glomérulo, embora haja alguma variação baseada nas concentrações plasmáticas de fosfato e de cálcio. Não há secreção significativa de fosfato ao longo do néfron. A reabsorção do fosfato ocorre principalmente no túbulo proximal, embora uma pequena quantidade possa ser reabsorvida no túbulo distal. Normalmente, cerca de 85% da carga filtrada é reabsorvida. Um cotransportador de fosfato de sódio medeia a captação de fosfato nas células do túbulo proximal.

O fósforo na dieta determina a quantidade de fosfato reabsorvido pelo néfron. Existem tanto alterações agudas quanto crônicas na reabsorção de fosfato que são baseadas no consumo. Muitas dessas alterações parecem ser mediadas por mecanismos intrarrenais que são independentes de hormônios reguladores. O fator de crescimento de fibroblastos-23 (**FGF-23**) inibe a reabsorção renal de fósforo no túbulo proximal, e seu nível aumenta no cenário da hiperfosfatemia.

Tabela 68.8 Níveis séricos de fósforo durante a infância.

IDADE	NÍVEL DE FÓSFORO (mg/dℓ)
0 a 5 dias	4,8 a 8,2
1 a 3 anos	3,8 a 6,5
4 a 11 anos	3,7 a 5,6
12 a 15 anos	2,9 a 5,4
16 a 19 anos	2,7 a 4,7

O FGF-23 também inibe a síntese de calcitriol no rim pela redução da atividade da enzima 1-alfa-hidroxilase.

O PTH, secretado em resposta a um nível baixo de cálcio no plasma, diminui a reabsorção do fosfato, aumentando o nível urinário de fosfato. Esse processo parece ter um efeito mínimo durante a variação fisiológica normal nos níveis de PTH. No entanto, ele tem impacto na síntese do PTH em um cenário de alterações patológicas.

A baixa concentração plasmática de fósforo estimula a 1-alfa-hidroxilase no rim que converte a 25-hidroxivitamina D em 1,25-di-hidroxivitamina D (1,25-D; calcitriol). O calcitriol aumenta a absorção intestinal de fósforo e é necessário para a reabsorção renal máxima de fosfato. O efeito de uma alteração no calcitriol sobre o fosfato urinário é significativo apenas quando o nível inicial de calcitriol está baixo, o que vai contra a haver um papel para o calcitriol em condições não patológicas.

HIPOFOSFATEMIA

Devido à ampla variação dos níveis plasmáticos normais de fósforo, a definição da hipofosfatemia depende da idade (Tabela 68.8). O intervalo normal relatado por um laboratório pode ser fundamentado em valores normais adultos e, portanto, pode ser enganoso em crianças. Um nível sérico de fósforo de 3 mg/dℓ, um valor normal em um adulto, indica uma hipofosfatemia clinicamente significativa em uma criança.

O nível de fósforo no plasma nem sempre reflete os estoques corporais totais, pois apenas 1% de fósforo é extracelular. Assim, uma criança pode ter uma deficiência significativa de fósforo, apesar da concentração normal de fósforo no plasma quando há um deslocamento de fósforo a partir do EIC.

Etiologia e fisiopatologia

Vários mecanismos causam hipofosfatemia (Tabela 68.9). Ocorre um deslocamento intracelular de fósforo para as células com processos que estimulam o uso celular de fósforo (glicólise). Normalmente, tal deslocamento provoca apenas uma ligeira diminuição transitória no fósforo plasmático, mas se houver uma deficiência de fósforo intracelular o nível de fósforo no plasma pode diminuir significativamente, produzindo sintomas de hipofosfatemia aguda. A infusão de glicose estimula a liberação de insulina, levando à entrada de glicose e de fósforo nas células. O fósforo é então utilizado durante a glicólise e em outros processos metabólicos. Um fenômeno semelhante pode ocorrer durante o tratamento da CAD, e os pacientes com esse distúrbio normalmente são deficientes em fósforo devido às perdas urinárias de fósforo.

A realimentação de pacientes com desnutrição proteico-calórica causa um anabolismo, que leva a uma demanda celular significativa de fósforo. A captação aumentada de fósforo para incorporação em compostos recentemente sintetizados contendo fósforo leva à hipofosfatemia, que pode ser grave e sintomática. A **hipofosfatemia causada pela realimentação** ocorre com frequência durante o tratamento da anorexia nervosa grave. Ela pode ocorrer durante o tratamento de crianças com desnutrição por qualquer causa, como fibrose cística, doença de Crohn, queimaduras, negligência, infecção crônica ou fome. Geralmente, a hipofosfatemia ocorre em 1 a 5 dias após a realimentação e pode ser evitada pelo aumento gradual na alimentação com suplementação adequada de fósforo. A NPT sem fósforo adequado pode causar hipofosfatemia.

O fósforo move-se para o EIC durante a alcalose respiratória e durante a recuperação de uma acidose respiratória. Uma redução aguda da concentração de dióxido de carbono, por meio do aumento do pH intracelular, estimula a glicólise, que leva à utilização do fósforo intracelular e à hipofosfatemia. Como a alcalose metabólica tem um efeito menor sobre o pH intracelular (o CO_2 difunde-se por meio das membranas celulares muito mais rápido do que o bicarbonato), o movimento transcelular de fósforo é mínimo quando há uma alcalose metabólica.

Os **tumores** que crescem rapidamente, como aqueles associados à leucemia e ao linfoma, podem usar grandes quantidades de fósforo, levando à hipofosfatemia. Um fenômeno semelhante pode ocorrer durante a reconstituição hematopoética após um transplante de medula óssea. Na **síndrome do osso faminto**, há uma absorção óssea ávida de fósforo, junto ao cálcio e ao magnésio, o que pode produzir deficiência

Tabela 68.9 Causas de hipofosfatemia.

DESVIOS TRANSCELULARES
Infusão de glicose
Insulina
Realimentação
Nutrição parenteral total
Alcalose respiratória
Crescimento tumoral
Transplante de medula óssea
Síndrome do osso faminto
INGESTÃO DIMINUÍDA
Nutricional
Bebês prematuros
Fórmula com baixa concentração de fósforo
Antiácidos e outros ligantes de fosfato
PERDAS RENAIS
Hiperparatireoidismo
Peptídeo relacionado com o hormônio da paratireoide
Raquitismo hipofosfatêmico ligado ao X (OMIM 307800)
Superprodução do fator de crescimento de fibroblastos-23
Raquitismo induzido por tumores
Síndrome de McCune-Albright (OMIM 174800)
Síndrome do nevo epidérmico
Neurofibromatose
Raquitismo hipofosfatêmico autossômico dominante (OMIM 193100)
Raquitismo hipofosfatêmico autossômico recessivo, tipos 1 e 2 (OMIM 241520/613312)
Síndrome de Fanconi
Doença de Dent (OMIM 300009/300555)
Raquitismo hipofosfatêmico com hipercalciúria (OMIM 241530)
Expansão do volume e soluções intravenosas
Acidose metabólica
Diuréticos
Glicosúria
Glicocorticoides
Transplante renal
MULTIFATORIAL
Deficiência de vitamina D
Raquitismo dependente de vitamina D tipo 1 (OMIM 264700)
Raquitismo dependente de vitamina D tipo 2 (OMIM 277440)
Alcoolismo
Sepse
Diálise

OMIM, número do banco de dados do Online Mendelian Inheritance in Man (http://www.ncbi.nlm.nih.gov/omim).

plasmática de todos os 3 íons. A síndrome do osso faminto é mais comum após a paratireoidectomia no hiperparatireoidismo, pois se retira o estímulo para a dissolução do osso de modo agudo, mas a síntese do osso continua.

A deficiência nutricional de fósforo é incomum porque a maioria dos alimentos contém fósforo. No entanto, os bebês são particularmente suscetíveis por sua grande necessidade de fósforo para sustentar o crescimento, especialmente do esqueleto. Os bebês nascidos com peso muito baixo apresentam crescimento esquelético particularmente rápido e pode haver desenvolvimento de deficiência de fósforo e de raquitismo, se esses bebês forem alimentados com leite humano ou fórmula para bebês nascidos a termo. Há também uma carência relativa de cálcio. O fornecimento adicional de cálcio e fósforo, usando-se um fortificante do leite materno ou uma fórmula especial para bebês prematuros, evita essa complicação. A deficiência de fósforo, às vezes acompanhada de deficiências de cálcio e de vitamina D, ocorre em crianças que não recebem leite suficiente ou que recebem um substituto do leite que é nutricionalmente inadequado.

Os **antiácidos** contendo hidróxido de alumínio (p. ex., Maalox®, Mylanta®) ligam-se ao fósforo da dieta e ao fósforo secretado, impedindo sua absorção. Esse processo pode causar deficiência de fósforo e raquitismo nas crianças em crescimento. Um mecanismo semelhante provoca a hipofosfatemia em pacientes que estão sendo tratados para a hiperfosfatemia com um excesso de quelantes de fósforo. Em crianças com insuficiência renal, a adição de diálise aos quelantes de fósforo aumenta o risco de hipofosfatemia iatrogênica nesses pacientes normalmente hiperfosfatêmicos. Essa complicação, que é mais comum em crianças, pode piorar a osteodistrofia renal.

As perdas renais excessivas de fósforo ocorrem em várias doenças hereditárias e adquiridas. Como o PTH inibe a reabsorção de fósforo no túbulo proximal, o **hiperparatireoidismo** provoca uma hipofosfatemia (ver Capítulo 591). A manifestação clínica dominante, no entanto, é a hipercalcemia. A hipofosfatemia costuma ser assintomática. O nível de fósforo no hiperparatireoidismo não é extremamente baixo e não há perda contínua dele porque um novo estado de equilíbrio é alcançado no nível inferior de fósforo plasmático. A excreção renal, consequentemente, não excede o consumo a longo prazo. Existem malignidades ocasionais que produzem um peptídeo relacionado com o PTH, que tem as mesmas atividades do PTH e provoca hipofosfatemia e hipercalcemia.

Várias doenças causam perda renal de fosfato, hipofosfatemia e raquitismo resultantes do excesso de FGF-23 (ver Capítulo 64). Tais distúrbios são raquitismo hipofosfatêmico ligado ao X, osteomalacia induzida por tumor, raquitismo hipofosfatêmico autossômico dominante e raquitismo hipofosfatêmico autossômico recessivo tipo 1 e tipo 2.

A **síndrome de Fanconi** é um defeito generalizado no túbulo proximal que leva à perda urinária de bicarbonato, fósforo, aminoácidos, ácido úrico e glicose (ver Capítulo 547.1). As sequelas clínicas são um resultado da acidose metabólica e da hipofosfatemia. Em crianças, uma doença genética subjacente, geralmente a cistinose, com frequência causa a síndrome de Fanconi, mas ela pode ser secundária a diversas toxinas e doenças adquiridas. Alguns pacientes têm síndrome de Fanconi incompleta, e a perda de fósforo pode ser uma das manifestações.

A **doença de Dent**, uma doença ligada ao X, pode provocar perdas renais de fósforo e hipofosfatemia, embora esta última não esteja presente na maioria dos casos. Outras manifestações possíveis da doença de Dent são proteinúria tubular, hipercalciúria, nefrolitíase, raquitismo e função renal diminuída. A doença de Dent pode ser secundária a mutações em um gene que codifica um canal de cloro ou no gene *OCRL1*, que também pode causar a síndrome de Lowe (ver Capítulo 547.1). O **raquitismo hipofosfatêmico com hipercalciúria** é uma doença autossômica recessiva rara, descrita principalmente em famílias do Oriente Médio (ver Capítulo 64). Mutações em um cotransportador de sódio-fosfato causam hipofosfatemia nesse distúrbio, e as complicações podem ser nefrolitíase e osteoporose.

A acidose metabólica inibe a reabsorção de fósforo no túbulo proximal. Além disso, a acidose metabólica provoca um deslocamento transcelular de fósforo para fora das células por causa do catabolismo intracelular. Esse fósforo é liberado e subsequentemente perdido na urina, o que leva à depleção significativa de fósforo, ainda que o nível de fósforo no plasma possa estar normal. Isso acontece classicamente na CAD, na qual a perda renal de fósforo é ainda mais aumentada pela diurese osmótica. Com a correção da acidose metabólica e a administração de insulina, ambas responsáveis por um movimento transcelular de fósforo para dentro das células, há uma diminuição acentuada no nível de fósforo no plasma.

A expansão do volume por qualquer motivo, como o hiperaldosteronismo ou a SIADH, inibe a reabsorção de fósforo no túbulo proximal. Tal efeito também ocorre com altas taxas de líquidos IV. Os diuréticos de alça e os tiazídicos podem aumentar a excreção de fósforo renal, mas o aumento raramente é clinicamente significativo. A glicosúria e os glicocorticoides inibem a conservação renal de fósforo. A hipofosfatemia é comum após o transplante renal como resultado das perdas urinárias de fósforo. As possíveis explicações são hiperparatireoidismo secundário preexistente decorrente de insuficiência renal crônica, terapia de glicocorticoides e regulação positiva do FGF-23 antes do transplante. A hipofosfatemia geralmente se resolve em alguns meses.

Tanto as causas adquiridas quanto genéticas da **deficiência de vitamina D** estão associadas à hipofosfatemia (ver Capítulo 64). A patogenia é multifatorial. A deficiência de vitamina D, ao dificultar a absorção intestinal de cálcio, causa um hiperparatireoidismo secundário que leva ao aumento da perda urinária de fósforo. A ausência de vitamina D diminui a absorção intestinal de fósforo e diretamente a reabsorção renal de fósforo. A manifestação clínica dominante é o raquitismo, embora alguns pacientes tenham fraqueza muscular que pode estar relacionada com a deficiência de fósforo.

O **alcoolismo** é a causa mais comum de hipofosfatemia grave em adultos. Felizmente, muitos dos fatores de risco que predispõem os adultos com alcoolismo à hipofosfatemia não estão normalmente presentes em adolescentes (desnutrição, abuso de antiácidos, episódios recorrentes de CAD). A hipofosfatemia ocorre com frequência na sepse, mas o mecanismo não está claro. A hemodiálise prolongada e agressiva, como opção para tratar a ingestão de metanol ou de etileno glicol, pode provocar hipofosfatemia.

Manifestações clínicas

Há manifestações agudas e crônicas da hipofosfatemia. O raquitismo ocorre em crianças com deficiência prolongada de fósforo. As características clínicas do raquitismo são descritas no Capítulo 64.

A hipofosfatemia grave, normalmente em níveis < 1,0 a 1,5 mg/dℓ, pode afetar todos os órgãos do corpo, pois o fósforo tem um papel fundamental na manutenção da energia celular adequada. O fósforo é um componente do ATP e necessário para a glicólise. Com uma quantidade inadequada de fósforo, os níveis do 2,3-difosfoglicerato nos eritrócitos diminuem, prejudicando a liberação de oxigênio para os tecidos. A hipofosfatemia grave pode causar hemólise e disfunção dos leucócitos. A hipofosfatemia crônica provoca fraqueza muscular proximal e atrofia. Na unidade de terapia intensiva, a deficiência de fósforo pode retardar a retirada da ventilação mecânica ou causar insuficiência respiratória aguda. A **rabdomiólise** é a complicação mais comum de hipofosfatemia aguda, geralmente no contexto de um deslocamento transcelular agudo de fósforo para as células em uma criança com depleção crônica de fósforo (anorexia nervosa). A rabdomiólise é de certo modo uma proteção, já que há liberação celular de fósforo. Outras manifestações da hipofosfatemia grave são disfunção cardíaca e sintomas neurológicos, como tremor, parestesia, ataxia, convulsões, delírio e coma.

Diagnóstico

Muitas vezes, a história clínica e a avaliação laboratorial básica sugerem a etiologia da hipofosfatemia. Na história, convém investigar nutrição, medicamentos e doença familiar. A hipofosfatemia e o raquitismo em uma criança previamente saudável sugerem defeito genético na conservação renal de fósforo, síndrome de Fanconi, uso inadequado de antiácidos, desnutrição, deficiência de vitamina D ou defeito genético no metabolismo da vitamina D. O paciente com síndrome de Fanconi costuma apresentar acidose metabólica, glicosúria, aminoacidúria e um nível baixo de ácido úrico no plasma. A aferição da 25-D e da 1,25-D, do cálcio e do PTH possibilita a diferenciação entre os vários distúrbios de deficiência de vitamina D e a perda renal primária de fosfato (ver Capítulo 64). O hiperparatireoidismo é facilmente distinguido pela presença de valores elevados de PTH e de cálcio no plasma.

Tratamento

O nível plasmático de fósforo, a presença de sintomas, a probabilidade de depleção crônica e as perdas em curso são os fatores que ditam a abordagem da terapia. Uma hipofosfatemia leve não necessita de tratamento, a menos que a situação clínica sugira que uma depleção crônica de fósforo esteja presente ou que haja perdas correntes. O fósforo oral pode provocar diarreia e, portanto, as doses devem ser divididas. A terapia IV é eficaz em pacientes que têm deficiência grave ou que não toleram medicações orais. O fósforo IV está disponível como fosfato de sódio ou fosfato de potássio, com a escolha geralmente sendo baseada no nível de potássio plasmático do paciente. As doses iniciais são 0,08 a 0,16 mmol/kg durante 6 h. As preparações orais de fósforo estão disponíveis com várias proporções de sódio e de potássio. Essa é uma consideração importante porque alguns pacientes podem não tolerar a carga de potássio, enquanto o potássio suplementar pode ser útil em algumas doenças, como a síndrome de Fanconi e a desnutrição. As dosagens orais de manutenção são de 2 a 3 mmol/kg/dia em doses divididas, embora a dose de manutenção varie consideravelmente entre os pacientes.

O aumento de fósforo na dieta é a única intervenção necessária em crianças com uma ingestão inadequada. Outros pacientes também podem se beneficiar de um aumento de fósforo na dieta, geralmente por ingestão de produtos lácteos. Os antiácidos ligantes de fósforo devem ser interrompidos em pacientes com hipofosfatemia. Certas doenças necessitam de terapias específicas (ver Capítulo 64).

HIPERFOSFATEMIA

Etiologia e fisiopatologia

A **insuficiência renal** é a causa mais comum de hiperfosfatemia, com uma gravidade proporcional ao grau de prejuízo renal (ver Capítulo 550). Isso ocorre porque a absorção GI da grande ingestão alimentar de fósforo não é regulada e ele costuma ser excretado pelos rins. À medida que a função renal se deteriora, o aumento da excreção de fósforo é capaz de compensar. Quando a função renal é < 30% do normal, a hiperfosfatemia geralmente se desenvolve, embora o tempo de seu desenvolvimento possa variar consideravelmente dependendo da ingestão de fósforo na dieta. Muitas das outras causas da hiperfosfatemia são mais propensas a se desenvolver no quadro de insuficiência renal (Tabela 68.10).

O conteúdo celular de fósforo é elevado com relação ao fósforo plasmático, e a lise celular pode liberar uma quantidade substancial de fósforo. Essa é a etiologia da hiperfosfatemia na **síndrome da lise tumoral**, na **rabdomiólise** e na **hemólise aguda**. Esses distúrbios causam uma liberação concomitante de potássio e o risco de hiperpotassemia. As características adicionais da lise tumoral e da rabdomiólise são hiperuricemia e hipocalcemia, enquanto a hiperbilirrubinemia indireta e valores elevados da lactato desidrogenase (LDH) estão frequentemente presentes na hemólise. Um nível elevado de CPK é sugestivo de rabdomiólise. Durante a acidose láctica ou a CAD, a utilização de fósforo pelas células diminui e o fósforo desloca-se em direção ao EEC. Esse problema reverte-se quando o problema subjacente é corrigido; e, especialmente com a CAD, os pacientes tornam-se subsequentemente hipofosfatêmicos como um resultado da perda renal prévia de fósforo.

A ingestão excessiva de fósforo é especialmente perigosa em crianças com insuficiência renal. Os neonatos estão sob risco, pois a função renal normalmente é reduzida durante os primeiros meses de vida. Além disso, eles podem receber doses de fósforo equivocadas, que são apropriadas para crianças mais velhas ou adultos. Em bebês alimentados com leite de vaca, que tem um teor de fósforo mais elevado que o leite materno ou a fórmula infantil, a hiperfosfatemia pode se desenvolver. O ***Fleet enema*** tem uma elevada quantidade de fósforo que pode ser absorvida, especialmente no paciente com um íleo paralítico; os bebês e as crianças com a doença de Hirschsprung são particularmente vulneráveis. Há frequentemente uma hipernatremia associada à absorção de sódio e à perda de água pela diarreia. Os laxantes com fosfato de sódio podem provocar hiperfosfatemia, se a dose for excessiva ou se

Tabela 68.10 Causas da hiperfosfatemia.

DESVIOS TRANSCELULARES
Síndrome de lise tumoral
Rabdomiólise
Hemólise aguda
Cetoacidose diabética e acidose láctica
INGESTÃO ELEVADA
Enemas e laxantes
Leite de vaca em lactentes
Tratamento da hipofosfatemia
Intoxicação por vitamina D
EXCREÇÃO DIMINUÍDA
Insuficiência renal
Hipoparatireoidismo ou pseudo-hipoparatireoidismo (OMIM 146200/603233/103580/241410/203330)
Acromegalia
Hipertireoidismo
Calcinose tumoral com hiperfosfatemia (OMIM 211900)

OMIM, número do banco de dados do Online Mendelian Inheritance in Man (http://www.ncbi.nlm.nih.gov/omim).

a insuficiência renal estiver presente. A hiperfosfatemia ocorre em crianças que recebem tratamento excessivamente agressivo para a hipofosfatemia. A **intoxicação por vitamina D** provoca uma absorção GI excessiva de cálcio e fósforo, e a supressão do PTH pela hipercalcemia reduz a excreção renal de fósforo.

A ausência de PTH no **hipoparatireoidismo** ou a responsividade do PTH no **pseudo-hipoparatireoidismo** provocam hiperfosfatemia por causa do aumento da reabsorção de fósforo no túbulo proximal do rim (ver Capítulos 589 e 590). A hipocalcemia associada é responsável pelos sintomas clínicos. A hiperfosfatemia costuma ser menor no hipertireoidismo ou na acromegalia. Ela decorre do aumento da reabsorção de fósforo no túbulo proximal pela ação da tiroxina ou do hormônio de crescimento. A tiroxina em excesso também pode causar a reabsorção do osso, o que pode contribuir para a hiperfosfatemia e causar hipercalcemia. Os pacientes com **calcinose tumoral familiar**, uma doença autossômica recessiva rara, apresentam hiperfosfatemia como resultado da diminuição da excreção renal de fosfato e de calcificações heterotópicas. A doença pode ser secundária a mutações nos genes para uma glicosiltransferase, a fosfatonina FGF-23, ou no gene Klotho, que codifica o correceptor para o FGF-23.

Manifestações clínicas

As principais consequências clínicas da hiperfosfatemia são a hipocalcemia e a calcificação sistêmica. Provavelmente, a hipocalcemia decorre da deposição tecidual de sal de cálcio-fósforo, da inibição da produção de 1,25-D e da diminuição da reabsorção óssea. A hipocalcemia sintomática é mais provável de ocorrer quando o nível de fósforo aumenta rapidamente ou quando as doenças que predispõem a hipocalcemia estão presentes (insuficiência renal crônica, rabdomiólise). A calcificação sistêmica ocorre porque a solubilidade do fósforo e do cálcio no plasma é excedida. Acredita-se que isso aconteça quando o cálcio plasmático × fósforo plasmático, ambos medidos em mg/dℓ, é > 70. Clinicamente, essa condição é muitas vezes aparente na conjuntiva, onde se manifesta como uma sensação de corpo estranho, eritema e injeção. São manifestações mais ameaçadoras hipoxia por calcificação pulmonar e insuficiência renal decorrente da nefrocalcinose.

Diagnóstico

A creatinina plasmática e os níveis de NUS devem ser avaliados em qualquer paciente com hiperfosfatemia. A história deve se concentrar no consumo de fósforo e na presença de doenças crônicas que possam causar hiperfosfatemia. A aferição dos níveis de K^+, ácido úrico, cálcio, LDH, bilirrubina, hemoglobina e CPK pode ser indicada se houver suspeita de rabdomiólise, lise tumoral ou hemólise. Com uma hiperfosfatemia leve e hipocalcemia significativa, a aferição do nível sérico de PTH distingue entre o hipoparatireoidismo e o pseudo-hipoparatireoidismo.

Tratamento

O tratamento da hiperfosfatemia aguda depende de sua gravidade e de sua etiologia. A hiperfosfatemia leve em um paciente com função renal razoável resolve-se espontaneamente; a resolução pode ser acelerada pela restrição alimentar de fósforo. Se a função renal não estiver prejudicada, as soluções IV podem aumentar a excreção renal de fósforo. Para uma hiperfosfatemia mais significativa ou uma situação como a da lise tumoral ou da rabdomiólise, nas quais é provável que ocorra uma geração continuada de fósforo endógeno, a adição de um quelante de fósforo VO impede a absorção de fósforo proveniente da dieta e pode remover o fósforo corporal ligando-se a ele, que é normalmente secretado e absorvido pelo trato GI. Os quelantes de fósforo são mais eficazes quando administrados com alimentos. Os quelantes que contêm hidróxido de alumínio são especialmente eficientes, mas o carbonato de cálcio é uma alternativa eficaz e pode ser preferível, se houver a necessidade de tratar a hipocalcemia concomitante. A preservação da função renal, por exemplo, com um fluxo urinário elevado na rabdomiólise ou na lise tumoral, é um adjuvante importante, pois vai possibilitar a excreção contínua de fósforo. Se a hiperfosfatemia não estiver respondendo ao tratamento conservador, especialmente se a insuficiência renal ocorrer em sequência, a diálise pode ser necessária para aumentar a remoção de fósforo.

A restrição dietética de fósforo é necessária nas doenças que causam hiperfosfatemia crônica. No entanto, tais dietas são muitas vezes difíceis de seguir, considerando a abundância de fósforo em vários alimentos. Com frequência, a restrição dietética é suficiente em condições como o hipoparatireoidismo e a insuficiência renal leve. Para uma hiperfosfatemia mais problemática, como acontece na insuficiência renal moderada e na doença renal em estágio terminal, costuma ser necessário utilizar os quelantes de fósforo. Eles são o carbonato de cálcio, o acetato de cálcio, o sevelamer, o citrato férrico, o oxi-hidróxido sucroférrico e o lantânio. Os quelantes de fósforo contendo alumínio não são mais usados em pacientes com **doença renal crônica**, devido ao risco de toxicidade do alumínio. A diálise remove diretamente o fósforo do sangue em pacientes com doença renal em estágio final, mas é apenas um complemento à dieta de restrição de fósforo e aos quelantes; a diálise não acompanha o consumo alimentar normal.

A bibliografia está disponível no GEN-io.

68.7 Equilíbrio Ácido-Básico

Larry A. Greenbaum

FISIOLOGIA ÁCIDO-BÁSICA

Terminologia

Os distúrbios leves e crônicos no estado ácido-básico podem interferir no crescimento e no desenvolvimento normais, enquanto as alterações agudas e graves no pH podem ser fatais. O controle do equilíbrio ácido-básico depende dos rins, pulmões e sistemas de tamponamento intracelulares e extracelulares.

Um pH normal situa-se em 7,35 a 7,45. Existe uma relação inversa entre o pH e a concentração de íons de hidrogênio ($[H^+]$). A um pH de 7,40, a $[H^+]$ é 40 nmol/ℓ. A concentração normal de sódio no soro, 140 mEq/ℓ, é 1 milhão de vezes mais elevada. A manutenção de um pH normal é necessária porque os íons de hidrogênio são altamente reativos e são especialmente suscetíveis a se combinar com proteínas, alterando sua função.

Um **ácido** é uma substância que libera ("doa") um íon de hidrogênio (H^+). Uma **base** é uma substância que aceita um íon de hidrogênio. Um ácido (HA) pode se dissociar em um íon de hidrogênio e uma base conjugada (A^-), como segue:

$$HA \leftrightarrow H^+ + A^-$$

Um ácido forte é altamente dissociado e, assim, há pouco HA nessa reação. Um ácido fraco é mal dissociado; nem todos os íons de hidrogênio são liberados a partir do HA. O A^- atua como uma base, quando a reação se desloca para a esquerda. Essas reações estão em equilíbrio. Quando se adiciona o HA ao sistema, existe uma dissociação de parte do HA, até que as concentrações de H^+ e A^- aumentem suficientemente para que se alcance um novo ponto de equilíbrio. A adição de íons de hidrogênio provoca uma diminuição em A^- e um aumento no HA. A adição de A^- provoca uma diminuição nos íons de hidrogênio e um aumento do HA.

Os **tampões** são substâncias que atenuam a alteração de pH que ocorre quando ácidos ou bases são adicionados ao corpo. Dada a $[H^+]$ extremamente baixa no corpo a um pH fisiológico, sem os tampões uma pequena quantidade de íons de hidrogênio poderia causar um declínio dramático do pH. Os tampões evitam a diminuição do pH pela ligação aos íons de hidrogênio adicionados, como segue:

$$A^- + H^+ \rightarrow HA$$

O aumento da $[H^+]$ desloca essa reação para a direita. Da mesma maneira, quando se adiciona base ao corpo, os tampões de pH impedem o aumento de liberação de íons de hidrogênio, como segue:

$$HA \rightarrow A^- + H^+$$

Os melhores tampões são ácidos e bases fracos. Isso ocorre porque um tampão funciona melhor quando está 50% dissociado (metade HA e metade A^-). O pH no qual um tampão está 50% dissociado é seu pK_a (constante de ionização do ácido). Os melhores tampões fisiológicos têm um pK_a próximo a 7,40. A concentração de um tampão e seu pK_a determinam a eficácia do tampão (capacidade de tamponamento). Quando o pH é inferior ao pK_a de um tampão, há mais HA do que o A^-. Quando o pH é superior ao pK_a, há mais A^- do que HA.

Tampões fisiológicos

O bicarbonato e os tampões não bicarbonato protegem o organismo contra as grandes alterações no pH. O **sistema tampão do bicarbonato** é rotineiramente monitorado clinicamente e baseia-se na relação entre o dióxido de carbono (CO_2) e o bicarbonato (HCO_3^-):

$$CO_2 + H_2O \leftrightarrow H^+ + HCO_3^-$$

O CO_2 atua como um ácido que, após se combinar com água, libera um H^+; o bicarbonato atua como sua base conjugada já que aceita um H^+. O pK_a dessa reação é 6,1. A **equação de Henderson-Hasselbalch** expressa a relação entre pH, pK_a e as concentrações de um ácido e de sua base conjugada. Tal relação é válida para qualquer tampão. A equação de Henderson-Hasselbalch para o bicarbonato e o CO_2 é como segue:

$$pH = 6,1 + \log[HCO_3^-]/CO_2]$$

A **equação de Henderson-Hasselbalch** para o sistema tampão de bicarbonato tem três variáveis: pH, concentração de bicarbonato ($[HCO_3^-]$) e concentração de dióxido de carbono ($[CO_2]$). Logo, se duas dessas variáveis são conhecidas, é possível calcular a terceira. Quando se está utilizando a equação de Henderson-Hasselbalch, é importante que o CO_2 e o bicarbonato tenham as mesmas unidades. O CO_2 é relatado clinicamente em mmHg e deve ser multiplicado pela sua constante de solubilidade, 0,03 mmol/ℓ/mmHg, antes da equação ser usada. A manipulação matemática da equação de Henderson-Hasselbalch produz a seguinte relação:

$$[H^+] = 24 \times PCO_2/[HCO_3^-]$$

A uma $[H^+]$ normal de 40 nmol (pH 7,40), a pressão parcial de dióxido de carbono (PCO_2), expressa em mmHg nessa equação, é 40 quando a $[HCO_3^-]$ é de 24 mEq/ℓ. Essa equação enfatiza que a $[H^+]$, equivalente ao pH, pode ser determinada pela razão da PCO_2 e $[HCO_3^-]$.

O sistema tampão de bicarbonato é muito eficaz como resultado da alta concentração de bicarbonato no corpo (24 mEq/ℓ) e pelo fato de ser um sistema aberto. Os outros tampões corporais estão em um sistema fechado. O sistema tampão de bicarbonato é um sistema aberto, pois os pulmões aumentam a excreção do CO_2 quando a concentração de CO_2 no sangue aumenta. Quando o ácido é adicionado ao corpo, ocorre a seguinte reação:

$$H^+ + HCO_3^- \rightarrow CO_2 + H_2O$$

Em um sistema fechado, o CO_2 aumentaria. A concentração elevada de CO_2 levaria a um aumento na reação inversa:

$$CO_2 + H_2O \rightarrow H^+ + HCO_3^-$$

Isso iria aumentar a $[H^+]$, situação a qual limitaria a capacidade de tamponamento do bicarbonato. No entanto, como os pulmões excretam o excesso de CO_2, a reação inversa não se eleva; tal fato aumenta a capacidade de tamponamento do bicarbonato. O mesmo princípio aplica-se com a adição de uma base, pois os pulmões reduzem a excreção de CO_2 e evitam que o nível de CO_2 diminua. A falta de alteração na $[CO_2]$ aumenta significativamente a capacidade de tamponamento do bicarbonato.

Os **tampões não bicarbonatos** contemplam proteínas, fosfato e ossos. Os tampões proteicos são constituídos de proteínas extracelulares, sobretudo albumina e proteínas intracelulares, como a hemoglobina. As proteínas são tampões eficazes, principalmente por causa da presença do aminoácido *histidina*, que tem uma cadeia lateral que pode liberar ou se ligar a H^+. O pK_a da histidina varia ligeiramente, dependendo de sua posição na molécula de proteína, mas seu pK_a médio é de aproximadamente 6,5. Isso é perto o suficiente de um pH normal (7,4) para fazer da histidina um tampão eficaz. A hemoglobina e a albumina têm 34 e 16 moléculas de histidina, respectivamente.

O fosfato pode se ligar a até três moléculas de hidrogênio. Por isso, ele pode existir como PO_4^{3-}, HPO_4^{2-}, $H_2PO_4^{1-}$ ou H_3PO_4. No entanto, a um pH fisiológico, a maior parte do fosfato pode ser encontrada como HPO_4^{2-} ou $H_2PO_4^{1-}$. O $H_2PO_4^{1-}$ é um ácido e o HPO_4^{2-} é sua base conjugada:

$$H_2PO_4^{1-} \leftrightarrow H^+ + HPO_4^{2-}$$

O pK_a desta reação é 6,8, o que torna o fosfato um tampão eficaz. A concentração de fosfato no EEC é relativamente baixa, o que limita a capacidade global de tamponamento do fosfato; ele é menos importante do que a albumina. No entanto, o fosfato encontra-se em uma concentração muito mais elevada na urina, em que é um tampão importante. No EIC, a maior parte do fosfato está ligada covalentemente a moléculas orgânicas (ATP), mas ele ainda funciona como um tampão eficaz.

O osso é um tampão importante. O osso é *básico* – ele é formado por compostos como o bicarbonato de sódio e carbonato de cálcio – e, dessa maneira, a dissolução óssea libera bases. Tal liberação pode tamponar uma carga ácida, embora à custa da densidade óssea, se ocorrer durante um período prolongado. Por outro lado, a formação óssea, por meio do consumo de base, ajuda a tamponar o excesso de base.

Clinicamente, medimos o pH extracelular, mas é o pH intracelular que afeta a função da célula. A medição do pH intracelular é desnecessária, pois as alterações no pH intracelular são paralelas às alterações no pH extracelular. No entanto, a alteração no pH intracelular tende a ser menor do que a alteração no pH extracelular, devido à maior capacidade de tamponamento no EIC.

EQUILÍBRIO ÁCIDO-BÁSICO NORMAL

Os pulmões e os rins mantêm um equilíbrio ácido-básico normal. O dióxido de carbono gerado durante o metabolismo normal é um ácido fraco. Os pulmões evitam um aumento da PCO_2 no sangue, excretando o CO_2 que o corpo produz. A produção de CO_2 varia de acordo com as necessidades metabólicas do corpo, aumentando com a atividade física. A resposta pulmonar rápida a alterações na concentração de CO_2 ocorre por meio da detecção central da PCO_2 e de um consequente aumento ou diminuição da ventilação para manter uma PCO_2 normal (35 a 45 mmHg). Um aumento na ventilação reduz a PCO_2, assim como uma diminuição da ventilação aumenta a PCO_2.

Os rins excretam o ácido endógeno. Um adulto costuma produzir cerca de 1 a 2 mEq/kg/24 h de H^+. As crianças normalmente produzem 2 a 3 mEq/kg/24 h H^+. As três principais fontes de H^+ são o metabolismo de proteínas provenientes da alimentação, o metabolismo incompleto de carboidratos e gordura e as perdas fecais de bicarbonato. Como o metabolismo de proteína gera H^+, a produção de ácido endógeno varia com a ingestão de proteínas. A oxidação completa dos carboidratos ou das gorduras a CO_2 e água não gera H^+; os pulmões removem o CO_2. Contudo, o metabolismo incompleto de carboidratos ou gorduras produz H^+. O metabolismo incompleto da glicose pode produzir ácido láctico e o metabolismo incompleto dos triglicerídeos pode produzir cetoácidos, como o ácido beta-hidroxibutírico e o ácido acetoacético. Existe sempre algum metabolismo basal incompleto que contribui para a produção endógena de ácido. Esse fator aumenta em condições patológicas, como a **acidose láctica** e a **cetoacidose diabética** (**CAD**). A perda de bicarbonato nas fezes é a terceira maior fonte de produção de ácido endógeno. O estômago secreta H^+, mas a maior parte do resto do GI secreta bicarbonato e o efeito líquido é uma perda de bicarbonato do corpo. Para secretar o bicarbonato, as células do intestino produzem íons de hidrogênio que são liberados para a corrente sanguínea. Para cada molécula de bicarbonato perdida nas fezes, o corpo ganha um H^+. Essa fonte de produção de ácido endógeno é normalmente mínima, mas pode aumentar consideravelmente em um paciente com diarreia.

Os íons de hidrogênio formados na produção de ácido endógeno são neutralizados pelo bicarbonato, potencialmente causando uma diminuição na concentração de bicarbonato. Os rins regeneram esse bicarbonato por meio da secreção de H^+. Os pulmões não podem regenerar o bicarbonato, ainda que a perda de CO_2 diminua a $[H^+]$, conforme mostrado na reação a seguir:

$$H^+ + HCO_3^- \rightarrow CO_2 + H_2O$$

Uma diminuição na $[CO_2]$ faz com que a reação se mova para a direita, o que diminui a $[H^+]$, mas também reduz a $[HCO_3^-]$. Durante uma acidose metabólica, a hiperventilação pode reduzir a $[CO_2]$, diminuir a $[H^+]$ e, assim, aumentar o pH. A acidose metabólica subjacente ainda está presente. Do mesmo modo, os rins não podem corrigir uma $[CO_2]$ anormalmente elevada, como é demonstrado na seguinte reação:

$$H^+ + HCO_3^- \rightarrow CO_2 + H_2O$$

Um aumento na $[HCO_3^-]$ também faz com que a reação se desloque para a direita, o que aumenta a $[CO_2]$ e ao mesmo tempo diminui a $[H^+]$. Durante uma acidose respiratória, o aumento na geração renal de bicarbonato pode diminuir a $[H^+]$ e aumentar o pH, mas não pode reparar a acidose respiratória. Tanto os pulmões quanto os rins podem afetar a $[H^+]$ e, depois, o pH. No entanto, apenas os pulmões podem regular a $[CO_2]$ e apenas os rins podem regular a $[HCO_3^-]$.

Mecanismos renais

Os rins regulam a concentração de bicarbonato no soro, modificando a excreção de ácido na urina. Isso requer um processo de dois passos. Em primeiro lugar, os túbulos renais reabsorvem o bicarbonato que é filtrado no glomérulo. Em segundo lugar, há uma secreção tubular de H^+. A excreção urinária de H^+ gera bicarbonato, que neutraliza a produção endógena de ácido. As ações tubulares necessárias para a excreção renal de ácido ocorrem ao longo do néfron (Figura 68.5).

A reabsorção do bicarbonato filtrado é o primeiro passo necessário na regulação renal do equilíbrio ácido-básico. Um adulto saudável tem uma TFG de aproximadamente 180 ℓ/24 h. Tal líquido entra no espaço de Bowman com uma $[HCO_3^-]$, que é essencialmente idêntica à concentração plasmática, normalmente 24 mEq/ℓ. A multiplicação de 180 ℓ por 24 mEq/ℓ indica que mais que 4.000 mEq de bicarbonato entram no espaço de Bowman a cada dia. Esse bicarbonato, se não fosse recuperado ao longo do néfron, seria perdido na urina, o que causaria uma acidose metabólica profunda.

O túbulo proximal recupera aproximadamente 85% do bicarbonato filtrado (Figura 68.6). Os 15% restantes são recuperados além do túbulo proximal, principalmente no ramo ascendente da alça de Henle. As moléculas de bicarbonato não são transportadas do líquido tubular para dentro das células do túbulo proximal. Em vez disso, os íons de hidrogênio são secretados para o líquido tubular, o que leva à conversão do bicarbonato filtrado em CO_2 e água. A secreção de H^+ pelas células do túbulo proximal acopla-se à geração do bicarbonato intracelular, que é transportado através da membrana basolateral das células do tubo proximal e entra nos capilares. O bicarbonato produzido nas células substitui o bicarbonato filtrado no glomérulo.

O aumento da reabsorção de bicarbonato pelas células do túbulo proximal – resultado do aumento da secreção de H^+ – ocorre em várias situações clínicas. A depleção de volume aumenta a reabsorção de bicarbonato. Essa reabsorção é parcialmente mediada pela ativação do sistema renina-angiotensina; a angiotensina II aumenta a reabsorção de bicarbonato. O aumento da reabsorção de bicarbonato no túbulo proximal é um dos mecanismos responsáveis pela alcalose metabólica que pode ocorrer em alguns pacientes com depleção de volume. Outros estímulos que aumentam a reabsorção de bicarbonato são a hipopotassemia e o aumento da P_{CO_2}. Isso explica parcialmente as observações de que a hipopotassemia provoca uma alcalose metabólica e que a acidose respiratória leva a um aumento compensatório da $[HCO_3^-]$ no soro.

Estímulos que diminuem a reabsorção do bicarbonato no túbulo proximal podem causar uma diminuição na $[HCO_3^-]$ no soro. Uma diminuição na P_{CO_2} (alcalose respiratória) diminui a reabsorção de bicarbonato no túbulo proximal, mediando parcialmente a diminuição da $[HCO_3^-]$ no soro que compensa uma alcalose respiratória. O PTH diminui a reabsorção tubular proximal de bicarbonato; o hiperparatireoidismo pode causar uma acidose metabólica leve. Vários medicamentos e doenças provocam acidose metabólica ao alterar a reabsorção de bicarbonato no túbulo proximal. Exemplos disso são a acetazolamida, um medicamento que inibe diretamente a anidrase carbônica, e as muitas doenças que causam acidose tubular renal (ATR) proximal (ver Capítulo 547.1).

Após recuperarem o bicarbonato filtrado, os rins realizam a segunda etapa no processamento ácido-básico renal, a excreção do ácido criado pela produção de ácido endógeno. A excreção de ácido ocorre principalmente no ducto coletor, com uma pequena participação do túbulo distal.

Junto à secreção de H^+ pelas células tubulares que revestem o ducto coletor, a excreção adequada de ácido endógeno requer a presença de tampões urinários. As bombas de hidrogênio no ducto coletor não conseguem diminuir o pH da urina abaixo de 4,5. A $[H^+]$ em um pH 4,5 é < 0,04 mEq/ℓ; isso exigiria mais que 25 ℓ de água com um pH de 4,5 para excretar 1 mEq de H^+. Uma criança de 10 kg, com uma produção diária de ácido endógeno de 20 mEq de H^+, precisaria ter

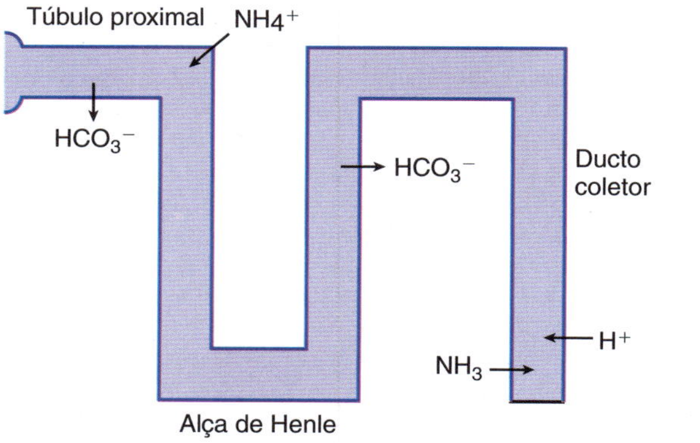

Figura 68.5 Locais tubulares envolvidos no equilíbrio ácido-básico. O túbulo proximal é o local onde a maior parte do bicarbonato filtrado é recuperada, embora outros locais ao longo do néfron, especialmente o ramo ascendente espesso da alça de Henle, reabsorvam uma parte do bicarbonato filtrado. O ducto coletor é o principal local de secreção dos íons de hidrogênio que acidificam a urina. O túbulo proximal gera a amônia que funciona como um tampão urinário no ducto coletor.

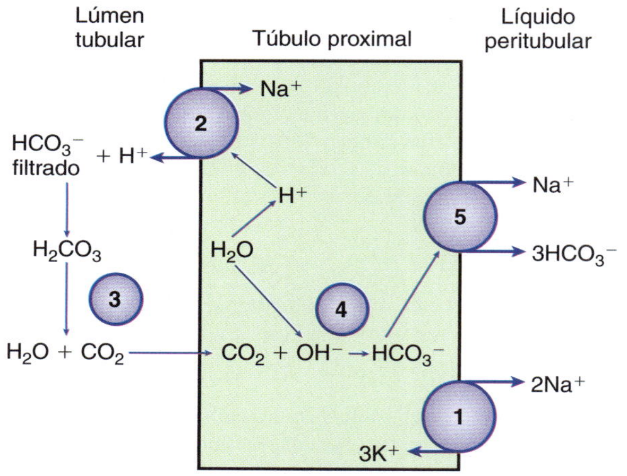

Figura 68.6 Reabsorção do bicarbonato filtrado no túbulo proximal. A Na^+,K^+-ATPase (*1*) excreta sódio através da membrana celular basolateral, mantendo uma baixa concentração intracelular de sódio. A baixa concentração intracelular de sódio fornece a energia para o antiportador Na^+,H^+ (*2*), que troca o sódio do lúmen tubular pelos íons de hidrogênio intracelulares. Os íons de hidrogênio que são secretados no lúmen tubular então se combinam com o bicarbonato filtrado para gerar ácido carbônico. O CO_2 e a água são produzidos a partir do ácido carbônico (H_2CO_3). Tal reação é catalisada pela anidrase carbônica luminal (*3*). O CO_2 difunde-se para dentro da célula e combina-se com os íons OH^- para gerar bicarbonato. Essa reação é catalisada por uma anidrase carbônica intracelular (*4*). A dissociação da água gera um íon OH^- e um íon H^+. O antiportador Na^+,H^+ (*2*) secreta os íons de hidrogênio. Os íons de bicarbonato atravessam a membrana basolateral e entram na corrente sanguínea através do cotransportador 3 HCO_3^-/1Na^+ (*5*). A energia para o cotransportador 3 HCO_3^-/1Na^+ provém do interior da célula carregado negativamente, o que torna eletricamente favorável transportar uma carga resultante negativa (ou seja, três bicarbonatos e apenas 1 sódio) para fora da célula.

uma excreção urinária mais que 500 ℓ por dia, sem a presença de tampões urinários. Como ocorre no sangue, os tampões na urina atenuam a diminuição do pH que ocorre com a adição de H^+. Os dois principais tampões urinários são o fosfato e a amônia.

O **fosfato** urinário é proporcional à ingestão alimentar. Considerando que a maior parte do fosfato filtrado no glomérulo é reabsorvido no túbulo proximal, a concentração urinária de fosfato costuma ser muito maior do que a concentração sérica de fosfato. Tal arranjo possibilita que o fosfato sirva como um tampão efetivo através da seguinte reação:

$$H^+ + HPO_4^{2-} \rightarrow H_2PO_4^{1-}$$

O pK_a dessa reação é 6,8, o que torna o fosfato um tampão eficaz à medida que o pH urinário diminui de 7,0 para 5,0 no interior do ducto coletor. Embora o fosfato seja um tampão efetivo, sua capacidade de tamponamento é limitada devido à sua concentração. Não existe um mecanismo para o aumento da excreção urinária de fosfato em resposta a alterações no estado ácido-básico.

Por outro lado, a produção de **amônia** pode ser modificada, permitindo a regulação da excreção de ácido. A capacidade de tamponamento da amônia (NH_3) baseia-se na reação da amônia com os íons de hidrogênio para formar amônio:

$$NH_3 + H^+ \rightarrow NH_4^+$$

As células do túbulo proximal são a fonte da amônia excretada, sobretudo pelo metabolismo de glutamina por meio das seguintes reações:

$$\text{Glutamina} \rightarrow NH_4^+ + \text{glutamato}^-$$

$$\text{Glutamato}^- \rightarrow NH_4^+ + \text{alfacetoglutarato}^{3-}$$

O metabolismo da glutamina gera dois íons amônia. Além disso, o metabolismo do alfacetoglutarato gera duas moléculas de bicarbonato. Os íons amônia são secretados para o lúmen do túbulo proximal, enquanto as moléculas de bicarbonato saem das células dos túbulos proximais por meio do cotransportador Na^+,3 HCO_3^- basolateral (Figura 68.6). Essa disposição parece cumprir o objetivo de excretar H^+ (como NH_4^+) e regenerar moléculas de bicarbonato. No entanto, os íons de amônia secretados no túbulo proximal não permanecem dentro do lúmen tubular. As células do RAE da alça de Henle reabsorvem os íons de amônia. O resultado é que há uma alta concentração intersticial medular de amônia, mas o líquido tubular que entra no ducto coletor não tem quantidades significativas de íons de amônia. Além disso, os íons de hidrogênio que foram secretados com a amônia no túbulo proximal, na forma de íons de amônia, entram na corrente sanguínea, cancelando o efeito do bicarbonato gerado no túbulo proximal. A excreção de íons de amônia e, portanto, de íons de hidrogênio, depende das células do ducto coletor.

As células do ducto coletor secretam H^+ e regeneram o bicarbonato, que é devolvido para a corrente sanguínea (Figura 68.7). Esse bicarbonato neutraliza a produção de ácido endógeno. O fosfato e a amônia tamponam os H^+ secretados pelo ducto coletor.

A amônia é um tampão eficaz por causa das altas concentrações no interstício medular e porque as células do ducto coletor são permeáveis à amônia, mas não ao amônio. Como a amônia se difunde para dentro do lúmen do ducto coletor, o baixo pH da urina faz com que quase toda a amônia seja convertida em amônio. Esse processo mantém uma baixa concentração luminal de amônia. Como o pH luminal é menor do que o pH no interstício medular, existe maior concentração de amônia dentro do interstício medular do que no lúmen tubular, favorecendo a entrada de amônia para o lúmen tubular. Ainda que a concentração de amônio no lúmen tubular seja maior do que no interstício, as células do ducto coletor são impermeáveis ao amônio, impedindo a retrodifusão de amônio para fora do lúmen tubular e possibilitando que a amônia seja um tampão eficaz.

Os rins ajustam a excreção de H^+, de acordo com as necessidades fisiológicas. Há uma variação na produção de ácido endógeno, em grande parte por causa da dieta e de estresses fisiopatológicos, como as perdas de bicarbonato diarreicas, o que aumenta a necessidade da excreção de ácido. A excreção de H^+ é aumentada pelo incremento da secreção de H^+ no ducto coletor, fazendo com que o pH da urina diminua. Essa resposta é bastante rápida, ocorrendo dentro de horas

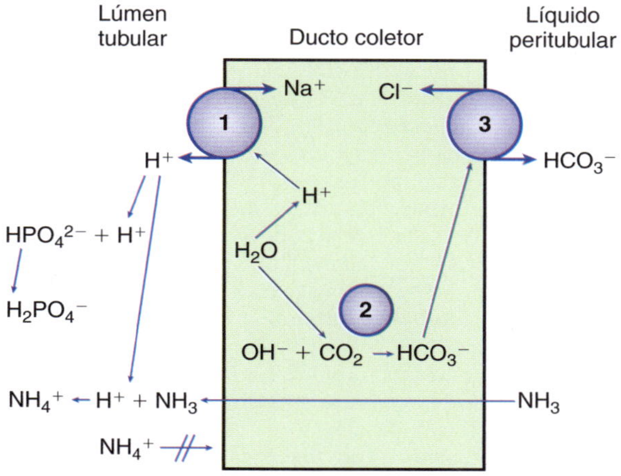

Figura 68.7 Secreção de íons de hidrogênio no ducto coletor. A dissociação da água gera um íon OH^- e um íon H^+. A H^+-ATPase (*1*) secreta íons de hidrogênio para o lúmen tubular. O bicarbonato é formado quando um íon OH^- se combina com o CO_2 em uma reação mediada pela anidrase carbônica (*2*). Os íons de bicarbonato atravessam a membrana basolateral e entram na corrente sanguínea através do permutador de HCO_3^-/Cl^- (*3*). Os íons de hidrogênio no lúmen tubular são tamponados por fosfato e amônia (NH_3). O NH_3 pode se difundir do líquido peritubular para o lúmen tubular, mas o amônio (NH_4^+) não passa por meio das células do ducto coletor.

após uma carga ácida, mas é limitada pela capacidade de tamponamento da urina; as bombas de hidrogênio no ducto coletor não podem abaixar o pH para < 4,5. Um aumento mais significativo da excreção de ácido requer um aumento da produção de amônia pelo túbulo proximal, de modo que mais amônia esteja disponível para servir como um tampão no lúmen tubular do ducto coletor. Essa resposta a um pH sérico baixo alcança seu máximo em 5 a 6 dias; a excreção de amônia pode aumentar aproximadamente 10 vezes com relação ao valor basal.

A excreção de ácido pelo ducto coletor aumenta em uma série de situações clínicas diferentes. O pH extracelular é o regulador mais importante da excreção renal de ácido. Um decréscimo no pH extracelular a partir de uma acidose respiratória ou uma acidose metabólica provoca um aumento da excreção renal de ácido. A aldosterona estimula a excreção de H^+ no ducto coletor, causando um aumento na concentração de bicarbonato no soro. Isso explica a alcalose metabólica que ocorre com o hiperaldosteronismo primário ou o hiperaldosteronismo secundário causado pela depleção de volume. A hipopotassemia aumenta a secreção de ácido, tanto por estimular a produção de amônia no túbulo proximal quanto por aumentar a secreção de H^+ no ducto coletor. Consequentemente, a hipopotassemia tende a produzir uma alcalose metabólica. A hiperpotassemia tem efeito oposto, que pode causar acidose metabólica.

Em pacientes com um pH aumentado, o rim tem dois mecanismos principais para corrigir o problema. Em primeiro lugar, menos bicarbonato é reabsorvido no túbulo proximal, o que leva a um aumento das perdas urinárias de bicarbonato. Em segundo lugar, em um número limitado de células especializadas, o processo para a secreção de H^+ pelo ducto coletor pode ser revertido (Figura 68.7), levando à secreção de bicarbonato no lúmen tubular e à secreção de íons de hidrogênio no líquido peritubular, em que eles entram na corrente sanguínea.

AVALIAÇÃO CLÍNICA DOS DISTÚRBIOS ACIDOBÁSICOS

A seguinte equação, um rearranjo da equação de Henderson-Hasselbalch, enfatiza a relação entre a P_{CO_2}, a concentração de bicarbonato e a concentração de íons de hidrogênio:

$$[H^+] = 24 \times P_{CO_2}/[HCO_3^-]$$

Um aumento na P_{CO_2} ou uma diminuição na $[HCO_3^-]$ elevam a concentração de $[H^+]$; o pH reduz. Uma diminuição na P_{CO_2} ou um aumento na $[HCO_3^-]$ reduzem a concentração de $[H^+]$; o pH aumenta.

Terminologia

A **acidemia** refere-se a um pH abaixo do normal (< 7,35) e a **alcalemia**, a um pH acima do normal (> 7,45). **Acidose** é um processo patológico que provoca um aumento da $[H^+]$ e **alcalose**, um processo patológico que causa uma diminuição na $[H^+]$. Considerando que a acidemia é sempre acompanhada por uma acidose, um paciente pode ter uma acidose e um pH baixo, normal ou alto. Por exemplo, um paciente pode ter, simultaneamente, uma acidose metabólica leve e uma alcalose respiratória grave; o resultado final pode ser uma alcalemia. A acidemia e a alcalemia indicam uma anomalia de pH; a acidose e a alcalose indicam que um processo patológico está ocorrendo.

Um **distúrbio ácido-básico simples** é uma alteração primária única. Durante uma doença metabólica simples, há uma compensação respiratória. Com uma acidose metabólica, a diminuição do pH aumenta o trabalho ventilatório, causando uma diminuição na P_{CO_2}. A diminuição da concentração de dióxido de carbono ($[CO_2]$) leva a um aumento do pH. Espera-se essa adequada compensação respiratória com uma acidose metabólica primária. Apesar da diminuição da $[CO_2]$, a compensação respiratória apropriada não é uma alcalose respiratória, ainda que por vezes seja chamada erroneamente de alcalose respiratória "compensatória". Uma P_{CO_2} baixa pode ser resultado de uma alcalose respiratória primária ou de uma compensação respiratória adequada para uma acidose metabólica. A compensação respiratória apropriada também ocorre com uma alcalose metabólica primária, embora nesse caso a $[CO_2]$ aumente para atenuar a elevação do pH. A compensação respiratória para um processo metabólico acontece de maneira rápida e completa-se dentro de 12 a 24 h; ela não consegue sobrecompensar ou normalizar o pH.

Durante o processo respiratório primário, há uma compensação metabólica, mediada pelos rins. Os rins respondem a uma acidose respiratória, elevando a excreção de H^+, aumentando a geração de bicarbonato e a $[HCO_3^-]$ do soro. Os rins aumentam a excreção de bicarbonato para compensar uma alcalose respiratória; a $[HCO_3^-]$ diminui. Ao contrário da compensação respiratória, que ocorre rapidamente, os rins levam de 3 a 4 dias para completar a compensação metabólica apropriada. Há, no entanto, uma pequena e rápida alteração compensatória na $[HCO_3^-]$ durante o processo respiratório primário. A adequada compensação metabólica esperada para um distúrbio respiratório depende de o processo ser agudo ou crônico.

Ocorre um **distúrbio ácido-básico misto** quando há mais do que um distúrbio ácido-básico primário. Uma criança com displasia broncopulmonar pode ter uma acidose respiratória pela doença pulmonar crônica e uma alcalose metabólica decorrente do uso de furosemida para tratar a doença pulmonar crônica. Mais consideravelmente, uma criança com pneumonia e sepse pode ter uma acidemia grave como resultado da acidose metabólica mista causada pelo aumento do ácido láctico e uma acidose respiratória causada por insuficiência ventilatória.

Existem fórmulas para o cálculo da compensação metabólica ou respiratória adequada para os seis distúrbios acidobásicos primários mais comuns (Tabela 68.11).

Tabela 68.11 Compensação apropriada durante os distúrbios acidobásicos simples.

DISTÚRBIO	COMPENSAÇÃO ESPERADA
Acidose metabólica	$P_{CO_2} = 1,5 \times [HCO_3^-] + 8 \pm 2$
Alcalose metabólica	P_{CO_2} aumenta em 7 mmHg para cada 10 mEq/ℓ de aumento na $[HCO_3^-]$ sérica
Acidose respiratória	
Aguda	$[HCO_3^-]$ aumenta 1 em cada 10 mmHg de aumento na P_{CO_2}
Crônica	$[HCO_3^-]$ aumenta 3,5 em cada 10 mmHg de aumento na P_{CO_2}
Alcalose respiratória	
Aguda	$[HCO_3^-]$ diminui 2 em cada 10 mmHg de diminuição na P_{CO_2}
Crônica	$[HCO_3^-]$ diminui 4 em cada 10 mmHg de diminuição na P_{CO_2}

A compensação apropriada em uma doença simples é esperada. Não é opcional. Se um paciente não tem a compensação adequada, um distúrbio ácido-básico misto está presente. Um paciente apresenta uma acidose metabólica primária com uma $[HCO_3^-]$ de 10 mEq/ℓ no soro. A compensação respiratória esperada é uma $[CO_2]$ de 23 mmHg ± 2 (1,5 × 10 + 8 ± 2 = 23 ± 2; Tabela 68.11). Se a $[CO_2]$ do paciente é maior que 25 mmHg, há uma acidose respiratória concomitante presente. A $[CO_2]$ é maior que o esperado. Um paciente pode ter uma acidose respiratória apesar do nível de CO_2 abaixo do valor "normal" de 35 a 45 mmHg. Nesse exemplo, uma $[CO_2]$ menor que 21 mmHg indica uma alcalose respiratória concomitante; a $[CO_2]$ é mais baixa do que o esperado.

Diagnóstico

A avaliação sistemática de uma amostra de gasometria de sangue arterial (GSA), combinada com a história clínica, geralmente pode explicar o distúrbio ácido-básico do paciente. A avaliação de uma amostra de GSA requer conhecimento dos valores normais (Tabela 68.12). Na maioria dos casos, isso é alcançado por meio de um processo em três passos (Figura 68.8):

1. Determinar se acidemia, ou a alcalemia, está presente.
2. Determinar a causa da acidemia ou da alcalemia.
3. Determinar se um distúrbio misto está presente.

A maioria dos pacientes com um distúrbio ácido-básico tem um pH anormal, embora haja duas exceções. A primeira exceção ocorre no paciente com um distúrbio misto, no qual os dois processos têm efeitos opostos sobre o pH (uma acidose metabólica e uma alcalose respiratória) e causam alterações na $[H^+]$ que são comparáveis em magnitude, embora opostas. A segunda exceção ocorre no paciente com uma alcalose respiratória crônica simples; em alguns casos, a compensação metabólica apropriada é suficiente para normalizar o pH. Em ambas as situações, a presença de um distúrbio ácido-básico é deduzida por causa dos níveis anormais de CO_2 e de bicarbonato. A determinação do distúrbio ácido-básico nesses pacientes requer a progressão para o terceiro passo desse processo.

O segundo passo requer a verificação das concentrações séricas de bicarbonato e de CO_2 para determinar a causa do pH anormal (Figura 68.8). Na maioria dos casos, há apenas uma explicação óbvia para o pH anormal. Em alguns distúrbios mistos, no entanto, pode haver duas possibilidades (p. ex., uma P_{CO_2} alta e uma baixa $[HCO_3^-]$ em um paciente com acidemia). Em tais casos, o paciente tem duas causas para o pH anormal – uma acidose metabólica e uma acidose respiratória, nesse exemplo – e é desnecessário prosseguir para o terceiro passo.

O terceiro passo precisa determinar se a compensação do paciente é apropriada. Supõe-se que a doença primária foi diagnosticada no segundo passo e a compensação esperada é calculada (Tabela 68.11). Se a compensação for apropriada, há um distúrbio ácido-básico simples presente. Se a compensação não for apropriada, há um transtorno misto presente. Determina-se a identidade da segunda doença ao se decidir se a compensação foi insuficiente ou excessiva em comparação com o que era esperado (Figura 68.8).

A história mostra-se sempre útil na avaliação e no diagnóstico de pacientes com distúrbios acidobásicos. É especialmente útil em um processo respiratório. A compensação metabólica esperada para um processo respiratório muda de acordo com o tipo de processo, **agudo** ou **crônico**, o que pode ser deduzido só a partir dessa história. A compensação metabólica para uma acidose respiratória aguda é menor do que para uma acidose respiratória crônica. Em um paciente com uma acidose respiratória, um pequeno aumento na $[HCO_3^-]$ seria

Tabela 68.12 Valores normais para os gases do sangue arterial.

pH	7,35 a 7,45
$[HCO_3^-]$	20 a 28 mEq/ℓ
P_{CO_2}	35 a 45 mmHg

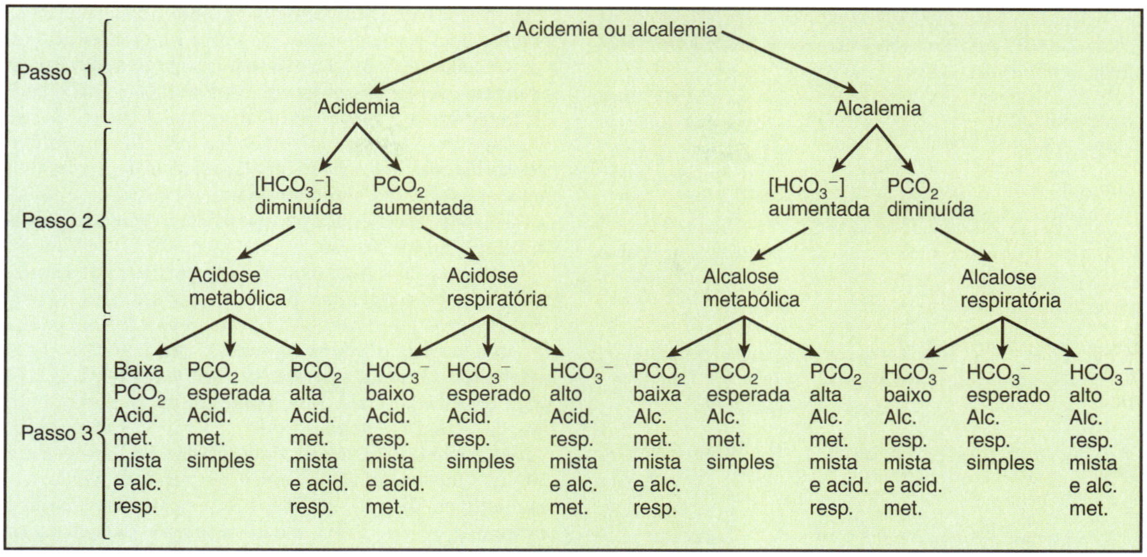

Figura 68.8 Processo de três passos para a interpretação dos distúrbios acidobásicos. No passo 1, determinar se o pH é baixo (acidemia) ou alto (alcalemia). No passo 2, estabelecer uma explicação para a acidemia ou alcalemia. No passo 3, calcular a compensação esperada (Tabela 68.11) e determinar se um distúrbio misto está presente. Acid. met., acidose metabólica; Alc. met., alcalose metabólica; Acid. resp., acidose respiratória; Alc. resp., alcalose respiratória.

consistente com uma acidose respiratória aguda simples ou um distúrbio misto (uma acidose respiratória crônica e uma acidose metabólica). Apenas a história pode diferenciar entre as possibilidades. O conhecimento da extensão do processo respiratório e da presença ou da ausência de um fator de risco para uma acidose metabólica (diarreia) possibilita chegar à conclusão correta.

Uma alternativa à abordagem **fisiológica** anteriormente descrita (que inclui o cálculo do *ânion gap*; ver adiante) é a abordagem **físico-química**, frequentemente chamada de **método de Stewart**. Alguns acreditam que tal abordagem é superior à abordagem fisiológica, mas requer múltiplos cálculos e valores laboratoriais adicionais e tem, portanto, uso mais desafiador nas situações clínicas. A abordagem físico-química requer a aferição do pH sanguíneo e da $P\text{CO}_2$ e o cálculo da diferença aparente entre íons fortes (SIDa), da diferença efetiva entre íons fortes (SIDe), do intervalo entre os íons fortes (SIG) e da concentração total de ácidos fracos (A_{TOT}).

ACIDOSE METABÓLICA

A acidose metabólica ocorre frequentemente em crianças hospitalizadas; a diarreia revela-se a etiologia mais comum. Para um paciente com um problema clínico desconhecido, a presença de uma acidose metabólica é frequentemente útil no diagnóstico, pois sugere um diagnóstico diferencial relativamente restrito.

Pacientes com acidose metabólica apresentam uma baixa $[HCO_3^-]$ no soro, embora nem todos com uma baixa $[HCO_3^-]$ no soro tenham uma acidose metabólica. A exceção ocorre no indivíduo com uma alcalose respiratória, o que provoca uma diminuição na $[HCO_3^-]$ sérica como parte da compensação renal apropriada. Em um paciente com uma acidose metabólica isolada, há uma diminuição previsível na $[CO_2]$ no sangue, como segue:

$$P\text{CO}_2 = 1{,}5 \times [HCO_3^-] + 8 \pm 2$$

Se a compensação respiratória não for adequada, há um distúrbio ácido-básico misto presente. Se o $P\text{CO}_2$ estiver acima do previsto, o indivíduo tem uma acidose respiratória concomitante. Uma $P\text{CO}_2$ inferior ao esperado indica uma alcalose respiratória concomitante ou, menos frequentemente, uma alcalose respiratória isolada. Como a compensação respiratória adequada para uma acidose metabólica **nunca normaliza** o pH do paciente, a presença de um pH normal e de uma baixa $[HCO_3^-]$ ocorre apenas se algum grau de alcalose respiratória estiver presente. Nessa situação, distinguir uma alcalose respiratória crônica isolada de uma acidose metabólica mista e de uma alcalose respiratória aguda pode ser possível apenas clinicamente. Por outro lado, a combinação de um baixo pH sérico com uma baixa $[HCO_3^-]$ ocorre apenas se uma acidose metabólica estiver presente.

Etiologia e fisiopatologia

Existem muitas causas de acidose metabólica (Tabela 68.13), que resultam de três mecanismos básicos:

1. Perda de bicarbonato do corpo
2. Deficiência na capacidade do rim de excretar ácido
3. Adição de ácido ao corpo (exógena ou endógena)

A **diarreia**, a causa mais comum de acidose metabólica em crianças, leva a uma perda de bicarbonato endógeno. A quantidade de bicarbonato perdido nas fezes depende do volume de diarreia e da $[HCO_3^-]$ nas fezes, o que tende a aumentar com uma diarreia mais grave. Os rins tentam equilibrar as perdas por meio do aumento da secreção de ácido, mas a acidose metabólica ocorre quando essa compensação é inadequada. Muitas vezes, a diarreia provoca depleção de volume como resultado das perdas de sódio e água, potencialmente exacerbando a acidose por causar choque e acidose láctica. Além disso, as perdas de potássio diarreicas levam à hipopotassemia. A depleção de volume também causa um aumento na produção de aldosterona. Esse aumento estimula a retenção renal de sódio, ajudando a manter o volume intravascular, mas também leva ao aumento da perda urinária de potássio, agravando a hipopotassemia.

Existem quatro formas de acidose tubular renal (ATR): distal (tipo I), proximal (tipo II), mista (tipo III) e hiperpotassêmica (tipo IV) (ver Capítulo 547). Na ATR **distal**, as crianças podem apresentar hipopotassemia, hipercalciúria, nefrolitíase e nefrocalcinose associadas. A deficiência de crescimento decorrente da acidose metabólica crônica é a queixa de apresentação mais comum. Os pacientes com ATR distal não conseguem acidificar a urina e, assim, têm um pH urinário acima de 5,5, apesar da acidose metabólica.

A ATR **proximal** raramente está presente isoladamente. Na maioria dos pacientes, a ATR proximal faz parte da **síndrome de Fanconi**, uma disfunção generalizada do túbulo proximal. A disfunção leva à glicosúria, à aminoacidúria e às perdas urinárias excessivas de fosfato e ácido úrico. A presença de um baixo nível sérico de ácido úrico, glicosúria e aminoacidúria é útil para o diagnóstico. A hipofosfatemia crônica leva ao raquitismo em crianças (ver Capítulo 64). O raquitismo e/ou a deficiência no crescimento podem ser os motivos da busca de atendimento médico. A capacidade de acidificar a urina está intacta

Tabela 68.13 Causas da acidose metabólica.

HIATO ANIÔNICO NORMAL
Diarreia
Acidose tubular renal (ATR):
- ATR distal (tipo I) (OMIM 179800/602722/267300)*
- ATR proximal (tipo II) (OMIM 604278)†
- ATR mista (tipo III) (OMIM 259730)
- ATR hiperpotassêmica (tipo IV) (OMIM 201910/264350/177735/145260)‡
- Desvios do trato urinário
- Pós-hipocapnia
- Ingestão de cloreto de amônio

HIATO ANIÔNICO AUMENTADO
Acidose láctica
Hipoxia tecidual
- Choque
- Hipoxemia
- Anemia grave

Insuficiência hepática
Malignidade
Supercrescimento bacteriano intestinal
Erros inatos do metabolismo
Medicamentos
- Inibidores da transcriptase reversa nucleosídica
- Metformina
- Propofol
- Linezolida

Cetoacidose
Cetoacidose diabética
Cetoacidose por inanição
Cetoacidose alcoólica

Falência renal

Envenenamento
Etilenoglicol
Metanol
Salicilato
Tolueno
Paraldeído

*Junto a tais doenças genéticas, a ATR distal pode decorrer de doença renal ou de medicamentos. †A maioria dos casos de ATR proximal não é causada por essa doença genética primária. A ATR proximal costuma fazer parte da síndrome de Fanconi, que tem múltiplas etiologias. ‡A ATR hiperpotassêmica pode ser decorrente de um distúrbio genético (alguns dos mais comuns estão listados) ou de outras etiologias. OMIM, número do banco de dados do Online Mendelian Inheritance in Man (http://www.ncbi.nlm.nih.gov/omim).

na ATR proximal. Assim, os pacientes não tratados têm um pH da urina abaixo de 5,5. No entanto, a terapia de bicarbonato eleva as perdas de bicarbonato na urina e o pH da urina aumenta. Uma ATR mista (distal e proximal combinadas) ocorre em pacientes com osteoporose autossômica recessiva causada por mutações no gene da anidrase carbônica II.

Na ATR **hiperpotassêmica**, a excreção renal de ácido e de potássio está prejudicada. A ATR hiperpotassêmica é o resultado da hiperpotassemia, da ausência de aldosterona ou da incapacidade de o rim responder à aldosterona. Na **deficiência grave de aldosterona**, como ocorre na hiperplasia adrenal congênita por causa da deficiência de 21-alfa-hidroxilase, a hiperpotassemia e a acidose metabólica são acompanhadas por hiponatremia e depleção do volume pelas perdas renais de sal. A deficiência de aldosterona incompleta provoca distúrbios eletrolíticos menos graves; as crianças podem ter ATR hiperpotassêmica isolada, hiperpotassemia sem acidose ou hiponatremia isolada. Os pacientes podem ter deficiência de aldosterona causada pela diminuição na produção de renina pelo rim; a renina normalmente estimula a síntese de aldosterona. Em geral, as crianças com hipoaldosteronismo hiporreninêmico apresentam hiperpotassemia isolada ou ATR hiperpotassêmica. As manifestações de resistência à aldosterona dependem da gravidade da resistência. Na forma autossômica recessiva do **pseudo-hipoaldosteronismo** tipo I, que é o resultado da ausência do canal de sódio que normalmente responde à aldosterona, há frequentemente uma perda grave de sal e uma hiponatremia. Por outro lado, a resistência de aldosterona em receptores de transplante renal geralmente produz hiperpotassemia isolada ou ATR hiperpotassêmica; a hiponatremia é incomum. Da mesma maneira, os medicamentos que causam ATR hiperpotassêmica não causam hiponatremia. O pseudo-hipoaldosteronismo tipo II, um distúrbio autossômico recessivo também conhecido como **síndrome de Gordon**, é uma causa única da ATR hiperpotassêmica porque o defeito genético provoca expansão do volume e hipertensão.

As crianças com trato urinário anormal, geralmente decorrentes de malformações congênitas, podem exigir o desvio da urina por meio de segmentos intestinais. A ureterossigmoidostomia, anastomose de um ureter com o cólon sigmoide, quase sempre produz acidose metabólica e hipopotassemia. Consequentemente, as alças ileais são agora o processo mais comumente utilizado, embora ainda haja um risco de acidose metabólica.

A compensação metabólica apropriada para uma alcalose respiratória crônica é a diminuição da excreção renal de ácido. O decréscimo resultante na $[HCO_3^-]$ sérica reduz a alcalemia causada pela alcalose respiratória. Se a alcalose respiratória se resolver rapidamente, o paciente continua a ter uma $[HCO_3^-]$ no soro diminuída, causando acidemia como o resultado da acidose metabólica. Isso se resolve ao longo de 1 a 2 dias por meio do aumento da excreção de ácido pelos rins.

A **acidose láctica** normalmente ocorre quando a entrega inadequada de oxigênio para os tecidos leva ao metabolismo anaeróbico e à produção excessiva de ácido láctico. A acidose láctica pode ser decorrente de choque, anemia grave ou hipoxemia. Quando a causa subjacente da acidose láctica é aliviada, o fígado consegue metabolizar o lactato acumulado, convertendo-o em bicarbonato e corrigindo a acidose metabólica. Existe normalmente uma certa produção tecidual de lactato que é metabolizado pelo fígado. Em crianças com disfunção hepática grave, a deficiência no metabolismo do lactato pode produzir uma acidose láctica. Raramente, uma malignidade metabolicamente ativa cresce tão rápido que seu suprimento de sangue se torna inadequado, o que resulta em metabolismo anaeróbio e acidose láctica. Os pacientes que têm a **síndrome do intestino curto** resultante de uma pequena ressecção intestinal podem ter um crescimento bacteriano excessivo. Nesses pacientes, a metabolização bacteriana excessiva da glicose em ácido D-láctico pode provocar uma acidose láctica. A acidose láctica ocorre em uma variedade de **erros inatos do metabolismo**, especialmente aqueles que afetam a oxidação mitocondrial (ver Capítulos 105.4 e 106). **Medicamentos** também podem causar acidose láctica. Os inibidores nucleosídios da transcriptase reversa que são utilizados para tratar a infecção pelo HIV inibem a replicação mitocondrial. a acidose láctica é uma complicação rara, mas as concentrações séricas elevadas do lactato sem acidose são bastante comuns. A metformina, utilizada para o tratamento de diabetes melito tipo 2, é a causa mais provável de acidose láctica em pacientes com insuficiência renal. Doses elevadas e o uso prolongado de propofol podem causar acidose láctica. O propilenoglicol é um diluente usado em vários medicamentos orais e IV; a ingestão excessiva causa uma acidose láctica, sobretudo pelo acúmulo de ácido D-láctico. A linezolida é outro medicamento que pode provocar uma acidose láctica.

No **diabetes melito insulinodependente**, uma concentração inadequada de insulina leva à hiperglicemia e à CAD (ver Capítulo 607). A produção de ácido acetoacético e de ácido beta-hidroxibutírico provoca acidose metabólica. A administração de insulina corrige o problema metabólico subjacente e possibilita a conversão de acetoacetato e de beta-hidroxibutirato em bicarbonato, o que ajuda a corrigir a acidose metabólica. No entanto, em alguns pacientes, as perdas urinárias de acetoacetato e beta-hidroxibutirato podem ser substanciais, impedindo a recuperação rápida de bicarbonato. Nesses pacientes, a correção total da acidose metabólica requer a recuperação renal de bicarbonato, um processo mais lento. A hiperglicemia provoca uma diurese osmótica, geralmente produzindo depleção de volume, juntamente a perdas substanciais de potássio, de sódio e de fosfato.

Na **cetoacidose por inanição**, a falta de glicose leva à produção de cetoácido que, por sua vez, pode produzir uma acidose metabólica, embora seja geralmente leve, como resultado do aumento da secreção de ácido pelo rim. Na **cetoacidose alcoólica**, que é muito menos comum em crianças do que em adultos, a acidose geralmente ocorre após uma combinação de uma intoxicação alcoólica com vômitos e uma baixa ingestão de alimentos. A acidose é potencialmente mais grave do que com a inanição isolada e o nível de glicose no sangue pode ser baixo, normal ou alto. A hipoglicemia e a acidose também sugerem um erro inato do metabolismo.

A **insuficiência renal** provoca acidose metabólica, devido à necessidade dos rins de excretar o ácido produzido pelo metabolismo normal. Com uma insuficiência renal leve ou moderada, os néfrons restantes geralmente são capazes de compensar por meio do aumento da excreção de ácido. Quando a TFG é abaixo de 20 a 30% do normal, a compensação é inadequada e uma acidose metabólica se desenvolve. Em algumas crianças, especialmente aquelas com insuficiência renal crônica devido à lesão tubular, desenvolve-se a acidose a uma TFG superior, devido a um defeito concorrente na secreção de ácido pelo túbulo distal (ATR distal).

Várias **ingestões tóxicas** podem causar uma acidose metabólica (ver Capítulo 77). A intoxicação por **salicilatos** agora é muito menos comum, pois não se recomenda mais o ácido acetilsalicílico para o controle da febre em crianças. A intoxicação aguda por salicilatos ocorre depois de uma grande superdose. A intoxicação crônica por salicilatos é possível com a acumulação gradual do fármaco. Especialmente em adultos, a alcalose respiratória pode ser o distúrbio ácido-básico dominante. Em crianças, a acidose metabólica é geralmente o achado mais significativo. Outros sintomas da intoxicação por salicilatos são febre, convulsões, letargia e coma. A hiperventilação pode ser particularmente acentuada. Zumbido, vertigem e perda auditiva são mais prováveis com a intoxicação crônica por salicilatos.

O **etileno glicol**, um componente anticongelante, é convertido no fígado em ácidos glioxílico e oxálico, causando uma grave acidose metabólica. A excreção excessiva de oxalato faz com que os cristais de oxalato de cálcio apareçam na urina, e a precipitação do oxalato de cálcio nos túbulos renais pode provocar insuficiência renal. A toxicidade da ingestão de **metanol** também depende do metabolismo do fígado; o ácido fórmico é o produto final tóxico que provoca a acidose metabólica e outras sequelas, como danos ao nervo óptico e SNC. Os sintomas podem ser náuseas, vômitos, deficiência visual e estado mental alterado. A inalação de **tolueno** e a ingestão de **paraldeído** são outras causas potenciais de uma acidose metabólica.

Muitos **erros inatos do metabolismo** causam acidose metabólica (ver Capítulos 102 a 105). A acidose metabólica pode ser o resultado de uma produção excessiva de cetoácidos, ácido láctico e outros ânions orgânicos. Alguns pacientes apresentam hipoglicemia ou hiperamonemia associadas. Na maioria dos pacientes, a acidose ocorre esporadicamente, apenas durante as descompensações agudas, que podem ser precipitadas por ingestão de substratos alimentares específicos, estresse de uma doença leve ou pela falta de adesão ao tratamento clínico ou dietético. Em poucos erros inatos do metabolismo, os pacientes manifestam uma acidose metabólica crônica.

Manifestações clínicas

Geralmente, o distúrbio subjacente produz a maioria dos sinais e sintomas em crianças com acidose metabólica leve ou moderada. As manifestações clínicas da acidose estão relacionadas com o grau de acidemia; os pacientes com compensação respiratória apropriada e acidemia menos grave apresentam menos manifestações do que aqueles com uma acidose respiratória concomitante. Em um pH sérico abaixo de 7,2, pode haver prejuízo da contratilidade cardíaca e um aumento do risco de arritmias, especialmente se houver doença cardíaca subjacente ou outros distúrbios eletrolíticos predisponentes. Com a acidemia, pode haver uma diminuição na resposta cardiovascular às catecolaminas, potencialmente exacerbando a hipotensão em crianças com depleção de volume ou choque. A acidemia provoca vasoconstrição da vasculatura pulmonar, o que é especialmente problemático em neonatos com **hipertensão pulmonar persistente** (ver Capítulo 122.9).

A resposta respiratória normal para a acidose metabólica – hiperventilação compensatória – pode ser sutil com a acidose metabólica leve, mas provoca um aumento do esforço respiratório discernível com a piora da acidemia. Os efeitos metabólicos agudos da acidemia são resistência à insulina, aumento da degradação de proteínas e redução na síntese de ATP. A acidose metabólica crônica provoca déficit de crescimento em crianças. A acidemia faz com que o potássio se desloca do EIC para o EEC, o que aumenta a $[K^+]$ no soro. A acidemia grave prejudica o metabolismo do cérebro, resultando, por fim, em letargia e coma.

Diagnóstico

A etiologia da acidose metabólica costuma ser aparente a partir da história e do exame físico. Agudamente, a diarreia e o choque são as causas comuns da acidose metabólica. O choque, que causa uma acidose láctica, é geralmente aparente no exame físico e pode ser secundário a desidratação, perda aguda de sangue, sepse ou doença cardíaca. A deficiência no crescimento sugere uma acidose metabólica crônica, como acontece com a insuficiência renal ou na ATR. Em crianças com diabetes melito não diagnosticado e CAD, ocorre um novo episódio de poliúria. A acidose metabólica com crises convulsivas e/ou depressão sensorial, especialmente em uma criança, justifica a hipótese de um erro inato do metabolismo. A meningite e a sepse com a acidose láctica são explicações mais comuns para a acidose metabólica com sinais e sintomas neurológicos. A identificação da ingestão de tóxicos (p. ex., etilenoglicol, metanol) é especialmente importante devido ao excelente potencial de resposta ao tratamento específico. Vários medicamentos podem causar uma acidose metabólica; eles podem ser prescritos ou ingeridos acidentalmente. A hepatomegalia e a acidose metabólica podem ocorrer em crianças com sepse, doença cardíaca congênita ou adquirida, insuficiência hepática ou erros inatos do metabolismo.

Os exames laboratoriais iniciais em uma criança com acidose metabólica devem envolver medidas da NUS, creatinina sérica, glicemia, urianálise e eletrólitos séricos. Acidose metabólica, hiperglicemia, glicosúria e cetonúria indicam um diagnóstico de CAD. A inanição provoca cetose, mas a acidose metabólica, se estiver presente, costuma ser leve ($HCO_3^- > 18$ mEq/ℓ). A maioria das crianças com cetose por carência na alimentação e acidose metabólica tem um distúrbio concomitante, como gastrenterite com diarreia, o que explica a acidose metabólica. Alternativamente, a acidose metabólica, com ou sem cetose, ocorre em erros inatos do metabolismo; pacientes com esses distúrbios podem apresentar hiperglicemia, normoglicemia ou hipoglicemia. A insuficiência adrenal pode causar acidose metabólica e hipoglicemia. A acidose metabólica com hipoglicemia também ocorre na insuficiência hepática. A acidose metabólica, a normoglicemia e a glicosúria ocorrem em crianças quando a ATR tipo II faz parte da síndrome de Fanconi; o defeito na reabsorção de glicose pelo túbulo proximal do rim causa glicosúria.

A $[K^+]$ sérica é frequentemente anormal em crianças com acidose metabólica. Ainda que a acidose metabólica faça com que o potássio se desloque do EIC para o EEC, muitos pacientes com acidose metabólica têm uma $[K^+]$ baixa no soro, devido às perdas corporais excessivas de K^+. Com diarreia, há grandes perdas de K^+ nas fezes e, frequentemente, perdas renais secundárias de K^+, enquanto na ATR tipo I ou II há um aumento das perdas urinárias de K^+. Na CAD, as perdas urinárias de K^+ são altas, mas o movimento do K^+ para fora das células por causa da falta de insulina e da acidose metabólica é especialmente significativo. Por conseguinte, a $[K^+]$ inicial no soro pode ser baixa, normal ou elevada, apesar do K^+ corporal total estar quase sempre diminuído. A $[K^+]$ sérica costuma ser aumentada em pacientes com acidose devido à insuficiência renal; a excreção urinária de K^+ é prejudicada. A combinação de acidose metabólica, hiperpotassemia e hiponatremia ocorre em pacientes com deficiência grave de aldosterona (síndrome adrenogenital) ou resistência à aldosterona. Pacientes com ATR tipo IV de menor gravidade frequentemente apresentam apenas hiperpotassemia e acidose metabólica. Crianças muito doentes com acidose metabólica podem ter um nível sérico elevado de K^+ como resultado de uma combinação de insuficiência renal, degeneração tecidual e um deslocamento do K^+ do EIC para o EEC decorrente de uma acidose metabólica.

O ***ânion gap* plasmático** é útil para a avaliação de pacientes com acidose metabólica. Ele divide os pacientes em dois grupos de diagnóstico: aqueles com *ânion gap* normal e aqueles com aumento da diferença aniônica. A fórmula a seguir determina o hiato aniônico:

$$\text{Ânion gap} = [Na^+] - [Cl^-] + [HCO_3^-]$$

Um *ânion gap* normal é 4 a 11, embora haja variação entre laboratórios. Um *ânion gap* de aproximadamente 11 mEq normalmente é secundário à albumina. Uma redução de 1 g/dℓ na concentração de albumina diminui o *ânion gap* em aproximadamente 2,5 mEq/ℓ. Assim, se a albumina não estiver próxima de 4 g/dℓ, o *ânion gap* deve ser corrigido para a concentração de albumina:

$$\text{Ânion gap (corrigido para albumina)} = [Na^+] - [Cl^-] + [HCO_3^-] + 2{,}5\,(4 - \text{albumina})$$

O número de ânions no soro deve ser igual ao número de cátions do soro para manter a neutralidade elétrica (Figura 68.9). O *ânion gap* é a diferença entre o cátion medido (Na^+) e os ânions medidos (Cl^- + bicarbonato). O *ânion gap* é também a diferença entre os cátions não medidos (K^+, magnésio, cálcio) e os ânions não medidos (albumina, fosfato, urato, sulfato). Ocorre um aumento do *ânion gap* quando há um aumento dos ânions não medidos. Com a acidose láctica, há produção endógena de ácido láctico, que é composto por íons de hidrogênio carregados positivamente e ânions de lactato carregados negativamente. Os íons de hidrogênio são amplamente tamponados pelo bicarbonato do soro, o que resulta em uma diminuição na $[HCO_3^-]$. Os íons de hidrogênio que não são tamponados pelo bicarbonato fazem com que o pH do soro diminua. Os ânions de lactato permanecem, provocando o aumento do *ânion gap*.

Um aumento nos ânions não medidos, juntamente à geração de H^+, ocorre em todas as causas do aumento do hiato da acidose metabólica (Tabela 68.13). Na CAD, os cetoácidos beta-hidroxibutirato e acetoacetato são os ânions não medidos. Na insuficiência renal, há uma retenção de ânions não medidos, como fosfato, urato e sulfato. O aumento nos ânions não medidos na insuficiência renal costuma ser menor do que a diminuição na $[HCO_3^-]$. A insuficiência renal é, portanto, uma mistura de um hiato aumentado e um hiato normal na acidose metabólica. A acidose metabólica com *ânion gap* normal é especialmente predominante em crianças com insuficiência renal como resultado de dano tubular, como ocorre com a displasia renal ou a uropatia obstrutiva, pois esses pacientes têm uma ATR concorrente. Os ânions não medidos na ingestão de tóxicos variam: formato na intoxicação por metanol; glicolato na intoxicação por etilenoglicol; e lactato e cetoácidos na intoxicação por salicilatos. Nos erros inatos do metabolismo, os ânions não medidos dependem da etiologia específica e podem incluir cetoácidos, lactato e outros ânions orgânicos. Em poucos erros inatos do metabolismo, a acidose ocorre sem geração de ânions não medidos; nesse caso, o hiato aniônico é normal.

A **acidose metabólica com *ânion gap* normal** ocorre quando há uma diminuição na $[HCO_3^-]$ sem um aumento nos ânions não medidos. Com a diarreia, há uma perda de bicarbonato nas fezes, o que causa uma diminuição do pH sérico e na $[HCO_3^-]$; a $[Cl^-]$ no soro aumenta para manter a neutralidade elétrica (Figura 68.9). A **acidose metabólica hiperclorêmica** é um termo alternativo para uma acidose metabólica com hiato aniônico normal. O cálculo do *ânion gap* é mais preciso do que a utilização da $[Cl^-]$ para diferenciar entre uma acidose metabólica com *ânion gap* normal e uma com *ânion gap* aumentado, já que o *ânion gap* determina diretamente a presença dos ânions não medidos. A neutralidade elétrica determina que a $[Cl^-]$ aumenta ou diminui de acordo com a $[Na^+]$ sérica, tornando a $[Cl^-]$ um preditor menos confiável dos ânions não medidos que a medida mais direta, o cálculo do hiato aniônico.

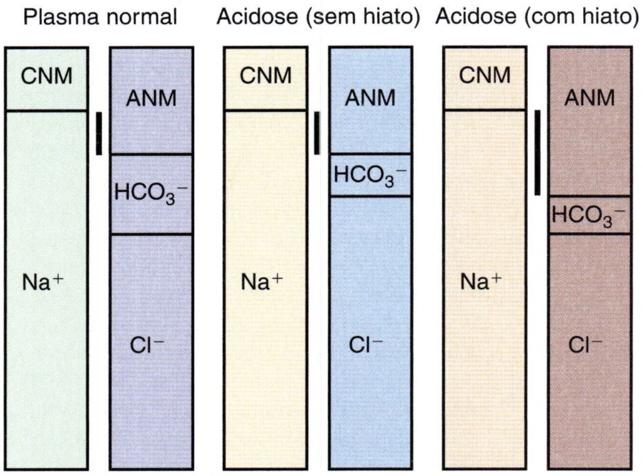

Figura 68.9 ***Ânion gap.*** O ***ânion gap*** é a diferença entre a concentração de sódio e as concentrações combinadas de cloreto e bicarbonato (linhas verticais). Na acidose metabólica com ou sem *gap* iônico, há uma diminuição na concentração de bicarbonato. Ocorre um aumento nos ânions não medidos (ANM) em pacientes com acidose metabólica com *gap*. Em uma acidose metabólica sem *gap*, há um aumento na concentração sérica de cloreto. CNM, cátions não medidos.

Um aumento nos cátions não medidos, como cálcio, potássio e magnésio, diminui o *ânion gap*. Por outro lado, uma diminuição dos cátions não medidos é uma causa muito incomum de um aumento no *ânion gap*. Por causa dessas variáveis, a ampla variação de um *ânion gap* normal e de outras variáveis, a presença de um *ânion gap* normal ou um *ânion gap* aumentado nem sempre é confiável na diferenciação entre as causas de uma acidose metabólica, especialmente quando a acidose metabólica se mostra leve. Em alguns pacientes, há mais do que uma explicação para a acidose metabólica, como a criança com diarreia e acidose láctica decorrente de má perfusão. O *ânion gap* não deve ser interpretado de maneira isolada; a consideração de outras alterações laboratoriais e da história clínica melhora sua utilidade diagnóstica.

Tratamento

A abordagem terapêutica mais eficaz para os pacientes com acidose metabólica é a reparação da doença subjacente, se possível. A administração de insulina na CAD e a restauração da perfusão adequada com líquidos IV na acidose láctica decorrente de hipovolemia ou choque resultam, por fim, na normalização do equilíbrio ácido-básico. Em outras doenças, indica-se a utilização da terapia de bicarbonato porque a doença subjacente é irreparável. As crianças com acidose metabólica causada pela ATR ou por insuficiência renal crônica necessitam de uma terapia de suporte prolongada. Os pacientes com insuficiência renal aguda e acidose metabólica precisam de terapia de reposição de base até que a capacidade de seus rins para excretar hidrogênio se normalize. Em outros distúrbios, a causa da acidose metabólica resolve-se ao final, mas a terapia de reposição de base é necessária durante a doença aguda. No envenenamento por salicilato, a administração de soluções alcalinas aumenta a excreção renal de salicilato e diminui a quantidade de salicilato nas células cerebrais. Muitas vezes, a terapia de reposição de base a curto prazo é necessária em outras intoxicações (etilenoglicol, metanol) e em erros inatos do metabolismo (deficiência da piruvato carboxilase, acidemia propiônica). Alguns erros inatos do metabolismo necessitam de terapia de reposição de base a longo prazo.

O uso da terapia de reposição de base na CAD e na acidose láctica é controversa; *há pouca evidência de que ela melhore o resultado do paciente, e existem vários potenciais efeitos colaterais.* Os riscos de se administrar bicarbonato de sódio são a possibilidade de causar hipernatremia ou sobrecarga de volume. Além disso, o paciente pode ter uma correção excessiva da acidose metabólica, uma vez que o distúrbio subjacente se resolva, pois o metabolismo do lactato ou dos cetoácidos gera bicarbonato. A rápida mudança de acidemia para alcalemia pode provocar vários problemas, como hipopotassemia e hipofosfatemia. A terapia com bicarbonato aumenta a geração de CO_2, que pode se acumular em pacientes com insuficiência respiratória. Como o CO_2 se difunde facilmente nas células, a administração de bicarbonato pode baixar o pH intracelular, potencialmente agravando a função celular. A terapia de suporte costuma ser reservada para crianças com acidose láctica aguda grave e CAD grave.

Administra-se a **terapia de reposição de base VO** às crianças com acidose metabólica crônica. Os comprimidos de bicarbonato de sódio estão disponíveis para crianças mais velhas. As crianças mais novas geralmente tomam soluções de citrato; o fígado gera bicarbonato a partir do citrato. O citrato está disponível nas soluções como citrato de sódio, citrato de potássio e uma mistura 1:1 de citrato de sódio e citrato de potássio. As necessidades de potássio do paciente determinam a escolha. As crianças com ATR tipo I ou tipo II podem apresentar hipopotassemia e beneficiar-se de suplementos de potássio, enquanto a maioria das crianças com insuficiência renal crônica pode não tolerar o potássio adicional.

A terapia VO ou IV pode ser usada na acidose metabólica aguda. Em geral, a terapia IV é utilizada quando uma resposta rápida se mostra necessária. O bicarbonato de sódio pode ser administrado como um *bolus*, normalmente em uma dose de 1 mEq/kg, em uma situação de emergência. Outra abordagem é a adição de bicarbonato de sódio ou acetato de sódio às soluções IV do paciente, lembrando-se de remover uma quantidade igual de cloreto de sódio da solução para evitar a administração de uma carga excessiva de sódio. O monitoramento cuidadoso revela-se obrigatório, de modo que a dose inicial possa ser ajustada de maneira apropriada. O tris-hidroximetil aminometano (**trometamina, THAM**) é uma opção em pacientes com acidose metabólica e acidose respiratória, pois neutraliza os ácidos sem liberar CO_2. O THAM também se difunde nas células e, consequentemente, proporciona um tamponamento intracelular.

A **hemodiálise** é outra opção para corrigir a acidose metabólica e uma escolha adequada em pacientes com insuficiência renal, especialmente significativa se também houver uremia ou hiperpotassemia. A hemodiálise é vantajosa para corrigir a acidose metabólica causada por intoxicação com metanol ou etilenoglicol, pois a hemodiálise remove a toxina ofensiva. Além disso, esses pacientes frequentemente apresentam uma acidose metabólica grave que não responde facilmente à terapia IV de bicarbonato. A diálise peritoneal é outra opção para corrigir a acidose metabólica por insuficiência renal.

Muitas causas de acidose metabólica necessitam de uma terapia específica. A administração de um glicocorticoide e um mineralocorticoide é necessária em pacientes com insuficiência adrenal. Os pacientes com CAD requerem terapia com insulina, enquanto os pacientes com acidose láctica respondem a medidas que aliviam a hipoxia tecidual. Junto à correção da acidose, os pacientes que ingeriram metanol ou etilenoglicol devem receber um agente que impeça a decomposição da substância tóxica em seus metabólitos tóxicos. O fomepizol superou o etanol como o tratamento de escolha. Esses agentes funcionam pela inibição da álcool-desidrogenase, a enzima que realiza o primeiro passo no metabolismo do etileno glicol ou metanol. Há várias terapias específicas das doenças para pacientes com acidose metabólica resultante de um erro inato do metabolismo.

ALCALOSE METABÓLICA

A alcalose metabólica em crianças é mais frequentemente secundária à êmese ou ao uso de diurético. A concentração de bicarbonato no soro está aumentada na alcalose metabólica, apesar de a acidose respiratória também induzir uma elevação compensatória da $[HCO_3^-]$ no soro. Com uma alcalose metabólica simples, no entanto, o pH é elevado; a alcalemia está presente. Pacientes com acidose respiratória são acidêmicos. A alcalose metabólica causa uma compensação respiratória adequada ao diminuir a ventilação. A P_{CO_2} eleva-se 7 mmHg para cada 10 mEq/ℓ de aumento na $[HCO_3^-]$ sérica. A compensação respiratória adequada nunca excede uma P_{CO_2} de 55 a 60 mmHg. O paciente tem uma alcalose respiratória concomitante se a P_{CO_2} for inferior à compensação esperada. Uma P_{CO_2} maior do que a esperada ocorre na acidose respiratória concomitante.

Etiologia e fisiopatologia

Os rins normalmente respondem prontamente a uma alcalose metabólica, aumentando a excreção de bases. Dessa maneira, dois processos estão geralmente presentes para produzir uma alcalose metabólica: (1) a geração da alcalose metabólica, que requer a adição de base ao corpo; e (2) a manutenção da alcalose metabólica, que requer uma deficiência na capacidade do rim de excretar base.

As etiologias de uma alcalose metabólica são divididas em duas categorias com base no nível de cloretos urinários (Tabela 68.14). A alcalose em pacientes com uma **baixa $[Cl^-]$ na urina** mantém-se pela **depleção de volume**; assim, um volume de reposição é necessário para a correção da alcalose. A depleção de volume nesses pacientes é causada pela perda de Na^+ e de K^+, mas a perda de Cl^- costuma ser maior do que as perdas de Na^+ e de K^+ combinadas. Como perdas de Cl^- são a causa dominante da depleção de volume, esses pacientes precisam de Cl^- para corrigir a depleção de volume e a alcalose metabólica. Diz-se que eles têm uma **alcalose metabólica responsiva ao Cl^-**. Por outro lado, a alcalose em um paciente com uma $[Cl^-]$ elevada na urina não responde à reposição de volume e é, portanto, chamada de **alcalose metabólica resistente ao Cl^-**.

Tabela 68.14 Causas de alcalose metabólica.

RESPONSIVAS AO CLORETO (CLORETO URINÁRIO < 15 mEq/ℓ)
Perdas gástricas
Êmese
Sucção nasogástrica
Diuréticos (de alça ou tiazídicos)
Diarreia com perda de cloreto (OMIM 214700)
Fórmula com baixa concentração de cloreto
Fibrose cística (OMIM 219700)
Pós-hipercapnia
RESISTENTES AO CLORETO (CLORETO URINÁRIO > 20 mEq/ℓ)
Pressão arterial alta
Adenoma ou hiperplasia adrenal
Aldosteronismo remediável com glicocorticoide (OMIM 103900)
Doença renovascular
Tumor secretor de renina
Deficiência da 17-alfa-hidroxilase (OMIM 202110)
Deficiência da 11-beta-hidroxilase (OMIM 202010)
Síndrome de Cushing
Deficiência da 11-beta-hidroxiesteroide desidrogenase (OMIM 218030)
Ingestão de alcaçuz
Síndrome de Liddle (OMIM 177200)
Pressão arterial normal
Síndrome de Gitelman (OMIM 263800)
Síndrome de Bartter (OMIM 241200/607364/602522/601678/300971/601198/613090)
Hipoparatireoidismo autossômico dominante (OMIM 146200)
Síndrome EAST (OMIM 612780)
Administração basal

EAST, epilepsia, ataxia, perda auditiva neurossensorial e tubulopatia; OMIM, número do banco de dados do Online Mendelian Inheritance in Man (http://www.ncbi.nlm.nih.gov/omim).

O vômito ou a aspiração nasogástrica resultam na **perda de líquido gástrico**, que tem um conteúdo elevado de HCl. A geração de H^+ pela mucosa gástrica provoca a liberação simultânea de bicarbonato na corrente sanguínea. Normalmente, os íons de hidrogênio no líquido gástrico são recuperados no intestino delgado (por neutralização do bicarbonato secretado). Logo, não há nenhuma perda líquida de ácido. Com a perda de líquido gástrico, isso não ocorre; e desenvolve-se uma alcalose metabólica. Tal período é a *fase de geração* da alcalose metabólica.

A *fase de manutenção* da alcalose metabólica proveniente de perdas gástricas é causada pela depleção de volume ("depleção de cloreto" pela perda gástrica de HCl). A depleção de volume interfere na perda urinária de bicarbonato, a resposta renal normal a uma alcalose metabólica. Durante a depleção de volume, diversos mecanismos evitam a perda renal de bicarbonato. Em primeiro lugar, há uma redução na TFG, de modo que menos bicarbonato é filtrado. Em segundo lugar, a depleção de volume aumenta a reabsorção de sódio e de bicarbonato no túbulo proximal, limitando a quantidade de bicarbonato que pode ser excretada na urina. Esse efeito é mediado pela angiotensina II e pela estimulação adrenérgica do rim, ambas aumentadas em resposta à depleção de volume. Terceiro, o aumento da aldosterona durante a depleção de volume eleva a reabsorção de bicarbonato e secreção de H^+ no ducto coletor.

Além da depleção de volume, as perdas gástricas estão normalmente associadas à hipopotassemia, como resultado da perda de K^+ gástrico e, ainda mais importante, da perda urinária aumentada de K^+. As perdas urinárias aumentadas de K^+ são mediadas pela aldosterona, por meio da depleção de volume e pelo aumento do K^+ intracelular decorrente da alcalose metabólica, o que faz com que o K^+ se desloque para as células do rim, causando a excreção aumentada de K^+. A hipopotassemia contribui para a manutenção da alcalose metabólica, diminuindo as perdas de bicarbonato. A hipopotassemia aumenta a secreção de H^+ no néfron distal e estimula a produção de amônia no túbulo proximal. A produção de amônia aumenta a excreção renal de H^+.

A alcalose metabólica pode se desenvolver em pacientes que recebem **diuréticos de alça** ou **tiazídicos**. O uso de diuréticos leva à depleção de volume, o que aumenta a angiotensina II, a aldosterona e a estimulação adrenérgica do rim. Os diuréticos elevam a liberação de sódio para o néfron distal, aumentando ainda mais a excreção de ácido. Além disso, esses diuréticos provocam hipopotassemia, o que aumenta a excreção de ácido pelo rim. O aumento na excreção renal de ácido gera a alcalose metabólica, e a diminuição da perda de bicarbonato a mantém. Além disso, os pacientes que estão recebendo diuréticos apresentam uma "alcalose de contração". O uso de diuréticos provoca a perda de líquido sem bicarbonato; assim, o bicarbonato corporal restante está contido em um compartimento de líquido corporal total menor. A $[HCO_3^-]$ aumenta, contribuindo para gerar a alcalose metabólica.

Os diuréticos são frequentemente utilizados em pacientes com edema, como aqueles com síndrome nefrótica, insuficiência cardíaca ou insuficiência hepática. Em muitos desses pacientes, a alcalose metabólica resultante do uso de diuréticos desenvolve-se apesar da contínua presença de edema. Isso ocorre porque o volume intravascular efetivo é baixo, e é o volume intravascular efetivo que estimula os mecanismos de compensação que causam e mantêm a alcalose metabólica. Muitos desses pacientes têm um volume intravascular efetivo diminuído antes de iniciar a terapia com diurético, aumentando a probabilidade de uma alcalose metabólica induzida por diuréticos.

O uso de diuréticos aumenta a excreção de cloreto na urina. Consequentemente, enquanto um paciente está recebendo diuréticos, a $[Cl^-]$ da urina é normalmente elevada (> 20 mEq/ℓ). Após o término do efeito diurético, a $[Cl^-]$ urinária é baixa (< 15 mEq/ℓ), devido à retenção renal apropriada de Cl^- em resposta à depleção de volume. Assim, a categorização de diuréticos com base na $[Cl^-]$ urinária depende do momento da aferição. No entanto, a alcalose metabólica de diuréticos é claramente responsiva ao Cl^-. Corrige-se ela após a reposição de volume adequada. Essa é a razão para incluir esse processo entre as causas de alcalose metabólica responsivas ao cloreto.

A maioria dos pacientes com diarreia tem uma acidose metabólica, como resultado das perdas de bicarbonato nas fezes. Na **diarreia com perda de cloreto**, uma doença autossômica recessiva, há um defeito na troca intestinal normal do bicarbonato por cloreto, o que causa perdas excessivas de cloreto nas fezes (ver Capítulo 364). Além disso, as perdas de H^+ e de K^+ nas fezes causam alcalose metabólica e hipopotassemia, ambas exacerbadas pelo aumento das perdas renais de H^+ e de K^+ decorrentes da depleção de volume. O tratamento é feito com suplementos orais de K^+ e de NaCl. A utilização de um inibidor da bomba de prótons gástrica (IBP), pela diminuição da produção do HCl gástrico, reduz tanto o volume de diarreia quanto a necessidade de suplementação de eletrólitos.

Fórmulas com conteúdo extremamente baixo de Cl^- levam à deficiência de Cl^- e à depleção de volume. Há subsequente alcalose metabólica e hipopotassemia. A **fibrose cística** raramente pode provocar alcalose metabólica, hipopotassemia e hiponatremia por causa das perdas excessivas de NaCl no suor (ver Capítulo 432). A depleção de volume causa alcalose metabólica e hipopotassemia por meio de um aumento das perdas urinárias, enquanto a hiponatremia, um achado menos comum, é secundário à perda de Na^+ combinada com a conservação renal de água em um esforço para proteger o volume intravascular (produção "adequada" de ADH).

A **alcalose metabólica pós-hipercápnica** ocorre após a correção da acidose respiratória crônica. Isso normalmente é observado em pacientes com doença pulmonar crônica que iniciam ventilação mecânica. Durante a acidose respiratória crônica, a compensação renal apropriada leva a um aumento na $[HCO_3^-]$ no soro. Como tal elevação se mantém após a correção aguda da acidose respiratória, essa $[HCO_3^-]$ provoca uma alcalose metabólica. A alcalose metabólica persiste porque o paciente com uma acidose respiratória crônica tem depleção intravascular por causa das perdas de Cl^- que ocorreram durante a compensação metabólica inicial para a acidose respiratória primária. Além disso, muitas crianças com uma acidose respiratória crônica recebem diuréticos, que diminuem ainda mais o volume intravascular. A alcalose metabólica responde à correção do déficit do volume intravascular.

As causas da alcalose metabólica **resistente ao cloreto** podem ser subdivididas de acordo com o estado da pressão arterial. Pacientes com **hipertensão** podem ter os níveis de aldosterona aumentados ou agir como se eles tivessem. Os níveis de aldosterona são elevados em crianças com adenomas adrenais ou hiperplasia. A aldosterona causa retenção renal de sódio, com resultante hipertensão. A alcalose metabólica e a hipopotassemia resultam da excreção renal mediada pela aldosterona de H^+ e K^+. O nível urinário de Cl^- não é baixo, pois esses pacientes têm sobrecarga de volume, não depleção de volume. A expansão do volume e a hipertensão possibilitam a excreção normal de Na^+ e Cl^-, apesar da presença da aldosterona. Isso é conhecido como o *fenômeno do escape de mineralocorticoides*.

No **aldosteronismo remediável por glicocorticoide**, uma doença autossômica dominante, a produção excessiva de aldosterona resulta da presença de um gene da aldosterona-sintase, regulado pelo hormônio adrenocorticotrófico (ACTH) (ver Capítulo 594.8). Os glicocorticoides efetivamente tratam essa doença por meio da inibição da produção de ACTH pela hipófise, regulando negativamente a produção inadequada de aldosterona. A doença renovascular e os tumores secretores de renina provocam um excesso de renina e levam a um aumento da aldosterona, embora a hipopotassemia e a alcalose metabólica sejam achados menos comuns do que a hipertensão. Nas duas formas de **hiperplasia adrenal congênita**, a deficiência de 11-beta-hidroxilase e a deficiência da 17-alfa-hidroxilase, há uma produção excessiva do mineralocorticoide 11-desoxicorticosterona (ver Capítulos 594.2 e 594.4). Há uma maior probabilidade de ocorrer hipertensão, hipopotassemia e alcalose metabólica na deficiência da 17-alfa-hidroxilase do que na deficiência da 11-beta-hidroxilase. Tais distúrbios respondem a glicocorticoides porque o excesso de produção de 11-desoxicorticosterona está sob o controle do ACTH.

A **síndrome de Cushing** frequentemente provoca hipertensão. O cortisol tem alguma atividade mineralocorticoide, e altos níveis podem produzir hipopotassemia e alcalose metabólica em pacientes com a síndrome de Cushing.

O cortisol pode se ligar a receptores de mineralocorticoides no rim e funcionar como um mineralocorticoide. Essa ligação normalmente não ocorre porque a 11-beta-hidroxiesteroide desidrogenase no rim converte o cortisol em cortisona, que não se liga ao receptor de mineralocorticoide. Na deficiência da 11-beta-hidroxiesteroide desidrogenase, também chamada de **excesso aparente de mineralocorticoides**, o cortisol não é convertido em cortisona no rim. O cortisol está, portanto, disponível para se ligar ao receptor de mineralocorticoide no rim e agir como um mineralocorticoide. Os pacientes com essa deficiência, apesar dos baixos níveis de aldosterona, são hipertensos e hipopotassêmicos e eles apresentam alcalose metabólica. O mesmo fenômeno pode ocorrer com a ingestão excessiva de alcaçuz natural, cujo componente, o ácido glicirrízico, inibe a 11-beta-hidroxiesteroide desidrogenase. O distúrbio autossômico dominante **síndrome de Liddle** decorre de uma mutação ativadora do canal de sódio no néfron distal (ver Capítulo 549.3). A regulação positiva do canal de sódio é uma das principais ações da aldosterona. Como esse canal de Na^+ está continuamente aberto, as crianças com síndrome de Liddle têm as características do hiperaldosteronismo, como hipertensão, hipopotassemia e alcalose metabólica, mas baixos níveis séricos de aldosterona.

A síndrome de Bartter e a síndrome de Gitelman são doenças autossômicas recessivas associadas a **pressão arterial normal**, elevações do Cl^- urinário, alcalose metabólica e hipopotassemia (ver Capítulo 549). Na **síndrome de Bartter**, os pacientes têm um defeito na reabsorção de Na^+ e de Cl^- na alça de Henle. Isso leva a perdas urinárias excessivas de Na^+ e de Cl^-; e, como ocorre com os pacientes que estão recebendo diuréticos de alça, há depleção de volume e hiperaldosteronismo secundário, a qual causa hipopotassemia e alcalose metabólica. A **síndrome de Gitelman** costuma ser mais suave do que a síndrome de Bartter. Os pacientes apresentam perdas renais de Na^+ e de Cl^-, com depleção do volume devido a mutações no gene que codifica o transportador de Na^+-Cl^- sensível a tiazídicos no túbulo distal. Como ocorre em pacientes que recebem um diurético tiazídico, os afetados apresentam depleção de volume e hiperaldosteronismo secundário com hipopotassemia e alcalose metabólica. As crianças com síndrome de Gitelman têm hipocalciúria e hipomagnesemia. Alguns pacientes com hipoparatiroidismo autossômico dominante têm hipopotassemia e alcalose metabólica devido à reabsorção deficiente de Na^+ e de Cl^- na alça de Henle. A **síndrome EAST** resulta em hipopotassemia, alcalose metabólica e hipomagnesemia.

A **ingestão excessiva de base** pode produzir uma alcalose metabólica. Os pacientes afetados não têm uma $[Cl^-]$ baixa na urina, a menos que haja uma depleção de volume associada. Sem depleção de volume, o excesso de base é rapidamente corrigido por meio da excreção renal de bicarbonato. Raramente, a ingestão maciça de base pode causar uma alcalose metabólica por sobrepujar a capacidade de o rim excretar bicarbonato. Isso pode ocorrer em bebês que estão recebendo bicarbonato de sódio como "remédio caseiro" para cólicas ou dores de estômago. Cada colher de chá de bicarbonato de sódio tem 42 mEq de bicarbonato de sódio. Os bebês apresentam uma maior vulnerabilidade por causa da TFG inferior, o que limita a taxa de excreção renal compensatória de bicarbonato. Uma alcalose metabólica também pode ocorrer em pacientes que recebem uma grande quantidade de bicarbonato de sódio durante a reanimação cardiopulmonar. Os produtos sanguíneos são anticoagulados com citrato, que é convertido em bicarbonato pelo fígado. Pacientes que recebem grandes quantidades de produtos derivados do sangue podem ter uma alcalose metabólica. A alcalose metabólica iatrogênica pode ocorrer como resultado do acetato na NPT. O uso agressivo da terapia de bicarbonato em uma criança com acidose láctica ou CAD pode causar alcalose metabólica. Tal caso mostra-se especialmente provável em um paciente no qual a causa subjacente da acidose láctica é corrigida com sucesso (restauração do volume intravascular em um paciente com desidratação grave). Uma vez que a causa da acidose láctica se resolva, o lactato pode ser convertido pelo fígado em bicarbonato que, quando somado com o bicarbonato infundido, pode levar a uma alcalose metabólica. Um fenômeno semelhante pode ocorrer em uma criança com CAD, pois a administração de insulina possibilita que os cetoácidos sejam metabolizados, produzindo bicarbonato. No entanto, esse fenômeno raramente ocorre por causa do uso criterioso da terapia de bicarbonato na CAD e porque geralmente há perdas significativas de cetoácidos na urina antes do tratamento, o que impede a regeneração maciça de bicarbonato. A administração de base tem maior probabilidade de causar uma alcalose metabólica em pacientes que têm uma capacidade diminuída de excretar bicarbonato na urina. Esse comprometimento ocorre em pacientes com uma depleção de volume concomitante ou insuficiência renal.

Manifestações clínicas

Os sintomas nos pacientes com alcalose metabólica são frequentemente relacionados com a doença subjacente e os distúrbios eletrolíticos associados. Muitas vezes, as crianças com causas de alcalose metabólica responsivas ao Cl^- apresentam sintomas relacionados à depleção de volume, como sede e letargia. Por outro lado, as crianças com causas que não respondem ao Cl^- podem ter sintomas relacionados com a hipertensão.

A alcalemia faz com que o potássio migre para o EIC, produzindo uma diminuição na $[K^+]$ extracelular. A alcalemia leva ao aumento da perda urinária de K^+. Aumentos nas perdas de K^+ estão presentes em muitas das condições que causam a alcalose metabólica. Portanto, a maioria dos pacientes com uma alcalose metabólica tem hipopotassemia, e seus sintomas podem estar relacionados com a hipopotassemia (ver Capítulo 68.4).

Os sintomas da alcalose metabólica são causados pela alcalemia associada. A magnitude da alcalemia está relacionada com a gravidade da alcalose metabólica e a presença de distúrbios acidobásicos respiratórios concomitantes. Durante a alcalemia, a concentração de cálcio ionizado diminui como resultado do aumento da ligação do cálcio à albumina. A diminuição da concentração de cálcio ionizado pode provocar sintomas de **tetania** (**espasmo carpopedal**).

As **arritmias** são uma complicação potencial da alcalose metabólica, e o risco de arritmia aumenta se houver hipopotassemia concomitante. A alcalemia aumenta o risco de toxicidade da digoxina, e os medicamentos antiarrítmicos são menos eficazes na presença de alcalemia. Além disso, a alcalemia pode diminuir o débito cardíaco. Uma alcalose metabólica provoca um aumento compensatório na PCO_2 por diminuir a ventilação. Em pacientes com doença pulmonar subjacente, a redução do movimento ventilatório pode produzir hipoxia. Em pacientes com pulmões normais, a hipoventilação observada na alcalose metabólica grave pode causar hipoxia.

Diagnóstico

A aferição da $[Cl^-]$ na urina é o teste mais útil na diferenciação entre as causas de uma alcalose metabólica. A $[Cl^-]$ da urina é baixo em pacientes com uma alcalose metabólica decorrente da depleção de volume, a menos que haja um defeito na manipulação renal do Cl^-. A $[Cl^-]$ na urina é superior à $[Na^+]$ urinária na avaliação do estado volêmico em pacientes com alcalose metabólica, pois a resposta renal normal para uma alcalose metabólica consiste em excretar o bicarbonato. Como o bicarbonato é carregado negativamente, ele só pode ser excretado com um cátion, geralmente de Na^+ e de K^+. Logo, um paciente com alcalose metabólica pode excretar Na^+ na urina, apesar da presença de depleção de volume, o que normalmente provoca a retenção ávida de Na^+. A $[Cl^-]$ na urina costuma ser um bom indicador da **condição volêmica**, e isso diferencia entre as causas de alcalose metabólica resistentes ao Cl^- e responsivas ao Cl^-.

Os diuréticos e as perdas gástricas são as causas mais comuns de alcalose metabólica e costumam ser facilmente perceptíveis a partir da história do paciente. Às vezes, a alcalose metabólica, geralmente com hipopotassemia, pode ser um indício da presença de bulimia ou uso clandestino de diurético (ver Capítulo 41). Os pacientes com bulimia apresentam uma $[Cl^-]$ baixa na urina, indicando que têm depleção de volume como resultado de uma etiologia extrarrenal, mas não há nenhuma explicação alternativa para a depleção de volume. O uso oculto de diuréticos pode ser diagnosticado por meio da obtenção de um painel de toxicologia na urina para os diuréticos. A $[Cl^-]$ na urina está aumentada quando um paciente está usando diuréticos, mas é baixa quando ele para de tomá-los. Raramente, as crianças com síndrome de Bartter leve ou síndrome de Gitelman são erroneamente diagnosticadas como tendo bulimia ou abuso de diuréticos. A $[Cl^-]$ da urina é sempre elevada na síndrome de Bartter e na síndrome de Gitelman e o exame toxicológico de urina para diuréticos tem um resultado negativo. Ocasionalmente, a alcalose metabólica com hipopotassemia é a manifestação inicial da fibrose cística. Um achado de Cl^- elevado no suor é diagnóstico.

Os pacientes com alcalose metabólica e a elevada $[Cl^-]$ urinária são subdivididos de acordo com o estado da pressão arterial. As crianças com pressão arterial normal podem ter síndrome de Bartter ou síndrome de Gitelman. A administração excessiva de base é outra possibilidade de diagnóstico, mas tal suspeita costuma ser revelada por meio da história. Em pacientes que fizeram ingestão de bicarbonato de sódio culinário, o que pode não ser declarado pelos pais, a alcalose metabólica geralmente ocorre com hipernatremia significativa. Além disso, a menos que haja uma depleção de volume sobreposta, a alcalose metabólica pela ingestão de base resolve-se sozinha após a eliminação da fonte de base.

Medir as concentrações séricas de renina e aldosterona diferencia as crianças com alcalose metabólica, com uma $[Cl^-]$ urinária elevada de cloreto e com pressão arterial elevada. Tanto a renina quanto a aldosterona estão elevadas nas crianças com doença renovascular ou com um tumor secretor de renina. O nível de aldosterona é alto e o de renina é baixo em pacientes com adenomas adrenais ou hiperplasia e aldosteronismo remediável por glicocorticoide. A renina e a aldosterona apresentam níveis baixos em crianças com síndrome de Cushing, síndrome de Liddle, ingestão de alcaçuz, deficiência da 17-alfa-hidroxilase, deficiência da 11-beta-hidroxilase e deficiência da 11-beta-hidroxiesteroide desidrogenase. Um valor elevado de cortisol urinário em 24 h é diagnóstico de síndrome de Cushing, cuja suspeita surge pela presença de outras características clássicas da doença (ver Capítulo 597). É possível observar elevações dos valores da 11-desoxicorticosterona na deficiência da 17-alfa-hidroxilase e na deficiência da 11-beta-hidroxilase.

Tratamento

A abordagem de tratamento da alcalose metabólica depende da gravidade da alcalose e da etiologia subjacente. Em crianças com alcalose metabólica leve ($[HCO_3^-] < 32$ mEq/ℓ), a intervenção é frequentemente desnecessária, embora isso dependa das circunstâncias específicas. Em uma criança com doença cardíaca congênita que está recebendo uma dose estável de um diurético de alça, uma alcalose leve não necessita de tratamento. Por outro lado, a intervenção pode ser apropriada em uma criança com uma alcalose metabólica leve que piora por causa da aspiração nasogástrica. A presença de um distúrbio ácido-básico respiratório concomitante também influencia a tomada de decisão terapêutica. Um paciente com uma acidose respiratória concomitante deve apresentar algum aumento no bicarbonato, pela compensação metabólica. Logo, a gravidade da elevação do pH é mais importante que a $[HCO_3^-]$. Por outro lado, um paciente com uma alcalose respiratória e uma alcalose metabólica está sob risco de alcalemia grave. O tratamento pode ser indicado, mesmo que o aumento no valor de bicarbonato seja apenas leve.

A intervenção costuma ser necessária em crianças com alcalose metabólica moderada ou grave. A abordagem mais eficaz é tratar a etiologia subjacente. Em algumas crianças, a aspiração nasogástrica pode ser diminuída ou interrompida. Alternativamente, a adição de um IBP gástrica reduz a secreção gástrica e as perdas de HCl. Os diuréticos são uma importante causa da alcalose metabólica e, se uma alteração for tolerada, eles devem ser eliminados ou ter sua dose reduzida. A suplementação adequada de potássio ou a adição de um diurético poupador de potássio também é útil para uma criança com uma alcalose metabólica proveniente de diuréticos. Os diuréticos poupadores de potássio não apenas diminuem as perdas renais de K^+, mas, ao bloquearem a ação da aldosterona, também reduzem a secreção de H^+ no néfron distal, aumentando a excreção de bicarbonato urinário. Muitas crianças podem não tolerar a descontinuação da terapia com o diurético. Assim, a suplementação de potássio e os diuréticos poupadores de potássio são a principal abordagem terapêutica. A arginina-HCl também pode ser usada para tratar a acidose metabólica responsiva ao cloreto, se os sais de sódio ou de potássio não forem apropriados. A arginina-HCl pode aumentar os níveis de K^+ sérico durante a administração. Raramente, em casos graves da alcalose metabólica, a acetazolamida é uma opção. Inibidor de anidrase carbônica, a acetazolamida diminui a reabsorção de bicarbonato no túbulo proximal, causando a perda significativa de bicarbonato na urina. O paciente que recebe tal medicamento deve ser acompanhado de perto, pois a acetazolamida produz grandes perdas de potássio na urina e aumenta as perdas de líquido, potencialmente requerendo de uma redução na dosagem de outros diuréticos.

A maioria das crianças com uma alcalose metabólica tem uma das etiologias **responsivas ao cloreto**. Nessas situações, a administração suficiente de cloreto de sódio e de cloreto de potássio para corrigir o déficit de volume e o déficit de potássio é necessária para corrigir a alcalose metabólica. Essa abordagem pode não ser uma opção na criança que tem depleção de volume devido aos diuréticos, pois a reposição de volume pode ser contraindicada. A substituição adequada das perdas gástricas de sódio e de potássio em uma criança com uma sonda nasogástrica pode minimizar ou impedir o desenvolvimento da alcalose metabólica. Com o volume intravascular adequado e uma $[K^+]$ normal no soro, o rim é capaz de excretar o excesso de bicarbonato em 2 dias.

Em crianças com causas de alcalose metabólica **resistentes ao cloreto**, que estão associadas à hipertensão, a reposição de volume é contraindicada porque iria agravar a hipertensão e não reparar a alcalose metabólica. A rigor, o tratamento concentra-se na eliminação do excesso de efeito da aldosterona. Os adenomas adrenais podem ser retirados, a ingestão de alcaçuz pode ser eliminada e a doença renovascular pode ser reparada. O aldosteronismo remediável por glicocorticoides, a deficiência da 17-alfa-hidroxilase e a deficiência da 11-beta-hidroxilase respondem à administração de glicocorticoides. O efeito mineralocorticoide do cortisol na deficiência de 11-beta-hidroxiesteroide desidrogenase pode ser diminuído com o uso de espironolactona, que bloqueia o receptor de mineralocorticoide. Por outro lado, a alcalose metabólica em crianças com a síndrome de Liddle não responde à espironolactona. No entanto, a terapia com amilorida ou com triantereno é eficaz porque ambos os agentes bloqueiam o canal de sódio, constitutivamente ativo na síndrome de Liddle.

Em crianças com a síndrome de Bartter ou a síndrome de Gitelman, a terapia inclui a suplementação oral de potássio e de sódio. Os diuréticos poupadores de potássio podem ser úteis em casos selecionados. As crianças com a síndrome de Gitelman frequentemente requerem a suplementação de magnésio, enquanto as crianças com síndrome de Bartter grave geralmente se beneficiam de indometacina.

ACIDOSE RESPIRATÓRIA

A acidose respiratória é um aumento inadequado da concentração de dióxido de carbono no sangue (P_{CO_2}). O CO_2 é um subproduto do metabolismo e removido do corpo pelos pulmões. Durante a acidose respiratória, há uma diminuição na eficácia de remoção de CO_2 pelos pulmões. A acidose respiratória é secundária às doenças pulmonares, como a bronquiolite grave, ou doenças não pulmonares, como a superdose de narcóticos. Ainda que a produção corporal de CO_2 possa variar, os pulmões normais são capazes de acomodar tal variação. O excesso de produção de CO_2 não é uma causa isolada da acidose respiratória. Com a diminuição da ventilação alveolar, a taxa de produção corporal de CO_2 pode afetar a gravidade da acidose respiratória, mas isso geralmente não é um fator significativo.

A acidose respiratória provoca uma diminuição no pH do sangue, mas normalmente há uma resposta metabólica que compensa parcialmente, minimizando a gravidade da acidose. A resposta metabólica aguda a uma alcalose respiratória ocorre em poucos minutos. A compensação metabólica para uma acidose respiratória *aguda* é secundária à titulação do ácido por tampões não bicarbonatos. Esse tamponamento de H^+ provoca um aumento previsível na $[HCO_3^-]$ no soro: o bicarbonato plasmático aumenta em 1 para cada incremento de 10 mmHg na P_{CO_2} (compensação aguda).

Com uma acidose respiratória *crônica*, há uma compensação metabólica mais significativa e, assim, uma acidemia menos grave do que em uma acidose respiratória aguda com o mesmo aumento na P_{CO_2}. Durante uma acidose respiratória crônica, os rins aumentam a excreção de ácido. Tal resposta ocorre em 3 a 4 dias e provoca um aumento previsível na $[HCO_3^-]$ no soro: o bicarbonato plasmático aumenta cerca de 3,5 para cada incremento de 10 mmHg na P_{CO_2} (compensação crônica).

O aumento da $[HCO_3^-]$ no plasma durante uma acidose respiratória crônica está associado a uma redução no cloreto corporal. Após a correção aguda de uma acidose respiratória crônica, o bicarbonato do plasma continua a ser aumentado e o paciente tem uma alcalose metabólica. Por causa do déficit de Cl^-, essa alcalose metabólica é responsiva ao cloreto; ela se corrige uma vez que o déficit de Cl^- do paciente seja reposto.

Se a compensação metabólica for inadequada, ocorre um **distúrbio misto**. Um valor de bicarbonato mais alto que o esperado ocorre na condição de uma alcalose metabólica concomitante e um valor de bicarbonato mais baixo do que o esperado ocorre no contexto de uma acidose metabólica concomitante. A avaliação acerca da adequação da compensação durante uma acidose respiratória requer conhecimento clínico dos detalhes do processo, pois a compensação esperada é diferente, dependendo se o processo se revela agudo ou crônico.

A P_{CO_2} não pode ser interpretada de maneira isolada para determinar se um paciente tem uma acidose respiratória. Se um indivíduo apresenta acidemia e uma P_{CO_2} elevada, considera-se que a acidose respiratória sempre está presente. No entanto, uma P_{CO_2} elevada também ocorre como uma compensação respiratória apropriada para uma alcalose metabólica simples. O paciente mostra-se *alcalêmico*; isso não é uma acidose respiratória. Durante um distúrbio misto, um paciente pode ter uma acidose respiratória e uma P_{CO_2} normal ou mesmo uma baixa. Essa condição pode ocorrer em um paciente com acidose metabólica. Uma acidose respiratória está presente se o paciente não tem uma compensação respiratória adequada (a P_{CO_2} é maior do que a esperada considerando a gravidade da acidose metabólica).

Etiologia e fisiopatologia

As causas de acidose respiratória são pulmonares ou não pulmonares (Tabela 68.15).

Tabela 68.15 Causas da acidose respiratória.

DEPRESSÃO DO SISTEMA NERVOSO CENTRAL
Encefalite
Traumatismo na cabeça
Tumor cerebral
Apneia central do sono
Hipoventilação pulmonar primária (maldição de Ondina)
Acidente vascular encefálico (AVE)
Lesão encefálica hipóxica
Síndrome da obesidade-hipoventilação (síndrome de Pickwick)
Aumento da pressão intracraniana
Medicamentos
  Narcóticos
  Barbitúricos
  Anestesia
  Benzodiazepínicos
  Propofol
  Alcoóis
DISTÚRBIOS DA MEDULA ESPINAL, NERVOS PERIFÉRICOS OU JUNÇÃO NEUROMUSCULAR
Paralisia diafragmática
Síndrome de Guillain-Barré
Poliomielite
Mielite flácida aguda
Atrofias musculares espinais
Paralisia do carrapato
Botulismo
Miastenia
Esclerose múltipla
Lesão da medula espinal
Medicamentos
  Vecurônio
  Aminoglicosídeos
  Organofosforados (pesticidas)
FRAQUEZA DOS MÚSCULOS RESPIRATÓRIOS
Distrofia muscular
Hipotireoidismo
Desnutrição
	Hipopotassemia
	Hipofosfatemia
	Medicamentos
	  Succinilcolina
	  Corticosteroides
	DOENÇAS PULMONARES
	Pneumonia
	Pneumotórax
	Asma
	Bronquiolite
	Edema pulmonar
	Hemorragia pulmonar
	Síndrome do desconforto respiratório agudo
	Síndrome da angústia respiratória neonatal
	Fibrose cística
	Displasia broncopulmonar
	Pulmões hipoplásicos
	Aspiração de mecônio
	Tromboembolia pulmonar
	Fibrose intersticial
	DOENÇAS DAS VIAS RESPIRATÓRIAS SUPERIORES
	Aspiração
	Laringospasmo
	Angioedema
	Apneia obstrutiva do sono
	Hipertrofia das amígdalas
	Paralisia das cordas vocais
	Tumor extrínseco
	Hemangioma extrínseco ou intrínseco
	DIVERSAS
	Tórax instável
	Parada cardíaca
	Cifoscoliose
	Diminuição do movimento do diafragma devido à ascite ou à diálise peritoneal

Os distúrbios do SNC podem diminuir a atividade do centro respiratório central, reduzindo o movimento ventilatório. Vários medicamentos e drogas ilícitas suprimem o centro respiratório. Os sinais a partir do centro respiratório precisam ser transmitidos para os músculos respiratórios por meio do sistema nervoso. A falência muscular respiratória pode ser secundária à perturbação do sinal proveniente do SNC na medula espinal, no nervo frênico ou na junção neuromuscular. Os distúrbios que afetam diretamente os músculos da respiração podem prejudicar a ventilação adequada, causando uma acidose respiratória.

A doença pulmonar leve ou moderada produz, com frequência, uma alcalose respiratória como resultado da hiperventilação secundária à hipoxia ou da estimulação dos mecanorreceptores pulmonares ou quimiorreceptores. Apenas a doença pulmonar mais grave provoca uma acidose respiratória. As doenças das vias respiratórias superiores, por prejudicarem a entrada de ar para os pulmões, podem diminuir a ventilação, produzindo uma acidose respiratória.

O aumento da produção de CO_2 nunca é a única causa de acidose respiratória, mas pode tornar maior a gravidade da doença em um paciente com diminuição da ventilação de CO_2. A produção aumentada de CO_2 ocorre em pacientes com febre, hipertireoidismo, excesso de ingestão calórica e altos níveis de atividade física. O trabalho muscular respiratório aumentado também eleva a produção de CO_2.

Manifestações clínicas

Os pacientes com uma acidose respiratória são frequentemente taquipneicos em um esforço para corrigir a ventilação inadequada. As exceções são os pacientes com acidose respiratória resultante de depressão do SNC e aqueles que estão à beira da falência respiratória completa secundária à fadiga dos músculos respiratórios.

Os sintomas de acidose respiratória estão relacionados com a gravidade da **hipercapnia**. A acidose respiratória aguda costuma ser mais sintomática do que a acidose respiratória crônica. Os sintomas também são agravados pela hipoxia concomitante ou pela acidose metabólica. Em um paciente respirando ar ambiente, sempre ocorre hipoxia se houver uma acidose respiratória. As potenciais manifestações do SNC da acidose respiratória são ansiedade, tonturas, dor de cabeça, confusão, *flapping*, mioclonias, alucinações, psicose, coma e convulsões.

A acidemia, não importa a etiologia, afeta o sistema cardiovascular. Um pH arterial abaixo de 7,2 prejudica a contratilidade cardíaca e a resposta normal a catecolaminas, tanto no coração quanto na vasculatura periférica. A hipercapnia provoca vasodilatação, mais consideravelmente na vasculatura cerebral, mas a hipercapnia produz vasoconstrição da circulação pulmonar. A acidose respiratória aumenta o risco de **arritmias** cardíacas, em especial em uma criança com doença cardíaca subjacente.

Diagnóstico

Muitas vezes, a história e os achados no exame físico apontam para uma etiologia clara. Para o paciente prostrado, com esforço respiratório fraco, a avaliação do SNC é várias vezes indicada. Isso pode incluir exames de imagem (TC ou RM) e, potencialmente, uma punção lombar para análise do líquido cefalorraquidiano. Um exame toxicológico para drogas ilícitas também pode ser apropriado. A resposta à naloxona pode ser tanto diagnóstica quanto terapêutica. Em muitas das doenças que afetam os músculos respiratórios, existe evidência de fraqueza em outros músculos. O estridor é um indício de que a criança pode ter doença nas vias respiratórias superiores. Junto ao exame físico, a radiografia de tórax é frequentemente útil no diagnóstico de doença pulmonar.

Em muitos pacientes, a acidose respiratória pode ser multifatorial. Uma criança com displasia broncopulmonar, uma doença pulmonar intrínseca, pode piorar por causa da disfunção muscular respiratória causada pela hipopotassemia grave resultante da terapêutica diurética a longo prazo. Por outro lado, uma criança com distrofia muscular, uma doença muscular, pode piorar por causa de pneumonia por aspiração.

Para um paciente com acidose respiratória, o cálculo do gradiente entre a concentração de oxigênio alveolar e a concentração de oxigênio arterial, o gradiente A-A O_2, é útil para distinguir entre um esforço respiratório fraco e a doença pulmonar intrínseca. O gradiente A-A O_2 é aumentado se a hipoxemia for causada por doença pulmonar intrínseca (ver Capítulo 400).

Tratamento

A acidose respiratória é mais bem controlada pelo tratamento da etiologia subjacente. Em alguns casos, a resposta mostra-se muito rápida, como após a administração da naloxona para um paciente com uma superdose de narcóticos. Por outro lado, na criança com pneumonia, podem ser necessários alguns dias de terapia com antibiótico antes que a condição respiratória melhore. Em muitas crianças com uma acidose respiratória crônica, não existe terapia curativa, embora uma doença respiratória aguda sobreposta a uma condição respiratória crônica seja geralmente reversível.

Todos os pacientes com uma acidose respiratória *aguda* são hipóxicos, e, portanto, precisam receber oxigênio suplementar. A ventilação mecânica é necessária em algumas crianças com acidose respiratória. Em geral, as crianças com uma acidose respiratória significativa causada por uma doença do SNC necessitam de ventilação mecânica, pois é improvável que esse tipo de distúrbio responda rapidamente à terapia. Além disso, a hipercarbia provoca uma vasodilatação cerebral, e o aumento da pressão intracraniana pode ser perigoso em uma criança com uma doença subjacente do SNC. A depressão do SNC prontamente reversível, como a decorrente da superdose de narcóticos, pode não requerer ventilação mecânica. As decisões sobre a ventilação mecânica para outros pacientes dependem de inúmeros fatores. Os pacientes com hipercarbia grave – P_{CO_2} acima de 75 mmHg – geralmente necessitam de ventilação mecânica (ver Capítulo 89.1). O limite para a intubação é inferior, se houver acidose metabólica concomitante, uma doença subjacente lentamente responsiva, ou hipoxia que responde mal ao oxigênio ou se o paciente estiver parecendo cansado e uma parada respiratória parecer provável.

Em pacientes com acidose respiratória *crônica*, o movimento respiratório é muitas vezes menos sensível à hipercarbia e mais responsivo à hipoxia. Logo, com a acidose respiratória crônica, o uso excessivo de oxigênio pode diminuir o movimento respiratório e, portanto, aumentar a P_{CO_2}. Nesses pacientes, o oxigênio deve ser utilizado com cautela.

Quando possível, é melhor evitar a ventilação mecânica em um paciente com uma acidose respiratória crônica porque a extubação se mostra frequentemente difícil. No entanto, uma doença aguda pode requerer ventilação mecânica em uma criança com acidose respiratória crônica. Quando a intubação é necessária, a P_{CO_2} deve ser reduzida apenas à linha de base normal do paciente, e isso deve ser feito gradualmente. Esses pacientes têm normalmente uma $[HCO_3^-]$ elevada no soro como resultado da compensação metabólica para sua acidose respiratória. A rápida redução da P_{CO_2} pode provocar uma alcalose metabólica grave, potencialmente levando a complicações, como arritmias cardíacas, diminuição do débito cardíaco e diminuição do fluxo sanguíneo cerebral. Além disso, a ventilação mecânica prolongada em uma P_{CO_2} normal faz com que a compensação metabólica se resolva. Quando o paciente é subsequentemente extubado, ele já não se beneficia da compensação metabólica, com uma acidemia mais grave devido à acidose respiratória.

ALCALOSE RESPIRATÓRIA

A alcalose respiratória é uma redução inadequada da concentração de CO_2 no sangue. Ela costuma decorrer da hiperventilação, inicialmente causando a remoção do CO_2 para superar a produção. Por fim, um novo patamar é alcançado, com a remoção igualando a produção, embora a uma menor tensão de CO_2 (P_{CO_2}). Uma alcalose respiratória que não é o resultado da hiperventilação pode ocorrer em crianças que recebem oxigenação de membrana extracorpórea ou hemodiálise, com o CO_2 perdido diretamente do sangue no circuito extracorpóreo.

Com uma alcalose respiratória simples, o pH aumenta, mas há uma resposta metabólica normal que atenua algumas das variações do pH do sangue. A resposta metabólica a uma alcalose respiratória aguda ocorre em minutos, mediada pela liberação de íons de hidrogênio a partir de tampões não bicarbonato. A resposta metabólica a uma alcalose respiratória aguda é previsível: o bicarbonato plasmático cai 2 a cada 10 mmHg de diminuição na P_{CO_2} (compensação aguda).

A alcalose respiratória crônica leva a uma compensação metabólica mais significativa devido à ação dos rins, que diminuem a secreção ácida, produzindo um decréscimo na $[HCO_3^-]$ no soro. Tanto o túbulo proximal quanto o distal diminuem a secreção de ácido. A compensação metabólica para uma alcalose respiratória desenvolve-se gradualmente, levando de 2 a 3 dias para produzir o efeito completo: o bicarbonato plasmático cai 4 pontos para cada decréscimo de 10 mmHg na P_{CO_2} (compensação crônica).

A alcalose respiratória crônica é o único distúrbio ácido-básico em que uma compensação adequada pode *normalizar o pH*, embora > 7,4.

Um **distúrbio misto** está presente se a compensação metabólica for inadequada. Um nível de HCO_3^- maior do que o esperado ocorre no cenário de uma alcalose metabólica concomitante, e um nível de HCO_3^- mais baixo do que o esperado ocorre no contexto da acidose metabólica concomitante. Avaliar se a compensação é adequada durante a alcalose respiratória requer um conhecimento clínico dos detalhes do processo, pois a compensação esperada é diferente dependendo se o processo se mostra agudo ou crônico.

Um valor baixo de P_{CO_2} nem sempre indica uma alcalose respiratória. A P_{CO_2} também diminui como parte da compensação respiratória adequada para a acidose metabólica; isso não é uma alcalose respiratória. A acidose metabólica é o distúrbio ácido-básico dominante em um paciente com acidemia e P_{CO_2} baixa, mesmo que ainda possa haver uma alcalose respiratória concomitante. Por outro lado, uma alcalose respiratória está sempre presente em um paciente com alcalemia e um baixo teor de P_{CO_2}. Mesmo um valor normal de P_{CO_2} pode ser consistente com uma alcalose respiratória em um paciente com uma alcalose metabólica, pois se espera uma P_{CO_2} elevada como parte da compensação respiratória adequada para a alcalose metabólica.

Etiologia e fisiopatologia

Vários estímulos podem aumentar o movimento ventilatório e causar uma alcalose respiratória (Tabela 68.16). A hipoxemia arterial, ou **hipoxia** tecidual, estimula os quimiorreceptores periféricos a sinalizar para o centro respiratório na medula aumentar a ventilação. O esforço respiratório maior resultante aumenta o teor de oxigênio do sangue (P_{O_2}), mas deprime a P_{CO_2}. O efeito da hipoxemia na ventilação começa quando a saturação de oxigênio arterial (Sa_{O_2}) diminui para aproximadamente 90% (P_{O_2} = 60 mmHg) e a hiperventilação aumenta conforme a hipoxemia piora. A hipoxia aguda é um estímulo mais potente para a hiperventilação do que a hipoxia crônica. Logo, a hipoxia crônica, como ocorre na doença cardíaca cianótica, provoca uma alcalose respiratória bem menos grave do que o grau equivalente de hipoxia aguda. Existem muitas causas de hipoxemia ou hipoxia tecidual, como doença pulmonar primária, anemia grave e intoxicação por monóxido de carbono (CO).

Os pulmões contêm quimiorreceptores e mecanorreceptores que respondem a substâncias irritantes e ao estiramento e enviam sinais para o centro respiratório aumentar a ventilação. A aspiração ou a pneumonia podem estimular os quimiorreceptores, enquanto o edema pulmonar pode estimular os mecanorreceptores. A maioria das doenças que ativam esses receptores também pode causar hipoxemia e, consequentemente, levar à hiperventilação por meio de dois mecanismos. Os pacientes com doença pulmonar primária podem inicialmente ter uma alcalose respiratória, mas o agravamento da doença, combinado com a fadiga muscular respiratória, com frequência, provoca insuficiência respiratória e o desenvolvimento de uma acidose respiratória.

A **hiperventilação sem doença pulmonar** ocorre com a estimulação direta do centro respiratório central. Isso ocorre com doenças do SNC,

Tabela 68.16 Causas de alcalose respiratória.

HIPOXEMIA OU HIPOXIA TECIDUAL
Pneumonia
Edema pulmonar
Cardiopatia cianótica
Insuficiência cardíaca congestiva
Asma
Anemia grave
Altitude elevada
Laringospasmo
Aspiração
Envenenamento por monóxido de carbono
Embolia pulmonar
Doença intersticial pulmonar
Hipotensão
ESTIMULAÇÃO DO RECEPTOR PULMONAR
Pneumonia
Edema pulmonar
Asma
Embolia pulmonar
Hemotórax
Pneumotórax
Síndrome do desconforto respiratório (adulto ou infantil)
ESTIMULAÇÃO CENTRAL
Doença do sistema nervoso central (SNC)
Hemorragia subaracnóidea
Encefalite ou meningite
Trauma
Tumor cerebral
Acidente vascular encefálico (AVE)
Febre
Dor
Ansiedade (crise de pânico)
Hiperventilação psicogênica ou ansiedade
Insuficiência hepática
Sepse
Gestação
Ventilação mecânica
Hiperamonemia
Oxigenação por membrana extracorpórea ou hemodiálise
Medicamentos
Intoxicação por salicilatos
Teofilina
Progesterona
Catecolaminas exógenas
Cafeína

como meningite, hemorragia e trauma. A hiperventilação central causada por lesões, como infartos ou tumores perto do centro respiratório central no mesencéfalo, aumenta a frequência e a profundidade do esforço respiratório. Esse padrão respiratório prenuncia um mau prognóstico, pois tais lesões do mesencéfalo são frequentemente fatais. Os processos sistêmicos podem provocar uma hiperventilação mediada centralmente. Embora os mecanismos exatos não estejam claros, a doença hepática provoca uma alcalose respiratória que costuma ser proporcional ao grau de insuficiência hepática. A **gestação** causa uma alcalose respiratória crônica, provavelmente mediada pela ação da progesterona sobre os centros respiratórios. Os **salicilatos**, embora frequentemente causem uma acidose metabólica concomitante, estimulam diretamente o centro respiratório a produzir uma alcalose respiratória. A alcalose respiratória durante a sepse é provavelmente decorrente da liberação de citocinas.

A hiperventilação pode ser secundária a uma doença subjacente que causa dor, estresse ou ansiedade. Na hiperventilação psicogênica ou nos **ataques de pânico**, não existe qualquer processo de doença que explique a hiperventilação. Esse distúrbio pode ocorrer em uma criança que teve uma experiência emocionalmente estressante. Alternativamente, pode ser parte de uma síndrome do pânico, especialmente se há episódios repetidos de hiperventilação. Em tais pacientes, os sintomas da alcalemia aguda aumentam a ansiedade, potencialmente perpetuando a hiperventilação.

A alcalose respiratória é bastante comum em crianças submetidas à ventilação mecânica, pois o centro respiratório não está controlando a ventilação. Além disso, essas crianças podem ter uma taxa metabólica diminuída e, consequentemente, uma menor produção de CO_2 por causa da sedação e dos medicamentos paralíticos. Normalmente, a diminuição da produção de CO_2 e a hipocapnia resultante diminuem a ventilação, mas tal resposta fisiológica não pode ocorrer em uma criança que não consegue reduzir o esforço ventilatório.

Manifestações clínicas

O processo da doença que está causando a alcalose respiratória costuma ser mais preocupante do que as manifestações clínicas. A alcalose respiratória crônica normalmente é assintomática, pois a compensação metabólica diminui a magnitude da alcalemia.

A alcalose respiratória aguda pode causar aperto no peito, palpitações, vertigem, dormência circum-oral e parestesias das extremidades. As manifestações menos comuns são tetania, convulsões, cãibras musculares e síncope. A vertigem e a síncope são provavelmente um resultado da redução do fluxo sanguíneo cerebral, que é causada pela hipocapnia. A redução do fluxo sanguíneo cerebral é a justificativa para o uso de hiperventilação para tratar crianças com aumento da pressão intracraniana. As parestesias, a tetania e as convulsões podem estar parcialmente relacionadas com a redução de cálcio ionizado que ocorre porque a alcalemia faz com que mais cálcio se ligue à albumina. A alcalose respiratória também provoca uma leve redução no nível de potássio sérico. Os pacientes com a hiperventilação psicogênica tendem a ser mais sintomáticos como resultado da alcalose respiratória; e tais sintomas, juntamente a uma sensação de falta de ar, exacerbam a hiperventilação.

Diagnóstico

Em muitos pacientes, a hiperventilação que produz uma alcalose respiratória não é clinicamente detectável, mesmo com a observação cuidadosa do esforço respiratório do paciente. A compensação metabólica para a alcalose respiratória provoca uma baixa [HCO_3^-] no soro. Quando não se observa a hiperventilação, e apenas os eletrólitos séricos são avaliados, frequentemente faz-se um diagnóstico presuntivo de acidose metabólica. Se houver suspeita de alcalose respiratória, apenas a determinação de GSA pode fazer o diagnóstico.

A hiperventilação nem sempre indica um distúrbio respiratório primário. Em alguns pacientes, a hiperventilação é uma compensação respiratória apropriada para uma acidose metabólica. Com uma acidose metabólica primária, a acidemia está presente e o nível sérico de HCO_3^- costuma ser bastante baixo, se houver uma hiperventilação clinicamente detectável. Em contrapartida, o nível sérico de HCO_3^- nunca cai abaixo de 17 mEq/ℓ, como parte da compensação metabólica para a alcalose respiratória aguda, e a alcalose respiratória aguda simples provoca alcalemia.

Muitas vezes, a etiologia de uma alcalose respiratória é perceptível ao exame físico ou pela história e pode consistir em doença pulmonar, doença neurológica ou doença cardíaca cianótica. A **hipoxemia** é uma causa comum de hiperventilação e importante para o diagnóstico, pois sugere uma doença subjacente significativa que requer tratamento rápido. A hipoxemia pode ser detectada no exame físico (cianose) ou pela oximetria de pulso. No entanto, os valores normais da oximetria de pulso não eliminam a hipoxemia como possível etiologia da hiperventilação. Existem duas razões pelas quais a oximetria de pulso não é adequada para descartar a hipoxemia como uma causa de alcalose respiratória. Em primeiro lugar, a oximetria de pulso não é muito sensível na detecção de uma ligeira diminuição na PO_2 arterial (PaO_2). Em segundo lugar, a hiperventilação durante uma alcalose respiratória faz com que a PaO_2 aumente, possivelmente para um nível não identificado como anormal pela oximetria de pulso. Apenas uma GSA pode eliminar a hipoxia como uma explicação para uma alcalose respiratória. Junto à hipoxemia, é importante considerar os processos que causam **hipoxia tecidual, sem necessariamente causar hipoxemia**. Os exemplos são envenenamento por CO, anemia grave e insuficiência cardíaca.

A doença pulmonar sem hipoxemia pode produzir hiperventilação. Embora a doença pulmonar seja frequentemente perceptível na história ou no exame físico, uma radiografia torácica pode detectar a doença mais sutil. O paciente com uma embolia pulmonar pode ter resultados benignos na radiografia torácica, PaO_2 normal e alcalose respiratória isolada, embora a hipoxia possa ocorrer ao final. O diagnóstico de uma embolia pulmonar requer um alto índice de suspeição e deve ser considerado na criança em que não há outra explicação para a alcalose respiratória, especialmente se houver fatores de risco presentes, como estar acamado por longo período ou uma condição de hipercoagulabilidade (p. ex., síndrome nefrótica ou lúpus anticoagulante).

Tratamento

Raramente existe uma necessidade de tratamento específico da alcalose respiratória. Pelo contrário, centra-se o tratamento na doença subjacente. As configurações da ventilação mecânica são ajustadas para corrigir a alcalose respiratória iatrogênica, a menos que a hiperventilação tenha um propósito terapêutico (p. ex., tratamento do aumento da pressão intracraniana).

Para o paciente com hiperventilação secundária à ansiedade, deve-se fazer um esforço para acalmar a criança, geralmente contando com os pais. Além desse processo de assegurar tranquilidade, os pacientes com **hiperventilação psicogênica** podem se beneficiar de benzodiazepínicos. Durante um episódio agudo de hiperventilação psicogênica, a reinalação em um saco de papel aumenta a PCO_2 do paciente. Usar um saco de papel, em vez de um saco de plástico, possibilita a oxigenação adequada, mas permite que a $[CO_2]$ no saco aumente. O aumento resultante na PCO_2 do paciente diminui os sintomas da alcalose respiratória que tendem a perpetuar a hiperventilação. A reinalação deve ser realizada somente quando as outras causas de hiperventilação tiverem sido eliminadas; é prudente usar a oximetria de pulso durante a reinalação.

A bibliografia está disponível no GEN-io.

Capítulo 69

Terapia de Manutenção e Reposição

Larry A. Greenbaum

Os fluidos intravenosos (IV) de manutenção são administrados em crianças que não podem ser alimentadas por via enteral. Junto com esses líquidos, é possível que o paciente necessite da aplicação concomitante de **fluidos de reposição** caso tenha perdas excessivas contínuas, como pode ocorrer com drenagem por uma sonda nasogástrica (SNG) ou débito urinário alto decorrente de diabetes insípido nefrogênico (DIN). Se houver desidratação, ele também precisará de reposição desse **déficit** (ver Capítulo 70). Uma criança que aguarda cirurgia pode requerer apenas fluidos de manutenção, ao passo que aquela com desidratação por diarreia exige as terapias de manutenção e de reposição desse déficit e, se a diarreia significativa persistir, é provável que haja a necessidade de fluidos de reposição.

TERAPIA DE MANUTENÇÃO

As crianças normalmente apresentam grandes variações na ingestão diária de água e eletrólitos. As únicas exceções são os pacientes que recebem regimes dietéticos fixos por via oral (VO), através de SNG, ou como nutrição parenteral total IV (NPT). Crianças saudáveis podem tolerar variações significativas na ingestão por causa dos muitos mecanismos homeostáticos que são capazes de ajustar a absorção e a excreção de água e eletrólitos (ver Capítulo 68). O cálculo das necessidades de água e eletrólitos que formam a base da terapia de manutenção não são requisitos absolutos. Pelo contrário, esses cálculos fornecem diretrizes razoáveis para um ponto de partida a fim de estimar a terapia IV. As crianças não precisam iniciar o tratamento com líquidos IV somente porque sua ingestão está sendo monitorada em um hospital e elas não estão tomando "fluidos de manutenção" VO, a menos que haja um processo patológico presente que exija alta ingestão de fluidos.

Fluidos de manutenção costumam ser muito mais necessários em pacientes cirúrgicos nos pré e pós-operatórios; porém, uma grande parcela dos não cirúrgicos também requerem fluidoterapia de manutenção. É importante identificar quando é imprescindível iniciar essa hidratação. Um adolescente normal com prescrição de nada VO (NPO; jejum absoluto) durante a noite, a fim de realizar um procedimento pela manhã, não requer líquidos de manutenção, pois indivíduos saudáveis são capazes de tolerar com facilidade 12 ou 18 horas sem ingestão oral. Por sua vez, deve-se iniciar a fluidoterapia IV dentro de 8 horas após a última mamada em criança com 6 meses de vida à espera de cirurgia; lactentes ficam desidratados com mais rapidez do que os pacientes mais velhos. Uma criança com débito urinário permanente alto por causa do DIN tem de receber fluidos IV logo após ser classificada como NPO.

A hidratação de manutenção é constituída por uma solução de água, glicose, sódio (Na^+) e potássio (K^+). Essa solução é vantajosa por ser simples, ter longo prazo de validade, baixo custo e compatibilidade com a administração por via intravenosa periférica. Ela cumpre os objetivos principais dos fluidos de manutenção (Tabela 69.1). Os pacientes perdem água, Na^+ e K^+ na urina e nas fezes; perde-se água também da pele e dos pulmões. Os líquidos de manutenção repõem essas perdas e, por meio disso, evitando o desenvolvimento de desidratação e a deficiência de Na^+ ou de K^+.

A glicose nos fluidos de manutenção fornece cerca de 20% das necessidades calóricas normais do paciente, previne o desenvolvimento de cetoacidose por inanição e diminui a degradação de proteínas que ocorreria se o paciente não recebesse calorias. Essa também proporciona osmoles adicionais; desse modo, evitando a administração de líquidos hipotônicos que podem ocasionar hemólise.

Os fluidos de manutenção não fornecem quantidades adequadas de calorias, proteínas, gorduras, minerais ou vitaminas. Em geral, esse fato não é problemático para um indivíduo que recebe líquidos IV por alguns dias. Enquanto um paciente está em fluidoterapia de manutenção IV, a sua taxa de calorias fica inadequada e há perda de 0,5 a 1% do peso a cada dia. É imperativo que não se prescreva a terapia de manutenção por tempo indeterminado; a NPT deve ser usada para as crianças que não podem ser alimentadas por via enteral por mais de alguns dias, sobretudo pacientes com desnutrição subjacente.

A fluidoterapia de manutenção padrão não fornece eletrólitos, como o cálcio, o fósforo, o magnésio e o bicarbonato. Para a maioria dos pacientes, essa falta não é problemática durante poucos dias; embora haja alguns que não conseguirão tolerar essa falta, geralmente por causa de perdas excessivas. Uma criança com acidose tubular renal (ATR) tipo 2 perde bicarbonato na urina. Esse paciente tem predisposição para se tornar acidêmico muito rápido, a menos que o bicarbonato (ou acetato) seja adicionado aos fluidos de manutenção. É importante ter em mente as limitações desse tipo de fluidoterapia.

ÁGUA DE MANUTENÇÃO

Água é um componente crucial da fluidoterapia de manutenção por causa das perdas diárias obrigatórias de água. Essas são tanto mensuráveis (urina e fezes) como não mensuráveis (**perdas insensíveis** da pele e dos pulmões). A falha na reposição dessas perdas deixa a criança com sede, desconforto e, por fim, desidratada.

O objetivo da água de manutenção é o fornecimento suficiente desse líquido para repor essas perdas. Embora as perdas urinárias sejam por volta de 60% do total, o rim normal tem a capacidade de alterar bastante

Tabela 69.1 Objetivos dos fluidos de manutenção.
• Prevenir desidratação
• Prevenir distúrbios de eletrólitos
• Prevenir cetoacidose
• Prevenir degradação de proteína

as perdas de água, com o volume diário de urina capaz de variar em mais de um fator de 20. A água de manutenção tem a função de fornecer o líquido suficiente para que o rim não precise diluir ou concentrar quantidade excessiva de urina. Ela também proporciona uma margem de segurança, de modo que os mecanismos homeostáticos normais consigam ajustar as perdas urinárias de água a fim de evitar a hidratação excessiva e a desidratação. Essa adaptabilidade elimina a necessidade de exatidão total no estabelecimento das demandas de água. Esse fato é importante, dada a falta de precisão absoluta nas fórmulas para o cálculo das necessidades hídricas.

A Tabela 69.2 apresenta um sistema para o cálculo de água de manutenção com base no peso do paciente e enfatiza as grandes necessidades de água de pacientes menores e menos desenvolvidos. É uma abordagem confiável, embora esse tipo de cálculo superestime as necessidades de água de uma criança com sobrepeso; para quem o melhor é basear os cálculos no peso corporal magro, o qual pode ser estimado a partir do percentil 50 do peso corporal para a altura da criança. Também é importante lembrar que há um limite superior de 2,4 ℓ/24 h em pacientes de tamanho adulto. Os líquidos IV são prescritos como uma taxa por hora. As fórmulas mostradas na Tabela 69.3 permitem o cálculo rápido da taxa de fluidos de manutenção.

SOLUÇÕES INTRAVENOSAS

Os componentes das soluções disponíveis são apresentados na Tabela 69.4. Esses líquidos são disponibilizados com dextrose 5% [D5 ou soro glicosado 5% (SG5%)], dextrose 10% (D10 ou SG10%) ou sem dextrose. Exceto para as soluções Ringer com lactato (RL), essas são fornecidas com potássio adicionado (10 ou 20 mEq/ℓ). Um *fluido IV equilibrado* contém: uma base (lactato ou acetato); uma concentração de cloreto de sódio fisiológico superior à do soro fisiológico (SF); e concentrações fisiológicas adicionais de eletrólitos, como potássio, cálcio e magnésio. Os exemplos incluem RL e PlasmaLyte, e há evidências que sugerem benefícios em relação ao SF em determinadas situações clínicas. É possível também preparar soluções sob medida com diferentes concentrações de Na^+ ou K^+ em uma farmácia hospitalar. Além disso, outros eletrólitos, como cálcio, magnésio, fosfato, acetato e bicarbonato, podem ser adicionados a soluções IV. Soluções sob medida demandam um certo tempo de preparação e são muito mais caras do que as comerciais; a sua utilização é indispensável apenas para pacientes com distúrbios subjacentes que provocam desequilíbrios eletrolíticos significativos. A aplicação de soluções comerciais economiza tempo e custo.

A osmolalidade plasmática normal é de 285 a 295 mOsm/kg. A infusão de uma solução IV periférica com uma osmolalidade muito mais baixa pode provocar o movimento da água para dentro dos eritrócitos, levando à hemólise. Assim, os fluidos IV quase sempre são formulados para ter uma osmolalidade próxima, ou superior, a 285 (líquidos com osmolalidade um pouco mais alta não causam problemas). Dessa forma, 0,2 SF (osmolalidade = 68) não deve ser administrado perifericamente, mas D5 0,2 SF (osmolalidade = 346) ou D5% ½ SF + 20 mEq/ℓ de cloreto de potássio (KCl) com uma osmolalidade de 472, é possível.

Há controvérsias sobre o teor adequado de sódio nos fluidos de manutenção, considerando-se a observação de que os líquidos hipotônicos podem causar hiponatremia, na qual é possível a ocorrência de sequelas graves. Os líquidos hipotônicos parecem mais fisiológicos dado o baixo teor de Na^+ do leite materno e da fórmula para lactentes. No entanto, crianças hospitalizadas, muitas vezes, têm a excreção de água comprometida por causa da depleção de volume ou estímulos não osmóticos para a produção de hormônio antidiurético (ADH), como doenças respiratórias e do sistema nervoso central (SNC), estresse, dor, náuseas e fármacos (p. ex., narcóticos). Como já mencionado, os líquidos hipotônicos aumentam o risco de hiponatremia; *logo, os líquidos isotônicos com D5% são recomendados como fluido de manutenção padrão, exceto em neonatos.*

Tabela 69.2 Método do peso corporal para calcular o volume de fluido de manutenção diário.

PESO CORPORAL	LÍQUIDO POR DIA
0 a 10 kg	100 mℓ/kg
11 a 20 kg	1.000 mℓ + 50 mℓ/kg para cada kg > 10 kg
> 20 kg	1.500 mℓ + 20 mℓ/kg para cada kg > 20 kg*

*O máximo total de fluido por dia normalmente é de 2.400 mℓ.

Tabela 69.3 Taxa de água de manutenção por hora.

Peso corporal de 0 a 10 kg: 4 mℓ/kg/h
Peso corporal de 10 a 20 kg: 40 mℓ/h + 2 mℓ/kg/h × (peso – 10 kg)
Peso corporal de > 20 kg: 60 mℓ/h + 1 mℓ/kg/h × (peso – 20 kg)*

*A taxa máxima de fluido normalmente é 100 mℓ/h.

Tabela 69.4 Composição de soluções intravenosas.*

LÍQUIDO	$[Na^+]$	$[Cl^-]$	$[K^+]$	$[Ca^{2+}]$	[LACTATO⁻]
Soro fisiológico (NaCl 0,9%)	154	154	–	–	–
Solução de NaCl a 0,45%	77	77	–	–	–
Solução de NaCl a 0,2%	34	34	–	–	–
Ringer com lactato	130	109	4	3	28

*Concentrações de eletrólitos em mEq/ℓ.

GLICOSE

Os fluidos de manutenção costumam conter SG5%, o que fornece 17 calorias/100 mℓ e quase 20% das necessidades calóricas diárias. Esse nível é suficiente para prevenir a produção de cetona e ajuda a minimizar a degradação da proteínas, mas a criança perderá peso com essa dieta. Essa perda é a principal razão pela qual um paciente precisa iniciar NPT após poucos dias com fluidos de manutenção, caso a alimentação enteral ainda não seja possível. Os líquidos de manutenção também carecem de nutrientes essenciais, como proteínas, gorduras, vitaminas e minerais.

SELEÇÃO DE FLUIDOS DE MANUTENÇÃO

Recomenda-se um líquido isotônico (SF, RL ou PlasmaLyte) com D5% e KCl (10 a 20 mEq/ℓ geralmente é adicionado ao SF) para fluidos de manutenção IV. Pacientes cirúrgicos costumam receber esses líquidos (SF e RL) durante a cirurgia e na sala de recuperação por 6 a 8 horas do pós-operatório; a proporção normalmente é cerca de 2/3 da taxa de manutenção calculada, acrescida de dextrose, se for clinicamente indicado. Os fluidos de manutenção subsequentes recebem a adição de glicose a 5% e 10 a 20 mEq/ℓ de KCl com base no K^+ sérico e no ambiente clínico. Os eletrólitos devem ser medidos ao menos 1 vez/dia em todas as crianças que recebem > 50% de líquidos de manutenção IV, a menos que o paciente esteja recebendo fluidos IV prolongados (NPT).

Essas diretrizes compreendem que nenhum processo da doença é tão similar de modo a exigir um ajuste em volume ou composição de eletrólitos dos fluidos de manutenção. Os neonatos, e sobretudo os recém-nascidos prematuros (RNP), estão fora do âmbito dessas orientações em vista de sua fisiologia única. Crianças com insuficiência renal podem se apresentar hiperpotassêmicas ou incapazes de excretar K^+ e talvez não tolerem 10 ou 20 mEq/ℓ de potássio. Pacientes com a produção persistente de ADH por causa de um processo de doença subjacente (síndrome de secreção inapropriada do ADH, insuficiência cardíaca congestiva, síndrome nefrótica e doença hepática) certamente não devem receber fluidos de manutenção. As crianças com meningite têm restrição hídrica, exceto quando há depleção do volume intravascular (ver Capítulo 621.1). O tratamento é individualizado, e a realização de um monitoramento minuciosa é fundamental.

Em crianças com anormalidades fisiopatológicas complicadas, pode ser necessário ajustar a composição eletrolítica e a taxa de fluidos de manutenção na prática, com base nas mensurações de eletrólitos e na avaliação do equilíbrio hídrico. Em todas os pacientes, o monitoramento rigorosa de peso, produção de urina e eletrólitos é essencial, a fim de identificar hiperidratação ou desidratação, hiponatremia e outros distúrbios eletrolíticos; e, então, ajustar a taxa ou composição da solução IV de forma adequada.

VARIAÇÕES NA MANUTENÇÃO DE ÁGUA E ELETRÓLITOS

O cálculo da água de manutenção é baseado em estimativas padronizadas em relação às perdas desse líquido. Em alguns pacientes, entretanto, essas aferições são imprecisas. Para identificar essas situações, é útil compreender a origem e a magnitude das perdas normais de água. A Tabela 69.5 relaciona as três fontes de perda natural desse líquido.

A urina é a grande contribuinte para a perda normal de água. As perdas insensíveis representam cerca de 1/3 do total da água de manutenção (40% em lactentes; 25% em adolescentes e adultos); essa fonte é composta por perdas evaporativas pela pele e pulmões, de modo que elas não podem ser quantificadas. Essas perdas através da pele não abrangem o suor, o que seria considerado uma fonte adicional (sensível) da perda de água. As fezes normalmente representam uma fonte pequena desse processo.

As necessidades de manutenção água e eletrólitos podem ser maiores ou menores, dependendo da situação clínica. Isso pode tanto ser evidente, por exemplo, no lactente com diarreia intensa, quanto sutil, como no paciente que teve as perdas insensíveis reduzidas durante a ventilação mecânica. Levar em consideração as fontes de perdas normais de água e eletrólitos é útil, inclusive para verificar se alguma delas está sofrendo alteração em um paciente específico. Por isso, é indispensável ajustar os cálculos de água e eletrólitos de manutenção.

A Tabela 69.6 lista uma variedade de situações clínicas que modificam as perdas normais de água e eletrólitos. A pele pode ser uma fonte de perda de água muito significante; em particular nos neonatos, sobretudo RNP, que estão em incubadoras aquecidas ou tratamento fototerápico. Recém-nascidos de muito baixo peso (RNMBP) podem ter perdas insensíveis de 100 a 200 mℓ/kg/24 h. As queimaduras podem resultar em perdas abundantes de água e eletrólitos, de modo que há diretrizes específicas para o manejo de fluidos em crianças com queimaduras (ver Capítulo 92). O suor possibilita perdas significativas de água e eletrólitos também, especialmente em climas quentes. Crianças com fibrose cística, e algumas acometidas por pseudo-hipoaldosteronismo, têm perdas acentuadas de sódio proveniente da pele.

Tabela 69.5 Fontes de perda de água.

- Urina: 60%
- Perdas insensíveis: ≈ 35% (pele e pulmões)
- Fezes: 5%

Tabela 69.6 Ajustes na água de manutenção.

FONTES	CAUSAS DO AUMENTO DAS NECESSIDADES DE ÁGUA	CAUSAS DA DIMINUIÇÃO DAS NECESSIDADES DE ÁGUA
Pele	Calor radiante Fototerapia Febre Transpiração Queimaduras	Incubadora (lactente prematuro)
Pulmões	Taquipneia Traqueostomia	Ventilador umidificado
Trato gastrintestinal	Diarreia Êmese Resíduo nasogástrico	–
Renal	Poliúria	Oligúria/anúria
Variadas	Dreno cirúrgico Terceiro espaço	

A febre aumenta as perdas evaporativas pela pele. Essas são um tanto previsíveis, levando a um crescimento de 10 a 15% nas necessidades de água de manutenção para cada aumento de 1°C (1,8°F) na temperatura acima de 38°C (100,4°F). Essas diretrizes são para pacientes com febre persistente; um pico de febre de 1 hora não provoca um aumento relevante nas necessidades de água.

A taquipneia ou uma traqueostomia aumentam as perdas evaporativas pelos pulmões. Um ventilador umidificado provoca redução nas perdas insensíveis por esse órgão e pode até ocasionar a absorção de água por meio dele; um paciente ventilado tem uma diminuição nas demandas de água de manutenção. É possível que haja dificuldade para se quantificar as mudanças que ocorrem em um paciente específico nessas condições.

FLUIDOS DE REPOSIÇÃO

O trato gastrintestinal (GI) é possivelmente uma fonte substancial de perda de água. Essas perdas GI são acompanhadas de eletrólitos e, portanto, podem causar alterações no volume intravascular e nas concentrações eletrolíticas; elas costumam estar relacionadas com a perda de potássio, o que leva à hipopotassemia. Por causa da alta concentração de bicarbonato nas fezes, crianças com diarreia geralmente apresentam **acidose metabólica**, que pode ser acentuada caso a depleção de volume provocar hipoperfusão e acidose láctica concomitante. Êmeses ou perdas decorrentes de uma SNG podem causar **alcalose metabólica** (ver Capítulo 68).

Na ausência de vômitos, diarreia ou drenagem NG, as perdas GI de água e eletrólitos são normalmente muito pequenas. Todas as perdas GI são consideradas excessivas, e o aumento da demanda de água é equivalente ao volume das perdas de líquidos. Uma vez que as perdas de água e eletrólitos GI podem ser mensuradas com precisão, é possível utilizar uma solução de reposição apropriada.

É impossível prever as perdas a cerca das 24 horas seguintes; é melhor repor as perdas GI excessivas à medida que elas ocorrem. A criança deve receber um fluido de manutenção adequado que não leve em consideração as perdas GI. É recomendado, então, que essas sejam repostas após sua ocorrência, administrando-se uma solução com concentração de eletrólitos semelhante à do fluido GI. Em geral, as perdas são repostas a cada 1 a 6 h, dependendo da taxa de prejuízo; e naquelas muito intensas a reposição é realizada com mais frequência.

A **diarreia** é uma causa comum de perda de líquido em crianças e pode resultar em desidratação e distúrbios eletrolíticos. No paciente saudável com diarreia significativa e capacidade limitada para ingestão VO de fluidos, é importante ter um plano para a reposição das perdas excessivas por fezes. O volume de fezes deve ser mensurado, e uma quantidade equivalente de solução de reposição administrada. Há dados disponíveis sobre a composição eletrolítica proporcional da diarreia em crianças (ver Tabela 69.4). Com essas informações, é possível projetar uma solução de reposição adequada. A solução exposta na Tabela 69.7 repõe as perdas fecais de Na^+, K^+, Cl^- e bicarbonato. Cada 1 mℓ de fezes deve ser reposto por 1 mℓ dessa solução. A composição eletrolítica proporcional da diarreia é apenas uma média, de modo que pode haver uma variação considerável. Portanto, é oportuno levar em consideração a aferição do conteúdo eletrolítico da diarreia de um paciente caso a quantidade seja particularmente excessiva ou os níveis séricos de eletrólitos dele estejam indefinidos.

A **perda de fluido gástrico**, através de êmese ou sonda nasogástrica, também é provável causa de desidratação, pois a maioria dos pacientes

Tabela 69.7 Reposição de líquidos para diarreia.

COMPOSIÇÃO MÉDIA DE DIARREIA
Sódio: 55 mEq/ℓ
Potássio: 25 mEq/ℓ
Bicarbonato: 15 mEq/ℓ
ABORDAGEM PARA A REPOSIÇÃO DE PERDAS EM CURSO
Solução: D5 ½ SF + 30 mEq/ℓ bicarbonato de sódio + 20 mEq/ℓ KCl
Reponha a perda pelas fezes mℓ/mℓ a cada 1 a 6 h

D5, dextrose a 5% (glicose a 5%); SF, soro fisiológico.

com qualquer uma dessas condições apresenta ingestão VO de fluidos prejudicada. Os distúrbios eletrolíticos, em particular a hipopotassemia e a alcalose metabólica, também são comuns. Essas complicações podem ser evitadas com a utilização criteriosa de uma solução de reposição. A composição de fluido gástrico mostrada na Tabela 69.8 é a base para a formulação de uma solução de reposição.

É muito comum pacientes com perdas gástricas apresentarem hipopotassemia, embora a concentração de K^+ do fluido gástrico seja relativamente baixa. A perda urinária associada de K^+ é uma causa importante de hipopotassemia nessa situação (ver Capítulo 68). Esses pacientes podem precisar de potássio adicional em seus fluidos de manutenção ou reposição para a compensação por perdas urinárias prévias ou em curso. A restauração do volume intravascular do paciente, ao diminuir a síntese de aldosterona, reduz as perdas urinárias de K^+.

Em geral, o **débito urinário** é a maior causa de perda de água. Doenças como insuficiência renal e síndrome da secreção inadequada de ADH podem levar a uma diminuição do volume de urina. O paciente com oligúria ou anúria tem necessidade reduzida de água e eletrólitos; o prolongamento dos fluidos de manutenção produz sobrecarga de líquido. Por outro lado, a diurese pós-obstrutiva, a fase poliúrica de necrose tubular aguda e os diabetes melito e insípido aumentam a produção de urina. Para evitar a desidratação, o paciente deve receber mais fluidos de manutenção do que o padrão quando o débito urinário é excessivo. As perdas eletrolíticas em indivíduos com poliúria são variáveis. No diabetes insípido, a concentração de eletrólitos na urina costuma ser baixa, ao passo que as crianças com doenças como a nefronoftise juvenil e a uropatia obstrutiva geralmente têm perdas acentuadas de água e sódio.

A abordagem para débito urinário diminuído ou aumentado é semelhante (Tabela 69.9). O paciente recebe fluidos em uma proporção com o objetivo de repor as perdas insensíveis. Isso é realizado por uma medida de administração de fluidos que é 25 a 40% da taxa de manutenção normal, dependendo da idade do paciente. A reposição das perdas insensíveis na criança anúrica, na teoria, manterá um balanço hídrico equilibrado, com a ressalva de que 25 a 40% da taxa de manutenção normal é apenas uma estimativa das perdas insensíveis. Essa taxa é ajustada para cada paciente com base no monitoramento de peso e condição de hidratação. A maioria das crianças com insuficiência renal recebem pouco ou nenhum potássio porque o rim é o principal local de excreção de K^+.

Para a criança **oligúrica**, é essencial adicionar uma solução de reposição de urina a fim de evitar a desidratação. Essa questão é, sobretudo, fundamental no paciente com insuficiência renal aguda, no qual o débito pode aumentar e levar a uma possível depleção de volume e piora da condição renal se ele permanecer apenas com fluidos insensíveis. Inicialmente, uma solução de reposição de D5 ½ SF costuma ser apropriada, embora sua composição talvez necessite de ajuste se o débito urinário aumentar de forma significativa.

A maioria das crianças com **poliúria** (exceto em diabetes melito; ver Capítulo 607) deve iniciar a terapia de reposição de fluidos insensíveis adicionada a de perdas urinárias. Essa abordagem evita que seja necessária a tentativa de calcular o volume de débito urinário considerado "normal" e, portanto, o paciente consiga receber fluido de reposição para o excesso. Nesses pacientes, o débito urinário é, por definição, excessivo; de modo que, muitas vezes, útil aferir as concentrações de Na^+ e K^+ da urina para ajudar na formulação da solução de reposição urinária.

Os drenos cirúrgicos e torácicos são capazes de gerar um débito mensurável de fluidos. Essas perdas líquidas devem ser repostas quando são significativas. Elas podem ser medidas e repostas com uma solução apropriada. As perdas do terceiro espaço, as quais se manifestam como edema e ascite, são causadas por um deslocamento de fluido do espaço intravascular para o intersticial. Embora não se consiga quantificar com facilidade essas perdas, as referentes ao terceiro espaço podem ser abundantes e levar à depleção de volume intravascular, apesar do ganho de peso do paciente. A reposição de fluido do interstício é empírica, mas deve ser antecipada em pacientes em risco, como crianças que sofreram queimaduras ou cirurgia abdominal. As perdas do terceiro espaço e o débito de dreno torácico são isotônicas; logo, é comum a exigência de reposição com um fluido isotônico, como SF ou RL. Os ajustes na quantidade de líquido de reposição para perdas do terceiro espaço são baseados na avaliação contínua do estado do volume intravascular do paciente. As perdas de proteínas decorrentes da drenagem torácica podem ser significativas, por vezes, tornando-se necessária a utilização de albumina 5% como solução de reposição.

A bibliografia está disponível no GEN-io.

Tabela 69.8 Reposição de fluidos para êmese ou perdas nasogástricas.

COMPOSIÇÃO MÉDIA DE FLUIDO GÁSTRICO
Sódio: 60 mEq/ℓ
Potássio: 10 mEq/ℓ
Cloreto: 90 mEq/ℓ
ABORDAGEM PARA A REPOSIÇÃO DE PERDAS EM CURSO
Solução: SF + 10 mEq/ℓ KCl
Reponha o débito mℓ/mℓ a cada 1 a 6 h

SF, soro fisiológico.

Tabela 69.9 Ajuste na fluidoterapia para débito renal alterado.

OLIGÚRIA/ANÚRIA
Reposição de perdas insensíveis de fluido (25 a 40% de manutenção) com D5 ½ SF
Reponha o débito urinário mℓ/mℓ com D5 ½ SF ± KCl
POLIÚRIA
Reposição de perdas insensíveis de fluido (25 a 40% de manutenção) com D5 ½ SF ± KCl
Determine a concentração de eletrólitos na urina
Reponha o débito urinário mℓ/mℓ com solução baseada na determinação dos eletrólitos urinários

D5, dextrose a 5% (glicose 5%); SF, soro fisiológico.

Capítulo 70
Terapia de Reposição

Larry A. Greenbaum

A desidratação, provocada por gastrenterite aguda na maioria das vezes, é um problema comum em crianças. Grande parte dos casos pode ser tratada com reidratação oral (ver Capítulo 366). *Mesmo crianças com desidratação hiponatrêmica ou hipernatrêmica, leve ou moderada, podem ser tratadas com reidratação oral.*

MANIFESTAÇÕES CLÍNICAS

O primeiro passo para o cuidado da criança com quadro de desidratação é avaliar o grau dessa condição (Tabela 70.1), o qual dita a urgência da situação e o volume de líquido necessário para a reidratação. O lactente com desidratação leve (3 a 5% do peso corporal) tem poucos sinais ou sintomas clínicos. Ele pode estar com sede; os pais atentos podem notar uma diminuição do débito urinário. A história clínica é muito importante. O lactente com desidratação moderada apresenta sinais e sintomas físicos claros. A depleção do espaço intravascular fica evidente por causa do aumento da frequência cardíaca e da diminuição do débito urinário; esse paciente requer intervenção muito rápida. O lactente com desidratação grave encontra-se gravemente doente. A diminuição da pressão arterial (PA) indica que órgãos vitais podem estar recebendo perfusão inadequada; é necessária intervenção imediata e agressiva. Se possível, a criança com desidratação grave deve receber terapia intravenosa (IV) em primeiro lugar. Para crianças mais velhas e adultos, a desidratação leve, moderada ou grave representa

Tabela 70.1 Avaliação clínica da desidratação.
Desidratação leve (< 5% em lactente; < 3% em criança mais velha ou adulto): Pulso normal ou aumentado, débito urinário diminuído, sede, e achados físicos normais
Desidratação moderada (5 a 10% em lactente; 3-6% em criança mais velha ou adulto): Taquicardia, pouco ou nenhum débito urinário, irritação/letargia, olhos e fontanela afundados, redução de lágrimas, membranas mucosas secas; leve redução na elasticidade (turgor cutâneo), tempo de enchimento capilar aumentado (> 1,5 s) e pele fria e pálida
Desidratação grave (> 10% em lactente; > 6% em criança mais velha ou adulto): Pulsos periféricos rápidos e fracos ou ausentes, pressão arterial reduzida, ausência de débito urinário, olhos e fontanela bastante fundos, ausência de lágrimas, membranas mucosas ressecadas, diminuição na elasticidade (baixo turgor cutâneo), tempo de enchimento capilar muito aumentado (> 3 s), pele fria e moteada e consciência oscilante e deprimida

um percentual menor do peso corporal perdido. Essa diferença ocorre porque a água responde por uma porcentagem maior do peso corporal em lactentes (ver Capítulo 68).

A avaliação clínica da desidratação é apenas uma estimativa; portanto, o paciente deve ser reavaliado de maneira contínua durante a reidratação. Na desidratação hipernatrêmica, o grau de desidratação é subestimado porque o movimento da água do espaço intracelular (EIC) para o espaço extracelular (EEC) ajuda a preservar o volume intravascular.

Frequentemente, a história clínica levanta a etiologia da desidratação e pode prognosticar se o paciente terá concentração normal de sódio (desidratação isotônica), desidratação hiponatrêmica ou desidratação hipernatrêmica. O neonato com desidratação causada por baixa ingestão de leite materno apresenta a hipernatrêmica com mais frequência. A **desidratação hipernatrêmica** é provável em qualquer criança com perdas de líquido hipotônico e baixa ingestão de água, como é possível ocorrer em casos de diarreia, e ingestão oral inadequada por causa de anorexia ou êmese. A **desidratação hiponatrêmica** ocorre em crianças com diarreia que estão recebendo grandes quantidades de líquido de baixo teor de sal, como água ou fórmula para bebês.

Algumas crianças com desidratação sentem sede de forma adequada, mas em outras, a necessidade de ingestão de líquido é parte da fisiopatologia dessa condição. Ainda que a diminuição do débito urinário esteja presente na maioria das crianças com desidratação, é possível que se manifeste diurese aparentemente normal em caso de criança com distúrbio renal subjacente (p. ex., diabetes insípido ou nefropatia perdedora de sal) ou em lactentes com desidratação hipernatrêmica.

Em geral, os achados do **exame físico** são proporcionais ao grau de desidratação. A observação dos pais é muito útil na avaliação da criança quanto à presença de olhos fundos, porque esse achado pode ser sutil. Apertar e torcer devagar a pele da parede abdominal ou torácica detecta o pregueamento da pele (elasticidade e turgor). A pele pregueada permanece em uma posição comprimida em vez de voltar rapidamente ao normal. É difícil avaliar de forma adequada o pregueamento da pele em lactentes prematuros ou crianças com desnutrição grave. A ativação do sistema nervoso simpático (SNP) provoca **taquicardia** em crianças com depleção do volume intravascular; a diaforese também pode estar presente. Com frequência, as alterações posturais na PA são úteis para avaliar e analisar a resposta à terapia em crianças com desidratação. Nelas, a **taquipneia** pode se manifestar de forma secundária a uma acidose metabólica por perdas fecais de bicarbonato ou acidose láctica por choque (ver Capítulo 88).

ACHADOS LABORATORIAIS

Vários achados laboratoriais são úteis para avaliar a criança com desidratação; a concentração sérica de sódio determina qual o tipo. A **acidose metabólica** pode ser resultado das perdas de bicarbonato nas fezes em crianças com diarreia, insuficiência renal secundária ou acidose láctica por choque. O ânion *gap* é útil para a diferenciação entre as várias causas de uma acidose metabólica (ver Capítulo 68). A êmese ou perdas nasogástricas geralmente provocam **alcalose metabólica**. A concentração sérica de potássio (K^+) pode ficar baixa como resultado de perdas diarreicas. Em crianças com desidratação decorrente de êmese, as perdas gástricas de K^+, a alcalose metabólica e as perdas urinárias de K^+ contribuem para a hipopotassemia. A acidose metabólica, que provoca o redirecionamento de K^+ para fora das células, e a insuficiência renal podem levar à hiperpotassemia. A presença de uma combinação de mecanismos é provável; assim, pode ser difícil prognosticar o equilíbrio ácido-básico ou o nível sérico de K^+ da criança apenas com base na história clínica.

O valor do nitrogênio ureico sanguíneo (BUN, sigla do inglês *blood urea nitrogen*) e a concentração de creatinina sérica são úteis na avaliação da criança com desidratação. A depleção de volume sem lesão do parênquima renal pode ocasionar um aumento desproporcional no BUN com pouca ou nenhuma alteração na concentração de creatinina. Essa condição é secundária ao aumento da reabsorção passiva de ureia no túbulo proximal como consequência da conservação renal apropriada de sódio e água. Em casos de desidratação moderada ou grave, o aumento do BUN pode não ocorrer, ou ser moderado, na criança com baixa ingestão de proteína, pois a produção de ureia depende da degradação de proteínas. O BUN pode se manter aumentado de forma desproporcional na criança com produção de ureia elevada, do mesmo modo como acontece em uma hemorragia gastrintestinal ou com o uso de glicocorticosteroides, o que aumenta o catabolismo. Um aumento significativo da concentração de creatinina sugere insuficiência renal, embora uma pequena elevação transitória possa ocorrer com a desidratação. A **lesão tubular aguda** (ver Capítulo 550.1) causada pela depleção de volume é a etiologia mais comum de insuficiência renal em criança com esse déficit; mas, por vezes, o paciente pode ter insuficiência renal crônica não detectada anteriormente ou uma explicação alternativa para a sua forma aguda. A **trombose da veia renal** é uma sequela bastante descrita de desidratação grave em lactentes; outros achados possíveis são trombocitopenia e hematúria (ver Capítulo 540.2).

A hemoconcentração por desidratação provoca aumento de hematócrito, hemoglobina e proteínas séricas. Esses valores se normalizam após a reidratação. Uma concentração normal de hemoglobina durante a desidratação aguda pode ocultar uma anemia subjacente. Nível reduzido de albumina em paciente desidratado sugere uma doença crônica, por exemplo, desnutrição, síndrome nefrótica ou doença hepática, ou um processo agudo, como o extravasamento capilar. Enteropatia aguda ou crônica com perda de proteína também pode ocasionar uma baixa concentração sérica de albumina.

CÁLCULO DA PERDA DE LÍQUIDOS

O definição da perda de líquidos requer a determinação clínica da porcentagem de desidratação e multiplicação desse percentual pelo peso do paciente; desse modo, uma criança que pesa 10 kg e apresenta 10% desidratação tem perda de 1 ℓ de líquidos.

ABORDAGEM PARA DESIDRATAÇÃO GRAVE

A criança com desidratação necessita de intervenção imediata para assegurar a perfusão tecidual adequada. Essa fase de expansão volêmica requer restauração rápida do volume intravascular circulante e tratamento de **choque** com uma solução isotônica, como a fisiológica (SF; salina normal), a Ringer com lactato (RL) ou a PlasmaLyte (solução de eletrólitos pH 7,4; ver Capítulo 88). A criança costuma receber uma infusão líquida em *bolus*, geralmente 20 mℓ/kg do líquido isotônico, durante cerca de 20 min. Em quadros de desidratação grave, talvez haja necessidade de múltiplos *bolus* de líquidos e seja preciso administrá-los o mais rápido possível. Em paciente com alcalose metabólica identificada ou provável (p. ex., criança com vômito isolado), RL ou PlasmaLyte não devem ser utilizados porque o lactato ou o acetato presente nessas soluções agravariam a alcalose. No entanto, RL ou PlasmaLyte podem ser mais adequadas em casos de choque do que a SF, uma vez que são soluções balanceadas (ver Capítulo 69); SF pode provocar acidose metabólica hiperclorêmica.

Coloides, como o sangue, a albumina a 5% e o plasma, raramente são necessários para administração em *bolus* de líquidos. Uma solução cristaloide (SF ou RL) é suficiente, com risco infeccioso e custo menores. Evidente que o sangue é aconselhável na criança com anemia significativa ou perda sanguínea aguda. O plasma é útil para pacientes portadores de coagulopatia. A albumina a 5% pode ser benéfica para a criança com hipoalbuminemia, embora haja evidência de que as infusões dessa proteína aumentam a mortalidade em adultos. O volume e a taxa de infusão para coloides são geralmente modificados em comparação com os cristaloides (ver Capítulo 500).

A fase inicial de expansão volêmica e reidratação é concluída quando a criança apresenta um volume intravascular adequado. Normalmente, ela apresenta melhora clínica, incluindo redução da frequência cardíaca (FC), normalização da PA, melhora da perfusão e melhor débito urinário, e fica mais alerta.

Com volume intravascular satisfatório, é apropriado planejar a fluidoterapia para as 24 horas seguintes. Há um resumo da abordagem mais frequente na Tabela 70.2, com a ressalva de que existem muitos procedimentos diferentes para corrigir a desidratação. Uma solução balanceada pode ser substituída por SF. Na desidratação isonatrêmica ou hiponatrêmica, a reposição total da perda líquida acontecerá no decurso de 24 h; uma abordagem mais lenta é utilizada para a desidratação hipernatrêmica (discutida adiante). O volume de líquido isotônico recebido pelo paciente é subtraído desse total. O restante é, então, administrado ao longo de 24 h. Pode ser necessária a redução da concentração de potássio ou, com menor frequência, o seu aumento, dependendo da condição clínica. Não é comum incluir potássio nos líquidos IV até que o paciente urine e a função renal normal seja documentada pela medição de BUN e creatinina. Crianças com perdas contínuas significativas precisam receber uma solução de reposição adequada (ver Capítulo 69).

MONITORAMENTO E AJUSTE DA TERAPIA

O estabelecimento de um plano para corrigir a desidratação de uma criança é apenas o início do tratamento. *Na fluidoterapia, todos os cálculos são apenas aproximações.* Essa afirmação é, sobretudo, verdadeira com relação a avaliação percentual do grau de desidratação. Monitorar o paciente durante o tratamento e modificar a terapia com base no quadro clínico é igualmente importante. A Tabela 70.3 lista os pilares da monitoramento de pacientes. Os sinais vitais são indicadores úteis da condição do volume intravascular. A criança com queda da PA e aumento da FC provavelmente será beneficiada mediante uma infusão de líquidos em *bolus*.

Tabela 70.2 Manejo de líquidos em função da desidratação.

Restaure o volume intravascular: Soluções isotônicas (SF ou RL): 20 mℓ/kg durante 20 min Repita conforme for necessário
Calcule a carência de líquidos para 24 h: manutenção + volume de perdas
Subtraia o líquido isotônico já administrado da carência de líquido para 24 h
Administre o volume restante ao longo de 24 h utilizando dextrose (glicose) a 5% + SF + 20 mEq/ℓ de KCl
Reponha as perdas contínuas de acordo com sua ocorrência

KCl, cloreto de potássio; RL, Ringer com lactato; SF, solução fisiológica (salina normal).

Tabela 70.3 Monitoramento da terapia.

Sinais vitais:
- Pulso
- Pressão arterial

Ingestão e eliminação:
- Equilíbrio de líquidos
- Débito urinário

Exame físico:
- Peso
- Sinais clínicos de depleção ou sobrecarga

Eletrólitos

O controle de ingestão e eliminação (balanço hídrico) do paciente é muito importante em quadros de desidratação. A criança que, após 8 horas de terapia, tem mais eliminação do que ingestão por causa de diarreia ininterrupta precisa iniciar uma solução de reposição. Consulte as orientações do Capítulo 69 para a escolha de uma solução de reposição adequada. O débito urinário é útil para avaliar o sucesso da terapia. Um débito urinário adequado demonstra que a reidratação tem sido bem eficaz.

Sinais de desidratação no exame físico sugerem a necessidade de reidratação contínua. Evidências de sobrecarga de líquidos, como edema e congestão pulmonar, estão presentes no paciente com hidratação excessiva. Uma aferição diária criteriosa do peso é fundamental para o tratamento da criança desidratada. Deve ocorrer um ganho de peso no decurso de uma terapia bem-sucedida.

A aferição de níveis séricos dos eletrólitos ao menos 1 vez/dia é apropriada para qualquer criança em reidratação IV. Esse paciente corre o risco de sofrer distúrbios de sódio, potássio e do equilíbrio ácido-básico. É importante sempre monitorar o curso clínico. Por exemplo, uma concentração de sódio ([Na^+]) de 144 mEq/ℓ é normal; porém, se a [Na^+] foi de 136 mEq/ℓ 12 horas antes, há um risco evidente de que a criança estará hipernatrêmica em 12 ou 24 h. É aconselhável ser proativo no ajuste da fluidoterapia.

Tanto a hipopotassemia quanto a hiperpotassemia são potencialmente graves (ver Capítulo 68). Como a desidratação pode estar associada com insuficiência renal aguda e hiperpotassemia, o potássio é retirado dos líquidos IV até que o paciente tenha urinado; a concentração de potássio nesses fluidos do tratamento não é prescrita de forma rigorosa. De modo mais preciso, o nível de K^+ sérico do paciente e a função renal subjacente são utilizados para moderar a distribuição de potássio. O paciente com um valor elevado de creatinina e nível de K^+ de 5 mEq/ℓ não recebe nenhuma quantidade de potássio até que o nível de K^+ sérico diminua. Por outro lado, aquele com um nível de K^+ sérico de 2,5 mEq/ℓ pode necessitar de potássio adicional.

A acidose metabólica pode ser bastante grave em crianças desidratadas. Ainda que rins normais corrijam esse problema afinal, uma criança com disfunção renal pode ser incapaz disso, assim é provável que a reposição de uma parte do cloreto de sódio IV do paciente tenha de ser substituída por bicarbonato ou acetato de sódio.

O nível sérico de K^+ é modificado por meio do equilíbrio ácido-básico do paciente. A acidose aumenta o K^+ sérico ao induzir o deslocamento do K^+ intracelular para dentro do EEC. Dessa forma, conforme a acidose é corrigida, a concentração de ([K^+]) diminui. Outra vez, o melhor é antecipar esse problema com o monitoramento da [K^+] sérica e o ajuste da administração de potássio de modo adequado.

DESIDRATAÇÃO HIPONATRÊMICA

Em geral, a patogenia de desidratação hiponatrêmica envolve uma combinação de perda de sódio e água e retenção de líquido para compensar a depleção do volume. O paciente tem um aumento patológico na perda de líquido, e esse fluído eliminado contém sódio. A maior parte do líquido perdido apresenta uma concentração de sódio mais baixa, de modo que os pacientes com somente perda líquida teriam hipernatremia. A diarreia contém, em média, uma concentração de sódio de 50 mEq/ℓ. A reposição do líquido diarreico apenas com água, a qual quase não contém sódio, provoca uma redução na [Na^+] sérica. A depleção de volume estimula a síntese do hormônio antidiurético (ADH), resultando em diminuição do processo de eliminação renal de água. Por isso, o mecanismo habitual do corpo para evitar a hiponatremia, a excreção renal de água, fica bloqueado. O risco de ocorrência dessa alteração metabólica aumenta ainda mais se a depleção de volume for resultado da perda de líquido com uma maior concentração de sódio, como é possível ocorrer com excreção renal inadequada de sal, perdas para o terceiro espaço ou diarreia com alto teor de sódio (p. ex., cólera).

O objetivo inicial no tratamento da hiponatremia é a correção da depleção do volume intravascular com líquido isotônico. Uma correção muito rápida (> 12 mEq/ℓ nas primeiras 24 h) ou hipercorreção na [Na^+] sérica (> 135 mEq/ℓ) está associada a um risco aumentado de **mielinólise pontina central** (ver Capítulo 68). A maioria dos pacientes com desidratação hiponatrêmica obtém melhora com o mesmo procedimento básico descrito na Tabela 70.2. Mais uma vez, a administração de K^+ é ajustada de acordo com o nível de K^+ sérico inicial e a função renal do paciente. O potássio não é liberado até que o paciente urine.

A $[Na^+]$ do paciente é monitorada com cautela para assegurar a correção apropriada, e a $[Na^+]$ do líquido é ajustado de acordo com esses dados. Pacientes com perdas contínuas requerem uma solução de reposição adequada (ver Capítulo 69). Aqueles com sintomas neurológicos (convulsões) como consequência de hiponatremia precisam receber uma infusão aguda de solução salina hipertônica (3%) para aumentar a $[Na^+]$ sérica de forma mais rápida (ver Capítulo 68).

DESIDRATAÇÃO HIPERNATRÊMICA

A desidratação hipernatrêmica é o tipo mais perigoso de desidratação por causa de complicações da própria hipernatremia e de sua terapia de reposição. A presença de quantidade excessiva de sódio no sangue pode causar danos neurológicos graves, incluindo hemorragias do sistema nervoso central (SNC) e trombose. Esse dano parece ser secundário ao movimento das moléculas de água das células cerebrais para o líquido extracelular hipertônico (LEC), provocando a retração dessas células e o rompimento dos vasos sanguíneos intracerebrais (ver Capítulo 68).

O movimento das moléculas de água do EIC para o EEC durante a desidratação hipernatrêmica protege em parte o volume intravascular. Infelizmente, como as manifestações iniciais são mais discretas, as crianças com esse tipo de desidratação frequentemente são levadas para o atendimento médico com quadro de desidratação mais avançado.

Crianças com desidratação hipernatrêmica costumam ser letárgicas e podem demonstrar irritabilidade quando tocadas. A hipernatremia pode ocasionar febre, hipertonicidade e hiper-reflexia. É possível o desenvolvimento de sintomas neurológicos mais graves caso ocorra trombose ou hemorragia cerebral.

A correção muito rápida dessa desidratação pode levar a aumento significativo da morbidade e mortalidade. Os **osmoles idiogênicos** são gerados no interior do cérebro durante o desenvolvimento da hipernatremia; eles aumentam a osmolalidade dentro das células cerebrais, fornecendo-lhes proteção contra a retração provocada pelo movimento de água extracelular para o LEC hipertônico. Esses osmoles se dissipam lentamente durante a correção de hipernatremia. Com a redução muito rápida da osmolalidade extracelular durante a correção da hipernatremia, é possível a criação de um gradiente osmótico que provoca o movimento da água do EEC para o interior das células do cérebro, produzindo edema cerebral; os sintomas resultantes desse edema podem variar desde convulsões até herniação cerebral e morte.

Para minimizar o risco de **edema cerebral** durante a correção da desidratação hipernatrêmica, *a redução da concentração sérica de sódio não deve ficar acima de 10 mEq/ℓ a cada 24 h.* As perdas em casos graves dessa desidratação podem precisar de uma correção lenta durante 2 a 4 dias (Tabela 70.4).

A abordagem inicial da desidratação hipernatrêmica requer o restabelecimento do volume intravascular com SF. A solução de RL não deve ser utilizada porque é mais hipotônica do que a SF e pode provocar uma diminuição muito rápida da $[Na^+]$ sérica, sobretudo quando a administração de múltiplas infusões em *bolus* de líquidos é imprescindível.

Para evitar a ocorrência de edema cerebral durante a correção da desidratação hipernatrêmica, a perda líquida é corrigida de forma lenta. A taxa de correção depende da concentração inicial de sódio (ver Tabela 70.4). Não há consenso sobre a escolha ou a taxa de administração de líquidos para corrigir a desidratação hipernatrêmica; esses fatores não são tão importantes quanto o monitoramento cauteloso da $[Na^+]$ sérica e o ajuste da terapia de acordo com o resultado. A taxa de diminuição da $[Na^+]$ sérica está mais ou menos relacionada com a administração de "água livre", embora haja uma variação considerável entre os pacientes. Água livre é água sem sódio. A SF não contém água livre, uma solução salina meio normal (½ SF) é composta de 50% de água livre, e a água é 100% água livre. Pacientes menores, para atingir a mesma diminuição na concentração de sódio, costumam precisar da administração de grandes quantidades de água livre por quilograma em razão de **altas perdas insensíveis de líquidos**. Em geral, a mistura de glicose a 5% (dextrose 5%, D5) com ½ SF é uma solução inicial adequada para a melhora de indivíduos com desidratação hipernatrêmica. Raras vezes, alguns pacientes, sobretudo lactentes com altas perdas insensíveis de água contínuas, precisam receber uma mistura de 0,2 SF + D5, a qual deve ser utilizada com muita cautela e monitoramento constante. Os demais requerem mistura D5 + SF. Uma criança com desidratação resultante de perda exclusiva de água livre, como costuma ocorrer em diabetes insípido, frequentemente necessita de um líquido mais hipotônico do que aquela com depleção de sódio e água ocasionada por uma diarreia.

Tabela 70.4 Tratamento da desidratação hipernatrêmica.

Restaure o volume intravascular:
- SF: 20 mℓ/kg durante 20 min (repita até a restauração completa do volume intravascular)
- Determine o tempo para a correção com base na concentração inicial de sódio:
  - [Na] 145 a 157 mEq/ℓ: 24 h
  - [Na] 158 a 170 mEq/ℓ: 48 h
  - [Na] 171 a 183 mEq/ℓ: 72 h
  - [Na] 184 a 196 mEq/ℓ: 84 h

Administre líquido a uma taxa constante durante o período para correção:
- Líquido típico: dextrose a 5% + SF seminormal (com 20 mEq/ℓ de KCl, a menos que seja contraindicado)
- Taxa típica: 1,25 a 1,5 vez a manutenção

Acompanhe a concentração sérica de sódio

Ajuste o líquido com base na condição clínica e na concentração sérica de sódio:
- Sinais de depleção do volume: administre SF (20 mℓ/kg)
- Sódio diminui muito rapidamente; qualquer uma das duas opções:
  - Aumente a concentração de sódio de líquido IV
  - Diminua a taxa de líquido IV
- Sódio diminui muito lentamente; qualquer uma das duas opções:
  - Diminua a concentração de sódio de líquido IV
  - Aumente a taxa de líquido IV

Reponha as perdas contínuas de acordo com sua ocorrência

KCl, cloreto de potássio; SF, solução fisiológica (salina normal).

O ajuste na concentração de sódio do líquido IV é a abordagem mais comum para modificar a taxa de diminuição da concentração sérica (ver Tabela 70.4). Para pacientes de difícil manejo com hipernatremia grave, ter duas soluções IV (p. ex., D5 + ½ SF e D5 + SF, ambas com a mesma concentração de potássio) à beira do leito pode facilitar essa abordagem ao possibilitar ajustes rápidos das taxas dos dois líquidos. Caso a $[Na^+]$ sérica diminua com muita rapidez, a taxa de D5 + SF pode ser aumentada, e a de D5 + ½ SF, reduzida em mesma quantidade. O ajuste na taxa total de administração de líquido é outra abordagem para a alteração da distribuição de água livre. Por exemplo, se a $[Na^+]$ sérica está diminuindo de forma muito lenta, a taxa de líquido IV pode ser aumentada, elevando-se, por meio disso, a administração de água livre. Há flexibilidade limitada na modificação da taxa de líquido IV porque os pacientes, em geral, devem receber 1,25 a 1,5 vez a taxa de líquido de manutenção normal. Não obstante, em algumas situações, pode ser um ajuste útil.

Como o aumento da taxa de líquido IV eleva o índice de declínio da concentração de sódio, os sinais de depleção de volume são tratados com infusões em *bolus* adicionais de líquidos isotônicos. A $[K^+]$ sérica e o nível da função renal ditam a concentração de potássio do líquido IV; o potássio fica retido até que o paciente urine. Pacientes com desidratação hipernatrêmica precisam de uma solução de reposição adequada caso sofram perdas contínuas excessivas. (Ver Capítulo 69).

Convulsões e rebaixamento do nível de consciência são as manifestações mais comuns de **edema cerebral** provenientes de um decréscimo rápido demais da $[Na^+]$ sérica durante a correção da desidratação hipernatrêmica. Sinais de aumento da pressão intracraniana ou herniação iminente podem se desenvolver de forma bastante rápida (ver Capítulo 85). O aumento abrupto da $[Na^+]$ sérica por meio de uma infusão de cloreto de sódio a 3% pode reverter o edema cerebral. Cada 1 mℓ/kg de NaCℓ a 3% aumenta a [Na^+] sérica em cerca de 1 mEq/ℓ. Uma infusão de 4 mℓ/kg frequentemente soluciona os sintomas. Essa estratégia é similar àquela utilizada para tratar a hiponatremia sintomática (ver Capítulo 68).

Muitos pacientes com desidratação hipernatrêmica leve a moderada, resultante de gastrenterite, podem ser tratados com reidratação oral (ver Capítulo 366). Naqueles com hipernatremia grave, os líquidos VO devem ser utilizados com cautela. A fórmula para lactentes, em razão de sua baixa concentração de sódio, possui alto teor de água livre; além disso, sobretudo se adicionada à terapia IV, pode contribuir para uma diminuição rápida na [Na^+] sérica. Menos líquido hipotônico, por exemplo, uma solução de reidratação oral, talvez seja mais apropriado no início. Se a ingestão oral estiver liberada, sua contribuição para a administração de água livre deve ser levada em consideração, e o ajuste do líquido IV geralmente é apropriado. O monitoramento criterioso da [Na^+] sérica é fundamental.

A bibliografia está disponível no GEN-io.

Capítulo 71

Tratamento Hídrico e Eletrolítico de Distúrbios Específicos

DIARREIA AGUDA
Ver Capítulo 366.

ESTENOSE PILÓRICA
Ver Capítulo 355.1.

LÍQUIDOS PERIOPERATÓRIOS
Ver Capítulo 74.

Capítulo 72

Farmacogenética, Farmacogenômica e Farmacoproteômica Pediátrica

Jonathan B. Wagner, Matthew J. McLaughlin e J. Steven Leeder

A variabilidade interindividual na resposta a doses semelhantes de um determinado medicamento é uma característica inerente tanto da população adulta quanto da pediátrica. A **farmacogenética**, o papel dos fatores genéticos na disposição e resposta aos medicamentos, resultou em vários exemplos de como variações nos genes humanos podem levar a diferenças interpessoais na farmacocinética e na resposta aos medicamentos nos pacientes individualmente. A variabilidade farmacogenética contribui para a ampla gama de respostas aos fármacos observada em crianças de qualquer faixa etária ou estágio de desenvolvimento. Portanto, espera-se que as crianças irão se beneficiar da promessa do **tratamento medicamentoso personalizado** – identificar o medicamento certo para o paciente certo, no momento certo (Figura 72.1). No entanto, os pediatras têm a plena consciência de que as crianças não são apenas adultos pequenos. Inúmeros processos de maturação ocorrem desde o nascimento até a adolescência, de modo que a utilização das informações resultantes do Projeto Genoma Humano e iniciativas relacionadas devem levar em conta as mudanças nos padrões de expressão gênica que ocorrem ao longo do desenvolvimento para melhorar a farmacoterapêutica em crianças.

DEFINIÇÃO DOS TERMOS

Os termos farmacogenômica e farmacogenética tendem a ser utilizados indistintamente e as definições precisas e consensuais são frequentemente difíceis de determinar. A **farmacogenética** classicamente é definida como o estudo ou testes clínicos das variações genéticas que dão origem à resposta interindividual aos medicamentos. Exemplos de características farmacogenéticas incluem reações adversas a medicamentos específicos, tais como paralisia dos músculos respiratórios anormalmente prolongada causada pela succinilcolina, hemólise associada à terapia antimalárica e neurotoxicidade induzida pela isoniazida, todos os quais constatados como uma consequência das variações herdadas da atividade enzimática. A importância das diferenças farmacogenéticas tornou-se mais bem compreendida e é exemplificada pelo fato de que as meias-vidas de vários fármacos são mais semelhantes em gêmeos monozigóticos do que em gêmeos dizigóticos. No entanto, é importante observar que, além das diferenças farmacogenéticas, os fatores ambientais (dieta, tabagismo, uso concomitante de drogas ilícitas ou exposição tóxica), as variáveis fisiológicas (idade, sexo, comorbidades, gravidez) e a adesão do paciente podem contribuir para as variações no metabolismo e a resposta ao medicamento. Da mesma forma, a etnia é um outro potencial determinante genético de variabilidade dos medicamentos. Pacientes chineses que são HLA-B*1502-positivos têm o risco aumentado de síndrome de Stevens-Johnson induzida por carbamazepina; pacientes brancos que são positivos para o HLA-B*5701 têm o risco aumentado de hipersensibilidade ao abacavir (Tabela 72.1).

A **farmacogenômica** representa o casamento da farmacologia e da genômica e pode ser definida como a aplicação de tecnologias e estratégias de todo o genoma para identificar os processos de doença que representam novos alvos para o desenvolvimento de medicamentos e fatores preditivos de eficácia e risco de reações adversas aos medicamentos.

A **farmacocinética** descreve o que o corpo faz a um medicamento. Geralmente, é estudada em conjunto com a **farmacodinâmica**, que explora o que o medicamento faz ao corpo. As propriedades farmacocinéticas de um medicamento são determinadas pelos genes que controlam a disposição desse fármaco no corpo (absorção, distribuição, metabolismo e excreção). As enzimas metabolizadoras e os carreadores dos medicamentos desempenham um papel particularmente importante nesse processo (Tabela 72.2), e as consequências funcionais de variações genéticas em muitas enzimas metabolizadoras de medicamentos têm sido descritas entre indivíduos de grupos étnicos semelhantes e

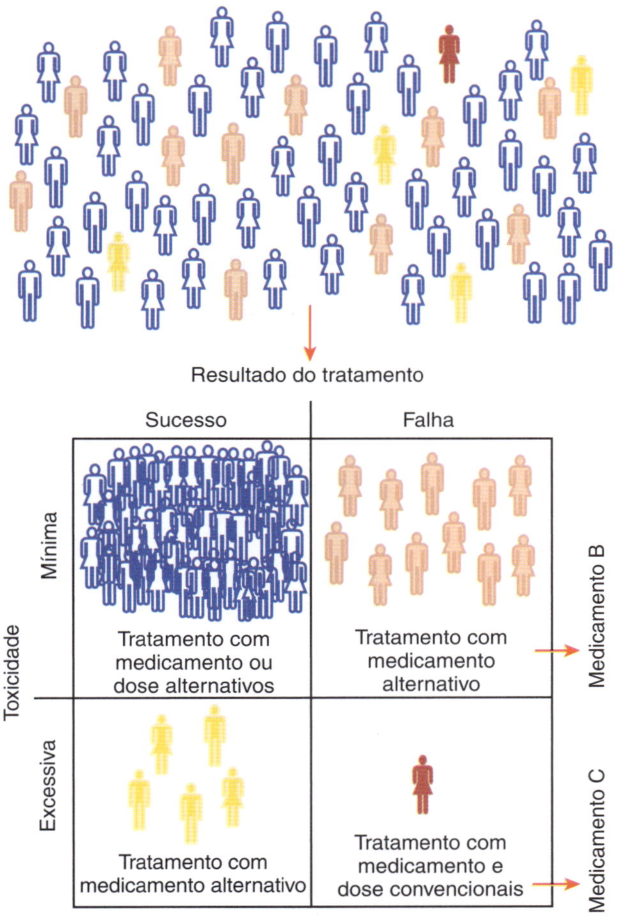

Figura 72.1 A promessa da medicina genômica para a saúde e doença humana. O objetivo do tratamento personalizado é identificar subgrupos de pacientes que responderão favoravelmente a um determinado medicamento com efeitos colaterais mínimos, assim como os indivíduos que não responderão ou irão apresentar toxicidade excessiva com as doses padrão. Um benefício adicional da farmacogenômica é a capacidade de selecionar o medicamento alternativo mais apropriado para os pacientes que não obtiveram sucesso terapêutico com os medicamentos e doses convencionais. *(Adaptada de Yaffe SJ, Aranda JV:* Neonatal and pediatric pharmacology, *ed 3, Philadelphia, 2004, Lippincott Williams & Wilkins.)*

Tabela 72.1 Exemplos do efeito do polimorfismo genético na resposta aos medicamentos.

GENE	ENZIMA/ALVO	MEDICAMENTO	RESPOSTA CLÍNICA
BCHE	Butirilcolinesterase	Succinilcolina	Paralisia prolongada
CYP2C9	Citocromo P450 2C9	Varfarina	Indivíduos que apresentam um ou mais alelos de função reduzida necessitam de doses menores de varfarina para a anticoagulação adequada, especialmente no controle inicial da anticoagulação
CYP2C19	Citocromo P450 2C19	Clopidogrel	Indivíduos que apresentam um ou mais alelos com perda da função têm capacidade reduzida de formar metabólitos farmacologicamente ativos do clopidogrel e redução de efeito antiplaquetário
CYP2D6	Citocromo P450 2D6	Codeína	Metabolizadores lentos – indivíduos com dois alelos não funcionais – não metabolizam a codeína em morfina e, portanto, não apresentam efeito analgésico. Indivíduos metabolizadores ultrarrápidos com três ou mais alelos funcionais podem apresentar toxicidade pela morfina
G6 PD	Glucose-6-fosfato desidrogenase	Primaquina (outros)	Hemólise
*HLA-A*3101*	Antígeno leucocitário humano A31	Carbamazepina	Portadores do alelo *HLA-A*3101* apresentam risco aumentado de síndrome de SJS e TEN devido à carbamazepina
*HLA-B*1502*	Antígeno leucocitário humano B15	Alopurinol	Chineses portadores do alelo *HLA-B*1502* apresentam risco aumentado de SJS e TEN devido à carbamazepina
*HLA-B*5701*	Antígeno leucocitário humano B57	Abacavir. Flucloxacilina	Portadores do alelo *HLA-B*5701* apresentam risco aumentado de reações de hipersensibilidade ao abacavir e lesão hepática induzida pela flucloxacilina
*HLA-B*5801*	Antígeno leucocitário humano B58	Alopurinol	Portadores do alelo *HLA-B*5801* apresentam risco de reações adversas cutâneas graves com o alopurinol, incluindo reações de hipersensibilidade, SJS e TEN
NAT2	N-acetiltransferase 2	Isoniazida, hidralazina	Indivíduos homozigotos para o polimorfismo de "acetilação lenta" são mais suscetíveis à toxicidade da isoniazida ou ao lúpus eritematoso sistêmico induzido pela hidralazina
SLCO1B1	Proteína transportadora de ânions orgânicos (OATP) 1B1	Sinvastatina	Os portadores do alelo *SLCO1B1*5* estão em risco aumentado de efeitos adversos musculoesqueléticos com a sinvastatina
TPMT	Tiopurina S-metiltransferase	Azatioprina 6-Mercaptopurina	Indivíduos homozigotos para uma mutação inativa apresentam toxicidade grave se tratados com doses padrões de azatioprina ou 6-mercaptopurina; os metabolizadores rápidos sofrem com tratamento insuficiente
UGT1A1	Uridina difosfoglicuronosiltransferase 1A1	Irinotecan	O alelo *UGT1A1*28* está associado à redução da glicuronidação do SN-38, o metabólito ativo do irinotecan, e redução do risco de neutropenia
VKORC1	Complexo 1 da vitamina K oxidorredutase	Varfarina	Indivíduos com o haplótipo associado à redução da expressão da proteína VKORC1 (alvo terapêutico da varfarina) necessitam de doses menores do medicamento para uma anticoagulação estável

SJS, Síndrome de Stevens-Johnson; TEN, necrólise epidérmica tóxica.

diferentes. As manifestações clínicas mais comuns da variabilidade farmacogenética na biotransformação de medicamentos é um aumento do risco de toxicidade concentração-dependente causado pela redução no *clearence* e pelo consequente acúmulo do medicamento. No entanto, uma manifestação igualmente importante dessa variabilidade é a falta de eficácia causada por variações no metabolismo de pró-medicamentos que exigem que a biotransformação seja convertida em uma forma farmacologicamente ativa de um medicamento. A farmacogenética de receptores de medicamentos e de outras proteínas-alvo envolvidas na transdução do sinal ou patogênese da doença podem também contribuir significativamente para a variabilidade interindividual na disposição e resposta do medicamento.

Os **programas de monitoramento terapêutico dos medicamentos (MTM)** reconhecem que todo paciente é único e que o resultado sérico de concentração-tempo para um paciente individual, teoricamente, pode ser utilizado para otimizar a farmacoterapia. Os MTM são a mais recente aplicação de medicamento personalizado; no entanto, o MTM de rotina não necessariamente se traduz em melhor resultado para o paciente em todas as situações.

O conceito de **medicamento personalizado** baseia-se na premissa de que a explosão de informações que acompanham a aplicação das tecnologias genômicas relacionadas aos problemas do paciente permitirão (1) a estratificação de populações de pacientes de acordo com a sua resposta a um medicamento em particular (p. ex., falta de eficácia ou toxicidade excessiva) e (2) a estratificação de doenças em subtipos específicos que são categorizados de acordo com critérios genômicos e pela resposta a tratamentos específicos. A medicina personalizada tornou-se suplantada pela **medicina individualizada**, que leva em consideração a vasta quantidade de informação que pode ser coletada de um paciente individual e aplicada para informar decisões para esse paciente. A **medicina de precisão** é uma aproximação emergente para o tratamento e a prevenção da doença que considera a variabilidade individual nos genes, no ambiente e no estilo de vida para cada pessoa; reflete a progressão na prestação do cuidado para diagnosticar ou

Tabela 72.2 Algumas relações importantes entre medicamentos e enzimas* do citocromo P450 (CYP) e transportadores da glicoproteína-P.

ENZIMA	SUBSTRATO DE MEDICAMENTOS	INIBIDORES	INDUTORES
CYP1A2	Cafeína, clomipramina, clozapina, teofilina	Cimetidina. Fluvoxamina Ciprofloxacino	Omeprazol Tabaco
CYP2C9	Diclofenaco, ibuprofeno, piroxicam, losartana, irbesartana, celecoxibe, tolbutamida, varfarina, fenitoína	Fluconazol Fluvastatina Amiodarona Zafirlucaste	Rifampicina
CYP2C19	Omeprazol, lansoprazol, pantoprazol, mefenitoína, citalopram; nelfinavir, diazepam, voriconazol	Cimetidina Fluvoxamina	Rifampicina
CYP2D6	**Agentes ativos no Sistema Nervoso Central (SNC):** Atomoxetina, amitriptilina, desipramina, imipramina, paroxetina, haloperidol, risperidona, tioridazina,	Fluoxetina Paroxetina	
	Agentes antiarrítmicos: Mexiletina, propafenona	Amiodarona Quinidina	
	Betabloqueadores: Propranolol, metoprolol, timolol Narcóticos: Codeína, dextrometorfano, hidrocodona	Terbinafina	
	Outros: Tamoxifeno	Cimetidina Ritonavir	
CYP3A4	**Bloqueadores do canal de cálcio:** Diltiazem, felodipino, nimodipino, nifedipino, nisoldipino, nitrendipino, verapamil	Amiodarona	Barbitúricos Carbamazepina Fenitoína
	Agentes Imunosupressores: Ciclosporina A, tacrolimus		Efavirenz
	Corticosteroides: Budesonida, cortisol, 17β-estradiol, progesterona, testosterona	Fluconazol Cetoconazol Itraconazol	Nevirapina
	Antibióticos macrolídeos: Claritromicina, eritromicina, troleandomicina	Claritromicina Eritromicina Troleandomicina	
	Agentes anticâncer: Ciclofosfamida, gefitinibe, ifosfamida, tamoxifeno, vincristina, vimblastina	Imatinibe	Rifampicina Ritonavir[‡] Erva-de-são-joão
	Benzodiazepínicos: Alprazolam, midazolam, triazolam		
	Opioides: Alfentanila, fentanila, sufentanila		
	Inibidores do HMG-CoA redutase: Lovastatina, sinvastatina, atorvastatina		
	Inibidores da protease do HIV: Indinavir, nelfinavir, ritonavir, saquinavir, amprenavir	Ritonavir[‡] Indinavir	
	Outros: Quinidina, sildenafila, eletriptana, ziprasidona	Suco de toranja Nefazodona	
Glicoproteína-P	Aldosterona, amprenavir, atorvastatina, ciclosporina, dexametasona, digoxina, diltiazem, domperidona, doxorrubicina, eritromicina, etoposide, fexofenadina, hidrocortisona, indinavir, ivermectina, lovastatina loperamida, nelfinavir, ondansetrona, paclitaxel, quinidina, saquinavir, sinvastatina, verapamil, vimblastina, vincristina	Amiodarona Carvedilol Claritromicina Ciclosporina Eritromicina Itraconazol Cetoconazol Quinidina Ritonavir[‡] Tamoxifeno Verapamil	Amprenavir Clotrimazol Fenotiazina Rifampicina Ritonavir[‡] Erva-de-são-joão

*http://www.drug-interactions.com. [‡]Pode ser inibidor e indutor ao mesmo tempo. SNC, sistema nervoso central; HMG-CoA, β-hidroxi-β-metilglutaril-coenzima A. *De* Med Lett *2003;45:47.*

tratar mais precisamente um paciente em um nível individual. Como a quantidade de dados específicos para um paciente individual aumenta (p. ex., dados genômicos, registros eletrônicos de saúde), a medicina de precisão pode ser dividida em **diagnóstico de precisão** e **terapêutica de precisão**; a farmacocinética, a farmacodinâmica e a farmacogenômica representam ferramentas que podem ser aplicadas para implementar a terapêutica de precisão para crianças.

Os **polimorfismos genéticos** (**variações**) ocorrem quando cópias de um gene específico presente em uma população não têm sequência idêntica de nucleotídios. O termo **alelo** refere-se a uma de uma série de sequências alternativas de DNA de um gene específico. Em humanos, existem duas cópias de cada gene. Um genótipo individual para um dado gene é determinado pelo conjunto de alelos que o indivíduo possui. A forma mais comum de variação genética envolve uma única mudança de base em um determinado local, referido como um **polimorfismo de único nucleotídio (SNP)** (ver Capítulo 95). Na outra extremidade do espectro estão as **variações no número de cópias (CNVs)**, que se referem à deleção ou duplicação de sequências de DNA idênticas ou quase idênticas que podem ser de milhares ou milhões de bases no tamanho. As CNVs ocorrem com menos frequência do que os SNPs, mas podem constituir 0,5 a 1% do genoma de um indivíduo e contribuir, assim, significativamente para a variação fenotípica. Os **haplótipos** são coleções de SNPs e outras variações de alelos que estão localizados próximo uns dos outros; quando herdados juntos criam um catálogo de haplótipos, ou **HapMap**. Quando os alelos de um *locus* de um gene específico em ambos os cromossomos são idênticos, existe um estado **homozigótico**, ao passo que o termo **heterozigoto** refere-se à situação em que os alelos diferentes estão presentes no mesmo *locus* de um gene. O termo **genótipo** refere-se a uma constituição genética individual, ao passo que as características observáveis ou as manifestações físicas constituem o **fenótipo**, que é consequência da interação entre genética e fatores (ver Capítulos 94 a 101).

A farmacogenética concentra-se nas consequências fenotípicas de variação dos alelos nos genes individuais. Os **polimorfismos farmacogenéticos** são características monogênicas funcionalmente relevantes para disposição e ação do medicamento e são causadas pela presença (dentro de uma população) de mais de um alelo (no mesmo *locus* do gene) e mais de um fenótipo que diz respeito à interação do medicamento com o organismo. Os elementos-chave do polimorfismo farmacogenético são a hereditariedade, o envolvimento de um único *locus* genético, a relevância funcional e o fato de que fenótipos distintos são observados dentro da população somente após os testes farmacológicos.

FARMACOGENÉTICA E FARMACOGENÔMICA DO DESENVOLVIMENTO OU PEDIÁTRICA

O nosso entendimento atual dos princípios de farmacogenética envolvem as enzimas responsáveis pela **biotransformação de medicamentos**. Os indivíduos são classificados como metabolizadores "muito rápidos", "rápidos" ou "constantes", e metabolizadores "lentos" ou "ruins". Isso pode ou não incluir também um grupo metabolizador "intermediário", dependendo da enzima em particular. No que diz respeito à biotransformação, crianças são mais complexas do que adultos; fetos e recém-nascidos podem ser fenotipicamente metabolizadores "lentos" ou "ruins" para certas vias de metabolização de medicamentos devido ao seu estágio de desenvolvimento, e podem adquirir um fenótipo consistente com seu genótipo algum tempo depois com o processo de desenvolvimento de sua maturação. Exemplos das vias de metabolização de medicamentos que são significativamente afetadas por **ontogenia** incluem glicuronidação e alguma atividade do **citocromo P450 (CYP)**. Também é evidente que nem todos os lactentes adquirem atividade metabólica de fármacos com a mesma velocidade, um resultado das interações entre genética e fatores ambientais. A variabilidade individual na trajetória (ou seja, a velocidade e a extensão) da capacidade adquirida de biotransformação do medicamento pode ser considerada um **fenótipo do desenvolvimento** (Figura 72.2). Isso ajuda a explicar a variabilidade considerável em algumas atividades do CYP observadas imediatamente após o nascimento.

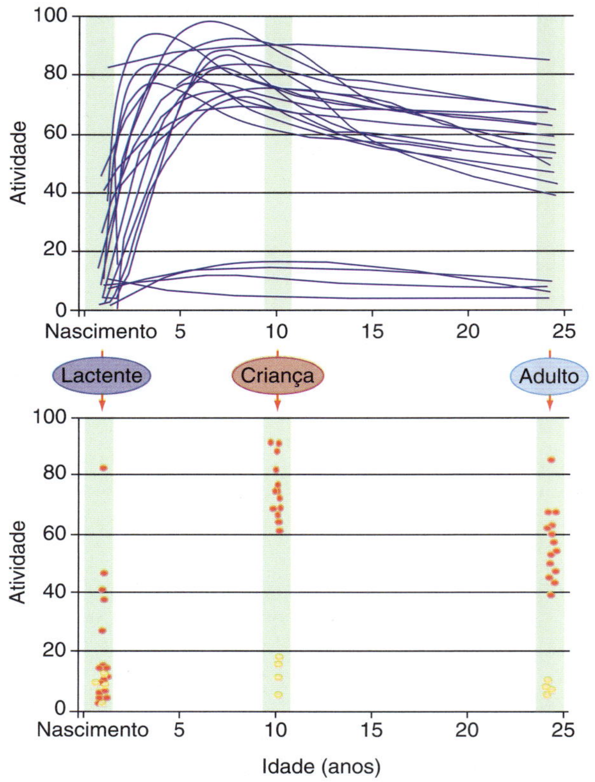

Figura 72.2 Fenótipos do desenvolvimento. A variabilidade nas mudanças do desenvolvimento em uma expressão genética e a atividade funcional enzimática estão sobrepostas sobre os determinantes da farmacogenética. **Superior.** Perfil teórico de desenvolvimento de uma enzima metabolizadora de medicamentos em 25 anos em 20 sujeitos. **Inferior.** Na maturidade (adultos), a variação de alelos na região de codificação genética dá origem a dois fenótipos distintos: elevada atividade em 92% da população ("metabolizadores rápidos"; *círculos vermelhos*); e baixa atividade em 8% da população ("metabolizadores lentos"; *círculos amarelos*). No entanto, também há variabilidade interindividual à medida que a atividade funcional é adquirida após o nascimento. Por exemplo, os dois fenótipos podem não ser facilmente distinguíveis em recém-nascidos imediatamente após o nascimento. Além disso, pode haver períodos discretos durante a infância em que a relação genótipo-fenótipo pode ser diferente daquela observada em adultos (p. ex., estágios de desenvolvimento em que a atividade da enzima parece ser maior em crianças do que em adultos). (*Adaptada de Leeder JS: Translating pharmacogenetics and pharmacogenomics into drug development for clinical pediatric and beyond.* Drug Discov Today *9:567-573, 2004.*)

Em contraste com os estudos de farmacogenética que tipicamente se concentram em um único gene, as análises **farmacogenômicas** são consideravelmente mais abrangentes e se concentram em fenótipos relacionados a medicamentos complexos e altamente variáveis, englobando muitos genes. As tecnologias de genotipagem de todo o genoma e as plataformas de sequenciamento massivamente paralelas da "próxima geração" para análises genômicas continuam evoluindo e permitem a avaliação da variação genética em mais de 1 milhão de sítios ao longo de um genoma individual para análises de SNP e CNV. Os estudos de associação de todo o genoma (GWAS) têm sido conduzidos em diversos ambientes pediátricos, em parte para identificar genes novos envolvidos na patogênese da doença que poderão levar a novos alvos terapêuticos. Os GWAS também são aplicados para identificar associações genéticas com resposta aos medicamentos, como a varfarina e clopidogrel, e o risco de toxicidade induzida por medicamentos, incluindo miopatia induzida por estatina e hepatotoxicidade induzida pela flucloxacilina. O "Manhattan plot", um formulário de apresentação dos dados para GWAs está se tornando mais comum em muitas revistas médicas (Figura 72.3A). O sequenciamento do genoma inteiro e exoma tem sido aplicado em um ambiente diagnóstico para identificar a variação genética causadora da doença, geralmente no contexto de doenças raras, não diagnosticadas, que exigiriam, de outra forma, uma "odisseia diagnóstica" de muitos anos de duração antes de um diagnóstico definitivo ser feito (e, desse modo, atrasando a intervenção terapêutica). Contido nessa sequência de genoma está o **farmacogenoma**, e uma área de intenso interesse é o desenvolvimento de ferramentas de bioinformática para determinar o metabolismo de fármacos de um paciente e o genótipo de resposta a partir de dados de sequência de genoma inteiro.

As investigações da expressão diferencial do gene antes e depois da exposição aos medicamentos têm o potencial de correlacionar a expressão gênica com resposta variável aos medicamentos e descobrir os mecanismos de toxicidade tissular específicos do medicamento. Esse tipo de estudo usa a **tecnologia de *microarray*** para monitorar as mudanças globais na expressão de milhares de genes (o **transcriptoma**) simultaneamente. As tecnologias de sequenciamento genômico também podem ser aplicadas ao RNA (RNA-Seq) e resultam em uma avaliação mais completa e quantitativa do transcriptoma. Os dados de perfil de expressão genética são usados para melhorar a classificação e estratificação de risco de doenças, e são utilizados comumente em oncologia. Essa abordagem tem sido amplamente usada para estudar a resistência ao tratamento em leucemia linfoblástica aguda e fornecido dados clinicamente relevantes sobre a base mecânica da resistência aos medicamentos e da base genômica de variabilidade interindividual na resposta aos medicamentos. Os subconjuntos de transcrições, ou "assinaturas" de expressão gênica, são investigados como indicadores de prognóstico potenciais na identificação de pacientes com risco de falha de tratamento (Figura 72.3B).

Ferramentas de farmacoproteômica e metabolômica

Os **estudos de proteômica** utilizam várias técnicas diferentes para detectar, quantificar e identificar proteínas em uma amostra (**expressão proteômica**) e para caracterizar a função proteica em termos de

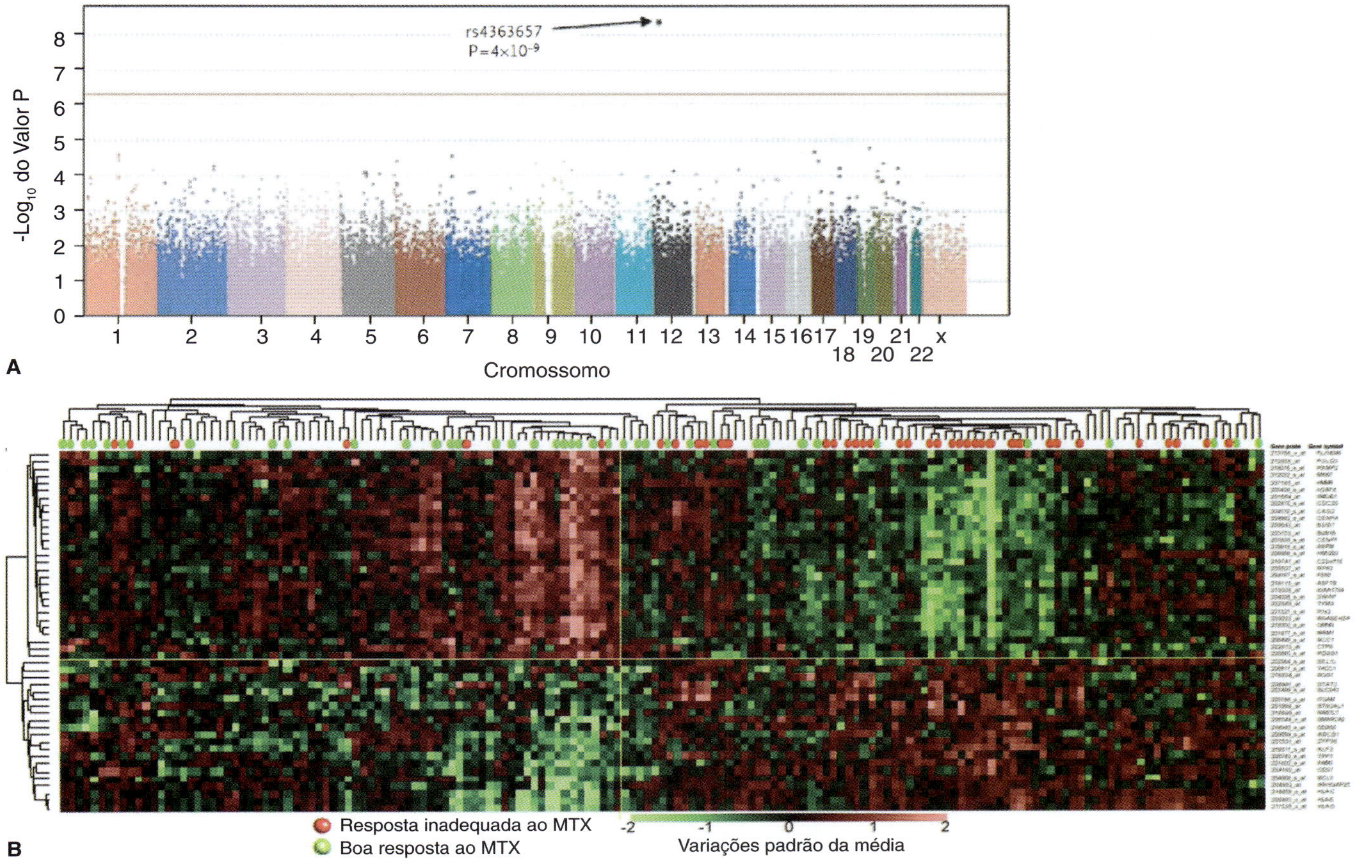

Figura 72.3 Apresentações de dados farmacogenômicos. **A.** Painel de Manhattan a partir de um estudo de associação de todo o genoma (GWAS). O seu nome deriva da semelhança ao horizonte de Manhattan; apresenta a significância do genoma completo de centenas de milhares de polimorfismos de único nucleotídio (SNPs) distribuídos ao longo do genoma com a característica ou fenótipo de interesse. Neste exemplo, cada SNP incluído no "*chip*" é representado graficamente ao longo do eixo X de acordo com a sua coordenada cromossômica, com cada cor representando um cromossomo individual do cromossomo 1 ao cromossomo X. O eixo Y representa o inverso do $\log_{10}$ do valor *p* para a associação: quanto maior o valor no eixo Y, menor é o valor *p*. Um valor de "15" corresponde a um valor de *p* 10^{-15}. Os SNPs que ultrapassam um determinado limite estão sujeitos a maior verificação e validação. **B.** "Mapa de Calor" construído a partir de dados de expressão gênica. Em um mapa de calor, o nível de expressão de muitos genes, tal como obtido a partir da análise de *microarray*, é apresentado como uma matriz bidimensional de valores. Cada coluna representa um paciente individual e cada linha é uma transcrição de RNA designada pelo nome do gene. O nível de expressão gênica é indicado pela cor de cada retângulo em um contínuo de expressão elevada (*vermelho*) para baixa expressão (*verde*). Neste exemplo, os pacientes com leucemia linfoblástica aguda (LLA) estão agrupados por sua resposta ao metotrexato (MTX); os pacientes que responderam ao MTX apresentaram padrões acentuadamente diferentes de expressão gênica em comparação com os não respondedores. Um dos objetivos da medicação personalizada é usar a informação genômica (p. ex., dados de *microarray*), para identificar padrões de resposta ao medicamento (ou risco de toxicidade do medicamento), a fim de selecionar a medicação mais adequada entre as opções disponíveis para cada paciente. (**A.** Reimpressa com permissão de *Search Collaborative Group. SLCO1B1 variants and statin-induced myopathy: a genome-wide study.* N Engl J Med *359:789-799, 2008*; **B.** *De Sorich MJ, et al. In vivo response to methotrexate forecasts outcome of acute lymphoblastic leukemia and has a distinct gene expression profile.* PLoS Med *5(4): e83, 2008.*)

atividade e interações proteína-proteína ou proteína-ácido nucleico (**proteômica funcional**). As análises baseadas em espectrometria de massas são capazes de fornecer dados quantitativos sobre a abundância de proteínas, e vários estudos têm sido aplicados a amostras de fígado pediátricas, por exemplo, a fim de gerar trajetórias de desenvolvimento mais precisas para várias enzimas metabolizadoras de fármacos e transportadores.

A metabolômica e metabonômica utilizam plataformas de análise sofisticadas, tais como espectroscopia por ressonância magnética nuclear (RMN) e ou cromatografia líquida ou a gás para a detecção do espectro de massa, para quantificar a concentração de todas as pequenas moléculas presentes em uma amostra. A **metabolômica** refere-se ao conjunto completo de moléculas de baixo peso molecular (metabólitos) presentes em um sistema vivo (células, tecidos, órgão ou organismo) em um estado particular de desenvolvimento ou patológico. A **metabonômica** é definida como o estudo de como o perfil metabólico de sistemas biológicos se modifica em resposta às alterações causadas por estímulos fisiopatológicos, exposições tóxicas, mudanças na dieta etc. A **farmacometabonômica** envolve a predição dos resultados, eficácia ou toxicidade, de um medicamento ou intervenção xenobiótica em um indivíduo com base em um modelo matemático de assinatura metabólica pré-intervencional.

BIOTRANSFOMAÇÃO DE MEDICAMENTOS: APLICAÇÕES NA TERAPIA PEDIÁTRICA

A principal consequência dos polimorfismos farmacogenéticos na metabolização enzimática dos medicamentos é a toxicidade dependente da concentração causada pelo comprometimento na depuração (*clearance*) de medicamentos. Em certos casos, a redução na conversão do pró-medicamento para compostos terapêuticos ativos é também de importância clínica (Tabela 72.2). As modificações químicas dos medicamentos pelas reações de biotransformação geralmente resultam em finalização da atividade biológica através da redução da afinidade pelos receptores ou outros alvos celulares, assim como da eliminação mais rápida pelo corpo. O processo de biotransformação de medicamentos pode ser muito complexo, mas tem três características importantes: (1) o conceito de **especificidade de substrato** ampla, no qual uma única isoenzima pode metabolizar uma grande variedade de compostos químicos diversos; (2) muitas enzimas diferentes podem estar envolvidas na biotransformação de um só medicamento (**multiplicidade da enzima**); e (3) um dado medicamento pode ser submetido a vários tipos diferentes de reações. Um exemplo dessa **multiplicidade** ocorre com varfarina racêmica, em que pelo menos sete metabólitos hidroxilados diferentes são produzidos por diferentes isoformas do CYP.

As reações de biotransformação de medicamentos são convenientemente classificadas em dois tipos principais, que ocorrem sequencialmente e servem para finalizar a atividade biológica e melhorar a eliminação (ver Capítulo 73). As reações de **fase I** introduzem ou expõem (por oxidação, redução ou hidrólise) um grupo molecular funcional do substrato dos medicamentos que serve como um local para a reação de conjugação de fase II. As reações de **fase II** envolvem conjugação com substratos endógenos, tais como acetato, ácido glicurônico, glutationa, glicina e sulfato. Essas reações aumentam ainda mais a polaridade de um metabólito intermediário, tornando o composto mais solúvel em água e, assim, melhoram sua excreção renal. A variabilidade interindividual na atividade de biotransformação de fármacos (tanto nas reações de fase I e fase II) é uma consequência complexa de interação entre genética (genótipo, sexo, raça ou origem étnica) e fatores ambientais (dieta, doença, medicação concomitante, outras exposições a xenobióticos). A via e a taxa de biotransformação de um dado composto são uma função única do fenótipo de cada indivíduo com relação às formas e quantidades de enzimas metabolizadoras de medicamentos expressos.

As enzimas CYP (CYPs) são, quantitativamente, as **enzimas mais importantes da fase I**. As proteínas que contêm heme catalisam o metabolismo de diversas substâncias endógenas lipofílicas (esteroides, ácidos graxos, vitaminas lipossolúveis, prostaglandinas, leucotrienos, tromboxanos), bem como compostos exógenos, incluindo uma multiplicidade de medicamentos e toxinas ambientais. A abreviatura CYP foi baseada em considerações evolutivas e usa o símbolo *CYP* para o *citocromo P450*. As CYPs que partilham pelo menos 40% de homologia são agrupadas em famílias identificadas por um algarismo arábico depois do CYP. As subfamílias, designadas por uma letra, parecem representar grupos de alta relação gênica. Os membros da família humana CYP2, por exemplo, têm > 67% de homologia na sequência de aminoácido. Os P450s individuais em uma subfamília são numerados sequencialmente (p. ex., CYP3A4, CYP3A5). As CYPs identificadas como importantes no metabolismo humano dos medicamentos são encontradas predominantemente nas famílias de genes do CYP1, CYP2 e CYP3. É importante ressaltar que a atividade enzimática pode ser induzida ou inibida por diversos agentes (Tabela 72.2).

As **enzimas de fase II** incluem a arilamina N-acetiltransferases (NAT1, NAT2), uridina difosfoglicuronosiltransferases (UGTs), hidrolase de epóxido, glutationa-*S*-transferases (GSTs), sulfotransferases (SULTs) e metiltransferases (catecol-*O*-metiltransferase, tiopurina *S*-metiltransferase, várias *N*-metiltransferases). Assim como as CYPs, as UGTs, as SULTs e as GSTs são famílias de genes com múltiplas isoformas individuais, cada uma com seus próprios substratos preferenciais, modos de regulação e padrões de expressão tecido-específico.

Para a maioria das CYPs, as relações genótipo-fenótipo são influenciadas pelo desenvolvimento em que a expressão fetal é limitada (com exceção de CYP3A7) e a atividade funcional é adquirida pós-natalmente em padrões específicos de isoforma. A depuração de alguns compostos parece ser maior em crianças em relação a adultos, e a correlação entre genótipo e fenótipo no período neonatal até a adolescência pode estar obscura.

CYP2D6

O *locus* do gene *CYP2D6* é altamente polimórfico, com mais de 110 variações de alelos identificados até o momento (http://www.imm.ki.se/CYPalleles/cyp2 d6.htm; Tabela 72.2). Alelos individuais são designados pelo nome do gene (*CYP2D6*), seguido por um asterisco e um algarismo arábico. Por convenção, o *CYP2D6*1* designa o alelo selvagem totalmente funcional. As variações de alelos são consequência de pontos de mutação, deleções ou adições de bases isoladas, reorganização de genes ou deleções de genes inteiros, resultando na redução ou perda completa de atividade. A herança de dois alelos recessivos, não funcionais ou "nulos", resulta em um **fenótipo metabolizador ruim (MR)**, que é encontrado aproximadamente em 5 a 10% dos indivíduos brancos e 1 a 2% de indivíduos asiáticos. Nos indivíduos brancos, os alelos *3, *4, *5, *6 são os que mais comumente perdem a função e são responsáveis por aproximadamente 98% dos fenótipos de MR. Em contraste, a atividade do CYP2D6 na população tende a ser menor em populações asiáticas e afro-americanas por causa de uma menor frequência de alelos não funcionais (*3, *4, *5 e *6) *e* uma frequência relativamente alta em populações seletivas de alelos associada à diminuição da atividade (alelos de "função reduzida") em relação ao tipo selvagem do alelo *CYP2D6*1*. O alelo *CYP2D6*10* ocorre com uma frequência de cerca de 50% em asiáticos, ao passo que o *CYP2D6*17* e o *CYP2D6*29* ocorrem em frequências relativamente elevadas em indivíduos de origem africana.

Além dos alelos não funcionais e de função parcial, a presença de duplicação do gene e de eventos de multiplicação (≥ três cópias do gene do *CYP2D6* em tandem em um único cromossomo) complica mais a predição do fenótipo a partir da informação do genótipo. O conceito de "escore de atividade" foi desenvolvido para simplificar a tradução da informação do genótipo *CYP2D6* em um fenótipo predito da atividade de CYP2D6 para um paciente em particular. Os alelos totalmente funcionais (**1, *2, *35* etc.) recebem um valor de "1", os alelos de função reduzida (**9, *10, *17, *29*) recebem um valor de "0,5", e os alelos não funcionais (** 3-*6* etc.) recebem um valor de "0"; para duplicações/eventos de multiplicação, o escore do alelo é multiplicado pelo número de cópias detectadas (*10 × 2 = 0,5 × 2 = "1"). A pontuação de atividade para um indivíduo é a soma dos escores para cada cromossomo, com metabolizadores pobres (PMs) definidos por uma pontuação de "0", ao passo que uma pontuação de "0,5" indica um **fenótipo de metabolizador intermediário (IM)** e um escore > 2 indica um **fenótipo de metabolizador ultrarrápido (UM)**; os escores de 1 a 2 são referidos como **metabolizadores extensivos (EMs)**. O sistema de classificação de escore de atividade foi adotado pelo Clinical Pharmacogenetics Implementation Consortium (CPIC; ver a seguir). No passado, indivíduos com uma pontuação de atividade de "1" eram referidos como "IMs", e qualquer referência ao *status* de IM na literatura antes de 2012 provavelmente se referia a um genótipo com o equivalente a um alelo funcional, em contraste com a definição atual (0,5).

O CYP2D6 está envolvido na biotransformação de mais de 40 entidades terapêuticas, incluindo diversos antagonistas dos receptores β, antiarrítmicos, antidepressivos, antipsicóticos e derivados da morfina† (Tabela 72.2). Os substratos da CYP2D6 comumente encontrados na pediatria incluem inibidores seletivos de recaptação da serotonina (ISRS; fluoxetina, paroxetina), risperidona, atomoxetina, prometazina, tramadol e codeína. Além disso, os remédios para resfriado comercializados sem receita médica (p. ex., dextrometorfano, difenidramina e clorfeniramina) também são também substratos do CYP2D6. Uma análise da ontogenia CYP2D6 *in vitro* que utilizou um grande número de amostras, revelou que tanto a proteína quanto a atividade da CYP2D6 permaneceram relativamente constantes depois de 1 semana de vida até os 18 anos. Da mesma forma, os resultados de um estudo de fenotipagem longitudinal *in vivo* que envolveu mais de 100 lactentes durante o 1º ano de vida demonstrou considerável variabilidade interindividual na atividade CYP2D6, mas nenhuma relação entre a atividade da CYP2D6 e a idade pós-natal entre 2 semanas e 12 meses de vida. Além disso, um estudo transversal que envolveu 586 crianças relatou que a distribuição de fenótipos CYP2D6 em crianças foi comparável à observada em adultos aos, pelo menos, 10 anos de idade. Assim, os dados disponíveis tanto *in vitro* quanto *in vivo*, ainda que com base em dados do fenótipo em vez de informações sobre a depuração de medicamentos a partir de estudos farmacocinéticos, implicam que a variação genética é mais importante do que fatores de desenvolvimento como determinantes da variabilidade do CYP2D6 em crianças.

Uma das consequências do desenvolvimento farmacogenético do CYP2D6 pode ser síndrome de irritabilidade, taquipneia, tremor, nervosismo, aumento do tônus muscular e instabilidade da temperatura nos recém-nascidos de mães que receberam ISRSs durante a gravidez.

†Para uma lista atualizada, ver http://www.mayomedicallaboratories.com/it-mmfi les/Pharmacoge nomic_Associations_Tables.pdf

A controvérsia atualmente é saber o quanto esses sintomas refletem uma síndrome de abstinência neonatal (hiposserotoninérgica) ou representam manifestações de toxicidade da serotonina semelhante ao estado hiperserotoninérgico induzido pelos ISRSs em adultos. A expressão lenta do CYP2D6 (e CYP3A4) nas primeiras semanas de vida é consistente com um estado hiperserotoninérgico causado pelo atraso da depuração de paroxetina e fluoxetina (CYP2D6) ou sertralina (CYP3A4) em recém-nascidos expostos a esses compostos durante a gestação. Além disso, a diminuição das concentrações plasmáticas de ISRS e a melhora dos sintomas seria esperada com o aumento da idade pós-natal e maturação dessas vias. Visto que o tratamento de uma reação de "abstinência" pode incluir a administração de um ISRS, existe um potencial considerável para aumento da toxicidade em recém-nascidos afetados. A resolução da questão de se os sintomas são causados pela abstinência ou um estado hiperserotoninérgico é essencial para o tratamento adequado da síndrome de adaptação neonatal induzida por ISRS. Até que mais dados estejam disponíveis, seria prudente considerar os recém-nascidos e lactentes com menos de 28 dias de idade como CYP2D6 MR.

Em crianças mais velhas, o acúmulo do medicamento e a resultante toxicidade concentração-dependente em metabolizadores ruins do genótipo CYP2D6 deveriam ser previstos da mesma maneira que em adultos devido ao risco de morbidade e mortalidade significativa. Embora a morte relacionada com a fluoxetina tenha sido relatada em uma criança de 9 anos de idade com um genótipo CYP2D6 MR, a experiência com a paroxetina indicou que o risco de acúmulo do medicamento também pode ocorrer, em certas condições, em indivíduos na extremidade oposta do espectro de atividade. Por exemplo, a dosagem crônica de paroxetina pode levar ao acúmulo além do esperado antecipadamente em crianças classificadas como CYP2D6 EM. Na verdade, as maiores diminuições na depuração da paroxetina observada com doses crescentes é observada em pacientes com melhores depurações em níveis de dosagem iniciais (10 mg/dia) e são previstos como tendo a maior atividade de CYP2D6, com base no genótipo CYP2D6. Esse efeito aparentemente paradoxal parece envolver a oxidação da paroxetina com o sítio ativo do CYP2D6 que forma um intermediário reativo que está associado à modificação irreversível próximo ao ou no sítio ativo da proteína do CYP2D6 e à perda de atividade enzimática. Como consequência, a atividade do CYP2D6 diminui progressivamente, de modo que o acúmulo de medicamentos pode ocorrer ao longo do tempo, colocando os pacientes com CYP2D6 EM também em risco aumentado de toxicidade dependente da concentração.

Teoricamente, as crianças mais jovens podem ter diminuição da eficácia ou falha da terapêutica com medicamentos, tais como a codeína e o tramadol que são dependentes da atividade funcional do CYP2D6 para a conversão nas espécies farmacologicamente ativas. O CYP2D6 catalisa a *O*-desmetilação de codeína em morfina. Lactentes e crianças parecem ser capazes de converter a codeína em morfina e alcançar proporções morfina:codeína comparáveis às dos adultos. No entanto, em um estudo, a morfina e os seus metabólitos não foram detectados em 36% das crianças que receberam codeína, fazendo com que o nível de analgesia de codeína não fosse confiável na população pediátrica estudada. Curiosamente, níveis de morfina e seus metabólitos não foram relacionados ao fenótipo do CYP2D6. Finalmente, o metabolismo *ultrarrápido* do CYP2D6 da codeína pode resultar em intoxicação por opioide, incluindo o metabolismo materno ultrarrápido da codeína, que pode causar níveis elevados de morfina, tanto séricos quanto no leite materno, e levar a efeitos adversos em recém-nascidos amamentados.

O metabolismo rápido e a depuração de substratos do CYP2D6 também podem contribuir para uma resposta terapêutica deficiente devido à incapacidade de se atingir concentrações plasmáticas adequadas, mesmo quando os medicamentos são dosados no nível máximo de dose aprovada. A etiqueta do produto para o Atomoxetine indica que os CYP2D6 MR têm uma exposição sistemática ao fármaco (p. ex., a quantidade do medicamento no corpo sobre o tempo, determinado pela área sob a curva da concentração plasmática-tempo) que é 10 vezes maior do que em indivíduos típicos (EMs) e, no entanto, a mesma dose inicial de 0,5 mg/kg é recomendada para todos os pacientes. Um estudo farmacocinético de atomoxetina estratificado por genótipo em crianças e adolescentes com transtorno de déficit de atenção/hiperatividade (TDAH) confirmou uma diferença de 11 a 14 vezes na exposição sistêmica média entre os grupos MR e EM. No entanto, o achado mais informativo foi a faixa de 50 vezes em exposição (30 vezes, se a exposição corrigida para a dose real de mg administrada) entre o participante MR com a maior exposição e o participante UM (três alelos funcionais) com a menor exposição. Os resultados desse estudo de dose única para simular a exposição à atomoxetina no estado estacionário para cada participante do estudo revelaram que, mesmo na dose máxima recomendada de atomoxetina, a exposição podia ser subterapêutica para a maioria dos pacientes com ≥ 1 alelos de *CYP2D6* funcionais.

Evitar o tratamento ineficaz em uma extremidade do espectro e a toxicidade excessiva no outro são benefícios potenciais de individualizar doses com base na informação genômica para medicações dependentes em uma via de *clearance* polimórfico, tal como CYP2D6. O CPIC publicou várias diretrizes que incluem substratos do CYP2D6, como a diretriz CPIC para codeína,* SSRIs,† e antidepressivos tricíclicos.‡ Embora os dados pediátricos sejam escassos, esses *links* servem como fontes valiosas de informação sobre a efeito do genótipo na relação dose-exposição para vários substratos de CYP2D6.

CYP2C9

Embora vários compostos clinicamente úteis sejam substratos para o CYP2C9§ (Tabela 72.2), os efeitos da variação alélica são mais profundos para os medicamentos com uma margem de terapêutica pequena, como a fenitoína, a varfarina e a tolbutamida. Estudos *in vitro* mostraram um aumento progressivo na expressão CYP2C9 de 1 a 2% no primeiro trimestre para cerca de 30% no termo. A variabilidade considerável (aproximadamente 35 vezes) na expressão é aparente nos primeiros 5 meses de vida, com cerca da metade das amostras estudadas exibindo valores equivalentes aos observados em adultos. Uma interpretação desses dados é que existe uma ampla variabilidade interindividual na taxa em que a expressão do CYP2C9 é adquirida após o nascimento e, em geral, a ontogenia da atividade do CYP2C9 *in vivo*, como inferido a partir de estudos de farmacocinética da fenitoína em recém-nascidos, é consistente com os resultados *in vitro*. A meia-vida aparente da fenitoína é prolongada (aproximadamente 75 h) em recém-nascidos prematuros, mas diminui para cerca de 20 h em recém-nascidos a termo. Com 2 semanas de idade, a meia-vida tem uma queda ainda maior, para 8 h. O metabolismo dependente da concentração (saturável) da fenitoína, reflexo da aquisição funcional da atividade do CYP2C9, não aparece até aproximadamente 10 dias de idade. A velocidade máxima do metabolismo da fenitoína diminui a partir de uma média de 14 mg/kg/dia em lactentes para 8 mg/kg/dia em adolescentes, que podem refletir as alterações na razão entre a massa hepática e massa corporal total observada durante esse período de desenvolvimento, como tem sido observado para varfarina.

Algumas variantes alélicas de *CYP2C9* foram relatadas, mas nem todas foram avaliadas quanto às suas consequências funcionais. O alelo *CYP2C9*2* está associado à diminuição em cerca de 5,5 vezes da depuração intrínseca da *S*-varfarina em relação à enzima selvagem. As variações alélicas que resultam em alterações de aminoácidos em um sítio ativo no interior da enzima, como os alelos *CYP2C9*3*, *CYP2C9*4*, *CYP2C9*5*, estão associadas a atividades que são cerca de 5% da proteína do tipo selvagem. Cerca de um terço da população branca carrega um alelo variante *CYP2C9* (tipicamente os alelos *2 e *3), enquanto os alelos *2 e *3 são praticamente inexistentes em afro-americanos, chineses, japoneses ou coreanos. Em contraste, o alelo *5 tem sido detectado em indivíduos negros, mas não em brancos. O risco de complicações hemorrágicas em pacientes tratados com varfarina e toxidade concentração-dependente em pacientes tratados com fenitoína é mais pronunciada para os indivíduos com um genótipo

*https://cpicpgx.org/guidelines/guideline-for-codeine-and-cyp2d6/.
†https://cpicpgx.org/guidelines/guideline-for-selective-serotonin-reuptake-inhibitors-and-cyp2d6-and-cyp2c19/.
‡https://cpicpgx.org/guidelines/guideline-for-tricyclic-antidepressants-and-cyp2d6-and-cyp2c19/.
§http://www.mayomedicallaboratories.com/it-mmfiles/Pharmacogenomic_Associations_Tables.pdf.

*CYP2C9*3/*3*. Embora a relação entre o genótipo CYP2C9, a dosagem e a farmacocinética de varfarina não tenha sido tão extensivamente estudada em crianças, pode esperar-se que as consequências da variação alélica sejam semelhantes às observadas em adultos. Em adultos, o genótipo de *CYP2C9* e *VKORC1* e a idade, o sexo e o peso do paciente podem ser responsáveis por 50 a 60% da variação dos requisitos de dose de varfarina. Uma grande parte da variação ainda é desconhecida, mas pode ser pelo menos parcialmente atribuída a interações com outros fármacos e alimentos.

CYP2C19

A proteína CYP2C19 e a atividade catalítica podem ser detectadas *in vitro* em níveis que representam 12 a 15% dos valores maduros na 8ª semana de gestação e permanecem inalterados ao longo da gestação e no momento do nascimento. Durante os primeiros 5 meses após o nascimento, a atividade do CYP2C19 aumenta linearmente. Níveis de adultos são alcançados aos 10 anos de idade, embora a variabilidade na expressão seja estimada em cerca de 21 vezes entre 5 meses e 10 anos de idade. A principal fonte dessa variabilidade é mais provavelmente a farmacogenética natural. O fenótipo de CYP2C19 MR (também conhecido como *deficiência de hidroxilase mefenitoína*) está presente em 3 a 5% da população branca e 20 a 25% dos asiáticos. Embora 25 variantes alélicas tenham sido relatadas até o momento, os dois alelos variantes mais comuns, *CYP2C19*2* e *CYP2C19*3*, resultam de substituições únicas de bases que geram uma parada prematura no códon e, consequentemente, cadeias de polipeptídeo truncadas que não possuem atividade funcional. Apesar de os aumentos consistentes de atividade no CYP2C19 terem sido observados *in vitro* nos primeiros 5 meses de vida, os resultados de um estudo de fenotipagem *in vivo* com omeprazol em crianças mexicanas revelou uma ampla variação de atividade e implicava que 17% das crianças com menos de 4 meses de idade poderiam ser classificadas como MRs (nenhum MR foi identificado além desse ponto). Em contraste, 20% das crianças entre 3 e 9 meses de idade foram classificadas como metabolizadores ultrarrápidos (UM) em comparação com 6% das crianças 1 a 3 meses de idade. Para o omeprazol, os parâmetros farmacocinéticos comparáveis aos observados em adultos são alcançados aos 2 anos de idade.

O CYP2C19 também desempenha um papel importante no metabolismo do lansoprazol. Em adultos japoneses tratados com lansoprazol, amoxicilina e claritromicina para infecção pelo *Helicobacter pylori*, a taxa de erradicação em CYP2C19 MR (97,8%) e EM heterozigotos (um alelo *CYP2C19* funcional; 92,1%) foi significativamente maior do que a observada em EM homozigóticos (72,7%). O tratamento inicial não erradicou o *H. Pylori* em 35 pacientes, 34 apresentaram pelo menos um alelo *CYP2C19* funcional e a erradicação teve sucesso com doses mais elevadas de lansoprazol em quase todos os casos. Visto que a frequência do alelo funcional *CYP2C19*1* é consideravelmente maior em indivíduos brancos (0,84 [84%]) do que em indivíduos japoneses (0,55 [55%]), pode ser prevista que a falha na erradicação ocorrerá mais frequentemente em brancos. Como os inibidores da bomba de prótons são amplamente utilizados em crianças, a farmacogenética, assim como as considerações do desenvolvimento, deveriam guiar as estratégias de doses em pediatria.

CYP3A4, CYP3A5 e CYP3A7

A subfamília **CYP3A** consiste em quatro membros em humanos (CYPs 3A4, 3A5, 3A7, 3A43) e é quantitativamente o grupo mais importante de CYPs em termos de biotransformação hepática de medicamentos em humanos. Essas isoformas catalisam a oxidação de diferentes entidades terapêuticas, muitas das quais são de importância potencial para a prática pediátrica† (Tabela 72.2). O CYP3A7 é a isoforma predominante de CYP no fígado fetal e pode ser detectado no fígado embrionário em 50 a 60 dias de gestação. O CYP3A4, a principal isoforma de CYP3A em adultos, está essencialmente ausente no fígado fetal, mas aumenta gradualmente durante a infância. Durante os primeiros 6 meses de vida, a expressão CYP3A7 excede a de CYP3A4, embora a sua atividade catalítica em relação à maioria dos substratos de CYP3A seja bastante limitada em comparação com CYP3A4. O CYP3A4 também é abundantemente expresso no intestino, onde contribui significativamente para o metabolismo de primeira passagem dos medicamentos orais, que são substratos (p. ex., o midazolam). O CYP3A5 é polimorficamente expresso e está presente em aproximadamente 25% das amostras de fígado de adulto estudadas *in vitro*.

Vários métodos foram propostos para medir a atividade do CYP3A. Usando sondas de vários fenótipos, a atividade do CYP3A4 foi descrita de variação ampla (até 50 vezes) entre os indivíduos, mas as distribuições de atividade populacional são essencialmente unimodais e as evidências de atividade polimórfica foram elusivas. Embora 20 variantes alélicas tenham sido identificadas até o momento (http://www.imm.ki.se/CYPalleles/cyp3a4.htm), a maioria delas ocorre com pouca frequência e não parece ser de importância clínica. De interesse na pediatria é o alelo *CYP3A4*1B*, presente na região promotora do *CYP3A4*. A significância clínica dessa variante alélica parece limitada em relação à atividade de biotransformação de medicamentos, apesar de ensaios *in vitro* mostrarem uma atividade duas vezes maior através do alelo *CYP3A4*1* do tipo selvagem. Embora não pareça haver uma associação entre o alelo *CYP3A4*1B* e a idade da menarca, uma relação significativa existe entre o número de alelos *CYP3A4*1B* e a idade de início da puberdade, como definido por Tanner no escore da mama. Em um estudo, 90% das meninas com 9 anos de idade com genótipo *CYP3A4*1B/1B** tiveram um escore de mama de Tanner ≥ 2 *vs.* 56% das heterozigotas *CYP3A4*1A/*1B* e 40% das meninas homozigotas para o alelo *CYP3A4*1A*. Como o CYP3A4 desempenha um papel importante no catabolismo de testosterona, foi proposto que a relação estradiol:testosterona pode ser alterada em direção a valores maiores na presença do alelo *CYP3A4*1B* e pode desencadear a cascata hormonal que acompanha a puberdade. A atividade intestinal do CYP3A4 é inibida pelo consumo de suco de toranja e pode resultar em níveis mais elevados de medicamentos metabolizados por essa enzima; grandes quantidades de suco de toranja também podem inibir o CYP3A4 hepático.

A expressão polimórfica *CYP3A5* é em grande parte causada por um SNP no íntron 3, que cria um local de junção enigmática e dá origem à variante de RNA mensageiro, que conserva parte do íntron 3 com uma parada prematura no códon de terminação. As transcrições do mRNA truncado associadas a esse alelo, o *CYP3A5*3*, não podem ser traduzidas em uma proteína funcional. Indivíduos com, pelo menos, um dos tipos selvagens de alelo *CYP3A5*1* expressam a proteína funcional CYP3A5, enquanto os que são homozigotos para o alelo *CYP3A5*3* (*CYP3A5*3/*3*) não expressam quantidades apreciáveis de proteína funcional. Aproximadamente 60% dos afro-americanos mostram atividade funcional hepática CYP3A5 em comparação com apenas 33% dos americano-europeus.

As consequências clinicamente importantes de variação de alelos *CYP3A5* foram relatadas em crianças. Em pacientes pediátricos com transplante cardíaco com o genótipo *CYP3A5*1/*3*, as concentrações de tacrolimus foram de aproximadamente 25% dos valores observados em pacientes com genótipo *CYP3A5*3/*3*, quando corrigidos para a dose, no período altamente vulnerável imediatamente após o transplante (≤ 2 semanas) e 50% menor aos 3 meses, 6 meses e 12 meses após o transplante. Assim, doses maiores de tacrolimus são necessárias em pacientes com a proteína funcional CYP3A5 para atingir níveis sanguíneos comparáveis e minimizar o risco de rejeição. É um fato preocupante que < 15% das concentrações de tacrolimus no período pós-transplante imediato estavam dentro da faixa-alvo terapêutica, destacando a necessidade de ensaios de tacrolimus prospectivos e orientados para a precisão na população pediátrica. Além do genótipo expressor de *CYP3A5*, a idade mais nova foi associada a concentrações mais baixas do tacrolimus. A mesma idade e relação do genótipo são observadas para o transplante renal. Inversamente, o tratamento com base na mesma idade e no genótipo são mais desafiantes no transplante de fígado, a menos que o doador *CYP3A5* seja conhecido. Em receptores de transplante de fígado pediátrico, o genótipo expressor de *CYP3A5* não foi associado a concentrações e dosagens de tacrolimus. Isso implica que o metabolismo hepático, do fígado doador e do estado do genótipo, desempenha um papel maior nas concentrações de tacrolimus do que o metabolismo intestinal ou o estado do genótipo de *CYP3A5* do receptor. Coletivamente, esses

†Ver lista atualizada em http://www.mayomedicallaboratories.com/it-mfiles/Pharmacogenomic_Associations_Tables.pdf.

conjuntos de dados pediátricos do tacrolimus informaram o CPIC para recomendar um aumento 1,5 a 2 vezes na dosagem do tacrolimus, seguido pelo monitoramento rigoroso do farmáco no plasma, nas crianças e nos adolescentes com pelo menos um alelo *CYP3A5*1* (https://cpicpgx.org/guidelines/guideline-for-tacrolimus-and-cyp3a5).

Glucuronosil transferases (UGTs)

A superfamília do gene UGT catalisa a conjugação (com o ácido glicurônico) de vários medicamentos usados clinicamente em pediatria, incluindo morfina, paracetamol, medicamentos anti-inflamatórios não esteroides e os benzodiazepínicos. O efeito do desenvolvimento da capacidade de glicuronidação foi bem descrito e é ilustrado pela hiperbilirrubinemia, **síndrome do bebê cinza** (colapso cardiovascular associado a doses elevadas de cloranfenicol em recém-nascidos) e o aumento em 3,5 vezes da depuração da morfina observado em recém-nascidos prematuros com idade de 24 a 39 semanas pós-concepção. Tal como acontece com os CYP, existem múltiplas isoformas de UGT, e a aquisição da atividade funcional da UGT parece ser específica para isoforma e substrato.

A *UGT1A1* é o principal produto do gene UGT responsável pela glicuronidação da bilirrubina, e mais de 100 alterações genéticas já foram relatadas (Tabela 72.3), a maioria das quais raras e mais propriamente consideradas *mutações* do que polimorfismos do gene. A herança de dois alelos defeituosos está associada à redução da atividade de conjugação da bilirrubina e dá origem a condições clínicas, tais como as síndromes de Crigler-Najjar e de Gilbert. Os polimorfismos que ocorrem mais frequentemente envolvem um dinucleotídio (TA) repetido na caixa TATA atípica do promotor de *UGT1A1*. O alelo selvagem *UGT1A1*1* tem seis repetições (TA$_6$), e as variantes TA$_5$ (*UGT1A1*33*), TA$_7$ (*UGT1A1*28*), e TA$_8$ (*UGT1A1*34*) são todas associadas com redução da atividade. A *UGT1A1*28*, a variante mais frequente, é um fator de contribuição para a icterícia neonatal prolongada. Essa variante é igualmente associada à glicuronidação prejudicada e, assim, à toxicidade do metabólito ativo, SN-38, do agente quimioterapêutico irinotecan. As variações alélicas *UGT1A7* e *UGT1A9* também mostram associação à toxicidade do irinotecan em adultos com câncer colorretal.

As consequências da variação alélica na família UGT2B são menos determinadas. As vias predominantes de eliminação da morfina incluem a biotransformação para o metabólito farmacologicamente ativo 6-glicoronídeo (M6G) e o metabólito inativo 3-glicuronídeo (M3G). A formação de M6G é quase exclusivamente catalisada pela UGT2B7, enquanto várias UGTs da subfamília UGT1A e UGT2B7 contribuem para a formação de M3G. A razão aumentada de M6G:morfina tem sido relatada em indivíduos homozigotos para os SNPs que constituem o alelo *UGT2B7*2*. Embora indivíduos com genótipo como o *UGT2B7*2/*2* possam produzir concentrações mais elevadas de morfina ativas e de seus metabólitos do que as antecipadamente previstas, os estudos prospectivos que abordam as correlações genótipo-fenótipo e as consequências da analgesia com morfina tiveram resultados conflitantes.

Tiopurina *S*-metiltransferase

A tiopurina *S*-metiltransferase (**TPMT**) é uma enzima citosólica que catalisa a *S*-metilação de compostos aromáticos e sulfurados heterocíclicos, tais como 6-mercaptopurina (6 MP), azatioprina e 6-tioguanina, usados no tratamento de leucemia linfoblástica aguda (LLA), doença intestinal inflamatória (DII) e artrite idiopática juvenil, e para a prevenção da rejeição de enxertos alogênicos renais. Para exercer seus efeitos citotóxicos, a 6 MP requer o metabolismo de nucleotídios de tioguanina por um processo de várias etapas, iniciado pela hipoxantina guanina fosforribosiltransferase. A TPMT impede a produção de nucleotídios de tioguanina pela metilação de 6 MP (Figura 72.4A). A atividade da TPMT geralmente é medida nos eritrócitos, com atividade

Tabela 72.3 Recursos da Internet para farmacogenômica e farmacogenética.

INTRODUÇÃO À FARMACOGENÔMICA	
http://www.pharmgkb.org/	
http://www.mayoclinic.org/healthy-lifestyle/consumer-health/in-depth/personalized-medicine/art-20044300	
FARMACOGENÉTICA: VARIAÇÕES ALÉLICAS DAS ENZIMAS METABOLIZADORAS DE MEDICAMENTOS	
CYP2C9	http://www.cypalleles.ki.se/cyp2 c9.htm
CYP2C19	http://www.cypalleles.ki.se/cyp2 c19.htm
CYP2D6	http://www.cypalleles.ki.se/cyp2 d6.htm
CYP3A4	http://www.cypalleles.ki.se/cyp3a4.htm
CYP3A5	http://www.cypalleles.ki.se/cyp3a5.htm
UGTs	https://www.pharmacogenomics.pha.ulaval.ca/ugt-alleles-nomenclature/
NAT1 e NAT2	http://nat.mbg.duth.gr/
FARMACOGENÉTICA: SUBSTRATOS DAS ENZIMAS METABOLIZADORAS DE MEDICAMENTOS	
http://medicine.iupui.edu/clinpharm/ddis/clinical-table	
http://www.mayomedicallaboratories.com/it-mmfiles/Pharmacogenomic_Associations_Tables.pdf	
GUIAS DE DOSES COM BASE NA FARMACOGENÉTICA	
Guias de doses que incorporam os dados da farmacogenética desenvolvidos pelo Clinical Pharmacogenetics Implementation Consortium estão disponíveis no website do CPIC (https://cpicpgx.org/), que é refletido na PharmGKB: https://www.pharmgkb.org/page/cpic, ou pela National Guidelines Clearinghouse, uma fonte de acesso público para os guias clínicos baseados em evidências, elaborados pela Agency for Healthcare Research and Quality (AHRQ), U.S. Department of Health Services: https://www.guideline.gov/search?q=CPIC.	
CYP2D6, CYP2C19 e antidepressivos:	
https://cpicpgx.org/guidelines/guideline-for-tricyclic-antidepressants-and-cyp2 d6-and-cyp2 c19/	
CYP2D6 e codeína:	
https://cpicpgx.org/guidelines/guideline-for-codeine-and-cyp2 d6/	
CYP2D6, CYP2C19 e SSRIs:	
https://cpicpgx.org/guidelines/guideline-for-selective-serotonin-reuptake-inhibitors-and-cyp2 d6-and-cyp2 c19/	
CYP3A5 e tacrolimus:	
https://cpicpgx.org/guidelines/guideline-for-tacrolimus-and-cyp3a5/	
HLA-B e abacavir e alopurinol:	
https://cpicpgx.org/guidelines/guideline-for-abacavir-and-hla-b/	
https://cpicpgx.org/guidelines/guideline-for-allopurinol-and-hla-b/	
https://cpicpgx.org/guidelines/guideline-for-carbamazepine-and-hla-b/	
SLCO1B1 e sinvastatina:	
https://cpicpgx.org/guidelines/guideline-for-simvastatin-and-slco1b1/	
TPMT e tiopurinas:	
https://cpicpgx.org/guidelines/guideline-for-thiopurines-and-tpmt/	

*Todos os *websites* foram acessados em 14 de julho de 2017.

de eritrócitos refletindo o que é encontrado em outros tecidos, incluindo o fígado e blastos leucêmicos. Embora cerca de 89% de brancos e negros apresentem alta atividade da TPMT e 11% apresentem atividade intermediária, um em cada 300 indivíduos herda deficiência de TPMT como um traço autossômico recessivo (Figura 72.4B). Entre os recém-nascidos, a atividade da TPMT no sangue periférico é 50% maior do que em adultos e mostra uma distribuição de atividade condizente com o polimorfismo caracterizado em adultos. Atualmente não existem dados para indicar por quanto tempo essa maior atividade é mantida, embora a atividade da TPMT seja comparável à previamente relatada aos valores dos adultos em uma população de escolares coreanos com idade entre 7 e 9 anos. Em pacientes com atividade intermediária ou baixa, mais medicamentos são desviados para a produção de nucleotídios tioguanina citotóxicos. A TPMT também pode metilar 6-tioinosina 5′-monofosfato para gerar um metabólito metilado capaz de inibir a síntese de purinas *de novo* (Figura 72.4C).

As variações múltiplas de SNP foram identificadas no gene *TPMT*, e um GWAS de duas coortes de ALL pediátricas independentes confirmou que a atividade TPMT é um traço farmacogenético monogênico; três variantes (TPMT*2, *3A, *3C) respondem por 98% dos brancos com baixa atividade e têm alta capacidade preditiva para o fenótipo TPMT. *TPMT*3A* é o mais comum e é caracterizado por

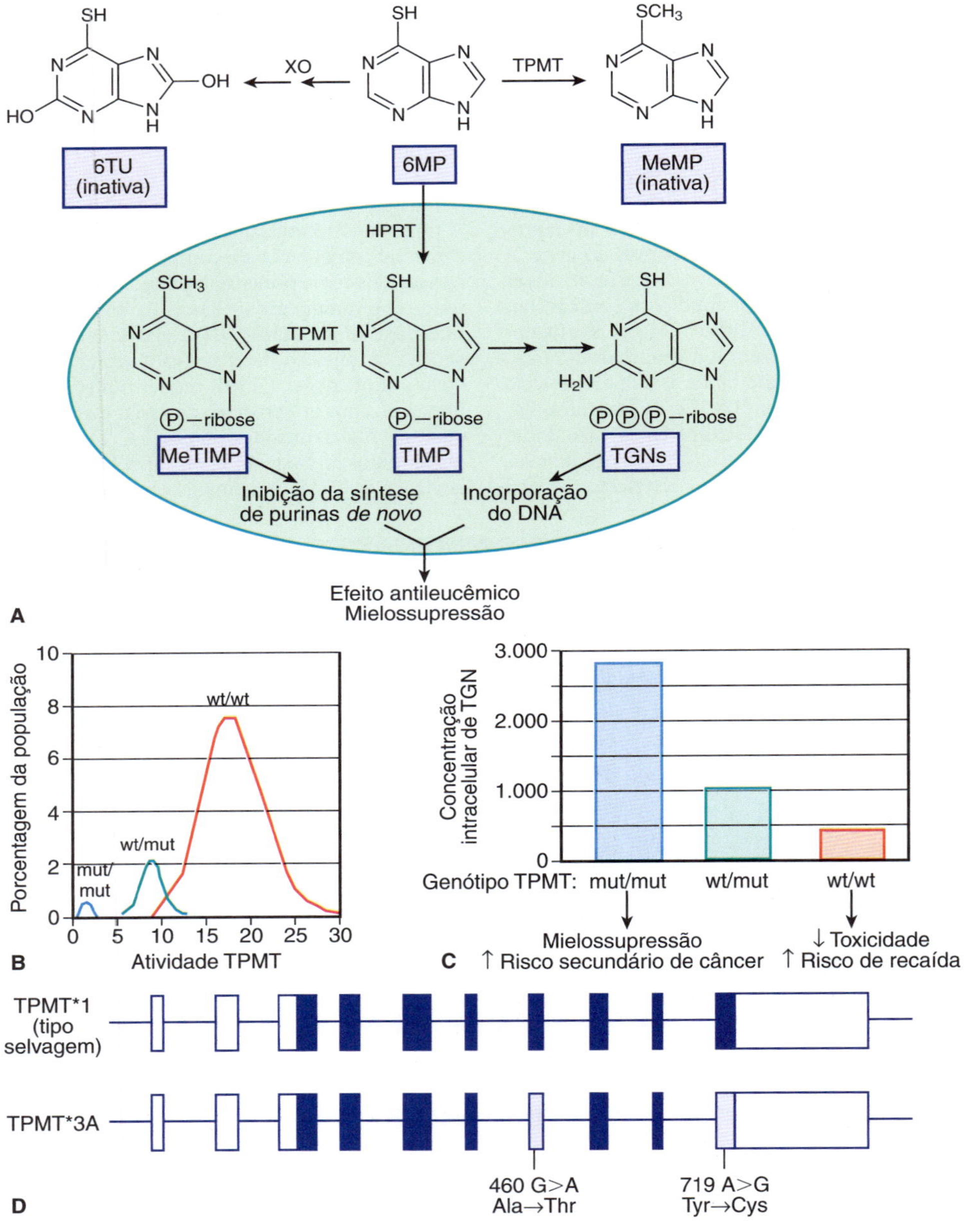

Figura 72.4 Polimorfismo da tiopurina *S*-metiltransferase (TPMT). **A.** 6-Mercaptopurina (6MP) sofre metabolismo para nucleotídios de tioguanina (TGNs) para exercer seus efeitos citotóxicos. TPMT e xantina-oxidase reduzem a quantidade de 6MP disponível para via de bioativação dos TGNs. TPMT também pode metilar 6-tioinosina 5′-monofosfato (TIMP) para gerar um composto metilado capaz de inibir a síntese *de novo* da purina. **B.** Distribuição de atividade da TPMT em seres humanos. Da população geral, 89% têm uma elevada atividade, ao passo que 11% têm atividade intermédia. Aproximadamente um em 300 indivíduos homozigotos para dois alelos de perda de função tem uma atividade muito baixa. **C.** Correlação entre o genótipo TPMT e concentrações de TGN intracelular. Em metabolizadores ruins da TPMT, mais 6MP está disponível para reduzir a via de bioativação para formar TGNs; essa situação está associada a um risco aumentado de mielossupressão. **D.** A variante mais comum do alelo TPMT é o resultado de duas mutações que dão origem a um produto proteico instável, que sofre uma degradação proteolítica. 6TU, ácido 6-tiourico; MeMP, 6-metilmercaptopurina *HPRT*, 6-tiometilinosina 5-monofosfato; MeTIMP, hipoxantina-guanina-fosforibosil-transferase; wt, tipo selvagem; mut, mutante. (Modificada com a permissão de *Relling MV, Dervieux T: Pharmacogenetics and cancer therapy.* Nat Rev Cancer *11:99-108, 2001; copyright 2001, Macmillan Magazines Ltd.)*

duas mutações de nucleótidos de transição, G460A e A719G, que levam a substituições de dois aminoácidos, Ala154Thr e Tyr240Cys (Figura 72.4D). O alelo *TPMT*3A* ocorre mais frequentemente em pacientes brancos (9,5%) e hispânicos (7,0%) e está ausente em pacientes negros. Em contraste, *TPMT*3C* é relatado como o alelo variante predominante em pacientes negros (12,2%), e apenas raramente observado em pacientes brancos ou hispânicos; em geral, os pacientes negros têm menor atividade TPMT do que pacientes não negros. As variantes *3A e *3C resultam em perda de atividade funcional, por meio da produção de proteínas instáveis que estão sujeitas à degradação proteolítica acelerada.

Os relativamente poucos pacientes com baixa ou ausência de atividade TPMT (0,3%) estão em risco aumentado de **mielossupressão grave** se tratados com doses de rotina de tiopurinas; assim, eles exigem uma redução de 10 a 15 vezes na dose para minimizar esse risco. Além disso, se as doses não forem corretamente tituladas, os pacientes podem estar em maior risco de recaída, como resultado do tratamento inadequado ou ausente com as tiopurinas. Dada a utilização crescente de 6 MP e de azatioprina em pediatria para o tratamento de DII e artrite reumatoide juvenil, e para evitar a rejeição do enxerto renal, a farmacogenética da TPMT não é trivial, e uma diretriz CPIC auxilia na dosagem guiada por genótipo.[†] No entanto, o genótipo *TPMT* não é o único determinante da intolerância às tiopurinas. Estudos múltiplos também implicaram variação genética em *NUDT15*, um nucleotídio difosfatase que converte o trifosfato de tioguanina em monofosfato de tioguanina, reduzindo, assim, a incorporação da tioguanina no DNA; a redução ou a perda dessa atividade resultam na incorporação maior do que a esperada da tioguanina no DNA e, assim, no aumento da citotoxicidade. Alelos *NUDT15* de função reduzida são mais comuns em pacientes hispânicos e naqueles com ascendência asiática, e os pacientes que herdaram dois alelos de função reduzida toleram doses de tiopurina muito inferiores (10%) do que o normal. Portanto, é razoável esperar que o genótipo *TPMT* e *NUDT15* precise ser considerado para tratamento de tiopurina individualizada.

FARMACOGENÉTICA DOS TRANSPORTADORES DE MEDICAMENTOS

Existem vários tipos principais de transportadores de membrana, incluindo os transportadores de ânions orgânicos (OAT), o polipeptídeo transportador de ânions orgânicos (OATPs), os transportadores de cátions orgânicos (OCTs) e os transportadores com cassete de ligação ao trifosfato de adenosina (ABC), tais como P-glicoproteína e as proteínas multimedicamento-resistentes. Os transportadores de membrana estão fortemente envolvidos na disposição de medicamentos e transporte ativo de substrato de medicamentos entre órgãos e tecidos. Os transportadores de medicamentos estão expressos em numerosas barreiras epiteliais, tais como células epiteliais intestinais, hepatócitos, células tubulares renais e na barreira hematencefálica (BHE) (Figura 72.5). Os transportadores são muitas vezes também os determinantes de resistência aos medicamentos, e muitos fármacos atuam afetando a função dos transportadores. Como tal, os polimorfismos em genes que codificam essas proteínas podem ter um efeito significativo sobre a absorção, distribuição, metabolismo e excreção, bem como o efeito farmacodinâmico de uma ampla variedade de compostos.

Superfamília com cassete de ligação ao trifosfato de adenosina

Os transportadores de cassete de ligação ao ATP (ABC) pertencem à maior família de genes transportadores conhecidos e transloca uma variedade de substratos, incluindo agentes de quimioterapia. A expressão dos transportadores multimedicamentos ABC tem sido implicada na resistência das células tumorais à terapia anticâncer, na disposição alterada dos medicamentos quimioterápicos e nos efeitos tóxicos associados à quimioterapia. Mais recentemente, a heterogeneidade genética de muitos transportadores ABC foi descrita. Além de ter pelo menos um domínio de ligação ao ATP, esses transportadores são caracterizados por uma sequência de assinatura de resíduos de aminoácidos dentro do domínio. Nos seres humanos, os transportadores

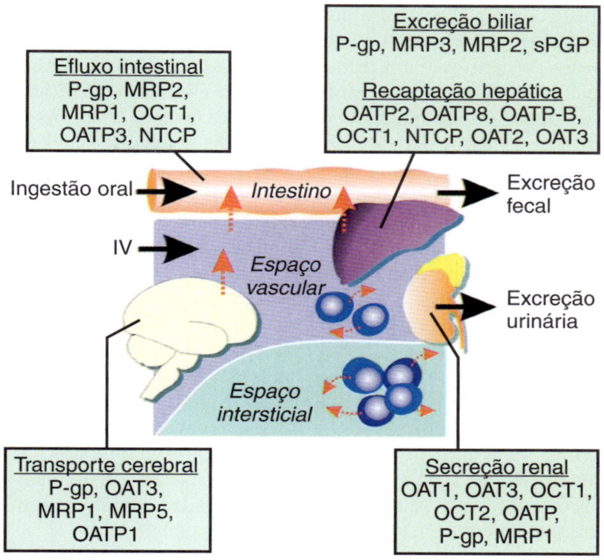

Figura 72.5 Diagrama esquemático das proteínas de transporte importantes e suas localizações conhecidas em seres humanos. As *esferas* correspondem às moléculas de fármacos. (*Reproduzida, com autorização, de American Pharmacists Association. Ritschel WA, Kearns GL, editors.* Handbook of basic pharmacokinetics including clinical applications, *ed 7, Washington, DC, 2009, American Pharmacists Association, p. 45.*)

ABC funcionam como bombas de efluxo, que, juntamente com enzimas detoxificantes, constituem um sistema complexo integrado de "defesa quimioimunológica" contra medicamentos e outros produtos químicos estranhos. Uma variedade de barreiras epiteliais, incluindo os rins, o fígado e a BHE, têm expressão abundante de transportadores ABC, tais como glicoproteína-P (P-gp), também conhecida como *MDR1*), e proteínas resistentes a multifármacos (MRP) 1, 2 e 3. Com a energia proveniente do ATP, esses transportadores retiram ativamente substratos das respectivas células e órgãos.

Variação genética considerável foi relatada na superfamília de genes do transportador ABC. Muitos estudos investigaram a relação entre genótipo de *ABCB1,* ou haplótipo, e expressão da P-gp, atividade ou resposta a medicamentos, produzindo resultados inconsistentes, em grande parte devido a limitações metodológicas. Nenhuma associação entre o genótipo e a disponibilidade ou a resposta do fármaco seria esperada se o fármaco de interesse não fosse substrato para a P-gp. No entanto, mesmo quando os fármacos são testados para o transporte por P-gp usando sistemas *in vitro*, os resultados não são necessariamente conclusivos, como é o caso da carbamazepina. Por outro lado, uma associação entre o genótipo de *ABCB1* e a resposta medicamentosa foi observada em pacientes que receberam antidepressivos que eram substratos de ABC (p. ex., citalopram, paroxetina, amitriptilina, venlafaxina), mas não em fármacos que não eram substratos (p. ex., mirtazapina).

Estudos conduzidos em crianças precisam considerar também a ontogenia da expressão de P-gp. Com base em estudos que utilizam linfócitos humanos, parece que a atividade P-gp é elevada ao nascer, diminui entre 0 e 6 meses de idade, e estabiliza entre 6 meses e 2 anos de idade. Em contraste, a P-gp pode ser detectada em células-tronco neurais/progenitoras humanas e diminui com a diferenciação. Além disso, a P-gp tem sido proposta como um marcador para o desenvolvimento endotelial da BHE e sua expressão aumenta com a idade pós-natal assim como quando a BHE amadurece. A análise proteômica da ontogenia da P-gp hepática demonstrou que a expressão da P-gp aumenta ao longo da infância, atingindo 50% da expressão do adulto em aproximadamente 3 anos e atingindo um platô durante a adolescência. Dessa forma, os padrões de desenvolvimento de expressão P-gp são suscetíveis aos tecidos-específicos, mas ainda há muito pouco dado a esse respeito. No entanto, a expressão da P-gp em uma idade jovem no intestino e no fígado provavelmente representa um mecanismo

[†]https://cpicpgx.org/guidelines/guideline-for-thiopurines-and-tpmt/.

de proteção em que tanto toxinas endógenas como exógenas são eficientemente excretadas do corpo. Porém, os padrões de desenvolvimento da expressão em tecidos de resposta ao fármaco, tais como linfócitos e tumores, podem também afetar a eficácia de medicamentos intracelulares. Por exemplo, os polimorfismos no gene têm se mostrado preditivos da capacidade de desmamar dos corticosteroides após o transplante cardíaco, bem como a suscetibilidade e evolução clínica do tratamento para LLA pediátrica. Por outro lado, a imaturidade da expressão da P-gp no desenvolvimento da BHE pode contribuir para períodos discretos de aumento da suscetibilidade à toxicidade do fármaco no sistema nervoso central. Contudo, para a maioria dos outros medicamentos, incluindo agentes imunossupressores e inibidores da protease, estudos que investigaram o efeito do polimorfismo no *ABCB1* na disposição e resposta ao medicamento tiveram resultados conflitantes. Em um estudo que investigou a relação entre genótipo *ABCB1* e a farmacocinética da ciclosporina, um efeito do genótipo sobre a biodisponibilidade oral foi aparente apenas em crianças com mais de 8 anos de idade. Embora esses resultados precisem de maior replicação, é necessário melhor compreensão da ontogenia do transportador para projetar e interpretar adequadamente estudos farmacogenéticos de *ABCB1* em populações pediátricas.

Polipeptídeos transportadores de ânions orgânicos

Polipeptídeos transportadores de ânions orgânicos (OATPs) no transportador de ânions orgânicos carreadores de soluto (SLCO) representam uma família de glicoproteínas transportadoras com 12 domínios transmembrana expressos em diferentes células epiteliais. Existem 11 OATPs em seres humanos, alguns dos quais são ubiquamente expressos e outros cuja expressão é restrita a tecidos específicos. Os substratos típicos incluem sais biliares, hormônios e seus conjugados, toxinas e vários medicamentos. O carreador de soluto, OATP 1A2 humano (OATP1A2, OATP-A, OATP1 e OATP), é altamente expresso nos intestinos, rins, colangiócitos e na BHE, e pode ser importante na absorção, distribuição e excreção de uma ampla gama de medicamentos clinicamente importantes. Vários polimorfismos não sinônimos foram identificados no gene que codifica OATP1A2, SLCO1A2 (SLC21A3), com algumas dessas variantes demonstrando alterações funcionais no transporte de substratos do OATP1A2.

O OATP1B1 (SLCO1B1) e OATP1B3 (SLCO1B3) são transportadores hepatoespecíficos e promovem a captação celular de substratos endógenos, tais como bilirrubina, ácidos biliares, DHEA-sulfato e leucotrieno C4, bem como vários medicamentos, incluindo diversas estatinas, metotrexato e enalapril. A variação alélica no OATP1B1 (especificamente, o alelo *SLCO1B1*5*) resulta em uma depuração reduzida e maior exposição sistêmica de várias estatinas (atorvastatina, pravastatina, sinvastatina), e tem sido associada a um risco aumentado de efeitos colaterais musculoesqueléticos da sinvastatina. A expressão de OATP1B1 no tecido hepático pediátrico humano foi independente da idade em todas as amostras, mas a dependência etária foi demonstrada em amostras homozigóticas para a sequência de referência de *SLCO1B1* (*i. e.*, genótipo *SLCO1B1*1A/*1A*). Portanto, não só o genótipo, mas também o crescimento e o desenvolvimento, podem influenciar a expressão da proteína OATP1B1 na criança em desenvolvimento. Até o momento, apenas um estudo investigou o efeito do genótipo *SLCO1B1* na disposição das estatinas em crianças, relatando uma relação genótipo-fenótipo para a pravastatina que foi discordante com a relação observada em adultos. No entanto, dados com sinvastatina em crianças e adolescentes dislipidêmicos (LDL > 130 mg/dℓ) sugerem que as relações genótipo-fenótipo observadas em adultos também estão presentes nessa população, mas a magnitude do efeito genético pode ser maior em pacientes pediátricos.

Vários estudos confirmaram que dois SNPs determinam os haplótipos mais comuns *SLCO1B1* (**1a*, *1b**, **5* e **15*), rs4149056 e rs2306283, estão associados à diminuição da depuração do metotrexato em altas doses em crianças com LLA. A genotipagem para *SLCO1B1* pode ser útil na identificação de pacientes com risco aumentado de toxicidade devido à diminuição da depuração/aumento da acumulação de metotrexato. Na análise proteômica do fígado pediátrico, a expressão de OATP1B3 foi dependente da idade, com diferença de três vezes observada entre recém-nascidos e adultos. Similarmente à P-gp, a expressão aumentou constantemente durante a infância; no entanto, 50% da expressão de nível adulto foi muito anterior (6 meses) em comparação com a P-gp.

Transportadores de cátions orgânicos

Os transportadores orgânicos de cátions (OCTs) na subfamília SCL22A são expressos principalmente na membrana basolateral do epitélio polarizado, e medeiam a secreção renal de pequenos cátions orgânicos. Originalmente, pensava-se que OCT1 (também conhecido como SLC22A1) poderia ser expresso principalmente no fígado, mas estudos recentes também localizaram sua expressão no lado apical da extremidade proximal e distal dos túbulos renais. Observou-se que a expressão hepática de OCT1 era dependente da idade com uma diferença de quase cinco vezes entre recém-nascidos e adultos. OCT2 (SLC22A2) é predominantemente expresso na superfície basolateral dos túbulos renais proximais. Em adultos, a variação alélica em OCT1 e OCT2 está associada ao aumento da depuração renal da metformina. O papel da variação genética de OCT1 e OCT2 não foi estudado em crianças, mas fatores de desenvolvimento parecem ser operacionais. Os recém-nascidos possuem capacidade muito limitada para eliminar cátions orgânicos, mas essa função aumenta rapidamente durante os primeiros meses de vida, e quando normalizada para o peso corporal ou área de superfície, tende a exceder os níveis adultos durante a fase lactente.

POLIMORFISMOS NOS RECEPTORES DE FÁRMACOS

Os receptores são os alvos para medicamentos e transmissores endógenos devido aos seus sítios de reconhecimento molecular inerentes. Os fármacos e os transmissores ligam-se ao receptor para produzir um efeito farmacológico. A variabilidade na proteína do receptor ou do canal de íons pode determinar a magnitude da resposta farmacológica. Polimorfismos do gene do receptor adrenérgico-β_2 (*ADRB2*) estão associados a respostas variáveis para medicamentos broncodilatadores.

As respostas aos medicamentos são eventos raramente monogênicos porque vários genes estão envolvidos na ligação ao alvo farmacológico do medicamento e nos eventos de transdução de sinal subsequentes que, por fim, se manifestam coletivamente como um efeito terapêutico. Apesar de genótipos em um *locus* particular poderem mostrar um efeito estatisticamente significativo no desfecho de interesse, na população em geral, eles podem representar apenas uma quantidade relativamente pequena da variabilidade para esse resultado. Um grupo particular de SNPs no gene receptor 1 do hormônio de liberação de corticotropina (*CRHR1*) está associado a um aumento estatisticamente significativo no volume expiratório forçado no primeiro segundo (FEV_1), mas representa apenas 6% da variabilidade global em resposta à inalação de corticosteroides. Uma série de estudos posteriores determinou que a variação alélica em vários genes na via dos esteroides contribui para a resposta global desse tipo de terapia.

A lista e a classificação dos receptores é a principal iniciativa da International Union of Pharmacology (IUPHAR). A lista de receptores e os canais iônicos voltagem-dependente está disponível no *site* da IUPHAR (http://www.iuphar-db.org). O efeito do crescimento e do desenvolvimento nas atividades e afinidades de ligação desses receptores, efetores e canais iônicos tem sido estudado em animais até certo ponto, mas continua sendo elucidado em humanos.

APLICAÇÕES ATUAIS E FUTURAS EM PEDIATRIA

Os progressos no tratamento da leucemia linfoblástica aguda mostra como a aplicação de princípios da farmacogenômica podem melhorar a terapia de medicamentos pediátricos (ver Capítulo 522.1). Mesmo com a melhor compreensão sobre os determinantes genéticos de resposta a um medicamento, no entanto, muitas complexidades continuam sem solução. Pacientes com LLA que possuem um alelo do tipo selvagem e atividade TPMT intermediária tendem a ter uma melhor resposta à terapia com 6 MP do que pacientes com dois alelos de tipo selvagem e atividade plena. A TPMT com atividade reduzida também coloca pacientes em risco para tumores cerebrais secundários induzidos por irradiação e leucemia mieloide aguda induzida por etoposídeo. Os polimorfismos farmacogenéticos de vários genes adicionais, como *NUDT15*, também têm o potencial de influenciar o sucesso do tratamento de LLA. Múltiplos fatores genéticos e relacionados com o tratamento interagem para criar subgrupos de pacientes com diferentes graus de risco. Isso representa uma oportunidade para abordagens farmacogenômicas de identificação de subgrupos de pacientes que serão beneficiados com regimes de tratamento específicos e aqueles que vão estar em risco de toxicidades no curto e longo prazo (Figura 72.6).

A bibliografia está disponível no GEN-io.

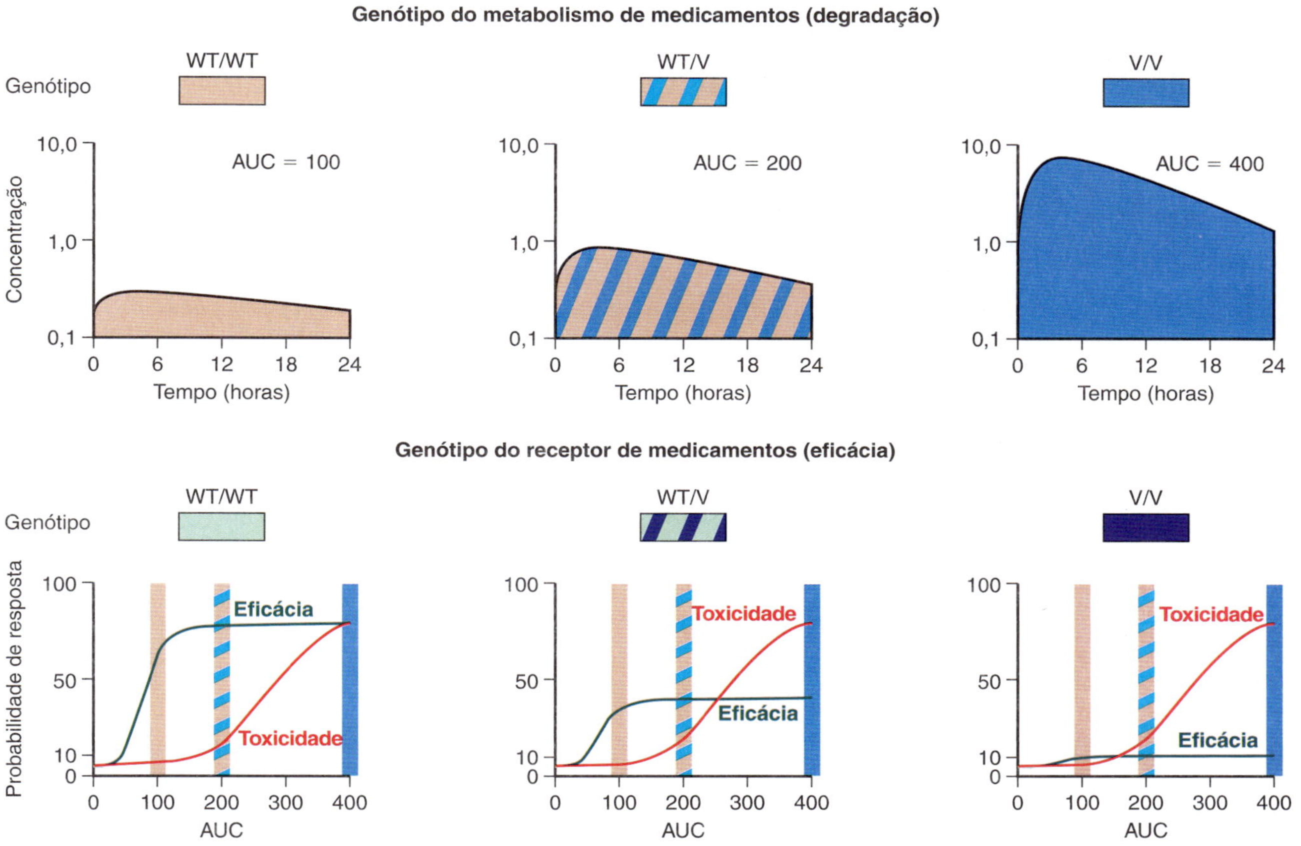

Resposta poligênica aos medicamentos

Genótipo do metabolismo		Genótipo do receptor	Probabilidade de Resposta: Eficácia	Probabilidade de Resposta: Toxicidade	Índice terapêutico	Avaliação individual do risco:benefício: Benefício	vs	Risco
	+		65%	5%	13,0	Benefício	>>>>	Risco
	+		32%	5%	6,0	Benefício	>>>	Risco
	+		10%	5%	2,0	Benefício	>	Risco
	+		75%	15%	5,0	Benefício	>>	Risco
	+		40%	15%	2,7	Benefício	>	Risco
	+		10%	15%	0,7	Risco	>	Benefício
	+		80%	80%	1,0	Benefício	≈	Risco
	+		40%	80%	0,5	Risco	>>	Benefício
	+		10%	80%	0,1	Risco	>>>>	Benefício

Figura 72.6 Determinantes poligênicos de resposta ao medicamento. Os efeitos potenciais de dois polimorfismos genéticos estão ilustrados. Em cada painel, há um perfil para indivíduos que possuem dois alelos do tipo selvagem (WT/WT), aqueles que são heterozigotos para um tipo selvagem e uma variante (V) alélica (WT/V), e aqueles que têm dois alelos variantes (V/V) para o gene representado. Os **painéis superiores** ilustram um polimorfismo potencial que envolve uma enzima que metaboliza medicamentos em que os alelos variantes resultam em metabolismo diminuído do medicamento e uma maior exposição (como mostrado pelo aumento da área sob a curva de concentração-tempo [AUC]). Os **painéis do meio** ilustram um polimorfismo potencial que envolve um receptor de medicamentos e descreve alelos variantes que resultam na diminuição da sensibilidade do receptor. Observe que, para cada tipo de receptor, existem três possibilidades de exposição ao fármaco. A **tabela na parte inferior** mostra as nove combinações resultantes do metabolismo do medicamento e genótipo do receptor do medicamento e o fenótipo correspondente de resposta dos fármacos, calculados a partir dos dados mostrados nos painéis do meio. Esses fenótipos permitem o cálculo de um índice terapêutico (*i. e.*, eficácia:toxicidade; aqui, varia de 13 [65%:5%] a 0,1 [10%:80%]), o que resulta na capacidade para realizar avaliação individualizada do risco:benefício. (*Adaptada de Evans WE, McLeod HL: Pharmacogenomic–drug disposition, drug targets, and side effects.* N Engl J Med *348:538-549, 2003.*)

Capítulo 73

Princípios da Terapia Medicamentosa

Tracy L. Sandritter, Bridgette L. Jones, Gregory L. Kearns e Jennifer A. Lowry

A farmacologia clínica de um medicamento reflete um grupo de propriedades multifacetadas que dizem respeito à sua disposição, à sua ação e à sua resposta (p. ex., efeitos adversos, efeitos terapêuticos e resultado terapêutico) a seu uso/administração. As três facetas mais importantes da farmacologia clínica de um medicamento são sua farmacocinética, sua farmacodinâmica e sua farmacogenômica. A **farmacocinética** descreve o movimento de um medicamento pelo corpo e as concentrações (ou quantidades) por ele alcançadas em um determinado espaço e/ou tecido corporal e seu tempo de atuação nesse local. A farmacocinética de um medicamento é conceitualizada considerando as características que, coletivamente, determinam a relação dose-concentração: absorção, distribuição, metabolismo e excreção. A **farmacodinâmica** descreve a relação entre a dose ou a concentração do medicamento e sua resposta. A resposta pode ser desejada (*eficácia*) ou desagradável (*toxicidade*). Ainda que na prática clínica as respostas de diferentes populações de pacientes aos medicamentos sejam comumente descritas por uma dose padrão ou uma variação de concentração, a resposta é mais bem conceitualizada em um contínuo em que a relação entre a dose e a resposta não é linear. A **farmacogenômica** é o estudo de como formas variantes de genes humanos contribuem para a variabilidade interindividual na resposta a fármacos. A descoberta de que as respostas aos fármacos podem ser influenciadas pelo perfil genético do paciente oferece grande esperança para a realização de uma farmacoterapia individualizada, na qual a relação entre genótipo e fenótipo (doença e/ou resposta a fármacos) é preditiva da resposta a fármacos (ver Capítulo 72). Na criança em desenvolvimento, a ontogênese tem o potencial de modular a resposta ao fármaco por meio da alteração tanto da farmacocinética quanto da farmacodinâmica.

PRINCÍPIOS GERAIS DA FARMACOCINÉTICA E DA FARMACODINÂMICA

O efeito de um medicamento ocorre quando uma exposição (quantidade e duração) é suficiente para produzir uma interação medicamento-receptor capaz de modular o ambiente da célula e induzir uma resposta biológica. Assim, a relação entre a exposição e a resposta para um determinado medicamento representa a interface entre a farmacocinética e a farmacodinâmica que pode ser conceitualizada de modo simples, considerando dois perfis: concentração plasmática *versus* efeito (Figura 73.1) e concentração plasmática *versus* tempo (Figura 73.2).

A relação entre a concentração do medicamento e o efeito não é linear para a maioria dos fármacos (Figura 73.1). A uma concentração zero, o efeito de um medicamento é zero ou não perceptível (E_0). Após a administração e/ou o aumento da dose, a concentração aumenta e gera o efeito; inicialmente de uma maneira linear (em baixas concentrações do medicamento) seguido por um aumento do efeito de maneira não linear até um ponto assintótico na relação em que o efeito máximo ($E_{máx}$) é obtido e não se altera perceptivelmente com o aumento da concentração do medicamento. O ponto na relação entre concentração e efeito no qual o efeito observado representa 50% do $E_{máx}$ é definido como **EC_{50}**, um termo comum de farmacodinâmica utilizado para comparar relações concentração-efeito entre pacientes (ou sujeitos de pesquisa) e medicamentos que podem estar em uma determinada classe de fármaco.

Por ser raramente possível medir a concentração de um medicamento no receptor ou próximo a ele, é necessário utilizar uma medição substituta para medir a **relação entre a exposição e a resposta**. Na

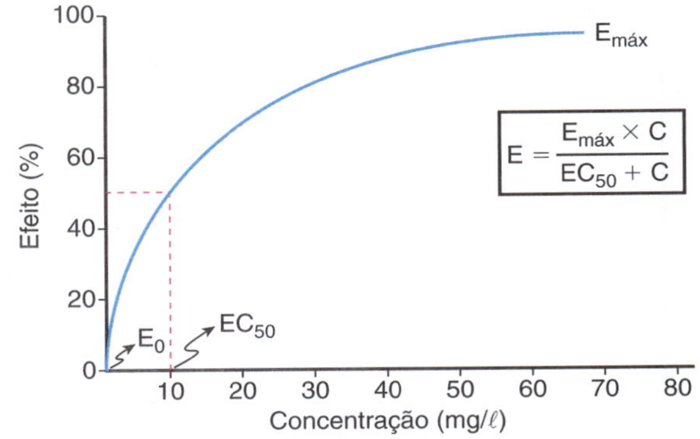

Figura 73.1 **Concentração de plasma *versus* curva de efeito.** O efeito percentual é medido em função do aumento da concentração do fármaco no plasma. E_0: dose na qual nenhum efeito é observado na população; CE_{50}: dose de um medicamento necessária para produzir um efeito especificado em 50% da população; $E_{máx}$: concentração associada ao efeito máximo que pode ser produzido por um fármaco. *(De Abdel-Rahman SM, Kearns GL. The pharmacokinetic-pharmacodynamic interface: determinants of anti-infective drug action and efficacy in pediatrics. In: Feigin RD, Cherry JD, Demmler-Harrison GJ, Kaplan SL (Eds.).* Textbook of pediatric infectious disease, *6. ed., Philadelphia: Saunders-Elsevier; 2009. p. 3156-3178; reproduzida com autorização.)*

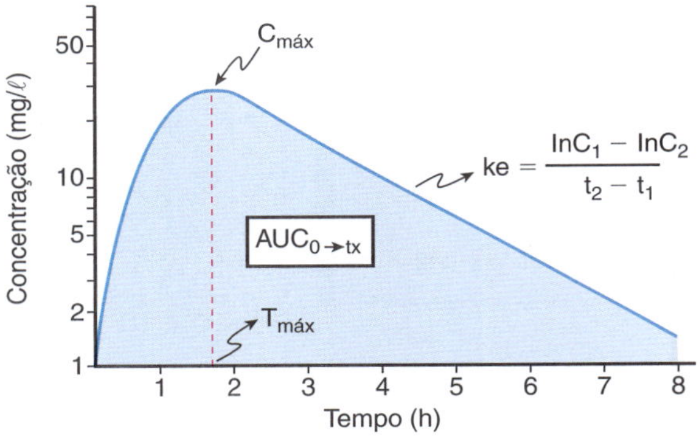

Figura 73.2 **Diagrama semilogarrítmico da curva de concentração plasmática *versus* tempo para um fármaco hipotético após administração extravascular.** A área sob a curva do nível plasmático (AUC) é uma medida dependente da concentração e do tempo da exposição sistêmica ao fármaco. Após a administração, o fármaco é absorvido e alcança a concentração máxima ($C_{máx}$) em seu horário de pico ($T_{máx}$). Após a conclusão da absorção e a distribuição do fármaco, as concentrações de fármaco no plasma diminuem de um modo monoexponencial aparente, no qual a inclinação da fase de eliminação aparente representa a constante aparente da taxa de eliminação (ke). *(De Abdel-Rahman SM, Kearns GL. The pharmacokinetic-pharmacodynamic interface: determinants of anti-infective drug action and efficacy in pediatrics. In: Feigin RD, Cherry JD, Demmler-Harrison GJ, Kaplan SL (Eds.).* Textbook of pediatric infectious disease, *6. ed. Philadelphia: Saunders-Elsevier; 2009. p. 3156-3178; reproduzida com autorização.)*

maior parte dos casos, essa substituição é representada pela concentração plasmática do medicamento *versus* a curva de tempo. Para medicamentos cujas propriedades farmacocinéticas são mais bem descritas como processos de primeira ordem (em oposição à zero ordem e ordem mista), uma projeção semilogarítmica da concentração plasmática *versus* os dados de tempo para um agente administrado por uma via extravascular (p. ex., intramuscular, subcutânea, intratecal (ventrículo), oral, transmucosal, transdérmica, retal) forma um padrão similar ao ilustrado pela Figura 73.2. A porção ascendente da curva representa o tempo da liberação de um medicamento de sua formulação, a dissolução do medicamento em um líquido biológico (p. ex., líquido gástrico ou intestinal, líquido intersticial; um pré-requisito para absorção) e a absorção de um medicamento está relacionada com o tempo de sua eliminação. Após o tempo ($T_{máx}$) em que as concentrações plasmáticas máximas ($C_{máx}$) são observadas, as concentrações diminuem conforme o metabolismo e a eliminação se tornam limitantes; a porção terminal desse segmento da curva de concentração plasmática *versus* o tempo representa o medicamento sendo eliminado do corpo. Por fim, a área sob a curva de concentração plasmática *versus* tempo (AUC), um parâmetro dependente de concentração e tempo que reflete o grau de exposição sistêmica a uma determinada dose de um medicamento, pode ser determinada por integrar as concentrações plasmáticas ao longo do tempo.

A capacidade de caracterizar a farmacocinética de um medicamento específico possibilita ao profissional usar os dados para ajustar os regimes de dosagem "normais" e individualizá-los para produzir o grau de exposição sistêmica associado aos efeitos farmacológicos desejados. Para medicamentos em que a amplitude da concentração plasmática e/ou a "meta" da exposição sistêmica (ou seja, AUC) é conhecida, um conhecimento prévio dos parâmetros farmacocinéticos de uma determinada população ou paciente dentro da população pode facilitar a escolha da posologia do medicamento. Quando em contato com informações sobre o comportamento farmacodinâmico de um medicamento e as condições do paciente (p. ex., idade, função dos órgãos, estado da doença, medicações concomitantes), a aplicação da farmacocinética oferece ao médico a habilidade de exercitar um grau real de controle adaptativo sobre as escolhas terapêuticas por tornar possível uma seleção de medicamentos e posologias que tenham maior probabilidade de serem eficazes e seguras.

IMPACTO DA ONTOGENIA NA DISPOSIÇÃO DOS MEDICAMENTOS

O **desenvolvimento** representa uma continuidade de eventos biológicos que possibilitam adaptação, crescimento somático, desenvolvimento neurocomportamental e, por fim, reprodução. O impacto do desenvolvimento na farmacocinética de um medicamento é determinado, em grande parte, por alterações relacionadas com a idade na composição do corpo e na aquisição de funções em órgãos e sistemas, que são importantes em determinar o metabolismo e a excreção de um medicamento. Ainda que muitas vezes seja mais conveniente classificar os pacientes pediátricos baseando-se na idade pós-natal para a terapia farmacológica, com neonato, com 1 mês de idade ou menos; lactente 1 a 24 meses de idade; criança 2 a 12 anos de idade; adolescente 12 a 18 anos de idade, é importante reconhecer que as mudanças fisiológicas não estão ligadas de forma linear à idade e podem não corresponder a esses índices determinados por idade. Na verdade, as mudanças mais consideráveis na disposição de medicamentos ocorrem entre o primeiro e o 18º mês de vida, quando a aquisição das funções dos órgãos é mais dinâmica. Além disso, é importante ressaltar que a farmacocinética de um determinado medicamento pode sofrer alterações em pacientes pediátricos em consequência de fatores *intrínsecos* (p. ex., gênero, genótipo, etnia, doenças congênitas) ou *extrínsecos* (p. ex., estados de doenças adquiridas, exposições xenobióticas, dieta, variação na adesão terapêutica) que podem ocorrer entre a primeira e a segunda décadas de vida.

A seleção de uma dose apropriada de medicamento para um neonato, um lactente, uma criança ou um adolescente requer um entendimento das propriedades farmacocinéticas básicas de um determinado composto e como o processo de desenvolvimento afeta cada aspecto da disposição do medicamento. Por conseguinte, é mais útil conceituar a farmacocinética pediátrica examinando o impacto do desenvolvimento sobre as variáveis fisiológicas que comandam **a absorção, a distribuição, o metabolismo e a eliminação** (**ADME**) do fármaco.

A pediatria engloba uma ampla faixa de idades nas quais certos estágios da vida influenciam profundamente a resposta e a disposição dos fármacos. Mudanças farmacocinéticas, farmacodinâmicas e psicossociais consideráveis ocorrem no período em que os lactentes prematuros evoluem a termo, em que os lactentes amadurecem em seu primeiro ano de vida e quando as crianças alcançam a puberdade e a adolescência (Figura 73.3). Para atender às necessidades desses diferentes grupos pediátricos, diferentes formulações são necessárias para o fornecimento de medicamentos que podem influenciar a absorção e a disposição do medicamento, e diferentes questões psicossociais influenciam a adesão, o momento da administração do medicamento e as reações ao uso de fármacos. Esses fatores adicionais devem ser considerados em conjunto com as influências farmacocinéticas e farmacodinâmicas conhecidas da idade ao desenvolver uma estratégia ótima de terapia medicamentosa específica para o paciente.

Absorção dos medicamentos

A absorção ocorre geralmente por difusão passiva, mas o transporte ativo e a difusão facilitada também podem ser necessários para a entrada do medicamento dentro das células. Uma série de fatores fisiológicos afeta esse processo, um ou mais dos quais podem ser alterados em função de certas doenças (p. ex., doença inflamatória intestinal, diarreia) e, consequentemente, produzem mudanças na biodisponibilidade. O ritmo e o alcance da absorção podem ser alterados de maneira significativa em consequência do crescimento e do desenvolvimento normal da criança.

Absorção pela via oral

Os fatores mais importantes que influenciam a absorção dos medicamentos no trato gastrintestinal estão relacionados com a fisiologia do estômago, o intestino e o trato biliar (Figura 73.3C e Tabela 73.1). O ritmo e o alcance da absorção VO dos medicamentos dependem, principalmente, da *difusão passiva* pH-dependente e da *motilidade* do estômago e do intestino, já que ambos os fatores influenciam no tempo de trânsito do medicamento. O pH gástrico muda de maneira significativa durante o desenvolvimento com os valores mais altos (alcalino) ocorrendo durante o período neonatal. No neonato completamente maduro, o pH varia entre 6 e 8 no nascimento e cai para 2 a 3 algumas horas depois. No entanto, após as primeiras 24 h de vida, o pH gástrico volta a aumentar pela imaturidade das células parietais. Conforme as células parietais amadurecem, a capacidade de secretar ácido gástrico aumenta (pH diminui) nos primeiros meses de vida e alcança o nível de um adulto entre 3 e 7 anos de idade.

Como resultado, a biodisponibilidade de medicamentos dependentes de um ambiente ácido, como penicilina e ampicilina, aumenta. Em contraste, a absorção de ácidos orgânicos fracos (p. ex., fenobarbital e fenitoina) é relativamente reduzida, uma situação que pode necessitar da administração de grandes doses em crianças muito novas para alcançar o nível plasmático terapêutico.

O tempo de *esvaziamento gástrico* aumenta durante a infância em consequência da redução da motilidade, o que pode retardar a passagem dos medicamentos para o intestino, na qual a maior parte da absorção acontece. A taxa de esvaziamento gástrico alcança ou excede os valores da idade adulta entre 6 e 8 meses de vida. Por isso, a motilidade intestinal é importante para o ritmo de absorção dos medicamentos e, assim como outros fatores, depende da idade da criança. Consequentemente, o ritmo de absorção de medicamentos com solubilidade limitada em água (p. ex., fenitoína, carbamazepina) pode ser alterado consideravelmente por mudanças na motilidade intestinal. Em lactentes mais velhos e crianças jovens, um ritmo mais rápido do trânsito intestinal pode reduzir a biodisponibilidade de alguns medicamentos (p. ex., fenitoína) e/ou formulações de medicamentos (p. ex., de liberação prolongada) por redução do tempo de contato do medicamento com a superfície de absorção do intestino delgado.

Neonatos, especialmente prematuros, têm uma produção reduzida de ácidos biliares e da função biliar, o que resulta em uma redução da habilidade de solubilizar e absorver medicamentos lipofílicos. A função biliar desenvolve-se no primeiro mês de vida, mas pode ser difícil para o neonato e o lactente absorverem vitaminas lipossolúveis, pois baixas concentrações de ácidos biliares são necessárias para sua absorção.

Absorção extravascular

Presume-se que a administração intravenosa (IV) de medicamentos é a via mais confiável e precisa para a administração de medicamentos, com uma biodisponibilidade de 100%. A absorção de medicamentos pelos tecidos e órgãos (p. ex., intramuscular, transdérmica e retal) também pode ser afetada pelo desenvolvimento (Tabela 73.2). O fluxo sanguíneo intramuscular muda com o passar dos anos, o que pode causar um resultado variável e imprevisível na absorção. O fluxo sanguíneo muscular reduzido nos primeiros dias de vida, a ineficiência relativa da contração muscular (útil para dispersar as doses de

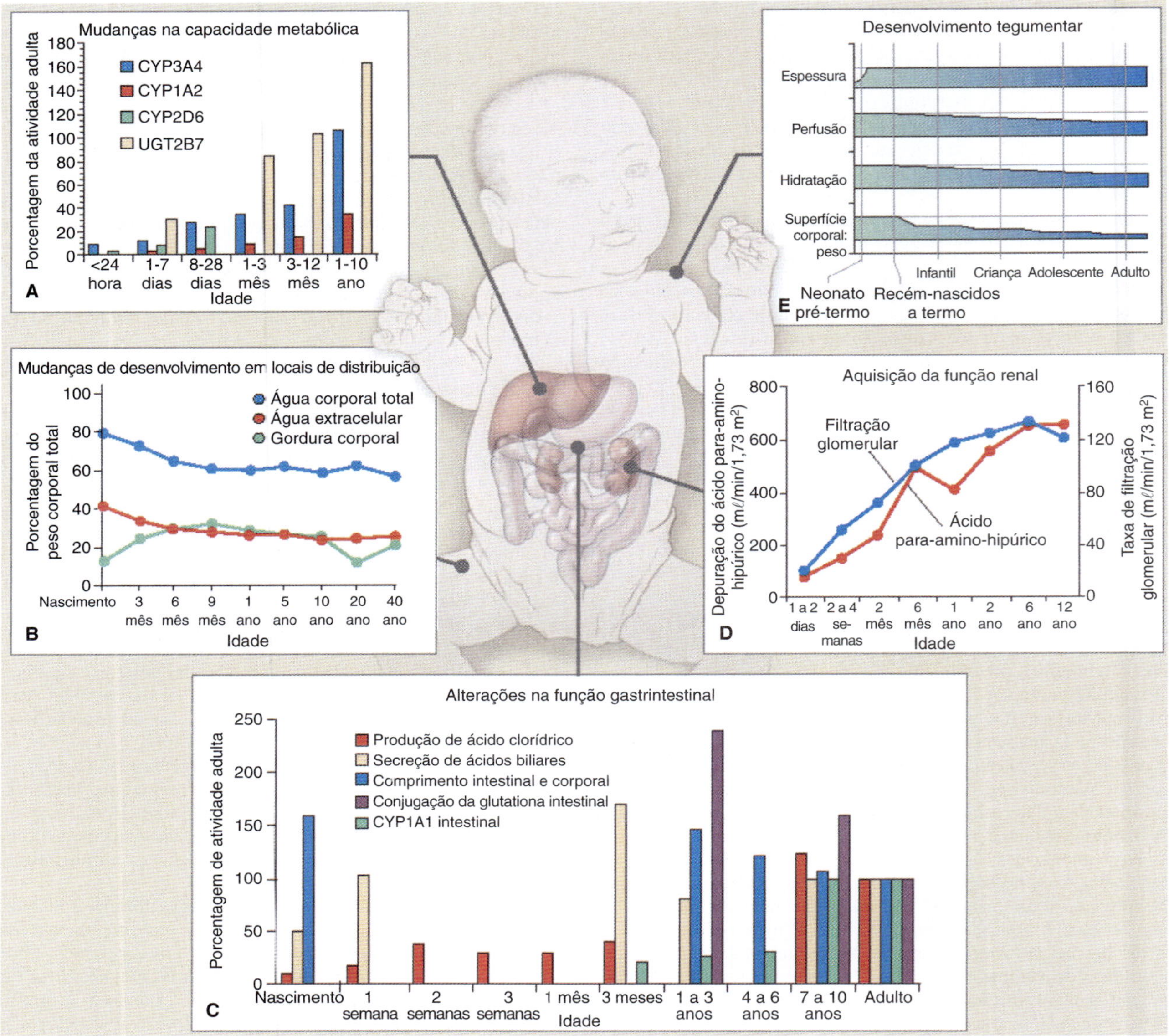

Figura 73.3 Mudanças no desenvolvimento de fatores fisiológicos que influenciam a disposição dos medicamentos em bebês, crianças e adolescentes. Alterações fisiológicas em múltiplos sistemas orgânicos durante o desenvolvimento são responsáveis por diferenças relacionadas com a idade na disposição dos medicamentos. Tal como representado pelo painel **A**, a atividade de muitas isoformas do citocromo P450 (CYP) e uma única isoforma da glucuronosiltransferase (UGT) é marcadamente diminuída durante os primeiros 2 meses de vida. Além disso, a aquisição da atividade adulta ao longo do tempo é específica para enzimas e isoformas. O painel **B** mostra mudanças dependentes da idade na composição corporal, que influenciam o volume aparente de distribuição de fármacos. As crianças nos primeiros 6 meses de vida expandiram significativamente a água corporal total e a água extracelular, expressa como uma porcentagem do peso corporal total, em comparação com bebês e adultos mais velhos. O painel **C** resume as mudanças dependentes da idade tanto na estrutura quanto na função do trato gastrintestinal. Assim como nas enzimas hepáticas que metabolizam os fármacos (**A**), a atividade do CYP1A1 no intestino é baixa no início da vida. O painel **D** mostra o efeito do desenvolvimento pós-natal nos processos de secreção tubular ativa, representado pela depuração do ácido para-amino-hipúrico e a taxa de filtração glomerular, os quais se aproximam da atividade adulta aos 6 a 12 meses de idade. O painel **E** mostra a dependência da idade na espessura, na extensão da perfusão e na extensão da hidratação da pele e o tamanho relativo da área superficial da pele (refletido pela razão entre a área da superfície corporal e o peso corporal). Embora a espessura da pele seja semelhante em bebês e adultos, a extensão da perfusão e da hidratação diminui desde a infância até a idade adulta. *(De Kearns GL et al. Developmental pharmacology – drug disposition, action, therapy in infants and children.* N Engl J Med. *2003;349: 1160-1167. Copyright© 2003, reproduzida com autorização.)*

medicamentos IM) e um aumento no percentual de água por volume de massa muscular podem atrasar o ritmo e/ou o alcance de um medicamento administrado ao neonato. O fluxo sanguíneo muscular aumenta durante a infância e, consequentemente, a biodisponibilidade dos medicamentos administradas por via IM torna-se comparável com o de uma criança ou um adolescente.

Por outro lado, a permeabilidade das *mucosas* do neonato (retal e bucal) é aumentada o que pode resultar em um aumento da absorção por essa via. A absorção de fármacos pela via *transdérmica* no neonato e crianças muito jovens é aumentada por elas terem um estrato córneo mais hidratado (Figura 73.3E). Além disso, a relação entre a superfície corpórea e seu peso é maior nos lactentes e crianças quando comparada com os adultos. Coletivamente, essas diferenças de desenvolvimento podem predispor a criança a uma maior exposição ao risco de toxicidade de medicamentos ou substâncias químicas aplicadas à pele (p. ex., sulfadiazina de prata, corticosteroides tópicos, benzocaína, difenidramina) com uma chance maior de ocorrência entre o primeiro e o 12º mês de vida.

Tabela 73.1 Alterações de desenvolvimento na absorção de medicamentos intestinais.

ALTERAÇÃO FISIOLÓGICA	NEONATOS	BEBÊS	CRIANÇAS
pH gástrico	> 5	4 a 2	Normal (2 a 3)
Tempo de esvaziamento gástrico	Irregular	Aumentado	Ligeiramente aumentado
Motilidade intestinal	Reduzida	Aumentada	Ligeiramente aumentada
Área de superfície intestinal	Reduzida	Similar à de adultos	Padrão de adultos
Colonização microbiana	Reduzida	Similar à de adultos	Padrão de adultos
Função biliar	Imatura	Similar à de adultos	Padrão de adultos

Direção da alteração dada com relação ao padrão adulto normal esperado. Dados de Morselli PL. Development of physiological variables important for drug kinetics. In: Morselli PL, Pippenger CE, Penry JK (Eds.). *Antiepileptic drug therapy in pediatrics*. New York, Raven Press; 1983.

Tabela 73.2 Influência da ontogenia na absorção de fármacos.

ALTERAÇÃO FISIOLÓGICA	NEONATOS	BEBÊS	CRIANÇAS
Absorção oral	Irregular	Aumentada	Similar à de adultos
Absorção intramuscular	Variável	Aumentada	Similar à de adultos
Absorção percutânea	Aumentada	Aumentada	Similar à de adultos
Absorção retal	Muito eficiente	Aumentada	Similar à de adultos

Direção da alteração dada com relação ao padrão adulto normal esperado. Dados de Morselli PL. Development of physiological variables important for drug kinetics. In: Morselli PL, Pippenger CE, Penry JK (Eds.). *Antiepileptic drug therapy in pediatrics*. New York: Raven Press; 1983.

As diferenças normais de desenvolvimento na absorção do fármaco da maioria das vias extravasculares de administração podem influenciar a relação dose-concentração plasmática de maneira suficiente para alterar a farmacodinâmica. A presença de estados de doença que influenciam uma barreira fisiológica para a absorção do fármaco ou o tempo que um fármaco gasta em um dado local de absorção pode influenciar ainda mais a biodisponibilidade e o efeito do fármaco.

Distribuição do medicamento

A distribuição de medicamentos é influenciada por vários fatores físico-químicos específicos do medicamento, como o papel dos transportadores de fármacos, a ligação às proteínas plásmáticas, o pH do sangue e a perfusão. No entanto, diferenças de distribuição de medicamentos relacionadas com a idade são principalmente relacionadas com as mudanças na composição corporal e na quantidade de proteínas plasmáticas capazes de se ligar aos medicamentos. Mudanças do volume relativo de **água corporal** ligadas à idade – *água corporal total* (VTA) e *água extracelular* (AEC) – e de compartimentos adiposos podem alterar o *volume de distribuição* (VD) aparente de um determinado medicamento. As quantidades absolutas e a distribuição corporal de água dependem da idade da criança e de seu estado nutricional. Da mesma maneira, certos estados causados por doenças (p. ex., ascite, desidratação, queimaduras, grandes lesões de pele) podem influenciar o tamanho dos compartimentos de água do corpo e impactar o VD de alguns medicamentos.

Os neonatos têm uma proporção de massa corporal em forma de água muito maior (aproximadamente 75% VTA) do que crianças maiores (Figura 73.3B). Da mesma maneira, a porcentagem de água extracelular muda (diminui) do neonato (cerca de 45%) para o adulto (aproximadamente 20 a 30%). Na realidade, o aumento do VTA no neonato é atribuído à AEC. A redução do VTA é rápida no primeiro ano de vida com valores comparáveis com os adultos (em torno de 55%) alcançados aos 12 anos. Por outro lado, a porcentagem de *água intracelular* como função de massa corporal permanece estável dos primeiros meses de vida até a idade adulta. O impacto das mudanças de desenvolvimento dos espaços e água corporais é exemplificado por medicamentos como os antibióticos aminoglicosídeos – compostos distribuídos, principalmente, pelo espaço do líquido extracelular e têm um VD maior (0,4 a 0,7 ℓ/kg) em neonatos e lactentes quando comparados com adultos (0,2 a 0,3 ℓ/kg).

O percentual de **gordura corporal** aumenta durante o desenvolvimento normal. O percentual de gordura corporal em um neonato é de aproximadamente 16% (60% água e 35% lipídios). Apesar do conteúdo de gordura corporal relativamente baixo no neonato, é importante ressaltar que o conteúdo lipídico no desenvolvimento do sistema nervoso central (SNC) é alto, o que gera implicações para a distribuição de medicamentos lipofílicos e seus efeitos no SNC (p. ex., propranolol) durante tal período. O percentual de gordura corporal tende a aumentar até o décimo ano de vida e depois muda sua composição com a chegada da puberdade, aproximando-se da composição de gordura dos adultos (26% água e 71% lipídios). Além disso, a diferença entre os sexos fica evidente conforme a criança alcança a adolescência. O total de gordura corporal nos homens é reduzido em 50% entre o décimo e o vigésimo ano de vida. A redução nas mulheres não é tão considerável e diminui de 28 a 25% durante esse mesmo estágio de desenvolvimento.

A albumina, as proteínas totais e as globulinas totais (p. ex., alfa-1-glicoproteína ácida) são as proteínas circulantes mais importantes para a **ligação dos medicamentos** no plasma. A concentração absoluta dessas proteínas é influenciada pela idade, nutrição e doenças (Tabela 73.3). A concentração de quase todas as proteínas circulantes é reduzida no neonato e no lactente jovem (aproximadamente 80% do adulto) e alcança valores similares aos dos adultos ao redor de 1 ano de idade. Um padrão similar de maturação é observado com a alfa-1-glicoproteína ácida (um reagente de fase aguda capaz de se ligar aos medicamentos básicos) quando as concentrações plasmáticas no neonato são aproximadamente três vezes menores do que no plasma materno e os valores de adultos são obtidos com aproximadamente 1 ano de vida.

A extensão da ligação dos medicamentos com proteínas no plasma pode influenciar as características de distribuição. Apenas medicamentos livres, desvinculados, podem ser distribuídos do espaço vascular para outros líquidos corporais e, em última instância, para tecidos onde ocorre a interação entre o medicamento e o receptor. A ligação entre o medicamento e a proteína depende de uma série de fatores relacionados com a idade, que podem incluir a quantidade absoluta de proteínas e sua disponibilidade nos locais de ligação; a estrutura conformacional de ligação da proteína (p. ex., ligação reduzida de medicamentos ácidos à albumina glicada em pacientes com controle insatisfatório do diabetes melito); a constante de afinidade de um

Tabela 73.3 Fatores que influenciam o vínculo medicamentoso em pacientes pediátricos.

ALTERAÇÃO FISIOLÓGICA	NEONATOS	BEBÊS	CRIANÇAS
Albumina plasmática	Reduzida	Similar à de adultos	Similar à de adultos
Albumina fetal	Presente	Ausente	Ausente
Proteínas totais	Reduzidas	Diminuídas	Similar à de adultos
Globulinas totais	Reduzidas	Diminuídas	Similar à de adultos
Bilirrubina sérica	Aumentada	Normal	Similar à de adultos
Soro livre de ácidos graxos	Aumentado	Normal	Similar à de adultos

Direção da alteração dada em relação ao padrão adulto normal esperado. Dados de Morselli PL. Development of physiological variables important for drug kinetics. In: Morselli PL, Pippenger CE, Penry JK (Eds.). *Antiepileptic drug therapy in pediatrics;* New York: Raven Press; 1983.

medicamento por uma proteína; a influência de condição fisiopatológica que pode reduzir a concentração de proteína circulante (p. ex., ascite, queimaduras extensas, desnutrição crônica, insuficiência hepática) ou alterar sua estrutura (p. ex., diabetes, uremia); e a presença de substâncias endógenas e exógenas que podem competir pela ligação proteica.

Mudanças na ligação dos medicamentos relacionadas com o desenvolvimento podem ocorrer como consequência das concentrações proteicas alteradas e/ou da afinidade de ligação. Por exemplo, a albumina fetal circulante no neonato tem uma afinidade de ligação reduzida para medicamentos ácidos como a fenitoína, que é muito mais ligada à albumina em adultos (94 a 98%) em comparação com os 80 a 85% do neonato. A diferença de 6 a 8 vezes na fração livre pode resultar em efeitos adversos no SNC do neonato quando a concentração plasmática total da fenitoína no plasma está dentro do "intervalo terapêutico" geralmente aceito (10 a 20 mg/ℓ). A importância da capacidade reduzida de ligação de medicamentos a albumina em neonato é exemplificada pelas interações entre ligantes endógenos (p. ex., bilirrubina, ácidos graxos livres) e medicamentos com uma maior afinidade de ligação (p. ex., a habilidade das sulfonamidas em produzir *kernicterus*).

Os **transportadores de medicamentos** como a P-glicoproteína e proteínas multirresistentes 1 e 2 podem influenciar a distribuição dos medicamentos. Tais transportadores de medicamentos podem influenciar bastante a extensão em que os mesmos atravessam as membranas do corpo e se os medicamentos podem penetrar ou são secretados dos locais-alvo (dentro de células cancerígenas ou microrganismos ou atravessando a barreira hematencefálica). Assim, a resistência a medicamentos para quimioterapia, antibióticos ou epilepsia pode ser conferida por essas proteínas de transporte de medicamentos e quanto a seu efeito na distribuição deles. Evidências crescentes sobre a ontogenia de proteínas de transporte de medicamentos demonstram sua presença já na 12ª semana de gestação e níveis baixos no período neonatal, que aumentam rapidamente para valores de adultos em 1 a 2 anos de idade, dependendo do transportador. Além disso, a variação genética pode afetar a expressão e a função do transportador de medicamento, mas pode não ser prontamente aparente até que os níveis de adulto sejam obtidos (ver Capítulo 72).

Metabolismo dos medicamentos

O metabolismo representa a biotransformação de uma molécula endógena ou exógena por uma ou mais enzimas em frações que são mais hidrofílicas e, dessa maneira, podem ser mais facilmente eliminadas por excreção, secreção ou exalação. Ainda que o metabolismo de um medicamento geralmente reduza sua capacidade de produzir ação farmacológica, ele pode resultar em metabólitos que têm potência significativa e, por isso, contribuem para o perfil farmacodinâmico geral de um medicamento (p. ex., biotransformação do antidepressivo tricíclico amitriptilina em nortriptilina; cefotaxima em desacetilcefotaxima; teofilina para cafeína). No caso de profármacos (p. ex., zidovudina, enalapril, fosfenitoína) ou alguns sais de fármacos ou ésteres (p. ex., cefuroxima axetil, fosfato de clindamicina), a biotransformação é necessária para produzir uma porção farmacologicamente ativa. Por fim, para alguns medicamentos, a lesão celular e as reações adversas associadas são o resultado do metabolismo de fármacos (p. ex., paracetamol e hepatotoxicidade, síndrome de Stevens-Johnson associada a sulfametoxazol).

O principal órgão responsável pelo metabolismo é o fígado, ainda que os rins, o intestino delgado, os pulmões, as glândulas adrenais, o sangue (fosfatases, esterases) e a pele também tenham a capacidade de biotransformar alguns compostos. O metabolismo de medicamentos ocorre, principalmente, no retículo endoplasmático da célula por meio de dois processos enzimáticos gerais: fase I (reações não sintéticas) e fase II (reações sintéticas). As reações da **fase I** contemplam oxidação, redução, hidrólise e reação de hidroxilação. A **fase II** envolve, principalmente, a conjugação com ligantes endógenos (p. ex., glicina, glicuronídeo, glutationa ou sulfato). Muitas enzimas que metabolizam medicamentos demonstram um perfil ontogênico com atividade geralmente baixa no nascimento e maturação ao longo de meses a anos (Tabela 73.4 e Figura 73.3A). Muitas enzimas são capazes de catalisar a biotransformação de medicamentos e xenobióticos, quantitativamente sobretudo representada pelos citocromos P450 (**CYP**), uma família de supergenes com pelo menos 16 enzimas primárias. As isoformas específicas da CYP responsáveis pela maior parte do metabolismo de medicamentos em humanos são representadas por CYP1A2, CYP2C9, CYP2C19, CYP2D6, CYP2E1 e CYP3A4. Essas enzimas representam os produtos de genes que, em alguns casos, são expressas de maneira polimórfica com variações alélicas, produzindo enzimas e geralmente resultando em nenhuma ou reduzida atividade catalisadora (uma exceção notável vem sendo o alelo **17* do CYP2C19, que gera aumento da atividade) (ver Capítulo 72). No nascimento, a concentração de enzimas oxidantes de medicamentos no fígado do feto (concentração corrigida para o peso do fígado) parece ser similar à de um fígado adulto. No entanto, a atividade dessas enzimas oxidantes é reduzida, o que resulta na depuração lenta (e eliminação prolongada) de muitos medicamentos que são substrato para elas (p. ex., fenitoína, cafeína, diazepam). No período pós-natal, aparentemente as CYPs hepáticas parecem amadurecer em ritmos diferentes. Horas após o parto, a atividade da CYP2E1 aumenta rapidamente com a CYP2D6, sendo detectada logo na sequência. A CYP2C (CYP2C9 e CYP2C19) e a CYP3A4 estão presentes no primeiro mês de vida e, alguns meses depois, a CYP1A2 também pode ser detectada. A atividade do CYP3A4 em lactentes jovens pode ser até maior do que a observada em adultos, o que é demonstrado pela depuração de medicamentos que são substratos dessa enzima (p. ex., ciclosporina e tacrolimos).

Em comparação com enzimas metabolizadoras de medicamentos de fase I, o impacto no desenvolvimento da atividade de enzimas de fase II (acetilação, glicuronidação, sulfatação) também não é caracterizado. A atividade das enzimas de fase II é menor no neonato e aumenta durante a infância. A conjugação de componentes metabolizados por isoformas de glicuronosiltransferase (**UGT**) (p. ex., morfina, bilirrubina, cloranfenicol) está reduzida no nascimento, mas pode exceder os valores dos adultos com 3 ou 4 anos de idade. Além disso, a ontogenia da expressão UGT é específica a uma isoforma. Os neonatos e lactentes metabolizam primariamente o analgésico paracetamol por meio da conjugação de sulfato enquanto as isoformas de UGT responsável por sua glicuronização (UGT1A1 e UGT1A9) têm uma atividade consideravelmente reduzida. Conforme a criança cresce, o glicuronídeo conjugado torna-se predominante no metabolismo de doses terapêuticas de paracetamol. Ao contrário, a glicuronidação da morfina (um substrato da UGT2B7) pode ser detectada a partir da 24ª semana de gestação.

A atividade de certas enzimas hidrolíticas, como as esterases plasmáticas, também é reduzida durante o período neonatal. As esterases plasmáticas são importantes para a depuração metabólica da cocaína, e a reduzida atividade dessas esterases plasmáticas no neonato pode ser responsável pelo atraso no metabolismo (efeito prolongado) de anestésicos locais. Além disso, pode ser responsável por prolongar os efeitos da cocaína no feto com exposição pré-natal. Os níveis de atividade adultos das esterases são alcançados com 10 a 12 meses de idade.

O desenvolvimento de uma **depuração pré-sistêmica** ou metabolização de "primeira passagem" não é claro, dado o envolvimento de múltiplas enzimas e transportadores no intestino delgado. Muitos deles

Tabela 73.4 Impacto do desenvolvimento no metabolismo de medicamentos.

ALTERAÇÃO FISIOLÓGICA	NEONATOS	BEBÊS	CRIANÇAS
Atividade do citocromo P450	Reduzida	Aumentada	Ligeiramente aumentada
Atividade enzimática da fase II	Reduzida	Aumentada	Similar à de adultos
Atividade da esterase sanguínea	Reduzida	Normal (por 1 ano)	Padrão adulto
Atividade enzimática pré-sistêmica	Reduzida	Aumentada	Similar à de adultos

Direção da alteração dada em relação ao padrão adulto normal esperado. Dados de Morselli PL. Development of physiological variables important for drug kinetics. In: Morselli PL, Pippenger CE, Penry JK (Eds.). *Antiepileptic drug therapy in pediatrics*. New York: Raven Press;1983.

têm expressões de padrão de desenvolvimento menos concordantes. No entanto, como a atividade das enzimas de metabolização de quase todos os medicamentos é reduzida no neonato, a biodisponibilidade de um determinado medicamento administrado por via oral que esteja sujeito a uma significativa depuração pré-sistêmica em crianças mais velhas ou adultos será bem maior durante os primeiros dias e semanas de vida. É importante para o médico reconhecer que as estimativas de biodisponibilidade disponíveis em textos de referência e compêndios para um paciente são, em grande parte, derivadas de estudos conduzidos em jovens adultos. Assim, as estimativas da taxa e da extensão da absorção (como uma propensão a ser afetada pela depuração pré-sistêmica) de adultos não podem ser usadas com precisão para extrapolar como uma dose de um medicamento oral consegue ser ajustada pela idade para um recém-nascido ou bebê.

Por fim, com relação ao impacto do desenvolvimento no metabolismo dos medicamentos, deve-se reconhecer que a maioria dos medicamentos terapêuticos polifuncionais se torna substrato para uma determinada enzima ou transportador. É o perfil da isoforma ontogênica específica (Figura 73.3) que deve ser considerado no contexto de deduzir como o desenvolvimento pode afetar a porção metabólica da liberação do medicamento. A dependência verdadeira ao desenvolvimento da depuração de um medicamento (CL) também deve levar em consideração o papel da constituição farmacogênica na atividade de enzimas e transportadores (ver Capítulo 72) e o impacto da ontogenia em vias não metabólicas (p. ex., excreção renal de medicamentos, excreção de medicamentos pela saliva e vias biliares, excreção pulmonar de medicamento) que contribuem para a depuração total ($CL\ total = CL_{hepático} + CL_{renal} + CL_{não\ renal}$).

Eliminação renal de medicamentos

O rim é o órgão primário responsável pela excreção de medicamentos e seus metabólitos. O desenvolvimento da função renal inicia-se durante o início do desenvolvimento fetal e completa-se durante a infância (Figura 73.3D e Tabela 73.5). A depuração renal total (CL_{renal}) pode ser conceitualizada por meio da seguinte fórmula:

$$CL_{renal} = (TFG + STA) - RTA$$

em que a taxa de filtragem glomerular (TFG), a secreção tubular ativa (STA) e a reabsorção tubular ativa (RTA) dos medicamentos podem contribuir para a depuração total. Assim como para o metabolismo hepático de medicamentos, apenas medicamentos e ou metabólitos livres (não ligados) podem ser filtrados por um glomérulo normal e secretados ou reabsorvidos por uma proteína de transporte tubular renal.

A depuração renal é limitada no neonato por imaturidade tanto anatômica quanto funcional da unidade do néfron. Tanto no neonato a termo quanto no nascido pré-termo, a TFG varia entre 2 e 4 mℓ/min/1,73 m² no nascimento. Durante os primeiros dias de vida, ocorre uma queda na resistência vascular renal que resulta em um aumento no fluxo sanguíneo e uma redistribuição do fluxo intrarrenal de uma predominância de distribuição medular para cortical. Todas essas mudanças são associadas a um aumento na TFG. Em neonatos a termo, a TFG aumenta rapidamente durante os primeiros meses de vida e aproxima-se dos valores adultos entre 10 e 12 meses (Figura 73.3D). A taxa de ganho na TFG é atenuada nos neonatos prematuros em consequência da continuidade da nefrogênese, que ocorre logo após o período pós-natal. Em crianças jovens com 2 a 5 anos de idade, o valor da TFG pode exceder o de adultos, especialmente durante períodos de aumento da demanda metabólica (p. ex., durante uma febre).

Tabela 73.5 Impacto do desenvolvimento na eliminação de fármacos renais.

ALTERAÇÃO FISIOLÓGICA	NEONATOS	BEBÊS	CRIANÇAS
Filtração glomerular	Reduzida	Normal (por 1 ano)	Padrão de adultos
Secreção tubular ativa	Reduzida	Quase normal	Padrão de adultos
Reabsorção tubular ativa	Reduzida	Quase normal	Padrão de adultos
Excreção ativa de fármacos	Reduzida	Quase normal	Padrão de adultos
Excreção passiva de fármacos	Reduzida	Aumentada	Padrão de adultos
Excreção de fármacos básicos	Aumentada	Aumentada	Quase normal

Direção da alteração dada em relação ao padrão adulto normal esperado. Dados de Morselli PL. Development of physiological variables important for drug kinetics. In: Morselli PL, Pippenger CE, Penry JK (Eds.). *Antiepileptic drug therapy in pediatrics*. New York: Raven Press; 1983.

Além disso, há um desbalanceamento glomerular/tubular por uma maturação mais avançada da função glomerular. Tal desbalanceamento pode persistir até o sexto ano de vida e pode ser a causa da diminuição do STA dos medicamentos comumente utilizados em neonatos e lactentes (p. ex., antibióticos betalactâmicos). Por fim, há evidências de que a RTA é reduzida nos neonatos e parece maturar em um ritmo menor do que a TFG.

A depuração renal de medicamentos alterada no neonato e lactente resulta na recomendação diferenciada de doses observada com frequência em pediatria. O antibiótico aminoglicosídeo gentamicina é um bom exemplo disso. Em adolescentes e jovens adultos com valores normais de TFG (85 a 130 mℓ/min/1,73 m²), o intervalo de dose recomendado é de 8 h. Em crianças jovens com a TFG > 130 mℓ/min/1,73 m², um intervalo de dose da gentamicina de 6 h pode ser necessário em alguns pacientes que tenham infecções graves e que precisam da manutenção do pico do medicamento e da concentração plasmática próximos do limite superior da faixa terapêutica. Por outro lado, para manter a concentração plasmática "terapêutica" da gentamicina em neonatos durante as primeiras semanas da vida, um intervalo de 18 a 24 horas é necessário.

O impacto do desenvolvimento na TFG e nas características de eliminação de um medicamento pode ser obtido pela estimativa da constante da taxa de eliminação aparente (*Kel*) para um medicamento utilizando a seguinte equação:

$$\begin{aligned} &Kel\ \text{(na função renal reduzida)} \\ &= Kel_{normal} \cdot \{[(TFG_{observada}/TFG_{normal}) - 1] \cdot Fel\} + 1 \end{aligned}$$

em que *Fel* representa a fração do medicamento excretada sem alteração em um adulto com função renal normal; $TFG_{observada}$ é o valor calculado (a partir de uma equação que estima a depuração da creatinina de acordo com a idade) para um paciente (em mℓ/min/1,73 m²); TFG_{normal} representa a valor médio para um adulto saudável (120 mℓ/min/1,73 m²); e a Kel_{normal} é estimada pela eliminação média $T_{1/2}$ de um medicamento descrita na literatura médica utilizando a seguinte equação:

$$Kel_{normal}\ [h^{-1}] = 0{,}693/T_{1/2\ normal}\ [h]$$

Do mesmo modo, a meia-vida de eliminação $T_{1/2}$ de um medicamento em pacientes com a função renal reduzida pode ser estimada conforme a seguir:

$$T_{1/2}\ \text{(na função renal reduzida)} = 0{,}693/Kel\ \text{(na função reduzida)}$$

Uma estimativa da eliminação do fármaco $T_{1/2}$ em pacientes com a função renal diminuída com conhecimento da excursão interdose desejada nas concentrações plasmáticas em estado estacionário pode permitir a determinação do intervalo de dosagem do fármaco desejado.

IMPACTO DA ONTOGENIA NA FARMACODINÂMICA

Embora seja aceito que há diferença nos efeitos dos medicamentos em função do desenvolvimento, há pouca evidência de variações reais na farmacodinâmica entre crianças de faixas etárias diferentes e adultos. A **ação do medicamento** é normalmente mediada pela interação de pequenas moléculas com um ou mais receptores, que podem estar localizados dentro ou fora da célula. O **efeito do medicamento** é mediado no receptor por quatro mecanismos bioquímicos envolvidos na sinalização celular. A *ligação* de receptores na superfície celular ou com ativação da cascata celular medeia uma ação celular específica. Alguns receptores atuam como *enzimas*, as quais, uma vez ligadas, fosforilam proteínas efetoras, ativando ou inibindo um sinal celular (p. ex., proteína de ligação regulatória guanosina trifosfato, também conhecida como receptores de acoplamento da proteína G). Outros receptores realizam suas ações por meio de *canais iônicos*, através dos quais, na ligação do ligante, o potencial de membrana da célula ou a composição iônica são alterados, permitindo ativação ou inibição celular. Por fim, alguns receptores, como os *fatores de transcrição*, quando ligados por um ligante, transcrevem determinados genes específicos dentro da célula.

A ação do medicamento depende da concentração, com o início e o término geralmente associados ao aparecimento e ao desaparecimento, respectivamente, do medicamento no(s) receptor(es) em uma quantidade que é suficiente para iniciar a cascata de efeitos biológicos que resultam na ação do medicamento (Figura 73.1). A *concentração mínima efetiva* de um medicamento é observada pelo início do efeito imediato, em que se pressupõe a duração da ação pela manutenção da concentração do medicamento no receptor dentro de uma faixa associada aos efeitos farmacológicos desejados. A ligação de um medicamento ao receptor pode ter consequências variadas. Os medicamentos que são **agonistas** ligam-se a um receptor ativo, alcançando o efeito desejado de modo direto ou indireto. Uma ligação agonista a um receptor resulta no mesmo efeito biológico que a ligação de um ligante endógeno. As ligações **agonistas parciais** resultam na ativação do receptor, porém o efeito máximo não é alcançado mesmo com a presença da saturação dos receptores. Ligações **antagonistas** a um receptor impedem a ligação de outras moléculas, prevenindo a ativação do receptor.

A evidência corrobora as diferenças no desenvolvimento do número de receptores, densidade, distribuição, função e afinidade do ligando para alguns fármacos. Os dados para humanos são limitados. Muito do que se sabe foi derivado de estudos em animais. No SNC, aspectos únicos de desenvolvimento da interação fármaco-receptor afetam a eficácia terapêutica de analgésicos e sedativos em recém-nascidos. O número de receptores do ácido gama-aminobutírico (GABA), que realizam a transdução do sinal inibitório no SNC, é reduzido em recém-nascidos em comparação com adultos. Diferenças funcionais também foram observadas entre o cérebro neonatal e o adulto na ativação do receptor GABA. Essas alterações podem explicar as diferenças observadas na dosagem de medicamentos, como o midazolam, em bebês, e, em parte, explicar as convulsões vivenciadas por crianças com a exposição às benzodiazepinas. Outro exemplo do sistema nervoso central (SNC) é o receptor miopioide, em que o número de receptores é reduzido em recém-nascidos e a distribuição de receptores também difere entre recém-nascidos e adultos.

Para o médico, as considerações sobre as diferenças farmacodinâmicas em função da idade são particularmente relevantes quando associadas às **reações adversas de um medicamento** (p. ex., maior incidência de hepatotoxicidade por derivados do ácido valproico em crianças; maior frequência de reações paradoxais do SNC pela difenidramina em crianças; ganho de peso associado ao uso de medicamentos antipsicóticos atípicos em adolescentes) ou quando os medicamentos têm uma faixa de ação terapêutica muito pequena (Figura 73.4). As diferenças farmacodinâmicas em função da idade observadas em crianças com doença cardíaca congênita são, em grande parte, associadas às diferenças de desenvolvimento na concentração sérica de fatores de coagulação dependentes de vitamina K (II, VII, IX, X) entre crianças e adultos. Diferenças do desenvolvimento com relação à ação do medicamento também foram observadas entre crianças em idade pré-puberdade e adultos quanto à ação da varfarina. Crianças em idade pré-puberdade exibem uma resposta mais intensa, demonstrada por uma menor concentração de proteína C, fragmentos 1 e 2 de protrombina e maior aumento do INR, para doses comparáveis de varfarina. Assim, quando a farmacodinâmica dependente de idade de um determinado fármaco é evidente, o uso de abordagens alométricas simples para "dimensionar" a dose pediátrica da dose habitual de adulto pode não produzir os efeitos farmacológicos desejados. Técnicas de modelagem farmacocinética e farmacodinâmica (PK/PD) que usam alterações de desenvolvimento conhecidas na composição corporal, função enzimática, função renal, proteínas efetoras e receptores estão sendo usadas para prever a dosagem ideal em crianças. No entanto, os dados referentes às diferenças na resposta farmacodinâmica ao longo das faixas etárias continuam a faltar e limitam a aplicação dessas técnicas para prever com precisão as relações dose-resposta na população pediátrica.

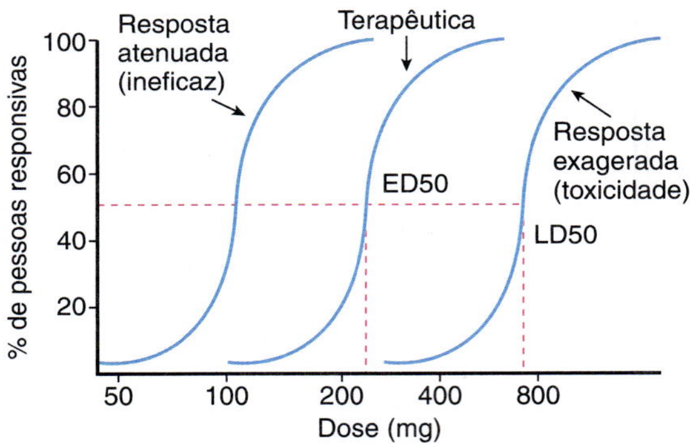

Figura 73.4 Curva dose-efeito quantitativa. A variação farmacocinética relacionada com a idade pode resultar em alterações na concentração do fármaco no receptor, o que leva a resultados ineficazes, terapêuticos ou tóxicos. LD50: dose em que 50% da população é letal. A relação entre o LD50 e o ED50 é uma indicação do índice terapêutico, um reflexo da potência do fármaco com relação à sua concentração.

Desfechos substitutos

Os biomarcadores e desfechos substitutos (marcadores) são medidas simples, confiáveis e baratas para se obter medidas biológicas ou fenótipos de uma doença, que podem ser utilizados para facilitar tanto as pesquisas clínicas quanto o cuidado do paciente. Os **biomarcadores** são definidos pelo U. S. National Institutes of Health com "uma característica que é objetivamente medida e avaliada com um indicador de processos biológicos normais, processos patogênicos ou respostas farmacológicas a uma intervenção terapêutica". Um **desfecho substituto** é definido como "um biomarcador que tem a função de substituir um objetivo clínico específico. Espera-se que o desfecho substituto possa prever o benefício clínico (ou prejuízo ou a falta de um benefício/prejuízo) com base na epidemiologia, na terapêutica, na fisiopatologia ou em outras evidências científicas". Desfechos substitutos confiáveis preveem evento(s) fisiológico(s) específico(s) (p. ex., pH intraesofágico para avaliar o refluxo gastresofágico), que podem ser utilizados de modo diagnóstico, prognosticamente, para prever a resposta de um medicamento específica (terapêutica, subterapêutica ou adversa) ou potencialmente, para avaliar o impacto da ontogenia na farmacodinâmica. São exemplos específicos do uso de desfechos substitutos em farmacologia pediátrica a medição do pH esofágico para avaliar a ação de medicamentos procinéticos ou fármacos modificadores de ácido e testes de função pulmonar (p. ex., FEV1) para avaliar o efeito de fármacos na função pulmonar em pacientes com condições como asma e fibrose cística. Os biomarcadores utilizados em estudos pediátricos para avaliar a disposição ou o efeito do medicamento são concentração plasmática de hemoglobina A_{1c} (para avaliar a eficácia de hipoglicemiantes orais), concentrações urinárias de leucotrieno (para avaliar efeitos de anti-inflamatórios não esteroides) e concentração inibitória mínima (MIC) e concentração bactericida mínima (MBC) de fármacos para selecionar agentes anti-infecciosos.

OUTRAS CONSIDERAÇÕES NA TERAPÊUTICA PEDIÁTRICA

Dose pediátrica e seleção de regimes

Perfis de desenvolvimento incompletos para enzimas hepáticas e extra-hepáticas que metabolizam fármacos e transportadores de fármacos que podem influenciar na depuração e na biodisponibilidade do medicamento impedem o uso de fórmulas simples ou escala alométrica para uma predição de dose pediátrica eficaz. Embora essas abordagens possam ter alguma utilidade clínica em crianças mais velhas (acima de 8 anos) e adolescentes cujas função orgânica e composição corporal se aproximam da de adultos jovens, sua utilidade é gravemente limitada em recém-nascidos, bebês e crianças pequenas, nos quais a ontogenia produz diferenças consideráveis na disposição dos fármacos. Isso é especialmente problemático para fármacos terapêuticos cujas doses não podem ser facilmente individualizadas utilizando dados farmacocinéticos específicos do paciente obtidos a partir do monitoramento terapêutico de fármacos. Sem tais dados farmacocinéticos ou diretrizes de dosagem pediátrica estabelecidas, métodos alternativos devem ser frequentemente empregados.

Até hoje, foram descritas mais de 20 diferentes abordagens para a seleção inicial da dose de um medicamento para pacientes pediátricos. A maioria utiliza o peso corporal total (BW) ou a área de superfície corporal (ASC) como substitutos, que refletem as mudanças no desenvolvimento de qualquer composição corporal ou da função do órgão e que são coletivamente os principais determinantes da disposição de medicamentos. A seleção da dose com base no BW ou no ASC geralmente produz relações semelhantes entre a dose do medicamento e a concentração plasmática resultante, exceto para os medicamentos cujo volume de distribuição aparentemente (VD) corresponde ao *pool* do líquido extracelular (ou seja, VD $< 0{,}3\ \ell/\text{kg}$) para a qual uma abordagem baseada no ASC é preferível. Em contrapartida, para os medicamentos cujo VD aparentemente excede o espaço do líquido extracelular (ou seja, VD $\geq 0{,}3\ \ell/\text{kg}$), uma abordagem com base em BW para a seleção da dose é preferível, que é o método mais frequentemente utilizado na pediatria. Quando não se sabe a dose pediátrica para um determinado medicamento, esses princípios podem ser utilizados para melhor se aproximar de uma dose adequada para o início do tratamento, conforme as seguintes equações:

$$\text{Dose infantil (se o VD} < 0{,}3\ \ell/\text{kg)} = (\text{ASC da criança em m}^2/1{,}73\ \text{m}^2) \times \text{dose adulta}$$

$$\text{Dose lactente (se o VD} \geq 0{,}3\ \ell/\text{kg)} = (\text{BW do lactente em kg}/70\ \text{kg}) \times \text{dose adulta}$$

Deve-se notar que tal abordagem assume que o peso da criança, a altura e a composição corporal são adequadas à idade e normais e que o adulto normal "referência" tem uma BW e ASC de 70 kg e 1,73 m^2, respectivamente. Ela é útil apenas para a seleção de tamanho da dose e não oferece informações sobre intervalo de dosagem porque as equações não contêm nenhuma variável específica que descreva potenciais diferenças associadas à idade na depuração de medicamentos.

Tal qual a adultos obesos, espera-se que a **obesidade em crianças** resulte em alterações na farmacocinética do fármaco. Infelizmente, existem poucos dados sobre dosagem de medicamentos em pacientes pediátricos obesos. Alterações no VD, importantes para o cálculo da dose de carga, estão relacionadas com a lipofilia ou a solubilidade em água da medicação a ser administrada. Alguns dados limitados estão disponíveis sobre o impacto da obesidade no VD em crianças com os antibióticos cefazolina e tobramicina. O impacto da obesidade em pacientes pediátricos na absorção e no metabolismo de fármacos (vias das fases I e II) não é conhecido. Não existe estimativa validada da TFG em crianças obesas, mas informações atuais sugerem que a concentração sérica de creatinina podem ser maiores ou menores em crianças obesas do que naquelas com peso normal. A dosagem de medicamento em crianças com peso normal habitualmente usa dosagem baseada em idade, escala alométrica, ASC ou BW. Essas mesmas estimativas podem ser usadas em crianças obesas, embora o uso de um PC ajustado deva ser considerado. São variações no peso utilizadas em adultos peso corporal ideal (IBW), peso corporal magro, peso corporal ajustado e peso corporal total. No entanto, em crianças, os padrões para calcular os pesos ajustados podem não ser padronizados (p. ex., IBW). Ao administrar medicamentos em crianças obesas, é importante considerar informações sobre dosagem de medicamentos em adultos obesos, doses máximas recomendadas para adultos e propriedades físico-químicas do medicamento a ser administrado.

Em recém-nascidos e lactentes com imaturidade do desenvolvimento nas TFG e/ou STA, costuma ser necessário ajustar o intervalo de dosagem "normal" (ou seja, que é utilizado para lactentes mais velhos e crianças que têm função renal competente) para medicamentos com eliminação renal significativa (> 50%), de modo a evitar o excessivo acúmulo de medicamentos (e possível toxicidade associada) com a administração de múltiplas doses. Para se alcançar esse objetivo terapêutico, é necessário estimar a meia-vida de eliminação aparente ($T_{1/2}$) do medicamento.

Monitoramento terapêutico do medicamento

Clinicamente, a exposição sistêmica aos medicamentos é mais comumente avaliada por meio da concentração plasmática do medicamento; um desfecho substituto para um medicamento que alcança seu(s) receptor(es) farmacológico(s). No paciente, o monitoramento do nível de medicamento pode ser utilizada por duas abordagens práticas para avaliar a relação de dose-concentração-efeito: monitoramento de fármaco terapêutico (MFT) de concentração única (p. ex., mínimo ou aleatório) e MFT com base na farmacocinética de vários níveis. Ambos levam à individualização da dose para um determinado paciente.

O monitoramento terapêutico do medicamento envolve, em grande parte, a mensuração das concentrações do medicamento no plasma (principalmente) ou em outros fluidos biológicos em algum momento durante o intervalo de dosagem do medicamento. Tais níveis são então comparados com aqueles que são "desejados" para um determinado fármaco com base em informação publicada e utilizada para ajustar o regime de dose/dosagem. Para a medição de nível *único* (ao final de um intervalo de dosagem) ou a medição de nível aleatório (ponto de tempo não específico durante um intervalo de dosagem), o ajuste da dose de medicamentos é feito empiricamente sem parâmetros farmacocinéticos. Na utilização de uma abordagem TDM, deve-se reconhecer que, para muitos medicamentos que são terapeuticamente monitorados no contexto clínico (p. ex., antibióticos aminoglicosídeos, vancomicina, fenitoína, fenobarbital, ciclosporina, tacrolimo, micofenolato mofetila, medicamentos antirretrovirais selecionados, aciclovir), as concentrações plasmáticas "desejadas" costumam ser determinadas a partir de estudos em pacientes adultos nos quais a disposição dos medicamentos e os estágios de doenças podem ser bastante diferentes daqueles encontrados em crianças.

A **farmacocinética clínica** representa uma abordagem prospectiva, proativa, em que as *múltiplas* concentrações plasmáticas do medicamento são usadas para estimar os parâmetros farmacocinéticos de um paciente específico para um medicamento específico naquele momento (p. ex., constante da taxa de eliminação aparente, $T_{1/2}$ de eliminação, VD aparente, depuração total do plasma, AUC), que são utilizados para calcular um regime de dosagem necessário para alcançar o nível desejado de exposição sistêmica (p. ex., AUC, pico de estado estacionário/vale das concentrações de medicamento no plasma) que apresentam a resposta farmacológica desejada. Dessas duas abordagens, o uso dos dados do nível de medicamento para a realização de estudos clínicos da farmacocinética oferece a melhor abordagem para a individualização de dose/regime de dosagem e a manutenção de certo controle adaptativo por meio da relação dose-concentração-efeito. Tal abordagem é particularmente útil para pacientes que podem ter uma farmacocinética "anormal" em função de sua idade e/ou estados de doença. As abordagens utilizadas para possibilitar o desempenho da farmacocinética clínica são o uso manual das fórmulas estabelecidas para o cálculo dos parâmetros farmacocinéticos (geralmente usando um simples modelo aberto de um compartimento devido à baixa concentração plasmática do medicamento obtida no contexto da assistência ao paciente clínico) ou algoritmos com base em computadores (p. ex., a estimativa bayesiana e o uso da farmacocinética de base populacional).

Comum a ambas as abordagens acima mencionadas é a necessidade de avaliar com precisão as concentrações plasmáticas de medicamento em um determinado paciente. A Figura 73.5 representa uma concentração geral hipotética do estado estacionário da concentração plasmática *versus* o perfil de tempo para um medicamento administrado por uma via extravascular, ilustrando os seguintes princípios gerais para reconhecer e seguir quando o monitoramento do nível plasmático de medicamentos é usado em pacientes como uma "ferramenta" para individualizar o tratamento medicamentoso:

- Quando um fármaco alcança um estado farmacocinético estacionário (um período correspondente a cinco vezes a eliminação $T_{1/2}$ aparente para um determinado fármaco), tanto a incursão entre o pico ($C_{máx}$) e a $C_{mín}$ da concentração plasmática e a AUC são idênticos entre os intervalos de dose, desde que (1) a dose não seja alterada; (2) o intervalo exato de dose a dose seja mantido durante a administração do fármaco; e (3) a via ou a taxa de administração do fármaco entre os intervalos de dosagem não mudem.

- As concentrações plasmáticas do medicamento no estado estacionário fornecem o melhor substituto para avaliar relações exposição-resposta de um determinado medicamento. Tais concentrações dos medicamentos fornecem a estimativa mais precisa dos parâmetros farmacocinéticos específicos do paciente. As concentrações plasmáticas avaliadas antes da obtenção do estado estacionário podem ser úteis para avaliar a resposta exagerada do fármaco ou para prever os níveis de fármaco no estado estacionário e a exposição.
- Para interpretar de maneira confiável qualquer concentração plasmática de medicamentos, é essencial que o médico considere o seguinte:
  1. O perfil farmacocinético esperado para um determinado fármaco (p. ex., o tempo após dosagem necessário para a total absorção do fármaco [para medicamentos administrados extravascularmente] e sua distribuição);
  2. O tempo exato em que o medicamento foi administrado;
  3. Para fármacos administrados por infusão intravenosa, a duração total da perfusão (como o tempo necessário para esgotar a dose a partir do cateter intravenoso);
  4. Limitações pertinentes do método analítico utilizado para medir o nível de medicamento no plasma (p. ex., faixa de linearidade, potencial para interferência analítica de medicamentos concomitantes);
  5. O método para obter a(s) amostra(s) de sangue utilizado para a determinação do nível plasmático (p. ex., punção venosa *versus* punção cutânea; utilização de um cateter vascular diferente do cateter utilizado para a administração do fármaco);
  6. Se a amostra de sangue foi adequada para o nível exato da medição dos medicamentos (p. ex., um volume suficiente, presença ou ausência de hemólise ou lipemia);
  7. O tempo *exato* em que as amostras de sangue foram obtidas com relação ao tempo de administração do fármaco e ao intervalo de dosagem do medicamento.

Este último ponto é ilustrado pela Figura 73.5, o que denota o pico "real" ($C_{máx}$) e o vale ($C_{mín}$) das concentrações no plasma com relação aos valores aparentes. Tal situação ocorre com frequência quando o "pico" e os níveis sanguíneos "mínimos" são solicitados e os procedimentos de enfermagem/flebotomia possibilitam algum período de margem de realização quanto ao momento em que deveriam ser obtidos.

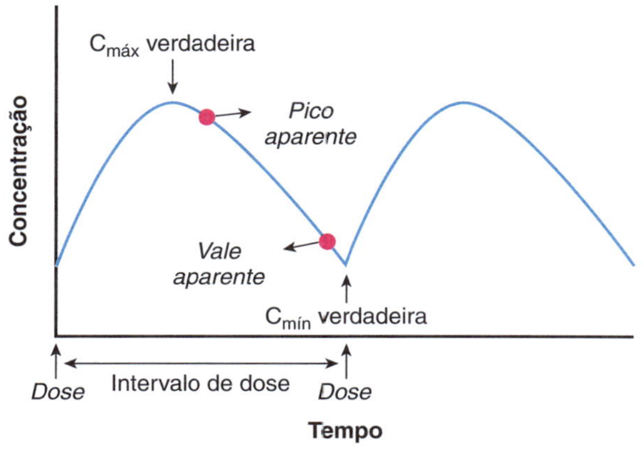

Figura 73.5 Perfil de concentração plasmática *versus* tempo para um fármaco hipotético em estado estacionário. Quando o tamanho da dose, a via de administração, o tempo de administração e o intervalo entre administrações permanecem constantes, as concentrações plasmáticas de pico ($C_{máx}$) e vale ($C_{mín}$) resultantes e a AUC de dose para dose são idênticas. Os valores aparentes para $C_{máx}$ e $C_{mín}$ são indicados para ilustrar a diferença de potencial de valores verdadeiros que podem resultar quando os tempos reais para obter amostras para monitoramento terapêutico de fármacos ou aplicações farmacocinéticas clínicas não são realizados.

Quando tal discrepância é percebida e o momento exato das amostras com relação à administração da dose for conhecido, podem ser feitas correções para assegurar que os parâmetros farmacocinéticos estimados a partir dos dados são precisos. Se tal discrepância não for percebida, a estimativa de parâmetros e o cálculo/determinação da posologia podem resultar em erro, comprometendo tanto a segurança quanto a eficácia do tratamento medicamentoso.

FORMULAÇÃO E ADMINISTRAÇÃO DE MEDICAMENTOS

Um dos desafios mais importantes na terapêutica pediátrica é a formulação do medicamento em si. Apesar do senso crescente da necessidade de estudar medicamentos em crianças antes de serem efetivamente utilizados nesses pacientes e terem disponíveis formulações pediátrica "amigáveis", muitos são formulados apenas para uso em adultos e são rotineiramente ministrados aos pacientes pediátricos. Sua utilização pode resultar em uma dosagem imprecisa (p. ex., a administração de uma dose fixa em crianças com um peso corpóreo muito variável), a perda de características de desempenho ideais da formulação (p. ex., esmagamento de um comprimido de liberação sustentada ou de corte de um *patch* transdérmico) e a exposição de lactentes e crianças a excipientes (p. ex., agentes ligantes, preservantes) em quantidades capazes de criar efeitos adversos.

Administração via oral de medicamentos

Um dos principais determinantes da administração de medicamentos por via oral (VO) em crianças é a capacidade de realmente introduzir o medicamento no corpo. Formulações VO são frequentemente expelidas por crianças por causa do gosto ruim e da textura. Essa é uma questão importante, especialmente quando se considera que a sensação de sabor diferente se mostra consequência do desenvolvimento e se revela subjetiva. As formulações sólidas, como comprimidos e cápsulas, não são facilmente administradas à maioria dos lactentes e crianças devido à incapacidade de uma forma fácil e segura para engoli-los. Por exemplo, o desenvolvimento incompleto da coordenação da deglutição pode resultar em asfixia ou aspiração quando formulações sólidas são indicadas para bebês e crianças pequenas. Por fim, as formulações sólidas VO limitam a capacidade para titulação da dose e flexibilidade de dosagem. Os fabricantes de medicamentos estão trabalhando para resolver tal limitação com o desenvolvimento de novas técnicas adequadas para a administração do fármaco VO que abrangem tanto os produtos (p. ex., comprimidos via orais dispersíveis, filmes orais, grânulos tituláveis, balas orais) quanto os dispositivos de administração de medicamentos (p. ex., canudos de dosagem, cilindros graduados para grânulos VO).

No que diz respeito à precisão da dosagem das formulações VO, os **líquidos** (p. ex., gotas, soluções, xaropes, suspensões, elixires) são mais indicados para lactentes e crianças jovens. Muitas vezes, a utilidade dessas formulações é limitada pela palatabilidade quando o mascaramento do sabor do princípio ativo não pode ser alcançado com a devida eficácia. No caso de formulações em suspensão, a reconstituição incorreta e/ou a ressuspensão antes da administração da dose podem apresentar problemas relacionados com a precisão da dose. Outras limitações potenciais de formulações líquidas de medicamentos VO (p. ex., como aquelas que podem ser extemporaneamente manipuladas pelo farmacêutico a partir do medicamento em pó ou de formas de dosagem VO sólidas de um determinado medicamento) são problemas relacionados com a estabilidade do fármaco, a contaminação (química ou bacteriana), portabilidade e, para alguns produtos, a necessidade de refrigeração.

A administração de medicamentos líquidos pode apresentar riscos se o dispositivo para a administração da medicação não for apropriado (p. ex., utilização de uma colher de chá de cozinha, em oposição a uma colher de dosagem de 5,0 mℓ) ou quando utilizado indevidamente ao medir uma dose adequada para a idade ou o peso do paciente. O baixo custo e a conveniência das seringas hipodérmicas levaram muitos médicos e farmacêuticos a utilizá-las com medicamentos líquidos, a fim de melhorar a precisão. Embora tal abordagem seja aparentemente associada a uma maior precisão em dosagem, pais/cuidadores podem ter dificuldade em ler as graduações em uma seringa e, também, as tampas de plástico sobre os êmbolos de seringas podem produzir um risco de asfixia para lactentes e crianças jovens. Todos esses problemas podem ser evitados por meio da educação dos pais/cuidadores sobre como utilizar de maneira confiável seringas especiais para a administração por via oral que os farmacêuticos devem oferecer com cada formulação de medicamento líquido.

Administração parenteral de medicamentos

Ao contrário dos adultos, nos quais o acesso vascular é relativamente fácil de se obter, as dificuldades são comumente presentes no lactente e na criança, resultante de menor diâmetro dos vasos periféricos (relativo ao tamanho da cânula intravenosa), diferenças de desenvolvimento associadas à composição corporal (p. ex., distribuição de gordura corporal) e uso de agentes anestésicos tópicos, alguns dos quais podendo produzir constrição venosa. Os pequenos vasos sanguíneos periféricos de lactentes e crianças jovens também podem limitar o volume e a taxa de administração de medicamentos intravenosos por problemas de capacidade e, no caso de medicamentos, capazes de produzir irritação venosa, o que induz dor relacionada com infusão.

Um problema complicador pouco apreciado para a administração de medicamentos parenterais a crianças é a falta relativa de formulações em concentrações adequadas para a administração por via intravenosa. Os erros consequentes para a diluição de formulações adultas impróprias necessárias para assegurar a osmolaridade e o volume adequado para a administração por via intravenosa (o mais comum resultando em uma sobredosagem de 10 vezes) não são incomuns. A morfina, um medicamento comumente utilizado em recém-nascidos, bebês e crianças, é comumente disponível em uma concentração de 8 mg/mℓ. A dose de morfina habitual de 0,1 mg/kg para uma criança de 1 kg, utilizando tal formulação, exigiria uma enfermeira ou um farmacêutico para retirar exatamente 0,013 mℓ e administrá-la em um equipo de infusão IV com um volume de espaço morto que pode ser superior à da dose em aproximadamente 100 vezes. Nessa situação, a precisão da dose e do tempo de infusão pode ser significativamente comprometida. Embora a subdosagem seja frequentemente um problema grave ao tentar administrar volumes muito pequenos, superdoses também podem ocorrer, devido a diluições imprecisas. Além disso, as tentativas de compensar os volumes presentes dentro do acesso IV predispõem ainda o paciente a receber uma dose incorreta, possivelmente insegura. Sempre que essas formulações de medicamento concentradas são a única fonte para uso, uma alteração adequada da solução parenteral deve ser realizada e manipulada por uma farmácia. Da mesma maneira, muitos erros podem ser evitados pelo uso de diluições padrão de que todos os envolvidos estão conscientes e pelo uso de abordagens padronizadas para a administração do medicamento IV que minimizam as complicações associadas à diluição do medicamento e a tempos de infusão incorretos (p. ex., bombas de infusão pediátricas ligadas a um acesso de baixo volume).

Embora seja utilizada muito raramente, a via intramuscular (IM) oferece uma opção à administração de muitos medicamentos nos casos em que o acesso venoso não está imediatamente disponível ou quando um regime terapêutico de medicamento envolve a utilização de um número único ou limitado de doses. Embora atraente por ser imediata, essa via de administração pode ser associada a problemas (p. ex., danos aos músculos e nervos, formação de abscessos estéreis, taxa variável de absorção do medicamento a consequente diferenças de perfusão vascular de leitos musculares), especialmente no recém-nascido e na criança pequena. Por fim, a decisão de utilizar o acesso IM como primário deve levar em consideração as propriedades físico-químicas (p. ex., o pH, a osmolaridade, a solubilidade) da formulação de fármaco e/ou qualquer diluente utilizado para prepará-lo.

Outras vias de administração de medicamentos

Recém-nascidos, lactentes, crianças e adolescentes com certas condições pulmonares (p. ex., doença reativa das vias respiratórias, bronquiolite viral, asma, fibrose cística) frequentemente recebem medicamentos (p. ex., corticosteroides, agonistas beta-adrenérgicos, agentes antimicrobianos, fármacos mucolíticos) por meio de **inalação**. A área de superfície pulmonar em pacientes pediátricos de todas as idades é muito eficaz, sendo uma barreira facilmente transponível para a absorção do fármaco. Os fatores limitantes da taxa de absorção pulmonar são fatores físico-químicos associados ao fármaco e ao sistema de entrega (p. ex., tamanho de partícula, coeficiente de difusão, estabilidade química da molécula do fármaco no pulmão) e fatores físicos que influenciam a disposição dos fármacos intrapulmonares (p. ex., entrega de fármaco à árvore traqueobrônquica, volume minuto respiratório, diâmetro interno das vias respiratórias), muitos dos quais são determinados pelo desenvolvimento. Para medicamentos formulados para a administração usando um inalador de dose medida (ou medicamento em pó ou partículas suspensas usando um gás carreador), fatores de desenvolvimento (p. ex., incoordenação da atuação do dispositivo com inalação, incapacidade de seguir instruções para limpeza de vias respiratórias, inalação passiva com atuação de dispositivo de administração) impedem seu uso (como em lactentes e crianças pequenas) ou limitam a biodisponibilidade do medicamento a ser administrado. Nesses casos, dispositivos específicos (p. ex., máscaras, câmaras espaçadoras) e métodos de administração (p. ex., aerossolização contínua por máscara) podem ser utilizados para melhorar a eficiência da administração de fármaco e, assim, a eficácia do fármaco.

Em pacientes pediátricos, a administração **percutânea** de um fármaco costuma ser reservada para agentes destinados a produzir um efeito local dentro da derme. O desenvolvimento tem um impacto sobre a barreira da pele que, se não for reconhecido e controlado, pode produzir situações que podem resultar em toxicidade sistêmica. Desafios terapêuticos semelhantes ocorrem quando a via **transmucosa** (p. ex., bucal, sublingual, retal) é utilizada para a administração do fármaco. Especificamente, a imprevisibilidade da biodisponibilidade sistêmica pode complicar o tratamento devido à variabilidade da taxa e/ou da extensão da absorção do medicamento. Como consequência, a administração de fármacos transmucosas a pacientes pediátricos não é mais amplamente usada por uma questão de conveniência, mas, sim, quando a condição do paciente não possibilita a administração de fármacos pelas vias orais ou parenterais. A administração **intraóssea** de medicamentos por meio de punção direta da tíbia é ocasionalmente usada em bebês e crianças pequenas para a administração de medicamentos e líquidos cristaloides ministrados de modo agudo durante os esforços de reanimação. Tal acesso é particularmente útil quando um acesso vascular suficiente para a administração do medicamento não pode ser realizado imediatamente, pois o início da ação por essa via é comparável com a administração por via intravenosa.

ADESÃO E CONFORMIDADE

O sucesso do tratamento medicamentoso em um paciente pediátrico está diretamente ligado à administração bem-sucedida do fármaco. A imaturidade física e cognitiva faz o bebê e a criança serem dependentes em quase todos os aspectos, inclusive os relacionados com a administração do fármaco terapêutico. Até que uma criança alcance uma idade em que possa fisicamente autoadministrar um medicamento de forma precisa e poder assumir a responsabilidade por essa tarefa (geralmente entre 7 e 14 anos de idade, dependendo da criança), a **conformidade** com um regime medicamentoso é responsabilidade do adulto. Em um ambiente hospitalar, o cumprimento é assegurado por meio das ações de médicos, enfermeiros e farmacêuticos que, coletivamente através de um sistema integrado de assistência médica, assumem essa responsabilidade. Nessa conjuntura, a adesão terapêutica transforma-se em **adesão**, conforme definido pelo potencial para demandas conflitantes, como cuidadores adultos múltiplos, diferentes ambientes externos (p. ex., casa, creche, escola) e pais atendendo às necessidades de múltiplos filhos, para introduzir variabilidade (antecipada e imprevisível) na administração de medicamentos. Quer o tratamento seja para uma condição autolimitada (p. ex., administração de antibiótico) ou crônica (p. ex., asma, diabetes), os desafios à adesão terapêutica podem servir como eventos de limitação de velocidade na determinação da segurança e da eficácia de fármacos em lactentes e crianças pequenas.

Em contraste com o período da infância, a adolescência apresenta seus próprios desafios únicos para a adesão terapêutica. Durante tal período, a maturação psicossocial quase sempre está menos desenvolvida do que a maturação física. O desenvolvimento de habilidades cognitivas e físicas na maioria dos adolescentes possibilita-lhes autoadministrar a medicação prescrita de maneira adequada com pouca ou nenhuma supervisão. No entanto, os problemas psicodinâmicos experimentados por um número grande de adolescentes (p. ex., compreensão completa das ramificações do subtratamento, progressão da doença e papéis da prevenção das doenças e manutenção da saúde; percepções de imortalidade e falta associada de necessidade de tratamento; padrões desorganizados de pensamento capazes de confundir os esquemas de tratamento; comportamento desafiador/opositivo em relação a figuras de autoridade) podem com frequência acarretar falha terapêutica precipitada, tanto por subtratamento quanto por tratamento excessivo, o último ocasionalmente levando a intoxicação pelo medicamento.

Infelizmente, o único recurso que pode ser utilizado para facilitar a conformidade e a adesão terapêutica no paciente pediátrico é a combinação de *vigilância* (em nome de todos os cuidadores) e *educação* repetitiva juntamente a reforço positivo. Quando as crianças alcançam a idade de consentimento (geralmente em torno de 7 anos de idade em crianças que têm desenvolvimento neurocomportamental normal), elas têm o início da capacidade cognitiva suficiente para gerar compreensão sobre sua(s) condição(ões) médica(s) e de modo que o tratamento eficaz possa ser usado para melhorar suas vidas. Por meio de diligente orientação e reeducação do paciente, as crianças mais velhas e adolescentes podem assumir um nível de responsabilidade pela parceria ativa em seus cuidados médicos, que amadurecerá conforme esforços educacionais, impulsionados por um desejo compartilhado por um resultado ideal, forem regularmente realizados.

INTERAÇÕES MEDICAMENTOSAS

Propriedades farmacocinéticas e/ou farmacodinâmicas de medicamentos podem ser alteradas quando dois ou mais medicamentos são coadministrados a um paciente (Tabela 73.6). Interações ocorrerão amplamente ao nível do *metabolismo* de medicamentos. Eles também podem ocorrer no nível da *absorção* do fármaco (p. ex., inibição da atividade do CYP3A4 intestinal pelo suco de uva ou pela erva-de-são-joão e consequente redução da depuração pré-sistêmica de substratos do CYP3A4), da distribuição (p. ex., ligação por deslocamento da proteína da varfarina ligada ao ibuprofeno com o consequente aumento do risco hemorrágico) ou da eliminação (p. ex., inibição da

Tabela 73.6 Mecanismo de interações medicamentosas.[1]

	EXEMPLO DE COMBINAÇÃO DE FÁRMACOS	RESULTADO
FARMACODINÂMICA		
Aditiva		O uso de múltiplos fármacos com perfis de efeitos adversos semelhantes pode levar a efeitos aditivos:
	Fentanila + midazolam	Sedação aumentada
	Classe 1A antiarrítmico[2] + eritromicina[3]	Aumento do prolongamento do intervalo QT
	Vancomicina + um aminoglicosídeo[4]	Maior potencial para nefrotoxicidade
Sinergia	Penicilina + um aminoglicosídeo[4]	Eficácia bactericida melhorada contra alguns organismos Gram-positivos; a penicilina inibe a síntese da parede celular bacteriana, que para alguns organismos Gram-positivos pode melhorar a penetração intracelular do aminoglicosídeo
Antagonismo	Opioide + naloxona	Antagonismo competitivo pelo receptor; diminuição da eficácia do opioide, reversão da sedação, depressão respiratória e hipotensão
	Donepezila + um anticolinérgico	Efeitos oposicionais; os inibidores da acetilcolinesterase, como a donepezila, aumentam as concentrações de acetilcolina ao retardar a degradação da acetilcolina, e os anticolinérgicos antagonizam o efeito da acetilcolina
FARMACOCINÉTICA		
Absorção	Inibição da P-gp:[5]	
	Amiodarona + digoxina	Aumento da concentração de digoxina. O intestino P-gp é um transportador de efluxo que toma fármacos do citoplasma celular e as transporta de volta para o lúmen intestinal para excreção, limitando a biodisponibilidade
	Formação complexa:	
	Antibióticos orais de quinolona e tetraciclina + cátions divalentes/trivalentes (p. ex., Ca^{2+}, Mg^{2+}, Fe^{3+}, Al^{3+})	Diminuição das concentrações de antibióticos devido à ligação no intestino
Distribuição	Ceftriaxona + bilirrubina endógena	Deslocamento de bilirrubina do local de ligação à albumina, aumento do risco de *kernicterus* em recém-nascidos
Metabolismo	Indução de isoenzimas CYP:[5,6]	
	Rifampicina + inibidores da protease[7]	Diminuição das concentrações séricas de inibidores da protease metabolizados pelo CYP3A4 devido à indução do metabolismo mediado pelo CYP3A4; pode resultar em níveis subterapêuticos e resistência
	Inibição das isoenzimas CYP:[5,6]	
	Antifúngicos azólicos[8] + substratos do CYP3A4	Aumento das concentrações séricas dos substratos do CYP3A4 devido à inibição do metabolismo mediado pelo CYP3A4; pode resultar em toxicidade de fármacos
Eliminação	Penicilina + probenecida	Diminuição da secreção tubular de penicilina, o que resulta em aumento das concentrações séricas
	Metotrexato + ácido acetilsalicílico	Inibição da secreção tubular de metotrexato resultando em concentrações aumentadas de metotrexato

Esta tabela não é uma lista completa de interações medicamentosas. Incentiva-se o prescritor a avaliar a possibilidade de interações medicamentosas ao prescrever medicamentos. Também não aborda a compatibilidade química de medicamentos (p. ex., compatibilidade da linha IV). [1] Interações medicamentosas da The Medical Letter. Disponível em: www.medicalletter.org/subDIO. [2] Disopiramida, procainamida, quinidina. [3] Woosley RL, Romero KA. QT drugs list. Disponível em: www.crediblemeds.org. [4] Gentamicina, tobramicina, amicacina, estreptomicina, neomicina. [5] Inibidores e indutores de enzimas CYP e P-glicoproteína. Med Lett Drugs Ther. 2017; Sept 18 (epub). Disponível em: www.medicalletter.org/downloads/CYP_PGP_Tables.pdf. [6] As isoenzimas do citocromo P450 (CYP) que podem afetar o metabolismo do medicamento incluem as CYP1A2, 2C8, 2C9, 2C19, 2D6 e 3A4. [7] Alguns inibidores da protease metabolizados pelo CYP3A4 são atazanavir, darunavir, fosamprenavir, indinavir, lopinavir/ritonavir, nelfinavir e saquinavir. [8] O itraconazol, o cetoconazol, o posaconazol e o voriconazol são fortes inibidores do CYP3A4. O fluconazol é um inibidor moderado do CYP3A4. CYP: citocromo P-450; P-gp: P-glicoproteína. Adaptada de Rizack M, Hillman C. *The medical letter handbook of adverse drug interactions*. New Rochelle, NY, The Medical Letter, 1989. IBM Micromedex DRUGDEX, Copyright IBM Corporation 2018; Med Lett Drugs Ther. 2018;60: e160.

ATS de antibióticos betalactâmicos por probenecida). As interações medicamentosas também podem ocorrer no nível do *receptor* (via antagonismo competitivo). Muitos deles são intencionais e produzem benefícios terapêuticos em pacientes pediátricos (p. ex., a inversão dos efeitos histamínicos no anti-histamínico, a inversão da naloxona aos efeitos adversos de opioides).

Interações medicamentosas também podem ocorrer em nível farmacêutico como resultado de uma incompatibilidade físico-química de dois medicamentos quando combinados. Tais interações geralmente alteram a estrutura química de um ou ambos os constituintes e, assim, os tornam inativos e potencialmente perigosos (p. ex., infusão IV de precipitado cristalino ou suspensão instável). A ceftriaxona deve ser evitada em lactentes com menos de 28 dias de idade se receberem ou se esperarem que recebam produtos contendo cálcio IV, devido a notificações de mortes neonatais resultantes de depósitos cristalinos nos pulmões e nos rins. Alternativamente, dois fármacos administrados simultaneamente VO podem formar um complexo para inibir a absorção do fármaco (p. ex., coadministração de doxiciclina com um alimento ou um fármaco contendo cátions bivalentes).

As interações medicamentosas no nível do metabolismo de fármacos podem ser um tanto previsíveis com base no conhecimento *a priori* do perfil de biotransformação de um determinado fármaco. Embora tal informação possa ser derivada a partir da literatura primária, não pode ser levada diretamente para um contexto clínico útil, devido às limitações associadas à extrapolação *in vitro* para *in vivo*, que pode incluir (1) utilização de modelos animais para caracterizar o metabolismo; (2) extrapolação da cinética enzimática derivada de *pools* de microssomos hepáticos humanos ou enzimas recombinantes humanas para estimativas de depuração *in vivo* de medicamentos; (3) extrapolação de dados *in vitro* obtidos a partir de microssomos hepáticos totalmente competentes (ou seja, atividade adulta) para estimativas de depuração em pacientes que possam ter um comprometimento do desenvolvimento ou associado à doença na atividade enzimática; (4) contabilidade imprecisa da variação farmacogenética na atividade de metabolização do fármaco (ou seja, atividade constitutiva) e contribuição de várias enzimas diferentes que metabolizam o fármaco na biotransformação global do fármaco; e (5) o potencial papel da indução ou da inibição enzimática *in vivo* que não se refletem nas condições utilizadas para estudos de metabolismo *in vitro*.

Apesar dessas limitações, informações relativas ao impacto de fármacos em enzimas que os metabolizam (p. ex., substrato, indutor, inibidor) podem ser úteis para entender se a substância tem o potencial de competir, induzir ou inibir o metabolismo de outra (p. ex., inibição enzimática efeito aumentado *versus* indução enzimática → efeito diminuído) de uma interação medicamentosa. Embora existam várias fontes para tal informação (p. ex., literatura primária e secundária, rotulagem de medicamentos), ela pode não ser completa ou atualizada. Ao examinar várias fontes de informação relacionadas com esse tópico, os autores descobriram que o *site* https://www.pharmgkb.org/(acesso em 21 fev. 2017) é o mais completo e útil para entender as vias metabólicas do medicamento.

Extensas bases de dados de interações medicamentosas notificadas e/ou potenciais (p. ex., baseadas no mecanismo teórico ou no metabolismo) existem e estão amplamente disponíveis na internet.* Algumas delas fornecem avaliações quanto à sua significância em potencial. Além disso, muitos sistemas de informações fundamentados em computadores utilizados por farmácias hospitalares e comunitárias rotineiramente rastreiam o perfil de medicação de um paciente (em geral restrito a medicamentos prescritos) contra novas prescrições para avaliar o potencial de interações medicamentosas. Ao usar bancos de dados de interação medicamentosa ou recursos *on-line*, é aconselhável usar várias fontes para verificar informações completas porque as informações sobre interações estão evoluindo e todos os bancos de dados podem não estar totalmente completos ou fornecer informações diferentes. O médico é posteriormente desafiado a determinar se as interações medicamentosas ou medicamento-alimento encontradas pela busca nesses bancos de dados são de magnitude suficiente para serem clinicamente significativas. A utilização da literatura primária deve ser avaliada quando a informação não estiver disponível em fontes *on-line*.

Preparações sem receita, suplementos à base de plantas e certos alimentos também têm o potencial para produzir interações medicamentosas. Essas são muitas vezes bastante desafiadoras para o médico, em especial no caso de terapias alternativas, em que a composição (ou potência) não pode ser completamente perceptível a partir dos rótulos dos produtos e porque a disposição de diversos produtos naturais não foi estudada em crianças ou adultos. Muitos pacientes e seus pais não consideram as terapias alternativas (como os nutracêuticos) como "fármacos" (e, consequentemente, não revelam seu uso durante uma descrição de medicação de rotina), mas como sendo "suplementos nutricionais" seguros, apesar de ausência de regulamentação para seus testes. Consequentemente, uma anamnese do paciente deve começar com uma minuciosa história de medicação que inclui discussões sobre quais os fármacos sem receita médica e produtos à base de plantas estão sendo utilizados e a regularidade de utilização. Isso possibilita ao médico identificar os principais ingredientes contidos nesses produtos e consultar seu potencial para a produção de interações clinicamente significativas entre medicamentos.

A oferta de terapia medicamentosa individualizada e ideal requer que o médico faça uma avaliação das potenciais interações medicamentosas e de sua significância. Tal fato requer o conhecimento da interação, a condição do paciente, os tratamentos concomitantes (prescrições, medicamentos sem receita, remédios alternativos), o impacto do desenvolvimento sobre a relação dose-resposta da concentração e uma consideração do perfil de risco *versus* benefício do medicamento a ser prescrito. O médico deve estar ciente de que, se um potencial de interação entre medicamentos for uma contraindicação absoluta ao uso do medicamento, é possível que uma substância alternativa possa produzir um tratamento com menor benefício ou um maior risco. Embora muitos medicamentos tenham o potencial para provocar interações medicamentosas, nem todos os relatos podem ser clinicamente relevantes para um determinado paciente. Para pacientes com histórias complexas que requerem tratamento com múltiplos medicamentos, a consulta com um farmacologista clínico ou farmacêutico pode ajudar a fornecer orientações sobre interações medicamentosas e seu potencial impacto na terapia.

REAÇÕES ADVERSAS A MEDICAMENTOS

As reações adversas a medicamentos (RAMs) foram definidas pela Organização Mundial da Saúde como "uma resposta nociva e não intencional a um medicamento e ocorrem em doses normalmente utilizadas no homem para a profilaxia, o diagnóstico ou o tratamento de doenças ou para a modificação de função fisiológica". O **tipo A**, geralmente referido como o de "efeitos colaterais", é de reações dose-dependentes e previsíveis que respondem por 85 a 90% de todas as RAMs. As reações do **tipo B** geralmente relatadas como "idiossincrásicas" ou "alergias", não são dose-dependentes e são imprevisíveis e representam aproximadamente ente 10 a 15% de todas as RAMs. Algumas vezes, os pacientes interpretam erroneamente alguns efeitos colaterais como alergias (p. ex., diarreia com amoxicilina/clavulanato), que podem ser perpetuadas por meio do prontuário médico do paciente.

Na população pediátrica, as RAMs são ocorrências comuns que causam um grande custo para os pacientes e para o sistema de saúde. Embora as RAMs não tenham sido tão bem estudadas em crianças quanto em adultos, sua importância tem sido amplamente reconhecida na pediatria por mais de 25 anos. Estudos sobre as RAMs em pacientes pediátricos sugerem o seguinte:

1. Cerca de 9% de todos os pacientes pediátricos admitidos em hospital experimentam uma RAM durante seu tratamento;
2. A incidência de RAMs em crianças em ambulatório é de cerca de 1,5%;
3. As RAMs foram relatadas como responsáveis por até 10% das internações pediátricas em hospitais infantis, com uma estimativa de dados agrupados de cerca de 3%;
4. Cerca de 40% das RAMs que ocorrem em crianças hospitalizadas são potencialmente fatais.

*Por exemplo, http://www.medscape.com/druginfo/druginterchecker; http://www.drugs.com/; e http://www.umm.edu/adam/drug_checker.htm; todos com acesso em: 21 fev. 2017.

Ao considerar tais "estatísticas" deve-se reconhecer que a verdadeira incidência de RAMs em crianças não é conhecida como consequência da subnotificação generalizada por profissionais de saúde (médicos > enfermeiros > farmacêuticos), pais/cuidadores e pacientes (que não podem reconhecer os sinais/sintomas e/ou ser incapazes de relatá-los), e em muitos países (incluindo os EUA), há a falta de um sistema de vigilância e um sistema de relatórios padronizados em tempo real.

Apesar das limitações associadas à determinação da incidência de RAMs em crianças, estima-se que sua ocorrência em pacientes com 0 a 4 anos de idade (3,8%) seja mais do que o dobro da observada em qualquer outro momento durante a infância ou a adolescência. No ambiente ambulatorial, crianças de 0 a 4 anos foram responsáveis por 43% das visitas à clínica e ao setor de emergência para RAMs. Um estudo relatou que 60% das RAMs ocorreram naquelas com menos de 1 ano. As razões para isso não são atualmente conhecidas, mas podem envolver diferenças de desenvolvimento na farmacocinética e/ou na farmacodinâmica (ou seja, alterações na relação dose-concentração-efeito), diferenças associadas à idade em "sistemas" fisiológicos que modulam o medicamento e/ou metabólito mediado por lesão celular (p. ex., o sistema imune) e/ou a utilização terapêutica de fármacos que têm uma incidência relativamente elevada de produzir RAMs (p. ex., reações de hipersensibilidade retardada associada a antibióticos betalactâmicos). Além disso, convém reconhecer que os bebês podem experimentar as RAMs de fármacos que não são diretamente administrados a eles de modo terapêutico, mas, sim, da exposição materna a medicamentos (transplacentária, amamentação). São exemplos síndrome de abstinência neonatal associada ao uso materno de opioides, produção de um estado hiperserotoninérgico em neonatos nascidos de mães que receberam inibidores seletivos de recaptação da serotonina durante a gravidez e toxicidade por opioides em bebês amamentados cujas mães estavam tomando codeína para tratamento da dor. Nesses casos, o acúmulo de fármacos é causado pela redução da atividade de enzimas metabolizadoras de fármacos associadas ao desenvolvimento e, potencialmente, alterações fenotípicas farmacogeneticamente determinadas, que em conjunto podem produzir um nível de exposição sistêmica ao fármaco capaz de produzir uma resposta exagerada ou uma toxicidade franca.

RAMs específicas ocorrem com frequência muito maior em bebês e crianças do que em adultos. São exemplos síndrome de Reye associada a ácido acetilsalicílico, reações do tipo doença do soro associadas ao cefaclor, toxicidade cutânea induzida pela lamotrigina e hepatotoxicidade induzida pelo ácido valproico (VPA) em crianças com menos de 2 anos de idade. Não está claro se a predileção por idade para essas RAMs específicas está associada a diferenças de desenvolvimento na biotransformação de fármacos, relacionadas tanto à formação de metabólitos quanto à desintoxicação ou, de outro modo, tem uma base farmacogenética. Além disso, as **crianças experimentam** reações de hipersensibilidade a fármacos como anticonvulsivantes (p. ex., fenitoína, carbamazepina, fenobarbital), sulfonamidas (p. ex., sulfametoxazol, sulfassalazina), minociclina, cefaclor e abacavir. Essas RAMs específicas não são características de reações de hipersensibilidade do tipo I (ou seja, imediatas) (p. ex., alergia à penicilina verdadeira) ou reações anafiláticas, mas foram anteriormente classificadas como idiossincráticas quanto à sua origem. Uma série relativamente comum de sintomas (febre, erupção cutânea e linfadenopatia) sugere que a ativação/regulação anormal do sistema imunológico é um componente predominante da patogênese. Dados de estudos *in vitro* da hipersensibilidade ao sulfametoxazol também corroboram essa afirmação. Além disso, parece também estar envolvido em sua etiologia um papel necessário para a bioativação metabólica (para anticonvulsivantes, sulfametoxazol e cefaclor) e possivelmente fatores genéticos, como variantes alélicas no HLA-B (p. ex., HLA-B*6001 e HLA-B*1502 associados a reações de hipersensibilidade ao abacavir e carbamazepina).

MEDICINA PERSONALIZADA

O conceito geral de medicina personalizada envolve a aplicação de informações genômicas para prever doença, gravidade da doença e resposta terapêutica (ver Capítulo 72). Essa "nova visão da medicina" tem sido descrita como "3 Ps": preditiva, personalizada e preventiva. Nas crianças, entretanto, a ontogenia também deve ser considerada quando se discute a terapia de personalização. Assim, o objetivo da medicina pediátrica personalizada é unicamente combinar a variação genética com o estágio de desenvolvimento para fornecer um regime preventivo, diagnóstico e terapêutico personalizado.

A bibliografia está disponível no GEN-io.

Capítulo 74
Anestesia e Cuidados Perioperatórios

John P. Scott

O *continuum* da anestesia inclui vários graus de sedação (ou seja, leve, moderada ou profunda) e anestesia geral. Todas as formas de **sedação** caracterizam-se por alguma preservação do movimento intencional (ver Capítulo 75), enquanto a **anestesia geral** é definida pela perda completa da consciência. Agentes farmacológicos potentes são obrigados a suprimir a percepção e resposta fisiológica a estímulos nocivos. No período perioperatório, o anestesiologista é responsável por promover a analgesia, assim como a estabilidade metabólica e fisiológica (Tabela 74.1). Essa responsabilidade começa com a realização de uma história abrangente de pré-anestesia (Tabela 74.2). Embora o risco anestésico tenha diminuído muito com os avanços na farmacologia e na tecnologia de monitoramento, o risco persistente de morbidade e mortalidade perioperatória exige vigilância. O risco é elevado em certos estados de doença (Tabela 74.3).

AVALIAÇÃO PRÉ-ANESTÉSICA

Todas as crianças que se apresentam para cirurgia devem passar por uma história pré-anestésica e avaliação do sistema de múltiplos órgãos com atribuição do **American Society of Anesthesiologists Physical Status (ASA-PS)** (Tabela 74.4). As crianças da ASA-PS I-II geralmente requerem breve história, anotação de alergias médicas e exame físico com foco nos sistemas neurológico e cardiorrespiratório, sem testes adicionais. Os pacientes com história clínica complexa de ASA-PS ≥ III requerem uma avaliação pré-anestésica mais abrangente, frequentemente com testes pré-operatórios auxiliares. As crianças devem ser rastreadas quanto a riscos anestésicos, como alergias a medicamentos, reações anteriores a anestésicos e história familiar de problemas com anestesia (p. ex., morte súbita no perioperatório, hipertermia após a cirurgia), o que pode indicar risco de hipertermia maligna.

Sistema respiratório

As infecções recentes do trato respiratório devem ser observadas. A *rinorreia clara, sem febre, não está associada ao aumento do risco anestésico*. As doenças respiratórias associadas a febre, secreção nasal mucopurulenta, tosse produtiva ou sintomas respiratórios inferiores (sibilos, estertores) estão ligadas ao aumento da reatividade das vias respiratórias e a complicações anestésicas por até 6 semanas a partir daí. Também pode haver maior risco de laringospasmo e broncospasmo perioperatórios, redução da depuração mucociliar, atelectasia e

Tabela 74.1	Objetivos da anestesia.
Analgesia	
Amnésia	
Hipnose	
Aquinesia	
Manutenção da homeostase fisiológica	
Vigilância	

Tabela 74.2 História pré-anestésica.

Procedimentos anestésicos e cirúrgicos anteriores da criança: • Revisar os registros anestésicos anteriores: Facilidade de ventilação com máscara Grau de laringoscopia; tipo e tamanho do laringoscópio; tamanho do tubo endotraqueal Problemas durante a emersão (despertar) da anestesia (vômito pós-operatório, delírio de emergência História de hipertermia ou acidose na criança ou nos membros da família. Problemas perinatais (especialmente para bebês): • Prematuridade • Necessidade de oxigênio suplementar ou intubação e ventilação • História de apneia e bradicardia • História de comprometimento cardiovascular Outras doenças importantes e hospitalizações História familiar de complicações anestésicas, hipertermia maligna ou deficiência de pseudocolinesterase Problemas respiratórios: • Exposição a longo prazo à fumaça ambiental de tabaco • Pontuação de respiração obstrutiva • STBUR • Cianose (especialmente em crianças com menos de 6 meses de idade) • Infecções respiratórias recorrentes • Infecção recente do trato respiratório inferior • Laringotraqueíte prévia (laringite) ou laringomalacia • Doença reativa das vias respiratórias • Anormalidades das vias respiratórias, anomalias faciais, mucopolissacaridose Problemas cardíacos: • Sopro ou história de doença cardíaca congênita • Arritmia • Intolerância ao exercício • Síncope • Cianose Problemas gastrintestinais: • Refluxo e vômito • Dificuldades de alimentação	• Falha de ganho ponderal • Doença hepática Exposição a patógenos infecciosos Problemas neuromusculares: • Doenças neuromusculares • Atraso de desenvolvimento • Miopatia • Transtorno convulsivo Problemas hematológicos: • Anemia • Diátese hemorrágica • Tumor • Imunossupressão • Transfusões de sangue e reações prévias Problemas renais: • Insuficiência renal, oliguria, anuria • Anormalidades de fluidos e eletrólitos Considerações psicossociais: • Abuso de drogas, uso de cigarros ou álcool • Abuso físico ou sexual • Disfunção familiar • Experiência médica ou cirúrgica traumática prévia • Psicose, ansiedade, depressão Considerações ginecológicas: • História sexual (infecções sexualmente transmissíveis) • Possibilidade de gravidez Medicamentos atuais: • Administração prévia de corticosteroides Alergias: • Fármacos • Iodo • Produtos de látex • Fita cirúrgica • Alimentos (especialmente soja e albumina de ovo) Condição dentária (dentes soltos ou rachados) Quando e o que a criança comeu pela última vez (especialmente em procedimentos de emergência)

hipoxemia. Recomenda-se que os procedimentos eletivos que exigem anestesia geral sejam adiados 4 a 6 semanas nesse cenário.

As crianças com doença reativa das vias respiratórias requerem uma avaliação pré-anestésica completa. O broncospasmo agudo e potencialmente fatal pode ocorrer durante a indução anestésica e a intubação endotraqueal para cirurgias rotineiras de pequeno porte em crianças com asma. As crianças com maior risco de complicações anestésicas sofrem exacerbações da asma, requerendo (1) hospitalização no ano anterior; (2) atendimento no departamento de emergência (DE) nos últimos 6 meses; (3) admissão prévia à unidade de terapia intensiva (UTI); ou (4) corticosteroides sistêmicos parenterais prévios. Preferencialmente, as crianças devem estar livres de sibilos por, pelo menos vários dias antes da cirurgia, mesmo que isso exija uma maior administração do medicamento controlador (agonista beta-adrenérgico e corticosteroides). A sibilância ativa é uma indicação para retardar a cirurgia eletiva. Condições respiratórias crônicas, como displasia broncopulmonar e fibrose cística, também estão associadas a riscos intraoperatórios significativos. Todo esforço deve ser feito para garantir que as crianças com tais distúrbios alcancem o melhor estado respiratório antes da cirurgia.

Avaliação das vias respiratórias

A indução da anestesia geral está associada à redução da ventilação espontânea e dos reflexos das vias respiratórias. A previsão de ventilação difícil com máscara e/ou intubação antes da anestesia é fundamental. As anomalias congênitas associadas ao comprometimento das vias respiratórias são micrognatia, macroglossia e deformidades torácicas (Tabela 74.5). As condições que prejudicam a abertura da boca (p. ex., doença da articulação temporomandibular) devem ser observadas. Uma história de sibilo ou estridor pode indicar complicações das vias respiratórias no pós-operatório e difícil manejo intraoperatório das mesmas. Também é essencial perguntar sobre uma história de distúrbios respiratórios do sono usando o índice **STBUR**[1] (*Snoring, Trouble Breathing e Un-Refreshed*), que pode ser um preditor de complicações respiratórias *Snoring, Trouble Breathing e Un-Refreshed* perioperatórias.

Sistema cardiovascular

A maioria dos agentes anestésicos tem propriedades depressoras do miocárdio. Todos os pacientes devem ser rastreados quanto à presença de doença cardíaca. São considerações cardiovasculares importantes história de doença cardíaca congênita (DCC), cianose, arritmias ou cardiomiopatia. A oximetria de pulso em ar ambiente deve ser realizada como parte da avaliação pré-anestésica. O diagnóstico preciso de sopros cardíacos em recém-nascidos é essencial. Uma história de arritmias cardíacas deve ser investigada porque os anestésicos inalatórios podem ser arritmogênicos. Um cardiologista pediátrico deve avaliar crianças com DCC conhecida submetidas à cirurgia. Estudos auxiliares pré-operatórios podem incluir eletrocardiograma (ECG), ecocardiograma ou cateterismo cardíaco. As lesões associadas ao aumento do risco anestésico são doença cardíaca ventricular única, lesões obstrutivas da via de saída obstrutiva (estenose da valva aórtica e valva pulmonar) e cardiomiopatia. As crianças com essas condições devem ser cuidadas por um **serviço de anestesia cardíaca**. A profilaxia antibiótica para a prevenção de endocardite bacteriana também pode ser indicada, e as diretrizes da American Heart Association (AHA) devem ser seguidas.

[1]N.R.T.: O questionário (STBUR) é uma ferramenta de triagem de cinco perguntas para respiração pediátrica e risco para eventos adversos respiratórios perioperatórios em crianças.

Tabela 74.3 Doenças pediátricas específicas e suas implicações anestésicas.

DOENÇA	IMPLICAÇÕES
SISTEMA RESPIRATÓRIO	
Asma	Broncospasmo intraoperatório que pode ser fatal Pneumotórax ou atelectasia O manejo clínico pré-operatório é essencial.
Via aérea difícil	Equipamentos especiais e equipe especializada podem ser necessários. Deve ser antecipado com características dismórficas ou doenças de depósito. Pacientes com trissomia do cromossomo 21 podem necessitar de avaliação da articulação atlanto-occipital. Aumento do risco de obstrução aguda das vias respiratórias, epiglotite, laringotraqueobronquite ou corpo estranho das vias respiratórias
Displasia broncopulmonar	Barotraumatismo com ventilação com pressão positiva Toxicidade do oxigênio, risco de pneumotórax
Fibrose cística	Reatividade da via respiratória, broncorreia, aumento do *shunt* pulmonar intraoperatório e hipoxia Risco de pneumotórax, hemorragia pulmonar Atelectasia, risco de ventilação prolongada no pós-operatório O paciente deve ser avaliado para *cor pulmonale*.
Apneia do sono	Hipertensão pulmonar e *cor pulmonale* devem ser excluídos. Observação pós-operatória cuidadosa para obstrução
CARDÍACA	Profilaxia endocardite bacteriana como indicado Uso de filtros de ar, cuidado adequado com retirada de ar dos circuitos venosos O médico deve entender os efeitos hemodinâmicos de vários anestésicos na hemodinâmica em condições específicas. Possível necessidade de avaliação pré-operatória da função miocárdica e da resistência vascular pulmonar Forneça informações sobre a função do marca-passo e a função do dispositivo ventricular.
HEMATOLÓGICO	
Doença falciforme	Possível necessidade de transfusão simples ou de troca com base na concentração de hemoglobina pré-operatória e percentual de hemoglobina S Evitar hipoxemia, hipotermia, desidratação e estados de hiperviscosidade.
Oncologia	Avaliação pulmonar de pacientes que receberam bleomicina, bicloroetil-nitrosoureia, cloroetilcicloexil-nitrosoureia, metotrexato ou radiação no tórax Evitar a alta concentração de oxigênio Avaliação cardíaca de pacientes que receberam antraciclinas; risco de depressão miocárdica grave com agentes voláteis Potencial para coagulopatia
REUMATOLÓGICA	Mobilidade limitada da articulação temporomandibular, coluna cervical, cartilagens aritenoides Avaliação pré-operatória cuidadosa necessária Via aérea difícil possível
GASTRINTESTINAL	
Esofágico, gástrico	Potencial para refluxo e aspiração
Fígado	Metabolismo alterado de muitos medicamentos anestésicos Potencial de coagulopatia e sangramento intraoperatório incontrolável
RENAL	Eletrólito alterado e *status* acidobásico Depuração alterada de muitos medicamentos anestésicos Necessidade de diálise pré-operatória em casos selecionados A succinilcolina deve ser usada com extrema cautela e somente quando o nível sérico de potássio tiver se mostrado normal.
NEUROLÓGICAS	
Transtorno convulsivo	Evitar os anestésicos que podem reduzir o limiar convulsivo Controle ótimo verificado no pré-operatório nível sérico de anticonvulsivantes no pré-operatório
Aumento da pressão intracraniana	Evitar agentes que aumentam o fluxo sanguíneo cerebral Manter pressão de perfusão cerebral.
Doença neuromuscular	Evitar relaxantes despolarizantes; em risco de hiperpotassemia O paciente pode estar em risco de hipertermia maligna; evitar anestésicos voláteis em miopatias.
Atraso de desenvolvimento	O paciente pode não cooperar durante a indução e a emersão.
Psiquiátrica	Inibidor da monoamina oxidase (ou cocaína) pode interagir com a meperidina, resultando em hipertermia e convulsões. Inibidores seletivos da recaptação de serotonina podem induzir ou inibir várias enzimas hepáticas que podem alterar a depuração do medicamento anestésico. As drogas ilícitas podem ter efeitos adversos na homeostase cardiorrespiratória e podem potencializar a ação dos anestésicos.
ENDÓCRINO	
Diabetes	O maior risco é a hipoglicemia intraoperatória não reconhecida; monitoramento intraoperatório do nível de glicose no sangue, especialmente quando se administra a insulina.
PELE	
Queimaduras	Via respiratória difícil Necessidade de fluidos Sangramento Risco de rabdomiólise e hiperpotassemia por succinilcolina após queimaduras por muitos meses
IMUNOLÓGICA	Os medicamentos retrovirais podem inibir a depuração de benzodiazepínicos. A imunodeficiência requer práticas cuidadosas de controle de infecção. Produtos sanguíneos negativos para citomegalovírus, irradiação ou leucofiltração podem ser necessários.
METABÓLICA	Avaliação cuidadosa da homeostase da glicose em lactentes

Tabela 74.4	Classificação American Society of Anesthesiologists Physical Status.

Classe 1: Paciente saudável, sem doença sistêmica
Classe 2: Doença sistêmica leve sem limitações funcionais (insuficiência renal crônica leve, anemia ferropriva, asma leve)
Classe 3: Doença sistêmica grave com limitações funcionais (hipertensão, asma ou diabetes mal controlada, cardiopatia congênita, fibrose cística)
Classe 4: Doença sistêmica grave que é uma ameaça constante à vida (pacientes criticamente e/ou gravemente doentes com doença sistêmica grave)
Classe 5: Pacientes moribundos não devem sobreviver 24 h, com ou sem cirurgia
Classificação adicional: "E" – cirurgia de emergência

Copyright American Society of Anesthesiology: http://www.asahq.org. Reproduzida com autorização.

Tabela 74.5	Síndromes comumente associadas a vias respiratórias difíceis.

Acondroplasia
Tumores das vias respiratórias, hemangiomas
Síndrome de Apert
Síndrome de Beckwith-Wiedemann
Atresia de coanas
Síndrome de Cornelia de Lange
Higroma/teratoma cístico
Síndrome de DiGeorge
Mandíbula fraturada
Síndrome de Goldenhar
Artrite reumatoide juvenil
Mucopolissacaridose
Síndrome de Pierre Robin
Síndrome de Smith-Lemli-Opitz
Síndrome de Treacher-Collins
Trissomia 21
Síndrome de Turner

Sistema hematológico

Evidências de coagulopatia devem ser procuradas. Facilidade em fazer hematomas, distúrbios hemorrágicos familiares e uso de anticoagulantes (p. ex., ácido acetilsalicílico, heparina, varfarina) devem ser discutidos. A adequação pré-operatória da função hemostática (p. ex., contagem de plaquetas, fibrinogênio, tempo de protrombina, tempo de tromboplastina parcial) e correção de distúrbios de coagulação podem ser indicados para procedimentos complexos associados a risco significativo de hemorragia perioperatória. Em recém-nascidos, a garantia da profilaxia com vitamina K e o estado adequado de coagulação são fundamentais antes de qualquer cirurgia importante. Embora a anemia possa ser bem tolerada em crianças saudáveis, a anestesia e a cirurgia aumentam o consumo de oxigênio. A anemia pré-operatória deve ser corrigida no contexto de redução da oferta de oxigênio ou perda sanguínea esperada. No paciente com hemorragia com risco de morte (traumatismo), protocolos de transfusões maciças de substituição 1:1:1 de concentrado de hemácias:plasma fresco congelado:plaquetas devem ser usados.

Sistema neurológico

Uma história de distúrbios neurológicos e neuromusculares deve ser procurada. As avaliações de desenvolvimento pré-operatório podem ser úteis na interpretação da variação dependente da idade na resposta à dor. A manutenção da terapia anticonvulsivante perioperatória apropriada é essencial em crianças com distúrbios convulsivos, pois o limiar convulsivo pode ser diminuído no período perioperatório. As crianças com hidrocefalia obstrutiva requerem tipicamente a inserção de derivação ventriculoperitoneal (VP) para desviar o líquido cefalorraquidiano (LCR) e evitar a hipertensão intracraniana (HIC). O mau funcionamento repetido da derivação é comum, e tais crianças devem realizar revisão da derivação com sinais de HIC (vômito, alteração mental, olho do sol poente[1]).

Da mesma maneira, a permeabilidade e a função da derivação devem ser asseguradas no pré-operatório em crianças com derivações VP apresentando procedimentos não neurocirúrgicos.

Avaliação psicológica

Cirurgia e procedimentos médicos dolorosos são eventos psicologicamente traumáticos para crianças e famílias. As crianças que precisam de anestesia podem sentir medo e ansiedade. Também podem sentir sinais de estresse dos pais e cuidadores. Muitas crianças submetidas a cirurgia apresentam alterações comportamentais negativas no pós-operatório imediato. Essas respostas comportamentais mal-adaptativas podem envolver enurese, ansiedade da separação, acessos de raiva e choro noturno, além de medo de estranhos, médicos e hospitais. A qualidade do sono pode ser alterada no pós-operatório, o que resulta em comprometimento comportamental adicional. Os fatores de risco para alterações comportamentais no pós-operatório são ansiedade pré-operatória e excitação da emergência. A necessidade de procedimentos recorrentes é outro fator de risco. Os programas pré-operatórios de preparo psicológico diminuem a incidência de mudanças comportamentais no pós-operatório. A **presença dos pais durante a indução (PPI)** não demonstrou melhorar o comportamento pós-operatório (ver adiante). O midazolam oral (0,5 mg/kg) pode diminuir as mudanças comportamentais negativas após a cirurgia. O midazolam tem o benefício de proporcionar ansiólise e amnésia de início rápido.

Avaliação genética

As crianças com condições genéticas podem ter considerações anestésicas específicas relativas à sua síndrome. Por exemplo, crianças com trissomia do cromossomo 21 podem ter anomalias cardíacas, macroglossia, obstrução das vias respiratórias superiores e hipotireoidismo (ver Capítulo 98.2). A instabilidade atlantoaxial, comum na trissomia do cromossomo 21, tem sido associada à luxação cervical e ao traumatismo da medula espinal com extensão do pescoço durante a intubação. Alguns anestesiologistas recomendam radiografias de extensão e flexão lateral do pescoço para detectar instabilidade antes da cirurgia. Para crianças com outras doenças genéticas conhecidas, é essencial rever considerações anestésicas específicas.

PREPARAÇÃO PRÉ-OPERATÓRIA

Jejum pré-operatório

As diretrizes do jejum pré-operatório foram desenvolvidas para reduzir a incidência de aspiração do conteúdo gástrico durante a anestesia. A aspiração do conteúdo gástrico pode ser uma complicação potencialmente letal em crianças com doença pulmonar crônica ou doença crítica. A Tabela 74.6 lista as diretrizes do jejum pré-operatórias (p. ex., nada pela boca ou *nil per os* [NPO]). Líquidos claros e doces (p. ex., Pedialyte®, 5% dextrose em água [D5W]) facilitam o esvaziamento gástrico, previnem a hipoglicemia e podem ser administrados até 2 horas antes da anestesia. O leite materno

[1]N.R.T.: O fenômeno do olho do "sol poente" é um sinal oftalmológico em que os olhos se apresentam dirigidos para baixo, deixando a esclera bem visível, entre a pálpebra superior e a íris. Geralmente está associado a hipertensão intracraniana e hidrocefalia na infância.

Tabela 74.6 Diretrizes para o jejum pré-operatório ("Regra 2-4-6-8").*

HORAS ANTES DA CIRURGIA (h)	INGESTÃO ORAL
2	Líquidos claros e doces
4	Leite materno
6	Fórmula infantil, sucos de frutas, gelatina
8	Comida sólida

*Estas são diretrizes gerais e podem diferir entre os hospitais.

pode ser administrado a crianças até 4 horas antes da cirurgia. Os sólidos devem ser evitados por 6 a 8 horas antes da cirurgia. Muitas condições retardam o esvaziamento gástrico e podem exigir períodos prolongados de jejum.

O estômago repleto

O esvaziamento gástrico pode ser retardado por até 96 horas depois de um episódio agudo de traumatismo ou doença cirúrgica. Devido às complicações graves da aspiração do conteúdo gástrico, é desejável assegurar as vias respiratórias o mais rapidamente possível nos pacientes em risco de estar com o estômago repleto. Sob tais circunstâncias, indica-se a indução em sequência rápida da anestesia (**indução em sequência rápida**; ver Capítulo 89).

Presença parental durante a indução da anestesia

Os pais podem ter a expectativa de permanecer com a criança durante a indução da anestesia. A remoção de uma criança aterrorizada dos braços reconfortantes dos pais é estressante para a criança, para os pais e para os cuidadores. Quando a separação dos pais não pode ser obtida confortavelmente com pré-medicação e modificação comportamental (educação do paciente e dessensibilização para o ambiente operatório), pode haver a necessidade de adiar a separação entre pais e filhos até que a anestesia geral seja induzida. A pré-medicação com o benzodiazepínico midazolam VO proporciona com maior frequência condições de indução calmas e suaves do que a PPI sem preparação farmacológica. Embora a PPI nas mãos de um anestesiologista competente e confiante possa substituir a necessidade de medicação pré-operatória, ele não prevê com segurança a indução suave. A PPI não foi mostrada diminuindo o *delirium* de emergência ou alterações comportamentais no pós-operatório e não parece ser superior à pré-medicação com midazolam VO.

ANESTESIA GERAL

Analgesia

Os anestesiologistas pediátricos são responsáveis por proporcionar analgesia em crianças nos procedimentos dentro dos locais da sala de cirurgia (centro cirúrgico) e fora da sala de cirurgia (Tabela 74.7). Há técnicas multimodais para possibilitar alívio da dor durante procedimentos cirúrgicos em crianças de todas as idades, inclusive bebês gravemente doentes. A analgesia eficaz é essencial para diminuir as respostas fisiológicas aos estímulos dolorosos (cirurgia) e modular as consequências fisiológicas e metabólicas deletérias. A resposta a estímulos dolorosos e estressantes pode provocar a **síndrome da resposta inflamatória sistêmica (SIRS)**, que tem sido associada a aumento do catabolismo, instabilidade fisiológica e mortalidade (ver Capítulo 88).

Hipnose e amnésia

A atenuação da consciência (**hipnose**) e da lembrança consciente (**amnésia**) revela-se fundamental durante os cuidados da anestesia pediátrica. A consciência durante os procedimentos pode ser tão fisicamente e psicologicamente deletéria quanto a experiência da dor. Um objetivo primário do manejo anestésico é minimizar o medo e a ansiedade durante procedimentos dolorosos e não dolorosos. Muitos medicamentos fornecem ansiólise e amnésia para tais eventos (Tabela 74.8). No entanto, é importante lembrar que os agentes sedativo-hipnóticos podem alterar a consciência sem produzir analgesia; analgesia e hipnose não são sinônimos. Também é possível proporcionar analgesia (local, espinal ou epidural) sem alterar a consciência.

A **sedação** descreve um estado medicamente induzido no *continuum* entre a vigília e a anestesia geral (Tabela 74.7). A **anestesia geral** caracteriza-se por inconsciência, amnésia e reflexos fisiológicos reduzidos. Os reflexos cardiorrespiratórios (**reflexos protetores das vias respiratórias e vasomotores**) são reduzidos com anestesia geral.

Tabela 74.7 Definições dos cuidados anestésicos.

CUIDADOS MONITORADOS PARA A ANESTESIA

Um serviço de anestesia em que um anestesiologista foi solicitado a participar dos cuidados de um paciente submetido a um procedimento diagnóstico ou terapêutico.

Os cuidados de anestesia monitorados envolvem todos os aspectos do atendimento de anestesia: uma avaliação pré-procedimento, tratamento intraprocedimento e gerenciamento de anestesia após o procedimento.

Durante os cuidados anestésicos monitorados, o anestesiologista ou um membro da equipe de atendimento de anestesia fornece uma série de serviços específicos, que podem envolver, mas não estão limitados a:

- Discutir os cuidados anestésicos com a família e a criança, obter consentimento para a anestesia, aliviar a ansiedade e responder a perguntas – cuidados de anestesia centrados na família.
- Monitorar os sinais vitais, manter as funções respiratórias do paciente e avaliar continuamente as funções vitais.
- Diagnosticar e tratar problemas clínicos que ocorrem durante o procedimento.
- Administrar sedativos, analgésicos, hipnóticos, anestésicos ou outros medicamentos, conforme necessário, para garantir a segurança e o conforto do paciente.
- Fornecer outros serviços médicos conforme necessário para realizar a conclusão segura do procedimento.

Os cuidados anestésicos geralmente envolvem a administração de medicamentos que provavelmente levarão à perda de reflexos de proteção normais ou à perda de consciência.

Os *cuidados anestésicos monitorados* referem-se às situações clínicas em que o paciente permanece capaz de proteger as vias respiratórias durante a maior parte do procedimento.

Se o paciente ficar inconsciente e/ou perder os reflexos normais por um período prolongado, isso é considerado anestesia geral.

SEDAÇÃO LEVE

Administração de ansiólise ou analgesia que diminui a consciência, mas não causa depressão dos reflexos protetores normais (tosse, vômito, deglutição, hemodinâmica) ou ventilação espontânea.

SEDAÇÃO PROFUNDA

A sedação que deprime a consciência e os reflexos protetores normais ou tem um risco significativo de embotamento de reflexos protetores normais (tosse, vômitos, deglutição, hemodinâmica), insuficiência hemodinâmica e respiratória pode ocorrer.

ANESTESIA GERAL

Uso de hipnose, sedação e analgesia que resulte na perda de reflexos protetores normais.

ANESTESIA REGIONAL

Indução de bloqueio neural (central, neuroaxial, epidural ou espinal; ou bloqueio de nervo periférico, p. ex., bloqueio de nervo digital, bloqueio de plexo braquial), que forneça analgesia e esteja associado a bloqueio motor regional.

A consciência não é obnubilada.

É necessário especialização.

Frequentemente, em crianças, ansiólise e sedação também são necessárias para que essa técnica seja bem-sucedida.

A anestesia regional (p. ex., bloqueio epidural caudal) é usada para suplementar a anestesia geral e proporcionar analgesia pós-operatória.

ANESTESIA LOCAL

Analgesia por infiltração local de um agente anestésico apropriado.

Não requer a presença ou envolvimento de um anestesiologista, embora um anestesiologista possa fornecer serviços de anestesia local.

NENHUM ANESTESIOLOGISTA

Não há anestesiologista envolvido envolvido no cuidado da criança.

Tabela 74.8 Medicamentos usados na anestesia.

FÁRMACO	USOS E IMPLICAÇÕES
RELAXANTES MUSCULARES	
Succinilcolina	Um agente bloqueador neuromuscular despolarizante com propriedades de início e deslocamento rápidos Usado para facilitar a intubação endotraqueal e manter o relaxamento muscular em situações de emergência; raramente utilizado Associado ao desenvolvimento de hipertermia maligna em pacientes suscetíveis Degradado pela colinesterase plasmática, que pode ser deficiente em alguns indivíduos; tal deficiência pode resultar em efeito prolongado As fasciculações podem estar associadas a aumentos imediatos das pressões intracraniana e intraocular, bem como à dor muscular pós-operatória.
Vecurônio, rocurônio, cisatracúrio, todos os aminoesteroides	Bloqueadores neuromusculares não despolarizantes Apresentam um início menos rápido do que a succinilcolina, mas têm atuação mais longa. O uso prolongado em UTI pode levar a uma profunda fraqueza muscular. O vecurônio e o rocurônio são metabolizados pelo fígado e excretados na bile; eles são os agentes bloqueadores neuromusculares mais comumente usados. O cisatracúrio é metabolizado pela colinesterase plasmática e, portanto, pode ser benéfico em pacientes com doença hepática ou renal.
HIPNÓTICO	
Propofol	Agente amnésico hipnótico de ação rápida Sem propriedades analgésicas Causa depressão respiratória Aumenta o limiar de convulsão Antiemético A síndrome de infusão de propofol pode ocorrer com infusão intravenosa prolongada (> 24 h).
Etomidato	Estabilidade cardiovascular na indução Inibe a síntese de corticosteroides Aumenta a mortalidade na UTI após o uso Associado a mioclonia e dor à injeção
Cetamina	Analgésico hipnótico Causa sialorreia e deve ser coadministrado com um antissialogogo, como atropina ou glicopirrolato. Induz liberação intravenosa de catecolaminas e taquicardia Broncodilatador Aumenta as pressões intracranianas e intraoculares Diminui o limiar de convulsão
SEDATIVOS ANSIOLÍTICOS	
Benzodiazepínicos	Produz sedação, ansiólise, amnésia e hipnose Todos os agentes elevam o limiar convulsivo, são metabolizados pelo fígado e deprimem a respiração, especialmente quando administrados com opioides. Eficaz como pré-medicação O diazepam pode ser doloroso na injeção e tem metabólitos ativos. O midazolam pode ser administrado por várias vias. O lorazepam não tem metabólitos ativos Revertido com flumazenila
Dexmedetomidina	Produz anxiólise, sedação, simpatólise, pela estimulação de receptor α_2 centralmente; tem propriedades analgésicas suaves. Os efeitos colaterais são hipertensão, hipotensão e bradicardia. Comumente usada para sedação em UTI Infusão contínua para sedação em UTI
SEDATIVOS ANALGÉSICOS	
Opioides	Padrão-ouro para fornecer analgesia Todos causam depressão respiratória. A morfina e, em menor medida, a hidromorfina podem causar liberação de histamina. Os opioides sintéticos fentanila, sufentanila e alfentanila de curta ação podem ter maior propensão a causar rigidez na parede torácica quando administrados rapidamente ou em altas doses e também estão associados ao rápido desenvolvimento de tolerância. Esses fármacos têm utilidade particular na cirurgia cardíaca devido à estabilidade hemodinâmica associada a seu uso. A remifentanila é um opioide sintético de ação ultracurta que é metabolizado pela colinesterase plasmática; pode ter utilidade particular quando são necessárias sedação profunda e analgesia, junto à capacidade de avaliar o estado neurológico intermitentemente.
AGENTES INALATÓRIOS	
Óxido nitroso	Produz amnésia e analgesia em baixas concentrações Perigoso na mistura de gases se a concentração de oxigênio não for monitorada e os mecanismos de segurança preventiva não estiverem em vigor
Vapores potentes, sevoflurano, desflurano, isoflurano	"Anestésicos completos" – induz hipnose, analgesia e amnésia Todos são depressores do miocárdio e alguns são vasodilatadores. Pode desencadear hipertermia maligna em indivíduos suscetíveis O sevoflurano é usado para indução da anestesia em crianças. Todos broncodilatam em concentrações equipotentes. O isoflurano e o desflurano estão associados ao laringospasmo e não devem ser usados para indução anestésica.

A *sedação leve* (*mínima*) é a ansiólise com reflexos minimamente reduzidos ou a permeabilidade das vias respiratórias. A *sedação profunda* ocorre quando os reflexos cardiorrespiratórios são obtundidos ou perdidos. A depressão respiratória e o comprometimento hemodinâmico podem ser profundos. Conforme a sedação se aprofunda rumo à anestesia geral, ocorrem perda da permeabilidade das vias respiratórias, perda dos reflexos de proteção das vias respiratórias e perda da estabilidade cardiovascular. Os indivíduos que fornecem sedação e anestesia para crianças devem ser capazes de detectar e dar suporte à insuficiência cardiorrespiratória.

Acinesia (imobilidade ou relaxamento muscular)

A *acinesia*, a ausência de movimento, é comumente indicada para garantir condições operatórias seguras e adequadas. Os agentes bloqueadores neuromusculares (ABNMs) podem ser usados para produzir acinesia (Tabela 74.8). No entanto, a ausência de movimento não é indicativa de hipnose, amnésia ou analgesia. Sempre que os ABNMs forem usados, *devem ser realizadas analgesia e sedação*.

Monitoramento

A administração da anestesia aumenta a necessidade de monitorar e sustentar a integridade fisiológica e a homeostase devido às consequências fisiológicas potencialmente fatais (Tabelas 74.7 e 74.8). Consequentemente, o ASA exige um monitoramento rotineiro de oxigenação, ventilação e circulação durante o fornecimento de anestesia. Isso inclui avaliação da oximetria de pulso contínua, capnografia, eletrocardiografia, medições de pressão arterial intermitente (a cada 5 minutos) e temperatura quando a instabilidade de temperatura é antecipada. O uso de monitores avançados invasivos ou não invasivos varia com base na complexidade dos procedimentos e no ASA-PS.

Medicamentos específicos

Anestesia inalatória

Os anestésicos inalatórios são frequentemente usados para a indução e a manutenção da anestesia geral em crianças. Os anestésicos inalatórios pediátricos são sevoflurano, isoflurano e desflurano. Embora o halotano seja o protótipo do anestésico inalatório pediátrico, ele foi substituído pelo sevoflurano e não é mais usado nos EUA.

A **concentração alveolar mínima (CAM)** de um anestésico inalatório é a concentração alveolar (expressa em porcentagem em 1 atmosfera) que proporciona uma anestesia suficiente para cirurgia em 50% dos pacientes. Para agentes inalatórios potentes, a concentração alveolar de um anestésico reflete a concentração arterial do anestésico no sangue perfundindo o cérebro. Assim, a CAM é uma indicação da potência do anestésico e análoga a **DE_{50}** (dose efetiva em 50% dos receptores) de um fármaco. A CAM depende da idade. A CAM é menor em prematuros do que em recém-nascidos a termo e diminui de um período a outro desde a infância até a pré-adolescência. Na adolescência, a CAM aumenta novamente, caindo depois disso.

Efeitos respiratórios. As vantagens da anestesia inalatória são seu início e finalização rápidos com a conveniente via de administração e a excreção respiratória. Esses agentes fornecem analgesia e amnésia profundas. Os agentes anestésicos inalatórios são pouco solúveis no sangue, mas se equilibram rapidamente entre o gás alveolar e o sangue. São irritantes das vias respiratórias que podem provocar laringospasmo. Todos os anestésicos inalatórios deprimem a ventilação de maneira dose-dependente. Assim, o dióxido de carbono expirado (CO_2) e a $PaCO_2$ (pressão arterial parcial de CO_2) aumentam em crianças que respiram espontaneamente. Os anestésicos inalatórios também deslocam a curva de resposta do CO_2 para a direita, diminuindo o aumento normal no minuto de ventilação com o aumento da $PaCO_2$. A anestesia inalatória diminui o volume pulmonar expiratório final (capacidade residual funcional). Volumes pulmonares pequenos estão associados a redução da complacência pulmonar, aumento da resistência vascular pulmonar e defeitos pulmonares restritivos. Os agentes voláteis deprimem a vasoconstrição pulmonar hipóxica normal, aumentando o desvio arteriovenoso intrapulmonar e a hipoxemia.

Efeitos cardiovasculares. Todos os agentes anestésicos voláteis reduzem o débito cardíaco e a resistência vascular periférica; a hipotensão é comum. Isso é acentuado em pacientes hipovolêmicos e mais pronunciado em neonatos. Os anestésicos inalatórios também deprimem as respostas dos barorreceptores e da frequência cardíaca. A administração de anestesia inalatória pode resultar na diminuição da oferta de oxigênio tecidual. No perioperatório, o metabolismo celular aumenta, criando um potencial desequilíbrio entre a demanda de oxigênio e a oferta de oxigênio. O desenvolvimento da disoxia intraoperatória é um sinal desse desequilíbrio. Todos os agentes anestésicos inalatórios voláteis causam **cerebrovasodilatação** e alteram o fluxo cerebral com a taxa metabólica cerebral. Embora os anestésicos inalatórios diminuam o consumo de oxigênio cerebral, eles também podem aumentar desproporcionalmente o fluxo sanguíneo cerebral de oxigênio. Assim, os anestésicos inalatórios devem ser usados com cautela em crianças com pressão intracraniana (PIC) elevada ou perfusão cerebral prejudicada (ou seja, lesão cerebral traumática).

Sevoflurano

O sevoflurano é o agente inalatório mais utilizado para a indução e a manutenção da anestesia geral em crianças. O sevoflurano não é um irritante significativo das vias respiratórias e é um agente de indução útil quando coadministrado com óxido nitroso. A indução anestésica com sevoflurano mostra-se rápida; no entanto, há uma incidência significativa de ***delirium* da indução**, especialmente com controle inadequado da dor. Tal efeito pode ser atenuado com analgesia adequada e agentes hipnóticos suplementares (p. ex., midazolam, dexmedetomidina, propofol), embora os hipnóticos possam retardar a recuperação da anestesia. O metabolismo do sevoflurano pelo citocromo P450 (CYP) produz flúor livre, que pode ser potencialmente nefrotóxico. A degradação de sevoflurano por absorventes dessecados de CO_2 a baixos fluxos de gás fresco (< 2 ℓ/min) pode produzir o composto nefrotoxina A. Faltam estudos de ampla escala de lesão renal associada ao sevoflurano em humanos. No entanto, a Food and Drug Administration (FDA) dos EUA recomendou a manutenção de taxas de fluxo de gás fresco > 2 ℓ/min para casos cirúrgicos com duração > 2 CAM horas.

Isoflurano

O isoflurano é um anestésico volátil pungente e irritante das vias respiratórias, não adequado para a indução, devido à alta incidência de complicações, como o laringospasmo. No entanto, a manutenção da anestesia com isoflurano é comum após a indução com sevoflurano ou um hipnótico intravenoso (IV). O surgimento da anestesia com isoflurano é mais lento que o sevoflurano. A administração de isoflurano no ambiente de absorventes dessecados de CO_2 pode produzir a produção de monóxido de carbono.

Desflurano

O desflurano é um potente irritante das vias respiratórias associado a tosse, retenção da respiração e laringospasmo, além de *não* ser útil para indução. O desflurano tem a menor solubilidade e a menor potência de todos os agentes voláteis comumente usados. É frequentemente administrado para manter a anestesia. A indução anestésica com desflurano revela-se rápido, devido à sua baixa solubilidade tecidual.

Óxido nitroso

O óxido nitroso (N_2O) é um gás insípido, incolor e inodoro, com potentes propriedades analgésicas. Produz um estado de euforia (daí seu apelido: "gás hilariante"). A CAM do N_2O é > 100; consequentemente, não pode ser usado como único agente para manter a anestesia. O N_2O produz pouca depressão hemodinâmica ou respiratória. O N_2O é tipicamente usado em combinação com agentes anestésicos voláteis e IV durante a manutenção da anestesia geral. Os efeitos deletérios do N_2O são náuseas e vômito no pós-operatório e, com uso a longo prazo (ou seja, dias), supressão da medula óssea. O N_2O difunde-se no sangue rapidamente e é contraindicado em pacientes com cavidades corporais fechadas com gás (pneumotórax, cistos pulmonares, lesão intestinal).

Agentes anestésicos intravenosos

Os anestésicos intravenosos podem ser administrados para indução e manutenção da anestesia em forma de bólus ou como infusões contínuas. São agentes IV comuns propofol, opioides, benzodiazepínicos, cetamina, dexmedetomidina e barbitúricos. Para crianças com acesso vascular, a indução IV deve ser rotineira. Todos os agentes IV afetam a função cardiorrespiratória.

Propofol

O propofol é o agente mais comumente administrado para indução IV. Administrado em doses de 2 a 5 mg/kg, o propofol induz rapidamente inconsciência. O propofol pode queimar e coçar após a injeção. Após a indução anestésica, o propofol é um agente útil para manter a hipnose e a amnésia e pode ser usado como único agente anestésico para procedimentos não dolorosos (p. ex., radioterapia) e estudos de imagem. Quando combinado com opioides, o propofol proporciona excelente anestesia para procedimentos dolorosos breves, como punção lombar e aspiração da medula óssea. Embora a estabilidade hemodinâmica, e até mesmo as respirações espontâneas, possam ser mantidas durante a administração de propofol, ela continua sendo um anestésico potente que obtém os reflexos das vias respiratórias, a respiração e a função hemodinâmica e não deve ser considerado um "agente sedativo". Os sintomas extrapiramidais são uma complicação mais rara. O uso prolongado pode causar colapso hemodinâmico, bradicardia, acidose metabólica, insuficiência cardíaca, rabdomiólise, hiperlipidemia, choque profundo e morte (**síndrome de infusão do propofol**). A administração prolongada de propofol (> 24 a 48 horas) na UTI em crianças não é recomendada. O propofol é formulado em emulsão de soja a 10% com emulsionantes de ovos e já foi considerado contraindicado em pacientes com alergia a soja ou ovo. De acordo com a American Academy of Allergy, Asthma, and Immunology, no entanto, pacientes com alergias a soja e ovo podem receber propofol com segurança para anestesia.

Etomidato

O etomidato é um derivado do imidazol utilizado para a indução da anestesia, frequentemente em situações emergentes. Seu início de ação mostra-se mais lento que o propofol. O etomidato não tem efeitos depressores cardiovasculares significativos, tornando-se um agente de indução popular em pacientes com comprometimento hemodinâmico, doença cardíaca e choque séptico. No entanto, o etomidato inibe a 11-beta-hidroxilase, suprimindo a síntese de mineralocorticoides e glicocorticoides por até 72 horas após uma única dose de indução. O etomidato está associado ao aumento da mortalidade quando usado como sedativo na UTI (agora contraindicado), mesmo com uma dose única de indução. Qualquer decisão de usar etomidato deve pesar os benefícios a curto prazo da estabilidade hemodinâmica com os sérios riscos de supressão adrenal.

Cetamina

A cetamina (1 a 3 mg/kg IV) produz indução rápida de anestesia geral que dura entre 15 e 30 minutos. A cetamina é eficaz quando administrada por via intramuscular, subcutânea, nasal ou oral. No entanto, a dose deve ser aumentada para rotas alternativas. A cetamina dissocia as conexões entre o córtex cerebral e o sistema límbico (anestesia dissociativa) por meio da inibição dos receptores N-metil-D-aspartato. A cetamina também é um analgésico e pode ser usada como um único agente intravenoso para fornecer anestesia geral. Tem poucos efeitos colaterais e geralmente preserva a pressão arterial e o débito cardíaco. No entanto, a cetamina aumenta a demanda miocárdica de oxigênio e deve ser usada com cautela em pacientes com comprometimento da oferta de oxigênio pelo miocárdio ou obstrução da via de saída ventricular. Com baixa dose (1 a 2 mg/kg) de cetamina, os reflexos das vias respiratórias e a ventilação espontânea podem ser mantidos; em doses mais altas (3 a 5 mg/kg), ocorre perda dos reflexos das vias respiratórias, apneia e depressão respiratória. A aspiração do conteúdo gástrico continua sendo um risco durante a sedação profunda com cetamina. A cetamina IV é um agente anestésico geralmente útil para procedimentos curtos.

A cetamina tem sido associada a perturbações de sonhos pós-anestésicos e alucinações após a indução anestésica. Nos adultos, a incidência desse efeito é de 30 a 50%; em crianças pré-púberes, pode ser de 5 a 10%. As benzodiazepinas (p. ex., o midazolam) reduzem essas sequelas e devem ser administradas rotineiramente a crianças que recebem cetamina. A cetamina é também um potente secretagogo, aumentando as secreções orais e brônquicas. Um antissialogogo, como atropina ou glicopirrolato, também deve ser considerado antes da administração da cetamina. A cetamina é um broncodilatador e é um agente útil para sedar pacientes asmáticos na UTI. Tem sido relatado que a cetamina aumenta a PIC e, portanto, é contraindicada em pacientes com PIC elevada.

Opioides

Os opioides são excelentes analgésicos para procedimentos dolorosos e dor pós-procedimento (ver Capítulo 75). Os opioides são depressores respiratórios que suprimem a responsividade ao CO_2 e podem produzir apneia. É importante ressaltar que, em doses equianalgésicas, todos os opioides são depressores respiratórios igualmente potentes. Outros anestésicos inalatórios ou IV geralmente potencializam a depressão respiratória induzida por opioides.

A **morfina** é um analgésico opiáceo de longa duração com importante farmacocinética dependente da idade. Grandes doses de morfina (0,5 a 2 mg/kg), combinadas com N_2O, proporcionam analgesia adequada para procedimentos dolorosos. Doses equivalentes de morfina por quilograma estão associadas a níveis sanguíneos mais elevados em recém-nascidos do que em crianças mais velhas, com concentrações plasmáticas aproximando-se de 3 vezes as dos adultos. A morfina exibe uma meia-vida de eliminação mais longa (14 h) em crianças pequenas do que em adultos (2 h). A barreira hematencefálica imatura dos neonatos é mais permeável à morfina. A morfina é frequentemente associada à hipotensão e broncospasmo pela liberação de histamina e deve ser usada com cautela em crianças com asma. A morfina tem metabólitos ativos excretados por via renal e é relativamente contraindicada na insuficiência renal. Devido à duração prolongada da ação da morfina e aos efeitos colaterais cardiorrespiratórios, a classe de fentanila dos opioides sintéticos aumentou em popularidade para a analgesia perioperatória.

A **fentanila** é um potente opioide sintético com duração de ação mais curta e perfil hemodinâmico mais estável que a morfina. A fentanila atenua a resposta hemodinâmica à cirurgia e fornece condições operacionais estáveis. A analgesia e a anestesia eficazes podem ser fornecidas com fentanila IV administrada em bólus de 2 a 3 μg/kg seguido por uma infusão contínua de 1 a 3 μg/kg/h. As técnicas com anestésicos narcóticos nitrosos que incorporam a fentanila são eficazes para a manutenção da estabilidade hemodinâmica, ao mesmo tempo que proporcionam hipnose e analgesia adequadas. A fentanila é o opioide *sintético* mais comumente utilizado, mas outras formulações de potência variável estão disponíveis (alfentanila < fentanila < sufentanila). A *sufentanila* é 10 vezes mais potente que a fentanila e frequentemente utilizada durante a anestesia cardíaca pediátrica. A *alfentanila* é aproximadamente 1/4 tão potente quanto a fentanila. O *remifentanila* tem início e fim de ação muito rápidos. Em doses de 0,25 μg/kg/min, a anestesia cirúrgica pode ser mantida com esse agente. A remifentanila é metabolizado por meio de esterases inespecíficas e tem uma meia-vida de eliminação curta (< 10 min), vantajosa para o rápido despertar da anestesia. Infelizmente, essa curta duração de ação tem sido associada à inadequada analgesia pós-procedimento e ao aumento da necessidade de suplementação com analgésicos opioides no pós-procedimento, o que limita o uso da remifentanila.

Benzodiazepínicos

Os benzodiazepínicos induzem hipnose, ansiólise, sedação e amnésia e apresentam propriedades anticonvulsivantes. Em altas doses, os benzodiazepínicos causam depressão respiratória e são sinérgicos com opioides e barbitúricos em seus efeitos depressores respiratórios. As benzodiazepinas são agonistas do ácido gama-aminobutírico (GABA).

O **midazolam** é o benzodiazepínico mais usado na anestesia pediátrica. De ação curta e solúvel em água, pode ser injetado sem dor. É um potente hipnótico-ansiolítico-anticonvulsivo e aproximadamente 4 vezes mais potente que o diazepam. O midazolam pode ser administrado por via oral, nasal, retal, intravenosa ou intramuscular.

O midazolam (0,10 a 0,15 mg/kg IV) tem efeito mínimo sobre a frequência respiratória, a frequência cardíaca ou a pressão arterial e proporciona excelente ansiólise e amnésia no pré-operatório. A pré-medicação com midazolam VO (0,5 a 1,0 mg/kg) misturada em xarope com sabor doce induz a ansiólise em aproximadamente 90% das crianças sem efeitos depressores hemodinâmicos ou respiratórios. No entanto, as crianças podem sofrer perda de coordenação (controle da cabeça), visão turva e raramente disforia. Uma criança sedada com midazolam não deve ser deixada sozinha. A maioria das crianças aceita rapidamente um anestésico inalatório por máscara facial após pré-medicação com midazolam VO. O uso generalizado de midazolam oral pré-operatório diminuiu a prática de PPI.

Dexmedetomidina

A dexmedetomidina é um agonista do receptor adrenérgico α_2 central semelhante à clonidina. A dexmedetomidina não tem efeitos depressores respiratórios e produz ansiólise, sedação, analgesia leve e simpatólise. Curiosamente, a administração rápida em bólus pode produzir hipertensão e bradicardia, enquanto as infusões contínuas podem produzir hipotensão e bradicardia. A dexmedetomidina é frequentemente usada para sedação em pacientes na UTI, assim como para procedimentos. A dexmedetomidina tornou-se um adjuvante popular para anestesia geral durante a cirurgia cardíaca pediátrica.

Barbitúricos

O **tiopental sódico** é o agente de indução IV barbitúrico clássico, embora seja raramente usado. Os efeitos colaterais do tiopental incluem depressão respiratória, apneia e hipotensão. A indução com 3 a 5 mg/kg de tiopental produz inconsciência em segundos, com duração de 5 a 10 min. O tiopental não é útil para a manutenção da anestesia, o que requer outros anestésicos IV ou inalatórios. O **pentobarbital** é um barbitúrico administrado frequentemente IV para sedação em crianças durante exames de imagem de duração intermédia (p. ex., estudos de imagiologia) que requerem acinesia. O pentobarbital é um depressor respiratório potente, sobretudo quando combinado com opioides e benzodiazepínicos. O pentobarbital tem uma duração prolongada de ação. A sedação do pentobarbital para procedimentos não dolorosos geralmente resulta em indução tardia. O **meto-hexital de sódio** é outro agente de indução IV, semelhante ao tiopental sódico nos efeitos depressores respiratórios. Os barbitúricos não apresentam propriedades analgésicas, e procedimentos dolorosos requerem analgesia suplementar.

Agentes bloqueadores neuromusculares

O bloqueio neuromuscular é realizado para facilitar a intubação endotraqueal e a acinesia durante a cirurgia. Os ABNMs podem ser despolarizantes (p. ex., succinilcolina) ou não despolarizantes (p. ex., vecurônio, rocurônio, cisatracúrio). A **succinilcolina** tem um perfil de alto risco em crianças. Seu uso está associado a dor pós-operatória de espasmos musculares; hiperpotassemia; pressões intracranianas, intraoculares e intragástricas elevadas; hipertermia maligna; mioglobinúria; e dano renal. Consequentemente, a succinilcolina é raramente usada, exceto para propor ABNM não despolarizantes. O **rocurônio** é mais comumente usado para intubação devido ao seu rápido início de ação. Para procedimentos que duram mais de 40 min, o **vecurônio** e o **cisatracúrio** também são adequados para induzir o relaxamento muscular para a intubação. Após a intubação, a administração repetida de ABNMs pode ser indicada para manter o relaxamento muscular para facilitar a cirurgia. O uso prolongado de ABNMs não despolarizantes na doença crítica pode contribuir para a miopatia, especialmente quando combinada com altas doses de corticosteroides.

INDUÇÃO DA ANESTESIA GERAL

O principal objetivo da indução da anestesia geral é a transição rápida e segura para um estado de inconsciência. A indução em crianças costuma ser obtida por anestésicos inalatórios, embora os agentes IV sejam indicados quando os pacientes têm acesso IV. Muitas crianças não toleram o estabelecimento de acesso vascular antes da indução da anestesia, e é rotina induzir a anestesia por máscara facial com anestésicos inalatórios. Antes da indução anestésica, o monitoramento deve ser aplicado com oximetria de pulso, eletrocardiograma (ECG) e manguito para pressão arterial não invasiva. Depois, a criança é cuidadosamente introduzida na máscara facial, que contém um alto fluxo de gás (5 a 7 ℓ min O_2), frequentemente misturado com N_2O. A inalação de N_2O e O_2 por 60 a 90 segundos induz um estado de euforia. O óxido nitroso reduz a resposta das vias respiratórias a agentes inalatórios voláteis potentes, e o sevoflurano pode então ser introduzido com segurança na mistura gasosa inalada. Isso leva à inconsciência dentro de 30 a 60 segundos, enquanto a criança continua a respirar espontaneamente.

Após a indução, obtém-se o acesso IV e inicia-se o monitoramento intraoperatório abrangente. Depois disso, o manejo definitivo das vias respiratórias é realizado. O manejo das vias respiratórias para procedimentos curtos (ou seja, tubos para miringotomia) frequentemente inclui uma máscara de ventilação e ventilação espontânea; isso é seguro quando a via respiratória se mostra sem problemas, patente e com risco de aspiração baixo. Os procedimentos mais longos (> 30 a 60 minutos) geralmente não são realizados com a máscara para as vias respiratórias. As vias respiratórias artificiais definitivas contemplam a máscara laríngea para as vias respiratórias e os tubos endotraqueais. Em geral, a **máscara laríngea** é uma via respiratória supraglótica reservada para procedimentos em pacientes com ventilação espontânea e não previne eficazmente a aspiração do conteúdo gástrico.

Para os procedimentos cirúrgicos complexos, a **intubação endotraqueal** é necessária (p. ex., intra-abdominal, intratorácica, nas vias respiratórias). Embora a intubação endotraqueal possa ser realizada sob anestesia inalatória profunda, a profundidade da anestesia necessária para atenuar os reflexos das vias respiratórias pode produzir instabilidade hemodinâmica. Portanto, os ABNMs são frequentemente administrados para facilitar a intubação. O ABNM despolarizante succinilcolina é raramente utilizado, e os ABNMs não despolarizantes, como o rocurônio e o vecurônio, são mais frequentemente utilizados (ver anteriormente). Após o relaxamento muscular, a laringoscopia direta e a intubação endotraqueal podem ser realizadas. A colocação correta do tubo endotraqueal (TET) é confirmada por laringoscopia direta, medida do CO_2 ao final da expiração e sons respiratórios bilaterais iguais. Os testes confirmatórios adicionais são radiografia de tórax e fibrobroncoscopia. Após a intubação endotraqueal, a ventilação mecânica controlada é necessária no contexto de bloqueio neuromuscular (ver Capítulo 89).

As crianças com precauções de estômago repleto podem **requerer indução em sequência rápida.** Antes de realizar uma indução em sequência rápida, a pré-oxigenação com oxigênio a 100% por 2 a 5 min aumenta o conteúdo de oxigênio alveolar e fornece uma margem extra de segurança se a intubação for difícil. A indução de sequência rápida envolve a administração concomitante de hipnóticos e ABNMs. Evita-se a ventilação assistida antes ou após a administração do medicamento devido ao risco de distensão, regurgitação e aspiração gástrica. Após a administração de um sedativo e um ABNM, a manobra de Sellick (pressão cricoide) é realizada aplicando-se uma pressão firme na direção posterior, contra a cartilagem cricoide. Isso desloca a cartilagem cricoide para o esôfago, formando um esfíncter artificial para evitar o refluxo do conteúdo gastresofágico. A pressão cricoide deve ser mantida até que a colocação correta do TET seja verificada pelo CO_2 expirado positivo e pelos sons respiratórios bilaterais.

O maior risco na indução em sequência rápida é a falha na intubação. Nessa situação, a criança fica paralisada sem uma via respiratória protegida, e a ventilação pode ser perigosa ou impossível. Apenas especialistas em vias respiratórias experientes devem realizar uma indução em sequência rápida. Deve ser evitado em pacientes com história de falha na intubação endotraqueal ou características (micrognatia) associadas à intubação difícil. Nessas circunstâncias, a intubação broncoscópica acordada pode ser indicada.

Complicações durante a indução

Durante a indução da anestesia, a transição entre a plena vigília para a inconsciência é repleta de complicações potenciais, com laringospasmo, broncospasmo, vômitos e aspiração. A preocupação com o vômito e a aspiração dita a adesão às diretrizes de jejum pré-anestésico e pode ser uma indicação para a indução anestésica em sequência rápida.

Durante a indução anestésica, especialmente com anestésicos inalatórios, pode ocorrer um período de excitação. Esse período está associado a reflexos das vias respiratórias aumentados, que podem levar a tosse, engasgos, laringospasmo e broncospasmo. O **laringospasmo** é o reflexo de fechamento da laringe, que impede a ventilação espontânea ou assistida. A criança pode fazer esforços inspiratórios violentos contra uma glote fechada, gerando pressão intratorácica significativamente negativa. Isso pode afetar a função cardiovascular e causar edema pulmonar pós-obstrutivo. O laringospasmo pode ser prolongado e hipoxia pode ocorrer. O laringospasmo ocorre em até 2% de todas as induções anestésicas em crianças com menos de 9 anos de idade e é muito menos comum em pacientes idosos. O laringospasmo ocorre duas vezes mais frequentemente em crianças com infecção ativa ou recente do trato respiratório superior. Uma história de exposição ao tabaco aumenta significativamente a probabilidade de laringospasmo.

O laringospasmo pode ser aliviado pelo aumento da profundidade da anestesia, seja IV ou por inalação (embora com a glote fechada, não é possível a administração adicional de anestesia inalatória). O bloqueio neuromuscular alivia o laringospasmo, e uma situação aguda pode ser uma indicação para a administração de succinilcolina. A administração de pressão positiva contínua nas vias respiratórias pode ser benéfica no alívio do laringospasmo. O laringospasmo também pode ocorrer durante o despertar da anestesia, pois o tônus das vias respiratórias é aumentado durante a transição para a vigília.

O **broncospasmo** pode resultar do aumento da reatividade das vias respiratórias durante o estágio hiperexcitável de indução ou ser secundário à liberação de histamina induzida por agentes anestésicos. A intubação endotraqueal pode provocar broncospasmo, especialmente em pacientes asmáticos, o que pode estar associado a hipoxemia com risco de morte e incapacidade de ventilação. Estratégias alternativas de manejo das vias respiratórias, como máscara laríngea, devem ser consideradas quando apropriado em crianças com doença reativa grave das vias respiratórias. O uso de agentes anestésicos liberadores de histamina tem sido associado a broncospasmo grave e, em casos raros, insuficiência cardiorrespiratória. A fumaça ambiental do tabaco é outro fator de risco.

A hipoxemia durante a indução pode ser secundária à redução da capacidade residual funcional, atelectasia e incompatibilidade ventilação-perfusão ($\dot{V}/\dot{Q}$). Os anestésicos voláteis neutralizam a vasoconstrição pulmonar hipóxica, contribuindo ainda mais para as anormalidades ($\dot{V}/\dot{Q}$). A **hipersecreção** pode resultar em obstrução das vias respiratórias e deve ser administrada com antissialogênicos, como o glicopirrolato e a atropina. Os novos agentes inalatórios são secretagogos menos potentes, e o uso rotineiro de pré-medicação com atropina é muito menos comum, mas frequentemente indicado quando a cetamina é usada.

As complicações hemodinâmicas também podem se desenvolver durante a indução anestésica. A **hipotensão** é comum e pode haver pacientes com hipervolemia, diminuição da função miocárdica ou CHD. Os anestésicos inalatórios sensibilizam o miocárdio às catecolaminas circulantes, e a indução e a excitação estão associadas a um estado hipercatecolaminérgico.

MANUTENÇÃO DA ANESTESIA

A manutenção da anestesia é o período entre a indução e a emersão. A criança deve desconhecer a dor, não responder aos estímulos dolorosos e ser fisiologicamente apoiada. A anestesia é tipicamente mantida com um anestésico volátil (p. ex., isoflurano, sevoflurano) suplementado com analgesia à base de opioides. Os agentes hipnóticos IV (p. ex., dexmedetomidina, benzodiazepinas) podem ser administrados para aumentar a hipnose e a amnésia. A escolha da estratégia ventilatória (espontânea, assistida ou controlada) varia de acordo com o tipo de procedimento e a condição do paciente (ver Capítulo 89). O traumatismo cirúrgico pode resultar em hipotermia e hipovolemia, devido à perda de sangue e mudanças significativas de fluidos (terceiro espaço). O manejo desses distúrbios fisiológicos é de responsabilidade do anestesiologista durante a manutenção.

Administração da temperatura

A **termorregulação** é fundamental durante a anestesia. A ausência de movimento e a inibição de tremores reduzem a termogênese. Os mecanismos de perda de calor durante a anestesia incluem convecção, radiação, evaporação e condução. Embora o sensoriamento de temperatura possa permanecer normal, a resposta autonômica à hipotermia é reduzida. Os agentes anestésicos causam vasoparesia, o que prejudica ainda mais a termorregulação e aumenta a perda de calor. Nos recém-nascidos, os anestésicos inalatórios inibem a termogênese não dependente da gordura marrom, aumentando o risco de hipotermia. A umidificação e o aquecimento de gases inspirados são necessários. Dispositivos de aquecimento adicionais, como mantas de aquecimento de ar inspirado e aquecedores radiantes, também devem ser usados.

Administração de fluidos

A maioria dos anestésicos produz vasodilatação e aumenta a capacidade venosa, reduzindo efetivamente a pré-carga miocárdica. O sangramento cirúrgico e as perdas de fluido para o terceiro espaço contribuem ainda mais para a depleção do volume intravascular. A expansão de volume com soluções isotônicas contendo sal (solução salina normal, lactato de Ringer) pode ser necessária para manter o débito cardíaco e a perfusão nos órgãos. O aumento da ativação do eixo renina-angiotensina-aldosterona e a secreção do hormônio antidiurético (ADH) complicam ainda mais a regulação dos líquidos.

O manejo intraoperatório de líquidos deve levar em conta (1) os déficits adquiridos durante o jejum pré-operatório, (2) a necessidade de líquidos de manutenção, (3) a perda de sangue cirúrgico e (4) a perda de líquido insensível. Os bebês devem receber líquido isotônico contendo glicose para evitar a hipoglicemia perioperatória. A Tabela 74.9 é uma diretriz para determinar déficits de fluidos e requisitos de manutenção na sala de cirurgia. Para os procedimentos mais longos, os déficits de fluidos devem ser substituídos por líquido isotônico nas primeiras 3 h de tratamento intraoperatório. Em geral, os déficits são calculados como o número de horas de *status* de jejum multiplicado pela taxa de manutenção horária da criança.

Metade do déficit é substituída durante a primeira hora e a outra metade durante as 2 h seguintes. Se a hipotensão ou taquicardia persistir nos estágios iniciais da anestesia, uma substituição mais rápida do déficit de fluido pode ser indicada.

As perdas de fluido do terceiro espaço devem ser substituídas por soluções salinas isotônicas. Para cirurgias menores, como herniorrafia, piloromiotomia e procedimentos menores, a reposição de fluidos em 3 a 5 mℓ/kg/h é indicada para perdas insensíveis. Os procedimentos abdominais ou torácicos complexos com grandes perdas insensíveis podem requerer 8 a 10 mℓ/kg/h de reposição de fluidos IV. Indica-se a solução cristaloide para a perda de sangue na proporção de 3:1. Os produtos sanguíneos alogênicos devem ser substituídos em uma proporção de 1:1. A administração de coloide (albumina) também diminui a quantidade de substituição de cristaloides necessária para a perda de sangue. Durante as transfusões de grande volume, o aquecimento ativo do fluido deve ser realizado para evitar a hipotermia. Em cirurgias de grande porte e consequente SIRS, a integridade capilar é perdida e as perdas para o terceiro espaço são comuns. Não substituir a perda de líquido e restaurar o volume intravascular pode causar choque.

A **hipoglicemia** no perioperatório pode resultar do jejum pré-operatório, mais frequentemente em recém-nascidos ou em crianças com distúrbios metabólicos. Em recém-nascidos, o monitoramento perioperatório da glicose é indicada e a reposição de glicose costuma ser necessária. Em crianças mais velhas com estado nutricional normal, soluções salinas isotônicas sem glicose são adequadas. Em pacientes

Tabela 74.9 Substituição de fluido pediátrico no intraoperatório.

TAXA DE INFUSÃO	PESO DO PACIENTE
4 mℓ/kg/h	1 a 10 kg
2 mℓ/kg/h	10 a 20 kg
1 mℓ/kg/h	por kg > 20 kg
Exemplo: 22 kg da criança requerem (4 × 10) + (2 × 10) + (1 × 2) = 62 mℓ/h	

que recebem alimentação parenteral total contendo altas concentrações de glicose (> 10%), a administração contínua de glicose deve ser assegurada para evitar a hipoglicemia de rebote.

Os cuidados pós-procedimento envolvem a supervisão de emersão e a recuperação da anestesia e cirurgia. A **recuperação** descreve o período de transição entre o estado anestesiado e a consciência. Durante a recuperação, os pacientes experimentam um efeito anestésico diminuído e aumentam as respostas fisiológicas e psicológicas aos estímulos dolorosos (p. ex., tônus autonômico reativo, excitação, ansiedade). Os agentes anestésicos inalatórios são rapidamente excretados durante a ventilação e os relaxantes musculares podem ser revertidos. No entanto, os efeitos dos opioides, dos benzodiazepínicos e dos hipnóticos IV podem ser prolongados. As funções fisiológicas normais, como retomada da ventilação espontânea e função hemodinâmica, melhoram. Antes de sair da sala de cirurgia após procedimentos eletivos de rotina, a criança deve estar consciente com reflexos intactos da via respiratória e uma via respiratória patente. Os efeitos dos relaxantes musculares devem ser revertidos. A rigor, a emersão deve ser a mais breve possível, com manutenção da analgesia e da ansiólise e restauração da função cardiorrespiratória. No entanto, pacientes gravemente enfermos programados para admissão na UTI podem necessitar de intubação traqueal pós-operatória e ventilação mecânica. Nesses pacientes, níveis mais profundos de sedação e analgesia devem ser mantidos após o procedimento.

Durante a recuperação, é essencial avaliar se existe **bloqueio neuromuscular residual** (BNM). Se forem observadas fraqueza ou depressão respiratória na fase pós-operatória, o BNM prolongado deve ser considerado. *A reversão do BNM residual é uma prática anestésica padrão.* Com o abandono virtual da succinilcolina, apenas os ABNMs não despolarizantes são rotineiramente usados para intubação. O término do BNM depende do metabolismo e da eluição na junção neuromuscular. Classicamente, os relaxantes musculares não despolarizantes são revertidos pelo aumento da concentração de acetilcolina na junção neuromuscular com inibidores da acetilcolinesterase (neostigmina, edrofônio), que atuam por meio do antagonismo competitivo. Os agentes vagolíticos (p. ex., atropina, glicopirrolato) devem ser coadministrados para evitar a bradicardia. Esse processo, mesmo para o relaxante muscular de ação mais curta, o rocurônio, pode levar alguns minutos. Uma dose de intubação de rocurônio para induzir rapidamente a paralisia em situações de emergência pode não reverter espontaneamente por 20 min ou mais (em comparação com cerca de 3 min para a succinilcolina). Os efeitos dos ABNMs de ação prolongada e não despolarizantes (vecurônio, pancurônio) são invariavelmente invertidos. O BNM residual é comum, apesar da reversão com esses agentes. O **sugamadex** é um agente de reversão alternativo que tem uma taxa muito baixa de BNM residual. Seu mecanismo de ação envolve o antagonismo não competitivo por meio do encapsulamento de agentes neuromusculares.

Tabela 74.10 Pontuação de recuperação pós-anestésica.

PONTUAÇÃO DE RECUPERAÇÃO DE ALDRETE	> 9 REQUERIDO PARA LIBERAÇÃO
ATIVIDADE – VOLUNTARIAMENTE OU NO COMANDO	
Move 4 extremidades	2
Move 2 extremidades	1
Sem movimento	0
RESPIRAÇÃO	
Respiração profunda, tosse, chora	2
Dispneia ou respiração superficial	1
Apneia	0
PRESSÃO SANGUÍNEA	
Dentro de 20% do valor pré-anestésico	2
Dentro de 20 a 50% do valor pré-anestésico	1
> 50% fora do valor pré-anestésico	0
COR	
Rosa	2
Pálido, moteado, escuro	1
Cianótico	0
CONSCIÊNCIA	
Totalmente consciente, responsivo	2
Desperta ao estímulo	1
Sem resposta	0
PONTUAÇÃO DE RECUPERAÇÃO DE STEWARD	**6 REQUERIDOS PARA DESCARGA**
ATIVIDADE	
Move os membros propositadamente	2
Movimento não proposital	1
Sem movimento	0
CONSCIÊNCIA	
Acordado	2
Responsivo	1
Sem resposta	0
VIA RESPIRATÓRIAS	
Tossir ao comando ou chorar	2
Manutenção de via respiratória patente	1
Requer manutenção de via respiratória	0

UNIDADE DE CUIDADOS PÓS-ANESTÉSICOS

Na sala de recuperação pós-anestésica (SRPA), a criança é observada até que haja recuperação adequada da anestesia e sedação. A obtenção de respiração espontânea, a saturação da oximetria de pulso adequada (> 95%) e a estabilidade hemodinâmica são pontos fundamentais da recuperação. A criança deve estar estimulável, responsiva e orientada antes da alta da SRPA. A quantidade de tempo gasto na SRPA varia com base na disposição (transferência para cuidados intensivos ou UTI, transferência para unidade pós-operatória de cirurgia diária ou alta para casa). Os pais devem ter permissão para consolar seus filhos na SRPA. A alta da SRPA depende do *status* funcional geral da criança – não apenas dos pontos finais fisiológicos, mas também do fornecimento adequado de analgesia e controle de náuseas e vômitos no pós-operatório. Vários sistemas de pontuação foram utilizados para determinar a prontidão para a alta na SRPA (Tabela 74.10).

Complicações pós-anestésicas

A **insuficiência respiratória** após anestesia geral é comum. A emersão anestésica prolongada e a depressão respiratória podem ser causadas por efeitos residuais de opioides, agentes hipnóticos ou ABNMs. A dor também pode causar hipoventilação significativa, especialmente após cirurgia torácica ou abdominal. A recuperação tardia da anestesia pode resultar da retenção de anestésicos inalados agravada pela hipoventilação. A hipotermia, especialmente em recém-nascidos, retarda o metabolismo e a excreção de anestésicos e prolonga o BNM. A hipoventilação após a cirurgia está associada ao desenvolvimento de **atelectasia**. A microatelectasia pode levar a infecções pós-operatórias. Quando há obstrução das vias respiratórias, a manutenção da permeabilidade das vias respiratórias pode necessitar da inserção de dispositivo para estabilizar a via respiratória orofaríngea ou nasofaríngea. No contexto de depressão respiratória profunda, a intubação endotraqueal e a ventilação mecânica podem ser indicadas.

A reversão de opioides com naloxona pode ser indicada em casos raros quando há suspeita de **efeito** excessivo de **opioides**. No entanto, a naloxona reverte tanto o efeito depressor respiratório quanto o efeito analgésico dos opioides. Após a reversão com a naloxona, uma criança sonolenta com depressão respiratória pode apresentar aumento da dor. A reversão dos opioides requer atenção à beira do leito pelo médico para monitorar o estado comportamental, hemodinâmico e respiratório da criança. É importante ressaltar que a naloxona tem ação mais curta do que a maioria dos analgésicos opioides, o que pode resultar em renarcotização.

O **estridor no pós-operatório** ocorre em até 2% de todos os pacientes pediátricos. O uso de TETs de tamanho apropriado e a garantia de uma pressão de vazamento de ar abaixo de 30 cm H_2O diminui o risco de traumatismo das vias respiratórias ou edema. Uma história de estridor aumenta a probabilidade de complicações pós-operatórias. O estridor pode ser grave o suficiente após a extubação para exigir reintubação. Os aerossóis racêmicos de epinefrina e dexametasona são terapias eficazes; seu uso requer observação prolongada, devido ao potencial de estridor de rebote. O estridor em bebês sugere a necessidade de observação durante a noite.

As **complicações cardiovasculares** são menos frequentemente encontradas na SRPA. A expansão volumétrica pode ser necessária para manter o débito cardíaco adequado, a perfusão periférica e o débito urinário. A reanimação com fluidos em grandes volumes (> 30 mℓ/kg) no período pós-operatório pode ser uma indicação de evolução da fisiologia do choque, e fontes de hipovolemia (p. ex., sangramento oculto) ou disfunção miocárdica (p. ex., tamponamento, pneumotórax) devem ser consideradas.

O **delírio de emergência** logo após a anestesia é observado em 5 a 10% das crianças e mostra-se mais comum naqueles com 3 a 9 anos de idade. As manifestações são inquietação, combatividade, desorientação e inconsolabilidade. Quase todos os agentes anestésicos foram ligados ao desenvolvimento de *delirium*, especialmente agentes anestésicos voláteis mais novos (p. ex., sevoflurano, desflurano). Potenciais complicações pós-operatórias, como hipoglicemia e hipoxemia, também devem ser descartadas. Às vezes, é necessário fornecer sedação adicional (p. ex., propofol, dexmedetomidina, benzodiazepínicos), embora esses agentes prolonguem o tempo de recuperação pós-anestésica e possam não reduzir efetivamente o delírio.

Consciência durante a anestesia

Um objetivo fundamental da anestesia é evitar a lembrança induzindo a hipnose e a amnésia. Em adultos, certas técnicas anestésicas e procedimentos cirúrgicos têm sido associados à recordação durante a anestesia. As sequelas a longo prazo da recordação em crianças são desconhecidas. O monitoramento eletroencefalográfico do índice bispectral cerebral contínuo (BIS) tem sido usado para avaliar a consciência intraoperatória. Infelizmente, estudos pediátricos não confirmaram a utilidade do monitoramento do BIS como um meio de determinar a profundidade anestésica. Os dados existentes não sustentam o uso rotineiro do monitoramento do BIS durante a anestesia pediátrica. Os agentes anestésicos voláteis produzem, de modo confiável, efeitos hipnóticos e amnésicos dependentes da dose e permanecem como um dos pilares da anestesia geral.

Náuseas e vômito pós-operatórios

Após a anestesia geral, 40 a 50% das crianças podem apresentar náuseas e vômitos no pós-operatório (NVPO), que geralmente duram várias horas. Essa complicação prolonga a tempo na sala de recuperação e requer atenção significativa da enfermagem. A etiologia não é completamente compreendida, mas provavelmente multifatorial, relacionada com efeitos eméticos dos anestésicos, dor e estresse cirúrgico. Os analgésicos opioides podem provocar náuseas e vômitos. É importante ressaltar que o jejum pré-operatório não diminui a incidência de NVPO. De fato, a hidratação e a suplementação de glicose parecem ser fatores importantes na diminuição de NVPO. A analgesia multimodal com agentes não opioides (p. ex., paracetamol, ibuprofeno, cetorolaco) e anestesia regional ou local pode diminuir a incidência de NVPO. O antagonista da serotonina ondansetrona é um tratamento eficaz para NVPO. A profilaxia com ondansetrona também é recomendada para pacientes com maior risco de NVPO, como aqueles depois de cirurgia ocular e otorrinolaringológica. Os antagonistas da serotonina são contraindicados em crianças que tomam inibidores da recaptação da serotonina para enxaquecas. A dexametasona também pode ser usada para o tratamento de NVPO.

Termorregulação e hipertermia maligna

Após a anestesia, a termorregulação permanece anormal por várias horas. A **hipotermia**, principalmente em neonatos, pode levar à depressão cardiorrespiratória e ao prolongamento do efeito dos opioides e dos ABNMs. Embora a hipotermia tenha efeitos deletérios, o reaquecimento ativo deve ser realizado com cautela para evitar hipertermia e queimaduras cutâneas. Os tremores pós-operatórios são comuns e podem ocorrer na ausência de hipotermia. A **hipertermia**, com temperaturas acima de 39°C, é preocupante no período pós-operatório. Quando as febres altas ocorrem poucas horas após o uso de um anestésico inalatório, especialmente se a succinilcolina foi usada, a hipertermia maligna deve ser descartada.

A **hipertermia maligna** (**HM**) é uma síndrome hipermetabólica desencadeada por agentes anestésicos voláteis e succinilcolina. O início da HM pode ser agudo, fulminante e letal sem intervenções apropriadas. A doença é geneticamente heterogênea, com mais de dez genes contribuindo para a suscetibilidade, mas tipicamente exibe um padrão de herança autossômica dominante. Uma história familiar de morte ou reações febris durante a anestesia deve alertar o anestesiologista para o seu potencial. Mutações no gene que codifica o receptor de rianodina (o canal de cálcio do retículo sarcoplasmático) predispõem à suscetibilidade a HM e foram identificadas em 20 a 40% dos humanos com HM. Certas **miopatias** estão associadas ao risco de HM, como distrofia muscular de Duchenne, doença do núcleo central e síndrome de King-Denborough.

A fisiopatologia da HM envolve a liberação intracelular descontrolada de cálcio do sarcolema do músculo esquelético, o que resulta em contração muscular prolongada, depleção de adenosina trifosfato (ATP) e morte celular muscular. A miólise resulta na liberação de mioglobina, creatinafosfoquinase (CPK) e potássio no sangue. O curso clínico da HM caracteriza-se por rápido início de febre alta (> 38,5°C), rigidez muscular, acidose (metabólica e respiratória), CO_2 expirado alto e disfunção de múltiplos órgãos. A morte pode resultar secundária ao colapso hemodinâmico de choque e disritmias cardíacas. Os sinais de HM geralmente ocorrem dentro das primeiras 2 horas da anestesia, mas (raramente) podem ocorrer até 24 horas depois.

A terapia agressiva envolve a descontinuação de todos os anestésicos inalatórios, a correção da acidose metabólica e o tratamento com o relaxante muscular, o dantroleno. O dantroleno IV (2,5 mg/kg como dose inicial) deve ser iniciado quando houver suspeita de HM. A necessidade de doses repetidas, até um máximo de 10 mg/kg, é indicada para febre persistente, rigidez muscular, acidose e taquicardia. Uma vez que os sintomas são controlados, o paciente deve ser observado por pelo menos 24 horas, pois o recrudescimento pode ocorrer. A taxa de mortalidade HM já alcançou taxa maior que 70% e agora é menor de 5% com algoritmos de tratamento padronizados. Um carrinho para MH com suprimentos suficientes de dantroleno deve estar presente em todos os locais onde a anestesia pediátrica é fornecida.

Certos fenômenos sugerem um maior risco de HM. O espasmo do masseter durante a indução, com rigidez dos músculos masseter e incapacidade de abrir a boca, pode sinalizar suscetibilidade à HM. A mioglobinúria aguda associada a um agente desencadeante de HM é outra pista. A criança pode não estar hipermetabólica ou febril, mas pode ter urina escura, altos níveis de CPK e risco de dano tubular renal induzido por mioglobina. O achado da urina escura após a administração de um anestésico requer investigação adicional, com a medição de eletrólitos e CPK. A prevenção da HM em pacientes suscetíveis requer evitar agentes desencadeantes, como anestésicos inalatórios e succinilcolina. As técnicas de anestesia IV e opioides nitrosos são seguras. Convém usar máquinas de anestesia seguras para MH, desprovidas de concentrações vestigiais de vapores de anestésicos voláteis. A profilaxia com dantroleno não é recomendada porque a HM se revela rapidamente tratável e a substância causa depressão respiratória e fraqueza muscular. A Nos EUA, a Malignant Hyperthermia Association of the United States registra pacientes suscetíveis e fornece informações diagnósticas e terapêuticas. O teste de suscetibilidade pré-anestésica envolve a análise genética do gene do receptor de rianodina, as biopsias musculares, os estudos de contração *in vitro* e, possivelmente, a medição da produção de CO_2 muscular em resposta à cafeína intramuscular.

Massas no mediastino

Crianças com massas mediastinais anteriores, como linfomas, teratomas e outros tumores primários do mediastino, correm sério risco de insuficiência cardiorrespiratória durante a anestesia. Mesmo a sedação leve pode resultar em comprometimento das vias respiratórias, incapacidade de ventilar, tamponamento cardíaco, obstrução vascular e colapso circulatório. Tais pacientes geralmente requerem realização de biopsia antes do início do tratamento. Uma compressão significativa de estruturas vitais pode ocorrer com sintomas aparentemente leves. A taquipneia, a ortopneia, a sibilância e o não uso de posições de decúbito dorsal ou supino são indicativos significativos de risco grave. As evidências ecocardiográficas ou por TC de tamponamento pericárdico, compressão do ventrículo direito ou compressão da artéria pulmonar sugerem risco grave. Uma biopsia com sedação leve sob anestesia local pode ser indicada. Quando a anestesia se mostra necessária, a preservação da ventilação espontânea é crítica durante a indução da anestesia. A broncoscopia rígida pode ser usada para auxiliar na ventilação no contexto de compressão das vias respiratórias externas. Providências para fornecer suporte circulatório mecânico (circulação extracorpórea) também devem estar disponíveis. Em crianças de alto risco, deve-se considerar o início do tratamento com corticosteroides, radioterapia e quimioterapia antes de obter um diagnóstico histopatológico.

Apneia pós-operatória

Os neonatos e lactentes apresentam maior risco para o desenvolvimento de apneia pós-operatória após a exposição a medicamentos hipnóticos e analgésicos potentes. Podem ocorrer a apneia central e a obstrutiva. A apneia pós-anestésica é mais comum nas primeiras 12 h, embora tenha sido relatada apneia em prematuros até 48 h depois. O risco de apneia é inversamente proporcional à idade pós-concepção na cirurgia e mais alto em recém-nascidos prematuros, com menos de 44 semanas pós-concepção. Esse risco é mínimo no momento em que os prematuros alcançam a idade pós-concepção de 60 semanas. As teofilinas não diminuem de modo confiável a incidência de apneia no pós-operatório e não são usadas rotineiramente. Quando a cirurgia é necessária no primeiro mês de vida, são indicados a observação e o monitoramento durante a noite. Em recém-nascidos a termo com mais de 44 semanas pós-concepção, o manejo deve incluir observação e monitoramento por 6 h com pelo menos um ciclo de sono-vigília-alimentação sem hipoxia, bradicardia ou oxigênio suplementar. Os bebês prematuros com idade pós-conceptual de 56 semanas requerem observação por 12 h após a anestesia.

ADMINISTRAÇÃO DA DOR PÓS-OPERATÓRIA

O manejo da dor pós-procedimento deve assegurar analgesia e ansiólise adequadas (ver Capítulo 76). A orientação pré-operatória com foco no controle da dor por meio do desenvolvimento de habilidades destinadas a diminuir a ansiedade antecipatória e a participação no planejamento do tratamento pode ser útil para crianças e famílias. O manejo da dor pediátrica baseia-se na terapia multimodal, com analgésicos opioides e não opioides. Os anti-inflamatórios não esteroides, os inibidores da ciclo-oxigenase-2, o paracetamol IV, os opioides e a analgesia regional atuam no controle da dor pós-operatória. A avaliação repetida é fundamental para o gerenciamento eficaz da dor. A terapia adjunta, como a terapia com animais de estimação, também pode diminuir a necessidade de analgésicos potentes no pós-operatório.

A **analgesia controlada pelo paciente** (**ACP**) e a **analgesia controlada pelos pais/enfermeira** (**ACPE**) são amplamente aceitas em regimes de dor pós-operatória. O ACP/ACPE proporciona uma infusão contínua (basal) de baixa dosagem de opioide com suplementos intermitentes (bólus), conforme necessário. O praticante deve determinar a dose basal, a dose em bólus, o intervalo de bloqueio e o número aceitável de doses de bólus por hora. A segurança da ACP/ACPE requer uma dosagem adequada da medicação e pressupõe que é improvável que os pacientes apresentem superdose porque a sonolência limitará a autoadministração repetida. Em crianças pequenas, o uso do *botão da dor* (para alívio da dor) pode ser mais difícil de garantir, embora aquelas de até 5 anos tenham conseguido usar o ACPE com sucesso. Em crianças mais velhas e adolescentes, a ACP é uma modalidade padrão de controle da dor pós-operatória.

Anestesia regional

A anestesia regional é o uso de anestésicos para bloquear a condução de impulsos neurais aferentes para o sistema nervoso central (SNC). As formas de anestesia regional são anestesia local, bloqueios de nervos periféricos, bloqueios de plexos nervosos e bloqueios neuroaxiais (epidurais e subaracnóideos/espinais). Anestésicos podem ser administrados como uma única injeção ou como uma infusão contínua.

A anestesia regional pode ser usada tanto para analgesia intraoperatória quanto pós-operatória. Tem sido associada a tempos de recuperação e internações hospitalares mais curtos em crianças. Um dos principais benefícios da anestesia regional é o menor efeito depressor cardiorrespiratório central. A injeção de anestésicos locais (p. ex., lidocaína, bupivacaína) na área afetada pode proporcionar analgesia que dura de horas a dias. A infiltração da ferida com anestésicos locais na conclusão da cirurgia também pode diminuir a dor pós-operatória precoce.

A **analgesia neuroaxial (peridural, espinal)** é comum na prática pediátrica. O espaço epidural situa-se entre a dura-máter e as membranas pia e aracnoide, uma área pela qual passam todas as raízes nervosas. Realiza-se a analgesia peridural caudal por meio do hiato sacral, inferior à extremidade distal da medula espinal. Esse local é frequentemente usado para anestesia pélvica e de membros inferiores durante cirurgias urológicas e ortopédicas em bebês e crianças pequenas. Uma única dose de anestesia peridural caudal pode proporcionar horas de alívio da dor, e uma infusão contínua pode proporcionar alívio efetivo da dor por horas a dias. A injeção epidural de opioides pode fornecer analgesia por 12 a 24 horas e é um suplemento potencial para analgesia pós-operatória. Anestésicos locais de ação prolongada (p. ex., bupivacaína, ropivacaína) combinados com um opioide (p. ex., fentanila, morfina livre de conservantes) são tipicamente usados em terapia da única injeção e peridural contínua. Também se consegue ACP peridural com uma bomba de infusão contínua e por meio da capacidade de o paciente autoadministrar analgesia conforme necessário. A analgesia epidural também pode proporcionar alívio da dor em pacientes com dor crônica ou dor causada por condições malignas avançadas.

As complicações da anestesia neuroaxial são disseminação cefálica do bloqueio com depressão respiratória, paralisia dos músculos respiratórios e depressão do tronco encefálico. As complicações comuns da analgesia neuroaxial são parestesias e, se forem utilizados opioides, prurido, náuseas e vômitos. O uso de opiáceos neuroaxiais requer terapia antipruriginosa e antiemética. A infecção e o hematoma epidural são extremamente raros. Os opioides neuroaxiais, especialmente quando administrados por via intratecal, podem causar depressão respiratória e exigir monitoramento pós-operatório.

A bibliografia está disponível no GEN-io.

74.1 Neurotoxicidade Anestésica

John P. Scott

Estudos em animais de laboratório sugeriram uma ligação entre a exposição anestésica em uma idade precoce e a neurotoxicidade em cérebros em desenvolvimento. Dados não clínicos existentes implicam as vias N-metil-D-aspartato e ácido gama-aminobutírico (GABA) na apoptose e na morte celular neuronal. Tanto as alterações histopatológicas quanto os resultados adversos do neurodesenvolvimento foram associados à exposição a anestésicos inalatórios e IV, como isoflurano, sevoflurano, cetamina, benzodiazepínicos e propofol. Os estudos em animais foram inicialmente realizados em não primatas (roedores), e permanece a controvérsia com relação ao desenho experimental (dose, duração do tratamento, diferenças entre as espécies). No entanto, o trabalho em primatas não humanos também mostrou um aumento na incidência de resultados adversos no desenvolvimento neurológico após exposição prolongada e/ou múltipla a anestésicos voláteis.

Estudos em humanos da neurotoxicidade induzida pela anestesia produziram resultados conflitantes. Complementando ainda mais a situação, há outros possíveis desencadeadores de resultados adversos no desenvolvimento neurológico, como comorbidades, traumatismo cirúrgico e estado cardiorrespiratório perioperatório. Vários estudos epidemiológicos de base populacional sugeriram uma associação potencial entre a exposição à anestesia e os resultados adversos do desenvolvimento neurológico após múltiplas ou prolongadas exposições anestésicas. Estudos de coorte europeus e canadenses em grande escala, utilizando registros nacionais, revelaram diferenças sutis no teste psicométrico padronizado de crianças em idade escolar precoce após a exposição à anestesia geral. Curiosamente, outros estudos em crianças não conseguiram resultados semelhantes. A Pediatric Anesthesia and Neurodevelopmental Assessment (PANDA), um estudo multicêntrico de controle de irmãos combinados, não revelou associação entre a breve exposição anestésica para correção de hérnia inguinal e a aptidão para testes psicométricos. Da mesma maneira, o estudo do General Anaesthesia and Awake-Regional Anaesthesia in Infancy (GAS), um estudo prospectivo multicêntrico randomizado controlado comparando raquianestesia geral e neuroaxial em lactentes para correção de hérnia, não demonstrou diferenças significativas no neurodesenvolvimento aos 2 anos de idade entre os grupos. O resultado primário do estudo do GAS é o neurodesenvolvimento aos 5 anos de idade, e esses resultados ainda não foram disponibilizados. Convém ressaltar que os estudos não mostraram uma associação entre os resultados adversos do neurodesenvolvimento e a exposição anestésica < 3 h.

Não existem alternativas à anestesia geral para muitos procedimentos em crianças pequenas. As técnicas anestésicas regionais e anestésicos com base em narcóticos podem ganhar popularidade. A dexmedetomidina também pode ter algumas propriedades neuroprotetoras. Atualmente, há dados insuficientes para tirar conclusões sobre a segurança de uma abordagem anestésica com relação à outra. Em última análise, o potencial de neurotoxicidade deve ser equilibrado com a necessidade de fornecer anestesia adequada para crianças em cirurgias.

A bibliografia está disponível no GEN-io.

Capítulo 75
Sedação para Procedimentos

John P. Scott

Ver também os Capítulos 74 e 76.

A **sedação** descreve o *continuum* entre vigília e anestesia geral (ver Tabela 74.7). Muitos dos fármacos utilizados para induzir a anestesia geral podem ser empregados na sedação (ver Tabela 74.8). De forma análoga ao fornecimento de anestesia, a realização de sedação para procedimento requer uma avaliação prévia abrangente, monitoramento durante o processo e cuidados de recuperação pós-manobra. O termo **sedação consciente** refere-se a uma condição na qual o paciente fica sonolento, confortável e cooperativo, mas mantém os reflexos de proteção das vias respiratórias e ventilatórias. Dependendo da escolha farmacoterápica, a sedação pode não fornecer analgesia. A sedação que é suficiente para abrandar as respostas dolorosas representa uma **sedação profunda**; essa é um estado caracterizado pela incapacidade de ser despertado por voz, acompanhada pela supressão das respostas reflexas.

A sedação para procedimentos pediátricos requer vigilância e conhecimento para garantir a segurança do paciente e é regida pelas mesmas diretrizes dos cuidados com a anestesia (Tabela 75.1). A adesão às diretrizes para monitoramento e manejo adequados da sedação em crianças é fundamental. Dosagens sedativas com efeito mínimo podem provocar inconsciência completa em um paciente e apneia em outro. Ansiolíticos ou sedação leve com hidrato de cloral, benzodiazepínicos e dexmedetomidina costumam ser suficientes para procedimentos não dolorosos. A utilização desse último para sedação durante o procedimento é seguro; o tempo de recuperação pode ser prolongado e o sucesso, variável. Para procedimentos dolorosos (p. ex., aspiração da medula óssea), a combinação de hipnose e analgesia é necessária. A adição de opioides aos esquemas de sedação aumenta o risco de insuficiência respiratória. Anestésicos de ação curta (p. ex., propofol, metoexital e remifentanila) fornecem sedação eficaz para o procedimento, mas a sua utilização leva a um aumento da probabilidade de indução inadvertida de anestesia geral. A administração desses fármacos requer a presença de um anestesiologista e/ou médicos muito bem treinados, experientes, credenciados e qualificados.

Tabela 75.1 Abordagem sistemática para sedação em crianças.

Avaliação abrangente da história clínica e do sistema de órgãos, prevendo problemas clínicos subjacentes que predispõem o paciente a complicações anestésicas
Exame físico cuidadoso com foco no sistema cardiorrespiratório e nas vias respiratórias
Jejum apropriado
Consentimento informado
Dosagem de fármaco pediátrico (mg/kg)
Equipamento de tamanho adequado
Documentação de sinais vitais e condição em um registro com base no tempo
Equipe de resposta rápida ("código") para responder a emergências com "carrinho de emergência"
Área de recuperação totalmente equipada e com equipe capacitada
Critérios de alta que documentam a recuperação da sedação

Muitos subespecialistas pediátricos promovem sedação e cuidados anestésicos para crianças. A administração de agentes anestésicos não se limita aos anestesiologistas, mas os departamentos dessa especialidade são obrigados a auxiliar o desenvolvimento, manejo e supervisão dos serviços de sedação. Juntos, hospitais e prestadores de serviços, incluindo anestesiologistas, compartilham a responsabilidade pela supervisão e credenciamento de indivíduos que administram sedação e anestesia.

Os elementos de um sistema de sedação de procedimento pediátrico seguro incluem o seguinte:

- Conhecimentos e habilidades claramente definidos
- Instrução de pré-requisitos adequados
- Credenciamento de provedores
- Manutenção da certificação
- Garantia de que os locais de sedação atendam aos padrões reconhecidos
- Melhoria contínua da qualidade.

A Tabela 75.2 fornece uma abordagem para a linguagem adequada que ajude a criança a lidar com procedimentos dolorosos.

Tabela 75.2 Linguagem sugerida para pais e profissionais de saúde.

LINGUAGEM A SER EVITADA	LINGUAGEM A SER UTILIZADA
Você ficará bem; não há nada com o que se preocupar (tranquilização)	O que você fez na escola hoje? (distração)
Isso vai doer/isso não vai doer (vago; foco negativo)	Pode ter a sensação de um beliscão (informação sensorial)
A enfermeira irá tirar um pouco de sangue (informação vaga)	Primeiro, a enfermeira irá limpar seu braço, você vai sentir a compressa fria embebida em álcool e depois... (informações sensoriais e do procedimento)
Você está agindo como um bebê (crítica)	Não vamos pensar nisso; conte para mim sobre aquele filme... (distração)

(*continua*)

Tabela 75.2 Linguagem sugerida para pais e profissionais de saúde. (*continuação*)

LINGUAGEM A SER EVITADA	LINGUAGEM A SER UTILIZADA
Será como uma picada de abelha (enfoque negativo)	Diga para mim o que sente (informação)
O procedimento vai durar até... (enfoque negativo)	O procedimento será mais curto do que... (programa de televisão ou outro momento familiar para a criança. Informações sobre procedimentos; foco positivo)
O remédio vai queimar (enfoque negativo)	Algumas crianças dizem que sentem uma sensação de calor (informações sensoriais; foco positivo)
Avise-me quando estiver pronto (controle demasiado)	Quando eu contar até três, afaste a sensação de seu corpo (treinamento para lidar com a situação; controle limitado por distração)
Sinto muito (desculpando-se)	Você está sendo muito corajoso (elogio; incentivo)
Não chore (enfoque negativo)	Isso foi difícil; estou orgulhoso de você (elogio)
Acabou (enfoque negativo)	Você fez um ótimo trabalho respirando fundo, mantendo-se quieto... (elogio identificado)

Adaptada de Krauss BS, Calligaris L, Green SM, Barbi E: Current concepts in management of pain in children in the emergency department, *Lancet* 387:83-92, 2016.

A bibliografia está disponível no GEN-io.

Capítulo 76

Manejo da Dor Pediátrica

Lonnie K. Zeltzer, Elliot J. Krane e Rona L. Levy

A dor é uma experiência sensorial e emocional. Quando não reconhecida e tratada de maneira insuficiente, ela traz à tona um impacto fisiológico, bioquímico e psicológico significativo tanto na criança quanto na família. Muitos processos de doença e a maioria dos procedimentos intervencionistas de diagnóstico ou tratamento em pediatria estão associados à dor. Da mesma forma, experiências traumáticas, de desenvolvimento, cognitivas, psicológicas e sociais também são capazes de desencadear e sustentar a dor crônica.

DEFINIÇÃO E CATEGORIAS DE DOR

A International Association for the Study of Pain (IASP) define a **dor** como "uma experiência sensorial e emocional desagradável associada a dano real ou potencial ao tecido ou descrito em termos de tal dano". Os elementos importantes dessa definição que devem ser enfatizados são: (1) a dor engloba os componentes fisiológicos periféricos e centrais, cognitivo e emocional; e (2) a dor pode ou não estar associada a dano tecidual contínuo. A experiência da dor reside principalmente na força e na padronização da conectividade neural do complexo central (Figura 76.1). Embora a ativação neural imediata e crescente possa se originar de eventos inflamatórios, estruturais ou bioquímicos, processos que não ocorrem apenas na periferia do corpo, mas também na medula espinal e no cérebro, influenciam a intensidade e a duração da dor. Da mesma forma, os processos nervosos centrais no cérebro estão associados à localização, intensidade e sofrimento associados à dor. A dor crônica pode se desenvolver quando a sinalização neural crescente continua a ativar os circuitos nervosos centrais, como em processos inflamatórios periféricos ou estruturais contínuos associados à dor.

Muitas vezes, entretanto, os pediatras enfrentam as questões mais complicadas quando a dor aguda se torna crônica ou a crônica se desenvolve e prossegue sem uma causa infecciosa, inflamatória, metabólica ou estrutural definível. Quando não se consegue encontrar nenhuma "causa", os pacientes costumam ser encaminhados a especialistas em saúde mental, ou a causa da dor é rotulada como "estresse". As crianças assimilam essa mensagem como: "O médico acha que estou fingindo dor ou sou louco". Os pais observam o sofrimento do filho e, muitas vezes, vão em busca de tratamento em outro lugar, submetendo essa criança a numerosos testes, procedimentos, tentativas terapêuticas, bem como consultas com vários médicos a procura da causa para a dor, de modo que essa possa ser "consertada". Enquanto isso, é provável que a criança esteja perdendo aulas na escola, atividades sociais e físicas e desenvolvendo maus hábitos de sono com o aumento da fadiga.

Na ausência de uma causa específica identificada como estrutural, bioquímica ou inflamatória, reconhece-se que a dor crônica é desenvolvida por meio da iniciação, manutenção e força dos padrões de conectividade neural central, o *conectoma* do cérebro da criança (ver Capítulo 147). Isto é, a hoje denominada "dor mediada centralmente" deriva dos padrões de conectividade neural no cérebro que abrangem centros envolvidos no controle do sistema nervoso autônomo (SNA), memória e outros centros cognitivos, bem como centros emocionais do encéfalo. Na pediatria, a história do nascimento e o crescimento infantil se sobrepõem a esses padrões centrais que contribuem para o desenvolvimento de dor crônica. Uma criança acometida pelo transtorno do espectro do autismo (TEA) de alta funcionalidade pode persistir com um sintoma de dor (p. ex., cefaleia) da mesma maneira que ela pode insistir em uma ideia ou ponto de vista (p. ex., é provável que os pais nunca "ganhem" em uma argumentação com o filho). Os pais provavelmente compreendem o conceito de um "sistema nervoso perseverante" como o perpetuador da dor contínua nessa criança. Esse modelo de padrões de conectividade cerebral ou mediadores "*top-down*" da dor crônica é importante, visto que explica como as intervenções psicológicas e outras não farmacológicas atuam para reduzir a dor e o sofrimento. A ciência percorreu um longo caminho desde o padrão de dor classificado como "psicológico" ou "físico". O modelo atual de dor abrange também o impacto do microbioma intestinal na alteração dos processos neurais centrais em relação ao desenvolvimento e manutenção do sofrimento físico.

A Tabela 76.1 especifica categorias importantes de dor comumente tratadas (somáticas, viscerais e neuropáticas) e define os elementos e características da **nocicepção** – o aspecto fisiológico periférico da percepção da dor. A nocicepção descreve como as fibras especializadas (em grande parte, mas não exclusivamente, as fibras pequenas A-delta e C não mielinizadas) no sistema nervoso periférico (SNP) transmitem impulsos nervosos (em geral, emitindo sinais originados de mecano e quimiorreceptores periféricos) por meio de sinapses no corno dorsal da medula espinal através (mas não unicamente) dos tratos espinotalâmicos para os centros superiores do cérebro, onde o desenvolvimento dos padrões de conectividade neural cria a sensação de dor.

AVALIAÇÃO E AFERIÇÃO DA DOR EM CRIANÇAS

Avaliar a dor implica muito mais do que apenas quantificá-la. Sempre que possível, o médico deve perguntar ao paciente sobre o caráter, localização, qualidade, duração, frequência e intensidade da dor.

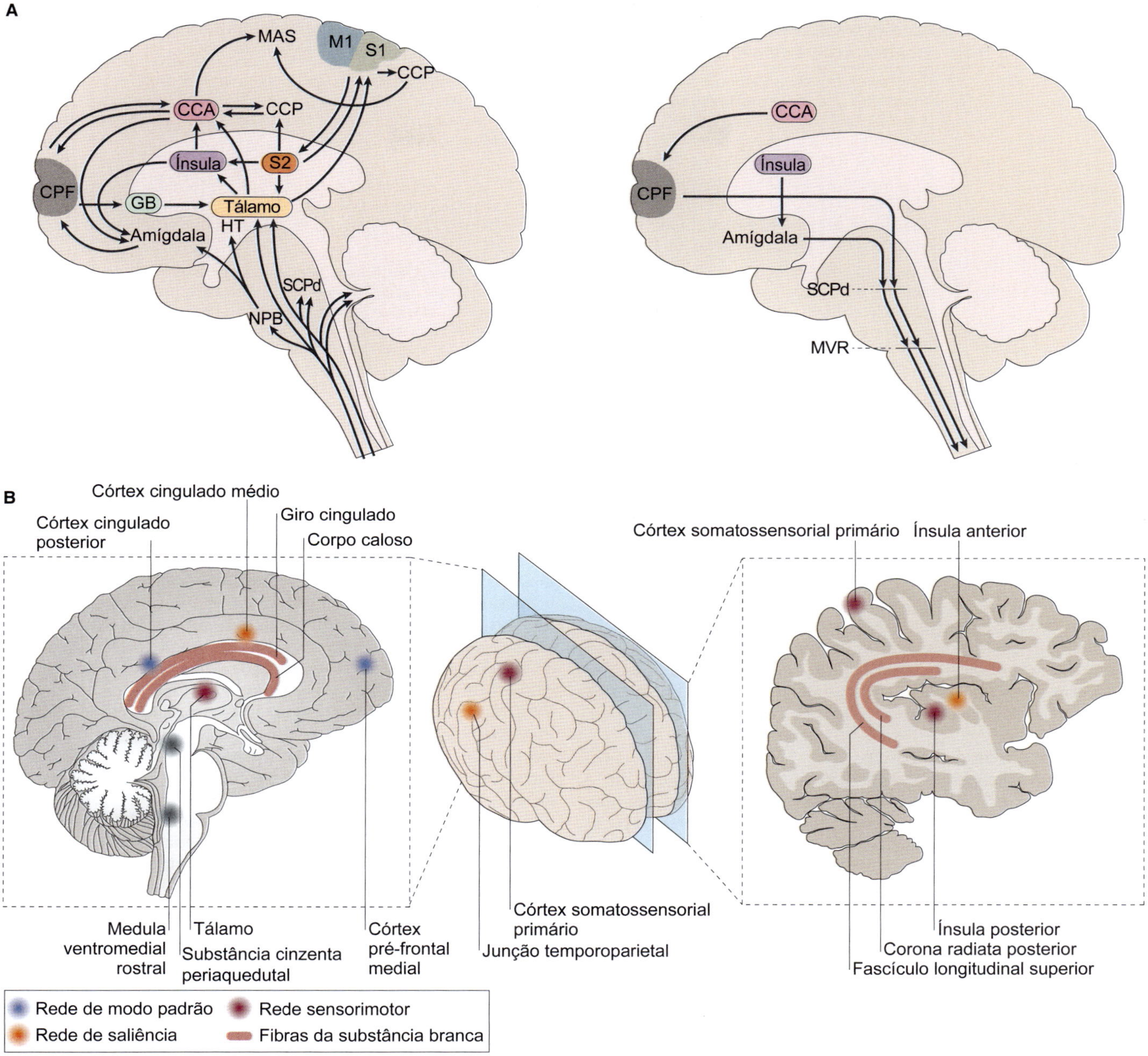

Figura 76.1 **Vias, regiões e redes cerebrais envolvidas na dor aguda e crônica.** CCA, córtex cingulado anterior; CCP, córtex cingulado posterior; GB, gânglios basais; HT, hipotálamo; SCPd, substância cinzenta periaquedutal; NPB, núcleos parabraquiais; CPF, córtex pré-frontal; CPP, córtex parietal posterior; MAS, área motora suplementar; MVR, medula ventromedial rostral. (**A**, painel esquerdo, *De Apkarian AV, Bushnell MC, Treede RD, Zubieta JK: Human brain mechanisms of pain perception and regulation in health and disease*, Eur J Pain 9:463-484, 2005; **A**, painel direito, *De Schweinhardt P, Bushnell MC: Pain imaging in health and disease – how far have we come?* J Clin Invest *120:3788-3797, 2010*; **B**, *De Davis KD, Flor H, Greely HT et al.: Brain imaging tests for chronic pain*: issues and *medical, legal and ethical recommendations*, Nat Rev Neurol *13:764-638, 2017.*)

Algumas crianças não podem relatá-la por medo (muitas vezes, legítimo) de falar com estranhos, decepcionar ou incomodar os outros, receber uma injeção ou retornar para o hospital se admitir a dor, entre outras reações negativas. Com relação a lactentes e crianças não verbais, seus pais, pediatras, enfermeiros e outros cuidadores estão constantemente desafiados a interpretar se a angústia da criança representa dor, medo, fome, ou uma série de outras percepções ou emoções. Da mesma forma, a falta da vontade habitual de brincar, mesmo sem sinais de angústia comportamental, pode ser manifestação de dor. Testes terapêuticos com medidas de conforto (carinho, alimentação) e prescrição de analgésico podem ser úteis para esclarecer os gatilhos dos comportamentos.

O comportamento e os sinais fisiológicos são úteis, mas podem ser enganosos. A criança pode gritar e fazer caretas durante um exame de ouvido por causa do medo, e não da dor. Por outro lado, crianças com dor persistente amenizada de maneira inadequada, derivada de câncer, doença falciforme, trauma ou cirurgia, podem parecer muito tranquilas se retiradas do seu ambiente, levando os observadores a concluir erroneamente que elas estão confortáveis ou sedadas ou, com relação a adolescentes, são pacientes com comportamento de quem "procura por drogas". Nessas situações, o aumento da dose de analgésicos pode fazer com que a criança fique mais, não menos, interativa e alerta. Da mesma forma, neonatos e lactentes mais novos podem fechar os olhos, franzir a testa e cerrar os punhos em resposta à dor. A analgesia adequada

Tabela 76.1 Categorias e características da dor.

CATEGORIA DA DOR	DEFINIÇÃO E EXEMPLOS	CARACTERÍSTICAS
Somática	Dor resultante de lesão ou inflamação dos tecidos (p. ex., pele, músculo, tendões, ossos, articulações, fáscia e vasculatura) *Exemplos:* queimaduras, lacerações, fraturas, infecções e condições inflamatórias	Na pele e estruturas superficiais: afiada, pulsátil e bem localizada Em estruturas somáticas profundas: opaco, dolorido, pulsátil, mal localizado
Visceral	Dor resultante de lesão ou inflamação das vísceras *Exemplos:* angina, distensão hepatítica, distensão intestinal ou hipermobilidade e pancreatite	Dores e cólicas; não pulsátil; pouco localizada (p. ex., dor no apêndice percebida ao redor do umbigo) ou descrita em localizações distanciadas (p. ex., angina percebida no ombro)
Neuropática	Dor resultante de lesão, inflamação ou disfunção do SNP ou SNC *Exemplos:* SDRC, dor no membro fantasma, síndrome de Guillain-Barré e dor ciática	Espontânea; abrasante; lancinante ou aguda; disestesias (sensações de formigamento e elétricas); hiperalgesia (amplificação de estímulos nocivos); hiperpatia (dor generalizada em resposta a estímulo nocivo discreto); alodinia (dor em resposta a estimulação não dolorosa); a dor pode ser percebida distal ou proximal ao local da lesão, geralmente correspondendo a vias de inervação (p. ex., ciática)

SDRC, síndrome da dor regional complexa; SNC, sistema nervoso central; SNP, sistema nervoso periférico.

costuma estar relacionada com a abertura dos olhos e o aumento da interação com o ambiente. Uma criança que está sentindo dor crônica significativa pode agir normalmente como uma forma de desviar a atenção do sofrimento físico. Essa estratégia de enfrentamento, às vezes, é mal interpretada como evidência de que a criança está "fingindo" ou, em outras ocasiões, exagerando a respeito da dor que está sentindo.

Escalas específicas para idade e desenvolvimento

Uma vez que neonatos, lactentes e crianças pequenas não verbais são incapazes de expressar a quantidade de dor que sentem, várias escalas de dor têm sido desenvolvidas em uma tentativa de determinar a dor nessas populações (Figura 76.2 e Tabela 76.2).

Recém-nascidos e lactentes

Há diversas escalas comportamentais de dor voltadas para lactente e crianças pequenas, sobretudo enfatizando expressões faciais, choro e movimentação corporal do paciente. A avaliação da expressão facial parece ser mais útil e específica em recém-nascidos (RN). Os sinais vitais e autonômicos conseguem indicar dor, mas como são inespecíficos, podem refletir outros processos, incluindo febre, hipoxemia e disfunção cardíaca ou renal (Tabela 76.3).

Crianças maiores

As crianças de 3 a 7 anos de idade aos poucos vão conseguindo descrever de maneira clara a intensidade, localização e aspecto da dor. Esta é ocasionalmente referida em áreas adjacentes; a irradiação da dor no quadril para a coxa ou área acima do joelho é comum nessa faixa etária. Os instrumentos de autorrelato para as crianças dessa idade abrangem a utilização de desenhos, fotos de rostos ou intensidades graduais de cor. Em crianças ≥ 8 anos de idade geralmente se consegue utilizar escalas de avaliação numérica verbal ou visual analógica (EVA) para a dor com precisão (Figura 76.2). As classificações numéricas verbais são preferidas e consideradas o padrão-ouro; os escores válidos e confiáveis podem ser obtidos de crianças ≥ 8 anos de idade. A escala de classificação numérica (NRS, do inglês *numerical rating scale*) compõe-se de números de 0 a 10: em que 0 representa ausência de dor; e 10, dor muito intensa. O rótulo para a classificação mais alta de dor é controverso, mas o acordo atual é *não* empregar o termo "pior dor possível", pois as crianças são sempre capazes de imaginar uma dor maior. Nos EUA, avaliações de dor regularmente documentadas são requeridas para as crianças hospitalizadas e aquelas atendidas em clínicas de hospitais ambulatoriais e departamentos de emergência (DE). Os escores de dor nem sempre se correlacionam com alterações em frequência cardíaca (FC) ou pressão arterial (PA).

Crianças com deficiência cognitiva

A avaliação da dor em crianças com deficiência cognitiva permanece um desafio. Compreender a expressão e sofrimento da dor nessa população é fundamental, pois os comportamentos podem ser mal interpretados como indicadores de que crianças com deficiência cognitiva são mais insensíveis à dor do que aquelas cognitivamente competentes. Pacientes com trissomia do cromossomo 21 podem expressar a dor com menos precisão e de forma mais lenta do que a população em geral. A dor em crianças com TEA pode ser difícil de avaliar porque há a probabilidade de elas serem tanto *hipossensíveis* quanto *hipersensíveis* a muitos tipos diferentes de estímulos sensoriais e terem habilidades de comunicação limitadas. Embora os autorrelatos de dor possam ser obtidos de algumas crianças com deficiência cognitiva, as avaliações observacionais têm uma melhor validação entre esses pacientes. A **Lista de Verificação de Dor em Crianças Não Comunicantes – Versão Pós-Operatória (Br-NCCPC-PV)** é recomendada para as crianças de até 18 anos de idade. Comportamentos disfuncionais e redução da capacidade funcional também podem indicar dor. As crianças com deficiências cognitivas graves experienciam sofrimento físico com frequência, a maioria das vezes não por causa de lesões acidentais. Crianças com menos habilidades suportam o máximo de dor.

ESTRUTURA CONCEITUAL PARA O TRATAMENTO DA DOR PEDIÁTRICA

Diversos modelos têm sido desenvolvidos para compreender os vários fatores que influenciam a dor das crianças. Muitas dessas teorias se concentram em fatores que explicam a variabilidade interindividual na percepção da dor, bem como a cronicidade e prejuízo vivenciados com ela. O ponto central para esses modelos são as inter-relações entre fatores biológicos, cognitivos, afetivos e sociais que influenciam a dor e a inabilidade das crianças, comumente denominados "modelos biopsicossociais" de dor. Fatores **biológicos** abrangem a saúde física da criança, elementos do sistema nervoso central (SNC; processamento da dor), sexo biológico, estado puberal e fatores genéticos. Fatores **cognitivos e afetivos** individuais da criança relacionados à percepção da dor são ansiedade, medo, afeto negativo, comportamentos de dor e incapacidade funcional; ao passo que os fatores **sociais** incluem áreas como cultura, condição socioeconômica, ambiente escolar, interações sociais e de pares e fatores parentais e familiares. Nas crianças, os fatores de **desenvolvimento** precisam ser considerados, por exemplo, o desenvolvimento cognitivo e motor, história de nascimento e fatores epigenéticos (a interação de evolução entre fatores genéticos e ambientais).

Uma estrutura que considera a interação de fatores biológicos, psicológico e sociais é útil na busca pela compreensão da dor pediátrica e para orientar a avaliação do sofrimento físico e a introdução de medidas preventivas e manejo da dor. Muitas intervenções simples destinadas a promover relaxamento e controle do paciente podem funcionar isoladas ou em sinergia com fármacos analgésicos no intuito de obter alívio da dor e desconforto relacionado. Além disso, intervenções psicológicas costumam ser associadas com as de fisioterapia para auxiliar no manejo de dor crônica incapacitante.

Indicadores comportamentais

Careta facial: A escala do Sistema Neonatal de Codificação Facial (NFCS, *The Neonatal Facial Coding System*) apresenta várias feições que podem ser indicadoras de dor. A dor é caracterizada por sobrancelha protuberante com vincos apertados no meio, pálpebras bem fechadas, prega nasolabial profundamente sulcada, boca horizontal bem aberta e língua tensa com possível tremor do queixo

Choro: Pode ser um indicador de dor

Atividade: retraimento ou imobilização de um membro pode ser indício de dor

Resposta a medidas de conforto: Alimentar, enfaixar, segurar e garantir que o lactente não esteja molhado nem com frio pode auxiliar na distinção entre dor e outras condições

Indicadores fisiológicos: Alterações na frequência cardíaca, pressão arterial, saturação de oxigênio em sangue arterial (SpO_2), frequência respiratória ou variações no padrão respiratório podem ser indicadores inespecíficos de dor.

Instrumento multidimensional

Sistema de Pontuação FLACC: pode ser usado em pacientes pré-verbais, ventilados mecanicamente ou com deficiência cognitiva; acrônimo que inclui cinco indicadores, cada um pontuado como 0, 1 ou 2, que forma uma escala composta de dez pontos com um intervalo de "0" (sem dor) a "10" (dor intensa)

FLACC: Pontuação de cada categoria entre 0 e 2. A pontuação total pode ser qualquer número de 0 a 10.

Pontuação:	0	1	2
Face	Nenhuma expressão	Gesto ocasional	Gesto frequente
Pernas (*Legs*)	Normal	Inquieto ou tenso	Retraimento das pernas com pontapés
Atividade	Quieto	Agitado ou tenso	Rígida, arqueada, sacudindo
Choro	Nenhum	Geme e choraminga	Choro constante, gritos, soluços ou queixas frequentes
Consolabilidade	Contente	Consolável	Inconsolável

Autorrelato de dor

Descrição categórica: Crianças pequenas são solicitadas a dizer se estão sentindo "um pouco", "mais ou menos" ou "muita" dor

Escalas de faces: Crianças ainda incapazes de reconhecer numerações são solicitadas a classificar sua dor com base em desenhos que retratam indicadores faciais de aflição.

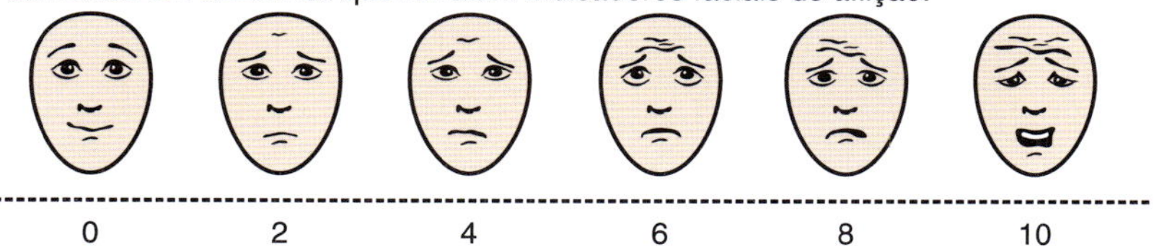

NRS: Pede-se para crianças maiores e adolescentes para classificar sua dor em uma escala de "0" (sem dor) a "10" (dor intensa)

EVA: Pede-se para crianças maiores e adolescentes que movam um indicador ao longo de uma lâmina mecânica para representar o nível de dor; o médico lê um número junto a um indicador de 10 cm na parte de trás para determinar a pontuação numérica.

Figura 76.2 Ferramentas clinicamente úteis de avaliação da dor. (*Adaptada de Burg FD, Ingelfinger JR, Polin RA et al., editors: Current pediatric therapy, ed 18, Philadelphia, 2006, Saunders/Elsevier, p 16; and Hicks CL, von Baeyer CL, Spafford P et al.: The Faces Pain Scale – revised: toward a common metric in pediatric pain measurement,* Pain *93:173-183, 2001.*)

Tratamento farmacológico da dor

A farmacocinética e a farmacodinâmica dos analgésicos variam com a idade; as respostas aos fármacos em lactentes e crianças mais novas diferem daquelas em crianças mais velhas e adultos. A meia-vida de eliminação da maior parte dos analgésicos é prolongada em neonatos e crianças pequenas por causa da imaturidade de seus sistemas de enzimas hepáticas e filtração glomerular. A depuração dos analgésicos também pode ser variável em lactentes e crianças pequenas. O fluxo sanguíneo renal, a filtração glomerular e a secreção tubular aumentam drasticamente nas primeiras semanas, aproximando-se dos valores de adultos por volta dos 3 a 5 meses de vida. A depuração renal de analgésicos costuma ser maior em lactentes e crianças em idade pré-escolar do que em adultos, enquanto no RN prematuro (RNP) a depuração é reduzida. Também existem diferenças relacionadas à idade na composição corporal e na ligação proteica. A água corporal total com uma fração do peso corpóreo é maior em neonatos do que em crianças ou adultos. Tecidos com alta perfusão, como cérebro e coração, respondem por uma proporção maior de massa corporal em RN do que outros tecidos, como músculos e gordura. Em razão da diminuição de concentrações séricas de albumina e α_1-glicoproteína ácida, os neonatos têm a ligação proteica de alguns fármacos reduzida, levando a maiores quantidades de medicamento livre, não ligado e farmacologicamente ativo.

Paracetamol, ácido acetilsalicílico, anti-inflamatórios não esteroides, fármacos coxibes

O paracetamol (acetaminofeno, N-acetil-p-aminofenol) e os anti-inflamatórios não esteroidais (AINEs) substituíram o ácido acetilsalicílico (AAS) como os antipiréticos e analgésicos orais não opioides utilizados com mais frequência (Tabela 76.4).

O **paracetamol**, um analgésico não opioide e antipirético geralmente seguro, tem a vantagem das vias de administração intravenosa (IV), retal (PR) e oral (VO). Ele não está associado aos efeitos gastrintestinais (GI) ou antiagregantes plaquetários de AAS e AINEs, tornando-o uma droga particularmente útil em pacientes com câncer. Ao contrário do AAS e dos AINEs, o paracetamol tem apenas uma ação anti-inflamatória leve. A toxicidade por esse analgésico pode resultar de uma dose única elevada ou dose excessiva cumulativa ao longo de dias ou semanas (Capítulo 77). Uma única superdosagem intensa oprime as vias metabólicas normais de glucuronidação e sulfatação no fígado, enquanto a superdosagem a longo prazo absorve a glutationa doadora de sulfidrila, levando ao metabolismo oxidativo catalisado pelas enzimas do citocromo P-450 (CYP) alternativo e à produção do metabólito hepatotóxico *N*-acetil-*p*-benzoquinona imina (NAPQI). A toxicidade se manifesta como necrose hepática fulminante e insuficiência em lactentes, crianças e adultos. Os processos de biotransformação de fármacos são prematuros em RN, muito ativos em crianças pequenas e um pouco menos ativos

Tabela 76.2 Ferramentas de medição da dor.

NOME	CARACTERÍSTICAS	FAIXA ETÁRIA	VANTAGENS	VALIDAÇÃO E USOS	LIMITAÇÕES
Escala Visual Analógica (EVA)	Linha horizontal de 10 cm; indivíduo marca um ponto na linha entre as âncoras de "sem dor" (ou rosto neutro) e "máximo de dor imaginável" (ou rosto triste)	≥ 6 a 8 anos	Boas propriedades psicométricas; validado para fins de pesquisa	Dor aguda Dor cirúrgica Dor crônica	Não pode ser utilizada em crianças mais novas ou naquelas com limitações cognitivas. Requer habilidades de linguagem e processamento numérico; a âncora superior da "máxima dor" requer um ponto de referência empírico que falta a muitas crianças
Escala de Likert	Inteiros de 0 a 10, inclusive, correspondendo a um intervalo de sem dor ao máximo de dor	≥ 6 a 8 anos	Boas propriedades psicométricas; validado para fins de pesquisa	Dor aguda Dor cirúrgica Dor crônica	O mesmo que para EVA
Escalas faciais (p. ex., FACES-R, Wong-Baker, Oucher, Bieri e McGrath)	Os indivíduos avaliam sua dor por meio de identificação com desenhos de rostos ou fotos de crianças	≥ 4 anos	Podem ser aplicadas em idades mais precoces do que em EVA e Likert	Dor aguda Dor cirúrgica	A escolha do rosto "sem dor" afeta as respostas (neutro *vs.* sorriso); não culturalmente universal
Escalas comportamentais ou combinadas comportamental-fisiológicas (p. ex., FLACC, N-PASS, CHEOPS, OPS, FACS e NIPS*)	Pontuação de comportamentos observados (p. ex., expressão facial e movimento dos membros) ± FC e PA	Algumas funcionam para qualquer idade; outras, para grupos etários específicos, incluindo lactentes prematuros	Podem ser aplicadas em lactentes e crianças não verbais	FLACC, N-PASS: Dor aguda Dor cirúrgica	Inespecíficas; superestimam a dor em crianças no início da primeira infância e pré-escolares; subestimam a dor persistente; algumas medidas são práticas, mas outras requerem filmagem e processamento complexo; alterações de sinal vital não relacionados à dor podem ocorrer e talvez afetem a pontuação total
Medidas autonômicas (p. ex., FC, PA e análises espectrais da FC)	Pontuam alterações na FC, PA ou medidas de variabilidade da FC (p. ex., "tônus vagal")	Todas as idades	Podem ser aplicadas em todas as idades; útil para pacientes em ventilação mecânica		Inespecíficas; podem ocorrer alterações de sinais vitais não relacionadas à dor, que possivelmente aumentem ou diminuam a pontuação de maneira artificial
Medidas hormonais-metabólicas	Amostragem por plasma ou saliva de hormônios de "estresse" (p. ex., cortisol e epinefrina)	Todas as idades	Podem ser aplicadas em todas as idades		Inespecíficas; alterações não relacionadas à dor podem ocorrer; inconveniente; não é capaz de fornecer informações em "tempo real"; valores normais padrão não disponíveis a todas as faixas etárias

FC, frequência cardíaca; PA, pressão arterial; *FLACC, Escala de Rosto, Pernas, Atividade, Choro, Consolabilidade (*Face, Legs, Activity, Cry, Consolability*); N-PASS, Escala de Avaliação da Dor, Agitação e Sedação Neonatal (*Neonatal Pain Agitation and Sedation Scale*); CHEOPS, Escala de Dor Infantil do Hospital no Leste de Ontário, OPS, Objective Pain Scale; FACS, Escala de Confiança nas Capacidades Funcionais (*Functional Abilities Confidence Scale*) e NIPS, Escala de Dor Infantil Neonatal (*Neonatal Infant Pain Scale*).

Tabela 76.3 Sinais e sintomas de dor em lactentes e crianças pequenas.

ALTERAÇÕES FISIOLÓGICAS • Aumento da FC, FR, PA e tônus muscular • Dessaturação de oxigênio • Sudorese • Rubor facial • Palidez ALTERAÇÕES COMPORTAMENTAIS • Mudança na expressão facial (fazer careta, franzir a sobrancelha, batimento de aleta nasal, sulco nasolabial profundo, curvatura da língua e tremor do queixo)	• Apertar os dedos • Membros agitados • Contorcer-se • Arqueamento de tronco • Pancada na cabeça • Alimentação deficiente • Distúrbios de sono • Pseudoparalisia

FC, frequência cardíaca; FR, frequência respiratória; PA, pressão arterial. De Krauss BS, Calligaris L, Green SM, Barbi E: Current concepts in management of pain in children in the emergency department, *Lancet* 387:83-92, 2016.

em adultos. Crianças pequenas são mais resistentes à hepatotoxicidade induzida pelo paracetamol do que os adultos, como resultado de diferenças metabólicas; a sulfatação predomina sobre a glucuronidação em crianças pequenas, levando a uma redução na produção do NAPQI.

O **AAS** é indicado para certas condições reumatológicas e inibição da agregação plaquetária, como no tratamento da doença de Kawasaki. As preocupações com a síndrome de Reye resultaram em um declínio substancial no emprego de AAS em pediatria.

Os **AINEs** são amplamente utilizados no tratamento de dor e febre em crianças. Eles são inibidores não seletivos da ciclo-oxigenase (COX, coxibes), ou seja, fármacos que bloqueiam de maneira não seletiva a atividade das enzimas COX-1 (encontradas em mucosa gástrica e plaquetas) e COX-2 (ativa em vias inflamatórias e na regulação do fluxo sanguíneo no córtex renal) que sintetizam as prostaglandinas. Em crianças com artrite idiopática juvenil, o ibuprofeno e o AAS são igualmente eficazes, mas o primeiro está associado a menos efeitos colaterais e melhor adesão ao tratamento farmacológico. AINEs e

Tabela 76.4 Fármacos não opioides utilizados com mais frequência.

FÁRMACOS	DOSAGEM	COMENTÁRIO(S)
Paracetamol	10 a 15 mg/kg,VO, a cada 4 h 10 mg/kg IV, a cada 4 h 15 mg/kg IV, a cada 6 h 10 mg/kg IV, a cada 6 h (< 2 anos) 20 a 30 mg/kg/VR, a cada 4 h 40 mg/kg/VR, a cada 6 a 8 h *Dose máxima diária:* 90 mg/kg/24 h (crianças) 60 mg/kg/24 h (< 2 anos) 30 a 45 mg/kg/24 h (neonatos)	Ação anti-inflamatória mínima; sem efeitos antiplaquetários ou gástricos adversos; a superdosagem pode causar insuficiência hepática fulminante
Ácido acetilsalicílico	10 a 15 mg/kg VO, a cada 4 h *Dose máxima diária:* 120 mg/kg/24 h (crianças)	Anti-inflamatório; efeitos antiplaquetários prolongados; pode causar gastrite; associada à síndrome de Reye
Ibuprofeno	8 a 10 mg/kg VO, a cada 6 h 10 mg/kg IV, a cada 4 a 6 h até o máximo de 400 mg *Dose máxima diária:* 2.400 mg	Anti-inflamatório; efeitos antiplaquetários transitórios; pode causar gastrite; amplo reconhecimento em segurança pediátrica
Naproxeno	5 a 7 mg/kg VO, a cada 8 a 12 h	Anti-inflamatório; efeitos antiplaquetários transitórios; pode causar gastrite; duração mais prolongada do que aquela do ibuprofeno
Cetorolaco	Dose de ataque de 0,5 mg/kg, depois, 0,25 a 0,3 mg/kg IV, a cada 6 h até um máximo de 5 dias; dose máxima de ataque de 60 mg com dose máxima de 30 mg a cada 6 h	Anti-inflamatório; efeitos antiplaquetários reversíveis; pode causar gastrite; útil para situações a curto prazo em que a dosagem oral não é viável
Diclofenaco sódico	2 a 3 mg/kg/dia dividido em 2 ou 3 doses	Anti-inflamatório; efeitos antiplaquetários reversíveis; risco mais baixo de gastrite e ulceração em comparação com outros AINEs
Salicilato de colina magnésio	10 a 20 mg/kg VO, a cada 8 a 12 h	Anti-inflamatório fraco; risco mais baixo de sangramento e gastrite do que com AINEs convencionais
Celecoxibe	3 a 6 mg/kg VO, a cada12 a 24 h	Anti-inflamatório; nenhum ou mínimo efeito antiplaquetário ou gástrico; reação cruzada com alergias a sulfa
Nortriptilina, amitriptilina e desipramina	0,1 a 0,5 mg/kg VO, antes de dormir Doses maiores podem ser divididas.	Para dor neuropática; facilita o sono; pode aumentar o efeito opioide; tem possível utilidade na crise falcêmica; risco de disritmia na síndrome do intervalo QTc prolongado; pode causar disritmia fatal em superdosagem; a FDA afirma que os agentes podem aumentar a ideação suicida; poucos ou nenhum efeito antidepressivo ou ansiolítico em doses mais baixas
Gabapentina	100 mg, 2 ou 3 vezes/dia, titulado para até 3.600 mg/24 h	Para dor neuropática; associada com sedação, tontura, ataxia, dor de cabeça e alterações comportamentais
Quetiapina, risperidona, clorpromazina e haloperidol	Quetiapina: 6,25 ou 12,5 mg VO, 1 vez/dia (antes de dormir); pode ser administrado a cada 6 h em caso de agitação aguda com dor. Aumente da dose para 25 mg/dose, se necessário. Risperidona: útil para o espectro de PDD ou transtorno de tiques e dor crônica; 0,25 a 1 mg (com incrementos de 0,25 mg), 1 ou 2 vezes/dia; ver PDR para outras dosagens	Útil quando a excitação intensifica a dor; costuma ser administrado quando o paciente inicia o ISRS pela primeira e então desmama após menos 2 semanas; verifique o QTc normal antes de iniciar; os efeitos colaterais incluem: reações extrapiramidais (a difenidramina é uma possibilidade para o tratamento) e sedação; em doses altas, pode diminuir o limiar convulsivo
Venlafaxina e duloxetina	Venlafaxina: iniciar com 37,5 mg/dia como a formulação de XR e aumentar mensalmente até a dose eficaz, 2 a 4 mg/kg. Duloxetina: iniciar com 20 mg/dia e aumentar até a dose eficaz, 1 a 1,5 mg/kg	AINEs com efeitos antidepressivos e ansiolíticos clinicamente significativos, bem como efeitos analgésicos
Fluoxetina	10 a 20 mg VO, 1 vez/dia (geralmente de manhã)	ISRS para crianças com transtornos de ansiedade em que a excitação amplifica a sinalização sensorial; útil em TID em doses muito baixas; melhor utilizar em combinação com avaliação psiquiátrica
Solução de sacarose por meio de chupeta ou dedo enluvado	*RNPT* (idade gestacional): 28 semanas: 0,2 mℓ na boca; 28 a 32 semanas: 0,2 a 2 mℓ, dependendo da sucção/deglutição; > 32 semanas: 2 mℓ *RNT:* 1,5 a 2 mℓ VO, durante 2 min	Estipule 2 min antes de iniciar o procedimento; a analgesia pode durar até 8 min; permite-se repetir a dose uma vez

AAS, Ácido acetilsalicílico; AINEs, anti-inflamatórios não esteroides; FDA, U.S. Food and Drug Administration; ISRS, inibidor seletivo da recaptação da serotonina; IV, por via intravenosa; TID, transtorno invasivo do desenvolvimento; PDR: Guia de Referência para Profissionais Médicos (*Physicians' Desk Reference*); VO, por via oral; PR, por via retal; QTc, intervalo QT corrigido em um eletrocardiograma; RNPT, recém-nascidos pré-termo; RNT, recém-nascidos a termo; XD, liberação estendida (*extended release*).

coxibes utilizados como adjuvantes em pacientes cirúrgicos reduzem a necessidade de opioides (e, portanto, os seus efeitos colaterais) em até 35 a 40%. Embora os AINEs possam ser úteis no período pós-operatório, eles devem ser utilizados como adjuvantes, e não como substitutos dos opioides em pacientes com dor de moderada a intensa.

O cetorolaco, AINE IV ou intranasal (IN), é útil no tratamento da dor moderada a intensa em pacientes que não conseguem, ou não querem, ingerir AINEs VO. As recomendações da Agência Federal do Departamento de Saúde e Serviços Humanos dos EUA, U.S. Food and Drug Administration (FDA), limitam o cetorolaco a 5 dias consecutivos de administração. O ibuprofeno IV é aprovado pela FDA para o manejo de dor e febre em lactentes e crianças > 6 meses de vida. Os efeitos adversos dos AINEs são incomuns, mas podem ser graves quando ocorrem, o que inclui a inibição do crescimento e cicatrização óssea; gastrite com dor e sangramento; diminuição do fluxo sanguíneo renal que pode reduzir a filtração glomerular e aumentar a reabsorção de sódio, em alguns casos ocasionando necrose tubular; disfunção e falência dos rins; inibição da função plaquetária; e um aumento na incidência de eventos cardiovasculares em doentes com predisposição para acidente vascular cerebral (AVC) e infarto do miocárdio. Embora a incidência global de hemorragia seja muito baixa, o sangramento gástrico é a causa mais comum de mortalidade relacionada a essa classe de analgésicos. AINEs não devem ser administrados em criança com diátese hemorrágica ou em risco de sangramento nem quando a hemostasia cirúrgica é uma preocupação, como após amigdalectomia. Essa classe de fármacos não costuma ser empregada em casos de cicatrização óssea, exceto talvez nos primeiros dias após a cirurgia. A lesão renal decorrente da administração de ibuprofeno por um curto período em crianças euvolêmicas é bastante rara; o risco aumenta diante de hipovolemia ou disfunção cardíaca. A segurança com relação à administração de ibuprofeno e paracetamol por um curto período está bem estabelecida (ver Tabela 76.4).

Os fármacos coxibes disponíveis nos EUA estão restritos ao celecoxibe VO, ao passo que o parecoxibe parenteral e o rofecoxibe VO estão disponíveis na Europa e em outros lugares. O parecoxibe não foi aprovado pela FDA, enquanto o rofecoxibe foi aprovado e retirado do mercado em razão da preocupação com o aumento das chances de ataque cardíaco e AVC em adultos de alto risco, o que, mais tarde, descobriu-se estar associado a todos os coxibes e fármacos AINEs também. Fármacos coxibes são inibidores seletivos da enzima COX-2; portanto, eles são moléculas anti-inflamatórias eficazes e analgésicas que, em geral, não resultam na inibição de plaquetas ou sangramento nem em irritação gástrica ou ulceração, achados possíveis de ser observados com os inibidores não seletivos de COX na classe dos AINEs. No entanto, fármacos coxibes inibem a regulação do fluxo sanguíneo no córtex renal e, portanto, transmitem o mesmo risco de toxicidade renal e necrose tubular aguda, particularmente no contexto de condições de débito cardíaco baixo ou desidratação. O celecoxibe é, então, um analgésico primário ou adjuvante apropriado para utilizar em crianças após cirurgia, indivíduos com condições patológicas da mucosa gástrica ou pacientes oncológicos nos quais a hemostasia contraindica AINEs convencionais.

Opioides

Os opioides são substâncias analgésicas derivadas da *Papaver somniferum* (papoula do ópio; **opiáceos**) ou sintetizadas para ter uma estrutura química e mecanismo de ação semelhantes (**opioides**). O termo mais antigo e pejorativo "narcóticos" (analgésicos narcóticos) não deve ser empregado para esses agentes porque conota criminalidade e carece de especificidade descritiva farmacológica. Os opioides são administrados para dores moderada e intensa, como naquela aguda em pós-operatório, na presente em crise falcêmica e na oncológica. Essas substâncias podem ser administradas pelas vias: oral, retal, transmucosa oral, transdérmica, intranasal, intravenosa, epidural, intratecal, subcutânea (SC) ou intramuscular (IM). Não importa a via de administração, o local de ação encontra-se em receptores opioides mu (μ) no SNP, medula espinal, tronco cerebral e centros superiores do SNC. Historicamente, lactentes e crianças pequenas têm recebido doses insuficientes de opioides em razão da preocupação acerca de efeitos colaterais respiratórios significativos. Uma vez que se pensava representar a sensibilidade particular de lactentes, os efeitos depressores respiratórios dessas substâncias são agora conhecidos por resultar da menor depuração metabólica de opioides dos pacientes e dos níveis sanguíneos mais elevados com doses frequentes. Com a compreensão adequada da farmacocinética e farmacodinâmica dos opioides, as crianças podem receber alívio efetivo da dor e do sofrimento com uma boa margem de segurança, a despeito de maturidade farmacocinética, idade ou tamanho (Tabelas 76.5 a 76.8).

Opioides atuam por meio de mimetização das ações dos peptídeos opioides endógenos, ligando-se a receptores no cérebro, tronco encefálico, medula espinal e, em uma menor dimensão, no SNP, levando à inibição da nocicepção. Também se ligam aos receptores μ nos centros de prazer do mesencéfalo, sobretudo em indivíduos geneticamente suscetíveis, um fator responsável pelo efeito eufórico em algumas pessoas, bem como a propensão à dependência psicológica e comportamento aditivo. Além disso, essas substâncias têm efeitos depressores respiratórios dose-dependentes ao interagir com os receptores μ-opioides nos centros respiratórios do tronco encefálico, reduzindo o impulso ventilatório e embotando as respostas ventilatórias para hipoxia e hipercarbia. Esses efeitos depressores aumentam com a administração conjunta de outros fármacos sedativos, sobretudo benzodiazepínicos ou barbitúricos.

Tabela 76.5 Aspectos práticos da prescrição de opioides.

- Morfina, hidromorfona ou fentanila são considerados como primeira opção para dor intensa
- A dosagem deve ser titulada e individualizada; não há dose "certa" para todos
- A dose certa é a que alivia a dor com uma boa margem de segurança
- A dosagem deve ser mais cautelosa em lactentes, em pacientes com doenças coexistentes que aumentam o risco ou prejudicam o clearance do fármaco e com a administração concomitante de sedativos
- A hidromorfona é metabolizada por CYP2D6, e o fentanila por CYP3A4 e, em certa medida, 2D6; drogas que competem por causa da enzima 2D6 tendem a elevar os níveis sanguíneos e aumentar o risco de depressão respiratória
- A morfina é metabolizada por glicuronidação em um metabólito ativo, a morfina-6-glicuronídeo, que se acumula e causa toxicidade do SNC na insuficiência renal
- Antecipe e trate os efeitos colaterais periféricos, incluindo constipação intestinal, náuseas e coceira
- Administre doses com frequência suficiente para evitar a recorrência da dor intensa antes da próxima dose
- Adote um método de administração de fármacos, como anestesia controlada pelo paciente ou infusões contínuas, que evite a necessidade da tomada de decisão "prn"
- Na dosagem de opioide por > 1 semana, reduza a dose gradualmente para evitar a síndrome de abstinência
- Ao converter entre doses parenterais e orais de opioides, use proporções de potência apropriadas (Tabela 76.6)
- *Tolerância* refere-se à diminuição do efeito do fármaco com a sua administração continuada. Com o passar tempo, o paciente precisará de uma dosagem mais alta para obter o mesmo efeito clínico; no entanto, a tolerância à sedação e depressão respiratória se desenvolvem de forma mais rápida do que a da analgesia. Assim, com doses elevadas, os pacientes não sofrem sedação excessiva ou depressão respiratória
- *Dependência* refere-se à necessidade de dosagem continuada do fármaco com o intuito de prevenir a síndrome de abstinência quando um medicamento é descontinuado abruptamente ou sua dose reduzida. Essa síndrome é caracterizada por irritabilidade, agitação, excitação autonômica, congestão nasal, piloereção, diarreia, nervosismo e bocejos; é causada pela administração de opiáceos potentes durante > 5 a 7 dias
- *Adicção*, uma doença psiquiátrica, refere-se ao desejo psicológico e o comportamento compulsivo de busca por drogas e seu uso abusivo apesar do dano clínico. O vício tem fortes determinantes genéticos e ambientais. A terapia com opioides não tende a levar ao vício em indivíduos não suscetíveis, e a sua subdosagem não impede o vício; é provável, de fato, que aumente o comportamento de procura por drogas a fim de aliviar a dor (p. ex., ficar ansioso observando o relógio a todo momento), referido como "pseudoadição".

prn, conforme necessário (do latim *pro re nata*); SNC, sistema nervoso central.

Tabela 76.6 Diretrizes de dosagem pediátrica para analgésicos opioides.

	DOSES EQUIANALGÉSICAS		DOSAGEM PARENTERAL			DOSAGEM ORAL		
DROGA	**IV**	**VO**	**< 50 kg**	**> 50 kg**	**RELAÇÃO DOSE IV:VO**	**< 50 kg**	**> 50 kg**	**COMENTÁRIOS**
Fentanila	10 µg	100 µg	0,5 a 1 µg/kg a cada 1 a 2 h 0,5 a 1,5 µg/kg/h	0,5 a 1 µg/kg a cada 1 a 2 h 0,5 a 1,5 µg/kg/h	Transmucosa oral: 1:10 Transdermal: 1:1	Transmucosa oral: 10 µg/kg Transdermal: 12,5 a 50 µg/h	Adesivos transdérmicos disponíveis; o adesivo atinge curso estável em 24 h e deve ser alterado a cada 72 h	70 a 100 vezes tão potente como a morfina, com início rápido e duração mais curta. Com altas doses e administração rápida, pode causar rigidez na parede torácica. Útil para procedimentos curtos; a forma transdérmica deve ser utilizada apenas em pacientes tolerantes a opioides com dor crônica
Hidrocodona	N/A	1,5 mg	N/A	N/A	N/A	0,15 m/kg	10 mg	Opioide fraco; disponível apenas na forma com paracetamol
Hidromorfona	0,2 mg	0,6 mg	0,01 mg a cada 2 a 4 h 0,002 mg/kg/h	0,01 mg a cada 2 a 4 h 0,002 mg/kg/h	1:3	0,04 0,08 mg/kg a cada 3 a 4 h	2 a 4 mg a cada 3 a 4 h	5 vezes a potência da morfina; sem liberação de histamina e menos eventos adversos do que a morfina
Meperidina	10 mg	30 mg	0,5 mg/kg a cada 2 a 4 h	0,5 mg/kg a cada 2 a 4 h	1:4	2 a 3 mg/kg a cada 3 a 4 h	100 a 150 mg a cada 3 a 4 h	O uso primário em doses baixas é para tratamento de calafrios e tremores após anestesia senão com anfotericina ou hemoderivados. Não apropriado para doses repetidas
Metadona	1 mg	2 mg	0,1 mg/kg a cada 8 a 24 h	0,1 mg/kg a cada 8 a 24 h	1:2	0,2 mg/kg VO, a cada 8 a 12 h; disponível como líquido ou comprimido	2,5 mg, 3 vezes/dia	Duração 12 a 24 h; útil em certos tipos de dor crônica; requer supervisão adicional porque se acumula ao longo de 72 h e provoca sedação retardada. Quando pacientes tolerantes a opioides mudam para metadona, eles apresentam tolerância cruzada incompleta e eficácia otimizada. Uma vez que a metadona está associada ao QTc prolongado, é necessário monitorar as crianças que recebem doses altas e prolongadas
Morfina	1 mg	3 mg	0,05 mg/kg a cada 2 a 4 h 0,01 a 0,03 mg/kg/h	Bólus: 5-8 mg a cada 2 a 4 h	1:3	Liberação imediata: 0,3 mg/kg a cada 3 a 4 h Liberação sustentada: 20 a 35 kg: 10 a 15 mg a cada 8 a 12 h 35 a 50 kg: 15 a 30 mg a cada 8 a 12 h	Liberação imediata: 15 a 20 mg a cada 3 a 4 h Liberação sustentada: 30 a 90 mg a cada 8 a 12 h	Opioide potente para dor moderada/intensa; pode causar liberação de histamina. A forma de liberação sustentada deve ser ingerida inteira; se macerado, torna-se de ação imediata, provocando superdosagem aguda.
Oxicodona	N/A	3 mg	N/A	N/A	N/A	0,1 a 0,2 mg a cada 3 a 4 h; disponível em líquido (1 mg/mℓ)	Liberação imediata: 5 a 10 mg a cada 4 h Liberação sustentada: 10 a 120 mg a cada 8 a 12 h	Opioide forte disponível apenas como agente oral na América do Norte; mais potente e preferível do que a hidrocodona. A forma de liberação sustentada deve ser ingerida inteira; se macerado, torna-se de ação imediata, provocando superdosagem aguda.

N/A, não disponível; QTc, intervalo QT corrigido em um eletrocardiograma.

Tabela 76.7 Manejo de efeitos adversos induzidos por opioides.

Depressão respiratória	*Naloxona:* 0,01 a 0,02 mg/kg até uma dose total de reversão de 0,1 mg/kg. Pode ser administrado por via intravenosa IM, SC ou via TE. A dose total de reversão deve ser utilizada inicialmente para apneia em pacientes sem tratamento prévio com opioides. Em doentes com tolerância aos opiáceos, uma dose reduzida deve ser administrada e aumentada lentamente para tratar os sintomas, mas evitar a abstinência aguda É possível que haja a necessidade de suporte de ventilação durante esse processo A dose pode ser repetida a cada 2 min até um total de 10 mg A dose máxima para adultos é de 2 mg/dose. Administrar com cautela nos pacientes em terapia opiácea a longo prazo, pois isso pode precipitar a abstinência aguda A duração do efeito é de 1 a 4 h; portanto, o monitoramento rigoroso é essencial para prevenir a renarcotização
Sedação excessiva sem evidência de depressão respiratória	*Metilfenidato*:* 0,3 mg/k/dose VO (em geral, 10 a 20 mg/dose para um adolescente), antes do café da manhã e almoço. Não administrar nos pacientes em tratamento com clonidina, pois podem ocorrer disritmias *Dextroanfetamina:* 2,5 a 10 mg ao despertar e ao meio-dia. Não é indicado para uso em crianças pequenas ou nos pacientes com doença cardiovascular ou hipertensão *Modafinila:* Dose pediátrica não estabelecida. Pode ser útil em pacientes selecionados. Dose típica para adultos: 50 a 200 mg/dia. Substitua o opioide ou diminua a dose
Náuseas e vômito	*Metoclopramida†:* 0,15 mg/kg IV, até 10 mg/dose a cada 6 a 12 h durante 24 h *Trimetobenzamida:* VO ou PR se peso < 15 kg, 100 mg a cada 6 h; se > 15 kg, 200 mg a cada 6 h. (observação: o supositório contém benzocaína 2%.) Não é indicado o uso em neonatos ou recém-nascidos prematuros Bloqueadores do receptor 5-HT_3: *Ondansetrona:* 0,15 mg/kg até 8 mg IV, a cada 6 a 8 h; não exceda 32 mg/dia (também disponível como comprimido sublingual) *Granisetrona:* 10 a 20 μg/kg IV, a cada 12 a 24 h *Proclorperazina*:* > 2 anos de idade ou > 20 kg, 0,1 mg/kg/dose IM ou VO, a cada 8 h até 10 mg/dose Substitua o opioide
Prurido	*Hidroxizina:* 0,5 mg/kg VO, a cada 6 h *Nalbufina:* 0,1 mg/kg IV, a cada 6 h para o prurido causado por injeção de opiáceos intra-axiais, sobretudo fentanila. Administre lentamente por 15 a 20 min. É possível ocasionar reversão aguda dos efeitos sistêmicos do receptor μ e deixar o agonismo κ intacto *Naloxona:* Infusão IV de 0,003 a 0,1 mg/kg/h (titular até diminuir o prurido, e reduzir a infusão se a dor aumentar) *Ondansetrona:* 0,05 a 0,1 mg/kg IV ou VO, a cada 8 h *Cipro-heptadina†:* 0,1 0,2 mg/kg VO, a cada 8 a 12 h. Dose máxima de 12 mg. Substitua o opioide
Constipação intestinal	Incentive o consumo de água, dieta rica em fibras e fibras vegetais *Laxantes formadores de volume:* Metamucil® e Maltsupex® *Lubrificantes:* óleo mineral 15 a 30 mℓ VO, 1 vez/dia conforme necessário (não é indicada o uso em lactentes por causa do risco de aspiração) *Surfactantes:* docusato de sódio: < 3 anos de idade: 10 mg VO, a cada 8 h 3 a 6 anos de idade: 15 mg VO, a cada 8 h 6 a 12 anos de idade: 50 mg VO, a cada 8 h > 12 anos de idade: 100 mg VO, a cada 8 h *Estimulantes:* Supositório de bisacodil: < 2 anos de idade: 5 mg, PR, antes de dormir > 2 anos de idade: 10 mg, PR, antes de dormir Xarope de sene (218 mg/5 mℓ): > 3 anos: 5 mℓ antes de dormir *Enema:* enemas de fosfato hipertônico (crianças maiores; risco de hiperfosfatemia) *Eletrolítico/osmótico:* leite de magnésia: para impactação grave: polietilenoglicol A metilnaltrexona é um antagonista opioide que atua no cólon e não atravessa a barreira hematencefálica para reverter a analgesia; administrado como injeção SC todos os dias ou em dias alternados (0,15 mg/kg), ele é eficaz na produção de fezes em 30 a 60 min na maioria dos pacientes.
Retenção urinária	Cateterismo de alívio, cateter de demora

*Evite em pacientes que tomam inibidores da monoamina oxidase. †Pode estar relacionado a efeitos colaterais extrapiramidais, que costumam ser observados com mais frequência em crianças do que em adultos. IV, via intravenosa; IM, via intramuscular; VO, via oral; PR, por via retal; SC, subcutânea; TE, tubo endotraqueal. (Modificada de Burg FD, Ingelfinger JR, Polin RA *et al.*, editors: *Current pediatric therapy,* ed 18, Philadelphia, 2006, Saunders/Elsevier, p 16.)

A utilização ideal de opioides requer manejo proativo e preventivo de efeitos colaterais (ver Tabela 76.7). Os efeitos colaterais comuns são sedação, constipação intestinal, náuseas, vômito, retenção urinária e prurido. Em geral, desenvolve-se tolerância ao efeito colateral de **náuseas**, a qual costuma cessar com dosagem a longo prazo, mas náuseas podem requerer tratamento com antieméticos, como fenotiazina, butirofenonas, anti-histamínicos; ou um antagonista do receptor de serotonina, como ondansetrona ou granisetrona. O prurido e outras complicações durante a analgesia com opioides controlada pelo paciente podem ser controlados de forma eficaz com naloxona IV em dose baixa.

O efeito colateral mais comum e incômodo, porém tratável, é a **constipação intestinal**. Pacientes que tomam opioides para dor crônica por longos períodos, conforme o esperado, desenvolvem tolerância aos efeitos sedativos e analgésicos dessas substâncias ao longo do tempo, mas a tolerância à constipação intestinal não ocorre; sendo assim, ela permanece como um problema desconfortável e doloroso em quase todos os pacientes com administração a longo prazo com opioide. Emolientes de fezes e laxantes estimulantes devem ser prescritos para a maioria dos pacientes em tratamento com opiáceos em uma duração de mais de poucos dias. Laxantes osmóticos e formadores de volume são menos eficazes, geralmente produzindo mais distensão e desconforto. Um antagonista do receptor μ de opiáceo com atuação periférica, o **metilnaltrexona**, reverte pronta e efetivamente a constipação intestinal induzida por opioides em pacientes com dor crônica que estão em tratamento diário com essas substâncias. A metilnaltrexona é aprovada para a utilização como formulação injetável ou VO, mas apenas a injeção SC está disponível comercialmente, o que a maioria das crianças

Tabela 76.8 Doses equianalgésicas e meia-vida ($T_{1/2\beta}$) de alguns opioides administrados com mais frequência.

OPIOIDES	DOSES IM/IV	DOSES VO	$T_{1/2\beta}$
Morfina	10 mg	30 mg	2 a 3 h
Meperidina	100 mg	400 mg	3 a 4 h
Oxicodona	15 mg	20 a 30 mg	2 a 3 h
Fentanila	0,15 a 0,2 mg	–	3 a 5 h
Alfentanila	0,75 a 1,5 mg	–	1 a 2 h
Sufentanila	0,02 mg	–	2 a 3 h
Diamorfina	5 mg	60 mg	0,5 h*
Metadona	10 mg	10 a 15 mg	15 a 40 h
Hidromorfona	1,5 mg	7,5 mg	3 a 4 h
Tramadol†	100 mg	100 mg	5 a 7 h
Buprenorfina	0,4 mg	0,8 mg (sublingual)	3 a 5 h
Pentazocina	60 mg	150 mg	3 a 5 h
Nalbufina	10 a 20 mg	–	2 a 4 h
Butorfanol	2 mg	–	2 a 3 h

OBSERVAÇÕES:
- Os relatórios publicados variam nas doses sugeridas consideradas equianalgésicas à morfina. Portanto, a titulação da resposta clínica em cada paciente é necessária.
- As doses sugeridas são resultados somente de estudos de dose única. Portanto, a utilização dos dados para calcular as necessidades de dose diária total e doses repetidas ou contínuas pode não ser apropriado.
- É provável que haja tolerância cruzada incompleta entre esses fármacos. Nos pacientes em tratamento com um opioide por período prolongado, geralmente é necessário administrar uma dose menor do que a equianalgésica esperada ao substituir o opioide e titular o efeito.

*Rápida hidrólise em morfina.
†Apenas parte de sua ação analgésica resulta da ação nos receptores μ-opiáceos.
Modificada de Macintyre PE, Ready LB: *Acute pain management: a practical guide*, ed 2, Philadelphia, 2001, Saunders, p 19.

tem a tendência em se opor a receber. Naldemedina e naloxegol são outros agentes com ações semelhantes ao metilnaltrexona. Um laxante disponível recentemente, o **lubiprostona**, é um inibidor do canal de cloreto colônico que impede a reabsorção de água no cólon, muito eficaz para a constipação intestinal induzida por opioides.

A preocupação dos meios de comunicação e do governo com relação à "epidemia de opiáceos" tem, de modo razoável, levado ao escrutínio da prescrição de opioides em crianças, assim como a aprovação recente da FDA de formulações de opiáceos para esse grupo vem gerando alarme e críticas por parte de alguns críticos do emprego de opiáceos para fins médicos. Logo, um dos grandes obstáculos para o manejo eficaz da dor com o emprego de opioides é o medo da dependência sustentado por muitos pediatras no momento da prescrição do fármaco e, do mesmo modo, pelos pais. A compreensão dos fenômenos de tolerância, dependência, abstinência e vício é imprescindível aos pediatras (ver Tabela 76.5). O **vício em opioides** é o resultado da complexa interação de predisposição genética; patologia psiquiátrica; e causas sociais, incluindo pobreza, desemprego, falta de esperança e desespero. Em grande parte dos casos, o aumento dramático no volume de uso abusivo e superdosagens de opiáceos, bem como mortes relacionadas a eles desde 2001, tem ficado restrito à população adulta branca entre 30 e 55 anos de idade, não em crianças ou adolescentes. Um estudo longitudinal de crianças e adolescentes tratados com opioides por motivos médicos constatou não haver risco aumentado para o desenvolvimento de uso abusivo de substâncias, ao menos até meados dos 20 anos de idade, nesse grupo. Outros estudos epidemiológicos têm mostrado não haver aumento significante em casos de superdosagem e mortes por opioides nas populações negras e latinas, mas sim uma relação com a taxa de desemprego. Da mesma forma, a utilização racional dessas substâncias em curto ou longo prazo em crianças não acarreta uma predisposição ou perigo de vício para a que, a propósito, não está em risco por causa de antecedentes genéticos, raça ou meio social.

É igualmente importante para os pediatras, a percepção de que mesmo os pacientes com diagnóstico reconhecido de uso abusivo de substâncias têm direito a um manejo analgésico eficaz, o qual geralmente abrange o emprego de opioides. Caso haja preocupações legítimas sobre a dependência em um paciente, o manejo seguro e eficaz da algia por meio de opioides costuma ser mais bem administrado por especialistas em controle da dor e farmácos contra o vício. A Tabela 76.9 descreve as recomendações de opiáceos para a **dor crônica** do Centers for Disease Control and Prevention (CDC) dos EUA (principalmente em adultos).

Não há mais razão para se administrar opioides por injeção IM. A infusão IV contínua é uma opção eficaz, pois permite concentrações plasmáticas e efeitos clínicos mais constantes do que a dosagem intermitente em bólus IV, e sem a dor associada à injeção IM. A abordagem mais comum em centros pediátricos é administrar uma infusão de opioide basal de baixa dose, enquanto permite que os pacientes utilizem um dispositivo de **analgesia controlada pelo paciente (ACP)** para ajustar a dose acima da infusão (Figura 76.3; ver Capítulo 74). Em comparação com crianças tratadas com morfina IM intermitente, aquelas que utilizaram ACP relataram melhores escores de dor. Esse dispositivo tem várias outras vantagens: (1) a dosagem pode ser ajustada para considerar a variação farmacocinética e farmacodinâmica individual, assim como trocar a intensidade da dor durante o dia; (2) psicologicamente, o paciente está mais no controle, lidando de forma ativa com a dor; (3) o consumo geral de opioides tende a ser menor; (4), portanto, há menos ocorrência de efeitos colaterais; e (5) a satisfação do paciente é, em geral, muito maior. Crianças de 5 a 6 anos de idade podem utilizar o ACP com eficácia. O dispositivo também pode ser ativado por pais ou enfermeiros, conhecido como **ACP por procuração (ACP-P [*PCA-by-proxy*]),** o qual produz analgesia de maneira segura e eficaz para crianças que não são capazes de ativar o botão de demanda do ACP por serem ainda muito novos ou intelectual ou fisicamente debilitados. Superdosagens de ACP costumam ocorrer quando pais bem-intencionados, mas instruídos de forma inadequada, pressionam o botão do dispositivo em condições clinicamente complicadas, com ou sem a utilização de ACP-P, destacando a necessidade de educação do paciente e família, adoção de protocolos e supervisão adequada da enfermagem.

Por causa do alto risco de efeitos colaterais adversos (depressão respiratória), a FDA tem alertado sobre as contraindicações com relação ao uso pediátrico de codeína e tramadol (Tabela 76.10).

Anestésicos locais

Anestésicos locais são amplamente utilizados em crianças para auxiliar em aplicação tópica, infiltração cutânea, bloqueios de nervo periférico e neuroaxiais (infusões intratecais ou epidurais) e infusões IV (Tabela 76.11; Capítulo 74); esses podem ser utilizados com excelente segurança e efetividade. Eles impedem a transmissão neural ao bloquear

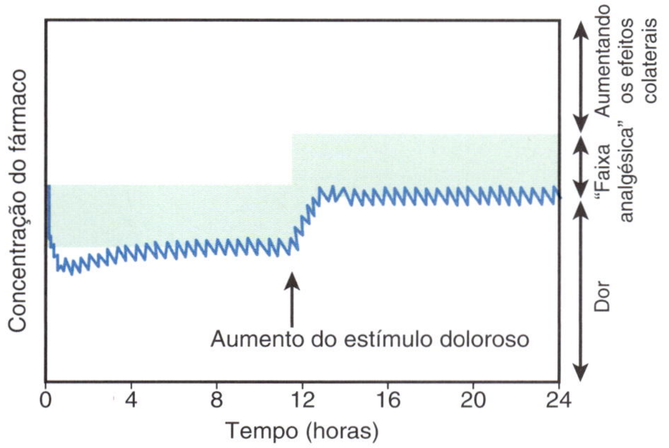

Figura 76.3 A analgesia controlada pelo paciente é mais apta a manter as concentrações sanguíneas de opioide dentro da "faixa analgésica" e permite titulação rápida se houver um aumento no estímulo da dor que requeira níveis sanguíneos mais elevados de opioide para sustentar a analgesia. (De *Burg FD, Ingelfinger JR, Polin RA et al., editors:* Current pediatric therapy, *ed 18. Philadelphia, 2006, Saunders/Elsevier, p 16.)*

Tabela 76.9 Recomendações do CDC para prescrição de opioides para dor crônica fora do tratamento de câncer ativo, cuidados paliativos e ao fim da vida.

Determinação de quando iniciar ou continuar com opioides para dor crônica

1. Terapias não farmacológica e farmacológica não opioide são as opções de preferência para a dor crônica. O clínico geral deve considerar a terapia com opioides apenas se os benefícios esperados em relação à dor e função forem superiores aos riscos para o paciente. Se houver administração de opioides, esses devem ser combinados com terapia não farmacológica e farmacológica não opioide, conforme apropriado
2. Antes de iniciar a terapia com opioides para dor crônica, o clínico geral deve estabelecer metas de tratamento com todos os pacientes, incluindo metas realistas para dor e função, e estudar como a terapia será descontinuada se os benefícios não compensarem os riscos. O generalista deve continuar a terapia com opioides apenas se houver melhora clinicamente significativa na dor e na função que supere os riscos para a segurança do paciente
3. Antes de iniciar e, periodicamente, durante a terapia com opioides, o clínico geral deve discutir com o paciente sobre os riscos conhecidos e os benefícios práticos da terapia com opioides, bem como as responsabilidades de ambos durante o manejo da terapia

Seleção de opiáceos, dosagem, duração, acompanhamento e descontinuação

4. Ao iniciar a terapia com opioides para dor crônica, o generalista deve prescrever os de liberação imediata em vez daqueles de liberação prolongada/longa duração (LP/LD)
5. Quando opioides são iniciados, o clínico geral deve prescrever a dosagem mais baixa que seja eficaz. Ele precisa ter cautela na prescrição opiáceos em qualquer dose, reavaliar cuidadosamente as evidências de benefícios e riscos individuais ao aumentar a dosagem para ≥ 50 equivalentes em miligramas de morfina (EMM)/dia e evitar o aumento da dosagem para ≥ 90 EMM/dia ou justificar com rigor uma decisão de titular a dosagem para ≥ 90 EMM/dia.
6. A administração de opioides a longo prazo geralmente começa com o tratamento da dor aguda; e, quando empregados nesse quadro clínico, o generalista deve prescrever a dose mais baixa do fármaco que seja eficaz, em sua forma de liberação imediata e não em quantidade maior do que o necessário considerando a duração prevista para uma dor forte o suficiente que requeira opioides. Três dias, ou menos, costumam ser suficientes; raras vezes, precisam ser prescritos por mais de 7 dias.
7. Os médicos devem avaliar os benefícios e danos aos pacientes dentro de 1 a 4 semanas após o início da terapia com o fármaco para dor crônica ou aumento da dose. É necessário também analisar benefícios e danos da terapia continuada nos pacientes a cada 3 meses ou mais frequentemente. Se os benefícios não excedem os danos da terapia continuada, os especialistas devem otimizar outras terapias e trabalhar com os pacientes em busca de reduzir para dosagens mais baixas ou diminuir e descontinuar os opioides.

Avaliação de risco e controle do danos causados pelos opiáceos

8. Antes de iniciar e, periodicamente, durante a continuação da terapia com opioides, os médicos devem avaliar os fatores de risco para danos relacionados ao seu uso. É fundamental que se incorpore ao plano de manejo estratégias para mitigar o risco, incluindo levar em consideração a oferta de naloxona quando fatores que aumentam o risco de superdosagem, como história de uso abusivo, transtorno acarretados pelo uso de substâncias, doses mais altas de opioides (≥ 50 EMM/dia) ou administração concomitante de benzodiazepínicos, estão presentes
9. É imprescindível que os médicos revisem o histórico do paciente de prescrições de substâncias controladas por meio dos dados do Programa de Monitoramento de Medicamentos sob Prescrição Médica (PDMP) para determinar se o paciente está recebendo doses de opioides ou combinações perigosas que o colocam em alto risco de superdosagem. O profissional deve rever esses dados ao iniciar a terapia com o fármaco para dor crônica e, periodicamente, durante o tratamento, incluindo toda a prescrição a cada 3 meses
10. Ao prescrever opioides para dor crônica, o clínico deve aplicar um teste de urina para detecção de substâncias químicas antes do início da terapia e considerar refazê-lo ao menos 1 vez por ano a fim de avaliar os fármacos prescritos, bem como outras drogas controladas e ilícitas
11. O generalista deve evitar a prescrição concomitante de analgésicos opioides e benzodiazepínicos, se possível
12. O clínico geral deve oferecer ou providenciar tratamento baseado em evidências (geralmente tratamento farmacológico assistido com buprenorfina ou metadona em combinação com terapias comportamentais) para pacientes com transtorno de uso de opioides

Todas as recomendações são da categoria A (aplicam-se a todos os pacientes fora de tratamento ativo para o câncer e dos cuidados paliativos e em final de vida), exceto a recomendação 10 (categoria designada B, a qual exige tomada de decisão individual); ver a diretriz completa para as classificações de evidência. De Dowell D, Haegerich TM, Chou R. CDC guideline for prescribing opioids for chronic pain. United States, 2016, *MMWR* 65(1):1-49, 2016.

Tabela 76.10 Resumo das recomendações da FDA.

- É contraindicado o uso de codeína para tratar dor ou tosse em crianças < 12 anos de idade
- Não é recomendado o emprego de tramadol para tratar dor em crianças < 12 anos de idade
- A utilização de tramadol para o tratamento da dor após tonsilectomia ou adenoidectomia em pacientes < 18 anos de idade não é recomendável (a codeína já foi contraindicada nesses pacientes)
- Não é recomendado o tratamento com codeína ou tramadol em crianças de 12 a 18 anos de idade obesas ou com risco aumentado de problemas respiratórios graves, como apneia obstrutiva do sono ou doença pulmonar grave
- O uso de codeína ou tramadol em lactantes deve ser evitado

FDA, U.S. Food and Drug Administration. De The Medical Letter: FDA warns against use of codeine and tramadol in children and breastfeeding women, *Med Lett* 59 (1521): 86-88, 2017.

os canais de sódio. A dosagem sistêmica excessiva pode ocasionar convulsões, depressão do SNC, e também (por bloqueio cardíaco e arteriolar dos canais de sódio) hipotensão, arritmias, depressão cardíaca e colapso cardiovascular. Os anestésicos locais, portanto, requerem um cronograma de dosagem máximo rigoroso. Os pediatras devem estar cientes da necessidade de calcular essas doses e aderir às diretrizes.

As formulações de anestésicos locais tópicos geralmente não resultam em concentrações séricas mensuráveis e podem reduzir a dor em diversas circunstâncias: sutura de lacerações, inserção de acesso venoso periférico, punções lombares e acesso venoso central. A aplicação de tetracaína, epinefrina e cocaína gera uma anestesia útil para a sutura de feridas, mas não deve ser empregada em membranas mucosas. Combinações de tetracaína com fenilefrina e lidocaína-epinefrina-tetracaína são igualmente eficazes, eliminando a necessidade da administração de uma substância controlada (cocaína). A Emla®, uma mistura eutética tópica de lidocaína e prilocaína utilizada para anestesiar a pele intacta, costuma ser aplicada para punções venosa e lombar e outros procedimentos com agulha. Um creme de lidocaína a 5% também é eficaz como anestésico tópico.

A **lidocaína** é o anestésico local mais comum utilizado para a infiltração cutânea. As suas doses máximas seguras são: 5 mg/kg sem epinefrina; e 7 mg/kg com epinefrina. Embora soluções concentradas (2%) estejam regularmente disponíveis em farmácias hospitalares, aquelas mais diluídas (0,25 e 0,5%) são tão eficazes quanto as de 1 a 2%. As soluções diluídas provocam menos desconforto abrasante na aplicação da injeção e permitem a administração de volumes maiores sem atingir doses tóxicas. No ambiente cirúrgico, a infiltração cutânea é mais frequentemente realizada com bupivacaína 0,25% ou ropivacaína

Tabela 76.11 Manejo farmacológico tópico para dor aguda em crianças.

DROGA	DOSE	OBSERVAÇÕES
PELE INTACTA		
Lidocaína 2 a 5% e prilocaína 2 a 5%	< 3 meses de vida ou < 5 kg: 1 g 3 a 12 meses e > 5 kg: 2 g 1 a 6 anos de idade e > 10 kg: 10 g 7 a 12 anos e > 20 kg: 20 g	O tempo necessário para alcançar o efeito máximo é de 1 h; cobrir o creme com um curativo oclusivo
Lidocaína 70 mg e tetracaína 70 mg (adesivo)	≥ 3 anos de idade: aplicar adesivo	O tempo necessário para atingir o efeito máximo é de 20 a 30 min
Tetracaína 4%	> 1 mês de vida e < 5 anos de idade: aplicar 1 tubo de gel (1 g) > 5 anos: aplicar até 5 tubos de gel (5 g)	Aplicar 30 min antes da punção venosa Aplicar 45 min antes da canulação intravenosa
FERIDAS		
Solução ou gel de lidocaína, epinefrina e tetracaína (LET)*	≥ 1 ano de idade: aplicar na ferida	O tempo necessário para o efeito máximo é de 20 min

*Também conhecido como ALA com base em nomes alternativos para os constituintes: adrenalina, lidocaína e ametocaína. Essas misturas são feitas localmente de acordo com formulários hospitalares, tendo como fórmula comum a lidocaína 4% acrescida de epinefrina 0 a 1% e tetracaína 0 a 5%. No passado, evitou-se a formulação à base de cocaína em feridas de dedos, orelhas, pênis, nariz, membranas mucosas e perto do olho ou lesões profundas envolvendo ossos, cartilagens, tendões ou vasos. A formulação à base de lidocaína pode ser utilizada nessas situações. Adaptada de Krauss BS, Calligaris L, Green SM, Barbi E: Current concepts in management of pain in children in the emergency department, *Lancet* 387:83-92, 2016.

0,2% por causa da duração muito mais longa do efeito; a dose máxima desses anestésicos de amida com ação prolongada é de 2 a 3 mg/kg e 3 a 4 mg/kg, respectivamente.

A **dor neuropática** pode responder bem à aplicação local de um adesivo tópico de lidocaína durante 12 h/dia (Tabela 76.12). A dor neuropática periférica e central também pode responder a infusões de lidocaína IV, as quais são possíveis de administrar em situações hospitalares para tratar dor refratária, síndromes de dor regionais complexas e dor associada a doenças malignas ou terapia de malignidades, como mucosite oral após transplante de medula óssea. Nesses pacientes, deve-se administrar 1 a 2 mg/kg/h, e a infusão titulada para atingir um nível de lidocaína no sangue na faixa de 2 a 5 μg/mℓ, com monitoramento sanguíneo terapêutico 2 vezes/dia. A Tabela 76.13 descreve as abordagens para a dor neuropática central.

Tabela 76.12 Exemplos de síndromes da dor neuropática.

LESÕES FOCAIS E MULTIFOCAIS DO SNP
Neuralgia pós-herpética
Neuralgias cranianas (p. ex., neuralgias trigeminal e glossofaríngea)
Mononeuropatia diabética
Síndromes de aprisionamento do nervo
Plexopatia ocasionada por malignidade ou irradiação
Dor em membro fantasma
Neuralgia pós-traumática (p. ex., compressão da raiz nervosa, logo após toracotomia)
Neuropatia isquêmica
Síndrome da dor regional complexa tipos 1 e 2
Eritromelalgia

POLINEUROPATIAS GENERALIZADAS DO SNP
Metabólica/nutricional: diabetes melito; pelagra; beribéri; deficiência nutricional múltipla; e hipotireoidismo
Tóxica: quimioterapia à base de álcool, platina ou taxano; isoniazida; e fármacos antirretrovirais
Infecciosa/autoimune: vírus da imunodeficiência humana (HIV); polineuropatia inflamatória aguda (síndrome de Guillain-Barré); e neuroborreliose (síndrome de Bannwarth)
Hereditária: doença de Fabry
Malignidade: carcinomatose
Outras: neuropatia idiopática de pequeno porte e eritromelalgia

LESÕES DO SNC
Lesão da medula espinal
Prolapso discal
AVC (infartos cerebral e espinal)
Esclerose múltipla
Lesões cirúrgicas (p. ex., rizotomia e cordotomia)
Transtornos neuropáticos complexos
Síndrome da dor regional complexa tipos 1 e 2

AVC, acidente vascular cerebral; SNC, sistema nervoso central; SNP, sistema nervoso periférico. Adaptada de Freynhagen R, Bennett MI: Diagnosis and management of neuropathic pain, *BMJ* 339:b3002, 2009.

Tabela 76.13 Recomendações de tratamento para dor neuropática central adaptadas da literatura atual baseada em evidências.

CLASSIFICAÇÃO TERAPÊUTICA/FÁRMACO	ETAPA RECOMENDADA DO TRATAMENTO
ANTIDEPRESSIVOS	
Tricíclicos (p. ex., amitriptilina e nortriptilina)	1ª ou 2ª
Inibidores da recaptação de serotonina e norepinefrina (p. ex., duloxetina e venlafaxina)	1ª ou 2ª
ANTICONVULSIVANTES	
Pregabalina	1ª ou 2ª
Gabapentina	1ª ou 2ª
Lamotrigina	2ª ou 3ª (na dor após AVC)
Valproato	3ª
OPIOIDES*	
Levorfanol	
DIVERSAS	
Canabinoides	2ª (na esclerose múltipla)
Mexiletina	3ª

*2ª ou 3ª etapa do tratamento (sem especificação). AVC, acidente vascular cerebral. Adaptada de Freynhagen R, Bennett MI: Diagnosis and management of neuropathic pain, *BMJ* 339:b3002, 2009.

FÁRMACOS NÃO CONVENCIONAIS NA DOR PEDIÁTRICA

A *terapia analgésica não convencional* refere-se a um grande número de fármacos desenvolvidos para outras indicações, mas com propriedades analgésicas. Esses fármacos abrangem alguns antidepressivos, antiepilépticos (FAE) e neurotrópicos.

Em geral, analgésicos não convencionais são empregados para controlar condições de dor neuropática, crises de enxaqueca, síndrome de fibromialgia e algumas formas de síndromes de dor abdominal crônica funcional. Esses agentes também são utilizados como componentes da analgesia multimodal no manejo da dor cirúrgica, somática e musculoesquelética. A Figura 76.4 apresenta um algoritmo de tomada de decisão para ajudar o médico na escolha da categoria analgésica apropriada para vários tipos de dor.

Embora vários fármacos anódinos não convencionais sejam aprovados pela FDA para o uso analgésico, nenhum deles está autorizado para a administração em jovens com dor aguda ou crônica. Por isso, esses

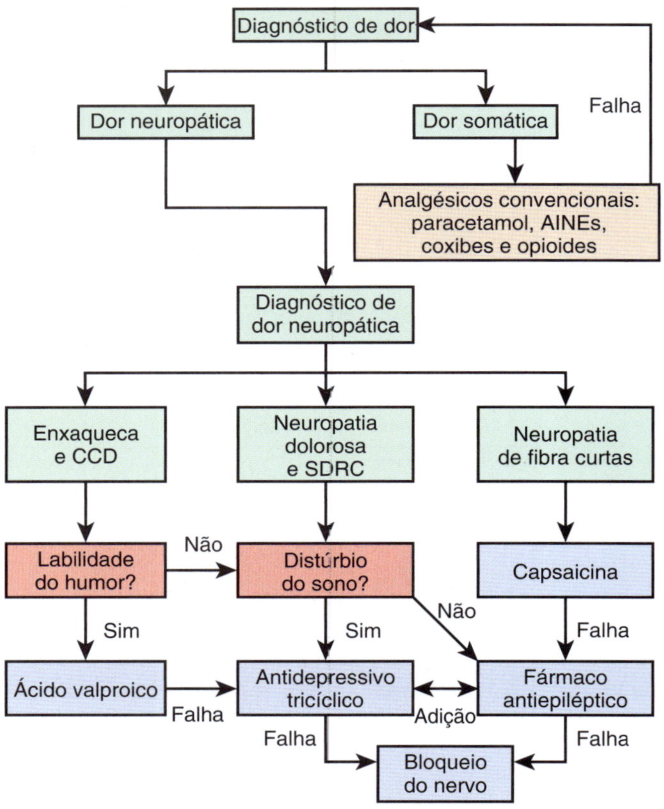

Figura 76.4 Algoritmo de decisão para a escolha de analgésicos convencionais e não convencionais. CCD: cefaleia crônica diária; SDRC: síndrome da dor regional complexa; AINEs: anti-inflamatórios não esteroides.

fármacos devem ser utilizados com cautela, com foco na mitigação da dor para permitir que a criança participe efetivamente das terapias e retorne a sua atividade normal o mais rápido possível. O emprego de psicotrópicos deve ser guiado pelos princípios aplicados ao tratamento farmacológico de qualquer sintoma ou doença. Os sintomas-alvo devem ser identificados, e os efeitos colaterais monitorados. Para determinar os regimes de dosagem, o médico deve levar em consideração o peso da criança e os efeitos que a condição clínica e outras terapias, como fármacos psicotrópicos, podem ter sobre o seu metabolismo. Quando disponível, deve-se realizar o acompanhamento terapêutico do nível sérico. Efeitos colaterais devem ser abordados em detalhes com os pais e a criança, e dadas as instruções específicas que correspondam aos possíveis eventos adversos. Talvez seja preciso falar abertamente das preocupações sobre vício, dependência e tolerância, a fim de diminuir a ansiedade relacionada ao tratamento e melhorar a adesão à terapia.

Fármacos antidepressivos

Antidepressivos são úteis em adultos com dor crônica, incluindo dor neuropática, cefaleias e artrite reumatoide, independente de seus efeitos sobre os transtornos depressivos. O mecanismo de ação analgésica dos antidepressivos é a inibição da recaptação de norepinefrina no SNC. Em crianças, como os ensaios clínicos têm sido limitados, o profissional deve utilizar antidepressivos com cautela para tratar a dor crônica ou sintomas depressivos ou de ansiedade associados. A FDA emitiu um "advertência de caixa preta", seu alerta mais importante presente na bula de fármacos prescritos, para informar o público sobre um pequeno, mas significativo, aumento de ideações e tentativas suicidas em crianças e adolescentes em tratamento com antidepressivos. Uma metanálise de estudos envolvendo crianças e adolescentes com prescrição de antidepressivos indicou que nenhum suicídio havia sido cometido. O pediatra deve abordar essa questão com os pais de pacientes sendo tratados com esses tipos de fármacos e desenvolver planos de monitoramento consistentes com as recomendações atuais da FDA.

Os **antidepressivos tricíclicos** (**ADT**) têm sido os mais estudados em crianças com dor crônica e verificou-se que são eficazes no alívio da dor para os sintomas de dor neuropática, dor abdominal funcional e enxaqueca. A eficácia dos ADT pode ser baseada na inibição das vias neuroquímicas envolvidas na receptação de serotonina e noradrenalina (RSN) e na interferência com outros neurotransmissores implicados na percepção ou condução neural da dor. Como a sedação é o efeito colateral mais comum, os ADT também são eficazes no tratamento dos distúrbios do sono que muitas vezes acompanham a dor pediátrica. A biotransformação dos ADT é extensa em crianças saudáveis. Normalmente, eles são administrados apenas na hora de dormir. Como outra opção, o paciente pode começar com uma dose antes de deitar, o que adequa o fármaco a ser titulado, em seguida, para uma dose diária dividida, com a maior dada na hora de dormir. O leitor deve observar que os sintomas da dor costuma diminuir a sua intensidade com doses mais baixas do que aquelas recomendadas ou exigidas para o tratamento de transtornos de humor. A maioria das crianças e adolescentes não requer mais do que 0,25 a 0,5 mg/kg, 1 vez/dia ao deitar, de amitriptilina ou nortriptilina.

Além disso, deve-se prestar atenção ao metabolismo da enzima hepática microssomal, pois os inibidores do CYP2D6, como a cimetidina e a quinidina, são capazes de elevar os níveis de ADT. Os efeitos colaterais anticolinérgicos, os quais são menos comuns em crianças do que em adultos, podem desaparecer com o tempo. Deve-se chamar a atenção para a ocorrência de constipação intestinal, hipotensão ortostática e cáries dentárias por causa de boca seca, enfatizando a importância da hidratação e da higiene oral. Outros efeitos colaterais abrangem ganho de peso, supressão leve da medula óssea e disfunção hepática. Alguns profissionais recomendam o monitoramento do hemograma completo (CBC, do inglês *complete blood count*) e dos valores da função hepática no início e, periodicamente, durante a terapêutica. Os níveis séricos dos ADT podem ser obtidos também, mas o monitoramento terapêutico do sangue geralmente deve ocorrer de forma separada, sobretudo se houver um problema de adesão, superdosagem ou mudança repentina no estado mental.

Todos os ADT inibem as vias de condução cardíaca e prolongam o intervalo QT. A morte súbita por parada cardíaca já foi relatada em crianças que tomam ADT, sobretudo desipramina, provavelmente relacionada ao prolongamento do intervalo QTc. Não há acordo geral com relação ao monitoramento dos efeitos eletrofisiológicos desses fármacos, mas é prudente obter uma história pessoal e familiar minuciosa com foco em arritmias cardíacas, doença cardíaca e síncope antes do início do tratamento. Se a história for positiva para qualquer uma dessas condições, deve ser solicitado um eletrocardiograma (ECG) do estado de saúde inicial, com o cuidado de garantir que o QTc seja < 445 ms. É recomendável, caso a dose de amitriptilina ou nortriptilina ultrapasse 0,25 a 0,5 mg/kg/dia, que se realize um ECG para cada aumento de dosagem. Dependência física e síndrome de descontinuação familiar podem ocorrer com ADT, assim como com outros antidepressivos. A *síndrome de descontinuação* inclui agitação, distúrbios do sono, alterações do apetite e sintomas GI. Esses fármacos devem ser reduzidos de forma gradual para facilitar a distinção entre os sintomas que indicam rebote, abstinência ou a necessidade de continuação da terapia.

Os **inibidores seletivos da recaptação da serotonina** (**ISRS**) têm eficácia mínima no tratamento de uma variedade de síndromes de dor em adultos. Eles são muito úteis quando os sintomas de depressão ou ansiedade surgem e não podem ser tratados de forma adequada por meios não farmacológicos. Escitalopram, fluoxetina e sertralina já foram aprovados pela FDA para o uso em crianças e adolescentes. Os SSRIs têm um perfil de efeito colateral significativamente mais moderado do que os ADT (a maioria dos efeitos colaterais são transitórios), e eles não apresentam efeitos colaterais anticolinérgicos. Os principais efeitos colaterais são sintomas GI, cefaleias, agitação, insônia, disfunção sexual e ansiedade. Raras vezes, há ocorrência de hiponatremia ou síndrome de secreção inapropriada do hormônio antidiurético (SIHAD). Em teoria, interações com outros fármacos que têm efeitos serotoninérgicos (tramadol, trazodona, triptofano e terapia com triptano para enxaqueca) também podem ocorrer. Quando eles são administrados em combinação, muitas fontes afirmam que pode haver maior probabilidade de ocorrência da **síndrome serotoninérgica** com risco de vida e sintomas associados de mioclonia, hiper-reflexia, instabilidade autonômica, rigidez muscular e *delirium* (ver Capítulo 77). Na verdade, a síndrome da serotonina nunca havia sido relatada em adultos ou crianças tratadas com triptanos para transtorno de cefaleia e ISRS. Há também uma **síndrome de descontinuação** associada a ISRS de ação mais curta (p. ex., paroxetina), a qual abrange tonturas, letargia, parestesias, irritabilidade e sonhos vívidos. Doses de fármacos devem ser reduzidas de forma gradual ao longo de várias semanas.

Os **inibidores seletivos da recaptação de serotonina e norepinefrina (ISRNs)** duloxetina e venlafaxina demonstraram eficácia significativa com neuropatias crônicas e outras síndromes de dor porque inibem a recaptação de serotonina e norepinefrina e podem bloquear diretamente os receptores de dor associados também. A venlafaxina não tem rotulagem de indicação de dor. A duloxetina é aprovada pela FDA para o tratamento da dor neuropática (especificamente, neuropatia diabética) e síndrome da fibromialgia, bem como para a administração em crianças a partir dos 7 anos de idade. Uma vantagem significativa dos ISRNsobre os ADT, quando utilizados para a profilaxia da cefaleia ou dor neuropática, é que eles têm efeitos terapêuticos sobre o humor e a ansiedade em dosagens eficazes para o controle da algia.

Como os ISRS e os IRSN têm menos efeitos colaterais anticolinérgicos do que os ADT, a adesão a eles é melhor em comparação com as populações psiquiátricas que tomam ADT. Os efeitos colaterais de ambos abrangem sintomas GI, hiperidrose, tontura e agitação, mas esses efeitos costumam diminuir com o tempo. Hipertensão e hipotensão ortostática podem ocorrer; além disso, a PA do paciente deve ser acompanhada de perto, e a hidratação adequada precisa ser salientada. Observe que, embora a estimulação do apetite e o ganho de peso estejam relacionados a todas os ADT, a duloxetina costuma estar associada à perda de peso, o que é, muitas vezes, um efeito colateral desejável, sobretudo nas adolescentes sensíveis em relação ao excesso de peso.

Cogita-se que todos os antidepressivos, incluindo os ADT, ISRS e IRSN, tenham potencial para aumentar o risco de ideação e tentativa de suicídio em pacientes. A FDA declara:

> "Todos os pacientes pediátricos em tratamento com antidepressivos para qualquer indicação devem ser observados de perto quanto a piora clínica, tendência suicida e mudanças incomuns no comportamento, sobretudo durante os primeiros meses do curso de uma terapia farmacológica ou nos momentos de alterações de dose, tanto aumentos quanto reduções."

No entanto, a FDA também observa:

> "Embora haja uma preocupação de longa data de que os antidepressivos possam contribuir na indução da piora de depressão e no surgimento de ideações suicidas em certos pacientes, um papel causal a respeito dos antidepressivos em induzir esses comportamentos ainda não foi estabelecido. No entanto, pacientes em tratamento com antidepressivos devem ser observados atentamente no que se refere a piora da clínica e tendência suicida, sobretudo no início do curso de terapia farmacológica ou no momento de alterações de dose, tanto aumentos quanto reduções."

Fármacos antiepilépticos

Acredita-se que anticonvulsivantes, como gabapentina, carbamazepina e ácido valproico, aliviem a dor crônica por meio do bloqueio dos canais de sódio (valproato e os gabapentanoides) ou cálcio (carbamazepina e oxcarbazepina) no nível celular neuronal, suprimindo assim a atividade elétrica espontânea e restaurando o limiar normal para despolarização de neurônios nociceptivos hipersensíveis, sem afetar a condução nervosa normal. Esses fármacos são particularmente úteis em pacientes com transtornos de humor que apresentam dor neuropática. Em adultos, a FDA aprovou: carbamazepina para a neuralgia do trigêmeo; valproato para a profilaxia da enxaqueca; e pregabalina para a dor neuropática que piora o diabetes, bem como para herpes-zóster e manejo de fibromialgia. Fármacos anticonvulsivantes costumam ter efeitos colaterais GI, além de sedação, anemia, ataxia, erupção cutânea e hepatotoxicidade. Carbamazepina e oxcarbazepina também estão associadas à síndrome de Stevens-Johnson.

A função hepática e o hemograma devem ser monitorados no início, e depois periodicamente, da terapia com FAE. A carbamazepina e o ácido valproico têm janelas terapêuticas estreitas e variabilidade nos níveis terapêuticos de fármaco no sangue, bem como em muitas interações farmacológicas, de modo que podem causar doença hepática e insuficiência renal. Os níveis de fármaco devem ser medidos a cada aumento de dose e periodicamente depois disso. A carbamazepina, em particular, causa a autoindução de enzimas microssomais hepáticas, o que pode complicar ainda mais a obtenção de um nível de tratamento terapêutico. Mulheres devem fazer teste de gravidez antes de tomar valproato, e pacientes que são sexualmente ativos devem ser alertados a usar contraceptivos eficazes, pois defeitos do tubo neural estão relacionados com carbamazepina.

FAE menos tóxicos substituiram a administração de valproato e carbamazepina em pacientes com dor. Esses agentes mais recentes têm seus próprios perfis de efeitos colaterais, às vezes preocupantes, mas são muito menos tóxicos que seus antecessores e não exigem monitoramento da função hepática ou da medula óssea e nem dos níveis sanguíneos. Além disso, eles também são muito menos letais nos casos de superdosagem acidental ou deliberada.

A **gabapentina**, o FAE mais amplamente prescrito para o manejo de distúrbios da dor, demonstra-se eficaz no tratamento de crianças com dor crônica, em particular na dor neuropática, e vem desempenhando uma função cada vez mais importante no manejo de dor cirúrgica de rotina. Além disso, já demonstrou eficácia no tratamento de cefaleia crônica e muitas síndromes de dor neuropática, incluindo síndromes de dor regionais complexas, neuropatia induzida por quimioterapia, neuralgia pós-herpética e neuropatia diabética em crianças e adultos. Esse agente tem um perfil de efeito colateral relativamente benigno e sem interações farmacológicas. Os efeitos colaterais incluem: sonolência, tontura e ataxia. Às vezes, crianças demonstram efeitos colaterais não relatados em adultos, como comportamento impulsivo ou de oposição, agitação e, de vez em quando, depressão. Esses efeitos secundários não parecem estar relacionados à dose.

A **pregabalina** atua por mecanismos semelhantes aos da gabapentina, mas tem um perfil melhor de efeitos colaterais. Tanto um quanto o outro não estão sujeitos a quase nenhum metabolismo hepático, sem quaisquer interações farmacológicas significativas, uma preocupação em pacientes com dor crônica, aqueles que costumam tomar vários medicamentos – tanto para a dor quanto para a condição clínica subjacente relacionada com ela. No entanto, como ambos os FAE dependem da função renal para a depuração, as doses precisam ser ajustadas na ocorrência de disfunção renal.

O **topiramato** também demonstra maior sucesso do que os anticonvulsivantes tradicionais no tratamento da neuralgia do trigêmeo em adultos, bem como na profilaxia da enxaqueca. A terapêutica com topiramato resulta em disfunção cognitiva e perda de memória a curto prazo com mais frequência do que a gabapentina ou pregabalina, e esses efeitos neurocognitivos são particularmente problemáticos para as crianças em idade escolar. O pediatra também deve estar ciente de que esse fármaco está relacionado com perda de peso, enquanto outros anticonvulsivantes geralmente se associam com ganho significativo de peso. Esse efeito colateral é muito importante para pacientes adolescentes sensíveis com relação ao peso, ao passo que naqueles com anorexia relacionada ao câncer, é mais recomendável um ADT para induzir o apetite e o ganho de peso.

Benzodiazepínicos

Crianças e adolescentes com dor crônica podem apresentar comorbidades psicológicas, como humor deprimido, distúrbios do sono e transtornos de ansiedade, incluindo os de ansiedade generalizada, ansiedade de separação, estresse pós-traumático (TEPT) e ataques de pânico. Transtornos invasivos do desenvolvimento são comuns nessa população. Fatores psicológicos afetam a capacidade de um jovem para lidar com um distúrbio da dor. Uma *resposta condicionada* à dor pode ser a de se sentir fora de controle, o que aumenta a ansiedade e o sofrimento físico; e inversamente, a *ansiedade antecipatória* relacionada à dor inibirá as atividades e a recuperação. Sentimentos de impotência tornam a criança sensível a quantidades crescentes de dor, o que a leva a permanecer em sofrimento físico, com pensamentos trágicos e falta de esperança. Mudanças em suas rotinas normais, com um impacto negativo na participação em atividades valorizadas, podem promover ainda mais a desesperança e resultar no aumento das sensações de dor e no desenvolvimento de um transtorno depressivo.

Benzodiazepínicos são fármacos ansiolíticos que também têm efeitos relaxantes musculares. Eles são bastante adequados em situações agudas como adjuvantes valiosos para o manejo da dor em ambiente hospitalar, pois inibem espasmos musculares dolorosos nos pacientes cirúrgicos; contudo, são ainda mais importantes porque suprimem a ansiedade pela qual quase toda criança hospitalizada experimenta, ansiedade que impede a restauração do sono e amplifica a sua percepção de dor. Os benzodiazepínicos são úteis para acalmar as crianças com ansiedade e ansiedade antecipatória sobre procedimentos planejados e dolorosos.

Uma vez que dependência, tolerância e abstinência podem ocorrer com o uso prolongado, os benzodiazepínicos geralmente não são recomendados para o manejo de rotina da *dor crônica*. Além disso, o risco de depressão respiratória quando esses são combinados à terapia com opioides tem contribuído para o aumento do número de mortes relacionadas a eles nos EUA desde 2001. Todavia, a psicoterapia combinada com benzodiazepínicos ajuda a controlar os sintomas de ansiedade que amplificam a percepção da dor.

Raras vezes, benzodiazepínicos são capazes de provocar desinibição comportamental, comportamentos semelhantes à psicose ou, em doses excessivas, depressão respiratória. Ao dosar esses fármacos, o pediatra deve levar em consideração que muitos deles são metabolizados pelo sistema enzimático microssomal do citocromo P-450. Essa questão pode ser menos significativa com lorazepam e oxazepam, os quais passam por conjugação hepática na primeira fase. Os efeitos colaterais comuns aos benzodiazepínicos são sedação, ataxia, anemia, aumento das secreções brônquicas e humor deprimido. Se for administrado por alguns dias consecutivos, a dose deve ser reduzida aos poucos durante 2 ou mais semanas; se a terapia for descontinuada de forma abrupta, há a possibilidade da ocorrência de instabilidade autonômica, *delirium*, agitação, convulsões e insônia aguda. A literatura psiquiátrica infantil cita preocupações de que o emprego de benzodiazepínicos durante a hospitalização por doença grave (p. ex., transplante de órgãos, permanência prolongada em unidade de terapia intensiva [UTI]) possa elevar o risco de desenvolvimento de TEPT ou aumentar a sua sintomatologia ao se flexibilizar a orientação habitual para lidar com estresse. Assim, outros ansiolíticos, como os antipsicóticos atípicos, costumam ser recomendados.

Antipsicóticos e principais sedativos

Doses baixas de fármacos antipsicóticos costumam ser utilizadas para lidar com ansiedade, agitação e descompensação comportamental mais graves, por vezes relacionadas à dor intensa. O emprego desses fármacos é controverso porque os eventos adversos associados podem ser graves e irreversíveis. Antipsicóticos típicos utilizados no passado, incluindo tioridazina, haloperidol e clorpromazina, estão associados a diminuição do limiar convulsivo, distonia, agranulocitose, ganho de peso, distúrbios de condução cardíaca, discinesia tardia, hipotensão ortostática, hepática disfunção e distonia laríngea com risco de vida. Em geral, esses efeitos secundários são menos graves com antipsicóticos atípicos. Pelo fato de que esses efeitos ainda assim podem ocorrer, o pediatra deve obter um ECG basal, valores da função hepática e análise de CBC e, se possível, garantir uma consulta ao psiquiatra infantil. Se o profissional estiver utilizando antipsicóticos típicos, um inventário de distúrbios do movimento, como o teste da Escala de Movimento Involuntário Anormal (AIMS), deve ser realizado no início e em cada consulta de acompanhamento, pois os distúrbios do movimento podem piorar com a retirada abrupta da medicação ou se tornar irreversíveis.

Em termos gerais, **antipsicóticos atípicos** estão associados a perfis de efeitos colaterais menos graves, sobretudo discinesias e distonias. A administração de olanzapina, a qual é muito útil em casos de insônia e ansiedade grave, requer avaliação e monitoramento dos níveis sanguíneos de glicose, colesterol e triglicerídeos; os efeitos colaterais possíveis são diabetes, hipercolesterolemia ou ganho de peso significativo. Efeitos colaterais anticolinérgicos associados à quetiapina justificam o monitoramento frequente da PA. Risperidona em doses > 6 mg pode ocasionar efeitos secundários semelhantes aos dos antipsicóticos típicos. A clozapina, que causa aumento da incidência de agranulocitose com risco de vida, quase sempre deve ser evitada como tratamento para as crianças e adolescentes com dor crônica. O aripiprazol tem sido adotado para os casos de ansiedade grave e/ou depressão resistente ao tratamento. Todos os antipsicóticos estão relacionados com a rara, mas potencialmente fatal, **síndrome neuroléptica maligna**, a qual abrange instabilidade autonômica grave, rigidez muscular, hipertermia, catatonia e estado mental alterado.

Outros fármacos para controle da dor

Agonistas do receptor alfa-adrenérgico, como a clonidina, frequentemente são empregados como agentes anti-hipertensivos. No entanto, eles costumam ser úteis tanto como ansiolíticos quanto como agentes para o início do sono na criança ansiosa hospitalizada. Os α-agonistas também têm efeitos centrais na redução da dor. A **clonidina** pode ser administrada por VO ou adesivos transdérmicos, se a PA da criança permitir. Na UTI, a **dexmedetomidina** IV, um agente sedativo α-agonista, pode ser prescrita para a criança ansiosa e clinicamente instável. O desmame desse fármaco, muitas vezes, é possível de ser realizado com uma transição para a clonidina. O **propranolol** é um agente betabloqueador normalmente utilizado na criança com instabilidade autonômica e para tempestade talâmica. Há relatos de que um betabloqueador pode melhorar a depressão em uma criança já acometida por transtorno depressivo maior, e a discussão com um psiquiatra infantil é capaz de auxiliar na tomada de decisão sobre a prescrição de propranolol, se necessário. Tanto a clonidina quanto o propranolol têm-se mostrado úteis para a criança agitada com TEA. Um outro α-agonista, a **guanfacina**, é mais adequado para a administração durante o dia na criança com TEA porque é menos sedativo que a clonidina. Apesar das pesquisas sobre o impacto da clonidina na dor crônica, não há dados disponíveis para determinar se a guanfacina é eficaz tanto quanto na redução da dor. Por último, a **cetamina**, um bloqueador dos receptores *N*-metil-D-aspartato (NMDA), tem sido utilizada para a dor intratável nas crianças hospitalizadas e em pacientes ambulatoriais com dor crônica relacionada à doença falciforme grave, bem como outros em cuidados paliativos para quem os opioides não são suficientes na redução da dor. Uma vez que a cetamina pode ter efeitos alucinatórios centrais, essas crianças devem ser monitoradas rigorosamente.

TRATAMENTO NÃO FARMACOLÓGICO DA DOR

Vários tratamentos psicológicos e físicos para o aliviar a dor, medo e ansiedade, bem como melhorar o funcionamento, têm perfis de segurança excelentes e eficácia comprovada, e a inclusão deles deve sempre ser considerada no tratamento da dor pediátrica (Figura 76.5). Na dor aguda e processual, as estratégias não farmacológicas têm sido utilizadas há muito tempo para ajudar na redução do sofrimento em crianças submetidas a procedimentos clínicos e cirurgia. Muitos desses métodos têm como objetivo manter a atenção das crianças afastada da dor e alterar a percepção do sofrimento físico (p. ex., distração, hipnose e imagens). Da mesma forma, várias estratégias no tratamento de dor crônica, muitas vezes enquadradas na categoria guarda-chuva de **terapias cognitivo-comportamentais** (**TCC**), têm demonstrado reduzir a dor e melhorar o funcionamento e a qualidade de vida. A TCC foi desenvolvida com o objetivo de modificar fatores socioambientais e comportamentais que possam exacerbar a experiência da criança com dor e a incapacidade relacionada a ela. Algumas décadas de pesquisa sobre TCC para dor crônica pediátrica estão disponíveis. Metanálises de ensaios clínicos randomizados (ECR) de intervenções com TCC encontraram grandes efeitos positivos da intervenção psicológica na redução da dor e/ou seus efeitos deletérios em crianças com cefaleia, dor abdominal e fibromialgia, com eficácia relativa ou comparativa de diferentes intervenções examinadas em áreas como cefaleia e dor abdominal nelas. Verificou-se que o *biofeedback* e as terapias de relaxamento têm efeitos superiores aos tratamentos

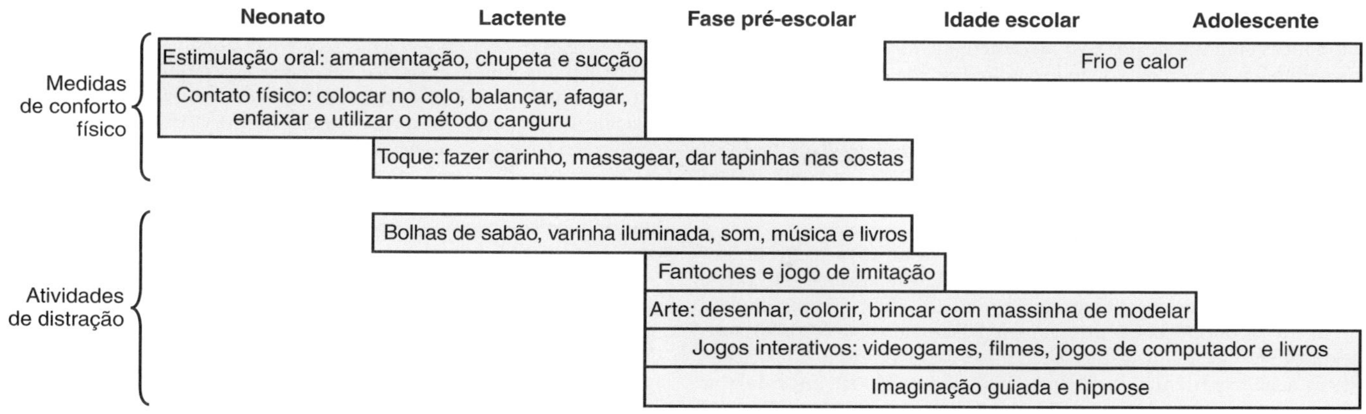

Figura 76.5 Intervenções não farmacológicas para a dor pediátrica. (*De Krauss BS, Calligaris L, Green SM, Barbi E: Current concepts in management of pain in children in the emergency department,* Lancet *387:83-92, 2016.*)

farmacológicos para a redução de cefaleia em crianças e adolescentes. Da mesma forma, com relação à dor abdominal recorrente, os efeitos positivos da TCC constatados foram referentes às condições de controle da atenção e intervenções farmacêuticas, botânicas e dietéticas (que tinham evidências muito fracas). Foram obtidos resultados positivos até mesmo de terapias muito breves (3 sessões) e administradas remotamente (telefone ou internet), com efeitos duráveis de até 12 meses após a intervenção.

Ao decidir como incorporar técnicas não farmacológicas para tratar a dor, o profissional deve: (1) conduzir uma avaliação completa dos fatores individuais, sociais e ambientais que talvez estejam contribuindo para as limitações de dor e funcionamento; (2) com base nessa avaliação, é possível decidir se as técnicas não farmacológicas isoladas serão suficientes como início do tratamento ou se as terapias devem ser integradas a analgésicos apropriados; (3) fornecer ao paciente (e membros da família) informações adequadas a respeito de desenvolvimento e condição, assim como sobre a justificativa para a escolha do tratamento e o que se pode esperar dele, dada a condição clínica, procedimentos e tratamentos da criança; (4) incluir os pacientes e suas famílias na tomada de decisão para assegurar uma escolha de terapia adequada e otimizar a adesão aos protocolos de tratamento; e (5) acima de tudo, desenvolver um plano de comunicação entre os diferentes **prestadores de cuidados**, normalmente com o pediatra como gestor do caso; a fim de que as mensagens para a criança e os pais sejam consistentes, e os modos de terapia, organizados em uma abordagem integrativa de equipe. Por fim, é importante reconhecer que, além da dor, outros transtornos psicológicos (p. ex., os de ansiedade e depressão maior) podem impactar a queixa de sofrimento físico apresentada e precisar de identificação e abordagem como parte, ou independente, do manejo da dor. Psicoterapia individual ou intervenção psiquiátrica pode ser necessária para tratar de forma adequada uma comorbidade relacionada ao transtorno.

As estratégias de TCC recorrem a uma série de técnicas que ensinam as crianças (e seus cuidadores) a lidar com o sofrimento físico ao aprenderem novas maneiras de pensar sobre a dor e como mudar os comportamentos associados a ela. Estratégias focadas em **cognições** são normalmente destinadas a aumentar a confiança e autoeficácia de pais e filhos para lidar com a dor e diminuir o medo em relação a ela. Além disso, as habilidades de enfrentamento podem afastar o foco de atenção da criança da dor e dos estímulos dolorosos.

Essas estratégias com foco na mudança de **comportamento** têm como objetivo modificar: (1) contingências no ambiente da criança, por exemplo, ensinar aos pais como responder aos comportamentos de dor de modo que estimulem o bem-estar, em vez dos comportamentos de doença; (2) as maneiras como os pais modelam as reações à dor ou desconforto; (3) técnicas de enfrentamento da criança e dos pais quando existe sofrimento psicossocial ou problemas nas relações sociais; e (4) as reações comportamentais da criança a situações como relaxamento e exposição a atividades anteriormente evitadas. Exemplos comuns dessas estratégias são discutidos a seguir. Ao passo que as TCC abrangentes costumam ser conduzidas por especialistas em saúde mental treinados ao longo de várias sessões, algumas estratégias básicas dessa terapia podem ser introduzidas de forma breve e fácil pelos profissionais na maioria dos ambientes clínicos. Se um tratamento mais aprofundado de TCC for necessário, deve-se providenciar o encaminhamento para um especialista qualificado em saúde mental com habilidades nessa abordagem.

A **educação dos pais e da família** e/ou **psicoterapia**, sobretudo nas abordagens familiares cognitivo-comportamentais, é uma modalidade de tratamento por meio da qual essas metas são alcançadas e, portanto, tem se mostrado eficaz no tratamento da dor crônica. Os pais podem aprender a lidar com o próprio sofrimento e a compreender os mecanismos e o tratamento adequado da dor. Os componentes principais são ensinar os pais a alterar os padrões familiares que podem, de forma não intencional, exacerbar a dor por meio do desenvolvimento de planos comportamentais. Os pais são ensinados a criar planos para que a criança controle os próprios sintomas e aumente o funcionamento independente. Muitas vezes, cuidadores adultos (p. ex., pais ou professores) precisam apenas de orientação sobre o desenvolvimento de um plano de incentivo comportamental que ajude no retorno da criança à escola; aumente de forma gradual a frequência; e receba tutoria, após uma ausência prolongada, relacionada à dor. *Amostra breve de estratégia sugerida*: pergunte aos cuidadores como eles reagem às queixas de dor da criança; avalie se eles encorajam atividades de bem-estar ou dão atenção e "recompensas", sobretudo quando a criança diz que não se sente bem; e proponha aos cuidadores a darem respostas à criança de formas que promovam o bem-estar quando há reclamação ou não.

O **treinamento de relaxamento** costuma ser empregado para promover o relaxamento muscular e a redução da ansiedade, o que geralmente acompanha e aumenta a dor. Esse treinamento, junto com a distração e o *biofeedback*, são tratamentos incluídos com frequência na TCC; mas, também, discutidos na literatura sem menção a ela.

A **respiração controlada** e o **relaxamento muscular progressivo** são técnicas de relaxamento comumente utilizadas, ensinadas a crianças em idade pré-escolar e mais velhas. *Exemplo de estratégia sugerida:* peça à criança (ou instrua o cuidador a fazê-lo) para praticar a seguinte ação e utilizá-la na iminência da dor – concentre-se na respiração e finja estar enchendo um balão grande, enquanto franze os lábios e expira bem devagar. Essa é uma forma de auxílio para a indução da respiração controlada.

Pode-se empregar a **distração** para ajudar a criança de qualquer idade a desviar o foco da dor e direcioná-lo a outras atividades. Suportes de atenção comuns no ambiente incluem: bolhas, música, videogames, televisão, telefone, conversa, escola e diversão. Pedir às crianças que contem histórias, solicitar aos pais que leiam para elas, e até mesmo contar histórias em conjunto pode ser uma distração útil. Estar envolvido com atividades sociais, escolares, físicas ou outras ajuda a criança com dor crônica a recuperar a função. *Amostra breve de estratégia sugerida*: estimule a criança (ou instrua o cuidador a fazê-lo) a desviar a atenção da dor, mantendo-a entretida o tempo todo em outras atividades e/ou pensando em outra coisa.

O ***biofeedback*** envolve respiração controlada, relaxamento ou técnicas hipnóticas com um dispositivo mecânico que fornece *feedback* visual ou auditivo para a criança quando a ação desejada é aproximada. Alvos comuns das ações incluem: tensão muscular, temperatura periférica da pele através de vasodilatação periférica e controle anal por meio de contração e relaxamento do músculo retal. O *biofeedback* também aumenta o senso de domínio e controle da criança, sobretudo para aquela que precisa de mais "provas" de mudança do que a gerada apenas pela hipnoterapia.

A **hipnoterapia** também tem sido adotada no tratamento de dor crônica em crianças, embora a evidência de sua eficácia não tenha sido tão amplamente estudada quanto a TCC. Essa terapia ajuda a criança a se concentrar em uma experiência imaginativa reconfortante, segura, divertida ou intrigante. Além disso, capta a atenção do paciente, altera suas experiências sensoriais, reduz o angústia, reformula as vivências de dor, cria distorções de tempo, ajuda a criança a se dissociar do sofrimento físico e aumenta as percepções de domínio e autocontrole. Crianças com dor crônica podem utilizar a *metáfora*, por exemplo, imaginando que superaram algo temido por causa da dor na vida real. À medida que a criança aumenta o domínio das experiências imaginadas, o senso de controle aprimorado pode ser empregado durante a reabilitação real da dor. A hipnoterapia é mais eficiente para os pacientes em idade escolar ou mais velhos.

Tratamentos não farmacológicos da dor também podem ser aplicados a outras necessidades de terapia. Uma criança que adquire conhecimento em técnicas de relaxamento que reduzem o sofrimento proveniente das punções lombares no tratamento do câncer também pode aplicar essa habilidade em outras situações clínicas, ou não, estressantes, como os estressores ocasionados pela escola.

O objetivo da ioga é alcançar o equilíbrio da mente, corpo e espírito. A **ioga terapêutica** pode ser útil em tratar a dor crônica; melhorar o humor, a energia e o sono; e reduzir a ansiedade. A ioga envolve uma série de ássanas (poses corporais) orientadas para a condição ou sintomas clínicos específicos. Algumas de suas formas utilizam posturas dentro de um fluxo e formato de movimento. A ioga *Iyengar* é única na aplicação de adereços, como cobertores, almofadas, blocos e cintos, para apoiar o corpo enquanto a criança assume posturas mais curativas. A ioga promove uma sensação de energia, relaxamento, força, equilíbrio e flexibilidade e, com o tempo, aumenta a sensação de domínio e controle. Na prática de yoga, a criança pode aprender certos tipos de respiração (*pranayama*) em busca de um benefício adicional. Com foco nas posturas corporais ou nos tipos de *fluxo* de ioga, a criança aprende a atenção plena ou a estar presente e no momento. Ao focar no corpo e na respiração, ela consegue desenvolver estratégias que evitem remoer o passado ou se preocupar com o futuro.

A **meditação da atenção plena** envolve o foco no presente, experiência "no momento", empregando uma variedade de estratégias. Muitos estudos em adultos relatam o valor da meditação para estados de dor crônica, bem como para a ansiedade e a depressão. Essas estratégias ajudam as crianças a aprender como estar atento e no presente, com o controle parassimpático aprimorado. Há muitos aplicativos para *smartphones* voltados para crianças de diferentes idades, bem como livros direcionados aos pais sobre como ajudar seus filhos a alcançar um estado consciente que aumente o relaxamento (ver o livro de Susan Kaiser-Greenland). Embora existam diferentes escolas de atenção plena, como *Vipassana* (meditação orientada para o *insight*, muitas vezes com foco na respiração) e meditação *transcendental* (na qual a criança aprende a prática de um mantra silencioso que busca facilitar a conquista de uma calma interior mais profunda), o objetivo é ajudar a criança no aprendizado de estratégias que melhorem a autocompetência em reduzir o estresse e promover o estado de bem-estar.

A **massagem terapêutica** envolve o toque do terapeuta e a aplicação de variados graus de pressão nos músculos da criança; costuma ser muito útil para os pacientes com dor crônica, sobretudo para aqueles com dor miofascial. Há diversos tipos de massagem, incluindo a terapia craniossacral. O que pode ajudar muito com relação a crianças pequenas são os pais que buscam aprender e aplicar uma breve massagem em seus filhos antes de dormir. A massagem terapêutica provavelmente não será útil ou tolerada pela criança com sensibilidade sensorial e aversão sensorial.

A **fisioterapia** pode ser muito útil para as crianças com dor musculoesquelética crônica e àquelas sem condicionamento por causa de inatividade. O exercício parece beneficiar especificamente o funcionamento muscular, a circulação e a postura, melhorando também imagem e mecânica do corpo, sono e humor. O fisioterapeuta e a criança podem desenvolver um plano de exercícios gradativos para melhorar a função geral da criança, a fim de que ela permaneça em casa. Pesquisas recentes indicam que a fisioterapia afeta os mecanismos neurobiológicos centrais responsáveis pelo aumento do controle da dor "de cima para baixo".

A **acupuntura** envolve a colocação de agulhas em pontos de acupuntura específicos ao longo de um *meridiano*, ou campo energético, após o acupunturista ter feito um diagnóstico de excesso ou deficiência de energia como a causa primária da dor nesse local. A acupuntura é uma parte viável e popular do plano de controle para a dor direcionado às crianças acometidas de forma crônica. Essa terapia alivia náuseas crônicas, fadiga e vários estados de algia crônica, incluindo enxaqueca e cefaleias diárias, dor abdominal e dor miofascial. Além disso, costuma ter eficácia em adultos com dor miofascial, dismenorreia primária, crise falcêmica e dor de garganta. O acupunturista deve ter uma boa conexão com as crianças para que a experiência não seja traumática, pois o estresse adicional pode anular os benefícios obtidos.

A **estimulação nervosa elétrica transcutânea** (**TENS**, sigla do inglês *transcutaneous electrical nerve stimulation*) é uma ferramenta operada por bateria que envia impulsos elétricos para o corpo em certas frequências reguladas através do aparelho. É uma técnica considerada segura e pode ser testada para muitas formas de dor localizada. As crianças costumam achar a TENS útil e eficaz.

A **musicoterapia** e a **arteterapia** podem ser bastante úteis para crianças pequenas e não verbais que, de outra forma, teriam problemas com as psicoterapias tradicionais. Além disso, muitas crianças criativas conseguem expressar com mais facilidade os seus medos e emoções negativas através da expressão artística e, com a ajuda do terapeuta, aprender sobre si mesmas nesse processo. Há também um crescimento nas pesquisas sobre o impacto da arte e da musicoterapia na alteração dos circuitos neurais centrais que mantêm e aumentam a dor.

Terapias com dança, movimento e animais de estimação, bem como a **aromaterapia**, também têm sido adotadas e podem ser úteis; porém, ainda não foram tão bem estudadas em crianças no que diz respeito ao controle da dor quanto outras terapias complementares. Muitas vezes, a experiência clínica ajuda a orientar o pediatra quanto aos benefícios dessas abordagens com pacientes individuais. Por exemplo, a terapia com animais de estimação vem ganhando força em hospitais e na redução do estresse em crianças doentes. Com frequência, animais de estimação podem se tornar autorreguladores para a criança com TEA, embora os mecanismos neurobiológicos ainda não sejam compreendidos.

INTERVENÇÕES INVASIVAS PARA O TRATAMENTO DA DOR

Os bloqueios intervencionistas de nervos neuroaxiais e periféricos fornecem anestesia intraoperatória, analgesia pós-operatória (ver Capítulo 74) e tratamento da dor aguda (p. ex., fratura de ossos longos e pancreatite aguda) e contribuem para o manejo da dor crônica, como cefaleia, dor abdominal, síndrome de dor regional complexa (SDRC) e dor oncológica. Em alguns centros, procedimentos intervencionistas costumam ser utilizados no tratamento de dor crônica não maligna em crianças e estão descritos aqui para que o pediatra compreenda os diferentes tipos disponíveis; porém, raras vezes são relatados em textos pediátricos. Esses procedimentos podem ser úteis em alguns pacientes infantis com tipos específicos de dor crônica, mas o seu emprego em crianças (assim como é amplamente praticado em clínicas de dor para adultos) geralmente não é recomendado porque a pesquisa pediátrica é insuficiente. Portanto, os dados são em grande medida excedidos da população adulta para outros grupos de pacientes. Em crianças com SDRC que recebem múltiplos bloqueios focais em um centro de dor para adultos, a primeira obstrução tende a realizar "maravilhas", mas os intervalos sem dor entre os bloqueios podem se tornar mais curtos, até não serem mais efetivos, e a dor de SDRC se propaga, inclusive para os locais de bloqueio. Isso não significa que nenhum bloqueio deve ser recomendado para crianças; porém, é preciso utilizá-los com cautela e em conjunto com outros tratamentos biopsicossociais.

A **anestesia regional** oferece vários benefícios. Como alternativa ou para a ampliação do controle da dor à base de opioides, a anestesia regional minimiza as necessidades desses fármacos e, portanto, os seus efeitos colaterais, como náuseas, vômitos, sonolência, depressão respiratória, prurido, constipação intestinal e dependência física. Geralmente proporciona alívio mais adequado da dor do que a terapia sistêmica, pois interrompe as vias nociceptivas e inibe de forma mais aguda as respostas ao estresse endócrino. Também resulta em deambulação bastante precoce na recuperação de pacientes cirúrgicos, ajuda a prevenir atelectasias naqueles com dor torácica e costuma levar à alta hospitalar antecipada. Em teoria, a interrupção das vias nociceptivas na periferia por meio de anestésicos regionais irá prevenir, ou reverter, o processo de amplificação de sinais de dor induzidos pela nocicepção (p. ex., terminação do SNC e ativação de células gliais). Na dor pós-operatória, a anestesia regional efetiva reduz os riscos de dor aguda que evolui para dor crônica. Esse procedimento é considerado seguro e eficaz se realizado por equipe treinada com os instrumentos e equipamentos adequados. Com mais frequência, os bloqueios nervosos são realizados por um anestesiologista ou clínico responsável pelo manejo da dor; alguns são facilmente realizados por um profissional não anestesista com treinamento apropriado.

Bloqueios de cabeça e pescoço

Síndromes de dor primária da cabeça, como a neuralgia do trigêmeo, são distintamente incomuns na população pediátrica, e poucos procedimentos cirúrgicos na cabeça e no pescoço são passíveis de anestesia regional. A dor imediata da amigdalectomia não é suscetível de bloqueio do nervo, e a dor incisional neurocirúrgica costuma ser atenuada pela infiltração local de anestésico regional nas margens da lesão ocasionada pelo cirurgião. Os distúrbios de cefaleia, bastante comuns no grupo etário pediátrico, muitas vezes respondem bem à anestesia regional do nervo occipital maior (2ª cervical, C2), o que proporciona sensibilidade a grande parte das estruturas cranianas, desde a região cervical superior, do occipício ao ápice da cabeça, ou mesmo até a linha do cabelo na testa. O nervo occipital maior pode ser bloqueado medialmente à artéria occipital, a qual geralmente é possível ser identificado na crista do occipício a meio caminho entre a proeminência occipital e o processo mastoide por palpação, amplificação sonora do Doppler ou visualmente por ultrassonografia (USG) de alta frequência. Efeitos a curto prazo e, sobretudo, de longa duração dos bloqueios nervosos para as cefaleias crônicas em crianças ainda não foram documentados por meio de pesquisa. É preciso que haja estudos para determinar quais crianças acometidas por quais tipos de cefaleia serão mais beneficiadas com os bloqueios do nervo occipital.

Bloqueios da extremidade superior

O bloqueio do plexo braquial controla a dor da extremidade superior. Ele também protege a extremidade do movimento, reduz o espasmo arterial e bloqueia o tônus simpático da extremidade superior. O plexo braquial, responsável pela inervação cutânea e motora da extremidade superior, é um arranjo de fibras nervosas originado dos nervos espinais C5 até o primeiro torácico (T1), estendendo-se desde o pescoço até a axila, braço e mão; ele também inerva todo o membro superior, afora o músculo trapézio e uma área da pele próxima à axila. Se a dor estiver localizada proximal ao cotovelo, o plexo braquial pode ser bloqueado acima da clavícula (raízes e troncos); se localizada distal ao cotovelo, o plexo braquial pode estar bloqueado na axila (cordões e nervos). É possível estabelecer o bloqueio como uma única injeção com anestésico de ação prolongada (bupivacaína ou ropivacaína, às vezes potencializado com clonidina ou dexametasona para prolongar a duração e a intensidade do bloqueio), a fim de fornecer até 12 horas de analgesia, ou por um cateter percutâneo conectado a uma bomba capaz de ministrar analgesia contínua ao longo de dias ou mesmo semanas.

Bloqueio de tronco e vísceras abdominais

O bloqueio de tronco fornece analgesia somática e visceral, bem como anestesia para dor ou cirurgia do tórax e área abdominal. O bloqueio simpático, motor e sensorial pode ser obtido. Esses blocos são frequentemente utilizados em combinação no intuito de prover alívio satisfatório. Os bloqueios intercostais e paravertebrais podem ser benéficos em pacientes para os quais uma injeção ou cateter peridural torácico é contraindicada (p. ex., paciente com coagulopatia). A função respiratória é mantida e os efeitos colaterais da terapia com opioides são eliminados.

Bloqueios intercostais, paravertebrais, bainha do reto e plano transverso abdominal são mais úteis para as dores pediátrica torácica e abdominal somática. O bloqueio do plexo celíaco e do nervo esplâncnico é melhor para a dor visceral abdominal, como a ocasionada por malignidade ou pancreatite. Esses bloqueios são mais bem realizados por anestesiologista experiente, clínico da dor ou radiologista intervencionista, por meio de USG ou tomografia computarizada (TC).

O **bloqueio intercostal** é utilizado para a oclusão dos nervos intercostais, os ramos anteriores dos nervos torácicos de T1 a T11. Esses nervos encontram-se inferiores a cada costela, entre os músculos intercostais internos e mais profundos, com suas veias e artérias correspondentes, onde podem ser bloqueados, geralmente acima da linha axilar posterior. A USG dos nervos intercostais ajuda a evitar lesões nos vasos intercostais ou a inserção da agulha através da pleura, o que pode resultar em pneumotórax.

O **bloqueio paravertebral**, uma alternativa ao bloqueio do nervo intercostal ou analgesia peridural, é útil para a dor relacionada com toracotomia ou cirurgia abdominal unilateral, como nefrectomia ou esplenectomia. Em resumo, esse impedimento resulta em múltiplos bloqueios intercostais com uma única injeção. O espaço paravertebral torácico, lateral à coluna vertebral, contém a cadeia simpática, ramos comunicantes, raízes dorsais e ventrais dos nervos espinais e gânglio da raiz dorsal. Por ser um espaço contínuo, a injeção anestésica local irá fornecer bloqueio sensorial, motor e simpático a vários dermátomos. É possível realizar o bloqueio paravertebral como injeção única ou, para um efeito muito prolongado, como infusão contínua durante vários dias ou semanas através de um cateter. Esse procedimento é mais bem realizado por um anestesista ou médico intervencionista da dor sob orientação de USG.

Bloqueios dos nervos ilioinguinal e ilio-hipogástrico são indicados com cirurgia para a correção de hérnia inguinal, hidrocele ou reparo de orquipexia, bem como para dor crônica subsequente a esses procedimentos. O 1º nervo lombar (L1) é dividido em nervos ilio-hipogástrico e ilioinguinal, os quais emergem da borda lateral do músculo psoas maior. O ilio-hipogástrico supre a área suprapúbica ao atravessar o músculo transverso abdominal e segue profundamente para o músculo oblíquo interno. O ilioinguinal supre a parte superior medial da coxa e a região inguinal superior, pois também perpassa o músculo transverso do abdome e atravessa o canal inguinal. A orientação por USG quase sempre garante que esse bloqueio seja bem-sucedido.

O **bloqueio do plexo celíaco** é indicado para cirurgia ou dor no pâncreas e vísceras abdominais superiores. O plexo celíaco, localizado em cada lado do corpo vertebral da L1, contém 1 a 5 gânglios. Com relação a esses nervos, a aorta encontra-se posterior; o pâncreas, anterior; e a veia cava, inferior lateral. O plexo celíaco recebe fibras simpáticas dos nervos esplâncnicos maior, menor e mínimo, bem como das fibras parassimpáticas do nervo vago. Fibras autonômicas provenientes de fígado, vesícula biliar, pâncreas, estômago, baço, rins, intestinos e glândulas suprarrenais originam-se do plexo celíaco. Esse bloqueio é mais bem realizado com a orientação por TC, a fim de fornecer visualização direta dos pontos de referência apropriados, evitar estruturas vasculares e viscerais e verificar o posicionamento correto da agulha. A proximidade de estruturas como a aorta e a veia cava sugere que esse procedimento técnico é mais bem executado por anestesista, médico intervencionista da dor ou um radiologista intervencionista.

Bloqueios da extremidade inferior

Bloqueios do plexo lombar e do nervo ciático proporcionam controle da dor para as condições dolorosas ou procedimentos cirúrgicos das extremidades inferiores, com o benefício de fornecer analgesia a apenas uma extremidade, enquanto preserva a função motora e sensorial da outra. O plexo lombossacral é um arranjo de fibras nervosas originadas dos nervos espinais L2-L4 e S1-S3. O lombar provém de L2-L4 e forma os nervos cutâneo femoral lateral, femoral e obturador. Esses nervos suprem os músculos e a sensibilidade da parte superior da perna, com um ramo sensitivo do nervo femoral (nervo safeno) que se estende abaixo do joelho para inervar o aspecto medial anterior da perna, tornozelo e pé. O sacral deriva de L4-S3 e se divide nos principais ramos dos nervos ciático, tibial e fibular comum. Esses nervos, por sua vez, suprem a parte posterior da coxa, a perna e o pé. Ao contrário do bloqueio do plexo braquial, aquele de toda a extremidade inferior requer mais de uma injeção porque a bainha lombossacral não é acessível. Injeções separadas são necessárias para os ramos posterior (ciático) e anterior (plexo lombar), e as injeções podem ser realizadas em qualquer um dos vários níveis durante o curso do nervo, conforme for clinicamente conveniente. O plexo lombar pode ser bloqueado nas costas, resultando em analgesia dos nervos femoral, cutâneo femoral lateral e obturador. Em contrapartida, qualquer um desses três nervos pode ser anestesiado de forma individual, dependendo da localização da dor. Da mesma forma, é possível anestesiar proximalmente o nervo ciático à medida que emerge da pelve ou mais distalmente na coxa posterior, ou seus ramos principais (nervos tibial e fibular) podem ser anestesiados individualmente. Na maior parte dos casos, esses bloqueios nervosos são mais bem realizados por anestesista, médico especialista em dor ou radiologista.

Bloqueios simpáticos

Outrora, acreditava-se que os bloqueios simpáticos eram úteis no diagnóstico e tratamento da dor de mediação simpática, na SDCR e em outras condições de algia neuropática; contudo, mais recentemente, grandes metanálises têm demonstrado que sua utilidade é mínima. O tronco simpático periférico é formado pelos ramos dos segmentos espinais torácico e lombar e se estende da base do crânio ao cóccix. A cadeia simpática, que se constitui de gânglios separados contendo nervos e fibras autonômicas com plexos separados, pode ser bloqueada diferencialmente. Esses plexos separados abrangem o gânglio estrelado na parte inferior do pescoço e no tórax superior, o plexo celíaco no abdome, o segundo plexo lombar próprio das extremidades inferiores e o gânglio impar da pelve. Quando os bloqueios desses plexos são realizados, a simpatectomia é obtida sem o auxílio de anestesia motora ou sensitiva.

O **bloqueio do gânglio estrelado** (ou gânglio cervicotorácico) é indicado para a dor na face ou extremidade superior, bem como para SDCR, dores em membro fantasma ou no coto de amputação ou insuficiência circulatória das extremidades superiores. O gânglio estrelado provém dos nervos espinais C7-T1 e está situado anterior à primeira costela. Contém fibras ganglionares na cabeça e nas extremidades superiores. Estruturas próximas incluem: artérias subclávia e vertebral anteriores, nervo laríngeo recorrente e nervo frênico. Tubérculo de Chassaignac, o processo transverso do corpo vertebral C6 superior ao gânglio estrelado, é um ponto de referência útil e facilmente palpável para o bloqueio, mas a imagem de radiografia ou USG é utilizada com mais frequência do que a anatomia de superfície e palpação.

O bloqueio simpático lombar visa a dor na extremidade inferior, na SDRC, no membro fantasma, no coto de amputação e naquela por insuficiência circulatória. A cadeia simpática lombar contém fibras ganglionares na pelve e nas extremidades inferiores. Essas fibras situam-se ao longo da superfície anterolateral dos corpos vertebrais lombares e costumam ser inoculadas entre os corpos vertebrais L2 e L4.

A analgesia produzida pelos bloqueios simpáticos periféricos geralmente resiste à duração do anestésico local, muitas vezes persistindo por semanas ou tempo indefinido. Se a analgesia for transitória, os bloqueios podem ser realizados com inserção de cateter próprio para a anestesia local contínua da cadeia simpática durante dias ou semanas. Como a colocação precisa e guiada radiograficamente da agulha e/ou cateter é requerida para a segurança e o bom resultado, os bloqueios simpáticos geralmente são mais bem realizados por anestesista, médico especialista em dor ou radiologista intervencionista.

Anestesia peridural (torácica, lombar e sacral)

A anestesia e a analgesia por via peridural são indicadas para a dor abaixo das clavículas, do manejo de SDRC, oncológica não responsiva a opioides sistêmicos e da limitada por efeitos colaterais desses fármacos.

As três camadas da meninge espinal – a dura-máter (externa), a aracnoide (intermediária) e a pia-máter (interna) – envolvem o tecido neural. O espaço subaracnoide contém líquido cefalorraquidiano entre a aracnoide e a pia-máter. O espaço peridural estende-se desde o forame magno ao hiato sacral; e, além disso, contém gordura, vasos linfáticos e sanguíneos e nervos que saem da medula espinal. Ele separa a dura-máter do periósteo dos corpos vertebrais adjacentes. Em crianças, a gordura presente nessa área não é tão densa quanto em adultos, predispondo a uma difusão mais extensa do anestésico regional a partir do local da injeção.

Anestésicos locais por via peridural bloqueiam as fibras sensoriais e as simpáticas; além disso, se houver concentração suficiente, eles também bloqueiam as fibras motoras. É possível que ocorra hipotensão leve, embora não seja comum em crianças < 8 anos de idade. Esses anestésicos quando injetados na coluna torácica superior também podem anestesiar os nervos simpáticos do coração (as fibras aceleradoras cardíacas), produzindo bradicardia. Além da aplicação de anestésicos locais, é rotina a administração de opioides e α-agonistas como fármacos adjuvantes no espaço peridural. Clonidina e opioides têm sido bastante estudados e não se mostraram neurotóxicos. Outros fármacos (neostigmina, cetamina e diazepam) também apresentam efeitos analgésicos no espaço epidural, mas estudos de neurotoxicidade ainda não estabeleceram a segurança com relação a essa administração. Esses agentes têm seu local primário de ação na medula espinal, aonde se difundem a partir do depósito peridural. Os efeitos colaterais da administração de opioide peridural abrangem depressão respiratória tardia, sobretudo quando opioides hidrofílicos como a morfina são empregados. O risco desse efeito colateral requer para as crianças que recebem opioides pela via peridural com injeção intermitente ou infusão contínua o monitoramento por oximetria de pulso contínua e observação da enfermagem, particularmente durante as primeiras 24 horas ou após aumentos significativos da dose. A ocorrência de depressão respiratória depois das primeiras 24 horas de administração peridural de opioides não é comum.

A clonidina peridural (um α_2-agonista com propriedades analgésicas μ-opioides) está relacionada a riscos e efeitos colaterais mínimos. Embora a bula do fármaco indique a administração apenas em crianças com dor oncológica intensa, a clonidina costuma ser utilizada para a dor pós-operatória de rotina e também em conjuntos de sinais e sintomas dolorosos, como na SDRC. Sedação leve é o efeito colateral mais comum da clonidina peridural, e não está associada à depressão respiratória.

Como a realização do bloqueio peridural exige técnica e pode resultar em lesão da medula espinal, é melhor que seja feito por um anestesiologista ou médico especialista na técnica da dor. Recomenda-se cautela na administração de anestesia/analgesia peridural para a SDRC em crianças porque ainda nenhum ECR publicado demonstrou que esses procedimentos são superiores a uma combinação de terapia física e psicológica menos invasiva, com ou sem fármacos para dor neuropática.

ANALGESIA INTRATECAL

Cateteres intratecais infundidos com opioides, clonidina, ziconotida (derivada de uma neurotoxina marinha produzida pelo caramujo-cone) e anestésicos locais são ocasionalmente aplicáveis em pacientes pediátricos com dor intratável proveniente de câncer ou outras condições. Normalmente, esses cateteres são fixados a uma bomba eletrônica implantada que contém um reservatório de fármaco suficiente para vários meses de dosagem. A prática é técnica e mais bem realizada por um médico experiente no manejo da dor.

ABLAÇÃO E DESTRUIÇÃO NERVOSA

Em alguns casos, a dor permanece refratária mesmo com o suporte total de fármacos VO e IV e do bloqueio nervoso. Nesses pacientes, é possível que haja a ocorrência de dano temporário (ablação por radiofrequência pulsada) ou permanente (neurolítico) de um ou mais nervos. As técnicas devem ser cuidadosamente avaliadas diante do risco de dano permanente do nervo em uma criança em crescimento, com décadas de vida pela frente. Por outro lado, quando a dor é grave nos processos de doença que limitam a vida, as considerações a longo prazo são menos pertinentes, e essas técnicas precisam ser discutidas com um especialista qualificado no manejo da dor.

CONSIDERAÇÕES PARA AS POPULAÇÕES PEDIÁTRICAS ESPECIAIS

Percepção da dor e seus efeitos em recém-nascidos e lactentes

A dor tem uma série de causas no período neonatal, incluindo a aguda (procedimentos diagnósticos e terapêuticos, pequenas cirurgias e monitoramento); a contínua (proveniente de queimaduras térmicas/químicas, processo pós-cirúrgico e inflamações); e a crônica ou relacionada à doença (coletas repetidas de sangue no calcanhar, cateteres permanentes, enterocolite necrosante, lesão nervosa, condições crônicas e tromboflebite). As causas mais comuns de dor em lactentes saudáveis são procedimentos agudos, como lancetar o calcanhar, intervenções cirúrgicas e, em meninos, circuncisão.

Muitos procedimentos são realizados nos neonatos prematuros em unidade de terapia intensiva neonatal (UTIN). Na 1ª semana de vida, cerca de 94% dos recém-nascidos prematuros (RNP) com idade gestacional (IG) < 28 semanas permanecem em ventilação mecânica. Outros procedimentos são coleta de sangue no calcanhar (mais comum) e aspiração das vias respiratórias; poucos deles são precedidos por algum tipo de analgesia. Manuseio repetido e episódios de dor aguda sensibilizam o RN para o aumento da reatividade e das respostas de estresse aos procedimentos subsequentes. As respostas típicas de estresse abrangem aumentos em FC, frequência respiratória (FR), PA e pressão intracraniana (PIC). O tônus vagal cardíaco (TVC), a saturação transcutânea de oxigênio, os níveis de dióxido de carbono e o fluxo sanguíneo periférico ficam diminuídos. Os sinais autonômicos incluem: alterações na cor da pele, vômitos, engasgos, soluços, diaforese, pupilas dilatadas e sudorese palmar e frontal.

A dor não tratada no RN gera consequências graves em curto e longo prazo. Tem havido mudanças na maioria das UTIN em busca de uma prática mais liberal com relação aos opioides. Contudo, a **morfina**, o padrão-ouro tradicional de analgesia para dor aguda, pode não ser eficaz e ter resultados adversos a longo prazo. Ainda não foram encontradas diferenças na incidência de hemorragia intraventricular grave ou na taxa de mortalidade, mesmo quando lactentes em tratamento com morfina são comparados aos do grupo placebo; e não há alterações na dor estimada decorrente da aspiração traqueal nos lactentes ventilados em terapia com morfina em comparação àqueles que estão recebendo infusão de placebo. Há a probabilidade de que a morfina não alivie a dor aguda nos RNP em ventilação mecânica, embora haja poucos dados sobre os efeitos da morfina e da fentanila nos pacientes não ventilados. A falta de efeitos opioides para a dor aguda em neonatos pode resultar da imaturidade de seus receptores; o sofrimento físico agudo é capaz de ocasionar o desacoplamento dos receptores μ-opioides no prosencéfalo. A dor aguda recorrente pode criar alterações neurais centrais no RN capazes de gerar consequências a longo prazo relacionadas à vulnerabilidade para dor posterior, efeitos cognitivos e tolerância a opioides. A maioria dos neonatologistas administra opioides em situações de dor aguda. Sacarose e chupetas também estão sendo utilizadas nas UTIN. Acredita-se que os efeitos da **sacarose** (gosto doce) sejam mediados por opioides porque são revertidos com a naloxona; o alívio do estresse e da dor são integrados por meio do sistema opioide endógeno. A sacarose, com ou sem chupeta, pode ser eficaz no controle da dor aguda e do estresse. Outras estratégias não farmacológicas para o controle do estresse e da dor incluem: cuidados pediátricos por uma enfermeira primária individual, estímulos tátil-cinestésicos (massagem), método "canguru" e saturação sensorial calmante.

Crianças com dor oncológica

A Organização Mundial da Saúde (OMS) propôs um modelo de terapia analgésica para a dor oncológica conhecido como *escala analgésica* (Tabela 76.14). Concebida para orientar a terapia em países em desenvolvimento, essa escala é composta por uma hierarquia de intervenções farmacológicas orais destinadas a tratar a dor de magnitude crescente. A hierarquia ignora modalidades como o emprego de analgésicos não convencionais e procedimentos intervencionistas para a dor, os quais estão dentro da possibilidade de prescrição dos médicos atuantes em países do sul global. No entanto, uma vez que os fármacos orais são simples e eficazes, sobretudo para o uso doméstico, a escala apresenta uma estrutura voltada para a utilização de forma racional antes do emprego de outros fármacos e técnicas de manejo da terapia.

Tabela 76.14 Escala analgésica da Organização Mundial da Saúde (OMS) para a dor oncológica.

PASSO 1
Pacientes que apresentam dor leve a moderada devem ser tratados com um fármaco não opioide
PASSO 2
Pacientes que apresentam dor moderada a intensa, ou aqueles em quem o esquema do passo 1 não é eficiente, devem ser tratados com um opioide oral para a dor moderada combinado com um analgésico não opiáceo
PASSO 3
Pacientes que apresentam dor muito intensa, ou aqueles em quem o esquema do passo 2 não é eficiente, devem ser tratados com um opioide prescrito para a dor intensa, com ou sem analgésico não opioide

Os fármacos orais são a primeira linha de tratamento analgésico. Uma vez que os AINEs afetam a agregação plaquetária, esses não costumam ser utilizados. A terapia com opioides é a abordagem de preferência para a dor moderada ou intensa. Analgésicos não opioides são empregados para a dor leve; um opioide fraco é adicionado em casos de dor moderada, e os fortes são administrados para as dores mais intensas. Analgésicos adjuvantes podem ser adicionados, e os efeitos colaterais e as comorbidades são manejados de forma ativa. Determinar o tipo e as causas da dor irá ajudar no desenvolvimento de um plano analgésico eficaz. Certos métodos de tratamento, como o agente quimioterápico vincristina, estão associados à dor neuropática. Essa dor pode exigir anticonvulsivantes ou ADT. A dor proveniente do estiramento por causa do crescimento de tumor dentro de um órgão pode requerer opioides fortes e/ou radioterapia se o tumor for radiossensível. A obstrução de órgãos, como a oclusão intestinal, deve ser diagnosticada em busca de alívio ou contorno da condição.

É importante considerar estratégias farmacológicas e não farmacológicas (p. ex., TCC e apoio familiar/parental) para tratar a dor em crianças com câncer.

Crianças com dor associada a doenças avançadas

Pacientes com doenças avançadas, incluindo câncer, síndrome da imunodeficiência adquirida (AIDS), distúrbios neurodegenerativos e fibrose cística, precisam de abordagens de cuidados paliativos que se concentrem na qualidade de vida mais favorável. O manejo farmacológico e não farmacológico da dor e de outros sintomas angustiantes é uma componente-chave. *Cuidados paliativos* devem ser oferecidos a todas as crianças com doenças graves, quer sejam potencialmente curáveis ou tenham uma expectativa de vida longa prevista. Os exemplos abrangem as crianças pequenas diagnosticadas com leucemia linfoblástica aguda (> 90% de expectativa de vida pós-tratamento) e aquelas submetidas a transplante de órgãos. Cuidados paliativos em pediatria conotam tratamento com enfoque em redução de sintomas, qualidade de vida e boa intercomunicação familiar e clínica. Isso não é apenas para os pacientes em cuidados paliativos ou em final de vida. As diferenças na progressão da doença subjacente, os sintomas dolorosos associados e as respostas emocionais comuns nessas condições devem moldar os planos de tratamento individuais. Para os cuidados no fim da vida, > 90% das crianças e adolescentes com câncer podem se sentir confortáveis com o aumento padrão de opioides de acordo com o protocolo da OMS. Um pequeno subgrupo (5%) apresenta um enorme escalonamento da dose de opioides para > 100 vezes a taxa padrão de infusão de morfina ou outros opiáceos. A maioria desses pacientes tem disseminação de tumores sólidos para a medula espinal, raízes ou plexo, e os sinais de dor neuropática são evidentes. A **metadona** administrada por VO costuma ser adotada em cuidados paliativos, e não somente em cuidados de fim da vida, por causa de sua meia-vida prolongada e seus alvos nos receptores de opiáceos e NMDA.

O tipo de dor sofrida pelo paciente (neuropática ou miofascial) deve determinar a necessidade de agentes adjuvantes. Medidas complementares, como massagem, hipnoterapia e cuidado espiritual, também têm de ser oferecidas em cuidados paliativos. Embora a administração por via oral de opiáceos deva ser encorajada, sobretudo para facilitar os possíveis cuidados em casa, algumas crianças não conseguem tomar opioides orais. As vias transdérmicas e sublinguais, bem como a infusão IV com ACP, são as outras opções prováveis. Bombas de infusão pequenas e portáteis são convenientes para uso doméstico. Se o acesso venoso for limitado, uma alternativa útil é administrar opioides (especialmente morfina ou hidromorfona, mas não metadona ou meperidina) por meio de infusão SC contínua, com ou sem opção de bólus. Uma pequena cânula (p. ex., calibre 22) é colocada sob a pele e fixada no tórax, abdome ou coxa. Os locais podem ser alterados a cada 3 a 7 dias, conforme necessário. Como já mencionado, as alternativas para administração de opioides são as vias transmucosa VO e transdérmica. Essas últimas são preferidas para aplicação de fármacos IV e SC quando o paciente está sendo tratado em domicílio.

SÍNDROMES DE DOR CRÔNICA E RECORRENTE

A *dor crônica* é definida como recorrente ou persistente quando dura mais tempo do que o normal necessário para a cicatrização do tecido, cerca de 3 a 6 meses. As crianças podem sentir dor relacionada a lesões (p. ex., queimaduras) ou a processos de doença crônica ou subjacente (p. ex., câncer ou artrite), ou também é possível que a algia seja a própria condição crônica (p. ex., SDCR, fibromialgia ou dor abdominal funcional; ver Capítulo 147). Durante a infância, a dor abdominal, musculoesquelética e cefaleia são as condições mais frequentes. No entanto, as definições de dor crônica não levam em consideração os critérios exigidos para avaliar sintomas específicos de dor ou estimar sua intensidade e impacto e, por essa razão, incorporam indivíduos com sintomas e experiências variáveis. Logo, em pesquisas epidemiológicas, as estimativas de prevalência variam bastante. As taxas gerais de prevalência para diferentes dores na infância apresentam variação de 4 a 88%. Por exemplo, uma média de 13,5 a 31,8% dos adolescentes em uma amostra da comunidade relataram ter dores abdominais, musculoesqueléticas ou cefaleia semanais. A maioria dos estudos epidemiológicos apresenta relatório de prevalência, mas não de *gravidade* ou impacto da dor. Pesquisas indicam que apenas um subgrupo de crianças e adolescentes com dor crônica (cerca de 5%) sofre de incapacidade moderada a grave; e isso provavelmente representa melhor a população estimada para quem é necessária ajuda no tratamento da dor e dos problemas associados.

Síndromes da dor neuropática

A dor neuropática é causada por excitabilidade anormal no SNP ou SNC que pode persistir após a cura de uma lesão ou a remissão da inflamação. A dor, que pode ser aguda ou crônica, costuma ser descrita como abrasadora ou penetrante e estar associada à hipersensibilidade cutânea (alodinia), alteração da sensibilidade (disestesia) e amplificação de sensações nocivas (hiperalgesia e hiperpatia). As condições de dor neuropática podem ser responsáveis por > 35% dos encaminhamentos para clínicas de dor crônica, condições que normalmente incluem: lesões nervosas periféricas pós-traumáticas e cirúrgicas; e dores do membro fantasma, após lesão medular e causada por neuropatias metabólicas. Pacientes com dor neuropática geralmente respondem mal aos opioides. As evidências confirmam a eficácia de antidepressivos (nortriptilina, amitriptilina, venlafaxina e duloxetina) e anticonvulsivantes (gabapentina, pregabalina e oxcarbazepina) no tratamento da dor neuropática (ver Tabelas 76.12 e 76.13).

A síndrome de dor regional complexa, anteriormente conhecida como "distrofia simpática reflexa" (DSR), é bem descrita na população pediátrica. A **SDRC tipo 1** é uma síndrome de dor neuropática que costuma acompanhar algum antecedente, em geral, um dano menor ou cirurgia em extremidade sem lesão nervosa identificável. É observada com frequência em pacientes oncológicos como complicação de sua malignidade, infiltrações IV no nervo periférico ou cirurgia. O conjunto de sintomas da SDRC tipo 1 inclui: dor neuropática espontânea grave; hiperpatia; hiperalgesia; alodinia cutânea grave por toque e frio; alterações no fluxo sanguíneo (normalmente cianose de extremidades); e aumento da sudorese. Em casos mais avançados, os sintomas são alterações distróficas do cabelo, unhas e pele; imobilidade da extremidade (distonia); e atrofia muscular. Nos quadros mais graves, os sintomas abarcam anquilose das articulações das extremidades. Fatores causais específicos nessa síndrome em crianças e adultos permanecem indescritíveis, embora eventos coincidentes possam ser observados. A **SDRC tipo 2**, anteriormente denominada "causalgia", é menos comum e descreve uma constelação de sintomas muito semelhantes, embora esteja associada a uma lesão nervosa conhecida. A dor da condição tipo 2 pode permanecer restrita na divisão do nervo lesionado ou muito do membro envolvido ficar em uma distribuição de meia-luva, enquanto a do tipo 1 é geralmente observada em uma divisão de meia-luva e, por definição, não se limita a um nervo periférico ou distribuição dermatomal de sinais e sintomas.

O tratamento de SDRC em crianças tem sido adaptado daquele adotado em adultos, com algumas evidências em relação à eficácia de fisioterapia, TCC, bloqueio de nervos, antidepressivos, FAE e outros fármacos relacionados. Todos os especialistas em manejo da dor pediátrica concordam com o valor da fisioterapia agressiva. Alguns centros clínicos aplicam esse tipo de abordagem sem o emprego de agentes farmacológicos ou bloqueios intervencionistas de nervos. Infelizmente, há a possibilidade de ocorrer episódios recorrentes de SDRC em até 50% dos pacientes, sobretudo em adolescentes femininas. A fisioterapia pode ser extremamente dolorosa para as crianças; é tolerada apenas pelos pacientes mais estoicos e motivados. Se houver dificuldade para a criança suportar a dor, os agentes farmacológicos, com ou sem bloqueio dos nervos neuroaxiais periférico ou central, têm a função bem estabelecida de tornar o membro afetado suficientemente analgésico para que a fisioterapia possa ser tolerada. As intervenções farmacológicas incluem: a administração de FAE, como a gabapentina, e/ou ADT, como a amitriptilina (ver Figura 76.4). Embora haja evidências que justifiquem um componente inflamatório periférico de SDRC, com liberação de citocinas e outros mediadores inflamativos do SNP no membro afetado, o emprego de agentes anti-inflamatórios tem sido insatisfatório. Técnicas comuns de bloqueio de nervos abrangem anestésicos regionais IV, analgesia peridural e bloqueios de nervos periféricos. Em casos extremos e refratários, estratégias mais invasivas têm sido relatadas, incluindo simpatectomia cirúrgica e estimulação da medula espinal.

Embora uma série de tratamentos apresente algum benefício, a base da terapia continua sendo a **fisioterapia** que enfatiza a dessensibilização, o fortalecimento e a melhora funcional. Além disso, agentes farmacológicos e terapias psicológicas e complementares são componentes importantes de um plano de tratamento. Técnicas invasivas, embora não sejam curativas, podem ser úteis se possibilitarem a prática de fisioterapia frequente e agressiva que não se consegue executar de outra forma. Uma boa avaliação biopsicossocial tende a ajudar no estabelecimento da orientação dos componentes do tratamento. Não há dados suficientes para indicar a utilidade superior dos bloqueios intervencionistas, como a anestesia peridural, em crianças com SDRC em relação a intervenções físicas e psicológicas, com ou sem suporte farmacológico.

Transtorno da dor miofascial e fibromialgia

Os transtornos da dor miofascial estão associados a pontos sensíveis nos músculos afetados, bem como a espasmos musculares (músculos tensos). O tratamento é direcionado ao relaxamento dos músculos afetados por meio de fisioterapia, ioga *Iyengar*, massagem e acupuntura. Raras vezes, relaxantes musculares farmacológicos são úteis, a não ser para gerar o cansaço noturno para dormir. Agulhas secas ou injeções de anestésico local nos pontos dolorosos têm sido defendidas, mas os dados não substanciam isso como um tratamento padrão. Da mesma forma, embora injeções de toxina botulínica possam ser utilizadas, não há dados que justifiquem essa prática em crianças. Muitas vezes, posturas corporais pouco adequadas, uso repetitivo de uma parte do corpo não acostumada a esse movimento ou o transporte de mochilas pesadas desencadeiam a dor. Quando se torna generalizado com múltiplos pontos sensíveis, o diagnóstico a ser concluído é o de *fibromialgia juvenil*, que pode ou não evoluir e se transformar em fibromialgia adulta mais tarde. É provável que existam diferentes subtipos de síndromes de dor generalizada, e a fisioterapia é um componente fundamental do tratamento. As intervenções psicológicas podem ter uma contribuição importante no auxílio da criança para o retorno às atividades normais e ao manejo de quaisquer comorbidades psicológicas. Qualquer plano de reabilitação da dor deve enfatizar o retorno à função plena. Como há uma alta incidência de dor crônica em pais de crianças que apresentam essa mesma condição, sobretudo fibromialgia, a atenção a fatores familiar e parental é essencial. O treinamento dos pais pode implicar ensiná-los a criar comportamentos de enfrentamento mais adequados e a reconhecer as tentativas independentes da criança para manejar a dor e funcionar de forma adaptativa. É possível que os pais também necessitem de encaminhamento para a obtenção de manejo adequado de sua própria condição de dor.

A pregabalina e a duloxetina são aprovadas pela FDA para o manejo da fibromialgia em adultos, mas ainda nenhum estudo clínico confirmou sua eficácia em crianças e adolescentes. Um grande estudo recente em adolescentes com fibromialgia descobriu que a TCC e a fisioterapia foram superiores aos agentes farmacológicos típicos utilizados em adultos.

Eritromelalgia

A eritromelalgia em crianças geralmente é primária, enquanto em adultos pode ser primária ou secundária à malignidade ou a outros distúrbios hematológicos, como a policitemia vera. Pacientes com eritromelalgia exibem membros distais vasodilatados, quentes e vermelhos. É comum o distúrbio ser bilateral e pode envolver uma ou ambas as mãos e os pés. Os pacientes sentem uma dor abrasante e normalmente buscam alívio imergindo as extremidades afetadas em água gelada; às vezes com tanta frequência, e por tanto tempo, que resulta em patologia da pele. A **eritromelalgia primária** é causada por uma mutação genética (autossômica dominante) no gene do canal de sódio neuronal NaV1.7 nas fibras nociceptivas periféricas de C, resultando na sua despolarização espontânea e, desse modo, em dor contínua abrasante. A mutação mais comum identificada está localizada no gene *SCN9A*, embora existam várias mutações que afetam o canal NaV1.7. Vale ressaltar, outra mutação no canal NaV1.7 resulta em uma condição genética que é rara, mas devastadora, a analgesia congênita.

É fácil distinguir a eritromelalgia (ou síndromes relacionadas) da SDRC. O membro acometido pela SDRC costuma estar frio e cianótico; em geral, a doença é unilateral; e crianças com essa síndrome têm alodinia ao frio, tornando a imersão em água gelada extremamente dolorosa. Já na eritromelalgia, a imersão em água gelada é analgésica, a condição é bilateral e simétrica e está associada à hiperperfusão da extremidade distal. A avaliação de membros hiperperfundidos com dor abrasante deve incluir testes genéticos para **doença de Fabry** e rastreamento de neoplasias hematológicas; o diagnóstico de eritromelalgia primária representa a exclusão dessas condições. No momento, poucos laboratórios clínicos são certificados pela Clinical Laboratory Improvement Amendments (CLIA) para realizar a análise de DNA necessária para a identificação das mutações comuns do NaV1.7.

O tratamento definitivo da doença de Fabry abrange a reposição enzimática como a terapia modificadora da condição e a administração de analgésicos neuropáticos, por exemplo, a gabapentina; embora a eficácia dos fármacos antineuropáticos em neuropatias de fibras pequenas não tenha sido satisfatório. O tratamento da eritromelalgia é muito mais problemático. Fármacos antineuropáticos para a dor (FAE, ADT) costumam ser prescritos, mas raras vezes são úteis (ver Figura 76.4). Embora seja possível prever que os FAE bloqueadores do canal de sódio são eficazes nessa canalopatia de Na, a oxcarbazepina ainda não se revelou uma modalidade particularmente efetiva. A dor responde bem aos bloqueios nervosos anestésicos regionais, mas retorna imediatamente quando os efeitos da oclusão do nervo desaparecem. Por outro lado, em outras síndromes neuropáticas, a analgesia geralmente (de modo inexplicável) persiste bem após a resolução do bloqueio farmacológico do nervo. O AAS, e até mesmo infusões de nitroprussiato, têm sido relatados, sem comprovação científica, como benéficos para a eritromelalgia secundária, mas não como úteis em crianças com a forma primária. Relatos de casos em adultos e experiência clínica em crianças sugerem que o tratamento periódico com **creme de capsaicina** em doses altas é eficaz no alívio da dor abrasante e na condição incapacitante da eritromelalgia. A capsaicina (essência da pimenta malagueta) é um agonista do receptor vaniloide (TRPV1) que provoca a depleção das terminações nervosas periféricas de fibras pequenas da substância neurotransmissora P, um neurotransmissor fundamental na geração e propagação de impulsos nociceptivos. Uma vez desobstruídas, essas terminações nervosas não são mais capazes de gerar dor espontânea até que os receptores se regenerem, um processo que leva muitos meses.

Outras condições de dor crônica em crianças

Uma variedade de condições genéticas e outras clínicas/cirúrgicas costumam estar associadas à dor crônica. Os exemplos incluem: doenças de Fabry e Chiari/siringomielia; epidermólise bolhosa; artrite idiopática juvenil; porfiria; distúrbios mitocondriais; doenças neurológicas degenerativas; paralisia cerebral; TEA; pseudo-obstrução intestinal; doença inflamatória intestinal, enxaqueca crônica/cefaleias diárias; e síndrome do intestino irritável. Em muitos casos, o tratamento da doença subjacente, como a reposição enzimática na doença de Fabry e em outros distúrbios lisossomais, tende a reduzir o que de outra forma poderia conduzir à progressão dos sintomas, contudo, é possível que não diminua totalmente a dor e o sofrimento, e outras modalidades serão necessárias. Por fim, a dor persistente que não é bem tratada pode ocasionar sensibilização central e sofrimento físico generalizado; à semelhança das crianças nas quais se observa uma única fonte de dor, mas que desenvolvem fibromialgia.

MANEJAMENTO DAS COMPLICAÇÕES DE DOR CRÔNICA COMPLEXA

Alguns pacientes com dor crônica têm um curso prolongado de avaliação na tentativa de encontrar o que se supõe como a "causa" específica da dor e, por causa disso, também são submetidos a muitos tratamentos fracassados (ver Capítulo 147). Os pais temem pelo fato de os médicos ainda não terem descoberto a causa, a qual pode ser grave e fatal, e as crianças muitas vezes se sentem desacreditadas, como se estivessem fingindo sua dor ou "loucas". Há a possibilidade de não existir uma condição identificável ou diagnosticável, e as famílias irem em busca de opiniões em diferentes clínicas de tratamento em uma tentativa de encontrar ajuda para seu filho em sofrimento. Para algumas crianças, o que é possível ter começado como uma lesão aguda ou evento infeccioso pode resultar em uma síndrome de dor crônica, com alterações na neurobiologia do sistema de sinalização da dor.

No contexto da dor crônica incapacitante, é muito importante que o pediatra evite a medicação excessiva, pois isso pode exacerbar a incapacidade associada; mantenha a mente aberta e reavalie o diagnóstico se a apresentação clínica mudar; e compreenda e comunique à família que a dor tem uma base biológica (provavelmente relacionada à sinalização neural e desregulação do neurotransmissor) e é, sem dúvida, angustiante para a criança e a família. Todos os pacientes e familiares devem receber uma explicação simples da fisiologia da dor; isso irá ajudá-los a compreender a importância dos seguintes aspectos: (1) reabilitação funcional para normalizar a sinalização da dor; (2) baixo risco de causar mais lesões com aumentos sistemáticos no funcionamento normal; e (3) provável falha de tratamento caso a dor seja controlada como se fosse aguda. Uma vez que é contraintuitivo para a maioria das pessoas mexer uma parte do corpo dolorida, muitos pacientes com dor crônica apresentam atrofia ou contraturas de uma extremidade acometida por causa de movimento. Aumentos relacionados com preocupação e ansiedade são capazes de exacerbar a dor e deixar o corpo ainda mais vulnerável a outras doenças, lesões e disfunções. A dor pode ter um impacto significativo em muitas áreas do funcionamento normal e nas rotinas das crianças; o absenteísmo escolar e as consequências relacionadas com a falta de aprendizagem costumam ser problemas sérios. A primeira etapa criteriosa necessária no desenvolvimento de um plano de tratamento é a realização de análise e avaliação adequadas da criança com dor crônica, bem como da família. Por exemplo, uma criança com desempenho acadêmico alto pode ter uma lesão aguda que provoca dor crônica e absenteísmo escolar significativo. Embora muitos fatores causais prévios à manutenção da dor e da deficiência possam se acumular quanto mais aulas são perdidas, muitas vezes, deficiências de aprendizagem focais não reconhecidas anteriormente podem se tornar o gatilho crescente para uma sucessão de manifestações regressivas de dor, disfunção e absenteísmo escolar. Mesmo para a criança com desempenho escolar excelente, pode ser útil aprender sobre a quantidade de tempo gasto em cada matéria. À medida que certas disciplinas se tornam mais complicadas, como a matemática, a criança com uma dificuldade de aprendizagem dessa matéria, não percebida anteriormente, pode passar horas em tarefas sobre o assunto toda noite, mesmo que tenha boas notas nessa disciplina. Nesse caso, a doença ou lesão aguda se torna a "gota d'água" que impede a criança de lidar com a dificuldade, transformando a dor aguda em um problema crônico.

Programas interdisciplinares de dor pediátrica têm se tornado o padrão de cuidados direcionados ao tratamento de problemas complexos de dor crônica em jovens. Embora disponível em muitas partes dos EUA, Canadá, Europa, Austrália e Nova Zelândia, o número total de programas ainda é pequeno. Portanto, muitas crianças e adolescentes com dor crônica não têm a possibilidade de receber tratamento especializado para a dor em suas comunidades locais. Em reconhecimento da gravidade e complexidade da dor, bem como da incapacidade para algumas crianças, diferentes configurações e métodos de tratamento em busca de fornecer cuidados para a dor tem sido avaliados. Uma opção são os programas de terapia voltados aos pacientes internados e em regime de hospital-dia, os quais costumam abordar as barreiras ao acesso a tratamento ambulatorial e à coordenação dos cuidados. Além disso, esses programas oferecem uma opção de tratamento intensivo para crianças que não progridem de forma adequada no tratamento ambulatorial ou que estão gravemente incapacitadas pela dor. Os primeiros programas desenvolvidos na década de 1990 se concentraram no tratamento da SDRC por meio de reabilitação intensiva de pacientes internados e esquemas baseados em exercícios. Programas posteriores se expandiram para outras populações clínicas e ampliaram o foco do tratamento em busca de incorporar uma gama de terapias de reabilitação e psicológicas realizadas individualmente e em grupos. A duração típica das internações de crianças com dor crônica nesses programas é de 3 a 4 semanas, e evidências recentes mostram os benefícios com esses programas. Um grande problema que limita esse cuidado direcionado a crianças com dor crônica incapacitante complexa é a longa lista de espera para admissão nesses ainda relativamente poucos programas, bem como para a liberação do plano de saúde. É preciso que modelos adicionais de cuidados sejam mais populares.

Outra opção para a realização de intervenção é o *manejo remoto*, que se refere a intervenções de dor empregadas fora do ambiente clínico/hospitalar com o intuito de incluir as crianças em suas casas ou comunidades. Em geral, as intervenções são feitas por meio de alguma forma de tecnologia, como a internet, ou é possível contar com outras mídias, como aconselhamento por telefone ou informativos impressos de autoajuda. Normalmente, o manejo remoto da dor abrange monitoramento, aconselhamento e aplicação de intervenções comportamentais e de TCC. Intervenções por meio virtual têm recebido muita atenção das pesquisas até o momento, com exemplos publicados de várias condições pediátricas de dor crônica pediátrica com resultados promissores para a redução do sofrimento. A *telemedicina*, embora amplamente empregada na prática clínica em muitas condições de saúde da criança, ainda não foi avaliada formalmente na dor pediátrica. Em qualquer comunidade, o pediatra precisará localizar fontes de referência adequadas para pacientes com dor crônica complexa. Entretanto, embora as intervenções psicológicas possam ser realizadas por meio dessas estratégias de telemedicina, o pediatra ainda depende de obtenção da história biopsicossocial necessária, conclusão de um exame físico completo e estabelecimento do manejo farmacológico, conforme necessário. O pediatra também mantém a comunicação familiar a fim de ajudar a criança e os pais na compreensão do sofrimento físico e de que modo os diferentes tratamentos farmacológicos e não farmacológicos irão melhorar a função e alterar os processos neurais a longo prazo subjacentes à dor.

A bibliografia está disponível no GEN-io.

Capítulo 77
Intoxicação

Jillian L. Theobald e Mark A. Kostic

A intoxicação é a principal causa de morte relacionada com lesões nos EUA, superando a dos acidentes com veículos motorizados. A maioria dessas mortes não é intencional (ou seja, não são suicídios). Em adolescentes, o envenenamento é a terceira principal causa de morte relacionada com a lesão. Dos mais de 2 milhões de exposições ao envenenamento humano relatadas anualmente ao National Poison Data Systems (NPDS) da American Association of Poison Control Centers (AAPCC), aproximadamente 50% ocorrem em crianças com menos de 6 anos de idade, com o maior número de exposições ocorrendo em 1 e 2 anos de idade. Quase todas essas exposições não são intencionais e refletem a propensão para as crianças pequenas a colocar praticamente qualquer coisa em sua boca. Felizmente, as crianças abaixo de 6 anos de idade respondem por menos que 2% de todas as mortes por envenenamento relatadas ao NPDS.

Mais de 90% das exposições tóxicas em crianças ocorrem em casa, e a maioria envolve apenas uma única substância. A ingestão é a maioria das exposições, com uma minoria ocorrendo por via cutânea, inalação e via oftálmica. Aproximadamente 40% dos casos envolvem não fármacos, como cosméticos, itens de higiene pessoal, soluções de limpeza, plantas e corpos estranhos. As preparações farmacêuticas são responsáveis pelo restante das exposições, e analgésicos, preparações tópicas, vitaminas e anti-histamínicos são as categorias mais comumente relatadas.

A maioria das exposições a intoxicações em crianças menores de 6 anos pode ser tratada sem intervenção médica direta, além de um telefonema para o **Centro de Controle de Intoxicação (CCI)** regional.[1] Isso ocorre porque o produto envolvido não é inerentemente tóxico ou a quantidade do material não se mostra suficiente para produzir efeitos tóxicos clinicamente relevantes. No entanto, várias substâncias podem ser altamente tóxicas para crianças pequenas em pequenas doses (Tabela 77.1). Em 2015, o monóxido de carbono (CO), as baterias e os analgésicos (sobretudo os opioides) foram as principais causas de fatalidades relacionadas com intoxicação em crianças pequenas (< 6 anos). Além disso, estimulantes/drogas de rua, drogas cardiovasculares (CV) e hidrocarbonetos alifáticos foram causas significativas de mortalidade.

A orientação sobre a prevenção de envenenamento deve ser integrar todas as consultas clínicas de crianças a partir de 6 meses. O aconselhamento dos pais e outros cuidadores sobre potenciais riscos de envenenamento, ambiente de uma criança à prova de veneno e ações em caso de ingestão diminui a probabilidade de morbidade ou mortalidade graves. Materiais de orientação para prevenção de envenenamento estão disponíveis na American Academy of Pediatrics (AAP) e nos CCIs regionais [nos EUA].

As medidas de segurança do produto, orientação sobre prevenção de envenenamento, reconhecimento precoce de exposições e acesso ininterrupto aos CCIs de base regional contribuem para os resultados favoráveis da exposição em crianças pequenas. A exposição ao envenenamento em crianças de 6 a 12 anos é muito menos comum, envolvendo apenas aproximadamente 10% de todas as exposições pediátricas relatadas. Um segundo pico de exposições pediátricas ocorre na adolescência. As exposições na faixa etária adolescente são principalmente intencionais (suicídio, abuso ou uso indevido de substâncias). Portanto, muitas vezes resultam em toxicidade mais grave (ver Capítulo 140). As famílias devem ser informadas e receber orientação preventiva de que medicamentos com e sem prescrição e até mesmo produtos domésticos (p. ex., inalantes) são fontes comuns de exposição

[1]N.E.: No Brasil, o Ministério da Saúde oferece o Disque Intoxicação, pelo telefone 0800-722-6001. Mais informações podem ser obtidas em https://www.gov.br/anvisa/pt-br/assuntos/agrotoxicos/disque-intoxicacao.

Tabela 77.1 Agentes comuns potencialmente tóxicos em crianças pequenas (menores de 6 anos) em doses reduzidas.*

SUBSTÂNCIA	TOXICIDADE
Hidrocarbonetos alifáticos (p. ex., gasolina, querosene, óleo de lamparina)	Lesão pulmonar aguda
Antiamarílico (cloroquina, quinina)	Convulsão e arritmia
Benzocaína	Meta-hemoglobinemia
Betabloqueadores (betabloqueadores lipossolúveis [p. ex., propranolol] são mais tóxicos que os hidrossolúveis [p. ex., atenolol])	Bradicardia e hipotensão
Bloqueador do canal de cálcio	Bradicardia, hipotensão, hiperglicemia
Cânfora	Convulsão
Cáusticos (pH < 2 ou > 12)	Queimadura na via respiratória, esofágica e gástrica
Clonidina	Letargia, bradicardia e hipotensão
Difenoxilato e atropina	Depressão do SNC, depressão respiratória
Hipoglicemiantes orais (sulfonilureias e meglitinidas)	Hipoglicemia e convulsão
Detergente de lavanderia	Secreção nas vias respiratórias, desconforto respiratório, alteração do estado mental
Lindano	Convulsão
Inibidores da monoaminoxidase	Hipertensão seguida por colapso cardiovascular
Salicilato de metila	Taquipneia, acidose metabólica e convulsão
Opioides (especialmente metadona, buprenorfina)	Depressão do SNC, depressão respiratória
Pesticidas organofosforados	Crise colinérgica
Fenotiazinas (especialmente clorpromazina, tioridazina)	Convulsão, arritmias
Teofinina	Convulsão, arritmias
Antidepressivos tricíclicos	Depressão do SNC, convulsão, arritmias e convulsão

*"Doses reduzidas" geralmente se refere a um ou dois comprimidos ou 5 mℓ.
SNC, sistema nervoso central.

em adolescentes. Embora os adolescentes (13 a 19 anos) representem apenas cerca de 12% das exposições, eles constituem uma proporção muito maior de mortes. Das 90 mortes pediátricas relacionadas com envenenamento em 2015 relatadas ao NPDS, 58 eram de adolescentes (5% de todas as fatalidades atendidas em centros de envenenamento). Os pediatras devem estar cientes dos sinais de abuso de drogas ou ideação suicida em adolescentes e intervir incisivamente (ver Capítulo 40).

PREVENÇÃO

As mortes causadas por envenenamento não intencional entre crianças mais jovens diminuíram consideravelmente nas últimas duas décadas, sobretudo entre crianças menores de 5 anos de idade. Em 1970, quando a Lei de Prevenção de Embalagens de Veneno dos EUA foi aprovada, 226 mortes por envenenamento de crianças menores de 5 anos ocorreram, em comparação com apenas 24 em 2015. A prevenção de envenenamento demonstra a eficácia de estratégias passivas, com o uso de embalagens resistentes a crianças e doses por recipiente. A dificuldade em usar recipientes resistentes a crianças por adultos é uma importante causa de envenenamento em crianças pequenas hoje em dia. Em 18,5% dos domicílios em que ocorreu intoxicação em crianças menores de 5 anos, a vedação resistente a criança foi substituída, e 65% das embalagens utilizadas não funcionaram adequadamente. Quase 20% das ingestões ocorrem a partir de fármacos pertencentes a avós, que têm dificuldade em usar recipientes resistentes a crianças e muitas vezes colocam seus medicamentos em organizadores de comprimidos comuns.

Embora tenha havido sucesso na prevenção de envenenamento em crianças pequenas, houve um aumento notável na morte relacionada com intoxicação em adolescentes nos últimos 20 anos. Isso se refletiu na crescente taxa de prescrições de antidepressivos pelos profissionais de saúde e no aumento das mortes ligadas a opiáceos.

ABORDAGEM AO PACIENTE INTOXICADO

A abordagem inicial do paciente com uma intoxicação presumida ou suspeita não deve ser diferente daquela realizada em qualquer outra criança doente, começando por estabilização e avaliação rápida das vias respiratórias, respiração, circulação (pulso, pressão arterial) e estado mental, com Escala Glasgow de coma e reflexos laríngeos (ver Capítulos 80 e 81). Em qualquer paciente com estado mental alterado, uma glicemia deve ser obtida precocemente, além de se considerar a administração de naloxona. Uma história e um exame físico direcionados servem como base para um diagnóstico diferencial ponderado, que pode ser refinado posteriormente por meio de exames laboratoriais e outros estudos diagnósticos.

História

Obter uma história precisa orientada para possíveis problemas é de suma importância. Os envenenamentos *intencionais* (tentativas de suicídio, mau uso/abuso de drogas) são tipicamente mais graves do que as ingestões exploratórias não intencionais. Em pacientes sem uma exposição testemunhada, características como idade da criança (bebê ou adolescente), início agudo dos sintomas sem pródromo, disfunção orgânica de múltiplos sistemas ou altos níveis de estresse familiar devem sugerir um possível diagnóstico de envenenamento. Em pacientes com uma exposição testemunhada, determinar exatamente ao que a criança foi exposta e as circunstâncias que envolvem a exposição é fundamental para iniciar rapidamente a terapia dirigida. Para produtos domésticos e de locais de trabalho, os nomes (marca, genérico, químico) e ingredientes específicos, junto às suas concentrações, podem frequentemente ser obtidos nos rótulos. Os especialistas nos CCI também ajudam a identificar possíveis ingredientes e revisar as toxicidades potenciais de cada componente. Os especialistas em centros de envenenamento também podem ajudar a identificar comprimidos de acordo com marcas, formas e cores. Se encaminhados ao hospital para avaliação, os pais devem ser instruídos a trazer os produtos, comprimidos e/ou recipientes para ajudar a identificar e quantificar a exposição. Se uma criança for encontrada com um comprimido desconhecido, uma lista de todos os medicamentos no ambiente da criança, como aqueles que os avós, pais, irmãos, cuidadores ou visitantes possam ter trazido para a casa, deve ser obtida. No caso de uma exposição desconhecida, esclarecer onde a criança foi encontrada (p. ex., garagem, cozinha, lavanderia, banheiro, quintal, local de trabalho) pode ajudar a fazer uma lista de potenciais agentes tóxicos.

Em seguida, convém esclarecer o momento da ingestão e obter uma estimativa de quanto da substância foi ingerida. É melhor superestimar a quantidade ingerida para se preparar para o pior cenário possível. Contar os comprimidos ou medir o volume restante de um líquido ingerido às vezes pode ser útil para gerar estimativas. Para exposições por inalação, oculares ou dérmicas, a concentração do agente e o tempo de contato com o material devem ser determinados, se possível.

Sintomas

Obter uma descrição dos sintomas experimentados após a ingestão, com seu tempo de início com relação ao tempo de ingestão e sua progressão, pode gerar uma lista de potenciais toxinas e auxiliar a antecipar a gravidade da ingestão. Junto aos achados do exame físico, os sintomas relatados ajudam os profissionais a identificar toxidromes, ou síndromes de envenenamento reconhecidas, sugestivas de toxicidade de substâncias específicas ou classes de substâncias (Tabelas 77.2 a 77.4).

Tabela 77.2 Achados históricos e físicos selecionados no envenenamento.

SINAL	TOXINA
ODOR	
Amêndoas amargas	Cianeto
Acetona	Álcool isopropílico, metanol, para-aldeído, salicilatos
Ovo podre	Sulfeto de hidrogênio, dióxido de enxofre, metilmercaptanos (aditivo do gás natural)
Gualtéria	Saliciato de metila
Alho	Arsênico, tálio, organofosforados, selênio
SINAIS OCULARES	
Miose	Opioides (exceto propoxifeno, meperidina e pentazocina), organofosforados e outros colinérgicos, clonidina, fenotiazinas, hipnóticos-sedativos, olanzapina
Midríase	Anticolinérgicos (p. ex., anti-histamínicos, antidepressivos tricíclicos, atropina), simpaticomiméticos (cocaína, anfetaminas, PCP), encefalopatia pós-anoxia, abstinência de opioide, MDMA
Nistagmo	Anticonvulsivantes, sedativos hipnóticos, álcool, PCP, cetamina, dextrometorfano
Lacrimejamento	Organofosfato, gás ou vapores irritantes
Hiperemia de retina	Metanol
SINAIS CUTÂNEOS	
Diaforese	Colinérgicos (organofosfatos), simpaticomiméticos, síndrome de abstinência
Alopecia	Tálio, arsênico
Eritema	Ácido bórico, mercúrio elementar, cianeto, monóxido de carbono, dissulfiram, escombrídeos, anticolinérgicos, vancomicina
Cianose (não responsiva ao oxigênio)	Meta-hemoglobinemia (p. ex., benzocaína, dapsona, nitritos, fenazopiridina), amiodarona, prata
SINAIS ORAIS	
Salivação	Organofosfatos, salicilatos, corrosivos, cetamina, PCP estricnina
Queimaduras orais	Corrosivos, plantas contendo oxalato
Linhas nas gengivas	Chumbo, mercúrio, arsênico, bismuto
SINAIS GASTRINTESTINAIS	
Diarreia	Antibióticos, arsênico, ferro, ácido bórico, colinérgicos, colchicina, síndrome de abstinência de opioide
Hematêmese	Arsênico, ferro, cáusticos, AINEs, salicilatos
Constipação intestinal	Chumbo
SINAIS CARDÍACOS	
Taquicardia	Simpaticomiméticos, anticolinérgicos, antidepressivos, antipsicóticos, metilxantinas (teofilina, cafeína), salicilatos, asfixia celulares (cianeto, monóxido de carbono, sulfeto de hidrogênio), abstinência (etanol, sedativos, clonidina, opioide), síndrome serotoninérgica, síndrome neuroléptica maligna
Bradicardia	Betabloqueadores, bloqueadores do canal de cálcio, digoxina, clonidina, organofosforados, opioides, sedativos hipnóticos
Hipertensão	Simpaticomiméticos, anticolinérgicos, inibidores da monoaminoxidase, síndrome serotoninérgica, síndrome neuroléptica maligna, abstinência de clonidina
Hipotensão	Betabloqueadores, bloqueadores do canal de cálcio, antidepressivos tricíclicos, ferro, antipsicóticos, barbitúricos, clonidina, opioides, arsênico, amatoxina dos cogumelos, anoxias celulares (cianeto, monóxido de carbono, sulfeto de hidrogênio), picada de cobra
SINAIS RESPIRATÓRIOS	
Depressão respiratória	Opioides, sedativos hipnóticos, álcool, clonidina, barbitúricos
Taquipneia	Salicilatos, simpatomiméticos, cafeína, acidose metabólica, monóxido de carbono, aspiração de hidrocarbonetos
SINAIS NO SISTEMA NERVOSO CENTRAL	
Ataxia	Alcoóis, anticonvulsivantes, sedativos hipnóticos, lítio, dextrometorfano, monóxido de carbono, inalantes
Coma	Opioides, sedativos hipnóticos, antidepressivos, anticonvulsivantes, antipsicóticos, etanol, anticolinérgicos, clonidina, GHB, alcoóis, salicilatos, barbitúricos
Convulsão	Simpaticomiméticos, anticolinérgicos, antidepressivos (especialmente ADTs, bupropiona, venlafaxina), colinérgicos (organofosforados), isoniazida, cânfora, lindano, salicilatos, chumbo, nicotina, tramadol, cicuta, síndrome de abstinência
Delirium/psicose	Simpaticomiméticos, anticolinérgicos, LSD, PCP, alucinógenos, lítio, dextrometorfano, esteroides, síndrome de abstinência
Neuropatia periférica	Chumbo, arsênico, mercúrio, organofosforados

GHB, gama-hidroxibutírico; LSD, dietilamida do ácido lisérgico; MDMA, 3,4metilenodioximetanfetamina; AINE, anti-inflamatório não esteroide; PCP, fenciclidina; ADT, antidepressivos tricíclicos.

Tabela 77.3 Síndromes de intoxicação reconhecidas ("síndrome tóxica").

SÍNDROMES TÓXICAS	SINAIS						TOXINAS POSSÍVEIS
	Sinais vitais	Estado mental	Pupilas	Pele	Estado metal	Outros	
Simpatomiméticos	Hipertensão, taquicardia, hipertermia	Agitação, psicose, *delirium*, violência	Dilatadas	Diaforética	Normal a Aumentado	–	Anfetaminas, cocaína, PCP, "sais de banho" (catinonas), medicações para TDAH
Anticolinérgicos	Hipertensão, taquicardia, hipertermia	Agitação, *delirium*, coma, convulsão	Dilatadas	Seca e quente	Diminuído	Íleo, retenção urinária	Anti-histamínicos. Antidepressivos tricíclicos, atropina, estramônio
Colinérgicos	Bradicardia, PA e temperatura geralmente normais	Confusão, coma, fasciculação	Contraídas	Diaforética	Hiperativo	Diarreia, perda urinária, broncorreia, broncospasmo, êmese, lacrimejamento, salivação	Organofosforados (inseticidas, agente neural), carbamatos (fisostigmina, neostigmina, piridostigmina), medicações para Alzheimer, tratamento para miastenia
Opioides	Depressão respiratória, bradicardia, hipotensão e hipotermia	Depressão, coma, euforia	Puntiformes	Normal	Normal a diminuído	–	Metadona, buprenorfina, morfina, oxicodona, heroína etc.
Sedativos hipnóticos	Depressão respiratória, FC normal ou diminuída, PA normal ou diminuída, temperatura normal ou diminuída	Sonolência, coma	Contraídas ou normais	Normal	Normal	–	Barbitúricos, benzodiazepínicos, etanol
Síndrome serotoninérgica (achados semelhantes aos da síndrome neurolépitica maligna)	Hipertermia, taquicardia, hipertensão ou hipotensão (instabilidade autonômica)	Agitação, confusão e coma	Dilatadas	Diaforético	Aumentado	Hiperexcitabilidade neuromuscular: clônus, hiper-reflexia (extremidades inferiores > extremidades superiores)	ISRSs, lítio, IMAOs, linezolida, tramadol, meperidina, dextrometorfano
Salicilatos	Taquipneia, hiperpneia, taquicardia, hipertermia	Agitação, confusão e coma	Normais	Diaforético	Normal	Náuseas, vômitos, tinitus, GSA com alcalose respiratória primária e acidose respiratória primária; tinitus e dificuldade auditiva	Ácido acetilsalicílico e produtos contendo ácido acetilsalicílico, salicilato de metila
Síndrome de abstinência (sedativos hipnóticos)	Taquicardia, taquipneia, hipertermia	Agitação, tremor, convulsão, alucinações, *delirium tremens*	Dilatadas	Diaforético	Aumentado	–	Falta de acesso ao álcool, benzodiazepínicos, barbitúricos, GHB ou dose excessiva de flumazenil
Síndrome de abstinência (opioides)	Taquicardia	Inquietação, ansiedade	Dilatadas	Diaforético	Hiperativo	Náuseas, vômitos e diarreia	Falta de acesso aos opioides ou uso excessivo de naloxona

GSA, gasometria arterial; TDAH, transtorno do déficit de atenção/hiperatividade; PA, pressão arterial; GHB, ácido gama-hidroxibutírico; FC, frequência cardíaca; IMAO, inibidores da monoamina oxidase; PCP, fenciclidina; ISRS, inibidor seletivo da receptação da serotonina; temp, temperatura.

Tabela 77.4 Minitoxidromes.

SÍNDROMES TÓXICAS	SINAIS E SINTOMAS	EXEMPLOS
Alfa-1-antagonistas	Depressão do SNC, taquicardia, miose	Clorpromazina, quetiapina, clozapina, olanzapina, risperidona
alfa-2-agonistas	Depressão do SNC, bradicardia, hipertensão (precoce), hipotensão (tardia) miose	Clonidina oximetazolina, tetra-hidrozolina, tizanidina
Clônica/mioclônica	Depressão do SNC, tremores mioclônicos, clônus, hiper-reflexia	Carisoprodol, lítio, agentes serotoninérgicos, bismuto, chumbo e mercúrio orgânicos, síndrome maligna neuroléptica ou serotoninérgica
Bloqueadores do canal de sódio	Toxicidade SNC, QRS alargado	Antidepressivos tricíclicos e agentes estruturalmente relacionados, propoxifeno, quinidina/quinina, amantadina, anti-histamínicos, bupropiona, cocaína
Bloqueadores do canal de potássio	Toxicidade SNC, intervalo QT longo	Antipsicóticos, metadona, fenotiazinas
Catinonas, canadibiol sintético	Hipertermia, taquicarida, *delirium*, agitação, midríase	Ver Cap. 140

SNC, sistema nervoso central. De Ruha AM, Levine M. Central nervous system toxicity. *Emerg Med Clin North Am. 2014;32(1): 205-221.*

História pregressa clínica e de desenvolvimento

As doenças subjacentes podem tornar a criança mais suscetível aos efeitos de uma toxina. A terapia farmacológica concomitante também pode aumentar a toxicidade, pois certos fármacos podem interagir com a toxina. Uma história de doença psiquiátrica pode tornar os pacientes mais propensos ao abuso de substâncias, uso indevido, ingestão intencional e complicações de envenenamento múltiplo. A gravidez é um fator precipitante comum nas tentativas de suicídio em adolescentes e pode influenciar tanto a avaliação do paciente quanto o tratamento subsequente. Uma história do desenvolvimento é importante para garantir que a história de exposição fornecida seja apropriada para o estágio de desenvolvimento da criança (p. ex., o relato de um bebê com 6 meses pegar uma grande embalagem de sabão em pó e ingerir indica a necessidade urgente de tratamento ou uma condição grave ou "bandeira vermelha").

História social

Compreender o ambiente social da criança ajuda a identificar fontes de potenciais exposições (cuidadores, visitantes, avós, namorados recentes ou reuniões sociais) e estressores ambientais (novo bebê, doença dos pais, estresse financeiro) que podem ter contribuído para a ingestão. Infelizmente, algumas intoxicações ocorrem no cenário de negligência grave ou de abuso intencional.

Exame físico

Um exame físico focado é importante para a identificação da toxina e a avaliação da gravidade da exposição. Os esforços iniciais devem ser dirigidos para a avaliação e a estabilização das vias respiratórias, respiração, circulação e estado mental. Uma vez que haja uma via respiratória segura e o paciente esteja estável do ponto de vista cardiopulmonar, um exame físico mais extenso pode ajudar a identificar características de toxinas ou classes de toxinas específicas.

No paciente intoxicado, as principais características do exame físico são sinais vitais, estado mental, pupilas (tamanho e reatividade), nistagmo, pele, ruídos intestinais e odores. Esses achados podem sugerir uma síndrome tóxica, orientando o diagnóstico diferencial e a conduta.

Análise laboratorial

Um exame bioquímico básico (eletrólitos, função renal, glicose) é necessário para todos os pacientes envenenados ou potencialmente envenenados. Qualquer paciente com acidose (nível sérico baixo de bicarbonato do soro) deve ter um *anion gap* calculado por causa dos diagnósticos diferenciais mais específicos associados a uma elevada **acidose metabólica com *anion gap* elevado** (Tabela 77.5). Os pacientes com uma superdose conhecida de paracetamol devem ter transaminases hepáticas (TGO, TGP) avaliadas, bem como um INR (razão normalizada internacional). Um nível sérico de creatinina quinase é indicado em

Tabela 77.5 Pistas laboratoriais no diagnóstico toxicológico.

ACIDOSE METABÓLICA COM *ANION GAP*
Metanol, metformina
Uremia
Cetoacidose diabética
Propilenoglicol
Isonoazida, ferro, ibuprofeno maciço
Acidose láctica
Etilenoglicol
Salicilatos
Anoxia celular (cianeto, monóxido de carbono, sulfato de hidrogênio)
Cetoacidose alcoólica
Paracetamol (Importância clínica depende da presença ou ausência de lesão hepática)

GAP OSMOLAR ELEVADO
Alcoóis: etanol, isopropil, metanol, etilenoglicol

HIPOGLICEMIA
Hipoglicemiantes orais: sulfonilureias, meglitinidas
Outros: quinina, fruta *akee* (*Blighia sapida*)
Betabloqueadores
Insulina
Etanol
Salicilatos (tardia)

HIPERGLICEMIA
Salicilatos (precoce)
Bloqueadores do canal de cálcio
Cafeína

HIPOCALCEMIA
Etilenoglicol
Fluoreto

RABDOMIÓLISE
Síndrome neuroléptica maligna, síndrome serotoninérgica
Estatinas
Cogumelos (*Tricholoma equestre*)
Qualquer toxina que cause imobilização prolongada (p. ex., opioide, antipsicóticos) ou atividade convulsiva excessiva (p. ex., simpatomiméticos)

SUBSTÂNCIAS RADIOPACAS NO KUB*
Hidrato de cloral, carbonato de cálcio
Metais pesados (chumbo, zinco, bário, arsênio, lítio, bismuto)
Ferro
Fenotiazinas
Massinha de modelar, cloreto de potássio
Comprimidos com revestimento entérico
Amálgama dental, embalagem de medicamentos

*KUB, radiografia do sistema rim-ureter-bexiga.

qualquer paciente com um prolongado tempo de inatividade para avaliar a **rabdomiólise**. A osmolalidade sérica mostra-se útil apenas como um marcador substituto para uma exposição tóxica ao álcool se a concentração sérica do álcool não puder ser obtida em um prazo razoável Um teste de gravidez na urina é obrigatório para todas as pacientes pós-púberes do sexo feminino. Com base na apresentação clínica e na substância tóxica presumida, outros testes laboratoriais também podem ser úteis. O paracetamol é um medicamento amplamente disponível e um coingestor comumente detectado, com potencial para toxicidade grave. Existe um antídoto eficaz para o envenenamento por paracetamol que depende do tempo. Como os pacientes podem inicialmente ser assintomáticos e não relatar ou estar cientes da ingestão de paracetamol, um nível deste deve ser verificado em todos os pacientes que apresentam uma exposição intencional ou ingestão.

Para intoxicações específicas (p. ex., salicilatos, alguns anticonvulsivantes, paracetamol, ferro, digoxina, metanol, etanol, lítio, etilenoglicol, teofilina, CO, chumbo), as **concentrações quantitativas no sangue** são essenciais para confirmar o diagnóstico e formular um plano de tratamento. No entanto, para a maioria das exposições, a medição quantitativa não está prontamente disponível e não é provável que altere o manejo. Todos os níveis intoxicantes devem ser interpretados em conjunto com a história. Por exemplo, um nível de metanol de 20 mg/dℓ 1 hora após a ingestão pode ser não tóxico, enquanto um nível semelhante 24 horas após a ingestão implica um envenenamento significativo. Em geral, os pacientes com exposições múltiplas ou crônicas a um medicamento ou outro produto químico serão mais sintomáticos em níveis mais baixos do que aqueles com uma única exposição.

Tanto os testes urinários para detecção do uso de medicamentos quanto as triagens de fármacos mais abrangentes variam amplamente em sua capacidade de detectar toxinas e geralmente adicionam pouca informação à avaliação clínica. Isso é particularmente verdadeiro se o agente for conhecido e os sintomas do paciente forem consistentes com esse agente. Se um rastreio de medicamentos for encomendado, convém saber que os componentes pesquisados e os limites inferiores de detecção variam de laboratório para laboratório. Além disso, a interpretação da maioria dos painéis de fármacos é dificultada por muitos resultados falso-positivos e falso-negativos. Muitas das toxicologias de opiáceos detectam fracamente a hidrocodona e não detectam os opiáceos totalmente sintéticos (p. ex., metadona, buprenorfina, fentanila).

Vários benzodiazepínicos comuns podem não ser detectados, assim como os canabinoides sintéticos ou "sais de banho". Por outro lado, a triagem de anfetaminas é tipicamente excessivamente sensível e muitas vezes desencadeada por prescrição de anfetaminas e algumas preparações frias de venda livre. Assim, a triagem urinária de abuso de drogas é tipicamente de utilidade limitada para o uso clínico, mas pode ser útil para os psiquiatras em sua avaliação do paciente adolescente. Além de sua utilidade psiquiátrica, as triagens urinárias de abuso de drogas são potencialmente úteis em pacientes com estado mental alterado de etiologia desconhecida, taquicardia inexplicada persistente e isquemia miocárdica aguda ou acidente vascular encefálico (AVE) em uma idade jovem. Esses painéis também podem ser úteis na avaliação de uma criança negligenciada ou abusada. A consulta com um toxicologista clínico pode ser útil na interpretação das triagens de substâncias e no direcionamento de níveis específicos de medicamentos ou outras análises laboratoriais que possam ajudar no manejo do paciente.

No caso de uma criança negligenciada ou supostamente abusada, uma triagem toxicológica positiva pode adicionar peso substancial a uma alegação de abuso ou negligência. Nesses casos e em outros com implicações médico-legais, qualquer rastreamento positivo *deve* ser confirmado com cromatografia gasosa ou espectrometria de massa, consideradas o padrão-ouro para fins legais.

Testes diagnósticos adicionais

Um eletrocardiograma (ECG) é um teste rápido e não invasivo à beira do leito que pode fornecer pistas importantes para o diagnóstico e o prognóstico. Convém especial atenção aos intervalos do ECG (Tabela 77.6). Um intervalo QRS alargado, colocando o paciente em risco de taquicardia ventricular monomórfica, sugere o bloqueio dos canais de sódio rápidos. Um intervalo QTc alargado sugere efeitos nos canais do retificador de potássio e prevê um risco de *torsades de pointes* (taquicardia ventricular polimórfica).

Tabela 77.6 Achados eletrocardiográficos na intoxicação.

PROLONGAMENTO DO INTERVALO PR
Digoxina
Lítio
PROLONGAMENTO DO QRS
Antidepressivos tricíclicos
Difenidramina
Carbamazepina
Glicosídeos cardíacos
Cloroquina, hidroxicloroquina
Cocaína
Lamotrigina
Quinidina, quinino, procainamida, disopiramida
Fenotiazinas
Propoxifeno
Propranolol
Bupropiona, venlafaxina (raro)
PROLONGAMENTO DO QTC*
Amiodarona
Antipsicóticos (típicos e atípicos)
Arsênico
Cisaprida
Citalopram
Claritromicina, eritromicina
Disopiramida, dofetilida, ibutilida
Fluconazol, cetoconazol, itraconazol
Metadona
Pentamidina
Fenotiazinas
Sotalol

*Esta é uma lista seleta de toxinas importantes. Outros medicamentos também estão associados ao prolongamento do intervalo QTc. ISRS: inibidor seletivo da recaptação de serotonina.

A radiografia de tórax pode revelar sinais de pneumonite (p. ex., aspiração de hidrocarbonetos), edema pulmonar não cardiogênico (p. ex., toxicidade por salicilato) ou corpo estranho. A radiografia abdominal é mais útil no rastreamento da presença de aparas de tinta de chumbo ou outros corpos estranhos. Pode detectar um *bezoar* (concreção), demonstrar comprimidos radiopacos ou revelar pacotes de fármacos em um "empacotador corporal". Outros testes diagnósticos baseiam-se no diagnóstico diferencial e no padrão de apresentação.

PRINCÍPIOS DO TRATAMENTO

Os princípios do manejo do paciente envenenado são o tratamento de suporte, a descontaminação, a terapia dirigida (antídotos, ILE) e a eliminação aprimorada. Poucos pacientes preenchem os critérios para todas essas intervenções, embora os médicos devam considerar cada opção em cada paciente envenenado para não perder uma intervenção potencialmente salvadora. Os antídotos estão disponíveis para relativamente poucos venenos (Tabelas 77.7 e 77.8), o que enfatiza a importância de cuidados de suporte meticulosos e monitoramento clínico rigoroso.

Os funcionários do centro de controle de intoxicação são especificamente treinados para fornecer experiência no gerenciamento de exposições a envenenamentos. Os pais devem ser instruídos a ligar para o centro de controle de intoxicação para qualquer exposição relativa. Os especialistas nos CCIs podem ajudar os pais a avaliar a toxicidade potencial e a gravidade da exposição. Eles também podem determinar quais crianças podem ser monitoradas com segurança em casa e quais devem ser encaminhadas ao setor de emergência para avaliação e cuidados adicionais. Até um terço das ligações para os CCIs envolvem pacientes hospitalizados, e 90% de todas aquelas para exposições em crianças menores de 6 anos são resolvidos em casa. O AAPCC gerou declarações de consenso para o manejo extra-hospitalar de ingestões comuns (p. ex., paracetamol, ferro, bloqueadores dos canais de cálcio) que servem para orientar as recomendações do centro de intoxicação.

Tabela 77.7 Antídotos comuns para intoxicação.

TOXINA	ANTÍDOTO	DOSES	VIAS	EVENTOS ADVERSOS, ADVERTÊNCIAS, COMENTÁRIOS
Paracetamol	N-acetilcisteína	140 mg/kg, dose inicial, seguidos de 70 mg/kg de 4/4 h	VO	Vômitos (indica-se tratamento adaptado ao paciente)
	N-acetilcisteína	150 mg/kg em 1 h, seguidos de 50 mg/kg por 4 h, seguidos de 100 mg/kg por 16 h	IV	Reações do tipo anafilactoide (observadas mais comumente com dose inicial) (As doses mais elevadas de infusão estão frequentemente recomendadas em função do nível e grau da lesão)
Anticolinérgicos	Fisostigmina	0,02 mg/kg por 5 min; pode ser repetido a cada 5 a 10 min; 2 mg/máx	IV/IM	Bradicardia, convulsão, broncospasmo Nota: Não utilizar se houver distúrbio de condução no ECG
Benzodiazepínicos	Flumazenil	0,2 mg por 30 s; se a resposta for inadequada, repetir a cada 1 min; 1 mg/máx	IV	Agitação psicomotora, convulsões consequentes a reação de abstinência provocada (doses > 1 mg) **Não utilizar em caso de polifarmácia ou ingestão de substâncias desconhecidas**
Betabloqueadores	Glucagon	0,15 mg/kg em bólus seguidos de infusão de 0,05 a 0,15 mg/kg/hora	IV	Vômitos, ausência relativa de eficácia
Bloqueadores do canal de cálcio	Insulina	1 unidade/kg em bólus seguida de infusão de 0,5 a 1 unidade/kg/hora	IV	Hipoglicemia Avaliar atenciosa e sequencialmente o nível de potássio e glicose séricas
	Sais de cálcio	Dose depende do sal de cálcio específico	IV	–
Monóxido de carbono	Oxigênio	FIO_2 100% por máscara sem reinalação; ou ET se intubado	Inalatório	Alguns pacientes podem se beneficiar do oxigênio hiperbárico (ver no texto)
Cianeto	Hidroxocobalamina de cianeto	70 mg/kg (adultos: 5 g) administrados 15 min	IV	Vermelhidão/eritema, náuseas, erupção cutânea, cromaturia, hipertensão, dor de cabeça
Digitálicos	Anticorpo específico da digoxina	1 ampola liga 0,6 mg de glicosídeo digitálico; número de ampolas = nível de digoxina × peso corporal em kg/100	IV	Reações alérgicas (raras); retorno das condições a serem tratadas com digitálicos glicosídeos
Etilenoglicol, metanol	Fomepizol	Ataque de 15 mg/kg; 10 mg/kg cada 12 h × 4 doses; 15 mg/kg cada 12 h, até nível de EG < 20 mg/dℓ	IV	Infusão lenta em 30 min Se o fomepizol não estiver disponível, tratar com etanol oral (concentração de 40%)
Ferro	Deferoxamina	Infusão de 5 a 15 mg/kg/hora (máx: 6 g/24 h)	IV	Hipotensão (minimizada evitando-se a infusão rápida)
Isonizida (INH)	Piridoxina	Dose empírica: 70 mg/kg (dose máx = 5 g) Se dose ingerida é desconhecida: 1 g por grama de INH	IV	Pode também ser usado para ingestão de cogumelos *Gyromitra*
Chumbo e outros metais pesados (p. ex., arsênico e mercúrio inorgânico)	BAL (domercaprol)	3 a 5 mg/kg/dose cada 4 h, no primeiro dia; doses subsequentes dependem da toxina	IM profundo	Dor no local da injeção e abscesso estéril, vômitos, febre, salivação, nefrotoxicidade Cuidado: elaborado em óleo de amendoim; contraindicado em pacientes com alergia ao amendoim
	Dissódio cálcico EDTA	35 a 50 mg/kg/dia, durante 5 dias; pode ser administrado por infusão contínua ou dividido em 2 doses ao dia	IV	Vômitos, febre, hipertensão, artralgias, reações alérgicas, inflamação local, nefrotoxicidade (manter a hidratação adequada e avaliar com EAS e função renal)
	Ácido dimercaptossuccínico (succímero, DMSA, Chemet)	10 mg/kg/dose cada 8 h, durante 5 dias, então 10 mg/kg cada 12 h, durante 14 dias	VO	Vômitos, alteração das transaminases hepáticas, erupção cutânea
Meta-hemoglobinemia	Azul de metileno, solução 1%	0,1 a 0,2 mℓ/kg (1 a 2 mg/kg) a cada 5 a 10 min; pode ser repetido a cada 30 a 60 min	IV	Vômito, cefaleia, tontura, urina azulada
Opioides	Naloxona	1 mg, se paciente não parecer fazer uso crônico. Se houver possibilidade de uso crônico, dose será de 0,04 a 0,4 mg. Pode haver necessidade de infusão contínua	IV, intranasal, IO, IM, nebulização	Sintomas de abstinência agudos, se administrado em pacientes dependentes Pode também ser útil na ingestão de clonidina

(*continua*)

Tabela 77.7 Antídotos comuns para intoxicação. (*continuação*)

TOXINA	ANTÍDOTO	DOSES	VIAS	EVENTOS ADVERSOS, ADVERTÊNCIAS, COMENTÁRIOS
Organofosforados	Atropina	0,05 a 0,1 mg/kg repetidos a cada 5 a 10 min se necessário	IV/ET	Taquicardia, boca seca, visão turva, retenção urinária
	Pralidoxima (2-PAM)	25 a 50 mg/kg depois de 5 a 10 min (máx: 200 mg/min); pode ser repetido depois de 1 a 2 h, depois a cada 10 a 12 h se necessário	IV/IM	Náuseas, tonturas, cefaleia, taquicardia, rigidez muscular, broncospasmo (administração rápida)
Salicilatos	Bicarbonato de sódio	Bólus 1 a 2 mEq/kg seguido de infusão contínua	IV	Acompanhar de perto e repor potássio, se necessário Objetivo: pH da urina 7,5 a 8,0
Sulfonilureias	Octreotida e dextrose	1 a 2 μg/kg/dose (adultos 50 a 100 μg) a cada 6 a 8 h	IV/SC	–
Antidepressivos tricíclicos	Bicarbonato de sódio	Bólus 1 a 2 mEq/kg; repetir dose de bólus sempre que necessário para manter QRS < 110 ms	IV	Indicações: QRS alargado (≥ 110 ms), instabilidade hemodinâmica; acompanhar potássio

BAL, antilewisita britânica ou dimercaprol; DMSA, ácido dimercaptosuccínico; ECG, eletrocardiograma; FIO_2, fração inspirada de oxigênio; EDTA, ácido etilenodiaminotetra-acético; EG, etilenoglicol; ET, tubo endotraqueal; máx, no máximo; EAS, urinálise. VO, via oral; IV, intravenosa; IM, intramuscular; SC, subcutânea.

Tabela 77.8 Outros antídotos.

ANTÍDOTO	TOXINA OU VENENO
Anticorpo anti-*Latrodectus*	Antiaranha viúva-negra
Antitoxina botulínica	Toxina botulínica
Difenidramina e/ou benztropina	Reações distônicas
Sais de cálcio	Fluoreto, bloqueadores do canal de cálcio
Protamina	Heparina
Ácido folínico	Metotrexato, trimetoprima, pirimetamina
Anticorpo específico anticrotálico	Intoxicação por cobra-cascavel
Bicarbonato de sódio	Bloqueador do canal de sódio (antidepressivos tricíclicos e antiarrítmicos tipo 1)

Cuidados de suporte

Primeiramente, convém cuidadosa atenção aos "ABCs" de vias respiratórias, respiração e circulação. Deve-se buscar o mais breve possível uma via respiratória pérvia, pela propensão do paciente envenenado evoluir para o coma rapidamente. Na verdade, a intubação endotraqueal costuma ser a única intervenção significativa necessária em muitos pacientes intoxicados. Uma ressalva importante é o paciente taquipneico com um exame de pulmão evidente e saturação de oxigênio normal. Isso deve alertar o profissional para a probabilidade de o paciente estar compensando uma acidemia. Sedar o paciente e submetê-lo à hipoventilação pode ser fatal. Se a intubação for absolutamente necessária para a proteção das vias respiratórias ou para um paciente cansado, uma boa conduta é adequar os parâmetros ventilatórios pré-intubação dele.

Os pacientes hipotensos geralmente não são hipovolêmicos, mas estão envenenados, e a reanimação fluídica agressiva pode levar à sobrecarga de líquidos. Se a hipotensão persistir após 1 ou 2 bólus padrão de cristaloides, prefere-se a infusão de um vasopressor de ação direta, como norepinefrina ou epinefrina. As arritmias são tratadas da maneira padrão, exceto aquelas causadas por agentes que bloqueiam os canais de sódio rápidos do coração, para os quais bólus de bicarbonato de sódio são administrados.

As convulsões devem ser administradas principalmente com agentes que potencializam o complexo de ácido gama-aminobutírico (GABA), como benzodiazepínicos ou barbitúricos. O objetivo da terapia de suporte é apoiar as funções vitais do paciente até o paciente poder eliminar a toxina. Pacientes com elevação da creatinofosfoquinase (CPK) devem ser agressivamente hidratados com cristaloides, com uma meta de diurese de 1 a 2 mℓ/kg/h e monitoramento rigoroso da tendência da CPK.

Descontaminação

A maioria das intoxicações em crianças é por ingestão, embora as exposições também possam ocorrer por via inalatória, dérmica e ocular. O objetivo da descontaminação consiste em minimizar a absorção da substância tóxica. O método específico empregado depende das propriedades da toxina em si e da rota de exposição. Independentemente do método de descontaminação utilizado, a eficácia da intervenção diminui com o aumento do tempo desde a exposição. *A descontaminação não deve ser rotineiramente empregada para todo paciente envenenado.* Em vez disso, decisões cuidadosas sobre a utilidade da descontaminação devem ser tomadas para cada paciente, contemplando-se considerações sobre a toxicidade e propriedades farmacológicas da exposição, via da exposição, tempo desde a exposição e riscos *versus* benefícios do método de descontaminação.

A descontaminação dérmica e a ocular começam com a remoção de qualquer roupa contaminada ou objeto específico, seguida de lavagem da área afetada com água morna ou solução salina normal (SN). O profissional de saúde deve usar equipamentos de proteção adequados ao realizar a irrigação. Recomenda-se a lavagem por um mínimo de 10 a 20 minutos para a maioria das exposições, embora alguns produtos químicos (p. ex., corrosivos alcalinos) exijam períodos muito mais longos de lavagem. A descontaminação dérmica, especialmente após a exposição a agentes aderentes ou lipofílicos (p. ex., organofosforados), deve incluir uma limpeza cuidadosa com água e sabão. A água não deve ser usada para descontaminação após a exposição a agentes altamente reativos, como sódio elementar, fósforo, óxido de cálcio e tetracloreto de titânio. Após uma exposição por inalação, a descontaminação inclui mover o paciente para o ar fresco e administrar oxigênio suplementar, se indicado.

As estratégias de descontaminação gastrintestinal (GI) são provavelmente mais efetivas em 1 ou 2 horas após uma ingestão aguda. A absorção gastrintestinal pode ser retardada após a ingestão de agentes que atrasam a motilidade GI (medicamentos anticolinérgicos, opioides), quantidades maciças de comprimidos, preparações de liberação prolongada (SR) e agentes que podem formar bezoares farmacológicos (p. ex., salicilatos com revestimento entérico). No caso de ingestão de substâncias com essas propriedades, a descontaminação gastrintestinal pode ser considerada mesmo após 2 horas passadas do evento. No entanto, mesmo a rápida instituição de descontaminação gastrintestinal com carvão ativado, na melhor das hipóteses, ligará apenas cerca de 30% da substância ingerida. A descontaminação gastrintestinal nunca deve suplantar os excelentes cuidados de suporte e não deve ser empregada em pacientes com vômitos instáveis ou persistentes. Os métodos descritos para a descontaminação gastrintestinal são êmese induzida com ipeca, lavagem gástrica, catárticos, carvão ativado e irrigação intestinal (II). *Destes, somente o carvão ativado e a irrigação intestinal são de potencial benefício.*

Xarope de ipeca

O xarope de ipeca contém dois alcaloides eméticos que funcionam tanto no sistema nervoso central (SNC) quanto localmente no trato gastrintestinal para produzir vômito. Muitos estudos não conseguiram registrar um impacto clínico significativo do uso de ipeca e registraram diversos eventos adversos de seu uso. A AAP, a American Academy of Clinical Toxicology (AACT) e a AAPCC publicaram declarações a favor do *abandono do uso de ipeca.*

Lavagem gástrica

A lavagem gástrica envolve a colocação de uma sonda grande VO no estômago para aspirar o conteúdo, seguida de lavagem com alíquotas de fluido, geralmente água ou SN. Embora a lavagem gástrica tenha sido usada rotineiramente por muitos anos, os dados objetivos não registram ou sustentam eficácia clinicamente relevante. Isto é particularmente verdadeiro em crianças, nas quais apenas tubos de pequeno calibre podem ser usados. A lavagem é demorada e dolorosa e pode induzir bradicardia por meio de uma resposta vagal à colocação do tubo. Além disso, atrasar a administração de um tratamento mais definitivo (carvão ativado) e sob as melhores circunstâncias apenas remove uma parte do conteúdo gástrico. *Assim, na maioria dos cenários clínicos, o uso de lavagem gástrica não é mais recomendado.*

Dose única de carvão ativado

O carvão ativado mostra-se um método potencialmente útil de descontaminação gastrintestinal. O carvão vegetal é "ativado" pelo aquecimento a temperaturas extremas, criando uma extensa rede de poros que fornece uma área superficial de adsorção muito grande à qual muitas (mas não todas) toxinas se ligarão, impedindo a absorção do trato gastrintestinal. Moléculas carregadas (ou seja, metais pesados, lítio, ferro) e líquidos não se ligam bem ao carvão ativado (Tabela 77.9). *O carvão vegetal tem maior probabilidade de ser eficaz quando administrado dentro de 1 hora após a ingestão.* A administração também deve ser evitada após a ingestão de uma substância cáustica, pois pode impedir a avaliação endoscópica subsequente. Uma dose repetida de carvão ativado pode ser garantida nos casos de ingestão de um produto de liberação prolongada ou, mais frequentemente, com um envenenamento significativo por salicilato como resultado de seu padrão de absorção retardada e errática.

A dose de carvão ativado, com ou sem sorbitol, é de 1 g/kg em crianças ou 50 a 100 g em adolescentes e adultos. Antes de se administrar carvão, deve-se assegurar que as vias respiratórias do paciente estão intactas ou protegidas e que o paciente tenha um exame abdominal benigno. No adolescente acordado, não cooperativo, ou criança que se recusa a beber o carvão ativado, há pouca utilidade e potencial morbidade associada a forçar carvão ativado por sonda nasogástrica (NG), e tal prática deve ser evitada. Em crianças pequenas, os profissionais podem tentar melhorar a palatabilidade adicionando aromas (xarope de chocolate ou de cereja) ou dando a mistura sobre o sorvete. Cerca de 20% das crianças vomitam após receber uma dose de carvão, o que enfatiza a importância de uma via respiratória intacta e evita a administração de carvão após a ingestão de substâncias que são particularmente tóxicas quando aspiradas (p. ex., hidrocarbonetos).

Tabela 77.9	Substâncias pouco absorvidas pelo carvão ativado.
Alcoóis	
Caústicos: alcalinos e ácidos	
Cianeto	
Metais pesados (p. ex., chumbo)	
Hidrocarbonetos	
Ferro	
Lítio	

Se o carvão for administrado por meio de uma sonda gástrica em um paciente intubado, a colocação do tubo deve ser cuidadosamente confirmada antes que o carvão ativado seja administrado. A instilação de carvão diretamente nos pulmões pode ter efeitos desastrosos. A constipação intestinal é outro efeito colateral comum do carvão ativado e, em casos raros, foi relatada perfuração do intestino.

Os **catárticos** (sorbitol, sulfato de magnésio, citrato de magnésio) têm sido utilizados em conjunto com o carvão ativado para evitar a constipação intestinal e acelerar a evacuação do complexo de carvão-toxina. Não há dados que demonstrem seu valor, e há vários relatos de efeitos adversos de catárticos, como desidratação e desequilíbrio eletrolítico.

Irrigação intestinal total

A irrigação intestinal total (IIT) envolve a instilação de grandes volumes (35 mℓ/kg/h em crianças ou 1 a 2 ℓ/h em adolescentes) de uma solução eletrolítica de polietilenoglicol para "lavar" todo o trato GI. Essa técnica pode ter algum sucesso para a ingestão de preparações de SR, substâncias não bem adsorvidas por carvão (p. ex., lítio, ferro), emplastros transdérmicos, corpos estranhos e embalagens de medicamentos. Em crianças, administra-se a IIT com mais frequência para descontaminar o intestino de uma criança cuja radiografia abdominal demonstra vários *chips* de tinta à base de chumbo. Convém atenção especial à avaliação do exame de vias respiratórias e abdominal antes de iniciar a IIT. A IIT nunca deve ser administrada a um paciente com sinais de obstrução ou íleo ou com comprometimento da via respiratória. Dada a taxa de administração e o volume necessário para liberar o sistema, a IIT é normalmente administrada por sonda nasogástrica (SN). Continua-se com a IIT até o efluente retal estar claro. Se a IIT for para uma criança com resquícios de tinta ingerida, o ponto-final será a limpeza das aparas do intestino com base em radiografias repetidas. As complicações da IIT são vômito, dor abdominal e distensão abdominal. A formação de benzoar pode responder à IIT, mas também pode exigir endoscopia ou cirurgia.

Terapia direcionada

Terapia antidotal

Os antídotos estão disponíveis para relativamente poucas toxinas (Tabelas 77.7 e 77.8), mas o uso precoce e apropriado de um antídoto é um elemento-chave na administração do paciente envenenado.

Terapia de emulsão intralipídica

A terapia com emulsão intralipídica (EIL) é uma intervenção potencialmente salvadora de vidas que age sequestrando fármacos lipossolúveis, o que diminui seu impacto nos órgãos-alvo. Também melhora a função cardíaca, proporcionando uma fonte de energia alternativa a um miocárdio deprimido e agindo nos canais de cálcio no coração. Isso aumenta o cálcio miocárdico e, consequentemente, a função cardíaca. O intralipídio é mais eficaz como um agente de reversão para toxicidade da injeção intravenosa (IV) inadvertida de bupivacaína. Usando os mesmos 20% de intralipídios utilizados para nutrição parenteral total (NPT), administra-se uma dose em bólus de 1,5 mℓ/kg em 3 min, seguida de uma infusão de 0,25 mℓ/kg/min até a recuperação ou até um total de 10 mℓ/kg infundido. Os *fármacos lipofílicos*, aqueles em que o logaritmo do coeficiente que descreve a partição entre dois solventes (fase hidrofóbica e fase hidrofílica) é maior que 2, têm o maior potencial para ser ligado por EIL. Eles incluem, mas não estão limitados, os bloqueadores dos canais de cálcio (verapamil, diltiazem), bupropiona e antidepressivos tricíclicos.

Aumento da eliminação

Melhorar a eliminação resulta no aumento da depuração de uma substância tóxica já absorvida. Mostra-se útil apenas para algumas toxinas e, nesses casos, é uma intervenção potencialmente salvadora. Os métodos de eliminação aumentada são alcalinização urinária, hemodiálise e carvão ativado multidose.

Alcalinização urinária

A alcalinização urinária aumenta a eliminação de substâncias que são ácidos fracos, formando moléculas carregadas, que então ficam presas nos túbulos renais. As moléculas carregadas, sendo polares e hidrofílicas, não atravessam facilmente as membranas celulares. Portanto, permanecem nos túbulos renais e são excretadas. Realiza-se a alcalinização urinária por uma infusão contínua de fluidos IV contendo bicarbonato de sódio, com um objetivo de pH urinário de 7,5 a 8. A alcalinização da urina é mais útil no manejo da toxicidade do salicilato e do metotrexato. As complicações da alcalinização urinária são distúrbios eletrolíticos (p. ex., hipopotassemia, hipocalcemia), sobrecarga de fluidos e alcalinização sérica excessiva. O pH sérico deve ser monitorado de perto e não exceder um pH > 7,55. São pacientes tipicamente incapazes de tolerar os volumes necessários para a alcalinização aqueles com insuficiência cardíaca, insuficiência renal, edema pulmonar ou edema cerebral.

Hemodiálise

Poucos fármacos ou toxinas são removidos por diálise em quantidades suficientes para justificar os riscos e a dificuldade desse procedimento. As toxinas passíveis de diálise têm as seguintes propriedades: baixo volume de distribuição (< 1 ℓ/kg) com alto grau de solubilidade em água, baixo peso molecular e baixo grau de ligação às proteínas. A hemodiálise pode ser útil para a toxicidade do metanol, etilenoglicol, salicilatos, teofilina, brometo, lítio e ácido valproico. Também se utiliza a hemodiálise para corrigir graves distúrbios eletrolíticos e desequilíbrios acidobásicos resultantes da ingestão (p. ex., acidose láctica grave associada à metformina).

Multidose de carvão ativado

Considerando que se usa o carvão ativado em dose única como um método de descontaminação, a multidose de carvão ativado (**MDCA**) pode ajudar a melhorar a eliminação de certas toxinas. A MDCA é comumente administrada como 0,5 g/kg a cada 4 a 6 horas (para 4 doses). A MDCA aumenta a eliminação por dois mecanismos propostos: interrupção da recirculação êntero-hepática e "diálise gastrintestinal". O conceito de diálise gastrintestinal envolve o uso da mucosa intestinal como uma membrana de diálise e a remoção de toxinas da corrente sanguínea para o espaço intraluminal, onde são adsorvidos ao carvão. A AACT/European Association of Poisons Centres and Clinical Toxicologists recomenda a MDCA no manejo de ingestões significativas de carbamazepina, dapsona, fenobarbital, quinina e teofilina. Como no caso do carvão ativado de dose única, as contraindicações para o uso de MDCA são uma via respiratória desprotegida e um exame abdominal relativo (p. ex., íleo, distensão, sinais peritoneais). Assim, o exame das vias respiratórias e do abdome *deve ser avaliado antes de cada dose*. Um catártico (p. ex., sorbitol) pode ser administrado com a primeira dose, mas não deve ser usado com doses subsequentes, devido ao risco de desidratação e distúrbios eletrolíticos. Embora a MDCA reduza o nível sérico de um intoxicante mais rapidamente do que sem a MDCA, não se demonstrou que ele teve um impacto significativo no resultado.

COMPOSTOS COMUMENTE ENVOLVIDOS NAS INTOXICAÇÕES PEDIÁTRICAS

Ver outros capítulos sobre fitoterápicos (ver Capítulo 78), drogas de abuso (ver Capítulo 140) e riscos à saúde ambiental (ver Capítulos 735 a 741).

Fármacos

Analgésicos

Paracetamol. O paracetamol (acetaminofeno) é o analgésico e antipirético mais utilizado na pediatria, disponível em várias formulações, intensidade e combinações. Consequentemente, está comumente disponível em casa, onde pode ser ingerido involuntariamente por crianças pequenas; tomado em uma superdose intencional por adolescentes e adultos; ou inadequadamente dosado em todas as idades. Nos EUA, a toxicidade do paracetamol continua sendo a causa mais comum de insuficiência hepática aguda e é a principal causa de morte por intoxicação intencional.

Fisiopatologia. A toxicidade do paracetamol resulta da formação de um metabólito intermediário altamente reativo, a *N*-acetil-p-benzoquinonaimina (NAPQI). No uso terapêutico, apenas uma pequena porcentagem de uma dose (aproximadamente 5%) é metabolizada pela enzima CYP2E1 da citocromo hepática P450 em NAPQI, a qual se liga imediatamente à glutationa para formar um conjugado de ácido mercaptúrico não tóxico. Em caso de sobredosagem, as reservas de glutationa estão sobrecarregadas e o NAPQI livre consegue se combinar com macromoléculas hepáticas para produzir necrose hepatocelular. A dose tóxica aguda única de paracetamol é geralmente considerada > 200 mg/kg em crianças e > 7,5 a 10 g em adolescentes e adultos. A administração repetida em doses supraterapêuticas (> 90 mg/kg/dia durante dias consecutivos) pode levar a lesão ou falência hepática ou falha em algumas crianças, especialmente no quadro de febre, desidratação, má nutrição e outras condições que servem para reduzir os níveis de glutationa.

Qualquer criança com história de ingestão aguda acima de 200 mg/kg (incomum em crianças abaixo de 6 anos) ou com ingestão aguda intencional de qualquer quantidade deve ser encaminhada para uma unidade de saúde para a avaliação clínica e a medição do nível sérico de paracetamol.

Manifestações clínicas e laboratoriais. Classicamente, quatro estágios gerais da toxicidade do paracetamol foram descritos (Tabela 77.10). Os sinais iniciais são inespecíficos (ou seja, náuseas e vômitos) e podem não estar presentes. Assim, o diagnóstico de toxicidade não pode basear apenas em sintomas clínicos, mas requer consideração da combinação de história do paciente, sintomas e achados laboratoriais.

Se houver suspeita de ingestão tóxica, um nível de paracetamol sérico deve ser medido 4 horas após o tempo de ingestão relatado. Para os pacientes que se apresentam para atendimento médico mais de 4 horas após a ingestão, um nível de paracetamol estatístico deve ser obtido. *Os níveis obtidos < 4 horas após a ingestão, a menos que "não detectáveis", são difíceis de interpretar e não podem ser usados para estimar o potencial de toxicidade.* Outros testes laboratoriais básicos importantes são transaminases hepáticas, testes de função renal e parâmetros de coagulação.

Tratamento. Quando se considera o tratamento de um paciente intoxicado ou potencialmente intoxicado com paracetamol e, após avaliação ABC, é importante colocar o paciente em uma das seguintes quatro categorias:

*1. **Profilático.*** Por definição, esses pacientes têm um aspartato aminotransferase (TGO) normal. Se o nível de paracetamol for conhecido e a ingestão ocorrer dentro de 24 horas, as decisões de tratamento devem ser baseadas de acordo com o monograma de Rumack-Matthew (Figura 77.1). Qualquer paciente com o nível sérico desse fármaco na faixa de possível ou provável hepatotoxicidade no

Tabela 77.10 Estágios clássicos do uso clínico da intoxicação pelo paracetamol.

ESTÁGIO	TEMPO APÓS A INGESTÃO	CARACTERÍSTICAS
I	0,5 a 24 h	Anorexia, vômitos, mal-estar Exames laboratoriais tipicamente normais, exceto para o paracetamol
II	24 a 48 h	Resolução dos sintomas anteriores; dor no quadrante superior do abdome e sensibilidade; transaminases hepáticas elevadas (aspartato aminotransferase > alanina aminotransferase), INR
III	3 a 5 dias	Pico da elevação das transaminases; desenvolvimento de falência hepática, falência de múltiplos órgãos, morte ou início da recuperação
IV	4 dias a 2 semanas	Resolução das anormalidades hepáticas Recuperação clínica precede a recuperação histológica

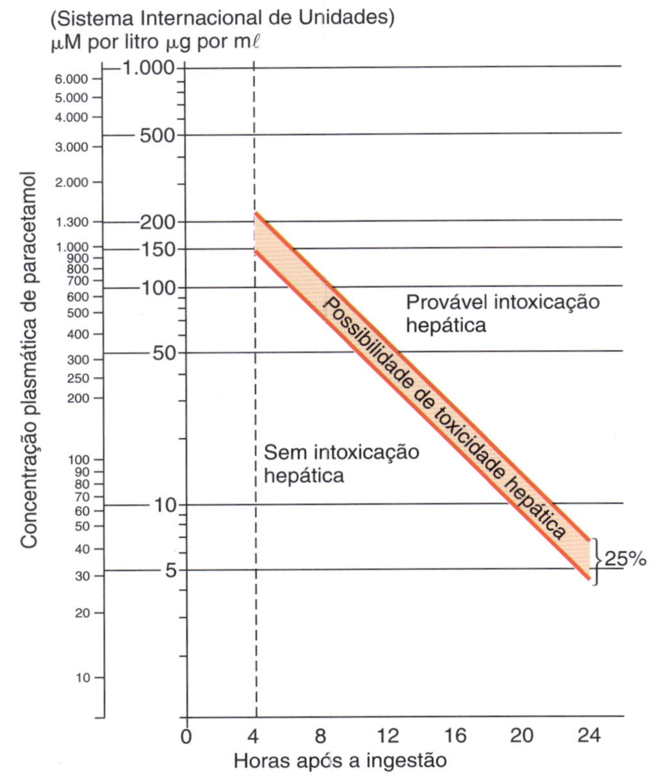

Figura 77.1 Nomograma de Rumack-Matthew para a intoxicação por paracetamol, um esboço semilogarítmico das concentrações plasmáticas de paracetamol *versus* tempo. *Precauções para o uso deste gráfico:* as coordenadas de tempo referem-se ao tempo após a ingestão; as concentrações séricas obtidas antes de 4 horas não são interpretáveis; e o gráfico deve ser usado somente com relação a uma ingestão única e aguda com o tempo conhecido da ingestão. Este nomograma não é útil para exposições crônicas ou com o tempo de ingestão desconhecido e deve ser usado com cautela quando há ingestão concomitante de fármacos que retardam a motilidade gastrintestinal. A linha inferior é geralmente utilizada nos EUA para definição de toxicidade e tratamento direto, enquanto a linha superior é geralmente utilizada na Europa. (*De Rumack BH, Hess AJ (Eds.). Poisindex/Denver: Micromedix; 1995. Adaptada de Rumack BH, Matthew H. Acetaminophen poisoning and toxicity,* Pediatrics. *1975;55: 871 a 876.)*

nomograma deve ser tratado com *N*-acetilcisteína (NAC). Tal nomograma destina-se apenas à utilização em pacientes que estejam dentro de 24 horas de uma única ingestão *aguda* de paracetamol com um tempo conhecido de ingestão. Se o tratamento for recomendado, devem receber Mucocetil® oral ou Fluimucil® intravenoso por 24 ou 21 h, respectivamente. Repita o nível de TGO e a concentração de paracetamol no fim do intervalo em que deve ser obtido. Se a TGO for normal e o nível do fármaco for indetectável, o tratamento pode ser interrompido. Caso a TGO se torne elevada, o paciente segue para a próxima categoria de tratamento (lesão). Se o paracetamol ainda estiver presente, o tratamento deve prosseguir até que o nível seja não detectável. No caso de um paciente com um nível de paracetamol presente, TGO normal e um tempo de ingestão desconhecido, o tratamento deve seguir até que o nível não seja detectável, com transaminases normais.

A importância de se instituir a terapia com NAC IV ou oral *no máximo até 8 horas desde o momento da ingestão* não deve ser subestimada. Nenhum paciente, independentemente da quantidade ingerida, que receba NAC dentro de 8 horas após superdose deve morrer de falência hepática. Quanto mais tempo passar para iniciar o tratamento além da marca de 8 horas, maior o risco de insuficiência hepática aguda. Qualquer paciente que esteja perto da marca de 8 horas ou além dela, depois de uma superdose por paracetamol, deve ter o tratamento empírico com NAC instituído independentemente de exames laboratoriais pendentes.

2. Lesão hepática. Esses pacientes apresentam evidências de necrose hepatocelular, manifestada primeiro como transaminases hepáticas elevadas (geralmente TGO primeiro, depois alanina transaminase [TGP]), seguidas por um aumento no INR. Qualquer paciente nessa categoria requer terapia com NAC (IV ou oral). Quando interromper a terapia no paciente clinicamente estável permanece controverso, mas em geral, após as transaminases alcançarem um pico e estiverem caindo significativamente "em direção" ao normal (eles não precisam ser normais). A maioria das enzimas hepáticas dos pacientes alcançam o pico 3 ou 4 dias após a ingestão.

3. Falência hepática aguda. Os critérios da King's College são usados para determinar quais pacientes devem ser encaminhados para avaliação de transplante hepático. Os critérios são acidemia (pH do soro < 7,3) após adequada reanimação por fluido, coagulopatia (INR > 6), disfunção renal (creatinina > 3,4 mg/dℓ), e grau III ou IV de encefalopatia hepática (ver Capítulo 391). Um ácido láctico sérico acima de 3 mmol/ℓ (após líquidos IV) contribui tanto para a sensibilidade quanto para a especificidade dos critérios para prever a morte sem transplante de fígado. O grau de elevação das transaminases não é levado em consideração nesse processo de tomada de decisão.

4. Ingestão supraterapêutica repetida. O paracetamol é particularmente propenso a superdose não intencional por meio da ingestão de vários medicamentos que contenham o fármaco ou simplesmente porque as pessoas supõem que seja seguro em qualquer dose. A ingestão de quantidades significativamente maiores do que a dose diária recomendada por vários dias ou mais coloca o paciente em risco de lesão hepática. Como o nomograma de Rumack-Matthew não é útil nesse cenário, adota-se uma abordagem conservadora. No paciente assintomático, se a TGO for normal e o nível de paracetamol for abaixo de 10 μg/mℓ, nenhuma terapia é indicada. Uma TGO normal e um nível de paracetamol elevado garantem a dosagem de NAC durante pelo menos o tempo suficiente para o fármaco metabolizar, enquanto a TGO permanece normal. Uma TGO elevada coloca o paciente na categoria "lesão hepática" descrita anteriormente. Um paciente que apresenta sintomas (ou seja, dor no quadrante superior direito, vômitos, icterícia) deve ter o tratamento empírico iniciado, independentemente dos exames laboratoriais pendentes.

O NAC está disponível nas formas oral e IV, e ambas são consideradas igualmente eficazes (ver Tabela 77.7 para os regimes posológicos da forma oral *versus* IV). A forma IV é usada em pacientes com vômitos intratáveis, aqueles com evidência de insuficiência hepática e grávidas. O NAC oral tem sabor e cheiro desagradáveis e pode ser misturado com refrigerante ou suco de frutas ou administrado por sonda NG para melhorar a tolerabilidade do regime oral. A administração de NAC IV (como solução padrão a 3% para evitar a administração excessiva de água livre, tipicamente em dextrose a 5%), especialmente a dose de carga inicial, está associada em alguns pacientes ao desenvolvimento de reações anafilactoides (não mediadas por imunoglobulina E). Essas reações são tipicamente gerenciadas interrompendo-se a infusão; trata-se com difenidramina, albuterol e/ou epinefrina como indicado; e reinicia-se a infusão a uma taxa mais lenta, uma vez os sintomas tenham sido resolvidos. O NAC IV também está associado à elevação discreta no INR medido (variação: 1,2 a 1,5), devido à interferência do laboratório. A administração intravenosa, no entanto, chega em menores quantidades ao fígado em comparação com o regime oral. Por isso, muitos toxicologistas recomendam doses mais altas da formulação IV em pacientes com grandes superdosagens. Transaminases, função sintética e função renal devem ser seguidas diariamente enquanto o paciente estiver sendo tratado com NAC. Pacientes com piora da função hepática ou do estado clínico podem se beneficiar do monitoramento laboratorial mais frequente. Uma abordagem individual para cada paciente é a norma para quando parar a terapia com NAC, para decidir a quem encaminhar para a avaliação do transplante e, frequentemente, para a dose de NAC IV em pacientes com níveis muito elevados de paracetamol ou sinais de lesão. A consulta com o Centro de Intoxicação regional e o toxicologista clínico pode ajudar a agilizar o atendimento desses pacientes, o que reduz, em última instância, seu tempo de permanência com resultados potencialmente melhores.

Salicilatos. A incidência de intoxicação por salicilato em crianças pequenas tem diminuído consideravelmente desde que o paracetamol e o ibuprofeno substituíram o ácido acetilsalicílico como o analgésico e antipirético mais comumente utilizado em pediatria. No entanto, os salicilatos permanecem amplamente disponíveis, não só como produtos, mas também em medicamentos antidiarreicos contendo ácido acetilsalicílico, agentes tópicos (p. ex., ceratolíticos, cremes esportivos), óleo de gualtéria e alguns produtos à base de plantas. O óleo de gualtéria contém 5 g de salicilato em 1 colher de chá (5 mℓ), o que significa que a ingestão de quantidades muito pequenas de tal produto tem o potencial para causar toxicidade grave.

Fisiopatologia. Os salicilatos levam a toxicidade por interação com uma grande variedade de processos fisiológicos, como estimulação direta do centro respiratório, desacoplamento de fosforilação oxidativa, inibição do ciclo de ácido tricarboxílico e estimulação da glicólise e gliconeogênese. A dose tóxica aguda de salicilatos costuma ser considerada maior que 150 mg/kg. A toxicidade mais significativa é vista após as ingestões acima de 300 mg/kg; e a grave, potencialmente fatal de toxicidade, é descrita após injeções de acima de 500 mg/kg.

Manifestações clínicas e laboratoriais. As ingestões de salicilato são classificadas como agudas ou crônicas, e a toxicidade aguda é muito mais comum em pacientes pediátricos. Os primeiros sinais de salicilismo agudo são náuseas, vômitos, diaforese e zumbido. A toxicidade moderada ao salicilato pode se manifestar como taquipneia e hiperpneia, taquicardia e estado mental alterado. A taquicardia resulta em grande parte de perdas insensíveis marcadas por vômitos, taquipneia, diaforese e desacoplamento da fosforilação oxidativa. Assim, convém cuidadosa atenção ao estado do volume e à reanimação volêmica precoce no paciente significativamente envenenado. Os sinais de toxicidade grave ao salicilato são hipertermia leve, coma e convulsões. O salicilismo crônico pode ter uma apresentação mais insidiosa, e os pacientes podem apresentar toxicidade acentuada (p. ex., estado mental alterado, edema pulmonar não cardiogênico, acidemia) a níveis significativamente mais baixos de salicilato do que na toxicidade aguda.

Classicamente, os valores laboratoriais de um paciente envenenado com salicilatos revelam uma alcalose respiratória primária e uma acidose metabólica primária e elevada do *anion gap*. No início do curso do salicilismo agudo, a alcalose respiratória domina e o paciente é alcalêmico. Conforme a estimulação respiratória diminui, o paciente tenderá à acidemia. A hiperglicemia (precoce) e a hipoglicemia (tardia) foram descritas. Estudos anormais de coagulação e lesão renal aguda podem ser vistos, mas não são comuns.

Os níveis seriados de salicilato devem ser monitorados de perto (a cada 2 a 4 horas inicialmente) até que eles estejam em queda constante. A absorção de salicilato na sobredosagem é imprevisível e errática, especialmente com um produto com revestimento gastrorresistente, e os níveis podem aumentar rapidamente para o intervalo altamente tóxico, mesmo muitas horas após a ingestão. O nomograma de Done é de baixo valor e não deve ser usado. O pH e eletrólitos séricos urinários devem ser acompanhados de perto. O nível de paracetamol deve ser verificado em qualquer paciente que intencionalmente apresenta superdose de salicilatos por ser um coingestor comum, e as pessoas frequentemente confundem ou combinam medicamentos analgésicos sem receita médica. A toxicidade do salicilato pode causar um edema pulmonar não cardiogênico, especialmente na superdosagem crônica; consequentemente, recomenda-se uma radiografia de tórax em qualquer paciente com angústia respiratória.

Tratamento. Para o paciente que se apresenta logo após uma ingestão aguda, o tratamento inicial deve incluir descontaminação gástrica com carvão ativado. Às vezes, comprimidos de salicilato formam bezoares, o que deve ser suspeitado se as concentrações de salicilato no soro continuarem a subir muitas horas após a ingestão ou se forem persistentemente elevadas, apesar do tratamento adequado. A descontaminação gástrica geralmente não é útil após a exposição crônica.

A terapia inicial concentra na reanimação volumétrica agressiva e no pronto início da terapia com bicarbonato de sódio no paciente sintomático, antes mesmo de obter níveis séricos de salicilato. Os níveis terapêuticos de salicilato são 10 a 20 mg/dℓ, e níveis acima de 25 ou 30 mg/dℓ garantem o tratamento.

A principal terapia para a toxicidade do salicilato é a **alcalinização urinária**. Esta leva ao aumento da eliminação de salicilatos convertendo o salicilato em sua forma ionizada, "aprisionando-o" nos túbulos renais, o que aumenta a eliminação. Além disso, a manutenção de um pH sérico alcalêmico diminui a penetração de salicilatos no SNC porque partículas carregadas são menos capazes de atravessar a barreira hematencefálica. Consegue-se a alcalinização pela administração de uma infusão de bicarbonato de sódio com a taxa de infusão aproximadamente 2 vezes a de manutenção. *Os objetivos da terapia são um pH urinário de 7,5 a 8, um pH sérico de 7,45 a 7,55 e diminuição dos níveis séricos de salicilato.* Em geral, na presença de uma acidose, o estado do paciente envenenado por ácido salicílico pode estar diretamente relacionado com o pH sérico do paciente: quanto menor o pH, maior a quantidade relativa de salicilato na forma não polarizada e maior a penetração do fármaco pela barreira hematencefálica. Convém especial atenção também aos níveis seriados de potássio em qualquer paciente em infusão de bicarbonato, uma vez que o potássio será dirigido intracelularmente e a hipopotassemia prejudica a alcalinização da urina. Por essas razões, o potássio é frequentemente adicionado ao gotejamento de bicarbonato. Repetidas doses de carvão podem ser benéficas, devido à absorção muitas vezes retardada e errática do ácido salicílico. A glicose parenteral deve ser fornecida a qualquer paciente com envenenamento por salicilato com estado mental alterado, pois pode haver hipoglicemia do sistema nervoso central (SNC) (ou seja, neuroglicopenia), não observada em um teste de glicemia sérica periférica.

Em pacientes com toxicidade grave, a hemodiálise pode ser necessária. As indicações para diálise são anormalidades acidobásicas graves (especificamente acidose grave e acidemia), aumento do nível de salicilato (apesar de descontaminação adequada e urina adequadamente alcalinizada), edema pulmonar, edema cerebral, convulsões e insuficiência renal. As concentrações séricas de salicilato isoladamente não são indicadores claros da necessidade de diálise e devem sempre ser interpretadas com o estado clínico do paciente.

Ibuprofeno e outros anti-inflamatórios não esteroidais (AINEs). O ibuprofeno e outros anti-inflamatórios não esteroides (AINEs) são fármacos comumente envolvidos em superdoses não intencionais e intencionais, devido à ampla disponibilidade e ao uso comum como analgésicos e antipiréticos. Felizmente, efeitos graves após sobredoses de AINEs são raros, em comparação com seu índice terapêutico.

Fisiopatologia. Os AINEs inibem a síntese de prostaglandina por inibir reversivelmente a atividade da ciclo-oxigenase (COX), a enzima primária responsável pela biossíntese de prostaglandinas. Em uso terapêutico, os efeitos colaterais são irritação gastrintestinal, redução do fluxo sanguíneo renal e disfunção plaquetária. Na tentativa de minimizar esses efeitos colaterais, análogos de AINEs têm sido desenvolvidos para ser mais específicos para a forma induzível da COX (a isoforma COX-2) do que a forma constitutiva, a COX-1. No entanto, a sobredosagem dos inibidores mais seletivos, inibidores de COX-2 (p. ex., o celecoxibe) é tratada da mesma maneira de sobredosagem dos inibidores da COX não específicos (p. ex., ibuprofeno), pois em doses mais elevadas os agentes COX-2 seletivos perdem sua seletividade.

O ibuprofeno, o principal AINE utilizado em pediatria, é bem tolerado, mesmo em superdose. Em crianças, doses agudas abaixo de 200 mg/kg raramente causam toxicidade, mas ingestões acima de 400 mg/kg podem produzir efeitos mais graves, como estado mental alterado e acidose metabólica.

Manifestações clínicas e laboratoriais. Os sintomas geralmente se desenvolvem dentro de 4 a 6 horas da ingestão e se resolvem dentro de 24 h. Caso a intoxicação se desenvolva, normalmente manifesta náuseas, vômitos e dor abdominal. Apesar de hemorragia gastrintestinal e úlceras terem sido descritas com o uso crônico, elas são raras no cenário de ingestão aguda. Após ingestões maciças, os pacientes podem desenvolver depressão acentuada do SNC, acidose metabólica com *anion gap* aumentado, insuficiência renal e (raramente) depressão respiratória. As convulsões também têm sido descritas, especialmente após superdose de ácido mefenâmico. A dosagem dos níveis específicos de fármaco não está prontamente disponível, o que limita

seu uso na tomada de decisões do tratamento. A avaliação da função renal, o equilíbrio acidobásico, o hemograma completo e o exame de coagulação são parâmetros que devem ser monitorados por um bom tempo após grandes ingestões. Medicações concomitantes, em especial o cetaminofeno, devem ser descartadas após qualquer ingestão intencional.

Tratamento. O cuidado de suporte, como o uso de antibióticos e antiácidos, é a terapia primária de toxicidade por AINEs. A descontaminação com carvão ativado deve ser considerada se um paciente se apresentar 1 a 2 horas após uma ingestão potencialmente tóxica. Não há um antídoto específico para tal classe de medicamentos. Dado o elevado grau de ligação proteica e excreção de AINEs, nenhuma das modalidades utilizadas para melhorar a eliminação é particularmente útil na gestão dessas superdoses. Ao contrário dos pacientes com intoxicação por salicilato, a alcalinização urinária não se mostra útil para a intoxicação por AINEs. Os pacientes que desenvolvam sinais clínicos de toxicidade significativos devem ser admitidos no hospital para cuidados de suporte e acompanhamento contínuo. Pacientes que permanecem assintomáticos por 4 a 6 horas após a ingestão podem receber alta hospitalar.

Opioides. Os opioides são uma classe de medicamentos usada frequentemente em excesso, tanto na forma intravenosa quanto na VO. A epidemia de opioides que afeta os EUA e outros países é discutida no Capítulo 140. Dois opiáceos orais específicos, buprenorfina e metadona, merecem menção, devido à potencial toxicidade com risco de vida em crianças com ingestão de até 1 comprimido. Ambos os agentes são usados no controle da dependência de opioides, embora a **buprenorfina** seja o fármaco de escolha. A **metadona** também é amplamente utilizada no tratamento da dor crônica. Ou seja, as prescrições envolvem uma grande quantidade de comprimidos. Os dois fármacos estão prontamente disponíveis para compra ilícita e abuso potencial. Eles são de grande potencial toxicidade para uma criança, especialmente buprenorfina, devido à longa meia-vida e à alta potência.

Fisiopatologia. A metadona é um opiáceo sintético lipofílico com efeito agonista potente nos receptores opioide μ, que conduzem tanto aos efeitos analgésicos desejados quanto aos efeitos colaterais indesejáveis, como sedação, depressão respiratória e motilidade gastrintestinal prejudicada. A metadona é conhecida por promover o prolongamento do intervalo QTc por meio de interações gênicas relacionadas com o *human ether-a-go-go* (hERG), codificadas pelo canal retificador de potássio. A duração de seu efeito no controle da dor é de apenas 8 horas, enquanto os efeitos colaterais podem ocorrer até 24 horas desde a última dose e perdurar por mais tempo após superdosagem. A metadona tem uma meia-vida média > 25 h, o que pode ser aumentado para mais de 50 horas em superdose.

A suboxona é uma combinação de buprenorfina, um opioide potente agonista parcial dos receptores opiáceos μ e antagonista fraco de opioide κ e naloxona. A naloxona tem baixa biodisponibilidade oral, mas é incluída na formulação para desencorajar a administração intravenosa, durante a qual pode precipitar a abstinência. A suboxona é formulada para administração oral ou sublingual. Consequentemente, as crianças podem absorver quantidades significativas da substância, mesmo apenas sugando o comprimido. A buprenorfina tem uma meia-vida média de 37 h.

Manifestações clínicas e laboratoriais. Em crianças, a ingestão de metadona e brupenorfina pode se manifestar com a toxindrome de opioide clássica de depressão respiratória, sedação e miose. São sinais de uma toxicidade mais grave bradicardia, hipotensão e hipotermia. Já em seu uso terapêutico, a metadona é associada a prolongamento do intervalo QTc e risco de *torsade de pointes*. Por isso, um ECG deve fazer parte da avaliação inicial após ingestão de metadona ou outro opioide desconhecido. Nenhuma substância é detectada na pesquisa de rotina urinária para opioide, embora alguns centros tenham adicionado uma pesquisa urinária de metadona em separado. Os níveis de ambos os fármacos podem ser mensurados, embora isso seja raramente realizado clinicamente e pouco útil no cenário agudo. Uma exceção pode acontecer em casos de negligência ou abuso nos quais amostras de urina para cromatografia de gases/espectroscopia de massa, o padrão-ouro legal, devem ser enviadas para confirmar e registrar a presença da substância.

Tratamento. Os pacientes com depressão respiratória e depressão do SNC significantes devem ser tratados com um antídoto de opioides, a **naloxona** (Tabela 77.7). Em pacientes pediátricos que não tomam opioides cronicamente, deve ser utilizada a dose total de reversão de 1 a 2 mg. Em contrapartida, os pacientes dependentes de opioides devem ser tratados com doses iniciais menores (0,04 a 0,4 mg), que podem ser repetidas conforme necessário para alcançar a resposta clínica desejada, evitando-se a indução abrupta de abstinência. Como a meia-vida da metadona e da buprenorfina é muito maior que a da naloxona, os indivíduos podem necessitar de várias doses de naloxona. Esses pacientes podem se beneficiar de uma infusão contínua de naloxona, normalmente iniciada em dois terços da dose de reversão por hora e titulada para manter frequência respiratória e nível de consciência adequados. Os pacientes que ingeriram metadona devem ser colocados em um monitor cardíaco e ter ECGs em série para monitorar o desenvolvimento de um intervalo QTc prolongado. Se um indivíduo desenvolver um QTc prolongado, o manejo inclui monitoramento cardíaco continuo, reposição de eletrólitos (potássio, cálcio e magnésio) e um desfibrilador prontamente disponível caso o paciente desenvolva *torsade de pointes*.

Dado o potencial de toxicidade clinicamente significativa e prolongada, qualquer criança que tenha ingerido metadona, mesmo que assintomática, deve ser admitida no hospital por pelo menos 24 horas de monitoramento. Alguns especialistas defendem uma abordagem semelhante para o manejo das ingestões de buprenorfina, mesmo no paciente assintomático. Todos esses casos devem ser discutidos com um Centro de Intoxicação ou toxicologista clínico antes de determinar a conduta.

Medicações cardiovasculares

Bloqueador do receptor beta-adrenérgico. Os betabloqueadores inibem competitivamente a ação de catecolaminas nos betarreceptores. Terapeuticamente, os betabloqueadores são utilizados para várias condições, como hipertensão, doenças das artérias coronárias, taquiarritmias, transtorno de ansiedade, enxaqueca, tremor essencial e hipertireoidismo. Por ser lipofílico e ter efeito rápido no bloqueio de canais de sódio, considera-se o **propranolol** o fármaco mais tóxico da classe dos betabloqueadores. Superdoses de betabloqueadores hidrossolúveis (p. ex., atenolol) são associados a sintomas mais brandos.

Fisiopatologia. Em superdosagens, os betabloqueadores reduzem o cronotropismo e o inotropismo em adição ao alentecimento da condução por meio do tecido do nódulo atrioventricular. Clinicamente, tais efeitos manifestam-se como bradicardia, hipotensão e bloqueio cardíaco. Os pacientes com doença reativa das vias respiratórias podem apresentar broncospasmo como resultado do bloqueio da broncodilatação β2 mediada. O bloqueio β2 interfere na glicogenólise e a gliconeogênese, que pode em algumas situações levar a hipoglicemia, especialmente nos pacientes com baixa reserva de glicogênio (p. ex., crianças).

Manifestações clínicas e laboratoriais. A toxicidade desenvolve-se tipicamente com 6 horas de ingestão, embora isso possa ser atrasado depois da ingestão de sotalol ou preparações de liberação lenta (SR – *slow release*). Os achados mais comuns de intoxicação grave são bradicardia e hipotensão. Agentes lipofílicos, como o propranolol, podem penetrar no SNC e causar alterações do nível de consciência, coma e convulsões. A superdosagem por betabloqueadores com propriedade estabilizadora de membrana (p. ex., propranolol) pode causar alargamento do intervalo QRS e arritmias ventriculares.

A abordagem após superdosagem de betabloqueador deve incluir um ECG, avaliações frequentes do *status* hemodinâmico e glicemia sérica. Níveis séricos de betabloqueadores não estão disponíveis na prática clínica de rotina e não se mostram úteis no manejo de pacientes intoxicados.

Tratamento. Além das medidas de suporte e descontaminação do TGI como indicado, o **glucagon** é o antídoto de escolha para toxicidade aos betabloqueadores (Tabela 77.7). O glucagon estimula a adenilciclase e aumenta os níveis de adenosina monofosfato cíclico (cAMP), independentemente do betarreceptor. O glucagon é normalmente administrado em bólus e, se for eficaz, seguido por uma infusão contínua. Na prática, o glucagon costuma ser parcialmente efetivo, sendo limitado por seus efeitos proeméticos, especialmente nas altas doses em que é administrado. Outras intervenções potencialmente úteis são cálcio, vasopressores e altas doses de insulina. As convulsões são tratadas com benzodiazepínicos, e o alargamento do QRS deve ser tratado com bicarbonato de sódio. É improvável que crianças que ingiram 1 ou 2 betabloqueadores solúveis em água desenvolvam toxicidade. Assim, podem ser liberadas para casa se permanecerem assintomáticas por um período de observação de 6 h. As crianças que ingerem produtos de SR, agentes altamente lipossolúveis e sotalol podem exigir períodos mais longos de observação antes da alta segura. Qualquer criança sintomática deve ser admitida para acompanhamento contínuo e terapia dirigida.

Bloqueadores de canais de cálcio. Os bloqueadores dos canais de cálcio (BCCs) são usados para diversas indicações terapêuticas e têm o potencial de causar toxicidade grave, mesmo após ingestões experimentais. São agentes específicos o verapamil, o diltiazem e as di-hidropiridinas (p. ex., anlodipino, nifedipino). Destes, o diltiazem e o verapamil são os mais perigosos em superdose, por causa da maior lipofilicidade e dos efeitos diretos de supressão cardíaca.

Fisiopatologia. Os BCCs antagonizam os canais de cálcio tipo L, inibindo o influxo de cálcio dentro do miocárdio e das células do músculo liso vascular. O verapamil atua principalmente na redução do inotropismo e do cronotropismo e não tem efeito na resistência vascular sistêmica (RVS). O diltiazem tem efeitos no coração e na vascularização periférica. As di-hidropiridinas diminuem exclusivamente a RVS. O verapamil e o diltiazem podem diminuir significantemente a condução e a contratilidade miocárdica, com o diltiazem também reduzindo a RVS. Por outro lado, as di-hidropiridinas irão reduzir a RVS, levando a vasodilatação e taquicardia reflexa (embora tal seletividade pelo receptor possa ser perdida depois de uma superdose extensa). Qualquer paciente intoxicado com BCCs apresenta hiperglicemia em função do mesmo bloqueio dos canais de cálcio L presentes nas células das ilhotas pancreáticas.

Manifestações clínicas e laboratoriais. O início dos sintomas é tipicamente precoce após a ingestão, embora isso possa ser retardado com ingestões de produtos de liberação lenta. Superdoses de BCCs levam a hipotensão, acompanhada de bradicardia, frequência cardíaca normal ou mesmo taquicardia, dependendo do agente. Uma característica única da superdose pelos BCCs é que o paciente pode exibir hipotensão profunda com nível de consciência preservado.

A avaliação inicial deve incluir um ECG, monitoramento hemodinâmico contínuo e rigorosa e mensuração rápida dos níveis séricos de glicose. Tanto o valor absoluto de hiperglicemia quanto a porcentagem de aumento na glicose sérica têm sido correlacionados com a gravidade da toxicidade pelos BCCs em adultos. O desenvolvimento de hiperglicemia pode mesmo preceder o desenvolvimento de instabilidade hemodinâmica. Os níveis sanguíneos de BCCs não estão prontamente disponíveis e não são úteis para conduzir a terapia.

Tratamento. Depois que os cuidados de suporte clínico iniciais forem instituídos, a descontaminação GI pode ser feita com carvão ativado, conforme apropriado. A irrigação intestinal total (IIT) pode ser benéfica em um paciente que ingeriu medicamentos de liberação sustentada. O bloqueio do canal de cálcio nos músculos lisos do trato gastrintestinal pode levar à redução da motilidade. Assim, qualquer forma de descontaminação TGI deve ser feita com atenção cuidadosa e com exames abdominais seriados.

Os sais de cálcio, administrados por acesso venoso periférico como gliconato de cálcio, ou por meio de um acesso venoso central, como o cloreto de cálcio, ajudam a melhorar os canais de cálcio bloqueados. **A terapia euglicêmica com insulina em alta dose** é considerada o antídoto de escolha para a toxicidade do BCC. Um bólus inicial de 1 unidade/kg de insulina regular é seguido por uma infusão a 0,5 a 1 unidade/kg/hora (Tabela 77.6). O principal mecanismo da terapia euglicêmica com insulina em alta dose é melhorar a eficiência metabólica de um coração intoxicado que está precisando de carboidratos para energia (em vez dos habituais ácidos graxos livres), mas tem insulina circulante mínima. Os níveis de glicemia devem ser cuidadosamente monitorados, e pode ser administrada glicose suplementar para manter a euglicemia, embora isso raramente seja necessário no paciente gravemente intoxicado.

São terapias adicionais bólus criteriosos de fluidos venosos e vasoconstritores (muitas vezes em doses muito altas). A estimulação cardíaca artificial raramente tem valor. A terapia com emulsão lipídica (discutida anteriormente) é uma intervenção aplicada especialmente em pacientes intoxicados com soluções mais lipídicas de BCCs, como o verapamil e o diltiazem. Em casos extremos, um balão intra-aórtico ou a oxigenação por membrana extracorpórea podem ser utilizados. Dado o potencial para toxicidade grave e tardia em lactentes após a ingestão de um ou dois comprimidos de BCC, recomendam-se internação hospitalar e monitoramento por 24 horas para todos esses pacientes.

Clonidina. Embora originalmente destinado a uso como anti-hipertensivo, o número de prescrições de clonidina na população pediátrica aumentou muito devido à sua eficácia relatada no tratamento de transtorno de déficit de atenção/hiperatividade (TDAH), transtornos de tiques e outros transtornos comportamentais. Com tal aumento do uso, houve um aumento significativo nas ingestões pediátricas e nas terapias experimentais. A clonidina está disponível em comprimidos e em adesivos transdérmicos.

Fisiopatologia. A clonidina, juntamente com o guanfacina, é um alfa-2-agonista de ação central com um índice terapêutico muito estreito. O agonismo central dos alfa-2-receptores diminui o fluxo simpático, produzindo letargia, bradicardia, hipotensão e apneia. A toxicidade pode se desenvolver pela ingestão de uma pílula ou após sugar ou engolir um adesivo transdérmico. Mesmo um adesivo transdérmico "usado" pode conter de um terço à metade do montante inicial da substância.

Manifestações clínicas e laboratoriais. As manifestações clínicas mais comuns da toxicidade por clonidina são letargia, miose e bradicardia. Hipotensão, depressão respiratória e apneia podem ser observadas em casos graves. Logo após a ingestão, os pacientes podem estar hipertensos pela ação agonista nos alfarreceptores periféricos e vasoconstrição resultante. Os sintomas desenvolvem-se relativamente logo após a ingestão e geralmente desaparecem em 24 horas. As concentrações séricas de clonidina não estão prontamente disponíveis e não têm valor clínico no cenário agudo. Embora os sinais de toxicidade clínica sejam comuns após a superdosagem de clonidina, a morte por clonidina isolada é extremamente incomum.

Tratamento. Dado o potencial de toxicidade significativa, a maioria das crianças pequenas requerem encaminhamento para uma unidade de saúde para avaliação após ingestões não intencionais de clonidina. A descontaminação gástrica costuma ter valor mínimo, devido às pequenas quantidades ingeridas e ao rápido aparecimento de sintomas graves. O tratamento de suporte agressivo é fundamental para a conduta terapêutica. A naloxona, frequentemente em doses elevadas, mostrou eficácia variável no tratamento da toxicidade da clonidina. Outras terapias úteis são atropina, bólus de fluido IV e vasopressores. As crianças sintomáticas devem ser admitidas no hospital para monitoramento contínuo cardiovascular e neurológico. Além disso, em pacientes que recebem terapia crônica com clonidina ou guanfacina, a descontinuação rápida do fármaco, ou mesmo a falta de uma ou duas doses, pode levar a elevações potencialmente perigosas da pressão arterial.

Digoxina. A digoxina é um glicosídeo cardíaco extraído das folhas da *Digitalis lanata*. Outras fontes naturais de glicosídeos cardíacos são a *Digitalis purpura* (dedaleira), o *Nerium oleander* (oleandro), o *Convallaria majalis* (lírio-do-vale) e o *Eleutherococcus senticosus* (ginseng-siberiano), além do sapo-cururu (*Rhinella marina* – atual denomimação do *Bufo marinus*). Terapeuticamente, a digoxina é usada no tratamento da insuficiência cardíaca e em algumas taquiarritmias supraventriculares. A sobredosagem aguda pode ocorrer nos casos de erros de dosagem (especialmente em crianças pequenas), ingestão não intencional ou intencional de medicamentos ou exposição a material vegetal contendo glicosídeos digitálicos. Quanto à exposição a essas plantas, a toxicidade é incomum, a menos que o veneno esteja concentrado na forma de chá. A toxicidade crônica pode resultar de alteração da dose de digoxina, alteração na depuração da digoxina como resultado de insuficiência renal ou interações medicamentosas.

Fisiopatologia. A digoxina bloqueia a bomba de adenosina trifosfatase de sódio-potássio (Na^+, K^+-ATPase), o que leva à perda intracelular de K^+ e ao ganho de Na^+ e cálcio (Ca^{2+}). Tal aumento do Ca^{2+} disponível tem efeito inotrópico, melhorando a contratilidade miocárdica. Um aumento na automaticidade miocárdica leva à ectopia atrial, nodal e ventricular subsequente. A digoxina também afeta a condução nodal, levando a um período refratário prolongado, à diminuição do disparo do nodo sinusal e à desaceleração da condução pelo nó atrioventricular. A troca de Na^+/K^+ prejudicada resulta em níveis perigosamente altos de K^+ sérico. Em geral, a sobredosagem de digoxina manifesta-se como uma combinação de condução retardada ou bloqueada e aumento da ectopia.

Manifestações clínicas e laboratoriais. Náuseas e vômitos são sintomas iniciais comuns de toxicidade aguda por digoxina, manifestando-se dentro de 6 horas após a superdosagem. São manifestações cardiovasculares bradicardia, bloqueio cardíaco e diversas disritmias. As manifestações do SNC consistem em letargia, confusão e fraqueza. A toxicidade crônica é mais insidiosa e também pode se manifestar como estado mental alterado e distúrbios visuais (raros).

A avaliação inicial deve incluir um ECG, nível sérico de digoxina, potássio sérico e testes de função renal. O nível sérico de digoxina deve ser avaliado pelo menos 6 horas após a ingestão e cuidadosamente interpretado no contexto de sintomas clínicos, pois o nível de digoxina sozinho não reflete inteiramente a gravidade da intoxicação. Em ingestões agudas, o potássio sérico é um marcador independente de morbidade e mortalidade, com prognóstico ruim em níveis > 5,5 mEq/ℓ. Na toxicidade crônica, a concentração sérica de K^+ é menos útil como marcador prognóstico e pode ser alterada pelo uso concomitante de diuréticos.

A digoxina tem um índice terapêutico muito estreito. As concentrações terapêuticas de digoxina no plasma são 0,5 a 2,0 ng/mℓ; um nível acima de 2 ng/mℓ é considerado tóxico e, acima de 6 ng/mℓ, potencialmente fatal (em intoxicações crônicas). Como com todos os níveis séricos de intoxicantes, deve-se ter cuidado ao interpretar o número no contexto do cenário do envenenamento e do quadro clínico do paciente. Um paciente com intoxicação aguda pode ter um nível sérico muito alto e um sintoma mínimo ou nenhum sintoma, enquanto um indivíduo com uso crônico ou agudo com intoxicação crônica geralmente fica mais sintomático com um nível sérico menor. Inúmeras interações medicamentosas afetam as concentrações plasmáticas de digoxina. São medicamentos conhecidos por aumentar as concentrações séricas de digoxina macrolídeos, eritromicina e claritromicina, espironolactona, verapamil, amiodarona e itraconazol.

Tratamento. O tratamento inicial envolve cuidados gerais de suporte adequados e descontaminação gástrica com carvão ativado, se a ingestão foi recente. Está disponível um antídoto para a digoxina: os fragmentos de anticorpo específicos para digoxina (Tabela 77.7). Os fragmentos Fab ligam a digoxina livre aos espaços intravascular e intersticial para formar um complexo farmacologicamente inativo que é subsequentemente eliminado por via renal. As indicações para fragmentos Fab são disritmias com risco de vida, valor K^+ > 5 a 5,5 mEq/ℓ, nível de digoxina sérica acima de 15 ng/mℓ a qualquer momento ou acima de 10 ng/mℓ 6 horas após a ingestão, hipotensão clinicamente significativa ou outra instabilidade CV, estado mental alterado e insuficiência renal. A atropina é potencialmente útil no controle da bradicardia sintomática. Embora o dogma afirme que pacientes em uso de digoxina com hiperpotassemia grave e alargamento do QRS no ECG não devem receber sais de cálcio, isso não tem sido sustentado na literatura. Uma vez estabilizada, recomenda-se a consulta com um cardiologista para o tratamento de pacientes que recebem terapia crônica com digoxina, pois a administração de fragmentos Fab pode levar à recorrência das disritmias ou disfunções subjacentes do paciente.

Ferro. Historicamente, o ferro era uma causa comum de intoxicação e morte infantil. No entanto, as medidas preventivas, como as embalagens de segurança para crianças, reduziram significativamente as taxas de toxicidade grave por ferro em crianças pequenas. Os produtos que contêm ferro permanecem amplamente disponíveis, com o maior risco nos preparados para adultos e vitaminas pré-natais. A gravidade da exposição está relacionada com a quantidade de ferro elementar ingerida. O sulfato ferroso contém 20% de ferro elementar; o gliconato ferroso, 12%; e o fumarato ferroso, 33%. Os multivitamínicos e as vitaminas infantis raramente contêm ferro elementar suficiente para causar toxicidade significativa.

Fisiopatologia. O ferro é diretamente corrosivo para a mucosa gastrintestinal, levando a hematêmese, melena, ulceração, infarto e perfuração potencial. A hipotensão precoce induzida por ferro é causada por enormes perdas de volume, aumento da permeabilidade das membranas capilares e vasodilatação mediada por ferro livre. O ferro acumula-se nos tecidos, inclusive nas células de Kupffer do fígado e nas células do miocárdio, levando a hepatotoxicidade, coagulopatia e disfunção cardíaca. A acidose metabólica desenvolve-se no cenário de hipotensão, hipovolemia e interferência direta do ferro na fosforilação oxidativa e no ciclo de Krebs. Pacientes pediátricos que ingerem mais de 40 mg/kg de ferro elementar devem ser encaminhados para atendimento clínico para avaliação, embora normalmente seja observada toxicidade moderada a grave com ingestões > 60 mg/kg.

Manifestações clínicas e laboratoriais. A toxicidade do ferro é descrita em cinco estágios, frequentemente sobrepostos. O **primeiro estágio**, de 30 minutos a 6 horas após a ingestão, consiste em vômitos profundos e diarreia (geralmente sangrenta), dor abdominal e perdas significativas de volume, o que leva a um potencial choque hipovolêmico. Pacientes sem sintomas GI dentro de 6 horas após a ingestão provavelmente não desenvolverão toxicidade grave. O **segundo estágio**, de 6 a 24 horas após a ingestão, é frequentemente chamado de "fase de repouso", uma vez que os sintomas gastrintestinais geralmente desaparecem. No entanto, um exame clínico cuidadoso pode revelar sinais sutis de hipoperfusão, como taquicardia, palidez e fadiga. Durante o **terceiro estágio**, de 12 a 36 horas após a ingestão, os pacientes desenvolvem falência de múltiplos órgãos, choque, disfunção hepática e cardíaca, lesão pulmonar aguda e acidose metabólica importante. A morte costuma ocorrer durante a terceira etapa. O **quarto estágio** (hepático) resulta em insuficiência hepática fulminante e coagulopatia cerca de 2 a 5 dias após a ingestão. O **quinto estágio**, de 4 a 6 semanas após a ingestão, é marcado pela formação de estenoses e sinais de obstrução gastrintestinal.

Os pacientes sintomáticos ou com história de intensa exposição devem ter níveis séricos de ferro determinados 4 a 6 horas após a ingestão. Concentrações séricas de ferro abaixo de 500 μg/dℓ 4 a 8 horas após a ingestão sugerem um baixo risco de toxicidade significativa, enquanto concentrações acima de 500 μg/dℓ indicam probabilidade provável de toxicidade significativa. Outras avaliações laboratoriais no paciente doente devem envolver gasometria arterial ou venosa, hemograma completo, nível sérico de glicose, transaminases hepáticas e parâmetros de coagulação. Convém cuidadosa atenção ao estado hemodinâmico do paciente. Uma radiografia abdominal pode revelar a presença de comprimidos de ferro, embora nem todas as formulações de ferro sejam radiopacas.

Tratamento. O monitoramento clínico rigoroso, combinado com um agressivo tratamento de suporte e controle dos sintomas, é essencial para o tratamento da intoxicação por ferro. O carvão ativado não absorve ferro e o IIT continua sendo a estratégia de descontaminação preferida. A **deferoxamina**, um quelante específico de ferro, é o antídoto para a intoxicação moderada a grave por ferro (Tabela 77.7). As indicações para o tratamento com deferoxamina são uma concentração sérica de ferro acima de 500 μg/dℓ ou sintomas de toxicidade moderados a graves (p. ex., acidose), independentemente da concentração sérica de ferro. A deferoxamina é preferencialmente administrada por infusão intravenosa contínua a 15 mg/kg/h. A hipotensão é um efeito colateral comum da infusão de deferoxamina e é gerenciada diminuindo-se a taxa da infusão e administrando de fluidos e vasopressores, conforme necessário. A infusão prolongada de deferoxamina (> 24 h) foi associada à toxicidade pulmonar (síndrome do desconforto respiratório agudo,

SDRA) e sepse por *Yersinia*. O complexo de deferoxamina-ferro pode deixar a urina avermelhada (*vin rosé*), embora o grau dessa coloração não deva guiar a terapia. A deferoxamina é normalmente continuada até que os sintomas clínicos e a acidose se resolvam. A consulta com um Centro de Intoxicação ou um toxicologista clínico pode fornecer diretrizes para a descontinuação da deferoxamina.

Hipoglicemiantes orais

Os medicamentos orais utilizados no tratamento de diabetes tipo 2 são sulfonilureias, biguanidas (p. ex., metformina), tiazolidinedionas e meglitinidas. Destas, apenas as sulfonilureias e as meglitinidas têm potencial para causar hipoglicemia grave em pacientes diabéticos e não diabéticos. Tais classes de medicamentos são amplamente prescritas e, assim, estão prontamente disponíveis para intoxicaçoes não intencionais e intencionais. Em crianças, a ingestão de um único comprimido de sulfonilurreia pode levar à toxicidade significativa.

Fisiopatologia. As sulfonilurreias agem principalmente por meio do estímulo à secreção de insulina endógena. Ligadas ao receptor de sulfonilurreia, esses fármacos induzem o fechamento dos canais de potássio, conduzindo a despolarização das membranas, a abertura dos canais de Ca^{2+} e a estimulação da liberação de insulina mediada por Ca^{2+}. Mesmo em uso terapêutico, a duração de ação hipoglicemiante pode durar até 24 h.

Manifestações clínicas e laboratoriais. A hipoglicemia e os sintomas associados à hipoglicemia são as principais manifestações clínicas da toxicidade da sulfonilureia. Esses sinais e sintomas podem ser diaforese, taquicardia, letargia, irritabilidade, coma, convulsões e até achados neurológicos focais. Como com outros estados hiperinsulinêmicos, as superdoses de sulfonilureia estão associadas a uma hipoglicemia não cetótica. Na maioria dos pacientes, desenvolve-se hipoglicemia até 6 horas após a ingestão, mas pode demorar até 16 a 18 horas depois da ingestão. As crianças são particularmente suscetíveis à hipoglicemia durante um jejum noturno.

Tratamento. Os pacientes com hipoglicemia sintomática devem ser prontamente tratados com dextrose. Em pacientes com sintomas leves, a dextrose VO pode ser suficiente. No entanto, os pacientes com sintomas graves ou hipoglicemia grave devem ser tratados com bólus venoso de dextrose. As infusões contínuas e repetidas de dextrose em bólus venoso devem ser evitadas, se possível, pois isso pode estimular ainda mais a liberação de insulina e levar a hipoglicemia recorrente e prolongada. Em vez disso, o antídoto preferencial para toxicidade sintomática das sulfonilurreias é a **octreotida** (Tabela 77.7). A octreotida é um análogo da somatostatina, que age por meio da inibição da liberação de insulina. Administra-se a octreotida de modo intravenoso (IV) ou subcutâneo (SC), tipicamente em doses de 1 a 2 μg/kg (50 a 100 μg em adolescentes ou adultos) a cada 6 a 8 h.

Dado o potencial significativo de hipoglicemia, os lactentes que ingeriram ou têm suspeita da ingestão de sulfonilureia devem ser admitidos no hospital para monitoramento de glicose e avaliações seriadas, por pelo menos 12 h, incluindo uma noite de jejum. Os pacientes de qualquer idade que desenvolvem hipoglicemia também são candidatos para admissão, dada a prolongada duração da atividade do hipoglicemiante. Infusões venosas profiláticas de dextrose não são recomendadas, pois elas podem mascarar os sintomas de toxicidade e estimular a secreção de insulina. Os pacientes que necessitam de dextrose venosa e/ou octreotida devem ser monitorados até que demonstrem euglicemia durante pelo menos 8 horas sem terapia.

Com o crescente número de adolescentes com diabetes tipo 2, os pediatras devem estar familiarizados com os efeitos tóxicos da **metformina**. Embora tal agente não cause hipoglicemia, sua associação à acidose láctica é bem registrada (acidose láctica associada a metiformina – MALA). Em geral, esse estado surge após uma grande superdose na qual o agente interfere na capacidade do fígado de eliminar o ácido láctico.

Níveis muito elevados de lactato sérico podem ocorrer, levando a instabilidade hemodinâmica. A hemodiálise costuma ser a melhor opção para pacientes com acidose láctica grave associada à metformina.

Medicamentos psiquiátricos: antidepressivos

Os inibidores seletivos da recaptação da serotonina (ISRSs, por exemplo, fluoxetina, sertralina, paroxetina, citalopram) são a classe mais comumente prescrita de antidepressivos. Essa tendência é, em grande parte, devido ao índice terapêutico amplo e ao perfil de efeitos colaterais mais favoráveis quando comparados com os agentes mais antigos, como antidepressivos tricíclicos (ADTs; amitriptilina, clomipramina, desipramina, doxepina, nortriptilina, imipramina) e inibidores da monoaminoxidase (IMAOs). Os agentes mais recentes são inibidores seletivos da recaptação da norepinefrina e serotonina (ISRSs; por exemplo, venlafaxina) e outros antidepressivos atípicos (p. ex., bupropiona).

Antidepressivos tricíclicos. Embora atualmente prescritos com menos frequência para depressão, os ADTs continuam sendo usados para várias outras condições, como síndromes de dor crônica, enurese, TDAH e transtorno obsessivo-compulsivo. Os ADTs podem causar toxicidade significativa em crianças, mesmo com a ingestão de 1 ou 2 comprimidos (10 a 20 mg/kg).

Fisiopatologia. Os TCAs alcançam os efeitos antidepressivos desejados principalmente por meio do bloqueio da recaptação de norepinefrina e serotonina. Os ADTs têm interações complexas com outros tipos de receptores. O antagonismo nos receptores muscarínicos de acetilcolina leva a características clínicas da toxidrome anticolinérgica. O antagonismo nos alfarreceptores leva à hipotensão e à síncope. O fundamento para a toxicidade dos ADTs é a capacidade de bloquear os canais de sódio rápidos, o que leva à piora da condução cardíaca e às arritmias.

Manifestações clínicas e laboratoriais. Os sintomas cardiovasculares e do SNC dominam a apresentação clínica da toxicidade do ADT. Os sintomas geralmente se desenvolvem dentro de 1 a 2 horas após a ingestão, e a toxicidade grave costuma se manifestar dentro de 6 horas após a ingestão. Os pacientes podem ter uma progressão extremamente rápida, de sintomas leves a disritmias com risco de vida. Os pacientes geralmente desenvolvem características da **toxidrome anticolinérgica**, com *delirium*, midríase, mucosas secas, taquicardia, hipertermia, retenção urinária e motilidade GI lenta. A toxicidade do SNC pode incluir letargia, coma, espasmos mioclônicos e convulsões. Taquicardia sinusal é a manifestação cardiovascular mais comum da toxicidade; no entanto, os pacientes também podem desenvolver alargamento do complexo QRS, contrações ventriculares prematuras e disritmias ventriculares. A hipotensão refratária é um mau indicador prognóstico e a causa mais comum de morte na superdose de TCA.

Um ECG é um exame realizado à beira do leito prontamente disponível que pode ajudar a determinar o diagnóstico e o prognóstico do paciente envenenado por TCA (Figura 77.2; Tabela 77.6). Uma duração QRS acima de 100 mseg identifica os pacientes que correm risco de convulsões e arritmias cardíacas. Uma onda R na derivação aVR ≥ 3 mm também é um preditor independente de toxicidade.

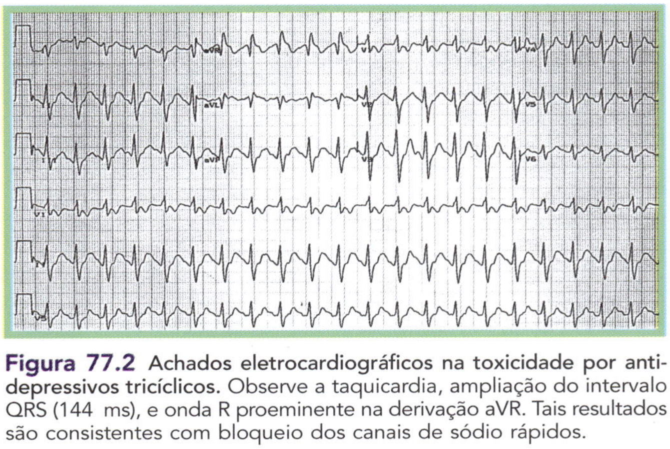

Figura 77.2 Achados eletrocardiográficos na toxicidade por antidepressivos tricíclicos. Observe a taquicardia, ampliação do intervalo QRS (144 ms), e onda R proeminente na derivação aVR. Tais resultados são consistentes com bloqueio dos canais de sódio rápidos.

Ambos os parâmetros de ECG são superiores às concentrações séricas medidas de ADT para identificar pacientes em risco de toxicidade grave, e a obtenção de níveis raramente é útil no tratamento do paciente com doença aguda.

Tratamento. A atenção inicial deve ser direcionada para a manutenção das funções vitais, incluindo vias respiratórias e ventilação, conforme necessário. A descontaminação gástrica pode ser realizada com carvão ativado em pacientes apropriados. Os médicos responsáveis devem obter um ECG o mais rápido possível e realizá-los em série para monitorar a progressão da toxicidade. Os quatro efeitos primários descritos a seguir são vistos ao lado da cama.

*1. **Alteração do estado mental.*** Os pacientes intoxicados por TCA podem ficar em coma profundo relativamente rápido. Portanto, uma atenção cuidadosa e imediata às vias respiratórias e à colocação de um tubo endotraqueal é de suma importância. As vias respiratórias devem ser protegidas antes de qualquer esforço de descontaminação gastrintestinal.

*2. **Alargamento do QRS no ECG.*** Os ADTs, assim como com outros agentes (p. ex., difenidramina, cocaína), bloqueiam os canais rápidos de Na^+ nas células do miocárdio, retardando o movimento ascendente do complexo QRS. Como o efeito nos canais de Na^+ é maior dentro das primeiras 6 h, ECGs frequentes (ou seja, a cada 20 a 30 min) durante esse período são importantes. Conforme o QRS se aproxima de 160 ms, o risco de o paciente desenvolver taquicardia ventricular monomórfica aumenta para 30%. O sódio, geralmente na forma de bicarbonato de sódio, é o antídoto de escolha. *As indicações para o bicarbonato de sódio incluem duração do QRS ≥ 110 ms, disritmias ventriculares e hipotensão.* Podem ser necessárias várias doses em bólus de bicarbonato de sódio, 1 a 2 mEq/kg cada, para reduzir o QRS a abaixo de 110 ms. Alguns preferem, então, colocar o paciente em uma infusão de bicarbonato de sódio, mas isso pode não ser necessário se o QRS for cuidadosamente monitorado após as doses iniciais e a administração repetida de doses em bólus for fornecida conforme necessário durante as primeiras 6 a 12 h. A terapia hipertônica (3%) com solução salina e/ou emulsão lipídica pode ser benéfica em casos refratários.

3. ***Hipotensão.*** Um vasopressor de ação direta, como norepinefrina ou epinefrina, é o agente de escolha. Bólus de fluidos cristaloides IV devem ser usados com cautela para evitar sobrecarga de fluidos.

*4. **Convulsões.*** Provavelmente resultadas dos efeitos anticolinérgicos dos ADTs, as convulsões são relativamente comuns e geralmente breves, devendo ser tratadas com agentes direcionados ao complexo receptor GABA no cérebro. Os benzodiazepínicos são os agentes de escolha.

As crianças assintomáticas devem receber descontaminação apropriada e monitoramento cardíaca contínua e ECGs seriados por, pelo menos, 6 horas após a exposição. Se alguma manifestação de toxicidade se desenvolver, a criança deve ser internada em um ambiente monitorado. As crianças que permanecem completamente assintomáticas com ECGs seriais normais podem ser candidatas a alta após esse período de monitoramento.

Inibidores seletivos da recaptação da serotonina. Em caso de superdose, os ISRSs são consideravelmente menos tóxicos que os ADTs. É improvável que os ISRSs causem toxicidade significativa nas ingestões experimentais. Alguns dados sugerem que o início da terapia com ISRS está associado a um maior risco de ideação e comportamento suicida (ver Capítulo 40).

Fisiopatologia. Os ISRSs bloqueiam seletivamente a recaptação de serotonina no SNC. Ao contrário dos antidepressivos atípicos e dos ADTs, os ISRSs não interagem diretamente com outros tipos de receptores.

Manifestações clínicas e laboratoriais. Na superdose, as principais manifestações de toxicidade são sedação e taquicardia. Anormalidades na condução cardíaca (principalmente prolongamento do intervalo QTc) e convulsões foram descritas em sobredosagens significativas, sobretudo após a ingestão de citalopram. Um ECG deve fazer parte da avaliação inicial depois da ingestão de ISRS. Os níveis séricos de creatinoquinase (CK) são quase sempre elevados em um paciente com **síndrome de serotonina** clinicamente significativa. Embora observada com mais frequência após o uso terapêutico ou a superdose de vários agentes serotoninérgicos em combinação, a síndrome da serotonina também foi descrita na ingestão de ISRSs isoladamente (Tabela 77.11). Clinicamente, a síndrome da serotonina descreve um espectro de estado mental alterado, instabilidade autonômica, febre e hiperatividade neuromuscular (hiper-reflexia, tremores, clônus nas extremidades inferiores > extremidades superiores). Um ou todos esses sinais podem estar presentes em vários graus.

Tratamento. O tratamento inicial envolve uma avaliação cuidadosa dos sinais e sintomas da síndrome da serotonina e um ECG. A maioria dos pacientes requer apenas cuidados e observação de suporte até que seu estado mental melhore e a taquicardia, se presente, se resolva. O manejo da síndrome da serotonina é direcionado pela gravidade dos sintomas; são possíveis intervenções terapêuticas com benzodiazepínicos em casos leves e intubação, sedação e contenção em pacientes com manifestações graves (p. ex., hipertermia significativa). Como se acredita que o agonismo no receptor de serotonina 5-HT_{2A} seja o principal responsável pelo desenvolvimento da síndrome da serotonina, o uso da cipro-heptadina antagonista do receptor 5-HT_{2A} também pode ser útil. A cipro-heptadina está disponível apenas na forma oral.

Antidepressivos atípicos. A classe antidepressiva atípica inclui agentes como venlafaxina e duloxetina (ISRSs), bupropiona (dopamina, norepinefrina e algum bloqueio da recaptação de serotonina) e trazodona (bloqueio da recaptação de serotonina e antagonismo periférico do alfarreceptor). As afinidades variáveis dos receptores desses agentes levam a algumas distinções em suas manifestações clínicas e seu manejo.

Tabela 77.11 Fármacos associados à síndrome serotoninérgica.

TIPO DE FÁRMACO	FÁRMACO
Inibidores seletivos da receptação de serotonina	Sertralina, fluoxetina, fluvoxamina, paroxetina, citalopram
Fármacos antidepressivos	Trazodona, nefazodona, buspirona, clomipramina, venlafaxina
Inibidores da monoaminoxidase	Fenelzina, moclobemida, clorgilina, isocarboxazida
Anticonvulsivantes	Valproato
Analgésicos	Meperidina, fentanila, tramadol, pestazocina
Agentes antieméticos	Ondansetrona, granosetrona, metoclopramida
Medicamentos para migrânea	Sumatriptana
Medicações bariátricas	Sibutramina
Antibióticos	Linezolida (um inibidor da minoaminoxidase), ritonavir (pela inibição da citocromo P450, isoforma enzimática 3A4)
Medicações para tosse e resfriado (sem prescrição)	Dextrometorfano
Drogas de abuso	Metilenodioximetanfetamina (MDMA, ou ecstasy), ácido lisérgico dietilamida (LSD), 5-metoxidi-isopropiltriptamina (foxy metoxi), semente de Harmal (contém harmina e harmalina, ambas inibidoras da monoaminoxidase)
Suplementos dietéticos e produtos herbais	Triptofano, Hypericum perforatum (erva-de-são-joão), Panax ginseng (ginseng)
Outros	Lítio

Fonte: Boyer EW, Shannon M. The serotonin syndrome. *N Engl J Med.* 2005;352: 1112 a 1120.

Manifestações clínicas e laboratoriais. Na sobredosagem, a **venlafaxina** e outros ISRSs têm sido associados a defeitos de condução cardíaca, incluindo prolongamento do QRS e QTc e convulsões. A **bupropiona** merece uma consideração especial porque é uma das etiologias mais comuns das convulsões induzidas por tóxicos nos EUA. Após a ingestão de SR ou preparações de liberação prolongada (LP), podem ocorrer convulsões até 18 a 20 horas após a ingestão. Além disso, a bupropiona pode causar taquicardia, agitação e prolongamento do QRS e QTc. Pensa-se que tais efeitos cardíacos resultem de uma redução no acoplamento intracelular cardíaco causada pela inibição nas junções *gap* no coração. A mortalidade resulta não apenas do *status* epiléptico, mas também dos distúrbios da condução cardíaca que causam taquicardia ventricular. A bupropiona é uma preocupação crescente com o aumento da popularidade do medicamento, especialmente na formulação ER. Além da sedação e dos sinais de excesso de serotonina, a superdose de trazodona pode estar associada à hipotensão causada pelo bloqueio dos alfarreceptores periféricos.

Tratamento. O monitoramento é direcionado para sinais e sintomas clínicos. O prolongamento do intervalo QRS e QTc após o envenenamento por bupropiona mostra-se tipicamente resistente aos tratamentos padrão de bicarbonato de sódio e magnésio. As crises são geralmente breves e autolimitadas, mas podem ser tratadas com benzodiazepínicos, se necessário. Um paciente intoxicado com bupropiona que mostra hemodinâmica instável com intervalos ECG prolongados ou atividade convulsiva persistente deve receber terapia de emulsão intralipídica. Devido ao potencial de convulsões tardias, pacientes assintomáticos que ingeriram uma preparação de bupropiona SR devem ser admitidos em um ambiente monitorado por, pelo menos, 20 a 24 h. A hipotensão associada ao trazodona geralmente responde aos fluidos, embora possa exigir vasopressores em casos extremos.

Inibidores da monoaminoxidase

Embora atualmente tenham raro uso terapêutico, os IMAOs continuam sendo agentes importantes, devido ao potencial para toxicidade grave e retardada. A ingestão de apenas 1 ou 2 comprimidos (6 mg/kg) está associada à toxicidade em crianças. As manifestações clínicas são inicialmente hipertensão, hipertermia, taquicardia, rigidez muscular e convulsões, seguidas até 24 horas depois por instabilidade hemodinâmica e colapso da CV. *Qualquer criança que ingira um IMAO deve ser internada em um ambiente monitorado por pelo menos 24 horas, independentemente dos sintomas.* O tratamento inclui controle da pressão arterial, resfriamento e benzodiazepínicos para hipertermia, monitoramento serial da CK e da função renal e terapia com fluidos e vasopressores para instabilidade hemodinâmica.

Medicamentos psiquiátricos: antipsicóticos

Os antipsicóticos tem sido cada vez mais prescritos na faixa etária pediátrica. Os antipsicóticos costumam ser classificados como típicos ou atípicos. Em geral, os agentes típicos estão associados a mais efeitos colaterais e toxicidade do que os atípicos.

Fisiopatologia. Os antipsicóticos típicos tradicionais (haloperidol, droperidol, tioridazina, clorpromazina e flufenazina) caracterizam-se pelo antagonismo nos receptores D_2 de dopamina. No uso terapêutico, estão associados a sintomas extrapiramidais, discinesia tardia e desenvolvimento da **síndrome neuroléptica maligna (SNM)**. Os agentes *atípicos* (aripiprazol, clozapina, quetiapina, risperidona e ziprasidona) foram desenvolvidos com menos antagonismo dopaminérgico (receptores D_2) no esforço de evitar esses efeitos colaterais e melhorar a eficácia no manejo dos sintomas "negativos" da esquizofrenia. Em vez disso, tais agentes têm interações complexas e variadas com múltiplos tipos de receptores, como alfarreceptores, receptores da serotonina, receptores de acetilcolina muscarínicos e receptores de histamina.

Manifestações clínicas e laboratoriais. A toxicidade antipsicótica típica geralmente inclui sedação, taquicardia e prolongamento do intervalo QTc. Os pacientes podem apresentar distonia aguda, acatisia e SNM, embora sejam observados com menos frequência em superdoses agudas do que em uso terapêutico. As fenotiazinas (p. ex., tioridazina) podem causar aumento do intervalo QRS a partir do bloqueio dos canais de sódio rápidos. Clinicamente, a SNM pode ser difícil de distinguir da síndrome da serotonina.

Embora a apresentação de toxicidade antipsicótica atípica possa variar com base nas afinidades dos receptores do agente específico, são comuns sedação, taquicardia e prolongamento do intervalo QTc. O bloqueio periférico do alfarreceptor (p. ex., com quetiapina) está associado à hipotensão. No uso terapêutico, a clozapina está associada à agranulocitose.

Os exames diagnósticos devem incluir um ECG. Os pacientes com hipertermia ou rigidez muscular devem dosar nível sérico de CK para monitorar possíveis rabdomiólises. Os níveis de antipsicóticos não estão prontamente disponíveis e não são úteis no controle da intoxicação aguda.

Tratamento. O monitoramento inicial envolve avaliar e contemplar funções vitais. Em alguns pacientes, a depressão do SNC pode ser tão profunda que requer intubação para o controle das vias respiratórias. Trata-se a distonia aguda com difenidramina e benzatropina. O manejo da SNM envolve cuidados de suporte conscientes, fluidos intravenosos, resfriamento, benzodiazepínicos e bromocriptina ou dantroleno em casos graves. Gerencia-se o prolongamento do QTc com reposição de eletrólitos (em especial cálcio, magnésio e potássio), monitoramento cardíaco contínuo, prevenção de bradicardia (estimulação excessiva, isoproterenol, atropina) e desfibrilação se o indivíduo desenvolver *torsade de pointes*. Convulsões normalmente são bem controladas com benzodiazepínicos. A hipotensão costuma responder a bólus de fluidos IV, embora a terapia vasopressora seja necessária em alguns pacientes.

Produtos domésticos

Cáusticos

Os cáusticos são ácidos e álcalis, além de alguns agentes oxidantes comuns (ver Capítulo 353). Os ácidos fortes e álcalis podem produzir lesões graves, mesmo em ingestões de pequeno volume.

Fisiopatologia. Os **álcalis** produzem uma *necrose de liquefação*, o que possibilita maior penetração da toxina no tecido e o risco de perfuração. Os **ácidos** produzem uma *necrose de coagulação*, que limita mais a penetração no tecido, embora ainda possa ocorrer perfuração. A gravidade da lesão corrosiva depende do pH e da concentração do produto, bem como da duração de tempo do contato com o produto. Os agentes com um pH abaixo de 2 ou acima de 12 são mais prováveis de produzir lesão significativa.

Manifestações clínicas. A ingestão de materiais cáusticos pode causar lesões na mucosa oral, faringe posterior, cordas vocais, esôfago e estômago. Os pacientes podem ter lesão esofágica significativa mesmo sem queimaduras orais visíveis. Os sintomas são dor, salivação, vômito, dor abdominal e dificuldade em engolir ou recusa em engolir. A lesão laríngea pode se manifestar como estridor e dificuldade respiratória, necessitando de intubação. Nos casos mais graves, os pacientes podem apresentar choque após perfuração de uma víscera oca. As queimaduras circunferenciais do esôfago provavelmente causam estenoses quando cicatrizam, o que pode exigir dilatação repetida ou correção cirúrgica e acompanhamento a longo prazo das alterações neoplásicas na idade adulta. Cáusticos na pele ou nos olhos podem causar danos significativos ao tecido.

Tratamento. O tratamento inicial das exposições cáusticas envolve a remoção completa do produto da pele ou dos olhos por lavagem com água. *A êmese e a lavagem são contraindicadas.* O carvão ativado não deve ser usado porque não se liga a esses agentes e pode predispor o paciente a vômito e aspiração subsequente. Estridor ou outros sinais de desconforto respiratório devem alertar o profissional sobre a necessidade de uma avaliação completa das vias respiratórias para possível intubação ou tratamento cirúrgico das vias respiratórias. A endoscopia pode ser realizada entre 12 e 24 horas após a ingestão para fins prognósticos e diagnósticos em pacientes sintomáticos ou com suspeita de lesão com base na história e nas características conhecidas do produto ingerido. O papel da endoscopia é puramente diagnóstico e torna-se discutível se houver riscos no procedimento. O tratamento expectante com um período de dieta zero e terapia com inibidores da bomba de prótons é provavelmente apropriado para a maioria dos pacientes *sem* queimaduras nas vias respiratórias ou sinais de mediastinite ou peritonite. Contraindica-se a endoscopia é nesses pacientes, que requerem consulta cirúrgica imediata. Corticosteroides ou antibióticos profiláticos não são benéficos.

Pesticidas

Inseticidas inibidores da colinesterase. Os inseticidas mais comumente usados são os **organofosforados** e os **carbamatos**; ambos são inibidores de enzimas colinesterase (AChE), pseudocolinesterase e AChE eritrocitária. A maioria das intoxicações pediátricas ocorre como resultado de exposição não intencional a inseticidas em domicílios ou em fazendas. As armas químicas de guerra conhecidas como "agentes nervosos" são também compostos organofosforados com um mecanismo de ação semelhante, porém muito mais potentes.

Fisiopatologia. Os organofosfatos e carbamatos produzem toxicidade pela ligação e pela inibição da AChE, o que impede a degradação da acetilcolina (ACh) e resulta em seu acúmulo nas sinapses nervosas. Se não tratados, os organofosfatos formam uma ligação irreversível à AChE, inativando permanentemente a enzima. Tal processo, chamado de envelhecimento, ocorre durante um período de tempo variável, dependendo das características do organofosfato específico. É necessário um período de semanas a meses para regenerar enzimas inativadas. Por outro lado, os carbamatos formam uma ligação temporária com as enzimas, normalmente possibilitando a reativação de AChE dentro de 24 h.

Manifestações clínicas e laboratoriais. As manifestações clínicas da toxicidade dos organofosforados e carbamatos estão relacionadas com a acumulação de acetilcolina nas sinapses periféricas nicotínicas e muscarínicas e no SNC. Os sintomas de toxicidade do carbamato costumam ser menos graves do que os observados com os organofosforados. Uma regra mnemônica utilizada para os sintomas colinérgicos em excesso nos receptores muscarínicos é DUMBBELS (diarreia/defecar, urinar, miose, broncorreia/broncospasmo, bradicardia, êmese, lacrimejamento e salivação). Os sinais e sintomas nicotínicos são fraqueza muscular, fasciculação, tremores, hipoventilação (fraqueza do diafragma), hipertensão, taquicardia e arritmias. As manifestações graves são coma, convulsões, choque, arritmias e insuficiência respiratória.

O diagnóstico de intoxicação baseia-se, principalmente, na história e nos achados do exame físico. A atividade da colinesterase eritrocitária e da pseudocolinesterase pode ser dosada em laboratório. Isto é particularmente útil quando comparada com a linha de base conhecida do paciente. Como tal, essas avaliações são tipicamente limitadas a trabalhadores agrícolas submetidos a trabalho sob vigilância.

Tratamento. A descontaminação básica deve ser realizada, lavando-se toda a pele exposta com água e sabão e imediatamente removendo todas as roupas expostas. O carvão ativado é pouco benéfico, pois tais líquidos são rapidamente absorvidos. O suporte básico deve ser fornecido, com reposição de fluidos e eletrólitos, intubação e ventilação, se necessário. O uso de succinilcolina para intubação com sequência rápida deve ser evitado, pois esse agente paralisante é metabolizado pelas mesmas enzimas colinesterásicas agora envenenadas, levando à paralisia prolongada.

Dois antídotos são úteis no tratamento de intoxicação por inibidores de colinesterase: a atropina e a pralidoxima (Tabela 77.7). A **atropina**, que antagoniza os receptores de acetilcolina muscarínicos, é útil nos casos de intoxicação de organofosforados e carbamato. Muitas vezes, doses elevadas de atropina devem ser administradas em bólus intermitentes ou em infusão contínua para controlar os sintomas. A dose de atropina é direcionada principalmente para a redução das secreções respiratórias. A **pralidoxima** rompe a ligação entre o organofosforado e a enzima e reativa a acetilcolinesterase. A pralidoxima só é eficaz se for utilizada antes de a ligação se tornar permanente. A pralidoxima não é necessária para intoxicações por carbamato, pois a ligação entre o inseticida e a enzima se degrada espontaneamente.

Sem tratamento, os sintomas de intoxicação por organofosfato podem persistir por semanas, exigindo cuidados de suporte contínuo. Até mesmo com tratamento, alguns pacientes desenvolvem uma polineuropatia retardada e uma série de sintomas neuropsiquiátricos crônicos.

Piretrinas e piretroides. As piretrinas derivam da flor de crisântemo e, juntamente aos piretroides, derivados sintéticos, são os pesticidas mais usados em residências. Embora exista mais que 1.000 piretrinas e piretroides, abaixo de 20 estão disponíveis nos EUA, sendo a permetrina a mais comum. A exposição a esses compostos ocorre por inalação, absorção dérmica ou ingestão. A ingestão é a via predominante e geralmente ocorre pela ingestão de alimentos contaminados. A permetrina também é um medicamento prescrito para o tratamento de sarna e piolho.

Fisiopatologia. As piretrinas e piretroides prolongam o estado aberto da condução do canal de Na^+ dependente de voltagem, o principal mecanismo que resulta em sua atividade pesticida. As piretrinas apresentam toxicidade mínima em mamíferos devido a metabolismo rápido, maior afinidade pelo canal de Na^+ do inseto e menor atividade em temperaturas mais altas observadas em animais de sangue quente. Como os piretroides foram fabricados especificamente para serem mais estáveis no ambiente, eles têm uma maior probabilidade de toxicidade.

Manifestações clínicas e laboratoriais. A exposição à piretrina pode levar a reações alérgicas que variam de dermatite a urticária e anafilaxia. A exposição aguda pode resultar em dor de cabeça, náuseas, tontura, tremores, ataxia, coreoatetose, perda de consciência e convulsões. A gravidade dos sintomas depende da magnitude da exposição. Também ocorreram relatos de lesão pulmonar aguda após exposições a piretroides, embora isso provavelmente ocorra com outros componentes do inseticida, como surfactantes e solventes. Parestesias limitadas à área de exposição cutânea também podem ocorrer após uma exposição dérmica. As exposições crônicas não demonstraram resultar em nenhuma manifestação clínica. Embora seja possível testar os metabólitos urinários dos piretroides, isso é útil apenas para monitorar a exposição ocupacional e não atua na exposição aguda.

Tratamento. O tratamento inicial deve se concentrar na descontaminação, que envolve a remoção de todas as roupas e a irrigação das áreas expostas. As reações alérgicas são tratadas com o uso de anti-histamínicos e corticosteroides. A toxicidade sistêmica deve ser tratada com cuidados de suporte de excelência, usando-se benzodiazepínicos para tremores e convulsões.

Hidrocarbonetos

Os hidrocarbonetos envolvem uma grande variedade de substâncias químicas encontradas em milhares de produtos comerciais. As características específicas de cada produto irão determinar se a exposição produzirá toxicidade sistêmica, toxicidade local, ambas ou nenhuma. No entanto, a aspiração mesmo de pequenas quantidades de determinados hidrocarbonetos pode levar a toxicidade grave, potencialmente ameaçadora da vida.

Fisiopatologia. A mais importante manifestação de toxicidade de hidrocarboneto é *pneumonite por aspiração* por meio da inativação dos pneumócitos tipo II que resulta em deficiência do surfactante (ver Capítulo 425). A aspiração geralmente ocorre durante a tosse e os engasgos no momento da ingestão ou dos vômitos após a tentativa de ingestão de um hidrocarboneto alifático. A propensão de um hidrocarboneto para causar pneumonite por aspiração é inversamente proporcional à sua viscosidade e diretamente proporcional à sua volatilidade. Os compostos com baixa viscosidade e alta volatilidade, como essências minerais, nafta, querosene, gasolina e óleo de lamparina, espalham-se rapidamente por meio de superfícies e cobrem grandes áreas dos pulmões quando aspirados. Apenas pequenas quantidades (< 1 mℓ) de tais substâncias químicas necessitam ser aspiradas para produzir lesão significativa. A pneumonite não resulta de absorção dérmica de hidrocarbonetos ou de ingestão na ausência de aspiração. A gasolina e o querosene são pouco absorvidos, mas muitas vezes causam irritação considerável da mucosa GI, como quando passam pelos intestinos.

Determinados hidrocarbonetos têm toxicidade única e podem causar sintomas após a ingestão, inalação ou exposições dérmicas. Vários solventes clorados, mais notavelmente o tetracloreto de carbono, podem produzir toxicidade hepática. O **cloridrato de metila**, encontrado em alguns removedores de tinta, é metabolizado em monóxido de carbono.

O **benzeno** é conhecido por causar câncer, mais comumente leucemia mielogênica aguda, após exposição a longo prazo. O nitrobenzeno, a anilina e os compostos relacionados podem produzir metahemoglobinemia.

Diversos hidrocarbonetos **voláteis**, como o tolueno, os propelentes, os refrigeradores e os nitritos voláteis, são comumente drogas de abuso por inalação. Algumas dessas substâncias, sobretudo os hidrocarbonetos **halogenados** (que contêm cloreto, brometo ou fluoreto), podem sensibilizar o miocárdio aos efeitos das catecolaminas endógenas. Isso pode resultar em arritmias e "morte súbita por inalação". O abuso crônico desses agentes pode levar a atrofia cerebral, alterações neuropsicológicas, neuropatia periférica e doença renal (ver Capítulo 140).

Manifestações clínicas e laboratoriais. A depressão leve e transitória do SNC é comum após a ingestão ou a inalação de hidrocarbonetos. A aspiração caracteriza-se pela tosse, geralmente o primeiro achado clínico. As radiografias de tórax podem inicialmente ser normais, mas geralmente mostram anormalidades dentro de 6 horas após a exposição em pacientes que aspiraram. Os sintomas respiratórios podem permanecer leves ou progredir rapidamente para a síndrome do desconforto respiratório agudo (SDRA) e insuficiência respiratória. Febre e leucocitose são sinais normalmente presentes em pacientes com pneumonite e não implicam necessariamente superinfecção bacteriana. As radiografias de tórax podem permanecer anormais por muito tempo após o paciente estar clinicamente normal. Pneumatoceles podem aparecer na radiografia de tórax 2 a 3 semanas após a exposição.

Após exposições por inalação a hidrocarbonetos halogenados, os pacientes podem apresentar disritmias ventriculares, frequentemente refratárias ao tratamento convencional. A inalação recorrente do hidrocarboneto aromático **tolueno** pode levar a uma acidose tubular renal do tipo IV.

Tratamento. *A êmese e a lavagem estão contraindicadas, devido ao risco de aspiração.* O carvão ativado não é útil porque não faz ligação com os hidrocarbonetos comuns e também poderia induzir vômitos. Se houver desenvolvimento da pneumonite induzida por hidrocarboneto, o tratamento é de suporte clínico (ver Capítulo 425). O uso de corticoide ou antibióticos profiláticos não tem demonstrado qualquer benefício claro. A ventilação mecânica padrão, a ventilação em alta frequência e a oxigenação por membrana extracorpórea (OMEC) foram utilizadas para tratar a insuficiência respiratória e a SARA grave associada a pneumonite induzida por hidrocarbonetos.

Os pacientes com arritmias por inalação de hidrocarbonetos halogenados devem ser tratados com betabloqueadores (geralmente esmolol) para bloquear os efeitos de catecolaminas endógenas no miocárdio sensibilizado.

Alcoóis tóxicos

O **metanol** é comumente encontrado em fluidos de para-brisa, descongelantes, removedores de tinta, aditivos de combustíveis, depósitos de combustível líquido e solventes industriais. O **etilenoglicol** é comumente encontrado em anticongelantes. A ingestão não intencional é a exposição mais comum em crianças, e a ingestão de pequenos volumes do produto concentrado pode, teoricamente, causar toxicidade. A fisiopatologia, os distúrbios acidobásicos e o tratamento dos compostos químicos são semelhantes, embora possam diferir em seu principal órgão-alvo de toxicidade. Em ambos os casos, os metabólitos dos compostos são os responsáveis pelos efeitos clínicos graves que podem ocorrer após a exposição.

O **álcool isopropílico** (álcool em gel, desinfetantes para as mãos) provoca intoxicação semelhante à encontrada com etanol, mas também pode causar gastrite hemorrágica e depressão do miocárdio em ingestões maciças. Ao contrário do etilenoglicol e do metanol, o álcool isopropílico é metabolizado em uma cetona e não provoca uma acidose metabólica. O tratamento assemelha-se ao da ingestão de etanol (ver Capítulo 140) e não será discutido aqui.

Metanol

Fisiopatologia. O metanol é oxidado no fígado, de álcool desidrogenase para formaldeído, o qual posteriormente se oxida em ácido fórmico pela aldeído desidrogenase. A toxicidade é causada principalmente pelo ácido fórmico, que inibe a respiração mitocondrial.

Manifestações clínicas e laboratoriais. Sonolência, embriaguez leve, náuseas e vômitos desenvolvem-se rapidamente após a ingestão. O aparecimento de graves efeitos colaterais, como acidose metabólica grave e distúrbios visuais, é muitas vezes retardado por até 12 a 24 h, até que o metanol sofra metabolismo para seus metabólitos tóxicos. Tal metabolismo é ainda mais retardado se também for ingerido *etanol*, visto que o fígado irá metabolizar preferencialmente o etanol. Os distúrbios visuais são visão turva ou enevoada, redução do campo visual, diminuição da acuidade. A "sensação de estar em uma tempestade de neve" só aparece após a acidose estar bem estabelecida. Os defeitos visuais podem ser revertidos com tratamento precoce, mas se não tratados podem levar à cegueira permanente. No exame, notam-se pupilas dilatadas, edema retiniano e hiperemia de disco óptico. Inicialmente, os pacientes apresentam acidose metabólica com *gap* osmolar elevado e, em seguida, desenvolvem acidose metabólica com *gap* iônico conforme o composto parenteral é metabolizado em ácido fórmico.

Em crianças pequenas, determinar se uma exposição significativa ocorreu costuma ser difícil com base na história. Os níveis sanguíneos de metanol estão disponíveis em alguns laboratórios e devem ser aferidos depois de uma exposição. Se os níveis sanguíneos de metanol não estão prontamente disponíveis, uma estimativa do *gap* osmolar pode ser usada como um marcador substituto, porém o *gap* osmolar normal não descarta a ingestão de álcool. A osmolalidade sérica é aferida pelo método de abaixamento do ponto de congelamento e comparada com a osmolaridade sérica calculada.

Tratamento. O tratamento assemelha-se ao discutido para a toxicidade pelo etilenoglicol.

Etilenoglicol

Fisiopatologia. O etilenoglicol é oxidado pela álcool desidrogenase no fígado para glicoaldeído, posteriormente convertido em ácido glicólico pela aldeído desidrogenase. O ácido glicólico é responsável pela acidose metabólica e metabolizado depois em glioxílico e, em seguida, para o ácido oxálico. O ácido oxálico combina-se com o cálcio no soro e nos tecidos, formando cristais de oxalato de cálcio que se depositam em todo o corpo, especialmente no parênquima renal, levando à necrose tubular aguda.

Manifestações clínicas e laboratoriais. Os primeiros sintomas são náuseas, vômito, depressão do SNC e sinais de embriaguez. As manifestações retardadas são acidose metabólica com *anion gap*, hipocalcemia e lesão renal aguda. Mesmo tardiamente, os pacientes podem desenvolver paralisia de nervos cranianos.

Tanto o etilenoglicol quanto o metanol são capazes de produzir acidose metabólica grave e fatal, bem como acidemia, com aferição do bicarbonato sérico até mesmo não detectável. O início da acidose é adiado por até 4 a 12 horas após a ingestão de etilenoglicol e pode ser ainda mais retardado com a ingestão concomitante de etanol. A concentração sanguínea de etilenoglicol é tecnicamente difícil de ser executada e está disponível em apenas alguns laboratórios de referência. Sem concentrações de etilenoglicol prontamente disponíveis, o cálculo do *gap* osmolar pode ser útil como um marcador substituto.

O exame da urina com uma lâmpada de Wood não é sensível nem específico para a ingestão de etilenoglicol. O primeiro sinal da intoxicação por etilenoglicol em um exame de urina costuma ser a hematúria. Os cristais de oxalato de cálcio podem ser vistos na microscopia de urina, mas não ser evidentes na exposição recente. Devem ser cuidadosamente monitorados os eletrólitos (incluindo o cálcio), o estado acidobásico, a função renal e o ECG nos pacientes intoxicados.

Tratamento. Como o metanol e o etileno glicol são absorvidos rapidamente, em geral a descontaminação gástrica não tem valor. O antídoto clássico para o envenenamento por metanol e etilenoglicol era o etanol, um substrato preferencial para a desidrogenase do álcool, o que impedia o metabolismo dos compostos parentais em metabólitos tóxicos. O **fomepizol**, um potente inibidor competitivo da álcool desidrogenase, substituiu quase completamente o etanol, devido à facilidade de administração, à ausência de efeitos metabólicos e no SNC e ao excelente perfil geral de tolerabilidade do paciente (Tabela 77.7). Uma concentração sérica deve ser interpretada com o tempo ocorrido da exposição. Um paciente com um nível de metanol de 20 mg/dℓ 24 horas após a exposição teve uma dose muito maior do que um paciente com o mesmo nível apenas 1 hora após a ingestão. As indicações clássicas do fomepizol são etilenoglicol ou metanol > 20 mg/dℓ (supondo-se não haver etanol), história de ingestão potencialmente tóxica (p. ex., qualquer superdose intencional) ou história de ingestão com evidências de acidose. Existem poucas desvantagens em administrar a dose inicial de fomepizol a pacientes com história preocupante de ingestão ou achados laboratoriais e, dado o esquema de dosagem de fomepizol (a cada 12 horas), essa estratégia ganha tempo para o médico confirmar ou excluir o diagnóstico antes de administrar uma segunda dose. A terapia adjuvante inclui folato (toxicidade do metanol), piridoxina (toxicidade do etileno glicol) e infusão de bicarbonato de sódio para ambos (se acidêmicos). Se uma criança teve uma exposição não intencional e o nível de álcool não pode ser obtido, uma abordagem razoável é seguir as químicas séricas a cada 4 horas, até 12 horas após a exposição. Se o nível de bicarbonato no painel de química não cair nesse período, é improvável a exposição tóxica (presumindo-se não haver etanol).

A **hemodiálise** remove o etilenoglicol, o metanol e seus metabólitos (exceto oxalato de cálcio) de maneira eficiente e corrige os distúrbios acidobásicos e eletrolíticos. O fomepizol deve ser determinado tanto antes quanto logo após a diálise. As indicações para diálise são um nível de metanol acima de 50 mg/dℓ, acidose, distúrbios eletrolíticos graves e insuficiência renal. No entanto, na ausência de acidose e insuficiência renal, mesmo as ingestões maciças de etilenoglicol foram tratadas sem diálise. Com o metanol é diferente: como sua eliminação se revela muito prolongada pela inibição da álcool desidrogenase, a diálise muitas vezes garante a remoção do composto parenteral. A terapia (fomepizol e/ou diálise) deve ser continuada até que os níveis de etilenoglicol e metanol estejam abaixo de 20 mg/dℓ. Os efeitos visuais da intoxicação por metanol são geralmente permanentes. No entanto, a lesão renal do etilenoglicol não é permanente. Os pacientes que necessitam de hemodiálise por intoxicação por etilenoglicol quase sempre irão recuperar a função renal completamente no prazo de 2 a 6 semanas. Uma consulta com um centro de controle de intoxicações, um médico toxicologista e um nefrologista podem ser úteis no tratamento das ingestões tóxicas de álcool.

Plantas

A exposição às plantas, dentro e fora de casa, nos quintais e nos campos, é uma das causas mais comuns de envenenamento não intencional em crianças. Felizmente, a maioria das ingestões de partes de plantas (folhas, sementes, flores) resulta em ausência de toxicidade ou efeitos leves e autolimitados. No entanto, a ingestão de certas plantas pode levar a uma toxicidade grave (Tabela 77.12).

A toxicidade potencial de uma planta em particular é altamente variável, dependendo da parte da planta envolvida (as flores geralmente são menos tóxicas que a raiz ou a semente), da época do ano, das condições de cultivo e da rota de exposição. A avaliação da gravidade potencial após uma exposição também é complicada pela dificuldade em identificar adequadamente a planta. Muitas plantas são conhecidas por diversos nomes comuns, que podem variar entre as comunidades. Os centros de controle de venenos têm acesso a profissionais que podem ajudar na identificação adequada das plantas. Eles também têm conhecimento das plantas venenosas comuns em sua área de serviço e nas estações em que são mais abundantes. Por esses motivos, a consulta ao CCI local pode ser muito útil no manejo dessas ingestões.

Para ingestões de plantas potencialmente tóxicas, considera-se a descontaminação com carvão ativado em pacientes que se apresentem dentro de 1 a 2 horas após a ingestão. Caso contrário, o tratamento é principalmente de suporte e com base em sintomas. A manifestação mais comum de toxicidade após a ingestão de plantas é a perturbação gastrintestinal, que pode ser tratada com antieméticos e suporte de líquidos e eletrólitos. A Tabela 77.12 descreve estratégias de manejo para algumas toxicidades específicas.

Gases tóxicos

Monóxido de carbono

Embora muitos gases industriais e naturais representem um risco à saúde por inalação, o gás mais comum envolvido nas exposições pediátricas é o monóxido de carbono. O CO é um gás incolor e inodoro produzido durante a combustão de qualquer combustível contendo carbono; quanto menos eficiente a combustão, maior a quantidade de CO produzido. Fogões a lenha, aquecedores a querosene, fornos antigos, aquecedores de água, incêndios em espaços fechados e automóveis são algumas das fontes potenciais de CO.

Fisiopatologia. O CO liga-se à hemoglobina com uma afinidade 200 vezes maior que a do oxigênio, formando a carboxi-hemoglobina (HbCO). Fazendo isso, o CO desloca o oxigênio e cria uma mudança de conformação na hemoglobina, que prejudica o fornecimento de oxigênio para os tecidos, levando à hipoxia tecidual. Os níveis de HbCO não estão bem correlacionados com os sinais clínicos de toxicidade, provavelmente porque o CO interage com múltiplas proteínas, além de hemoglobina. O CO liga-se à citocromo-oxidase e desregula a respiração celular. O CO desloca o óxido nítrico (NO) das proteínas, possibilitando que o CO se ligue aos radicais livres para formar o metabólito tóxico peroxinitrito. O NO também é um vasodilatador potente, em parte responsável por sintomas clínicos como dor de cabeça, síncope e hipotensão.

Manifestações clínicas e laboratoriais. Os sintomas iniciais não são específicos, como dor de cabeça, mal-estar, náuseas e vômitos. Muitas vezes, tais sintomas não são diagnosticados ou são inadequadamente tratados como gripe ou intoxicação por alimentos. Com níveis de exposição mais elevados, os pacientes podem desenvolver alterações do estado mental, confusão, ataxia, síncope, taquicardia e taquipneia. A intoxicação grave manifesta-se por coma, convulsões, isquemia do miocárdio, acidose, colapso cardiovascular e possivelmente morte. No exame, os pacientes podem ter a pele vermelho-cereja. Nos setores de emergência, a avaliação deverá incluir uma gasometria arterial ou venosa com determinação de HbCO por co-oximetria, creatinoquinase nos pacientes gravemente intoxicados e um ECG em qualquer indivíduo com sintomas cardíacos.

Tratamento. A prevenção por envenenamento por CO é fundamental e deve envolver iniciativas educacionais e o uso de detectores domésticos de CO. Além de cuidados clínicos de suporte geral, o tratamento requer a administração de oxigênio 100% para melhorar a eliminação de CO. Em ar ambiente, a meia-vida média da HbCO é de 4 a 6 horas. Ela é drasticamente reduzida a 60 a 90 minutos com o fornecimento de oxigênio a 100% na pressão atmosférica normal, por meio de uma máscara facial sem reinalação. Os pacientes gravemente intoxicados podem se beneficiar do oxigênio hiperbárico (HBO), que diminui a meia-vida de HbCO para 20 a 30 min. Os benefícios clínicos e as diretrizes de orientações da terapia de HBO permanecem controversos. As indicações comumente citadas são síncope, coma, convulsões, alteração do estado mental, síndrome coronariana aguda, nível HbCO acima de 25%, exame cerebelar anormal e gravidez. A consulta com um centro de controle de intoxicações, um toxicologista ou a instalação HBO pode ajudar os médicos na determinação de quais pacientes podem se beneficiar da terapia com HBO. As sequelas de intoxicação por CO são efeitos cognitivos e cerebelares persistentes e retardados. Os defensores do HBO acreditam que o risco de tais sequelas é minimizado mediante o fornecimento de oxigênio a 100% em três atmosferas de pressão. Os pacientes são normalmente tratados com oxigênio, por sistema sem reinalação ou uma câmara hiperbárica entre 6 e 24 horas.

Cianeto de hidrogênio

Fisiopatologia. O cianeto inibe a citocromo-*c* oxidase, parte da cadeia de transporte de elétrons, interrompendo a respiração celular e levando a hipoxia tecidual profunda. Os pacientes podem ser expostos ao gás de cianeto de hidrogênio (HCN) no local de trabalho (fabricação de fibras sintéticas, nitrilos e plásticos) ou por inalação de fumaça em um incêndio em espaço fechado.

Tabela 77.12 Plantas ingeridas frequentemente com potencial tóxico significativo.

PLANTA	SINTOMAS	TRATAMENTO
Açafrão-do-prado (*Colchicum autumnale*)	Vômito Diarreia Leucocitose inicial seguida por falência da medula óssea Falência de múltiplos órgãos	Descontaminação por carvão ativado Reanimação agressiva com fluidos e suporte clínico
Alcaloide beladona: estramônio ou *jimson weed* (*Datura stramonium*) Beladona (*Atropa belladonna*)	Síndrome antocolinérgica Convulsões	Suporte clínico, benzodiazepínicos Considerar fisostigmina, se o paciente for uma ameaça para ele mesmo ou outros; usar apenas, se não houver atraso de condução no ECG
Glicosídeos cardíacos contendo plantas (digitalis, lírio-do-vale, oleandro, oleandro-amarelo etc.)	Náuseas Vômitos Bradicardia Arritmias (bloqueio AV, ectopia ventricular) Hiperpotassemia	Fragmentos Fab digoxina-específicos
Ervilha-do-rosário (*Abrus precatorius*) e outras espécies que contenham abrina	Dor oral Vômitos Bradicadia Diarreia Choque Hemólise Falência renal	Suporte clínico, com reanimação volêmica e correção das anormalidades hidreletrolíticas
Acônito	Dormência e formigamento dos lábios/língua Vômitos Bradicardia	Atropina para bradicardia Suporte clínico
Plantas que contém oxalato: *Philodendron, Dieffenbachia, Colocasia* ("orelha-de-elefante")	Lesão local dos tecidos Dor oral Vômitos	Suporte clínico, controle da dor
Cicuta (*Conium maculatum*)	Vômitos Agitação seguida de depressão do SNC Paralisia Falência respiratória	Suporte clínico
Caruru-de-cacho (*Phytolacca americana*)	Gastrenterite hemorrágica Queimadura da boca e garganta	Suporte clínico
Rododendro	Vômitos Diarreia Bradicardia	Atropina para bradicardia sintomática Suporte clínico
Tabaco	Vômitos Agitação Diaforese Fasciculação Convulsão	Suporte clínico
Cicuta (*Cicuta species*)	Dor abdominal Vômitos *Delirium* Convulsão	Suporte clínico, incluindo benzodiazepínicos para convulsões
Taxus (*Taxus species*)	Sintomas GI Alargamento do QRS Hipotensão Colapso CV	Suporte clínico Atropina para bradicardia Bicarbonato se sódio não parece ser efetivo

AV, atrioventricular; SNC, sistema nervoso central; CV, cardiovascular; ECG, eletrocardiograma; Fab, fragmento de ligação do antígeno; GI, gastrintestinal.

Manifestações clínicas e laboratoriais. O início dos sintomas é rápido após a exposição significativa. As manifestações clínicas de toxicidade são dor de cabeça, agitação e confusão, perda súbita da consciência, taquicardia, arritmias cardíacas e acidose metabólica. Os níveis de cianeto podem ser aferidos no sangue total, mas não estão prontamente disponíveis na maioria das instituições. A acidose láctica grave (lactato > 10 mmol/ℓ) em vítimas de incêndio sugerem toxicidade por cianeto. A extração de oxigênio pelos tecidos está prejudicada pela elevação da saturação de oxigênio misto venoso, outra constatação laboratorial que sugere a toxicidade por cianeto.

Tratamento. O tratamento envolve a remoção da fonte de exposição, a administração rápida de altas concentrações de oxigênio e a terapia antidotal. O *kit* de antídoto de cianeto (não mais fabricado) inclui nitritos (nitrito de amila e nitrito de sódio) usados para produzir meta-hemoglobina, que reage com o cianeto para formar cianometa-hemoglobina. A terceira parte do *kit* é o tiossulfato de sódio, administrado para acelerar o metabolismo da cianometa-hemoglobina em hemoglobina e o tiocianato menos tóxico. Em pacientes para os quais a indução de meta-hemoglobinemia poderia produzir mais risco do que benefício, o componente tiossulfato de sódio do *kit* pode ser administrado isoladamente.

A Food and Drug Administration (FDA) dos EUA aprovou a **hidroxocobalamina** para o uso em intoxicação por cianeto conhecida ou suspeita (Tabela 77.7). Tal antídoto reage com o cianeto para formar a cianocobalamina não tóxica (vitamina B_{12}), que é excretada na urina. Os efeitos colaterais da hidroxocobalamina são coloração vermelha da pele e da urina, hipertensão transitória e interferência em ensaios laboratoriais colorimétricos. *A hidroxocobalamina tem* *um perfil de segurança geral que parece superior ao do kit de antídoto de cianeto e, portanto, é o antídoto preferido para envenenamento por cianeto.*

Alguns agentes tóxicos diversos encontrados em casa

Produtos contendo nicotina

A intoxicação por nicotina tornou-se cada vez mais comum com o recente advento dos dispositivos de vaporizador (*vaping*) e cigarro eletrônico. Embora existam muitos produtos que contêm nicotina (adesivos, gomas, rapé, tabaco de mascar, *sprays*, pastilhas), os cigarros de tabaco continuam sendo a principal fonte de exposição. Estão disponíveis medicamentos prescritos (vareniclina e citisina) que são agonistas parciais do receptor de nicotina. Para as crianças, algumas das exposições mais preocupantes são os frascos de nicotina líquida utilizados para reabastecer os dispositivos de *vaping* e cigarro eletrônico. Esses recipientes normalmente não têm tampas para crianças e contêm uma grande quantidade de nicotina concentrada.

Fisiopatologia. A nicotina atua nos receptores nicotínicos de ACh no sistema nervoso, nas junções neuromusculares e na medula adrenal, estimulando a liberação de neurotransmissores. Os efeitos da nicotina na via de recompensa dopaminérgica têm papel significativo em suas propriedades viciantes. Os efeitos da nicotina dependem da dose; em doses mais baixas, atua principalmente no cérebro, causando estimulação. Em doses mais altas, a nicotina estimula demais os receptores, o que leva à inibição e resulta em bloqueio dos sistemas nervoso e neuromuscular.

Manifestações clínicas e laboratoriais. Os efeitos clínicos da nicotina também dependem da dose. Em doses baixas tipicamente alcançadas pelo fumo, a nicotina resulta em aprimoramento cognitivo e de humor, aumento de energia e supressão do apetite. Em doses mais altas, a toxicidade significativa segue um padrão bifásico, em que predominam os sintomas de estimulação colinérgica e são posteriormente seguidos por inibição. Os primeiros sinais de envenenamento por nicotina são náuseas, vômito, diarreia e, muitas vezes, fasciculações musculares. A taquicardia e a hipertensão ocorrem inicialmente, embora no caso de envenenamento grave evoluam para bradicardia, hipotensão, coma e insuficiência muscular respiratória, o que normalmente leva à morte se não for tratado. Os níveis séricos e urinários de nicotina e seu metabólito cotinina podem ser obtidos, mas raramente estão disponíveis em tempo real e, portanto, têm pouco efeito no diagnóstico e no tratamento.

Tratamento. O tratamento da intoxicação por nicotina concentra-se em maximizar os cuidados sintomáticos e de suporte. O tratamento agressivo das vias respiratórias deve ser a prioridade, especialmente em intoxicações graves, pois a morte geralmente ocorre por paralisia dos músculos respiratórios. Fluidos IV com ação vasopressora devem ser usados para hipotensão. As convulsões devem ser tratadas com benzodiazepínicos, barbitúricos ou propofol.

Detergentes de uso único

Comumente conhecido como cápsulas de sabão para lavar roupas, esses produtos parecem doces ao olhar de muitas crianças. Quando mordidos, uma dose relativamente grande de detergente concentrado é expelida sob pressão para a parede posterior da faringe e das cordas vocais da criança. Pode levar a estridor e outros sinais de desconforto respiratório. Ocasionalmente, e por motivos desconhecidos, essas crianças também podem desenvolver estado mental alterado. Deve-se prestar suporte clínico com atenção a eventuais problemas das vias respiratórias e ventilação. Muitas vezes, indica-se a admissão hospitalar. Convém notar-se que essa não é considerada uma ingestão cáustica. O pH desses produtos é neutro. Portanto, raramente se indica endoscopia GI superior. Curiosamente, a ingestão do sabão líquido para roupas raramente é uma preocupação significativa.

Detergente de máquina de lavar louças

Especialmente sob a forma de cristais, esse produto é altamente alcalino (pH > 13) e a exposição por ingestão pode levar a queimaduras significativas em cordas vocais e trato gastrintestinal. Costuma-se indicar a internação para endoscopia digestiva alta.

Ímãs

A maioria dos corpos estranhos ingeridos passará sem dificuldades pelo TGI, uma vez que já tenham passado pelo estômago. No entanto, a ingestão de dois ou mais ímãs (a menos que sejam muito fracos, como os ímãs de geladeira) causa preocupação, pois podem levar a obstrução intestinal e perfuração. Pode ser considerada a internação para tentar a recuperação por via endoscópica ou via depuração por IIT.

Baterias

Qualquer pilha botão alojada no esôfago ou nas vias respiratórias deve ser considerada uma verdadeira emergência que justifique encaminhamento imediato para remoção por endoscopia. Tais baterias podem causar necrose dos tecidos expostos, por descarga elétrica contínua e/ou vazamento de seu conteúdo (o primeiro é, provavelmente, o motivo primário de lesão). O contato da mucosa por 2 horas pode induzir necrose. Quando tais dispositivos já ultrapassaram o esfíncter inferior do esôfago, as baterias tipo botão ou as ainda maiores (p. ex., pilhas AA, AAA) podem geralmente ser deixadas no trato GI com acompanhamento atento.

A bibliografia está disponível no GEN-io.

Capítulo 78

Terapias Complementares e Medicina Integrativa

Paula M. Gardiner e Caitlin M. Neri

A **medicina integrativa** foca na promoção do bem-estar físico, mental, emocional, espiritual, social, educacional e ocupacional no contexto da medicina ambulatorial para família e comunidade saudáveis. Os fundamentos da medicina integrativa baseiam-se em práticas de promoção da saúde, incluindo nutrição adequada e uso de suplementos alimentares (para evitar deficiências), não ingerir substâncias que causam dependência (p. ex., nicotina e drogas ilícitas), atividade física, sono adequado, ambiente saudável e relações sociais de apoio. As **terapias complementares** baseadas em evidências, como suplementos alimentares, massagem, quiropraxia e outras formas de trabalho corporal, como ioga, práticas de meditação, hipnose, imaginação guiada, *biofeedback* e acupuntura, podem também ser usadas. Apesar de orações e rituais de cura serem, por vezes, incluídos nas terapias integrativas e complementares, esses temas não serão abordados neste capítulo.

Sem contar suplementos multivitamínicos e minerais, como ferro e cálcio, estima-se que 10 a 40% das crianças saudáveis e mais de 50% daquelas com doenças crônicas fazem o uso da medicina integrativa nos EUA. A prevalência real pode ser ainda maior, porque esses tratamentos geralmente ocorrem sem comunicação ao médico de atenção primária infantil. Terapias comuns incluem suplementos nutricionais, respiração profunda, imaginação guiada, práticas de meditação, *biofeedback*, hipnose, ioga, acupuntura, massagem e aromaterapia.

O uso de terapias complementares é mais comum entre jovens que apresentam condições crônicas, incuráveis ou recorrentes, como câncer, depressão e outros transtornos mentais, asma, autismo, dores de cabeça, dor abdominal, entre outras relacionadas com a dor crônica. Como parte dos cuidados com crianças nos ambientes hospitalares e ambulatoriais, os hospitais infantis e programas de subespecialidades pediátricas estão oferecendo cada vez mais estratégias de medicina integrativa em associação com a medicina tradicional. Em 2014, a American Pain Society identificou 48 clínicas pediátricas de dor crônica, com a maioria oferecendo algum tipo de medicina integraintegrativa ou estratégias de saúde comportamental em associação à medicina convencional. As terapias integradas estão cada vez mais sendo utilizadas em clínicas pediátricas de dor crônica para tratar distúrbios intestinais funcionais. Revisões recentes incluem suplementos (p. ex., óleo de gengibre, óleo de hortelã) e técnicas de associação mente-corpo (p. ex., hipnoterapia, *biofeedback*, acupuntura/acupressão) no tratamento médico tradicional de condições pediátricas comuns.

SUPLEMENTOS NUTRICIONAIS

A Dietary Supplement Health and Education Act dos EUA, em 1994, definiu que **suplemento nutricional** é um produto ingerido VO que contém *ingredientes nutricionais* que se destinam a complementar a dieta. Esses podem incluir vitaminas, minerais, ervas ou outros ingredientes vegetais, aminoácidos e substâncias, como enzimas, tecidos orgânicos, glandulares e metabólitos. Os suplementos nutricionais representam as terapias complementares mais comumente utilizadas em crianças e adolescentes (Tabela 78.1). Alguns usos são comuns e recomendados, como suplementos de vitamina D para crianças em amamentação e probióticos para prevenir a diarreia associada a antibióticos, enquanto outras indicações são mais controversas, como o uso de produtos fitoterápicos para tratar a otite média.

Nos EUA, os suplementos nutricionais não sofrem a mesma avaliação rigorosa de vigilância pós-comercialização que os medicamentos prescritos. Embora eles não possam prevenir ou tratar condições médicas específicas, os rótulos desses produtos podem prometer tais funções. Por exemplo, um rótulo pode afirmar que um produto "promove um sistema imunológico saudável", mas não pode afirmar que cura o resfriado comum.

De acordo com a National Health Interview Survey, em 2012, 5% das crianças nos EUA usaram suplementos nutricionais não vitamínicos/minerais (p. ex., óleo de peixe, melatonina, prebióticos, probióticos). O uso de suplementos nutricionais é mais comum entre crianças cujas famílias têm renda e escolaridade maiores e cujos pais também os utilizam, além de crianças mais velhas e daquelas acometidas por condições crônicas.

Apesar desse uso generalizado, muitos pacientes e seus responsáveis não informam aos seus médicos que utilizam suplementos nutricionais. Várias diretrizes têm chamado a atenção dos profissionais de saúde para uma anamnese mais completa sobre o uso de suplementos. A Joint Commission recomenda que os médicos perguntem regularmente aos pacientes sobre o uso de suplementos nutricionais, incluindo essa informação como parte medicamentosa no prontuário.

Tabela 78.1 Suplementos nutricionais mais comumente utilizados em pediatria.

PRODUTO	USOS
VITAMINAS	
B_2 (riboflavina)	Profilaxia de enxaqueca
B_6 (piridoxina)	Epilepsia dependente de piridoxina; neuropatia; náuseas associadas à gravidez
B_9 (Folato)	Prevenção de defeitos do tubo neural
D	Prevenção do raquitismo; tratamento de deficiências de vitamina D
Multivitamínicos	Promoção geral da saúde
MINERAIS	
Iodo (sal)	Prevenção de bócio e retardo mental
Ferro	Prevenção e tratamento da anemia por deficiência de ferro
Magnésio	Prevenção de constipação intestinal, asma, enxaqueca
Zinco	Diarreia em população desnutrida
ERVAS	
Aloe vera	Queimadura superficial
Camomila	Sedativo leve, dispepsia
Equinácea	Prevenção de infecção do trato respiratório superior
Gengibre	Náuseas
Lavanda (aromaterapia)	Sedativo leve
Hortelã	Síndrome do intestino irritável
Óleo de melaleuca	Antibacteriano (acne), pediculose (piolho)
OUTROS	
Melatonina	Insônia
Ácido graxo ômega 3 (óleo de peixe)	TDAH, alergias, inflamação, ansiedade e transtornos do humor
Probióticos	Diarreia associada a antibióticos; diarreia associada ao Clostridium difficile; constipação intestinal; síndrome do intestino irritável; ileíte; doença inflamatória intestinal

TDAH, transtorno do déficit de atenção e hiperatividade.

SEGURANÇA DOS SUPLEMENTOS NUTRICIONAIS

Os suplementos nutricionais podem não ser seguros para crianças, embora a toxicidade dos não prescritos seja menor que a de medicamentos com prescrição (Tabela 78.2). A toxicidade depende da dose, da utilização de outras terapias e da condição médica subjacente da criança. O uso atual de suplementos nutricionais (p. ex., efedra para perda de peso) pode não refletir seu uso tradicional (p. ex., efedra como componente de um chá tradicional da medicina chinesa que, em pequenas doses, melhora alergias e sintomas respiratórios). Além disso, ervas que são aparentemente seguras para a maioria dos adultos podem ser perigosas em algumas condições específicas (p. ex., para recém-nascidos, pacientes com insuficiência renal ou hepática), em circunstâncias especiais (p. ex., após transplante de órgãos ou outra cirurgia) ou quando combinadas com medicamentos prescritos. Alguns produtos naturais são tóxicos por si sós. Até mesmo quando um produto é seguro, pode causar toxicidade leve ou grave se usado incorretamente. Por exemplo, embora a hortelã seja comumente utilizada como antiespasmódico gastrintestinal natural, incluída em pastilhas digestivas, ela pode exacerbar o refluxo gastresofágico.

Embora existam boas práticas de fabricação dos suplementos nutricionais nos EUA, os rótulos desses suplementos podem não ser precisos em relação ao seu conteúdo ou à concentração dos ingredientes presentes. Por variabilidade natural, já foram relatadas variações entre 10 e 1.000 vezes em diversas ervas populares, mesmo em lotes produzidos pelo mesmo fabricante. Os produtos à base de plantas podem ter sido contaminados, de forma não intencional, com pesticidas, agentes microbianos, outros produtos ou a planta pode ter sido identificada erroneamente na colheita. Produtos originários de países desenvolvidos (p. ex., produtos ayurvédicos do Sul da Ásia) podem conter níveis tóxicos de mercúrio, cádmio, arsênico ou chumbo, seja por contaminação não intencional durante a fabricação, seja pela adição intencional por produtores que acreditam que esses metais têm valor terapêutico. Aproximadamente 30 a 40% dos medicamentos de patentes asiáticas incluem fármacos potentes, como analgésicos, antibióticos, agentes hipoglicemiantes e corticosteroides; normalmente, eles não têm seus rótulos traduzidos nem incluem os agentes farmacêuticos presentes. Mesmo os suplementos minerais convencionais, como o cálcio, apresentaram contaminação por chumbo ou desencadearam problemas significativos pela variabilidade do produto.

Muitas famílias utilizam suplementos nutricionais concomitantemente aos medicamentos prescritos, apresentando riscos de interações (Tabela 78.3). Usar os mesmos princípios ativos em interações medicamentosas pode ajudar a determinar se uma interação suplemento-medicamento é preocupante. Por exemplo, a erva-de-são-joão induz a atividade do CYP3A4 do sistema enzimático do citocromo P450 e, portanto, pode aumentar a eliminação da maioria das drogas que usam essa via, incluindo a digoxina, a ciclosporina, inibidores de protease, contraceptivos orais e diversos antibióticos, levando a níveis séricos subterapêuticos.

EFICÁCIA DOS SUPLEMENTOS NUTRICIONAIS

As evidências sobre a efetividade dos suplementos nutricionais para prevenir ou tratar problemas pediátricos são mistas, dependendo do produto utilizado e da condição tratada. Alguns produtos fitoterápicos podem ser adjuvantes úteis no tratamento de problemas comuns da infância; algumas ervas provaram ser úteis para cólica (erva-doce e a

Tabela 78.2 Toxicidade clínica de ervas selecionadas.

NOME COMUM	NOME BOTÂNICO	USOS TERAPÊUTICOS	POTENCIAL TOXICIDADE
Acônito	*Aconitum* spp.	Sedativo, analgésico, anti-hipertensivo	Arritmias cardíacas
Babosa	*Aloe* spp.	Queimaduras, doenças de pele	Nefrites, distúrbios GI
Noz-de-betel	*Areca catechu*	Alterações de humor	Broncoconstrição, câncer oral
Sanguinaria	*Sanguinaria canadensis*	Emética, catártica e eczema	Distúrbios GI, vertigem, distúrbios visuais
Chaparral (graxa-madeira)	*Larrea tridentata*	Envelhecimento, eliminação de radicais livres	Hepatite
Composto Q	*Trichosanthes kirilowii*	Anti-helmíntico, catártico	Diarreia, hipoglicemiante, toxicidade ao SNC
Dente-de-leão	*Taraxacum officinale*	Diurético, remédio para azia	Anafilaxia
Figueira (figueira-chinesa)	*Scrophularia* spp.	Anti-inflamatório, antibiótico	Estimulação cardíaca
Ginseng	*Panax quinquefolium*	Anti-hipertensivo, afrodisíaco, estimulante, elevação do humor, digestivo	Síndrome do uso abusivo de Ginseng
Hidraste	*Hydrastis canadensis*	Digestivo, mucolítico, anti-infecção	Ações uterinas, estimulação cardíaca, distúrbios GI, leucopenia
Heléboro	*Veratrum* spp.	Anti-hipertensivo	Vômito, bradicardia, hipotensão
Hissopo	*Hyssopus officinalis*	Asma, mucolítico	Convulsões
Zimbro	*Juniperus communis*	Alucinógeno	Distúrbios GI, convulsões, lesões renais, hipotensão, bradicardia
Kava-kava	*Piper methysticum*	Sedativo	Hipnose
Kombucha		Estimulante	Acidose metabólica, hepatotoxicidade, morte
Alcaçuz	*Glycyrrhiza* spp.	Indigestão	Efeitos mineralocorticoides
Lírio do vale	*Convallaria* spp.	Cardiotônico	Náuseas, vômito, arritmias cardíacas
Salgueiro	*Salix caprea*	Purgativo	Hemólise com deficiência de glicose-6-fosfato-desidrogenase
Lobelia (tabaco indiano)	*Lobelia* spp.	Estimulante	Intoxicação por nicotina
Efedra	*Ephedra sinica*	Estimulante	Crise do sistema nervoso autônomo simpático, especialmente com inibidor da monoamina oxidase
Mandrágora	*Mandragora officinarum*	Alucinógeno	Síndrome anticolinérgica
Chá mórmon	*Ephedra nevadensis*	Estimulante, asma, antipirético	Hipertensão, simpatomimético
Noz-moscada	*Myristica fragrans*	Alucinógeno, abortivo	Alucinações, distúrbios GI
Oleandro	*Nerium oleander*	Estimulação cardíaca	Arritmias cardíacas
Flor de maracujá	*Passiflora caeruliea*	Alucinógeno	Alucinações, convulsões, hipotensão
Pervinca	*Vinca* spp.	Anti-inflamatório, diabetes	Alopecia, convulsões, hepatotoxicidade
Uva-de-rato	*Phytolacca* spp.	Artrite, dor crônica	Distúrbios GI, convulsões, morte
Folha doce	*Sauropus androgynus*	Perda de peso, visão	Lesão pulmonar
Sálvia	*Salvia* spp.	Estimulação do SNC	Convulsões
Raiz-de-cobra	*Rauwolfia serpentina*	Sedativo, anti-hipertensivo	Bradicardia, coma
Scilla	*Urginea maritima*	Artrite, estimulante cardíaco	Convulsões, arritmias, morte
Trombeta	*Datura stramonium*	Alucinógeno	Anticolinérgico
Cumaru-ferro	*Dipteryx odorata*	Anticoagulante	Diátese hemorrágica
Raiz valeriana	*Valeriana* spp.	Sedativo	Sedação, obnubilação
Pepino-de-são-gregório	*Ecballium elaterium*	Constipação intestinal, anti-inflamatório, doença reumática	Obstrução de via respiratória
Absinto (Artemísia)	*Artemisia* spp.	Estimulante, alucinógeno	Alucinações, convulsões, estimulação uterina
Ioimbina	*Corynanthe yohimbe*	Afrodisíaco, estimulante	Hipertensão, crises do sistema nervoso autônomo simpático

SNC, sistema nervoso central; GI, gastrintestinal. De Kingston RL, Foley C: Herbal, traditional, and alternative medicines. In *Haddad and Winchester's clinical management of poisoning and drug overdose*, ed 4, Philadelphia, 2007, Saunders/Elsevier, p. 1081.

combinação de camomila, erva-doce, verbena, alcaçuz e erva-cidreira), náuseas (gengibre), síndrome do intestino irritável (hortelã) e diarreia (probióticos).

MASSAGEM E QUIROPRAXIA

A massagem geralmente é feita pelos pais, em casa, ou por massoterapeutas profissionais, fisioterapeutas e enfermeiros em ambientes clínicos. A **massagem infantil** é rotineiramente oferecida em muitas unidades de terapia intensiva neonatal para promover o crescimento e o desenvolvimento de bebês prematuros. Ela também tem demonstrado ser benéfica para pacientes pediátricos que sofrem de asma, insônia, cólicas, fibrose cística ou artrite juvenil e para aqueles em terapia oncológica. A **massagem terapêutica** geralmente é segura. A prática da massagem profissional é regulada pelo governo dos EUA e pode estar na forma de uma licença, registro ou certificação. Lá, mais de 40 estados licenciam massoterapeutas, sendo esse licenciamento a forma mais estrita de regulamentação, o que torna ilegal que qualquer profissional não licenciado pratique massagem terapêutica.

Tabela 78.3 Suplemento dietético e herbal comum – interações medicamentosas.

SUPLEMENTO	MEDICAMENTOS	POTENCIAIS CONSEQUÊNCIAS/REAÇÕES
Aloe vera	Glibenclamida (gliburida)	↑ gel oral pode causar efeitos aditivos na redução da glicemia quando utilizado concomitantemente com um agente hipoglicêmico.
Laranja amarga	Fenelzina	↑ risco de crise hipertensiva
Alho	Ritonavir Saquinavir	↓ efeito do ritonavir ↓ efeito do saquinavir
Alcaçuz	Varfarina	↑ risco de hemorragias
Toranja	Bloqueador dos canais de cálcio	O suco de toranja aumenta a biodisponibilidade de alguns fármacos pela inibição da isoenzima do citocromo P450 (CYP) 3A4 no fígado e na parede intestinal.
Melatonina	Zolpidem	↑ efeitos sedativos
Valeriana	Alprazolam, fenobarbital	↑ depressão do sistema nervoso central
Hidraste	Inibição do CYP2D6 e do CYP3A4	Pode afetar aproximadamente 50% dos agentes farmacêuticos comuns
Erva-de-são-joão	Ciclosporina, tacrolimo, varfarina, inibidores de protease, digoxina, teofilina, venlafaxina, contraceptivos orais	Pode diminuir o efeito de outros fármacos

↓, diminuição; ↑, aumento.

Os **cuidados quiropráticos** lidam com o diagnóstico, o tratamento e a prevenção de distúrbios do sistema neuromusculoesquelético e seus efeitos sobre a saúde geral. Atualmente, mais de 60.000 quiropratas são licenciados nos EUA, em todos os 50 estados. A maioria das companhias de seguro médico tem cobertura para despesas com a quiropraxia. Crianças e seus familiares procuram o atendimento quiroprático para condições comuns da infância, como asma, cólica infantil, enurese noturna, constipação intestinal e cefaleia. Uma recente atualização do consenso sobre o tratamento quiroprático de crianças em geral evidenciou apoio limitado em um pequeno número de estudos de alta qualidade sobre a eficiência da quiropraxia para condições comuns na infância. Com relação à segurança, a evidência também é limitada; no entanto, são raros os casos publicados de eventos adversos graves em bebês e crianças que recebem tratamento quiroprático. Se crianças e seus familiares estiverem em busca de tratamento quiroprático, isso deve feito de maneira adequada junto ao médico de cuidados primários da criança, garantindo a segurança do paciente.

TERAPIAS DE ASSOCIAÇÃO MENTE-CORPO

As terapias de associação mente-corpo, como respiração lenta e profunda, meditação, imaginação guiada, *biofeedback*, hipnose, Tai Chi Chuan e ioga, são o segundo grupo de terapias complementares mais comumente utilizadas em pediatria. Essas práticas podem ser aprendidas informalmente por meio de livros, vídeos, CDs, DVDs, aplicativos de *smartphones*, aulas ou em sessões terapêuticas com profissionais de saúde, como psicólogos e assistentes sociais (Tabela 78.4). Pesquisas sugerem que essas práticas podem auxiliar na redução da ansiedade, na insônia e em condições relacionadas com o estresse, incluindo a enxaqueca e a dor abdominal funcional. Essas terapias também podem ajudar pacientes que sofrem de dor crônica.

Tabela 78.4 Terapias de associação mente-corpo comumente utilizadas em pediatria.

PRÁTICA	USOS
Biofeedback	Prevenção da enxaqueca; redução do estresse e da ansiedade; tratamento da encoprese/constipação intestinal; tratamento da incontinência urinária de esforço; *neurofeedback* é experimental para o TDAH
Respiração profunda	Relaxamento; manejo do estresse
Imaginação guiada	Manejo do estresse; redução da ansiedade; alívio da dor
Hipnose	Correção de transtornos de hábitos; prevenção de dor de cabeça; manejo da dor
Meditação	Manejo do estresse; melhora da concentração
Tai Chi Chuan	Melhora do equilíbrio, da coordenação, da concentração e da disciplina
Ioga	Melhora do equilíbrio, da coordenação e da concentração

TDAH, transtorno do déficit de atenção e hiperatividade.

ACUPUNTURA

A acupuntura moderna incorpora tradições de tratamento da China, do Japão, da Coreia, da França e de outros países. Nos EUA, os acupunturistas são licenciados para a prática em 45 estados. A acupuntura pode ser administrada em pacientes pediátricos em hospitais e clínicas para tratar uma variedade de doenças. É particularmente útil para crianças que sofrem de dor. Serviços de acupuntura são oferecidos juntamente com a medicina convencional e a psicologia em mais de 50% dos programas acadêmicos norte-americanos de dor crônica pediátrica. Essa técnica, que passou por muitos estudos científicos, consiste em penetrar a pele com agulhas finas, sólidas e metálicas, manipuladas à mão ou por estimulação elétrica. As variantes incluem massagem (***shiatsu***), calor (**moxabustão**), *lasers*, ímãs, pressão (**acupressão**) e correntes elétricas.

Embora a maioria dos pacientes pediátricos tenha aversão a agulhas, quando abordados de forma adequada por um acupunturista treinado em pediatria, aceitam a técnica e relatam ser muito útil. A acupuntura pode oferecer benefícios significativos no tratamento de dor de cabeça recorrente, ansiedade, dor nas costas e outros tipos de dor, depressão e náuseas. Assim como acontece em qualquer terapia que envolva agulhas, infecções e hemorragias podem ocorrer, mas as complicações mais graves, como pneumotórax, ocorrem em menos de 1:30.000 tratamentos.

CANNABIS

Como a maconha foi legalizada em muitos estados americanos, tanto para uso recreativo (adultos) quanto para uso médico, cuidadores e familiares têm indagado sobre os potenciais benefícios da *cannabis* também para as crianças. Até o momento, nenhum estudo pediátrico indica qualquer benefício do uso de *cannabis* em crianças. Além disso, preocupações significativas com a segurança permanecem, já que foram documentados efeitos prejudiciais da maconha no cérebro em desenvolvimento.

É importante notar que, em algumas crianças com **epilepsia** refratária grave, o **canabidiol** oral, um componente não psicoativo da maconha, proporcionou melhoria no controle das crises. Em uma base de dados caso a caso, essa é uma consideração razoável para famílias que enfrentam esse desafio raro e difícil, mas pesquisas adicionais são necessárias nessa área, especialmente porque a pureza e a regulação da maconha e de seus componentes são variáveis. A maior parte da literatura pediátrica recente sobre *cannabis* descreve uma elevação no número de casos de ingestões acidentais por crianças pequenas, presumivelmente em associação com o aumento de produtos agora disponíveis para o uso adulto; esse é um risco adicional em relação à segurança que os pediatras devem considerar.

Fontes da internet

American Academy of Pediatrics Section on Integrative Medicine: http://www2.aap.org/sections/chim/default.cfm

Academic Consortium for Integrative Medicine and Health: http://www.imconsortium.org/

National Institutes of Health, National Center for Complementary and Integrative Medicine: http://nccam.nih.gov

American Pain Society; pediatric chronic pain programs by state: http://americanpainsociety.org/uploads/get-involved/PediatricPainClinicList_Update_2.10.15.pdf.

A bibliografia está disponível no GEN-io.

Cuidados Intensivos na Medicina de Emergência

PARTE 8

Capítulo 79

Serviços Médicos de Emergência para Crianças

Joseph L. Wright e Steven E. Krug

A imensa maioria dos 27 milhões de crianças que anualmente recebem atendimento médico nos EUA é vista nos serviços de emergência dos hospitais comunitários. Consultas em hospitais pediátricos representam apenas 10% dos atendimentos iniciais em cuidados emergenciais. Essa distribuição sugere que a maior oportunidade de aprimorar o atendimento de pacientes pediátricos gravemente doentes ou feridos, com base populacional, ocorre em serviços de emergência, uma abordagem que incorpora as necessidades específicas das crianças em todos os níveis. Conceitualmente, os Serviços Médicos de Emergência para crianças (SMEC) caracterizam-se por um modelo de cuidados integrados e Contínuos (Figura 79.1). O modelo é projetado de modo que o cuidado do paciente flui continuamente do cuidado primário domiciliar, a partir do transporte, e para um cuidado definitivo com base hospitalar. Ele inclui os cinco principais domínios de atividade:

1. Prevenção primária e secundária.
2. Cuidados extra-hospitalares, tanto de emergência quanto de transporte pré-hospitalar.
3. Atendimento hospitalar: serviços de emergência e internação, incluindo cuidados intensivos.
4. Transporte entre as instalações de cuidados de saúde, conforme necessário, para atendimento médico definitivo ou pediátrico e subespecialidades cirúrgicas (ver Capítulo 79.1).
5. Reabilitação.

O programa federal de **SMEC** do Health Resources and Services Administration's Maternal and Child Health Bureau tem promovido melhorias no atendimento de crianças no contexto da continuidade do modelo de cuidados. A missão programática do programa SMEC consiste em:

- Assegurar assistência médica de emergência de última geração para crianças e adolescentes doentes ou feridos de todas as idades
- Assegurar que os serviços pediátricos estejam bem integrados dentro dos SMEC e apoiados por recursos ideais
- Assegurar que todo o espectro dos serviços de emergência – incluindo prevenção primária de doenças e lesões, cuidados intensivos e reabilitação – seja fornecido a bebês, crianças, adolescentes e adultos jovens.

MÉDICO DE CUIDADOS PRIMÁRIOS E PREPARO DO CONSULTÓRIO

O médico de cuidados primários (MCP) tem múltiplos papéis no sistema de serviços médicos de emergência (SME). Por meio de sua orientação preventiva, ele pode ajudar a moldar as atitudes, o conhecimento e os comportamentos dos pais e da criança, com o objetivo primário de prevenir eventos médicos agudos, como traumas e estado asmático. O início dos cuidados para muitos problemas agudos frequentemente é o consultório do MCP. Do ponto de vista de equipes, equipamentos, treinamento e protocolos, o consultório do MCP deve estar adequadamente preparado para tratar exacerbações agudas e emergenciais de patologias pediátricas comuns, como dificuldade respiratória ou convulsões. Ademais, em raras ocasiões, o MCP pode

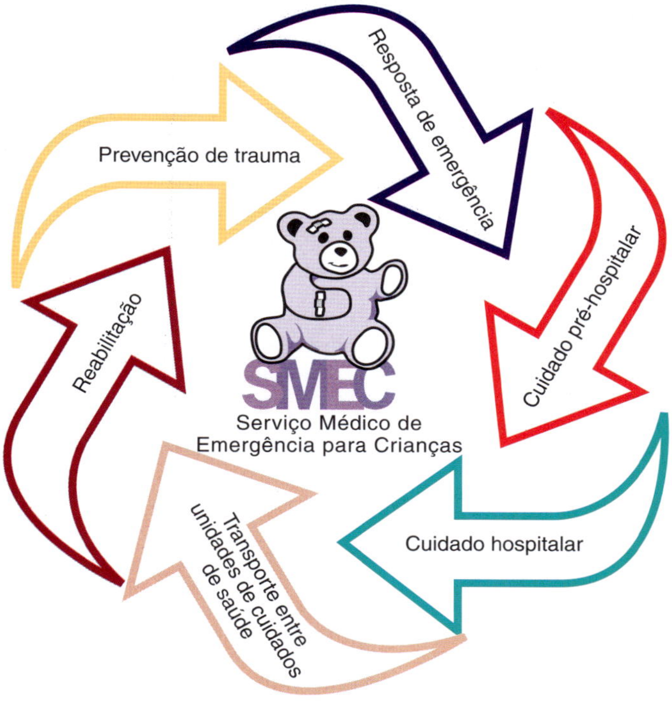

Figura 79.1 Continuidade dos SMEC. As crianças gravemente doentes e feridas passam por um grande número de profissionais de saúde conforme se movimentam pelo sistema SMEC.

receber em seu consultório uma criança em estado clínico extremo, que precisa de intervenções de reanimação e estabilização. Portanto, é sua responsabilidade assegurar não somente o acesso aos SME [nos EUA, 911; no Brasil, SAMU 192 ou Bombeiro 193] como também ter a capacidade de preparo psicomotor adequado no local para lidar com essas situações.[1]

O **preparo do consultório** requer treinamento e educação continuados para os membros da equipe, protocolos para a intervenção de emergência, pronta disponibilidade de medicamentos e equipamentos apropriados para a reanimação pediátrica e conhecimento dos recursos locais e da capacidade do local de atendimento. Os MCP também podem desempenhar papel fundamental na informação sobre emergências pediátricas e sua prontidão para desastres em agências locais de SME, escolas e programas de cuidados infantis, bem como em hospitais comunitários; isso é particularmente importante nas comunidades rurais.

Treinamento da equipe e educação continuada

É razoável esperar que toda a equipe do consultório, inclusive os recepcionistas e médicos-assistentes, sejam treinados em reanimação cardiopulmonar (RCP) e que a sua certificação seja renovada anualmente. Os enfermeiros e médicos devem ser treinados também para uma abordagem sistemática à reanimação pediátrica. O conhecimento básico pode ser obtido por meio de cursos padronizados em **suporte avançado de vida (SAV)** oferecidos por associações médicas nacionais e organizações profissionais. É importante atualizar a certificação

[1]N.R.T.: No Brasil, o cidadão pode acionar os Bombeiros (193) ou o SAMU (192). Para saber para qual número ligar, acessar https://www.saude.mg.gov.br/ajuda/story/6613-bombeiros-ou-samu-saiba-quem-acionar-em-um-momento-de-emergencia.

frequentemente para a retenção do conhecimento e a manutenção das habilidades. Como exemplos, citam-se os cursos de Suporte de Vida Pediátrico Avançado e de Avaliação, Reconhecimento e Estabilização Emergencial Pediátrica, fornecidos pela American Heart Association (AHA), pela American Academy of Pediatrics (AAP) e pelo American College of Emergency Physicians (ACEP), e o curso de Enfermagem Pediátrica de Emergência, oferecido pela Emergency Nurses Association (ENA).

Protocolos

Protocolos padronizados para triagem por telefone de crianças gravemente doentes ou feridas são essenciais. Quando o estado de uma criança está sob questão e o cuidado pré-hospitalar está disponível, o transporte por ambulância sob os cuidados de uma equipe treinada é sempre preferível ao transporte por outros meios (p. ex., veículo particular). Isso evita consequências médicas potencialmente graves de se confiar em pessoas sem habilidades e potencialmente angustiadas por não terem a capacidade de fornecer nem sequer as medidas do **suporte básico de vida (SBV)** a uma criança instável durante o transporte à emergência. Os médicos podem trabalhar com seu centro local de recursos de cuidados pediátricos de emergência (p. ex., um hospital infantil ou um centro médico acadêmico, centro de trauma) para desenvolver protocolos escritos sobre o tratamento de uma variedade de condições, como anafilaxia, parada cardiorrespiratória, traumatismo craniano, ingestão de substâncias tóxicas, choque, crise asmática, estado epiléptico e obstrução das vias respiratórias superiores. A prática habitual usando cenários simulados de reanimação aumentam a confiança do profissional que trabalha no consultório e a sua capacidade de gerenciar esses problemas.

Equipamento de reanimação

A disponibilidade de um arsenal tecnológico adequado é parte vital de uma resposta de emergência. Todos os consultórios médicos devem ter equipamentos básicos de reanimação e medicações em um carrinho ou um *kit* de reanimação pediátrica (Tabela 79.1). Esse carrinho ou *kit* deve ser checado regularmente e mantido em local acessível e conhecido por toda a equipe do consultório. Medicações fora da validade, laringoscópio com luz fraca ou cilindro de oxigênio vazio representam uma catástrofe em potencial em um cenário de reanimação. Contudo, um incidente desse tipo pode ser facilmente evitado utilizando-se uma lista de checagem e um cronograma de manutenção. Um *kit* pediátrico que inclui pôsteres, cartões laminados ou uma fita com codificação colorida com base no comprimento especificando as doses das drogas de emergência e o tamanho do equipamento é valioso para evitar erros terapêuticos críticos durante a reanimação.

Para facilitar a resposta emergencial quando uma criança precisa de uma intervenção rápida no consultório, toda a equipe deve ter funções já designadas. Organizar uma "equipe de parada" dentro do consultório assegura que o equipamento necessário esteja disponível para o médico responsável, que um registro médico apropriado detalhando todas as intervenções e a resposta da criança seja gerado e que a chamada de 192 para do serviço médico de emergência ou de uma equipe de transporte seja feita em tempo hábil.

Transporte

Uma vez que a criança tenha sido estabilizada, deve-se decidir como transportá-la para um hospital capaz de fornecer cuidados definitivos. Se a criança precisar de suporte de vias respiratórias ou cardiovascular, apresentar estado mental alterado ou sinais vitais instáveis ou demonstrar potencial significativo para piorar no trajeto, não é apropriado levá-la em veículo particular, independentemente da proximidade do hospital. Mesmo quando se chama uma ambulância, é a responsabilidade do MCP iniciar as medidas essenciais de suporte de vida e tentar estabilizar a criança antes da chegada do transporte.

Nos centros metropolitanos, com numerosas agências de ambulâncias públicas e particulares, o MCP deve conhecer o nível de serviço que cada uma delas proporciona. A disponibilidade de serviços SBV *versus* SAV, a configuração da equipe de transporte e a experiência em pediatria variam consideravalmente entre as agências e as jurisdições. Os serviços de SBV fornecem suporte básico de vias respiratórias, respiração e

Tabela 79.1 Substâncias e equipamentos recomendados para as emergências pediátricas no consultório.

SUBSTÂNCIAS/EQUIPAMENTOS	PRIORIDADE
SUBSTÂNCIAS	
Oxigênio	E
Albuterol para inalação	E
Epinefrina (1:1.000 [1 mg/1 mℓ])	E
Carvão ativado	S
Antibióticos	S
Anticonvulsivantes (diazepam/lorazepam)	S
Corticosteroides (parenteral/oral)	S
Soro glicosado (25%)	S
Difenidramina (parenteral, 50 mg/mℓ)	S
Epinefrina (1:10.000 [0,1 mg/mℓ)	S
Sulfato de atropina (0,1 mg/mℓ)	S
Naloxona (0,4 mg/mℓ)	S
Bicarbonato de sódio (4,2%)	S
LÍQUIDOS INTRAVENOSOS	
Soro fisiológico a 9% ou solução de ringer com lactato (frascos de 500 mℓ)	S
Soro glicosado a 5%, solução de NaCl a 0,45% (frascos de 500 mℓ)	S
EQUIPAMENTOS PARA MANUSEIO DAS VIAS RESPIRATÓRIAS	
Oxigênio e sistema de administração	E
Máscara com bolsa e válvula (450 mℓ e 1.000 mℓ)	E
Máscaras de oxigênio claras, com circulação e sem recirculação do ar, com reservatórios (bebê, criança e adulto)	E
Dispositivo de sucção, abaixador de amígdalas, seringa com bulbo	E
Nebulizador (ou inalador com doses mensuradas com espaçador/máscara)	E
Vias respiratórias orofaríngeas (tamanhos 00 a 5)	E
Oxímetro de pulso	E
Vias respiratórias nasofaríngeas (tamanhos 12 a 30 F)	S
Fórceps de Magill (pediátrico, adulto)	S
Cateteres de sucção (tamanhos 5 a 16 F, e com ponta de sucção Yankauer)	S
Sondas nasogástricas (tamanhos 6 a 14 F)	S
Cabo de laringoscópio (pediátrico, adulto) com baterias e bulbos extras	S
Lâminas de laringoscópio (reta 0 a 2; curva 2 a 3)	S
Tubos endotraqueais (sem *cuff* 2,5 a 5,5; com *cuff* 6,0 a 8,0)	S
Estiletes (pediátricos/adultos)	S
Detector de intubação endotraqueal ou detector de dióxido de carbono ao final da ventilação	S
	S
EQUIPAMENTO PARA ACESSO VASCULAR E MANUSEIO DE LÍQUIDOS	
Agulhas borboleta (calibre 19 a 25)	S
Dispositivo de cateter com agulha (calibre 14 a 24)	S
Talas para o braço, fitas adesivas, torniquete	S
Agulhas intraósseas (calibre 16, 18)	S
Tubos intravenosos, microgotas	S
EQUIPAMENTOS DIVERSOS E SUPRIMENTOS	
Fitas codificadas por cores ou doses de drogas pré-impressas	E
Tábua para parada cardíaca	E
Esfigmomanômetro (em bebês, crianças e adultos, manter atadura apertada)	E
Tala, curativos estéreis	E
Desfibrilador externo automático com ajustes pediátricos	S
Teste de glicose com gota de sangue	S
Colares cervicais rígidos (pequenos/grandes)	S
Fonte de calor (aquecedor acima da cabeça/ lâmpada infravermelha	S

E, essencial; S, fortemente sugerido. De Frush K, American Academy of Pediatrics, Committee on Pediatric Emergency Medicine: Policy statement-preparation for emergencies in the offices of pediatricians and pediatric primary care providers, *Pediatrics* 120:200-212, 2007. Reaffirmed *Pediatrics* 128:e748, 2011.

circulação, enquanto as unidades de SAV são capazes de fornecer drogas de reanimação e fazer intervenções com procedimentos. Algumas comunidades podem ter disponíveis apenas serviços de SBV, enquanto outras podem ter um sistema em duas fileiras, fornecendo tanto SBV quanto SAV. Pode ser apropriado considerar o **transporte médico aéreo** quando os cuidados definitivos ou especializados não estiverem disponíveis dentro da cidade ou quando o tempo de transporte por terra for longo. Nesse caso, o transporte inicial por terra até um local de aterrissagem de helicópteros ou até um hospital local para estabilização deve ser realizado, aguardando-se a chegada da equipe de transporte aéreo. Independentemente da via pela qual a criança será transportada, se aérea ou por terra, cópias dos prontuários médicos e qualquer exame radiológico ou laboratorial devem ser enviados junto com o paciente; também deve-se fazer uma ligação para os médicos do hospital que receberá o paciente a fim de informá-los sobre o estado do paciente e o tratamento já administrado. Essa notificação não é uma mera cortesia; a comunicação direta médico a médico é essencial para assegurar a transmissão adequada de informações quanto aos cuidados do paciente, permitir a mobilização de recursos necessários no serviço de emergência e redirecionar o transporte, se o médico da emergência acreditar que a criança será mais bem atendida em outro local com serviços especializados.

CUIDADOS PEDIÁTRICOS PRÉ-HOSPITALARES

O *cuidado pré-hospitalar* refere-se à assistência emergencial administrada por uma equipe treinada em emergências médicas antes de a criança chegar ao hospital. Os objetivos do cuidado pré-hospitalar são minimizar ainda mais os danos ou lesões sistêmicas, por meio de uma série de intervenções bem definidas e apropriadas, e adotar princípios que garantam a segurança do paciente. A maioria das comunidades nos EUA tem um sistema formalizado de SME, sendo que a estrutura organizacional e a natureza da resposta à emergência dependem enormemente da demografia local e da base populacional. O SME pode ser fornecido por voluntários ou por profissionais que trabalham em um sistema de resposta com base nos bombeiros ou em um sistema de resposta independente de serviço terceirizado. Os principais pontos a serem reconhecidos na interação entre o médico da comunidade e o sistema local de SME incluem o acesso ao sistema, a capacidade do provedor e a determinação do destino.

Acesso ao sistema SME

Praticamente todos os americanos têm acesso ao 911, que os conecta diretamente por telefone ao sistema que coordena as respostas da polícia, dos bombeiros e do SME. Algumas comunidades têm um sistema de resgate aperfeiçoado, no qual a localização da pessoa que faz a chamada é automaticamente fornecida a um controlador, permitindo a resposta emergencial, mesmo se a pessoa que telefonou, como uma criança pequena, não souber fornecer o endereço. A extensão do treinamento médico para esses controladores varia entre as comunidades, assim como os protocolos com os quais eles designam o nível de resposta à emergência (SBV *versus* SAV). Em algumas comunidades menores, não existem controladores e os chamados de emergência médica são manuseados pela polícia local.

Quando se ativa o sistema 192 sistema de resgate, o médico precisa tornar claro ao controlador a natureza da emergência médica e as condições da criança. Em muitas comunidades, os controladores de emergências médicas são treinados a fazer uma série de perguntas que determinam o nível apropriado de assistência a ser enviada.

Capacidade do provedor

Existem muitos níveis de treinamento para os provedores pré-hospitalares de SME, variando desde indivíduos capazes de fornecer apenas cuidados de primeiros socorros até aqueles treinados e licenciados para fornecer SAV. Toda a equipe de SME, incluindo *técnicos de emergência médica básica* ou paramédica, recebe treinamento em emergências pediátricas; no entanto, os casos pediátricos representam no máximo 10% de todos os transportes pelos SME.

Os socorristas podem ser policiais ou bombeiros enviados para fornecer assistência médica emergencial ou as pessoas presentes. A equipe de segurança pública tem um mínimo de 40 h de treinamento em primeiros socorros e em RCP. Seu papel é fornecer uma resposta rápida e a estabilização enquanto se aguarda a chegada de uma equipe mais bem treinada. Em algumas comunidades menores, essa pode ser a única resposta emergencial médica disponível antes da chegada ao hospital.

Nos EUA, a maioria das respostas médicas emergenciais é fornecida pelos técnicos de emergência médica básica, que podem ser voluntários ou profissionais pagos. Esses técnicos podem fazer parte da equipe de uma ambulância após se submeterem a um programa de treinamento de aproximadamente 100 h. Eles são licenciados para fornecer serviços de SBV, mas podem receber treinamento adicional em algumas jurisdições para expandirem o escopo de sua prática, incluindo colocação de um cateter intravenoso, administração de líquidos, manuseio dos adjuvantes das vias respiratórias e uso de desfibrilador externo automático.

Os *paramédicos* representam o nível mais elevado de resposta dos técnicos de emergência médica, com treinamento médico e experiência supervisionada em campo de aproximadamente 1.000 h. As habilidades de um paramédico incluem o manuseio avançado das vias respiratórias, incluindo a intubação endotraqueal; a colocação de um cateter periférico, central ou intraósseo; a administração intravenosa de medicamentos; a administração de aerossóis nebulizadores; a realização de toracotomias com agulhas; cardioversão; e desfibrilação. Esses profissionais fornecem serviços de SAV fora do hospital, em uma ambulância equipada como uma unidade de terapia intensiva móvel (UTI). Em uma declaração conjunta da política intitulada *Equipamentos para as Ambulâncias de Uso no Solo*, a AAP, o ACEP, o American College of Surgeons Committee on Trauma (ACS COT), os SMEC, o ENA, a National Association of EMS Physicians e a National Association of EMS Officials publicaram padrões de diretrizes sobre os equipamentos essenciais em uma ambulância, incluindo medicações e suprimentos necessários para fornecer os cuidados SBV e SAV em todas as faixas etárias. Essa lista de equipamentos essenciais representa um dos padrões de referência que o programa federal de SMEC adotou como medida do desempenho para a prontidão operacional em nível estadual para o cuidado de crianças em um sistema de SME.

Tanto os técnicos de emergência básicos quanto os paramédicos atuam sob a autoridade delegada licenciada de um diretor médico supervisor do SME. Essa supervisão médica da prática pré-hospitalar é amplamente conhecida pelo termo *controle médico*. O **controle médico direto**, ou ***on-line***, refere-se à direção médica na cena ou em tempo real via transmissão de voz ou de vídeo. O **controle médico indireto**, ou ***off-line***, refere-se à direção médica antes e após a administração do cuidado. As atividades *off-line*, como a educação e o treinamento do indivíduo que faz o atendimento, o desenvolvimento do protocolo e a liderança médica para assegurar a qualidade dos programas de melhoria, representam áreas que precisam de mais informações pediátricas. Como medida do grau no qual a permanência do SMEC está sendo estabelecida nos sistemas de SME estaduais, o programa de SMEC federal fez a requisição da demonstração de participação em atividades de direção médica *on-line* e *off-line* para os pacientes pediátricos e de uma cadeira no comitê de recomendações do SMEC no nível estadual. Esses grupos de recomendações estão disponíveis para dar apoio às agências de SME em questões pediátricas, bem como para fornecer um fórum para o engajamento ativo dos especialistas em cuidados pediátricos.

Determinação do destino

O destino ao qual um paciente pediátrico está sendo transportado pode ser definido pela preferência dos pais ou do atendente ou pelo protocolo jurisdicional, que se baseia tipicamente na avaliação em campo dos critérios anatômicos e fisiológicos e, em caso de trauma, no mecanismo da lesão. Em comunidades que contam com um sistema organizado de trauma ou de SME regionalizado que incorpora designações pediátricas com base nas capacidades dos hospitais objetivamente verificadas, crianças gravemente doentes ou feridas podem ser triadas por meio de um protocolo e direcionadas ao centro de nível mais elevado possível em um período razoável. O lema é levar a criança para o "*cuidado certo no tempo correto*", mesmo que isso exija deixar de lado hospitais mais próximos. Uma exceção é a criança em parada cardíaca, para a qual o transporte imediato à instalação mais próxima sempre está justificado.

A *regionalização* no contexto do SME é definida como um sistema de serviços organizados geograficamente para assegurar acesso aos cuidados em nível apropriado para as necessidades do paciente, mantendo o uso eficiente dos recursos disponíveis. Esse conceito é especialmente pertinente ao cuidado das crianças, dada a relativa escassez de instalações capazes de tratar todo o espectro e escopo de patologias pediátricas (Figura 79.2). Os sistemas regionalizados de cuidados, coordenados com o despacho de emergência médica, a triagem de campo e o transporte dos SME, demonstraram eficácia na melhoria das evoluções para os pacientes **pediátricos com trauma**, especialmente para as crianças menores e aquelas com traumas cranianos isolados. Evidências recentes também sugerem um benefício similar conferido a crianças em **choque**, preferencialmente transportadas para departamentos de emergências hospitalares com capacidade documentada para SAV pediátrico. A existência de sistemas padronizados estaduais ou regionais que formalmente reconhecem hospitais capazes de estabilizar e/ou tratar emergências médicas pediátricas é outra medida de desempenho federal do SMEC que avalia a capacidade operacional de fornecer o cuidado emergencial pediátrico ideal nos EUA.

Em comunidades que não têm um hospital com os equipamentos e recursos humanos para fornecer cuidados pediátricos definitivos em pacientes internados, o **transporte interinstitucional** de uma criança para um centro regional deve ser executado após a estabilização inicial (ver Capítulo 79.1).

DEPARTAMENTO DE EMERGÊNCIA

A capacidade dos departamentos de emergência de responder aos cuidados de crianças varia e depende de diversos fatores além da disponibilidade de equipamentos e suprimentos. O treinamento, a conscientização e a experiência da equipe, assim como o acesso a pediatras e a subespecialidades médicas e cirúrgicas, também exercem papel fundamental. A maioria das crianças que precisa de cuidados de emergência é avaliada nos hospitais comunitários por médicos, enfermeiros e outros profissionais de saúde com graus variáveis de treinamento e experiência em pediatria. Embora as crianças sejam responsáveis por aproximadamente 25% de todas as visitas aos departamentos de emergência, apenas uma pequena fração desses atendimentos representa verdadeiras emergências. Devido ao fato de o volume de casos pediátricos críticos ser baixo, os médicos e enfermeiros de emergência que trabalham em hospitais da comunidade frequentemente têm oportunidades limitadas para reforçar seu conhecimento e sua habilidade na avaliação de crianças doentes ou feridas e em reanimação pediátrica. Os pediatras gerais da comunidade podem ser consultados quando uma criança gravemente doente ou ferida se apresenta no departamento de emergência, e devem ter uma abordagem estruturada para a avaliação inicial e o tratamento de uma criança instável de qualquer idade, independentemente do diagnóstico subjacente. *O reconhecimento precoce de anormalidades ameaçadoras à vida em oxigenação, ventilação, perfusão e função do sistema nervoso central e a intervenção rápida para a correção dessas anormalidades são a chave para a reanimação e a estabilização bem-sucedidas do paciente pediátrico.*

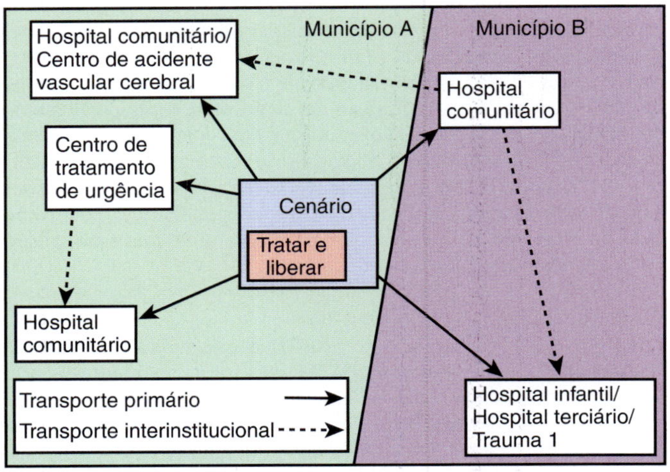

Figura 79.2 Opções de transporte dentro de um modelo de sistema de serviços médicos de emergência coordenado e regionalizado. O objetivo é assegurar o acesso a cuidados definitivos em nível adequado para atender às necessidades do paciente. (*Adaptada de Institute of Medicine, Committee on the Future of Emergency Care in the U.S. Health System:* Hospital-based emergency care: at the breaking point, *Washington, DC, 2006, National Academies Press.*).

Em uma pesquisa do **National Pediatric Readiness Project** (NPRP) realizada entre 2013 e 2014, foram encontrados níveis mais altos de prontidão (medidos pela conformidade com as diretrizes publicadas) em departamentos de emergência, sendo a maioria em hospitais com um médico e/ou enfermeiro pediátrico como coordenador do atendimento.

Os padrões de prontidão de base devem ser atendidos por todos os departamentos de emergência comunitários para assegurar que as crianças recebam o melhor cuidado possível. As recomendações específicas sobre equipamentos, suprimentos e medicações para o serviço de emergência estão listadas no *site* da AAP, bem como suas atualizações. A Tabela 79.2 lista exemplos de políticas, procedimentos e protocolos especificamente sobre as necessidades das crianças no serviço de emergência.

O modo como a família apoia a criança durante uma crise e, consequentemente, como a família recebe um suporte no departamento de emergência quando está cuidando dela são essenciais para a recuperação do paciente, para a satisfação da família e para atenuar o estresse pós-traumático. Ter comprometimento com o cuidado centrado no paciente e na família assegura que a experiência deles no departamento de emergência orientará a prática de um cuidado culturalmente sensível, promovendo a dignidade, o conforto e a autonomia do paciente. No contexto do departamento de emergência, questões como a presença da família, em particular, merecem atenção em especial. Pesquisas com pais indicaram que a maioria deseja permanecer com seu filho durante os procedimentos invasivos e até mesmo durante a reanimação. Permitir sua presença mostrou reduzir a ansiedade dos pais e da criança, sem interferir no desempenho do procedimento. O cuidado centrado no paciente e na família também está associado à melhora na qualidade do cuidado e na segurança do paciente.

Preparação para desastres

Durante um evento catastrófico, natural ou causado pelo homem, vários fatores únicos colocam as crianças em risco desproporcional e aumentado. Em uma jornada de trabalho média, estima-se que 69 milhões de crianças nos EUA estejam separadas de suas famílias, em escolas e creches, onde acidentes em massa podem ocorrer com facilidade. Essa separação acrescenta o desafio adicional de reunificação segura e oportuna de crianças com sua família durante ou após o evento. Além disso, no caso de um ataque biológico, químico ou radionuclear, características anatômicas, de desenvolvimento e fisiológicas únicas tornam as crianças especialmente vulneráveis à absorção, ingestão ou inalação de agentes tóxicos e à morbimortalidade correlacionada.

Semelhante à prontidão de emergência diária para crianças doentes e vítimas de trauma, a prontidão para desastres pediátricos requer consideração antecipada das vulnerabilidades e necessidades individuais das crianças no planejamento e na prática em níveis local, estadual, regional e mesmo nacional. As considerações de planejamento pediátrico incluem treinamento de socorristas e outros prestadores de cuidados, triagem de pacientes, descontaminação, capacidade e aptidão trabalho sob pressão e tensão, contramedidas médicas (medicamentos, vacinas, equipamentos, suprimentos), evacuação, transporte, abrigo e reagrupamento familiar. O planejamento para crianças deve ocorrer em todos os níveis do sistema de saúde, incluindo atendimento domiciliar, centros de atendimento de urgência, hospitais de cuidados intensivos, hospitais pediátricos terceirizados, instalações de cuidados alternativos e serviços de reabilitação. Embora o NPRP tenha notado um progresso significativo na prontidão diária de emergência, nenhuma melhoria foi encontrada

Tabela 79.2 Diretrizes para as políticas específicas para a pediatria, procedimentos e protocolos para o departamento de emergência.

Triagem da doença e da lesão Avaliação e reavaliação do paciente pediátrico Documentação dos sinais vitais pediátricos, sinais vitais anormais e ações a serem tomadas para eles Avaliação das vacinações e tratamento do paciente que está com vacinas atrasadas Sedação e analgesia para procedimentos, inclusive exames de imagens Consentimento (inclusive situações em que os responsáveis não estão imediatamente disponíveis) Questões sociais e de saúde mental Restrição física ou química dos pacientes Maus-tratos infantis (abuso físico e sexual, estupro e negligência): critérios mandatórios de relato, requerimentos e processos Morte da criança no departamento de emergência Ordens de não ressuscitar Cuidados centralizados na família, incluindo: 1. Envolvimento das famílias na tomada de decisão sobre os cuidados do paciente e os processos de segurança da medicação 2. Presença da família durante todos os aspectos dos cuidados de emergência, inclusive a reanimação 3. Educação do paciente, da família e dos cuidadores regulares 4. Planejamento e instruções de alta 5. Aconselhamento durante o luto	Comunicação com o serviço de saúde do paciente ou profissional de cuidados de saúde primária Políticas de exames de imagens que respeitem dosagens apropriadas para idade e peso das crianças em caso de radiação ionizante, consistentes com o princípio ALARA (o mais baixo que possa ser razoavelmente obtido) Fazer toda a preparação antecipando problemas e desastres considerando as seguintes situações: a. Disponibilidade de medicações, vacinas, equipamentos e profissionais apropriadamente treinados para lidar com crianças em desastres b. Capacidade de cuidados pediátricos para as crianças com e sem lesões c. Descontaminação, isolamento e quarentena de famílias e crianças de todas as idades d. Plano que minimize a separação dos pais e da criança e inclua um sistema de triagem dos pacientes pediátricos, permitindo a reunificação imediata das crianças separadas com as suas famílias e. Acesso a terapias médicas e de saúde mental específicas, assim como a serviços sociais para crianças em caso de desastre f. Treinamento para desastres, incluindo um incidente de fatalidades maciças envolvendo crianças pelo menos a cada 2 anos g. Cuidado de crianças com necessidades especiais de saúde h. Plano que inclua a evacuação de unidades de atendimento pediátrico

Adaptada de Gausche-Hill M, Krug SE, American Academy of Pediatrics Committee on Pediatric Emergency Medicine; American College of Emergency Physicians Pediatric Committee; Emergency Nurses Association Pediatric Committee: Joint policy statement–guidelines for care of children in the emergency department, *Pediatrics* 124;1233-1243, 2009. Reaffirmed *Pediatrics* 132; e281, 2013.

nos preparativos para desastres, e menos da metade dos hospitais dos EUA têm um plano que atenda às necessidades das crianças. Além das necessidades de tratamento médico, o planejamento pediátrico também deve considerar os diversos desastres de impacto mental e comportamental que afetam as crianças e suas famílias. Planos pediátricos também devem estar em vigor para locais onde as crianças se reúnem, como escolas e creches.

Em nível local, estadual ou regional, as coalizões de saúde foram identificadas como um fórum ideal para o planejamento de desastres; os participantes principais devem incluir departamentos de saúde pública locais e estaduais, autoridade de gerenciamento de emergência, agências de serviços médicos de emergência e hospitais. Muitos outros grupos de partes interessadas devem estar envolvidos no planejamento de coalizões, como organizações profissionais de saúde. Para garantir que as necessidades das crianças sejam efetivamente atendidas, recomenda-se que o planejamento de desastres em todos os níveis inclua especialistas em pediatria. Os pediatras são uma fonte óbvia para essa especialidade e também estão em posição privilegiada para educar as famílias sobre prontidão em caso de emergências, particularmente famílias com filhos com necessidades especiais. A presença de um atendimento domiciliar intacto durante uma emergência de saúde pública e após um desastre contribui enormemente para a resposta, a recuperação e a resiliência da comunidade. Por fim, a prática da comunidade e a prontidão e resiliência do sistema de saúde começam com o *planejamento do pessoal contratado* pelos profissionais de saúde e pela equipe de suporte.

O *site* da AAP, na área sobre Crianças e Desastres,[1] apresenta *kits* de ferramentas, listas de verificação e outros recursos pertinentes à prontidão pediátrica dentro de comunidades, escolas, atendimento domiciliar e hospitais, além de materiais educativos disponíveis para as famílias.

A bibliografia está disponível no GEN-io.

[1]N.R.T.: Disponível em inglês, em: https://www.aap.org/en-us/advocacy-and-policy/aap-health-initiatives/Children-and-Disasters/Pages/default.aspx

79.1 Transporte entre Instalações Hospitalares de Pacientes Pediátricos Gravemente Doentes ou Feridos

Corina Noje e Bruce L. Klein

Os pacientes frequentemente buscam tratamento em hospitais que não têm experiência suficiente para tratar as suas doenças, necessitando de transporte para centros especializados mais adequados. Isso é especialmente acentuado em pediatria. Os prestadores de serviços médicos de emergência, ou os pais, geralmente levam as crianças primeiro para os departamentos de emergência locais, onde as suas condições fisiológicas são avaliadas. Embora trazer uma criança diretamente para o departamento de emergência local pareça apropriado, esses lugares podem não ser ideais para as emergências pediátricas. As crianças são responsáveis por 27% de todas as visitas aos departamentos de emergência, mas apenas 6% destes têm todos os suprimentos necessários para as emergências pediátricas. Além disso, os departamentos de emergência gerais apresentam menor chance de ter experiência em pediatria ou políticas para o cuidado de crianças. A evolução de crianças criticamente doentes tratadas em unidades de terapia intensiva pediátrica (UTIP) é melhor do que aquelas tratadas em UTI de adultos. Quando é necessário um cuidado crítico pediátrico, indica-se o transporte para uma UTIP. Além disso, frequentemente o tipo de cuidado de subespecialidade (p. ex., ortopedia pediátrica) está disponível apenas no centro pediátrico.

A **medicina de transporte pediátrico** consiste na transferência de bebês, crianças e adolescentes de hospitais da comunidade para centros pediátricos que tenham o nível necessário de especialização. O transporte é realizado por profissionais em ambulâncias adequadamente equipadas, aeronaves de asas rotativas ou ambulâncias com asas fixas. A medicina de transporte pediátrico é um campo multidisciplinar composto por médicos de cuidados intensivos pediátricos e médicos de **cuidados pediátricos emergenciais** (e, algumas vezes, para crianças muito pequenas, neonatologistas); enfermeiros, fisioterapeutas respiratórios, paramédicos com treinamento avançado para transporte pediátrico e especialistas em comunicação. O objetivo é administrar um cuidado pediátrico de qualidade para as crianças da região, enquanto se otimiza o uso dos recursos regionais. Para cada criança, o objetivo é estabilizar e, quando apropriado, começar o tratamento o mais rapidamente possível – isto é, no departamento de emergência local e durante o transporte, bem antes de se chegar ao centro de referência.

Modelos para os serviços de transporte pediátrico variam de acordo com as necessidades e os recursos disponíveis em cada região, mas todos devem ter determinados componentes básicos: uma rede de hospitais comunitários e centros pediátricos regionais; uma comunicação estabelecida e um sistema de coordenação que facilite a transferência ao centro pediátrico; ambulâncias terrestres e/ou aéreas; lideranças médicas e de enfermagem para cuidado crítico pediátrico ou de medicina de emergência pediátrica (ou neonatologia); **médicos de controle médico (MCM)** com experiência em pediatria; uma equipe multiprofissional de profissionais de transporte em pediatria especialmente treinados para fornecer o nível apropriado de cuidados necessários durante o transporte; políticas operacionais e clínicas e procedimentos que garantam a segurança, o estado e o cuidado no momento adequado durante o deslocamento; e um banco de dados para avaliação da qualidade e do desempenho.

CENTRO DE COMUNICAÇÕES E DESPACHO

A comunicação é um dos componentes mais importantes em um sistema de transporte regional. Tratar uma criança gravemente doente ou ferida é um evento incomum para a maior parte dos médicos da comunidade. Portanto, eles precisam saber *a quem, como* e *quando* pedir assistência para a estabilização e a transferência de um paciente pediátrico. O centro de comunicações e despacho fornece um único número de telefone para tais chamadas.

O centro de comunicações e despacho coordena a comunicação entre a instalação hospitalar de origem e a unidade receptora, o MCM, a equipe de transporte e outros. Esse centro pode ser parte de uma unidade hospitalar (p. ex., departamento de emergência, UTIP) autocontida em uma única instituição (p. ex., Centro de Comunicações e Informações de Emergência) ou localizada fora do hospital ou em um centro livre que coordena as comunicações e os despachos para múltiplos programas de transporte.

As equipes variam dependendo do tipo de centro. Enfermeiros ou médicos de plantão podem receber chamados baseados nos modelos de unidades com baixos volumes. Em contraste, os especialistas dedicados à comunicação geralmente fazem parte de equipes autônomas ou centros livres, que tendem a ser mais ocupados. O especialista em comunicações tem diversas responsabilidades, inclusive responder aos chamados do médico-assistente imediatamente; documentar informações demográficas essenciais do paciente; conseguir uma consulta imediata com o MCM; despachar a equipe de transporte para a instalação hospitalar de referência; atualizar a instalação hospitalar de referência sobre qualquer mudança no tempo de chegada; e coordenar o controle médico e outras chamadas necessárias relacionadas com o transporte. A equipe de transporte precisa estar equipada com um telefone celular ou com um rádio para contato imediato com as instalações receptoras e de referência. Além disso, com os avanços na tecnologia e nos sistemas de comunicação sem fio, a **telemedicina**, seja *interativa* (síncrona), seja de *armazenamento e encaminhamento* (assíncrona), tem sido usada durante o transporte pediátrico; certos programas já a utilizam em suas operações de transporte de rotina.

MÉDICO DE CONTROLE MÉDICO

O MCM está envolvido no cuidado clínico e no transporte seguro do paciente desde o momento da chamada até a chegada à unidade hospitalar receptora. A supervisão do MCM aumenta assim que a equipe de transporte chega ao hospital. O MCM deve ter experiência em cuidados críticos pediátricos ou em medicina de emergência pediátrica (ou algumas vezes, neonatologia) e os conhecimentos necessários para estabilizar uma criança criticamente doente ou ferida. Além disso, ele deve estar familiarizado com a equipe de transporte, com os recursos e capacidades dos membros dessa equipe, com as políticas e procedimentos do programa, com os recursos médicos e geográficos da região e com as regulações concernentes ao transporte inter-hospitalar. O MCM precisa ter habilidade interpessoal e boa capacidade de comunicação e deve ser capaz de manter boa relação com a equipe do hospital de referência durante uma situação potencialmente difícil e estressante.

Quando uma chamada de transporte é recebida, o MCM precisa estar imediatamente disponível para fazer uma conferência com o médico de referência. Embora o MCM possa ter outras responsabilidades, as questões de transporte têm prioridade, de modo a evitar atrasos indesejáveis quando se transfere uma criança criticamente doente. Frequentemente o MCM recomenda testes adicionais ou intervenções terapêuticas que possam ser administradas no hospital antes de a equipe de transporte chegar. O MCM pode procurar orientação adicional de outros especialistas, se necessário. Pelo fato de as condições clínicas da criança poderem mudar rapidamente, o MCM deve estar pronto para fornecer conselhos adicionais. Todas as conversas e recomendações concernentes aos cuidados do paciente devem ser documentadas. Alguns centros realizam registros dessas conversas.

Após a discussão com o médico que está fazendo a referência – e, quando justificado, com a equipe de transporte –, o MCM determina a melhor composição da equipe e o veículo para transporte. Ele geralmente não acompanha a equipe, mas permanece disponível, por telefone ou rádio (e, às vezes, por telemedicina), para supervisionar o atendimento.

EQUIPE DE TRANSPORTE

A composição da equipe de transporte varia entre os programas e, algumas vezes, até mesmo dentro de um programa individual. Ela se baseia em uma variedade de fatores, incluindo a idade da criança, a gravidade da doença ou do trauma, a distância até a instalação hospitalar de referência, o veículo de transporte utilizado, as habilidades dos membros da equipe em práticas avançadas, a insistência da pessoa que faz a referência (razoável ou não razoável) para que um médico esteja presente, a composição profissional histórica do programa e as regulamentações de equipe da região. A equipe deve ser composta por médicos, enfermeiros, fisioterapeutas respiratórios e/ou paramédicos que tenham experiência em cuidados críticos pediátricos ou em medicina de emergência pediátrica (ou neonatologia em alguns casos), além de receber educação e treinamento avançados sobre áreas cognitivas e procedimentos importantes para o transporte de cuidados críticos pediátricos. Há menor incidência de morbidade relacionada com o transporte para crianças criticamente doentes ou feridas transportadas por equipes especializadas em pediatria do que para aquelas transportadas por equipes generalistas. No entanto, eventos críticos em trânsito ocorrem em quase 1:8 transportes pediátricos de cuidados intensivos.

Diversos sistemas de pontuação foram desenvolvidos para prever a necessidade de um médico durante o transporte. Aparentemente, o treinamento de um membro da equipe, sua experiência e sua habilidade no tratamento de pacientes criticamente doentes são considerações mais importantes do que seu título profissional. Os membros da equipe precisam conhecer fisiopatologia pediátrica básica e, coletivamente, devem ser capazes de avaliar e monitorar uma criança criticamente doente ou ferida, manusear as vias respiratórias e fornecer suporte, obter acesso vascular, realizar testes no ponto de atendimento e administrar medicações comumente usadas nesse tipo de transporte. Eles devem estar familiarizados com as alterações fisiológicas, bem como com as dificuldades práticas do ambiente de transporte, além de se sentirem confortáveis para trabalhar em um ambiente fora do hospital. Médicos estão menos presentes nas equipes de transporte devido, em parte, ao treinamento avançado que os outros profissionais de saúde dessa equipe recebem.

A equipe de transporte deve ter um líder que, além de muitas outras responsabilidades, interage com o MCM durante o transporte. Uma vez que a equipe tenha chegado à instalação hospitalar que está fazendo a referência, ela deve reavaliar a condição da criança, revisar todos os estudos diagnósticos e terapias pertinentes e discutir a situação com a equipe atual e com os responsáveis. Se a condição clínica do paciente tiver mudado significativamente, o líder pode precisar entrar em contato com o MCM para recomendações adicionais. Caso contrário, ele deve notificar o MCM antes de começar o transporte da criança para a instalação receptora. Qualquer cuidado administrado pela equipe durante o transporte deve ser documentado, e as cópias de todos os prontuários médicos, incluindo dados de laboratório, radiografias e outros exames, devem acompanhar a criança até o centro pediátrico. A unidade receptora precisa ser atualizada antes da chegada do paciente, de modo que ela possa finalizar as preparações necessárias.

AMBULÂNCIA TERRESTRE *VERSUS* AÉREA

As opções de transporte incluem ambulâncias terrestres, helicópteros e aviões. A escolha do veículo depende das necessidades emergenciais da criança, das capacidades de transporte das equipes, da necessidade de qualquer pessoa da equipe ou de um equipamento fora do comum (p. ex., para a oxigenação por membrana extracorpórea, óxido nítrico inalatório ou heliox), da capacidade da instalação hospitalar que faz a referência, da distância, do terreno, dos padrões de tráfego, da disponibilidade de ambulância terrestre ou aérea, do acesso por meio de instalações para aterrisagem de helicópteros ou aeroportos, das condições climáticas e do custo.

O veículo de transporte deve estar equipado com energia elétrica, oxigênio e sucção e ter espaço suficiente para o equipamento e os suprimentos da equipe – maca ou incubadora, monitor, respirador, tanque(s) de oxigênio, medicação(ões), bombas infusoras e muito mais. Comparadas aos helicópteros, as ambulâncias são mais espaçosas e capazes de carregar mais peso, de modo que podem acomodar equipes maiores e mais equipamentos. Outra vantagem do transporte por ambulâncias terrestres é a capacidade de parar no meio do caminho se as condições do paciente piorarem – esta característica facilita enormemente o desempenho de algumas intervenções, como a intubação.

Um avião pode ser capaz de voar para uma área quando a distância (> 150 milhas = 240 km), a altitude ou o clima impedem o transporte por helicóptero. No entanto, o uso de um avião exige várias transferências de ambulância, o que acarreta possíveis atrasos e complicações em potencial. Também há atrasos quando o avião precisa voar de uma base remota para a jurisdição do programa.

FISIOLOGIA DO TRANSPORTE

Quando possível, a equipe de transporte deve proporcionar os mesmos cuidados que o paciente receberia do centro especializado. Mas isso pode ser difícil, em virtude das limitações de equipe, equipamentos e espaço, além dos desafios do ambiente.

A equipe e a criança estão sujeitas a intensidades variáveis de ruídos e vibrações enquanto viajam na cabine do veículo. O **barulho** pode prejudicar a capacidade da equipe em auscultar os ruídos respiratórios, os batimentos cardíacos e a pressão arterial – outro motivo para realizar o monitoramento mecânico dos sinais vitais e confiar em modalidades de avaliação como o nível do estado mental, a coloração da pele e o preenchimento capilar. Para atenuar o ruído, a tripulação do helicóptero e o paciente devem usar capacetes ou fones de ouvido (ou outro atenuante utilizável de ruído como o MiniMuffs, Natus Medical Incorporated, San Carlos, CA). O **movimento** e a **vibração** podem levar a aumento na taxa de metabolismo, dificuldade respiratória e fadiga, além de náuseas, no paciente e na equipe, causadas pelo movimento.

No transporte por veículos aéreos com asas fixas ou alguns com asas rotatórias o paciente pode sofrer efeitos fisiológicos adversos em decorrência da **altitude**. Com o aumento da altitude, a pressão barométrica (atmosférica) diminui e os gases se expandem para ocupar um volume maior devido à diminuição da pressão exercida sobre ele. Conforme a pressão barométrica cai e o gás se expande, as pressões parciais de oxigênio inspirado (PiO_2) e, consequentemente o oxigênio arterial (PaO_2) diminuem, assim como a saturação de oxigênio no sangue (SpO_2).

Por exemplo, a 8.000 pés, uma altitude em que os aviões não pressurizados podem voar, assim como a altitude efetiva da cabine para muitos aviões pressurizados voando a 35.000 a 40.000 pés, a pressão barométrica, a PiO_2, a PaO_2 e a saturação arterial de oxigênio caem para 565 mmHg, 118 mmHg, 61 mmHg e 93%, respectivamente. Em comparação, a pressão barométrica, a PiO_2, o PaO_2 e a saturação arterial de oxigênio são 760 mmHg, 159 mmHg, 95 mmHg e 100%, respectivamente, no nível do mar. Apesar de indivíduos saudáveis geralmente tolerarem bem essas mudanças, pacientes com insuficiência respiratória, perda sanguínea significativa ou choque podem descompensar e necessitar de oxigênio suplementar.

Os gases expandem-se de 10 a 15% nos poucos milhares de pés em que os helicópteros tipicamente voam, e aproximadamente 30% a 8.000 pés. Os gases dentro do próprio corpo também se expandem conforme a altitude aumenta. A expansão do gás precisa ser avaliada durante o transporte aéreo de um paciente com um pneumoencéfalo, pneumotórax, obstrução intestinal ou outra patologia envolvendo gases aprisionados. Antes do transporte, um pneumotórax deve ser descomprimido e uma sonda nasogástrica deve ser inserida para controlar o íleo.

SEGURANÇA

A segurança é primordial e exige vigilância constante por todas as pessoas envolvidas. As taxas de acidentes em transporte aéreo e terrestre pediátrico são estimadas em aproximadamente 1:1.000 transportes. A equipe deve, rotineiramente, frequentar reuniões feitas pelos pilotos para instrução das tripulações (instruções de missão de voo), assim como realizar inspeções de segurança nos veículos e equipamentos, auxiliados por listas de checagem. Em caso de dúvidas, o MCM deve solicitar informações da equipe sobre transportar o paciente por via aérea ou terrestre e sobre utilizar luzes e sirenes, decisões que não podem ser tomadas aleatoriamente. O julgamento do piloto ou do motorista quanto à segurança em prosseguir durante um clima desfavorável ou com um problema mecânico não deve ser desconsiderado.

Organizações como a Federal Aviation Administration (FAA) e o National Transportation Safety Board exercem um papel fundamental em assegurar o transporte seguro entre as instalações. A **Commission on Accreditation of Medical Transport System** (CAMTS) é uma organização independente estabelecida em 1990 em resposta aos numerosos acidentes aéreos médicos ocorridos na década de 1980. O CAMTS, por meio de participação voluntária, faz auditorias e acreditações nos serviços de asas fixas, asas rotativas e terrestres de transporte médico entre instalações hospitalares.

CUIDADOS CENTRALIZADOS NA FAMÍLIA

Os cuidados centralizados na família representam uma filosofia que respeita o importante papel que essas pessoas exercem nos cuidados com a criança. Esses cuidados reconhecem os membros da família e os profissionais de saúde como parceiros no tratamento criança. A presença da família durante o transporte é benéfica, pois fornece apoio a crianças em situações de estresse e ajuda o profissional de saúde a administrar cuidados a pacientes com problemas médicos complexos e/ou crônicos.

Enquanto o paciente é transferido para o hospital de referência, é responsabilidade da equipe de transporte manter o cuidado centralizado na família. A equipe deve explicar a eles o processo de transporte, obter o consentimento e discutir o tratamento antecipadenteam. Quando possível, a equipe de transporte deve tentar acomodar um membro da família a bordo. No entanto, esta pessoa e a criança podem ter de ser separadas se a criança estiver criticamente doente e o transporte rápido for essencial ou se houver limitações de espaço ou de peso na ambulância, seja aérea, seja terrestre. Nesass situações, é importante que os membros da família compreendam claramente como a criança será tratada durante esse período de separação.

RESPONSABILIDADES DO HOSPITAL DE REFERÊNCIA

A transferência de um paciente para outra unidade requer uma documentação por escrito, feita pelo médico que solicita a transferência, sobre a necessidade e os motivos para tal, inclusive com uma declaração de que os riscos e os benefícios, assim como qualquer alternativa, foram discutidos com os responsáveis pela criança. O consentimento informado dos responsáveis deve ser obtido antes da transferência.

A lei federal, Emergency Medical Treatment and Active Labor Act (EMTALA), parte do Consolidated Omnibus Budget Reconciliation

Act (COBRA),[1] impõe exigências específicas para que um paciente que se apresenta a um departamento de emergência receba um exame médico de avaliação independentemente da sua capacidade de pagar por ele. Se durante o exame for constatada alguma patologia médica emergencial, o hospital é solicitado a estabilizar o paciente ou transferi-lo para outra unidade hospitalar, caso não possa estabilizá-lo ou por solicitação do paciente. A exigência primária é que o médico que faz atendimento precisa certificar-se de que os riscos médicos de transferência são contrabalançados por seus potenciais benefícios. O hospital que recebe o paciente deve concordar em aceitá-lo e ter espaço e equipe para fornecer o tratamento necessário. Já o hospital que faz a transferência é responsável por arranjar o transporte e assegurar que ele seja realizado por uma equipe qualificada de profissionais de saúde com equipamentos apropriados, e deve enviar cópias dos prontuários médicos e resultados de exames do paciente, mesmo daqueles que ficarem prontos após a transferência ter sido completada.

Alguns hospitais que fazem a referência entram em acordos sobre a transferência a centros especializados, a fim de facilitar o transporte tranquilo e seguro do paciente pediátrico. Ter formulários preparados para todos esses propósitos também ajuda no processo de transferência.

Cada hospital precisa revisar as diretrizes de suas instalações hospitalares; se não existirem diretrizes estabelecidas o SMEC, em parceria com o Emergency Nurses Association e a Society of Trauma Nurses, desenvolveu o "*Kit* de Instrumentos para Transferência Inter-hospitalar do Paciente Pediátrico", disponível no www.pediatricreadiness.org. Esse *kit* inclui o essencial para transferir o paciente pediátrico meticulosamente e com segurança no nível mais apropriado de cuidado e no momento apropriado.

EXTENSÃO EDUCACIONAL

Além do transporte seguro e rápido, os programas de transporte pediátricos regionais (e os seus centros especializados) têm a obrigação de fornecer oportunidades educacionais aos profissionais de saúde da comunidade, de modo que eles possam adquirir as habilidades necessárias para avaliar e estabilizar uma criança criticamente doente ou ferida até que a equipe de transporte chegue. Essas atividades de educação continuada podem incluir a revisão de casos de transporte; palestras sobre tópicos de cuidados agudos em pediatria; programas de reanimação, como o curso PALS; o Curso de Suporte Avançado na Pediatria (APLS, do inglês Advanced Pediatric Life Support), o Curso de Educação Pediátrica para Profissionais Pré-hospitalares (PEPP, do inglês Pediatric Education for Prehospital Professionals), o programa S.T.A.B.L.E. (*sugar and safe care, temperature, airway, blood pressure, lab work, emotional support* – glicose e cuidado seguro, temperatura, vias respiratórias, pressão arterial, avaliação laboratorial, suporte emocional); e visitas aos departamentos de emergência e às UTIP dos centros especializados. Essas atividades também ajudam a firmar relacionamentos com a equipe do hospital de referência.

A bibliografia está disponível no GEN-io.

79.2 Resultados e Ajustes de Risco dos Serviços Médicos de Emergência Pediátrica

Robert C. Tasker e Evaline A. Alessandrini

A pesquisa em serviços de saúde, baseada em evidências, documentou uma ampla variação na probabilidade de os pacientes receberem cuidados de saúde de qualidade, e isso pode ter impacto negativo na saúde das crianças e dos adolescentes (ver Capítulo 2). As complexidades de se fornecer um cuidado de saúde de alta qualidade são amplificadas no departamento de emergência. Os pacientes estão em crise, os departamentos de emergência frequentemente estão superlotados, as relações médico-paciente se baseiam em breves interações e a variedade de queixas e diagnósticos é imensa. Os profissionais querem saber se o sistema está funcionando bem e se o desempenho local é bom em comparação com uma referência ou padrão reconhecido, mas os médicos só conseguem melhorar sua prática se puderem fazer as medições apropriadas. Contudo, não existem dois locais de prática iguais; portanto, além de avaliar os resultados totais (p. ex., tempos, mortalidade, satisfação do paciente), os profissionais também precisam fazer considerar a gravidade das doenças, a combinação de casos e os riscos de morbidade (p. ex., a prática e os casos nos departamentos de emergência podem diferir significativamente de um padrão teórico sendo usado como medida para "melhorias práticas").

MEDIDAS DOS RESULTADOS NOS SERVIÇOS MÉDICOS DE EMERGÊNCIA PARA AS CRIANÇAS

Os sistemas médicos de emergência pediátrica devem apoiar o desenvolvimento de padrões nacionais para a medição do desempenho dos cuidados de emergência. O *modelo Donabedian de estrutura-processo-resultado* estabeleceu a estrutura para a maioria das atividades contemporâneas de mensuração e melhoria da qualidade. Os elementos **estruturais** fornecem medidas indiretas de qualidade de cuidados relacionados a um contexto físico e aos recursos. Os indicadores do **processo** fornecem uma medida da qualidade do cuidado e dos serviços, avaliando o método ou o processo pelo qual os cuidados são prestados, incluindo tanto os componentes técnicos quanto os interpessoais. Os elementos dos **resultados** descrevem aqueles que são valorizados e relacionados com prolongamento da vida, alívio da dor, redução da invalidez e satisfação do consumidor.

A abordagem *baseada em resultados* reais descreve medidas observáveis, como a mortalidade, o risco de falência sistêmica dos órgãos e a invalidez. Uma abordagem alternativa é a definição da medida do resultado *baseada nos recursos* relacionados com o nível de cuidados requeridos. Crianças mais doentes, em geral, precisam de mais recursos. Portanto, o uso dos recursos pelos grupos de pacientes reflete a **gravidade relativa** da doença nesses grupos. Exemplos dos resultados baseados nos recursos incluem a necessidade de internação hospitalar (disposição do departamento de emergência), tempo de permanência no departamento de emergência e custos das intervenções diagnósticas e terapêuticas realizadas. Essa abordagem certamente fornece uma medida de atividade, mas os profissionais de saúde pediátricos não sabem se o paciente que recebeu as intervenções ou recursos terapêuticos realmente precisou deles (ou seja, os dados também podem refletir o comportamento ou a falta de experiência do médico). Assim, é necessária alguma outra avaliação que incorpore informações sobre o estado do paciente ou o diagnóstico específico.

A Tabela 79.3 fornece uma lista de medidas de resultados para o cuidado emergencial em pediatria desenvolvida pelo **Emergency Medical Services for Children Innovation and Improvement Center**, com o apoio da Administração de Recursos e Serviços de Saúde do Departamento de Saúde e Serviços Humanos dos EUA.

AJUSTES DE RISCO

O propósito de medir resultados no departamento de emergência é avaliar o desempenho e, assim, oferecer a outros componentes do sistema de cuidados de saúde a oportunidade de fazerem melhorias eficazes com o passar do tempo, usando uma referência para comparar seus resultados finais com aqueles de outras instituições hospitalares. Ao se fazer comparações, é necessário assegurar-se de que os atributos relacionados ao paciente (p. ex., idade, condições preexistentes associadas ao desfecho de interesse, gravidade da doença) não tenham mudado; caso contrário, podem ser observadas diferenças na demografia e mistura de casos, em vez de qualquer mudança no desempenho. A abordagem ideal é utilizar alguma forma de *ajuste de risco* para *nivelar os ambientes*, de modo que a comparação dos resultados seja mais justa e confiável. Pelo fato de as crianças se apresentarem no departamento de emergência com doenças de graus variáveis, a gravidade está intrinsecamente ligada aos resultados. A gravidade tipifica o conceito de risco – quanto maior a gravidade, maior o risco de um determinado resultado. Sem ajuste de risco, os departamentos

[1]N.R.T.: RESOLUÇÃO CFM nº 2.077/14 Dispõe sobre a normatização do funcionamento dos Serviços Hospitalares de Urgência e Emergência, bem como do dimensionamento da equipe médica e do sistema de trabalho, discorre sobre normas de funcionamento dos serviços de emergência no Brasil.

Tabela 79.3	Medidas de resultados aprovadas por partes interessadas para o cuidado de emergência pediátrico.

- Satisfação global do paciente com a visita ao departamento de emergência – enfermeiros
- Satisfação global do paciente com a visita ao departamento de emergência – médicos
- Compreensão dos pais/cuidadores sobre as instruções de alta do departamento de emergência
- Duração da estadia no departamento de emergência para pacientes < 18 anos
- Percentual de pacientes < 18 anos que saíram sem ser vistos
- Sedação pediátrica eficaz para o procedimento
- Pacientes com fraturas agudas com redução documentada da dor em até 90 min após a chegada ao departamento de emergência
- Melhora no escore de gravidade da asma para os pacientes com exacerbações agudas
- Nova visita ao departamento de emergência 48 h depois, resultando em internação
- Taxas de erros de medicações
- Eventos sentinela globais
- Visita de retorno não planejada em até 72 h pela mesma exacerbação/relacionada à asma
- Incapacidade de obter um controle da convulsão em até 30 min após a chegada ao departamento de emergência
- Visitas de retorno em 48 h resultando em admissão para todos os pacientes de urgência ou de emergência

de emergência com pacientes mais críticos podem parecer ter resultados piores.

Na população de crianças internadas em uma UTIP, dois modelos foram desenvolvidos e validados sobre o desfecho do óbito durante a internação – o **Risco Pediátrico de Mortalidade** (**PRISM**, do inglês Pediatric Risk of Mortality) e o **Índice Pediátrico de Mortalidade** (**PIM**, do inglês Pediatric Index of Mortality), sendo o primeiro referente ao resultado funcional. Esses modelos ou algoritmos de predição utilizam, *a priori*, um composto de diagnósticos conhecidos de risco alto ou baixo, bem como medições fisiológicas realizadas no momento da admissão. No PRISM, a coleta de dados é feita 2 h antes e 4 h após a admissão, ou na 4ª hora de atendimento. O entendimento principal é de que a fisiologia desordenada reflete a gravidade subjacente da doença; as outras características do paciente (p. ex., idade, diagnósticos, estado pós-intervenção) modificam a relação entre o estado fisiológico e o risco e permitem estimativas precisas e confiáveis dos riscos de mortalidade e morbidade. Nesses modelos, predominantemente a metodologia PRISM, o estado fisiológico não se confunde com terapias (p. ex., ventilação mecânica) utilizadas na apresentação, isto é, na janela inicial da avaliação.

Historicamente, a medida utilizada após essa janela, em que são feitas avaliações laboratoriais e clínicas, foi um período de intervenção da UTIP com duração média de 2 dias e, em seguida, alta de sobrevida. No entanto, a taxa de mortalidade em muitas UTI é inferior 2,5% e, portanto, a necessidade de algoritmos que também incluam o desenvolvimento da morbidade é de aproximadamente 5%. A metodologia PRISM foi validada utilizando-se um desfecho tricotômico (ou seja, morte, nova morbidade, sem nova morbidade) na alta hospitalar.

Essa abordagem não é adequada para a população que se apresenta no departamento de emergência. Intervenções podem já ter ocorrido no cenário pré-hospitalar, ou a fisiologia pode ter se estabilizado. A taxa de mortalidade é muito baixa e as outras medidas de desfecho podem refletir o que acontece na UTIP ou durante o atendimento na enfermaria. Estão disponíveis vários sistemas de pontuação de acuidade específica de doenças para a utilização na população dos departamentos de emergência, predominantemente os relacionados com trauma (p. ex., o Escore de Gravidade de Lesões, o Escore de Trauma e o Escore de Trauma Pediátrico).

Instrumentos de ajuste de riscos no departamento de emergência

No departamento de emergência, a escolha de um instrumento de ajuste de riscos depende de resultados de interesse. Dois instrumentos de ajuste de riscos foram desenvolvidos especificamente para a medicina de emergência pediátrica: o Risco de Admissão Pediátrica de segunda geração (PRISA II, do inglês Pediatric Risk of Admission) e o Instrumento de Avaliação de Emergência Pediátrica Revisado (RePEAT, do inglês Revised Pediatric Emergency Assessment Tool).

Risco pediátrico de internação II

O PRISA II usa componentes da história clínica aguda e crônica e da fisiologia do paciente para determinar a probabilidade de hospitalização. A medida do resultado de interesse é a internação hospitalar obrigatória (admissões utilizando terapias mais bem administradas em nível hospitalar). A Tabela 79.4 lista os atributos referentes ao paciente que contribuem para o escore de ajuste PRISA II. Os modelos analíticos, incluindo o escore PRISA II, têm boa **calibração** (avaliam o quão bem as probabilidades previstas a partir do modelo se correlacionam com os resultados observados na população) e capacidade de **discriminação** (dividir os indivíduos corretamente em categorias de interesse) no que diz respeito à internação hospitalar obrigatória. Um constructo de validade do escore PRISA foi demonstrado pela medida das taxas de resultados secundários: admissão mandatória, admissão na UTIP e mortalidade. Conforme se eleva a probabilidade de admissão hospitalar, a proporção de pacientes com necessidades de cuidados mais intensivos também aumenta. Esse achado corrobora fortemente o uso do escore PRISA II como uma medida de validade da gravidade da doença. Além disso, o PRISA II foi usado para demonstrar diferenças raciais/étnicas nas taxas de hospitalização ajustadas pela gravidade e também mostrou que os hospitais de ensino têm taxas de admissão ajustadas à gravidade maiores que as esperadas em comparação com hospitais que não são de ensino.

Instrumento de avaliação de emergência pediátrica revisado

O RePEAT usa um grupo de dados limitados, coletados no momento da triagem, para criar um modelo da gravidade da doença conforme refletida pelo nível de cuidados fornecidos no departamento de emergência; por exemplo, avaliação de rotina (somente exame clínico apenas ± medicação sem prescrição médica), cuidado específico no departamento de emergência (diagnóstico e/ou terapia) e internação hospitalar – ficando implícito que pacientes com um nível maior de cuidados têm uma doença mais grave. A Tabela 79.5 lista os atributos relacionados com o paciente que contribuem para o escore de ajuste de risco RePEAT. Modelos analíticos, incluindo o escore RePEAT, têm boa calibração e discriminação no que diz respeito à previsão sobre o cuidado no departamento de emergência e a internação hospitalar. Além disso, os modelos analíticos que comparam os custos e a duração da estadia entre os departamentos de emergência são melhorados com os ajustes para a gravidade da doença utilizando-se o escore RePEAT. Esses resultados demonstram que o RePEAT é um marcador razoável

Tabela 79.4	Elementos do Escore PRISA II.

- Idade < 90 dias
- Lesão pequena
- Dor abdominal em adolescentes
- Imunodeficiência
- Dispositivo médico implantado
- Medicação para controle da asma
- Estado de referência
- Temperatura
- Diminuição do estado mental
- Pressão sanguínea arterial baixa (< 70 mmHg em neonatos e bebês; < 83 mmHg em crianças; < 100 mmHg em adolescentes)
- Pressão sanguínea arterial alta (> 59 mmHg em neonatos e bebês; > 70 mmHg em crianças; > 90 mmHg em adolescentes)
- Valor sérico baixo de bicarbonato (< 20 mEq/ℓ)
- Valor de potássio alto (> 4,9 mEq/ℓ)
- Valor de ureia sanguínea alto (> 80 mg/dℓ)
- Valor alto da leucometria (> 20.000/mm³)
- Oxigenoterapia com outros tratamentos além de broncodilatadores inalatórios
- Valores baixos de bicarbonato e altos de potássio

Tabela 79.5 Elementos do Escore RePEAT.

- Idade
- Queixa principal
- Categoria de triagem
- Uso atual de medicações prescritas
- Chegada via SME (terrestre ou aérea)
- Frequência cardíaca
- Frequência respiratória
- Temperatura

da gravidade da doença e que a inclusão desse índice de gravidade melhora substancialmente a capacidade de comparação dos resultados entre os departamentos de emergência.

A bibliografia está disponível no GEN-io.

79.3 Princípios Aplicáveis ao Mundo em Desenvolvimento

Victorio R. Tolentino Jr., Jennifer I. Chapman e David M. Walker

O pleno desenvolvimento da *medicina de emergência pediátrica* (MEP), em qualquer área, depende das prioridades dos cuidados de saúde e dos recursos do contexto geográfico ou físico. Os locais onde os cuidados emergenciais ocorrem variam daqueles sem qualquer acesso a um cuidado médico organizado até os departamentos de emergência pediátricos de última geração em centros populacionais. O escopo varia do cuidado do paciente individual até o tratamento de populações de crianças envolvidas em desastres de grande escala. As barreiras para a qualidade do cuidado são diferentes em cada situação e em cada parte do mundo, sendo necessária a presença de um profissional de MEP internacional perspicaz para que as soluções sejam direcionadas ao contexto local dos cuidados de saúde.

MODELO DE CONTINUIDADE DE CUIDADOS

A estrutura de SMEC também pode ser aplicada à discussão sobre o atendimento de emergência para crianças em nível global (ver Capítulo 79). Com infraestruturas médicas que não são consistentes ou bem organizadas, ou que foram enfraquecidas por conflitos civis, desastres naturais ou perdas econômicas, os focos da saúde infantil no mundo em desenvolvimento têm sido principalmente a prevenção e o tratamento agudo.

Prevenção

Doenças infecciosas

A saúde infantil internacional tem se concentrado principalmente na redução das doenças evitáveis, principalmente por meio das imunizações. Grandes avanços foram alcançados na redução do sarampo, do tétano neonatal e da poliomielite; a varíola de variante selvagem foi erradicada em 1978. Apesar de existirem defensores do fornecimento de intervenções de cuidados primários (p. ex., vacinações) no departamento de emergência, o papel do profissional de MEP nessa área de prevenção tem sido limitado.

Traumas

Traumas são a principal causa de morbimortalidade na infância. Os traumas não intencionais constituem 90% da mortalidade por trauma em crianças entre 5 e 19 anos de idade e representam 9% da mortalidade mundial. Os traumas intencionais, que permanecem sub-reconhecidos e subnotificados, têm contribuição menor, porém significativa. Os traumas não intencionais causam mais de 2.000 mortes infantis por dia, ou 950.000 anualmente, em todo o mundo. O ônus dessas mortes é suportado desproporcionalmente pelas crianças nos países de renda média ou baixa, onde mais de 95% de todas as mortes ocorrem por trauma. Para cada uma dessas mortes, muitas outras crianças ficam permanentemente inválidas e um número ainda maior é tratado sem que haja sequelas permanentes.

A Organização Mundial da Saúde (OMS) e o Fundo das Nações Unidas para Infância (UNICEF) delinearam diversas estratégias de prevenção de traumas cujos profissionais de saúde de cuidados infantis na comunidade global precisam conhecer. As três principais causas de mortalidade por trauma são as lesões relacionadas com trânsito, queimaduras e afogamento. Existem sete estratégias específicas para a redução dos **traumas pelo tráfico nas ruas:** idade mínima para o consumo de álcool, restrições e cintos de segurança apropriados para crianças, capacetes para andar de motocicletas e bicicletas, redução na velocidade dos veículos próximos a escolas e áreas residenciais, luzes traseiras nas motocicletas, licenças graduadas para os motoristas e distinção entre os diferentes tipos de usuários das estradas. Há evidências insuficientes que demonstrem que programas educacionais sobre direção enquanto embriagado, aumento na visibilidade do pedestre ou motoristas designados são eficazes. Apesar de essas estratégias se mostrarem eficazes, os dados se baseiam nos EUA e podem não ser aplicáveis para outros países. Pode ser difícil reduzir a velocidade dos veículos perto de escolas quando há uma estrutura insuficiente para sinais de trânsito. Alternativamente, a falta de separação do tráfico de carros e ônibus dos ciclistas e pedestres contribui para condições de estradas pouco seguras e mais perigosas. Esse problema é maior em países de renda média ou baixa, nos quais as bicicletas e os veículos motorizados de duas rodas são usados para carregar crianças, assim como mercadorias, enquanto os motoristas contornam entre veículos que se movimentam rapidamente. Com o aumento na renda, esses países observaram crescimento tanto no número de carros quanto no número de veículos de duas rodas, com elevação correspondente na quantidade de traumas relacionados.

Para a redução das **mortes por afogamento**, as estratégias que se mostraram eficazes enfocam a criação de barreiras entre as crianças e os locais perigosos com água, como a cobertura de poços, baldes e outras fontes paradas de água, e a colocação de cercas altas ao redor de piscinas (ver Capítulo 91). As **queimaduras** têm sido abordadas pela instalação de detectores de fumaça e pela redução da temperatura da água nos aquecedores (ver Capítulo 92).

Cuidados fora do hospital

A assistência extra-hospitalar é composta por acesso aos serviços de emergência, cuidado pré-hospitalar e transporte dos pacientes entre unidades de saúde. A morbidade e a mortalidade aumentam em virtude de acesso tardio ou limitado ao cuidado de emergência, falta de cuidado pré-hospitalar, transporte sem monitoramento apropriada ou sem equipe treinada ou atraso no transporte para um centro de cuidado mais especializado. O *transporte seguro de crianças* criticamente doentes é uma questão de saúde global negligenciada. O sistema de resposta emergencial precisa abordar os seguintes elos no cuidado do paciente: um sistema de comunicações com chamada imediata do SME, a avaliação correta e o tratamento inicial do paciente, além de transporte rápido a um cuidado definitivo.

Acesso ao cuidado

Quando uma criança está ferida ou doente, os pais ou responsáveis por ela precisam ativar o SME solicitando ajuda. Muitos países ao redor do mundo têm números dedicados a emergências para solicitação rápida de serviços médicos, policiais ou de bombeiros. O número de emergência "112" foi adotado e está sendo divulgado pelos estados membros da União Europeia para ser usado a fim de acessar os serviços médicos, de bombeiros ou policiais, além dos números de acesso emergenciais regionais secundários. O sistema universal de número de emergência dos EUA, 911, cobre a maioria do país (98%) atualmente e tem características ampliadas ligando o número do telefone a um endereço. No entanto, existem limitações para o acesso universal, em virtude da ausência de telefones em algumas residências, endereços pouco compreensíveis em áreas rurais e alcance insuficiente do sistema emergencial.

Nos países de baixa ou média renda, não foram estabelecidos números de emergência universais, o que requer o acesso por discagem direta a uma ambulância, se houver um serviço privado desse tipo. Na maioria dos países de baixa ou média renda, a família precisa levar a criança doente ou ferida até a unidade de saúde para estabilização ou tratamento.

Para tanto, as famílias precisam transpor barreiras financeiras ou geográficas, o que pode resultar em atraso na apresentação para cuidados. Esse atraso, previsivelmente, aumenta a gravidade da doença e da lesão, bem como as complicações associadas, e diminui a probabilidade de recuperação completa e de uma boa sobrevida.

Cuidado pré-hospitalar

Em regiões com sistemas de SME em desenvolvimento, deve haver uma equipe adequadamente treinada para estabilizar e transportar a criança a um centro médico. A qualidade e o nível de treinamento dessa equipe pré-hospitalar variam enormemente entre países e dentro de regiões do mesmo país. Nas áreas urbanas, há maior concentração de cuidados médicos e, portanto, mais oportunidades de se obter maior treinamento pré-hospitalar. Na maior parte da Ásia e da África Subsaariana, a equipe treinada é usada principalmente para transportar os pacientes entre as unidades hospitalares, e não do local inicial do trauma ou do agravamento. Em grande parte dos países de maior renda, os SME são enviados até o paciente.

No modelo francês, Serviço de Auxílio Médico Urgente (SAMU, do francês *Service d'Aide Médicale Urgente*), um médico, muitas vezes um especialista em medicina de emergência, lidera o atendimento e envia uma equipe de ambulância dirigida também por um médico para ir até a casa do paciente para avaliá-lo, estabilizá-lo e iniciar o tratamento. Esse sistema franco-alemão é usado em outros países, incluindo muitos da América Latina e da Europa. Não existem dados claros quanto ao custo-benefício e os resultados para os pacientes comparando transportá-lo para a instalação mais próxima *versus* trazer os recursos hospitalares até ele.

Em todo o mundo, o esforço para se estabelecer abordagens padronizadas ao cuidado pré-hospitalar existe principalmente sob a forma de cursos para educar a equipe do SME e do hospital no tratamento emergencial. Para o cuidado do trauma, os manuais da OMS, *Sistemas de Cuidados Pré-hospitalares de Trauma (Prehospital Trauma Care System)* e *Diretrizes Essenciais para o Cuidado ao Trauma (Guidelines for Essential Trauma Care)* enfocam as diretrizes para os sistemas pré-hospitalares e de cuidados do trauma com custos acessíveis e sustentáveis. O curso Educação Pediátrica para os Profissionais Pré-Hospitalares da AAP é um instrumento de ensino dinâmico e em módulos que pode ser adaptado para qualquer sistema SME. A Tabela 79.6 lista os recursos pré-hospitalares adicionais.

Embora a maioria dos países de renda média ou alta tenha um sistema de colaboradores treinados em SME, os países de baixa renda não contam com esse grupo avançado de cuidado emergencial. Nesses países, motoristas comerciais, voluntários e transeuntes de boa vontade é que fornecem os primeiros socorros. Treinar um grupo de primeiros socorros pode se basear em redes existentes de ajuda ou recrutando populações específicas, como estudantes, soldados ou funcionários públicos. O treinamento precisa enfatizar intervenções básicas de salvamento de vida, como parar o sangramento e manter a respiração, o acesso ao cuidado avançado e a imobilização dos membros com talas. Em Gana, por exemplo, os motoristas de táxi participaram de um curso de primeiros socorros que se baseava intensamente na demonstração e na prática em vez de aulas teóricas. Os motoristas de táxi foram selecionados porque eles já forneciam grande parte do transporte para os pacientes traumatizados, tanto voluntariamente quanto pagos pelas famílias. Dois anos depois do curso, avaliadores externos deram notas favoráveis à qualidade dos seus cuidados em comparação com os de um grupo de motoristas não treinados. Nas áreas rurais, esses primeiros socorristas são vitais para fornecer intervenções de emergência quando o cuidado mais definitivo está distante. Assim, um sistema treinado de primeiros socorros possibilita um atendimento pré-hospitalar efetivo.

Meios de transporte

Em muitos países de baixa renda, não há um meio de transporte além do veículo motorizado da família ou outro tipo de veículo. Os centros de saúde podem ter apenas um veículo para o transporte a uma unidade hospitalar de maior capacidade. Esse veículo também pode ser usado para serviços de cuidados primários externos, como o oferecimento de vacinações e o transporte de medicamentos e equipamentos de uma localização central de suprimentos e, algumas vezes, inapropriadamente por motivos pessoais, por oficiais locais ou políticos. Nas grandes cidades, táxis frequentemente são usados, pois estão prontamente disponíveis, bem distribuídos e são capazes de passar pelos engarrafamentos. Onde há sistemas pré-hospitalares organizados, tipos diferentes de veículos são adaptados para o transporte emergencial, desde ambulâncias completamente equipadas até o transporte básico com uma equipe treinada. A OMS recomenda a identificação dos veículos de transporte antecipadamente, escolhendo aqueles que possam ser reparados e mantidos localmente, equipando-os de acordo com os padrões reconhecidos. Portanto, a provisão de veículos de transporte disponíveis e apropriadamente equipados com pessoas e materiais necessários é essencial para a realização dos planos de cuidados de emergência recomendados.

Cuidados hospitalares

Quando uma criança é admitida em hospital para o cuidado de um traumatismo ou doença, serviços de emergência adequados precisam estar disponíveis. Em muitos países, o departamento de emergência serve apenas como uma área de triagem em que os pacientes são distinguidos pelo processo patológico e direcionados para a admissão na unidade correspondente dentro do hospital. O fortalecimento dos serviços de emergência inclui considerar o departamento de emergência uma unidade em que um tratamento definitivo pode ser fornecido a uma criança doente ou ferida. As crianças criticamente doentes precisam receber cuidado não apenas imediato, mas também correto. A rapidez e a precisão do cuidado são asseguradas pela implementação de um sistema de triagem efetivo, movendo os pacientes mais críticos para o cuidado imediato e padronizando o tratamento inicial das patologias emergenciais.

Triagem

As crianças que precisam de cuidados de emergência frequentemente não são prontamente reconhecidas. É muito comum as crianças que se apresentam no departamento de emergência serem tratadas como pacientes de primeira vez, em uma abordagem que cria longos tempos de espera para as crianças criticamente doentes, o que contribui para uma mortalidade desnecessária. As unidades médicas precisam adotar um sistema de triagem eficiente e eficaz, de modo a responder rapidamente às necessidades dos pacientes e designar o grau de recursos apropriados. Para essa finalidade, a OMS desenvolveu um curso intitulado **Avaliação e Tratamento na Triagem de Emergência** (ETAT, do inglês Emergency Triage Assessment and Treatment). Esse curso ensina os profissionais de saúde a classificar os pacientes na chegada como "sinais de emergência", "prioridade" ou "não urgentes" e fornecer tratamento de emergência para patologias ameaçadoras à vida. O ETAT enfatiza a avaliação do **estado ABCD** do paciente para identificar as situações de emergência – a permeabilidade das vias respiratórias (A, *airways*), a qualidade da respiração (B, *breathing*) a qualidade da circulação e a presença de coma ou convulsões (C, *circulation*) e a presença de desidratação grave (D, *disability*).

Um dos benefícios das diretrizes ETAT é que elas podem ser adaptadas aos centros com recursos limitados e são aplicáveis a áreas com alta morbidade e mortalidade por meningite, desidratação, malária, doenças respiratórias e desnutrição. Outro benefício é que os algoritmos de cuidados se baseiam em estudos diagnósticos limitados, isto é, medidas da hemoglobina, esfregaço do sangue para malária e dosagem de glicemia capilar à beira leito. As diretrizes de avaliação de triagem amplamente aceitas podem ser ensinadas à equipe de cuidados de emergência, e a sua adoção pode fornecer uma melhor organização dentro de um centro de cuidados de saúde. No Queen Elizabeth Central Hospital, em Blantyre, Malaui, por exemplo, a instituição da triagem e o tratamento rápido no seu centro de cuidados emergenciais levaram a uma redução de 50% na mortalidade das crianças nas primeiras 24 h após a apresentação no hospital, com uma redução adicional de 50% conforme continuaram a implementação e a prática de triagem dos pacientes.

Além da triagem, a educação sobre a organização global do centro de emergência é uma intervenção de baixo custo que pode superar alguns dos obstáculos para a administração de um cuidado de qualidade.

Tabela 79.6 Recursos em medicina de emergência pediátrica.

PRÉ-HOSPITALAR

Suporte Médico Avançado de Vida

O mais moderno curso desenvolvido pela The National Association of Emergency Medical Technicians (NAEMT) para fornecer mais ensino clínico e raciocínio sobre os problemas médicos emergentes. O curso é aberto a médicos, enfermeiros de emergências pediátricas e paramédicos.
www.naemt.org/education/amls/amls.aspx

Suporte Pré-hospitalar de Vida no Trauma

Disponível em 33 países, é o principal programa de educação continuada para o cuidado pré-hospitalar emergencial do trauma.
www.phtls.org

Suporte Internacional de Vida no Trauma

Curso de treinamento para o cuidado pré-hospitalar do trauma.
www.itrauma.org

Educação em Pediatria para os Profissionais Pré-hospitalares

Currículo projetado especificamente para ensinar os profissionais pré-hospitalares a avaliar e tratar as crianças doentes ou feridas.
www.peppsite.org

CUIDADOS HOSPITALARES

Livro de bolso *Cuidados Hospitalares para as Crianças*

Publicação da OMS fornecendo diretrizes para o tratamento de doenças comuns com recursos limitados. Incorpora tanto as diretrizes de avaliação e tratamento de triagem de emergência quanto o tratamento integrado das doenças na infância.
www.who.int/maternal_child_adolescent/documents/9241546700/en/index.html

Livro de bolso *Cuidados Agudos e de Emergência*

Estratégias de gestão baseadas nos recursos disponíveis. Direciona os profissionais de saúde a uma abordagem rápida, sistemática e integrada para estabilização e reanimação de pacientes estratificados em três níveis: onde não há recursos disponíveis, onde há recursos mínimos e onde há recursos completos. Disponível para compra *online*.

Where There Is No Doctor: A Village Health Handbook

Manual de cuidados de saúde para os profissionais de saúde, clínicos e outros envolvidos na administração de cuidados primários e programas de promoção de saúde no mundo inteiro. Disponível para compra ou como *download* gratuito.
www.hesperian.org

Federação Internacional de Medicina de Emergência

Padrões Internacionais de Atendimento a Crianças em Serviços de Emergência – 2012.
www.ifem.cc/wp-content/uploads/2016/07/International-Standards-for-Children-in-Emergency-Departments-V2.0-June-2014-1.pdf

EMERGÊNCIAS HUMANITÁRIAS

Rede de cuidados de desastres para crianças (CHILDisaster Network)

Registro para aqueles com educação e experiência em emergências humanitárias que desejam disponibilizar seu tempo como voluntários quando necessário em situações de desastre.
www.aap.org/disaster

The Sphere Project

Módulos para downloads de materiais sobre a preparação para os desastres.
www.sphereproject.org

Tratamento de emergências humanitárias complexas: foco em crianças e famílias

Curso de treinamento oferecido pelo The Children in Disasters Project, patrocinado pelo The Rainbow Center for Global Child Health (RCGCH) em Cleveland, Ohio. Organizado no começo de junho todos os anos.

Manual for the Health Care of Children in Humanitarian Emergencies

Publicação da OMS que fornece orientação abrangente sobre o cuidado da criança em emergências; inclui informações sobre tratamento de lesões traumáticas e emergências de saúde mental.
www.who.int/child_adolescent_health/documents/9789241596879/en/index.html

ACESSO A PUBLICAÇÕES ACADÊMICAS RELEVANTES AO MEP

PEMdatabase.org

Website voltado à medicina de emergência pediátrica. Contém links para conferências, revisões de medicina baseada em evidências, redes de pesquisas e organizações profissionais.
www.pemdatatbase.org

HINARI: Acesso à Iniciativa de Pesquisa

Programa estabelecido pela OMS e outras para capacitar os países em desenvolvimento a obter acesso a uma das maiores coleções mundiais de literatura biomédica e de saúde.
www.who.int/hinari/en

ENVOLVIMENTO

ACEP Ambassador Program

Fornece os nomes dos médicos de medicina de emergência com certificação nos EUA que podem fornecer recomendações e informações sobre questões pertinentes ao progresso e ao *status* da medicina de emergência em seus respectivos países.
www.acep.org/content.aspx?id = 25138

Section of International Emergency Medicine Section, American College of Emergency Physicians

Esse grupo mantém uma lista das organizações internacionais e oportunidades clínicas, muitas delas envolvendo o cuidado emergencial de crianças.
http://www.acep.org/_InternationalSection/International-Emergency-Medicine-Related-Resources/

Section of International Child Health, American Academy of Pediatrics

Listas de oportunidades clínicas fora dos EUA, muitas delas envolvendo o cuidado emergencial.
http://www2.aap.org/sections/ich/working_overseas.htm

ORGANIZAÇÕES DE SAÚDE ENVOLVIDAS EM ATIVIDADES MEP

U.S. Agency for International Development (USAID)

Agência governamental dos EUA que fornece assistência econômica e humanitária mundialmente.
www.usaid.gov

Organização Mundial da Saúde (OMS)

Catálogo de publicações, recursos de mídia, artigos e notícias atuais sobre saúde.
www.who.int/topics/child_health/en

Fundação das Nações Unidas para a Infância (UNICEF)

Organização dedicada a fornecer assistência salvadora da vida a crianças afetadas por desastres e proteger os seus direitos em quaisquer circunstâncias.
www.unicef.org

Safe Kids Worldwide

A primeira e única organização internacional sem fins lucrativos dedicada exclusivamente à prevenção de lesões não intencionais à criança.
www.safekids.org

Além disso, o arranjo de áreas de curta permanência (salas de hidratação e de infusão) pode reduzir o custo para as unidades de internação dos pacientes.

Centros de emergência pediátricos específicos

Curiosamente, a maioria dos países desenvolveu pelo menos um centro pediátrico, em geral como parte de um centro médico acadêmico. Os serviços de emergência nesses centros são variáveis, mas certamente podem ser um ponto de partida para a melhoria geral do atendimento de emergência pediátrica.

Profissionais

Em todo o mundo, enfermeiros, paramédicos e médicos não especialistas fornecem a maioria dos cuidados para as crianças gravemente doentes ou feridas. Grande parte das crianças doentes frequenta clínicas locais ou hospitais distritais ou centrais, onde os recursos financeiros e humanos nem sempre estão à altura das necessidades do paciente no momento de sua chegada. A supervisão nominal é fornecida para a equipe que atende esses pacientes. Os departamentos de emergência pediátricos localizados em hospitais terciários frequentemente têm em sua equipe médicos em treinamento com pouca ou nenhuma supervisão de professores universitários – estes, por sua vez, com pouca exposição ou treinamento em MEP. Os hospitais gerais não contam com equipes exclusivas de pediatras; as diretrizes segundo as quais os pacientes devem ser removidos para níveis mais altos de cuidados frequentemente não são padronizadas e dependem de influências locais e/ou crenças culturais sobre a saúde e a doença.

Diretrizes clínicas

As diretrizes do **Tratamento Integrado das Doenças Infantis** (IMCI, do inglês Integrated Management of Childhood llness) foram desenvolvidas pela OMS e pela UNICEF para fornecer assistência na triagem inicial e no tratamento dos sinais e sintomas de apresentação dos principais responsáveis pela mortalidade na população com menos de 5 anos de idade nas unidades de primeiro nível (p. ex., clínicas, centros de saúde, e departamentos ambulatoriais dos hospitais). Os fluxogramas dentro de cada capítulo dos manuais de IMCI possibilitam fácil acesso a materiais que podem intensificar a educação e chegar aos profissionais de saúde menos experientes.

A Federação Internacional de Medicina de Emergência desenvolveu padrões para melhorar globalmente o atendimento de emergência. Esses padrões não são voltados apenas para os departamentos de emergência, mas a qualquer ambiente onde o atendimento de emergência ocorra, independentemente dos provedores ou dos recursos disponíveis. Ao mesmo tempo, no entanto, a existência dos padrões permite que os locais defendam a melhoria de recursos dedicados à especialização nos vários aspectos da prestação de atendimento de emergência de qualidade para crianças. Os padrões abordam o desenho de espaços de tratamento, cuidados centrados na criança e na família, avaliação de crianças doentes e feridas, treinamento e competências de pessoal, qualidade e segurança e resposta a desastres.

Trauma

A morbidade e a mortalidade por trauma são os problemas mais prevalentes em crianças em todo o mundo. O cuidado do trauma apresenta o desafio de intervenções sequenciais, frequentemente simples, que precisam ser realizadas no momento adequado para limitar a gravidade da evolução. No entanto, com a falta de um treinamento específico, os sinais e sintomas do trauma pediátrico podem não ser reconhecidos ou ser menos apreciados. Os cursos sobre traumas, como o Suporte Avançado de Vida no Trauma (ATLS, do inglês Advanced Trauma Life Suppport), são instrumentos educacionais que podem ser disseminados para melhorar a qualidade dos cuidados nos centros de emergência ao redor do mundo. Para os locais com poucos recursos, a OMS desenvolveu o *kit* de instrumentos chamado Tratamento Integrado para o Cuidado Essencial Emergencial e Cirúrgico (*Integrated Management for Emergency and Essential Surgical Care*) que fornece diretrizes claras e raciocínios para o cuidado inicial dos pacientes com lesões. As preocupações específicas sobre o **abuso infantil** como a causa do trauma não são expressamente abordadas no curso ATLS. Essa é uma área do cuidado pediátrico que muitos países ainda não incluem no seu treinamento médico, no seu sistema policial ou no seu sistema judiciário. A necessidade epidemiológica de registros confiáveis de trauma é grande, assim como centros dedicados ao trauma para servirem como locais de referência de nível mais elevado.

Equipamento

Diretrizes para equipamentos de emergência pediátrica estão disponíveis para uma variedade de situações em que crianças gravemente doentes e feridas se apresentam. Embora essas diretrizes possam representar o mínimo necessário para tratar a mais ampla variedade de emergências pediátricas, os papéis de substituição e improvisação geralmente proporcionam uma função equivalente dos suprimentos recomendados.

Pacientes internados

Após a estabilização inicial, as crianças que precisam de cuidados continuados são internadas em um hospital. A qualidade dos serviços para os pacientes internados varia enormemente, dependendo da experiência da instituição e do profissional e do conforto com as condições pediátricas e os recursos disponíveis para tratá-las. A OMS produziu o livro de bolso *Cuidados Hospitalares para Crianças*, que se baseia nas diretrizes IMCI e enfoca o tratamento intra-hospitalar das doenças de alta morbidade/mortalidade comuns em países em desenvolvimento.

DESASTRES HUMANITÁRIOS

As crianças são uma população vulnerável que experimenta um sofrimento desproporcional durante emergências humanitárias, naturais (terremotos, tsunamis, furacões, inundações e secas) ou de origem humana (conflitos armados, ataques terroristas). A população com menos de 5 anos é especialmente suscetível a doenças infecciosas, desnutrição e trauma após desastres. O ***Rainbow Center for Global Child Health***, da Case Western Reserve University School of Medicine, oferece um curso de treinamento, *o Management of Humanitarian Emergencies: Focus on Children and Families*, que se concentra nas necessidades das crianças em casos de desastres. A intenção é educar e treinar os profissionais e gestores de saúde e trabalhadores de socorro a reconhecer e abordar mundialmente as necessidades singulares das crianças afetadas pelos desastres naturais ou criados pelo homem. A AAP também mantém o CHILD Disaster Network, que age como um banco de dados eletrônico dos profissionais de saúde infantil com educação e experiência em emergências humanitárias. As organizações não governamentais podem acessar esse banco de dados para solicitar profissionais para ajudar na resposta ao desastre.

O *Manual for the Health Care of Children in Humanitarian Emergencies*, da OMS, baseia-se nas diretrizes IMCI e aborda o cuidado emergencial de crianças em situações de desastre nas quais as instalações hospitalares e os recursos não estão imediatamente disponíveis. Ele vai além das diretrizes do IMCI, pois discute a avaliação inicial e o tratamento de traumas, queimaduras e envenenamentos. As diretrizes do IMCI preexistentes presumiam um sistema de saúde funcionante que facilitava o atendimento das crianças, o que pode não estar disponível em todas as situações de emergência. Esse manual também inclui o tratamento inicial de patologias graves, como lesões, queimaduras, doenças neonatais e problemas psicossociais considerados de alta prioridade no contexto de cuidados emergenciais.

Troca e disseminação de informação

A OMS estabeleceu o programa Acesso à Rede de Intercâmbio de Saúde para Iniciativas de Pesquisa (HINARI, do inglês Health InterNetwork Acess to Research Initiative) para permitir acesso livre ou de baixo custo a mais de 6.200 publicações. Esse acesso pela internet é disponibilizado a 108 países com produto nacional bruto *per capita* inferior a $ 3.500. Para países de renda média que não satisfazem a elegibilidade financeira, o acesso continua a ser uma barreira, e os recursos podem ser limitados para livros textos e revistas desatualizados.

Outro instrumento valioso é o *website* pemdatabase.org, que foi iniciado como um recurso *online* para os profissionais MEP. Ele contém *links* para resumos e artigos de MEP, revisões baseadas em evidências, *websites* de reanimação pediátrica, revistas relevantes e conferências e organizações profissionais de MEP.

A bibliografia está disponível no GEN-io.

Capítulo 80

Triagem da Criança Agudamente Doente

Anna K. Weiss e Frances B. Balamuth

Identificar uma criança com doença aguda no ambiente ambulatorial é um desafio. Crianças que se apresentam a consultórios de pediatras, serviços de atendimento de urgência e prontos-socorros (PS) podem ter uma variedade de doenças, desde simples infecções virais até emergências com risco de vida. Embora a maioria das crianças nesse cenário tenha um curso benigno da doença, é responsabilidade do pediatra discernir de forma rápida e precisa quais crianças têm probabilidade de piorar devido a doenças potencialmente graves ou com risco de vida. Ao avaliar uma criança agudamente doente, os médicos devem lembrar que os primeiros sinais de doença grave podem ser sutis.

AVALIAÇÃO DE SINAIS VITAIS

A avaliação dos sinais vitais é fundamental em todas as consultas pediátricas para doenças agudas, incluindo temperatura, frequência cardíaca, frequência respiratória e pressão arterial. Os sinais vitais normais variam com a idade. Embora tenha havido esforços crescentes para construir pontos de corte de sinais vitais baseados em evidências para grupos de diferentes idades, a maioria das instituições usa pontos de corte derivados não empíricos, como os do Suporte Avançado de Vida em Pediatria (PALS). **Taquicardia** é comum em crianças que se apresentam para atendimento de condições agudas e pode resultar de condições benignas (febre, dor, desidratação) a potencialmente fatais (choque séptico, hemorragia). Uma frequência cardíaca anormal deve exigir anamnese e exame físico completos, conforme descrito posteriormente, e uma *reavaliação* cuidadosa (geralmente várias vezes) após a possível causa ser identificada e tratada. A grande maioria das crianças melhora após o início de intervenções simples, como antipiréticos ou analgesia. A taquicardia que persiste após o tratamento de febre, dor e desidratação *deve* ser avaliada mais detalhadamente, principalmente se a criança parecer doente ou apresentar déficit de perfusão ou alteração do estado mental.

Taquipneia também é comum e tem muitas causas, como febre, problemas respiratórios (bronquiolite, asma, pneumonia), doença cardíaca (p. ex., insuficiência cardíaca) e acidose metabólica (choque, envenenamento, cetoacidose diabética). Semelhantemente à taquicardia, a taquipneia geralmente desaparece com antipiréticos em crianças febris e deve ser reavaliada para garantir a resolução assim que a febre for controlada. Nos casos em que bronquiolite e asma foram descartadas, taquipneia persistente e febre podem ser um sinal de pneumonia, mesmo na ausência de achados pulmonares focais no exame físico. Considere a avaliação de acidose metabólica em casos de taquipneia significativa sem causas pulmonares ou cardíacas aparentes. **Apneia** é um sinal de insuficiência respiratória e deve ser *tratada em emergência com ventilação com bolsa-válvula-máscara e avaliação imediata no PS*.

A **hipotensão** é rara em crianças e, quando presente, é um sinal de doença crítica. Crianças com hipotensão devem ser avaliadas em um pronto-socorro. A hipotensão é evidência de choque descompensado e pode resultar de desidratação grave, sepse, hemorragia, choque espinal neurogênico ou choque cardiogênico.

A oximetria de pulso (saturação de oxigênio-hemoglobina, SpO_2) deve ser avaliada em crianças com doença/comprometimento respiratório ou cardíaco e também em crianças com anormalidades subjacentes de oxigenação. Crianças saudáveis têm $SpO_2 > 95\%$. O médico deve considerar a avaliação de quaisquer causas respiratórias ou cardíacas subjacentes em crianças com $SpO_2 < 93$ a 95%. Para crianças com anormalidades subjacentes, a SpO_2 basal da criança deve ser avaliada e as alterações dessa linha basal devem ser investigadas mais detalhadamente.

A combinação de bradicardia, hipertensão e respiração alterada, conhecida como **tríade de Cushing**, pode ser um sinal de aumento da pressão intracraniana (PIC) com risco de vida e deve ser avaliada em um pronto-socorro. Anisocoria e paralisia do VI nervo craniano são outros sinais de aumento da PIC. **Síndromes toxicológicas** também devem ser consideradas em crianças com combinações anormais de sinais vitais (ver Capítulo 77).

ANAMNESE

Uma anamnese completa é fundamental para identificar os pacientes cujas condições requerem intervenção imediata. Obter uma história precisa de pacientes jovens é desafiador, particularmente com crianças pré-verbais ou muito ansiosas que são incapazes ou não querem localizar a fonte de seu desconforto. Nesses casos, os pais ou responsáveis costumam fornecer as informações mais importantes, e suas percepções sobre o curso da doença da criança devem ser cuidadosamente consideradas. Os pediatras devem ser orientados pela queixa principal do paciente para fazer *perguntas abertas* que ajudem a distinguir entre entidades de doenças benignas e potencialmente fatais. As queixas mais comuns que levam a consultas de cuidados por condições clínicas agudas entre crianças incluem febre, cefaleia e estado mental alterado, trauma, dor abdominal e vômitos, dificuldade respiratória e dor no peito. A Tabela 80.1 descreve os sinais e sintomas que motivam a

Tabela 80.1 História e achados de exame que devem suscitar intervenção imediata e/ou transferência para o pronto-socorro.

HISTÓRIA E ACHADOS DO EXAME	FATORES DE RISCO
SINAIS DE ALERTA PARA INSUFICIÊNCIA RESPIRATÓRIA	
Taquicardia Taquipneia Cianose Apneia Evento inexplicável breve resolvido (BRUE) com cianose ou mudança de tom Ingestão suspeita de bateria de botão Aspiração de corpo estranho com dificuldade respiratória Desconforto respiratório com hipoxemia e/ou estado mental alterado	Traqueostomia Dependência do ventilador História de via respiratória crítica
SINAIS DE ALERTA PARA INSUFICIÊNCIA CIRCULATÓRIA	
Taquicardia Taquipneia Cianose Apneia Erupções cutâneas petequiais ou purpúricas Eritrodermia Peritonite Vômito bilioso Pós-tonsilectomia ou pós-adenoidectomia com sangramento Trauma de extremidade com déficits neurovasculares	Pacientes oncológicos (ou outros imunossuprimidos) Transplantes de medula óssea ou órgãos sólidos Pacientes com células falciformes (ou asplênicos) Lactentes < 56 dias de idade Paciente cardíaco com alteração da oximetria de pulso basal Transtorno de sangramento com trauma
SINAIS DE ALERTA PARA INSUFICIÊNCIA NEUROLÓGICA	
Taquicardia Bradicardia-hipertensão Visão dupla Pupilas desiguais Apneia Convulsões frequentes ou prolongadas Déficit(s) neurológico(s) focal(is) Início agudo de cefaleia intensa Ideação suicida ou homicida, psicose	*Shunt* ventriculoperitoneal Diabetes ou doença metabólica com estado mental alterado Encefalopatia hipóxico-isquêmica Distúrbio de coagulação com alteração(ões) neurológica(s)

Adaptada de Farah MM, Tay Y, Lavelle J. A general approach to ill and injured children. Em Shaw KN, Bachur RG, editors: *Fleischer and Ludwig's textbook of pediatric emergency medicine*, Philadelphia, 2015, LWW.

transferência imediata para um pronto-socorro ou, se já estiver no pronto-socorro, o início de uma intervenção rápida.

Febre é o motivo mais comum para a consulta de uma criança doente. A maioria dos casos de febre resulta de infecção viral autolimitada. No entanto, os pediatras precisam estar cientes do potencial dependente da idade para infecções bacterianas graves, como infecção do trato urinário (ITU), sepse, meningite, pneumonia, infecção abdominal aguda e infecção osteoarticular.

Durante os primeiros 2 meses de vida, o recém-nascido está sob risco de sepse causada por patógenos incomuns em crianças maiores. Esses organismos incluem estreptococos do grupo B, *Escherichia coli, Listeria monocytogenes* e herpes-vírus simples (VHS). Em recém-nascidos, a anamnese deve incluir informações obstétricas maternas não tratadas e a história de nascimento do paciente. Os fatores de risco para sepse incluem colonização materna por estreptococo do grupo B não tratada, prematuridade, corioamnionite e ruptura prolongada de membranas. Se houver história materna de infecções sexualmente transmissíveis (IST) durante a gravidez, o diagnóstico diferencial deve ser expandido para incluir esses patógenos. Bebês sépticos podem apresentar letargia, recusa alimentar, esforço respiratório e extremidades frias ou moteadas, além de febre (ou hipotermia). Lactentes febris nos primeiros 1 a 2 meses de vida devem ser avaliados amplamente quanto à infecção, incluindo coleta de sangue, urina e líquido cefalorraquidiano (LCR).

Aos 2 meses de idade o lactente recebe sua primeira série de vacinações e, assim, as infecções bacterianas graves tornam-se menos comuns. A avaliação para descartar infecção grave é uma parte importante do tratamento da criança febril. Crianças com febre devem ter um conjunto completo de sinais vitais, anamnese e exame físico para garantir que a doença crítica esteja ausente e para identificar qualquer fonte focal. Os sinais de alerta para **choque séptico** incluem hipotensão, má perfusão, estado mental alterado ou presença de erupção purpúrica ou eritrodérmica. Os sinais de alerta para **meningite** incluem cefaleia intensa, meningismo e estado mental alterado. A presença de qualquer um desses sinais deve levar à avaliação de emergência no PS ou tratamento rápido se o paciente já estiver no PS.

Achados focais adicionais a serem considerados incluem avaliação de otite média aguda, faringite, pneumonia, infecções abdominais (enterite bacteriana, apendicite), infecções de pele e tecidos moles, artrite séptica e osteomielite. ITU oculta deve ser considerada se três dos seguintes fatores de risco estiverem presentes: idade < 1 ano, febre > 39°C, febre > 48 h e nenhuma fonte focal de febre. Deve-se considerar pneumonia na presença de taquipneia, hipoxia ou achados focais no exame torácico. Bacteriemia é rara na era pós-pneumocócica e da vacina contra *Haemophilus influenzae*, mas deve ser considerada se houver suspeita de infecção estafilocócica ou meningococemia, bem como em crianças não vacinadas ou crianças com sinais de choque séptico. Além da infecção, as condições inflamatórias a serem consideradas incluem artrite idiopática juvenil e doença de Kawasaki. O diagnóstico da **doença de Kawasaki** deve ser considerado se o paciente atender aos critérios diagnósticos para essa doença, embora alguns pacientes possam ter uma apresentação atípica ou incompleta (ver Capítulo 191).

Para pacientes que apresentam um **estado mental alterado**, o pediatra deve perguntar sobre quaisquer sintomas, como febre ou cefaleia. As perguntas de triagem devem explorar mudanças na alimentação, medicamentos na casa, contatos com doenças e a possibilidade de trauma. Os pais costumam descrever uma criança febril como letárgica, mas questionamentos posteriores revelarão uma criança de aparência cansada que interage apropriadamente quando não está mais febril. A criança que parece doente apenas quando febril deve ser diferenciada do paciente letárgico que apresenta suspeita de sepse ou meningite e da criança cujo comportamento alterado é secundário a uma emergência intracraniana ou convulsão. Lactentes com meningite, sepse ou defeitos cardíacos podem ter uma história de irritabilidade, estar inconsoláveis, alimentar-se pouco, ter respiração ofegante, convulsões, baixo débito urinário e/ou alterações de cor, como palidez, manchas ou cianose. Pacientes com envenenamento ou erro inato do metabolismo também podem apresentar letargia, má alimentação, odores incomuns, convulsões e vômitos. **Trauma** não acidental deve sempre ser considerado em um lactente letárgico, principalmente na ausência de sinais ou sintomas adicionais. Em lactentes e crianças pequenas, o perímetro cefálico de crescimento rápido ou a protuberância da fontanela anterior podem indicar PIC aumentada. Crianças mais velhas podem apresentar estado mental alterado como resultado de meningite/encefalite, trauma ou ingestão de alguma coisa. Crianças em idade escolar e adolescentes com meningite podem ter uma história de febre e dor no pescoço; outros sintomas associados podem incluir erupção cutânea, cefaleia, fotofobia ou vômito. As crianças com ingestão de medicações/substâncias podem apresentar outros sintomas neurológicos anormais, como ataxia, fala arrastada e convulsões, ou com constelações típicas de alterações de sinais vitais e outros achados físicos compatíveis com determinados toxídromos.

Em pacientes com **cefaleia**, faça perguntas sobre a cronicidade da cefaleia e quaisquer sintomas que a acompanham. As cefaleias que ocorrem quando o paciente se levanta pela manhã, que são piores quando o paciente está deitado, ou são acompanhadas de vômitos, são preocupantes para o aumento da PIC. Da mesma maneira, pacientes com cefaleia acompanhada por déficit neurológico focal devem ser encaminhados a um pronto-socorro para exames de imagem cranioencefálicos urgentes. Embora as cefaleias da enxaqueca em adolescentes sejam semelhantes na apresentação às dos adultos (unilateral, latejante, acompanhada por uma aura), os médicos pediatras devem estar cientes de que a enxaqueca em crianças pré-púberes pode ter uma apresentação não clássica e pode ser bilateral e não acompanhada de aura, fotofobia ou fonofobia.

Os pais podem interpretar uma variedade de sintomas como **dificuldade respiratória** e deve-se ter cuidado para distinguir os padrões respiratórios normais e benignos da dificuldade respiratória verdadeira. A taquipneia secundária à febre é uma fonte comum de ansiedade dos pais, e os pais de recém-nascidos às vezes ficam alarmados com a presença de respiração periódica. Os pais devem ser questionados sobre outros sintomas do filho, como febre, limitação dos movimentos do pescoço, salivação, engasgo e presença de estridor ou chiado no peito. Uma história de apneia ou cianose justifica uma investigação mais detalhada. Os médicos também devem lembrar que a taquipneia em uma criança sem sinal de dificuldade respiratória verdadeira pode ser uma evidência de compensação para choque ou acidose metabólica, sendo que ambos requerem tratamento rápido. Embora a sibilância geralmente seja secundária ao broncospasmo, também pode ser causada por doença cardíaca ou anomalias congênitas das vias respiratórias, como anéis vasculares. Os pais podem interpretar o **estridor** verdadeiro como respiração ruidosa ou sibilo. O estridor é mais frequentemente causado por obstrução das vias respiratórias superiores, como o crupe. Entretanto, anormalidades anatômicas como teias laríngeas, laringomalácia, estenose subglótica e pregas vocais paralisadas também causam estridor. Crianças que apresentam dificuldade respiratória após um episódio de tosse ou engasgo devem ser avaliadas para **aspiração de corpo estranho**. Nesses casos, os médicos devem questionar sobre a possibilidade de ingestão de bateria tipo botão, pois se trata de uma verdadeira emergência médica que justifica a remoção endoscópica imediata ou transferência para um centro que possa realizar o procedimento. Em crianças de aparência tóxica com estridor, o pediatra deve considerar epiglotite, traqueíte bacteriana ou abscesso retrofaríngeo de expansão rápida. A incidência de epiglotite diminuiu muito com o advento da vacina de *H. influenzae* tipo b (Hib), mas permanece uma possibilidade em pacientes não imunizados ou parcialmente imunizados. Crianças com abscessos retrofaríngeos também podem apresentar salivação e limitação dos movimentos do pescoço (especialmente hiperextensão) após uma infecção respiratória superior recente ou lesão penetrante na boca.

Dor abdominal é uma queixa muito comum no ambiente ambulatorial e pode ser um sinal de patologia intra-abdominal ou pélvica, ou pode ser um sinal mais sutil de doença sistêmica. As doenças relativamente benignas (p. ex., infecção estreptocócica, ITU, pneumonia) e abdominais graves (p. ex., apendicite) ou sistêmica (p. ex., cetoacidose diabética) podem se manifestar com dor abdominal, e as perguntas ao paciente e aos pais devem incluir se há uma origem extra-abdominal de desconforto. As perguntas devem incluir detalhes sobre o início e a localização da dor; presença de sintomas associados, como febre, distensão abdominal; e mudanças nos padrões de alimentação, micção e evacuação. Deve-se atentar para avaliação de história de peritonite ou obstrução, incluindo o agravamento da dor com movimentos abruptos e vômitos persistentes ou biliosos.

Em recém-nascidos, um abdome dolorido com ou sem êmese biliosa deve aumentar a preocupação com a presença de obstrução do intestino delgado (vólvulo). Esses pacientes parecem doentes e podem ter uma história de diminuição de eliminação de fezes. Os pediatras devem ser cautelosos com recém-nascidos com sensibilidade abdominal e fezes com sangue, porque 10% dos casos de enterocolite necrosante ocorrem em recém-nascidos a termo. Recém-nascidos com intolerância à proteína do leite também podem apresentar fezes com sangue, mas esses pacientes parecem bem e não apresentam sensibilidade abdominal. Em pacientes mais velhos, o diagnóstico diferencial para causas de emergência de dor abdominal amplia-se para incluir intussuscepção e apendicite. Os pacientes com intussuscepção apresentam-se de várias maneiras, desde dor abdominal em cólica, mas bem entre os episódios, até letargia ou choque. O diagnóstico de apendicite em crianças menores de 3 anos é extremamente difícil porque as crianças nessa faixa etária não conseguem localizar bem a dor. Em adolescentes do sexo feminino com dor abdominal, os médicos devem obter uma história menstrual e sexual, porque a dor abdominal inferior aguda pode ser causada por patologia anexial, incluindo torção ovariana ou gravidez ectópica.

Para pacientes com **vômitos**, os pediatras devem perguntar se eles apresentaram vômitos biliosos ou com sangue, distensão abdominal ou obstipação, alterações de peso, e diarreia ou fezes com sangue. Um lactente com vômito bilioso e distensão abdominal pode apresentar obstrução intestinal (como no vólvulo de intestino médio ou na doença de Hirschsprung), enquanto um lactente que parece imediatamente faminto após vômito em jato não bilioso pode apresentar estenose pilórica. Em uma criança mais velha, o vômito pode ser causado por peritonite ou obstrução, bem como por doenças sistêmicas, como cetoacidose diabética, ingestão ou trauma. Pacientes com cefaleia e vômitos aumentam a preocupação com o aumento da PIC e devem ser questionados sobre alterações neurológicas, meningismo e febre.

Os médicos também devem coletar uma **história clínica pregressa** completa da criança. É importante estar ciente de quaisquer problemas crônicos subjacentes que possam predispor a criança a infecções recorrentes ou uma doença aguda grave. Crianças com anemia falciforme, dispositivos de acesso venoso central permanente ou comprometimento imunológico apresentam risco aumentado de bacteriemia e sepse. De maneira semelhante, crianças com cirurgia anterior, incluindo colocação de *shunt* ventriculoperitoneal ou procedimentos intra-abdominais, podem desenvolver complicações de cirurgias anteriores.

EXAME FÍSICO

A observação é importante ao avaliar a criança agudamente doente. A maioria dos dados observacionais que o pediatra coleta deve se concentrar na avaliação da resposta da criança aos estímulos. A criança acorda facilmente? A criança sorri e interage com os pais ou com o examinador? A avaliação dessas respostas requer conhecimento do desenvolvimento normal da criança e compreensão da maneira como as respostas normais são obtidas, dependendo da idade da criança.

Durante o exame físico, o pediatra busca evidências da doença. As partes do exame que exigem que a criança seja mais cooperativa são concluídas primeiro. Inicialmente, é melhor sentar a criança no colo dos pais; a criança mais velha pode sentar-se na mesa de exame. Também é importante avaliar a vontade da criança de se mover, bem como a facilidade de movimento. É reconfortante ver a criança movendo-se no colo dos pais com facilidade e sem desconforto. *Os sinais vitais são frequentemente negligenciados, mas são inestimáveis na avaliação de crianças doentes.* A presença de taquicardia desproporcional à febre e a presença de taquipneia e alterações da pressão arterial levantam a suspeita de doença mais grave. A avaliação respiratória inclui determinar a frequência respiratória, observar a presença ou ausência de hipoxia por meio da saturação de oxigênio e observar qualquer evidência de estridor inspiratório, sibilância expiratória, grunhido, tosse ou aumento do trabalho respiratório (p. ex., retrações, batimento nasal, uso de músculo acessório). A **pele** deve ser examinada cuidadosamente em busca de erupções cutâneas. Frequentemente, as infecções virais causam um exantema, e muitas dessas erupções são diagnósticas, como erupção cutânea reticulada e aparência de tapa na bochecha de infecções por parvovírus e a aparência estereotipada de doença mão-pé-boca causada por vírus Coxsackie, bem como sarampo, varicela e roséola. O exame de pele também pode fornecer evidências de infecções mais graves, incluindo petéquias e púrpura associadas à bacteriemia e eritrodermia associada a uma infecção sistêmica produtora de toxinas. A perfusão cutânea deve ser avaliada pelo calor e pelo tempo de enchimento capilar. As extremidades podem então ser avaliadas não apenas quanto à facilidade de movimento, mas também quanto à presença de edema, calor, sensibilidade ou alterações na perfusão. Essas anormalidades podem indicar infecções focais (p. ex., celulite, infecção óssea/articular) ou alterações vasculares (p. ex., tromboembolia arterial ou venosa).

Quando um lactente está sentado e está menos incomodado, o examinador deve avaliar a fontanela anterior para determinar se está deprimida, plana ou abaulada. Enquanto a criança está calma e cooperativa, os olhos devem ser examinados para identificar características que possam indicar um processo infeccioso ou neurológico. Com frequência, as infecções virais resultam em secreção aquosa ou vermelhidão da conjuntiva bulbar. A infecção bacteriana, se superficial, resulta em drenagem purulenta; se a infecção for mais profunda, podem estar presentes sensibilidade, edema e vermelhidão dos tecidos ao redor do olho, bem como proptose, acuidade visual alterada e comprometimento do movimento extraocular. Anormalidades na resposta pupilar ou movimentos extraoculares também podem ser indicadores de anormalidades dos nervos cranianos e, se novas, são indicações para imagens da cabeça.

Durante essa parte inicial do exame físico, quando a criança está mais confortável (e, portanto, é mais provável que fique quieta), o **coração** e os **pulmões** são auscultados. É importante avaliar a entrada de ar nos pulmões, comparando o murmúrio vesicular nos campos pulmonares contralaterais e pesquisando ruídos aventícios pulmonares, especialmente sibilos, estertores ou roncos. O som áspero do ar movendo-se através de uma passagem nasal congestionada é frequentemente transmitido aos pulmões. O examinador pode ficar sintonizado com esses sons ásperos colocando o estetoscópio próximo ao nariz da criança e compensando esse som à medida que o tórax é auscultado. O exame cardíaco é o próximo; achados como atrito pericárdico, sopros e bulhas cardíacas distantes podem indicar inflamação ou infecção cardíaca. No recém-nascido, os sopros podem anunciar doença cardíaca congênita, especialmente na presença de cianose, pulsos desiguais nos membros ou um diferencial na pressão arterial dos membros superiores e inferiores. Um exame cardíaco completo também deve verificar o deslocamento do PMI (ponto de impulso máximo) e a presença de distensão venosa jugular ou pletora facial.

Os componentes do exame físico que mais incomodam a criança são concluídos por último. A melhor maneira de fazer isso é com o paciente na mesa de exame. Inicialmente, o **pescoço** é examinado para avaliar áreas de inchaço, vermelhidão ou sensibilidade, como pode ser visto na adenite cervical. A resistência ao movimento do pescoço deve levar à avaliação de sinais de irritação meníngea ou abscesso retrofaríngeo. Durante o exame do **abdome**, a fralda, se houver, é removida. O abdome é examinado para verificar se há distensão. A ausculta é realizada para avaliar a adequação dos sons intestinais, seguida pela palpação. Toda tentativa deve ser feita para acalmar uma criança agitada durante esta parte do exame; se isso não for possível, os médicos devem observar que o choro aumentado à medida que o abdome é palpado pode indicar sensibilidade, especialmente se esse achado for reproduzível focalmente. Além da sensibilidade focal, a palpação pode provocar proteção involuntária ou sensibilidade de rebote (incluindo sensibilidade à percussão); esses achados indicam irritação peritoneal, como visto na apendicite. Durante a palpação do abdome, os médicos devem procurar sinais de hepatomegalia ou esplenomegalia. Ao palpar a borda mais inferior do fígado ou baço, os examinadores devem começar na pelve e trabalhar para cima em direção às costelas, porque organomegalia grave pode passar despercebida se o examinador começar a palpar no meio do abdome. A **área inguinal e os órgãos genitais** são então examinados. Deve-se avaliar a área inguinal para hérnias. Deve-se ter cuidado ao examinar os testículos de meninos com dor abdominal; traumatismo testicular, torção testicular e epididimite podem apresentar desconforto abdominal. Um testículo unilateral inchado ou dolorido com um reflexo cremastérico ausente no lado afetado está relacionado à torção testicular e deve ser encaminhado para ultrassonografia de emergência e consulta urológica. Após o exame genital, a criança é colocada em decúbito ventral e são investigadas anormalidades nas **costas**. A coluna vertebral e as áreas do ângulo costovertebral são percutidas para provocar qualquer sensibilidade; tais achados podem ser indicativos de osteomielite vertebral ou discite e pielonefrite, respectivamente.

O exame das **orelhas** e da **garganta** completa o exame físico. Essas geralmente são as partes mais incômodas do exame para a criança, e os pais frequentemente podem ser úteis para minimizar o movimento da cabeça. Durante o exame orofaríngeo, é importante documentar a presença de enantemas; estes podem ser observados em muitos processos infecciosos, como estomatite causada por herpes ou enterovírus. Esta parte do exame também é importante para documentar inflamação ou exsudatos nas tonsilas, que podem indicar infecção viral ou bacteriana. Achados como trismo ou edema tonsilar unilateral são preocupantes para abscesso peritonsilar e para infecções nos espaços para e retrofaríngeo; esses casos devem ser encaminhados para avaliação especializada de ouvido, nariz e garganta e exames de imagem do pescoço.

A repetição de partes da avaliação pode ser indicada. Se a criança chorou continuamente durante a avaliação clínica inicial, o examinador pode não ter certeza se o choro foi causado por febre alta, ansiedade provocada por estranho ou dor, ou é indicativo de uma doença grave ou localizada. O choro constante também torna mais difíceis partes do exame físico, como a ausculta do tórax. Antes de repetir a avaliação, indicam-se esforços para deixar a criança o mais confortável possível. Em bebês pequenos, a **irritabilidade persistente**, mesmo quando o examinador está ausente da sala, é preocupante para meningite, encefalite ou outras causas de irritação meníngea (p. ex., lesão intracraniana por trauma não acidental). Ao se deparar com um bebê verdadeiramente inconsolável, os profissionais devem ter um baixo limiar para obter imagens da cabeça e/ou realizar punção lombar, conforme o cenário clínico exigir.

MANEJO

A maioria dos pacientes que se apresentam ao consultório do pediatra com uma doença aguda não requer estabilização aguda. No entanto, o pediatra precisa estar preparado para avaliar e iniciar a reanimação da criança gravemente doente ou instável. Consultórios pediátricos ambulatoriais e instalações de atendimento de urgência devem ser abastecidos com o equipamento apropriado necessário para estabilizar uma criança agudamente doente. É necessária a manutenção desse equipamento e o treinamento contínuo da equipe do consultório em seu uso, e todos os esforços devem ser feitos para garantir que os médicos pediatras sejam certificados por PALS (ver Capítulo 81).

A avaliação da criança potencialmente instável deve começar com a avaliação de vias respiratórias, respiração e circulação. Ao avaliar as **vias respiratórias**, deve-se examinar a elevação do tórax e buscar evidências de aumento do trabalho respiratório. O examinador deve verificar se a traqueia está na linha média e auscultar cuidadosamente se há evidências de troca de ar no nível da via respiratória extratorácica. Se a via respiratória estiver desobstruída e sem sinais de obstrução, o paciente pode assumir uma posição confortável. Se a criança mostrar sinais de obstrução das vias respiratórias, o reposicionamento da cabeça com a manobra de elevação do queixo pode aliviar a obstrução. Uma via respiratória oral ou nasal pode ser necessária em pacientes nos quais a permeabilidade das vias respiratórias não pode ser mantida. Esses dispositivos não são bem tolerados em pacientes conscientes porque podem induzir engasgos ou vômitos; em vez disso, eles são mais frequentemente usados para facilitar a ventilação eficaz com bolsa-válvula-máscara em crianças semiconscientes ou inconscientes. Uma vez que a permeabilidade das vias respiratórias tenha sido estabelecida, a adequação da **respiração** deve ser avaliada. Frequências respiratórias lentas ou cianose podem sinalizar insuficiência respiratória iminente. Se a via respiratória estiver desobstruída, mas o trabalho respiratório da criança for inadequado, deve-se iniciar a ventilação com pressão positiva via bolsa-válvula-máscara. Oxigênio deve ser administrado a todas as crianças gravemente doentes ou hipóxicas por meio de uma cânula nasal ou máscara facial. A ausculta dos campos pulmonares deve avaliar a entrada de ar, a simetria dos sons respiratórios e a presença de sons respiratórios adventícios, como crepitações ou sibilos. A terapia broncodilatadora pode ser iniciada para aliviar o broncospasmo. Epinefrina racêmica é indicada para estridor em repouso em um paciente com crupe. Uma vez que as vias respiratórias e a respiração foram tratadas, a **circulação** deve ser avaliada. Os sintomas de *choque* incluem taquicardia, extremidades frias, tempo de reenchimento capilar atrasado, pele manchada ou pálida e taquipneia sem esforço. Em crianças, a hipotensão é um achado tardio no choque e indica que já ocorreu uma descompensação significativa. O acesso vascular é necessário para reanimação volêmica em pacientes com circulação prejudicada, e uma linha intraóssea deve ser considerada precocemente se houver qualquer dificuldade em obter acesso vascular para um paciente que necessite de reanimação. Cada vez que uma intervenção é realizada, o médico deve **reavaliar o paciente** para determinar se as intervenções foram bem-sucedidas e se cuidados adicionais são necessários.

DISPOSIÇÃO

A maioria das crianças avaliadas no consultório ou em ambiente de atendimento de urgência para uma doença aguda pode ser tratada como paciente **ambulatorial**. Esses pacientes devem ter um exame físico tranquilizador, sinais vitais estáveis e um plano de acompanhamento adequado antes de serem enviados para casa. Um paciente levemente desidratado pode receber alta para uma tentativa de reidratação oral. Pacientes com doenças respiratórias que apresentam sinais de dificuldade respiratória leve podem ser monitorados em casa, com uma repetição do exame agendada para o dia seguinte. Dependendo da condição da criança, do conforto dos pais e da relação da família com o médico, o acompanhamento telefônico pode ser suficiente. Quando nenhum diagnóstico específico foi estabelecido na primeira consulta ambulatorial, um exame de acompanhamento pode fornecer o diagnóstico e fornecer garantias para o cuidador e o médico de que a gravidade da doença da criança não evoluiu.

No entanto, se for considerado que a criança precisa de um nível de atenção superior, é responsabilidade do pediatra decidir qual o método de transferência mais adequado. Os médicos podem relutar em pedir ajuda por causa da percepção equivocada de que os serviços de emergência 911 devem ser ativados apenas para reanimação contínua. O transporte de serviços médicos de emergência deve ser iniciado para qualquer criança fisiologicamente instável (p. ex., com dificuldade respiratória grave, hipoxia, sinais de choque ou estado mental alterado). Se a capacidade da família de cumprir prontamente as recomendações para avaliação em PS estiver em questão, esse paciente também deve ser transportado pelo Serviço de Emergência. Alguns médicos e familiares podem adiar a chamada do Serviço de Emergência por causa da percepção de que um pai pode chegar mais rápido ao hospital em um veículo motorizado particular. Embora a rapidez do transporte deva ser considerada, a necessidade de intervenções adicionais durante o transporte e o risco de descompensação clínica são outros fatores importantes na decisão de ativar o Serviço de Emergência. Em última análise, a responsabilidade legal pela escolha de um nível apropriado de transporte para um paciente é do médico que o encaminhou, até que a responsabilidade pelo atendimento seja oficialmente transferida para outro prestador de serviços médicos.

A bibliografia está disponível no GEN-io.

Capítulo 81

Emergências Pediátricas e Reanimação

Mary E. Hartman e Ira M. Cheifetz

Traumatismo é a principal causa de morte em crianças e adultos jovens americanos e é responsável por mais mortes na infância do que todas as outras causas combinadas (ver Capítulo 13). A reanimação cardiopulmonar (RCP) rápida e eficaz em crianças está associada a taxas de sobrevida de até 70%, com bom resultado neurológico. No entanto, a RCP realizada por transeunte é realizada em menos de 50% das crianças que apresentam parada cardíaca fora de ambiente hospitalar. Essa falha leva a taxas de sobrevivência a longo prazo inferiores 40%, frequentemente com desfecho neurológico desfavorável.

ABORDAGEM PARA A AVALIAÇÃO DE EMERGÊNCIA PEDIÁTRICA

A primeira resposta a uma emergência pediátrica de qualquer causa é uma **avaliação geral** sistemática e rápida da situação e da criança para identificar ameaças imediatas a ela, aos prestadores de cuidados ou outros. Deve-se acionar os serviços médicos de emergência (SME) imediatamente, quando se identificar a necessidade. Os socorristas vão, então, realizar avaliações **primárias**, **secundárias** e **terciárias** conforme as condições da criança, a segurança da situação e os recursos disponíveis. Essa abordagem padronizada fornece organização para o que poderia ser uma situação confusa ou caótica e reforça um processo de pensamento organizado para os socorristas. Se em algum momento o socorrista identificar um problema ameaçador à vida, a avaliação deve ser interrompida e intervenções de salvamento iniciadas. Avaliações e intervenções adicionais devem ser postergadas até que outros socorristas cheguem ou a condição seja tratada ou estabilizada com sucesso.

Avaliação geral

Na chegada ao local em que houver uma criança comprometida, a primeira tarefa do socorrista é verificar rapidamente todo o cenário. A equipe de resgate ou a criança estão em perigo iminente por causa das circunstâncias no local (p. ex., incêndio, eletricidade de alta voltagem)? Em caso afirmativo, a criança pode ser facilmente transportada para um local seguro para avaliação e tratamento? A criança pode ser seguramente movida com as devidas precauções (ou seja, proteção da coluna cervical), se indicado? Espera-se que um socorrista continue suas atividades somente se essas importantes condições de segurança forem atendidas.

Uma vez que a segurança da equipe de resgate e do paciente tenha sido assegurada, o cuidador realiza uma rápida **pesquisa visual** da criança, avaliando a **aparência geral** e **a função cardiopulmonar**. Essa ação deve durar apenas alguns segundos e incluir avaliação de (1) aparência geral, com determinação de cor, tônus, grau de alerta e responsividade; (2) adequação da respiração (distinção entre respiração normal e confortável e dificuldade respiratória ou apneia); e (3) adequação da circulação (identificando cianose, palidez ou alteração de perfusão). Uma criança que é encontrada não responsiva a um colapso não *testemunhado* deve ser abordada com um toque gentil e a pergunta verbal "Você está bem?". Se não houver resposta, o cuidador deve pedir ajuda imediatamente e enviar alguém para ativar o sistema de resposta a emergências e localizar um **desfibrilador externo automático (DEA)**. As Figuras 81.1 e 81.2 apresentam algoritmos pediátricos de parada cardíaca para suporte básico de vida (SBV) para um socorrista e dois ou mais socorristas, respectivamente. O médico deve, então, determinar se a criança está respirando e, se não estiver, fornecer duas respirações boca a boca. Se a criança estiver respirando adequadamente, a circulação deverá ser rapidamente avaliada. Qualquer criança com frequência cardíaca inferior a 60 bpm ou sem pulso requer RCP imediata. Se o socorrista *testemunhar* o colapso súbito de uma criança, o cuidador deve ter uma maior suspeita de um evento cardíaco súbito. Nesse caso, a implantação rápida de um DEA é crucial. Qualquer interrupção no cuidado da criança para ativar o serviço médico de emergência e localizar o desfibrilador mais próximo deve ser muito breve. Se mais de um socorrista estiver presente, um deles deverá permanecer sempre com a criança e providenciar cuidados iniciais ou estabilização (ver Figura 81.2).

Avaliação primária

Uma vez que o a emergência tenha sido chamada e haja certeza de que a criança não precisará de RCP, o cuidador deve realizar uma avaliação primária que inclua a **avaliação prática** de função e estabilidade cardiopulmonar e neurológica. Isso inclui breve exame físico, avaliação dos sinais vitais e medição da oximetria de pulso, se disponível.

A American Heart Association, em seu Suporte Avançado de Vida em Pediatria (SAVP), recomenda o formato ABCDE: estruturado de **vias respiratórias, respiração, circulação, disfunção, exposição** (***airway, breathing, circulation, disability, exposure***). O objetivo da avaliação principal é obter uma avaliação focada, baseada em lesões ou anormalidades dos sistemas da criança, de modo que os esforços de reanimação possam ser direcionados para essas áreas. Se o cuidador identificar um problema com risco de vida, uma avaliação posterior deve ser postergada até que uma ação corretiva apropriada seja tomada.

Os dados do exame e dos sinais vitais só podem ser interpretados se o socorrista tiver uma compreensão completa dos valores normais. Em pediatria, a frequência respiratória normal, a frequência cardíaca e a pressão arterial têm valores específicos por idade (Tabela 81.1). Pode ser difícil lembrar deles de cor, especialmente se usados com pouca frequência. No entanto, várias entidades aplicam como padrão: (1) a frequência respiratória de uma criança não deve ser maior que 60 respirações/min, durante um período prolongado; (2) a frequência cardíaca normal é de 2 a 3 vezes a frequência respiratória normal para a idade; e (3) na pressão arterial pediátrica, o limite inferior da pressão arterial sistólica deve ser superior ou igual a 60 mmHg para neonatos; superior ou igual a 70 mmHg em lactentes de 1 mês a 1 ano; superior ou igual a 70 mmHg + (2 × a idade) para crianças com 1 a 10 anos; e superior ou igual a 90 mmHg para qualquer criança com mais de 10 anos.

Via respiratória e respiração

O fator precipitante mais comum para a instabilidade cardíaca em lactentes e crianças é a insuficiência respiratória. Portanto, a avaliação rápida da insuficiência respiratória e a restauração imediata da ventilação e oxigenação adequadas continuam sendo prioridade na reanimação de uma criança. Usando uma abordagem sistemática, o cuidador deve primeiro avaliar se as vias respiratórias da criança estão pérvias e se assim podem ser mantidas. Uma via respiratória saudável e **patente é** desobstruída, permitindo a respiração normal sem ruído ou esforço. Uma via respiratória **adequada** é aquela que já está desobstruída ou que pode ser desobstruída por uma manobra simples. Para avaliar a permeabilidade das vias respiratórias, o socorrista deve procurar movimentos respiratórios no tórax e no abdome da criança, verificar se existe murmúrio vesicular e sentir o movimento do ar da boca e do nariz da criança. Murmúrio vesicular anormal (p. ex., ronco ou estridor), aumento do esforço respiratório e apneia são todos resultados potencialmente consistentes com a obstrução das vias respiratórias. Se houver evidência de obstrução das vias respiratórias, manobras de desobstrução devem ser instituídas antes de o socorrista começar a avaliar a respiração da criança.

A avaliação de respiração inclui a avaliação da frequência respiratória da criança, de esforço respiratório, de sons anormais e de oximetria de pulso. A respiração normal parece confortável, é silenciosa e ocorre em uma frequência apropriada para idade. As frequências respiratórias

Tabela 81.1 Sinais vitais normais de acordo com a idade.

IDADE	FREQUÊNCIA CARDÍACA (bpm)	PRESSÃO ARTERIAL (mmHg)	FREQUÊNCIA RESPIRATÓRIA (respirações/min)
Prematuro	120 a 170*	55 a 75/35 a 45†	40 a 70‡
0 a 3 meses	100 a 150*	65 a 85/45 a 55	35 a 55
3 a 6 meses	90 a 120	70 a 90/50 a 65	30 a 45
6 a 12 meses	80 a 120	80 a 100/55 a 65	25 a 40
1 a 3 anos	70 a 110	90 a 105/55 a 70	20 a 30
3 a 6 anos	65 a 110	95 a 110/60 a 75	20 a 25
6 a 12 anos	60 a 95	100 a 120/60 a 75	14 a 22
> 12 anos	55 a 85	110 a 135/65 a 85	12 a 18

*No sono, a frequência cardíaca do bebê pode cair significativamente, mas, se a perfusão for mantida, nenhuma intervenção é necessária. †Um manguito de pressão arterial deve cobrir aproximadamente dois terços do braço; um manguito muito pequeno produz leituras falsamente altas de pressão, e um manguito muito grande produz leituras falsamente baixas. Os valores são sistólicos/diastólicos. ‡Muitos recém-nascidos prematuros necessitam de suporte ventilatório mecânico, tornando sua frequência respiratória espontânea menos relevante.

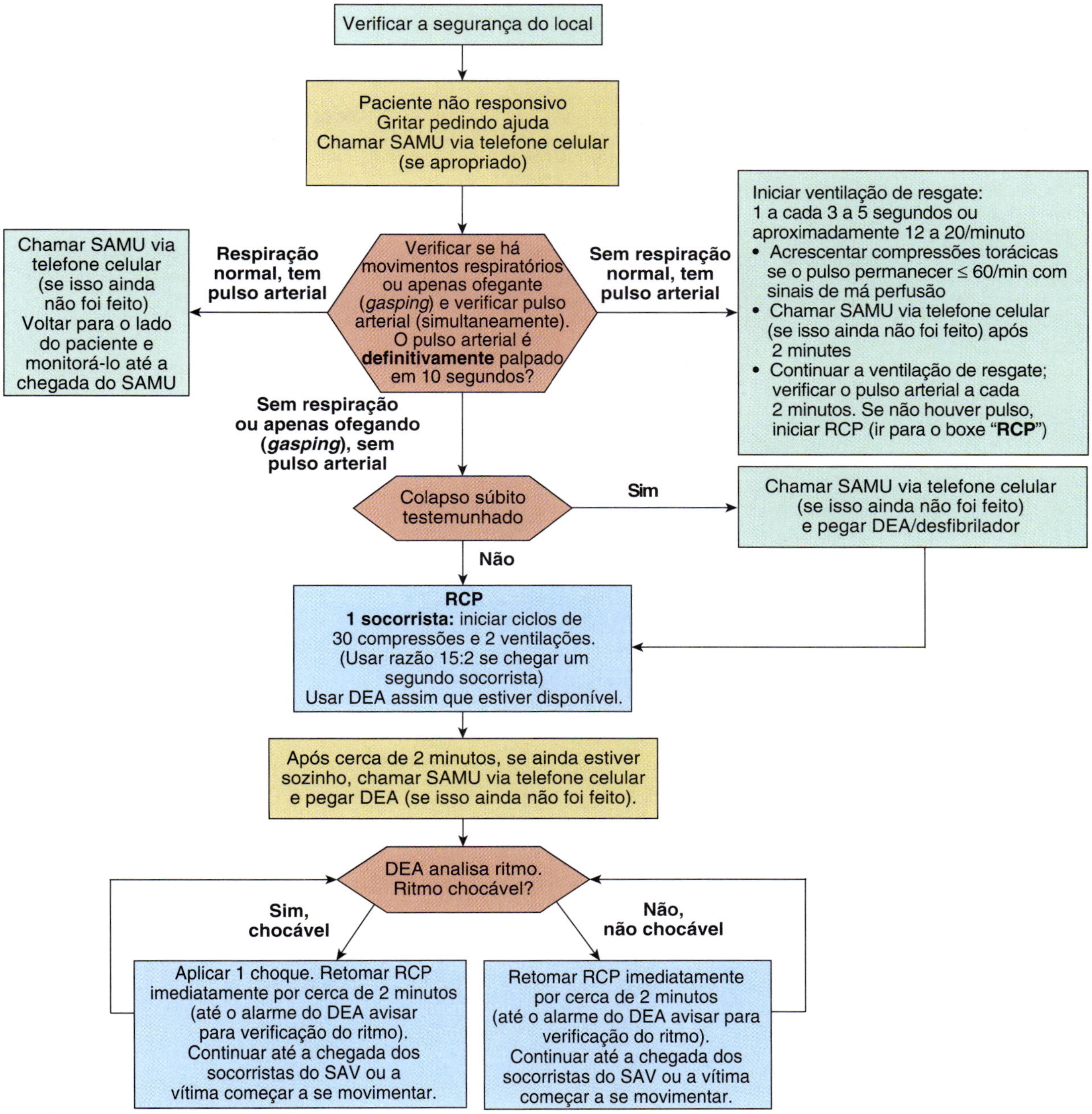

Figura 81.1 Suporte básico de vida (SBV): esquema para parada cardíaca pediátrica para um socorrista – atualização de 2015. DEA, desfibrilador externo automático; SAV, suporte avançado de vida; RCP, reanimação cardiopulmonar. (*De Atkins DL, Berger S, Duff JP et al.: Part 11. Pediatric basic life support and cardiopulmonary resuscitation quality: 2015 American Heart Association guidelines update for cardiopulmonary resuscitation and emergency cardiovascular care, Circulation 132 [Suppl 2]: S519-S525, 2015, Figura 1, p. S521.*)

anormais incluem apneia e aquelas muito lentas (bradipneia) ou muito rápidas (taquipneia). *A bradipneia e os padrões respiratórios irregulares requerem atenção urgente, pois são frequentemente sinais de insuficiência respiratória iminente e/ou apneia.* Os sinais de aumento do esforço respiratório incluem batimento das asas nasais, gemência, retrações dos músculos do tórax ou do pescoço, balanço da cabeça e respiração abdominal. A dessaturação de oxigênio da hemoglobina, medida pela oximetria de pulso, frequentemente acompanha apneia ou obstrução de vias respiratórias e doença parenquimatosa pulmonar. No entanto, os profissionais devem ter em mente que a perfusão adequada é necessária para produzir uma medição confiável da saturação de oxigênio (SO_2). Uma criança com baixo SO_2 está em perigo. A **cianose central** é um sinal de hipoxia grave e indica necessidade de suplementação de oxigênio e suporte respiratório urgente.

Circulação

A função cardiovascular é avaliada pela avaliação de cor e temperatura da pele, frequência cardíaca, ritmo cardíaco, pulsos, tempo de enchimento capilar e pressão arterial. Em ambientes não hospitalares, muitas das informações importantes podem ser obtidas sem a aferição da pressão arterial. A falta de dados sobre a pressão arterial não deve impedir o socorrista de determinar a adequação da circulação ou de implementar uma resposta que salve vidas. Pele moteada, palidez, enchimento capilar alentecido, cianose, pulsos fracos e extremidades frias são sinais de diminuição da perfusão e comprometimento do débito cardíaco. A **taquicardia** é o primeiro e mais confiável sinal de choque, mas é bastante inespecífica e deve ser correlacionada com outros componentes do exame, como fraqueza, rigidez e ausência de pulsos. Uma abordagem específica da idade para avaliação de pulso fornecerá melhores resultados.

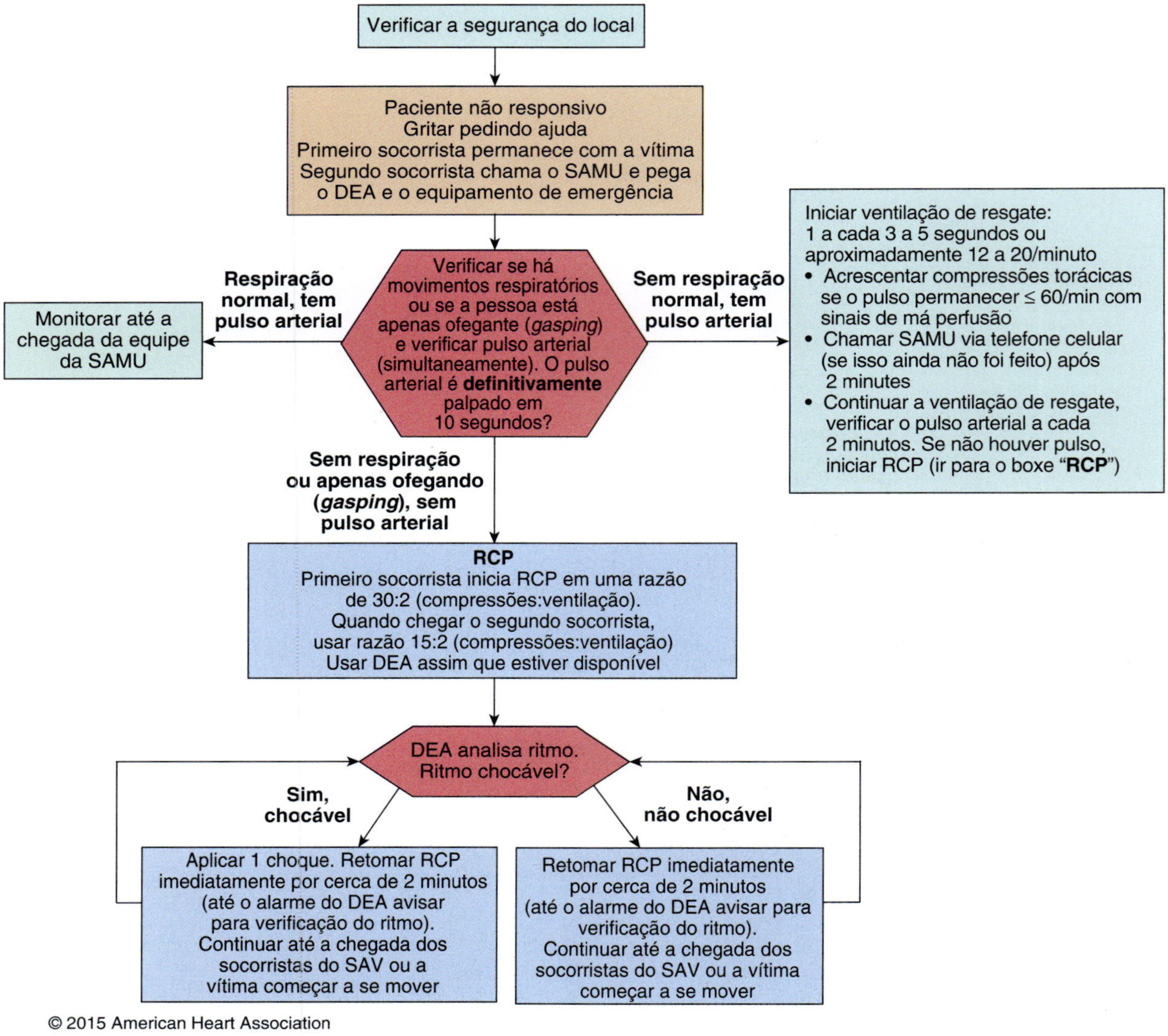

Figura 81.2 Suporte básico de vida (SBV): esquema para parada cardíaca pediátrica para dois ou mais socorristas – atualização de 2015. DEA, desfibrilador externo automático; SAV, suporte avançado de vida; RCP, reanimação cardiopulmonar. (*De Atkins DL, Berger S, Duff JP et al.: Part 11. Pediatric basic life support and cardiopulmonary resuscitation quality: 2015 American Heart Association guidelines update for cardiopulmonary resuscitation and emergency cardiovascular care, Circulation 132 [Suppl 2]: S519-S525, 2015, Figura 2, p. S522.*)

Disfunção

No contexto de uma emergência pediátrica, *disfunção* refere-se à função neurológica de uma criança em termos de nível de consciência e função cortical. A avaliação padrão de uma condição neurológica da criança pode ser feita rapidamente, com uma avaliação da resposta pupilar à luz (se estiver disponível) e o uso de qualquer um dos escores padronizados usados em pediatria: escala de alerta, resposta verbal, resposta à dor e inconsciência (AVDI), escala de resposta pediátrica e escala de coma de Glasgow (ECG). As causas da diminuição do nível de consciência em crianças são numerosas e incluem condições tão diversas como insuficiência respiratória com hipoxia ou hipercapnia, hipoglicemia, intoxicações ou superdosagem de substâncias psicoativas, trauma, convulsões, infecção e choque. *Na maioria das vezes, a criança doente ou ferida tem um nível alterado de consciência em virtude de comprometimento respiratório, circulatório ou ambos.* Qualquer criança com nível de consciência deprimido deve ser imediatamente avaliada quanto a anormalidades do estado cardiorrespiratório.

Escala de alerta, resposta verbal, resposta à dor e inconsciência. O sistema de pontuação AVDI é usado para determinar o nível de consciência da criança e a função do córtex cerebral (Tabela 81.2). Ao contrário da Escala de Coma de Glasgow, a escala AVDI não é dependente do desenvolvimento – a criança não precisa entender a linguagem falada ou seguir comandos, apenas responder a um estímulo. Ela é pontuada de acordo com a quantidade de estímulo necessária para obter uma resposta, desde *alerta* (sem estímulo a criança já está acordada e interativa) até *não responsiva* (a criança não responde a nenhum estímulo).

Escala de coma de Glasgow. Embora não tenha sido sistematicamente validada como um sistema de pontuação prognóstica para lactentes e crianças jovens, como ocorre em adultos, a ECG é frequentemente usada na avaliação de pacientes pediátricos com nível alterado de consciência. Trata-se do método mais amplamente utilizado para avaliar a função neurológica da criança e tem três componentes. Escores individuais para abertura ocular, resposta verbal e resposta motora são somados, com um máximo de 15 pontos (Tabela 81.3). Pacientes com um escore inferior ou igual a 8 requerem tratamento agressivo, geralmente incluindo estabilização da via respiratória e respiração com intubação endotraqueal e ventilação mecânica, respectivamente, e, se indicado, colocação de um dispositivo de monitoramento de pressão intracraniana. O escore Full Outline of Unresponsiveness (FOUR) é outra ferramenta útil de avaliação e monitoramento (ver Tabela 85.1).

Tabela 81.2 Avaliação neurológica de AVDI.

A	A criança está acordada, alerta e interage com os pais e prestadores de cuidados
V	A criança responde somente se o prestador de cuidados ou pais a chamarem pelo nome ou falarem em voz alta
D	A criança responde apenas a estímulos dolorosos, como um beliscão
I	A criança não responde a nenhum estímulo

A, alerta; V, verbal, D, dor, I, inconsciente. De Ralston M., Hazinski MF, Zaritsky AL *et al.*, editors: *Pediatric advanced life support course guide and PALS provider manual: provider manual*, Dallas, 2007, American Heart Association.

Tabela 81.3 Escala de coma de Glasgow.

ABERTURA OCULAR (TOTAL DE PONTOS POSSÍVEIS: 4)			
Espontânea	4		
Ao comando verbal	3		
À dor	2		
Nenhuma	1		
RESPOSTA VERBAL (TOTAL DE PONTOS POSSÍVEL: 5)			
Crianças mais velhas		**Bebês e crianças pequenas**	
Orientada	5	Vocalização apropriada à idade; sorri, segue e acompanha objetos	5
Confusa	4	Choro, mas consolável	4
Palavras inapropriadas	3	Irritabilidade persistente	3
Sons incompreensíveis	2	Inquieta, agitada	2
Nenhuma	1	Nenhuma	1
RESPOSTA MOTORA (TOTAL DE PONTOS POSSÍVEIS: 6)			
Obedece a comando	6		
Localiza dor	5		
Retirada do membro	4		
à dor	3		
Flexão anormal à dor	2		
Extensão anormal à dor	1		
Nenhuma			

Adaptada de Teasdale G, Jennett B: Assessment of coma and impaired consciousness: a practical scale, *Lancet* 2: 81-84, 1974.

Exposição

A exposição é o componente final da avaliação primária pediátrica. Essa parte do exame só é feita após avaliação das vias respiratórias da criança, bem como da respiração, da circulação e se tiver sido determinado que esses sistemas estão estáveis ou foram estabilizados por meio de intervenções simples. Nesse cenário, a *exposição* representa a dupla responsabilidade do profissional em expor a criança à avaliação de lesões não identificadas anteriormente e considerar a exposição prolongada em um ambiente frio como uma possível causa de hipotermia e instabilidade cardiopulmonar. O socorrista deve despir a criança (se possível e razoável) para realizar um exame físico mais detalhado, avaliando queimaduras, hematomas, sangramento, flacidez articular e fraturas. Se possível, o socorrista deve avaliar a temperatura da criança. Todas as manobras devem ser realizadas com manutenção cuidadosa da coluna cervical.

Avaliação secundária

Para profissionais de saúde em ambientes comunitários ou ambulatoriais, a transferência de cuidados de uma criança para a emergência ou hospital pode ocorrer antes que uma avaliação secundária completa seja possível. Entretanto, antes que a criança seja removida da cena e separada das testemunhas ou da família, um breve histórico deve ser obtido para a equipe de saúde que vai recebê-la no hospital. Os componentes de uma avaliação secundária incluem um **histórico focado** e **um exame físico direcionado.**

A anamnese deve ser direcionada a informações que possam explicar a disfunção cardiorrespiratória ou neurológica, sob a forma de uma **história de SAMPLE**: sinais/sintomas, alergias, medicamentos, passado médico, horário da última ingestão de líquidos ou alimentos e eventos que levaram a essa situação. Uma equipe médica não envolvida na reanimação pode ser enviada para obter a história de testemunhas ou parentes. O exame físico durante a avaliação secundária deve ser completo, da cabeça aos pés, embora a gravidade da situação da criança possa fazer com que seja necessário cortar partes do exame ou adiar elementos não essenciais até um momento mais oportuno.

Avaliação terciária

A avaliação terciária ocorre em ambiente hospitalar, onde o laboratório de análises clínicas e as avaliações radiográficas contribuem para uma compreensão completa da condição da criança. Perfil bioquímico básico, hemograma completo, testes de função hepática, estudos de coagulação e gasometria arterial fornecem estimativas bastante amplas (mas pouco específicas) de função renal, equilíbrio acidobásico, função cardiorrespiratória e presença ou ausência de choque. As radiografias de tórax podem ser úteis para avaliar o coração e os pulmões, embora estimativas mais detalhadas da função e do débito cardíaco possam ser feitas com a **ecocardiografia**. Cateteres venosos arteriais e centrais podem ser inseridos para monitorar a pressão venosa arterial e central.

RECONHECIMENTO E TRATAMENTO DE DESCONFORTO E INSUFICIÊNCIA RESPIRATÓRIA

Os objetivos do tratamento inicial de desconforto e insuficiência respiratória são estabilizar rapidamente as vias superiores e a respiração da criança e identificar a causa do problema, de modo que os esforços terapêuticos possam ser dirigidos apropriadamente.

Obstrução de vias respiratórias

Crianças menores de 5 anos são particularmente suscetíveis a aspiração de corpo estranho e asfixia. Líquidos são a causa mais comum de asfixia em bebês, enquanto pequenos objetos e alimentos (p. ex., uvas, nozes, pães, balas) são a fonte mais comum de corpos estranhos nas vias respiratórias de crianças mais velhas. Uma história consistente com a aspiração de corpo estranho é considerada diagnóstica. Deve-se considerar como aspiração de corpo estranho qualquer caso de criança com início súbito de asfixia, estridor ou chiado, até que se prove o contrário.

A desobstrução das vias respiratórias é feita com uma abordagem sequencial, começando com a manobra de inclinação da cabeça/elevação do queixo para abrir e sustentar as vias respiratórias, seguida de inspeção de corpo estranho e limpeza ou aspiração, se algo for visualizado (Figura 81.3). *Não se recomenda fazer aspiração às cegas nem inserir os dedos da boca da criança.* Pode ser inserida uma cânula naso ou orofaríngea para suporte das vias respiratórias, se indicado. Uma criança consciente com suspeita de obstrução parcial de corpo estranho deve poder tossir espontaneamente até que a tosse não seja mais eficaz, o desconforto respiratório e o estridor aumentem ou até ficar inconsciente.

Se a criança ficar inconsciente, deve ser colocada gentilmente no chão, em decúbito dorsal. O socorrista deve, então, abrir a via respiratória com a manobra de inclinação da cabeça/elevação do queixo e tentar a ventilação boca a boca (Figuras 81.4 e 81.5). Se a ventilação não for bem-sucedida, a via respiratória deve ser reposicionada e a ventilação tentada novamente. Se ainda não houver movimento de tórax, as tentativas de remover um corpo estranho são indicadas. Em uma criança com menos de 1 ano de idade, uma combinação de cinco golpes nas costas e cinco compressões no peito deve ser realizada (Figura 81.6). Depois de cada ciclo de golpes nas costas e compressões torácicas, a boca da criança deve ser inspecionada visualmente para avaliação da presença de corpo estranho. Se for identificado algo alcançável, deve-se remover o corpo estranho com um suave movimento do dedo. Se nenhum corpo estranho for visível, a ventilação deve ser novamente tentada. Se isso não der certo, deve-se reposicionar a cabeça da criança e tentar uma nova ventilação. Se ainda não houver movimento do tórax, a série de golpes nas costas e compressões deverá ser repetida.

Em crianças conscientes e com mais de 1 ano de idade, os socorristas devem aplicar uma série de cinco compressões abdominais

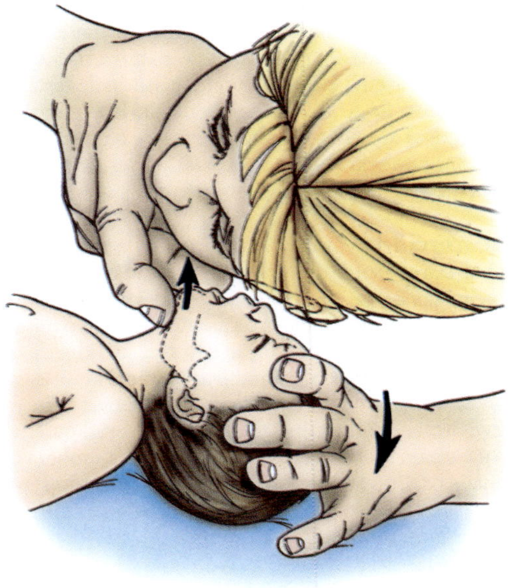

Figura 81.3 **Abertura da via respiratória com a manobra de inclinação da cabeça/elevação do queixo.** Uma mão é usada para inclinar a cabeça, estendendo o pescoço. O dedo indicador do outro lado eleva a mandíbula para fora, levantando o queixo. A inclinação da cabeça não deve ser realizada se houver suspeita de lesão na coluna cervical. (*De Guidelines for cardiopulmonary resuscitation and emergency cardiac care. Emergency Cardiac Care Committee and Subcommittees, American Heart Association. Part V. Pediatric basic life support,* JAMA *268: 2251-2261, 1992.*)

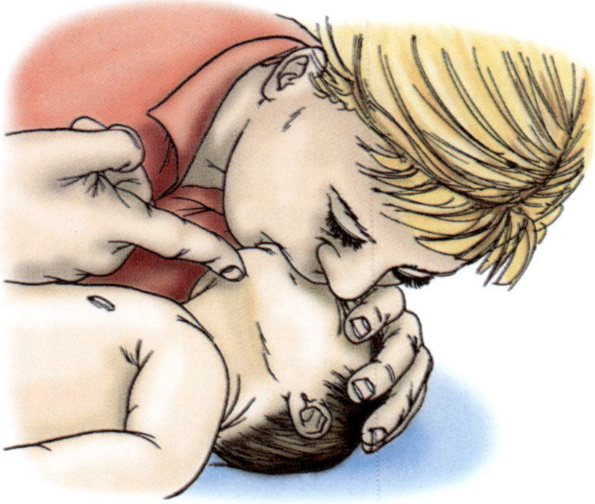

Figura 81.4 **Respiração boca a boca em um bebê.** A boca do socorrista abrange o nariz e boca do lactente, criando uma vedação. Uma mão inclina a cabeça enquanto a outra levanta a mandíbula da criança. Deve-se evitar a inclinação da cabeça se a criança tiver sofrido traumatismo na cabeça ou pescoço. (*De Guidelines for cardiopulmonary resuscitation and emergency cardiac care. Emergency Cardiac Care Committee and Subcommittees, American Heart Association. Part V. Pediatric basic life support,* JAMA *268: 2251-2261, 1992.*)

(**manobra de Heimlich**), com a criança em pé ou sentada (Figura 81.7); se a criança estiver inconsciente, isso deve ocorrer com ela deitada (Figura 81.8). Após as compressões abdominais, a via respiratória deve ser examinada em busca de um corpo estranho, o qual deverá ser removido, se visualizado. Se nenhum corpo estranho for visto, a cabeça deve ser reposicionada e uma nova tentativa de ventilação realizada. Se não for bem-sucedida, repete-se novamente. Se esses esforços não forem suficientes, deve-se aplicar a sequência de Heimlich.

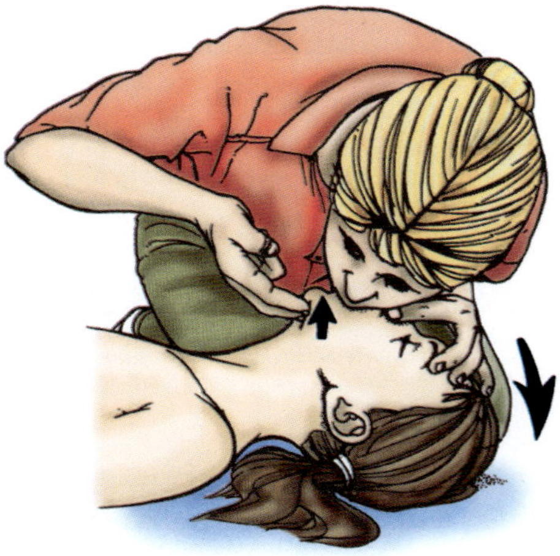

Figura 81.5 **Respiração boca a boca em uma criança.** A boca do socorrista abrange a boca da criança, criando uma vedação boca a boca. Uma mão mantém a inclinação da cabeça; o polegar e o indicador da mesma mão são usados para beliscar o nariz da criança. (*De Guidelines for cardiopulmonary resuscitation and emergency cardiac care. Emergency Cardiac Care Committee and Subcommittees, American Heart Association. Part V. Pediatric basic life support,* JAMA *268: 2251-2261, 1992.*)

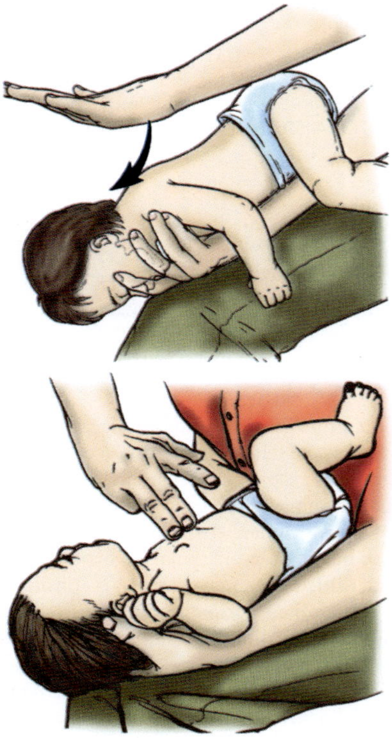

Figura 81.6 Golpes nas costas *(superior)* e compressões torácicas *(inferior)* para aliviar a obstrução das vias respiratórias pelo corpo estranho na criança. (*De Guidelines for cardiopulmonary resuscitation and emergency cardiac care. Emergency Cardiac Care Committee and Subcommittees, American Heart Association. Part V. Pediatric basic life support,* JAMA *268: 2251-2261, 1992.*)

Estreitamento de vias respiratórias

A obstrução das vias respiratórias também pode ser causada pelo estreitamento das vias, tanto superiores quanto inferiores. A *obstrução das vias respiratórias superiores* refere-se ao estreitamento da porção extratorácica da via respiratória, incluindo orofaringe, laringe e traqueia. Nas vias respiratórias superiores, o estreitamento é mais frequentemente

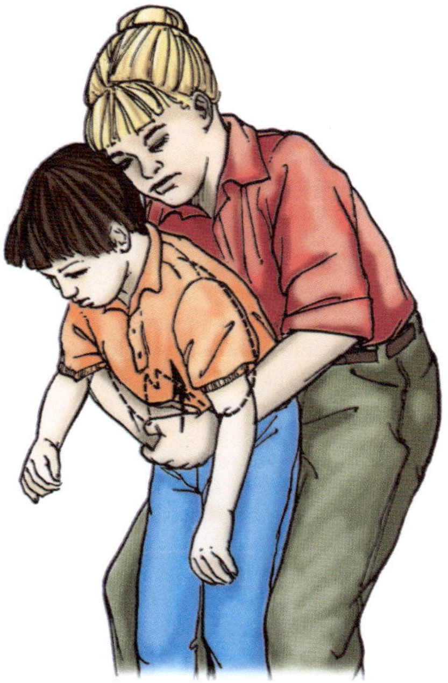

Figura 81.7 Compressão abdominal com a vítima em pé ou sentada (consciente). (*De Guidelines for cardiopulmonary resuscitation and emergency cardiac care. Emergency Cardiac Care Committee and Subcommittees, American Heart Association. Part V. Pediatric basic life support, JAMA 268: 2251-2261, 1992.*)

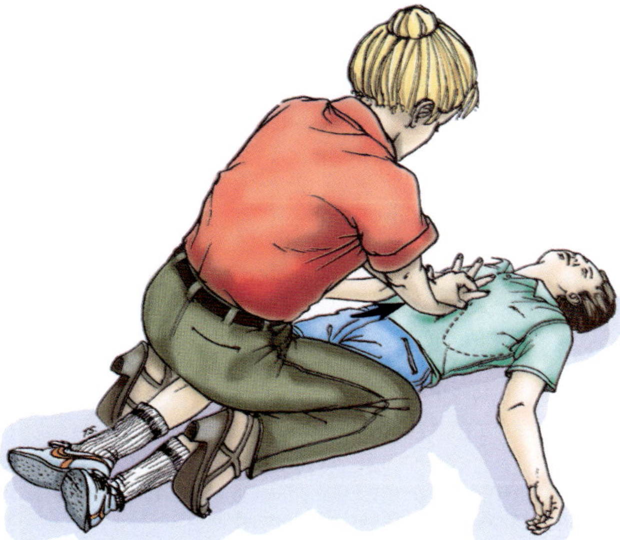

Figura 81.8 Compressões abdominais com a vítima deitada (consciente ou inconsciente). (*De Guidelines for cardiopulmonary resuscitation and emergency cardiac care. Emergency Cardiac Care Committee and Subcommittees, American Heart Association. Part V. Pediatric basic life support, JAMA 268: 2251-2261, 1992.*)

causado por **edema** (p. ex., crupe ou anafilaxia). A doença das vias respiratórias inferiores afeta todas as vias intratorácicas, principalmente os brônquios e bronquíolos. Nas vias respiratórias inferiores, as exacerbações de **bronquiolite** e **asma** aguda são os principais contribuintes para a obstrução das vias intratorácicas em crianças, causando estreitamento das vias respiratórias em decorrência de uma combinação de edema das vias respiratórias, produção de muco e constrição circunferencial do músculo liso das vias respiratórias menores.

O suporte das vias respiratórias para esses processos considera tanto pela condição subjacente quanto pela gravidade clínica do problema. Nos casos de obstrução leve das vias respiratórias superiores, a criança apresenta um trabalho de respiração minimamente elevado (evidenciado por taquipneia e poucas ou leves retrações). O estridor, se presente, deve ser audível apenas com tosse ou atividade. Crianças com esses achados podem receber suporte com oxigênio suplementar, conforme necessário. Nos casos com obstrução moderada, em que a criança tem trabalho mais elevado de respiração e estridor mais pronunciado, **epinefrina** racêmica nebulizada e **dexametasona** VO ou IV podem ser adicionadas. A administração de **heliox** (terapia com hélio-oxigênio combinado) também pode ser considerada. Crianças com grave obstrução das vias respiratórias superiores têm retrações intercostais acentuadas, estridor proeminente e diminuição da entrada de ar na ausculta dos campos pulmonares. A maioria das crianças com obstrução significativa das vias respiratórias também apresenta hipoxia, e muitas delas parecem dispneicas e agitadas. Uma criança em sofrimento grave precisa ser observada de perto, porque os sinais de insuficiência respiratória iminente podem ser inicialmente confundidos com melhora. O estridor torna-se mais silencioso e a tiragem intercostal menos proeminente quando o esforço respiratório da criança começa a diminuir. A criança com insuficiência respiratória pode ser distinguida daquela que está melhorando pela evidência de hipoventilação na ausculta e letargia ou diminuição do nível de consciência por hipercarbia, hipoxia ou ambas. Quando há suspeita de **anafilaxia** como causa de edema das vias respiratórias superiores, os socorristas devem administrar uma dose de epinefrina IM ou IV, conforme necessário (ver Capítulo 174). Independentemente da causa, qualquer criança com insuficiência respiratória iminente deve ser preparada para intubação endotraqueal e suporte respiratório. A notificação imediata de socorristas treinados em manejo de vias respiratórias é essencial.

Em casos de *obstrução das vias respiratórias inferiores*, as terapias visam a reduzir a obstrução da via respiratória e a diminuir o trabalho respiratório da criança. Os **broncodilatadores** inalatórios, como o salbutamol, potencializados pelos corticosteroides VO ou IV, continuam sendo a base da terapia em situações de estresse agudo leve a moderado causado por obstrução de vias respiratórias inferiores (p. ex., **asma**). Crianças com obstrução mais significativa parecem dispneicas, com taquipneia, retrações e sibilância facilmente audível. Nesses casos, a adição de um agente anticolinérgico, como o brometo de ipratrópio nebulizado, ou um relaxante muscular liso, como o sulfato de magnésio, pode fornecer mais alívio, embora as evidências para essas medidas permaneçam controversas (ver Capítulo 169). A suplementação de oxigênio e a hidratação venosa IV também podem ser úteis como adjuvantes. Como nos casos de obstrução das vias respiratórias superiores, a insuficiência respiratória iminente em crianças com obstrução das vias respiratórias inferiores pode ser insidiosa. Quando diagnosticada precocemente em uma criança em idade escolar que é cooperativa, a insuficiência respiratória pode ser evitada por meio do uso criterioso de suporte não invasivo, incluindo terapia com cânula nasal de alto fluxo aquecida (CNAF), pressão positiva contínua nas vias respiratórias (CPAP) e pressão positiva nas vias respiratórias em duplo nível (BiPAP) ou terapia com heliox. A intubação endotraqueal deve ser realizada apenas por profissionais qualificados, preferencialmente em ambiente hospitalar, pois há alto risco de comprometimento cardiorrespiratório em pacientes com obstrução das vias respiratórias inferiores durante o procedimento.

Doença pulmonar parenquimatosa

A doença pulmonar parenquimatosa inclui uma lista heterogênea de condições, como pneumonia, síndrome do desconforto respiratório agudo (SDRA), pneumonite, bronquiolite, displasia broncopulmonar, fibrose cística e edema pulmonar. As semelhanças dessas condições são seus efeitos nas pequenas vias respiratórias e nos alvéolos, incluindo inflamação e exsudação, levando à consolidação do tecido pulmonar, à diminuição das trocas gasosas e ao aumento do esforço respiratório. O manejo clínico dessas condições inclui tratamento específico conforme indicado (p. ex., antibióticos para pneumonia bacteriana) e cuidados de suporte na forma de oxigênio suplementar, suporte respiratório não invasivo (com CNAF, CPAP ou BiPAP) ou ventilação mecânica invasiva.

Técnicas avançadas de manejo das vias respiratórias

Ventilação com pressão positiva bolsa-válvula-máscara

A respiração de resgate com um aparelho de bolsa-válvula-máscara pode ser tão eficaz quanto a intubação endotraqueal e mais segura quando o profissional é inexperiente na intubação. Esse tipo de ventilação, por si só, requer que o socorrista seja treinado, sendo ele competente para selecionar o tamanho correto da máscara, manusear a via respiratória da criança, formar uma vedação adequada entre a máscara e o rosto, fornecer ventilação eficaz e avaliar a eficácia da ventilação. Uma máscara de tamanho apropriado é aquela que cabe na boca e no nariz da criança, mas não se estende abaixo do queixo nem sobre os olhos (Figura 81.9). Uma vedação adequada é obtida por meio de uma combinação de aperto "CE" sobre a máscara, na qual os dedos polegar e indicador formam a letra "C" na parte superior da máscara, pressionando-a para baixo no rosto da criança, e os três dedos restantes formam um aperto "E" sob a mandíbula, segurando-a para frente e alargando a cabeça em direção a máscara. Usando esse método, o prestador de cuidados pode fixar a máscara no rosto da criança com uma mão e usar o outro lado para comprimir o saco de ventilação (Figura 81.10).

O profissional pode ter de mover a cabeça e o pescoço da criança em uma série de posições para encontrar aquela que mantenha melhor a perviabilidade das vias respiratórias e permita a ventilação máxima. Em lactentes e crianças pequenas, a ventilação ideal muitas vezes é obtida quando a cabeça da criança está na posição de "farejar", sem hiperextensão da cabeça (Figura 81.11). A má elevação do tórax e os valores persistentemente baixos de SO_2 indicam ventilação inadequada. Nesse caso, o socorrista deve verificar novamente a vedação da máscara sobre o rosto da criança, reposicionar a cabeça dela e considerar a aspiração das vias respiratórias, se indicado. Se essas manobras não restabelecerem a ventilação, o socorrista deve considerar suporte respiratório não invasivo ou invasivo (*i. e.*, intubação endotraqueal), conforme clinicamente indicado.

Intubação endotraqueal

Geralmente é necessário intubar uma criança quando pelo menos uma das seguintes condições está presente: (1) a criança é incapaz de manter as vias respiratórias pérvias ou de protegê-las contra a aspiração (como ocorre em situações de comprometimento neurológico); (2) a criança não está conseguindo manter a oxigenação adequada; (3) a criança não está conseguindo controlar os níveis de dióxido de carbono no sangue e manter o equilíbrio ácido-base seguro; (4) sedação e/ou paralisia são necessárias para a realização de um procedimento; e (5) médicos preveem um curso de deterioração que acabará por levar a qualquer uma das primeiras quatro condições. Deve-se notar que nos centros com *experiência em suporte respiratório não invasivo*, um estudo de CNAF, CPAP e/ou BiPAP pode ser indicado com base no cenário clínico específico.

Há poucas *contraindicações absolutas* à intubação traqueal, mas os especialistas geralmente concordam que, em situações de obstrução completa das vias respiratórias, a intubação endotraqueal deve ser evitada, e a cricotireoidostomia de emergência realizada. Outra consideração importante é garantir que os socorristas forneçam

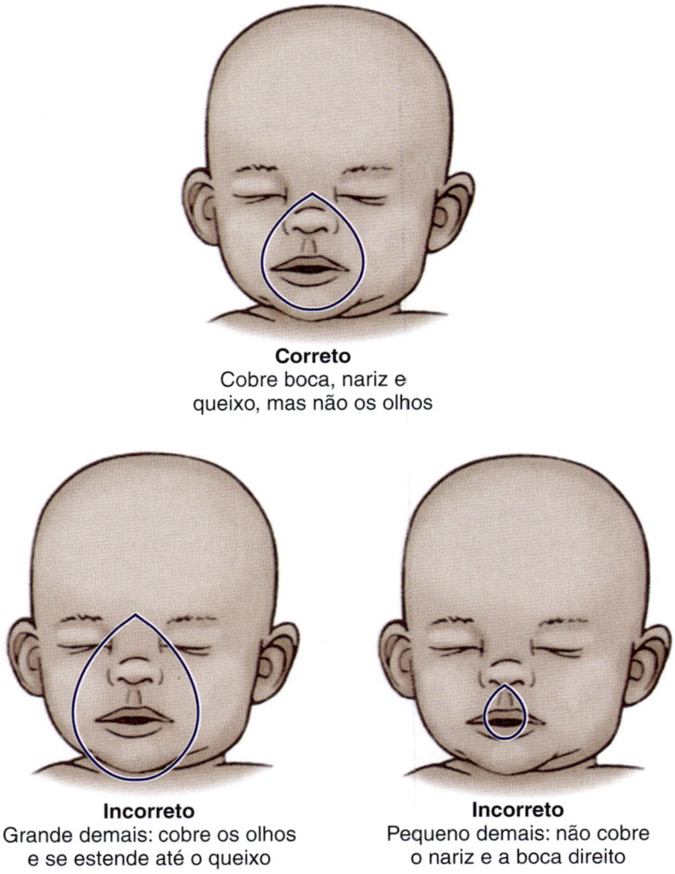
Correto
Cobre boca, nariz e queixo, mas não os olhos
Incorreto
Grande demais: cobre os olhos e se estende até o queixo
Incorreto
Pequeno demais: não cobre o nariz e a boca direito

Figura 81.9 Técnica apropriada de dimensionamento para aparelhos pediátricos de bolsa-máscara-válvula. (*De American Academy of Pediatrics and the American Heart Association; Kattwinkel J (ed):* Textbook of Neonatal Resuscitation, *ed 6. Elk Grove, IL: American Academy of Pediatrics, 2011. Fig. 3-17.*)

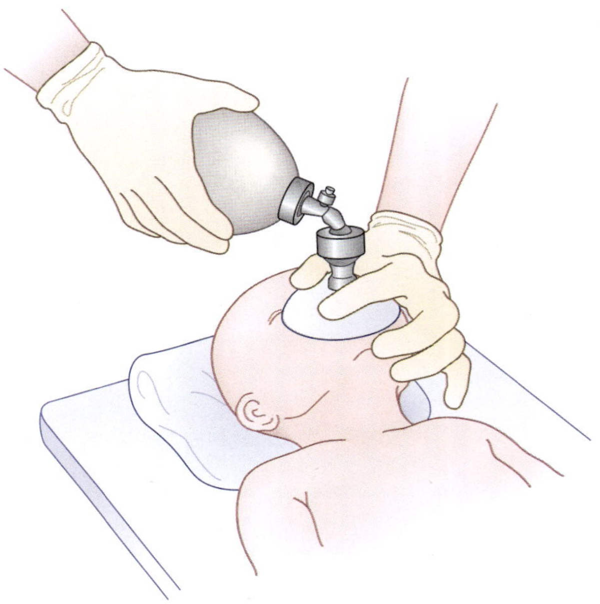

Figura 81.10 Aperto "CE" para fixar a bolsa-válvula-máscara no rosto de uma criança com vedação apropriada.

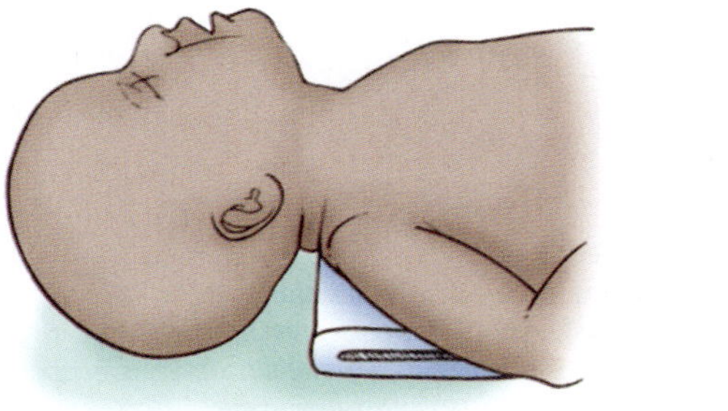

Figura 81.11 Posição adequada da cabeça para ventilação com bolsa-válvula-máscara. (*De American Academy of Pediatrics and the American Heart Association; Kattwinkel J (ed):* Textbook of Neonatal Resuscitation, *ed 6. Elk Grove, IL: American Academy of Pediatrics, 2011. Fig. 3-19.*)

proteção adequada à coluna cervical durante o procedimento de intubação quando houver suspeita de lesão no pescoço ou na medula espinal.

A fase mais importante do procedimento de intubação é a preparação pré-procedimento, quando o socorrista garante que todos os equipamentos necessários para a intubação segura estejam presentes e funcionando. Um mnemônico fácil para isso é **SOAP MM**: *sucção* (cateter de sucção de Yankauer acoplado à sucção da parede); *oxigênio* (tanto a pré-oxigenação do paciente quanto os dispositivos necessários para fornecer oxigênio, como uma máscara-válvula-bolsa); *via aérea* (tubo endotraqueal de tamanho apropriado e laringoscópio); *pessoas* (todas aquelas necessárias durante e imediatamente após o procedimento, incluindo fisioterapeutas respiratórios e enfermeiras); *monitor* (SO_2, frequência cardíaca, pressão arterial, capnografia); e *medicamentos* (sedação e frequentemente bloqueio neuromuscular para permitir que os socorristas controlem as vias respiratórias). Uma fórmula simples para selecionar o tubo endotraqueal de tamanho apropriado (TOT) é:

$$\text{Tamanho do TOT sem } cuff\text{ (mm)} = \left(\frac{\text{idade em anos}}{4}\right) + 4$$

Os TOT com *cuff* geralmente devem ser 0,5 mm menores. Os socorristas devem sempre ter uma variedade de TOT disponíveis, dada a heterogeneidade dos pacientes e o tamanho das vias respiratórias.

A analgesia é recomendada para reduzir o estresse metabólico, o desconforto e a ansiedade durante a intubação. A administração prévia de um sedativo, um analgésico e possivelmente um relaxante muscular é recomendada, a menos que a situação seja emergente (*i. e.*, apneia, assistolia, ausência de resposta) e a administração de medicamentos cause um atraso inaceitável.

Já que muitas intubações em crianças gravemente doentes são procedimentos de emergência, os cuidadores devem estar preparados para **a intubação em sequência rápida** (ISR; Figura 81.12 e Tabela 81.4). Os objetivos da ISR são induzir anestesia e paralisia e permitir a intubação rápida. Essa abordagem minimiza elevações da pressão intracraniana e da pressão arterial que podem acompanhar a intubação em pacientes acordados ou levemente sedados. Como o estômago geralmente não pode ser esvaziado antes da ISR, a **manobra de Sellick** (pressão para baixo na cartilagem cricoide para comprimir o esôfago contra a coluna vertebral) deve ser usada para evitar a aspiração do conteúdo gástrico.

Uma vez que o paciente esteja intubado, a colocação correta do TOT deve ser avaliada por ausculta do murmúrio vesicular, evidência de movimento torácico simétrico e análise do dióxido de carbono exalado (CO_2) por um dispositivo colorimétrico colocado na extremidade do TOT ou um dispositivo que meça diretamente a eliminação de CO_2 (capnógrafo). A radiografia de tórax é necessária para confirmar a posição apropriada do tubo.

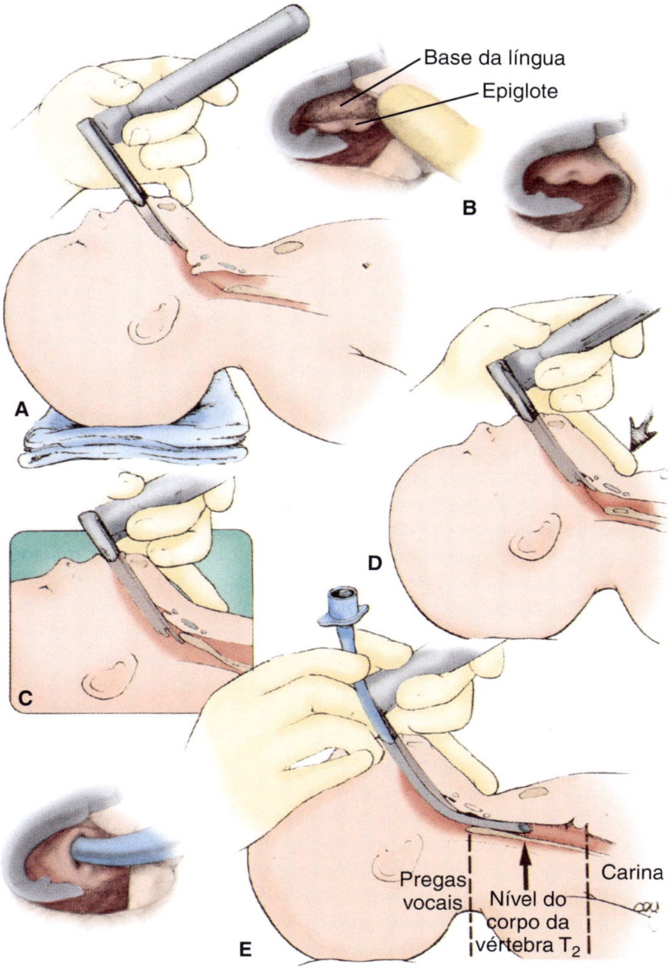

Figura 81.12 Técnica de intubação. (De *Fleisher G, Ludwig S: Textbook of pediatric emergency medicine, Baltimore, 1983, Williams & Wilkins, p. 1250.*)

RECONHECIMENTO E MANEJO DO CHOQUE

Em termos simples, o choque ocorre quando a entrega de oxigênio e nutrientes aos tecidos é inadequada para atender às demandas metabólicas (ver Capítulo 88). A definição de choque *não* inclui hipotensão, e é importante que os socorristas entendam que o **choque não começa quando a pressão arterial cai; ele apenas piora e se torna mais difícil (refratário) de tratar quando a pressão arterial está anormal**.

O choque *compensado* precoce, durante o qual o fornecimento de oxigênio é preservado principalmente por mecanismos compensatórios, é definido pela presença de pressão sanguínea normal. Quando os mecanismos compensatórios falham, o choque progride para *descompensado*, definido por hipotensão e disfunção orgânica. No choque *irreversível*, a insuficiência do órgão avança e a morte acontece.

O choque também é frequentemente descrito de acordo com a fisiopatologia subjacente, que determina a resposta terapêutica apropriada. Choque hipovolêmico é o tipo mais comum em crianças em todo o mundo, geralmente relacionado a perdas de líquido por diarreia grave. Hemorragia é uma causa de choque hipovolêmico após trauma ou hemorragia intestinal. Quando ocorre hipovolemia devido a extravasamento de fluidos intravasculares para o terceiro espaço, o choque é descrito como **distributivo**. As causas mais comuns de choque distributivo são sepse, anafilaxia e queimaduras, nas quais a liberação de citocinas inflamatórias causa extravasamento maciço de fluido capilar e proteínas, levando a pressão oncótica e volume intravascular baixos. Em situações de disfunção miocárdica profunda, a criança apresenta hipoperfusão tecidual por **choque cardiogênico**. As causas mais comuns desse tipo de choque são miocardite, cardiomiopatia e cardiopatia congênita, geralmente no pós-operatório. O **choque obstrutivo** ocorre quando o débito cardíaco é reduzido pela obstrução do fluxo sanguíneo ao organismo, como acontece quando um *ductus arteriosus* se fecha em uma criança com fluxo sanguíneo sistêmico dependente de ducto, tamponamento pericárdico, pneumotórax hipertensivo ou embolia pulmonar maciça.

A avaliação de uma criança em estado de choque deve prosseguir conforme descrito nas seções anteriores sobre avaliação primária, secundária e terciária. Se a criança estiver em ambiente hospitalar, os socorristas geralmente devem colocar uma linha venosa central para fornecer acesso venoso seguro e uma linha arterial para permitir o monitoramento contínuo da pressão arterial e uma avaliação laboratorial mais completa dos sistemas orgânicos, incluindo estudos de função renal e hepática, equilíbrio acidobásico e presença de acidose láctica, hipoxemia e/ou hipercapnia e evidência de coagulopatia ou coagulação intravascular disseminada. A radiografia de tórax e a ecocardiografia também podem ser úteis. O suporte respiratório e cardiovascular deve ser fornecido conforme clinicamente indicado.

O tratamento do choque concentra-se nos determinantes modificáveis da oferta de oxigênio, reduzindo o desequilíbrio entre oferta e demanda. Recomenda-se uma abordagem multifacetada que consiste em otimizar

Tabela 81.4 Intubação de sequência rápida.

PASSO	PROCEDIMENTO	COMENTÁRIO/EXPLICAÇÃO
1	Obtenha um breve histórico e faça uma avaliação	Descarte alergias a medicamentos; examine a anatomia das vias respiratórias (p. ex., micrognatia, fenda palatina)
2	Monte equipamentos, medicamentos etc.	TOT: selecione o tamanho adequado para a idade e peso da criança Lâminas de laringoscópio: uma variedade de lâminas de Miller e Macintosh
3	Pré-oxigene o paciente	Com bolsa/máscara, cânula nasal, cânula de alto fluxo ou hood
4	Posicione o paciente	Paciente em decúbito dorsal; o pescoço é estendido moderadamente para a posição "farejar"
5	Pré-medique o paciente com lidocaína, atropina	A lidocaína minimiza o aumento da PIC com a intubação e pode ser aplicada topicamente na mucosa das vias respiratórias para anestesia local
		A atropina ajuda a atenuar a bradicardia associada à manipulação das vias respiratórias superiores e reduz as secreções dessas vias
6	Realize uma manobra de Sellick	Pressão na cartilagem cricoide, para ocluir o esôfago e prevenir regurgitação ou aspiração
7	Induza sedação e analgesia	Sedativos
		Midazolam (0,1 mg/kg): início cerca de 1 min; eliminação em 30 a 40 min
		Cetamina (2 mg/kg, pode repetir conforme clinicamente indicado): início em 1 a 2 min; eliminação em 30 a 40 min. Pode causar alucinações se usado sozinho; pode causar maior PIC, secreções mucosas, aumento dos sinais vitais e broncodilatação
		Analgésicos
		Fentanila (3 a 5 μg/kg, podendo ser repetido se clinicamente indicado): início em cerca de 1 min; eliminação em 20 a 30 min. A administração rápida arrisca uma resposta "apertada no peito", sem ventilação efetiva. Os efeitos desaparecem em 20 a 30 min
		Morfina (0,05 a 0,1 mg/kg): pode durar 30 a 60 min; pode levar à hipotensão em pacientes hipovolêmicos
8	Administre relaxantes musculares	Opção 1: Rocurônio (1 mg/kg): início rápido e curta duração. Outros agentes não despolarizantes incluem vecurônio e pancurônio, ambos dosados a 0,1 mg/kg
		Opção 2: a dose de succinilcolina é de 1 a 2 mg/kg; causa contração inicial dos músculos, depois relaxamento. Essa despolarização pode, no entanto, aumentar a PIC e a pressão arterial. Início da paralisia em 30 a 40 s; a duração é de 5 a 10 min. Faça o pré-tratamento com uma pequena dose de um agente paralítico não despolarizante, com a intenção de diminuir o efeito despolarizante da succinilcolina
9	Realize intubação endotraqueal	Realizado por pessoal treinado
10	Fixe o tubo e verifique a posição com a radiografia	TET fixado com fita adesiva nas bochechas e no lábio superior ou em um adesivo aplicado na pele perto da boca
11	Comece a ventilação mecânica	Verifique a colocação do tubo antes de ventilar com pressão positiva; se um TET estiver em um brônquio, barotraumas podem ocorrer

TET, tubo endotraqueal; PIC, pressão intracraniana.

o conteúdo arterial de oxigênio no sangue, melhorando o volume e a distribuição do débito cardíaco, corrigindo desequilíbrios metabólicos e reduzindo a demanda de oxigênio. O teor de oxigênio no sangue é maximizado quando os valores de hemoglobina estão normais e 100% da hemoglobina disponível está saturada com oxigênio. A transfusão pode ser considerada na presença de choque hemorrágico ou distributivo, no qual a reanimação com volume cristaloide provocou hemodiluição e anemia. A SO_2 adequada pode ser alcançada por meio de manobras simples, como a administração de oxigênio por cânula nasal ou máscara facial; medidas de suporte (p. ex., CNAF, CPAP, BiPAP) ou ventilação mecânica invasiva podem ser necessárias. Terapias para aumentar o débito cardíaco devem ser selecionadas com base na fisiopatologia subjacente. Para o choque hipovolêmico e distributivo, a reanimação volêmica agressiva, guiada por pressões venosas arterial e central, é a base da terapia. No choque obstrutivo, a resolução da obstrução é crítica. O canal arterial muitas vezes pode ser reaberto com administração de prostaglandina, e a fisiologia do tamponamento deve ser aliviada com drenagem adequada.

RECONHECIMENTO DE BRADIARRITMIAS E TAQUIARRITMIAS

No contexto de suporte avançado de vida, as arritmias são classificadas de maneira mais útil acordo com a frequência cardíaca observada (lenta ou rápida) e seu efeito na perfusão (ou seja, adequado ou inadequado). Se, na avaliação primária, um socorrista encontrar uma criança com frequência cardíaca anormal, má perfusão e/ou estado mental alterado, o ritmo é inadequado, não importando sua frequência. Nesse contexto, a criança é diagnosticada com choque, e a avaliação adicional é geralmente interrompida até que a reanimação apropriada tenha sido iniciada.

Bradiarritmias

Por definição, uma criança é *bradicárdica* quando a frequência cardíaca é mais lenta do que a faixa normal para a idade (ver Tabela 81.1). A bradicardia sinusal pode ser um achado incidental inofensivo em uma pessoa saudável e geralmente não associada ao comprometimento cardíaco. A bradicardia relativa ocorre quando o ritmo cardíaco é demasiadamente lento para o nível de atividade da criança ou suas necessidades metabólicas. Uma bradicardia clinicamente significativa ocorre quando a frequência cardíaca é lenta e há sinais de hipoperfusão sistêmica (ou seja, palidez, estado mental alterado, hipotensão, acidose). A bradicardia sintomática ocorre mais frequentemente no quadro de hipoxia, mas também pode ser causada por hipoglicemia, hipocalcemia, outras anormalidades eletrolíticas, hipotermia, bloqueio cardíaco e hipertensão intracraniana. Bradiarritmias são os ritmos pré-parada mais comuns em crianças pequenas.

O tratamento inicial da bradicardia sintomática inclui suporte ou abertura da via respiratória e confirmação ou estabelecimento adequado de SO_2 e ventilação (Figura 81.13). Após a respiração ter sido assegurada,

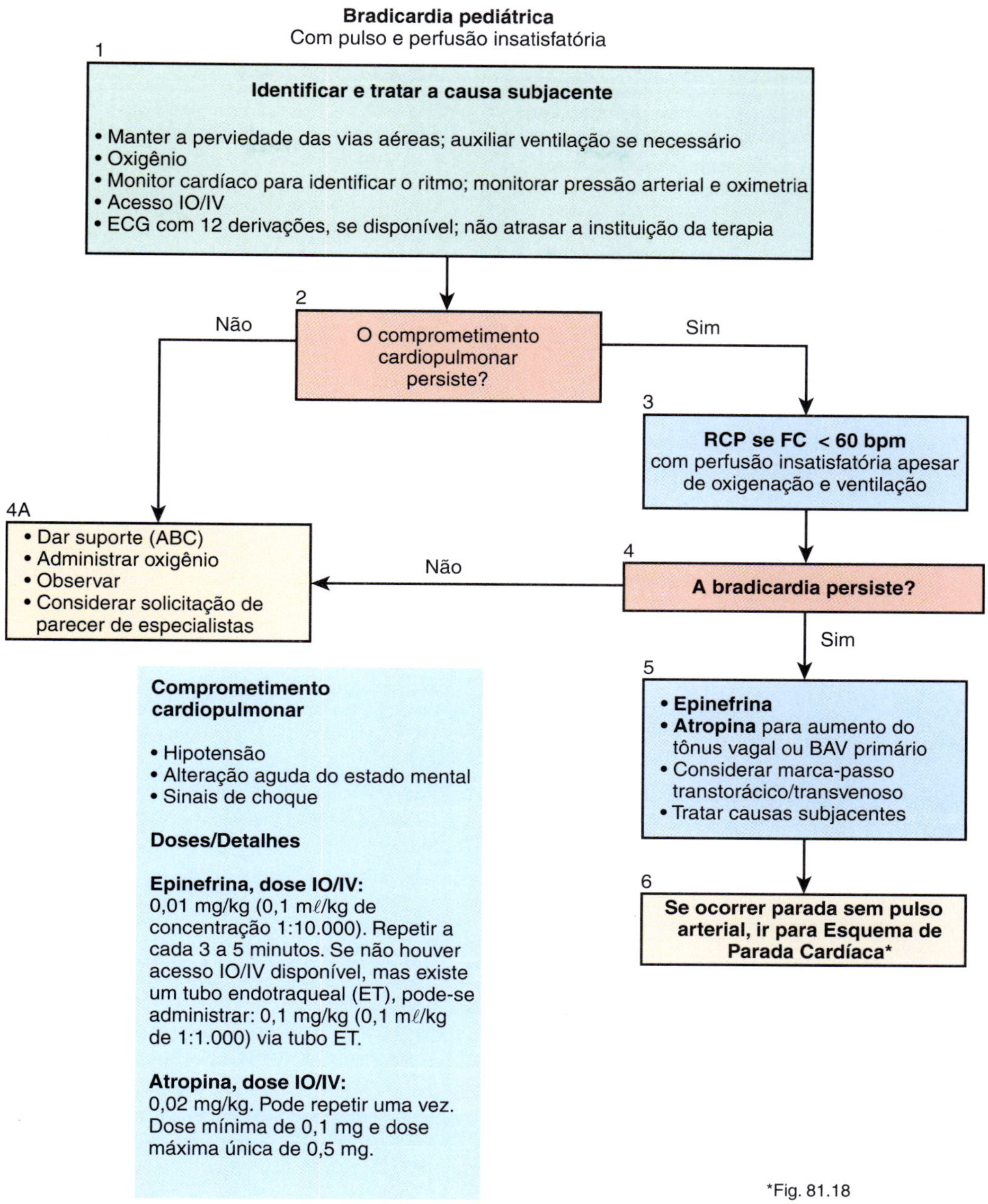

Figura 81.13 Suporte básico de vida (SBV): esquema para bradicardia avançada pediátrica. ABCs, via respiratória, respiração e circulação; AV, atrioventricular (condutor); ECG, eletrocardiograma; FC, frequência cardíaca; IO/IV, intraóssea/intravenosa. (*De Kleinman ME, Chameides L, Schexnayder SM et al.: 2010 American Heart Association guidelines for cardiopulmonary resuscitation and emergency cardiovascular care, part 14, Circulation 122 [Suppl 3]: S876-S908, 2010, Figura 2, p. S887.*)

a criança deve ser reavaliada para confirmar se continua com bradicardia e má perfusão. Se o comprometimento cardíaco foi apenas o resultado de insuficiência respiratória, o suporte das vias respiratórias e da respiração da criança pode ter sido suficiente para restaurar a hemodinâmica normal. Se o suporte respiratório não corrigir as anormalidades de perfusão, os cuidados adicionais são baseados na qualidade da perfusão e no grau de bradicardia. *Frequência cardíaca inferior a 60 bpm e com má perfusão é uma indicação para iniciar as compressões torácicas.* Se a bradicardia persistir, o acesso vascular deve ser obtido; epinefrina para reanimação deve ser administrada e repetida a cada 3 a 5 minutos para bradicardia sintomática persistente. Se houver suspeita de aumento do tônus vagal (p. ex., no contexto de trauma cranioencefálico com aumento da pressão intracraniana) ou bloqueio atrioventricular primário, a atropina também pode ser administrada. Para casos de bradicardia refratária, a estimulação cardíaca deve ser considerada. Durante a reanimação de uma criança com bradicardia, os profissionais devem avaliar e tratar fatores conhecidos por causar bradicardia, referidos coletivamente como os **6 Hs** –hipoxia, hipovolemia, íons de hidrogênio (acidose), hipopotassemia ou hiperpotassemia, hipoglicemia e hipotermia – e os **5 Ts** – toxinas, tamponamento, pneumotórax hipertensivo, trombose (nas circulações pulmonar ou cardíaca) e trauma (causando hipovolemia, hipertensão intracraniana, comprometimento cardíaco ou tamponamento); Tabela 81.5.

Taquiarritmias

As taquiarritmias representam uma ampla variedade de distúrbios do ritmo de origem atrial e ventricular (ver o Capítulo 462). A taquicardia sinusal é uma resposta fisiológica normal às necessidades do corpo por um débito cardíaco aumentado ou uma maior entrega de oxigênio, como ocorre em caso de febre, exercício ou estresse. Também pode

Tabela 81.5 Condições potencialmente tratáveis associadas à parada cardíaca.

CONDIÇÃO	CENÁRIOS CLÍNICOS COMUNS	AÇÕES CORRETIVAS
Acidose	Acidose preexistente, diabetes, diarreia, drogas e toxinas, reanimação prolongada, doença renal e choque	Reavalie a adequação da reanimação cardiopulmonar, oxigenação e a ventilação; reconfirme a colocação do tubo endotraqueal Hiperventilação. Considere bicarbonato IV se pH < 7,2 após as ações anteriores terem sido tomadas
Tamponamento cardíaco	Diátese hemorrágica, câncer, pericardite, trauma, após cirurgia cardíaca e após infarto do miocárdio	Administre líquidos; obtenha ecocardiograma à beira do leito, se disponível. Realize pericardiocentese A intervenção cirúrgica imediata é apropriada se a pericardiocentese não for útil, mas o tamponamento cardíaco for conhecido ou altamente suspeito
Hipotermia	Uso abusivo de álcool, queimaduras, doença do sistema nervoso central, paciente debilitado, afogamento, drogas e toxinas, doença endócrina, história de exposição, falta de moradia, doença de pele extensa, doença da medula espinal e trauma	Se a hipotermia for grave (temperatura < 30°C), limite os choques iniciais para fibrilação ventricular ou taquicardia ventricular sem pulso para 3; inicie reaquecimento interno ativo e suporte cardiopulmonar Se a hipotermia for moderada (temperatura entre 30 e 34°C), proceda à reanimação (medicamentos em intervalos maiores que o habitual), reaqueça passivamente a criança e reaproveite ativamente as áreas corporais do tronco
Hipovolemia, hemorragia, anemia	Queimaduras principais, diabetes, perdas gastrintestinais, hemorragia, diátese hemorrágica, câncer, gravidez, choque e trauma	Administre líquidos Transfunda glóbulos vermelhos se houver hemorragia ou anemia profunda A toracotomia é apropriada quando um paciente tem parada cardíaca por trauma penetrante e o ritmo cardíaco e a duração da reanimação cardiopulmonar antes da toracotomia são < 10 min.
Hipoxia	Considere em todos os pacientes com parada cardíaca	Reavalie a qualidade técnica da reanimação cardiopulmonar, oxigenação e da ventilação; reconfirme a colocação do tubo endotraqueal
Hipomagnesemia	Uso abusivo de álcool, queimaduras, cetoacidose diabética, diarreia grave, diuréticos e drogas (p. ex., cisplatina, ciclosporina, pentamidina)	Administre 1 a 2 g de sulfato de magnésio IV durante 2 min
Envenenamento	Uso abusivo de álcool, apresentação comportamental ou metabólica anormal ou intrigante, síndrome toxicológica clássica, exposição ocupacional ou industrial e doença psiquiátrica	Consulte um toxicologista para aconselhamento de emergência sobre reanimação e cuidados definitivos, incluindo um antídoto apropriado. Esforços de reanimação prolongados podem ser apropriados O *bypass* cardiopulmonar imediato deve ser considerado, se disponível
Hiperpotassemia	Acidose metabólica, administração excessiva de potássio, drogas e toxinas, exercícios vigorosos, hemólise, doença renal, rabdomiólise, síndrome de lise tumoral e lesão tecidual clinicamente significativa	Se hiperpotassemia for identificada ou fortemente suspeita, trate* com todos os itens a seguir: cloreto de cálcio a 10% (5 a 10 mℓ por infusão IV lenta; não use se a hiperpotassemia for secundária a envenenamento por digital), glicose e insulina (50 mℓ de 50% dextrose em água e 10 unidades de insulina regular IV), bicarbonato de sódio (50 mmol IV; mais eficaz se houver acidose metabólica concomitante) e albuterol (15 a 20 mg nebulizado ou 0,5 mg por infusão IV)
Hipopotassemia	Uso abusivo de álcool, diabetes, uso de diuréticos, drogas e toxinas, perdas gastrintestinais profundas, hipomagnesemia	Se hipopotassemia profunda (< 2,0 a 2,5 mmol de potássio) for acompanhada por parada cardíaca, iniciar a reposição IV de urgência (2 mmol/min IV por 10 a 15 mmol);* então reavalie
Embolia pulmonar	Paciente hospitalizado, procedimento cirúrgico recente, periparto, fatores de risco conhecidos para tromboembolismo venoso, história de tromboembolismo venoso ou apresentação de prurido consistente com o diagnóstico de embolia pulmonar aguda	Administre líquidos; aumente com vasopressores conforme necessário Confirme o diagnóstico, se possível; considerar circulação extracorpórea imediata para manter a viabilidade do paciente Considere cuidados definitivos (p. ex., terapia trombolítica, embolectomia por radiologia intervencionista ou cirurgia)
Pneumotórax hipertensivo	Colocação de cateter central, ventilação mecânica, doença pulmonar (incluindo asma, doença pulmonar obstrutiva crônica e pneumonia necrosante), toracocentese e trauma	Descompressão da agulha, seguida da inserção do dreno torácico

*Dose para adultos. Ajuste para o tamanho da criança. Ver Tabela 81.6. De Eisenbery MS, Mengert TJ: Cardiac resuscitation, *N Engl J Med* 344: 1304-1313, 2001.

acontecer em estados mais patológicos, como hipovolemia, anemia, dor, ansiedade e estresse metabólico. As taquiarritmias que não se originam no nó sinusal são frequentemente classificadas como *ritmos complexos e estreitos* (*i. e.*, originários do átrio, como *flutter* atrial ou taquicardia supraventricular, TVS) e *ritmos largos e complexos* (*i. e.*, ritmos de origem ventricular, como taquicardia ventricular).

O manejo inicial da taquicardia inclui a confirmação de que a criança tem uma via respiratória adequada e respiração e circulação que sustentam a vida (Figura 81.14). Para crianças com sintomas persistentes, o tratamento adicional é baseado no fato de o complexo QRS do eletrocardiograma (ECG) ser estreito (≤ 0,09 s) ou largo (> 0,09 s). Para taquicardia complexa estreita, os profissionais devem distinguir entre taquicardia sinusal e TVS. Na **taquicardia sinusal**, (a) a história e o início são consistentes com uma causa conhecida de taquicardia, como febre ou desidratação, e (b) as ondas P estão consistentemente presentes, são de morfologia normal e ocorrem a uma taxa variável. Na **taquicardia supraventricular (TSV)**, (a) o início muitas vezes é abrupto e sem pródromo, e (b) as ondas P estão ausentes ou polimórficas e, quando presentes, sua frequência costuma ser bastante estável em ou acima de 220 bpm. Para crianças com TSV e boa perfusão, manobras vagais podem ser tentadas. Quando a TSV está associada com má perfusão, os socorristas devem se mover rapidamente para converter o ritmo cardíaco da criança de volta para o ritmo sinusal. Se a criança já tiver acesso IV, adenosina pode ser administrada por essa via com *flush* rápido. A adenosina tem

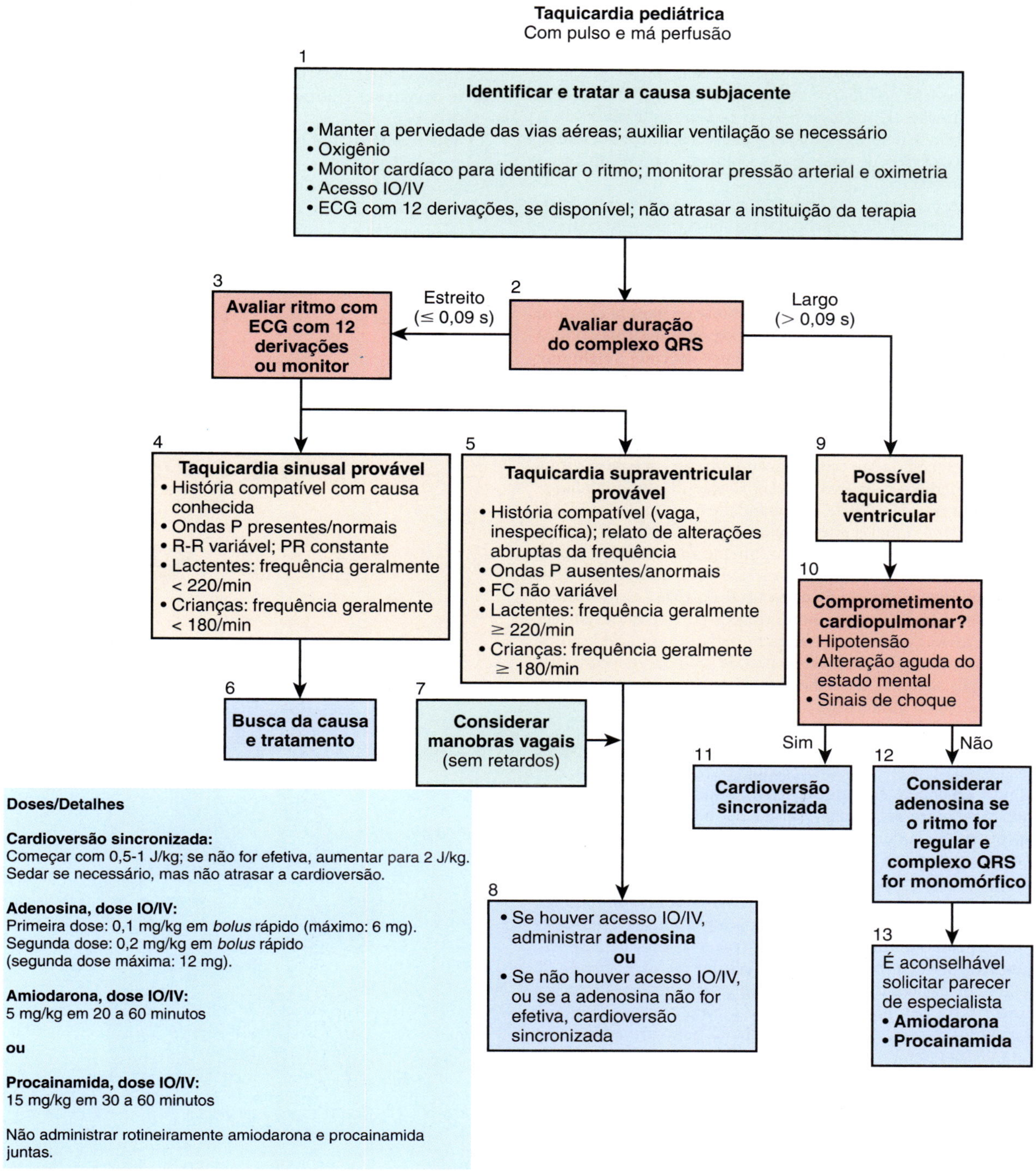

Figura 81.14 Suporte básico de vida (SBV): esquema para taquicardia pediátrica. AV, atrioventricular (condutor); ECG, eletrocardiograma; FC, frequência cardíaca; IO/IV, intraóssea/intravenosa. (*De Kleinman ME, Chameides L., Schexnayder SM et al.: 2010 American Heart Association guidelines for cardiopulmonar resuscitation and emergency cardiovascular care. Part 14,* Circulation *122 [Supl 3]: S876-S908, 2010, Fig. 3, p. S888.*)

meia-vida extremamente curta; portanto, uma linha IV proximal é a melhor, e a adenosina deve ser aplicada com uma torneira de três vias para que possa ser administrada e imediatamente lavada na circulação. Se a criança não tiver acesso venoso, ou se a adenosina não conseguir reverter o ritmo cardíaco de volta ao ritmo sinusal, a **cardioversão sincronizada**, usando 0,5 a 1,0 J/kg, deve ser realizada. Em casos de taquicardia de complexo amplo, os socorristas devem passar imediatamente para a cardioversão e aumentar a dose para 2 J/kg se 1 J/kg não for eficaz. Como nos casos de bradicardia, os profissionais devem rever os 6 Hs e 5 Ts para identificar fatores que estejam contribuindo para a taquicardia (ver Tabela 81.5).

RECONHECIMENTO E MANEJO DE PARADA CARDÍACA

A parada cardíaca ocorre quando o coração falha como uma bomba e o fluxo sanguíneo cessa. Externamente, o paciente em parada cardíaca apresenta-se como não responsivo, apneico e sem pulso palpável. Internamente, a cessação do fluxo de nutrientes causa isquemia tecidual progressiva e disfunção orgânica. Se não for rapidamente revertida, a parada cardíaca leva à deterioração progressiva da função cerebral, cardíaca e de outros órgãos, de modo que a reanimação e a recuperação não são mais possíveis.

Parada cardíaca pediátrica raramente é causada por evento coronariano súbito ou arritmia. Em vez disso, a parada cardíaca em crianças é geralmente o resultado final de isquemia progressiva de órgãos e tecidos, causada por hipoxia tecidual, acidose e depleção de nutrientes nos estágios finais de deterioração respiratória, choque ou insuficiência cardíaca. Portanto, **o tratamento mais importante da parada cardíaca compreende antecipação e prevenção. Intervir quando uma criança manifesta dificuldade respiratória ou estágios iniciais de choque pode impedir a deterioração até a parada completa**. Quando a parada cardíaca súbita ocorre, ela é frequentemente associada a uma arritmia, especificamente fibrilação ventricular (FV) ou taquicardia ventricular (TV) sem pulso. Em eventos súbitos como esses, as chaves para a reanimação bem-sucedida são o reconhecimento precoce da arritmia e o tratamento imediato com RCP e desfibrilação de alta qualidade.

O princípio por trás da RCP de alta qualidade é que as compressões torácicas adequadas – aquelas que circulam o sangue pelo corpo com uma boa pressão de pulso – são o componente mais importante. O socorrista que fornece compressões torácicas deve **comprimir com força e rapidamente, permitir o recuo total do tórax e minimizar as interrupções**. Idealmente, as compressões torácicas devem ser interrompidas apenas para uma checagem de ritmo ou liberação de um choque de desfibrilação. Os profissionais de saúde devem consultar as diretrizes mais recentes da American Heart Association (AHA) para Suporte Básico de Vida (SBV) e Suporte Avançado de Vida (SAV) pediátricos (eccguidelines.heart.org).

A parada cardíaca é reconhecida a partir de achados gerais e primários da pesquisa, consistentes com uma criança pálida ou cianótica, que não responde, apneica e sem pulso. Mesmo socorristas experientes têm uma taxa de erro relativamente alta quando solicitados a determinar a presença ou ausência de pulso em uma criança. Portanto, qualquer criança não responsiva e apneica pode ser presumida em parada cardíaca, e o socorrista deve responder adequadamente. **Um socorrista isolado para uma parada cardíaca pediátrica *não testemunhada* em um ambiente não hospitalar deve tratar a parada como de natureza asfíxica, iniciar imediatamente a RCP e ativar o sistema de resposta a emergências por meio de um telefone celular (se disponível).** Se um telefone celular não estiver imediatamente disponível, o socorrista deve realizar respirações iniciais de resgate e 2 minutos de compressões torácicas e ventilações antes de deixar a criança para ativar o sistema de resposta a emergências. Para uma parada hospitalar, o provedor deve pedir ajuda e solicitar que um membro da equipe ative o sistema de resposta a emergências enquanto inicia a RCP. **Um socorrista sozinho em um contexto extra-hospitalar que *testemunha* colapso súbito de uma criança deve tratar a parada cardíaca como uma arritmia primária, ativar imediatamente o sistema de emergência e obter um DEA.** Ao retornar, o socorrista deve confirmar a ausência de pulso, ligar o DEA, colocar as pás sobre o tórax da criança e seguir o comando de voz do DEA.

O passo inicial na RCP para uma criança de qualquer idade é restaurar a ventilação e a oxigenação o mais rápido possível. Na confirmação de falta de resposta, apneia e/ou ausência de pulso, a reanimação deve seguir as diretrizes atuais do SBV da AHA (ou Suporte Avançado de Vida Cardíaco, SAVC), conforme apropriado (eccguidelines.heart.org).

Se uma pessoa não tiver pulso, as compressões torácicas devem ser iniciadas. Compressões torácicas em crianças com menos de 1 ano de idade podem ser realizadas colocando-se dois polegares na região mesoesternal, com as mãos envolvendo o tórax, ou colocando-se os dois dedos sobre a região mesoesternal e comprimindo-a (Figuras 81.15 e 81.16). Para crianças com mais de 1 ano de idade, o socorrista deve realizar compressões torácicas sobre a metade inferior do esterno com a base da mão ou com as duas mãos, conforme se faz na reanimação de adulto (Figura 81.17). Em todos os casos, deve-se ter cuidado para evitar a compressão do xifoide e das costelas. Quando possível, uma prancha de reanimação cardíaca deve ser colocada sob a criança para maximizar a eficiência das compressões. A RCP e a respiração de resgate devem ser realizadas com base nas diretrizes atuais da AHA de SBV/SAVC.

O objetivo da RCP é restabelecer a circulação espontânea em um nível compatível com a sobrevivência. Se os esforços de reanimação não conseguirem restabelecer a respiração e a circulação que sustentam a vida, a equipe médica deve decidir se os esforços continuados são necessários ou se a reanimação deve ser interrompida. Se os cuidados com a vítima forem mantidos, trazendo o potencial para uma maior escalada nos cuidados, como intubação endotraqueal, acesso vascular

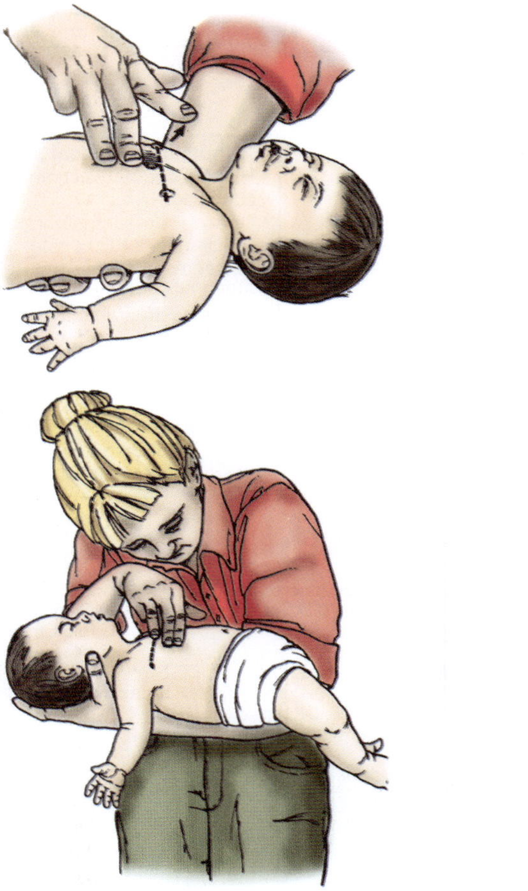

A

B

Figura 81.15 Compressões cardíacas. **A.** A criança está em decúbito dorsal sobre a palma da mão do socorrista. **B.** Realização de RCP durante o transporte de um bebê ou criança pequena. Nota-se que a cabeça é mantida nivelada com o tronco. (*De Guidelines for cardiopulmonary resuscitation and emergency cardiac care. Emergency Cardiac Care Committee and Subcommittees, American Heart Association. Part V. Pediatric basic life support*, JAMA 268: 2251-2261, 1992.)

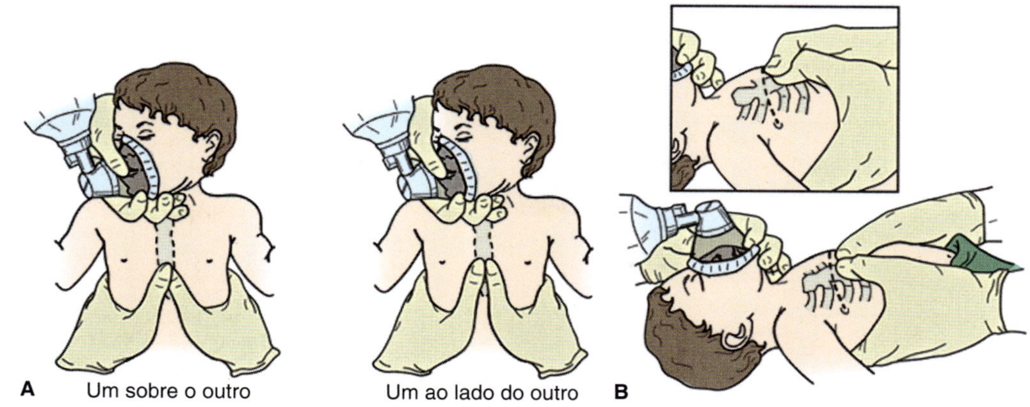

Figura 81.16 Método do polegar de compressões torácicas. **A.** Bebê recebendo compressões no peito com o polegar abaixo da linha do mamilo e os outros dedos por trás. **B.** Posição da mão para a técnica com duas mãos para compressões torácicas externas em neonatos. Os polegares ficam lado a lado no terço inferior do esterno. No recém-nascido pequeno, os polegares podem precisar ser sobrepostos (*detalhe*). Luvas devem ser usadas durante a reanimação. (*De Fleisher GR, Ludwig S, editors:* Textbook of pediatric emergency medicine, *Philadelphia, 2010, Wolters Kluwer/Lippincott Williams e Wilkins Health, Figura 2.2.*)

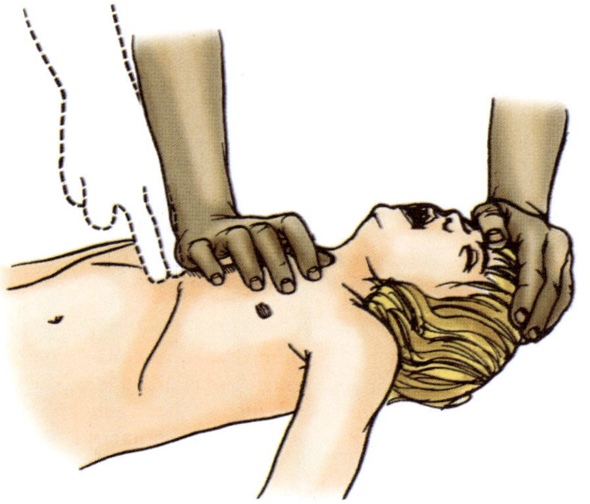

Figura 81.17 Localizando a posição da mão para compressão torácica em uma criança. Nota-se que a outra mão do socorrista é usada para manter a posição da cabeça para facilitar a ventilação. (*De Guidelines for cardiopulmonary resuscitation and emergency cardiac care. Emergency Cardiac Care Committee and Subcommittees, American Heart Association. Part V. Pediatric basic life support,* JAMA *268: 2251-2261, 1992.*)

e medicamentos, a RCP deve ser continuada pelo maior tempo possível ou enquanto considerada razoável pelos socorristas.

No ambiente hospitalar, o ECG deve ditar mais esforços de reanimação. Para crianças sem pulso e em assistolia ou dissociação eletromecânica (**atividade elétrica sem pulso**, AESP), os socorristas devem continuar a respiração de resgate e a RCP, obter acesso vascular e administrar epinefrina IV de emergência (Figura 81.18). Para assistolia continuada ou AESP, a epinefrina pode ser repetida a cada 3 a 5 min. A história do paciente, os achados do exame físico e a avaliação laboratorial devem ser usados para identificar causas corrigíveis de parada (p. ex., 6 Hs, 5 Ts; Tabela 81.5). A RCP deve ser continuada após a administração de epinefrina, para a substância pelo corpo. Após cinco ciclos de RCP, os profissionais devem reavaliar a criança quanto à presença de um pulso ou a uma mudança no ritmo do ECG que exigiria uma resposta diferente.

Para as crianças com TV ou FV sem pulso, a desfibrilação de emergência está indicada (ver Figura 81.18). Os socorristas devem aplicar pás no tórax e nas costas despidas e seguir as instruções verbais dadas pelo DEA. Para crianças menores, um desfibrilador (se disponível) ajustado para a dose de 2 J/kg deve ser usado. Idealmente, o DEA usado em uma criança de 8 anos ou menos deve ser equipado com uma dose de adulto atenuada ou deveria ser concebido para crianças; se nenhum dispositivo estiver disponível, um DEA adulto padrão pode ser usado. A RCP deve ser reiniciada imediatamente após a desfibrilação. A epinefrina em dose de emergência também pode ser administrada com mais cinco ciclos de RCP para assegurar sua circulação por todo o corpo. Se o ritmo do ECG continuar a mostrar FV ou TV, a desfibrilação pode ser alternada com epinefrina. Para FV ou TV refratárias, um antiarrítmico IV, como lidocaína ou amiodarona, pode ser administrado (Tabelas 81.6 e 81.7). Alguns estudos em adultos sugerem que uma combinação de epinefrina, vasopressina e metilprednisolona melhora a sobrevida após a RCP.

Tradicionalmente, a RCP contínua por mais de 20 minutos em crianças com parada cardíaca intra-hospitalar é considerada desnecessária. Com a prática atual de RCP, a sobrevida para parada cardíaca intra-hospitalar é de aproximadamente 40% para a duração da RCP inferior a 15 min, em comparação com aproximadamente 12% para a RCP com duração superior a 35 min. Sobreviventes tiveram um desfecho neurológico favorável em 70% com RCP de duração inferior a 15 min, em comparação com 60% para aqueles que precisaram de reanimação por mais de 35 min.

ACESSO VASCULAR

Acesso venoso

As veias adequadas para canulação são numerosas, mas há considerável variação anatômica entre os pacientes. Nas extremidades superiores, a *veia antecubital mediana*, localizada na fossa antecubital, é frequentemente a maior e a mais fácil de acessar (Figura 81.19). Muitas veias no dorso da mão também são adequadas para canulação, pois geralmente são grandes e de fácil localização, e sua canulação costuma ser bem tolerada. A *veia cefálica* geralmente é cateterizada no punho, ao longo do antebraço ou no cotovelo. A *veia mediana* do antebraço também é adequada, pois se encontra ao longo de uma superfície plana do antebraço. No membro inferior, a *veia safena magna*, localizada anteriormente ao maléolo medial, é acessível na maioria dos pacientes. O dorso do pé geralmente tem uma grande veia na linha média, passando através da articulação do tornozelo, mas é difícil manter os cateteres nessa veia, porque a dorsiflexão tende a desalojá-los. Uma segunda veia grande no lado lateral do pé, correndo no plano horizontal, normalmente de 1 a 2 cm dorsal até a margem inferior do pé, é preferível (Figura 81.20). As veias mais notórias do couro cabeludo são a *temporal superficial* (logo anterior à orelha) e a *posterior auricular* (logo atrás da orelha).

Veias centrais mais profundas e maiores podem fornecer acesso mais confiável e de maior diâmetro para medicamentos, soluções nutritivas e coleta de sangue do que linhas venosas periféricas. Elas

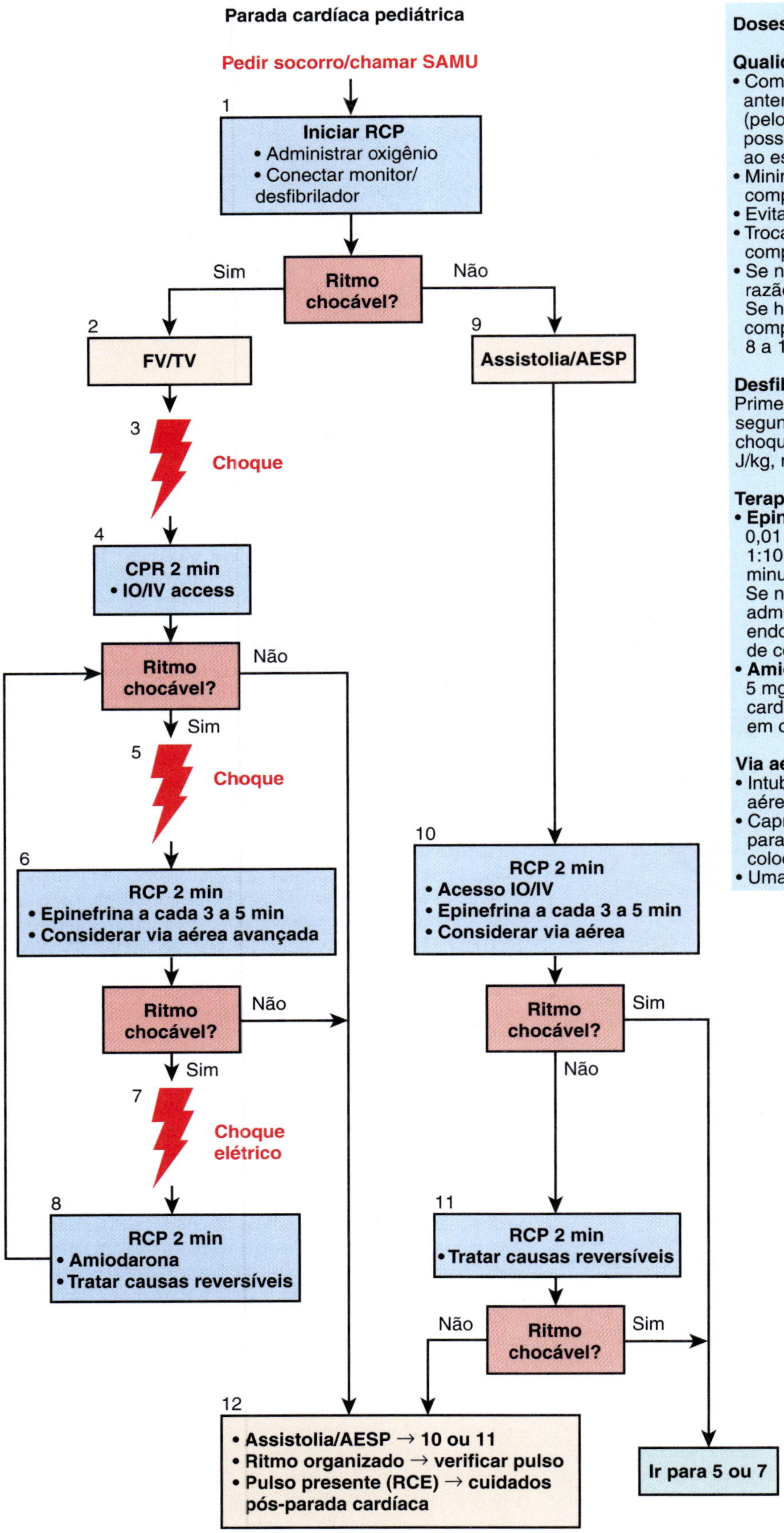

Doses/detalhes

Qualidade da RCP
- Comprimir ≥ 1/3 do diâmetro anteroposterior do tórax rapidamente (pelo menos 100 vezes/min) e possibilitar retorno completo do tórax ao estado inicial
- Minimizar interrupções nas compressões
- Evitar ventilação excessiva
- Trocar a pessoa que faz a compressão a cada 2 minutos
- Se não houver via aérea avançada, razão compressão:ventilação 15:2. Se houver via aérea avançada, compressão torácica contínua com 8 a 10 ventilações por minuto

Desfibrilação
Primeiro choque elétrico: 2 J/kg, segundo choque elétrico 4 J/kg, choques elétricos subsequentes ≥ 4 J/kg, máximo 10 J/kg ou dose de adulto.

Terapia farmacológica
- **Epinefrina, dose IO/IV:** 0,01 mg/kg (0,1 mℓ/kg de concentração 1:10.000). Repetir a cada 3 a 5 minutos. Se não houver acesso IO/IV, administrar dose por tubo endotraqueal: 0,1 mg/kg (0,1 mℓ/kg de concentração 1:1.000).
- **Amiodarona, dose IO/IV:** 5 mg/kg em *bolus* durante parada cardíaca. Pode repetir até 2 vezes em caso de FV refratária/TV sem pulso.

Via aérea avançada
- Intubação endotraqueal ou via aérea avançada supraglótica
- Capnografia ou capnometria para confirmar e monitorar colocação de tubo ET.
- Uma vez colocada a via aérea avançada, ventilar 1 vez a cada 6 a 8 segundos (8 a 10 vezes por minuto)

Retorno da circulação espontânea (RCE)
- Pulso e pressão arterial
- Ondas espontâneas de pressão arterial com monitoramento intra-arterial

Causas reversíveis
- Hipovolemia
- Hipoxia
- Íons hidrogênio (acidose)
- Hipoglicemia
- Hipopotassemia/ Hiperpotassemia
- Hipotermia
- Pneumotórax hipertensivo
- Tamponamento cardíaco
- Toxinas
- Trombose, pulmonar
- Trombose, coronariana

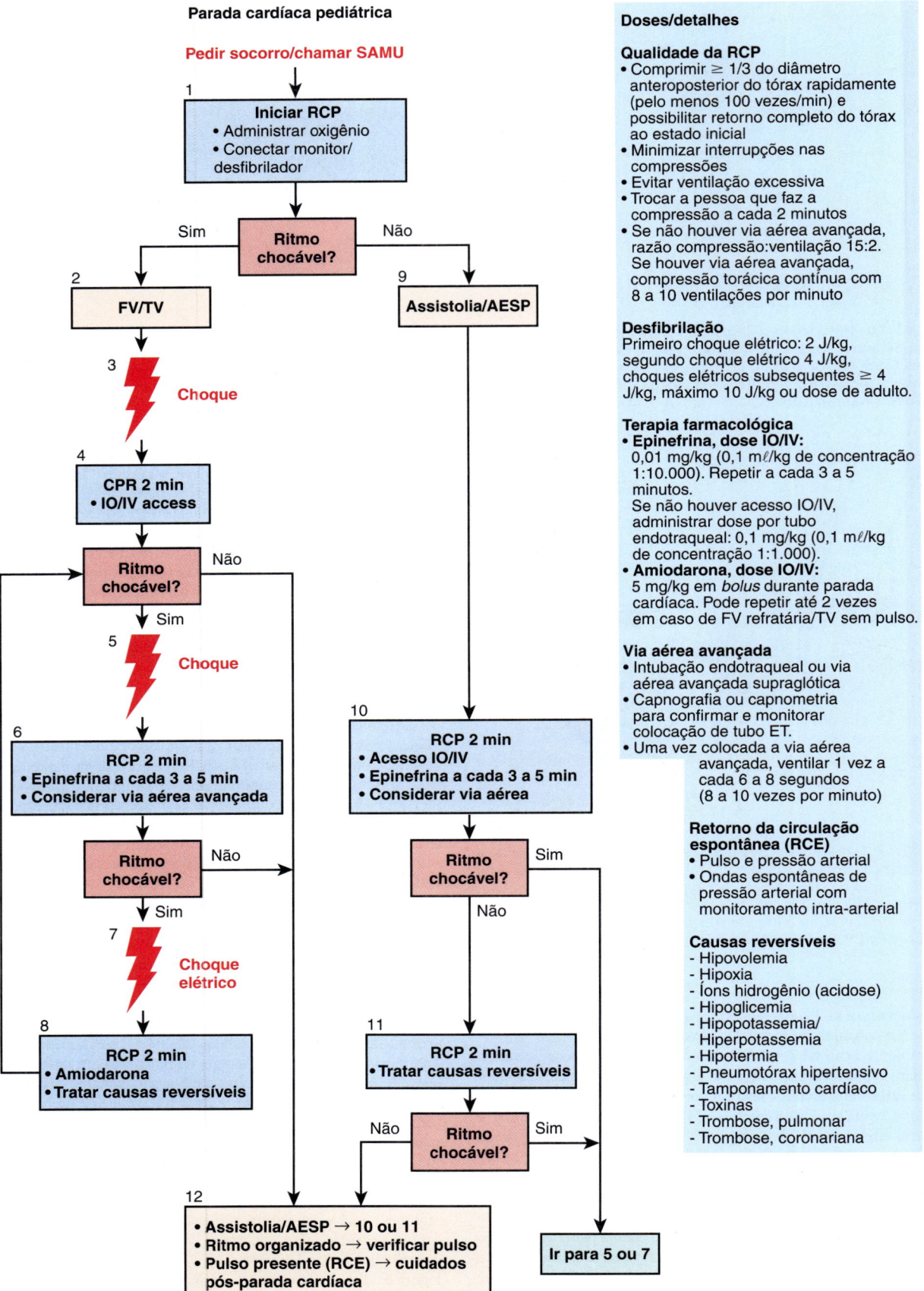

Figura 81.18 Suporte básico de vida (SBV): esquema para parada cardíaca pediátrica. RCP, reanimação cardiopulmonar; IO/IV, intraóssea/intravenosa; PEA, atividade elétrica sem pulso; FV/TV, fibrilação ventricular/taquicardia ventricular. (*De Kleinman ME, Chameides L, Schexnayder SM et al.: 2010 American Heart Association guidelines for cardiopulmonary resuscitation and emergency cardiovascular care. Part 14,* Circulation *122 [Supl 3]: S876-S908, 2010, Figura 1, p S885.*)

Tabela 81.6 Medicamentos para reanimação pediátrica e arritmias.

MEDICAMENTO	DOSE	OBSERVAÇÕES
Adenosina	0,1 mg/kg (máx.: 6 mg) Repetir: 0,2 mg/kg (máx.: 12 mg)	Monitore o ECG *Bolus* IV/IO rápido
Amiodarona	5 mg/kg IV/IO; repetit até 15 mg/kg Dose máxima: 300 mg	Monitore ECG e pressão sanguínea Ajuste a taxa de administração à urgência (dê mais lentamente quando a perfusão do ritmo estiver presente) Tenha cuidado ao administrar com outros medicamentos que prolongam o intervalo QT (considere a consulta com especialistas)
Atropina	0,02 mg/kg IV/IO 0,03 mg/kg TET* Repita 1 vez, se necessário Dose mínima: 0,1 mg Dose única mínima: Criança: 0,5 mg Adolescente: 1 mg	Doses mais altas podem ser usadas em caso de intoxicação por organofosforados
Cloreto de cálcio (10%)	20 mg/kg IV/IO (0,2 mℓ/kg)	Lentamente Dose adulta: 5 a 10 mℓ
Epinefrina	0,01 mg/kg (0,1 mℓ/kg 1:10.000) IV/IO 0,1 mg/kg (0,1 mℓ/kg 1:1.000) TET* Dose máxima: 1 mg IV/IO; 10 mg TET	Pode ser repetida a cada 3 a 5 min
Glicose	0,5 a 1 g/kg IV/IO	D10W: 5 a 10 mℓ/kg D25W: 2 a 4 mℓ/kg D50W: 1 a 2 mℓ/kg
Lidocaína	*Bolus*: 1 mg/kg IV/IO Dose máxima: 100 mg Infusão: 20 a 50 µg/kg/min TET*: 2 a 3 mg	
Sulfato de magnésio	25 a 50 mg/kg IV/IO por 10 a 20 min; mais rápido em torsade de pointes Dose máxima: 2 g	
Naloxona	< 5 anos ou ≤ 20 kg: 0,1 mg/kg IV/IO/TE * ≥ 5 anos ou > 20 kg: 2 mg IV/IO/TET *	Use doses mais baixas para reverter a depressão respiratória associada à administração de opioides terapêuticos (1 a 15 µg/kg)
Procainamida	15 mg/kg IV/IO por 30 a 60 min Dose adulta: infusão IV de 20 m/min até dose máxima total de 17 mg/kg	Monitore EGG e pressão arterial Cuidado ao administrar com outros medicamentos que prolongam o intervalo QT (considere a consulta com especialistas)
Bicarbonato de sódio	1 mEq kg/dose IV/IO lentamente	Após ventilação adequada

*Lave com 5 mℓ de solução salina normal e siga com cinco ventilações. ECG, eletrocardiograma; TET, tubo endotraqueal; IO, intraósseo; IV, intravenosa. De ECC Committee, Subcommittees and Task Forces of the American Heart Association: 2005 American Heart Association guidelines for cardiopulmonary resuscitation and emergency cardiovascular care, *Circulation* 112: IV1-203, 2005.

Tabela 81.7 Medicamentos para manter o débito cardíaco e a estabilização pós-reanimação.*

MEDICAÇÃO	FAIXA DE DOSE	COMENTÁRIOS
Inanrinona	0,75 a 1 mg/kg IV/IO ao longo de 5 min; pode ser repetida 2 vezes; em seguida: 2 a 20 µg/kg/min	Inodilator
Dobutamina	2 a 20 µg/kg/min IV/IO	Inotrope; vasodilatador
Dopamina	2 a 20 µg/kg/min IV/IO em doses baixas; pressor em doses mais altas	Inotrope; cronotrópico; vasodilatador renal e esplâncnico
Epinefrina	0,1 a 1 µg/kg/min IV/IO	Inotrope; cronotrópico; vasodilatador em baixas doses; vasopressor em doses mais altas
Milrinona	50 a 75 µg/kg IV/IO por 10 a 60 min; em seguida, 0,5 a 0,75 µg/kg/min	Inodilator
Norepinefrina	0,1 a 2 µg/kg/min	Inotrope; vasopressor
Nitroprussiato de sódio	1 a 8 µg/kg/min	Vasodilatador; prepare apenas em D5W

*Fórmula alternativa para o cálculo de uma infusão: velocidade de infusão (mℓ/h) = [Peso (kg) × dose (µg/kg/min) × 60 (min/h)]/concentração µg/mℓ). D5W, 5% Dextrose em água; IO, intraósseo; IV, intravenosa. De ECC Committee, Subcommittees and Task Forces of the American Heart Association: 2005 American Heart Association guidelines for cardiopulmonary resuscitation and emergency cardiovascular care, *Circulation*112: IV1 – IV203, 2005.

podem ser alcançadas por cateterização percutânea ou exposição cirúrgica. Em lactentes e crianças jovens, a *veia femoral* é frequentemente a mais fácil de acessar e cateterizar, mas as veias *jugular interna* e *subclávia* também podem ser usadas (Figuras 81.21 e 81.22). Devido à sua proximidade com o nervo mediano, a veia braquial frequentemente não é recomendada para canulação.

Acesso intraósseo

As agulhas intraósseas (IO; para acesso do plexo venoso intramedular) são agulhas rígidas especiais de grande calibre. A punção IO é recomendada para pacientes nos quais o acesso intravenoso (IV) se mostra difícil ou inatingível, mesmo em crianças mais velhas. Se o acesso venoso não estiver disponível dentro de aproximadamente 1 minuto

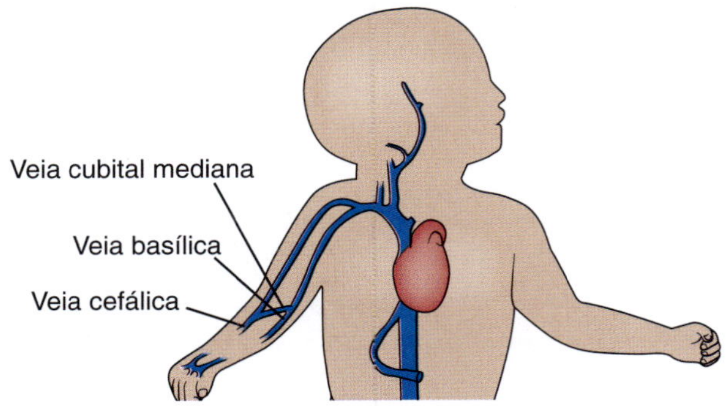

Figura 81.19 Veias da extremidade superior. (*De Roberts JR, Hedges JR, editors:* Clinical procedures in emergency medicine, ed 4, *Philadelphia, 2004, Saunders.*)

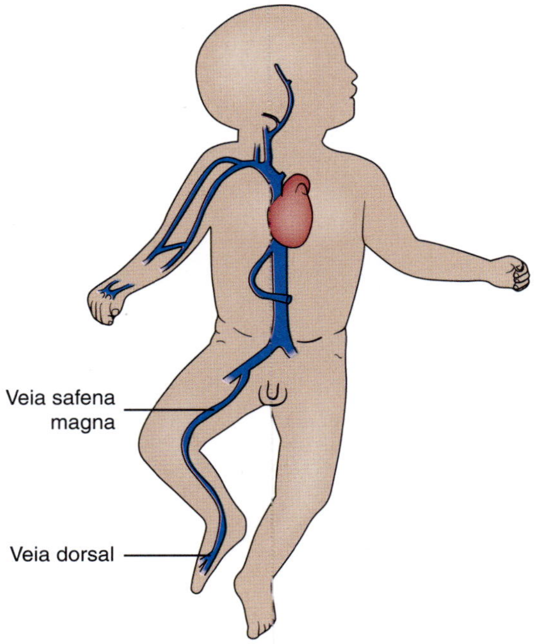

Figura 81.20 Veias da extremidade inferior. (*De Roberts JR, Hedges JR, editors:* Clinical procedures in emergency medicine, ed 4, *Philadelphia, 2004, Saunders.*)

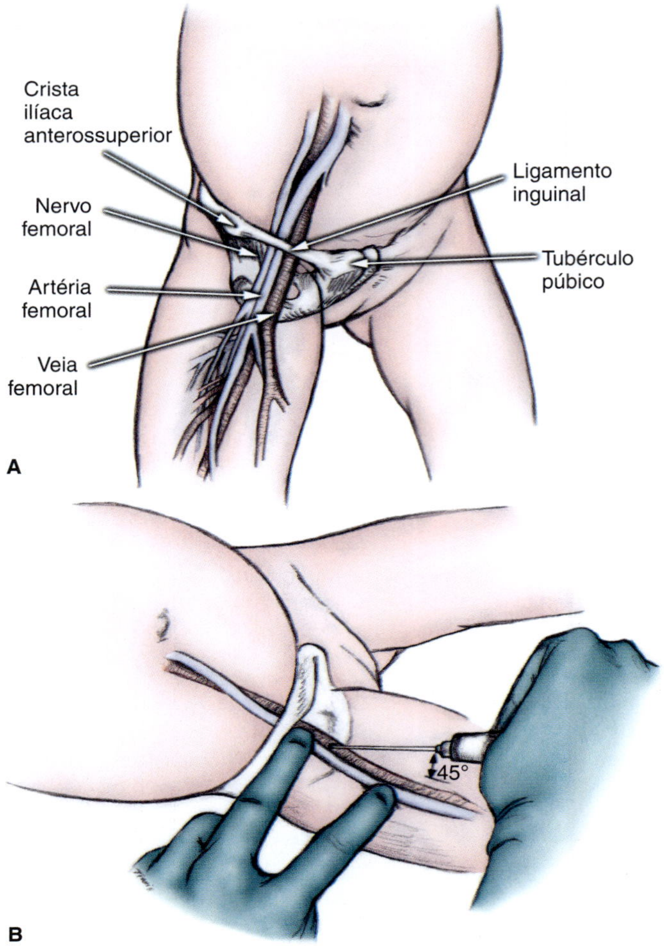

Figura 81.21 Abordagem da veia femoral. Lembre-se do NAVEL, mnemônico para nervo, artéria, veia, espaço vazio e linfáticos. (*De Putigna F, Solenberger R:* Central venous access. http://emedicine.medscape.com/article/940865-overview.)

em uma criança com parada cardiorrespiratória, uma agulha IO deve ser colocada na tíbia proximal anterior (com cuidado para evitar a travessia da placa epifisária). A agulha deve penetrar na camada anterior do osso compacto e sua ponta deve ser avançada no interior esponjoso do osso (Figura 81.23). Os *kits* IO disponíveis comercialmente frequentemente incluem manuais que evitam as complicações da colocação manual da agulha. Todos os medicamentos, componentes sanguíneos e fluidos podem ser administrados por via IO, incluindo os medicamentos necessários para a reanimação de emergência. As complicações são incomuns, mas podem incluir osteomielite com infusões prolongadas e fratura da tíbia.

Se as vias IV e IO não estiverem disponíveis em um paciente intubado, a medicação pode ser administrada pelo TOT (epinefrina, atropina, naloxona, vasopressina).

Acesso arterial

O acesso arterial é indicado quando os prestadores de cuidados necessitam de coleta de sangue frequente, particularmente para avaliar adequação da oxigenação, ventilação ou equilíbrio acidobásico e/ou fazer monitoramento contínuo da pressão arterial. A *artéria radial*, a mais comumente cateterizada, encontra-se na face lateral do punho

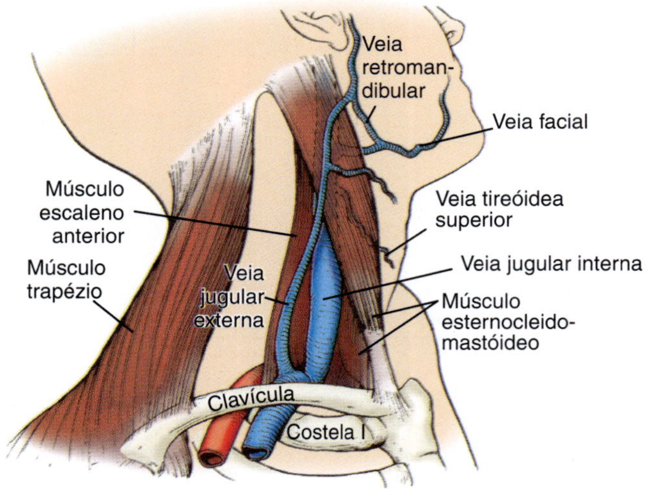

Figura 81.22 Veias jugulares internas e externas. As duas cabeças do esternocleidomastóideo são indicadas pelas *linhas*. (*De Mathers LW, Smith DW, Frankel L: Anatomic considerations in placement of central venous catheters, Clin Anat 5:89, 1992. Reproduzida com autorização da Wiley-Liss.*)

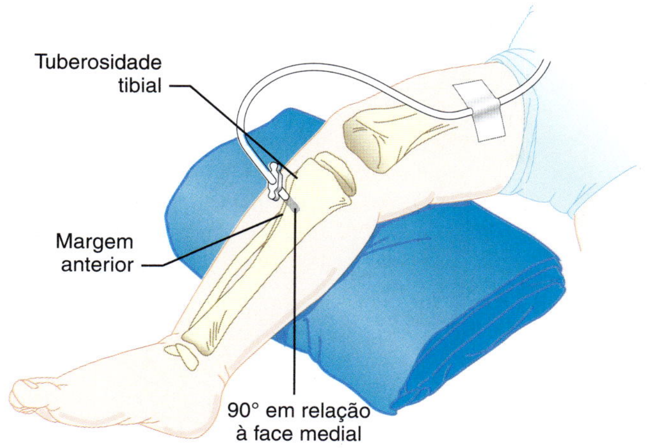

Figura 81.23 Técnica de canulação intraóssea. (*De Zwass MS, Gregory GA: Pediatric and neonatal intensive care. In Miller RD, Eriksson LI, Fleisher LA et al., editors: Miller's anesthesia, ed 7, Philadelphia, 2009, Churchill Livingstone, Figura 84.1.*)

anterior, apenas medial ao processo estiloide do rádio (Figura 81.24). A artéria ulnar, apenas lateral ao tendão do flexor ulnar do carpo, é usada com menos frequência devido à sua proximidade com o nervo ulnar. Os locais úteis na extremidade inferior, particularmente em neonatos e lactentes, são a *artéria dorsal do pé*, no dorso do pé entre os tendões do tibial anterior e extensor longo do hálux, e a *artéria tibial* posterior, posterior ao maléolo medial. Os cateteres arteriais requerem cuidados especiais para inserção e manejo subsequente.

PROCEDIMENTOS DE EMERGÊNCIA NÃO VASCULARES

Posicionamento da toracocentese e do tórax

Toracocentese é a colocação de uma agulha ou cateter no espaço pleural para retirada de fluidos, sangue ou ar. A maioria das inserções é realizada em um dos espaços intercostais entre a 4ª e a 9ª costela no plano da linha axilar média. Após a anestesia local/sedação sistêmica apropriada, a toracocentese é realizada quando clinicamente indicada; uma incisão é feita na pele e a dissecção através da parede torácica é realizada em camadas com o uso de técnicas de dissecção romba. A agulha (e posteriormente o tubo torácico) que entra no espaço pleural deve penetrar no espaço intercostal passando pela borda superior da costela inferior, pois há vasos maiores ao longo da borda inferior da costela. Idealmente, o dreno torácico deve situar-se *anteriormente* no espaço pleural para acúmulo de ar e *posteriormente* para acúmulo de líquido. Uma radiografia deve ser obtida para verificar a colocação do dreno torácico e a evacuação do espaço pleural.

Pericardiocentese

Quando líquido, sangue ou gás se acumulam no saco pericárdico, o coração pode ficar comprimido e tornar-se incapaz de encher-se e esvaziar-se com volumes normais de sangue, levando a um débito cardíaco diminuído. Os sinais cardinais desse derrame pericárdico restritivo são taquicardia, hipotensão, geralmente com uma pressão de pulso estreitada, e diminuição de SO_2. A pericardiocentese inclui aspiração por agulha do saco pericárdico, muitas vezes seguida pela colocação de um cateter para drenagem contínua. Assim como na toracocentese, a radiografia de tórax deve ser feita para confirmar a localização do cateter, bem como para avaliar qualquer complicação, como pneumotórax ou hemotórax. A pericardiocentese pode ser realizada com ecocardiografia.

CUIDADOS DE PÓS-REANIMAÇÃO

Após a reanimação bem-sucedida, a observação cuidadosa em uma unidade de terapia intensiva, onde a criança pode receber avaliações e suporte contínuos de sistemas de múltiplos órgãos, é fundamental. Cuidados pós-reanimação de excelência incluem suporte contínuo da

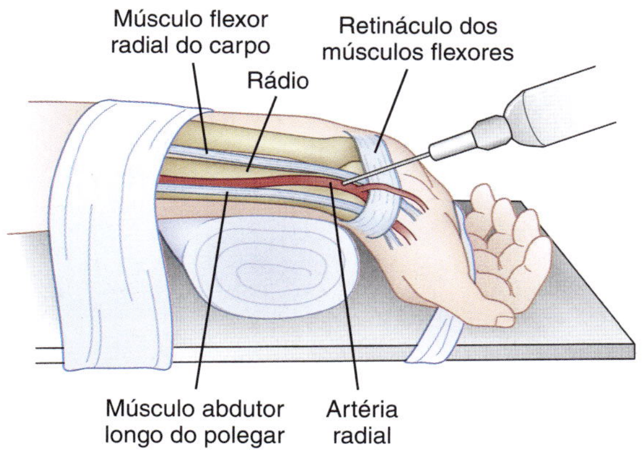

Figura 81.24 Anatomia e canulação da artéria radial.

função do sistema cardiovascular e respiratório, conforme necessário, e a identificação e o tratamento de outras disfunções do sistema que possam ter contribuído para a (ou resultaram da) instabilidade cardiopulmonar da criança. Bons cuidados intensivos pós-reanimação também incluem serviços de apoio para pais, irmãos, familiares e amigos da criança.

A hipotermia induzida (32 a 34°C *versus* temperatura alvo de 36,8°C [variação de 36 a 37,5°C] por cerca de 48 h) *não* demonstrou melhorar a sobrevivência e a função neurológica em sobreviventes pediátricos de RCP. No entanto, *a hipertermia deve ser evitada.* **Encefalopatia hipóxico-isquêmica**, com subsequente desenvolvimento de convulsões, deficiência intelectual e espasticidade, é uma complicação séria e comum da parada cardíaca. Além disso, *hiperglicemia e hipoglicemia devem ser evitadas*.

O manejo pós-reanimação geralmente tem duas fases. Em primeiro lugar, a equipe de saúde deve avaliar vias respiratórias da criança, a respiração, o suporte de oxigenação e a ventilação, como indicado. Se a criança apresentar insuficiência respiratória contínua e tiver sido mantida com ventilação com bolsa-válvula-máscara até esse momento, os socorristas devem avançar com a intubação. Uma vez que a criança é intubada, a ventilação mecânica deve ser estabelecida e as avaliações respiratórias realizadas, como radiografia de tórax e gasometria arterial. Há necessidade de avaliação do sistema circulatório e, se necessário, deve-se oferecer suporte cardiovascular. O monitoramento contínuo da pressão arterial pode ajudar o profissional a determinar a necessidade e a resposta a medicamentos inotrópicos e cronotrópicos (Tabela 81.7). Uma vez que o ABC tenha sido realizado, os socorristas podem passar para avaliações completas dos sistemas de órgãos. Uma abordagem sistemática deve ser utilizada, com exames laboratoriais e avaliação física completa para revelar os sistemas respiratório, cardiovascular, neurológico, gastrintestinal, renal e a função do sistema hematológico da criança.

A **comunicação** com a família dos pacientes é um elemento essencial dos cuidados pós-reanimação. A família deve receber informações detalhadas sobre os elementos da reanimação realizada, a condição da criança e as preocupações médicas atuais *pelo profissional mais experiente disponível*. Esse profissional deve ser solícito para responder as perguntas das famílias, esclarecer informações e proporcionar conforto. Outros funcionários de apoio, incluindo assistentes-sociais e capelães, devem ser contatados, como a família desejar, para fornecer apoio e conforto adicionais. Para situações em que a reanimação é contínua e não se espera que a criança sobreviva, recomenda-se que o profissional faça todo o possível para ter a família presente à beira do leito, se assim ela desejar. A presença da família durante a RCP ou outros esforços de reanimação de emergência, mesmo que a criança morra, está associada a uma experiência médica mais positiva do que quando ela é excluída. Em situações em que a criança está criticamente doente, mas estável, a família deve ser levada à beira do leito assim que a equipe de saúde julgar seguro e apropriado (ver Capítulo 7).

A bibliografia está disponível no GEN-io.

Capítulo 82

Tratamento Agudo de Múltiplos Traumatismos

Cindy Ganis Roskind, Howard I. Pryor II e Bruce L. Klein

EPIDEMIOLOGIA

Lesões são a principal causa de morte e incapacidade em crianças em todo o mundo (ver Capítulo 13). As mortes representam apenas uma pequena parte das consequências de traumatismos. Aproximadamente 140.000 crianças foram tratadas em centros de trauma dos EUA em 2016 devido a lesões graves. Muitos sobreviventes têm limitações funcionais permanentes ou temporárias. Lesões relacionadas a veículos automotores e quedas estão entre as 15 principais causas de invalidez em crianças em todo o mundo.

O trauma é frequentemente classificado de acordo com o número de partes do corpo significativamente lesionadas (≥ 1), a gravidade da lesão (leve, moderada ou grave) e o mecanismo da lesão (contuso ou penetrante). Na infância, predomina o trauma contuso, responsável pela maioria das lesões. Na adolescência, o trauma penetrante aumenta em frequência, respondendo por aproximadamente 15% das lesões, e o trauma penetrante secundário a uma arma de fogo está associado a uma alta taxa de letalidade de 11%.

EQUIPES DE REGIONALIZAÇÃO E TRAUMA

As taxas de mortalidade e morbidade diminuíram em regiões geográficas com sistemas abrangentes e coordenados no manejo de traumatismos. O tratamento em centros especializados está associado à diminuição da mortalidade. No local do acidente, os paramédicos devem administrar o suporte avançado de vida necessário e realizar a **triagem** (Figura 82.1). Geralmente é preferível evitar hospitais locais e transportar rapidamente uma criança gravemente ferida diretamente para um centro de trauma pediátrico (ou com internação pediátrica). *As crianças têm taxas de mortalidade e de complicações mais baixas, taxas de complicações e menos intervenções cirúrgicas após traumatismo contuso grave quando são tratadas em centros de trauma pediátrico especializados ou em hospitais com unidades de terapia intensiva pediátrica.*

Quando o pronto-socorro (PS) que receberá a criança é avisado com antecedência, a equipe de trauma também deve ser mobilizada de antemão. Cada membro tem tarefas definidas. Um cirurgião sênior (coordenador cirúrgico) ou, às vezes inicialmente, um médico emergencista lidera a equipe. A composição da equipe varia um pouco de hospital para hospital; a Figura 82.2 mostra o modelo usado no Centro Infantil Bloomberg do Hospital Johns Hopkins (Baltimore, MD). Médicos experientes, especialmente neurocirurgiões e cirurgiões ortopédicos, devem estar prontamente disponíveis; e a equipe da sala de cirurgia deve ser alertada.

O estado hemodinâmico, as localizações anatômicas e/ou o mecanismo de lesão são usados para triagem de campo, bem como para determinar se a equipe de trauma deve ser ativada. Maior importância deve ser dada ao comprometimento fisiológico e menor ao mecanismo de lesão. Escalas de pontuação como a Escala Abreviada de Lesões (AIS), o Índice de Gravidade de Lesão (ISS, do inglês *Injury Scale Score*), o Escore de Trauma Pediátrico (Tabela 82.1) e o Escore de Trauma Revisado usam esses parâmetros para prever o desfecho do paciente. A AIS e o ISS são usados juntos. Primeiro, a AIS é usada numericamente para pontuar lesões – como 1 menor, 2 moderada, 3 séria, 4 grave, 5 crítica ou 6 provavelmente letal – em cada uma das seis regiões do corpo no ISS: cabeça/pescoço, face, tórax, abdome e conteúdo pélvico, extremidades e pelve óssea, e externo. O ISS é a soma dos quadrados das três pontuações mais altas da região da AIS.

Tabela 82.1 Índice de trauma pediátrico.*

COMPONENTE	+2	+1	−1
Peso corporal	≥ 20 kg	10 a 20 kg	< 10 kg
Via respiratória	Normal	Sustentável	Insustentável
PA sistólica	≥ 90 mmHg	50 a 90 mmHg	< 50 mmHg
SNC	Acordado	Obtundido/ PDC	Coma/ descerebrado
Ferida aberta	Nenhuma	Pequena	Grande/ penetrante
Esquelético	Nenhuma	Fratura fechada	Fraturas abertas/ múltiplas
Soma total de pontos			

*Crianças com Índice de Trauma Pediátrico ≤ 6 apresentam risco aumentado de mortalidade e morbidade. PA, pressão arterial; SNC, sistema nervoso central; PDC, perda de consciência. De Tepas JJ 3rd, Mollitt DL, Talbert JL *et al.*: The Pediatric Trauma Score as a predictor of injury severity in the injured child, *J Pediatr Surg* 22:14-18, 1987 (Tabela 1, p. 15).

AVALIAÇÃO PRIMÁRIA

Durante a avaliação primária, o médico avalia e trata rapidamente qualquer lesão que represente risco de vida. As principais causas de morte logo após o trauma são obstrução das vias respiratórias, insuficiência respiratória, choque por hemorragia e lesão do sistema nervoso central (SNC). A pesquisa primária aborda os **ABCDE**: vias respiratórias, respiração, circulação, déficit neurológico e exposição do paciente e controle do ambiente.

Via respiratória/coluna cervical

Otimizar a oxigenação e a ventilação enquanto protege a coluna cervical de possíveis lesões futuras é de suma importância. Inicialmente, deve-se suspeitar de lesão da cervical em qualquer criança que sofra traumas múltiplos e contusos. Embora as lesões da cervical ocorram com menos frequência em crianças do que em adultos, as crianças correm risco de sofrer esse tipo de lesão devido ao tamanho relativamente grande de suas cabeças em relação ao restante do corpo, o que aumentam as forças de flexão-extensão, e à fraqueza dos músculos do pescoço, o que as predispõem a lesões ligamentares. Para evitar lesões espinais adicionais, os paramédicos têm sido tradicionalmente ensinados a imobilizar a coluna cervical (e torácica e lombar) em posição neutra com um colar rígido, bloqueios de cabeça, fita ou tecido colocado na testa, no tronco e nas coxas para conter a criança, e uma prancha rígida.

A obstrução das vias respiratórias manifesta-se como ronco, gorgolejo, rouquidão, estridor e/ou murmúrio vesicular diminuído (mesmo sem esforço respiratório). Em razão de terem menores cavidades oral e nasal, línguas proporcionalmente maiores, mais tecido tonsilar e adenoidal, abertura glótica mais alta e mais anterior, e laringe e traqueia mais estreitas, as crianças têm maior probabilidade que os adultos de apresentarem obstrução das vias respiratórias. Obstrução é comum em pacientes com lesões graves na cabeça, em parte por causa do tônus muscular reduzido, que possibilita que a língua caia posteriormente e oclua as vias respiratórias. Com o trauma, a obstrução também pode resultar de fraturas da mandíbula ou dos ossos faciais, secreções como sangue ou vômito, lesões por esmagamento da laringe ou traqueia e aspiração de corpo estranho.

Se for necessário abrir as vias respiratórias, recomenda-se manobra de elevação da mandíbula sem inclinação da cabeça. Esse procedimento minimiza o movimento da coluna cervical. Em uma criança inconsciente, uma via respiratória orofaríngea pode ser inserida para evitar o deslocamento posterior dos tecidos mandibulares. Uma criança semiconsciente irá engasgar-se com uma via respiratória orofaríngea, mas pode tolerar uma via respiratória nasofaríngea. Uma via respiratória nasofaríngea é contraindicada quando há possibilidade de fratura da placa cribriforme. Se essas manobras mais aspiração não desobstruírem as vias respiratórias, a intubação endotraqueal oral é indicada. Quando a intubação endotraqueal se mostra difícil, uma máscara laríngea pode

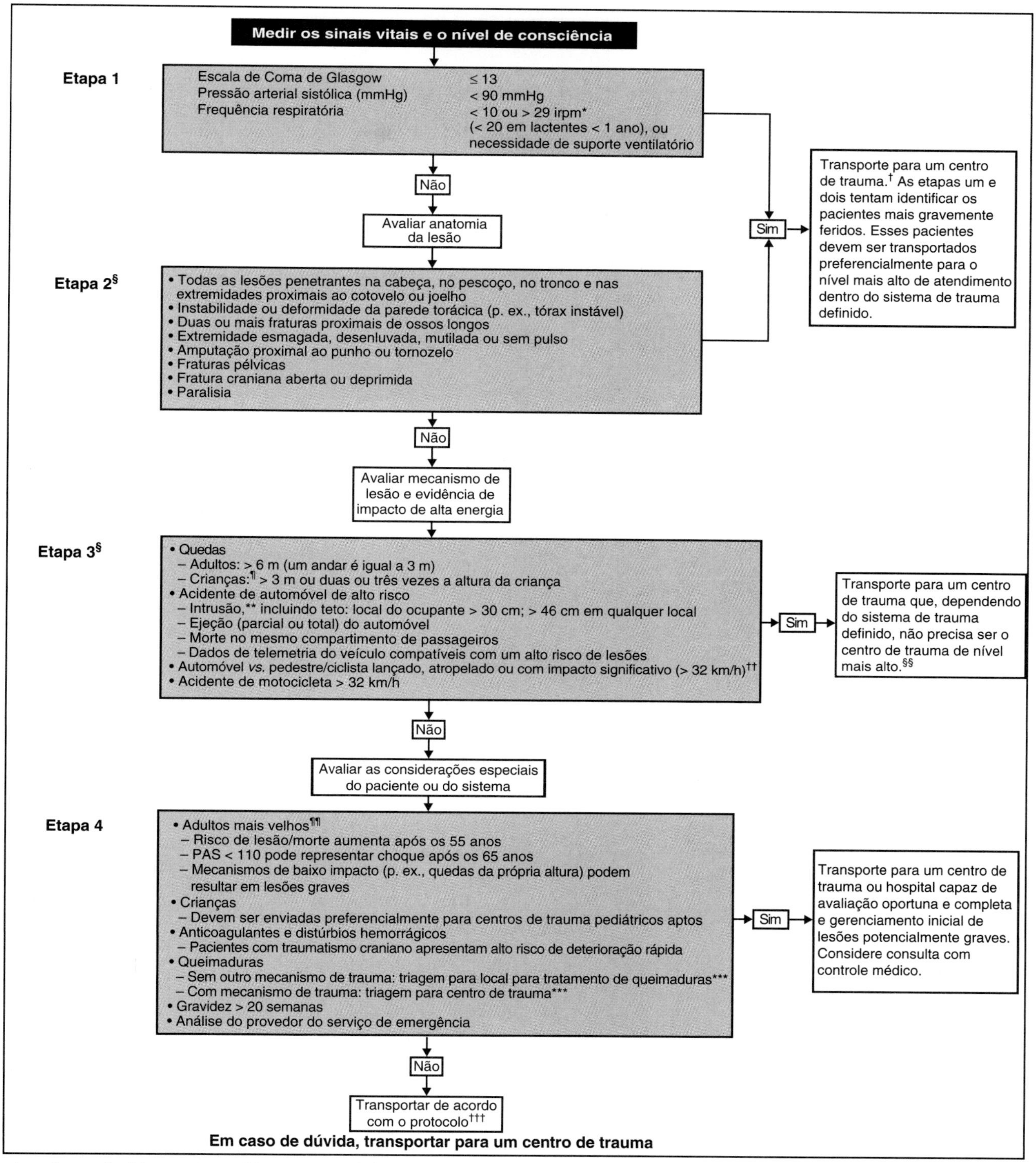

*Irpm: incursões respiratórias por minuto. O limite superior da frequência respiratória em bebês é > 29 irpm para manter um nível mais alto de *overtriage* para lactentes. †Os centros de trauma são designados de Nível I-IV. Um centro de nível I tem a maior quantidade de recursos e pessoal para cuidar do paciente lesionado e fornece liderança regional em programas de educação, pesquisa e prevenção. Uma instalação de Nível II oferece recursos semelhantes a uma instalação de Nível I, possivelmente diferindo apenas na disponibilidade contínua de determinadas subespecialidades ou prevenção, educação e atividades de pesquisa suficientes para a designação de Nível I; as instalações de nível II não precisam ser centros de ensino para residentes ou *fellows*. Um centro de nível III é capaz de avaliação, reanimação e cirurgia de emergência, com pacientes gravemente feridos sendo transferidos para uma instalação de nível I ou II. Um centro de trauma Nível IV é capaz de fornecer cobertura médica 24 horas, reanimação e estabilização para pacientes feridos antes de serem transferidos para uma instalação que ofereça um nível mais alto de atendimento ao trauma. §Qualquer lesão observada na etapa 2 ou mecanismo identificado na Etapa Três desencadeia uma resposta "sim". ¶Idade < 15 anos. **Intrusão refere-se à intrusão do compartimento interno, em oposição à deformação que se refere a danos externos. ††Inclui pedestres ou ciclistas arremessados ou atropelados por um veículo motorizado ou aqueles com impacto estimado > 32 km/h com um veículo motorizado. §§Os protocolos locais ou regionais devem ser usados para determinar o nível mais apropriado do centro de trauma dentro do sistema de trauma definido; não precisa ser o centro de trauma de nível mais alto. ¶¶ Idade > 55 anos. ***Pacientes com queimaduras e trauma concomitante para os quais a queimadura representa o maior risco de morbidade e mortalidade devem ser transferidos para um centro de queimados. Se o trauma de não queimadura apresentar um risco imediato maior, o paciente pode ser estabilizado em um centro de trauma e então transferido para um centro de tratamento de queimados. †††Os pacientes que não atendem a nenhum dos critérios de triagem nas etapas 1-4 devem ser transportados para a instalação médica mais apropriada, conforme descrito nos protocolos locais de Serviços de Emergência.

Figura 82.1 Diretrizes para triagem de campo de pacientes feridos – EUA, 2011. *(De Guidelines for field triage of injured patients: recommendations of the National Expert Panel on Field Triage, MMWR 61:6, 2012.)*

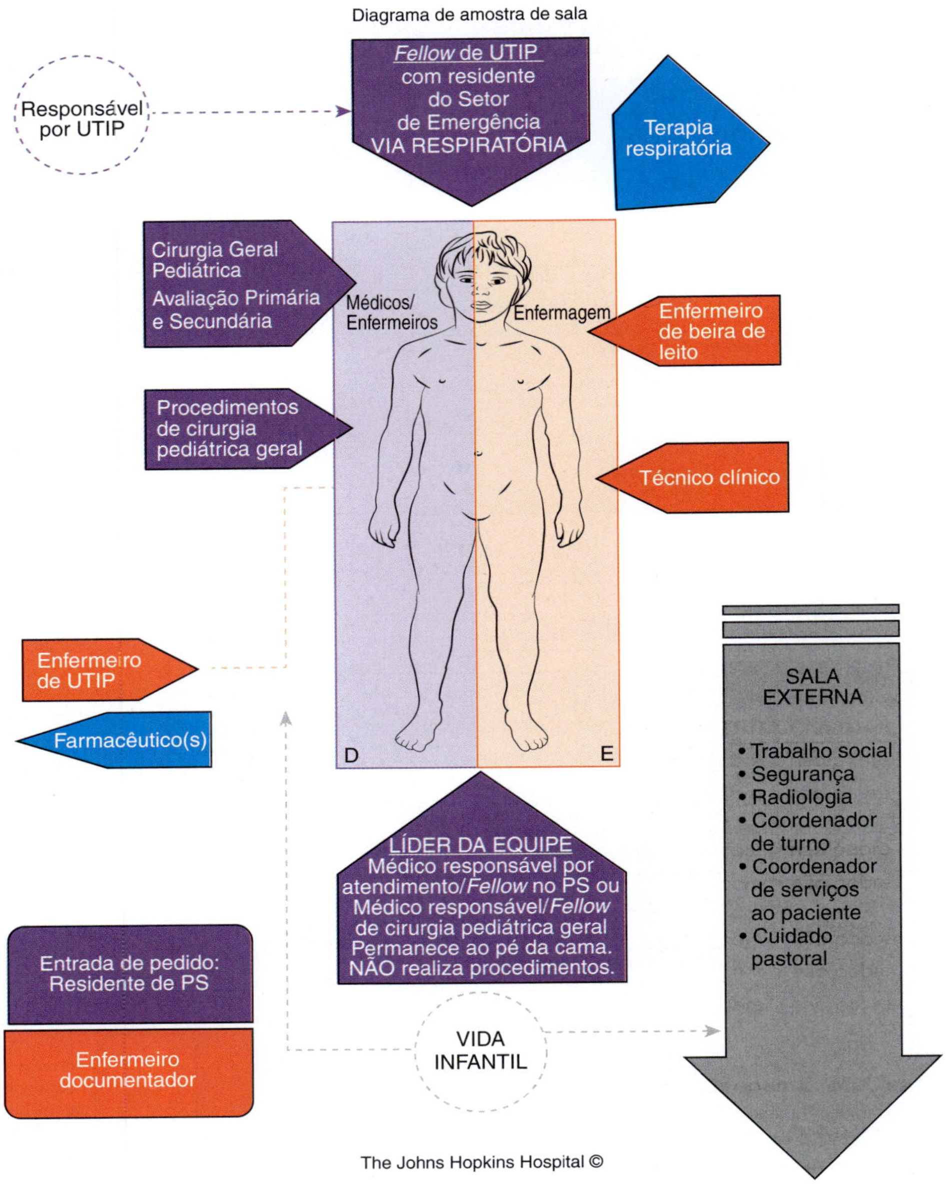

Figura 82.2 Equipe na sala de trauma do PS no Centro Infantil Bloomberg do The Johns Hopkins Hospital. PS, pronto-socorro; UTIP, unidade de terapia intensiva pediátrica. *(Cortesia do The Johns Hopkins Hospital, Baltimore, Maryland.)*

ser usada como alternativa temporária. Uma máscara laríngea consiste em um tubo com um balonete inflável que fica acima da laringe e, portanto, não requer a colocação do tubo na traqueia. A laringoscopia assistida por vídeo ou o uso de um *bougie* também podem ser úteis no manejo de uma via respiratória difícil. A cricotireotomia de emergência é necessária em < 1% das vítimas de trauma.

Respiração

O médico avalia a respiração contando a frequência respiratória; visualizando o movimento da parede torácica e sua simetria, a expansão e o uso de músculos acessórios; e auscultando o murmúrio vesicular em ambas as axilas. O monitoramento contínuo da forma de onda por capnografia também deve ser usado como adjuvante; no entanto, é menos confiável em pacientes com choque. Além de procurar visualmente por cianose, a oximetria de pulso é padrão. Se a ventilação for inadequada, a ventilação com bolsa-válvula-máscara com oxigênio a 100% deve ser iniciada imediatamente, seguida de intubação endotraqueal. Detectores de dióxido de carbono (CO_2) expiratório final ou capnografia ajudam a verificar o posicionamento preciso do tubo.

Traumatismo craniano é a causa mais comum de insuficiência respiratória. Uma criança inconsciente com traumatismo craniano grave pode ter uma variedade de anormalidades respiratórias, como respiração de Cheyne-Stokes, respirações lentas e irregulares e apneia.

Embora menos comum que contusão pulmonar, pneumotórax hipertensivo e hemotórax maciço são imediatamente letais (Tabelas 82.2 e 82.3). **Pneumotórax hipertensivo** ocorre quando o ar acumula sob pressão no espaço pleural. O pulmão adjacente é compactado, o mediastino é empurrado em direção ao hemitórax oposto e o coração, os grandes vasos e o pulmão contralateral são comprimidos ou dobrados (ver Capítulo 439). A ventilação e o débito cardíaco são comprometidos. Os achados característicos incluem cianose, taquipneia, retrações, elevação torácica assimétrica, desvio traqueal contralateral, murmúrio vesicular diminuído no lado ipsilateral (mais do que contralateral) e sinais de choque. Toracocentese com agulha, seguida por inserção do tubo de toracostomia, é diagnóstica e salva vidas. **Hemotórax** resulta de lesão dos vasos intercostais, pulmões, coração ou grandes vasos. Quando a ventilação é adequada, a reposição volêmica deve ser iniciada antes da evacuação, porque uma grande quantidade de sangue pode ser drenada pelo dreno torácico, o que resulta em choque.

Tabela 82.2 Diagnóstico diferencial de lesões cardiopulmonares com risco de vida imediato.

	PNEUMOTÓRAX HIPERTENSIVO	HEMOTÓRAX MACIÇO	TAMPONAMENTO CARDÍACO
Murmúrio vesicular	Mais diminuído unilateralmente que contralateralmente	Unilateralmente diminuído	Normais
Percussão	Hiper-ressonante	Maçante	Normal
Localização da traqueia	Deslocada contralateralmente	Linha média ou deslocada	Linha média
Veias do pescoço	Distendidas	Planas	Distendidas
Bulhas cardíacas	Normais	Normais	Abafadas

Adaptada de Cooper A, Foltin GL: Thoracic trauma. In Barkin RM, editor: *Pediatric emergency medicine*, ed 2, St Louis, 1997, Mosby, p. 325.

Tabela 82.3 Lesões torácicas com risco de vida.

PNEUMOTÓRAX HIPERTENSIVO
Vazamento valvar de uma via do parênquima pulmonar ou árvore traqueobrônquica
Colapso pulmonar com desvio mediastinal e traqueal para o lado oposto ao vazamento
Compromete o retorno venoso e diminui a ventilação do outro pulmão
Clinicamente, manifesta-se como dificuldade respiratória, ausência unilateral de murmúrio vesicular, desvio traqueal, veias cervicais distendidas, timpanismo à percussão do lado envolvido e cianose
Alívio primeiro com aspiração por agulha e depois com drenagem torácica

PNEUMOTÓRAX ABERTO (FERIDA TORÁCICA ASPIRATIVA)
O efeito na ventilação depende do tamanho

TÓRAX INSTÁVEL SIGNIFICATIVO
Geralmente causado por lesão contusa que resulta em fraturas de costelas múltiplas
Perda de estabilidade óssea da caixa torácica
Interrupção importante do movimento síncrono da parede torácica
Ventilação mecânica e pressão expiratória final positiva necessária

HEMOTÓRAX MACIÇO
Deve ser drenado com um tubo de grosso calibre
Início da drenagem apenas com reposição de volume vascular concomitante

TAMPONAMENTO CARDÍACO
Tríade de Beck:
1. Bulhas cardíacas diminuídas ou abafadas
2. Distensão venosa-jugular
3. Hipotensão (com pressão de pulso estreita)

Deve ser drenado

Adaptada de Krug SE: The acutely ill or injured child. In Behrman RE, Kliegman RM, editors: *Nelson essentials of pediatrics*, ed 4, Philadelphia, 2002, Saunders, p. 97.

Circulação

Os sinais de **choque** incluem taquicardia; pulso fraco; enchimento capilar retardado; pele fria, manchada e pálida; e estado mental alterado (ver Capítulo 88). O tipo de choque mais comum no trauma é o choque *hipovolêmico* causado por hemorragia. O *tamponamento cardíaco*, que é uma forma de choque obstrutivo, pode ser suspeitado clinicamente ou diagnosticado por **avaliação focada com ultrassonografia no exame de trauma (FAST)** ou ecocardiografia. O tamponamento cardíaco é mais bem tratado por toracotomia ou janela pericárdica, embora a pericardiocentese possa ser necessária como uma manobra temporizadora (Tabela 82.3).

No início do choque, a pressão arterial permanece normal devido a aumentos compensatórios na frequência cardíaca e na resistência vascular periférica (Tabela 82.4). Alguns indivíduos podem perder até 30% do volume sanguíneo antes que a pressão arterial diminua. É importante notar que 25% do volume sanguíneo é igual a 20 mℓ/kg, o que é apenas 200 mℓ em uma criança de 10 kg. Perdas > 40% do volume sanguíneo causam hipotensão grave que, se prolongada, pode se tornar irreversível. Deve-se aplicar pressão direta para controlar a hemorragia externa. Quando a pressão direta não controla a hemorragia, um torniquete deve ser aplicado em um ponto de pressão proximal. O pinçamento cego de vasos sangrantes, que pode causar danos às estruturas adjacentes, não é aconselhável.

A punção de uma veia maior, como uma veia antecubital, geralmente é a maneira mais rápida de obter acesso intravenoso (IV). Um cateter curto e de grosso calibre oferece menos resistência ao fluxo, o que possibilita uma administração mais rápida de líquidos. Idealmente, um segundo cateter deve ser colocado nos primeiros minutos de reanimação em uma criança gravemente ferida. Se o acesso IV não for obtido rapidamente, uma agulha intraóssea (IO) deve ser inserida; todos os medicamentos e líquidos podem ser administrados por via intraóssea. Outras opções são o acesso venoso central pela técnica de Seldinger (p. ex., na veia femoral) e, raramente, corte cirúrgico (p. ex., na veia safena). A ultrassonografia deve ser usada para facilitar a colocação do cateter venoso central, se possível.

Tabela 82.4 Respostas sistêmicas à perda de sangue em pacientes pediátricos.

SISTEMA	PERDA DE SANGUE BAIXA (< 30%)	PERDA DE SANGUE MODERADA (30 A 45%)	PERDA DE SANGUE ALTA (> 45%)
Cardiovascular	Aumento da frequência cardíaca; pulsos periféricos filiformes; pressão arterial sistólica normal; pressão de pulso normal	Frequência cardíaca acentuadamente aumentada; pulsos centrais fracos e filiformes; pulsos periféricos ausentes; pressão arterial sistólica baixa normal; pressão de pulso estreitada	Taquicardia seguida de bradicardia; pulsos centrais muito fracos ou ausentes; pulsos periféricos ausentes; hipotensão; pressão de pulso reduzida (ou pressão arterial diastólica indetectável).
Nervoso central	Ansiedade; irritabilidade; confusão	Letargia; resposta embotada à dor	Coma
Pele	Fria, manchada; enchimento capilar prolongado	Cianótica; enchimento capilar acentuadamente prolongado	Pálida e fria
Débito urinário	Baixo a muito baixo	Mínimo	Nenhum

Adaptada do American College of Surgeons Committee on Trauma: *Advanced trauma life support for doctors: student course manual*, ed 9, Chicago, 2012, American College of Surgeons.

Tradicionalmente, os líquidos são administrados de maneira agressiva no início do choque hemorrágico para reverter e prevenir maior deterioração clínica. Solução isotônica de cristaloide, como injeção de Ringer com lactato ou solução salina normal (20 mℓ/kg), deve ser infundida rapidamente. Quando necessário, podem ser administrados *bolus* repetidos de cristaloides. A maioria das crianças é estabilizada com a administração isolada de solução cristaloide. No entanto, se o paciente permanecer em choque após *bolus* totalizando 40 a 60 mℓ/kg de cristaloide, deve receber concentrado de hemácias. Protocolos de transfusão massiva (incluindo plasma fresco congelado) devem ser iniciados precocemente para prevenir a coagulopatia. Quando o choque persiste apesar dessas medidas, a cirurgia para interromper a hemorragia interna geralmente é indicada. Embora estejam surgindo na literatura descrições sobre os benefícios da hipotensão permissiva, reanimação hemostática e cirurgia de controle de danos para pacientes adultos com trauma, atualmente não existem dados pediátricos.

Déficit neurológico

O estado neurológico é avaliado brevemente determinando-se o nível de consciência e avaliando o tamanho e a reatividade da pupila. O nível de consciência pode ser classificado com o uso do mnemônico **AVPU**: alerta, responsivo a comandos verbais, responsivo a estímulos dolorosos (P, de *pain* em inglês) ou não responsivo (U, de *unresponsive* em inglês).

Pelo menos 75% das mortes por traumatismo contuso pediátrico têm o traumatismo craniano como causa. A lesão cerebral direta primária ocorre segundos após o evento e é irreversível. A lesão secundária é causada por anoxia ou isquemia subsequente. *O objetivo é minimizar a lesão secundária, garantindo oxigenação, ventilação e perfusão adequadas e mantendo a pressão de perfusão cerebral normal.* Uma criança com comprometimento neurológico grave – isto é, com pontuação ≤ 8 na Escala de Coma de Glasgow (ECG; ver Capítulo 85) – deve ser submetida a intubação endotraqueal e ventilação mecânica de suporte.

Os sinais de **aumento da pressão intracraniana** (PIC), como deterioração neurológica progressiva e evidência de hérnia transtentorial, devem ser tratados imediatamente (ver Capítulo 85). A hiperventilação diminui a pressão arterial parcial de dióxido de carbono ($PaCO_2$), o que resulta em vasoconstrição cerebral, redução do fluxo sanguíneo cerebral e diminuição da PIC. A hiperventilação breve continua uma opção imediata para pacientes com aumentos agudos na PIC. A hiperventilação profilática, ou hiperventilação vigorosa ou prolongada, não é recomendada, pois a consequente vasoconstrição pode diminuir excessivamente a perfusão cerebral e a oxigenação. O manitol reduz a PIC e pode melhorar a sobrevida. Como o manitol induz uma diurese osmótica, ele pode exacerbar a hipovolemia e deve ser usado com cautela. A solução salina hipertônica pode ser um agente mais útil para o controle do aumento da PIC em pacientes com traumatismo cranioencefálico grave. A consulta neurocirúrgica é obrigatória. Se os sinais de aumento da PIC persistirem, o neurocirurgião deve decidir a necessidade de intervenção cirúrgica imediata.

Exposição e controle ambiental

Todas as roupas devem ser cortadas para se investigar quaisquer ferimentos. O corte é mais rápido e minimiza o movimento desnecessário do paciente. As crianças frequentemente chegam ao pronto-socorro levemente hipotérmicas por causa de suas maiores proporções entre a área de superfície corporal e a massa corporal. Elas podem ser aquecidas com o uso de calor radiante, bem como cobertores aquecidos e líquidos IV.

AVALIAÇÃO SECUNDÁRIA

Durante a avaliação secundária, o médico completa um exame físico detalhado da cabeça aos pés.

Traumatismo cranioencefálico

Um escore da ECG ou ECG Pediátrica (ver Capítulo 85) deve ser atribuído a todas as crianças com traumatismo cranioencefálico significativo. Essa escala avalia a abertura dos olhos e as respostas motoras e verbais. Na ECG Pediátrica, o escore verbal é modificado para a idade. A ECG ajuda a categorizar a deficiência neurológica, e medições em série identificam melhora ou deterioração ao longo do tempo. Pacientes com escores baixos 6 a 24 h após as lesões têm pior prognóstico.

No pronto-socorro, a TC de crânio sem agente de contraste tornou-se padrão para determinar o tipo de lesão em pacientes com achados preocupantes. Lesão cerebral difusa com edema é um achado comum e sério na TC em crianças com lesão cerebral grave. Lesões hemorrágicas focais (p. ex., hematoma epidural) que podem ser drenadas ocorrem com menos frequência, mas podem exigir intervenção neurocirúrgica imediata (Figura 82.3).

O monitoramento da PIC deve ser fortemente considerado para crianças com lesão cerebral grave, particularmente para aquelas com pontuação na ECG ≤ 8 e achados anormais na TC de crânio (ver Capítulo 85). Uma vantagem de um cateter intraventricular em relação a um dispositivo intraparenquimatoso é que o líquido cefalorraquidiano pode ser drenado para tratar aumentos agudos da PIC. Hipoxia, hipercarbia, hipotensão e hipertermia devem ser tratadas agressivamente para prevenir lesão cerebral secundária. A pressão de perfusão cerebral (*i. e.*, a diferença entre a pressão arterial média e a PIC média) deve ser mantida > 40 mmHg, pelo menos (e um mínimo ainda maior, > 50 mmHg, especialmente para crianças mais velhas).

Uma criança com lesão cerebral grave deve ser tratada agressivamente no pronto-socorro porque é difícil prever o resultado neurológico a longo prazo.

Traumatismo da coluna cervical

Lesões da coluna cervical ocorrem em < 3% das crianças com trauma contuso – com risco substancialmente maior naquelas com escores de ECG ≤ 8 –, mas estão associadas a mortalidade e morbidade significativas. Lesões ósseas ocorrem principalmente de C1 a C4 em crianças menores de 8 anos. Em crianças mais velhas, elas ocorrem igualmente na coluna cervical superior e inferior. A taxa de mortalidade é significativamente maior em pacientes com lesões da cervical superior. **Lesão da medula espinal sem anormalidades radiográficas (SCIWORA)** em radiografias simples ou TC pode estar presente. Pacientes com SCIWORA apresentam sintomas neurológicos e a RM quase sempre apresenta anormalidades

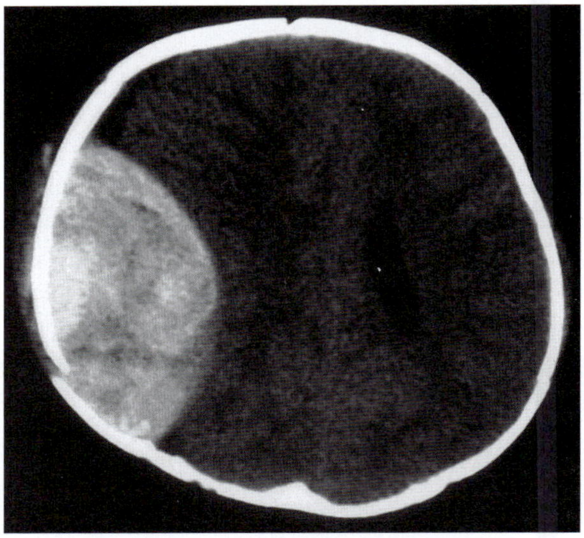

Figura 82.3 Hematoma epidural. TC de crânio de menina de 7 meses que, segundo a história fornecida, não acordou para a alimentação noturna e começou a vomitar pela manhã. O namorado da mãe relatou que o bebê havia caído da cadeira no dia anterior. A TC mostra um grande hematoma epidural à direita e um desvio acentuado da linha média da direita para a esquerda. O ventrículo lateral direito é comprimido como resultado do efeito de massa, e o ventrículo lateral esquerdo é ligeiramente proeminente. A criança foi submetida a drenagem cirúrgica de emergência do hematoma epidural e recuperou-se sem intercorrências. *(De O'Neill JA Jr:* Principles of pediatric surgery, *ed 2, St Louis, 2003, Mosby, p. 191.).*

da medula espinal. Aproximadamente 30% de todos os pacientes com lesões na coluna cervical têm déficits neurológicos permanentes.

A avaliação começa com história detalhada e exame neurológico. Identificar o mecanismo de lesão ajuda a estimar a probabilidade de lesão da coluna cervical. Tanto o paciente quanto o paramédico devem ser questionados se quaisquer sinais ou sintomas neurológicos, como fraqueza ou sensação anormal, estavam presentes antes da chegada ao pronto-socorro. Em uma criança com sintomas neurológicos e achados normais em radiografias simples da cervical e tomografia computadorizada, SCIWORA deve ser considerada.

Sempre que a história, o exame físico ou o mecanismo de lesão sugerirem lesão da coluna cervical, exames radiológicos devem ser obtidos após a reanimação inicial. A regra da coluna cervical do **National Emergency X-Radiography Utilization Study (NEXUS)** ajuda a identificar pacientes de baixo risco que podem não necessitar de radiografias (Tabela 82.5). A série padrão de radiografias simples inclui incidências lateral, anteroposterior (AP) e odontoide. Alguns centros usam a TC da coluna cervical como a principal ferramenta de diagnóstico, particularmente em pacientes com escores da ECG anormais e/ou mecanismos de lesão significativos, reconhecendo que a TC é mais sensível na detecção de lesões ósseas do que radiografias simples. A TC também é útil se houver suspeita de fratura do odontoide, porque crianças pequenas geralmente não cooperam o suficiente para obter uma visão radiográfica de boca aberta (odontoide). O uso de TC da coluna cervical deve ser equilibrado com o conhecimento de que a TC expõe o tecido tireoidiano 90 a 200 vezes a quantidade de radiação de filmes simples. A RM é indicada em crianças com suspeita de SCIWORA e na avaliação de crianças que permanecem obnubiladas.

O diagnóstico rápido de lesão medular é essencial. Relatou-se que o início de altas doses de metilprednisolona IV dentro de 8 h após a lesão da medula espinal melhora o desfecho motor, porém esse tratamento tornou-se controverso.

Traumatismo torácico

Contusões pulmonares ocorrem com frequência em crianças pequenas com trauma torácico fechado. A parede torácica de uma criança é relativamente flexível; portanto, menos força é absorvida pela caixa torácica e mais força é transmitida aos pulmões. O desconforto respiratório pode ser notado inicialmente ou pode se desenvolver durante as primeiras 24 horas após a lesão.

Fraturas das costelas resultam de força externa significativa. Elas são percebidas em pacientes com lesões mais graves e estão associadas a uma maior taxa de mortalidade. Tórax instável, causado por múltiplas fraturas de costelas, é raro em crianças. A Tabela 82.6 lista as indicações para manejo operatório no trauma torácico. (Consulte a Tabela 82.2 para o diagnóstico diferencial de lesões cardiopulmonares com risco de vida imediato.)

Traumatismo abdominal

Contusões hepáticas e esplênicas, hematomas e lacerações são responsáveis pela maioria das lesões intra-abdominais de trauma fechado. Os rins, o pâncreas e o duodeno são relativamente poupados devido à sua localização retroperitoneal. Lesões pancreáticas e duodenais são mais comuns após um impacto no guidão de uma bicicleta ou um golpe direto no abdome.

Embora um exame completo para lesões intra-abdominais seja essencial, muitas vezes é difícil consegui-lo. Equívocos diagnósticos podem resultar de distensão gástrica após choro ou em uma criança de 1 a 3 anos que não coopera. A tranquilização, a distração e a palpação suave e persistente ajudam no exame. Achados importantes incluem distensão, hematomas e sensibilidade aumentada. Sinais e sintomas específicos fornecem informações sobre o mecanismo de lesão e o potencial para lesões específicas. Dor no ombro esquerdo pode significar trauma esplênico. Uma marca de cinto abdominal no abdome aumenta a preocupação com lesões intestinais ou mesentéricas. A presença de outras lesões, como fraturas da coluna lombar e fraturas do fêmur, aumenta a probabilidade de lesão intra-abdominal.

Uma TC abdominal (e pélvica) com realce por meio de contraste IV identifica rapidamente anormalidades estruturais e é o exame preferido em uma criança estável. A TC abdominal negativa demonstrou ter um valor preditivo negativo (VPN) de 99,6%. Tem excelente sensibilidade e especificidade para lesões no baço (Figura 82.4), hepáticas (Figura 82.5) e renais, mas é menos sensível para lesões diafragmáticas, pancreáticas ou intestinais. Pequenas quantidades de líquido ou ar livre ou um hematoma mesentérico podem ser o único sinal de lesão intestinal. A administração de um agente de contraste oral não é rotineiramente recomendada para todas as TC abdominais, mas às vezes ajuda a identificar uma lesão intestinal, especialmente duodenal.

Tabela 82.5 National Emergency X-Radiography. Utilization Study (NEXUS) para descartar lesão da coluna cervical após trauma contuso.

Se nenhum dos seguintes estiver presente, o paciente tem um risco muito baixo de lesão da coluna cervical clinicamente significativa:
- Sensibilidade cervical na linha média
- Evidência de intoxicação
- Nível alterado de alerta
- Déficit neurológico focal
- Lesão dolorosa de distração

Dados de Hoffman JR, Mower WR, Wolfson AB *et al.*: Validity of a set of clinical criteria to rule out injury to the cervical spine in patients with blunt trauma, *N Engl J Med* 343:94-99, 2000; and Viccellio P, Simon H, Pressman BD *et al.*: A prospective multicenter study of cervical spine injury in children, *Pediatrics* 108:e20, 2001.

Tabela 82.6 Indicações para cirurgia em trauma torácico.

TORACOTOMIA IMEDIATAMENTE OU LOGO APÓS LESÃO
Pneumotórax maciço contínuo ou grande vazamento de ar de lesão traqueobrônquica (não pode expandir o pulmão e ventilar)
Tamponamento cardíaco
Pneumotórax aberto
Lesão esofágica
Lesão aórtica ou outra lesão vascular
Ruptura aguda do diafragma
TORACOTOMIA TARDIA
Ruptura crônica do diafragma
Hemotórax coagulado
Quilotórax persistente
Defeitos traumáticos intracardíacos
Eliminação de grandes corpos estranhos
Atelectasia crônica decorrente de estenose brônquica traumática

Adaptada de O'Neill JA Jr: *Principles of pediatric surgery*, ed 2, St Louis, 2003, Mosby, p. 157.

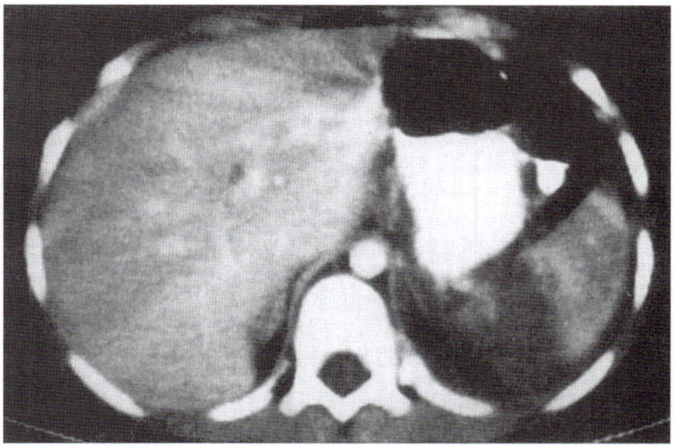

Figura 82.4 Ruptura esplênica. A TC com contraste intravenoso e gastrintestinal mostra ruptura esplênica isolada resultante de trauma contuso. Esta lesão respondeu ao tratamento conservador, como a maioria das lesões esplênicas. *(De O'Neill JA Jr:* Principles of pediatric surgery, *ed 2, St Louis, 2003, Mosby, p. 166.)*

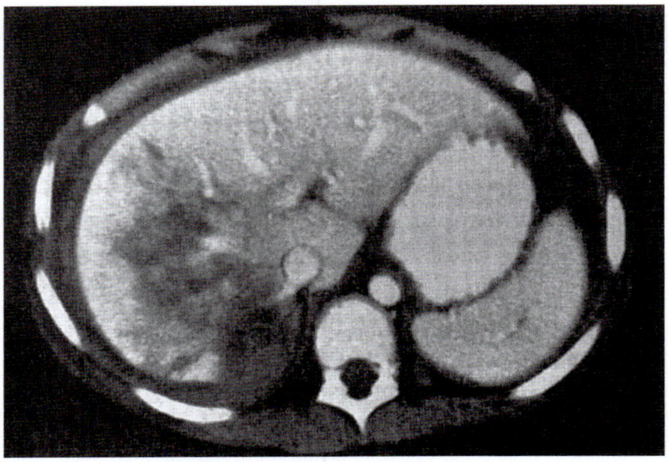

Figura 82.5 Lesão hepática. A TC realizada após lesão contusa grave do abdome mostra uma lesão de ruptura do fígado. O paciente estava estável e nenhuma intervenção cirúrgica foi necessária. A decisão de realizar a cirurgia deve ser baseada na estabilidade fisiológica do paciente. *(De O'Neill JA Jr:* Principles of pediatric surgery, *ed 2, St Louis, 2003, Mosby, p. 168.)*

Embora o exame **FAST** ajude a detectar hemoperitônio, a sensibilidade variavelmente baixa desse teste em crianças sugere que ele não deve ser utilizado isoladamente para excluir lesão intra-abdominal em pacientes com probabilidade pré-teste de lesão moderada a alta. Um exame FAST positivo para hemoperitônio requer investigação adicional. Exames FAST em série ao longo do tempo (realizada por um ultrassonografista habilidoso) podem ser usados para descartar lesões que precisam de intervenção. O exame FAST é clinicamente mais útil em pacientes com trauma fechado e hemodinamicamente instáveis ou em pacientes que requerem intervenção cirúrgica para lesões não abdominais, porque nesses casos a realização de uma TC pode não ser viável.

O tratamento não operatório tornou-se padrão para crianças hemodinamicamente estáveis com lesões esplênicas, hepáticas e renais de trauma fechado. A maioria dessas crianças pode ser tratada de forma não cirúrgica. Além de evitar complicações perioperatórias, o tratamento não operatório diminui a necessidade de transfusões de sangue e encurta o tempo de internação. Quando a laparotomia é indicada, o reparo esplênico é preferível à esplenectomia.

Traumatismo pélvico

As fraturas pélvicas em crianças são muito menos comuns do que em adultos, ocorrendo em aproximadamente 4% das crianças com traumas contusos mais graves. As fraturas pélvicas são tipicamente causadas por forças elevadas (p. ex., colisões de veículos motorizados em alta velocidade ou impactos de pedestres) e costumam estar associadas a lesões intra-abdominais e/ou vasculares. A própria pelve forma um anel, e impactos de alta força podem levar ao rompimento desse anel. Quando o anel é rompido em mais de um local, como a sínfise púbica e a articulação sacroilíaca, ele pode tornar-se instável e deslocado, potencialmente ferindo grandes vasos pélvicos e levando à perda maciça de sangue. A embolização dirigida por cateter para controlar o sangramento, realizada por um radiologista intervencionista, pode ser necessária.

A pelve deve ser avaliada quanto à estabilidade por meio de manobras de compressão-distração. Se for observada instabilidade, a fixação externa imediata com um dispositivo estabilizador da pelve ou um lençol deve ser aplicada e uma consulta ortopédica deve ser realizada. Um paciente com trauma com fratura pélvica potencial deve ser submetido a uma radiografia pélvica AP na área de trauma, ou uma TC, se houver alta suspeita de lesão. Entretanto, crianças *sem* um achado clínico de alto risco (ou seja, ECG < 14; dor abdominal ou sensibilidade; sensibilidade pélvica, laceração, equimose ou abrasão; hematúria macroscópica ou > 20 glóbulos vermelhos/campo de grande aumento no exame de urina; ou fratura de fêmur) ou um mecanismo de lesão de alto risco (ou seja, colisão desenfreada de veículo motorizado, colisão de veículo motorizado com ejeção, capotamento por colisão de veículo motorizado, automóvel *vs* pedestre ou automóvel *vs* bicicleta) provavelmente não apresentam fratura de pelve.

Traumatismo geniturinário inferior

O períneo deve ser inspecionado e a estabilidade dos ossos da pelve avaliada. Lesões uretrais são mais comuns em homens. Achados sugestivos de lesão uretral incluem equimose escrotal ou labial, sangue no meato uretral, hematúria macroscópica e próstata posicionada superiormente no exame retal (em um adolescente do sexo masculino). Determinadas fraturas pélvicas também aumentam o risco de lesão geniturinária potencial. Qualquer um desses achados é uma contraindicação para a inserção do cateter uretral e justifica a consulta com um urologista. Uretrocistograma retrógrado e TC da pelve e abdome são usados para determinar a extensão da lesão.

Traumatismo de extremidade

O exame completo das extremidades é essencial porque as fraturas das extremidades estão entre as lesões mais frequentemente negligenciadas em crianças com politrauma. Todos os membros devem ser inspecionados quanto a deformidade, edema e hematomas; palpados para detecção de sensibilidade; e avaliados para amplitude de movimento ativa e passiva, função sensorial e perfusão.

Antes da obtenção das radiografias, as fraturas e luxações suspeitas devem ser imobilizadas e um analgésico deve ser administrado. A imobilização de uma fratura de fêmur ajuda a aliviar a dor e pode diminuir a perda de sangue. Um cirurgião ortopédico deve ser consultado imediatamente para avaliar crianças com síndrome compartimental, comprometimento neurovascular, fratura exposta ou a maioria das amputações traumáticas.

Avaliação radiológica e laboratorial

A maioria das autoridades recomenda a solicitação de vários exames laboratoriais (p. ex., hemograma completo, eletrólitos, glicose, ureia, creatinina, testes de função hepática, amilase, lipase, lactato, gasometria, tempo de protrombina e tromboplastina parcial, tipo sanguíneo e prova cruzada, exame de urina) e radiografias (p. ex., coluna cervical lateral, tórax AP, pelve AP) no PS. Um benefício de padronizar a avaliação de pacientes com traumas maiores é que menos decisões precisam ser tomadas em uma base individual, possivelmente acelerando o manejo no PS. Alguns desses exames têm importância prognóstica. Um grande déficit de base está associado a uma taxa de mortalidade mais alta, e valores elevados de lactato correlacionam-se com prognóstico ruim.

Existem algumas limitações nos exames padrão. A radiografia lateral da coluna cervical pode não detectar lesões clinicamente significativas. Os valores de hemoglobina e hematócrito fornecem valores basais no PS, mas podem ainda não estar equilibrados após uma hemorragia. Resultados de testes de função hepática anormais ou valores elevados de amilase e lipase sérica podem ser observados em pacientes com trauma abdominal significativo, mas a maioria dos pacientes com traumatismo significativo no abdome já tem indicações clínicas para TC ou cirurgia. A maioria das crianças previamente saudáveis tem perfis de coagulação normais; eles podem tornar-se anormais após um traumatismo craniano grave. Embora o exame de urina de rotina ou teste de urina com fita reagente para sangue tenha sido recomendado para crianças, outros dados sugerem que essa avaliação pode ser desnecessária em pacientes sem hematúria macroscópica, hipotensão ou outras lesões abdominais associadas.

As regras de predição clínica que combinam a história do paciente com os achados do exame físico foram desenvolvidas para identificar aqueles com baixo risco de lesão para os quais exames radiográficos e laboratoriais específicos podem não ser necessários. A regra NEXUS para coluna cervical é uma regra sensível e facilmente aplicável que foi validada para adultos e crianças, embora houvesse menos pacientes jovens estudados (Tabela 82.5). Várias regras de predição clínica foram desenvolvidas para identificar crianças com baixo risco de lesão cerebral traumática (Tabela 82.7). Outra regra de predição clínica foi desenvolvida para identificar crianças com risco muito baixo de lesões intra-abdominais clinicamente importantes após trauma contuso (Tabela 82.8). Embora essa regra tenha um VPL de 99,9%, ela precisa ser validada externamente antes de sua implementação generalizada.

Tabela 82.7	Regra de predição para identificação de crianças com risco muito baixo de lesões cerebrais clinicamente importantes após traumatismo craniano.

Crianças menores de 2 anos correm um risco muito baixo de lesão cerebral traumática clinicamente importante se não tiverem nenhum dos seguintes:
- Mecanismo grave de lesão.
- História de PDC > 5 seg
- ECG ≤ 14 ou outros sinais de estado mental alterado
- Comportamento anormal, segundo opinião de progenitor
- Fratura craniana palpável
- Hematoma de couro cabeludo occipital/parietal/temporal

Crianças de 2 a 18 anos correm um risco muito baixo de lesão cerebral traumática clinicamente importante se não apresentarem nenhum dos seguintes:
- Mecanismo grave de lesão
- História de PDC
- História de vômito
- ECG ≤ 14 ou outros sinais de estado mental alterado
- Cefaleia intensa no PS
- Sinais de fratura da base do crânio

PS, pronto-socorro; ECG, escore da Escala de Coma de Glasgow; PDC, perda de consciência. Adaptada de Kuppermann N, Holmes JF, Dayan PS *et al.*: Identification of children at very low risk of clinically-important brain injuries after head trauma: a prospective cohort study, *Lancet* 374:1160–1170, 2009.

APOIO PSICOLÓGICO E SOCIAL

Traumatismos multissistêmicos graves podem resultar em dificuldades psicológicas e sociais significativas a longo prazo para a criança e sua família, especialmente quando há um traumatismo craniano grave. Como os adultos, as crianças correm o risco de apresentar sintomas depressivos e transtorno de estresse pós-traumático. Os cuidadores enfrentam estresse persistente e observou-se que apresentam mais sintomas psicológicos. O apoio psicológico e social, durante e após o período de reanimação, é extremamente importante. Os pais geralmente preferem que tenham a opção de estar presentes durante as reanimações. Um membro da equipe de reanimação deve ser responsável por responder às perguntas da família e apoiá-la na sala de trauma.

A bibliografia está disponível no GEN-io.

Capítulo 83
Lesões da Medula Espinal em Crianças

Mark R. Proctor

Consulte também o Capítulo 729.

Em comparação com os adultos, as lesões da coluna e da medula espinal são raras em crianças, principalmente em crianças pequenas, devido às diferenças anatômicas e às etiologias da lesão. Os principais mecanismos de lesão da coluna são colisões de veículos motorizados, quedas, esportes e violência, que afetam crianças pequenas com menos frequência (ver Capítulo 82).

Várias diferenças anatômicas afetam a coluna vertebral pediátrica. A cabeça de uma criança pequena é maior em relação à massa corporal do que a dos adultos, e os músculos do pescoço ainda estão subdesenvolvidos, o que coloca o ponto de apoio do movimento mais alto na coluna. Portanto, crianças com menos de 9 anos têm uma porcentagem maior de lesões na parte superior da coluna cervical do que crianças mais velhas e adultos. A coluna vertebral de uma criança pequena também tem muita mobilidade, com ossos e ligamentos

Tabela 82.8	Regra de predição para identificação de crianças com risco muito baixo de lesões intra-abdominais clinicamente importantes após traumatismo contuso.

Se nenhum dos seguintes estiver presente, o paciente tem um risco muito baixo de lesão intra-abdominal clinicamente significativa:
- ECG < 14
- Vômitos
- Evidência de trauma da parede torácica
- Ruídos respiratórios diminuídos
- Evidência de trauma da parede abdominal ou sinal do cinto de segurança
- Dor abdominal
- Sensibilidade abdominal

Adaptada de Holmes JF, Lillis K, Monroe D *et al.*: Identifying children at very low risk of clinically important blunt abdominal injuries, *Ann Emerg Med* 62:107-116, e2, 2013.

flexíveis, de modo que as fraturas da coluna vertebral são extremamente raras. No entanto, essa mobilidade aumentada nem sempre é uma característica positiva. A transferência de energia que leva à distorção da coluna pode não afetar a integridade estrutural dos ossos e ligamentos da coluna, mas ainda pode causar lesões significativas na medula espinal. Esse fenômeno de **lesão medular sem anormalidades radiográficas** (**SCIWORA** – *spinal cord injury without radiographic abnormalities*) é mais comum em crianças do que em adultos. O termo está relativamente desatualizado, uma vez que quase todas as lesões são detectáveis por ressonância magnética, mas ainda é clinicamente útil quando se refere a lesões da medula espinal avaliadas por radiografias simples ou TC. Parece haver duas formas distintas de SCIWORA. A forma **infantil** envolve lesão grave da medula espinal cervical ou torácica; esses pacientes têm poucas chances de recuperação completa. Em crianças mais velhas e adolescentes, SCIWORA tem maior probabilidade de ser uma lesão menos grave, com alta probabilidade de recuperação completa ao longo do tempo. A forma **adolescente**, também chamada de *neuropraxia transitória*, é considerada uma concussão da medula espinal ou contusão leve, em oposição à lesão grave da medula espinal relacionada com a mobilidade da coluna em crianças pequenas.

Embora os mecanismos de lesão da medula espinal em crianças incluam trauma ao nascimento, quedas e maus-tratos infantis, a principal causa de morbidade e mortalidade em todas as idades continua sendo **as lesões em veículos motorizados**. Os adolescentes sofrem de lesões da medula espinal com epidemiologia semelhante à dos adultos, incluindo predominância masculina significativa e alta probabilidade de luxações por fratura da coluna cervical inferior ou da região toracolombar. Em lactentes e crianças com menos de 5 anos de idade, fraturas e rompimento mecânico dos elementos da coluna vertebral são mais prováveis de ocorrer na coluna cervical superior, entre o occipício e C3, pelas razões discutidas anteriormente.

MANIFESTAÇÕES CLÍNICAS

Um em cada três pacientes com trauma significativo na coluna e na medula espinal terá concomitantemente um traumatismo cranioencefálico grave, o que torna o diagnóstico precoce um desafio. Para esses pacientes, a avaliação clínica pode ser difícil. Pacientes com potencial lesão medular precisam ser mantidos em um ambiente protetor, com um colar, até que a coluna possa ser rastreada por meios clínicos e/ou radiográficos. Um exame neurológico cuidadoso é necessário para lactentes com suspeita de lesão da medula espinal. A lesão completa da medula espinal levará ao **choque espinal** com arreflexia precoce (ver Capítulo 729). Lesões graves da medula espinal cervical (coluna C) geralmente levam à respiração paradoxal em pacientes que respiram espontaneamente. A **respiração paradoxal** ocorre quando o diafragma, que é inervado pelos nervos frênicos com contribuições de C3, C4 e C5, está funcionando normalmente, mas a musculatura intercostal inervada pela medula espinal torácica está paralisada. Nessa situação, a inspiração falha em expandir a parede torácica, mas distende o abdome. Outras complicações durante a fase aguda (2 a 48 horas) incluem disfunção autonômica (bradicardia e taquiarritmias, hipotensão ortostática, hipertensão), instabilidade de temperatura, tromboembolismo, disfagia e disfunção intestinal/vesical.

Uma lesão *mais leve* da medula espinal denomina-se **quadriparesia transitória**, evidente por segundos ou minutos, com recuperação completa em 24 h. Essa lesão segue uma concussão da medula e é mais frequentemente observada em atletas adolescentes. Se a imagem for normal, essas crianças geralmente podem retornar às atividades normais após um período de descanso de dias a semanas, dependendo da gravidade inicial, semelhante ao manejo da concussão cerebral.

A lesão medular significativa na região cervical é caracterizada por: quadriparesia flácida, perda da função esfincteriana e um nível sensorial correspondente ao nível da lesão. Uma lesão no nível cervical alto (C1-C2) pode causar parada respiratória e morte na ausência de suporte ventilatório. Lesões na região *torácica* geralmente são resultado de deslocamentos de fratura. Elas podem produzir paraplegia quando em T10 ou acima, ou a **síndrome do cone medular** se estiver no nível T12-L1. Essa síndrome inclui perda de controle do esfíncter retal e urinário, fraqueza flácida e distúrbios sensoriais das pernas. Uma **lesão medular central** pode resultar de contusão e hemorragia no centro da medula espinal. Tipicamente, envolve as extremidades superiores em um grau maior do que as pernas, porque as fibras motoras para a região cervical e torácica estão localizadas mais centralmente na medula espinal. Existem sinais do neurônio motor inferior nas extremidades superiores e sinais do neurônio motor superior nas pernas, disfunção da bexiga e perda de sensibilidade caudal à lesão. Pode haver recuperação considerável, particularmente nas extremidades inferiores, embora as sequelas sejam comuns (ver Capítulo 729).

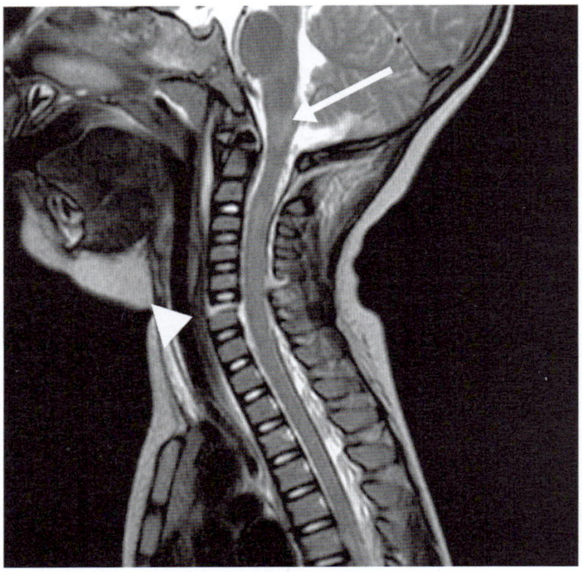

Figura 83.1 RM intensidade T2 realizada no dia seguinte ao acidente mostrou edema da medula cervical combinado com sinal de alta intensidade (C1-C3) (*seta*) e deslocamento de C5-C6 (*ponta de seta*). *(De Inoue K, Kumada T, Fujii T, Kimura N: Progressive cervical spinal cord atrophy after a traffic accident,* J Pediatr *180:287, 2017, Figura 1, p. 287.)*

LIBERAÇÃO DA COLUNA CERVICAL EM CRIANÇAS

O manejo de crianças após traumas graves é desafiador. Para crianças mais velhas, a liberação é semelhante à de um adulto lúcido, e os critérios NEXUS (National Emergency X-Radiography Utilization Study) são apropriados (ver Capítulo 82, Tabela 82.5). A liberação da coluna cervical em crianças pequenas e não cooperativas envolve questões semelhantes às de adultos com um nível de consciência alterado. Crianças pequenas geralmente têm um exame físico difícil de avaliar e é difícil determinar se elas têm dor cervical. A radiografia simples continua sendo a base para a avaliação da coluna vertebral, pois é de fácil obtenção. Há uma ênfase crescente na RM para avaliação da instabilidade potencial da coluna C, porém em crianças pequenas a RM requer sedação e, na maioria dos centros, a presença de um anestesiologista (Figura 83.1). A TC é outro estudo importante com alta sensibilidade e especificidade, mas o risco de exposição à radiação deve ser considerado.

TRATAMENTO

A coluna cervical deve ser imobilizada em campo pelos socorristas de emergência médica. Em casos de lesão medular aguda, dados fracos sugerem a infusão aguda de um *bolus* de alta dose (30 mg/kg) de metilprednisolona, seguido por uma infusão de 23 horas (5,4 mg/kg/h). Os dados para esse tratamento são controversos e não foram testados especificamente em crianças; *muitos centros não os usam mais rotineiramente*. A manutenção da euvolemia e da normotensão é muito importante e os vasopressores podem ser necessários se o sistema nervoso simpático estiver comprometido.

O manejo cirúrgico de lesões na coluna deve ser adaptado à idade do paciente, mas pode ser uma etapa crucial no manejo. Qualquer compressão da medula espinal deve ser aliviada cirurgicamente para possibilitar a melhor chance de um resultado favorável. Além disso, uma lesão da medula espinal pode ser agravada pela instabilidade, de modo que a estabilização cirúrgica pode evitar mais lesões (Figura 83.2). Em geral, crianças mais novas têm maior capacidade de cicatrização

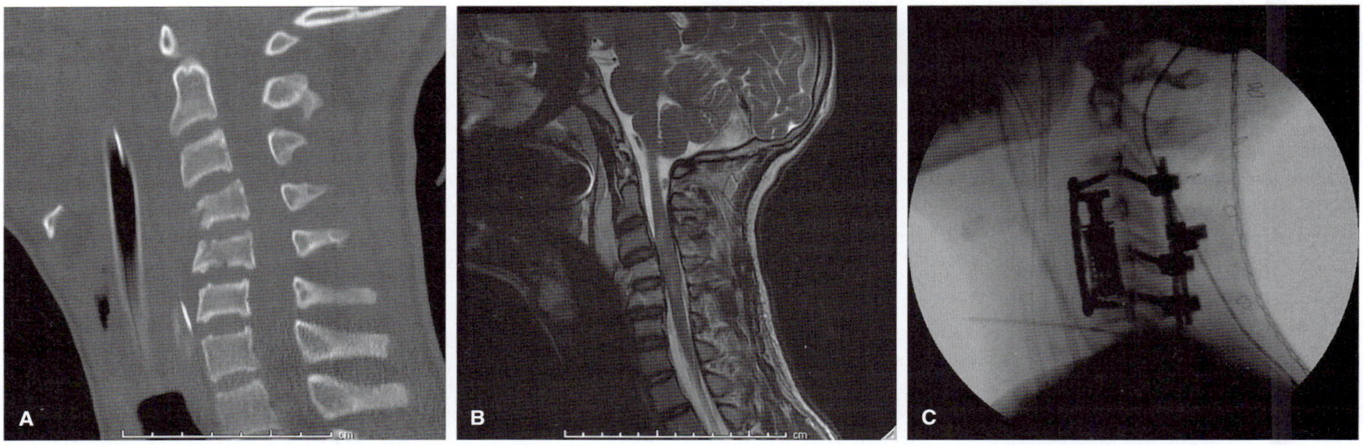

Figura 83.2 Um jogador de hóquei de 15 anos sofreu paraplegia aguda depois que sua cabeça bateu nas tábuas durante um jogo de hóquei. **A.** TC mostra fraturas por compressão de C4 e C5. **B.** RM mostra contusão grave da medula espinal. **C.** Devido à necessidade de descomprimir a medula espinal e estabilizar a coluna, realizou-se cirurgia anterior e posterior. Nenhuma recuperação significativa foi obtida.

de ossos e ligamentos, e a imobilização externa pode ser considerada para lesões que requerem cirurgia em crianças mais velhas e adultos. No entanto, algumas lesões são altamente instáveis e sempre requerem cirurgia. A **luxação occipitocervical** é uma dessas lesões altamente instáveis, e a cirurgia precoce com fusão do occipital em C2 ou C3 deve ser realizada, mesmo em crianças muito pequenas. A fixação da coluna subaxial deve ser adaptada ao tamanho dos pedículos e outras estruturas ósseas do esqueleto axial em desenvolvimento.

PREVENÇÃO

O aspecto mais importante do cuidado com lesões da medula espinal em crianças é a prevenção de lesões. O uso de sistemas de retenção adequados para crianças em automóveis é a precaução mais importante. Em crianças mais velhas e adolescentes, as regras contra o "*spear tackling*" no futebol americano e o *Feet First, First Time* ("primeira vez, primeiro os pés"), voltado para adolescentes que mergulham em piscinas e áreas de água natural, são formas importantes de ajudar a prevenir lesões graves da medula cervical. Práticas de direção segura, como usar cintos de segurança, evitar dirigir distraído e obedecer ao limite de velocidade, podem ter efeitos benéficos substanciais nas taxas de lesões.

A bibliografia está disponível no GEN-io.

Capítulo 84
Tratamento de Escoriações e Pequenas Lacerações

Joanna S. Cohen e Bruce L. Klein

LACERAÇÕES E CORTES

Lacerações são rupturas na integridade da pele causadas por forças contundentes ou cortantes. Um **corte** (ou um ferimento por lâmina), em contraste, é uma lesão causada por um objeto pontiagudo. Embora a distinção entre ambos possa ser importante para fins forenses, a avaliação e a conduta nesses casos são semelhantes. Neste capítulo, as lacerações incluem cortes e ferimentos por lâmina.

Epidemiologia

Mais da metade dos 12 milhões de feridas tratadas anualmente nos departamentos de emergência dos EUA são lacerações, sendo aproximadamente 30% em crianças e adolescentes menores de 18 anos. Cerca de 2% das visitas pediátricas ao consultório estão relacionadas ao tratamento de feridas.

Avaliação

A anamnese deve incluir o mecanismo da lesão, a quantidade de força e há quanto tempo a lesão ocorreu. O mecanismo ajuda a determinar se pode haver material estranho na ferida, o que aumenta o risco de infecção. Particularmente em crianças, é essencial determinar se a lesão foi causada intencionalmente. *Se houver suspeita de trauma não acidental, os serviços de proteção da criança devem ser notificados.* O tipo de força que causa a laceração também influencia o risco de infecção, porque é significativamente mais provável que uma lesão por esmagamento seja infectada do que uma por cisalhamento. A **lesão contundente**, como bater a cabeça, é uma causa comum de lacerações em crianças e é menos provável que seja infectada. Teoricamente, a quantidade de bactérias na ferida deveria aumentar de forma exponencial com o tempo necessário para o reparo da lesão; no entanto, o tempo suficiente para resultar em aumento clinicamente significativo da infecção não é claro. Lesões mais antigas podem exigir o fechamento primário retardado ou a cicatrização por intenção secundária. O paciente ou responsável deve ser questionado sobre quaisquer fatores especiais que possam predispor à infecção ou impedir a cicatrização da ferida, como diabetes, desnutrição, obesidade e terapia com corticosteroides, além do *status* de imunização, com atenção especial à administração da vacina antitetânica.

Durante o exame, o médico deve observar o tamanho e a profundidade da ferida, bem como qualquer lesão vascular, neurológica, tendínea ou de outros tecidos associados. A localização da laceração também é importante no que diz respeito ao risco de infecção e ao resultado estético. Em comparação com adultos, as lacerações em crianças ocorrem mais frequentemente na face e no couro cabeludo e menos nas extremidades superiores. Como a face e o couro cabeludo são mais vascularizados, as lesões localizadas têm menor probabilidade de infecção. Lacerações sobrejacentes às articulações têm maior probabilidade de desenvolver cicatrizes amplas, em virtude das forças de tensão durante a cicatrização.

Tratamento

Os objetivos do tratamento são estabelecer a hemostasia, minimizar o risco de infecção, restaurar a integridade da pele e do tecido subjacente e produzir o resultado funcional e esteticamente mais aceitável possível. Aproximadamente 8% das crianças vítimas de lacerações apresentam complicações de lesões, incluindo infecção, formação de cicatriz hipertrófica e limitação funcional.

Qualquer sangramento significativo deve ser controlado, geralmente com pressão externa, antes mesmo que ocorra uma avaliação completa da ferida. Se houver uma aba na pele, esta deve ser recolocada em sua posição original antes da aplicação da pressão. Se o sangramento não puder ser controlado com compressão direta, um torniquete precisará ser feito. Roupas sobre a lesão devem ser removidas para minimizar a contaminação da ferida. Joias ou adornos que envolvem uma extremidade ferida devem ser removidos para evitar a formação de uma banda de constrição quando ocorre edema no local.

É melhor administrar um **anestésico local** precocemente, antes da exploração e da limpeza mais meticulosa da ferida. Esse anestésico pode ser aplicado topicamente (p. ex., lidocaína, epinefrina e gel de tetracaína) ou injetado localmente ou como um bloqueio regional dos nervos (p. ex., lidocaína ou bupivacaína), dependendo da localização da laceração e da complexidade do reparo. O tamponamento da lidocaína ácida com bicarbonato de sódio pode reduzir a dor durante a injeção. Às vezes, métodos não farmacológicos ou farmacológicos adicionais de analgesia e de efeito ansiolítico são necessários para crianças pequenas, assustadas ou não cooperativas. A ferida deve ser examinada sob luz adequada para a melhor identificação de corpos estranhos ou danos a vasos, nervos ou tendões.

Grande parte das lacerações, especialmente aquelas muito contaminadas, melhora com a **irrigação**, usando água ou solução salina estéreis, a fim de reduzir o risco de infecção. É importante reconhecer que muitas lacerações traumáticas tratadas nas emergências ou em consultório estão minimamente contaminadas, contendo $< 10^2$ colônias bacterianas. Na verdade, em um dos poucos estudos em humanos sobre a irrigação, essa técnica não diminuiu a taxa de infecção de couro cabeludo *minimamente* contaminado ou de lacerações faciais em pacientes que buscam auxílio médico dentro de 6 h após a lesão. A irrigação de alta pressão pode, na verdade, aumentar o dano tecidual, tornando a ferida e o tecido adjacente mais suscetíveis a infecções e levando a um retardo na cicatrização. A despeito dessas limitações, a irrigação tem benefícios, embora a técnica a ser empregada – ou seja, dispositivo, tamanho de seringa, tamanho de agulha, solução, volume e pressão – ainda careça de mais estudos. Esses recursos podem variar para diferentes tipos de lacerações. Em feridas altamente contaminadas, o benefício da irrigação de alta pressão provavelmente supera o prejuízo causado pelo dano tecidual. Para lacerações altamente contaminadas, a recomendação típica é usar uma seringa de 35 a 65 mℓ conectada a uma proteção de plástico para respingos ou uma agulha de calibre 19, se não houver proteção contra respingos, e irrigar com aproximadamente 100 mℓ de solução/cm de lesão. Por outro lado, para feridas relativamente limpas, a irrigação de baixa pressão minimiza o dano tecidual, o que pode ser mais importante para o resultado do que qualquer diminuição na depuração bacteriana que possa ocorrer. O desbridamento de tecido desvitalizado com irrigação de alta pressão, lavagem ou excisão cirúrgica também pode ser necessário em alguns casos, como em lesões por esmagamento.

A maioria das lacerações vistas na emergência ou em consultório pediátrico deve cicatrizar primariamente. Existem contraindicações para o **fechamento de primeira intenção** (p. ex., algumas feridas de mordida; ver Capítulo 743). Embora seja aceito que o tempo decorrido entre a lesão e o reparo deva ser o mais breve possível, para minimizar o risco de infecção, não há uma diretriz universalmente aceita sobre quanto tempo é muito longo para o fechamento primário da ferida. Além disso, esse período varia para diferentes tipos de lacerações. Uma recomendação prudente é que as feridas de alto risco sejam fechadas em até 6 h, no máximo, após a lesão, mas algumas feridas de baixo risco (p. ex., lacerações faciais limpas) podem ser fechadas em até 12 a 24 horas.

Muitas lacerações podem ser fechadas com **suturas não absorvíveis** simples, interrompidas, com fio 4-0, 5-0 ou 6-0. Para algumas lacerações, as suturas absorvíveis para fechamento externo da pele não são necessariamente inferiores às não absorvíveis, e podem proporcionar economia de custo e tempo, bem como evitar a necessidade de removê-las – um procedimento desagradável para uma criança pequena. Para lacerações sob tensão, as suturas de colchonero horizontais ou verticais, que fornecem maior resistência e podem melhorar as bordas da ferida, podem ser utilizadas. Para lacerações em áreas esteticamente significativas, um **ponto intradérmico contínuo** pode produzir uma cicatriz menos notável e mais estética do que a sutura simples ou as suturas de colchonero, que podem deixar cicatrizes mais evidentes na pele. Lacerações mais profundas podem necessitar de reparo com uma camada dérmica e/ou fascial absorvível. Outras lacerações complexas, como as que envolvem orelha, pálpebra, nariz, lábio, língua, genitália ou ponta dos dedos, às vezes requerem técnicas mais avançadas, bem como consultas com especialistas.

Grampos, adesivos tópicos e fitas cirúrgicas são alternativas aceitáveis para as suturas, dependendo da localização da laceração e da preferência do profissional de saúde. Os **grampos** são particularmente úteis para lacerações do couro cabeludo, onde a aparência da cicatriz tende a ser menos importante. Os **adesivos tópicos** (octil-cianoacrilatos ou butil cianoacrilatos) são ideais para lacerações lineares e relativamente superficiais com bordas facilmente aproximadas que não estão sob tensão. Esses adesivos são particularmente úteis para lacerações localizadas em áreas onde marcas de pontos de sutura são especialmente indesejáveis ou em situações nas quais os recursos são restritos.

A manutenção do local da ferida quente e úmido após o reparo acelera a cicatrização sem aumentar o risco de infecção. O uso de um unguento antimicrobiano tópico (p. ex., combinação de bacitracina ou bacitracina, neomicina e polimixina B) e um curativo convencional de gaze proporciona esse ambiente e reduz a taxa de infecção. Em comparação com curativos convencionais, os **curativos oclusivos** (hidrocoloides, hidrogéis, filmes de poliuretano) podem ser melhores para acelerar a cicatrização, reduzir a infecção e diminuir a dor, mas são mais caros. Os curativos oclusivos que aderem (hidrocoloides ou filmes de poliuretano) não são adequados para lacerações com suturas salientes. Se a laceração se sobrepuser ou estiver perto de uma articulação, **a imobilização com talas** ajuda a limitar a mobilidade e pode acelerar a cicatrização e minimizar a deiscência.

Para a maioria das lacerações rotineiras, que são reparadas precoce e cuidadosamente, os antibióticos sistêmicos profiláticos são desnecessários, uma vez que não diminuem a taxa de infecção. A **profilaxia antibiótica** é ou pode ser indicada para mordidas humanas e de muitos animais, para fraturas expostas e de articulações e para feridas grosseiramente contaminadas, bem como para feridas em pacientes imunossuprimidos ou com dispositivos protéticos. A *profilaxia do tétano deve ser administrada, se indicado*, de acordo com as diretrizes do Centers for Disease Control and Prevention dos EUA. (Ver Capítulo 238).

ABRASÕES

Uma **abrasão** é uma raspagem da epiderme e, às vezes, da derme geralmente causada por fricção da pele contra uma superfície áspera. *Road rash* (ralar na estrada) é um termo coloquial para abrasões que resultam do atrito da pele contra o pavimento. Colisões de veículos motorizados com pedestres e acidentes de bicicleta são causas comuns de abrasões em crianças. Uma abrasão pode ser extensa, envolvendo várias áreas do corpo, e também pode ser profunda, geralmente contendo detritos incorporados. Uma *queimadura de fricção* é uma abrasão causada pelo deslizamento em um tapete. Algumas abrasões exibem padrões específicos e são chamadas de **abrasões de impressão**. *Sinais de ligaduras* são um tipo de abrasão causada por uma corda ou cordão que foi amarrado em torno de uma parte do corpo e friccionou contra a pele. Essas lesões devem alertar o clínico para a probabilidade de trauma não acidental (incluindo trauma autoinfligido).

Tratamento

Todas as abrasões devem ser completamente limpas e quaisquer detritos ou materiais estranhos devem ser removidos. Se os detritos não forem removidos, pode acontecer a pigmentação anormal da pele, conhecida como **tatuagem pós-traumática**, cujo tratamento é difícil. Um curativo oclusivo não aderente ou antibiótico tópico e curativo convencional devem ser aplicados. *A profilaxia do tétano deve ser administrada, se indicada* (ver Capítulo 238). Abrasões grandes e/ou profundas que não cicatrizam em poucas semanas requerem consulta com um cirurgião-plástico para tratamento mais avançado.

A bibliografia está disponível no GEN-io.

Capítulo 85

Emergências Neurológicas e Estabilização

Patrick M. Kochanek e Michael J. Bell

PRINCÍPIOS DOS CUIDADOS NEUROCRÍTICOS

O cérebro tem demandas metabólicas elevadas e que aumentam ainda mais durante o crescimento e o desenvolvimento. A manutenção do fornecimento de nutrientes para o cérebro é o pilar do tratamento de crianças com lesões cerebrais em evolução. *Dinâmicas intracranianas* descrevem a física das interações dos conteúdos – parênquima cerebral, sangue (arterial, venoso, capilar) e líquido cefalorraquidiano (LCR) – no interior do crânio. Normalmente, o parênquima cerebral é responsável por até 85% do conteúdo do crânio, e a porção restante é dividida entre o sangue e o LCR. O cérebro está situado no interior da calota craniana, que é relativamente rígida, e a complacência do crânio diminui com a idade, à medida que os centros de ossificação do crânio substituem gradualmente a cartilagem e o tecido membranoso por osso. A **pressão intracraniana** (PIC) é derivada do volume de seus componentes e da forma dos ossos. A **pressão de perfusão** do cérebro (PPC) é igual à pressão do sangue que entra no crânio (pressão arterial média, PAM) menos a PIC, na maioria dos casos.

Aumentos do volume intracraniano podem resultar de edema, massas ou aumentos nos volumes do sangue e do LCR. À medida que esses volumes aumentam, mecanismos compensatórios diminuem a PIC por (1) redução do volume de LCR (o LCR é deslocado para o interior do canal espinal ou absorvido por vilosidades aracnóideas), (2) diminuição do volume sanguíneo cerebral (o retorno do sangue venoso para o tórax é aumentado), e/ou (3) aumento do volume craniano (as suturas se expandem patologicamente ou o osso é remodelado). Uma vez que os mecanismos compensatórios são esgotados (o aumento do volume craniano é muito grande), pequenos aumentos no volume podem levar a grandes aumentos na PIC ou à hipertensão intracraniana (Figura 85.1). Se a PIC continua a aumentar, uma isquemia cerebral pode ocorrer à medida que a PPC diminui. Novos aumentos na PIC podem, finalmente, deslocar o cérebro para baixo no forame magno – um processo denominado **herniação cerebral**, que pode se tornar irreversível em minutos e levar a grave incapacidade ou morte; a Figura 85.2 mostra outros locais de herniação do cérebro.

O oxigênio e a glicose são componentes indispensáveis para que as células do cérebro funcionem normalmente, e esses nutrientes devem ser constantemente supridos pelo fluxo sanguíneo cerebral (FSC). Normalmente, o FSC é constante ao longo de uma vasta gama de pressões do sangue (autorregulação da pressão arterial do FSC), por meio de ações principalmente no interior das arteríolas cerebrais. As

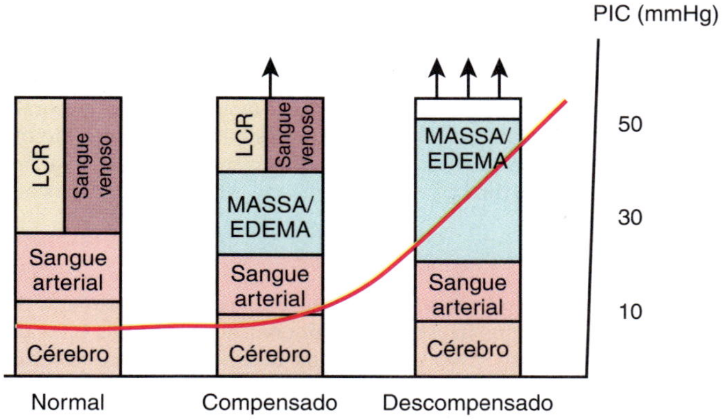

Figura 85.1 **A doutrina Munro-Kellie descreve a dinâmica intracraniana na definição de uma lesão maciça em expansão (i. e., hemorragia, tumor) ou um edema cerebral.** No estado normal, o parênquima cerebral, o sangue arterial, o líquido cefalorraquidiano (LCR) e o sangue venoso ocupam o crânio a uma pressão baixa, geralmente < 10 mmHg. Com uma massa cerebral em expansão ou um edema, inicialmente há um estado compensatório como resultado da redução do LCR e do volume de sangue venoso, e a PIC permanece baixa. A expansão posterior da lesão, no entanto, leva a um estado de descompensação quando os mecanismos compensatórios são esgotados, resultando em hipertensão intracraniana.

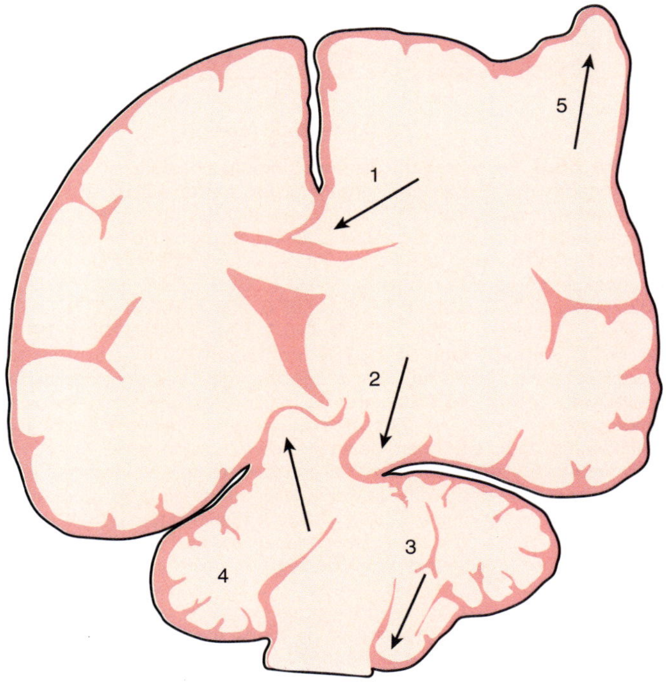

Figura 85.2 **Diferentes formas de herniação cerebral.** *1,* Cingulado. *2,* Uncal. *3,* Tonsilar cerebelar. *4,* Cerebelar para cima. *5,* Transcalvária. (*De Fishman RA:* Cerebrospinal fluid in diseases of the nervous system, *Philadelphia, 1980, Saunders.*)

arteríolas cerebrais são dilatadas ao máximo em pressões sanguíneas mais baixas e são constritas ao máximo em pressões mais elevadas, de modo que o FSC não varia durante as flutuações normais (Figura 85.3). O equilíbrio acidobásico do FSC, muitas vezes refletido por alterações agudas na pressão arterial parcial de dióxido de carbono ($PaCO_2$), a temperatura do corpo/cérebro, a utilização da glicose e outros mediadores vasoativos (*i. e.*, adenosina, óxido nítrico) também podem afetar a vascularização cerebral.

O conhecimento desses conceitos é fundamental para a prevenção da lesão cerebral secundária. Aumentos no pH do LCR que ocorrem em virtude de hiperventilação inadvertida (diminuição da $PaCO_2$) podem produzir isquemia cerebral. Aumentos mediados por hipertermia nas demandas metabólicas cerebrais podem causar danos cerebrais em regiões vulneráveis após uma lesão. A hipoglicemia pode levar à morte neuronal quando o FSC não consegue compensar. Convulsões prolongadas podem levar a lesões permanentes se ocorrer hipoxemia pela perda de controle das vias respiratórias.

A atenção aos detalhes e a reavaliação constante são fundamentais na conduta de crianças com lesões neurológicas críticas. Entre as mais importantes ferramentas para uma avaliação seriada e objetiva da condição neurológica, está a **Escala de Coma de Glasgow (ECG;** ver Capítulo 81, Tabela 81.3). Originalmente desenvolvida para avaliar o nível de consciência após uma lesão traumática cerebral (LTC) em adultos, a ECG também é valiosa em pediatria. As alterações das ECG foram feitas para as crianças não verbais e estão disponíveis para recém-nascidos e crianças um pouco mais velhas. As avaliações seriadas dos escores da ECG, juntamente com um exame neurológico focado, são de valor inestimável na detecção de lesões antes que danos permanentes ocorram no cérebro vulnerável. O escore **completo da falta de responsividade** (**FOUR**, do inglês *full outline of unresponsiveness*) é uma modificação da ECG com resposta visual e motora, mas que elimina a resposta verbal e adiciona duas avaliações funcionais: do tronco encefálico (reflexos pupilares, da córnea e da tosse) e do padrão respiratório (Tabela 85.1).

O dispositivo de monitoramento mais estudado na prática clínica é o **monitor de PIC**. O monitoramento é obtido por meio de um cateter inserido no ventrículo cerebral ou no parênquima cerebral (*i. e.*, dreno ventricular exteriorizado e transdutor parenquimatoso, respectivamente). Terapias direcionadas por PIC são padrões de tratamento em traumatismo cranioencefálico (TCE) e são usadas em outras condições, como na hemorragia intracraniana e em alguns casos de encefalopatia, meningite e encefalite. Outros dispositivos utilizados incluem o uso de cateteres que medem a concentração de oxigênio

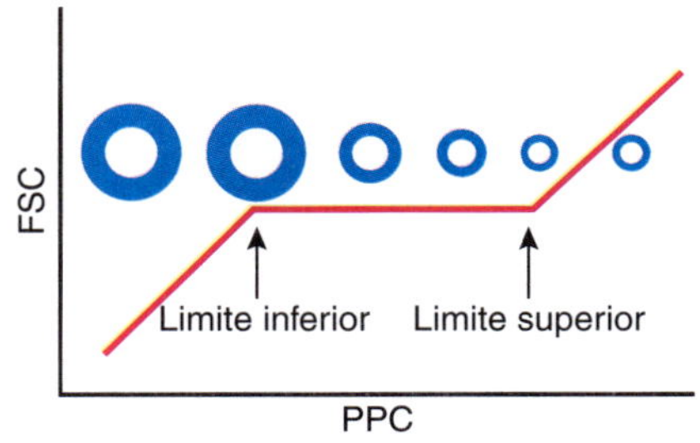

Figura 85.3 **Esquema da relação entre o fluxo sanguíneo cerebral (FSC) e pressão de perfusão cerebral (PPC).** O diâmetro representativo de uma arteríola cerebral também é mostrado pelo centro do eixo *y* para facilitar a compreensão da resposta vascular, por meio da PPC, que está subjacente à autorregulação da pressão arterial do FSC. A PPC geralmente é definida como a pressão arterial média (PAM) menos a PIC. Em valores normais para a PIC, isso geralmente representa a PAM. Assim, normalmente o FSC é mantido constante entre os limites inferior e superior da autorregulação; em adultos normais, esses valores são em torno de 50 mmHg e 150 mmHg, respectivamente. Em crianças, o limite superior da autorregulação é proporcionalmente menor do que o valor para o adulto em relação à PAM normal para a idade. No entanto, de acordo com o trabalho de Vavilala *et al.* (2003), os valores-limite mais baixos são surpreendentemente semelhantes nos lactentes e nas crianças mais velhas. Assim, lactentes e crianças jovens podem ter menos reserva para uma PPC adequada.

Tabela 85.1 Escores de coma comumente utilizados.

PONTOS	DESCRIÇÃO
ESCALA DE COMA DE GLASGOW	
Abertura ocular	
1	Não abre os olhos
2	Abre olhos em resposta a estímulos dolorosos
3	Abre os olhos em resposta à voz
4	Abre olhos espontaneamente
Resposta verbal	
1	Não emite sons
2	Emite sons incompreensíveis
3	Profere palavras inadequadas
4	Confuso e desorientado
5	Fala normalmente e orientado
Resposta motora (melhor)	
1	Não faz movimentos
2	Extensão a estímulos dolorosos
3	Flexão anormal a estímulos dolorosos
4	Flexão/retirada a estímulos dolorosos
5	Localizada a estímulos dolorosos
6	Obedece a comandos
DESCRIÇÃO COMPLETA DO ESCORE DE AUSÊNCIA DE RESPOSTA (0 A 4)	
Resposta ocular	
4	Pálpebras abertas ou fechadas, olhos acompanham o movimento do dedo do examinador ou o paciente pisca quando solicitado
3	Pálpebras se abrem, mas os olhos não acompanham o movimento do dedo do examinador
2	Pálpebras fechadas, mas se abrem com estímulo sonoro alto
1	Pálpebras fechadas, mas se abrem com estímulo álgico
0	Pálpebras permanecem fechadas mesmo com estímulo álgico
Resposta motora	
4	Sinal de "paz", punho cerrado ou polegar para cima
3	Resposta localizada a estímulo álgico
2	Resposta de flexão à dor
1	Resposta de extensão à dor
0	Nenhuma resposta à dor ou mioclonia generalizada
Reflexos do tronco encefálico	
4	Presença de reflexos pupilar e corneano
3	Uma pupila dilatada e fixa
2	Ausência de reflexos pupilar ou corneano
1	Ausência de reflexos pupilar e corneano
0	Ausência de reflexos pupilar, corneano e de tosse
Respiração	
4	Não intubado, padrão respiratório regular
3	Não intubado, padrão respiratório de Cheyne-Stokes
2	Não intubado, padrão respiratório, irregular
1	Respira em frequência superior a imposta pelo ventilador
0	Respira na frequência imposta pelo ventilador ou apneia

Adaptada de Edlow JA, Rabinstein A, Traub SJ, Wijdicks EFM: Diagnosis of reversible causes of coma, *Lancet* 384:2064-2076, 2014.

do tecido cerebral, sondas externas que, de forma não invasiva, avaliam a oxigenação do cérebro pela absorção da luz infravermelha (espectroscopia próxima ao infravermelho), monitores de atividade elétrica cerebral (eletroencefalografia [EEG] contínua ou potenciais evocados somatossensoriais, visuais, auditivos) e monitores do FSC (Doppler transcraniano, tomografia de xenônio, ressonância magnética de perfusão ou sondas de tecido). Nas diretrizes atuais do TCE grave, o monitoramento da concentração de oxigênio no tecido cerebral recebeu suporte de nível III, de modo que pode ser considerada.

TRAUMATISMO CRANIOENCEFÁLICO

Etiologia e epidemiologia

Os mecanismos do TCE incluem acidentes automobilísticos, quedas, agressões e traumatismo craniano por abuso. A maioria dos TCE em crianças envolvem lesões fechadas da cabeça (Figura 85.4). Os TCE são importantes problemas de saúde pública pediátrica, com aproximadamente 37.000 casos resultando na morte de mais 7.000 crianças anualmente nos EUA.

Patologia

Hemorragias intracranianas epidurais, subdurais e no parênquima cerebral podem ocorrer. O comprometimento da substância cinzenta ou branca também é comumente observado e inclui contusões cerebrais focais, edema cerebral difuso, lesões axonais e lesões do cerebelo ou do tronco encefálico. Muitas vezes, os pacientes com TCE grave apresentam achados múltiplos; edema cerebral difuso e potencialmente tardio é comum.

Patogênese

Os TCE resultam de lesão primária e secundária. Lesão primária de impacto produz danos irreversíveis. Em contrapartida, dois tipos de lesão secundária são alvos de cuidados neurointensivos. Primeiro, alguns dos danos observados no cérebro evoluem ao longo de horas ou dias, e os mecanismos subjacentes envolvidos (p. ex., edema, apoptose

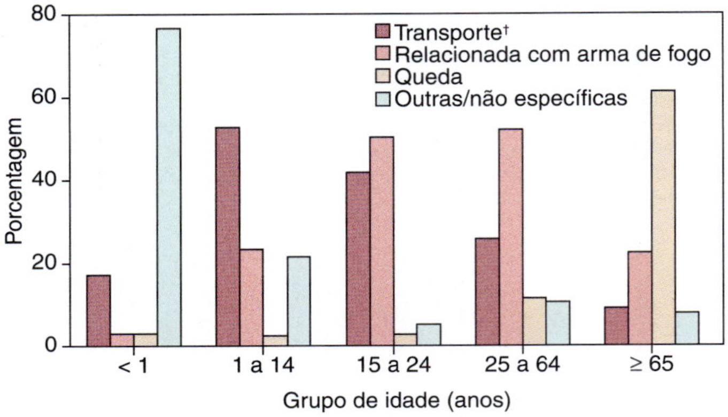

Figura 85.4 Porcentagem de lesões crânio encefálicas* e mortes relacionadas por causa subjacente e grupo etário – EUA, 2013. *As mortes relacionadas com TCE foram identificadas utilizando a Classificação Internacional de Doenças (CID-10), códigos de causa básica de morte, *U01– *U03, V01 – Y36, Y85 – Y87 ou Y89 com uma causa múltipla de código de morte de S01.0 – S01.9, S02.0, S02.1, S02.3, S02.7 – S02. 9, S04.0, S06.0 – S06.9, S07.0, S07.1, S07.8, S07.9, S09.7 – S09.9, T01.0, T02.0, T04.0, T06.0, T90.1, T90.2, T90.4, T90.5, T90.8 ou T90.9, para um total de 54.185 mortes em 2013 para todas as idades. †O transporte inclui todos os modos, como veículo motorizado, motocicleta, pedal, pedestre, outros transportes terrestres, ferrovia, embarcações e aeronaves. As causas de lesões que resultam em óbitos relacionados com TCE variam de acordo com o grupo etário. Em 2013, 77% das mortes relacionadas a TCE entre bebês com menos de 1 ano foram por causas diferentes de transporte, armas de fogo ou quedas e resultaram principalmente de agressão e maus-tratos. O transporte foi responsável por 53% das mortes relacionadas a TCE entre crianças de 1 a 14 anos. Lesões por arma de fogo representaram 50% e 52% das mortes por TCE em pessoas de 15 a 24 anos e 25 a 64 anos, respectivamente. A maioria das mortes por TCE relacionadas com armas de fogo nesses dois grupos de idade foram suicídios (62% e 83%, respectivamente). A maioria (61%) das mortes relacionadas com TCE para aqueles com idade ≥ 65 anos resultaram de quedas. (*De* National Vital Statistics System mortality data. http://www.cdc.gov/nchs/deaths.htm. *Informações adicionais sobre TCE disponíveis em* http://www.cdc.gov/traumaticbraininjury/. *The Lancet: The burden of traumatic brain injury in children,* Lancet *391:813, 2018.*)

e lesão axonal secundária) são alvos terapêuticos. Em segundo lugar, o cérebro lesionado se torna vulnerável a lesões adicionais em virtude da disfunção dos mecanismos autorreguladores normais de defesa; a alteração da autorregulação do FSC pode conduzir à isquemia a partir de hipotensão, que de outra forma seria tolerada pelo cérebro não lesionado.

Manifestações clínicas

A marca registrada do **TCE grave** é o coma (**ECG escore 3 a 8**). Muitas vezes, o coma é observado imediatamente após a lesão e se mantém. Em alguns casos, como no hematoma epidural, uma criança pode estar alerta na apresentação, mas seu quadro pode se deteriorar em um período de horas. Um quadro semelhante pode ser observado em crianças com edema cerebral difuso, no qual um cenário denominado "falar-e-morrer" (*talk-and-die*) tem sido descrito. Os médicos também não devem ser induzidos a menosprezar o potencial de uma criança com **TCE moderado** (**ECG escore 9 a 12**) apresentando uma contusão significativa, porque o edema progressivo pode, potencialmente, levar a complicações devastadoras. Na criança em coma com TCE grave, a segunda manifestação clínica chave é o desenvolvimento de hipertensão intracraniana. O aumento da PIC com herniação iminente do cérebro pode ser anunciado por uma nova crise ou piora da cefaleia, depressão do nível de consciência, alterações dos sinais vitais (hipertensão arterial, bradicardia, respiração irregular) e sinais de compressão dos nervos cranianos 6º (paralisia do músculo reto lateral) ou 3º (anisocoria, ptose palpebral e desvio ocular para baixo e lateralmente, como resultado de paralisia do músculo reto). O aumento da PIC é gerenciado a partir de seu monitoramento contínuo, bem como pelo monitoramento dos sinais clínicos de aumento da PIC ou de herniação iminente. O desenvolvimento de edema cerebral é progressivo. Aumento significativo da PIC (> 20 mmHg) pode ocorrer precocemente no TCE grave, mas o pico da PIC, em geral, é observado em 48 a 72 h. A necessidade de terapia dirigida para controle da PIC pode persistir por mais de 1 semana. Algumas crianças apresentam quadro de coma sem aumento da PIC, resultante de lesão axonal ou do tronco encefálico. *Além do traumatismo craniano, é fundamental identificar uma lesão potencial na coluna cervical* (ver Capítulo 83).

Achados laboratoriais

A tomografia computadorizada craniana deve ser obtida imediatamente após a reanimação e estabilização cardiopulmonar (Figuras 85.5 a 85.11). Em alguns casos, a ressonância magnética pode ser um recurso no diagnóstico (Figura 85.12). Geralmente, outros achados laboratoriais são normais no TCE isolado, embora, ocasionalmente, ocorra uma coagulopatia ou o desenvolvimento da síndrome de secreção inapropriada de hormônio antidiurético (SIADH) ou, raramente, a síndrome cerebral perdedora de sal (SCPS). No cenário do TCE com politraumatismo, outras lesões podem produzir alterações laboratoriais e radiográficas, de modo que uma **avaliação completa sobre o trauma** é importante em todos os pacientes com TCE grave (ver Capítulo 82).

Diagnóstico e diagnóstico diferencial

No TCE grave o diagnóstico geralmente é bem evidente a partir da anamnese e da apresentação clínica. Ocasionalmente, a gravidade do TCE pode ser superestimada em virtude de consumo de álcool ou intoxicação por drogas concomitantes. O diagnóstico da lesão cerebral pode ser problemático nos casos de **traumatismo craniano abusivo** ou seguido de um evento anóxico, como afogamento ou inalação de fumaça.

Tratamento

Lactentes e crianças com lesão cerebral grave ou moderada (ECG escores 3 a 8 ou 9 a 12, respectivamente) ficam sob monitoramento em uma unidade de terapia intensiva (UTI). Diretrizes baseadas em evidências para a abordagem da lesão cerebral grave têm sido publicadas (Figura 85.13). A abordagem terapêutica dirigida para controle da PIC é igualmente razoável para outras condições nas quais a PIC é monitorada. Os cuidados envolvem uma equipe multiprofissional composta por neurocirurgiões pediátricos, cuidados de terapia intensiva pediátrica, cirurgia e reabilitação e são dirigidos à prevenção de lesões secundárias

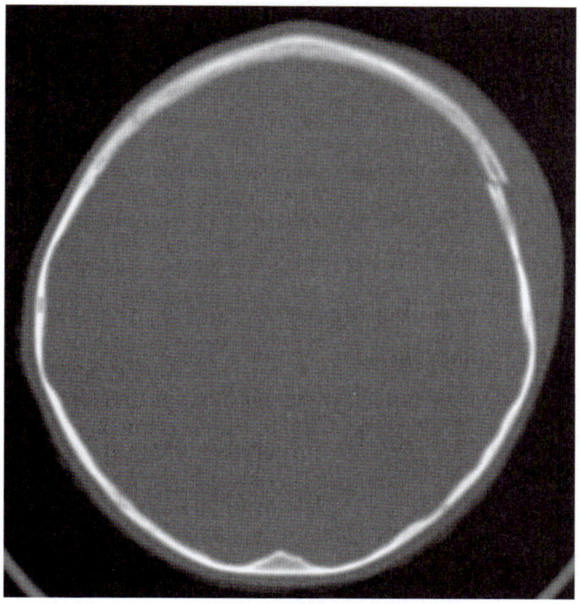

Figura 85.5 Fratura craniana. Fratura de crânio levemente deslocada observada na tomografia computadorizada (janela óssea observada) de criança de 4 anos de idade que caiu e bateu a cabeça no meio-fio.

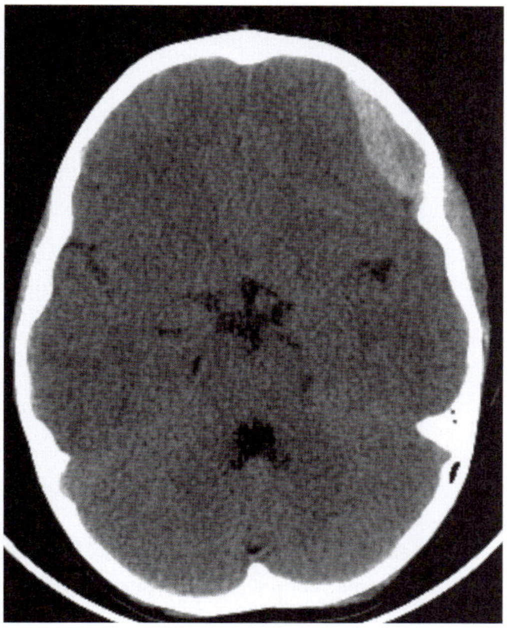

Figura 85.6 Hematoma epidural. Hematoma epidural frontal esquerdo observado em tomografia computadorizada de criança de 12 anos que caiu de sua bicicleta na superfície de concreto.

e condutas em relação ao aumento da PIC. A estabilização inicial de lactentes e crianças com lesão cerebral grave inclui a sequência rápida de intubação traqueal, com precauções em relação à coluna vertebral, juntamente com a manutenção da hemodinâmica extracerebral normal, incluindo valores dos gases sanguíneos (PaO_2, $PaCO_2$), pressão arterial média e temperatura. A infusão intravenosa (IV) de líquidos pode ser necessária para tratar a hipotensão. A euvolemia é o alvo, e líquidos hipotônicos devem ser rigorosamente evitados; *solução salina normal é o líquido de escolha.* Os vasopressores podem ser necessários conforme o monitoramento da pressão venosa central, evitando tanto a sobrecarga de líquidos quanto a exacerbação do edema cerebral. Uma pesquisa de trauma deve ser realizada. Uma vez estabilizado, o paciente deve ser encaminhado para a tomografia computadorizada a fim de descartar

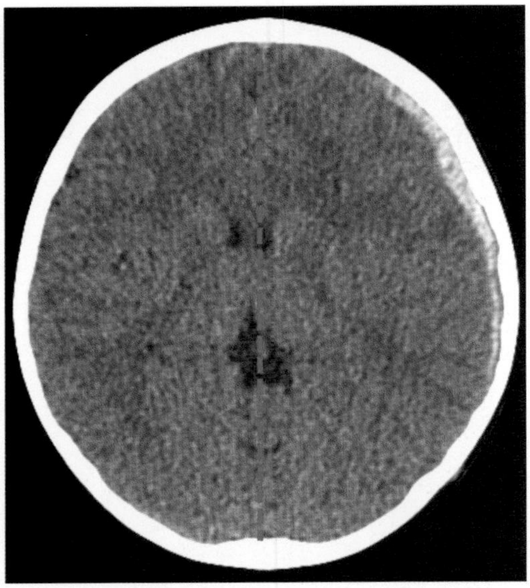

Figura 85.7 Hematoma subdural. Hematoma subdural esquerdo observado em tomografia computadorizada de criança de 10 anos de idade após acidente automobilístico. Observam-se apagamento do ventrículo lateral esquerdo e deslocamento da linha média (*linha pontilhada*).

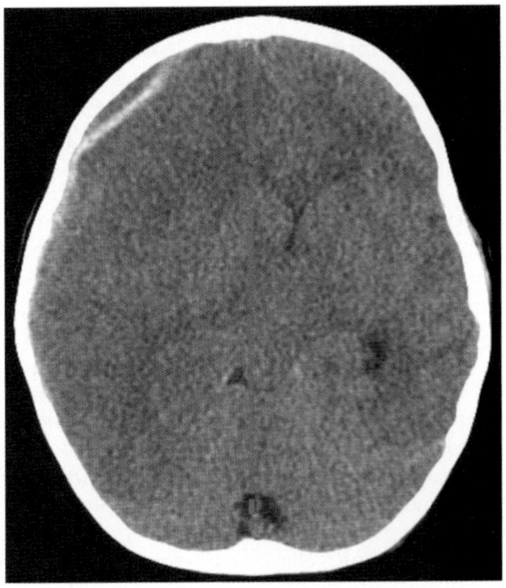

Figura 85.8 Hematoma subdural. Hematoma subdural frontal hiperagudo observado em tomografia computadorizada de criança de 5 anos de idade após acidente automobilístico. Observa-se que o aspecto hiperagudo do hematoma subdural é escuro na tomografia no estágio inicial após a lesão. Além disso, há acentuado deslocamento da linha média (*linha pontilhada*) dos conteúdos intracranianos, com ambos os ventrículos laterais deslocados para o lado esquerdo do crânio.

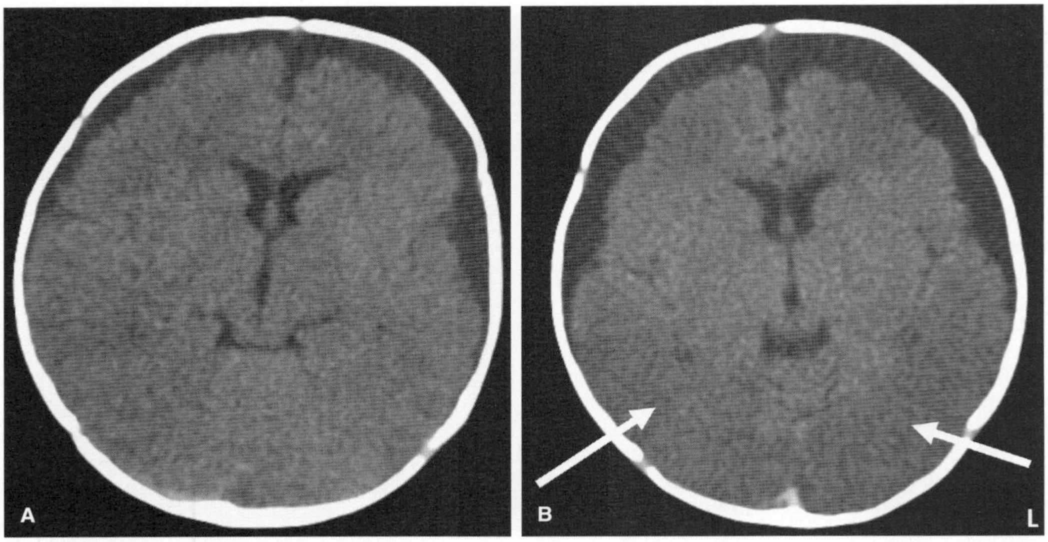

Figura 85.9 Hematoma subdural. **A.** Criança de 3 meses de idade que sofreu lesão craniana abusiva. A tomografia computadorizada inicial demonstra hematoma subdural crônico bilateralmente. **B.** Três dias após a hospitalização, os hematomas subdurais são ligeiramente maiores, mas os infartos são notados nas áreas posteriores do parênquima cerebral (*setas*).

a necessidade de intervenção neurocirúrgica de emergência. Se a cirurgia não for necessária, um monitor de PIC deve ser inserido para orientar o tratamento da hipertensão intracraniana.

Durante a estabilização ou a qualquer momento durante o tratamento, os pacientes podem apresentar sinais e sintomas de *herniação cerebral* (dilatação pupilar, hipertensão sistêmica, bradicardia, postura extensora). Como a herniação e suas consequências devastadoras, às vezes, podem ser revertidas se prontamente tratadas, devem ser consideradas uma emergência médica, com uso de hiperventilação com fração inspirada de oxigênio de 1,0 e infusão de doses de tiopental ou pentobarbital e manitol (0,25 a 1,0 g/kg IV) ou solução salina hipertônica (solução a 3%, 5 a 10 mℓ/kg IV).

A pressão intracraniana deve ser mantida abaixo de 20 mmHg. Alvos de pressão de perfusão cerebral dependentes da idade são de aproximadamente 50 mmHg para crianças de 2 a 6 anos de idade, de 55 mmHg para aquelas com 7 a 10 anos de idade e de 65 mmHg para aquelas com 11 a 16 anos de idade. A terapia de **primeira linha** inclui elevação da cabeceira do leito, assegurando o posicionamento da linha média da cabeça, ventilação mecânica controlada, analgesia e sedação (ou seja, narcóticos e benzodiazepínicos). Se o bloqueio neuromuscular for necessário, pode ser desejável monitorar o eletroencefalograma continuamente, porque o estado epiléptico pode ocorrer e essa complicação não será reconhecida em um paciente paralisado, estando associada a aumento da PIC e desfecho desfavorável. Se um cateter ventricular, em vez de parenquimatoso, for usado para monitorar a PIC, a drenagem terapêutica do LCR estará disponível e poderá ser fornecida continuamente (geralmente visando a uma PIC > 5 mmHg) ou intermitentemente em resposta a picos de PIC, geralmente > 20 mmHg. Outras terapias de primeiro nível incluem agentes osmolares, como **solução salina hipertônica** (geralmente administrada

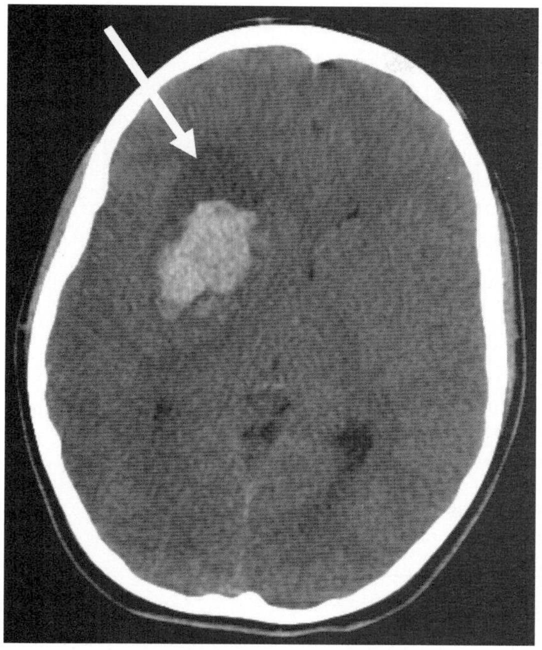

Figura 85.10 Hemorragia e edema. Tomografia computadorizada de adolescente de 16 anos que caiu da bicicleta demonstrando hemorragia intraparenquimatosa e edema circundante significativo (*seta*).

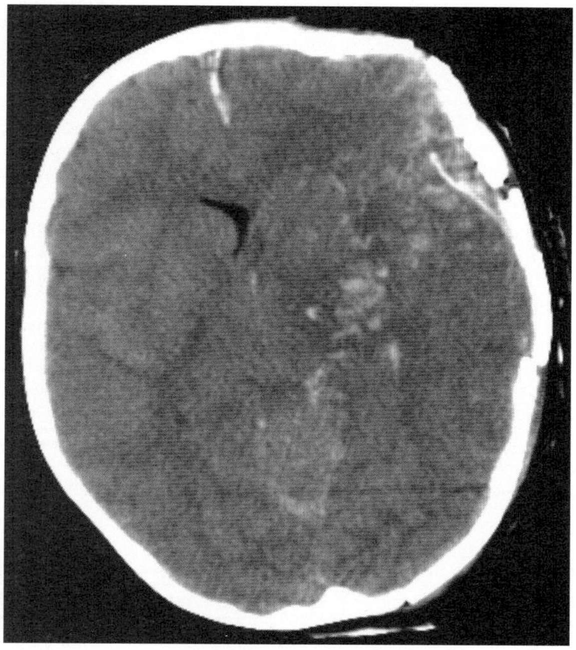

Figura 85.11 Fraturas cranianas e hemorragia. Uma criança de 11 anos foi atingida na cabeça por um cavalo e a tomografia computadorizada mostra múltiplas fraturas cranianas com fragmentação, com fragmentos de osso dentro do parênquima cerebral, áreas de hemorragia multifocais intraparenquimatosa e obliteração do ventrículo lateral esquerdo.

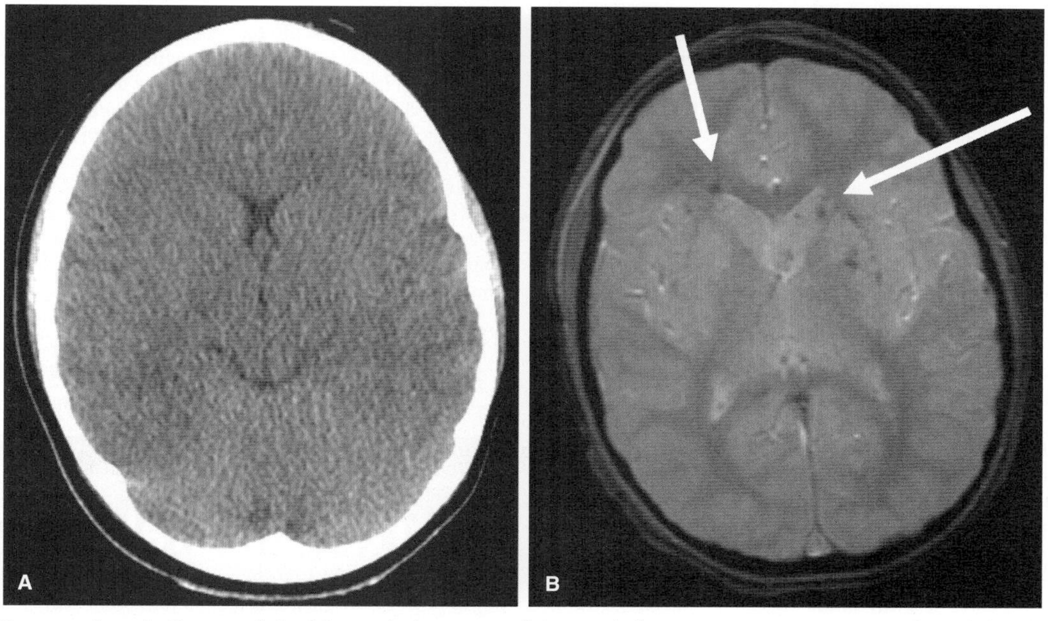

Figura 85.12 Hemorragias e lesão axonal. **A.** Criança de 6 anos que foi atropelada por um carro enquanto andava de bicicleta. A tomografia computadorizada inicial não demonstrou nenhuma anormalidade óbvia. **B.** No entanto, a ressonância magnética imediata demonstra múltiplas áreas de hemorragias puntiformes (lucências) consistentes com lesão axonal difusa (*setas*).

como infusão contínua a 3% na dose de 0,1 a 1,0 mℓ/kg/h) e **manitol** (0,25 a 1,0 g/kg IV durante 20 min), administrados em resposta aos picos de PIC superiores a 20 mmHg ou com um intervalo de dosagem fixo (a cada 4 a 6 h). O uso de solução salina hipertônica é mais comum e tem maior suporte na literatura do que o manitol, embora ambos sejam usados; esses agentes podem ser utilizados simultaneamente. Recomenda-se evitar a osmolaridade sérica maior que 320 mOsm/ℓ. Um cateter urinário de Foley deve ser colocado para monitorar o débito urinário.

Se o aumento da PIC permanecer refratário ao tratamento, será necessária uma reavaliação cuidadosa do paciente a fim de descartar hipercapnia não reconhecida, hipoxemia, febre, hipotensão, hipoglicemia, dor e convulsões. A repetição da imagem deve ser considerada para descartar uma lesão cirúrgica. Terapias de **segunda linha** baseadas em diretrizes para PIC elevada refratária estão disponíveis, mas a evidência que favorece uma determinada terapia de segunda linha é limitada. Em alguns centros, a **craniectomia** cirúrgica descompressiva é usada para hipertensão intracraniana traumática refratária. Outros usam uma **infusão de pentobarbital**, em dose de carga de 5 a 10 mg/kg durante 30 min, seguida por 5 mg/kg a cada hora durante 3 doses e, depois, manutenção com uma infusão de 1 mg/kg/h. É necessária o monitoramento cuidadoso da pressão arterial em virtude da

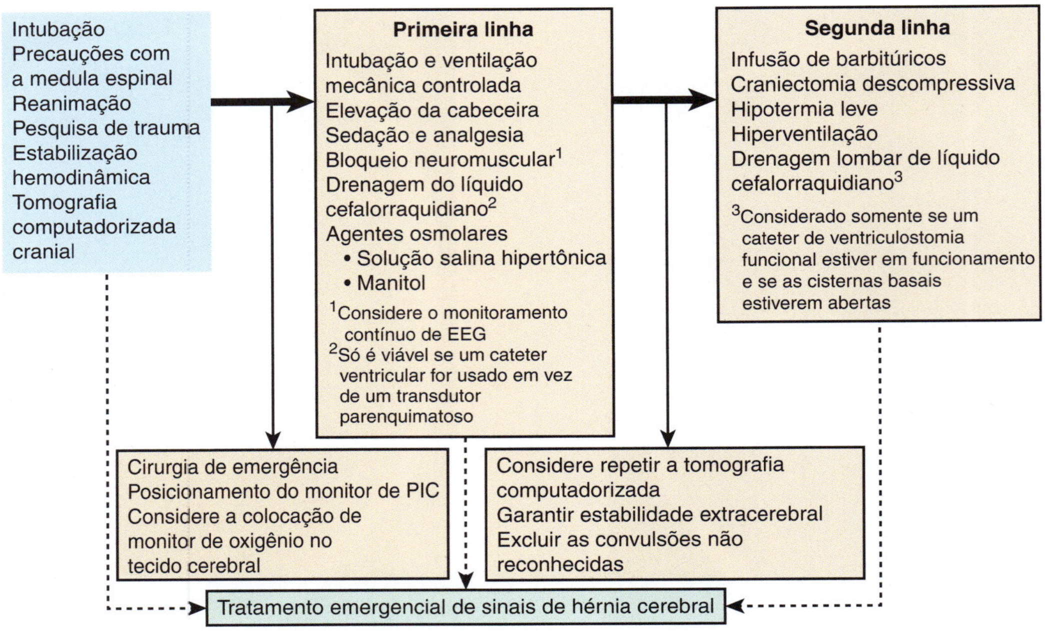

Figura 85.13 Abordagem para o manejo de uma criança com TCE. Este esquema é apresentado especificamente para TCE grave, para o qual a experiência com a terapia dirigida pela PIC é maior. No entanto, a abordagem geral fornecida aqui é relevante para o tratamento da hipertensão intracraniana em outras condições, para as quais faltam dados baseados em evidências sobre o monitoramento da PIC e a terapia dirigida pela PIC. As metas da PIC e da PPC são discutidas no texto. (*Com base nas diretrizes de 2012 para o manejo do TCE grave, juntamente com pequenas modificações da literatura posterior*).

possibilidade de hipotensão induzida pelo fármaco e da necessidade frequente de suporte com fluidos e vasoconstritores. A hipotermia leve (32 a 34°C), na tentativa de controlar a PIC refratária, pode ser induzida e mantida por meio de resfriamento superficial. A hipotermia para controle do aumento da PIC após lesão cerebral traumática em pacientes pediátricos e adultos ainda é controversa. A **hipertermia** *deve* ser evitada e, se presente, deve ser tratada de forma agressiva. A sedação e o bloqueio neuromuscular são usados para prevenir tremores, e o reaquecimento deve ser lento, não mais rápido do que 1°C a cada 4 a 6 h. A hipotensão deve ser evitada durante o reaquecimento. A hipertensão intracraniana refratária também pode ser tratada com hiperventilação ($PaCO_2$ de 25 a 30 mmHg). Combinações dessas terapias de segunda linha são frequentemente necessárias.

Cuidados de suporte

A euvolemia deve ser mantida e líquidos isotônicos são recomendados durante toda a permanência na UTI. A SIADH e a SCPS podem se desenvolver e a diferenciação entre elas é importante, porque a conduta da SIADH é a restrição de líquidos, e a da SCPS é a reposição de sódio. A hiperglicemia grave deve ser evitada (nível de glicose no sangue > 200 mg/dℓ) e tratada. O nível de glicose no sangue deve ser monitorado com frequência. Defende-se nutrição precoce com alimentação enteral. Geralmente, corticosteroides não devem ser usados, a menos que seja documentada insuficiência da glândula suprarrenal. A aspiração traqueal pode exacerbar o aumento da PIC. A prescrição de lidocaína traqueal ou IV pode ser útil antes da aspiração. As convulsões são comuns em TCE graves e agudos. Convulsões pós-traumáticas precoces (dentro de 1 semana) complicam a conduta do TCE e, em geral, são de difícil tratamento. A profilaxia anticonvulsivante com fosfenitoína, carbamazepina ou levetiracetam é uma opção comum de tratamento. Convulsões pós-traumáticas tardias (≥ 7 dias após o TCE), se recorrentes, e epilepsias pós-traumáticas tardias não são evitadas por anticonvulsivantes profiláticos, enquanto as convulsões pós-traumáticas precoces são evitadas pela iniciação com anticonvulsivantes logo após o TCE. Agentes antifibrinolíticos (ácido tranexâmico) reduzem a magnitude da hemorragia, bem como o desenvolvimento de novas lesões isquêmicas cerebrais focais, e melhoram a sobrevida de adultos com TCE grave.

Prognóstico

As taxas de mortalidade para crianças com lesão cerebral grave que chegam à UTI pediátrica variam entre 10 e 30%. A capacidade de controlar a PIC está relacionada com a sobrevida do paciente, e a extensão dos ferimentos cranianos e sistêmicos se correlaciona com a qualidade de vida. Sequelas motoras e cognitivas, resultantes do TCE grave, em geral, se beneficiam da reabilitação para minimizar a deficiência a longo prazo. A recuperação do TCE pode levar meses para ser atingida. Fisioterapia e, em alguns centros, metilfenidato ou amantadina ajudam na recuperação motora e comportamental. A insuficiência da glândula hipófise pode ser uma ocorrência incomum, mas é uma complicação significativa do TCE grave.

A bibliografia está disponível no GEN-io.

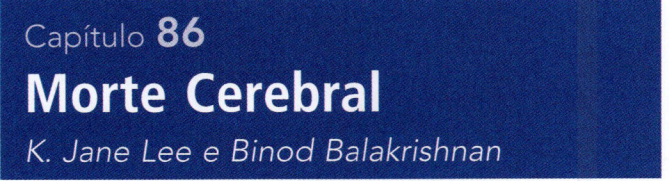

Capítulo 86

Morte Cerebral

K. Jane Lee e Binod Balakrishnan

Morte cerebral é a cessação irreversível de todas as funções do cérebro, incluindo o tronco cerebral. Também é conhecida como **morte por critérios neurológicos** e é legalmente aceita nos EUA.

EPIDEMIOLOGIA

Em crianças, a morte cerebral geralmente se desenvolve após traumatismo cranioencefálico (TCE, incluindo lesão cerebral por trauma não acidental) ou lesão por asfixia. Sua patogênese é multifatorial, tendo como resultado final a perda irreversível da função cerebral e do tronco cerebral.

MANIFESTAÇÕES CLÍNICAS E DIAGNÓSTICO

As diretrizes atuais não se aplicam a recém-nascidos prematuros com menos de 37 semanas de idade gestacional (Figura 86.1).

Lista de verificação para documentação de morte cerebral

Exame de morte cerebral para bebês e crianças[a]

Idade do paciente	Tempo do primeiro exame	Intervalo entre exames
Recém-nascido de 37 semanas de idade gestacional até 30 dias de idade	□ O primeiro exame pode ser realizado 24 h após o nascimento OU após reanimação cardiopulmonar ou outras lesões cerebrais graves	□ Pelo menos 24 h □ Intervalo reduzido porque o exame complementar (Seção 4) é consistente com a morte cerebral
31 dias a 18 anos	□ O primeiro exame pode ser realizado 24 h após reanimação cardiopulmonar ou outra lesão cerebral grave	□ Pelo menos 12 h OU □ Intervalo reduzido porque o exame complementar (Seção 4) é consistente com a morte cerebral

Seção 1. Pré-requisitos para exame de morte cerebral e teste de apneia

A. Causa irreversível e identificável de coma (por favor, verifique)

□ Traumatismo craniano □ Lesão cerebral por anoxia □ Distúrbio metabólico conhecido □ Outro (Especifique) ________________

B. Correção de fatores que contribuem para interferir no exame neurológico

	Exame 1		Exame 2	
a. Temperatura corporal é maior que 35°C	□ Sim	□ Não	□ Sim	□ Não
b. PA sistólica ou PAM em intervalo aceitável (PA sistólica não inferior a dois desvios padrões abaixo da norma apropriada à idade) com base na idade	□ Sim	□ Não	□ Sim	□ Não
c. Efeito de drogas sedativas/analgésicas excluídas como um fator contribuinte	□ Sim	□ Não	□ Sim	□ Não
d. Intoxicação metabólica excluída como fator contribuinte	□ Sim	□ Não	□ Sim	□ Não
e. Bloqueio neuromuscular excluído como fator contribuinte	□ Sim	□ Não	□ Sim	□ Não

□ Se TODOS os pré-requisitos estiverem marcados como SIM, vá para a Seção 2 OU

□ ________________ a variável de confusão esteve presente. Exame complementar foi, portanto, realizado para documentar a morte cerebral (Seção 4).

Seção 2. Exame físico (por favor, verifique). Nota: reflexos da medula espinal são aceitáveis

	Exame 1, Data/hora: ________		Exame 2, Data/hora: ________	
a. Tônus flácido, paciente não responsivo a estímulos dolorosos profundos	□ Sim	□ Não	□ Sim	□ Não
b. Pupilas medianas ou totalmente dilatadas e ausência de reflexos de luz	□ Sim	□ Não	□ Sim	□ Não
c. Reflexos de córnea, da tosse e de engasgar ausentes	□ Sim	□ Não	□ Sim	□ Não
d. Não há reflexos de sucção e de busca (em recém-nascidos e lactentes)	□ Sim	□ Não	□ Sim	□ Não
e. Reflexos oculovestibulares ausentes	□ Sim	□ Não	□ Sim	□ Não
f. Movimento respiratório espontâneo durante a ventilação mecânica ausente	□ Sim	□ Não	□ Sim	□ Não

□ O elemento (especificar) do exame não pôde ser executado porque ________.
Estudo auxiliar (EEG ou do FSC com radiocontraste) foi, portanto, realizado para documentar a morte cerebral (Seção 4).

Seção 3. Teste de apneia

	Exame 1, Data/hora: ________	Exame 2, Data/hora: ________
Nenhum esforço respiratório espontâneo foi observado apesar da $PaCO_2$ final ≥ 60 mmHg e de um aumento de ≥ 20 mmHg acima da linha padrão (Exame 1). Nenhum esforço respiratório espontâneo foi observado apesar da $PaCO_2$ final ≥ 60 mmHg e de um aumento de ≥ 20 mmHg acima do valor padrão (Exame 2).	Pré-teste $PaCO_2$: ______ Duração da apneia: ______ min Pós-teste $PaCO_2$: ______	Pré-teste $PaCO_2$: ______ Duração da apneia: ______ min Pós-teste $PaCO_2$: ______

O teste de apneia é contraindicado ou não pôde ser realizado até o final porque ____________.
Exame auxiliar (EEG ou de FSC com radiocontraste) foi, portanto, realizado para documentar a morte cerebral (Seção 4).

Seção 4. Testes complementares

É necessário um teste auxiliar (1) quando quaisquer componentes do exame ou do teste de apneia não puderem ser concluídos; (2) se houver incerteza sobre os resultados do exame neurológico; ou (3) se um efeito de medicação estiver presente. Testes auxiliares podem ser realizados para reduzir o período entre exames; no entanto, um segundo exame neurológico é necessário. Componentes do exame neurológico que podem ser realizados com segurança devem ser executados nas proximidades do teste complementar. Data/hora:__________

□ Relatório do EEG documenta silêncio eletrocerebral (traçado isoelétrico) OU	□ Sim	□ Não
□ Relatório do estudo do FSC evidencia ausência de perfusão cerebral	□ Sim	□ Não

Seção 5. Assinaturas

Examinador 1
Certifico que meu exame é consistente com a cessação da função do cérebro e do tronco cerebral. Exame confirmatório a seguir.
Nome impresso ____________________
Assinatura ____________________
Especialidade ____________________
Pager #/licença # ____________________
Data dd/mm/aaaa ____________________
Tempo ____________________

Examinador 2
Certifico que meu exame e/ou relatório de teste auxiliar confirma a cessação inalterada e irreversível da função do cérebro e tronco cerebral.
O paciente é declarado com morte cerebral neste momento.
Data/hora da morte ____________________
Nome impresso ____________________
Assinatura ____________________
Especialidade ____________________
Pager #/licença # ____________________
Data dd/mm/aaaa ____________________
Tempo ____________________

[a]Dois médicos devem realizar exames independentes separados por intervalos especificados. PA = pressão arterial; FSC = fluxo sanguíneo cerebral; EEG = eletroencefalograma; PAM = pressão arterial média.

Figura 86.1 Lista de verificação para documentação de morte cerebral (*De Nakagawa TA, Ashwal S, Mathur M et al. Guidelines for the determination of brain death in infants and children: an update of the 1987 Task Force recommendations–executive summary, Ann Neurol 71:573–585, 2012, Tabela 2*).

A morte cerebral é determinada pela avaliação clínica. Embora exames auxiliares, como os estudos de eletroencefalograma (EEG) e de fluxo sanguíneo cerebral (FSC), possam ser usados para auxiliar no diagnóstico, o exame clínico seriado é o padrão. Os três componentes para determinar a morte cerebral são: **demonstração de coma irreversível coexistente com uma causa conhecida, ausência de reflexos do tronco encefálico** e **apneia.**

Antes que o diagnóstico de morte cerebral seja feito, é mandatório que a causa do coma seja determinada por meio de anamnese e dados laboratoriais e radiológicos, a fim de descartar uma condição reversível. *Causas potencialmente reversíveis de coma* incluem distúrbios metabólicos, toxinas, sedativos, agentes paralisantes, hipotermia, hipoxia, hipotensão/choque, reanimação cardiopulmonar (RCP) recente, hipo/hiperglicemia, hipo/hipernatremia, hipercalcemia, hipermagnesemia, estado epiléptico não convulsivo, hipotireoidismo, hipocortisolismo, hipercarbia, insuficiência hepática ou renal, sepse, meningite, encefalite, hemorragia subaracnoide e lesões do tronco cerebral remediadas cirurgicamente. Fatores que causam confusão devem ser corrigidos antes do início da avaliação da morte cerebral.

Coma

O estado de coma exige que o paciente não esteja responsivo, nem mesmo a estímulos dolorosos. Qualquer resposta motora intencional, como uma localização, não constitui coma. Da mesma maneira, qualquer postura (descerebrada ou decorticada) não é consistente com o coma e, portanto, não condiz com a morte cerebral. A presença de reflexos na medula espinal – mesmo reflexos complexos – não exclui o diagnóstico de morte cerebral.

Reflexos do tronco encefálico

Os reflexos do tronco encefálico devem estar ausentes. A Tabela 86.1 lista os reflexos a serem testados, a localização de cada um deles no tronco encefálico e o resultado de cada teste que é consistente com o diagnóstico de morte cerebral.

Apneia

A apneia é a ausência de movimento respiratório em resposta a um estímulo adequado. Uma pressão arterial parcial do valor de dióxido de carbono ($PaCO_2$) ≥ 60 mmHg *e* > 20 mmHg acima da linha de base é um estímulo suficiente. A apneia é clinicamente confirmada pelo teste de apneia. Como esse teste tem o potencial de desestabilizar o paciente, ele é realizado somente se os critérios dos primeiros dos testes não forem suficientes para diagnóstico de morte cerebral (coma irreversível e ausência de reflexos do tronco encefálico).

O **teste de apneia** avalia a função do bulbo na ventilação motora. É realizado, primeiramente, assegurando a hemodinâmica e a temperatura adequadas (> 35°C) e a ausência de efeitos medicamentosos que produzem apneia ou desequilíbrios metabólicos significativos. O paciente, então, é pré-oxigenado com oxigênio a 100% por aproximadamente 10 minutos, e a ventilação é ajustada para atingir uma $PaCO_2$ de aproximadamente 40 mmHg. Um resultado inicial de gasometria arterial (GAS) documenta os valores iniciais. Durante o teste, a oxigenação pode ser mantida com oxigênio a 100% por meio de uma peça em T conectada ao tubo endotraqueal ou por um saco de reanimação, como um dispositivo Mapleson. Durante o teste, a hemodinâmica da criança e a saturação de oxigênio na oximetria de pulso (SpO_2) são monitoradas enquanto o médico observa os movimentos respiratórios. Uma amostra de GAS é obtida em aproximadamente 10 minutos durante o teste e a cada 5 minutos a partir de então, até que a meta de $PaCO_2$ seja superada; o suporte ventilatório é retomado nesse momento. Se em algum momento durante o teste o paciente ficar hipóxico (SpO_2 < 85%) ou hipotenso, o teste deverá ser interrompido e o suporte ventilatório retomado. Ausência de movimentos respiratórios com $PaCO_2$ ≥ 60 mmHg e > 20 mmHg acima do valor basal é consistente com morte cerebral.

PERÍODOS DE OBSERVAÇÃO

Nos EUA, para determinar a morte cerebral, os resultados devem permanecer consistentes em dois exames realizados por diferentes médicos-assistentes (o teste de apneia pode ser realizado pelo mesmo médico), separados por um período de observação. O primeiro exame

Tabela 86.1 Teste de reflexo do tronco encefálico para determinar a morte cerebral.

REFLEXO DO TRONCO ENCEFÁLICO	ÁREA TESTADA	COMO REALIZAR O EXAME	EXPLANAÇÃO DOS RESULTADOS
Reflexo de fotorreação pupilar	Nervos cranianos II e III, mesencéfalo	Direcione uma luz nos olhos do paciente enquanto observa atentamente o tamanho da pupila	Pupilas de posição intermediária (4 a 6 mm) ou totalmente dilatadas que não são reativas à luz são consistentes com a morte cerebral Pupilas pontuais, mesmo que não sejam reativas, sugerem função intacta do núcleo de Edinger-Westphal no mesencéfalo e, portanto, não são consistentes com a morte cerebral
Reflexo oculocefálico (reflexo dos olhos de boneca)	Nervos cranianos III, VI e VIII, mesencéfalo, ponte	Gire manualmente a cabeça do paciente para o lado e observe atentamente a posição dos olhos Esse exame não deve ser realizado em pacientes com lesão na coluna cervical	No paciente com função cerebral, os olhos permanecem fixos em um ponto distante, como se mantivessem contato visual com aquele ponto Em um exame consistente com a morte cerebral, os olhos se movem em conjunto com o movimento da cabeça do paciente
Reflexo da córnea	Nervos cranianos III, V e VII, ponte	Toque na córnea do paciente com um cotonete	No paciente com função cerebral, o toque resulta no fechamento da pálpebra e o olho pode girar para cima Em um exame consistente com a morte cerebral, não há resposta
Reflexo oculovestibular	Nervos cranianos III IV, VI e VIII, ponte mesencéfalo	Irrigue a membrana timpânica com água gelada ou solução salina e procure movimento ocular	Ausência de movimento ocular é consistente com a morte cerebral
Reflexo de engasgar e da tosse	Nervos cranianos IX e X, medula	Toque na faringe posterior do paciente com um abaixador de língua ou cotonete para estimular o reflexo de engasgar Avance com um canudo através do tubo endotraqueal até a carina para estimular a tosse	Ausência do reflexo de engasgar e da tosse é consistente com a morte cerebral

determina que a criança atendeu aos critérios de morte cerebral, enquanto o segundo confirma a morte com base em uma condição inalterada e irreversível. Os períodos de observação recomendados são de 24 horas para neonatos maiores de 37 semanas de gestação a recém-nascidos a termo com até 30 dias de vida e de 12 horas para bebês e crianças com mais de 30 dias de vida. Recomenda-se um período de observação de 24 a 48 horas antes do início da avaliação da morte cerebral após RCP ou lesão cerebral aguda grave.

EXAMES COMPLEMENTARES

Exames complementares não são necessários para o diagnóstico de morte cerebral, a menos que o exame clínico, incluindo o teste de apneia, não tenha sido concluído com segurança ou confiabilidade. Exemplos incluem lesão medular cervical, presença de altos níveis terapêuticos/supraterapêuticos de medicamentos sedativos, instabilidade hemodinâmica ou queda de saturação de oxigênio durante o teste de apneia. Exames complementares também podem ser usados para encurtar o período de observação recomendado. Nesse caso, dois exames clínicos completos, incluindo o teste de apneia, devem ser realizados e documentados junto com o estudo complementar. Esses estudos não substituem o exame neurológico.

Os dois testes auxiliares mais utilizados são os estudos com EEG e FSC com radiocontraste. Um **EEC** válido para apoiar a suspeita de morte cerebral deve ser realizado de acordo com os padrões e requisitos técnicos da American Eletroencephalogram Society, sob condições de normotermia e hemodinâmica apropriada, e na ausência de níveis de drogas suficientes para suprimir a resposta ao EEG. Um EEG que demonstra **silêncio eletrocerebral** (traçado isoelétrico) por 30 min durante uma gravação sob essas condições suporta o diagnóstico de morte cerevral. As vantagens desse estudo são sua ampla disponibilidade e seu baixo risco. As desvantagens incluem possíveis fatores de confusão, como o artefato no traçado e a presença de níveis supressores de drogas, como barbitúricos.

Um **estudo de fluxo sanguíneo cerebral com radiocontraste** consiste em injeção intravenosa (IV) de um radiofármaco seguida de imagiologia do cérebro para procurar a captação cerebral. Assim como o EEG, os exames de medicina nuclear estão amplamente disponíveis e apresentam baixo risco. Ao contrário do EEG, os estudos do FSC com radiocontraste não são afetados pelos níveis da droga. Um estudo que mostra a ausência de captação no cérebro demonstra a ausência de FSC e é favorável à morte cerebral. A angiografia de contraste intracraniano de quatro vasos foi previamente usada como teste auxiliar definitivo, mas dificuldades técnicas e riscos levaram ao uso de exames de medicina nuclear.

A interpretação do EEG e os estudos do FSC com radiocontraste devem ser feitos por indivíduos devidamente treinados e qualificados. Se os estudos mostrarem atividade elétrica ou presença de FSC, a morte cerebral não pode ser declarada. Recomenda-se um período de espera de 24 horas antes de repetir o exame clínico ou complementar.

DOCUMENTAÇÃO

A documentação completa é um aspecto importante no diagnóstico de morte cerebral, devendo incluir as seguintes declarações:

1. Etiologia e irreversibilidade do coma.
2. Ausência de fatores de confusão: hipotermia, hipotensão, hipoxia, desarranjo metabólico significativo e níveis significativos de fármacos.
3. Ausência de resposta motora ao estímulo álgico.
4. Ausência de reflexos do tronco encefálico: reflexo da luz pupilar, oculocefálico/oculovestibular, de córnea, da tosse e de vômito.
5. Ausência de movimento respiratório em resposta a um estímulo álgico; os valores de GAS devem ser documentados no início e no final do teste de apneia.

[1]N.R.T.: No Brasil, de acordo com Artigo 2º da Resolução Nº 2.173/2017 do Conselho Federal de Medicina:

É obrigatória a realização mínima dos seguintes procedimentos para determinação da morte encefálica:

a) dois exames clínicos que confirmem coma não perceptivo e ausência de função do tronco encefálico;
b) teste de apneia que confirme ausência de movimentos respiratórios após estimulação máxima dos centros respiratórios;
c) exame complementar que comprove ausência de atividade encefálica.

CUIDADOS DE SUPORTE

Após um diagnóstico de morte cerebral, os cuidados de suporte podem continuar por horas ou até dias enquanto a família toma decisões sobre a possível doação de órgãos e chega a um acordo sobre o diagnóstico. Um diagnóstico de morte cerebral pode não ser aceito pela família por motivos pessoais, religiosos ou culturais. Nesse caso, é importante que os prestadores de cuidados sejam pacientes e apoiem a família que lida com essa situação difícil.

OBJEÇÕES À IDEIA DE MORTE CEREBRAL

Embora o conceito de morte cerebral seja amplamente aceito e muito útil para facilitar o transplante de órgãos, ele não é aceito por todos. Vários países não reconhecem a morte cerebral, e alguns indivíduos, tanto médicos quanto leigos, se opõem a essa ideia.

Tem sido apontado que alguns pacientes que atendem aos critérios de morte cerebral continuam mostrando evidências de funcionamento integrador, como controle da homeostase da água livre (ausência de diabetes insípido), controle da temperatura, capacidade de crescimento e cicatrização de feridas e variações de frequência cardíaca e pressão arterial em resposta ao estímulo. Juntamente com argumentos científicos, há também argumentos filosóficos sobre o que constitui a morte e se uma pessoa que perdeu a função cerebral, mas manteve a do corpo, está verdadeiramente morta.

A bibliografia está disponível no GEN-io.

Capítulo 87

Síncope

Aarti S. Dalal e George F. Van Hare

A síncope é definida como perda súbita e transitória de consciência com incapacidade de manter o tônus postural. O tipo mais comum na população pediátrica geral é a **síncope neurocardiogênica** (síncope vasovagal, desmaio). A **síncope vasovagal** é classicamente associada a um pródromo que inclui diaforese, calor, palidez ou sensação de tontura e geralmente é desencadeada por evento ou situação específica, como dor, procedimentos médicos ou abalo emocional (Tabela 87.1). Esse tipo de síncope é caracterizado por hipotensão e bradicardia. Aproximadamente 30 a 50% das crianças e adolescentes terão apresentado um episódio de **desmaio** antes dos 18 anos de idade.

A maioria dos pacientes que apresentam síncope vasovagal terá sinais ou sintomas prodrômicos seguidos de perda do tônus motor. Uma vez em decúbito, há rápida retomada da consciência, em 1 a 2 minutos. Alguns pacientes podem apresentar atividades motoras tônico-clônicas de 30 segundos, que não devem ser confundidas com uma **convulsão** (Tabela 87.2). A síncope também deve ser diferenciada de **vertigem** e **ataxia** (Tabela 87.3).

Embora esse tipo de síncope seja muito comum na adolescência e tenha excelente prognóstico, outras causas de perda de consciência são mais perigosas; portanto, a síncope pode ser o primeiro sinal de condições mais graves (Tabela 87.4). De fato, a ocorrência de síncope pode ser a melhor oportunidade para o pediatra diagnosticar uma condição com risco de morte antes que o quadro do paciente se agrave. A tarefa do médico, portanto, não é apenas orientar o paciente e sua família sobre as formas mais comuns de síncope, mas também descartar uma série de problemas cardíacos que podem ameaçar a vida.

MECANISMOS

A síncope, seja qual for o mecanismo, é causada pela falta de fluxo sanguíneo cerebral adequado, com perda de consciência e incapacidade de permanecer em pé.

As **causas cardíacas** primárias de síncope (ver Tabela 87.4) incluem arritmias como síndrome do QT longo, síndrome de Wolff-Parkinson-White (particularmente com fibrilação atrial), taquicardia ventricular

Tabela 87.1 Causas não cardíacas de síncope.

Síncope vasodepressora reflexa
  Síncope neurocardiogênica (vasovagal)
  Abalo emocional (p. ex., ao ver sangue)
  Dor (p. ex., fobia de agulhas)
Reflexos situacionais diversos
  Tosse
  Espirro
  Exercício, pós-exercício
  Deglutição
  Alongamento
  Defecação
  Micção
  Manobra de Valsalva (aumento da pressão intratorácica)
  Tocar instrumentos de sopro (p. ex., trompete)
  Levantamento de peso
  Prender a respiração
Doença sistêmica
  Hipoglicemia
  Anemia
  Infecção
  Hipovolemia, desidratação
  Insuficiência suprarrenal
  Narcolepsia, cataplexia
  Embolia pulmonar
  Feocromocitoma
  Mastocitose
  Ruptura de gravidez ectópica
	Sistema nervoso central
	  Convulsão (atônica, mioclônico-astática, crise de ausência)
	  Acidente vascular encefálico, crise isquêmica transitória
	  Hemorragia subaracnóidea
	Disautonomia
	Distrofia miotônica
	Síndrome de Kearns-Sayre
	Ataxia de Friedreich
	Enxaqueca da artéria basilar
	Reação a substâncias
	  Agentes betabloqueadores
	  Vasodilatadores
	  Opiáceos
	  Sedativos
	  Fármacos que prolongam o intervalo QT
	  Diuréticos
	  Agentes anticonvulsivantes
	  Anti-histamínicos
	  Agentes antidepressivos
	  Agentes ansiolíticos
	  Drogas ilícitas
	  Insulina, agentes hipoglicemiantes orais
	  Monóxido de carbono
	Outras etiologias
	  Sensibilidade do seio carotídeo
	  Roubo da subclávia
	  Ataques de pânico, ansiedade
	  Distúrbio de conversão

Tabela 87.2 Comparação entre as características clínicas da síncope e da convulsão.

CARACTERÍSTICA	SÍNCOPE	CONVULSÃO	CARACTERÍSTICA	SÍNCOPE	CONVULSÃO
Relação com a postura	Comum	Não	Lesões	Raras	Comuns (durante a crise convulsiva)
Hora do dia	Diurna	Diurna ou noturna	Incontinência urinária	Rara	Comum
Fatores predisponentes	Abalo emocional, lesão, dor, aglomeração, calor, exercício, medo, desidratação, tosse, micção	Privação de sono, abstinência de drogas e álcool	Morder a língua	Não	Pode ocorrer na crise convulsiva
			Confusão pós-ictal	Rara	Comum
			Dor de cabeça pós-ictal	Não	Comum
Coloração da pele	Palidez	Cianose ou normal	Sinais neurológicos focais	Não	Ocasionais
Diaforese	Comum	Rara			
Aura ou sintomas premonitórios	Prolongados	Breves	Sinais cardiovasculares	Comuns (síncope cardíaca)	Não
Fortes contrações musculares	Raras, breves	Comuns	Achados anormais no eletroencefalograma	Raros (desaceleração generalizada pode ocorrer durante o evento)	Comuns
Outros movimentos anormais	Pequenas contrações	Contrações rítmicas			

De Bruni J: Episodic impairment of consciousness. In Daroff RB, Jankovic JM, Mazziotta JC, Pomeroy SL, editors: *Bradley's neurology in clinical practice*, ed 7, Philadelphia, 2016, Elsevier.

Tabela 87.3 Síncope, vertigem, desequilíbrio e tontura.

	VERTIGEM	PRÉ- SÍNCOPE	DESEQUILÍBRIO	TONTURA
Queixa do paciente	"Minha cabeça está girando" "O quarto está girando"	"Eu sinto que posso desmaiar" "Estou sem força" "Eu me sinto desmaiando"	"Eu me sinto instável" "Estou sem equilíbrio"	"Estou tonto" "Eu me sinto desconectado, drogado"
Características associadas	Sensação de estar em movimento, balançando, girando, nistagmo	Síncope: perda do tônus postural, perda breve da consciência Alterações situacionais	Falta de equilíbrio Sem vertigem ou ataxia	Ansiedade, hiperventilação, parestesias, alcalose respiratória, ataques de pânico
Causas comuns	Distúrbios vestibulares	Perfusão cerebral prejudicada	Disfunção neurológica sensitiva e/ou central	Ansiedade e/ou transtornos depressivos
Principais diagnósticos diferenciais	Distúrbio neurológico periférico (labiríntico-coclear) *versus* distúrbio neurológico central	Síncope neurocardiogênica (vagal) *versus* síncope cardíaca *versus* síncope neuropsiquiátrica	Déficit sensorial *versus* doença neurológica central	Ansiedade/depressão *versus* hiperventilação *versus* efeitos de medicação

De Cohen G: Syncope and dizziness. In *Nelson pediatric symptom-based diagnosis*, Philadelphia, 2018, Elsevier (Tabela 6.1, p 84).

Tabela 87.4	Cardiopatias graves, potencialmente fatais, que podem causar síncope.
Síndrome do QT longo (congênita ou induzida por substâncias)	
Síndrome do QT curto	
Cardiomiopatias	
Cardiomiopatia hipertrófica	
Cardiomiopatia dilatada	
Displasia ventricular direita arritmogênica	
Síndrome de Brugada	
Taquicardia ventricular polimórfica catecolaminérgica	
Miocardite	
Miocardite de Lyme	
Doença de Chagas	
Síndrome de Wolff-Parkinson-White	
Anomalias das artérias coronárias	
Arritmias pós-operatórias tardias	
Cardiopatias congênitas em adultos	
Bloqueio atrioventricular total congênito ou adquirido	
Estenose da válvula aórtica, mitral ou pulmonar	
Hipertensão pulmonar primária	
Síndrome de Eisenmenger	
Aneurisma dissecante da aorta (síndrome de Marfan)	
Tumor cardíaco	
Mau funcionamento do marca-passo	
Cardiomiopatia de Takotsubo	

e, ocasionalmente, taquicardia supraventricular (ver Capítulo 462). A taquicardia ventricular pode estar associada a cardiomiopatia hipertrófica, cardiomiopatia arritmogênica, cardiopatia congênita reparada ou uma causa genética, como taquicardia ventricular polimórfica catecolaminérgica. Outras arritmias que podem causar síncope são bradiarritmias, como disfunção do nó sinusal e bloqueio atrioventricular de segundo ou terceiro grau. Pacientes com bloqueio atrioventricular congênito completo podem apresentar síncope. A síncope também pode ser causada por lesões obstrutivas cardíacas, como estenose aórtica crítica ou anomalias da artéria coronária, como uma artéria coronária esquerda anômala que surge do seio de Valsalva direito. Pacientes com hipertensão pulmonar primária ou síndrome de Eisenmenger também podem apresentar síncope. Em todas as formas obstrutivas da síncope, a atividade física aumenta a probabilidade de um episódio, porque interfere na capacidade do coração de aumentar o débito cardíaco em resposta ao exercício.

As **causas não cardíacas** de perda de consciência incluem epilepsia, bem como enxaqueca da artéria basilar, síncope histérica e pseudocrises (ver Tabela 87.1). Ocasionalmente, pacientes com narcolepsia também podem apresentar síncope. Hipoglicemia e hiperventilação também são fatores de risco.

AVALIAÇÃO

O objetivo mais importante na avaliação de um paciente jovem com síncope é diagnosticar e tratar as causas potencialmente fatais. Muitos pacientes que apresentam parada cardíaca causada por condições como a síndrome do QT longo terão, previamente, apresentado um episódio de síncope, sendo esta uma oportunidade para evitar a morte súbita.

A anamnese cuidadosa é a ferramenta mais importante na avaliação do paciente com síncope. As características da síncope cardíaca diferem significativamente do pródromo observado na síncope neurocardiogênica (Tabela 87.5). Vários sinais de alerta podem ser identificados, levando o médico a suspeitar de causa cardíaca com risco à vida, em vez de um simples desmaio (Tabela 87.6). A ocorrência durante atividade física sugere arritmia ou obstrução coronariana. Lesões decorrentes de síncope sugerem ocorrência súbita sem sintomas prodrômicos adequados, levantando a suspeita de arritmia. A ocorrência de síncope enquanto o paciente está deitado seria bastante incomum em casos de síncope neurocardiogênica e, portanto, levanta a possibilidade de causa cardíaca ou neurológica. Um paciente com síncope causada por taquiarritmia poderia relatar a sensação de aceleração dos batimentos cardíacos antes do evento, mas essa condição é muito incomum.

Tabela 87.5	Diagnósticos diferenciais para causas de síncope.
CONDIÇÕES NEUROCARDIOGÊNICAS	
Sintomas após permanecer imóvel por muito tempo; dor súbita e inesperada; medo; visão, som ou cheiro desagradáveis; palidez	
Síncope em atleta bem-treinado após esforço (sem doença cardíaca)	
Síncope situacional durante ou imediatamente após micção, tosse, deglutição ou defecação	
Síncope com dor na garganta ou na face (neuralgia glossofaríngea ou trigeminal)	
CARDIOPATIAS (ARRITMIA PRIMÁRIA, CARDIOMIOPATIA HIPERTRÓFICA OBSTRUTIVA, HIPERTENSÃO PULMONAR)	
Perda súbita e breve de consciência; nenhum pródromo; história de doença cardíaca	
Síncope enquanto está sentado ou deitado de costas	
Síncope ao esforço	
História de palpitações	
História familiar de morte súbita	
DISTÚRBIOS NEUROLÓGICOS	
Convulsões: aura precedente, sintomas pós-evento com duração > 5 min (incluem estado pós-ictal de diminuição do nível de consciência, confusão mental, cefaleia ou paralisia)	
Enxaqueca: síncope associada a cefaleias antecedentes com ou sem aura	
OUTROS DISTÚRBIOS VASCULARES	
Seio carotídeo: síncope com rotação da cabeça ou pressão no seio carotídeo (p. ex., tumores, barbear-se, colares apertados)	
Hipotensão ortostática: síncope ao se levantar, especialmente após repouso prolongado no leito	
INDUÇÃO POR SUBSTÂNCIAS	
Medicamentos que podem causar síndrome do QT longo, hipotensão ortostática ou bradicardia	
TRANSTORNOS PSIQUIÁTRICOS	
Síncope frequente, queixas somáticas, sem doença cardíaca	

De Cohen G: Syncope and dizziness. In Kliegman RM, Lye PS, Bordini BJ *et al.*, editors: *Nelson pediatric symptom-based diagnosis.* Philadelphia, 2018, Elsevier, Tabela 6.4.

Tabela 87.6	Sinais de alerta na avaliação de pacientes com síncope.
Síncope associada a atividades físicas	
Síncope não associada a ficar em pé por muito tempo	
Síncope precipitada por ruído alto ou emoção extrema	
Ausência de pré-síncope ou tontura	
História familiar de síncope, afogamento, morte súbita, síndromes familiares de arritmia ventricular,* cardiomiopatia	
Síncope que requer reanimação cardiopulmonar	
Lesão provocada pela síncope	
Anemia	
Outros sintomas cardíacos	
Dor no peito	
Dispneia	
Palpitações	
História de cirurgia cardíaca	
História de doença de Kawasaki	
Marca-passo implantado	
Exame físico anormal	
Murmúrio	
Ritmo de galope	
Segunda bulha cardíaca hiperfonética e única	
Clique sistólico	
Aumento do impulso apical (taquicardia)	
Ritmo irregular	
Hipo ou hipertensão	
Baqueteamento digital	
Cianose	

*Síndrome do QT longo, síndrome de Brugada, taquicardia ventricular polimórfica catecolaminérgica, displasia arritmogênica do ventrículo direito.

A anamnese familiar cuidadosa é essencial na avaliação da síncope. Especificamente, se houver parentes de primeiro grau com síndromes hereditárias, tais como síndrome do QT longo ou cardiomiopatia hipertrófica, a avaliação do paciente deve ser mais específica. Além disso, se houver história familiar de parentes jovens que morreram subitamente, sem causa clara e convincente, deve-se suspeitar também de arritmias cardíacas ou cardiomiopatias herdadas.

Pacientes com histórico de cardiopatia, especialmente os que passaram por cirurgia cardíaca, podem apresentar causas específicas para essa correção. A disfunção do nó sinoatrial é comum após o procedimento de Senning e Mustard para transposição dos grandes vasos. Taquicardia ventricular pode ser observada após a correção da tetralogia de Fallot. Pacientes com histórico de correção de defeitos septais devem ser avaliados quanto a uma ocorrência tardia de bloqueio atrioventricular, e pacientes com marca-passo devem ser avaliados em relação à falha do implante.

O exame físico também pode oferecer indícios (ver Tabela 87.6). Pacientes com cardiomiopatia hipertrófica podem apresentar impulso cardíaco proeminente e/ou sopro de ejeção, assim como os pacientes com estenose aórtica. O paciente com hipertensão pulmonar primária terá segunda bulha cardíaca hiperfonética e também poderá apresentar clique de ejeção e sopro de insuficiência pulmonar. Cicatrizes de cirurgias cardíacas prévias e implantes de marca-passos seriam evidentes.

Todos os pacientes que apresentem um primeiro episódio de síncope devem ser submetidos a um eletrocardiograma para examinar, principalmente, possível prolongamento do intervalo QT, pré-excitação ventricular, sinais de hipertrofia, anormalidades da onda T e anormalidades de condução. Outros exames que podem ser necessários, dependendo dos resultados da avaliação inicial, incluem ecocardiografia, ressonância magnética do coração ou Holter de 24 horas. Em pacientes para os quais haja forte suspeita de arritmia paroxística, um gravador de *loop* implantável pode ser o meio mais eficaz de diagnóstico.[1] Exames complementares para identificar anemia, hipoglicemia, uso abusivo de substâncias e outras etiologias de síncopes referidas na Tabela 87.1 serão determinados pela história e pelo exame físico.

TRATAMENTO

A terapia para síncope vasovagal inclui evitar eventos desencadeantes (se possível), suplementação de líquido e sal e, se necessário, midodrina (Tabela 87.7). Imediatamente após o evento, o paciente deve permanecer em posição supina, até que os sintomas diminuam, para evitar a recorrência.

[1]N.R.T.: Um gravador de *loop* implantável, também conhecido como monitor cardíaco inserível, é um pequeno dispositivo implantado logo abaixo da pele para monitoramento cardíaco.

O tratamento das causas cardíacas da síncope será determinado pelo diagnóstico. Caso se identifique uma taquicardia por reentrada, será indicada uma ablação por cateter. Se a bradicardia do bloqueio atrioventricular tiver sido a causa da síncope, um marca-passo pode ser necessário. Pacientes com síncope de arritmias malignas clinicamente refratárias (p. ex., cardiomiopatia hipertrófica, síndrome do QT longo, cardiomiopatia arritmogênica ou taquicardia ventricular polimórfica catecolaminérgica) necessitam de um cardioversor-desfibrilador implantável. Pacientes com cardiopatia estrutural (doença valvular ou anomalia da artéria coronária) devem ser encaminhados para cirurgia.

A bibliografia está disponível no GEN-io.

87.1 Síndrome da Taquicardia Ortostática Postural

Gisela G. Chelimsky e Thomas C. Chelimsky

Vários mecanismos complexos e inter-relacionados permitem que os humanos permaneçam em uma mesma posição, apesar da força da gravidade sobre a circulação cerebral. Em decúbito dorsal, a maior parte do sangue fica na cavidade torácica, com 25 a 30% do volume total na circulação esplâncnica. Quando um adulto se levanta, cerca de 500 mL de sangue se deslocam para as extremidades inferiores e para a circulação esplâncnica. A diminuição da pressão hidrostática nos seios carotídeos produz vasoconstrição nos vasos periféricos mediada pelo fluxo simpático, bem como na circulação esplâncnica. Essa ação é mediada por norepinefrina, trifosfato de adenosina (ATP) e neuropeptídio Y. Os músculos das pernas e do glúteo funcionam como uma bomba quando o indivíduo está em pé ou em atividade física, para ajudar a devolver o sangue ao coração.

Compreender a síndrome da taquicardia ortostática postural (**STOP**) requer conhecer também outras condições ortostáticas. Muitos adolescentes têm tontura ou perda de visão periférica nos primeiros segundos após ficarem de pé. Esse fenômeno, denominado **hipotensão ortostática inicial**, pode levar à síncope, mas geralmente é muito curto, em torno de 30 a 60 segundos, e ocorre principalmente quando a pessoa se levanta sozinha. A pressão arterial (PA) pode cair 30% nos primeiros 10 a 20 segundos em pé, podendo haver taquicardia. A PA retorna à linha de base em 30 a 60 segundos, enquanto a frequência cardíaca (FC) fica mais alta do que quando em decúbito dorsal. Devido à sua ocorrência transitória, a hipotensão ortostática inicial escapa à detecção de aparelhos de pressão arterial padrão e requer monitoramento de cada batimento da PA e da FC. O diagnóstico clínico requer uma

Tabela 87.7 Medicamentos de primeira linha para o tratamento da síndrome da taquicardia ortostática postural (STOP).

FÁRMACO	MECANISMO DE AÇÃO	EFEITOS COLATERAIS	DIRETRIZES DE TRATAMENTO
Fludrocortisona	Dose baixa: sensibiliza os receptores α Doses mais altas: efeito mineralocorticoide	Edema periférico, cefaleia, irritabilidade, hipopotassemia, hipomagnesemia, acne	Monitorar o painel metabólico básico e o magnésio
Midodrina	Agonista α_1; produz vasoconstrição	Formigamento do couro cabeludo, retenção urinária, arrepios, cefaleia, hipertensão supina	Monitorar a pressão arterial, em decúbito dorsal, 30 a 60 min após a dose
Succinato ou tartarato de metoprolol	Betabloqueador	Agravamento da asma, tontura, fadiga	Usar com cautela em pacientes com asma Se a fadiga for grave, usar na hora de dormir
Propranolol	Betabloqueador não seletivo	Bradicardia, sintomas gastrintestinais, tontura, sonolência, hipotensão, síncope	Usar com cautela em pacientes com diabetes ou asma
Piridostigmina	Inibidor periférico de acetilcolinesterase que aumenta a acetilcolina sináptica em gânglios autonômicos e em receptores muscarínicos periféricos	Sintomas de atividade colinérgica excessiva (diarreia, incontinência urinária, salivação)	Muito útil se o paciente tiver STOP e constipação intestinal Usar com cautela em pacientes com asma Contraindicada em caso de obstrução urinária ou intestinal

história cuidadosa. Os sintomas geralmente ocorrem após decúbito prolongado e quando o indivíduo está de pé. A pessoa relata tontura, sensação de desmaio ou perda de visão periférica por 5 a 10 segundos depois de ficar em pé.

Diferentemente da hipotensão ortostática inicial, a **hipotensão ortostática** caracteriza-se por diminuição *duradoura* da pressão arterial sistólica (> 20 mmHg) ou diastólica (> 10 mmHg) nos primeiros 3 minutos em pé. Esse segundo tipo de distúrbio ortostático raramente ocorre em crianças. O paciente não costuma apresentar sintomas ortostáticos quando está em pé, mesmo com PA muito baixa (Figura 87.1). Isso distingue hipotensão ortostática de STOP, que manifesta sintomas na posição vertical. Um terceiro distúrbio ortostático, **síncope reflexa** (*i. e.*, vasovagal ou neuromediada), é definido como uma mudança relativamente repentina na atividade do sistema nervoso autônomo, que diminui bruscamente a PA, a FC e a perfusão cerebral (Figura 87.2).

Em crianças, a STOP se caracteriza por aumento da FC > 40 bpm durante o primeiro teste de inclinação de 10 minutos sem hipotensão associada (> 30 bpm em maiores de 19 anos), enquanto replica os sintomas ortostáticos que ocorrem em pé (Figura 87.3). A melhora dos sintomas em decúbito dorsal é esperada. O diagnóstico de STOP também requer sintomas ortostáticos diários. Em pacientes com STOP, o maior declínio no volume do débito cardíaco parece ser o gatilho primário para a taquicardia, que pode resultar de vários mecanismos fisiopatológicos, como os seguintes:

- STOP **neuropática**, uma neuropatia autonômica que prejudica a vasoconstrição simpática nos membros inferiores ou na circulação esplâncnica, diminuindo o volume sistólico e, consequentemente, resultando em taquicardia
- STOP **hipovolêmica**, uma causa comum, frequentemente relacionada à diminuição da aldosterona com redução da atividade da renina, resultando em taquicardia causada pela diminuição do volume sanguíneo
- STOP **hiperadrenérgica**, com níveis de norepinefrina 3 a 4 vezes maiores na posição em pé (normalmente, os níveis de norepinefrina dobram nessa posição), o que pode ocorrer em caso de deficiência do transportador de norepinefrina ou forte estimulação das respostas barorreflexas centrais
- STOP **autoimune**, normalmente presumida com base em uma cronologia pós-viral, mas raramente comprovada; essa forma pode ou não existir. O anticorpo antiganglionar quase nunca é elevado nesses casos. No entanto, um grupo de pacientes relata que a imunoglobulina intravenosa (IVIG) tem efeito benéfico. Não se sabe se esse benefício decorre do aumento do volume intravascular ou de um efeito imunológico real.

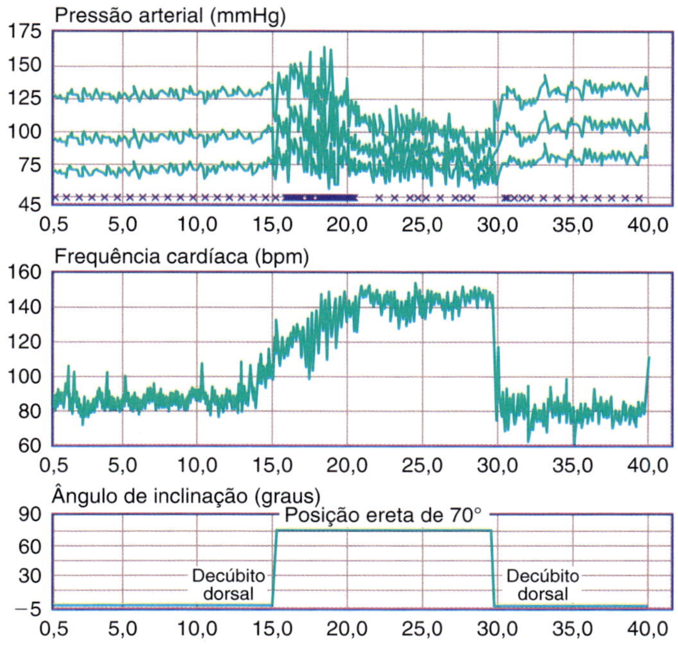

Figura 87.1 Exemplo de hipotensão ortostática.

Alguns pacientes apresentam sintomas ortostáticos enquanto estão em pé, mas não satisfazem os critérios para síncope, hipotensão ortostática ou STOP. Esse grupo tem **intolerância ortostática não especificada**.

QUADRO CLÍNICO

Os sintomas intrinsecamente relacionados à STOP são aqueles replicados durante o teste de inclinação. Muitos outros sintomas também ocorrem em pacientes com STOP, ajustando-se à descrição de condições

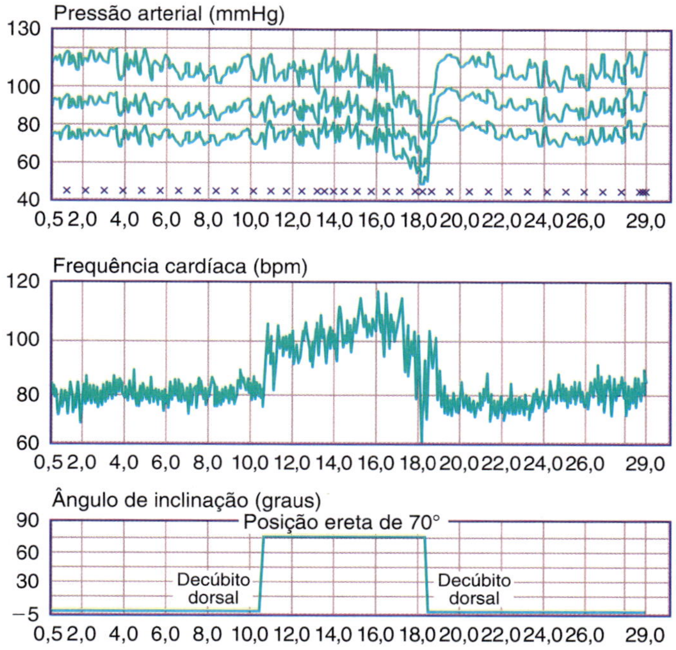

Figura 87.2 Exemplo de síncope reflexa (neuromediada).

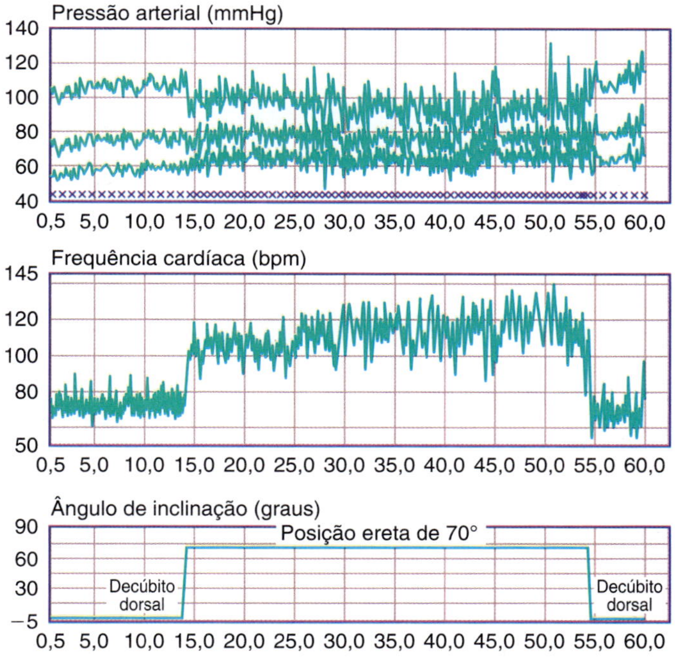

Figura 87.3 Exemplo de síndrome da taquicardia ortostática postural.

comórbidas, mas não reproduzidas na posição vertical. Um paciente com STOP pode sentir náuseas e tontura quando fica de pé, enquanto outro paciente com STOP pode se queixar de náuseas ao acordar, mas não quando fica de pé. No primeiro paciente, as náuseas são um sintoma da própria STOP, enquanto, no último, são uma condição associada. Os sintomas que frequentemente se relacionam diretamente com a STOP incluem tontura, náuseas ortostáticas, às vezes cefaleia ortostática, fadiga, perda de visão periférica e confusão mental. Cerca de 20 a 30% dos pacientes pediátricos com STOP também terão síncope (Figura 87.4). Outras comorbidades ocorrem frequentemente nesses pacientes, mas não são causadas por STOP (*i. e.*, não são um fenômeno ortostático). Essas comorbidades incluem (1) distúrbios do sono, geralmente dificuldade de pegar no sono, despertares frequentes e cansaço pela manhã; (2) dores em diferentes partes do corpo; (3) dor abdominal; (4) cefaleia e enxaqueca; (5) náuseas e vômito; e (6) sintomas do tipo Raynaud e outros problemas menos frequentes (p. ex., sintomas urinários).

É bem-estabelecida a associação entre STOP e sintomas gastrintestinais superiores, como náuseas, saciedade precoce e distensão abdominal. Tais sintomas gastrintestinais relacionam-se com a STOP somente quando ocorrem na posição vertical. Muitos pacientes com STOP apresentam sintomas gastrintestinais associados que não são uma consequência da mudança de posição. Portanto, apenas os sintomas gastrintestinais replicados durante o teste de inclinação melhorarão com o tratamento direcionado ao distúrbio ortostático. Os pacientes com STOP apresentam alterações na atividade elétrica do estômago enquanto estão em pé, o que pode explicar os sintomas gastrintestinais. Eles geralmente não têm esvaziamento gástrico retardado; o esvaziamento é normal ou acelerado, o que sugere que a causa das náuseas não é a gastroparesia.

Pacientes com **síndrome de hipermobilidade de Ehlers-Danlos** podem ter STOP. Normalmente, esses indivíduos têm mais enxaqueca e síncope. A própria hipermobilidade articular em adultos está associada a queixas mais autonômicas, como síncope, pré-síncope, palpitações, desconforto no peito, fadiga e intolerância ao calor. Pacientes com hipermobilidade têm resultado positivo no teste de inclinação com mais frequência do que pessoas saudáveis. Curiosamente, em crianças, a hipermobilidade articular não influencia o número de comorbidades ou distúrbios autonômicos. Da mesma forma, crianças com dor crônica, com ou sem STOP, têm as mesmas comorbidades, sugerindo que nem a STOP nem a hipermobilidade são causadoras das comorbidades ou da condição de dor crônica, e sim outro distúrbio associado (ver Capítulo 147).

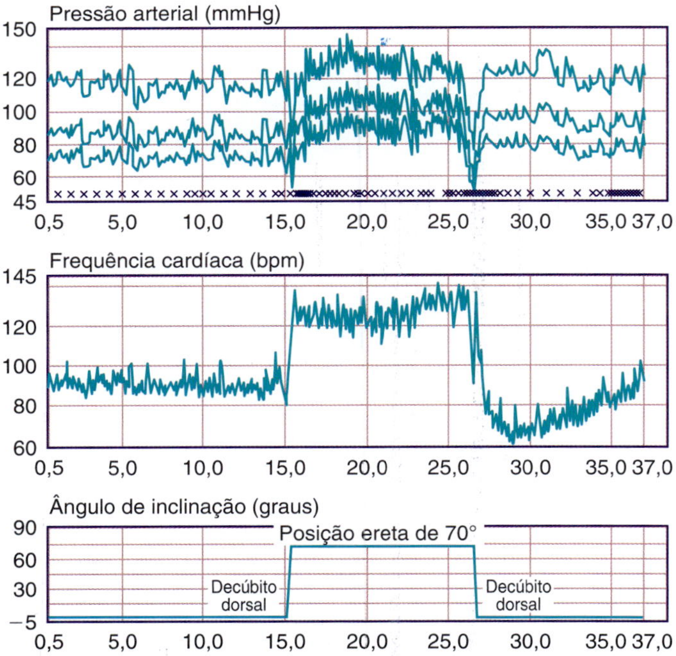

Figura 87.4 Exemplo de síndrome da taquicardia ortostática postural seguida de síncope reflexa (neuromediada).

DIAGNÓSTICO

A *intolerância ortostática* é diagnosticada clinicamente por histórico detalhado, especificamente a respeito dos sintomas relacionados à posição corporal. A tontura que começa na posição deitada não é uma manifestação de intolerância ortostática. Além disso, os sintomas que se manifestam na posição em pé devem melhorar ou desaparecer quando em decúbito dorsal. É importante ressaltar que a história deve incluir uma descrição detalhada das atividades físicas atuais, como frequência, tipo e resistência. Deve-se também avaliar o sono, a dieta (principalmente a ingestão de sal), a ingestão de líquidos e comorbidades. O exame físico também é importante e deve incluir avaliação neurológica e cardíaca de PA e FC, tanto em decúbito quanto em pé. O exame das extremidades pode fornecer informações sobre comprometimento venoso, como edema leve ou cianose, quando sentado ou em pé. Mãos frias e úmidas podem significar excesso de atividade simpática.

Para diagnosticar a STOP, o paciente precisa ser submetido a um *teste de inclinação por, pelo menos, 10 minutos*. É importante manter o paciente deitado por, no mínimo, 20 minutos antes do teste de inclinação. A STOP também pode ser avaliada por um teste em pé, medindo-se a PA e a FC em 1, 3, 5 e 10 minutos; no entanto, para se obter um resultado confiável semelhante ao do teste de inclinação, o paciente precisa ficar deitado por 1 hora antes de se levantar. O aumento da FC costuma ser menor quando o paciente se levanta sozinho, porque os músculos da extremidade inferior bombeiam menos sangue durante a inclinação passiva. O diagnóstico de STOP requer replicação dos sintomas corriqueiros relacionados à posição em pé, e não apenas aumento da FC. Uma proporção pequena, mas significativa, de adolescentes saudáveis na escola terá FC aumentada que pode ser diagnosticada como STOP, mas não terá sintomas associados.

Outros exames podem incluir eletrocardiograma, ecocardiograma e Holter quando houver suspeita de causa cardíaca primária de taquicardia ou necessidade de determinar se os sintomas estão correlacionados à taquicardia (ver Capítulo 87). As catecolaminas plasmáticas, em posição deitada e em pé, ajudam a confirmar o diagnóstico de STOP, uma vez que se espera ver a duplicação normal dos níveis de norepinefrina quando o paciente se levanta, ou sua triplicação, no caso de STOP hiperadrenérgica. Além do teste de inclinação, o teste autonômico também incluirá resposta cardíaca à respiração profunda (verificação da função parassimpática cardíaca), manobra de Valsalva (verificação das funções simpática e parassimpática cardíaca e função simpática vasomotora) e teste reflexo do axônio quantitativo de sudomotor (para avaliar uma disfunção autonômica simpática vasomotora).

Exames complementares dependem dos sintomas clínicos e incluem cortisol matinal (para descartar doença de Addison) e investigação de hipo ou hipertireoidismo se o paciente apresentar fadiga intensa ou não apresentar resposta ao tratamento usual. A triptase sérica e a metil-histamina na urina deverão ser pesquisadas se houver suspeita de distúrbio de ativação de mastócitos, com base em história de rubor durante as crises. Caso se suspeite de causa autoimune para a STOP, anticorpos como o canal de potássio dependente de voltagem e anticorpos do receptor de acetilcolina poderiam ser verificados, mas essa etiologia para STOP está sendo questionada. Os pacientes raramente se beneficiam da IVIG (< 5 em 1.000); se esse mecanismo estiver realmente causando STOP, os pacientes terão um pico de benefício em cerca de 10 dias após a infusão, em vez de imediatamente, o que pode simplesmente refletir o aumento do volume intravascular. Se o paciente tiver hipertensão, as metanefrinas do plasma e da urina devem ser medidas para identificar um feocromocitoma. Além disso, se os sintomas estiverem associados ao tempo perimenstrual, deve-se avaliar o eixo dos hormônios sexuais, o que pode indicar síndrome do ovário policístico oculto ou níveis baixos de testosterona.

MANEJO

O manejo de STOP é essencialmente **não farmacológico**. Medicamentos serão de pouco benefício sem que essas medidas sejam tomadas primeiro. A melhor medida para o tratamento de STOP é um programa regular de **exercícios aeróbicos**. Dada a combinação de sintomas ortostáticos e descondicionamento grave encontrada na maioria dos pacientes, o programa de exercícios deve ser introduzido de maneira lenta e progressiva. Pacientes com STOP costumam ter intolerância moderada ou grave ao exercício e, comparados com pessoas saudáveis e sedentárias, têm taxas menores de consumo máximo de oxigênio. Após 3 meses de atividade física, os pacientes com STOP apresentam aumento na massa e no tamanho cardíaco, no volume sanguíneo e no consumo máximo de oxigênio, o que se reflete em melhor desempenho no exercício. A taquicardia na STOP é causada por diminuição no volume sistólico, e não por um distúrbio circulatório intrínseco. Um programa de exercícios deve começar com atividades aquáticas combinadas com aeróbicas reclinadas (bicicleta reclinada ou máquina de remo). Deve-se aumentar lentamente o tempo de exercício para 45 minutos, pelo menos, 5 vezes/semana. Quando a tolerância aumentar, os pacientes podem avançar para atividades aeróbicas mais eretas. Essas atividades precisam ser combinadas com exercícios leves de fortalecimento do tronco e dos membros.

O exercício geralmente não pode ser realizado sem expansão simultânea do volume intravascular. Para esse fim, deve-se incentivar os adolescentes a beber mais de 2 ℓ de líquido diariamente e a adicionar 2 gramas de sal à dieta habitual, tanto de manhã quanto no início da tarde. A **suplementação de sal** aumenta o volume plasmático e sanguíneo, melhora a tolerância ortostática e diminui a sensibilidade barorreflexa. O sal também reduz a produção de óxido nítrico, resultando em menos vasodilatação. Experimentar diferentes formulações de sal pode ajudar a identificar o melhor método para cada paciente. Os comprimidos de sal são simples e baratos, mas podem causar enjoo em algumas pessoas. Uma alternativa é adquirir cápsulas vazias e preenchê-las com sal de cozinha. Uma cápsula de tamanho "0" contém cerca de 400 mg de sal.

O teor de sódio no corpo determina o volume de líquido extracelular que, por sua vez, determina a tolerância ortostática. Pacientes com STOP que têm menor excreção urinária de sódio apresentam mais sintomas do que aqueles com maior sódio urinário (> 123 mmol/24 h) e costumam ter resposta menos positiva à suplementação de sal. Pessoas com sintomas ortostáticos graves, seja pela manhã ou antes da prática de esportes, devem beber 500 mℓ de água pura, pois se sabe que isso aumenta a resposta simpática principalmente em indivíduos com desregulação barorreflexa. O efeito começa logo depois de beber a água e dura cerca de 1 hora. Meias de compressão até a altura das coxas ou da cintura também podem ser úteis, mas as que chegam até a cintura podem não ser toleradas.

Medicamentos podem ser prescritos quando as intervenções não farmacológicas não forem insuficientes. Profissionais diferentes usam estratégias diferentes, e não há uma única abordagem correta baseada em evidências. A Tabela 87.7 aborda os medicamentos de primeira linha que os médicos de atenção primária podem usar; apenas os efeitos colaterais mais comuns estão incluídos.

A bibliografia está disponível no GEN-io.

Capítulo 88
Choque

David A. Turner e Ira M. Cheifetz

O *choque* é um processo agudo caracterizado pela incapacidade do corpo de fornecer a quantidade adequada de oxigênio para atender às demandas metabólicas de órgãos e tecidos vitais. Uma quantidade insuficiente de oxigênio em nível tecidual não consegue sustentar o metabolismo aeróbico normal das células, resultando em mudança para um metabolismo anaeróbico menos eficiente. À medida que o choque evolui, os aumentos nos níveis de extração de oxigênio pelos tecidos não são suficientes para compensar essa deficiência no fornecimento de oxigênio, levando à deterioração clínica progressiva e à acidose láctica. Se a perfusão tecidual inadequada persistir, as respostas vasculares, inflamatórias, metabólicas, celulares e endócrinas e as alterações sistêmicas pioram a instabilidade fisiológica.

A compensação do fornecimento inadequado de oxigênio envolve um complexo conjunto de respostas que tentam preservar a oxigenação dos órgãos vitais (*i. e.*, cérebro, coração, rins, fígado) em detrimento de outros órgãos (*i. e.*, pele, sistema digestório, músculos). Vale ressaltar que o cérebro é especialmente sensível aos períodos de baixo suprimento de oxigênio, dada a sua incapacidade de metabolismo anaeróbico. A princípio, o choque geralmente é bem compensado, mas pode evoluir rapidamente para um estado *descompensado* que exija terapias mais agressivas para recuperação clínica. A ocorrência contínua de um gatilho associada às respostas neuro-humorais, inflamatórias e celulares exageradas e potencialmente prejudiciais ao corpo leva à progressão do choque. Independentemente da causa subjacente do choque, o padrão específico de resposta, a fisiopatologia, as manifestações clínicas e o tratamento podem variar significativamente, dependendo da etiologia específica (que pode ser desconhecida), das condições clínicas e da resposta biológica de cada paciente ao estado de choque. O choque não tratado leva à lesão irreversível de tecidos e órgãos (*i. e.*, *choque irreversível*) e, em última instância, à morte.

EPIDEMIOLOGIA

O choque ocorre em aproximadamente 2% dos recém-nascidos, crianças e adultos hospitalizados nos países desenvolvidos, e a taxa de mortalidade varia substancialmente, dependendo da etiologia e das condições clínicas. Dos pacientes que não sobrevivem, a maioria não morre na fase hipotensiva aguda, mas em consequência de complicações associadas e da **síndrome da disfunção de múltiplos órgãos (SDMO)**. A SDMO é definida como qualquer alteração da função orgânica que exija assistência médica para fins de manutenção, e a ocorrência da SDMO em pacientes com quadro de choque aumenta substancialmente a chance de morte. Na pediatria, os esforços educativos e as diretrizes padronizadas de manejo que enfatizem o reconhecimento e a intervenção precoces aliados à rápida remoção de pacientes criticamente enfermos para uma unidade de terapia intensiva (UTI) pediátrica têm contribuído para a redução da taxa de mortalidade por choque (Figuras 88.1 e 88.2).

TIPOS DE CHOQUE

Em geral, os choque são classificados em cinco tipos principais em relação à etiologia: hipovolêmico, cardiogênico, distributivo, obstrutivo e séptico (Tabela 88.1). O **choque hipovolêmico**, a causa mais comum de choque em crianças em todo o mundo, geralmente é causado por diarreia, vômitos ou hemorragia. O **choque cardiogênico** é observado em pacientes com doença cardíaca congênita (antes ou depois de uma cirurgia, inclusive transplante cardíaco) ou com cardiomiopatias congênitas ou adquiridas, inclusive miocardite aguda. O **choque obstrutivo** é decorrente de qualquer lesão que crie uma barreira mecânica que impeça o débito cardíaco adequado, como tamponamento pericárdico, pneumotórax hipertensivo, embolia pulmonar e lesões cardíacas congênitas ducto-dependentes. O **choque distributivo** é causado pelo tônus vasomotor inadequado, o que leva a extravasamento capilar e má distribuição de líquido para o interstício. O **choque séptico** geralmente é considerado sinônimo de choque distributivo, mas o processo séptico costuma envolver uma interação mais complexa entre os choques distributivo, hipovolêmico e cardiogênico.

FISIOPATOLOGIA

Um insulto inicial desencadeia um choque, levando ao fornecimento inadequado de oxigênio para órgãos e tecidos. Os mecanismos compensatórios tentam manter a pressão arterial (PA) estável, aumentando o débito cardíaco e a resistência vascular sistêmica (RVS). O corpo também tenta otimizar a oxigenação dos tecidos, aumentando a extração de oxigênio e redistribuindo o fluxo sanguíneo para o cérebro, o coração e os rins, em detrimento da pele e do sistema digestório. Essas respostas levam a um estado inicial de **choque compensado**, no qual a pressão arterial se mantém. Se o tratamento não for iniciado ou for inadequado durante esse período, desenvolve-se o **choque descompensado**, com hipotensão e lesões teciduais que podem resultar em **disfunção de múltiplos órgãos** e, em última instância, em morte (Tabelas 88.2 e 88.3).

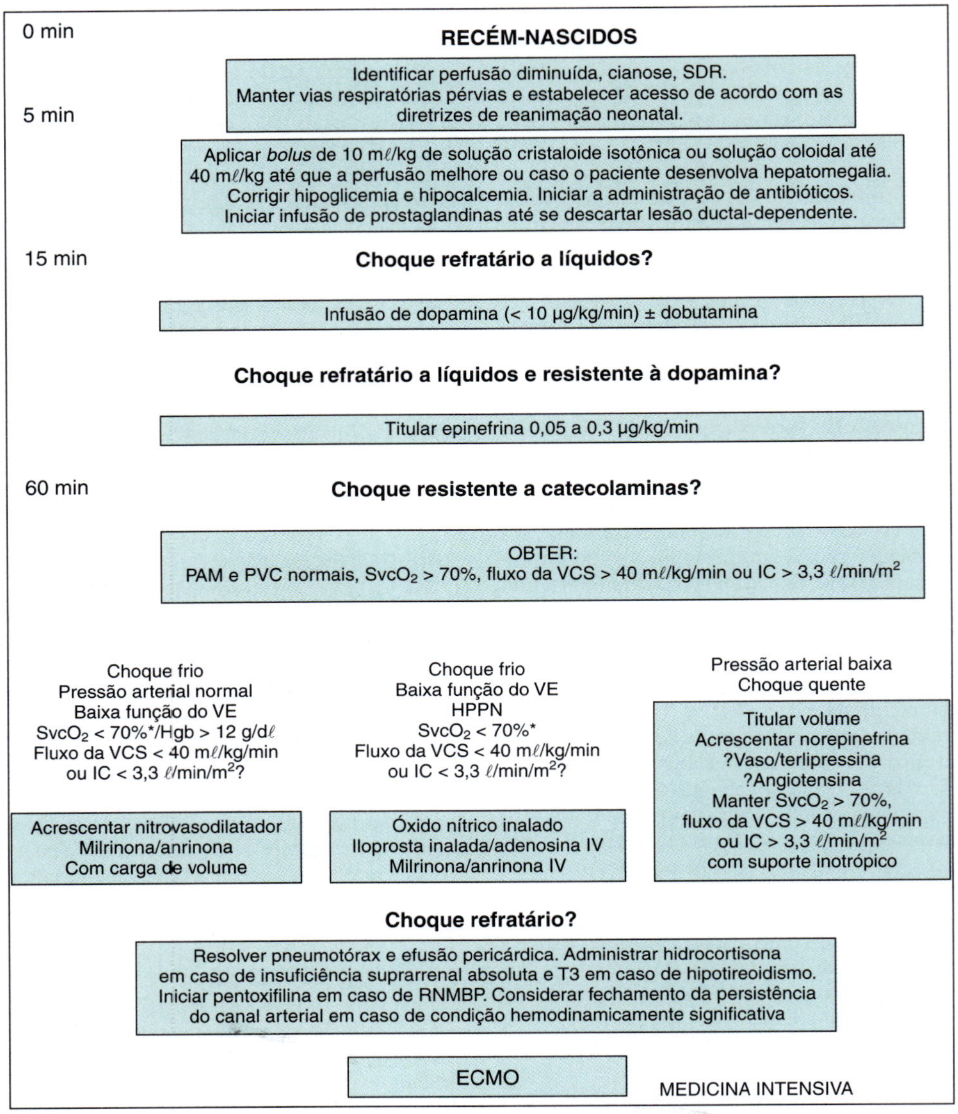

Figura 88.1 **Esquema do American College of Critical Care Medicine para o manejo do suporte hemodinâmico em *recém-nascidos*, com indicação das etapas, da cronologia e dos objetivos.** Prosseguir para o passo seguinte se o choque persistir. (1) Objetivos na primeira hora – restaurar e manter os limiares da frequência cardíaca, o enchimento capilar periférico ≤ 2 s, e a pressão arterial normal na primeira hora. (2) Objetivos subsequentes na UTI – restaurar a pressão de perfusão normal (pressão arterial média, pressão venosa central), diferença da saturação de oxigênio pré-ductal e pós-ductal < 5% e a $SvcO_2$ > 70% (*exceto em pacientes com cardiopatia congênita e lesões mistas), fluxo da veia cava superior > 40 mℓ/kg/min, ou índice cardíaco > 3,3 ℓ/min/m² na UTI neonatal. SDR, síndrome do desconforto respiratório; PAM, pressão arterial média; PVC, pressão venosa central; $SvcO_2$, saturação venosa central de oxigênio; VCS, veia cava superior; IC, índice cardíaco; VE, ventrículo esquerdo; Hgb, hemoglobina; HPPN, hipertensão pulmonar persistente neonatal; IV, via intravenosa; RNMBP, recém-nascido de muito baixo peso; ECMO, oxigenação por membrana extracorpórea. (*De Davis AL, Carcillo JA, Aneja RK et al.: American College of Critical Care Medicine clinical practice parameters for hemodynamic support of pediatric and neonatal septic shock,* Crit Care Med *45:1061-1093, 2017, Figura 4.)*

Nas fases iniciais do choque, vários mecanismos fisiológicos compensatórios agem no sentido de manter a pressão arterial e preservar a perfusão tecidual e a oxigenação. Os efeitos cardiovasculares incluem o aumento da frequência cardíaca (FC), do volume sistólico e do tônus dos músculos lisos vasculares, que são regulados mediante a ativação do sistema nervoso simpático e das respostas neuro-hormonais. A compensação respiratória envolve maior eliminação de dióxido de carbono (CO_2) em resposta à acidose metabólica e ao aumento da produção de CO_2 em decorrência da baixa perfusão tecidual. A excreção renal de íons de hidrogênio (H^+) e a retenção de bicarbonato (HCO_3^-) também aumentam na tentativa de manter o pH normal do corpo (ver Capítulo 68.7). A manutenção do volume intravascular é facilitada pela regulação do sódio por meio dos eixos renina-angiotensina-aldosterona e do fator natriurético atrial, da síntese e liberação de catecolaminas, e da secreção de hormônios antidiuréticos. Apesar desses mecanismos compensatórios, o choque subjacente e a resposta do paciente levam a lesões das células vasculares endoteliais e a um extravasamento significativo de líquidos intravasculares para o espaço intersticial extracelular.

Outro aspecto importante da fisiopatologia inicial do choque é o impacto no débito cardíaco. Todas as formas de choque afetam o débito cardíaco por meio de vários mecanismos, com alterações na frequência cardíaca, na pré-carga, na pós-carga e na contratilidade miocárdica que ocorre de modo distinto ou combinado (Tabela 88.4). O **choque hipovolêmico** caracteriza-se basicamente por perda de líquidos e redução da pré-carga. A taquicardia e o aumento da resistência vascular sistêmica são as respostas compensatórias iniciais para a manutenção do débito cardíaco e da pressão arterial sistêmica. Sem a reposição volêmica adequada, desenvolve-se hipotensão, seguida por isquemia tecidual e por maior deterioração clínica. Se houver condição

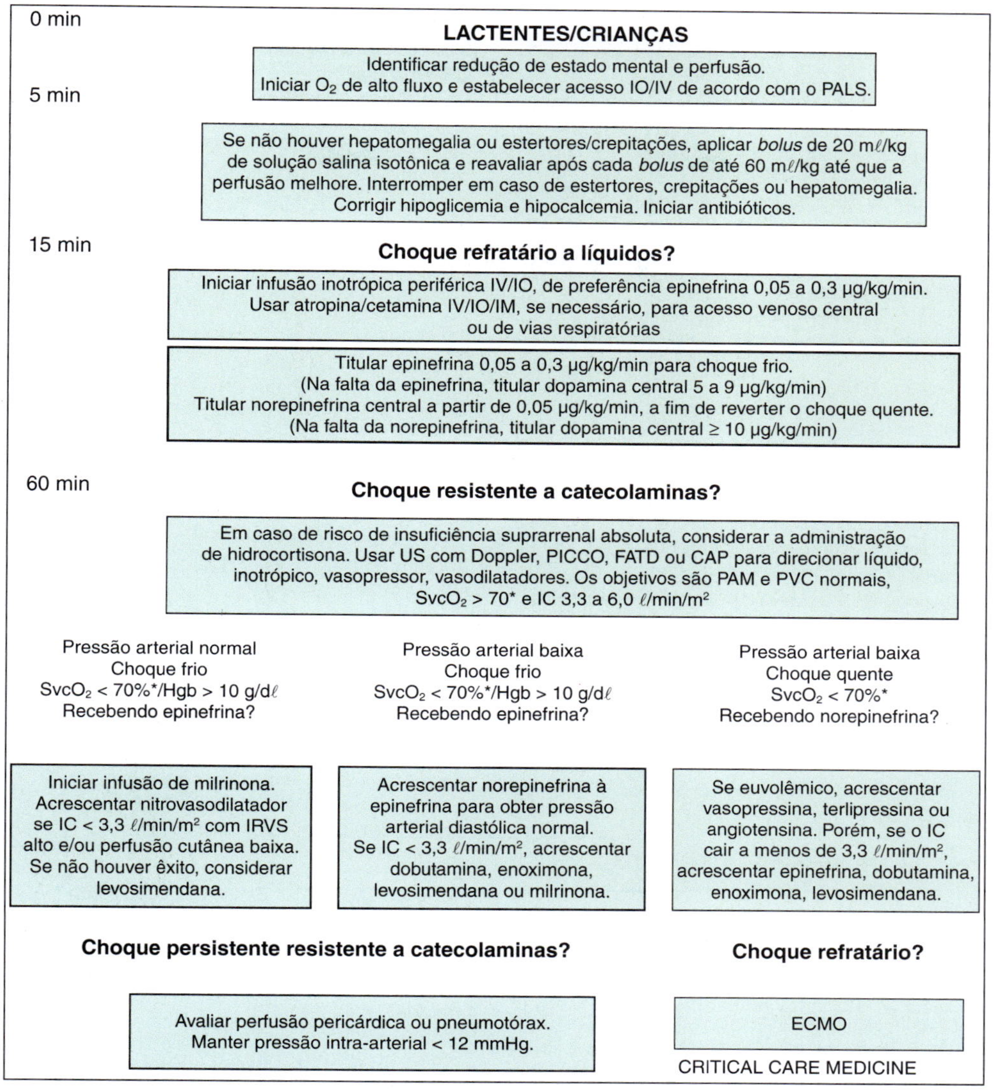

Figura 88.2 Algoritmo do American College of Critical Care Medicine para o manejo do suporte hemodinâmico em *lactentes e crianças*, **com indicação das etapas, da cronologia e dos objetivos.** Prosseguir para o passo seguinte se o choque persistir. (1) Objetivos na primeira hora – restaurar e manter os limiares da frequência cardíaca, o enchimento capilar periférico ≤ 2 s, e a pressão arterial normal na primeira hora/departamento de emergência. (2) Objetivos subsequentes na UTI – se o choque não for revertido, proceder de modo a restaurar e manter a pressão de perfusão normal (PAM e PVC) para a idade, $Svco_2$ > 70% (*exceto em pacientes com cardiopatia congênita e lesões mistas), índice cardíaco > 3,3 e < 6,0 ℓ/min/m² em UTI pediátrica. IO, via intraóssea; IV, via intravenosa; IM, via intramuscular; PALS, suporte avançado de vida em pediatria; US, ultrassonografia; PICCO, débito cardíaco por controle de pulso; FATD, termodiluição por artéria femoral; CAP, cateter de artéria pulmonar, PAM, pressão arterial média; PVC, pressão venosa central; $Svco_2$, saturação venosa central de oxigênio; IC, índice cardíaco; Hgb, hemoglobina; IRVS, índice de resistência vascular sistêmica; ECMO, oxigenação por membrana extracorpórea. *(De Davis AL, Carcillo JA, Aneja RK et al.: American College of Critical Care Medicine clinical practice parameters for hemodynamic support of pediatric and neonatal septic shock,* Crit Care Med *45:1061–1093, 2017, Fig 2.)*

Tabela 88.1 Períodos de incubação de infecções comuns relacionadas a viagem.*

HIPOVOLÊMICO	CARDIOGÊNICO	DISTRIBUTIVO	SÉPTICO	OBSTRUTIVO
Pré-carga reduzida em decorrência de perdas internas ou externas	Insuficiência da bomba cardíaca em decorrência de baixa função miocárdica	Anomalias do tônus vasomotor em decorrência de perda de capacitância venosa e arterial	Abrange vários tipos de choque Hipovolêmico: extravasamento de líquido para terceiro espaço Distributivo: choque inicial com pós-carga reduzida Cardiogênico: depressão da função miocárdica causada pelas endotoxinas	Débito cardíaco reduzido em decorrência de impedimento direto ao efluxo cardíaco direito ou esquerdo ou de restrição de todas as câmaras cardíacas
POSSÍVEIS ETIOLOGIAS				
Perda sanguínea: hemorragia Perda plasmática: queimaduras, síndrome nefrótica Perda hídrica/eletrolítica: vômitos, diarreia	Doença cardíaca congênita Cardiomiopatias: infecciosas ou adquiridas, dilatadas ou restritivas Isquemia Arritmias	Anafilaxia Neurológica: perda de tônus vascular simpático em decorrência de lesão da medula espinal ou do tronco encefálico Fármacos	Bacterianas Virais Fúngicas (pacientes imunocomprometidos apresentam mais risco)	Pneumotórax hipertensivo Tamponamento pericárdico Embolia pulmonar Massas mediastinais anteriores Coarctação crítica da aorta

Tabela 88.2 Critérios para a disfunção de órgãos.

SISTEMA	CRITÉRIOS
Cardiovascular	Apesar da administração de solução isotônica por *bolus* IV (≥ 60 mℓ/kg em 1 h): redução dos níveis tensionais (hipotensão) com PA sistólica < 90 mmHg; PA média < 70 mmHg, < 5° percentil para a idade ou PA sistólica < 2 DP abaixo do normal para a idade *ou* necessidade de agente vasoativo para manter a PA na faixa da normalidade (dopamina > 5 µg/kg/min ou dobutamina, epinefrina ou norepinefrina em qualquer dose) *ou* Dois dos seguintes: Acidose metabólica inexplicada: déficit de base > 5.0 mEq/ℓ Elevação do lactato arterial: > 1 mmol/ℓ ou > 2 × o limite superior do normal Oliguria: débito urinário < 0,5 mℓ/kg/h Enchimento capilar prolongado: > 5 s Hiato da temperatura central/periférica: > 3°C
Respiratório	Relação PaO_2/FIO_2 < 300 na ausência de doença cardíaca cianótica ou doença pulmonar preexistente *ou* $PaCO_2$ > 65 torr ou 20 mmHg acima da $PaCO_2$ de base *ou* Necessidade de FIO_2 > 50% para manter a saturação ≥ 92% *ou* Necessidade de ventilação mecânica invasiva ou não invasiva não eletiva
Neurológico	Escala ECG ≤ 11 *ou* Alteração aguda do estado mental com redução ≥ 3 pontos na escala ECG em relação ao nível basal anormal
Hematológico	Contagem de plaquetas < 100.000/mm³ ou declínio de 50% na contagem de plaquetas em relação ao valor mais alto registrado nos últimos 3 dias (para pacientes com distúrbios hematológicos ou oncológicos crônicos) *ou* RNI > 1,5 *ou* Tempo de atividade da protrombina > 60 s
Renal	Níveis séricos de creatinina > 0,5 mg/dℓ, ≥ 2 vezes o LSN para a idade, ou duplicação do valor basal da creatinina
Hepático	Bilirrubina total ≥ 4 mg/dℓ (não se aplica a recém-nascidos) Nível de alanina transaminase 2 vezes o LSN para a idade

PA, pressão arterial; DP, desvio padrão; LSN, limite superior da normalidade; FIO_2, fração inspirada de oxigênio; ECG, escala de coma de Glasgow; RNI, razão normalizada internacional; $PaCO_2$, pressão parcial de dióxido de carbono no sangue arterial; PaO_2, pressão parcial de oxigênio no sangue arterial.

Tabela 88.3 Sinais de perfusão reduzida.

ÓRGÃO OU SISTEMA	↓ PERFUSÃO	↓↓ PERFUSÃO	↓↓↓ PERFUSÃO
Sistema nervoso central	–	Inquietação, apatia, ansiedade	Agitação/confusão mental, estupor, coma
Sistema respiratório	–	↑ Ventilação	↑↑ Ventilação
Metabolismo	–	Acidemia metabólica compensada	Acidemia metabólica descompensada
Intestinos	–	↓ Motilidade	Íleo
Rins	↓ Volume urinário ↑ Gravidade específica da urina	Oligúria (< 0,5 mℓ/kg/h)	Oligúria/anúria
Pele	Enchimento capilar retardado	Extremidades frias	Extremidades frias, maculosas e cianóticas
Sistema cardiovascular	↑ Frequência cardíaca	↑↑ Frequência cardíaca ↓ Pulsos periféricos	↑↑ Frequência cardíaca ↓ Pressão arterial, somente pulsos centrais

Tabela 88.4 Fisiopatologia do choque.

Perda de líquido extracorpóreo
O choque hipovolêmico pode resultar de perda sanguínea direta por hemorragia ou de perda anormal de líquidos corporais (diarreia, vômitos, queimaduras, diabetes melito ou insípido, nefrose)

Redução das forças oncóticas do plasma
O choque hipovolêmico pode resultar também de hipoproteinemia (lesão hepática ou complicação progressiva decorrente do aumento da permeabilidade capilar)

Vasodilatação anormal
O choque distributivo (choque neurogênico, anafilático ou séptico) ocorre quando há perda de tônus vascular – venoso, arterial ou ambos (bloqueio simpático, substâncias locais que afetem a permeabilidade, acidose, efeitos medicamentosos, transecção da medula espinal)

Maior permeabilidade vascular
A sepse pode alterar a permeabilidade capilar na ausência de qualquer alteração na pressão capilar hidrostática (endotoxinas oriundas de sepse, liberação excessiva de histamina durante o processo anafilático)

Disfunção cardíaca
A hipoperfusão periférica pode resultar de qualquer condição que afete a capacidade cardíaca de bombeamento eficiente do sangue (isquemia, acidose, medicamentos, pericardite constritiva, pancreatite, sepse)

preexistente de baixa pressão oncótica do plasma (causada por síndrome nefrótica, desnutrição, disfunção hepática, queimaduras agudas graves etc.), podem ocorrer perda volêmica ainda maior e exacerbação do choque em decorrência da quebra da barreira endotelial e do agravamento do extravasamento capilar.

Por outro lado, o mecanismo fisiopatológico subjacente causador do **choque distributivo** é um estado de vasodilatação anormal e RVS reduzida. Condições como sepse, hipoxia, intoxicação, anafilaxia, lesões da medula espinal ou disfunção mitocondrial podem causar choque vasodilatador (Figura 88.3). A queda da RVS é acompanhada inicialmente pela má distribuição do fluxo sanguíneo, distanciando-o dos órgãos vitais, e pelo aumento compensatório do débito cardíaco. Esse processo leva a reduções significativas da pré-carga e da pós-carga. As terapias para o choque distributivo devem abordar ambos os problemas simultaneamente.

Pode-se observar o **choque cardiogênico** em pacientes com miocardite, cardiomiopatia, arritmias e doença cardíaca congênita (geralmente após cirurgia cardíaca) (ver Capítulo 461). Nesses pacientes, a contratilidade miocárdica é afetada, causando disfunção sistólica e/ou diastólica. As fases posteriores de todos os tipos de choque geralmente têm impacto negativo no miocárdio, resultando no desenvolvimento de um componente cardiogênico do estado de choque.

O **choque séptico** geralmente é uma combinação dos choques distributivo, hipovolêmico e cardiogênico. A hipovolemia decorrente da perda de líquido intravascular ocorre por meio de extravasamento capilar. O choque cardiogênico é resultante dos efeitos depressores do miocárdio na sepse, enquanto o choque distributivo resulta da RVS reduzida. O grau de cada uma dessas respostas do paciente varia, mas geralmente existem alterações na pré-carga, na pós-carga e na contratilidade miocárdica.

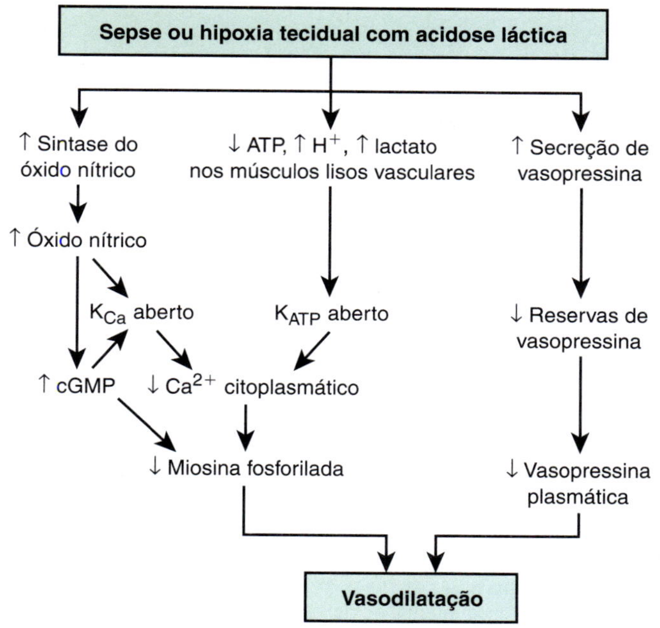

Figura 88.3 Mecanismos do choque vasodilatador. O choque séptico e os estados de choque prolongado que causam hipoxia tecidual com acidose láctica aumentam a síntese de óxido nítrico, ativam os canais de potássio sensíveis ao trifosfato de adenosina (ATP) e regulados pelo cálcio (K_{ATP} e K_{Ca}, respectivamente) nos músculos lisos vasculares e levam à depleção da vasopressina. cGMP, monofosfato de guanosina cíclico. (*De Landry DW, Oliver JA: The pathogenesis of vasodilatory shock*, N Engl J Med *345:588-595, 2001.*)

No choque séptico, é importante fazer a distinção entre a infecção incitante e a resposta inflamatória do paciente. Normalmente, a imunidade do paciente impede o desenvolvimento de sepse mediante a ativação do sistema reticuloendotelial, juntamente com os sistemas imunológicos celular e humoral. Essa resposta imune produz uma *cascata inflamatória* de mediadores tóxicos, como hormônios, citocinas e enzimas. Se essa cascata inflamatória não for controlada, o desequilíbrio do sistema microcirculatório leva a uma subsequente disfunção orgânica e celular.

A **síndrome da resposta inflamatória sistêmica (SIRS)** é uma cascata inflamatória iniciada pela resposta do paciente a um gatilho infeccioso ou não infeccioso (Tabela 88.5). Essa cascata inflamatória é desencadeada quando o sistema de defesa do paciente não reconhece e/ou elimina adequadamente o evento desencadeador. A cascata inflamatória provocada pelo choque pode resultar em hipovolemia, insuficiência cardíaca e vascular, síndrome do desconforto respiratório agudo (SDRA), resistência à insulina, atividade reduzida do citocromo P450 (síntese reduzida de esteroides), coagulopatia e infecção secundária ou não resolvida. O fator de necrose tumoral (TNF) e outros mediadores inflamatórios aumentam a permeabilidade vascular, causando difusão do extravasamento capilar, redução do tônus vascular e desequilíbrio entre a perfusão e as demandas metabólicas dos tecidos. O TNF e a interleucina (IL)-1 estimulam a liberação de mediadores pró-inflamatórios e anti-inflamatórios, causando febre e vasodilatação. Entre os mediadores pró-inflamatórios estão a IL-6, a IL-12, a interferona-γ e o fator inibidor da migração de macrófagos; as citocinas anti-inflamatórias incluem a IL-10, o fator-β de transformação do crescimento e a IL-4. Os metabólitos do ácido araquidônico levam ao desenvolvimento de febre, taquipneia, anomalias na relação ventilação/perfusão e acidose láctica. O óxido nítrico (NO), liberado do endotélio ou das células inflamatórias, é um importante fator de contribuição para a hipotensão. A depressão miocárdica é causada diretamente pelos fatores depressores do miocárdio, pelo TNF e por algumas interleucinas, e intensificada pela depleção de catecolaminas, pela elevação dos níveis de β-endorfina e pela produção de óxido nítrico no miocárdio.

Tabela 88.5 Diagnóstico diferencial da síndrome da resposta inflamatória sistêmica (SIRS).

INFECCIOSA
Bacteriemia ou meningite (*Streptococcus pneumoniae*, *Haemophilus influenzae* tipo b, *Neisseria meningitidis*, estreptococos do grupo A, *Staphylococcus aureus*)
Doença viral (gripe, enterovírus, grupo de febre hemorrágica, herpes-vírus simples, vírus sincicial respiratório, citomegalovírus, vírus Epstein-Barr)
Encefalite (arbovírus, enterovírus, herpes-vírus simples)
Riquétsias (febre maculosa das montanhas rochosas, *Ehrlichia*, febre Q)
Sífilis
Reação a vacinas (coqueluche, gripe, sarampo)
Reação mediada por toxinas (choque tóxico, síndrome da pele escaldada estafilocócica)

CARDIOPULMONAR
Pneumonia (bactéria, vírus, micobactéria, fungos, reação alérgica)
Embolia pulmonar
Insuficiência cardíaca
Arritmia
Pericardite
Miocardite

ENDÓCRINO-METABÓLICA
Insuficiência suprarrenal (síndrome adrenogenital, doença de Addison, remoção de corticosteroides)
Distúrbios eletrolíticos (hiponatremia ou hipernatremia; hipocalcemia ou hipercalcemia)
Diabetes insípido
Diabetes melito
Erros metabólicos congênitos (acidose orgânica, ciclo da ureia, deficiência de carnitina, distúrbios mitocondriais)
Hipoglicemia
Síndrome de Reye

GASTRINTESTINAL
Gastrenterite com desidratação
Vólvulo
Intussuscepção
Apendicite
Peritonite (espontânea, associada a perfuração ou diálise peritoneal)
Enterocolite necrosante
Hepatite
Hemorragia
Pancreatite

HEMATOLÓGICA
Anemia (doença da célula falciforme, perda sanguínea, nutricional)
Meta-hemoglobinemia
Crise de sequestro esplênico
Leucemia ou linfoma
Doenças hematológicas

NEUROLÓGICA
Intoxicação (medicamentos, monóxido de carbono, superdosagem intencional ou acidental)
Hemorragia intracraniana
Botulismo infantil
Traumatismo (abuso infantil, acidental)
Síndrome de Guillain-Barré
Miastenia *gravis*

OUTRAS
Anafilaxia (alimentos, medicamentos, picada de inseto)
Síndrome hemolítico-urêmica
Doença de Kawasaki
Eritema multiforme
Síndrome de choque hemorrágico e encefalopatia
Intoxicação
Envenenamento por toxina
Síndrome da ativação macrofágica
Síndrome do extravasamento capilar sistêmico idiopático (doença de Clarkson)

Tabela 88.5 Diagnóstico diferencial da síndrome da resposta inflamatória sistêmica (SIRS).

INFECCIOSA Bacteriemia ou meningite (Streptococcus pneumoniae, Haemophilus influenzae tipo b, Neisseria meningitidis, estreptococos do grupo A, Staphylococcus aureus) Doença viral (gripe, enterovírus, grupo de febre hemorrágica, herpes-vírus simples, vírus sincicial respiratório, citomegalovírus, vírus Epstein-Barr) Encefalite (arbovírus, enterovírus, herpes-vírus simples) Riquétsias (febre maculosa das Montanhas Rochosas, Ehrlichia, febre Q) Sífilis Reação a vacinas (coqueluche, gripe, sarampo) Reação mediada por toxinas (choque tóxico, síndrome da pele escaldada estafilocócica)	GASTRINTESTINAL Gastrenterite com desidratação Vólvulo Intussuscepção Apendicite Peritonite (espontânea, associada a perfuração ou diálise peritoneal) Enterocolite necrosante Hepatite Hemorragia Pancreatite
CARDIOPULMONAR Pneumonia (bactéria, vírus, micobactéria, fungos, reação alérgica) Embolia pulmonar Insuficiência cardíaca Arritmia Pericardite Miocardite	HEMATOLÓGICA Anemia (doença da célula falciforme, perda sanguínea, nutricional) Meta-hemoglobinemia Crise de sequestro esplênico Leucemia ou linfoma
ENDÓCRINO-METABÓLICA Insuficiência suprarrenal (síndrome adrenogenital, doença de Addison, remoção de corticosteroides) Distúrbios eletrolíticos (hiponatremia ou hipernatremia; hipocalcemia ou hipercalcemia) Diabetes insípido Diabetes melito Erros metabólicos congênitos (acidose orgânica, ciclo da ureia, deficiência de carnitina, distúrbios mitocondriais) Hipoglicemia Síndrome de Reye	NEUROLÓGICA Intoxicação (medicamentos, monóxido de carbono, superdosagem intencional ou acidental) Hemorragia intracraniana Botulismo infantil Traumatismo (abuso infantil, acidental) Síndrome de Guillain-Barré Miastenia gravis
	OUTRAS Anafilaxia (alimentos, medicamentos, picada de inseto) Síndrome hemolítico-urêmica Doença de Kawasaki Eritema multiforme Síndrome de choque hemorrágico e encefalopatia Intoxicação Envenenamento por toxina Síndrome da ativação macrofágica Síndrome do extravasamento capilar sistêmico idiopático (doença de Clarkson)

A cascata inflamatória é desencadeada pelas toxinas ou pelos superantígenos por meio da ligação a macrófagos ou da ativação de linfócitos (Figura 88.4). O endotélio vascular é tanto um alvo de lesões teciduais quanto uma fonte de mediadores que podem provocar mais lesões. As respostas bioquímicas incluem a produção de metabólitos do ácido araquidônico, a liberação de fatores depressores do miocárdio e opiáceos endógenos, a ativação do sistema complementar e a produção e liberação de outros mediadores, que podem ser pró-inflamatórios ou anti-inflamatórios. O equilíbrio entre esses grupos de mediadores para determinado paciente contribui para a progressão (e resolução) da doença e afeta o prognóstico.

MANIFESTAÇÕES CLÍNICAS

A Tabela 88.1 mostra um sistema de classificação do choque. A categorização é importante, mas pode haver uma significativa sobreposição entre esses grupos, especialmente no choque séptico. A manifestação clínica do choque depende, em parte, da etiologia subjacente, mas, se não reconhecidos e tratados, todos os tipos de choque seguem uma progressão comum e desfavorável de sinais clínicos e alterações fisiopatológicas que podem, em última instância, levar a lesões orgânicas irreversíveis e à morte.

O choque pode se manifestar inicialmente apenas como taquicardia, com ou sem taquipneia. A progressão leva a redução do débito urinário, baixa perfusão periférica, desconforto ou insuficiência respiratória, alteração do estado mental e pressão arterial baixa (ver Tabela 88.3). Um conceito equivocado é de que o choque ocorre apenas quando há pressão arterial baixa; em geral, no entanto, a hipotensão é um achado tardio e não representa um critério para o diagnóstico de choque, dado o complexo conjunto de mecanismos compensatórios que atuam na tentativa de manter a pressão arterial e a perfusão periférica adequadas. A hipotensão reflete um estado avançado de choque descompensado e está associada ao aumento das taxas de morbimortalidade.

Em geral, o **choque hipovolêmico** se manifesta inicialmente como hipotensão ortostática e está associado a condições como membranas mucosas secas, axilas secas, baixo turgor cutâneo e débito urinário reduzido. Dependendo do grau de desidratação, o paciente com choque hipovolêmico pode apresentar sintomas como temperatura normal ou ligeiramente baixa nas extremidades distais e pulsação normal, reduzida ou ausente, dependendo da gravidade da doença. Os sinais manifestos de **choque cardiogênico** são taquipneia, extremidades frias, tempo de enchimento capilar retardado, baixa pulsação periférica e/ou central, declínio do estado mental e débito urinário reduzido, causados pela combinação de débito cardíaco reduzido e vasoconstrição periférica compensatória (ver Capítulo 469.1). O **choque obstrutivo** geralmente também se manifesta como débito cardíaco inadequado devido a uma restrição física do fluxo sanguíneo anterior, e a manifestação aguda pode evoluir rapidamente para parada cardíaca. O **choque distributivo** manifesta-se inicialmente como uma vasodilatação periférica e um débito cardíaco elevado, porém inadequado.

Independentemente da etiologia, o choque descompensado, com hipotensão, RVS elevada, débito cardíaco reduzido, insuficiência respiratória, obnubilação e oligúria, ocorre tardiamente durante a progressão da doença. A Tabela 88.6 relaciona os achados hemodinâmicos em diversos estados de choque. Os achados clínicos adicionais em uma condição de choque incluem lesões cutâneas, como petéquias, eritema difuso, equimoses, ectima gangrenoso e gangrena periférica. Pode haver icterícia como sinal de infecção ou em decorrência de SDMO.

A **sepse** é definida como SIRS resultante de etiologia infecciosa suspeita ou comprovada. O espectro clínico da sepse começa quando uma infecção *sistêmica* (p. ex., bacteriemia, doença riquetsial, fungemia,

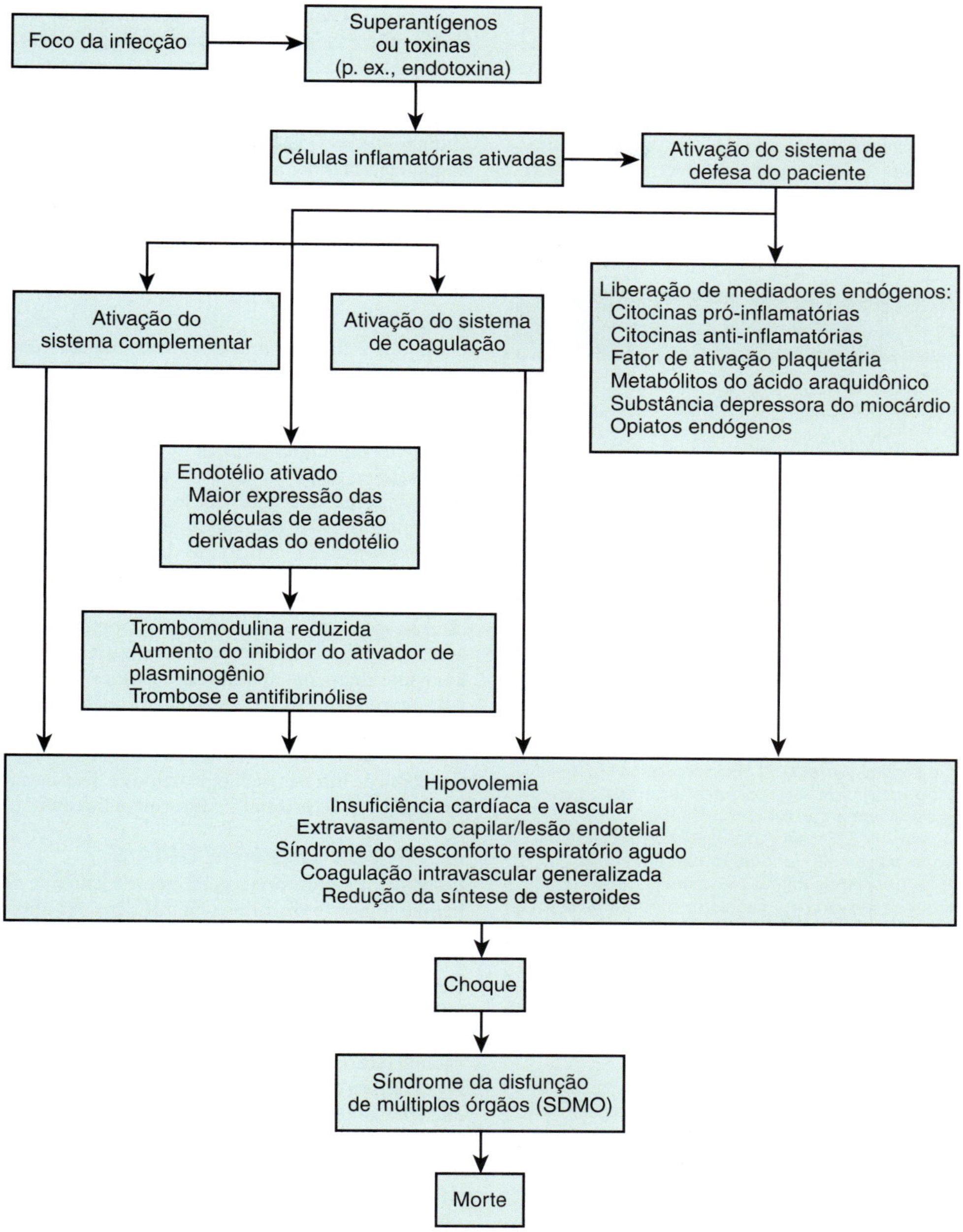

Figura 88.4 Fisiopatologia hipotética do processo séptico.

Tabela 88.6 Variáveis hemodinâmicas em diferentes estados de choque.

TIPO DE CHOQUE	DÉBITO CARDÍACO	RESISTÊNCIA VASCULAR SISTÊMICA	PRESSÃO ARTERIAL MÉDIA	PRESSÃO CAPILAR EM CUNHA	PRESSÃO VENOSA CENTRAL
Hipovolêmico	↓	↑	↔ ou ↓	↓↓↓	↓↓↓
Cardiogênico*					
Sistólico	↓↓	↑↑↑	↔ ou ↓	↑↑	↑↑
Diastólico	↔	↑↑	↔	↑↑	↑
Obstrutivo	↓	↑	↔ ou ↓	↑↑†	↑↑†
Distributivo	↑↑	↓↓↓	↔ ou ↓	↔ ou ↓	↔ ou ↓
Séptico					
Precoce	↑↑↑	↓↓↓	↔ ou ↓‡	↓	↓
Tardio	↓↓	↓↓	↓↓		ou ↔

*Disfunção sistólica ou diastólica. †Pressão em cunha, pressão venosa central e pressão diastólica da artéria pulmonar são iguais. ‡Pressão de pulso com grande amplitude.

viremia) ou *localizada* (p. ex., meningite, pneumonia, pielonefrite, fasciite necrosante) passa de sepse a **sepse grave** (p. ex., sepse combinada a disfunção orgânica). A deterioração clínica leva ao **choque séptico** (sepse grave associada à persistência da hipoperfusão ou hipotensão, apesar da reanimação adequada com líquidos ou da necessidade de administração de agentes vasoativos), à SDMO e, possivelmente, à morte (Tabela 88.7). Trata-se de um complexo espectro de problemas clínicos que constituem a principal causa de mortalidade infantil em todo o mundo. É possível atenuar a taxa de mortalidade e melhorar os resultados por meio de reconhecimento e tratamento precoces.

Tabela 88.7 Definições internacionais consensuais de sepse pediátrica.

Infecção

Infecção suspeita ou comprovada ou síndrome clínica associada a alta probabilidade de infecção

Síndrome da resposta inflamatória sistêmica (SIRS)

Dois entre quatro critérios, dos quais um deve ser a temperatura anormal ou a contagem anormal de leucócitos:

1. Temperatura central > 38,5°C ou < 36°C (cateter retal, vesical, oral ou central)
2. Taquicardia:
   Frequência cardíaca média > 2 DP acima do nível normal para a idade na ausência de estímulos externos, medicações crônicas ou estímulos dolorosos
   ou
   Elevação inexplicável e persistente por mais de 0,5 a 4 h
   ou
   Em crianças < 1 ano de idade, bradicardia persistente por mais de 0,5 h (frequência cardíaca média < 10º percentil para a idade na ausência de estímulos vagais, medicamentos betabloqueadores ou doença cardíaca congênita)
3. Frequência respiratória > 2 DP acima do nível normal para a idade ou necessidade aguda de ventilação mecânica não relacionada a doença neuromuscular ou anestesia geral
4. Contagem de leucócitos elevada ou reduzida para a idade (não decorrente de quimioterapia) ou > 10% de neutrófilos imaturos

Sepse

SIRS combinada a infecção suspeita ou comprovada

Sepse grave

Sepse combinada a uma das seguintes condições:

1. Disfunção de órgão do sistema cardiovascular, definida como:
   Apesar de > 40 mℓ/kg de líquido isotônico intravenoso em 1 h:
   - Hipotensão < 5º percentil para a idade ou pressão arterial sistólica < 2 DP abaixo do nível normal para a idade

   ou
   - Necessidade de medicação vasoativa para manter a pressão arterial

   ou
   Duas das seguintes condições:
   - Acidose metabólica inexplicável: déficit de base > 5 mEq/ℓ
   - Elevação dos níveis arteriais de lactato: > 2 vezes o LSN
   - Oligúria: débito urinário < 0,5 mℓ/kg/h
   - Enchimento capilar prolongado > 5 s
   - Diferença entre as temperaturas central e periférica > 3°C
2. Síndrome do desconforto respiratório agudo (SDRA) definida por relação $PaO_2/FIO_2 \leq 300$ mmHg, infiltrados bilaterais observados à radiografia do tórax e nenhuma evidência de insuficiência cardíaca do lado esquerdo do coração
   ou
   Sepse combinada a duas ou mais disfunções orgânicas (respiratória, renal, neurológica, hematológica ou hepática)

Choque séptico

Sepse combinada a disfunção de órgão do sistema cardiovascular conforme definido anteriormente

Síndrome da disfunção de múltiplos órgãos (SDMO)

Função orgânica alterada de modo que a homeostasia não possa ser mantida sem intervenção médica

FIO_2, fração inspirada de oxigênio; PaO_2, pressão parcial de oxigênio no sangue arterial; DP, desvio padrão; LSN, limite superior da normalidade.

Embora o **choque séptico** seja basicamente de natureza distributiva, vários outros elementos da fisiopatologia encontram-se representados nesse processo patológico. Os sinais e sintomas iniciais de sepse incluem alterações da regulação térmica (hipertermia ou hipotermia), taquicardia e taquipneia. Nos estágios iniciais (fase hiperdinâmica, baixa RVS ou choque "*quente*"), o débito cardíaco aumenta para manter a oxigenação adequada e atender à maior demanda metabólica dos órgãos e tecidos. À medida que o choque séptico progride, o débito cardíaco cai em reposta aos efeitos de diversos mediadores inflamatórios, levando a uma elevação compensatória da RVS e ao desenvolvimento de choque "*frio*".

DIAGNÓSTICO

O choque é um diagnóstico clínico baseado em anamnese completa e exame físico (ver Tabelas 88.2 e 88.3). O choque séptico tem uma definição consensual específica (ver Tabela 88.7). Em casos de suspeita de choque séptico, deve-se buscar uma etiologia infecciosa mediante cultura de espécimes e iniciar terapia antimicrobiana empírica precoce com base na idade do paciente, na doença subjacente e na localização geográfica, reconhecendo que esse tempo é necessário para a incubação das culturas, e os resultados geralmente não são positivos. Outras evidências para a identificação de uma etiologia infecciosa como causa de SIRS incluem achados de exames físicos realizados, exames de imagem, presença de leucócitos em líquidos corporais normalmente estéreis e erupções sugestivas, como petéquias e púrpura. As crianças acometidas devem ser internadas em uma UTI pediátrica ou em outro ambiente altamente monitorado, conforme indicado pelo estado clínico e de acordo com os recursos das instalações médicas. Esses pacientes necessitam de monitoramento contínuo, com uma combinação de técnicas não invasivas (p. ex., oximetria de pulso, capnografia, espectroscopia de infravermelho próximo) e invasivas (p. ex., pressão venosa central, pressão arterial), conforme clinicamente indicado.

ACHADOS LABORATORIAIS

Os achados laboratoriais geralmente incluem evidências de anomalias hematológicas e distúrbios eletrolíticos. As anomalias hematológicas podem incluir trombocitopenia, tempos prolongados de protrombina e tromboplastina parcial ativada, níveis séricos reduzidos de fibrinogênio, elevação dos produtos de degradação da fibrina e anemia. Com a infecção, observam-se condições como contagens elevadas de neutrófilos e aumento de formas imaturas (*i. e.*, bandas, mielócitos, promielócitos), vacuolização de neutrófilos, granulações tóxicas e corpos de Döhle. A ocorrência de neutropenia ou leucopenia pode ser um sinal ameaçador de sepse generalizada.

Os distúrbios de glicose, resposta comum ao estresse, podem se manifestar como hiperglicemia ou hipoglicemia. Outras anomalias eletrolíticas são hipocalcemia, hipoalbuminemia e acidose metabólica. As funções renal e/ou hepática também podem se apresentar anormais. Pacientes com SDRA ou pneumonia apresentam comprometimento da oxigenação (redução da pressão parcial de oxigênio no sangue arterial [PaO_2]) e da ventilação (aumento da pressão parcial de dióxido de carbono no sangue [$PaCO_2$]) nos estágios mais avançados da lesão pulmonar (ver Capítulo 89).

A característica do choque *descompensado* é o desequilíbrio entre o fornecimento (DO_2) e o consumo de oxigênio (VO_2). O fornecimento de oxigênio normalmente é 3 vezes maior do que o consumo. A fração de extração de oxigênio é de aproximadamente 25%, produzindo um nível normal de **saturação de oxigênio venoso misto** (SvO_2) de aproximadamente 75%. A queda do valor de SvO_2, conforme medido por co-oximetria, reflete o aumento da fração de extração de oxigênio e documenta a redução do fornecimento de oxigênio em relação ao consumo. Esse aumento da extração de oxigênio pelos órgãos-alvo é uma tentativa de manter a oxigenação adequada em nível celular. Esse estado é manifestado clinicamente pelo aumento da produção de ácido láctico (p. ex., alta lacuna aniônica, acidose metabólica), causado pelo metabolismo anaeróbico e por um aumento compensatório da extração de oxigênio pelos tecidos. A medição padrão-ouro da SvO_2 é feita a partir de um cateter de artéria pulmonar, mas as medições a partir desse local geralmente não são clinicamente viáveis. Locais como o ventrículo direito, o átrio direito, a veia cava superior ou a veia cava inferior podem ser utilizados como medidas substitutivas de sangue venoso misto para o acompanhamento da adequação do fornecimento de oxigênio e da eficácia das intervenções terapêuticas. *Os níveis elevados de lactato no sangue refletem a baixa oxigenação tecidual observada em todas as formas de choque.*

TRATAMENTO

Manejo inicial

O reconhecimento precoce e a intervenção imediata são extremamente importantes no manejo de todos os tipos de choque (Tabelas 88.8 a 88.12; ver Figuras 88.1 e 88.2). *Os valores normais de sinais vitais e as recomendações de dosagem apresentados nas Tabelas 88.9 a 88.12 devem ser ajustados para os pacientes pediátricos.* As taxas de mortalidade do choque em pacientes pediátricos são muito mais baixas do que em pacientes adultos, e a redução desses níveis está associada às práticas de intervenção precoce (ver Figura 81.1). A avaliação inicial e o tratamento do paciente pediátrico em choque devem incluir a estabilização da respiração e da circulação, conforme determinado pelas diretrizes de suporte avançado de vida em pediatria e de suporte avançado de vida em neonatologia da American Heart Association (ver Capítulo 81). Dependendo da gravidade do choque, é possível que sejam necessários outros procedimentos de intervenção nas vias respiratórias, como intubação e ventilação mecânica, a fim de minimizar o trabalho respiratório e reduzir a demanda metabólica geral do corpo.

Dada a predominância da sepse e da hipovolemia como as causas mais comuns de choque na população pediátrica, a maioria dos regimes terapêuticos se baseia nas diretrizes estabelecidas nesses contextos. Imediatamente após o estabelecimento do acesso intravenoso (IV) ou intraósseo (IO), deve-se iniciar uma terapia precoce e agressiva orientada por objetivos, salvo em caso de choque cardiogênico como fisiopatologia subjacente, o que leva a uma grande preocupação. Deve-se iniciar a administração rápida IV de 20 mℓ/kg de líquido isotônico na tentativa de reverter o quadro de choque. Esse *bolus* deve ser repetido rapidamente até alcançar 60 a 80 mℓ/kg; não é incomum pacientes gravemente comprometidos necessitarem desse volume nas primeiras 3 h de tratamento.

A reanimação rápida com um total de 60 a 80 mℓ/kg ou mais de líquidos está associada a melhores taxas de sobrevivência sem aumento da incidência de edema pulmonar. A reanimação com líquidos em incrementos de 20 mℓ/kg deve ser titulada para normalizar a frequência cardíaca (de acordo com níveis de frequência cardíaca para a idade), o débito urinário (para 1 mℓ/kg/h), o tempo de enchimento capilar (< 2 s) e o estado mental. Se o choque permanecer refratário após 60 a 80 mℓ/kg de reanimação volêmica, deve-se instituir a terapia vasopressora (p. ex., norepinefrina, epinefrina) concomitantemente com a administração de líquidos adicionais. As diretrizes pediátricas para o choque séptico que não responde à reanimação com líquidos sugerem a administração de epinefrina (ver Figura 88.2) ou dopamina (ver Figura 88.1), enquanto as diretrizes para adultos recomendam norepinefrina.

A reanimação com líquidos, às vezes, pode exigir 200 mℓ/kg ou mais. Vale ressaltar que a hipotensão geralmente representa um achado tardio e ameaçador, e a normalização da pressão arterial por si só não constitui um critério de avaliação confiável da eficácia da reanimação. Embora o tipo de líquido (cristaloide ou coloide) seja objeto de constante debate, a reanimação com líquidos (normalmente cristaloide) na primeira hora é indubitavelmente essencial para a sobrevivência ao choque séptico, independentemente do tipo de líquido administrado.

Considerações iniciais adicionais

No **choque séptico** especificamente, a administração precoce (*no prazo de 1 h*) de agentes antimicrobianos de amplo espectro é associada a redução da mortalidade. A escolha dos agentes antimicrobianos depende dos fatores de risco predisponentes e da situação clínica. Os padrões

Tabela 88.8 Tratamento da disfunção de órgãos em caso de choque, de acordo com seus objetivos.

SISTEMA	DISTÚRBIOS	OBJETIVOS	TRATAMENTO
Respiratório	Síndrome do desconforto respiratório agudo Fadiga do músculo respiratório Apneia central	Prevenir/tratar: hipoxia e acidose respiratória Prevenir barotrauma Reduzir o trabalho respiratório	Oxigênio Ventilação não invasiva Intubação endotraqueal precoce e ventilação mecânica Pressão positiva no final da expiração (PEEP) Hipercarbia permissiva Ventilação de alta frequência Oxigenação por membrana extracorpórea (ECMO)
Renal	Insuficiência pré-renal Insuficiência renal	Prevenir/tratar: hipovolemia, hipervolemia, hiperpotassemia, acidose metabólica e hipertensão Monitorar os níveis séricos de eletrólitos	Animação criteriosa com líquidos Estabelecimento do débito urinário e da pressão sanguínea normais para a idade Furosemida Diálise, ultrafiltração, hemofiltração
Hematológico	Coagulopatia (coagulação intravascular generalizada) Trombose	Prevenir/tratar: sangramento Prevenir/tratar: coagulação anormal	Vitamina K Plasma fresco congelado Plaquetas Heparinização
Digestório	Úlceras de estresse Íleo paralítico Translocação bacteriana	Prevenir/tratar: sangramento gástrico Evitar aspiração, distensão abdominal Evitar atrofia da mucosa	Agentes bloqueadores dos receptores histamínicos H_2 ou inibidores da bomba de prótons Sonda nasogástrica Nutrição enteral precoce
Endócrino	Insuficiência suprarrenal, primária ou decorrente de terapia crônica com esteroides	Prevenir/tratar: crise suprarrenal	Esteroides em dose de estresse em pacientes anteriormente tratados com esteroides Dose fisiológica para insuficiência primária presumida em caso de sepse
Metabólico	Acidose metabólica	Etiologia correta Normalizar o pH	Tratamento da hipovolemia (líquidos), baixa função cardíaca (líquidos, agentes inotrópicos) Melhorar excreção renal de ácidos Bicarbonato de sódio administrado em baixas dosagens (0,5 a 2,0 mEq/kg) se o paciente não demonstrar resposta, pH < 7,1, e a ventilação (eliminação de CO_2) for adequada

Tabela 88.9 Recomendações: reanimação inicial e questões infecciosas – adultos.

REANIMAÇÃO INICIAL

1. Reanimação quantitativa preconizada de pacientes com hipoperfusão tecidual induzida por sepse (definida aqui como hipotensão persistente após o desafio inicial com líquidos ou concentração sanguínea de lactato ≥ 4 mmol/ℓ). Objetivos durante as primeiras 6 h de reanimação:
   (a) Pressão venosa central entre 8 e 12 mmHg
   (b) Pressão arterial média (PAM) ≥ 65 mmHg
   (c) Débito urinário ≥ 0,5 mℓ/kg^{-1}/h
   (d) Saturação de oxigênio venoso central (veia cava superior) ou venoso misto de 70% ou 65%, respectivamente
2. Em pacientes com níveis elevados de lactato, o objetivo é a reanimação destinada a normalizar o lactato o mais rapidamente possível.

TRIAGEM DE SEPSE E MELHORA DE DESEMPENHO

1. Triagem de rotina de sepse grave em pacientes gravemente enfermos e possivelmente infectados para permitir a implementação precoce da terapia indicada.
2. Esforços de melhora do quadro de sepse grave em ambiente hospitalar.

DIAGNÓSTICO

1. Culturas conforme clinicamente adequado antes da terapia antimicrobiana, se não houver atraso significativo (> 45 min) no início da administração do(s) antimicrobiano(s). Devem-se obter pelo menos dois conjuntos de culturas sanguíneas (frascos para aeróbios e anaeróbios) antes da terapia antimicrobiana com, pelo menos, uma coleta por via percutânea e uma através de cada dispositivo de acesso vascular, salvo em caso de inserção recente do dispositivo (< 48 h).
2. Uso do ensaio de (1,3)β-D-glucano e de ensaios de anticorpos manana e antimanana, se disponíveis e se a candidíase invasiva for o diagnóstico diferencial da causa da infecção.
3. Exames de imagem prontamente realizados para confirmar a possível fonte da infecção.

TERAPIA ANTIMICROBIANA

1. A terapia tem por objetivo a administração de antimicrobianos intravenosos eficazes na primeira hora após o reconhecimento de choque séptico e sepse grave sem choque séptico.

2a. A terapia anti-infecciosa empírica inicial deve conter um ou mais fármacos com atividade contra todos os patógenos prováveis (bacterianos e/ou fúngicos ou virais) e poder de penetração nas concentrações adequadas nos tecidos que presumivelmente constituem a fonte da sepse.

2b. Deve-se reavaliar o regime antimicrobiano diariamente para verificação de um possível descalonamento.

3. Uso de baixos níveis de procalcitonina ou de biomarcadores similares para auxiliar o médico na suspensão dos antibióticos empíricos em pacientes aparentemente sépticos em um primeiro momento, mas sem quaisquer evidências subsequentes de infecção.

4a. Terapia de combinação empírica para pacientes neutropênicos com sepse grave e para pacientes com patógenos bacterianos de difícil tratamento e resistentes a múltiplos medicamentos, como *Acinetobacter* e *Pseudomonas* spp.
   Para pacientes com infecções graves associadas a insuficiência respiratória e choque séptico, a terapia de combinação com um betalactano de espectro ampliado e um aminoglicosídeo ou uma fluoroquinolona é indicada para bacteriemia por *Pseudomonas aeruginosa*. Uma combinação de betalactano e macrolídio para pacientes com choque séptico resultante de infecções bacteriêmicas por *Streptococcus pneumoniae*.

4b. Não se deve administrar a terapia de combinação empírica por mais de 3 a 5 dias. O descalonamento para a terapia isolada mais adequada deve ser feito tão logo se conheça o perfil de suscetibilidade.

5. A terapia normalmente tem duração de 7 a 10 dias; períodos mais longos podem ser apropriados para pacientes que apresentem resposta clínica lenta, focos de infecção insuscetíveis de drenagem, bacteriemia por *Staphylococcus aureus* e algumas infecções fúngicas e virais ou deficiências imunológicas (p. ex., neutropenia).
6. Terapia antiviral iniciada o mais cedo possível em pacientes com sepse grave ou choque séptico de origem viral.
7. Não se devem utilizar agentes antimicrobianos em pacientes com estados inflamatórios graves de causa não infecciosa.

CONTROLE DA FONTE

1. Buscar e emitir ou excluir o mais rapidamente possível um diagnóstico anatômico específico de infecção que deva ser considerado para fins de controle emergente da fonte, procedendo-se à intervenção para controle da fonte nas primeiras 12 h após o diagnóstico, se viável.
2. Quando a necrose peripancreática infectada for identificada como uma possível fonte da infecção, recomenda-se retardar a intervenção definitiva até que ocorra a demarcação adequada dos tecidos viáveis e não viáveis.
3. Quando o controle da fonte em um paciente com sepse grave se fizer necessário, deve-se optar pela intervenção efetiva associada ao insulto menos fisiológico (p. ex., drenagem percutânea, e não cirúrgica, de um abscesso).
4. Se os dispositivos de acesso intravascular representarem uma possível fonte de sepse grave ou de choque séptico, eles devem ser imediatamente removidos após a criação de outra via de acesso vascular.

PREVENÇÃO DA INFECÇÃO

1a. A descontaminação oral seletiva e a descontaminação digestiva seletiva devem ser introduzidas e investigadas como método de redução da incidência de pneumonia associada à ventilação mecânica; é possível instituir essa medida de controle de infecção em ambientes de assistência médica e regiões em que a metodologia seja considerada eficaz.

1b. Deve-se utilizar solução oral de gliconato de clorexidina como forma de descontaminação orofaríngea para reduzir o risco de pneumonia associada à ventilação mecânica em paciente com sepse grave na UTI.

Adaptada de Dellinger PR, Levy MM, Rhodes A *et al.*: Surviving sepsis campaign: International guidelines for management of severe sepsis and septic shock: 2012. *Crit Care Med* 41(2):580-637, 2013 (Tabela 5, p. 589).

Tabela 88.10 Pacotes de assistência da Campanha de Sobrevivência à Sepse.

Executar em 3 h:

1. Medir o nível de lactato
2. Obter cultura sanguínea antes da administração de antibióticos
3. Administrar antibióticos de amplo espectro
4. Administrar 30 mℓ/kg de cristaloides para hipotensão ou ≥ 4 mmol/ℓ de lactato

Executar em 6 h:

5. Aplicar vasopressores (para hipotensão que não responda à reanimação inicial com líquidos) para manter pressão arterial média (PAM) ≥ 65 mmHg
6. Em caso de hipotensão arterial persistente apesar da reanimação volêmica (choque séptico) ou administração inicial ≥ 4 mmol/ℓ (36 mg/dℓ) de lactato:
   Medir a pressão venosa central (PVC)*
   Medir a saturação de oxigênio venoso central ($SvcO_2$)*
7. Medir novamente o lactato, se o nível inicial tiver se mostrado elevado*

*Os níveis normais para a reanimação quantitativa previstos nas diretrizes são PVC ≥ 8 mmHg, $SvcO_2$ ≥ 70% e normalização do lactato. Adaptada de Dellinger PR, Levy MM, Rhodes A, *et al*: Surviving Sepsis campaign: international guidelines for management of severe sepsis and septic shock: 2012. *Crit Care Med* 41(2):580-637, 2013 (Figura 1, p. 591).

Tabela 88.11 Recomendações: suporte hemodinâmico e terapia adjuntiva – adultos.

FLUIDOTERAPIA NO TRATAMENTO DA SEPSE GRAVE

1. Utilizar cristaloides como o líquido inicial de preferência na reanimação em caso de sepse grave e choque séptico.
2. O uso de amidos hidroxietílicos para a reanimação hídrica é contraindicado em caso de sepse grave e choque séptico.
3. Utilizar albumina na reanimação com líquidos em caso de sepse grave e choque séptico quando os pacientes necessitarem de quantidades substanciais de cristaloides.
4. Utilizar o desafio inicial com líquidos em pacientes com hipoperfusão tecidual induzida por sepse e suspeita de hipovolemia para alcançar um mínimo de 30 mℓ/kg de cristaloides (uma porção dessa quantidade pode ser equivalente à albumina). Em alguns pacientes, é possível que sejam necessárias uma administração mais rápida e maiores quantidades de líquido.
5. Aplicar a técnica do desafio com líquidos em caso de continuidade da administração de líquidos, desde que haja melhora hemodinâmica baseada em variáveis dinâmicas (p. ex., alteração da pressão de pulso, variação do volume sistólico) ou estáticas (pressão arterial, frequência cardíaca).

VASOPRESSORES

1. Administrar terapia vasopressora, visando inicialmente a uma pressão arterial média (PAM) de 65 mmHg.
2. Utilizar norepinefrina (NE) como primeira opção de vasopressor.
3. Utilizar epinefrina (acrescentada e possivelmente substitutiva da norepinefrina) quando houver necessidade de um agente complementar para manter a pressão arterial adequada.
4. Pode-se acrescentar 0,03 unidade/min de vasopressina à NE com o intuito de elevar a PAM ou reduzir a dosagem de NE.
5. A administração de vasopressina de baixa dosagem como vasopressor inicial para o tratamento de hipotensão induzida por sepse não é recomendável, devendo-se reservar as doses de vasopressina superiores a 0,03 a 0,04 unidade/min para a terapia de resgate (impossibilidade de alcançar a PAM adequada com outros agentes vasopressores).
6. Utilizar dopamina como agente vasopressor alternativo à NE somente em pacientes altamente selecionados (p. ex., pacientes com baixo risco de taquiarritmias e bradicardia absoluta ou relativa).
7. A fenilefrina não é recomendável no tratamento de choque séptico, exceto: (a) quando a NE esteja associada a arritmias graves; (b) quando o débito cardíaco seja considerado elevado e a pressão arterial se apresente persistentemente baixa; ou (c) como terapia de resgate quando a combinação de medicamentos inotrópicos/vasopressores não tenha permitido alcançar uma PAM normal.
8. O uso de dopamina de baixa dosagem não é recomendável para proteção renal.
9. Inserir cateter arterial em todo paciente que necessitar de vasopressores tão logo seja viável e se houver recursos para tal.

TERAPIA INOTRÓPICA

1. Ensaio com infusão de doses de dobutamina de até 20 μg/kg/min, a serem administradas ou acrescentadas ao vasopressor (se utilizado) em caso de: (a) disfunção miocárdica, conforme sugerido por níveis elevados de pressão de enchimento cardíaco e baixos níveis de débito cardíaco; ou (b) constantes sinais de hipoperfusão, embora se alcancem volume intravascular e PAM adequados.
2. Não utilizar estratégia destinada a elevar o índice cardíaco a níveis supranormais predeterminados.

CORTICOSTEROIDES

1. Não utilizar hidrocortisona intravenosa para tratar pacientes adultos em estado de choque séptico se a reanimação com líquidos e a terapia vasopressora forem capazes de recuperar a estabilidade hemodinâmica (ver objetivos da "Reanimação inicial"). Caso isso não ocorra, sugere-se a administração de hidrocortisona intravenosa isoladamente em dose de 200 mg/dia.
2. Não utilizar teste de estimulação de ACTH para identificar adultos com choque séptico que devam receber hidrocortisona.
3. Em pacientes tratados, reduzir a hidrocortisona quando os vasopressores não forem mais necessários.
4. Não administrar corticosteroides para o tratamento de sepse quando não houver choque.
5. Utilizar fluxo contínuo para a administração de hidrocortisona.

Adaptada de Dellinger PR, Levy MM, Rhodes A *et al.*: Surviving Sepsis campaign: international guidelines for management of severe sepsis and septic shock: 2012. *Crit Care Med* 41(2):580-637, 2013 (Tabela 6, p. 596).

de resistência bacteriana na comunidade e/ou hospital devem ser levados em consideração na escolha da terapia antimicrobiana ideal. Os neonatos devem ser tratados com ampicilina combinada a cefepima e/ou gentamicina. Deve-se acrescentar aciclovir em caso de suspeita clínica de herpes-vírus simples. Em lactentes e crianças, as infecções por *Neisseria meningitidis* adquiridas na comunidade podem ser tratadas inicialmente de modo empírico com uma cefalosporina de terceira geração (ceftriaxona, cefotaxima), assim como as infecções por *Haemophilus influenzae*. A prevalência de *Streptococcus pneumoniae* resistente requer a adição de vancomicina. A suspeita de infecção por *Staphylococcus aureus* resistente à meticilina (MRSA) adquirido na comunidade ou em ambiente hospitalar requer cobertura com vancomicina, dependendo dos padrões locais de resistência. Em caso de suspeita de processo intra-abdominal, deve-se incluir a cobertura contra anaeróbios com a administração de agentes como metronidazol, clindamicina ou piperacilina-tazobactam.

Em geral, deve-se tratar a sepse nosocomial com, pelo menos, uma cefalosporina de terceira ou quarta geração ou uma penicilina com espectro ampliado contra gram-negativos (p. ex., piperacilina-tazobactam). É recomendável acrescentar um aminoglicosídeo conforme a situação clínica. Deve-se acrescentar vancomicina ao regime se o paciente tiver um dispositivo implantável invasivo (ver Capítulo 206), se os cocos gram-positivos se apresentarem isolados do sangue, se houver suspeita de infecção por MRSA ou como cobertura empírica contra *S. pneumoniae* em pacientes com meningite. Deve-se considerar a cobertura empírica contra infecções fúngicas no caso de determinados pacientes imunocomprometidos (ver Capítulo 205). Vale ressaltar que essas são recomendações amplas e generalizadas que devem ser adaptadas a cada situação clínica e aos padrões locais de resistência da comunidade e do hospital.

O **choque distributivo** não resultante de sepse é causado por uma anomalia primária de tônus vascular. O débito cardíaco dos pacientes acometidos normalmente se mantém, podendo inicialmente apresentar-se supranormal. Esses pacientes podem se beneficiar temporariamente da reanimação volêmica, mas a administração precoce de um agente vasoconstritor para aumentar a RVS é um importante elemento dos cuidados clínicos. Pacientes com lesão da medula espinal e choque espinal podem se beneficiar de fenilefrina ou vasopressina para elevar a RVS; a epinefrina é o tratamento de preferência para pacientes com anafilaxia (Tabela 88.13). A epinefrina produz efeitos alfa-adrenérgicos periféricos e inotrópicos capazes de melhorar a depressão miocárdica observada na anafilaxia e a resposta inflamatória associada à condição (ver Capítulo 174).

Pacientes com **choque cardiogênico** apresentam baixo débito cardíaco decorrente de depressão miocárdica sistólica e/ou diastólica, geralmente com elevação compensatória da RVS. Esses pacientes podem demonstrar baixa resposta à reanimação com líquidos e rápida descompensação com a administração de líquidos. É recomendável administrar *bolus* de líquido menores (5 a 10 mℓ/kg) em caso de choque cardiogênico, de modo a repor os déficits e manter a pré-carga. Em se tratando de qualquer paciente em choque cujo estado clínico se deteriore com a reanimação com líquidos, deve-se considerar uma etiologia cardiogênica, bem como a administração criteriosa de líquidos IV. O início precoce do suporte miocárdico com epinefrina ou dopamina para melhorar o débito cardíaco é importante nesse contexto, devendo-se considerar a administração de um inodilatador, como a milrinona.

Tabela 88.12 Recomendações: considerações especiais em pediatria.

REANIMAÇÃO INICIAL
1. Em caso de desconforto respiratório e hipoxemia, iniciar com o fornecimento de oxigênio através de máscara facial ou, se necessário e disponível, de cânula nasal de alto fluxo ou CPAP nasofaríngea. Para melhor circulação, pode-se utilizar o acesso intravenoso periférico ou intraósseo para a reanimação com líquidos e a infusão de inotrópicos quando não houver a opção de uma linha central. Se houver necessidade de ventilação mecânica, a probabilidade de ocorrência de instabilidade cardiovascular durante a intubação é menor após a reanimação cardiovascular adequada.
2. Objetivos terapêuticos iniciais da reanimação em caso de choque séptico: enchimento capilar de ≤ 2 s, pressão arterial normal para a idade, pulsos normais sem qualquer diferencial entre pulsos periféricos e centrais, extremidades quentes, débito urinário > 1 $m\ell/kg^{-1}/h^{-1}$ e estado mental normal. Uma saturação de $SvcO_2 \geq 70\%$ e um índice cardíaco entre 3,3 e 6,0 $\ell/min/m^2$ devem ser os objetivos seguintes.
3. Seguir as diretrizes do American College of Critical Care Medicine – Pediatric Life Support (ACCM-PALS) para o manejo de choque séptico.
4. Avaliar e reverter condições como pneumotórax, tamponamento pericárdico ou emergências endócrinas em pacientes com choque refratário.

ANTIBIÓTICOS E CONTROLE DA FONTE
1. Deve-se proceder à administração de antibióticos empíricos até 1 h após a identificação de sepse grave. Recomenda-se obter culturas sanguíneas antes de administrar os antibióticos, quando possível, mas essa prática não deve retardar a administração desses medicamentos. A escolha da medicação empírica deve mudar conforme determinado pelas ecologias epidêmicas e endêmicas (p. ex., H1N1, *Staphylococcus aureus* resistente à meticilina [MRSA], malária resistente à cloroquina, pneumocócicos resistentes à penicilina, internação recente em UTI, neutropenia).
2. Utilizar terapias com clindamicina e antitoxina para síndromes de choque tóxico com hipotensão refratária.
3. Controle da fonte precoce e agressivo.
4. A colite por *Clostridium difficile* deve ser tratada com antibióticos enterais, se tolerado. A vancomicina oral é preferível para o tratamento de doença grave.

REANIMAÇÃO COM LÍQUIDOS
1. No mundo industrializado com acesso aos inotrópicos e à ventilação mecânica, a reanimação inicial do choque hipovolêmico começa com a infusão de cristaloides isotônicos ou de albumina com *bolus* de até 20 mℓ/kg de cristaloides (ou equivalente albumínico) em um intervalo de 5 a 10 min, titulados para reverter a hipotensão, aumentar o débito urinário e permitir enchimento capilar, pulsos periféricos e nível de consciência normais sem induzir hepatomegalia ou estertores. Em caso de hepatomegalia ou estertores, deve-se implementar o suporte com inotrópicos, não a reanimação com líquidos. Em crianças não hipotensas com anemia hemolítica grave (malária grave ou crises das células falciformes), a transfusão de sangue é considerada superior ao *bolus* de cristaloides ou de albumina.

INOTRÓPICOS, VASOPRESSORES E VASODILATADORES
1. Em crianças que não respondam à reanimação com líquidos, iniciar suporte inotrópico periférico até que se alcance o acesso venoso central.
2. Pacientes com baixo débito cardíaco e níveis elevados de resistência vascular sistêmica com pressão arterial normal devem receber terapias vasodilatadoras, além de inotrópicos.

OXIGENAÇÃO POR MEMBRANA EXTRACORPÓREA (ECMO)
1. Considerar ECMO no tratamento de choque séptico pediátrico refratário e insuficiência respiratória.

CORTICOSTEROIDES
1. Utilizar terapia com hidrocortisona no tempo certo em crianças com quadro de choque refratário a líquidos e resistente às catecolaminas e insuficiência suprarrenal absoluta suspeita ou comprovada (clássica).

PROTEÍNA C E CONCENTRADO DE PROTEÍNA ATIVADA
1. Nenhuma recomendação em razão da indisponibilidade.

HEMODERIVADOS E TERAPIAS COM PLASMA
1. Os níveis normais de hemoglobina são semelhantes em crianças e adultos. Durante a reanimação do choque de saturação do oxigênio da veia cava superior (< 70%), objetivam-se níveis de hemoglobina de 10 g/dℓ. Após a estabilização e a recuperação do choque e da hipoxemia, um nível normal mais baixo (> 7,0 g/dℓ) pode ser considerado razoável.
2. Os níveis normais de transfusão de plaquetas são semelhantes em crianças e adultos.
3. Utilizar terapias com plasma em crianças para corrigir distúrbios de púrpura trombótica induzida por sepse, inclusive coagulação intravascular generalizada progressiva, microangiopatia trombótica secundária e púrpura trombocitopênica trombótica.

VENTILAÇÃO MECÂNICA
1. Utilizar estratégias de proteção pulmonar durante a ventilação mecânica.

SEDAÇÃO, ANALGESIA E TOXICIDADE MEDICAMENTOSA
1. Recomenda-se o uso de sedação para pacientes criticamente enfermos e sépticos que se encontrem sob ventilação mecânica.
2. Monitorar a toxicidade medicamentosa, uma vez que o metabolismo farmacológico é reduzido durante a sepse grave, expondo as crianças a risco elevado de eventos adversos decorrentes da administração de medicamentos.

CONTROLE GLICÊMICO
1. Controlar a hiperglicemia utilizando um nível normal semelhante ao de adultos (≤ 180 mg/dℓ). A infusão de glicose deve acompanhar a terapia com insulina em neonatos e crianças, tendo em vista que algumas crianças hiperglicêmicas não produzem insulina, enquanto outras são resistentes à substância.

DIURÉTICOS E TERAPIA DE SUBSTITUIÇÃO RENAL
1. Utilizar diuréticos para reverter a sobrecarga líquida quando o choque tiver se resolvido e, em caso de insucesso, administrar hemofiltração venovenosa contínua ou diálise intermitente para prevenir uma sobrecarga de líquidos > 10% do peso corporal total.

PROFILAXIA DA TROMBOSE VENOSA PROFUNDA
Não há recomendação sobre o uso da profilaxia de trombose venosa profunda em crianças pré-pubertárias com sepse grave.

PROFILAXIA DE ÚLCERA DE ESTRESSE
Não há recomendação sobre o uso da profilaxia de úlcera de estresse em crianças pré-pubertárias com sepse grave.

NUTRIÇÃO
1. Administrar nutrição enteral a crianças capazes de se alimentar por via enteral, e nutrição parenteral àquelas que não sejam capazes (grau 2C).

CPAP, pressão positiva contínua nas vias respiratórias. Adaptada de Dellinger PR, Levy MM, Rhodes A *et al.*: Surviving Sepsis campaign: international guidelines for management of severe sepsis and septic shock: 2012. *Crit Care Med* 41(2):580-637, 2013 (Tabela 9, p. 614).

Apesar do débito cardíaco adequado com o suporte de agentes inotrópicos, o choque cardiogênico pode implicar a persistência de uma RVS elevada com baixa perfusão periférica e acidose. Consequentemente, se ainda não iniciada, a terapia com milrinona pode melhorar a função sistólica e reduzir a RVS sem elevar significativamente a frequência cardíaca. Além disso, esse agente oferece o benefício adicional de melhorar o relaxamento diastólico. A dobutamina ou outros agentes vasodilatadores, como o nitroprusseto de sódio, também podem ser considerados nesse contexto (Tabela 88.14). A titulação desses agentes deve visar aos objetivos clínicos, entre os quais aumento do débito urinário, melhor perfusão periférica, resolução da acidose e normalização do estado mental. Embora possam ser benéficos em outros tipos de choque, os agentes que melhoram

Tabela 88.13 Tratamento do choque com medicamentos cardiovasculares.

MEDICAMENTO	EFEITOS	DOSAGEM	COMENTÁRIOS
Dopamina	↑ Contratilidade cardíaca Significativa vasoconstrição periférica a > 10 μg/kg/min	3- a 20 μg/kg/min	↑ Risco de arritmias em doses elevadas
Epinefrina	↑ Frequência cardíaca e ↑ contratilidade cardíaca Potente vasoconstritor	0,05 a 3,0 μg/kg/min	Pode ↓ a perfusão renal em doses elevadas ↑ Consumo de O_2 pelo miocárdio Risco de arritmias em doses elevadas
Dobutamina	↑ Contratilidade cardíaca Vasodilatador periférico	1 a 10 μg/kg/min	–
Norepinefrina	Potente vasoconstritor Nenhum efeito significativo sobre a contratilidade cardíaca	0,05 a 1,5 μg/kg/min	↑ Pressão arterial em decorrência de ↑ da resistência vascular sistêmica ↑ Pós-carga do ventrículo esquerdo
Fenilefrina	Potente vasoconstritor	0,5 a 2,0 μg/kg/min	Pode causar hipertensão repentina ↑ Consumo de O_2

Tabela 88.14 Vasodilatadores/redutores pós-carga no tratamento do choque.

MEDICAMENTO	EFEITOS	DOSAGEM	COMENTÁRIOS
Nitroprusseto de sódio	Vasodilatador (principalmente arterial)	0,5 a 4,0 μg/kg/min	Efeito rápido Risco de toxicidade do cianeto em caso de uso prolongado (> 96 h)
Nitroglicerina	Vasodilatador (principalmente arterial)	1 a 20 μg/kg/min	Efeito rápido Risco de aumento da pressão intracraniana
Prostaglandina E_1	Vasodilatador Mantém a persistência do canal arterial no neonato com doença cardíaca congênita ducto-dependente	0,01 a 0,2 μg/kg/min	Pode levar à hipotensão Risco de apneia
Milrinona	Aumenta a contratilidade cardíaca Melhora a função cardíaca diastólica Vasodilatação periférica	Carga de 50 μg/kg durante 15 min 0,5 a 1,0 μg/kg/min	Inibidor da fosfodiesterase – reduz a quebra do monofosfato de adenosina cíclico

a pressão arterial elevando a RVS, como a norepinefrina e a vasopressina, geralmente devem ser evitados em pacientes com choque cardiogênico. Esses agentes podem agravar a descompensação e precipitar uma parada cardíaca em decorrência do aumento da pós-carga e da sobrecarga de trabalho imposta ao miocárdio. Deve-se moldar a combinação de agentes inotrópicos e vasoativos para a fisiopatologia de cada paciente, com uma rigorosa e frequente reavaliação do estado cardiovascular do paciente.

No caso de pacientes com **choque obstrutivo**, a reanimação com líquidos pode ser momentaneamente contemporizadora e manter o débito cardíaco, mas o insulto primário deve ser imediatamente tratado. A pericardiocentese para efusão pericárdica, a pleurocentese ou a colocação de sonda torácica para pneumotórax, a trombectomia/trombólise para embolia pulmonar e a iniciação de uma infusão de prostaglandina para lesões cardíacas ducto-dependentes são alguns exemplos de intervenções terapêuticas de socorro para esses pacientes. Em geral, existe um fenômeno associado a algumas lesões obstrutivas, que é considerado a "última gota", na medida em que pequenas quantidades adicionais de depleção volumétrica intravascular podem levar a uma rápida deterioração, inclusive parada cardíaca, se a lesão obstrutiva não for corrigida.

Independentemente da etiologia do choque, deve-se manter meticulosamente o estado metabólico (ver Tabela 88.8), monitorando rigorosamente e corrigindo os níveis eletrolíticos conforme necessário. A hipoglicemia é comum e deve ser prontamente tratada. Os neonatos e lactentes, especificamente, podem apresentar profunda desregulação glicêmica relacionada ao choque. Devem-se verificar rotineiramente os níveis glicêmicos e tratá-los de maneira adequada, especialmente no início do curso da doença. Deve-se tratar a hipocalcemia, que pode contribuir para a disfunção miocárdica, com o objetivo de normalizar a concentração de cálcio ionizado. Não existem evidências de que os níveis supranormais de cálcio beneficiem o miocárdio, e a hipocalcemia pode estar associada ao aumento da toxicidade miocárdica.

A função suprarrenal é outro fator importante a ser considerado no choque, e a reposição de hidrocortisona pode ser benéfica. Até 50% dos pacientes criticamente enfermos podem apresentar insuficiência suprarrenal absoluta ou relativa. Entre os pacientes com risco de insuficiência suprarrenal, estão aqueles com hipoplasia suprarrenal congênita, anomalias do eixo hipotalâmico-hipofisário e terapia recente com corticosteroides (incluindo aqueles com asma, doenças reumáticas, malignidades e doença inflamatória intestinal). Esses pacientes apresentam alto risco de disfunção suprarrenal e devem receber doses de estresse de hidrocortisona. *Pode-se considerar também a administração de corticosteroides a pacientes com quadro de choque que não respondam a reanimação com líquidos e catecolaminas.* Embora um subgrupo de crianças com choque séptico possa se beneficiar do tratamento com hidrocortisona, os dados pediátricos atualmente disponíveis não demonstram qualquer benefício de sobrevivência em geral em pacientes com choque tratados com hidrocortisona. A determinação dos níveis basais de cortisol antes da administração de corticosteroides pode ser benéfica para a orientação da terapia, embora essa abordagem continue a ser objeto de controvérsias.

Considerações para a terapia continuada

Após a primeira hora de terapia e as tentativas de reversão precoce do choque, deve-se manter o foco nos critérios de avaliação orientados por objetivos em um ambiente de cuidados intensivos (ver Figuras 88.1 e 88.2 e Tabela 88.8). Os critérios de avaliação clínica servem de marcadores globais para a perfusão e oxigenação dos órgãos. Os parâmetros laboratoriais, como o SvO_2 (ou SvO_2), a concentração sérica de lactato, o índice cardíaco e a hemoglobina, servem como medidas adjuntas da oxigenação tecidual. Deve-se manter a hemoglobina em 10 g/dℓ, a SvO_2 (ou SvO_2) > 70% e o índice cardíaco em 3,3 a 6,0 ℓ/min/m² para otimizar o fornecimento de oxigênio na fase aguda do choque. É importante observar que o índice cardíaco raramente é monitorado no ambiente clínico devido ao uso limitado da cateterização da artéria pulmonar e à falta de monitores de débito cardíaco precisos e não invasivos para lactentes e crianças. Os níveis de lactato no sangue e o cálculo do déficit de base a partir dos valores dos gases do sangue arterial são marcadores muito úteis para a adequação da oxigenação. Esses marcadores tradicionais são indicadores da utilização e fornecimento globais de oxigênio. O uso das medidas de oxigenação tecidual local é cada vez maior, inclusive na espectroscopia de infravermelho próximo (de cérebro, flanco ou abdome).

Deve-se utilizar o suporte respiratório conforme clinicamente adequado. Quando o choque resulta em SDRA que exija a administração de ventilação mecânica, as estratégias de proteção pulmonar destinadas a manter a pressão de platô abaixo de 30 cm H_2O e o volume corrente menor que 6 mℓ/kg já demonstraram reduzir a mortalidade em pacientes adultos (ver Capítulo 89). Esses dados são extrapolados para pacientes pediátricos devido à falta de estudos pediátricos definitivos nessa área. Além disso, após a reversão do quadro de choque inicial, os dados demonstram que a administração criteriosa de líquidos, a terapia de substituição renal e a remoção de líquidos também podem ser úteis em crianças com anúria ou oligúria e sobrecarga líquida (ver Capítulo 550). Outras intervenções incluem a correção da coagulopatia com plasma fresco congelado ou transfusões de crioprecipitados e plaquetas, conforme necessário, especialmente se houver sangramento ativo.

Se o choque se mantiver refratário apesar das intervenções terapêuticas máximas, pode-se indicar o suporte mecânico com **oxigenação por membrana extracorpórea** (ECMO) ou **dispositivo de assistência ventricular** (DAV). A ECMO pode salvar vidas em casos de choque refratário, independentemente da etiologia subjacente. Da mesma forma, o DAV pode ser indicado para choque cardiogênico refratário em caso de cardiomiopatia ou cirurgia cardíaca recente. A anticoagulação sistêmica, necessária enquanto os pacientes se encontram sob suporte mecânico, pode ser difícil, dada a significativa coagulopatia que geralmente ocorre no choque refratário, sobretudo quando a etiologia subjacente é a sepse. O suporte mecânico no choque refratário impõe riscos substanciais, mas pode melhorar a taxa de sobrevivência em grupos específicos de pacientes.

PROGNÓSTICO

No choque séptico, as taxas de mortalidade são de apenas 3% em crianças anteriormente saudáveis e de 6 a 9% em crianças com doença crônica (comparadas com 25 a 30% em adultos). Com o reconhecimento e a terapia precoces, a taxa de mortalidade do choque pediátrico continua a melhorar, mas o choque e a SDMO continuam a ser umas das principais causas de morte em lactentes e crianças. O risco de morte envolve uma complexa interação de fatores, entre eles a etiologia subjacente, a existência de doença crônica, a resposta imune do paciente e o momento certo para o reconhecimento da condição e a administração da terapia.

A bibliografia está disponível no GEN-io.

Capítulo 89
Desconforto e Insuficiência Respiratórios

Ashok P. Sarnaik, Jeff A. Clark e Sabrina M. Heidemann

O termo *desconforto respiratório* geralmente é usado para indicar sinais e sintomas de padrão respiratório anormal. Considera-se que uma criança com batimento das asas do nariz, taquipneia, retrações intercostais, estridor, gemido, dispneia e sibilo esteja em desconforto respiratório. Em conjunto, a intensidade desses achados é utilizada para avaliar a gravidade clínica do desconforto respiratório. O batimento das asas do nariz não é específico, mas os demais sinais são úteis para determinar a patologia (ver Capítulo 400). A *insuficiência respiratória*, por sua vez, é a incapacidade dos pulmões de fornecer oxigênio suficiente (insuficiência respiratória hipóxica) ou remover dióxido de carbono (insuficiência ventilatória) para atender às demandas metabólicas. Portanto, enquanto o desconforto respiratório é determinado por uma impressão clínica, o diagnóstico de insuficiência respiratória é indicado pela inadequação da oxigenação ou da ventilação, ou por ambas as condições. O desconforto respiratório pode ocorrer em pacientes sem doença respiratória, enquanto a insuficiência respiratória pode acometer pacientes sem desconforto respiratório.

DESCONFORTO RESPIRATÓRIO

O manejo de uma criança com desconforto respiratório requer um exame físico cuidadoso. O **batimento das asas do nariz**, embora não específico, é um sinal de desconforto extremamente importante em recém-nascidos; pode ser um indício de desconforto, dor, fadiga ou dificuldade de respirar. O nível de **responsividade** é outro sinal crucial. Reações como letargia, desinteresse pelo entorno e choro fraco sugerem exaustão, hipercapnia e insuficiência respiratória iminente. A **frequência respiratória** e a **expansibilidade pulmonar** podem apresentar anomalias concomitantes às causas pulmonares e não pulmonares do desconforto respiratório. No caso de doenças que causam redução da complacência pulmonar, como pneumonia e edema pulmonar, a respiração é caracteristicamente acelerada e superficial (volume corrente reduzido). Nas doenças obstrutivas das vias respiratórias, como asma e laringotraqueíte, a respiração é profunda, com volume corrente aumentado, mas menos acelerada. A respiração acelerada e profunda sem outros sinais respiratórios deve alertar o médico para possíveis causas não pulmonares ou não torácicas de desconforto respiratório, como resposta à acidose metabólica (p. ex., cetoacidose diabética, acidose tubular renal) ou à estimulação do centro respiratório (p. ex., encefalite, ingestão de estimulantes do sistema nervoso central [SNC]). As **retrações** intercostais, suprasternais e subcostais são manifestações de aumento do esforço inspiratório, fraqueza da parede torácica, ou ambos. O **estridor** inspiratório indica obstrução das vias respiratórias acima da entrada torácica, enquanto o **sibilo** expiratório é resultante da obstrução das vias respiratórias abaixo da entrada torácica. O **gemido** expiratório é ouvido com mais frequência em doenças que provocam redução da capacidade residual funcional (p. ex., pneumonia, edema pulmonar) e obstrução das vias respiratórias periféricas (p. ex., bronquiolite).

Doença respiratória manifestada por desconforto respiratório

O exame físico é importante para determinar a patologia (ver Capítulo 400). A obstrução das vias respiratórias extratorácicas ocorre em qualquer local acima da entrada torácica. O estridor inspiratório, as retrações suprasternais, intercostais e subcostais e o prolongamento da inspiração são características da obstrução das vias respiratórias extratorácicas. Em comparação, as características da obstrução das vias respiratórias intratorácicas são o prolongamento da expiração e o sibilo expiratório. As manifestações típicas da patologia intersticial alveolar são respiração acelerada e superficial, retrações intercostais e gemido expiratório. É possível localizar a patologia e realizar o diagnóstico diferencial com base nos sinais e sintomas clínicos (Tabelas 89.1 e 89.2).

Desconforto respiratório sem doença respiratória

Embora o desconforto respiratório geralmente seja resultante de doenças dos pulmões, das vias respiratórias e da parede torácica, a patologia em outros sistemas orgânicos pode se manifestar por "desconforto respiratório" e levar a erro de diagnóstico e manejo inadequado (Tabela 89.3). O desconforto respiratório decorrente de insuficiência cardíaca ou cetoacidose diabética pode ser erroneamente diagnosticado como asma e indevidamente tratado com fenoterol, resultando na piora do estado hemodinâmico ou da cetoacidose. A anamnese e o exame físico cuidadosos fornecem pistas essenciais para que se evitem erros de diagnóstico.

Tabela 89.1 Sinais típicos para localização da patologia pulmonar.

LOCAL DA PATOLOGIA	FREQUÊNCIA RESPIRATÓRIA	RETRAÇÕES	SONS AUDÍVEIS
Via respiratória extratorácica	↑	↑↑↑↑	Estridor
Intratorácica extrapulmonar	↑	↑↑	Sibilo
Intratorácica intrapulmonar	↑↑	↑↑	Sibilo
Intersticial alveolar	↑↑↑	↑↑↑	Gemido

Tabela 89.2 Exemplos de locais anatômicos de lesões causadoras de insuficiência respiratória.

PULMÃO	BOMBA RESPIRATÓRIA
OBSTRUÇÃO DAS VIAS RESPIRATÓRIAS CENTRAIS Atresia de cóanas Hipertrofia tonsiloadenoidal Abscesso retrofaríngeo/peritonsilar Laringomalacia Epiglotite Paralisia das cordas vocais Laringotraqueíte Estenose subglótica Anel vascular/alça pulmonar Massa mediastinal Aspiração de corpo estranho Apneia obstrutiva do sono	CAIXA TORÁCICA Cifoescoliose Hérnia diafragmática Afundamento torácico Eventração do diafragma Distrofia torácica afixiante Síndrome de prune-belly ("abdome de ameixa seca") Dermatomiosite Distensão abdominal
OBSTRUÇÃO DAS VIAS RESPIRATÓRIAS PERIFÉRICAS Asma Bronquiolite Aspiração de corpo estranho Pneumonia por aspiração Fibrose cística Deficiência de α_1-antitripsina	TRONCO ENCEFÁLICO Malformação de Arnold-Chiari Síndrome da hipoventilação central Depressores do SNC Traumatismo Aumento da pressão intracraniana Infecções do SNC
DOENÇA INTERSTICIAL ALVEOLAR Pneumonia lobar SDRA/doença da membrana hialina Pneumonia intersticial Pneumonia por hidrocarbonetos Hemorragia pulmonar/ hemossiderose	MEDULA ESPINAL Traumatismo Mielite transversa Atrofia muscular espinal Poliomielite Tumor/abscesso Mielite flácida aguda
	NEUROMUSCULAR Lesão do nervo frênico Traumatismo do parto Botulismo infantil Síndrome de Guillain-Barré Distrofia muscular Miastenia gravis Intoxicação por organofosfato

SNC, sistema nervoso central; SDRA, síndrome do desconforto respiratório agudo.

Tabela 89.3 Causas não pulmonares de desconforto respiratório.

SISTEMA	EXEMPLOS	MECANISMOS
Cardiovascular	*Shunt* esquerda-direita Insuficiência cardíaca congestiva Choque cardiogênico	↑ Fluxo sanguíneo/ conteúdo hídrico pulmonar Acidose metabólica Estimulação dos barorreceptores
Sistema nervoso central	Aumento da pressão intracraniana Encefalite Edema pulmonar neurogênico Encefalopatia tóxica	Estimulação do centro respiratório do tronco encefálico
Metabólico	Cetoacidose diabética Acidemia orgânica Hiperamonemia	Estimulação dos quimiorreceptores centrais e periféricos
Renal	Acidose tubular renal	Estimulação dos quimiorreceptores centrais e periféricos
	Hipertensão	Disfunção ventricular esquerda → aumento do fluxo sanguíneo/ conteúdo hídrico pulmonar
Sepse	Síndrome do choque tóxico Meningococemia	Estimulação do centro respiratório por citocinas Estimulação dos barorreceptores em decorrência do choque Acidose metabólica

Doença cardiovascular manifestada por desconforto respiratório

Uma criança com patologia cardiovascular pode apresentar desconforto respiratório causado por *redução da complacência pulmonar* ou *choque cardiogênico* (Tabela 89.4). As doenças que resultam no aumento do fluxo sanguíneo das artérias pulmonares (p. ex., derivações esquerda-direita) ou no aumento da pressão nas veias pulmonares (p. ex., disfunção ventricular esquerda decorrente de hipertensão ou miocardite, obstrução total anômala do retorno venoso pulmonar) provocam o aumento da pressão capilar pulmonar e a transudação de líquido para o interstício e os alvéolos pulmonares. O aumento do fluxo sanguíneo pulmonar e do conteúdo hídrico leva à redução da complacência dos pulmões, resultando em uma respiração acelerada e superficial.

É importante reconhecer que o edema pulmonar intersticial pode se manifestar não apenas como líquido alveolar, mas também como uma pequena obstrução das vias respiratórias. O **sibilo** expiratório como sinal de doença cardíaca congestiva é comum em lactentes e crianças pequenas e deve ser reconhecido. Pacientes com lesões cardíacas que resultam em baixo débito cardíaco geralmente apresentam quadro de choque; por exemplo, as lesões obstrutivas do lado esquerdo do coração e cardiomiopatia adquirida ou congênita, perfusão tecidual reduzida e acidose metabólica, bem como desconforto respiratório devido à estimulação dos quimiorreceptores e barorreceptores. A probabilidade de determinada doença cardiovascular se manifestar por desconforto respiratório depende da idade do paciente no momento da manifestação da condição (Tabela 89.5).

Doença neurológica manifestada por desconforto respiratório

A disfunção do SNC pode levar a alterações nos padrões respiratórios e manifestar-se por desconforto respiratório, assim como o aumento da pressão intracraniana (PIC). A elevação inicial da PIC resulta na estimulação dos centros respiratórios, levando ao aumento da frequência (**taquipneia**) e da profundidade (**hiperpneia**) da respiração. A consequente redução da pressão parcial de dióxido de carbono no sangue arterial ($PaCO_2$) e a elevação do pH do líquido cefalorraquidiano resultam em vasoconstrição cerebral e melhora da hipertensão intracraniana. Os padrões respiratórios estereotipados estão associados a disfunções em diversos níveis do cérebro. As lesões cerebrais hemisféricas e do mesencéfalo resultam em hiperpneia e taquipneia. Em tais situações, as medições dos gases sanguíneos arteriais normalmente demonstram alcalose respiratória sem hipoxemia. A patologia que afeta a ponte e a medula manifesta-se com padrões irregulares de respiração, tais como **respiração apnêustica** (inspiração prolongada com breves períodos de expiração), **respiração de Cheyne-Stokes** (períodos alternados de respiração acelerada e lenta) e respiração irregular e ineficaz ou apneia (Tabela 89.6). Juntamente com as alterações respiratórias, pode haver outras manifestações de disfunção do SNC e aumento da PIC, como sinais neurológicos focais, alterações pupilares, hipertensão e bradicardia (ver Capítulo 85). Eventualmente, a disfunção grave do SNC pode resultar em **edema pulmonar neurogênico** e desconforto respiratório, possivelmente em decorrência de descarga simpática excessiva, resultando no aumento da permeabilidade dos capilares pulmonares. Observa-se **hiperventilação neurogênica central** caracteristicamente no envolvimento do SNC por doenças como defeitos do ciclo da ureia e encefalite. **Bradicardia** e **apneia** podem ser causadas por medicamentos depressores do SNC, intoxicação, hipoxia prolongada, traumatismo ou infecção (ver Tabela 89.2).

Tabela 89.4 Patologia cardiovascular manifestada por desconforto respiratório.

I. Complacência pulmonar reduzida
- A. *Shunts* esquerda-direita
  - 1. Defeito do septo ventricular, defeito do septo atrial, persistência do canal arterial, canal atrioventricular, *truncus arteriosus*
  - 2. Fístula arteriovenosa cerebral ou hepática
- B. Insuficiência ventricular
  - 1. Lesões obstrutivas do lado esquerdo do coração
    - a) Estenose aórtica
    - b) Coarctação da aorta
    - c) Estenose mitral
    - d) Arco aórtico interrompido
    - e) Síndrome do coração esquerdo hipoplásico
  - 2. Infarto do miocárdio
    - a) Artéria coronária esquerda anômala originária da artéria pulmonar
  - 3. Hipertensão
    - a) Glomerulonefrite aguda
  - 4. Inflamatória/infecciosa
    - a) Miocardite
    - b) Efusão pericárdica
  - 5. Idiopática
    - a) Cardiomiopatia dilatada
    - b) Cardiomiopatia hipertrófica obstrutiva
- C. Obstrução venosa pulmonar
  - 1. Drenagem anômala total de veias pulmonares com obstrução
  - 2. *Cor triatriatum*

II. Choque resultante em acidose metabólica
- A. Lesões obstrutivas do lado esquerdo do coração
- B. Insuficiência ventricular aguda
  - 1. Miocardite, infarto do miocárdio

Tabela 89.5 Cronologia típica da manifestação de doença cardíaca em crianças.

IDADE	MECANISMO	DOENÇA
Recém-nascido (1 a 10 dias)	↑ Diferença de pressão arteriovenosa	Fístula arteriovenosa (cérebro, fígado)
	Fechamento ductal	Lesões ventriculares isoladas ou obstrução grave do fluxo de saída ventricular
	Fluxo sanguíneo pulmonar e sistêmico independente	Transposição das grandes artérias
	Obstrução venosa pulmonar	Drenagem anômala total de veias pulmonares (DATVP)
Lactente jovem (1 a 6 meses)	↓ Resistência vascular pulmonar	*Shunt* esquerda-direita
	↓ Pressão arterial pulmonar	Coronária esquerda anômala do tronco da artéria pulmonar
Qualquer idade	Distúrbio de frequência	Taqui ou bradiarritmias
	Infecção	Miocardite, pericardite
	Miócitos cardíacos anormais	Cardiomiopatia
	Pós-carga excessiva	Hipertensão

Tabela 89.6 Padrões respiratórios nas doenças neurológicas.

LESÃO	PADRÃO*	COMENTÁRIOS
Normal	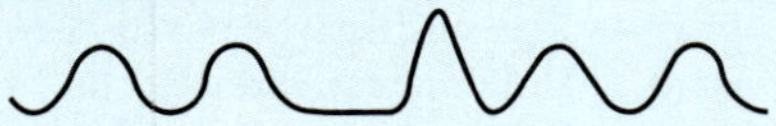	Variável V_C com pausas respiratórias e suspiros normais
Córtex	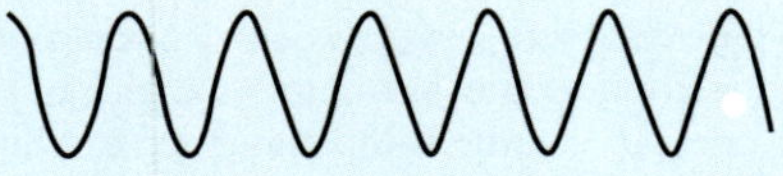	Hiperpneia e taquipneia
Mesencéfalo	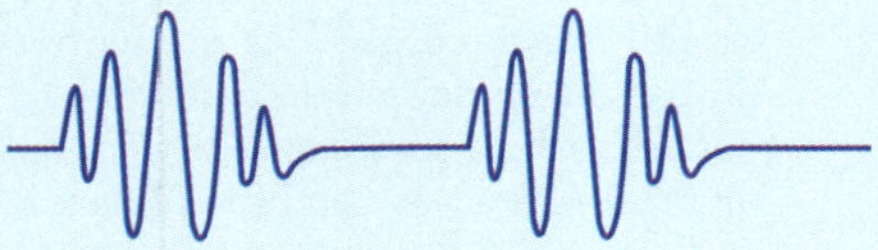	*Respiração de Cheyne-Stokes:* aumento gradual e redução de V_C
Ponte (pons)	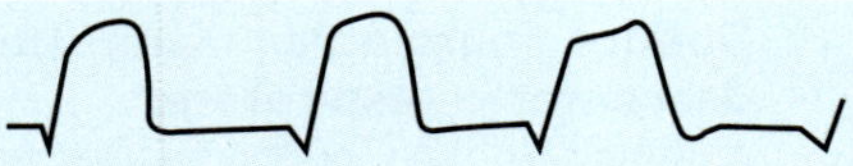	*Respiração apnêustica:* inspiração prolongada seguida por expiração prolongada
Medula e ponte (pons)	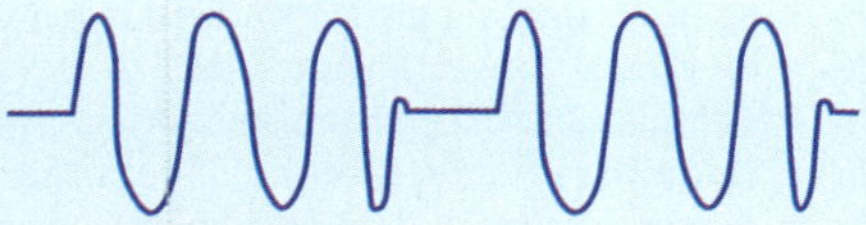	*Respiração de Biot:* respiração rápida e irregular com pausas

*Volume pulmonar *versus* tempo. V_C, volume corrente.

Estados tóxico-metabólicos manifestados por desconforto respiratório

A estimulação direta dos centros respiratórios que resulta em alcalose respiratória se encontra nas intoxicações que envolvem agentes como os salicilatos e a teofilina. Do mesmo modo, a intoxicação com estimulantes gerais do SNC, como cocaína e anfetaminas, pode resultar em frequência respiratória acelerada. Toxinas endógenas e exógenas (como nas acidemias orgânicas), a ingestão de metanol e etilenoglicol e os estágios avançados de salicilismo causam acidose metabólica e hiperventilação compensatória, condições que podem ser manifestar por desconforto respiratório. As medições dos gases sanguíneos arteriais revelam redução do pH e hipocarbia compensatória com oxigenação normal. Os distúrbios metabólicos causadores de hiperamonemia, por outro lado, causam alcalose respiratória (redução da $PaCO_2$ com aumento do pH) porque a amônia estimula os centros respiratórios. A intoxicação por monóxido de carbono e cianeto ou a metemoglobinemia podem provocar desconforto respiratório.

Outras patologias não pulmonares manifestadas por desconforto respiratório

A **sepse** e o **choque séptico** podem causar síndrome do desconforto respiratório agudo (SDRA), estimulação hipovolêmica dos barorreceptores, estimulação dos centros respiratórios pelas citocinas e acidose láctica. Outras causas indiretas de lesão pulmonar incluem condições inflamatórias sistêmicas, traumatismo, lesão pulmonar aguda relacionada à transfusão e pancreatite. Do mesmo modo, as doenças renais podem se manifestar por desconforto respiratório, causando acidose metabólica (p. ex., acidose tubular renal ou insuficiência renal) ou insuficiência hipertensiva do ventrículo esquerdo e sobrecarga líquida.

INSUFICIÊNCIA RESPIRATÓRIA

A insuficiência respiratória ocorre quando a oxigenação e a ventilação são insuficientes para atender às demandas metabólicas do corpo. A insuficiência respiratória pode resultar de uma anomalia (1) dos pulmões e das vias respiratórias, (2) da parede torácica e dos músculos da respiração ou (3) dos quimiorreceptores centrais e periféricos. As manifestações clínicas dependem, em grande parte, do local da patologia. Embora a insuficiência respiratória seja tradicionalmente definida como disfunção respiratória resultante em uma pressão parcial do oxigênio no sangue arterial (PaO_2) < 60 mmHg com inspiração do ar ambiente e uma $PaCO_2$ > 50 mmHg resultante em acidose, o estado geral do paciente, o esforço respiratório e o potencial para exaustão iminente são indicadores mais importantes do que os níveis dos gases sanguíneos arteriais.

A definição de Berlim para a SDRA já foi utilizada para descrever pacientes pediátricos com SDRA, embora a fisiopatologia seja diferente entre crianças e adultos. A definição pediátrica atual difere quanto aos achados dos exames de imagem do tórax, à definição de oxigenação, à consideração da ventilação mecânica invasiva e não invasiva e à consideração de populações especiais (Tabela 89.7 e Figura 89.1).

Fisiopatologia

A insuficiência respiratória pode ser classificada em *hipóxica* (insuficiência de oxigenação) e *hipercárbica* (insuficiência de ventilação). O sangue venoso sistêmico (arterial pulmonar) é arterializado após o estabelecimento do equilíbrio com gás alveolar nos capilares pulmonares e transportado de volta para o coração pelas veias pulmonares. Os gases sanguíneos arteriais são influenciados pela composição do gás inspirado, pela eficácia da ventilação alveolar, pela perfusão dos capilares pulmonares e pela capacidade de difusão da membrana alveolocapilar. A existência

Tabela 89.7 Definição de síndrome do desconforto respiratório agudo (SDRA) pediátrica.

	DEFINIÇÃO DE BERLIM	SDRA PEDIÁTRICA
Idade	Adultos e crianças	Exclui pacientes com doença pulmonar perinatal
Tempo	No prazo de 1 semana após o evento clínico conhecido, manifestação de novos sintomas ou piora dos sintomas respiratórios	No prazo de 1 semana após o evento clínico conhecido
Origem do edema	Insuficiência respiratória não totalmente explicada pela insuficiência cardíaca ou sobrecarga de líquidos. Necessidade de avaliação objetiva (p. ex., ecocardiografia) para exclusão da hipótese de edema hidrostático, mesmo se não houver qualquer fator de risco	Insuficiência respiratória não totalmente explicada pela insuficiência cardíaca ou sobrecarga de líquidos
Imagem do tórax[a]	Opacidades bilaterais não totalmente explicadas por derrames, colapso lobar/pulmonar ou nódulos (casos clínicos ilustrativos e radiografias do tórax foram fornecidos)	Achados de novo(s) infiltrado(s) nos exames de imagem do tórax compatíveis com doença aguda do parênquima pulmonar
Oxigenação[b]		
Leve	200 mmHg < $PaO_2/FIO_2 \leq$ 300 mmHg com PEEP ou CPAP ≥ 5 cm H_2O[c]	Ventilação mecânica não invasiva: SDRA pediátrica (sem estratificação de gravidade) Ventilação binível total com máscara facial ou CPAP > 5 cm H_2O[e] Relação P/F < 300 Relação S/F < 264 [d] Ventilação mecânica invasiva[f] Leve: 4 < IO < 8, ou 5 < ISO < 7,5[d] Moderado: 8 < IO < 16, ou 7,5 < ISO <12,3[d] Grave: IO >16, ou OSI >12,3[d]
Moderada	100 mmHg < $PaO_2/FIO_2 \leq$ 200 mmHg com PEEP ≥ 5 cm H_2O	
Grave	PaO_2/FIO_2 < 100 mmHg com PEEP ≥ 5 cm H_2O	

Além do acima exposto, o Pediatric Acute Lung Injury Consensus Conference Group acrescentou outras definições para populações especiais, incluindo cardiopatia cianótica, doença pulmonar crônica e função do ventrículo esquerdo. [a]Radiografia ou tomografia computadorizada do tórax somente pelos critérios de Berlim. [b]Se a altitude for > 1.000 m, o fator de correção deve ser calculado da seguinte maneira: PaO_2/FIO_2 × Pressão barométrica/760. [c]Isso pode ser administrado de maneira não invasiva no grupo da síndrome do desconforto respiratório agudo leve. [d]Utilizar métrica baseada em PAO_2 quando disponível. Se a PaO_2 não estiver disponível, desmamar FIO_2 para manter SpO_2 < 97% para calcular o ISO ou a relação SF. [e]Para pacientes não intubados tratados com oxigênio suplementar ou modos nasais de ventilação não invasiva, verificar "Critérios para condição de risco" na referência abaixo. [f]Grupos de gravidade da SDRA estratificada pelo IO ou pelo ISO não devem ser aplicados a crianças com doença pulmonar crônica que normalmente recebam ventilação mecânica invasiva ou crianças com cardiopatia cianótica. CPAP, pressão positiva contínua das vias respiratórias; FIO_2, fração de oxigênio inspirado; PaO_2, pressão parcial do oxigênio arterial; PEEP, pressão positiva expiratória final; IO, índice de oxigenação; ISO, índice de saturação de oxigênio; P/F: PaO_2/FIO_2; S/F: SpO_2/FIO_2. Adaptada de Pediatric Acute Lung Injury Consensus Conference Group, Pediatric Acute Respiratory Distress Syndrome: Consensus recommendations from the Pediatric Acute Lung Injury Consensus Conference, Pediatr Crit Care Med ´6;428-439, 2015.

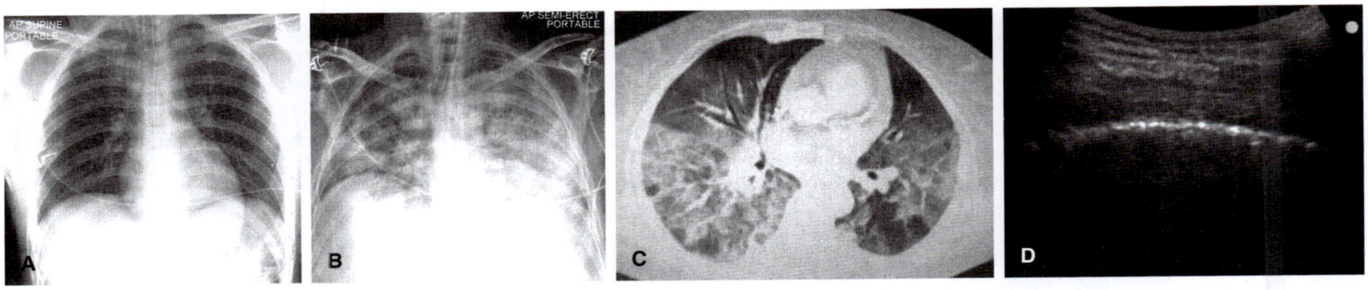

Figura 89.1 Síndrome do desconforto respiratório agudo (SDRA). **A.** Radiografia de tórax normal. **B.** Radiografia de tórax demonstrando infiltrados alveolares bilaterais compatíveis com SDRA. **C.** Tomografia computadorizada de tórax demonstrando pneumonite bilateral e consolidação com broncogramas aéreos compatíveis com SDRA. **D.** Ultrassonografia de pulmão ilustrando linha pleural lisa, ausência de linhas A horizontais e presença de linhas B verticais sugestivas de SDRA. *(Modificada de MacSweeney R, McAuley DF: Acute respiratory distress syndrome,* Lancet *388:2416–2430, 2016, Figura 3.).*

de anomalia em quaisquer dessas etapas pode resultar em insuficiência respiratória. A **insuficiência respiratória hipóxica** é decorrente de derivação intrapulmonar e mistura venosa ou de difusão insuficiente do oxigênio dos alvéolos para os capilares pulmonares. Essa fisiologia pode ser causada por uma pequena obstrução das vias respiratórias, aumento da barreira à difusão (p. ex., edema intersticial, fibrose) e por condições em que os alvéolos entram em colapso ou são preenchidos por líquido (p. ex., SDRA, pneumonia, atelectasia, edema pulmonar). Na maioria dos casos, a insuficiência respiratória hipóxica está associada a uma redução da capacidade residual funcional, podendo ser manejada por recrutamento do volume pulmonar por ventilação com pressão positiva. A **insuficiência respiratória hipercárbica** é causada pela redução da ventilação minuto (*i. e.*, volume corrente multiplicado pela frequência respiratória). Essa fisiologia pode ser resultante de distúrbios centralmente mediados do *drive* respiratório, aumento da ventilação do espaço morto ou doença obstrutiva das vias respiratórias. *As insuficiências respiratórias hipóxica e hipercárbica podem coexistir como uma insuficiência combinada de oxigenação e ventilação.*

Alteração ventilação-perfusão

Para que ocorra a troca de O_2 e CO_2, o gás alveolar deve ser exposto ao sangue contido nos capilares pulmonares. Tanto a ventilação quanto a perfusão são mais baixas nas áreas não dependentes do pulmão e mais altas nas áreas dependentes. A diferença de perfusão ($\dot{Q}$) é maior do que a diferença de ventilação ($\dot{V}$). A perfusão maior do que a ventilação resulta na "arterialização" incompleta do sangue venoso sistêmico (arterial pulmonar) e é conhecida como **mistura venosa**. A perfusão de áreas não ventiladas é conhecida como ***shunt* intrapulmonar** do sangue venoso sistêmico para a circulação arterial sistêmica. Por outro lado, a ventilação maior do que a perfusão é desperdiçada, isto é, não contribui para a troca gasosa, e é conhecida como **ventilação do espaço morto**. A ventilação do espaço morto resulta no retorno de maiores quantidades de gás atmosférico (não participante da troca gasosa e com uma quantidade desprezível de CO_2) para a atmosfera durante a exalação. O espaço morto respiratório é dividido no espaço anatômico morto e no espaço alveolar morto. O *espaço anatômico morto* inclui a condução das vias respiratórias da nasofaringe aos bronquíolos terminais, termina nos alvéolos e não tem contato com o leito capilar pulmonar. O *espaço alveolar morto* corresponde às áreas do pulmão em que os alvéolos são ventilados, mas não perfundidos. Em condições normais, essa fisiologia normalmente ocorre na zona oeste I, onde a pressão alveolar é mais elevada do que a pressão capilar pulmonar. Em condições clínicas, essa fisiologia pode ser resultante de hiperinsuflação dinâmica, altos níveis de pressão positiva expiratória final (PEEP) ou grande volume corrente em pacientes sob ventilação mecânica. Além disso, a perfusão reduzida da artéria pulmonar decorrente de embolia pulmonar ou débito cardíaco reduzido e hipovolemia pode resultar em espaço morto alveolar. O resultado final é a redução do CO_2 expirado misto (P_ECO_2) e o aumento do gradiente $PaCO_2 - PeCO_2$. Calcula-se o espaço morto como uma fração do volume corrente (V_M/V_C) da seguinte maneira:

$$(PaCO_2 - PeCO_2) \div PaCO_2$$

O V_M/V_C normal é de aproximadamente 0,33. A mistura venosa e o *shunt* intrapulmonar afetam predominantemente a oxigenação, resultando em um gradiente entre a pressão alveolar (PAO_2) e a pressão arterial de oxigênio (PaO_2) (A-aO_2) sem elevação de $PaCO_2$. Essa fisiologia ocorre em virtude da maior ventilação das áreas perfundidas, o que é suficiente para normalizar a $PaCO_2$, mas não a PaO_2, devido às suas respectivas curvas de dissociação. A relação relativa em linha reta de dissociação hemoglobina-CO_2 permite obter-se uma média da PCO_2 capilar ($PcCO_2$) das áreas hiperventiladas e hipoventiladas. Como a associação entre a tensão do oxigênio e a saturação da hemoglobina estabiliza-se com a elevação da PaO_2, a saturação reduzida de oxigênio da hemoglobina nas áreas mal ventiladas não tem como ser compensada pelas áreas bem ventiladas em que a saturação de oxigênio da hemoglobina já alcançou quase o nível máximo. Essa fisiologia resulta na redução da saturação arterial de oxi-hemoglobina (SaO_2) e da PaO_2.A elevação da $PaCO_2$ em tais situações é indicativa de hipoventilação alveolar coincidente. Entre os exemplos de doenças que levam à mistura venosa estão a asma e a pneumonia por aspiração, enquanto aquelas causadoras de *shunt* intrapulmonar incluem a pneumonia lobar e a SDRA.

Difusão

Mesmo que a ventilação e a perfusão sejam equiparadas, a troca gasosa requer que ocorra difusão no espaço intersticial entre os alvéolos e os capilares pulmonares. Em condições normais, há tempo suficiente para que se estabeleça o equilíbrio entre o sangue dos capilares pulmonares e o gás alveolar no espaço intersticial. Quando o espaço intersticial é preenchido por células inflamatórias ou líquido, a difusão é prejudicada. Como a capacidade de difusão do CO_2 é 20 vezes maior do que a do O_2, os defeitos de difusão manifestam-se como hipoxemia, e não como hipercarbia. Mesmo com a administração de 100% de oxigênio, a PAO_2 aumenta de 100 mmHg para aproximadamente 660 mmHg ao nível do mar, enquanto o gradiente de concentração para difusão do O_2 aumenta apenas 6,6 vezes. Portanto, com os defeitos de difusão, a hipoxemia letal se instala antes que ocorra uma retenção significativa de CO_2. Aliás, em tais situações, a $PaCO_2$ geralmente diminui em virtude da hiperventilação que acompanha a hipoxemia. A hipercapnia em doenças que prejudicam a difusão é um indicador de hipoventilação alveolar decorrente de obstrução coexistente das vias respiratórias, exaustão ou depressão do SNC. A pneumonia intersticial, a SDRA, a esclerodermia e a linfangiectasia pulmonar são exemplos de doenças que prejudicam a difusão.

MONITORAMENTO DE CRIANÇA COM DESCONFORTO RESPIRATÓRIO E INSUFICIÊNCIA RESPIRATÓRIA

Exame clínico

Nunca é demais enfatizar que a observação clínica é o componente mais importante do monitoramento. A existência e a magnitude de achados clínicos anormais, a sua progressão e a sua relação com as intervenções terapêuticas servem de orientação para o diagnóstico e o manejo da condição (ver Capítulo 400). Na medida do possível, deve-se observar a criança com desconforto ou insuficiência respiratória na posição que lhe for mais confortável e no ambiente que possa lhe parecer menos ameaçador.

A **oximetria de pulso** é a técnica mais usada para monitorar a oxigenação. Não invasiva e segura, é considerada o padrão de assistência para o monitoramento de crianças à beira do leito em condições de transporte, sedação procedimental, cirurgia e doença grave. A oximetria de pulso mede indiretamente a saturação arterial de oxigênio da hemoglobina, diferenciando a oxi-hemoglobina da hemoglobina desoxigenada por meio de sua respectiva absorção de luz em comprimentos de onda de 660 nm (vermelha) e 940 nm (infravermelha). É necessária uma circulação pulsátil para permitir a detecção da entrada de sangue oxigenado no leito capilar. O percentual de oxi-hemoglobina arterial é relatado como SaO_2; entretanto, sua descrição correta é *saturação de oxi-hemoglobina medida pelo oxímetro de pulso* (SpO_2). Essa precisão é necessária porque a SpO_2 pode nem sempre refletir o SaO_2. A familiarização com a curva de dissociação hemoglobina-O_2 (ver Capítulo 400) é importante para a estimativa da PaO_2 em determinada saturação de oxi-hemoglobina. Devido à forma da curva de dissociação hemoglobina-O_2, as alterações da PaO_2 acima de 70 mmHg não são prontamente identificadas pela oximetria de pulso. Além disso, no mesmo nível da PaO_2, a SpO_2 pode apresentar uma alteração significativa com um valor de pH sanguíneo diferente. Na maioria das situações, uma $SpO_2 > 95\%$ é uma meta razoável, especialmente em situações de emergência. Em alguns estudos da SDRA com adultos, recomenda-se saturação de 94 a 96% para evitar a toxicidade do oxigênio. Existem exceções, como no caso de pacientes com lesões cardíacas do ventrículo único, nos quais as circulações pulmonar e sistêmica recebem fluxo sanguíneo do mesmo ventrículo (p. ex., após o procedimento de Norwood para síndrome da hipoplasia do lado esquerdo do coração), ou no caso das derivações esquerda-direita (p. ex., defeito do septo ventricular, persistência do canal arterial). Nesses tipos de situação fisiopatológica, é desejável SpO_2 mais baixa para evitar um fluxo sanguíneo excessivo para os pulmões e edema pulmonar em decorrência dos efeitos vasodilatadores pulmonares do oxigênio, e, no paciente com um único ventrículo, o desvio do fluxo sanguíneo da circulação sistêmica. Como a maioria dos oxímetros comercialmente disponíveis reconhecem todos os tipos de hemoglobina como oxi-hemoglobina ou hemoglobina desoxigenada, eles fornecem informações imprecisas quando há carboxi-hemoglobina e meta-hemoglobina. Na intoxicação por monóxido de carbono, a **carboxi-hemoglobina** absorve luz no mesmo comprimento de onda (vermelha) que a oxi-hemoglobina, levando a uma superestimativa da saturação de oxigênio. A **meta-hemoglobina** absorve a luz em comprimento de onda tanto em estado oxigenado quanto desoxigenado, o que pode resultar em superestimativa ou subestimativa da saturação de oxigênio. Os dados sugerem que o aumento das concentrações de meta-hemoglobina tende a direcionar a SpO_2 para 85%, independentemente do percentual real de oxi-hemoglobina. Em níveis mais baixos de meta-hemoglobina, a leitura da oximetria de pulso é falsamente baixa, enquanto níveis mais elevados resultam em uma leitura falsamente elevada. Os oxímetros de pulso mais novos podem ter a capacidade de distinguir as dis-hemoglobinemias e evitar leituras falsas, mas atualmente não se encontram disponíveis para uso geral. Deve-se reconhecer que pacientes com insuficiência ventilatória, que apresentam níveis satisfatórios de SpO_2 se estiverem recebendo oxigênio suplementar, podem apresentar níveis perigosos de hipercapnia. A oximetria de pulso não deve ser o único método de monitoramento em pacientes com insuficiência ventilatória primária, como fraqueza neuromuscular e depressão do SNC, além de não ser confiável em pacientes com baixa perfusão e baixo fluxo pulsátil para os membros. Apesar dessas limitações, a oximetria de pulso é um meio eficaz não invasivo e de fácil aplicação para a avaliação do percentual de oxi-hemoglobina da maioria dos pacientes.

A **capnografia volumétrica** (medição do CO_2 [$PetCO_2$] ao final da expiração) é útil para determinar, de forma não invasiva, a eficácia da ventilação e da circulação pulmonar. A $PetCO_2$ pode ser utilizada para determinar a fração do espaço morto alveolar e é calculada da seguinte maneira: $[(PaCO_2 - PetCO_2)/PaCO_2]$. As alterações na fração do espaço morto alveolar normalmente têm estreita correlação com as alterações do gradiente de $PaCO_2$ e $PetCO_2$ ($PaCO_2 - PetCO_2$). Consequentemente, uma alteração em $PaCO_2 - PetCO_2$ pode ser utilizada como um indicador de alterações no espaço morto alveolar. Em crianças saudáveis, o gradiente é menor do que em adultos e, normalmente, < 3 mmHg. As doenças que resultam no aumento do espaço morto alveolar (p. ex., hiperinsuflação dinâmica) ou na redução do fluxo sanguíneo pulmonar (p. ex., embolia pulmonar, baixo débito cardíaco) levam a níveis reduzidos de $PetCO_2$ e a aumento de $PaCO_2 - PetCO_2$. A $PetCO_2$ isoladamente pode resultar em superestimativa da adequabilidade da ventilação.

Anomalias dos gases sanguíneos

A análise dos gases do sangue arterial é de grande valia para avaliação diagnóstica, monitoramento e manejo de uma criança com desconforto e insuficiência respiratórios. Em virtude das dificuldades técnicas para a obtenção de uma amostra arterial em crianças, geralmente se coleta uma amostra de *gases do sangue capilar* (GSC) em situações de emergência. É aceitável uma amostra de GSC devidamente "arterializada" obtida mediante o aquecimento do dedo e o livre escoamento do sangue. A amostra de sangue precisa ser prontamente processada. O GSC fornece uma boa estimativa da $PaCO_2$ e do pH arterial, mas não tanto da PaO_2. Em pacientes que requerem principalmente o monitoramento das condições ventilatórias (especialmente aqueles cuja oxigenação esteja sendo monitorada por oximetria de pulso), uma amostra dos gases do sangue venoso permite uma estimativa confiável dos valores do pH arterial e da $PaCO_2$, desde que a perfusão tecidual seja relativamente adequada. A PCO_2 venosa ($PvCO_2$) é aproximadamente 6 mmHg mais alta, e o pH, cerca de 0,03 mais baixo do que os valores arteriais. A PvO_2 tem baixa correlação com a PaO_2. A saturação venosa mista de O_2 obtida a partir de um cateter venoso central inserido no átrio direito é um excelente marcador do equilíbrio entre o fornecimento e o consumo de oxigênio. Em pacientes com conteúdo constante e consumo de O_2 arterial, a saturação venosa mista de O_2 fornece informações valiosas sobre o débito cardíaco.

A análise dos gases sanguíneos é importante não apenas para determinar a adequação da oxigenação e da ventilação, mas também o local da patologia respiratória e o planejamento do tratamento (ver Capítulo 400). Em suma, se houver hipoventilação alveolar pura (p. ex., obstrução das vias respiratórias acima da carina, baixa responsividade ao CO_2, fraqueza neuromuscular), os gases sanguíneos demonstrarão acidose respiratória com $PaCO_2$ elevada, mas relativa preservação da oxigenação. O desajuste $\dot{V}/\dot{Q}$ (obstrução das vias respiratórias distais, broncopneumonia) se refletirá na elevação da hipoxemia e nos níveis variáveis de $PaCO_2$ (baixa, normal, alta), dependendo da gravidade da doença. O *shunt* intrapulmonar esquerda-direita e os defeitos de difusão (doenças intersticiais alveolares, como edema pulmonar e SDRA) serão associados a um grande gradiente A-aO_2 e à hipoxemia com relativa preservação da eliminação de CO_2, salvo se houver fadiga coincidente ou depressão do SNC.

Anomalias do equilíbrio acidobásico

É fundamental analisar a magnitude e a adequabilidade das alterações de pH, $PaCO_2$ e bicarbonato ([HCO_3^-]), que fornecem pistas úteis para a identificação da fisiopatologia subjacente e a existência de mais de um distúrbio. Para tal, convém assumir valores de referência de 7,40 para o pH, 40 mmHg para a $PaCO_2$ e 24 mEq/ℓ para o [HCO_3^-]. Os neonatos possuem um limiar renal mais baixo para o bicarbonato e, consequentemente, apresentam valores de referência ligeiramente diferentes: 7,38 para o pH, 35 mmHg para a $PaCO_2$ e 20 mEq/ℓ para o [HCO_3^-].

Acidose metabólica com compensação respiratória

Pacientes com acidose metabólica apresentam pH reduzido em decorrência dos baixos níveis séricos de [HCO_3^-]. A estimulação dos quimiorreceptores resulta em hiperventilação e compensação respiratória, que podem se manifestar clinicamente por desconforto respiratório. A compensação normal não corrige completamente o pH, mas minimiza uma alteração do pH que, por outro lado, ocorreria na ausência da compensação. A adequabilidade da compensação respiratória é julgada pelo grau de declínio da $PaCO_2$ em resposta à redução do [HCO_3^-] ou do pH. Uma compensação normal da acidose metabólica resulta em uma queda de até 1,2 mmHg da $PaCO_2$ para cada 1 mEq/ℓ a menos no [HCO_3^-]. O método mais utilizado para a análise da adequabilidade da compensação respiratória é a fórmula de Winter:

$$PaCO_2 = ([HCO_3^-] \times 1,5) + 8 \pm 2$$

Um método rápido consiste em examinar os dois últimos dígitos do pH (desde que não inferiores a 7,10), cuja diferença deve ser de, no máximo, 2 mmHg de $PaCO_2$. Por exemplo, valores de 7,27 de pH, 26 mmHg de $PaCO_2$ e 12 mEq/ℓ de [HCO_3^-] representam acidose metabólica com uma resposta normal de compensação respiratória. Por outro lado, valores de 7,15 de pH, 30 mmHg de $PaCO_2$ e 10 mEq/ℓ de [HCO_3^-] constituem acidose metabólica com compensação respiratória inadequada. Entre as razões para uma compensação inadequada estão a baixa responsividade ao CO_2 (p. ex., intoxicação por narcóticos, edema cerebral), anomalias dos pulmões e das vias respiratórias ou fraqueza neuromuscular. Uma redução da $PaCO_2$ maior do que seria de se esperar de uma resposta compensatória normal à acidose metabólica é indício de um distúrbio misto. Por exemplo, um pH de 7,20, uma $PaCO_2$ de 15 mmHg e um [HCO_3^-] de 7,5 mEq/ℓ representa uma acidose metabólica com alcalose respiratória concomitante devido a um declínio da $PaCO_2$ maior do que o esperado de uma compensação normal. A combinação de acidose metabólica e alcalose respiratória geralmente ocorre em condições graves, como choque cardiogênico (p. ex., ansiedade, estimulação dos barorreceptores), sepse ou estados tóxico-metabólicos (p. ex., salicilatos, acidemia orgânica).

Acidose respiratória com compensação metabólica

Os pacientes com acidose respiratória apresentam um pH reduzido em consequência de uma $PaCO_2$ elevada. Um aumento agudo da $PaCO_2$ de 10 mmHg resulta em redução de até 0,08 do pH. Portanto, uma criança em estado asmático grave e com $PaCO_2$ de 60 mmHg apresentará pH sanguíneo de aproximadamente 7,24. A $PaCO_2$ cronicamente elevada (mais de 3 a 5 dias) apresenta-se acompanhada de compensação renal e aumento dos níveis de[HCO_3^-], limitando a queda do pH a 0,03 para cada aumento de 10 mmHg da $PaCO_2$. Desse modo, uma criança com displasia broncopulmonar com $PaCO_2$ basal de 60 mmHg apresentará pH sanguíneo de aproximadamente 7,34. Esses achados são úteis para a distinção de alterações agudas e crônicas da $PaCO_2$. Além disso, para determinado nível de acúmulo de CO_2, uma redução do pH maior do que se poderia esperar indica a existência de acidose metabólica, enquanto um nível de queda do pH menor do que o esperado é causado pela ocorrência de alcalose metabólica concomitante.

Avaliação dos déficits de oxigenação e ventilação

Para fins de padronização do manejo, acompanhamento da evolução clínica e determinação do prognóstico para pacientes com déficits de oxigenação ou ventilação, os seguintes indicadores já foram propostos, cada um com as suas vantagens e limitações:

Gradiente A-aO_2. É calculado pela subtração $PAO_2 - PaO_2$. Para que a comparação seja válida, ambos os valores devem ser obtidos ao mesmo tempo e com a mesma fração de oxigênio no gás inspirado (FIO_2).

Relação PaO_2/FIO_2 (P/F). É calculada dividindo-se a PaO_2 pela FIO_2. Na insuficiência respiratória hipóxica, um valor de PaO_2/FIO_2 < 300 mmHg é consistente com lesão pulmonar aguda, enquanto um valor < 200 mmHg é consistente com SDRA. Embora a intenção seja medir o desajuste $\dot{V}/\dot{Q}$, o *shunt* intrapulmonar e o defeito de difusão, o estado da hipoventilação alveolar poderia ter um impacto significativo na PaO_2/FIO_2.

Relação SpO_2/FIO_2. Medida substituta da oxigenação quando a PaO_2 não está disponível, é calculada dividindo-se a saturação do oxímetro de pulso pela FIO_2. Relações P/F de 200 mmHg e 300 mmHg têm uma correlação aproximada com relações S/F de 235 e 315, respectivamente. Essa relação é mais válida para valores de SpO_2 entre 80 e 97%.

Relação PaO_2/PAO_2. É determinada dividindo-se PaO_2 por PAO_2. O nível de ventilação alveolar é levado em consideração no cálculo da PaO_2. Portanto, a PaO_2/PAO_2 é um indicador mais apropriado de desajuste $\dot{V}/\dot{Q}$ e integridade alveolocapilar.

Índice de oxigenação (IO). Visa à padronização da oxigenação no nível de intervenções terapêuticas, como a pressão média das vias respiratórias (PMVR) e a FIO_2 utilizadas durante a ventilação mecânica, destinadas a melhorar a oxigenação. Nenhum dos indicadores de oxigenação anteriormente citados leva em consideração o grau de suporte respiratório da pressão positiva.

$$OI = (PMVR \times FIO_2 \times 100) \div PaO_2$$

A limitação do IO é que o nível de ventilação não é considerado na avaliação.

Índice de ventilação (IV). Visa à padronização da ventilação alveolar no nível de intervenções terapêuticas, como a pressão inspiratória de pico (PIP), a pressão positiva expiratória final (PEEP) e a frequência ventilatória (R) destinadas a reduzir a $PaCO_2$.

$$IV = [R \times (PIP - PEEP) \times PaCO_2] \div 1.000$$

MANEJO

O manejo do desconforto e da insuficiência respiratórios tem por objetivo garantir uma via respiratória patente e oferecer o suporte necessário para a oxigenação adequada do sangue e a remoção de CO_2. Comparada à hipercapnia, a **hipoxemia** é uma condição letal; portanto, a terapia inicial para a insuficiência respiratória deve ter por objetivo garantir a oxigenação adequada.

Administração de oxigênio

A administração de oxigênio suplementar é a terapia menos invasiva e mais facilmente tolerada para insuficiência respiratória hipoxêmica. O oxigênio fornecido através de **cânula nasal** oferece baixos níveis de oxigenação suplementar e é de fácil administração. O oxigênio é umidificado em um umidificador de bolhas e fornecido através de uma cânula inserida nas narinas. Em crianças, geralmente utiliza-se uma taxa de fluxo < 5 ℓ/min devido à crescente irritação nasal com taxas de fluxo mais altas. Uma fórmula comum para uma estimativa da FIO_2 durante o uso de uma cânula nasal em crianças mais velhas e adultos é a seguinte:

$$FIO_2 \text{ (na forma percentual)} = 21\% + [(\text{fluxo da cânula nasal } (\ell/\text{min}) \times 3)]$$

O valor normal de FIO_2 (expresso na forma percentual, e não como fração de 1) com o uso desse método é de cerca de 23 a 40%, embora a FIO_2 varie de acordo com o tamanho da criança, a frequência respiratória e o volume de ar movimentado a cada respiração. Em uma criança maior, como a taxa de fluxo normal da cânula nasal equivale a um percentual maior da ventilação minuto total, é possível fornecer uma FIO_2 significativamente mais alta. Alternativamente, pode-se usar uma **máscara simples**, que consiste em uma máscara com portas laterais abertas e uma fonte de oxigênio avalvular. Quantidades variáveis de ar ambiente são puxadas através das portas e pelos lados da máscara, dependendo da adaptação, do tamanho e do volume-minuto da criança. As taxas de fluxo de oxigênio variam de 5 a 10 ℓ/min, produzindo valores de FIO_2 normais (expressos na forma percentual, e não como fração de 1) compreendidos entre 30 a 65%. Caso se deseje um fornecimento mais preciso de oxigênio, recomenda-se o uso de outros dispositivos com máscara.

Uma **máscara Venturi** fornece FIO_2 predeterminada por meio de um sistema de máscara e reservatório pelo qual taxas de fluxo precisas de ar ambiente são puxadas para o interior do reservatório, juntamente com um alto fluxo de oxigênio. O adaptador existente na extremidade do reservatório de cada máscara determina a taxa de fluxo de ar ambiente inspirada e a subsequente FIO_2. (Os adaptadores fornecem uma FIO_2 de 0,30 a 0,50%.) Recomendam-se taxas de fluxo de oxigênio de 5 a 10 ℓ/min para alcançar a FIO_2 desejada e evitar a reinalação. As máscaras com reinalação parcial ou sem reinalação utilizam um balão-reservatório acoplado a uma máscara para fornecer uma FIO_2 mais elevada. As **máscaras com reinalação parcial** têm duas portas de exalação abertas e um balão-reservatório de oxigênio avalvular. Parte do gás exalado pode se misturar com o gás contido no reservatório, embora a maior parte do gás exalado saia da máscara através das portas de exalação. Por essas mesmas portas, o ar ambiente é puxado, e a máscara com reinalação parcial pode fornecer até 0,60 de FIO_2, desde que o fluxo de oxigênio seja adequado para evitar o colapso do balão (normalmente 10 a 15 ℓ/min). Assim como ocorre com as cânulas nasais, crianças menores com volumes correntes menores puxam menos ar ambiente, e os seus valores de FIO_2 são mais elevados. As **máscaras sem reinalação** contêm duas válvulas unidirecionais, uma entre o balão-reservatório de oxigênio e a máscara e a outra em uma das duas portas de exalação. Essa configuração minimiza a mistura do gás exalado com o ar fresco e a mistura de ar ambiente durante a inspiração. A 2ª porta de exalação não apresenta válvulas, um dispositivo de segurança para permitir a entrada de uma pequena quantidade de ar ambiente na máscara em caso de desconexão da fonte de oxigênio. Uma máscara não reinalante tem capacidade de fornecer até 0,95 de FIO_2. O uso de uma máscara não reinalante em conjunto com um misturador de oxigênio permite o fornecimento de uma FIO_2 de 0,50 a 0,95 (Tabela 89.8). Quando o oxigênio suplementar isoladamente é inadequado para melhorar a oxigenação ou coexistem problemas de ventilação, podem ser necessárias outras terapias complementares.

Adjuntos das vias respiratórias

A sustentabilidade das vias respiratórias de um paciente é um passo fundamental para a manutenção de oxigenação e ventilação adequadas. As vias respiratórias faríngeas artificiais podem ser úteis em pacientes com obstrução das vias respiratórias orofaríngeas ou nasofaríngeas e naqueles com fraqueza neuromuscular, nos quais a resistência das vias respiratórias extratorácicas naturais contribui para o comprometimento respiratório. Uma **via respiratória orofaríngea** é um espaçador de plástico rígido, com sulcos longitudinais de cada lado, que pode ser colocado na boca e, acompanhando a extensão da língua, estender-se dos dentes até a sua base pouco acima da valécula. O espaçador impede que a língua se oponha à parte posterior da faringe e obstrua a via respiratória. Por ficar com a ponta em contato com a base da língua, o dispositivo normalmente não é tolerado por pacientes acordados ou com forte reflexo de vômito. A **via respiratória nasofaríngea**, ou *trombeta nasal*, é um tubo flexível que pode ser inserido no nariz, estendendo-se pela parte superior dos palatos duro e mole a partir da abertura nasal, com a ponta terminando na hipofaringe. É um dispositivo útil para contornar obstruções causadas pelas adenoides aumentadas ou pelo contato do palato mole com a parte posterior da nasofaringe. Por ser inserida de modo a passar pelas adenoides, a via respiratória nasofaríngea deve ser utilizada com cautela em pacientes com tendência a sangramentos.

Gases inalados

A **mistura hélio-oxigênio** (heliox) é útil para vencer obstruções das vias respiratórias e melhorar a ventilação. O hélio é muito menos denso e ligeiramente mais viscoso do que o nitrogênio. Ao substituir o nitrogênio, o hélio ajuda a manter o fluxo laminar através de uma via respiratória obstruída, reduz a resistência das vias respiratórias e melhora a ventilação, além de ser especialmente útil em doenças causadoras de grandes obstruções das vias respiratórias, como laringotraqueobronquite, estenose subglótica e anel vascular, quando é mais comum um fluxo de ar turbilhonado. O hélio é utilizado também em pacientes com estado asmático grave e, para ser eficaz, deve ser administrado em concentrações de, pelo menos, 60%, de modo que a hipoxemia associada possa limitar o seu uso em pacientes que necessitem de mais de 40% de oxigênio.

O **óxido nítrico inalado** (NOi) é um poderoso vasodilatador pulmonar inalado. O seu uso pode melhorar o fluxo sanguíneo pulmonar e o desajuste $\dot{V}/\dot{Q}$ em pacientes com doenças que elevem a resistência vascular pulmonar, como ocorre na hipertensão pulmonar persistente do recém-nascido, na hipertensão pulmonar primária e na hipertensão pulmonar secundária decorrente de fluxo sanguíneo pulmonar excessivo e crônico (p. ex., defeito do septo ventricular), ou em doenças vasculares do colágeno. O NOi é administrado em doses que variam de 5 a 20 partes por milhão de gás inspirado. Embora seja possível administrá-lo a pacientes não intubados, o NOi normalmente é administrado a pacientes que estão recebendo ventilação mecânica através de tubo endotraqueal, devido à necessidade de precisão na dosagem do NOi.

Tabela 89.8 Fornecimento aproximado de oxigênio de acordo com o dispositivo e as taxas de fluxo em neonatos e crianças mais velhas.*

DISPOSITIVO	FLUXO (ℓ/min)	FIO_2 FORNECIDA
Cânula nasal	0,1 a 6	0,21 a 0,4
Máscara facial simples	5 a 10	0,4 a 0,6
Respirador parcial	6 a 15	0,55 a 0,7
Não respirador	6 a 15	0,7 a 0,95
Máscara Venturi	5 a 10	0,25 a 0,5
Capuz/tenda	7 a 12	0,21 a 1,0
Sistemas de alto fluxo	1 a 40	0,21 a 1,0

*O fornecimento individual varia e depende do tamanho do paciente, da frequência respiratória e do volume movimentado a cada respiração.

Suporte respiratório com pressão positiva

O suporte respiratório não invasivo com pressão positiva é útil no tratamento tanto de insuficiência respiratória hipoxêmica quanto de insuficiência respiratória hipoventilatória. A pressão positiva nas vias respiratórias ajuda a ventilar os alvéolos parcialmente atelectásicos ou preenchidos, evitar o colapso alveolar ao final da expiração e aumentar a capacidade residual funcional (CRF). Essas ações melhoram a complacência pulmonar e a hipoxemia e diminuem o *shunt* intrapulmonar. Além disso, a ventilação com pressão positiva é útil para evitar o colapso das vias respiratórias extratorácicas, mantendo a pressão positiva das vias respiratórias durante a inspiração. Com melhor complacência e vencida a resistência das vias respiratórias, o volume corrente e, consequentemente, a ventilação também melhoram. Uma **cânula nasal de alto fluxo** produz um fluxo de gás de 4 a 6 ℓ/min e até 60 ℓ/min, com sistemas mais novos para crianças mais velhas e adolescentes, capazes de fornecer uma significativa **pressão positiva contínua nas vias respiratórias (CPAP)**. Nessa situação, a quantidade de CPAP fornecida não é quantificável e varia em cada paciente, dependendo do percentual de fluxo inspiratório total fornecido pela cânula, da anatomia das vias respiratórias e do grau de respiração pela boca. Em crianças pequenas, a quantidade relativa de CPAP para determinado fluxo normalmente é maior do que em crianças mais velhas, podendo produzir uma pressão positiva significativa. Pode-se ajustar a FIO_2 com o fornecimento de gás mediante um misturador de oxigênio. Outro benefício de um sistema de cânula nasal de alto fluxo é a eliminação do CO_2 da nasofaringe, reduzindo a reinalação de CO_2 e a ventilação do espaço morto. Com o fornecimento de alto fluxo de ar ou oxigênio, é essencial a umidificação adequada, obtida com o uso de uma câmara de umidificação aquecida separada. A CPAP pode ser fornecida também por meio de cânulas nasais ou de uma máscara facial bem ajustada ligada a um ventilador mecânico ou a outro dispositivo de pressão positiva. A CPAP não invasiva é útil principalmente em doenças que resultam em complacência pulmonar levemente reduzida ou baixa CRF, como atelectasia e pneumonia. Os pacientes com doenças causadoras de obstrução das vias respiratórias extratorácicas, nas quais as pressões extratorácicas negativas durante a inspiração resultem no estreitamento das vias respiratórias (p. ex., laringotraqueíte, apneia obstrutiva do sono, edema pós-intubação das vias respiratórias), também podem se beneficiar da CPAP. Os possíveis riscos incluem irritação nasal, hiperinflação decorrente de CPAP excessiva em pacientes menores e distensão abdominal resultante da deglutição de ar.

A **ventilação não invasiva com pressão positiva (VNIPP)** fornece pressão positiva às vias respiratórias durante a exalação, e os modos biníveis podem aplicar pressão positiva adicional durante a inspiração (ver Capítulo 89.1).

Intubação endotraqueal e ventilação mecânica

Quando o quadro de hipoxemia ou hipoventilação significativa persiste apesar das intervenções já descritas, a intubação endotraqueal e a ventilação mecânica são recursos indicados. Outras indicações para intubação incluem a manutenção das vias respiratórias patentes em pacientes com potencial para o comprometimento das vias respiratórias, como aqueles com deterioração neurológica real ou potencial, e em pacientes com instabilidade hemodinâmica.

O monitoramento adequado é essencial para garantir uma intubação endotraqueal segura e bem-sucedida. A oximetria de pulso, a frequência cardíaca e o monitoramento da pressão arterial são imperativos e só devem ser dispensados em situações que exijam intubação de emergência. Todos os equipamentos necessários, inclusive dispositivo de ventilação com bolsa-máscara, laringoscópio, tubo endotraqueal com guia e equipamento de sucção, devem estar disponíveis e funcionando corretamente antes do procedimento de intubação. Pode-se calcular o diâmetro interno (DI) adequado do tubo endotraqueal por meio da seguinte fórmula:

$$DI = (Idade\ [anos]/4) + 4$$

A Tabela 89.9 apresenta valores médios de idade, tamanho e profundidade de inserção dos tubos traqueais. A pré-oxigenação do paciente com alta FIO_2 é essencial e permite o tempo máximo de procedimento antes que a hipoxemia se manifeste. Embora a intubação possa ser feita sem sedação e paralisia farmacológica em determinados pacientes, os benefícios fisiológicos dessas medidas para o paciente e para a facilitação do procedimento normalmente excedem em muito os riscos. A administração de sedativo e analgésico seguidos por um agente paralisante é um regime farmacológico comum destinado a facilitar a intubação. Na realidade, a sedação e a paralisia com agentes de bloqueio neuromuscular devem ser consideradas práticas-padrão, salvo se contraindicadas. O tipo específico e a dose de cada agente dependem da doença subjacente e da preferência do médico. A Tabela 89.10 relaciona os agentes normalmente utilizados. A *dexmedetomidina* tem sido um agente sedativo padrão para a manutenção durante a ventilação mecânica. A **sequência rápida de intubação** é uma alternativa a essa abordagem farmacológica, utilizada especialmente quando a intubação endotraqueal é urgente ou há suspeita de o paciente estar com o estômago cheio e apresentar maior risco de aspiração (ver Capítulo 81).

Uma vez alcançado o nível de sedação e/ou paralisia adequado, a ventilação deve ser ofertada por **dispositivo bolsa-máscara**. Após a pré-oxigenação ideal, pode-se efetuar a intubação. O médico utiliza a mão dominante para abrir a boca do paciente e inserir delicadamente a lâmina do laringoscópio longitudinalmente à língua até a sua base. É possível visualizar a abertura das vias respiratórias levantando-a com um movimento na direção oposta ao médico, em sentido longitudinal ao eixo do cabo do laringoscópio. Quando se utiliza uma lâmina de laringoscópio *reta* (Miller) para visualizar a glote, a ponta da lâmina levanta a epiglote anteriormente. Quando se utiliza uma lâmina *curva* (Macintosh) para visualizar a glote, deve-se avançar a ponta até a valécula e depois levantá-la. As secreções geralmente dificultam a visualização nessa etapa e devem ser removidas por sucção. Após a visualização clara das cordas visuais, pode-se inserir o tubo endotraqueal (TET) através das cordas. A rápida confirmação da colocação do TET é essencial e deve ser avaliada pelas seguintes ações: presença de $PetCO_2$ determinada por um monitor ligado em linha ao TET; ausculta de ambos os campos pulmonares e do epigástrio para verificar a ocorrência de sons respiratórios iguais e se há uma boa entrada de ar, devendo-se também proceder a uma avaliação do abdome para verificação do aumento da distensão. A expansão torácica bilateral adequada e o embaçamento no interior do TET a cada respiração sugerem a colocação adequada do tubo. O aumento da frequência cardíaca – se a frequência tiver caído durante a tentativa – e uma leitura normal ou crescente da SpO_2 indicam o sucesso da colocação do tubo. A pré-oxigenação pode retardar significativamente uma queda da SpO_2 com a colocação inadequada do tubo, retardando bastante o seu reconhecimento. A confirmação do $PetCO_2$ exalado é obrigatória, podendo ser feita com o auxílio de um detector colorimétrico descartável

Tabela 89.9 Dimensões médias de tamanho e profundidade dos tubos traqueais.

IDADE DO PACIENTE	DIÂMETRO INTERNO (mm)	PROFUNDIDADE OROTRAQUEAL (cm)	PROFUNDIDADE NASOTRAQUEAL (cm)
Prematuro	2,0 a 3,0	8 a 9	9 a 10
Neonato a termo	3,0 a 3,5	10	11
6 meses	4,0	11	13
12 a 24 meses	4,5	13 a 14	16 a 17
4 anos	5,0	15	17 a 18
6 anos	5,5	17	19 a 20
8 anos	6,0	19	21 a 22
10 anos	6,5	20	22 a 23
12 anos	7,0	21	23 a 24
14 anos	7,5	22	24 a 25
Adulto	8,0 a 9,0	23 a 25	25 a 28

Tabela 89.10 Medicamentos geralmente utilizados para intubação.

MEDICAMENTO	DOSE	INÍCIO (min)	DURAÇÃO (min)	COMENTÁRIOS
SEDATIVOS/ANESTÉSICOS				
Midazolam	0,1 mg/kg IV	3 a 5	60 a 120	Amnésia Depressão respiratória
Lorazepam	0,1 mg/kg IV	3 a 5	120 a 240	Amnésia Depressão respiratória
Cetamina	1 a 2 mg/kg IV 4 a 6 mg/kg IM	2 a 3	10 a 15	↑ FC, PA e PIC Broncodilatação
Propofol	1 a 3 mg/kg IV	0,5 a 2	10 a 15	↓ PA Apneia
Tiopental	4 a 7 mg/kg IV	0,5 a 1	5 a 10	↓ PA Apneia
ANALGÉSICOS				
Fentanila	2 a 5 µg/kg IV	3 a 5	30 a 90	Depressão respiratória Rigidez da parede torácica
Morfina	0,1 mg/kg IV	5 a 15	120 a 240	↓ PA Depressão respiratória
AGENTES DE BLOQUEIO NEUROMUSCULAR				
Vecurônio	0,1 mg/kg IV	2 a 3	30 a 75	↑ FC Eliminação renal
Rocurônio	0,6 a 1,2 mg/kg IV 1 mg/kg IM	5 a 15	15 a 60	↑ FC Eliminação renal
Cisatracúrio	0,1 mg/kg IV	2 a 3	25 a 30	Liberação de histamina Eliminação não renal

PA, pressão arterial; FC, frequência cardíaca; PIC, pressão intracraniana; IM, via intramuscular; IV, via intravenosa.

de CO_2 ou mediante capnografia. Em situações que implicam uma perfusão pulmonar muito baixa, como no caso da parada cardíaca, a $PetCO_2$ pode não ser detectada. Uma radiografia de tórax também se faz necessária para confirmar a colocação correta do TET, cuja ponta deve ficar em uma posição aproximadamente equidistante entre a glote e a carina (ver Capítulo 81).

Ventilação manual transitória nos períodos imediatos pré-intubação e pós-intubação

O estabelecimento da ventilação de suporte mediante máscara com balão ou TET com balão é necessário antes do transporte do paciente para um ambiente de cuidados intensivos. A técnica da ventilação manual deve levar em consideração a patologia subjacente. A ventilação mecânica de pacientes com doenças caracterizadas por baixa CRF (p. ex., pneumonia, edema pulmonar, SDRA) deve incluir a aplicação de PEEP para evitar o desrecrutamento alveolar. O recrutamento do volume pulmonar pode ser feito com o auxílio de uma válvula de PEEP conectada a um balão de ventilação autoinflável ou por meio da cuidadosa manipulação do gás de exaustão com o auxílio de um balão de anestesia. Essas doenças caracterizam-se também por uma constante de tempo pequena para a deflação pulmonar e, portanto, são mais bem gerenciadas com volumes correntes relativamente baixos e frequência de ventilação elevadas.

Por outro lado, as doenças que se caracterizam pela obstrução das vias respiratórias apresentam constantes de tempo de deflação prolongadas e, portanto, são mais bem gerenciadas com frequências relativamente baixas e volumes correntes elevados.

A bibliografia está disponível em no GEN-io.

89.1 Ventilação Mecânica

Ashok P. Sarnaik, Christian P. Bauerfeld e Ajit A. Sarnaik

A decisão de instituir o suporte com ventilação mecânica baseia-se principalmente na necessidade de assistência à função pulmonar; o suporte ao desempenho do ventrículo esquerdo (VE) e o tratamento da hipertensão intracraniana constituem indicações adicionais. Embora não existam critérios absolutos para o desbalanço da troca gasosa, uma $PaO_2 < 60$ mmHg durante a inspiração de < 60% de oxigênio, uma $PaCO_2 > 60$ mmHg e um pH < 7,25 geralmente são razões para que se inicie a ventilação mecânica. As impressões clínicas de fadiga e exaustão iminente também constituem indicações para o suporte ventilatório, mesmo quando há troca gasosa adequada. A ventilação com pressão positiva, um poderoso meio de redução da pós-carga do VE, é utilizada com essa finalidade em pacientes com choque cardiogênico resultante de disfunção do VE. Utiliza-se a ventilação mecânica também em pacientes que não apresentem uma respiração confiável (p. ex., pacientes inconscientes e aqueles com disfunção neuromuscular) e quando a hiperventilação voluntária é desejável, como em pacientes com hipertensão intracraniana.

A ventilação mecânica não tem por finalidade normalizar a troca gasosa nem é uma forma de cura. Os seus objetivos consistem em manter níveis adequados de oxigenação e ventilação a fim de garantir a viabilidade tecidual até que o processo patológico responsável pelo comprometimento da função pulmonar do paciente se resolva, minimizando, ao mesmo tempo, quaisquer complicações. Os níveis de PaO_2, $PaCO_2$ e pH devem ser mantidos em faixas que proporcionem um ambiente seguro ao paciente e protejam os pulmões de danos causados pela toxicidade do oxigênio, pressão (**barotrauma**), hiperdistensão causada pelo volume corrente (**volutrauma**), **atelectrauma** e liberação de citocinas (**biotrauma**) (Figuras 89.2 e 89.3).

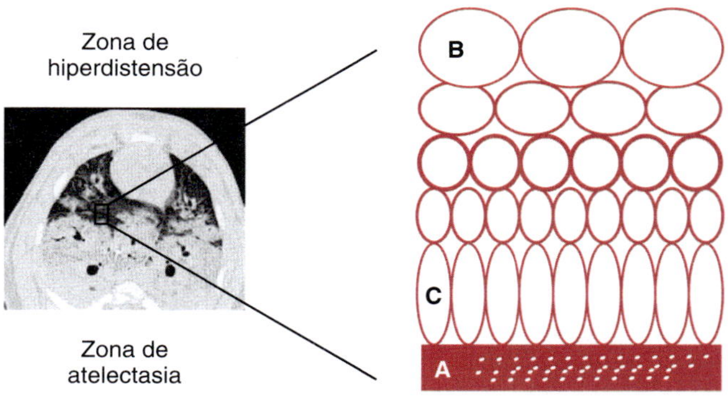

Figura 89.2 Atelectrauma. A interface entre o pulmão colapsado e consolidado (*A*) e unidades pulmonares hiperdistendidas (*B*) é heterogênea e instável. Dependendo das condições ambientais, essa região é propensa a recrutamento e desrecrutamento cíclicos e ao estiramento assimétrico localizado das unidades pulmonares (*C*) imediatamente apostas a regiões pulmonares colapsadas. *(De Pinhu L, Whitehead T, Evans T et al.: Ventilator-associated lung injury,* Lancet *361:332-340, 2003.)*

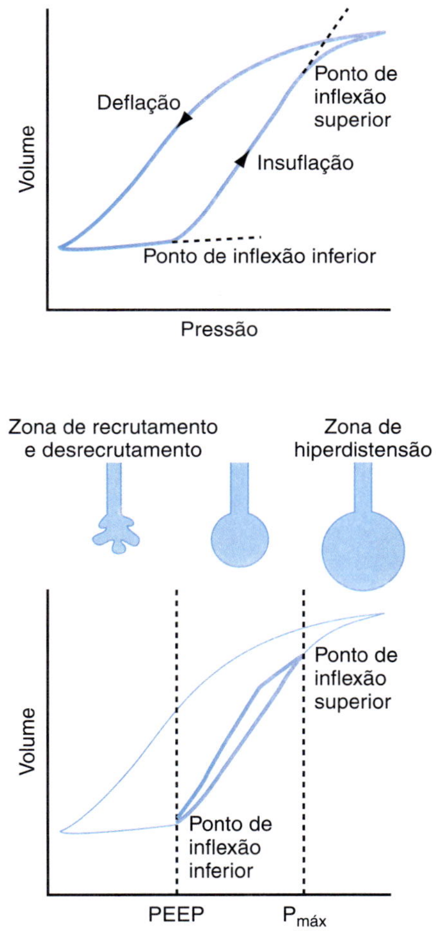

Figura 89.3 Relação pressão-volume pulmonar em um paciente com lesão pulmonar aguda. *Imagem superior:* o ponto de inflexão inferior normalmente é de 12 a 18 cm de H_2O, e o ponto de inflexão superior é de 26 a 32 cm de H_2O. *Imagem inferior:* estratégias ventilatórias protetoras específicas exigem que a pressão positiva expiratória final (PEEP) seja ajustada pouco acima do ponto de inflexão inferior, e a pressão limite ($P_{máx}$), pouco abaixo do ponto de inflexão superior. Desse modo, o pulmão é ventilado na zona de segurança localizada entre a zona de recrutamento e desrecrutamento e a zona de hiperdistensão, evitando tanto lesões resultantes de alto volume quanto de baixo volume. *(De Pinhu L, Whitehead T, Evans T et al.: Ventilator-associated lung injury,* Lancet *361:332-340, 2003.)*

CONCEITOS BÁSICOS DE MANEJO DO VENTILADOR

Equação de movimento

É necessário um gradiente de pressão para movimentar o ar de um lugar para outro. Durante a ventilação normal espontânea, a inspiração resulta da geração de pressão intrapleural negativa a partir da contração do diafragma e dos músculos intercostais, puxando o ar da atmosfera para o interior dos alvéolos através das vias respiratórias. Durante a ventilação mecânica, a inspiração resulta da pressão positiva criada pelos gases comprimidos através do ventilador, que empurra o ar para o interior dos alvéolos através das vias respiratórias. Tanto na ventilação espontânea quanto na ventilação mecânica, a exalação resulta da pressão alveolar gerada pela retração elástica do pulmão e da parede torácica. A pressão necessária para movimentar certa quantidade de ar para dentro do pulmão é determinada por dois fatores: a elastância pulmonar e da parede torácica e a resistência das vias respiratórias. A Figura 89.4 descreve a relação entre o gradiente de pressão, a complacência e a resistência. A *elastância* – definida como a mudança de pressão (ΔP) dividida pela mudança de volume (ΔV) – refere-se à propriedade de oposição de uma substância à deformação. É o oposto da *complacência* ($\Delta V \div \Delta P$), a propriedade de uma substância de permitir a distensão ou o alongamento quando submetida a pressão. A complacência, portanto, é expressa como 1/elastância.

A pressão necessária para vencer a elastância tecidual é medida em condições em que não haja fluxo (na inspiração e na expiração finais), refletindo, portanto, as condições estáticas do pulmão. É uma variável influenciada pelo volume corrente (V_C) e pela complacência ($P = \Delta V \div C$) e aumenta com um V_C elevado e uma complacência baixa. Utiliza-se esse gradiente de pressão para calcular a complacência estática do sistema respiratório (C_{STAT}).

A *resistência* (R) refere-se à oposição à geração de fluxo e é medida como a quantidade de pressão necessária para gerar uma unidade de fluxo ($\Delta P \div \Delta$Fluxo). Calcula-se a pressão necessária para vencer a resistência das vias respiratórias multiplicando o fluxo pela resistência. Por ser necessária somente quando há passagem de fluxo pelas vias respiratórias, essa pressão é conhecida como *componente dinâmico*. A pressão necessária para vencer as propriedades fluxo-resistivas é medida quando há um fluxo máximo e, portanto, em condições dinâmicas. Essa pressão aumenta em condições em que há maior resistência das vias respiratórias e uma taxa de fluxo mais elevada. A taxa de fluxo depende do tempo permitido para a inspiração e a expiração. Com uma frequência respiratória mais elevada, há menos tempo disponível

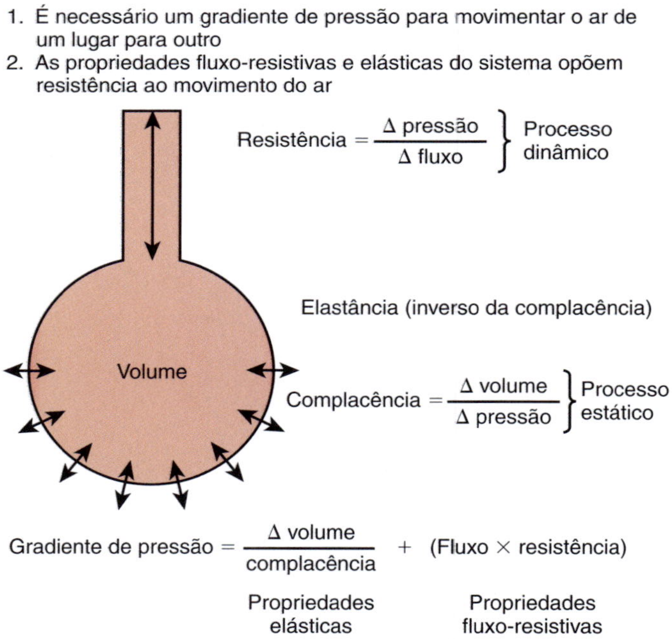

Figura 89.4 Equação de movimento. É necessário um gradiente de pressão para movimentar o ar de um lugar para outro. Nos pulmões, o gradiente de pressão necessário deve vencer a elastância pulmonar e da parede torácica (componente estático) e as propriedades fluxo-resistivas (componente dinâmico). O componente estático é maior nas doenças intersticiais alveolares e na parede torácica rígida, enquanto o componente dinâmico é maior em caso de obstrução das vias respiratórias.

para cada inspiração e expiração, exigindo fluxos mais altos; consequentemente, é necessária uma pressão mais elevada para vencer as propriedades fluxo-resistivas. O gradiente de pressão necessário para movimentar o ar de um lugar para outro é a soma da pressão necessária para vencer as propriedades elásticas e fluxo-resistivas do pulmão. Esse gradiente é levado em consideração no cálculo da complacência dinâmica do sistema respiratório (C_{DIN}). A diferença da mudança de pressão entre as condições estáticas e as condições dinâmicas é atribuída à resistência oposta pelas vias respiratórias.

Capacidade residual funcional

Durante a inspiração, o gás oxigenado entra nos alvéolos. Durante a expiração, o oxigênio continua a ser removido pela circulação capilar pulmonar. A CRF é o volume de gás remanescente nos alvéolos ao final da expiração. É a única fonte de gás disponível para a troca gasosa durante a expiração. Em doenças em que há redução da CRF (p. ex., SDRA, edema pulmonar), a PAO_2 cai acentuadamente durante a expiração, resultando em hipoxemia. Duas estratégias de ventilação normalmente utilizadas para melhorar a oxigenação em tais situações são a aplicação de PEEP e o aumento do *tempo inspiratório* (T_I) (Figura 89.5). A PEEP aumenta a CRF, ao passo que um T_I mais longo permite uma exposição prolongada do sangue capilar pulmonar a uma concentração mais elevada de O_2 durante a inspiração (ver também Capítulo 400).

Constante de tempo

No início da inspiração, a pressão atmosférica é mais alta do que a pressão no interior dos alvéolos, resultando no deslocamento do ar para dentro dos alvéolos. Durante a ventilação mecânica, o circuito ventilatório funciona como a atmosfera do paciente. À medida que os alvéolos se expandem com o ar, a pressão alveolar aumenta durante a inspiração até equilibrar-se com a pressão do ventilador, quando o fluxo de ar cessa. A expiração começa quando a pressão do ventilador cai a níveis inferiores aos da pressão alveolar. A pressão alveolar diminui durante a expiração até alcançar a pressão do ventilador, momento em que cessa a saída de ar dos alvéolos. Se a inspiração ou a expiração terminarem antes que o equilíbrio da pressão entre os alvéolos e o ventilador se estabeleça, a expansão alveolar durante a inspiração ou o esvaziamento alveolar durante a expiração são incompletos. A inspiração incompleta resulta na produção de um V_C reduzido, enquanto a expiração incompleta está associada ao represamento de ar e à ocorrência de uma PEEP residual nos alvéolos maior do que a pressão do ventilador, conhecida como **auto-PEEP**. É necessário algum tempo

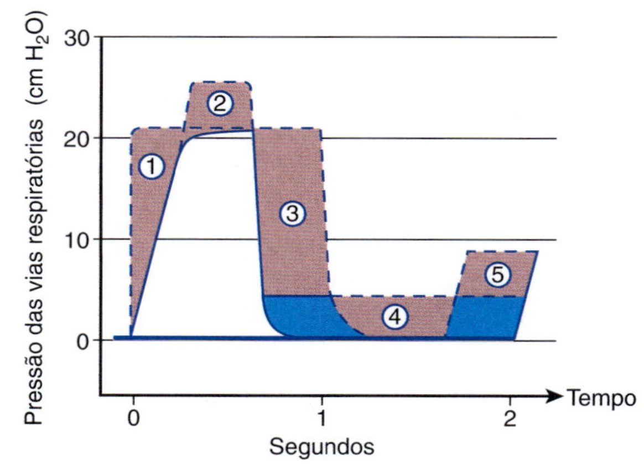

Figura 89.5 Cinco maneiras diferentes de aumentar a pressão média das vias respiratórias: (*1*) aumentar a taxa de fluxo respiratório, produzindo um padrão inspiratório de onda quadrada; (*2*) aumentar a pressão inspiratória de pico; (*3*) inverter a relação inspiratória-expiratória ou prolongar o tempo inspiratório sem alterar a frequência; (*4*) aumentar a pressão positiva ao final da expiração; e (*5*) aumentar a frequência da ventilação, reduzindo o tempo expiratório sem alterar o tempo inspiratório. *(De Harris TR, Wood BR: Physiologic principles. In Goldsmith JP, Karotkin EH, editors:* Assisted ventilation of the neonate, *ed 3. Philadelphia, 1996, Saunders.)*

para que haja o equilíbrio da pressão entre os alvéolos e a atmosfera, o que se reflete na *constante de tempo* (CT). São necessárias três CTs para que ocorram 95% de equilíbrio da pressão, e cinco CTs para que ocorram 99%. A CT depende da complacência (C) e da resistência (R), cuja relação se encontra ilustrada na Figura 89.6. Calcula-se a CT multiplicando a complacência pela resistência ($C \times R$) e medindo-a em segundos.

As doenças em que ocorre redução da complacência (aumento da elastância) caracterizam-se por alta pressão de retração elástica, o que resulta em equilíbrio mais rápido das pressões alveolar e ventilatória, reduzindo, desse modo, a CT. As doenças que implicam maior resistência das vias respiratórias estão associadas a taxas de fluxo mais baixas, exigem mais tempo para movimentar o ar de um local para outro e, como tal, apresentam uma CT mais elevada. As vias respiratórias se expandem durante a inspiração e se estreitam durante a expiração. Consequentemente, a constante de tempo expiratória (CT_E) é maior do que a constante de tempo inspiratória (CT_I). Quando há obstrução das vias respiratórias intratorácicas (p. ex., asma, bronquiolite, síndromes de aspiração), o estreitamente das vias respiratórias é muito mais pronunciado durante a expiração. Consequentemente, embora tanto a CT_E quanto a CT_I sejam prolongadas em tais doenças, a CT_E é muito mais prolongada do que a CT_I. Pacientes com essas doenças, portanto, são ventilados mais adequadamente com taxas mais baixas, um V_C mais elevado e um tempo expiratório mais longo do que o tempo inspiratório. Em doenças que se caracterizam pela complacência reduzida, tanto a CT_E quanto a CT_I são pequenas; entretanto, a CT_E está mais próxima da CT_I do que nos pulmões normais, uma vez que os alvéolos mais rígidos se retraem com mais força. No caso de pacientes com essas doenças, a forma mais adequada de ventilação é com um baixo V_C para evitar lesões pulmonares induzidas pelo ventilador e com um tempo inspiratório relativamente mais longo a cada respiração, a fim de melhorar a oxigenação.

Pressão crítica de abertura

Os alvéolos colapsados ou atelectásicos requerem um nível de pressão considerável para se abrir. Uma vez abertos, os alvéolos exigem uma pressão relativamente menor para continuar se expandindo. O processo de abertura de alvéolos atelectásicos é denominado **recrutamento**. Em um pulmão normal, os alvéolos permanecem abertos ao final da expiração; consequentemente, o pulmão requer uma pressão relativamente menor para receber o seu V_C. Em um processo patológico em que os alvéolos entram em colapso ao final da expiração (p. ex., SDRA), é necessário um nível substancial de pressão para abrir os alvéolos durante a inspiração. Por meio de dois mecanismos, essa pressão causa lesões pulmonares induzidas pelo ventilador: *barotrauma* na junção terminal de vias respiratórias/alvéolos e *volutrauma* decorrente de hiperdistensão dos alvéolos que já se encontram abertos (ver Figuras 89.2 e 89.3). Embora um processo de doença pulmonar parenquimatosa raramente seja uniforme e cada um dos milhões de alvéolos possa apresentar características mecânicas próprias, uma relação composta pressão-volume poderia ser conceitualizada para todo o pulmão (Figura 89.7).

Em tais situações, as porções inferior e superior da curva são relativamente horizontais, enquanto a porção do meio é mais vertical. No início da inspiração, os alvéolos atelectásicos estão sendo recrutados, exigindo alta pressão para um aumento de volume relativamente pequeno. Uma vez recrutados, os novos aumentos de volume requerem uma pressão relativamente menor. A pressão de abertura da maioria dos alvéolos é denominada *pressão crítica de abertura*; esse ponto é conhecido também como *ponto de inflexão inferior* (P_{FLEX} inferior). Após o P_{FLEX}, é possível fornecer um volume maior por uma pressão relativamente menor até que o P_{FLEX} superior seja alcançado, momento em que a curva pressão-volume volta a assumir uma posição relativamente horizontal. O objetivo da ventilação mecânica na patologia intersticial alveolar é fornecer um V_C situado entre os pontos de inflexão inferior e superior – a chamada zona segura de ventilação. Se o V_C for fornecido com uma alteração na pressão de inflação que inclua o P_{FLEX} inferior, os alvéolos provavelmente se abrem *e* fecham a cada respiração, em um processo chamado **recrutamento a volume** que é prejudicial para o pulmão, especialmente na junção terminal de vias respiratórias/alvéolos. Se o V_C for fornecido com uma alteração na pressão que inclua o P_{FLEX} superior, os alvéolos provavelmente se hiperdistenderão, resultando em volutrauma e barotrauma. Pode-se manter a ventilação corrente entre os valores do P_{FLEX} superior e inferior, mantendo o nível da PEEP de modo a produzir o recrutamento alveolar de base e fornecendo um V_C relativamente baixo (6 mℓ/kg). Denominada estratégia do "pulmão aberto", essa abordagem provou ser benéfica nas doenças intersticiais alveolares, como a SDRA.

A ventilação mecânica pode ser fornecida por meio não invasivo, com uma interface paciente-máquina que não o TET, ou por meio invasivo, após a intubação endotraqueal.

VENTILAÇÃO MECÂNICA NÃO INVASIVA

O fornecimento de suporte respiratório mecânico com pressão positiva sem o uso da intubação endotraqueal é denominado ventilação não invasiva com pressão positiva (**VNIPP**). Esse tipo de suporte respiratório tem sido cada vez mais utilizado no contexto do tratamento intensivo pediátrico.

As técnicas mais comuns empregadas são a pressão positiva contínua nas vias respiratórias (**CPAP**) ou pressão positiva bifásica nas vias respiratórias (**BiPAP**). Vários dispositivos com grau de sofisticação cada mais elevados foram desenvolvidos nos últimos anos, com diferentes interfaces disponíveis, como prongas nasais, máscaras nasais e faciais, e capacetes. Uma interface confortável é fundamental para a aplicação bem-sucedida da VNIPP, especialmente na população pediátrica. A VNIPP tem sido utilizada com sucesso nos casos de insuficiência respiratória hipóxica e/ou hipercárbica aguda e crônica. As indicações variam de obstrução aguda das vias respiratórias inferiores, como asma ou obstrução aguda das vias respiratórias superiores, incluindo inchaço (edema) pós-extubação das vias respiratórias, a

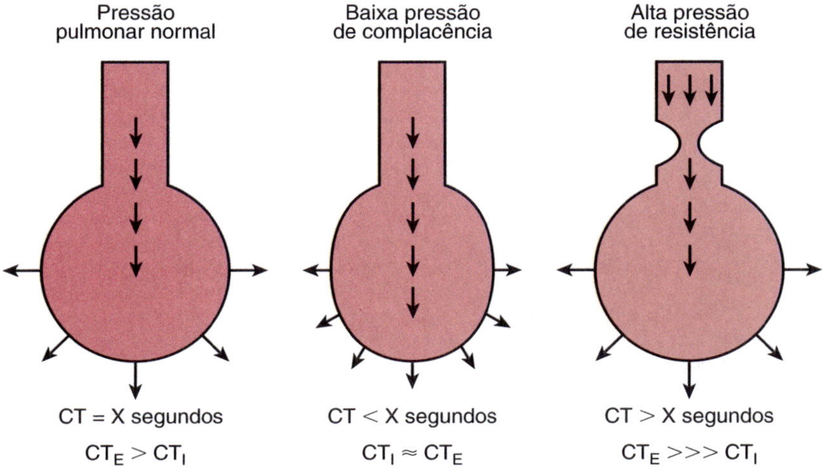

Figura 89.6 Constante de tempo (CT). É necessário um determinado intervalo de tempo para que se estabeleça o equilíbrio da pressão (e, consequentemente, a conclusão do fornecimento de gás) entre as vias respiratórias proximais e os alvéolos. A CT, um reflexo do tempo necessário para o estabelecimento do equilíbrio da pressão, é produto da complacência e da resistência. Em doenças que levam à redução da complacência pulmonar, o tempo para que o equilíbrio da pressão se estabeleça é menor, enquanto, em doenças que provocam o aumento da resistência das vias respiratórias, é necessário mais tempo. Quando há doenças obstrutivas das vias respiratórias, a CT expiratória (CT_E) aumenta muito mais do que a CT inspiratória (CT_I), dado o exagerado estreitamento das vias respiratórias durante a expiração.

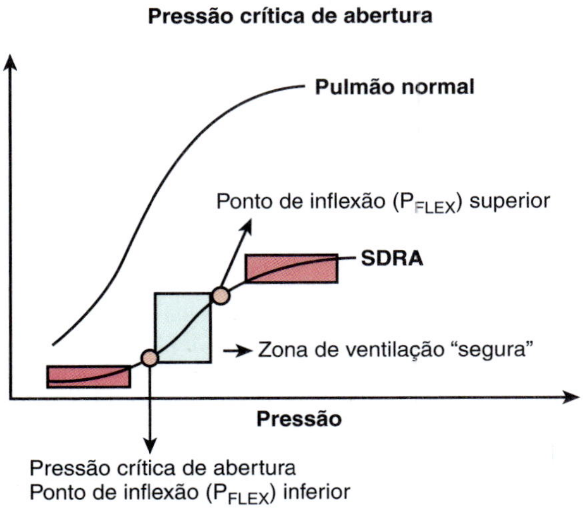

Figura 89.7 **Relação pressão-volume em um pulmão normal e na existência de síndrome do desconforto respiratório agudo (SDRA).** Na SDRA, os alvéolos atelectásicos exigem um nível de pressão considerável para abrir. A pressão crítica de abertura, também conhecida como P_{FLEX} inferior, é a pressão das vias respiratórias acima da qual ocorre maior expansão alveolar com pressão relativamente menor. A P_{FLEX} superior é a pressão das vias respiratórias acima da qual o aumento da pressão resulta em menor expansão alveolar; essa é a área da hiperdistensão alveolar. Manter o volume corrente entre os valores da P_{FLEX} superior e inferior é considerada uma prática menos prejudicial para o pulmão.

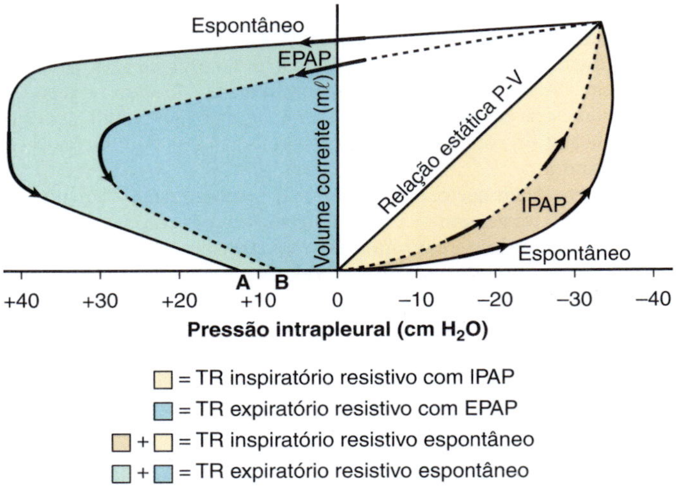

Figura 89.8 **Trabalho respiratório (TR) no estado asmático com e sem ventilação com pressão positiva não invasiva.** No ramo expiratório do ciclo respiratório, o ponto de pressão igual desloca-se distalmente, causando o fechamento das vias respiratórias com um volume pulmonar mais elevado (maior capacidade de fechamento), levando à hiperinsuflação dinâmica e à pressão expiratória final autopositiva (auto-PEEP) (*A*). A aplicação de pressão expiratória positiva nas vias respiratórias (EPAP) funciona como um *stent*, reduzindo o colapso intratorácico das vias respiratórias, a hiperinsuflação dinâmica, a auto-PEEP (*B*) e o TR. No ramo inspiratório, o paciente precisa gerar menos pressão negativa para iniciar a inspiração em virtude da auto-PEEP reduzida. Os músculos inspiratórios são descarregados pela pressão positiva inspiratória nas vias respiratórias (IPAP) durante a inspiração para a obtenção do volume corrente em questão. Tanto o TR expiratório quanto o inspiratório são, portanto, reduzidos com a aplicação da ventilação com pressão positiva não invasiva. P-V, pressão-volume. *(De Sarnaik AA, Sarnaik AP: Non-invasive ventilation in pediatric status asthmaticus: sound physiologic rationale but is it really safe, effective, and cost-efficient?* Pediatr Crit Care Med *13:484-485, 2012.)*

doenças do parênquima pulmonar, como pneumonia e SDRA. A insuficiência respiratória aguda e crônica, decorrente de fraqueza neuromuscular e deformidades da parede torácica, tem sido a indicação clássica para o uso dessa técnica. A VNIPP pode ser utilizada também como auxílio à prevenção de reintubação após a aplicação de ventilação mecânica por tempo prolongado.

A BiPAP fornece pressão positiva às vias respiratórias durante a exalação e pressão positiva adicional durante a inspiração. Essas pressões podem ser ajustadas de modo independente para atender às necessidades individuais e proporcionar conforto, podendo fornecer uma determinada frequência respiratória. A pressão positiva adicional durante a inspiração ajuda a melhorar a ventilação alveolar quando há baixa complacência e doença pulmonar obstrutiva. Durante a expiração, a pressão expiratória positiva pode reduzir os efeitos do fechamento das vias respiratórias, elevando a pressão intraluminal e melhorando o colapso intratorácico. Durante a inspiração, a pressão inspiratória positiva nas vias respiratórias pode aliviar o trabalho dos músculos inspiratórios.

Esses mecanismos podem explicar muitos dos benefícios fisiológicos da VNIPP, inclusive aumento da complacência pulmonar e da CRF, redução do estreitamento dinâmico das vias respiratórias (*stent* das vias respiratórias), aumento do V_C e da ventilação alveolar, e redução do trabalho respiratório. As Figuras 89.8 e 89.9 representam esquematicamente os benefícios fisiológicos da VNIPP quando há doença obstrutiva (p. ex., asma) e restritiva (p. ex., SDRA). Existem outros benefícios, resultantes de um melhor nível de interação cardiopulmonar, especialmente da redução da sobrecarga no VE, melhorando, assim, o débito cardíaco em pacientes com disfunção aguda ou crônica do VE.

A VNIPP normalmente é bem tolerada e mais segura do que a ventilação mecânica invasiva. O traumatismo das vias respiratórias decorrente da intubação endotraqueal pode ser evitado, havendo menos necessidade de sedação. É possível fazer pausas para a administração de medicamentos VO e remoção de secreções respiratórias, e determinados pacientes em condição estável podem alimentar-se pela boca. O número de infecções nosocomiais, pneumonia associada à ventilação e lesões pulmonares induzidas pela ventilação também deve diminuir. Além disso, a terapia com aerossol orientada por VNIPP parece ser mais eficaz.

As complicações da VNIPP podem incluir irritação da mucosa das vias respiratórias, hiperinsuflação pulmonar com consequente enfisema

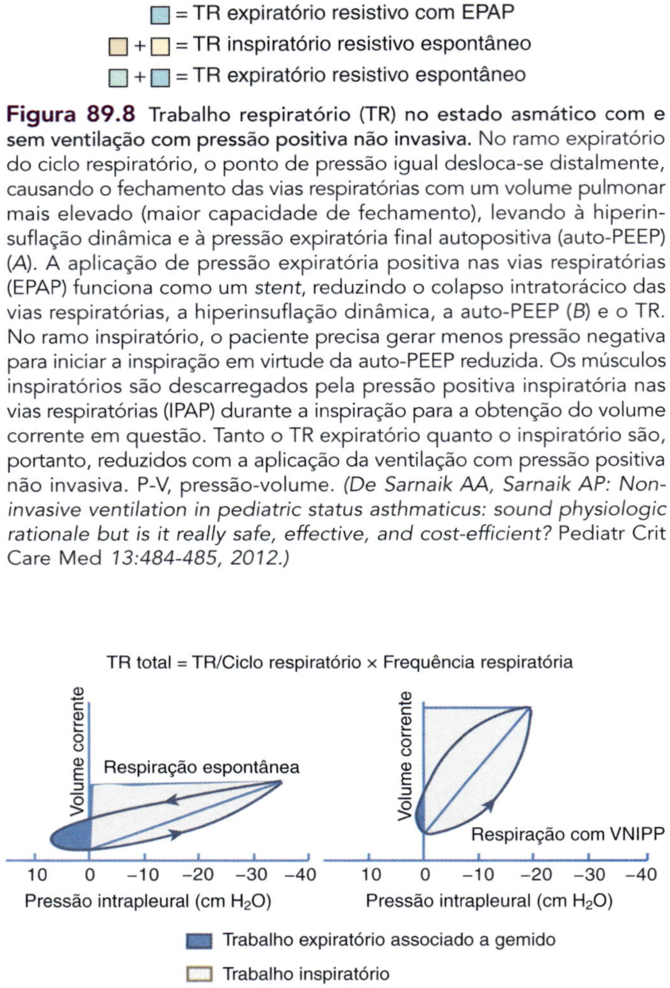

Figura 89.9 **Efeitos fisiológicos pulmonares benéficos da ventilação com pressão positiva não invasiva (VNIPP) quando há doença pulmonar restritiva** (p. ex., SDRA). *À esquerda*: sem VNIPP, a rampa da relação pressão-volume é mais plana, resultando em um volume corrente mais baixo para uma determinada pressão de insuflação e necessitando de uma frequência respiratória mais alta para manter a ventilação-minuto alveolar necessária. O início da inspiração ocorre em um volume pulmonar mais baixo, indicando uma capacidade residual funcional (CRF) reduzida. A expiração é ativa à medida que se aproxima do final em decorrência do gemido destinado a aumentar a CRF. *À direita*: ao instituir a VNIPP, a rampa da relação pressão-volume aumenta, resultando em um volume corrente mais elevado para uma determinada pressão de insuflação, com uma subsequente redução da frequência respiratória e do trabalho respiratório (TR) inspiratório. A CRF aumenta em função da pressão positiva expiratória nas vias respiratórias (EPAP), resultando em melhor oxigenação e em um trabalho expiratório reduzido associado a gemido.

intersticial e pneumotórax, distensão abdominal, aspiração e intolerância alimentar. Os pacientes sob VNIPP requerem rigoroso monitoramento cardiorrespiratório, porque a insuficiência respiratória pode progredir, levando à necessidade de intubação endotraqueal.

Alguns especialistas já sugeriram a existência de preditores independentes da falha da VNIPP. Pacientes com desconforto respiratório grave e aqueles que não demonstrem melhora dos indicadores respiratórios (p. ex., frequência respiratória, redução da FIO_2) no prazo de 2 horas após o início da aplicação têm mais probabilidade de fracassar. As doenças sistêmicas graves subjacentes, como sepse, disfunção de múltiplos órgãos e malignidades, tendem a responder mais favoravelmente à VNIPP. As contraindicações absolutas incluem perda de reflexos das vias respiratórias, lesões neurológicas graves, parada cardiorrespiratória e instabilidade hemodinâmica grave. Pacientes com anomalias faciais ou traumatismo facial e queimaduras não devem ser considerados candidatos à VNIPP. Outras contraindicações incluem o período pós-operatório imediato após cirurgia facial e das vias respiratórias superiores, cirurgia gastrintestinal recente ou pacientes com obstrução intestinal e vômitos. Os pacientes que se mostram intensamente agitados e confusos não devem receber VNIPP. A VNIPP demonstrou reduzir as taxas de intubação e reintubação e tem sido cada vez mais utilizada no tratamento da insuficiência respiratória crônica de pacientes pediátricos.

VENTILAÇÃO MECÂNICA INVASIVA

Para realizar ventilação mecânica invasiva, devem-se levar em consideração as quatro fases do ciclo respiratório: (1) início da respiração e uma variável de controle, geralmente denominada *modo*; (2) características da fase inspiratória, que determinam a duração da inspiração e a forma de fornecimento da pressão ou do volume; (3) término da inspiração, geralmente denominado *ciclo*; e (4) características da fase expiratória. O ideal é que a ventilação mecânica não assuma totalmente o trabalho respiratório, mas que, ao contrário, assista o esforço respiratório do paciente. A ausência de qualquer esforço do paciente pode levar ao descondicionamento dos músculos da respiração, dificultando o desmame da ventilação mecânica.

Início da inspiração e a variável de controle (modo)

O início da inspiração pode ser definido para ocorrer em ritmo e intervalo predeterminados, independentemente do esforço do paciente, ou poderia ser programado em resposta ao esforço do paciente. Uma vez iniciada a inspiração, a respiração ofertada pelo ventilador passa a ser inteiramente controlada pelo próprio ventilador (*modo de controle*) ou auxilia o esforço inspiratório do paciente para que seja alcançado um volume inspiratório predeterminado ou uma pressão-alvo (*modo de suporte*). Os avanços tecnológicos permitem maior sincronia paciente-ventilador. É possível programar o ventilador para ser "disparado" pelo sinal recebido em decorrência do esforço do paciente, o que se pode fazer reduzindo a pressão (*gatilho de pressão*) ou o fluxo de ar (*gatilho de fluxo*) no circuito ventilatório gerado pelo esforço inspiratório do paciente. Quando esse sinal não é recebido por falta de esforço do paciente, o ventilador fornece uma respiração em um intervalo selecionado pelo operador.

Modos de controle

Modo de ventilação mandatória intermitente. Na ventilação mandatória intermitente (IMV), a inspiração é iniciada em determinada frequência com um mecanismo de temporização independente do esforço do paciente. Entre os intervalos da respiração mecânica, o paciente pode respirar espontaneamente a partir de uma fonte de gás. A IMV permite o ajuste do suporte ventilatório de acordo com as necessidades do paciente, um procedimento útil no processo de desmame. A falta de sincronia entre a respiração mecânica e o esforço do paciente pode resultar em ventilação ineficaz e desconforto para o paciente, especialmente quando a IMV é fornecida em uma frequência elevada. Nesses casos, o paciente pode necessitar de sedação e bloqueio neuromuscular farmacológico para a administração eficiente do volume corrente. Para evitar esse problema, utiliza-se a IMV **sincronizada** (SIMV), na qual a respiração mecânica é acionada pelos esforços inspiratórios do paciente (Figura 89.10). Entre os intervalos da respiração

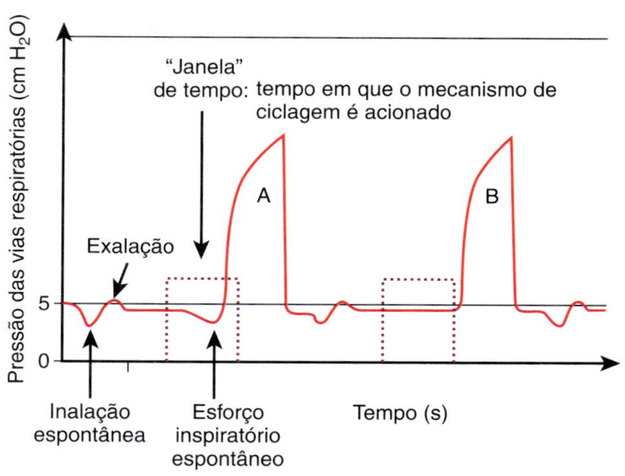

Figura 89.10 Ventilação mandatória intermitente sincronizada. Em intervalos predeterminados, o circuito temporizador é acionado e aparece uma "janela" do tempo (*área de linha pontilhada*). Quando o paciente inicia uma respiração dentro da janela de tempo, o ventilador fornece uma respiração mandatória (*A*). Na ausência de esforço espontâneo, o ventilador fornece uma respiração mandatória em um intervalo fixo de tempo após a janela de tempo (*B*). *(De Banner MJ, Gallagher TJ: Respiratory failure in the adult: ventilatory support. In Kirby RR, Smith RA, Desautels DA, editors:* Mechanical ventilation, *New York, 1985, Churchill Livingstone.)*

mecânica, encontra-se disponível uma fonte fresca de gás que permite ao paciente respirar espontaneamente. Na ausência de esforço do paciente, este recebe um nível de suporte semelhante ao do modo IMV. Mesmo com a SIMV, pode ocorrer assincronia ventilador-paciente, uma vez que o V_C, a pressão de insuflação e o tempo inspiratório são determinados apenas pelo ventilador.

Modo de controle assistido. Em modo de controle assistido, toda respiração do paciente é produzida por pressão ou fluxo gerado pelo esforço inspiratório do paciente e "assistido" pela pressão ou volume inspiratório pré-selecionado. A taxa de respiração, portanto, é determinada pela taxa respiratória inerente ao paciente. Define-se uma taxa de suporte total (paciente e ventilador) obrigatória para permitir um número mínimo de respirações. No modo de controle assistido, com taxa de suporte de 20 respirações/min, e paciente com taxa respiratória inerente de 15 respirações/min, o ventilador assistirá todas as respirações do paciente, que receberá cinco respirações adicionais/min. Por outro lado, um paciente com uma taxa inerente de 25 respirações/min receberá todas as 25 aspirações assistidas. Embora útil para alguns pacientes, não se pode utilizar o modo de controle assistido no processo de desmame, que envolve a redução gradativa do suporte ventilatório.

Variável de controle

Uma vez iniciado, o volume corrente ou a pressão fornecida pela máquina podem ser controlados. A respiração mecânica, então, passa a ser denominada respiração com controle volumétrico ou pressórico (Tabela 89.11). No caso da **ventilação com controle de volume (VCV)**, o volume fornecido mecanicamente é o controle primário, e a pressão de inflação gerada depende da complacência e da resistência do sistema respiratório. As alterações na complacência e na resistência do sistema respiratório são, portanto, facilmente detectadas a partir das alterações observadas na pressão de insuflação. Na **ventilação com controle de pressão (VCP)**, a mudança pressórica acima do nível basal é o controle primário, e o volume corrente fornecido aos pulmões depende da complacência e da resistência do sistema respiratório. As alterações na complacência e na resistência do sistema respiratório não afetam a pressão de insuflação, podendo, portanto, não ser detectadas, a não ser mediante o monitoramento do V_C.

A VCV e a VCP têm suas vantagens e desvantagens (ver Tabela 89.11). De modo geral, a VCP é mais eficiente do que a VCV em termos de nível de V_C fornecido para determinada pressão de insuflação durante a ventilação de um pulmão com CTs irregulares, como a asma. Na

Tabela 89.11 Características dos métodos de ventilação com pressão controlada e volume controlado.

	VENTILAÇÃO COM PRESSÃO CONTROLADA	VENTILAÇÃO COM VOLUME CONTROLADO
Ajustes de controle	Pressão de insuflação Tempo inspiratório Tempo de rampa	Volume corrente Taxa de fluxo Padrão de fluxo inspiratório (constante *versus* desacelerante)
Volume fornecido mecanicamente	Depende da complacência e da resistência do sistema respiratório	Constante
Pressão de insuflação	Constante	Depende da complacência e da resistência do sistema respiratório
Escape do tubo endotraqueal	De certa forma compensado	Escape de parte do volume corrente
Distribuição da ventilação	Mais uniforme nos pulmões, com variações nas unidades de constante de tempo	Menos uniforme nos pulmões, com variações nas unidades de constante de tempo
Conforto do paciente	Possivelmente comprometido	Possivelmente maior
Desmame	Ajuste da pressão de insuflação necessário para o fornecimento do volume corrente desejado	Volume corrente permanece constante; pressão de insuflação automaticamente em desmame

VCV, é provável que as vias respiratórias relativamente menos obstruídas recebam uma parcela maior do volume fornecido mecanicamente durante a inspiração do que as vias respiratórias relativamente mais obstruídas e com CTs maiores (Figura 89.11A). Essa situação resultaria em uma ventilação irregular, uma pressão inspiratória de pico (PIP) mais elevada e uma C_{DIN} diminuída. Na VCP, devido à pressão de insuflação constante mantida durante toda a inspiração, as unidades pulmonares relativamente menos obstruídas com CTs menores alcançariam o equilíbrio pressórico mais rápido durante a inspiração do que as regiões relativamente mais obstruídas. Consequentemente, as unidades com CTs menores atingiriam o seu volume final mais cedo na inspiração, e aquelas com CTs maiores continuariam a receber volume complementar posteriormente durante a inspiração (Figura 89.11B). Essa situação resultaria em uma distribuição mais regular do gás inspirado, no fornecimento de um maior V_C pela mesma pressão de insuflação e em melhor C_{DIN} em comparação com a VCV.

O **controle de volume regulado pela pressão (CVRP)** combina as vantagens da VCV e da VCP. Nesse modo, o V_C e o tempo inspiratório (T_I) são controlados como variáveis primárias, mas o ventilador determina o nível de pressão necessário para o fornecimento do V_C desejado. Ajusta-se a pressão de insuflação, portanto, para fornecer o V_C prescrito prioritariamente sobre o T_I, dependendo da complacência e da resistência respiratórias do paciente.

Modos de suporte

A **ventilação com suporte pressórico (VSP)** e a **ventilação com suporte volumétrico (VSV)** têm por finalidade auxiliar a respiração espontânea do paciente. Com a VSP, o início da inspiração é acionado pela respiração espontânea do paciente, passando, em seguida, a ser "auxiliada" por uma rápida elevação da pressão do ventilador a um nível pré-selecionado. A inspiração continua até que a taxa de fluxo inspiratório caia a um determinado nível (em geral, 25% da taxa máxima de fluxo), à medida que os pulmões do paciente se enchem. Consequentemente, o T_I é controlado pelos próprios esforços do paciente. É possível combinar a VSP à SIMV de modo que qualquer respiração acima da taxa de SIMV seja auxiliada pela VSP. Permitir que o paciente controle o máximo possível da taxa, do V_C e do tempo inspiratório é considerado um modo mais gentil de ventilação mecânica do que a SIMV, em que o V_C (ou a pressão de insuflação) e o T_I são predeterminados. Em geral, a VSP como única fonte de suporte mecânico de ventilação não é adequada para pacientes com doença pulmonar grave. Entretanto, a VSP é especialmente útil em pacientes que se encontrem em processo de desmame e naqueles que necessitem de ventilação mecânica em virtude de doença pulmonar relativamente irrelevante ou de fraqueza neuromuscular.

A VSV é semelhante à VSP na medida em que todas as respirações espontâneas são assistidas. Na VSV, ajusta-se a pressão inspiratória de

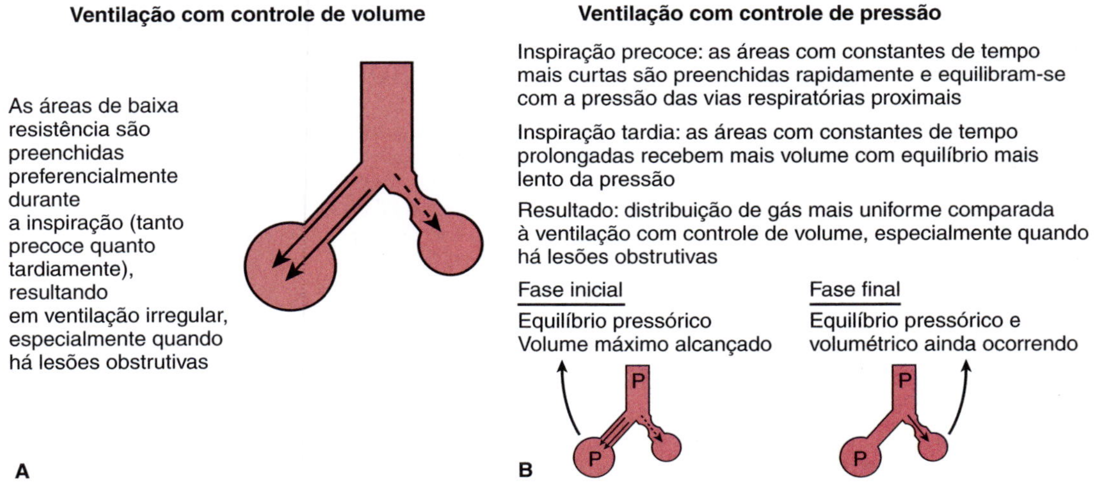

Ventilação com controle de volume
As áreas de baixa resistência são preenchidas preferencialmente durante a inspiração (tanto precoce quanto tardiamente), resultando em ventilação irregular, especialmente quando há lesões obstrutivas
A
Ventilação com controle de pressão
Inspiração precoce: as áreas com constantes de tempo mais curtas são preenchidas rapidamente e equilibram-se com a pressão das vias respiratórias proximais
Inspiração tardia: as áreas com constantes de tempo prolongadas recebem mais volume com equilíbrio mais lento da pressão
Resultado: distribuição de gás mais uniforme comparada à ventilação com controle de volume, especialmente quando há lesões obstrutivas
Fase inicial
Equilíbrio pressórico
Volume máximo alcançado
Fase final
Equilíbrio pressórico e volumétrico ainda ocorrendo
P
P
P
P
B

Figura 89.11 A. Na ventilação com controle de volume (VCV), o volume corrente (V_C) é fornecido às áreas menos obstruídas durante a inspiração. As áreas obstruídas do pulmão, portanto, recebem uma proporção menor de V_C, resultando em uma ventilação irregular. **B.** Na ventilação com controle de pressão (VCP), as áreas menos obstruídas se equilibram com a pressão de insuflação e, portanto, recebem a maior parte de seu V_C logo no início durante a inspiração. As áreas mais obstruídas, com constantes de tempo prolongadas, requerem mais tempo para equilibrar a pressão e, consequentemente, continuar recebendo uma parte de seu V_C posteriormente durante a inspiração. Todo o V_C é distribuído de maneira mais uniforme do que com a ventilação com ciclagem volumétrica.

suporte à respiração espontânea de modo a garantir um V_C predeterminado. Se houver qualquer alteração na mecânica respiratória ou no esforço do paciente, a pressão inspiratória de suporte à respiração iniciada pelo esforço do paciente é automaticamente ajustada para fornecer o V_C predeterminado.

Características da fase inspiratória

O T_I, a forma de onda do fluxo inspiratório e o tempo de elevação da pressão podem ser ajustados na fase inspiratória de modo a adequar-se à mecânica respiratória do paciente.

Na VCP, define-se a duração do T_I diretamente em segundos. Na VCV, pode-se ajustar o T_I ajustando o fluxo inspiratório (volume/tempo). A escolha do valor de T_I depende da frequência respiratória, que determina a duração total de cada respiração, e da estimativa das CTs. A redução da oferta da taxa de fluxo aumenta T_I, e vice-versa. Com o aumento de T_I, o sangue dos capilares pulmonares é exposto a um nível mais elevado de PAO_2 por mais tempo. Essa característica é benéfica em doenças que provocam a redução da CRF, como SDRA e edema pulmonar. O aumento do T_I eleva também o V_C sem aumentar a pressão de insuflação na VCP, se o fluxo inspiratório ainda estiver ocorrendo ao final da expiração. Deve-se reconhecer que, a determinada taxa de ventilação, o aumento de T_I diminui o tempo expiratório (T_E). Portanto, qualquer estratégia que aumente o componente inspiratório do ciclo respiratório deve garantir que o T_E reduzido continue sendo suficiente para uma exalação completa.

Pode-se ajustar a *forma de onda do fluxo inspiratório* no modo VCV como um fluxo constante (forma de onda quadrada) ou como um fluxo de desaceleração (forma de onda em rampa descendente). Com a onda de forma quadrada, o fluxo se mantém constante durante toda a inspiração. Em uma forma de onda em rampa descendente, o fluxo está em seu nível máximo no início da inspiração, diminuindo no seu decorrer. É discutível qual o padrão de fluxo considerado melhor para cada doença.

Na VCP e na VSP, alcança-se a PIP prescrita mediante o fornecimento de fluxo de ar. O *tempo de elevação da pressão* reflete o tempo necessário para o ventilador alcançar a PIP e pode ser ajustado pelo controle de fluxo no início da fase inspiratória. Ajusta-se o tempo de aumento do fluxo inspiratório para proporcionar conforto ao paciente que está acordado e também para evitar um aumento excessivamente rápido da pressão inspiratória, o que pode resultar em barotrauma.

Término da inspiração (ciclo)

Os dois mecanismos de término da inspiração mais usados nos modos de controle são ciclados a tempo e ciclados a volume. Com uma respiração mecânica **ciclada a tempo**, a inspiração termina após o decurso do T_I pré-selecionado; no caso da respiração **ciclada a volume**, a inspiração termina depois que a máquina fornece o volume pré-selecionado ao circuito ventilatório. Uma respiração ciclada a tempo é quase sempre limitada pela pressão, e a PIP é mantida constante durante toda a inspiração. A respiração ciclada a volume pode ser limitada pela pressão como um mecanismo de segurança destinado a evitar barotrauma. O mecanismo de término da inspiração é ajustado de maneiras diferentes nos modos de suporte. Na VSP, ajusta-se a inspiração para terminar depois que o fluxo inspiratório cai a níveis inferiores a determinado percentual (normalmente 25%) do fluxo inspiratório máximo. Isso acontece quando o paciente não deseja mais receber V_C complementar. Esse tipo de respiração pode ser denominado **ciclado a fluxo**. No modo VSV, a inspiração termina depois que o paciente recebe o V_C desejado.

Manobras da fase expiratória

A manobra da fase expiratória mais útil é a aplicação de PEEP, aplicada tanto à respiração controlada quanto à respiração assistida. Os benefícios clínicos mais importantes da PEEP são o recrutamento de alvéolos atelectásicos e o aumento da CRF em pacientes com doenças intersticiais alveolares, melhorando, desse modo, a oxigenação. Reconhece-se cada vez mais que a breve desconexão de um ventilador, com consequente pressão expiratória final zero (ZEEP), pode resultar em um significativo **desrecrutamento** alveolar e no declínio da oxigenação. Em pacientes com lesões obstrutivas em que a exalação insuficiente resulte na retenção de ar e em auto-PEEP, a PEEP extrínseca (aplicada mediante dispositivo mecânico) pode impedir o fechamento das vias respiratórias durante a expiração e melhorar a ventilação. Outros efeitos salutares da PEEP são a redistribuição da água extravascular pulmonar para áreas afastadas daquelas de troca gasosa, uma melhor relação $\dot{V}/\dot{Q}$ e a estabilização da parede torácica. O efeito da PEEP sobre a complacência pulmonar é variável, dependendo do nível de PEEP fornecido e da mecânica pulmonar do paciente. Transferindo a ventilação com volume corrente para uma parte mais favorável da curva pressão-volume, a PEEP pode recrutar mais alvéolos, retardar o fechamento das vias respiratórias e melhorar a complacência pulmonar. A PEEP excessiva, por outro lado, pode levar à hiperdistensão dos alvéolos e à redução da complacência. Pode-se verificar o efeito da PEEP em pacientes individualmente medindo o V_C exalado e calculando a C_{DIN}. Outros efeitos nocivos da PEEP são a redução do retorno venoso, o aumento da resistência vascular pulmonar e o débito cardíaco reduzido.

MODALIDADES VENTILATÓRIAS ADICIONAIS

Ventilação com liberação de pressão das vias respiratórias

A ventilação com liberação de pressão das vias respiratórias (**VLPVR**) melhora a oxigenação de pacientes com insuficiência respiratória hipoxêmica grave resultante de doença intersticial alveolar. Essa modalidade consiste na aplicação de uma CPAP – designada $CPAP_{HIGH}$ – com a finalidade de recrutar e manter a CRF com breves fases de liberação intermitente de $CPAP_{LOW}$ e permitir a fuga do gás alveolar. A $CPAP_{HIGH}$ é análoga à PIP, enquanto a $CPAP_{LOW}$ é similar à PEEP de ajuste. Ao contrário do paciente que recebe ventilação mecânica convencional, o paciente que recebe VLPVR passa a maior parte do tempo na fase de $CPAP_{HIGH}$, que pode durar de 3 a 5 segundos com um breve intervalo (0,3 a 0,5 segundo) na fase de $CPAP_{LOW}$. Esses tempos inspiratórios atipicamente longos são tolerados devido à presença de uma válvula expiratória oscilante no circuito ventilatório, que permite a respiração espontânea durante a fase de $CPAP_{HIGH}$. Portanto, mesmo que a fase de $CPAP_{HIGH}$ possa ser considerada "inspiratória" e a fase de $CPAP_{LOW}$ possa ser considerada "expiratória" no que tange ao ventilador, o paciente consegue respirar espontaneamente durante ambas as fases. O Ti mais longo do ventilador recruta unidades pulmonares, e a capacidade de respirar espontaneamente durante essa fase permite a distribuição do fluxo de gás para regiões pulmonares atelectásicas. Não existem provas do benefício dos resultados da VLPVR na insuficiência respiratória hipoxêmica pediátrica.

Ventilação de alta frequência

A ventilação mecânica administrada a taxas suprafisiológicas e em baixos volumes correntes, conhecida como ventilação de alta frequência (VAF), melhora a troca gasosa em determinado grupo de pacientes que não demonstra nenhuma resposta às modalidades ventilatórias tradicionais. O mecanismo da ventilação alveolar na VAF é muito diferente daquele da ventilação convencional, uma vez que a VAF depende menos do V_C e mais das velocidades assimétricas e da dispersão convectiva do gás inspirado. Pacientes com insuficiência hipóxica persistente grave provavelmente se beneficiarão da VAF, que é útil também em pacientes com fístula broncopleural e escape aéreo persistente. A VAF tem por principal pressuposto recrutar volume pulmonar com uma alta PMVR e produzir menores níveis de oscilação na pressão alveolar durante a inspiração e a expiração, mantendo, assim, uma CRF satisfatória e reduzindo o estiramento alveolar. As duas técnicas de VAF mais investigadas são a oscilação de alta frequência e a ventilação a jato de alta frequência.

A modalidade de VAF mais usada é a **oscilação de alta frequência (OAF)**, que emprega um mecanismo para gerar circulação de ar. O ar complementar é puxado para dentro através de um circuito paralelo por efeito Venturi. O ar é empurrado para dentro durante a inspiração e sugado ativamente para fora durante a expiração. Os principais fatores determinantes da oxigenação são a FIO_2 e a PMVR, enquanto a ventilação é determinada pelas alterações de pressão (amplitude) a partir da PMVR. A frequência respiratória normalmente utilizada varia de 5 Hz (300 respirações/min) em adultos e crianças mais velhas, 6 a 8 Hz (360 a 480 respirações/min) em crianças mais novas, 8 a 10 Hz (480 a 600 respirações/min) em lactentes e 10 a 12 Hz (600 a 720 respirações/min) em recém-nascidos e prematuros.

Na **ventilação a jato de alta frequência (VJAF)** interpõe-se um interruptor de alta frequência entre uma fonte de gás de alta pressão e uma pequena cânula incorporada ao tubo endotraqueal (TET). A cânula impulsiona quantidades minúsculas de gás (jatos) em alta velocidade e alta frequência através do TET. Uma quantidade adicional de gás é puxada a partir de um circuito paralelo. Diferentemente da oscilação de alta frequência, na VJAF a expiração ocorre passivamente em decorrência da retração elástica do pulmão e da parede torácica. A PEEP é ajustada através do circuito paralelo por um ventilador convencional em linha. A frequência respiratória geralmente é ajustada para 420 respirações/min. Os principais fatores determinantes da oxigenação são a FIO_2 e a PEEP, enquanto o principal fator determinante da ventilação é a PIP.

AJUSTES CONVENCIONAIS DO VENTILADOR

Fração de oxigênio inspirado

A forma da curva de dissociação hemoglobina-O_2 dita que o conteúdo de oxigênio no sangue não está linearmente relacionado à PaO_2. Um valor de PaO_2 que resulte em saturação de oxi-hemoglobina de 94% é razoável na maioria das situações, uma vez que PaO_2 mais elevada provocaria um aumento mínimo no conteúdo arterial de oxigênio, enquanto uma modesta (cerca de 10 mmHg) queda da PaO_2 resultaria em uma redução mínima da saturação de oxi-hemoglobina. Na maioria dos casos, um valor de PaO_2 de 70 a 75 mmHg é uma meta razoável. Os valores de FIO_2 superiores aos necessários à obtenção e uma saturação de oxi-hemoglobina de aproximadamente 95% expõem o paciente desnecessariamente à toxicidade do oxigênio. Sempre que possível, os valores de FIO_2 devem ser reduzidos a um nível $\leq$ 0,40, desde que a saturação de oxi-hemoglobina permaneça em 95% ou mais.

Modo

A escolha do modo de ventilação depende do grau de interação ventilador-paciente que se deseja e da entidade patológica que está sendo tratada. SIMV ou controle assistido é escolhido como o modo de controle; VCP, VCV ou CVRP, como a variável a ser controlada; e o suporte pressórico e o suporte volumétrico são as opções de modos de suporte.

Volume corrente e frequência respiratória

Como visto anteriormente, a ventilação alveolar, o principal fator determinante da $PaCO_2$, é calculada utilizando-se o V_C, a frequência respiratória e o V_M. Uma alteração no V_C resulta em uma alteração correspondente na ventilação alveolar sem afetar a ventilação do V_M. Uma alteração na frequência respiratória afetará a ventilação alveolar e a ventilação do V_M. A escolha do V_C e da frequência respiratória depende da CT. Em um paciente com pulmões relativamente normais, uma frequência de ventilação adequada à idade e um V_C de 7 a 10 mℓ/kg seriam ajustes iniciais adequados. A melhor forma de tratar doenças associadas a constantes de tempo reduzidas (complacência estática reduzida, como SDRA, pneumonia, edema pulmonar) é com um baixo V_C (6 mℓ/kg) e frequências relativamente aceleradas (p. ex., 25 a 40 respirações/min). A melhor forma de tratamento para doenças associadas a CTs prolongadas (maior resistência das vias respiratórias, como asma, bronquiolite) é por meio de frequências relativamente lentas e um V_C mais elevado (10 a 12 mℓ/kg). Na VCP, o V_C fornecido depende da complacência e da resistência do sistema respiratório do paciente e precisa ser monitorado para garantir a quantidade adequada para cada situação. Uma pressão de inflação de 15 a 35 cm H_2O é suficiente para a maioria dos pacientes, mas pode haver necessidade de ajuste, dependendo do volume de V_C expirado. Deve-se ressaltar que a ventilação mecânica não tem como meta alcançar uma $PaCO_2$ "normal". A hipercapnia leve (hipercapnia permissiva) deve ser uma condição aceitável, especialmente quando se está tentando limitar níveis prejudiciais de pressão de inflação ou V_C.

Tempo inspiratório e tempo expiratório

T_I e T_E são ajustados definindo-se a taxa de fluxo inspiratório na VCV e o T_I preciso na VCP. O aumento do T_I resulta na elevação da PMVR, em melhor oxigenação no caso de doenças que levam à redução da CRF e em melhor distribuição do V_C quando há doença pulmonar obstrutiva. O tempo expiratório permitido deve ser suficiente para garantir o esvaziamento adequado dos alvéolos.

Pressão positiva ao final da expiração

O melhor nível de PEEP depende da patologia que está sendo tratada, podendo, por vezes, mudar no mesmo paciente. As decisões geralmente são baseadas na relação PaO_2/FIO_2 e na medição da C_{DIN}.

ASSINCRONIA PACIENTE-VENTILADOR

A assincronia paciente-ventilador ocorre quando o padrão respiratório do paciente não corresponde ao do ventilador. Isso pode ocorrer durante todas as fases da respiração. Entre os efeitos adversos da assincronia paciente-ventilador estão o desperdício de esforço, o fornecimento ineficaz do volume corrente desejado, a geração de pressão intratorácica excessiva resultante em barotrauma e efeitos adversos sobre o débito cardíaco, aumento do trabalho respiratório e desconforto do paciente. Embora existam vários mecanismos para diminuir a assincronia paciente-ventilador, certo grau de assincronia é inevitável, a menos que o paciente seja farmacologicamente sedado e paralisado.

Disparo do ventilador

O paciente deve ser capaz de disparar o ventilador sem esforço excessivo. Os ventiladores podem ser disparados por pressão ou fluxo. No **acionamento por pressão**, a válvula inspiratória se abre e o fluxo é produzido quando determinada pressão negativa é gerada no circuito paciente-ventilador durante a inspiração. O nível de pressão necessário para provocar uma inspiração depende da sensibilidade do gatilho de pressão. No **acionamento por fluxo**, o ventilador produz um fluxo básico de gás através do circuito ventilador-paciente. Quando um sensor de fluxo existente no ramo expiratório do circuito paciente-ventilador detecta uma queda de fluxo decorrente do esforço inspiratório do paciente, a válvula inspiratória se abre, permitindo a respiração pelo ventilador. O grau de alteração de fluxo necessário para desencadear uma inspiração depende da sensibilidade do gatilho de fluxo. O disparo por fluxo é considerado mais confortável, basicamente porque o paciente recebe algum fluxo antes de acionar o ventilador, ao contrário do disparo por pressão, no qual não há produção de fluxo enquanto a ventilação mecânica não é acionada. Aumentar a sensibilidade do disparo, reduzindo as alterações da pressão ou do fluxo necessário para desencadear uma inspiração, reduz o trabalho respiratório. Entretanto, a redução excessiva da pressão necessária poderia resultar em disparo acidental e respirações indesejadas resultantes da turbulência causada pela condensação no interior do circuito ventilatório, vazamentos de ar do TET ou oscilações cardíacas.

Seleção do tempo inspiratório adequado

A duração do T_I deve corresponder à própria fase inspiratória do paciente. Se o T_I for demasiadamente longo, o impulso do paciente para expirar pode começar antes da interrupção do ciclo respiratório ofertado pelo ventilador. Quando isso acontece, a exalação ocorre contra o fluxo inspiratório e uma válvula exalatória fechada, resultando no aumento do trabalho respiratório, na elevação excessiva da pressão intratorácica e em desconforto. Se, por outro lado, o T_I for excessivamente curto, o paciente pode ainda estar inalando sem o auxílio do respirador. Em termos gerais, o T_I normalmente é iniciado a 0,5 a 0,7 segundo para neonatos, 0,8 a 1 segundo para crianças mais velhas e 1 a 1,2 segundo para adolescentes e adultos. É preciso fazer ajustes observando-se individualmente o paciente e o tipo de doença pulmonar presente. Em paciente com doença pulmonar grave (tanto de natureza obstrutiva quanto restritiva), é possível que seja necessário selecionar valores artificiais de T_I e T_E, como visto anteriormente. Em tais situações, a analgesia adequada, a sedação e, em casos extremos, o bloqueio neuromuscular podem ser medidas necessárias.

Seleção do padrão de fluxo inspiratório

Na VCV, o fluxo inadequado pode ser outra fonte de assincronia paciente-ventilador. Após o início da inspiração, se a quantidade predeterminada de fluxo for inadequada para atender à demanda do paciente, ocorre um estado de "**inanição de fluxo**", que resulta em um trabalho respiratório excessivo e desconforto. Tais pacientes podem exigir um padrão de desaceleração do fluxo inspiratório, no qual o nível de fluxo fornecido é mais elevado no início da inspiração, diminuindo no seu decorrer à medida que os pulmões se enchem. Por outro lado, esse tipo de padrão pode ser desconfortável para um paciente que deseje um preenchimento alveolar mais gradual. A seleção do padrão de fluxo inspiratório deve se basear na mecânica respiratória de cada paciente. Na VCP e na VSP, o tempo de elevação do fluxo inspiratório determina a maneira pela qual se aumenta a pressão nas vias respiratórias e fornece o V_C. As considerações para a escolha do tempo de elevação adequado na VCP e na VSP são semelhantes àquelas para a escolha do padrão de fluxo inspiratório na VCV.

Uso dos modos de suporte

Deve-se permitir que o paciente consciente tenha respirações espontâneas auxiliadas por VSP ou VSV. Essa abordagem minimiza as respirações mandatórias geradas pelo ventilador e cuja modulação está além do controle do paciente. Portanto, devem-se fazer avaliações para determinar se o paciente é capaz de manter as necessidades ventilatórias mais nos modos de suporte e menos nos modos de controle.

Uso da sedação e do bloqueio neuromuscular

Manter o paciente consciente e confortável é um objetivo desejável durante a ventilação mecânica. A respiração espontânea com um bom tônus muscular e a ocorrência de tosse são importantes para limpar as secreções traqueobrônquicas. A capacidade do paciente de sinalizar desconforto também é importante para identificação e prevenção de fatores possivelmente prejudiciais. Em determinadas situações, o manejo da assincronia paciente-ventilador assume uma importância muito maior quando a assincronia está causando um transtorno inaceitável da troca gasosa e lesão pulmonar induzida pela ventilação mecânica. É possível que seja necessário ajustar a frequência respiratória, o T_I e a pressão de insuflação de modo artificial e desfavorável tanto para a patologia intersticial alveolar pulmonar quanto para as doenças obstrutivas das vias respiratórias. Nesses pacientes, a sedação profunda geralmente é necessária; a dexmedetomidina, os benzodiazepínicos e os opiáceos são os agentes mais comuns utilizados para esse fim. Em circunstâncias extremas, é necessário o bloqueio neuromuscular com um agente não despolarizante, como o vecurônio, para eliminar qualquer esforço do paciente e tônus dos músculos respiratórios. Ao se utilizar o recurso da paralisia farmacológica, deve-se administrar sedação profunda para que o paciente não sinta dor e desconforto. A sedação e a paralisia farmacológicas podem garantir total controle da ventilação do paciente por meios mecânicos, podendo resultar em melhorias emergenciais da troca gasosa com a redução da pressão de insuflação. Entretanto, o uso prolongado desses agentes pode estar associado a consequências indesejáveis e taxas de morbidade mais elevadas. O risco de secreções traqueobrônquicas inadequadas e atelectasia é potencialmente maior. O uso prolongado da sedação farmacológica pode estar associado a dependência química e manifestações de abstinência, assim como o bloqueio neuromuscular prolongado está associado a neuromiopatia em pacientes criticamente enfermos. Os benefícios da sedação e da paralisia farmacológica, portanto, devem ser cuidadosamente equilibrados com os riscos, devendo-se fazer avaliações periódicas para determinar a necessidade de sua continuação.

Interações cardiopulmonares

A ventilação mecânica tanto pode ter efeitos favoráveis quanto adversos sobre o desempenho cardíaco. A redução do consumo de oxigênio necessário para o trabalho respiratório melhora o suprimento de oxigênio a órgãos vitais. A respiração com pressão positiva diminui a pós-carga do VE, aumentando, assim, o volume de bombeamento e o débito cardíaco em pacientes com falência miocárdica (p. ex., miocardite). Por outro lado, o retorno venoso sistêmico reduzido pode comprometer ainda mais o volume de bombeamento em pacientes hipovolêmicos. Esses pacientes necessitarão de uma carga de líquido intravascular. Além disso, o aumento da resistência vascular pulmonar (RVP) causado pela pressão intratorácica positiva pode resultar em maior descompensação de um ventrículo direito já comprometido. A RVP encontra-se no seu valor mais baixo quando a CRF está em um nível ótimo. Quando a CRF está baixa ou alta demais, a RVP (e, consequentemente, a pós-carga do ventrículo direito) aumenta. Tanto os efeitos desejáveis quanto indesejáveis das interações cardiopulmonares podem coexistir e exigir constante avaliação e intervenções necessárias (Tabela 89.12).

MONITORAMENTO DA MECÂNICA RESPIRATÓRIA

Volume corrente exalado

O volume corrente exalado (V_{CE}) é medido por um pneumotacômetro existente no circuito ventilatório durante a exalação. Na VCV, parte do volume fornecido mecanicamente pode vazar durante a inspiração e, portanto, nunca chegar ao paciente. A medição do V_{CE} descreve mais precisamente o V_C que está contribuindo para a ventilação alveolar do paciente. Na VCP, o V_{CE} depende da complacência e da resistência do sistema respiratório do paciente, razão pela qual fornece valiosas pistas diagnósticas. A redução do V_{CE} durante a VCP indica queda da complacência ou aumento da resistência e é útil para orientar o médico para a investigação e o manejo adequados. O aumento do V_{CE} é sinal de melhora, podendo exigir o desmame das pressões de inflação para ajustar o V_{CE}.

Pressão inspiratória de pico

Na VCV e na CVRP, a PIP é a variável secundária determinada pela complacência e pela resistência do sistema respiratório do paciente. Aumento da PIP nesses modos é sinal de complacência reduzida (p. ex., atelectasia, edema pulmonar, pneumotórax) ou de resistência aumentada (p. ex., broncospasmo, tubo endotraqueal obstruído). Durante a VCV e a CVRP, a redução da frequência respiratória ou o prolongamento do T_I resulta em uma PIP mais baixa em pacientes com CTs prolongadas, dada a maior disponibilidade de tempo para o preenchimento dos alvéolos. Nesses pacientes, redução da PIP sugere aumento da complacência ou redução da resistência do sistema respiratório.

Complacência dinâmica e complacência estática do sistema respiratório

As alterações da PIP durante a VCV e a CVRP, e do V_{CE} durante a VCP, são determinadas pela C_{DIN} do sistema respiratório (pulmão e parede torácica). Calcula-se a C_{DIN} da seguinte maneira:

$$C_{DIN} = V_{CE} \div (PIP - PEEP)$$

O cálculo leva em consideração as propriedades fluxo-resistivas e elásticas do sistema respiratório. As alterações da C_{DIN} podem ser utilizadas para avaliar os efeitos dos diferentes níveis de PEEP à medida que a ventilação corrente se transfere ao longo da curva volume-pressão (ver Figura 89.7). A elevação da PEEP nas doenças intersticiais alveolares (aumento da elastância), resultando no aumento da C_{DIN}, sugere recrutamento alveolar, enquanto a redução da C_{DIN} pode indicar

Tabela 89.12 Estratégias de ventilação mecânica sugeridas em diversas situações clínicas.

SITUAÇÃO	DOENÇA	ESTRATÉGIA
Baixa complacência, resistência normal	SDRA	VCP, VLPVR, OAF, VJAF
Complacência normal, alta resistência	Asma	PVC, CVRP
Complacência normal, resistência normal para desmame	Traumatismo de cabeça, superdosagem medicamentosa, estenose subglótica	VCV

SDRA, síndrome do desconforto respiratório agudo; VCP, ventilação com controle de pressão; VLPVR, ventilação com liberação de pressão das vias respiratórias; OAF, oscilação de alta frequência; VJAF, ventilação a jato de alta frequência; CVRP, controle de volume regulado pela pressão; VCV, ventilação com volume controlado.

hiperdistensão. Do mesmo modo, nas doenças obstrutivas (aumento da resistência), o ajuste dos níveis de PEEP para melhorar o colapso das vias respiratórias durante a expiração pode ser orientado pelo monitoramento da C_{DIN}. Para avaliar apenas a retração elástica do pulmão, é preciso medir a complacência estática (C_{EST}) quando é necessário não haver fluxo de ar. Essa medição é realizada utilizando-se uma manobra de pausa inspiratória com o paciente sob bloqueio neuromuscular e observando as formas de onda pressão-tempo e fluxo-tempo (Figura 89.12). Durante essa manobra, o fluxo inspiratório cessa, enquanto a válvula expiratória permanece fechada, permitindo, assim, que a pressão se equilibre no circuito ventilatório e nos pulmões do paciente. Essa pressão, conhecida como *pressão de platô* (P_{plat}), reflete a pressão alveolar. A C_{EST} é calculada da seguinte maneira:

$$C_{EST} = V_{CE} \div (P_{plat} - PEEP)$$

A diferença entre a C_{DIN} e a C_{EST} é atribuída à resistência das vias respiratórias. Essa diferença é mínima nas doenças intersticiais alveolares, mas substancial quando há obstrução das vias respiratórias.

Avaliação da auto-PEEP

Avalia-se a auto-PEEP por meio de uma manobra de pausa expiratória em que se retarda a inspiração, permitindo que a pressão alveolar se equilibre com as vias respiratórias. Quando há doenças com obstrução das vias respiratórias, pode ocorrer o esvaziamento insuficiente dos alvéolos se o tempo de exalação não for adequado. A pressão alveolar superior à PEEP de ajuste ao término da pausa expiratória é medida como auto-PEEP ou PEEP intrínseca. A auto-PEEP pode produzir efeitos adversos na ventilação e no estado hemodinâmico, podendo ser manejada reduzindo-se a frequência respiratória ou o T_I, e permitindo, assim, um tempo mais alargado para a expiração. Pode-se manejar a auto-PEEP, portanto, aumentando a PEEP de ajuste (PEEP *extrínseca*), e retardando, desse modo, o fechamento das vias respiratórias durante a exalação e melhorando o esvaziamento alveolar.

Avaliação da ventilação do espaço morto

A ventilação com pressão positiva e a aplicação da PEEP podem resultar em diminuição do retorno venoso, do débito cardíaco e, consequentemente, da perfusão pulmonar. A ventilação dos alvéolos insatisfatoriamente perfundidos resulta na ventilação do espaço morto, o que não contribui para a troca gasosa. Pode-se calcular a fração do V_M/V_C (ver anteriormente). O V_M/V_C normal é de 0,33. O aumento do V_M/V_C é sinal de baixa perfusão alveolar. Pacientes com V_M/V_C elevado podem necessitar de transfusão de volume intravascular ou de outro meio de aumento do débito cardíaco para melhorar a perfusão pulmonar. A fração do V_M/V_C é calculada e demonstrada por capnografias comercialmente disponíveis, que medem continuamente a $PetCO_2$ endotraqueal.

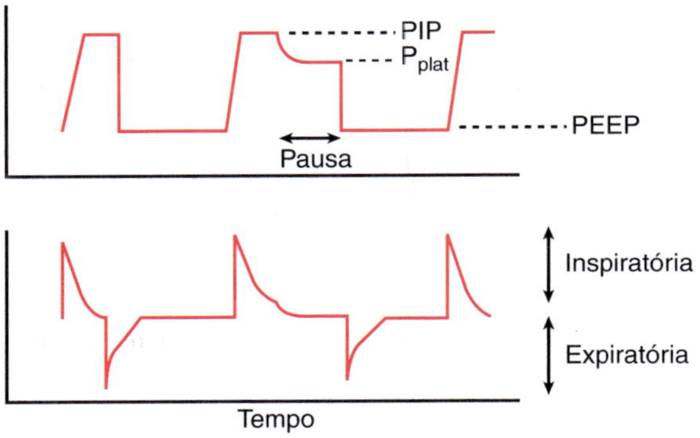

Figura 89.12 A melhor maneira de determinar a pressão alveolar é medindo-se a pressão de platô (P_{plat}). A inspiração sofre uma longa pausa, permitindo que a pressão dos gases alveolares se equilibre com a pressão do circuito ventilatório. A pressão das vias respiratórias ao final da pausa inspiratória é a P_{plat}. A diferença entre a pressão de pico inspiratória (PIP) e a P_{plat} é resultado das propriedades fluxo-resistivas do pulmão, enquanto a P_{plat} reflete a pressão necessária para vencer as propriedades elásticas do pulmão e da parede torácica. PEEP, pressão expiratória final positiva.

LESÃO PULMONAR INDUZIDA PELA VENTILAÇÃO MECÂNICA

Assim como a maioria das terapias médicas, a ventilação mecânica pode ser prejudicial. A fisiopatologia da lesão pulmonar induzida pela ventilação mecânica pode ser multifatorial. Os grandes volumes pulmonares e as altas pressão fornecidas com maior frequência causam deformação cíclica, o que pode resultar na ruptura das junções de oclusão entre as células epiteliais alveolares e endoteliais capilares, com a formação de bolhas intracapilares que resultam em edema alveolar e intersticial. Esse **biotrauma** pode causar a liberação de citocinas pró-inflamatórias que lesionam ainda mais o pulmão e circulam no sangue fora do pulmão, resultando em falência múltipla dos órgãos. As evidências indicam que em pacientes com SDRA, a não utilização de $V_C \geq 10$ mℓ/kg e $P_{plat} \geq 30$ cm H_2O limita a ocorrência de lesões alveolares difusas.

O **atelectrauma** é o estresse de cisalhamento sobre as paredes alveolares causado pela abertura e pelo fechamento cíclicos dos alvéolos. A PEEP pode ser utilizada para evitar o colapso e manter os alvéolos abertos. É importante que as unidades alveolares não sofram hiperdistensão nem entrem em colapso. O ajuste cuidadoso da PEEP pode permitir também que o médico desmame o paciente de uma FIO_2, outra fonte potencial de lesão pulmonar (**oxitrauma**). Embora a maioria dos pacientes receba uma FIO_2 de 1,00 durante a intubação endotraqueal e no início da ventilação mecânica, deve-se instituir rapidamente a elevação da PEEP para recrutar alvéolos sem hiperdistensão, a fim de melhorar a oxigenação e permitir o desmame da FIO_2. Embora se desconheça um valor de FIO_2 abaixo do qual não haja risco de toxicidade do oxigênio, a maioria dos médicos visa a um valor $< 0{,}6$. A mecânica regional pode desempenhar um papel importante na lesão pulmonar.

Pneumonia associada à ventilação mecânica

A fisiopatologia da pneumonia associada à ventilação mecânica (PAVM) é multifatorial. A aspiração de secreções orais e/ou gástricas, a colonização dos TETs e a supressão de reflexos de tosse com a administração de sedação desempenham um papel importante. A ocorrência de febre e leucocitose recém-instaladas acompanhadas de condensações demonstradas por imagens radiográficas do tórax é consistente com o diagnóstico de PAVM. Essa complicação pode levar à piora da troca gasosa, ao prolongamento da ventilação e, até mesmo, à morte. A elevação da cabeceira a 30° após o início da ventilação mecânica e o uso de um protocolo para a descontaminação oral durante a ventilação mecânica constituem dois meios de redução do risco de PAVM. A estratégia mais eficaz para minimizar quaisquer das complicações citadas é a avaliação regular da aptidão para a extubação e liberação da ventilação mecânica tão logo clinicamente possível.

Desmame

Deve-se considerar o desmame da ventilação mecânica a partir do momento em que a insuficiência respiratória do paciente comece a melhorar. A maioria dos pediatras é favorável ao desmame gradativo do suporte de ventilação. Com a SIMV, a taxa de ventilação é lentamente reduzida, permitindo que a respiração espontânea do paciente (normalmente assistida por suporte pressórico ou volumétrico) assuma uma proporção maior da ventilação-minuto. Quando a taxa de ventilação é baixa (< 5 respirações/min) a ponto de contribuir minimamente para a ventilação-minuto, procede-se à avaliação da aptidão para a extubação. Outro método alternativo de desmame gradual é a transição para o modo VSP. Nesse modo, a taxa de ventilação não é predeterminada, permitindo que todas as respirações desencadeadas sejam assistidas por suporte pressórico. O médico reduz lentamente o suporte pressórico para um valor baixo (< 5 a 10 cm H_2O), avaliando, nessa ocasião, a aptidão para a extubação. Durante a execução de qualquer das duas técnicas, deve-se interromper o desmame em caso de taquipneia, aumento do trabalho respiratório, hipoxemia, hipercapnia, acidose, diaforese, taquicardia ou hipotensão.

A maneira mais objetiva de avaliar a aptidão para a extubação é por meio de um **teste de respiração espontânea (TRE)**. Antes de realizar um TRE, o paciente deve estar acordado e com os reflexos das vias respiratórias intactos, demonstrar capacidade para lidar com secreções orofaríngeas e apresentar estado hemodinâmico estável. Além disso, a troca gasosa deve ser adequada, definida como $Pa{O_2} > 60$ mmHg, e $FI{O_2} < 0,4$ e PEEP ≤ 5 cm H_2O. Atendendo a esses critérios, o paciente deve iniciar a CPAP com suporte pressórico mínimo ou inexistente (≤ 5 cm H_2O). Se esse TRE for tolerado sem quaisquer episódios de descompensação respiratória ou cardiovascular, é provável que a extubação seja bem-sucedida.

Alguns neonatos e lactentes não conseguem se manter calmos ou comportados por tempo suficiente para concluir o TRE. Nesse caso, deve-se avaliar a aptidão para a extubação com um baixo nível de suporte de ventilação mecânica. Os dados sugerem que o risco de insucesso da extubação é baixo se o paciente estiver confortável e apresentar estado hemodinâmico estável com troca gasosa adequada e V_C espontâneo > 6,5 mℓ/kg enquanto recebe do ventilador < 20% de ventilação-minuto total. Determinados grupos de pacientes apresentam maior risco de insucesso da extubação, como lactentes, crianças ventiladas mecanicamente por mais de 7 dias e pacientes com condições respiratórias ou neurológicas crônicas. Essas crianças geralmente se beneficiam da transição para um modo não invasivo de ventilação com pressão positiva (p. ex., cânula nasal de alto fluxo, CPAP ou BiPAP) administrada por meio de cânula nasal ou máscara facial para aumentar as chances de sucesso da extubação.

Não é possível prever a probabilidade de **obstrução das vias respiratórias superiores após a extubação** – a causa mais comum de insucesso da extubação em crianças – com base no resultado de um TRE ou de medições de variáveis fisiológicas realizadas à beira do leito. A intubação endotraqueal traumática e o edema subglótico decorrente de irritação causada pelo tubo endotraqueal, especialmente em pacientes que demonstrem agitação enquanto recebem a ventilação mecânica, são causas comuns de estreitamento das vias respiratórias após a extubação. A administração de corticosteroides intravenosos (dexametasona 0,5 mg/kg a cada 6 horas em 4 doses antes da extubação) demonstrou minimizar a incidência de obstrução das vias respiratórias após a extubação. Em pacientes que desenvolvem obstrução pós-extubação das vias respiratórias, a necessidade de reintubação pode ser evitada com a administração de epinefrina racêmica nebulizada e heliox.

A bibliografia está disponível no GEN-io.

89.2 Ventilação Mecânica Prolongada

Ver Capítulo 446.4.

Capítulo 90

Doença Associada à Altitude em Crianças (Doença Aguda das Montanhas)

Christian A. Otto

A doença das grandes altitudes representa um espectro de entidades clínicas com manifestações neurológicas e pulmonares que se sobrepõem em suas apresentações e que compartilham elementos comuns de fisiopatologia. A **doença aguda das montanhas (DAM)** é relativamente benigna e tem apresentação autolimitante, enquanto o **edema pulmonar da grande altitude (EPGA)** e o **edema cerebral da grande altitude (ECGA)** são potencialmente fatais.

Dentre os destinos de altitude elevada, estão as cidades de La Paz (Bolívia, 3.700 m), Lhasa (Tibete, 3.600 m), Cuzco (Peru, 3.400 m) e Quito (Equador, 2.850 m), que se situam em uma elevação onde há probabilidade de se desenvolver uma doença associada à altitude. No entanto, muitas vezes essa informação é negligenciada pelos viajantes. Em 2014, mais de 15 milhões de pessoas visitaram Lhasa, o que representa um aumento de 6 vezes em 8 anos desde a abertura da Ferrovia Qinghai-Tibete. No oeste dos EUA, 35 milhões de pessoas visitam *resorts* alpinos anualmente. Mais de 40% das pessoas que ficam acima de 3.300 m sofrem de DAM. Somente no Colorado, aproximadamente 150 mil crianças com menos de 12 anos de idade visitam as montanhas anualmente em férias de esqui com suas famílias. Em 2014, os sintomas de DAM foram suficientemente graves para resultar em 1.350 visitas ao pronto-socorro em todo o Colorado. Devido ao crescente número de viagens para altitudes elevadas, milhares de crianças tendem a desenvolver sintomas de DAM.

ETIOLOGIA

O limiar de altitude no qual a doença clínica pode começar a ocorrer é de 1.500 m. Nessa altitude, inicia-se uma leve deficiência no transporte de oxigênio, mas a ocorrência de doença é relativamente rara até que altitudes mais elevadas sejam alcançadas. As crianças com problemas clínicos subjacentes que comprometem o transporte de oxigênio podem estar predispostas a desenvolver a doença em níveis mais baixos de altitude. Em *altitudes moderadas*, ou seja, de 2.500 a 3.500 m, geralmente a saturação de oxigênio arterial ($Sa{O_2}$) é bem mantida. No entanto, pode ocorrer uma leve hipoxia tecidual como resultado da baixa pressão parcial de oxigênio arterial ($Pa{O_2}$) e a doença da altitude se torna comum após uma rápida ascensão para níveis acima de 2.500 m. Essa é a faixa de altitude que a maioria das pessoas visita e na qual se encontram muitos *resorts* populares de esqui nos EUA e, assim, a faixa mais comum para identificar o maior número de casos de doença da altitude. *Altitudes muito elevadas*, tais como aquelas de 3.500 a 5.500 m, estão associadas à doença mais grave da altitude à medida que a $Sa{O_2}$ diminui a níveis abaixo de 90%. Nessas condições, as saturações incidem na porção íngreme da curva de dissociação da hemoglobina e, com aumentos relativamente pequenos na altitude, pode ocorrer uma acentuada dessaturação. Nessas alturas, é observada uma hipoxemia grave durante o sono, os exercícios físicos e a doença. O EPGA e o ECGA são mais comuns nesse ambiente. *Altitudes extremas*, as situadas acima de 5.500 metros, geralmente resultam em doença grave da altitude durante uma subida aguda sem uma fonte suplementar de oxigênio. Uma aclimatação em altitudes intermediárias é necessária para atingir altitudes extremas. Uma adaptação completa não é possível e em longas permanências isso resulta em deterioração progressiva.

EFEITOS GERAIS DA HIPOXIA HIPOBÁRICA

A pressão parcial de oxigênio ($P{O_2}$) na atmosfera diminui em uma escala logarítmica com o aumento das altitudes geográficas, mas a concentração de oxigênio continua constante em níveis de 20,93% da pressão atmosférica. A $Sa{O_2}$ diminui com o aumento da altitude, podendo então desencadear respostas dos quimiorreceptores centrais para produzir uma hiperventilação na tentativa de normalizar essa saturação. Uma hipoventilação relativa agrava a hipoxemia na exposição a grandes altitudes. Durante o sono, uma respiração periódica associada à grande altitude pode resultar em períodos de apneia, o que causa ainda mais a queda do oxigênio arterial. Na altitude, frequentemente a homeostase dos líquidos sofre um desvio que resulta em uma generalizada retenção e redistribuição de líquidos nos espaços intracelulares e intersticiais, o que se manifesta por edema periférico, diminuição do débito urinário e redução da troca gasosa.

Aclimatação

Subidas graduais durante várias semanas que permitam uma aclimatação têm sido de grande valia para atingir a maior parte dos picos mais altos do mundo sem oxigênio suplementar. Sem essa subida gradual, a rápida exposição a altitudes extremas resulta em perda de consciência e asfixia em questão de minutos. As crianças podem se aclimatar pelo menos tão bem, se não melhor, do que os adultos quando comparamos a frequência cardíaca e a $Sa{O_2}$ das crianças entre 7 e 9 anos de idade com os valores dos seus pais durante uma subida lenta.

Algumas das respostas à hipoxia são mediadas no nível molecular pelo *fator induzido pela hipoxia* (HIF, do inglês *hypoxia-inducible factor*). Esse ativador transcricional organiza a expressão de centenas de genes em resposta a condições hipóxicas tanto agudas quanto crônicas. A aclimatação começa na altitude, fazendo com que o SaO_2 caia abaixo dos valores do nível do mar. Os visitantes mais saudáveis não aclimatados a grandes altitudes não vão experimentar uma queda significativa na saturação de oxigênio (SaO_2 < 90%) até que atinjam altitudes superiores a 2.500 m. As crianças com doenças preexistentes que reduzem o transporte de oxigênio podem apresentar intolerância a um estresse hipóxico da altitude em níveis mais baixos. As doenças cardíacas e respiratórias, tanto as agudas quanto as crônicas, são de importância particular. A capacidade intrínseca de cada indivíduo para se aclimatar também é importante. Uma aclimatação prévia bem-sucedida pode ser preditiva de respostas futuras nos adultos em condições semelhantes, mas este pode não ser o caso das crianças. Algumas pessoas se adaptam com mais facilidade, sem desenvolver sintomas clínicos; outras podem desenvolver DAM em caráter transitório durante a aclimatação; e poucas têm reações acentuadas pela exposição à altitude, não se aclimatam e desenvolvem uma doença grave associada à altitude.

A resposta mais importante à hipoxia aguda é um aumento da ventilação minuto. Os quimiorreceptores periféricos nos corpos carotídeos respondem à hipoxia por meio da sinalização do centro de controle respiratório, no bulbo, para aumentar a ventilação. Isso diminui a pressão parcial alveolar do dióxido de carbono ($PaCO_2$), resultando então em um aumento correspondente da PAO_2 e da oxigenação arterial. Esse aumento da ventilação, conhecido como **resposta ventilatória à hipoxia (RVH)**, varia em magnitude entre os indivíduos, podendo ser geneticamente predeterminado, e está relacionado com a capacidade de se adaptar. Constatou-se que as variações na resposta ventilatória à hipoxia e o início da DAM com a subida para altitudes elevadas foram muito parecidos entre as crianças e seus pais. Outras pesquisas demonstraram que a agregação familiar da DAM corresponde a até 50% da variabilidade do início da doença entre as crianças. Uma baixa RVH e uma hipoventilação relativa estão implicadas na patogênese de ambas as condições, DAM e EPGA, enquanto uma intensa RVH aumenta a adaptação. À medida que a ventilação aumenta, ocorre uma alcalose respiratória que exerce um *feedback* negativo sobre o controle respiratório central e limita ainda mais o aumento da ventilação. Os rins excretam bicarbonato em uma tentativa de compensar a alcalose. À medida que o pH normaliza, a ventilação eleva-se lentamente, atingindo um máximo em 4 a 7 dias. *O processo é otimizado pela acetazolamida, que induz uma diurese de bicarbonato.*

Os aumentos da atividade simpática e da liberação de catecolaminas resultam na elevação da frequência cardíaca, da pressão arterial, do débito cardíaco e do tônus venoso. Exceto em altitudes extremas, a aclimatação provoca um ajuste na frequência cardíaca nos níveis de repouso retornando gradualmente a valores próximos do nível do mar. *A taquicardia relativa em repouso é uma evidência de má aclimatação.*

A aclimatação hematopoética consiste em um aumento nos níveis de hemoglobina (Hb) e de eritrócitos (RBCs, do inglês *red blood cells*), como também em uma elevação dos níveis do 2,3-difosfoglicerato. Após uma subida aguda, ocorre um aumento inicial de até 15% na concentração de Hb, principalmente do líquido que desvia para o espaço extravascular. A aclimatação leva a um aumento do volume plasmático e do volume de sangue total. Em resposta à hipoxemia, a eritropoetina é secretada mediada por HIF no período de horas de subida, ocorrendo então uma estimulação da produção de novos eritrócitos, que começam a aparecer na circulação em 4 ou 5 dias. A hipoxemia também aumenta os níveis de 2,3-difosfoglicerato, o que resulta em um *shunt* mínimo para a direita da curva de dissociação da hemoglobina e favorece a liberação de oxigênio do sangue para os tecidos. Isso é antagonizado pelo *shunt* para a esquerda da curva causado pela alcalose respiratória da hiperventilação. O resultado é uma anulação da alteração da curva de dissociação da oxi-hemoglobina e um aumento na ligação O_2-Hb no pulmão, aumentando a SaO_2. Os montanhistas em altitudes extremas respondem com acentuada hiperventilação, alcalose e um *shunt* para a esquerda que favorece a carga de oxigênio em um ambiente hipóxico e aumenta a SaO_2.

DOENÇA AGUDA DAS MONTANHAS

Epidemiologia e fatores de risco

A incidência da doença da grande altitude depende de diversas variáveis, tais como a taxa de subida, a exposição prévia à altitude e a predisposição genética individual. Dormir na grande altitude, altitude final alcançada e tempo de permanência na altitude também são fatores claros de risco para o desenvolvimento de DAM. A DAM é muito comum na **subida rápida**. Escaladores de todo o mundo que sobem rapidamente (1 ou 2 dias) a partir do nível do mar a altitudes de 4.300 m a 6.100 m têm uma incidência muito elevada de DAM (27% a 83%). O perfil de subida rápida associado a viagens aéreas para locais de grande altitude também resulta em taxas elevadas de crises de DAM. Os visitantes que voam até a região de Khumbu para explorar a área do Monte Everest têm uma maior incidência de DAM (47%) em comparação com aqueles que andam (23%). Os esquiadores que visitam *resorts* no oeste dos EUA a partir do nível do mar geralmente seguem de avião ou dirigem até a região, mas dormem nas altitudes relativamente moderadas de 2.000 m a 3.000 m. Nessa população, a DAM ocorre em aproximadamente 25% dos casos.

As crianças têm a mesma incidência de DAM que os adultos. A suscetibilidade individual (genética) para o desenvolvimento de DAM desempenha um papel significativo na avaliação do risco. A maioria dos indivíduos com histórico de DAM na subida aguda é propensa a experimentar sintomas semelhantes com visitas repetidas à altitude. O sexo não afeta a incidência de DAM.

Fisiopatologia

Os sintomas de DAM se desenvolvem várias horas após a chegada na grande altitude, ao passo que em geral o desenvolvimento de EPGA e de ECGA exige vários dias de exposição à altitude. Como a hipoxemia ocorre dentro de um prazo de minutos após a chegada, ela não pode ser a causa direta de doença da grande altitude, mas sim o fator inicial.

As manifestações clínicas da DAM/ECGA são, principalmente, o resultado de uma disfunção do sistema nervoso central (SNC) causada por fatores mecânicos hemodinâmicos e por mediadores bioquímicos de permeabilidade. A resposta vasodilatadora do SNC à hipoxemia provoca um aumento no fluxo sanguíneo cerebral e no volume do cérebro. A elevação significativa no volume do cérebro é observada em moderados a graves DAM e ECGA, mas não tem sido demonstrada na DAM leve. A alteração hipóxica da autorregulação vascular do SNC e a hipertensão do exercício podem aumentar a transmissão de pressão para os leitos capilares do cérebro, resultando então em extravasamento capilar e edema vasogênico. O fator de crescimento endotelial vascular mediado pelo HIF, a forma induzida do óxido nítrico sintase, as citocinas reativas e a formação de radicais livres podem aumentar a permeabilidade. Tanto a ativação mecânica quanto a ativação bioquímica do sistema trigeminovascular têm sido propostas como causas da cefaleia da grande altitude, o principal sintoma da DAM. O edema vasogênico foi implicado na DAM e no ECGA graves, mas a RM revela alterações de sinal em indivíduos com e sem DAM clínica. Os adultos podem sofrer alterações na função cognitiva com a exposição aguda a altitudes elevadas. A investigação da disfunção cognitiva em crianças europeias saudáveis residentes em zonas baixas encontrou um comprometimento significativo na memória verbal a curto prazo, na memória episódica e nas funções executivas 24 h após a chegada a uma altitude de 3.450 m. Esses comprometimentos foram atribuídos à disfunção induzida por hipoxia da substância branca cerebral. As alterações neuropsicológicas foram consideradas reversíveis, uma vez que a função cognitiva voltou ao patamar basal na reavaliação 3 meses após o retorno ao nível do mar.

Muitas das respostas à hipoxia e à exposição à altitude ocorrem tanto em indivíduos que desenvolvem sintomas quanto naqueles que permanecem livres de DAM. Para lidar com a discrepância da doença sintomática, foi proposta a hipótese "ajuste apertado". Essa teoria sugere que o desenvolvimento de DAM/ECGA seria o resultado de uma falta de espaço para acomodar o aumento do volume intracraniano devido à expansão do cérebro e ao edema cerebral que se desenvolvem na altitude. A adequação dos espaços intracraniano e intraespinal às alterações de tamponamento do cérebro e do líquido cefalorraquidiano (LCR) corresponde ao conceito de volume central. O tampão surge quando o LCR intracraniano é deslocado através do forame magno pelo espaço disponível no canal espinal, seguido por um aumento da absorção do LCR e diminuição da sua produção. Os indivíduos com menor capacidade de tamponamento do LCR apresentam menor complacência e a possibilidade de se tornarem mais sintomáticos (desenvolver DAM).

Prevenção

Uma abordagem completa à viagem para altitudes elevadas com crianças deve se concentrar em três fases: planejamento da subida e avaliação do risco, reconhecimento e manejo das doenças associadas à atitude, e acompanhamento de qualquer doença relativa a viagens futuras ou dos exames diagnósticos necessários.

O planejamento da viagem para altitudes elevadas com crianças deve considerar o ritmo da subida, a formulação de um plano de emergência para comunicação e evacuação e a disponibilidade de cuidados médicos no destino. A disponibilidade de cuidados médicos e a evacuação de uma altitude influenciarão o grau de preparação pessoal necessário. *A subida lenta com tempo para uma adaptação é a melhor prevenção para todas as formas de doença associada à altitude.* Deve-se permanecer por alguns dias em altitudes moderadas (2.000 a 3.000 m) seguido por uma subida gradual antes de se chegar a uma altitude elevada. Uma noite extra para aclimatação (na mesma altitude em que a pessoa for dormir) deve ser adotada a cada 1.000 m alcançados. A subida rápida pelo ar pode ser evitável através de rotas alternativas ou meios alternativos de transporte. A exposição à hipoxia hipobárica (pressão atmosférica reduzida com manutenção do O_2 em 20,9%) diminui a pressão parcial de gás carbônico exalado no final da expiração e a DAM, aumentando ao mesmo tempo a SaO_2 e a resistência ao exercício na exposição a uma altitude maior. Permanecer em Denver, Colorado, por 1 a 2 dias antes de seguir para altitudes alpinas maiores é um exemplo desse tipo de estratégia e tem sido uma técnica eficaz para a aclimatação; ela tem a vantagem de reduzir a probabilidade de desenvolver DAM, EPGA ou ECGA. Uma tendência similar na pré-aclimatação foi encontrada com a pré-exposição à hipoxia *normobárica* (pressão atmosférica contínua com $O_2 < 20{,}9\%$) usando-se tendas de baixo O_2 disponíveis para venda ou máscaras respiratórias para hipoxia, embora essa conduta não seja tão efizaz quanto a pré-aclimatação com hipoxia *hipobárica*. A subida lenta e gradual é outro meio eficaz de aclimatação. A altitude na qual a pessoa dorme é considerada mais importante do que a maior altitude alcançada durante as horas de caminhada. As diretrizes recomendam que *acima de 3.000 m, não se deve aumentar a elevação do sono em mais de 500 m por dia e deve-se incluir 1 dia de descanso a cada 3 a 4 dias sem subida para uma altitude de sono maior.* A aclimatação e a subida lenta são, de longe, as melhores maneiras de evitar a DAM. Nos primeiros dias na altitude, os indivíduos devem limitar a sua atividade e manter uma hidratação adequada.

A **avaliação do risco clínico** abrange a consideração da idade, de doença prévia associada à altitude e das possíveis circunstâncias predisponentes a esse tipo de doença. Os bebês muito novos (< 4 a 6 semanas) podem não ter completado a transição circulatória pós-natal e ser mais vulneráveis à dessaturação associada à altitude com respiração periódica, *shunt* direita-esquerda através do forame oval e vasoconstrição hipóxica pulmonar. Aqueles que necessitaram de suplementação de oxigênio durante o período neonatal, especialmente para a hipertensão pulmonar, podem estar em risco de hipoxemia com a exposição prolongada à altitude. O histórico e o exame físico são úteis para identificar as condições predisponentes ao EPGA, tais como infecções virais recentes, malformações cardíacas ou apneia obstrutiva do sono. Sabe-se que as crianças têm uma reatividade vascular pulmonar maior do que a dos adultos. Desse modo, as doenças respiratórias como otite média, pneumonia ou bronquiolite que causam liberação de mediadores inflamatórios vão aumentar a permeabilidade capilar; embora sejam normalmente toleradas ao nível do mar, quando superpostas a hipoxia em grandes altitudes, essas patologias predispõem às crianças a formas graves do mal da montanha. Se uma criança teve uma infecção respiratória superior ou inferior recente ou otite média, deve-se considerar atentamente uma subida rápida acima de 2.000 m.

As crianças com uma doença pulmonar crônica (p. ex., fibrose cística, displasia broncopulmonar) e apneia obstrutiva do sono correm maior risco de hipoxia na altitude e de desenvolvimento de EPGA. Portanto, elas devem ser submetidas ao monitoramento da SO_2 durante as viagens para lugares de grande altitude. Do mesmo modo, as crianças com lesões cardíacas envolvendo um aumento no fluxo sanguíneo pulmonar ou uma hipertensão pulmonar correm um risco maior de desenvolver EPGA. Aquelas com trissomia do 21 têm um aumento da reatividade vascular pulmonar e um risco mais alto de hipertensão pulmonar, como também estão mais propensas a ter apneia obstrutiva do sono e hipoventilação. *As viagens para lugares altos com crianças com anemia falciforme que vivem no nível do mar devem ser reconsideradas ou então subir cuidadosamente, pois a crise falciforme pode ocorrer em altitudes baixas como 1.500 m.* As crianças com traço falciforme podem se tornar sintomáticas em altitudes acima de 2.500 m.

Comumente, a **acetazolamida** é prescrita como profilaxia contra DAM devido à sua capacidade para estimular a respiração e aumentar as oxigenações alveolar e arterial. Ela age como um inibidor da anidrase carbônica que induz a diurese do bicarbonato renal, causando então uma acidose metabólica que aumenta a ventilação e a oxigenação arterial. No entanto, a farmacoterapia profilática com acetazolamida em crianças geralmente não é recomendada uma vez que a pré-aclimatação com subida lenta alcança o mesmo efeito. As exceções incluem as crianças com suscetibilidade prévia à DAM e as situações de uma subida inevitavelmente rápida, como voar para La Paz, na Bolívia (3.700 m), ou para Cuzco, no Peru (3.400 m), partindo do nível do mar. A dose pediátrica de acetazolamida é de 2,5 mg/kg (máximo de 125 mg/dose) a cada 12 horas (Tabela 90.1). Para os adultos, recomenda-se que a profilaxia comece 24 horas antes de chegar à altitude e que continue por 48 horas na altitude ou até alcançar o destino final. A estimulação respiratória causada pela acetazolamida também melhora o sono ao erradicar a respiração periódica. Os efeitos colaterais são comuns e incluem parestesias, poliúria, tontura, boca seca e gosto metálico com bebidas carbonadas. A acetazolamida é um medicamento não bacteriostático de sulfonamida, então um histórico de reação anafilática a medicamentos à base de sulfa é uma contraindicação ao seu uso. Esse medicamento deve ser evitado nas mães que estão amamentando e nas gestantes. A **dexametasona** é outro agente que tem sido utilizado para a profilaxia da DAM na população adulta. No entanto, não deve ser utilizada para a profilaxia em crianças devido ao potencial de efeito colaterais, tais como pancreatite, pseudotumor cerebral e interferência no crescimento normal. As crianças de baixo risco não devem precisar de medicações para a profilaxia e devem alcançar gradualmente as altitudes para prevenir a doença.

Diagnóstico

A DAM é facilmente identificada nas crianças maiores e nos adolescentes usando-se o **Self-Report Lake Louise AMS Scoring System**. Os critérios requerem que os indivíduos apresentem um relato recente de acesso à altitude, de exposição a uma nova altitude por pelo menos várias horas, de cefaleia e de pelo menos um dos seguintes sintomas: transtornos gastrintestinais (anorexia, náuseas ou vômitos), fraqueza ou fadiga geral, tonturas ou vertigens, ou ainda dificuldades para dormir. Falta de ar durante o esforço físico também pode fazer parte do quadro clínico; embora, se ela ocorrer durante o repouso, é preciso considerar a presença de EPGA na ausência de outras causas. A cefaleia pode variar de leve a grave; são comuns a anorexia e as náuseas com ou sem vômitos. A perturbação do sono causada pela respiração periódica é frequente em todos os visitantes das grandes altitudes, mas é agravada no ambiente da DAM. Todos os sintomas da DAM podem variar de gravidade, ou seja, de leve a um estágio incapacitante. Eles surgem dentro de algumas horas de subida, e geralmente atingem uma gravidade máxima entre 24 e 48 h, seguida então por um desaparecimento gradual. A maioria dos adultos torna-se livres de sintomas no terceiro ou no quarto dia. A natureza vaga dessa apresentação resultou em muitos erros diagnósticos e de morbidade entre os adultos. Diante de um relato de exposição recente à altitude, esses sintomas indicam um diagnóstico presuntivo de DAM e de limitação em subida posterior. Quaisquer evidências de disfunção do SNC, tais como ataxia leve ou atividade mental alterada, é uma evidência precoce de ECGA.

Tabela 90.1 Medicamentos para o tratamento de doenças associadas à altitude em crianças (não há estudos em crianças em relação a indicações para grande altitude).

MEDICAÇÃO	CLASSIFICAÇÃO	INDICAÇÃO	DOSE E VIA	EFEITOS ADVERSOS
Acetazolamida	Inibidor da anidrase carbônica	Prevenção da DAM*	2,5 mg/kg VO a cada 12 h; máximo de 125 mg/dose	Os efeitos colaterais incluem parestesias e alteração do paladar
		Tratamento da DAM	2,5 mg/kg VO a cada 12 h; máximo de 250 mg/dose	
Dexametasona	Esteroide	Prevenção da DAM†		Risco de efeitos adversos impede o uso profilático
		Tratamento da DAM ECGA‡	0,15 mg/kg VO/IM/IV a cada 6 h; máximo de 4 mg/dose	Hipertensão, hemorragia gastrintestinal, pancreatite, inibição do crescimento
Nifedipino	Bloqueador dos canais de cálcio	Tratamento do EPGA (crianças pequenas)§	0,5 mg/kg VO a cada 4 a 8 h; máximo de 20 mg/dose	Hipotensão
		Tratamento do EPGA (> 60 kg)§	30 mg LS VO a cada 12 h ou 20 mg LS VO a cada 8 h	
		Prevenção da EPGA de reentrada	Mesma dose do tratamento do EPGA	
Sildenafila	Inibidor da fosfodiesterase-5	EPGA¶	0,5 mg/kg/dose VO a cada 4 a 8 h; máximo de 50 mg/dose a cada 8 h	

*A profilaxia da DAM não é rotineiramente recomendada em crianças. É indicada quando o perfil de subida rápida é inevitável ou a doença prévia da altitude revela que elas estão se submetendo a semelhante perfil de subida. Doses tão baixas quanto 1,25 mg/kg a cada 12 horas têm sido bem-sucedidas em algumas crianças. †A utilização não se justifica devido ao risco de efeitos adversos. Use a subida graduada e lenta ou a acetazolamida. ‡Oxigênio e descida são o tratamento de escolha para a DMA grave. Se a acetazolamida não for tolerada, a dexametasona poderá ser usada. Oxigênio, descida e dexametasona devem ser utilizados no ECGA. §Em situações de emergência nas quais o oxigênio e a descida não são uma opção, é indicada a nifedipino. ¶Em situações de emergência nas quais o oxigênio e a descida não são uma opção e se a nifedipino não for bem tolerada, então o sildenafila poderá ser uma alternativa. DAM, Doença aguda das montanhas; ECGA, edema cerebral da grande altitude; EPGA, edema pulmonar da grande altitude; IM, intramuscular; IV, intravenosa; LS, liberação sustentada; VO; via oral.

Nos bebês e nas crianças que não verbalizam, o reconhecimento dos sintomas da DAM é mais complexo. Muitas vezes essa doença é um diagnóstico por exclusão e se caracteriza por sinais inespecíficos: agitação, ausência de brincadeiras, anorexia, náuseas, vômitos e sono perturbado. Na maioria dos casos de DAM em crianças e em bebês que não verbalizam, todos esses sintomas estão presentes. A *agitação* é definida como um estado de irritabilidade que não é facilmente explicada por uma causa, como cansaço, fralda molhada, fome, distúrbios da dentição ou dores de uma lesão. O comportamento seletivo pode incluir choro, irritabilidade ou aumento na tensão muscular. A diminuição da ludicidade pode ser profunda. As alterações de apetite podem evoluir para vômitos francos. Um distúrbio do sono pode se manifestar com qualquer aumento ou diminuição do sono quando comparado com os padrões normais. Mais frequentemente, são registrados diminuição do sono e aumento da incapacidade de dormir após a refeição.

O **Children's Lake Louise Score (CLLS)** foi testado com sucesso em crianças pré-verbais com menos de 4 anos de idade por pais informados sobre o uso desse sistema de classificação. O CLLS combina uma pontuação para a quantidade e a intensidade de agitação inexplicada com uma classificação dos sintomas relativa à intensidade com que a criança comeu, brincou e dormiu nas últimas 24 h. A avaliação pela presença de cefaleia pode ser feita perguntando se a "cabeça dói" ou por meio de desenhos de "faces" em uma escala visual de dor. Os sintomas GI são avaliados perguntando às crianças se elas estão "com fome" em vez de tentar avaliar o seu apetite. Uma pontuação combinada igual ou superior a 7 indica DAM (Figura 90.1). Nas crianças, muitos dos sintomas manifestados na DAM podem também resultar da interrupção da rotina normal com as viagens. Mudanças no ambiente, nas acomodações para dormir ou nas opções de alimentação podem resultar em agitação da criança. Os escores limiares para os critérios diagnósticos de DAM são modificados para explicar essas variações da linha de base. A suplementação de oxigênio pode servir como um auxílio para o diagnóstico; 2-4 ℓ/min via cânula nasal (O_2 a 27-33%) por 15 a 20 minutos devem melhorar significativamente a cefaleia e outros sintomas.

Se os sintomas ocorrerem por mais de 2 dias após a chegada na altitude, se a cefaleia e a dispneia em repouso estiverem ausentes e se a criança não melhorar com oxigênio suplementar, deve-se buscar um diagnóstico alternativo. Deve-se enfatizar que alterações do estado mental, anomalias neurológicas, dificuldade respiratória ou cianose *não* fazem parte da DAM descomplicada. **Qualquer um desses sinais indica a necessidade de atenção médica imediata.** Se uma doença bacteriana grave, uma condição cirúrgica ou outro problema for suspeito de merecer uma intervenção específica em uma criança, é recomendado descer para uma altitude inferior para eliminar a variável de confusão da doença da altitude.

Respiração periódica

A respiração periódica na altitude é comum em todas as idades durante o sono, e resulta em breves episódios repetidos de dessaturação da oxi-hemoglobina. As crianças pré-púberes (9 a 12 anos de idade) apresentam dessaturações noturnas de oxigênio similares às dos seus pais; elas apresentam padrões respiratórios pouco mais estáveis e com menos periodicidade. A despeito de a respiração periódica não ser um sinal de DAM, a exacerbação da hipoxia durante o sono desempenha um papel no desenvolvimento da doença. Normalmente, os recém-nascidos apresentam periodicidade no seu padrão respiratório e essa periodicidade é aumentada pela exposição a grande altitude e ao sono. A SaO_2 dos recém-nascidos no Colorado a 3.100 m de altitude e que estão despertos situa-se na faixa de 88% a 91%. Durante o sono, com o aumento da respiração periódica, a SaO_2 pode cair para 81% durante a primeira semana de vida. A quantidade e a magnitude da periodicidade respiratória diminuem à medida que a criança amadurece e então a saturação durante o sono aumenta para 86% após 2 meses de vida. Geralmente, um padrão estável e maduro é atingido em 6 meses de vida. Os bebês prematuros podem demonstrar periodicidade acentuada com dessaturação prolongada como resultado de sua imaturidade. As reações da subida aguda com um filho nascido prematuro são mais demoradas até a maturidade, quando podem ser demonstrados uma função pulmonar normal e o *drive* respiratório. Os pais de recém-nascidos normais podem ficar angustiados à medida que observam padrões de respiração periódicos acentuados em seus filhos após a subida a uma altitude moderada. Os clínicos podem tranquilizar os pais de que essa reação geralmente não é um precursor da verdadeira apneia. No entanto, pode ocorrer uma dessaturação com a respiração periódica durante o sono, especialmente em grandes altitudes.

QUANTIDADE DE AGITAÇÃO NÃO EXPLICADA

0 1 2 3 4 5 6

Sem Agitação — Agitação Intermitente — Agitação Constante Quando Desperta

INTENSIDADE DA AGITAÇÃO

0 1 2 3 4 5 6

Sem Agitação — Agitação Moderada — Agitação Intensa Quando Desperta

ESCORE DE AGITAÇÃO (**EA**) = Quantidade + Intensidade

TAXA DO GRAU DE BOA ACEITAÇÃO DA **ALIMENTAÇÃO** (**A**) DA SUA CRIANÇA HOJE

0 – Normal
1 – Levemente abaixo do normal
2 – Muito abaixo do normal
3 – Vomitando ou não se alimentando

TAXA DO GRAU DE ACEITAÇÃO DE **BRINCADEIRAS** (**B**) DA SUA CRIANÇA HOJE

0 – Normal
1 – Brincando um pouco menos do que o normal
2 – Brincando muito menos do que o normal
3 – Não brincando

TAXA DA CAPACIDADE DE **DORMIR** (**D**) DA SUA CRIANÇA HOJE

0 – Normal
1 – Um pouco menos ou um pouco mais do que o normal
2 – Muito menos ou muito mais do que o normal
3 – Incapaz de dormir

CLLS = EA + A + B + D

O CLLS deve ser ≥ 7 com ambos os EA ≥ 4 e A + B + D ≥ 3 para confirmar a doença aguda da montanha.

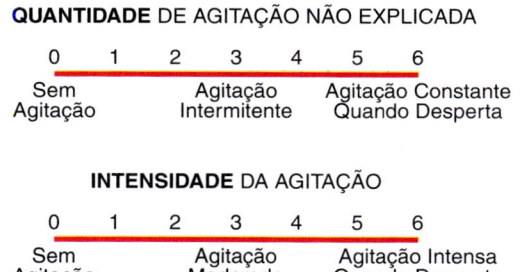

Figura 90.1 Children's Lake Louise Score (CLLS). A *agitação* infantil é definida como um estado de irritabilidade que não é facilmente explicado por uma causa, como cansaço, fome, dentição ou dor de uma lesão. O comportamento irritável pode incluir choro, irrequietação ou aumento na tensão muscular. Por favor, classifique o comportamento irritável típico do seu filho *durante as últimas 24 horas* sem o benefício da sua intervenção.

Manejo

O manejo da DAM deve incluir o cumprimento estrito do princípio de que o sono na ascensão a uma grande altitude é contraindicado se ocorrerem os sintomas da doença da altitude. A interrupção da subida ou da atividade para permitir uma maior adaptação pode reverter os sintomas. Contudo, a subida agrava os processos patológicos subjacentes e pode levar a resultados desastrosos. A interrupção da subida e a espera da aclimatação podem tratar a DAM em 1 a 4 dias. Se o monitoramento por um cuidador confiável estiver disponível, os casos leves de DAM podem ser tratados sem a necessidade de descer. Um tratamento conservador deve ser fornecido, o que inclui repouso, analgésicos para cefaleia e antieméticos para náuseas. O ibuprofeno e o paracetamol são úteis para o tratamento da cefaleia da altitude; para náuseas e vômitos, pode-se utilizar comprimidos de ondansetrona dissolvidos.

Os sintomas mais moderados podem exigir acetazolamida e/ou oxigênio quando as medidas conservadoras se provarem inadequadas. O oxigênio é eficaz no tratamento da DAM moderada, e deve ser titulado para manter a SaO_2 acima de 94%. Embora nenhum estudo tenha avaliado formalmente o uso da acetazolamida em pacientes pediátricos, alguns relatos demonstraram a eficácia dessa medicação no tratamento da DAM leve. A DAM que piora ou que não responde à manutenção do nível da altitude, ao repouso e à intervenção farmacológica exige uma descida a níveis mais baixos de altitude. A descida (500 a 1.000 m) é um tratamento eficaz para todas as formas de doença da altitude e deve ser adaptada à resposta individual. *A presença de anormalidades neurológicas (ataxia ou atividade mental alterada) ou a evidência de edema pulmonar (dispneia em repouso) exigem uma descida porque esses sinais indicam uma progressão da DAM para um estágio grave da doença.*

EDEMA CEREBRAL DA GRANDE ALTITUDE (ECGA)

A incidência do ECGA é muito baixa e praticamente desconhecida abaixo de 4.000 m, mas é rapidamente fatal se não for reconhecida. Geralmente observado em adultos com estadias prolongadas acima de 4.000 m, o ECGA geralmente está associado à DAM ou ao EPGA concomitante, mas pode ocorrer de forma isolada.

O ECGA é considerado como a expressão extrema da mesma fisiopatologia da DAM subjacente. Acredita-se que sua etiologia seja secundária ao aumento do fluxo sanguíneo cerebral que leva ao aumento da pressão intracraniana (PIC). A congestão venosa cerebral causada pela compressão e/ou pressão venosa central elevada pode ser um mecanismo subavaliado de aumento da PIC. Nos pacientes com ECGA, os exames de ressonância magnética revelam alterações na substância branca compatíveis com edema vasogênico que se correlacionam com os sintomas; também tem sido descrita evidência de edema citotóxico.

Frequentemente, o ECGA é precedido por DAM, mas é diferenciado da DAM grave pela presença de **sinais neurológicos.** Os mais comuns são ataxia e estado mental alterado, incluindo confusão, diminuição progressiva da capacidade de resposta e, eventualmente, coma. Menos comuns são as paralisias focais dos nervos cranianos, os déficits motores e sensitivos, e as convulsões. A imagem de TC é compatível com edema e aumento da pressão intracraniana. Com a técnica de difusão ponderada, a RM mostra um sinal T2 alto na substância branca, especificamente no esplênio do corpo caloso.

A descida continua sendo o tratamento mais eficaz para o ECGA. A suplementação de oxigênio, se disponível, é especialmente útil se a descida não for possível ou tiver que ser retardada. O tratamento hiperbárico portátil é benéfico, mas seu uso não deve retardar a descida. A dexametasona deve ser administrada em uma dose de 0,15 mg/kg administrada por via oral a cada 6 h. Os poucos casos leves relatados de ECGA em crianças foram recuperados com dexametasona e descida.

EDEMA PULMONAR DA GRANDE ALTITUDE (EPGA)

Epidemiologia e fatores de risco

O EPGA é um **edema pulmonar não cardiogênico** causado por vasoconstrição pulmonar intensa e subsequente elevação da pressão capilar secundária à hipoxia, resultando na alteração da permeabilidade da membrana alveolocapilar e pelo extravasamento de líquido intravascular para o espaço extravascular do pulmão. *O EPGA é a mais letal das doenças associadas à altitude*; sua incidência relatada é de 0,5%, sem uma predisposição subjacente, e tipicamente requer uma subida recente para acima de 3.000 m. O desenvolvimento do EPGA depende dos fatores genéticos que costumam afetar a vasorreatividade pulmonar, do ritmo de subida, da altitude alcançada e do tempo decorrido na altitude. Entre as crianças, o EPGA ocorre em duas configurações distintas: o **EPGA tipo I** (ou simplesmente EPGA), que acomete uma criança que reside em baixa altitude e que viaja para uma grande altitude; e o **EPGA tipo II** (também denominado EPGA **de reentrada** ou EPGA **recidivante**), que afeta as crianças que residem na grande altitude, mas adoecem em seu retorno para casa vindas de altitudes mais baixas. O EPGA também pode ocorrer em crianças que desenvolvem doenças respiratórias agudas e que exacerbam a hipoxia em grandes altitudes. Desfechos fatais de EPGA em crianças têm sido relatados. A maioria dos casos leves e moderados desaparece sem dificuldades; no entanto, se não reconhecidos e tratados, pode ocorrer uma rápida progressão para a morte, especialmente quando uma infecção ou condições cardíacas complicam a doença.

O EPGA afeta crianças do sexo masculino e feminino de forma mais homogênea do que entre os adultos, nos quais ocorre predomínio do sexo masculino devido às atividades esportivas extenuantes e às atividades militares. A ocorrência e mesmo a fisiopatologia do EPGA podem variar de acordo com a população e os antecedentes genéticos. Os indivíduos de ascendência tibetana, residentes no planalto do Himalaia e que vivenciam uma mistura mínima com outras populações representam o extremo de adaptação à grande altitude e raramente experimentam EPGA. Outras populações nativas que residem em grandes altitudes, como os andinos, não parecem ser protegidas do EPGA, e determinados habitantes podem apresentar polimorfismos genéticos associados a edema pulmonar.

Algumas condições podem predispor uma criança ao EPGA (Tabela 90.2). As infecções respiratórias virais preexistentes têm estado associadas ao EPGA, especialmente na população pediátrica. As condições cardiorrespiratórias associadas à hipertensão pulmonar, tais como a fibrilação e os defeitos do septo ventricular, a estenose da veia pulmonar, a ausência congênita de uma artéria pulmonar e a apneia obstrutiva do sono, também podem predispor ao EPGA. A síndrome de Down é, também, um fator de risco para o desenvolvimento do EPGA, da mesma forma que os defeitos cardíacos congênitos reparados e a presença de pulmões hipoplásicos. Anormalidades cardiopulmonares estruturais não diagnosticadas podem resultar em hipoxia grave e/ou doença da altitude uma vez que a subida ocorra.

Fisiopatologia

A hipoxia alveolar resulta em vasoconstrição das arteríolas pulmonares imediatamente proximais ao leito capilar alveolar. A vasoconstrição pulmonar hipóxica é uma resposta fisiológica normal para otimizar a relação ventilação/perfusão ($\dot{V}/\dot{Q}$) por meio de uma redistribuição do sangue pulmonar regional que prioriza as áreas de maior ventilação, otimizando, assim, a oxigenação arterial. Sob as condições que resultam em uma hipoxia alveolar generalizada, uma vasoconstrição pulmonar extensa vai levar a elevações significativas na pressão arterial pulmonar; uma vasoconstrição pulmonar irregular pode resultar em hiperperfusão localizada, aumento das pressões capilares, distensão e perdas nos vasos restantes. Isso explica o edema desigual e heterogêneo que é tradicionalmente observado no EPGA. A combinação de hipertensão pulmonar e vasoconstrição pulmonar irregular parece ser necessária na patogênese do EPGA. As crianças e os adolescentes expostos agudamente à hipoxia das grandes altitudes mostraram hipertensão pulmonar com aumentos na pressão da artéria pulmonar inversamente relacionados com a idade. Uma vez que o extravasamento sanguíneo ocorre e o líquido alveolar é acumulado, um defeito epitelial do transporte de sódio prejudica a depuração do líquido alveolar e contribui para o EPGA.

Tabela 90.2 Condições associadas ao aumento do risco de edema pulmonar da grande altitude (EPGA).

AMBIENTAIS
Altitude acima de 2.500 m
Taxa rápida de subida (geralmente > 1.000 m por dia)
Exposição ao frio
CARDÍACAS
Anomalias causando aumento do fluxo sanguíneo pulmonar ou aumento da pressão arterial pulmonar
Comunicação interventricular, comunicação interatrial, forame oval patente, persistência do canal arterial
Retorno venoso pulmonar anômalo ou estenose da veia pulmonar
Ausência unilateral de artéria pulmonar ou artéria pulmonar isolada de origem ductal
Coarctação da aorta
Insuficiência cardíaca congestiva
PULMONARES
Doença pulmonar crônica
Displasia broncopulmonar
Hipoplasia pulmonar
Exigência de oxigênio suplementar no nível do mar
Hipertensão pulmonar
Desconforto respiratório perinatal
Hipertensão pulmonar persistente do recém-nascido
Asfixia ou depressão perinatais
Apneia do sono
INFECCIOSAS
Infecção no trato respiratório superior
Bronquite/bronquiolite
Pneumonite
Otite média
FARMACOLÓGICAS
Qualquer medicação causando depressão do sistema nervoso central e depressão respiratória
Álcool
Simpaticomiméticos
SISTÊMICAS
Síndrome de Down (trissomia do 21)
Histórico de parto prematuro ou baixo peso ao nascer

Diagnóstico

O diagnóstico de EPGA é baseado nos achados clínicos e na sua evolução no contexto da ascensão recente partindo de uma baixa altitude. Não existe um único teste diagnóstico ou uma constelação de achados laboratoriais. Geralmente, os sintomas se desenvolvem em 24 a 96 h e seu início comumente ocorre durante a primeira ou a segunda noite na altitude, quando a hipoxia pode ser exacerbada durante o sono. Frequentemente, o EPGA não é observado além de 5 dias após atingir uma altitude elevada (a menos que uma subida adicional ocorra) porque ocorreram a remodelação vascular pulmonar e a aclimatação. Os critérios mínimos para diagnosticar EPGA incluem: exposição recente à altitude, dispneia em repouso, evidência radiográfica de infiltrados alveolares, e uma quase completa resolução de ambos os sinais clínicos e radiográficos dentro de 48 h após a descida ou pela instituição de terapia de oxigênio. O ultrassom portátil tem-se mostrado útil para diagnosticar EPGA por meio do achado em *caudas de cometas*, artefatos criados pelas reflexões do feixe de ultrassom dentro dos septos interlobulares espessados por edema intersticial e/ou alveolar.

Com frequência, os pacientes apresentam inicialmente um mal-estar geral que pode progredir para sinais mais específicos de dispneia em repouso e, então, para uma angústia cardiopulmonar. Nas crianças pré-verbais e nos bebês, o EPGA pode se manifestar como uma piora da angústia respiratória ao logo de 1 a 2 dias, palidez, diminuição da consciência, aumento da agitação, diminuição da vontade de brincar, choro, diminuição do apetite, sono de má qualidade, e às vezes vômitos. As crianças pequenas podem apresentar agitação ou hipoatividade. As crianças maiores e os adolescentes podem se queixar de cefaleia e ortopneia, além de apresentar tosse, uma dispneia que não melhora com o repouso ou que seja desproporcional ao esforço e uma produção de escarro espumoso e da cor de ferrugem. Os achados do exame físico incluem taquipneia, cianose, pressão venosa jugular elevada e crepitações difusas na ausculta pulmonar. Dispneia em repouso, ortopneia, cianose, taquicardia e dor torácica anunciam um estado de piora do quadro, o que dentro de poucas horas pode levar à produção de um escarro de coloração rósea.

Frequentemente, os achados no exame físico são menos graves do que a radiografia de tórax do paciente e a hipoxemia na oximetria de pulso poderiam prever. As crianças comumente aparecem pálidas com ou sem cianose visível. Febre baixa (< 38,5°C) é comum e geralmente a frequência respiratória está aumentada. Tipicamente, a ausculta revela estertores, em geral maiores no pulmão direito do que no esquerdo, na apresentação. A radiografia torácica revela as alterações intersticiais difusas típicas de edema pulmonar não cardiogênico com edema intersticial central associado a um infiltrado peribrônquico, vasos mal definidos, aumento da silhueta da artéria pulmonar com dilatação das artérias pulmonares mais periféricas e consolidação irregular do espaço aéreo; podem estar presentes as linhas de Kerley. Nos casos graves, a consolidação do espaço aéreo pode se tornar confluente e envolver o pulmão inteiro (Figura 90.2). Frequentemente, o pulmão direito mostra mais alterações radiográficas de edema do que o esquerdo. A cardiomegalia é um achado incomum, mas o alargamento da silhueta da artéria pulmonar é frequente. Uma significativa dessaturação de oxigênio arterial, medida pela oximetria de pulso, é um achado consistente,

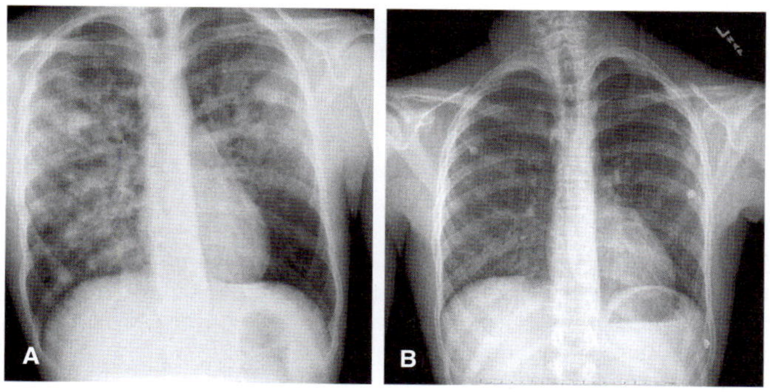

Figura 90.2 DAM e EPGA. Um jovem saudável de 15 anos de idade, do sexo masculino, voou de Buffalo, NY, para Denver, CO, e imediatamente se dirigiu com seu grupo escolar do aeroporto para uma estação de esqui situada a 2.800 m nas Montanhas Rochosas. No dia seguinte, ele se sentiu tonto e queixou-se de cefaleia. Os sintomas de cefaleia e tonturas continuaram, juntamente com vômitos, durante 2 dias. No dia seguinte, um ônibus de surfe na neve conduziu o paciente ao setor de emergência local por causa da dispneia, da tosse, da cefaleia, dos vômitos e da fadiga. A oximetria de pulso mostrou uma saturação de oxigênio arterial de 51%. Uma radiografia de tórax mostrou um edema pulmonar difuso (**A**). O paciente foi transportado para Denver (1.600 m) de ambulância com 15 ℓ/min de oxigênio sendo administrados por intermédio de uma máscara sem reinalação. A SaO_2 melhorou com a descida e chegou a 94% na chegada ao hospital de crianças no setor de emergência do Colorado. Os sons da respiração permaneciam rudes e o paciente apresentou taquicardia e taquipneia. O fluxo de oxigênio foi reduzido para 1 ℓ/min logo após a admissão. Dois dias após a apresentação o exame pulmonar foi melhorado, e sem crepitações. Uma radiografia de tórax repetida mostrou uma depuração do padrão de edema (**B**). O paciente manteve as saturações adequadas sem oxigênio suplementar, e recebeu alta. (*Cortesia do Department of Radiology, Children's Hospital of Colorado.*)

com saturações frequentemente abaixo de 75%. Comumente, o hemograma completo revela leucocitose com *shunt* para a esquerda da série dos granulócitos.

O **diagnóstico diferencial** do EPGA inclui pneumonia, bronquite/bronquiolite, asma, outras formas de edemas pulmonares cardiogênico e não cardiogênico, bem como embolia pulmonar. O EPGA é mais frequentemente diagnosticado como pneumonia ou como uma doença respiratória viral, especialmente quando a suspeita de patologia associada à altitude não é percebida de forma adequada. Na apresentação, os sinais de tosse, dispneia e ortopneia, seguidos pela produção de expectoração, podem facilmente ser mal interpretados como pneumonia, uma impressão que é reforçada pelo acompanhamento frequente de febre baixa. Infecções virais respiratórias podem aumentar o risco de desenvolver EPGA, o que pode levar a uma maior confusão no diagnóstico.

Nas crianças, as complicações do EPGA muitas vezes se referem a condições subjacentes, às vezes não diagnosticadas, de patologia cardiopulmonar ou de infecções virais coexistentes que potencializam a gravidade do edema e da hipertensão pulmonares. Em tais circunstâncias, a exposição aguda à altitude pode derflagrar formas graves que evoluem rapidamente para hipoxemia e insuficiência cardíaca extremas ou até para morte. As crianças com trissomia do cromossomo 21, com ou sem anomalias cardíacas estruturais, mostram um aumento da suscetibilidade ao EPGA e progressão rápida dos sintomas. A angústia respiratória neonatal com hipertensão pulmonar tem estado associada a uma vasorreatividade pulmonar hipóxica exagerada no início da idade adulta e, desse modo, a uma teórica predisposição ao EPGA. Outras condições relacionadas com o aumento do fluxo pulmonar, uma pequena área transversal do leito vascular pulmonar, a obstrução do retorno venoso pulmonar ou a obstrução do lado esquerdo potencializam o EPGA. Os processos inflamatórios, tais como infecção viral, predispõem ao EPGA e podem piorar a hipoxemia.

Manejo

A descida com o uso de oxigênio suplementar é o tratamento de escolha para o EPGA em crianças. Ao contrário da DAM, o EPGA não responde apenas ao repouso e ao oxigênio. Quando viável, ou na ausência de cuidados médicos, uma descida rápida para um nível de pelo menos 1.000 m geralmente resulta em recuperação rápida. Como ocorre com todas as doenças da altitude, a magnitude da descida é realizada de forma cautelosa para a resolução dos sintomas. Os indivíduos afetados devem se esforçar o mínimo possível na descida e prevenir a exposição ao frio para evitar a exacerbação da pressão da artéria pulmonar e do edema pulmonar. Oxigênio e repouso no leito sem descida podem ser seguros e constituem um tratamento eficaz para o EPGA leve em crianças onde os cuidados médicos estão disponíveis. O EPGA leve em crianças e adultos jovens no nível de 3.750 m tem sido tratado apenas com repouso no leito, embora a recuperação clínica possa ser mais lenta em comparação com o tratamento com oxigênio suplementar.

Na altitude, o oxigênio suplementar é administrado em 2 a 6 ℓ/min por meio de uma cânula nasal por 48 a 72 h para manter uma SaO_2 de pelo menos 90%. O fluxo de oxigênio pode ser retirado com a melhora dos sintomas e das saturações; em taxas de fluxo abaixo de 2 a 4 ℓ/min, as crianças podem se manter suficientemente estáveis e confortáveis para continuar o tratamento em casa sob o acompanhamento da família. A maioria delas experimenta a resolução completa do EPGA leve dentro de 24 a 72 h de oxigenoterapia quando tratada no início dos sintomas associados à altitude.

A farmacoterapia para o EPGA pediátrico raramente é necessária, uma vez que o oxigênio e a descida são muito eficazes. Em situações de emergência, sem as opções de oxigênio suplementar ou de descida, a farmacoterapia deve ser considerada para o tratamento de EPGA. Nos adultos, a nifedipino, um bloqueador dos canais de cálcio, é o medicamento preferido. Embora o seu uso não tenha sido estudado em crianças para o tratamento de EPGA, a **nifedipino** é indicada para o tratamento da hipertensão pulmonar. A dosagem estipulada para as crianças é de 0,5 mg/kg administrada por via oral a cada 4 a 8 h e titulada para resposta (máximo de 10 mg/dose). As cápsulas cheias de líquido com nifedipino (10 mg/0,34 mℓ) podem ser perfuradas para obter doses para as crianças com até 20 kg. Durante a administração desse fármaco, os pacientes devem ser monitorados em relação à hipotensão. Alternativamente, o diltiazem pode ser administrado em 0,5 a 1,0 mg/kg/dose a cada 8 h na forma de comprimidos ou suspensão oral composta (12 mg/mℓ). Os inibidores da fosfodiesterase-5 reduzem a pressão pulmonar em altitudes elevadas em adultos por meio da vasodilatação e podem ser usados se não estiver disponível um bloqueador dos canais de cálcio ou se o mesmo for mal tolerado. No entanto, o uso simultâneo de vários vasodilatadores pulmonares não é recomendado. As diretrizes sobre hipertensão pulmonar para crianças citam evidências de nível I para o sildenafila no tratamento dessa condição.

Os agonistas beta-adrenérgicos suprarregulam a depuração do fluido alveolar por intermédio do transporte transepitelial do sódio e poderiam ter um efeito positivo no EPGA. Um único estudo randomizado e controlado em adultos suscetíveis ao EPGA expostos a uma altitude muito grande constatou que os indivíduos que receberam salmeterol inalado tiveram uma incidência 50% menor de EPGA em comparação com os que receberam placebo. A prevenção do edema pulmonar usando-se salmeterol não esteve associada a uma diminuição na pressão pulmonar e intensificou a depuração do fluido alveolar e a melhora na hipoxia, o que, acredita-se, tenha contribuído para a melhora na classificação da DAM nesses pacientes em comparação com o grupo do placebo.

CONSIDERAÇÕES ESPECIAIS

EPGA de reentrada

As crianças que residem na grande altitude também podem experimentar o EPGA do tipo denominado EPGA *de reentrada* ou *recidivante*. O EPGA de reentrada ocorre na subida para a altitude de residência depois de certo tempo de permanência na baixa altitude. A maioria dos casos ocorre após vários dias na baixa altitude e a probabilidade de recorrência pode justificar uma profilaxia farmacológica.

Viagem com crianças pequenas

Os recém-nascidos preservam algumas das características circulatórias da vida fetal, e essas características podem por si sós representar risco para a exposição à altitude. A circulação fetal apresenta elevada resistência pulmonar, baixo fluxo sanguíneo pulmonar e *shunts* intra e extracardíacos que otimizam o fluxo de oxigenação através da placenta, em vez dos pulmões fetais. Após o nascimento, inicia-se uma transição que leva ao fechamento das derivações fetais e estabelece uma circulação pulmonar normal e o transporte de oxigênio. *A exposição acentuada à hipoxia (3.000 a 5.000 m) pode resultar na reversão aos padrões de desvios fetais, apesar da ausência de uma placenta.* Portanto, a exposição prolongada a uma grande altitude deve ser evitada em bebês com menos de 6 meses de vida que normalmente habitam em uma altitude baixa ou cuja gestação ocorreu em uma altitude baixa. No nível do mar, as crianças normais completam essas alterações em 4 a 6 semanas, embora nos recém-nascidos em altitude moderada ou elevada as alterações possam durar 3 meses ou ainda mais tempo. Viajar para uma grande altitude com crianças pequenas geralmente é seguro após 4 a 6 semanas do nascimento, quando já ocorreram as alterações circulatórias, a amamentação foi estabelecida e possíveis anormalidades congênitas já podem ter sido detectadas. Com uma exposição prolongada a grandes altitudes, as crianças entre 6 semanas e 1 ano de vida podem ter uma incidência mais alta de hipertensão pulmonar com hipoxia, persistência do canal arterial (PCA) e forame oval patente (FOP). A exposição hipóxica induz a hipertrofia medial das artérias e arteríolas pulmonares, junto com a dilatação do tronco pulmonar e significativas hipertrofia e dilatação do ventrículo direito.

As crianças que residem em uma altitude superior a 2.400 m correm um risco maior de **síndrome da morte súbita infantil** (**SIDS,** do inglês *sudden infant death syndrome*), possivelmente em consequência da maior hipoxia. A altitude pode ser um fator de risco independente para SIDS. Do mesmo modo do que se pratica em baixa altitude, as crianças devem ser colocadas para dormir de costas e os pais devem ser aconselhados sobre o potencial risco elevado de SIDS na altitude.

Traço falciforme/doença falciforme

As crianças com doença falciforme ou traço falciforme devem evitar viajar para a altitude, pois a hipoxemia pode desencadear afoiçamento e crises dolorosas, incluindo a crise esplênica. Até 20% dos doentes pediátricos com talassemias falciforme e celular podem experimentar uma crise vasoclusiva na altitude moderada. Embora a maioria das crianças com o traço falciforme permaneça assintomática, elas podem experimentar isquemia ou infarto do baço com dor no quadrante superior esquerdo grave.

A bibliografia está disponível no GEN-io.

Capítulo 91

Afogamento e Lesão por Submersão

Anita A. Thomas e Derya Caglar

O afogamento é uma das principais causas de morbidade e mortalidade na infância em todo o mundo. A prevenção é a medida mais importante para reduzir o impacto da lesão por afogamento, seguida pelo início precoce da reanimação cardiopulmonar (RCP) nesse cenário.

ETIOLOGIA

As crianças estão em risco de afogamento quando são expostas, em seu ambiente, à água que possa causar dano. A definição do World Congress of Drowning sobre esse assunto afirma que "o afogamento é o processo de apresentar um comprometimento respiratório de submersão/imersão em líquido". O termo *afogamento* não implica um resultado final – morte ou sobrevivência; o resultado deve ser indicado como afogamento *fatal* ou *não fatal*. A utilização dessa terminologia deve melhorar a coerência com as reportagens e as pesquisas; o uso de termos descritivos confusos, como "próximo", "molhado", "seco", "secundário", "silencioso", "passivo" e "ativo" deve ser abandonado. A lesão após um evento de afogamento é a *hipoxia*.

EPIDEMIOLOGIA

De 2005 a 2014, uma média de 3.536 pessoas por ano foram vítimas de **afogamento fatal** e um número estimado de 6.776 pessoas por ano foram tratadas nos serviços de emergência (SE) dos hospitais dos EUA por **afogamento não fatal**. Em comparação com outros tipos de lesões, o afogamento é uma das condições em que há alta taxa de letalidade e está entre as 10 principais causas de morte por lesão acidental em todas as faixas etárias pediátricas. De 2010 a 2015, crianças de 1 a 4 anos e 15 a 19 anos tiveram as maiores taxas de mortalidade por afogamento (2,56 e 1,2 por 100 mil, respectivamente). Em crianças entre 1 e 4 anos de idade, essa foi a principal causa de morte por *lesão acidental* em 2014 nos EUA. As taxas de hospitalização pediátricas referentes a afogamento variaram de 4,7 a 2,4 por 100 mil pessoas entre 1993 e 2008. As taxas de internação por afogamento fatal diminuíram de 0,5 para 0,3 morte por 100 mil durante o mesmo período. A morbidade pós-afogamento não fatal é pouco estudada.

O risco de afogamento e as circunstâncias que levam a essa condição variam de acordo com a idade (Figura 91.1). Esse risco também se refere a outras características da vítima, incluindo sexo masculino, uso de álcool, relato de convulsões e aulas de natação. Fatores de risco ambientais incluem a exposição à água e supervisão inconstante. Esses fatores são incorporados no contexto da geografia, do clima, da situação socioeconômica e da cultura.

Crianças com menos de 1 ano de idade

A maioria das mortes por afogamento (71%) em crianças menores que 1 ano de idade ocorre na **banheira**, quando uma criança é deixada sozinha ou com um irmão mais velho. Banheiras infantis com assentos podem exacerbar o risco, por dar a falsa sensação aos cuidadores de que o bebê está seguro na banheira. O próximo grande risco para essa

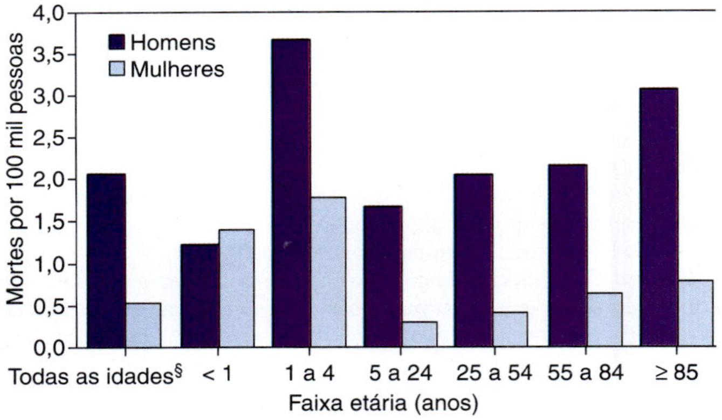

Figura 91.1 As taxas de mortalidade por afogamento acidental* de acordo com a faixa etária e o gênero: EUA,† 2011. Um total de 3.961 mortes por afogamento acidental foram notificadas nos EUA em 2011; a taxa de mortalidade global dos homens foi 2,05 por 100 mil indivíduos, quase quatro vezes a taxa das mulheres (0,52). Em cada faixa etária, exceto em bebês (*i. e.*, menos de 1 ano de idade), a taxa de mortalidade por afogamento foi maior nos homens. As pessoas do sexo masculino de 1 a 4 anos de idade tiveram a taxa mais alta (3,67); em homens e mulheres, as taxas de mortalidade aumentaram com a idade após os 5 a 24 anos. *O afogamento acidental como causa de morte subjacente inclui os códigos para afogamento e submersão acidentais (W65-74), embarcações provocando afogamento e submersão (V90) e afogamento e submersão relacionados ao transporte por água sem acidente com a embarcação (V92) na *Classificação Internacional de Doenças, 10ª revisão.* †Somente residentes nos EUA. §Inclui descendentes cujas idades não foram notificadas. (*De National Vital Statistics System: Mortality public use data file for 2011.* http://www.cdc.gov/nchs/data_access/vitalstatsonline.htm.)

faixa etária é a presença de grandes baldes (19 ℓ) em casa, implicando 16% nas mortes infantis por afogamento. Esses baldes têm cerca de 30 cm de altura e são projetados para não tombar quando cheios pela metade. A média de crianças com 9 meses de idade tende a ter seu peso concentrado na parte superior do corpo e, então, elas podem facilmente cair de cabeça em um balde cheio pela metade, ficar presas e se afogar em poucos minutos.

Crianças de 1 a 4 anos de idade

Taxas de afogamento são consistentemente mais altas em crianças de 1 a 4 anos de idade, provavelmente devido à sua curiosidade sem a real noção do perigo natural, aliada a uma rápida progressão de suas capacidades físicas. De 1999 a 2015, as taxas dos EUA foram mais altas nas regiões do sul; em algumas áreas as ocorrências são muito elevadas, chegando a 3,8 por 100 mil. Um fator comum em muitas dessas mortes é a falha de supervisão de um adulto, comumente por menos de 5 min. A maior parte dos afogamentos nos EUA ocorre em **piscinas** residenciais. Em geral, a criança está na sua própria casa e o cuidador não imagina que ela esteja próxima da piscina.

Em áreas rurais, muitas vezes as crianças entre 1 e 4 anos de idade se afogam em valas de irrigação ou lagos e rios nas proximidades. As circunstâncias são semelhantes às observadas anteriormente, em um corpo de água que está nas proximidades da casa. O afogamento é, para crianças, uma das principais causas de *mortes relacionadas a ferimentos em regiões agrícolas.*

Criança em idade escolar

Crianças em idade escolar estão em maior risco de afogamento em águas naturais, como lagos, lagoas, rios e canais. Embora as piscinas de natação sejam o palco da maioria dos afogamentos não fatais em todas as idades, os **cursos d'água naturais** são responsáveis por uma taxa de mortalidade superior em crianças de 10 a 19 anos. Ao contrário de crianças pré-escolares, a natação ou as atividades náuticas são fatores importantes de lesões por afogamento em crianças em idade escolar.

Adolescentes

O segundo maior pico em taxas de mortalidade por afogamento ocorre em adolescentes mais velhos, com idade de 15 a 19 anos. Quase 90% se afogam em mar aberto. Nessa faixa etária em particular existem disparidades marcantes de mortes por afogamento em relação a sexo e raça. De 1999 a 2015, os adolescentes do sexo masculino sofreram afogamentos fatais em uma taxa de 2,4 por 100 mil, comparados com 0,3 por 100 mil em adolescentes do sexo feminino. A disparidade de sexo, provavelmente, pode ser relacionada com um maior comportamento de risco no sexo masculino, maior uso de álcool, menor percepção sobre os riscos associados com afogamento, bem como maior crença na sua capacidade de natação do que as mulheres.

Os **comportamentos perigosos de retenção da respiração debaixo d'água** (DUBBs, *dangerous underwater breath-holding behaviors*) são executados frequentemente por nadadores saudáveis e experientes ou entusiastas da forma física (treinamento hipóxico), ou quando os adolescentes fazem competições de prender a respiração como brincadeiras. Os DUBBs foram relatados principalmente em instalações de natação reguladas. Os comportamentos consistem na hiperventilação intencional antes da submersão, apneia estática e períodos prolongados de nado subaquático por grandes distâncias ou intervalos de retenção da respiração. Os nadadores são encontrados imóveis e submersos; a reanimação é frequentemente malsucedida.

Há também uma disparidade racial significativa entre as taxas e causas do afogamento. Em 2015, como em anos anteriores, as taxas de afogamento de homens negros com idade de 15 a 19 anos eram quase o dobro das de homens brancos da mesma idade. Crianças não caucasianas são quatro vezes mais propensas a sofrer um afogamento não fatal em todas as faixas etárias até os 19 anos de idade. As crianças negras são mais propensas a se afogar em piscinas públicas ou de prédios, enquanto crianças brancas são mais propensas a se afogar em piscinas residenciais privadas. Crianças latino-americanas e estrangeiras têm menores taxas de afogamento do que os seus homólogos brancos. Os indivíduos que possuem plano de saúde têm taxas menores de afogamento não fatal. Outros fatores incluem diferenças na orientação durante as aulas de natação, atitudes culturais e temores sobre natação, bem como a experiência em torno da água; todos esses aspectos podem contribuir para o risco de afogamento.

Condições subjacentes

Várias condições médicas subjacentes estão associadas a afogamento em todas as idades. Vários estudos encontraram um risco aumentado, até 19 vezes, em indivíduos com **epilepsia**. Risco de afogamento para crianças com convulsões é maior em banheiras e piscinas. Etiologias cardíacas, incluindo arritmias, miocardite e síndromes do QT prolongado foram observadas em algumas crianças que morreram de forma repentina na água, particularmente em pessoas com relato familiar de síncope, parada cardíaca, afogamento prévio ou prolongamento do intervalo QT. Algumas crianças com síndrome do QT longo são diagnosticadas com convulsões (ver Capítulo 462.5).

O afogamento também pode ser uma **lesão intencional**. O relato de um evento que altera ou é inconsistente com o estágio de desenvolvimento da criança é a chave para reconhecer afogamento intencional. O exame físico e outras lesões físicas raramente fornecem pistas. Os **maus-tratos de crianças** são mais comumente reconhecidos em afogamentos relacionados com banheira. Em geral, o **suicídio** ocorre em nadadores solitários em águas abertas.

Uso de álcool

O uso de álcool e substâncias psicoativas aumenta consideravelmente o risco de afogamento. Dentre os adolescentes e adultos que morrem afogados, até 70% estão associados com uso de álcool. Essa substância pode comprometer o discernimento, levando a um comportamento mais arriscado, diminuição do equilíbrio e da coordenação e embotamento da capacidade de se salvar. Além disso, um adulto intoxicado pode fornecer supervisão menos eficaz às crianças em torno da água.

Esportes e recreação

A maioria das mortes por afogamento nos EUA ocorre durante atividades recreativas. O afogamento é a principal causa *de morte não cardíaca relacionada com esportes.* Pesquisas confirmam que o uso de álcool é comum durante a recreação na água, assim como a não utilização de dispositivo de flutuação pessoal (DFP) durante as atividades de navegação. Em 2015, a Guarda Costeira dos EUA informou que quase 85% daqueles que se afogaram em acidentes de barco no país não estavam usando um DFP.

Impacto global do afogamento

Lesão por afogamento é a 3ª principal causa de morte acidental em todo o mundo, com a maioria (90%) das mortes ocorrendo em países de baixa e média rendas na Ásia. Mais da metade dos afogamentos no mundo ocorre nas regiões do Leste do Pacífico e Sudeste Asiático da Organização Mundial da Saúde (OMS). As taxas globais de afogamento são amplamente subestimadas, já que muitas mortes por afogamento nessas regiões não são notificadas e muitas das mortes imediatas não são reconhecidas. Além disso, esses dados excluem quaisquer casos de afogamento como resultado de danos intencionais ou assalto, acidentes de jet ski ou o transporte na água, além de afogamentos relacionados com forças da natureza/tempestades catastróficas, que geralmente envolvem um grande número de vidas por incidente. Assim, o verdadeiro número de afogamentos fatais é, provavelmente, muito maior do que o notificado.

Alguns padrões de afogamentos pediátricos são semelhantes em todos os países. De uma forma geral, as taxas mais elevadas são observadas no sexo masculino e em crianças de 1 a 4 anos de idade.

Enquanto as banheiras e os locais de recreação (ou seja, piscinas, *spas*) são preponderantes para afogamento em crianças nos EUA, são praticamente locais não descritos para afogamentos nos países em desenvolvimento. Em vez disso, os locais predominantes estão situados nas proximidades da casa, envolvendo massas de água utilizadas para atividades da vida diária. Esses locais incluem sistemas de coleta de água, lagoas, valas, riachos e poços de água. Nas regiões tropicais, as taxas de mortalidade aumentam durante a estação das monções, quando valas e buracos enchem rapidamente com a chuva, e ficam mais cheios durante o dia, quando os cuidadores estão ocupados com tarefas diárias.

O afogamento durante desastres naturais, como **tempestades** e **inundações**, é importante em todas as áreas do mundo. O maior número de mortes relatadas relacionadas com a inundação ocorre em países em desenvolvimento; a maioria consiste em afogamentos que ocorrem durante a tempestade. Nos EUA e em grande parte da Europa, os avanços no monitoramento meteorológico e os sistemas de alerta têm reduzido tais mortes. Incidentes de inundação nos EUA, incluindo os furacões Katrina e Sandy, mostraram que o afogamento causou a maioria das mortes, particularmente quando as pessoas ficam presas em seus veículos, se recusam a abandonar as casas ou tentam resgatar outras pessoas.

FISIOPATOLOGIA

As vítimas se afogam em silêncio e não emitem sinal de socorro ou pedem ajuda. A vocalização é impedida devido aos esforços para alcançar um volume pulmonar máximo, para manter a cabeça acima do nível da água ou por aspiração levando ao **laringospasmo**. As crianças pequenas podem lutar por apenas 10 a 20 s, e adolescentes, por 30 a 60 s antes da submersão final. Um nadador aflito se mantém em posição vertical na água, bombeando os braços para cima e para baixo. Essa agitação ou esforços para respirar são, comumente, mal interpretados por pessoas próximas como uma forma de "brincar" na água até que a vítima afunde.

Lesão anóxico-isquêmica

Após uma imersão experimental, um animal consciente, de início, entra em pânico, tentando se manter na superfície. Durante essa fase, pequenas quantidades de água entram na hipofaringe, provocando um laringospasmo. Há uma diminuição progressiva da saturação da oxi-hemoglobina no sangue arterial (SaO_2) e o animal logo perde a consciência devido à hipoxia. Hipoxia profunda e depressão bulbar levam à apneia terminal. Ao mesmo tempo, a resposta do sistema cardiovascular leva a uma diminuição progressiva do débito cardíaco, e o oxigênio é desviado para outros órgãos. Após 3 a 4 min, a hipoxia do miocárdio leva a uma insuficiência circulatória abrupta. Contrações cardíacas ineficazes, com atividade elétrica, podem ocorrer brevemente, sem uma perfusão eficaz (**atividade elétrica sem pulso**). Com o início precoce da RCP, a circulação espontânea pode, inicialmente, ser restaurada com sucesso. A extensão global da **lesão hipóxico-isquêmica** determina o resultado final e se torna mais evidente nas horas subsequentes.

Com a terapia intensiva moderna, os efeitos cardiorrespiratórios das vítimas de afogamento reanimadas passaram a ser mais gerenciáveis e menos causas de morte, em comparação com a lesão hipóxico-isquêmica irreversível do sistema nervoso central (SNC) (ver Capítulo 85). A lesão do SNC é a causa mais comum de morbidade e mortalidade a longo prazo. Embora a duração da anoxia, antes que se inicie a lesão irreversível do SNC, ainda seja incerta, é provável que ocorra em torno de 3 a 5 min. Submersões menores que 5 min são associadas com um prognóstico favorável, enquanto as maiores que 25 min geralmente são fatais.

Várias horas após a reanimação de uma parada cardiorrespiratória, pode ocorrer um **edema cerebral**, embora o mecanismo não seja completamente claro. Um edema cerebral grave pode elevar a pressão intracraniana (PIC), contribuindo para um grau maior de isquemia; a hipertensão intracraniana é um sinal de dano profundo do SNC.

Todos os outros órgãos e tecidos podem exibir sinais de lesão hipóxico-isquêmica. No pulmão, danos do endotélio vascular pulmonar podem levar à **síndrome do desconforto respiratório agudo (SDRA)** (ver Capítulo 89). A aspiração pode também agravar a lesão pulmonar. Também podem ocorrer: disfunção miocárdica (chamada de atordoamento), hipotensão arterial, diminuição do débito cardíaco, arritmias e infarto do miocárdio. Lesão renal aguda, necrose cortical e insuficiência renal são complicações comuns de grandes eventos hipóxico-isquêmicos (ver Capítulo 550.1). A lesão endotelial vascular pode iniciar uma coagulação intravascular disseminada, hemólise e trombocitopenia. Muitos fatores contribuem para a lesão gastrintestinal; diarreia sanguinolenta com descamação da mucosa pode ser observada e, muitas vezes, prenuncia uma lesão fatal. Os níveis séricos das transaminases hepáticas e das enzimas pancreáticas, muitas vezes, aumentam gravemente. A violação das barreiras de proteção normal da mucosa predispõe a vítima à bacteriemia e à septicemia.

Lesão pulmonar

A aspiração pulmonar ocorre em muitas das vítimas de afogamento, mas a quantidade de líquido aspirado é, em geral, pequena (ver Capítulo 425). A água aspirada não obstrui as vias respiratórias e é facilmente transferida para a circulação pulmonar, com ventilação com pressão positiva. Mais importante ainda é o fato de a água poder lavar o surfactante e causar instabilidade alveolar, comprometer a relação ventilação–perfusão e criar *shunt* intrapulmonar. Nos humanos, a aspiração de pequenas quantidades (1 a 3 mℓ/kg) pode levar à hipoxemia acentuada e à redução de 10% a 40% na complacência pulmonar. A composição do material aspirado também pode afetar a evolução clínica do paciente: o conteúdo gástrico, organismos patogênicos, produtos químicos tóxicos e outros materiais estranhos podem lesar o pulmão ou provocar obstrução das vias respiratórias. A conduta clínica não é muito diferente em aspirações de água salgada e de água doce, porque a maioria das vítimas não aspira um volume de líquido suficiente para fazer uma diferença clínica.

Lesão na água fria

O afogamento deve ser diferenciado de lesões de **imersão** em água fria, na qual a vítima permanece à tona, mantendo a cabeça acima do nível da água, sem comprometimento respiratório em águas frias. A definição de água fria varia de menos de 15 a 20°C.

A perda de calor por meio da condução e da convecção é mais eficiente na água do que no ar. As crianças apresentam maior risco de **hipotermia**, devido à sua proporção relativamente elevada de área de superfície corporal em relação à massa, reduzida gordura subcutânea e capacidade termogênica limitada. A hipotermia pode se desenvolver como resultado da superfície de contato prolongado com a água fria, durante a imersão, enquanto a via respiratória está acima da água ou, mesmo, na submersão. A temperatura corporal pode também continuar caindo como resultado do contato com ar frio, roupas molhadas, hipoxia e transporte para o hospital. A hipotermia em vítimas pediátricas de afogamento pode ser observada mesmo após afogamento em água relativamente quente e em climas quentes.

A imersão em água fria provoca efeitos respiratórios e cardiovasculares imediatos. As vítimas experimentam o **choque da água fria**, uma série de respostas fisiológicas cardiorrespiratórias dinâmicas que podem causar o afogamento. Em adultos, a imersão em água gelada provoca um intenso reflexo de hiperventilação e uma diminuição da capacidade de reter a respiração inferior a 10 s, o que conduz a aspiração de líquido. Bradicardia grave, o *reflexo do mergulho*, ocorre em adultos, mas é transitória e rapidamente seguida de taquicardia, hipertensão arterial e disparo ectópico supraventricular. *Não há evidência* de que o reflexo de mergulho tenha qualquer efeito protetor.

Mesmo após sobreviver aos minutos caóticos do choque em água fria, após um período adicional de 5 a 10 min de imersão em água fria, a vítima pode se tornar incapacitada. O resfriamento dos grandes e pequenos músculos desativa a capacidade da vítima de agarrar, nadar ou realizar outras manobras de autossalvamento. Dependendo da temperatura da água e do ar, do isolamento, da área de superfície corporal, da capacidade termogênica, da condição física, dos esforços de natação ou das altas taxas de fluxo de água, a perda de calor com a imersão contínua pode diminuir, significativamente, a temperatura do corpo para níveis hipotérmicos no prazo de 30 a 60 min.

Os sintomas e a gravidade da hipotermia são classificados com base na temperatura do corpo. A vítima com hipotermia leve tem uma temperatura de 34 a 36°C com os mecanismos termogênicos intactos (termogênese com tremores e sem tremores e vasoconstrição) e movimentos ativos. Mecanismos compensatórios, geralmente, tentam restaurar a temperatura corporal a uma normotermia maior que 32°C. Baixas temperaturas do corpo levam a comprometimento da cognição, da coordenação e da força muscular e, com isso, a menor capacidade de autossalvamento. A termorregulação pode falhar e, assim, um reaquecimento espontâneo não acontecerá. Com hipotermia moderada (entre 30 e 34°C), a perda de consciência leva à aspiração de água. Bradicardia progressiva, contratilidade miocárdica comprometida e perda do tônus vasomotor contribuem para uma perfusão inadequada, hipotensão e possível choque. Nas temperaturas corporais menores que 28°C, uma bradicardia extrema, em geral, está presente com diminuições do débito cardíaco, e propensão à fibrilação ventricular espontânea ou assistolia é alta. Depressão do centro respiratório, com moderada a grave hipotermia, resulta em hipoventilação e eventual apneia. O coma profundo, com as pupilas fixas e dilatadas e ausência dos reflexos às temperaturas corporais muito baixas (menos que 25 a 29°C), pode dar a falsa aparência de morte.

Se o processo de resfriamento for rápido e o débito cardíaco durar o tempo necessário para que ocorra perda suficiente de calor antes do início da hipoxia grave, o cérebro pode esfriar a um ponto em que pode ser considerado *neuroprotetor*, aproximadamente 33°C em condições experimentais controladas. No entanto, se a submersão que leva ao afogamento ocorrer antes do desenvolvimento de um nível neuroprotetor de hipotermia, a anoxia grave destruirá os tecidos do organismo. Os benefícios teóricos, as implicações e as consequências da hipotermia em vítimas de afogamento são pontos controversos. Existem efeitos adversos associados à hipotermia, e devemos ponderar o risco e o benefício observados em dados experimentais. Deve-se claramente diferenciar entre a **hipotermia controlada**, como a utilizada na sala de cirurgia antes do início da isquemia ou da hipoxia; a **hipotermia acidental**, como ocorre no afogamento, que é variável e não controlada e com início durante ou logo após a hipoxia-isquemia; e a **hipotermia terapêutica**, envolvendo uma redução proposital e controlada da temperatura do corpo (ou do cérebro) e a manutenção desse estado de temperatura após um evento hipóxico-isquêmico.

Nas vítimas de afogamento com hipotermia acidental não controlada e associada à imersão em água gelada, existem alguns relatos de casos de boa recuperação neurológica após uma parada cardiorrespiratória prolongada (10 a 150 min). Quase todos esses raros sobreviventes estiveram em água gelada (menos que 5°C) e apresentaram temperatura central do corpo menor que 30°C, muitas vezes mais baixas. É possível presumir que uma hipotermia muito rápida e suficientemente profunda foi desenvolvida nesses sobreviventes afortunados antes que uma lesão hipóxico-isquêmica irreversível tenha ocorrido.

Em geral, a hipotermia é um sinal de mau prognóstico, e na qual o efeito neuroprotetor não foi demonstrado. Um estudo de 2014 do estado de Washington constatou que a duração da submersão inferior a 6 min está mais fortemente relacionada com um bom desfecho do que a temperatura da água. Em outro estudo que envolveu pacientes comatosos internados em unidades de afogamento de terapia intensiva pediátrica (UTIP), 65% dos pacientes hipotérmicos (temperatura corporal menor que 35°C) morreram, em comparação com uma taxa de mortalidade observada em 27% das vítimas não hipotérmicas. Do mesmo modo, na Finlândia (onde a temperatura média da água é de 16°C) e nos EUA, o efeito benéfico da hipotermia associada ao afogamento não foi observado em vítimas pediátricas de submersão; a duração da submersão menor que 10 min foi mais fortemente relacionada a um bom resultado e não à temperatura da água.

MANEJO

A duração da submersão, a velocidade do resgate, a eficácia dos esforços de reanimação e a evolução clínica determinam o desfecho nas vítimas de submersão. Dois grupos podem ser identificados com base na capacidade de resposta no local da ocorrência. O **primeiro grupo** é composto de crianças que necessitam de reanimação mínima no local e rapidamente recuperam a respiração espontânea e a consciência. Elas têm bons resultados e complicações mínimas. Essas vítimas devem ser transportadas do local da ocorrência para o departamento de emergência para posterior avaliação e observação. O **segundo grupo** compreende crianças em parada cardíaca que exigem reanimação agressiva ou prolongada e que apresentam um alto risco de complicações de sistemas multiorgânicos, maior morbidade neurológica ou morte. Comparada com a parada cardíaca de outras causas, a parada cardíaca relativa ao afogamento está associada a uma maior taxa de sobrevivência.

O manejo inicial das vítimas de afogamento necessita de uma coordenada e experiente equipe pré-hospitalar de atendimento seguindo os ABCs (vias respiratórias [*airways*], respiração [*breathing*] e circulação [*circulation*]). A reanimação emergencial de vítimas de afogamento deve incluir o fornecimento de ventilação. As crianças com sintomas de lesão hipóxica grave frequentemente permanecem em coma e com os reflexos do tronco encefálico ausentes, apesar do restabelecimento da oxigenação e da circulação. Os cuidados no setor de emergência e, subsequentemente, na UTIP envolvem estratégias de suporte avançado de vida (SAV) e manejo na disfunção de múltiplos órgãos com debates sobre cuidados no final da vida.

Avaliação inicial e reanimação

Ver o Capítulo 81.

Uma vez que uma submersão tenha ocorrido, a instituição imediata dos esforços de RCP no local da ocorrência é imperativa. O objetivo é reverter a anoxia da submersão e limitar a lesão hipóxica secundária após submersão. A cada minuto que passa sem o restabelecimento da respiração e da circulação adequadas, diminui drasticamente a possibilidade de um bom resultado final. Quando for seguro para a vítima e o socorrista, instituir a reanimação em água, por pessoal treinado, das vítimas que não respiram pode aumentar a probabilidade de sobrevivência. As vítimas geralmente precisam ser retiradas da água o mais rapidamente possível para que uma RCP eficaz seja possível. Temas comuns em crianças que têm boa recuperação são a curta duração do evento e a iniciação da RCP, logo que possível, antes da chegada dos serviços de emergência médica.

A reanimação inicial deve se concentrar em restaurar, rapidamente, a oxigenação, a ventilação e a circulação adequadas. A via respiratória deve estar livre de vômitos e de material estranho, que podem provocar a obstrução ou a aspiração. Compressões abdominais não devem ser usadas para a remoção de líquidos, porque muitas vítimas apresentam o abdome distendido pela água ingerida; compressões abdominais podem aumentar o risco de regurgitação e aspiração. Em casos de suspeita de corpo estranho nas vias respiratórias, compressões ou percussões torácicas no dorso são as manobras recomendadas.

A coluna cervical de qualquer pessoa deve ser protegida devido à possibilidade de lesão traumática no pescoço (ver Capítulos 82 e 85). A lesão da coluna cervical é uma condição concomitante rara no afogamento; apenas cerca de 0,5% das vítimas de submersão apresenta lesões da coluna cervical. O relato do evento e a idade da vítima guiam a suspeita de lesão na coluna cervical. Vítimas de afogamento com lesão da coluna cervical são geralmente pré-adolescentes ou adolescentes cujo evento de afogamento envolveu mergulho, um acidente de veículo motorizado, uma queda de uma altura, um acidente de esporte aquático, abuso infantil ou outros sinais clínicos de lesão traumática grave. Em tais casos, o pescoço deve ser mantido em uma posição neutra e protegido com um colar cervical bem ajustado. Os pacientes resgatados de circunstâncias desconhecidas também devem receber precauções em relação à coluna cervical. Em submersões de baixo impacto, as lesões espinais são extremamente raras e a rotina da imobilização da coluna vertebral não é necessária.

Se a vítima tiver uma respiração ineficaz ou apneia, um suporte ventilatório deverá ser aplicado imediatamente. A respiração boca a boca ou boca a nariz por populares treinados costuma restaurar a ventilação espontânea. Assim que estiver disponível, o oxigênio suplementar deve ser administrado a todas as vítimas. A ventilação com compressão positiva com bolsa-máscara de oxigênio inspirado a 100% deve ser instituída em pacientes com insuficiência respiratória. Se apneia, cianose, hipoventilação ou esforço respiratório persistirem, o pessoal treinado deverá realizar a intubação com tubo endotraqueal o mais rapidamente possível. A intubação também é indicada para proteger as vias respiratórias em pacientes com estado mental deprimido ou instabilidade hemodinâmica. A hipoxia precisa ser corrigida rapidamente para otimizar a chance de recuperação.

Concomitante ao manejo de via respiratória segura, oxigenação e ventilação, as alterações do estado cardiovascular da criança devem ser avaliadas e tratadas de acordo com as diretrizes de reanimação e os protocolos padrões. O ritmo e a frequência cardíaca, a pressão arterial, a temperatura e a perfusão de órgãos-alvo requerem avaliação urgente. A RCP deve ser instituída imediatamente em vítimas sem pulso, bradicárdicas ou com hipotensão arterial grave. O monitoramento contínuo pelo eletrocardiograma (ECG) permite o diagnóstico e o tratamento apropriado de arritmias. Enchimento capilar lento, extremidades frias e estado mental alterado são potenciais indicadores de choque (ver Capítulo 88).

O reconhecimento e tratamento da hipotermia são os aspectos primordiais da reanimação cardíaca na vítima de afogamento. A temperatura corporal deve ser avaliada, especialmente em crianças, porque uma hipotermia moderada a grave pode deprimir a função do miocárdio e causar arritmias. Roupas molhadas devem ser removidas para evitar as perdas de calor em curso; no entanto, no paciente hemodinamicamente estável, o reaquecimento deve ser iniciado no ambiente controlado do SE ou da UTIP. Pacientes instáveis (*i. e.*, com arritmias) devem ser aquecidos a 34°C, tomando cuidado para não superaquecer. Estudos estão investigando se a hipotermia terapêutica pode ser útil ou se evitar a hipertermia é realmente o elemento-chave para a sobrevivência neurológica a longo prazo.

Frequentemente, líquidos IV e medicamentos vasoativos são necessários para melhorar a circulação e a perfusão. O acesso vascular deve ser estabelecido o mais rapidamente possível para a administração de líquidos ou substâncias vasopressoras. Inserir um cateter intravascular é uma técnica salva-vidas de acesso potencial que evita o atraso, em geral associado a múltiplas tentativas de estabelecer o acesso IV em crianças gravemente doentes. A epinefrina é, em geral, a primeira droga de escolha para as vítimas com parada cardiorrespiratória bradiassistólica (a dose IV é de 0,01 mg/kg de uma solução 1:10.000 dada a cada 3 a 5 minutos, conforme necessário). A epinefrina pode ser administrada por via intratraqueal (a dose de tubo endotraqueal é 0,1 a 0,2 mg/kg de uma solução 1:1.000 [1 mg/mℓ]) se nenhum acesso IV estiver disponível. Um *bolus* intravenoso de solução de Ringer com lactato ou 0,9% de solução salina normal (10 a 20 mℓ/kg) é comumente usado para aumentar a pré-carga; doses repetidas podem ser necessárias. Soluções hipotônicas contendo glicose não devem ser utilizadas para a administração de volume intravascular de vítimas de afogamento.

Avaliação e tratamento baseados em hospital

A maioria das vítimas de afogamento pediátrico deve ser observada durante, pelo menos, 6 a 8 horas, mesmo se elas forem assintomáticas ao chegarem no departamento de emergência. No mínimo, monitoramento seriado dos sinais vitais (frequência respiratória, frequência cardíaca, pressão arterial e temperatura), oxigenação por oximetria de pulso, exame pulmonar repetido e avaliação neurológica devem ser realizados em todas as vítimas de afogamento. Outros exames também podem ser necessários, dependendo das circunstâncias específicas (possível abuso ou negligência, lesões traumáticas ou suspeita de intoxicação). A maior parte das crianças despertas assintomáticas ou com poucos sintomas (aquelas que não exigem suporte avançado de vida no ambiente pré-hospitalar ou que têm uma pontuação na **Escala de Coma de Glasgow [GCS]** maior ou igual a 13 ao chegar ao departamento de emergência) experimenta algum nível de desconforto respiratório ou hipoxemia progredindo para edema pulmonar, geralmente durante as primeiras 4 ou 8 h após a submersão. A maioria das crianças despertas, com sintomas respiratórios, primeiro responde ao oxigênio e, apesar de apresentar radiografias iniciais anormais, torna-se assintomática com um retorno ao SaO_2 normal do ar e exame pulmonar por 4 a 6 horas. A deterioração respiratória posterior é extremamente improvável nessas crianças. Pacientes alertas e assintomáticos, de baixo risco, que são selecionados a partir dos achados físicos e com níveis normais de oxigenação podem ser considerados para liberação após 6 a 8 h de observação, desde que um acompanhamento adequado possa ser assegurado.

Manejo cardiorrespiratório

Para as crianças que não estão em parada cardíaca, o nível de suporte respiratório deve ser adequado para a condição do paciente e é uma continuação da gestão pré-hospitalar. Avaliações frequentes são necessárias para garantir que uma oxigenação adequada, ventilação e controle das vias respiratórias sejam mantidos (ver Capítulo 89). A hipercapnia deve, em geral, ser evitada em crianças com potenciais lesões cerebrais. Os pacientes com real ou potencial hipoventilação ou com esforço respiratório muito elevado devem receber ventilação mecânica para evitar a hipercapnia e diminuir os gastos de energia com a respiração ofegante.

Medidas para estabilizar o estado cardiovascular devem continuar também. Condições que contribuam para a insuficiência do miocárdio incluem lesão hipóxico-isquêmica, hipoxia em curso, hipotermia, acidose, altas pressões nas vias respiratórias durante a ventilação mecânica, alterações do volume intravascular e distúrbios eletrolíticos. Insuficiência cardíaca, choque, arritmias ou parada cardíaca podem ocorrer. O monitoramento contínuo do ECG é obrigatório para o reconhecimento e tratamento de arritmias (ver Capítulo 462).

A oferta de oxigenação e ventilação adequadas é um pré-requisito para melhorar a função miocárdica. É comum que fluidoterapia e agentes inotrópicos sejam necessários para melhorar a função cardíaca e restaurar a perfusão tecidual (ver Capítulo 81). O aumento da pré-carga com líquidos IV pode ser benéfico devido a melhoras do volume sistólico e do débito cardíaco. A administração desproporcional de líquidos, especialmente na presença de função miocárdica diminuída, pode piorar o edema pulmonar.

No caso de pacientes com parada cardiorrespiratória persistente no momento de admissão na sala de emergência após um afogamento em *água não gelada*, a decisão de interromper ou parar as manobras de reanimação pode ser abordada por meio de uma revisão da anamnese e da resposta ao tratamento. Como há relatos de bons resultados após a RCP, no departamento de emergência, a maioria das vítimas de afogamento deve ser agressivamente tratada no momento da apresentação. No entanto, para as crianças que não respondem logo aos esforços agressivos de reanimação, a necessidade de uma RCP prolongada em curso após a imersão em água gelada quase invariavelmente prediz a morte ou um estado vegetativo persistente. Como consequência, é provável que, na maioria dos casos, a interrupção da RCP na sala de emergência seja necessária para as vítimas de imersão em água não gelada que não respondem à reanimação dentro de 25 a 30 min. As decisões finais sobre se e quando interromper os esforços de reanimação devem ser individualizadas, com o entendimento de que a possibilidade de bom resultado é geralmente muito baixa com os esforços prolongados de reanimação.

Manejo neurológico

Vítimas de afogamento que chegam ao hospital acordadas e alertas normalmente apresentam resultados neurológicos normais. Em vítimas comatosas, uma lesão irreversível do SNC é muito provável. As medidas neurológicas mais críticas e eficazes de cuidados intensivos após o afogamento são a restauração e a manutenção de oxigenação adequada e ventilação e perfusão rápidas. O manejo da temperatura corporal e dos distúrbios de glicose são importantes moduladores da lesão neurológica após a hipoxia-isquemia.

Pacientes comatosos devido a afogamento estão em risco de hipertensão intracraniana. Existe pouca evidência de que o monitoramento da PIC e a terapia para reduzir hipertensão intracraniana melhorem os resultados para vítimas de afogamento. Os pacientes com PIC elevada, geralmente, apresentam maus resultados, morte ou um estado vegetativo persistente. Crianças com PIC normal também podem apresentar maus resultados, embora com menos frequência. Terapias neurológicas convencionais de cuidados intensivos – como restrição de líquidos, hiperventilação e administração de relaxantes musculares, de agentes osmóticos, de diuréticos, de barbituratos e de corticosteroides – não mostraram benefícios para as vítimas de afogamento, quer individualmente ou em combinação. Há alguma evidência que essas terapias poderiam reduzir a mortalidade, mas, em geral, elas aumentam o número de sobreviventes com morbidade neurológica grave.

Convulsões após lesão cerebral hipóxica são comuns, embora em geral a detecção seja difícil na UTI porque esses pacientes frequentemente estão sedados, mascarando assim os sinais clínicos. O monitoramento eletroencefalográfico (EEG) contínuo em pacientes criticamente doentes revelou uma incidência de 13% de convulsões, das quais 92% são exclusivamente não convulsivas. No entanto, o monitoramento eletroencefalográfico só tem valor limitado na conduta de vítimas de afogamento, exceto para detectar convulsões ou como um complemento na avaliação clínica de morte encefálica (ver Capítulo 86). As convulsões devem ser tratadas, se possível, para estabilizar o uso do oxigênio cerebral, embora os benefícios sejam inconclusivos. Fosfenitoína ou fenitoína (dose de carga de 10 a 20 mg equivalentes de fenitoína/kg, seguida de dosagem de manutenção, com 5 a 8 mg de equivalentes de fenitoína/kg/dia em duas a três doses divididas; os níveis devem ser monitorados) podem ser consideradas como um anticonvulsivante; podem ter alguns efeitos neuroprotetores e reduzir o edema pulmonar neurogênico. Os benzodiazepínicos, barbitúricos e outros anticonvulsivantes também podem ter algum papel na terapia da convulsão, embora nenhum estudo conclusivo tenha mostrado um desfecho neurológico mais favorável.

Com uma conduta otimizada, muitas crianças que estavam inicialmente em coma podem apresentar uma melhora neurológica impressionante, mas, em geral, isso ocorre dentro das primeiras 24 a 72 h. Infelizmente, quase a metade das vítimas de afogamento admitidas na UTIP em coma profundo morre de lesão cerebral hipóxica ou sobrevive com uma lesão neurológica grave. Muitas crianças apresentam um quadro de morte cerebral. Vítimas de afogamento em coma profundo que não mostram melhora substancial no exame neurológico após 24 a 72 h, e cujo coma não pode ser explicado de outra forma, devem ser seriamente consideradas para limitação do esforço terapêutico ou retirada do suporte.

Outras questões de manejo

Algumas vítimas de afogamento podem apresentar lesões traumáticas (ver Capítulo 72), especialmente se o seu afogamento envolveu a participação em desportos aquáticos de alta energia, como jet ski, passeios de barco, mergulho ou surfe. É necessário um alto índice de suspeita para esse tipo de lesão. *As precauções em relação à coluna vertebral devem ser mantidas nas vítimas com estado mental alterado e suspeita de lesão traumática.* Anemia significativa sugere traumatismo e hemorragia interna.

A lesão hipóxico-isquêmica pode ter vários efeitos sistêmicos, embora uma disfunção orgânica prolongada seja incomum na ausência de lesão grave do SNC. A hiperglicemia está associada com um mau prognóstico em crianças criticamente doentes que tenham sido vítimas de afogamentos. Sua etiologia não é clara, mas a hiperglicemia pode ser uma resposta ao estresse. O controle da glicose em pacientes após o afogamento deve se concentrar em evitar a hipoglicemia, hiperglicemia e flutuações amplas ou rápidas na glicose sérica para prevenir mais danos.

Manifestações de lesão renal aguda podem ser observadas após uma lesão hipóxico-isquêmica (ver Capítulo 550). Diuréticos, restrição de líquidos e diálise são, ocasionalmente, necessários para tratar a sobrecarga de líquidos ou os distúrbios eletrolíticos; a função renal geralmente se normaliza nos sobreviventes. Há relatos de **rabdomiólise** após o afogamento.

Em geral, diarreia sanguinolenta profusa e descamação da mucosa são anúncios de um prognóstico preocupante; o tratamento conservador inclui repouso intestinal, sucção nasogástrica e neutralização do pH gástrico. O suporte nutricional para a maioria das vítimas de afogamento geralmente não é difícil porque a maioria das crianças morre ou se recupera logo e retoma uma dieta normal dentro de alguns dias; às vezes a alimentação por sonda enteral ou parenteral é o meio de nutrição indicado para crianças que não se recuperam rapidamente.

Hipertermia após o afogamento ou outros tipos de lesão cerebral podem aumentar o risco de mortalidade e exacerbar as lesões hipóxico-isquêmicas do SNC. Quase metade das vítimas de afogamento apresenta febre durante as primeiras 48 h após a submersão. Em geral, a hipertermia não é causada por infecção e desaparece sem antibióticos em aproximadamente 80% dos pacientes. Os antibióticos profiláticos não costumam ser recomendados. No entanto, há um consenso geral de que a febre ou a hipertermia (temperatura corporal maior que 37,5°C) em vítimas de afogamento comatosas que foram reanimadas de parada cardíaca deve ser evitada a todo momento no período de recuperação aguda (pelo menos as primeiras 24 a 48 h).

Sequelas psiquiátricas e psicossociais da família de uma vítima pediátrica de afogamento são comuns. Sentimento de pesar, culpa e raiva são frequentes entre os membros da família, incluindo os irmãos. Taxas de divórcio aumentam dentro de poucos anos após a lesão, e os pais costumam relatar dificuldades com o emprego ou o uso abusivo de substâncias psicoativas. Amigos e familiares podem culpar os pais pelo evento ocorrido. Vítimas de afogamento e seus familiares deveriam procurar aconselhamento profissional, cuidado pastoral ou encaminhamento a um trabalho social.

Manejo na hipotermia

A atenção à temperatura corporal começa no local da ocorrência e continua durante o transporte e no hospital. O objetivo é evitar ou tratar uma hipotermia moderada ou grave. Roupas úmidas devem ser removidas de todas as vítimas de afogamento. Medidas de reaquecimento são, geralmente, classificadas como passivas, ativas externas ou ativas internas (ver Capítulo 93). **Medidas passivas de reaquecimento** podem ser aplicadas no ambiente pré-hospitalar ou hospitalar, elas incluem o fornecimento de cobertores secos, um ambiente acolhedor e proteção adicional contra a perda de calor. Elas devem ser instituídas o mais rápido possível para que as vítimas hipotérmicas de afogamento não tenham uma parada cardíaca.

A RCP completa com compressões torácicas é indicada para vítimas hipotérmicas se nenhum pulso puder ser encontrado ou se o complexo estreito da atividade do QRS estiver ausente no ECG (ver Capítulos 81 e 93). Quando a temperatura corporal for menor que 30°C, os esforços de reanimação devem prosseguir de acordo com as diretrizes atuais da American Heart Association para a RCP, mas medicamentos IV podem ser administrados com uma frequência menor na hipotermia moderada devido à reduzida depuração das substâncias. Quando a fibrilação ventricular estiver presente em vítimas gravemente hipotérmicas (temperatura menor que 30°C), a desfibrilação deve ser iniciada, mas pode não ser eficaz até que a temperatura interna seja maior ou igual a 30°C, na qual uma desfibrilação bem-sucedida pode ser mais provável.

A interrupção dos esforços prolongados de reanimação em vítimas hipotérmicas de afogamento é significativamente controversa. A temperatura corporal deve ser avaliada antes que os esforços de reanimação sejam interrompidos. Outras considerações são: se a vítima pode ter sido imersa antes de submergir, se a água estava gelada ou se o resfriamento foi muito rápido com água fria fluindo rápido. As vítimas com hipotermia profunda podem parecer clinicamente mortas, mas uma recuperação neurológica completa é possível, embora rara. As tentativas de reanimação não devem ser suspensas com base na apresentação clínica inicial, a menos que a vítima esteja obviamente morta (dependente de *livor* ou *rigor mortis*). Esforços de reaquecimento, em geral, devem ser continuados até que a temperatura atinja 32 a 34°C; se a vítima continuar não apresentando um ritmo cardíaco eficaz e permanecer insensível à RCP agressiva, então, os esforços de reanimação podem ser interrompidos.

Reaquecimento completo não é indicado para todas as vítimas de parada cardíaca antes que esforços de reanimação sejam abandonados. Descontinuar a reanimação se justifica em vítimas de imersão em água não gelada que permanecem em assistolia mesmo após 30 min de RCP. Os médicos devem utilizar o seu julgamento clínico individual sobre a decisão de parar os esforços de reanimação considerando as circunstâncias específicas de cada incidente.

Uma vez que uma vítima de afogamento tenha sido submetida à RCP bem-sucedida depois de uma parada cardíaca, é necessário controlar com cuidado e monitorar continuamente a temperatura corporal. Nas vítimas em que a reanimação tenha durado pouco e que estão despertas logo após a reanimação, as tentativas de restaurar e manter a normotermia devem ser garantidas. Um monitoramento cuidadoso é necessário para evitar piora de uma hipotermia não identificada, o que pode ter consequências nocivas.

Para as vítimas de afogamento que permanecem em estado comatoso após RCP bem-sucedida, as questões mais controversas incluem o reaquecimento dos pacientes hipotérmicos e a aplicação controlada da hipotermia terapêutica. Embora não haja qualquer evidência ou consenso de opinião, muitos pesquisadores recomendam cautela com as vítimas hipotérmicas de afogamento que permanecem sem resposta, por causa de encefalopatia hipóxico-isquêmica após a restauração da circulação espontânea adequada em relação ao fato de deverem ou não ser ativamente reaquecidas a temperaturas corporais normais. O reaquecimento ativo deve ser limitado às vítimas com temperaturas corporais menores que 32°C, mas temperaturas de 32 a 37,5°C devem ser permitidas sem esforços posteriores de reaquecimento.

Mais controversa ainda é a **indução de hipotermia terapêutica** em vítimas de afogamento que permanecem em coma, por causa de encefalopatia hipóxico-isquêmica após RCP devido à parada cardíaca.

Em geral, as recomendações específicas para a hipotermia terapêutica, especialmente em crianças, ainda não são aceitas. O Advanced Life Support Task Force do International Liaison Committee on Resuscitation (2002) não recomendou a hipotermia terapêutica em crianças afogadas e reanimadas após RCP cardiopulmonar, citando a insuficiência de evidências e a existência de estudos mais antigos demonstrando um potencial efeito deletério nas vítimas pediátricas de afogamento. Vários estudos subsequentes que avaliaram circulação extracorpórea por membrana, reaquecimento e hipotermia terapêutica em pacientes afogados pediátricos e adultos não mostraram qualquer melhora significativa no resultado neurológico ou nas taxas de mortalidade.

Os pesquisadores do Ensaio Controlado Randomizado (ECR) de Hipotermia Terapêutica após Parada Cardíaca Pediátrica Fora do Hospital (THAPCA – *Therapeutic Hypothermia After Out-of-Hospital Pediatric Cardiac Arrest*) analisaram *a posteriori* os achados do *gerenciamento de temperatura alvo* (TTM – *targeted temperature management*) em sobreviventes pediátricos comatosos de parada cardíaca fora do hospital decorrente de afogamento. O afogamento correspondeu a 28% dos ECRs de TTM pediátrico (33°C *vs* 36,8°C) e a observação principal dos autores é que a orientação para hipotermia, comparada com a orientação para normotermia, não resultou em melhor sobrevida.

PROGNÓSTICO

Os resultados para as vítimas de afogamento são notavelmente bimodais: a maioria das vítimas apresenta um bom resultado (intactos ou com leves sequelas neurológicas) ou um mau resultado (com sequelas neurológicas graves, estado vegetativo persistente ou morte), com pouquíssimos exibindo lesão neurológica intermediária no momento da alta hospitalar. A avaliação subsequente de bons resultados com sobreviventes pode identificar déficits cognitivos persistentes significativos. Dentre as vítimas pediátricas de afogamento hospitalizadas, 15% morrem e 20% sobrevivem com lesões neurológicas permanentes graves.

Fortes preditores dos resultados são baseados no incidente e na resposta ao tratamento no local. Sobrevivência intacta ou comprometimento neurológico leve foram observados em 91% das crianças com duração de submersão menor que 5 min, e em 87% com duração de reanimação menor que 10 min. Crianças com ritmo sinusal normal, pupilas reativas ou capacidade de resposta neurológica no local da ocorrência quase sempre revelam bons resultados (99%). Maus resultados são muito prováveis em pacientes em coma profundo, apneia, ausência de respostas pupilar e hiperglicemia no departamento de urgência, com durações de submersão maior que 10 min e com falha da resposta à RCP durante 25 min. Em uma série de casos abrangentes, todas as crianças com *duração de reanimação* maior que 25 min morreram ou tiveram morbidade neurológica grave, e todas as vítimas com *durações de submersão* maior que 25 min morreram. A qualidade de vida relacionada à saúde, a longo prazo – além de desempenho escolar em indivíduos que tinham recebido RCP de um espectador ou de serviços de emergência médica –, foi elevada quando a duração da submersão foi menor que 5 min. Maior morbidade, mortalidade e baixa qualidade de vida foram relatadas em pacientes com duração de submersão maior que 10 minutos. Em vários estudos que envolveram afogamento pediátrico, a duração da submersão foi o melhor preditor do resultado, e a temperatura da água não teve o mesmo desempenho preditivo. No entanto, há relatos de casos raros de recuperação completa após afogamento em água não gelada com mais tempo de submersão ou da duração da reanimação.

A pontuação do ECG tem certa utilidade limitada na previsão da recuperação. Crianças com pontuação maior ou igual a seis na internação hospitalar geralmente apresentam bom resultado, enquanto aquelas com pontuação menor ou igual a cinco têm uma probabilidade de resultado neurológico muito menor. Ocasionalmente, crianças com pontuação ECG de três ou quatro na admissão têm recuperação completa. A melhora da pontuação do ECG durante as primeiras horas de internação pode indicar um melhor prognóstico. No geral, as avaliações iniciais do ECG não conseguem distinguir adequadamente as crianças que sobreviverão intactas daquelas com grande lesão neurológica.

O exame neurológico e a progressão durante as primeiras 24 a 72 h são os melhores indicadores de prognóstico do comprometimento do SNC a longo prazo. Crianças que recuperam a consciência em 48 a 72 h, mesmo após uma reanimação prolongada, não costumam apresentar sequelas neurológicas graves. Pelo contrário, vários estudos mostraram que os pacientes que apresentam melhora mínima durante esse período inicial raramente exibem recuperação neurológica subsequente significativa, apesar dos esforços de reanimação agressivos, e permanecem em um estado vegetativo persistente ou morrem. Métodos laboratoriais e tecnológicos para melhorar o prognóstico ainda não se mostraram superiores ao exame neurológico. Avaliações neurológicas seriadas após RCP devem ser realizadas em um período de 48 a 72 h, considerando a limitação ou a retirada de apoio em pacientes que não apresentaram uma recuperação neurológica significativa, mesmo que isso possa ocorrer antes que se tenha certeza absoluta do prognóstico.

PREVENÇÃO

A forma mais eficaz de reduzir a carga das lesões do afogamento é a prevenção. O afogamento é um problema multifacetado, mas várias estratégias de prevenção são eficazes. O pediatra tem uma oportunidade primordial de identificar e informar as famílias em risco sobre essas estratégias por meio da orientação antecipatória. A proteção deve se concentrar em uma orientação antecipatória sobre a supervisão adequada das crianças, o acesso às aulas de natação, a presença de salva-vidas, barreiras nas piscinas e uso de DFPs. A abordagem centrada na família e a orientação antecipatória para a segurança na água ajudam a explorar e identificar os perigos da água a que cada família está exposta no seu ambiente. O médico pode, então, debater as melhores ferramentas e estratégias para a prevenção que sejam relevantes para a família. É importante identificar os riscos dentro e ao redor da casa e em outros locais que as crianças podem frequentar, como em férias, um feriado ou uma visita a casas de parentes. Para algumas famílias, o foco pode estar na segurança de banheiras e balde; para outras, piscinas ou banheiras de hidromassagem em casa podem ser o principal perigo. Se a família passa seu tempo livre perto de rios e mares, as pessoas também precisam aprender sobre segurança em torno de barcos e ambientes aquáticos. Em um ambiente rural, sistemas de coleta de água e águas naturais podem representar um grande risco.

Os pais devem construir camadas de proteção da água em torno dos seus filhos. A Tabela 91.1 fornece uma abordagem para os perigos e estratégias preventivas relevantes para as fontes mais comuns de água envolvidas em afogamentos na infância. A estratégia preventiva comum para exposição a todos os tipos de água e para todas as idades é garantir uma **supervisão adequada**. Os pediatras devem definir para os pais o que constitui uma supervisão adequada aos diferentes níveis de desenvolvimento da infância. Muitos pais subestimam a importância de uma supervisão adequada ou simplesmente não têm consciência dos riscos associados à água. Mesmo os pais que afirmar exercer uma supervisão constante precisam admitir que, por vezes, cometem lapsos curtos de atenção enquanto seu filho está sozinho perto da água. Os pais também superestimam as capacidades de supervisão dos irmãos mais velhos; muitos afogamentos em banheira ocorrem quando um lactente é deixado com uma criança com menos de 5 anos.

Supervisionar lactentes e crianças significa que um responsável adulto deve estar com a criança a todo momento. O cuidador deve estar sempre alerta, não deve consumir álcool ou outras substâncias psicoativas ou socializar, e deve estar atento e focado inteiramente em monitorar a criança. Mesmo um breve momento de desatenção, como para responder a um telefonema, obter uma bebida ou manter uma conversa, pode ter consequências trágicas. Se a criança não sabe nadar, a "*supervisão nas proximidades*" é necessária, o que significa que o cuidador deve manter a criança no alcance do seu braço em todos os momentos. Os adolescentes necessitam da supervisão ativa de um adulto e da prevenção de uso de álcool ou substâncias psicoativas durante as atividades na água.

Aprender a nadar oferece outra camada de proteção. As crianças podem começar as aulas de natação em uma idade precoce, adequada ao desenvolvimento e que vise obter um nível de prontidão e habilidade individual da criança. Aulas de natação são benéficas e fornecem certo

Tabela 91.1 Abordagem para estratégias de prevenção de afogamento.

	CASA	RECREAÇÃO	VIZINHANÇA
Perigos na água	Piscinas Lagos Banheiras Baldes grandes	Brincar na água – natação, lazer Brincar perto da água Estar na água com um bote	Valas de irrigação Poços de água Drenagem de água
Riscos comuns	Lapso na supervisão Exposição inesperada da criança Descoberta tardia da criança Confiança nas boias de braço ou brinquedos na piscina Confiança em irmão ou assento de banho para a supervisão do banho	Descuido na supervisão Mudança no clima Desconhecimento ou mudança(s) das condições da água: Profundidade repentina Corrente/maré Baixa temperatura Uso de álcool Pressão do grupo	Descuido na supervisão, particularmente quando o cuidador está socializando Comportamento de risco quando com seus pares
Estratégias de prevenção	Reconhecer os perigos e riscos Fornecer a supervisão constante de um adulto em torno da água Instalar cercas de 4 faces de isolamento das piscinas Instalar equipamentos de resgate e telefone junto à piscina Aprender natação e técnicas de sobrevivência Evitar banho em banheira, dar preferência para chuveiro se uma criança/adolescente tiver transtorno convulsivo Aprender primeiros socorros e RCP	Fornecer supervisão constante de um adulto Nadar em áreas com salva-vidas Saber quando e como usar DFPs aprovados pela Guarda Costeira norte-americana Evitar álcool e outras substâncias psicoativas Aprender natação e técnicas de sobrevivência na água Ensinar as crianças sobre a segurança na água Estar ciente das condições meteorológicas e da corrente Aprender primeiros socorros e RCP	Identificar corpos de água perigosos Impedir com barreiras o acesso à água Prover um cercado na "área de segurança" para recreação na água Prover salva-vidas em locais de natação Proporcionar o acesso a lições de baixo custo de sobrevivência na água

RCP, reanimação cardiopulmonar; DFPs, dispositivos de flutuação pessoal.

nível de proteção a crianças mais jovens. Um estudo de Bangladesh, onde o afogamento é responsável por 20% de todas as mortes em crianças com idades entre 1 e 4 anos, mostrou que aulas de natação e orientações sobre segurança da água são eficientes, levando a uma diminuição da mortalidade por afogamento. Tal como acontece com qualquer outra intervenção em relação à segurança na água, os pais precisam saber que as aulas e a aquisição de habilidades de natação não podem ser a única garantia para impedir o afogamento. *Nenhuma criança é à "prova de afogamento"*. Um cuidador deve estar ciente de onde e como obter ajuda e saber como salvar uma criança em apuros com segurança. Como apenas pessoas treinadas em resgate de água podem tentar fazê-lo com segurança, as famílias devem ser encorajadas a nadar em áreas apropriadas e somente quando e onde existir um salva-vidas de plantão.

Crianças e adolescentes nunca devem nadar sozinhos, independentemente de suas habilidades na natação. Mesmo que eles se tornem mais independentes e participem de atividades de lazer sem os seus pais, eles devem ser encorajados a procurar áreas que são vigiadas por **salva-vidas**. Em 2015, os salva-vidas resgataram mais de 900 mil norte-americanos de afogamentos e, provavelmente, evitaram o afogamento de milhões de pessoas por meio de advertências verbais e intervenções rápidas quando necessário. É importante enfatizar que, mesmo que a criança seja considerada um bom nadador, a capacidade de nadar em uma piscina não se traduz em segurança ao nadar em águas naturais, onde a temperatura da água, as correntes e os obstáculos submersos podem impor desafios adicionais e desconhecidos. Para os nadadores, a supervisão de salva-vidas reduz o risco de afogamento porque os salva-vidas monitoram os comportamentos de risco e são treinados na difícil e potencialmente perigosa tarefa de resgatar vítimas de afogamento.

Dentre as estratégias preventivas listadas na Tabela 91.1, duas merecem especial destaque. A intervenção mais rigorosamente avaliada e eficaz nos afogamentos aplica-se às piscinas. A aplicação de **cercas de isolamento** que envolvam por completo a piscina, com um portão seguro dotado de um sistema de travamento automático, pode prevenir até 75% dos afogamentos em piscinas. Diretrizes para o uso de barreiras apropriadas, fornecidas pela U.S. Consumer Product Safety Commission, são muito específicas; elas foram desenvolvidas por meio de testes com crianças ativas em um programa de ginástica que avaliou a capacidade das crianças de subir barreiras de diferentes materiais e alturas, e estudos recentes mostram que elas são eficazes na prevenção do afogamento que envolve crianças pequenas. Nas famílias que têm uma piscina em suas propriedades, cuidadores, muitas vezes de forma errada, acreditam que, se uma criança cai na água, haverá um som bem alto e característico para alertá-los. Infelizmente, esses eventos são em geral silenciosos, o que retarda a oportunidade de um resgate. Essas descobertas destacam a necessidade de uma cerca que isole a piscina da casa e não apenas circunde toda a propriedade.

O uso de **coletes salva-vidas ou DFPs** aprovados pela Guarda Costeira norte-americana deve ser recomendado a todas as famílias que passam tempo em torno de águas naturais, e não apenas àquelas que passeiam em barcos. O problema também é particularmente importante para as famílias que participarão de atividades aquáticas em um período de férias. Um DFP deve ser escolhido de acordo com o peso da criança e a atividade proposta. As crianças bem jovens devem usar DFPs que permitam que elas flutuem mantendo a cabeça erguida. Os pais também devem ser incentivados a usar DFPs, pois seu uso está associado a uma maior utilização pelos seus filhos. Brinquedos de água, como boias de braços e tradicionais, não devem ser considerados como medidas de prevenção de afogamento.

Esforços de prevenção eficazes devem, ainda, considerar as **práticas culturais**. Diferentes grupos étnicos podem ter certos comportamentos, crenças, roupas ou costumes que afetem a sua segurança na água. Os maiores riscos de afogamento em crianças que pertencem a minorias sociais precisam ser abordados em programas de prevenção focados na comunidade.

Além da orientação antecipatória, o pediatra pode desempenhar um papel ativo na prevenção de afogamento por meio da participação em esforços ligados às legislações para melhorar a regulamentação sobre cercas em piscinas, uso de DFP e consumo de álcool em diversas atividades aquáticas. Várias regiões nos EUA, Austrália e Nova Zelândia têm leis que exigem as cercas de isolamento nas piscinas. A sua eficácia tem sido limitada pela falta de fiscalização. Da mesma forma, todos os estados norte-americanos têm leis relativas ao uso de barcos, mas, da mesma forma, raramente são aplicadas com consistência. Além disso, esforços no nível da comunidade podem ser necessários para garantir a disponibilização de aulas de natação para populações carentes e salva-vidas nas áreas de natação.

A bibliografia está disponível no GEN-io.

Capítulo 92

Queimaduras

Alia Y. Antoon

As queimaduras são a principal causa de lesões não intencionais em crianças, sendo superadas apenas pelos acidentes de trânsito. A incidência de queimaduras que exigem cuidados médicos tem diminuído, o que coincide com medidas direcionadas ao tratamento e à prevenção de queimaduras; investimentos na educação preventiva em relação ao manuseio do fogo e das queimaduras; maior disponibilidade de centros de tratamento regionais; uso generalizado de detectores de fumaça; maior regulamentação na venda de produtos e na segurança do trabalho; e ações sociais, como redução do tabagismo e do consumo excessivo de bebidas alcoólicas.

EPIDEMIOLOGIA

A cada ano, aproximadamente 2 milhões de pessoas nos EUA necessitam de cuidados médicos em relação a queimaduras. Aproximadamente 50% desses pacientes são menores de 5 anos, com idade média de 32 meses. A principal causa de queimadura é a **escaldadura**, ou seja, queimadura por líquidos quentes, que pode ocorrer, por exemplo, quando se aquece um líquido no forno de micro-ondas. Uma das principais causas de queimadura em crianças de 5 a 14 anos de idade é a lesão por **chama direta**. Em crianças com idades entre 5 e 10 anos, as queimaduras geralmente são o resultado de uma brincadeira com fósforo, enquanto, no caso de crianças mais velhas, costumam resultar de ignição com gasolina. Os **incêndios** são uma das principais causas de mortalidade em crianças, sendo responsáveis por até 34% das lesões fatais em menores de 16 anos.

Escaldaduras são responsáveis por 85% do total de lesões e são mais prevalentes em crianças com menos de 4 anos. Embora a incidência de queimaduras por água quente tenha sido reduzida graças à legislação que limita a temperatura máxima dos novos aquecedores a 48,9°C, as escaldaduras continuam a ser a principal causa de internação hospitalar para pacientes vítimas de queimadura. A *inalação de vapores*, utilizada no ambiente doméstico para tratar infecções respiratórias, é outra causa potencial de queimaduras. Queimaduras por chama direta respondem por 13% dos casos; as restantes decorrem de exposição a eletricidade e agentes químicos. A ocorrência de queimaduras por **tecido inflamável** tem diminuído desde a aprovação do Federal Flammable Fabric Act, que exige que roupas de dormir sejam fabricadas com tecidos antichamas; no entanto, a U.S. Consumer Product Safety Commission votou pelo afrouxamento dos parâmetros de inflamabilidade em pijamas infantis. O *poliéster* é o tecido menos inflamável quando exposto a uma pequena fonte de ignição; ele queima profundamente, mas a chama se extingue quando a fonte de ignição é removida. Em contrapartida, o *algodão* continua a queimar mesmo após a remoção da fonte da chama, resultando em queimaduras profundas e extensas. O poliéster derrete para baixo, poupando a face e as vias respiratórias; o algodão queima para cima, em direção ao rosto. Fogões a lenha, fogões convencionais e *cooktops* são fontes frequentes de queimaduras nas mãos de crianças. Aproximadamente 18% das queimaduras são resultado de **abuso infantil** (geralmente com água fervente), por isso é importante avaliar o padrão e o local da lesão e sua coerência com a anamnese do paciente (ver Capítulo 16). **Queimaduras de atrito** em esteiras rolantes também são um problema. As mãos são os locais mais comumente feridos, e a lesão profunda de atrito, de segundo grau, por vezes está associada a fraturas dos dedos. A *anoxia*, e não a queimadura em si, é a principal causa de morbimortalidade em incêndios domésticos.

A anamnese geralmente mostra um padrão comum: escaldaduras acometem lateralmente face, pescoço e braço se o líquido tiver sido puxado de uma mesa ou fogão; calça comprida queimada sugere queimadura com tecido inflamável; queimaduras respingadas sugerem acidente ao cozinhar; e queimaduras na região palmar indicam contato com um fogão quente. No entanto, em crianças pequenas, queimaduras simetricamente distribuídas nas mãos ou nos pés (**"em luva"** ou **"em meia"**), queimaduras profundas restritas ao tronco, à região glútea ou ao dorso e pequenas queimaduras arredondadas (p. ex., queimaduras de cigarro) devem aumentar a suspeita de abuso infantil.

Cuidados relacionados a queimaduras envolvem uma série de ações: prevenção, cuidados agudos e reanimação, tratamento de feridas, alívio da dor, reconstrução, reabilitação e adaptação psicossocial. As crianças com queimaduras graves necessitam de assistência psicossocial rápida e adequada, tanto quanto de reanimação. Desbridamento cirúrgico, fechamento da ferida e esforços de reabilitação devem ser instituídos simultaneamente para promover uma recuperação ideal. Para maximizar a sobrevivência, a abordagem clínica inclui remoção cirúrgica do tecido desvitalizado, controle de infecção, uso criterioso de antibióticos, suporte à vida com intubação endotraqueal e ventilação mecânica, e nutrição precoce. Crianças que sofreram queimaduras podem ficar com cicatrizes aparentes, necessitando de apoio para retornar à escola e às atividades sociais e esportivas.

PREVENÇÃO

O objetivo da prevenção de queimaduras é reduzir progressivamente o número de queimaduras graves (Tabela 92.1). Primeiros socorros e triagem eficazes podem diminuir tanto a extensão (área) quanto a gravidade (profundidade) das lesões. A utilização de vestuário apropriado, a instalação de detectores de fumaça e retardadores de chama, o controle da temperatura da água quente (configurações de termostato) para até 48,9°C no interior dos edifícios e as restrições ao tabagismo foram ações parcialmente bem-sucedidas na redução da incidência de queimaduras. O tratamento de crianças com queimaduras graves em centros de queimadura especializados facilita os cuidados clinicamente eficazes, aumenta a sobrevivência e reduz os custos. A sobrevivência de pelo menos 80% dos pacientes com queimaduras em 90% de área de superfície corporal (ASC) é possível; a taxa de sobrevivência global de crianças com queimaduras de qualquer extensão é de 99%. A morte é mais provável em crianças com lesão cerebral irreversível por anoxia no momento da queimadura. Sabe-se que as queimaduras ocorrem em padrões previsíveis. Algumas fontes de queimadura são listadas a seguir, de acordo com a estação do ano:

Inverno:
- Fogões convencionais, fornos a lenha e radiadores, que aumentam os casos de queimadura nas mãos
- Esteira rolante, pois no inverno as pessoas se exercitam mais em ambientes fechados, e as crianças podem querer imitar os adultos, tocando o cinto da esteira

Verão:
- Fogos de artifício e rojões, com temperatura até 537,8°C
- Grelha quente ou brasa, a qual pode queimar mãos e pés
- Cortadores de grama

Primavera e outono:
- Folhas em chama
- Gasolina
- Torneira com água muito quente (essas escaldaduras são evitáveis por mudanças comportamentais e ambientais).

Os pediatras podem ser fundamentais na prevenção das queimaduras mais comuns ao educar pais e profissionais de saúde. Medidas preventivas simples, eficazes e rentáveis incluem o uso de vestuário e detectores de fumaça adequados e saídas de emergência nas residências. A National Fire Protection Association (NFPA) recomenda substituir as baterias do detector de fumaça anualmente e o alarme a cada 10 anos (ou mais cedo ainda, se indicado no dispositivo). Negligência e abuso infantil devem ser seriamente considerados quando a anamnese da lesão e a distribuição das queimaduras não coincidirem.

CUIDADOS AGUDOS, REANIMAÇÃO E AVALIAÇÃO

Indicações para internação

Queimaduras que envolvam mais de 10% da ASC total, que estejam associadas a inalação de fumaça, que sejam resultantes de alta voltagem ou que levantem suspeita de abuso ou negligência infantil devem ser

Tabela 92.1	Profilaxia da queimadura.
PREVINA INCÊNDIOS	
Instale e use detectores de fumaça.	
Controle o termostato de água quente; em edifícios públicos, a temperatura máxima da água deve ser de 48,9°C (120°F).	
Mantenha fogo, fósforos e isqueiros fora do alcance das crianças.	
Evite fumar, especialmente na cama.	
Não deixe velas acesas sem vigilância.	
Use roupas com tratamento antichama.	
Tenha cuidado ao cozinhar, especialmente com óleo.	
Mantenha os artigos de pano fora do aquecedor.	
EVITE FERIMENTOS	
Role, mas não corra, se a roupa pegar fogo; embrulhe-se em um cobertor.	
Pratique procedimentos de fuga.	
Rasteje sob a fumaça se um incêndio ocorrer dentro de casa.	
Use materiais educativos.*	

*Panfletos e vídeos da National Fire Protection Association.

Tabela 92.2	Indicações para hospitalização por queimadura.
Queimaduras que afetam > 10% da ASC	
Queimaduras > 10-20% de ASC na adolescência/adulto	
Queimaduras de 3° grau	
Queimaduras elétricas causadas por fios de alta tensão ou relâmpagos	
Queimaduras químicas	
Lesão por inalação, independentemente da quantidade de ASC queimada	
Ambiente doméstico ou social inadequado	
Suspeita de abuso ou negligência de crianças	
Queimaduras no rosto, mãos, pés, períneo, genitais ou articulações principais	
Queimaduras em pacientes com condições médicas preexistentes que podem complicar a fase de recuperação aguda	
Lesões associadas (fraturas)	
Gravidez	

ASC, área de superfície corporal.

tratadas como situações de emergência, e a criança deve ser hospitalizada (Tabela 92.2). Pequenas queimaduras de primeiro e segundo graus envolvendo mãos, pés, face, períneo e superfícies articulares também exigem internação se o acompanhamento for complicado. As crianças vítimas de incêndios em espaço fechado ou com rosto e pescoço queimados devem ser hospitalizadas por pelo menos 24 h para observação de efeitos no sistema nervoso central (SNC), sinais de anoxia ou de intoxicação por monóxido de carbono e efeitos pulmonares de inalação de fumaça.

Medidas de primeiros socorros

Cuidados agudos devem incluir as seguintes medidas:

1. Extinguir as chamas, rolando a criança no chão; cobrir a criança com um cobertor, casaco ou tapete.
2. Após assegurar que as vias respiratórias estão patentes, deve-se remover as roupas fumegantes ou encharcadas com o líquido quente. Acessórios, particularmente anéis e pulseiras, devem ser removidos ou cortados para evitar constrição e comprometimento vascular durante a fase de edema nas primeiras 24 a 72 h após o ferimento.
3. Nos casos de **lesão química**, deve-se escovar qualquer produto químico restante na forma de pó ou sólido; em seguida, lavar bem a área afetada com água corrente. No caso de ingestão de substância química, recomenda-se telefonar para o centro de controle de envenenamento para obter informações sobre o agente neutralizante.
4. Cobrir a área queimada com lençol limpo e seco e aplicar compressas úmidas frias (não geladas) nas pequenas lesões. Queimaduras com acometimento em mais de 15% da ASC causam danos de controle de temperatura; por isso, nesses casos, está contraindicado o uso de compressas frias.
5. Se a queimadura for causada por **piche quente**, usar óleo mineral para remover o piche.
6. Administrar medicamentos analgésicos.

Cuidados de emergência

As medidas de suporte à vida são as seguintes (Tabelas 92.3 e 92.4):

1. Avaliar rapidamente o estado cardiovascular e pulmonar e documentar as condições preexistentes ou fisiológicas (asma, doença cardíaca congênita, doença renal ou hepática).
2. Checar e manter as vias respiratórias patentes, fornecendo oxigênio umidificado por máscara ou intubação endotraqueal (Figura 92.1). Este último procedimento pode ser necessário em crianças que apresentem queimadura facial ou decorrente de incêndio em um espaço fechado, antes que um edema facial ou da laringe se torne evidente. Se houver suspeita de hipoxia ou intoxicação por monóxido de carbono, deverá ser utilizado oxigênio a 100% (ver Capítulos 81 e 89).

Tabela 92.3	Tratamento agudo das queimaduras.
Primeiros socorros, incluindo lavagem de feridas e remoção de tecido desvitalizado	
Ressuscitação de fluidos	
Provisão de requisitos energéticos	
Controle da dor	
Prevenção de infecções – excisão e enxertia	
Prevenção de gastos metabólicos excessivos	
Controle da flora bacteriana das feridas	
Uso de curativos biológicos e sintéticos para fechar a ferida	

3. As crianças com queimaduras em mais de 15% da ASC necessitam de reposição de líquidos por via intravenosa (IV) para manter uma perfusão adequada. Em situação de emergência, caso o acesso IV seja inviável, deve-se instalar um acesso intraósseo. Ao inserir acessos centrais para fornecer um volume elevado de líquido, deve-se tomar o cuidado de usar um cateter de calibre menor em crianças pequenas para evitar danos ao revestimento vascular, o que pode predispor à formação de trombos. Todas as lesões de inalação, independentemente da extensão da ASC envolvida, exigem acesso venoso para o controle da administração de líquidos. Todos os ferimentos por choque elétrico de alta voltagem requerem um acesso venoso para garantir uma diurese alcalina forçada em caso de lesão muscular, a fim de evitar o dano renal por mioglobinúria. Solução de lactato de Ringer, 10 a 20 mℓ/kg/h (a solução salina normal pode ser utilizada se a solução de lactato de Ringer não estiver disponível), é infundida inicialmente até que se possa calcular a reposição adequada. Deve-se consultar uma unidade especializada em queimados para coordenar a fluidoterapia, o tipo de líquido, a fórmula mais adequada para o cálculo e o uso de agentes coloidais, particularmente se for indicada a transferência para um centro de queimados.
4. Avaliar a criança em relação às lesões associadas, que são comuns em pacientes com relato de queimadura elétrica de alta voltagem, especialmente se houve também relato de queda de certa altura. Lesões da coluna vertebral, nos ossos e nos órgãos torácicos ou intra-abdominais podem ocorrer (ver Capítulo 82). Deve-se suspeitar de lesões da coluna cervical até que sejam descartadas. Há risco muito elevado de alterações cardíacas, incluindo taquicardia e fibrilação ventriculares, resultantes de uma alta condutividade da voltagem elétrica. A reanimação cardiopulmonar deve ser instituída prontamente no local, e um monitoramento cardíaco deve ser iniciado na chegada do paciente ao pronto-socorro (ver Capítulo 81).
5. Crianças com queimaduras em mais de 15% da ASC não devem, inicialmente, receber líquidos VO, porque uma distensão gástrica pode se desenvolver. Esses casos demandam a inserção de uma sonda nasogástrica, no pronto-socorro, para impedir a aspiração.

Tabela 92.4 Quatro fases dos cuidados com a queimadura: alterações fisiológicas e objetivos.

FASE E MOMENTO	ALTERAÇÕES FISIOLÓGICAS	OBJETIVOS
1. Avaliação inicial e reanimação, 0 a 72 h	Vazamento capilar maciço e choque	Reanimação hídrica adequada e avaliação completa
2. Excisão inicial da ferida e fechamento biológico, do 1º ao 7º dia	Estado hiperdinâmico e catabólico, com alto risco de infecção	Identificar corretamente e remover todas as feridas de espessura total e obter o fechamento biológico
3. Fechamento definitivo da ferida, do 7º dia até a 6ª semana	Estado catabólico continuado e risco de eventos sépticos não relacionados à ferida	Substituir curativos temporários por definitivos e fechar pequenas feridas complexas
4. Reabilitação, reconstrução e reintegração, do 1º dia até a alta	Redução do estado catabólico e recuperação da força	Inicialmente, manter a amplitude de movimentos e reduzir o edema; em seguida, fortalecer o paciente e facilitar sua volta para casa, trabalho ou escola

De Sheridan RL: Burns, including inflammation injury. In Vincent JL, Abraham E, Moore FA *et al.*, editors: *Textbook of critical care*, ed 7, Philadelphia, 2017, Elsevier (Tabela 168.1, p. 1173).

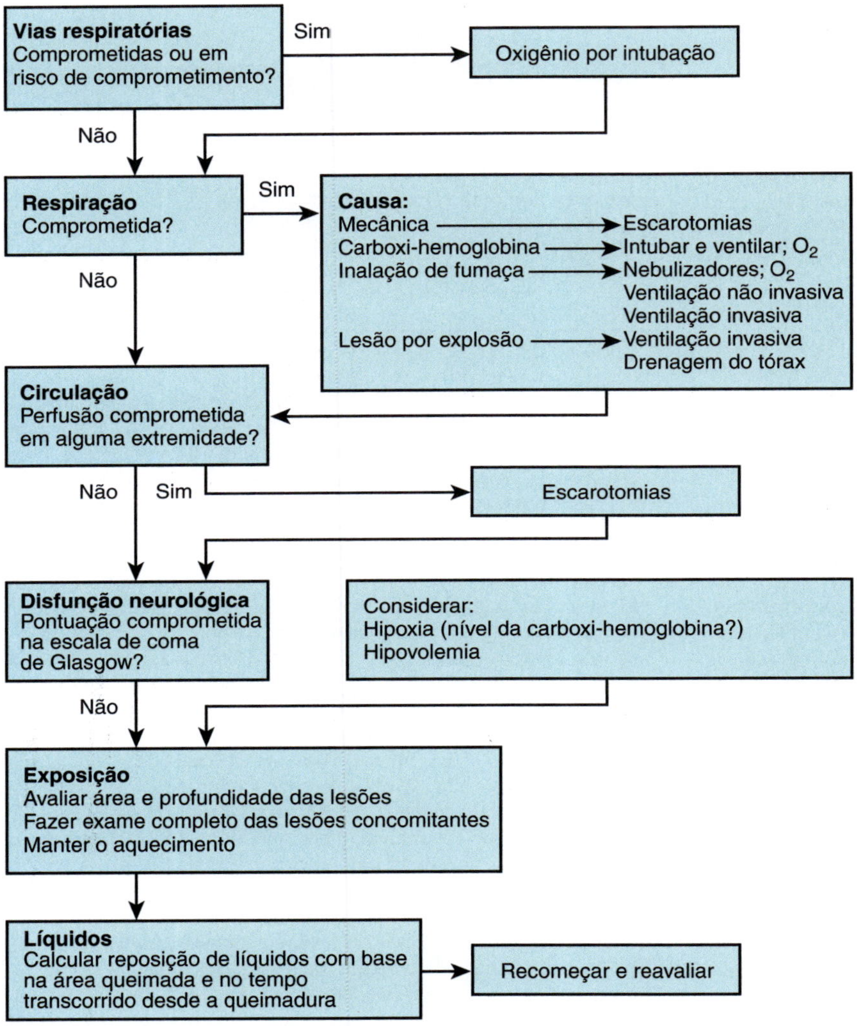

Figura 92.1 Algoritmo para avaliação preliminar de uma queimadura grave. *(De Hettiaratchy S, Papini R: Initial management of a major burn. I. Overview,* BMJ *328:1555–1557, 2004.)*

6. Um cateter de Foley deve ser inserido na bexiga para monitorar a diurese em todas as crianças que necessitem de reposição volêmica intravenosa.
7. Todas as feridas devem ser cobertas por compressas estéreis até que se defina se o paciente será tratado em ambulatório ou encaminhado a um local mais adequado.
8. O monóxido de carbono (carboxi-hemoglobina [HbCO]) deve ser medido nas vítimas de fogo, e deve-se administrar oxigênio a 100% até que o resultado seja conhecido.
9. Checar o histórico de vacinação infantil. Queimaduras em menos de 10% da ASC não exigem a prevenção do tétano, enquanto as queimaduras que excedem 10% da ASC demandam essa imunização. Usar toxoides de difteria, tétano e coqueluche acelular (DTPa) para a profilaxia do tétano em crianças menores de 11 anos, e de tétano, difteria e coqueluche (dTPa) em crianças maiores de 11 anos (ver Capítulo 238).

Classificação das queimaduras

Para triagem e tratamento adequados das queimaduras, é preciso avaliar sua extensão e sua profundidade (Tabela 92.5 e Figura 92.2). As **queimaduras de primeiro grau** envolvem apenas a epiderme e são caracterizadas por edema, eritema e dor (semelhantes a uma leve

Tabela 92.5 Graus de profundidade das queimaduras.

	QUEIMADURA DE 1º GRAU	QUEIMADURA DE 2º GRAU OU DE ESPESSURA PARCIAL	QUEIMADURA DE 3º GRAU OU DE ESPESSURA TOTAL
Aparência superficial	Seca, sem bolhas Edema mínimo ou ausente Eritematosa Manchas e sangramentos	Vesículas, bolhas úmidas O tecido subjacente é mosqueado em rosa e branco, com tempo de enchimento capilar razoável Sangramentos	Seca, escara espessa Pele com regiões esbranquiçadas, amareladas, esverdeadas ou escurecidas Sem manchas ou sangramento
Dor	Muito dolorosa	Muito dolorosa	Sem sensibilidade
Profundidade histológica	Somente as camadas da epiderme	Epiderme, camadas papilar e reticular da derme Pode incluir cúpulas do subcutâneo	Profunda e pode incluir tecido adiposo, tecido subcutâneo, fáscia, músculos e ossos
Tempo de cura	2 a 5 dias, sem cicatrizes	Superficiais: 5 a 21 dias, sem enxertos Parcialmente profundas: 21 a 35 dias, sem infecção; se infectada, evolui para queimadura de espessura total	Áreas extensas necessitam de enxerto, mas pequenas áreas podem curar a partir das bordas em algumas semanas

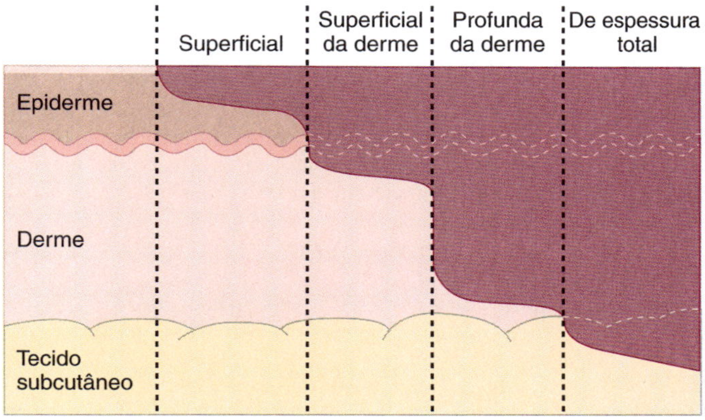

Figura 92.2 Diagrama das diferentes profundidades das queimaduras. *(De Hettiaratchy S, Papini R: Initial management of a major burn. II. Assessment and. resuscitation,* BMJ *329:101-103, 2004.)*

queimadura de sol). O dano tecidual costuma ser mínimo, e não há formação de bolhas. A dor desaparece em 48 a 72 horas; em um pequeno percentual de pacientes, o epitélio danificado é substituído, não deixando cicatrizes residuais.

A **queimadura de segundo grau** compromete toda a espessura da epiderme e uma parcela variável da camada dérmica (formação de vesículas e bolhas é característica). Uma queimadura *superficial* de segundo grau é extremamente dolorosa porque um grande número de terminações nervosas remanescentes viáveis fica exposto. As queimaduras superficiais de segundo grau se resolvem em 7 a 14 dias, à medida que o epitélio regenera, se não houver infecção. As queimaduras de segundo grau, *médias a profundas*, também curam espontaneamente se as feridas forem mantidas limpas e livres de infecção. A dor é menor do que nas queimaduras mais superficiais, porque menos terminações nervosas permanecem viáveis. As perdas de líquido e os efeitos metabólicos das queimaduras profundas da derme (segundo grau) são, essencialmente, os mesmos das queimaduras de terceiro grau.

As **queimaduras de espessura total** ou **de terceiro grau** envolvem a destruição completa da espessura da epiderme e da derme, não deixando células epidérmicas residuais para repovoar a área danificada. A ferida não pode epitelizar e se resolve apenas pela contração da ferida ou por meio de enxerto de pele. A falta de sensibilidade à dor e de enchimento capilar demonstra a perda de elementos nervosos e capilares.

Tecnologias estão sendo utilizadas para ajudar a determinar com exatidão a profundidade das queimaduras. A *imagem por Doppler a laser* pode ser usada 48 horas a 5 dias após a queimadura. Esse exame produz um mapa de cores do tecido afetado: *amarelo* indica queimaduras de segundo grau, refletindo a presença de capilares, arteríolas e vênulas, e *azul* reflete um fluxo sanguíneo muito baixo ou ausente, indicando queimaduras de terceiro grau. Sua precisão é de até 95% e, com a avaliação exata, o tratamento correto pode ser aplicado sem atraso. A imagem por Doppler pode ser usada tanto em pacientes ambulatoriais quanto em pacientes hospitalizados.

Outra tecnologia, denominada *microscopia confocal de refletância*, pode ser combinada com a *tomografia de coerência óptica* para visualizar a morfologia tecidual no nível subcelular. Ela determina se as células estão danificadas e permite a detecção de alterações morfológicas cutâneas de até 1 mm de profundidade. Também determina a profundidade da queimadura, permitindo o tratamento correto.

Estimativa da área de superfície corporal acometida

Para uma estimativa precisa da extensão da ASC queimada, devem ser utilizados gráficos apropriados de queimaduras para diferentes grupos etários. O volume de líquido necessário na reanimação é calculado a partir da estimativa da extensão e da profundidade da superfície acometida. A morbimortalidade também depende da extensão e da profundidade da queimadura. O crescimento variável da cabeça e das extremidades ao longo da infância torna necessário o uso de gráficos para cálculo da ASC, como o modificado por Lund e Brower, ou o gráfico usado no Shriners Hospital for Children em Boston (Figura 92.3). A **regra dos nove** utilizada em adultos só pode ser empregada em crianças mais velhas, acima de 14 anos, ou como uma estimativa pouco acurada para instituir a terapia antes da transferência para um centro de queimados. Nos casos de pequenas queimaduras em menos de 10% da ASC, a **regra da palma** pode ser utilizada, especialmente em regime ambulatorial: na criança, a área da linha do punho até a base dos dedos (palma) é igual a 1% da sua ASC.

TRATAMENTO

Conduta ambulatorial nas pequenas queimaduras

Um paciente com queimaduras de primeiro e segundo graus, envolvendo menos de 10% da ASC, pode ser tratado ambulatorialmente, a menos que julgue o apoio familiar insuficiente ou que existam questões de negligência ou de abuso infantil. Esses pacientes ambulatoriais não necessitam de uma dose de reforço contra o tétano (a menos que não estejam totalmente imunizados) ou de terapia profilática com penicilina. As bolhas devem ser deixadas intactas e cobertas por *bacitracina* ou creme de *sulfadiazina de prata*. Curativos devem ser trocados diariamente, após a ferida ser lavada com água morna, para remover qualquer creme deixado do procedimento anterior. Feridas muito pequenas, especialmente na face, podem ser tratadas com pomada de bacitracina e deixadas descobertas. O **desbridamento** da pele desvitalizada é indicado quando as bolhas se rompem. Diversas membranas regeneradoras estão disponíveis (p. ex., AQUACEL™ Ag dressing [ConvaTec USA, Skillman, NJ] em um material macio e impregnado com íon prata) para serem aplicadas em queimaduras de segundo grau e cobertas por uma gaze esterilizada

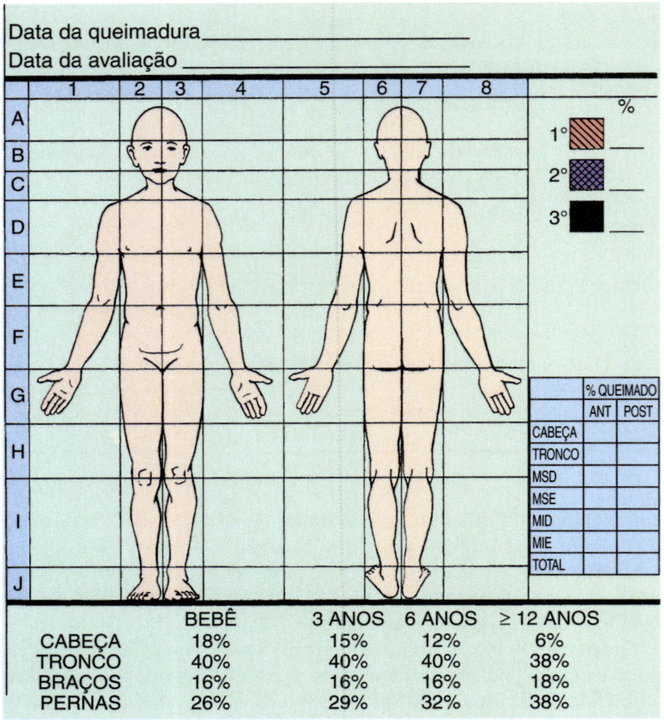

Figura 92.3 Gráfico para determinar o efeito do desenvolvimento na porcentagem da ASC afetada por uma queimadura. ANT, anterior; POST, posterior; MSD, membro superior direito; MSE, membro superior esquerdo; MID, membro inferior direito; MIE, membro inferior esquerdo. *(Cortesia de Shriners Hospital for Crippled Children, Burn Institute, Boston Unit.)*

e seca. Membranas regeneradoras exercem controle da dor, previnem o ressecamento das feridas e reduzem o risco de colonização (Tabela 92.6). Esses curativos são, em geral, mantidos por 7 a 10 dias, mas devem ser verificados 2 vezes/semana.

Queimaduras na área palmar, com grandes bolhas, geralmente cicatrizam embaixo da bolha; elas devem ser acompanhadas de perto, em nível ambulatorial. A grande maioria das queimaduras superficiais cura em 10 a 20 dias. Queimaduras profundas de segundo grau levam mais tempo para curar e podem se beneficiar da aplicação de pomada para desbridamento enzimático (pomada de colagenase) aplicada diariamente na ferida, o que ajuda na remoção do tecido morto. Essas pomadas não devem ser aplicadas na face, para evitar o risco de irritação nos olhos.

Tabela 92.6 Exemplos de membranas regeneradoras utilizadas no tratamento de queimaduras.

MEMBRANA	CARACTERÍSTICAS
Xenoenxerto porcino	Adere ao coágulo Excelente controle da dor
Biobrane®	Bilaminada Fibrovascular no crescimento na camada interna
Acticoat™	Curativo não aderente que libera prata
AQUACEL™ Ag	Hidrofibra de absorção que libera prata
Membranas semipermeáveis	Fornecem barreira contra vapor e bactérias
Curativos hidrocoloides	Fornecem barreira contra vapor e bactérias Absorvem o exsudato
Gazes impregnadas	Fornecem barreira e permitem a drenagem

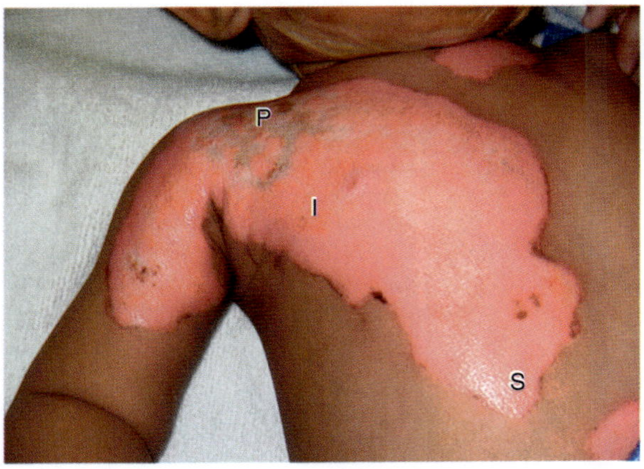

Figura 92.4 Escaldadura por chá sobre o tórax e o ombro de uma criança, com heterogeneidade na profundidade da queimadura. P, profunda; I, intermediária; S, superficial. *(De Enoch S, Roshan A, Shah M: Emergency and early management of burns and scalds,* BMJ *338:937-941, 2009.)*

A profundidade das escaldaduras é difícil de avaliar precocemente; recomenda-se inicialmente um tratamento conservador, determinando-se a profundidade da área envolvida antes de se optar pelo enxerto (Figura 92.4). Essa abordagem elimina o risco da anestesia e a realização de um enxerto desnecessário.

Reanimação hídrica

A reanimação hídrica deve começar o mais precocemente possível, a partir da ocorrência da lesão, no pronto-socorro, antes que o paciente seja transferido para um centro de queimados. Para a maioria das crianças, a *fórmula de Parkland* é uma diretriz apropriada para o início da reposição de líquidos (4 mℓ de solução de lactato de Ringer/kg/% ASC queimada). Metade do líquido é administrada nas primeiras 8 h a partir do aparecimento das lesões; o líquido restante é administrado nas 16 h seguintes. A taxa de infusão é ajustada de acordo com a resposta do paciente à terapia. Pulso e pressão arterial devem voltar ao normal, com diurese adequada (> 1 mℓ/kg/h em crianças; 0,5 a 1,0 mℓ/kg/h em adolescentes) de acordo com a taxa de infusão venosa. Os sinais vitais, o equilíbrio acidobásico e o estado mental refletem o grau de adequação da reanimação. Por causa do edema intersticial e do sequestro de líquido nas células musculares, os pacientes podem ganhar até 20% do valor inicial do peso corporal (pré-queimadura). Os pacientes com queimaduras que envolvam 30% da ASC exigem um acesso venoso calibroso (cateter venoso central) para receber o líquido necessário no período crítico das primeiras 24 horas. Pacientes com queimaduras em mais de 60% da ASC podem exigir um cateter venoso central de múltiplos lumens; esses pacientes são mais bem atendidos em uma unidade especializada em queimados. Além da reanimação hídrica, as crianças devem receber hidratação de manutenção (ver Capítulo 69).

Após 48 horas da queimadura, os pacientes começam a reabsorver líquido do edema e restabelecer a diurese. No primeiro dia, metade do líquido exigido é infundida como solução de lactato de Ringer em soro glicosado a 5%. Crianças menores de 5 anos podem necessitar da adição de soro glicosado a 5% nas primeiras 24 horas de reanimação. Há controvérsias sobre se o *coloide* deve ser fornecido no início do período de reanimação. Uma sugestão é realizar reposição com coloide concomitante se a queimadura envolver mais de 85% de ASC total. O coloide é, geralmente, instituído 8 a 24 horas após a queimadura. Em crianças menores de 12 meses, a tolerância ao sódio é limitada; o volume e a concentração da solução de sódio na reanimação devem ser reduzidos se o nível de sódio urinário estiver aumentando. A reposição volêmica deve ser constantemente avaliada por meio dos sinais vitais, bem como do débito urinário, da gasometria sanguínea, do hematócrito e das análises de proteínas no soro. Alguns pacientes necessitam de acessos arterial e venoso central, particularmente aqueles submetidos a múltiplas excisões e procedimentos de enxerto, conforme necessário, para monitoramento e reposições. Pode-se monitorar a pressão venosa central para avaliar o estado da circulação em pacientes com instabilidade hemodinâmica ou cardiopulmonar. Punção venosa femoral cria um acesso seguro para a reanimação hídrica, especialmente em lactentes e crianças. Pacientes queimados que necessitem de frequentes monitoramentos de gasometria se beneficiam de cateterismo arterial femoral ou radial.

A suplementação oral pode começar 48 horas após a queimadura. Fórmula láctea, alimentação artificial, leite homogeneizado ou produtos à base de soja podem ser administrados em *bolus* ou infusão contínua, através de uma sonda nasogástrica ou entérica. À medida que os líquidos orais sejam tolerados, os líquidos por infusão IV vão sendo diminuídos proporcionalmente, de modo a manter a administração total de líquidos adequada, particularmente se houver uma disfunção pulmonar.

Uma **infusão de albumina a 5%** pode ser usada para manter os níveis de albumina no soro maiores que 2 g/dℓ. As seguintes taxas são eficazes: para queimaduras em 30 a 50% da ASC total, 0,3 mℓ de albumina a 5%/kg/% da ASC queimada infundido em 24 h; para queimaduras em 50 a 70% da ASC total, 0,4 mℓ/kg/% da ASC queimada infundido em 24 horas; e para queimaduras em 70 a 100% da ASC total, 0,5 mℓ/kg/% da ASC queimada infundido em 24 horas. **A infusão de hemácias** é recomendada se o hematócrito cair para < 24% (hemoglobina = 8 g/dℓ). Especialistas recomendam tratamento para hematócrito < 30% ou hemoglobina < 10 g/dℓ em pacientes com infecção sistêmica, hemoglobinopatia, doença cardiopulmonar, hemorragia esperada (ou em curso) e se uma nova excisão ou um enxerto de espessura total for necessário. A **reposição de plasma fresco congelado** é indicada se a avaliação clínica e laboratorial mostrar deficiência dos fatores de coagulação, nível de protrombina > 1,5 vez o controle, ou tempo de tromboplastina parcial > 1,2 vez o controle, nas crianças que estão sangrando ou que passarão por um procedimento invasivo ou de enxerto, que poderia resultar em hemorragia estimada envolvendo mais da metade do volume total de sangue. O plasma fresco congelado pode ser utilizado para reposição volêmica em até 72 h após a lesão em pacientes com menos de 2 anos, com queimaduras em mais de 20% da ASC e lesão inalatória associada.

A **suplementação de sódio** pode ser necessária para crianças com queimaduras em mais de 20% da ASC, se uma solução de nitrato de prata a 0,5% for utilizada com um curativo tópico antibacteriano. Perdas de sódio durante a terapia com nitrato de prata são geralmente maiores que 350 mEq/m^2 da ASC. Suplemento oral de cloreto de sódio a 4 g/m^2 de área queimada/24 h é, geralmente, bem tolerado, dividido em 4 a 6 doses iguais para evitar diarreia osmótica. O objetivo dessa reposição é manter os níveis séricos de sódio > 130 mEq/ℓ e a concentração urinária de sódio > 30 mEq/ℓ. As crianças menores de 5 anos são especialmente suscetíveis a edema cerebral e hiponatremia. Uma **suplementação de potássio** IV deve ser fornecida para manter o nível de potássio no plasma > 3 mEq/dℓ. As perdas de potássio podem aumentar significativamente quando uma solução de nitrato de prata a 0,5% é usada como o agente antibacteriano tópico ou quando for necessária uma terapia com aminoglicosídeo, diurético ou anfotericina.

Prevenção da infecção e conduta cirúrgica

Há controvérsias sobre o **uso profilático da penicilina** em todos os pacientes hospitalizados com queimaduras agudas e sobre a **substituição periódica dos cateteres venosos centrais** para prevenir infecção. Em algumas unidades, o uso rotineiro de tratamento com penicilina por 5 dias é indicado para todos os pacientes com queimaduras graves; uma dose-padrão de penicilina cristalina é administrada por via oral ou intravenosa, dividida em 4 doses. A *eritromicina* pode ser utilizada como alternativa em crianças alérgicas à penicilina. Outras unidades interromperam o uso da terapia profilática com penicilina e não observaram aumento na taxa de infecção. Da mesma forma, há evidências conflitantes sobre se a substituição do cateter intravenoso a cada 48 a 72 horas diminuiria ou aumentaria a incidência de septicemias relacionadas ao cateter. Alguns especialistas recomendam que o cateter venoso central seja substituído e realocado a cada 5 a 7 dias, mesmo se o local não estiver inflamado nem houver suspeita de septicemia relacionada ao cateter.

A mortalidade associada a queimaduras não está relacionada com o efeito tóxico da pele lesionada termicamente, mas com as consequências metabólicas e bacterianas de uma grande ferida aberta, com a redução da imunidade do paciente e com a desnutrição. Essas anormalidades definem o cenário para infecções bacterianas com risco de morte, provenientes da ferida da queimadura. Tratamento das feridas e prevenção de infecção também promovem a cura precoce e melhoram os resultados estéticos e funcionais. Tratamento tópico da queimadura com solução de nitrato de prata a 0,5%, creme de sulfadiazina de prata ou acetato de mafenida em creme ou solução tópica com concentração de 2,5 a 5% pode ser utilizado em feridas com bactérias multirresistentes, visando prevenir a infecção (Tabela 92.7). Esses três agentes têm a capacidade de penetrar nos tecidos. Independentemente da escolha do agente antimicrobiano tópico, é essencial que todos os tecidos de uma queimadura de terceiro grau sejam totalmente removidos antes que a colonização bacteriana ocorra; também é essencial que a área seja enxertada o mais cedo possível para evitar septicemia a partir das lesões profundas. Crianças com queimadura em mais de 30% da ASC devem ser internadas em uma unidade hospitalar onde exista controle rigoroso contra bactérias para evitar a contaminação cruzada, e onde haja controle de temperatura e humidade para minimizar o hipermetabolismo.

Queimaduras profundas de terceiro grau em mais de 10% da ASC se beneficiam da excisão e do enxerto precoces. Para melhorar o resultado, a excisão e o enxerto sequencial são necessários nas queimaduras de terceiro grau e profundas de segundo grau, em crianças com grandes queimaduras. Em uma excisão imediata, o fechamento da ferida é obtido por meio de **autoenxertos**, frequentemente dispostos em malha para aumentar a eficiência dos revestimentos. Alternativas para o fechamento da ferida, tais como aloenxertos, xenoenxertos e Integra® (Integra LifeSciences, York, PA) e outros revestimentos sintéticos da pele (membrana bilaminada composta de uma estrutura porosa reticulada com condroitina-6-sulfato para induzir a neovascularização, pois é um material biodegradado), podem ser importantes para a cobertura da ferida em pacientes com lesão extensa, a fim de limitar as perdas de líquidos, eletrólitos e proteínas e para reduzir a dor e minimizar a diminuição de temperatura. O uso de células

Tabela 92.7 Agentes tópicos usados no tratamento de queimaduras.

AGENTE	EFICÁCIA	MODO DE USO
Sulfadiazina de prata em creme	Boa penetração	Trocado 1 vez/dia Resíduo deve ser lavado a cada troca de curativo
Acetato de mafenida em creme*	Amplo espectro, incluindo *Pseudomonas* Penetração rápida e profunda na ferida	Curativos fechados Trocado 2 vezes/dia Resíduo deve ser lavado a cada troca de curativo
Solução de nitrato de prata a 0,5%	Bacteriostático Amplo espectro, incluindo alguns fungos Penetração superficial	Curativo volumoso fechado, embebido a cada 2 h e trocado 1 vez/dia
AQUACEL™ Ag	Curativo impregnado com prata	Aplicado diretamente na queimadura de segundo grau; curativo oclusivo mantido durante 10 dias

*Solução de acetato de mafenida em concentrações de 2,5% ou 5% deve ser usada em caso de microrganismos multirresistentes, durante apenas 5 dias.

epidérmicas cultivadas (queratinócitos autólogos) é uma alternativa dispendiosa e nem sempre bem-sucedida. Uma equipe experiente em queimaduras pode realizar, com segurança, uma excisão precoce ou total, enquanto a reanimação hídrica da queimadura prossegue. Pontos-chave para o sucesso são: (1) determinação pré-operatória e intraoperatória precisa da profundidade da lesão, (2) escolha da área de excisão e do momento adequado, (3) controle do sangramento intraoperatório, (4) instrumentação específica, (5) escolha e uso peroperatórios de antibióticos e (6) tipo de revestimento escolhido para a ferida. Esse processo realiza o revestimento precoce da ferida sem o uso de hormônio do crescimento humano recombinante.

Suporte nutricional

Oferecer suporte às necessidades aumentadas de energia de um paciente com queimadura é primordial. Os ferimentos e as queimaduras produzem uma resposta hipermetabólica caracterizada pelo catabolismo tanto das gorduras quanto das proteínas. Dependendo do lapso de tempo desde a lesão, as crianças com queimadura em 40% da ASC total exigem um gasto energético basal (consumo de oxigênio) aproximadamente 50 a 100% maior do que o previsto para a sua idade. Excisão e enxerto precoces podem diminuir a necessidade de energia. Dor, ansiedade e imobilização aumentam as exigências fisiológicas. O gasto energético adicional é causado pelo frio, se a umidade e a temperatura ambiental não forem controladas; isso ocorre especialmente em lactentes, nos quais a grande relação ASC:massa permite proporcionalmente maior perda de calor do que em adolescentes e adultos. Assegurar temperaturas ambientais de 28 a 33°C, uma cobertura adequada durante o transporte do paciente e o uso liberal de analgésicos e ansiolíticos pode diminuir as exigências calóricas. Unidades especiais com controle de temperatura e umidade do ambiente podem ser necessárias para crianças com queimaduras em grandes áreas de superfície. Intervalos adequados de sono são necessários e devem ser parte do regime. A septicemia aumenta as taxas metabólicas, e uma nutrição enteral precoce inicialmente rica em carboidratos, com suporte calórico de proteína elevada (manutenção de 1.800 kcal/m^2/24 horas mais 2.200 kcal/m^2 de área queimada/24 horas), reduz o estresse metabólico.

Os objetivos dos programas de **suplementação calórica** são manter o peso corporal e minimizar a perda de peso para atender às demandas metabólicas. Isso reduz a perda de massa corporal magra. As calorias são fornecidas em aproximadamente 1,5 vez a taxa metabólica basal, com 3 a 4 g/kg de proteína/dia. O foco da terapia nutricional é apoiar e compensar as necessidades metabólicas. Multivitaminas, em particular o grupo de vitaminas do complexo B, as vitaminas C e A e o zinco, são também necessárias.

A **alimentação** deve ser iniciada assim que possível, tanto por via enteral quanto parenteral, para atender a todas as necessidades calóricas e manter o sistema digestório ativo e intacto até a fase de reanimação. Os pacientes com queimaduras em mais de 40% da ASC total precisam de uma sonda nasogástrica flexível ou de um pequeno tubo intestinal de alimentação para facilitar a oferta contínua de calorias sem o risco de aspiração. Para diminuir o risco de complicações infecciosas, a nutrição parenteral é interrompida assim que possível, quando a oferta de calorias enterais suficientes seja estabelecida. A alimentação gastrintestinal contínua é essencial, mesmo que a alimentação seja interrompida por conta de visitas frequentes ao leito do paciente, até que um enxerto completo ocorra. O uso de anabolizantes (hormônio do crescimento, oxandrolona, insulina em baixas doses) ou agentes anticatabólicos (propranolol) permanece controverso, embora os agentes betabloqueadores possam reduzir o estresse metabólico. Centros de queimados que cuidam de pacientes em estado grave (> 50% da ASC, terceiro grau) e possivelmente desnutridos têm utilizado o esteroide anabolizante oxandrolona, na dose de 0,1 a 0,2 mg/kg/dia, administrado por via oral, para melhor promover a síntese de proteínas, enquanto o suporte nutricional por meio de alimentação por sonda nasogástrica e suplementação nutricional IV continuam.

Terapia tópica

A terapia tópica é amplamente utilizada e é eficaz contra a maioria dos patógenos presentes nas queimaduras (ver Tabela 92.7). Diversos agentes tópicos podem ser utilizados: solução de nitrato de prata a 0,5%, creme ou solução de acetato de sulfacetamida, creme de sulfadiazina de prata e pomada de Accuzyme® ou AQUACEL™ Ag^+. Accuzyme® é um agente de desbridamento enzimático e pode causar uma sensação de ardência por 15 minutos após a aplicação. Cada unidade de tratamento de queimados utiliza o de sua preferência. Cada agente tópico apresenta vantagens e desvantagens na aplicação, no conforto e no espectro bacteriostático. O *acetato de mafenida* é um agente de amplo espectro muito eficaz, com capacidade de se difundir através da escara da queimadura; é o tratamento de escolha para lesão de superfície cartilaginosa, tal como a orelha; a solução de acetato de mafenida em concentração de 5% é útil para o tratamento de queimaduras que estejam fortemente colonizadas por bactérias multirresistentes (o uso deve ser limitado a 5 dias). A atividade da inibição da anidrase carbônica do acetato de mafenida pode causar desequilíbrio acidobásico se grandes áreas de superfície forem tratadas, e as reações adversas aos agentes que contêm enxofre podem produzir **leucopenia** transitória. Esta última reação é observada, principalmente, com o uso de creme de sulfadiazina de prata quando aplicado em áreas extensas em crianças menores de 5 anos. Esse fenômeno é transitório, autolimitado e reversível. Crianças alérgicas à sulfa não devem usar nenhum agente que contenha essa substância.

Lesão por inalação

A lesão inalatória é grave no lactente e na criança um pouco mais velha, especialmente se a criança tiver patologias pulmonares preexistentes (ver Capítulo 89). Lesão por inalação deve ser suspeitada em um paciente confinado em um espaço fechado (edifício), com relato de explosão ou de diminuição do nível de consciência, ou com evidência de depósitos de carbono na parte oral da faringe ou no nariz, com o pelo da face chamuscado e escarro tingido de carvão. As taxas de mortalidade variam, dependendo dos critérios diagnósticos, mas envolvem 45 a 60% dos adultos; números exatos não estão disponíveis em crianças. A avaliação visa à identificação de lesões iniciais das vias respiratórias por inalação. Essas lesões podem ocorrer a partir de (1) calor direto (maiores problemas com queimaduras de vapor), (2) asfixia aguda, (3) intoxicação por monóxido de carbono e (4) emanações tóxicas, incluindo cianetos combustíveis, a partir de plásticos. Enxofre e óxido de nitrogênio e álcalis formados durante a combustão de tecidos sintéticos produzem substâncias químicas corrosivas, que podem corroer a mucosa e causar descamação significativa do tecido. A exposição à fumaça pode causar degradação do surfactante e diminuir a sua produção, resultando em atelectasia. As lesão por inalação e queimaduras são sinérgicas, e o efeito combinado pode aumentar a morbimortalidade.

As complicações pulmonares das queimaduras e das lesões por inalação podem ser divididas em três síndromes que têm manifestações clínicas e padrões temporais distintos:

1. As complicações imediatas incluem intoxicação por monóxido de carbono e/ou cianeto, obstrução das vias respiratórias e edema pulmonar.
2. A síndrome da angústia respiratória aguda (SARA), em geral, se torna clinicamente evidente após cerca de 24 a 48 horas, embora possa ocorrer até mais tarde (ver Capítulo 89).
3. As complicações tardias (dias a semanas) incluem pneumonia e embolia pulmonar.

A lesão por inalação deve ser avaliada a partir da evidência de acometimento óbvio (edema ou material rico em carvão nas vias nasais), sibilância, crepitações ou entrada de ar reduzida, na determinação laboratorial da HbCO e na gasometria arterial.

O tratamento é inicialmente focado em estabelecer e manter a desobstrução das vias respiratórias por meio da imediata introdução de tubo endotraqueal e ventilação e oxigenação adequadas. A presença de **sibilos** é frequente, e a aplicação de aerossóis beta-agonistas ou corticoides inalatórios é útil. Aspiração pulmonar agressiva e fisioterapia respiratória são necessárias nos pacientes com intubação traqueal prolongada ou nos raros pacientes com traqueostomia. Um tubo endotraqueal pode ser mantido durante meses sem a necessidade de traqueostomia. Se a traqueostomia for indicada, ela deverá ser adiada até que as queimaduras no local da sua realização ou nas proximidades tenham curado e, em seguida, deverá ser realizada eletivamente, com a criança sob anestesia, posicionamento traqueal adequado e hemostasia. Em crianças com lesão inalatória ou queimaduras de face e pescoço, a obstrução das vias respiratórias superiores poderá se desenvolver rapidamente; a intubação endotraqueal é uma intervenção que salva vidas. A extubação deve ser adiada até que o paciente cumpra os critérios aceitos para manutenção da via respiratória.

Sinais de lesão do SNC por hipoxemia causada por asfixia ou intoxicação por monóxido de carbono variam de irritabilidade até depressão. **Intoxicações por monóxido de carbono** podem ser *leves* (< 20% de HbCO), com ligeira dispneia, cefaleia, náuseas, e diminuição da acuidade visual e das funções cerebrais superiores; *moderadas* (20 a 40% de HbCO), com irritabilidade, agitação, náuseas, borramento visual, dificuldade de raciocínio e fadiga rápida; *graves* (40 a 60% de HbCO), produzindo confusão mental, alucinação, ataxia, colapso, acidose e coma. As medidas da HbCO são importantes para o diagnóstico e o tratamento. Os valores da pressão parcial de oxigênio (PaO_2) podem ser normais, e os valores da saturação da HbCO podem estar falseados, porque a HbCO não é detectada pelos testes usuais de saturação de oxigênio. Intoxicação por monóxido de carbono deve ser considerada até que os testes sejam realizados, e é tratada com oxigênio a 100%. Intoxicação significativa por monóxido de carbono requer oxigenoterapia hiperbárica (ver Capítulo 77). Deve-se suspeitar de **envenenamento por cianeto** se a acidose metabólica persistir apesar da reanimação hídrica adequada e em ambientes contendo polímeros sintéticos. A não ser que haja uma suspeita específica, a maioria dos centros de queimados não faz o rastreamento rotineiro de envenenamento por cianeto.

Os pacientes com lesão inalatória grave ou outras causas de deterioração respiratória, que cursam com SARA e não melhoram com a ventilação controlada com pressão convencional (insuficiência progressiva da oxigenação, que se manifesta por saturação de oxigênio < 90% quando recebem FIO_2 de 0,9 a 1,0 e pressão expiratória final positiva de, pelo menos, 12,5 cm de H_2O), podem se beneficiar de uma ventilação de alta frequência ou do tratamento de inalação com óxido nítrico. O óxido nítrico é geralmente administrado através do ventilador em 5 partes por milhão (ppm) e aumentado até 30 ppm. O uso do óxido nítrico reduz a necessidade de oxigenação por membrana extracorpórea (ver Capítulo 89).

Alívio da dor e suporte psicológico

Ver Capítulo 76.

É importante fornecer analgesia adequada, ansiolíticos e suporte psicológico para reduzir o estresse metabólico precoce, diminuir o potencial para a síndrome de estresse pós-traumático e permitir a estabilização futura, bem como a reabilitação física e psicológica. Os pacientes e seus familiares necessitam de uma equipe de suporte para enfrentar o processo de luto e aceitar mudanças duradouras na aparência.

As crianças com lesões por queimadura mostram oscilações frequentes e amplas na intensidade da dor. A avaliação da dor depende da profundidade da queimadura, da fase de cura, da idade do paciente, do estágio de desenvolvimento emocional e cognitivo, da experiência e da eficiência da equipe de tratamento, da utilização de analgésicos e outros fármacos, do limiar de dor do paciente e de fatores interpessoais e culturais. Desde o início do tratamento, o **controle preventivo da dor** durante as trocas de curativos é fundamental. A utilização de intervenções não farmacológicas, bem como de agentes farmacológicos, deve ser analisada ao longo do tratamento. Analgesia com opiáceos, prescritos em uma dose adequada e programada para cobrir as trocas de curativo, é essencial para atenuar o procedimento. Uma pessoa que esteja sempre presente e conheça o perfil do paciente pode incentivar sua participação no tratamento das queimaduras. O problema da *submedicação* é mais prevalente nos adolescentes, nos quais o medo da dependência química pode influenciar, de forma inadequada, o tratamento. Um problema relatado é que a experiência de uma criança específica com a dor pode ser mal interpretada; para pacientes ansiosos, confusos e sozinhos, ou com transtornos emocionais preexistentes, mesmo pequenas feridas podem acionar uma dor intensa. Medicação ansiolítica adicionada a analgésicos, em geral, é útil e apresenta mais do que um efeito sinérgico. Atenção semelhante é necessária para diminuir o estresse no paciente intubado. Outras modalidades de alívio da dor e da ansiedade (**técnicas de relaxamento**) podem diminuir a resposta ao estresse fisiológico.

Sulfato de morfina oral (liberação imediata) é recomendado em um esquema consistente com uma dose de 0,3 a 0,6 mg/kg a cada 4 a 6 horas, inicialmente, e até que a cobertura da ferida seja completada. Pode-se administrar sulfato de morfina IV em *bolus*, com uma dose de 0,05 a 0,1 mg/kg, com dose máxima de 2 a 5 mg a cada 2 horas. Supositórios retais de sulfato de morfina podem ser úteis em uma dose de 0,3 a 0,6 mg/kg a cada 4 horas, quando a administração oral não for possível. O uso de solução de *codeína* deve ser limitado a crianças com mais de 6 anos de idade, devido à ação de "metabolizadores ultrarrápidos de codeína em morfina. Para a ansiedade, o *lorazepam* é administrado em um esquema apropriado, de 0,05 a 0,1 mg/kg/dose a cada 6 a 8 horas. Para controlar a dor durante um procedimento (curativo ou desbridamento), pode-se administrar morfina VO em uma dose de 0,3 a 0,6 mg/kg, 1 a 2 horas antes do processo, complementada por um *bolus* IV com uma dose de morfina de 0,05 a 0,1 mg/kg, administrada imediatamente antes do procedimento. Se necessário, 0,04 mg/kg de lorazepam é administrado por via oral ou intravenosa para combater a ansiedade antes do procedimento. O *midazolam* também é muito útil para a sedação consciente em uma dose de 0,01 a 0,02 mg/kg em pacientes não intubados e de 0,05 a 0,1 mg/kg para pacientes intubados, em infusão ou *bolus* intravenoso, e pode ser repetido em 10 minutos. Durante o processo de desmame dos analgésicos, a dose de opioides orais é reduzida em 25% ao longo de 1 a 3 dias e, por vezes, com a adição de paracetamol, à medida que os opiáceos são reduzidos. Medicamentos ansiolíticos são retirados reduzindo-se a dose diária de benzodiazepinas em 25 a 50%, ao longo 1 a 3 dias. A *risperidona*, até 2,5 mg/dia, está sendo usada em crianças com queimaduras graves.

Para pacientes sob ventilação, o controle da dor é realizado usando-se sulfato de morfina, de forma intermitente, em *bolus* IV, a uma dose de 0,05 a 0,1 mg/kg a cada 2 horas. As doses podem ser aumentadas gradualmente, e algumas crianças podem necessitar de infusão contínua; uma dose inicial de 0,05 mg/kg/h, administrada em infusão, deve ser aumentada gradualmente à medida que a necessidade da criança se altere. A naloxona raramente é necessária, mas deve estar imediatamente disponível para reverter os efeitos da morfina, se necessário; no caso de tórax rígido, ela deve ser administrada em uma dose de 0,1 mg/kg até um total de 2 mg IV ou intramuscular. Para pacientes submetidos à ventilação assistida que necessitem de tratamento da ansiedade, o midazolam é usado em *bolus* intermitente IV (0,04 mg/kg administrado lentamente a cada 4 a 6 horas) ou infusão contínua. Para os pacientes intubados, os opiáceos não precisam ser interrompidos durante o processo de desmame do ventilador. O benzodiazepínico deve ser reduzido para aproximadamente metade da dose, 24 a 72 horas antes da extubação; desmame demasiadamente rápido, a partir de um benzodiazepínico, pode levar a convulsões.

Há um uso crescente de *medicação psicotrópica* nos cuidados de crianças queimadas, incluindo a prescrição de inibidores seletivos da recaptação de serotonina como antidepressivos, o uso do haloperidol como um neuroléptico, no cenário dos cuidados intensivos e no tratamento do transtorno de estresse pós-traumático com benzodiazepínicos. Uma sedação consciente com cetamina ou propofol pode ser utilizada para grandes manipulações nas trocas dos curativos.

Reconstrução e reabilitação

Para garantir o melhor resultado estético e funcional, fisioterapia e terapia ocupacional devem começar no dia da admissão, continuar durante toda a internação e, para alguns pacientes, permanecer após a alta. A reabilitação física envolve postura do corpo e dos membros, uso de talas, exercícios de movimentos (ativos e passivos), com assistência às atividades da vida diária, e deambulação gradual. Essas medidas mantêm uma atividade articular e muscular adequadas, com uma faixa normal de movimentos possíveis até a cura ou a reconstrução. A **terapia de pressão** é necessária para reduzir a formação de uma cicatriz hipertrófica; uma variedade de roupas pré-fabricadas e feitas sob medida estão disponíveis para uso em diferentes áreas do corpo. Essas roupas feitas sob medida aplicam pressão consistente sobre as áreas com cicatrizes; elas encurtam o tempo de maturação da cicatriz e diminuem a espessura da cicatriz, além da vermelhidão e do prurido associado. Ajustes contínuos para áreas marcadas (liberação da escara, enxerto, rearranjo) e vários procedimentos cosméticos cirúrgicos menores são necessários para otimizar, a longo prazo, o estado funcional e a aparência. A substituição de áreas de alopecia e formação de cicatrizes tem sido feita com a utilização de técnicas que envolvem expansores de tecidos. O uso do *laser* de ultrapulso para a redução das escaras é um recurso adjuvante no tratamento das cicatrizes.

Retorno à escola e resultados a longo prazo

Recomenda-se que a criança retorne à escola imediatamente após a alta. Em alguns casos, a criança pode precisar frequentar a escola em meios períodos (por causa de necessidades de reabilitação). É importante para a criança retornar a sua rotina normal, frequentando a escola e em contato com seus colegas. O planejamento para retorno à casa e aos estudos, muitas vezes, requer um **programa de retorno à escola**, que é adaptado às necessidades de cada criança. Para uma criança em idade escolar, o planejamento para a volta às aulas ocorre simultaneamente ao planejamento para a alta. Os professores do ensino hospitalar fazem contato com a escola e auxiliam o planejamento do programa com o corpo docente da escola, enfermeiros, assistentes sociais, recreadores e terapeutas de reabilitação. Essa equipe deve trabalhar com os alunos e os funcionários para aliviar a ansiedade, responder às perguntas e fornecer informações. Queimaduras e cicatrizes podem evocar medo naqueles que não estão familiarizados com esse tipo de lesão e podem fazer com que algumas pessoas se afastem ou rejeitem a criança queimada. Um programa de retorno à escola deve ser apropriado para o desenvolvimento infantil e para alterações nas necessidades educacionais.

Grandes avanços tornaram possível salvar a vida das crianças com queimaduras extensas. Apesar de algumas crianças apresentarem dificuldades físicas persistentes, a maioria tem uma qualidade de vida satisfatória. O cuidado abrangente com o queimado inclui ações experientes multiprofissionais que exercem um papel importante na recuperação. A Tabela 92.8 lista as disfunções e complicações, a longo prazo, provocadas pelas queimaduras.

QUEIMADURAS ELÉTRICAS

Existem três tipos de queimaduras elétricas: por baixa voltagem, por alta voltagem e por raio. A **queimadura por baixa voltagem**, em geral, ocorre quando a criança morde um cabo de extensão. Isso produz queimaduras na boca, principalmente nas porções dos lábios superior e inferior que entram em contato direto com o fio. A lesão pode acometer ou poupar os cantos da boca. Como essas áreas não são condutoras (não se estendem para além do local da lesão), a internação não é necessária, e os cuidados são voltados para a área da lesão visível na boca, desde que se certifique que tenha decorrido de baixa voltagem, não haja feridas no restante da cavidade oral nem problemas cardíacos. O tratamento com cremes antibióticos tópicos é suficiente até que o paciente seja examinado em uma unidade ambulatorial de queimados ou por um cirurgião plástico.

O tipo mais grave de queimadura elétrica é a **queimadura por alta voltagem**, a qual exige que as crianças sejam internadas para observação, independentemente da extensão da área de superfície da queimadura. A lesão muscular profunda é típica e não pode ser reconhecida em um primeiro momento. Essas lesões resultam de alta voltagem (> 1.000 V) e ocorrem, sobretudo, nas instalações de alta tensão, como estações de energia elétrica ou ferrovias, ou quando crianças sobem em um poste elétrico e, por curiosidade ou acidente, tocam a caixa elétrica ou um fio de alta tensão. Tais lesões têm taxa de mortalidade de 3 a 15% para as crianças que chegam ao hospital para tratamento. Os sobreviventes têm alta taxa de morbidade, incluindo grandes amputações dos membros. Os pontos de entrada de corrente através da pele e o local de saída mostram características consistentes com densidade de corrente e calor. A maioria dos ferimentos de entrada envolve a extremidade superior, com pequenas feridas de saída na extremidade inferior. O trajeto da corrente elétrica, a partir da entrada até a saída, percorre uma distância mais curta entre os dois pontos e pode causar lesão em qualquer órgão ou tecido no trajeto. Em alguns pacientes, ferimentos múltiplos de saída confirmam a possibilidade de vários percursos elétricos no corpo, o que coloca em risco praticamente qualquer estrutura (Tabela 92.9).

Tabela 92.8 Disfunções e complicações comuns, a longo prazo, em pacientes com queimaduras.

DISFUNÇÕES QUE AFETAM A PELE E OS TECIDOS MOLES
Cicatrizes hipertróficas
Suscetibilidade a um traumatismo menor
Pele seca
Contraturas
Prurido e dor neuropática
Alopecia
Feridas crônicas abertas
Câncer de pele
COMPLICAÇÕES ORTOPÉDICAS
Amputações
Contraturas
Ossificação heterotópica
Redução temporária na densidade óssea
DISFUNÇÕES METABÓLICAS
Sensibilidade ao calor
Obesidade
TRANSTORNOS PSIQUIÁTRICOS E NEUROLÓGICOS
Problemas de sono
Transtornos de adaptação
Síndrome de estresse pós-traumático
Depressão
Problemas de imagem corporal
Neuropatia e dor neuropática
Efeitos neurológicos, a longo prazo, da intoxicação por monóxido de carbono
Lesão cerebral anóxica
COMPLICAÇÕES DOS CUIDADOS INTENSIVOS A LONGO PRAZO
Trombose venosa profunda, insuficiência venosa ou varizes
Estenose traqueal, doenças das cordas vocais ou distúrbios da deglutição
Disfunção renal ou da glândula suprarrenal
Doença hepatobiliar ou pancreática
Doença cardiovascular
Hiper-reatividade das vias respiratórias ou polipose brônquica
CONDIÇÕES PREEXISTENTES QUE CONTRIBUÍRAM PARA AS LESÕES
Comportamento de risco
Transtorno psiquiátrico não tratado ou tratado inadequadamente

Modificada de Sheridan RL, Schultz JT, Ryan CM *et al.*: Case records of the Massachusetts General Hospital. Weekly clinicopathological exercises. Case 6 – 2004: a 35-year-old woman with extensive, deep burns from a nightclub fire, *N Engl J Med* 350:810-821, 2004.

Danos às vísceras abdominais, às estruturas torácicas e ao sistema nervoso (confusão, coma, paralisia) podem ocorrer nas áreas distantes da lesão óbvia das extremidades e devem ser procurados, particularmente nas lesões com múltiplos percursos de corrente ou caso a vítima tenha caído de um local alto. Às vezes, ocorre *ignição*, que provoca uma chama simultânea e queima a roupa da vítima. **Anormalidades cardíacas** são comuns e se manifestam como fibrilação ventricular ou parada cardíaca; pacientes com uma lesão inicial por alta voltagem precisam de eletrocardiograma e monitoramento cardíaco até que se mantenham estáveis e totalmente avaliados. Pacientes de maior risco apresentam eletrocardiograma anormal e perda de consciência. Danos renais causados por **necrose muscular intensa** e mioglobinúria subsequente constituem outra complicação; esses pacientes precisam de diurese alcalina forçada para minimizar os danos renais. A lesão dos tecidos moles (músculos) de uma extremidade pode provocar **síndrome compartimental**. A remoção profunda de todo o tecido morto e desvitalizado, mesmo com o risco de perda funcional, permanece como elemento-chave na conduta das lesões das extremidades causadas por descargas elétricas. Desbridamento precoce facilita o fechamento antecipado da ferida. Grandes vasos danificados devem ser isolados e introduzidos em

Tabela 92.9 Lesões por eletricidade: considerações clínicas.

SISTEMA	MANIFESTAÇÕES CLÍNICAS	CONDUTA
Geral	–	Extrair o paciente; realizar o ABC da reanimação; imobilizar a coluna Anamnese: voltagem, tipo de corrente Hemograma completo com plaquetas, eletrólitos, NUS, creatinina, glicose
Cardíaco	Arritmias: assistolia, fibrilação ventricular, taquicardia sinusal, bradicardia sinusal, contrações atriais prematuras, extrassístoles ventriculares, defeitos de condução, fibrilação atrial, alteração do intervalo ST e da onda T	Tratar as arritmias Monitoramento cardíaco, eletrocardiograma e radiografia na suspeita de lesão torácica Medição da creatinina fosfoquinase com isoenzimas, se indicada
Pulmonar	Parada respiratória, angústia respiratória aguda, síndrome de aspiração	Proteger e manter as vias respiratórias Ventilação mecânica se indicada, radiografia de tórax, níveis de gases no sangue arterial
Renal	Insuficiência renal aguda, mioglobinúria	Fornecer manejo rigoroso dos líquidos, a menos que haja lesão no sistema nervoso central Manter débito urinário > 1 mℓ/kg/h Considerar monitoramento da pressão venosa central ou da pressão da artéria pulmonar Medir a mioglobina urinária; realizar exame de urina; medir balanço nitrogenado e creatinina
Neurológico	Imediatas: perda de consciência, paralisia motora, distúrbios visuais, amnésia, agitação; hematoma intracraniano Secundárias: dor, paraplegia, lesão do plexo braquial, síndrome de secreção inapropriada do hormônio antidiurético, distúrbios autonômicos, edema cerebral	Tratamento da convulsão Restrição hídrica, se indicada Considerar radiografia de coluna, especialmente cervical
	A longo prazo: paralisia, convulsões, cefaleia, neuropatia periférica	Tomografia computadorizada de crânio, se indicada
Cutâneo, oral	Queimaduras das comissuras orais, lesões na língua e nos dentes; queimaduras na pele resultantes da ignição de roupas, queimaduras de entrada e saída e queimaduras em arco	Procurar as lesões de entrada e saída Tratar as queimaduras cutâneas; determinar o histórico de imunização contra tétano Se necessário, obter parecer do cirurgião plástico quanto à realização de uma cirurgia plástica de orelha, nariz e garganta
	Queimaduras elétricas na boca podem incluir as comissuras orais e os lábios; queimaduras por baixa voltagem secundárias à alta condutividade da saliva	Nenhuma lesão de entrada ou saída, nenhum comprometimento cardíaco Todas as lesões são localizadas, e a conduta é a observação até que as escaras descamem e o tecido de granulação preencha o espaço Obter avaliação do cirurgião plástico após a cura inicial, geralmente com formação de cicatriz
Abdominal	Perfuração visceral e lesão de órgãos sólidos; íleo paralítico; lesão abdominal é rara sem queimaduras abdominais visíveis	Colocar uma sonda nasogástrica se o paciente apresentar comprometimento das vias respiratórias ou íleo paralítico Dosar ALT, AST, amilase, NUS e creatinina, além de tomografia computadorizada, conforme indicação
Musculoesquelético	Síndrome compartimental resultante de edema nos membros, necrose subcutânea e queimaduras profundas	Monitorar o paciente em relação a uma possível síndrome compartimental
	Fraturas dos ossos longos, lesões na coluna vertebral	Obter radiografias e parecer ortopédico e geral para cirurgia conforme indicado
Ocular	Alterações visuais, neurite óptica, catarata, paresia de músculo extraocular	Obter parecer oftalmológico, conforme indicado

ALT, alanina aminotransferase; AST, aspartato aminotransferase; NUS, nitrogênio ureico no sangue. Adaptada de Hall ML, Sills RM: Electrical and lightning injuries. In Barkin RM, editor: *Pediatric emergency medicine*, St Louis, 1997, Mosby, p. 484.

um músculo viável, para evitar a exposição. A sobrevivência depende de cuidados intensivos imediatos, enquanto um resultado funcional depende de cuidados de longa duração e cirurgia reconstrutiva posterior.

Queimaduras provocadas por raios ocorrem quando uma corrente de alta voltagem atinge diretamente uma pessoa (situação mais perigosa) ou quando a corrente atinge o chão ou um objeto em contato com a vítima. Uma *queimadura por tensão de passo* é observada quando o raio atinge o solo, sobe através de uma perna e desce pela outra perna (trajeto de menor resistência). Queimaduras dependem do trajeto da corrente do raio, do tipo de roupa que a pessoa esteja usando, da presença de metal e da umidade cutânea. São possíveis lesões de entrada, de saída e de trajeto; o prognóstico é pior para lesões na cabeça ou nas pernas. Lesão de órgão interno, ao longo do trajeto, é comum e não se relaciona com a gravidade da queimadura cutânea. Queimaduras lineares, geralmente de primeiro ou segundo grau, ocorrem nos locais onde haja suor. Padrão *ramificado* como o de uma pluma é característico de lesão provocada por raios. Os raios podem inflamar roupas ou produzir graves queimaduras cutâneas por meio de algum acessório metálico. Complicações internas de queimaduras provocadas por raios incluem parada cardíaca causada por assistolia, hipertensão transitória, contrações ventriculares prematuras, fibrilação ventricular e isquemia miocárdica. A maioria das complicações cardíacas graves desaparece se o paciente for recuperado com reanimação cardiopulmonar (ver Capítulo 81). Complicações do SNC incluem edema cerebral, hemorragias, convulsões, alterações do humor, depressão e paralisia dos membros inferiores. Rabdomiólise e mioglobinúria, com possível insuficiência renal, também podem ocorrer. Manifestações oculares incluem hemorragia vítrea, iridociclite, rotura ou descolamento da retina.

A bibliografia está disponível no GEN-io.

Capítulo 93

Lesões Causadas pelo Frio

Alia Y. Antoon

A participação de crianças e adolescentes em atividades de inverno, como alpinismo, caminhadas na neve, esqui e *snowmobiling*, coloca-os em risco de lesões causadas pelo frio. Esse tipo de lesão pode causar dano tecidual local, seja por exposição ao *frio úmido* (lesão por resfriamento, pé de imersão ou pé de trincheira) ou ao *frio seco* (o que leva ao congelamento local), além de efeitos sistêmicos generalizados (hipotermia).

FISIOPATOLOGIA

Cristais de gelo podem se formar entre as células ou no seu interior, interferindo na bomba de sódio e podendo levar à ruptura das membranas celulares. A persistência do dano pode resultar da aglutinação das hemácias ou das plaquetas, o que causa microembolismo ou trombose. O sangue pode ser desviado para longe de uma área acometida, graças às respostas neurovasculares secundárias às lesões do frio; esse desvio, frequentemente, causa maiores danos em uma parte lesionada enquanto melhora a perfusão de outros tecidos. O espectro de comprometimento varia de leve a grave e reflete o resultado de distúrbios estruturais e funcionais dos pequenos vasos sanguíneos, dos nervos e da pele.

ETIOLOGIA

O calor do corpo pode ser perdido por *condução* ao contato com roupas molhadas, metais ou outros objetos sólidos condutores, *convecção* do resfriamento, *evaporação* ou *radiação*. A suscetibilidade à lesão causada pelo frio pode ser aumentada por desidratação, consumo de bebidas alcoólicas ou drogas ilícitas, alterações da consciência, exaustão, fome, anemia, má circulação decorrente de doença cardiovascular, e sepse; crianças e idosos também são mais suscetíveis. Alguns medicamentos podem contribuir para a hipotermia, enquanto outros podem causar redução do metabolismo ou da depuração durante a hipotermia (Tabela 93.1).

A **hipotermia** ocorre quando o corpo não consegue manter a temperatura central normal por mecanismos fisiológicos, tais como vasoconstrição, tremores, contração muscular e outros recursos de termogênese. No momento em que os tremores param, o corpo é incapaz de manter a sua temperatura central; quando a temperatura interna do corpo cai para abaixo de 35°C, ocorre a síndrome da hipotermia. Vento frio, roupa molhada ou inadequada, entre outros fatores, aumentam a lesão local e podem causar hipotermia grave, mesmo quando a temperatura ambiente não é inferior a 17 a 20°C.

MANIFESTAÇÕES CLÍNICAS

Lesão leve por resfriamento

A lesão leve por resfriamento (*frostnip*) se manifesta por áreas firmes, frias e pálidas na face, nas orelhas ou nas extremidades do corpo. Bolhas e descamações podem ocorrer nas 24 a 72 horas seguintes, às vezes causando ligeira hipersensibilidade ao frio durante dias ou semanas. O tratamento consiste em aquecer a área com a mão não afetada ou com um objeto quente antes que a lesão atinja um estágio de ardência ou prurido, e antes que sobrevenha uma dormência. Reaquecimento com água morna (40 a 42,2°C) é um método eficaz.

Tabela 93.1 Fármacos que podem causar redução do metabolismo ou da depuração durante a hipotermia.

Atropina	Lidocaína
D-tubocurarina	Procaína
Digoxina	Propranolol
Fenobarbital	Sulfanilamida
Fentanila	Suxametônio (succinilcolina)
Gentamicina	

Adaptada de Bope ET, Kellerman RD, editors: *Conn's current therapy 2014*, Philadelphia, 2014, Elsevier/Saunders (Box 3, p. 1135).

Pé de imersão (pé de trincheira)

Pé de imersão ocorre no clima frio, quando os pés permanecem úmidos ou molhados por muito tempo em calçados fechados, tornando-se frios, dormentes, pálidos, edemaciados e viscosos. Maceração dos tecidos e infecção podem ocorrer, e distúrbio autonômico prolongado é comum. O distúrbio autonômico leva ao aumento da sudorese, da dor e da hipersensibilidade à mudança de temperatura, o que pode persistir por anos. O tratamento inclui secagem do pé, reaquecimento suave e uso de medicamentos anti-inflamatórios não esteroides (AINEs) para a dor. A prevenção consiste em utilizar calçados com bom encaixe, herméticos, impermeáveis e não apertados. Uma vez ocorrido o dano, os pacientes devem escolher roupas e calçados que sejam mais apropriados, secos e bem-ajustados. As alterações na integridade da pele são corrigidas mantendo-se a área afetada seca e arejada e prevenindo ou tratando a infecção. Somente medidas de suporte são possíveis para controle dos sintomas autonômicos.

Queimadura por congelamento

Nas queimaduras por congelamento (*frostbite*), a ardência ou dor inicial da pele evolui para um quadro de áreas frias, duras, esbranquiçadas, dormentes e sem sensibilidade. Vesículas claras ou hemorrágicas podem se desenvolver nas áreas expostas. Durante o reaquecimento, a área se torna manchada, com prurido e, muitas vezes, vermelha, edemaciada e dolorosa. O espectro de lesões varia de completa normalidade até dano tecidual ou mesmo gangrena, se não for obtido um alívio prévio.

O tratamento consiste em aquecer a área acometida. É importante não causar danos maiores ao esfregar a lesão com gelo ou neve. A área pode ser aquecida em contato com a mão não afetada, o abdome ou a axila durante a transferência do paciente para um local onde seja possível um aquecimento mais rápido, com banho de água morna (e não quente). Se a pele se tornar dolorosa e ocorrer edema, AINEs serão úteis, e um analgésico será necessário. Ciclos de congelamento e descongelamento são mais propensos a causar lesão tecidual permanente, e pode ser necessário atrasar o aquecimento definitivo e aplicar somente medidas leves se, para receber o tratamento definitivo, o paciente for obrigado a andar com os pés lesionados. No hospital, a área afetada deve ser imersa em água morna (cerca de 42°C), com o cuidado de não queimar novamente a pele anestesiada. Vesículas rompidas podem ser desbridadas, mas vesículas intactas devem ser mantidas sem rompimento. Vasodilatadores, como prazosina e fenoxibenzamina, podem ser úteis. O uso de anticoagulantes (p. ex., heparina, dextrana) tem mostrado resultados controversos; os resultados da simpatectomia química e cirúrgica também têm sido inconclusivos. O oxigênio ajuda somente nas altitudes elevadas. Oferecer cuidados locais meticulosos, prevenir a infecção e manter a área reaquecida, seca, ventilada e asséptica fornece ótimos resultados.

A recuperação pode ser completa, e uma observação prolongada, com tratamento conservador, é justificada antes que se considere qualquer excisão ou amputação de tecido. Analgesia e boa nutrição são necessárias durante todo o período prolongado de recuperação.

Hipotermia

A hipotermia pode ocorrer durante a prática de esportes de inverno, quando uma lesão, uma falha do equipamento ou mesmo a exaustão diminuem o nível de esforço, particularmente se não houver cuidado suficiente com vento frio. A imersão de partes do corpo congeladas na água e o vento frio úmido rapidamente produzem hipotermia. À medida que a temperatura corporal diminui, inicia-se um quadro insidioso que envolve letargia extrema, fadiga, incoordenação, apatia, seguido por confusão mental, ataxia, irritabilidade, alucinações e, finalmente, bradicardia.

Como diagnóstico diferencial, há uma gama de condições clínicas, tais como doença cardíaca, diabetes melito, hipoglicemia, septicemia, superdosagem de agente betabloqueador e uso abusivo de substâncias. A diminuição da temperatura retal para menos de 34°C é o recurso diagnóstico mais útil. Hipotermia associada a afogamento é discutida no Capítulo 91.

A prevenção é uma prioridade máxima. É de extrema importância que praticantes de esportes de inverno vistam camadas de roupas quentes, luvas, meias, calçados fechados que permitam a circulação e gorro, bem como sejam aplicadas impermeabilização adequada e proteção contra o vento. Trinta por cento das perdas de calor nos lactentes ocorrem através da cabeça. Alimentos e líquidos adequados devem ser fornecidos durante o exercício. Esportistas devem estar alertas para resfriamento ou dormência de partes do corpo, especialmente nariz, orelhas e extremidades, e devem se informar sobre como produzir aquecimento local e como procurar abrigo se detectarem sintomas de lesão local associada ao frio. A aplicação de petrolato (vaselina) no nariz e nas orelhas ajuda a proteger contra a queimadura por congelamento.

O tratamento no local consiste na prevenção de mais perda de calor e no transporte precoce para um abrigo adequado (Tabela 93.2). Roupas secas devem ser fornecidas logo que possível, e o transporte deve ser realizado se a vítima tiver pulso. Se nenhum pulso for detectado na avaliação inicial, a reanimação cardiopulmonar é indicada (Figura 93.1) (ver Capítulo 81). Durante a transferência, movimentos bruscos e repentinos devem ser evitados, por causa do risco de arritmia ventricular.

Tabela 93.2 Manejo da hipotermia.

ANAMNESE E EXAME FÍSICO
Manipulação delicada do paciente para evitar arritmias
ABCDE: reanimação cardiopulmonar em caso de fibrilação ventricular e assistolia
Diagnóstico e tratamento de doença subjacente
Sinais vitais, oximetria de pulso, eletrocardiograma
Remoção de roupa molhada ou fria e condução do paciente para um ambiente aquecido
EXAMES LABORATORIAIS
Gasometria arterial corrigida para a temperatura
Eletrólitos, NUS, creatinina, Ca, Mg, P
HC com diferencial, TP/TPT, fibrinogênio
Glicose, amilase/lipase
Testes de função hepática
Exames laboratoriais complementares, se for adequado, tais como exame toxicológico
REAQUECIMENTO PASSIVO
≥ 32°C, pacientes capazes de termogênese espontânea
REAQUECIMENTO ATIVO
< 32°C, instabilidade cardiovascular, pacientes em risco de desenvolver hipotermia
Acompanhamento rigoroso da temperatura central após sua redução
Agudo: reaquecimento externo e/ou central
Crônico (< 32°C por mais de 24 h): reaquecimento central
Oxigenação por membrana extracorpórea
Disponibilidade para utilização rápida

ABCDE, vias respiratórias (airways) e talvez antibióticos, respiração (breathing), circulação, disfunção neurológica e possível dextrose, apoio extracorpóreo se tudo mais falhar; NUS, nitrogênio ureico no sangue; Ca, cálcio; HC, hemograma completo; Mg, magnésio; P, fósforo; TP, tempo de protrombina; TPT, tempo parcial de tromboplastina. Adaptada de Burg FD, Ingelfinger JR, Polin RA, Gershon AA, editors: *Current pediatric therapy*, ed 18, Philadelphia, 2006, Saunders/Elsevier (Tabela 4, p. 174).

É, muitas vezes, difícil manter um ritmo sinusal normal durante a hipotermia.

Se o paciente estiver consciente, deve ser estimulada atividade muscular leve e oferecida uma bebida quente. Caso esteja inconsciente, deve-se realizar um aquecimento externo, inicialmente com o uso de cobertores e um saco de dormir; envolver o paciente em cobertores ou saco de dormir junto com uma pessoa aquecida pode aumentar a eficiência do aquecimento. Na chegada a um centro de tratamento, enquanto se prepara um banho morno de 45 a 48°C, o paciente deve ser aquecido por meio de inalação, mistura de ar quente úmido ou oxigênio, uso de bolsas quentes ou, ainda, cobertores térmicos. Monitoramento bioquímico sérico e eletrocardiograma são necessários até que a temperatura interna se eleve acima de 35°C e se estabilize. Controle do balanço hídrico, pH, pressão sanguínea e pressão arterial parcial de oxigênio (PaO_2) é necessário nas fases iniciais do período de aquecimento e na reanimação. Na hipotermia grave, pode haver acidose mista (respiratória e metabólica). A hipotermia pode elevar falsamente o pH. A maioria dos especialistas recomenda aquecer a amostra gasométrica de sangue arterial a 37°C antes de analisá-la e compará-la com o resultado de um paciente normotérmico. Em pacientes com anormalidades acentuadas, podem-se considerar medidas de aquecimento, tais como irrigação gástrica ou colônica com soro fisiológico morno ou diálise peritoneal, mas sua eficácia no tratamento da hipotermia é desconhecida. Na *hipotermia profunda* acidental (temperatura central de 28°C) com parada circulatória, o reaquecimento com circulação extracorpórea pode salvar a vida de jovens previamente saudáveis. Se o reaquecimento não for bem-sucedido apesar das medidas adequadas, deve-se suspeitar de infecção, superdosagem de drogas, distúrbios endócrinos ou reanimação fútil.

Eritema pérnio

O eritema pérnio (perniose) é um tipo de lesão causada pelo frio e se manifesta por lesões eritematosas, vesiculares ou ulcerativas. Presume-se que as lesões sejam de origem vascular ou vasoconstritora. Elas frequentemente apresentam prurido, podem ser dolorosas e resultar em edema e formação de crostas. As áreas das lesões são mais comumente encontradas nas orelhas, extremidades dos dedos das mãos e dos pés e nas partes expostas dos membros inferiores. As lesões duram 1 a 2 semanas, mas podem persistir por mais tempo. O tratamento consiste na profilaxia: evitar expor ao frio áreas potencialmente sensíveis e protegê-las com gorro, luvas e meias. A Prazosina e fenoxibenzamina podem ser úteis para melhorar a circulação, se esse for um problema recorrente. Para o prurido intenso, corticosteroides tópicos podem ser úteis.

Lúpus eritematoso familiar, uma variação dominante autossômica do lúpus, é causado por mutação nos genes *TREX1*, *SAMHD1* e *STING*. Esses pacientes desenvolvem lesões de pele periféricas eritematosas induzidas por frio e manifestam doença sistêmica típica de lúpus (ver Capítulo 183). Além disso, pode haver febre e artralgias. Os que apresentam mutação de *STING* podem desenvolver vasculite acral necrosante.

NECROSE GORDUROSA INDUZIDA PELO FRIO (PANICULITE)

A necrose gordurosa induzida pelo frio (paniculite) é uma lesão comum e geralmente benigna induzida pelo frio, decorrente de exposição a ar frio, neve ou gelo, e se manifesta em superfícies expostas (ou, com menos frequência, cobertas) como máculas vermelhas (ou, menos comumente, roxas ou azuladas), pápulas ou lesões nodulares. O tratamento envolve o uso de AINEs. As lesões podem durar de 10 dias a 3 semanas, mas podem persistir por mais tempo. Coagulopatia grave pode estar associada a pior prognóstico em alguns ferimentos graves por frio, demandando, portanto, terapia anticoagulante (ver Capítulo 680.1).

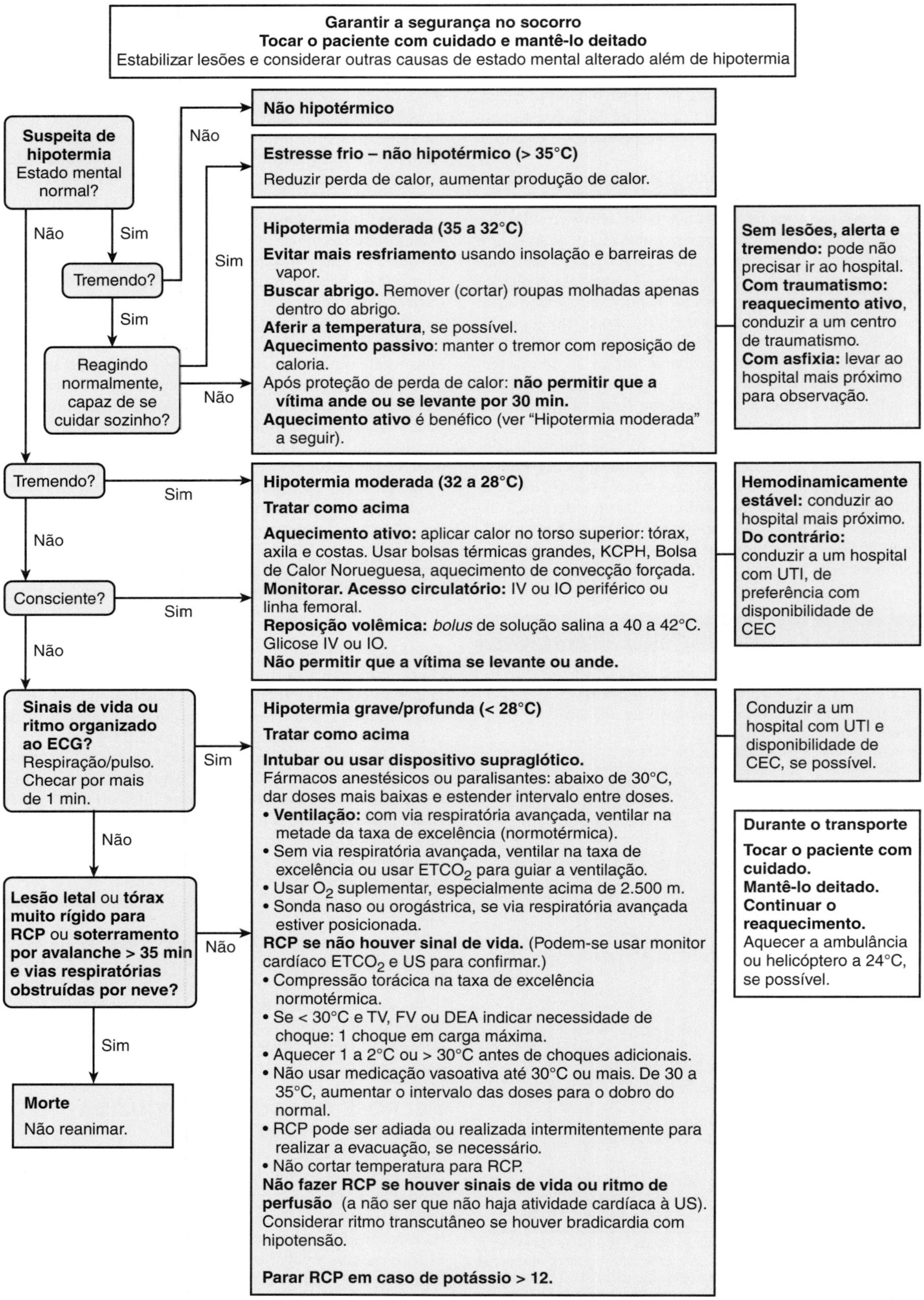

Figura 93.1 Recomendações para avaliação e tratamento de hipotermia acidental fora do hospital. DEA, desfibrilador externo automático; RCP, reanimação cardiopulmonar; CEC, circulação extracorpórea; ECG, eletrocardiograma; $ETCO_2$, dióxido de carbono ao final da expiração; KCPH, *kit* de conduta na prevenção da hipotermia; UTI, unidade de terapia intensiva; IO, via intraóssea; IV, via intravenosa; US, ultrassonografia; FV, fibrilação ventricular; TV, taquicardia ventricular. *(De Zafren K, Giesbrecht GG, Danzl DF et al.: Wilderness Medical Society practice guidelines for the out-of-hospital evaluation and treatment of accidental hypothermia: 2014 update,* Wilderness Environ Med *25:S66-S85, 2014, Figura 2.).*

A bibliografia está disponível no GEN-io.

Genética Humana

PARTE 9

Capítulo 94

Integração da Genética com a Prática Pediátrica

Brendan Lee

Testes genéticos envolvem a análise do material genético com o intuito de obter informações relacionadas à condição de saúde de um indivíduo, utilizando-se a análise cromossômica (citogenética) (ver Capítulo 98) ou testes baseados em DNA.

TESTE DIAGNÓSTICO

O teste diagnóstico genético ajuda a explicar um conjunto de sinais e sintomas de uma doença. A lista de doenças para as quais testes genéticos específicos estão disponíveis é extensa. O endereço eletrônico: http://www.ncbi.nlm.nih.gov/gtr/, fornece uma base de dados de testes disponíveis ao profissional de saúde, que é alimentada pelos usuários; portanto, reivindicações não são validadas pelo hospedeiro do *site*, o National Institutes of Health (NIH).

Os distúrbios monogênicos podem ser avaliados por, ao menos, três abordagens diferentes: análise de ligação (embora muito pouco utilizado atualmente), hibridização genômica comparativa para microarranjos (**aCGH**) e análise de mutação direta, geralmente por meio de técnicas de sequenciamento do DNA (Tabela 94.1). A análise de ligação é empregada se o gene responsável estiver mapeado para uma região, mas ainda não identificado; ou se for tecnicamente pouco prático encontrar as mutações específicas, muitas vezes por causa do extenso tamanho e/ou da heterogeneidade de mutações em diferentes genes. A aCGH pode ser utilizada para detectar grandes deleções ou duplicações contendo segmentos multigênicos (**variações no número de cópias** [**CNVs**, do inglês *copy number variations*]). Além disso, com o aumento da resolução da técnica, há a possibilidade de se detectar pequenas deleções e duplicações intragênicas pelo aCGH; embora seja importante observar que a cobertura para cada gene pode variar entre diferentes fornecedores do *kit*. *A análise direta de mutação em um gene no DNA é recomendada e praticável com a disponibilidade do sequenciamento completo dos éxons do genoma humano.*[1] Uma característica proeminente é a crescente identificação da doença considerada oligogênica, em que mais de um gene mutado contribui para um fenótipo complexo ou "combinado". A capacidade de sequenciar centenas a milhares de genes ao mesmo tempo proporcionou nova compreensão acerca desse outro grupo de complexidade na patogênese da doença.

O **teste de análise de ligação genética** envolve o rastreamento de um fenótipo genético por meio da família com o emprego de marcadores genéticos polimórficos intimamente em ligação como uma determinada região segregando junto ao fenótipo (Figura 94.1). Isso requer a realização de testes em um grupo familiar extenso e está sujeito a uma série de imprevistos, como recombinação genética, heterogeneidade genética e diagnóstico incorreto do probando (caso índice). A **recombinação genética** ocorre entre qualquer par de *loci*, sendo a sua frequência proporcional à distância entre eles. Esse problema pode ser amenizado com a utilização de marcadores genéticos intimamente ligados; se possível, empregando aqueles que flanqueiam o gene específico. A **heterogeneidade genética** pode ser inconstante durante um teste baseado em ligação se houver múltiplos e distintos *loci* genômicos associados ao mesmo fenótipo, correndo-se o risco de o *locus* testado não ser o responsável pela doença na família. O **diagnóstico incorreto** do probando também leva ao rastreamento do gene errado. O teste de análise de ligação permanece útil para várias condições genéticas, ainda que a disponibilidade de sequenciamento direto do DNA de genes isolados ou de um painel de genes que codificam proteínas esteja cada vez mais assumindo a sua função. É muito importante que o aconselhamento genético seja oferecido à família, a fim de esclarecer as complexidades da interpretação dos resultados desses testes.

A **hibridização genômica comparativa para microarranjos** pode detectar a CNV no DNA de um paciente, comparando-o a um DNA de controle padrão (ver Capítulo 98). Ao fazer isso, a aCGH proporciona um nível de resolução genética entre o disponível para o sequenciamento do DNA e o da análise cromossômica. Enquanto as tecnologias convencionais de análise cromossômica eram somente capazes de identificar grandes deleções ou duplicações que podem abranger múltiplos genes, o aCGH consegue apontar deleções ou duplicações em nível de quilobases (kb) de DNA dentro de um único gene. Em teoria, essa abordagem pode detectar mutações do tipo deleção ou duplicação que não seriam notadas por análise cromossômica tradicional ou testes de sequenciamento direto do DNA para mutações. Entretanto, como a resolução e a cobertura específicas de diferentes plataformas de aCGH podem apresentar uma variação enorme em relação a regiões gênicas distintas, é provável que a sensibilidade para a detecção de deleções e duplicações mude acerca de doenças e laboratórios diferentes. A resolução mais alta é aquela que seria a detecção de, em média, uma deleção ou duplicação no nível de um único éxon.

O **teste direto para análise de mutação baseado no DNA** evita as limitações dos testes de análise de ligação, detectando a mutação gênica específica (*i. e.*, alteração de sequência). A abordagem específica empregada é personalizada para a biologia de cada gene que está sendo investigado. Em certas doenças, uma ou algumas mutações ocorrem nos indivíduos afetados. Esse é o caso da anemia falciforme, em que a mesma substituição de base única acontece em todos aqueles com a doença. Em outras condições, múltiplas mutações possíveis podem ser responsáveis pela doença em diferentes indivíduos. Na fibrose cística, por exemplo, > 1 mil mutações distintas já foram encontradas no gene *CFTR*. A análise da mutação, nesse caso, é um desafio porque nenhuma técnica isolada é capaz de detectar todas as prováveis mutações. Todavia, com o realização do sequenciamento do genoma humano e da tecnologia de sequenciamento do DNA de alta performance, a técnica de escolha é sequenciar diretamente o DNA gerado por meio da amplificação da **reação em cadeia da polimerase (PCR)** no DNA isolado a partir dos leucócitos do sangue periférico. A limitação dessa abordagem é que somente o DNA amplificado é o sequenciado; e, geralmente, em uma primeira etapa, isso fica restrito às *regiões codificadoras* ou *exônicas* do gene.[2] Nessas circunstâncias, as mutações que ocorrem nas regiões *intrônicas não codificantes* não detecta esse tipo de mutação; contudo, não exclui o diagnóstico caso o exame esteja normal. O sequenciamento completo do *genoma* pode identificar mutações nessas regiões não codificantes. Além disso, mutações nos genes em uma região deletada não serão identificadas por essa técnica de sequenciamento, seja exoma ou genoma. Embora o sequenciamento do DNA possa ser de alta especificidade, ele não é completamente sensível por causa de limitações práticas diante do que está disponível no mercado. É possível que técnicas de sequenciamento genético não sejam capazes de identificar doenças ocasionadas por sequências de repetição dos tripletes;[3] para isso, testes genéticos específicos são necessários.

O desenvolvimento tecnológico atual mais útil no diagnóstico clínico genético utilizando o sequenciamento do DNA é a aplicação da

[1] N.R.T.: Exoma – perfazendo 1% do genoma.

[2] N.R.T.: Sequenciamento completo do exoma.

[3] N.R.T.: Mutações dinâmicas por expansão.

Tabela 94.1 Abordagens para a testagem genética.

TIPO DE TESTE DE MUTAÇÃO	RESOLUÇÃO	VANTAGENS	DESVANTAGENS	EXIGÊNCIAS DA AMOSTRA
Análise de ligação	Depende da localização de marcadores polimórficos próximos ao suposto gene associado à doença	Possível quando a mutação genética específica causadora da doença não é identificável ou encontrada	Pode fornecer apenas a possibilidade de diagnóstico com base na probabilidade de recombinação genética entre suposta mutação do DNA e marcadores polimórficos	Requer múltiplos membros da família com padrão mendeliano documentado de herança familial
Hibridização genômica comparativa em arranjo (aCGH)	Várias centenas de pares de bases para várias centenas de quilobases	Capaz de detectar pequenas deleções ou duplicações em um ou mais genes	Pode não detectar pequenas deleções ou inserções dependendo do microarranjo utilizado (*chip* do *array*)	A amostra de um único paciente é suficiente, mas ter amostra de pais biológicos pode ajudar na interpretação
Teste direto baseado em DNA (p. ex., sequenciamento de DNA)	Alterações de único par de bases em um gene	Alta especificidade se for encontrada mutação patogênica descrita anteriormente	Pode não detectar deleção ou duplicação de um segmento do gene	A amostra de um único paciente é suficiente, mas ter a amostra de pais biológicos pode ajudar na interpretação

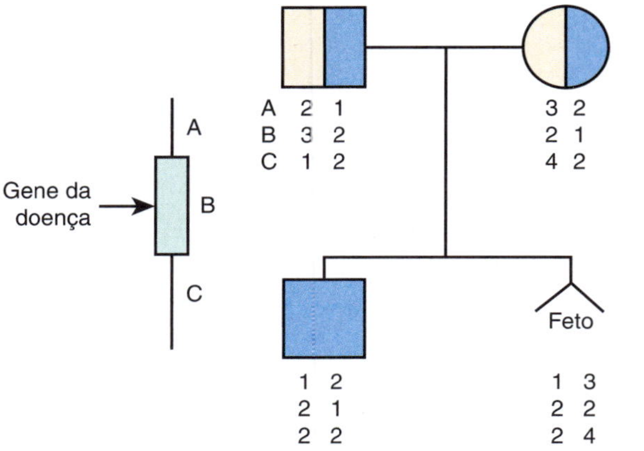

Figura 94.1 Emprego da análise de ligação no diagnóstico pré-natal de um distúrbio autossômico recessivo. Ambos os genitores são portadores e têm um filho afetado. Os números abaixo dos símbolos indicam alelos em três *loci* polimórficos: A, B e C. O *locus* B encontra-se no interior do gene da doença. O filho afetado herdou o cromossomo 1-2-2 do seu pai e o cromossomo 2-1-2 da sua mãe. O feto herdou o mesmo cromossomo do pai, mas o cromossomo 3-2-4 provém da mãe e, portanto, é mais provável que seja um portador.

tecnologia do **sequenciamento de nova geração (NGS,** do inglês ***new generation sequencing***) para testar painéis de genes que têm em vista os sintomas de uma determinada doença (p. ex., epilepsia e síndromes com ataxia) ou o exoma completo **(sequenciamento completo do exoma** [WES, da sigla em inglês *whole exome sequencing*]**).** Em breve, o sequenciamento completo do genoma (WGS, da sigla em inglês *whole genomic sequencing*), no qual tanto as sequências codificantes (exóns) quanto as não codificantes (introns) são identificadas, fornecerá ainda mais informações genômicas; embora a interpretação clínica genética inicial das variantes identificadas pelo sequenciamento ainda esteja limitada às sequências codificantes de aproximadamente 20 mil genes humanos, o chamado genoma digital (banco de dados genômicos), uma vez que a predição de patogenicidade de uma determinada variante é extraída eletronicamente dos dados do genoma disponíveis nesses bancos. O desafio não é tanto a geração da sequência de DNA, mas a interpretação da imensa variação genética presente em uma única amostra sequenciada. O sequenciamento direto de um painel de dezenas a centenas de genes a partir do NGS oferece, inicialmente, uma especificidade potencialmente mais alta porque a "profundidade" de leitura é para um número menor de genes sequenciados comparado ao WES ou WGS; nesse sentido, com menor probabilidade de identificar **variantes de significado incerto (VUS,** do inglês *variants of unknown sequences*). WES e WGS oferecem um potencial maior para identificar associações novas entre genes e doenças, bem como fenótipos complexos provocados por mais de um gene mutado (ou seja, fenótipos oligogênicos).

Uma consideração ética importante é o relatório dos *achados incidentais*, sejam eles clinicamente relevantes ou irrelevantes em um paciente; o WES e WGS podem identificar mutações que provocam perda auditiva sensível aos aminoglicosídeos, o que seria um achado clinicamente relevante. Ao mesmo tempo, a descoberta em uma criança de variantes na apolipoproteína E que aumentam a suscetibilidade à doença de Alzheimer pode ser considerada um achado clinicamente irrelevante. Portanto, o aconselhamento direcionado aos pacientes submetidos a esses testes é importante para que apenas os resultados desejados sejam comunicados ao paciente. No momento, as diretrizes estão avançando no que diz respeito ao relatório de achados incidentais do WES por meio do American College of Medical Genetics (www.acmg.net). A prática clínica muda entre as instituições, e as recomendações variam entre as organizações genéticas internacionais sobre a abordagem em relação à comunicação dos achados incidentais do WES/WGS aos pacientes; muitos deixam à escolha com o paciente/família. A maioria solicita a comunicação ao paciente e/ou família de doenças significativas (clinicamente relevantes) com uma estratégia de tratamento ou prevenção específica e promissora (Tabela 94.2).

A testagem genética é interpretada por três fatores: validade analítica, validade clínica e utilidade clínica. A **validade analítica** é a precisão do teste: este detecta corretamente a presença ou ausência de mutação? A maior parte dos testes genéticos tem uma validade analítica muito alta, levando-se em consideração que o erro humano, por exemplo, uma troca de amostras, não tenha ocorrido. Erros humanos são possíveis

Tabela 94.2 Variantes classificadas como achados incidentais são atribuídas a 1 de 4 categorias.

Início na infância	Clinicamente relevante*
Início na infância	Clinicamente irrelevante†
Início na vida adulta	Clinicamente relevante*
Início na vida adulta	Clinicamente irrelevante†

*"Clinicamente relevante" refere-se a uma variante em um gene no qual o conhecimento dessa em particular afetará a tomada de decisão clínica, como o início de um tratamento ou planejamento familiar. †"Clinicamente irrelevante" refere-se a variantes que aumentam o risco do indivíduo em relação a uma doença para qual nenhum tratamento está na iminência de ser validado de modo que possa alterar significativamente a tomada de decisão clínica. De Bick D, Dimmock D: Whole exome and whole genome sequencing. *Curr Opin Pediatr* 23:594-600, 2011.

e, ao contrário da maioria dos exames clínicos, é improvável que um teste genético seja repetido a fim de se obter confirmação, pois presume-se que o resultado não mudará com o passar do tempo. Portanto, esse tipo de ocorrência é capaz de passar despercebida por um longo período. No entanto, é possível que haja uma reavaliação e reinterpretação, como no caso das VUS, em algum outro momento, visto que nossa base de dados e conhecimento sobre o que são genes e mutações causadores de doença se amplia com o tempo

A **validade clínica** é o grau com o qual o teste é capaz de prever corretamente a presença ou ausência de doença. Resultados de testes falso-positivos e falso-negativos podem ocorrer. Os **resultados falso-positivos** são mais prováveis nos testes preditivos do que nos diagnósticos. Um fator contribuinte importante é a **não penetrância**: um indivíduo com um genótipo de risco pode não expressar clinicamente a condição; outro fator é o achado de uma **VUS**. A detecção de uma variação na sequência de base de certo gene em um paciente afetado não prova que essa seja a causa da sua doença. No WES, é possível que haja mais de 30 mil de VUS; no WGS, mais de 3 milhões. Diversas linhas de evidência são utilizadas para o estabelecimento da patogenicidade. Esta inclui: encontrar a variante apenas em indivíduos afetados; inferir que a variante altera a função do produto gênico; verificar se o aminoácido alterado pela mutação é preservado na evolução; e confirmar se a mutação segregou com doença na família. Em alguns casos, é possível ter certeza se a variante é patogênica ou incidental; porém, em outros, pode ser impossível atribuir definitivamente a causalidade com 100% de certeza.

Os **resultados falso-negativos** refletem a incapacidade de se detectar uma mutação em um paciente afetado. Isso ocorre principalmente em distúrbios nos quais a heterogeneidade genética – **alélica** (mutações diferentes ocorrem em um gene causativo) ou de ***locus*** (> 1 gene pode provocar doença) – é a regra. É difícil detectar todas as mutações possíveis no interior de um gene, porque as mutações podem se alternar em localização dentro do gene e no tipo de mutação. O sequenciamento direto talvez deixe escapar deleções ou rearranjos genéticos (*i. e.*, variantes estruturais), de modo que é possível que se encontre as mutações no interior de sequências não codificantes, como íntrons ou o promotor; um teste negativo para o sequenciamento do DNA não necessariamente exclui um diagnóstico.

A **utilidade clínica** é o grau com que os resultados de um teste orientam o manejo clínico. Para a testagem genética, a utilidade clínica abrange o estabelecimento de um diagnóstico que afaste a necessidade em relação a exames complementares ou orientação de supervisão clínica ou tratamento. Os resultados dos testes também podem ser utilizados como base para o aconselhamento genético. Acerca de alguns distúrbios, a avaliação genética é possível, mas os resultados do teste não contribuem para a avaliação clínica. Se as implicações diagnósticas e genéticas já estiverem claras, é possível que não haja necessidade de fazer a testagem genética.

TESTES PREDITIVOS

O teste genético preditivo envolve a realização de exame em um indivíduo que está sob o risco de desenvolver um distúrbio genético (**pré-sintomático**), geralmente com base na história familiar, ainda que não manifeste sinais ou sintomas. Isso costuma ser feito para distúrbios que exibem penetrância dependente da idade; a probabilidade de manifestação de sinais e sintomas aumenta com a idade, como em casos de câncer ou doença de Huntington.

Ter em mente que presença de uma mutação genética não significa necessariamente o desenvolvimento da doença é a principal cautela a respeito dos exames prognósticos. Muitos dos distúrbios com *penetrância* dependente da idade exibem-na de uma forma *incompleta*. O indivíduo que herda uma mutação pode nunca desenvolver sinais do distúrbio. Há a preocupação de que um teste de DNA positivo possa resultar em estigmatização do paciente e, além disso, não forneça informações que venham a orientar o manejo clínico. É provável que a estigmatização envolva estresse psicológico, como também a discriminação, incluindo a recusa de seguros de saúde, vida ou incapacidade, bem como de emprego (ver Capítulo 95).

Em geral, há um acordo de que testes preditivos devem ser realizados em crianças somente se os seus resultados beneficiarem o manejo clínico do paciente. Caso contrário, o teste deve ser postergado até que a criança compreenda os riscos e benefícios dele e possa providenciar um consentimento informado. Alguns estados norte-americanos oferecem graus variáveis de proteção contra a discriminação com base em testes genéticos. Um marco importante na prevenção contra a discriminação genética foi a aprovação do **Genetic Information Nondiscrimination Act (GINA)** em 2008, a qual é uma lei federal dos EUA que proíbe a discriminação na cobertura de riscos nos contratos de saúde ou emprego com base em informações genéticas; ela não protege contra a recusa de seguro de vida.

TESTES DE PREDISPOSIÇÃO

É esperado que testes genéticos para o prognóstico do risco de doença tornem-se disponíveis. Os distúrbios mais comuns são de etiologia multifatorial; muitos genes diferentes podem contribuir para o risco de qualquer condição específica (ver Capítulo 99). A maioria das variações genéticas, nas quais já se verificou a correlação com o risco de uma doença multifatorial, agrega pequenos incrementos ao risco relativo; provavelmente, na maior parte dos casos, muito insignificante para orientar o manejo. É possível que mais descobertas de genes, contribuindo para distúrbios multifatoriais, venham a revelar exemplos de variantes com níveis de risco mais significativos. Além disso, há a possibilidade de que a testagem para vários genes em conjunto proporcione mais informações sobre o risco do que qualquer variante individual do gene poderia conferir.

A justificativa para a realização de testes de predisposição é que os resultados conduziriam a estratégias voltadas para a redução do risco como parte de uma *abordagem personalizada* dos cuidados de manutenção de saúde. Isso pode incluir a prevenção de exposições ambientais que aumentariam o risco de doença (tabagismo e deficiência de α_1-antitripsina), monitoramento clínico (câncer de mama familiar e mamografia) ou, em alguns casos, tratamento farmacológico (estatinas e hipercolesterolemia). O valor dos testes de predisposição deverá ser rigorosamente avaliado por meio de estudos de evidência à medida que eles são desenvolvidos.

TESTES FARMACOGENÉTICOS

Os polimorfismos nos genes do metabolismo farmacológico podem resultar em padrões distintos de absorção, metabolismo e excreção ou eficácia de fármacos (ver Capítulos 72 e 99). O conhecimento de genótipos individuais guiará o tratamento farmacológico, permitindo a individualização da escolha do fármaco e de sua dosagem a fim de evitar a toxicidade e proporcionar uma resposta terapêutica adequada. Um exemplo é o teste em busca de polimorfismos no gene da metilenotetra-hidrofolato redutase (*MTHFR*) direcionado à suscetibilidade de toxicidade potencialmente aumentada na terapia antimetabólita com metotrexato para leucemia linfoblástica aguda.

94.1 Aconselhamento Genético

Brendan Lee e Pilar L. Magoulas

O aconselhamento genético é um processo de comunicação no qual a contribuição genética para a saúde, os riscos específicos da transmissão de um traço e as opções para lidar com a condição são explicados aos pacientes e seus familiares (Tabela 94.3). Os conselheiros genéticos são provedores de cuidado da saúde especializados, treinados nos aspectos psicossociais do aconselhamento e na ciência da genética clínica, que podem ser úteis como membros de equipes médicas em muitas especialidades diferentes. Espera-se do conselheiro a habilidade em apresentar a informação de uma forma neutra, não diretiva, enquanto fornece ao paciente e sua família recursos e suporte psicossocial para lidar com as decisões tomadas.

O aconselhamento genético evoluiu de um modelo de cuidados desenvolvido no contexto do diagnóstico pré-natal e pediátrico para uma abordagem multidisciplinar da medicina que incorpora todos os aspectos da assistência à saúde (Tabela 94.3). No cenário pré-natal, uma indicação comum para aconselhamento genético é avaliar o risco de ocorrência ou recorrência de se ter um filho com uma condição genética e discutir opções de manejo ou tratamento que possam estar disponíveis antes, durante ou após a gestação, como diagnósticos genético pré-implantação e pré-natal ou intervenção fetal e manejo perinatal. Nas práticas de genética adulta e pediátrica, os objetivos desse aconselhamento são: ajudar a estabelecer um diagnóstico genético em um indivíduo; fornecer assistência longitudinal e apoio psicossocial à família; e discutir a base genética, bem como a herança de outras condições relacionadas a membros da família próximos e distantes.

O papel do aconselhamento genético se expandiu, sobretudo com relação aos avanços na compreensão das terapêuticas genéticas de doenças comuns e raras de início na idade adulta. No contexto anterior, o aconselhamento genético tem um importante papel na avaliação de risco para câncer, especialmente os de mama, ovário e colo do útero, para o qual modelos de riscos bem definidos e testes genéticos estão disponíveis a fim de avaliar as chances de um indivíduo ser acometido. No mais recente, o conselheiro pode discutir os desenvolvimentos nos tratamentos de doenças raras e fazer o encaminhamento adequado para terapias clínicas.

CONVERSANDO COM AS FAMÍLIAS

O tipo de informação fornecida a uma família é determinado pela urgência da situação, premência de tomar decisões e necessidade de coletar informações adicionais. Existem quatro situações em que o aconselhamento genético contribui de forma muito importante nesse processo.

A primeira situação é o **diagnóstico pré-natal** de anomalia congênita ou doença genética. A necessidade de informação é urgente porque a família deve, muitas vezes, tomar decisões rápidas sobre opções de tratamento e manejo, como intervenção fetal ou continuação de uma gestação no contexto de anomalias fetais. Os riscos para a mãe também devem ser considerados. O segundo tipo de situação ocorre quando uma criança nasce com uma **anomalia congênita** com risco de vida ou suspeita de **doença genética**. As decisões precisam ser tomadas de imediato a propósito de como o suporte deve ser proporcionado à criança e se certos tipos de terapia terão de ser instituídos. A terceira situação surge quando há preocupações sobre uma **condição genética** que acomete alguém em idade mais avançada. Por exemplo, isso pode ocorrer em adolescente ou adulto jovem com história familiar de um distúrbio genético de início na idade adulta (p. ex., doença de Huntington ou câncer hereditário de mama/ovário); em indivíduo com suspeita de condição genética ainda não diagnosticada; ou se um casal com história pessoal ou familiar de condição genética (ou portador) está planejando ter filhos. Nessas situações, muitas vezes, é necessário ter várias reuniões com a família para discutir possíveis teste, triagem e opções de manejo. A urgência não é tanto uma questão quanto a certeza de que eles têm toda as informações e opções disponíveis. A quarta situação é o **aconselhamento genético** antes do WGS, no qual é dada à família a opção relativa sobre quais informações deseja receber (achados incidentais clinicamente relevantes, ou irrelevantes, *versus* diagnóstico específico).

Tabela 94.3 Indicações para o aconselhamento genético.

Idade avançada dos genitores
- Idade materna ≥ 35 anos
- Idade paterna ≥ 40 anos

Filho anterior ou história familiar com:
- Anomalia congênita
- Dismorfologia
- Deficiência intelectual
- Defeito congênito isolado
- Distúrbio metabólico
- Anormalidade cromossômica
- Distúrbio monogênico

Doença genética com início na vida adulta (teste pré-sintomático)
- Câncer
- Doença de Huntington

Farmacogenética

Consanguinidade

Exposição a teratógenos (ocupacional, abuso)

Perda gestacional repetida ou infertilidade

Anormalidade no rastreamento gestacional
- α-fetoproteína sérica materna

Triagem materna do primeiro trimestre
- Triagem materna tripla ou quádrupla ou variantes desse teste
- Ultrassonografia fetal

Teste pré-natal não invasivo (TPNI)
- Cariótipo fetal

Rastreamento da heterozigosidade com base no risco étnico
- Anemia falciforme
- Doenças de Tay-Sachs, Canavan e Gaucher
- Talassemias

Painéis de rastreamento de portador universal

Acompanhamento de testes genéticos neonatais anormais

Sequenciamento anterior de todo genoma ou exoma

Testes genéticos anteriores à pré-implantação

ACONSELHAMENTO GENÉTICO

A apresentação de informações precisas às famílias requer o seguinte:

- Coletar uma história familiar minuciosa e construir um heredograma que liste os parentes do paciente (incluindo abortamentos, abortos espontâneos, natimortos e pessoas falecidas) com seu sexo, idade, etnia e condição de saúde, inclusive parentes de terceiro grau
- Reunir informações de registros hospitalares sobre o indivíduo afetado e, em alguns casos, de outros membros da família
- Documentar históricos de pré-natal, gestação e parto
- Revisar as informações clínicas, laboratoriais e genéticas mais recentes disponíveis sobre o distúrbio
- Realizar um exame físico rigoroso do indivíduo afetado (fotografias e medidas) e de familiares aparentemente não afetados (isso costuma ser realizado por um médico em vez de um conselheiro genético)
- Estabelecer ou confirmar os sinais e sintomas de doença por meio de testes diagnósticos disponíveis
- Dar informações à família sobre grupos de suporte e recursos locais e nacionais
- Atualizar os familiares à medida que novas informações se tornem disponíveis (um cronograma para atualização deve ser estabelecido).

As sessões de aconselhamento devem incluir: a condição específica, conhecimento do diagnóstico, anamnese, aspectos genéticos e risco de recorrência; o diagnóstico pré-natal e opções de reprodução; as terapias e encaminhamentos; e os grupos de apoio e aconselhamento não diretivo.

Condição ou condições específicas

Se um diagnóstico específico for estabelecido e confirmado, isso deve ser discutido com a família, e a informação fornecida por escrito. Muitas vezes, no entanto, o distúrbio se encaixa em um espectro (p. ex., um dentre muitos tipos de artrogripose) ou o diagnóstico é de base clínica, e não laboratorial. Nessas situações, a família precisa compreender os limites do conhecimento atual, e que essa pesquisa adicional provavelmente levará a melhores informações no futuro.

Conhecimento do diagnóstico de uma condição em particular

Embora nem sempre seja possível estabelecer um diagnóstico exato, é importante obtê-lo da forma *a mais precisa possível*. As estimativas do risco de recorrência para vários membros da família dependem de um diagnóstico preciso, que considera a probabilidade de um determinado achado ser isolado, associado a uma síndrome ou não sindrômico (p. ex., fissura labiopalatina isolada). Quando não se consegue obter um diagnóstico específico (como em muitos casos de múltiplas anomalias congênitas), as diversas possibilidades no diagnóstico diferencial devem ser discutidas com a família e a informação empírica fornecida. Se disponíveis, testes diagnósticos específicos devem ser discutidos. Muitas vezes, os riscos de recorrência empíricos podem ser dados sem um diagnóstico específico de base laboratorial. Entretanto, mesmo um exame laboratorial negativo pode alterar ainda mais esse risco.

História natural da condição

É imprescindível discutir a história natural do distúrbio genético específico na família. Os indivíduos afetados e seus familiares têm dúvidas sobre o prognóstico e o manejo ou terapia potencial que somente são possíveis de responder com o conhecimento da história natural. Se houver outros diagnósticos prováveis, sua anamnese também pode ser discutida. Se o distúrbio estiver associado a um espectro de resultados clínicos ou complicações, a gama de resultados possíveis e a variabilidade da condição, bem como o tratamento e o encaminhamento ao especialista adequado, têm de ser abordados.

Aspectos genéticos da condição e risco de recorrência

Os aspectos genéticos e o risco de recorrência são essenciais porque todos os membros da família têm de ser informados de suas escolhas reprodutivas. A base genética do distúrbio pode ser explicada com recursos visuais (p. ex., diagramas dos cromossomos e padrões de herança). É importante informar sobre riscos exatos de ocorrência e recorrência para os diversos membros da família, incluindo indivíduos não afetados. Se não for possível estabelecer um diagnóstico definitivo, será necessário utilizar riscos de recorrência empíricos. O aconselhamento genético oferece aos pacientes as informações necessárias para que compreendam as diversas opções e tomem suas próprias decisões informadas sobre gestação, adoção, inseminação artificial, diagnóstico pré-natal, rastreamento, detecção de portador ou interrupção da gravidez. Pode ser necessário comparecer a mais de uma sessão de aconselhamento.

Prevenção e diagnóstico pré-natal

Muitos métodos diferentes de diagnóstico pré-natal estão disponíveis, dependendo do distúrbio genético específico (ver Capítulo 115). A utilização de ultrassonografia (USG) permite a triagem pré-natal de anomalias anatômicas, como defeitos cardíacos congênitos. Amniocentese e coleta de amostras de vilosidades coriônicas são eampregadas a fim de se obter tecido fetal para a análise de anormalidades cromossômicas, distúrbios bioquímicos e estudos de DNA. Amostras de sangue ou soro são utilizados para alguns tipos de triagens, incluindo a pré-natal não invasiva por análise direta de fragmentos de DNA fetal encontrados no sangue materno (NIPD, do inglês *Non-Invasive Prenatal Diagnosis*). Isso já é amplamente utilizado para a triagem de condições como a trissomia 21. Além disso, essa fonte de DNA fetal em células livres no sangue materno também tem sido utilizada clinicamente para o sequenciamento do DNA com relação a condições dominantes *de novo* no feto que são possíveis de ocorrer com maior frequência conforme o avanço da idade paterna. Na área da pesquisa, células fetais intactas também podem ser recuperadas do sangue materno (embora isso ainda não esteja prontamente disponível em comparação com o DNA fetal livre) para análises, e isso pode oferecer testes de resolução mais alta, incluindo os de exoma ou genoma completos. É importante ressaltar que os testes atuais de DNA fetal a partir do sangue materno têm de ser considerados para análises de triagem; e testes invasivos, como amniocentese ou amostragem de vilosidades coriônicas, devem ser cogitados para exames diagnósticos confirmatórios.

Terapias e encaminhamento

Uma série de distúrbios genéticos requer os cuidados de múltiplos especialistas. Hoje, muitas condições genéticas possuem diretrizes de diagnóstico e conduta para auxiliar no tratamento e manejo desses pacientes complexos. A prevenção de complicações conhecidas é uma prioridade, portanto, o acompanhamento rigoroso com os especialistas necessários envolvidos no cuidado da criança é essencial para a identificação precoce de quaisquer questões potencialmente preocupantes. O ajustamento psicológico da família também pode exigir intervenção específica. É possível que alguns desafios demandem certa atenção, por exemplo, quando discutir o diagnóstico de uma doença crônica com o paciente, irmãos e outros membros da família ou amigos. A decisão de fazê-lo deve sempre envolver os pais e uma avaliação da maturidade e capacidade da criança ou adolescente.

Medicinas alternativas ou terapias não tradicionais costumam ser apresentadas pelos pais após realizarem exaustivas pesquisas na internet. Esses tratamentos não devem ser necessariamente descartados, pois o médico e o conselheiro genético devem servir como um meio importante de auxílio para que os pais naveguem pelo labirinto de tratamentos não padronizados. De maneira ideal, os méritos relativos dos tratamentos devem ser enquadrados no contexto de custo e benefício, bases científicas, evidências provenientes de estudos controlados e observacionais; o efeito placebo, a segurança do tratamento e as lacunas, em nossa própria base de conhecimento científico.

Grupos de apoio

Um número grande de comunidades e grupos de suporte leigos *online* tem sido formado com o intuito de fornecer informação e financiar pesquisas sobre condições genéticas e não genéticas específicas. Uma tarefa essencial do aconselhamento genético é dar informações relativas sobre esses grupos aos pacientes e sugerir um indivíduo para ser o contato das famílias. Muitos grupos criaram *sites* na internet com informações muito úteis. Com o surgimento das redes sociais e sua capacidade de conectar famílias do mundo todo com parentes acometidos por síndromes raras, é importante salientar para essas pessoas que o curso individual de sua doença será único.

Acompanhamento

Deve-se encorajar o questionamento e a manutenção de informações atualizadas sobre o distúrbio genético específico por parte da família. Novos desenvolvimentos costumam influenciar o diagnóstico e o tratamento desses distúrbios. Os grupos de suporte leigos são uma fonte adequada de novidades a respeito da doença específica.

Aconselhamento não diretivo

Em geral, o aconselhamento genético é não diretivo; as escolhas relativas à reprodução são deixadas para a família decidir o que é melhor para ela. O papel da equipe (médico, conselheiro genético, enfermeira ou geneticista clínico) é oferecer informações em termos compreensíveis e delinear a gama de opções disponíveis.

94.2 Manejo e Tratamento de Distúrbios Genéticos

Brendan Lee e Nicola Brunetti-Pierri

Condições genéticas costumam ser distúrbios crônicos; poucas são responsivas a terapias curativas, embora tenha havido um rápido crescimento no número disponível nos últimos anos. Todos os pacientes e familiares devem receber informações sobre o distúrbio, o aconselhamento genético, a orientação antecipatória e a supervisão clínica apropriada. O manejo cirúrgico está disponível para muitas condições associadas com anomalias congênitas ou predisposição a tumores.

Os recursos direcionados aos pacientes incluem: a National Organization of Rare Disorders (www.rarediseases.org); a Genetic Alliance (www.geneticalliance.org); a National Library of Medicine (www.nlm.nih.gov/medlineplus/geneticdisordes.html); e um grande número de *sites* sobre doenças específicas. Uma lista atualizada de ensaios clínicos financiados pelo governo federal e por fundos privados, o que inclui muitos que são voltados para distúrbios genéticos, está disponível em: www.ClinicalTrial.gov.

Tratamentos clínicos específicos para distúrbios genéticos podem ser classificados em terapias fisiológicas e de reposição. Outra abordagem corrige a conformação indevida da proteína induzida pelas mutações *missense* através do uso de pequenas moléculas que se ligam especificamente às proteínas mutantes, estabilizando sua conformação; o que evita, por meio disso, a degradação precoce e permite o tráfego e localização celular adequados.[4] Essa estratégia tem encontrado aplicações benéficas para a terapia da fibrose cística causada por mutações *CFTR* específicas, incluindo a ΔF508del (ver Capítulo 432).

TERAPIAS FISIOLÓGICAS

As terapias fisiológicas buscam melhorar o fenótipo de um distúrbio genético pela modificação da fisiologia do indivíduo afetado. O defeito subjacente em si não é alterado pelo tratamento. As terapias fisiológicas são empregadas especialmente nos **erros inatos do metabolismo** (ver Capítulo 102). Isso inclui: manipulação dietética, por exemplo, evitar a fenilalanina em indivíduos com fenilcetonúria; suplementação de coenzima para alguns pacientes com acidemia metilmalônica e doenças mitocondriais; estimulação de vias metabólicas alternativas para excretar amônia naqueles com distúrbios do ciclo da ureia; fototerapia para

[4]N.R.T.: Chamada de chaperona.

aumentar a excreção de bilirrubina não conjugada neurotóxica na síndrome de Crigler-Najjar; tratamento com bisfosfonatos para pacientes com osteogênese imperfeita, a fim de reduzir as fraturas ósseas; e prevenção do tabagismo por parte dos indivíduos com deficiência de α_1-antitripsina, ou ingestão de alimentos e fármacos específicos por aqueles com deficiência de glicose-6-fosfato desidrogenase (G6PD) ou porfiria aguda intermitente. Os tratamentos fisiológicos podem ser muito eficazes, mas geralmente têm de ser mantidos por toda a vida, pois não combatem o distúrbio genético subjacente. Muitos desses tratamentos são mais eficazes quando iniciados cedo na vida, antes que lesões irreversíveis tenham ocorrido. Esse é o fundamento para os programas de triagem neonatal para erros inatos do metabolismo.

Essas terapias utilizam fármacos compostos por pequenas moléculas (p. ex., para remover amônia naqueles com distúrbios do ciclo da ureia). Os **tratamentos farmacológicos** atacam de modo direto vias celulares defeituosas que estão alteradas por um produto gênico anormal ou ausente. No entanto, há relativamente poucas dessas terapias. Um exemplo é a inibição de uma reação enzimática a montante da enzima deficiente, a fim de evitar o acúmulo de metabólitos tóxicos, como a nitisinona (NTBC) para a terapia da tirosinemia tipo I. Uma abordagem semelhante enfoca na redução parcial da síntese do substrato da enzima mutante ou de seus precursores em distúrbios de armazenamento lisossômico (ver Capítulo 104.4).

TERAPIAS DE REPOSIÇÃO

Tratamentos de reposição incluem a reposição ou substituição de um metabólito, uma enzima, um órgão, ou mesmo um gene específico ausente.

Reposição enzimática

A **terapia de reposição enzimática** é um dos componentes do tratamento da fibrose cística com o propósito de controlar a má absorção intestinal. As enzimas pancreáticas são facilmente administradas por via oral (VO), pois devem ser liberadas no trato gastrintestinal. A fosfatase alcalina recombinante acoplada a um domínio de direcionamento ósseo está disponível para a terapia intravenosa (IV) da hipofosfatasia, um distúrbio esquelético causado por deficiência da fosfatase alcalina

As estratégias para essa reposição são eficazes para alguns distúrbios de armazenamento lisossômico. As enzimas são direcionadas para o lisossomo pela modificação com manose-6-fosfato, que se liga a um receptor específico. Esse receptor também está presente na superfície celular, de modo que as enzimas lisossômicas com resíduos da manose-6-fosfato expostos possam ser infundidas no sangue, absorvidas pelas células e transportadas para o interior dos lisossomos. As terapias de reposição enzimática estão disponíveis para doenças de Gaucher e Fabry, algumas mucopolissacaridoses (MPS I, II IVA e VI), deficiência de lipase ácida e doença de Pompe, e sendo testadas para MPS IIIA e VII, leucodistrofia metacromática, α-manosidose, doença de Niemann-Pick tipo B e lipofuscinose ceroide neuronal do tipo infantil tardia (CLN2). Outros exemplos abrangem a terapia de reposição enzimática para hipofosfatasia.

Uma complicação desse tratamento é a reação dos anticorpos à enzima recombinante infundida. A magnitude dessa resposta nem sempre é previsível e varia dependendo do preparado enzimático e da doença. Na maior parte dos casos, a resposta pelos anticorpos do paciente não afeta a eficácia do tratamento (p. ex., doença de Gaucher), mas em outras situações pode ser um obstáculo significativo (p. ex., doença de Pompe e fenilcetonúria).

Transplante

Os transplantes de células e o **de órgãos** representam abordagens potencialmente eficazes para a substituição de um gene defeituoso. Além do transplante para substituir tecidos lesionados, aquele de células-tronco, fígado ou medula óssea também é utilizado em várias doenças, sobretudo erros inatos do metabolismo e distúrbios hematológicos ou imunológicos. Um transplante exitoso é essencialmente curativo, embora possa haver riscos e efeitos colaterais significativos (ver Capítulos 161 a 165). O transplante de células e tecidos é eficaz em muitos quadros clínicos, mas sempre há a morbidade a curto prazo, muitas vezes associada a esquemas cirúrgicos (fígado) ou preparatórios (medula óssea), bem como a longo prazo relacionada à imunossupressão crônica e ao insucesso do enxerto. O transplante de medula óssea é o melhor exemplo de terapia com células-tronco, mas muitos esforços também estão voltados para identificar, caracterizar, expandir e utilizar células-tronco de outros tecidos para tratamentos regenerativos.

Por outro lado, a pesquisa nesse campo tem se concentrado na substituição do gene defeituoso (**terapia genética**). Em teoria, se há a possibilidade de atacar o tecido específico com uma deficiência no gene ou produto gênico, isso pode se mostrar um meio menos invasivo de alcançar a cura para um distúrbio genético. Em última análise, a terapia genética depende da interação única entre a fisiopatologia da doença, que é específica para o paciente, e o meio de liberação do gene (vetor).

Os veículos de transferência genética incluem vetores virais e não virais administrados por meio de abordagens *ex vivo* ou *in vivo*. Em abordagens *ex vivo*, as células do paciente são removidas e, após a correção do gene *in vitro*, são infundidas no paciente. Um exemplo disso é a terapia com células CAR-T aprovada pela U.S. Food and Drug Administration (FDA) para linfoma não Hodgkin. Naquelas *in vivo*, o vetor da terapia genética é injetado diretamente no corpo por meio de injeções sistêmicas (p. ex. IV) ou localizadas (p. ex., intramusculares (IM), intracerebrais ou intraoculares). A maioria dos ensaios clínicos em seres humanos utiliza vetores virais por causa de sua eficiência de transdução tecidual. Em algumas doenças, como imunodeficiência combinada grave (IDCG) ligada ao X e por deficiência em adenosina deaminase (ADA),[5] doença granulomatosa crônica e síndrome de Wiskott-Aldrich, a terapia genética clínica é uma opção viável e eficaz (ver Capítulo 152.1). A transferência gênica *ex vivo* de células-tronco hematopoéticas já pode ser considerada, pelo menos, como eficaz para o transplante de células-tronco hematopoéticas alogênicas em pacientes pré-sintomáticos com adrenoleucodistrofia ligada ao X e leucodistrofia metacromática. A terapia gênica *in vivo* também é promissora para amaurose congênita de Leber com liberação do vetor intraocular, deficiência de lipoproteína lipase por meio de injeções IM e hemofilia B por injeção IV sistêmica. A primeira terapia gênica *in vivo* para seres humanos foi recentemente aprovada nos EUA pela FDA direcionada ao tratamento de uma forma específica de retinite pigmentosa deficiente para o gene *RPE65*, utilizando-se a expressão mediada do vírus adenoassociado (AAV) do gene *RPE65* normal por injeção intrarretinal.

A **edição genética** com correção direta de uma mutação patológica é uma abordagem possível da terapia genética. A técnica **CRISPR/Cas9** (repetições palindrômicas curtas, agrupadas, regularmente interespaçadas/sistema associado a CRISPR) é um mecanismo que permite a modificação gênica permanente nas células. Genes CRISPR são sequências de DNA bacteriano utilizadas como mecanismo de defesa para destruir o DNA proveniente de infecções virais. Combinado com proteínas Cas nuclease relacionadas, o RNA ou DNA estranho é reconhecido, extirpado e digerido. Na edição genética, um complexo da enzima nuclease e uma sequência de RNA complementar reconhecem a sequência de bases no gene mutado. Uma vez ligada à sequência alvo, a nuclease extirpa ambas as cadeias e insere a sequência corrigida (não mutada). O sistema CRISPR corrige o defeito genético da distrofia muscular de Duchenne em um modelo de rato e reduz a carga tumoral em células do câncer de próstata de ser humano explantadas em camundongos. Células T editadas por CRISPR podem ser modificadas para atacar e matar células tumorais. A CRISPR/Cas9 tem sido empregada para corrigir a mutação em *MYBPC3* (cardiomiopatia hipertrófica) em um modelo experimental de embrião humano. Ensaios clínicos já estão em andamento com o emprego dessa abordagem em tecido somático. No momento, estudos relativos à edição de genes germinativos e/ou embrionários em seres humanos ainda não foram aprovados.

A prevenção de doenças genéticas tem sido realizada por meio do **diagnóstico genético pré-implantacional**. Esse procedimento requer fertilização *in vitro* e testes genéticos nas células embrionárias

[5]N.R.T.: Hemofilias A e B.

únicas de mutação conhecida das famílias e é realizado com a amplificação pelo PCR do gene afetado. Para evitar a doença recorrente, apenas os embriões não afetados são utilizados para implantação.

Além disso, as mutações do DNA mitocondrial podem ser evitadas com o emprego de **terapias de reposição mitocondrial**. Em uma técnica, o DNA nuclear da mãe portadora da mutação é removido do ovócito não fertilizado e transferido para o oócito doador mitocondrial não afetado (sem o DNA nuclear da célula). Em outra abordagem, o pronúcleo do ovócito fertilizado da mãe portadora da mutação é transferido para o oócito fertilizado do doador mitocondrial não afetado (sem o pronúcleo).

Essas metodologias distintas e promissoras têm muitas considerações técnicas e éticas que estão sendo discutidas por organizações médicas, éticas, legais e de formulação de políticas.

A bibliografia está disponível no GEN-io.

Capítulo **95**

Abordagem Genética em Medicina Pediátrica

Daryl A. Scott e Brendan Lee

Desde a conclusão do Projeto Genoma Humano, observa-se uma expansão sem precedentes da nossa compreensão sobre como a saúde humana é impactada por variações na sequência genômica e por mudanças **epigenéticas** (sem alteração da sequência do DNA) que afetam a expressão gênica. Nesse período também houve desenvolvimento e implementação de novos exames clínicos que tornaram mais fácil para os médicos a detecção dessas alterações. Além disso, observou-se um expressivo aumento na disponibilidade de informações relativas aos aspectos genéticos das doenças pediátricas, particularmente na internet (Tabela 95.1).

IMPACTO DOS DISTÚRBIOS GENÉTICOS NA INFÂNCIA

Condições clínicas associadas aos distúrbios genéticos podem surgir em qualquer idade, e os problemas mais óbvios e graves tipicamente se manifestam na infância. Estima-se que 53/1.000 crianças e adolescentes apresentem doenças com um componente genético significativo. Se as anomalias congênitas forem incluídas, a taxa aumenta para 79/1.000. Em 1978, estimou-se que pouco mais da metade das admissões aos hospitais pediátricos decorreram de uma condição geneticamente determinada. Em 1996, devido a alterações na prestação dos serviços de saúde e à maior compreensão da base genética de muitos distúrbios, essa porcentagem subiu para 71% em um grande hospital pediátrico nos EUA, e 96% dos distúrbios crônicos que levaram à admissão apresentavam um componente genético óbvio ou foram influenciados pela suscetibilidade genética.

As principais categorias dos distúrbios genéticos incluem condições monogênicas, genômicas, cromossômicas e multifatoriais.

Individualmente, um **distúrbio monogênico** é raro, mas coletivamente esses distúrbios representam uma causa significativa de doença infantil. A característica mais importante dos distúrbios monogênicos é que o fenótipo é predominantemente determinado por alterações que afetam um gene individual. Os fenótipos associados aos distúrbios monogênicos podem variar de um paciente para outro de acordo com a gravidade das alterações que afetam o gene e com as modificações adicionais provocadas por fatores de risco genéticos, ambientais e/ou estocásticos. Essa característica da doença genética é denominada **expressividade variável**. Distúrbios monogênicos frequentes incluem anemia falciforme e fibrose cística. Algumas síndromes e doenças identificáveis podem ser causadas por mais de um gene (p. ex., síndrome de Noonan por *RAF1*, *NF1*, *NRAS*, *PTPN11*, *SOS1*, *SOS2*, *KRAS*, *BRAF*, *SOC2*, *LZTR1* e *RIT1*). Além disso, as mutações que afetam um único gene podem produzir fenótipos diferentes (p. ex. SC*N5A* e síndrome de Brugada, síndrome do QT longo 3, cardiomiopatia dilatada, fibrilação atrial familiar e síndrome do nó sinusal congênita).

Os distúrbios monogênicos tendem a ocorrer quando alterações em um gene apresentam efeito drástico sobre a *quantidade* de produto genético produzido (em excesso ou em pequenas quantidades) ou sobre a *função* do produto genético (perda ou ganho nocivo de função). Os distúrbios monogênicos podem ser causados por mutações sequenciais novas que não são encontradas em parentes não afetados, ou podem ser provocados por mutações herdadas. Quando um distúrbio monogênico é sabidamente provocado por mutações de um único

Tabela 95.1 *Sites* úteis de referência em genética.

FONTE	*SITE*
National Center for Biotechnology Information. Banco geral de dados mantido pela National Library of Medicine.	www.ncbi.nlm.nih.gov
Online Mendelian Inheritance in Man. Fornece aos médicos informações úteis sobre todos os distúrbios mendelianos e mais de 12.000 genes. Os dados enfocam a relação entre fenótipo e genótipo.	www.ncbi.nlm.nih.gov/omim
Genetic Testing Registry. Oferece informações sobre genes individuais, testes genéticos, laboratórios e condições clínicas. Essa página também oferece acesso ao GeneReviews, uma coleção de comentários de autores especializados sobre diversos distúrbios genéticos.	www.ncbi.nlm.nih.gov/gtr
Genetics Home Reference. Fornece informações eficazes e acessíveis sobre os efeitos das variações genéticas na saúde humana.	www.ghr.nlm.nih.gov
National Human Genome Research Institute. Oferece informações relativas à genética humana e a questões éticas.	www.genome.gov
Human Gene Mutation Database. Índice de pesquisa para todas as mutações descritas em genes humanos com seus fenótipos e referências.	www.hgmd.cf.ac.uk
DECIPHER. Banco de dados concebido para auxiliar os médicos a determinar as potenciais consequências de deleções e duplicações cromossômicas.	www.deciphergenomics.org
Database of Genomic Variants. Banco de dados das alterações cromossômicas observadas em controles normais.	http://dgv.tcag.ca/dgv/app/home
Gene Letter. Revista eletrônica sobre genética.	www.geneletter.com
American Society of Human Genetics	www.ashg.org
American College of Medical Genetics	www.acmg.net

gene ou de um pequeno grupo de genes individuais, a busca por mutações deletérias é mais comumente realizada por meio do sequenciamento direto daquele gene e, em alguns casos, pela busca por pequenas deleções e/ou duplicações. Quando múltiplos genes podem provocar um mesmo distúrbio, algumas vezes é mais eficaz e barato rastrear um grande número de genes causadores da doença utilizando um painel específico para a doença, com tecnologia de sequenciamento de nova geração, do que analisar os genes individualmente. Quando esses painéis não estão disponíveis, ou quando há dúvida quanto ao diagnóstico, os médicos podem considerar a análise das regiões codificadoras de proteínas (éxons) de todos os genes por meio do **sequenciamento completo do exoma** (WES, do inglês *whole exome sequencing*). Em muitas circunstâncias, o WES é mais barato do que o sequenciamento de múltiplos genes individuais. No futuro, o **sequenciamento do genoma completo**, no qual o genoma inteiro de um indivíduo é sequenciado, pode se tornar uma opção clínica válida à medida que diminuam os custos de tais exames e aumente a nossa capacidade de interpretar as consequências clínicas das milhares de alterações identificadas nesses testes (ver Capítulo 94).

O risco de ter um filho com um distúrbio monogênico em particular pode variar de uma população para outra. Em alguns casos, esse é o resultado do **efeito fundador**, no qual uma mutação específica que afeta um gene causador de doença se torna relativamente comum em uma população descendente de um pequeno número de fundadores. A elevada frequência é mantida quando existe relativamente pouca miscigenação com pessoas externas àquela população devido a barreiras sociais, religiosas ou físicas. Esse é o caso da doença de Tay-Sachs entre os judeus asquenazes e os franco-canadenses. Outras mutações podem estar sujeitas a **seleção positiva** quando encontradas no estado de portador heterozigoto. Nessa situação, os indivíduos que portam uma cópia simples da mutação genética (**heterozigotos**) apresentam uma vantagem de sobrevivência sobre os não portadores. Isso pode ocorrer, mesmo quando indivíduos que herdam duas cópias da mutação (**homozigotos**) apresentam graves problemas clínicos. Esse tipo de seleção positiva é evidente entre indivíduos da África Subsaariana que carregam uma cópia simples de uma mutação da hemoglobina, a qual lhes confere resistência relativa à malária, mas provoca anemia falciforme em homozigotos.

Os **distúrbios genômicos** constituem um grupo de doenças provocadas por alterações no genoma, incluindo **deleções** (perda do número de cópias), **duplicações** (ganho no número de cópias), **inversões** (alterações na direção de uma região genômica) e **rearranjos cromossômicos** (alteração na localização de uma região genômica). Os **distúrbios de genes contíguos** são provocados por alterações que afetam dois ou mais genes que contribuem para o fenótipo clínico e estão localizados próximo um do outro em um cromossomo. A síndrome de DiGeorge, que é provocada por deleções em genes localizados na região cromossômica 22q11, é um exemplo comum. Alguns distúrbios genômicos estão associados a fenótipos distintos cujo padrão pode ser identificado clinicamente, enquanto outros não têm um padrão distintivo de anomalias, mas podem provocar atraso do desenvolvimento neuropsicomotor, comprometimento cognitivo, defeitos congênitos estruturais, padrões anormais de crescimento e alterações no aspecto físico. A **hibridização por fluorescência *in situ*** (FISH, do inglês *fluorescent in situ hybridization*) pode proporcionar informações sobre o número de cópias e a localização de uma região genômica específica. Os **ensaios baseados em *array* para identificar número de cópias** podem ser usados para detectar deleções cromossômicas (grandes e pequenas) e duplicações no genoma, mas não fornecem informações referentes a rearranjos cromossômicos. Uma **análise cromossômica (cariótipo)** pode detectar deleções e duplicações cromossômicas relativamente grandes e também pode ser útil para identificar inversões e rearranjos mesmo quando eles **não alteram o número de cópias** e não resultam em deleção ou duplicação do material genético.

Deleções, duplicações e rearranjos cromossômicos que afetam cromossomos inteiros ou grandes porções de um cromossomo são comumente denominados **anomalias cromossômicas.** Uma das anomalias cromossômicas mais comuns é a síndrome de Down, mais comumente associada à presença de uma cópia extra, ou **trissomia**, de todo o cromossomo 21. Quando todo o cromossomo, ou parte dele, está ausente, o distúrbio é denominado **monossomia**. As **translocações** constituem um tipo de rearranjo cromossômico no qual uma região genômica de um cromossomo é transferida para uma localização diferente no mesmo cromossomo ou para um cromossomo diferente (não homólogo). As translocações podem ser *balanceadas*, o que significa que não houve perda ou ganho de nenhum material genético, ou *desbalanceadas*, situações nas quais algum material genético foi deletado ou duplicado.

Em alguns casos, somente parte das células que compõem o corpo de uma pessoa está afetada por um defeito monogênico, um distúrbio genômico ou um defeito cromossômico. Isso é denominado **mosaicismo** e indica que o corpo do indivíduo é composto por duas ou mais linhagens celulares diferentes.

Os distúrbios **poligênicos** são provocados por efeitos cumulativos de mutações ou variações em mais de um gene. Os distúrbios **multifatoriais** são provocados por efeitos cumulativos de mutações ou variações em múltiplos genes e/ou efeitos combinados tanto de fatores genéticos quanto ambientais. A espinha bífida e a fenda palatina isolada são defeitos congênitos comuns que exibem padrão de herança multifatorial. A herança multifatorial é observada em muitos distúrbios pediátricos comuns, como asma e diabetes melito. Esses traços podem se agrupar em famílias, mas não apresentam um padrão mendeliano de herança (ver Capítulo 97). Nesses casos, as mutações ou variações genéticas que estão contribuindo para uma doença em particular são geralmente desconhecidas, e o aconselhamento genético é baseado em dados empíricos.

MUDANÇA DE PARADIGMA DA GENÉTICA NA MEDICINA

Exames genéticos estão cada vez mais disponíveis para uma ampla variedade de distúrbios genéticos, raros ou relativamente mais frequentes. Esses testes costumam ser usados na medicina pediátrica para resolver incertezas sobre a etiologia das condições clínicas de uma criança e para fundamentar um melhor aconselhamento genético e, possivelmente, uma terapia específica. Mesmo quando um tratamento específico não está disponível, a identificação de uma causa genética pode ajudar os médicos a oferecer aos pacientes e familiares informações precisas sobre o prognóstico e o risco de recorrência, assim como ajudar a aliviar sentimentos infundados de culpa e conter os impulsos de acusações erroneamente direcionadas.

Os testes genéticos irão, em última análise, fundamentar muitas decisões médicas, incorporando-se perfeitamente à assistência médica de rotina. Apesar de a maior parte dos testes genéticos atualmente visar à identificação e confirmação de um diagnóstico, no futuro poderão ter aplicações mais abrangentes, como determinar se um indivíduo está predisposto a desenvolver uma doença em particular. Esses exames também podem ter um impacto significativo na individualização do tratamento farmacológico. Há muito se sabe que a variação genética nas enzimas envolvidas no metabolismo medicamentoso determina as diferenças no efeito terapêutico e na toxicidade de alguns fármacos. À medida que as alterações genéticas subjacentes a essas variações são identificadas, têm sido desenvolvidos novos testes genéticos que irão permitir aos médicos ajustar os tratamentos com base em variações individuais no metabolismo medicamentoso, na responsividade e na suscetibilidade à toxicidade (ver Capítulo 72). É provável que a expansão desses testes dependa, em parte, de conseguirem abranger estratégias para prevenção de doenças ou melhora de resultados (ver Capítulo 94). Quando esses vínculos forem estabelecidos, terá início uma nova era de tratamento médico personalizado.

Já foram realizados programas extensos e bem-sucedidos de triagem de portadores para doença de Tay-Sachs e muitos outros distúrbios monogênicos que são prevalentes em populações específicas. Triagens para condições variadas são geralmente oferecidas a casais, com base, em parte, na sua ancestralidade (Tay-Sachs, hemoglobinúria, fibrose cística). A casais em maior risco para esses distúrbios, podem ser oferecidos testes pré-concepcionais ou pré-natais destinados a detectar mutações específicas causadoras da doença.

A triagem pré-natal é rotineiramente oferecida para distúrbios cromossômicos como trissomia do cromossomo 13, trissomia do cromossomo 18 e síndrome de Down. Cada vez mais gestações afetadas por esses e outros distúrbios genéticos estão sendo identificadas por meio de testes de triagem não invasivos que têm como alvo o DNA livre de células no sangue materno e por ultrassonografia fetal. Quando há suspeita de distúrbios genéticos, a coleta de amostras das vilosidades coriônicas entre a 10ª e a 12ª semana de gestação ou mediante amniocentese entre a 16ª e a 18ª semana de gestação pode proporcionar material para os testes genéticos. Quando um casal apresenta risco de um defeito genético específico, o **diagnóstico pré-implantacional** algumas vezes pode ser usado para selecionar embriões não afetados em estágio inicial, que são, então, implantados como parte de um procedimento de fertilização *in vitro*.

Apesar de o material genético obtido no período pré-natal poder ser usado para identificar distúrbios monogênicos, distúrbios genômicos e anomalias cromossômicas, as informações obtidas em qualquer gestação dependem dos testes que serão solicitados. É importante que os médicos selecionem os exames pré-natais mais apropriados e que os casais compreendam as limitações desses testes. Não há testes genéticos suficientes que possam garantir o nascimento de uma criança saudável.

Tratamentos específicos não estão disponíveis para a maior parte dos distúrbios genéticos, embora haja algumas importantes exceções (ver Capítulo 94). Os **erros inatos do metabolismo** foram os primeiros distúrbios genéticos a serem identificados, e muitos são passíveis de tratamento por meio da manipulação dietética (ver Capítulo 102). Essas condições resultam da deficiência geneticamente determinada de enzimas específicas, acarretando o acúmulo de substratos tóxicos e/ou a deficiência de produtos finais fundamentais.

Os distúrbios metabólicos individuais tendem a ser muito raros, mas o seu impacto combinado sobre a população pediátrica é significativo. A espectrometria de massa em tandem tornou relativamente barato o rastreamento de diversos distúrbios no período neonatal. O uso dessa tecnologia não apenas aumenta expressivamente o número de distúrbios metabólicos identificados em uma população, como também permite que o tratamento seja iniciado em um estágio muito mais precoce do desenvolvimento.

Outra área que mostra progresso nas terapias genéticas é a do tratamento dos **distúrbios de depósito lisossômico** (ver Capítulo 104.4). Essas doenças metabólicas são provocadas por defeitos da função lisossômica. Os *lisossomos* são organelas celulares que contêm enzimas digestivas específicas. Alguns desses distúrbios, que eram caracterizados por enfermidades crônicas intratáveis ou precocemente letais, atualmente podem ser tratados com o emprego de enzimas especialmente modificadas administradas por infusão intravenosa. Essas enzimas são, então, captadas pelas células e incorporadas aos lisossomos. Condições como doença de Gaucher e doença de Fabry costumam ser tratadas com **terapia de reposição enzimática**, e tratamentos semelhantes estão sendo desenvolvidos para outros distúrbios lisossômicos.

Avanços terapêuticos estão sendo feitos no tratamento de distúrbios não genéticos. As melhorias das técnicas cirúrgicas e da medicina de cuidados intensivos estão aumentando a sobrevida das crianças com defeitos congênitos potencialmente fatais, como, por exemplo, a hérnia diafragmática e os defeitos cardíacos graves. Em muitos casos, a expectativa de vida de crianças com distúrbios genéticos incapacitantes também está aumentando. Por exemplo, na fibrose cística, as melhorias na nutrição e no controle da doença pulmonar crônica possibilitam que cada vez mais pacientes afetados sobrevivam até a idade adulta, sendo encaminhados pelos pediatras a outros especialistas clínicos.

Os tratamentos de substituição gênica foram previstos há muito tempo e estão começando a mostrar algum benefício (ver Capítulo 94). Os tratamentos com células-tronco também foram alardeados para uma série de distúrbios intratáveis, mas evidências claras de sua eficácia ainda não se concretizaram.

QUESTÕES ÉTICAS

Assim como todos os cuidados médicos, os testes genéticos, o diagnóstico e o tratamento devem ser realizados *confidencialmente*. Nada é tão pessoal quanto a informação genética de alguém, e todos os esforços devem ser feitos a fim de evitar qualquer estigmatização. Muitas pessoas temem que os resultados dos testes genéticos as coloquem, ou ao seu filho, em risco de **discriminação genética**, que ocorre quando pessoas são tratadas de modo injusto devido a uma diferença no seu DNA que sugira um distúrbio genético ou maior risco de desenvolvimento de alguma enfermidade. Nos EUA, o Genetic Information Nondiscrimination Act de 2008 protege os indivíduos contra a discriminação genética por parte de seguradoras de saúde e empregadores, mas não contra a discriminação por empresas que ofereçam seguros de vida, incapacidade ou cuidados a longo prazo.

Assim como em todas as tomadas de decisão médicas, as decisões relativas aos exames genéticos devem ser baseadas em uma avaliação cuidadosa dos potenciais benefícios e riscos. No contexto pediátrico, essas decisões podem ser mais difíceis, porque os médicos e os pais frequentemente precisam tomar decisões por uma criança que não pode participar diretamente das discussões relativas aos exames. Os testes de diagnóstico molecular são frequentemente usados para diagnosticar síndromes de malformações, retardos cognitivos ou outras deficiências nas quais haja um benefício claro para a criança. Em outros casos, como nos testes genéticos para a suscetibilidade de doenças de início na vida adulta, é adequado que se espere até que a criança ou o adolescente tenha maturidade suficiente para ponderar os potenciais riscos e benefícios e tomar as suas próprias decisões em relação ao exame.

As políticas norte-americanas relativas aos testes genéticos em crianças foram desenvolvidas em colaboração entre a American Academy of Pediatrics (AAP) e o American College of Medical Genetics and Genomics (ACMG; *Pediatrics* 131[3]:620-622, 2013). Essas recomendações estão apresentadas a seguir.

Recomendações gerais

1. A decisão sobre oferecer testes genéticos e de triagem deve visar ao bem-estar e ao interesse da criança.
2. A testagem genética é mais bem oferecida no contexto do aconselhamento genético. Esse aconselhamento pode ser realizado por geneticistas clínicos, conselheiros genéticos ou por qualquer outro profissional de saúde com treinamento e experiência apropriados. A AAP e o ACMG apoiam a expansão das oportunidades educacionais em genômica e genética humana para estudantes de medicina, residentes e profissionais que atuem na prestação de cuidados primários de saúde pediátrica.

Testes diagnósticos

3. Em uma criança com sintomas de condição genética, os critérios para testagem genética são semelhantes aos de outras avaliações diagnósticas. Os pais ou responsáveis devem ser informados sobre os riscos e benefícios do exame, e o seu consentimento deve ser obtido. De preferência, quando adequado, o consentimento da criança deve ser obtido também.
4. Quando realizados para fins terapêuticos, os testes farmacogenéticos de crianças são aceitáveis com a permissão dos pais ou responsáveis e, quando apropriado, o seu consentimento. Se o resultado de um teste farmacogenético trouxer implicações além do objetivo farmacológico ou de responsividade à dose, as implicações mais amplas devem ser discutidas antes do exame.

Triagem neonatal

5. A AAP e o ACMG apoiam a oferta obrigatória de triagem neonatal para todas as crianças. Após a orientação e o aconselhamento relativos aos benefícios substanciais do rastreamento neonatal, aos seus riscos remotos e aos próximos passos na eventualidade de um resultado positivo, os pais devem ter a opção de recusar o procedimento, e sua recusa deve ser respeitada.

Testagem de portador

6. A AAP e o ACMG não apoiam testes de rastreamento para determinação de portadores em menores quando esses testes não proporcionam benefícios de saúde na infância. A AAP e o ACMG são contra testes e programas de rastreamento em escolas, uma vez que o ambiente escolar provavelmente não favorece participação voluntária e consentimento consciente nem garante privacidade, confidencialidade ou aconselhamento adequado em relação aos resultados.
7. Em adolescentes grávidas ou que estejam considerando engravidar, os testes genéticos devem ser oferecidos conforme indicação clínica, e os riscos e benefícios devem ser explicados com clareza.

Testes genéticos preditivos

8. Os pais ou responsáveis podem autorizar testes preditivos em crianças assintomáticas que apresentem risco de distúrbios com início na infância. De preferência, o consentimento da criança deve ser obtido.
9. Os testes genéticos preditivos para distúrbios com início na vida adulta devem ser postergados na maioria das vezes, a menos que uma intervenção iniciada na infância possa reduzir a morbimortalidade. Exceção pode ser feita para famílias que considerem a incerteza diagnóstica um grande fardo psicossocial, particularmente quando um adolescente e seus pais tenham interesse nos testes preditivos.
10. Por motivos éticos e legais, os profissionais de saúde devem ser cautelosos ao oferecer testes genéticos preditivos para menores sem o envolvimento dos seus pais ou responsáveis, mesmo se o menor tiver maturidade. Os resultados desses exames têm implicações médicas, psicológicas e sociais importantes, não apenas para o menor, mas também para outros membros da família.

Testes de histocompatibilidade

11. Os testes de compatibilidade histológica em menores de todas as idades beneficiam familiares próximos, mas só devem ser conduzidos após exploração minuciosa das implicações psicossociais, emocionais e físicas do fato de o menor servir como um potencial doador de células-tronco. O advogado do doador, ou algum representante legal semelhante, deve estar operante desde o início a fim de evitar a coerção e salvaguardar os interesses da criança.

Adoção

12. Os critérios para testagem genética de crianças em famílias biológicas devem se aplicar às crianças adotadas e na fila de adoção. Se uma criança apresentar risco genético conhecido, os possíveis pais adotivos devem ser informados dessa possibilidade. Em casos raros, pode ser melhor para a criança ser submetida a testes genéticos preditivos de risco conhecido antes da adoção, a fim de garantir sua integração em uma família capacitada e disposta a aceitar os possíveis desafios clínicos e de desenvolvimento. Sem essas indicações, os testes genéticos não devem ser realizados como condição para a adoção.

Divulgação

13. À ocasião do exame genético, os pais ou responsáveis devem ser orientados a informar os resultados ao seu filho quando ele tiver idade adequada. Os pais ou responsáveis devem ser informados de que, na maioria das vezes, quando um adolescente adquire maturidade e pede para conhecer os resultados do exame, esse pedido deve ser respeitado.
14. Os resultados dos testes genéticos de uma criança podem ter implicações para os pais e outros familiares. Os profissionais de saúde têm a obrigação de informar aos pais e à criança, quando apropriado, sobre essas possíveis implicações. Devem, ainda, estimular o paciente e os familiares a compartilharem essa informação, dispor-se a explicar os resultados a outros membros da família ou encaminhá-los para aconselhamento genético.
15. Paternidade erroneamente atribuída, uso de gametas de doador, adoção ou outras questões intrínsecas às relações familiares podem ser expostas "incidentalmente" por testes genéticos, particularmente quando realizados em diversos membros da família. Esse risco deve ser discutido, e um plano relativo à comunicação ou não desses fatos deve ser traçado antes dos exames.

Testes diretos para o consumidor

16. A AAP e o ACMG contraindicam fortemente o uso de testes genéticos diretos para o consumidor e a testagem genética de crianças por meio de *kits* domésticos devido à ausência de supervisão sobre o conteúdo, a precisão e a interpretação dos exames.

A bibliografia está disponível no GEN-io.

Capítulo 96
O Genoma Humano

Daryl A. Scott e Brendan Lee

O genoma humano possui cerca de 20 mil genes que codificam a ampla variedade de proteínas encontradas no corpo humano. A linhagem reprodutiva, ou de células germinativas, contém uma cópia (n) desse complemento genético e são **haploides**; ao passo que as células somáticas (não germinativas) contêm duas cópias completas (2n) e são **diploides**. Os genes são organizados em longos segmentos de ácido desoxirribonucleico (**DNA**), que, durante a divisão celular, são compactados no interior de estruturas intrincadas juntamente com proteínas para formar cromossomos. Cada célula somática tem 46 cromossomos: 22 pares de cromossomos **autossômicos**, ou cromossomos não sexuais; e um par de **cromossomos sexuais** (XY no homem; XX na mulher). As células germinativas (óvulos ou espermatozoides) contêm 22 cromossomos autossômicos e um sexual, em relação a um total de 23 cromossomos. Na fertilização, o complemento cromossômico diploide completo, portanto, é de 46 cromossomos no embrião.

A maior parte do material genético está contida no núcleo celular. As mitocôndrias (organelas produtoras de energia da célula) contêm seu próprio genoma exclusivo. A constituição do **DNA mitocondrial** é formada por um fragmento circular de duplo filamento, que abrange 16.568 pares de bases (pb) de DNA e está presente em múltiplas cópias por célula. As proteínas que ocupam as mitocôndrias são produzidas tanto no interior da própria mitocôndria, utilizando informações contidas no genoma mitocondrial, quanto fora dela, utilizando informações (genes) integradas no genoma nuclear; e, então, transportadas para a organela. Em geral, os espermatozoides não contribuem com mitocôndrias para o embrião em desenvolvimento, de modo que todas as organelas celulares são procedentes da mãe, e a composição genética mitocondrial de uma criança é extraída exclusivamente de sua mãe biológica (ver Capítulo 106).

FUNDAMENTOS DA GENÉTICA MOLECULAR

O DNA constitui-se de um par de cadeias de uma estrutura de glicofosfato ligado por bases de pirimidina e purina para formar uma **dupla-hélice** (Figura 96.1). O açúcar no DNA é a desoxirribose. As pirimidinas são citosina (C) e timina (T); as purinas são guanina (G) e adenina (A). As bases são ligadas por pontes de hidrogênio, de modo que A sempre emparelha com T e G com C. Cada filamento da dupla-hélice contém polaridade, com fosfato livre em uma extremidade (5′) e uma hidroxila não ligada ao glicídio na outra (3′). Os dois filamentos são conduzidos em polaridade oposta na dupla-hélice.

A replicação do DNA acompanha o pareamento de bases do filamento de DNA original. Os dois filamentos originais se desenrolam ao quebrar as ligações de hidrogênio entre os pares de bases. Nucleotídios livres, que se constituem de uma base fixada a uma cadeia de glicofosfato, formam novas ligações de hidrogênio com suas bases complementares no filamento original; novas ligações fosfodiéster são criadas por enzimas chamadas **DNA polimerases**. A replicação dos cromossomos começa em múltiplos locais ao mesmo tempo, formando *bolhas* de duplicação que se expandem bidirecionalmente até toda a molécula de DNA (cromossomo) ser replicada. Erros na replicação do DNA, ou mutações induzidas por mutagênicos ambientais, como irradiação ou agentes químicos, são detectados e potencialmente corrigidos por sistemas de reparo do DNA.

O dogma central da genética molecular é que a informação codificada no DNA, predominantemente localizada no núcleo celular, é transcrita no interior do ácido ribonucleico **mensageiro** (**mRNA**), o qual é, então, transportado para o citoplasma, onde é traduzido em proteína. O protótipo de um gene é uma região regulatória, seguido de segmentos denominados **éxons** que codificam a sequência de aminoácidos de uma proteína e intercalado pelos denominados **íntrons** (Figura. 96.2).

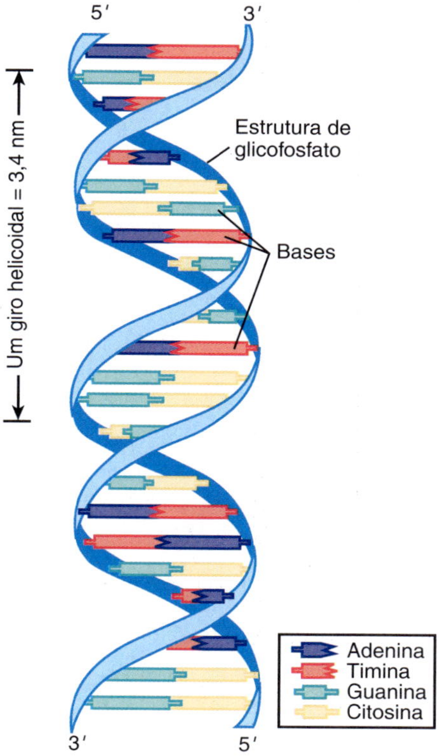

Figura 96.1 Dupla-hélice de DNA, com estrutura de glicofosfato e bases nitrogenadas. (De Jorde LB, Carey JC, Bamshad MJ et al., editors: *Medical genetics*, ed 2, St. Louis, 1999, Mosby, p 8.)

A transcrição é iniciada pela ligação do ácido ribonucleico (**RNA**) polimerase ao local promotor a montante do início da sequência codificadora. Proteínas específicas ligam-se à região para reprimir ou ativar a transcrição por meio da abertura da **cromatina**, que é um complexo de DNA e proteínas histonas. É a ação dessas proteínas regulatórias (**fatores de transcrição**) que determina, em grande parte, quando um gene é *ligado* ou *desligado*. Alguns genes também são ligados ou desligados por meio de um mecanismo de metilação das bases de citosinas que estão adjacentes às bases de guaninas (**bases citosina-fosfato-guanina, CpGs**). A metilação é um exemplo de mecanismo **epigenético de regulação genética**, significando uma mudança que pode afetar a expressão do gene e, possivelmente, as características de uma célula ou organismo; porém, *não envolve uma alteração física* da sequência genética subjacente do DNA. A regulação gênica é flexível e responsiva, com os genes sendo ligados e desligados durante o desenvolvimento e em resposta a condições e estímulos ambientais internos e externos.

A transcrição prossegue por toda a extensão do gene em uma direção 5′ a 3′ para formar um transcrito de mRNA, cuja sequência é complementar àquela de uma das fitas de DNA original. O RNA, assim como o DNA, é uma cadeia de glicofosfato com pirimidinas e purinas. No RNA, o açúcar é a ribose, e a uracila substitui a timina encontrada no DNA. Um *cap* constituído por 7-metilguanosina é adicionado à extremidade 5′ do RNA em uma ligação 5′-5′; de modo que, na maior parte dos transcritos, várias centenas de bases adenina são enzimaticamente adicionadas à extremidade 3′ após a transcrição.

O **processamento do mRNA** ocorre no núcleo e se traduz na excisão dos íntrons e no *splicing* dos éxons. Sequências específicas no início e no final dos íntrons marcam os locais onde o mecanismo de junção (*splicing*) atuará sobre o transcrito. Pode haver padrões de expressão tecido-específicos em alguns casos, de modo que o mesmo transcrito primário é capaz de produzir múltiplas proteínas distintas.[1]

O transcrito processado é logo exportado para o citoplasma onde se liga aos ribossomos, os quais são complexos de proteína e RNA **ribossômico (rRNA)**. O código genético é, então, lido em tripletos de bases; cada tripleto[2] correspondendo a um aminoácido específico ou transmitindo um sinal que encerra a **translação (códon de parada de leitura)**. Os códons dos tripletos são identificados pelos RNAs **transportadores (tRNAs)**, de modo que incluem anticódons complementares e se ligam ao aminoácido correspondente, liberando-os para o peptídeo em desenvolvimento. Novos aminoácidos são fixados por meio de enzimas ao peptídeo. Cada vez que um aminoácido é adicionado, o ribossomo se move ao longo de um tripleto do mRNA. Como resultado, um **códon de parada** é alcançado, no ponto em que a translaçao termina e o peptídeo é liberado. Em algumas proteínas, há **modificações pós-translacionais**, como fixação de açúcares (**glicosilação**); a proteína é, então, conduzida ao seu destino dentro ou fora da célula por mecanismos de tráfego que identificam porções do peptídeo.

Outro mecanismo de regulação genética é o dos RNAs **não codificadores**, que são RNAs transcritos a partir do DNA, mas não traduzidos em proteínas. Esses RNAs atuam na mediação do *splicing*, no processamento de RNAs codificadores no núcleo; assim como, na tradução de mRNAs codificadores em ribossomos. As funções dos RNAs não codificadores *extensos* (> 200 pb) e *curtos* (< 200 pb) seguem além desses processos com o intuito de impactar um conjunto diverso de funções biológicas, incluindo a regulação da expressão gênica. Por exemplo, **microRNAs (miRNAs)** são uma categoria de pequenos RNAs que controlam a expressão gênica celular, atingindo diretamente conjuntos específicos de RNAs codificadores por ligação imediata de RNA-RNA. Essa interação pode provocar a degradação do RNA codificador-alvo ou o impedimento de tradução da proteína especificada por esse RNA codificador. Os miRNAs, em geral, direcionam e controlam centenas de mRNAs.[3]

VARIAÇÃO GENÉTICA

O processo de produção de proteína a partir de um gene está sujeito a interrupções em múltiplos níveis por causa de modificações na sequência de codificação (Figura 96.3). Mudanças na região regulatória podem ocasionar expressão gênica alterada, o que inclui: aumento ou redução das taxas de transcrição; inativação gênica; ou ativação do gene em momentos, ou em células, inadequados. Modificações na sequência codificadora podem acarretar a **substituição** de um aminoácido por outro (**variante com sentido trocado –** ***missense*** ou **não sinônima)** ou a criação de um códon de parada de leitura (**variante sem sentido –** ***nonsense***). De uma maneira geral, as variantes *missense* ou *nonsense* são as mais comuns (56% das mutações); pequenas deleções ou inserções representam aproximadamente 24% das variantes (Tabela 96.1). Algumas alterações de base única não afetam o aminoácido (**variantes silenciosas, oscilantes ou sinônimas**), pois é possível que haja diferentes tripletos de códons correspondentes a um único aminoácido. As substituições de aminoácidos podem ter um efeito profundo sobre a função proteica se as propriedades químicas desse ácido orgânico substituído forem acentuadamente diferentes daquelas do aminoácido original. Outras substituições podem ter um efeito sutil, ou nenhum resultado, sobre a função proteica, sobretudo se o aminoácido substituído for quimicamente semelhante ao original.[4]

As alterações genéticas também podem incluir **inserções** ou **deleções**. Essas, pertencendo a um múltiplo não integral de três bases na sequência codificadora, acarretam uma ***frameshift (mudança de moldura da leitura, em tradução livre)***, alterando o agrupamento dos tripletos. Isso leva à tradução de uma sequência incorreta de aminoácidos e, muitas vezes, a uma interrupção prematura dela. A inserção ou deleção de um múltiplo integral de três bases na sequência codificadora irá inserir ou deletar um número correspondente de aminoácidos da proteína, levando a alterações ***in-frame*** (conservando o quadro de leitura) que mantêm a sequência de aminoácidos sem aqueles deletados ou duplicados. Inserções ou deleções em grande escala podem

[1]N.R.T.: Decorrentes de *splicing* alternativos.

[2]N.R.T.: Denominado códon.

[3]N.R.T.: Os miRNAs costumam apresentar uma regulação genética inibitória.

[4]N.R.T.: Variantes que causam modificação no fenótipo da proteína são denominadas mutações; variantes que mantêm o mesmo alinhamento de aminoácidos, apesar da troca de um nucleotídio, são chamadas de polimorfismos.

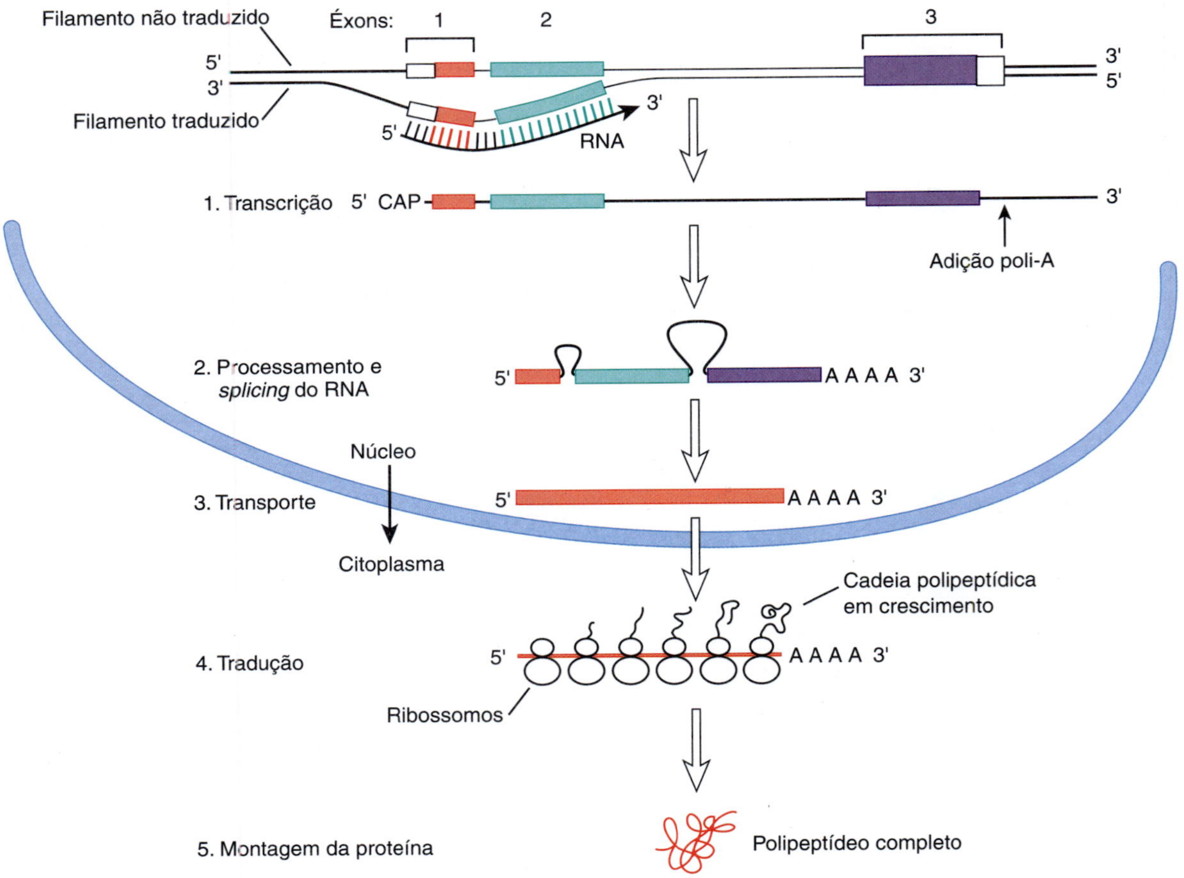

Figura 96.2 Fluxo de informações do DNA até o RNA para a proteína em direção a um gene hipotético com três éxons e dois íntrons. No interior dos éxons, as regiões coloridas indicam as sequência codificadoras. As etapas incluem: transcrição, processamento e *splicing* do RNA, transporte do RNA do núcleo para o citoplasma, tradução e montagem da proteína. (De Nussbaum RL, McInnis RR, Willard HF, Hamosh A, editors: *Thompson & Thompson genetics in medicine*, ed 7, Philadelphia, 2007, Saunders/Elsevier, p 31.)

interromper uma sequência de codificação ou resultar na deleção completa de um gene ou grupo de genes inteiro.[5]

Em geral, variantes patogênicas podem ser classificadas como causadoras de perda ou ganho de função. As **variantes com perda de função** ocasionam uma redução no nível de atividade proteica como resultado de expressão ou produção diminuída de uma proteína que não funciona de modo muito eficiente. Em alguns casos, a perda da função proteica de um gene é suficiente para provocar uma doença. A **haploinsuficiência** descreve a situação em que a manutenção de um fenótipo normal requer as de proteínas produzidas por ambas as cópias de um gene, de modo que uma redução de 50% na função gênica resulta em um fenótipo anormal. Portanto, os fenótipos haploinsuficientes são, por definição, herdados de forma dominante. Além disso, as variantes com perda de função podem ter um efeito negativo dominante quando o produto proteico anormal dificulta de forma efetiva a atividade daquele que é normal. Ambas as situações acarretam doenças hereditárias do tipo dominante. Outro grupo de variantes com perda de função tem de estar presente nas duas cópias de um gene antes da ocorrência de um fenótipo anormal. Essa situação normalmente resulta em doenças herdadas em um padrão recessivo (ver Capítulo 97).

Variantes com ganho de função geralmente provocam doenças herdadas de um padrão dominante. Elas podem resultar na produção de uma molécula proteica com uma capacidade aumentada para desempenhar uma função normal ou conferir uma nova propriedade à proteína. Essa variação na **acondroplasia,** a mais comum das displasias esqueléticas de baixa estatura desproporcional com membros curtos, exemplifica o aumento da função de uma proteína normal. A acondroplasia origina-se de uma mutação no gene do receptor 3 (*FGFR3*) do fator de crescimento de fibroblastos (FCF), que acarreta a ativação do receptor, mesmo na ausência desse fator.[6] Na **anemia falciforme**, um aminoácido é substituído no interior da molécula de hemoglobina e tem pouco efeito sobre a capacidade da proteína para transportar oxigênio. Contudo, as cadeias de hemoglobina falcêmica têm uma propriedade nova. Ao contrário daquela normal, as cadeias de hemoglobina falcêmicas agregam-se em condições de desoxigenação, formando fibras que deformam as hemácias.[7]

Outras mutações com ganho de função resultam em expressão excessiva ou inadequada de um produto gênico. Muitos genes causadores de câncer (**oncogenes**) são reguladores normais da proliferação celular durante o desenvolvimento embrionário. Todavia, mutações somáticas desses genes na vida adulta e/ou em células nas quais eles geralmente não são expressados podem resultar em neoplasias.

Em alguns casos, alterações na expressão gênica são provocadas por mudanças no número de cópias de um gene que estão presentes no genoma (Figura 96.4). Embora algumas **variações do número de cópias** sejam comuns e não pareçam provocar uma predisposição para a doença, outras são claramente patogênicas. A **doença de Charcot-Marie-Tooth do tipo 1A**, a forma hereditária mais comum de neuropatia periférica crônica da infância, é causada por duplicações do gene de proteína da mielina periférica 22, resultando em expressão excessiva como consequência da existência de três cópias ativas desse gene (ver Capítulo 631.1). Deleções desse mesmo gene, deixando apenas uma cópia ativa, são responsáveis por uma doença diferente, a neuropatia hereditária com tendência à paralisia por pressão.

[5]N.R.T.: Em muitas ocasiões, também podem corresponder funcionalmente a uma mutação *nonsense*.

[6]N.R.T.: O que mantém a placa de crescimento ósseo, as mitoses e as diferenciações dos osteoblastos inibidas.

[7]N.R.T.: Para que a doença se manifeste, há a necessidade de ambas as cópias do gene da hemoglobina estarem alteradas (herança autossômica recessiva).

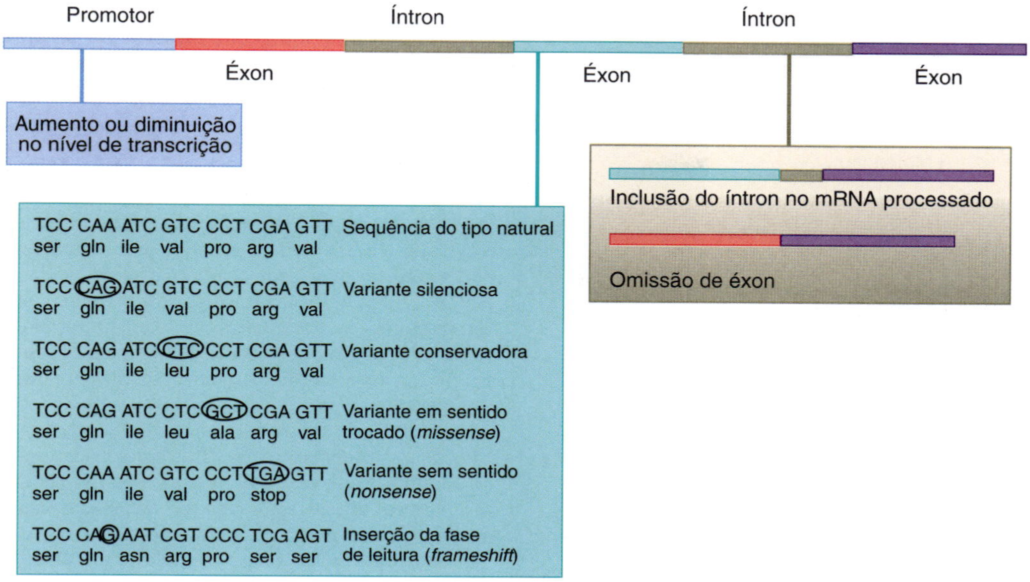

Figura 96.3 **Diversos tipos de variantes de sequência intragênica.** As variantes nos promotores alteram a taxa de transcrição ou interrompem a regulação gênica. As variantes nas bases no interior dos éxons podem ter vários efeitos, conforme mostra a figura. As variantes no interior dos íntrons podem levar à inclusão de alguma sequência intrônica no mRNA final processado, ou acarretar a omissão de um éxon.

Tabela 96.1 Principais categorias, grupos e tipos de variantes sequenciais e seus efeitos sobre os produtos proteicos.

CATEGORIA	GRUPO	TIPO	EFEITO SOBRE O PRODUTO PROTEICO
Substituição	Sinônima	Silenciosa*	Mesmo aminoácido
	Não sinônima	*Missense** (sentido trocado)	Alteração do aminoácido: pode afetar função ou estabilidade da proteína
		Nonsense (sem sentido)*	Códon de parada: perda de função ou expressão decorrente da degradação do mRNA
		Splice site (no local da junção)	*Splicing* aberrante: omissão de éxon ou retenção de íntron
		Promotor	Expressão gênica alterada
Deleção	Múltiplo de 3 (códon)		Deleção *in-frame* de um ou mais aminoácidos: pode afetar função ou estabilidade da proteína
	Não múltiplo de 3	*Frameshifit*	É provável que resulte no término prematuro com perda de função ou expressão
	Grande deleção	Deleção parcial de gene	Pode resultar no término prematuro com perda de função ou expressão
		Deleção integral de gene	Perda de expressão
Inserção	Múltiplo de 3 (códon)		Inserção *in-frame* de um ou mais aminoácidos: pode afetar função ou estabilidade da proteína
	Não múltiplo de 3	*Frameshift*	É provável que resulte no término prematuro com perda de função ou expressão
	Grande inserção	Duplicação parcial de gene	Pode resultar no término prematuro com perda de função ou expressão
		Duplicação de gene completo	Pode ter um efeito por causa do aumento da dosagem gênica
	Expansão da repetição de trinucleotídios	Mutação dinâmica	Expressão gênica alterada, ou estabilidade ou função proteica alterada

*Algumas têm demonstrado provocar *splicing* aberrante. De Turnpenny P, Ellard S (Editors): *Emery's elements of medical genetics*, ed 14, Philadelphia, 2012, Elsevier/Churchill Livingstone, Tabela 2.2, p 23.

Deleções e duplicações podem variar em sua abrangência e envolver diversos genes, mesmo quando não são visíveis em uma análise cromossômica tradicional. Essas alterações costumam ser denominadas **microdeleções** e **microduplicações**. Quando ocorre a deleção ou duplicação de dois ou mais genes na mesma região cromossômica, cada um com sua contribuição nas características clínicas resultantes, a condição também pode ser classificada como uma **síndrome dos genes contíguos**.

Em alguns casos, a identificação de uma constelação específica de características clínicas gera a suspeita de uma síndrome específica de microdeleção ou microduplicação; exemplos desses distúrbios são as síndromes de Smith-Magenis, DiGeorge e Williams. Em outras manifestações, o clínico pode ser alertado para essa possibilidade por uma gama incomum e diversificada de características clínicas em algum paciente ou pela presença de características incomuns em um indivíduo com condição conhecida. Por causa da estreita proximidade física de uma série de genes, deleções distintas que envolvem o braço curto do cromossomo X podem produzir indivíduos com várias combinações de ictiose, síndrome de Kallmann, albinismo ocular, deficiência intelectual, condrodisplasia punctata e baixa estatura.[8]

Os rearranjos do DNA também podem ocorrer em **células somáticas** (células que não produzem óvulos ou espermatozoides). Os rearranjos que acontecem em células **linfoides** são necessários para a formação

[8]N.R.T.: Esse é um exemplo clássico de uma síndrome de genes contíguos.

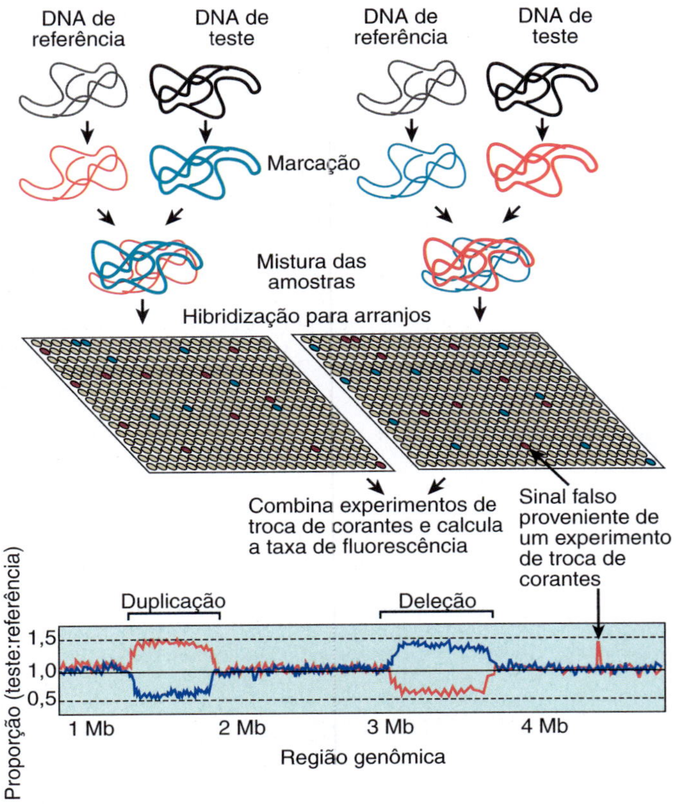

Figura 96.4 Hibridização genômica comparativa de microarranjos (*array*-CGH). Amostras de teste (paciente) e de referência (controle) de DNA são marcadas de modo diferente, misturadas e transpostas por uma placa-alvo de sondas (p. ex., clones de cromossomos bacterianos artificiais ou oligonucleotídios) contendo fragmentos de DNA de todo o genoma humano normal. O experimento costuma ser repetido com reversão dos corantes de teste (paciente) e referência (controle) para detectar os efeitos dos colorantes ou identificar sinais falsos. As amostras de DNA hibridizam com a sua sonda correspondente, e a proporção de fluorescência proveniente de cada sonda (teste:referência) é utilizada para detectar regiões com variações no número de cópias entre as amostras do teste e da referência (*linha vermelha*: hibridização original; *linha azul:* hibridização com troca de corantes). O mesmo número de cópias para o teste e a referência de DNA é identificado por meio de proporções iguais de hibridização, resultando em uma relação de 1:1. A duplicação de uma região genômica da amostra de teste (paciente) é identificada por proporção aumentada, e uma deleção é identificada por uma proporção diminuída; porém, uma deleção na amostra de teste é indistinguível de uma duplicação na amostra de referência. Em geral, essas proporções são convertidas em escala log2 para análise posterior. (Adaptada de Feuk L, Carson AR, Scherer SW: Structural variation in the human genome, *Nat Rev Genet* 7:85-97, 2006, com permissão de Nature Reviews Genetics.)

de imunoglobulina funcional nas células B e receptores antígeno-específicos nas células T. Grandes segmentos de DNA, que codificam regiões variáveis e constantes da imunoglobulina ou do receptor das células T (TCR), são fisicamente unidos em um estágio específico no desenvolvimento de um linfócito imunocompetente. Esses rearranjos se realizam durante o desenvolvimento da linhagem celular linfoide em seres humanos e resultam na grande diversidade de imunoglobulinas e moléculas de TCR. Em razão desse rearranjo pós-germinativo do DNA, nenhum indivíduo, nem mesmo gêmeos idênticos, é de fato idêntico, porque os linfócitos maduros de cada um terão sido submetidos a rearranjos aleatórios somáticos do DNA nesses *loci*.

Estudos de sequenciamento do genoma humano revelam que quaisquer dois indivíduos diferem em cerca de uma base em mil. Algumas dessas diferenças são silenciosas; outras resultam em alterações que explicam as diferenças fenotípicas (cor de cabelos ou olhos e aspecto físico); e ainda há aquelas que têm significância clínica, provocando distúrbios de gene único, como anemia falciforme, ou esclarecendo a suscetibilidade a distúrbios pediátricos comuns, como asma. As variantes genéticas em gene único que ocorrem em uma frequência de > 1% em determinada população costumam ser descritas como **polimorfismos**. Essas variações podem ser silenciosas ou sutis ou ter efeitos moduladores no fenótipo.

CORRELAÇÕES GENÓTIPO-FENÓTIPO NA DOENÇA GENÉTICA

O termo **genótipo** é empregado para indicar a informação genética codificada e hereditária de um indivíduo, e também pode ser utilizado para descrever qual a versão alternativa particular de um gene (**alelo**) está presente em localização específica (***locus***) em um cromossomo. Um **fenótipo** é a característica clínica estrutural, bioquímica e fisiológica observada em um indivíduo, determinada pelo genótipo; também pode se referir à observação dos efeitos estruturais e funcionais de um alelo variante em um *locus* específico. Muitas variantes resultam em fenótipos previsíveis. Nesses casos, os médicos podem prever os resultados clínicos e planejar estratégias terapêuticas apropriadas com base no genótipo do paciente. Cada vez mais, há uma expansão fenotípica em que várias variantes em um gene podem estar associadas a apresentações clínicas geralmente distintas e diversas.

A **síndrome do QT longo** exemplifica um distúrbio com associações previsíveis entre o genótipo do paciente e o seu fenótipo (ver Capítulo 462.5). Essa síndrome é geneticamente heterogênea, o que significa que variantes patogênicas em vários genes diferentes podem provocar o mesmo distúrbio. O risco de eventos cardíacos (síncope, parada cardíaca abortada ou morte súbita) é mais alto em pacientes com síndrome do QT longo envolvendo o gene *KCNQ1* (63%) ou *KCNH2* (46%) do que naqueles com variantes patogênicas em *SCN5A* (18%). Além disso, aqueles com variantes de *KCNQ1* sofrem a maior parte de seus episódios durante o exercício; raras vezes, em repouso ou dormindo. Em contraposição, os indivíduos com variantes patogênicas em *KCNH2* e *SCN5A* são mais propensos a apresentar os episódios quando estão em repouso ou dormindo; raras vezes, durante o exercício. Portanto, variantes em genes específicos (genótipo) estão correlacionadas com manifestações específicas (fenótipo) de síndrome do QT longo. Esses tipos de ligação são comumente descritos como *correlações genótipo-fenótipo.*

As variantes patogênicas no gene da fibrilina-1 associada à **síndrome de Marfan** caracterizam outro exemplo das correlações genótipo-fenótipo previsíveis (ver Capítulo 722). A síndrome de Marfan caracteriza-se pela combinação de manifestações esqueléticas, oculares e aórticas, com dissecção da raiz da aorta e morte súbita representando a complicação mais devastadora. O gene da fibrilina-1 compõe-se de 65 éxons, e mutações têm sido encontradas em quase todos eles. A localização da mutação dentro do gene (genótipo) pode ter uma contribuição significativa na determinação de gravidade da condição (fenótipo). A síndrome de Marfan neonatal é ocasionada por mutações nos éxons 24 a 27 e nos éxons 31 e 32; ao passo que as formas mais moderadas ocorrem por mutações nos éxons 59 a 65 e nos éxons 37 e 41.

Correlações genótipo-fenótipo também têm sido associadas a algumas complicações na **fibrose cística** (FC; ver Capítulo 432). Embora a doença pulmonar seja a causa principal de morbidade e mortalidade, a FC é um distúrbio multissistêmico que afeta não apenas o epitélio do trato respiratório, mas também o pâncreas exócrino, o intestino, o trato genital masculino, o sistema hepatobiliar e as glândulas sudoríparas exócrinas. A FC é provocada por variantes patogênicas no gene regulador da condutância transmembrana (*CFTR*); mais de 1.600 variantes patogênicas diferentes já foram identificadas. A mais comum é uma deleção de três nucleotídios que remove o aminoácido fenilalanina (Phe) na posição 508 da proteína (variante ΔF508, a qual é responsável por cerca de 70% de todas as variantes patogênicas da FC e está relacionada com doença grave. As principais correlações genótipo-fenótipo na FC são observadas no contexto da função pancreática, em que as mutações mais comuns são classificadas como *pancreático-suficientes* ou *pancreático-insuficientes*. Indivíduos com função pancreática adequada geralmente têm um ou dois alelos pancreático-suficientes no gene *CFTR*, indicando que esses são predominantes. Em contrapartida, a correlação genótipo-fenótipo na doença pulmonar é muito menos previsível, e indivíduos com genótipos idênticos podem apresentar amplas variações na expressão de gravidade da sua afecção pulmonar. Esse achado talvez seja explicado, em parte, por modificadores genéticos ou fatores ambientais.

Em muitos distúrbios, os efeitos das variantes sobre o fenótipo podem ser modificados por alterações nos alelos do mesmo gene, nos **genes modificadores** específicos e/ou por variações em um número não especificado de genes (***background* genético**). Quando a anemia falciforme é herdada em conjunto com o gene para a persistência hereditária da hemoglobina fetal, a expressão fenotípica da célula falciforme é menos grave. Genes modificadores na FC podem influenciar o desenvolvimento de íleo meconial congênito ou a colonização por *Pseudomonas aeruginosa*; eles também são capazes de afetar as manifestações de doença de Hirschsprung, neurofibromatose do tipo 2, craniossinostose e hiperplasia adrenal congênita. A combinação de variantes patogênicas que originam deficiência de glicose-6-fosfato desidrogenase e versões mais longas do elemento TATAA no promotor do gene da uridina difosfato-glicuronil-transferase exacerba a hiperbilirrubinemia fisiológica neonatal.

PROJETO DO GENOMA HUMANO

Um mapa genético rudimentar pode ser feito com o emprego dos estudos de ligação genética, que se baseiam no princípio de que alelos em dois *loci* genéticos localizados próximos um do outro isolam-se em uma mesma família, a menos que sejam separados por **recombinação** genética. A frequência de recombinação entre os *loci* pode ser utilizada para estimar a distância física entre os pontos. Os mapas de ligação foram uns dos primeiros baseados em um conjunto de *loci* genéticos polimórficos localizados ao longo de todo o genoma humano. A análise de ligação ainda é usada para mapear a localização de alterações genéticas responsáveis por traços fenotípicos ou distúrbios genéticos que são herdados seguindo um padrão mendeliano.[9]

Em contraposição aos mapas de ligação, que se baseiam em frequências de recombinação, os mapas físicos apoiam-se na sobreposição de fragmentos de DNA para determinar a localização dos *loci* em relação uns aos outros.[10] Várias estratégias podem ser empregadas para a criar esses mapas em uma determinada região cromossômica. Em uma estratégia, segmentos da região de interesse com comprimentos de centenas ou milhares a uns poucos milhões de pares de bases são isolados e colocados em microrganismos, como bactérias ou leveduras. Regiões comuns contidas em organismos diferentes conseguem, assim, ser identificadas, e essas informações utilizadas para compor um mapa formado por fragmentos superpostos de DNA; cada um contido em um microrganismo diferente. Os fragmentos contidos em cada organismo podem, então, ser sequenciados a fim de se obter a sequência de DNA de toda a região. Uma estratégia alternativa inclui: quebrar todo o genoma em fragmentos aleatórios; sequenciá-los; e, em seguida, com o apoio de um computador, ordenar os fragmentos com base em segmentos superpostos. Essa abordagem genômica completa em combinação com novas tecnologias de sequenciamento de última geração tem resultado em uma redução considerável no custo de sequenciamento de todo o genoma de um indivíduo.

A análise do genoma humano tem produzido alguns resultados imprevisíveis. O número de genes parece ser por volta de 20 mil. Isso é menos do que se tem esperado e está na mesma faixa de muitos organismos mais simples. *O número de produtos proteicos codificados pelo genoma é maior do que o número de genes.* Isso é consequência da presença de regiões promotoras alternativas, *splicing* alternativos e modificações pós-translacionais, as quais podem permitir que um único gene codifique uma série de produtos proteicos.

Além disso, está claro que a maior parte do genoma humano não codifica proteínas, com menos de 5% sendo transcritas e traduzidas, embora uma porcentagem muito maior possa ser transcrita sem tradução. Muitas sequências transcritas não são traduzidas, mas representam genes codificadores de RNAs que desempenham uma função regulatória. Uma grande fração do genoma é composta de sequências repetidas que são intercaladas entre os genes. Algumas são elementos genéticos transponíveis capazes de se deslocar de um local a outro no genoma. Outras são elementos estáticos que foram expandidos e dispersados no passado durante a evolução humana. Há ainda sequências repetidas capazes de desempenhar uma função estrutural; como também existem regiões de duplicações genômicas. Essas duplicações são substratos para a evolução, permitindo que domínios genéticos sejam copiados e modificados para cumprir novas funções na célula. Elas também podem contribuir para o rearranjo cromossômico, possibilitando que segmentos cromossômicos não homólogos se pareiem durante a meiose e permutem material. Essa é outra origem de mudança evolutiva e uma fonte potencial de instabilidade cromossômica que acarreta anomalias congênitas ou câncer. Repetições de poucas cópias (*low copy repeats*) também têm uma contribuição importante na produção de distúrbios genômicos. Quando tais repetições flanqueiam segmentos genômicos únicos, essas regiões podem ser duplicadas ou deletadas através de um processo conhecido como *recombinação homóloga não alélica*.

A disponibilidade de toda a sequência genômica humana permite o estudo de grandes grupos de genes, em busca dos padrões de expressão gênica ou alteração genômica. Os microarranjos possibilitam que a expressão de milhares de genes seja analisada em um pequeno *chip* de vidro. Cada vez mais, estudos sobre a expressão gênica estão sendo realizados com o emprego de técnicas de sequenciamento de última geração a fim de se obter informações relativas a todos os transcritos do RNA em uma amostra de tecido. Em alguns casos, os padrões de expressão gênica proporcionam assinaturas para condições patológicas específicas, como câncer, ou uma mudança na resposta à terapia (Figura 96.5).

A bibliografia está disponível no GEN-io.

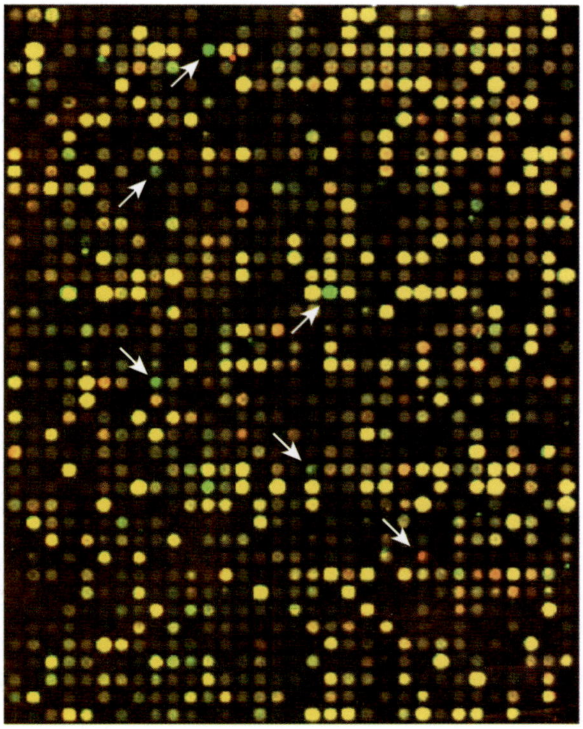

Figura 96.5 Microarranjo contendo 36 mil oligonucleotídios. O microarranjo foi exposto ao RNA de fibroblastos normais (marcado *em vermelho*; ver *setas*) e fibroblastos de um paciente com a doença de Niemann-Pick do tipo C (marcado *em verde*). As *setas* apontam para regiões nas quais havia um forte sinal de hibridização com RNA normal ou de doença. Esse microarranjo foi utilizado para procurar por genes que são altamente expressos nos fibroblastos de pacientes. (De Jorde LB, Carey JC, Bamshad MJ et al., editors: *Medical Genetics*, ed 3, St. Louis, 2006, Mosby, p 116.)

[9]Ressalta-se que gene candidato ainda não foi mapeado.

[10]Denominados mapas de sobreposição e não sobreposição.

Capítulo 97

Padrões de Transmissão Genética

Daryl A. Scott e Brendan Lee

HISTÓRIA FAMILIAR E ANOTAÇÕES DO HEREDOGRAMA

A história familiar continua sendo a ferramenta de triagem mais importante para que os pediatras identifiquem o risco de um paciente desenvolver uma ampla gama de doenças, desde condições multifatoriais, como o diabetes e o distúrbio de déficit de atenção/hiperatividade, até distúrbios de genes únicos, como a anemia falciforme e a fibrose cística. Por meio de uma história familiar detalhada, o médico frequentemente pode determinar o modo de transmissão genética e os riscos para os membros da família. Como nem todos os agrupamentos familiares de doenças são provocados por fatores genéticos, uma história familiar também pode identificar fatores ambientais e comportamentais comuns que influenciam a ocorrência da enfermidade. O principal objetivo da história familiar é identificar a suscetibilidade genética, e o sustentáculo da história familiar é um heredograma sistematizado e padronizado.

O **heredograma** fornece uma representação gráfica da estrutura familiar e da anamnese médica. É importante ser sistemático e utilizar símbolos e configurações padronizados quando da coleta do heredograma, de modo que qualquer um possa ler e compreender a informação (Figuras 97.1 a 97.4). No contexto da pediatria, o **probando** é geralmente uma criança ou adolescente que está sendo avaliado. Ele é designado no heredograma por uma seta.

Um heredograma de três ou quatro gerações deve ser obtido para cada novo paciente como triagem inicial para distúrbios genéticos que segregam em uma família. O heredograma pode fornecer indícios para o padrão de herança desses distúrbios, podendo ajudar o clínico na determinação do risco de recorrência para o probando e outros membros da família. Quanto mais próxima a relação entre o probando e a pessoa da família com o distúrbio genético, maior o complemento genético compartilhado. Os parentes de **primeiro grau**, como um dos pais, um irmão completo ou um filho compartilham, em média, metade da sua informação genética; primos de primeiro grau compartilham um oitavo. Algumas vezes, a pessoa que está fornecendo o histórico familiar pode mencionar um parente distante que é afetado por um distúrbio genético. Nesses casos, um heredograma mais extenso poderá ser necessário para identificar o risco para outros membros da família. Por exemplo, o relato de um primo materno distante com deficiência intelectual provocado pela síndrome do X frágil ainda pode colocar o probando em um elevado risco para esse distúrbio.

HERANÇA MENDELIANA

Existem três formas clássicas de herança genética: **autossômica dominante, autossômica recessiva** e **ligada ao X**. Elas são denominadas formas de **herança mendeliana**, em homenagem a Gregor Mendel, um monge do século XIX cujos experimentos levaram às leis da **segregação das características**, da **dominância** e da **segregação independente**. Elas constituem os fundamentos da herança dos distúrbios de gene único ou monogênicos.

Herança autossômica dominante

A herança autossômica dominante é determinada pela presença de um gene anormal nos **autossomos** (cromossomos 1 a 22). Os genes autossômicos existem em pares, com cada um dos genitores contribuindo com uma cópia. Em um fenótipo autossômico dominante, uma mutação em um dos genes do par afeta o fenótipo de um indivíduo, muito embora a outra cópia do gene esteja funcionando adequadamente. Um **fenótipo** pode se referir a uma manifestação física, uma característica comportamental ou uma diferença detectável apenas por meio de um exame laboratorial.

O heredograma para um distúrbio autossômico dominante demonstra determinadas características. O distúrbio mostra um padrão de **transmissão vertical** (genitores para a criança) que pode surgir em múltiplas gerações. Isso é ilustrado no indivíduo I.1 na Figura 97.5, que transmite o gene mutante para II.2 e II.5. Um indivíduo afetado tem uma probabilidade de 50% (1 em 2) de transmitir o gene mutante a *cada* gestação; e, portanto, de ter um filho afetado pelo distúrbio. Isso é denominado **risco de recorrência** do distúrbio. Indivíduos não afetados (membros da família que não manifestam o traço e não carregam uma cópia do gene deletério) não transmitem o distúrbio para os seus filhos. Homens e mulheres são igualmente afetados.

Apesar de não ser uma característica específica, o achado de uma transmissão do fenótipo homem para homem essencialmente confirma a herança autossômica dominante. A transmissão vertical também pode ser observada nos fenótipos ligados ao X. Todavia, uma vez que o pai passa o seu cromossomo Y para o seu filho, uma transmissão homem a homem não pode ser observada na herança ligada ao X. Portanto, a transmissão homem a homem elimina a herança ligada ao X como possível explicação. Embora a transmissão homem a homem também possa ocorrer em genes **ligados ao Y**, existem pouquíssimos distúrbios ligados ao Y em comparação com milhares que possuem um padrão de herança autossômico dominante.

Embora a transmissão dos genitores para filhos seja uma característica da herança autossômica dominante, muitos pacientes com distúrbio autossômico dominante podem não ter um membro familiar ou um progenitor afetado, por vários possíveis motivos. Primeiro, o paciente pode ter o distúrbio decorrente de uma mutação ***de novo*** (nova) que ocorreu no DNA do óvulo ou do espermatozoide que formaram o indivíduo. Em segundo lugar, muitas condições autossômicas dominantes demonstram uma **penetrância incompleta**, o que significa que nem todos os indivíduos que são portadores da mutação apresentam manifestações fenotípicas. Em um heredograma isso pode surgir como **alternância de gerações**, na qual os indivíduos não afetados estabelecem a ligação entre duas pessoas afetadas (Figura 97.6). Existem vários fatores em potencial para que um distúrbio exiba uma penetrância incompleta, incluindo o efeito de genes modificadores, fatores ambientais, gênero e idade. Em terceiro lugar, indivíduos com a mesma variante autossômica dominante podem manifestar o distúrbio em graus diferentes. Isso é denominado **expressão variável** e é uma característica de muitos distúrbios autossômicos dominantes. Em quarto lugar, algumas mutações genéticas espontâneas ocorrem não no óvulo ou no espermatozoide que formam a criança, mas em uma *célula* no embrião já em desenvolvimento. Esses eventos são denominados **mutações somáticas**; e, uma vez que nem todas as células são afetadas, a alteração é denominada **mosaico**. O fenótipo provocado por uma mutação somática pode variar, mas geralmente é mais brando do que se todas as células tivessem sido afetadas pela mutação. No **mosaicismo da linhagem germinativa,** a mutação ocorre nas células que originam a linhagem germinativa que produz os óvulos e os espermatozoides. Um indivíduo com mosaicismo na linhagem germinativa (mosaicismo germinal) pode não ter qualquer manifestação do distúrbio, mas pode produzir diversos óvulos ou espermatozoides que são afetados pela mutação.

Herança autossômica recessiva

A herança autossômica recessiva requer variantes deletérias em ambas as cópias de um gene para causar a doença. Exemplos são a fibrose cística e a anemia falciforme. Os distúrbios autossômicos recessivos são caracterizados por **transmissão horizontal**, a observação de diversos membros afetados de um grupo familiar na mesma geração e ausência de membros afetados em outras gerações (Figura 97.7). Está associada a um risco de recorrência de 25% para os genitores portadores que tiveram uma criança anteriormente afetada. Os filhos do sexo masculino e do sexo feminino são igualmente afetados, embora algumas características clínicas apresentem expressão diferencial entre os sexos. A prole de pais consanguíneos está em risco aumentado para traços autossômicos recessivos raros, devido à maior possibilidade de que ambos os pais carreguem um gene alterado por uma mutação deletéria

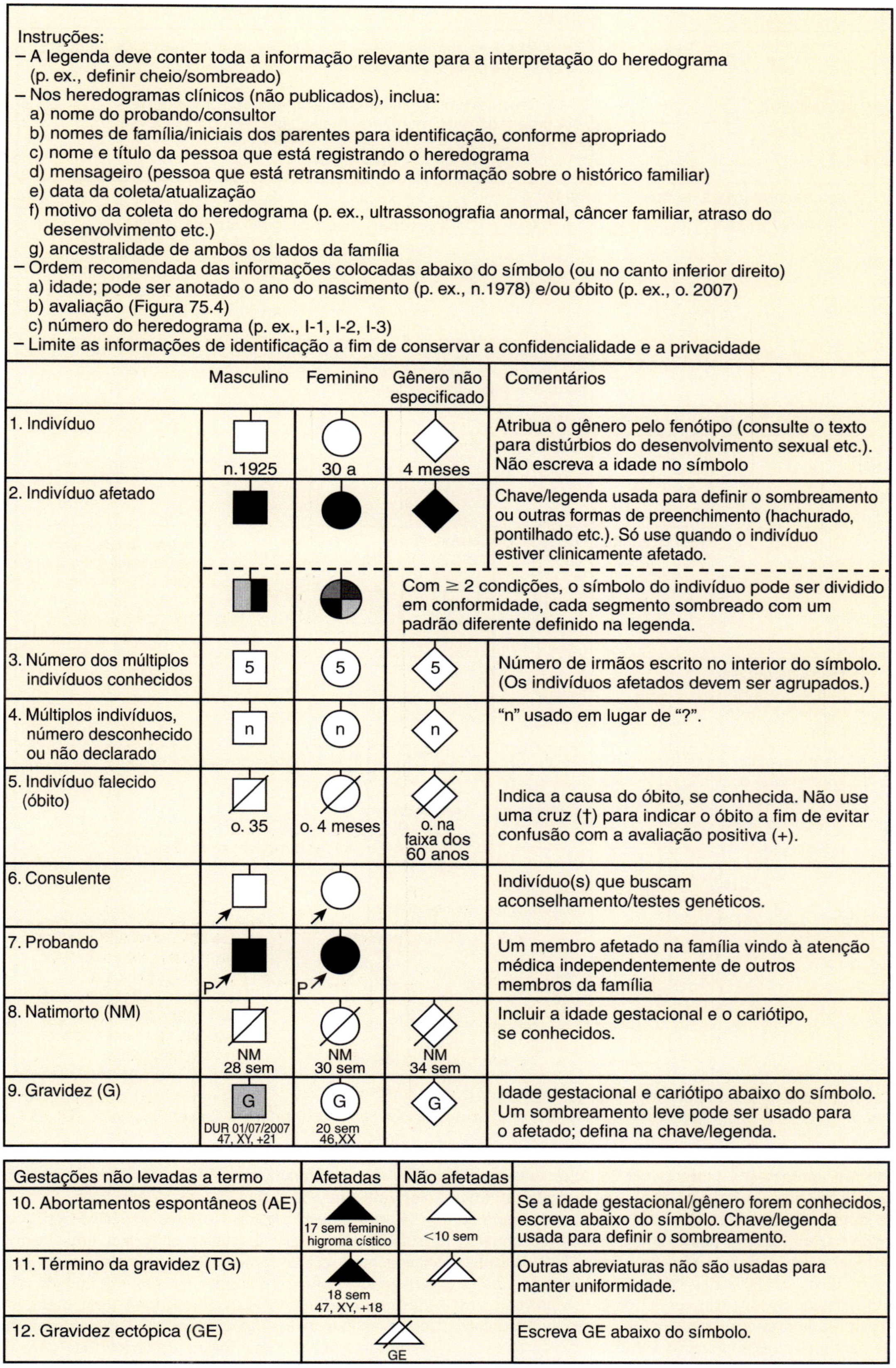
Instruções:
– A legenda deve conter toda a informação relevante para a interpretação do heredograma (p. ex., definir cheio/sombreado)
– Nos heredogramas clínicos (não publicados), inclua:
a) nome do probando/consultor
b) nomes de família/iniciais dos parentes para identificação, conforme apropriado
c) nome e título da pessoa que está registrando o heredograma
d) mensageiro (pessoa que está retransmitindo a informação sobre o histórico familiar)
e) data da coleta/atualização
f) motivo da coleta do heredograma (p. ex., ultrassonografia anormal, câncer familiar, atraso do desenvolvimento etc.)
g) ancestralidade de ambos os lados da família
– Ordem recomendada das informações colocadas abaixo do símbolo (ou no canto inferior direito)
a) idade; pode ser anotado o ano do nascimento (p. ex., n.1978) e/ou óbito (p. ex., o. 2007)
b) avaliação (Figura 75.4)
c) número do heredograma (p. ex., I-1, I-2, I-3)
– Limite as informações de identificação a fim de conservar a confidencialidade e a privacidade
Masculino
Feminino
Gênero não especificado
Comentários
1. Indivíduo
n.1925
30 a
4 meses
Atribua o gênero pelo fenótipo (consulte o texto para distúrbios do desenvolvimento sexual etc.). Não escreva a idade no símbolo
2. Indivíduo afetado
Chave/legenda usada para definir o sombreamento ou outras formas de preenchimento (hachurado, pontilhado etc.). Só use quando o indivíduo estiver clinicamente afetado.
Com ≥ 2 condições, o símbolo do indivíduo pode ser dividido em conformidade, cada segmento sombreado com um padrão diferente definido na legenda.
3. Número dos múltiplos indivíduos conhecidos
5
5
5
Número de irmãos escrito no interior do símbolo. (Os indivíduos afetados devem ser agrupados.)
4. Múltiplos indivíduos, número desconhecido ou não declarado
n
n
n
"n" usado em lugar de "?".
5. Indivíduo falecido (óbito)
o. 35
o. 4 meses
o. na faixa dos 60 anos
Indica a causa do óbito, se conhecida. Não use uma cruz (†) para indicar o óbito a fim de evitar confusão com a avaliação positiva (+).
6. Consulente
Indivíduo(s) que buscam aconselhamento/testes genéticos.
7. Probando
P
P
Um membro afetado na família vindo à atenção médica independentemente de outros membros da família
8. Natimorto (NM)
NM 28 sem
NM 30 sem
NM 34 sem
Incluir a idade gestacional e o cariótipo, se conhecidos.
9. Gravidez (G)
G
G
G
DUR 01/07/2007 47, XY, +21
20 sem 46,XX
Idade gestacional e cariótipo abaixo do símbolo. Um sombreamento leve pode ser usado para o afetado; defina na chave/legenda.
Gestações não levadas a termo
Afetadas
Não afetadas
10. Abortamentos espontâneos (AE)
17 sem feminino higroma cístico
<10 sem
Se a idade gestacional/gênero forem conhecidos, escreva abaixo do símbolo. Chave/legenda usada para definir o sombreamento.
11. Término da gravidez (TG)
18 sem 47, XY, +18
Outras abreviaturas não são usadas para manter uniformidade.
12. Gravidez ectópica (GE)
GE
Escreva GE abaixo do símbolo.

Figura 97.1 **Símbolos, definições e abreviaturas comuns do heredograma.** (De Bennett RL, French KS, Resta RG *et al.*: Standardized human pedigree nomenclature: update and assessment of the recommendations of the National Society of Genetic Counselors, J Genet Couns 17:424–433, 2008.)

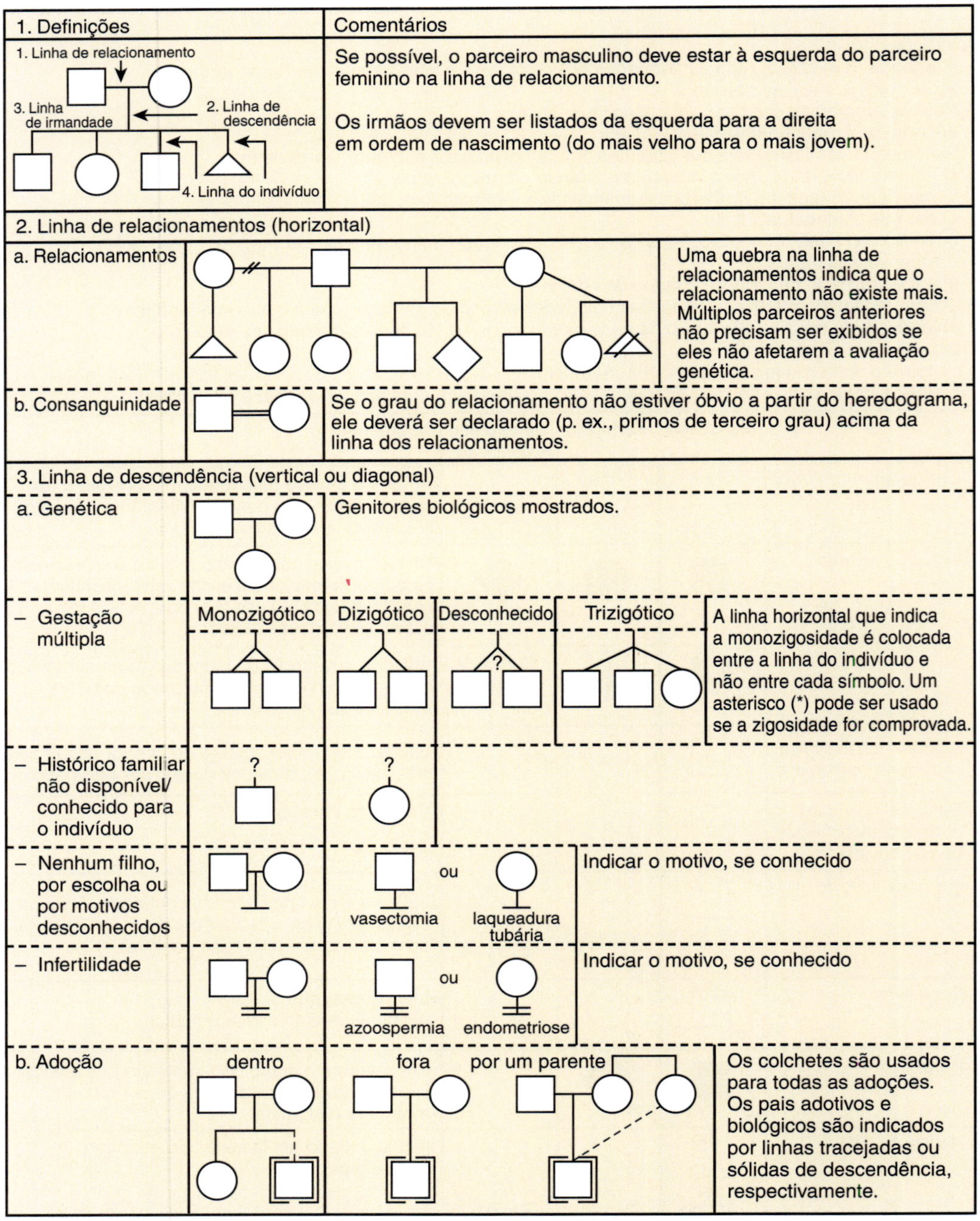

Figura 97.2 Definição das linhas do heredograma. (De Bennett RL, French KS, Resta RG *et al.*: Standardized human pedigree nomenclature: update and assessment of the recommendations of the National Society of Genetic Counselors, J Genet Couns 17:424-433, 2008.)

que herdaram de um antepassado (antecessor) comum. A **consanguinidade** entre os genitores de uma criança com suspeita de uma doença genética implica, mas certamente não prova, uma herança autossômica recessiva. Conquanto as uniões consanguíneas sejam raras na sociedade Ocidental, em outras partes do mundo (sul da Índia, Japão e Oriente Médio), até 50% das crianças nascem de uniões consanguíneas. O risco de um distúrbio genético para a prole de um casamento entre primos de primeiro grau (6 a 8%) é aproximadamente o dobro do risco para a população geral (3 a 4%).

Todo indivíduo provavelmente apresenta muitas variantes de sequência patogênica recessivas deletérias raras. Considerando que a maior parte das mutações na população em geral ocorre em uma frequência muito baixa, não faz sentido, do ponto de vista econômico, realizar uma triagem de toda a população para identificar o pequeno número de pessoas que são portadoras dessas variantes. Como resultado, essas variantes geralmente permanecem não detectadas, a menos que uma criança afetada nasça de um casal no qual ambos carreguem a variante patogênica que afeta o mesmo gene.

Contudo, em alguns **isolados genéticos** (pequenas populações isoladas pela geografia, religião, cultura ou linguagem), certas variantes patogênicas recessivas raras são muito mais comuns do que na população em geral. Mesmo sem haver uma consanguinidade conhecida, os casais desses isolados genéticos apresentam uma maior probabilidade de compartilhar alelos patogênicos herdados de um ancestral comum. Programas de triagem foram desenvolvidos para detectar pessoas portadoras de mutações comuns causadoras de doenças e que, portanto, estão em risco aumentado de gerar filhos afetados. Várias condições autossômicas recessivas são mais comuns entre os judeus Asquenaze do que na população em geral. Aos casais com ancestralidade Asquenaze deve ser oferecida uma triagem pré-natal ou pré-concepcional para a doença de Gaucher do tipo 1 (taxa de portadores de 1:14), fibrose cística (1:25), doença de Tay-Sachs (1:25), disautonomia familiar (1:30),

Instruções:
- D representa os espermatozoides ou os óvulos do(a) doador(a)
- S representa a substituta (portadora da gestação)
- Se a mulher for tanto a doadora do óvulo quanto uma substituta, no interesse da avaliação genética, ela só será denominada doadora (p. ex., 4 e 5); o símbolo da gravidez e a sua linha de descendência são posicionados abaixo da mulher que está levando a gravidez a termo
- O histórico familiar disponível deve ser anotado no gameta do doador e/ou da portadora da gestação

Cenários Reprodutivos Possíveis		Comentários
1. Doador de esperma	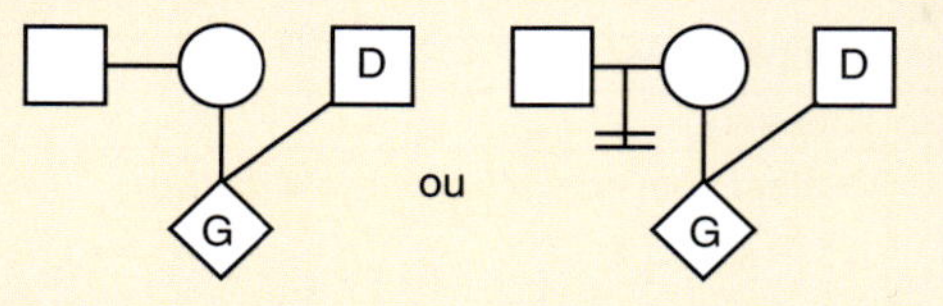	Casal no qual a mulher está levando adiante a gravidez com o uso de esperma de doador. Nenhuma linha de relação é exibida entre a mulher que está grávida e o doador do esperma.
2. Doadora de óvulos	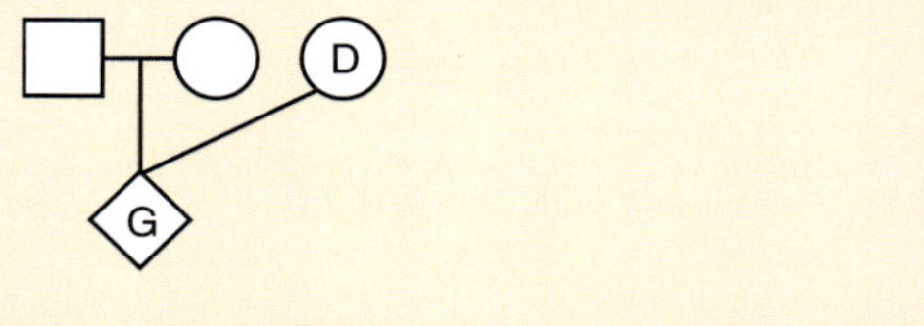	Casal no qual a mulher está levando adiante a gravidez com o uso de um óvulo doador e espermatozoides do parceiro. A linha de descendência a partir da mãe que pariu é sólida, uma vez que há uma relação biológica que pode afetar o feto (p. ex., teratógenos).
3. Somente substituta	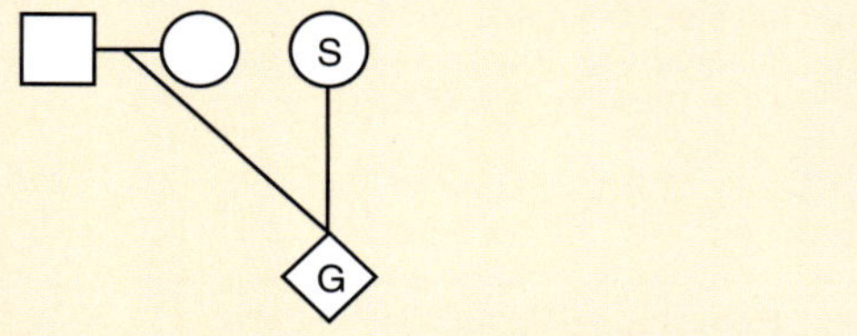	Casal cujos gametas são usados para engravidar uma mulher (substituta) que leva a gravidez adiante. A linha de descendência a partir da mãe substituta é sólida, uma vez que há uma relação biológica que pode afetar o feto (p. ex., teratógenos).
4. Óvulo doado pela substituta	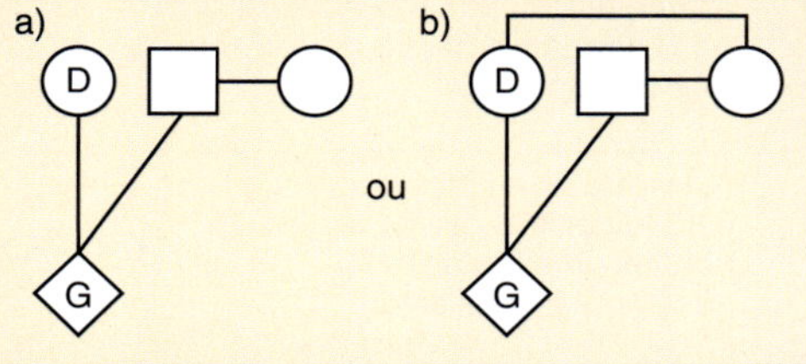	Casal no qual o espermatozoide do parceiro é usado para inseminar (a) uma mulher não relacionada ou (b) uma irmã que esteja levando adiante a gestação para o casal.
5. Adoção planejada	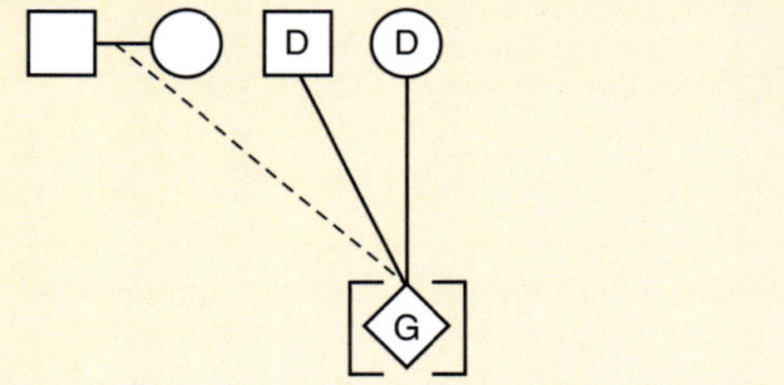	O casal contrata uma mulher para levar a termo uma gravidez utilizando os seus próprios óvulos e o esperma de um doador.

Figura 97.3 **Símbolos e definições para a tecnologia de reprodução assistida.** (De Bennett RL, French KS, Resta RG *et al.*: Standardized human pedigree nomenclature: update and assessment of the recommendations of the National Society of Genetic Counselors, J Genet Couns 17:424-433, 2008.)

doença de Canavan (1:40), doença de armazenamento do glicogênio do tipo 1A (1:71), doença da urina do xarope de bordo (1:81), anemia de Fanconi do tipo C (1:89), doença de Niemann-Pick do tipo A (1:90), síndrome de Bloom (1:100), mucolipidose IV (1:120) e, possivelmente, hipoglicemia hiperinsulinêmica familiar.

A prevalência de portadores de determinadas variantes autossômicas recessivas em algumas populações maiores é excepcionalmente alta. Nesses casos, postula-se uma **vantagem para o heterozigoto**. As frequências de portadores de anemia falciforme na população Africana e de fibrose cística na população do Norte da Europa é muito mais alta do que seria de se esperar ao acaso. É possível que os portadores heterozigotos tenham alguma vantagem seletiva em termos de sobrevivência e reprodução sobre os não portadores. Na anemia falciforme, acredita-se que a condição de portador confere alguma resistência à malária; na fibrose cística a condição de portador foi postulada como capaz de conferir resistência às infecções pela cólera ou pela *Escherichia coli* enteropatogênica. As **triagens para portadores** com base populacional para a fibrose cística são recomendadas para pessoas com ancestralidade do norte da Europa e judeus Asquenaze; o rastreamento de base populacional para a anemia falciforme é recomendado para pessoas de ancestralidade africana.

Se a frequência de uma doença autossômica recessiva for conhecida, a frequência do heterozigoto ou da condição de portador é calculada a partir da **fórmula de Hardy-Weinberg:**

$$p^2+2\ pq+q^2 = 1$$

em que p é a frequência de um alelo de um par de alelos e q é a frequência do outro. Por exemplo, se a frequência de fibrose cística entre norte-americanos brancos é de 1 em 2.500 (p^2), então a frequência do heterozigoto (2 pq) poderá ser calculada: se $p^2 = 1/2.500$, então $p = 1/50$ e $q = 49/50$; $2\ pq = 2 \times (1/50) \times (49/50) = 98/2.500$ ou 3,92%.

Instruções:

- E é usado na avaliação para representar informações clínicas e/ou de testes relativas ao heredograma
  a. E deverá ser definido na chave/legenda
  b. Se houver mais de uma avaliação, utilize o subscrito (E_1, E_2, E_3) e defina na chave
  c. Os resultados dos testes devem ser colocados entre parênteses ou definidos na legenda
- Um símbolo só é sombreado quando um indivíduo é clinicamente sintomático
- Nos estudos de ligação, a informação do haplótipo é escrita abaixo do indivíduo. O haplótipo de interesse deve ficar à esquerda e ser apropriadamente destacado. Sequências repetidas, trinucleotídios e expansões em número são escritos com o alelo afetado em primeiro lugar e colocado entre parênteses
- Se a mutação for conhecida, identifique-a entre parênteses

Definição	Símbolo	Cenário
1. Avaliação documentada (*) Só utilize se examinado/avaliado por você ou por uma equipe de pesquisa/clínica ou se a avaliação externa tiver sido revisada e verificada.	*	Mulher com ecocardiograma negativo — * E – (eco)
2. Portador – pouca probabilidade de manifestar a doença independentemente do padrão de herança		Homem portador da doença de Tay-Sachs por meio de relato do paciente (* não usado porque os resultados não foram verificados).
3. Portador assintomático/pré-sintomático – clinicamente não afetado nesse momento, mas que mais tarde pode exibir sintomas		Mulher com idade de 25 anos, mamografia negativa e teste de DNA positivo para BRCA1. — * 25 anos E_1– (mamografia) E_2+ (5385insC BRCA1)
4. Estudo não informativo	Eu	Homem com 25 anos de idade e exame físico normal e teste de DNA não informativo para a doença de Huntington (E_2). — * 25 anos E_1– (exame físico) E_2u (36n/18n)
5. Indivíduo afetado com avaliação positiva (E+)	E+	Indivíduo com fibrose cística e estudo positivo para a mutação; apenas uma mutação foi atualmente identificada. — E+(ΔF508) Eu * E+(ΔF508/u)
		Feto masculino de 10 semanas com um cariótipo de trissomia do 18. — P * 10 semanas E+(CVS) 47,XY,+18

Figura 97.4 **Símbolos do heredograma para avaliação genética e informação de testagem genética.** (De Bennett RL, French KS, Resta RG *et al.*: Standardized human pedigree nomenclature: update and assessment of the recommendations of the National Society of Genetic Counselors, J Genet Couns 17:424-433, 2008.)

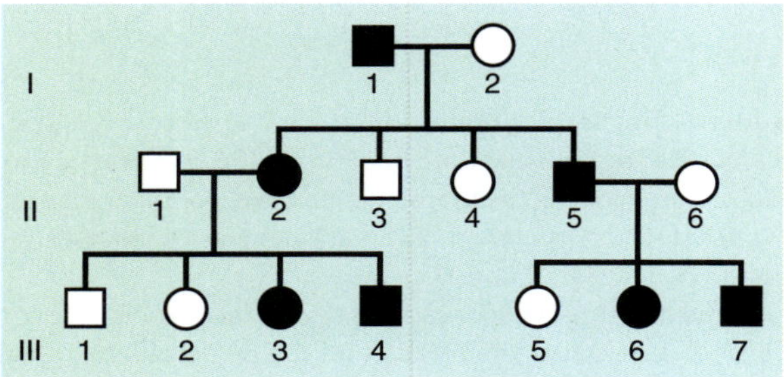

Figura 97.5 **Heredograma autossômico dominante.** Heredograma exibindo herança típica de uma forma de acondroplasia *(FGFR3)* herdada como um traço autossômico dominante. Em *preto*, pacientes afetados.

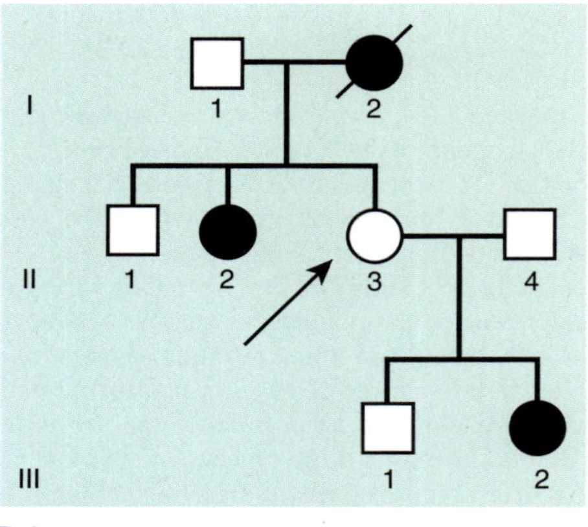

Figura 97.6 **Penetrância incompleta.** Essa família segrega uma síndrome de câncer familiar, a polipose adenomatosa familiar. O indivíduo II.3 é um portador obrigatório, mas não existem achados que sugiram o distúrbio. Esse distúrbio é não penetrante nesse indivíduo. Em *preto*, pacientes afetados.

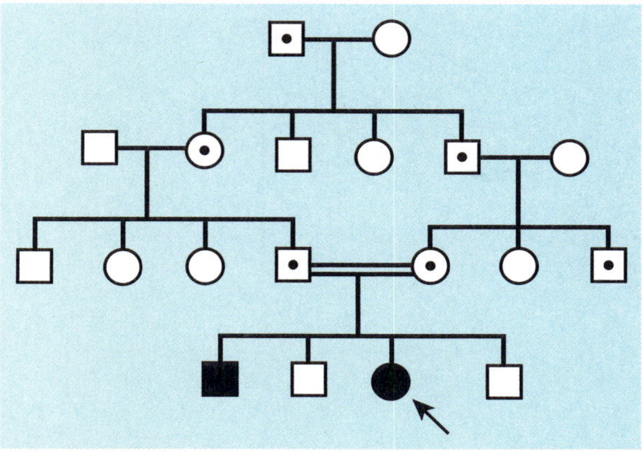

Figura 97.7 Heredograma autossômico recessivo com consanguinidade parental. No *ponto central*, portadores; em *preto*, pacientes afetados.

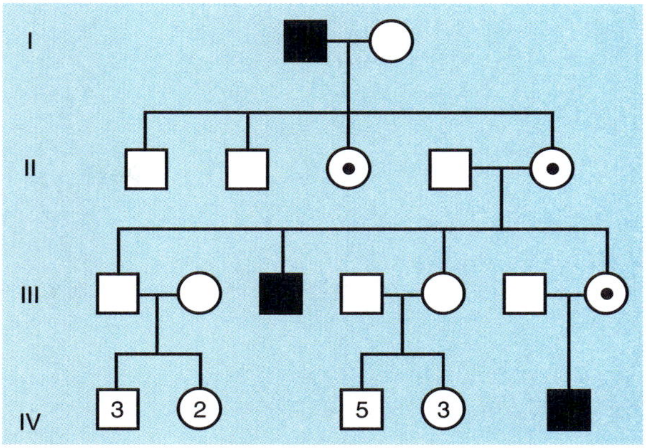

Figura 97.9 Heredograma exibindo uma herança recessiva ligada ao X. No *ponto central*, portadores; em *preto*, pacientes afetados.

Herança pseudodominante

Herança pseudodominante refere-se à observação de uma transmissão aparentemente dominante (genitor para filho) de um distúrbio autossômico recessivo conhecido (Figura 97.8). Isso ocorre quando um indivíduo homozigoto afetado tem como parceiro alguém que é um portador heterozigoto para o mesmo gene. Isso é mais provável de ocorrer com os traços recessivos relativamente comuns dentro de uma população, tais como anemia falciforme ou perda da audição autossômica recessiva não sindrômica devido a mutações no gene *GjB2* que codifica a conexina 26.

Herança ligada ao X

A herança ligada ao X descreve o padrão de herança da maioria dos distúrbios causados por alterações deletérias em genes localizados no cromossomo X (Figura 97.9); nos distúrbios ligados ao X, os homens são mais comumente afetados do que as mulheres. Em geral, as mulheres portadoras desses distúrbios não são afetadas, ou, se afetadas, o são mais brandamente do que os homens. Na gravidez, as mulheres portadoras têm 25% de chance de ter um filho afetado, 25% de chance ter uma filha portadora e 50% de chance de ter uma criança que não tenha herdado o gene mutante ligado ao X. Uma vez que os homens afetados passam o seu cromossomo X para todas as suas filhas e o seu cromossomo Y para todos os seus filhos, eles têm 50% de chance de ter um filho não afetado que não carrega o gene da doença e 50% de chance de ter uma filha que é portadora. A transmissão homem a homem exclui a herança ligada ao X, mas é observada nas heranças autossômicas dominantes e nas ligadas ao Y.

Uma mulher eventualmente poderá exibir sinais de um traço ligado ao X de um modo semelhante a um homem. Isso é raro devido à homozigose para um traço ligado ao X, ou à presença de uma anomalia dos cromossomos sexuais (45,X ou mulher 46,XY), ou a um desvio

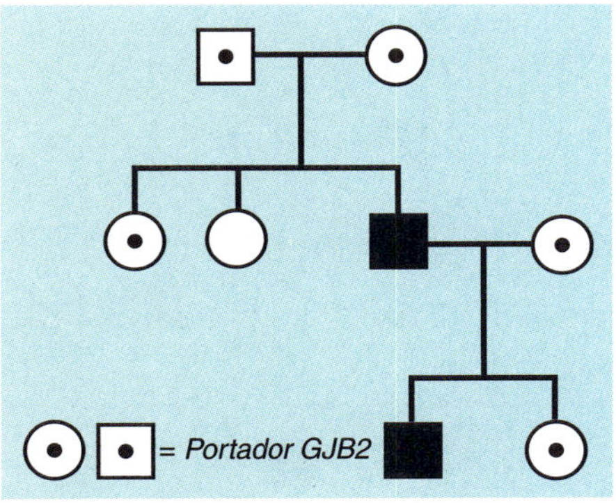

Figura 97.8 Herança pseudodominante. Em *preto*, afetado (surdo); o *ponto central* mostra um portador que é assintomático (não afetado).

de inativação ou não aleatória do cromossomo X. A **inativação do cromossomo X** ocorre precocemente no desenvolvimento e envolve a inativação aleatória e irreversível da maior parte dos genes em um dos cromossomos X nas células femininas (Figura 97.10). Em alguns casos, um maior número de células inativa o mesmo cromossomo X, resultando na expressão fenotípica de uma variante patogênica ligada ao X, caso ela se localize no cromossomo X ativo. Isso pode ocorrer por acaso, por seleção contra as células que inativaram o cromossomo X que contém o gene normal ou por uma anormalidade do cromossomo X que resulta na inativação do cromossomo X que contém o gene normal.

Em alguns distúrbios ligados ao X, tanto os indivíduos do sexo masculino **hemizigotos** quanto os do sexo feminino heterozigotos que carregam um gene ligado ao X afetado têm manifestações fenotípicas similares. Nesses casos, um homem afetado terá 50% de chance de ter uma filha afetada e 50% de chance ter um filho não afetado em cada gestação, enquanto metade da descendência masculina e feminina de uma mulher afetada também será afetada (Figura 97.11). Algumas condições dominantes ligadas ao X são letais em uma alta porcentagem dos homens, como a **incontinência pigmentar** (Capítulo 614.7). Nesses casos, o heredograma em geral mostra mulheres afetadas e uma taxa global homem/mulher de 2:1, com um aumento do número de abortamentos espontâneos (Figura 97.12).

HERANÇA LIGADA AO Y

Existem poucos traços ligados ao Y. Esses só demonstram transmissão homem a homem e poucos homens são afetados (Figura 97.13). A maior parte dos genes ligados ao Y está relacionada à determinação sexual masculina e à reprodução, estando associados à infertilidade. Portanto, os avanços nas técnicas de reprodução assistida podem tornar possível a transmissão familiar da infertilidade masculina.

HERANÇA ASSOCIADA A REGIÕES PSEUDOAUTOSSÔMICAS

As regiões pseudoautossômicas nos cromossomos X e Y são especialmente importantes. Uma vez que elas são feitas de sequências homólogas de nucleotídios, os genes localizados nessas regiões estão presentes em números iguais nos sexos masculino e feminino. O gene *SHOX* é um dos genes de doença mais caracterizados, localizados nessas regiões. As mutações heterozigotas em *SHOX* levam a **discondrosteose de Leri-Weil**, uma displasia esquelética rara que envolve o arqueamento bilateral dos antebraços com deslocamentos da ulna no punho e baixa estatura. As mutações homozigóticas em *SHOX* provocam o **nanismo mesomélico de Langer**, muito mais grave.

HERANÇA DIGÊNICA

A herança digênica explica a ocorrência da **retinite pigmentosa** (RP) em filhos cujos pais, ambos, são portadores de uma variante patogênica em genes diferentes associados à RP (Figura 97.14). Os dois genitores

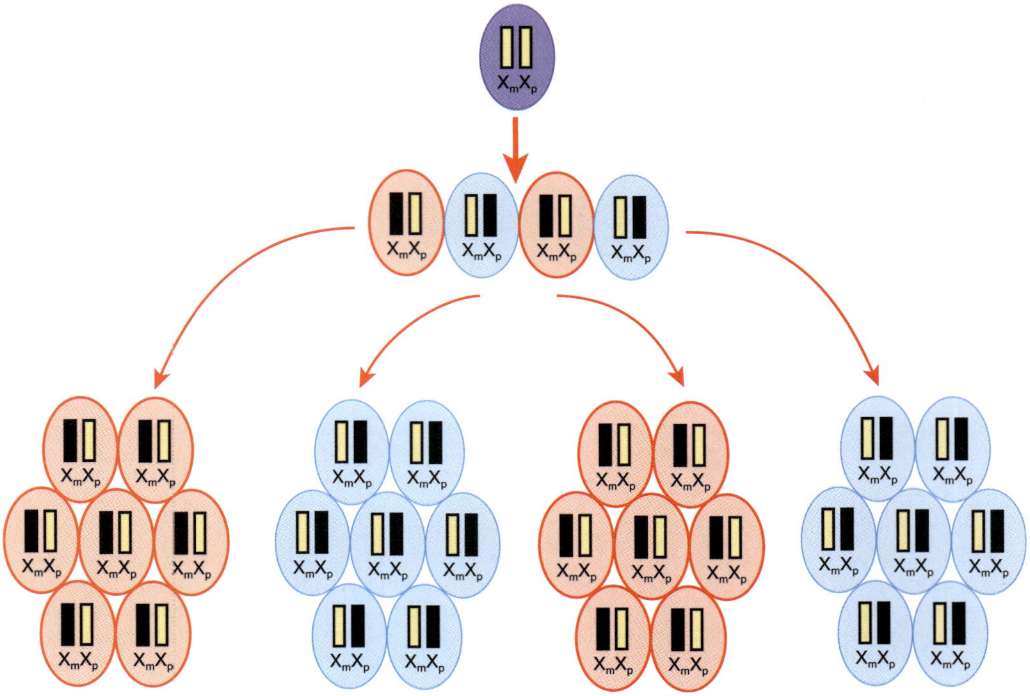

Figura 97.10 Inativação do cromossomo X. A cor *preta* marca o cromossomo X ativo. A cor da célula indica se o seu cromossomo X ativo é de origem paterna (X_p, *azul*) ou materna (X_m, *rosa*).

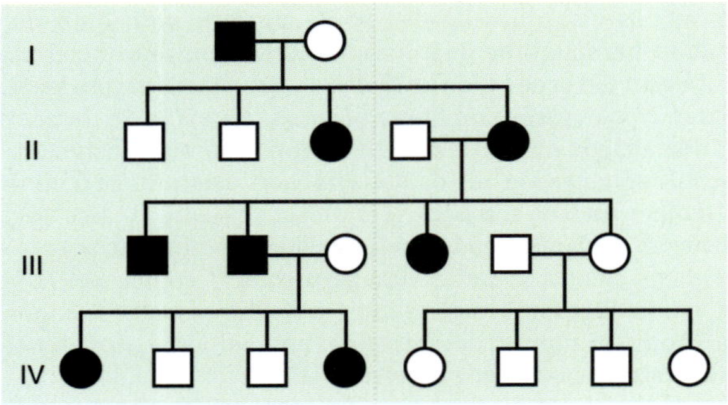

Figura 97.11 Heredograma padrão demonstrando uma herança dominante ligada ao X. Em *preto*, pacientes afetados. Observe que não há transmissão de pai para filho nessa situação e que a hemizigosidade (*i. e.*, gene ligado ao X em um homem) não é letal. Em algumas condições dominantes ligadas ao X, os homens ligados ao X apresentam um fenótipo mais grave e podem não sobreviver. Nesse caso, somente as mulheres manifestam a doença (Figura 97.12).

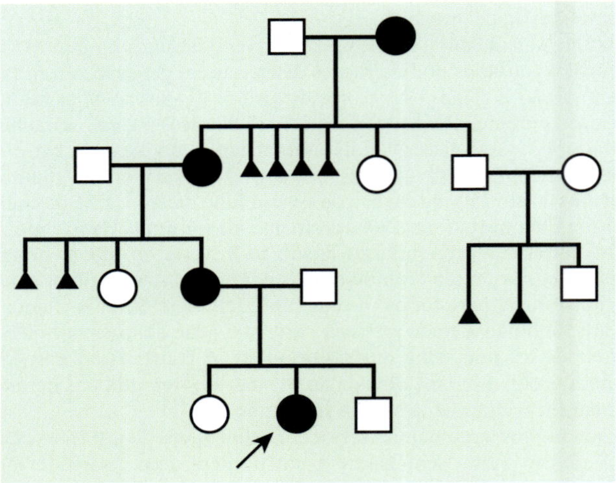

Figura 97.12 Heredograma de um distúrbio dominante ligado ao X com letalidade masculina, como a incontinência pigmentar. Em *preto*, pacientes afetados.

têm visão normal, como seria de se esperar em heterozigotos, mas a sua prole, que é de **duplo heterozigoto** – tendo herdado ambas as mutações, desenvolve a RP. Os heredogramas digênicos podem exibir as características tanto de uma herança autossômica dominante (transmissão vertical) quanto autossômica recessiva (risco de recorrência de 1 em 4). Um casal no qual os dois parceiros não afetados são portadores de uma mutação em dois diferentes genes associados à RP, caraterística da herança digênica, tem um risco de 1 em 4 de ter um filho afetado, semelhantemente ao observado em uma herança autossômica recessiva. Todavia, os seus filhos afetados e os filhos afetados das gerações subsequentes apresentarão um risco de 1 em 4 para transmissão de ambas as mutações para a sua descendência, que seria afetada (transmissão vertical).

HERANÇA PSEUDOGENÉTICA E AGRUPAMENTO FAMILIAR

Algumas vezes, causas não genéticas para a ocorrência de uma doença, em particular em múltiplos membros de uma família, podem produzir

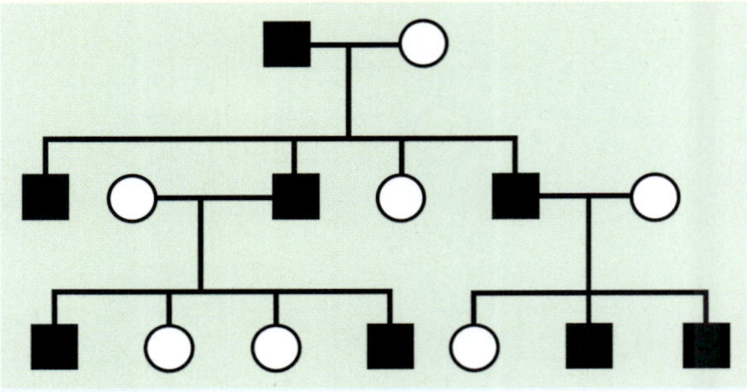

Figura 97.13 Herança ligada ao cromossomo Y. Em *preto*, paciente afetado.

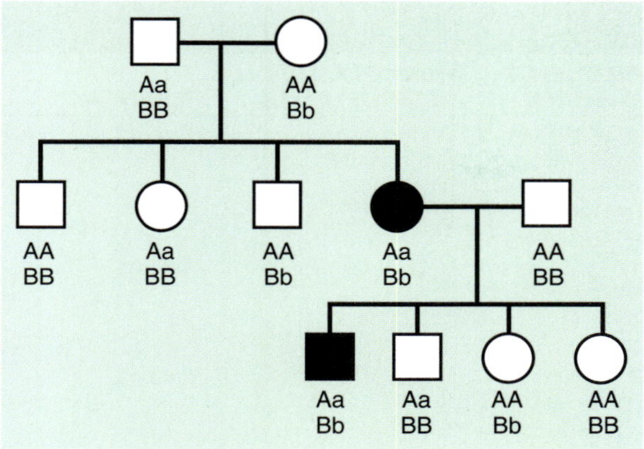

Figura 97.14 Heredograma digênico. Aqui, os alelos são *a* e *b* e se localizam em *locus* genéticos ou em genes distintos. Para que uma pessoa manifeste a doença, a heterozigosidade para alelos mutantes em ambos os genes (A/a; B/b) é necessária. Em *preto*, pacientes afetados.

um padrão que simula uma transmissão genética. Esses fatores não genéticos podem incluir fatores ambientais identificáveis, exposições teratogênicas ou fatores ainda indeterminados e/ou indefinidos. Exemplos de fatores identificáveis podem incluir múltiplos irmãos em uma família apresentando asma relacionada à exposição ao tabagismo dos seus pais ou tendo deficiência de crescimento, atraso do desenvolvimento e um aspecto facial incomum provocado pela exposição ao álcool durante a gravidez.

Em alguns casos, a doença é suficientemente comum na população em geral para que alguns agrupamentos familiares apenas ocorram ao acaso. O câncer de mama afeta 11% de todas as mulheres e é possível que várias mulheres em uma família o desenvolvam mesmo na ausência de uma predisposição genética. Todavia, o câncer de mama hereditário associado às mutações nos genes *BRCA1* e *BRCA2* deve ser suspeitado em qualquer indivíduo que apresente histórico pessoal de câncer de mama com início antes dos 50 anos, câncer de mama de início precoce, câncer de ovário em qualquer idade, câncer de mama bilateral ou multifocal, um histórico familiar de câncer de mama ou câncer de mama associado ao câncer de ovário compatível com uma herança autossômica dominante e/ou histórico familiar de câncer de mama em homens.

No entanto, esse agrupamento dentro das famílias pode ser causado por fatores genéticos ainda indefinidos ou variantes patogênicas (mutações) não identificadas (nucleares ou mitocondriais).

HERANÇA NÃO TRADICIONAL

Alguns distúrbios genéticos são herdados de um modo que não segue os padrões mendelianos clássicos. A herança não tradicional inclui distúrbios mitocondriais, doenças de expansão de repetição de tripletos e defeitos do *imprinting* genômico (impressão genômica).

Herança mitocondrial

O genoma da mitocôndria de um indivíduo é inteiramente proveniente da mãe, uma vez que o espermatozoide contém relativamente poucas mitocôndrias, e essas são degradadas após a fertilização. Como consequência, a **herança mitocondrial** é essencialmente de **herança materna**. Uma mulher com um distúrbio genético mitocondrial pode ter uma prole afetada de ambos os sexos, mas um pai afetado não transmitirá a doença para os seus descendentes (Figura 97.15). As mutações do DNA mitocondrial frequentemente são deleções ou mutações pontuais. Em todo o mundo, uma pessoa entre 400 tem uma mutação patogênica do DNA mitocondrial herdada da mãe (ver Capítulo 106). Em famílias individuais, pode ser difícil distinguir a herança mitocondrial da herança autossômica dominante ou da ligada ao X; porém, em muitos casos, o sexo do genitor que transmite e o que não transmite pode sugerir uma herança mitocondrial (Tabela 97.1).

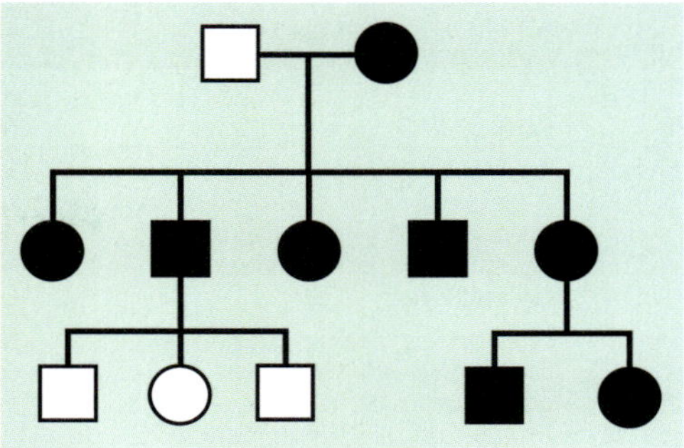

Figura 97.15 Heredograma de um distúrbio mitocondrial exibindo herança materna. Em *preto*, pacientes afetados.

As mitocôndrias são os fornecedores de energia para a célula e não é surpresa que os órgãos mais afetados pela presença de mitocôndrias anormais sejam aqueles que apresentam as maiores demandas energéticas, como o cérebro, o músculo, o coração e o fígado (Capítulos 105.4, 388, 616.2 e 629.4) (Figura 97.16). Manifestações comuns incluem atraso do desenvolvimento, convulsões, disfunção cardíaca, redução da força e do tônus muscular e problemas auditivos e visuais.

As doenças mitocondriais podem ser altamente variáveis nas manifestações clínicas. Isso ocorre em parte porque as células podem conter múltiplas mitocôndrias, cada uma contendo várias cópias do genoma mitocondrial. Portanto, uma célula pode possuir uma mistura de genomas mitocondriais normais e anormais, o que é denominado de **heteroplasmia**. Em contrapartida, a **homoplasmia** refere-se a um estado em que todas as cópias do genoma mitocondrial carregam a mesma variação da sequência de DNA. A segregação desigual de mitocôndrias com genomas normais e anormais e a vantagem replicativa podem resultar em graus variáveis de heteroplasmia nas células do indivíduo afetado, incluindo os óvulos individuais de uma mulher afetada. Devido a isso, uma mãe pode ser assintomática e ainda assim ter filhos gravemente afetados. O nível de heteroplasmia no qual os sintomas da doença em geral surgem também pode variar com base no tipo de variação mitocondrial. A detecção de variantes do genoma mitocondrial pode exigir a coleta de amostras do tecido afetado para a análise do DNA. Em alguns casos, como no sangue, os testes para variantes do DNA mitocondrial podem ser inadequados porque a variante pode ser encontrada primariamente nos tecidos afetados, como o músculo (Figura 97.17).

O Fator 15 de crescimento e diferenciação (GDF-15) e níveis de lactato sanguíneo são testes de triagem para os distúrbios mitocondriais.

Distúrbios de expansão da repetição de trinucleotídios

As doenças decorrentes da expansão de uma repetição de trinucleotídios são distinguidas pela especial natureza dinâmica da mutação causadora da variante. As doenças decorrentes da expansão de repetição de trinucleotídios incluem a síndrome do X frágil, a distrofia miotônica, a doença de Huntington e as ataxias espinocerebelares (Tabela 97.2 e Figura 97.18). Esses distúrbios são provocados pela expansão em número de repetições de 3-pb (trinucleotídios). O gene do X frágil, *FMR1*, normalmente tem de 5 a 40 tripletos CGG. Um erro na replicação pode resultar em uma expansão desse número para um nível na zona cinzenta, entre 41 e 58 repetições, ou para um nível denominado **pré-mutação**, que abrange 59 a 200 repetições. Alguns portadores da pré-mutação, mais comumente do sexo masculino, desenvolvem a síndrome de tremor/ataxia associada ao X frágil (FXTAS) quando adultos. As portadoras do sexo feminino da pré-mutação estão em risco de insuficiência ovariana primária associada ao X (*FXPOI*). As pessoas com uma pré-mutação também estão em risco de ter a repetição adicionalmente expandida em meioses subsequentes, transpondo, por conseguinte, para a faixa de uma **mutação completa** (acima de 200 repetições) na sua descendência. Com esse número de repetições, o gene *FMR1* se torna hipermetilado, não sendo transcrito, com perda da produção proteica.

Tabela 97.1 Exemplos representativos de distúrbios provocados por mutações no DNA mitocondrial e sua herança.

DOENÇA	FENÓTIPO	MUTAÇÃO MAIS FREQUENTE NA MOLÉCULA DO mtDNA	HOMOPLASMIA *VS.* HETEROPLASMIA	HERANÇA
Neuropatia óptica hereditária de Leber	Atrofia rápida do nervo ocular, levando à cegueira na idade adulta jovem; viés de sexo, aproximadamente 50% de homens com perda visual, apenas 10% de mulheres	Substituição da p.Arg340His no gene ND1 do complexo I da cadeia de transporte de elétrons; outras mutações de sentido trocado (*missense*) no complexo I	Homoplásmica (geralmente)	Materna
NARP, doença de Leigh	Neuropatia, ataxia, retinite pigmentar, atraso do desenvolvimento, incapacidade intelectual, acidemia láctica	Mutações pontuais no gene da subunidade 6 da ATPase	Heteroplásmica	Materna
MELAS	Encefalomiopatia mitocondrial, acidose láctica e episódio semelhante a AVE; pode se manifestar somente como diabetes melito ou surdez	Mutação pontual no $tRNA^{Leu}$	Heteroplásmica	Materna
MERRF	Epilepsia mioclônica, fibras vermelhas anfractuadas nos músculos, ataxia, surdez neurossensorial	Mutação pontual no $tRNA^{Lys}$	Heteroplásmica	Materna
Surdez	Surdez neurossensorial progressiva, frequentemente induzida por antibióticos aminoglicosídeos Surdez sensorineural não sindrômica	Mutação m. 1555>G no rRNA 12S Mutação m.A7445>G no rRNA 12S	Homoplásmica Homoplásmica	Materna Materna
Oftalmoplegia crônica externa progressiva (OCEP)	Fraqueza progressiva dos músculos extraoculares, cardiomiopatia, ptose, bloqueio cardíaco, ataxia, pigmentação retinal, diabetes	A mutação pontual em MELAS comum no $tRNA^{Lys}$; grandes deleções semelhantes às da SKS	Heteroplásmica	Materna se houver mutações pontuais
Síndrome de Pearson	Insuficiência pancreática, pancitopenia, acidose láctica	Grandes deleções	Heteroplásmica	Esporádica, mutações somáticas
Síndrome de Kearns-Sayre (SKS)	OEP de início precoce com bloqueio cardíaco e pigmentação retiniana	Grande deleção de 5 kb	Heteroplásmica	Esporádica, mutações somáticas

mtDNA, DNA mitocondrial; rRNA, RNA ribossômico; tRNA, RNA de transporte. (De Nussbaum RL, McInnes RR, Willard HF, editores: *Thompson & Thompson genetics in medicine*, ed 6, Filadélfia, 2001, Saunders, p. 246.)

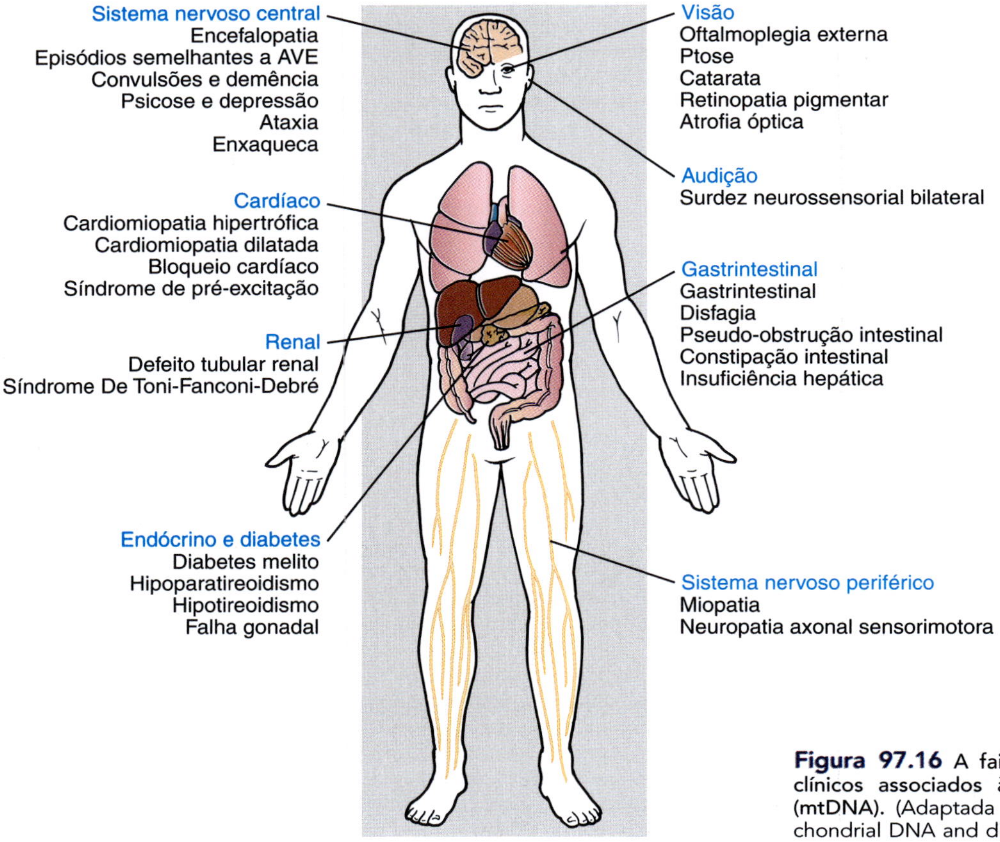

Figura 97.16 A faixa de tecidos afetados e fenótipos clínicos associados às mutações no DNA mitocondrial (mtDNA). (Adaptada de Chinnery PF, Turnbull DM: Mitochondrial DNA and disease, *Lancet* 345:SI17-SI21, 1999.)

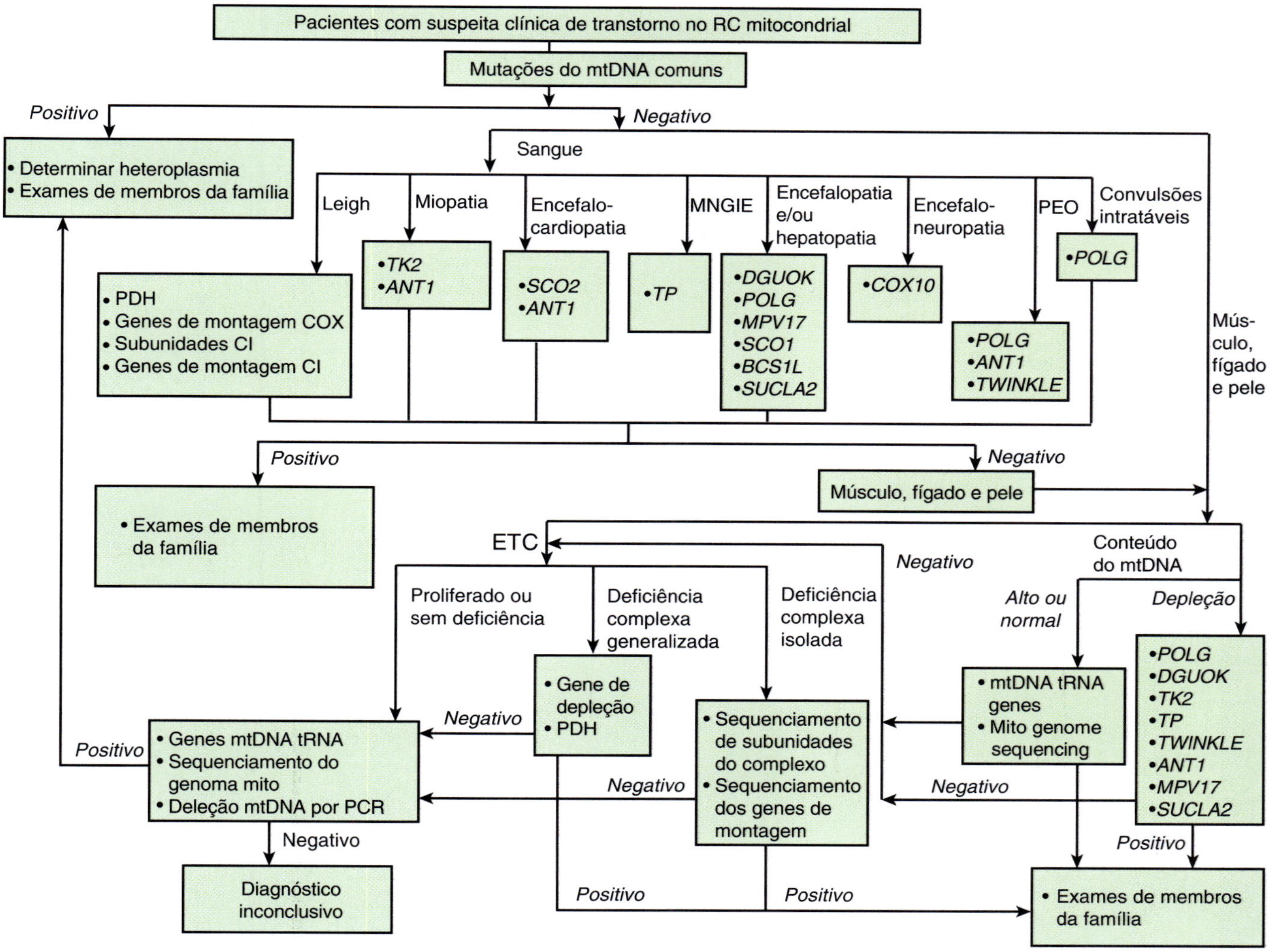

Figura 97.17 Algoritmo clínico para o teste diagnóstico genético do DNA mitocondrial e do DNA nuclear (nDNA) em pacientes com suspeita de distúrbios mitocondriais (Baylor College of Medicine, Mitochondrial Diagnostics Laboratory). RC, Cadeia respiratória; MNGIE, encefalopatia neurogastrintestinal mitocondrial; PEO, oftalmoplegia externa progressiva; PDH, piruvato desidrogenase; CI, complexo respiratório I; ETC, cadeia de transporte de elétrons; PCR, reação em cadeia da polimerase. (De Haas RH, Parikh S, Falk MJ et al.: The in-depth evaluation of suspected mitochondrial disease, *Mol Genet Metab* 94:16-37, 2008.)

Algumas expansões de trinucleotídios associadas a outros genes podem provocar doença por meio de outro mecanismo que não a redução da produção proteica. Na doença de Huntington, a expansão faz com que o produto genético apresente novos efeitos tóxicos sobre os neurônios dos gânglios da base. Na maior parte dos distúrbios por repetição de trinucleotídios, há uma correlação clínica com o tamanho da expansão provocando sintomas mais graves e uma idade mais precoce de início da doença quanto maior a expansão. A observação de um crescente agravamento da doença e em uma idade mais precoce nas gerações subsequentes é denominada de **antecipação genética,** sendo uma característica definitiva de muitos distúrbios associados à expansão dos trinucleotídios (Figura 97.19).

Imprinting genômico

As duas cópias da maior parte dos genes são funcionalmente equivalentes. Todavia, em alguns casos, apenas uma cópia do gene é transcrita e a segunda é silenciada. Esse silenciamento genético está, em geral, associado à metilação do DNA, que é uma modificação **epigenética,** o que significa que não altera a sequência de nucleotídios do DNA (Figura 97.20). No ***imprinting***, a expressão gênica depende da origem parental do cromossomo (Capítulo 98.8). Os distúrbios do *imprinting* resultam de um desequilíbrio entre as cópias ativas de um dado gene, o que pode ocorrer por diversos motivos. As síndromes de Prader-Willi e a de Angelman, dois distúrbios distintos associados ao comprometimento do desenvolvimento, são ilustrativas. Ambas podem ser provocadas por microdeleções no *locus* cromossômico 15q11-12. As microdeleções na **síndrome de Prader-Willi** estão sempre no cromossomo 15 de origem paterna, enquanto na **síndrome de Angelman** elas estão na cópia materna. O gene *UBE3A* é o responsável pela síndrome de Angelman. A cópia paterna do *UBE3A* é transcricionalmente silenciada no cérebro e a cópia materna continua a ser transcrita. Se um indivíduo possuir uma deleção materna, uma quantidade insuficiente da proteína *UBE3A* será produzida, resultando nos déficits neurológicos observados na síndrome de Angelman.

A **dissomia uniparental (DUP),** que consiste na rara ocorrência de uma criança que herda ambas as cópias de um cromossomo do mesmo genitor, constitui outro mecanismo genético que pode causar as síndromes de Prader-Willi e de Angelman. Herdar ambos os cromossomos 15 da mãe é funcionalmente o mesmo que a deleção 15q12 paterna e resulta na síndrome de Prader-Willi. Cerca de 30% dos casos de síndrome de Prader-Willi são provocados por DUP15 materna, enquanto a DUP15 paterna é responsável por apenas 3% dos casos de síndrome de Angelman (Capítulo 98.8).

Uma mutação pontual em um gene do *imprinting* genômico constitui outra causa. As variantes patogênicas no gene *UBEA3* são responsáveis por quase 11% dos pacientes com síndrome de Angelman e também resultam nas formas com transmissão familiar. A causa mais rara é a mutação no centro do *imprinting*, o que resulta em uma incapacidade

Tabela 97.2 Doenças associadas a expansões repetidas de nucleotídios.

DOENÇA	DESCRIÇÃO	SEQUÊNCIA REPETIDA	FAIXA DA NORMALIDADE	FAIXA DA ANORMALIDADE	GENITOR NO QUAL A EXPANSÃO GERALMENTE OCORRE	LOCALIZAÇÃO DA EXPANSÃO
CATEGORIA 1						
Doença de Huntington	Perda do controle motor, demência, distúrbio afetivo	CAG	6 a 34	36 a 100 ou mais	Mais frequentemente o pai	Éxon
Atrofia muscular espinal e bulbar	Doença do neurônio motor de início na vida adulta associada à insensibilidade aos androgênios	CAG	11 a 34	40 a 62	Mais frequentemente o pai	Éxon
Ataxia espinocerebelar do tipo 1	Ataxia progressiva, disartria, dismetria	CAG	6 a 39	41 a 81	Mais frequentemente o pai	Éxon
Ataxia espinocerebelar do tipo 2	Ataxia progressiva, disartria	CAG	15 a 29	35 a 59	–	Éxon
Ataxia espinocerebelar do tipo 3 (doença de Machado-Joseph)	Distrofia, atrofia muscular distal, ataxia, oftalmoplegia externa	CAG	13 a 36	68 a 79	Mais frequentemente o pai	Éxon
Ataxia espinocerebelar do tipo 6	Ataxia progressiva, disartria, nistagmo	CAG	4 a 16	21 a 27	–	Éxon
Ataxia espinocerebelar do tipo 7	Ataxia progressiva, disartria, degeneração retiniana	CAG	7 a 35	38 a 200	Mais frequentemente o pai	Éxon
Ataxia espinocerebelar do tipo 17	Ataxia progressiva, demência, bradicinesia, dismetria	CAG	29 a 42	47 a 55	–	Éxon
Atrofia dentatorubro-palidoluisiana/ síndrome de Haw-River,	Atrofia cerebelar, ataxia, epilepsia mioclônica, coreoatetose, demência	CAG	7 a 25	49 a 88	Mais frequentemente o pai	Éxon
CATEGORIA 2						
Pseudoacondroplasia, displasia epifisária múltipla	Baixa estatura, frouxidão articular, doença articular degenerativa	GAC	5	6 a 7	–	Éxon
Distrofia muscular oculofaríngea	Fraqueza proximal dos membros, disfagia, ptose	CGG	6	7 a 13	–	Éxon
Displasia cleidocraniana	Baixa estatura, abertura das suturas cranianas com protuberância da calota craniana, hipoplasia/ aplasia clavicular, braquidactilia, anomalias odontológicas	CGG, GCT, GCA	17	27 (expansão observada em uma família)	–	Éxon
Simpolidactilia	Polidactilia e sindactilia	GCG, GCT, GCA	15	22 a 25	–	Éxon
CATEGORIA 3						
Distrofia miotônica (DM1; cromossomo 19)	Perda muscular, arritmia cardíaca, catarata, calvície frontal	CTG	5 a 37	100 a vários milhares	Qualquer dos genitores, mas uma forma congênita pode ocorrer pela mãe	Região 3′ não traduzida
Distrofia miotônica (DM2; cromossomo 3)	Perda muscular, arritmia cardíaca, catarata, calvície frontal	CCTG	< 75	75 a 11.000	–	Região 3′ não traduzida
Ataxia de Freidreich	Ataxia progressiva dos membros, disartria, miocardiopatia hipertrófica, fraqueza piramidal nas pernas	GAA	7 a 2	200 a 900 ou mais	Herança autossômica recessiva, então os alelos mutantes são herdados de ambos os genitores	Íntron
Síndrome do X frágil (FRAXA)	Deficiência intelectual, orelhas e mandíbulas grandes, macro-orquidismo em homens	CGG	6 a 52	200 a 2.000 ou mais	Exclusivamente a mãe	Região 5′ não traduzida
Sítio frágil (FRAXE)	Deficiência intelectual leve	GCC	6 a 35	> 200	Mais frequentemente a mãe	Região 5′ não traduzida
Ataxia espinocerebelar do tipo 8	Ataxia com início na idade adulta, disartia, nistagmo	CTG	16 a 37	107 a 127	Mais frequentemente a mãe	Região 3′ não traduzida
Ataxia espinocerebelar do tipo 10	Ataxia e convulsões	ATTCT	12 a 16	800 a 4.500	Mais frequentemente o pai	Íntron
Ataxia espinocerebelar do tipo 12	Ataxia, distúrbios do movimento ocular; idade variável de início	CAG	7 a 28	66 a 78	–	Região 5′ não traduzida
Epilepsia mioclônica do tipo 1	Convulsões de início na juventude, demência	Repetição de domínio de 12-pb	2 a 3	30 a 75	Herança autossômica recessiva, sendo transmitida por ambos os pais	Região 5′ não traduzida

De Jorde LB, Carey JC, Bamshad MJ *et al.*: *Medical genetics*, ed 3, St. Louis, 2006, Mosby, p. 82.

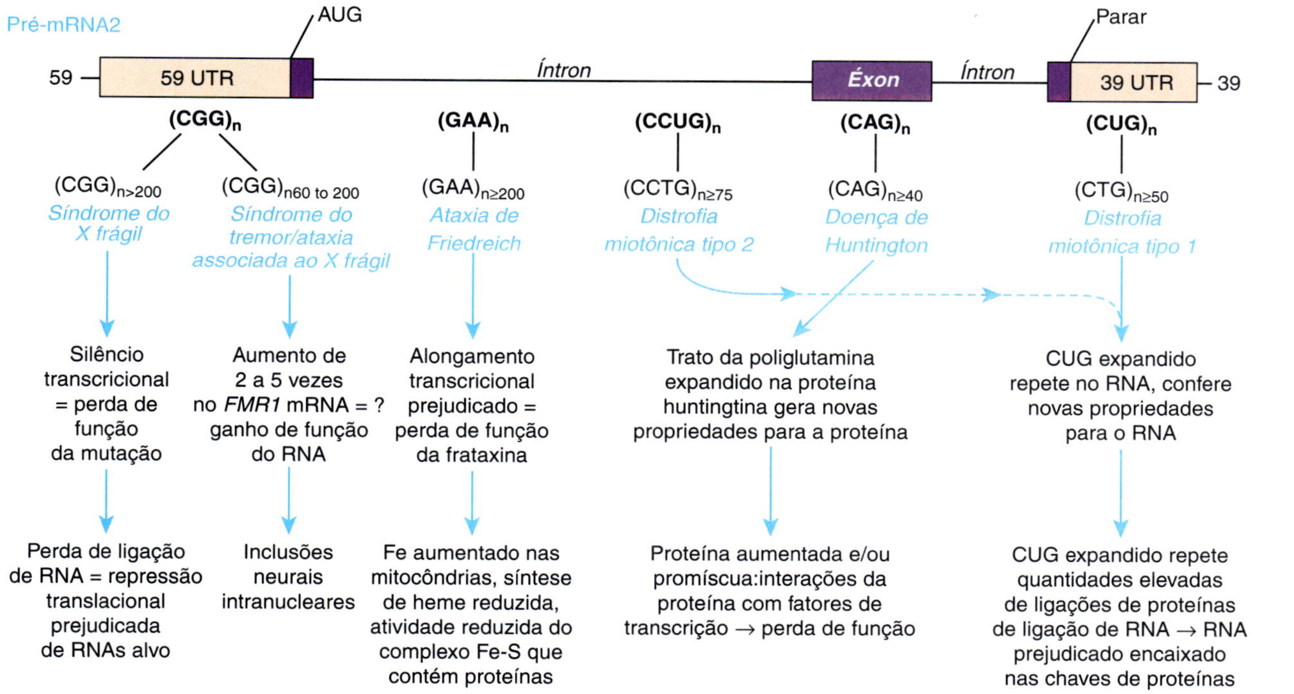

Figura 97.18 **As posições das expansões de repetição do trinucleotídio e a sequência de cada trinucleotídio em cinco doenças representativas de repetição dos trinucleotídios, mostradas em um esquema de um RNA pré-mensageiro genérico (mRNA).** O número mínimo de repetições na sequência do DNA do gene afetado associado à doença é indicado igualmente, assim como o efeito da expansão no RNA do mutante ou na proteína (De Nussbaum RL, McInnes RR, Willard HF, editors: *Thompson & Thompson genetics in medicine*, ed 8, Philadelphia, 2016, Elsevier; based partly on an unpublished figure of John A. Phillips III, Vanderbilt University.)

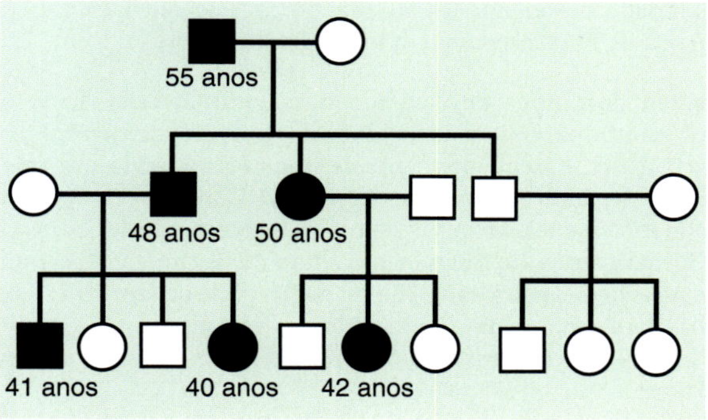

Figura 97.19 **Heredograma da distrofia miotônica ilustrando a antecipação genética.** Neste caso, a idade de início dos sintomas em afetados da família por uma doença autossômica dominante é antecipada nas gerações mais recentes. Em *preto*, pacientes afetados.

de realizar o *imprinting* correto do gene *UBE3A*. Em uma mulher, a incapacidade de redefinir o *imprinting* no seu cromossomo 15 herdado do seu pai resulta em um risco de 50% de transmissão da cópia incorretamente metilada do *UBE3A* para um filho que desenvolverá, então, a síndrome de Angelman.

Além de 15q12, outras regiões de *imprinting* genômico de interesse clínico incluem o braço curto do cromossomo 11, no qual os genes da síndrome de Beckwith-Wiedemann e da nesidioblastose estão mapeados, e o braço longo do cromossomo 7 com DUP do *locus* 7q, que foi associada a alguns casos de baixa estatura idiopática e síndrome de Russel-Silver.

O *imprinting* de um gene pode ocorrer durante a gametogênese ou precocemente no desenvolvimento embrionário (reprogramação). Os genes podem se tornar inativos ou ativos por meio de diversos mecanismos, incluindo metilação do DNA ou desmetilação, ou acetilação ou desacetilação de histonas, com padrões diferentes de (des)metilação observados em regiões cromossômicas do *imprinting* paterno ou materno. Alguns genes demonstram *imprinting* tecido-específico (Figura 97.20). Vários estudos sugerem um pequeno, mas significante, aumento da incidência de distúrbios de *imprinting*, especificamente nas síndromes de Beckwith-Wiedemann e de Angelman, associados a tecnologias de reprodução assistida, como a fertilização *in vitro* e a injeção intracitoplasmática de espermatozoides[1]. No entanto, a incidência global desses distúrbios em crianças concebidas com o emprego de tecnologias reprodutivas é provavelmente menor que 1%.

HERANÇA MULTIFATORIAL E POLIGÊNICA

A **herança multifatorial** refere-se a características que são causadas por uma combinação entre fatores hereditários, ambientais e estocásticos (Figura 97.21). As características multifatoriais diferem da **herança poligênica**, que se refere a características que resultam dos efeitos aditivos de múltiplos genes. Características multifatoriais segregam no interior de famílias, mas não exibem um padrão de herança uniforme ou identificável. Tais características incluem as seguintes observações:

- Há uma taxa semelhante de recorrência entre todos os parentes de primeiro grau (pais, irmãos, descendência do filho afetado). É raro encontrar um aumento substancial do risco para parentes mais distantes do que o segundo grau do caso índice
- O risco de recorrência está relacionado à incidência da doença
- Alguns distúrbios apresentam uma predileção do sexo, conforme indicado por uma incidência masculino:feminina desigual. A estenose pilórica, por exemplo, é mais comum nos homens, enquanto a luxação congênita do quadril é mais comum em mulheres. Com uma alteração da proporção entre os sexos, o risco é maior para os parentes de um caso índice cujo gênero seja menos comumente afetado. Por exemplo, o risco para o filho de uma mulher afetada por estenose pilórica infantil é de 18%, comparado aos 5% para o filho de um homem afetado. Uma mulher afetada presumivelmente apresenta maior suscetibilidade genética, podendo, então, passar para a sua descendência

[1]N.R.T.: Técnica ICSI.

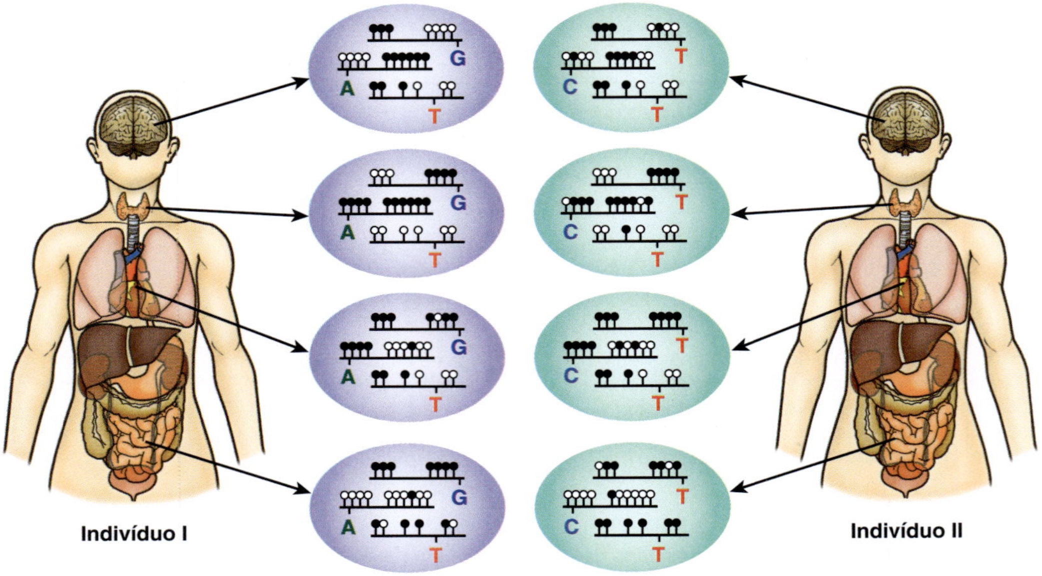

Figura 97.20 **Metilação do DNA tecido-específica e heterogeneidade epigenética entre os indivíduos.** Um subgrupo de padrões de metilação de DNA no interior de uma célula é característico daquele tipo celular. As metilações do DNA para o tipo celular e para o tecido específico estão ilustradas por variações de órgão para órgão em agrupamentos de CpGs metilados (bases citosina-fostafo-guanina) em um mesmo indivíduo. Independentemente da uniformidade global dos padrões de metilação do DNA tecido-específicos, existem variações nesses padrões entre diferentes indivíduos. Os CpGs metilados são indicados por um *círculo cheio*, enquanto os CpGs não metilados por um *círculo aberto*. Os polimorfismos de nucleotídio único (SNPs) estão indicados pela base correspondente. (Adaptada de Brena RM, Huang THM, Plass C: Toward a human epigenome, *Nat Genet* 38:1359-1360, 2006.)

- A probabilidade de que ambos os gêmeos idênticos sejam afetados com a mesma malformação não é de 100%, mas é muito maior do que a probabilidade de que ambos os membros de um par de gêmeos não idênticos sejam afetados. Isso está em contraste com o padrão observado na herança mendeliana, na qual os gêmeos idênticos quase sempre compartilham distúrbios genéticos com penetrância completa
- O risco de recorrência é maior quando múltiplos membros da família são afetados. Um exemplo simples é o de que o risco de recorrência para as fendas labial e palatina unilaterais é de 4% para um casal com um filho afetado e aumenta para 9% com duas crianças afetadas. Algumas vezes é difícil distinguir entre uma etiologia multifatorial e uma etiologia mendeliana em famílias com múltiplos indivíduos afetados

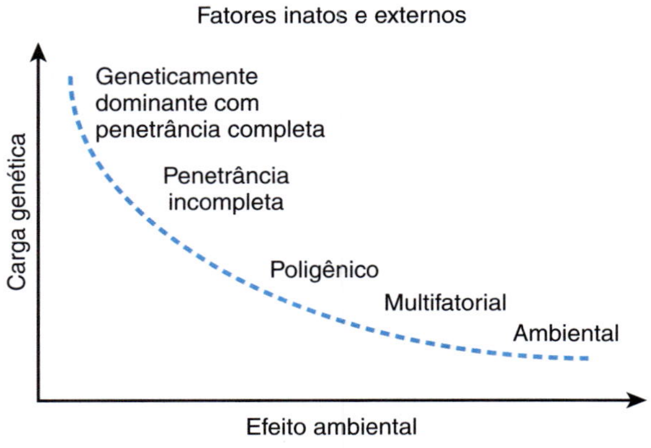

Figura 97.21 **Em um diagrama etiológico a redução progressiva da carga genética que contribui para o desenvolvimento de uma doença cria uma suave transição na distribuição da enfermidade.** Em teoria, nenhuma doença está completamente livre da influência de fatores genéticos nem de fatores ambientais. (De Bomprezzi R, Kovanen PE, Martin R: New approaches to investigating heterogeneity in complex traits, *J Med Genet* 40:553-559, 2003. Reproduzida com autorização do BMJ Publishing Group.)

- O risco de recorrência pode ser maior quando o distúrbio é mais grave. Por exemplo, um lactente que apresenta um longo segmento intestinal com doença de Hirschsprung tem maior probabilidade de ter um irmão afetado do que um lactente com a doença de Hirschsprung em um segmento curto.

Existem dois tipos de características multifatoriais. Uma exibe variação contínua, com os indivíduos normais caindo dentro de uma faixa estatística – frequentemente definida como tendo um valor de dois desvios padrões (DPs) acima e/ou abaixo da média – e os "anormais" recaindo fora daquela faixa. Os exemplos incluem características como a inteligência, a pressão sanguínea, a altura e a circunferência craniana. Para muitos desses padrões, os valores para a prole podem ser estimados com base em uma média modificada dos valores dos seus genitores, e os fatores nutricionais e ambientais desempenhando um papel importante.

Em relação às outras características multifatoriais, a distinção entre normal e anormal se baseia na presença ou ausência de um traço em particular. Os exemplos incluem a estenose pilórica, defeitos do tubo neural, defeitos cardíacos congênitos e as fendas labial e palatina. Esses fenótipos seguem um **modelo segundo um limiar** (Figura 97.15). Uma distribuição de risco devida a fatores genéticos e não genéticos é postulada na população. Os indivíduos que excedem o limiar de risco desenvolvem a característica, e aqueles abaixo desse limiar não o fazem.

O equilíbrio entre fatores genéticos e ambientais é demonstrado pelos defeitos do tubo neural. Fatores genéticos são implicados a partir do aumento do risco de recorrência para os genitores de uma criança afetada em comparação com a população em geral; ainda assim, o risco de recorrência é de cerca de 3%, menor do que o esperado se o traço fosse provocado por uma mutação monogênica com penetrância completa. O papel de fatores ambientais não genéticos é mostrado pelo risco de recorrência reduzindo em até 87% se a mãe ingerir 4 mg de ácido fólico por dia com início 3 meses antes da concepção.

Muitas doenças de início na vida adulta se comportam como se fossem provocadas pela herança multifatorial. Diabetes, doença arterial coronariana e esquizofrenia são alguns exemplos.

A bibliografia está disponível no GEN-io.

Capítulo **98**

Citogenética

Carlos A. Bacino e Brendan Lee

A citogenética clínica é o estudo dos cromossomos: sua estrutura, função, herança e anomalias. As anomalias cromossômicas são muito comuns e ocorrem em cerca de 1 a 2% dos nascimentos com vida, 5% dos natimortos e 50% das perdas fetais precoces no primeiro trimestre de gestação (Tabela 98.1). As anomalias cromossômicas são comuns entre indivíduos com déficit intelectual e desempenham um papel significante no desenvolvimento de algumas neoplasias.

As análises cromossômicas são indicadas para as pessoas que apresentam anomalias congênitas múltiplas, características dismórficas e/ou déficit intelectual. As indicações específicas para os estudos incluem idade materna avançada (mais de 35 anos), anomalias múltiplas à ultrassonografia fetal (teste pré-natal), anomalias congênitas múltiplas, crescimento intrauterino retardado, problemas pós-natais de crescimento e desenvolvimento, genitália ambígua, déficit intelectual inexplicado com ou sem anomalias anatômicas associadas, abortamentos de repetição (três ou mais) ou história anterior de natimortos e óbitos neonatais, um parente de primeiro grau com anomalia estrutural cromossômica conhecida ou suspeita, achados clínicos compatíveis com uma anomalia conhecida, algumas malignidades e síndrome de instabilidade cromossômica (p. ex., síndrome de Bloom, anemia de Fanconi).

Tabela 98.1 Incidência de anomalias cromossômicas em pesquisas com neonatos.

TIPO DE ANOMALIA	NÚMERO	INCIDÊNCIA APROXIMADA
ANEUPLODIAS DOS CROMOSSOMOS SEXUAIS		
Masculinas (43.612 neonatos*)		
47, XXY	45	1/1.000*
47, XYY	45	1/1.000
Outras aneuploidias do X ou Y	32	1/1.350
Total	**122**	**1/360 nascimentos do sexo masculino**
Femininas (24.547 neonatos)		
45, X	6	1/4.000
47, XXX	27	1/900
Outras aneuploidias do X	9	1/2.700
Total	**42**	**1/580 nascimentos do sexo feminino**
ANEUPLOIDIAS AUTOSSÔMICAS (68.159 NEONATOS)		
Trissomia do 21	82	1/830
Trissomia do 18	9	1/7.500
Trissomia do 13	3	1/22.700
Outras aneuploidias	2	1/34.000
Total	**96**	**1/700 nascimentos com vida**
ANOMALIAS ESTRUTURAIS (68.159 NEONATOS)		
Rearranjos equilibrados		
Robertsoniana	62	1/1.100
Outras	77	1/885
Rearranjos desequilibrados		
Robertsoniana	5	1/13.600
Outras	38	1/1.800
Total	**182**	**1/375 nascimentos com vida**
Todas as Anomalias Cromossômicas	**442**	**1/154 nascimentos com vida**

*Estudos recentes mostram que a prevalência atualmente é de 1:580. (De Hsu LYF: Prenatal diagnosis of chromosomal abnormalities through amniocentesis. Em Milunsky A, editor: *Genetic disorders and the fetus*, ed 4, Baltimore, 1998, Johns Hopkins University Press, pp. 179-248.)

98.1 Métodos de Análise Cromossômica

Carlos A. Bacino e Brendan Lee

Os estudos citogenéticos geralmente são realizados em linfócitos do sangue periférico, embora os fibroblastos cultivados obtidos por biopsia de pele também possam ser usados. Os estudos cromossômicos pré-natais (fetais) são feitos em células obtidas a partir do líquido amniótico (amniócitos), do tecido das vilosidades coriônicas e do sangue fetal; ou, na hipótese de diagnóstico pré-implante, por meio da análise de uma biopsia de *blastômero* (estágio de clivagem), biopsia de corpo polar ou biopsia de blastocisto. Os estudos citogenéticos da medula óssea possuem um importante papel na vigilância tumoral, particularmente entre os pacientes com leucemia. Eles são úteis para determinar a indução da remissão e o sucesso do tratamento ou, em alguns casos, a ocorrência de recidivas.[1]

As anomalias cromossômicas incluem anomalias do número e da estrutura e resultam de erros durante a divisão celular. Existem dois tipos de divisão celular: a mitose, que ocorre na maior parte das células somáticas, e a meiose, que está limitada às células germinativas. Na **mitose**, duas células filhas geneticamente idênticas são produzidas a partir de uma única célula mãe. A duplicação do DNA já ocorreu durante a **intérfase** na fase S do ciclo celular (síntese de DNA). Portanto, no início da mitose os cromossomos consistem em dois filamentos duplos de DNA unidos no centrômero e conhecidos como *cromátides irmãs*. A mitose pode ser dividida em quatro estágios: prófase, metáfase, anáfase e telófase. A **prófase** caracteriza-se pela condensação do DNA. Igualmente, durante a prófase, a membrana nuclear e o nucléolo desaparecem e o fuso mitótico é formado. Na **metáfase**, os cromossomos alinham-se no centro da célula e as fibras do fuso conectam-se ao centrômero de cada cromossomo, estendendo-se aos centríolos nos dois polos da figura mitótica. Na **anáfase**, os cromossomos dividem-se ao longo dos seus eixos longitudinais para formar duas cromátides filhas, que, então, migram para os polos opostos da célula. A **telófase** caracteriza-se pela formação de duas novas membranas nucleares e nucléolos, pela duplicação dos centríolos e pela clivagem citoplasmática para formar as duas células filhas.

A **meiose** inicia-se no oócito feminino durante a vida fetal e é completada mais tarde, após anos ou décadas. Nos homens, ela se inicia na adolescência e na vida adulta, sendo completada em poucos dias. A meiose é precedida pela replicação do DNA, de modo que inicialmente cada um dos 46 cromossomos consiste em duas cromátides. Na meiose, uma **célula diploide** (2n = 46 cromossomos) divide-se para formar **quatro células haploides** (n = 23 cromossomos). A meiose consiste em dois grandes ciclos de divisão celular. Para que a **meiose I** possa ocorrer, cada um dos cromossomos homólogos se pareia com precisão, de modo que haja **recombinação genética**, envolvendo a permuta entre os dois filamentos de DNA **(cruzamento cromossômico)**. Isso resulta em um reordenamento da informação genética para os cromossomos recombinados e permite uma diversidade genética adicional. Cada célula filha recebe, então, um de cada um dos 23 cromossomos homólogos. Na oogênese, uma das células filhas recebe a maior parte do citoplasma e torna-se o primeiro corpúsculo polar. A **meiose II** é semelhante a uma divisão mitótica, mas sem um ciclo precedente de duplicação do DNA (replicação). Cada um dos 23 cromossomos divide-se longitudinalmente e as cromátides homólogas migram para os polos opostos da célula. Isso produz quatro espermatogônias nos homens e um óvulo e um segundo corpo polar nas mulheres, cada um com um conjunto haploide (n = 23) de cromossomos. Consequentemente, a meiose cumpre dois papéis cruciais: ela reduz o número de cromossomos de diploide (46) para haploide (n = 23), de modo que, após a fertilização, o número diploide seja restabelecido; e permite a recombinação genética.

Dois erros comuns na divisão celular podem ocorrer durante a meiose ou a mitose, cada um podendo resultar em um número anormal de cromossomos. O primeiro erro é a **não disjunção**, na qual dois cromossomos não conseguem se separar durante a meiose e, portanto, migram em conjunto para uma das novas células, produzindo uma

[1]N.R.T.: Também são úteis no diagnóstico citogenético do tipo de leucemia.

célula com duas cópias do cromossomo e outra sem nenhuma delas. O segundo é o **retardo na anáfase**, no qual uma cromátide ou cromossomo normal é perdido durante a mitose porque ele falha em se mover com rapidez o bastante durante a anáfase para ser incorporado a uma das novas células filhas (Figura 98.1).

Para a análise cromossômica, as células são cultivadas (por períodos variáveis dependendo do tipo celular) com ou sem estimulação, e, então, artificialmente interrompidas na mitose durante a metáfase (ou prometáfase); depois, elas são submetidas à solução hipotônica a fim de permitir a ruptura da membrana celular nuclear e a dispersão adequada dos cromossomos para análise, fixação, bandeamento e, por fim, coloração. O método de bandeamento e de coloração mais comumente usado é o **bandeamento GTG** (bandas G com tripsina e coloração Giemsa), também conhecido como **bandeamento G**, que produz uma combinação única de bandas escuras (G-positivas) e claras (G-negativas), o que permite a identificação de todos os 23 pares individuais de cromossomos para análise.

Os cromossomos dispersados na metáfase são primeiramente avaliados por microscópio e, então, suas imagens são fotografadas ou capturadas por meio de uma câmera de imagem e armazenadas em um computador para serem analisadas depois. Os seres humanos possuem 46 cromossomos ou 23 pares, que são classificados como *autossomos* para os cromossomos 1 a 22, e como *cromossomos sexuais*, frequentemente denominados *complemento sexual*: XX para as mulheres e XY para os homens. Os cromossomos homólogos em uma preparação e na metáfase podem ser, então, pareados a organizados sistematicamente para a montagem do cariótipo de acordo com convenções bem definidas assim como aquelas estabelecidas pelo Sistema Internacional para a Nomenclatura Citogenética Humana (ISCN), sendo o cromossomo 1 o maior e o 22, o menor. De acordo com a nomenclatura, a descrição do cariótipo inclui o número total de cromossomos seguido pela constituição cromossômica sexual. Um cariótipo normal é 46,XX para mulheres e 46,XY para homens (Figura 98.2). As anomalias são anotadas após o complemento dos cromossomos sexuais.

Embora o sistema internacionalmente aceito para a classificação cromossômica humana se baseie em grande parte no comprimento e no padrão de bandeamento de cada cromossomo, a posição do centrômero em relação às extremidades do cromossomo também é uma característica distinta útil (Figura 98.3). O centrômero divide o cromossomo em dois, com o braço curto sendo designado como **braço p** e o braço longo sendo designado como **braço q**. Um sinal de mais ou de menos antes do número de um cromossomo indica que há um cromossomo extra ou ausente, respectivamente. A Tabela 98.2 lista

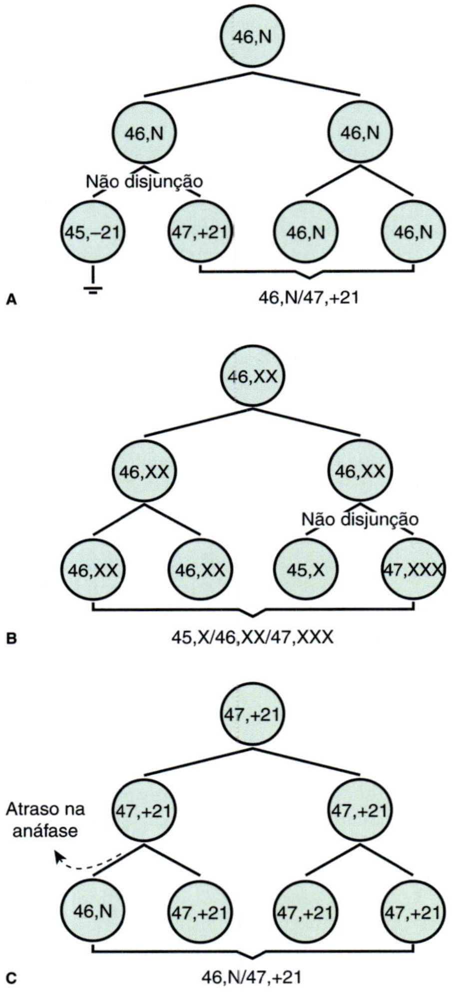

Figura 98.1 Geração do mosaicismo. **A.** Não disjunção pós-zigótica em um concepto inicialmente normal. Neste exemplo, uma linhagem celular (monossômica para o 21) é subsequentemente perdida, sendo o cariótipo final 46,N/47,+21. **B.** Não disjunção pós-zigótica em um concepto inicialmente 46,XX, resultando em um mosaicismo 45,X/46,XX/47,XXX. **C.** Atraso pós-zigótico em anáfase em um concepto inicialmente 47,+21. (De Gardner RJM, Sutherland GR. Chromosome abnormalities and genetic counseling, ed 3 *New York*, 2003, Oxford University Press, p. 33, Figura 43.1. Com permissão de Oxford University Press, Inc., www.oup.com.)

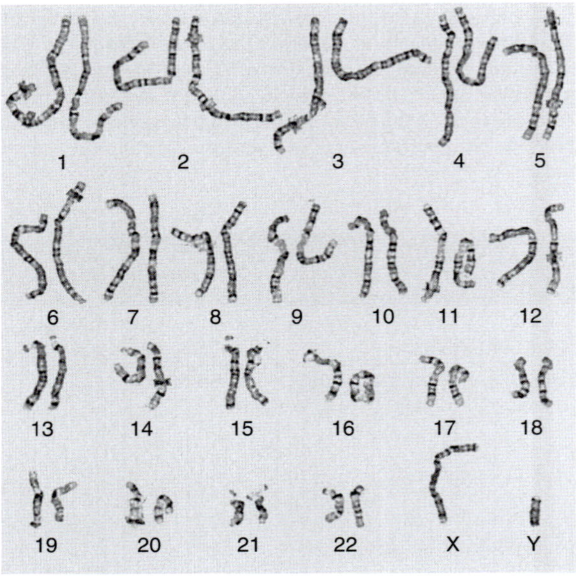

Figura 98.2 Cariótipo de um homem normal no nível de 550 a 600 faixas. Quanto maior o tempo em que os cromossomos são capturados na metáfase, ou às vezes na prometáfase, mais faixas podem ser visualizadas.

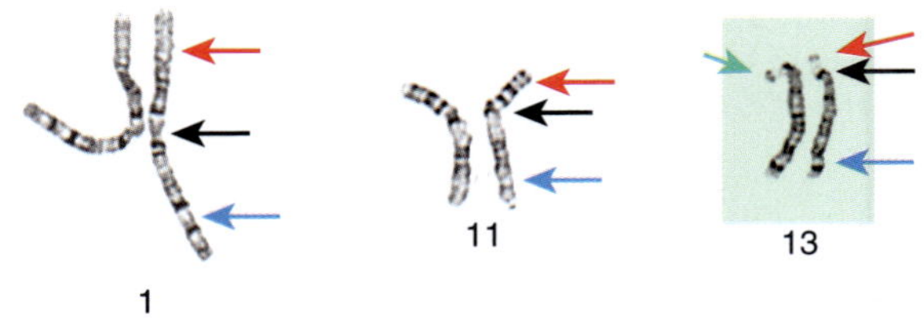

Figura 98.3 Exemplo de diferentes tipos de cromossomos de acordo com a posição do centrômero. À *esquerda* está um par do cromossomo 1 com o centrômero equidistante dos braços curto e longo (também conhecido como *metacêntrico*). No centro está um par do cromossomo 11 que é submetacêntrico. À *direita* está um par do cromossomo 13 que constitui um exemplo de cromossomo acrocêntrico. Os cromossomos acrocêntricos contêm um braço curto muito pequeno, hastes e DNA satélite. A *seta preta* indica a posição do centrômero. A *seta azul* mostra o braço longo de um cromossomo. A *seta vermelha* aponta o braço curto de um cromossomo. A *seta verde* destaca a região satélite, que é composta de repetições de DNA. A *área clara* entre o braço curto e o satélite é conhecida como *haste*.

Tabela 98.2 Algumas abreviaturas usadas para descrição dos cromossomos e suas anomalias.

ABREVIATURA	SIGNIFICADO	EXEMPLO	CONDIÇÃO
XX	Feminino	46, XX	Cariótipo feminino normal
XY	Masculino	46, XY	Cariótipo masculino normal
[##]	Número [#] de células	46, XY[12]/47, XXY[10]	Número das células em cada clone, geralmente dentro de colchetes Mosaicismo na síndrome de Klinefelter com 12 células normais e 10 com um cromossomo X extra
cen	Centrômero		
del	Deleção	46,XY,del(5p)	Homem com deleção do braço curto do cromossomo 5
der	Derivativo	46,XX,der(2),t(2p12;7q13)	Mulher com cromossomo 2 estruturalmente rearranjado que resultou de uma translocação entre os cromossomos 2 (braço curto) e 7 (braço longo)
dup	Duplicação	46,XY,dup(15)/(q11-q13)	Homem com duplicação intersticial no braço longo do cromossomo 15 na região da síndrome de Prader-Willi/Angelman
ins	Inserção	46,XY,ins(3)(p13q21q26)	Homem com uma inserção no interior do cromossomo 3 Um segmento do cromossomo q21q26 foi reinserido no cromossomo p13
inv	Inversão	46,XY,inv(2)(p21q31)	Homem com inversão pericêntrica do cromossomo 2 com pontos de quebra nas bandas p21 e q31
ish	FISH de metáfase	46,XX.ish del(7)(q11.23q11.23)	Mulher com deleção na região da síndrome de Williams detectada por hibridização *in situ*
nuc ish	FISH na intérfase	nuc ish(DXZ1 × 3)	Hibridização na intérfase *in situ* mostrando três sinais da região centromérica do cromossomo X
mar	Marcador	47,XY,+mar	Homem com material cromossômico extra e não definido
mos	Mosaico	mos 45,X[14]/46,XX[16]	Mosaico da síndrome de Turner (análise de 30 células mostrou que 14 células são 45,X e 16 células são 46,XX)
p	Braço curto	46,XY,del(5)(p12)	Homem com deleção no braço curto do cromossomo 5, banda p12 (nomenclatura abreviada)
q	Braço longo	46 XY,del(5)(q14)	Homem com deleção no braço longo do cromossomo 5, banda 14
r	Anel cromossômico	46,X,r(X)(p21q27)	Mulher com um cromossomo X normal e um anel cromossômico X
t	Translocação	t(2;8)(q33;q24.1)	O intercâmbio de material entre os cromossomos 2 e 8 com pontos de quebra nas bandas 2q33 e 8q24.1
ter	Terminal	46,XY,del(5)(p12-pter)	Homem com deleção no cromossomo 5, entre p12 e a porção terminal do braço curto (nomenclatura completa)
/	Slash	45,X/46,XY	Linhagens ou clones separados Mosaicismo por monossomia X e uma linhagem celular masculina
+	Ganho de	47,XX,+21	Mulher com trissomia 21
−	Perda de	45,XY,−21	Homem com monossomia 21

algumas das abreviaturas usadas para as descrições dos cromossomos e das suas anomalias. A preparação cromossômica em metáfase geralmente exibe 450 a 550 bandas. Os cromossomos em prófase e em prometáfase são mais longos e menos condensados, com frequência exibindo 550 a 850 bandas. Análises em alta resolução podem detectar pequenas anomalias cromossômicas, embora tenham sido substituídas principalmente por estudos de microarranjo cromossômico (*array*-CGH ou aCGH).

As técnicas moleculares (p. ex., FISH, CMA, aCGH) preencheram uma importante lacuna para o diagnóstico de anomalias cromossômicas crípticas. Essas técnicas identificam anomalias sutis que frequentemente estão abaixo da resolução ótica dos estudos citogenéticos padrão. A **hibridização fluorescente *in situ*** (**FISH**, do inglês *Fluorescent In Situ Hybridization*) é usada para identificar a presença, ausência ou rearranjo de segmentos *específicos* de DNA, utilizando sondas moleculares específicas para genes ou regiões do DNA. Várias sondas FISH são usadas no cenário clínico: sequências únicas ou sondas de cópias únicas, sondas de sequências repetitivas (satélites alfa em regiões pericentroméricas) e sondas de cópias múltiplas (cromossomo-específicas ou de pintura cromossômica) (Figura 98.4A e B). A técnica FISH envolve o emprego de uma sequência única e conhecida de DNA ou sonda marcada com um corante fluorescente que é complementar à região de interesse a ser estudada. A sonda marcada é exposta à preparação citogenética em uma lâmina de microscópio, contendo geralmente o DNA cromossômico em metáfase ou intérfase. Quando a sonda se pareia com a sua sequência complementar de DNA, ela pode ser, então, visualizada por meio da microscopia por fluorescência (Figura 98.5). Na preparação cromossômica da metáfase, a localização cromossômica exata de cada cópia da sonda pode ser documentada e, muitas vezes, o *número de cópias* (deleções duplicações) da sequência de DNA é precisamente identificado. Quando os segmentos examinados (como nas duplicações genômicas) estão muito próximos, apenas as células em intérfase podem determinar com precisão a presença de duas ou mais cópias ou sinais, desde que nas células em metáfase; o DNA estando muito condensado algumas duplicações podem, falsamente, se apresentar como um único sinal.

Os rearranjos cromossômicos de menos de 5 milhões de pb (5 Mpb) não podem ser detectados pelas técnicas citogenéticas convencionais; a FISH foi inicialmente usada para detectar deleções na ordem de 50 a 200 kb de DNA e facilitou a caracterização inicial de uma série de **síndromes de microdeleções**. Algumas sondas de FISH hibridizam sequências repetitivas localizadas em regiões pericentroméricas. As sondas pericentroméricas ainda são amplamente usadas para a identificação rápida de determinadas trissomias em células interfásicas de esfregaços sanguíneos; ou mesmo na rápida análise de amostras

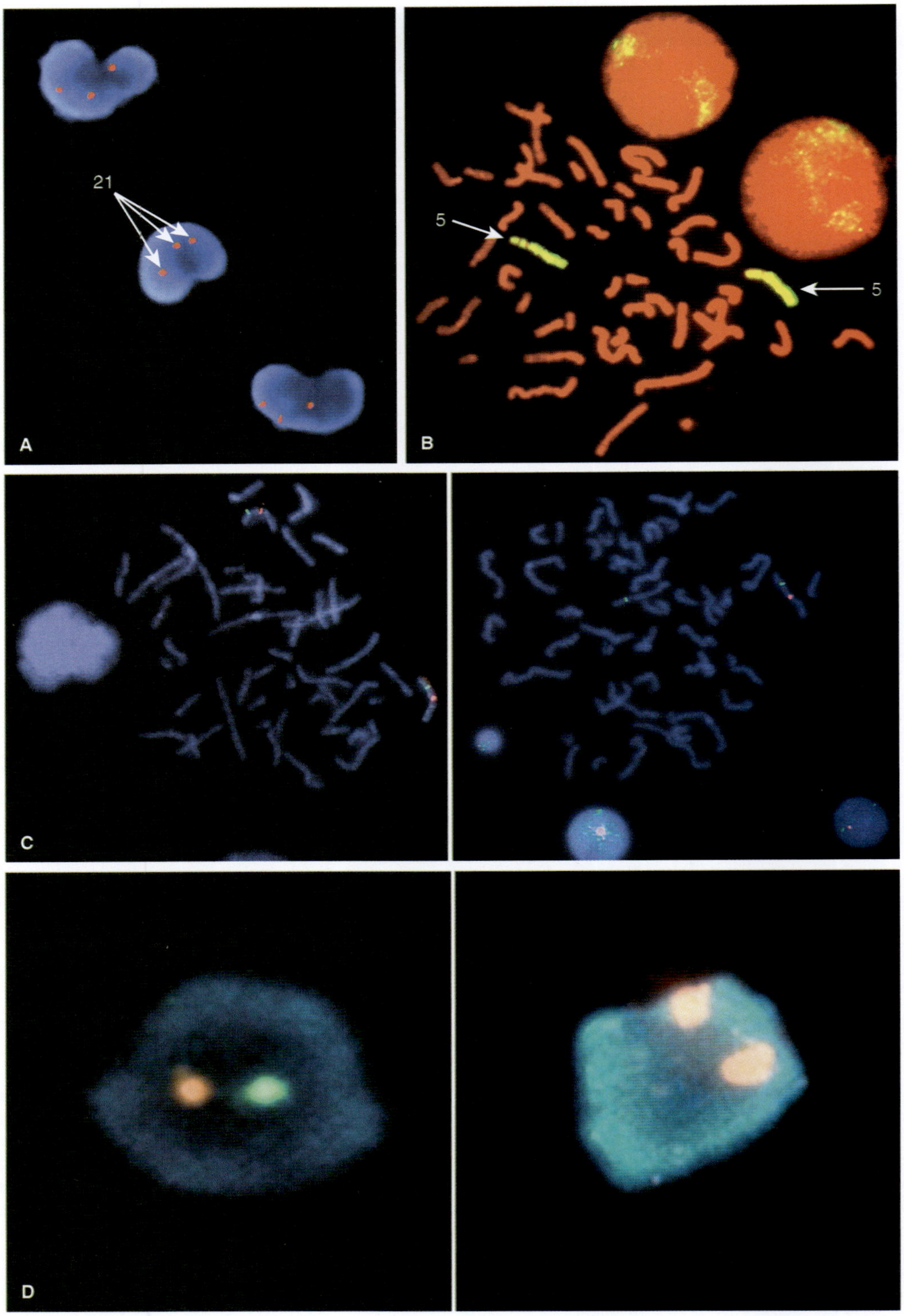

Figura 98.4 **A.** Análise FISH de células do sangue periférico em intérfase de um paciente com síndrome de Down utilizando uma sonda específica para o cromossomo 21. Os três sinais vermelhos marcam a presença de três cromossomos 21. **B.** Análise FISH de um esfregaço de cromossomos em metáfase provenientes de um indivíduo clinicamente normal utilizando uma coloração de cromossomo inteiro específica para o cromossomo cinco. Ambos os cromossomos 5 estão completamente rotulados (*amarelo*) ao longo de todo o seu comprimento. **C.** FISH de células em metáfase utilizando uma sonda de sequência única que se hibridiza com o gene da elastina no cromossomo 7q11.23 no interior da região crítica da síndrome de Williams. A sonda para a elastina está destacada em *vermelho*, e uma sonda controle no cromossomo 7 está destacada em *verde*. A imagem à *esquerda* exibe hibridização normal para o cromossomo 7, com dois sinais para a região da elastina e dois para a sonda normal. A imagem à *direita* exibe um cromossomo normal à direita, com os sinais do controle e da elastina e um cromossomo 7 deletado à esquerda, evidenciado por meio de um único sinal para a sonda controle. Esta imagem corresponde a um paciente com uma deleção na região da síndrome de Williams. **D.** FISH em células na intérfase utilizando sondas de DNA que se hibridizam com sequências repetitivas de satélites α na região pericentromérica dos cromossomos sexuais. À *esquerda*, células em intérfase com dois sinais, um rotulado em *vermelho* para o cromossomo X e em *verde* para o cromossomo Y, compatível com um complemento cromossômico masculino normal. À *direita*, células na intérfase exibindo dois sinais vermelhos para o cromossomo X, compatíveis com um complemento cromossômico feminino normal.

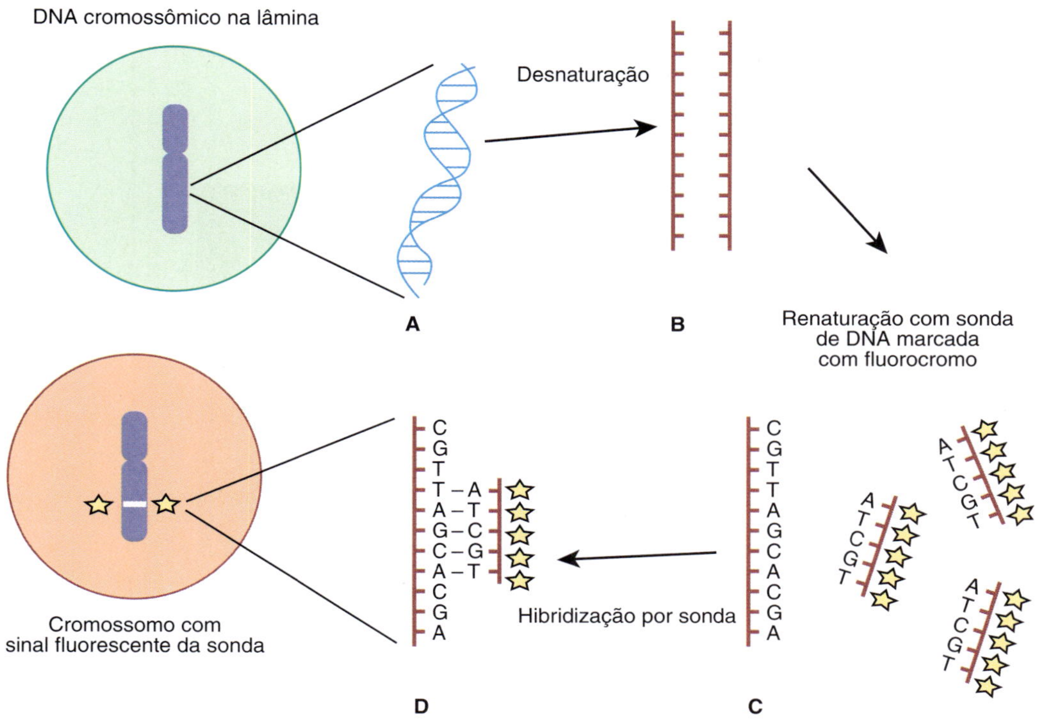

Figura 98.5 A FISH envolve a desnaturação do DNA de dupla hélice presente nos cromossomos em metáfase ou em núcleos em intérfase em preparações citogenéticas (**A**) em DNA de filamento único (**B**). O DNA fixado à lâmina é, então, renaturado ou reemparelhado na presença de excesso de cópias de um DNA de filamento único, de sequência de pares de bases de DNA rotuladas por fluorocromo ou de sonda (**C**). A sonda se emparelha ou "hibridiza" com pontos da sequência de DNA complementar (**D**) no interior do genoma cromossômico. O sinal da sonda é visualizado e apresenta uma imagem como a de um cromossomo por meio da microscopia fluorescente. (De Lin RL, Cherry AM, Bangs CD *et al.*: FISHing for answers: the use of molecular cytogenetic techniques in adolescent medicine practice. Em Hyme HE, Greydanus D, editores: *Genetic disorders in adolescents: state of the art reviews. Adolescent medicine*, Philadelphia, 2002, Hanley and Belfus, pp. 305-313.)

pré-natais de células obtidas por meio de amniocentese. Essas sondas estão disponíveis para os cromossomos 13, 18 e 21, assim como para os para os cromossomos sexuais X e Y (Figura 98.4C e D). No que diz respeito aos distúrbios em nível genômico pelo uso do aCGH, a FISH não é mais um teste citogenético de primeira linha e o seu papel passou em grande parte para a confirmação dos achados dos microarranjos. Em resumo, a FISH é reservada para (1) exames de confirmação de anomalias detectadas por CMA (aCGH), (2) triagem pré-natal rápida nas células interfásicas do líquido amniótico e (3) esfregaço de sangue interfásico para atribuição do sexo de recém-nascidos que apresentam genitália ambígua.

A **hibridização genômica comparativa (aCGH) para arranjos** e o **microarranjo cromossômico (CMA)** são: técnicas de base molecular que envolvem a rotulação diferenciada do DNA do paciente com um corante fluorescente (fluoróforo verde) e de um DNA controle com um fluoróforo vermelho (Figura 98.6). Oligonucleotídios (segmentos curtos de DNA) que abrangem todo o genoma são organizados em lâminas ou grades de **microarranjos** (chips). Quantidades iguais das duas amostras de DNA diferencialmente marcados são misturadas e a relação fluorescência verde:vermelha é medida ao longo de cada área testada. As regiões de amplificação do DNA do paciente exibem um excesso de fluorescência verde, e as regiões de perda exibem um excesso de fluorescência vermelha. Se o DNA do paciente e o do controle estiverem igualmente representados, a relação verde:vermelho será de 1:1 e as regiões testadas aparecem amarelas (Capítulo 96; Figura 96.5). A detecção é atualmente possível no nível de resolução de éxon único, dependendo dos chips utilizados. Em um futuro próximo, as detecções do número de cópias poderão evoluir ainda mais a ponto de serem detectadas pelo sequenciamento de nova geração no contexto do sequenciamento de todo o *genoma*

As muitas vantagens para o aCGH incluem sua capacidade de testar todas as regiões críticas associadas a doenças no genoma de uma única vez, detectar duplicações e deleções atualmente não identificadas como regiões recorrentes causadoras de doenças não disponíveis pelo FISH e detectar síndromes de deleção de genes isolados e/ou genes contíguos. Além disso, aCGH nem sempre exige cultivo de células para gerar DNA suficiente, o que pode ser importante em um contexto de testagem pré-natal por uma questão de tempo. As limitações de aCGH são que ela não detecta translocações equilibradas ou inversões balanceadas e podem não detectar níveis muito baixos de mosaicismo cromossômico. Dentre os diferentes tipos de aCGH, alguns são mais orientados que outros. O **aCGH direcionado** pode ser uma forma eficaz e eficiente para a detecção de aberrações cromossômicas crípticas clinicamente conhecidas. Os **arranjos de genoma integral** visam à totalidade do genoma e possibilitam uma cobertura melhor e mais densa em regiões genômicas uniformemente espaçadas. Sua desvantagem é que a interpretação de deleções ou duplicações pode ser difícil se ela envolver áreas não previamente conhecidas pelo seu envolvimento com doenças.

Uma variante frequentemente usada no cenário clínico é o **polimorfismo de nucleotídio único (SNP)**. Os SNPs são variações polimórficas entre dois nucleotídios de um *locus* e, quando analisados conjuntamente, podem proporcionar informação clínica valiosa. Vários milhões de SNPs ocorrem normalmente no genoma humano. As variações de SNPs podem ajudar na detecção de **dissomias uniparentais** (*i. e.*, informações genéticas derivadas de um único progenitor), assim como consanguinidade na família. Muitos dos arranjos hoje usados na prática clínica combinam o emprego de oligonucleotídios para a detecção de **variações do número de cópias** em conjunto com os SNPs. Existem muitas variações do número de cópias que provocam deleção ou duplicação no genoma humano. Assim, a maior parte das anomalias genéticas detectadas, a menos que associadas a fenótipos clínicos muito bem conhecidos, exige a *investigação parental*, uma vez que uma variação do número de cópias que é herdada poderia ser uma variante polimórfica benigna ou incidental. Uma anomalia **de novo** (p. ex., uma que só é encontrada na criança e não nos pais), frequentemente é mais significativa se estiver associada a um fenótipo anormal encontrado apenas na criança e se envolver genes com funções importantes.

O aCGH é uma tecnologia muito valiosa isolada ou em combinação com a FISH associada aos estudos cromossômicos convencionais (Figura 98.7).

A bibliografia está disponível no GEN-io.

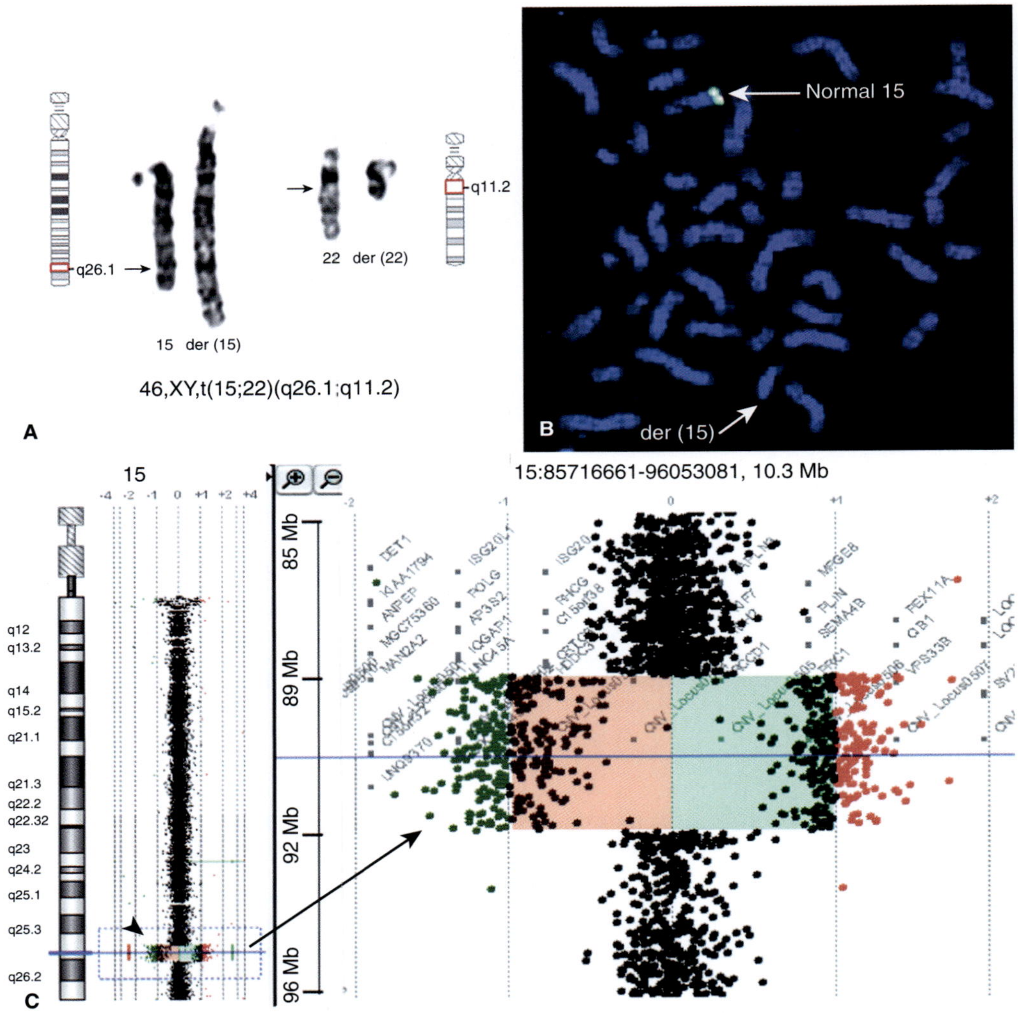

Figura 98.6 Um exemplo de microdeleção oculta em um ponto de ruptura de translocação de uma translocação aparentemente equilibrada em um paciente com atraso no desenvolvimento (AD) e defeito do crescimento. **A.** Cariótipo parcial exibindo t(15;22)(q26.1;q11.2). **B.** FISH com clones 2O19 (*verde*) e 354 M14 (*vermelho*) em 15q26.1; as *setas* indicam sinais que só estão presentes no cromossomo 15 normal, sugerindo uma deleção no der(15). **C.** aCGH em duas cores com permuta de corante com oligossondas 244 K; as *pontas de setas* indicam uma deleção de 3,3 Mpb no cromossomo 15q26.1-q26.2, a *seta* aponta para visão em *close-up* da deleção. (De Li MM, Andersson HC: Clinical application of microarray-based molecular cytogenetics: an emerging new era of genomic medicine, *J Pediatr* 155:311-317, 2009, com permissão dos autores e do editor.)

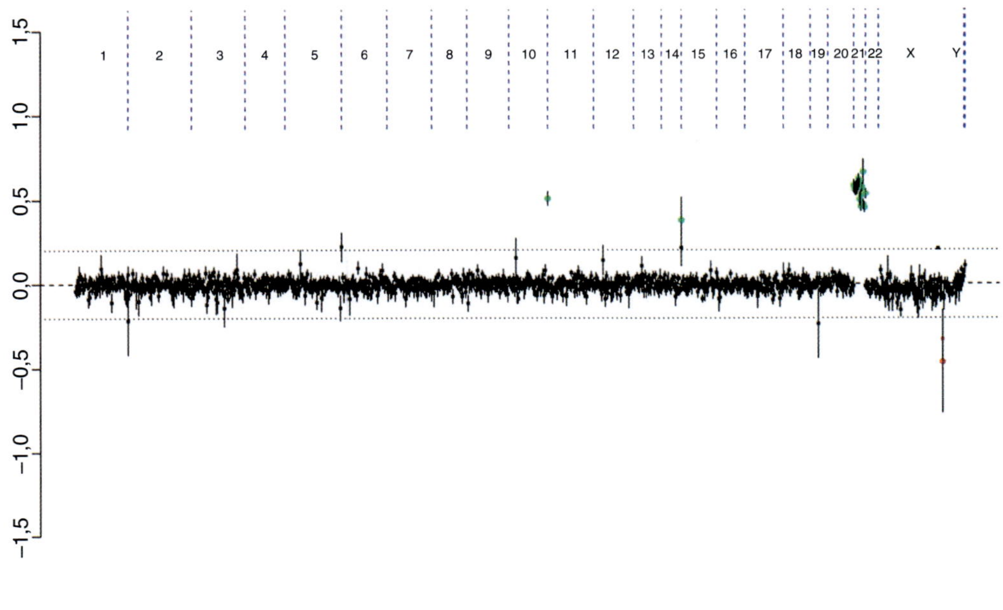

Figura 98.7 aCGH em uma paciente com síndrome de Down. Cada *ponto preto* representa um pedaço de segmento de DNA específico para uma localização cromossômica diferente. A maior parte dos pontos mostrados entre eixo 0,0 e 0,2 é considerada dentro da faixa da normalidade. As exceções frequentemente resultam de variações polimórficas. Um grupo de pontos coloridos de *verde* agrupa-se no cromossomo 21 e acima de 0,5. Esses representam um ganho no número de cópias de segmentos de DNA para o cromossomo 21, conforme observado na síndrome de Down e compatível com trissomia do 21.

98.2 Síndrome de Down e Outras Anomalias do Número de Cromossomos

Brendan Lee

ANEUPLOIDIA E POLIPLOIDIA

As células humanas contêm um múltiplo de 23 cromossomos (n = 23). Uma célula haploide (n) possui 23 cromossomos (em geral o óvulo ou o espermatozoide). Se os cromossomos de uma célula tiverem um múltiplo exato de 23 (46, 69, 92 na espécie humana), essas células serão denominadas **euploides**. Células **poliploides** são células euploides com mais do que o número **diploide** de 46 (2n) cromossomos: 3n, 4n. As concepções poliploides em geral não são viáveis, mas a presença de mosaicismo com uma linha celular cariotipicamente normal pode permitir a sobrevivência. O **mosaicismo** é uma anomalia definida como a presença de duas ou mais linhagens celulares em um único indivíduo. A **poliploidia** é uma anomalia comum observada em perdas gestacionais do primeiro trimestre. As **células triploides** são aquelas com três conjuntos haploides de cromossomos (3n) e só são viáveis na forma associada a mosaicismo. Os lactentes triploides podem nascer com vida, mas não sobrevivem por muito tempo. A triploidia frequentemente resulta da fertilização de um óvulo por dois espermatozoides (dispermia). O insucesso em uma das divisões meióticas, resultando em um óvulo ou espermatozoide diploide, também pode resultar em triploidia. O fenótipo da concepção triploide depende da origem do conjunto extra de cromossomos. Se o conjunto extra for de origem **paterna**, ele resultará em uma mola hidatiforme parcial[2] (crescimento placentário excessivo) com desenvolvimento embrionário geralmente ausente; contudo, as concepções triploides que possuem um conjunto extra de cromossomos **maternos** resultam em restrição de crescimento embrionário grave com uma placenta fibrótica (desenvolvimento placentário insuficiente) e pequena, cujo concepto é, em geral, abortado espontaneamente.

As células anormais que não contêm um número haploide múltiplo de cromossomos são denominadas células **aneuploides**. A **aneuploidia** é o tipo mais comum e clinicamente mais significante de uma anomalia cromossômica humana, ocorrendo em, pelo menos, 3 a 4% de todas as gestações clinicamente identificadas. As **monossomias** ocorrem quando apenas uma cópia, em vez de duas, de um dado cromossomo está presente em uma célula que, de outro modo, seria diploide. Na espécie humana, a maior parte das monossomias autossômicas parece ser letal precocemente no desenvolvimento e a sobrevida só é possível em uma **forma mosaica** ou por meio de um resgate cromossômico (restabelecimento do número normal a partir da duplicação de um único cromossomo monossômico). Uma exceção a essa regra é a monossomia para o cromossomo X (45,X) observada na síndrome de Turner; acredita-se que a maior parte dos conceptos 45,X seja perdida precocemente na gravidez por motivos ainda não explicados.

A causa mais comum de aneuploidia é a **não disjunção**, o insucesso da separação cromossômica que geralmente ocorre durante a meiose (Figura 98.1). A não disjunção pode ocorrer durante as meioses I ou II, assim como durante a mitose, embora a meiose I materna seja a não disjunção mais comum nas aneuploidias (p. ex., síndrome de Down, trissomia do 18). Após a não disjunção meiótica, o gameta resultante carece de um cromossomo ou possui duas cópias em vez de uma cópia normal, resultando em zigoto monossômico ou trissômico, respectivamente.

A **trissomia** caracteriza-se pela presença de três cópias cromossômicas, em vez das duas normais, de um cromossomo em particular. A trissomia é a forma mais comum de aneuploidia. A trissomia pode ocorrer em todas as células ou em mosaicismo. A maior parte dos indivíduos com trissomia exibe um fenótipo constante e específico, dependendo do cromossomo envolvido.

FISH é a técnica que pode ser usada para um diagnóstico rápido na detecção pré-natal de aneuploidias fetais comuns, incluindo os cromossomos 13, 18 e 21, bem como os cromossomos sexuais (Figura 98.4C e D). A detecção direta do DNA de células livres fetais no plasma materno para trissomia fetal é um exame de triagem seguro e altamente eficaz na identificação de aneuploidia fetal no período gestacional. As anomalias cromossômicas numéricas mais comuns em crianças nascidas vivas incluem a trissomia do 21 (síndrome de Down), a trissomia do 18 (síndrome de Edwards), a trissomia do 13 (síndrome de Patau) e as aneuploidias dos cromossomos sexuais: a síndrome de Turner (geralmente 45,X), a síndrome de Klinefelter (47,XXY), 47,XXX e 47,XYY. De longe, o tipo mais comum de trissomia nos lactentes nascidos vivos é a trissomia do 21 (47,XX,+21 ou 47,XY,+21) (Tabela 98.1). As trissomias do 18 e do 13 são relativamente menos comuns e estão associadas a um conjunto característico de anomalias congênitas e a um grave comprometimento intelectual (Tabela 98.3). A ocorrência de trissomia do 21 e de outras trissomias aumenta com o avanço da idade materna (35 anos ou mais). Em razão desse risco aumentado, deve-se oferecer às mulheres que tiverem 35 anos ou mais, no momento do parto, um aconselhamento genético e um diagnóstico pré-natal (incluindo triagem sérica, ultrassonografia e detecção de DNA fetal livre em soro materno, amniocentese ou coleta de amostra de vilosidade coriônica; ver Capítulo 115).

SÍNDROME DE DOWN

A trissomia do 21 constitui a etiologia genética mais comum de deficiência intelectual moderada. A incidência da síndrome de Down em nascidos vivos é de, aproximadamente, 1 a cada 733; a incidência na concepção é mais que o dobro dessa taxa. A diferença é contabilizada

[2]N.R.T.: Também denominada pseudomola.

Tabela 98.3 Trissomias cromossômicas e seus achados clínicos.

SÍNDROME	INCIDÊNCIA	MANIFESTAÇÕES CLÍNICAS
Trissomia do 13, síndrome de Patau	1/10.000 nascimentos	Fenda labial frequentemente na linha média; dedos flexionados com polidactilia pós-axial; hipotelorismo ocular; nariz bulboso; orelhas malformadas com implantação baixa; microcefalia; malformação cerebral, especialmente holoprosencefalia; microftalmia, malformações cardíacas; defeitos do couro cabeludo; hipoplasia ou ausência de arcos costais, anomalias viscerais e genitais Letalidade precoce na maior parte casos, com sobrevida média de 12 dias; aproximadamente 80% falecem por volta do primeiro ano. Sobrevida em 10 anos de aproximadamente 13%. Os sobreviventes apresentam um importante retardo do neurodesenvolvimento
Trissomia do 18, síndrome de Edwards	1/6.000 nascimentos	Baixo peso ao nascer, punhos fechados com o dedo indicador sobreposto ao terceiro quirodáctilo, e o quinto quirodáctilo sobreposto ao quarto, quadris estreitos com limitação da abdução, esterno curto, pés em cadeira de balanço (ou mata-borrão), microcefalia, occipital proeminente, micrognatia, malformações cardíacas e renais e déficit intelectual Cerca de 88% das crianças falecem no primeiro ano; sobrevida de 10 anos de cerca de 10%. Os sobreviventes apresentam um significante retardo do desenvolvimento neurológico
Trissomia do 8, mosaicismo	1/20.000 nascimentos	Face alongada, fronte proeminente e alta, nariz largo e arrebitado, lábio inferior evertido e grosso, micrognatia, baixa implantação das orelhas, palato com arqueamento alto, algumas vezes com fenda; anomalias osteoarticulares comuns (camptodactilia do segundo ao quinto dedos, patela pequena); sulcos plantares ou palmares profundos; comprometimento intelectual moderado

nas perdas gestacionais precoces. Além do comprometimento cognitivo, a síndrome de Down está associada a anomalias congênitas e a características dismórficas típicas (Figuras 98.8 e 98.9; Tabela 98.4). Embora haja variabilidade nas características clínicas, a constelação de achados fenotípicos é bastante uniforme e permite a identificação clínica da trissomia do 21. Os indivíduos afetados estão mais propensos a defeitos cardíacos congênitos (50%), como defeitos septais atrioventriculares, defeitos septais ventriculares, defeitos septais atriais isolados tipo *ostium secundum*, ducto arterioso patente e tetralogia de Fallot. Complicações pulmonares incluem infecções respiratórias recorrentes, problema respiratório no sono, laringo e traqueobroncomalácia, hipertensão pulmonar e asma. Anomalias gastrintestinais congênitas e adquiridas (doença celíaca) e hipotireoidismo são comuns (Tabela 98.5). Outras anomalias incluem leucemia megacarioblástica, disfunção imune, diabetes melito, convulsões, alopecia, artrite idiopática juvenil e problemas de audição e de visão. Uma demência semelhante à da doença de Alzheimer constitui uma complicação conhecida que pode ocorrer já na quarta década e que apresenta uma incidência duas a três vezes maior do que a doença de Alzheimer esporádica. A maior parte dos homens com síndrome de Down é estéril, mas algumas

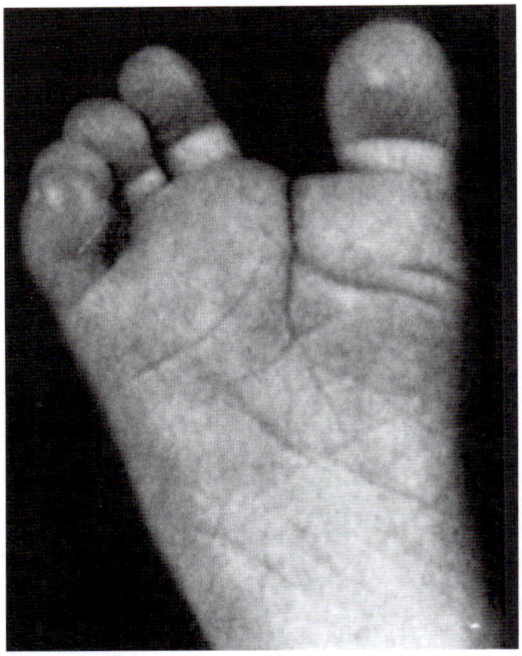

Figura 98.9 Pé preênsil em uma criança com 1 mês de vida portadora de síndrome de Down. (De Wiedemann HR, Kunze J, Dibbern H: *Atlas of clinical syndromes: a visual guide to diagnosis*, ed 3, St. Louis, 1989, Mosby.)

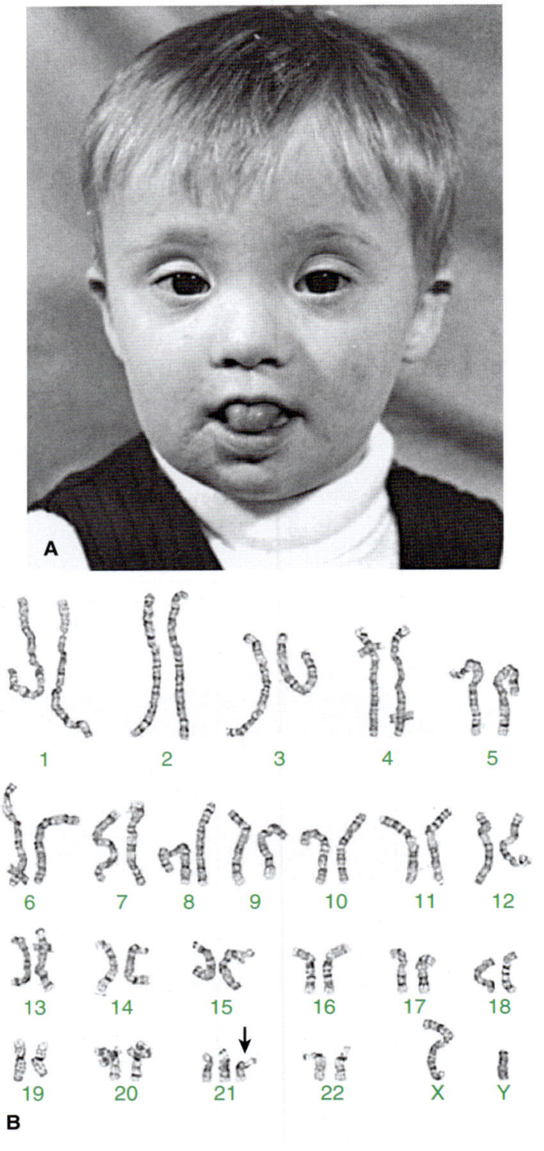

Figura 98.8 **A.** Face de uma criança com síndrome de Down. **B.** Cariótipo de um homem com trissomia do 21, conforme observado na síndrome de Down. Este cariótipo revela 47 cromossomos em vez de 46 com um cromossomo extra no par 21.

mulheres são capazes de se reproduzir, com uma probabilidade de 50% de que as suas gestações apresentem trissomia do 21. Dois genes (*DYRKIA, DSCR1*) na região reputadamente crítica no cromossomo 21 podem constituir alvos para o tratamento.

O déficit do desenvolvimento é universal (Tabelas 98.6 e 98.7; Figura 98.10). O comprometimento social com frequência é relativamente evitado, mas transtorno do espectro do autismo pode ocorrer. Crianças com síndrome de Down apresentam uma considerável dificuldade no uso da expressão da linguagem. A compreensão das potencialidades individuais do desenvolvimento e desafios é necessária para maximizar o processo educacional. As pessoas com síndrome de Down frequentemente se beneficiam de programas que visam ao treinamento cognitivo, estímulo ao desenvolvimento e à educação. As crianças com síndrome de Down também se beneficiam de orientação clínica antecipatória, que estabelece um protocolo de seguimento, avaliação e cuidados para com os pacientes com síndromes genéticas e distúrbios crônicos (Tabela 98.8). Até 15% das crianças com síndrome de Down apresentam instabilidade da primeira vértebra cervical (C1), o que os coloca em risco de lesão da medula espinal com a hiperextensão ou a flexão extrema do pescoço. A organização Special Olympics recomenda a participação e os treinos desportivos, mas exige exame radiográfico (incidências em neutra, extensão completa e flexão) do pescoço antes da participação em esportes que possam resultar em hiperextensão ou na flexão radical ou pressão sobre o pescoço ou porção superior da coluna. Esses esportes incluem modalidades de natação iniciadas por mergulho, começando com nado borboleta, salto ornamental, pentatlo, salto em altura, esportes equestres, ginástica, futebol, futebol americano, esqui na neve e exercícios de aquecimento que imponham estresse sobre a cabeça e o pescoço. Se a instabilidade atlantoaxial for diagnosticada, o Special Olympics permitirá a participação se os pais ou guardiões solicitarem e somente após a obtenção de uma certificação escrita de um médico e com reconhecimento dos riscos pelo genitor ou guardião.

Em comparação com a população geral, as crianças com síndrome de Down apresentam maior risco de ter problemas comportamentais. Estima-se que a comorbidade psiquiátrica seja de 18 a 38% nessa população. As dificuldades comportamentais que ocorrem em crianças com síndrome de Down incluem falta de atenção, teimosia e uma necessidade de rotina e monotonia. Os comportamentos agressivos

Tabela 98.4 Características clínicas da síndrome de Down no período neonatal.

SISTEMA NERVOSO CENTRAL	MUSCULOESQUELÉTICO
Hipotonia*	Hiperflexibilidade articular*
Atraso de desenvolvimento	Pescoço curto, pele redundante*
Reflexo de Moro pobre*	Metacarpos e falanges curtos
CRANIOFACIAL	Quinto dígito curto com clinodactilia*
Braquicefalia com occipício plano	Pregas palmares transversais únicas*
Face plana*	Espaço grande entre o primeiro e o segundo dedo do pé
Fissuras palpebrais inclinadas para cima*	Displasia pélvica*
Pregas epicânticas	Esterno curto
Íris salpicadas (manchas de Brushfield)	Dois centros de ossificação do manúbrio esternal
Três fontanelas	**GASTRINTESTINAL**
Fechamento tardio da fontanela	Atresia duodenal
Seio frontal e hipoplasia médio-facial	Pâncreas anular
Microcefalia leve	Fístula traqueoesofágica
Palato duro curto	Doença de Hirschsprung
Nariz pequeno, ponte nasal plana	Ânus imperfurado
Língua saliente, boca aberta	Colestase neonatal
Orelhas pequenas displásicas*	**CUTÂNEO**
CARDIOVASCULAR	Cutis Marmorata
Defeitos do coxin endocárdico	
Defeito do septo ventricular	
Defeito do septo atrial	
Ducto arterioso patente	
Artéria subclávia aberrante	
Hipertensão pulmonar	

*Critérios de Hall para auxiliar o diagnóstico.

Tabela 98.5 Características adicionais da síndrome de Down que podem se desenvolver ou se tornar sintomáticas com o tempo.

NEUROPSIQUIÁTRICAS	ENDÓCRINAS
Atraso de desenvolvimento	Hipotireoidismo congênito ou adquirido
Convulsões	Diabetes melito
Transtornos do espectro do autismo	Infertilidade
Distúrbios comportamentais	Obesidade
Depressão	Hipertireoidismo
Doença de Alzheimer	**HEMATOLÓGICAS**
SENSORIAIS	Síndrome mieloproliferativa transitória
Perda auditiva congênita ou adquirida	Leucemia linfocítica aguda
Otite média serosa	Leucemia mieloide aguda
Erros de refração (miopia)	**GASTRINTESTINAL**
Catarata congênita ou adquirida	Doença celíaca
Nistagmo	Erupção dentária tardia
Estrabismo	**RESPIRATÓRIO**
Glaucoma	Apneia obstrutiva do sono
Ductos lacrimais bloqueados	Infecções frequentes (sinusite, nasofaringite, pneumonia)
CARDIOPULMONARES	**CUTÂNEAS**
Regurgitação da válvula mitral, tricúspide ou aórtica adquirida	Hiperqueratose palmo-plantar
Endocardite	Seborreia
Apneia obstrutiva do sono	Xerose
MUSCULOESQUELÉTICAS	Foliculite perigenital
Instabilidade atlantoaxial	
Displasia do quadril	
Deslizamento epifisário da cabeça do fêmur	
Necrose avascular do quadril	
Luxações articulares recorrentes (ombro, joelho, cotovelo, polegar)	

ou autodestrutivos são menos comuns nessa população do que em outras crianças com graus semelhantes de incapacidade intelectual decorrente de outras etiologias. Todos esses comportamentos podem responder a intervenções educacionais, comportamentais ou farmacológicas.

A expectativa de vida para as crianças com síndrome de Down é reduzida, sendo de, aproximadamente, 50 a 55 anos. Poucas informações prospectivas relativas aos problemas médicos secundários de adultos com a síndrome de Down são conhecidas. Estudos retrospectivos demonstraram envelhecimento prematuro e aumento do risco de doença de Alzheimer em adultos com síndrome de Down. Esses estudos também demonstraram associações negativas (protetoras) inesperadas entre a síndrome de Down e comorbidades. As pessoas com a trissomia do 21 apresentam menos óbitos do que o esperado para tumores sólidos e doença cardíaca isquêmica. Esse mesmo estudo relatou um aumento do risco de óbitos adultos atribuídos a doença cardíaca congênita, convulsões e leucemia. Em um estudo amplo, as leucemias foram responsáveis por 60% de todos os cânceres em pessoas com síndrome

Tabela 98.6 Marcos do desenvolvimento.

	CRIANÇAS COM SÍNDROME DE DOWN		CRIANÇAS SEM SÍNDROME DE DOWN	
Marco	**Média (meses)**	**Margem (meses)**	**Média (meses)**	**Margem (meses)**
Sorrir	2	1,5 a 3	1	1,5 a 3
Rolar	6	2 a 12	5	2 a 10
Sentar	9	6 a 18	7	5 a 9
Rastejar	11	7 a 21	8	6 a 11
Engatinhar	13	8 a 25	10	7 a 13
Ficar de pé	10	10 a 32	11	8 a 16
Caminhar	20	12 a 45	13	8 a 18
Falar, palavras	14	9 a 30	10	6 a 14
Falar, frases	24	18 a 46	21	14 a 32

De Levine MD, Carey WB, Crocker AC, editores: *Developmental-behavioral pediatrics*, ed 2, Philadelphia, 1992, Saunders.

Tabela 98.7 Habilidades de autocuidado.

	CRIANÇAS COM SÍNDROME DE DOWN		CRIANÇAS SEM SÍNDROME DE DOWN	
Habilidade	**Média (meses)**	**Margem (meses)**	**Média (meses)**	**Margem (meses)**
ALIMENTAÇÃO				
Alimenta-se com as mãos	12	8 a 28	8	6 a 16
Utiliza uma colher/garfo	20	12 a 40	13	8 a 20
TREINAMENTO PARA CONTROLE ESFINCTERIANO				
Vesical	48	20 a 95	32	18 a 60
Intestinal	42	28 a 90	29	16 a 48
VESTIR-SE				
Despir-se	40	29 a 72	32	22 a 42
Vestir-se	58	38 a 98	47	34 a 58

De Levine MD, Carey WB, Crocker AC, editores: *Developmental-behavioral pediatrics*, ed 2, Philadelphia, 1992, Saunders.

Tabela 98.8 Supervisão de saúde para crianças com síndrome de Down.

CONDIÇÃO	MOMENTO PARA A TRIAGEM	COMENTÁRIO
Doença cardíaca congênita	Ao nascer, por um cardiologista pediátrico Adulto jovem, para a doença valvar adquirida	50% de risco de doença cardíaca congênita; aumento do risco para a hipertensão pulmonar
Estrabismo, catarata, nistagmo	Ao nascer ou por volta dos 6 meses; por um oftalmologista pediátrico Verifique a visão anualmente	A catarata ocorre em 15%, os erros da refração, em 50%
Comprometimento ou perda da audição	Ao nascer ou por volta dos 3 meses com resposta auditiva do tronco cerebral ou teste de emissão otoacústica; verifique a audição a cada 6 meses até os 3 anos de idade se a membrana timpânica não for visualizada; verifique anualmente daí em diante	Risco de perda congênita da audição mais um risco de 50 a 70% de otite média serosa
Constipação intestinal	Ao nascer	Aumento do risco de doença de Hirschsprung
Doença celíaca	Aos 2 anos de idade ou se houver sintomas	Triagem com IgA e anticorpos transglutaminase teciduais
Distúrbios hematológicos	Ao nascer e em adolescentes ou se houver desenvolvimento de sintomas	Aumento do risco de policitemia neonatal (18%), reação leucemoide, leucemia (< 1%)
Hipotireoidismo	Ao nascer; repetir entre 6 e 12 meses e anualmente	Congênito (1%) e adquirido (5%)
Crescimento e desenvolvimento	A cada visita Utilize as curvas de crescimento para a síndrome de Down	Discuta as opções de colocação escolar Dieta adequada para evitar a obesidade
Apneia obstrutiva de sono	Inicie por volta de 1 ano de idade e a cada visita	Monitore a ocorrência de roncos, sono agitado
Subluxação ou instabilidade atlantoaxial (incidência de 10 a 30%)	A cada visita, por meio da história e do exame físico Radiografias entre 3 e 5 anos de idade ou quando houver o planejamento de participação em esportes de contato As radiografias são indicadas sempre que os sintomas neurológicos estiverem presentes mesmo se transitórios (dor no pescoço, torcicolo, distúrbios da marcha, fraqueza) Muitos podem ser assintomáticos	A recomendação da Special Olympics é fazer a triagem para os esportes de alto risco (p. ex., mergulho, natação, esportes de contato)
Cuidados ginecológicos	Meninas adolescentes	Menstruação e questões relativas à contracepção
Infecções recorrentes	Quando presentes	Verificar as subclasses de IgG e os níveis de IgA
Transtornos psiquiátricos e comportamentais	A cada visita	Depressão, ansiedade, transtorno obsessivo-compulsivo, esquizofrenia, observados em 10 a 17% Transtornos do espectro autista em 5 a 10% Doença de Alzheimer de início precoce

IgA, imunoglobulina A; IgG, imunoglobulina G. (De Committee on Genetics: Health supervision for children with Down syndrome, *Pediatrics* 107:442-449, 2001; e Baum RA, Spader M, Nash PL *et al.*: Primary care of children and adolescents with Down syndrome: an update, *Curr Probl Pediatr Adolesc Health Care*. 2008;38:235-268.)

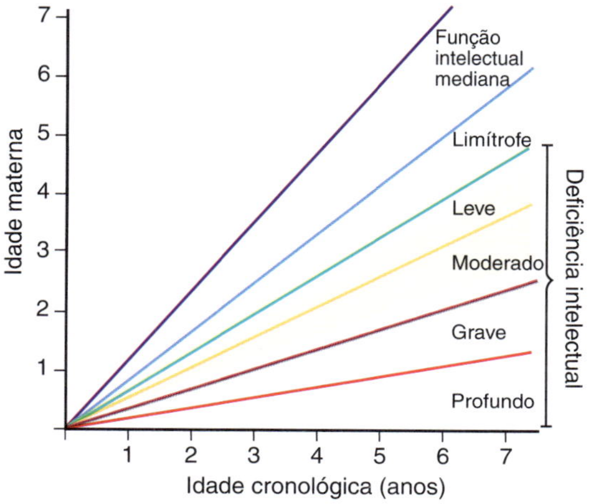

Figura 98.10 A área sombreada em amarelo denota a variação da função intelectual da maior parte das crianças com síndrome de Down. (De Levine MD, Carey WB, Crocker AC, editores: *Developmental-behavioral pediatrics*, ed 2, Philadelphia, 1992, Saunders, p. 226.)

de Down e por 97% de todos os cânceres em criança com síndrome de Down. Houve uma redução do risco de tumores sólidos em todos os grupos etários com síndrome de Down, incluindo neuroblastomas e nefroblastomas em crianças e tumores epiteliais em adultos.

A maioria dos adultos com síndrome de Down é capaz de realizar as atividades da vida cotidiana. Contudo, a maior parte apresenta dificuldades relativas a decisões financeiras, legais ou médicas complexas e um tutor pode ser indicado.

O risco de ter uma criança com trissomia do 21 é mais alto em mulheres que conceberam após os 35 anos de idade. Embora mulheres mais jovens apresentem um risco mais baixo, elas representam a metade de todas as mães com lactentes com síndrome de Down devido à sua taxa de natalidade global mais alta. *Deve ser oferecida uma triagem pré-natal para a síndrome de Down a todas as mulheres* em seu segundo trimestre gestacional, por meio de quatro testes séricos maternos (β-gonadotrofina coriônica humana livre [β-hCB], estriol não conjugado, inibina e α-fetoproteína). Essa oferta é conhecida como a *triagem quádrupla*; ela pode detectar 80% das gestações com síndrome de Down em comparação a 70% da triagem tripla. Ambos os testes apresentam uma taxa de falso-positivos de 5%. Existe um método para a triagem durante o primeiro trimestre por meio do emprego da translucência nucal (TN) fetal, espessura que pode ser medida isoladamente ou em conjunto com o β-hCG e a proteína plasmática-A associada à gravidez (PAPP-A). No primeiro trimestre, a TN isoladamente pode detectar até 70% das gestações com síndrome de Down, mas com o β-hCG e a PAPP-A, a taxa de detecção aumenta para 87%. Se tanto as triagens do primeiro quanto do segundo trimestre forem combinadas com o uso da TN e os perfis bioquímicos (triagem integrada), a taxa de detecção aumenta para 95%. Se apenas a triagem quádrupla do primeiro trimestre for feita, a α-proteína do soro materno (que é reduzida nas gestações afetadas) é recomendada como uma triagem do segundo trimestre.

A detecção do DNA fetal livre no plasma materno também é diagnóstica e substitui as triagens convencionais do 1º e 2º trimestres. A detecção não invasiva da trissomia do 21 por meio da análise do DNA fetal livre no soro materno constitui um importante avanço no diagnóstico pré-natal da síndrome de Down. O sequenciamento de DNA de última geração reduziu o custo desse procedimento, que apresenta um alto grau de precisão (taxa de detecção de 98%) e aplicabilidade. As triagens pré-natais também são úteis para outras trissomias, embora as taxas de detecção possam ser diferentes daquelas fornecidas para a síndrome de Down. Exames atuais podem detectar microdeleções como a síndrome de deleção do 22q11.2, síndrome de Angelman, deleção da síndrome de Prader Willi, síndrome de Cri du Chat, síndrome de Williams e síndrome da deleção de 1p36.3. É importante salientar que, especialmente para as microdeleções, o teste pré-natal não invasivo no DNA fetal livre (NIPT, do inglês *non-invasive prenatal test*) deve ser considerado sobretudo para exames de triagem; e o exame invasivo de acompanhamento (p. ex., amniocentese) deve ser indicado para o diagnóstico definitivo.

Em aproximadamente 95% dos casos de síndrome de Down, existem três cópias do cromossomo 21. A origem do cromossomo 21 supranumerário é materna em 97% dos casos, como resultado de erros na meiose. A maior parte desses ocorre na meiose materna I (90%). Cerca de 1% das pessoas com trissomia do 21 é mosaico, com algumas das suas células apresentando 46 cromossomos; e outros 4% evidenciam uma **translocação** que envolve o cromossomo 21. A maior parte das translocações na síndrome de Down consiste em fusões no centrômero entre os cromossomos 13, 14, 15, 21 e 22, conhecidas como *translocações Robertsonianas*. As translocações podem ser novas ou herdadas. Muito raramente, a síndrome de Down é diagnosticada em um paciente com apenas uma parte do braço longo do cromossomo 21 triplicada **(trissomia parcial).** Isocromossomos e cromossomos em anel constituem outras causas raras de trissomia do 21. Os pacientes com a síndrome de Down sem uma anomalia cromossômica evidente são os menos comuns. Não é possível distinguir o fenótipo de pessoas com uma trissomia completa do 21 daquelas com uma translocação. Genes representativos no cromossomo 21 e seus potenciais efeitos sobre o desenvolvimento estão descritos na Tabela 98.9. Os pacientes que são mosaicos tendem a apresentar um fenótipo mais brando.

A análise cromossômica é indicada para todas as pessoas com suspeita de apresentar a síndrome de Down. Se uma translocação for identificada, os estudos cromossômicos parentais devem ser realizados a fim de determinar se um dos genitores é portador da translocação, o que

Tabela 98.9 Genes localizados no cromossomo 21 que podem comprometer o desenvolvimento cerebral, a perda neuronal e a neuropatologia do tipo Alzheimer.

SÍMBOLO	NOME	POSSÍVEL EFEITO NA SÍNDROME DE DOWN	FUNÇÃO
SIM2	Homólogo *single-minded* 2	Desenvolvimento cerebral	Necessário para a divisão celular sincronizada e o estabelecimento de uma linhagem celular adequada
DYRK1A	Fosforilação pela tirosina-(Y)-quinase-1A de especificidade dual regulada	Desenvolvimento cerebral	Expressado durante a proliferação do neuroblasto Acredita-se que seja um importante homólogo na regulação da cinética do ciclo celular durante a divisão celular
GART	Fosforribosilglicinamida formiltransferase Fosforribosilglicinamida sintetase Fosforribosilaminoimidazol sintetase	Desenvolvimento cerebral	Expressado durante o desenvolvimento pré-natal do cerebelo
PCP4	Proteína 4 das células de Purkinje	Desenvolvimento cerebral	Função desconhecida, mas encontrado exclusivamente no cérebro e, mais abundantemente, no cerebelo

(*continua*)

Tabela 98.9 Genes localizados no cromossomo 21 que podem comprometer o desenvolvimento cerebral, a perda neuronal e a neuropatologia do tipo Alzheimer. *(continuação)*

SÍMBOLO	NOME	POSSÍVEL EFEITO NA SÍNDROME DE DOWN	FUNÇÃO
DSCAM	Molécula de adesão da síndrome de Down	Desenvolvimento cerebral e possível gene candidato a doença cardíaca congênita	Expressado em todas as regiões moleculares no cérebro e que, acredita-se, desempenhe um papel no crescimento axonal durante o desenvolvimento do sistema nervoso
GRIK1	Receptor do glutamato, cainita ionotrópica 1	Perda neuronal	Função desconhecida, encontrado no córtex na vida fetal e pós-natal precoce e em primatas adultos, mais concentrado nas células piramidais e no córtex
APP	Proteína precursora do beta amiloide (A4) (protease nexin-II, doença de Alzheimer)	Neuropatia do tipo Alzheimer	Parece estar envolvido na plasticidade, no crescimento neurítico e na neuroproteção
S100B	Proteína β ligadora de cálcio S100 (neural)	Neuropatia do tipo Alzheimer	Estimula a formação da glia
SOD1	Superóxido dismutase 1, solúvel (esclerose lateral amiotrófica, adulta)	Envelhecimento acelerado?	Quelante para as moléculas de superóxidos livres na célula e pode acelerar o envelhecimento mediante produção de peróxido de hidrogênio e oxigênio

determina maior risco de recorrência de ter outro filho afetado. Aquele genitor também pode ter outros membros da família em risco. Os portadores de translocação (21:21) apresentam um risco de recorrência de 100% para uma criança cromossomicamente anormal e outras translocações Robertsonianas, tais como t(14:21), evidenciam um risco de recorrência de 5 a 7% quando transmitidas por mulheres. O desequilíbrio na dosagem genômica contribui por meio de vias diretas e indiretas para o fenótipo da síndrome de Down e sua variação fenotípica.

As Tabelas 98.10 e 98.11 proporcionam mais informações sobre outras aneuploidias e aneuploidias autossômicas parciais (Figuras 98.11 a 98.14).

A bibliografia está disponível no GEN-io.

Tabela 98.10 Outras aneuploidias raras e aneuploidias autossômicas parciais.

DISTÚRBIO	CARIÓTIPO	MANIFESTAÇÕES CLÍNICAS
Trissomia do 8	47,XX/XY,+8	Os déficits de crescimento e mental são variáveis Os pacientes, em sua maioria, são mosaicos Pregas palmar e plantar são características Contraturas articulares
Trissomia do 9	47,XX/XY,+9	Os pacientes, em sua maioria, são mosaicos As características clínicas incluem malformações craniofaciais (fronte alta, microftalmia, orelhas com baixa implantação, nariz bulboso) e esqueléticas (contratura articular), assim como defeitos cardíacos (60%)
Trissomia do 16	47, XX/XY, +16	A aneuploidia mais comumente observada no abortamento espontâneo; o risco de recidiva é desprezível
Tetrassomia do 12p	46,XX[12]/46,XX, +(12p)[8] (mosaicismo para um isocromossomo 12p)	Conhecida como síndrome de Pallister-Killian. Pelos esparsos no couro cabeludo anterior (mais na região temporal), sobrancelhas e cílios; fronte proeminente; bochechas rechonchudas; filtro labial longo com lábio superior fino e configuração em arco de cupido; polidactilia; e estrias de hiper e hipopigmentação

Tabela 98.11 Achados que podem estar presentes na trissomia do 13 e na trissomia do 18.

TRISSOMIA DO 13	TRISSOMIA DO 18
CABEÇA E FACE	
Defeitos do couro cabeludo (p. ex., aplasia da cútis) Microftalmia, anomalias da córnea Fenda labial e palatina em 60 a 80% dos casos Microcefalia Microftalmia Fronte em declive Holoprosencefalia (arrinencefalia) Hemangiomas capilares Surdez	Aspecto pequeno e prematuro Fissuras palpebrais apertadas Nariz estreito e asas nasais hipoplásicas Diâmetro bifrontal estreito Occipto proeminente Micrognatia Fenda labial ou palatina Microcefalia
TÓRAX	
Doença cardíaca congênita (p. ex., DSV, DAP e DSA) em 80% dos casos	Doença cardíaca congênita (p. ex., DSV, DAP e DSA)
Arcos costais posteriores finos (ausência de arcos costais)	Esterno curto, mamilos pequenos

(continua)

Tabela 98.11 Achados que podem estar presentes na trissomia do 13 e na trissomia do 18. (*continuação*)

TRISSOMIA DO 13	TRISSOMIA DO 18
EXTREMIDADES	
Superposição dos dedos das mãos e dos pés (clinodactilia)	Limitação da abdução do quadril
Polidactilia	Clinodactilia e superposição dos dedos; indicador sobre o terceiro, quinto sobre o quarto; punho fechado
Unhas hipoplásicas, unhas hiperconvexas	Pés em mata-borrão
	Unhas hipoplásicas
GERAIS	
Grave retardamento do desenvolvimento e restrição do crescimento pré e pós-natal	Grave retardo do desenvolvimento e restrição do crescimento pré-natal e pós-natal
Anomalias renais	Parto prematuro, polidrâmnio
Sobrevida (Tabela 98.3)	Hérnias inguinais ou abdominais
	Sobrevida (Tabela 98.3)

DSA, defeito do septo atrial; DAP, ducto arterioso patente; DSV, defeito septal ventricular. (De Behrman RE, Kliegman RM: *Nelson essentials of pediatrics*, ed 4, Philadelphia, 2002, WB Saunders, p. 142.)

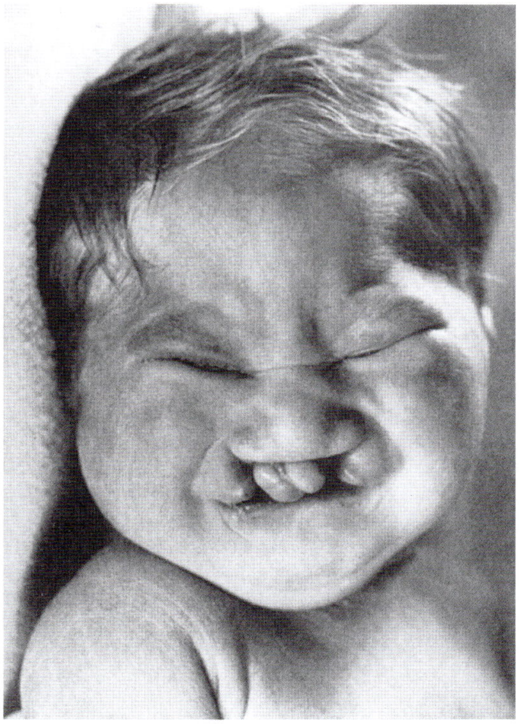

Figura 98.11 Aspecto facial de uma criança com trissomia do 13. (De Wiedemann HR, Kunze J, Dibbern H: *Atlas of clinical syndromes: a visual guide to diagnosis*, ed 3, St. Louis, 1989, Mosby.)

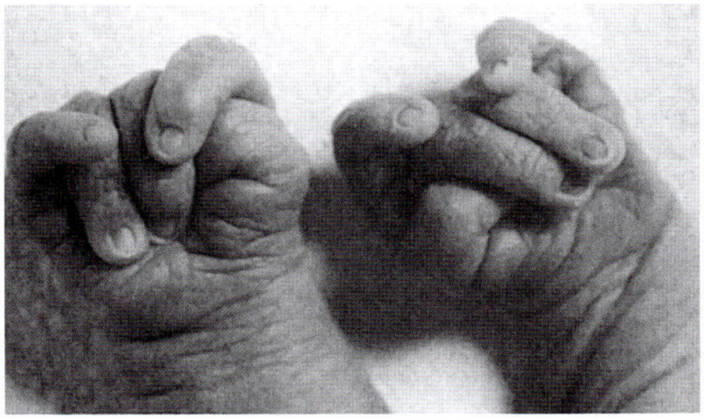

Figura 98.12 Trissomia do 18: superposição dos dedos e unhas hipoplásicas. (De Wiedemann HR, Kunze J, Dibbern H: *Atlas of clinical syndromes: a visual guide to diagnosis*, ed 3, St. Louis, 1989, Mosby.)

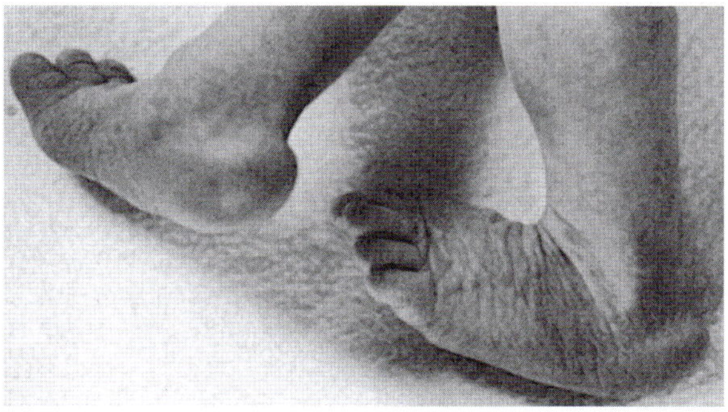

Figura 98.13 Trissomia do 18: pé em mata-borrão (calcâneo proeminente). (De Wiedemann HR, Kunze J, Dibbern H: *Atlas of clinical syndromes: a visual guide to diagnosis*, ed 3, St. Louis, 1989, Mosby.)

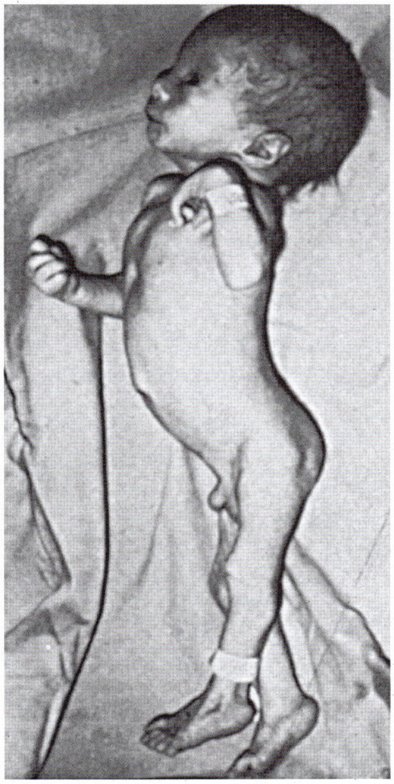

Figura 98.14 Lactente do sexo masculino com 4 dias de vida portando trissomia do 18. Observe o occipício proeminente, a micrognatia, a baixa implantação das orelhas, o esterno curto, a pelve estreita, o calcâneo proeminente e as anomalias de flexão dos dedos.

98.3 Anomalias da Estrutura Cromossômica

Carlos A. Bacino e Brendan Lee

TRANSLOCAÇÕES

As translocações, que envolvem a transferência de material de um cromossomo para outro, ocorrem com uma frequência de 1 a cada 500 lactentes nascidos vivos na espécie humana. Elas podem ser herdadas de um genitor portador ou serem novas, sem que outro membro da família tenha sido afetado. As translocações são geralmente recíprocas ou Robertsonianas, envolvendo dois cromossomos (Figura 98.15).

As **translocações recíprocas** resultam de quebras em cromossomos não homólogos, com troca recíproca dos segmentos envolvidos. Os portadores de uma translocação recíproca em geral são fenotipicamente normais, mas apresentam maior risco de abortamentos provocados pela transmissão de translocações e por gerarem uma prole cromossomicamente anormal. As translocações desequilibradas são o resultado de anomalias na segregação ou do *crossing over* dos cromossomos translocados nas células germinativas.

As **translocações Robertsonianas** envolvem dois cromossomos acrocêntricos (cromossomos 13, 14, 15, 21 e 22) que se fundem próximos à região centromérica com uma subsequente perda dos braços curtos. Uma vez que os braços curtos de todos os cinco pares dos cromossomos acrocêntricos possuem múltiplas cópias de genes que codificam o RNA ribossômico, a perda do braço curto de dois cromossomos acrocêntricos não tem efeitos deletérios clínicos. O cariótipo resultante possui apenas 45 cromossomos, incluindo o cromossomo translocado, que consiste nos braços longos dos dois cromossomos fundidos. Os portadores de translocações Robertsonianas costumam ser fenotipicamente normais.

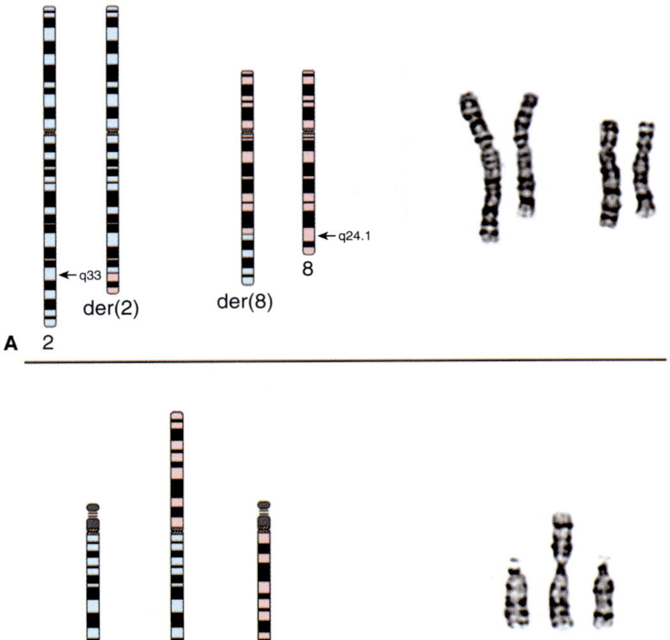

Figura 98.15 **A.** Diagrama esquemático (*esquerda*) e cariótipo parcial em bandas G (*direita*) de uma translocação recíproca entre o cromossomo 2 (*azul*) e o cromossomo 8 (*rosa*). Os pontos de ruptura estão no braço longo (*q*) de ambos os cromossomos em 2q33 e 8q24.1, com a permuta recíproca de material entre os cromossomos derivativos (*der*) 2 e 8. Essa translocação é equilibrada, sem ganho ou perda de material. A nomenclatura para essa troca é t(2;8)(q33:q24.1). **B.** Diagrama esquemático (*esquerda*) e cariótipo parcial por bandas G (*direita*) de uma translocação Robertsoniana entre os cromossomos 13 (*azul*) e 14 (*rosa*). Os pontos de ruptura estão no centrômero (banda q10) de ambos os cromossomos, com fusão dos braços longos em um único cromossomo derivativo e perda de material do braço curto (*p*). A nomenclatura para essa troca é der(13;14)(q10;q10).

Todavia, eles estão em maior risco para abortamentos e translocações desequilibradas na prole fenotipicamente anormal.

Em raras situações, as translocações podem envolver três ou mais cromossomos, conforme observado nos rearranjos complexos. Outro tipo, menos comum, é o da translocação insercional. As **translocações insercionais** resultam de um pedaço de material cromossômico que se quebra, sendo posteriormente reinserido no interior do mesmo cromossomo em um lugar diferente ou inserido em outro cromossomo.

INVERSÕES

Uma inversão exige que um único cromossomo se quebre em dois pontos; o pedaço quebrado é, então, invertido e unido ao mesmo cromossomo. As inversões ocorrem em 1 a cada 100 nascimentos com vida. Existem dois tipos de inversões: pericêntricas ou paracêntricas. Nas **inversões pericêntricas**, as quebras estão em dois braços opostos do cromossomo e incluem o centrômero. Elas geralmente são descobertas porque mudam a posição do centrômero. As rupturas nas **inversões paracêntricas** ocorrem apenas em um braço. Os portadores de inversões em geral são fenotipicamente normais, mas apresentam maior risco de abortamentos – em geral nas inversões pericêntricas – e de uma prole cromossomicamente anormal nas inversões pericêntricas.

DELEÇÕES E DUPLICAÇÕES

As deleções envolvem a perda de material cromossômico e, dependendo da sua localização, podem ser classificadas como **terminais** (nas extremidades dos cromossomos) ou **intersticiais** (no interior dos braços do cromossomo). Elas podem ser isoladas ou podem ocorrer juntamente a uma duplicação de outro segmento cromossômico. Esta última em geral ocorre na translocação cromossômica recíproca não equilibrada secundária a um *crossing-over* anormal ou à segregação em um portador de uma translocação ou inversão.

Um portador de uma deleção é monossômico para a informação genética do segmento deletado. As deleções em geral estão associadas a comprometimento intelectual e malformações. As deleções mais comumente observadas nos preparados cromossômicos de rotina incluem 1p–, 4p–, 5p–, 9p–, 11p–, 13q–, 18p–, 18q– e 21q– (Tabela 98.12 e Figura 98.16), todas essas deleções distais ou terminais dos braços curtos ou longos dos cromossomos. As deleções podem ser observadas em preparados cromossômicos de rotina, e as deleções e translocações maiores que 5 a 10 Mpb em geral são microscopicamente visíveis.

Técnicas de bandeamento de alta resolução, FISH e estudos moleculares como o aCGH podem revelar deleções pequenas demais para serem observadas nos esfregaços cromossômicos de rotina (Figura 98.7). As **microdeleções** envolvem a perda de pequenas regiões cromossômicas, das quais as maiores são somente detectáveis por meio de estudos de cromossomos na prófase e/ou de métodos moleculares. Nas deleções submicroscópicas, o pedaço faltante só pode ser detectado com o emprego de metodologias alternativas, tais como estudos baseados no DNA (p. ex., aCGH, FISH). A presença de material genético extra do mesmo cromossomo é denominada **duplicação.** As duplicações também podem ser esporádicas ou resultar da segregação anormal em portadores de translocação ou de inversão.

As microdeleções e as microduplicações geralmente envolvem regiões que incluem vários genes, de modo que os indivíduos afetados podem ter um fenótipo distinto dependendo do número de genes envolvidos. Quando uma deleção como essa envolve mais do que um único gene, a condição é denominada **síndrome dos genes contíguos** (Tabela 98.13). Com o advento e disponibilidade clínica do aCGH, um grande número de duplicações, a maior parte delas microduplicações, foi identificado. Muitas dessas **síndromes de microduplicação** constituem duplicações recíprocas de deleções conhecidas ou contratipos das microdeleções, tendo características clínicas distintas (Tabela 98.14).

As **regiões subteloméricas** estão frequentemente envolvidas em rearranjos cromossômicos que não podem ser visualizados com o emprego da citogenética de rotina. Os *telômeros*, que são as extremidades distais dos cromossomos, são regiões ricas em genes. A estrutura distal dos telômeros é essencialmente comum a todos os cromossomos, mas na proximidade a estas existem regiões únicas conhecidas como *subtelômeros*, que em geral estão envolvidas em deleções e na maior parte dos demais rearranjos cromossômicos. Pequenas deleções,

Tabela 98.12 Deleções comuns e suas manifestações clínicas.

DELEÇÃO	ANOMALIAS CLÍNICAS
4p–	Síndrome de Wolf-Hirschhorn. As principais características são fácies típicas de "capacete do guerreiro grego" secundárias ao hipertelorismo ocular, glabela proeminente e protuberância frontal, microcefalia, dolicocefalia, hipoplasia das órbitas, ptose, estrabismo, nistagmo, pregas epicantais bilaterais, fenda palatina e labial, nariz em bico com ponte proeminente, hipospadias, malformações cardíacas e déficit intelectual
5p–	Síndrome do miado do gato. As principais características são hipotonia, baixa estatura, característico choro estridente nas primeiras semanas de vida (também é chamada de síndrome do choro do gato), microcefalia com sutura metópica proeminente, hipertelorismo, pregas epicantais bilaterais, palato de arqueamento alto, ponte nasal larga e plana e déficit intelectual
9p–	As principais características são as craniofaciais dismórficas com trigonocefalia, fissuras palpebrais inclinadas, exoftalmia discreta secundária à hipoplasia supraorbital, sobrancelhas arqueadas, ponte nasal chata e larga, pescoço curto com baixa linha de implantação dos cabelos, anomalias genitais, dedos longos nas mãos e pés com pregas de flexão extras, malformações cardíacas e déficit intelectual
13q–	As principais características são baixo peso ao nascer, hipoevolutismo, microcefalia e grave déficit intelectual. As características faciais incluem ponte nasal larga, hipertelorismo, ptose e micrognatia. As malformações oculares são comuns (retinoblastoma). As mãos possuem polegares hipoplásicos ou ausentes e sindactilia
18p–	Poucos pacientes (15%) são gravemente afetados e apresentam malformações cefálicas e oculares: holoprosencefalia, fendas labial e palatina, ptose, pregas epicantais e graus variáveis de déficit intelectual. A maior parte (80%) só apresenta malformações menores e um discreto déficit intelectual
18q–	As principais características são deficiência de crescimento e hipotonia com pernas flexionadas em posição "de sapo", rodadas externamente e em hiperabdução. A face é característica com depressão da porção média da face e aparente protrusão da mandíbula, olhos profundos, lábio superior curto e lábio inferior evertido ("boca de carpa"); a anti-hélice das orelhas é bastante proeminente; graus variáveis de déficit intelectual e personalidade beligerante estão presentes. Anomalias da mielinização ocorrem no sistema nervoso central

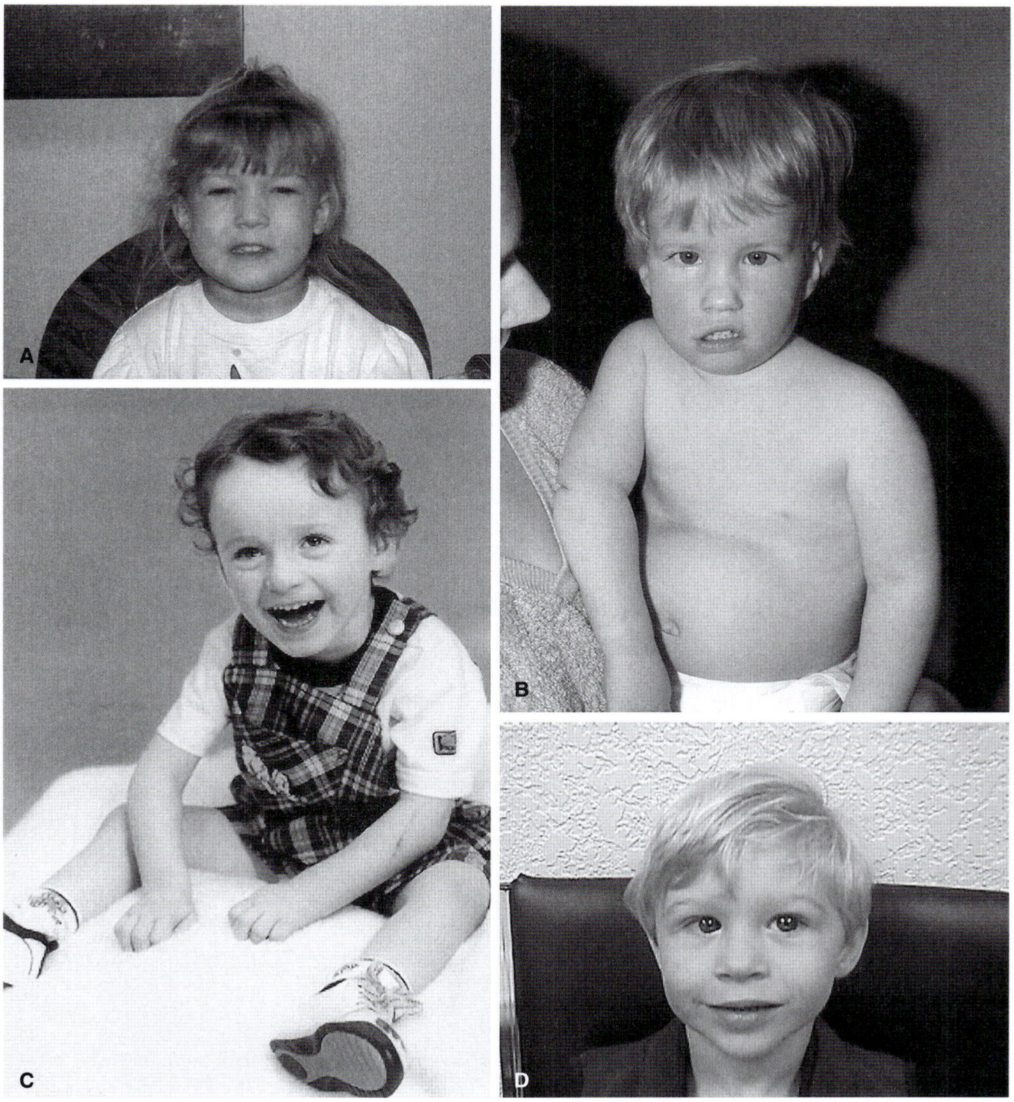

Figura 98.16 **A.** Criança com síndrome velocardiofacial (deleção 22q11.2). **B.** Criança com síndrome de Prader-Willi (deleção 15q11-13). **C.** Criança com síndrome de Angelman (deleção 15q11-13). **D.** Criança com síndrome de Williams (deleção 7q11.23). (De Lin RL, Cherry AM, Bangs CD *et al.*: FISHing for answers: the use of molecular cytogenetic techniques in adolescent medicine practice. Em Hyme HE, Greydanus D, editores: *Genetic disorders in adolescents: state of the art reviews. Adolescent medicine*, Philadelphia, 2002, Hanley and Belfus, pp. 305-313.)

Tabela 98.13 Síndromes de microdeleção e genéticas contíguas e suas manifestações clínicas.

DELEÇÃO	SÍNDROME	MANIFESTAÇÕES CLÍNICAS
1p36	Deleção 1p	Restrição do crescimento, características dismórficas com hipoplasia da porção média da face, sobrancelhas finas e retas, queixo pontiagudo, perda auditiva sensorineural, cardiomiopatia progressiva, hipotireoidismo, convulsões, déficit intelectual
5q35	Sotos (50% são deleções do gene *NSD1* em asiáticos, mas somente 6% em brancos)	Crescimento excessivo, macrocefalia, fronte proeminente, proeminência dos espaços líquidos extra-axiais nas imagens do cérebro, mãos e pés grandes, hipotonia, ser desajeitado, déficits mentais
6q25	Axenfeld-Rieger	Malformação de Axenfeld-Rieger, perda da audição, defeitos cardíacos congênitos, anomalias odontológicas, dismorfismo facial
7q11.23	Williams	Face arredondada com bochechas e lábios cheios, filtro labial alongado, padrão estrelado da íris, estrabismo, estenose aórtica supraventricular e outras malformações cardíacas, graus variáveis de déficit intelectual, personalidade amigável
8p11	8p11	Síndrome de Kallmann do tipo 2 (hipogonadismo hipogonadotrópico e anosmia), esferocitose (deleções da anquirina 1), anomalias congênitas múltiplas, déficit intelectual
8q24.1-q24.13	Langer-Giedion ou tricorrinofalangeana do tipo II	Cabelos esparsos, múltiplas epífises em forma de cone, exostoses cartilaginosas múltiplas, ponta do nariz bulbosa, cartilagem alar espessada, narinas antevertidas para cima, filtro nasal proeminente, orelhas grandes e protuberantes, déficit discreto intelectual
9q22	Gorlin	Múltiplos carcinomas de células basais, ceratocistos odontogênicos, fossas palmoplantares, calcificação da *falx cerebri*
9q34	Deleção 9q34	Face distintiva com sinófris, narinas antevertidas, lábio superior em tenda, língua protuberante, hipoplasia da porção média da face, defeitos cardíacos conotruncais, déficit intelectual
10p12-p13	DiGeorge tipo 2	Muitas das características da síndrome de DiGeorge tipo 1 e velocardiofaciais (defeitos conotruncais, imunodeficiência, hipoparatireoidismo, características dismórficas)
11p11.2	Potocki-Shaffer	Exostoses múltiplas, forame parietal, craniossinostose, dismorfismo facial, sindactilia, déficit intelectual
11 p13	WAGR	Hipernefroma (tumor de Wilms), aniridia, hipoplasia genital masculina de graus variáveis, gonadoblastoma, face alongada, fissura palpebral inclinada para cima, ptose, nariz adunco, aurículas de implantação baixa e malformadas, déficit intelectual (retardamento)
11q24.1-11qter	Jacobsen	Restrição do crescimento, déficit intelectual, anomalias cardíacas e digitais, trombocitopenia
15q11-q13 (paterno)	Prader-Willi	Hipotonia grave e dificuldades para se alimentar ao nascer, apetite voraz e obesidade no primeiro ano de vida, baixa estatura (responsiva ao hormônio do crescimento), mãos e pés pequenos, hipogonadismo, déficit intelectual
15q11-q13 (materno)	Angelman	Hipotonia, dificuldades alimentares, refluxo gastresofágico, pelos e pele claros, hipoplasia da porção média da face, prognatismo, convulsões, tremores, ataxia, distúrbios do sono, gargalhadas inapropriadas, fala deficiente ou ausente, déficit intelectual grave
16p13.3	Rubinstein-Taybi	Microcefalia, ptose, nariz adunco com filtro de implantação baixa, polegares largos e dedos dos pés grandes, déficit intelectual
17p11.2	Smith-Magenis	Braquicefalia, hipoplasia da porção média da face, prognatismo, miopia, fenda palatina, baixa estatura, vários problemas comportamentais, déficit intelectual
17p13.3	Miller-Dieker	Microcefalia, lisencefalia, paquigiria, fronte estreita, genitália masculina externa hipoplásica, restrição do crescimento, convulsões, déficit intelectual profundo
20p12	Alagille	Ductos biliares escassos com colestase; defeitos cardíacos, particularmente estenose da artéria pulmonar; anomalias oculares (embriotoxon posterior); defeitos esqueléticos, como vértebras em borboleta; nariz alongado
22q11.2	Velocardiofacial-DiGeorge	Anomalias cardíacas conotruncais, fenda palatina, incompetência velofaríngea, hipoplasia ou agenesia do timo e das glândulas paratireoides, hipocalcemia, hipoplasia da aurícula, déficits de aprendizado, distúrbios psiquiátricos
22q13.3 deleção		Hipotonia, retardo do desenvolvimento, crescimento normal ou acelerado, déficits graves da expressão da linguagem, comportamento autístico
Xp21.2-p21.3		Distrofia muscular de Duchenne, retinite pigmentosa, hipoplasia adrenal, déficit intelectual, deficiência da glicerol quinase
Xp22.2-p22.3		Ictiose, síndrome de Kallmann, déficit intelectual, condrodisplasia punctata
Xp22.3	MLS	Microftalmia, defeitos cutâneos lineares, defeitos cardíacos congênitos, déficit intelectual

Tabela 98.14 Microduplicações e suas manifestações clínicas.

REGIÃO CROMOSSÔMICA DUPLICADA	DOENÇA DA REGIÃO	CARACTERÍSTICAS CLÍNICAS
1q21.1		Macrocefalia, RD, déficits de aprendizagem
3q29		RM leve a moderado, microcefalia
7q11.23	Síndrome de Williams	RD e distúrbio grave da expressão da linguagem; características autísticas; dismorfismos sutis
15q13.3	Síndromes de Prader-Willi/Angelman	RD, RM, características autísticas nas duplicações de origem materna
15q24		Restrição do crescimento, RD, microcefalia, anomalias digitais, hipospadias, anomalias do tecido conjuntivo
16p11.2		HE, RD grave, baixa estatura, deficiência de GH, características dismórficas
17p11.2	Síndrome de Potocki-Lupski	Hipotonia, anomalias cardiovasculares, HE, RD, apraxia verbal, autismo, ansiedade
17p21.31		RD grave, microcefalia, dedos curtos e largos, características dismórficas
22q11.2	Síndrome velocardiofacial-DiGeorge	Defeitos cardiovasculares, insuficiência velofaríngea
Xq28	Gene *MECP2* (síndrome de Rett)	Em homens: hipotonia infantil, deficiência imune, características dismórficas, RD, retardo da fala, comportamento autístico, regressão na infância

RD, retardamento do desenvolvimento; DI, déficit intelectual; HE, hipoevolutismo; GH, hormônio do crescimento; RM, retardo mental.

duplicações ou rearranjos subteloméricos (translocações, inversões) podem ser relativamente comuns em crianças com déficit intelectual inespecífico e anomalias menores. Os rearranjos subteloméricos foram encontrados em 3 a 7% das crianças com déficit intelectual moderado a grave e 0,5% daquelas com déficit intelectual leve, e podem ser detectados por exames de aCGH.

As mutações teloméricas e as anomalias do seu comprimento também foram associadas à disqueratose congênita e a outras síndromes de anemia aplásica, assim como à fibrose pulmonar ou hepática. Tanto as síndromes de rearranjo subtelomérico quanto as de microdeleção e de microduplicação são em geral diagnosticadas por meio de técnicas moleculares como aCGH, e exames de amplificação dependente de múltiplos *primers* de ligação. Estudos recentes mostram que o aCGH pode detectar 14 a 18% das anomalias em pacientes que previamente apresentaram exames cromossômicos normais.

INSERÇÕES

As inserções ocorrem quando um segmento de um cromossomo quebrado em dois pontos é incorporado em uma quebra em outra parte do cromossomo. Um total de três pontos de quebra é, portanto, necessário, podendo esses ocorrerem entre cromossomos ou no interior de um mesmo cromossomo. Uma forma de translocação não recíproca, as inserções são raras. Os portadores de inserções estão em risco de terem descendentes com deleções ou duplicações do segmento inserido.

ISOCROMOSSOMOS

Os isocromossomos consistem em duas cópias do mesmo braço de um cromossomo unidas através de um único centrômero e formando imagens em espelho um do outro. Os isocromossomos autossômicos descritos com mais frequência tendem a envolver cromossomos com braços curtos. Alguns dos cromossomos mais comumente envolvidos nessa formação incluem 5p, 8p, 9p, 12p, 18p e 18q. Também existe uma anomalia comum de isocromossomos observada no braço longo do cromossomo X e associada à síndrome de Turner. Os indivíduos que possuem um isocromossomo X dentre os 46 cromossomos são monossômicos para os genes contidos no braço curto e trissômicos para os genes presentes no braço longo do cromossomo X.

CROMOSSOMOS MARCADORES E EM ANEL

Os cromossomos marcadores são raros e, em geral, os fragmentos de cromossomos são pequenos demais para serem caracterizados pela citogenética convencional; eles normalmente ocorrem em adição ao número normal de 46 cromossomos. A maior parte é esporádica (70%); o mosaicismo é frequentemente observado (50%) devido à instabilidade mitótica do cromossomo marcador. A incidência em lactentes neonatos é de 1 em 3.300, e a incidência em pessoas com déficit intelectual é de 1 em 300. O fenótipo associado varia desde o normal até o gravemente comprometido, dependendo da quantidade de material cromossômico e do número de genes incluídos no fragmento.

Os **cromossomos em anel**, que são encontrados para todos os cromossomos humanos, são raros. Um cromossomo em anel é formado quando ambas as extremidades de um cromossomo são eliminadas, sendo as extremidades, então, unidas para formar um anel. Dependendo da quantidade de material cromossômico que esteja faltando ou em excesso (se o anel estiver mais além dos cromossomos normais), um paciente com um cromossomo em anel pode parecer normal ou quase normal ou pode apresentar um déficit intelectual e múltiplas anomalias congênitas.

Cromossomos marcadores e em anel podem ser encontrados em células de tumores sólidos de crianças, cujos órgãos não contêm esse material genético adicional em suas células.

A bibliografia está disponível no GEN-io.

98.4 Aneuploidia dos Cromossomos Sexuais

Carlos A. Bacino e Brendan Lee

Cerca de 1 a cada 400 homens e 1 a cada 650 mulheres apresentam alguma forma de anomalia dos cromossomos sexuais. Consideradas em conjunto, as anomalias dos cromossomos sexuais constituem as anomalias cromossômicas mais comuns observadas em lactentes nascidos vivos, em crianças e em adultos. As anomalias dos cromossomos sexuais podem ser estruturais ou numéricas, podendo estar presentes em todas as células ou em uma forma de mosaico. Os indivíduos afetados por essas anomalias podem apresentar poucos ou nenhum problema físico ou de desenvolvimento (Tabela 98.15).

SÍNDROME DE TURNER

A síndrome de Turner é uma condição caracterizada por uma monossomia completa ou parcial do cromossomo X, sendo definida por uma combinação de características fenotípicas (Tabela 98.16). Metade de todos os pacientes com síndrome de Turner possui um complemento cromossômico 45,X. A outra metade exibe mosaicismo e anomalias estruturais variadas dos cromossomos X e Y. A idade materna não constitui um fator predisponente para as crianças com 45,X. A síndrome de Turner ocorre em, aproximadamente, 1 a cada 5 mil nascimentos vivos do sexo feminino. Em 75% das pacientes, a perda do cromossomo sexual é de origem paterna (seja ele um X ou um Y). A 45,X é uma das anomalias cromossômicas mais frequentemente associadas ao abortamento espontâneo. Foi estimado que 95 a 99% das concepções 45,X são abortadas.

Os achados clínicos em neonatos podem incluir: pequeno para o tamanho gestacional, pescoço alado, orelhas proeminentes e linfedema das mãos e pés, embora muitos neonatos sejam fenotipicamente normais (Figura 98.17). As crianças mais velhas e os adultos apresentam baixa estatura e exibem características dismórficas variáveis. Defeitos cardíacos congênitos (40%) e anomalias estruturais renais (60%) são comuns. Os defeitos cardíacos mais frequentes são valvas aórticas bicúspides, coarctação da aorta, estenose aórtica e prolapso da valva mitral. As

Tabela 98.15 Anomalias dos cromossomos sexuais.

DISTÚRBIO	CARIÓTIPO	INCIDÊNCIA APROXIMADA
Síndrome de Klinefelter	47,XXY 48,XXXY Outros (48,XXYY; 49,XXXYY; mosaicos)	1/580 homens 1/50.000 a 1/80.000 nascimentos do sexo masculino
Síndrome XYY	47,XYY	1/800 a 1.000 homens
Outras anomalias cromossômicas do X ou do Y		1/1.500 homens
Homens XX	46,XX	1/20.000 homens
Síndrome de Turner	45,X Variantes e mosaicos	1/2.500 a 1/5.000 mulheres
Trissomia do X	47,XXX 48,XXXX e 49,XXXXX	1/1.000 mulheres Raro
Outras anomalias do cromossomo X		1/3.000 mulheres
Mulheres XY	46,XY	1/20.000 mulheres

Tabela 98.16 Sinais associados à síndrome de Turner.

Baixa estatura
Linfedema congênito
Rins em ferradura
Deslocamento da patela
Aumento do ângulo de sustentação de peso do cotovelo (cúbito valgo)
Deformidade de Madelung (condrodisplasia da epífise radial distal)
Deslocamento congênito do quadril
Escoliose
Mamilos muito grandes
Tórax em escudo
Pele redundante na nuca (higroma cístico *in utero*)
Linha de implantação dos cabelos posterior baixa
Coarctação da aorta
Valva aórtica bicúspide
Anomalias da condução cardíaca
Síndrome de hipoplasia do coração esquerdo e outras anomalias do coração do lado esquerdo
Disgenesias gonadais (infertilidade, amenorreia primária)
Gonadoblastoma (aumento do risco se material do cromossomo Y estiver presente)
Dificuldades de aprendizado (habilidades perceptuais motoras não vertebrais e visual-espaciais) (em 70%)
Retardo do desenvolvimento (em 10%)
Inabilidade social
Hipotireoidismo (adquirido em 15 a 30%)
Diabetes melito tipo 2 (resistência insulínica)
Estrabismo
Catarata
Daltonismo para as cores vermelha e verde (como em homens)
Otite média recorrente
Perda auditiva sensorineural
Doença inflamatória intestinal
Doença celíaca (aumento da incidência)

gônadas geralmente são em fitas constituídas por tecido fibroso (**disgenesia gonadal**). Há amenorreia primária e ausência de características sexuais secundárias. Essas crianças devem ser submetidas a exames endocrinológicos regulares (Capítulo 604). A maior parte dos pacientes tende a possuir inteligência normal, mas o déficit intelectual é observado em até 6% das crianças afetadas. Elas também apresentam um aumento do risco de problemas comportamentais e de déficits da percepção espacial e motora. As diretrizes para a supervisão de saúde das crianças com síndrome de Turner foram publicadas pela American Academy of Pediatrics (AAP) e incluem indução da puberdade, bem como tratamento com hormônio do crescimento e oxandrolona.

Pacientes com **mosaicismo 45,X/46,XY** podem apresentar síndrome de Turner, embora essa forma de mosaicismo também possa estar relacionada com pseudo-hermafroditismo masculino, genitália masculina e/ou feminina em associação com disgenesia gonadal mista ou um fenótipo masculino normal. Estima-se que essa variante represente cerca de 6% dos pacientes com a forma de mosaico da síndrome de Turner. Alguns dos pacientes com fenótipo da síndrome de Turner e uma linhagem celular Y exibem masculinização. As mulheres fenotípicas com mosaicismo 45,X/46,XY apresentam risco de 15 a 30% de desenvolvimento de **gonadoblastoma.** O risco para os pacientes com um fenótipo masculino e testículos na bolsa não é tão alto, mas a vigilância tumoral ainda assim é recomendada. A AAP recomendou o uso das análises FISH para buscar o mosaicismo para o cromossomo Y em todos pacientes 45,X. Se o material do cromossomo Y for identificado, a gonadectomia laparoscópica será recomendada.

A **síndrome de Noonan** compartilha várias características clínicas com a síndrome de Turner e era anteriormente chamada de *pseudosíndrome de Turner*, embora seja um distúrbio autossômico dominante resultante de mutações em vários genes que estão envolvidos na via RAS-MAPK (via quinase proteica ativada por mitógeno). O mais comum desses é o *PTPN11* (50%), que codifica uma proteína tirosina fosfatase (SHP-2) no cromossomo 12q24.1. Outros genes incluem *SOS1* em 10 a 13%, *RAF1* em 3 a 17%, *RIT1* em 5%, *KRAS* em menos de 5%, *BRAF* em menos de 2%, *MAP2 K* em menos de 2% e *NRAS* (apenas algumas famílias relatadas). A superposição de fenótipos é observada na síndrome LEOPARD (lentigos, anomalias eletrocardiográficas, hipertelorismo ocular, estenose pulmonar, anomalias da genitália, retardamento do crescimento e surdez), na síndrome cardiofaciocutânea (CFC) e na síndrome de Costello; são esses os distúrbios também relacionados com a síndrome de Noonan. As características comuns à síndrome de Noonan incluem baixa estatura, implantação baixa da linha posterior dos cabelos, tórax em escudo, doença cardíaca congênita e um pescoço curto e alado (Tabela 98.17). Ao contrário da síndrome de Turner, a síndrome de Noonan afeta ambos os sexos e possui um padrão diferente de doença cardíaca congênita, normalmente envolvendo lesões do lado direito[3].

SÍNDROME DE KLINEFELTER

As pessoas com a síndrome de Klinefelter são fenotipicamente masculinas; essa síndrome é a causa mais comum de hipogonadismo e infertilidade em homens e a aneuploidia mais comum dos cromossomos sexuais em seres humanos (Capítulo 601). Oitenta por cento das crianças com a síndrome de Klinefelter possuem um cariótipo masculino com um cromossomo extra X-47,XXY. Os 20% restantes apresentam múltiplas aneuploidias dos cromossomos sexuais (48,XXXY; 48,XXYY; 49,XXXXY), mosaicismos (46,XY/47,XXY) ou cromossomos X estruturalmente anormais; quanto maior a aneuploidia, mais grave o comprometimento intelectual e a presença de dismorfismos. Estudos iniciais demonstraram que a prevalência ao nascer é de, aproximadamente, 1 a cada mil nascimentos do sexo masculino, mas estudos mais recentes sugerem que a prevalência atual de 47,XXY parece ter aumentado para cerca de 1 a cada 580 meninos nascidos vivos; os motivos para isso ainda são desconhecidos, mas levantou-se a hipótese de que é resultado dos fatores ambientais que atuam na espermatogênese. Erros na não disjunção na meiose I paterna são responsáveis pela metade dos casos.

A puberdade começa na idade normal, mas os testículos permanecem pequenos. Os pacientes desenvolvem características sexuais secundárias

[3]N.R.T.: Estenose pulmonar.

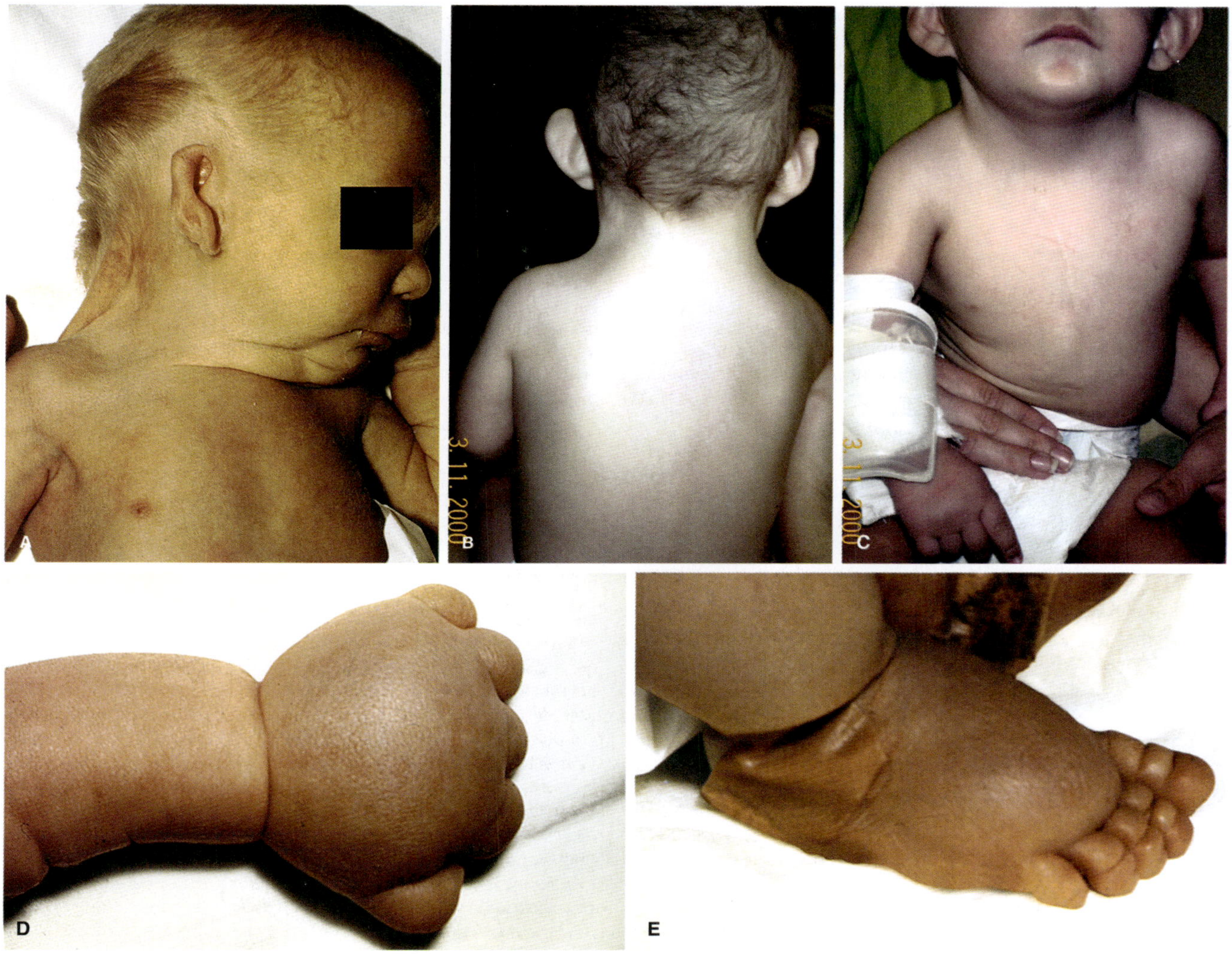

Figura 98.17 Manifestações físicas associadas à síndrome de Turner. **A.** Este recém-nascido apresenta pescoço alado com linha de implantação dos cabelos baixa, tórax em escudo com mamilos espalhados, orelhas anormais e micrognatia. **B.** A linha de implantação dos cabelos baixa posterior pode ser mais bem analisada nesta criança mais velha, que também tem orelhas proeminentes. **C.** Nesta incidência frontal, alamento leve do pescoço e mamilos pequenos e bem espaçados são evidentes, juntamente com uma cicatriz na linha média de cirurgia cardíaca anterior. As orelhas são baixas e proeminentes, projetando-se para a frente. **D** e **E.** O recém-nascido mostrado em **A** também tem linfedema proeminente nas mãos e nos pés. (De Madan-Khetarpal S, Arnold G: Genetic disorders and dysmorphic conditions. In Zitelli BJ, McIntire SC, Nowalk AJ, editors: *Zitelli and Davis' atlas of pediatric physical diagnosis*, ed 6, Philadelphia, 2012, Elsevier, Fig 1.25.)

Tabela 98.17 Sinais associados à síndrome de Noonan.

Baixa estatura	*Pectus carinatum* superior
Hipoevolutismo (utilize uma curva de crescimento de Noonan)	Escoliose
Fronte proeminente	Sinovite vilonodular pigmentada (poliarticular)
Pregas epicantais	Cúbito valgo
Ptose	Estenose da valva pulmonar (valva displásica)
Íris azul-esverdeadas	Cardiomiopatia hipertrófica
Hipertelorismo	Defeito septal atrial, defeito septal ventricular
Ponte nasal baixa, nariz virado para cima	Linfedema
Fissuras palpebrais inclinadas para baixo	Nevos, lentigos, manchas café com leite
Miopia	Criptorquidia
Nistagmo	Pênis pequeno
Baixa implantação auricular posterior	Puberdade retardada
Má oclusão dentária	Distúrbios hemorrágicos, como trombocitopenia e deficiências dos fatores de coagulação
Linha de implantação dos cabelos posterior baixa	Leucemia, distúrbios mieloproliferativos, outras neoplasias malignas
Pescoço alado curto (excesso de pele na nuca), higroma cístico	Retardo cognitivo (mutação *KRAS*)
Tórax em escudo	

tardiamente e 50% desenvolvem ginecomastia. Eles possuem uma estatura mais alta. Uma vez que muitos pacientes com a síndrome de Klinefelter são fenotipicamente normais até a puberdade, a síndrome com frequência não é diagnosticada até que atinjam a vida adulta, quando a infertilidade leva à sua identificação. Os pacientes com 46,XY/47,XXY apresentam um melhor prognóstico para a função testicular. Sua inteligência exibe variabilidade, oscilando entre acima e abaixo da média. As pessoas com a síndrome de Klinefelter podem exibir problemas comportamentais, déficits de aprendizagem e de linguagem. Problemas de autoestima ocorrem frequentemente com adolescentes e adultos. Uso abusivo de substâncias, depressão e ansiedade foram descritos em adolescentes com síndrome de Klinefelter. Aqueles que possuem mais cromossomos X em seu cariótipo exibem mais comprometimento cognitivo. Foi estimado que cada cromossomo X adicional reduza o QI em 10 a 15 pontos, quando esses indivíduos são comparados a irmãos. Os principais efeitos são observados na habilidade com a linguagem e nos domínios sociais.

47,XYY

A incidência do 47,XYY é de, aproximadamente, 1 a cada 800 a mil homens, com a maior parte dos casos permanecendo não diagnosticada, uma vez que a maioria dos indivíduos afetados apresenta um aspecto e uma fertilidade normais. O cromossomo Y extra resulta da não disjunção na meiose paterna II. Aqueles com essa anomalia possuem inteligência normal, mas estão em risco para déficits de aprendizado. Anomalias comportamentais, incluindo comportamento hiperativo, transtornos invasivos do desenvolvimento e comportamento agressivo foram descritos. Os relatos que atribuíam um estigma de criminalidade a esse distúrbio foram há muito afastados.

A bibliografia está disponível no GEN-io.

98.5 Sítios Frágeis – Fragilidade Cromossômica

Carlos A. Bacino e Brendan Lee

Sítio frágeis são regiões do cromossomo que demonstram uma tendência para a separação, ruptura ou atenuação sob condições de crescimento particulares. Eles surgem visualmente como uma lacuna na coloração dos estudos cromossômicos. Pelo menos 120 *loci* cromossômicos, muitos dos quais hereditários, foram identificados como locais frágeis no genoma humano (Tabela 97.2).

Um ponto frágil clinicamente significativo é aquele na parte distal do cromossomo Xq27.3, associado à **síndrome do X frágil**. A síndrome do X frágil é responsável por 3% dos homens com deficiência intelectual. Existe outro ponto frágil no cromossomo X (FRAXE em Xq28) que também foi implicado em uma deficiência intelectual leve. Os pontos de ruptura FRA11B também foram associados à **síndrome de Jacobsen** (condição provocada pela deleção da porção distal do braço longo do cromossomo 11). Os sítios frágeis podem desempenhar um papel na tumorigênese. Na síndrome do X frágil, a expansão da repetição CGG silencia o gene que produz a **proteína do retardo mental da síndrome do X frágil (FMRP)** que regula a tradução de múltiplos mRNAs para proteínas específicas, afetando, assim, a função sináptica. A deficiência da proteína FMRP suprarregula a via metabólica e tropismo ao receptor do glutamato (mGluR) 5. A deficiência da FMRP também altera a expressão da matriz metaloproteinase (MMP) 9.

As principais manifestações clínicas da síndrome do X frágil nos homens afetados são: deficiência intelectual, comportamento autístico, macro-orquidia pós-puberal, articulações digitais hiperextensíveis e características faciais típicas (Tabela 98.18). As características faciais, que incluem face alongada, orelhas grandes e uma mandíbula quadrada proeminente, tornam-se mais óbvias com a idade. As mulheres afetadas pelo X frágil exibem graus variáveis de déficit intelectual e/ou deficiências de aprendizado. O diagnóstico da síndrome do X frágil é possível mediante exame do DNA, que pode mostrar uma expansão da repetição de um tripleto de DNA no interior do gene *FMR1* no cromossomo X maior que 200 repetições. A expansão envolve uma área do gene que contém um número variável de repetições de trinucleotídio (CGG) (geralmente menos de 50 em indivíduos não acometidos). Quanto maior a expansão da repetição do tripleto, mais significante é a deficiência intelectual. Em casos nos quais a expansão é grande, as mulheres também podem manifestar déficit intelectual. Nos homens com expansões CGG na faixa pré-mutações (55 a 200 repetições), encontrou-se um distúrbio neurodegenerativo progressivo nos adultos, de início tardio, conhecido como **síndrome de tremor/ataxia associada ao X frágil**. Mulheres com expansões de repetição do tripleto nessa faixa pré-mutação estão em risco de desenvolver insuficiência ovariana prematura (IOP).

Tabela 98.18 Características clínicas da mutação completa e da pré-mutação dos alelos *FMR1*.

	FENÓTIPO			
DISTÚRBIO	**Cognitivo ou Comportamental**	**Sinais Clínicos e de Imagem**	**INÍCIO**	**PENETRÂNCIA**
MUTAÇÃO COMPLETA (> 200 REPETIÇÕES)				
FXS	Retardo do desenvolvimento; QI médio = 42 em homens; o QI é maior se uma FMRP residual significante for produzida (p. ex., mulheres e homens mosaicos ou mutações completas não metiladas) Autismo 20 a 30% TDAH 80% Ansiedade 70 a 100%	Disfunção hipotalâmica: macro-orquidia, 40%* Características faciais, 60%,* orelhas em concha, face alongada, palato de arqueamento alto Anomalias do tecido conjuntivo: prolapso da valva mitral, escoliose, frouxidão articular, pés chatos Outros: convulsões (20%), otite média recorrente (60%) estrabismo (8 a 30%)	Neonato	H 100%
PRÉ-MUTAÇÃO (55 a 200 REPETIÇÕES)				
Sintomas reprodutivos femininos		FOP (< 40 anos) Menopausa precoce (< 45 anos)	Adulto/infância	M 20%† M 30%†
FXTAS	Declínio cognitivo, demência, apatia, desinibição, irritabilidade, depressão	Marcha atáxica, tremor de intenção, Parkinsonismo, neuropatia, disfunção autonômica	> 50 anos	H 33%‡ M desconhecido
Distúrbio do desenvolvimento neurológico	TDAH, autismo ou retardamento do desenvolvimento	Características leves da SXF	Infância	8% (1/13)*

*Frequência daqueles sinais em meninos pré-púberes; um terço dos meninos com SXF não apresentam as características faciais clássicas. Macro-orquidia está presente em 90% dos homens. †Penetrância máxima descrita para um alelo de tamanho de aproximadamente 80 a 90 repetições. ‡A penetrância correlaciona-se com a idade e o tamanho da repetição. TDAH, transtorno de déficit de atenção/hiperatividade; M, mulher; SXF, síndrome do X frágil; H, homem; FOP, falência ovariana primária. (De Jacquemont S, Hagerman RJ, Hagerman PJ *et al.*: Fragile-X syndrome and fragile X-associated tremor/ataxia syndrome: two faces of FMRI, *Lancet Neurol* 6:45-55, 2007, Tabela 1.)

A Tabela 98.19 descreve o tratamento das diversas manifestações neuropsiquiátricas associadas à síndrome do X frágil. Os inibidores da mGluR (superexpressada no X frágil) estão sendo submetidos a experimentos clínicos. Nos estudos preliminares, a minociclina (reduz o MMP-9) resultou em uma melhora a curto prazo na ansiedade, no humor e na Escala de Impressão Clínica Global.

A bibliografia está disponível no GEN-io.

98.6 Mosaicismo

Carlos A. Bacino e Brendan Lee

O mosaicismo descreve um indivíduo ou um tecido que contém duas ou mais linhagens celulares, em geral derivadas de um único zigoto e do resultado de uma não disjunção mitótica (Figura 98.1). O estudo do tecido placentário de amostras de vilosidades coriônicas coletadas na 10ª semana de gestação, ou antes, demonstrou que 2% ou mais de todas as concepções são mosaicos para uma anomalia cromossômica. Com exceção dos cromossomos 13, 18 e 21, as trissomias autossômicas completas geralmente são inviáveis; a presença de uma linhagem celular normal pode permitir que essas outras concepções trissômicas sobrevivam a termo. Dependendo do ponto em que a nova linhagem celular surja durante o início da embriogênese, o mosaicismo pode estar presente em alguns tecidos, mas não em outros. O **mosaicismo da linhagem germinativa**, que se refere à presença de mosaicismo nas células germinativas da gônada (mosaicismo germinal), pode estar associado a um aumento do risco de recorrência de uma criança acometida quando as células germinativas estiverem afetadas por uma anomalia cromossômica ou por uma mutação genética específica.

SÍNDROME DE PALLISTER-KILLIAN

A síndrome de Pallister-Killian caracteriza-se pela presença de fácies grosseira (bochechas cheias e proeminentes), lobos auriculares anormais, alopecia localizada (cabelos esparsos nas regiões temporais), anomalias da pigmentação cutânea, hérnia diafragmática, anomalias cardiovasculares, mamilos supranumerários, convulsões e déficit intelectual profundo. A síndrome é causada por mosaicismo para o isocromossomo 12p. A presença do isocromossomo 12p nas células resulta em quatro cópias funcionais para o braço curto do cromossomo 12 nas células afetadas. O isocromossomo 12p é preferencialmente identificado a partir de culturas de fibroblastos que podem ser obtidos com facilidade a partir de uma biopsia por punção cutânea, raramente estando presente em linfócitos. As anomalias observadas nas pessoas afetadas provavelmente refletem a presença de células anormais durante a embriogênese precoce.

HIPOMALANOSE DE ITO

A hipomelanose de Ito caracteriza-se por manchas cutâneas unilaterais ou bilaterais em espiral, lineares, hipo ou hiperpigmentadas (Capítulo 672). Alguns desses defeitos de pigmentação acompanham as linhas de Balschko. Anomalias dos cabelos e dentes são frequentes. Também podem estar presentes anomalias dos olhos, do sistema musculoesquelético (assimetria do crescimento, sindactilia, polidactilia, clinodactilia) e do sistema nervoso central (microcefalia, convulsões, déficit intelectual). Os pacientes com hipomelanose de Ito podem possuir duas linhagens celulares geneticamente distintas. As anomalias cromossômicas em mosaico que foram observadas envolvem tanto autossomos quanto cromossomos sexuais e foram demonstradas em cerca de 50% dos pacientes clinicamente acometidos. O mosaicismo pode não ser observável em estudos cromossômicos derivados de linfócitos; ele mais provavelmente será encontrado quando os cromossomos forem analisados a partir de cultura dos fibroblastos. As diferentes linhagens celulares nem sempre podem ser causadas por anomalias cromossômicas observáveis, podendo resultar de mutações de gene único ou de outros mecanismos.

98.7 Síndromes de Instabilidade Cromossômica

Carlos A. Bacino e Brendan Lee

As síndromes de instabilidade cromossômica, antes conhecidas como *síndromes de quebra cromossômica*, caracterizam-se por aumento do risco de malignidade e fenótipos específicos. Elas exibem herança autossômica recessiva e apresentam um aumento da frequência de quebra e/ou rearranjo cromossômico, seja espontâneo, seja induzido. As síndromes de instabilidade cromossômica resultam de defeitos específicos do reparo do DNA, do controle do ciclo celular e da apoptose. A instabilidade cromossômica resultante leva a aumento do risco de desenvolvimento de neoplasias. As síndromes clássicas de instabilidade cromossômica são anemia de Fanconi, ataxia telangiectasia, síndrome de Nijmegen, síndrome ICF (imunodeficiência, instabilidade do centrômero, anomalias faciais), síndrome de Roberts, síndrome de Werner e síndrome de Bloom.

Tabela 98.19 Características clínicas da mutação completa e da pré-mutação dos alelos *FMR1*.

DISTÚRBIO	SINTOMA	TRATAMENTO E INTERVENÇÕES	TERAPIA POTENCIAL FUTURA
MUTAÇÃO COMPLETA			
SXF*	TDAH	Estimulantes	Antagonistas do mGluR5
	Ansiedade, hiperexcitação, surtos agressivos	ISRSs, antipsicóticos atípicos, terapia ocupacional, terapia comportamental, aconselhamento	Antagonistas do mGluR5
	Convulsões	Carbamazepina, ácido valproico	Antagonistas do mGluR5
	Déficit cognitivo	Terapia ocupacional, fonoaudiologia, suporte educacional especial	Antagonistas do mGluR5
PRÉ-MUTAÇÃO			
FOP	Falência ovariana prematura	Aconselhamento reprodutivo, doação de óvulos Tratamento de substituição hormonal	Criopreservação do tecido ovariano
FXTAS†	Tremor de intenção	Betabloqueadores	
	Parkinsonismo	Carbidopa/levodopa	
	Declínio cognitivo, demência	Inibidores da acetilcolinesterase	
	Ansiedade, apatia, desinibição, irritabilidade, depressão	Venlafaxina, ISRSs	
	Dor neuropática	Gapabentina	

*Esses dados baseiam-se em uma pesquisa em dois grandes centros de referência. Os fármacos para a ansiedade foram mais frequentemente prescritos do que aqueles para os sinais neurológicos. †Não houve estudos controlados que avaliassem fármacos para a FXTAS. Esses dados foram coletados a partir de estudo por questionário (n =56). TDAH, transtorno de déficit de atenção/hiperatividade; SXF, síndrome do X frágil; FXTAS, síndrome do X frágil associada a tremor/ataxia; FOP, falência ovariana prematura; ISRS, inibidor seletivo da recaptação da serotonina. (De Jacquemont S, Hagerman RJ, Hagerman PJ *et al.*: Fragile-X syndrome and fragile X-associated tremor/ataxia syndrome: two faces of FMRI, *Lancet Neurol* 6:45-55, 2007, Tabela 2.)

98.8 Dissomia Uniparental e *Imprinting*

Carlos A. Bacino e Brendan Lee

DISSOMIA UNIPARENTAL

A dissomia uniparental (**DUP**) ocorre quando ambos os cromossomos de um par ou áreas de um cromossomo em qualquer indivíduo foram herdados de um único genitor. A DUP pode ser de dois tipos: isodissomia ou heterodissomia uniparental. A **isodissomia uniparental** significa que ambos os cromossomos ou regiões cromossômicas são idênticos (geralmente o resultado de um resgate da monossomia por meio de duplicação). **Heterodissomia uniparental** significa que os dois cromossomos do par são diferentes, e herdados de um único genitor. Isso resulta de uma trissomia que posteriormente foi reduzida a uma dissomia, deixando duas cópias de um genitor. O resultado fenotípico da DUP varia de acordo com o cromossomo envolvido, o genitor que contribuiu com os cromossomos e se é uma isodissomia ou uma heterodissomia. Três tipos de efeitos fenotípicos são observados na DUP: aqueles relacionados com genes metilados (*i. e.*, ausência de um gene que normalmente só é expresso quando herdado de um genitor de um sexo específico), associados a distúrbios autossômicos recessivos e relacionados com uma aneuploidia produzindo mosaicismo (Capítulo 97).

Na isodissomia uniparental, ambos os cromossomos ou regiões (e, portanto, os genes) no par são idênticos. Isso é particularmente importante quando o genitor é heterozigoto para um distúrbio autossômico recessivo. Se a prole de um genitor heterozigoto apresentar DUP por isodissomia para um cromossomo que carrega o gene anormal, este estará presente em duas cópias, e o fenótipo será aquele de um distúrbio autossômico recessivo; a criança possui um distúrbio autossômico recessivo, embora apenas um dos genitores seja heterozigoto para o gene recessivo. Estima-se que todos os seres humanos sejam heterozigotos para, aproximadamente, 20 genes autossômicos recessivos anormais. Alguns distúrbios autossômicos recessivos – como atrofia muscular espinal, fibrose cística, hipoplasia cabelo-cartilagem, talassemias α e β e síndrome de Bloom – foram descritos em casos de DUP. A possibilidade de isodissomia uniparental também deve ser considerada quando uma pessoa é afetada com mais de um distúrbio recessivo porque os genes anormais para ambos os distúrbios poderiam estar localizados no mesmo cromossomo isodissômico. A isodissomia uniparental é uma causa rara de doenças autossômicas recessivas. As isodissomias uniparentais também podem ser detectadas por meio de microarranjos SNP.

A **DUP materna** que envolve os cromossomos 2, 7, 14 e 15 e a **DUP paterna** que envolve os cromossomos 6, 11, 15 e 20 estão associadas a anomalias fenotípicas do crescimento e do comportamento. A DUP do cromossomo 7 materno está relacionada com um fenótipo semelhante ao da síndrome de Russell-Silver, com restrição do crescimento intrauterino. Esses efeitos fenotípicos podem estar associados à metilação (ver adiante) (Figura 98.18).

A DUP para o cromossomo 15 é observada em alguns casos de síndrome de Prader-Willi e de síndrome de Angelman. Na **síndrome de Prader-Willi,** aproximadamente 25 a 29% dos casos apresentam DUP materna (ausência do cromossomo 15 paterno) (Figura 98.19). Na **síndrome de Angelman**, a DUP paterna do cromossomo 15 é mais rara, sendo observada em cerca de 5% dos casos (ausência do cromossomo 15 materno). Acredita-se que o fenótipo para a síndrome de Prader-Willi e para a síndrome de Angelman em casos de DUP resulte da ausência da contribuição funcional do cromossomo 15 de um genitor em particular. Na síndrome de Prader-Willi, a contribuição paterna está ausente; e a contribuição materna está ausente na síndrome de Angelman. A síndrome de Prader-Willi pode ser causada por deficiência paterna de pequenos RNAs nucleolares (snoRNAs) HB11-85. Esses achados sugerem que existem diferenças na função de determinadas regiões do cromossomo 15, dependendo se ele foi herdado da mãe ou do pai. A síndrome de Angelman é causada pela ausência de um gene de contribuição materna conhecido como *UBE3A* e pode ser resultado de deleção materna, mutação materna de *UBE3A,* DUP paterno e anomalias no centro de *imprinting* materno na região do cromossomo 15q11-13.

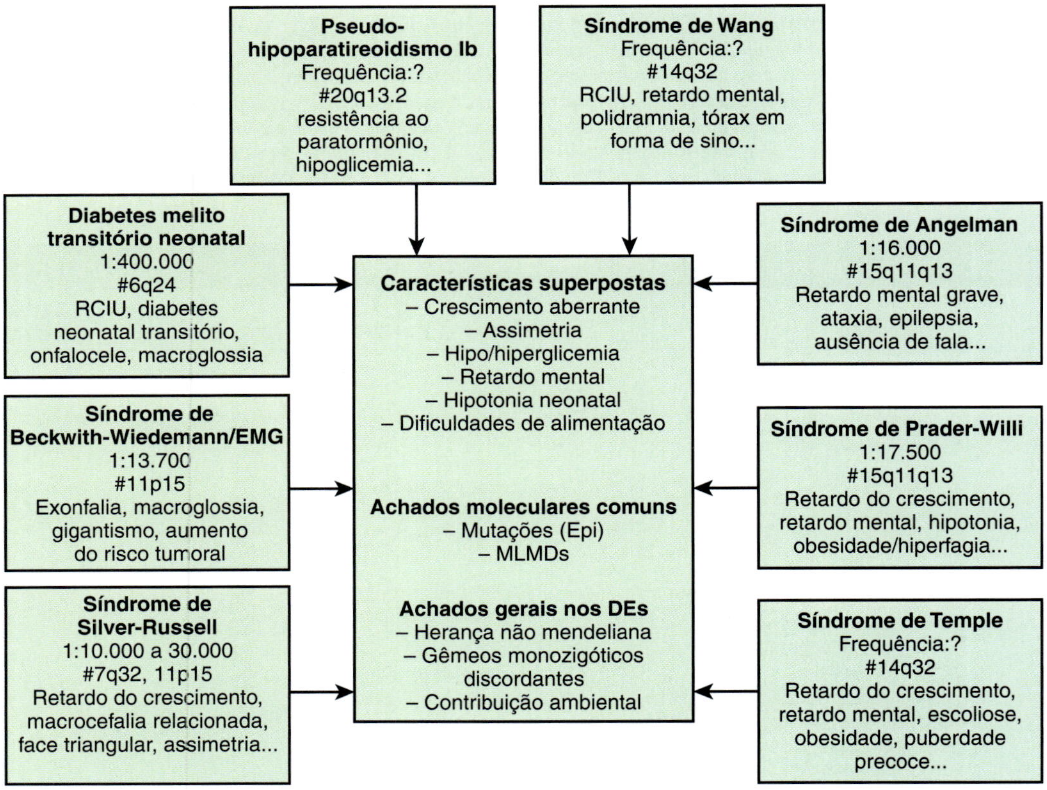

Figura 98.18 Visão geral dos achados clínicos e moleculares comuns em oito distúrbios de *imprinting* conhecidos, incluindo características específicas, frequências e principais localizações cromossômicas. #6q24, cromossomo 6q24; EMG, exonfalia-macroglossia-gigantismo; RCIU, restrição do crescimento intrauterino; DI, deficiência intelectual; MLMD, defeitos de metilação multilócus. (De Eggermann T, Elbracht M, Schröder C *et al.*: Congenital imprinting disorders: a novel mechanism linking seemingly unrelated disorders. *J Pediatr* 163:1204, 2013.)

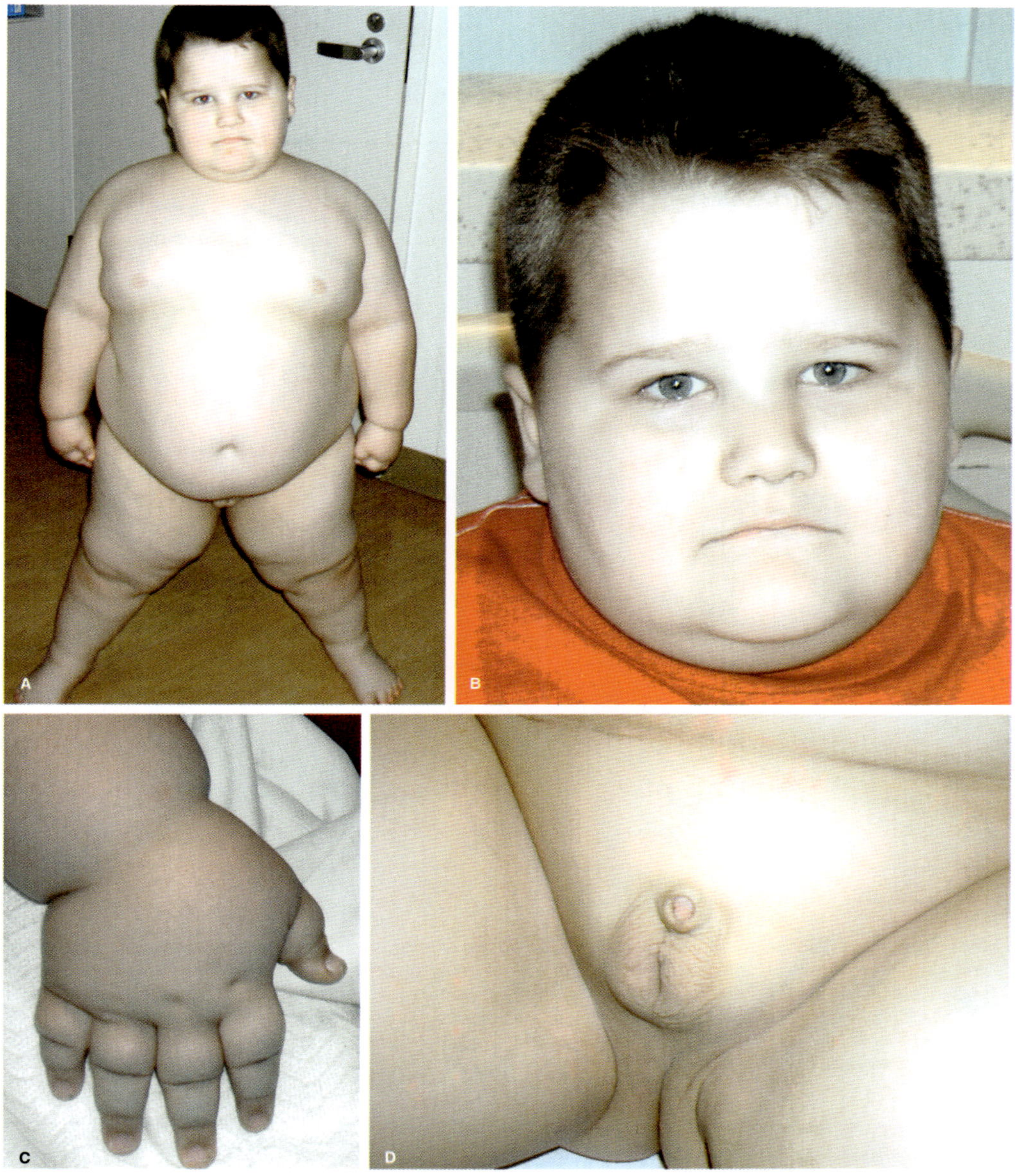

Figura 98.19 Fenótipo de Prader-Willi. **A** e **B.** Indivíduo exibindo obesidade mórbida com características faciais conforme o exibido. **C.** As extremidades superiores são notáveis pelas mãos pequenas em relação ao tamanho corporal. **D.** Genitália externa após orquidopexia laparoscópica aos 13 meses. O consentimento informado parental, conforme aprovado pelo Baylor College of Medicine Institutional Review Board, foi obtido para a publicação das fotografias. (De Sahoo T, del Gaudio D, German JR *et al.*: Prader-Willi phenotype caused by paternal deficiency for the HBII-85 C/D box small nucleolar RNA cluster, *Nat Genet* 40:719-721, 2008.)

A DUP surge com mais frequência quando uma gravidez começa como uma **concepção trissômica** seguida por um **resgate da trissomia**. Uma vez que a maior parte das trissomias é letal, o feto só pode sobreviver se uma linhagem celular perder um dos cromossomos extras para reverter a condição dissômica. Em um terço das vezes, a linhagem celular dissômica é uniparental. Esse é o mecanismo típico para a síndrome de Prader-Willi, que está frequentemente associada à idade materna avançada. O embrião começa com uma trissomia do 15 secundária à não disjunção na meiose materna I, seguida pela perda aleatória do cromossomo paterno. Nesse caso, a linhagem celular dissômica torna-se mais viável e suplanta a linhagem celular trissômica. Quando a trissomia em mosaico é encontrada no diagnóstico pré-natal, deve-se tomar o cuidado de determinar se a DUP ocorreu e se o cromossomo envolvido é um daqueles das dissomias reconhecidas por estarem associadas às anomalias fenotípicas. Deve sempre haver a preocupação em relação à presença de células trissômicas residuais em alguns tecidos, levando a malformações ou disfunções. A presença de agregados de células trissômicas pode ser responsável pelo espectro de anomalias observadas em pessoas com DUP.

IMPRINTING

A genética tradicional sugeriu, por muitos anos, que a maior parte dos genes fosse igualmente expressada quando herdada das linhagens materna ou paterna. A única exceção a essa regra seriam os genes no cromossomo X, que estão sujeitos à inativação, e os genes da imunoglobulina, sujeitos à exclusão alélica, um fenômeno que resulta na expressão monoalélica de uma cadeia particular de imunoglobulina por meio da ativação e inativação da expressão dos alelos parentais. O *imprinting*, ou expressão genômica, ocorre quando a expressão de um gene depende do genitor de origem para determinados genes ou, em alguns casos, de regiões cromossômicas completas. Se o material genético é expresso ou não, dependerá do sexo do genitor do qual ele proveio[4]. A impressão genômica pode ser suspeitada em alguns casos de doença com base em um heredograma. Nesses heredogramas, a doença é sempre transmitida a partir de um sexo e pode ser transmitida adiante silenciosamente por várias gerações por meio do sexo oposto (Figuras 98.20 e 98.21). É provável que a impressão genômica ocorra em muitas partes diferentes do genoma humano e acredita-se que

[4]N.R.T.: Depende também se o gene é ou não é metilado.

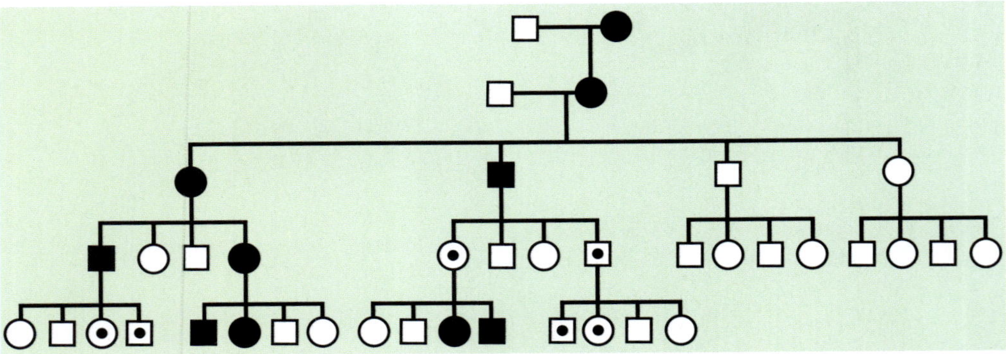

Figura 98.20 Neste heredograma hipotético sugestivo de *imprinting*, os efeitos fenotípicos só ocorrem quando o gene que sofreu a mutação é transmitido pela mãe, mas não quando é transmitido pelo pai, ou seja, na deficiência materna. Números iguais de homens e mulheres podem ser afetados e não afetados fenotipicamente a cada geração. Um transmissor sem manifestação fornece o indício do sexo do genitor que transmite a informação genética expressada; ou seja, nos distúrbios de deficiência materna (também denominados *imprinting paterno*), existem mulheres sem manifestação "puladas." Isso é teórico, uma vez que na maior parte dos cenários clínicos de deficiência materna, como a síndrome de Angelman, as pessoas afetadas não se reproduzem.

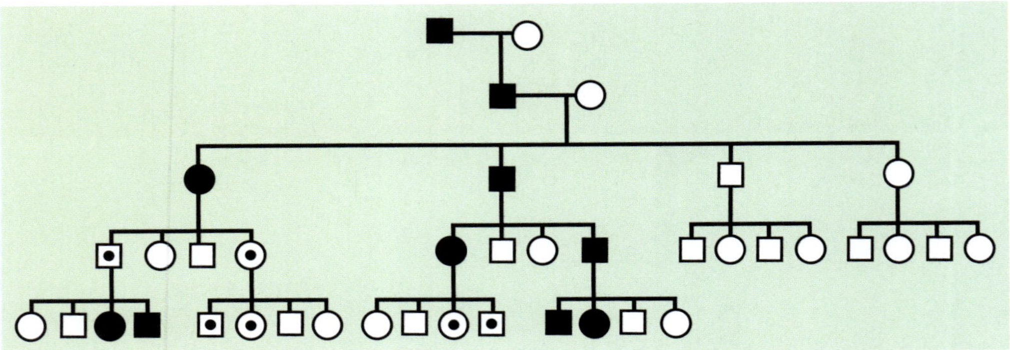

Figura 98.21 Em heredogramas teóricos sugestivos de deficiência paterna (*imprinting* materno), os efeitos fenotípicos só ocorrem quando o gene que sofreu a mutação é transmitido pelo pai, mas não quando o gene alvo da mutação é transmitido pela mãe. Números iguais de homens e mulheres podem ser fenotipicamente afetados e não afetados em cada geração. Em uma situação teórica, um transmissor não manifestante fornece o indício do sexo do genitor que transmite a informação genética expressada; ou seja, na deficiência paterna (também conhecida como *imprinting materno*), existem homens sem manifestação "pulados". Em casos clínicos da vida real de síndrome de Prader-Willi, as pessoas acometidas não se reproduzem.

seja particularmente importante na expressão genética relacionada com desenvolvimento, crescimento, câncer e até mesmo comportamento; mais de 60 genes foram classificados como metilados. Os distúrbios de *imprinting* podem provir de DUP, de deleções ou duplicações, de padrões aberrantes de metilação epigenética ou mutações pontuais em um gene específico.

Um exemplo clássico de distúrbio de *imprinting* é observado nas síndromes de Prader-Willi e de Angelman, duas condições clínicas muito diferentes. Essas síndromes geralmente estão associadas à deleção da mesma região da porção proximal do braço longo do cromossomo 15. Uma deleção no cromossomo de origem paterna provoca a síndrome de Prader-Willi, na qual a cópia de origem materna ainda está intacta, mas alguns dos genes metilados no interior dessa região em geral permanecem silenciosos. A síndrome de Prader-Willi pode ser diagnosticada clinicamente (Tabela 98.20) e confirmada com teste genético. Características clínicas e questões adicionais de ganho de peso são observados na Tabela 98.21. O ganho de peso é difícil de controlar, mas o tratamento com hormônio do crescimento resultou em melhoras na altura, massa magra, tecido adiposo e melhora da função cognitiva.

Em contrapartida, uma deleção no cromossomo materno na mesma região que a da síndrome de Prader-Willi provoca a síndrome de Angelman, deixando intacta a cópia paterna, a qual, nesse caso, possui genes que também são normalmente silenciosos. Em outras situações, a DUP pode levar ao mesmo diagnóstico (Tabela 98.22). Muitos outros distúrbios estão associados a esse tipo de efeito do genitor de origem, como em alguns casos da síndrome de Beckwith-Wiedemann, da síndrome de Russell-Silver e do diabetes neonatal.

A bibliografia está disponível no GEN-io.

Tabela 98.20 Critérios de diagnóstico de consenso para a síndrome de Prader-Willi.

	CRITÉRIOS PRINCIPAIS (1 ponto cada)	CRITÉRIOS MENORES (1/2 ponto cada)
1	Hipotonia neonatal/infantil	Movimento fetal diminuído e letargia infantil
2	Problemas de alimentação e falta de crescimento quando criança	Problemas típicos de comportamento
3	Ganho de peso em 1 a 6 anos; obesidade; hiperfagia	Apneia do sono
4	Características faciais dismórficas típicas	Baixa estatura para família aos 15 anos
5	Genitália pequena; atraso e insuficiência puberal	Hipopigmentação para a família
6	Atraso de desenvolvimento/deficiência intelectual	Mãos e pés pequenos para altura
7		Mãos estreitas, borda ulnar reta
8		Esotropia, miopia
9		Saliva espessa e viscosa
10		Defeitos de articulação da fala
11		Transtorno de escoriação

Dados de Cassidy SB, Schwartz S, Miller JL, Driscoll DJ: Prader-Willi syndrome, *Genet Med* 14(1):15, 2012, Tabela 2.

Tabela 98.21 Fases nutricionais na síndrome de Prader-Willi.

FASE	IDADES MÉDIAS	CARACTERÍSTICAS CLÍNICAS
0	Pré-natal ao nascimento	Movimentos fetais diminuídos e peso ao nascer menor do que os irmãos
1a	0 a 9 meses	Hipotonia com dificuldade de alimentação e apetite diminuído
1b	9 a 25 meses	Melhor alimentação e apetite e crescimento adequado
2a	2,1 a 4,5 anos	Aumento de peso sem aumento de apetite ou excesso de calorias
2b	4,5 a 8 anos	Aumento do apetite e calorias, mas pode se sentir satisfeito
3	8 anos até a idade adulta	Hiperfágico, raramente se sente satisfeito
4	Idade adulta	O apetite não é mais insaciável

Modificada de Miller JL, Lynn CH, Driscoll DC *et al.* Nutritional phases in Prader-Willi syndrome. *Am J Med Genet A* 155A:1040–1049, 2011.

Tabela 98.22 Mecanismos moleculares causadores das síndromes de Prader-Willi e de Angelman.

	SÍNDROME DE PRADER-WILLI	SÍNDROME DE ANGELMAN
Deleção 15q11-q13	cerca de 70% (paterno)	cerca de 70% (materno)
Dissomia uniparental	cerca de 30% (materno)	cerca de 5% (paterno)
Mutação por gene único	Nenhuma detectada	E6-Ap ligase da proteína ubiquitina (11% do total, mas observada principalmente em casos familiais)
Mutação no centro de *imprinting*	5%	1%
Não identificada	< 1 %	10% a 15%

Dados de Nicholls RD, Knepper JL: Genome organization, function and imprinting in Prader-Willi and Angelman syndromes. *Annu Rev Genomics Hum Genet* 2:153-175, 2001; e de Horsthemke B, Buiting K: Imprinting defects on human chromosome 15. *Cytogenet Genome Res* 113:292-299, 2006.

Capítulo **99**

Genética das Doenças Comuns

Bret L. Bostwick e Brendan Lee

Em geral, doenças pediátricas comuns são multifatoriais em sua etologia. A combinação de muitos genes e fatores ambientais contribui para uma sequência complexa de eventos que levam à doença. A complexidade da combinação de fatores contribuintes aumenta o desafio de encontrar variantes genéticas que provocam doenças. Ferramentas genéticas incluem: sequência completa do genoma humano, bases de dados públicos para as variantes genéticas e mapa de haplótipos humanos. Além das bases de dados genéticos públicos, a redução drástica do custo de genotipagem e sequenciamento de DNA tem permitido que um grande número de variantes genéticas seja analisado com eficiência em muitos pacientes. A maioria desses estudos se concentra em variantes comuns (aquelas com frequências > 5%). Tecnologias de sequenciamento de nova geração do DNA estão permitindo o exame completo do exoma em inúmeros indivíduos a um custo muito baixo. Essa tecnologia está sendo empregada na investigação do papel das variantes de sequência codificadora raras em doenças comuns. A incorporação dessas ferramentas em estudos populacionais grandes e bem planejados é o campo da **epidemiologia genética**. Muitos métodos novos para analisar dados genéticos têm sido desenvolvidos, estimulando o renascimento da genética populacional aplicada.

99.1 Principais Abordagens Genéticas no Estudo das Doenças Pediátricas Comuns

Bret L. Bostwick e Brendan Lee

Grandes quantidades de variantes genéticas estão presentes em cada indivíduo. Muitas delas não impactam na saúde, enquanto outras têm uma influência mensurável. Às vezes, as mutações de um único gene causam de forma constante uma doença, assim como ocorre com a fibrose cística e a anemia falciforme. Outros tipos de variação genética, contudo, podem contribuir muito menos para o aparecimento de condições clínicas específicas, e essas são mais bem classificadas como *modificadores* do risco de doença. A Figura 99.1 demonstra a relação entre a frequência da variante e o impacto clínico relativo do alelo. O espectro do impacto da variante é logarítmico, oscilando bastante de um risco levemente aumentado de doença para uma condição clínica totalmente definida predeterminada. Estudos voltados para a descoberta de variantes raras com efeitos reais na saúde necessitam apenas de populações de amostras pequenas para alcançar significância estatística; enquanto aqueles que estudam variantes comuns requerem tamanhos amostrais muito maiores por causa do pouco impacto previsto de cada variante.

O risco cumulativo de muitas variantes comuns determina a suscetibilidade genética. Em relação a condições comuns, a pré-disposição genética isolada não é suficiente para causar doença. Cada indivíduo herda um grau diferente de vulnerabilidade a doenças, o qual é também aumentado pela exposição a certos fatores ambientais. A Figura 99.2 mostra um modelo para a contribuição de variantes genéticas comuns à saúde do indivíduo. Um dos objetivos da genética clínica é identificar os genes que colaboram para a suscetibilidade genética inicial e ajudar a prevenir a ocorrência de doenças, seja evitando a exposição a fatores ambientais ou instituindo intervenções que reduzam o risco. Para indivíduos que cruzam o limiar da doença, o objetivo é entender melhor a patogênese, na esperança de que isso sugira melhores abordagens de tratamento. A variação genética comum também pode influenciar na resposta a fármacos e no risco de reações medicamentosas adversas (ver Capítulo 72) e aumentar os impactos das toxinas ambientais na saúde.

Traços complexos podem ser inerentemente difíceis de estudar se a precisão do diagnóstico clínico (fenótipo) é duvidosa, como ocorre com fenótipos neurocomportamentais muitas vezes. Um ponto de partida na análise genética de um traço complexo é obter evidências em defesa de uma contribuição genética e estimar a força relativa dos fatores genéticos e ambientais. Em geral, características complexas revelam agrupamento familiar; porém, não são transmitidas em um padrão tradicional como é a herança autossômica dominante ou recessiva. Traços complexos, com frequência, mostram variação entre grupos étnicos ou raciais distintos, possivelmente refletindo as diferenças nas variantes genéticas entre esses estratos.

A avaliação da possibilidade de contribuição genética começa pela determinação se o traço é identificado entre indivíduos aparentados com mais frequência do que na população geral. Uma medida comum de **hereditariedade** é o risco relativo de primeiro grau (geralmente designado pelo símbolo λ_s), o que é igual à relação entre as taxas de prevalência em irmãos e/ou pais e na população geral. Os λ_s para diabetes tipo 1 correspondem a cerca de 15. A força relativa dos fatores

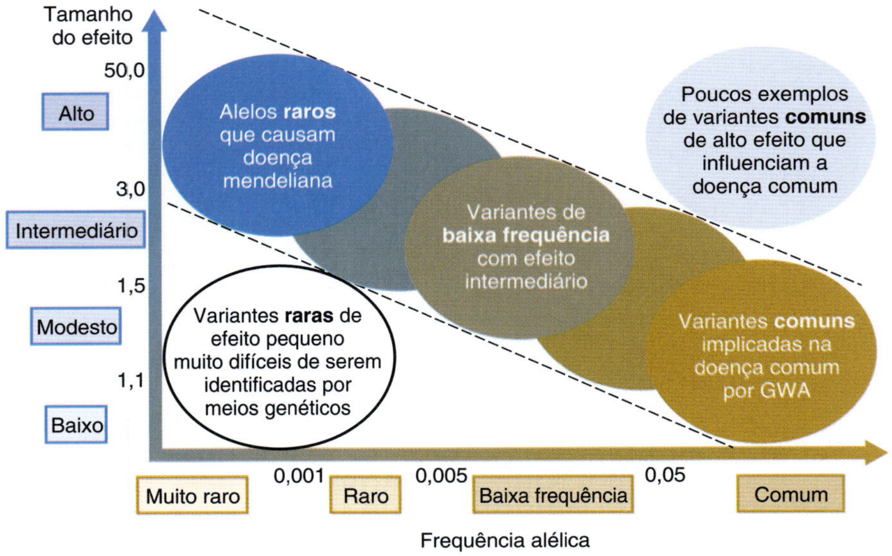

Figura 99.1 Relação entre frequência alélica e força relativa do efeito genético. Alelos com grande efeito tendem a ser muito raros, mas podem ser estudados com um pequeno tamanho de amostra em razão da relativa facilidade de detecção de alelos quando o impacto clínico é alto. Variantes comuns são propensas a ter um efeito modesto ou baixo na saúde, exigindo grandes conjuntos de dados para visualizar efeitos estatisticamente pequenos. A grande maioria dos alelos associados à doença identificados até o momento tem as características mostradas nas *linhas diagonais pontilhadas*. GWA, associação ampla do genoma (*genome-wide association*). (Adaptada de McCarthy MI, Abecasis GR, Cardon LR *et al.*: Genome-wide association studies for complex traits: consensus, uncertainty and challenges, *Nat Rev Genet* 9:356-369, 2008.)

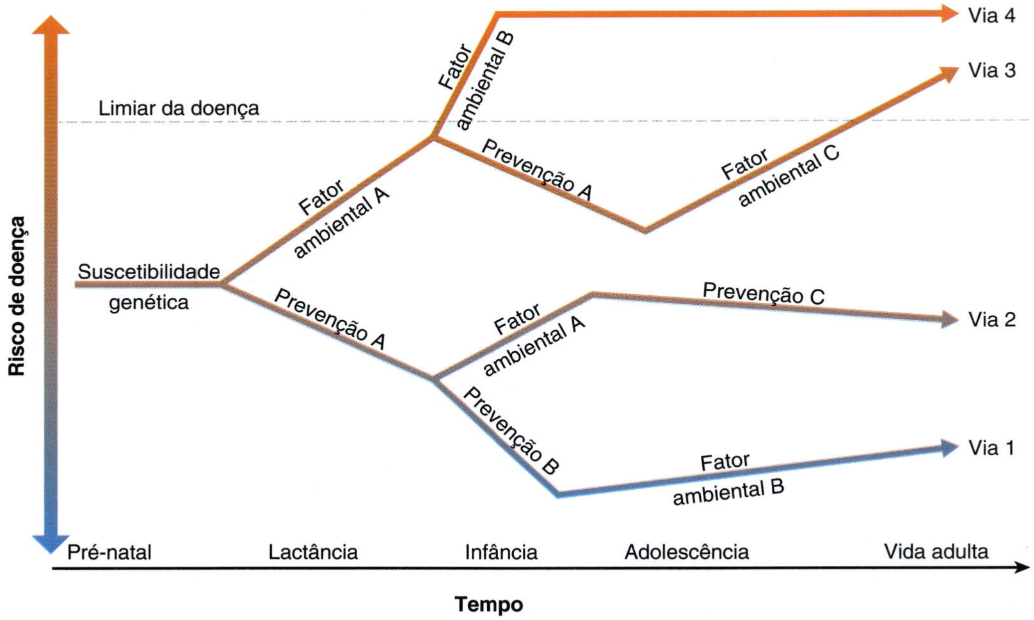

Figura 99.2 Modelo para a influência de interação gene-ambiente na suscetibilidade genética a doenças comuns. Todo indivíduo herda variantes comuns que determinam a probabilidade genética inicial em relação ao risco de doença. Para distúrbios multifatoriais, a suscetibilidade genética inicial é insuficiente para acarretar doenças por conta própria. Com o tempo, a exposição a fatores ambientais aumenta a possibilidade de um estado de doença. Identificar as variantes gênicas responsáveis pelo risco pode levar a estratégias de prevenção ou tratamentos.

de risco genético e não genético pode ser estimada pela análise dos componentes de variância. A **herdabilidade** de uma característica é a estimativa da fração da variância total auxiliada por fatores genéticos (Figura 99.3).

Uma minoria dos casos de doenças comuns, como o diabetes, pode ser causada por mutações de um único gene (herança mendeliana), distúrbios cromossômicos e outros distúrbios genômicos. Essas causas *menos comuns* da doença podem, muitas vezes, estabelecer critérios importantes acerca das principais vias moleculares fisiopatológicas envolvidas. Regiões cromossômicas com genes que são capazes de contribuir para a suscetibilidade à doença poderiam, teoricamente, ser localizadas com **mapeamento genético**, o qual identifica regiões do DNA com a doença específica que são herdadas pelas famílias. Em termos práticos, entretanto, isso se tornou bastante difícil com relação a maioria dos traços complexos, seja por causa de uma escassez de famílias analisadas ou porque o efeito dos *loci* genéticos individuais é fraco.

Estudos de **associação genética** são mais eficazes na identificação de variantes genéticas comuns (> 5% da população) que propiciam crescimento no risco de doença, mas falham nessa função se as variantes

Variância fenotípica		Variância genética		Variância ambiental		Variância de medida
V_P	=	V_G	+	V_E	+	V_M

$$h^2 = V_G / V_P$$

Herdabilidade

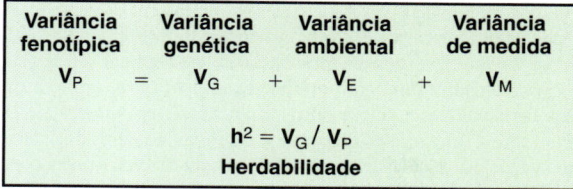

Figura 99.3 **Conceito de herdabilidade.** A variação fenotípica de um traço específico pode ser partilhada entre as contribuições das variâncias genética, ambiental e de medida. Isso costuma ser determinado na prática. A herdabilidade é definida pela proporção da variação fenotípica que responde pela variância genética. Pode-se estimá-la a partir da correlação de um traço quantitativo entre parentes.

de genes causadores da doença são relativamente raras. A detecção do efeito moderado de cada variante e das interações com fatores ambientais requer estudos bem abrangentes, os quais costumam incluir milhares de indivíduos. Uma série de abordagens paralelas em busca de analisar os efeitos agregados de variantes raras em genes também tem sido desenvolvida. Esses métodos de associação das variantes raras parecem exigir um número grande de amostras porque os efeitos do gene têm, também, demonstrado ser relativamente fracos.

Estudos de mapeamento genético e associação requerem marcadores ao longo do DNA que podem ser determinados, ou **genotipados**, com técnicas de sequenciamento do DNA em grande escala e de alto rendimento. Os marcadores que costumam ser utilizados são aqueles nas formas de microssatélites e de **polimorfismos de nucleotídio único** (**SNPs**; Figura 99.4). Uma amostra da mesma região do genoma de 50 indivíduos irá revelar que cerca de 1:200 bases varia de acordo com a forma mais comum. Embora a maioria dos SNPs não possua qualquer função clara, alguns alteram a sequência de aminoácidos da proteína ou afetam a regulação da expressão gênica. Algumas dessas alterações funcionais afetam diretamente a suscetibilidade à doença. Um **fenótipo** clínico complexo pode ser definido pela presença ou ausência de doença como um **traço dicotômico**; ou pela seleção de uma variável clinicamente significativa, como a glicose sérica em pacientes com diabetes tipo 2, que é um **trato contínuo ou quantitativo**.

Apesar de que talvez seja impossível definir subgrupos de pacientes antecipadamente com base em mecanismos comuns da doença, quanto mais uniforme o fenótipo, maior a probabilidade de um estudo genético obter sucesso. **Heterogeneidade do *locus*** refere-se à situação em que uma característica resulta da ação independente de mais de um gene. **Heterogeneidade alélica** indica que mais de uma variante em um mesmo gene pode contribuir para o risco de doença. O desenvolvimento de um traço ou doença a partir de um mecanismo não genômico resulta em uma **fenocópia**. Muitas vezes, esses três fatores contribuem para a dificuldade em identificar genes de suscetibilidade a doenças comuns, pois reduzem o tamanho efetivo da população em estudo.

Uma pessoa portadora de qualquer variante ou **alelo** (unidade herdada, segmento de DNA ou cromossomo) em um gene tem certa probabilidade de ser afetada por uma doença, dependendo do tipo de variante nesse gene específico. A presença ou não dos sintomas é chamada de **penetrância**. Alguns sinais da doença somente se manifestam mais tarde na vida (penetrância relacionada à idade); o que poderia levar a criança a ser classificada de forma incorreta como não afetada, ainda que ela tenha o gene produtor da doença. Distúrbios de um único gene são, em geral, ocasionados por mutações com penetrância relativamente alta; porém, algumas variantes comuns têm penetrância muito baixa porque sua contribuição total para a doença é pequena. Muitas dessas variantes comuns podem contribuir para o risco de doença por causa de um traço complexo. A altura humana normal é influenciada por > 400 genes.

De maneira ideal, exposições ambientais importantes devem ser medidas e contabilizadas em uma determinada população porque existe a probabilidade de uma interação dependente entre o fator ambiental e a variante genética específica. Um exemplo é a provável exigência pela busca de uma infecção viral precedente aos primeiros sintomas de diabetes tipo 1. Embora haja forte suspeita de que as **interações gene-ambiente** tenham uma contribuição importante em doenças comuns, é difícil realizar essa identificação e mensuração. Estudos de grande porte com coleta uniforme de informações sobre exposições ambientais são raros. Métodos, como a análise de todo o genoma sobre a metilação do DNA, podem mostrar evidência de efeitos ambientais – a chamada programação de desenvolvimento (ver Capítulo 100). Essa informação pode ser utilizada para descobrir e validar as interações gene-ambiente.

MAPEAMENTO GENÉTICO

Estudos de mapeamento foram utilizados no passado no intuito de isolar genes que provocam síndromes genéticas raras; métodos modificados têm sido empregados para identificar regiões cromossômicas ligadas a doenças mais comuns. Esses estudos envolvem a marcação de segmentos do genoma de um indivíduo com marcadores que permitem identificação de segmentos herdados por meio da família junto com a doença. Em geral, os marcadores são **microssatélites** ou SNPs que definem e ajudam a distinguir qual tipo de alelo cada indivíduo carrega. O **genótipo** se refere à combinação de alelos em um *locus* no

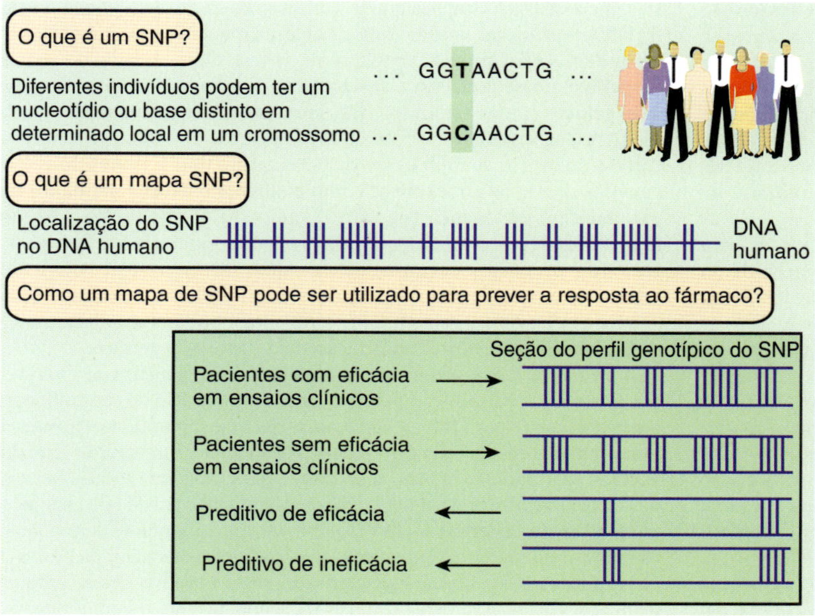

Figura 99.4 **Diferentes combinações de SNPs são encontradas em indivíduos distintos.** Os locais desses SNPs podem ser identificados nos mapas de genes humanos. Em seguida, eles podem ser utilizados para criar perfis que estão relacionados a diferenças na resposta a um fármaco, como eficácia e não eficácia. (Adaptada de Roses A: Pharmacogenetics and the practice of medicine, *Nature* 405:857-865, 2000. Copyright 2000. Reproduzida, com autorização, de Macmillan Publishers Ltd.)

organismo diploide. A revisão sistemática de análises de doenças comuns tem mostrado resultados inconsistentes. Fatores como heterogeneidade, pleiotropia, expressividade variável e penetrância reduzida, além da variabilidade nas exposições ambientais, reduzem a eficácia dos estudos de mapeamento de traços complexos.

ASSOCIAÇÃO GENÉTICA

Com relação a doenças comuns multifatoriais, as análises de associação podem ser utilizadas para identificar a causalidade de genes importantes. Há dois tipos de estudos de associação: a **associação direta**, na qual a própria variante causal é testada para verificar se a sua presença tem correlação com a doença; e a **associação indireta**, na qual marcadores que estão com efeito próximos à variante biologicamente importante são empregados como *proxies*. A correlação de marcadores com outras variantes genéticas, em uma pequena região do genoma, é designada **desequilíbrio de ligação**. A associação indireta é possibilitada pela construção de um mapa genético detalhado em três populações de referência (europeus, asiáticos e africanos ocidentais) por meio do Consórcio Internacional de Mapas de Haplótipos (International HapMap Project). SNPs que rotulam a maior parte dos genomas foram identificados e podem ser genotipados a baixo custo, utilizando microarranjos de DNA especialmente customizados.

Três modelos básicos de estudo são utilizados para testes de associação. Em um modelo caso-controle, a frequência de um alelo no grupo afetado é comparada ao grupo não afetado. Em um modelo de base familiar, os pais ou irmãos saudáveis de um indivíduo afetado são utilizados como controles. Em um modelo de coorte um grande número de indivíduos é investigado e, diante disso, observado clinicamente em busca de qualquer manifestação repentina de doenças. A análise de coorte é muito custosa, de modo que há poucos estudos de coorte legítimos.

Modelos de estudo de controle baseados na família são, até certo grau, vantajosos para doenças pediátricas porque costumam possibilitar a inclusão dos pais. Esses estudos solucionam uma questão primordial no ensaio por associação, uma vez que os pais são perfeitamente compatíveis com a base genética. Quando os pais são incorporados, o teste estatístico empregado para esses estudos é denominado **teste de desequilíbrio de transmissão (TDT)**. O TDT compara o genótipo transmitido com o inferido não transmitido. O sucesso de toda as análises de associação está subordinado à realização de um estudo bem eficiente e de um de traço medido com precisão para evitar erros de classificação fenotípica. Em grandes estudos de base populacional, confundir por etnia ou **estratificação populacional** pode distorcer os resultados. Algumas variantes genéticas são mais comuns em indivíduos de um determinado grupo étnico, o que poderia ocasionar aparente associação de uma variável com uma doença, quando a taxa da doença sucede ser maior nesse grupo. Essa condição não seria uma associação legítima entre um alelo e uma doença, pois a associação iria encontrar-se confundida pela base genética. Os testes de base familiar que utilizam o TDT não são suscetíveis à estratificação populacional. No entanto, TDT e os modelos de estudo relacionados são intrinsecamente menos eficientes do que os estudos de caso-controle. Métodos mais atuais utilizando estudos de associação ampla do genoma permitem inferir a distância entre casos e controles empregando muitos milhares de marcadores rotineiramente genotipados.

Os estudos de associação devem ser uma ferramenta eficaz para encontrar a variação genética que confere risco a um determinado indivíduo; o efeito de qualquer uma dessas variantes tem uma tendência a contribuir muito pouco para a complexa via da doença. Têm-se encontrado variantes genéticas que envolvem um novo gene em um processo, estimulando a investigação mais aprofundada sobre os sistemas que irão afetar a evolução da doença. Associações como a variante *APOEε4* com um risco aumentado de doença de Alzheimer são evidenciadas por meio de muitos estudos. Numerosos resultados de associação publicados não são reprodutíveis; eficácia e estratificação insuficientes podem ser responsáveis pelas inconsistências. Desde o final de 2016, 2.650 estudos e 29.954 associações de SNP de traço único já foram catalogados (https://www.ebi.ac.uk/gwas/).

Métodos de baixo custo para o sequenciamento de exomas e genomas completos de indivíduos irão permitir uma avaliação mais abrangente de toda a gama de variantes genéticas envolvidas em doenças comuns. Variantes genéticas raras, incluindo pequenas inserções ou deleções, podem se tornar extremamente essenciais para explicar o impacto dos fatores genéticos em doenças pediátricas importantes, como autismo, deficiências cardiovasculares e outras malformações congênitas. Traços comuns, como obesidade, diabetes e doenças autoimunes, também podem ser afetados por variantes raras. Em distúrbios graves comuns, como deficiência mental e malformações cardíacas complexas, mutações de ocorrência nova (ou seja, as mutações não presentes em nenhum dos pais) são conhecidas por desempenhar um papel importante.

A bibliografia está disponível no GEN-io.

Capítulo 100
Estudos e Doenças da Associação Epigenômica Ampla

John M. Greally

Questionam-se os pediatras quanto a considerar a possibilidade de certas condições envolverem mecanismos **epigenéticos**. A suposição é que os processos epigenéticos, geralmente definidos como controle regulatório da expressão gênica, conseguem substituir as informações codificadas na sequência de DNA para aumentar ou diminuir o risco de uma doença. Apesar dos ensaios genômicos poderosos para testar esses reguladores da expressão gênica, mostrou-se difícil fornecer respostas claras sobre como as compreensões mecanicistas epigenéticas podem melhorar o atendimento ao paciente. O esclarecimento dos conceitos e definições fundamentais que estão subjacentes às contribuições epigenéticas propostas para os fenótipos deve levar a conhecimentos valiosos sobre seu papel na saúde humana.

MECANISMOS EPIGENÉTICOS DA DOENÇA: MODELO DO CAMUNDONGO AMARELO VIÁVEL

O significado de origem de epigenética ("epi", acima, sobre; "genética", sequência de DNA) implica que as informações codificadas na sequência de DNA possam ser modificáveis de alguma maneira pelas informações de ordem superior que regulam os níveis de atividade de genes específicos. Esse conceito é atraente quando tentamos entender por que gêmeos monozigóticos, que apresentam sequências de DNA idênticas, às vezes são discordantes para certas doenças hereditárias, como a doença de Alzheimer e o diabetes melito tipo 1. A predisposição genética que falha em explicar completamente o desenvolvimento de um fenótipo de doença (ou outro) tem sido chamada de "falta de herdabilidade", uma lacuna que os processos regulatórios epigenéticos têm sido propostos para preencher. Além disso, como o ambiente influencia o risco de certos distúrbios modificando uma predisposição genética subjacente, os estímulos ambientais podem atuar por meio de processos reguladores epigenéticos da expressão gênica.

A evidência mais convincente para a regulação epigenética de alto nível dos genes e a predisposição para a doença foi o modelo de camundongo amarelo viável (Figura 100.1). Verificou-se que esse camundongo apresenta uma mutação envolvendo um retrovírus endógeno, um componente do genoma que pode se replicar e se mover para um novo local. No caso do camundongo amarelo viável, o retrovírus endógeno era do tipo chamado **partícula intracisternal A (IAP)**, que se inseria a montante de um gene chamado *a* (*nonagouti*). O gene *nonagouti* codifica o precursor da proteína sinalizadora agouti, que se liga e tem um efeito negativo nos receptores de melanocortina. Quando estimula os melanócitos nos folículos pilosos,

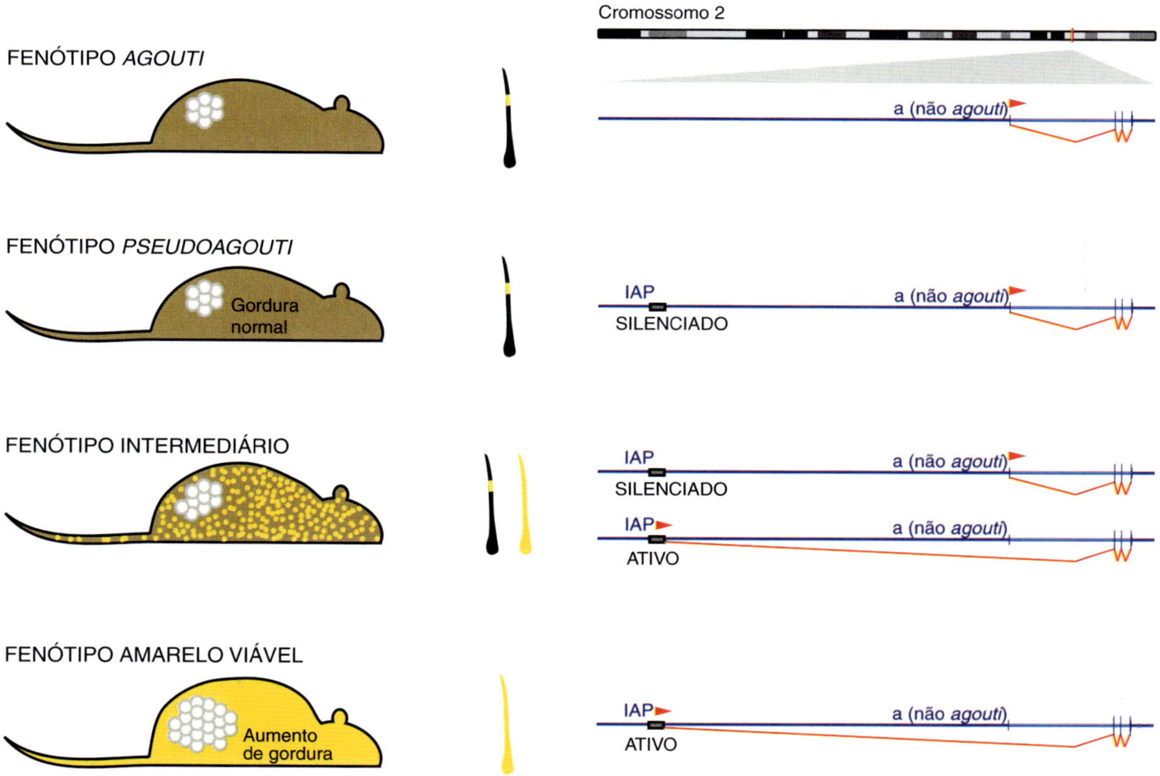

Figura 100.1 **O modelo de camundongo viável amarelo de modificação epigenética do risco de doença.** Representa-se a linhagem de tipo selvagem na *parte superior*; a cor da pelagem marrom é causada por uma faixa de feomelanina amarela dentro da haste do pelo preto, resultante de um pulso de expressão durante o crescimento do pelo do gene a (*não agouti*) no cromossomo 2. Os exemplos mais abaixo representam o que acontece quando o elemento transponível de partículas A intracisternais (IAP) é inserido a montante do gene *não agouti*. Esses camundongos podem ser indistinguíveis dos camundongos do tipo selvagem quando o elemento IAP é completamente silenciado (fenótipo pseudoagouti) ou o elemento IAP pode estar ativo em todas as células (*inferior*), conduzindo a transcrição contínua do gene *não agouti* e causando a expressão de feomelanina em todo o crescimento do cabelo. Isso gera a cor amarela do pelo (fenótipo amarelo viável). Esses camundongos também são obesos, devido ao efeito da proteína sinalizadora de agouti nos adipócitos. Quando algumas células se expressam e outras silenciam o elemento da IAP, surge um fenótipo intermediário de pelo, geralmente descrito como "malhado", acompanhado por uma obesidade menos pronunciada. Isso demonstra como a mesma mutação genética (inserção da IAP) é variável em sua associação a um fenótipo, dependendo das diferenças na regulação da transcrição em um *locus* específico do genoma.

causa a produção do pigmento amarelo da feomelanina, em vez da eumelanina preta. Sem o elemento IAP a montante, os *nonagoutis* normalmente se ligariam para uma atividade de ruptura muito curta e estimulariam uma quantidade limitada de produção de pigmento amarelo. Verificou-se que a presença do elemento IAP ativo a montante cria um novo local de partida constitutivamente ativo para o gene *nonagouti*, levando o pelo do rato a ser produzido com feomelanina por todo o seu comprimento e um fenótipo distinto de pelo amarelo. Como o precursor da proteína sinalizadora de agouti também é expresso em outros tipos de células, a atividade extra do gene *nonagouti*, impulsionada pelo elemento IAP, fez com que os camundongos amarelos se tornassem obesos (devido a ações nos adipócitos), criando uma síndrome comparável com o diabetes melito humano tipo 2 nesses animais.

Esses ratos se tornaram um modelo intrigante de um potencial papel epigenético no risco de doenças, devido à observação inesperada de que filhotes da mesma ninhada, todos contendo a mesma mutação de inserção da IAP, diferiam notavelmente na quantidade de pelo amarelo e obesidade adulta associada. Alguns dos camundongos tinham tão pouco pelo amarelo que não demonstravam evidência visível de alguma mutação. O elemento IAP nessa ninhada estava ativo nas células dos camundongos amarelos, como esperado, mas havia sofrido **silenciamento** nos camundongos com o pelo marrom. O elemento inativo da IAP foi distinto por ter adquirido a **metilação do DNA**, a modificação de citosinas localizadas pouco antes das guaninas (dinucleotídios CG ou CpG) em 5-metilcitosina. A metilação de citosinas nos dinucleotídios CG é o estado padrão em todo o genoma, mas costuma estar ausente nos locais que regulam a expressão de genes próximos, de modo que sua aquisição nesses locais indica que o gene sofreu silenciamento. Isso sugeriu que uma influência na maneira como os genes são expressos substitui a suscetibilidade genética inata, modificando o risco de adquirir uma doença. Além disso, os pesquisadores modificaram as dietas de mães prenhas com uma ninhada de filhotes com a inserção da PIA, pela suplementação de **ácido fólico**, um doador de carbono único que aumentou a disponibilidade de um cofator necessário para a metilação do DNA. O resultado foi uma proporção maior de filhotes nascidos com metilação do DNA e inativação da mutação IAP (Figura 100.2).

Portanto, uma razão para a variabilidade de os camundongos desenvolverem o pelo amarelo e a obesidade poderia ter influência durante a gravidez, como a dieta materna. Isso sustentou hipóteses quanto ao fato de o estresse intrauterino estar associado a maior risco de certas condições em adultos, como doenças cardiovasculares, renais e metabólicas. Esse campo de estudo é frequentemente conhecido como **Origens do Desenvolvimento da Saúde e Doença** (*Developmental Origins of Health and Disease* – **DOHaD**), que questiona como as células de alguém "se lembram" de um estresse intrauterino anos ou décadas depois. O modelo viável de camundongo amarelo sugeriu que essa memória poderia ser mediada por reguladores da expressão gênica e influenciada por fatores ambientais, como a dieta materna durante a gestação.

EPIGENÉTICA E REGULAÇÃO DA EXPRESSÃO GÊNICA

Dois exemplos de regulação de genes fornecem um modelo para travar um padrão regulatório no início do desenvolvimento e mantê-lo indefinidamente depois disso. O primeiro é a **inativação do cromossomo**

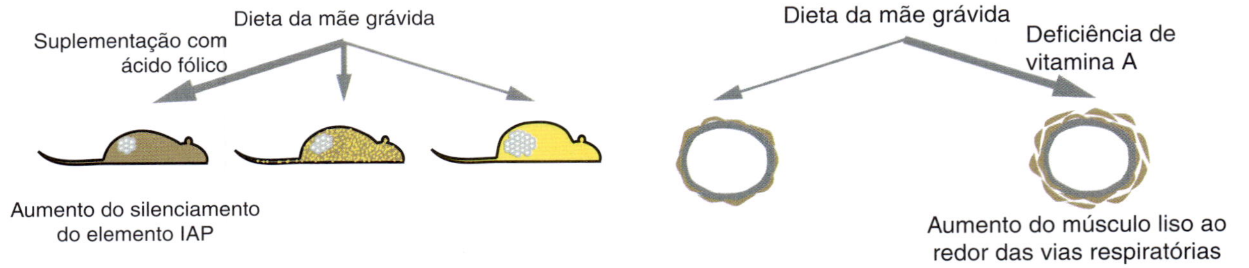

Figura 100.2 Modificação do risco de doença em adultos pela dieta materna durante a gravidez. À *esquerda*, estão os fenótipos amarelos pseudoagouti, intermediários e viáveis associados a diferenças no silenciamento do elemento IAP inserido a montante do gene *não agouti*. Aumentando a quantidade de ácido fólico na dieta da mãe durante a gravidez, está associado a maior proporção de filhotes nascidos com fenótipos pseudoagouti e intermediários, além de menor obesidade durante a vida adulta. À *direita*, está o efeito da deficiência de vitamina A na dieta da mãe gestante durante a formação do pulmão na prole. A falta de vitamina A durante o desenvolvimento está associada ao acúmulo de músculo liso (marrom) ao redor das vias respiratórias e ao aumento da resistência delas durante a vida adulta. A deficiência de vitamina A resulta na falta de ácido retinoico nos embriões em desenvolvimento, levando a alterações na regulação da expressão gênica que alteram o destino celular e causam a formação de células musculares lisas. Ambos os exemplos representam como as influências alimentares durante a gravidez alteram as decisões tomadas pelas células durante o desenvolvimento, agindo por meio da regulação da expressão gênica e predispondo a doenças em adultos.

X. Como os homens têm apenas 1 cromossomo X, ele não sofre inativação. No entanto, uma pessoa com 2 cromossomos X inativará 1; uma pessoa com trissomia do cromossomo X inativará 2; e assim por diante. O resultado é que homens e mulheres têm 1 cromossomo X ativo por célula, apesar de começar com diferentes números de cromossomos X, um processo conhecido como **compensação de dose**. A inativação do cromossomo X costuma ser um evento aleatório, escolhendo o X materno para inativação em metade das células do corpo e o X paterno na outra metade. A inativação ocorre muito cedo durante o desenvolvimento, quando o blastocisto está se implantando na parede uterina. No entanto, uma vez estabelecida nesse pequeno número de células pluripotentes, a inativação persiste em todas as células do indivíduo ao longo da vida. O outro modelo relevante de regulação de genes é o ***imprinting* genômico** (ver Capítulo 97). A ativação de genes em um tipo específico de célula geralmente liga as cópias presentes nos cromossomos paterno e materno. No entanto, um ***locus* impresso** é distinto porque apenas a cópia no cromossomo paterno é ativada para alguns genes impressos, enquanto outros genes impressos são distintos apenas para ativar a cópia materna. O momento desse evento de inativação é ainda mais cedo que a inativação do cromossomo X, ocorrendo durante a formação dos gametas masculino ou feminino. Novamente, esses padrões de inativação persistem ao longo da vida até o fim da vida.

Evolução do termo "epigenética"

Como os dois exemplos anteriores envolviam um evento de regulação de genes (silenciamento) que ocorreu no início do desenvolvimento e foram mantidos na idade adulta, eles foram descritos como "epigenéticos", enfatizando como uma célula retém uma memória dos processos regulatórios anteriores. Isso destaca que se considera a epigenética uma segunda propriedade, mediando a memória celular. Na década de 1950, Nanney interpretou o panorama epigenético para definir epigenética como a propriedade de uma célula para se lembrar de eventos passados. Na década de 1970, Riggs e Holliday observaram que os padrões de metilação do DNA poderiam ser propagados de células-mãe para células-filhas, potencialmente fornecendo um mecanismo molecular da memória celular, e descreveram isso como uma "propriedade epigenética". Quando a metilação do DNA foi considerada uma característica dos alelos silenciados durante a inativação do cromossomo X e o *imprinting* genômico, isso pareceu confirmar a ideia de uma "marca molecular herdável" estar envolvida na memória de um evento de silenciamento passado durante o desenvolvimento, levando a metilação do DNA a ser descrita como um "regulador epigenético". Quando os alelos ativos e silenciados nos *loci* inativados ou impressos em X foram estudados, encontraram-se diferenças nos estados da cromatina e nos RNAs não codificadores longos para distinguir os cromossomos, sugerindo que eles ajudaram a mediar o silenciamento a longo prazo nesses *loci*. Houve tentativas de testar se os estados da cromatina são herdáveis por meio da divisão celular da mesma maneira que a metilação do DNA. Apesar de as evidências de sua herdabilidade serem menos convincentes, o campo tende a ser *inclusivo*, em vez de exclusivo, na rotulagem de reguladores transcricionais como epigenéticos, porém seria conveniente redefinir de epigenética – como *epi* (acima, após) e *genética* (sequência de DNA) – para retrotradução. Essa definição não é apenas dissociada das ideias originais do destino celular e da memória celular, mas agora também abrange todos os processos reguladores da transcrição. Devido à definição ampliada de epigenética, um experimento testando diferenças na memória celular não difere no desenho de um experimento testando diferenças na regulação transcricional, que pode ou não mediar a memória celular.

DOENÇAS PEDIÁTRICAS ENVOLVENDO PROCESSOS EPIGENÉTICOS

Os principais exemplos de epigenética são aqueles que envolvem *loci* impressos, exemplificados pelas síndromes de Prader-Willi e Angelman (ver Capítulo 97). Cada uma dessas síndromes pode ser causada pela mesma deleção no cromossomo 15, distinguida pela deleção que ocorre no cromossomo *paterno* 15, causando a **síndrome de Prader-Willi**, e no cromossomo *materno* 15, causando a **síndrome de Angelman**. Existem genes impressos localizados na região 15q11-q13 – alguns expressos apenas no cromossomo paterno, outros apenas no cromossomo materno. Quando está faltando em um indivíduo a região no cromossomo herdado por parte de pai, a pessoa ainda possui uma cópia do gene no cromossomo materno restante, mas se for silenciado pelo *imprinting* o indivíduo efetivamente *não tem uma cópia funcional* do gene, levando ao fenótipo de Prader-Willi. O inverso acontece para a síndrome de Angelman: uma exclusão do cromossomo materno deixa uma cópia silenciada do gene no cromossomo paterno.

Embora as deleções causem essas síndromes na maioria dos indivíduos afetados, um subconjunto resulta da **dissomia uniparental (UPD)**, na qual existem dois cromossomos 15 intactos, mas ambos são herdados de *um dos pais*. A UPD materna tem o mesmo efeito que uma deleção paterna, pois não há contribuição de um cromossomo herdado paternamente, causando a síndrome de Prader-Willi, com a UPD paterna ocasionando a síndrome de Angelman. Pensa-se que a UPD comece com a trissomia desse cromossomo com um segundo evento ocorrendo no início do desenvolvimento, no qual um dos 3 cromossomos é perdido, deixando ocasionalmente 2 cromossomos derivados do mesmo progenitor. Em uma proporção ainda muito pequena de indivíduos, as mutações na região 15q11-q13 parecem afetar o domínio impresso como um todo.

As síndromes de Prader-Willi e Angelman ocorrem devido a **mutações genéticas**: grandes deleções, eventos sem disjunção que levam a ganhos ou perdas cromossômicas inteiras ou mutações menores no DNA. Essas mutações revelam o padrão subjacente da impressão genômica, uma organização distinta da regulação gênica no cromossomo 15q11-q13 que reflete uma memória do gameta de origem de cada cromossomo, descrito como epigenético. O que *não* ocorre nesses indivíduos é uma alteração da regulação epigenética normal do *locus*, como exemplificado pelos camundongos agouti amarelos. Para encontrar exemplos de regulação epigenética alterada associada à doença, os pesquisadores aproveitam os ensaios que estudaram os padrões de metilação do DNA em todo o genoma. Se nunca soubéssemos da inserção do elemento IAP nos camundongos agouti amarelos, por exemplo, o *locus* teria se revelado tendo metilação distinta do DNA nos animais obesos amarelos, em comparação com os companheiros de ninhada marrons, magros e geneticamente idênticos. Essa abordagem, chamada de **estudo de associação epigenômica ampla** (***epigenome-wide association study*** **– EWAS**), foi aplicada inicialmente para estudar indivíduos que apresentavam perturbações intrauterinas, exposições ambientais ou vários tipos de câncer, para buscar eventos de reprogramação celular.

ESTUDOS DE ASSOCIAÇÃO EPIGENÔMICA AMPLA: METILAÇÃO DO DNA

Devido à disponibilidade de ensaios em todo o genoma e sua herdabilidade demonstrada pela mitose, a metilação do DNA tem sido o foco principal de estudos que tentam vincular a regulação epigenética alterada a fenótipos de doenças. O modelo de *estudo de associação genômica ampla (genome-wide association study* – GWAS) foi usado para o EWAS, mas em vez de vincular a variabilidade nas sequências de DNA o EWAS vincula a variabilidade na metilação do DNA com a presença de um fenótipo. A interpretação do EWAS é mais complexa do que o previsto, em parte porque a metilação do DNA em uma amostra de células reflete não apenas sua reprogramação nessas células, mas também outras influências. Por exemplo, se uma amostra de células contiver mais de 1 subtipo (cada subtipo de células no corpo revela padrões distintos de metilação do DNA), uma mudança na proporção dos *subtipos celulares* entre os indivíduos causará uma alteração no padrão de metilação do DNA, nos locais onde as diferenças na metilação do DNA distinguem os subtipos celulares. Dessa maneira, as alterações de metilação do DNA podem ser encontradas em um EWAS sem que nenhuma célula individual tenha alterado sua metilação do DNA. Outra grande influência, responsável por uma estimativa de 22 a 80% da variação da metilação do DNA entre os indivíduos, é a variabilidade da sequência de DNA. Define-se regulação epigenética como um nível de informação acima do da sequência de DNA, porém a influência recíproca da variação da sequência de DNA na metilação do DNA é substancial. O EWAS típico até o momento não levou em consideração a variação genética ao interpretar seus resultados. Isso sugere novamente uma interpretação errônea das alterações na metilação do DNA como reflexo da reprogramação das células, quando, de fato, as diferenças na metilação do DNA podem refletir *diferenças de sequência* nos indivíduos estudados. O desenho típico de um EWAS é transversal: comparar um grupo de indivíduos com uma condição com um grupo sem a condição; no momento em que essas pessoas são estudadas, elas já desenvolveram o distúrbio de interesse. Tal fato torna o estudo vulnerável aos efeitos da *causa inversa*, na qual a condição estudada altera a metilação do DNA, em vez de reprogramar a metilação do DNA que causa a condição. Demonstrou-se que isso ocorre nos leucócitos do sangue periférico em indivíduos com alto índice de massa corporal. Os resultados de todo o EWAS até o momento, portanto, devem ser interpretados com cautela.

VARIABILIDADE DO DESTINO CELULAR COMO MODELO PARA EPIGENÉTICA E DOENÇA

Uma crença universal é que um ou mais tipos de células no corpo sofrem uma alteração na regulação da expressão gênica, um tipo de reprogramação celular que altera as propriedades da célula para contribuir com a doença. No entanto, outro modelo a considerar é uma reprogramação ocorrida anteriormente, durante a tomada de decisões sobre o destino celular, e a alteração do repertório de células no órgão, de modo que predispõe à doença. Os estudos são guiados por um modelo de camundongo caracterizado por **deficiência de vitamina A** materna durante a gravidez. A vitamina A é o precursor dietético do **ácido retinoico**, que se liga a um receptor de ácido retinoico que encontra seu caminho para locais específicos no genoma para regular a expressão de grupos de genes. Quando camundongas grávidas receberam restrição de oferta de vitamina A a partir dos dias embrionários 9,5 a 14,5, período em que ocorre a maior formação de pulmão, os camundongos nasceram com quantidades aumentadas de músculo liso ao redor das vias respiratórias. Esse fato levou a, mais tarde, apresentarem aumento da resistência das vias respiratórias. Os camundongos estavam mostrando um componente do fenótipo da doença reativa das vias respiratórias (asma) causada apenas por uma deficiência de micronutrientes durante a vida fetal (ver Figura 100.2). A mudança na decisão do destino da célula de alterar a proporção de um ou mais tipos de células no órgão maduro é um mecanismo surpreendentemente atraente para o DOHaD e altamente consistente com a definição original de eventos epigenéticos com base nas decisões do destino da célula, mas não considerado o resultado de interesse no atual EWAS.

O mesmo modelo pode ser considerado para a resposta epigenética às toxinas, em particular para os **desreguladores endócrinos**, definidos por sua interação com o sistema endócrino, para os quais as ligações com os processos reguladores epigenéticos têm sido pesquisadas com frequência. Uma classe interessante de substâncias químicas desreguladoras do sistema endócrino são as *organotinas*, compostos biocidas utilizados em diferentes tipos de fabricação industrial. Verificou-se que a organotina tributilestanho causa obesidade e direciona células-tronco teciduais preferencialmente para a produção de adipócitos, sinalizando por meio de uma via transcricional envolvendo PPAR gama. Esse também não é um resultado geralmente procurado em um EWAS típico no momento, mas representa uma perturbação que age para alterar o destino celular por meio de mecanismos reguladores da transcrição e levando a um repertório alterado de células no indivíduo exposto.

DOENÇA EPIGENÉTICA E INTERVENÇÕES TERAPÊUTICAS

Surge a questão de saber se as intervenções podem melhorar ou reverter um fenótipo de doença quando causada por processos epigenéticos. No câncer, envolvendo mutações somáticas que podem atingir vários mediadores da regulação transcricional, surgiram inúmeras vias terapêuticas que mostram resultados promissores. Um exemplo interessante não relacionado com câncer é a condição genética chamada de **síndrome de Kabuki**, causada por mutações no gene da histona metiltransferase (*KMT2D*) ou da histona desmetilase (*KDM6A*). Cada uma delas atua na criação de cromatina acessível para possibilitar a expressão de genes adequadamente (Figura 100.3 e Tabela 100.1). Com a ideia de que aumentar a quantidade de acetilação da histona poderia ajudar a compensar a metilação inadequada da histona, submeteram-se camundongos com síndrome de Kabuki em uma dieta cetogênica, o que aumenta a quantidade de beta-hidroxibutirato, um inibidor

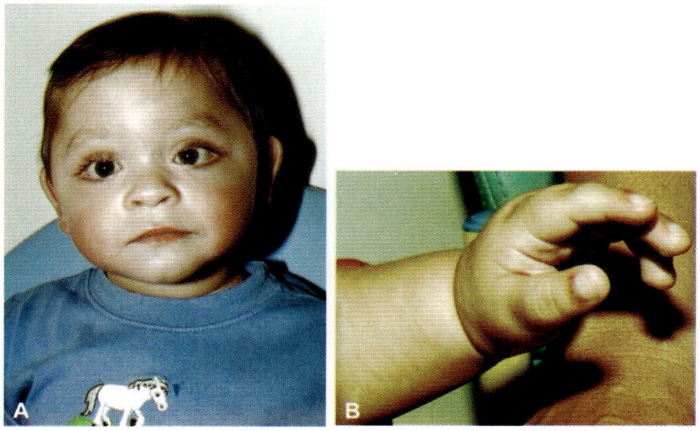

Figura 100.3 Síndrome de Kabuki em menino de 18 meses. **A.** Fissuras palpebrais longas e eversão da porção lateral das pálpebras inferiores. **B.** Coxins proeminentes na ponta dos dedos. (De Jones KL, Jones MC, Del Campo M (Eds.). Smith's recognizable patterns of human malformation, 7. ed. Philadelphia: Elsevier, 2013. p. 158.)

endógeno das histonas desacetilases. Os camundongos de tal dieta apresentaram neurogênese e memória melhores. Tal fato sugere que essa intervenção em crianças com síndrome de Kabuki também pode ter efeitos benéficos.

A bibliografia está disponível no GEN-io.

Tabela 100.1	Manifestações clínicas da síndrome de Kabuki.

FACIAL
Tecidos palpebrais longos e eversões do terço lateral das pálpebras inferiores
Ptose
Sobrancelhas largas e arqueadas, com pelos esparsos no terço lateral
Cílios longos
Esclera azul
Orelhas protuberantes
Columela nasal curta (ponta nasal deprimida)

NEURODESENVOLVIMENTO
Hipotonia
Atraso no desenvolvimento (QI cerca de 60; > 80 em 10%)
Baixo peso ao nascer
Deficiência de crescimento pós-natal
Microcefalia
Convulsões
Autismo

EXTREMIDADE/ESQUELÉTICO
5º dedo curto e encurvado
Braquidactilia
Cifose
Hiperextensibilidade articular
Coxins fetais persistentes na ponta dos dedos
Extremidades dos dedos hipoplásticas

CARDIOVASCULAR
Várias formas de doença cardíaca congênita

OUTROS
Hidropisia não imune
Hipotireoidismo
Puberdade precoce
Puberdade atrasada
Malformações linfáticas
Dificuldades de alimentação

Capítulo 101
Abordagens Genéticas para Doenças Raras e Sem Diagnóstico

William A. Gahl, David R. Adams, Thomas C. Markello, Camilo Toro e Cynthia J. Tifft

Novos e raros distúrbios, muitas vezes manifestados na infância, representam um desafio diagnóstico que pode ser abordado com técnicas genéticas avançadas. Nos EUA, consideram-se distúrbios raros aqueles que afetam menos de 200.000 pessoas (cerca de 1 em 1.500 pessoas), mas nenhuma definição única foi estabelecida internacionalmente.

ÂMBITO DA DOENÇA GENÉTICA

Estima-se que 8.000 doenças raras são conhecidas, e a existência de aproximadamente 23.000 genes humanos sugere que muito mais doenças genéticas serão descobertas no futuro. Os possíveis motivos pelos quais os pacientes podem permanecer sem diagnóstico, apesar de uma extensa investigação prévia, incluem:

- Variante genética não previamente associada ao fenótipo da doença
- *Pleiotropia* genética (mesmo gene que controla diversas características do fenótipo)
- *Heterogeneidade* genética (genes diferentes que produzem fenótipos semelhantes)
- Características atípicas para uma doença conhecida
- Múltiplas patologias que contribuem para o conjunto de características da doença
- Mosaicismo somático.

Programa de doenças não diagnosticadas do National Institutes of Health

Uma abordagem para a investigação de doenças sem diagnóstico foi adotada pelo Programa de Doenças Não Diagnosticadas (**UDP**, do inglês *Undiagnosed Diseases Program*) do National Institutes of Health (NIH), que foi expandido para uma Rede Nacional de Doenças Não Diagnosticadas (UDN, do inglês *Undiagnosed Diseases Network*). Para as mais de 4.000 inscrições de pacientes no UDP, as investigações anteriores são relatadas em um resumo do médico assistente e documentadas com registros médicos que incluem fotos, vídeos, imagens e lâminas histológicas de material de biopsia. Consultores especializados revisam os registros, e os diretores do UDP determinam as próximas etapas. Os pacientes aceitos chegam ao Centro Clínico do NIH para uma internação de 1 semana. Aproximadamente metade dos pacientes com doenças não diagnosticadas tem doença neurológica; problemas cardiovasculares, reumatológicos, imunológicos e pulmonares também são comuns. Aproximadamente 40% dos pacientes aceitos são crianças, que costumam apresentar anomalias congênitas e distúrbios neurológicos.

AVALIAÇÃO CLÍNICA

Pacientes podem permanecer sem um diagnóstico definitivo mesmo após extensa investigação devido ao seu histórico genético e ambiental único, e também devido à manifestação clínica variável das doenças. As condições não diagnosticadas incluem aquelas que nunca foram descritas na literatura médica, apresentações incomuns de condições conhecidas e combinações de condições que mascaram outra. Uma investigação clínica completa permite ao clínico ampliar os diagnósticos diferenciais com a pesquisa, a consulta e os testes clínicos. Uma extensa descrição de fenótipos e o uso de imagens e exames proporcionam uma melhor documentação e, assim, possibilitam a associação com doenças ainda não descobertas, variantes genéticas e coortes dos pacientes.

Um histórico completo inclui achados pré-natais e neonatais, marcos de desenvolvimento, padrões de crescimento, início e progressão dos sinais e sintomas, fatores precipitantes, resposta aos medicamentos e um heredograma para determinar quais membros da família foram afetados. Achados físicos pertinentes incluem dismorfismos, organomegalias, comprometimento neurológico, envolvimento ósseo e achados dermatológicos. Como muitas doenças raras são *multissistêmicas*, os médicos desempenham um papel crucial em cada avaliação diagnóstica. Os exames típicos realizados para abordar possíveis diagnósticos são listados na Tabela 101.1; fenótipos de neurodesenvolvimento ou neurodegenerativos requerem investigação ainda mais extensa (Tabela 101.2).

A internação hospitalar do paciente possibilita a interação estreita entre especialistas de diferentes campos, a avaliação de casos complexos e, muitas vezes, a descoberta de uma nova doença. Nesse caso, outros membros da família precisam ser avaliados para determinar se eles são afetados pela doença em questão.

Estudos genéticos comerciais

Uma vez que o **estudo do fenótipo** foi concluído, uma lista de diagnósticos diferenciais de doenças genéticas pode ser compilada. Testes laboratoriais moleculares estão disponíveis para cada vez mais

Tabela 101.1 Estudos iniciais para levantar novas hipóteses diagnósticas.

EXAMES	DISTÚRBIOS RELACIONADOS OU GRUPOS DE DISTÚRBIOS
Eletrólitos, lactato, piruvato	Defeitos no metabolismo energético, incluindo doenças mitocondriais
Aminoácidos plasmáticos	Distúrbios renais, distúrbios dos aminoácidos
Ácidos orgânicos na urina	Doenças renais, distúrbios dos ácidos orgânicos, distúrbios do metabolismo energético, deficiências de vitaminas
Aldolase, creatinofosfoquinase	Distúrbios musculares
Carnitina (livre, total, acilo, painel)	Distúrbios de oxidação de ácidos graxos, distúrbios do metabolismo da carnitina
Análise do líquido cefalorraquidiano (LCR)	Distúrbios de neurotransmissores, erros inatos do metabolismo, distúrbios selecionados que podem se apresentar apenas no LCR
Ressonância magnética do cérebro, espectroscopia por ressonância magnética	Pistas estruturais para distúrbios que afetem o sistema nervoso central
Espectrometria de massa para detectar anormalidades de proteoglicanas N-ligadas e O-ligadas	Distúrbios congênitos de glicosilação
Testes de enzimas lisossômicas	Doenças de depósito lisossômico
Leucócitos e microscopia eletrônica da pele	Doenças de depósito lisossômico, lipofuscinose neuronal
Avaliação patológica dos tecidos afetados com colorações especiais, hibridação do DNA	Nenhum
Ecocardiograma/ eletrocardiograma	Cardiopatologias
Velocidade de condução nervosa, eletromiograma	Neuropatias
Linha celular de fibroblastos	Nenhum
Polimorfismo de nucleotídio, único/exoma/genoma/cariótipo	Nenhum
Taxa de sedimentação de eritrócitos, proteína C reativa	Doenças inflamatórias

distúrbios moleculares. Exemplos de painéis de testes moleculares incluem os painéis para diagnóstico de déficit cognitivo ligado ao cromossomo X, paraplegia espástica hereditária, paraplegia e marcha espástica, ataxias espinocerebelares, distonias e doenças mitocondriais. Alguns desses painéis são caros, e podem superar o custo de **sequenciamento de exoma**. Por outro lado, o exoma e o sequenciamento do genoma não são úteis para detectar doenças causadas por muitos tipos de distúrbios genéticos, inclusive de repetições de DNA. Além disso, o sequenciamento do exoma pode fornecer menos certeza para excluir doenças genéticas do que um painel de teste específico para doenças.

ANÁLISE CROMOSSÔMICA POR *MICROARRAY*

O *microarray* genômico (***SNP-array***) ou hibridização genômica comparativa (*CGH-array*) e o sequenciamento de nova geração (NGS) fornecem informações estruturais valiosas em todo o genoma. Os 3,2 bilhões de bases do genoma humano incluem muitas que são **polimórficas**. Na maioria das populações humanas, existem cerca de 4 milhões de diferenças entre dois indivíduos não relacionados (cerca de 1 polimorfismo para cada 1.000 bases no genoma, em média). Dentro de uma única população étnica, ocorre aproximadamente 1 polimorfismo de nucleotídio único (SNP, na sigla em inglês) comum a cada 3.000 a 7.000 bases, em que *comum* significa uma chance maior de 10% de a base diferir entre 2 pessoas não relacionadas. Aproximadamente 1 milhão desses SNPs comuns podem ser incluídos em uma matriz de hibridação de DNA e examinados simultaneamente, revelando variantes do número de cópias, mosaicismo e regiões de identidade por descendência. Esses resultados complementam os resultados de NGS; um exemplo é o emparelhamento de variantes de sequência detectadas por exoma ou sequenciamento de genoma com deleções transorientadas detectadas pelo ensaio SNP.

SEQUENCIAMENTO DE EXOMA

Os avanços técnicos têm permitido o sequenciamento maciço do DNA por um custo razoável, tornando possível determinar a sequência das regiões codificadoras de quase todos os genes humanos. Uma vez que essa condição envolve 1,9% dos 3,2 milhões de bases no genoma humano, o sequenciamento de exoma compreende cerca de 60 milhões de bases. Usando a tecnologia atual, o sequenciamento do exoma sequencia adequadamente mais de 80% dos genes conhecidos e de 90% dos genes que foram associados a doenças em humanos. O sequenciamento médio do exoma produz cerca de 35.000 bases (0,06%) que diferem da sequência de "referência" e de qualquer outra sequência humana não relacionada do mesmo grupo étnico. Essas variantes incluem alguns erros de laboratório e computacionais. Na prática, a maioria das variantes são polimorfismos inconsequentes e pequenas repetições de polinucleotídios que ocorrem próximo aos limites de íntron/éxon. No entanto, cada uma das 35.000 variantes de significado desconhecido é uma *potencial* variante causadora de doença, mas apenas 1 (ou 2 para casos recessivos heterozigotos compostos) é *a* mutação causadora de doença para um distúrbio monogênico (com talvez 2 ou 3 *loci* adicionais que modificam a gravidade). O médico e o bioinformático devem reduzir a quantidade de variantes candidatas a um número tratável, o que é desafiador. Por exemplo, uma variante que causa uma doença de início na vida adulta pode parecer tão prejudicial quanto uma variante diferente que cause doença congênita. No entanto, a probabilidade de existência das doenças associadas é muito diferente entre um adulto e uma criança.

Certas regras são usadas para separar *variantes provavelmente interessantes* das variantes provavelmente desinteressantes. Por exemplo, variantes encontradas em uma família que seguem um determinado modelo de herança (p. ex., dominante ou recessivo) são mantidas, enquanto as que segregam de maneira inconsistente são deixadas de lado. Esse filtro de segregação requer uma coleta cuidadosa de dados clínicos e um projeto experimental, pois depende da atribuição correta dos *status* afetados *versus* não afetados na família e da coleta de dados de sequenciamento para membros da família além do probando.

Uma segunda técnica usada para avaliar variantes de sequência é a **avaliação de patogenicidade**. Os bioinformáticos estimam a probabilidade de que determinada variante de sequência de DNA tenha consequências biológicas (p. ex., altere a função da proteína ou a expressão gênica). Fatores como conservação de nucleotídios e diferenças nos aminoácidos codificados são usados para criar uma estimativa ou pontuação de patogenicidade. Vários *softwares* adotam abordagens diferentes, geralmente sobrepostas. *PolyPhen-2*, *SIFT* e *MutationTaster* classificam a patogenicidade das alterações de aminoácidos. Programas de modelagem por computador, como CADD, Eigen e M-CAP, treinados em alterações genéticas de modelos já validados, preveem efeitos na expressão gênica de variantes não codificantes. Esses filtros são muito poderosos devido aos grandes conjuntos de dados da população disponíveis publicamente, incluindo o 1000 Genomes Project, o ExAC e o 10 K Genome Project do Reino Unido. Daqui a 1 ou 2 anos, os conjuntos de dados com populações de genoma na faixa de 100.000 a 1 milhão (p. ex., banco de dados gnomAD) melhorarão ainda mais esses filtros e fornecerão melhores frequências de subpopulação. Por fim, um alinhamento multiétnico deve permitir a filtragem bem-sucedida de variantes em regiões genômicas atualmente incompletas, como a região HLA. Em geral, a avaliação da patogenicidade computacional apresenta taxas de falso-positivo e falso-negativo de 10 a 20%.

Tabela 101.2 Avaliação diagnóstica da criança com problemas neurológicos.

CONSULTAS	Ácido metilmalônico e homocistina (plasma)
Genética, aconselhamento genético	Cobre, ceruloplasmina
Neurologia	Focalização isoelétrica da transferrina
Endocrinologia	N- e O-glicanos (plasma)
Imunologia	Oligossacarídeos e glicanos livres (urina)
Reumatologia	Glicosaminoglicanos (urina)
Dermatologia	**TESTES ADICIONAIS, SE CLINICAMENTE INDICADOS**
Cardiologia	Microscopia eletrônica dos leucócitos para corpúsculos de inclusão
Neuropsicologia	Microscopia eletrônica de biopsia da pele para a evidência de armazenamento
Nutrição	Fezes para ovos e parasitas, sangue oculto, gordura fecal ou calprotectina fecal
Medicina de reabilitação	Anticorpos autoimunes
Fisioterapia	Títulos de resposta à vacina
Terapia ocupacional	C3/C4
Fonoaudiologia	Imunoglobulinas quantitativas
PROCEDIMENTOS	Subconjuntos de células T
Estudo da deglutição	Biopsia da glândula salivar ou conjuntival
Ultrassonografia abdominal	**AMOSTRAS DE INVESTIGAÇÃO**
Radiografia do esqueleto	Líquido cefalorraquidiano
Densitometria óssea	Soro
Idade óssea	Plasma
Eletroencefalograma, potencial evocado, eletrorretinograma	Biopsia de pele para os fibroblastos e/ou melanócitos
Biopsia muscular, anatomia patológica, imuno-histoquímica	DNA/RNA isolado
Biopsia do nervo	Urina
EXAMES LABORATORIAIS	**EXAMES SOB SEDAÇÃO**
Hemograma completo com esfregaço de sangue periférico	Ressonância magnética 3T, espectroscopia por ressonância magnética do cérebro (e medula espinal, se indicado)
Painel metabólico abrangente	Biopsia de pele
Tempo de protrombina, tempo parcial de tromboplastina	Exame oftalmológico
Hormônio estimulante da tireoide, tiroxina	Resposta auditiva evocada do tronco encefálico
Vitaminas A, E, 1,25-di-hidroxivitamina D	Eletrorretinograma
Lactato/piruvato	Punção lombar para biopterina, neopterina, neurotransmissores, folato e marcadores inflamatórios
Amônia	Exame odontológico
Aminoácidos (plasma e urina)	Grande perfil sanguíneo
Ácidos orgânicos (urina)	Cateterismo para a urina
Perfil de acilcarnitina	Qualquer parte do exame físico difícil de realizar em uma criança acordada, incluindo medições de dismorfologia e exames genital e retal
Carnitina total e livre	Eletromiografia e estudos de condução nervosa
Análise de enzimas lisossomais em leucócitos e/ou fibroblastos	
Coenzima Q dos leucócitos do sangue	
Purinas e pirimidinas (urina)	
α-glicosidase (plasma e urina)	
Painel peroxissomal	
Oxisteróis	

Alguns filtros comparam variantes a bancos de dados que contêm propriedades previamente avaliadas ou medidas de variantes encontradas em populações humanas, como informações de frequência populacional (p. ex., ExAC) ou evidências selecionadas para associação com doenças humanas (p. ex., ClinVar). Este último, embora potencialmente útil, é bastante incompleto para muitos genes, mas isso está melhorando. Uma armadilha comum dos filtros derivados de banco de dados é uma designação imprecisa de certas variantes como raras. Isso normalmente acontece quando o banco de dados não possui informações de populações humanas nas quais a variante é vista com mais frequência do que nas populações incluídas.

Vários pontos precisam ser considerados ao empregar o sequenciamento em escala de genoma para o diagnóstico clínico. O **valor preditivo positivo** indica a probabilidade de um teste positivo ser verdadeiro-positivo. Isso é maior em uma população na qual uma doença é comum e menor em uma população na qual a doença é rara. Uma pessoa que está sendo testada com o sequenciamento do exoma não mostrará sinais ou sintomas clínicos da maioria das doenças genéticas para as quais o sequenciamento do exoma é testado. Portanto, muitos achados aparentemente positivos serão *falso-positivos*, variantes associadas a fenótipos que não correspondem à pessoa que está sendo testada.

Estudos **individuais *versus* familiares** são relevantes porque os dados da família permitem que as variantes do probando sejam substancialmente filtradas. Essa vantagem deve ser ponderada em relação aos custos financeiros do estudo de famílias *versus* indivíduos. Além disso, os estudos familiares são inúteis se uma pessoa afetada for denominada não afetada ou vice-versa. Portanto, *a fenotipagem de membros da família é fundamental.* Para condições mais tardias, os irmãos mais novos podem não ser aptos para inclusão em um estudo de sequenciamento de exoma, a menos que o acometimento possa ser determinado sem ambiguidade. Conjuntos de dados com grande número de jovens podem ter muitas variantes patológicas que causam doenças em idosos e são inadequados para filtrar variantes em doenças adultas de início tardio ou para aconselhamento pré-natal sobre riscos de herança de doenças de início tardio.

As **políticas de revisão de dados** devem ser abordadas. O sequenciamento de genoma em escala fornece dados para muitos genes além daqueles envolvidos no diagnóstico em questão; esses dados podem ser úteis no cuidado futuro do paciente. Alguns genes mutados não relatados, atualmente não associados à doença, podem estar implicados no futuro como fatores de risco da doença ou mesmo como fatores de proteção. No ambiente de teste atual, políticas de reutilização de dados com tempo limitado e taxas de armazenamento e reutilização são cada vez mais comuns. Na verdade, o armazenamento de dados agora está se tornando mais caro do que o custo de geração de novos dados.

A discussão inicial com um especialista em genética é fundamental. O aconselhamento genético deve ser procurado antes da realização de um estudo de sequenciamento do exoma. O consentimento para estudos de sequenciamento de exoma é um processo abrangente, incluindo discussões sobre fatores de risco de doenças, condições clínicas não relacionadas, conceito de portadores e suscetibilidade ao câncer. Indivíduos consentidos devem ser questionados sobre os tipos de resultados que gostariam de receber.

Antecipar descobertas difíceis de usar clinicamente é uma parte importante do aconselhamento. Variantes de significado desconhecido (VUS) são problemáticas, e o sequenciamento em escala de genoma amplifica o problema incluindo vários resultados que são difíceis de usar para uma tomada de decisão médica. Discutir essas variantes com as famílias pode ser um desafio; aconselhar os familiares sobre a probabilidade de receber esse tipo de resultado antes da realização dos testes pode ajudá-los a lidar com o relatório (ver Capítulo 94).

Quando usado como painel genético, o sequenciamento do exoma confirma, mas não descarta. Um estudo de exoma é uma maneira econômica de testar muitos genes simultaneamente, mas a cobertura de qualquer éxon varia. Portanto, os estudos de exoma nem sempre podem excluir **variantes** em um painel de genes. Com uma análise cuidadosa envolvendo a validação laboratorial realizada em muitos indivíduos processados de maneira semelhante, a cobertura do exoma de qualquer gene pode ser avaliada. No entanto, estabelecimentos clínicos/comerciais podem não estar dispostos a realizar essa análise quando um grande conjunto de genes precisa ser considerado. Portanto, um painel genético pode ser útil quando o índice de suspeita for alto para um distúrbio causado por um grande grupo de genes. Ataxia cerebelar e paraplegia espástica hereditária são exemplos (ver Capítulos 615.1 e 631).

O fornecimento de informações para a realização de testes aumenta a chance de diagnóstico. A interpretação do sequenciamento de exoma se beneficia substancialmente da incorporação de um fenótipo preciso e detalhado. Quanto mais informações clínicas forem fornecidas ao laboratório de testes, mais específico e útil será o relatório clínico.

O papel do sequenciamento do *genoma* inteiro (WGS, na sigla em inglês) ainda não está definido na prática clínica, mas é considerado quando o sequenciamento do *exoma* não leva a um diagnóstico. A questão fundamental é se os achados da VUS em um exoma serão mais significativos do que quaisquer variantes adicionais descobertas pelo WGS, em vez de uma conclusão clínica de que não há causa genética/molecular da linha germinativa para o paciente não diagnosticado. As ferramentas WGS são menos confiáveis devido à menor cobertura, levam mais tempo para processar e originam variantes nas regiões não codificantes do genoma, que são muito mais difíceis de filtrar e interpretar.

ESTUDOS DA FUNÇÃO GENÉTICA

Apesar de filtrar a frequência e o efeito deletério previsto, uma variante identificada por sequenciamento genômico não pode ser interpretada como a causa da doença de um indivíduo, a menos que tenha sido previamente demonstrada como causadora de uma doença com um fenótipo semelhante. Para provar a causalidade, o médico geneticista depende de **associação** (recorrência de mutações em um gene entre os indivíduos com um fenótipo similar). Para as doenças raras, pode haver muito poucos pacientes afetados que permitam demonstrar uma associação estatisticamente significativa, então outras evidências devem ser usadas. Além disso, modelos (p. ex., camundongos, peixes-zebras, moscas-das-frutas, leveduras e células cultivadas) podem ser desenvolvidos para simular a doença. A variante em questão também pode estar ligada a um processo ou caminho biológico que causa um fenótipo semelhante quando alterado. Finalmente, dados fenotípicos e genômicos padronizados e correlacionados são depositados em um banco de dados para identificar outros indivíduos com um fenótipo semelhante e mutações no mesmo gene.

Os médicos podem aplicar seus vieses do passado em um grupo de variantes que poderia ser a causa da doença, mas isso pode ser um engano. Uma abordagem computacional padronizada seria preferível. Por exemplo, a Human Phenotype Ontology padroniza a descrição de uma doença e, devido ao fato de as variantes terem sido mapeadas em outras doenças humanas e em modelos de organismos mutantes, identifica possíveis genes e redes genéticas causadores da doença. Do mesmo modo, testes laboratoriais não segmentados de triagem fornecem uma pesquisa imparcial da biologia celular e da fisiologia do paciente e uma priorização mais bem informada sobre as variantes que causem a doença do paciente.

A prova final da causalidade é melhorar o processo da doença pela correção do defeito genético, e esse processo pode, por vezes, ser demonstrado em um sistema-modelo que reproduza a doença humana. Alternativamente, podem-se buscar outros pacientes com um fenótipo semelhante e mutações no mesmo gene usando bancos de dados públicos estabelecidos com rígidos padrões estatísticos e biológicos.

QUESTÕES PEDIÁTRICAS

Das primeiras 500 inscrições na faixa etária pediátrica no UDP, mais de 10% tiveram mais de um membro da família (geralmente um irmão) afetado de maneira semelhante. A distribuição etária das crianças teve picos entre 4 e 5 anos (refletindo pacientes com doenças congênitas) e entre 16 e 18 anos (representando distúrbios com início dos sintomas no começo da idade escolar). A maioria dos candidatos tinha passado por uma odisseia diagnóstica por mais de 5 anos. Dos 200 casos pediátricos aceitos, 25% receberam um diagnóstico, metade obtida por métodos diagnósticos convencionais, incluindo suspeita clínica, testes bioquímicos com confirmação molecular ou interpretação radiográfica. No restante dos casos, o diagnóstico foi obtido por meio de análise de SNP e sequenciamento de nova geração; todos os casos foram relacionados com doenças raras.

Os registros médicos pediátricos requerem atenção ao que foi e ao que não foi concluído anteriormente. O prontuário eletrônico é uma ferramenta importante, mas as funções de "copiar e colar" podem perpetuar erros, como relatórios de testes normais quando, na verdade, o teste foi recomendado ou solicitado, mas não realizado. A cópia repetitiva também promove desleixo no pensamento crítico, falha em obter uma história adequada e falta das nuances da progressão dos sintomas. História e exame físico devem ser realizados novamente, e todos os resultados dos testes anteriores devem ser confirmados por cópias dos relatórios originais do laboratório.

Procedimentos prolongados e dolorosos devem ser realizados sob sedação, mas os riscos da sedação devem ser ponderados em relação ao valor das informações e amostras obtidas.

Considerações para familiares de crianças sem diagnóstico

Quando uma criança chega a uma clínica para avaliação genética, os pais desejam saber:

- O que meu filho tem? (diagnóstico)
- Por que isso aconteceu? (etiologia/herança)
- O que vai acontecer no futuro? (história natural)
- Existe tratamento? (terapia)
- Poderia acontecer a mesma coisa com outros membros da família? (risco de recorrência).

Todas as respostas requerem um diagnóstico preciso. A falta de um diagnóstico deixa desconfortáveis a família e o médico, levanta suspeitas entre parentes e conhecidos e cria sentimento de culpa por ter faltado empenho suficiente para obter um diagnóstico. As famílias geralmente consultam cada vez mais especialistas, frustrando-se com a falta de coordenação entre eles. As famílias devem guardar cópias de todos os exames e consultas de cada instituição para facilitar o diálogo entre instituições. Em caso de ida à emergência, pode ser essencial apresentar um resumo de 2 a 3 páginas contendo a história da criança, medicamentos, lista de profissionais de saúde com informações de contato, principais problemas médicos e intervenções que funcionaram no passado. Uma cópia eletrônica é facilmente atualizada. Os pais sempre podem ser os melhores advogados para o filho, principalmente para um filho sem diagnóstico.

Recomendações aos pais de uma criança sem diagnóstico são semelhantes às que se aplicam a qualquer criança com doença crônica:

- Organizar cópias de todos os registros, especialmente relatórios originais de laboratórios
- Ter sempre um relatório médico atualizado para casos de emergência
- Estabelecer um médico assistente principal, mesmo que procure muitas segundas opiniões
- Encontrar um fisiatra (médico especializado em reabilitação) para coordenar os cuidados de reabilitação
- Pleitear inclusão e suporte no sistema escolar (ver Capítulo 48), contratando um advogado, se necessário

- Explorar grupos de apoio aos pais para distúrbios desconhecidos
- Verificar periodicamente com os médicos (especialmente geneticistas) se há novos diagnósticos relatados na literatura médica
- Arranjar tempo para si mesmos como cuidadores, contando com apoio de membros da família ou prestadores de serviços
- Apoiar e estar atento às crianças saudáveis da família
- Em caso de óbito da criança, considerar uma necropsia para estabelecer um diagnóstico, especialmente quando houver a possibilidade de futuras gestações.

ESPECTRO DIAGNÓSTICO

Raros e novos distúrbios genéticos podem se apresentar em qualquer idade; as mutações "graves" de um gene podem se manifestar no início da vida, enquanto mutações "leves" se apresentam mais tarde. O diagnóstico de distúrbios conhecidos pode ter bases muito diferentes, como a extensão do reconhecimento de uma entidade clínica, uma confirmação molecular ou evidência bioquímica. Algumas variantes identificadas pelas análises de SNP e sequenciamento de exoma podem representar novas doenças.

Um exemplo de uso dessas tecnologias para descobrir um novo diagnóstico envolve dois irmãos cujos pais eram primos de primeiro grau. Os irmãos apresentavam uma síndrome de neuropatia atáxico-espástica, de início precoce, com espasticidade nas extremidades inferiores, neuropatia periférica, ptose, apraxia oculomotora, distonia, atrofia cerebelar e epilepsia mioclônica progressiva. Uma mutação homozigótica *missense* (c.1847G>A; p.Y616C) em *AFG3L2*, que codifica uma subunidade de protease mitocondrial, foi identificada pelo sequenciamento do exoma. A proteína AFG3L2 pode se ligar a outra molécula AFG3L2 ou à paraplegina. Os colaboradores do UDP, na Alemanha, utilizaram um sistema de modelo de levedura para demonstrar que a mutação dos pacientes afeta um aminoácido específico envolvido na formação de ambos os complexos. Como resultado, os irmãos exibiram sinais e sintomas de um defeito AFG3L2 conhecido, uma ataxia espinocerebelar autossômica dominante do tipo 28 (SCA28), e um defeito conhecido na paraplegina, uma paraplegia espástica hereditária do tipo 7 (SPG7). Outras características de doença mitocondrial (apraxia oculomotora, disfunção extrapiramidal, epilepsia mioclônica) também estavam presentes. Os dois irmãos representam os primeiros casos no mundo e ampliam o fenótipo da doença AFG3L2.

Um segundo exemplo envolve dois irmãos com idades de 5 e 10 anos com hipotonia, atraso no desenvolvimento, dismorfismos faciais, perda auditiva, nistagmo, convulsões e atrofia cerebral observada por ressonância magnética. Nesse caso, o indício principal era de natureza bioquímica, e a análise genética confirmou o diagnóstico. A cromatografia em uma lâmina fina de urina para oligossacarídeos identificou um banda forte determinada por meio da espectrometria de massa, consistindo em um tetrassacarídeo contendo três moléculas de glicose e uma de manose. Isso sugeriu um defeito da glicosidase I, a primeira enzima envolvida na clivagem reticuloendoplasmática das glicoproteínas *N*-ligadas, de um composto com elevado teor de manose para uma forma complexa. Análises de mutações confirmaram mutações heterozigóticas compostas no gene da glicosidase I, estabelecendo o diagnóstico de distúrbio congênito da glicosilação IIb; os dois irmãos foram o segundo e terceiro casos, no mundo, de pacientes com esse distúrbio.

Ocasionalmente, um distúrbio autossômico dominante, tipicamente apresentando-se na idade adulta, pode se manifestar como um distúrbio completamente diferente e mais grave quando variantes patológicas no mesmo gene são herdadas de cada progenitor; a criança é um *heterozigoto composto*. Foi o caso de uma criança de 3 anos que herdou duas variantes do *GARS*, o gene que causa a doença autossômica dominante de Charcot-Marie-Tooth (CMT) 2D. A criança apresentou retardo de crescimento intrauterino e pós-natal grave, microcefalia, atraso no desenvolvimento, atrofia do nervo óptico e alterações no pigmento da retina, além de um defeito do septo atrial. Nenhum dos pais era sintomático no momento em que a criança foi avaliada; os pais fizeram eletromiografia normal e estudos de condução nervosa. Esse caso enfatiza a necessidade de alertar as famílias antes de qualquer teste genético quanto à possibilidade de receber resultados inesperados em outros familiares. Nesse caso, o aconselhamento genético foi expandido para incluir a hipótese de diagnóstico de CMT2D nos pais.

A bibliografia está disponível no GEN-io.

Distúrbios Metabólicos

PARTE 10

Capítulo 102
Uma Abordagem para os Erros Inatos do Metabolismo

Oleg A. Shchelochkov e Charles P. Venditti

Na infância, muitas condições são causadas por mutações de um único gene que codifica proteínas específicas. Essas mutações podem resultar na alteração da estrutura primária das proteínas ou na quantidade de proteínas sintetizadas. A função de uma proteína, seja ela uma enzima, um receptor, um meio de transporte, um componente da membrana ou um elemento estrutural, pode ser comprometida ou abolida. As doenças hereditárias que interrompem os processos bioquímicos normais são denominadas **erros inatos do metabolismo** ou **distúrbios metabólicos hereditários**.

A maioria das alterações genéticas são clinicamente indenes e representam variantes *benignas*. No entanto, as variantes patogênicas produzem doenças que podem variar em gravidade de apresentação e tempo de início dos sintomas. Geralmente, os distúrbios metabólicos graves tornam-se clinicamente identificáveis no período do recém-nascido ou logo depois, enquanto as formas mais leves podem ter apresentação mais tardia na infância ou até na idade adulta. Com algumas exceções, os sintomas apresentados na maioria das condições metabólicas carecem da especificidade para permitir um diagnóstico definitivo sem uma avaliação adicional. A combinação de *baixa especificidade* dos sintomas e de *baixa prevalência* dos distúrbios metabólicos dificulta a determinação do diagnóstico. Sintomas progressivos, falta de um diagnóstico não genético plausível após uma avaliação detalhada, histórico de sobreposição de sintomas nos familiares do paciente ou consanguinidade devem alertar o pediatra para procurar uma consulta com um geneticista e considerar o teste metabólico no início da avaliação.

Geralmente, o diagnóstico correto é apenas o começo de uma longa jornada médica para a maioria das famílias afetadas por condições metabólicas (ver Capítulo 95). Embora cada distúrbio metabólico herdado seja individualmente raro, o aperfeiçoamento do diagnóstico e a sobrevida crescente de pacientes com condições metabólicas praticamente garantem que o pediatra encontre e preste cuidados aos pacientes afetados. Os pediatras podem desempenhar um papel fundamental no estabelecimento da continuidade do tratamento, no gerenciamento de alguns aspectos do tratamento, na promoção da adesão e no fornecimento de intervenções pediátricas de rotina, tais como imunizações, encaminhamentos a especialistas e elementos de aconselhamento genético (ver Capítulo 94.1).

Uma maior conscientização sobre as condições metabólicas e a maior disponibilidade de laboratórios bioquímicos, como a análise metabolômica global e a aplicação rotineira do sequenciamento de exoma, aumentaram drasticamente a taxa de detecção dos distúrbios conhecidos e contribuíram para a descoberta de novas desordens metabólicas. Apesar disso, o levantamento e a análise do histórico familiar continuam sendo um teste de rastreamento fundamental que um profissional de saúde pode usar para identificar um bebê ou uma criança em risco de um distúrbio metabólico. A identificação da consanguinidade ou de determinada origem étnica com uma incidência incomumente alta de erros inatos do metabolismo pode ser importante para direcionar a investigação. Por exemplo, a tirosinemia tipo 1 é mais comum entre os franco-canadenses de Quebec, a doença da urina do xarope de bordo é observada com maior frequência na população amish dos EUA, e a doença de Canavan em pacientes com ascendência judaica asquenaze.

TRIAGEM NEONATAL

A raridade individual dos erros inatos do metabolismo, a importância do diagnóstico precoce e os benefícios decorrentes do aconselhamento genético constituem um forte argumento para a triagem universal de todos os recém-nascidos. A **espectrometria de massa em tandem** de metabólitos e a **análise microfluídica digital** das atividades enzimáticas formam a base da triagem neonatal atualmente. Ambos os métodos exigem que algumas gotas de sangue sejam colocadas em um papel de filtro e entregues em um laboratório central para análise. Muitas condições genéticas podem ser identificadas por esses métodos e essa lista de distúrbios continua a crescer (Tabelas 102.1 e 102.2). Os pediatras precisam estar cientes do procedimento geral de triagem e das suas limitações. Como um método de investigação, um resultado positivo pode exigir uma triagem neonatal repetida ou testes confirmatórios para garantir o diagnóstico. O tempo necessário para o retorno dos resultados varia de país para país e até dentro dos estados de um mesmo país. Algumas condições metabólicas podem ser graves o suficiente para causar manifestações clínicas antes que os resultados da triagem neonatal estejam disponíveis. Por outro lado, os metabólitos diagnósticos nas formas mais leves dos distúrbios rastreados podem não atingir um limite definido para desencadear estudos secundários, o que leva a resultados negativos no recém-nascido e a um atraso no diagnóstico. *Portanto, uma triagem neonatal negativa em um paciente com sintomas sugestivos de desordem metabólica justifica o encaminhamento ao centro de genética para uma avaliação posterior.*

A triagem universal para recém-nascidos também pode identificar formas leves de condições metabólicas herdadas, algumas das quais podendo nunca causar manifestações clínicas durante a vida do indivíduo. Por exemplo, a deficiência de acil-CoA desidrogenase de cadeia curta foi identificada com uma frequência inesperadamente alta em programas de triagem que usaram espectrometria de massa em tandem, mas a maioria dessas crianças permaneceu assintomática. Isso destaca a necessidade de uma avaliação contínua dos valores de corte de metabólitos e das abordagens para testes confirmatórios para maximizar o rendimento diagnóstico e minimizar as possíveis implicações psicossociais e econômicas de tais achados. Os bebês prematuros representam uma população especial de pacientes na qual a incidência de resultados de testes falso-positivos ou falso-negativos pode ser destacadamente alta.

Com o advento da terapia genética para a atrofia muscular espinal (AME) e da terapia de reposição enzimática para algumas doenças de depósito lisossômico (p. ex., doença de Pompe, doença de Fabry, doença de Gaucher e mucopolissacaridose tipo 1), os programas-piloto de triagem neonatal demonstraram um sucesso inicial na identificação da AME ou dos distúrbios de depósito lisossômico, e geralmente antes do desenvolvimento de sintomas graves.

MANIFESTAÇÕES CLÍNICAS DE DOENÇAS METABÓLICAS GENÉTICAS

Os médicos e outros profissionais de saúde que cuidam de crianças devem se familiarizar com as manifestações precoces de distúrbios metabólicos genéticos, porque (1) as formas graves de algumas dessas condições podem causar sintomas antes que os resultados dos estudos de rastreamento sejam disponibilizados; e (2) os métodos atuais de triagem, embora bastante extensos, identificam um pequeno número de todas as condições metabólicas herdadas. No período neonatal os achados clínicos são geralmente inespecíficos e semelhantes aos

Tabela 102.1 Distúrbios recomendados pelo American College of Medical Genetics Task Force para inclusão na triagem neonatal ("distúrbios primários").*

DISTÚRBIOS DO METABOLISMO DOS ÁCIDOS ORGÂNICOS	**DISTÚRBIOS DO METABOLISMO DOS AMINOÁCIDOS**
Acidemia isovalérica	Fenilcetonúria
Acidúria glutárica tipo I	Doença da urina do xarope de bordo
Acidúria 3-hidroxi-3-metilglutárica	Homocistinúria
Deficiência múltipla de carboxilase	Citrulinemia tipo I
Acidemia metilmalônica (deficiência de metilmalonil-CoA mutase)	Acidemia argininosuccínica
Acidemia metilmalônica (defeitos na *cbl*A e na *cbl*B)	Tirosinemia tipo I
Acidemia propiônica	**HEMOGLOBINOPATIAS**
Deficiência de 3-metilcrotonil-CoA carboxilase	Anemia falciforme (doença da hemoglobina SC)
Deficiência de β-cetotiolase	Hemoglobina S/β-talassemia
DISTÚRBIOS DO METABOLISMO DOS ÁCIDOS GRAXOS	Doença da hemoglobina SC
Deficiência de acil-CoA desidrogenase de cadeia média	**OUTROS TRANSTORNOS**
Deficiência de acil-CoA desidrogenase de cadeia muito longa	Hipotireoidismo congênito
Deficiência de 3-hidroxiacil-CoA desidrogenase de cadeia longa	Deficiência de biotinidase
Deficiência da proteína trifuncional	Hiperplasia adrenal congênita
Defeito da captação de carnitina	Galactosemia
	Deficiência auditiva
	Fibrose cística
	Síndrome da imunodeficiência combinada grave (SCID, do inglês *severe combined immunodeficiency*)†
	Cardiopatia congênita crítica†

*Em novembro de 2014, houve uma variação de estado para estado na triagem neonatal; uma lista dos distúrbios examinados por cada estado está disponível em http://genes-r-us.uthscsa.edu/sites/genes-r-us/files/nbsdisorders.pdf. †As inclusões da SCID e da cardiopatia congênita crítica receberam o apoio do American College of Medical Genetics and Genomics. *cbl*A, Defeito na cobalamina A; *cbl*B, defeito na cobalamina B; CoA, coenzima A.

Tabela 102.2 Condições secundárias recomendadas pelo American College of Medical Genetics* Task Force para inclusão na triagem de recém-nascidos.

DISTÚRBIOS DO METABOLISMO DOS ÁCIDOS ORGÂNICOS	**DISTÚRBIOS DO METABOLISMO DOS AMINOÁCIDOS**
Acidemia metilmalônica (defeitos na *cbl*C e na *cbl*D)	Hiperfenilalaninemia benigna (não fenilcetonúria clássica)
Adidemia malônica	Tirosinemia tipo II
Acidúria 2–metil–3–hidroxibutírica	Tirosinemia tipo III
Deficiência de isobutiril–CoA desidrogenase	Defeitos da biossíntese do cofator da biopterina
Deficiência de 2–metilbutiril–CoA desidrogenase	Defeitos da regeneração do cofator da biopterina
Acidúria 3–metilglutacônica	Argininemia
DISTÚRBIOS DA OXIDAÇÃO DOS ÁCIDOS GRAXOS	Hipermetioninemia
Deficiência de acil-CoA desidrogenase de cadeia curta	Citrulinemia tipo II (deficiência de citrina)
Acidemia glutárica tipo 2	**HEMOGLOBINOPATIAS**
Deficiência de 3-hidroxiacil-CoA desidrogenase de cadeia média/curta	Variantes da hemoglobina (incluindo hemoglobina E)
Deficiência de cetoacil-CoA tiolase de cadeia média	**OUTROS**
Deficiência de carnitina palmitoiltransferase IA	Deficiência da galactose epimerase
Deficiência de carnitina palmitoiltransferase II	Deficiência da galactoquinase
Deficiência de carnitina-acilcarnitina translocase	
Deficiência de dienoil-CoA redutase	

*O American College of Medical Genetics Newborn Screening Expert Group (maio de 2006) recomendou relatar, além dos distúrbios primários, 25 desordens ("alvos secundários") que podem ser detectadas por meio de exames, mas que não atendem aos critérios para os distúrbios primários (https://www.acmg.net/resources/policies/nbs/NBS_Main_Report_01.pdf). *cbl*C, Defeito na cobalamina C; *cbl*D, defeito na cobalamina D; CoA, coenzima A.

observados em bebês com sepse. Um distúrbio genético do metabolismo deve ser considerado no diagnóstico diferencial de um recém-nascido gravemente enfermo, e estudos especiais devem ser realizados se o índice de suspeita for alto (Figura 102.1).

Sinais e sintomas como letargia, hipotonia, hipotermia, convulsões (Tabela 102.3), dificuldades de alimentação e vômitos podem se desenvolver tão precocemente quanto algumas horas após o nascimento. Ocasionalmente, o vômito pode ser grave o suficiente para sugerir o diagnóstico de estenose pilórica, que geralmente não está presente embora possa ocorrer simultaneamente nesses bebês. Letargia, distúrbios na alimentação, convulsões e coma também podem ser observados em bebês com hipoglicemia (Tabela 102.4) (ver Capítulos 111 e 127), hipocalcemia (ver Capítulos 64 e 589) e hiperamonemia (Tabela 102.5) (ver Capítulo 103). As medições das concentrações sanguíneas de glicose e cálcio e a resposta à injeção intravenosa de glicose ou cálcio ajudam a estabelecer esses diagnósticos. Todo sistema orgânico pode ser afetado por distúrbios metabólicos. No entanto, o *exame físico* geralmente revela achados inespecíficos; a maioria dos sinais está relacionada ao sistema nervoso central, como o opistótono no caso da doença da urina do xarope de bordo. A hepatomegalia é um achado comum em uma variedade de erros inatos do metabolismo (Tabela 102.6). Cardiomiopatia (Tabela 102.7), dismorfias (Tabela 102.8) e hidropisia fetal (Tabela 102.9) são potenciais manifestações adicionais de um distúrbio metabólico (Tabela 102.10). Ocasionalmente, identificar no paciente um odor peculiar pode oferecer um auxílio inestimável ao diagnóstico (Tabela 102.11).

Em um número crescente de pacientes, uma condição metabólica pode ser reconhecida meses ou anos após o nascimento. Isso é mais típico nos pacientes portadores de variantes patogênicas autossômicas recessivas mais leves, nos distúrbios mitocondriais, nas mulheres afetadas por condições recessivas ligadas ao X e em algumas condições metabólicas específicas que geralmente se apresentam mais tardiamente na vida. *Manifestações clínicas* como deficiência intelectual, déficits motores, regressão do desenvolvimento, convulsões, psicose,

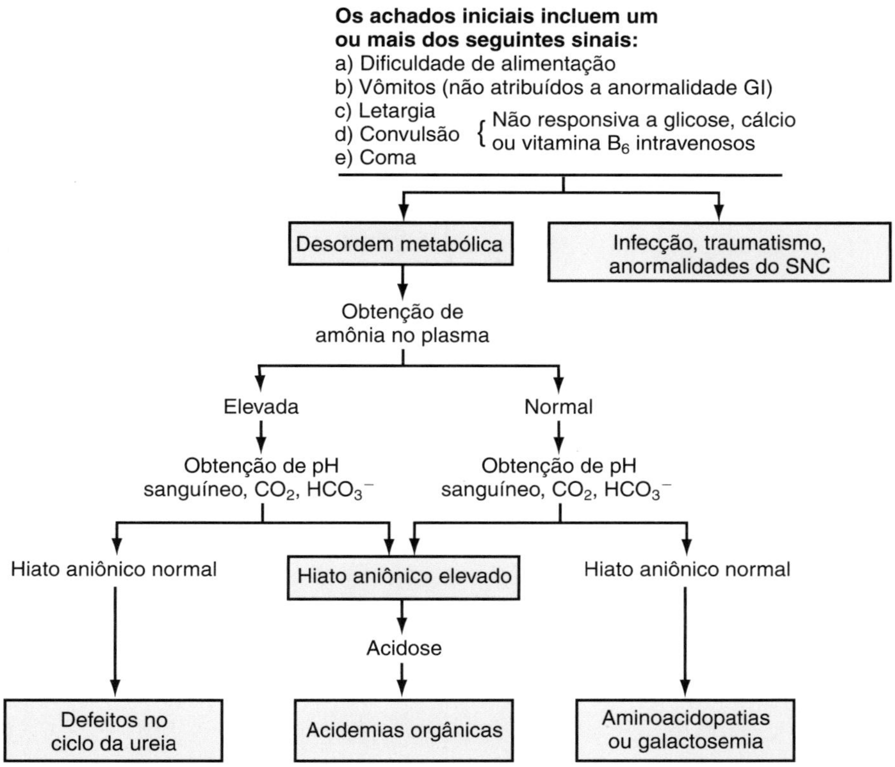

Figura 102.1 **Abordagem clínica inicial de um recém-nascido a termo com suspeita de um distúrbio metabólico genético.** Este esquema é um guia para elucidar alguns dos distúrbios metabólicos em recém-nascidos. Embora existam algumas exceções a este esquema, ele é apropriado para a maioria dos casos afetados por distúrbios metabólicos ou por desordens intermediadas pelo metabolismo. GI, gastrintestinal; HCO_3^-, bicarbonato; SNC, sistema nervoso central.

Tabela 102.3 Seleção de erros inatos do metabolismo associados a manifestações neurológicas e laboratoriais em neonatos.

DETERIORAÇÃO DA CONSCIÊNCIA Acidose Metabólica Acidemias orgânicas Distúrbios do metabolismo do piruvato Defeitos de oxidação de ácidos graxos Deficiência de frutose-1,6-bifosfatase Doenças do depósito de glicogênio Defeitos da cadeia respiratória mitocondrial Distúrbios do metabolismo da cetona Hipoglicemia* Defeitos de oxidação de ácidos graxos Distúrbios da gliconeogênese Distúrbios dos metabolismos da frutose e da galactose Doenças do depósito de glicogênio Distúrbios da cetogênese Acidemias orgânicas Hipoglicemias hiperinsulinêmicas Defeitos da cadeia respiratória mitocondrial Colestase intra-hepática neonatal causada por deficiência de citrina Deficiência de piruvato carboxilase Deficiência da anidrase carbônica VA Hiperamonemia** Distúrbios do ciclo da ureia Acidemias orgânicas Distúrbios da oxidação de ácidos graxos Distúrbios do metabolismo do piruvato Hipoglicemia hiperinsulinêmica relacionada ao *GLUD1* Deficiência da anidrase carbônica VA	CONVULSÕES E HIPOTONIA Deficiência de antiquitina (epilepsia dependente de piridoxina) Deficiência de piridoxamina 5′-fosfato oxidase (PNPO) (epilepsia responsiva ao piridoxal fosfato) Distúrbios do metabolismo do folato Deficiência múltipla de carboxilase (deficiência de holocarboxilase sintetase e deficiência de biotinidase) Distúrbios do ciclo da ureia Acidemias orgânicas Distúrbios da oxidação de ácidos graxos Distúrbios da biossíntese e transporte de creatina Distúrbios do metabolismo dos neurotransmissores Deficiência de cofator de molibdênio e deficiência de sulfito oxidase Distúrbios da deficiência de serina Encefalopatia da glicina Deficiência de asparagina sintetase Defeitos da cadeia respiratória mitocondrial Distúrbios do espectro de Zellweger Distúrbios congênitos da glicosilação Defeitos nos metabolismos da purina e da pirimidina APNEIA NEONATAL Encefalopatia da glicina Deficiência de asparagina sintetase Distúrbios do ciclo da ureia Acidemias orgânicas Distúrbios do metabolismo do piruvato Defeitos de oxidação de ácidos graxos Defeitos da cadeia respiratória mitocondrial

*Consulte a Tabela 102.4 para obter mais detalhes sobre os distúrbios metabólicos associados à hipoglicemia neonatal. **Consulte a Tabela 102.5 para obter mais detalhes sobre o diagnóstico diferencial de hiperamonemias neonatal e infantil. (Adaptada de El-Hattab AW: Inborn errors of metabolism, *Clin Perinatol* 42:413-439, 2015. Box 1, p. 415.)

Tabela 102.4 Seleção de erros inatos do metabolismo associados à hipoglicemia neonatal.

CATEGORIA DOS DISTÚRBIOS	DISTÚRBIOS	CATEGORIA DOS DISTÚRBIOS	DISTÚRBIOS
Distúrbios da oxidação de ácidos graxos	Deficiência de carnitina-acilcarnitina translocase Deficiência de carnitina palmitoiltransferase Ia Deficiência de carnitina palmitoiltransferase II Deficiência de 3-hidroxiacil-CoA desidrogenase de cadeia longa/deficiência da proteína trifuncional Deficiência de acil-CoA desidrogenase de cadeia média Deficiência de acil-CoA desidrogenase de cadeia muito longa Deficiência múltipla de acil-CoA desidrogenase	Distúrbios da cetogênese	Deficiência de 3-hidroxi-3-metilglutaril-CoA liase Deficiência mitocondrial de 3-hidroxi-3-metilglutaril-CoA sintase
		Acidemias orgânicas	Acidemia propiônica Acidemia metilmalônica Acidemia isovalérica Doença da urina do xarope de bordo Deficiência múltipla de carboxilase (deficiência de holocarboxilase sintetase e deficiência de biotinidase)
Distúrbios da gliconeogênese	Deficiência de frutose-1,6-difosfatase Deficiência da fosfoenolpiruvato carboxiquinase	Hipoglicemia hiperinsulinêmica	Transtorno relacionado ao *HADH* (deficiência de 3-alfa-hidroxiacil-CoA desidrogenase) Transtorno relacionado ao *GLUD1* (síndrome da hiperamonemia e hiperinsulinismo, HIHA)
Distúrbios dos metabolismos da frutose e da galactose	Intolerância hereditária à frutose Galactosemia clássica	Outros	Defeitos da cadeia respiratória mitocondrial Colestase intra-hepática neonatal causada por deficiência de citrina Deficiência de piruvato carboxilase Deficiência da anidrase carbônica VA
Doenças do depósito de glicogênio (DDG)	DDG tipo Ia (deficiência de glicose-6-fosfatase) DDG tipo Ib (trocador de glicose-6-fosfato comprometido) DDG tipo III (deficiência da enzima debrancher de glicogênio) DDG tipo VI (deficiência de glicogênio fosforilase no fígado) DDG tipo IX (deficiências de fosforilase quinase)		

Adaptada de Zinn AB: Inborn errors of metabolism. In Fanaroff & Martin's neonatal-perinatal medicine: diseases of the fetus and infant, ed 10, vol 2, Philadelphia, 2015, Elsevier (Table 99.17, p. 1605).

Tabela 102.5 Diagnóstico diferencial de hiperamonemia.

ERROS INATOS DO METABOLISMO	TRANSTORNOS ADQUIRIDOS
Defeitos na enzima do ciclo da ureia Deficiência de N-acetilglutamato sintase (NAGS) Deficiência de carbamoil fosfato sintetase 1 (CPS1) Deficiência de ornitina transcarbamilase (OTC) Deficiência de argininosuccinato sintetase (ASS) (citrulinemia tipo 1) Deficiência de argininosuccinato liase (ASL) (acidúria argininosuccínica) Deficiência de arginase 1 ***Defeitos de Transporte e de Síntese de Mediadores do Ciclo da Ureia*** Hiperornitinemia-hiperamonemia-homocitrulinemia (síndrome HHH) Citrulinemia tipo 2 causada por deficiência de citrina Intolerância à proteína lisinúrica Deficiência de ornitina aminotransferase Deficiência da anidrase carbônica VA ***Acidemias orgânicas*** Acidemia propiônica Acidemia metilmalônica relacionada ao MUT e distúrbios do metabolismo da cobalamina Acidemia isovalérica ***Distúrbios da oxidação de ácidos graxos*** Defeitos de oxidação de ácidos graxos de cadeia longa Deficiência primária de carnitina sistêmica ***Outros*** Deficiência de piruvato carboxilase Hipoglicemia hiperinsulinêmica relacionada ao *GLUD1* Transtornos neonatais da sobrecarga de ferro (p. ex., hemocromatose hereditária)	***Hiperamonemia transitória do recém-nascido*** ***Doenças do Fígado e do Trato Biliar*** Insuficiência hepática Atresia biliar ***Doença Neonatal Sistêmica Grave*** Sepse neonatal Insuficiência cardíaca ***Medicamentos*** Ácido valproico Ciclofosfamida Ácido 5-pentanoico Asparaginase ***Outros*** Síndrome de Reye VARIANTES ANATÔMICAS *Bypass* vascular do fígado (p. ex., uma anastomose portossistêmica) TÉCNICOS Coleta inadequada de amostras (p. ex., sangue capilar ou colocação prolongada de um torniquete) Amostra não analisada imediatamente

Adaptada de El-Hattab AW: Inborn errors of metabolism, *Clin Perinatol* 42:413-439, 2015 (Box 8, p. 428).

Tabela 102.6 Seleção de distúrbios metabólicos associados à disfunção hepática.

CATEGORIA DOS DISTÚRBIOS	DISTÚRBIOS
Distúrbios do metabolismo de aminoácidos	Tirosinemia tipo I Citrulinemia tipo II causada por deficiência de citrina Distúrbios do metabolismo da metionina Distúrbios do ciclo da ureia
Distúrbios do trato biliar e distúrbio da síntese de ácidos biliares	Ver Capítulo 383
Distúrbios dos metabolismos da frutose e da galactose	Intolerância hereditária à frutose Galactosemia clássica Galactosemia por deficiência de epimerase
Distúrbios congênitos da glicosilação	Vários tipos
Distúrbios da oxidação de ácidos graxos	Deficiência de carnitina-acilcarnitina translocase Deficiência de carnitina palmitoiltransferase Ia Deficiência de carnitina palmitoiltransferase II Deficiência de 3-hidroxiacil-CoA desidrogenase de cadeia longa/deficiência da proteína trifuncional Deficiência de acil-CoA desidrogenase de cadeia muito longa Deficiência múltipla de acil-CoA desidrogenase
Distúrbios do depósito de glicogênio (DDG)	DDG tipo III (deficiência da enzima debrancher de glicogênio) DDG tipo IV (deficiência de enzima ramificada de glicogênio) DDG tipo VI (deficiência de glicogênio fosforilase no fígado)
Distúrbios peroxissômicos	Distúrbios do espectro de Zellweger Distúrbios da β-oxidação peroxissômica
Defeitos da cadeia respiratória (CR) mitocondrial	*Defeitos no DNA mitocondrial (mtDNA) ou no DNA nuclear (nDNA)* Variantes patogênicas específicas de nucleotídio único no mtDNA Rearranjos do mtDNA em larga escala (síndrome de Pearson) Distúrbios da tradução mitocondrial (p. ex., $tRNA^{Glu}$) Desordem da síntese proteica de complexos CR Distúrbios que afetam a montagem ou a estabilização dos complexos CR (p. ex., *BCS1L*) Distúrbios da biossíntese de cofatores (p. ex., coenzima Q10) Distúrbios do transporte e da dinâmica mitocondriais Síndromes da depleção de mtDNA (p. ex., *DGUOK, MPV17, POLG, SUCLG1*)
Distúrbios de depósito lisossômico	Doença de Niemann-Pick tipo C
Outros	Deficiência de α_1-antitripsina

Adaptada de Zinn AB: Inborn errors of metabolism. In Fanaroff & Martin's neonatal-perinatal medicine: diseases of the fetus and infant, ed 10, vol 2, Philadelphia, 2015, Elsevier (Table 99.5, p. 1579).

Tabela 102.7 Seleção de distúrbios metabólicos associados à cardiomiopatia.

CATEGORIA DOS DISTÚRBIOS	DISTÚRBIOS
Acidemias orgânicas	Acidemia propiônica Deficiência de cobalamina C Acidúrias 3-metilglutacônicas (p. ex., síndrome de Barth e síndrome DCMA)
Distúrbios de depósito lisossômico	Esfingolipidoses (p. ex., doença de Fabry) Oligossacaridoses e mucolipidoses (p. ex., doença das células I) Mucopolissacaridoses
Distúrbios do depósito de glicogênio (DDG)	DDG tipo II (doença de Pompe) DDG tipo III (deficiência da enzima debrancher de glicogênio) Perturbações relacionadas ao *PRKAG2* (inclui doença cardíaca congênita letal do depósito de glicogênio)
Distúrbios congênitos da glicosilação	Vários tipos
Distúrbios da oxidação de ácidos graxos	Deficiência de carnitina-acilcarnitina translocase Deficiência de carnitina palmitoiltransferase II Deficiência de 3-hidroxiacil-CoA desidrogenase de cadeia longa/deficiência da proteína trifuncional Transtorno relacionado ao *ACAD9* (deficiência de acil-CoA desidrogenase mitocondrial) Deficiência múltipla de acil-CoA desidrogenase (inclui acidúria glutárica tipo 2) Deficiência de acil-CoA desidrogenase de cadeia muito longa Deficiência primária de carnitina sistêmica
Defeitos da cadeia respiratória (CR) mitocondrial	*Defeitos no DNA mitocondrial (mtDNA) ou no DNA nuclear (nDNA)* Variantes patogênicas específicas de nucleotídio único no mtDNA Exclusões de mtDNA em larga escala Distúrbios da tradução mitocondrial (p. ex., $tRNA^{Leu}$) Distúrbios da síntese de proteínas de complexos CR (p. ex., *MT-ATP6, MT-ATP8, NDUFS2, NDUFV2, SDHA, SCO2, COX10, COX15*) Distúrbios que afetam a montagem ou a estabilização de complexos CR (p. ex., *TMEM70*) Distúrbios da biossíntese de cofatores (p. ex., coenzima Q10) Distúrbios do transporte e da dinâmica mitocondriais (p. ex., SLC25A3) Síndromes de depleção de mtDNA (p. ex., *SUCLG1*)
Outro	Doença de Danon

Adaptada de Zinn AB: Inborn errors of metabolism. In Fanaroff & Martin's neonatal-perinatal medicine: diseases of the fetus and infant, ed 10, vol 2, Philadelphia, 2015, Elsevier (Table 99.4, p. 1576).

cardiomiopatia, miopatia, organomegalia e vômitos recorrentes em pacientes fora do período neonatal devem sugerir uma doença metabólica herdada (Tabela 102.12). Pode haver um padrão episódico ou intermitente, com ocorrências de manifestações clínicas agudas separadas por períodos de estados aparentemente livres de doença. Geralmente, os episódios são desencadeados por estresse ou por um estresse catabólico inespecífico, como uma infecção. A criança pode morrer durante um desses ataques agudos. Um erro inato do metabolismo deve ser considerado em qualquer criança com um ou mais das seguintes manifestações: atraso inexplicável no desenvolvimento; deficiência intelectual; regressão no desenvolvimento; déficits motores ou distúrbios de movimento (p. ex., distonia, coreoatetose, ataxia); convulsões; catatonia; odor incomum (particularmente durante uma doença aguda); episódios intermitentes de vômito inexplicável, acidose, deterioração mental, psicose ou coma; hepatomegalia; litíase renal; disfunção renal, especialmente a síndrome de Fanconi ou a acidose tubular renal; fraqueza muscular; e cardiomiopatia (Tabela 102.12).

Tabela 102.8 Seleção de erros inatos do metabolismo associados a características dismórficas.

CATEGORIA DOS DISTÚRBIOS	DISTÚRBIOS	CATEGORIA DOS DISTÚRBIOS	DISTÚRBIOS
Distúrbios congênitos da glicosilação	Distúrbios da N-glicosilação (p. ex., PMM2-CDG e ALG3-CDG) Distúrbios de O-glicosilação (p. ex., síndrome de Walker-Warburg)	Distúrbios de depósito lisossômico	Esfingolipidoses Oligossacaridoses e mucolipidoses Mucopolissacaridoses
Distúrbios da biossíntese do colesterol	Síndrome de Smith-Lemli-Opitz Desmosterolose Latosterolose Distúrbio relacionado à *PBE* (inclui síndrome de Conradi-Hunermann)	Acidúrias orgânicas	Deficiência múltipla de acil-CoA desidrogenase (inclui acidúria glutárica tipo 2) Acidúria mevalônica*
		Distúrbios peroxissômicos	Distúrbios do espectro de Zellweger Distúrbios da β-oxidação peroxissômica
		Outro	Deficiência do complexo de piruvato desidrogenase

*A acidúria mevalônica foi classificada como uma acidemia orgânica com base no método utilizado para o diagnóstico, mas também pode ser classificada como um distúrbio peroxissômico de enzima única ou como um defeito na biossíntese do colesterol devido à sua localização e à sua função intracelular, respectivamente. (Adaptada de Zinn AB: Inborn errors of metabolism. In Fanaroff & Martin's neonatal-perinatal medicine: diseases of the fetus and infant, ed 10, vol 2, Philadelphia, 2015, Elsevier. Table 99.8, p. 1583.)

Tabela 102.9 Seleção de erros inatos do metabolismo associados à hidropisia fetal.

Distúrbios de depósito lisossômico Mucopolissacaridoses tipos I, IVA e VII Esfingolipidoses (p. ex., doença de Gaucher, doença de Farber, doença de Niemann-Pick A, gangliosidose GM_1, deficiência múltipla de sulfatase) Doenças de depósito lipídico (doença de Wolman e Niemann-Pick C) Oligossacaridoses (p. ex., sialidose tipo I) Mucolipidoses (p. ex., doença das células I)	Distúrbios do espectro de Zellweger Doença do depósito de glicogênio tipo IV Distúrbios congênitos da glicosilação Defeitos da cadeia respiratória mitocondrial Deficiência de transaldolase

Adaptada de El-Hattab AW: Inborn errors of metabolism, *Clin Perinatol* 42:413-439, 2015 (Box 6, p. 417).

Tabela 102.10 Achados clínicos patognomônicos associados a erros inatos do metabolismo (exemplos selecionados).

ACHADOS	DISTÚRBIOS	ACHADOS	DISTÚRBIOS
Hepatomegalia	Distúrbios dos metabolismos da frutose e da galactose (p. ex., galactosemia clássica e intolerância hereditária à frutose) Doenças do depósito de glicogênio Distúrbios da gliconeogênese Distúrbios da oxidação e do transporte de ácidos graxos Defeitos da cadeia respiratória mitocondrial Tirosinemia tipo 1 Distúrbios do ciclo da ureia Distúrbios do espectro de Zellweger Doença de Niemann-Pick tipo C Distúrbios congênitos da glicosilação	Distonia ou sinais extrapiramidais	Doença de Gaucher tipo 2 Acidemia glutárica tipo 1 Acidemia metilmalônica Acidemia propiônica Doença de Krabbe Síndrome de Crigler-Najjar Distúrbios do metabolismo dos neurotransmissores Deficiência do complexo de piruvato desidrogenase
Hepatosplenomegalia	Mucopolissacaridoses Doença de Niemann-Pick tipos A, B e C Esfingolipidoses (p. ex., gangliosidose GM_1 ou doença de Gaucher) Doença de Wolman Doença de Farber (deficiência de ceramidase ácida)	Mácula com "mancha vermelho-cereja"	Gangliosidose GM_1 Doença de Tay-Sachs (gangliosidose GM_2) Doença de Farber (deficiência de ceramidase ácida) Galactosialidose Doença de Niemann-Pick tipo A Sialidose Deficiência múltipla de sulfatase
Macrocefalia	Acidemia glutárica tipo 1 Doença de Canavan	Maculopatia "olho de boi"	Deficiência de *cblC* (acidemia metilmalônica e homocistinúria combinadas tipo C)
Microcefalia	Defeitos da cadeia respiratória mitocondrial Distúrbios do metabolismo intracelular da cobalamina (p. ex., deficiência de *cblC*)	Retinite pigmentosa	Defeitos da cadeia respiratória mitocondrial Distúrbios peroxissômicos Abetalipoproteinemia
Características faciais grosseiras	Mucopolissacaridoses Oligossacaridoses e mucolipidoses (p. ex., α-manosidose) Esfingolipidoses (p. ex., gangliosidose GM_1) Galactosialidose	Atrofia ou hipoplasia do nervo óptico	Deficiência do complexo de piruvato desidrogenase Defeitos da cadeia respiratória mitocondrial Distúrbios peroxissômicos Acidemia propiônica Acidemia metilmalônica relacionada ao *MUT* e distúrbios do metabolismo da cobalamina
Macroglossia	Doença do depósito de glicogênio tipo II (doença de Pompe) Mucopolissacaridoses Oligossacaridoses e mucolipidoses Esfingolipidoses Galactosialidose	Turvação ou opacidades da córnea	Mucolipidoses Mucopolissacaridoses Deficiência de esteroide sulfatase Tirosinemia tipo II Cistinose

(*continua*)

Tabela 102.10 Achados clínicos patognomônicos associados a erros inatos do metabolismo (exemplos selecionados). *(continuação)*

ACHADOS	DISTÚRBIOS
Catarata	Distúrbios do metabolismo da galactose (p. ex., galactosemia clássica) Distúrbios congênitos da glicosilação Defeitos da cadeia respiratória (CR) mitocondrial Distúrbios peroxissômicos Síndrome oculocerebrorrenal de Lowe
Deslocamento de lentes	Deficiência de cistationina β-sintase Deficiência de cofator de molibdênio e deficiência de sulfito oxidase
Displasias esqueléticas e disostose múltipla	Oligossacaridoses e mucolipidoses Mucopolissacaridoses Esfingolipidoses Galactosialidose Distúrbios peroxissômicos Distúrbios da biossíntese do colesterol Distúrbios congênitos da glicosilação
Pele espessa	Oligossacaridoses e mucolipidoses Mucopolissacaridoses Esfingolipidoses
Lesões cutâneas descamadas, eczematosas ou vesiculobolhosas	Acrodermatite enteropática Deficiências de aminoácidos essenciais em acidemias orgânicas Transtorno de Hartnup Deficiência múltipla de carboxilase (deficiência de holocarboxilase sintetase e deficiência de biotinidase) Porfirias
Ictiose	Doença de Gaucher tipo 2 Deficiência de esteroide sulfatase Doença de Refsum Distúrbio relacionado ao *ELOVL4* Distúrbios da deficiência de serina
Alopecia	Deficiência múltipla de carboxilase (deficiência de holocarboxilase sintetase e deficiência de biotinidase)
Cabelos crespos e encarapinhados	Doença de Menkes
Tricorrexe nodosa	Acidúria argininosuccínica (deficiência de ASL)
Diarreia persistente	Má absorção de glicose-galactose Deficiência congênita de lactase Diarreia congênita por cloreto Deficiência de sucrase-isomaltase Acrodermatite enteropática Abetalipoproteinemia Má absorção congênita de folato Doença de Wolman Intolerância à proteína lisinúrica Galactosemia clássica

Adaptada de Cederbaum S: Introduction to metabolic and biochemical genetic diseases. In Gleason CA, Juul SE, editors: Avery's diseases of the newborn, ed 10, Philadelphia, 2018, Elsevier (Table 21.1, p. 227).

Tabela 102.11 Erros inatos do metabolismo de aminoácidos associados a um odor peculiar.

ERRO INATO DO METABOLISMO	ODOR DA URINA
Acidemia isovalérica Acidemia glutárica (tipo II)	Pés suados, picante
Doença da urina do xarope de bordo	Xarope de bordo, açúcar queimado
Deficiência múltipla de carboxilase Deficiência de 3-metilcrotonil-CoA carboxilase Acidúria 3-hidroxi-3-metilglutárica	Urina de gato
Fenilcetonúria	Mofo
Trimetilaminúria Deficiência de dimetilglicina desidrogenase	Peixe podre
Tirosinemia tipo 1	Repolho cozido, manteiga rançosa
Hipermetioninemia	Couve cozida
Cistinúria Tirosinemia tipo I	Enxofre
Hawkinsinuria	"Piscina"
Síndrome da má absorção de metionina	Lúpulo

Tabela 102.12 Conclusões clínicas para as quais se deve solicitar uma investigação metabólica.

Histórico familiar	Irmão(s) que morreram por causas inexplicáveis ou apresentam sintomas sobrepostos Grupos étnicos com alta prevalência de distúrbios metabólicos Consanguinidade
Histórico perinatal	Retardo de crescimento intrauterino, quadro semelhante a sepse no período neonatal, hidropisia fetal não imune
Crescimento	Déficit de crescimento pós-natal, microcefalia, macrocefalia, baixa estatura
Sistemas nervosos central e periférico	Encefalopatia progressiva, letargia, coma, convulsões intratáveis, atraso no desenvolvimento, regressão no desenvolvimento, deficiência intelectual, distúrbio do espectro do autismo, hipotonia, espasticidade, distonia, derrames, ataxia, psicose, calcificações intracranianas, doença da substância branca, neuropatia periférica
Sistema respiratório	Hiperventilação, apneia
Sistema cardiovascular	Insuficiência cardíaca com ou sem cardiomiopatia associada, arritmia
Sistema musculoesquelético	Rabdomiólise, miopatia Osteopenia, osteoporose de início precoce, displasia esquelética, anormalidades epifisárias, crises ósseas
Visão	Retinite pigmentosa, distrofia macular, catarata, opacidades da córnea, nistagmo, mancha vermelho-cereja
Audição	Perda da audição neurossensorial
Sistema gastrintestinal	Hepatomegalia, esplenomegalia, insuficiência hepática, síndrome de Reye, colestase, cirrose, diarreia crônica, vômito, pancreatite aguda
Rim	Disfunção renal, litíase renal
Sistema hematológico	Anemia, leucopenia, trombocitopenia, pancitopenia, síndrome hemolítico-urêmica
Pele	Anormalidade capilar, alopecia, lipodistrofia, eczema recalcitrante

Geralmente, o diagnóstico requer uma variedade de *estudos laboratoriais* específicos. A análise de aminoácidos plasmáticos, o perfil plasmático de acilcarnitinas, o perfil total e livre de carnitina e os ácidos orgânicos na urina, embora não sejam exaustivos em seu escopo diagnóstico, são úteis como testes iniciais de triagem para avaliar uma suspeita de erro inato do metabolismo. As medições de amônia plasmática, lactato, bicarbonato e pH estão prontamente disponíveis em hospitais e são inicialmente muito úteis para a diferenciação das principais causas de distúrbios metabólicos genéticos (Tabela 102.13; ver Figura 102.1). Geralmente, a elevação da amônia no sangue é causada por defeitos das enzimas do ciclo da ureia, por acidemias orgânicas e por distúrbios da oxidação de ácidos graxos. Os bebês com níveis elevados de amônia no sangue por causa de defeitos no ciclo da ureia tendem a apresentar valores séricos normais de pH e de bicarbonato; sem a medição da amônia no sangue, eles podem permanecer sem diagnóstico e sucumbir à sua doença. Nas acidemias orgânicas, a amônia plasmática elevada é acompanhada por uma acidose grave causada pelo acúmulo de ácidos orgânicos, corpos cetônicos e lactato nos fluidos corporais.

Quando os valores de amônia, de pH e de bicarbonato no sangue estão normais, outras aminoacidopatias (p. ex., hiperglicinemia) ou galactosemia devem ser consideradas. Os bebês galactosêmicos também podem manifestar catarata, hepatomegalia, ascite e icterícia.

TRATAMENTO

A maioria dos pacientes com distúrbios genéticos do metabolismo responde a um ou mais dos seguintes tratamentos:

1. As dietas especiais desempenham um papel importante no tratamento das crianças afetadas. As mudanças na dieta devem ser adaptadas à fisiopatologia da doença e variam muito entre os distúrbios.
2. Hemodiálise para remoção rápida de compostos nocivos acumulados. Essa é uma modalidade muito eficaz para o tratamento da fase aguda da doença.
3. Nos pacientes em risco de crise metabólica, os estados catabólicos podem ser tratados com fluidos contendo dextrose e eletrólitos.
4. Administração do metabólito deficiente.
5. Administração do cofator ou coenzima para maximizar a atividade enzimática residual.
6. Ativação de vias alternativas para reduzir os compostos nocivos acumulados devido à mutação genética.
7. Administração da enzima deficiente.
8. Transplante de medula óssea.
9. Transplante de fígado e rim.

As modalidades de transplante de órgãos podem oferecer a melhor modalidade de tratamento para estabilizar um paciente metabólico e melhorar a qualidade de vida. Até o momento, a substituição do gene mutante por uma cópia normal usando-se terapia genética foi bem-sucedida em apenas algumas doenças.

O tratamento das desordens genéticas do metabolismo é complexo e requer conhecimentos médico e técnico. Geralmente, o regime terapêutico precisa ser adaptado a cada paciente devido às grandes variações fenotípicas na gravidade da doença, mesmo dentro de uma única família. Oferecer informação e apoio à família é a chave para o sucesso da terapia a longo prazo. Mesmo em pacientes com um prognóstico reservado, devem ser feitos todos os esforços para estabelecer diagnósticos corretos antes da morte. O tratamento eficaz é mais bem alcançado por uma equipe de especialistas – especialista em genética metabólica, nutricionista, neurologista e psicólogo – em um grande centro médico.

A bibliografia está disponível no GEN-io.

Tabela 102.13 Achados laboratoriais para os quais se deve solicitar uma investigação metabólica.

Hiperamonemia Acidose metabólica Acidose láctica Cetose	Hipoglicemia Disfunção hepática Pancitopenia

Capítulo 103 Defeitos no Metabolismo de Aminoácidos

103.1 Fenilalanina

Oleg A. Shchelochkov e Charles P. Venditti

A fenilalanina é um aminoácido essencial. A fenilalanina dietética não utilizada para a síntese de proteínas costuma ser degradada pela via da tirosina (Figura 103.1). A deficiência da enzima **fenilalanina hidroxilase (PAH)** ou de seu cofator, **tetraidrobiopterina** (**BH_4**), leva ao acúmulo de fenilalanina em fluidos corporais e no cérebro.

As elevações da fenilalanina no plasma dependem do grau de deficiência enzimática. Em pacientes com **grave deficiência de HAP** (anteriormente referida como *fenilcetonúria clássica*), os níveis plasmáticos de fenilalanina na dieta irrestrita geralmente excedem 20 mg/dℓ (> 1.200 µmol/ℓ). Pacientes com variantes patogênicas mais leves da HAP apresentam níveis plasmáticos de fenilalanina entre 10 mg/dℓ (600 µmol/ℓ) e 20 mg/dℓ (1.200 µmol/ℓ). Níveis entre 2 e 10 mg/dℓ (120 a 600 µmol/ℓ) na dieta irrestrita são observados em pacientes com **hiperfenilalaninemia leve**. Em lactentes afetados com concentrações plasmáticas maiores que 20 mg/dℓ, o excesso de fenilalanina é metabolizado em fenilcetonas (fenilpiruvato e fenilacetato; Figura 103.1) que são excretadas na urina, dando origem ao termo *fenilcetonúria* (PKU).

Esses metabólitos têm papel desconhecido na patogênese dos danos ao sistema nervoso central (SNC) em pacientes com PKU; sua presença nos fluidos corporais simplesmente significa a gravidade da condição. O **cérebro** é o principal órgão danificado pela PKU, mas o mecanismo exato de lesão permanece não compreendido. Tanto os níveis tóxicos de fenilalanina quanto a tirosina insuficiente podem atuar. A fenilalanina hidroxilase converte a fenilalanina em **tirosina**, que é necessária para a produção de neurotransmissores, como epinefrina, norepinefrina e dopamina (Figura 103.2). Se o grau de bloqueio enzimático for grave, a tirosina torna-se um aminoácido essencial e pode ser deficiente se a ingestão não for adequada. Por outro lado, observações de que a menor concentração de fenilalanina no plasma e no tecido cerebral estão associadas a melhores resultados neurocomportamentais sustentam a visão de que níveis tóxicos de fenilalanina são fundamentais para os mecanismos da doença. Níveis sanguíneos elevados de fenilalanina podem saturar o sistema de transporte por meio da barreira hematencefálica e causar inibição da captação cerebral de outros aminoácidos neutros grandes, como os aminoácidos de cadeia ramificada, prejudicando a síntese de proteína do cérebro.

DEFICIÊNCIA GRAVE DA FENILALANINA HIDROXILASE (FENILCETONÚRIA CLÁSSICA)

As elevações da fenilalanina plasmáticas > 20 mg/dℓ) (> 1.200 µmol/ℓ), se não tratadas, resultam invariavelmente no desenvolvimento de sinais e sintomas de PKU clássica, exceto em casos incomuns e imprevisíveis.

Manifestações clínicas

A criança afetada parece normal ao nascimento. A deficiência intelectual profunda desenvolve-se gradualmente se a criança não for tratada. O atraso cognitivo pode não ser evidente nos primeiros meses. Em pacientes não tratados, 50 a 70% terão um QI abaixo de 35, e 88% a 90% terão um QI abaixo de 65. Somente 2 a 5% dos pacientes não tratados podem ter inteligência normal. O vômito, às vezes grave o suficiente para ser diagnosticado erroneamente como estenose pilórica, pode ser um sintoma precoce. As crianças mais velhas não tratadas tornam-se hiperativas com comportamentos autistas, como movimentos da mão sem propósito, balanço rítmico e atetose.

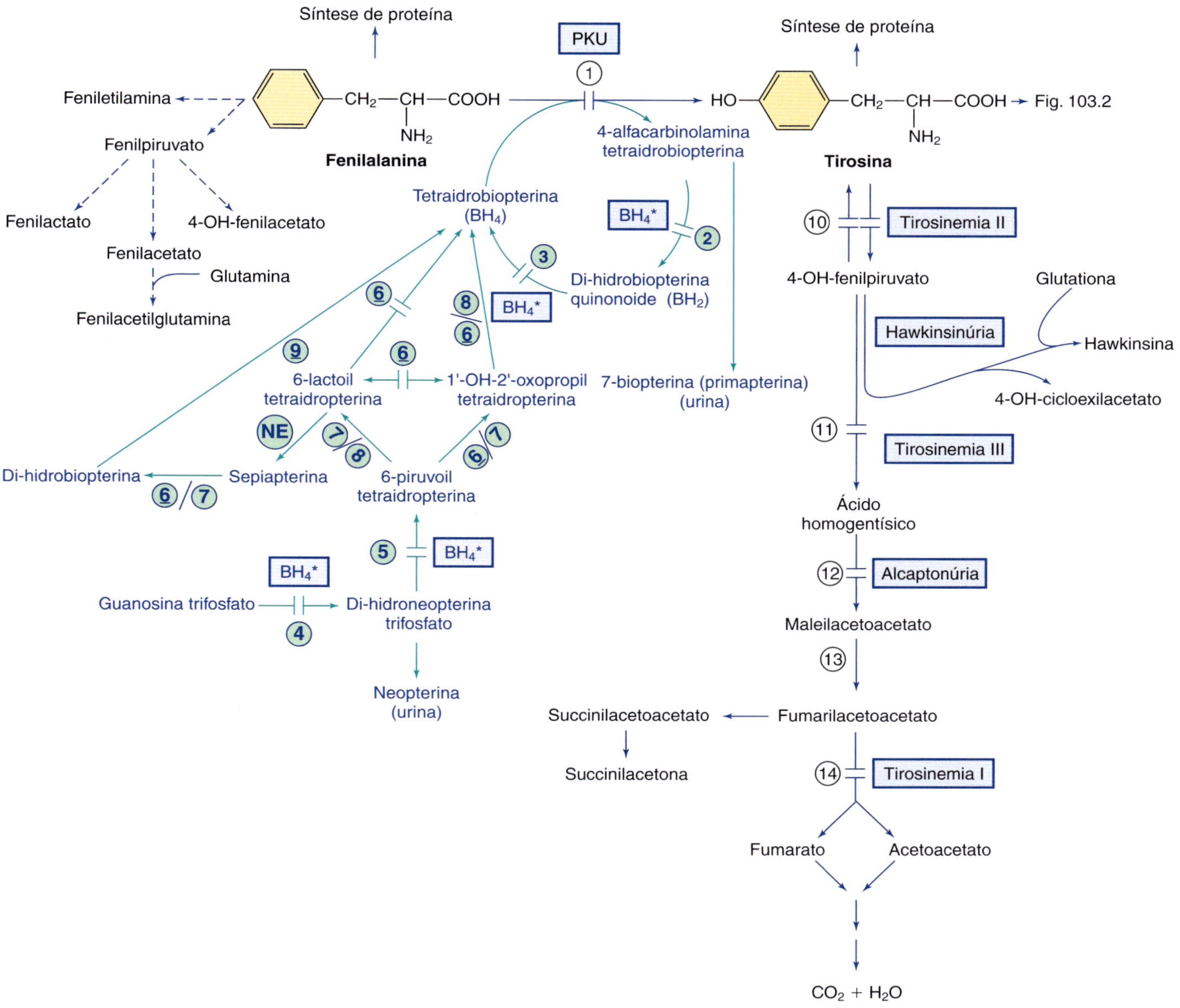

Figura 103.1 **Vias do metabolismo de fenilalanina e tirosina.** Os defeitos enzimáticos que causam condições genéticas são ilustrados como barras horizontais que cruzam a(s) seta(s) de reação. As vias para síntese do cofator BH_4 são mostradas em *roxo*. BH_4* refere-se aos defeitos do metabolismo de BH_4 que afetam a fenilalanina, a tirosina e o triptofano hidroxilase (Figuras 103.2 e 103.5). PKU, fenilcetonúria; NE, não enzimática. **Enzimas:** *(1)* Fenilalanina hidroxilase, *(2)* pterina carbinolamina desidratase, *(3)* di-hidrobiopterina redutase, *(4)* guanosina trifosfato (GTP) cicloidrolase, *(5)* 6-piruvoiltetraidropterina sintase, *(6)* sepiapterina redutase, *(7)* carbonil redutase, *(8)* aldolase redutase, *(9)* di-hidrofolato redutase, *(10)* tirosina aminotransferase, *(11)* 4-hidroxifenilpiruvato dioxigenase, *(12)* ácido homogentísico dioxigenase, *(13)* maleilacetoacetato isomerase, *(14)* fumarilacetoacetato hidrolase.

Os lactentes não tratados, ou tratados de maneira inadequada, são mais claros do que os irmãos não afetados. Alguns podem ter uma erupção seborreica ou eczematoide, que costuma ser leve e desaparece conforme a criança fica mais velha. Tais crianças apresentam um odor do ácido fenilacético, que tem sido descrito como mofado ou bolorento. Os sinais neurológicos são convulsões (aproximadamente 25%), espasticidade, hiper-reflexia e tremores; mais de 50% têm anormalidades eletroencefalográficas (EEG). Microcefalia, maxilas proeminentes com dentes amplamente espaçados, hipoplasia do esmalte e retardo de crescimento são outros achados comuns em crianças não tratadas. Baixa densidade mineral óssea e osteopenia foram relatadas em indivíduos afetados de todas as idades. Embora a ingestão inadequada de proteínas naturais pareça ser a principal culpada, a patogênese exata dessa sequela permanece incerta. O atendimento a longo prazo de pacientes com PKU é mais bem alcançado por uma equipe de profissionais experientes (especialista em metabolismo, nutricionista e psicólogo) em um centro de tratamento local. As manifestações clínicas da PKU clássica raramente são observadas em países onde os programas de triagem neonatal para a detecção da PKU estão em vigor.

Hiperfenilalaninemias não fenilcetonúria

Em qualquer programa de triagem para PKU, será identificado um grupo de lactentes cujas concentrações plasmáticas iniciais de fenilalanina estão acima do normal (ou seja, > 2 mg/dℓ, ou 120 μmol/ℓ), porém menores que 20 mg/dℓ (1.200 μmol/ℓ). Esses lactentes tipicamente não excretam fenilcetonas. Os pacientes com hiperfenilalaninemia não PKU podem ainda precisar de terapia dietética, dependendo do nível de fenilalanina plasmático não tratado. Foram feitas tentativas para classificar esses pacientes em diferentes subgrupos dependendo do grau de hiperfenilalaninemia, mas essa prática tem pouca vantagem clínica ou terapêutica. A possibilidade de deficiência de BH_4 deve ser investigada em todos os lactentes com as formas mais leves de hiperfenilalaninemia.

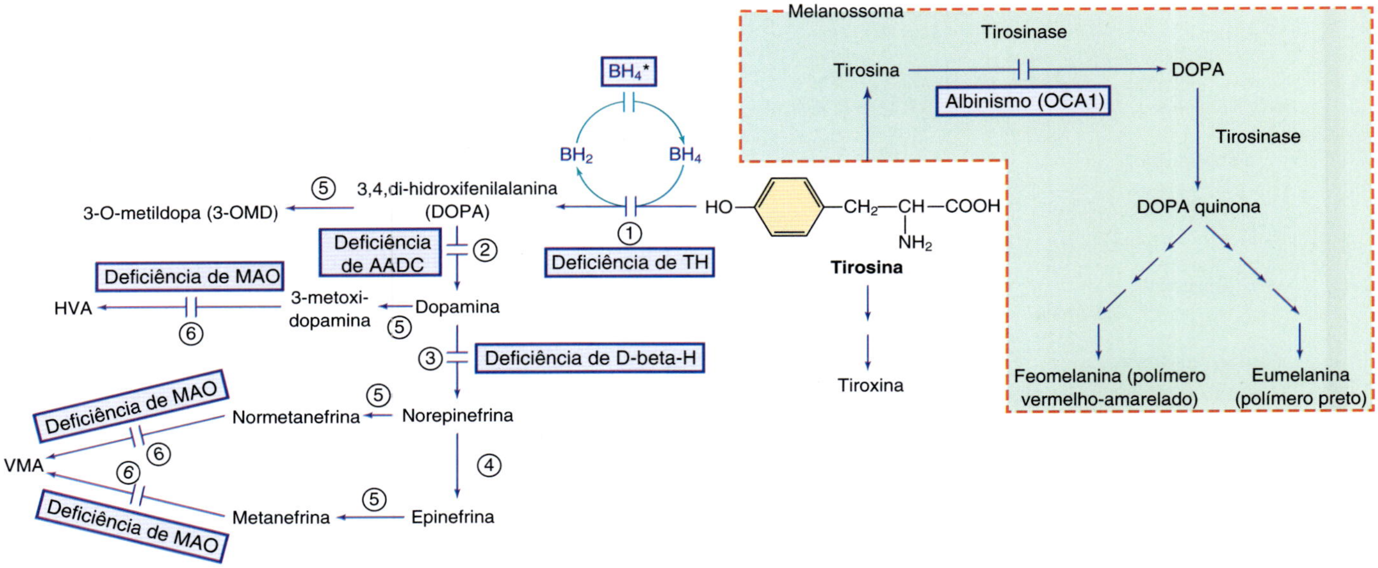

Figura 103.2 Outras vias que envolvem o metabolismo de tirosina. BH_4* indica hiperfenilalaninemia causada por deficiência de tetraidrobiopterina (BH_4) (Figura 103.1). HVA, ácido homovanílico; VMA, ácido vanilmandélico. **Enzimas:** *(1)* Tirosina hidroxilase (TH), *(2)* L-aminoácido aromático descarboxilase (AADC), *(3)* dopamina beta-hidroxilase, (DβH), *(4)* feniletanolamina-*N*-metiltransferase (PNMT), *(5)* catecol *O*-metiltransferase (COMT), *(6)* monoamina oxidase (MAO).

Diagnóstico

Por causa da natureza gradual e não específica dos sintomas iniciais, como vômito, atraso no desenvolvimento ou erupção eczematoide, a hiperfenilalaninemia costuma ser diagnosticada por meio de triagem neonatal em todos os países desenvolvidos. Em recém-nascidos com resultados positivos de triagem, o diagnóstico deve ser confirmado pela medida quantitativa da concentração plasmática de fenilalanina. A identificação e a mensuração das fenilcetonas na urina não ocorrem em nenhum programa de triagem. Em países e locais onde tais programas não estão em vigor, a identificação de fenilcetonas na urina por cloreto férrico pode ser um teste simples para o diagnóstico de lactentes com anomalias do desenvolvimento e neurológicas. Uma vez estabelecido o diagnóstico da hiperfenilalaninemia, outros estudos para o metabolismo de BH_4 devem ser feitos para excluir a deficiência de BH_4 como a causa da hiperfenilalaninemia.

Triagem neonatal para hiperfenilalaninemia

Métodos eficazes e relativamente baratos para a triagem em massa de recém-nascidos são usados nos EUA e em muitos outros países. Algumas gotas de sangue, que são colocadas em um papel-filtro e enviadas para um laboratório central, são usadas para o ensaio. O método de triagem de escolha utiliza **espectrometria de massa em tandem**, que identifica todas as formas de hiperfenilalaninemia com baixa taxa de falso-positivos e excelente exatidão e precisão. A adição da razão molar fenilalanina:tirosina reduziu ainda mais o número de resultados falso-positivos. O diagnóstico deve ser confirmado por meio da medição da concentração plasmática de fenilalanina. A fenilalanina no sangue em bebês afetados com PKU pode subir para os níveis diagnósticos a partir de 4 horas após o nascimento, mesmo na ausência de alimentação com proteína. Recomenda-se que o sangue para triagem seja obtido nas primeiras 24 a 48 horas de vida após a alimentação com proteína para reduzir a possibilidade de resultados falso-negativos, especialmente nas formas mais leves da doença.

Tratamento

O tratamento de PKU consiste em uma *dieta pobre em fenilalanina.* O consenso geral é iniciar o tratamento de dieta imediatamente em pacientes com níveis sanguíneos de fenilalanina acima de 10 mg/dℓ (600 μmol/ℓ). Em gral, aceita-se que os lactentes com níveis plasmáticos persistentes (mais do que alguns dias) de fenilalanina maiores ou iguais a 6 mg/dℓ (360 μmol/ℓ) também devem ser tratados com uma dieta restrita em fenilalanina semelhante àquela para PKU clássica. O objetivo da terapia é reduzir os níveis de fenilalanina no plasma e no cérebro. Estão disponíveis comercialmente fórmulas sem fenilalanina ou de baixo teor de fenilalanina. A dieta deve ser iniciada assim que o diagnóstico for estabelecido. Como a fenilalanina não é sintetizada endogenamente, a dieta deve fornecer fenilalanina para evitar a deficiência de fenilalanina. A tolerância à fenilalanina na dieta é determinada com base na idade e na gravidade da deficiência de PAH. A **deficiência de fenilalanina** manifesta-se por letargia, atraso do crescimento, anorexia, anemia, erupções cutâneas, diarreia e até mesmo morte. Além disso, a tirosina torna-se um aminoácido essencial nesse distúrbio, e sua ingestão adequada deve ser assegurada. Itens alimentares especiais de baixo teor de fenilalanina estão comercialmente disponíveis para o tratamento dietético de crianças e adultos afetados.

Não há consenso definitivo quanto aos níveis ótimos de fenilalanina no sangue em pacientes afetados, seja entre os diferentes países ou entre centros de tratamento nos EUA. A recomendação atual é manter os níveis de fenilalanina no sangue entre 2 e 6 mg/dℓ (120 a 360 μmol/ℓ) ao longo da vida. A interrupção da terapia, mesmo na idade adulta, pode causar deterioração do QI e desempenho cognitivo. A adesão ao longo da vida a uma dieta baixa em fenilalanina é extremamente difícil. Os pacientes que mantêm um bom controle quando crianças, mas descontinuam a dieta restrita em fenilalanina quando adolescentes ou adultos, podem ter dificuldades significativas com concentração de função executiva, labilidade emocional e depressão. A disfunção executiva também pode ocorrer em crianças tratadas cedo, apesar do tratamento de dieta.

Por causa da dificuldade em manter uma dieta estrita baixa em fenilalanina, há tentativas contínuas para se encontrar outras modalidades para o tratamento desses pacientes. A administração de **aminoácidos neutros grandes** (LNAA) é outra abordagem para a terapêutica com dieta. Os LNAA (tirosina, triptofano, leucina, isoleucina, valina, metionina, histidina e fenilalanina) compartilham a mesma proteína transportadora (LNAA tipo 1, ou LAT-1) para o trânsito por meio da membrana celular intestinal e da barreira hematencefálica (BHE). A ligação de LNAAs à proteína transportadora é um processo competitivo. A base racional para o uso de LNAA é que essas moléculas competem com a fenilalanina para o transporte através da BHE; por conseguinte, grandes concentrações de outros LNAA no lúmen intestinal e no sangue reduzem a absorção de fenilalanina na corrente sanguínea e no cérebro. São necessários grandes ensaios clínicos controlados para estabelecer a eficácia desse tratamento.

A administração oral de BH_4, o cofator para a PAH, pode resultar na redução de níveis plasmáticos de fenilalanina em alguns pacientes com deficiência de PAH. Os níveis plasmáticos de fenilalanina nesses indivíduos podem diminuir o suficiente para possibilitar a modificação considerável de sua restrição dietética. Em casos muito raros, a dieta pode ser interrompida, pois os níveis de fenilalanina permanecem inferiores a 6 mg/dℓ (360 μmol/ℓ). A resposta a BH_4 não pode ser prevista de modo consistente com base apenas no genótipo, especialmente em pacientes heterozigotos compostos. O **dicloridrato de sapropterina**, uma forma sintética de BH_4, que atua como um cofator em pacientes com atividade residual de PAH, é aprovado pela U.S. Food and Drug Administration (FDA) para reduzir os níveis de fenilalanina em PKU. Uma diminuição sustentada da fenilalanina plasmática em pelo menos 30% é consistente com a capacidade de resposta da sapropterina. Está em desenvolvimento a fenilalanina amônia liase recombinante PEGilada injetável.

Gravidez em mulheres com deficiência de fenilalanina hidroxilase (fenilcetonúria materna)

As mulheres grávidas com deficiência de PAH que não estão em uma dieta restrita em fenilalanina apresentam um risco muito alto de ter filhos com deficiência mental, microcefalia, retardo de crescimento, malformações congênitas e doença cardíaca congênita. Essas complicações estão diretamente correlacionadas com os níveis de fenilalanina no sangue materno elevados durante a gravidez. As gestantes que provavelmente tenham sido tratadas para deficiência de PAH devem ser mantidas em uma dieta restrita em fenilalanina antes e durante a gravidez. Os melhores resultados observados ocorrem quando um controle rigoroso da concentração de fenilalanina no sangue materno é instituído antes da gravidez. Níveis plasmáticos de fenilalanina > 6 mg/dℓ (360 μmol/ℓ) após a concepção estão associados ao aumento da incidência de restrição de crescimento intrauterino e malformações congênitas, além de menor QI. No entanto, há fortes evidências de que o controle da fenilalanina instituído após a concepção resulta em melhores resultados. A concentração de fenilalanina atualmente recomendada é de 2 a 6 mg/dℓ (120 a 360 μmol/ℓ) durante toda a gravidez, embora alguns grupos de especialistas defendam níveis plasmáticos de fenilalanina < 4 mg/dℓ (< 240 μmol/ℓ). Todas as mulheres com deficiência de PAH que estão em idade fértil devem ser orientadas corretamente quanto ao risco de anomalias congênitas em sua prole.

HIPERFENILALANINEMIA CAUSADA POR DEFICIÊNCIA DO COFATOR TETRAIDROBIOPTERINA

Em 1 a 3% dos lactentes com hiperfenilalaninemia, o defeito reside em uma das enzimas necessárias para a produção ou a reciclagem do cofator BH_4 (Figura 103.1). Se esses lactentes forem diagnosticados erroneamente como tendo PKU, eles podem ter deterioração neurológica, apesar do controle adequado de fenilalanina plasmática. O BH_4 é sintetizado a partir de guanosina trifosfato (GTP) por meio de várias reações enzimáticas (Figura 103.1). Além de atuar como um cofator para PAH, o BH_4 também é um cofator para a tirosina hidroxilase e o triptofano hidroxilase, que estão envolvidas na biossíntese de dopamina (Figura 103.2) e serotonina (Figura 103.5), respectivamente. Por conseguinte, os pacientes com hiperfenilalaninemia como resultado de deficiência de BH_4 também manifestam resultados neurológicos relacionados com deficiências desses neurotransmissores. Quatro deficiências enzimáticas que levam à formação de BH_4 defeituoso causam a hiperfenilalaninemia com deficiências concomitantes de dopamina e serotonina: deficiência autossômica recessiva de GTP ciclo-hidrolase I, deficiência de 6-piruvoiltetraidropterina sintase, deficiência de di-hidropteridina redutase e deficiência de pterina-4-alfacarbinolamina desidratase. Mais da metade dos pacientes relatados teve uma deficiência de 6-piruvoiltetraidropterina sintase. As formas autossômicas dominantes da deficiência de GTP ciclo-hidrolase I e deficiência de sepiapterina redutase resultaram em deficiências de neurotransmissores sem hiperfenilalaninemia (Capítulo 103.11).

Manifestações clínicas

Os lactentes com deficiência de cofator BH_4 são identificados durante os programas de triagem para PKU por causa da evidência de hiperfenilalaninemia. Os níveis plasmáticos de fenilalanina podem ser tão elevados quanto aqueles em PKU clássica ou estar na faixa mais leve. Contudo, as manifestações clínicas dos distúrbios do neurotransmissor são bastante diferentes daquelas de PKU. Os sintomas neurológicos dos distúrbios de neurotransmissores com frequência manifestam-se nos primeiros meses de vida, como sinais extrapiramidais (movimentos coreoatetóticos ou distônicos dos membros, hipotonia axial e truncal, hipocinesia), dificuldades de alimentação e anormalidades autonômicas. O comprometimento intelectual, as convulsões, a hipersalivação e as dificuldades de deglutição também são observados. Os sintomas costumam ser progressivos e, com frequência, têm uma flutuação diurna marcante. O prognóstico e o resultado dependem fortemente da idade no diagnóstico e na introdução do tratamento, mas também da natureza específica da variante patogênica e do defeito enzimático resultante.

Diagnóstico

Apesar da baixa incidência de defeitos de síntese de BH_4, todos os recém-nascidos com hiperfenilalaninemia detectados por meio de triagem neonatal devem ser examinados para defeitos de BH_4.

A deficiência de BH_4 e o defeito da enzima responsável podem ser diagnosticados por alguns exames.

Medição de neopterina e biopterina. A neopterina (produto oxidativo de di-hidroneopterina trifosfato) e a biopterina (produto oxidativo de di-hidrobiopterina e BH_4) são medidas em fluidos corporais, especialmente urina (Figura 103.1). Em pacientes com deficiência de GTP ciclo-hidrolase I, a excreção urinária de ambos, neopterina e biopterina, é muito baixa. Em pacientes com deficiência de 6-piruvoiltetraidropterina sintase, há uma elevação acentuada da excreção de neopterina e uma concomitante redução da excreção de biopterina. Em pacientes com deficiência de di-hidropteridina redutase, a excreção de neopterina e biopterina é elevada. A excreção de biopterina aumenta nessa deficiência da enzima porque a di-hidrobiopterina quinonoide não pode ser reciclada de volta para BH_4. Os pacientes com deficiência de pterina-4-alfacarbinolamina desidratase excretam 7-biopterina (um isômero incomum de biopterina) em sua urina.

Estudos do líquido cerebrospinal. O exame do liquor (LCS) pode revelar níveis reduzidos dos metabólitos da dopamina e da serotonina (ver Capítulo 103.11).

Teste de carga de BH_4. Uma dose oral de BH_4 (20 mg/kg) normaliza a fenilalanina plasmática e a proporção fenilalanina:tirosina em pacientes com deficiência de BH_4 dentro de 4 a 12 horas. A fenilalanina no sangue deve estar elevada (> 400 μmol/ℓ) para possibiltar a interpretação dos resultados. Isso pode ser conseguido pela interrupção da terapia de dieta durante 2 dias antes do teste ou pela administração de uma dose de carga de fenilalanina (100 mg/kg) 3 horas antes do teste. Na PKU responsiva, a BH_4 causada por deficiência de PAH, os níveis sanguíneos de fenilalanina podem diminuir durante o teste de carga de BH_4, mas aumentam depois, mesmo com a suplementação com BH_4. Os pacientes que demonstram níveis de fenilalanina dentro da normalidade pelo menos 1 semana sem uma dieta restrita em fenilalanina podem continuar com a suplementação de BH_4 como o único tratamento para a hiperfenilalaninemia. Todavia, é fundamental que os níveis plasmáticos de fenilalanina sejam monitorados prospectivamente para assegurar que os níveis de fenilalanina permaneçam dentro da faixa normal.

Teste molecular. As análises de sequenciamento e deleção/duplicação estão clinicamente disponíveis e têm papel cada vez mais importante na confirmação do diagnóstico bioquímico.

Ensaio enzimático. A atividade da di-hidropteridina redutase pode ser medida em amostras de sangue seco no papel-filtro utilizado para fins de triagem. A atividade da 6-piruvoiltetraidropterina sintase pode ser medida no fígado, nos fibroblastos e nos eritrócitos. A atividade da pterina-4-alfacarbinolamina desidratase pode ser medida no fígado e nos fibroblastos. A atividade da GTP ciclo-hidrolase I pode ser medida no fígado e nas células mononucleares estimuladas pela citocina (interferona gama) ou fibroblastos (a atividade enzimática é normalmente muito baixa em células não estimuladas).

Tratamento

Os objetivos da terapia são corrigir a hiperfenilalaninemia e restaurar as deficiências de neurotransmissores no SNC. O controle da hiperfenilalaninemia é importante em pacientes com deficiência de cofator, pois os níveis elevados de fenilalanina causam comprometimento intelectual e também interferem no transporte de precursores de neurotransmissores (tirosina e triptofano) para o cérebro. A fenilalanina plasmática deve ser mantida o mais próximo possível do normal (< 6 mg/dℓ ou < 360 μmol/ℓ). Isso pode ser conseguido pela suplementação oral de BH_4 (5 a 20 mg/kg/dia). O dicloridrato de sapropterina, uma forma sintética de BH_4, está disponível comercialmente, embora seja caro.

A suplementação ao longo da vida com precursores de neurotransmissores como L-dopa e 5-hidroxitriptofano, juntamente à carbidopa para inibir a degradação de L-dopa antes que ela entre no SNC, é necessária na maioria dos pacientes, mesmo quando o tratamento com BH_4 normaliza os níveis plasmáticos de fenilalanina. A BH_4 não entra prontamente no cérebro para restaurar a produção do neurotransmissor. Para minimizar os efeitos colaterais indesejáveis (especialmente discinesia induzida por L-dopa), o tratamento deve ser iniciado com doses baixas de L-dopa/carbidopa e 5-hidroxitriptofano e ajustado gradualmente com base na resposta ao tratamento e na melhora clínica para cada paciente individualmente. A suplementação com ácido folínico também é recomendada em pacientes com deficiência de di-hidropteridina redutase. Infelizmente, a tentativa de normalizar os níveis de neurotransmissores utilizando precursores de neurotransmissores não costuma resolver completamente os sintomas neurológicos por causa da incapacidade de alcançar os níveis normais de BH_4 no cérebro. Os pacientes com frequência demonstram comprometimento intelectual, anormalidades flutuantes de tônus, anormalidades de movimento dos olhos, pouco equilíbrio e coordenação, redução da capacidade de deambulação e convulsões, apesar da suplementação com precursores de neurotransmissores.

A **hiperprolactinemia** ocorre em pacientes com deficiência de BH_4 e pode ser o resultado de deficiência de dopamina hipotalâmica. A medição dos níveis séricos de prolactina pode ser um método conveniente para monitorar a adequação de substituição de neurotransmissor em pacientes afetados.

Sabe-se que alguns medicamentos, como sulfametoxazol com trimetoprima, metotrexato e outros agentes antileucêmicos, inibem a atividade da enzima di-hidropteridina redutase e devem ser usados com grande cuidado em pacientes com deficiência de BH_4.

Genética e prevalência

Todos os defeitos que causam hiperfenilalaninemia são herdados como traços autossômicos recessivos. A prevalência de PKU nos EUA é estimada em 1 em 14.000 a 1 em 20.000 nascidos vivos. A prevalência de hiperfenilalaninemia não PKU é estimada em 1 em cada 50.000 nascidos vivos. A condição é mais comum em indivíduos brancos e nativos norte-americanos e menos prevalente em indivíduos negros, hispânicos e asiáticos.

O gene para PAH está localizado no cromossomo 12q23.2, e muitas mutações causadoras de doença foram identificadas em diferentes famílias. A maioria dos pacientes é de heterozigotos compostos para dois alelos mutantes diferentes. O gene para a 6-piruvoiltetraidropterina sintase (*PTS*), a causa mais comum de deficiência de BH_4, reside no cromossomo 11q23.1, o gene para di-hidropteridina redutase (*QDPR*) está localizado no cromossomo 4p15.32, e aqueles da pterina-4-alfacarbinolamina desidratase (*PCBD1*) e da GTP ciclo-hidrolase I (*GCH1*) estão no 10q22.1 e 14q22.2, respectivamente. O diagnóstico pré-natal é possível se as mutações causais são conhecidas.

DEFEITOS DE TETRAIDROBIOPTERINA SEM HIPERFENILALANINEMIA

Ver Capítulo 103.11.

A bibliografia está disponível no GEN-io.

103.2 Tirosina

Oleg A. Shchelochkov e Charles P. Venditti

A tirosina é derivada das proteínas ingeridas ou sintetizada endogenamente a partir de fenilalanina. É usada para a síntese de proteínas e mostra-se um precursor de dopamina, norepinefrina, epinefrina, melanina e tiroxina. O excesso de tirosina é metabolizado em dióxido de carbono e água (Figura 103.1). As causas hereditárias de hipertirosinemia são deficiências das enzimas fumarilacetoacetato hidrolase (**FAH**) tirosina aminotransferase e 4-hidroxifenilpiruvato dioxigenase (**4-HPPD**). A **hipertirosinemia adquirida** pode ocorrer em disfunção hepatocelular grave (insuficiência hepática), escorbuto (a vitamina C é o cofator para 4-HPPD) e hipertireoidismo. A hipertirosinemia é comum em amostras de sangue obtidas logo após a alimentação e em prematuros.

TIROSINEMIA DO TIPO I (DEFICIÊNCIA DE FUMARILACETOACETATO HIDROLASE, TIROSINEMIA HEPATORRENAL)

A tirosinemia tipo I é uma grave doença multissistêmica causada pela deficiência de FAH. Provavelmente, danos ao fígado, rins e nervos são causados por metabólitos da degradação da tirosina, em especial fumarilacetoacetato e succinilacetona.

Manifestações clínicas e história natural

Os lactentes afetados não tratados parecem normal ao nascimento e desenvolvem sintomas no primeiro ano de vida. A maioria dos pacientes apresenta-se entre 2 e 6 meses de idade, mas raramente pode tornar-se sintomática no primeiro mês ou parecer saudável além do primeiro ano de vida. A apresentação mais precoce confere o pior prognóstico. A mortalidade de 1 ano em crianças não tratadas, que é de aproximadamente 60% em lactentes que desenvolvem sintomas antes de 2 meses de idade, diminui para 4% em lactentes que se tornam sintomáticos após os 6 meses.

Uma **crise hepática** aguda tipicamente anuncia o início da doença e é, em geral, precipitada por uma doença intercorrente que produz um estado catabólico. Febre, irritabilidade, vômitos, hemorragia, hepatomegalia, icterícia, níveis elevados de transaminases séricas, hipoglicemia e neuropatia são comuns. Um odor semelhante a repolho cozido pode estar presente, resultante de metabólitos de metionina aumentados. As crises hepáticas podem progredir para insuficiência hepática e morte. Entre as crises, vários graus de dificuldade de crescimento, hepatomegalia e alterações da coagulação frequentemente persistem. Eventualmente, ocorrem cirrose e carcinoma hepatocelular com o aumento da idade.

Os episódios de **neuropatia periférica** aguda que se assemelham à porfiria aguda ocorrem em cerca de 40% das crianças afetadas. Essas crises, com frequência desencadeadas por uma infecção ligeira, caracterizam-se por dor intensa, em geral em membros inferiores, associadas a hipertonia extensora do pescoço e do tronco, vômitos, íleo paralítico e, ocasionalmente, lesões autoinduzidas da língua ou da mucosa bucal. A fraqueza acentuada ocorre em aproximadamente 30% dos episódios, o que pode levar à insuficiência respiratória com necessidade de ventilação mecânica. As crises costumam durar de 1 a 7 dias, mas a recuperação de crises de paralisia pode exigir semanas a meses.

O **envolvimento renal** manifesta-se como uma síndrome semelhante à de Fanconi, com hiperfosfatúria, hipofosfatemia, acidose metabólica com diferença de ânions normal e raquitismo resistente à vitamina D. Nefromegalia e nefrocalcinose podem estar presentes no exame ultrassonográfico. A insuficiência glomerular pode ocorrer em adolescentes e pacientes mais velhos. Cardiomiopatia hipertrófica e hiperinsulinismo são observados em algumas crianças.

Achados laboratoriais

Níveis elevados de succinilacetona no soro e na urina são diagnósticos para a tirosinemia do tipo I (Figura 103.1). Os níveis de succinilacetona podem cair abaixo do limiar de diagnóstico em pacientes tratados com nitisinona. Nos pacientes não tratados, o nível sanguíneo de alfafetoproteína é aumentado, com frequência marcadamente, e os fatores de coagulação sintetizados no fígado estão diminuídos na maioria dos pacientes. Os níveis aumentados de alfafetoproteína estão presentes no sangue do cordão umbilical de recém-nascidos afetados, indicando dano hepático intrauterino. Os níveis de transaminase sérica são frequentemente aumentados, com aumentos acentuados possíveis durante episódios hepáticos agudos. A concentração sérica de bilirrubina costuma ser normal, mas pode ser aumentada com insuficiência hepática. Os níveis plasmáticos de tirosina são normalmente elevados no momento do diagnóstico, mas esse é um achado inespecífico e depende da ingestão dietética. Os níveis plasmáticos de outros aminoácidos, sobretudo metionina, também podem ser elevados em pacientes com dano hepático. Podem ocorrer hiperfosfatúria, hipofosfatemia e aminoacidúria generalizada. O nível urinário de ácido 5-aminolevulínico (também conhecido como ácido delta aminolevulínico) é elevado por causa da inibição da 5-aminolevulinato hidratase por succinilacetona (ver Figura 110.1).

O **diagnóstico** costuma ser estabelecido pela demonstração de níveis elevados de succinilacetona na urina ou no sangue. A triagem neonatal para hipertirosinemia usando somente tirosina detecta apenas uma fração dos pacientes com tirosinemia do tipo I. A succinilacetona, avaliada por muitos programas de triagem neonatal, tem maior sensibilidade e especificidade do que a tirosina e é o metabólito preferido para a triagem. A tirosinemia do tipo I deve ser diferenciada de outras causas de hepatite e insuficiência hepática em lactentes, como galactosemia, intolerância hereditária à frutose, doença de armazenamento de ferro neonatal, hepatite de células gigantes e citrulinemia do tipo II (Capítulo 103.12).

Tratamento e prognóstico

Uma dieta pobre em fenilalanina e tirosina pode retardar, mas não interrompe a progressão da condição. O tratamento de escolha é a **nitisinona** (NTBC), que inibe a 4-HPPD e reduz o fluxo dos metabólitos da tirosina para FAH, diminuindo a produção de compostos agressores, fumarilacetoacetato e succinilacetona (ver Figura 103.1). A dose de nitisinona é titulada para a dose mais baixa e mais eficaz (geralmente visando à faixa sanguínea de 20 a 40 μmol/ℓ) para suprimir a produção de succinilacetona, mantendo o nível plasmático de tirosina < 400 μmol/ℓ (7,2 mg/dℓ). Esse tratamento evita crises agudas hepáticas e neurológicas. Embora a nitisinona retarde significativamente a progressão da doença, alguns danos hepáticos pré-tratamento não são reversíveis. Portanto, os pacientes devem ser acompanhados para o desenvolvimento de *cirrose* ou *carcinoma hepatocelular*. No exame de imagem, a presença de até mesmo um único nódulo hepático geralmente indica cirrose subjacente. A maioria dos nódulos hepáticos em pacientes tirosinêmicos é benigna, mas as técnicas de imagem atuais não distinguem com precisão todos os nódulos malignos. Para pacientes com insuficiência hepática grave que não responde à nitisinona, o transplante de fígado é uma terapia efetiva, que também pode aliviar o risco de carcinoma hepatocelular. O impacto do tratamento com nitisinona sobre a necessidade de transplante de fígado ainda está em estudo, mas o efeito maior é verificado em pacientes tratados precocemente, como crianças detectadas por triagem neonatal, antes de desenvolverem sintomas clínicos. Nos pacientes tratados precocemente, a nitisinona reduziu consideravelmente a necessidade de transplante de fígado. Como o tratamento com nitisinona aumenta a tirosina plasmática, recomenda-se uma dieta com baixo teor de tirosina e de fenilalanina. Raramente, os pacientes tratados com nitisinona desenvolvem cristais corneanos, presumivelmente de tirosina, que são reversíveis por estrita observância da dieta. Essa constatação, aliada a observações de atraso no desenvolvimento em alguns pacientes com tirosinemia do tipo II que cronicamente têm níveis elevados de tirosina, sugere que uma dieta pobre em fenilalanina e tirosina deve ser continuada em pacientes tratados com nitisinona. O tratamento dietético de pacientes com restrição de tirosina e fenilalanina exige a vigilância do crescimento e do desenvolvimento, garantindo a ingestão adequada de aminoácidos e outros nutrientes.

Genética e prevalência

A tirosinemia do tipo I é herdada como um traço autossômico recessivo. O gene *FAH* mapeia para o cromossomo 15q25.1. A análise do DNA revela-se útil para o diagnóstico pré-natal molecular se as variantes patogênicas forem conhecidas e para o teste do portador nos grupos de risco para mutações específicas, como franco-canadenses da região de Saguenay-Lac Saint-Jean, em Quebec. A prevalência da condição é estimada em 1 em cada 1.846 nascidos vivos na região de Saguenay-Lac Saint-Jean e aproximadamente 1 em 100.000 nascidos vivos em todo o mundo. O rastreamento pré-natal pode ser realizado pela mensuração da succinilacetona no líquido amniótico. O diagnóstico pré-natal é possível pela análise do DNA de amniócitos ou de vilosidades coriônicas se as variantes patogênicas familiares são conhecidas

TIROSINEMIA DO TIPO II (DEFICIÊNCIA DE TIROSINA AMINOTRANSFERASE, SÍNDROME DE RICHNER-HANHART, TIROSINEMIA OCULOCUTÂNEA)

A tirosinemia do tipo II é um raro distúrbio autossômico recessivo causado pela deficiência de tirosina aminotransferase citosólica e resulta em hiperqueratose palmar e plantar, úlceras de córnea herpetiformes e comprometimento intelectual (Figura 103.1). As *manifestações oculares*, que podem ocorrer já aos 6 meses de idade, são lacrimejamento excessivo, vermelhidão, dor e fotofobia. Presume-se que as lesões da córnea sejam causadas pela deposição de tirosina. Contrapondo-se às úlceras herpéticas, as lesões da córnea em tirosinemia do tipo II coram pouco com fluoresceína e são frequentemente bilaterais. As *lesões cutâneas*, que podem se desenvolver mais tarde na vida, são placas de hiperqueratose dolorosas, as quais não causam prurido, em solas dos pés, palmas das mãos e pontas dos dedos. O comprometimento intelectual, que ocorre em cerca de 50% dos pacientes, costuma ser leve a moderado. A contribuição da consanguinidade nesse distúrbio raro não é completamente compreendida.

O principal **achado laboratorial** em pacientes não tratados é hipertirosinemia marcante, acima de 500 μmol/ℓ, e pode chegar a 1.100 a 2.750 μmol/ℓ. Surpreendentemente, o ácido 4-hidroxifenilpirúvico e seus metabólitos estão elevados na urina, apesar de estarem adiante do bloqueio metabólico (Figura 103.1). Conjectura-se que ocorra por meio da ação de outras transaminases na presença de altas concentrações de tirosina, produzindo ácido 4-hidroxifenilpirúvico na mitocôndria, onde ele não pode mais ser degradado. Ao contrário da tirosinemia do tipo I, as funções hepática e renal são normais, como as concentrações séricas de outros aminoácidos e succinilacetona. A tirosinemia do tipo II é causada por variantes patogênicas do gene da tirosina aminotransferase (*TAT*), o que resulta em deficiência de atividade da TAT citosólica no fígado. O *TAT* mapeia para o cromossomo 16q22.

O **diagnóstico** de tirosinemia do tipo II é estabelecido pelo ensaio da concentração de tirosina plasmática em pacientes com achados sugestivos. O diagnóstico molecular mostra-se possível. O ensaio da TAT do fígado requer uma biopsia do fígado e é raramente indicado.

O **tratamento** com uma dieta com baixo teor de tirosina e fenilalanina que objetiva alcançar níveis plasmáticos de tirosina abaixo de 500 μmol/ℓ melhora as manifestações cutâneas e oculares. A alegação de que o comprometimento intelectual pode ser prevenido por uma terapia de dieta precoce é razoável e consistente com alguns relatos de casos.

TIROSINEMIA DO TIPO III (DEFICIÊNCIA PRIMÁRIA DE 4-HIDROXIFENILPIRUVATO DIOXIGENASE)

Apenas alguns casos de pacientes com tirosinemia do tipo III foram relatados. A maioria foi detectada por cromatografia de aminoácidos realizada na investigação de casos com diferentes alterações neurológicas. Aparentemente, os lactentes assintomáticos com deficiência de 4-HPPD foram identificados pela triagem neonatal para hipertirosinemia. A idade de apresentação foi de 1 a 17 meses. Em pacientes sintomáticos, relataram-se atraso no desenvolvimento, convulsões, ataxia intermitente e comportamento autolesivo. As anormalidades hepáticas e renais estão ausentes.

O papel da deficiência de 4-HPPD nos mecanismos da doença precisa de mais estudos. O **diagnóstico** é suspeito em crianças com aumentos sustentados moderados nos níveis plasmáticos de tirosina (tipicamente 350 a 700 μmol/ℓ em uma dieta normal) e na presença de ácido

4-hidroxifenilpirúvico e seus metabólitos ácidos 4-hidroxifeniláctico e 4-hidroxifenilacético na urina. O diagnóstico pode ser refinado demonstrando-se a presença de variantes patogênicas no gene *HPD* que codifica 4-HPPD ou, raramente, apresentando uma baixa atividade de enzima 4-HPPD; a última requer uma biopsia do fígado e não é normalmente indicada.

Por causa da possível associação a anomalias neurológicas, a redução dietética de níveis plasmáticos de tirosina é prudente. Também é lógico tentar um ensaio de vitamina C, um cofator para 4-HPPD. Herda-se a condição de modo autossômico recessivo.

HAWKINSINÚRIA

Uma variante *missense* c.722A>G (p.Asn241Ser) no *HPD* que codifica a 4-HPPD resulta no desacoplamento da oxidação normal do 4-hidroxifenilpiruvato em ácido homogentísico e na liberação prematura de ácido quinolacético. A enzima anormal, incapaz de oxidar normalmente 4-hidroxifenilpiruvato em ácido homogentísico, forma um intermediário que reage com a glutationa para formar o ácido orgânico incomum **hawkinsina** ([2-L-cisteorma-*S*-il-1,4-di-hidroxiciclo-hex-5-en-1-il] ácido acético), nomeado de acordo com a primeira família afetada (Figura 103.1). Como resultado, pode ocorrer deficiência de glutationa secundária. A hawkinsinúria é herdada de forma autossômica dominante. Em um paciente, a heterozigosidade composta para alelos de hawkinsinúria e tirosinemia tipo III produziu apenas características bioquímicas de hawkinsinúria.

O curso clínico desse distúrbio raro não é completamente compreendido. Os indivíduos com hawkinsinúria são sintomáticos apenas durante a lactância. Os sintomas geralmente aparecem nos primeiros meses de vida, tipicamente após o desmame do aleitamento materno e com a introdução de uma dieta de alto teor de proteína. Acidose metabólica grave, cetose, atraso do crescimento, anemia, hepatomegalia leve, acidose tubular renal e odor incomum são manifestações relatadas desse distúrbio. O desenvolvimento neurocognitivo costuma ser normal.

Os lactentes sintomáticos e as crianças e adultos afetados assintomáticos excretam hawkinsina, ácido 4-hidroxifenilpirúvico e seus metabólitos (ácido 4-hidroxifeniláctico e 4-hidroxifenilacético), ácido 4-hidroxiciclo-hexilacético e 5-oxoprolina (devido à deficiência de glutationa secundária) em sua urina. O nível plasmático de tirosina, que é moderadamente elevado nas crianças sintomáticas, pode tornar-se normal nos indivíduos afetados assintomáticos.

O **tratamento** consiste em uma dieta de baixo teor de proteína durante a lactância. Incentiva-se o aleitamento materno. Evitar a restrição excessiva de proteínas é importante porque alguns pacientes podem apresentar falha no crescimento. Relatou-se o uso bem-sucedido a longo prazo de *N*-acetil-L-cisteína para tratar a deficiência de glutationa secundária. Um ensaio com vitamina C é recomendado. A enzima anormal mostra-se suscetível à inibição por nitisinona. Não há estudos clínicos mostrando a eficácia desse agente em lactentes sintomáticos, e as indicações para a sua utilização não são conhecidas.

TIROSINEMIA TRANSITÓRIA DO RECÉM-NASCIDO

Em um pequeno número de lactentes recém-nascidos, a tirosina plasmática pode ser maior ou igual a 3.300 μmol/ℓ durante as duas primeiras semanas de vida. Os lactentes mais afetados são prematuros e estão recebendo uma dieta de alto teor de proteína. Acredita-se que a tirosinemia transitória resulte da maturação retardada de 4-HPPD (Figura 103.1). Letargia, má alimentação e atividade motora diminuída são observadas em alguns pacientes. A maioria é assintomática e identificada por um nível sanguíneo elevado de fenilalanina ou tirosina em triagens de rotina. Os achados laboratoriais são elevação marcante da tirosina plasmática com um aumento moderado da fenilalanina plasmática. O achado de hipertirosinemia diferencia essa condição de PKU. O ácido 4-hidroxifenilpirúvico e seus metabólitos estão presentes na urina. A hipertirosinemia costuma resolver-se de maneira espontânea nos primeiros dois meses de vida. Ela pode ser corrigida pela redução da proteína da dieta para menos do que 2 g/kg/24 h e pela administração de vitamina C. Déficits intelectuais leves foram relatados em alguns lactentes que tiveram essa condição, porém a relação causal com hipertirosinemia não está estabelecida de modo conclusivo.

ALCAPTONÚRIA

A **alcaptonúria** é um distúrbio autossômico recessivo raro (aproximadamente 1 em 250.000 nascidos vivos) causado por uma deficiência de homogentisato 1,2-dioxigenase. Grandes quantidades de ácido homogentísico são formadas (Figura 103.1), sendo excretadas na urina ou depositadas nos tecidos.

As principais **manifestações clínicas** da alcaptonúria consistem em ocronose e artrite na idade adulta. O único sinal em crianças é o escurecimento da urina sedimentada, causado pela oxidação e pela polimerização do ácido homogentísico. Uma história de fraldas manchadas de cinza ou preto deve sugerir o diagnóstico. Esse sinal pode não ser observado nunca; por isso, o diagnóstico é com frequência adiado até a idade adulta. A *ocronose*, observada clinicamente como manchas escuras na esclera ou na cartilagem da orelha, resulta do acúmulo do polímero preto de ácido homogentísico. A *artrite* é outro resultado dessa deposição e pode ser incapacitante com o avançar da idade. Ela envolve a coluna e grandes articulações (ombros, quadris e joelhos) e é, em geral, mais grave no sexo masculino. Como a artrite reumatoide, a artrite alcaptonúrica tem exacerbações agudas, mas os resultados radiológicos são típicos de osteoartrite, com estreitamento característico dos espaços articulares e calcificação dos discos intervertebrais. Relatou-se a alta incidência de doenças cardíacas (valvulite mitral e aórtica, calcificação das valvas cardíacas, infarto do miocárdio).

O **diagnóstico** é confirmado encontrando-se a excreção maciça de ácido homogentísico no teste de ácido orgânico na urina. Os níveis de tirosina são normais. A enzima é expressa apenas no fígado e nos rins.

O **tratamento** da artrite é sintomático. A nitisinona reduz de modo eficiente a produção de ácido homogentísico na alcaptonúria. Se os indivíduos pré-sintomáticos forem detectados, o tratamento com nitisinona, combinado com uma dieta restrita em fenilalanina e tirosina, parece razoável, embora nenhuma experiência disponível sobre a eficácia a longo prazo esteja disponível.

O gene para a homogentisato 1,2 dioxigenase (*HGD*) mapeia para cromossomo 3q13.3. A alcaptonúria é mais comum na República Dominicana e na Eslováquia.

DEFICIÊNCIA DE TIROSINA HIDROXILASE

Ver Capítulo 103.11

ALBINISMO

Ver também os Capítulos 640 e 672.

O albinismo é causado pela deficiência de **melanina**, o principal pigmento da pele e dos olhos (Tabela 103.1). A melanina é sintetizada por melanócitos a partir de tirosina em uma organela intracelular ligada à membrana, o melanossoma. Os melanócitos originam-se da crista neural embrionária e migram para a pele, os olhos (coroide e íris), os folículos pilosos e a orelha interna. A melanina no olho está confinada ao estroma da íris e ao epitélio do pigmento da retina, enquanto na pele e nos folículos pilosos, ela é secretada na epiderme e na haste do pelo. O albinismo pode ser causado por deficiência da síntese de melanina, por alguns defeitos hereditários de melanossomas ou por distúrbios da migração de melanócitos. Nem a via biossintética de melanina nem as muitas facetas da biologia celular dos melanócitos estão completamente elucidadas (Figura 103.2). Os produtos finais são dois pigmentos: *feomelanina*, um pigmento vermelho-amarelado; e *eumelanina*, um pigmento preto-amarronzado.

Clinicamente, o albinismo primário pode ser generalizado ou localizado. O albinismo generalizado primário pode ser *ocular* ou *oculocutâneo*. Algumas síndromes apresentam o albinismo em associação a disfunção de plaquetas, imunológica ou neurológica. No albinismo oculocutâneo generalizado, a hipopigmentação pode ser completa ou parcial. Os indivíduos com albinismo completo não desenvolvem pigmentação cutânea generalizada (bronzeamento) ou localizada (nevos pigmentados).

O **diagnóstico** do albinismo costuma ser evidente, mas para algumas crianças brancas cujas famílias são particularmente de pele clara a variação normal pode ser uma consideração diagnóstica. Ao contrário de pacientes com albinismo, as crianças de pele regular normal desenvolvem

Tabela 103.1 Classificação das principais causas de albinismo.

TIPO	GENE	CROMOSSOMO
ALBINISMO OCULOCUTÂNEO (OCA)		
OCA1 (deficiência de tirosinase)	*TYR*	11q14-q21
OCA1A (deficiência grave)	*TYR*	11q14-q21
OCA1B (deficiência leve)*	*TYR*	11q14-q21
OCA2 (tirosinase positiva)†	*OCA2*	15q12-q13
OCA3 (ruivo, OCA vermelho)	*TYRP1*‡	9 p23
OCA4	*SLC45A2*	5 p13.3
Síndrome de Hermansky-Pudlak	*HPS1-9*	Cromossomos diferentes
Síndrome de Chédiak-Higashi	*LYST*	1q42.1
ALBINISMO OCULAR (OA)		
OA1 (tipo Nettleship-Falls)	*OA*	Xp22.3
ALBINISMO LOCALIZADO		
Piebaldismo	*KIT*	4q12
Síndrome de Waardenburg (WS1-WS4)	Consultar o texto	Consultar o texto

*Esse inclui os Amish, os pigmentos mínimos, o albinismo amarelo e as variantes de platina e sensíveis à temperatura. †Inclui OCA marrom. ‡Proteína 1 relacionada com a tirosinase.

progressivamente a pigmentação com a idade, não exibem as manifestações oculares do albinismo e têm um desenvolvimento pigmentar semelhante a outros membros da família. O diagnóstico clínico de albinismo oculocutâneo, em oposição a outros tipos de hipopigmentação cutânea, requer a presença de achados oculares característicos.

As **manifestações oculares** do albinismo são hipopigmentação de íris e retina com hipoplasia foveal juntamente a redução da acuidade visual, erros de refração, nistagmo, estrabismo alternante e transiluminação da íris (tonalidade avermelhada difusa da íris produzida durante o exame oftalmoscópico ou exame do olho com lâmpada de fenda). Há também uma anormalidade no encaminhamento das fibras ópticas no quiasma. Ao contrário do que ocorre em indivíduos pigmentados, em pacientes com albinismo a maioria das fibras nervosas do lado temporal da retina cruza para o hemisfério contralateral do cérebro. Isso resulta em falta de visão binocular (estereoscópica) e percepção de profundidade e em comutação repetida de visão de olho para olho, causando estrabismo alternado. Essa anormalidade também provoca um padrão característico dos potenciais evocados visuais. Esses achados são altamente específicos para albinismo e podem ser utilizados para estabelecer o diagnóstico clínico. O acompanhamento oftalmológico regular é recomendado para pacientes com albinismo oculocutâneo. A correção de erros de refração pode maximizar a função visual. Geralmente, o estrabismo alternante não resulta em ambliopia e não requer cirurgia.

Os pacientes com albinismo devem ser aconselhados a evitar a radiação ultravioleta (UV), vestindo roupas de mangas compridas com proteção e usando protetores solares com um fator de proteção solar (SPF) acima de 30.

A melanina também está presente na cóclea. Os indivíduos albinos podem ser mais suscetíveis aos agentes ototóxicos, como a gentamicina.

O albinismo oculocutâneo é herdado como um traço autossômico recessivo. Foram identificadas muitas formas clínicas de albinismo. Algumas das formas clínicas aparentemente distintas são causadas por variantes patogênicas diferentes do mesmo gene. Vários genes localizados em diferentes cromossomos estão envolvidos na melanogênese (Tabela 103.1). As tentativas para diferenciar os tipos de albinismo com base no modo de hereditariedade, na atividade da tirosinase ou na extensão de hipopigmentação não tiveram sucesso para se obter uma classificação completa. A classificação mostrada a seguir baseia-se na distribuição de albinismo no corpo e no gene mutado afetado.

A análise genética está clinicamente disponível para a maioria dos genes do albinismo (Tabela 103.1). O diagnóstico molecular é de pouca utilidade terapêutica no albinismo isolado, mas pode ser útil para o aconselhamento genético preciso das famílias.

Albinismo oculocutâneo (generalizado)

A falta de pigmento é generalizada, afetando pele, cabelo e olhos. Identificaram-se pelo menos quatro formas geneticamente distintas de albinismo oculocutâneo (**OCA**): OCA_1, OCA_2, OCA_3 e OCA_4. A falta de pigmento é completa em pacientes com OCA_1 A; os outros tipos podem não ser clinicamente distinguíveis um do outro. Todos os indivíduos afetados têm manifestações oculares de albinismo. Todas as formas são herdadas de forma autossômica recessiva.

OCA_1 (albinismo deficiente em tirosinase)

O defeito nos pacientes com OCA_1 reside no gene da tirosinase, *TYR*, localizado no cromossomo 11q14.3. Muitos alelos mutantes foram identificados. A maioria dos indivíduos afetados é heterozigota composta. Uma pista clínica para o diagnóstico de OCA_1 é a completa ausência de pigmento no momento do nascimento. A condição pode ser subdividida em OCA_1 A e OCA_1 B, com base na atividade enzimática e na diferença nas manifestações clínicas como uma função da idade.

OCA_1 A (OCA tirosinase negativo)

Em pacientes com OCA_1 A, a forma mais grave de OCA, ambos os alelos de *TYR* têm variantes patogênicas que inativam completamente a tirosinase. Clinicamente, a falta de pigmento na pele (branco leitoso), nos pelos (cabelo branco) e nos olhos (íris cinza avermelhadas) é evidente ao nascimento e permanece inalterada durante toda a vida. Os indivíduos não se bronzeiam e não desenvolvem nevos pigmentados ou sardas.

OCA_1 B

Pacientes com OCA_1 B apresentam variantes patogênicas no gene *TYR* que preservam alguma atividade residual. Clinicamente, eles carecem completamente de pigmento ao nascimento, mas com a idade tornam-se louro-claros com olhos azuis ou amendoados. Eles desenvolvem nevos pigmentares e sardas e podem se bronzear. Os pacientes com OCA_1 B, dependendo do grau de pigmentação, foram uma vez subdivididos em grupos diferentes, e se acreditava que eram geneticamente distintos.

OCA_2 (OCA tirosinase positivo)

A OCA_2 é a *forma mais comum de OCA generalizado*, sobretudo em pacientes de ascendência africana. Clinicamente, o fenótipo é altamente variável; a maioria dos pacientes demonstra alguma pigmentação da pele e dos olhos ao nascimento e continua a acumular o pigmento ao longo da vida. O cabelo é amarelo ao nascimento e pode escurecer com a idade. Eles têm nevos pigmentados e sardas e alguns podem se bronzear. Eles podem ser clinicamente indistinguíveis de pacientes com OCA_1 B. Os indivíduos com OCA_2, no entanto, têm uma atividade de tirosinase normal em bulbos pilosos. O defeito está no gene OCA_2 que é hortólogo ao gene *p* (diluição de olhos rosa) no rato. Tal gene produz a proteína P, uma proteína de membrana de melanossomas. Os pacientes com síndromes de **Prader-Willi** e **de Angelman** causadas por microdeleção do cromossomo 15q12 que inclui o gene OCA_2 têm deficiência pigmentar leve (Capítulo 98.8).

OCA_3 (albinismo ruivo)

Essa forma foi identificada predominantemente em africanos, afro-americanos e nativos da Nova Guiné. Pacientes com OCA_3 podem produzir feomelanina, mas não eumelanina. Os pacientes têm cabelo ruivo e pele marrom-avermelhada quando adultos. A cor da pele é peculiar a tal forma. Em pessoas jovens, a coloração pode assemelhar-se à de OCA_2. A variante patogênica está no gene de proteína 1 relacionado com a tirosinase (*TYRP1*) (localizado no cromossomo 9p23), cuja função não é bem compreendida.

OCA_4

Manifestações semelhantes a OCA_2 (tanto na pele quanto nos olhos) foram observadas em pacientes (principalmente do Japão) com variantes patogênicas no gene *SLC45A2* (anteriormente chamado de *MATP*) (localizado no cromossomo 5p13.2).

Albinismo ocular

Os pacientes com albinismo ocular (**OA**) apresentam-se no primeiro mês de vida com nistagmo, hipopigmentação da íris e fundo do olho, hipoplasia foveal e diminuição da acuidade visual. A microscopia eletrônica demonstra macromelanossomas característicos em biopsias de pele ou espécimes de raiz capilar. A maioria dos pacientes afetados pelo albinismo ocular tem albinismo ocular tipo 1 (**OA_1**), um distúrbio ligado ao X causado por variantes patogênicas no gene *GPR143*. Uma forma rara de OA com surdez neurossensorial de início tardio, e aparente herança autossômica dominante também foi relatada.

Albinismo ocular tipo 1 (albinismo ocular de Nettleship-Falls)

O OA_1 é um distúrbio ligado ao X caracterizado por nistagmo congênito, pigmentação reduzida das estruturas oculares e deficiência visual em homens afetados. As fêmeas heterozigotas podem apresentar segmentos de pigmentações retinianas anormais. Raramente, dependendo do padrão de inativação do cromossomo X, as fêmeas heterozigotas também podem apresentar manifestações graves, como nistagmo, íris e hipopigmentação foveal, hipoplasia foveal e acuidade visual reduzida. Em famílias com pele mais escura, pode ser observada hipopigmentação cutânea leve. O diagnóstico da OA_1 é suspeito em homens com características de albinismo nos olhos, redução normal a leve da pigmentação da pele e uma história familiar sugestiva de uma transmissão ligada ao cromossomo X. É um distúrbio não progressivo, e os achados oculares geralmente melhoram com a idade. Em pacientes que são os primeiros de suas famílias a serem afetados, a análise genética do gene *GPR143* (Xp22.2) ajuda a confirmar o diagnóstico.

Formas sindrômicas de albinismo generalizado

Síndrome de Hermansky-Pudlak

Esse grupo de distúrbios autossômicos recessivos é causado por variantes patogênicas de 1 de 9 diferentes genes localizados em cromossomos diferentes, *HPS1* a *HPS9*. A síndrome de Hermansky-Pudlak (**HPS**) é suspeita em pacientes com albinismo e diátese hemorrágica com doença inflamatória intestinal (IBD) ou fibrose pulmonar. O subtipo da doença pode ser estabelecido com estudos moleculares (ver Capítulo 511).

Os genes *HPS* são necessários para a estrutura e a função normais de organelas derivadas do lisossomo, como melanossomas e corpos densos de plaquetas. Os pacientes têm uma OCA tirosinase positivo de gravidade variável associada à disfunção plaquetária (por causa da ausência de corpos densos das plaquetas). Um material semelhante a ceroide acumula-se nos tecidos. A HPS é pan-étnica. No entanto, considera-se que a ascendência dos pacientes pode ajudar no desenvolvimento de uma estratégia de teste custo-efetiva. A HPS é prevalente em duas regiões de Porto Rico (**tipo 1** na região noroeste e **tipo 3** na região central, como resultado de diferentes efeitos iniciadores). Os sintomas cutâneos e oculares de albinismo estão presentes. Os pacientes podem desenvolver epistaxe, sangramento pós-cirúrgico ou menstruação abundante. O tempo de sangramento é prolongado, mas a contagem de plaquetas é normal. As principais complicações são fibrose pulmonar progressiva em adultos jovens e IBD semelhante a Crohn em adolescentes e adultos jovens. Insuficiência renal e cardiomiopatia têm sido relatadas. A neutropenia tem sido descrita em HPS do **tipo 2**. O tratamento é sintomático.

Síndrome de Chédiak-Higashi

Os pacientes com essa condição autossômica recessiva rara têm OCA de gravidade variável e suscetibilidade à infecção (Capítulo 156). As infecções bacterianas da pele e do trato respiratório superior são comuns. Grânulos lisossomais gigantes peroxidase-positivos podem ser vistos em granulócitos em um esfregaço de sangue. Os pacientes têm um número reduzido de melanossomas, que são anormalmente grandes (macromelanossomas). A tendência de sangramento costuma ser leve. Se o tratamento não foi bem-sucedido, as crianças podem chegar a um estágio de doença conhecido como **fase acelerada**, que é uma grande e potencialmente fatal complicação da síndrome de Chédiak-Higashi. Ela é causada pela ativação dos macrófagos, o que resulta em linfo-histiocitose hemofagocítica, e as manifestações sistêmicas são febre, linfadenopatia, hepatosplenomegalia, citopenia e nível elevado de ferritina no plasma. Os pacientes que sobreviveram à infância podem desenvolver atrofia cerebelar, neuropatia periférica e atraso cognitivo. As variantes patogênicas no gene *LYST* no cromossomo 1q42.3 são a única causa conhecida dessa síndrome. O transplante de células-tronco hematopoéticas oferece uma abordagem eficaz para controlar a imunodeficiência e anormalidades hematológicas, além de impedir o desenvolvimento da fase acelerada.

Outros distúrbios que apresentam albinismo generalizado

A hipopigmentação é uma característica de outras síndromes, algumas com anormalidades de biogênese lisossômica ou da biologia do melanossoma. Os pacientes com **síndrome de Griscelli** têm cabelo cinza-prateado, diluição pigmentar da pele e aglomeração melanossomal em fios de cabelo e no centro de melanócitos, com comprometimento intelectual ou ativação de macrófagos com hemofagocitose em diversos subtipos. Aqueles com **síndrome de Vici** têm imunodeficiência combinada, comprometimento intelectual, agenesia do corpo caloso, catarata e fenda lábio/palatina. Já os pacientes com **deficiência de proteína de interação MAPBP** têm baixa estatura, infecções recorrentes e neutropenia.

Albinismo localizado

Albinismo localizado refere-se a manchas localizadas de hipopigmentação de pele e cabelo, que podem ser evidentes no nascimento ou se desenvolver com o tempo. Tais condições são causadas pela migração anormal de melanócitos durante o desenvolvimento embrionário.

Piebaldismo

O piebaldismo é uma condição hereditária autossômica dominante na qual o indivíduo geralmente nasce com uma mecha de cabelo branco. A pele subjacente é despigmentada e desprovida de melanócitos. Além disso, geralmente há máculas brancas na face, no tronco e nas extremidades. Variantes patogênicas nos genes *KIT* e *SNAI2* foram demonstradas em pacientes afetados.

Síndrome de Waardenburg

Na síndrome de Waardenburg, uma madeixa branca está geralmente associada a deslocamento lateral do ângulo ocular interno dos olhos, ponte nasal larga, heterocromia da íris e surdez neurossensorial. Essa condição é herdada de forma autossômica dominante; quatro tipos principais foram identificados. Os pacientes com síndrome de Waardenburg tipo 1 (**WS1**, a *forma mais comum*) têm todos os achados clínicos anteriores, como o deslocamento lateral do ângulo ocular interno. A condição é causada por variação patogênica (> 90%) no gene *PAX3*.

Os pacientes com síndrome de Waardenburg tipo 2 (**WS2**) têm os achados clínicos de WS1, exceto pelo deslocamento lateral do ângulo ocular interno. Geneticamente, é uma condição heterogênea, causada por variações patogênicas em alguns genes, como *MITF*, *SOX10* e *SNAI2*. Os pacientes com síndrome de Waardenburg tipo 3 (**WS3**) têm todos os achados observados em indivíduos com WS1 mais hipoplasia e contraturas dos membros superiores. Ela é causada por variações patogênicas heterozigotas ou homozigotas do gene *PAX3*. A síndrome de Waardenburg tipo 4 (**WS4**), associada à **doença de Hirschsprung**, é geneticamente heterogênea; variações patogênicas em genes distintos (*EDN3, EDNRB ou SOX10*) foram identificadas em diferentes pacientes.

Outras causas de **hipopigmentação localizada** são vitiligo e hipomelanose de Ito (ver Capítulo 672).

A bibliografia está disponível no GEN-io.

103.3 Metionina

Oleg A. Shchelochkov e Charles P. Venditti

A via habitual para o catabolismo de metionina, um aminoácido essencial, produz S-*adenosilmetionina*, que serve como um doador de grupo metil para a metilação de vários compostos no corpo, e cisteína, formada por meio de uma série de reações coletivamente chamadas de transulfuração (Figura 103.3).

HOMOCISTINÚRIA (HOMOCISTINEMIA)

Normalmente, a maior parte de homocisteína, um composto intermediário da degradação da metionina, é remetilada para metionina. Essa reação poupadora de metionina é catalisada pela enzima metionina sintetase, a qual requer um metabólito de ácido fólico (5-metiltetraidrofolato) como um doador de metil e um metabólito de vitamina B_{12} (metilcobalamina) como um cofator (Figura 103.3). Em indivíduos saudáveis, a maior parte da homocisteína plasmática ou está ligada a proteína ou existe como dissulfetos. Foram identificadas três formas principais de homocistinemia e homocistinúria.

Homocistinúria causada por deficiência de cistationina betassintase (homocistinúria clássica)

Esse é o mais comum erro inato do metabolismo da metionina. Aproximadamente 40% dos pacientes afetados respondem a altas doses de vitamina B_6 e, em geral, têm manifestações clínicas mais leves do que aqueles que não respondem à terapia com vitamina B_6. Os pacientes apresentam alguma atividade enzimática residual.

Os lactentes com homocistinúria clássica parecem normais no nascimento. As **manifestações clínicas** durante a lactância são inespecíficas e podem envolver dificuldade para se desenvolver e atraso no desenvolvimento. Sem o rastreamento do recém-nascido, o

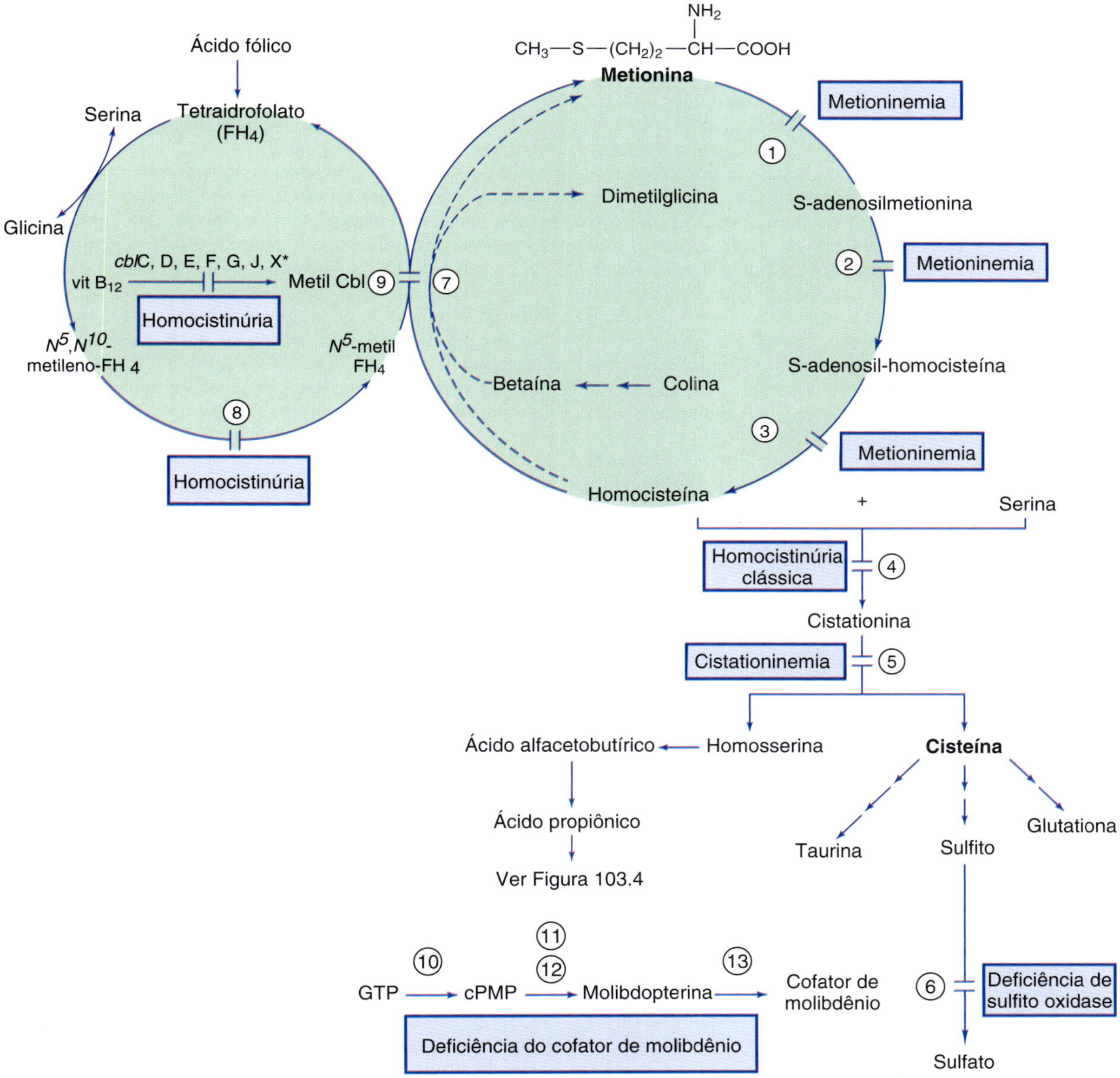

Figura 103.3 Vias no metabolismo de aminoácidos que contêm enxofre. **Enzimas:** *(1)* Metionina adenosiltransferase (MAT I/III), *(2)* glicina-*N*-metiltransferase, *(3)* adenosil-homocisteína hidrolase, *(4)* cistationina sintase, *(5)* cistationase, *(6)* sulfito oxidase, *(7)* betaína homocisteína metiltransferase, *(8)* metileno tetraidrofolato redutase, *(9)* metionina sintase (*cblG*), *(10)* proteína 1 de biossíntese do cofactor de molibdênio, *(11)* molibdopterina sintase, *(12)* adenililtransferase e sulfurtransferase (*MOCS3*), *(13)* gefirina. GTP, guanosina trifosfato; cPMP, piranopterina monofosfato cíclico. *Defeitos em *cblC*, D, F, J, X resultam em acidemia metilmalônica e homocistinúria.

diagnóstico pode ser atrasado e geralmente é feito após 3 anos de idade, quando ocorre subluxação do cristalino (*ectopia lentis*). Isso causa miopia grave e iridodonese (tremor da íris). Astigmatismo, glaucoma, estafiloma, catarata, descolamento de retina e atrofia óptica podem se desenvolver mais tarde na vida. O comprometimento intelectual progressivo é comum. Relatou-se inteligência normal. Em uma pesquisa internacional de mais de 600 pacientes, os escores de QI variaram de 10 a 135. Escores de QI mais elevados são observados em pacientes responsivos à vitamina B_6. Transtornos psiquiátricos e comportamentais foram encontrados em mais de 50% dos pacientes afetados. Convulsões são observadas em aproximadamente 20% dos pacientes não tratados. Os indivíduos afetados com homocistinúria manifestam anormalidades esqueléticas que lembram as da síndrome de Marfan (Capítulo 722): são altos e magros, com membros alongados e aracnodactilia. Escoliose, peito escavado ou "peito de pombo", joelho valgo, pés cavos, palato ogival e apinhamento dos dentes são tipicamente observados. Essas crianças geralmente têm pele clara, olhos azuis e um rubor malar peculiar. A osteoporose generalizada, sobretudo da coluna vertebral, é o principal achado radiográfico. Episódios trombembólicos que envolvem vasos de grande e pequeno calibre, especialmente aqueles do cérebro, são comuns e podem ocorrer em qualquer idade. Atrofia óptica, paralisia, *cor pulmonale* e hipertensão grave (de infartos renais) estão entre as graves consequências de trombembolismo, que provavelmente é causado por níveis elevados de homocisteína, levando a angiogênese anormal e inibição da atividade fibrinolítica. O risco de trombembolismo aumenta após procedimentos cirúrgicos. Pneumotórax espontâneo e pancreatite aguda são complicações raras.

Elevações de ambas, metionina e homocistina (ou homocisteína), em fluidos corporais, são os **achados laboratoriais** diagnósticos. A urina recém-coletada deve ser testada para homocistina porque esse composto é instável e pode desaparecer após armazenamento prolongado. A cistina é baixa ou ausente no plasma. A homocisteína plasmática total é o parâmetro preferido para o manejo da homocistinúria clássica. A homocisteína plasmática livre pode normalizar ou permanecer normal quando a homocisteína plasmática total é reduzida. O diagnóstico pode ser estabelecido por análise molecular da cistationina betassintase *(CBS)* ou pelo ensaio da enzima em fibroblastos cultivados, linfócitos estimulados por fito-hemaglutinina ou amostra de biopsia hepática.

O **tratamento** com doses elevadas de vitamina B_6 (100 a 500 mg/24 h) provoca uma considerável melhora nos pacientes que respondem a essa terapia. O grau de resposta ao tratamento com vitamina B_6 pode variar entre as famílias. Alguns pacientes podem não responder por causa da depleção de folato; um paciente não deve ser considerado não responsivo à vitamina B_6 até que o ácido fólico (1 a 5 mg/24 h) seja adicionado ao regime de tratamento. Para pacientes que não respondem à vitamina B_6, também se recomenda a restrição de ingestão de metionina em conjunto com a suplementação de cisteína. A necessidade de restrição dietética e sua extensão permanecem controversas em pacientes com a forma responsiva à vitamina B_6. Em alguns pacientes com tal forma, a adição de betaína pode evitar a necessidade de qualquer restrição dietética. A betaína (trimetilglicina, 6 g/24 h para adultos ou 200 a 250 mg/kg/dia para crianças) reduz os níveis de homocisteína em fluidos corporais por remetilar a homocisteína a metionina (Figura 103.3), o que pode resultar em elevação dos níveis plasmáticos de metionina. Esse tratamento produziu melhora clínica (prevenção de eventos vasculares) em pacientes que não respondem à terapia de vitamina B_6. O edema cerebral ocorreu em um paciente com homocistinúria não responsiva à vitamina B_6 e descumprimento alimentar durante a terapêutica com betaína.

Mais de 100 gestações em mulheres com homocistinúria clássica foram relatadas com resultados favoráveis para mães e bebês. A maioria dos lactentes nasceu a termo e normal. Os eventos trombembólicos pós-parto ocorreram em algumas mães.

A triagem de lactentes recém-nascidos para homocistinúria clássica é realizada em todo o mundo, com uma prevalência estimada de 1 em 200.000 a 1 em 350.000 nascidos vivos, embora possa ser mais comum em algumas partes do mundo (p. ex., 1:1.800 em Qatar). O tratamento precoce de pacientes identificados pela triagem levou a resultados favoráveis. O QI médio de pacientes com a forma não responsiva à vitamina B_6 tratados na primeira infância ficou na variação normal. O deslocamento da lente pareceu ser prevenido em alguns pacientes.

A homocistinúria clássica é herdada de forma autossômica recessiva. O gene para cistationina betassintase (*CBS*) está localizado no cromossomo 21q22.3. O diagnóstico pré-natal é viável por meio da análise de DNA ou pela realização de um ensaio enzimático de células amnióticas cultivadas. A maioria dos pacientes afetados é de heterozigotos compostos para dois alelos diferentes. Os portadores heterozigotos são assintomáticos.

Homocistinúria causada por defeitos na formação de metilcobalamina

A metilcobalamina é o cofator para a enzima metionina sintetase, que catalisa a remetilação de homocisteína em metionina. Pelo menos sete defeitos distintos no metabolismo intracelular de cobalamina podem interferir na formação de metilcobalamina. Para entender melhor o metabolismo da cobalamina, consultar Capítulo 103.6 e Figuras 103.3 e 103.4 para o assunto acidemia metilmalônica. Os sete defeitos são designados como defeitos *cbl*C, *cbl*D (incluindo *cbl*D variante 1), *cbl*E (metionina sintase redutase), *cbl*G (metionina sintase), *cbl*F, *cbl*J e *cbl*X. Os pacientes com defeitos de *cbl*C, *cbl*D, *cbl*F, *cbl*J e *cbl*X têm **acidemia metilmalônica**, além de homocistinúria, pois a formação de adenosilcobalamina e metilcobalamina é prejudicada.

Pacientes com defeitos *cbl*E, *cbl*G e *cbl*D variante 1 são incapazes de formar metilcobalamina e desenvolver homocistinúria sem acidemia metilmalônica (Figura 103.4).

As **manifestações clínicas** são semelhantes em pacientes com todos esses três defeitos. Os sintomas não específicos, como vômito, dificuldade para se alimentar, retardo do crescimento, letargia, hipotonia, convulsões e atraso no desenvolvimento, podem ocorrer nos primeiros meses de vida. Formas de início tardio desses distúrbios podem se apresentar com defeitos cognitivos, psicoses e neuropatia periférica. Os **achados laboratoriais** são anemia megaloblástica, hiper-homocisteinemia, homocistinúria e hipometioninemia. A ausência de hipermetioninemia diferencia essas condições da deficiência de cistationina betassintase (anteriormente). Trombose da artéria renal, síndrome hemolítica-urêmica, hipertensão pulmonar e atrofia do nervo óptico foram relatadas em alguns pacientes com esses defeitos.

O **diagnóstico** é estabelecido por teste de DNA ou por estudos complementares realizados em cultura de fibroblastos. O diagnóstico pré-natal foi realizado por estudos em culturas de células amnióticas. Deficiências de *cbl*E, *cbl*G e *cbl*D variante 1 são herdadas de forma autossômica recessiva. O gene para *cbl*E é o *MTRR*, que codifica metionina sintase redutase (localizado no cromossomo 5p15.31). O gene para *cbl*G é o *MTR*, o qual codifica metionina sintase (localizado no cromossomo 1q43). A deficiência de *cbl*D variante 1 é causada por variações patogênicas que afetam o terminal C do gene *MMADHC* (localizado no cromossomo 2q23.2).

O **tratamento** com vitamina B_{12} sob a forma de hidroxicobalamina em alta dose ajuda a melhorar os resultados clínicos e bioquímicos. Os resultados variam entre ambas as doenças e irmãos.

Homocistinúria causada pela deficiência de metilenotetraidrofolato redutase (deficiência de MTHFR)

Essa enzima reduz o 5,10-metilenotetraidrofolato para formar 5-metiltetraidrofolato, que fornece o grupo metil necessário para a remetilação de homocisteína em metionina (Figura 103.3). A gravidade do defeito da enzima e as manifestações clínicas variam consideravelmente em diferentes famílias. Os **achados clínicos** variam de apneia, convulsões, microcefalia, coma e morte até atraso no desenvolvimento, ataxia, anormalidades motoras, neuropatia periférica e manifestações psiquiátricas. Também foi observado trombembolismo. A exposição ao óxido nitroso anestésico (que inibe a metionina sintase) em pacientes com deficiência de MTHFR pode resultar em deterioração neurológica e morte.

Os **achados laboratoriais** são homocisteinemia moderada e homocistinúria. A concentração de metionina é baixa ou baixa normal. Tal achado ajuda a diferenciar essa condição de homocistinúria clássica

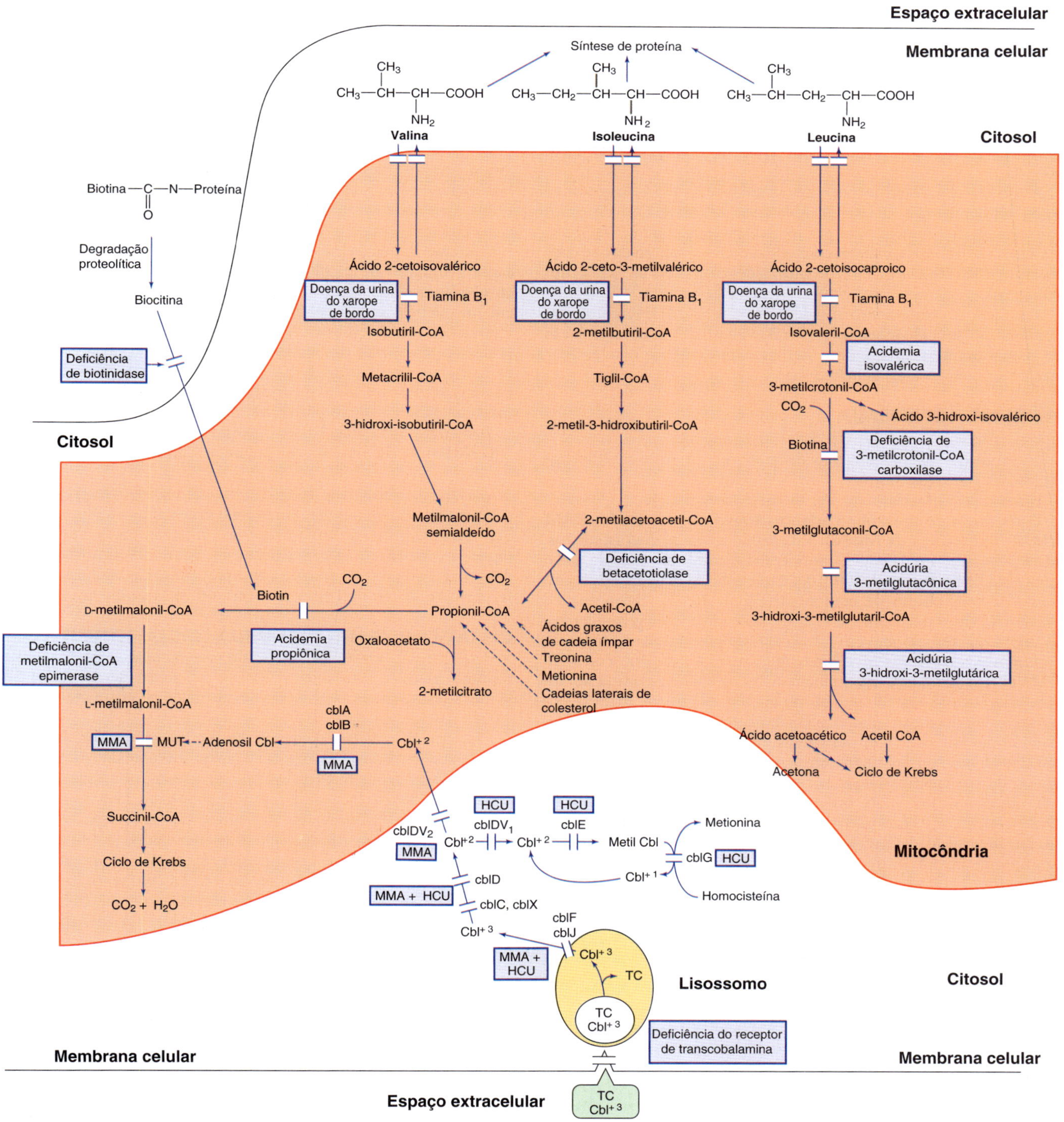

Figura 103.4 Vias no metabolismo dos aminoácidos ramificados, biotina e vitamina B_{12} (cobalamina). Adenosil Cbl, adenosilcobalamina; Cbl, cobalamina; cbl, defeito no metabolismo de cobalamina; *cbl*DV1, variante 1 de *cbl*D; *cbl*DV2, variante 2 de *cbl*D; HCU, homocistinúria; metil Cbl, metilcobalamina; MMA, acidemia metilmalônica; MUT, mutase; OHCbl, hidroxicobalamina; TC, transcobalamina; TCR, receptor de transcobalamina. Consultar o texto para o nome das enzimas.

causada por deficiência de cistationina betassintase. O diagnóstico pode ser confirmado por análise molecular de MTHFR ou pelo ensaio enzimático em cultura de fibroblastos ou leucócitos.

A deficiência de MTHFR deve ser diferenciada de **hiper-homocisteinemia leve** devido a dois polimorfismos comuns no gene *MTHFR*. Dois polimorfismos "termolábeis" foram extensivamente estudados, c.665C>T (p.Ala222Val, anteriormente referido como c. 677C>T) e c.1286A>C (p.Glu429Ala, anteriormente conhecido como c. 1298A>C). Esses polimorfismos podem afetar minimamente os níveis de homocisteína total plasmática em alguns pacientes e geralmente são confundidos pela deficiência de folato na dieta. Ambos os polimorfismos foram estudados como possíveis fatores de risco para uma ampla variedade de condições clínicas, como defeitos congênitos, autismo, doença vascular, acidente vascular encefálico (AVE), aborto, câncer e resposta à quimioterapia. Estudos populacionais revelaram uma prevalência surpreendentemente alta de homozigose para esses polimorfismos na população em geral: até 10 a 15% dos caucasianos norte-americanos e acima de 25% em alguns hispânicos. Supõe-se que a fortificação da farinha com folato possa ter diminuído a força das associações observadas no passado. Até o momento, os melhores dados apontam o papel do polimorfismo c.665C>T (anteriormente c. 677C>T) como fator de risco para defeitos do tubo neural. Embora um teste clínico para esse polimorfismo esteja amplamente disponível, metanálises recentes não têm sugerido a associação entre o polimorfismo *MTHFR* e o risco de trombembolismo venoso ou entre hiper-homocisteinemia leve e um maior risco de doença cardíaca coronária.

A condição é herdada de modo autossômico recessivo. O **diagnóstico** pode ser confirmado pela análise do gene *MTHFR*. O diagnóstico pré-natal pode ser alcançado por análise molecular de *MTHFR* das variantes patogênicas familiares conhecidas ou por medição da atividade da enzima MTHFR em células de vilosidades coriônicas ou amniócitos cultivados.

Tentou-se o **tratamento** da deficiência de MTHFR com uma combinação de ácido fólico, vitamina B_6, vitamina B_{12}, suplementação de metionina e betaína. Destes, o tratamento precoce com betaína parece ter o efeito mais benéfico.

HIPERMETIONINEMIA

Hipermetioninemia primária (genética)

A elevação do nível plasmático de metionina ocorre em algumas condições genéticas.

Homocistinúria clássica. Ver discussão anterior.

Deficiência de metionina adenosiltransferase hepática (MAT I/MAT III) (doença de Mudd). Tal enzima, que tem duas isoformas, MAT I (tetramérica) e MAT III (dimérica), é codificada por um único gene (*MAT1A* no cromossomo 10q22.3) e está envolvida no primeiro passo do catabolismo de metionina (Figura 103.3). Outra enzima estruturalmente semelhante, MAT II, é codificada por um gene diferente (*MAT2A* no cromossomo 2p11.2) e expressa predominantemente em tecidos não hepáticos (rim, cérebro, linfócitos). A deficiência de MAT I/MAT III provoca hipermetioninemia. Na deficiência grave, a homocisteína plasmática total também pode estar elevada. A maioria dos pacientes foi diagnosticada no período neonatal por meio de triagem para homocistinúria. Os indivíduos mais afetados têm atividade enzimática residual e permanecem assintomáticos durante toda a vida, apesar da hipermetioninemia persistente. Alguns se queixam de um odor incomum no hálito, provavelmente causado por acúmulo de dimetilssulfureto. Alguns pacientes com deficiência completa da enzima tiveram anormalidades neurológicas relacionadas com a desmielinização (comprometimento intelectual, distonia, dispraxia).

Estudos laboratoriais revelam níveis de metionina plasmática marcadamente elevados com nível normal ou baixo de *S*-adenosilmetionina e concentrações normais de *S*-adenosil-homocisteína e homocisteína. Tais resultados ajudam a diferenciar a deficiência de MAT I/MAT III de outras causas de hipermetioninemia.

Ainda não surgiu nenhum regime terapêutico uniformemente aceito. Embora nenhum tratamento específico seja usado na maioria dos pacientes, deve-se considerar um acompanhamento a longo prazo para monitorar anormalidades neurológicas e hepáticas. As dietas de baixo teor de metionina resultam na redução de metionina plasmática, mas a conveniência de tais dietas foi questionada, pois a redução do nível plasmático de metionina causa uma redução adicional de *S*-adenosilmetionina no corpo.

A suplementação com *S*-adenosilmetionina em conjunto com uma dieta baixa em metionina parece prudente, mas ainda não há nenhuma grande experiência clínica disponível. Gestações normais que produzem descendência normal foram relatadas em mães com deficiência de MAT I/MAT III (*MAT1A*). A condição é herdada como traço autossômico recessivo, embora a variante patogênica p.R264 H em *MAT1A* pareça perturbar a dimerização de proteínas e possa resultar em hipermetioninemia leve, mesmo em pacientes heterozigotos.

Deficiência de glicina *N*-metiltransferase. A glicina *N*-metiltransferase medeia o catabolismo de *S*-adenosilmetionina em *S*-adenosil-homocisteína (Figura 103.3). Poucos pacientes com deficiência dessa enzima foram relatados até o momento. Clinicamente, os pacientes eram assintomáticos, exceto por hepatomegalia leve e níveis séricos elevados de transaminases. Outros achados laboratoriais foram hipermetioninemia e níveis séricos muito elevados de *S*-adenosilmetionina. Nenhum tratamento específico foi identificado. A condição é herdada como traço autossômico recessivo; o gene *GNMT* está no cromossomo 6p21.1.

Deficiência de *S*-adenosil-homocisteína hidrolase (SAHH). A deficiência de SAHH (Figura 103.3) ocorre com frequência muito baixa. Incapacidade intelectual, hipotonia grave e disfunção hepática progressiva foram achados clínicos comuns. Os estudos de laboratório foram níveis elevados de creatinoquinase sérica, hipoalbuminemia (associada a hidropisia fetal em uma família), hipoprotrombinemia e níveis acentuadamente elevados de *S*-adenosil-homocisteína sérica com elevações moderadas de metionina plasmática e *S*-adenosilmetionina. Considerou-se que a elevação acentuada na *S*-adenosil-homocisteína causa a inibição de metiltransferases, incluindo aquelas que estão envolvidas na síntese de creatina (Figura 103.10) e colina, o que resultou em suas deficiências. A RM do cérebro pode mostrar mielinização atrasada da substância branca. O diagnóstico pode ser alcançado pela análise do gene *AHCY* (cromossomo 20q11.22) ou pelo teste bioquímico de hemácias, fibroblastos de pele cultivados ou biopsia do fígado. O tratamento com uma dieta de baixo teor de metionina tem sido utilizado, mas sua eficácia a longo prazo não foi estabelecida.

Tirosinemia do tipo I. Ver Capítulo 103.2.

Deficiência de citrina. Ver Capítulo 103.12.

Hipermetioninemia adquirida (não genética)

A hipermetioninemia ocorre em lactentes prematuros e alguns a termo que receberam dietas de alto teor de proteína, em quem ela pode representar a maturação tardia da enzima MAT. A redução da ingestão de proteína geralmente resolve a anormalidade. Ela também costuma ser encontrada em pacientes com várias formas de doença hepática.

CISTATIONINEMIA PRIMÁRIA (CISTATIONINÚRIA)

A deficiência da cistationase (cistationase gamaliase) provoca cistationúria intensa e cistationemia leve. A deficiência desta enzima é de herança autossômica recessiva, com prevalência estimada de 1 em 14.000 nascidos vivos.

Uma grande variedade de manifestações clínicas tem sido descrita. A falta de achados clínicos consistentes e a presença de um número importante de indivíduos assintomáticos, mesmo na presença de cistationinúria, sugerem que a deficiência de cistationase pode não ter relevância clínica. Muitos dos casos clínicos descritos apresentam boa resposta clínica à administração oral de doses elevadas de vitamina B_6 ($\geq$ 100 mg/24 h). Quando a cistationinúria é diagnosticada em um paciente, pode-se tentar o tratamento com vitamina B_6, porém não há comprovação científica ainda estabelecida sobre os benefícios dele. O gene que codifica para cistationase (*CTH*) localiza-se no cromossomo 1p31.1. O distúrbio é herdado como uma característica autossômica recessiva.

A cistationinúria primária precisa ser diferenciada da cistationinúria secundária, que pode ocorrer em pacientes com deficiência de vitamina B_6 ou B_{12}, doença hepática (principalmente danos causados pela galactosemia), tireotoxicose, hepatoblastoma, neuroblastoma, ganglioblastoma ou defeitos na remetilação da homocisteína.

A bibliografia está disponível no GEN-io.

103.4 Cisteína e Cistina

Oleg A. Shchelochkov e Charles P. Venditti

A cisteína é um aminoácido contendo enxofre que é sintetizada a partir da metionina (Figura 103.3). A oxidação da cisteína forma cistina, um dímero pouco solúvel. Os distúrbios genéticos mais comuns do metabolismo de cisteína e da cistina são cistinúria (Capítulo 562) e cistinose (Capítulo 547.3).

DEFICIÊNCIA DE SULFITO OXIDASE E DEFICIÊNCIA DO COFATOR DE MOLIBDÊNIO

Na última etapa no metabolismo da cisteína, o sulfito é oxidado em sulfato pela sulfito oxidase; e o sulfato, excretado na urina

(Figura 103.3). A sulfito oxidase é codificada por *SUOX* (localizado no cromossomo 12q13.2). Tal enzima requer um complexo molibdênio-pterina denominado *cofator de molibdênio*. Esse cofator também é necessário para a função de duas outras enzimas em seres humanos: xantina desidrogenase (que oxida a xantina e a hipoxantina em ácido úrico) e a aldeído oxidase (envolvida na oxidação de uma série de compostos naturais e medicamentos). Três enzimas, codificadas por três genes diferentes (*MOCS1*, *MOCS2* e *GPHN*, mapeados para os cromossomos 6p21.2, 5q11.2 e 14q23.3, respectivamente) estão envolvidas na síntese do cofator. A deficiência de qualquer uma das três enzimas provoca deficiência de cofator com fenótipos semelhantes. A maioria dos pacientes, que foram originalmente diagnosticados como tendo **deficiência de sulfito oxidase**, mostrou ter **deficiência do cofator de molibdênio**. A deficiência de sulfito oxidase e a deficiência do cofator de molibdênio são herdadas de forma autossômica recessiva.

As deficiências da enzima e do cofator produzem **manifestações clínicas** sobrepostas. Recusa alimentar, vômito, reação de alarme exagerada, convulsões intratáveis graves (tônicas, clônicas, mioclônicas), atrofia cortical com lesões multicísticas subcorticais e atraso grave de desenvolvimento podem se desenvolver dentro de algumas semanas após o nascimento. O diagnóstico bioquímico deve ser considerado em lactentes que apresentam convulsões neonatais e neonatos com sintomas remanescentes da encefalopatia hipóxico-isquêmica. O deslocamento bilateral de lentes oculares é um achado comum em pacientes que sobrevivem ao período neonatal. As convulsões intratáveis observadas nessa condição são, em parte, consequência da dependência de vitamina B_6 secundária. O acúmulo de sulfitos em fluidos corporais nessa condição provoca a inibição da enzima *antiquitina*, que é necessária para conversão de semialdeído alfa-aminoadípico em ácido alfa-aminoadípico; o consequente acúmulo de semialdeído alfa-aminoadípico e sua forma cíclica, P6C, provoca a inativação de piridoxal-5-fosfato (forma ativa da vitamina B_6) e, por conseguinte, a epilepsia dependente de vitamina B_6 (Capítulo 103.14).

As crianças afetadas excretam grandes quantidades de sulfito, tiossulfato, *S*-sulfocisteína, xantina e hipoxantina na urina. Os níveis urinários e séricos de ácido úrico e a concentração urinária de sulfato são reduzidos. A urina de coleta recente deve ser usada para fins de triagem e medições quantitativas de sulfito, pois a oxidação do sulfito em sulfato, à temperatura ambiente, pode produzir resultados falso-negativos. As concentrações aumentadas de semialdeído alfa-aminoadípico e P6C estão presentes no liquor, no plasma e na urina.

O **diagnóstico** é confirmado por medida do sulfito oxidase e do cofator de molibdênio em fibroblastos e biopsias hepáticas, respectivamente, ou por estudos de DNA. O diagnóstico pré-natal é possível por meio da realização de um ensaio de atividade de sulfito oxidase nas células amnióticas em cultura, em amostras das vilosidades coriônicas ou por estudos de DNA. A prevalência dessas deficiências na população geral não é conhecida, mas provavelmente é muito baixa.

Não há um tratamento eficaz disponível. Grandes doses de vitamina B_6 (5 a 100 mg/kg) resultam em alívio de convulsões, mas não parecem alterar o resultado neurológico devastador. A maioria das crianças morre nos primeiros 2 anos de vida. Pacientes com deficiência de cofator de molibdênio causada por variantes patogênicas no *MOCS1* beneficiaram-se da suplementação com **pirofenopina monofosfato cíclica** (cPMP) intravenosa (IV), que está sendo submetida a um ensaio clínico multicêntrico.

A bibliografia está disponível no GEN-io.

103.5 Triptofano

Oleg A. Shchelochkov e Charles P. Venditti

O triptofano é um aminoácido essencial e um precursor para o ácido nicotínico (niacina) e a serotonina (Figura 103.5). Os distúrbios genéticos do metabolismo da serotonina, um dos principais neurotransmissores, são discutidos no Capítulo 103.11.

DISTÚRBIO DE HARTNUP

No distúrbio de Hartnup autossômico recessivo, nomeado segundo a primeira família afetada, ocorre um defeito no transporte de ácidos monoaminomonocarboxílicos (aminoácidos neutros), como o triptofano, pela mucosa intestinal e pelos túbulos renais. A proteína transportadora para esses aminoácidos (**B^0AT1**) é codificada pelo gene *SLC6A19* (localizado no cromossomo 5p15.33). A maioria das crianças com defeito de Hartnup permanece assintomática. Os pacientes mostram variabilidade significativa na apresentação, provavelmente relacionada com fatores nutricionais, ambiente e heterogeneidade genética (p. ex., duas proteínas, TMEM27 e ACE2, que interagem com B^0AT1). A redução da absorção intestinal do triptofano em conjunto com sua perda renal aumentada pode causar a disponibilidade reduzida de triptofano para a síntese de niacina em indivíduos afetados. A maioria das crianças com defeito de Hartnup permanece assintomática. A **deficiência de triptofano** pode ser acentuada por má absorção, como a doença celíaca. A principal manifestação clínica nos raros pacientes sintomáticos é a **fotossensibilidade cutânea**. A pele torna-se áspera e vermelha após a exposição moderada ao sol e, sob maior exposição, uma erupção semelhante à pelagra pode se desenvolver. A erupção pode ser pruriginosa; e um eczema crônico pode se desenvolver. Alterações cutâneas foram relatadas em lactentes afetados com apenas 10 dias de idade. Alguns

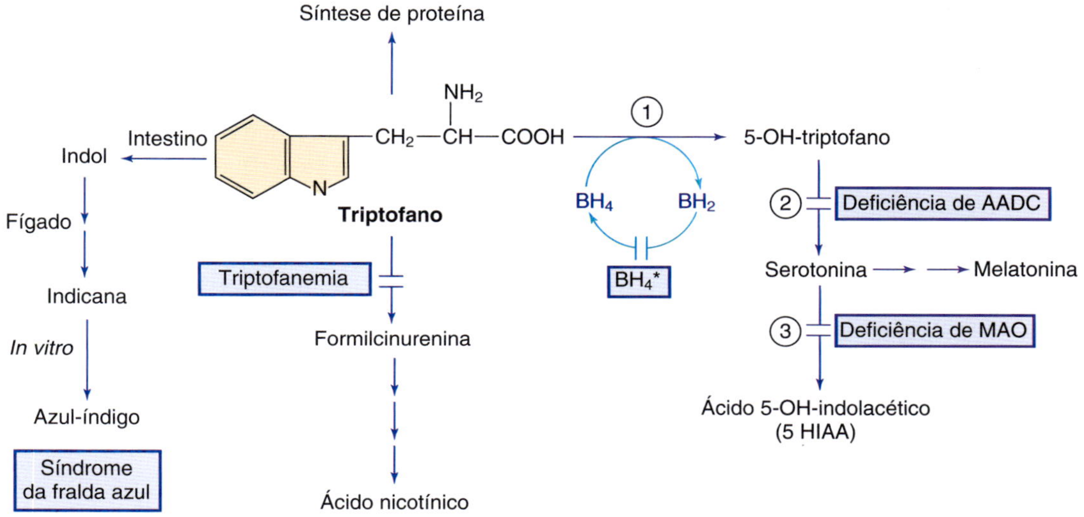

Figura 103.5 Vias no metabolismo de triptofano. BH_4* indica hiperfenilalaninemia causada por deficiência de tetraidrobiopterina (Figura 103.1). **Enzimas:** *(1)* Triptofano hidroxilase, *(2)* L-aminoácido aromático descarboxilase (AADC), *(3)* monoamina oxidase (MAO).

pacientes podem ter ataxia intermitente que se manifesta como uma marcha instável, com base ampla. A ataxia pode durar alguns dias e responder à suplementação de niacina. O desenvolvimento cognitivo é geralmente normal. As manifestações psiquiátricas episódicas, como irritabilidade, instabilidade emocional, depressão e tendências suicidas, foram observadas; essas alterações costumam ser associadas a surtos de ataxia. A baixa estatura e a glossite atrófica são observadas em alguns pacientes.

A maioria das crianças com diagnóstico de distúrbio de Hartnup por triagem neonatal manteve-se assintomática. Isso indica que outros fatores também estão envolvidos na patogênese da condição clínica.

O principal achado laboratorial é a **aminoacidúria**, restrita aos aminoácidos neutros (alanina, serina, treonina, valina, leucina, isoleucina, fenilalanina, tirosina, triptofano, histidina). A excreção urinária de prolina, hidroxiprolina e arginina permanece normal. Tal achado ajuda a diferenciar o distúrbio de Hartnup de outras causas de aminoacidúria generalizada, como a síndrome de Fanconi. As concentrações plasmáticas de aminoácidos neutros são normais ou levemente diminuídas. Esse achado aparentemente inesperado reflete mecanismos compensatórios para manter o transporte normal e a utilização de aminoácidos. Os derivados de indol (especialmente indicana) podem ser encontrados em grandes quantidades em alguns pacientes, devido à quebra bacteriana de triptofano não absorvido nos intestinos.

O **diagnóstico** do distúrbio de Hartnup é estabelecido pela natureza intermitente dos sintomas e achados característicos na análise de aminoácidos na urina. Se necessário, o diagnóstico pode ser confirmado molecularmente pela análise do gene *SLC6A19*.

O **tratamento** com ácido nicotínico ou nicotinamida (50 a 300 mg/24 h) e uma dieta de alto teor de proteína resultam em uma resposta favorável em pacientes com distúrbio de Hartnup. Por causa da natureza intermitente das manifestações clínicas, a eficácia desses tratamentos é difícil de avaliar. Estima-se a prevalência do distúrbio de Hartnup como sendo 1 em 20.000 a 1 em 55.000 nascidos vivos. O prognóstico normal tanto para a mãe quanto para o feto é relatado em muitas mulheres afetadas.

A bibliografia está disponível no GEN-io.

103.6 Isoleucina, Leucina, Valina e Outras Acidemias Orgânicas Relacionadas

Oleg A. Shchelochkov, Irini Manoli e Charles P. Venditti

As primeiras etapas na degradação dos **aminoácidos de cadeia ramificada** (BCAAs) – isoleucina, leucina e valina – são semelhantes (ver Figura 103.4). Sob condições catabólicas, os BCAAs no tecido muscular sofrem uma reação reversível da transaminação catalisada pela BCAA transaminase. Os alfacetoácidos formados por essa reação passam, então, por uma etapa de descarboxilação oxidativa mediada pelo complexo de alfacetoácido desidrogenase de cadeia ramificada (**BCKDH**). A deficiência de BCKDH resulta em doença da urina do xarope de bordo, enquanto a deficiência de enzimas que medeiam etapas mais distais resulta no acúmulo de ácidos orgânicos específicos da enzima excretados na urina, dando, assim, a esses erros inatos do metabolismo os nomes de **acidemias orgânicas** e **acidúrias orgânicas**. Esses distúrbios tipicamente causam acidose metabólica, o que costuma ocorrer nos primeiros dias de vida. Embora a maioria dos achados clínicos seja inespecífica, algumas manifestações podem fornecer pistas importantes para a natureza da deficiência da enzima. A Figura 103.6 apresenta uma abordagem para os lactentes com suspeita de ter uma acidemia orgânica. O diagnóstico definitivo costuma ser estabelecido pela identificação e pela mensuração dos ácidos orgânicos específicos em fluidos corporais (sangue, urina), o que identifica variantes patogênicas em um gene responsivo, além de ensaio enzimático.

As acidemias orgânicas não estão limitadas a defeitos nas vias catabólicas dos BCAA. Os distúrbios que causam acúmulo de outros ácidos orgânicos são aqueles derivados de lisina (Capítulo 103.14), os distúrbios do ciclo da gamaglutamil (ver Capítulo 103.11), aqueles associados ao ácido láctico (Capítulo 105) e as acidemias dicarboxílicas associadas à degradação de ácidos graxos com defeito (Capítulo 104.1).

DOENÇA DA URINA DO XAROPE DE BORDO

Obtém-se a descarboxilação de leucina, isoleucina e valina por um sistema complexo de enzimas (BCKDH) utilizando tiamina (vitamina B_1) pirofosfato como uma coenzima. Essa enzima mitocondrial é composta por quatro subunidades: $E_{1\alpha}$, $E_{1\beta}$, E_2 e E_3. A subunidade E_3

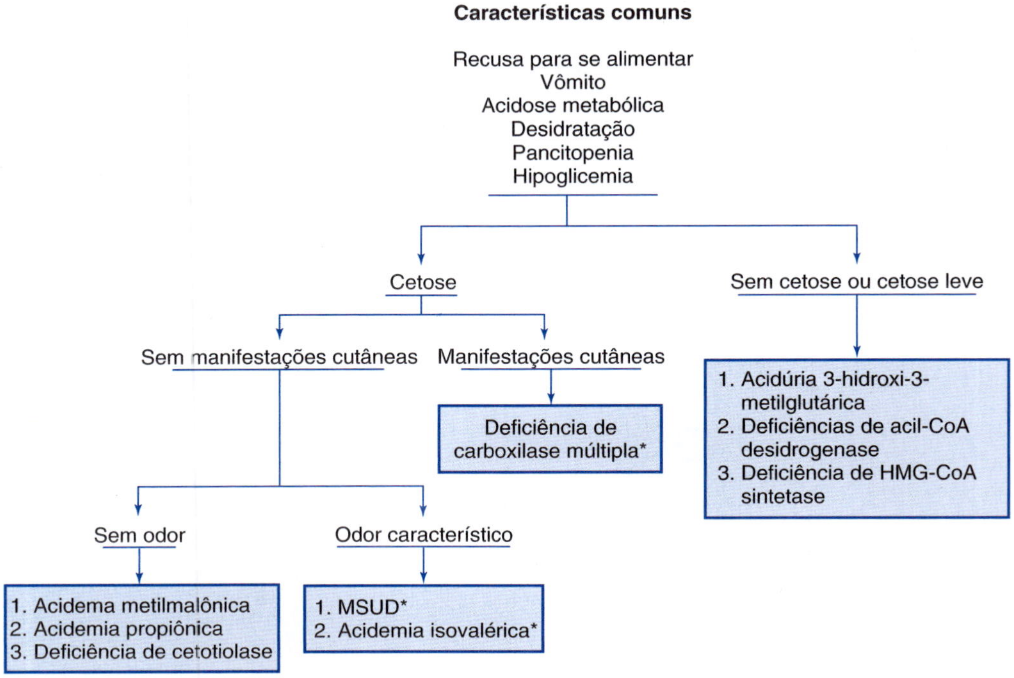

Figura 103.6 Abordagem clínica para lactentes com acidemia orgânica. Os *asteriscos* indicam distúrbios nos quais os pacientes têm um odor característico (ver texto e Tabela 103.2). MSUD: doença da urina do xarope de bordo.

é compartilhada com outras duas desidrogenases, piruvato desidrogenase e alfacetoglutarato desidrogenase. A deficiência de qualquer uma dessas subunidades causa a doença da urina do xarope de bordo (**MSUD**) (Figura 103.4), que recebe esse nome por causa do odor doce do xarope de bordo encontrado nos fluidos corporais, especialmente urina. Condições clínicas causadas por defeitos em $E_{1\alpha}$, $E_{1\beta}$, E_2 e E_3 são designadas como MSUD tipo IA, tipo IB, tipo 2 e tipo 3, respectivamente. Tal classificação, entretanto, não é muito útil clinicamente porque a gravidade das manifestações clínicas não se correlaciona ou corresponde especificamente a qualquer subunidade de enzima única. Um lactente afetado com o defeito do tipo 1A pode ter manifestações clínicas que variam de relativamente leves a muito graves. Uma classificação mais útil, com base nos achados clínicos e resposta à administração de tiamina, delineia cinco fenótipos de MSUD.

Doença da urina do xarope de bordo clássica

A MSUD clássica apresenta as manifestações clínicas **mais graves**. A atividade do complexo BCKDH nesse grupo varia entre 0 e 2% dos controles. Pacientes com doença não controlada ou mal controlada desenvolvem sinais de encefalopatia aguda. Os mecanismos subjacentes a essa complicação com risco de vida são complexos, mas a leucina e seu derivado, o ácido alfa-acetoisocaproico, parecem ser os principais fatores subjacentes à encefalopatia aguda. A leucina elevada inibe competitivamente a captação de outros aminoácidos pelo transportador de aminoácidos neutros grandes (LNAA). Uma vez absorvida pelo tecido cerebral, a leucina é metabolizada pela BCAA aminotransferase em ácido alfacetoisocaproico, o que leva ao metabolismo interrompido dos neurotransmissores e aminoácidos (glutamato, GABA, glutamina, alanina e aspartato). O ácido alfacetoisocaproico pode inibir reversivelmente a fosforilação oxidativa e resultar em acidose láctica cerebral. Coletivamente, esses processos são prejudiciais à função normal dos neurônios e da glia, manifestando-se clinicamente como encefalopatia e edema cerebral e referidos como **leucinose**. Os bebês afetados que parecem saudáveis ao nascer desenvolvem má alimentação e vomitam nos primeiros dias de vida. Letargia e coma podem ocorrer em poucos dias. O exame físico revela hipertonia e rigidez muscular com opistótono grave. Períodos de hipertonicidade podem se alternar com episódios de flacidez que se manifestam como movimentos repetitivos das extremidades ("boxe" e "ciclismo"). Os achados neurológicos são, com frequência, erroneamente considerados como sendo causados por sepse generalizada e meningite. O edema cerebral pode estar presente; as convulsões ocorrem na maioria dos lactentes e a hipoglicemia é comum. Contrapondo-se à maioria dos estados hipoglicêmicos, a correção da concentração sanguínea de glicose não melhora a condição clínica. Com exceção da glicose sanguínea, os achados laboratoriais de rotina são geralmente normais, exceto por vários graus de cetoacidose. Se não tratada, a morte pode ocorrer nas primeiras semanas ou meses de vida.

O **diagnóstico** é frequentemente suspeito por causa do odor peculiar de xarope de bordo encontrado na urina, no suor e no cerume. Em geral, ele é confirmado pela análise de aminoácidos que mostra aumentos acentuados nos níveis plasmáticos de leucina, isoleucina, valina e aloisoleucina (um estereoisômero de isoleucina normalmente não encontrado no sangue) e níveis diminuídos de alanina. Os níveis de leucina são geralmente mais elevados do que os dos outros três aminoácidos. A urina contém níveis elevados de leucina, isoleucina e valina e respectivos cetoácidos. Esses cetoácidos podem ser qualitativamente detectados pela adição de algumas gotas de reagente 2,4-dinitrofenil-hidrazina (0,1% em HCl 0,1 N) na urina; um precipitado amarelo de 2,4-dinitrofenil-hidrazona é formado em um teste positivo. A imagem neurológica durante o estado agudo pode apresentar edema cerebral, que é mais proeminente no cerebelo, tronco encefálico dorsal, pedúnculo cerebral e cápsula interna. Após a recuperação do estado agudo e com o avanço da idade, a hipomielinização e a atrofia cerebral podem ser vistas na imagem neurológica do cérebro.

O **tratamento** do estado agudo destina-se à hidratação e rápida remoção dos BCAAs e seus metabólitos dos tecidos e fluidos corporais. A captação de leucina pelo cérebro e o acúmulo do metabólito seguinte, o ácido alfacetoisocaproico, parecem ser os principais eventos metabólicos subjacentes à encefalopatia por MSUD. Portanto, as estratégias de tratamento da MSUD concentram-se na diminuição da leucina plasmática para controlar as manifestações agudas e crônicas da doença.

Como a depuração renal de leucina é fraca, apenas a hidratação pode não produzir uma melhora rápida. A *hemodiálise* revela-se o modo mais eficaz de terapia em lactentes criticamente doentes e deve ser instituída logo; reduções significativas nos níveis plasmáticos de leucina, isoleucina e valina costumam ser observadas dentro de 24 horas. Calorias e nutrientes suficientes devem ser fornecidos por via IV ou por via oral (VO) o mais rapidamente possível para inverter o estado catabólico do paciente. O edema cerebral, se presente, pode requerer um tratamento com manitol, diuréticos (p. ex., furosemida) ou solução salina hipertônica. Por outro lado, também é necessária suplementação com isoleucina e valina para controlar o nível plasmático de leucina em pacientes com MSUD. A isoleucina e a valina administradas criteriosamente competirão com a leucina pelo transportador LNAA na barreira hematencefálica e, assim, diminuirão a entrada de leucina no SNC e ajudarão na prevenção e no tratamento da encefalopatia por leucina.

O tratamento após recuperação do estado agudo requer uma dieta com baixo teor em BCAAs. As fórmulas sintéticas desprovidas de leucina, isoleucina e valina estão disponíveis comercialmente. Uma vez que esses aminoácidos não podem ser sintetizados endogenamente, quantidades adequadas à idade de BCAAs devem ser fornecidas à dieta na proteína completa. Para evitar deficiências de aminoácidos essenciais, a quantidade deve ser titulada com cuidado por meio da realização de análises frequentes dos aminoácidos plasmáticos, com grande atenção aos níveis plasmáticos de isoleucina, leucina e valina. Uma condição clínica que se assemelha à **acrodermatite enteropática** (Capítulo 691) ocorre em lactentes afetados cuja concentração plasmática de isoleucina ou valina se torna muito baixa. A adição de isoleucina ou valina, respectivamente, na dieta provoca uma recuperação da erupção cutânea. Os pacientes com MSUD precisam permanecer na dieta pelo resto de suas vidas. O transplante de fígado foi realizado em pacientes com MSUD clássica com resultados promissores.

O prognóstico a longo prazo das crianças afetadas permanece sob vigilância. Cetoacidose grave, edema cerebral e morte podem ocorrer durante qualquer situação estressante, como infecção ou cirurgia, especialmente durante a infância. Déficits neurológicos cognitivos e outros são sequelas comuns.

Doença da urina do xarope de bordo intermediária (leve)

Crianças com MSUD intermediária desenvolvem a doença mais leve após o período neonatal. As manifestações clínicas são insidiosas e limitadas ao SNC. Os pacientes têm leve a moderado comprometimento intelectual, com ou sem convulsões. Eles têm o odor de xarope de bordo e excretam quantidades moderadas de BCAAs e seus derivados cetoácidos na urina. As concentrações plasmáticas de leucina, isoleucina e valina são moderadamente aumentadas, enquanto as de lactato e piruvato tendem a ser normais. Em geral, tais crianças são diagnosticadas durante uma doença intercorrente quando os sinais e os sintomas da MSUD clássica podem ocorrer. A atividade de desidrogenase é 3 a 40% dos controles. Como os pacientes com MSUD responsivos à tiamina normalmente têm manifestações semelhantes à forma leve, recomenda-se uma tentativa de terapia com tiamina. A dietoterapia, semelhante à da MSUD clássica, é necessária.

Doença da urina do xarope de bordo intermitente

Na MSUD intermitente, as crianças aparentemente normais vomitam e desenvolvem odor de xarope de bordo, ataxia, letargia e coma durante qualquer estresse ou estado catabólico, como infecção ou cirurgia. Durante esses ataques, os achados laboratoriais são indistinguíveis daqueles da forma clássica, e pode ocorrer morte. O **tratamento** do ataque agudo de MSUD intermitente é semelhante ao da forma clássica. Após a recuperação, embora uma dieta normal possa ser tolerada, recomenda-se uma dieta pobre em BCAA. A atividade da BCKDH em pacientes com a forma intermitente é mais elevada do que na forma clássica e pode chegar a 40% da atividade controle.

Doença da urina do xarope de bordo responsiva à tiamina

Algumas crianças com formas leves ou intermediárias de MSUD que são tratadas com altas doses de tiamina apresentam considerável melhora clínica e bioquímica. Embora algumas respondam ao tratamento com tiamina a 10 mg/24 h, outras podem necessitar de até 100 mg/24 h por pelo menos três semanas antes que uma resposta favorável seja observada. Os pacientes também necessitam de dietas com restrição de BCAAs. A atividade enzimática em tais indivíduos pode ser de até 40% do normal.

Doença da urina do xarope de bordo causada por deficiência da subunidade E_3 (MSUD tipo 3)

Embora por vezes referida como "doença da urina do xarope de bordo tipo 3", esse distúrbio muito raro leva a alterações clínicas e bioquímicas que abrangem uma ampla gama de reações mitocondriais. A subunidade E_3, di-hidrolipoamida desidrogenase, é um componente do complexo BCKDH, do complexo piruvato desidrogenase e do complexo alfacetoglutarato desidrogenase. Variantes patogênicas na di-hidrolipoamida desidrogase baseiam-se em acidose láctica, piruvato elevado, bem como sinais e sintomas semelhantes à MSUD intermediária. O prejuízo neurológico progressivo que se manifesta por hipotonia e atraso no desenvolvimento ocorre depois de dois meses de idade. Movimentos anormais progridem para ataxia ou síndrome de Leigh. A morte pode ocorrer no início da infância.

Os **achados laboratoriais** são acidose láctica persistente com altos níveis de lactato, piruvato e alanina plasmáticos. As concentrações plasmáticas de BCAA são moderadamente aumentadas. Os pacientes excretam grandes quantidades de lactato, piruvato, alfacetoglutarato e os três cetoácidos de cadeia ramificada em sua urina.

Nenhum tratamento eficaz está disponível. Dietas com restrição de BCAA e o tratamento com doses elevadas de tiamina, biotina e ácido lipoico foram ineficazes.

Genética e prevalência da doença da urina do xarope de bordo

Todas as formas de MSUD são herdadas como um traço autossômico recessivo. O gene para cada subunidade reside em cromossomos diferentes. O gene para $E_{1\alpha}$ (*BCKDHA*) está no cromossomo 19q13.2; o para $E_{1\beta}$ (*BCKDHB*) está no cromossomo 6q14.1; o para E_2 (*DBT*) está no cromossomo 1p21.2; e o para E_3 (*DLD*) está no cromossomo 7q31.1. As correlações genótipo-fenótipo são difíceis de estabelecer e geralmente são imprecisas. A exceção é a MSUD responsiva à tiamina, demonstrando ser causada por variantes patogênicas no *DBT*. A maioria dos pacientes é de heterozigotos compostos, herdando dois alelos patogênicos diferentes. As variantes patogênicas no *BCKDHA* (45%) e no *BCKDHB* (35%) são responsáveis por aproximadamente 80% dos casos. As variantes patogênicas no *DBT* são responsáveis por 20% dos casos de MSUD.

A prevalência é estimada em 1 em 185.000 nascidos vivos. A MSUD clássica é mais prevalente em Old Order Mennonites nos EUA, com prevalência estimada de 1 em 380 nascidos vivos. Os pacientes afetados nessa população são homozigotos para uma variação patogênica específica (c.1312T>A) na subunidade $E_{1\alpha}$ que codifica *BCKDHA*.

A detecção precoce de MSUD é viável por rastreamento universal de recém-nascidos. No entanto, na maioria dos casos, especialmente aqueles com a MSUD clássica, o lactente pode estar bastante doente no momento em que os resultados da triagem se tornarem disponíveis (Capítulo 102). O diagnóstico pré-natal foi realizado por ensaio de enzima de cultura de amniócitos, cultura de tecido de vilosidade coriônica ou ensaio direto de amostras de vilosidades coriônicas e pela identificação das variantes patogênicas conhecidas no gene afetado.

Várias gestações bem-sucedidas ocorreram em mulheres com diferentes formas de MSUD. O potencial teratogênico da leucina durante a gravidez é desconhecido. O controle rigoroso da isoleucina, leucina e valina antes e durante a gravidez mostra-se importante para minimizar o risco de descompensação metabólica e otimizar a nutrição fetal. Mães afetadas pela MSUD requerem monitoramento rigoroso e gerenciamento meticuloso da nutrição, dos eletrólitos e dos fluidos no período pós-parto.

DEFICIÊNCIA DE ALFACETOÁCIDO DESIDROGENASE QUINASE DE CADEIA RAMIFICADA

Um defeito na regulação da alfacetoácido desidrogenase de cadeia ramificada (BCKDH) pela BCKDH quinase (BCKDK), enzima responsável pela inativação mediada por fosforilação do complexo BCKDH, causa o fenótipo bioquímico *reverso* da MSUD. As variantes patogênicas no *BCKDK* diminuem a regulação negativa da quinase, o que resulta em degradação descontrolada e depleção de isoleucina, leucina e valina no plasma e no cérebro. Pacientes com deficiência de BCKDK apresentam baixas concentrações plasmáticas de isoleucina, leucina e valina associadas a autismo, comprometimento intelectual, problemas de coordenação motora fina e convulsões.

DEFICIÊNCIA DE TRANSPORTADOR DE AMINOÁCIDOS DE CADEIA RAMIFICADA

A isoleucina, a leucina e a valina são transportadas por meio do BHE, sobretudo pelo transportador heterodimérico de LNAA LAT1 codificado por *SLC7A5*. Um defeito no LAT1 causado por variantes patogênicas no *SLC7A5* resulta em baixas concentrações cerebrais de isoleucina, leucina e valina. Pacientes com esse defeito podem apresentar-se clinicamente semelhantes àqueles com deficiência de BCKDK ou autismo, microcefalia, grandes atrasos motores e, em alguns casos, convulsões.

ACIDEMIA ISOVALÉRICA

A acidemia isovalérica (**IVA**) é causada pela deficiência de isovaleril-coenzima A (CoA) desidrogenase (Figura 103.4). A atividade diminuída ou perdida da isovaleril-CoA desidrogenase resulta em degradação prejudicada da leucina. Derivados acumulativos de ácido isovalérico, isovalerilcarnitina, isovalerilglicina e ácido 3-hidroxi-isovalérico podem ser detectados nos fluidos corporais e, assim, possibilitam o diagnóstico e a triagem bioquímica. Clinicamente, o curso do IVA é altamente variável, alternando de essencialmente assintomática a grave. A introdução da triagem neonatal e o manejo proativo do IVA mudaram sua perspectiva e o curso clínico. Relataram-se irmãos mais velhos de recém-nascidos sintomáticos com anormalidades genotípicas e bioquímicas idênticas, mas sem manifestações clínicas. Isso sugere que a detecção pré-sintomática de pacientes afetados na triagem do recém-nascido pode melhorar os resultados clínicos.

Pacientes com IVA grave podem apresentar vômitos, acidose grave, hiperamonemia, hipoglicemia, hipocalcemia e supressão da medula óssea na infância. Letargia, convulsões e coma podem ocorrer, e a morte pode ocorrer se a terapia adequada não for iniciada. O vômito pode ser grave o suficiente para sugerir estenose pilórica. O odor característico de pés suados, ou *queijo rançoso*, pode estar presente. Os bebês que sobrevivem a esse episódio agudo correm o risco de desenvolver episódios de descompensação metabólica mais tarde na vida. Na forma leve, sem tratamento, as manifestações clínicas típicas de IVA grave (vômito, letargia, acidose ou coma) podem não aparecer até a criança completar alguns meses ou alguns anos. Episódios agudos de descompensação metabólica podem ocorrer durante um estado catabólico, como infecção, desidratação, cirurgia ou ingestão de alta proteína. Os episódios agudos podem ser confundidos com cetoacidose diabética. Alguns pacientes apresentam episódios agudos e recorrentes de pancreatite.

Os **achados laboratoriais** durante as crises agudas são cetoacidose, neutropenia, trombocitopenia e, às vezes, pancitopenia. A hipocalcemia, a hipoglicemia e a hiperamonemia moderada a grave podem estar presentes em alguns pacientes. Os aumentos na amônia plasmática podem sugerir um defeito no ciclo da ureia (Capítulo 103.12). Em defeitos do ciclo da ureia, no entanto, o lactente não mostra cetoacidose significativa (Figura 103.6).

O **diagnóstico** é estabelecido pela demonstração de elevações acentuadas do ácido isovalérico e seus metabólitos (isovalerilglicina, ácido 3-hidroxi-isovalérico) em fluidos corporais, especialmente urina. O principal composto no plasma é a isovalerilcarnitina (C5-carnitina). A C5-carnitina pode ser medida em manchas de sangue seco, o que possibilita a triagem neonatal universal usando espectrometria de massa em tandem. O diagnóstico pode ser confirmado por análise molecular do gene *IVD*. Em alguns pacientes com resultados ambíguos, talvez seja necessária a medição da atividade enzimática nos fibroblastos de pele cultivados.

O **tratamento** da crise aguda tem como propósito a hidratação, a reversão do estado catabólico (através do fornecimento adequado de calorias por via venosa ou oral), a correção da acidose metabólica e a facilitação para a excreção de ácido isovalérico. A L-carnitina (100 mg/kg/24 h por via oral) também aumenta a remoção do ácido isovalérico formando o isovalerilcarnitina, a qual é excretada na urina. Como a isovalerilglicina apresenta alta depuração urinária, alguns centros recomendam a suplementação de glicina (250 mg/kg/24 h) para melhorar a formação de isovalerilglicina. A restrição temporária da ingestão de proteínas (< 24 horas) pode ser benéfica em alguns casos. Em pacientes com hiperamonemia significativa (amônia no sangue > 200 μmol/ℓ), as medidas que reduzem a amônia no sangue devem ser empregadas (Capítulo 103.12). A terapia de transplante renal pode ser necessária se as medidas descritas anteriormente falharem em produzir melhora clínica e bioquímica significativa. O manejo a longo prazo de pacientes com IVA requer restrição de proteína de acordo com a ingestão apropriada à idade (dose dietética recomendada de proteína). Os pacientes beneficiam-se da suplementação de carnitina com ou sem glicina. O desenvolvimento normal pode ser alcançado com tratamento precoce e adequado.

O **diagnóstico pré-natal** pode ser realizado por ensaio da enzima em amniócitos cultivados, ou se são conhecidas mutações causais, pela análise do gene *IVD*. Gestações bem-sucedidas com resultados favoráveis têm sido relatadas. Usa-se a triagem universal de IVA para recém-nascidos nos EUA e em outros países (ver Capítulo 102). A IVA é causada por variantes patogênicas autossômicas recessivas no *DIV*. Estima-se a prevalência de IVA de 1 em 62.500 (em partes da Alemanha) até 1 em 250.000 nascidos vivos (nos EUA).

DEFICIÊNCIAS MÚLTIPLAS DE CARBOXILASE (DEFEITOS NO CICLO DA BIOTINA)

A **biotina** é uma vitamina hidrossolúvel cofator para todas as quatro enzimas carboxilase em seres humanos: piruvato carboxilase, acetil-CoA carboxilase, propionil-CoA carboxilase e 3-metilcrotonil-CoA carboxilase. As duas últimas estão envolvidas nas vias catabólicas de leucina, isoleucina e valina (Figura 103.4).

A maior parte da biotina dietética está ligada às proteínas. A biotina livre é gerada no intestino pela ação de enzimas digestivas, por bactérias intestinais e talvez por biotinidase. A **biotinidase**, encontrada no soro e na maioria dos tecidos, também se mostra essencial para a reciclagem de biotina no corpo, libertando-a das apoenzimas (carboxilases; Figura 103.4). A biotina livre deve formar uma ligação de covalente com a apocarboxilase para produzir a enzima ativada (holocarboxilase). Tal ligação é catalisada pela holocarboxilase sintetase. As deficiências na atividade dessa enzima ou na biotinidase resultam em mau funcionamento de todas as carboxilases e nas acidemias orgânicas.

Deficiência de holocarboxilase sintetase

Os lactentes com esse distúrbio autossômico recessivo raro tornam-se sintomáticos nas primeiras semanas de vida. Os sintomas podem aparecer de até poucas horas após o nascimento até 8 anos de idade. Clinicamente, logo após o nascimento, os lactentes afetados desenvolvem dificuldades respiratórias (taquipneia e apneia). Dificuldade de alimentação, vômitos e hipotonia geralmente também estão presentes. Se a condição não for tratada, podem ocorrer *erupção cutânea eritematosa generalizada com esfoliação e alopecia*, atraso do crescimento, irritabilidade, convulsões, letargia e até mesmo coma. O atraso no desenvolvimento é comum. A imunodeficiência manifesta-se com a suscetibilidade à infecção. A urina pode ter um odor peculiar, o qual tem sido descrito como "urina de gato". A erupção cutânea, quando presente, ajuda a diferenciar essa condição de outras acidemias orgânicas (Figura 103.6).

Os **achados laboratoriais** são acidose metabólica, cetose, hiperamonemia e presença de vários ácidos orgânicos (ácido láctico, ácido 3-metilcrotônico, 3-metilcrotonilglicina, tiglilglicina, ácido 3-OH-propiônico, ácido metilcítrico e ácido 3-hidroxi-isovalérico) nos fluidos corporais. Confirma-se o **diagnóstico** pela identificação de variantes patogênicas no *HLCS* ou pelo ensaio de enzima em culturas de linfócitos ou fibroblastos. A maioria das variações patogênicas faz com que a enzima tenha uma K_m aumentada (constante de dissociação de Michaelis-Menten) para a biotina; a atividade da enzima nesses pacientes pode ser restaurada pela administração de grandes doses de biotina. A triagem neonatal pode identificar lactentes com deficiência de holocarboxilase sintetase pela detecção de C5-OH-carnitina elevada na espectrometria de massa em tandem. Nesses lactentes, o ensaio enzimático da biotinidase seria normal.

O **tratamento** com biotina (10 a 20 mg/dia por via oral) resulta normalmente em melhora nas manifestações clínicas e anormalidades bioquímicas. O diagnóstico e o tratamento precoces são fundamentais para evitar danos neurológicos irreversíveis. Em alguns pacientes, no entanto, a resolução completa poderá não ser alcançada até mesmo com doses elevadas (até 60 mg/dia) de biotina.

O gene para a holocarboxilase sintetase (*HLCS*) está localizado no cromossomo 21q22.13. O **diagnóstico pré-natal** pode ser realizado por análise molecular pré-natal das variantes patogênicas conhecidas no *HLCS* ou pelo teste da atividade enzimática em células amnióticas cultivadas. Mulheres grávidas que tiveram filhos com deficiência de holocarboxilase sintetase anterior foram tratadas com biotina no fim da gravidez. Os lactentes afetados eram normais no momento do nascimento, mas a eficácia do tratamento pré-natal permanece incerta.

Deficiência de biotinidase

A atividade prejudicada da biotinidase resulta em deficiência de biotina. Os lactentes afetados podem desenvolver manifestações clínicas semelhantes àquelas observadas em lactentes com deficiência de holocarboxilase sintetase. Ao contrário desta última, no entanto, os sintomas tendem a aparecer mais tarde quando a criança tem de vários meses a anos de idade. O atraso do início dos sintomas presumivelmente resulta da presença de biotina livre derivada da mãe ou da dieta. As manifestações clínicas são principalmente confinadas à pele e ao sistema nervoso. Dermatite atópica ou seborreica, candidíase, alopecia, ataxia, convulsões (geralmente mioclônica), hipotonia, atraso no desenvolvimento, atrofia do nervo óptico, perda auditiva neurossensorial e imunodeficiência (resultante da função prejudicada das células T) podem ocorrer. Um pequeno número de crianças com *dermatite seborreica intratável* e deficiência *parcial* da biotinidase (15 a 30% de atividade), em quem a dermatite foi resolvida com a terapia de biotina, foi relatado; tais crianças eram completamente assintomáticas. As crianças e os adultos assintomáticos com deficiência dessa enzima foram identificados em programas de triagem. A maioria desses indivíduos mostrou ter deficiência parcial da biotinidase. Com a triagem universal de recém-nascidos levando à identificação precoce e ao tratamento dos pacientes afetados, prevê-se que a doença clínica seja extinta.

Os **achados laboratoriais** e o padrão de ácidos orgânicos nos fluidos corporais assemelham-se aos relacionados com a deficiência de holocarboxilase sintetase (anteriormente). O **diagnóstico** pode ser estabelecido pela mensuração da atividade da enzima no soro ou pela identificação do gene mutante.

O **tratamento** com biotina livre (5 a 20 mg/dia) resulta em uma melhora clínica e bioquímica expressiva. Também se sugere o tratamento com biotina para indivíduos com deficiência de biotinidase parcial.

A prevalência desse traço autossômico recessivo é estimada em 1 em cada 60.000 nascidos vivos. O gene para biotinidase (*BTD*) está localizado no cromossomo 3p25.1. O **diagnóstico pré-natal** é possível pela identificação das variantes patogênicas no *BTD* ou, menos frequentemente, pela medição da atividade da enzima nas células amnióticas, embora na prática raramente seja usada uma abordagem pré-natal.

Deficiências múltiplas de carboxilase causadas pela deficiência de biotina adquirida

A deficiência adquirida de biotina pode ocorrer em lactentes que recebem nutrição parenteral total sem biotina adicionada, em pacientes em uso prolongado de medicamentos antiepilépticos (fenobarbital, fenitoína, primidona, carbamazepina) e em crianças com síndrome do intestino curto ou diarreia crônica que estão recebendo fórmulas com baixo teor de biotina. A ingestão excessiva de ovos crus também pode causar deficiência de biotina, pois a proteína avidina na clara do ovo se liga à biotina, diminuindo sua absorção. Os lactentes com deficiência de biotina podem desenvolver dermatite, alopecia e infecções cutâneas por *Candida*. Essa condição responde rapidamente ao tratamento com biotina oral.

DEFICIÊNCIA DE 3-METILCROTONIL-CoA CARBOXILASE

Essa enzima é uma das quatro carboxilases que requerem a biotina como um cofator (Figura 103.4). Uma deficiência isolada dessa enzima deve ser diferenciada dos distúrbios do metabolismo de biotina (deficiência de carboxilase múltipla), que provoca atividade reduzida de todas as quatro carboxilases (ver anteriormente). A 3-metilcrotonil-CoA carboxilase (3-MCC) é uma enzima heteromérica que consiste em uma subunidade alfa (contendo biotina) e uma beta, codificadas pelos genes *MCCC1* e *MCCC2*, respectivamente. A deficiência de 3-MCC pode ser detectada no período neonatal por meio da identificação de 3-hidróxi-isovalerilcarnitina (C5-OH) elevada em manchas de sangue seco. A triagem universal de recém-nascidos usando espectrometria de massa em tandem identificou um número inesperadamente alto de bebês com deficiência de 3-MCC, com prevalência variando de 1:2.400 a 1:68.000.

As **manifestações clínicas** são muito variáveis, desde adultos completamente assintomáticos (como mães de lactentes recém-nascidos afetados) para crianças que apresentam atraso no desenvolvimento sem episódios de descompensação metabólica, para pacientes com convulsões, hiperamonemia e acidose metabólica. Na forma deficiência de 3-MCC grave, o lactente afetado que é aparentemente normal desenvolve um episódio agudo de vômito, hipotonia, letargia e convulsões após uma infecção menor, em alguns casos, progredindo para complicações com risco de vida (p. ex., síndrome de Reye, coma). Em pacientes propensos a desenvolver esses sintomas, o início costuma ser entre 3 semanas e 3 anos de idade. Entre os bebês identificados pela triagem neonatal, 85 a 90% das crianças permanecem aparentemente assintomáticas. A razão para diferenças nos resultados é desconhecida. Nenhum dos sintomas relatados até agora pode ser claramente atribuído ao grau de deficiência enzimática.

Os **achados laboratoriais** durante episódios agudos são acidose metabólica leve a moderada, cetose, hipoglicemia, hiperamonemia e níveis séricos elevados de transaminase. Grandes quantidades de ácido 3-hidroxi-isovalérico e 3-metilcrotonilglicina são encontradas na urina. A excreção urinária de ácido 3-metilcrotônico não costuma ser elevada nessa condição, pois a 3-metilcrotonil-CoA acumulada é convertida em ácido 3-hidroxi-isovalérico. O perfil plasmático de acilcarnitina mostra 3-hidroxi-isovalerilcarnitina elevada (C5-OH). A deficiência de carnitina secundária grave é comum. A deficiência de 3-MCC deve ser diferenciada bioquimicamente da deficiência de carboxilase múltipla (ver anteriormente), em que, além do ácido 3-hidroxi-isovalérico, o ácido láctico e os metabólitos de ácido propiônico também estão presentes. O **diagnóstico** pode ser confirmado pela análise molecular ou pela medida da atividade da enzima em fibroblastos em cultura. O registro das atividades normais de outras carboxilases é necessário para descartar a deficiência múltipla de carboxilase.

O **tratamento** de episódios agudos mostra-se similar àquele da acidemia isovalérica (ver anteriormente). Hidratação e medidas para corrigir a hipoglicemia e acidose metabólica grave por meio da infusão de glicose e bicarbonato de sódio devem ser instituídas rapidamente. A deficiência secundária de carnitina, observada em até 50% dos pacientes, pode ser corrigida com a suplementação de L-carnitina. Para pacientes sintomáticos, alguns centros recomendam manter a ingestão de proteínas na dose recomendada, em conjunto com a administração oral de L-carnitina e o manejo proativo dos estados catabólicos. O crescimento e o desenvolvimento normais são esperados na maioria dos pacientes.

A deficiência de 3-MCC é uma condição autossômica recessiva. O gene para alfassubunidade (*MCCC1*) está localizado no cromossomo 3q27.1, e aquele para betassubunidade (*MCCC2*) é mapeado no cromossomo 5q13.2. Variantes patogênicas em qualquer um desses genes resultam em deficiência enzimática com características clínicas sobrepostas.

ACIDÚRIAS 3-METILGLUTACÔNICAS

As acidúrias 3-metilglutacônicas são um grupo heterogêneo de distúrbios metabólicos caracterizados por excreção excessiva de ácido 3-metilglutacônico na urina (Tabela 103.2). Outros metabólitos encontrados em pacientes com acidúria 3-metilglutacônica podem ser ácido 3-metilglutárico e ácido 3-hidroxi-isovalérico. A classificação atual distingue as formas primária e secundária. A acidúria 3-metilglutacônica **primária** é provocada pela deficiência de 3-metilglutaconil-CoA hidratase mitocondrial (ver Figura 103.4), anteriormente *acidúria 3-metilglutacônica tipo I*. A acidúria 3-metilglutacônica **secundária** pode ainda ser classificada com base no mecanismo subjacente (p. ex., remodelação fosfolipídica defeituosa *versus* disfunção da membrana mitocondrial) ou na causa molecular conhecida. A acidúria 3-metilglutacônica secundária conhecida inclui síndrome relacionada a *TAZ* (**síndrome de Barth**), acidúria 3-metilglutacônica relacionada a *OPA3* (**síndrome de Costeff**), síndrome relacionada com *SERAC1* (**síndrome MEGDEL**), síndrome relacionada com *TMEM70* e síndrome relacionada com *DNAJC19* (**síndrome DCMA**).

A acidúria 3-metilglutacônica significativa e persistente com avaliação molecular negativa para causas genéticas conhecidas representa um grupo heterogêneo chamado acidúria 3-metilglutacônica que **não é especificado de outro modo**, aguardando uma caracterização molecular adicional. A acidúria 3-metilglutacônica primária e secundária deve ser diferenciada das elevações urinárias leves e transitórias do ácido 3-metilglutacônico observadas em pacientes afetados por outros distúrbios metabólicos, como distúrbios mitocondriais de etiologia diversa.

Deficiência de 3-metilglutaconil-CoA hidratase

Duas formas clínicas principais de deficiência de 3-metilglutaconil-CoA hidratase foram descritas (Figura 103.4). Na forma da **infância**, os achados do desenvolvimento neurológico inespecíficos, como atraso na fala ou regressão, movimentos coreoatetoides, atrofia do nervo óptico e retardo psicomotor leve, podem estar presentes. A acidose metabólica pode ocorrer durante um estado catabólico. Na forma **adulta**, os indivíduos afetados podem permanecer assintomáticos até a segunda ou a terceira décadas de vida, quando há um quadro clínico de *leucoencefalopatia de progressão lenta* com atrofia do nervo óptico, disartria, ataxia, espasticidade e demência. A RM do cérebro tipicamente mostra anormalidades na substância branca que podem preceder o aparecimento dos sintomas clínicos por anos. Pacientes pediátricos e adultos assintomáticos também foram relatados. Os indivíduos excretam grandes quantidades de ácido 3-metilglutacônico e quantidades moderadas de ácidos 3-hidroxi-isovalérico e 3-metilglutárico na urina. O **tratamento** com L-caritina pode ajudar alguns pacientes. A eficácia da dieta com baixa leucina não foi estabelecida. A condição é herdada como traço autossômico recessivo. O gene para a enzima hidratase (*AUH*) está mapeado no cromossomo 9q22.31.

Síndrome de Barth (distúrbio relacionado com *TAZ*)

Essa condição ligada ao X é causada por deficiência de tafazina, uma proteína mitocondrial, codificada pelo gene *TAZ*. Tal enzima é necessária para o remodelamento de cardiolipina imatura em sua forma madura. A cardiolipina, um fosfolipídio mitocondrial, é essencial para a integridade da membrana mitocondrial interna. As **manifestações clínicas** da síndrome de Barth, que geralmente ocorrem no primeiro ano de vida de um lactente do sexo masculino, são cardiomiopatia, hipotonia, retardo do crescimento, hipoglicemia e neutropenia leve a grave. O início das manifestações clínicas pode ser tão tardio quanto na vida adulta, mas os indivíduos mais afetados se tornam sintomáticos na adolescência. Quando os pacientes sobrevivem à infância, a melhora relativa pode ocorrer com o avançar da idade. O desenvolvimento cognitivo é geralmente normal, embora sejam possíveis o atraso da função motora tardia e as incapacidades de aprendizagem.

Os **achados laboratoriais** são aumentos leves a moderados na excreção urinária dos ácidos 3-metilglutacônico, 3-metilglutárico e

Tabela 103.2 Acidúrias metilglutacônicas.

GRUPO	DISTÚRBIO	GENE (CROMOSSOMO)	CLASSIFICAÇÃO ANTERIOR	MECANISMO DA DOENÇA	DESCRIÇÃO CLÍNICA
Acidúria 3-metilglutacônica primária	Deficiência de 3-metilglutaconil-CoA hidratase	*AUH* (9q22.31)	Tipo I	Deficiência enzimática na via de degradação da leucina	Dependendo da idade, observa-se apresentação variável, variando de pacientes mais jovens assintomáticos a pacientes mais velhos com leucoencefalopatia progressiva
Acidúrias 3-metilglutacônicas secundárias	Síndrome de Barth	*TAZ* (Xq28)	Tipo II	Remodelação fosfolipídica defeituosa	Herança ligada ao X, cardiomiopatia, fibroelastose endocárdica, miopatia proximal, atraso no crescimento, neutropenia, achados dismórficos
	Síndrome de Costeff	*OPA3* (19q13.32)	Tipo III	Disfunção da membrana mitocondrial	Atrofia progressiva do nervo óptico, coreia, paraparesia espástica, comprometimento cognitivo
	Síndrome de MEGDEL	*SERAC1* (6q25.3)	Tipo IV	Remodelação fosfolipídica defeituosa	Surdez progressiva, distonia, espasticidade, alterações dos gânglios da base
	Distúrbio relacionado a *TMEM70*	*TMEM70* (8q21.11)	Tipo IV	Disfunção da membrana mitocondrial	Atraso no desenvolvimento, atraso do crescimento, descompensações metabólicas, microcefalia, cardiomiopatia, achados dismórficos
	Acidúria 3-metilglutacônica, não especificada anteriormente	Desconhecido	Tipo IV	Desconhecido	Apresentação variável
	Síndrome de DCMA	*DNAJC19* (3q26.33)	Tipo V	Disfunção da membrana mitocondrial	Cardiomiopatia, ataxia, atrofia do nervo óptico, atraso do crescimento

2-etil-hidracrílico. Ao contrário da acidúria 3-metilglutacônica primária (do tipo I), a excreção urinária do ácido 3-hidroxi-isovalérico não é elevada. A atividade da enzima 3-metilglutaconil-CoA hidratase é normal. A *neutropenia é um achado comum.* Acidose láctica, hipoglicemia, baixa concentração sérica de colesterol, pré-albumina baixa e ultraestrutura mitocondrial anormal foram mostradas em alguns pacientes. A cardiolipina total e as subclasses de cardiolipina são muito baixas em culturas de fibroblastos cutâneos desses pacientes. A proporção de monolisocioliolipina/cardiolipina em fibroblastos cultivados pode ser útil para estabelecer o diagnóstico em pacientes com resultados moleculares negativos ou equívocos. Devido à sua apresentação inespecífica, a condição pode ser subdiagnosticada e subnotificada.

A condição é herdada como um traço recessivo *ligado ao X*. O gene (*TAZ*) foi mapeado no cromossomo Xq28. Acredita-se que a acidúria 3-metilglutacônica leve observada na síndrome de Barth esteja relacionada com o defeito na membrana mitocondrial, causando o extravasamento deste ácido orgânico. *Nenhum tratamento específico está disponível.* Pacientes com resposta insatisfatória ao tratamento clínico da cardiomiopatia podem se beneficiar do transplante cardíaco. Descreveu-se o ácido acetilsalicílico utilizado diariamente para reduzir o risco de AVE.

Acidúria 3-metilglutacônica relacionada com *OPA3* (síndrome de Costeff)

As **manifestações clínicas** nos pacientes com síndrome de Costeff são atrofia do nervo óptico de início precoce e posterior desenvolvimento de movimentos coreoatetoides, espasticidade, ataxia, disartria e prejuízo cognitivo. Os pacientes excretam quantidades moderadas de ácidos 3-metilglutacônico e 3-metilglutárico. A atividade da enzima 3-metilglutaconil-CoA hidratase é normal. Herda-se a condição de forma autossômica recessiva. O gene para essa condição (*OPA3*) está mapeado no cromossomo 19q13.32. Acredita-se que variantes patogênicas no *OPA3* causem disfunção da cadeia de transporte de elétrons. O tratamento é de suporte.

Distúrbios anteriormente descritos como acidúria 3-metilglutacônica tipo IV

A acidúria 3-metilglutacônica tipo IV representa um grupo de distúrbios com etiologia genética diversa. Dois distúrbios nesse grupo foram associados a etiologia molecular específica, enquanto outras condições ainda aguardam a descoberta de seu defeito molecular subjacente.

A **síndrome MEGDEL** (acidúria 3-metilglutacônica com surdez, encefalopatia e semelhante a *G*) é um distúrbio autossômico recessivo causado por mutações deletérias na *SERAC1* no cromossomo 6q25.3. Os pacientes afetados apresentam surdez progressiva, distonia, espasticidade e lesão nos gânglios da base, semelhantes aos pacientes com síndrome de Leigh. O tratamento é sintomático.

O **distúrbio relacionado com o *TMEM70*** também é herdado de maneira autossômica recessiva. As variantes patogênicas no *TMEM70* resultam na deficiência do complexo mitocondrial V, embora o mecanismo exato da doença seja desconhecido. As manifestações clínicas são atraso no desenvolvimento, regressão no desenvolvimento, episódios semelhantes à síndrome de Reye, deficiência intelectual, incapacidade de prosperar, microcefalia, cardiomiopatia e achados dismórficos. Os pacientes são propensos a descompensação metabólica, caracterizada por hiperamonemia (até 900 μmol/ℓ) e acidose láctica, que são mais comuns no primeiro ano de vida. Os episódios **hiperamonêmicos agudos** são tratados com glicose IV, emulsão lipídica e fármacos que eliminam amônia e, ocasionalmente, requerem hemodiálise. A terapia a longo prazo descrita inclui L-carnitina, coenzima Q_{10} e substituição de bicarbonato (p. ex., ácido cítrico/citrato de sódio). Os pacientes precisam de monitoramento ecocardiográfico e eletrocardiográfico (ECG) com intervalo para permitir diagnóstico e tratamento precoces da cardiomiopatia.

Síndrome de cardiomiopatia dilatada com ataxia (síndrome relacionada com *DNAJC19*, acidúria 3-metilglutacônica tipo V)

A síndrome de cardiomiopatia dilatada com ataxia (DCMA) é um novo distúrbio autossômico recessivo identificado em pacientes da ascendência canadense Dariusleut Hutterite quem vivem nas grandes planícies da América do Norte. Como o nome abreviado do distúrbio sugere, os indivíduos afetados apresentam cardiomiopatia dilatada, intervalo QT longo e o envolvimento do SNC. Os sintomas neurológicos são incapacidade intelectual, envolvimento cerebelar e atrofia óptica. O crescimento é afetado em todos os pacientes. Observa-se restrição de crescimento intrauterino em até 50% dos pacientes. Criptorquidia e hipospadia são achados frequentes em meninos afetados. O teste de ácido orgânico na urina revela aumento do ácido 3-metilglutacônico e do ácido 3-metilglutárico. Variantes patogênicas no *DNAJC19* (3q26.33) são a causa subjacente da síndrome de DCMA. O tratamento é sintomático. O ecocardiograma com intervalo e o ECG podem identificar prospectivamente os pacientes que necessitam de tratamento de cardiomiopatia e intervalo QTc longo.

DEFICIÊNCIA DE BETACETOTIOLASE (3-OXOTIOLASE) (DEFICIÊNCIA DE ACETOACETIL-CoA TIOLASE [T_2] MITOCONDRIAL)

Essa enzima mitocondrial reversível está envolvida nos passos finais do catabolismo de isoleucina e na cetólise. Na via catabólica da isoleucina, a enzima cliva o 2-metilacetoacetil-CoA em proprionil-CoA e acetil-CoA (Figura 103.4). Na via de oxidação de ácidos graxos, a enzima gera 2 moles de acetil-CoA a partir de 1 mol de acetoacetato-CoA (Figura 103.7). A mesma enzima sintetiza 2-metilacetoacetato-CoA e acetoacetil-CoA redutase na direção inversa. A marca desse distúrbio é a **cetoacidose**, geralmente desencadeada por infecções, jejum prolongado e grande carga proteica. O mecanismo de cetose nessa condição não é completamente compreendido, pois nessa deficiência enzimática espera-se que a formação de cetona esteja prejudicada (Figura 103.7). Postula-se que o excesso de acetoacetil-CoA produzido a partir de outras fontes possa ser usado como substrato para a síntese de 3-hidroxi-3-metilglutaril-CoA no fígado.

As **manifestações clínicas** são muito variáveis, desde casos leves mostrando desenvolvimento normal até episódios graves de acidose começando no primeiro ano de vida, o que causa grave prejuízo cognitivo. A menos que seja identificado na triagem do recém-nascido, as crianças afetadas têm episódios intermitentes de cetoacidose inexplicada. Esses episódios costumam ocorrer após uma infecção intercorrente e respondem rapidamente a fluidos IV e terapia com bicarbonato. A hiperamonemia leve a moderada também pode estar presente durante os ataques. Tanto a hipoglicemia quanto a hiperglicemia foram relatadas em casos isolados. A criança pode ser completamente assintomática entre os episódios e pode tolerar uma dieta normal de proteína. O desenvolvimento cognitivo é normal na maioria das crianças. Os episódios podem ser diagnosticados erroneamente como intoxicação por salicilato por causa da semelhança entre os achados clínicos e a interferência de níveis sanguíneos elevados de acetoacetato com o ensaio colorimétrico para salicilato.

Os **achados laboratoriais** durante a crise aguda são cetoacidose e hiperamonemia. Os achados de cetonas na urina e na hiperglicemia podem ser interpretados como cetoacidose diabética, e é necessário um alto índice de suspeita para identificar esse distúrbio metabólico. O teste de ácido orgânico na urina pode fornecer pistas que levam ao diagnóstico correto. A urina contém grandes quantidades de 2-metil-acetoacetato e seus produtos descarboxilados butanona, 2-metil-3-hidroxibutirato e tiglilglicina. Concentrações mais baixas de metabólitos urinários podem ser observadas quando os pacientes são estáveis. Também pode haver hiperglicinemia leve. O perfil de acilcarnitina plasmática mostra elevações de carnitinas C5:1 e C5-OH, embora esses

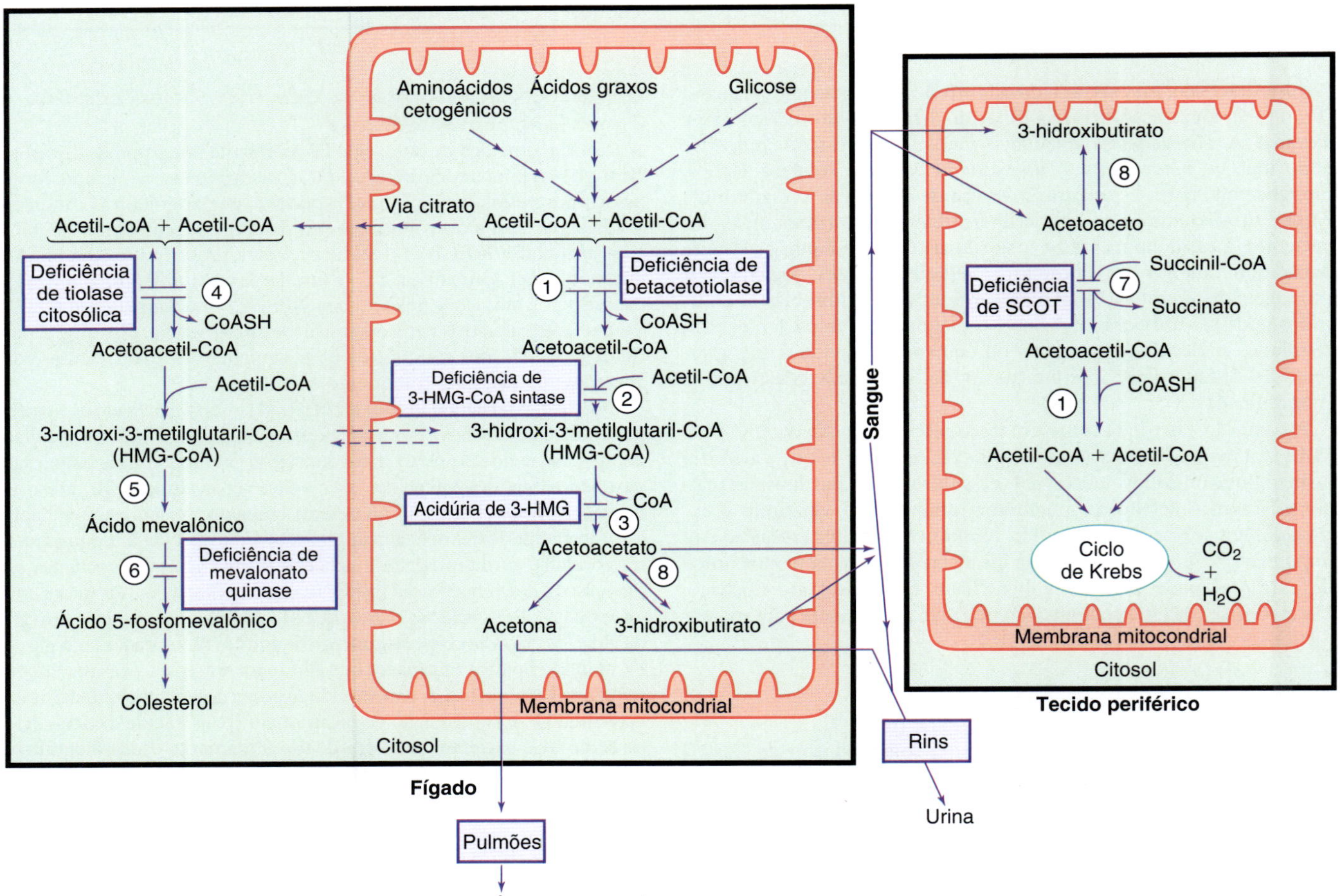

Figura 103.7 Formação (fígado) e metabolismo (tecidos periféricos) de corpos cetônicos e síntese de colesterol. **Enzimas:** *(1)* acetoacetil-CoA tiolase mitocondrial, *(2)* HMG-CoA sintase, *(3)* HMG-CoA liase, *(4)* acetoacetil-CoA tiolase citosólica, *(5)* HMG-CoA redutase, *(6)* mevalônica quinase, *(7)* succinil-CoA:3-cetoácido-CoA transferase (SCOT), *(8)*, 3-hidroxibutirato desidrogenase.

metabólitos possam normalizar-se entre os episódios catabólicos. Elevações mínimas de carnitinas C5:1 e C5-OH podem resultar em resultados falso-negativos na triagem neonatal de bebês afetados que estavam clinicamente bem no momento da coleta de sangue. Os achados clínicos e bioquímicos devem ser diferenciados daqueles observados com acidemias propiônicas e metilmalônicas (ver a seguir).

O **tratamento** de episódios agudos inclui a hidratação. A acidose metabólica recalcitrante pode ser grave o suficiente para exigir a infusão de bicarbonato. Uma solução de glicose a 10% com os eletrólitos apropriados é usada para suprimir o catabolismo, a lipólise e a cetogênese das proteínas. A restrição da ingestão de proteínas aos requerimentos fisiológicos adequados à idade é recomendada para a terapia a longo prazo. Também se recomenda a L-carnitina oral (50 a 100 mg/kg/24 h) para evitar a possível deficiência secundária de carnitina. Relatou-se gravidez bem-sucedida com resultado normal.

A deficiência de betacetotiolase é herdada como traço autossômico recessivo e pode ser mais prevalente do que foi relatado anteriormente. O gene (*ACAT1*) para essa enzima está localizado no cromossomo 11q22.3. O **diagnóstico** pode ser confirmado por análise molecular do gene *ACAT1* ou pelo teste enzimático de leucócitos ou fibroblastos cultivados.

DEFICIÊNCIA DE ACETOACETIL-CoA TIOLASE CITOSÓLICA

Essa enzima catalisa a produção citosólica de acetoacetil-CoA a partir de dois moles de acetil-CoA (Figura 103.7). A acetoacetil-CoA citosólica é o precursor da síntese hepática de colesterol. A acetoacetil-CoA tiolase citosólica deve ser diferenciada da tiolase mitocondrial (ver anteriormente e Figura 103.4). As manifestações clínicas em pacientes com essa deficiência de enzima muito rara não foram completamente caracterizadas. Os pacientes podem apresentar atraso grave de desenvolvimento progressivo, hipotonia e movimentos coreoatetoides nos primeiros meses de vida. Os achados laboratoriais são inespecíficos; níveis elevados de lactato, piruvato, acetoacetato e 3-hidroxibutirato podem ser encontrados no sangue e na urina. Um paciente tinha níveis normais de acetoacetato e 3-hidroxibutirato. O diagnóstico pode ser feito pela demonstração de uma deficiência na atividade de tiolase citosólica em biopsia do fígado ou em fibroblastos em cultura ou por análise de DNA. Nenhum tratamento eficaz foi descrito, embora uma dieta com pouca gordura tenha ajudado a diminuir a cetose em um paciente.

DEFICIÊNCIA DE 3-HIDROXI-3-METILGLUTARIL-CoA SINTASE MITOCONDRIAL

Essa enzima catalisa a síntese de 3-hidroxi-3-metilglutaril (HMG)-CoA a partir de acetoacetil-CoA e acetil-CoA nas mitocôndrias. Tal processo é um passo crítico na síntese de corpo cetônico no fígado (Figura 103.7). Alguns pacientes com deficiência dessa enzima foram relatados. A principal síndrome clínica é a hipoglicemia hipocetótica desencadeada por estresse fisiológico, como infecções ou jejum. A idade de apresentação variou desde a infância até 6 anos. As crianças tendem a ser assintomáticas antes desses episódios e, com o tratamento apropriado, podem permanecer estáveis após a recuperação (exceto em caso de hepatomegalia leve com infiltração gordurosa). Episódios futuros podem ser evitados evitando-se o jejum prolongado durante as doenças intercorrentes subsequentes. A hepatomegalia é um achado físico consistente nesses pacientes. Os **achados laboratoriais** são hipoglicemia, acidose com cetose leve ou inexistente, níveis elevados nos testes de função hepática e acidúria dicarboxílica maciça. Os achados clínicos e laboratoriais podem ser confundidos com defeitos no metabolismo de ácidos graxos (ver Capítulo 104.1). Ao contrário deste último, em pacientes com deficiência de HMG-CoA sintase as concentrações sanguíneas de conjugados de acilcarnitina são negativas para achados de acilcarnitina característicos de distúrbios da oxidação de ácidos graxos. O tratamento da deficiência secundária de carnitina com suplementação de L-carnitina pode resultar em acetilcarnitina plasmática elevada (C2-carnitina), provavelmente refletindo o acúmulo intracelular de acetil-CoA. Um estudo controlado de jejum pode produzir anormalidades clínicas e bioquímicas.

O **tratamento** consiste em fornecer quantidades adequadas de calorias e evitar períodos prolongados de jejum. Não houve necessidade de restrição de proteínas na dieta.

A condição é herdada de forma autossômica recessiva. O gene (*HMGCS2*) para tal enzima situa-se no cromossomo 1p12. A condição deve ser considerada em qualquer criança com hipoglicemia hipocetótica em jejum e pode ser mais comum do que se acredita.

DEFICIÊNCIA DE 3-HIDROXI-3-METILGLUTARIL-COA LIASE (ACIDÚRIA 3-HIDROXI-3-METILGLUTÁRICA)

A 3-HMG-CoA liase (ver Figura 103. 4) catalisa a conversão de 3-HMG-CoA em acetoacetato e é uma enzima limitadora da taxa de cetogênese (ver Figura 103. 7). A deficiência dessa enzima revela-se um distúrbio raro observado com maior frequência na Arábia Saudita, na Península Ibérica e no Brasil em pacientes de ascendência portuguesa. Clinicamente, cerca de 30% desenvolvem sintomas nos primeiros dias de vida, e mais de 60% dos pacientes tornam-se sintomáticos entre 3 e 11 meses de idade. Com pouca frequência, os pacientes podem permanecer assintomáticos até a adolescência. Com a adição da deficiência de 3-HMG-CoA-liase à triagem neonatal usando C5-OH-carnitina, muitos bebês são identificados pré-sintomaticamente no período de recém-nascido. Semelhante à deficiência de 3-HMG-CoA sintase, os pacientes afetados pela deficiência de 3-HMG-CoA liase podem apresentar hipoglicemia aguda hipocetótica. Episódios de vômitos, hipoglicemia grave, hipotonia, acidose com leve cetose ou sem cetose e desidratação podem levar rapidamente a letargia, ataxia e coma. Esses episódios ocorrem frequentemente durante um estado catabólico, como jejum prolongado ou uma infecção intercorrente. A hepatomegalia é comum. Essas manifestações podem ser confundidas com a síndrome de Reye ou defeitos da oxidação de ácido graxo, como deficiência de acil-CoA desidrogenase de cadeia média. Podem ser complicações de longo prazo: cardiomiopatia dilatada, esteatose hepática e pancreatite. O desenvolvimento pode ser normal, mas o comprometimento intelectual e as convulsões com anormalidades na substância branca mostradas na RM foram observados em pacientes após episódios prolongados de hipoglicemia.

Os **achados laboratoriais** são hipoglicemia, hiperamonemia moderada a grave e acidose. Há cetose leve ou nenhuma cetose (Figura 103.7). A excreção urinária de ácido 3-hidroxi-3-metilglutárico e outros metabólitos intermediários proximais do catabolismo de leucina (ácido 3-metilglutárico, ácido 3-metilglutacônico e ácido 3-hidroxi-isovalérico) é acentuadamente aumentada, fazendo com que a urina cheire a urina de gato. Os ácidos glutárico e dicarboxílico também podem estar elevados na urina durante as crises agudas. A deficiência secundária de carnitina é comum. A condição é herdada de forma autossômica recessiva. Codifica-se a 3-HMG-CoA liase pelo gene *HMGCL*. O **diagnóstico** pode ser confirmado por análise molecular de *HMGCL* ou por ensaio enzimático em fibroblastos cultivados, leucócitos ou amostras de fígado. O diagnóstico pré-natal é possível por análise de DNA molecular se são conhecidas as variantes patogênicas familiares ou por ensaio enzimático dos amniócitos cultivados ou biopsia das vilosidases coriônicas.

O **tratamento** de episódios agudos envolve a hidratação, a administração de glicose para controlar a hipoglicemia, o fornecimento de quantidades adequadas de calorias e a administração de bicarbonato para corrigir a acidose. A hiperamonemia deve ser tratada rapidamente (Capítulo 103.12). O tratamento de transplante renal pode ser necessário em pacientes com hiperamonemia recalcitrante grave. A restrição de ingestão de proteína e de gordura é recomendada para o tratamento a longo prazo. A administração oral de L-carnitina (50 a 100 mg/kg/24 h) impede a deficiência de carnitina secundária. O jejum prolongado deve ser evitado.

DEFICIÊNCIA DE SUCCINIL-CoA:3-OXOÁCIDO-CoA TRANSFERASE

A deficiência de succinil-CoA:3-oxoácido-CoA transferase (**SCOT**) e a deficiência de betacetotiolase coletivamente são referidas como **distúrbios da utilização de cetona.** A SCOT participa na conversão de corpos cetônicos (acetoacetato e 3-hidroxibutirato) gerados nas mitocôndrias do fígado em *acetoacetil-CoA nos tecidos não hepáticos* (Figura 103.7). Uma deficiência dessa enzima resulta em acúmulo de corpos cetônicos, cetoacidose, aumento da utilização de glicose e hipoglicemia. Durante o jejum, os pacientes tendem a ter uma elevação proporcional de ácidos graxos livres no plasma. Mais de 30 pacientes com deficiência de SCOT foram relatados até o momento. A condição pode não ser rara, pois muitos casos podem ser leves e permanecer sem diagnóstico. A deficiência de SCOT pode ser diferenciada da deficiência de betacetotiolase pela ausência de 2-metilacetoacetato, 2-metil-3-hidroxibutirato e tiglilglicina, característica deste último distúrbio. O perfil de acilcarnitina no plasma tende a mostrar anormalidades específicas.

Uma apresentação clínica comum é um episódio agudo de cetoacidose grave em uma criança que estava crescendo e se desenvolvendo normalmente. Cerca de metade dos pacientes se torna sintomática na primeira semana de vida e quase todos se tornam sintomáticos antes dos 2 anos de idade. O episódio agudo é frequentemente precipitado por um estado catabólico desencadeado por uma infecção ou jejum prolongado. Sem tratamento, o episódio cetoacidótico pode resultar em morte. Uma cetose subclínica crônica pode persistir entre os ataques. O desenvolvimento geralmente é normal, embora episódios graves e recorrentes de cetoacidose e hipoglicemia possam predispor os pacientes a comprometimento neurocognitivo.

Os **achados laboratoriais** durante a crise aguda são inespecíficos, como acidose metabólica e cetonúria com altos níveis de acetoacetato e 3-hidroxibutirato no sangue ou na urina. Nenhum outro ácido orgânico foi encontrado no sangue ou na urina. Os níveis de glicose sanguínea são geralmente normais, mas a hipoglicemia foi relatada em alguns lactentes recém-nascidos afetados com cetoacidose grave. Os aminoácidos plasmáticos e o perfil plasmático de acilcarnitina costumam ser normais. A deficiência grave de SCOT pode ser acompanhada de cetose, mesmo quando os pacientes são clinicamente estáveis. Essa condição deve ser considerada em qualquer criança com crises inexplicáveis de cetoacidose. O **diagnóstico** pode ser estabelecido por análise molecular do *OXCT1* ou pela demonstração de uma deficiência de atividade enzimática em culturas de fibroblastos. A condição é herdada de modo autossômico recessivo.

O **tratamento** de episódios agudos consiste em hidratação venosa com soluções contendo dextrose, correção da acidose e fornecimento de uma dieta adequada em calorias. O tratamento a longo prazo deve incluir dieta rica em carboidratos, evitar jejum prolongado e administrar dextrose antes do previsto ou durante estados catabólicos estabelecidos.

DEFICIÊNCIA DE MEVALONATO QUINASE

O ácido mevalônico, um metabólito intermediário da síntese do colesterol, converte-se em ácido 5-fosfomevalônico pela ação da enzima mevalonato quinase (MVK) (Figura 103.7). Com base nas manifestações clínicas e no grau de deficiência da enzima, duas condições foram reconhecidas: acidúria mevalônica e síndrome de hiperimunoglobulinemia D. Ambos os distúrbios são acompanhados por febre recorrente, sintomas gastrintestinais, manifestações mucocutâneas e linfadenopatia. Pacientes com acidúria mevalônica também apresentam retardo de crescimento e envolvimento do sistema nervoso. Na prática, os dois distúrbios representam os dois extremos do espectro.

Acidúria mevalônica

As **manifestações clínicas** são atraso no desenvolvimento, retardo de crescimento, incapacidade intelectual, hipotonia, ataxia, miopatia, hepatosplenomegalia, catarata e dismorfismos faciais (dolicocefalia, bossa frontal, implantação baixa das orelhas, inclinação para baixo dos olhos e cílios longos). A maioria dos pacientes experimenta crises recorrentes caracterizadas por febre, vômito, diarreia, hepatosplenomegalia, artralgia, linfadenopatia, edema e erupção cutânea morbiforme. Em geral, esses episódios duram de 2 a 7 dias e ocorrem até 25 vezes por ano. A morte pode ocorrer durante essas crises.

Os **achados laboratoriais** são elevação marcante de ácido mevalônico na urina; a concentração de ácido mevalônico urinária varia entre 500 e 56.000 nmol/mol de creatinina (normal: < 0,3 nmol/mol de creatinina (normal: os níveis plasmáticos de ácido mevalônico também são bastante aumentadas (como 540 μmol/ℓ, sendo o normal: < 0,04 μmol/ℓ). Os níveis de ácido mevalônico tendem a correlacionar-se com a gravidade da condição e aumentar durante as crises. A concentração de colesterol no soro é normal ou levemente diminuída. A concentração sérica de creatinoquinase pode ser bem elevada. Marcadores inflamatórios são elevados durante as crises. A RM cerebral pode revelar atrofia progressiva do cerebelo.

O **diagnóstico** pode ser confirmado por análise de DNA ou pelo teste da atividade da MVK em linfócitos ou fibroblastos cultivados. A atividade enzimática nessa forma da condição está abaixo do nível de detecção. O **tratamento** com altas doses de prednisona ajuda nas crises agudas; porém, devido aos efeitos colaterais, não é usado rotineiramente a longo prazo. O *etanercepte* (inibidor do fator de necrose tumoral) e a *anakinra* (antagonista do receptor da interleucina-1) demonstraram ser eficazes em trazer melhora clínica significativa. Herda-se a condição de forma autossômica recessiva. O **diagnóstico pré-natal** é possível pela identificação de variantes patogênicas conhecidas no *MVK*, por medição de ácido mevalônico no fluido amniótico, ou por ensaio da atividade da enzima em amniócitos cultivados ou por amostras das vilosidades coriônicas. O gene (*MVK*) da enzima está no cromossomo 12q24.11).

Síndrome de hiperimunoglobulinemia D (hiperimunoglobulinemia de síndrome de febre periódica)

Algumas variações patogênicas do gene mevalônico quinase (*MVK*) causam deficiências mais leves da enzima e geram o quadro clínico de febre periódica com hiperimunoglobulinemia D. Tais pacientes têm crises periódicas de febre associada a dores abdominais, vômitos, diarreia, artralgia, artrite, hepatosplenomegalia, linfadenopatia e erupção cutânea morbiliforme (até mesmo petéquias e púrpura), que geralmente começam antes de 1 ano de idade. As crises podem ser induzidas por meio de vacinação, pequeno traumatismo ou estresse e ocorrer a cada 1 a 2 meses, durando de 2 a 7 dias. Os pacientes estão livres de sintomas entre as crises agudas. O achado laboratorial de diagnóstico é a elevação da imunoglobulina D sérica (IgD); a IgA também é elevada em 80% dos pacientes. Durante as crises agudas, podem ocorrer leucocitose, aumento da proteína C reativa e acidúria mevalônica leve. As concentrações elevadas de IgD sérica ajudam a diferenciar essa condição da febre do Mediterrâneo familiar. Ver recomendações de tratamento no Capítulo 188.

ACIDEMIA PROPIÔNICA (DEFICIÊNCIA DE PROPIONIL-CoA CARBOXILASE)

O ácido propiônico é um metabólito intermediário da isoleucina, da valina, da treonina, da metionina, dos ácidos graxos e do colesterol de cadeias laterais. Normalmente, o ácido propiônico na forma de propionil-CoA sofre carboxilação para D-metilmalonil-CoA, catalisada pela enzima mitocondrial. Essa enzima requer biotina como cofator; assim, os distúrbios do metabolismo da biotina, entre outros achados, também podem resultar na elevação dos metabólitos do ácido propiônico (ver Figura 103.4). A propionil-CoA carboxilase é uma enzima multimérica composta por duas subunidades não idênticas, alfa e beta, codificadas por dois genes, *PCCA* e *PCCB*, respectivamente. Variantes patogênicas na propionil-CoA carboxilase resultam no distúrbio chamado acidemia propiônica.

Os **achados clínicos** da acidemia propiônica não são específicos apenas para esse distúrbio. Na forma grave, os pacientes desenvolvem sintomas nos primeiros dias de vida. Má alimentação, vômito, hipotonia, letargia, desidratação, quadro de sepse e sinais clínicos de cetoacidose grave progridem rapidamente para coma e morte. As convulsões ocorrem em aproximadamente 30% das crianças afetadas. Quando uma criança sobrevive ao primeiro ataque, episódios semelhantes de descompensação metabólica podem ocorrer durante infecção intercorrente, traumatismo, cirurgia, jejum prolongado, grave constipação intestinal ou após a ingestão de uma dieta rica em proteínas. Deficiência intelectual moderada a grave e manifestações neurológicas que refletem disfunção extrapiramidal (distonia, coreoatetose, tremor) e piramidal (paraplegia) são sequelas comuns nos sobreviventes. A neuroimagem mostra que essas anormalidades, que costumam ocorrer após um episódio de descompensação metabólica, são o resultado de danos aos gânglios da base, especialmente ao globo pálido. Tal fenômeno tem sido chamado de **derrame metabólico**. Essa é a principal causa de sequelas neurológicas observadas nas crianças afetadas sobreviventes. São complicações adicionais a longo prazo falha no crescimento, atrofia do nervo óptico, pancreatite, cardiomiopatia e osteopenia.

Na forma *mais leve*, os episódios de descompensação metabólica são menos frequentes, porém essas crianças ainda correm risco de desenvolver incapacidade intelectual, convulsões, intervalo QT longo e cardiomiopatia grave. A triagem universal para recém-nascidos pode identificar a acidemia propiônica detectando elevação de propionilcarnitina (C3) em manchas de sangue secas. No entanto, em pacientes com a forma leve de acidemia propiônica, a propionilcarnitina pode permanecer abaixo do valor de corte definido pelo laboratório de triagem, o que resulta em um resultado falso-negativo. Portanto, os médicos devem manter um alto índice de suspeita para esse distúrbio e acompanhar com uma avaliação bioquímica de bebês e crianças com cetose inexplicável ou acidose metabólica.

Os **achados laboratoriais** durante a crise aguda são vários graus de acidose metabólica, geralmente com uma grande lacuna aniônica, cetose, cetonúria, hipoglicemia, anemia, neutropenia e trombocitopenia. A hiperamonemia moderada a grave é comum; as concentrações plasmáticas de amônia geralmente se correlacionam com a gravidade da doença. Ao contrário de outras causas de hiperamonemia, a concentração plasmática de glutamina tende a estar dentro dos limites normais ou diminuída. A presença de acidose metabólica grave e glutamina plasmática normal a reduzida ajuda a diferenciar a acidemia propiônica da hiperamonemia causada por defeitos no ciclo da ureia. A medição da amônia plasmática é especialmente útil no planejamento da estratégia terapêutica durante episódios de exacerbação em um paciente cujo diagnóstico foi estabelecido. Os mecanismos de hiperamonemia na acidemia propiônica não são bem conhecidos, mas provavelmente estão relacionados com o ambiente bioquímico e pH perturbado da matriz mitocondrial, onde reside a parte proximal do ciclo da ureia. A concentração de **glicina** pode ser elevada em todos os fluidos corporais (sangue, urina, LCS) e possivelmente é o resultado do sistema de clivagem de glicina inibido nas mitocôndrias hepáticas (Figura 103.8). A elevação da glicina também foi observada em pacientes com acidemia metilmalônica. Esses distúrbios eram coletivamente chamados de *hiperglicinemia cetótica* antes que as deficiências específicas de enzimas fossem elucidadas. Também pode haver um aumento leve a moderado de lactato e lisina no sangue nesses pacientes. As concentrações de propionilcarnitina, ácido 3-hidroxipropiônico e ácido metilcítrico (presumivelmente formado por condensação de propionil-CoA com ácido oxaloacético) são muito elevadas no plasma e na urina de bebês com acidemia propiônica. Propionilglicina e outros metabólitos intermediários do catabolismo de aminoácidos de cadeia ramificada,

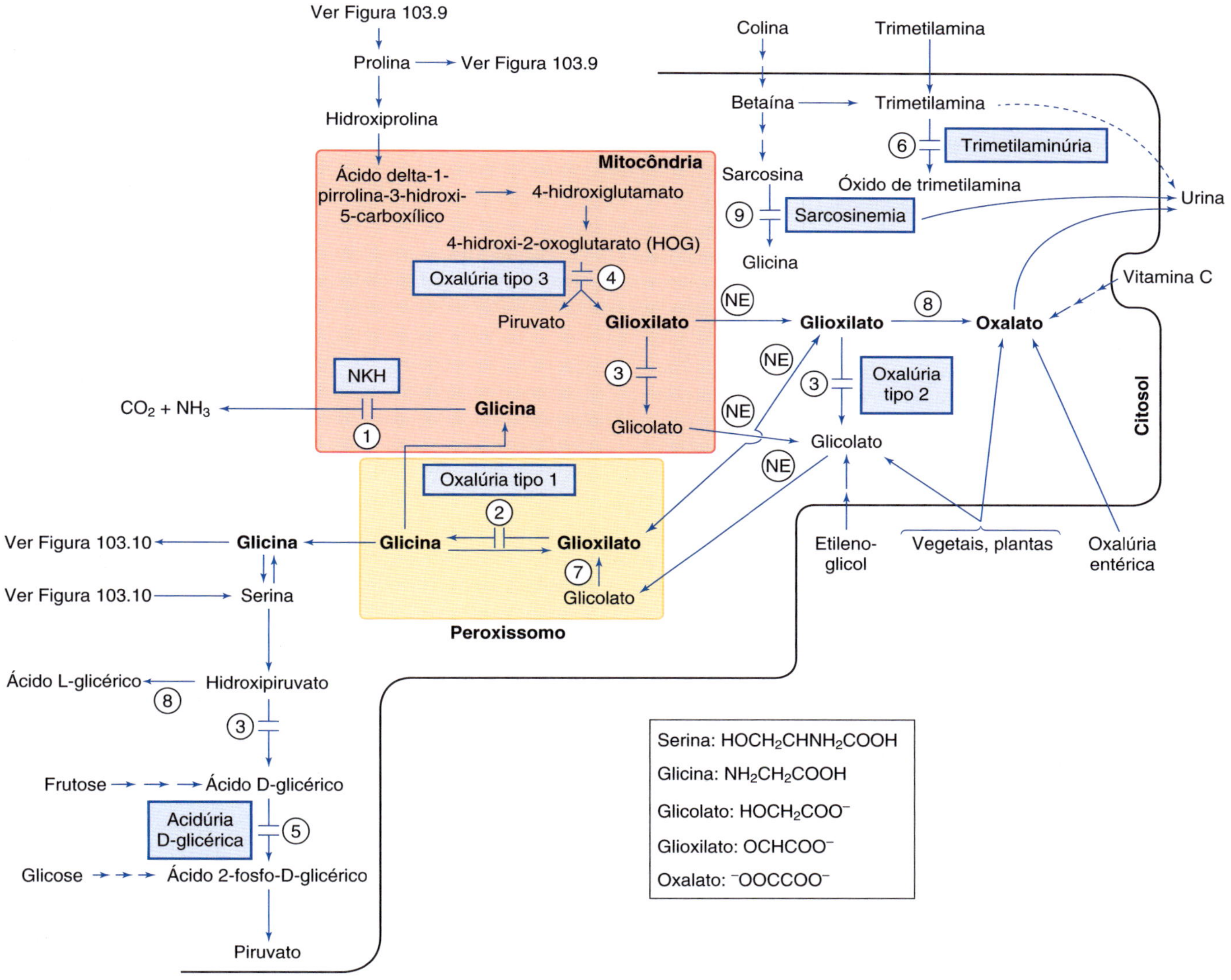

Figura 103.8 Vias no metabolismo de glicina e ácido glioxílico. **Enzimas:** *(1)* Sistema de clivagem de glicina, *(2)* alanina: glioxilato aminotransferase, *(3)* Redutase glioxílica/hidroxipiruvato redutase (GR/HRP), *(4)* hidroxioxoglutarato aldolase (HOGA1), *(5)* glicerato quinase, *(6)* trimetilamina oxidase, *(7)* glicolato oxidase (D-aminoácido oxidase), *(8)* lactato desidrogenase, *(9)* sarcosina desidrogenase. NE, não enzimático; NKH, hiperglicemia não cetótica.

como a tiglilglicina, podem igualmente ser encontrados na urina. Elevações moderadas dos níveis sanguíneos de glicina e ácidos orgânicos mencionados anteriormente podem persistir entre os ataques agudos. A imagem do cérebro pode revelar atrofia cerebral, mielinização tardia e anormalidades no globo pálido e em outras partes dos gânglios da base.

O **diagnóstico** de acidemia propiônica deve ser diferenciado de múltiplas deficiências de carboxilase (ver anteriormente e Figura 103.6). Além dos metabólitos do ácido propiônico, os bebês com esta última condição excretam grandes quantidades de ácido láctico, 3-metilcrotonilglicina e ácido 3-hidroxi-isovalérico. A presença de hiperamonemia pode sugerir um defeito genético nas enzimas do ciclo da ureia. Os bebês com defeitos no ciclo da ureia geralmente não são acidóticos (ver Figura 103.1) e têm níveis elevados de glutamina no plasma. O diagnóstico definitivo de acidemia propiônica pode ser estabelecido por meio de análise molecular de *PCCA* e *PCCB* ou medindo-se a atividade enzimática em leucócitos ou fibroblastos cultivados.

O **tratamento** das crises agudas de descompensação metabólica envolve hidratação com soluções contendo glicose, correção de acidose e melhora do estado catabólico, fornecendo calorias adequadas por meio de hiperalimentação entérica ou parenteral. Muitas vezes, é necessária uma breve restrição da ingestão de proteínas, não mais que 24 horas. Dependendo do estado clínico, recomenda-se a reintrodução gradual da proteína. Se a alimentação enteral não puder ser tolerada após 48 horas de restrição proteica, a nutrição parenteral deve ser instituída para alcançar a ingestão de proteína na dieta recomendada por idade. Pacientes incapazes de tolerar a dose dietética recomendada de proteína podem receber alimentos médicos especializados isentos de isoleucina, valina, treonina e metionina. A composição e a quantidade de proteína variam entre os pacientes. A composição da dieta metabólica pode ser ajustada monitorando-se o crescimento e os aminoácidos plasmáticos extraídos 3 a 4 h após a alimentação típica. Alguns pacientes podem se beneficiar da supressão da microflora propionogênica do intestino. Isso pode ser conseguido com antibióticos orais, como neomicina oral ou metronidazol. O uso prolongado de metronidazol deve ser evitado, pois está associado a neuropatia periférica reversível e aumento do intervalo QTc. O risco de prolongamento do intervalo QT pode ser problemático em pacientes com acidemia propiônica, que apresentam risco de cardiomiopatia e intervalo QT longo. Os eletrocardiogramas (ECGs) de linha de base e intervalo são recomendados antes e após o início da terapia com metronidazol. Os pacientes podem se beneficiar do tratamento da constipação intestinal.

Os pacientes com acidemia propiônica frequentemente desenvolvem deficiência de carnitina secundária, presumivelmente como resultado da perda urinária de propionilcarnitina. A administração de L-carnitina (50 a 100 mg/kg/24 horas por via oral ou intravenosa) ajuda a restaurar a carnitina livre no sangue. Em pacientes com hiperamonemia concomitante, devem ser adotadas medidas para reduzir a amônia no sangue (ver Capítulo 103.12). Pacientes muito doentes com acidose grave e hiperamonemia precisam de hemodiálise para remover amônia e outros compostos tóxicos de maneira rápida e eficiente. *N*-carbamoilglutamato (ácido carglúmico) e sequestradores de nitrogênio (benzoato de sódio, fenilacetato de sódio, fenilbutirato de sódio) podem ajudar no tratamento da hiperamonemia aguda. Embora nenhum bebê com acidemia propiônica tenha sido responsivo à biotina, esse composto deve ser administrado (10 mg/24 h por via oral) a todos os bebês durante o primeiro ataque e até que o diagnóstico seja estabelecido e a deficiência múltipla de carboxilase seja descartada.

O tratamento a longo prazo consiste em uma dieta pobre em proteínas, atendendo à dose recomendada por idade e administração de L-carnitina (50 a 100 mg/kg/24 h VO). Alguns centros gerenciam casos leves de acidemia propiônica sem alimentos médicos, optando por restringir apenas a ingestão de proteínas à dose recomendada. Pacientes incapazes de tolerar a ingestão dietética recomendada de proteínas podem precisar de alimentos médicos isentos de precursores de propionato (isoleucina, valina, metionina e treonina). O uso excessivo de alimentos médicos, ao restringir as proteínas de origem natural, pode causar uma deficiência dos aminoácidos essenciais, especialmente isoleucina e valina, que podem causar uma condição semelhante à **acrodermatite enteropática** (ver Capítulo 691). A restrição excessiva de metionina, especialmente no primeiro ano de vida, pode contribuir para o crescimento reduzido do cérebro e a microcefalia. Para evitar esse problema, as proteínas naturais devem incluir a maioria das proteínas da dieta. Alguns pacientes podem precisar de substituição de bicarbonato (p. ex., ácido cítrico/citrato de sódio) para corrigir a acidose crônica. A concentração de amônia no plasma normalmente se normaliza entre os ataques, embora alguns pacientes possam experimentar hiperamonemia crônica leve. Os ataques agudos desencadeados por infecções, jejum, traumatismo, estresse, prisão de ventre ou indiscrição da dieta devem ser tratados com rapidez e assertividade. O monitoramento rigoroso da amônia plasmática, dos aminoácidos plasmáticos obtidos 3 a 4 horas após a última refeição típica (especialmente isoleucina, leucina, valina, treonina e metionina) e dos parâmetros de crescimento é necessário para garantir que a dieta esteja adequada. Usa-se o transplante ortotópico de fígado em pacientes clinicamente instáveis com hiperamonemia recorrente, descompensações metabólicas frequentes e baixo crescimento. O transplante de fígado não cura a acidemia propiônica, e recomenda-se o manejo alimentar ao longo da vida e o manejo proativo durante períodos de estresse metabólico significativo.

O **prognóstico** a longo prazo é cuidadoso. A morte pode ocorrer durante uma crise aguda. O desenvolvimento psicomotor normal é possível na forma leve identificada por meio da triagem neonatal. As crianças identificadas clinicamente podem manifestar algum grau de déficit permanente no desenvolvimento neurológico, como tremor, distonia, coreia e espasticidade, apesar da terapia adequada. Esses achados neurológicos podem ser as sequelas de um AVE metabólico que ocorre durante uma descompensação aguda. Intervalo QT longo e cardiomiopatia com possível progressão para insuficiência cardíaca, arritmias fatais e morte podem ocorrer em crianças afetadas mais velhas, apesar do controle metabólico adequado. A pancreatite aguda é uma complicação comum e grave na acidemia propiônica. A osteoporose pode predispor a fraturas, que podem ocorrer, mesmo após estresse mecânico mínimo.

O **diagnóstico pré-natal** pode ser obtido pela identificação das variantes patogênicas familiares conhecidas em *PCCA* ou *PCCB* ou pela medição da atividade enzimática em células amnióticas cultivadas ou em amostras de vilosidades coriônicas não cultivadas.

A acidemia propiônica é herdada como uma característica autossômica recessiva e tem uma prevalência mundial de 1:105.000 a 1:250.000 de nascidos vivos. Revela-se mais prevalente em Inuits da Groenlândia (1:1.000) e em algumas tribos da Arábia Saudita (1:2.000 a 1:5.000 nascidos vivos). O gene para a subunidade alfa (*PCCA*) está localizado no cromossomo 13q32.3 e o da subunidade beta (*PCCB*) é mapeado no cromossomo 3q22.3. Variantes patogênicas em qualquer gene resultam em manifestações clínicas e bioquímicas semelhantes. Embora tenham sido relatadas gestações com desfechos normais, o período perinatal apresenta riscos especiais para mulheres com acidemia propiônica por causa de hiperêmese gravídica, piora da cardiomiopatia, alteração das necessidades de proteínas e risco de descompensação metabólica.

ACIDEMIAS METILMALÔNICAS ISOLADAS

As acidemias metilmalônicas são um grupo de distúrbios metabólicos de etiologia diversa, caracterizados pela conversão prejudicada de metilmalonil-CoA em succinil-CoA. A propionil-CoA derivada do catabolismo de isoleucina, valina, treonina, metionina, cadeia lateral do colesterol e ácidos graxos de cadeia ímpar é catalisada pela propionil-CoA carboxilase para formar D-metilmalonil-CoA. Assim, a metilmalonil-CoA epimerase converte D-metilmalonil-CoA em seu enantiômero L-metilmalonil-CoA. **A deficiência de metilmalonil-CoA epimerase** é um distúrbio raro associado a elevações persistentes de metabólitos relacionados com o propionato e o ácido metilmalônico. Pode apresentar acidose metabólica e cetose, mas pacientes conhecidos parecem mais estáveis clinicamente do que aqueles com formas graves de acidemia metilmalônica.

No próximo passo bioquímico, o L-metilmalonil-CoA é convertido em succinil-CoA pela metilmalonil-CoA mutase (ver Figura 103.4). Esta última enzima requer adenosilcobalamina, um metabólito da vitamina B_{12}, como coenzima. A deficiência da mutase ou de sua coenzima resulta no acúmulo de ácido metilmalônico e seus precursores nos fluidos corporais. Duas formas bioquímicas de deficiências de metilmalonil-CoA mutase foram identificadas. Estas são designadas *mut*^{0}, referindo-se a nenhuma atividade enzimática detectável, e *mut*$^-$, o que indica atividade mutase residual, embora insuficiente. Pacientes com acidemia metilmalônica por deficiência da mutase apoenzima (*mut*^{0}) não respondem à terapia com hidroxocobalamina.

Nos restantes dos pacientes com acidemia metilmalônica, o defeito reside na formação de adenosilcobalamina de dieta de vitamina B_{12}. A absorção da dieta de vitamina B_{12} no íleo terminal requer um fator intrínseco, uma glicoproteína segregada pelas células parietais gástricas. É transportado no sangue pela haptocorrina e pela transcobalamina II. O complexo transcobalamina II-cobalamina (TCII- Cbl) é reconhecido por um receptor específico na membrana celular (receptor de transcobalamina codificado por *CD320*) e entra na célula por endocitose. No lisossomo, o TCII-Cbl hidrolisa-se e, com a participação de LMBRD1 (*cbl*F) e ABCD4 (*cblJ*), a cobalamina livre é liberada no citosol (ver Figura 103.4). Variantes patogênicas em *LMBRD1* ou *ABCD4* resultam na libertação diminuída de cobalamina de lisossomos. No citoplasma, a cobalamina liga-se à proteína MMACHC (ver *cbl*C posteriormente), que remove uma fração ligada ao cobalto na molécula de cobalamina e reduz o cobalto do estado de oxidação +3 (cob[III]-alamin) a +2 (cob[II]alamina). Em seguida, entra na mitocôndria, onde é catalisada pelo MMAB (*cbl*B) e MMAA (*cbl*A) para formar adenosilcobalamina, uma coenzima para a metilmalonil-CoA mutase. O outro braço da via direciona a cobalamina citosólica para a metionina sintase redutase (*cbl*E), que forma a metilcobalamina, atuando como uma coenzima para a metionina sintase (*cbl*G, ver Figura 103.3). A proteína MMADHC (ver *cbl*D) parece atuar na determinação de se a cobalamina entra nas mitocôndrias ou permanece no citoplasma.

A captação de TCII-Cbl pelas células é prejudicada em indivíduos com variantes patogênicas que afetam o receptor de transcobalamina *(CD320)*, localizado na superfície celular. Indivíduos homozigóticos para variantes patogênicas na *CD320* de genes que codificam o receptor de transcobalamina pode ter pequenos aumentos de ácido metilmalônico no sangue e na urina. Tais pacientes podem ser identificados pela triagem do recém-nascido com base na propionilcarnitina (C3) elevada. Na **deficiência de receptor de transcobalamina**, os níveis de ácido metilmalônico e propionilcarnitina no plasma tendem a normalizar no primeiro ano de vida. Não está claro se existe um fenótipo clínico a longo prazo associado a esse defeito.

Nove defeitos diferentes no metabolismo intracelular da cobalamina foram identificados. Eles são designados de *cbl*A a *cbl*G, *cblJ* e *cbl*X, em que *cbl* representa um defeito em qualquer etapa do metabolismo da cobalamina. Os defeitos das variantes *cbl*A, *cbl*B e *cbl*D causam apenas a acidemia metilmalônica. Em pacientes com *cbl*C, defeitos clássicos de *cbl*D, *cbl*F, *cblJ* e *cbl*X, a síntese de adenosilcobalamina e metilcobalamina é prejudicada, o que resulta em acidemia metilmalônica *combinada* e homocistinúria. A variante *cbl*D 1, *cbl*E e os defeitos *cbl*G afetam apenas a síntese de metilcobalamina, resultando em homocistinúria sem acidúria metilmalônica (ver Capítulo 103.3).

As manifestações bioquímicas de pacientes com acidemia metilmalônica isolada causada por *mut*^{0}, *mut*$^-$, *cbl*A, *cbl*B e *cblD* variante 2 sobrepõem-se. As grandes variações na gravidade do curso clínico variam de recém-nascidos muito doentes a adultos aparentemente assintomáticos. Nas formas graves, letargia, problemas na alimentação, vômitos, um quadro semelhante a sepse, taquipneia (por cetoacidose diabética) e hipotonia podem se desenvolver nos primeiros dias de vida e evoluir para encefalopatia hiperamonêmica, coma e morte, se deixados sem tratamento. Os lactentes que sobrevivem ao primeiro ataque podem desenvolver episódios metabólicos agudos semelhantes durante um estado catabólico, como infecção ou jejum prolongado ou após a ingestão de uma dieta rica em proteínas. Em certas situações, esses eventos agudos podem causar lesões súbitas nos gânglios da base (centros de movimento no SNC), AVE metabólico, resultando em um distúrbio de movimento debilitante. Entre os ataques agudos, o paciente geralmente continua a apresentar hipotonia e problemas de alimentação com falha no crescimento, enquanto outras complicações da doença ocorrem com a idade, como episódios recorrentes de pancreatite, supressão da medula óssea, osteopenia e atrofia do nervo óptico. Insuficiência renal crônica e nefrite tubulointersticial que precisam de transplante renal foram relatadas em pacientes idosos. As complicações renais são mais graves em pacientes com as formas *mut*^{0} e *cbl* B graves da acidemia metilmalônica. Nas formas mais leves, os pacientes podem apresentar hipotonia, atraso do crescimento e atraso no desenvolvimento mais tarde na vida. O desenvolvimento neurocognitivo de pacientes com acidemia metilmalônica leve pode permanecer dentro da faixa normal.

A natureza episódica da condição e suas anormalidades bioquímicas em alguns pacientes podem ser confundidas com as da ingestão de *etileno glicol* (anticongelante). O pico de propionato em uma amostra de sangue de uma criança com acidemia metilmalônica foi confundido com etileno glicol quando se analisou a amostra por cromatografia em fase gasosa sem espectrometria de massa.

São **achados laboratoriais** cetose, acidose metabólica, hiperglicinemia, hiperamonemia, hipoglicemia, anemia, neutropenia e trombocitopenia, além da presença de grandes quantidades de ácido metilmalônico em fluidos corporais (ver Figura 103.6). Metabólitos do ácido propiônico (3-hidroxipropionato e metilcitrato) também são encontrados na urina. O perfil de acilcarnitina no plasma revela propionilcarnitina (C3) e metilmalonilcarnitina (C4DC) elevadas. A hiperamonemia na acidemia metilmalônica pode ser confundida com um distúrbio do ciclo da ureia. No entanto, pacientes com defeitos nas enzimas do ciclo da ureia geralmente não são acidóticos e tendem a ter glutamina plasmática alta (ver Figura 103.12). O motivo da hiperamonemia não é bem conhecido, mas provavelmente está relacionado com a inibição do ciclo proximal da ureia na matriz mitocondrial.

O **diagnóstico** pode ser confirmado por meio da identificação de variantes patogênicas no gene causal, avaliando-se a incorporação de propionato com análise de complementação em fibroblastos cultivados e medindo-se a atividade específica da enzima mutase em biopsias ou extratos celulares.

O **tratamento** de ataques agudos assemelha-se à acidemia propiônica. O tratamento a longo prazo consiste na administração de uma dieta pobre em proteínas, limitada à dose recomendada, L-carnitina (50 a 100 mg/kg/24 h por via oral). Pacientes com formas graves de acidemia metilmalônica podem exigir modificações na dieta proteica semelhantes às prescritas para pacientes com acidemia propiônica. Pacientes com acidemia metilmalônica isolada causada por defeitos no metabolismo intracelular da cobalamina (*cbl*A, variante *cblD* 2 e alguns pacientes com *cbl*B) respondem à hidroxocobalamina parenteral. A terapia de reposição crônica de bicarbonato costuma ser necessária para corrigir a acidose crônica. A amônia plasmática tende a normalizar entre os ataques, e o tratamento crônico da hiperamonemia raramente é necessário. Situações estressantes que podem desencadear ataques agudos (infecção, jejum prolongado, traumatismo, cirurgias, refeições com alta proteína) devem ser tratadas prontamente.

Ingestão oral inadequada por inapetência, restrição excessiva de proteínas ou deficiências essenciais de aminoácidos são complicações comuns no tratamento a longo prazo desses pacientes. Consequentemente, a alimentação enteral por gastrostomia costuma ser recomendada no início do tratamento. Convém um monitoramento rigoroso de pH do sangue, níveis de aminoácidos essenciais, concentrações sanguíneas e urinárias de metilmalonato e curvas de crescimento para garantir que a prescrição nutricional atenda às demandas metabólicas do paciente. Além disso, o monitoramento frequente de função renal, visão, audição e densidade óssea é necessário para o reconhecimento e o tratamento precoce de complicações crônicas. A deficiência de glutationa responsiva ao tratamento com ascorbato foi descrita.

Os transplantes de fígado, rim e fígado-rim combinados têm sido tentados em um número cada vez mais pacientes afetados. O transplante de fígado e o de fígado-rim podem aliviar, mas não eliminar as anormalidades metabólicas. Os transplantes de fígado e rim não conferem uma proteção completa contra a ocorrência de AVE metabólico. O transplante renal restaura apenas a função renal, mas resulta em uma melhoria mínima da estabilidade clínica dos pacientes.

O **prognóstico** depende da gravidade dos sintomas e da ocorrência de complicações. Em geral, pacientes com deficiência completa de apoenzima mutase (*mut*^{0}) e formas graves de deficiência de *cbl*B têm prognóstico favorável mínimo, e aqueles com defeitos de *mut*$^-$ e *cbl*A têm um melhor resultado.

A acidemia metilmalônica pode ser identificada na triagem universal de recém-nascidos medindo-se a propionilcarnitina (C3) com espectrometria de massa em tandem. A prevalência de todas as formas de acidúria metilmalônica é estimada em 1:50.000 a 1:100.000 000 nascidos vivos. Todos os defeitos que causam acidemia metilmalônica isolada são herdados como características autossômicas recessivas. O gene da mutase (*MUT*) está no braço curto do cromossomo 6 p12.3. Relataram-se neonatos com ácido metilmalônico e diabetes grave causados por agenesia das células beta, que apresentam isodisomia uniparental paterna do cromossomo 6. Variantes patogênicas nos genes para *cbl*A (*MMAA,* no cromossomo 4q31.21), *cbl*B (*MMAB,* no cromossomo 12q24.11) e todas as formas de *cbl*D (*MMADHC,* no cromossomo 2q23.2) foram identificadas em pacientes afetados. O grupo *cbl*H descrito anteriormente é idêntico à variante *cbl*D 2.

ACIDÚRIA METILMALÔNICA E HOMOCISTINÚRIA COMBINADAS (DEFEITOS DE *cblC*, *cblD*, *cblF*, *cblJ* E *cblX*)

Acidemia metilmalônica e homocistinúria combinadas causadas pela deficiência de *cbl*C são o tipo mais comum de defeitos de biossíntese intracelular de cobalamina (vitamina B_{12}). A deficiência de *cbl*C é tão comum quanto a deficiência de metilmalonil-CoA mutase. Os outros distúrbios (*cbl*D, *cbl*F, *cbl*J, *cbl*X) são muito mais raros (ver Figuras 103.3 e 103.4). Os achados neurológicos são proeminentes em pacientes com defeitos de *cbl*C, *cbl*D e *cbl*X. A maioria dos pacientes com o defeito *cbl*C apresenta-se no primeiro mês de vida, devido a atraso no crescimento, letargia, má alimentação, atraso no desenvolvimento, nistagmo e convulsões. A hiperamonemia pode ser observada com pouca frequência, enquanto não há hiperglicinemia, diferentemente da acidemia metilmalônica isolada do tipo *mut.* A restrição de crescimento intrauterino e a microcefalia sugerem que a *cbl*C pode se manifestar no pré-natal em alguns bebês afetados. Foram relatados pacientes de início tardio com desenvolvimento repentino de demência e mielopatia, mesmo com apresentação na idade adulta. A anemia megaloblástica é um achado comum em pacientes com defeito de *cbl*C. Aumentos leves a moderados nas concentrações de ácido metilmalônico e elevações significativas na homocisteína plasmática total são encontrados no sangue. Ao contrário da homocistinúria clássica, em pacientes com *cbl*C não tratada, a metionina plasmática está baixa a normal. Anomalias da retina (p. ex., maculopatia do olho do touro) que resultam em perda de visão progressiva grave são comuns e podem ser observadas logo aos 3 meses de idade, mesmo em pacientes prospectivamente identificados e bem-tratados. A **microangiopatia trombótica** pode se apresentar como síndrome hemolítica urêmica, hipertensão pulmonar e *cor pulmonale.* A hidrocefalia e a cardiomiopatia não compactada têm sido relatadas como complicações em pacientes com defeito de *cbl*C.

De modo semelhante aos pacientes com *cbl*C, os homens com *cbl*X apresentam elevações da homocisteína plasmática total e do ácido metilmalônico, mas tendem a apresentar elevações mais leves desses metabólitos. Ao contrário dos pacientes com deficiência de *cbl*C, que tendem a responder ao tratamento, aqueles com deficiência de *cbl*X experimentam déficit no crescimento, atraso grave no desenvolvimento e epilepsia intratável, apesar do tratamento agressivo.

Os **achados clínicos** da deficiência de *cbl*F são bastante variáveis. Os pacientes podem apresentar má alimentação, atraso de crescimento e desenvolvimento e estomatite persistente que se manifesta no primeiro mês de vida. Atraso no diagnóstico e tratamento pode ser acompanhado por hiperpigmentação da pele, atraso no desenvolvimento, deficiência intelectual e baixa estatura. Observou-se má absorção de vitamina B_{12} e baixa vitamina B_{12} plasmática em pacientes com defeito de *cbl*F. As manifestações clínicas do defeito de *cbl*J mostram uma sobreposição significativa com aquelas da deficiência de *cbl*F. Características dismórficas e doença cardíaca congênita têm sido relatadas em alguns pacientes com defeitos de *cbl*F e *cbl*J.

A experiência com **o tratamento** de pacientes com defeitos de *cbl*C, *cbl*D, *cbl*F, *cbl*J e *cbl*X é limitada. Grandes doses de hidroxocobalamina (até 0,3 mg/kg/dia), em conjugação com betaína (superior a 250 mg/kg/dia) produzem melhora bioquímica com efeito clínico variável. Pacientes com deficiência de *cbl*F e *cbl*J geralmente apresentam resposta clínica e bioquímica favorável a doses menores de hidroxocobalamina (1 mg 1 vez/semana a 1 mg/dia durante via parenteral). Recomenda-se a suplementação com ácido fólico ou folínico. A deficiência dietética de metionina deve ser evitada.

O distúrbio de *cbl*C é causado por variantes patogênicas no gene *MMACHC* (no cromossomo 1p34.1). Observa-se uma variante de deslocamento de quadro (c.271dupA) em até 40% dos alelos *MMACHC* e ela está associada a um resultado clínico menos favorável. O distúrbio da *cbl*D é causado por variantes patogênicas no gene *MMADHC* (no cromossomo 2q23.2). As variantes patogênicas que resultam em *cbl*D variante 1 (causando apenas homocistinúria) afetam o domínio C-terminal do produto genético; as que resultam em *cbl*D variante 2 (causando apenas acidúria metilmalônica) afetam o N-terminal. Pacientes com *cbl*D clássico, com homocistinúria e acidemia metilmalônica, apresentam variantes patogênicas, o que resulta em menor expressão proteica. O distúrbio *cbl*F é causado por variantes patogênicas no gene *LMBRD1* (no cromossomo 6q13) que codifica uma proteína da membrana lisossômica. O distúrbio da *cbl*J está associado a variantes patogênicas no gene *ABCD4* (no cromossomo 14q24.3), codificando uma proteína de cassete de ligação à adenosina trifosfato localizada na membrana lisossômica. O distúrbio *cbl*X é causado por variantes patogênicas no gene *HCFC1* no cromossomo X (Xq28), que codifica um fator de transcrição que parece ser essencial para a expressão do gene *MMACHC.* Esse se revela o único distúrbio ligado ao X na via do metabolismo intracelular de B_{12}.

HOMOCISTINÚRIA ISOLADA

Pacientes com deficiência de *cbl*D variante 1, *cbl*E e *cbl*G apresentam homocistinúria isolada sem acidemia metilmalônica (ver Capítulo 103.3 tópico Homocistinúria Causada por Defeitos na Formação da Metilcobalamina).

ACIDÚRIA MALÔNICA E METILMALÔNICA COMBINADAS (DISTÚRBIO RELACIONADO COM O *ACSF3*)

A acidúria malônica e a metilmalônica combinadas (**CMAMMA**) é um distúrbio autossômico recessivo raro, que resulta de variantes patogênicas em *ACSF3.* ACSF3 é uma sintetase putativa de acil-CoA necessária para a conversão de ácidos malônico e metilmalônico em seus derivados de CoA na matriz mitocondrial. Pode-se suspeitar do distúrbio com base na presença de ácidos malônicos e metilmalônicos elevados na urina e no plasma. Distingue-se da malonil-CoA descarboxilase, pois o ácido metilmalônico é cerca de 5 vezes maior que o ácido malônico na urina. A propionilcarnitina plasmática (C3-carnitina) em pacientes com CMAMMA mostra-se normal; portanto, os programas universais de triagem neonatal usando C3-carnitina em manchas de sangue para rastrear a acidemia metilmalônica não detectariam essa condição. O fenótipo clínico é incompleto. Pacientes jovens identificados prospectivamente na infância por meio da triagem neonatal baseada em urina foram relatados como assintomáticos, mas o resultado a longo prazo nessa coorte aguarda uma caracterização adicional. Pacientes idosos apurados clinicamente exibem apresentações altamente variáveis, como crises metabólicas, atraso no crescimento, convulsões, problemas de memória, atrofia do nervo óptico ou da medula espinal e neurodegeneração progressiva. O tratamento de CMAMMA é favorável e inclui evitar uma dieta excessivamente rica em proteínas. A suplementação de vitamina B_{12} não parece reduzir os metabólitos malônico e metilmalônico nos fluidos corporais.

A bibliografia está disponível no GEN-io.

103.7 Glicina

Oleg A. Shchelochkov e Charles P. Venditti

A glicina é um aminoácido não essencial sintetizado principalmente a partir de serina e treonina. Estruturalmente, é o aminoácido mais simples. A glicina está envolvida em muitas reações no corpo, especialmente no sistema nervoso, onde funciona como um neurotransmissor (excitatório no córtex, inibidor no tronco encefálico e na medula espinal; Capítulo 103.11). Sua principal via catabólica requer o sistema de clivagem de glicina, um complexo enzimático mitocondrial dependente de fosfato piridoxal que converte a glicina em dióxido de carbono e amônia e transfere alfacarbono a tetraidrofolase (Figura 103.8). O sistema de clivagem de glicina é composto por quatro proteínas: proteína P (glicina descarboxilase), proteína H, proteína T e proteína L, que são codificadas por quatro genes diferentes.

HIPOGLICINEMIA

Os defeitos na via de biossíntese de serina (Capítulo 103.8) causam a deficiência de glicina além daquela da serina em fluidos corporais, especialmente no líquido cerebrospinal (LCS). Não foi relatada a deficiência primária isolada de glicina.

HIPERGLICINEMIA

Ocorrem níveis elevados de glicina em fluidos corporais na acidemia propiônica, na acidemia metilmalônica, na acidemia isovalérica e na deficiência de betacetotiolase, que são coletivamente chamadas de hiperglicinemia cetótica por causa da coexistência de acidose e cetose. A patogênese de hiperglicinemia nesses distúrbios não é totalmente compreendida, mas se demonstrou que a inibição do sistema da enzima de clivagem de glicina por vários ácidos orgânicos ocorre em alguns desses pacientes. O termo **hiperglicinemia não cetótica** (NKH) está reservado para a condição clínica causada pela deficiência genética do sistema enzimático de clivagem de glicina (Figura 103.8). Nessa condição, a hiperglicinemia está presente sem cetose.

HIPERGLICINEMIA NÃO CETÓTICA (ENCEFALOPATIA POR GLICINA)

Identificaram-se quatro formas de NKH: neonatal, infantil, de início tardio e transitória.

Hiperglicinemia não cetótica neonatal

Essa é a forma mais comum de NKH. As manifestações clínicas desenvolvem-se nos primeiros dias de vida (entre 6 horas e 8 dias após o nascimento). Má alimentação, falta de sucção, letargia e profunda hipotonia podem progredir rapidamente para coma profundo, apneia e morte. Convulsões, especialmente crises mioclônicas e soluços, são comuns.

Os achados laboratoriais revelam hiperglicinemia moderada a grave (maior ou igual a 8 vezes o normal) e hiperglicinúria. O aumento inequívoco da concentração de glicina no fluido espinal (15 a 30 vezes o normal) e a elevada proporção de concentração de glicina no LCS com relação àquela do plasma (valor acima de 0,08, normal abaixo de 0,02) são diagnósticos de NKH. O pH sanguíneo dos pacientes costuma ser normal, e o exame de urina é negativo para ácidos orgânicos. Os níveis de serina do LCS podem ser baixos.

Cerca de 30% dos lactentes com NKH morrem apesar da terapia de suporte. Aqueles que sobrevivem desenvolvem retardo psicomotor grave e distúrbios convulsivos intratáveis (mioclônicos e/ou estado de mal epiléptico). A hidrocefalia, necessitando de desvio, e a hipertensão pulmonar foram observadas em alguns sobreviventes. Em alguns pacientes a hiperglicinemia mostra-se transitória.

Hiperglicinemia não cetótica infantil

Nesse caso, lactentes previamente normais desenvolvem **sinais e sintomas** de NKH neonatal após 6 meses de idade. As convulsões e hipotonia são os sinais que se apresentam comumente. A NKH infantil parece ser uma forma mais branda de NKH neonatal; os lactentes geralmente sobrevivem, e o comprometimento intelectual não é tão profundo quanto na forma neonatal.

Os **achados laboratoriais** dos pacientes com NKH infantil são idênticos àqueles vistos na NHK neonatal.

Hiperglicinemia não cetótica de início tardio

As manifestações clínicas dessa forma atípica de NKH são diplegia espástica progressiva, atrofia do nervo óptico e movimentos coreoatetóticos. A idade de início é entre 2 e 33 anos. Os sintomas de delírio, coreia e paralisia de olhar vertical podem ocorrer esporadicamente em alguns pacientes durante uma infecção intercorrente. O desenvolvimento mental costuma ser normal, mas foram relatados comprometimento cognitivo leve e convulsões não frequentes em alguns pacientes. Relatam-se convulsões em alguns pacientes.

Os achados laboratoriais na NKH de início tardio são semelhantes, mas não tão acentuados quanto na NKH neonatal.

Todas as formas de NKH devem ser diferenciadas de hiperglicinemia *cetótica*, deficiência de piridox(am)ina fosfato oxidase (PNPO), ingestão de ácido valproico e encefalopatia transitória de glicina. O ácido valproico pode aumentar moderadamente as concentrações de glicina no sangue, no LCS e na urina. A repetição dos ensaios após a descontinuação do medicamento ajuda a estabelecer o diagnóstico.

Hiperglicinemia não cetótica transitória

A maioria das manifestações clínicas e laboratoriais da NKH transitória é indistinguível daquelas da forma neonatal. Por volta de 2 a 8 semanas de idade, todavia, pode ocorrer completa recuperação clínica, e os níveis elevados de glicina plasmática e no LCS normalizam-se após o paciente interromper um medicamento redutor da glicina. Alguns desses pacientes desenvolve-se normalmente sem nenhuma sequela neurológica, mas o comprometimento intelectual foi observado em outros. A etiologia dessa condição não é conhecida, mas se acredita que seja uma consequência da imaturidade do sistema enzimático.

Diagnóstico e tratamento

Pode-se suspeitar de diagnóstico de NKH com base nos achados de glicina elevada no plasma ou no LCS e na relação LCS/plasma da glicina anormal. Confirma-se o diagnóstico por análise molecular dos genes relacionados ao NKH. Raramente, o ensaio da enzima em amostras de fígado ou cérebro é necessário para estabelecer o diagnóstico. A atividade enzimática na forma neonatal é próxima de zero, enquanto nas outras formas alguma atividade residual está presente. Na maioria dos pacientes com NKH neonatal, o defeito enzimático reside na proteína P (75%); defeitos na proteína T são responsáveis por aproximadamente 20% dos casos, enquanto menos que 1% é causado por variantes patogênicas na proteína H.

Nenhum tratamento eficaz é conhecido. A exsanguinotransfusão, a restrição dietética de glicina e a administração de benzoato de sódio ou folato não alteraram o resultado neurológico em formas graves de NKH. Pacientes com NKH atenuado podem apresentam melhora clínica com benzoato de sódio entérico. Medicamentos que neutralizam o efeito da glicina em células neuronais, como dextrometorfano e felbamato, mostraram alguns efeitos benéficos apenas em pacientes com formas leves da doença.

A NKH é herdada de forma autossômica recessiva. A prevalência não é conhecida, mas a alta frequência do distúrbio foi observada no norte da Finlândia (1 em 12.000 nascidos vivos). Isso sugere que tal distúrbio é, provavelmente, subdiagnosticado. O gene para a proteína P (*GLDC*) está no cromossomo 9p24.1. O gene que codifica a proteína T *(AMT)* está no cromossomo 3p21.31, e aquele para a proteína H (*GCSH*) é mapeado no cromossomo 16q23.2. O gene da proteína L (*DLD*) no cromossomo 7q31.7 codifica a di-hidrolipoamida desidrogenase e o componente E3 dos complexos alfacetoácido desidrogenase e é discutido no Capítulo 103.6 (*Valina, Leucina, Isoleucina e Acidemias Orgânicas Relacionadas*). O **diagnóstico pré-natal** foi realizado pela identificação das variantes patogênicas familiares conhecidas no gene afetado ou por um ensaio da atividade enzimática em amostras de biopsia das vilosidades coriônicas.

SARCOSINEMIA

As concentrações aumentadas de sarcosina (*N*-metilglicina) são observadas no sangue e na urina, mas nenhum quadro clínico consistente foi atribuído a sarcosinemia. Essa condição metabólica recessiva autossômica é provocada por um defeito na sarcosina desidrogenase, a enzima que converte a sarcosina em glicina (Figura 103.8). O gene para tal enzima (*SARDH*) está no cromossomo 9q34.2.

TRIMETILAMINÚRIA PRIMÁRIA

A trimetilamina é normalmente produzida no intestino a partir da quebra de colina na dieta e óxido de trimetilamina por bactérias. Gema de ovo e fígado são as principais fontes de colina, e o peixe é a principal fonte de óxido de trimetilamina. A trimetilamina é absorvida e oxidada no fígado pela trimetilamina oxidase (mono-oxigenase contendo flavina) em óxido de trimetilamina, que é inodoro e excretado na urina (Figura 103.8). A deficiência dessa enzima resulta na excreção maciça de trimetilamina na urina. Há um odor corporal que se assemelha ao de peixe, que pode ter ramificações sociais e psicossociais significativas. A trimetilaminúria sintomática transitória pode ocorrer em indivíduos normais após a ingestão de grandes quantidades dos alimentos mencionados anteriormente. O **tratamento** com carvão ativado oral, cursos de curta duração de metronidazol oral, neomicina ou lactulose causa redução temporária do odor corporal. A restrição de peixe, ovos, fígado e outras fontes de colina (como nozes e grãos) na dieta reduz significativamente o odor. O uso tópico de sabonetes de pH ácido (pH 5,5) também pode ajudar a controlar o odor. O gene da trimetilamina oxidase (*FMO3*) foi mapeado no cromossomo 1q24.3.

HIPEROXALÚRIA E OXALOSE

Em geral, o ácido oxálico deriva principalmente da oxidação do ácido glioxílico e, em menor grau, da oxidação de ácido ascórbico (Figura 103.8). O ácido glioxílico forma-se a partir da oxidação de ácido glicólico e glicina nos peroxissomos e do catabolismo de **hidroxiprolina** nas mitocôndrias (Figura 103.9). Os vegetais e alimentos que contêm ácido oxálico, como espinafre, ruibarbo e leite de amêndoa, são as principais fontes *exógenas* de ácidos glicólico e oxálico; a maioria dos ácidos glioxílico e oxálico é produzida endogenamente. Normalmente, uma porção maior de glioxilato produzido no organismo é transportada para peroxissomas, onde ele se converte em glicina pela ação da enzima alanina:glioxilato transaminase. A deficiência dessa enzima provoca hiperoxalúria do **tipo 1**. A maior parte do restante do glioxilato no citosol reduz-se em glicolato pela ação da enzima glioxilato redutase/hidroxipiruvato redutase. A deficiência dessa enzima causa hiperoxalúria do **tipo 2**. Essas duas vias protegem o corpo da produção excessiva de ácido oxálico (Figura 103.8). Qualquer glioxilato que não possa ser eliminado por essas vias é prontamente convertido em ácido oxálico pela ação da enzima lactato desidrogenase (LDH). O ácido oxálico não pode ser posteriormente metabolizado em seres humanos e é excretado na urina como oxalatos. O oxalato de cálcio é relativamente insolúvel em água e precipita-se em tecidos (rins e articulações) se sua concentração aumentar no corpo.

A **hiperoxalúria secundária** foi observada na deficiência de piridoxina (cofator para alanina:glioxilato transaminase), em pacientes com doença inflamatória do intestino, ressecção extensa do intestino delgado ou desvio jejunoileal *(hiperoxalúria entérica)*, após a ingestão de etilenoglicol ou doses elevadas de vitamina C, e depois da administração do agente anestésico metoxiflurano (que oxida diretamente para ácido oxálico). A hiperoxalúria aguda fatal pode se desenvolver após a ingestão de vegetais com alto teor de ácido oxálico (p. ex., azedeira) ou a ingestão intencional de ácido oxálico. A precipitação do oxalato de cálcio nos tecidos provoca hipocalcemia, necrose do fígado, insuficiência renal, arritmias cardíacas e morte. A dose letal de ácido oxálico é estimada em 5 a 30 g.

A **hiperoxalúria primária** é um grupo de distúrbios em que grandes quantidades de oxalatos se acumulam no corpo. Três tipos de hiperoxalúria primária foram identificados até o momento. O termo **oxalose** refere-se à deposição de oxalato de cálcio nos tecidos parenquimatosos.

Hiperoxalúria primária do tipo 1

Essa condição rara (prevalência de 1:120.000 nascidos vivos na Europa) é a forma mais comum de hiperoxalúria primária. Ela é causada pela deficiência da enzima peroxissomal alanina:glioxilato transaminase, expressa apenas nos peroxissomos hepáticos e requer piridoxina (vitamina B_6) como um cofator. Na ausência dessa enzima, o ácido glioxílico, que não pode ser convertido em glicina, é transferido para o citosol, onde se oxida em ácido oxálico (ver anteriormente e Figura 103.8).

A idade de apresentação varia amplamente, do período neonatal até o fim da vida adulta. A maioria dos pacientes torna-se sintomática no fim da infância ou início da adolescência. Em cerca de 20% dos casos, os sintomas desenvolvem-se antes de 1 ano de idade. As manifestações clínicas iniciais estão relacionadas com cálculos renais e nefrocalcinose. Cólica renal e hematúria assintomática levam a uma deterioração gradual da função renal, que se manifesta por retardo de crescimento e uremia. Se o distúrbio não é tratado, a maioria dos pacientes morre antes dos 20 anos de idade de insuficiência renal. Outras manifestações frequentes da doença são atraso do crescimento, baixa estatura, calcificações arteriais, arritmia, insuficiência cardíaca, hipotireoidismo e nódulos na pele. A artrite aguda é uma manifestação rara e pode ser diagnosticada erroneamente como gota, pois o ácido úrico costuma ser elevado em pacientes com hiperoxalúria do tipo 1. Retinopatia cristalina e neuropatia óptica causando perda visual ocorreram em poucos pacientes.

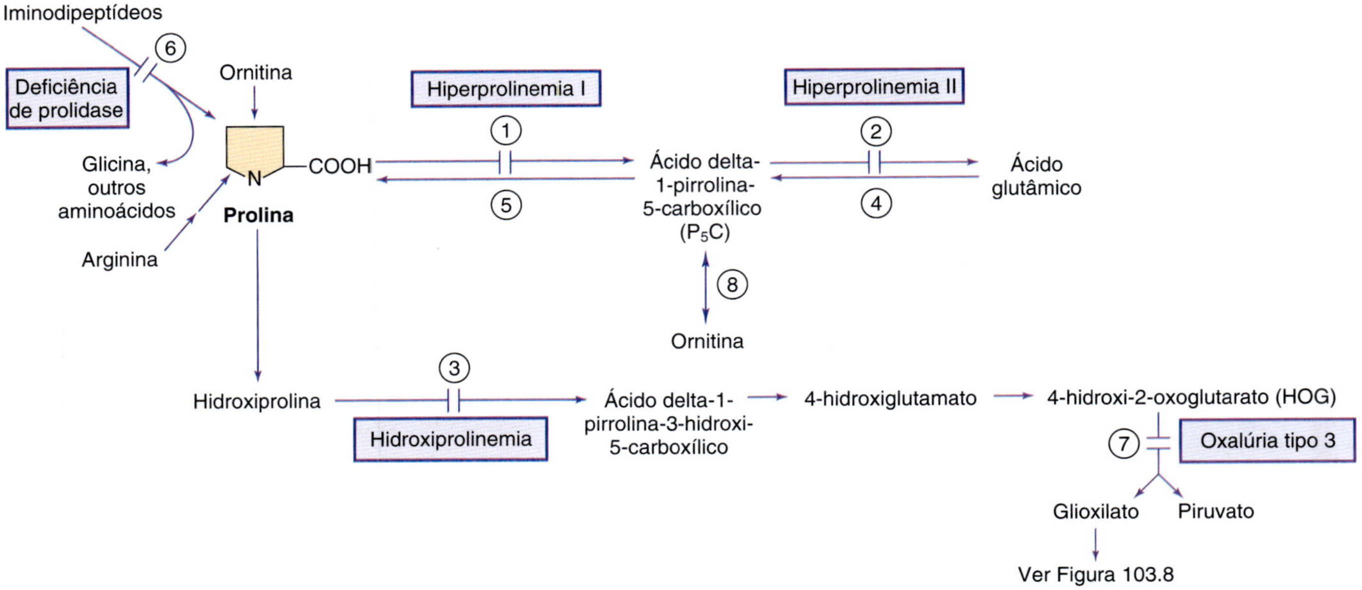

Figura 103.9 Vias no metabolismo de prolina. **Enzimas:** *(1)* Prolina oxidase (desidrogenase), *(2)* ácido delta-1-pirrolina-5-carboxílico (P5C) desidrogenase, *(3)* hidroxiprolina oxidase, *(4)* ácido deta-1-pirrolina-5-carboxílico (P5C) sintase, *(5)* ácido delta-1-pirrolina-5-carboxílico (P5C) redutase, *(6)* prolidase, *(7)* 4-hidroxioxoglutarato aldolase (HOGA1), *(8)* ornitina aminotransferase.

Um aumento significativo na excreção urinária de oxalato (excreção normal de 10 a 50 mg/24 h) é o achado laboratorial mais importante. A presença de cristais de oxalato no sedimento urinário raramente é útil para o diagnóstico, pois esses cristais também podem ser observados em indivíduos normais. A excreção urinária de ácido glicólico e de ácido glioxílico é aumentada na maioria dos pacientes, mas não em todos. O diagnóstico pode ser confirmado por meio da identificação de variantes patogênicas no gene *AGXT* ou por meio da realização de um ensaio enzimático em amostras de fígado.

O **tratamento** concentra-se na redução da produção de ácido oxálico e no aumento da disposição de oxalato de cálcio. Pacientes com hiperoxalúria primária tipo 1 devem realizar um teste de 3 meses de tratamento com piridoxina para estabelecer a resposta à piridoxina. Em até 30% dos pacientes (p. ex., homozigotos para a variante patogênica c.508 G>A no *AGXT*), a administração de grandes doses de piridoxina reduz o nível plasmático e a excreção urinária de oxalato. Para aumentar a eliminação de cálcio e de oxalato e evitar nefrolitíase, elevada ingestão oral de líquido (2 a 3 ℓ/m^2 /24 h, enquanto se controla o equilíbrio de líquidos), recomendam-se alcalinização da urina, suplementação de fosfato, monitoramento de vitamina C e vitamina D e prevenção de fármacos que aumentam a excreção urinária de cálcio (p. ex., diuréticos de alça). Os cálculos urinários devem ser tratados por urologistas experientes, pois o traumatismo cirúrgico excessivo pode contribuir para a disfunção renal. Estratégias de substituição da função renal (p. ex., hemodiálise) são usadas em alguns pacientes (p. ex., para fazer a passagem de pacientes para transplante ou quando o transplante não é uma opção viável).

O **transplante** de órgãos surgiu como o tratamento mais definitivo. A decisão de se submeter a transplante de rim, fígado ou fígado-rim é complexa e pode variar de um centro médico para outro. Exceto para pacientes idosos com forma de doença responsiva à piridoxina, o transplante renal para aqueles com insuficiência renal pode não melhorar o resultado, pois a oxalose se repetirá no rim transplantado. Os transplantes combinados de fígado e rim resultaram em uma diminuição significativa no plasma e no oxalato urinário e, portanto, podem ser a estratégia de tratamento mais eficaz nesse distúrbio, principalmente em crianças.

A condição é herdada de forma autossômica recessiva. O gene para essa enzima *(AGXT)* é mapeado no cromossomo 2q37.3. A variante patogênica mais comum em pacientes com alta atividade enzimática residual (c.508 G>A, p.Gly170Arg) resulta no direcionamento incorreto da enzima para as mitocôndrias, em vez dos peroxissomos, e na perda da função *in vivo.* O **diagnóstico pré-natal** foi obtido pela análise de DNA de amostras de vilosidades coriônicas ou pela medida da atividade da enzima hepática fetal obtida por biopsia por agulha.

Hiperoxalúria primária do tipo 2 (acidúria L-glicérica)

Essa condição rara é causada por uma deficiência do complexo enzimático glioxilato redutase-hidroxipiruvato redutase (Figura 103.8). A deficiência na atividade desse complexo resulta em um acúmulo de dois metabólitos intermediários, hidroxipiruvato (o derivado cetoácido de serina) e ácido glioxílico. Ambos compostos são ainda mais metabolizados por LDH em ácido L-glicérico e ácido oxálico, respectivamente. Uma alta prevalência deste distúrbio é relatada em índios Saulteaux-Ojibway, de Manitoba.

A hiperoxalúria primária tipo 2 resulta na deposição de oxalato de cálcio no parênquima renal e no trato urinário. Os cálculos renais que apresentam cólica renal e hematúria podem se desenvolver antes dos 2 anos de idade. A insuficiência renal é menos comum nessa condição do que na hiperoxalúria primária tipo 1.

O teste urinário mostra grandes quantidades de ácido L-glicerílico, além de altos níveis de oxalato. Considera-se o ácido L-glicérico urinário um achado patognomônico na hiperoxalúria primária tipo 2. A excreção urinária de ácido glicólico e ácido glioxílico não aumenta. A presença de ácido L-glicérico sem aumento dos níveis de ácidos glicólico e glioxílico na urina diferencia esse tipo da hiperoxalúria do tipo 1. O diagnóstico pode ser confirmado por análise molecular de *GRHPR* (9p13.2) ou pelo ensaio enzimático na biopsia hepática.

Os princípios da terapia são semelhantes aos da hiperoxalúria primária tipo 1. O transplante renal é realizado em alguns pacientes; nenhuma experiência com transplante de rim e fígado está disponível neste momento.

Hiperoxalúria primária do tipo 3

Aproximadamente 10% dos pacientes com hiperoxalúria primária têm deficiência de 4-hidroxi-2-oxoglutarato aldolase 1 (HOGA 1), a causa subjacente de hiperoxalúria do tipo 3. A enzima é codificada por *HOGA1* mapeado para o cromomosso 10q24.2. Essa enzima mitocondrial catalisa a etapa final na via metabólica de hidroxiprolina, gerando piruvato e glioxilato de 4-hidroxi-2-oxoglutarato (HOG; Figuras 103.8 e 103.9). Os estudos *in vitro* mostram a inibição da atividade da enzima glioxilato redutase-hidroxipiruvato redutase pela alta concentração de HOG (que se acumula em pacientes com hiperoxalúria do tipo 3). Tal inibição resulta em um fenótipo bioquímico semelhante ao de hiperoxalúria do tipo 2 (Figura 103.8).

Pacientes com hiperoxalúria primária tipo 3 geralmente apresentavam cálculos renais de oxalato de cálcio na primeira infância, mas também foram identificados irmãos mais velhos assintomáticos. Gradualmente, a função renal pode declinar, resultando, não frequentemente, em doença renal em estágio terminal. Níveis de HOG aumentada na urina, soro e as amostras de biopsia do fígado desses pacientes são a característica distintiva de tal doença. O **tratamento** envolve alta ingestão de líquidos por VO, manejo da ingestão oral de citrato ou fosfato para evitar a formação de cálculos renais de oxalato de cálcio e prevenção da desidratação para evitar lesão renal aguda. Nas formas graves desse distúrbio, diálise e transplante podem ser necessários para tratar a doença renal em estágio terminal

Distúrbios de deficiência de creatina

A creatina é sintetizada principalmente no fígado, no pâncreas e nos rins e em um grau menor no cérebro a partir de arginina e glicina, sendo transportada para os músculos e o cérebro, onde existe uma elevada atividade da enzima creatinoquinase (Figura 103.10). A fosforilação e a desfosforilação da creatina em conjunto com o trifosfato e o difosfato de adenosina proporcionam reações de transferência de fosfato de alta energia nesses órgãos. A creatina é metabolizada não enzimaticamente em creatinina em um ritmo diariamente constante e excretada na urina. Três condições genéticas são conhecidas por causar deficiência de creatina no cérebro e outros tecidos. Duas enzimas, arginina:glicina amidinotransferase (**AGAT**) e guanidinoacetato metiltransferase (**GAMT**; Figura 103.10), estão envolvidas na biossíntese de creatina. Ambas as condições podem responder à suplementação de creatina, especialmente quando se inicia o tratamento em uma idade jovem. A terceira condição, um defeito herdado ligado ao X, é causada pela deficiência de proteína transportadora de creatinina (CRTR) que medeia a captação de creatina pelo cérebro e pelos músculos.

As manifestações clínicas dos três defeitos sobrepõem-se, referem-se ao cérebro e músculo e podem aparecer nas primeiras semanas de vida. Atraso no desenvolvimento, comprometimento intelectual, atraso na fala, sintomas psiquiátricos (autismo e psicose), hipotonia, ataxia e convulsões são achados comuns. Movimentos distônicos foram registrados nas deficiências de GAMT e CRTR.

Os achados laboratoriais incluem a redução da creatina no plasma em pacientes com defeitos de AGAT e GAMT. O nível de creatinina plasmática por si só é insuficiente para diagnosticar esses distúrbios. Secundária à reabsorção prejudicada da creatina nos rins, a razão urinária de creatina para creatinina é aumentada em pacientes do sexo masculino com um defeito de CRTR, mas também pode ser levemente elevada em portadores do sexo feminino. Elevações acentuadas de guanidinoacetato no sangue, na urina e, especialmente, no LCS são diagnósticas de defeitos GAMT. Em contrapartida, os baixos níveis de guanidinoacetato podem ser encontrados nos fluidos corporais no defeito AGAT. A ausência de creatina e fosfato de creatina (em todos os três defeitos) e os elevados níveis de guanidinoacetato (no defeito GAMT) podem ser demonstrados no cérebro por espectroscopia de ressonância magnética (MRS). A RM do cérebro pode mostrar hiperintensidade de sinal no globo pálido. O diagnóstico de deficiências

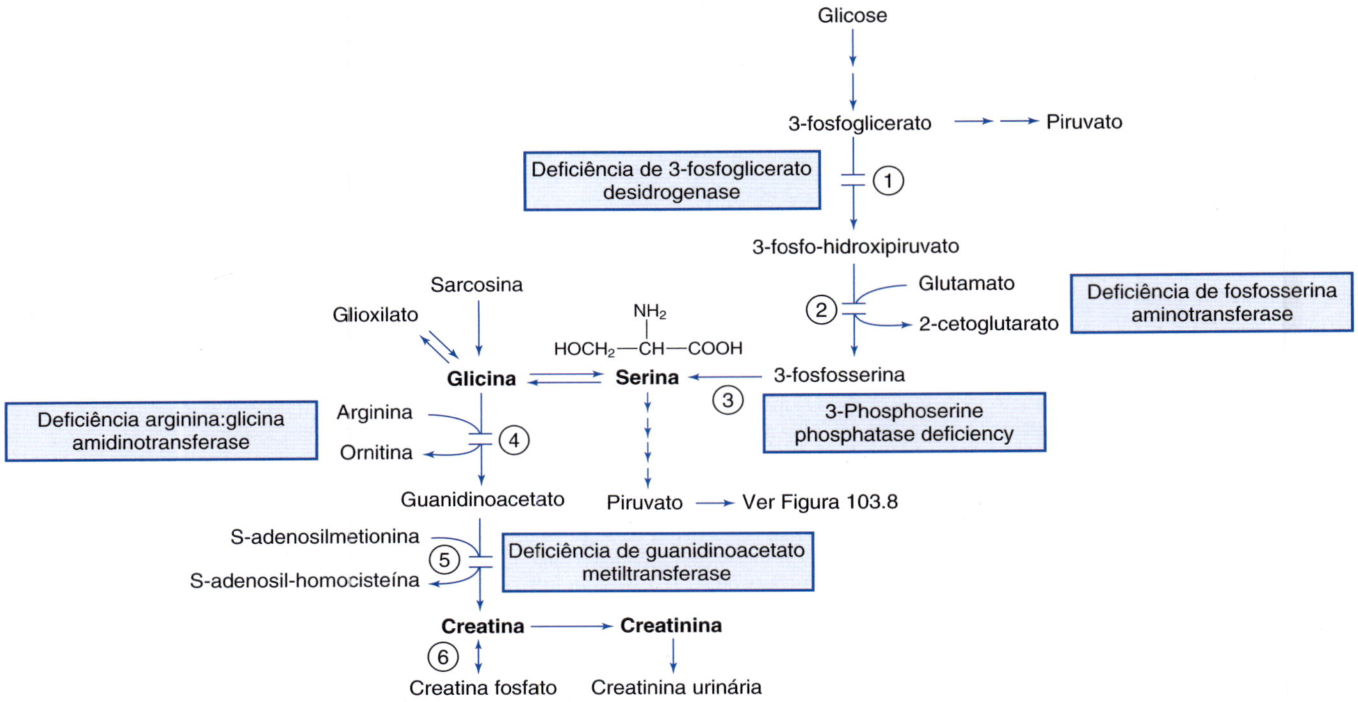

Figura 103.10 Biossíntese de serina e creatina. **Enzimas:** *(1)* 3-fosfoglicerato desidrogenase, *(2)* 3-fosfosserina aminotransferase, *(3)* 3-fosfosserina fosfatase, *(4)* arginina:glicina amidinotransferase (AGAT), *(5)* guanidinoacetato metiltransferase (GAMT), *(6)* creatinoquinase.

de AGAT ou GAMT pode ser confirmado por análise de DNA ou por medição da enzima em cultura de fibroblastos (GAMT) ou linfoblastos (AGAT). O diagnóstico de deficiência de CRTR pode ser confirmado pela análise de DNA ou um ensaio de captação de creatina por fibroblastos.

Os resultados do **tratamento** dependem da idade e são melhores com o tratamento iniciado no período neonatal ou pré-sintomático. Em pacientes com deficiência de AGAT, o mono-hidrato de creatina oral (até 400 a 800 mg/kg/24 h) pode melhorar a fraqueza muscular na maioria e os resultados neurocognitivos em alguns pacientes. Em pacientes com deficiência de GAMT, a suplementação com mono-hidrato de creatina oral (até 400 a 800 mg/kg/24 h) e ornitina (até 400 a 800 mg/kg/24 h) e a restrição de arginina na dieta podem resultar na melhoria da tonicidade muscular e do desenvolvimento neurocognitivo e aliviar as crises convulsivas. Em pacientes com deficiência de CRTR, a administração de creatina e seus precursores (arginina e glicina) não restaura a creatina no cérebro, mas alguns pacientes podem experimentar melhora nas crises convulsivas e resultados neurocognitivos.

Os defeitos de AGAT e GAMT são herdados de forma autossômica recessiva. O gene para a AGAT (*GATM*) está no cromossomo 15q21.1, e aquele para GAMT (*GAMT*) situa-se no cromossomo 19p13.3. O CRTR é um distúrbio ligado ao X, e o gene *(SLC6A8)* está em Xq28. O defeito CRTR é a causa mais comum de deficiência de creatina, sendo responsável por até 1 a 2% do sexo masculino com comprometimento intelectual de causa desconhecida.

A bibliografia está disponível no GEN-io.

103.8 Distúrbios de Deficiência da Serina (Biossíntese da Serina e Defeitos de Transporte)

Oleg A. Shchelochkov e Charles P. Venditti

A serina é um aminoácido não essencial fornecido por meio de fontes dietéticas e por sua síntese endógena, principalmente a partir da glicose e da glicina. A produção endógena de serina compreende uma porção importante da necessidade diária desse aminoácido, especialmente nas junções sinápticas, e contribui para o metabolismo de fosfolipídios, bem como D-serina e glicina, ambos envolvidos na neurotransmissão (Capítulo 103.11). Por conseguinte, a deficiência de qualquer uma das enzimas envolvidas na biossíntese de serina provoca manifestações neurológicas. O espectro clínico dos distúrbios de deficiência de serina é amplo e varia da síndrome de Neu-Laxova no extremo grave do espectro a epilepsia e atraso no desenvolvimento no extremo mais leve.

Os pacientes afetados respondem favoravelmente à suplementação oral com serina e glicina, uma vez que o tratamento é iniciado muito cedo na vida. As Figuras 103.8 e 103.10 mostram a via metabólica para a síntese e o catabolismo de serina.

DEFICIÊNCIA DE 3-FOSFOGLICERATO DESIDROGENASE

A deficiência de 3-fosfoglicerato desidrogenase (**PHGDH**) apresenta uma ampla gama de sintomas e idades de apresentação. **A síndrome de Neu-Laxova tipo 1** é a manifestação mais grave e apresenta-se no pré-natal com restrição de crescimento intrauterino e anomalias congênitas, como características faciais dismórficas, microcefalia, malformações do SNC, deformidades dos membros e ictiose. A maioria dos pacientes com essa forma é de natimortos ou tem mortalidade neonatal precoce. A deficiência de PHGDH de início infantil apresenta-se com problemas de alimentação, atraso no crescimento, vômito, irritabilidade, convulsões intratáveis, atraso grave no desenvolvimento e hipertonia progredindo para quadriplegia espástica. Nistagmo, catarata, hipogonadismo e anemia megaloblástica foram observados em alguns bebês afetados. Pacientes com uma forma mais branda desse distúrbio sofrem comprometimento cognitivo, problemas comportamentais, polineuropatia neurossensorial e convulsões na infância.

Os **achados laboratoriais** são baixos níveis de jejum de serina e glicina plasmática e níveis muito baixos de glicina e serina no LCS. Nenhum metabólito de ácido orgânico anormal é encontrado na urina. A RM do cérebro mostra atrofia cerebral com ventrículos aumentados, atenuação significativa da substância branca e mielinização prejudicada. O **diagnóstico** pode ser confirmado por análise de DNA ou por medição da atividade enzimática em fibroblastos cultivados. O **tratamento** com altas doses de serina (200 a 700 mg/kg/24 h) e glicina (200 a 300 mg/kg/24 h) normaliza os níveis de serina no sangue e no LCS. Quando iniciado no pós-natal, esse tratamento pode melhorar convulsões, espasticidade e mielinização cerebral. Um relato de caso sugere que o atraso no desenvolvimento pode ser evitado se o tratamento começar nos primeiros dias de vida ou no pré-natal.

A condição é herdada de forma autossômica recessiva. O gene para a enzima 3-fosfoglicerato desidrogenase (*PHGDH*) foi mapeado no cromossomo 1p12. Se forem conhecidas variantes patogênicas familiares, é possível o **diagnóstico pré-natal** molecular. A administração de serina à mãe portadora de um feto afetado foi associada à estabilização da circunferência da cabeça do feto, conforme evidenciado por ultrassonografia. O tratamento com serina suplementar continuou após o nascimento; o paciente permaneceu neurologicamente normal aos 4 anos de idade. A resposta favorável dessa condição a um tratamento relativamente direto torna tal diagnóstico uma consideração importante em qualquer criança com microcefalia e defeitos neurológicos, como retardo psicomotor ou distúrbio convulsivo. As medidas de serina e glicina no LCS são críticas para o diagnóstico porque as reduções leves desses aminoácidos no plasma podem ser facilmente negligenciadas.

DEFICIÊNCIA DE FOSFOSSERINA AMINOTRANSFERASE

A fosfosserina aminotransferase 1 (**PSAT1**) catalisa a conversão de 3-fosfo-hidroxipiruvato em 3-fosfosserina (Figura 103.10). A deficiência dessa enzima pode apresentar-se no período neonatal com má alimentação, episódios cianóticos e irritabilidade e pode progredir para crises convulsivas intratáveis e multifocais e microcefalia. Os exames de imagem cerebral podem revelar atrofia cerebral e cerebelar generalizada. Estudos de laboratório realizados em amostras de plasma pós-prandiais podem revelar níveis normais ou levemente diminuídos de serina e glicina. Os níveis de serina e glicina costumam ser mais baixos na análise de aminoácidos no LCR. O **tratamento** com serina e glicina, conforme descrito anteriormente, pode resultar em melhora clínica.

A condição é herdada de forma autossômica recessiva, e o gene (*PSAT1*) está mapeado no cromossomo 9q21.2.

DEFICIÊNCIA DE 3-FOSFOSSERINA FOSFATASE

A 3-fosfosserina fosfatase catalisa o passo final na síntese de L-serina, convertendo a 3-fosfosserina em L-serina. A deficiência dessa enzima resulta em um distúrbio raro, com achados clínicos e bioquímicos indistinguíveis das deficiências de PHGDH e PSAT1. O distúrbio é causado por variantes patogênicas autossômicas recessivas no *PSPH* mapeado no cromossomo 7p11.2.

A bibliografia está disponível no GEN-io.

103.9 Prolina

Oleg A. Shchelochkov e Charles P. Venditti

A prolina é um aminoácido não essencial sintetizado endogenamente a partir de ácido glutâmico, ornitina e arginina (Figura 103.9). A prolina e a hidroxiprolina são encontradas em concentrações elevadas no colágeno. Normalmente, nenhum desses aminoácidos é encontrado em grandes quantidades na urina. A excreção de prolina e hidroxiprolina como *iminopeptídeos* (dipeptídeos e tripeptídeos contendo prolina ou hidroxiprolina) é aumentada em distúrbios da renovação acelerada de colágeno, como raquitismo ou hiperparatiroidismo. A prolina também é encontrada nas sinapses, onde pode interagir com receptores de glicina e glutamato (Capítulo 103.11). A via catabólica de prolina e hidroxiprolina produz ácido glioxílico, que pode ser posteriormente metabolizado em glicina ou ácido oxálico (Figura 103.8).

O acúmulo de prolina nos tecidos está associada a distúrbios da hiperprolinemia tipo 1 e hiperprolinemia tipo 2. A síntese *de novo* reduzida da prolina causa síndromes que se manifestam com ***cutis laxa*** (ver Figura 678.8) com **características progeroides** ou **paraplegia espástica**. Dois tipos de hiperprolinemia primária foram descritos.

HIPERPROLINEMIA DO TIPO I

Essa condição autossômica recessiva rara é causada pela deficiência de prolina oxidase (prolina desidrogenase; Figura 103.9). A maioria dos pacientes com hiperprolinemia tipo 1 parece assintomática, embora alguns possam apresentar deficiência intelectual, convulsões e problemas comportamentais. A hiperprolinemia também pode ser um fator de risco para transtornos do espectro autista e esquizofrenia. A natureza dessa ampla faixa fenotípica nessa condição bioquímica não foi elucidada. O gene que codifica a prolina oxidase *(PRODH)* está mapeado para 22q11.2 e localizado na região crítica da **síndrome velocardiofacial**.

Os estudos laboratoriais revelam concentrações elevadas de prolina no plasma, na urina e no LCS. Há também excreção urinária aumentada de hidroxiprolina e glicina, o que poderia estar relacionado com a saturação do mecanismo de reabsorção tubular partilhada devida a prolinúria maciça.

Ainda não surgiu nenhum tratamento efetivo. A restrição de prolina da dieta leva à modesta melhora na prolina plasmática sem nenhum benefício clínico comprovado.

HIPERPROLINEMIA DO TIPO II

Essa é uma condição autossômica recessiva rara causada pela deficiência de delta-1-pirrolina-5-carboxilato desidrogenase (aldeído desidrogenase 4; ver Figura 103.9). Relataram-se deficiência intelectual e convulsões (geralmente precipitadas por uma infecção intercorrente) em crianças afetadas, mas pacientes assintomáticos também foram descritos. A causa para tais resultados clínicos díspares não é completamente compreendida. O gene que codifica a desidrogenase de P5C *(ALDH4A1)* é mapeado no cromossomo 1p36.13.

Os estudos laboratoriais revelam o aumento das concentrações de prolina e ácido delta-1-pirrolina-5-carboxílico (P5C) no sangue, na urina e no LCS. A presença de P5C diferencia essa condição da hiperprolinemia do tipo I. O nível aumentado de P5C em fluidos corporais, especialmente no SNC, parece antagonizar a vitamina B_6 e levar à dependência de vitamina B_6 (Capítulo 103.14). A dependência de vitamina B_6 pode ser a principal causa de convulsões e achados neurológicos nessa condição e pode explicar a variabilidade de manifestações clínicas em pacientes diferentes. O **tratamento** com doses elevadas de vitamina B_6 é recomendado.

DEFICIÊNCIA DE PROLIDASE

Durante a degradação de colágeno, imidodipeptídeos são formados e são normalmente clivados pela prolidase tecidual. A deficiência de prolidase, que é herdada de forma autossômica recessiva, resulta no acúmulo de imidodipeptídeos em fluidos corporais. A idade de início varia de 6 meses à terceira década de vida.

As **manifestações clínicas** dessa condição rara também variam, como úlceras cutâneas graves e dolorosas recorrentes que estão tipicamente em mãos e pernas. Outras lesões cutâneas que podem preceder as úlceras por vários anos podem ser erupção cutânea maculopapular eritematosa descamativa, púrpura e telangiectasia. A maioria das úlceras torna-se infectada. A cura das úlceras pode levar meses. Outros achados são atrasos no desenvolvimento, incapacidade intelectual, organomegalia, anemia, trombocitopenia e disfunção imunológica, o que resulta em aumento da suscetibilidade a infecções (otite média recorrente, sinusite, infecção respiratória, esplenomegalia). Alguns pacientes podem ter anormalidades craniofaciais, como ptose, proptose ocular, hipertelorismo, nariz bico pequeno e suturas cranianas proeminentes. Casos assintomáticos também foram relatados. Observou-se maior incidência de lúpus eritematoso sistêmico em crianças. Altos níveis de excreção urinária de imidodipeptídeos são diagnósticos. O gene da prolidase *(PEPD)* foi mapeado para o cromossomo 19q13.11. O diagnóstico pode ser confirmado por análise de DNA. O ensaio enzimático pode ser realizado em culturas de eritrócitos ou em fibroblastos da pele.

O **tratamento** da deficiência de prolidase é favorável. As complicações infecciosas podem ser fatais e justificar um tratamento antibiótico profilático e de amplo espectro.

A suplementação oral com prolina, ácido ascórbico e manganês e prolina tópica e glicina não mostraram consistentemente eficazes em todos os pacientes.

DISTÚRBIOS DA SÍNTESE *DE NOVO* DE PROLINA

A síntese *de novo* de prolina e ornitina a partir do glutamato parece ser crítica na biologia normal do tecido conectivo e para manter o ciclo da ureia em um estado repetido. Correspondentemente, as manifestações clínicas desses distúrbios abrangem anormalidades do tecido conectivo, anormalidades do sistema nervoso e anormalidades bioquímicas variáveis que refletem a disfunção do ciclo da ureia. Tal seção resume achados clínicos e laboratoriais associados à função deficiente de delta-1-pirrolina-5-carboxilato (P5C) sintase (ver Figura 103.9) codificada por *ALDH18A1* (mapeado para 10q24.1) e redutase PSC codificada pelo *PYCR1* (mapeado para 17q25.3).

A atividade deficiente da P5C sintase tem sido associada a vários fenótipos, como a **síndrome de Barsy**, caracterizada por catarata, atraso do crescimento, incapacidade intelectual, aparência prematuramente envelhecida (características progeroides) e *cutis laxa*. Alguns pacientes podem mostrar sinais piramidais. A biopsia da pele pode revelar diminuição do tamanho das fibras elásticas e anormalidades do colágeno. Os estudos de imagem cerebral mostram atrofia cortical, ventriculomegalia e creatina reduzida. Os achados laboratoriais são níveis reduzidos de prolina, ornitina, citrulina e arginina, além de leve hiperamonemia em jejum. Os pacientes podem mostrar apenas anormalidades intermitentes dos aminoácidos plasmáticos, provavelmente ligadas ao tempo da coleta de sangue com relação à última refeição. Curiosamente, foram descritas formas autossômicas recessivas e autossômicas dominantes de herança. Pode-se suspeitar do diagnóstico em um paciente com *cutis laxa*, atraso no desenvolvimento, hiperamonemia leve e anormalidades de aminoácidos. O diagnóstico pode ser confirmado por análise molecular de DNA ou teste de carga de glutamina nos fibroblastos da pele. O tratamento é favorável, embora tenha sido proposta suplementação com citrulina ou arginina para tratar a hiperamonemia e a depleção de creatina cerebral.

Mutações deletérias na *PYCR1* resultam na função anormal da delta-1-pirrolina-5-carboxilato redutase mitocondrial, a qual catalisa o último passo na síntese de prolina a partir de P5C. Os achados mais consistentes em pacientes portadores de variantes patogênicas comprovadas no *PYCR1* são fácies triangulares, *cutis laxa* (**síndrome semelhante à de Barsy**), hipermobilidade articular, pele enrugada, gerodermia osteodisplástica e características progeroides. A biopsia de pele revela redução das fibras elásticas e infiltração com células inflamatórias. Alguns pacientes podem ter epilepsia, atrasos no desenvolvimento, deficiência intelectual, catarata, osteopenia e atraso no crescimento. No entanto, muitas famílias afetadas são consanguíneas, confundindo o fenótipo. Deve-se notar que a análise de aminoácidos no plasma normalmente não revela anormalidades específicas. O diagnóstico depende do reconhecimento dos achados da pele e pode ser confirmado por análise molecular do DNA. *Pedigrees* disponíveis de famílias afetadas pelo distúrbio relacionado com o *PYCR1* sustentam o modo autossômico recessivo de herança.

A bibliografia está disponível no GEN-io.

103.10 Ácido Glutâmico

Oleg A. Shchelochkov e Charles P. Venditti

O ácido glutâmico e sua glutamina derivada de amida têm várias funções no organismo. *O glutamato* desempenha inúmeras funções biológicas, funcionando como um neurotransmissor, um composto intermediário em muitas reações bioquímicas fundamentais e um precursor de um neurotransmissor inibidor, ácido gama-aminobutírico (GABA) (ver Capítulo 103.11). Outro produto importante do glutamato é a *glutationa* (gamaglutamilcisteinilglicina). Esse tripeptídeo onipresente, com sua função como o principal antioxidante no corpo, é sintetizado e degradado por meio de um ciclo complexo designado ciclo gamaglutamil (Figura 103.11). Por causa de seu grupo sulfidrila livre (–SH) e de sua abundância na célula, a glutationa protege os outros compostos que contêm sulfidrila (p. ex., enzimas, coenzima A) da oxidação. Ela também está envolvida na desintoxicação de peróxidos, como o peróxido de hidrogênio, e na manutenção do meio intracelular em um estado reduzido. Além disso, a glutationa participa do transporte de aminoácidos através da membrana celular por meio do ciclo gamaglutamil.

Uma das manifestações bioquímicas da deficiência do ciclo gamaglutamil é a excreção urinária aumentada de 5-oxoprolina, que pode ser o resultado de causas genéticas e não genéticas. A 5-oxoprolinemia deve ser rotineiramente considerada no diagnóstico diferencial de **acidose metabólica de alto intervalo aniônico** (HAGMA). Dois distúrbios metabólicos podem se apresentar com 5-oxoprolinúria maciça: **deficiência de glutationa sintetase** e **deficiência de 5-oxoprolinase** (Figura 103.11). No entanto, um cenário clínico mais comum é uma elevação urinária leve e transitória da 5-oxoprolina na urina que pode ser vista em várias condições metabólicas e adquiridas, como exposição ao paracetamol e algumas fórmulas de proteínas hidrolisadas, queimaduras graves, síndrome de Stevens-Johnson, homocistinúria, defeitos no ciclo da ureia e tirosinemia tipo I.

DEFICIÊNCIA DE GLUTATIONA SINTETASE

Foram relatadas três formas dessa condição rara. Na **forma leve**, a deficiência da enzima causa a deficiência de glutationa apenas em eritrócitos. Esses pacientes apresentam anemia hemolítica sem acidose metabólica crônica e demonstram alta atividade residual da glutationa sintetase em testes enzimáticos. Uma **forma moderada** também foi observada em que a anemia hemolítica está associada a graus variáveis de acidose metabólica e 5-oxoprolinúria. Sua **forma grave** é distinguida pela presença de anemia hemolítica acompanhada por acidose grave, 5-oxoprolinúria maciça e manifestações neurológicas.

Deficiência de glutationa sintetase, formas moderada e grave

Os lactentes recém-nascidos afetados com essa condição rara geralmente desenvolvem sintomas agudos de acidose metabólica, icterícia e anemia hemolítica leve a moderada nos primeiros dias de vida. A acidose crônica continua após a recuperação. Episódios similares de acidose com risco de morte podem ocorrer durante uma infecção (p. ex., gastrenterite) ou depois de um procedimento cirúrgico. O dano neurológico progressivo desenvolve-se com a idade, manifestado por comprometimento intelectual, tetraparesia espástica, ataxia, tremor, disartria e convulsões. A suscetibilidade à infecção, provavelmente como consequência da disfunção de granulócitos, é observada em alguns pacientes. Os pacientes com a forma moderada de deficiência de glutationa sintetase têm acidose mais leve e menos 5-oxoprolinúria do que se observa na forma grave, sem manifestações neurológicas.

Os **achados laboratoriais** são acidose metabólica, graus leves a moderados de anemia hemolítica e 5-oxoprolinúria. Concentrações elevadas de 5-oxoprolina também são encontradas no sangue. Os níveis urinários e sanguíneos de 5-oxoprolina são menos pronunciados em pacientes com a forma moderada da doença. O conteúdo de glutationa dos eritrócitos é acentuadamente reduzido. Acredita-se que o aumento da síntese de 5-oxoprolina nesse distúrbio seja resultado da conversão de gamaglutamilcisteína em 5-oxoprolina pela enzima gamaglutamil ciclotransferase enzima (Figura 103.11). A produção de gamaglutamilcisteína aumenta bastante porque se remove o efeito inibidor normal da glutationa sobre a enzima gamaglutamilcisteína sintetase.

O **tratamento** da crise aguda inclui hidratação, correção da acidose (por infusão de bicarbonato de sódio) e medidas para corrigir a anemia e a hiperbilirrubinemia. A administração crônica de álcali costuma ser necessária indefinidamente. Recomenda-se a administração de vitamina C, vitamina E e selênio. Os medicamentos e oxidantes conhecidos por causarem hemólise e estados catabólicos de estresse devem ser evitados. A administração oral de análogos da glutationa foi experimentada com sucesso variável.

O **diagnóstico pré-natal** pode ser obtido por meio da medida de 5-oxoprolina no fluido amniótico, pela análise enzimática de cultura de amniócitos ou amostras de vilosidades coriônicas, ou por análise de DNA. Relatou-se gravidez bem-sucedida em uma mulher afetada (forma moderada), com resultados favoráveis, tanto para a mãe quanto para o bebê.

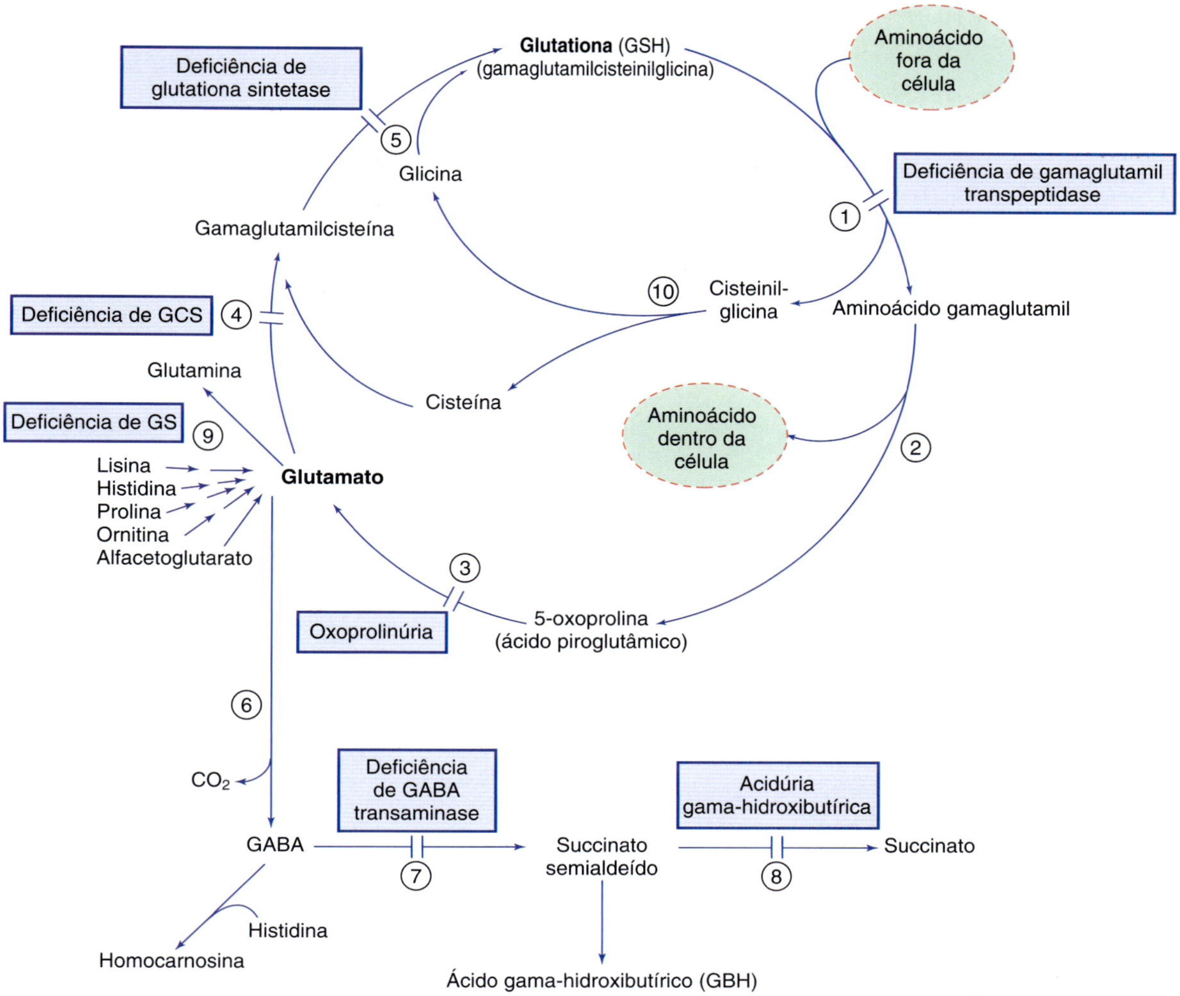

Figura 103.11 O ciclo de gamaglutamil e vias relacionadas. Defeitos da síntese e degradação de glutationa (GSH) são observados. **Enzimas:** *(1)* gamaglutamil transpeptidase (GGT), *(2)* gamaglutamil ciclotransferase, *(3)* 5-oxoprolinase, *(4)* gamaglutamil-cisteína sintetase, *(5)* glutationa sintetase, *(6)* glutamato descarboxilase, *(7)* ácido gama-aminobutírico (GABA) transaminase, *(8)* succinato-semialdeído desidrogenase, *(9)* glutamina sintetase, *(10)* dipeptidase.

Deficiência de glutationa sintetase, forma leve

A forma leve foi relatada em apenas alguns pacientes. A anemia hemolítica leve a moderada foi o único **achado clínico**. A esplenomegalia foi relatada em alguns pacientes. O desenvolvimento cognitivo é normal. A acidose metabólica crônica normalmente não é observada. Alguns pacientes podem ter concentrações aumentadas de 5-oxoprolina na urina. Variantes patogênicas no gene para tal enzima *(GSSD)* parecem diminuir a meia-vida dela, o que provoca um aumento da taxa de renovação da proteína sem afetar sua função catalítica. A taxa acelerada de renovação da enzima causada por essas variações patogênicas traz pouca ou nenhuma consequência para os tecidos com capacidade de síntese de proteínas. Entretanto, a incapacidade dos eritrócitos maduros para sintetizar proteína resulta em deficiência de glutationa nos eritrócitos. O **tratamento** é o mesmo da anemia hemolítica e evitar fármacos e oxidantes que podem desencadear o processo hemolítico.

Todas as formas de deficiência de glutationa sintetase são herdadas de forma autossômica recessiva. *GSSD* está localizado no cromossomo 20q11.22. O **diagnóstico** pode ser confirmado por análise de DNA ou atividade enzimática em eritrócitos ou fibroblastos da pele.

Deficiência de 5-oxoprolinase

Mais de 20 pacientes com 5-oxoprolinúria (4 a 10 g/dia) causada por deficiência de 5-oxoprolinase (Figura 103.11) foram descritos. Nenhum quadro clínico específico surgiu ainda; indivíduos afetados completamente assintomáticos também foram identificados. Por conseguinte, não está claro se a deficiência de 5-oxoprolinase é de qualquer consequência clínica. Atualmente, não se recomenda nenhum **tratamento**. O gene para a enzima (*OPLAH*) está no cromossomo 8q24.3.

Deficiência de gamaglutamilcisteína sintetase (deficiência de glutamatocisteína ligase)

Apenas alguns pacientes com a deficiência dessa enzima foram relatados. A manifestação clínica mais consistente foi a anemia hemolítica crônica leve. As crises agudas de hemólise ocorreram após a exposição a sulfonamidas. A neuropatia periférica e a degeneração espinocerebelar progressiva foram observadas em dois irmãos em idade adulta. Os achados laboratoriais de anemia hemolítica crônica estavam presentes em todos os pacientes. A aminoacidúria generalizada também está presente porque o ciclo de gamaglutamil está envolvido no transporte de aminoácidos nas células (Figura 103.11). O **tratamento** deve se concentrar no manejo da anemia hemolítica e em evitar fármacos e oxidantes que podem desencadear o processo hemolítico. A condição é herdada como traço autossômico recessivo; o gene (*GCLC*) está mapeado no cromossomo 6p12.1.

DEFICIÊNCIA DE GAMAGLUTAMIL TRANSPEPTIDASE (GLUTATIONEMIA)

A gamaglutamil transpeptidase (GGT) está presente em qualquer célula secretora ou que tenha funções de secreção ou absorção. Ela é especialmente abundante nos rins, no pâncreas, nos intestinos e no fígado. A enzima também está presente na bile. A medição da GGT no sangue costuma ser realizada para avaliar doenças do fígado e das vias biliares.

A deficiência de GGT provoca a elevação das concentrações de glutationa nos fluidos do corpo, mas os níveis celulares permanecem normais (Figura 103.11). Como apenas alguns pacientes com deficiência de GGT foram relatados, ainda não se definiu o âmbito de **manifestações clínicas**. O comprometimento intelectual leve a moderado e graves problemas de comportamento foram observados em três pacientes. No entanto, uma de duas irmãs com essa condição tinha inteligência normal quando adulta, enquanto a outra tinha síndrome de Prader-Willi.

Os **achados laboratoriais** são elevações marcantes em concentrações urinárias de glutationa (até 1 g/dia), gamaglutamilcisteína e cisteína. Nenhum dos pacientes relatados teve aminoacidúria generalizada, uma descoberta que seria esperada para ocorrer nessa deficiência enzimática (Figura 103.11).

O **diagnóstico** pode ser confirmado por medida da atividade enzimática de culturas de leucócitos ou fibroblastos de pele. *Nenhum tratamento foi proposto.* A condição é herdada de forma autossômica recessiva aparente. As ondglutamil transpeptidases representam uma grande família de enzimas codificadas por, pelo menos, sete genes.

DISTÚRBIOS GENÉTICOS DO METABOLISMO DO ÁCIDO GAMA-AMINOBUTÍRICO

Ver Capítulo 103.11.

A bibliografia está disponível no GEN-io.

103.11 Distúrbios Genéticos de Neurotransmissores

Oleg A. Shchelochkov e Charles P. Venditti

Os *neurotransmissores* são substâncias químicas liberadas da extremidade axonal de neurônios excitatórios nas junções sinápticas; eles medeiam a iniciação e a amplificação ou a inibição de impulsos neurais. Uma série de aminoácidos e seus metabólitos compreende a maior parte dos neurotransmissores. As variações patogênicas em genes responsáveis por síntese, transporte ou degradação dessas substâncias podem provocar condições que manifestam anomalias neurológicas e/ou psiquiátricas (Tabela 103.3). Antigamente, as crianças afetadas por distúrbios de neurotransmissores recebiam diagnósticos sindrômicos, como paralisia cerebral, epilepsia, parkinsonismo, distonia ou autismo. O diagnóstico, na maioria dos casos, requer estudos de laboratório especializados do líquido cerebrospinal (LCS), pois alguns dos neurotransmissores gerados no SNC, dopamina e serotonina, não atravessam a barreira hematencefálica, e suas concentrações anormais não são detectadas no soro ou na urina. Um maior número dessas condições está sendo identificado; as doenças antes consideradas raras agora são diagnosticadas com frequência cada vez maior.

Tabela 103.3 Distúrbios genéticos de neurotransmissores em crianças.

TRANSMISSOR	DEFEITOS DE SÍNTESE	DEFEITOS DE DEGRADAÇÃO
MONOAMINAS		
Dopamina	Deficiência de TH	Deficiência de MAO
Serotonina e dopamina	Deficiência de AADC Deficiência de BH_4 Com e sem hiperfenilalaninemia	Deficiência de MAO
Norepinefrina	Deficiência de DβH	Deficiência de MAO
GABA	?	Deficiência de GABA transaminase Acidúria GHB
Histamina	Deficiência de HDC	?
PROTEÍNAS TRANSPORTADORAS		
Transportador de dopamina	Deficiência de DAT	?
Transportador de monoamina vesicular	Deficiência de VMAT2	?
AMINOÁCIDOS		
Prolina	?	Hiperprolinemia
Serina	Deficiências de 3-PGD, PSAT, PSPH	?
Glicina	Deficiências de 3-PGD, PSAT	NKH

AADC, descarboxilase de L-aminoácido aromático; BH_4, tetraidrobiopterina; DAT, transportador de dopamina; DβH, dopamina beta-hidroxilase; GABA, ácido gama-aminobutírico; GHB, ácido gama-hidroxibutírico; HDC, histidina descarboxilase; MAO, monoamina oxidase; NKH, hiperglicinemia não cetótica; 3-PGD, 3-fosfoglicerato desidrogenase; PSAT, fosfosserina aminotransferase; PSPH, 3-deficiência de fosfosserina fosfatase; TH, tirosina hidroxilase; VMAT2, transportador 2 de monoamina vesicular.

DEFICIÊNCIA DE TIROSINA HIDROXILASE (PARKINSONISMO INFANTIL, DISTONIA AUTOSSÔMICA RECESSIVA RESPONSIVA À DOPA, SÍNDROME DE SEGAWA AUTOSSÔMICA RECESSIVA)

A tirosina hidroxilase catalisa a formação de L-dopa a partir de tirosina. A deficiência dessa enzima resulta em deficiências de dopamina e norepinefrina (Figura 103.2). O diagnóstico diferencial inclui uma ampla gama de distonias herdadas, como distonia autossômica dominante causada pela deficiência de GTP ciclo-hidrolase 1.

As **manifestações clínicas** variam de leves a muito graves. Em geral, dois fenótipos foram reconhecidos. Na forma leve (distonia responsiva à dopa ou **tipo A**), os sintomas da distonia do membro unilateral causando incoordenação da marcha e tremor postural ocorrem na infância e pioram com a idade se a condição não for tratada. A variação diurna de sintomas (piora no fim do dia) pode estar presente. O desenvolvimento cognitivo costuma ser normal. Na forma **grave** da deficiência de tirosina hidroxilase (parkinsonismo infantil, encefalopatia infantil ou **tipo B**), as manifestações clínicas ocorrem logo ao nascimento ou logo após, como microcefalia, atraso no desenvolvimento, movimentos involuntários dos membros com espasticidade, distonia, ptose, diminuição da mímica facial, movimentos oculares e disfunção autonômica (instabilidade de temperatura, sudorese, hipoglicemia, salivação, tremor, refluxo gastresofágico e constipação intestinal). Reflexos rápidos, mioclonia, atetose e coreia distal podem estar presentes. Geralmente, o paciente com a forma grave apresenta resposta incompleta ao tratamento com L-dopa e tem predisposição a desenvolver discinesia L-dopa-induzida como efeito colateral.

Os **achados laboratoriais** são níveis reduzidos de dopamina e de seu metabólito ácido homovanílico (HVA) e concentrações normais de tetraidrobiopterina (BH_4), neopterina e ácido 5-hidroxi-indoleacético (5-HIAA, um metabólito da serotonina) no LCS. Os níveis séricos de prolactina são geralmente elevados. Tais achados não são diagnósticos da condição; o diagnóstico deve ser estabelecido pela análise genética molecular.

O **tratamento** com L-dopa/carbidopa resulta em melhora clínica significativa na maioria dos pacientes, mas as formas graves estão invariavelmente associadas a discinesias induzidas por L-dopa. Para minimizar os efeitos colaterais da terapia, o tratamento deve ser iniciado com uma dose baixa e ser aumentada muito lentamente se necessário. Outras intervenções terapêuticas são anticolinérgicos, agentes serotoninérgicos e inibidores B da monoamina oxidase (MAO), como amantadina, biperideno e selegilina. A estimulação cerebral profunda do núcleo subtalâmico lateral demonstrou eficácia clínica em um caso. A deficiência de tirosina hidroxilase é herdada de forma autossômica recessiva. Testes moleculares para variantes patogênicas no gene *TH* estão disponíveis clinicamente.

DEFICIÊNCIA DE L-AMINOÁCIDO AROMÁTICO DESCARBOXILASE

A L-aminoácido aromático descarboxilase (AADC) é uma enzima dependente de vitamina B_6 que catalisa a descarboxilação de 5-hidroxitriptofano para formar serotonina (Figura 103.5) e L-dopa para gerar dopamina (Figura 103.2). As **manifestações clínicas** estão relacionadas com a disponibilidade reduzida de dopamina e serotonina. Dificuldade de alimentação, letargia, hipotensão, hipotermia, crises oculógiras e ptose foram observados em recém-nascidos afetados. Os achados clínicos em lactentes e crianças mais velhas são atraso no desenvolvimento, hipotonia do tronco com hipertonia dos membros, crises oculógiras, movimentos extrapiramidais (coreoatetose, distonia, mioclonia) e anormalidades autonômicas (sudorese, salivação, irritabilidade, instabilidade da temperatura, hipotensão). Os sintomas podem ter uma variação diurna, tornando-se piores ao final do dia.

Os **achados laboratoriais** são concentrações reduzidas de dopamina e serotonina e seus metabólitos (HVA, 5-HIAA, norepinefrina, ácido vanililmandélico [VMA]) e níveis aumentados de 5-hidroxitriptofano, L-dopa e seu metabólito (3-*O*-metildopa) nos fluidos corporais, especialmente no LCS. Concentrações séricas elevadas de prolactina (um resultado da deficiência de dopamina) também foram observadas. A RM do cérebro revela atrofia cerebral com alterações degenerativas na substância branca. Um programa de triagem na urina, com foco em 3-*O*-metildopa e VMA, demonstrou promessa de diagnóstico em populações de alta prevalência.

O **tratamento** com precursores de neurotransmissores resultou em melhora clínica limitada. A dopamina e a serotonina não têm valor terapêutico por causa de sua incapacidade de atravessar a barreira hematencefálica. Agonistas da dopamina (L-dopa/carbidopa, bromocriptina), inibidores da MAO (tranilcipromina), agentes serotoninérgicos e doses elevadas de piridoxina (cofator para a enzima AADC) foram experimentados. A suplementação de piridoxina em pacientes portadores da variante p.S250F em AADC pode ser benéfica. A recente demonstração da terapia genética direcionada ao SNC com um vetor viral adenoassociado demonstrou benefício em alguns pacientes. O diagnóstico genético pré-implantação após a fertilização *in vitro* foi obtido na população de Taiwan de alta prevalência. O gene que codifica a AADC (*DDC*) está no cromossomo 7p12.1. A condição é herdada como mutação autossômica recessiva.

DEFICIÊNCIA DE TETRAIDROBIOPTERINA

Ver Capítulo 103.1.

A BH_4 é o cofator para a fenilalanina hidroxilase (Figura 103.1), a tirosina hidroxilase (Figura 103.2), o triptofano hidroxilase (Figura 103.5) e a óxido nítrico sintase. Ela é sintetizada a partir de GTP em muitos tecidos (Figura 103.1). As deficiências de enzimas envolvidas na biossíntese de BH_4 resultam na produção inadequada desse cofator que causa deficiências de neurotransmissores de monoamina com ou sem a hiperfenilalaninemia concomitante.

Deficiência de tetraidrobiopterina com hiperfenilalaninemia

Ver Capítulo 103.1.

Deficiência de tetraidrobiopterina sem hiperfenilalaninemia

Deficiência de GTP ciclo-hidrolase 1 (distonia hereditária progressiva, distonia autossômica dominante responsiva à dopa, síndrome de Segawa autossômica dominante)

Essa forma de distonia, causada por deficiência de guanosina trifosfato (GTP) ciclo-hidrolase 1, é herdada de forma autossômica dominante e mostra-se mais comum em mulheres do que em homens (relação 4:1) (ver Capítulo 615.4).

As **manifestações clínicas** geralmente começam na primeira infância, com tremor e distonia dos membros inferiores (**marcha digital**), que pode se espalhar para todas as extremidades dentro de poucos anos. Torcicolo, distonia dos braços e má coordenação podem preceder distonia dos membros inferiores. O desenvolvimento precoce costuma ser normal. Os sintomas têm uma impressionante variação diurna, tornando-se piores ao final do dia e melhorando com o sono. A instabilidade autonômica não é incomum. O parkinsonismo pode também estar presente ou desenvolver-se com o avanço da idade. A apresentação tardia também foi relatada na vida adulta, associada a **distonia de ação** ("câibra do escritor"), torcicolo ou hipertonia rígida generalizada com tremor mas sem distonia postural. Além disso, dados limitados sobre adultos sugerem sintomas relacionados com a deficiência de serotonina (distúrbios do sono, déficit cognitivo, impulsividade).

Os **achados laboratoriais** apresentam níveis reduzidos de BH_4 e neopterina no LCS sem hiperfenilalaninemia (Capítulo 103.1). A dopamina e seu metabólito (HVA) podem também ser reduzidos no LCS. A via serotoninérgica é menos afetada pela deficiência dessa enzima; assim, as concentrações de serotonina e de seus metabólitos costumam ser normais. A fenilalanina plasmática é normal, mas um teste de carga oral de fenilalanina (100 mg/kg) produz um nível plasmático de fenilalanina anormalmente alto, com uma proporção elevada de fenilalanina/tirosina. A proporção, obtida em 2 a 3 horas após a carga, em combinação com o nível na urina de neopterina, tem especificidade e sensibilidade diagnóstica ideal. A existência de portadores assintomáticos indica que outros fatores ou genes podem atuar na patogênese. O portador assintomático pode ser identificado por meio do teste de carga com fenilalanina.

O **diagnóstico** pode ser confirmado por níveis reduzidos de BH_4 e neopterina no LCS, medida da atividade da enzima e análise genética molecular (Capítulo 103.1). Clinicamente, a condição deve ser diferenciada de outras causas de distonias e parkinsonismo na infância, especialmente deficiências de tirosina hidroxilase, sepiapterina redutase e aminoácido aromático descarboxilase.

O **tratamento** com L-dopa/carbidopa geralmente resulta em considerável melhora clínica. A administração oral de BH_4 também é eficaz, mas raramente usada. O gene para a GTP ciclo-hidroxilase I (*GCH1*) está localizado no cromossomo 14q22.2.

Deficiência de sepiapterina redutase

A sepiapterina redutase está envolvida na conversão de 6-piruvoil-tetraidropterina em BH_4. Ela também participa da via de recuperação da síntese de BH_4 (Figura 103.1). A deficiência de sepiapterina redutase resulta em acumulação de 6-lactoil tetraidropterina, que pode ser convertida em sepiapterina não enzimaticamente. A maioria da sepiapterina é metabolizada em BH_4 por meio da via de recuperação em tecidos periféricos (Figura 103.1), mas por causa da baixa atividade da di-hidrofolato redutase no cérebro a quantidade de BH_4 continua a ser insuficiente para a síntese adequada de dopamina e serotonina. Isso justifica a ausência de hiperfenilalaninemia e o diagnóstico frequentemente adiado.

As **manifestações clínicas** geralmente aparecem dentro de alguns meses de vida. As manifestações cardinais são enrijecimento paroxístico, crises oculógiras e hipotonia. Outros resultados são atrasos motores e de linguagem, fraqueza, hipertonia dos membros inferiores, distonia, hiper-reflexia e parkinsonismo de início precoce. Os sintomas geralmente têm uma variação diurna. O diagnóstico errôneo como paralisia cerebral é comum, e foi relatada uma ampla variabilidade de sintomas.

O **diagnóstico** é estabelecido pela medida de neurotransmissores e metabólitos de pterina do LCS que revelam redução da dopamina, HVA, norepinefrina e 5-HIAA, além de elevações notáveis de sepiapterina e di-hidrobiopterina. A concentração sérica de prolactina pode ser elevada. O teste de carga com fenilalanina pode ter utilidade diagnóstica. O diagnóstico pode ser confirmado por análise genética molecular e ensaio enzimático em cultura de fibroblastos. O **tratamento** com doses lentamente crescentes de L-dopa/carbidopa e 5-hidroxitriptofano geralmente produz uma melhora clínica expressiva. A condição é herdada como uma característica autossômica recessiva; o gene *SPR* que codifica a sepiapterina redutase está localizado no cromossomo 2p13.2.

DEFICIÊNCIA DE DOPAMINA BETA-HIDROXILASE

A dopamina beta-hidroxilase catalisa a conversão da dopamina em norepinefrina (ver Figura 103.2). A deficiência dessa enzima resulta em síntese reduzida ou ausente de norepinefrina, levando à desregulação da função simpática. Lactentes e crianças podem apresentar dificuldade em abrir os olhos, ptose, hipotensão, hipotermia, hipoglicemia e congestão nasal. Pacientes adultos podem apresentar déficits profundos de regulação autonômica, o que resulta em hipotensão ortostática grave e disfunção sexual em homens. A sintomatologia pré-síncope envolve tonturas, visão turva, dispneia, desconforto da nuca e dores no peito; a função olfatória permanece relativamente intacta. O **diagnóstico** pode ser auxiliado pela realização de testes de função autonômica (medição da taxa de arritmia sinusal, estudos de pressão arterial durante hiperventilação controlada, manobra de Valsalva, pressor frio, exercício de aperto de mão).

Os **achados laboratoriais** são diminuição ou ausência de norepinefrina e epinefrina e seus metabólitos com elevados níveis de dopamina e seus metabólitos (HVA) no plasma, no LCS e na urina. A dopamina plasmática elevada pode ser patognomônica para tal doença. A RM do cérebro mostra volume do cérebro diminuído, consistente com o papel neurotrófico da norepinefrina. O **tratamento** com L-di-hidroxifenilserina, a qual é convertida em norepinefrina diretamente *in vivo* pela ação da AADC, conduz a uma melhora significativa na hipotensão ortostática e normaliza a norepinefrina e seus metabólitos. A condição é herdada como traço autossômico recessivo; o gene *(DBH)* que codifica para a dopamina beta-hidroxilase reside no cromossomo 9q34.2.

DEFICIÊNCIA DE MONOAMINA OXIDASE

O genoma humano codifica duas monoaminas oxidases: MAO A e MAO B. Ambas as enzimas catalisam a desaminação oxidativa da maior parte das aminas biogênicas no corpo, como a serotonina (Figura 103.5), a norepinefrina, a epinefrina e a dopamina (Figura 103.2). Os genes para ambas as isoenzimas estão no cromossomo X (Xp11.3), residindo em proximidade. A exclusão de ambos os genes também pode abranger um gene vizinho, o *NDP*, resultando em uma síndrome de deleção contígua, que pode se apresentar como uma **doença de Norrie** atípica (ver Capítulo 640). Os pacientes do sexo masculino com deficiência de MAO A manifestam deficiência intelectual limítrofe e controle dos impulsos prejudicado. As consequências da deficiência de MAO B isolada não são completamente compreendidas. A deficiência combinada de MAO A e B causa graves deficiências intelectuais e problemas comportamentais e pode estar associada a anormalidades laboratoriais pronunciadas (p. ex., elevação de serotonina de 4 a 6 vezes nos fluidos fisiológicos, metabólitos graves de amina *O*-metilada e produtos de desaminação reduzidos [VMA, HVA]). A intervenção dietética (baixa ingestão de tiramina, feniletilamina e L-dopa/dopamina) não melhorou os níveis de serotonina no sangue dos pacientes. A herança da deficiência de MAO é ligada ao X. O **tratamento** da deficiência de MAO A é de suporte.

DISTÚRBIOS DO METABOLISMO DO ÁCIDO GAMA-AMINOBUTÍRICO (GABA)

O GABA é o principal neurotransmissor inibitório, sintetizado nas sinapses por descarboxilação do ácido glutâmico pela ácido glutamato descarboxilase (GAD). A mesma via é responsável pela produção de GABA em outros órgãos, especialmente os rins e as células beta do pâncreas. A enzima GAD requer piridoxina (vitamina B_6) como cofator. Duas enzimas, GAD1 (GAD_{67}) e GAD2 (GAD_{65}), foram identificadas. A **GAD1** é a principal enzima no cérebro, e a **GAD2** revela-se a principal enzima nas células beta. Os anticorpos contra GAD_{65} e GAD_{67} têm sido implicados no desenvolvimento do diabetes do tipo 1 e da **síndrome da pessoa rígida**, respectivamente. O GABA cataboliza-se em ácido succínico por duas enzimas, GABA transaminase e semialdeído succínico desidrogenase (SSADH) (Figura 103.11).

Deficiência de ácido gama-aminobutírico transaminase

As **manifestações clínicas** em dois irmãos lactentes-índice foram retardo psicomotor grave, hipotonia, hiper-reflexia, letargia, convulsões refratárias e aumento do crescimento linear, provavelmente relacionado com o aumento da secreção do hormônio do crescimento mediado por GABA. O aumento das concentrações de GABA e beta-alanina foi encontrado no LCS (Figura 13.11). Observou-se evidência de leucodistrofia no exame pós-morte do cérebro. Um terceiro caso mostrou retardo psicomotor grave, letargia episódica recorrente e convulsões intratáveis com anormalidades no metabólito de LCS comparáveis àquelas dos afetados pelos casos-índice. A deficiência de GABA transaminase é demonstrada no cérebro e nos linfócitos. O **tratamento** é sintomático. A intervenção com a vitamina B_6, o cofator para a enzima, não gerou benefício terapêutico. O gene (*ABAT*) mapeia para o cromossomo 16p13.2; a condição é herdada de forma autossômica recessiva.

Deficiência de semialdeído succínico desidrogenase (acidúria gama-hidroxibutírica)

As manifestações clínicas da deficiência de SSADH geralmente começam na infância, com atrasos do desenvolvimento, com déficit desproporcional na linguagem expressiva, hipotonia e ataxia; ocorrem convulsões em aproximadamente 50% dos pacientes (Figura 103.11). Muitos pacientes também têm o diagnóstico de **transtorno do espectro autista**. A comorbidade neuropsiquiátrica (especialmente desafio opositor-desafiador, obsessão/compulsão e hiperatividade) pode ser incapacitante, especialmente em adolescentes e adultos. Os achados anormais de EEG são desaceleração de fundo e paroxismos de pico de onda generalizados, com lateralização variável no início hemisférico e predominância de tensão. A fotossensibilidade e o estado epiléptico eletrográfico do sono foram relatados em associação a dificuldades na manutenção do sono e sonolência diurna excessiva. A RM do cérebro mostra um aumento da hiperintensidade ponderada em T2, envolvendo o globo pálido, os núcleos dentados do cerebelo e os núcleos subtalâmicos, geralmente em uma distribuição bilateralmente simétrica.

A característica bioquímica, o ácido gama-hidroxibutírico (GHB), é elevada em fluidos fisiológicos (LCS, plasma, urina) em todos os pacientes. As concentrações aumentadas de GABA também são encontradas em LCS. A suspeita diagnóstica intensificada evolui por meio de registro de GHB urinário elevado, e obtém-se a confirmação pelo teste genético molecular.

O **tratamento** permanece indefinido; a vigabatrina (inibidor de GABA transaminase) tem sido utilizada de forma empírica, com resultados mistos, e não há preocupação com sua utilização, uma vez que ela eleva ainda mais o GABA no SNC um distúrbio já hiper-GABAérgico. Além disso, a vigabatrina pode causar constrição do campo visual e a utilização a longo prazo é contraindicada.

O gene para SSADH (*ALDH5A1*) está localizado no cromossomo 6p22, e a herança segue um padrão autossômico recessivo. O **diagnóstico pré-natal** foi obtido mediante medida de GHB no fluido amniótico, ensaio da atividade da enzima em amniócitos, amostras de vilosidades coriônicas ou análise de DNA.

DEFEITOS NAS PROTEÍNAS TRANSPORTADORAS DE NEUROTRANSMISSOR

Mais de 20 proteínas estão envolvidas no transporte de diferentes neurotransmissores através das membranas neuronais. A principal função desses transportadores é remover os neurotransmissores em excesso da junção sináptica para os neurônios pré-sinápticos (recaptação). Tal processo de reciclagem não apenas regula o efeito preciso dos neurotransmissores na junção sináptica, mas também volta a suprir os neurônios pré-sinápticos com neurotransmissores para futuro uso. Algumas proteínas transportadoras estão envolvidas no fechamento de neurotransmissores do citoplasma neuronal através da membrana de vesículas sinápticas para armazenamento (transportadores vesiculares). Na estimulação neuronal, essas vesículas liberam um bólus de neurotransmissores por meio da exocitose. Conforme esperado, variantes patogênicas em proteínas transportadoras interferem na adequada recaptação e no armazenamento de neurotransmissores e podem resultar em manifestações clínicas semelhantes às observadas em deficiências do metabolismo de neurotransmissores. Várias condições causadas por variantes patogênicas de transportadores de proteína neurotransmissora foram descritas, como deficiência de proteína de transporte de dopamina e doença do transporte vesicular de dopamina-serotonina.

Deficiência de proteína transportadora de dopamina

Essa proteína transportadora está envolvida na recaptação de dopamina pelos neurônios pré-sinápticos, e sua deficiência causa depleção de dopamina e, portanto, um estado de deficiência de dopamina. A proteína transportadora de dopamina (DAT) é codificada pelo gene *SLC6A3* no cromossomo 5p15.33. A variação patogênica desse gene foi relatada em 13 crianças. Essas crianças apresentaram sintomas de **síndrome de parkinsonismo infantil/distonia**. A irritabilidade e as dificuldades alimentares começam logo após o nascimento e progridem para hipotonia, falta de controle da cabeça, parkinsonismo, distonia e atraso no desenvolvimento global na primeira infância. Em geral, a RM de crânio não mostra anormalidades.

O exame do LCS revelou elevação do HVA e nível normal de 5-HIAA. O nível urinário de HVA e a concentração sérica de prolactina estavam aumentados. O diagnóstico foi estabelecido por demonstração da mutação de perda de função no gene *SLC6A3*. Nenhum tratamento eficaz foi identificado; a L-dopa/carbidopa não resultou em melhora nos parâmetros clínicos ou bioquímicos.

Doença de transportador vesicular de dopamina-serotonina (deficiência de transportador de monoamina vesicular)

Essa condição autossômica recessiva, descrita em crianças de 8 anos de idade, de uma família consanguínea da Arábia Saudita, é causada por uma variante patogênica no gene *SLC18A2*.

Tal gene codifica a monoamina vesicular transporte 2 (VMAT2), que está envolvida no transporte de dopamina e serotonina do citoplasma nas vesículas de armazenamento sináptica localizados nos terminais axonais dos neurônios pré-sinápticos. As crianças são mais afetadas no primeiro ano de vida, com sintomas consistentes com deficiências de dopamina (hipotonia progredindo para distonia, parkinsonismo, crises oculares), serotonina (sono e transtornos psiquiátricos) e norepinefrina-epinefrina (suor excessivo, tremores, instabilidade de temperatura, hipotensão postural, ptose). Os atrasos neurocognitivos tornam-se aparentes no primeiro ano de vida. Nenhuma variação diurna dos sintomas foi notada. Os estudos de imagem cerebral estão dentro dos limites normais. Mudanças nos níveis de neurotransmissores e seus metabólitos no SNC têm sido inconsistentes.

O fenótipo assemelha-se àquele observado em deficiências de AADC e BH_4 (ver anteriormente). O diagnóstico requer a análise molecular de *SLC18A2* (localizado no cromossomo 10q25.3). O **tratamento** com L-dopa/carbidopa causou a exacerbação dos sintomas, enquanto o pramipexol, um agonista do receptor de dopamina, resultou em uma resposta clínica promissora.

DEFICIÊNCIA DE HISTIDINA DESCARBOXILASE

A descarboxilação da histidina por histidina descarboxilase produz histamina, que funciona como um neurotransmissor no cérebro. A deficiência dessa enzima (expressa principalmente no hipotálamo posterior) resulta em deficiência de histamina no SNC e, em uma família, causou uma forma autossômica dominante da síndrome de Tourette (Capítulo 103.13).

HIPERPROLINEMIA

Deficiência intelectual e crises convulsivas são achados comuns na maioria dos pacientes com hiperprolinemia tipos I e II. Pacientes com hiperprolinemia **tipo I** geralmente apresentam um curso clínico benigno, mas podem ter maior risco de desenvolver esquizofrenia. A contribuição do aumento da concentração de prolina para os mecanismos da esquizofrenia, no entanto, permanece incerta. As anomalias neurológicas observadas em hiperprolinemia **tipo II** são principalmente causadas por desenvolvimento de dependência da vitamina B_6 nessa condição (ver Capítulo 103.9). A intervenção dietética nas hiperprolinemias tipo I e II não é viável, nem recomendada.

DEFICIÊNCIA DE 3-FOSFOGLICERATO DESIDROGENASE

Ver o Capítulo 103.8.

DEFICIÊNCIA DE FOSFOSSERINA AMINOTRANSFERASE

Ver o Capítulo 103.8.

HIPERGLICINEMIA NÃO CETÓTICA

Ver o Capítulo 103.7.

A bibliografia está disponível no GEN-io.

103.12 Ciclo da Ureia e Hiperamonemia (Arginina, Citrulina, Ornitina)

Oleg A. Shchelochkov e Charles P. Venditti

O catabolismo dos aminoácidos resulta na produção de amônia livre, que, em alta concentração, é tóxica para o SNC. Os mamíferos desintoxicam a amônia em ureia por meio de uma série de reações conhecidas como **ciclo da ureia** (Figura 103.12), que é composto por cinco enzimas: carbamoil fosfato sintetase 1 (**CPS1**), ornitina transcarbamilase (**OTC**), argininossuccinato sintetase (**ASS**), argininossuccinato liase (**ASL**) e arginase 1. Uma sexta enzima, *N*-acetilglutamato (NAG) sintetase (**NAGS**), catalisa a síntese de NAG, um ativador obrigatório (efetor) da enzima de CPS1. Observaram-se deficiências individuais dessas enzimas e, com uma prevalência global estimada de 1 em 35.000 nascidos vivos, elas são as causas genéticas mais comuns de hiperamonemia em lactentes.

CAUSAS GENÉTICAS DE HIPERAMONEMIA

A hiperamonemia, por vezes grave, ocorre em erros inatos do metabolismo, diferentemente dos defeitos do ciclo da ureia (Tabela 103.4; ver também Tabela 102.5). Os mecanismos de hiperamonemia em algumas dessas condições são diversos, como acúmulo de metabólitos tóxicos (p. ex., ácidos orgânicos), transporte prejudicado de intermediários do ciclo da ureia (p. ex., síndrome de HHH) ou depleção dos intermediários do ciclo da ureia (p. ex., intolerância às proteínas lisinúricas), o que leva à função comprometida do ciclo da ureia.

MANIFESTAÇÕES CLÍNICAS DA HIPERAMONEMIA

No **período neonatal**, os sintomas e sinais relacionam-se, sobretudo, com a disfunção cerebral e são semelhantes independentemente da causa da hiperamonemia. O lactente afetado parece normal no nascimento, mas se torna sintomático após a introdução da proteína na dieta. Recusa em comer, vômitos, taquipneia e letargia podem rapidamente evoluir para um coma profundo. Crises convulsivas são comuns. O exame físico pode revelar hepatomegalia, além de embotamento. A hiperamonemia pode provocar aumento da pressão intracraniana, que pode se manifestar por abaulamento da fontanela e pupilas dilatadas.

Em **lactentes e crianças mais velhas**, a hiperamonemia aguda manifesta-se por vômitos e anormalidades neurológicas, como ataxia, confusão, agitação, irritabilidade, combatividade e psicose. Essas manifestações podem alternar com períodos de letargia e sonolência que, por fim, podem evoluir para o coma.

Os estudos laboratoriais de rotina não mostram resultados específicos quando a hiperamonemia é causada por defeitos das enzimas do ciclo da ureia. A ureia sanguínea costuma ser baixa nesses pacientes. Alguns pacientes podem inicialmente se apresentar com elevação sérica inexplicada de alanina transaminase (ALT) e aspartato transaminase (AST) e ainda satisfazer os critérios para a insuficiência hepática aguda. Em lactentes com acidemias orgânicas, a hiperamonemia é comumente associada à *acidose* grave, bem como *cetonúria*. Os lactentes recém-nascidos com hiperamonemia com frequência são diagnosticados erroneamente como tendo sepse; eles podem sucumbir sem um diagnóstico correto. A neuroimagem pode revelar edema cerebral. A necropsia pode revelar esteatose microvesicular, colestase leve e fibrose do fígado. Portanto, devido à apresentação inespecífica ou a distúrbios do ciclo da ureia, é fundamental medir os níveis plasmáticos de amônia em qualquer lactente doente com sepse grave, disfunção hepática inexplicada, êmese recorrente ou encefalopatia progressiva

DIAGNÓSTICO

O principal critério para o diagnóstico é a hiperamonemia. Todo laboratório clínico deve estabelecer os seus próprios valores normais para a amônia no sangue. Os valores de recém-nascidos normais são superiores aos do adulto ou da criança mais velha. Podem ocorrer níveis iguais ou acima de 100 μmol/ℓ em lactentes saudáveis a termo. Um lactente doente geralmente manifesta um nível de amônia no sangue superior a 150 μmol/ℓ. A Figura 103.13 ilustra uma abordagem

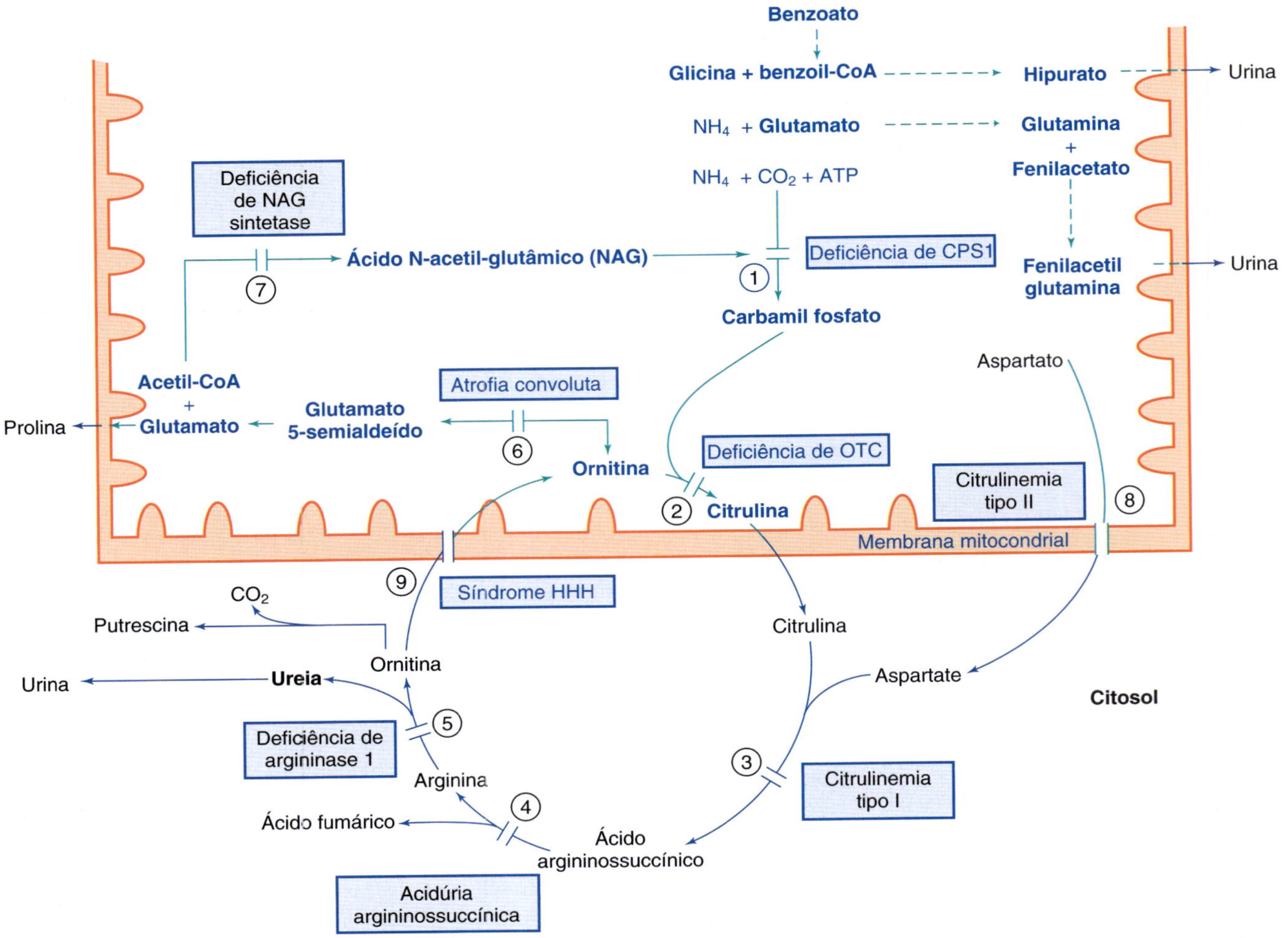

Figura 103.12 Ciclo da ureia: vias para distribuição de amônia e metabolismo de ornitina. As reações que ocorrem na mitocôndria são ilustradas em *roxo*. As reações mostradas com *setas pontilhadas* são as vias alternativas para a distribuição de amônia. **Enzimas:** *(1)* Carbamoil fosfato sintetase tipo 1 (CPS1), *(2)* ornitina transcarbamilase (OTC), *(3)* argininossuccinato sintetase (ASS), *(4)* argininossuccinato liase (ASL), *(5)* arginase 1, *(6)* ornitina aminotransferase, *(7)* *N*-acetilglutamato (NAG) sintetase, *(8)* citrino, (9) transportador de ornitina (ORNT1). Síndrome HHH: hiperamonemia-hiperornitinemia-homocitrulinemia.

Tabela 103.4	Erros inatos do metabolismo que causam hiperamonemia.
Deficiências das enzimas do ciclo de ureia	
Carbamoil fosfato sintetase 1	
Ornitina transcarbamilase	
Argininossuccinato sintetase	
Argininossuccinato liase	
Arginase 1	
N-acetilglutamato sintetase	
Acidemias orgânicas	
Acidemia propiônica	
Acidemia metilmalônica	
Acidemia isovalérica	
Deficiência de betacetotiolase	
Deficiências de carboxilase múltiplas	
Deficiência de acil-coenzima A desidrogenase de ácido graxo de cadeia média	
Acidemia glutárica tipo I	
Acidúria 3-hidroxi-3-metilglutárica	
Intolerância à proteína lisinúrica	
Síndrome de hiperamonemia, hiperornitenemia e homocitrulinemia	
Hiperamonemia transitória do recém-nascido	
Hiperinsulinismo congênito com hiperamonemia	

para o diagnóstico diferencial de hiperamonemia no lactente recém-nascido. A inspeção cuidadosa dos aminoácidos plasmáticos individuais geralmente revela anormalidades que podem ajudar no diagnóstico. Em pacientes com deficiências de CPS1, OTC ou NAGS, os achados frequentes são elevações na glutamina e alanina plasmáticas com decréscimos simultâneos em citrulina e arginina. Tais distúrbios não podem ser diferenciados uns dos outros pelos níveis plasmáticos de aminoácidos apenas. Um aumento marcante no ácido orótico urinário em pacientes com deficiência de OTC ajuda a diferenciar tal defeito da deficiência de CPS1. A diferenciação entre a deficiência de CPS1 e a deficiência de NAGS pode exigir um ensaio das respectivas enzimas ou análise molecular dos genes relevantes. A melhora clínica que ocorre após a administração oral de carbamilglutamato, no entanto, pode sugerir deficiência de NAGS. Os pacientes com uma deficiência de ASS, ASL ou arginase 1 têm aumentos marcantes dos níveis plasmáticos de citrulina, ácido argininossuccínico ou arginina, respectivamente. A combinação de hiperamonemia e hipercitrulinemia marcante ou acidemia argininossuccínica é praticamente patognomônica para esses distúrbios. As crianças com defeitos do ciclo da ureia com frequência autosselecionam uma dieta de baixo teor proteico e rica em carboidratos, especialmente aquelas do sexo feminino com doença de início tardio ou sintomáticas com deficiência de OTC parcial.

A triagem em massa de recém-nascidos identifica os pacientes com deficiências de ASS, ASL e arginase 1.

TRATAMENTO DA HIPERAMONEMIA AGUDA

O prognóstico clínico depende, principalmente, da gravidade e da duração da hiperamonemia. Sequelas neurológicas sérias são prováveis em recém-nascidos com elevações graves na amônia sanguínea (> 300 μmol/ℓ) por mais de 12 horas. Assim, a hiperamonemia aguda deve ser tratada de maneira rápida e vigorosa. O objetivo da terapia é reduzir

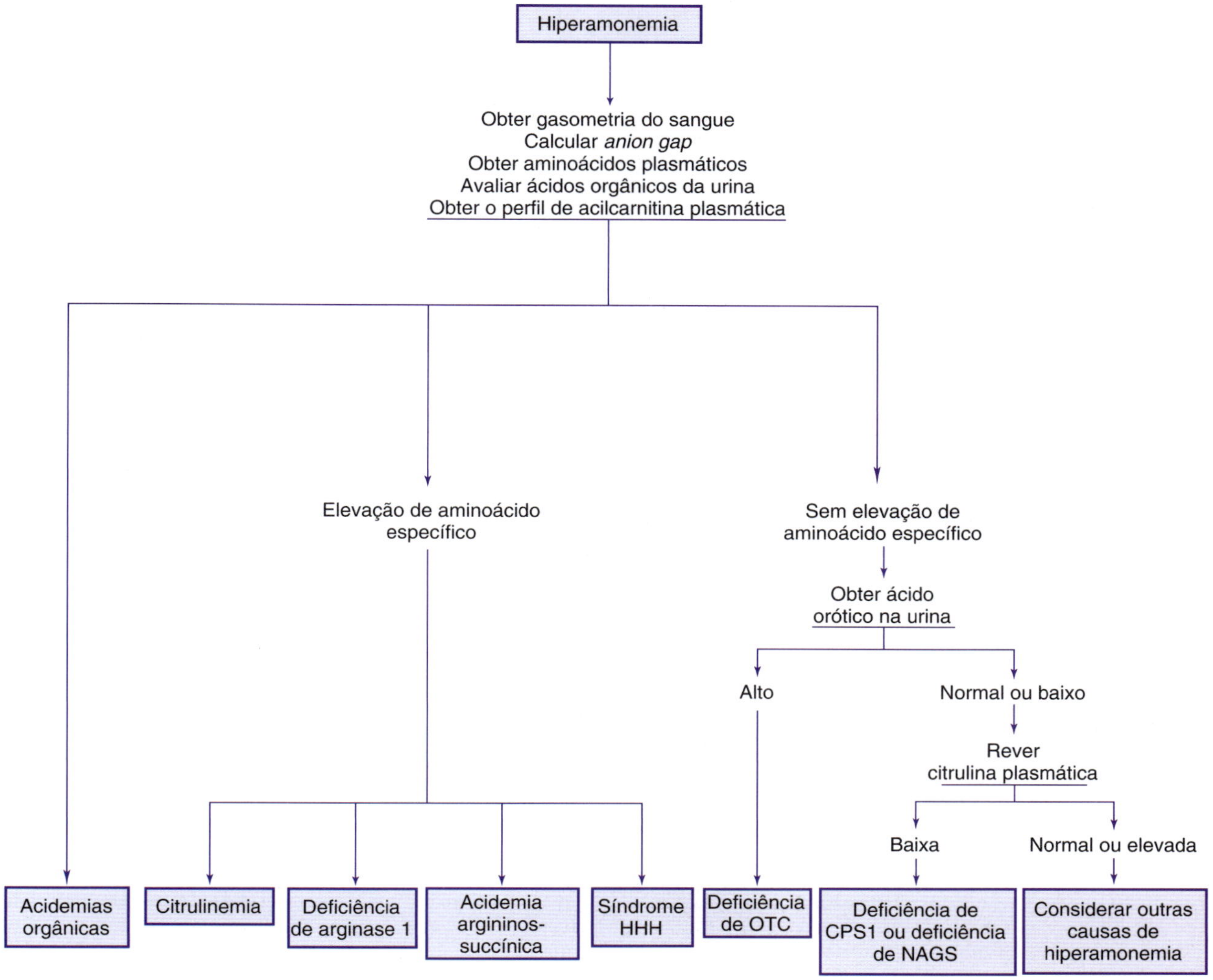

Figura 103.13 Abordagem clínica para um lactente recém-nascido com hiperamonemia sintomática. CPS1, carbamoil fosfato sintetase; síndrome HHH, hiperamonemia-hiperornitinemia-homocitrulinemia; NAGS, *N*-acetilglutmato sintetase; OTC, ornitina carbamoiltransferase.

a concentração de amônia. Isso é realizado por: (1) remoção de amônia do corpo em uma forma diferente de ureia; e (2) redução da degradação de proteínas endógenas e favorecimento da síntese de proteína endógena pelo fornecimento de calorias e de aminoácidos essenciais suficientes (Tabela 103.5). Fluidos, eletrólitos, glicose (10 a 15%) e lipídios (1 a 2 g/kg/24 h) devem ser administrados por infusão IV juntamente a quantidades mínimas de proteína (0,25 g/kg/24 h), incluindo, de preferência, os aminoácidos essenciais. A alimentação oral com uma fórmula de baixo teor de proteína (0,5 a 1 g/kg/24 h) por meio de uma sonda nasogástrica deve ser iniciada assim que se observa melhora suficiente.

Como os rins liberam pouca amônia, sua remoção do corpo deve ser acelerada pela formação de compostos com uma depuração renal elevada. Um importante avanço no tratamento de hiperamonemia foi a introdução da **terapia de acilação** pelo uso de um ácido orgânico exógeno que é acilado endogenamente com aminoácidos não essenciais para formar um composto não tóxico com elevadas depurações renais. Os principais ácidos orgânicos utilizados para tal propósito são os sais de sódio do ácido benzoico e ácido fenilacético. O **benzoato** forma hipurato com glicina endógena no fígado (Figura 103.12). Cada mole de benzoato remove 1 mole de amoníaco como glicina. O **fenilacetato** conjuga-se com a glutamina para formar fenilacetilglutamina, que é prontamente excretada na urina. Um mole de fenilacetato remove 2 moles de amônia como glutamina do corpo (Figura 103.12). O fenilbutirato de sódio, metabolizado em fenilacetato, é a principal formulação oral. Para uso IV, está disponível comercialmente uma formulação combinada de benzoato e fenilacetato.

Tabela 103.5 Tratamento de hiperamonemia aguda em um lactente.

1. Fornecer calorias, líquidos e eletrólitos adequados IV (10% de glicose, NaCl* e lipídios intravenosos 1 g/kg/24 h). Adicionar quantidades mínimas de proteína, de preferência como uma mistura de aminoácidos essenciais (0,25 g/kg/24 h) durante as primeiras 24 h de terapia.
2. Administrar doses preparatórias dos seguintes compostos: (Para serem adicionados a 20 mℓ/kg de glicose a 10% e infundidos dentro de 1 a 2 h)
   - Benzoato de sódio, 250 mg/kg†
   - Fenilacetato de sódio, 250 mg/kg†
   - Cloridrato de arginina, 200 a 600 mg/kg como uma solução a 10%
3. Continuar a infusão de benzoato de sódio† (250 a 500 mg/kg/24 h), fenilacetato de sódio† (250 a 500 mg/kg/24 h) e arginina (200 a 600 mg/kg/24 h‡) após as doses preparatórias descritas anteriormente. Tais compostos devem ser adicionados ao fluido intravenoso diário.
4. Iniciar diálise peritoneal ou hemodiálise se o tratamento não conseguir produzir uma diminuição sensível da amônia plasmática.

*A concentração de cloreto de sódio deve ser calculada como sendo 0,45 a 0,9%, incluindo a quantidade de sódio nos medicamentos. †O sódio proveniente desses medicamentos deve ser incluído como parte das necessidades diárias de sódio. ‡A dose maior é recomendada no tratamento de pacientes com citrulinemia e acidúria argininossuccínica. A arginina não é recomendada em pacientes com deficiência de arginase e naqueles cuja hiperamonemia se mostra secundária à acidemia orgânica. O benzoato de sódio e o fenilacetato de sódio devem ser usados com cautela em pacientes com acidemias orgânicas.

Outro adjunto terapêutico valioso é a infusão IV de **arginina**, que é eficaz em todos os pacientes (exceto aqueles com deficiência de arginase). A administração de arginina supre o ciclo da ureia com ornitina (Figura 103.12). Em pacientes com citrulinemia, 1 mol de arginina reage com 1 mol de amônia (como carbamoil fosfato) para formar citrulina. Em pacientes com acidemia argininossuccínica, 2 moles de amônia (como carbamoil fosfato e aspartato) reagem com a arginina para formar ácido argininossuccínico. A citrulina e o argininossuccinato são menos tóxicos do que a amônia e mais prontamente excretados pelos rins. Em pacientes com deficiência de CPS1 ou de OTC, a administração de arginina é indicada porque tal aminoácido não é produzido em quantidades suficientes para possibilitar a síntese de proteína endógena. Para a terapia enteral, os pacientes com deficiência de OTC beneficiam-se com a suplementação com *citrulina* (200 mg/kg/24 h), pois 1 mol de citrulina reage com 1 mol de amônia (por meio de ácido aspártico) para formar arginina. A administração de arginina ou citrulina é contraindicada em pacientes com **deficiência de arginase**, uma condição rara em que o quadro clínico que se apresenta costuma ser de diplegia espástica em vez de hiperamonemia. A terapia com arginina não traz nenhum benefício se a hiperamonemia for secundária a uma acidemia orgânica. Em um lactente recém-nascido com um episódio inicial de hiperamonemia, a arginina deve ser usada até que o diagnóstico seja estabelecido (Tabela 103.5).

Benzoato, fenilacetato e arginina podem ser administrados em conjunto para o efeito terapêutico máximo. Uma dose de início desses compostos é seguida por infusão contínua até que ocorra a recuperação do estado agudo. O benzoato e o fenilacetato são normalmente fornecidos como soluções concentradas e devem ser adequadamente diluídos (solução de 1 a 2%) para utilização IV. As doses terapêuticas recomendadas de ambos os compostos entregam uma quantidade substancial de sódio para o paciente; tal quantidade deve ser incluída no cálculo do requisito de sódio diário. O benzoato e o fenilacetato (ou a formulação combinada) devem ser usados com precaução em lactentes recém-nascidos com hiperbilirrubinemia, pois eles podem deslocar a bilirrubina da albumina; entretanto, não há casos registrados de *kernicterus* (Capítulo 123.4) relatados em neonatos com hiperamonemia que receberam essas terapias. Em lactentes em risco, aconselha-se reduzir a bilirrubina para um nível seguro enquanto se considera a administração por via intravenosa de benzoato ou fenilacetato.

Se o nível inicial de amônia for abaixo de 500 μmol/ℓ, e se as terapias anteriores falharem dentro de 4 a 6 horas em produzir qualquer alteração considerável no nível de amônia no sangue, deve-se fazer **hemodiálise**. Para pacientes que apresentam um nível de amônia acima de 500 μmol/ℓ, a desintoxicação extracorpórea é o método inicial de remoção de amônia. A exsanguinotransfusão tem pouco efeito sobre a redução da amônia total do corpo; ela deve ser usada apenas se a diálise não puder ser prontamente empregada ou quando o paciente for um lactente recém-nascido com hiperbilirrubinemia (ver anteriormente). A hemodiálise reduz expressivamente a amônia no sangue em algumas horas, mas se ela não estiver disponível ou se for tecnicamente impraticável a diálise peritoneal pode ser usada como alternativa. Quando a hiperamonemia é causada por uma acidose orgânica e a hemodiálise não está disponível, a diálise peritoneal pode ser usada para remover eficazmente tanto o ácido orgânico ofensor quanto a amônia.

A administração oral de **neomicina** limita o crescimento de bactérias intestinais que podem produzir amônia. No entanto, tal modalidade é de uso limitado em pacientes (p. ex., recém-nascidos afetados) nos quais a redução de hiperamonemia se revela uma prioridade urgente. A **lactulose** oral acidifica o lúmen intestinal, reduzindo, assim, a difusão de amônia por meio do epitélio intestinal. Esse agente é de aplicabilidade limitada em recém-nascidos, que têm alto risco de acidose e desidratação.

Há interesse no uso de **arrefecimento** como um adjuvante terapêutico em lactentes recém-nascidos com encefalopatia metabólica, como aquela causada por hiperamonemia. Estudos clínicos estão em andamento para avaliar a eficácia de tal abordagem. Pode haver atraso considerável entre a normalização do nível de amônia e uma melhora do estado neurológico do paciente. Vários dias podem ser necessários antes que o lactente se torne totalmente alerta.

Terapia a longo prazo

Uma vez que o lactente está alerta, a terapia deve ser adaptada para a causa subjacente da hiperamonemia. Em geral, todos os pacientes, independentemente do defeito enzimático, exigem algum grau de restrição de proteínas limitado ao requerimento alimentar recomendado ajustado à idade (RDA). Em pacientes pediátricos com defeitos no ciclo da ureia, a administração crônica de benzoato de sódio (250 mg/kg/24 h), fenilbutirato de sódio (250 a 500 mg/kg/24 h) e arginina (200 a 400 mg/kg/24 h) ou citrulina (em pacientes com deficiência de OTC, 200 a 400 mg/kg/24 h) é eficaz na manutenção dos níveis de amônia no sangue dentro da faixa normal (as doses mostradas são para pacientes com peso abaixo de 20 kg). Arginina e citrulina são contraindicadas em pacientes com argininemia. Os pacientes que têm dificuldade em tomar fenilbutirato de sódio podem receber um teste de fenilbutirato de glicerol. Esse composto esconde o odor ofensivo de fenilbutirato de sódio e pode ajudar com a adesão do paciente. O glicerol fenilbutirato ainda não está aprovado para uso em crianças com menos de 2 meses de idade. O benzoato e o fenilacetato podem diminuir os níveis de carnitina, mas os sinais clínicos de deficiência de carnitina ou o benefício com a suplementação com carnitina ainda não foram demonstrados.

Tais compostos foram utilizados durante a gravidez sem efeito teratogênico óbvio. No entanto, a experiência ainda é limitada, e deve-se ter o cuidado apropriado.

Os parâmetros de crescimento, especialmente a circunferência da cabeça, e os índices nutricionais (albumina, pré-albumina, pH, eletrólitos, aminoácidos, zinco e selênio sanguíneos), devem ser acompanhados de perto. O cuidado a longo prazo dos pacientes é mais bem alcançado por uma equipe de profissionais experientes (pediatra, nutricionista, neurologista infantil, geneticista metabólico). As lesões cutâneas semelhantes às da **acrodermatite enteropática** (Capítulo 691) foram observadas em alguns pacientes com diferentes tipos de defeitos do ciclo da ureia, presumivelmente por deficiência de aminoácidos essenciais, causada pela restrição de proteínas na dieta com excesso de zelo. Estados catabólicos (infecções, jejum) que podem desencadear hiperamonemia devem ser evitados. Eles devem ser tratados vigorosamente, caso ocorram. É importante que todas as crianças com defeitos do ciclo da ureia evitem o ácido valproico, pois esse fármaco eleva a amônia no sangue, mesmo em indivíduos saudáveis. Em pacientes com deficiência de CPS1, OTC ou ASS, os ataques agudos hiperamonêmicos podem ser precipitados por administração de valproato.

DEFICIÊNCIAS DE CARBAMOIL FOSFATO SINTETASE 1 E *N*-ACETILGLUTAMATO SINTASE

As deficiências dessas duas enzimas induzem **manifestações clínicas e bioquímicas** semelhantes (Figuras 103.12 e 103.13). Existe uma grande variação na gravidade dos sintomas e na idade de apresentação. Na deficiência enzimática quase completa, os sintomas aparecem durante os primeiros dias ou mesmo horas de vida, com sinais e sintomas de hiperamonemia (recusa alimentar, vômitos, letargia, convulsão, coma). O aumento da pressão intracraniana é frequente. Formas tardias (em torno da quarta década de vida) podem se apresentar como uma crise aguda de hiperamonemia (letargia, dores de cabeça, convulsões, psicose) em um indivíduo aparentemente normal. Coma e morte podem ocorrer durante esses episódios (uma mulher previamente assintomática com 26 anos de idade morreu de hiperamonemia durante o parto). A confusão diagnóstica com enxaqueca é comum. Também se observaram formas intermediárias com comprometimento intelectual e hiperamonemia subclínica crônica intercaladas com episódios de hiperamonemia aguda.

Os **achados laboratoriais** envolveram hiperamonemia. A análise do aminoácido plasmático tipicamente mostra um aumento significativo de glutamina e alanina com níveis relativamente baixos de citrulina e arginina. São mudanças não diagnósticas que ocorrem em hiperamonemia de causa diversificada. O ácido orótico urinário costuma ser baixo ou pode estar ausente (Figura 103.13).

O **tratamento** de crises hiperamonêmicas agudas e a terapia a longo prazo da condição são descritos anteriormente (Tabela 103.4). Os pacientes com deficiência de NAGS beneficiam-se com a administração oral de carbamilglutamato. Por isso, é importante diferenciar entre deficiências do CPS1 e NAGS pelo sequenciamento genético. A deficiência de NAGS é rara na América do Norte.

As deficiências de CPS1 e NAGS são herdadas como traço autossômico recessivo; a enzima CPS1 está normalmente presente no fígado e no intestino. O gene *(CPS1)* está mapeado no cromossomo 2q34. A prevalência da doença é de aproximadamente 1:1.300.000. O gene para NAG sintetase *(NAGS)* está localizado no cromossomo 17q21.31. Nenhuma dessas condições é identificada pela triagem em massa dos lactentes recém-nascidos.

DEFICIÊNCIA DE ORNITINA TRANSCARBAMILASE

Nesse distúrbio ligado ao X, os homens hemizigotos são mais gravemente afetados que as mulheres heterozigotas (Figuras 103.12 e 103.13). As mulheres heterozigotas podem ter uma forma leve da doença, mas a maioria (cerca de 75%) continua assintomática, embora as investigações indiquem defeitos neurológicos sutis até mesmo em mulheres sem uma história clara de hiperamonemia. A deficiência de ornitina transcarbamilase (OTC) é a forma mais comum de todos os distúrbios do ciclo da ureia, que compreende cerca de 40% dos casos de distúrbios do ciclo da ureia.

As **manifestações clínicas** em um recém-nascido do sexo masculino costumam ser aquelas de hiperamonemia **grave** (ver anteriormente) que ocorrem nos primeiros dias de vida. **Formas leves** da doença, como em algumas mulheres heterozigotas, caracteristicamente têm manifestações episódicas, que podem ocorrer em qualquer idade (geralmente após a lactância). Episódios de hiperamonemia, que se manifestam por vômitos e anormalidades neurológicas (p. ex., ataxia, confusão mental, agitação, combatividade, psicose clara), são separados por períodos de bem-estar. Tais episódios normalmente ocorrem após a ingestão de uma dieta de alto teor de proteína ou como resultado de um estado catabólico como infecção. Coma hiperamonêmico, edema cerebral e morte podem ocorrer durante um desses ataques. O desenvolvimento cognitivo pode prosseguir normalmente. Contudo, o comprometimento intelectual leve a moderado é comum. Cálculos biliares foram observados nos sobreviventes; o mecanismo permanece obscuro.

O principal **achado laboratorial** durante o ataque agudo é hiperamonemia acompanhada por elevações marcantes das concentrações plasmáticas de glutamina e alanina com baixos níveis de citrulina e arginina. O nível de ureia no sangue costuma ser baixo. Um aumento significativo na excreção urinária de ácido orótico diferencia essa condição da deficiência de CPS1 (Figura 103.13). O orotato pode precipitar-se na urina como um cascalho ou pedras cor-de-rosa. Na **forma leve**, essas alterações laboratoriais podem voltar ao normal entre os ataques. Tal forma deve ser diferenciada de todas as condições episódicas da infância. Em particular, pacientes com intolerância à proteína lisinúrica (Capítulo 103.14) podem demonstrar algumas características de deficiência de OTC, mas a primeira pode ser diferenciada pelo aumento da excreção urinária de lisina, ornitina e arginina e concentrações sanguíneas elevadas de citrulina.

O **diagnóstico** é mais convenientemente confirmado por análise genética. Até 20% dos pacientes afetados demonstram uma sequência normal, talvez porque a variante patogênica envolve variantes de número de cópias e variantes patogênicas envolvendo íntrons ou uma região promotora. As variantes do número de cópias podem ser avaliadas por um *microarray* cromossômico e, se positivo, uma exclusão genética contínua deve ser considerada. Se a abordagem de diagnóstico molecular for negativa, uma biopsia do fígado pode ser indicada. O diagnóstico pré-natal é viável por meio de análise de DNA em amostras de amniócitos ou vilosidades coriônicas. Um aumento na excreção urinária de orotidina depois de um teste de carga de alopurinol pode identificar mulheres portadoras obrigatórias. Pode haver disfunção cerebral leve em mulheres portadoras assintomáticas. A importância de uma história familiar detalhada deve ser enfatizada. A história de enxaqueca ou aversão à proteína é comum em parentes mulheres maternas carreadoras. Na verdade, uma análise cuidadosa da história familiar pode revelar um padrão de mortes inexplicáveis em recém-nascidos do sexo masculino na linhagem materna.

O **tratamento** de crises agudas hiperamonêmicas e a terapia a longo prazo da condição foram descritos anteriormente. Para uso enteral, a citrulina é usada no lugar da arginina em pacientes com deficiência de OTC. O transplante de fígado é um tratamento eficaz para pacientes com deficiência de OTC grave.

O gene para a OTC foi mapeado no cromossomo X (Xp21.1). Muitas variações patogênicas (> 300) foram identificadas. A prevalência de deficiência de OTC é de 1:56.000 a 1:77.000 nascidos vivos. O genótipo e o grau resultante de deficiência da enzima e o genótipo determinam a gravidade do fenótipo na maioria dos casos. Espera-se que mães de lactentes afetados sejam portadoras do gene mutante, a menos que uma nova variação patogênica tenha ocorrido. Uma mãe que deu à luz dois filhos do sexo masculino afetados tinha um genótipo normal, sugerindo mosaicismo gonadal na mãe em algumas famílias. Essa condição não é identificada pela triagem em massa de lactentes recém-nascidos.

CITRULINEMIA

Foram identificadas duas formas clinicamente e geneticamente distintas de citrulinemia. A forma clássica (**tipo I**) é causada pela deficiência da enzima ASS. A citrulinemia **tipo II** é provocada pela deficiência de uma proteína de transporte mitocondrial chamada *citrina* (Figuras 103.12 e 103.13).

Citrulinemia do tipo I (deficiência de argininossuccinato sintetase, citrulinemia clássica)

Essa condição é causada por deficiência de ASS (Figura 103.12) e tem **manifestações clínicas** variáveis dependendo do grau de deficiência da enzima. Identificaram-se duas formas principais da doença. A **forma grave** ou **neonatal**, que é mais comum, aparece nos primeiros dias de vida com sinais e sintomas de hiperamonemia (ver anteriormente). Na **forma subaguda** ou **leve**, achados clínicos como dificuldade de desenvolvimento, vômitos frequentes, atraso no desenvolvimento e cabelos secos e quebradiços aparecem gradualmente após 1 ano de idade. A hiperamonemia aguda, provocada por um estado catabólico intercorrente, pode trazer o diagnóstico à luz.

Os **achados laboratoriais** assemelham-se aos encontrados nos pacientes com deficiência de OTC, exceto pelo fato de a concentração de citrulina no plasma ser marcadamente elevada (50 a 100 vezes o normal) (Figura 103.13). A excreção urinária de ácido orótico é moderadamente aumentada; também pode ocorrer cristalúria como resultado da precipitação de orotatos. O **diagnóstico** é confirmado por análise de DNA ou, menos frequentemente pelo ensaio de atividade enzimática em culturas de fibroblastos. O diagnóstico pré-natal é viável com ensaio enzimático em cultura de células amnióticas ou por análise de DNA de células obtidas a partir de biopsia das vilosidades coriônicas.

O **tratamento** de crises agudas hiperamonêmicas e a terapia a longo prazo foram descritos anteriormente neste capítulo e na Tabela 103.5. A concentração plasmática de citrulina permanece elevada em todos os momentos e pode aumentar ainda mais após a administração de arginina. Os pacientes podem se beneficiar de uma dieta com restrição de proteínas em conjunto com benzoato de sódio, fenilbutirato e terapia com arginina. O comprometimento cognitivo leve a moderado é uma sequela comum, mesmo em um paciente bem tratado.

A citrulinemia é herdada de forma autossômica recessiva. O gene *ASS1* está localizado no cromossomo 9q34.11. A maioria dos pacientes é de heterozigotos compostos para dois alelos diferentes. A prevalência da doença é de 1:250.000 nascidos vivos. A recente introdução da triagem neonatal para defeitos do ciclo da ureia mostrou que alguns pacientes afetados são ostensivamente assintomáticos, mesmo com a ingestão de uma dieta regular. O acompanhamento a longo prazo é necessário para garantir que esses indivíduos não sustentam sequelas neurológicas.

Deficiência de citrina (citrulinemia do tipo II)

A citrina (proteína transportadora de aspartato-glutamato) é um transportador mitocondrial codificado por um gene *(SLC25A13)* localizado no cromossomo 7q21.3. Uma das funções dessa proteína é transportar o aspartato das mitocôndrias para o citoplasma e reabastecer o agrupamento de aspartato citosólico necessário para converter a citrulina em ácido argininossuccínico (Figura 103.12). Se o aspartato não estiver disponível para o componente citoplasmático do ciclo de ureia, a ureia não será formada em uma taxa normal e a citrulina irá se acumular. A atividade de ASS é diminuída no fígado desses pacientes, mas nenhuma variação patogênica no gene para *ASS1* foi encontrada. Postula-se que a deficiência de citrina interfere na translação de RNA mensageiro para a enzima ASS no fígado. A condição inicialmente foi relatada no Japão, mas pacientes não japoneses também foram identificados. Duas formas clínicas de deficiência de citrina foram descritas.

Colestase intra-hepática neonatal (citrulinemia do tipo II – forma neonatal)

As manifestações clínicas e laboratoriais, que geralmente começam antes de 1 ano de idade, são icterícia colestática com hiperbilirrubinemia direta (conjugada) leve a moderada, hipoproteinemia marcante, disfunção da coagulação (aumento do tempo de protrombina e tempo de tromboplastina parcial) e aumento de gamaglutamiltransferase sérica e da atividade de fosfatase alcalina; as transaminases hepáticas costumam ser normais. Em geral, as concentrações plasmáticas de amônia e citrulina são normais, mas se relataram elevações moderadas. Pode haver um aumento das concentrações plasmáticas de metionina, tirosina, alanina e treonina. Os níveis elevados de galactose sérica foram encontrados, mesmo que as enzimas do metabolismo da galactose sejam normais. A razão para a hipergalactosemia não é conhecida. A elevação acentuada no nível sérico de alfafetoproteína também está presente. Esses resultados assemelham-se aos de tirosinemia do tipo I, mas, ao contrário desta última condição, a excreção urinária da succinilacetona não é elevada (Capítulo 103.2). A biopsia hepática mostra infiltração gordurosa, colestase com canalículos dilatados e um grau moderado de fibrose. A condição costuma ser autolimitada, e a maioria dos lactentes recupera-se espontaneamente com 1 ano de idade com tratamento de suporte e sintomático. A insuficiência hepática que necessita de transplante hepático ocorreu em alguns casos. Embora a condição seja frequentemente observada no Japão, o diagnóstico deve ser considerado em qualquer caso de hepatite neonatal inexplicada com colestase. Os dados sobre o prognóstico a longo prazo e a história natural da doença são limitados; observa-se o desenvolvimento para a forma adulta da condição após vários anos de hiato aparentemente assintomático.

Citrulinemia do tipo II, forma adulta (citrulinemia de início na vida adulta; citrulinemia do tipo II – forma leve)

Essa forma citrulinemia do tipo II inicia-se agudamente em um indivíduo aparentemente normal antes e manifesta-se com sintomas neuropsiquiátricos, como desorientação, delírio, ilusão, comportamento aberrante, tremores e psicose franca. Graus moderados de hiperamonemia e hipercitrulinemia estão presentes. A idade de início costuma ser entre 20 e 40 anos (intervalo: 11 a > 100 anos). Os pacientes que se recuperam do primeiro episódio podem ter ataques recorrentes. Pancreatite, hiperlipidemia e hepatoma são as principais complicações entre os sobreviventes. O **tratamento** clínico é quase sempre ineficaz para a prevenção de ataques futuros. A dieta enriquecida por proteínas e lipídios ajuda a restaurar o *pool* de aspartato citosólico e a estimular a ureagênese. Na verdade, há alguma especulação de que a administração de grandes quantidades de glicose pode até mesmo se revelar prejudicial, pois o transportador de citrina é importante para a via glicolítica. Embora o transplante hepático pareça ser eficaz na prevenção de futuros episódios de hiperamonemia, a suplementação enteral com arginina, piruvato e triglicerídios de cadeia média pode ser tentada primeiro para melhorar os episódios hiperamonêmicos e o crescimento.

Várias mutações do gene causadoras da doença foram identificadas em famílias japonesas e não japonesas. Embora a frequência de homozigose seja relativamente elevada no Japão (1:20.000 pessoas), a condição clínica tem uma frequência de somente 1:100.000 a 1:230.000. Isso indica que um número substancial de indivíduos homozigóticos permanece assintomático.

DEFICIÊNCIA DE ARGININOSSUCCINATO LIASE (ACIDÚRIA ARGININOSSUCCÍNICA)

A gravidade das manifestações clínicas e bioquímicas varia consideravelmente. Na forma neonatal (ver Figuras 103.12 e 103.13). Na forma grave de deficiência de ASL, os sinais e sintomas de hiperamonemia grave (ver anteriormente) desenvolvem-se nos primeiros dias de vida e, sem tratamento, a mortalidade pode ser alta. O curso clínico da deficiência de ASL em pacientes que sobrevivem ao episódio agudo inicial pode ser caracterizado por deficiência intelectual, atraso do crescimento, hipertensão, cálculos biliares, fibrose hepática, e hepatomegalia. Um achado comum em pacientes não tratados é o cabelo seco e quebradiço (**tricorrexe nodosa**). Crises agudas de hiperamonemia grave podem ocorrer durante um estado catabólico.

Os **achados laboratoriais** são hiperamonemia, elevações moderadas nas enzimas hepáticas, aumentos não específicos nos níveis plasmáticos de glutamina e alanina, aumento moderado nos níveis plasmáticos de citrulina (menos do que na citrulinemia) e aumento acentuado da concentração de ácido argininossuccínico no plasma, urina e LCS. Os níveis no LCS são normalmente mais elevados do que aqueles do plasma. A enzima está normalmente presente nos eritrócitos, no fígado e nos fibroblastos em cultura. O **diagnóstico pré-natal** é possível por medição da atividade enzimática em cultura de células amnióticas ou por identificação das variantes patogênicas no gene *ASL*. O ácido argininossuccínico também é elevado no líquido amniótico de fetos atingidos.

O **tratamento** das crises agudas hiperamonêmicas e a terapia a longo prazo da condição são descritos no início deste capítulo. Comprometimento intelectual, hepatomegalia persistente com leves aumentos das enzimas hepáticas e tendências hemorrágicas como resultado de fatores de coagulação anormais são sequelas comuns. Tal deficiência é herdada como um traço autossômico recessivo com uma prevalência de aproximadamente 1 em 220.000 nascidos vivos. O gene (*ASL*) está localizado no cromossomo 7q11.21. Obtém-se a detecção precoce pela triagem em massa de lactentes recém-nascidos.

DEFICIÊNCIA DE ARGINASE 1 (HIPERARGININEMIA)

Esse defeito é herdado de forma autossômica recessiva (Figuras 103.12 e 103.13). Existem duas arginases geneticamente distintas em seres humanos. Uma é citosólica (ARG1) e expressa no fígado e nos eritrócitos, e a outra (ARG2) é encontrada nas mitocôndrias renais e cerebrais. O gene para ARG1, a enzima que é deficiente em pacientes com deficiência de arginase, está mapeado no cromossomo 6q23.2. O papel da enzima mitocondrial não está bem compreendido; sua atividade aumenta em pacientes com argininemia, mas não tem nenhum efeito protetor.

As **manifestações clínicas** desse distúrbio raro do ciclo da ureia distal são um pouco diferentes daquelas dos outros defeitos de enzimas do ciclo da ureia, embora a forma neonatal aguda com crises convulsivas não intratáveis, edema cerebral e morte também tenha sido relatada. O início da deficiência de arginase 1 costuma ser insidioso; o lactente pode permanecer assintomático nos primeiros meses ou anos de vida. Uma **diplegia espástica progressiva** com adução das extremidades inferiores, movimentos coreoatetóticos, perda de marcos de desenvolvimento e atraso do crescimento em um lactente previamente normal pode sugerir uma doença degenerativa do SNC. Algumas crianças foram tratadas durante anos como casos de paralisia cerebral antes de sua deficiência de arginase 1 ser confirmada. O comprometimento intelectual é progressivo; as convulsões são comuns, mas os episódios de hiperamonemia grave não são tão frequentes como nos defeitos do ciclo da ureia mais proximais. Pode haver ocorrer hepatomegalia.

Os **achados laboratoriais** são elevações marcantes de arginina no plasma e no LCS (Figura 103.13). O ácido orótico urinário pode estar aumentado. A determinação de aminoácidos no plasma é um passo crítico no diagnóstico de argininemia. Os compostos de guanidino (ácido alfacetoguanidinovalérico e ácido alfacetoarginínico) são marcadamente aumentados na urina. O diagnóstico é confirmado por meio do ensaio da atividade de arginase nos eritrócitos ou pela identificação do gene mutante.

O **tratamento** consiste em uma dieta de baixo teor de proteína que forneça RDA. A composição da dieta e a ingestão diária de proteína devem ser monitoradas por determinações de aminoácidos plasmáticos frequente. O benzoato de sódio e o fenilbutirato de sódio também são eficazes no controle de hiperamonemia e na redução dos níveis plasmáticos de arginina. O comprometimento intelectual é uma sequela comum da condição. Um paciente desenvolveu diabetes do tipo 1 por volta dos 9 anos de idade, enquanto sua argininemia estava sob controle. O transplante de fígado tem gerado resultados promissores, mas a experiência com resultados a longo prazo é limitada. A detecção precoce é viável por meio da triagem em massa de lactentes recém-nascidos.

HIPERAMONEMIA TRANSITÓRIA DO RECÉM-NASCIDO

A concentração sanguínea de amônia de lactentes nascidos a termo pode ser de 100 μmol/ℓ ou mais ou 2 a 3 vezes maior do que a da criança mais velha ou do adulto. Os níveis sanguíneos aproximam-se dos valores de adultos normais depois de algumas semanas de vida (Figura 103.13).

Observa-se a hiperamonemia transitória **grave** em alguns lactentes recém-nascidos. A maioria dos lactentes afetados é prematura e tem síndrome do desconforto respiratório leve. O coma hiperamonêmico pode desenvolver-se dentro de 2 a 3 dias de vida, e o lactente pode sucumbir à doença se o tratamento não for iniciado imediatamente. As avaliações laboratoriais revelam hiperamonemia marcante (amônia plasmática tão alta quanto 4.000 μmol/ℓ) com aumentos moderados nos níveis plasmáticos de glutamina e alanina. As concentrações plasmáticas de aminoácidos intermediários do ciclo da ureia costumam ser normais exceto para citrulina, que pode ser moderadamente elevada. A causa do distúrbio é desconhecida. A atividade das enzimas do ciclo da ureia revela-se normal. O **tratamento** de hiperamonemia deve ser iniciado logo e continuado vigorosamente. A recuperação sem sequelas é comum, e a hiperamonemia não recidiva, mesmo com uma dieta normal em proteínas.

DISTÚRBIOS DO METABOLISMO DA ORNITINA

A ornitina, um intermediário chave do ciclo da ureia, não é incorporada em proteínas naturais. Pelo contrário, é gerada no citosol a partir de arginina e deve ser transportada para dentro da mitocôndria, onde ela se torna um substrato para a reação catalisada por OTC, que forma citrulina. O excesso de ornitina é catabolizado por duas enzimas: ornitina aminotransferase, uma enzima mitocondrial que converte a ornitina em um precursor de prolina, e a ornitina descarboxilase, que reside no citossol e converte a ornitina em putrescina (Figura 103.12). Dois distúrbios genéticos apresentam **hiperornitinemia**: atrofia convoluta da retina e síndrome de hiperamonemia/hiperornitinemia/homocitrulinemia.

Atrofia convoluta da retina e coroide

Esse raro distúrbio autossômico recessivo é causado pela deficiência de ornitina aminotransferase (Figura 103.12). Aproximadamente 30% dos casos relatados são da Finlândia. As manifestações clínicas podem ser hiperamonemia no primeiro mês de vida em alguns pacientes. São achados que definem o fenótipo de deficiência de ornitina aminotransferase a cegueira noturna, a miopia, a perda de visão periférica e a catarata subcapsular posterior. Essas alterações oculares começam entre 5 e 10 anos de idade e progridem para cegueira completa por volta da quarta década de vida. As lesões atróficas na retina assemelham-se a giros cerebrais. Os pacientes geralmente têm inteligência normal. Além do característico aumento de 10 a 20 vezes nos níveis plasmáticos de ornitina (400 a 1.400 μmol/ℓ), os níveis plasmáticos de glutamato, glutamina, lisina, creatina e creatinina podem ser moderadamente reduzidos. Alguns pacientes respondem parcialmente a altas doses de piridoxina. Uma dieta com restrição de arginina em conjunto com lisina, prolina e creatina suplementares tem sido bem-sucedida na redução da concentração de ornitina plasmática e resultou em alguma melhora clínica. O gene para a ornitina aminotransferase (*OAT*) está mapeado no cromossomo 10q26.13. Muitas variantes patogênicas (pelo menos 60) foram identificadas em diferentes famílias.

Síndrome de hiperamonemia-hiperornitinemia-homocitrulinemia

Nesse distúrbio autossômico recessivo raro, o defeito está no sistema de transporte de ornitina do citosol para as mitocôndrias, o que resulta em acúmulo de ornitina no citosol e depleção desse aminoácido na mitocôndria. O primeiro causa a hiperornitinemia, e o último resulta em rupturas do ciclo da ureia e hiperamonemia (Figura 103.12). A homocitrulina é presumivelmente formada a partir da reação de carbamoil fosfato mitocondrial com lisina, que pode se tornar um substrato para a reação de OTC quando a ornitina for deficiente. As **manifestações clínicas** da hiperamonemia podem desenvolver-se logo após o nascimento ou ser adiadas até a idade adulta. Os episódios agudos de hiperamonemia manifestam-se como recusa alimentar, vômitos e letargia; pode ocorrer coma durante a lactância. Sinais neurológicos progressivos, como fraqueza nos membros, aumento dos reflexos do tendão profundo, espasticidade, clônus, convulsões e graus variados de retardo psicomotor, podem desenvolver-se se a condição permanecer sem diagnóstico. Nenhum achado ocular clínico foi observado em tais pacientes.

Os **achados laboratoriais** revelam aumentos marcantes nos níveis plasmáticos de ornitina e homocitrulina, além de hiperamonemia (Figura 103.13). Os episódios agudos de hiperamonemia devem ser tratados rapidamente (ver anteriormente). A restrição de ingestão de proteína melhora a hiperamonemia. A suplementação oral com arginina (ou citrulina) levou à melhora clínica em alguns pacientes. O gene para tal distúrbio (*SLC25A15*) está localizado no cromossomo 13q14.11.

DEFICIÊNCIA CONGÊNITA DE GLUTAMINA

A glutamina é sintetizada endogenamente a partir de glutamato e amônia por uma enzima onipresente, a glutamina sintetase (ver Figura 103.11). Sabe-se que a glutamina está envolvida em várias funções importantes, como a desintoxicação da amônia. A deficiência dessa enzima, resultando em deficiência de glutamina, foi relatada em 3 crianças de 3 famílias não relacionadas. Todos os bebês afetados manifestaram envolvimento de vários órgãos, como malformações cerebrais significativas (rotação anormal, hipomielinização), anormalidades faciais (raiz nasal larga, orelhas baixas), hipotonia e convulsões ao nascimento. Dois dos pacientes morreram de insuficiência de vários órgãos (insuficiência respiratória e cardíaca) no período neonatal. Uma criança estava viva aos 3 anos de idade com grave atraso no desenvolvimento. A glutamina estava ausente no plasma, na urina e no LCS, mas os níveis plasmáticos de ácido glutâmico estavam normais. Os defeitos genéticos dessa enzima sublinham o papel crítico da glutamina na embriogênese, especialmente para o desenvolvimento normal do cérebro. A condição é herdada de forma autossômica recessiva; o gene da glutamina sintetase *(GLUL)* é mapeado no cromossomo 1q25.3.

A bibliografia está disponível no GEN-io.

103.13 Histidina

Oleg A. Shchelochkov e Charles P. Venditti

A histidina é degradada pela via do ácido urocânico em ácido glutâmico. Várias aberrações bioquímicas genéticas envolvendo a via de degradação da histidina foram relatadas, mas o significado clínico dos níveis elevados de histidina não foi estabelecido.

A descarboxilação da histidina pela histidina descarboxilase produz histamina. A deficiência dessa enzima tem sido implicada na forma familiar de **síndrome de Tourette** (Capítulo 103.11).

A bibliografia está disponível no GEN-io.

103.14 Lisina

Oleg A. Shchelochkov e Charles P. Venditti

A lisina é catabolizada por meio de duas vias. Na primeira via, a lisina é condensada com ácido alfacetoglutárico para formar sacaropina. A sacaropina é, então, catabolizada em ácido alfa-aminoadípico semialdeído e ácido glutâmico. Esses dois primeiros passos são catalisados pela alfa-aminoadípico semialdeído sintase, que tem duas atividades: lisina-cetoglutarato redutase e sacaropina desidrogenase (Figura 103.14). Na segunda via, a lisina é transaminada primeiro e, então, condensada em suas formas cíclicas, ácido pipecólico e ácido piperideína-6-carboxílico (**P6C**). O P6C e sua forma linear, o alfa-aminoadípico semialdeído, são oxidados em ácido alfa-aminoadípico pela enzima **antiquitina**. Essa é a principal via para a D-lisina no corpo e para a L-lisina no cérebro.

Hiperlisinemia-sacaropinúria e **acidemia alfa-aminoadípica-alfacetoadípica** são condições bioquímicas causadas por erros inatos da degradação da lisina. Em geral, os indivíduos com essas condições são assintomáticos.

EPILEPSIA DEPENDENTE DE PIRIDOXINA (VITAMINA B_6)

O piridoxal 5′-fosfato (**P5P**), a forma ativa da piridoxina, é o cofator para muitas enzimas, como aquelas envolvidas no metabolismo dos neurotransmissores. A deficiência intracelular de P5P no cérebro pode resultar em um distúrbio convulsivo refratário a agentes anticonvulsivos comuns, mas que é responsivo a doses elevadas de piridoxina. Esses fenótipos responsivos a piridoxina são observados nas condições metabólicas genéticas a seguir.

Deficiência de antiquitina (alfa-aminoadípico semialdeído desidrogenase)

Essa é a causa mais comum de epilepsia dependente de piridoxina. A deficiência de antiquitina resulta no acúmulo de P6C no tecido cerebral (Figura 103.14); o P6C reage com o P5P e o torna inativo. Assim, grandes doses de piridoxina são necessárias para superar essa inativação. A condição é herdada de forma autossômica recessiva; o gene da antiquitina *(ALDH7A1)* está no cromossomo 5q31.

Deficiência de piridox(am)ina 5′-fosfato oxidase (PNPO)

A deficiência de PNPO sobrepõe-se clinicamente à deficiência de antiquitina. Pacientes com deficiência de PNPO geralmente apresentam convulsões neonatais, atrasos no desenvolvimento, tetraplegia espástica e achados inespecíficos na imagem cerebral (mielinização tardia, atrofia cerebral e sinais anormais nos gânglios da base). Regressão do desenvolvimento, palidez do disco óptico e retinopatia têm sido relatados com pouca frequência. A análise de aminoácidos no plasma e no LCS pode revelar glicina elevada, levando à avaliação da hiperglicinemia não cética (ver Capítulo 103.7), e induzir um atraso no início do tratamento com P5P. O teste do neurotransmissor do LCS revelou alterações inconsistentes nos níveis de 3-*O*-metildopa, ácido homovanílico e ácido 5-hidroxi-indolacético. O nível normal de P5P no LCS foi relatado em um paciente, sugerindo que um ensaio terapêutico com P5P e análise molecular pode ser uma estratégia prudente em alguns induvíduos, independentemente dos estudos no LCS. A dose eficaz mais baixa de P5P deve ser usada para evitar toxicidade. O distúrbio é causado por variantes patogênicas autossômicas recessivas no *PNPO*.

Deficiência de sulfito oxidase e deficiência de cofator de molibdênio)

Nessa condição rara (Capítulo 103.4), o acúmulo de sulfitos provoca a inibição da atividade enzimática da antiquitina e o acúmulo de P6C, que, por sua vez, causa a inativação de P5P e a dependência de vitamina B_6.

Hiperprolinemia do tipo II

Nessa condição, o acúmulo de delta-1-pirrolina-5-carboxilato (P5C) no tecido cerebral provoca a inativação de P5P, levando à dependência de piridoxina (Capítulo 103.9 e Figura 103.9).

Hipofosfatasia

O piridoxal-5′-fosfato é a principal forma circulante de piridoxina. A fosfatase alcalina (ALP) é necessária na desfosforilação de P5P para

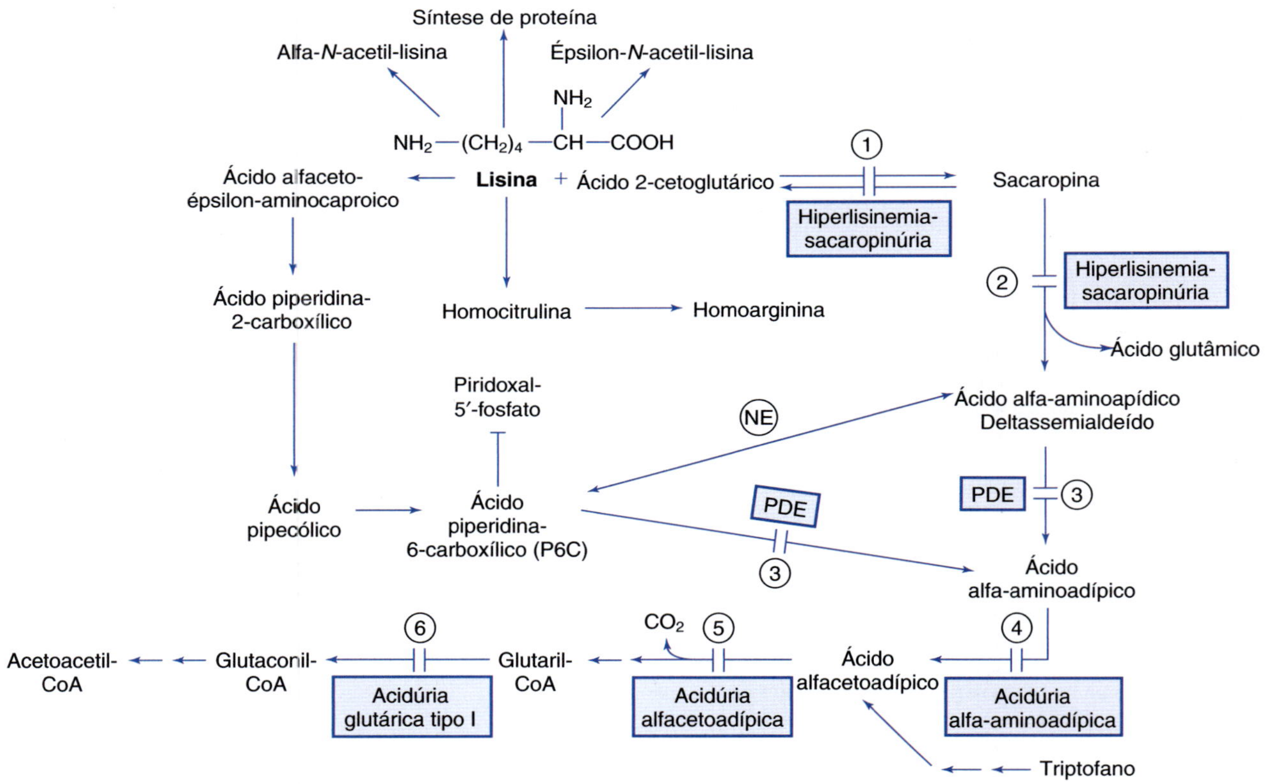

Figura 103.14 Vias no metabolismo de lisina. Enzimas: *(1)* Lisina cetoglutarato redutase, *(2)* sacaropina desidrogenase, *(3)* ácido alfa-aminoadípico semialdeído/piperidina-6-carboxílico (P6C) desidrogenase (antiquitina), *(4)* ácido alfa-aminoadípico transferase, *(5)* ácido alfacetoadípico desidrogenase, *(6)* glutaril-CoA-desidrogenase. NE, não enzimático; PDE, epilepsia dependente de piridoxina.

gerar piridoxina livre, a única forma de vitamina B_6 que pode atravessar a barreira hematencefálica e entrar nas células cerebrais. A piridoxina é refosforilada intracelularmente para formar P5P. Na forma infantil da hipofosfatasia, o P5P não pode ser desfosforilado para liberar piridoxina por causa da deficiência acentuada de ALP não específica tecidual. Isso resulta em deficiência de piridoxina no cérebro e epilepsia dependente de piridoxina (Capítulos 611 e 724).

A principal **manifestação clínica** da epilepsia dependente de piridoxina causada por deficiência de antiquitina são convulsões generalizadas, que geralmente ocorrem nos primeiros dias de vida e não respondem às terapias convencionais anticonvulsivantes. Algumas mães de fetos acometidos denunciam movimentos anormais de agitação intrauterina. As crises são geralmente tônico-clônicas em sua natureza, mas podem ser de qualquer tipo. Outras manifestações como distonia, desconforto respiratório e distensão abdominal com vômito, hepatomegalia, hipoglicemia e hipotermia podem estar presentes. Problemas de aprendizagem e atraso da fala são sequelas comuns. Relataram-se formas de início tardio da condição (em torno dos 5 anos de idade). Por conseguinte, recomenda-se um ensaio com a vitamina B_6 em qualquer lactente com convulsões intratáveis (Capítulos 611.4 e 611.6).

Os **achados laboratoriais** mostram concentrações aumentadas de alfa-aminoadípico semialdeído e ácido pipecólico no LCS, no plasma e na urina. As anormalidades no EEG podem se normalizar após o tratamento. A neuroimagem pode ser normal, mas atrofia cerebelar e cerebral, hiperintensidade periventricular, hemorragia intracerebral e hidrocefalia têm sido relatadas.

O **tratamento** com vitamina B_6 (50 a 100 mg/dia) resulta normalmente em considerável melhora das convulsões e das anomalias do EEG. Altas doses de piridoxina podem resultar em neuropatia periférica, e doses acima de 500 mg/dia devem ser evitadas. A dependência da piridoxina e, portanto, a terapia são vitalícias. O benefício terapêutico de uma dieta restrita à lisina está sendo avaliado.

ACIDÚRIA GLUTÁRICA DO TIPO 1 (DEFICIÊNCIA DE GLUTARIL-CoA DESIDROGENASE)

O ácido glutárico é um intermediário na degradação de lisina (Figura 103.14), hidroxilisina e triptofano. A acidúria glutárica do **tipo 1**, um distúrbio causado por uma deficiência de glutaril-CoA desidrogenase, deve ser diferenciada de acidúria glutárica do **tipo 2**, um distúrbio clínico e bioquímico distinto resultante de defeitos na cadeia de transporte de elétron mitocondrial (Capítulo 104.1).

Manifestações clínicas

A macrocefalia é um achado comum, porém inespecífico, em pacientes com acidúria glutárica tipo 1. Desenvolve-se no primeiro ano de vida, mas também pode estar presente no nascimento e preceder o aparecimento de manifestações neurológicas. Alguns bebês afetados também podem apresentar sintomas neurológicos sutis, como atraso no início dos marcos motores, irritabilidade e problemas de alimentação, durante esse período aparentemente assintomático. O início da condição costuma ser anunciado por **achados encefalopáticos agudos**, como perda de marcos do desenvolvimento normais (controle da cabeça, rolamento ou sentar-se), convulsões, rigidez generalizada, opistótonos, coreoatetose e distonia causada por lesão estriada aguda. Esses sintomas podem ocorrer subitamente em uma criança aparentemente normal após uma infecção menor. A imagem do cérebro revela aumento do fluido extra-axial (particularmente frontal) com veias-ponte estendidas, lesões estriatais, ventrículos laterais dilatados, atrofia cortical (principalmente na região frontotemporal) e fibrose. Em geral, a recuperação do primeiro ataque ocorre lentamente, mas algumas anormalidades neurológicas residuais podem persistir, principalmente distonia e coreoatetose. Sem tratamento, ataques agudos adicionais que se assemelham ao primeiro ocorrem durante episódios subsequentes de infecções intercorrentes ou estados catabólicos. Em alguns pacientes, esses sinais e sintomas podem desenvolver-se gradualmente nos primeiros anos de vida. Hipotonia e coreoatetose podem progredir gradualmente para rigidez e distonia (**forma insidiosa**). Os episódios agudos de descompensação metabólica com vômitos, cetose, convulsões e coma também ocorreram nessa forma após infecção ou outros estados catabólicos. Sem tratamento, pode ocorrer morte na primeira década de vida durante um desses episódios. Os lactentes afetados são propensos ao desenvolvimento de hematoma subdural e hemorragia retiniana após pequenas quedas e traumatismos na cabeça. Isso pode ser diagnosticado erroneamente como maus-tratos infantis. Em geral, as habilidades intelectuais permanecem relativamente normais na maioria dos pacientes.

Achados laboratoriais

Durante os episódios agudos, acidose metabólica leve a moderada e cetose podem ocorrer. Hipoglicemia, hiperamonemia e elevações das transaminases séricas são observadas em alguns pacientes. As concentrações elevadas de ácido glutárico são normalmente encontradas na urina, no sangue e no LCS. O ácido 3-hidroxiglutárico também pode estar presente nos fluidos corporais. O perfil de acilcarnitina mostra glutarilcarnitina elevada (C5-DC) no sangue e na urina. As concentrações plasmáticas de aminoácidos geralmente estão dentro dos limites normais. Os achados laboratoriais podem não ser comuns entre os ataques. A acidúria glutárica tipo 1 pode ser identificada na triagem do recém-nascido medindo-se os níveis de glutarilcarnitina nas manchas de sangue. A sensibilidade desse método de triagem depende do valor de corte usado por um programa de triagem neonatal, e alguns pacientes podem ser perdidos. Por exemplo, isso pode ocorrer em um subconjunto de pacientes com acidúria glutárica tipo 1 que podem apresentar níveis plasmáticos e urinários normais de ácido glutárico e glutarilcarnitina plasmática variavelmente elevada. Esse tipo de acidúria glutárica do tipo 1, referido como fenótipo de "baixo excretor", acarreta o mesmo risco de desenvolver lesão cerebral que em um fenótipo de "alto excretor". Em alguns pacientes de baixa excreção, o ácido glutárico é elevado apenas no LCS. A glutarilcarnitina urinária parece ser um método de triagem mais sensível para identificar pacientes afetados e com baixa excreção. Em qualquer criança com distonia e discinesia progressivas, deve-se realizar a atividade da enzima glutaril-CoA desidrogenase, além da análise molecular de *GCDH*.

Tratamento

Os pacientes precisam de dieta com restrição a lisina e triptofano, atendendo aos requerimentos fisiológicos para proteínas, micronutrientes e vitaminas. O aumento da arginina na dieta pode diminuir a captação celular de lisina e a formação endógena de glutaril-CoA. Os indivíduos devem ser rotineiramente avaliados quanto à deficiência de lisina e triptofano, monitorando-se os aminoácidos plasmáticos e o crescimento. Recomenda-se a suplementação com L-carnitina (50 a 100 mg/kg/24 h VO) em todos os casos. O tratamento de emergência durante doenças agudas, com a interrupção temporária da ingestão de proteínas por 24 h e a reposição de calorias perdidas usando carboidratos ou lipídios, L-carnitina IV e dextrose IV, além do manejo imediato da infecção e do controle da febre, é fundamental para diminuir o risco de lesão estriada. Todos os pacientes devem receber uma carta de emergência descrevendo o diagnóstico subjacente, a avaliação recomendada e o tratamento. O diagnóstico precoce por meio de triagem neonatal com prevenção e tratamento agressivo de estados catabólicos intercorrentes (infecções) pode ajudar a minimizar a lesão estriada e garantir um prognóstico mais favorável. Pacientes com distúrbios do movimento e espasticidade podem precisar de tratamento com baclofeno, diazepam, tri-hexifenidil e toxina botulínica A injetável.

A acidúria glutárica tipo 1 é herdada de forma autossômica recessiva. Estima-se a prevalência em 1:100.000 nascidos vivos em todo o mundo. A condição é mais prevalente em algumas populações étnicas (índios canadenses Oji-Cree, viajantes irlandeses, negros sul-africanos, suecos e a população da Old Order Amish nos EUA). O gene para glutaril-CoA desidrogenase *(GCDH)* está localizado no cromossomo 19p13.2. A análise molecular do *GCDH* pode ajudar na identificação de pacientes com um fenótipo de baixo excretor associado a variantes patogênicas específicas (p. ex., p.M405V, p.V400M, p.R227P). A alta prevalência de variantes patogênicas conhecidas em populações étnicas específicas pode permitir uma avaliação molecular custo-efetiva e o aconselhamento.

O **diagnóstico pré-natal** pode ser realizado mediante demonstração de aumento das concentrações de ácido glutárico no fluido amniótico, por ensaio da atividade enzimática em amostras de amniócitos ou vilosidades coriônicas ou pela identificação das variantes patogênicas conhecidas no *GCDH*.

INTOLERÂNCIA À PROTEÍNA LISINÚRICA (INTOLERÂNCIA À PROTEÍNA FAMILIAR)

Esse distúrbio autossômico recessivo raro é causado por um defeito no transporte dos aminoácidos catiônicos lisina, ornitina e arginina no intestino e nos rins. A deficiência da proteína transportadora (transportador 1 do aminoácido Y+L) nessa condição provoca manifestações em vários sistemas, que começam inicialmente com sintomas gastrintestinais (GI). O defeito de transporte nessa condição reside na membrana basolateral (antiluminal) dos enterócitos e epitélios tubulares renais. Isso explica a observação de que os aminoácidos catiônicos não conseguem atravessar essas células, mesmo quando administrados como dipeptídeos. A lisina na forma de dipeptídeo atravessa a membrana luminal dos enterócitos, mas hidrolisa para liberar moléculas de lisina no citoplasma. A lisina livre, incapaz de atravessar a membrana basolateral das células, difunde-se de volta ao lúmen.

Recusa para se alimentar, náuseas, aversão a proteína, vômitos e diarreia leve, que podem resultar em atraso do desenvolvimento, definhamento e hipotonia, podem ser observados logo após o nascimento. Em geral, os lactentes amamentados no peito permanecem assintomáticos até pouco depois do desmame, possivelmente pelo baixo teor de proteínas do leite materno. Episódios de hiperamonemia podem ocorrer após a ingestão de uma refeição de alto teor de proteína. Hepatosplenomegalia leve a moderada, osteoporose, cabelos quebradiços escassos, extremidades finas com adiposidade centrípeta moderada e retardo de crescimento são achados físicos comuns em pacientes cuja condição se manteve sem diagnóstico. O estado neurocognitivo costuma ser normal, mas se observou comprometimento intelectual moderado em alguns pacientes.

Em geral, ocorre **pneumonite intersticial progressiva** com surtos de exacerbação aguda nos pacientes. Isso costuma evoluir para proteinose alveolar grave. As manifestações clínicas são dispneia progressiva de esforço, fadiga, tosse, murmúrio reduzido e estertores inspiratórios; a cianose pode se desenvolver em pacientes mais velhos. Alguns indivíduos permaneceram sem diagnóstico até o aparecimento de manifestações pulmonares. A evidência radiográfica de fibrose pulmonar foi observada em até 65% dos pacientes sem manifestações clínicas de envolvimento pulmonar.

O **envolvimento renal** manifesta-se inicialmente por proteinúria, hematúria e elevação da creatinina sérica, que podem progredir para insuficiência renal terminal. O envolvimento tubular renal com achados laboratoriais de síndrome de Fanconi renal também pode estar presente. A biopsia renal revela achados patológicos compatíveis com glomerulonefrite e nefrite tubulointersticial. Achados hematológicos de anemia, leucopenia, trombocitopenia e ferritina elevada também podem estar presentes. Além disso, relatou-se uma condição que lembra a síndrome de linfo-histiocitose hemofagocítica/ativação de macrófago. Anormalidades imunológicas (função de linfócitos prejudicada, anormalidades nas imunoglobulinas, hipocomplementemia) e pancreatite aguda são características frequentes da intolerância da proteína lisinúrica.

Os **exames laboratoriais** revelam hiperamonemia e concentração urinária elevada de ácido orótico, que ocorrem após alimentação hiperproteica. De modo geral, as concentrações plasmáticas de lisina, arginina e ornitina estão discretamente elevadas. mas os níveis urinários desses aminoácidos, sobretudo da lisina, estão muito aumentados. A patogênese da hiperamonemia provavelmente está relacionada à depleção dos intermediários do ciclo da ureia, causada por má absorção e pelo aumento da perda renal de ornitina e arginina. As concentrações plasmáticas de alanina, glutamina, glicina e prolina costumam estar aumentadas. Anemia, aumento dos níveis séricos de ferritina, lactato desidrogenase (LDH), globulina de ligação à tiroxina, hipercolesterolemia e hipertrigliceridemia são achados comuns. Essa condição deve ser diferenciada da hiperamonemia causada por defeitos do ciclo da ureia (ver Capítulo 103.12), especialmente em mulheres heterozigotas com deficiência de OTC, nas quais não se observa aumento da excreção urinária de lisina, ornitina e arginina.

O **tratamento** com uma dieta de baixo teor de proteína fornecendo a RDA de proteína e suplementada com citrulina oral (50 a 100 mg/kg/dia) pode proporcionar melhoras clínicas e bioquímicas. Os episódios de hiperamonemia devem ser tratados rapidamente (Capítulo 103.12). A suplementação com lisina (10 a 30 mg/kg/dia) administrado em doses pequenas e frequentes ajuda a melhorar os níveis plasmáticos. A dose de lisina deve ser reduzida se os pacientes desenvolverem dor abdominal e diarreia. O tratamento com doses elevadas de prednisona foi eficaz no manejo de complicações pulmonares agudas em alguns pacientes. A lavagem broncopulmonar é o tratamento de escolha para pacientes com proteinose alveolar. A condição revela-se mais prevalente na Finlândia e no Japão, onde a prevalência é de 1:60.000 e 1:57.000 nascidos vivos, respectivamente.

O gene para a intolerância à proteína lisinúrica (*SLC7A7*) está mapeado no cromossomo 14q11.2. As gestações em mães afetadas foram complicadas por anemia, trombocitopenia, toxemia e sangramento, mas os lactentes foram normais.

A bibliografia está disponível no GEN-io.

103.15 Ácido *N*-Acetilaspártico (Doença de Canavan)

Reuben K. Matalon e Joseph M. Trapasso

O ácido *N*-acetilaspártico (**NAA**), um derivado do ácido aspártico, é sintetizado no cérebro e encontrado em alta concentração, semelhante ao ácido glutâmico. Estudos sugerem que o NAA tem múltiplas funções, como servir como reservatório de acetato para a síntese de mielina e ser um osmólito orgânico que ajuda a regular a osmolaridade cerebral. No entanto, a função completa do NAA ainda não está totalmente esclarecida. A **aspartoacilase** cliva o grupo *N*-acetil do NAA. A deficiência de aspartoacilase leva à **doença de Canavan**, uma **leucodistrofia** grave caracterizada por excreção excessiva de NAA e degeneração esponjosa da substância branca do cérebro. A doença de Canavan é um distúrbio autossômico recessivo e mais prevalente em indivíduos de ascendência judaica asquenazi do que em outros grupos étnicos. O gene defeituoso para a doença de Canavan *(ASPA)* está localizado no cromossomo 17, e testes genéticos podem ser oferecidos para pacientes, familiares e populações em risco.

ETIOLOGIA E PATOGENIA

A deficiência da enzima aspartoacilase leva ao acúmulo de NAA no cérebro, especialmente na substância branca, e à excreção urinária maciça desse composto. Quantidades excessivas de NAA também estão presentes no sangue e no LCS. Biopsias cerebrais de pacientes com doença de Canavan mostram degeneração esponjosa das fibras de mielina, inchaço astrocítico e mitocôndrias alongadas. Há surpreendente vacuolização e inchaço astrocítico na substância branca. A microscopia eletrônica revela mitocôndrias distorcidas. Conforme a doença progride, os ventrículos ampliam em virtude da atrofia cerebral.

MANIFESTAÇÕES CLÍNICAS

A gravidade da doença de Canavan abrange um largo espectro. Em geral, os lactentes parecem normais ao nascimento e podem não manifestar sintomas da doença até 3 a 6 meses de idade, quando eles desenvolvem **macrocefalia progressiva**, hipotonia grave, atraso na sustentação da cabeça persistente e marcos atrasados. À medida que a doença progride, há espasticidade, rigidez das articulações e contraturas. Atrofia óptica e convulsões desenvolvem-se. Dificuldades de alimentação, pouco ganho de peso e refluxo gastresofágico podem ocorrer no primeiro ano de vida; a deglutição deteriora, de modo que a alimentação por sonda nasogástrica ou gastrostomia permanente pode ser necessária. Antigamente, a maioria dos pacientes morria na primeira década de vida, mas com os avanços na tecnologia médica e a melhora do cuidado de suporte, agora eles geralmente sobrevivem até a segunda ou a terceira década.

DOENÇA DE CANAVAN ATÍPICA

A doença de Canavan **juvenil** ou **leve** é menos comum que a doença de Canavan **infantil** e mais prevalente em judeus não asquenazi. Os pacientes acometidos com doença de Canavan juvenil geralmente apresentam atraso leve na fala e motor e podem apresentar **retinite pigmentosa**. As outras características típicas da doença de Canavan geralmente não estão presentes. Tais crianças têm excreção urinária de NAA moderadamente aumentada, o que sugere doença de Canavan. A RM do cérebro demonstra aumento da intensidade de sinal nos gânglios basais em vez de doença da substância branca global, levando, por vezes, à confusão com doença mitocondrial.

DIAGNÓSTICO

Em um típico paciente com a doença de Canavan, a TC e a RM revelam degeneração difusa da substância branca, sobretudo nos hemisférios cerebrais, com menos envolvimento do cerebelo e do tronco encefálico (Figura 103.15). Avaliações repetidas podem ser necessárias. A MRS realizada no momento em que se faz a RM pode mostrar o pico elevado de NAA, sugerindo doença de Canavan. O diagnóstico pode ser estabelecido encontrando-se quantidades elevadas de NAA na urina ou no sangue. O NAA é encontrado apenas em pequenas quantidades (24 ± 16 μmol/mmol de creatinina) na urina de indivíduos não afetados, enquanto nos pacientes com doença de Canavan sua concentração está na faixa de 1.440 ± 873 μmol/mmol de creatinina.

Altos níveis de NAA também podem ser detectados no plasma, no LCS e no tecido cerebral. A aspartoacilase nos fibroblastos costuma ser usada para confirmar o diagnóstico, mas não é necessária. A atividade de aspartoacilase nos fibroblastos de portadores obrigatórios mostra-se menor ou igual à metade da atividade encontrada em indivíduos normais. A genotipagem de pacientes com doença de Canavan deve sempre ser realizada e apresentará mutações do *ASPA*. O diagnóstico diferencial da doença de Canavan deve incluir a **doença de Alexander**, outra leucodistrofia associada à macrocefalia. A doença de Alexander é causada por um defeito na síntese de proteína ácida fibrilar glial, e o diagnóstico pode ser descartado por diagnóstico molecular em linfócitos do sangue.

Existem duas variações patogênicas predominantes que levam à doença de Canavan prevalecente na população de judeus asquenazi. A primeira é uma substituição de aminoácido (E285A) na qual o ácido glutâmico substitui a alanina. Essa mutação é a mais frequente e abrange 83% dos 100 alelos mutantes examinados em pacientes judeus asquenazi. A segunda variante patogênica comum é uma mudança de tirosina para uma mutação *nonsense*, levando a uma parada na sequência de codificação (Y231X). Isso responde por 13% dos alelos mutantes. Na população não judaica, observaram-se variações patogênicas mais diversas, e as duas variantes comuns no povo judeu são raras. Uma mutação diferente (A305E), a substituição de alanina por ácido glutâmico, é responsável por 40% dos 62 alelos mutantes em pacientes não judeus. Mais de 50 variações patogênicas são descritas na população não judaica. Com a doença de Canavan, é importante obter um diagnóstico molecular porque isso irá levar ao aconselhamento preciso e à orientação pré-natal para a família. Se as mutações não forem conhecidas, o **diagnóstico pré-natal** baseia-se no nível de NAA no fluido amniótico. Em pacientes judeus asquenazi, a frequência portadora pode ser maior ou igual a 1:40, o que está próximo daquela da doença de Tay-Sachs. A triagem de portadores da doença de Canavan está disponível para indivíduos judeus. A correlação de genótipo e fenótipo e expressão de aspartoacilase mostra que os estudos de expressão podem ajudar na compreensão da doença.

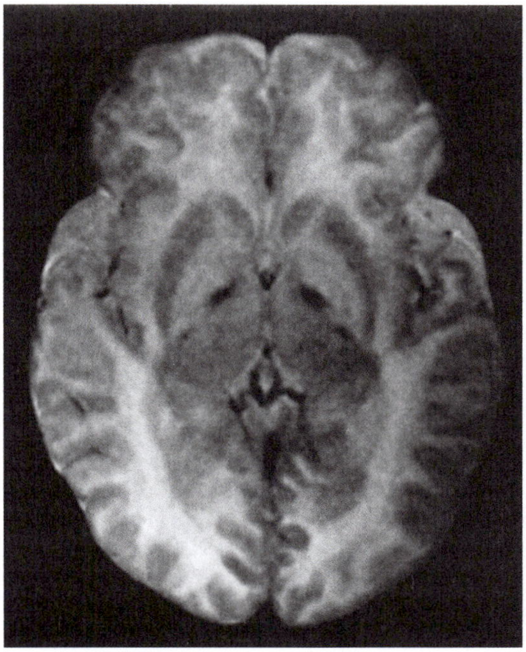

Figura 103.15 Ressonância magnética (RM) ponderada em T axial de um paciente de 2 anos de idade com doença de Canavan. Observa-se o espessamento extenso da substância branca.

Os pacientes com formas juvenis ou leves de doença de Canavan eram heterozigotos compostos com uma variante patogênica leve em um alelo e uma variante grave no outro alelo. As variantes leves são p.Tyr288Cys e p.Arg71His.

TRATAMENTO E PREVENÇÃO

Atualmente, nenhum tratamento específico está disponível. Estudos recentes de terapia gênica usando vírus adenoassociados recombinantes (**rAAVs**) mostraram alguns resultados positivos no salvamento de camundongos *knockout*, mas ainda não foram testados em seres humanos. Dificuldade de alimentação e convulsões devem ser tratadas em uma base individual. O aconselhamento genético, o teste do portador e o diagnóstico pré-natal são os únicos métodos de prevenção. As tentativas de terapia genética em crianças com doença de Canavan demonstraram falta de eventos adversos a longo prazo, alguma redução na elevação cerebral de ácido *N*-acetilaspártico, melhora na frequência de convulsões e estabilização do quadro clínico geral.

A bibliografia está disponível no GEN-io.

Capítulo 104 Defeitos no Metabolismo de Lipídios

104.1 Distúrbios da Betaoxidação de Ácido Graxo Mitocondrial

Charles A. Stanley e Michael J. Bennett

A betaoxidação mitocondrial de ácidos graxos é uma via de produção de energia essencial. É particularmente importante durante períodos prolongados de fome e durante períodos de ingestão calórica reduzida causada pela doença gastrintestinal ou aumento do gasto energético durante a doença febril. Sob essas condições, o corpo altera o uso predominante de *carboidrato* para o uso predominante de *gordura* como seu principal combustível. Os ácidos graxos também são combustíveis importantes para o exercício do músculo esquelético e consistem no substrato preferido para o metabolismo cardíaco normal. Nesses tecidos, os ácidos graxos são completamente oxidados em dióxido de carbono e água. Os produtos finais da oxidação dos ácidos graxos hepáticos são os corpos cetônicos *beta-hidroxibutirato* e o *acetoacetato*. Esses não podem ser oxidados pelo fígado, mas são exportados para servirem como combustíveis importantes em tecidos periféricos, sobretudo o cérebro, onde corpos cetônicos podem substituir parcialmente a glicose durante os períodos de jejum.

Defeitos genéticos foram identificados em quase todas as etapas conhecidas na via de oxidação de ácidos graxos; todos são herdados de modo recessivo (Tabela 104.1).

Tabela 104.1 Distúrbios de oxidação de ácido graxo mitocondrial – características clínicas e bioquímicas.

DEFICIÊNCIA DE ENZIMA	GENE	FENÓTIPO CLÍNICO	ACHADOS LABORATORIAIS
Transportador de carnitina	*OCTN2* *SLC22A5*	Cardiomiopatia, miopatia esquelética, doença hepática, morte súbita, fibroelastose endocardíaca, diagnóstico de triagem pré-natal e do recém-nascido relatado	↓ Carnitina total e livre, acilcarnitinas normais, acilglicina e ácidos orgânicos
Transportador de ácido graxo de cadeia longa	*FATP1-6*	Insuficiência hepática aguda rara na infância necessitando de transplante de fígado	↓ Ácidos graxos C_{14}-C_{18} intracelulares, ↓ oxidação de ácido graxo
Carnitina palmitoil transferase-I	*CPT-IA*	Insuficiência hepática, tubulopatia renal e morte súbita. Diagnóstico de triagem pré-natal e do recém-nascido relatado, pré-eclâmpsia materna, associação de síndrome HELLP descrita em alguns pacientes	Carnitina livre normal ou ↑, acilcarnitinas, acilglicina e ácidos orgânicos normais
Carnitina acilcarnitina translocase	*CACT* *SLC25A20*	Insuficiência hepática progressiva crônica, NH_3 ↓ persistente, cardiomiopatia hipertrófica. Diagnóstico de triagem de recém-nascido relatado	Carnitina livre normal ou ↓, perfil de acilcarnitina anormal
Carnitina palmitoil transferase-II	*CPT-II*	Tipos de início precoce e tardio. Insuficiência hepática, encefalopatia, miopatia esquelética, cardiomiopatia, alterações renais císticas, diagnóstico de triagem do recém-nascido relatado. Forma adulta com rabdomiólise aguda, mioglobinúria	Carnitina livre normal ou ↓, perfil de acilcarnitina anormal
Acil-CoA desidrogenase de cadeia curta	*SCAD* *ACADS*	O fenótipo clínico não é claro. Muitos indivíduos parecem ser normais. Outros têm vários sinais e sintomas inconsistentes. O subgrupo pode ter manifestações graves de relação não clara com defeitos bioquímicos. Diagnóstico de triagem do recém-nascido relatado; significância está sendo questionada	Carnitina livre normal ou ↓, ácido etilmalônico na urina elevado, perfil de acilcarnitina inconsistentemente anormal
Acil-CoA desidrogenase de cadeia média	*MCAD* *ACADM*	Hipoglicemia, encefalopatia hepática, morte súbita. Diagnóstico de triagem do recém-nascido possível, pré-eclâmpsia materna, associação de síndrome HELLP descrita raramente, possível intervalo Qt longo.	Carnitina livre normal ou ↓, ↑ acilglicina plasmática, ácidos graxos livres C_6-C_{10} no plasma, ↑ acilcarnitina C_8-C_{10}
Acil-CoA desidrogenase de cadeia muito longa	*VLCAD* *ACADVL*	Cardiomiopatia dilatada, arritmias, hipoglicemia e esteatose hepática. Rabdomiólise induzida por estresse, de início tardio, miopatia episódica. Diagnóstico de triagem pré-natal e do recém-nascido possível	Carnitina livre normal ou ↓, ↑ acilcarnitina $C_{14:1}$, C_{14} plasmática, ↑ ácidos graxos livres C_{10}-C_{16} no plasma
ETF desidrogenase*	*ETF-DH*	Hipoglicemia de jejum não cetótica, anomalias congênitas, formas mais leves de doença hepática, cardiomiopatia e miopatia esquelética. Diagnóstico de triagem do recém-nascido relatado	Carnitina livre normal ou ↓, proporção aumentada de acil:carnitina livre, ↑ acilcarnitina, ácido orgânico e acilglicinas na urina
ETF-alfa*	*α-ETF*	Hipoglicemia de jejum não cetótica, anomalias congênitas, doença hepática, cardiomiopatia e miopatia esquelética também descritas. Diagnóstico de triagem do recém-nascido relatado	Carnitina livre normal ou ↓, proporção aumentada de acil:carnitina livre, ↑ acilcarnitina, ácido orgânico e acliglicinas na urina
ETF-beta*	*β-ETF*	Hipoglicemia de jejum, anomalias congênitas, doença hepática, cardiomiopatia e miopatia esquelética também descritas. Diagnóstico de triagem do recém-nascido relatado	Carnitina livre normal ou ↓, proporção aumentada de acil:carnitina livre, ↓ acilcarnitina, ácido orgânico e acilglicinas na urina
L-3-hidroxiacil-CoA desidrogenase de cadeia curta	*SCHAD* *HAD1*	Hipoglicemia hiperinsulinêmica, cardiomiopatia, miopatia. Diagnóstico de triagem do recém-nascido relatado	Carnitina livre normal ou ↓, ácidos graxos livres elevados, ácido orgânico na urina inconsistentemente anormal, ↑ 3-OH glutarato, ↑ C_4-OH acilcarnitina no plasma
L-3-hidroxiacil-CoA-desidrogenase de cadeia longa	*LCHAD* *HADH-A*	Diagnóstico de triagem do recém-nascido relatado, pré-eclâmpsia materna, síndrome HELLP e associação AFLP descrita frequentemente. Consultar também MTP a seguir para manifestações clínicas	Carnitina livre normal ou ↓, proporção aumentada de acil:carnitina livre, ↑ ácidos graxos livres, ↑ carnitinas C_{16}-OH e C_{18}-OH
MTP	*HADH-A,* *HADH-B*	Miopatia cardíaca e esquelética grave, hipoglicemia, acidose, hiper NH_3, morte súbita, enzimas hepáticas elevadas, retinopatia. Pré-eclâmpsia materna, síndrome HELLP e associação AFLP descrita frequentemente	Carnitina livre normal ou ↓, proporção aumentada de acil:carnitina livre, ↑ ácidos graxos, ↑ carnitinas C_{16}-OH e C_{18}-OH
3-cetoacil-CoA tiolase de cadeia longa	*LKAT* *HADH-B*	Apresentação neonatal grave, hipoglicemia, acidose, ↓ creatinoquinase, cardiomiopatia, neuropatia e morte precoce	Carnitina livre normal ou ↓, proporção aumentada de acil:carnitina livre, ↑ ácidos graxos livres, ↑ 2-*trans*, 4-*cis*-decadienoilcarnitina

(*continua*)

Tabela 104.1 Distúrbios de oxidação de ácido graxo mitocondrial – características clínicas e bioquímicas. *(continuação)*

DEFICIÊNCIA DE ENZIMA	GENE	FENÓTIPO CLÍNICO	ACHADOS LABORATORIAIS
Hidratase de 2,3-enoil-CoA de cadeia curta	*ECHS1*	Doença de Leigh, acidose láctica, convulsões, degeneração cística da substância branca, microcefalia, acidose metabólica, distonia extrapiramidal, cardiomiopatia dilatada	Ácidos orgânicos anormais, 2-metacrilglicina, 2-metil-2,3-di-hidroxibutirato, também S-(2-carboxipropil) cisteína, S-(2-carboxietil) cisteamina. A acilcarnitina mostra ↑ C4OH (inconsistentemente).
2,4-dienoil-CoA redutase	*DECR1*	Apenas um paciente descrito, hipotonia no recém-nascido, principalmente miopatia esquelética grave e insuficiência respiratória. Hipoglicemia rara	Carnitina livre normal ou ↓, ↑ proporção acil:carnitina livre, ácidos orgânicos na urina e acilglicinas normais
HMG-CoA sintetase	*HMGCS2*	Hipocetose e hipoglicemia, raramente miopatia	↑ Ácidos graxos plasmáticos totais, estudos de enzimas em fígado com biopsia podem ser diagnósticos, teste genético é preferível
HMG-CoA liase	*HMGCL*	Hipocetose e hipoglicemia, raramente miopatia	Carnitina livre normal, ↑ C_5-OH e metilglutaril-carnitina, estudos de enzimas em fibroblastos podem ser diagnosticados
Transportador monocarboxilato 1 (MCT1)	*SLC16A1*	Cetoacidose grave induzida pelo jejum, raramente hipoglicemia	Cetoacidose profunda; nenhum biomarcador específico ainda identificado

*Também conhecida como acidemia glutárica tipo II ou deficiência de acil-CoA desidrogenase múltipla (MADD). AFLP, fígado gorduroso adulto da gravidez; CoA, coenzima A; ETF, flavoproteína de transporte de elétron; HELLP, hemólise, enzimas hepáticas elevadas, plaquetas baixas; MTP, proteína trifuncional mitocondrial; NH_3, amônia. (De Shekhawat PS, Matern D, Strauss AW. Fetal fatty oxidation disorders, their effect on maternal health and neonatal outcome: impact of expanded newborn screening on their diagnosis and management. *Pediatr Res.* 2005; 57: 78R-84R.)

As manifestações clínicas envolvem caracteristicamente tecidos com um elevado fluxo de betaoxidação, como fígado, músculo esquelético e músculo cardíaco. A apresentação mais comum é um episódio agudo de coma com risco de morte, encefalopatia hepática e hipoglicemia induzida por um período de jejum resultante da cetogênese hepática defeituosa. Outras manifestações podem ser cardiomiopatia crônica e fraqueza muscular ou rabdomiólise aguda induzida por exercício. Os defeitos da oxidação de ácidos graxos podem, com frequência, ser assintomáticos durante os períodos em que não há estresse de jejum ou demanda energética aumentada. A doença que se apresenta de forma aguda pode ser diagnosticada erroneamente como **síndrome de Reye** ou, se fatal, como **morte infantil súbita inesperada**. Os distúrbios de oxidação de ácido graxos são facilmente não reconhecidos, pois a única pista específica para o diagnóstico pode ser a constatação de concentrações urinárias inadequadamente baixas de plasma ou cetonas em um lactente que tem hipoglicemia, a menos que o teste metabólico especializado seja realizado. Os defeitos genéticos na utilização de corpos cetônicos também podem não ser reconhecidos porque a cetonemia é um achado esperado com hipoglicemia de jejum. Em algumas circunstâncias, as manifestações clínicas parecem surgir de efeitos tóxicos de metabólitos de ácidos graxos em vez de produção de energia insuficiente. Tais circunstâncias envolvem certos distúrbios de oxidação de ácidos graxos de cadeia longa (deficiências de 3-hidroxiacil desidrogenase de cadeia longa [**LCHAD**], carnitina palmitoiltransferase-IA [**CPT-IA**], ou proteína trifuncional mitocondrial [**PTM**, também conhecida como TFP]) em que a presença de um feto afetado homozigótico aumenta o risco de uma doença com risco de morte da mãe heterozigota, resultando em **esteatose hepática aguda da gravidez** (EHAG) ou **pré-eclâmpsia com síndrome HELLP** (hemólise, enzimas hepáticas elevadas, plaquetas baixas). Provavelmente, o mecanismo dessas complicações obstétricas é o acúmulo de intermediários tóxicos. As malformações do cérebro e dos rins foram descritas em deficiências graves de flavoproteína de transferência de elétrons (**ETF**), ETF desidrogenase (**ETF-DH**) e carnitina palmitoiltransferase-II (**CPT-II**) que podem refletir na toxicidade no útero de metabólitos de ácido graxo ou um papel de desenvolvimento para essas enzimas. Degeneração progressiva da retina, neuropatia periférica e doença hepática crônica progressiva foram identificadas em deficiência de LCHAD e PTM. Programas de triagem neonatal, utilizando espectrometria de massa em *tandem*, detectam perfis de acilcarnitina no plasma característicos na maioria desses distúrbios, possibilitando antecipadamente o diagnóstico pré-sintomático. Os programas de triagem demonstraram que todos os distúrbios de oxidação de ácidos graxos combinados estão entre os erros inatos do metabolismo mais comuns, pelo menos em populações predominantemente caucasianas.

As Figuras 104.1 e 104.2 delineiam as etapas envolvidas na oxidação de um ácido graxo de cadeia longa típico. No *ciclo da carnitina*, os ácidos graxos de cadeia longa são transportados através da barreira da membrana mitocondrial interna como ésteres de acilcarnitina. (Ácidos graxos de cadeia média, que são comumente fornecidos como suplementação de triglicerídios de cadeia média em crianças que não estão conseguindo crescer, podem ignorar o ciclo da carnitina e entrar diretamente no ciclo de betaoxidação mitocondrial.) Dentro da mitocôndria, voltas sucessivas do *ciclo de betaoxidação* de quatro passos convertem os ácidos graxos ativados pela **coenzima A (CoA)** em unidades de acetil-CoA. Duas ou três isoenzimas específicas diferentes são necessárias para cada um desses passos de betaoxidação, a fim de acomodar as diferentes espécies de acil-CoA. Os elétrons gerados no primeiro passo de betaoxidação (acil-CoA desidrogenase) são transportados pela via de transferência de elétrons para a *cadeia de transporte de elétrons* no nível da coenzima Q para a produção de trifosfato de adenosina; enquanto isso, os elétrons gerados a partir do terceiro passo (3-hidroxiacil-CoA desidrogenase) entram na *cadeia de transporte de elétrons* no nível do complexo 1. A maior parte da acetil-CoA gerada a partir de betaoxidação do ácido graxo no fígado flui através da *via da cetogênese* para formar beta-hidroxibutirato e acetoacetato, enquanto nos músculos e no coração os ácidos graxos são completamente oxidados em CO_2 e água.

DEFEITOS NO CICLO DE BETAOXIDAÇÃO

Deficiência de Acil-CoA de cadeia média

A deficiência acil-CoA desidrogenase de cadeia média (**ADCM**) é o distúrbio de oxidação de ácidos graxos mais comum. O distúrbio apresenta um efeito fundador forte; a maioria dos pacientes tem uma ascendência no norte da Europa, e a maior parte desses pacientes é homozigota para uma mutação ADCM comum única de sentido incorreto, uma transição A-G na posição de cDNA 985 (c.985A>G) que muda uma lisina para ácido glutâmico no resíduo 329 (p.K329E).

Manifestações clínicas

Pacientes afetados previamente diagnosticados geralmente apresentam nos primeiros 3 meses a 5 anos de vida episódios de doença aguda desencadeados pelo jejum prolongado (> 12 a 16 horas). Os sinais e sintomas são vômito e letargia, que progridem rapidamente para coma ou convulsões e colapso cardiorrespiratório. A morte infantil súbita

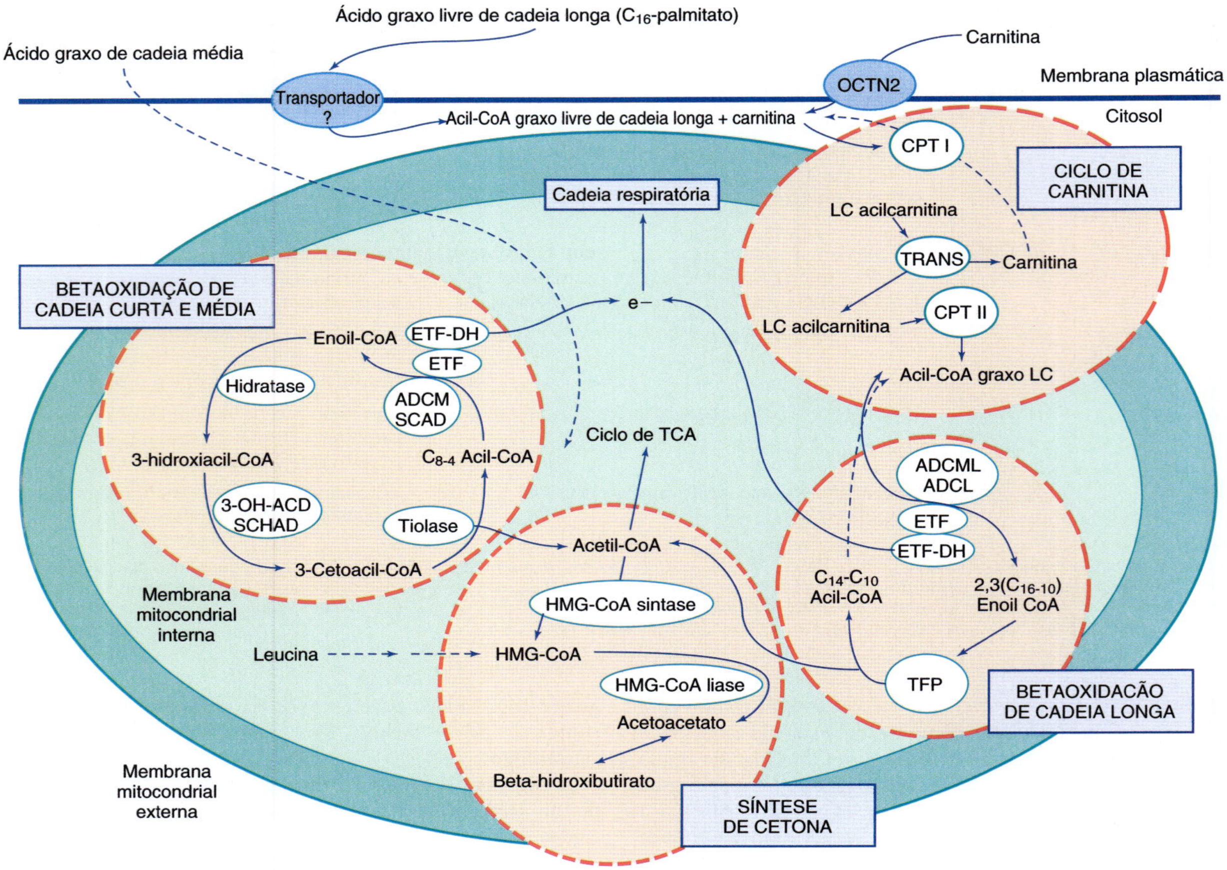

Figura 104.1 **Oxidação de ácidos graxos mitocondriais.** A carnitina entra na célula através da ação do cátion orgânico/transportador de carnitina (OCTN2). O palmitato, um típico ácido graxo de cadeia longa de 16 carbonos, é transportado por meio da membrana plasmática e pode ser ativado para formar uma acilcoenzima-A (CoA) de ácido graxo de cadeia longa (LC). Assim, ele entra no ciclo de carnitina, onde é transesterificado por carnitina palmitoiltransferase-I (CPT-I), translocado através da membrana mitocondrial interna por carnitina/acilcarnitina translocase (TRANS) e, em seguida, reconvertido em um acil-CoA graxo de cadeia longa por carnitina palmitoiltransferase-II (CPT-II) para ser submetido à betaoxidação. A acil-CoA desidrogenase de cadeia muito longa (ADCML/ADCL) leva à produção de (C_{16}-C_{10}) 2,3 enoil-CoA. A proteína trifuncional mitocondrial (MTP) contém as atividades de enoil-CoA hidratase (hidratase), 3-OH-hidroxiacil-CoA desidrogenase (3-OH-ACD) e betacetotiolase (tiolase). A acetil-CoA, forma reduzida do dinucleotídio de flavina adenina (FADH), e a forma reduzida de dinucleotídio de adenina nicotinamida (NADH) são produzidas. Ácidos graxos de cadeias curta e média (C8-4) podem entrar na matriz mitocondrial independentemente do ciclo de carnitina. A acil-CoA desidrogenase de cadeia média (ADCM), a acil-CoA desidrogenase de cadeia curta (SCAD) e a hidroxiacil-CoA desidrogenase de cadeia curta (SCHAD) são obrigatórias. A acetil-CoA pode então entrar no ciclo de Krebs (TCA). Os elétrons são transportados de FADH para a cadeia respiratória através da flavoproteína de transferência de elétrons (ETF) e da flavoproteína desidrogenase de transferência de elétrons (ETF-DH). O NADH entra na cadeia de transporte de eléctrons por meio do complexo I. No fígado, a acetil-CoA pode ser convertida em hidroximetilglutaril (HMG)-CoA por beta-hidroxibetametilglutaril-CoA sintase (HMG CoA sintetase) e, então, o corpo cetona acetoacetato pela ação de beta-hidroxibetaliase metilglutaril-CoA-liase (HMG-CoA-liase).

inesperada pode ocorrer. O fígado pode ser ligeiramente aumentado com a deposição de gordura. As crises são raras até que o lactente esteja além dos primeiros meses de vida, presumivelmente por causa das mamadas mais frequentes em uma idade mais jovem. Os lactentes mais velhos afetados estão em maior risco de doença, uma vez que começam a jejuar durante a noite ou estão expostos a estresse de jejum durante uma doença intercorrente da infância. A apresentação nos primeiros dias de vida com hipoglicemia neonatal foi relatada em recém-nascidos mantidos em jejum inadvertidamente ou que estavam sendo amamentados. O diagnóstico de ADCM foi ocasionalmente registrado em indivíduos adolescentes e adultos previamente saudáveis, indicando que mesmo os pacientes que eram assintomáticos na lactância ainda estão em risco de descompensação metabólica se forem expostos a períodos suficientes de jejum. Um número desconhecido de pacientes pode permanecer assintomático. Antes do teste de triagem neonatal de rotina, até 25% dos casos de pacientes deficientes em ADCM morreram ou sofreram graves danos cerebrais por seu primeiro episódio. A maior parte dos pacientes é agora diagnosticada no período neonatal pela **triagem de acilcarnitina da gota de sangue**, o que possibilita o início do tratamento precoce e a prevenção de muitos dos sinais e sintomas graves. Em alguns relatos, os recém-nascidos com deficiência de ADCM apresentaram agudização antes que os resultados da triagem neonatal fossem obtidos; neonatos exclusivamente amamentados estão em maior risco por causa da ingestão calórica precoce.

Achados laboratoriais

Durante os episódios agudos, costuma haver hipoglicemia. As concentrações plasmáticas e urinárias de cetonas são inadequadamente baixas (**hipoglicemia hipocetótica**). Em razão da hipocetonemia, há pouca ou nenhuma acidose metabólica, que se espera que esteja presente em muitas crianças com hipoglicemia. Os testes de função hepática (THF) são anormais, com elevações de enzimas hepáticas (alanina transaminase, aspartato transaminase), amônia sanguínea elevada e tempos de protrombina e de tromboplastina parcial prolongados. A biopsia do fígado nos momentos de enfermidade aguda mostra esteatose microvesicular ou macrovesicular com acúmulo de triglicerídios. Durante o estresse de jejum ou enfermidade aguda, o perfil de ácidos orgânicos urinários por cromatografia gasosa/espectrometria de massa demonstra concentrações inadequadamente baixas de cetonas e níveis elevados de ácidos dicarboxílicos de cadeia média (ácidos adípico,

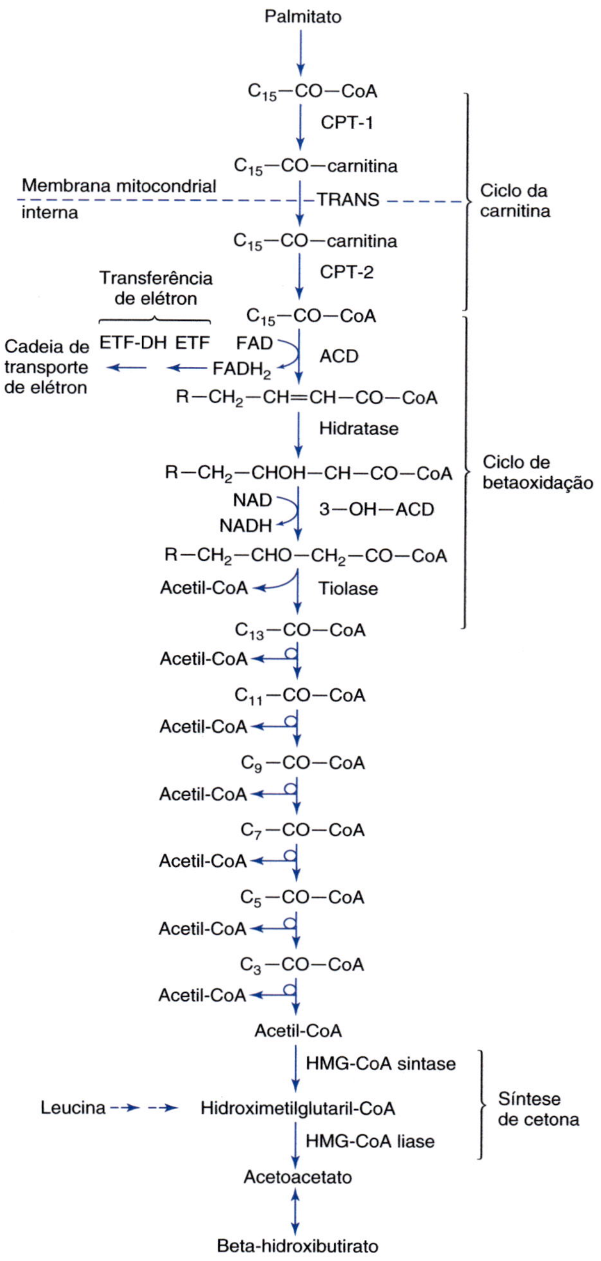

Figura 104.2 Via de oxidação mitocondrial de palmitato, um ácido graxo de cadeia longa típico de 16 carbonos. As etapas de enzimas são carnitina palmitoiltransferase (CPT) 1 e 2, carnitina/acilcarnitina translocase (TRANS), flavoproteína de transferência de elétrons (ETF), ETF desidrogenase (ETF-DH), acil-CoA desidrogenase (ACD), enoil-CoA hidratase (hidratase), 3-hidroxiacil-CoA desidrogenase (3-OH-ACD), betacetotiolase (tiolase), beta-hidroxibetametilglutaril-CoA (HMG-CoA) sintase e liase.

subérico e sebácico) que derivam de oxidação ômega microssomal e peroxissomol de ácidos graxos de cadeia média acumuladas. As concentrações no plasma e tecidos de carnitina total diminuem para 25 a 50% do normal, e a fração da carnitina total esterificada eleva-se. Observa-se tal padrão de **deficiência secundária de carnitina** na maioria dos defeitos de oxidação de ácidos graxos, e isso reflete a competição entre os níveis aumentados de acilcarnitina e a carnitina livre para o transporte no túbulo renal da membrana plasmática. Exceções significativas a essa regra são as deficiências do transportador de carnitina da membrana plasmática, CPT-IA e beta-hidroxibetametilglutaril-CoA (HMG-CoA) sintase, as quais não manifestam a deficiência de carnitina secundária.

Os padrões diagnósticos de metabólitos para deficiência de ADCM contemplam o aumento das espécies acilcarnitina do plasma $C_{6:0}$, $C_{8:0}$, $C_{10:0}$ e $C_{10:1}$ e de acilglicinas urinárias, como hexanoilglicina, suberilglicina e 3-fenilpropionilglicina. A triagem neonatal, que quase todos os bebês nascidos nos EUA recebem, pode detectar a deficiência de ADCM pré-sintomático com base nas acilcarnitinas anormais no papel-filtro com gotas de sangue. O diagnóstico pode ser confirmado ao se encontrar a mutação A985 G comum - ou o sequenciamento do gene *ADCM*. A segunda variante comum, T199C, foi detectada em bebês com acilcarnitinas características na triagem neonatal. Curiosamente, esse alelo não foi visto até agora em pacientes sintomáticos ADCM; ele pode representar uma mutação mais suave.

Tratamento

As doenças agudas devem ser prontamente tratadas com fluidos intravenosos (IV) contendo glicose a 10% para corrigir ou prevenir a hipoglicemia e para suprimir a lipólise o mais rapidamente possível (Capítulo 111). A terapia crônica consiste em evitar jejum. Isso costuma requerer simplesmente o ajuste da dieta para garantir que os períodos de jejum durante a noite estejam limitados a entre 10 e 12 horas. A restrição de gordura dietética ou o tratamento com carnitina são controversos. A necessidade de intervenção terapêutica ativa para os indivíduos com a variante T199C ainda não foi estabelecida.

Prognóstico

Até 25% dos pacientes não reconhecidos podem morrer durante a primeira crise da doença. Existe frequentemente uma história de morte anterior de um irmão que se presume seja a partir de uma deficiência de ADCM não reconhecida. Alguns pacientes podem manter a lesão cerebral permanente durante uma crise de hipoglicemia grave. Para sobreviventes sem dano cerebral, o prognóstico é excelente, pois o comprometimento cognitivo progressivo ou a cardiomiopatia não ocorrem na deficiência de ADCM. A tolerância ao jejum melhora com a idade e diminui o risco de doença. Como até 35% dos pacientes afetados nunca tiveram um episódio, o teste de irmãos de pacientes afetados é importante para detectar os membros assintomáticos da família.

Deficiência de acil-CoA desidrogenase de cadeia muito longa

A deficiência de acil-CoA desidrogenase de cadeia muito longa (**ADCML**) é o segundo distúrbio mais comumente diagnosticado de oxidação dos ácidos graxos. Ele foi originalmente denominado "deficiência de acil-CoA desidrogenase de cadeia longa" antes de a existência da ADCML ligada à membrana mitocondrial interna ser conhecida. *Todos os pacientes previamente diagnosticados como tendo uma deficiência de acil-CoA desidrogenase de cadeia longa têm defeitos genéticos* ADCML. Os pacientes com deficiência de ADCML não têm capacidade de oxidar ácidos graxos de cadeia longa fisiológicos e, em geral, são mais gravemente afetados do que aqueles com deficiência de ADCML que têm um defeito oxidativo mais suave. A deficiência de ADCML apresenta-se mais cedo na lactância e tem mais problemas crônicos com fraqueza muscular ou episódios de dores musculares e rabdomiólise. A cardiomiopatia pode estar presente durante os ataques agudos provocados pelo jejum. O ventrículo esquerdo pode ser hipertrófico ou dilatado e mostrar pouca contratilidade no ecocardiograma. A morte súbita inesperada ocorreu em vários pacientes, mas a maioria dos que sobrevivem ao episódio inicial apresenta melhora, com a normalização da função cardíaca. Outras características físicas e de rotina de laboratório são semelhantes àquelas da deficiência de ADCM, como a deficiência de carnitina secundária. O perfil de ácido orgânico urinário mostra uma acidúria dicarboxílica não cetótica com o aumento dos níveis de ácidos dicarboxílicos $C_{6\text{-}12}$. O diagnóstico pode ser sugerido por um perfil anormal de acilcarnitina com espécies de acilcarnitina $C_{14:0,\ 14:1,\ 14:2}$ no plasma ou em gota de sangue. No entanto, o diagnóstico específico requer uma análise mutacional do gene *ADCML*. O tratamento baseia-se, principalmente, na prevenção de jejum acima de 10 a 12 horas. A alimentação intragástrica contínua é útil em alguns pacientes.

Deficiência de acil-CoA desidrogenase de cadeia curta

Um pequeno número de pacientes com duas mutações sem validade no gene de acil-CoA desidrogenase de cadeia curta (SCAD) foi descrito com fenótipo variável. A maioria dos indivíduos classificados como sendo deficientes em SCAD atualmente tem alterações de DNA polimórficas do gene *SCAD*; por exemplo, dois polimorfismos comuns são G185S e R147W, que são homozigoticamente presentes em 7% da população. Alguns pesquisadores argumentam que tais variantes podem ser fatores de suscetibilidade, que exigem uma segunda mutação genética, ainda desconhecida, para expressar um fenótipo clínico. Muitos outros estudiosos acreditam que a deficiência de SCAD é uma condição bioquímica inofensiva. Esse distúrbio autossômico recessivo apresenta hipoglicemia neonatal e pode ter níveis normais de corpos cetônicos. O diagnóstico é indicado pelos níveis elevados de butirilcarnitina (C4-carnitina) em gotas de sangue ou no plasma de recém-nascidos e pelo aumento da excreção urinária de ácido etilmalônico e butirilglicina. Tais anormalidades metabólicas são mais pronunciadas em pacientes com mutações sem validade e variavelmente presentes em pacientes que são homozigóticos para os polimorfismos comuns.

O necessário para o tratamento de deficiência de SCAD ainda não foi estabelecida. Propôs-se que a avaliação a longo prazo de indivíduos assintomáticos é necessária para determinar se ela se mostra ou não uma doença real. A maioria dos indivíduos com deficiência de SCAD permanece assintomática durante toda a vida, mas pode haver um subgrupo de indivíduos com **manifestações graves**, como características faciais dismórficas, dificuldade de alimentação/dificuldade para se desenvolver, acidose metabólica, hipoglicemia cetótica, letargia, atraso de desenvolvimento, convulsões, hipotonia, distonia e miopatia.

Deficiência de 3-hidroxiacil-CoA desidrogenase de cadeia longa/deficiência de proteína trifuncional mitocondrial

A enzima LCHAD é parte da PTM, que também contém outros dois passos na betaoxidação: 2,3-enoil-CoA hidratase de cadeia longa e betacetotiolase de cadeia longa. A PTM é uma proteína hetero-octamérica composta de quatro cadeias alfa e quatro cadeias beta, derivada de genes distintos contíguos dividindo uma região promotora comum. Em alguns pacientes, apenas a atividade LCHAD de MTP é afetada (**deficiência de LCHAD**), ao passo que outros têm deficiências de todas as três atividades (**deficiência de PTM**).

As **manifestações clínicas** são crises de hipoglicemia hipocetótica aguda semelhante à deficiência de ADCM. Entretanto, os pacientes geralmente mostram evidências de doença mais grave, como cardiomiopatia, parestesias e fraqueza e função hepática anormal (colestase). Os efeitos tóxicos de metabólitos de ácidos graxos podem produzir retinopatia pigmentar levando a cegueira, insuficiência hepática progressiva, neuropatia periférica e rabdomiólise. Complicações obstétricas fatais (EHAG e síndrome HELLP) têm sido observadas em mães heterozigotas portadoras de fetos homozigotos afetados com deficiência de LCHAD/PTM. Pode ocorrer morte infantil súbita. O **diagnóstico** é feito pelos níveis elevados de gotas de sangue ou de 3-hidroxiacilcarnitinas de cadeia de comprimentos C_{16}-C_{18} plasmática. O perfil de ácidos orgânicos urinários em pacientes pode apresentar aumento dos níveis de ácidos 3-hidroxidicarboxílicos de comprimentos de cadeia de C_6 a C_{14}. A deficiência de carnitina secundária é comum. Observa-se uma mutação comum na subunidade alfa, E474Q, em mais de 60% dos pacientes com deficiência de LCHAD. Essa mutação no feto está especialmente associada às complicações obstétricas, mas outras mutações em qualquer subunidade também podem ser ligadas à doença materna.

O **tratamento** é similar àquele para deficiência de ADCM ou de ADCML; ou seja, evitar o estresse de jejum. Alguns pesquisadores sugeriram que o uso de suplementos dietéticos com óleo de triglicerídios de cadeia média para desviar o defeito na oxidação dos ácidos graxos de cadeia longa e de ácido docosa-hexaenoico (para proteção contra as alterações na retina) pode ser útil. O transplante de fígado foi tentado em pacientes de insuficiência hepática grave, mas não melhorou as anormalidades metabólicas ou impediu as complicações de miopatias ou da retina.

Deficiência de 3-hidroxiacil-CoA desidrogenase de cadeia curta

Apenas 14 pacientes com mutações comprovadas de 3-hidroxiacil-CoA desidrogenase de cadeia curta (**SCHAD**) foram relatados. A maioria dos casos com mutações recessivas do gene *SCHAD* apresentou episódios de hipoglicemia hipocetótica causada por hiperinsulinismo. Contrapondo-se àqueles com outras formas de distúrbios de oxidação de ácidos graxos, tais pacientes necessitam de terapia específica com diazóxido para hiperinsulinismo a fim de evitar a hipoglicemia recorrente. Apenas um paciente com mutações heterozigotas compostas apresentou insuficiência hepática fulminante aos 10 meses de idade. A proteína SCHAD tem uma função não enzimática em que ela interage diretamente com a glutamato desidrogenase (GDH) para inibir sua atividade. Sem a proteína SCHAD, essa inibição é removida, levando à resposta aumentada da atividade da enzima GDH, uma causa conhecida de hiperinsulinismo geralmente da ativação de mutações do gene GDH. A grave deficiência de proteína SCHAD com frequência apresenta-se predominantemente como hipoglicemia sensível a proteína em vez de hipoglicemia de jejum. Parece que, se proteína SCHAD estiver presente, a inibição de GDH é mantida mesmo quando não existe atividade enzimática de SCHAD; os pacientes podem apresentar um defeito mais tradicional de oxidação dos ácidos graxos. São marcadores metabólicos específicos para a deficiência de SCHAD a elevação plasmática de C4-hidroxi acilcarnitina e a de ácido 3-hidroxiglutárico urinário. A triagem neonatal bem-sucedida para a deficiência de SCHAD foi registrada, mas ainda não se estabeleceu a sensibilidade do processo.

O **tratamento** de pacientes com deficiência de HADCC com hiperinsulinismo é feito com diazóxido. Não existe experiência suficiente com a forma não hiperinsulinêmica de deficiência de HADCC neste momento para recomendar as modalidades de tratamento, mas a prevenção do jejum parece aconselhável.

Deficiência de 2,3-enoil-CoA hidratase de cadeia curta

Esse distúrbio, resultante de mutações no gene *ECHS1*, foi definido apenas recentemente. Muitos pacientes foram identificados por meio do sequenciamento do exoma, e atualmente existem aproximadamente 20 casos na literatura. O distúrbio afeta uma via compartilhada de ácidos graxos de cadeia curta e metabolismo da valina. Os fenótipos clínicos são mais característicos dos distúrbios mitocondriais do metabolismo do piruvato, com predominância de uma doença de Leigh-like (Capítulo 616.2) com acidose láctica profunda e frequentemente fatal. Atualmente, nenhuma modalidade de tratamento ou biomarcador específico está estabelecida. Vários pacientes foram encontrados para excretar níveis elevados de metacrililglicina, um intermediário altamente reativo e potencialmente tóxico; 2-metil-2,3-di-hidroxibutirato; *S*-(2-carboxipropil) cisteína; e *S*-(2-carboxipropil) cisteamina.

DEFEITOS NO CICLO DE CARNITINA

Defeito no transporte de carnitina da membrana plasmática (deficiência primária de carnitina)

A deficiência primária de carnitina é o único defeito genético no qual a deficiência de carnitina é a causa, em vez de consequência, da oxidação dos ácidos graxos prejudicada. A apresentação mais comum é a **cardiomiopatia** progressiva com ou sem **fraqueza muscular esquelética**, a partir de 1 a 4 anos. Um número menor de pacientes pode apresentar hipoglicemia de jejum hipocetótica no primeiro ano de vida antes de a cardiomiopatia tornar-se sintomática. O defeito básico envolve o transportador de carnitina dependente de um gradiente de sódio da membrana plasmática que está presente no coração, nos músculos e nos rins. Esse transportador é responsável tanto pela manutenção de concentrações de carnitina intracelulares 20 a 50 vezes mais elevadas do que as concentrações plasmáticas quanto pela preservação renal de carnitina.

O **diagnóstico** do defeito do transportador de carnitina é facilitado pelo fato de os pacientes terem níveis extremamente reduzidos de carnitina no plasma e no músculo (1 a 2% do normal). Pais heterozigotos apresentam níveis de carnitina plasmáticos correspondentes a cerca de 50% do normal. A cetogênese de jejum pode ser normal porque o transporte de carnitina do fígado é normal, mas pode tornar-se prejudicada se a ingestão dietética de carnitina for interrompida. O perfil de ácidos orgânicos urinários em jejum pode mostrar um padrão de acidúria dicarboxílica hipocetótica se a oxidação hepática dos ácidos graxos for prejudicada, mas é de qualquer maneira normal. O defeito no transporte de carnitina pode ser demonstrado clinicamente pela redução grave no limiar de carnitina renal ou por ensaio *in vitro* de captação de carnitina usando cultura de fibroblastos ou linfoblastos. As mutações no transportador de cátion/carnitina orgânico *(OCTN2)* estão na base desse distúrbio. O **tratamento** com doses farmacológicas de carnitina por via oral (100 a 200 mg/kg/dia) é altamente eficaz na correção da cardiomiopatia e fraqueza muscular, bem como qualquer insuficiência na cetogênese de jejum. As concentrações totais de carnitina muscular permanecem inferiores a 5% do normal no tratamento.

Deficiência de carnitina palmitoiltransferase-IA

Dezenas de lactentes e crianças foram descritos com uma deficiência da isoenzima (CPT-IA) no fígado e nos rins. As **manifestações clínicas** são hipoglicemia hipocetótica induzida de jejum, ocasionalmente com THF anormais e, raramente, com acidose tubular renal. O coração e o músculo esquelético não estão envolvidos, pois a isozima do músculo não é afetada. O perfil de ácidos orgânicos urinários em jejum algumas vezes mostra uma acidúria dicarboxílica de C_6-C_{12} hipocetótica, mas pode ser normal. A análise de acilcarnitina plasmática demonstra, principalmente, carnitina livre com muito pouca carnitina acilada. Tal observação foi utilizada para identificar a deficiência de CPT-IA em triagem neonatal por espectrometria de massa em *tandem*. A deficiência de CPT-IA é o único distúrbio de oxidação de ácido graxo no qual os níveis plasmáticos totais de carnitina podem ser elevados, frequentemente a 150 a 200% do normal. Esse fenômeno é explicado pela ausência dos efeitos inibidores de acilcarnitinas de cadeia longa sobre o transportador de carnitina renal tubular na deficiência de CPT-IA. O defeito da enzima pode ser demonstrado em culturas de fibroblastos ou linfócitos. A deficiência de CPT-IA no feto tem sido associado a EHAG na mãe em um único relato de caso. Uma variante comum no gene *CPTIA* (c.1436>t, p.479L) foi identificada em indivíduos de origem Inuit nos EUA, no Canadá e na Groenlândia. Essa variante está associada a um risco elevado de síndrome da morte súbita infantil (SMSI) na população Inuit. A variante pode ser detectada por uma triagem no recém-nascido; a atividade da enzima é reduzida em 80%, e a regulação por malonil-CoA está perdida. Não foi estabelecido se isso é CPT-IA (c.1436C>t, p.P479L), uma variante de DNA patológica ou uma adaptação às dietas antigas Inuit e de alto teor de gordura. O **tratamento** para a forma grave da deficiência de CPT-IA achada na população não Inuit é similar ao de deficiência de ADCM, com prevenção de situações em que é necessária a cetogênese de jejum. A necessidade de tratamento da variante Inuit ainda não foi determinada.

Deficiência de carnitina:acilcarnitina translocase

Esse defeito da proteína transportadora da membrana mitocondrial interna para acilcarnitinas de longa cadeia bloqueia a entrada de ácidos graxos de cadeia longa para dentro da mitocôndria para oxidação. O fenótipo clínico desse distúrbio caracteriza-se por um prejuízo grave e generalizado de oxidação dos ácidos graxos. A maioria dos pacientes recém-nascidos apresenta episódios de hipoglicemia induzida pelo jejum, hiperamonemia e parada cardiorrespiratória. Todos os recém-nascidos sintomáticos tiveram evidências de cardiomiopatia e fraqueza muscular. Diversos pacientes com uma deficiência de translocase parcial e doença mais leve sem envolvimento cardíaco também foram identificados. Não se observaram ácidos orgânicos urinários ou plasmáticos distintivos, apesar de um aumento dos níveis plasmáticos de acilcarnitinas de cadeia longa de comprimentos de cadeia de C_{16}-C_{18} ser relatado. O **diagnóstico** pode ser confirmado por meio de análise genética. A atividade funcional de carnitina:acilcarnitina translocase pode ser medida em cultura de fibroblastos ou linfócitos. O **tratamento** é similar ao de outros distúrbios de oxidação de ácido graxo de cadeia longa.

Deficiência de carnitina palmitoiltransferase-II

Três formas de deficiência de CPT-II foram descritas. A apresentação **neonatal grave letal** está associada a uma deficiência grave da enzima, e relatou-se a morte precoce em diversos recém-nascidos em associação a rins displásicos, malformações cerebrais e anomalias faciais suaves. Um segundo defeito, mais leve, está associado a uma **apresentação adulta** de rabdomiólise episódica. O primeiro episódio geralmente não ocorre até o fim da infância ou o início da idade adulta. Os ataques podem ser precipitados por exercício prolongado. Há dor muscular intensa e mioglobinúria que pode ser grave o suficiente para causar insuficiência renal. Os níveis séricos de creatinoquinase são elevados para 5.000 a 100.000 unidades/ℓ. Não se descreveu hipoglicemia, mas o jejum pode contribuir para crises de mioglobinúria. A biopsia muscular mostra o aumento da deposição de gordura neutra. A apresentação miopática da deficiência de CPT-II do adulto está associada a uma mutação comum, c.338C>T, p.S113L. Essa mutação produz uma proteína lábil ao calor que é instável ao aumento da temperatura muscular durante o exercício resultando na apresentação miopática. A terceira forma, **intermediária**, de deficiência de CPT-II apresenta-se na lactância/primeira infância com insuficiência hepática induzida pelo jejum, cardiomiopatia e miopatia esquelética com hipoglicemia hipocetótica, mas não está associada às graves alterações no desenvolvimento observadas na apresentação letal neonatal. Esse padrão da doença assemelha-se ao observado em deficiência de ADCML, e o tratamento é idêntico.

O **diagnóstico** de todas as formas de deficiência de CPT-II pode ser realizado por uma combinação de análise molecular genética e demonstração da atividade da enzima deficiente no músculo ou em outros tecidos e em culturas de fibroblastos.

DEFEITOS NA VIA DE TRANSFERÊNCIA DE ELÉTRONS

Deficiências de transferência de elétrons de flavoproteína e de transferência de elétrons de flavoproteína desidrogenase (acidemia glutárica tipo 2, defeitos múltiplos de desidrogenação de acil-CoA)

O ETF e o ETF-DH funcionam para transferir elétrons para a cadeia de transporte de elétrons mitocondrial a partir de reações de desidrogenação catalisadas por ADCML, ADCM e SCAD, bem como por glutaril-CoA-desidrogenase e quatro enzimas envolvidas na oxidação de aminoácidos de cadeia ramificada (AACR). As deficiências de ETF ou ETF-DH causam doença que combina as características de oxidação de ácidos graxos prejudicada e oxidação prejudicada de vários aminoácidos. Deficiências completas de qualquer proteína estão associadas a doença grave no período neonatal, caracterizadas por acidose, hipoglicemia hipocetótica, coma, hipotonia, cardiomiopatia e um odor incomum de "pés suados" causado pela inibição de isovaleril-CoA desidrogenase. Alguns recém-nascidos afetados tiveram dismorfismo facial congênito e rins policísticos semelhantes aos observados na deficiência de CPT-II grave, o que sugere que os efeitos tóxicos dos metabólitos acumulados podem ocorrer no útero.

O **diagnóstico** pode ser feito a partir do perfil de acilcarnitina no teste do pezinho do recém-nascido e de ácidos orgânicos urinários. Ambos os testes mostram anormalidades correspondentes aos blocos na oxidação de ácidos graxos (etilmalonato e ácidos dicarboxílicos C_6-C_{10}), lisina (glutarato) e AACR (isovaleril, isobutiril e alfametilbutiril-glicina). O diagnóstico pode ser confirmado por teste molecular de ETF (2 genes, A e B) e ETF desidrogenase. Lactentes mais gravemente afetados não sobrevivem ao período neonatal.

Deficiências parciais de ETF e ETF-DH causam um distúrbio que pode imitar a deficiência de ADCM ou outros defeitos de oxidação de ácidos graxos mais leves. Esses pacientes têm crises de coma hipocetótico de jejum. O perfil de ácido orgânico urinário revela principalmente elevações de ácidos dicarboxílicos e etilmalonato, derivadas de intermediários de ácidos graxos de cadeia curta. A deficiência secundária de carnitina está presente. Alguns pacientes com formas moderadas de deficiência de ETF/ETF-DH podem se beneficiar com o tratamento com doses elevadas de *riboflavina*, um precursor de várias flavoproteínas envolvidas na transferência de elétrons.

DEFEITOS NA VIA DE SÍNTESE DE CETONA

As etapas finais da produção de cetonas a partir da betaoxidação dos ácidos graxos mitocondriais convertem a acetil-CoA em acetoacetato através de duas enzimas da via da HMG-CoA (Figura 104.2).

Deficiência de beta-hidroxibetametilglutaril-CoA sintase

Ver o Capítulo 103.6.

A HMG-CoA sintetase é o passo limitante da velocidade na conversão de acetil-CoA derivada da betaoxidação do ácido graxo no fígado para cetonas. Diversos pacientes com esse defeito foram identificados. A apresentação é de uma hipoglicemia hipocetótica de jejum sem evidência de disfunção do músculo cardíaco ou esquelético. O perfil de ácidos orgânicos urinários mostra apenas uma acidúria dicarboxílica hipocetótica não específica. Os níveis plasmáticos e teciduais de carnitina são normais, contrapondo-se a todos os outros distúrbios de oxidação dos ácidos graxos. Uma enzima sintase separada, presente no citosol para a biossíntese do colesterol, não é afetada. O defeito da HMG-CoA sintase é expresso apenas no fígado (e rim) e não pode ser demonstrado em culturas de fibroblastos. O **diagnóstico** pode ser feito por análise da mutação genética. Evitar o jejum costuma ser um tratamento bem-sucedido.

Deficiência de beta-hidroxibetametilglutaril-CoA liase (3-hidroxi-3-acidúria metilglutárica)

Ver o Capítulo 103.6.

DEFEITOS NA UTILIZAÇÃO DE CORPOS CETÔNICOS

Os corpos cetônicos, beta-hidroxibutirato e acetoacetato, são os produtos finais da oxidação de ácidos graxos hepáticos e combustíveis metabólicos importantes para o cérebro durante o jejum. Três defeitos na utilização de cetonas no cérebro e em outros tecidos periféricos apresentam-se como episódios de coma **hipercetótico**, com ou sem hipoglicemia.

Deficiência de transportador monocarboxilato-1

Cerca de 10 pacientes foram descritos com episódios recorrentes de cetoacidose potencialmente letal, com ou sem hipoglicemia, causada pela deficiência do transportador de monocarboxilato 1 (TMC1), um transportador de membrana plasmática codificado pelo *SLC16A1* que é necessário para transportar cetonas para tecidos do plasma. Embora os primeiros casos identificados tenham sido homozigotos para mutações inativadoras do *TMC1*, os portadores heterozigotos também podem ser afetados. Os pacientes afetados desenvolveram cetoacidose grave provocada por jejum ou infecções no primeiro ano de vida; a hipoglicemia não estava sempre presente. O diferencial inclui hipoglicemia cetótica associada a formas mais leves de doença de depósito de glicogênio, como deficiência de fosforilase ou fosforilase quinase (Capítulo 105). O **tratamento** para episódios agudos inclui dextrose IV para suprimir a lipólise e inibir a cetogênese em curso. O tratamento a longo prazo inclui evitar o estresse prolongado em jejum. O **diagnóstico** pode ser suspeitado por cetose incomumente grave e supressão tardia de cetonas após o início do tratamento com dextrose. Não existem marcadores metabólicos específicos ou métodos de triagem neonatal. O diagnóstico pode ser estabelecido por sequenciamento genético do *SLC16A1*.

Deficiência de succinil-CoA:3-cetoácido-CoA transferase

Ver o Capítulo 103.6.

Relataram-se diversos pacientes com deficiência de succinil-CoA:3-cetoácido-CoA transferase (**SCOT**). A apresentação característica é um lactente com episódios recorrentes de cetoacidose grave induzida pelo jejum. As anormalidades de acilcarnitina plasmática e de ácidos orgânicos na urina não distinguem deficiência de SCOT de outras causas de cetoacidose. O **tratamento** das crises requer a infusão de glicose e de grandes quantidades de bicarbonato até que esteja metabolicamente estável. Em geral, os pacientes apresentam hipercetonemia inadequada até mesmo entre os episódios de doença. A SCOT é responsável pela ativação de acetoacetato nos tecidos periféricos usando succinil-CoA como um doador para formar acetoacetil-CoA. A atividade da enzima deficiente pode ser demonstrada no cérebro, nos músculos e nos fibroblastos de pacientes afetados. O gene foi clonado, e várias mutações foram caracterizadas.

Deficiência de betacetotiolase

Ver Capítulo 103.6.

A bibliografia está disponível no GEN-io.

104.2 Distúrbios de Ácidos Graxos de Cadeia Muito Longa e Outras Funções Peroxissômicas

Michael F. Wangler e Gerald V. Raymond

DISTÚRBIOS PEROXISSÔMICOS

Os distúrbios dos ácidos graxos de cadeia muito longa (AGCMLs) estão dentro do grupo mais amplo de **doenças peroxissômicas**. As doenças peroxissômicas são distúrbios determinados geneticamente causados pela incapacidade para formar ou manter o peroxissomo ou por um defeito na função de uma única proteína normalmente localizada em tal organela. Esses distúrbios causam deficiência grave na infância e ocorrem mais frequentemente, apresentando uma gama maior de fenótipos do que era reconhecido no passado. Muitos distúrbios peroxissômicos estão associados a elevações de AGCMLs. Essa discussão aborda o grupo mais amplo de distúrbios peroxissômicos com foco em apresentações pediátricas.

Etiologia

Os distúrbios peroxissômicos são subdivididos em duas categorias principais (Tabela 104.2).

Nos **distúrbios de biogênese peroxissômica (DBPs)**, o defeito básico é a incapacidade de importar uma ou mais proteínas na organela. No outro grupo, os **defeitos afetam uma única proteína peroxissômica (defeitos de enzima-única)**. O *peroxissomo* está presente em todas as células, exceto eritrócitos maduros, e é uma organela subcelular rodeada por uma única membrana; mais de 50 enzimas peroxissômicas estão identificadas. Algumas enzimas estão envolvidas na produção e na decomposição de peróxido de hidrogênio e outras participam do metabolismo de lipídios e aminoácidos. A maioria das enzimas peroxissômicas é sintetizada pela primeira vez em sua forma madura em polirribossomos livres e entra no citoplasma. As proteínas destinadas para o peroxissomo contêm sequências de **alvo de peroxissomo específicas** (PTS). A maioria das proteínas da matriz peroxissômica contém **PTS1**, uma sequência de três aminoácidos na carboxila terminal. A **PTS2** é uma sequência aminoterminal crítica para a importação das enzimas envolvidas no metabolismo de plasmalogênio e ácidos

Tabela 104.2 Classificação de distúrbios peroxissômicos.

DISTÚRBIOS DA BIOGÊNESE PEROXISSÔMICA	DEFEITOS DE ENZIMA SIMPLES

Distúrbios do espectro de Zellweger
  Síndrome de Zellweger
  Adrenoleucodistrofia neonatal (ALD)
  Doença de Refsum infantil
Condrodisplasia rizomélica pontilhada (RCDP) e outras condições *PEX7*
	Adrenoleucodistrofia ligada ao X
	Deficiência de acil-CoA oxidase
	Deficiência enzimática bifuncional
	Deficiência de 2-metilacil-CoA racemase
	Deficiência de DHAP aciltransferase
	Deficiência de alquil-DHAP sintase
	Doença de Refsum adulta

graxos de cadeia ramificada. A importação de proteínas envolve uma série complexa de reações que envolve, pelo menos, 23 proteínas distintas. Tais proteínas, chamadas de peroxinas, são codificadas pelos genes *PEX*.

Epidemiologia

Exceto para a **adrenoleucodistrofia ligada ao X (ALD)**, todos os distúrbios peroxissômicos listados na Tabela 104.2 são **doenças autossômicas recessivas**. A ALD é o distúrbio peroxissômico mais comum, com uma incidência estimada de 1 em 17.000 nascidos vivos. A incidência combinada dos outros distúrbios peroxissômicos é estimada como sendo 1 em 50.000 nascidos vivos. Embora com uma triagem neonatal mais ampla, espera-se que a incidência atual de todos os distúrbios de ácidos graxos de cadeia muito longa seja estabelecida com mais precisão.

Patologia

A ausência, ou a redução, no número de peroxissomos é patognomônica para distúrbios de biogênese de peroxissomo. Na maioria dos distúrbios, os vacúolos membranosos contêm proteínas de membrana integrais peroxissômicas, que não apresentam o complemento normal de proteínas da matriz; eles são peroxissomos "fantasmas". Alterações patológicas são observadas na maioria dos órgãos, como defeitos profundos e característicos na migração neuronal, cirrose micronodular do fígado, cistos renais, condrodisplasia pontilhada, perda auditiva neurossensorial, retinopatia, doença cardíaca congênita e características dismórficas.

Patogênese

Todas as alterações patológicas possíveis são secundárias ao defeito de peroxissomo. Várias enzimas peroxissomois não conseguem funcionar em PBD (Tabela 104.3). As enzimas que estão reduzidas ou ausentes são sintetizadas, mas degradadas de modo anormalmente rápido porque elas podem estar desprotegidas fora do peroxissomo. Não está claro o quanto as funções do peroxissomo defeituoso levam às manifestações patológicas generalizadas.

As mutações em 12 genes *PEX* diferentes foram identificadas em PBDs. O padrão e a gravidade de características patológicas variam com a natureza dos defeitos de importação e o grau de comprometimento da importação. Esses defeitos genéticos levam a distúrbios que foram nomeados antes de sua relação com o peroxissomo ser reconhecida, ou seja, síndrome de Zellweger, ALD neonatal, doença de Refsum infantil e condrodisplasia rizomélica pontilhada (**RCDP**). Os primeiros três distúrbios são considerados como formando um espectro clínico, com a síndrome de Zellweger sendo a mais grave; a doença de Refsum infantil, a menos grave; e a ALD neonatal, intermediária. Elas podem ser causadas por mutações em qualquer um dos 11 genes envolvidos na montagem do peroxissomo. Os defeitos de genes específicos não podem ser distinguidos por características clínicas. A gravidade clínica varia com o grau em que a importação de proteínas é prejudicada. As mutações que abolem completamente a importação são frequentemente associadas ao fenótipo da síndrome de Zellweger, enquanto uma mutação com sentido incorreto, em que algum grau de função de importação é retido, conduz a fenótipos ligeiramente mais suaves. Um defeito em *PEX7*, que envolve a importação de proteínas que utilizam PTS2, está associado a RCDP. Os defeitos de *PEX7* que deixam a importação parcialmente intacta estão associados a fenótipos mais leves. Alguns deles se assemelham à doença de Refsum clássica (adulta).

Os distúrbios genéticos que envolvem enzimas peroxissômicas individuais normalmente têm manifestações clínicas mais restritas, as quais se relacionam com o único defeito bioquímico. A insuficiência adrenal primária de ALD é causada pelo acúmulo de AGCML no córtex suprarrenal, e a neuropatia periférica em adultos na doença de Refsum é atribuída ao acúmulo de ácido fitânico nas células de Schwann e mielina.

Tabela 104.3	Achados laboratoriais anormais comuns aos distúrbios do espectro Zellweger.

Peroxissomos ausentes em número reduzido
Catalase no citosol
Deficiência de síntese e redução dos níveis teciduais de plasmalogênios
Oxidação defeituosa e acúmulo anormal de ácidos graxos de cadeia muito longa
Deficiência de oxidação e acumulação de ácido fitânico dependente da idade
Defeitos em certas etapas da formação do ácido biliar e acúmulo de intermediários do ácido biliar
Defeitos na oxidação e acúmulo de ácido L-pipecólico
Excreção urinária aumentada de ácidos dicarboxílicos

Distúrbio do espectro de Zellweger

Os lactentes recém-nascidos com **síndrome de Zellweger** apresentam anormalidades impressionantes e consistentes reconhecíveis. De importância como diagnóstico central, incluem-se aparência facial típica (testa alta, fenda palpebral não inclinada, margem supraorbital hipoplásica e prega palpebronasal; Figura 104.3), fraqueza grave e hipotonia, convulsões neonatais e anomalias oculares. Por causa da hipotonia e da aparência craniofacial, pode-se suspeitar da síndrome de Down. Lactentes com síndrome de Zellweger raramente vivem mais do que alguns meses. Mais de 90% mostram falha do crescimento pós-natal. A Tabela 104.4 relaciona as principais anormalidades clínicas.

Pacientes com **ALD neonatal** mostram menos características craniofaciais proeminentes. Convulsões neonatais ocorrem com frequência. Algum grau de atraso no desenvolvimento psicomotor está presente; a função permanece na faixa de deficiência intelectual grave, e o desenvolvimento pode regredir após 3 a 5 anos de idade,

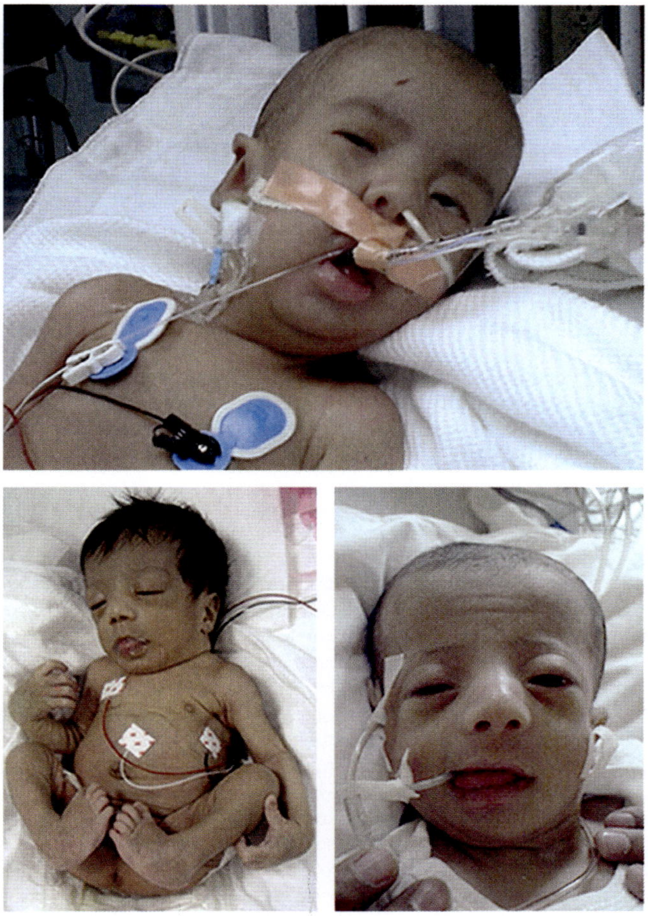

Figura 104.3 Síndrome de Zellweger. Três neonatos afetados. Observe a hipotonia, a testa alta com sulcos supraorbitais rasos, as narinas antevertidas e a micrognatia leve, bem como os pés tortos e as contraturas dos joelhos. (De Shaheen R, Al-Dirbashi OY, Al-Hassnan ZN *et al.* Clinical, biochemical and molecular characterization of peroxisomal diseases in Arabs. *Clin Genet.* 2011;79(1): 60-70.)

Tabela 104.4 Principais anormalidades clínicas na síndrome de Zellweger.

CARACTERÍSTICA ANORMAL	PACIENTES NOS QUAIS O RECURSO FOI PRESENTE	
	Número	%
Testa alta	58	97
Occipital plano	13	81
Fontanela(s) larga(s), suturas amplas	55	96
Cristas orbitais rasas	33	100
Crista do nariz baixa/larga	23	100
Epicanto	33	92
Palato arqueado alto	35	95
Deformidade da orelha externa	39	97
Micrognatia	18	100
Prega cutânea do pescoço redundante	13	100
Manchas de Brushfield	5	83
Catarata/córnea turva	30	86
Glaucoma	7	58
Pigmentação retiniana anormal	6	40
Palidez do disco óptico	17	74
Hipotonia grave	94	99
Resposta de Moro anormal	26	100
Hiporreflexia ou arreflexia	56	98
Sucção débil	74	96
Alimentação por gavagem	26	100
Convulsões epilépticas	56	92
Retardo psicomotor	45	100
Comprometimento da audição	9	40
Nistagmo	30	81

De Heymans HAS. Cerebro-hepatorrenal (Zellweger) syndrome: clinical and biochemical consequences of peroxisomal dysfunctions. Thesis, University of Amsterdam, 1984.

provavelmente a partir de uma leucodistrofia progressiva. Hepatomegalia, função hepática comprometida, degeneração pigmentar da retina e audição gravemente prejudicada estão invariavelmente presentes. A função adrenocortical costuma estar prejudicada e pode exigir reposição hormonal adrenal. A condrodisplasia pontilhada e os cistos renais estão ausentes.

Pacientes com **doença de Refsum infantil** sobrevivem até a idade adulta. Eles podem caminhar, apesar de a marcha poder ser atáxica e de base ampla. A função cognitiva costuma estar prejudicada, mas a avaliação precisa é limitada, geralmente pela presença de deficiência visual e auditiva. Quase todos têm algum grau de perda auditiva neurossensorial e degeneração pigmentar da retina. Eles têm características moderadamente dismórficas, como fendas palpebronasais, uma ponte fixa nasal e orelhas de implantação baixa. Hipotonia precoce e hepatomegalia com função prejudicada são comuns. Os níveis de colesterol no plasma e de lipoproteínas de alta densidade e de baixa densidade são, com frequência, moderadamente reduzidos. A condrodisplasia pontilhada e os cistos renais corticais estão ausentes. O estudo *post mortem* na doença de Refsum infantil revela cirrose hepática micronodular e pequenas glândulas suprarrenais hipoplásicas. O cérebro não mostra malformações, exceto para hipoplasia grave do estrato granuloso do córtex cerebelar e localizações ectópicas das células de Purkinje no estrato molecular. O modo de herança é autossômico recessivo.

Alguns pacientes com PBD têm fenótipos mais leves e atípicos. Eles podem se apresentar com neuropatia periférica ou com retinopatia, problemas de visão ou catarata na infância, adolescência ou idade adulta e foram diagnosticados como tendo a **doença de Charcot-Marie-Tooth** ou **síndrome de Usher**. Alguns pacientes sobreviveram à quinta década. Os defeitos em *PEX7*, que mais frequentemente conduzem ao fenótipo RCDP, podem também levar a um fenótipo mais leve com manifestações clínicas semelhantes às da doença de Refsum adulta.

Condrodisplasia rizomélica pontilhada

A RCDP caracteriza-se pela presença de focos pontilhados de calcificação dentro da cartilagem hialina e está associada a nanismo, catarata (72%) e malformações múltiplas causadas por contraturas. Os corpos vertebrais têm uma fissura coronal preenchida por cartilagem que é o resultado de uma retenção embrionária. A baixa estatura desproporcional afeta as partes proximais das extremidades (Figura 104.4A). As anormalidades radiológicas consistem em encurtamento dos ossos dos membros proximais metafisários e ossificação prejudicada (Figura 104.4B). Altura, peso e circunferência da cabeça estão abaixo do percentil 3, e as crianças com essa condição têm um comprometimento intelectual grave. As alterações da pele, como aquelas observadas em **eritrodermа ictiosiforme**, estão presentes em aproximadamente 25% dos pacientes.

Defeitos isolados de oxidação dos ácidos graxos peroxissômicos

No grupo de defeitos de enzima única, a acil-CoA oxidase e a deficiência enzimática bifuncional envolvem um único passo enzimático na oxidação de ácidos graxos peroxissomais. Os **defeitos de enzima bifuncional** são comuns e encontram-se em cerca de 15% dos pacientes que são inicialmente suspeitos de ter o distúrbio do espectro de Zellweger. Os pacientes com deficiência isolada de **acil-CoA-oxidase** têm um fenótipo um pouco mais leve que chama a atenção por causa do desenvolvimento de uma leucodistrofia precoce da infância.

Defeitos isolados da síntese de plasmalogênio

Os *plasmologênios* são lipídios em que o primeiro carbono do glicerol está ligado a um álcool em vez de a um ácido graxo. Eles são sintetizados por meio de uma série complexa de reações, cujos dois primeiros passos são catalisados por enzimas peroxissomais fosfato de di-hidroxiacetona alquil transferase (DHAPT) e sintase. A deficiência de qualquer uma dessas enzimas conduz a um fenótipo que é clinicamente indistinguível do distúrbio de importação peroxissomal RCDP. Este último distúrbio é causado por um defeito em *PEX7*, o receptor para

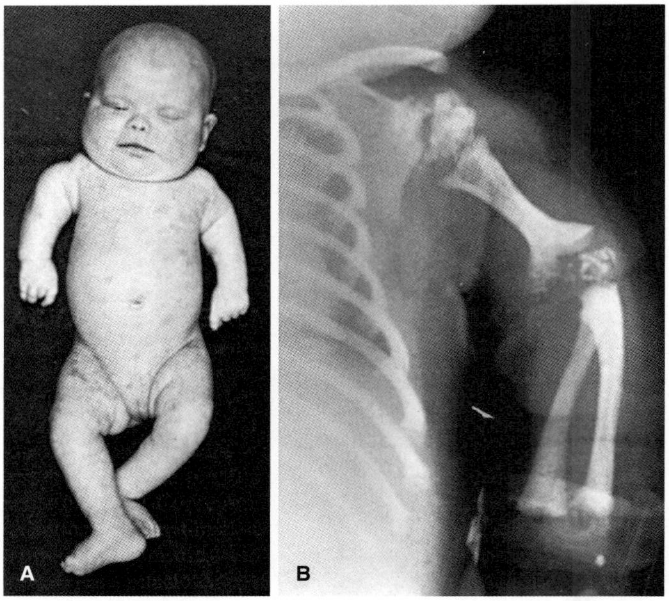

Figura 104.4 **A.** Lactente recém-nascida com condrodisplasia rizomélica pontilhada. Note o grave encurtamento dos membros proximais, a ponte do nariz deprimida, o hipertelorismo e as lesões cutâneas escamosas generalizadas. **B.** Observe a redução acentuada do úmero e o pontilhado epifisário nas articulações do ombro e cotovelo. (Cortesia de John P. Dorst, MD.)

PTS2. A RCDP compartilha a grave deficiência de plasmalogênios com os distúrbios dessas únicas enzimas, mas também tem defeitos de oxidação fitânica. O fato de que esses distúrbios genéticos estão associados ao fenótipo completo de RCDP sugere que a deficiência de plasmalogênios é suficiente para produzi-lo.

Doença de Refsum adulta (clássica)

A enzima defeituosa (fitanoil-CoA hidroxilase) está localizada no peroxissomo. A manifestação de doença de Refsum inclui problemas de visão prejudicada por retinite pigmentar, anosmia, ictiose, neuropatia periférica, ataxia e, ocasionalmente, arritmias cardíacas. Contrapondo-se à doença de Refsum infantil, a função cognitiva é normal, e não há malformações congênitas. A doença de Refsum com frequência não se manifesta até a idade adulta jovem, mas perturbações visuais, como cegueira noturna, ictiose e neuropatia periférica, podem já estar presentes na infância e na adolescência. O diagnóstico precoce é importante porque a instituição de uma dieta de restrição ácido fitânico pode inverter a neuropatia periférica e evitar a progressão das manifestações visuais e no SNC. O fenótipo da doença de Refsum adulta também pode ser causado por defeitos em *PEX7*.

Deficiência de 2-metilacil-CoA racemase (AMACR)

Esse distúrbio é causado por um defeito enzimático que leva a acúmulo de ácidos graxos de cadeia ramificada (ácido fitânico e pristânico) e ácidos biliares. Os indivíduos apresentam tipicamente uma neuropatia periférica de início na idade adulta e também podem ter degeneração pigmentar da retina.

Achados laboratoriais

O diagnóstico de um distúrbio peroxissomal geralmente decorre de uma determinação bioquímica de uma anormalidade e depois é confirmado por meio de testes genéticos adicionais. A caracterização bioquímica dos distúrbios peroxissomais costuma ser a partir de testes disponíveis listados (Tabela 104.5). A medida de níveis plasmáticos de AGCML é o ensaio mais comum. Deve ser enfatizado que, embora os níveis de AGCML plasmático sejam elevados em muitos pacientes com distúrbios peroxissomais, não é sempre o caso. A exceção mais importante é RCDP, em que os níveis de AGCML são normais, mas os níveis de ácido fitânico plasmáticos são aumentados e os níveis de plasmologênios nos eritrócitos são reduzidos. Em outros distúrbios peroxissomais, as anormalidades bioquímicas são ainda mais restritas. Portanto, recomenda-se um painel de testes com os níveis plasmáticos de AGCMLs e ácidos fitânico, pristânico e pipecólico e os níveis de plasmalogênios dos eritrócitos. As técnicas de espectrometria de massa em *tandem* também possibilitam a quantificação conveniente de ácidos biliares no plasma e na urina. Esse painel de testes pode ser realizado em amostras muito pequenas de sangue venoso e possibilita a detecção da maioria dos distúrbios peroxissomais. Além disso, os resultados normais tornam a presença do distúrbio peroxissomal típico improvável. Achados bioquímicos combinados com a apresentação clínica são frequentemente suficientes para chegar a um diagnóstico clínico. *Métodos usando gotas de sangue seco no papel de filtro foram desenvolvidos e estão sendo incorporados em ensaios de triagem neonatal.*

O próximo passo no diagnóstico é, geralmente, proceder ao diagnóstico molecular do DNA, e muitos laboratórios clínicos fornecem um painel peroxissômico usando a tecnologia da próxima geração. Em algumas circunstâncias, o diagnóstico foi revelado por meio do sequenciamento completo do exoma e da natureza patogênica da alteração, confirmada por meios bioquímicos.

A definição do defeito molecular nos descendentes é essencial para a detecção de portadores e acelera o **diagnóstico pré-natal**. A caracterização da mutação pode ser de valor prognóstico em pacientes com defeitos de *PEX1*. Esse defeito está presente em aproximadamente 60% dos pacientes de PBD, e cerca de metade dos defeitos de *PEX1* tem o alelo G843D, que está associado a um fenótipo significativamente mais suave do que aquele encontrado em outras mutações.

Diagnóstico

Vários testes laboratoriais não invasivos tornam possível o diagnóstico preciso e precoce de doenças peroxissomais (Tabela 104.5). O desafio em PBD é diferenciá-los a partir da grande variedade de outras condições que podem causar hipotonia, convulsões, dificuldade para se desenvolver ou características dismórficas. Médicos experientes facilmente reconhecem a síndrome de Zellweger clássica por suas manifestações clínicas. No entanto, os pacientes com PBD mais ligeiramente afetados frequentemente não mostram o espectro clínico completo da doença e podem ser identificáveis apenas por ensaios laboratoriais. As características clínicas que justificam os ensaios de diagnóstico são comprometimento intelectual; fraqueza e hipotonia; características dismórficas; convulsões neonatais; retinopatia, glaucoma ou catarata; déficit auditivo; aumento do fígado e função hepática prejudicada; e condrodisplasia pontilhada. A presença de uma ou mais dessas anormalidades aumenta a probabilidade de tal diagnóstico. Também se descreveram formas mais suaves atípicas que se apresentam como neuropatia periférica.

Alguns pacientes com os defeitos isolados de oxidação dos ácidos graxos peroxissomais assemelham-se àqueles com distúrbio do espectro de Zellweger e podem ser detectados pela demonstração de níveis anormalmente elevados de AGCML. Os pacientes com RCDP devem ser diferenciados daqueles com outras causas de condrodisplasia pontilhada. A RCDP é suspeita clinicamente por causa de falta de membros, atrasos no desenvolvimento e ictiose. O teste de laboratório mais decisivo é a demonstração de níveis de plasmalogênio anormalmente baixos nos glóbulos vermelhos e uma alteração na *PEX7*.

Complicações

Pacientes com síndrome de Zellweger têm deficiências múltiplas que envolvem tônus muscular, deglutição, anormalidades cardíacas, doenças do fígado e convulsões. Tais condições são tratadas sintomaticamente, mas o prognóstico é ruim, e a maioria dos pacientes falece no primeiro ano de vida. De modo semelhante, os indivíduos com RCDP apresentam diversos problemas sistêmicos e neurológicos. Além disso, os pacientes podem desenvolver quadriparesia da compressão na base do cérebro.

Tratamento

A terapia mais eficaz é o tratamento dietético da doença de Refsum adulta com uma dieta com restrição de ácido fitânico. No entanto, isso só se aplica a essa condição específica.

Tabela 104.5 Anormalidades bioquímicas diagnósticas em distúrbios peroxissomais.

DISTÚRBIO	AGCML	ÁCIDO FITÂNICO	ÁCIDO PRISTÂNICO	PLASMALOGÊNIOS
ZSD	↑↑	↑*	↑*	↓
RCDP	Nl	↑	Nl	↓↓
ALD	↑	Nl	Nl	Nl
ACoX	↑	Nl	Nl	Nl
Deficiência de enzima bifuncional	↑	↑	↑	Nl
AMACR	Nl	↑	↑	Nl
Doença de Refsum	Nl	↑	↑	Nl

*O ácido fitânico e o acúmulo de ácido pristânico dependem da idade, e os níveis normais (Nl) podem ser observados em bebês e crianças pequenas. AGCML, ácidos graxos de cadeia muito longa; ZSD, distúrbio do espectro de Zellweger; RCDP, condroplasia rizomélica pontilhada; ALD, adrenoleucodistrofia; ACoX, deficiência de acil-CoA oxidase; AMACR, deficiência de racemase de 2-metilacil-CoA.

Para os pacientes com as variantes um pouco mais leves de distúrbios de importação de peroxissomo, o sucesso foi alcançado com a intervenção multidisciplinar precoce, com fisioterapia e terapia ocupacional, aparelhos auditivos ou implantes cocleares, comunicação alternativa e aumentativa, nutrição e suporte para as famílias. Embora a maioria dos pacientes continue a funcionar com alcance comprometido, alguns fazem ganhos significativos nas habilidades de autoajuda e vários estão em condição estável na adolescência ou mesmo no início dos 20 anos.

As tentativas de atenuar algumas das anormalidades bioquímicas secundárias envolvem a administração oral de ácido docosa-hexaenoico (DHA). O nível de DHA está muito reduzido em pacientes com distúrbios da biogênese do peroxissomo, e essa terapia normaliza os níveis plasmáticos de DHA. Embora houvesse relatos de melhora clínica com terapia de DHA, um estudo randomizado controlado com placebo não conseguiu encontrar benefício.

Aconselhamento genético

Todos os distúrbios peroxissomais discutidos podem ser diagnosticados no pré-natal. Os testes pré-natais que usam amostragem de vilosidades coriônicas ou amniocentese geralmente dependem de testes genéticos quando a alteração é conhecida, mas medições bioquímicas podem ser feitas usando o mesmo teste. Os testes são descritos para o diagnóstico pós-natal (Tabela 104.5). Por causa do risco de recorrência de 25%, os casais com uma criança afetada devem ser aconselhados sobre a disponibilidade de diagnóstico pré-natal.

ADRENOLEUCODISTROFIA

A ALD é um distúrbio associado ao acúmulo de AGCMLs saturados e uma disfunção progressiva do córtex suprarrenal do sistema nervoso. É o distúrbio peroxissomal mais comum.

Etiologia

A anormalidade bioquímica principal na ALD é o acúmulo tecidual de AGCMLs saturados, com uma cadeia de carbono de comprimento de 24 ou mais. O excesso de ácido hexacosanoico ($C_{26:0}$) é o traço mais marcante e característico. Tal acúmulo de ácidos graxos é causado por degradação peroxissomal deficiente geneticamente de ácido graxo. O gene defeituoso *(ABCD1)* codifica para uma proteína de membrana do peroxissomo (ALDP, a proteína ALD). Muitas alterações no *ABCD1* foram determinadas como patogênicas, sendo mais da metade delas privadas ou únicas para os parentes. Há um banco de dados selecionados de mutações (www.x-ald.nl). O mecanismo pelo qual o defeito de ALDP leva a acúmulo de AGCML parece ser uma interrupção do transporte de ácidos graxos saturados no peroxissomo, com resultante alongamento contínuo de ácidos graxos progressivamente mais longos.

Epidemiologia

A incidência mínima de ALD no sexo masculino é de 1 em 21.000, e a incidência combinada de homens e mulheres ALD heterozigotos na população geral é estimada em 1 em 17.000. Todas as raças são afetadas. Os vários fenótipos ocorrem frequentemente em membros da mesma família.

Espera-se que o aumento da implementação da triagem neonatal nos EUA e em outros países melhore a precisão dessas estimativas de incidência.

Patologia

Inclusões citoplasmáticas lamelares características podem ser demonstradas na microscopia eletrônica em células adrenocorticais, células de Leydig testiculares e macrófagos do sistema nervoso. Tais inclusões consistem, provavelmente, em colesterol esterificado com AGCML. Eles são mais proeminentes nas células de zona fasciculada do córtex adrenal, que a princípio são distendidas com lipídios e depois se atrofiam.

O sistema nervoso exibe dois tipos de lesões ALD. Na forma cerebral grave, a desmielinização está associada a uma resposta inflamatória que se manifesta pelo acúmulo de linfócitos perivasculares que é mais intenso na região envolvida. Na forma adulta lentamente progressiva, a **adrenomieloneuropatia**, a principal constatação é uma axonopatia distal que afeta as longas extensões na medula espinal. Nessa forma, a resposta inflamatória é leve ou ausente.

Patogênese

Provavelmente, a disfunção adrenal é uma consequência direta do acúmulo de AGCML. As células na zona fasciculada adrenal são distendidas com lipídios anormais. O colesterol esterificado com AGCML é relativamente resistente às hidrolases de éster de colesterol estimuladas pelo hormônio adrenocorticotrófico (ACTH), e isso limita a capacidade de converter o colesterol em esteroides ativos. Além disso, o excesso de $C_{26:0}$ aumenta a viscosidade da membrana plasmática, o que pode interferir no receptor e em outras funções celulares.

Não existe uma correlação entre o fenótipo neurológico e a natureza da mutação ou a gravidade do defeito bioquímico, como avaliado pelos níveis plasmáticos de AGCML ou entre o grau de envolvimento adrenal e envolvimento do sistema nervoso. A gravidade da doença e a taxa de progressão correlacionam-se com a intensidade da **resposta inflamatória.** A resposta inflamatória pode ser mediada parcialmente por citocina e envolver uma resposta autoimune desencadeada de forma desconhecida pelo excesso de AGCML. O dano mitocondrial e o estresse oxidativo também contribuem. Aproximadamente metade dos pacientes não experimenta a resposta inflamatória; tal diferença não é compreendida.

Manifestações clínicas

Há cinco fenótipos relativamente distintos – três deles estão presentes na infância com sinais e sintomas. Em todos os fenótipos, o desenvolvimento costuma ser normal nos primeiros 3 a 4 anos de vida.

Na **forma cerebral da infância** da ALD, os sintomas são mais frequentemente observados pela primeira vez entre 4 e 8 anos de idade. As manifestações iniciais mais comuns são hiperatividade, desatenção e piora do desempenho escolar de uma criança que havia sido um bom aluno. A *avaliação auditiva* está com frequência prejudicada, embora a percepção do tom seja preservada. Isso pode ser evidenciado pela dificuldade em usar o telefone e pelo desempenho muito prejudicado em testes de inteligência em itens que são apresentados verbalmente. A orientação espacial com frequência é prejudicada. Outros sintomas iniciais são distúrbios da visão, ataxia, caligrafia ruim, convulsões e estrabismo. Os distúrbios visuais são, em geral, causados pelo envolvimento do córtex parietoccipital em vez de anormalidades do olho ou do trato óptico, o que leva à capacidade visual variável e aparentemente inconsistente. Convulsões ocorrem em quase todos os pacientes e podem ser a primeira manifestação da doença. Alguns pacientes apresentam aumento da pressão intracraniana. A resposta prejudicada do cortisol à estimulação de ACTH está presente em 85% dos pacientes, e observa-se hiperpigmentação leve. Na maioria dos pacientes com esse fenótipo, a disfunção adrenal é reconhecida somente após a condição ser diagnosticada por causa dos sintomas cerebrais. A ALD da infância cerebral tende a progredir rapidamente com aumento da espasticidade e paralisia, perda visual e auditiva e perda da capacidade de falar ou engolir. O intervalo médio entre o primeiro sintoma neurológico e um estado aparentemente vegetativo é de 1,9 ano. Os pacientes podem continuar nesse estado aparentemente vegetativo por mais que 10 anos.

A **ALD adolescente** designa os pacientes que apresentem sintomas neurológicos entre 10 e 21 anos de idade. As manifestações lembram as de ALD cerebral da infância, exceto pelo fato de a progressão ser mais lenta. Cerca de 10% dos pacientes apresentam agudamente um estado de mal epiléptico, crise adrenal, encefalopatia aguda ou coma.

A **adrenomieloneuropatia** manifesta-se primeiro ao final da adolescência ou na idade adulta como uma paraparesia progressiva causada por degeneração do trato longo na medula espinal. Aproximadamente metade dos afetados também tem envolvimento da substância branca cerebral.

O fenótipo de **Addison isolado** é uma condição importante. Dos pacientes do sexo masculino com doença de Addison, 25% podem ter o defeito bioquímico de ALD. Muitos pacientes têm sistemas neurológicos intactos, ao passo que outros têm sinais neurológicos sutis. Muitos adquirem adrenomieloneuropatia na idade adulta.

O termo **ALD assintomática** é aplicado a pessoas que têm o defeito bioquímico de ALD, mas estão livres de distúrbios neurológicos ou endócrinos. Quase todas as pessoas com o defeito genético, por fim, tornam-se neurologicamente sintomáticas.

Aproximadamente 50% dos heterozigotos do sexo feminino adquirem uma síndrome semelhante à adrenomieloneuropatia, porém são mais leves e de início tardio. Insuficiência adrenal e doença cerebral são raras.

Ocorreram casos de ALD típica em familiares de pessoas com adrenomieloneuropatia. Um dos problemas mais difíceis no tratamento de ALD é a observação comum de que os indivíduos afetados na mesma família podem ter cursos clínicos muito diferentes. Por exemplo, em uma família, um menino afetado pode ter ALD clássica grave que culminou na morte aos 10 anos de idade, e outro (um irmão terá mais tarde) adrenomieloneuropatia de início tardio.

Achados laboratoriais e radiográficos

O achado laboratorial mais específico e importante é a demonstração de níveis anormalmente elevados de AGCML no plasma, nos eritrócitos ou em cultura de fibroblastos da pele. Os resultados positivos são obtidos em todos os pacientes do sexo masculino com ALD e em cerca de 85% das mulheres portadoras de ALD. A análise da mutação é o método mais confiável para a identificação dos portadores. Simplesmente encontrar uma variação no *ABCD1* não é adequado para fazer o diagnóstico de ALD. Deve ser mostrado para segregar com níveis elevados de AGCML.

Neuroimagem

Os pacientes com ALD cerebral na infância ou na adolescência tem características lesões da substância branca cerebral em RMI. Em 80% dos pacientes, as lesões são simétricas e envolvem o esplênio do corpo caloso e a substância branca periventricular nos lobos parietal posterior e occipital. Muitas irão revelar uma coletânea de material de contraste adjacente e anterior às lesões hipodensas posteriores (Figura 104.5). Essa zona corresponde às zonas de intensa infiltração linfocítica perivascular em que a barreira hematoencefálica se rompe. Em 10 a 15% dos pacientes, as lesões iniciais são frontais. Lesões unilaterais que produzem um efeito de massa sugestivo de um tumor cerebral podem ocorrer raramente. A RMI fornece uma definição mais clara de substância branca normal e anormal do que a TC e é a modalidade de imagem preferida.

Função suprarrenal prejudicada

Mais de 85% dos pacientes com a forma infantil da ALD têm níveis elevados de ACTH no plasma e aumento subnormal dos níveis de cortisol no plasma após IV de 250 µg de ACTH (Cortrosyn®).

Diagnóstico e diagnóstico diferencial

O diagnóstico de homens assintomáticos tornou-se disponível por meio de triagem neonatal adicionada ao painel de triagem uniforme recomendado. Após o diagnóstico, testes confirmatórios e aconselhamento genético devem ser fornecidos. Assim, os homens entram em um programa de vigilância para insuficiência adrenal e detecção precoce de doença cerebral potencial. As mulheres identificadas por meio desses programas devem também ter testes de confirmação, aconselhamento genético para a família e rastreio de outros homens em risco. As mulheres geralmente não requerem nenhum outro monitoramento na infância. As primeiras manifestações da ALD cerebral da infância são difíceis de distinguir dos transtornos de déficit de atenção mais comuns ou dificuldades de aprendizagem de crianças em idade escolar. Progressão rápida, sinais de demência ou dificuldade na discriminação auditiva sugerem ALD. Mesmo nos estágios iniciais, a neuroimagem mostra alterações anormais. Outras leucodistrofias ou esclerose múltipla podem algumas vezes simular esses achados radiológicos, embora a ALD precoce tenha mais de uma predileção para o cérebro posterior do que os seus imitadores. O diagnóstico definitivo depende da demonstração de excesso de AGCML, que ocorre apenas em ALD e outros distúrbios peroxissomais.

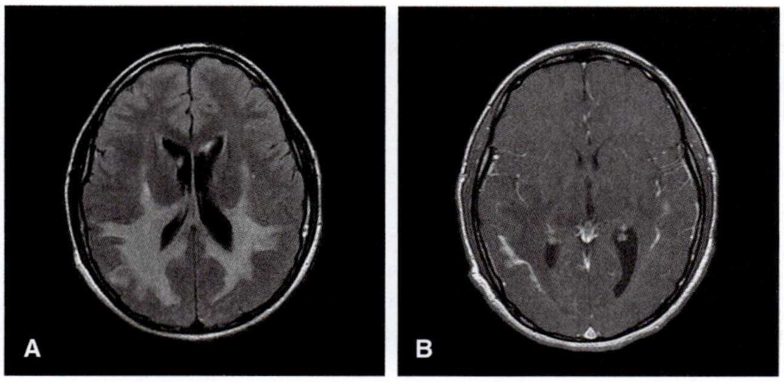

Figura 104.5 Achados característicos de RMI na adrenoleucodistrofia cerebral. **A.** RMI simétricas ponderadas em T2 envolvem a substância branca posterior, incluindo o corpo caloso. **B.** A administração de contraste revela uma guirlanda de aprimoramento.

As formas cerebrais de ALD, especialmente se assimétricas, podem ser erroneamente diagnosticadas como gliomas ou outra lesão em massa. Alguns pacientes receberam biopsia cerebral e raramente outras terapias. A medida de AGCML no plasma é o teste de diferenciação mais confiável.

A ALD adolescente ou adulta cerebral pode ser confundida com transtornos psiquiátricos, transtornos demenciais, esclerose múltipla ou epilepsia. A primeira pista para o diagnóstico de ALD pode ser a demonstração de características lesões de substância branca por neuroimagem; os ensaios de AGCML são confirmatórios.

A ALD *não pode* ser distinguida clinicamente de outras formas de doença de Addison; recomenda-se que os ensaios de níveis de AGCML sejam realizados em todos os pacientes do sexo masculino com doença de Addison. Os pacientes com ALD geralmente não têm anticorpos para tecido adrenal em seu plasma.

Complicações

Uma complicação evitável é a ocorrência de **insuficiência adrenal**. Os problemas neurológicos mais difíceis são os relacionados com repouso na cama, contratura, coma e distúrbios da deglutição. Outras complicações envolvem transtornos comportamentais e lesões associadas a defeitos de orientação espacial, problemas de visão e audição e convulsões.

Tratamento

A reposição de corticosteroides para a insuficiência adrenal ou a hipofunção adrenocortical é eficaz. Ela pode salvar vidas e pode aumentar a força geral e o bem-estar, mas não altera o curso da incapacidade neurológica.

Transplante de medula óssea

O transplante de medula óssea (TMO) ou terapia com células-tronco hematopoéticas beneficia os pacientes que apresentam evidências iniciais de desmielinização inflamatória característica da incapacidade neurológica rapidamente progressiva em meninos e adolescentes com o fenótipo ALD cerebral. O TMO apresenta riscos, e os pacientes devem ser avaliados e selecionados com cuidado. O mecanismo do efeito benéfico não é completamente compreendido. As células derivadas da medula óssea expressam ALDP, a proteína que é deficiente em ALD; cerca de 50% das células microgliais do cérebro são derivadas da medula óssea. O efeito favorável pode ser causado por modificação da resposta inflamatória no cérebro. O acompanhamento de meninos e adolescentes que tiveram envolvimento cerebral precoce mostraram estabilização. Por outro lado, o TMO não interrompe o curso naqueles que já tinham envolvimento cerebral grave e pode acelerar a progressão da doença sob tais circunstâncias. O escore de RMI do ALD e o uso de medidas de desempenho em testes de QI mostraram alguma capacidade preditiva para os meninos que provavelmente se beneficiarão desse procedimento. O transplante não é recomendado em pacientes com QI de desempenho significativamente abaixo de 80. Infelizmente, em mais da metade dos pacientes que são diagnosticados por causa dos sintomas neurológicos, a doença está tão avançada no diagnóstico que eles não são candidatos para transplante.

A consideração do TMO é mais relevante em pacientes neurologicamente assintomáticos ou levemente envolvidos. A triagem em familiares em risco de pacientes sintomáticos identifica esses pacientes com maior frequência. A triagem por medida dos níveis plasmáticos de AGCML em pacientes com doença de Addison pode também identificar candidatos para o TMO. Por causa de seu risco (mortalidade de 10 a 20%) e porque até 50% dos pacientes não tratados com ALD não desenvolvem desmielinização inflamatória do cérebro, o transplante não é recomendado em indivíduos que estão sem envolvimento cerebral demonstrável na RMI. A RMI também é de importância fundamental para a decisão crucial se o transplante deve ou não ser realizado. As anormalidades na RMI precedem as anormalidades neurológicas ou neuropsicológicas clinicamente evidentes. A RMI do cérebro deve ser monitorada em intervalos de 6 meses em meninos e adolescentes neurologicamente assintomáticos de 3 a 15 anos de idade. Se a RMI for normal, o TMO não está indicado. Caso anormalidades na RMI do cérebro se desenvolvam, o menino deve ser avaliado por um centro familiar com transplante para ALD. Isso deve incluir RMI, avaliação neurológica e neuropsicológica. Não se sabe se o TMO tem um efeito favorável sobre o envolvimento da medula espinal não inflamatório em adultos com o fenótipo de adrenomieloneuropatia.

Terapia com óleo de Lorenzo

O óleo de Lorenzo (mistura de 4:1 de gliceril trioleato e gliceril trierucato) combinado com uma dieta alimentar tem estado sob investigação para evitar o desenvolvimento de vários aspectos da ALD. O composto reduz os níveis plasmáticos de AGCMLs, mas apesar do entusiasmo inicial os ensaios clínicos foram ambíguos. O óleo de Lorenzo não mostrou alterar a progressão da doença em homens com doença cerebral. Se ele ou outro agente que reduz os níveis de AGCML tem efeitos modificadores da doença, isso ainda é incerto.

Terapia de suporte

Os transtornos comportamentais e neurológicos progressivos associados à forma de ALD da infância são extremamente difíceis para a família. Os pacientes com ALD requerem o estabelecimento de um programa de tratamento abrangente e parceria entre a família, o médico, a equipe de enfermagem, as autoridades escolares e os conselheiros. Além disso, os grupos de apoio aos pais (p. ex., United Leukodystrophy Foundation) costumam ser úteis. A comunicação com as autoridades escolares é importante porque, sob as disposições da Public Law 94-142, as crianças com ALD qualificam-se para serviços especiais como "outros problemas de saúde" ou "incapacidades múltiplas". Dependendo da taxa de progressão da doença, as necessidades especiais podem variar de serviços de recursos de nível relativamente baixo dentro de um programa escolar regular até programas de ensino de base domiciliar e hospitalar para crianças que não têm mobilidade.

Os desafios do tratamento variam com base no estágio da doença. Os estágios iniciais caracterizam-se por mudanças sutis no afeto, no comportamento e no tempo de atenção. O aconselhamento e a comunicação com as autoridades escolares são de primordial importância. As mudanças no ciclo de sono-vigília podem ser beneficiadas pelo uso criterioso de medicamentos para melhoria da qualidade do sono noturno.

Conforme a leucodistrofia progride, a modulação do tônus muscular e o suporte da função muscular bulbar são as principais preocupações. O **baclofeno** em doses gradualmente crescentes (5 mg 2 vezes/dia a 25 mg 4 vezes/dia) é um agente farmacológico eficaz para o tratamento de espasmos musculares dolorosos agudos episódicos. Outros agentes também podem ser usados, com o cuidado de se monitorar a ocorrência de efeitos secundários e interações medicamentosas. Conforme a leucodistrofia progride, perde-se o controle muscular bulbar. Embora inicialmente isso possa ser controlado pela mudança da dieta para alimentos macios e pastosos, a maioria dos pacientes acaba por necessitar de gastrostomia. Pelo menos 30% dos pacientes têm crises focais ou generalizadas que normalmente respondem prontamente aos medicamentos anticonvulsivantes padrão.

Aconselhamento genético e prevenção

O aconselhamento genético e o monitoramento apropriado têm importância crucial. A triagem familiar ampliada deve ser oferecida a todos os parentes em situação de risco de pacientes sintomáticos; um programa levou à identificação de mais que 250 homens afetados assintomáticos e 1.200 mulheres heterozigotas para ALD. A análise do plasma possibilita a identificação segura de homens afetados nos quais os níveis plasmáticos de AGCML já estão aumentados no dia do nascimento. A identificação de homens assintomáticos permite a instituição da terapia de substituição de esteroides quando apropriado e impede a crise adrenérgica, que pode ser fatal.

O monitoramento da RMI do cérebro também torna possível a identificação de pacientes que são candidatos a TMO em uma fase na qual esse procedimento tem a maior chance de sucesso. Recomenda-se o ensaio de AGCML plasmático a todos os pacientes do sexo masculino com doença de Addison. A ALD mostrou ser a causa da insuficiência adrenal em mais que 25% dos meninos com doença de Addison de causa desconhecida. A identificação das mulheres heterozigotas para ALD é mais difícil do que a de homens afetados. Os níveis plasmáticos de AGCML são normais em 15 a 20% das mulheres heterozigotas, e a falha em observar isso levou a graves erros no aconselhamento genético. A análise de DNA possibilita a identificação precisa de transportadores, desde que a mutação seja definida em um membro da família, e esse é o procedimento recomendado para a identificação das mulheres heterozigotas.

O diagnóstico pré-natal de fetos do sexo masculino afetados pode ser alcançado por determinação da mutação conhecida ou pela medida dos níveis de AGCML em amniócitos cultivados ou células da vilosidade coriônica. Sempre que um novo paciente com ALD é identificado, um heredograma detalhado deve ser construído e feitos esforços para identificar todas as mulheres portadoras em risco e os homens afetados. Essas investigações devem ser acompanhadas de muita atenção e empatia para com as questões sociais, emocionais e éticas durante o aconselhamento.

A bibliografia está disponível no GEN-io.

104.3 Distúrbios do Metabolismo de Lipoproteínas e Transporte

Lee A. Pyles e William A. Neal

EPIDEMIOLOGIA DE LIPÍDIOS NO SANGUE E DOENÇA CARDIOVASCULAR

Há forte associação entre a ingestão média de gorduras saturadas, colesterol plasmático e mortalidade por doença cardíaca coronária (DCC). De todas as doenças crônicas comuns, nenhuma é tão claramente influenciada por fatores ambientais e genéticos quanto a DCC. Esse distúrbio multifatorial está fortemente associado ao aumento da idade e ao sexo masculino, embora seja cada vez mais aparente que a doença cardíaca é pouco reconhecida em mulheres. O uso do tabaco confere um risco de morte duas vezes maior. O sedentarismo e o consumo elevado de açúcar processado, que levam à obesidade, aumentam o risco por meio de diferenças nos níveis plasmáticos de lipoproteínas aterogênicas. A história familiar reflete a influência combinada de estilo de vida e predisposição genética para a doença cardíaca precoce. O risco de doença cardíaca prematura associado à história familiar positiva é 1,7 vez maior do que nas famílias sem tal história.

A **aterosclerose** começa na infância. O Johns Hopkins Precursors Study demonstrou que estudantes de medicina brancos do sexo masculino com níveis de colesterol no sangue no quartil mais baixo apresentaram apenas uma incidência de 10% de DCC três décadas mais tarde, ao passo que aqueles no quartil mais alto tiveram uma incidência de 40%. O Pathobiological Determinants of Atherosclerosis in Youth Study demonstrou uma relação significativa entre o peso do coxim de gordura abdominal e a extensão da aterosclerose encontrada na necropsia em indivíduos de 15 a 34 anos de idade. O Bogalusa Heart Study com mais de 3 mil crianças e adolescentes pretos e brancos forneceu os dados longitudinais mais abrangentes relacionando a presença e a gravidade dos fatores de risco de DCC com a gravidade semiquantificável da aterosclerose. A aterosclerose coronária estava presente em 8,5% das necropsias militares realizadas após combate ou lesões não intencionais.

A *hipótese de origem fetal* baseia-se na observação de que lactentes nascidos com baixo peso ao nascer apresentam maior incidência de doenças cardíacas quando adultos. Estudos epidemiológicos dão suporte à ideia de que as condições pré e pós-natal precoces podem afetar o estado de saúde do adulto. As crianças que são grandes para a idade gestacional ao nascimento e expostas a um ambiente intrauterino ou de diabetes ou de obesidade materna estão em maior risco de vir a desenvolver a **síndrome metabólica** (resistência à insulina, diabetes tipo 2, obesidade, DCC). Amamentar os lactentes prematuros confere um benefício cardioprotetor a longo prazo 13 a 16 anos mais tarde. Os adolescentes que foram amamentados quando bebês tinham concentrações mais baixas de proteína C reativa (PCR) e uma proporção 14% menor de lipoproteína de baixa densidade (LDL)/lipoproteína de alta densidade (HDL) do que aqueles alimentados com fórmulas para lactentes. O impacto da nutrição inicial e de outras variáveis do estilo de vida sobre a expressão dos genes, a epigenética é um mecanismo pelo qual o metabolismo adulto e a composição corporal podem ser determinados.

As causas secundárias de hiperlipidemia podem ser o resultado de medicamentos (ciclosporina, corticosteroides, isotretinoína, inibidores da protease, álcool, diuréticos de tiazida, agentes betabloqueadores, valproato); ou várias doenças (síndrome nefrótica, hipotireoidismo, síndrome de Cushing, anorexia nervosa, icterícia obstrutiva). Os medicamentos psicotrópicos, inclusive os antipsicóticos de segunda geração, como a olanzapina, estão associados a dislipidemia, obesidade e resistência à insulina.

LIPÍDIOS NO SANGUE E ATEROGÊNESE

Numerosos estudos epidemiológicos demonstram a associação de hipercolesterolemia, referindo-se ao colesterol total e LDL no sangue elevados, com doença aterosclerótica. A capacidade de medir subcomponentes dentro de classes de partículas lipídicas, bem como marcadores de inflamação, elucidou ainda mais o processo de aterogênese e ruptura de placa levando a síndromes coronarianas agudas. A aterosclerose afeta principalmente as artérias coronárias, mas pode também envolver a aorta, as artérias dos membros inferiores e as artérias carótidas.

Acredita-se que a fase inicial de desenvolvimento da aterosclerose começa com a disfunção endotelial vascular e a espessura da camada íntima-média, que tem demonstrado ocorrer em crianças pré-adolescentes com fatores de risco como obesidade ou hipercolesterolemia familiar. O processo complexo de penetração do revestimento da íntima do vaso pode resultar de vários insultos, incluindo a presença de partículas de LDL oxidada altamente tóxicas. Os linfócitos e monócitos penetram no revestimento endotelial danificado, onde eles se tornam macrófagos carregados com lipídios LDL e, então, células espumosas. Esse acúmulo é contrabalanceado por partículas de HDL capazes de remover os depósitos de lipídios da parede dos vasos. É fundamental para a formação de placa um processo inflamatório (PCR elevada) envolvendo macrófagos e a parede arterial. A deposição de lipídios dentro do revestimento subendotelial da parede arterial aparece macroscopicamente como estrias de gordura, que podem até certo ponto ser reversíveis. Uma fase mais adiantada de desenvolvimento de placa envolve a ruptura de células musculares lisas arteriais estimuladas pela liberação de citocinas teciduais e fatores de crescimento. O *ateroma* é composto por um núcleo de substância gordurosa separado do lúmen por colágeno e músculo liso (Figura 104.6). O crescimento da placa aterosclerótica pode resultar em isquemia do tecido suprido pela artéria. A inflamação crônica dentro do ateroma leva à instabilidade da placa e subsequente ruptura. A adesão de plaquetas conduz à formação de coágulos no local da ruptura, resultando em infarto do miocárdio (IM) ou acidente vascular encefálico (AVE), dependendo do lugar da trombose ou do trombembolismo.

METABOLISMO E TRANSPORTE DE LIPOPROTEÍNA PLASMÁTICA

As anormalidades do metabolismo de lipoproteínas estão associadas a diabetes melito e aterosclerose prematura. As *lipoproteínas* são complexos solúveis de lipídios e proteínas que efetuam o transporte de gordura absorvida a partir da dieta, ou a síntese pelos tecidos hepáticos e de tecidos adiposos, para a utilização e o armazenamento. A gordura dietética é transportada a partir do intestino delgado como quilomícrons. Os lipídios sintetizados pelo fígado como lipoproteínas de densidade muito baixa (LDMB) são catabolizados em lipoproteínas de densidade intermediária (LDI) e LDL. As HDL estão fundamentalmente envolvidas no metabolismo de LDMB e quilomícrons e no transporte do colesterol. Os ácidos graxos livres não esterificados são lipídios metabolicamente ativos derivados da lipólise de triglicerídios armazenados no tecido adiposo e ligados à albumina para a circulação no plasma (Figura 104.7).

As lipoproteínas consistem em um núcleo central de triglicerídios e ésteres de colesteril rodeados por fosfolipídios, colesterol e proteínas (Figura 104.8). A densidade das várias classes de lipoproteínas é inversamente proporcional à razão de lipídio para proteína, que costuma ser densa (Figura 104.9). As lipoproteínas consistem em um núcleo central de triglicerídios e ésteres de colesteril rodeados por fosfolipídios, colesterol e proteínas.

As proteínas constituintes conhecidas como as apolipoproteínas são responsáveis por uma variedade de funções metabólicas em adição a seu papel estrutural, incluindo como cofatores ou inibidores de vias enzimáticas, e os mediadores de lipoproteína que se ligam a receptores da superfície celular (Tabela 104.6). A **apoA** é a principal apolipoproteína (Apo) de HDL. A **apoB** está presente em LDL, LDMB, IDL e quilomícrons. A apoB-100 deriva do fígado, enquanto a apoB-48 vem do intestino delgado. ApoC-I, C-II e C-III são pequenos peptídios importantes no metabolismo dos triglicerídios. A perda da função e as mutações disruptivas do gene *APOC3* estão associadas a baixos níveis de triglicerídios e uma redução do risco de DCC isquêmica.

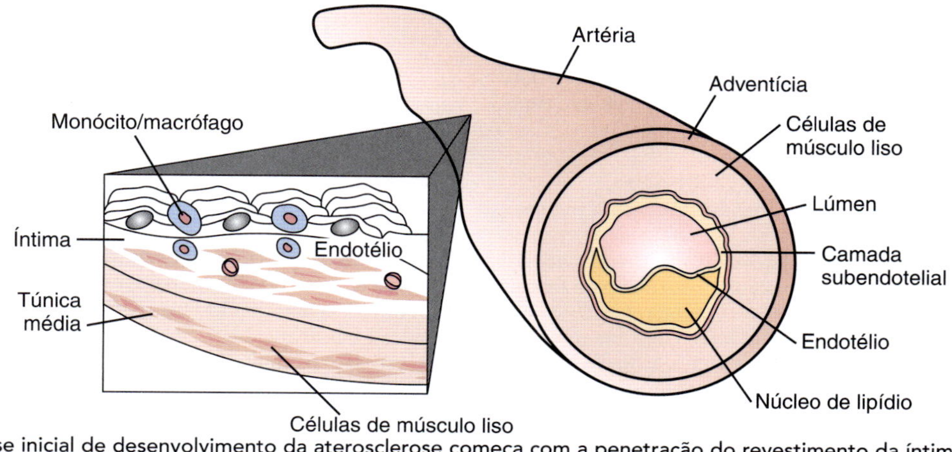

Figura 104.6 A fase inicial de desenvolvimento da aterosclerose começa com a penetração do revestimento da íntima do vaso por células inflamatórias. A deposição de lipídios dentro do revestimento subendotelial da parede arterial acaba levando a perturbações de células musculares lisas para formar um núcleo lipídico ateromatoso que colide com o lúmen. A inflamação crônica resulta em instabilidade da placa, preparando o cenário para a ruptura da placa e a oclusão completa do lúmen do vaso por formação de coágulo.

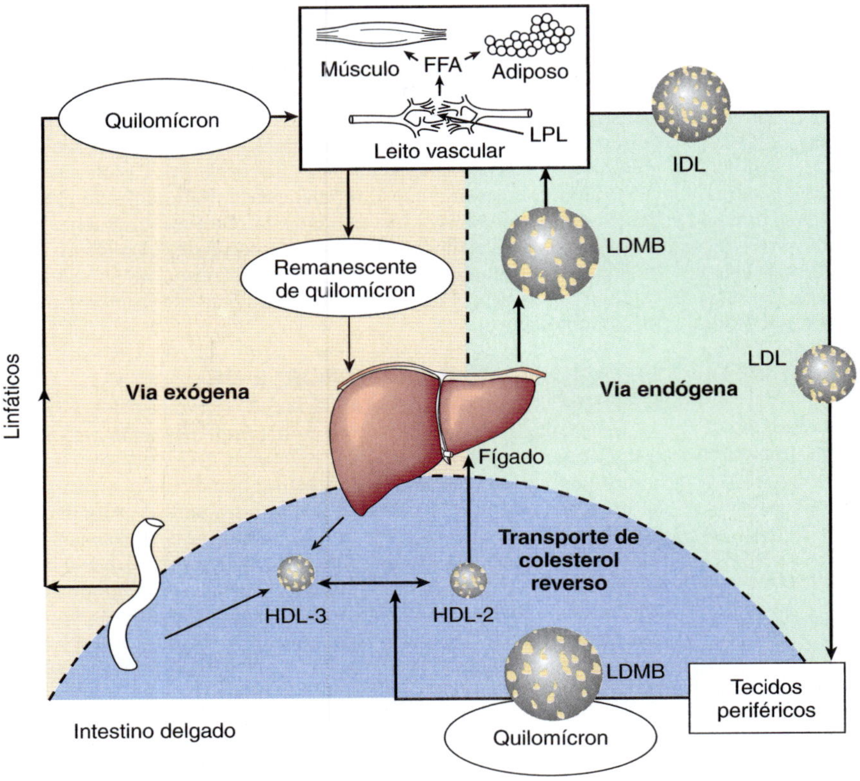

Figura 104.7 **Vias exógena, endógena e reversa do colesterol.** A via exógena transporta a gordura dietética do intestino delgado como quilomícrons para a periferia e o fígado. A via endógena denota a secreção de lipoproteína de densidade muito baixa (LDMB) do fígado e seu catabolismo para a lipoproteína de densidade intermediária (IDL) e a lipoproteína de baixa densidade (LDL). Os triglicerídios são hidrolisados a partir da partícula de LDMB pela ação da lipoproteína lipase (LPL) no leito vascular, produzindo os ácidos graxos livres (FFA) para a utilização e o armazenamento no músculo e no tecido adiposo. O metabolismo de lipoproteína de alta densidade (HDL) é responsável pelo transporte do excesso de colesterol dos tecidos periféricos de volta para o fígado para excreção na bile. As partículas nascentes de HDL-3 derivadas do fígado e do intestino delgado são esterificadas em partículas de HDL-2 mais maduras pelo movimento mediado por enzimas de quilomícron e LDMB para o núcleo de HDL, que é removido da circulação por endocitose.

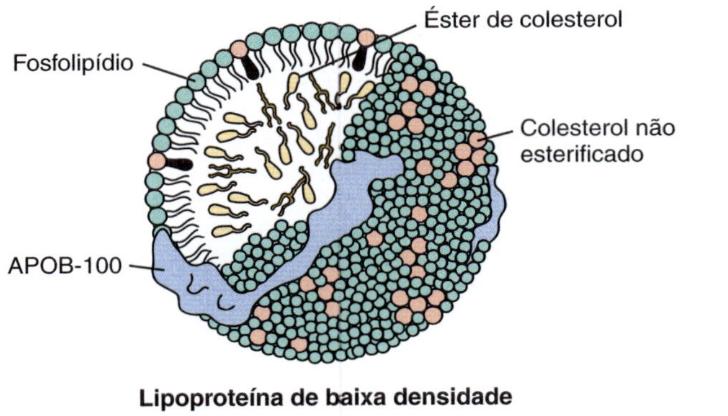

Figura 104.8 Esquema de lipoproteína de baixa densidade. A lipoproteína consiste em um núcleo central de ésteres de colesteril, rodeado por fosfolipídios, colesterol e proteína.

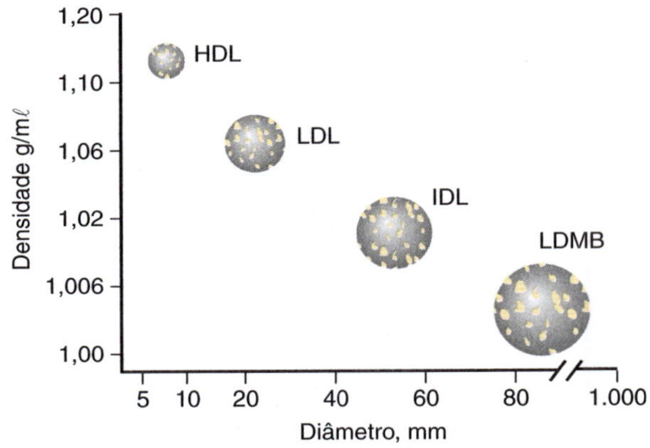

Figura 104.9 **A densidade das várias classes de lipoproteína é inversamente proporcional à proporção de lipídio e proteína.** Como o lipídio se mostra menos denso que a proteína, o maior teor de lipídio contido na partícula aumenta seu tamanho e diminui sua densidade. HDL, lipoproteína de alta densidade; LDL, lipoproteína de baixa densidade; IDL, lipoproteína de densidade intermediária; LDMB, lipoproteína de densidade muito baixa.

Da mesma maneira, a **apoE**, que está presente em LDMB, HDL, quilomícrons e remanescentes de quilomícrons, desempenha um papel importante na depuração de triglicerídios.

Transporte de lipídios exógenos (dietéticos)

Toda a gordura dietética, exceto os triglicerídios de cadeia média, é eficientemente transportada na circulação por meio de drenagem linfática a partir da mucosa intestinal. Ésteres de triglicerídio e colesteril combinam-se com apoA e apoB-48 na mucosa intestinal para formar quilomícrons, que são transportados para a circulação periférica por meio do sistema linfático. As partículas de HDL contribuem com a apoC-II para os quilomícrons, necessários para a ativação de *lipoproteína lipase* (LPL) dentro do endotélio capilar de tecido adiposo, do coração e do músculo esquelético. Os ácidos graxos livres são oxidados, esterificados para o armazenamento como triglicerídios ou liberados na circulação ligados à albumina para transporte para o fígado. Após a hidrólise do núcleo de triglicerídios a partir do quilomícron, as partículas de apoC são recirculadas de volta ao HDL. A contribuição subsequente de apoE de HDL para o quilomícron remanescente facilita a ligação da partícula ao receptor de LDL hepático (LDL-R). Dentro do hepatócito, o quilomícron remanescente pode ser incorporado em membranas, ressecretado como lipoproteína de volta para a circulação ou secretado como ácidos biliares. Normalmente, toda a gordura dietética é eliminada dentro de 8 horas após a última refeição, sendo uma exceção os indivíduos com distúrbio do metabolismo dos quilomícrons. A **hiperlipidemia pós-prandial** é um fator de risco para aterosclerose. O transporte anormal de quilomícrons e seus remanescentes pode resultar em sua absorção na parede do vaso sanguíneo como células espumosas, causada pela ingestão de ésteres de colesteril por macrófagos, o estágio mais precoce no desenvolvimento de camadas de gordura.

Tabela 104.6 Características das lipoproteínas principais.

LIPOPROTEÍNA	FONTE	TAMANHO (nm)	DENSIDADE (g/mℓ)	COMPOSIÇÃO Proteína (%)	Lipídio (%)	Apolipoproteínas
Quilomícrons	Intestino	80 a 1.200	< 0,95	1 a 2	98 a 99	C-I, C-II, C-III, E, A-I, A-II, A-IV, B-48
Remanescentes de quilomícrons	Quilomícrons	40 a 150	< 1,0006	6 a 8	92 a 94	B-48, E
LDMB	Fígado, intestino	30 a 80	0,95 a 1,006	7 a 10	90 a 93	B-100, C-I, C-II, C-III
IDL	LDMB	25 a 35	1,006 a 1,019	11	89	B-100, E
LDL	LDMB	18 a 25	1,019 a 1,063	21	79	B-100
HDL	Fígado, LDMB, intestino, quilomícrons	5 a 20	1,125 a 1,210	32 a 57	43 a 68	A-I, A-II, A-IV, C-I, C-II, C-III, D, E

HDL, lipoproteínas de alta densidade; IDL, lipoproteínas de densidade intermediária; LDL, lipoproteínas de baixa densidade; LDMB, lipoproteínas de densidade muito baixa.

Transporte de lipídios endógenos do fígado

A formação e a secreção de LDMB a partir do fígado e de seu catabolismo em partículas IDL e LDL descrevem a via de lipoproteína endógena. Os ácidos graxos utilizados na formação hepática de LDMB derivam, principalmente, de captação a partir da circulação. O LDMB parece ser transportado a partir do fígado, tão rapidamente quanto ele é sintetizado e constituído por triglicerídios, ésteres de colesteril, fosfolipídios e apoB-100. As partículas nascentes de LDMB secretadas na circulação combinam-se com apoC e apoE. O tamanho da partícula de LDMB é determinado pela quantidade de triglicerídio presente, diminuindo progressivamente em tamanho conforme se hidrolisa o triglicerídio pela ação da LPL, produzindo ácidos graxos livres para utilização ou armazenamento nos tecidos muscular e adiposo. A hidrólise de cerca de 80% de triglicerídios presentes em partículas de LDMB produz partículas de IDL que contêm uma quantidade igual de colesterol e de triglicerídios. O IDL restante remanescente converte-se em LDL para fornecimento em tecidos periféricos ou para o fígado. A apoE está ligada à partícula IDL remanescente para possibilitar a ligação à célula e subsequente incorporação no lisossomo. Os indivíduos com deficiência de apoE2 ou de lipase triglicerídio hepática acumulam IDL no plasma.

As partículas de LDL respondem por aproximadamente 70% do colesterol do plasma em indivíduos normais. Os receptores de LDL estão presentes nas superfícies de quase todas as células. Mais LDL é recapturado pelo fígado e o resto é transportado para os tecidos periféricos, como as glândulas adrenais e gônadas para a síntese de esteroides. A dislipidemia é bastante influenciada pela atividade de LDL-R. A eficiência com a qual se converte o LDMB em LDL também é importante na homeostase de lipídios. Provavelmente, o nível normal de LDL do recém-nascido de 50 mg/dℓ revela-se adequado para a síntese de esteroides ao longo do ciclo de vida.

Lipoproteína de alta densidade e transporte de colesterol reverso

Como a secreção hepática de partículas lipídicas para a bile é o único mecanismo por meio do qual o colesterol pode ser removido do corpo, o transporte do excesso de colesterol das células periféricas é uma importante função vital do HDL. O HDL é fortemente carreado com a apoA-I contendo lipoproteínas, a qual não se mostra aterogênica, em contraste com as lipoproteínas B. As partículas de HDL nascentes pobres em colesterol secretadas pelo fígado e pelo intestino delgado são esterificadas em partículas mais maduras de HDL-2 pela ação da enzima lecitina colesterol aciltransferase (**LCAT**), que facilita o movimento de quilomícrons e LDMB no núcleo de HDL. A HDL-2 pode transferir ésteres de colesteril de volta para as lipoproteínas apoB mediadas por proteína de transferência de éster de colesteril (PTEC) ou a partícula rica em colesterol pode ser removida do plasma por endocitose, completando o transporte reverso do colesterol. O HDL baixo pode ser genético (deficiência de apoA-I) ou secundário ao aumento de triglicerídios no plasma.

A **deficiência de LCAT** resulta em maturação reduzida de partículas de HDL, afetando sua capacidade de fazer o transporte reverso de colesterol. Isso reduz seu efeito protetor na aterosclerose. Há relatos raros, todavia, de gravidade menor do que o esperado da aterosclerose apesar do baixo HDL secundário à deficiência de LCAT, sugerindo que a relação pode, por motivos desconhecidos, ser variável.

HIPERLIPOPROTEINEMIAS

Hipercolesterolemia

Ver Tabela 104.7.

Hipercolesterolemia familiar

A hipercolesterolemia familiar (HF) é um distúrbio monogênico autossômico codominante caracterizado por colesterol LDL (LDL-C) surpreendentemente elevado, doença cardiovascular prematura (DCP) e xantomas em tendão. Antigamente, a HF referia-se a defeitos da atividade LDL-R. A etiologia dessa anormalidade de lipoproteína também inclui defeitos nos genes para apoB (assim como PCSK9). Das aproximadamente 1.200 mutações descritas, algumas resultam na falha da síntese do receptor de LDL-R (receptor negativo) e outras causam ligação defeituosa ou liberação na interface do receptor de lipoproteína. As mutações negativas de receptor resultam em fenótipos mais graves do que em mutações defeituosas de receptores.

Hipercolesterolemia familiar homozigota

Os homozigóticos de HF herdam dois genes do receptor LDL anormais, o que resulta em níveis de colesterol plasmático acentuadamente elevados que variam entre 500 e 1.200 mg/dℓ. Os níveis de triglicerídios são normais a ligeiramente elevados, e os níveis de HDL podem ser ligeiramente reduzidos. A condição ocorre em 1 em 500.000 pessoas. Os pacientes com receptor negativo têm atividade < 2% daquela do receptor de LDL-R normal, enquanto aqueles com receptor defeituoso podem ter até 25% da atividade normal e melhor prognóstico.

O prognóstico é ruim, independentemente da alteração do receptor de LDL-R específico. A aterosclerose grave envolvendo a raiz da aorta e as artérias coronárias está presente do início até o meio da infância. Essas crianças geralmente apresentam **xantomas**, que podem causar espessamento do tendão calcâneo ou tendões extensores das mãos, ou lesões cutâneas em mãos, cotovelos, joelhos ou nádegas (Figuras 104.10 a 104.12). Pode haver arco senil. A história da família é informativa, pois a doença cardíaca precoce é fortemente predominante entre parentes de ambos os pais. O diagnóstico pode ser confirmado geneticamente ou por medida da atividade do receptor de LDL-R em cultura de fibroblastos de pele. A expressão fenotípica da doença também pode ser avaliada medindo-se a atividade do receptor na superfície de linfócitos com técnicas de seleção de células.

Os pacientes homozigotos não tratados raramente sobrevivem à idade adulta. Os sintomas de insuficiência coronariana podem ocorrer;

Tabela 104.7 Hiperlipoproteinemias.

DISTÚRBIO	LIPOPROTEÍNAS ELEVADAS	ACHADOS CLÍNICOS	GENÉTICA	INCIDÊNCIA ESTIMADA
Hipercolesterolemia familiar	LDL	Xantomas do tendão, DCC	AD	1 em 500
ApoB-100 defeituoso familiar	LDL	Xantomas de tendão, DCC	AD	1 em 1.000
Hipercolesterolemia autossômica recessiva	LDL	Xantomas de tendão, DCC	AR	< 1 em 1.000.000
Sitosterolemia	LDL	Xantomas de tendão, DCC	AR	< 1 em 1.000.000
Hipercolesterolemia poligênica	LDL	DCC		1 em 30?
Hiperlipidemia combinada familiar	LDL, TG	DCC	AD	1 em 200
Disbetalipoproteinemia familiar	LDL, TG	Xantomas tuberoeruptivos, doença vascular periférica	AD	1 em 10.000
Quilomicronemia familiar (Frederickson tipo I)	TG ↑↑	Xantomas eruptivos, hepatosplenomegalia, pancreatite	AR	1 em 1.000.000
Hipertrigliceridemia familiar (Frederickson tipo IV)	TG ↑	± DCC	AD	1 em 500
Hipertrigliceridemia familiar (Frederickson tipo V)	TG ↑↑	Xantomas ± DCC	AD	–
Deficiência de lipase hepática familiar	LDMB	DCC	AR	< 1 em 1.000.000

AD, autossômico dominante; AR, autossômico recessivo; DCC, cardiopatia coronariana; LDL, lipoproteínas de baixa densidade; TG, triglicerídios; LDMB, lipoproteínas de densidade muito baixa.

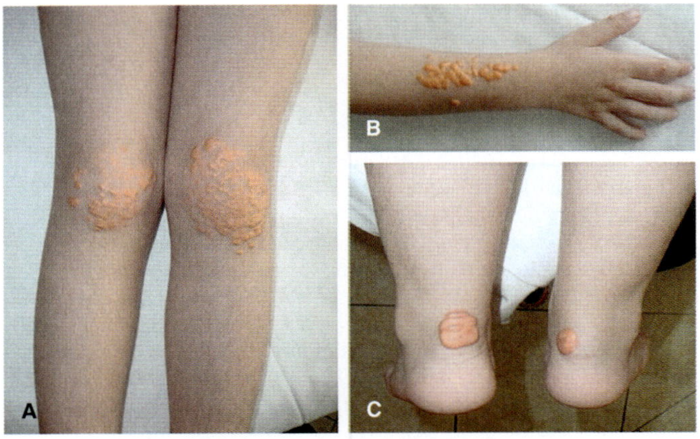

Figura 104.10 **Hipercolesterolemia familiar homozigótica.** Xantomas de tendão em um menino de 5 anos de idade com HF homozigótica observados no joelho (**A**), no punho (**B**) e no calcanhar (**C**). (Adaptada de Macchiaiolo M, Gagliardi MG, Toscano A *et al.* Homozygous familial hypercholesterolaemia. *Lancet.* 2012; 379: 1.330.)

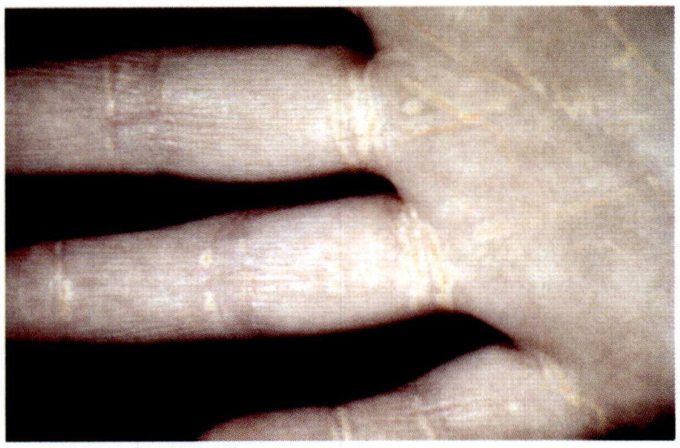

Figura 104.11 **Xantoma estriado palmar.** (De Durrington P. Dyslipidaemia. *Lancet.* 2003;362: 717-731.)

a morte súbita é comum. A aférese de LDL para remover seletivamente partículas de LDL da circulação é recomendada para muitas crianças, pois ela diminui a progressão da aterosclerose. O transplante de fígado também mostra-se bem-sucedido na redução dos níveis de LDL-C,

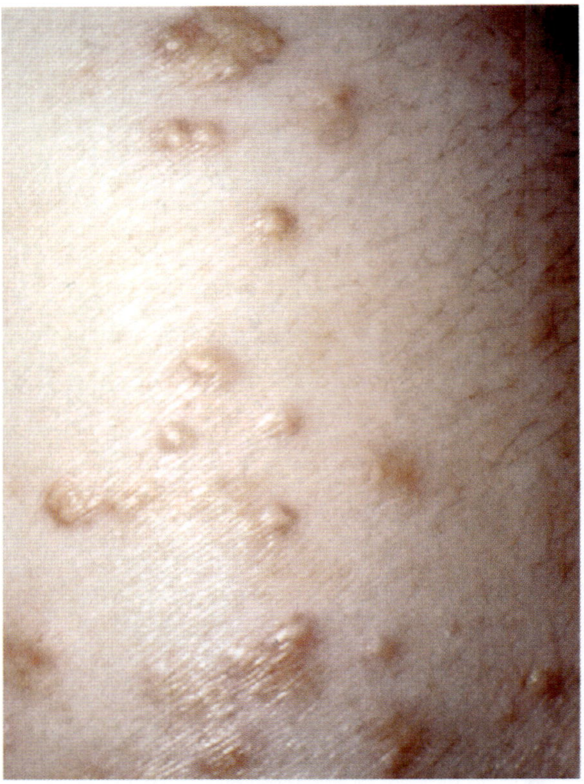

Figura 104.12 **Xantoma eruptivo na superfície extensora do antebraço.** (De Durrington P. Dyslipidaemia. *Lancet.* 2003;362: 717-731.)

mas as complicações relacionadas com a imunossupressão são comuns. Os inibidores da HMG-CoA redutase podem ser moderadamente eficazes, dependendo da classe específica de defeito de LDL-R presente. A terapia de combinação com *ezetimibe*, bloqueando seletivamente a adsorção de colesterol no intestino, costuma resultar em maior redução dos níveis de LDL; ela substituiu em grande parte o uso de sequestradores dos ácidos biliares. Os estudos clínicos iniciais com a inibição de proteína de transferência de triglicerídio microssomal com *lomitapide* (agente oral) resultaram na redução significativa em todas as lipoproteínas apoB, inclusive o LDL, mas a deposição de gordura hepática como um efeito colateral limita a consideração dessa abordagem farmacológica. O *mipomersen* (injeção subcutânea), um oligonucleotídio antissentido que se liga à sequência que codifica a apolipoproteína B, reduz a síntese de apoB e, portanto, também o LDMB e o LDL; os níveis de colesterol LDL podem diminuir aproximadamente 25% com tal tratamento. Os efeitos adversos são sintomas semelhantes aos de gripe, esteatose hepática e cirrose.

Hipercolesterolemia familiar heterozigota

A HF heterozigota é a mutação de um único gene mais comum associada a síndromes coronarianas agudas e DCC aterosclerótica em adultos. Sua prevalência é de aproximadamente 1 em 250 indivíduos em todo o mundo, mas a frequência pode ser maior em populações selecionadas, como franco-canadenses, africâneres e libaneses cristãos, como resultado do efeito fundador de novas mutações únicas. Os judeus asquenazis podem ser rastreados por meio de análise de desequilíbrio de genes até uma mutação inicial na Lituânia em 1400.

A doença cardíaca responde por mais da metade de todas as mortes na sociedade ocidental. A patogênese da DCC é tanto ambiental quanto genética, e a complexa inter-relação determina a expressão fenotípica da doença.

Como a HF heterozigota é uma condição codominante com penetrância quase completa, 50% dos parentes de primeiro grau de indivíduos afetados terão a doença, bem como 25% dos parentes de segundo grau. Estima-se que 20 milhões de pessoas em todo o mundo tenham HF. Os sintomas da DCC geralmente ocorrem com a idade média de 45 a 48 anos nos homens e uma década mais tarde nas mulheres. Os testes genéticos de indivíduos que preenchem completamente os critérios clínicos para o diagnóstico de HF heterozigótica são variavelmente positivos, conforme a população sob investigação, incluindo participantes pediátricos e adultos.

A Organização Mundial da Saúde (OMS) traça alvos para a HF com estratégias de intervenção individualizada por causa de seu grande efeito sobre a morbidade e a mortalidade. Uma porcentagem relativamente pequena da população é responsável por uma porcentagem demasiada elevada de ônus por CVD. A expressão clínica da doença é direta, e o tratamento mostra-se eficaz.

Não se pode exagerar a importância da história familiar para suspeitar da possibilidade de HF. Na realidade, toda a base para decidir quais crianças devem fazer o exame de colesterol no sangue é determinada por uma história familiar de DCC prematura e/ou hipercolesterolemia familiar por suspeitar da possibilidade de HF, especialmente dada a taxa de rastreamento de colesterol de 3% para crianças em consultórios de atenção primária. As diretrizes da Academia Americana de Pediatria (AAP) e do Instituto Nacional do Coração, Pulmão e Sangue (NHLBI) defendem a triagem universal do colesterol na infância, mas com pouca aceitação e discordância. Existe um interesse crescente em testes genéticos para pessoas com suspeita de FH devido à variabilidade no fenótipo com base no genótipo. De fato, o risco de DCC em indivíduos com HF pode ser mais que 20 vezes maior do que na população em geral.

Os níveis plasmáticos de LDL-C não possibilitam diagnóstico inequívoco de heterozigotos de HF, mas os valores costumam ser duas vezes o normal para a idade por causa de um alelo ausente ou disfuncional. Os U.S. MED-PED Program (*Make Early Diagnosis – Prevent Early Death*) formulou critérios diagnósticos. Critérios similares com variações menores existem no Reino Unido (critério Simon Broome) e nos Países Baixos (critério Dutch Lipid Clinic Network). Dentro das famílias com HF bem definida, o diagnóstico é estabelecido de forma confiável de acordo com pontos de corte de LDL. Critérios mais rigorosos são necessários para estabelecer o diagnóstico em famílias previamente não diagnosticadas, exigindo uma forte evidência de um padrão de herança autossômica e pontos de corte mais elevados de LDL. Em um nível de colesterol total de 310 mg/dℓ, apenas 4% dos adultos na população em geral teriam HF, enquanto 95% dos adultos que eram parentes de primeiro grau de casos conhecidos apresentariam a doença. A probabilidade matemática de HF no MED-PED, verificada por meio de genética molecular, deriva de uma coorte da população dos EUA e pode não ser aplicável a outros países.

Níveis de colesterol muito elevados em crianças devem estimular a extensa seleção de parentes adultos de primeiro e segundo graus (triagem de colesterol "cascata reversa"). Na população geral, uma criança com menos de 18 anos de idade com colesterol plasmático total de 270 mg/dℓ e/ou LDL-C de 200 mg/dℓ apresenta uma chance de 88% de ter HF (Tabela 104.8). *O diagnóstico clínico formal de HF baseia-se na presença de 2 ou mais membros da família tendo níveis de colesterol LDL-C* (o 95º percentil de LDL-C dos pontos de corte para crianças varia com a idade e é mais baixo do que para adultos; ver Tabela 104.9). Assim, o critério para o provável HF em uma criança cujo parente de primeiro grau tinha HF conhecida requer apenas modesta elevação do colesterol total para 220 mg/dℓ (LDL-C 160 mg/dℓ; Tabela 104.8). O desafio do diagnóstico da HF na infância aumenta pela falta de estigmas clínicos, como xantomas, que são empregados nos critérios Simon Broome e Dutch Lipid Clinic Network e destaca a mudança para o diagnóstico genético.

Tabela 104.8 Porcentagem esperada de jovens com menos de 18 anos de idade que tenham hipercolesterolemia familiar (HF) de acordo com níveis de colesterol e parente mais próximo com HF.

		PORCENTAGEM COM HF DO NÍVEL			
		Grau de parentesco			
COL TOTAL (mg/dℓ)	COL LDL (mg/dℓ)	Primeiro	Segundo	Terceiro	População em geral
180	122	7,2	2,4	0,9	0,01
190	130	13,5	5,0	2,2	0,03
200	138	26,4	10,7	4,9	0,07
210	147	48,1	23,6	11,7	0,19
220	155	73,1	47,5	27,9	0,54
230	164	90,0	75,0	56,2	1,8
240	172	97,1	93,7	82,8	6,3
250	181	99,3	97,6	95,3	22,2
260	190	99,9	99,5	99,0	57,6
270	200	100,0	99,9	99,8	88,0
280	210	100,0	100,0	100,0	97,8
290	220	100,0	100,0	100,0	99,6
300	230	100,0	100,0	100,0	99,9
310	240	100,0	100,0	100,0	100,0

COL, colesterol; LDL, lipoproteína de baixa densidade. (De Williams RR, Hunt SC, Schumacher MC *et al.* Diagnosing heterozygous familial hypercholesterolemia using new practical criteria validated by molecular genetics, *Am J Cardiol.* 1993;72: 171-176.)

Tabela 104.9 Níveis de colesterol e triglicerídios plasmáticos na infância e adolescência: médias e percentis.

	TRIGLICERÍDIO TOTAL (mg/dℓ)					COLESTEROL TOTAL (mg/dℓ)					COLESTEROL LDL (mg/dℓ)					COLESTEROL HDL (mg/dℓ)*				
	Percentil 5	MÉDIA	Percentil 75	Percentil 90	Percentil 95	Percentil 5	MÉDIA	Percentil 75	Percentil 90	Percentil 95	Percentil 5	MÉDIA	Percentil 75	Percentil 90	Percentil 95	Percentil 5	Percentil 10	Percentil 25	MÉDIA	Percentil 95
Cordão	14	34	–	–	84	42	68	–	–	103	17	29	–	–	50	13	–	–	35	60
1 a 4 Anos																				
Sexo masculino	29	56	68	85	99	114	155	170	190	203	–	–	–	–	–	–	–	–	–	–
Sexo feminino	34	64	74	95	112	112	156	173	188	200	–	–	–	–	–	–	–	–	–	–
5 a 9 Anos																				
Sexo masculino	28	52	58	70	85	125	155	168	183	189	63	93	103	117	129	38	42	49	56	74
Sexo feminino	32	64	74	103	126	131	164	176	190	197	68	100	115	125	140	36	38	47	53	73
10 a 14 anos																				
Sexo masculino	33	63	74	94	111	124	160	173	188	202	64	97	109	122	132	37	40	46	55	74
Sexo feminino	39	72	85	104	120	125	160	171	191	205	68	97	110	126	136	37	40	45	52	70
15 a 19 anos																				
Sexo masculino	38	78	88	125	143	118	153	168	183	191	62	94	109	123	130	30	34	39	46	63
Sexo feminino	36	73	85	112	126	118	159	176	198	207	59	96	111	29	137	35	38	43	52	74

*Observe que diferentes percentis estão listados para colesterol lipoproteína de alta densidade (HDL). LDL, lipoproteína de baixa densidade. Dados para o sangue do cordão umbilical: Strong W: Atherosclerosis: its pediatric roots. In: Kaplan N, Stamler J (Eds.). *Prevention of coronary heart disease.* Philadelphia: Saunders; 1983. Dados para crianças de 1 a 4 anos das Tabelas 6, 7, 20 e 21, e todos os outros dados das Tabelas 24, 25, 32, 33, 36 e 37 em: *Lipid research clinics population studies data book*, v. 1, "The prevalence study". NIH Pub No 80-1527, Washington, DC: National Institutes of Health; 1980.

de crianças com HF deve começar com uma dieta gordura bastante rigoroso. A dieta apenas raramente ara reduzir os níveis de colesterol no sangue a níveis DL-C < 130 mg/dℓ).

nibe bloqueia a adsorção de colesterol no trato gastrintestinal tem baixo risco de efeitos colaterais. Os dados sugerem que o ibe reduzirá o colesterol total em 20 a 30 mg/dℓ. *Os inibidores da G-CoA redutase (estatinas) são as medicações de escolha para o tamento de HF por causa de sua notável eficácia e seu perfil de risco aceitável.* Há uma experiência clínica suficiente com essa classe de medicamentos em crianças com mais de 10 anos de idade para registrar que eles são tão eficazes em crianças quanto em adultos, e os riscos de enzimas hepáticas elevadas e miosite não são maiores do que em adultos. Outra classe de fármacos, os inibidores da proproteína convertase subtilisina/kexina tipo 9 (**PCSK-9**), são anticorpos monoclonais (mAbs) que bloqueiam a ação da PCSK-9 para regular negativamente o LDL-R. Esses agentes aumentam os níveis de LDL-R e resultam em uma redução acentuada nos níveis plasmáticos de LDL-C. Os inibidores de PCSK-9 atuam em adultos intolerantes a estatinas e naqueles com efeito subterapêutico. O uso em crianças é experimental.

ApoB-100 familiar defeituosa

A apoB-100 familiar defeituosa é uma condição autossômica dominante indistinguível de HF heterozigota. Os níveis de colesterol LDL estão aumentados, os triglicerídios são normais, os adultos frequentemente desenvolvem xantomas de tendão e ocorre a DCC prematura. A apoB-100 familiar defeituosa é causada por uma mutação na região de ligação do receptor de apoB-100, o ligante do receptor de LDL, com uma frequência estimada de 1 em 700 pessoas nas culturas ocidentais. Ela costuma ser causada por substituição de arginina por glutamina na posição 3500 na apoB-100, que resulta na capacidade reduzida do LDL-R se ligar ao LDL-C, o que prejudica sua remoção da circulação. Testes de laboratório especializados podem distinguir a apoB-100 familiar defeituosa de HF, mas isso não se mostra necessário, exceto em situações de pesquisa, pois o tratamento é o mesmo.

Hipercolesterolemia autossômica recessiva

Essa condição rara, causada por um defeito na endocitose mediada pelo LDL-R no fígado, apresenta-se clinicamente com hipercolesterolemia grave em níveis intermediários entre aqueles encontrados em HF homozigóticos e heterozigóticos. Ela é desproporcionalmente presente entre sardenhos, sendo modestamente responsiva ao tratamento com inibidores da HMG-CoA redutase.

Sitosterolemia

Condição autossômica recessiva rara caracterizada por adsorção intestinal excessiva de esteróis das plantas, a sitosterolemia é causada por mutações na adenosina trifosfato (ATP) no sistema transportador de proteína de ligação (*ABCG5* ou *ABCG8*), que responde pela limitação da adsorção de esteróis de plantas no intestino delgado e promove a excreção biliar de pequenas quantidades adsorvidas. Os níveis de colesterol plasmático podem ser gravemente elevados, resultando em xantomas de tendão e aterosclerose prematura. Outras características são anemia hemolítica, macrotrombocitopenia (plaquetas grandes, número reduzido) e hemorragia. O diagnóstico pode ser confirmado pela medição dos níveis elevados de sitosterol no plasma. O tratamento com inibidores da HMG-CoA redutase não é eficaz, mas os inibidores da adsorção de colesterol, como ezetimibe, e os sequestradores dos ácidos biliares são eficazes.

Hipercolesterolemia poligênica

A elevação primária de LDL-C entre crianças e adultos é mais frequentemente poligênica; os pequenos efeitos de muitos genes são impactados por influências ambientais (dieta). Os níveis de colesterol plasmático são modestamente elevados; e os níveis de triglicerídios são normais. A hipercolesterolemia poligênica agrega nas famílias que compartilham um estilo de vida comum, mas não segue os padrões hereditários previsíveis encontrados em defeitos de lipoproteínas de um único gene. O tratamento de crianças com hipercolesterolemia poligênica é direcionado para a adoção de um estilo de vida saudável: consumo reduzido de gordura total e de gordura saturada e, pelo menos, 1 hora de atividade física diária. O medicamento para baixar o colesterol raramente é necessário.

Hipercolesterolemia com hipertrigliceridemia

Hiperlipidemia combinada familiar

Essa condição autossômica dominante caracteriza-se por elevação moderada no LDL-C e triglicerídios plasmáticos e HDL-C plasmático reduzido. A hiperlipidemia familiar combinada (HLFC) é o distúrbio lipídico primário mais comum, afetando aproximadamente 1 em 200 pessoas. A história familiar de doença cardíaca prematura é tipicamente positiva; o diagnóstico formal exige que, pelo menos, 2 parentes de primeiro grau tenham evidência de 1 das 3 variantes de dislipidemia: (1) LDL-C do plasma > percentil 90; (2)] LDL-C e triglicerídios > percentil 90; e (3) triglicerídios > percentil 90. Os indivíduos mudam de um fenótipo para outro. Os xantomas não são uma característica da HLFC. Os níveis plasmáticos elevados de ApoB com pequenas partículas densas de aumentadas sustentam o diagnóstico.

As crianças e os adultos com HLFC têm coexistência de adiposidade, hipertensão e hiperinsulinemia, o que sugere a presença da **síndrome metabólica**. O diagnóstico formal em adultos, conforme definido pelo National Cholesterol Education Program (NCEP) Adult Treatment Panel III, identifica 6 componentes principais: obesidade abdominal, dislipidemia aterogênica, hipertensão, resistência à insulina com ou sem tolerância à glicose reduzida, evidência de inflamação vascular e estado pró-trombótico. Estima-se que 30% dos adultos com excesso de peso preencham os critérios para o diagnóstico da síndrome metabólica, com 65% das pessoas com HLFC. Hispânicos e sul-asiáticos do subcontinente indiano são especialmente suscetíveis. *Não existe uma definição oficial da síndrome metabólica para crianças.* Cortes absolutos para o diagnóstico em crianças não levam em consideração as variáveis contínuas em envelhecimento, maturação sexual e raça/etnia.

HLFC e diabetes tipo 2 compartilham muitas características da síndrome metabólica, sugerindo que elas são entidades menos distintas do que o inicialmente conceitualizado. Estudos de associação genética revelam evidências de uma base genética comum. A sobreposição metabólica resultante está associada ao acúmulo de gordura ectópica e à resistência à insulina. Os mecanismos relacionando adiposidade visceral com a síndrome metabólica e o diabetes tipo 2 não são totalmente compreendidos. Um princípio unificador plausível é que a obesidade provoca estresse do retículo endoplasmático, levando à supressão da sinalização do receptor de insulina e, portanto, à resistência à insulina e à resposta inflamatória elevada. Não está claro como isso se relaciona com a aterogênese. Supõe-se que a hipercolesterolemia e, com menos certeza, a hipertrigliceridemia conferem o risco para CVD em pacientes com HLFC. Quando as características da síndrome metabólica são incluídas em modelos logísticos, as características etiológicas compartilhadas, como o aumento da adiposidade visceral, tornaram-se aparentes. A adiposidade visceral aumenta com a idade, e sua importância nas crianças como um fator de risco para doenças cardíacas e diabetes é limitada pela relativa escassez de dados. Embora a medida longitudinal da circunferência da cintura e a presença de gordura intra-abdominal conforme determinado por RMI estejam sendo avaliadas no ambiente de pesquisa, o índice de massa corporal (IMC) continua a ser o substituto de adiposidade na prática clínica pediátrica.

A síndrome metabólica é um retrato considerável da interação da genética e o ambiente. A suscetibilidade genética é essencial como uma explicação para a cardiopatia prematura em indivíduos com HLFC. Estilo de vida não saudável, má alimentação e sedentarismo contribuem para a obesidade e as características inerentes da síndrome metabólica.

O fundamental no tratamento é a modificação do estilo de vida. Isso inclui uma dieta com baixo teor de gorduras saturadas, gorduras *trans* e colesterol, bem como o processamento do consumo de açúcares simples. O aumento da ingestão dietética de frutas e vegetais é importante, assim como se recomenda a realização de 1 hora de atividade física moderada por dia. A complacência entre as crianças e seus pais é frequentemente um problema, mas pequenos passos incrementais são mais prováveis de ter sucesso do que estratégias agressivas de perda de peso. É muito importante que os cuidadores da criança participem do processo. Os níveis de triglicerídios plasmáticos costumam ser bastante sensíveis à restrição dietética, especialmente a redução na quantidade de bebidas açucaradas consumidas. Os níveis de colesterol no sangue podem reduzir-se em 10 a 15%, mas se o LDL-C permanecer superior a 160 mg/dℓ, o tratamento com medicamento deve ser considerado.

Disbetalipoproteinemia familiar (hiperlipoproteinemia tipo III)

A disbetalipoproteinemia familiar (DBLF) é causada por mutações no gene para apoE que, quando exposto a influências ambientais (p. ex., gordura, dieta de elevado teor calórico, ingestão excessiva de álcool, resulta em um tipo misto de hiperlipidemia. Os pacientes tendem a ter colesterol e triglicerídios elevados no plasma em um grau relativamente similar. O HDL-C costuma ser normal, em contraste com outras causas de hipertrigliceridemia associada a níveis baixos de HDL. Esse distúrbio raro afeta aproximadamente 1 em cada 10.000 pessoas. A *ApoE* medeia a remoção de remanescentes de quilomícrons e LDMB da circulação por meio da ligação a receptores de superfície hepáticos. O gene *ApoE* polimórfico expressa-se em três isoformas: *apoE3*, *apoE2* e *apoE4*. O *E4* é o alelo "normal" presente na maioria da população. A isoforma *apoE2* tem menor afinidade para o receptor de LDL, e sua frequência é de aproximadamente 7%. Cerca de 1% da população é homozigótica para *apoE2/E2*, a mutação mais comum associada à DBLF, mas apenas uma minoria expressa a doença. A expressão requer a precipitação de doenças como diabetes, obesidade, doença renal ou hipotireoidismo. Indivíduos homozigotos para *apoE4/E4* estão em risco de doença de Alzheimer de início tardio e demência por ferimentos repetidos na cabeça relacionados com o esporte.

A maioria dos pacientes com DBLF apresenta na vida adulta xantomas característicos. Os xantomas tuberoeruptivos lembram pequenos cachos semelhantes a uvas sobre joelhos, nádegas e cotovelos. A alteração de coloração proeminente em amarelo-alaranjado das pregas das mãos (xantomas palmares) também costuma estar presente. A aterosclerose, com frequência apresentando-se com doença vascular periférica, geralmente ocorre na quarta ou na quinta décadas. As crianças podem apresentar uma erupção menos distinta e geralmente têm doenças precipitantes.

O diagnóstico de DBLF é estabelecido por eletroforese de lipoproteína, que demonstra uma ampla banda beta contendo lipoproteínas remanescentes. A medida direta de LDMB por ultracentrifugação pode ser realizada em laboratórios especializados em lipídios. A proporção de LDMB:triglicerídios totais > 0,30 sugere o diagnóstico. A genotipagem de *APOE* para homozigosidade de *apoE2* pode ser realizada, confirmando o diagnóstico na presença de sinais físicos característicos. Um resultado negativo não exclui necessariamente a doença, pois outras mutações em *APOE* podem causar manifestações ainda mais graves.

O tratamento farmacológico de DBLF é necessário para reduzir a probabilidade de aterosclerose sintomática em adultos. Inibidores da HMG-CoA redutase, ácido nicotínico e fibratos são todos eficazes. A DBLF é bastante sensível à restrição dietética recomendada.

Hipertrigliceridemias

Os distúrbios familiares de lipoproteínas ricas em triglicerídios são as duas variantes comuns e raras do sistema de **classificação de Fredrickson.** Elas contemplam quilomicronemia familiar (tipo I), hipertrigliceridemia familiar (tipo IV) e hipertrigliceridemia e quilomicronemia combinada mais grave (tipo V). A deficiência de lipase hepática também resulta em uma hiperlipidemia combinada semelhante.

Quilomicronemia familiar (hiperlipidemia tipo I)

Esse raro defeito de um único gene, como HF, é causado por mutações que afetam a depuração de lipoproteínas contendo apoB. A deficiência (ou a ausência) de LPL ou seu cofator apoC-II, que facilita a lipólise por LPL, provoca uma elevação grave de quilomícrons plasmáticos ricos em triglicerídios. Os níveis de HDL-C estão reduzidos. A liberação dessas partículas é intensamente retardada. Observa-se que o plasma tem uma aparência turva mesmo após jejum prolongado (Figura 104.13). A quilomicronemia causada por deficiência de LPL está associada à elevação

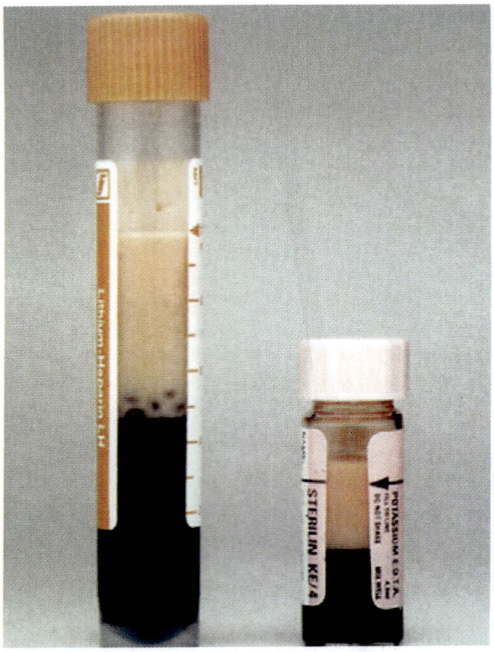

Figura 104.13 Plasma leitoso de paciente com dor abdominal aguda. (De Durrington P. Dyslipidaemia. *Lancet.* 2003;362: 717-731.)

modesta em triglicerídios, enquanto esse não é o caso quando a causa se revela apoC-II deficiente ou ausente. Ambas são condições autossômicas recessivas com uma frequência de aproximadamente 1 em 1 milhão de habitantes. A doença geralmente se apresenta durante a infância com pancreatite aguda. Xantomas eruptivos nos braços, joelhos e nádegas podem estar presentes e pode haver hepatosplenomegalia. O diagnóstico é estabelecido por meio da análise de atividade lipolítica de triglicerídios. O **tratamento** de quilomicronemia é por forte restrição de gordura na dieta suplementada por vitaminas lipossolúveis. Os triglicerídios de cadeia média que são absorvidos para o sistema venoso porta podem aumentar a ingestão de gordura total, e a administração de óleos de peixe também pode ser benéfica.

Hipertrigliceridemia familiar (hiperlipidemia tipo IV)

A hipertrigliceridemia familiar (HFTG) é um distúrbio autossômico dominante de etiologia desconhecida que ocorre em aproximadamente 1 em cada 500 indivíduos. Caracteriza-se por elevação dos triglicerídios plasmáticos acima do percentil 90 (variação de 250 a 1.000 mg/dℓ), com frequência acompanhada de ligeira elevação no colesterol plasmático e baixo HDL. A HFTG normalmente não se manifesta até a idade adulta, embora ela se expresse em cerca de 20% das crianças afetadas. Contrapondo-se à HLFC, não se acredita que a HFTG seja altamente aterogênica. Ela é provavelmente causada por uma quebra defeituosa de LDMB ou, com menos frequência, pela superprodução dessa classe de lipoproteínas.

O diagnóstico deve incluir a presença de pelo menos um parente de primeiro grau com hipertrigliceridemia. A HFTG deve ser distinguida de HLFC e DBLF, que exige um tratamento mais vigoroso para prevenir a doença coronariana ou vascular periférica. A diferenciação costuma ser possível por motivos clínicos, em que os níveis de LDL-C inferiores acompanham HFTG, mas a medida dos níveis normais de apoB em HFTG pode ser útil em situações ambíguas.

Uma hipertrigliceridemia mais grave, caracterizada por níveis aumentados de quilomícrons, bem como partículas de LDMB (Frederickson **tipo V**) pode ocasionalmente ser encontrada. Os níveis de triglicerídios estão frequentemente acima de 1.000 mg/dℓ. A doença raramente é observada em crianças. Ao contrário da quilomicronemia (Frederickson **tipo I**), a deficiência de LPL ou apoC-II não está presente. Esses pacientes frequentemente desenvolvem xantomas eruptivos na idade adulta, ao passo que indivíduos com hipertrigliceridemia **tipo**

IV não. A pancreatite aguda pode ser a doença presente. Assim como acontece com outras hipertrigliceridemias, o consumo excessivo de álcool e a terapia com estrogênio podem agravar a doença.

As causas secundárias de *hipertrigliceridemia transitória* devem ser descartadas antes de se fazer um diagnóstico de HFTG. Uma dieta rica em açúcares simples e carboidratos, ou o consumo excessivo de álcool, e a terapia com estrogênio podem exacerbar a hipertrigliceridemia. Adolescentes e adultos devem ser questionados sobre o consumo excessivo de refrigerantes e outras bebidas açucaradas, pois é comum encontrar pessoas que tomam bebidas de tamanho gigante ou várias latas de 350 mℓ de bebidas açucaradas diariamente. A interrupção dessa prática com frequência resulta em considerável queda nos níveis de triglicerídios, bem como o peso entre aqueles que são obesos. Os níveis de HDL-C tenderão a aumentar à medida que o IMC se estabiliza.

São doenças pediátricas associadas a hiperlipidemia o hipotireoidismo, a síndrome nefrótica, a atresia biliar, a doença de armazenamento de glicogênio, a doença de Niemann-Pick, a doença de Tay-Sachs, o lúpus eritematoso sistêmico, a hepatite e a anorexia nervosa (Tabela 104.10). Certos medicamentos exacerbam a hiperlipidemia, como isotretinoína (Accutane®), diuréticos tiazídicos, agentes antipsicóticos de segunda geração, contraceptivos orais, corticoesteroides, betabloqueadores, agentes imunossupressores e inibidores da protease utilizados no tratamento do HIV.

O tratamento da hipertrigliceridemia em crianças raramente requer medicação, a menos que os níveis > 1.000 mg/dℓ persistam após a restrição dietética de gorduras, açúcares e carboidratos, acompanhada pelo aumento da atividade física. Nesses pacientes, o objetivo é evitar episódios de pancreatite. O uso comum de fibratos (ácido fenofíbrico) e niacina em adultos com hipertrigliceridemia não é recomendado em crianças. Os inibidores da HMG-CoA redutase são variavelmente eficazes na redução dos níveis de triglicerídios, e há muito mais experiências que registram a segurança e a eficácia dessa classe de medicamentos que reduzem os lipídios em crianças. Em adultos, a U.S. Food and Drug Administration (FDA) aprovou os óleos de peixe com a prescrição (Lovaza®, Vascepa®) e sem prescrição como adjuntos à dieta no tratamento das hipertrigliceridemias graves.

Deficiência de lipase hepática

A deficiência de lipase hepática é uma condição autossômica recessiva muito rara que causa elevação em ambos, colesterol e triglicerídios plasmáticos. A lipase hepática hidrolisa os triglicerídios e fosfolipídios em remanescentes de LDMB e IDL, impedindo sua conversão em LDL. Os níveis de HDL-C tendem a ser aumentados em vez de reduzidos, sugerindo o diagnóstico. A confirmação laboratorial é estabelecida pela medida da atividade da lipase hepática no plasma heparinizado.

Tabela 104.10 Causas secundárias de hiperlipidemia.

HIPERCOLESTEROLEMIA
Hipotireoidismo
Síndrome nefrótica
Colestase
Anorexia nervosa
Medicamentos: progesterona, tiazidas, carbamazepina (Tegretol®), ciclosporina
HIPERTRIGLICERIDEMIA
Obesidade
Diabetes tipo 2
Álcool
Insuficiência renal
Sepse
Estresse
Síndrome de Cushing
Gravidez
Hepatite
AIDS, inibidores de protease
Medicamentos: esteroides anabolizantes, betabloqueadores, estrogênios, tiazidas
LIPOPROTEÍNA DE ALTA DENSIDADE REDUZIDA
Tabagismo
Obesidade
Diabetes tipo 2
Desnutrição
Medicamentos: betabloqueadores, esteroides anabolizantes

Distúrbios do metabolismo da lipoproteína de alta densidade

Hipoalfalipoproteinemia primária

O colesterol HDL baixo isolado mostra-se uma condição familiar que frequentemente segue um padrão sugestivo de herança autossômica dominante, mas pode ocorrer independentemente da história familiar. Ela é o distúrbio mais comum do metabolismo de HDL. É definida como o HDL-C abaixo do 10 percentil para gênero e idade com triglicerídios plasmáticos e LDL-C normais. Não está certo se ela está relacionada ou não com a aterosclerose mais rápida. Primariamente, a hipoalfalipoproteinemia parece estar associada à redução da síntese de apoA-I e ao aumento do catabolismo de HDL. As causas secundárias de HDL-C baixo, como a síndrome metabólica, e as doenças raras, como a deficiência de LCAT e a doença de Tangier, devem ser descartadas.

Hiperalfalipoproteinemia familiar

Essa é uma condição incomum que confere risco de morte diminuído para DCC entre os membros da família. Os níveis plasmáticos de HDL-C excedem 80 mg/dℓ.

Deficiência de apolipoproteína A-I familiar

As mutações no gene *apoA-I* podem resultar na completa ausência de HDL plasmático. O HDL nascente é produzido no fígado e no intestino delgado. O colesterol livre das células periféricas é esterificado por LCAT, o que possibilita a formação de partículas de HDL maduras. A apoA-I é necessária para o funcionamento enzimático normal da LCAT. O acúmulo resultante de colesterol livre na circulação eventualmente leva a opacidades corneanas, xantomas planos e aterosclerose prematura. Alguns pacientes, entretanto, podem ter mutações de *apoA-I* que resultam no catabolismo muito rápido da proteína não associada à aterosclerose, apesar dos níveis de HDL-C no intervalo de 15 a 30 mg/dℓ.

Doença de Tangier

Essa doença autossômica codominante está associada a níveis de HDL-C abaixo de 5 mg/dℓ. É causada por mutações em ABCA1, uma proteína que facilita a ligação do colesterol celular a apoA-I. Isso resulta em acúmulo de colesterol livre no sistema reticuloendotelial, que se manifesta por hipertrofia tonsilar de uma cor laranja distinta e hepatosplenomegalia. A neuropatia periférica intermitente pode ocorrer por acúmulo de colesterol nas células de Schwann. Deve-se suspeitar do diagnóstico em crianças com tonsilas de cor laranja aumentadas e níveis extremamente baixos de HDL-C.

Deficiência de lecitina-colesterol aciltransferase familiar (LCAT)

As mutações que afetam a LCAT interferem com a esterificação do colesterol, prevenindo, desse modo, a formação de partículas de HDL maduras. Isso está associado ao catabolismo rápido de apoA-I. O colesterol livre circulante no plasma está fortemente aumentado, o que leva a opacidade da córnea e níveis de HDL-C abaixo de 10 mg/dℓ. A deficiência parcial de LCAT é conhecida como doença de "olho de peixe". A deficiência completa provoca anemia hemolítica e insuficiência renal progressiva cedo na idade adulta. Não se acredita que tal doença rara cause a aterosclerose prematura. A confirmação laboratorial baseia-se na demonstração de redução da esterificação do colesterol no plasma.

Deficiência de proteína de transferência de éster de colesteril

As mutações que envolvem o gene *CETP* estão localizadas no cromossomo 16y21. A proteína de transferência de éster de colesteril

(CETP) facilita a transferência de lipoproteínas de HDL maduro para e a partir de LDMB e partículas de quilomícron, acabando assim por regular a taxa de transporte de colesterol para o fígado para excreção na bile. Cerca de 50% das partículas de HDL-2 maduras são diretamente removidas da circulação por receptores de HDL na superfície do fígado. A outra metade de ésteres de colesteril no núcleo de HDL troca com os triglicerídios no núcleo de lipoproteínas apoB (LDMB, IDL, LDL) para o transporte para o fígado. A deficiência homozigótica da CETP foi observada em subgrupos da população japonesa com os níveis de HDL-C extremamente altos (> 150 mg/dℓ).

Condições associadas com baixo colesterol

Os distúrbios de lipoproteínas contendo apoB e o metabolismo intracelular de colesterol estão associados ao baixo colesterol plasmático.

Abetalipoproteinemia

Essa doença autossômica recessiva rara é causada por mutações no gene que codifica a proteína de transferência de triglicerídio microssomal necessária para a transferência de lipídios para os quilomícrons nascentes no intestino delgado e LDMB no fígado. Isso resulta em ausência de quilomícrons, LDMB, LDL e apoB e níveis muito baixos de colesterol e triglicerídios no plasma. A má absorção de gordura, a diarreia e a dificuldade de se desenvolver apresentam-se na primeira infância. A degeneração espinocerebelar, secundária à deficiência de vitamina E, manifesta-se na perda de reflexos profundos progredindo para ataxia e espasticidade da extremidade inferior na idade adulta. Pacientes com abetalipoproteinemia também adquirem uma retinopatia pigmentar progressiva associada à redução da visão noturna e de cores e eventual cegueira. Os sintomas neurológicos e a retinopatia podem ser confundidos com **ataxia de Friedreich**. A diferenciação da ataxia de Friedreich é sugerida pela presença de má absorção e acantocitose no esfregaço de sangue periférico em abetalipoproteinemia. Muitas das manifestações clínicas da doença resultam de má absorção de vitaminas lipossolúveis, como as vitaminas E, A e K. *O tratamento precoce com suplementos de vitaminas, especialmente a E, pode retardar significativamente o desenvolvimento de sequelas neurológicas.* A vitamina E é normalmente transportada do intestino delgado para o fígado por quilomícrons, onde depende da via de LDMB endógena para a entrega na circulação e nos tecidos periféricos. Os pais de crianças com abetalipoproteinemia têm níveis sanguíneos normais de lipídios e apoB.

Hipobetalipoproteinemia familiar

A hipobetalipoproteinemia homozigótica familiar está associada a sintomas muito semelhantes aos de abetalipoproteinemia, mas o padrão de herança é autossômico codominante. A doença é causada por mutações no gene que codifica a síntese de apoB-100. Ela é distinguível da abetalipoproteinemia pelo fato de os pais heterozigotos de descendentes terem os níveis plasmático de LDL-C e apoB menos da metade normal. Não existem sintomas ou sequelas associados à condição heterozigótica.

A incapacidade seletiva para secretar apoB-48 a partir do intestino delgado resulta em uma condição que lembra abetalipoproteinemia ou hipobetalipoproteinemia homozigota. Algumas vezes chamada de **doença de Anderson**, a falha de absorção de quilomícrons causa esteatorreia e deficiência de vitamina lipossolúvel. O nível no sangue de apoB-100, derivada de secreção de hepatócitos normais, é normal nessa condição.

Síndrome de Smith-Lemli-Opitz

Os pacientes com síndrome de Smith-Lemli-Opitz (**SLOS**) frequentemente apresentam anomalias congênitas múltiplas e atraso no desenvolvimento causado por baixo colesterol plasmático e precursores acumulados (Tabelas 104.11 e 104.12) (Capítulo 606.2). A análise do heredograma da família revelou seu padrão de herança autossômica recessiva. As mutações no gene *DHCR7* (7-desidrocolesterol-delta-7 redutase) resultam em deficiência da enzima microssomal DHCR7, que é necessária para completar o passo final na síntese do colesterol. Não se sabe por que os defeitos na síntese de colesterol resultam em malformações congênitas. No entanto, como o colesterol é um componente importante da mielina e um contribuinte para a transdução de sinal no sistema nervoso em desenvolvimento, o desenvolvimento neurológico é gravemente prejudicado. Estima-se a incidência de SLOS em 1 em 20.000 a 60.000 nascimentos entre brancos, com frequência um pouco maior em hispânicos e menor incidência em indivíduos de ascendência africana.

Tabela 104.11 Características clínicas principais da síndrome de Smith-Lemli-Opitz: anomalias frequentes (acima de 50% dos pacientes).

CRANIOFACIAIS
Microcefalia
Blefaroptose
Narinas antevertidas
Retromicrognatia
Orelhas rotacionadas para trás, de implantação baixa
Fenda palatina de linha média
Processos alveolares maxilares amplos
Catarata (< 50%)
ANOMALIAS ESQUELÉTICAS
Sindactilia dos artelhos II/III
Polidactilia pós-axial (< 50%)
Deformidade equinovara (< 50%)
ANOMALIAS GENITAIS
Hipospadia
Criptorquidia
Ambiguidade sexual (< 50%)
DESENVOLVIMENTO
Retardo de crescimento pré e pós-natal
Problemas alimentares
Retardo mental
Anormalidades de comportamento

De Haas D, Kelley RI, Hoffmann GF. Inherited disorders of cholesterol biosynthesis. *Neuropediatrics.* 2001;32: 113-122.

Tabela 104.12 Malformações características de órgãos internos em pacientes com síndrome de Smith-Lemli-Opitz gravemente afetados.

SISTEMA NERVOSO CENTRAL
Hipoplasia do lobo frontal
Ventrículos aumentados
Agenesia do corpo caloso
Hipoplasia cerebelar
Holoprosencefalia
CARDIOVASCULARES
Canal atrioventricular
Defeito do septo interatrial *secundum*
Canal arterial aberto
Defeito do septo interventricular membranoso
TRATO URINÁRIO
Hipoplasia ou aplasia renal
Cistos corticais renais
Hidronefrose
Duplicação ureteral
GASTRINTESTINAIS
Doença de Hirschsprung
Estenose pilórica
Dismotilidade refratária
Doença hepática progressiva colestática e não colestática
PULMONARES
Hipoplasia pulmonar
Lobação anormal
ENDÓCRINAS
Insuficiência adrenal

De Haas D, Kelley RI, Hoffmann GF. Inherited disorders of cholesterol biosynthesis. *Neuropediatrics.* 2001;32: 113-122.

O aborto espontâneo de fetos com SLOS pode ocorrer. A SLOS **tipo II** conduz frequentemente à morte no fim do período neonatal. É pouco provável a sobrevivência quando o nível do colesterol no plasma é abaixo de 20 mg/dℓ. A medida laboratorial deve ser realizada por cromatografia gasosa, pois as técnicas-padrão para o ensaio da lipoproteína envolvem a medida dos precursores de colesterol, o que pode levar a um resultado falso-positivo. Casos mais leves podem não se apresentar até o fim da infância. A variação fenotípica alterna de microcefalia, malformação cardíaca e cerebral e insuficiência de múltiplos sistemas de órgãos até apenas características dismórficas sutis e atraso no desenvolvimento suave. O **tratamento** inclui colesterol dietético suplementar (gema de ovo) e inibição de HMG-CoA redutase para prevenir a síntese de precursores tóxicos proximal ao bloqueio enzimático.

Distúrbios do metabolismo de colesterol intracelular

Xantomatose cerebrotendínea

Este distúrbio autossômico recessivo apresenta-se clinicamente ao final da adolescência com xantomas de tendão, catarata e neurodegeneração progressiva. Ela é causada pelo acúmulo tecidual de intermediários de ácidos biliares desviados no colestanol resultando de mutações no gene para esterol 27-hidroxilase. Essa enzima é necessária para a síntese mitocondrial normal dos ácidos biliares no fígado. O tratamento precoce com ácido quenodesoxicólico reduz os níveis de colesterol e evita o desenvolvimento de sintomas.

Doença de Wolman e doença de armazenamento de éster de colesterol

Esses distúrbios autossômicos recessivos são atribuídos à falta de lipase ácida lisossomal. Depois de o colesterol LDL ser incorporado na célula por endocitose, ele é entregue para os lisossomos, onde se hidrolisa pela lipase lisossomal. A falha de hidrólise por causa da ausência completa da enzima causa acúmulo de ésteres de colesterol no interior das células. Ocorrem hepatosplenomegalia, esteatorreia e dificuldade para se desenvolver durante a primeira infância, o que leva à morte por volta de 1 ano de idade. Na doença de armazenamento de éster de colesterol, uma forma menos grave do que a doença de Wolman, há uma atividade reduzida, mas detectável de lipase ácida (Capítulo 104.4).

Doença de Niemann-Pick tipo C

Esse distúrbio de transporte de colesterol intracelular caracteriza-se pelo acúmulo de colesterol e esfingomielina nos SNC e sistema reticuloendotelial. A morte por doença neurológica autossômica recessiva geralmente ocorre na adolescência.

Padrões de lipoproteínas em crianças e adolescentes

Derivada principalmente dos Lipid Research Clinics Population Studies, a Tabela 104.9 mostra a distribuição dos níveis de lipoproteínas em jovens norte-americanos em várias idades. O colesterol plasmático total aumenta rapidamente de uma média de 68 mg/dℓ no momento do nascimento para um nível de cerca de duas vezes aquele do fim do período neonatal. Um aumento muito gradual no nível de colesterol total ocorre até a puberdade, quando o nível alcança o valor médio de 160 mg/dℓ.

O colesterol total diminui transitoriamente durante a puberdade, no sexo masculino, devido a uma pequena redução no HDL-C e, no sexo feminino, secundário a uma ligeira redução no colesterol LDL-C. Os níveis sanguíneos de colesterol seguem razoavelmente bem, conforme o indivíduo envelhece.

Níveis elevados de colesterol tendem a se agregar em famílias, um reflexo das influências genéticas e ambientais.

O colesterol total aceitável entre crianças e adolescentes é abaixo de 170 mg/dℓ; o limítrofe é de 170 a 199mg/dℓ; e o alto, acima de 200 mg/dℓ. O LDL-C aceitável é de abaixo de 110 mg/dℓ; o limítrofe, 110 a 129 mg/dℓ; e o alto, acima de 130 mg/dℓ. O HDL-C deve ser acima de 40 mg/dℓ.

Triagem de colesterol no sangue

A AAP começou a recomendar uma abordagem de triagem universal de colesterol para todas as crianças em 2011. *Um perfil lipídico deve ser verificado para todas as crianças entre 9 e 11 anos de idade e, então, outro entre 17 e 21 anos de idade*, pois os níveis de colesterol podem variar após a puberdade. No entanto, se uma criança preenchia os critérios seletivos das diretrizes anteriores baseadas no risco (doença arterial coronariana prematura no pai ou avô, pai com colesterol > 240 mg/dℓ), a triagem pode ocorrer por volta por 2 anos de idade. Os dados também sugerem que a obtenção de um perfil lipídico sem jejum pode ser tão útil na detecção de dislipidemias genéticas graves quanto um perfil lipídico em jejum e, assim, pode ser utilizada como a primeira linha de triagem em crianças. Os perfis lipídicos em jejum também podem ser usados dependendo dos pais, da criança e da preferência do médico, especialmente se há uma preocupação com hipertrigliceridemia, já que os triglicerídios são mais afetados pelo estado de jejum. Painéis lipídicos anormais devem ser repetidos, e especialmente quando a preocupação é os triglicerídios, o segundo painel deve ser obtido ≥ 2 semanas mais tarde no estado de jejum. O tratamento diferente da modificação do estilo de vida não é iniciado com base em uma única determinação do painel lipídico.

Avaliação de riscos e tratamento de hiperlipidemia

O NCEP recomenda uma abordagem de base populacional para estilo de vida saudável aplicável a todas as crianças e uma abordagem individualizada dirigida àquelas crianças de alto risco (Figura 104.14). A AAP recomenda um importante foco na manutenção de um estilo de vida saudável, em vez da redução de peso abrupta.

Todas as crianças com dislipidemias são estratificadas de acordo com a presença de fatores de risco de "alto nível" ou "nível moderado" para determinar seu tratamento final. Definem-se os **fatores de risco de alto nível** como: hipertensão que necessita de terapia medicamentosa (pressão sanguínea ≥ percentil 99 + 5 mmHg), atual fumante de cigarro, IMC ≥ percentil 97, presença de diabetes melito tipo 1 ou tipo 2, doença renal crônica, transplante de coração e/ou doença de Kawasaki com aneurismas atuais. Já os **fatores de risco de nível moderado** são definidos como: hipertensão que não requer tratamento medicamentoso, IMC ≥ percentil 95, mas < percentil 97, HDL-C < 40 mg/dℓ, doença de Kawasaki com aneurismas coronarianos que regrediram, doença inflamatória crônica, infecção pelo HIV e/ou presença de síndrome nefrótica.

O tratamento inicial para dislipidemia em uma criança começa sempre com uma experiência de 6 meses de modificação do estilo de vida, ou seja, melhora nos padrões alimentares e de atividade física. Estar acima do peso confere especial risco de CVD por causa da forte associação à síndrome de resistência à insulina (síndrome metabólica). Embora não exista uma definição padronizada de síndrome metabólica definida para os jovens, é provável que 50% de todas as crianças gravemente obesas sejam resistentes à insulina. Dados do projeto CARDIAC observaram que 49% das crianças do 5º ano com erupção cutânea hiperpigmentada e acantose *nigricans* tinham três ou mais fatores para a síndrome de resistência à insulina quando se utiliza a definição classicamente utilizada para adultos, com evidências de resistência à insulina, hipertensão, HDL-C abaixo de 40 mg/dℓ e triglicerídios acima de 150 mg/dℓ, em adição à obesidade.

A dieta Cardiovascular Health Integrated Lifestyle Diet-1 (**CHILD-1**) é o primeiro nível de mudança dietética recomendado para todas as crianças com dislipidemias. A dieta CHILD-1 é especialmente concebida para crianças com fatores de risco para doença arterial coronariana e concentra-se em limitar o colesterol da dieta em 300 mg/dia, limitar o consumo de bebida açucarada usando leite com redução de gordura/desnatado, evitar alimentos ricos em gorduras do tipo *trans*, limitar alimentos ricos em sódio e incentivar do consumo de alimentos ricos em fibras. Recomendações específicas dependem da idade da criança.

O uso da dieta Cardiovascular Health Integrated Lifestyle Diet-2 (**CHILD-2**) é recomendado se a dieta CHILD-1 isolada não tiver êxito. Embora semelhante em muitos aspectos à CHILD-1, a dieta

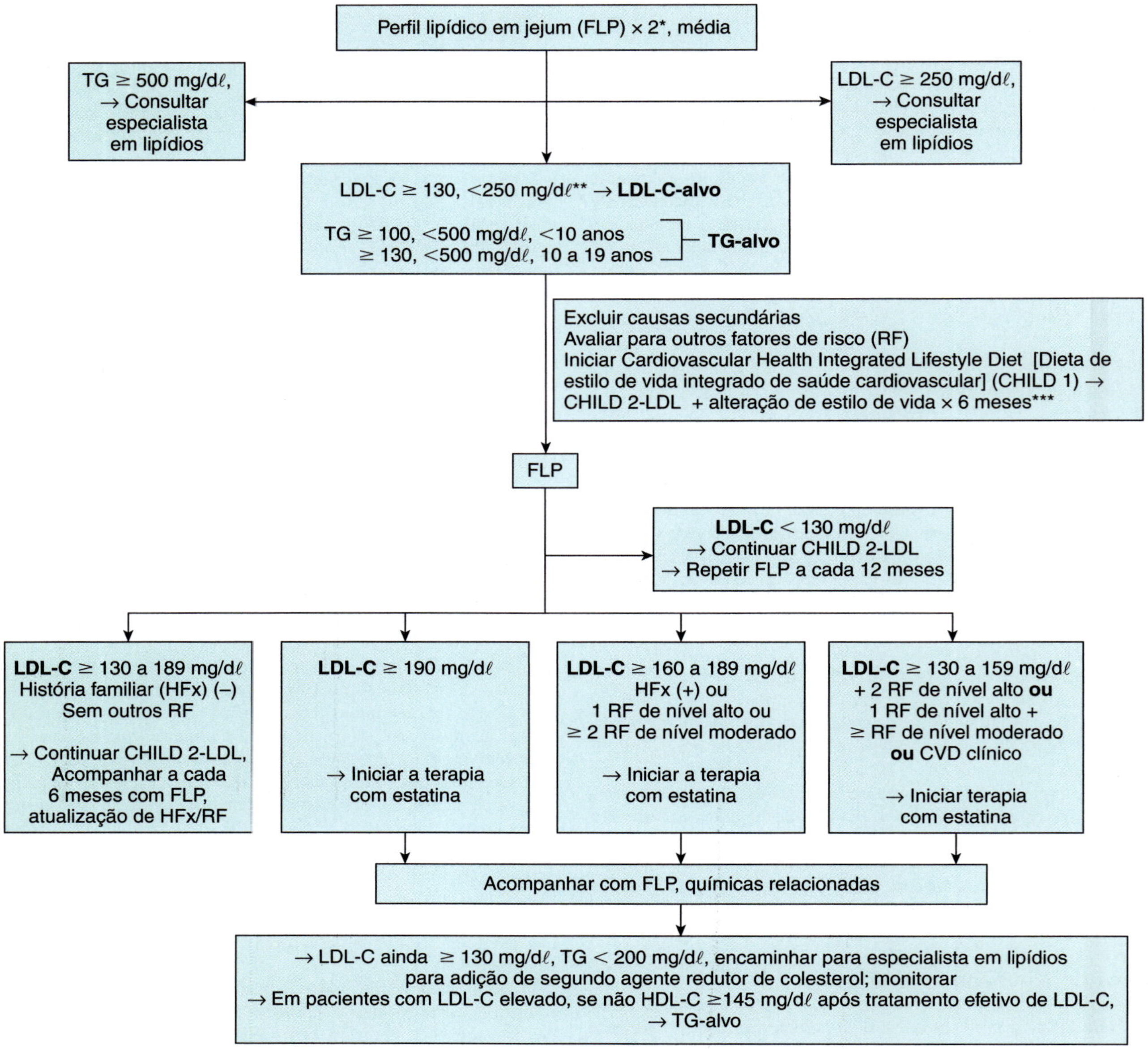

* Obter FLP com, pelo menos, 2 semanas de intervalo, mas não mais de 3 meses de intervalo.
** O uso da terapia medicamentosa é limitado a crianças a partir de 10 anos de idade com perfis de risco definidos.
*** Em uma criança com LDL-C >190 mg/dℓ e outros RF, a dieta CHILD 2 LDL pode ser abreviada.

Figura 104.14 **Algoritmo de tratamento de dislipidemia: alvo de LDL-C (colesterol de lipoproteína de baixa densidade).** Nota: Os valores dados estão em mg/dℓ. Para converter em unidades do SI, divida os resultados para colesterol total (CT), colesterol de lipoproteína de baixa densidade (LDL-C), colesterol de lipoproteína de alta densidade (HDL-C) e não HDL-C por 38,6; para triglicerídios (TG), dividida por 88,6. (Do US Department of Health and Human Services, National Institutes of Health, National Heart, Lung, and Blood Institute: Expert Panel on Integrated Guidelines for Cardiovascular Health and Risk Reduction in Children and Adolescents. NIH Publication Nº 12-7486A, Oct 2012, Figura 9.1.) Figura 9.1.

CHILD-2 volta-se para um tipo de dislipidemia específica. Já a dieta **CHILD-2 LDL** é recomendada para crianças com níveis de LDL elevados; e a dieta **CHILD-2 TG**, para aquelas que apresentam níveis elevados de triglicerídios. As recomendações básicas de consumo de calorias para a dieta CHILD-2 são as seguintes: apenas 25 a 30% de calorias provenientes de gordura, ≤ 7% das calorias provenientes de gordura saturada, 10% de calorias provenientes de gordura monoinsaturada e abaixo de 200 mg/dia de colesterol. Se a dieta CHILD-2 LDL for recomendada, enfatiza-se a utilização de esteróis vegetais e fibras solúveis em água. Se a dieta CHILD-2 TG for recomendada, o aumento do consumo de ácidos graxos ômega-3 e carboidratos complexos em vez dos simples é enfatizado.

Se forem seguidas, essas recomendações dietéticas irão fornecer quantidades adequadas de calorias para o crescimento e o desenvolvimento ideais sem promover a obesidade. A complacência por parte da criança e de seus cuidadores é um desafio. As crianças aprendem os hábitos alimentares de seus pais. A adoção bem-sucedida de um estilo de vida mais saudável é muito mais provável de ocorrer se as refeições e os lanches em casa puderem ser aplicados a toda a família em vez de apenas a uma criança. Um horário regular para as refeições juntos como uma família é desejável. Às vezes, avós e outros cuidadores não parentes precisam ser lembrados a não fazer a vontade da criança que está em uma dieta restrita. Além disso, o aumento da obesidade está levando alguns distritos escolares a restringir a disponibilidade de bebidas adoçadas e oferecer seleções de lanchonetes mais nutritivas.

As mudanças nos hábitos de atividade física também são uma parte importante da modificação do estilo de vida inicial. A National Association for Sport and Physical Education recomenda que as crianças devem acumular, pelo menos, 60 min de atividade física adequada para a idade na maioria dos dias da semana. Períodos longos (≥ 2 horas) de inatividade durante o dia são desestimulados, assim como são menos que 2 horas de televisão e outras formas de tempo diante da tela.

Terapia farmacológica. Ver as Tabelas 104.13 e 104.14.

A terapia farmacológica com medicamentos que reduzem o colesterol é fundamental na terapia para as crianças que não conseguem responder 6 meses de modificação de estilo de vida rigoroso. A terapia medicamentosa deve ser considerada quando for preenchida uma das seguintes condições (também mostradas na Figura 104.14):

- Colesterol LDL permanece > 190 mg/dℓ
- Colesterol LDL permanece > 160 mg/dℓ, com presença de 1 fator de risco de alto nível *e/ou* pelo menos 2 fatores de risco de nível moderado
- Colesterol LDL permanece > 130 mg/dℓ, com presença de, pelo menos, 2 fatores de risco de alto nível, 1 fator de risco de alto nível *e* pelo menos 2 fatores de risco de nível moderado ou evidência de doença arterial coronariana (DAC).

Os **inibidores da HMG-CoA redutase**, também conhecidos como "estatinas", são notavelmente eficazes na redução dos níveis de colesterol LDL e diminuem a inflamação de placa, levando a menor probabilidade de um evento coronário súbito em um adulto em risco dentro de semanas após o início da medicação. Como uma classe, eles funcionam pelo bloqueio da biossíntese de colesterol intra-hepático, estimulando, desse modo, a produção de mais receptores de LDL na superfície celular e facilitando a captação do LDL-C da corrente sanguínea. O NCEP Adult Treatment Panel defende a redução agressiva de LDL para menos que 70 mg/dℓ em indivíduos com DAC conhecida. Tal informação é relevante porque uma criança que preenche os critérios para a consideração de medicamento para baixar o colesterol quase sempre terá herdado a condição de um de seus pais. Não raramente, quando são prestados cuidados à criança, surgem perguntas sobre a triagem e o tratamento de pais ou avós. As estatinas são igualmente eficazes em crianças, capazes de reduzir os níveis de LDL-C em 50% quando necessário. Elas são consideradas terapia de primeira linha para crianças que preenchem os critérios para a terapia farmacológica. Elas também irão atingir modesta redução nos triglicerídios e aumento inconsistente no HDL-C. Seu perfil de efeitos colaterais, sobretudo disfunção hepática e raramente rabdomiólise com insuficiência renal secundária, deve ser levado em consideração antes de se prescrever a medicação. Contudo, não houve nenhuma evidência de que as complicações são mais frequentes em crianças do que em adultos, e o desconforto do músculo esquelético parece não ser um problema. Interações medicamentosas podem ocorrer; portanto, convém atenção especial às prescrições ativas de uma criança para evitar a potencialização dos efeitos secundários. As crianças devem ter as enzimas do fígado (músculo) monitoradas periodicamente, e a creatinofosfoquinase medida, se ocorrerem dores musculares ou fraqueza. As enzimas hepáticas podem subir três vezes antes de se interromper o medicamento. Existe uma ligação sugerida entre a utilização de estatinas e o risco aumentado de desenvolver diabetes melito tipo 2 em adultos, mas esses resultados não foram replicados em crianças. Os hormônios sexuais foram medidos em crianças que recebem estatinas e permanecem inalteradas. Deve ser enfatizado novamente que as crianças com elevações modestas nos níveis de colesterol, como aquelas observadas na hipercolesterolemia poligênica, não são, geralmente, candidatas para as estatinas por causa de seu perfil de efeitos colaterais e a resposta infantil às modificações ao estilo de vida. As estatinas devem ser

Tabela 104.14 Efeitos colaterais de medicamentos que diminuem os lipídios.

ESTATINAS
Mialgia, miosite, elevações das transaminases, disfunção hepática, aumento do risco de diabetes melito Raros: rabdomiólise, acidente vascular encefálico hemorrágico
EZETIMIBE
Diarreia, artralgia, rabdomiólise, hepatite, pancreatite, trombocitopenia
INIBIDORES PCSK9
Nasofaringite, infecção do trato respiratório superior, gripe, dor nas costas, reações no local da injeção, erupções cutâneas, reações alérgicas na pele, efeitos cognitivos, anticorpos antifármacos
SEQUESTRANTES DE ÁCIDO BILIAR
Constipação intestinal, azia, náuseas, eructação, inchaço Os efeitos adversos são mais comuns com colestipol e colestiramina e podem diminuir com o tempo
DERIVADOS DE ÁCIDO FÍBRICO
Distúrbios gastrintestinais (GI), colelitíase, hepatite, miosite
NIACINA
Rubor cutâneo, prurido, distúrbios gastrintestinais, visão turva, fadiga, intolerância à glicose, hiperuricemia, toxicidade hepática, exacerbação de úlceras pépticas Os efeitos adversos, especialmente o rubor, ocorrem mais frequentemente com produtos de liberação imediata **Raros:** olhos secos, hiperpigmentação
ÓLEO DE PEIXE
Eructação, dispepsia, sabor desagradável

De The Medical Letter. Lipid-lowering drugs. *Med Lett.* 2016;58: 133 a 140 (Table 2, p 136).

Tabela 104.13 Medicamentos utilizados para o tratamento de hiperlipidemia.

MEDICAMENTO	MECANISMO DE AÇÃO	INDICAÇÃO	DOSE DE INÍCIO
Inibidores de HMG-CoA redutase (estatinas)	↓ Síntese de colesterol e LDMB ↑ Receptores hepáticos de LDL	LDL elevado	5 a 80 mg antes de dormir
Sequestradores de ácidos biliares: Colestiramina Colestipol	↑ Bile e excreção	LDL elevado	 4 a 32 g diariamente 5 a 40 g diariamente
Ácido nicotínico	↓ Síntese de LDMB hepático	LDL elevado TG elevado	100 a 2.000 mg 3 vezes/dia
Derivados de ácido fíbrico: Genfibrozila	↑ LPL ↓ LDMB	TG elevado	600 mg 2 vezes/dia
Óleos de peixes	↓ Produção de LDMB	TG elevado	3 a 10 g diariamente
Inibidores de absorção de colesterol: Ezetimibe	↓ Absorção intestinal de colesterol	LDL elevado	10 mg/dia

LDL, lipoproteína de baixa densidade; LPL, lipoproteína lipase; TG, triglicerídio; LDMB, lipoproteína de densidade muito baixa.

iniciadas com a menor dose eficaz possível e é necessário deixar, pelo menos, 8 semanas para alcançarem seu efeito máximo. Se os níveis de LDL não estiverem na meta, que em crianças que são tratadas geralmente é estabelecida em menos de 130 mg, a medicação pode ser titulada adiante com um monitoramento cuidadoso dos efeitos colaterais.

Outros medicamentos para diminuir o colesterol, como o ácido nicotínico e os fibratos, são usados com muito menos frequência em crianças do que os sequestradores dos ácidos biliares e as estatinas. O ácido nicotínico e os fibratos são utilizados seletivamente em crianças com hipertrigliceridemia acentuada (> 500 mg/dℓ) em risco para pancreatite aguda, embora a restrição dietética de açúcares complexos (salientando a eliminação de bebidas açucaradas) e carboidratos normalmente resulte na redução significativa dos níveis de triglicerídios. As diretrizes atuais recomendam o tratamento de LDL-C como a prioridade inicial e após os níveis de LDL estarem na meta; então, se os triglicerídios permanecerem entre 200 e 499 mg/dℓ e o colesterol não HDL ≥ 145 mg/dℓ, o tratamento farmacológico para reduzir os níveis de triglicerídios é indicado. A suplementação de ácido graxo ômega-3, disponível tanto sem prescrição quanto com prescrição, mostra-se um tratamento seguro e útil que se acredita reduzir os níveis de triglicerídios pela redução da síntese hepática de triglicerídios. Os níveis de LDL-C em adultos de cerca de 70 mg/dℓ foram recentemente associados à redução da placa ateromatosa da artéria coronária e à reversão da DAC. O conhecimento nessa área continuará a evoluir.

O ezetimibe tem provado ser útil na população pediátrica por causa de sua eficácia e seu baixo perfil de efeitos secundários. O ezetimibe reduz o LDL-C no plasma mediante o bloqueio de absorção de esterol nos enterócitos. A medicação é comercializada como um complemento para as estatinas quando os adultos não estão conseguindo a redução suficiente de lipídios no sangue com as estatinas apenas. Relatos suficientes registram a efetividade sem suporte de efeitos colaterais recomendando a ezetimibe em vez de uma estatina quando há hipercolesterolemia moderada ou a apreensão dos pais torna difícil o uso de uma estatina.

A bibliografia está disponível no GEN-io.

104.4 Lipidoses (Distúrbios de Armazenamento Lisossomal)

Margaret M. McGovern e Robert J. Desnick

As doenças de armazenamento lisossômico de lipídios são distúrbios diversos, cada um atribuído a uma deficiência hereditária de uma hidrolase lisossômica específica, que leva ao acúmulo intralisossomal de determinado substrato da enzima (Tabelas 104.15 e 104.16). Exceto para a doença de Wolman e a doença de armazenamento de éster de colesterol, os substratos de lipídios compartilham uma estrutura comum que inclui uma estrutura de ceramida (2-*N*-acilesfingosina) a partir da qual vários esfingolipídios são derivados por substituições de hexoses, fosforilcolina, ou um ou mais resíduos de ácido siálico sobre o grupo hidroxila terminal da molécula de ceramida. A via metabólica de esfingolipídio no tecido nervoso (Figura 104.15) e em órgãos viscerais (Figura 104.16) é conhecida; cada passo catabólico, com a exceção do catabolismo de lactosilceramida, tem um defeito metabólico determinado geneticamente e uma doença resultante. Como os **esfingolipídios** são componentes essenciais de todas as membranas celulares, a incapacidade para degradar essas substâncias e seu acúmulo subsequente resultam

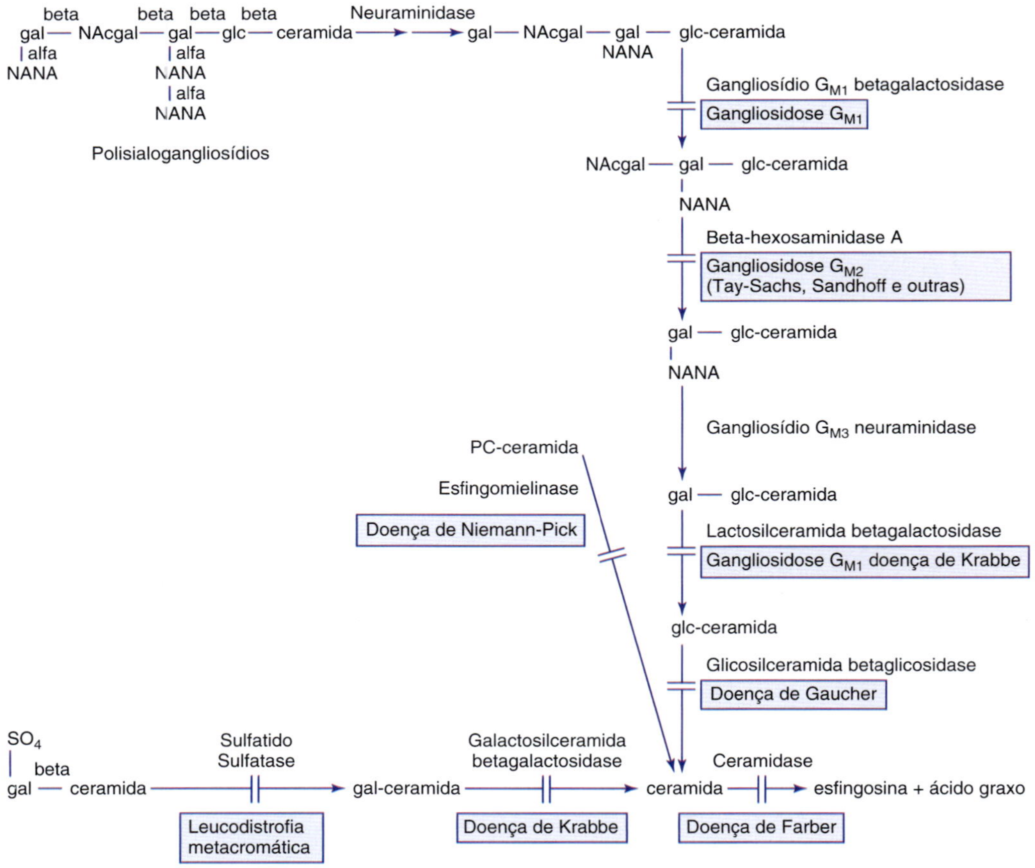

Figura 104.15 Vias no metabolismo de esfingolipídios encontrados nos tecidos nervosos. O nome da enzima que catalisa cada reação é fornecido com o nome do substrato que ela hidrolisa. Os erros inatos são descritos como *barras* que atravessam as *setas* de reação, e o nome do defeito ou dos defeitos associados é fornecido no *retângulo* mais próximo. Os gangliosídios são nomeados de acordo com a nomenclatura de Svennerholm. As configurações anoméricas são fornecidas apenas no composto de início maior. Gal, galactose; glc, glicose; NAcgal, N-acetilgalactosamina; NANA, ácido N-acetilneuramínico; PC, fosforilcolina.

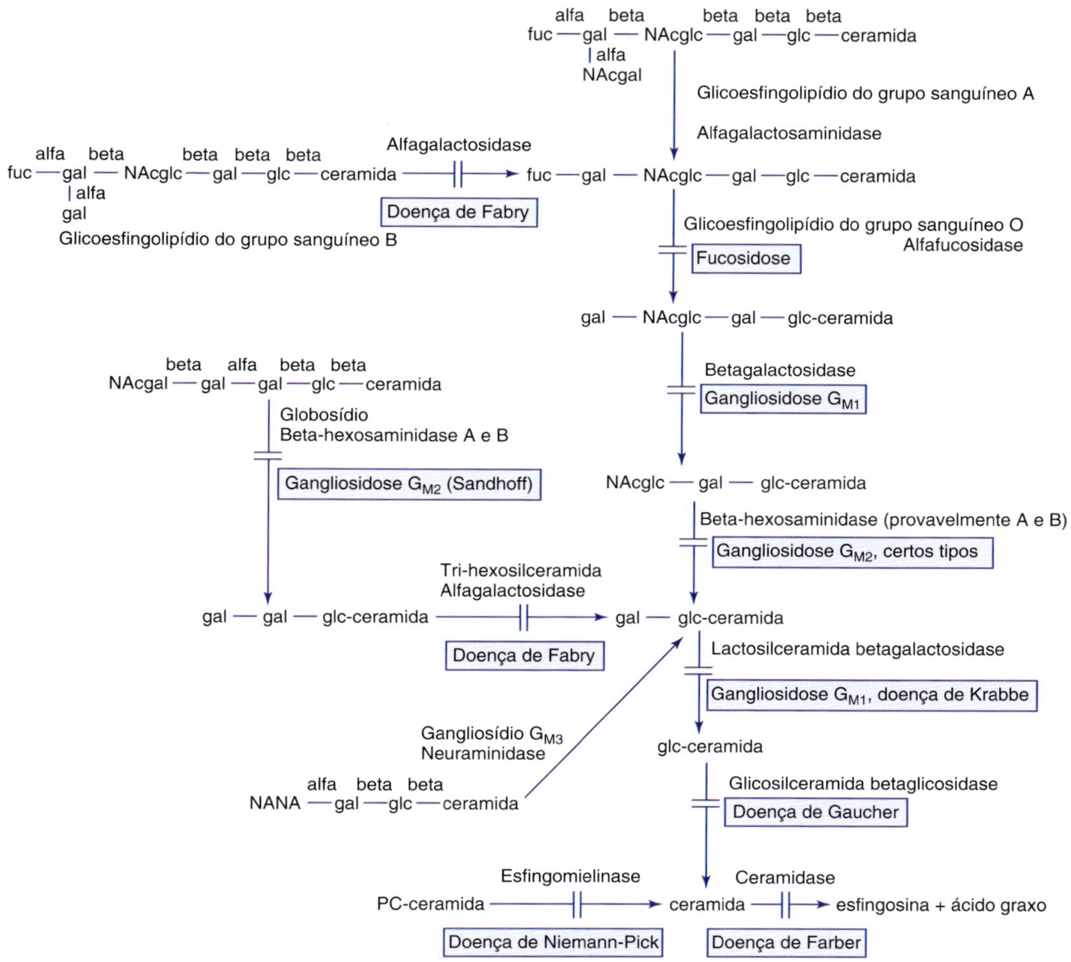

Figura 104.16 Vias na degradação de esfingolipídios encontrados em órgãos viscerais e eritrócitos ou leucócitos. Consultar também a legenda da Figura 104.15. Fuc, fucose; NAcglc, *N*-acetilglicosamina.

nas alterações fisiológicas e morfológicas e manifestações clínicas características dos distúrbios de armazenamento de lipídios (Tabela 104.15). O acúmulo lisossômico progressivo de glicoesfingolipídios no SNC leva à neurodegeneração, enquanto o armazenamento nas células viscerais pode ocasionar organomegalia, anormalidades esqueléticas, infiltrado pulmonar e outras manifestações. O armazenamento de um substrato em um tecido específico depende de sua distribuição normal no corpo.

Os ensaios de diagnóstico para a identificação de indivíduos afetados dependem da medida da atividade enzimática específica, tipicamente em culturas de leucócitos isolados. A Figura 104.17 mostra uma abordagem para diferenciar esses distúrbios. Para a maioria, a identificação do portador e o diagnóstico pré-natal estão disponíveis; um diagnóstico específico é essencial para possibilitar o aconselhamento genético. A triagem neonatal usando gotas de sangue seco e a realização de ensaios enzimáticos e análise mutacional para doenças de Gaucher, Pompe, Fabry e Niemann-Pick estão passando por estudos-piloto, e a FDA aprovou o *Seeker System* para a detecção de doenças de Gaucher e Fabry. A caracterização dos genes que codificam as enzimas específicas necessárias para o metabolismo dos esfingolipídios possibilita o desenvolvimento de opções terapêuticas (p. ex., terapia de substituição de enzimas recombinantes), assim como o potencial de terapia celular ou de um gene. A identificação de mutações causadoras de doenças específicas melhora o diagnóstico, a detecção pré-natal e a identificação do portador. Para vários distúrbios (Gaucher, Fabry, Niemann-Pick tipos A e B), é possível fazer correlações de genótipo-fenótipo que predizem a gravidade da doença e possibilitam o aconselhamento genético mais preciso. A herança é autossômica recessiva, exceto para a doença de Fabry ligada ao X.

GANGLIOSIDOSE GM_1

A gangliosidose GM_1 apresenta-se mais frequentemente na primeira infância, mas foi descrita em pacientes com subtipos de início juvenil e adulto. Herdado como um traço autossômico recessivo, cada subtipo resulta de uma mutação de gene diferente que conduz à atividade deficiente de betagalactosidase, uma enzima lisossômica codificada por um gene no cromossomo 3 (3p21.33). Embora o distúrbio seja caracterizado pelo acúmulo patológico de gangliosídios GM_1 nos lisossomos das células neurais e viscerais, o acúmulo de gangliosídio GM_1 é mais acentuado no cérebro. Além disso, o sulfato de queratina, um mucopolissacarídio, acumula-se no fígado e é excretado na urina de pacientes com gangliosidose GM_1. O gene betagalactosidase foi isolado e sequenciado; as mutações que causam os subtipos da doença estão identificadas.

As manifestações clínicas da forma **infantil** da gangliosidose GM_1 podem ser evidentes no recém-nascido como hepatosplenomegalia, edema e erupções da pele (**angioqueratoma**). Ela se apresenta mais frequentemente nos primeiros 6 meses de vida com atraso de desenvolvimento seguido por retardo psicomotor progressivo e aparecimento de crises tônico-clônicas. A fácies típica caracteriza-se por implantação baixa das orelhas, bossa frontal, uma ponte nasal deprimida e um filtro anormalmente longo. Até 50% dos pacientes têm uma mancha macular vermelho-cereja. Hepatosplenomegalia e anormalidades esqueléticas estão presentes, como as mucopolissacaridoses, com formação de bico anterior na vértebra, alargamento da sela turca e espessamento do *calvarium*. Ao final do 1º ano de vida, a maioria dos pacientes está cega e surda, com grave comprometimento neurológico caracterizado pela hipertonia da descerebração. A morte geralmente ocorre por volta de 3 a 4 anos de idade. A forma de **início juvenil** de

O texto continua na p. 830

Tabela 104.15 Achados clínicos em doenças de armazenamento lisossômico.

NOMENCLATURA	DEFEITO DE ENZIMA	HIDROPISIA FETAL	CARACTERÍSTICAS FACIAIS GROSSEIRAS DISOSTOSE MÚLTIPLA	HEPATOSPLENOMEGALIA
MUCOLIPIDOSES				
Mucolipidose II, doença de célula I	N-acetilglicosaminilfosfotransferase	(+)	++	+
Mucolipidose III, pseudo-Hurler	N-acetilglicosaminilfosfotransferase	–	+	(+)
Mucolipidose IV	Desconhecido	–	–	+
ESFINGOLIPIDOSES				
Doença de Fabry	Alfagalactosidase	–	–	–
Doença de Farber	Ceramidase	–	–	(+)
Galactosialidose	Betagalactosidase e sialidase	(+)	++	++
Gangliosidose GM_1	betagalactosidase	(+)	++	+
Gangliosidose GM_2 (doença de Tay-Sachs, doença de Sandhoff)	beta-hexosaminidases A e B	–	–	(+)
Gaucher tipo I	Glicocerebrosidase	–	–	++
Gaucher tipo II	Glicocerebrosidase	(+)	–	++
Gaucher tipo III	Glicocerebrosidase	(+)	–	+
Niemann-Pick tipo A	Esfingomielinase	(+)	–	++
Niemann-Pick tipo B	Esfingomielinase	–	–	++
Leucodistrofia metacromática	Arilsulfatase A	–	–	–
Doença de Krabbe	Betagalactocerebrosidase	–	–	–
DISTÚRBIOS DE ARMAZENAMENTO DE LIPÍDIOS				
Niemann-Pick tipo C	Transporte de colesterol intracelular	–	–	(+)
Doença de Wolman	Lipase ácida	(+)	–	+
Lipofuscinose ceroide, infantil (Santavuori-Haltia)	Palmitoil proteína tioesterase (CLN1)	–	–	–
Lipofuscinose ceroide, infantil tardia (Jansky-Bielschowsky)	Peptidase insensível a estatina (CLN2); variantes na Finlândia (CLN5); Turquia (CLN7) e Itália (CLN6)	–	–	–
Lipofuscinose ceroide, juvenil (Spielmeyer-Vogt)	CLN3, proteína de membrana	–	–	–
Lipofuscinose ceroide, adulto (Kufs, Parry)	CLN4, provavelmente heterogênea	(+)	–	–
OLIGOSSACARIDOSES				
Aspartilglicosaminúria	Aspartilglicosilaminase	–	+	(+)
Fucosidose	Alfafucosidase	–	++	(+)
Alfamanosidose	Alfamanosidase	–	++	+
Betamanosidose	Betamanosidase	–	+	(+)
Doença de Schindler	Alfa-N-acetilgalactosaminidase	–	–	–
Sialidose I	Sialidase	(+)	–	–
Sialidose II	Sialidase	(+)	++	+

++, proeminente; +, com frequência presente; (+), inconstante ou ocorrendo no curso da doença; –, não presente; (Adaptada de Hoffmann GF, Nyhan WL, Zschoke J *et al.* Storage disorders in inherited metabolic diseases. Philadelphia: Lippincott Williams & Wilkins; 2002. p. 346-351.)

ENVOLVIMENTO CARDÍACO INSUFICIÊNCIA CARDÍACA	DETERIORAÇÃO MENTAL	MIOCLONIA	ESPASTICIDADE	NEUROPATIA PERIFÉRICA	MANCHA VERMELHO-CEREJA	TURVAMENTO DA CÓRNEA	ANGIOQUE-RATOMA
++	++	–	–	–	–	(+)	–
–	(+)	–	–	–	–	+	–
–	(+)	–	–	–	–	–	–
+	–	–	–	–	–	+	++
–+	+	–	–	+	(+)	–	–
+	++	(+)	+	–	+	+	+
(+)	++	–	(+)	–	(+)	+	+
–	++	+	+	–	++	–	–
–	–	–	–	–	–	–	–
–	++	+	+	–	–	–	–
–	+	(+)	(+)	–	–	–	–
–	+	(+)	–	(+)	(++)	–	–
–	–	–	–	(+)	(+)	–	–
–	++	–	+	++	(+)	–	–
–	++	–	+	++	(+)	–	–
–	+	–	–	–	(+)	–	–
(+)	–	–	–	–	(+)	–	–
–	+	+	+	–	–	–	–
–	+	+	+	–	–	–	–
–	+	–	(+)	–	–	–	–
–	+	–	–	–	–	–	–
(+)	+	–	–	–	–	(+)	(+)
+	++	+	+	–	–	–	(+)
–	++	–	(+)	–	–	++	(+)
–	+	–	+	+	–	–	(+)
–	+	+	+	–	–	–	–
–	–	++	+	+	++	(+)	–
+	++	(+)	–	–	++	–	+

Tabela 104.16 Distúrbios de armazenamento lisossomais no período neonatal: características genéticas e clínicas da apresentação neonatal.

DISTÚRBIO	PRIMEIROS SINTOMAS	FACES	ACHADOS NEUROLÓGICOS	CARACTERÍSTICAS DISTINTIVAS	ACHADOS OCULARES	DEFEITOS	LOCALIZAÇÃO DO GENE/CONCLUSÕES MOLECULARES	PREDILEÇÃO ÉTNICA
Doença neurológica de Niemann-Pick A	Primeira infância	Bossa frontal	Dificuldade em alimentar, apatia, surdez, cegueira, hipotonia	Pele amarronzada, xantomas	Mancha vermelho-cereja (50%)	Deficiência de esfingomielinase	Gene *SMPD1* em 11p15.4; três das 18 mutações são responsáveis por aproximadamente 92% dos alelos mutantes na população asquenazi	1:40.000 em judeus asquenazis com frequência de portador de 1:60
Doença de Niemann – Pick C	Nascimento a 3 meses	Normal	Atraso no desenvolvimento normal, paralisia vertical do olhar, hipotonia, espasticidade posterior	–	–	Esterificação anormal do colesterol	O gene *NPC1* em 18q11 é responsável por > 95% dos casos; mutações do gene *HE1* podem explicar os casos remanescentes	Aumento nos franco-canadenses da Nova Escócia e hispano-americanos no sudoeste dos EUA
Doença de Gaucher tipo 2	No útero a 6 meses	Normal	Sucção débil e dificuldade de deglutição, grito fraco, estrabismo, trismo, estrabismo, opsoclono, hipertônico, flacidez posterior	Ictiose congênita, pele de colódio	–	Deficiência de glicocerebrosidase	1q21; grande número de mutações conhecidas; cinco mutações são responsáveis por aproximadamente 97% dos alelos mutantes na população asquenazi, mas cerca de 75% na população não judia	Panétnico
Doença de Krabbe	3 a 6 meses	Normal	Irritabilidade, espasmos tônicos com estimulação luminosa ou sonora, convulsões, hipertonia, flacidez posterior	Aumento do nível de proteína no LCR	Atrofia óptica	Deficiência de calactocerebrosidase	14q24.3-q32.1; > 60 mutações com algumas mutações comuns em populações específicas	Aumento nos países escandinavos e em um grande número de aparentados drusos em Israel
GM1 gangliosidose	Nascimento	Ocular	Ato de sugar fraco e bruto, choro fraco, letargia, sobressalto exagerado, cegueira, hipotonia, espasticidade posterior	Hipertrofia gengival, edema, erupções cutâneas	Mancha vermelho-cereja (50%)	Deficiência de betagalactosidase	3pter-3p21; mutações heterogêneas; mutações comuns em populações específicas	Panétnico
Doença de Farber tipo I	2 semanas a 4 meses	Normal	Comprometimento psicomotor progressivo, convulsões, diminuição de reflexos, hipotonia	Inchaço das articulações com nódulos, rouquidão, doença pulmonar, contraturas, febre, granulomas, disfagia, vômitos, aumento do nível de proteína no LCR	Opacificação acinzentada em torno da retina em alguns pacientes, ponto sutil vermelho-cereja	Ceramidase ácida lisossomal	8p21.3 a 22; nove mutações causadoras de doenças identificadas	Panétnico

(continua)

Doença de Farber tipos II e III	Nascimento a 9 meses (≤ 20 meses)	Normal	–	Inchaço das articulações com nódulos, rouquidão	Mácula normal, opacidades da córnea	–	8p21.3-p22	Panétnico
Doença de Farber tipo IV (neonatal)	Nascimento	Normal	Nódulos não são resultados consistentes	Opacidades da córnea (1/3)	–	–	Desconhecido	Panétnico
Sialidose congênita	No útero-nascimento	Cognitivo, edema	Comprometimento intelectual, hipotonia	Ascites neonatais, hérnias inguinais, doença renal	Entupimento da córnea	Deficiência de neuraminidase	Gene *NEU* 1 (sialidase) em 6 p21	Panétnico
Galactosialidose	No útero-nascimento	Grosseiro	Comprometimento intelectual, surdez ocasional, hipotonia	Ascite, edema, hérnias inguinais, doença renal, telangiectasias	Mancha vermelho-cereja, turvação da córnea	Ausência de uma proteína protetora que proteja a neuraminidase e a betagalactosidase da degradação prematura	20q13.1	Panétnico
Doença de Wolman	Primeiras semanas de vida	Normal	Deterioração cognitiva	Vômitos, diarreia, esteatorreia, distensão abdominal, déficit de crescimento, anemia, calcificações adrenais	–	Deficiência de lipase ácida lisossomal	10q23.2-q23.3; variedade de mutações identificadas	Aumento em judeus iranianos e em populações não judias e árabes da Galileia
Doença do armazenamento de ácido siálico infantil	No útero-nascimento	Grosseiro, dismórfico	Comprometimento intelectual, hipotonia	Ascite, anemia, diarreia, incapacidade de progredir	–	Transporte defeituoso de ácido siálico para fora do lisossomo	Gene *SLC17A5* em 6q	Panétnico
Doença celular I	No útero ao nascimento	Grosseiro	Comprometimento intelectual, surdez	Hiperplasia gengival, mobilidade articular restrita, hérnias	Entupimento da córnea	As enzimas lisossômicas carecem de marcador de reconhecimento da manose 6-fosfato e não conseguem entrar no lisossomo (deficiência de fosfotransferase, complexo de 3 subunidades [α-2, β-2, γ-2])	Enzima codificada por dois genes; Subunidades alfa e beta codificadas pelo gene em 12p; Subunidade gama codificada pelo gene em 16p	Panétnico
Mucolipidose tipo IV	Nascimento a 3 meses	Normal	Comprometimento intelectual, hipotonia	–	Enevoamento grave da córnea, degeneração da retina, cegueira	Desconhecido; alguns pacientes com deficiência parcial de sialidase gangliosídica	Gene *MCOLN1* em 19p13.2 a 13.3 codificando mucolipina 1; duas mutações do fundador representando 95% dos alelos mutantes na população asquenazi	Aumento em judeus asquenazis
Mucopolissacaridose tipo VII	No útero à infância	Grosseria variável	Insuficiência intelectual leve a grave	Hérnias	Cobertura da córnea variável	Deficiência de β-glucuronidase	Gene *GUSB* em 7q21.2-q22; mutações heterogêneas	Panétnico

Adaptada de Thomas JA, Lam C e Berry GT. Lysosomal storage, peroxisomal, and glycosylation disorders and Smith-Lemli-Opitz syndrome presenting in the neonate. In: Gleason CA, Juul SE (Eds.). Avery's diseases of the newborn, 10. ed. Philadelphia, 2018, Elsevier, Tabela 23.1.

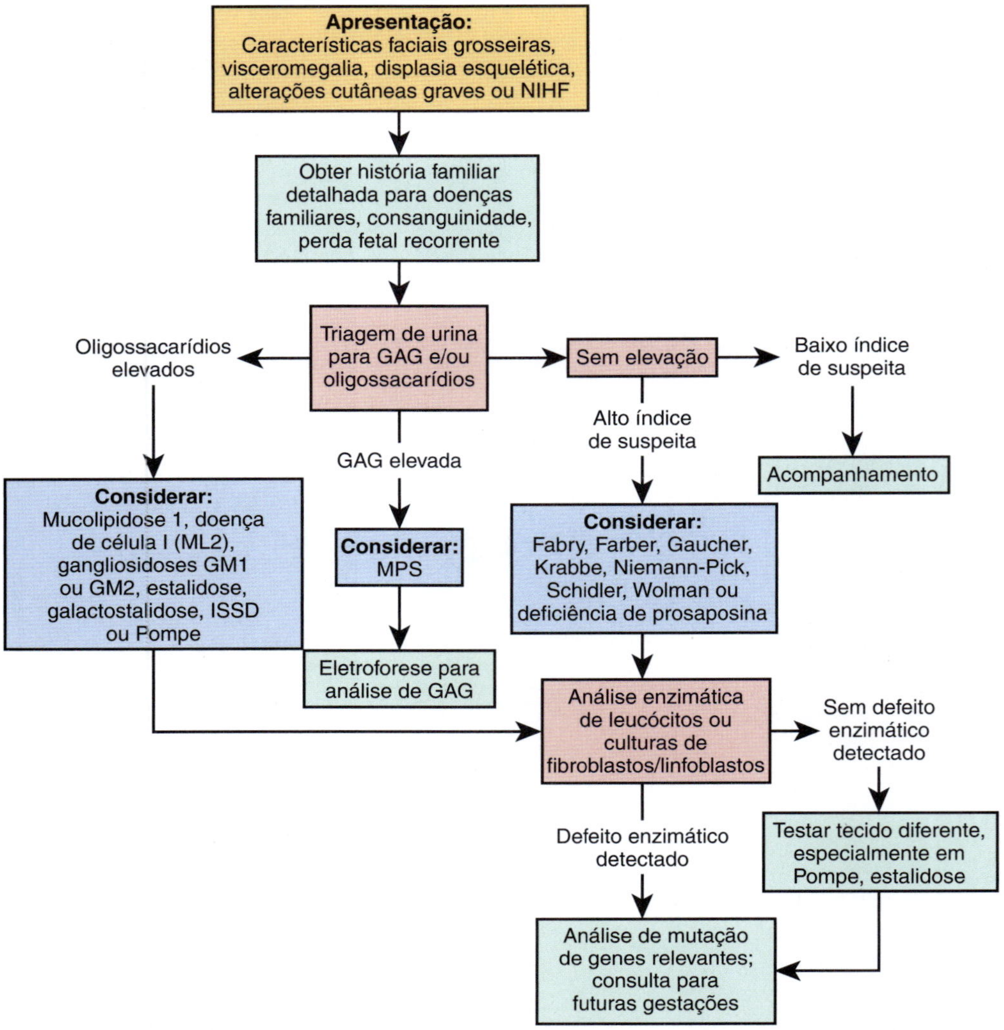

Figura 104.17 Algoritmo da avaliação clínica recomendada para um lactente com suspeita de uma doença de armazenamento de lipídio. GAGs, glicosaminaglicanas; ISSD, doença infantil de armazenamento de ácido siálico; NIHF, hidropisia fetal não imune. (De Staretz-Chacham O, Lang TC, LaMarca ME *et al.* Lysosomal storage disorders in the newborn. *Pediatrics.* 2009;123: 1191-1207.)

gangliosidose GM_1 é clinicamente distinta, com idade de início variável. Os pacientes afetados apresentam principalmente sintomas neurológicos, como ataxia, disartria, comprometimento intelectual e espasticidade. A deterioração é lenta; os pacientes podem sobreviver na quarta década de vida. Esses pacientes não têm o envolvimento visceral, as anormalidades faciais e as características esqueléticas observadas na doença tipo 1. Aqueles que tiveram início da condição na idade adulta foram descritos como os pacientes que apresentam anormalidades de marcha e fala, distonia e anormalidades esqueléticas suaves. *Não existe um tratamento específico* para nenhuma forma de gangliosidose GM_1.

O diagnóstico de gangliosidose GM_1 deve ser suspeito em lactentes com características clínicas típicas e é confirmado pela demonstração da deficiência da atividade de betagalactosidase em leucócitos periféricos. Outros distúrbios que compartilham algumas das características da gangliosidose GM_1 são a doença de Hurler (mucopolissacaridose tipo I), a doença de célula-I e a doença de Niemann-Pick tipo A. Cada uma pode ser distinguida pela demonstração de suas deficiências enzimáticas específicas. Os portadores da doença são detectados pela medida da atividade enzimática em leucócitos periféricos ou por meio da identificação de mutações de genes específicos; realiza-se o diagnóstico pré-natal por determinação da atividade enzimática em cultura de amniócitos ou vilosidades coriônicas ou identificação das mutações causadoras de doenças específicas. Apenas a terapia de suporte está disponível para pacientes com gangliosidose GM_1. Todavia, estudos em ratos com gangliosidose GM_1 demonstraram que a *N*-octil-4-epibetavalienamina (NOEV) oral, que estabiliza a proteína enzima mutante produzida pelos animais afetados, atravessou o cérebro e melhorou a deterioração neurológica, sugerindo que tal abordagem pode ser útil para o estudo em humanos.

GANGLIOSIDOSES GM_2

As gangliosidoses GM_2 são a doença de Tay-Sachs e a doença de Sandhoff; cada uma resulta da deficiência de atividade beta-hexosaminidase e do acúmulo lisossômico de gangliosídios GM_2, sobretudo no SNC. Ambos os distúrbios foram classificados em formas de início infantil, juvenil e adulto com base na idade de início e nas características clínicas. A beta-hexosaminidase ocorre como duas isozimas: beta-hexosaminidase A, que é composta por uma subunidade alfa e uma beta, e beta-hexosaminidase B, que tem duas subunidades beta. A deficiência de beta-hexosaminidase A resulta de mutações na subunidade alfa e causa a doença de Tay-Sachs; as mutações da subunidade beta resultam da deficiência das beta-hexosaminidases A e B e causam doença de Sandhoff. Ambas são traços recessivos autossômicos, com a doença de Tay-Sachs sendo mais comum na população judaica asquenazi, em quem a frequência é de aproximadamente 1 em 25.

Mais de 50 mutações foram identificadas; a maioria está associada às formas infantis da doença. Três mutações são responsáveis por mais de 98% dos alelos mutantes entre portadores judaicos asquenazis da doença de Tay-Sachs, com um alelo associado à forma de início na idade adulta. As mutações que causam as formas subaguda ou de início adulto resultam em proteínas com atividades enzimáticas residuais, cujos níveis se correlacionam com a gravidade da doença.

Os pacientes com a forma infantil da **doença de Tay-Sachs** têm manifestações clínicas na lactância, como perda de habilidades motoras, aumento da reação de hiper-reflexia, palidez macular e manchas vermelho-cereja na retina (Tabela 104.15). Os lactentes afetados costumam desenvolver-se normalmente até os 4 a 5 meses de idade quando o contato visual reduzido e uma resposta de hiper-reflexa exagerada ao ruído (**hiperacusia**) são observados. Também pode se desenvolver **macrocefalia**, não associada à hidrocefalia. No 2º ano de vida, desenvolvem-se convulsões, que podem ser refratárias à terapia anticonvulsivante. A neurodegeneração é implacável, com a morte ocorrendo aos 4 ou 5 anos de idade. As formas de início juvenil e adulto apresentam inicialmente ataxia e disartria e podem não estar associadas a um ponto vermelho-cereja macular.

As manifestações clínicas da **doença de Sandhoff** assemelham-se às da doença de Tay-Sachs. Os lactentes com doença de Sandhoff têm hepatosplenomegalia, envolvimento cardíaco e anormalidades ósseas leves. A forma juvenil desse distúrbio apresenta-se como ataxia, disartria e deterioração mental, mas sem aumento de volume visceral ou uma mancha vermelho-cereja macular. Nenhum tratamento está disponível para a doença de Tay-Sachs ou doença de Sandhoff, embora as abordagens experimentais estejam sendo avaliadas.

O diagnóstico da doença de Tay-Sachs **infantil** e da doença de Sandhoff costuma ser suspeito em um lactente com características neurológicas e uma mancha vermelho-cereja. O diagnóstico definitivo é feito por determinação da atividade das beta-hexosaminidases A e B em leucócitos periféricos. Os dois distúrbios distinguem-se pelo ensaio enzimático, pois na doença de Tay-Sachs apenas a isoenzima beta-hexosaminidase A é deficiente, ao passo que na doença de Sandhoff as beta-hexosaminidases A e B são deficientes. Gestações de risco para ambos os distúrbios podem ser diagnosticadas no pré-natal por meio da determinação dos níveis de enzimas nas células fetais obtidas por amniocentese ou amostra de vilosidade coriônica. A identificação de portadores em famílias também é possível mediante a determinação das beta-hexosaminidases A e B. Na verdade, para a doença de Tay-Sachs, recomenda-se a triagem de portadores de todos os casais em que pelo menos um membro é de ascendência judaica asquenazi antes do início da gravidez para identificar os casais em risco. Tais estudos podem ser realizados por meio da determinação do nível de atividade de beta-hexosaminidase A em leucócitos periféricos ou no plasma. Os estudos moleculares para identificar o defeito molecular exato em carreadores da alteração enzimática também devem ser realizados para possibilitar a identificação mais específica dos portadores na família e o diagnóstico pré-natal de casais em risco para ambas as determinações enzimáticas e genotípicas. A incidência da doença de Tay-Sachs foi bastante reduzida desde a introdução de programas de triagem do portador na população judaica asquenazi. A triagem neonatal pode ser possível por meio da medida de marcadores glicoesfingolipídios específicos ou das atividades enzimáticas relevantes em gotas de sangue seco.

DOENÇA DE GAUCHER

A doença de Gaucher é uma lipidose multissistêmica caracterizada por anormalidades hematológicas, visceromegalia e envolvimento esquelético, este último normalmente se manifestando como dor óssea e fraturas patológicas (Tabela 104.15). É uma das doenças de armazenamento lisossômico mais comuns e o defeito genético mais prevalente entre os judeus asquenazis. Existem três subtipos clínicos delineados por ausência ou presença e progressão das manifestações neurológicas: **tipo 1** ou do adulto, forma não neuronopática; **tipo 2**, a forma infantil ou neuronopática aguda; e **tipo 3**, a forma juvenil ou neuronopática subaguda. Todos são traços recessivos autossômicos. O tipo 1, que responde por 99% dos casos, tem uma predileção impressionante pelos judeus asquenazis, com incidência em torno de 1 em cada 1.000 nascidos vivos e frequência de portador de aproximadamente 1 em 18 adultos.

A doença de Gaucher resulta da atividade deficiente de hidrolase lisossomal, ácido betaglucosidase, que é codificada por um gene localizado no cromossomo 1q21-q31. Esse defeito enzimático resulta no acúmulo de substratos de glicolipídios não degradados, sobretudo glicosilceramida, em células do sistema reticuloendotelial (SRE). Tal deposição progressiva resulta na infiltração da medula óssea, hepatosplenomegalia progressiva e complicações esqueléticas. Quatro mutações – N370S, L444 P, 84insG e IVS2+2 – representam aproximadamente 95% dos alelos mutantes entre os pacientes judeus asquenazis, possibilitando a triagem para tal distúrbio nessa população. As correlações de genótipo e fenótipo foram observadas, fornecendo a base molecular para a heterogeneidade clínica observada na doença de Gaucher tipo 1. Os pacientes que são homozigotos para a mutação N370S tendem a ter um início mais tardio de manifestações clínicas, com um curso mais indolente do que os pacientes com uma cópia de N370S e outro alelo comum.

As **manifestações clínicas** da **doença de Gaucher tipo 1** têm uma idade variável de início, desde a primeira infância até a idade adulta tardia, com a maioria dos pacientes apresentando sintomas na adolescência. Na apresentação, os pacientes podem ter hematomas por trombocitopenia, fadiga crônica secundária à anemia, hepatomegalia com ou sem resultados dos TFH elevados, esplenomegalia e dor óssea. Alguns pacientes têm acometimento pulmonar na apresentação. Os pacientes que apresentavam essa condição na primeira década frequentemente não são judeus e têm retardo de crescimento e um curso mais maligno. Outros pacientes podem ser descobertos por acaso durante a avaliação para outras condições ou como parte de exames de rotina; esses pacientes podem ter um curso mais suave ou até mesmo benigno. Em pacientes sintomáticos, a esplenomegalia é progressiva e pode tornar-se enorme. A maioria dos pacientes desenvolve evidência radiológica de envolvimento esquelético, como uma deformidade em frasco de Erlenmeyer do fêmur distal. O envolvimento ósseo clinicamente aparente, que ocorre na maioria dos pacientes, pode manifestar-se como dor óssea, um padrão de pseudo-osteomielite, ou fraturas patológicas. Lesões líticas podem desenvolver-se nos ossos longos, incluindo o fêmur, as costelas e a pelve; a osteosclerose pode ser evidente em uma idade adiantada. Podem ocorrer crises ósseas com dor intensa e inchaço. O sangramento secundário à trombocitopenia pode manifestar-se como epistaxe ou hematomas e é frequentemente ignorado até que outros sintomas se tornem aparentes. Com exceção da criança com grave retardo de crescimento, que pode sofrer atraso de desenvolvimento secundário aos efeitos da doença crônica, o desenvolvimento e a inteligência são normais.

A principal característica patológica da doença de Gaucher é a célula de Gaucher no SRE, em especial na medula óssea (Figura 104.18). Tais células, que são de 20 a 100 μm de diâmetro, têm uma aparência característica de papel enrugado que resulta da presença de inclusões de substrato intracitoplasmáticas. O citoplasma da célula de Gaucher reage de modo fortemente positivo com a coloração periódica de Schiff ácida (PAS). A presença dessa célula na medula óssea e em espécimes de tecidos é altamente sugestiva de doença de Gaucher, embora também possa ser encontrada em pacientes com leucemia granulocítica e mieloma.

A **doença de Gaucher tipo 2** é uma forma rara e não tem uma predileção étnica. Caracteriza-se por um curso neurodegenerativo rápido com amplo envolvimento visceral e morte prematura de vida. Ela se apresenta na lactância com aumento do tônus, estrabismo e visceromegalia. A dificuldade para se desenvolver e o estridor causado por laringospasmo são típicos. Após um período de vários anos de regressão psicomotora, a morte geralmente ocorre secundária ao comprometimento respiratório. A **doença de Gaucher tipo 3** apresenta-se com manifestações clínicas que são intermediárias àquelas observadas nos tipos 1 e 2, com apresentação na infância e morte por volta de 10 a 15 anos de idade. Ela tem uma predileção pela população sueca de Norrbotten, na qual a incidência é de aproximadamente 1 em 50.000. O envolvimento neurológico está presente. A doença tipo 3 é ainda classificada como tipos 3a e 3b com base na extensão do envolvimento neurológico e se há miotonia progressiva e demência (**tipo 3a**) ou paralisia de olhar supranuclear isolado (**tipo 3b**).

A doença de Gaucher deve ser considerada no diagnóstico diferencial dos pacientes com visceromegalia inexplicada, que se ferem facilmente, têm dor óssea ou apresentam uma combinação dessas condições. O exame da medula óssea normalmente revela a presença de células de Gaucher. Todos os diagnósticos suspeitos devem ser confirmados por determinação da atividade ácida da betaglicosidase em leucócitos isolados ou fibroblastos em cultura, bem como pela identificação de suas mutações genéticas de betaglicosidase ácida específica. Em

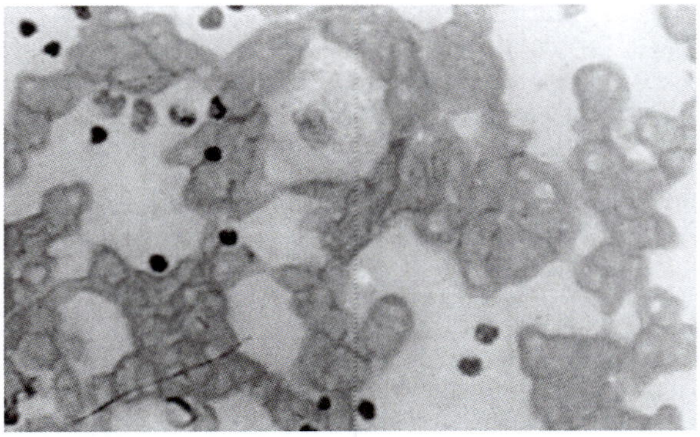

Figura 104.18 Células do baço de um paciente com doença de Gaucher. Uma célula do baço característica é mostrada ingurgitada com glicocerebrosídio.

indivíduos judeus asquenazis, a identificação de portadores pode ser mais bem obtida pelo teste molecular para as mutações comuns asquenazis. O teste deve ser oferecido a todos os membros da família, tendo em mente que a heterogeneidade, mesmo entre membros da mesma família, pode ser tão grande que pode diagnosticar indivíduos assintomáticos afetados. O **diagnóstico pré-natal** está disponível para a determinação da atividade da enzima e/ou as mutações específicas da família em vilosidades coriônicas ou células de fluido amniótico em cultura.

O **tratamento** dos pacientes com doença de Gaucher tipo 1 inclui terapia de reposição enzimática (TRE). A eficácia da TRE com betaglicosidase ácida humana recombinante terminada em manose (*imiglucerase* [Cerezyme®, Genzyme®]), *velaglucerase alfa* [VPRIV®, Shire HGT]) ou *alfataliglucerase* (Uplyso®, Protalix Biotherapeutics) é o tratamento padrão para os pacientes com doença do tipo 1. A maioria dos sintomas (organomegalia, índices hematológicos, dor óssea) é revertida por TRE (60 UI/kg) administrada por infusão IV a cada 2 semanas, e o comprometimento ósseo pode ser estabilizado ou melhorado.

Embora a TRE não altere a progressão neurológica de pacientes com a doença de Gaucher tipos 2 e 3, ela foi usada em pacientes selecionados, como uma medida paliativa, em particular em pacientes tipo 3 com envolvimento visceral grave. Os tratamentos alternativos, com agentes de redução de substrato oral destinados a diminuir a síntese de glicosilceramida por inibição química da glicosilceramida sintase incluem o *miglustate* (Zavesca®, Actelion), embora sua eficácia em parâmetros hematológicos não seja tão grande quanto a TRE. Um segundo inibidor de substrato mais eficaz, o *eliglustato* (Cerdelga®, Sanofi-Genzyme), demonstrou eficácia significativa *versus* placebo e não é inferior à imiglucerase, tornando-o um tratamento oral alternativo de primeira linha para pacientes com doença do tipo 1. Um pequeno número de pacientes foi submetido a transplante de medula óssea (TMO), que é curativo, mas está associado a morbidade e mortalidade significativas pelo procedimento, o que limita a seleção de candidatos adequados.

DOENÇA DE NIEMANN-PICK

A descrição original da Doença de Niemann-Pick (NPD) era o que hoje é conhecido como NPD **tipo A**, um distúrbio fatal da lactância caracterizado por dificuldade em se desenvolver, hepatosplenomegalia e um curso neurodegenerativo rapidamente progressivo que conduz rapidamente à morte por volta de 2 a 3 anos de idade. A doença **tipo B** é uma forma não neuropática observada em crianças e adultos. A doença **tipo C** é uma forma neuropática que resulta de transporte defeituoso de colesterol. Todos os subtipos são herdados de forma autossômica recessiva e exibe características clínicas variáveis (Tabela 104.15).

A NPD tipos A e B resulta da atividade deficiente de **esfingomielinase ácida (ASM)**, uma enzima lisossômica codificada por um gene no cromossomo 11 (11p15.1-p15.4). O defeito enzimático resulta no acúmulo patológico de *esfingomielina*, um fosfolipídio de ceramida e outros lipídios no sistema de monócitos-macrófagos, o local patológico primário. A deposição progressiva de esfingomielina no SNC resulta no curso neurodegenerativo visto no tipo A e no tecido não neural nas manifestações de doenças sistêmicas do tipo B, com doença pulmonar progressiva em alguns pacientes. Várias mutações no gene da esfingomielinase ácida que causa NPD tipos A e B foram identificadas.

As **manifestações clínicas** e curso da NPD tipo A são uniformes e caracterizadas por uma aparência normal ao nascimento seguido por hepatosplenomegalia, linfadenopatia moderada e retardo psicomotor evidentes aos 6 meses de idade. Ao longo do tempo, a perda da função motora e a deterioração das capacidades intelectuais são progressivamente debilitantes; há desenvolvimento de espasticidade e rigidez; e ocorre morte por volta dos 3 anos de idade. Contrapondo-se ao fenótipo estereotipado do tipo A, a apresentação clínica e o curso de pacientes com a doença tipo B são mais variáveis. A maioria é diagnosticada na lactância ou na infância quando o aumento de volume do fígado ou do baço, ou de ambos, é detectado durante um exame físico de rotina. No momento do diagnóstico, os pacientes com NPD tipo B geralmente têm evidências de envolvimento pulmonar leve, que costuma ser detectado como uma infiltração reticular difusa ou infiltração finamente nodular na radiografia de tórax. Os sintomas pulmonares podem estar presentes em adultos. Na maioria dos pacientes, a hepatosplenomegalia é particularmente proeminente na infância, mas com o aumento do crescimento linear a distensão abdominal diminui e se torna menos visível. Em pacientes ligeiramente afetados, a esplenomegalia não pode ser observada até a idade adulta e as manifestações da doença podem ser mínimas.

Os pacientes gravemente afetados podem ter envolvimento hepático levando à cirrose com risco de morte, hipertensão portal e ascite. A pancitopenia clinicamente significativa causada por hiperesplenismo secundário pode exigir esplenectomia parcial ou total; isso deve ser evitado, se possível, porque a esplenectomia frequentemente causa a progressão da doença pulmonar, que pode ser fatal. Em geral, os pacientes tipo B não têm envolvimento neurológico e tem um QI normal. Alguns pacientes com a doença tipo B têm máculas ou halos vermelho-cereja e sintomas neurológicos sutis (neuropatia periférica). Em alguns pacientes tipo B, a redução da difusão pulmonar causada por infiltração alveolar torna-se evidente ao final da infância ou no início da idade adulta e progride com a idade. Indivíduos gravemente afetados podem ter comprometimento pulmonar significativo por volta de 15 a 20 anos de idade. Tais pacientes apresentam baixos valores de tensão de oxigênio (PO_2) e dispneia com esforço. Pode ocorrer broncopneumonia com risco de morte e descreveu-se *cor pulmonale*.

Os pacientes com NPD tipo C com frequência apresentam icterícia neonatal prolongada, parecem normais por 1 a 2 anos e, depois, têm um curso neurodegenerativo lentamente progressivo e variável. Sua hepatosplenomegalia é menos evidente do que a de pacientes com NPD tipos A ou B, e eles podem sobreviver até a idade adulta. O defeito bioquímico subjacente em pacientes tipo C é uma anormalidade no transporte do colesterol, levando a acúmulo de esfingomielina e colesterol em seus lisossomos e redução parcial secundária na atividade de ASM (Capítulo 104.3).

Em pacientes com NPD tipo B, a esplenomegalia costuma ser a primeira manifestação detectada. O aumento do baço é notado na primeira infância; na doença muito leve, o aumento pode ser sutil e a detecção adiada até a adolescência ou a idade adulta. A presença das células NPD características nos aspirados de medula óssea sustenta o diagnóstico de NPD tipo B. Os pacientes com NPD tipo C, no entanto, também têm grande infiltração de células NPD na medula óssea e, dessa maneira, todos os casos suspeitos devem ser avaliados por via enzimática para confirmar o diagnóstico clínico pela medida do nível de ASM nos leucócitos periféricos. Os pacientes com NPD tipos A e B têm níveis bastante reduzidos (1 a 10%), enquanto aqueles com NPD tipo C apresentam atividades de ASM normal ou um pouco reduzida. A identificação enzimática dos portadores de NPD é problemática. Para famílias nas quais a lesão molecular específica foi identificada, todavia, os membros da família podem ser testados com precisão para o estado heterozigótico por meio de análise de DNA. O **diagnóstico pré-natal** de NPD tipos A e B pode ser feito de maneira confiável pela medida da atividade ASM em cultura de amniócitos ou vilosidades coriônicas; a análise molecular de células fetais para identificar as mutações específicas de ASM pode fornecer o diagnóstico específico ou servir como um teste confirmatório. O diagnóstico clínico da NPD tipo C pode ser indicado pela positividade da coloração de filipina em cultura de fibroblastos e identificação de uma mutação específica no gene *NPC1* ou *NPC2*.

Não há tratamento específico para a NPD. O transplante hepático ortotópico em um lactente com a doença tipo A e o transplante de sangue do cordão umbilical em vários pacientes com NPD tipo B foram tentados com pouco ou nenhum sucesso. O TMO em um pequeno número de pacientes com NPD tipo B foi bem-sucedido na redução dos volumes de baço e fígado, do teor de esfingomielina do fígado, do número de células de Niemann-Pick na medula e da infiltração dos pulmões radiologicamente detectada. Em um paciente, as biopsias de fígado obtidas até 33 meses após o transplante mostraram apenas uma redução moderada da esfingomielina armazenada. O TRE com ASM recombinante humana está atualmente em estudos clínicos para o tratamento de pacientes do tipo B. Um estudo de fase 1b de 26 semanas em pacientes adultos com NPD tipo B estabeleceu uma prova de conceito inicial nesse grupo de indivíduos, e um estudo clínico de fase 1/2 em pacientes pediátricos e um estudo de fase 2/3 em pacientes adultos com abordagem de deficiência de ASM estão em andamento. Realizaram-se ensaios clínicos de miglustato, e o medicamento foi aprovado na Europa para o tratamento da doença tipo C. O tratamento da doença tipo A por TMO não foi bem-sucedido, presumivelmente devido ao envolvimento neurológico grave.

DOENÇA DE FABRY

A doença de Fabry é um erro inato ligado ao cromossomo X do metabolismo de glicoesfingolipídio causado pela atividade ausente ou extremamente deficiente de alfagalactosidase A (alfagal A). Há dois fenótipos principais. Homens afetados com o fenótipo **clássico** apresentam na infância angioqueratomas (lesões cutâneas telangiectásicas), hipo-hidrose, opacidades corneanas e lenticulares e acroparestesias dolorosas. Com o avanço da idade, eles desenvolvem falha nos rins, doença do coração e/ou cérebro e AVE (Tabela 104.15). Esse fenótipo clássico é causado pela atividade ausente de alfagal A e tem uma prevalência estimada de aproximadamente 1 em 40.000 homens. O fenótipo de **início mais tardio** ocorre em homens afetados com atividade residual de alfagal A e apresenta-se da 4ª à 8ª década de vida com doença cardíaca e insuficiência renal. Tal fenótipo é mais prevalente do que o fenótipo clássico. As mulheres heterozigóticas para o fenótipo clássico podem ser assintomáticas ou tão gravemente afetadas quanto os homens à variabilidade resultante da inativação aleatória do cromossomo X. A deficiência enzimática resulta de mutações no gene alfagal A localizado no braço longo do cromossomo X (Xq22). O defeito enzimático conduz a acúmulo sistêmico de glicoesfingolipídios neutros, globotriaosilceramida principalmente, em particular no plasma e nos lisossomos das células endoteliais vasculares e de músculo liso, miócitos cardíacos e podócitos renais. A deposição progressiva vascular de glicosfingolipídios em homens classicamente afetados resulta em oclusão de vasos pequenos e isquemia, levando a manifestações importantes da doença. O DNA complementar (DNAc) e as sequências genômicas que codificam alfagal A foram caracterizados, e mais que 900 mutações diferentes no gene de alfagal A são responsáveis por essa doença de armazenamento lisossomal.

Os **angioqueratomas** ocorrem geralmente na infância e podem levar a um diagnóstico precoce (Figura 104.19). Eles aumentam em número e tamanho com a idade e variam de pouco visível até vários milímetros de diâmetro. As lesões são pontilhadas, vermelho-escuras a preto-azuladas e planas ou ligeiramente elevadas. Elas não branqueiam com a pressão, e as maiores podem mostrar uma leve hiperqueratose. Caracteristicamente, as lesões são mais densas entre o umbigo e os joelhos, na "área de banho do tronco", mas podem ocorrer em qualquer lugar, como a mucosa oral. Os quadris, as coxas, as nádegas, o umbigo, o abdome inferior, o escroto e a glande do pênis são locais comuns, e há uma tendência para a simetria. As variantes sem lesões cutâneas são descritas. O suor costuma estar reduzido ou ausente. As opacidades corneanas e as lesões lenticulares características, observadas sob exame com lâmpada de fenda, estão presentes em homens afetados, assim

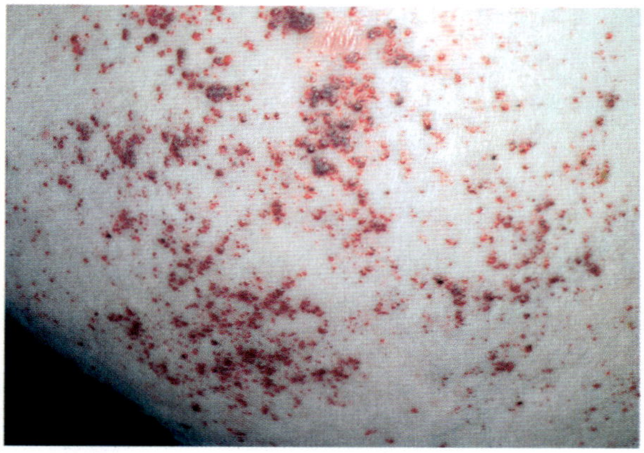

Figura 104.19 Angioqueratoma típico. Os angioqueratomas são bastante grandes e facilmente reconhecíveis, mas se existirem apenas algumas lesões ou se elas forem restritas apenas às genitálias ou região umbilical elas podem passar facilmente despercebidas. (De Zarate VA, Hopkin RJ. Fabry's disease. *Lancet*. 2008;372: 1427.)

como em aproximadamente 90% de heterozigotos de famílias com o fenótipo clássico. A tortuosidade vascular retiniana e conjuntival é comum e resulta do envolvimento vascular sistêmico.

A dor é o sintoma mais debilitante na infância e na adolescência. As **crises de Fabry**, com duração de horas a vários dias, consistem em dor agonizante, dor em queimação nas mãos, pés e extremidades proximais e são normalmente associadas ao exercício, fadiga, febre ou uma combinação desses fatores. Essas acroparestesias dolorosas geralmente tornam-se menos frequentes na 3ª e na 4ª década, embora em alguns homens possam ser mais frequentes e graves. As crises de dor abdominal ou no flanco podem simular apendicite ou cólica renal. A dor pode sugerir outros diagnósticos (Tabela 104.17).

Os principais sintomas mórbidos em homens classicamente afetados resultam do envolvimento progressivo do sistema vascular. No início do curso do fenótipo clássico, cilindros, glóbulos vermelhos e inclusões de lipídios com "cruzes de Malta" características birrefringentes aparecem no sedimento urinário. Proteinúria, isostenúria e deterioração gradual da função renal e desenvolvimento de azotemia ocorrem na 2ª para a 4ª década no fenótipo clássico e na 4ª a 8ª década sob a forma de início mais tardio. Os achados cardiovasculares podem ser arritmias, cardiomiotapia hipertrófica e insuficiência cardíaca. A insuficiência mitral é a lesão valvular mais comum. Manifestações cerebrovasculares, como ataques isquêmicos transitórios (AIT) e

Tabela 104.17 Diagnóstico errado comum da doença de Fabry.

Dores de crescimento Síndrome da dor crônica sobreposta Síndrome do intestino irritável Simulação de doença Lúpus eritematoso sistêmico Febre reumática Fibromialgia Dermatomiosite Fênomeno de Raynaud Síndrome de Raynaud	Polifiria Síndrome de Guillain-Barré Neuropatia hereditária Neuropatia urêmica Neuropatia diabética Polineuropatia Deficiência de C1 esterase Síndrome periódica associada ao receptor de TNF (TRAPS) Síndromes da febre articular e recorrente (artrite idiopática juvenil, febre do Mediterrâneo familiar)	Eritromelalgia Doença de Menière Doença cardíaca coronariana Síndromes dolorosas regionais complexas Esclerose múltipla Doença de Osler Apendicite Doença óssea metabólica (raquitismo, uremia, escorbuto)

Adaptada de Sivley MD: Fabry disease: a review of ophthalmic and systemic manifestations. Optometria Vision Sci. 2013;90(2): e63-e78.

AVEs, resultam secundariamente a arritmias cardíacas, bem como do envolvimento multifocal de pequenos vasos. Outras características podem ser bronquite crônica e dispneia, linfedema das pernas sem hipoproteinemia, diarreia episódica, osteoporose, crescimento prejudicado e puberdade atrasada. A morte com frequência resulta de insuficiência renal, doença cardíaca ou AVE. Antes da hemodiálise ou do transplante renal, a idade média de morte para os homens afetados era de cerca de 40 anos. Os pacientes com o fenótipo de início mais tardio com atividade residual de alfagal A têm doença cardíaca e/ou renal. As manifestações cardíacas são hipertrofia da parede do ventrículo esquerdo e septo interventricular, além de alterações eletrocardiográficas consistentes com cardiomiopatia. A cardiomiopatia hipertrófica ou o infarto do miocárdio podem levar à taquicardia ventricular como causa de morte.

O **diagnóstico** da doença de Fabry em homens classicamente afetados é mais facilmente feito a partir da história de acroparestesia dolorosa, hipo-hidrose, presença de lesões cutâneas características e observação da opacidade da córnea e lesões lenticulares. O distúrbio é, com frequência, diagnosticado erroneamente como febre reumática, eritromelalgia ou neurose. As lesões cutâneas devem ser diferenciadas dos angioqueratomas benignos do escroto (**doença de Fordyce**) ou de angioqueratoma circunscrito. Angioqueratomas idênticos aos da doença de Fabry foram relatados em fucosidose, aspartilglicosaminúria, gangliosidose GM_1 de início tardio, galactosialidose, deficiência de alfa-*N*-acetilgalactosaminidase e sialidose. Pacientes com início mais tardio foram identificados entre indivíduos em hemodiálise e aqueles com cardiomiopatia hipertrófica ou que sofreram AVEs criptogênicos. Pacientes com início mais tardio não têm as manifestações clássicas iniciais descritas anteriormente. O diagnóstico dos pacientes clássicos e de início tardio com doença de Fabry é confirmado bioquimicamente pela demonstração de atividade muito reduzida de alfagal A em plasma, leucócitos isolados ou culturas de fibroblastos ou linfoblastos. A mutação específica de alfagal A pode ser determinada pelo sequenciamento do gene.

Mulheres heterozigóticas de famílias clássicas podem ter opacidades da córnea, lesões de pele isoladas e atividades intermédias de alfagal A em plasma ou células. Mulheres heterozigotas raras podem apresentar manifestações tão graves quanto aquelas encontradas em homens afetados. As mulheres assintomáticas em risco em famílias clássicas e de início tardio afetadas pela doença de Fabry, entretanto, devem ser adequadamente diagnosticadas pela análise direta da mutação específica de sua família. A detecção pré-natal de homens afetados pode ser realizada demonstrando-se a atividade deficiente de alfagal A e a mutação do gene específico da família em vilosidades coriônicas obtidas no primeiro trimestre ou em culturas de amniócitos obtidos por amniocentese no segundo trimestre da gravidez. A doença de Fabry pode ser detectada por triagem neonatal, e estudos-piloto têm sido realizados na Europa, na Ásia e na América do Norte.

O **tratamento** para a doença de Fabry pode envolver o uso de fenitoína e carbamazepina para diminuir a frequência e a gravidade das acroparestesias crônicas e as crises periódicas de dor excruciante. O transplante renal e a hemodiálise a longo prazo são procedimentos de salvamento para os pacientes com insuficiência renal.

A terapia de reposição enzimática (TRE) em pacientes com doença de Fabry usando preparações humanas recombinantes de alfagal A produzidas em células de ovário de hamster chinês (*beta-agalsidase*, Fabrazyme®, Genzyme) e em células de fibrossarcoma humano (*alfa-agalsidase*, Replagal®, Shire HGT) está disponível. O Fabrazyme® e o Replagal® foram aprovados pela European Medicines Agency na União Europeia, mas apenas o Fabrazyme® está aprovado pela FDA nos EUA. A eficácia da TRE com Fabrazyme® tem sido demonstrado na estabilização da doença renal, na regressão de cardiomiopatia hipertrófica, na redução da dor e na melhora na qualidade de vida. Como os homens afetados de modo mais clássico não produzem proteína enzima, esses pacientes podem produzir anticorpos de imunoglobulina G (IgG) em resposta à infusão de enzima, o que não reduz a eficácia da remoção do substrato, a menos que o título de anticorpos seja muito alto. O tratamento de homens afetados classicamente deve começar na infância.

FUCOSIDOSE

A fucosidose é um distúrbio autossômico recessivo raro causado pela atividade deficiente de alfafucosidase e pelo acúmulo de glicoesfingolipídios contendo fucose, glicoproteínas e oligossacarídios nos lisossomos do fígado, do cérebro e de outros órgãos (ver Tabela 104.15). O gene alfafucosidase está no cromossomo 1 (1p24), e mutações específicas são conhecidas. Embora a doença seja panétnica, a maioria dos pacientes relatados é da Itália e dos EUA. Existe uma grande variabilidade no fenótipo clínico. Os pacientes gravemente afetados apresentam no 1º ano de vida atraso no desenvolvimento e características somáticas semelhantes às das mucopolissacaridoses. Tais características são bossa frontal, hepatosplenomegalia, características faciais grosseiras e macroglossia. O armazenamento no SNC resulta em um curso neurodegenerativo implacável, com a morte na infância. Pacientes com doença mais branda têm angioqueratomas e maior sobrevida. *Não existe nenhum tratamento específico para a fucosidose.* O distúrbio pode ser diagnosticado pela demonstração de atividade deficiente de alfafucosidase em culturas de leucócitos periféricos ou fibroblastos. A identificação do portador e o diagnóstico pré-natal são possíveis pela determinação da atividade enzimática ou das mutações específicas da família.

DOENÇA DE SCHINDLER

Esse distúrbio autossômico recessivo neurodegenerativo resulta da atividade deficiente de alfa-*N*-acetilgalactosaminidase e do acúmulo de asialoglicopeptídios e sialiloligossacarídios (ver Tabela 104.15). O gene para a enzima está localizado no cromossomo 22 (22q11). A doença de Schindler é clinicamente heterogênea e dois fenótipos principais foram identificados. A doença **tipo I** é uma distrofia neuroaxonal infantil precoce. Os lactentes afetados têm desenvolvimento normal nos primeiros 9 a 15 meses de vida, seguidos por um curso rápido neurodegenerativo que resulta em retardo psicomotor grave, cegueira cortical e crises mioclônicas frequentes. A doença **tipo II** caracteriza-se por idade de início variável, comprometimento intelectual leve e angioqueratomas. *Não há nenhum tratamento específico* para qualquer uma das formas do distúrbio. Realiza-se o diagnóstico pela demonstração da deficiência enzimática em culturas de leucócitos ou fibroblastos de pele ou mutações de genes específicos.

LEUCODISTROFIA METACROMÁTICA

Essa doença da substância branca autossômica recessiva é causada por uma deficiência de **arilsulfatase A (ASA)**, necessária para a hidrólise dos glicoesfingolipídios sulfatados. Outra forma de leucodistrofia metacromática (**LDM**) mostra-se causada por uma deficiência de uma proteína ativadora de esfingolipídios (SAP1), necessária para a formação do complexo enzima-substrato. A deficiência dessa atividade enzimática resulta no armazenamento na substância branca de glicoesfingolipídios sulfatados, que conduz a desmielinização e um curso neurodegenerativo. O gene *ASA* está no cromossomo 22 (22q13.31qter); mutações específicas tendem a cair em dois grupos que se correlacionam com a gravidade da doença.

As **manifestações clínicas** da forma **infantil tardia** de LDM, que é mais comum, normalmente se apresentam entre 12 e 18 meses de idade como irritabilidade, incapacidade de andar e hiperextensão do joelho, causando *genu recurvatum*. A evolução clínica da doença relaciona-se com o envolvimento patológico de ambos, sistemas nervoso central e periférico, dando uma mistura de sinais de neurônios motores superiores e inferiores e sinais cognitivos e psiquiátricos. Os reflexos de tendões profundos são reduzidos ou ausentes. Definhamento muscular progressivo, fraqueza e hipotonia tornam-se evidentes e levam a um estado debilitado. Conforme a doença progride, nistagmo, convulsões mioclônicas, atrofia óptica e quadriparesia aparecem, com a morte na primeira década de vida (ver Tabela 104.15). A forma **juvenil** do distúrbio de LDM tem um curso mais indolente, com início que pode ocorrer por volta dos 20 anos de idade. Essa forma da doença apresenta-se com distúrbios da marcha, deterioração mental, incontinência urinária e dificuldades emocionais. A forma **adulta**, que se apresenta após a 2ª década, assemelha-se à forma juvenil em suas manifestações clínicas, apesar de dificuldades emocionais e psicose serem as características mais proeminentes. Demência, convulsões, reflexos reduzidos e atrofia óptica também ocorrem nas formas juvenil e adulta. A marca patológica de LDM é a deposição de *corpos metacromáticos*, que podem corar fortemente positivos com PAS e azul de Alcian na substância branca do cérebro. Inclusões neuronais podem ser vistas em mesencéfalo, ponte, bulbo, retina e medula espinal; a desmielinização ocorre no sistema nervoso periférico (SNP). O **diagnóstico** de LDM deve ser suspeito em pacientes com as características clínicas da leucodistrofia. Redução da velocidade de condução nervosa, aumento da proteína do líquido cerebrospinal, depósitos metacromáticos nos segmentos de amostra de nervo sural e grânulos metacromáticos em sedimento urinário são sugestivos de LDM. A confirmação do diagnóstico baseia-se na demonstração da atividade reduzida de ASA em culturas de leucócitos ou fibroblastos de pele. Diagnostica-se a deficiência de SAP por meio da medida da concentração de SAP1 em cultura de fibroblastos utilizando um anticorpo específico para a proteína. O diagnóstico, a identificação de portadores e o diagnóstico pré-natal estão disponíveis para ambas as formas de LDM mediante a detecção de mutações causadoras nos genes *ASA* ou *SAP*.

O transplante com doador não aparentado de sangue do cordão umbilical foi realizado em alguns pacientes pediátricos com LDM. Um estudo longitudinal abrangendo seis pacientes com início infantil tardio e 14 com início juvenil revelou que os déficits motores presentes no momento do transplante não melhoraram e que os sintomas neurológicos continuaram a progredir naqueles pacientes com apresentação infantil tardia. Em contrapartida, nos pacientes jovens as respostas evocadas pelo tronco encefálico auditivo, os potenciais evocados visuais, o eletroencefalograma e/ou as velocidades de condução de nervo periférico estabilizaram ou melhoraram. Portanto, o transplante de sangue de cordão umbilical para crianças com LDM infantil tardia pré-sintomática ou LDM juvenil minimamente sintomática pode ser indicado. Ensaios clínicos de uma enzima humana recombinante de arilsulfatase A (rhARSA) (Metazym®, Shire HGT) demonstraram sua segurança em crianças com DLM tardia infantil, mas falta de eficácia. Um estudo clínico multicêntrico de fase I/II para avaliar a segurança e a eficácia do rhARSA administrado por via intratecal está em andamento.

DEFICIÊNCIA DE SULFATASE MÚLTIPLA

Esse distúrbio autossômico recessivo resulta da deficiência enzimática de pelo menos nove sulfatases, como arilsulfatases A, B e C e iduronato-2-sulfatase. O defeito específico é uma enzima no sistema gerador de C-alfaformilglicina (para o qual o gene está localizado em 3p26), que introduz uma modificação pós-translação comum em todas as sulfatases afetadas e explica a ocorrência de tais defeitos de enzimas múltiplas. Por causa da deficiência de uma dessas enzimas, sulfatidos, mucopolissacarídios, sulfatos de esteroides e gangliosídios acumulam-se nos tecidos do córtex cerebral e viscerais, o que resulta em um fenótipo clínico com características de **leucodistrofia**, bem como aqueles das **mucopolissacaridoses**. A ictiose grave também pode ocorrer. O teste de portador e o diagnóstico pré-natal podem ser feitos por meio de medição das atividades enzimáticas ou dos defeitos de genes específicos. *Não há tratamento específico para a deficiência múltipla de sulfatases*, além de cuidados de suporte.

DOENÇA DE KRABBE

Também denominada *leucodistrofia de células globoides*, a doença de Krabbe é um distúrbio autossômico recessivo fatal da lactância. Ele resulta da atividade deficiente de **galactocerebrosidase** e do acúmulo de substância branca de **galactosilceramida**, normalmente encontrada quase que exclusivamente na bainha de mielina. As mielinas periféricas e centrais são afetadas, o que resulta em espasticidade e comprometimento cognitivo juntamente a reflexos profundos do tendão enganosamente normais ou até mesmo ausentes. O gene galactocerebrosidase está no cromossomo 14 (14q31), e as mutações causadoras de doenças específicas são conhecidas. A forma **infantil** da doença de Krabbe é rapidamente progressiva, e os pacientes apresentam na primeira infância irritabilidade, convulsões e hipertonia (ver Tabela 104.15). A atrofia óptica mostra-se evidente no primeiro ano de vida, e o desenvolvimento mental é gravemente prejudicado. Conforme a doença progride, a atrofia óptica e o atraso grave de desenvolvimento tornam-se aparentes; as crianças afetadas apresentam opistótono e morrem antes de 3 anos de idade. A forma **infantil tardia** de Krabbe manifesta-se após 2 anos de idade. Os indivíduos afetados têm um curso semelhante ao da forma infantil precoce.

O diagnóstico da doença de Krabbe baseia-se na demonstração da deficiência enzimática específica em cultura de leucócitos ou fibroblastos de pele. Mutações de genes causais foram identificadas. A identificação do portador e o diagnóstico pré-natal estão disponíveis. O desenvolvimento de métodos para medir a atividade galactocerebrosidase em gotas de sangue seco conduziu à inclusão de doença de Krabbe nos programas de triagem em recém-nascidos de alguns estados. O tratamento de lactentes com doença de Krabbe com transplante de sangue do cordão umbilical foi relatado em recém-nascidos assintomáticos identificados no pré-natal e em lactentes sintomáticos. Os lactentes transplantados parecem desenvolver manifestações neurológicas em um ritmo mais lento, mas sucumbem a uma morte neurológica.

DOENÇA DE FARBER

Esse distúrbio autossômico recessivo raro resulta da deficiência da enzima lisossomal ácido ceramidase e do acúmulo de ceramida em vários tecidos, especialmente nas articulações. Os sintomas podem começar no 1º ano de vida com edemas dolorosos das articulações e formação de nódulos (Figura 104.20), que às vezes são diagnosticados como **artrite reumatoide**. Conforme a doença progride, o nódulo ou a formação granulomatosa nas cordas vocais podem levar a rouquidão e dificuldades respiratórias; a dificuldade para se desenvolver é comum. Em alguns pacientes, a disfunção moderada do SNC está presente (Tabela 104.15). Os pacientes podem morrer de pneumonias recorrentes na adolescência. *Não há atualmente nenhuma terapia específica.* O **diagnóstico** da doença de Farber deve ser suspeitado em pacientes que têm formação de nódulos sobre as articulações, mas sem outros achados de artrite reumatoide. Nesses pacientes, a atividade da ceramidase ácida deve ser determinada em cultura de fibroblastos da pele ou leucócitos periféricos. Várias mutações causadoras de doenças foram identificadas no gene ácido ceramidase. A detecção do portador e o diagnóstico pré-natal estão disponíveis.

DOENÇA DE WOLMAN E DOENÇA DE ARMAZENAMENTO DE ÉSTER DE COLESTEROL

Essas doenças de armazenamento lisossomal autossômicas recessivas resultam da deficiência de **lipase ácida lisossomal (LAL)** e do acúmulo de ésteres de colesterol e triglicerídios nas células espumosas histiocíticas da maioria dos órgãos viscerais. O gene para a *LAL* está no cromossomo 10 (10q24-q25). A **doença de Wolman** é o fenótipo clínico mais grave e consiste em um distúrbio fatal da lactância. As características clínicas

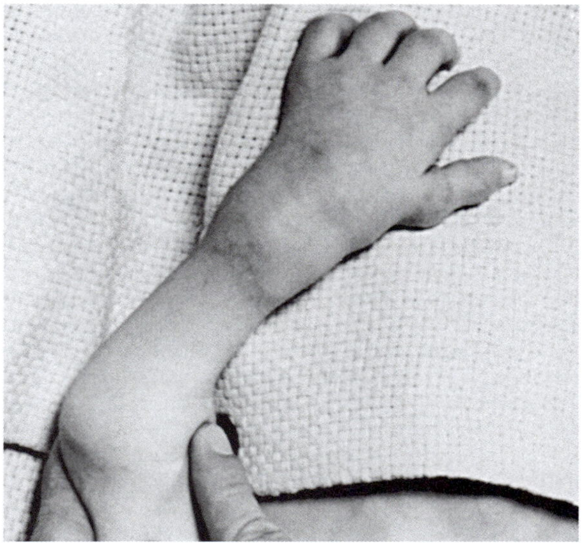

Figura 104.20 Antebraço de uma menina de 18 meses de idade com doença de Farber. Observe o inchaço articular doloroso e a formação de nódulo. A lactente tinha suspeita de apresentar artrite reumatoide.

tornam-se evidentes nas primeiras semanas de vida, como dificuldade para se desenvolver, vômitos incoercíveis, distensão abdominal, esteatorreia e hepatosplenomegalia (Tabela 104.15). Em geral, há hiperlipidemia. Podem ocorrer disfunção hepática e fibrose. A **calcificação das glândulas suprarrenais** apresenta-se em aproximadamente 50% dos pacientes. A morte normalmente ocorre nos primeiros 6 meses de vida.

A **doença de armazenamento de éster de colesterol** é menos grave que a doença de Wolman e não pode ser diagnosticada até a idade adulta. A hepatomegalia pode ser a única anormalidade detectável, mas os indivíduos afetados estão em risco significativo para a cirrose precoce e aterosclerose. A calcificação adrenal pode ocorrer em pacientes com início precoce grave.

O **diagnóstico** e a identificação do portador baseiam-se na medida da atividade LAL em leucócitos periféricos ou cultura de fibroblastos da pele. A mutação que provoca a doença foi identificada no gene *LAL*. O diagnóstico pré-natal depende da medida dos níveis de enzimas reduzidos ou da identificação de mutações específicas nas vilosidades coriônicas ou culturas de amniócitos. Agentes farmacológicos para suprimir a síntese de colesterol, em combinação com colestiramina e modificação da dieta, têm sido utilizados em pacientes, mas com pouco ou nenhum benefício clínico. A *alfassebelipase* (Kanuma®, Alexion) é uma forma recombinante de LAL aprovada pela FDA em 2015. Em um estudo clínico, 67% das crianças com deficiência de LAL sobreviveram além dos 12 meses de idade, comparadas com 0% daquelas não tratadas em uma coorte histórica. Todas morreram aos 8 meses. Em um estudo de 66 pacientes pediátricos e adultos com doença de armazenamento de colesteril éster, aqueles tratados com Kanuma® demonstraram reduções significativas nos níveis séricos de alanina transaminase (ALT) e gordura hepática e melhorias no LDL-C, triglicerídios e HDL-C, em comparação com aqueles tratados com placebo (Capítulo 104).

A bibliografia está disponível no GEN-io.

104.5 Mucolipidoses

Margaret M. McGovern e Robert J. Desnick

A **doença da célula-I (mucolipidose II [ML-II])** e a **polidistrofia pseudo-Hurler (mucolipidose III [ML-III])** são distúrbios autossômicos recessivos raros que compartilham algumas características clínicas com a síndrome de Hurler (Capítulo 107). Essas doenças resultam da orientação anormal de enzimas lisossomais recém-sintetizadas que normalmente têm resíduos de manose fosforilados para se ligar aos receptores de manose-6-fosfato que transportam as enzimas para os lisossomos. Tais resíduos de manose-6-fosfato são sintetizados em uma reação de dois passos que ocorre no aparelho de Golgi e é mediada por duas atividades enzimáticas. A enzima que catalisa o primeiro passo, a enzima lisossomal *N*-acetilglucosamina-1-fosfotransferase, é defeituosa na ML-II e na ML-III, que são distúrbios de alelos resultantes de mutações no gene precursor das subunidades alfa/beta de GlcNAc-fosfotransferase *(GNPTAB)*. Essa deficiência resulta em um direcionamento anormal das enzimas lisossomais, que são consequentemente secretadas para dentro da matriz extracelular. Como as enzimas lisossomais requerem o ambiente ácido do lisossomo para funcionar, os pacientes com esse defeito acumulam vários diferentes substratos por causa da deficiência intracelular da maior parte das enzimas lisossomais. O **diagnóstico** de ML-II e ML-III pode ser feito por meio da determinação das atividades enzimáticas lisossomais séricas, que são marcadamente elevadas, ou pela demonstração dos seus níveis de atividade enzimática reduzida em culturas de fibroblastos da pele. A medição direta da atividade de fosfotransferase também é possível. O **diagnóstico pré-natal** está disponível para ambos os distúrbios por medida das atividades enzimáticas lisossomais em amniócitos ou células de vilosidades coriônicas. A identificação do portador está disponível para os dois distúrbios por medida de atividades enzimáticas, com a utilização de cultura de fibroblastos de pele ou por análise de mutação do gene causador. A triagem neonatal por espectrometria de massa em *tandem* pode detectar a doença de célula-I.

DOENÇA DE CÉLULA-I

A doença de célula-I, ou ML-II, compartilha muitas das manifestações clínicas da síndrome de Hurler (Capítulo 107), embora não haja mucopolissacaridúria e a apresentação seja mais precoce (ver Tabela 104.15). Alguns pacientes têm características clínicas evidentes no nascimento, como características faciais grosseiras, anormalidades craniofaciais, movimento articular restrito e hipotonia. A hidropisia não imune pode estar presente no feto. O restante dos pacientes apresenta no 1º ano retardo psicomotor grave, características faciais grosseiras e manifestações esqueléticas, como cifoescoliose e uma giba lombar. Os pacientes também podem ter luxação congênita do quadril, hérnias inguinais e hipertrofia gengival. O dano psicomotor progressivo grave leva à morte na primeira infância. Nenhum tratamento está disponível para a doença de célula I.

POLIDISTROFIA PSEUDO-HURLER

A polidistrofia pseudo-Hurler, ou ML-III, é um distúrbio menos grave do que a doença de célula-I, com início mais tardio e sobrevivência até a idade adulta relatada. As crianças afetadas podem apresentar em torno de 4 ou 5 anos de idade rigidez articular e baixa estatura. A destruição progressiva das articulações do quadril e a disostose múltipla moderada são evidentes. Evidência radiográfica de asas ilíacas baixas, achatamento das epífises femorais proximais com deformidade em valgo da cabeça do fêmur e hipoplasia do terço anterior das vértebras lombares são achados característicos. Os achados oftálmicos são opacificação da córnea, retinopatia e astigmatismo; as queixas visuais são incomuns (ver Tabela 104.15). Alguns pacientes têm dificuldades de aprendizagem ou comprometimento intelectual. O **tratamento** deve incluir o cuidado ortopédico, quando sintomático.

A bibliografia está disponível no GEN-io.

Capítulo 105
Defeitos no Metabolismo de Carboidratos

Priya S. Kishnani e Yuan-Tsong Chen

A síntese e a degradação de carboidratos fornecem a energia necessária para a maioria dos processos metabólicos. Os carboidratos importantes são três monossacarídeos – glicose, galactose, frutose – e um polissacarídeo, o glicogênio. A Figura 105.1 mostra os caminhos bioquímicos relevantes desses carboidratos. A **glicose** é o principal substrato do metabolismo energético, continuamente disponível por meio da ingestão, da gliconeogênese (glicose feita de novo a partir de aminoácidos, sobretudo alanina) e da glicogenólise (quebra de glicogênio). O metabolismo da glicose gera o trifosfato de adenosina (ATP) por meio da glicólise (conversão de glicose ou glicogênio em piruvato), da fosforilação oxidativa mitocondrial (conversão de piruvato em dióxido de carbono e água) ou de ambos. As fontes alimentares de glicose vêm de polissacarídeos, principalmente amido, e de dissacarídeos, lactose, maltose e sacarose. Entretanto, a ingestão oral de glicose é intermitente e não confiável. A gliconeogênese contribui para manter o estado euglicêmico (nível normal de glicose no sangue), mas esse processo exige tempo. A glicogenólise hepática proporciona a rápida liberação de glicose e é o fator mais significante na manutenção da euglicemia. O **glicogênio** também é a fonte primária de energia armazenada nos músculos, fornecendo glicose para a atividade muscular durante o exercício. A galactose e a frutose são monossacarídeos que fornecem combustível para o metabolismo celular, apesar de sua atuação ser menos significativa do que a da glicose. A **galactose** deriva da lactose (galactose + glicose), encontrada no leite e em produtos lácteos. A galactose mostra-se uma fonte de energia importante em crianças,

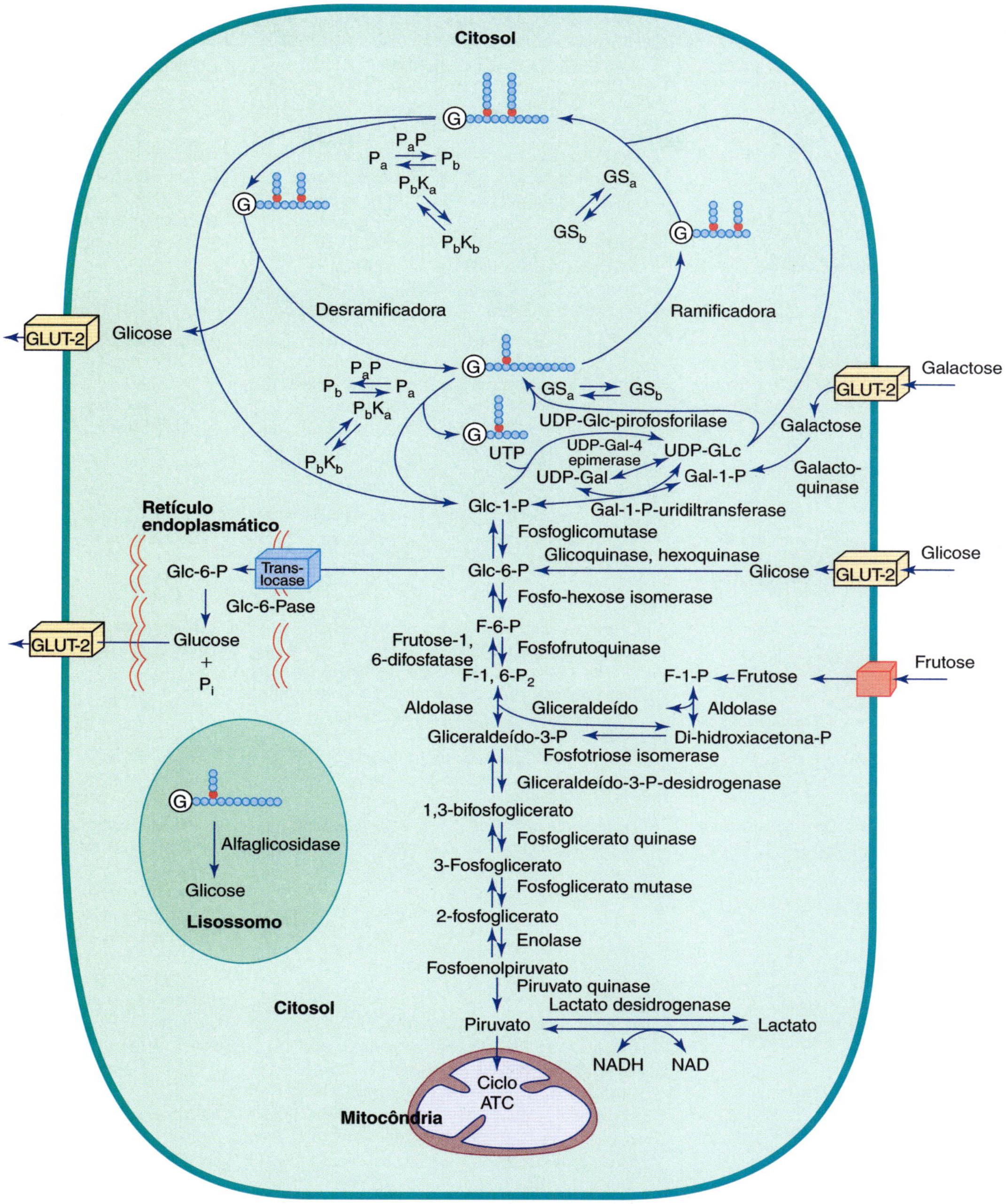

Figura 105.1 Vias relacionadas com as doenças de armazenamento de glicogênio e os distúrbios de galactose e frutose. G, glicogênio, o iniciador da síntese de glicogênio; GLUT-2, transportador de glicose-2; GSa, glicogênio sintase ativa; GSb, glicogênio sintase inativa; NAD/NADH, nicotinamida-adenina dinucleotídio; Pa, fosforilase ativa; PaP, fosforilase a fosfatase; Pb, fosforilase inativa; PbKa, fosforilase b quinase ativa; PbKb, fosforilase b quinase inativa; UDP, uridina difosfato. (Adaptada de Beaudet AR. Glycogen storage disease. In: Harrison TR, Isselbacher KJ (Eds.). Harrison's principles of internal medicine, 13. ed. New York: McGraw-Hill; 1994. Reproduzida com autorização de The McGraw-Hill Companies.)

mas esta é primeiramente metabolizada em glicose. A galactose (exógena ou endógena sintetizada a partir da glicose) ainda é um componente importante de certos glicolipídios, glicoproteínas e glicosaminoglicanos. As fontes alimentares de frutose são a sacarose (frutose + glicose, sorbitol) e a frutose em si, encontrada em frutas, legumes e mel.

Os defeitos no metabolismo do glicogênio normalmente causam um acúmulo de glicogênio nos tecidos – por isso o nome **doença de armazenamento de glicogênio** (Tabela 105.1). Defeitos na neoglicogênese ou na via glicolítica, como no metabolismo da galactose e da frutose, não resultam em acúmulo de glicogênio (Tabela 105.1). Os defeitos do metabolismo do piruvato na via da conversão de piruvato em dióxido de carbono e água por meio da fosforilação oxidativa mitocondrial são mais frequentemente associados à **acidose láctica** e a um certo acúmulo de glicogênio nos tecidos.

105.1 Doenças de Depósito de Glicogênio

Priya S. Kishnani e Yuan-Tsong Chen

Os distúrbios do metabolismo do glicogênio, as doenças de armazenamento de glicogênio (**DAGs**), resultam das deficiências de várias enzimas ou proteínas de transporte nas vias de metabolismo de glicogênio (Figura 105.1). O glicogênio encontrado nesses distúrbios apresenta quantidade anormal, qualidade anormal ou ambas. As DAGs são categorizadas por tipo numérico de acordo com a ordem cronológica em que foram identificados esses defeitos enzimáticos. Tal classificação numérica ainda é amplamente utilizada, pelo menos até o número VII. As DAGs também podem ser classificadas pelo envolvimento de órgãos em glicogenoses hepáticas e musculares (Tabela 105.1).

Tabela 105.1 Características dos distúrbios do metabolismo de carboidratos.

DISTÚRBIOS	DEFEITOS BÁSICOS	APRESENTAÇÃO CLÍNICA	COMENTÁRIOS
GLICOGENOSES HEPÁTICAS			
Tipo/nome comum			
Ia/Von Gierke	Glicose-6-fosfatase	Retardo do crescimento, hepatomegalia, hipoglicemia; níveis sanguíneos elevados de lactato, colesterol, triglicerídios e ácido úrico	Comum, hipoglicemia grave Idade adulta: adenomas e carcinomas hepáticos, osteoporose, hipertensão pulmonar e insuficiência renal
Ib	Glicose-6-fosfato translocase	O mesmo do tipo Ia, com achados adicionais de neutropenia, doença periodontal, doença inflamatória intestinal e comprometimento da função neutrofílica	10% do tipo Ia
IIIa/Cori ou Forbes	Deficiência desramificadora hepática e muscular (amila-1,6-glucosidase)	Infância: hepatomegalia, retardo no crescimento, fraqueza muscular, hipoglicemia, hiperlipidemia, níveis elevados de transaminase; forma adulta: atrofia muscular e fraqueza, neuropatia periférica, cirrose e insuficiência hepática, risco para carcinoma hepatocelular; os sintomas hepáticos podem progredir para insuficiência hepática posteriormente ao longo da vida	Comum, hipoglicemia de gravidade intermediária A fraqueza muscular pode progredir para a necessidade de assistência ambulatorial, como cadeira de rodas
IIIb	Deficiência da enzima desramificadora; atividade enzimática muscular normal	Sintomas hepáticos semelhantes aos do tipo IIIa; nenhum sintoma muscular	15% do tipo III
IV/Andersen	Enzima ramificadora	Crianças: dificuldade no crescimento, hipotonia, hepatomegalia, esplenomegalia, cirrose progressiva (morte geralmente antes dos 5 anos), níveis elevados de transaminase; um subconjunto não tem progressão da doença hepática Forma adulta: miopatia isolada, comprometimento do sistema nervoso central e periférico	Existem variantes neuromusculares raras
VI/Hers	Fosforilase hepática	Hepatomegalia, hipoglicemia tipicamente leve, hiperlipidemia e cetose	Raro, glicogenose tipicamente benigna; uma forma grave também é conhecida
IX/Deficiência da fosforilase quinase (PhK)			Comum, ligada ao X, tipicamente menos grave do que formas autossômicas; variabilidade clínica dentro e entre subtipos; casos graves sendo reconhecidos em diferentes subtipos
IX (variante *PHKA2*)	PhK hepático	Hipoglicemia, hiperqueratose hepatomegalia, doença hepática crônica, hiperlipidemia, elevação das enzimas hepáticas, retardo de crescimento	Ligado ao cromossomo X
IX (variante *PHKB*)	PhK hepático e muscular	Hepatomegalia, retardo de crescimento	Autossômico recessivo
IX (variante *PHKG2*)	PhK hepático	Mais grave que IXa; hepatomegalia marcada, hipoglicemia recorrente, cirrose hepática	Autossômico recessivo
Deficiência de glicogênio sintase	Glicogênio sintase	Sonolência e fadiga no início da manhã, hipoglicemia de jejum e cetose, sem hepatomegalia	Armazenamento de glicogênio diminuído
XI/Síndrome de Fanconi-Bickel	Transportador de glicose-2 (GLUT-2)	Crescimento prejudicado, raquitismo, hepatorrenomegalia, disfunção tubular renal proximal, utilização deficiente da glicose e da galactose	GLUT-2 expressada no fígado, rim, pâncreas e intestino
GLICOGENOSES MUSCULARES			
Tipo/nome comum			
IX (variante *PHKA1*)	PhK muscular	Intolerância ao exercício, cãibras, mialgia, mioglobinúria; sem hepatomegalia	Ligada ao cromossomo X ou autossômica recessiva
II/Pompe infantil	Alfaglicosidase ácida (maltase ácida)	Cardiomegalia, hipotonia, hepatomegalia; início: nascimento aos 6 meses	Comum, insuficiência cardiorrespiratória levando à morte por volta de 1 a 2 anos de idade; atividade enzimática mínima ou residual
II/Pompe de início tardio (juvenil e adulta)	Alfaglicosidase ácida (maltase ácida)	Miopatia, cardiomiopatia variável, insuficiência respiratória; início: infância até a vida adulta	Atividade enzimática residual

(continua)

Tabela 105.1 Características dos distúrbios do metabolismo de carboidratos. *(continuação)*

DISTÚRBIOS	DEFEITOS BÁSICOS	APRESENTAÇÃO CLÍNICA	COMENTÁRIOS
Doença de Danon	Proteína de membrana associada ao lisossomo-2 (LAMP2)	Cardiomiopatia hipertrófica, insuficiência cardíaca	Rara, ligada ao X
Deficiência da PRKAG2	Proteinoquinase gama ativada por adenosina monofosfato (AMP)	Cardiomiopatia hipertrófica. A forma fetal congênita é rapidamente fatal; miopatia, mialgia, convulsões	Autossômica dominante
V/Doença de McArdle	Miofosforilase	Intolerância ao exercício, cãibras musculares, mioglobinúria, fenômeno do "segundo vento"	Comum, predominância masculina
VII/Tarui	Fosfofrutoquinase	Intolerância ao exercício, cãibras musculares, anemia hemolítica compensatória, mioglobinúria	Prevalente nos japoneses e judeus asquenazis
Miopatia do corpo poliglucósico de início tardio	Glicogenina-1	Fraqueza muscular proximal de início na idade adulta, envolvimento do sistema nervoso incomum	Autossômico recessivo, raro
Deficiência da fosfoglicerato quinase	Fosfoglicerato quinase	Como no tipo V	Rara, ligada ao X
Deficiência da fosfoglicerato mutase	Subunidade M da fosfoglicerato mutase	Como no tipo V	Rara, maioria dos pacientes é afro-americana
Deficiência da lactato desidrogenase	Subunidade M da lactato desidrogenase	Como no tipo V	Rara
DISTÚRBIOS DA GALACTOSE			
Galactosemia com deficiência da transferase	Galactose-1-fosfato uridiltransferase	Vômito, hepatomegalia, cataratas, aminoacidúria, deficiência no crescimento	Pacientes afro-americanos tendem a ter sintomas mais leves
Deficiência da galactoquinase	Galactoquinase	Cataratas	Benigna
Deficiência generalizada da uridina difosfatase galactose-4-epimerase	Uridina difosfato galactose-4-epimerase	Similares à deficiência da transferase com achados adicionais de hipotonia e surdez nervosa	Uma variante benigna também existe
DISTÚRBIOS DA FRUTOSE			
Frutosúria essencial	Frutoquinase	Substância redutora na urina	Benigna
Intolerância hereditária à frutose	Frutose-1-fosfato aldolase	Agudo: vômito, sudorese, letargia Crônico: deficiência no crescimento, insuficiência hepática	Bom prognóstico com restrição de frutose
DISTÚRBIOS DE GLICONEOGÊNESE			
Deficiência da frutose-1,6-difosfatase	Frutose-1,6-difosfatase	Hipoglicemia episódica, apneia, acidose	Bom prognóstico, evitar o jejum
Deficiência da fosfoenolpiruvato carboxiquinase	Fosfoenolpiruvato carboxiquinase	Hipoglicemia, hepatomegalia, hipotonia, deficiência no crescimento	Rara
DISTÚRBIOS DO METABOLISMO DE PIRUVATO			
Defeito no complexo piruvato desidrogenase	Piruvato desidrogenase	Neonatal fatal, grave a branda de início tardio, acidose láctica, retardo psicomotor e deficiência do crescimento	Causada mais comumente pela subunidade $E_{1alfa,}$ defeito ligado ao X
Deficiência na piruvato carboxilase	Piruvato carboxilase	Mesma descrita acima	Rara, autossômica recessiva
Defeitos na cadeia respiratória (doença da fosforilação oxidativa)	Complexos I-V, muitas mutações no DNA mitocondrial	Heterogênea com envolvimento multissistêmico	Herança mitocondrial
DISTÚRBIOS NO METABOLISMO DE PENTOSE			
Pentosúria	L-xilulose redutase	Substância redutora na urina	Benigna
Deficiência da transaldolase	Transaldolase	Cirrose e insuficiência hepática, cardiomiopatia	Autossômica recessiva
Deficiência da ribose-5-fosfato isomerase	Ribose-5-fosfato isomerase	Leucoencefalopatia progressiva e neuropatia periférica	

Existem mais de 12 formas de DAGs. A deficiência da glicose-6-fosfatase (tipo I), deficiência da alfaglicosidase ácida lissossômica (tipo II), a deficiência da enzima desramificadora (tipo III) e a deficiência de fosforilase quinase hepática (tipo IX) são as doenças mais comuns que se apresentam tipicamente na primeira infância; a deficiência da miofosforilase (tipo V, doença de McArdle) é a doença mais comum em adolescentes e adultos. A frequência cumulativa de todas as formas de DAG é de, aproximadamente, 1 em 20.000 nascidos vivos.

GLICOGENOSES HEPÁTICAS

As DAGs que afetam principalmente o fígado são deficiência da glicose-6-fosfatase (**tipo I**), deficiência da enzima desramificadora (**tipo III**), deficiência da enzima ramificadora (**tipo IV**), deficiência da fosforilase hepática (**tipo VI**), deficiência da fosforilase quinase (**tipo IX**, denominada DAG tipo VIa), deficiência de glicogênio sintase (**tipo 0**) e deficiência do transportador de glicose-2. Como o metabolismo de carboidratos hepático é responsável pela homeostase de glicose no plasma, esse grupo de doenças costuma provocar hipoglicemia de jejum e hepatomegalia. Alguns tipos (III IV, IX) podem estar associados à cirrose do fígado. Outros órgãos também podem estar envolvidos, e tais condições podem manifestar-se como disfunção renal no tipo I e miopatia (miopatia cardíaca e/ou esquelética) nos tipos III e IV, bem como em algumas formas raras de deficiência de fosforilase quinase, e envolvimento neurológico nos tipos III (nervos periféricos) e IV (difusa do sistema nervoso central e periférico).

Doença do armazenamento de glicogênio tipo I (deficiência da glicose-6-fosfatase ou translocase, doença de von Gierke)

A DAG tipo I é causada pela ausência ou pela deficiência da atividade da **glicose-6-fosfatase** no fígado, no rim e na mucosa intestinal. Ela possui dois subtipos: **tipo Ia**, em que a enzima glicose-6-fosfatase é defeituosa; e **tipo Ib**, em que a enzima defeituosa é a **translocase** que transporta a glicose-6-fosfato através da membrana microssômica. A deficiência de enzimas em ambos os tipos Ia e Ib leva à conversão hepática inadequada da glicose-6-fosfato em glicose por meio da glicogenólise normal e da gliconeogênese, resultando em hipoglicemia de jejum.

A DAG tipo I é uma doença autossômica recessiva. O gene para a glicose-6-fosfatase (*G6PC*) está localizado no cromossomo 17q21; o gene para a translocase (SLC37A4) está no cromossomo 11q23. Variantes comuns patogências têm sido identificadas. É possível detectar um portador e fazer o diagnóstico pré-natal com o diagnóstico fundamentado em metodologias de DNA.

Manifestações clínicas

Os pacientes com DAG tipo I podem apresentar hipoglicemia e acidose láctica, no período neonatal, mas se apresentam mais frequentemente aos 3 a 4 meses de idade com hepatomegalia, convulsões hipoglicêmicas ou ambos. Crianças afetadas frequentemente têm um "**rosto de boneca**", com bochechas salientes, extremidades relativamente finas, baixa estatura e um abdome distendido que é consequência da hepatomegalia massiva. O rim também está aumentado, ao passo que o baço e o coração não estão envolvidos.

As características bioquímicas do tipo DAG I são *hipoglicemia, acidose láctica, hiperuricemia* e *hiperlipidemia*. A hipoglicemia e a acidose láctica podem desenvolver-se após um curto período de jejum. A hiperuricemia está presente em crianças pequenas; ela raramente progride para gota sintomática antes da puberdade. Apesar da hepatomegalia proeminente, os níveis de transaminases hepáticas são geralmente normais ou apenas ligeiramente elevados. Uma diarreia intermitente pode ocorrer na DAG tipo I. Em pacientes com DAG tipo Ib, a perda da função de barreira da mucosa, como resultado de inflamação, que está provavelmente relacionada com a função prejudicada dos neutrófilos, parece ser a principal causa de diarreia. A facilidade na geração de hematomas e a epistaxe são comuns e estão associadas a um **tempo de hemorragia prolongado** como resultado da agregação e da adesão de plaquetas deficientes.

O plasma pode ter uma aparência "leitosa" devido aos surpreendentes elevados níveis de triglicerídios. O colesterol e os fosfolipídios também estão elevados, porém com menos destaque. A anormalidade lipídica assemelha-se à hiperlipidemia do tipo IV e caracteriza-se por aumento dos níveis de lipoproteína de densidade muito baixa, lipoproteína de baixa densidade e um perfil único de apolipoproteína, composto por um aumento dos níveis de apolipoproteínas B, C, E, com níveis relativamente normais ou reduzidos de apolipoproteínas A e D. A aparência histológica do fígado caracteriza-se por uma distensão universal dos hepatócitos por glicogênio e gordura. Os vacúolos lipídicos são particularmente grandes e proeminentes. Não há fibrose hepática associada.

Apesar de a DAG tipo I afetar principalmente o fígado, vários sistemas de órgãos estão envolvidos. A **puberdade tardia** é vista frequentemente. As mulheres podem ter resultados ultrassonográficos compatíveis com **ovários policísticos**, apesar de outras características da síndrome dos ovários policísticos (acne, hirsutismo) não serem vistas. No entanto, a fertilidade parece ser normal, conforme evidenciado em diversos relatos de gravidez bem-sucedida em mulheres com DAG tipo I. O aumento do sangramento durante os ciclos menstruais, como menorragia com risco de morte, tem sido observado e pode estar relacionado com a agregação deficiente de plaquetas. Os sintomas de gota geralmente começam em torno da puberdade por causa da hiperuricemia prolongada. Existe um maior risco de **pancreatite,** secundariamente às anormalidades lipídicas. A dislipidemia, em conjunto com a agregação elevada de eritrócitos, pode predispor esses pacientes à aterosclerose, mas a aterosclerose prematura ainda não foi claramente registrada, exceto em casos raros. A agregação de plaquetas deficiente e o aumento na defesa antioxidante para impedir a peroxidação lipídica podem atuar como um mecanismo de proteção, ajudando a reduzir o risco de aterosclerose. Fraturas frequentes e a evidência radiográfica de **osteopenia** são comuns; o conteúdo mineral ósseo é reduzido, mesmo em pacientes pré-púberes.

Até a 2ª ou a 3ª década de vida, muitos dos pacientes com a DAG tipo I desenvolveram **adenomas hepáticos** que podem sofrer hemorragia e se tornar malignos, em alguns casos. A **hipertensão pulmonar** tem sido vista em alguns sobreviventes a longo prazo da doença. A anemia refratária ao ferro e um aumento na prevalência de tireoidite autoimune também foram relatados.

A **doença renal** é outra complicação tardia, e a maioria dos pacientes com a DAG tipo I, > 20 anos de idade, tem proteinúria. Muitos também apresentam hipertensão, cálculos renais, nefrocalcinose e depuração de creatinina alterada. A hiperfiltração glomerular, o aumento do fluxo plasmático renal e a microalbuminúria são frequentemente encontrados nas primeiras fases da disfunção renal e podem ocorrer antes do início da proteinúria. Em pacientes mais jovens, a hiperfiltração e a hiperperfusão podem ser os únicos sinais de anomalias renais. Com o avanço da doença renal, a glomeruloesclerose segmentar focal e a fibrose intersticial tornam-se evidentes. Em alguns pacientes, a função renal deteriora-se e progride para a falência, requerendo diálise e transplante. Outras anomalias renais são amiloidose, uma síndrome de tipo Fanconi, hipocitratúria, hipercalciúria e um defeito de acidificação tubular renal distal.

Os pacientes com DAG tipo Ib podem apresentar características adicionais de infecções bacterianas recorrentes por **neutropenia** e comprometimento da função dos neutrófilos. O envolvimento oral, com ulceração recorrente da mucosa, gengivite e doença periodontal rapidamente progressiva, pode ocorrer no tipo Ib. A ulceração da mucosa intestinal culminando em enterocolite com DAG também é comum. O tipo Ib também está associado a uma doença inflamatória intestinal crônica (DII) – como um quadro envolvendo o cólon que pode estar associado à neutropenia e/ou disfunção de neutrófilos. Pode assemelhar-se à colite ulcerativa ou à doença de Crohn.

Diagnóstico

A apresentação clínica e os resultados laboratoriais de hipoglicemia, acidose láctica, hiperuricemia e hiperlipidemia levam à suspeita diagnóstica de DAG tipo I. Observa-se neutropenia em pacientes com DAG tipo Ib, tipicamente antes de 1 ano de idade. A neutropenia tem sido notada em alguns pacientes com DAG tipo Ia, em especial aqueles com a variante p.G188A. A administração de glucagon ou de epinefrina leva a um aumento insignificante, se houver nível de glicose no sangue, mas o nível de lactato se eleva significativamente. Antes da disponibilidade de testes genéticos, um diagnóstico definitivo necessitava de uma biopsia do fígado. A análise de variantes genéticas por sequenciamento de gene único ou painéis de genes fornece uma forma não invasiva de diagnosticar a maioria dos pacientes com DGA dos tipos Ia e Ib.

Tratamento

O tratamento foca na manutenção dos níveis normais de glicose no sangue e é realizado por infusão nasogástrica (NG) contínua de glicose ou pela administração oral de amido de milho cru. Na infância, a alimentação noturna por sonda NG pode ser necessária para manter a normoglicemia. As alimentações NG podem consistir em uma fórmula entérica elementar ou apenas glicose ou um polímero de glicose para fornecer glicose suficiente para manter a euglicemia. Durante o dia, uma alimentação frequente, com elevado teor em carboidratos, costuma ser suficiente.

O amido de milho cru funciona como uma forma de liberação lenta de glicose e pode ser introduzido na dose de 1,6 g/kg a cada 4 horas para crianças com menos de 2 anos de idade. A resposta das crianças é variável. Para crianças mais velhas, o regime de amido de milho pode ser alterado para cada 6 h a uma dose de 1,6 a 2,5 g/kg de peso corporal e ser administrado oralmente como um líquido. Novos produtos de amido, como o amido de milho ceroso de liberação prolongada, são projetados para ter ação prolongada e ser mais bem tolerados e mais palatáveis. A suplementação de triglicerídios de cadeia média (TCM) melhora o controle metabólico, levando a um melhor crescimento das crianças. Como a frutose e a galactose não podem ser diretamente convertidas em glicose na DAG tipo I, tais açúcares devem ser restritos na dieta. A sacarose (açúcar de mesa, açúcar de cana, outros ingredientes), a frutose (fruta, suco, xarope de milho), a lactose (laticínios) e o sorbitol devem ser evitados ou limitados. Como resultado dessas restrições dietéticas, as vitaminas e os minerais, como cálcio e vitamina D, podem estar deficientes, e é necessária uma suplementação para evitar deficiências nutricionais. A terapia alimentar melhora a hiperuricemia, a hiperlipidemia e a função renal, retardando o desenvolvimento de insuficiência renal. Essa terapia falha, no entanto, em normalizar completamente os níveis de ácido úrico e de lipídios no sangue em alguns indivíduos, apesar do bom controle metabólico, especialmente após a puberdade. O controle da hiperuricemia pode ser ainda mais aumentado pela utilização de alopurinol, um inibidor da xantina oxidase. A hiperlipidemia pode ser reduzida com fármacos redutores de lipídios, como os inibidores da beta-hidroxibetametilglutaril-coenzima A (HMG-CoA) redutase e o fibrato (Capítulo 104). A **microalbuminúria**, um indicador precoce de disfunção renal na doença tipo I, é tratada com inibidores da enzima conversora da angiotensina (ECA). A suplementação com citrato pode ser benéfica para pacientes com hipocitratúria, por prevenir ou melhorar o desenvolvimento da nefrocalcinose e os cálculos urinários. Os diuréticos tiazídicos aumentam a reabsorção renal do cálcio filtrado e diminuem a excreção urinária de cálcio, prevenindo a hipercalciúria e a nefrocalcinose. O hormônio do crescimento (GH) deve ser usado com extrema cautela e limitado apenas àqueles com uma deficiência de GH documentada. Mesmo nesses pacientes, deve existir um monitoramento cuidadoso dos parâmetros metabólicos e para a presença de adenomas.

Em pacientes com DAG tipo Ib, os fatores estimuladores de colônias de granulócitos e de granulócitos-macrófagos são bem-sucedidos na correção da neutropenia, diminuindo o número e a gravidade das infecções bacterianas e melhorando a DII crônica. A dose eficaz mínima deve ser utilizada, pois são observados efeitos colaterais nesses agentes, como esplenomegalia, hiperesplenismo e dor óssea. Relatou-se o transplante de medula óssea para corrigir a neutropenia da DAG tipo Ib.

O transplante hepático ortotópico é um potencial de cura da DAG tipo I, especialmente para pacientes com neoplasia maligna do fígado, múltiplos adenomas hepáticos, distúrbios metabólicos refratários ao tratamento clínico e insuficiência hepática. Os grandes adenomas (> 2 cm) que aumentam rapidamente em tamanho e/ou em número podem necessitar de uma ressecção hepática parcial. Os adenomas menores (< 2 cm) podem ser tratados com uma injeção percutânea de etanol ou uma embolização arterial transcateter. A recorrência de adenomas do fígado é um desafio e pode potencializar a transformação maligna nos pacientes, em última análise exigindo um transplante de fígado.

Antes de qualquer procedimento cirúrgico, o estado de sangramento deve ser avaliado e um bom controle metabólico deve ser estabelecido. Os tempos de hemorragia prolongados podem ser normalizados pelo uso de infusão intravenosa (IV) intensiva de glicose durante 24 a 48 horas antes da cirurgia. A DDAVP (1-deamino-8-D-arginina vasopressina) pode reduzir as complicações hemorrágicas, mas deve ser usada com cautela, pelo risco de sobrecarga hídrica e hiponatremia quando administrado em infusão IV. A solução de lactato de Ringer deve ser evitada, pois ela contém lactato e não glicose. Os níveis de glicose devem ser mantidos na faixa normal durante a cirurgia, com a utilização de glicose a 10%. Em geral, o controle metabólico é avaliado pelo crescimento, pelo aperfeiçoamento e pela correção das alterações metabólicas, como níveis elevados de lactato, glicose, triglicerídios, colesterol e ácido úrico.

Prognóstico

Anteriormente, a DAG tipo I era associada a alta mortalidade na idade jovem, e mesmo para aqueles que sobreviveram, o prognóstico era reservado. O controle metabólico inadequado durante a infância pode levar a complicações a longo prazo em adultos. Os resultados clínicos melhoraram consideravelmente com o diagnóstico precoce e o tratamento eficaz. Apesar disso, persistem complicações sérias como a doença renal e a formação de adenomas com risco potencial de transformação maligna. A capacidade de identificar a transformação dos adenomas hepáticos em carcinomas hepatocelulares continua um desafio: os níveis de alfafetoproteína (AFP) e do antígeno carcinoembrionário (ACE) frequentemente permanecem normais no carcinoma hepatocelular.

Doença do armazenamento de glicogênio tipo III (deficiência da enzima desramificadora, dextrinose limitada)

A DAG tipo III é causada por uma atividade deficiente da **enzima desramificadora do glicogênio**. A enzima desramificadora, em conjunto com a fosforilase, é responsável pela degradação completa do glicogênio. Quando a enzima desramificadora se mostra defeituosa, a quebra do glicogênio é incompleta, resultando no acúmulo de um glicogênio anormal com cadeias de ramificação externas, curtas, que se assemelham à dextrina limitada. Os sintomas da deficiência da enzima desramificadora do glicogênio são hepatomegalia, hipoglicemia, baixa estatura, miopatia esquelética variável e cardiomiopatia variável. A DAG **tipo IIIa** geralmente envolve tanto o fígado quanto o músculo; enquanto isso, no **tipo IIIb**, visto em cerca de 15% dos pacientes, a doença parece envolver unicamente o fígado.

A DAG tipo III é uma doença autossômica recessiva que tem sido relatada em muitos grupos étnicos diferentes. A frequência é relativamente alta em judeus sefarditas do norte da África, em habitantes das Ilhas Faroe e em Inuits. O gene para a enzima desramificadora *(AGL)* está localizado no cromossomo 1p21. Mais de 130 variantes patogênicas diferentes foram identificadas; 2 variantes patogênicas no éxon 3, c.18_19delGA (anteriormente descrita como c.17_18delAG) e p.Gln6X, estão especificamente relacionadas com a glicogenólise IIIb. É possível detectar um portador e fazer o diagnóstico pré-natal utilizando metodologias baseadas no DNA.

Manifestações clínicas

Na infância, a DAG tipo III pode ser indistinguível da DAG tipo I, por causa de fenótipos sobrepostos, como a hepatomegalia, a hipoglicemia, a hiperlipidemia e o retardo no crescimento (Figura 105.2). A esplenomegalia pode estar presente, mas os rins geralmente não estão afetados. A hepatomegalia na maioria dos pacientes com DAG tipo III melhora com a idade; no entanto, a fibrose hepática, a cirrose progredindo para insuficiência hepática e o carcinoma hepatocelular (CHC) são notados em muitos ao final da idade adulta. Os adenomas hepáticos ocorrem com menos frequência em indivíduos com DAG tipo III do que com DAG tipo I. A relação entre adenomas e neoplasias em DAG tipo III permanece incerta. Os níveis de AFP e de ACE não são bons preditores da presença de adenomas hepatocelulares ou de transformação maligna. Observou-se um único caso de transformação maligna no local de adenomas.

Em pacientes DAG tipo IIIa, a **fraqueza muscular** é lentamente progressiva e associada a perda da massa muscular. A fraqueza é menos notável na infância, mas pode tornar-se grave após a 3ª ou a 4ª década de vida. A baixa densidade mineral óssea em pacientes com DAG tipo III coloca-os sob risco elevado de fraturas em potencial. A miopatia não segue nenhum padrão particular de envolvimento; tanto os músculos proximais quanto distais estão envolvidos. A eletromiografia revela uma miopatia generalizada; estudos de condução nervosa são frequentemente anormais. Embora a disfunção cardíaca manifesta seja rara, a hipertrofia ventricular é um achado frequente. A **patologia cardíaca** mostrou o envolvimento difuso de várias estruturas cardíacas, com vacuolização de miócitos, condução atrioventricular e hiperplasia da musculatura lisa. Houve alguns relatos de arritmia com risco de vida e da necessidade de transplante cardíaco em alguns pacientes com DAG tipo III. Os sintomas hepáticos em alguns doentes podem ser

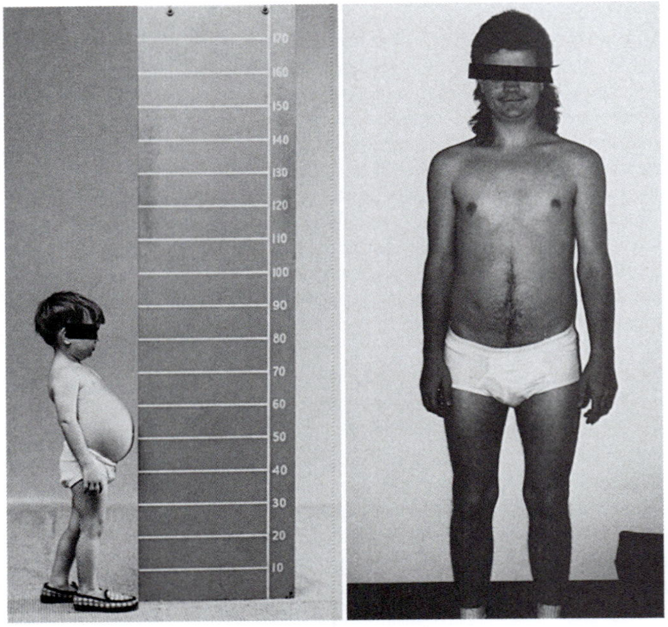

Figura 105.2 Crescimento e desenvolvimento em um paciente com doença de armazenamento de glicogênio tipo IIIb. O paciente tem deficiência da enzima desramificadora no fígado, mas uma atividade normal no músculo. Quando criança, ele tinha hepatomegalia, hipoglicemia e retardo no crescimento. Após a puberdade, ele já não apresentava hepatomegalia ou hipoglicemia, e sua estatura final adulta é normal. Ele não tinha nenhuma fraqueza muscular ou atrofia; isso contrasta com os pacientes do tipo IIIa, nos quais se vê uma miopatia progressiva na idade adulta.

tão leves que o diagnóstico não é feito até a idade adulta, quando os pacientes apresentam sinais e sintomas da doença neuromuscular. O diagnóstico inicial foi confundido com a doença de Charcot-Marie-Tooth (Capítulo 631.1). Os ovários policísticos são notados; algumas pacientes podem desenvolver hirsutismo, ciclos menstruais irregulares e outras características da síndrome do ovário policístico. A fertilidade não parece ser afetada; têm sido relatadas gestações bem-sucedidas.

A hipoglicemia e a hiperlipidemia são frequentes. Ao contrário da DAG tipo I, a elevação dos níveis de transaminases hepáticas e a cetose de jejum são proeminentes, mas as concentrações de lactato e de ácido úrico no sangue costumam ser normais. A administração de glucagon 2 horas depois de uma refeição de carboidratos provoca um aumento normal de glicose no sangue; após uma noite de jejum, entretanto, o glucagon pode não provocar nenhuma mudança no nível de glicose no sangue. Os níveis séricos de creatinoquinase podem ser úteis para identificar pacientes com envolvimento muscular, embora os níveis normais não descartem a deficiência de enzimas musculares.

Diagnóstico

A aparência histológica do fígado caracteriza-se por uma distensão universal dos hepatócitos por glicogênio e pela presença de septos fibrosos. A fibrose e a escassez de gordura distinguem a glicogenose tipo III daquela do tipo I. A fibrose, que varia de fibrose periporta mínima até cirrose micronodular, parece não ser progressiva na maioria dos casos. A cirrose ostensiva tem sido vista em alguns pacientes com DAG tipo III.

Os pacientes com miopatia e sintomas hepáticos têm um defeito enzimático generalizado (tipo IIIa). A atividade da enzima deficiente pode ser demonstrada não apenas no fígado e nos músculos, mas também em outros tecidos, como coração, eritrócitos e culturas de fibroblastos. Os pacientes com sintomas hepáticos sem evidências clínicas ou laboratoriais de miopatia têm deficiência da enzima desramificadora apenas no fígado, com a atividade da enzima mantida no músculo (tipo IIIb). Antes da disponibilidade de testes genéticos, um diagnóstico definitivo exigia ensaio enzimático no fígado, no músculo ou em ambos. O sequenciamento de genes possibilita agora o diagnóstico e a atribuição do subtipo na maioria dos pacientes.

Tratamento

A base do tratamento da DAG III é o manejo dietético, como na DAG I, embora seja menos exigente. Os pacientes não precisam restringir a ingestão de frutose e galactose, embora devam ser evitados açúcares simples para evitar picos repentinos nos níveis de glicose no sangue. A hipoglicemia é tratada com pequenas refeições frequentes ricas em carboidratos complexos, como suplementação de amido de milho ou alimentação noturna com sonda gástrica. Além disso, uma dieta rica em proteínas durante o dia, bem como infusão enteral de proteína durante a noite, é eficaz na prevenção da hipoglicemia. A proteína exógena pode ser utilizada como um substrato para a gliconeogênese que ajuda a atender às necessidades de energia e evitar a quebra de proteínas endógenas. A proteína na dieta também reduz a exigência geral de amido. O tratamento excessivo com amido de milho deve ser evitado, pois pode resultar em acúmulo excessivo de glicogênio, o que se mostra prejudicial e pode levar ao ganho excessivo de peso. A suplementação de TCM está sendo considerada como uma fonte alternativa de energia. Não há outro tratamento satisfatório para a miopatia progressiva, além da orientação de uma dieta rica em proteínas e um programa submáximo de exercícios. O monitoramento próximo com ressonância magnética abdominal é necessário para detectar a progressão da fibrose hepática para a cirrose e depois para o CHC. O transplante de fígado foi realizado em pacientes com DAG tipo III e cirrose progressiva e/ou CHC. Há relatos de transplante cardíaco em pacientes com DAG tipo III com estágio final da doença cardíaca.

Doença do armazenamento de glicogênio tipo IV (deficiência da enzima ramificadora, amilopectinose, doença de poliglucosano ou doença de Andersen)

A DAG tipo IV é causada pela deficiência na atividade da **enzima ramificadora**, o que resulta no acúmulo anormal de um glicogênio com fraca solubilidade. A doença é também conhecida como *amilopectinose*, pois o glicogênio anormal tem menos pontos de ramificação, mais unidades de glicose com ligação alfa-1-4 e cadeias externas maiores, resultando em uma estrutura que se assemelha à amilopectina. O acúmulo de poliglucosano, positivo em ácido periódico de Schiff (PAS) e parcialmente resistente à digestão da diastase, é observado em todos os tecidos dos pacientes, mas em diferentes graus.

A DAG tipo IV é uma doença autossômica recessiva. O gene da enzima ramificadora do glicogênio (*GBE*) está localizado no cromossomo 3p21. Mais de 20 variantes patogênicas responsáveis pela DAG tipo IV foram identificadas, e sua caracterização em pacientes individuais pode ser útil para prever o resultado clínico. A ausência quase completa da atividade da enzima ramificadora do glicogênio com variantes *null (sem sentido – NT)* tem sido associada a morte perinatal e hipotonia neonatal fatal. Uma atividade residual da enzima GBE > 5% e a presença de pelo menos 1 variante *missense* (*sentido trocado* – NT) estão relacionadas com um fenótipo de cirrose hepática não letal e, em algumas situações, com a falta de doença hepática progressiva.

Manifestações clínicas

Existe um alto grau de variabilidade clínica associada à DAG do tipo IV. A forma mais comum e clássica caracteriza-se por cirrose hepática progressiva e manifesta-se nos primeiros 18 meses de vida como hepatosplenomegalia e retardo de crescimento. A cirrose pode se apresentar com hipertensão portal, ascite e varizes esofágicas e progredir para insuficiência hepática, geralmente levando à morte aos 5 anos de idade. Raros pacientes sobrevivem sem progressão da doença hepática; eles têm uma forma hepática mais suave e não necessitam de um transplante de fígado. O envolvimento extra-hepático em alguns pacientes com DAG IV consiste no envolvimento musculoesquelético, sobretudo nos músculos cardíaco e esquelético, bem como no envolvimento do sistema nervoso central (SNC).

Uma forma **neuromuscular** da DAG tipo IV tem sido relatada, com quatro variantes clínicas principais reconhecidas com base na idade da apresentação. A forma **perinatal** caracteriza-se como uma *sequência de acinesia deformativa fetal* (SADF) e óbito no período perinatal. A forma **congênita** manifesta-se ao nascimento com hipotonia grave, atrofia muscular, e envolvimento neuronal, com morte no período neonatal; alguns pacientes têm cardiomiopatia. A forma **infantil** evidencia-se, principalmente, com miopatia ou cardiomiopatia. A forma **adulta**, doença do corpo de poliglucosano adulto (APBD, do inglês *adult polyglucosan body disease*), apresenta-se como uma miopatia isolada ou com disfunção difusa do SNC e sistema nervoso periférico (SNP), acompanhada por acúmulo de corpúsculos de poliglucosano no sistema nervoso. Os sintomas do envolvimento neuronal são neuropatia periférica, bexiga neurogênica e leucodistrofia, bem como declínio cognitivo leve em alguns pacientes. Para a APBD, são necessárias uma análise de leucócitos ou uma biopsia do nervo para estabelecer o diagnóstico, pois a deficiência da enzima ramificadora é limitada a esses tecidos.

Diagnóstico

A deposição de materiais semelhantes à amilopectina pode ser demonstrada em fígado, coração, músculo, pele, intestino, cérebro, medula espinal e nervos periféricos na DAG tipo IV. A histologia hepática mostra cirrose micronodular e inclusões basofílicas levemente coradas nos hepatócitos. As inclusões são compostas de material armazenado grosseiramente agrupado positivo para o PAS e parcialmente resistente à digestão pela diastase. A microscopia eletrônica (ME) mostra que, além das partículas convencionais de glicogênio alfa e beta, há o acúmulo de agregados fibrilares que são típicos da amilopectina. As propriedades distintas de coloração das inclusões citoplasmáticas, bem como os resultados da ME, podem ser diagnósticos. No entanto, observaram-se polissacarídeos com características histológicas que lembram a doença do tipo IV, mas sem correlação enzimática. O diagnóstico definitivo repousa sobre a demonstração da atividade deficiente da enzima de ramificação em fígado, músculo, cultura de fibroblastos da pele ou leucócitos ou na identificação de variantes genéticas patogênicas causadoras de doenças no gene *GBE*. O diagnóstico pré-natal é possível por meio da medida da atividade da enzima em culturas de amniócitos, vilosidades coriônicas ou metodologias baseadas no DNA.

Tratamento

Não há tratamento específico para a DAG tipo IV. O envolvimento do sistema nervoso, como problemas de marcha e envolvimento da bexiga, requer manejo sintomático e de suporte. Ao contrário de pacientes com outros tipos de DAGs hepáticas (I, III, VI, IX), aqueles com a DAG tipo IV não têm hipoglicemia, que só é observada quando existe uma cirrose hepática evidente. O transplante de fígado tem sido realizado em pacientes com doença hepática progressiva, mas os pacientes devem ser cuidadosamente selecionados, pois é uma doença multissistêmica e, em alguns indivíduos, o envolvimento extra-hepático pode se manifestar após o transplante. O sucesso a longo prazo do transplante de fígado mostra-se desconhecido. Indivíduos com envolvimento reticuloendotelial difuso significativo podem apresentar maior risco de morbidade e mortalidade, o que pode afetar a taxa de sucesso para o transplante de fígado.

Doença de armazenamento de glicogênio tipo VI (deficiência da fosforilase hepática, doença de Hers)

A DAG tipo VI é causada pela deficiência de **glicogênio fosforilase hepática**. Relativamente poucos pacientes são registrados, provavelmente devido à subnotificação dessa doença. Os pacientes geralmente apresentam hepatomegalia e retardo de crescimento na primeira infância. A hipoglicemia, a hiperlipidemia e a hipercetose são de gravidade variável. A hipoglicemia cetótica pode se manifestar após jejum noturno ou prolongado. Os níveis de ácido láctico e ácido úrico são normais. A DAG tipo VI apresenta, dentro de um amplo espectro de envolvimento, alguns com uma apresentação clínica mais grave. Relatam-se pacientes com hepatomegalia grave, hipoglicemia grave recorrente, hipercetose e acidose láctica pós-prandial. Hiperplasia nodular focal de fígado e adenoma hepatocelular com transformação maligna em carcinoma são relatadas em alguns pacientes. Enquanto o músculo cardíaco não foi afetado, recentemente se relatou cardiomiopatia leve em um paciente com DAG VI.

O **tratamento** é sintomático e visa a prevenir a hipoglicemia, garantindo uma nutrição adequada. Um alto teor de carboidratos, uma dieta rica em proteínas e uma alimentação frequente são eficazes na prevenção da hipoglicemia. A glicose e as cetonas no sangue devem ser monitoradas rotineiramente, especialmente durante os períodos de aumento de atividade/doença. O acompanhamento a longo prazo desses pacientes é necessário para ampliar a compreensão da história natural desse distúrbio.

A DAG tipo VI é uma doença autossômica recessiva. O **diagnóstico** pode ser confirmado por meio da análise molecular do gene da fosforilase hepática *(PYGL)*, que se encontra no cromossomo 14q21-22 e tem 20 éxons. Muitas variantes patogênicas são conhecidas nesse gene; uma variante no local de *splicing* no íntron 13 foi identificada na população menonita. Uma biopsia de fígado mostrando um elevado teor de glicogênio e uma redução da atividade da enzima fosforilase hepática também podem ser realizadas para fazer o diagnóstico. No entanto, com a disponibilidade de análise de DNA e painéis de sequenciamento de próxima geração, as biopsias hepáticas são consideradas desnecessárias.

Doença de armazenamento de glicogênio tipo IX (deficiência da fosforilase quinase)

A DAG tipo IX representa um grupo heterogêneo de glicogenoses. Resulta da deficiência da enzima **fosforilase quinase** (PhK), que está envolvida na fase que limita a velocidade da glicogenólise. Essa enzima tem quatro subunidades (alfa, beta, gama e delta), cada uma codificada por diferentes genes em diferentes cromossomos e expressos diferencialmente em vários tecidos. As variantes patogênicas no gene *PHKA1* provocam deficiência na PhK muscular; as variantes patogênicas nos genes *PHKA2* e *PHKG2* causam deficiência na PhK hepática; e as variantes patogênicas no gene *PHKB* levam à deficiência na PhK hepática e muscular. Não foram identificadas variantes patogênicas no gene *PHKG1*. Os defeitos nas subunidades alfa, beta e gama são responsáveis pela apresentação hepática.

As **manifestações clínicas** da deficiência da PhK hepática costumam ser reconhecíveis dentro dos primeiros 2 anos de vida, como baixa estatura e distensão abdominal de moderada até hepatomegalia significativa. A gravidade clínica da deficiência da PhK hepática varia consideravelmente. A hipoglicemia hipercetótica, se estiver presente, pode ser leve, mas também pode ser grave, em alguns casos. A cetose pode ocorrer mesmo quando os níveis de glicose são normais. Algumas crianças podem ter atrasos ligeiros no desenvolvimento motor grosseiro e hipotonia. Está ficando cada vez mais claro que a DAG IX não é uma condição benigna. Relatam-se fenótipos graves, com a fibrose hepática progredindo para cirrose e CHC em casos raros, sobretudo em pacientes com variantes *PHKG2*. Esplenomegalia progressiva e hipertensão portal são relatadas secundariamente. A cardiomiopatia leve foi relatada em um paciente com DAG IX (variante *PHKB*). Retardos cognitivos e de fala têm sido relatados em alguns indivíduos, mas não está claro se tais atrasos são causados pela deficiência da PhK ou são coincidência. A acidose tubular renal foi avaliada em casos raros. Ao contrário da DAG tipo I, a acidose láctica, a tendência para hemorragias e a diarreia não são características. Embora o crescimento seja retardado durante a infância, uma altura normal e um desenvolvimento sexual completo, eventualmente, são alcançados. Conforme acontece com a deficiência da enzima desramificadora, a distensão abdominal e a hepatomegalia geralmente diminuem com a idade e podem desaparecer na adolescência. A maioria dos adultos com deficiência da PhK hepática é assintomática, embora mais estudos a longo prazo sejam necessários para avaliar plenamente o impacto de tal doença em adultos. A variabilidade fenotípica dentro de cada subtipo está sendo descoberta com a disponibilidade dos testes moleculares. A incidência de todos os subtipos de deficiência da PhK é de aproximadamente 1:100.000 nascidos vivos.

Deficiência da fosforilase quinase hepática ligada ao X (variantes da *PHKA2*)

A deficiência da PhK hepática ligada ao cromossomo X é uma das formas mais comuns de glicogenose hepática em homens. Além do fígado, a atividade da enzima também pode ser deficiente em eritrócitos, leucócitos e fibroblastos; é normal no músculo. Normalmente, um menino de 1 a 5 anos de idade apresenta retardo de crescimento, um achado incidental de hepatomegalia e um ligeiro atraso no desenvolvimento motor. O colesterol, os triglicerídios e as enzimas hepáticas estão ligeiramente elevados. A cetose pode ocorrer após o jejum. Os níveis de ácido úrico e lactato são normais. A hipoglicemia é tipicamente moderada, se estiver presente, mas pode ser grave. A resposta da glicose no sangue ao glucagon mostra-se normal. A hepatomegalia e os valores anormais da bioquímica sanguínea melhoram gradualmente e podem normalizar-se com a idade. A maioria dos adultos alcança uma altura final normal e geralmente se revela assintomática, apesar de uma deficiência persistente da PhK. É cada vez mais reconhecido que esse distúrbio não se mostra benigno como se pensava anteriormente, e há pacientes com doença grave e sequelas hepáticas de longa duração. Em casos raros, a fibrose hepática pode ocorrer e progredir para cirrose.

A histologia hepática mostra hepatócitos distendidos por glicogênio, esteatose e fibrose periporta potencialmente leve. O glicogênio acumulado (partículas beta, forma de roseta) tem uma aparência anormal de depósito, sendo menos compacto do que o glicogênio visto na DAG I ou III. Podem ser vistas a formação do septo fibroso e as alterações inflamatórias de baixo grau.

O gene para a isoforma hepática comum da subunidade alfa da PhK, *PHKA2*, está localizado no cromossomo X (αL no Xp22.2). As mutações no gene *PHKA2* são responsáveis por 75% de todos os casos de PhK. A deficiência da PhK hepática ligada ao cromossomo X subdivide-se em dois subtipos bioquímicos: XLG1, com deficiência mensurável de atividade PhK tanto nas células do sangue quanto no fígado, e XLG2, com atividade normal *in vitro* da PhK nas células do sangue e atividade variável no fígado. Suspeita-se que a XLG2 possa ser causada por variantes *missense* (sentido trocado) que afetam a regulação da enzima, ao passo que variantes *nonsense* (sem sentido) afetam a quantidade de proteína resultante na XLG1. Portadoras femininas não são afetadas.

Deficiência da fosforilase quinase hepática e muscular forma autossômica (variantes do *PHKB*)

Tem sido relatada a deficiência da PhK nas células do fígado e do sangue com um modo de herança autossômico recessivo. Similares à forma ligada ao X, os sintomas principais na primeira infância envolvem a hepatomegalia e o retardo de crescimento. Alguns pacientes também exibem hipotonia muscular. Em alguns casos nos quais se mensurou a atividade da enzima, uma atividade reduzida de PhK foi demonstrada no músculo. As mutações são encontradas no *PHKB* (cromossomo 16q12-q13), que codifica a subunidade beta, e resultam em deficiência de PhK no fígado e no músculo. Diversas variantes *nonsense*, uma inserção de base única, uma mutação em local de *splicing* e uma grande mutação intragênica foram identificadas. Além disso, uma variante *missense* foi descoberta em um paciente atípico com atividade normal de PhK nas células de sangue.

Deficiência da fosforilase quinase hepática forma autossômica (variantes da *PHKG2*)

Essa forma de deficiência da PhK é causada por variantes patogênicas na isoforma testicular/hepática (TH) do gene da subunidade gama (*PHKG2*). Ao contrário da deficiência de PhK ligada ao cromossomo X, os pacientes com variantes em *PHKG2* tipicamente têm fenótipos mais graves com hipoglicemia recorrente, hepatomegalia proeminente, fibrose hepática significativa e cirrose progressiva. O envolvimento hepático pode se manifestar com colestase, proliferação de ductos biliares, varizes esofágicas e esplenomegalia. Outras apresentações relatadas são marcos motores atrasados, fraqueza muscular e dano tubular renal. O espectro de envolvimento continua a evoluir à medida que mais casos são reconhecidos. O *PHKG2* é mapeado no cromossomo 16p12.1-p11.2; são conhecidas muitas variantes patogênicas causadoras da doença para tal gene.

Deficiência de fosforilase quinase limitada ao coração

Os pacientes com essa condição foram observados com **cardiomiopatia** na infância, que progrediu rapidamente para insuficiência cardíaca e morte. Estudos recentes têm mostrado que esse não é um caso de deficiência da PHK primária específica do coração, conforme suspeito antes, mas, sim, ligada à subunidade gama-2 da proteinoquinase ativada por adenosina-monofosfato (AMP). A subunidade gama-2 é codificada pelo gene *PRKAG2*.

Diagnóstico

A deficiência de PhK pode ser diagnosticada demonstrando o defeito enzimático nos tecidos afetados. A PhK pode ser medida em leucócitos e eritrócitos, mas, como a enzima possui muitas isoenzimas, o diagnóstico pode facilmente passar despercebido sem estudos do fígado, do músculo ou do coração. Os indivíduos com deficiência de PhK hepática geralmente também apresentam níveis elevados de transaminases do fígado, níveis de triglicerídios e colesterol ligeiramente elevados, concentrações normais de ácido úrico e de ácido láctico e respostas normais ao glucagon. O sequenciamento genético é usado para confirmação diagnóstica e subtipagem de DAG IX.

O gene *PHKA2* que codifica a subunidade alfa está mais frequentemente envolvido, seguido pelo gene *PHKB* que codifica a subunidade beta. Variantes no gene *PHKG2*, subjacentes à deficiência da subunidade gama, estão tipicamente associadas ao envolvimento grave do fígado com hipoglicemia recorrente e fibrose hepática.

Tratamento e prognóstico

O tratamento para a deficiência hepática PhK é sintomático. Isso inclui uma dieta rica em carboidratos complexos e proteínas, além de alimentação em porções pequenas e frequentes para evitar a hipoglicemia. O amido de milho pode ser administrado com uma dosagem e um tempo dependentes do sintoma (0,6 a 2,5 g/kg a cada 6 horas). A ingestão oral de glicose, se tolerada, deve ser utilizada para o tratamento da hipoglicemia. Se não, a glicose deve ser administrada por via intravenosa. O prognóstico para determinadas formas autossômicas e aquelas ligadas ao X normalmente é favorável; no entanto, complicações a longo prazo estão sendo reconhecidas. Os pacientes com mutações na subunidade gama costumam ter uma evolução clínica mais grave, com doença hepática progressiva. O envolvimento hepático deve ser monitorado em todos os pacientes com DAG IX por exames de imagem periódicos (ultrassonografia abdominal ou RMI a cada 6 a 12 meses) e testes de função hepática em série.

Deficiência da glicogênio sintase hepática

A deficiência de glicogênio sintase hepática tipo 0 (**DAG 0**) é causada por deficiência na atividade da enzima **glicogênio sintase hepática** (GYS2), o que conduz a uma redução significativa do glicogênio armazenado no fígado. O gene *GYS2* está localizado em 12 p12.2. Várias variantes patogênicas desse gene foram identificadas em pacientes com DAG 0. A doença parece ser rara em humanos, e, no verdadeiro sentido da palavra, ele não é um tipo de DAG porque a deficiência da enzima leva à redução das reservas de glicogênio. Os pacientes apresentam, na infância, sonolência no início da manhã (antes do desjejum), palidez, vômitos e fadiga – e, por vezes, convulsões associadas à hipoglicemia e à hipercetonemia. Os níveis sanguíneos de lactato e alanina são baixos, e não há hiperlipidemia ou hepatomegalia. A hiperglicemia prolongada, a glicosúria, a acidose láctica e a hiperalaninemia com níveis normais de insulina após a administração de glicose ou de uma refeição sugerem a deficiência de glicogênio sintase. O diagnóstico definitivo pode ser por uma biopsia do fígado para medir a atividade da enzima ou a identificação de variantes patogênicas no *GYS2*.

O **tratamento** consiste em refeições frequentes, ricas em proteínas, e na suplementação noturna com amido de milho cru para evitar hipoglicemia e hipercetonemia. A maioria das crianças com DAG 0 apresenta cognição e desenvolvimento normais. A baixa estatura e a osteopenia são características comuns. O prognóstico parece bom para pacientes que sobrevivem até a idade adulta, com a resolução da hipoglicemia, exceto durante a gravidez.

Glicogenose hepática com síndrome de Fanconi renal (síndrome de Fanconi-Bickel)

A síndrome de Fanconi-Bickel é um distúrbio autossômico recessivo raro causado por defeitos no transportador facilitador de glicose 2 (GLUT-2), que transporta a glicose de dentro para fora dos hepatócitos, das células betapancreáticas e das membranas basolaterais das células epiteliais intestinais e renais. A doença caracteriza-se por disfunção renal proximal tubular, utilização reduzida de glicose e galactose e acúmulo de glicogênio no fígado e nos rins.

A criança afetada apresenta tipicamente no primeiro ano de vida déficit de crescimento, raquitismo e um abdome distendido pela hepatomegalia e pela nefromegalia. A doença pode ser confundida com a DAG I, pois uma síndrome semelhante à Fanconi também pode manifestar-se em pacientes com a DAG do tipo I. Adultos tipicamente apresentam baixa estatura, nanismo e excesso de gordura no abdome e nos ombros. Os pacientes são mais suscetíveis a fraturas por causa do início precoce da osteopenia generalizada. Além disso, podem ocorrer má absorção intestinal e diarreia.

Os achados laboratoriais são glicosúria, fosfatúria, aminoacidúria generalizada, perda de bicarbonato, hipofosfatemia, aumento dos níveis de fosfatase alcalina e achados radiológicos de raquitismo. A hipoglicemia e a hiperlipidemia leves podem estar presentes no jejum. Os níveis de transaminase hepática, lactato plasmático e ácido úrico são geralmente normais. Testes de tolerância à glicose ou galactose oral mostram intolerância, o que pode ser explicado pela perda funcional de GLUT-2, impedindo a absorção hepática desses açúcares. Os resultados da biopsia de tecido revelam um acúmulo significativo de glicogênio nos hepatócitos e nas células tubulares renais proximais, presumivelmente do transporte de glicose alterado para fora desses órgãos. Têm sido relatadas a expansão mesangial glomerular difusa em conjunto com hiperfiltração glomerular e a microalbuminúria semelhante à nefropatia na DAG Ia e no diabetes.

Essa condição é rara, e 70% dos pacientes com a síndrome Fanconi-Bickel têm pais consanguíneos. A maioria dos pacientes tem variantes patogênicas homozigotas; alguns pacientes são heterozigotos compostos. A maioria das variantes detectadas, até agora, prevê uma terminação precoce da tradução. A resultante perda da extremidade C-terminal da proteína GLUT-2 gera um transportador de glicose não funcional com um sítio de ligação ao substrato virado para dentro.

Não existe um tratamento específico. O tratamento sintomático com fosfato e bicarbonato pode resultar em melhora do crescimento. O crescimento pode melhorar também com reposição de água, eletrólitos e vitamina D; restrição da ingestão de galactose; e uma dieta semelhante à utilizada para o diabetes melito, com refeições frequentes e ingestão calórica adequada.

GLICOGENOSES MUSCULARES

O papel de glicogênio no músculo é proporcionar substratos para a geração de ATP para a contração muscular. As DAGs musculares são amplamente divididas em dois grupos. O primeiro grupo caracteriza-se por cardiomiopatia hipertrófica, fraqueza do músculo esquelético e atrofia progressivas, ou todas, e envolve deficiências da **alfaglicosidase ácida**, uma enzima degradadora de glicogênio lisossomal (DAG **tipo II**), da proteína associada à membrana lisossomal-2 (**LAMP2**), e da proteinoquinase ativada por AMP-gama-2 (**PRKAG2**). O segundo grupo compreende os distúrbios de energia muscular caracterizados por dor muscular, intolerância ao exercício, mioglobinúria e suscetibilidade à fadiga. Esse grupo inclui a deficiência da miofosforilase (doença de McArdle, DAG **tipo V**) e deficiências da fosfofrutoquinase (**tipo VII**), fosfoglicerato quinase, fosfoglicerato mutase, lactato desidrogenase e fosforilase quinase específica do músculo. Algumas destas últimas deficiências enzimáticas também podem ser associadas à hemólise compensada, o que sugere um defeito mais generalizado no metabolismo da glicose.

Doença de armazenamento de glicogênio tipo II (deficiência da alfa-1,4-glicosidase ácida lisossomal, doença de Pompe)

A doença de Pompe, também conhecida como DAG tipo II ou **deficiência da maltase ácida**, é causada por uma deficiência da alfa-1,4-glicosidase ácida (maltase ácida), uma enzima responsável pela degradação do glicogênio nos lisossomos. Esse defeito enzimático resulta no acúmulo de glicogênio lisossômico em múltiplos tecidos e tipos de células, afetando predominantemente, células musculares cardíacas, esqueléticas e lisas. Na doença de Pompe, o glicogênio acumula tipicamente entre os lisossomos, em oposição a seu acúmulo no citoplasma em outras glicogenoses. No entanto, à medida que a doença progride, a ruptura e o vazamento lisossomal levam à presença de glicogênio citoplasmático.

A doença de Pompe é uma doença autossômica recessiva. A incidência de cerca de 1 em 40.000 nascidos vivos em caucasianos e 1 em 18.000 nascidos vivos em chineses Han. A triagem neonatal para a doença de Pompe nos EUA sugere que a prevalência é muito maior do que se pensava (entre 1 em 9.132 e 1 em 24.188). O gene para alfaglicosidase ácida *(GAA)* está localizado no cromossomo 17q25.2. Mais de 500 variantes patogênicas podem ser úteis no delineamento dos fenótipos. Uma variante em local de *splicing* (IVS1-13T→G; c.-32-13T>G) é comumente vista em pacientes caucasianos de início tardio.

Manifestações clínicas

A doença de Pompe é amplamente classificada nas formas de início infantil e tardia. A **doença de Pompe infantil** (DPI) mostra-se uniformemente letal sem a terapia de reposição enzimática (TRE) com *alfa-alglicosidase*. As crianças afetadas apresentam-se nos primeiros dias ou semanas de vida com hipotonia, fraqueza muscular generalizada com uma aparência "flácida", fraqueza bulbar neuropática, dificuldade de alimentação, macroglossia, hepatomegalia e cardiomiopatia hipertrófica que, se não tratada, leva à morte por insuficiência cardiorrespiratória ou infecção respiratória, geralmente por volta de 1 ano de idade.

A **doença de Pompe com início tardio** (DPIT; doença juvenil, infantil, e, com início na idade adulta) caracteriza-se por fraqueza muscular proximal e envolvimento precoce dos músculos respiratórios, especialmente do diafragma. O envolvimento cardíaco varia de distúrbios do ritmo cardíaco a cardiomiopatia e um prognóstico menos grave a curto prazo. Os sintomas relacionados com a disfunção progressiva dos músculos esqueléticos podem começar com 1 ano de idade até a 6ª década de vida. O quadro clínico é dominado por fraqueza muscular proximal lentamente progressiva com envolvimento do tronco e maior envolvimento dos membros inferiores do que dos membros superiores. A cintura pélvica, os músculos paravertebrais e o diafragma são o grupo muscular mais seriamente afetado em pacientes com DPIT. Outros sintomas podem ser fraqueza da língua, ptose e dilatação dos vasos sanguíneos (p. ex., artéria basilar e aorta ascendente. Com a progressão da doença, os pacientes tornam-se confinados à cadeira de rodas e necessitam de ventilação mecânica. Os sintomas iniciais em alguns pacientes podem ser de insuficiência respiratória manifestada por sonolência, cefaleia matinal, ortopneia e dispneia, o que acaba por levar a transtornos respiratórios do sono e insuficiência respiratória. A insuficiência respiratória é a causa de morbidade e mortalidade significativas na DPIT. Os aneurismas da artéria basilar com ruptura também contribuem para a mortalidade em alguns casos. A neuropatia de pequenas fibras que se apresenta como parestesia dolorosa foi identificada em alguns pacientes com DPIT. Distúrbios gastrintestinais como esvaziamento gástrico lento pós-prandial, disfagia, saciedade precoce, diarreia, constipação intestinal crônica e doença do intestino irritável foram relatados. O envolvimento do trato geniturinário não é incomum e pode se apresentar como incontinência urinária e intestinal e fluxo de urina fraco ou gotejado. Se a condição não for tratada, a idade da morte varia desde a infância até a idade adulta tardia, dependendo da taxa de progressão da doença e da extensão do envolvimento dos músculos respiratórios. Com o advento da TRE, uma nova história natural está emergindo para os sobreviventes, especialmente na doença infantil e na DPIT.

Achados laboratoriais

Esses envolvem níveis elevados de creatinoquinase sérica (CK), aspartato aminotransferase (AST) e lactato desidrogenase (LDH). O tetrassacarídeo de glicose na urina, um metabólito de degradação do glicogênio (desramificação), é um biomarcador confiável para a gravidade da doença e a resposta ao tratamento. Na forma infantil, uma radiografia do tórax mostra uma cardiomegalia intensa, que é frequentemente o primeiro sintoma detectado. Os **achados eletrocardiográficos** são um complexo QRS de alta voltagem, síndrome de Wolff-Parkinson-White

(WPW) e um intervalo PR encurtado. O ecocardiograma revela um espessamento de ambos os ventrículos e/ou do septo intraventricular e/ou obstrução do trato de saída do ventrículo esquerdo. A biopsia do músculo mostra a presença de vacúolos que se coram positivamente para o glicogênio; a fosfatase ácida está aumentada, presumivelmente a partir de um aumento compensatório das enzimas lisossomais. A ME revela um acúmulo de glicogênio dentro do saco membranoso e no citoplasma. A eletromiografia revela características miopáticas com irritabilidade elétrica excessiva das fibras musculares e descargas pseudomiotônicas. A CK sérica nem sempre está muito elevada em pacientes adultos. Dependendo da amostra do músculo testado, a aparência histológica muscular e a eletromiografia podem ser normais.

Alguns pacientes com a doença de Pompe infantil que tiveram biopsias de nervos periféricos demonstraram acúmulo de glicogênio em neurônios e células de Schwann.

Diagnóstico

O diagnóstico da doença de Pompe pode ser feito pelo ensaio da atividade da enzima alfaglicosidase ácida em gota de sangue seco, leucócitos, células sanguíneas mononucleares, músculo ou culturas de fibroblastos de pele demonstrando deficiência na atividade alfaglucosidase ácida. O sequenciamento genético mostrando duas variantes patogênicas no gene *GAA* é confirmatório. O ensaio enzimático deve ser feito em laboratório com experiência, utilizando maltose, glicogênio ou 4-metilumbeliferil-alfa-D-glicopiranosídeo (4 MUG) como um substrato. A forma infantil tem uma deficiência enzimática mais grave do que as formas tardias. A detecção da porcentagem da atividade enzimática residual é avaliada em fibroblastos da pele e músculos. Os ensaios à base de sangue, especialmente gota de sangue seco, têm a vantagem de um tempo de resposta rápido e estão sendo cada vez mais usados como o tecido de primeira linha para fazer um diagnóstico preliminar. Uma biopsia muscular costuma ser feita com suspeita de doença muscular e seu amplo diagnóstico diferencial; ela produz resultados mais rápidos e fornece informações adicionais sobre o conteúdo de glicogênio e local de armazenamento de glicogênio dentro e fora dos lisossomos das células musculares. Entretanto, uma biopsia muscular normal não exclui o diagnóstico de doença de Pompe. Os pacientes de início tardio mostram variabilidade no acúmulo de glicogênio nos diferentes músculos e dentro das fibras musculares; a histologia muscular e o conteúdo de glicogênio podem variar, dependendo do local da biopsia do músculo. Existe também um elevado risco de anestesia em pacientes infantis. Um eletrocardiograma pode ser útil para fazer o diagnóstico em casos suspeitos da forma infantil e deve ser realizado em pacientes com suspeita de doença de Pompe, antes de qualquer procedimento que exija anestesia, como biopsia muscular, seja executado. Os tetrassacarídeos de glicose urinários podem estar elevados na urina de pacientes afetados, e os níveis são extremamente elevados em pacientes infantis. A disponibilidade de painéis de sequenciamento de última geração e sequenciamento completo de exoma do DNA possibilita a identificação de pacientes adicionais doença de Pompe, especialmente quando o diagnóstico é duvidoso. O **diagnóstico pré-natal** usando amniócitos ou vilosidades coriônicas está disponível para a forma infantil da doença.

Tratamento

A terapia de reposição enzimática com alfaglicosidase ácida humana recombinante (alfa-alglicosidase alfa, Myozyme® ou Lumizyme®) está disponível para o tratamento da doença de Pompe. A alfaglicosidase ácida recombinante é capaz de prevenir a deterioração ou reverter as funções musculares cardíaca e esquelética anormais (Figura 105.3). A TRE deve ser iniciada o mais cedo possível em todo o espectro da doença, especialmente para bebês com a forma infantil, pois a doença apresenta uma progressão rápida. Os bebês que são negativos para o material imunológico de reação cruzada (CRIM, do inglês *cross reactive immunological material*) desenvolvem altos títulos de anticorpo contra a enzima infundida e respondem ao TRE de forma menos favorável. O tratamento com agentes imunomoduladores, como metotrexato, rituximabe e imunoglobulina intravenosa (IGIV), demonstrou eficácia na prevenção do desenvolvimento de uma resposta imune à TRE e tolerância imunológica. O suporte ventilatório noturno, quando indicado, deve ser utilizado. Tem sido demonstrado que esse suporte melhora a qualidade de vida e é particularmente benéfico durante um período de descompensação respiratória.

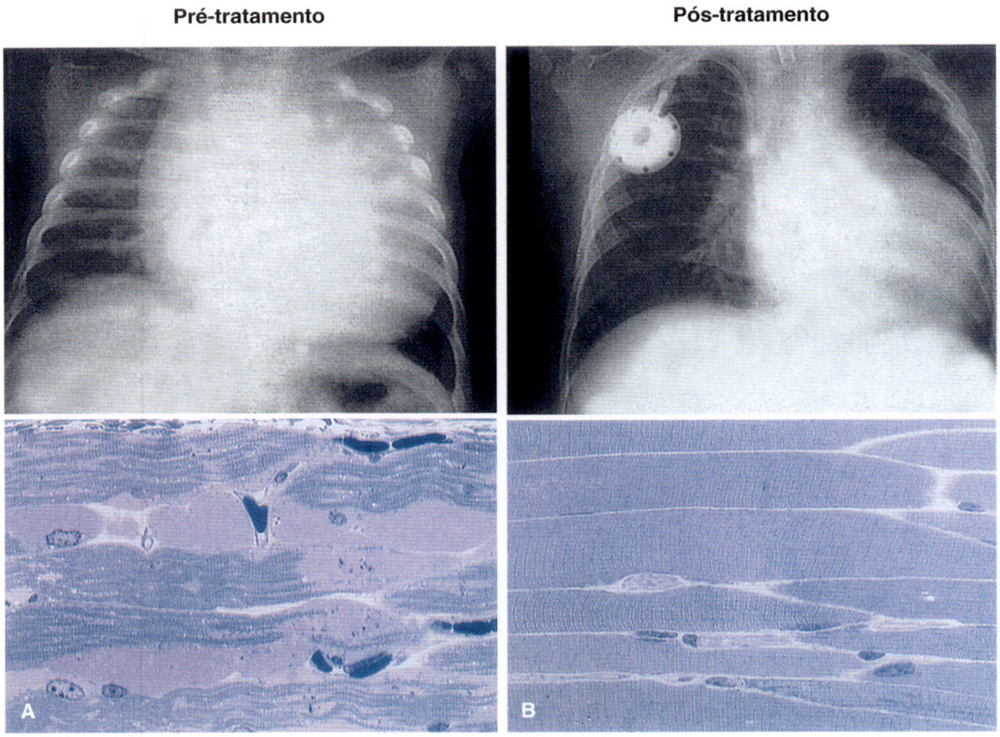

Figura 105.3 Achados radiográficos do tórax e histologia muscular de um paciente com doença de Pompe de início infantil antes (**A**) e após a terapia de substituição enzimática (**B**). Observa-se a redução no tamanho do coração e no glicogênio muscular com a terapia. (Adaptada de Amalfitano A, Bengur AR, Morse RP *et al.* Recombinant human acid alpha-glucosidase enzyme therapy for infantile glycogen storage disease type II: results of a phase I/II clinical trial. *Genet Med.* 2001;3: 132-138.)

Além da TRE, outras terapias adjuvantes demonstraram benefício em pacientes com Pompe. Para pacientes com doença de início tardio, uma dieta rica em proteínas pode ser benéfica. O treinamento de força muscular respiratória demonstrou melhorias nos parâmetros respiratórios quando combinado com a TRE. Esquemas submáximos de exercícios ajudam a melhorar a força muscular, a dor e a fadiga. Outras abordagens estão em desenvolvimento clínico para melhorar a segurança e a eficácia da entrega da enzima aos tecidos afetados. Isso envolve o uso de moléculas chaperonas para melhorar a entrega de rhGAA e o neoGAA, que é uma TRE de segunda geração com um elevado número de marcadores de manose-6-fosfato (M6P) na enzima recombinante que aumenta o direcionamento ao receptor M6P e a captação da enzima. Os estudos de terapia genética para corrigir as vias endógenas de produção de enzimas mostraram-se promissores.

O diagnóstico e o tratamento precoces são necessários para se obter ótimos resultados. A triagem neonatal, utilizando ensaios com base em papel-filtro em Taiwan, resultou na identificação precoce de casos de Pompe e, como consequência, melhorou o prognóstico da doença mediante a iniciação precoce da TRE.

Doenças de armazenamento do glicogênio que mimetizam a cardiomiopatia hipertrófica (doença de Danon)

A doença de Danon é causada por variantes genéticas patogênicas no gene *LAMP2* que leva a uma deficiência da **proteína de membrana associada ao lisossomo** (LAMP2). Isso leva a um acúmulo de glicogênio no coração e no músculo esquelético, que se apresenta principalmente como a cardiomiopatia hipertrófica e a fraqueza do músculo esquelético. A doença de Danon pode ser distinguida das causas mais comuns de cardiomiopatia hipertrófica (defeitos em genes da proteína do sarcômero) por meio de suas anormalidades eletrofisiológicas, sobretudo defeitos de pré-excitação ventricular e de condução. Os pacientes apresentam sintomas cardíacos, como dor no peito, palpitação, síncope e parada cardíaca, geralmente entre 8 e 15 anos de idade. Outras manifestações clínicas na doença de Danon são retinopatia periférica pigmentar, alterações do cristalino e eletrorretinograma anormal. Esse distúrbio é herdado em um padrão dominante ligado ao X. O diagnóstico pode ser feito por testes genéticos para o gene *LAMP2*.

O prognóstico para a deficiência de LAMP2 é desfavorável, com insuficiência cardíaca terminal progressiva no início da idade adulta. O **tratamento** é direcionado para o manejo dos sintomas em indivíduos afetados, com manejo da cardiomiopatia, correção de arritmias e fisioterapia para fraqueza muscular. O transplante cardíaco foi tentado com sucesso em alguns pacientes.

Deficiência da proteinoquinase gama-2 ativada por monofosfato de adenosina (deficiência de PRKAG2)

A deficiência de proteinoquinase gama-2 ativada por AMP (PRKAG2) é causada por variantes patogênicas no gene *PRKAG2* mapeado no cromossomo 7q36. O *PRKAG2* é necessário para a síntese da enzima proteinoquinase ativada por AMP (AMPK), que regula as vias celulares envolvidas no metabolismo do ATP. São apresentações comuns a cardiomiopatia hipertrófica e as anormalidades eletrofisiológicas, como síndrome de WPW, fibrilação atrial e bloqueio atrioventricular progressivo. O envolvimento cardíaco é variável e inclui taquicardia supraventricular, bradicardia sinusal, disfunção ventricular esquerda e até morte súbita cardíaca em alguns casos. Além do envolvimento cardíaco, há um amplo espectro de apresentações fenotípicas, como mialgia, miopatia e convulsões. A cardiomiopatia causada por variantes do gene *PRKAG2* geralmente possibilita a sobrevida a longo prazo, embora uma forma congênita rara que se apresenta no início da infância esteja associada a um curso rapidamente fatal. Muitas vezes, a cardiomiopatia na síndrome PRKAG2 imita a doença de outras condições, especialmente a doença de Pompe, e deve ser considerada como um diagnóstico diferencial em crianças com cardiomiopatia hipertrófica grave. O tratamento é principalmente sintomático, com o manejo da insuficiência cardíaca e a correção de defeitos de condução.

Deficiência de glicogênio sintase muscular

Essa DAG resulta da deficiência de glicogênio sintase muscular (**glicogênio sintase I**, GYS1). O gene *GYS1* foi localizado no cromossomo 19q13.3. No verdadeiro sentido da palavra, essa doença não é um tipo de DAG porque a deficiência da enzima leva à diminuição dos estoques de glicogênio. A doença é extremamente rara e foi relatada em três crianças de pais consanguíneos de origem síria. Biopsias musculares mostraram falta de glicogênio, fibras predominantemente oxidativas e proliferação mitocondrial. A tolerância à glicose foi normal. O estudo molecular revelou uma mutação de parada de leitura homozigótica (R462→ter) no gene do glicogênio sintase muscular. O fenótipo foi variável nos três irmãos e variou de parada cardíaca súbita, fatigabilidade muscular, cardiomiopatia hipertrófica, frequência cardíaca anormal e hipotensão durante o exercício até função cardíaca levemente alterada em repouso.

Miopatia do corpo poliglucosano de início tardio (variantes de *GYG1*)

A miopatia de corpo poliglucosano de início tardio é uma miopatia esquelética autossômica recessiva, lentamente progressiva, causada por variantes patogênicas no gene *GYG1* que bloqueia a biossíntese de **glicogenina-1**. Há uma redução ou uma perda total de gligenina-1, que é um precursor necessário para a formação de glicogênio. O acúmulo de poliglucosano nos músculos esqueléticos causa na idade adulta fraqueza muscular proximal, afetando especialmente as cinturas de quadril e ombro. O envolvimento cardíaco não é visto. Comparado com DAG IV – APBD, o envolvimento do sistema nervoso é incomum, embora a deposição de poliglucosano seja observada em ambos os transtornos. O gene *GYG1* é mapeado no cromossomo 3q24. Biopsias musculares mostram material de armazenamento PAS-positivo em 30 a 40% das fibras musculares. A ME revela a estrutura de poliglucosano típica, consistindo em forma ovoide composta de material parcialmente filamentoso.

Doença de armazenamento de glicogênio tipo V (deficiência da fosforilase muscular, doença de McArdle)

A DAG tipo V é provocada pela deficiência da atividade da **miofosforilase**. A ausência dessa enzima limita a geração de ATP muscular pela glicogenólise, o que resulta no acúmulo de glicogênio no músculo e é o protótipo dos distúrbios energéticos musculares. Uma deficiência da miofosforilase prejudica a clivagem das moléculas de glicose a partir da cadeia linear do glicogênio.

Manifestações clínicas

Os sintomas geralmente se desenvolvem primeiro no final da infância ou na 2ª década de vida. A heterogeneidade clínica é rara, mas foram registrados alguns casos que sugerem ao contrário. Estudos têm demonstrado que a doença de McArdle pode se manifestar em indivíduos com aproximadamente 74 anos, bem como na infância, em uma forma fatal, de início precoce, caracterizada por hipotonia, fraqueza muscular generalizada e complicações respiratórias. Os sintomas costumam ser caracterizados pela intolerância ao exercício com parestesias e dores musculares. Os sintomas são precipitados por dois tipos de atividade: exercício breve de alta intensidade, como corrida curta ou transporte de cargas pesadas; e uma atividade menos intensa, porém sustentada, como subir escadas ou caminhar morro acima. Muitos pacientes podem fazer exercício moderado, como caminhar em terreno plano, por longos períodos. Muitos pacientes experimentam um fenômeno característico de "segundo fôlego", com alívio de dores musculares e fadiga após um breve período de descanso. Como resultado da miopatia subjacente, esses pacientes podem estar sob risco de rabdomiólise e miopatia induzida por estatinas. Enquanto os pacientes normalmente experimentam dores musculares episódicas e parestesias pelo exercício, 35% dos pacientes com doença de McArdle relatam dor permanente que tem um sério impacto sobre o sono e outras atividades. Estudos sugerem que pode haver também uma ligação entre a DAG tipo V e comprometimento variável cognitivo.

Cerca de 50% dos pacientes relatam urina cor de vinho após o exercício como resultado da **mioglobinúria** induzida pelo exercício, secundária à **rabdomiólise**. A mioglobinúria excessiva após intenso exercício pode precipitar insuficiência renal aguda.

Achados laboratoriais de níveis elevados de CK sérica em repouso, e que aumentam depois do exercício, são comuns. O exercício também eleva os níveis sanguíneos de amônia, inosina, hipoxantina e ácido úrico, o que pode ser atribuído à reciclagem acelerada de nucleotídios de purina musculares causada por produção insuficiente de ATP. A DAG tipo V é uma doença autossômica recessiva. O gene para a fosforilase muscular (*PYGM*) foi mapeado no cromossomo 11q13.

Diagnóstico

O diagnóstico padrão para a DAG tipo V inclui uma biopsia muscular para medir o conteúdo de glicogênio, bem como uma análise enzimática e de sequenciamento do DNA para o gene *PYMG*. Um teste ergométrico isquêmico oferece uma triagem diagnóstica rápida para pacientes com miopatia metabólica. A falta de um aumento dos níveis sanguíneos de lactato e as elevações exageradas de amônia no sangue indicam uma glicogenólise muscular e sugerem um defeito na conversão do glicogênio muscular ou da glicose em lactato. A resposta anormal ao exercício isquêmico não se limita à DAG tipo V. Outros defeitos musculares na glicogenólise ou na glicólise levam a resultados semelhantes (deficiências da fosfofrutoquinase, fosfoglicerato-quinase, fosfoglicerato mutase ou lactato desidrogenase musculares, LDH). Um teste de exercício isquêmico já foi usado para ser uma triagem diagnóstica rápida para pacientes suspeitos, mas foi associado a complicações graves e resultados falso-positivos. Um teste de exercício de antebraço não isquêmico com alta sensibilidade, de fácil execução e custo efetivo, foi determinado como indicativo de glicogenoses musculares. No entanto, assim como no teste isquêmico, não é possível diferenciar entre respostas anormais do exercício, devido à doença do tipo V *versus* outros defeitos na glicogenólise ou glicólise ou enzima desramificadora (observados quando o teste é feito após o jejum).

Confirma-se o diagnóstico pelo teste molecular genético do gene *PYGM*. Uma variante *nonsense* comum p.R49X no éxon 1, localizada em 90% dos pacientes caucasianos, e uma deleção de um único códon do éxon 17 é encontrada em 61% dos pacientes japoneses. A variante p.R49X representa 55% dos alelos dos pacientes espanhóis, enquanto a variante p.W797R configura 14% e a p.G204S 9% dos alelos patogênicos na população espanhola. Parece haver uma associação entre a gravidade clínica da DAG tipo V e a presença do alelo D do polimorfismo do tipo inserção/deleção da ECA. Isso pode ajudar a explicar o espectro de variabilidade fenotípica manifestado nessa doença.

Tratamento

Evitar o exercício extenuante impede os sintomas; recomenda-se o exercício regular e moderado para melhorar a capacidade de exercício. A glicose, ou a sacarose, administrada antes do exercício ou a injeção de glucagon podem melhorar bastante a tolerância nesses pacientes. Uma dieta rica em proteína pode aumentar a resistência muscular, e tem sido demonstrado que o suplemento de creatina em baixa dose melhora a função muscular em alguns pacientes. A resposta clínica à creatina depende da dose; a dor muscular pode aumentar com altas doses de suplementação de creatina. A suplementação com vitamina B_6 reduz a intolerância ao exercício e as parestesias. A longevidade não costuma ser afetada.

Doença de armazenamento do glicogênio tipo VII (deficiência da fosfofrutoquinase muscular, doença de Tarui)

A DAG tipo VII é causada por variantes patogênicas no gene *PFKM*, localizado no cromossomo 12q13.1, o que resulta em uma deficiência da enzima **fosfofrutoquinase muscular**. Essa enzima é a enzima-chave reguladora da glicólise e necessária para a conversão dependente de ATP da frutose-6-fosfato em frutose-1,6-difosfato. A fosfofrutoquinase é composta de três subunidades de isoenzima de acordo com o tipo de tecido, codificadas por genes diferentes (*PFKM* [M: muscular], *PFKH* [H: hepática] e [P: plaquetária]). O músculo esquelético apresenta apenas a subunidade M, em que glóbulos vermelhos expressam um híbrido das formas H e M. Na doença tipo VII, a isoenzima M é defeituosa, resultando na deficiência completa da atividade da enzima muscular e na deficiência parcial nas células sanguíneas vermelhas.

A DAG tipo VII é uma doença autossômica recessiva com o aumento da prevalência de ancestrais japoneses e judeus asquenazis. Um defeito em *splicing* e uma deleção de nucleotídios no gene *PFKM* são responsáveis por 95% das variantes patogênicas em judeus asquenazis. O diagnóstico fundamentado em testes moleculares para a variante comum é, portanto, possível nessa população.

Manifestações clínicas

Embora o quadro clínico seja semelhante ao da DAG tipo V, as seguintes características da DAG tipo VII são distintas:

1. A intolerância ao exercício, que geralmente começa na infância, é mais grave do que na doença tipo V e pode estar associada a náuseas, vômitos e dor muscular intensa; o exercício vigoroso provoca cãibras musculares graves e mioglobinúria.
2. Ocorre uma hemólise compensatória, como indicado por um aumento do nível de bilirrubina no soro e uma contagem elevada de reticulócitos.
3. A hiperuricemia é comum e aumentada pelo exercício muscular a um grau maior do que a observada na DAG tipo V ou III.
4. Um polissacarídeo anormal está presente nas fibras musculares; ele é positivo para o PAS, mas resistente à digestão pela diastase.
5. A intolerância ao exercício é especialmente pior após as refeições ricas em carboidratos, pois a ingestão da glicose previne a lipólise, privando, assim, o músculo dos substratos de ácidos graxos e de cetona. Isso contrasta com os pacientes com a doença do tipo V, que podem metabolizar a glicose do sangue derivado tanto da glicogenólise hepática endógena quanto a glicose exógena; de fato, a infusão de glicose melhora a tolerância ao exercício em pacientes tipo V.
6. O fenômeno do "segundo vento"[1] está ausente devido à incapacidade de decompor a glicose no sangue.

Diversas variantes clínicas raras do tipo VII podem ocorrer. Uma variante apresenta-se na infância com hipotonia e fraqueza dos membros e progride para uma miopatia de evolução rápida que leva à morte aos 4 anos de idade. Uma segunda variante que ocorre na infância resulta em miopatia congênita e artrogripose com um resultado fatal. Uma terceira variante manifesta-se na infância com hipotonia, atraso leve no desenvolvimento e convulsões. Uma apresentação adicional é a anemia hemolítica não esferocítica hereditária. Embora esses pacientes não experimentem sintomas musculares, ainda não está claro se tais sintomas irão se desenvolver posteriormente ao longo da vida. Uma variante apresenta-se em adultos e caracteriza-se por uma fraqueza muscular fixa, lentamente progressiva, em vez de parestesia e mioglobinúria. Ela também pode causar espessamento da válvula mitral pelo acúmulo de glicogênio.

Diagnóstico

Para estabelecer um diagnóstico, é necessária uma demonstração histoquímica ou bioquímica do defeito enzimático no músculo. A ausência da isoenzima M da fosfofrutoquinase também pode ser demonstrada no músculo, nas células sanguíneas e em fibroblastos. O sequenciamento de gene pode identificar variantes patogênicas para o gene da fosfofrutoquinase.

Tratamento

Não existe um tratamento específico. Exercícios extenuantes devem ser evitados para prevenir episódios agudos de cãibras musculares e mioglobinúria. Consumir carboidratos simples antes de um exercício extenuante pode ser benéfico, o que melhora a tolerância ao exercício. Uma dieta cetogênica demonstrou melhora clínica em um paciente com DAG infantil tipo VII. O exercício extenuante deve ser evitado, o que previne ataques agudos de cãibras musculares e mioglobinúria.

[1] A via metabólica muda da fosforilação glicolítica para a oxidativa. Após 10 segundos, toda a glicose prontamente disponível no sistema esgota-se, e o paciente começa a fadiga.

Substâncias como as estatinas devem ser evitadas. Devem ser tomadas medidas de precaução para evitar hipertermia ao se submeter à anestesia. Refeições com carboidratos e infusões de glicose pioram os sintomas, devido à incapacidade do corpo de utilizar a glicose. A glicose administrada tende a diminuir os níveis de ácidos graxos no sangue, uma fonte primária do combustível muscular.

Deficiência de fosforilase quinase específica de músculo (variantes da *PHKA1*)

Alguns casos de deficiência de PhK restrita ao músculo são conhecidos. Os pacientes, tanto masculinos quanto femininos, apresentam cãibras musculares e mioglobinúria com exercícios ou com fraqueza muscular progressiva e atrofia. A atividade de PhK é diminuída no músculo, mas normal no fígado e nas células sanguíneas. Não há hepatomegalia nem cardiomegalia. Isso é herdado de uma maneira recessiva ligada ao X ou autossômica. O gene para a subunidade alfa da forma específica do músculo (αM) está localizado em Xq12. Variantes patogênicas do gene foram encontradas em alguns pacientes do sexo masculino com esse distúrbio. O gene da subunidade gama do músculo (γM, *PHKG1*) está no cromossomo 7p12. Nenhuma variação patogênica nesse gene foi relatada até o momento.

Outras glicogenoses musculares com comprometimento energético do músculo

Seis defeitos adicionais em enzimas – fosfoglicerato quinase, fosfoglicerato mutase, lactato desidrogenase, frutose-1,6-bisfosfato-aldolase A, piruvato quinase muscular e betaenolase na via da glicólise terminal – causam sintomas e sinais da deficiência de energia muscular semelhantes àqueles da DAG tipos V e VI. A incapacidade de o lactato sanguíneo aumentar em resposta ao exercício é um teste diagnóstico útil e pode ser utilizado para diferenciar as glicogenoses musculares dos distúrbios do metabolismo de lipídios, como deficiência de carnitina palmitoiltransferase II e deficiência da acil-CoA desidrogenase de cadeia muito longa, o que também causa cãibras musculares e mioglobinúria. Os níveis de glicogênio muscular podem ser normais nos distúrbios que afetam a glicólise terminal, e é necessário fazer um ensaio da atividade da enzima muscular para obter um diagnóstico definitivo. Não existe um tratamento específico (ver a seção anterior, Tratamento).

A bibliografia está disponível no GEN-io.

105.2 Defeitos no Metabolismo da Galactose

Priya S. Kishnani e Yuan-Tsong Chen

O leite e os produtos lácteos contêm **lactose**, a principal fonte alimentar de galactose. O metabolismo da galactose produz combustível para o metabolismo celular por meio de sua conversão em glicose-1-fosfato (Tabela 105.1). A galactose também tem papel importante na formação de galactosídeos, como glicoproteínas, glicolipídios e glicosaminoglicanos. A galactosemia indica o nível elevado de galactose no sangue e é encontrada em três erros inatos distintos do metabolismo de galactose em uma das seguintes enzimas: galactose-1-fosfato uridiltransferase, galactoquinase e uridina-difosfato galactose-4-epimerase. O termo galactosemia, embora adequado para as deficiências em qualquer um desses distúrbios, geralmente designa a deficiência de transferase.

GALACTOSEMIA POR DEFICIÊNCIA DA GALACTOSE-1-FOSFATO URIDILTRANSFERASE

Existem duas formas de deficiência: crianças com deficiência completa ou quase completa da enzima (galactosemia clássica) e aquelas com deficiência parcial da transferase. A **galactosemia clássica** é uma doença grave com o início dos sintomas ocorrendo normalmente na segunda metade da primeira semana de vida. A incidência é predita como sendo de 1 em 60.000 nascidos vivos. O recém-nascido e o lactente recebem quantidades elevadas de lactose (até 40% no leite materno e certas fórmulas), que consiste em partes iguais de glicose e galactose. Sem a enzima transferase, a criança não consegue metabolizar a galactose-1-fosfato, cuja acumulação resulta em danos nos rins, no fígado e no cérebro. Tal lesão pode começar antes do nascimento do feto afetado por galactose transplacentária derivada da dieta da mãe heterozigótica ou por produção endógena de galactose no feto.

Manifestações clínicas

O diagnóstico de deficiência de uridiltransferase deve ser considerado em recém-nascidos bebês com qualquer uma das seguintes características dentro de alguns dias ou semanas após o nascimento: icterícia, hepatomegalia, vômitos, hipoglicemia, convulsões, letargia, irritabilidade, dificuldades de alimentação, ganho insuficiente de peso ou fracasso na recuperação do peso de nascimento, aminoacidúria. As crianças não tratadas podem apresentar cataratas nucleares, hemorragia vítrea, insuficiência hepática, cirrose, ascite, esplenomegalia ou deficiência intelectual. Os pacientes com galactosemia estão sob risco aumentado para a sepse neonatal causada por *Escherichia coli*; o aparecimento da sepse frequentemente precede o diagnóstico de galactosemia. Um pseudotumor cerebral pode ocorrer e causar um abaulamento da fontanela. A retirada completa da lactose da dieta resulta em melhora dos sintomas agudos. Se não tratada, morte por insuficiência hepática e renal e sepse podem ocorrer dentro de alguns dias. Quando o diagnóstico não é feito no momento do nascimento, danos ao fígado (cirrose) e ao cérebro (deficiência mental) tornam-se cada vez mais graves e irreversíveis.

A **deficiência parcial da transferase** costuma ser assintomática. É mais comum do que na galactosemia clássica, sendo diagnosticada no exame neonatal por causa da galactose moderadamente elevada no sangue e/ou baixa atividade da transferase. A galactosemia deve ser considerada em um bebê recém-nascido ou jovem que não está crescendo ou que tenha qualquer um dos resultados anteriores. As microscopias óptica e eletrônica do tecido hepático revelam infiltração gordurosa, formação de pseudoácinos e uma eventual cirrose macronodular. Essas alterações são consistentes com uma doença metabólica, mas não indicam o defeito enzimático preciso.

Diagnóstico

O diagnóstico *inicial* de galactosemia é feito pela demonstração de uma **substância redutora** em várias amostras de urina recolhidas, enquanto o paciente estiver na dieta com leite humano, leite de vaca ou qualquer outra fórmula contendo lactose. A substância redutora detectada na urina pelo Clinitest® (p. ex., glicose, galactose e outros) pode ser identificada por meio de cromatografia ou por um teste enzimático específico para galactose. A galactose pode ser detectada na urina, desde que a alimentação com leite tenha sido nas últimas poucas horas e que a criança não esteja vomitando excessivamente. Os resultados do teste de urina Clinistix® são normalmente negativos, pois os testes dependem da ação da glicose oxidase, que é específica para a glicose, mas não reativa para a galactose. Podem ser detectados aminoácidos na urina, uma vez que são excretados em conjunto com a glicose, devido a uma síndrome tubular proximal renal. Desde que a galactose é prejudicial para as pessoas com galactosemia, não devem ser utilizados testes diagnósticos que dependam da administração de galactose por via oral (VO) ou por IV. *Um ensaio enzimático direto usando eritrócitos estabelece o diagnóstico.* O médico precisa confirmar que o paciente não recebeu uma transfusão de sangue antes da coleta da amostra de sangue, pois o diagnóstico poderia estar mascarado. Um novo método utilizando cromatografia líquida de alta eficiência (*CLAE*) e luz ultravioleta (UV) não radioativa para detectar com precisão os níveis de galactose-1-fosfato uridiltransferase nos eritrócitos está atualmente disponível.

Genética

A deficiência da transferase consiste em uma doença autossômica recessiva. Com base na triagem neonatal nos EUA, a frequência da doença é de aproximadamente 1 em 47.000 nascidos vivos. Existem diversas variantes enzimáticas da galactosemia. A *variante Duarte*, uma única substituição de aminoácidos (p.N314D), diminui a atividade da enzima nos glóbulos vermelhos (50% do normal), mas não costuma ter expressão clínica. Tal variante é a mais comum, com uma frequência de portadores de 12% na população geral. Aqueles que são heterozigotos para a variante Duarte da galactosemia normalmente têm 25% de atividade normal da galactose, poucos sintomas e metabólitos elevados e não necessitam de intervenção. Outras variantes semelhantes que expressam pouca atividade enzimática tipicamente não requerem nenhuma intervenção. Alguns pacientes negros têm sintomas mais leves, apesar da ausência de atividade transferase mensurável em eritrócitos; esses indivíduos conservam 10% da atividade da enzima no fígado e na mucosa intestinal, enquanto a maioria dos pacientes brancos não tem atividade detectável em qualquer um desses tecidos. Mais de 230 variantes genéticas patogênicas identificáveis têm sido associadas à deficiência de transferase. Em negros, 62% dos alelos são representados pela variante p.S135L, uma variante responsável por uma evolução mais branda de doença. Na população branca, 70% dos alelos são representados pelas variantes *missense* p.Q188R e p.K285N e estão associados à forma grave da doença. O teste do portador e o diagnóstico pré-natal podem ser realizados por meio de análise direta da enzima em amniócitos ou nas vilosidades coriônicas; os testes também podem ser base no DNA.

Tratamento e prognóstico

Com a disponibilidade do exame neonatal para a galactosemia, é possível identificar e tratar os pacientes mais cedo do que o usual. Todos os alimentos contendo galactose devem ser removidos da dieta na suspeita inicial de galactosemia. Vários substitutos do leite que não contêm lactose já estão disponíveis (hidrolisados de caseína, fórmula à base de soja). A eliminação da galactose da dieta, juntamente à suplementação adequada de cálcio, inverte a deficiência no crescimento e as disfunções renal e hepática. A catarata regride, e a maioria dos pacientes não tem deficiência da visão. O diagnóstico e o tratamento precoces têm melhorado o prognóstico da galactosemia. No acompanhamento a longo prazo, entretanto, os pacientes ainda manifestam falência ovariana com amenorreia primária ou secundária, redução da densidade mineral óssea, atraso no desenvolvimento e deficiência de aprendizado cuja gravidade aumenta com a idade.

Relata-se o *hipogonadismo hipergonadotrófico* em 80% até > 90% dos pacientes do sexo feminino com a galactosemia clássica. Embora a maioria das mulheres com galactosemia clássica seja infértil quando alcança a idade reprodutiva, um número pequeno pode ter filhos. A maior parte dos pacientes manifesta transtornos da fala, ao passo que um número menor demonstra fraco crescimento, além de equilíbrio e função motora prejudicados (com ou sem ataxia ostensiva). O controle relativo dos níveis de galactose-1-fosfato nem sempre se correlaciona com resultados a longo prazo. Isso leva a crer que outros fatores, como o galactitol elevado, a uridina difosfato galactose diminuída (um doador de galactolipídios e proteínas) e a produção de galactose endógena, possam ser os responsáveis.

DEFICIÊNCIA DA GALACTOQUINASE

A enzima deficiente é a **galactoquinase**, que normalmente catalisa a fosforilação da galactose. Os principais metabólitos acumulados são a galactose e o galactitol. Dois genes foram relatados na codificação da galactoquinase: *GK1* no cromossomo 17q24 e *GK2* no cromossomo 15. A **catarata** costuma ser a única manifestação da deficiência de galactoquinase; um pseudotumor cerebral é uma complicação rara. A criança afetada é geralmente assintomática. Os portadores heterozigotos podem estar sob risco de catarata pré-senil. Os achados laboratoriais mostram maior concentração dos níveis de galactose no sangue, contanto que os bebês tenham sido alimentados com uma fórmula contendo lactose desde o nascimento. O diagnóstico é feito por meio da demonstração da ausência de atividade da galactoquinase em eritrócitos ou fibroblastos. A atividade da transferase mostra-se normal. O tratamento é a restrição dietética de galactose.

DEFICIÊNCIA DA URIDINA DIFOSFATO GALACTOSE-4-EPIMERASE

Existem duas formas distintas de deficiência da **epimerase**. A primeira é uma forma **benigna** que foi diagnosticada incidentalmente mediante programas de triagem neonatal. Os indivíduos afetados são assintomáticos porque a deficiência da enzima é limitada aos leucócitos e eritrócitos. Nenhum tratamento mostra-se necessário. A segunda variedade é **grave** devido à deficiência de epimerase ser mais generalizada. As manifestações clínicas assemelham-se às da deficiência de transferase, com os sintomas adicionais de hipotonia e surdez neurossensorial. Os sintomas clínicos melhoram com restrição de galactose na dieta. Embora a forma grave de galactosemia seja rara, ela deve ser considerada em um paciente sintomático com galactose-1-fosfato mensurável, que tenha atividade de transferase normal. Os metabólitos anormalmente acumulados são semelhantes aos da deficiência de transferase; no entanto, há também um aumento na galactose uridina difosfato celular (UDP). Confirma-se o diagnóstico pelo ensaio de epimerase em eritrócitos.

Os pacientes com a forma mais grave da deficiência de epimerase não podem sintetizar a galactose UDP a partir da glicose UDP e dependem de galactose. Como a galactose é um componente essencial de muitas proteínas estruturais do sistema nervoso, os pacientes são submetidos a uma dieta restrita em galactose em vez de uma dieta isenta de galactose.

Os recém-nascidos com a forma leve de deficiência da epimerase não necessitam de tratamento. É aconselhável acompanhar amostras de urina buscando substâncias redutoras e excluir a aminoacidúria dentro de algumas semanas após o diagnóstico, enquanto o bebê ainda está na fórmula que contém lactose.

O gene para a UDP galactose-4-epimerase *(GALE)* está localizado no cromossomo 1 em 1p36. A detecção do portador é possível pela medição da atividade de epimerase nos eritrócitos. Um diagnóstico pré-natal para a forma grave da deficiência de epimerase pode ser feito, utilizando um ensaio enzimático de células do líquido amniótico cultivadas.

A bibliografia está disponível no GEN-io.

105.3 Defeitos no Metabolismo da Frutose

Priya S. Kishnani e Yuan-Tsong Chen

Dois erros inatos são conhecidos na via especializada do metabolismo da frutose: a frutosúria benigna ou essencial e a intolerância hereditária à frutose. A deficiência da frutose-1,6-bisfosfatase, embora não seja estritamente um defeito da via especializada da frutose, é discutida no Capítulo 105.4.

DEFICIÊNCIA DA FRUTOQUINASE (FRUTOSÚRIA ESSENCIAL OU BENIGNA)

A deficiência da frutoquinase não está associada a nenhuma manifestação clínica. A **fructosúria** é um achado acidental feito geralmente porque a urina do paciente assintomático contém uma substância redutora. Não é necessário tratamento, e o prognóstico revela-se excelente. A herança é autossômica recessiva com uma incidência de 1 em 120 mil nascidos vivos. O gene que codifica a frutoquinase (*KHK*) está localizado no cromossomo 2p23.3.

A frutoquinase catalisa o primeiro passo do metabolismo da frutose alimentar: conversão de frutose em frutose-1-fosfato (Figura 105.1). Sem essa enzima, a frutose ingerida não é metabolizada; seu nível é aumentado no sangue e é excretadao na urina, pois praticamente nenhum limiar renal existe para a frutose. Os resultados do Clinitest® revelam uma substância redutora urinária, que pode ser identificada como a frutose por cromatografia.

DEFICIÊNCIA DE FRUTOSE-1,6-BIFOSFATO-ALDOLASE (ALDOLASE B, INTOLERÂNCIA HEREDITÁRIA DA FRUTOSE)

A deficiência de frutose-1,6-bisfosfato-aldolase (**aldalose-B**) é uma condição grave em lactentes causada por uma deficiência na atividade da frutose aldolase B no fígado, no rim e no intestino. Tal enzima catalisa a hidrólise da frutose 1,6-bifosfato em triose-fosfato e gliceraldeído fosfato. A mesma enzima hidrolisa também a frutose-1-fosfato. Na falta da atividade enzimática, há um rápido acúmulo de frutose-1-fosfato, que se apresenta com graves sintomas quando a alimentação contendo frutose é ingerida.

Epidemiologia e genética

A incidência exata de **intolerância hereditária à frutose (IHF)** é desconhecida, mas está em aproximadamente 1 a cada 26.000 nascidos vivos. Herda-se a IHF de forma autossômica recessiva. O gene *ALDOB* é mapeado no cromossomo 9q22.3. Pelo menos 40 variantes genéticas patogênicas causadoras da IHF são conhecidas. A variante patogênica mais comum identificada no norte da Europa é uma única variante *missense*, uma transversão G→C no éxon 5 resultando na substituição da alanina na posição normal 149 pela prolina. Tal variante, ao lado de duas outras variantes *missense* (p.A174D e p.N334K), é responsável por 80 a 85% da IHF na Europa e nos EUA. O diagnóstico da IHF pode ser feito por análise direta do DNA para as variantes comuns e espectroscopia por RM com fósforo.

Manifestações clínicas

Indivíduos afetados permanecem assintomáticos até que a frutose ou a sacarose (açúcar de mesa) sejam introduzidas na dieta (geralmente por meio de frutas, suco de frutas ou cereais adoçados). Os sinais e sintomas manifestam-se tipicamente na infância quando os alimentos ou fórmulas que contêm tais açúcares são introduzidos. Alguns pacientes são muito sensíveis à frutose, enquanto os outros podem tolerar a ingestão moderada (até 250 mg/kg/dia). A ingestão média de frutose nas sociedades ocidentais é de 1 a 2 g/kg/dia. As manifestações clínicas iniciais assemelham-se à galactosemia, como icterícia, hepatomegalia, vômitos, letargia, irritabilidade e convulsões. Também pode haver uma maior incidência de doença celíaca em pacientes com IHF (> 10%) do que na população em geral (1 a 3%). À medida que envelhecem, os pacientes geralmente desenvolvem uma aversão a alimentos contendo frutose, devido a sintomas associados a náuseas, vômitos e dor abdominal.

São achados laboratoriais característicos acidose láctica, hipofosfatemia, hiperuricemia e hipermagnesemia. Tempo prolongado de coagulação, hipoalbuminemia, elevação dos níveis de bilirrubina e transaminases e disfunção tubular proximal também são vistos. A ingestão de frutose causa uma hipoglicemia aguda sintomática; quanto maior a ingestão, mais grave o quadro clínico. A ingestão crônica resulta em déficit de crescimento e doença hepática. Se a ingestão de frutose persistir, os episódios hipoglicêmicos repetem-se, levando a falências hepática e renal e, eventualmente, à morte.

Diagnóstico

A presença de uma substância redutora na urina durante um episódio agudo aumenta a possibilidade de IHF. O desafio da frutose oral *não é mais* considerado uma abordagem diagnóstica, por conta dos elevados riscos para o paciente, que pode se tornar gravemente doente após o teste. O diagnóstico definitivo é feito pela demonstração de duas variantes genéticas patogênicas em *ALDOB* nos testes genéticos moleculares. Uma variante patogênica comum (substituição de *Pro* para *Ala* na posição 149) é responsável por 53% dos alelos IHF em todo o mundo. Uma alternativa é mostrar atividade deficiente da aldolase frutose 1-fosfato hepática (aldolase B) na biopsia hepática.

Tratamento

Os episódios agudos são tratados sintomaticamente pela correção da hipoglicemia com administração por via intravenosa de glicose (dextrose), proporcionando tratamento de suporte da insuficiência hepática e corrigindo a acidose metabólica. A eliminação completa da frutose costuma reverter rapidamente os sintomas e resulta na normalização de distúrbios metabólicos relacionados. O fundamental no tratamento a longo prazo é a restrição completa de todas as fontes de sacarose, frutose e sorbitol a partir da dieta. Pode ser difícil porque esses açúcares são aditivos amplamente utilizados, encontrados até na maioria das preparações medicinais. Com o tratamento, as disfunções hepática e renal melhoram e o alcance do crescimento normal é comum. O desenvolvimento intelectual costuma ficar inalterado. Conforme o paciente cresce, os sintomas tornam-se mais suaves, mesmo após a ingestão de frutose; o prognóstico a longo prazo é favorável. Por causa da evasão alimentar voluntária da sacarose, os pacientes afetados têm poucas cáries dentárias. Cuidados devem ser tomados para evitar fluidos contendo frutose IV durante as hospitalizações.

A bibliografia está disponível no GEN-io.

105.4 Defeitos no Metabolismo Intermediário de Carboidratos Associados à Acidose Láctica

Priya S. Kishnani e Yuan-Tsong Chen

A acidose láctica **(tipo B3)** ocorre com defeitos do metabolismo de carboidratos que interferem na conversão de piruvato em glicose por meio da via da gliconeogênese ou em dióxido de carbono e água através das enzimas mitocondriais do ciclo de Krebs. A Figura 105.4 descreve as vias metabólicas relevantes. A DAG tipo I, a deficiência da frutose-1,6-difosfatase e a deficiência da fosfoenolpiruvato carboxilase são distúrbios da gliconeogênese associados à acidose láctica. A deficiência do complexo da piruvato-desidrogenase, os defeitos da cadeia respiratória e a deficiência da piruvato carboxilase são distúrbios na via do metabolismo do piruvato que causam a acidose láctica. A acidose láctica (tipo B3) também pode ocorrer em defeitos da oxidação dos ácidos graxos, acidúrias orgânicas (Capítulos 103.6, 103.10 e 104.1) ou doenças de utilização de biotina (tipo B3) (Tabela 105.2). Tais distúrbios são facilmente distinguíveis pela presença de perfis anormais de acil-carnitina, aminoácidos no sangue e ácidos orgânicos incomuns na urina. Os perfis sanguíneos do lactato, piruvato e acil-carnitina e a presença desses ácidos orgânicos incomuns na urina devem ser determinados em lactentes e crianças com acidose inexplicável, especialmente se houver um aumento no hiato aniônico.

A acidose láctica não relacionada com um defeito enzimático ocorre na hipoxemia (acidose láctica **tipo A**). Nesse caso, assim como nos defeitos da cadeia respiratória, a concentração sérica de piruvato pode permanecer normal (< 1,0 mg/dℓ com aumento da razão lactato:piruvato), ao passo que o piruvato geralmente está elevado quando a acidose láctica resulta de um defeito enzimático da gliconeogênese ou do complexo piruvato desidrogenase (tanto o lactato quanto o piruvato estão aumentados, e a razão é normal). O lactato e o piruvato devem ser medidos nas mesmas amostras de sangue e em várias amostras de sangue obtidas quando o paciente for sintomático, pois a acidose láctica pode ser intermitente. A Figura 105.5 é um algoritmo para o diagnóstico diferencial da acidose láctica. A acidose láctica também é notada com várias doenças subjacentes (**tipo B1**) e drogas ou toxinas (**tipo B2**) (Tabela 105.2).

DISTÚRBIOS DA GLICONEOGÊNESE

Deficiência da glicose-6-fosfatase (doença de armazenamento de glicogênio tipo I)

A DAG tipo I é a única glicogenose associada à **acidose láctica** significativa. A acidose metabólica crônica predispõe esses pacientes à osteopenia; após jejum prolongado, a acidose associada à hipoglicemia mostra-se uma condição com risco de vida (Capítulo 105.1).

Deficiência da frutose-1,6-difosfatase

A deficiência da frutose-1,6-difosfatase prejudica a formação da glicose a partir de todos os precursores gliconeogênicos, como a frutose alimentar. A hipoglicemia ocorre quando as reservas de glicogênio estão limitadas ou esgotadas. As **manifestações clínicas** caracterizam-se por episódios de acidose, hipoglicemia, hiperventilação, convulsões e coma com risco de morte. Em cerca de metade dos casos, a deficiência manifesta-se nas primeiras semanas de vida. Em lactentes e crianças pequenas, os episódios são desencadeados por infecções febris e gastrenterite se a ingestão alimentar oral diminuir. A frequência dos ataques diminui com a idade. Os achados laboratoriais são baixos níveis de glicose no sangue, altos níveis de lactato e de ácido úrico e acidose metabólica. Contrapondo-se à IHF, normalmente não há aversão aos doces; as funções tubulares renal e hepática são normais.

O **diagnóstico** é estabelecido pela demonstração da deficiência da enzima na biopsia hepática ou intestinal. O defeito da enzima também pode ser demonstrado nos leucócitos em alguns casos. O gene que codifica para a frutose-1,6-difosfatase *(FBP1)* está localizado no cromossomo 9q22; as variantes genéticas patogênicas foram caracterizadas, tornando possíveis a detecção do portador e o diagnóstico pré-natal. O **tratamento** da crise aguda consiste na correção da hipoglicemia e da acidose por infusão IV de glicose; a resposta é normalmente rápida. A

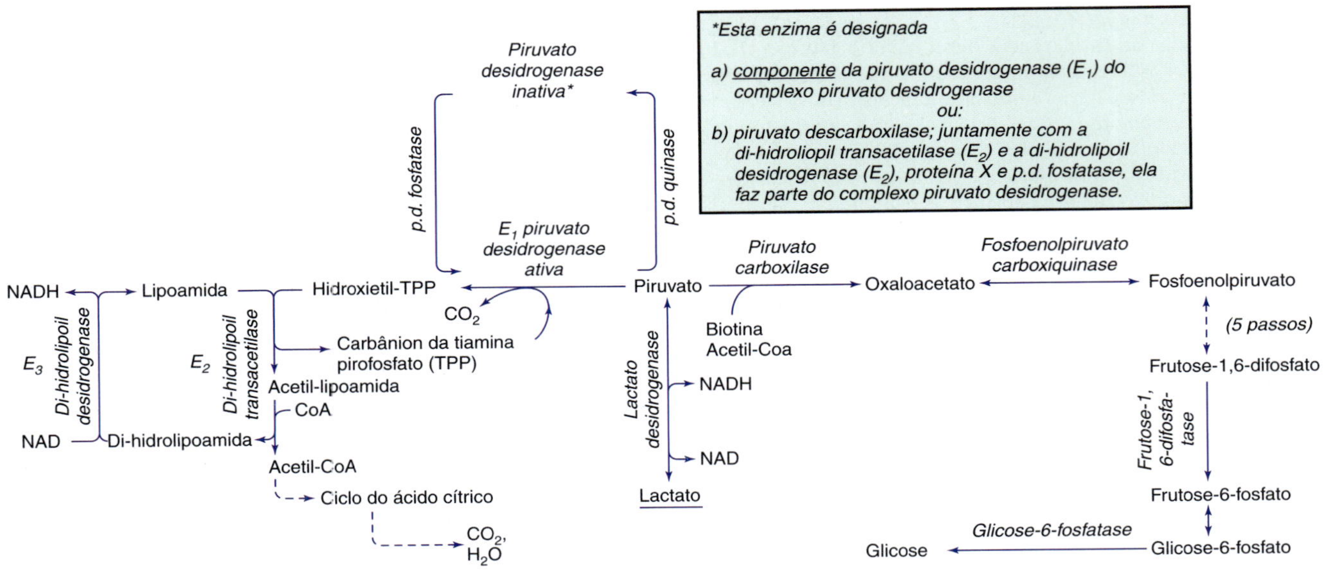

Figura 105.4 Reações enzimáticas do metabolismo de carboidratos, deficiências que podem dar origem à acidose láctica, às elevações do piruvato ou à hipoglicemia. O complexo piruvato desidrogenase compreende, além de E_1, E_2 e E_3, uma proteína adicional contendo lipoato (não mostrada), chamada de proteína X, e a piruvato desidrogenase fosfatase.

Tabela 105.2 Causas da acidose láctica tipo B.
TIPO B1 – DOENÇAS SUBJACENTES
Insuficiência renal
Insuficiência hepática
Diabetes melito
Malignidade
Síndrome de resposta inflamatória sistêmica
Vírus da imunodeficiência humana
TIPO B2 – SUBSTÂNCIAS E TOXINAS
Alcoóis de paracetamol – etanol, metanol, dietilenoglicol, isopropanol e propilenoglicol
Análogos de nucleosídios antirretrovirais – zidovudina, didanosina e lamivudina
Beta-adrenérgicos agonistas – epinefrina, ritodrina e terbutalina
Biguanidas – fenformina e metformina
Cocaína, metanfetamina
Compostos cianogênicos – cianeto, nitrilas alifáticas e nitroprussiato
Éter dietílico
Fluoruracila
Halotano
Ferro
Isoniazida
Linezolida
Ácido nalidíxico
Niacina
Propopol
Salicilatos
Estricnina
Açúcares e alcoóis de açúcar – frutose, sorbitol e xilitol
Sulfassalazina
Nutrição parenteral total
Ácido valproico
Deficiências de vitaminas – tiamina e biotina
TIPO B3 – ERROS INATOS DO METABOLISMO
Deficiência de glicose-6-fosfatase (doença de von Gierke)
Deficiência de frutose-1,6-difosfatase
Deficiência de fosfoenolpiruvato carboxiquinase
Deficiência de piruvato carboxilase
Deficiência do complexo piruvato desidrogenase (PDHC)
Defeitos do ciclo de Krebs
Acidúria metilmalônica e outras acidemias orgânicas
Síndrome de Kearns-Sayre
Síndrome de Pearson
Síndrome de Barth
Síndromes de depleção do DNA mitocondrial
Defeitos da cadeia respiratória do DNA nuclear
Defeitos respiratórios do DNA mitocondrial
Encefalomiopatia mitocondrial, acidose láctica e episódios de acidente vascular encefálico (MELAS)
Epilepsia mioclônica com fibras vermelhas irregulares (MERRF)

Adaptada de Vernon C, LeTourneau JL. Lactic acidosis: recognition, kinetics, and associated prognosis. *Crit Care Clin*. 2010;26: 255-283 (Box 1, p 264).

prevenção do jejum, o tratamento agressivo das infecções e a restrição de frutose e sacarose da dieta podem evitar mais episódios. Para a prevenção a longo prazo da hipoglicemia, um carboidrato liberado lentamente, como o amido de milho, pode ser útil. Os pacientes que sobrevivem à infância desenvolvem-se normalmente.

Deficiência da fosfoenolpiruvato carboxiquinase

A fosfoenolpiruvato carboxiquinase (**FEPCQ**) é uma enzima-chave na gliconeogênese. Ela catalisa a conversão do oxaloacetato a fosfoenolpiruvato (Figura 105.4). A deficiência de FEPCQ é tanto uma deficiência da enzima mitocondrial quanto uma deficiência da enzima citosólica, codificadas por dois genes distintos.

A FEPCQ foi relatada em apenas alguns casos. As características clínicas são heterogêneas, com hipoglicemia, acidose láctica, hepatomegalia, hipotonia, atraso no desenvolvimento e déficit de crescimento como as principais manifestações. Pode haver envolvimento de múltiplos sistemas, com déficits neuromusculares, dano hepatocelular, disfunção renal e cardiomiopatia. O **diagnóstico** baseia-se na atividade reduzida da FEPCQ no fígado, em fibroblastos ou linfócitos. Os fibroblastos e linfócitos não são adequados para o diagnóstico de deficiência da forma citosólica de FEPCQ, pois esses tecidos possuem apenas a FEPCQ mitocondrial. Para evitar a hipoglicemia, os pacientes deverão receber **tratamento** com carboidratos de liberação lenta, como o amido de milho, e o jejum deve ser evitado.

DISTÚRBIOS DO METABOLISMO DO PIRUVATO

O piruvato é formado a partir da glicose e outros monossacarídeos, do lactato e da alanina. Ele é metabolizado por meio de quatro principais sistemas enzimáticos: lactato desidrogenase, alanina transminase, piruvato carboxilase e complexo piruvato desidrogenase. A deficiência da subunidade M da LDH provoca intolerância ao exercício e mioglobinúria (Capítulo 105.1).

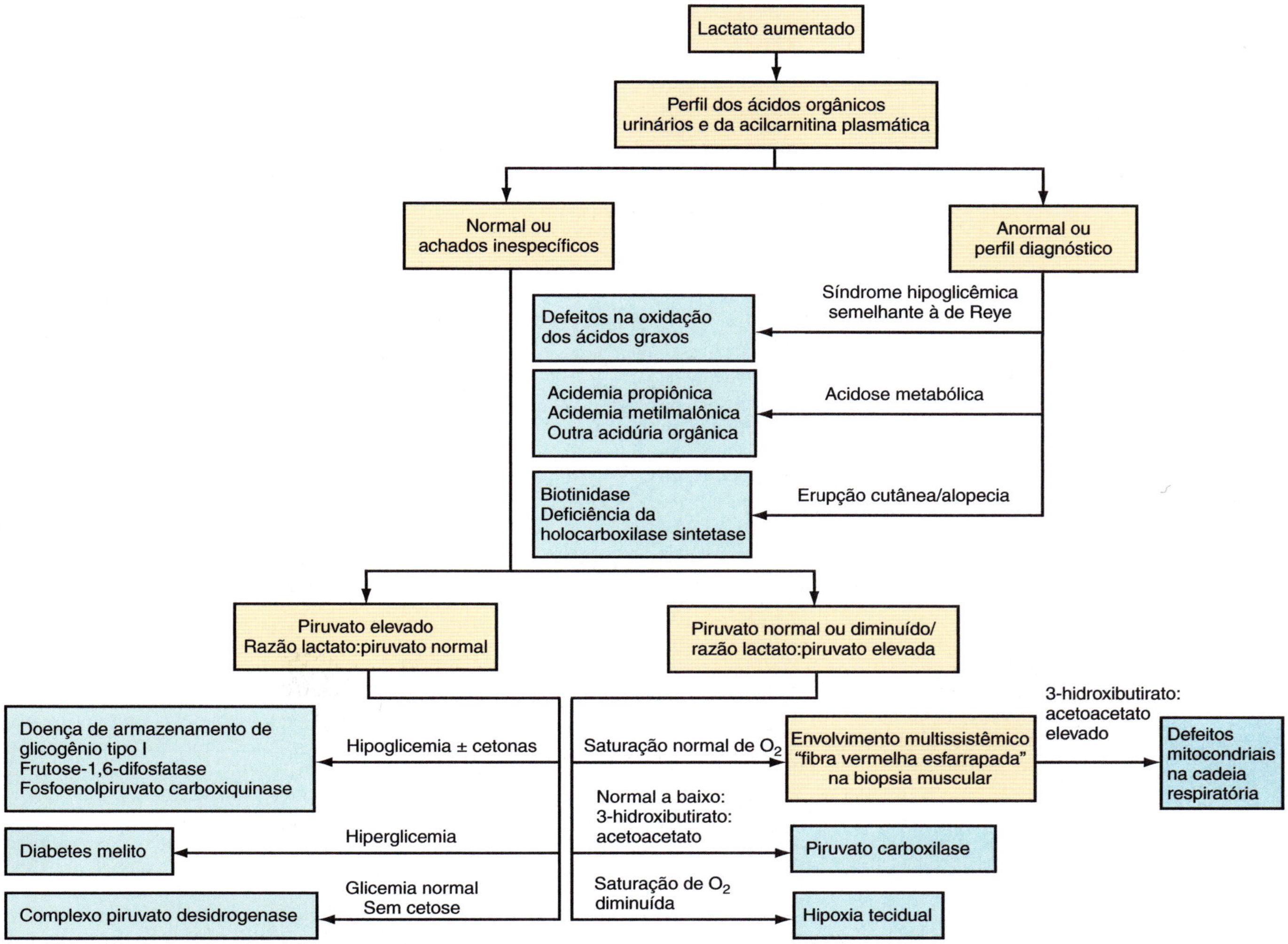

Figura 105.5 Algoritmo do diagnóstico diferencial da acidose láctica.

Deficiência do complexo piruvato desidrogenase

Depois de entrar na mitocôndria, o piruvato é convertido em acetil-CoA pelo complexo piruvato desidrogenase (**PDHC**), que catalisa a oxidação do piruvato em acetil-CoA, que depois entra no ciclo do ácido tricarboxílico para a produção de ATP. O complexo dispõe de cinco componentes: **E_1**, uma alfacetoácido descarboxilase; **E_2**, uma di-hidrolipoil transacilase; **E_3**, uma di-hidrolipoil desidrogenase; **proteína X**, uma proteína adicional contendo lipoato; e a piruvato desidrogenase fosfatase. O mais comum é um defeito em E_1 (Figura 105.4).

A deficiência do PDHC é a mais comum das doenças que conduzem à acidemia láctica e à disfunção do SNC. A disfunção do SNC ocorre porque o cérebro obtém sua energia principalmente a partir da oxidação da glicose. O acetil-CoA cerebral é sintetizado quase que exclusivamente a partir do piruvato.

Os defeitos em E_1 são causados por variantes patogênicas no gene que codifica para a subunidade alfa de E_1, que é ligado ao dominante X. Apesar de ligada ao X, sua deficiência mostra-se um problema nos sexos masculino e feminino, apesar de apenas um alelo alfa de E_1 nas mulheres transportarem a variante anormal.

Manifestações clínicas

A deficiência de PDHC tem um amplo espectro de apresentações que vão desde uma apresentação neonatal mais grave até uma forma de início tardio mais leve. O **início neonatal** está associado a acidose láctica letal, lesões císticas na substância branca, agenesia do corpo caloso e deficiência enzimática mais grave. O **aparecimento infantil** pode ser letal ou associado a atraso psicomotor e acidose láctica crônica, lesões císticas no tronco cerebral e nos gânglios da base e características patológicas que se assemelham às da **doença de Leigh** (ver Capítulo 616.2). Os sintomas neurológicos no PDHC podem ser categorizados em dois grupos: desenvolvimento anormal do cérebro, visto em ambos os sexos; e lesões cerebrais e epilepsia, vistas apenas em pacientes do sexo masculino. As crianças mais velhas, geralmente meninos, podem ter menos acidose, apresentam maior atividade enzimática e manifestam ataxia com dietas ricas em carboidratos. A inteligência pode ser normal. Os pacientes de todas as idades podem ter dismorfologia facial, característica semelhante à da síndrome alcoólica fetal.

Os defeitos de E_2 e da **proteína X-lipoato** são raros e resultam em grave atraso psicomotor. O defeito da **E_3 lipoamida desidrogenase** leva a uma atividade deficiente não só no PDHC, mas também nos complexos alfacetoglutarato e cetoácido desidrogenase de cadeia ramificada. Tal deficiência é mais comum na população judaica asquenazi. As espécies reativas de oxigênio geradas pelas variantes genéticas patogênicas responsáveis pela deficiência de lipoamida desidrogenase podem, de fato, explicar certas características da doença e sugerem a utilidade da terapia antioxidante. Também tem sido relatada a deficiência da **piruvato desidrogenase fosfatase**. Esses e outros defeitos do PDHC têm manifestações clínicas dentro de um espectro variável associado à deficiência do PDHC causada pela deficiência de E_1.

Tratamento

O prognóstico geral é desfavorável, exceto em raros pacientes nos quais as variantes genéticas estão associadas a uma afinidade alterada para a tiamina pirofosfato, que podem responder à suplementação de tiamina. Como os carboidratos podem agravar a acidose láctica, recomenda-se uma dieta cetogênica. Descobriu-se que a dieta diminui o nível sanguíneo de lactato; o benefício a longo prazo para a evolução dos pacientes não está claro. Uma estratégia terapêutica consiste em manter qualquer PDHC residual em sua forma ativa por administração oral de **dicloroacetato**, um inibidor da E_1 quinase. Os efeitos benéficos do controle pós-prandial da acidose láctica têm sido demonstrados em alguns pacientes. As crianças com acidose congênita geralmente toleram bem o dicloroacetato, mas a exposição contínua está associada à neuropatia periférica, uma condição que pode ser atribuída ao fármaco ou à doença.

Deficiência da piruvato carboxilase

A **piruvato carboxilase** é uma enzima mitocondrial que contém biotina, essencial no processo da gliconeogênese; ela catalisa a conversão do piruvato em oxaloacetato. A enzima também é essencial para a função do ciclo de Krebs como fornecedor de oxaloacetato e está envolvida na lipogênese e na formação de aminoácidos não essenciais. As **manifestações clínicas** dessa deficiência têm variado desde acidose láctica grave neonatal acompanhada por hiperamonemia, citrulinemia e hiperlisinemia (**tipo B**) até acidose láctica leve a moderada de início tardio e atraso no desenvolvimento (**tipo A**). Em ambos os tipos, os pacientes que sobreviveram tiveram geralmente retardo psicomotor grave, com convulsões, espasticidade e microcefalia. Alguns pacientes apresentam alterações patológicas no tronco cerebral e nos gânglios da base, que se assemelham à **doença de Leigh**. A gravidade clínica parece correlacionar-se com o nível da atividade enzimática residual. Uma forma "benigna" da deficiência da piruvato carboxilase também tem sido descrita, caracterizada por ataques recorrentes de acidose láctica e déficits neurológicos leves (**tipo C**). Os achados laboratoriais caracterizam-se por níveis elevados de lactato, piruvato e alanina no sangue e cetonúria. No caso do tipo B, os níveis sanguíneos de amônia, citrulina e de lisina também são elevados, o que pode sugerir um defeito primário do ciclo da ureia. Provavelmente, o mecanismo é causado pela depleção de oxaloacetato, o que leva à redução dos níveis de aspartato, um substrato para a argininossuccinato sintase no ciclo da ureia (Capítulo 103.12). O gene para a piruvato carboxilase (PC) está localizado no cromossomo 11q13.4-q13.5, e cerca de 15 variantes patogênicas já foram identificadas.

O **tratamento** consiste em evitar o jejum e ingerir uma refeição com carboidratos antes de dormir. Durante os episódios agudos de acidose láctica, os pacientes devem receber glicose IV contínua. Os suplementos de aspartato e citrato restauram as alterações metabólicas; ainda não se sabe se esse tratamento pode prevenir os déficits neurológicos. Tem sido realizado o transplante de fígado como tentativa de tratamento; seu benefício permanece desconhecido. O **diagnóstico** da deficiência da piruvato carboxilase é feito por meio da medição da atividade da enzima no fígado ou em culturas de fibroblastos de pele e deve ser diferenciado da deficiência da holocarboxilase sintase ou da biotinidase.

Deficiência da piruvato carboxilase secundária à deficiência da holocarboxilase sintase ou biotinidase

A deficiência tanto da holocarboxilase sintase (**HCS**) quanto da biotinidase, que são as enzimas do metabolismo de biotina, resulta em deficiência de múltiplas carboxilases (piruvato carboxilase e outras carboxilases e reações metabólicas que necessitam de biotina) e nas **manifestações clínicas** associadas às respectivas deficiências, assim como erupção, acidose láctica e alopecia (Capítulo 103.6). A evolução da deficiência da HCS ou da biotinidase pode ser prolongada com exacerbação intermitente da acidose láctica crônica, insuficiência de crescimento, convulsões e hipotonia levando a espasticidade, letargia, coma e morte. A disfunção dos nervos auditivo e óptico pode levar à surdez e à cegueira, respectivamente. Formas mais leves, de início tardio, também têm sido relatadas. Os achados laboratoriais são acidose metabólica e ácidos orgânicos anormais na urina. Na deficiência da HCS, as concentrações de biotina no plasma e na urina são normais. O diagnóstico pode ser feito em fibroblastos da pele ou linfócitos por meio do ensaio para a atividade da HCS e, no caso da biotinidase no soro, por meio do teste de triagem neonatal.

O **tratamento** consiste na suplementação de biotina, 5 a 20 mg/dia, e costuma ser eficaz se começar antes do desenvolvimento da lesão cerebral. Os pacientes identificados pela triagem neonatal e tratados com biotina permaneceram assintomáticos.

Ambas as deficiências enzimáticas são doenças autossômicas recessivas. A incidência da deficiência de HCS é de aproximadamente 1 em 87.000 nascidos vivos. A HCS e biotinidase *(BTD)* estão localizadas nos cromossomos 21q22 e 3p25, respectivamente. As variantes patogênicas étnico-específicas no gene da HCS já foram identificadas. Duas variantes patogênicas comuns (del7/ins3 e p.R538C) no *BTD* são responsáveis por 52% de todos os alelos patogênicos em pacientes sintomáticos com deficiência de biotinidase.

Defeitos da cadeia respiratória mitocondrial (doença da fosforilação oxidativa)

A cadeia respiratória mitocondrial catalisa a oxidação de moléculas de combustível e transfere os elétrons para o oxigênio molecular, com transdução de energia concomitante para adenosina trifosfato (**fosforilação oxidativa**) (Capítulo 106). A cadeia respiratória produz ATP a partir do difosfato de adenosina e do fosfato inorgânico utilizando a energia dos elétrons transferidos da nicotinamida-adenina-dinucleotídio (NADH) ou da flavina adenina-dinucleotídio e inclui cinco complexos específicos (I: NADH-coenzima Q redutase; II: succinato-coenzima Q redutase; III: coenzima QH_2 citocromo-*c* redutase; IV: citocromo-*c* oxidase; V: ATP sintase). Cada complexo é constituído por 4 a 35 proteínas individuais e, com a exceção do complexo II (codificado apenas por genes nucleares), é codificado pelo DNA nuclear ou mitocondrial (herdado apenas a partir da mãe por herança mitocondrial). Os defeitos de qualquer um desses complexos ou sistemas de construção produzem acidose láctica crônica, presumivelmente devido a uma alteração do estado redox com o aumento da concentração de NADH (Tabela 105.3).

Contrapondo-se à deficiência do PDHC ou da piruvato carboxilase, os músculos esquelético e cardíaco geralmente estão envolvidos nos distúrbios da cadeia respiratória. Na biopsia muscular, as ***ragged red fibers*** (indicando proliferação mitocondrial) são muito sugestivas quando presentes (Figura 105.5). Devido à natureza ubíqua da fosforilação oxidativa, um defeito da cadeia respiratória mitocondrial é responsável por uma vasta gama de manifestações clínicas e deve ser considerada nos pacientes em todos os grupos de idade com envolvimento de múltiplos sistemas. Algumas deficiências assemelham-se à **doença de Leigh**, enquanto outras causam miopatias infantis como a **MELAS** (encefalopatia mitocondrial, acidose láctica e episódios semelhantes ao AVE), a **MERRF** (epilepsia mioclônica e fibras vermelhas esfarrapadas) e a **síndrome de Kearns-Sayre** (oftalmoplegia externa, acidose, degeneração da retina, bloqueio cardíaco, miopatia e hiperproteinorraquia) (Tabela 105.3) (Capítulos 616.2 e 629.4). Existe uma maior incidência de transtornos psiquiátricos em adultos com uma doença da fosforilação oxidativa primária do que na população em geral. Níveis elevados de crescimento sérico e fator de diferenciação (GDF)-15 ajudam a rastrear distúrbios mitocondriais. O **diagnóstico** exige a demonstração de anormalidades nas atividades dos complexos enzimáticos da fosforilação oxidativa nos tecidos ou da codificação do DNA mitocondrial ou de um gene nuclear para as funções mitocondriais, ou ambas (Figura 105.6). A histologia muscular, incluindo a ME, pode detectar as fibras vermelhas esgarçadas (*ragged red fibers)* e outras anormalidades típicas das miopatias mitocondriais. A análise dos complexos I a IV da fosforilação oxidativa a partir de mitocôndrias intactas isoladas de músculo esquelético fresco é o ensaio mais sensível para as doenças mitocondriais; no entanto, o teste da cadeia transportadora de elétrons em músculo congelados rapidamente oferece uma abordagem alternativa ao teste muscular fresco quando este não estiver disponível. O sequenciamento de nova geração do DNA mitocondrial e os painéis para genes nucleares oferecem uma alternativa não invasiva para o diagnóstico. Critérios específicos podem ajudar a fazer um diagnóstico (Tabela 105.4). A Tabela 105.5 enumera pistas para o diagnóstico de doenças mitocondriais.

A maioria dos distúrbios mitocondriais é causada por genes nucleares envolvidos na função mitocondrial, e mais que 300 genes foram incluídos em painéis de genes nucleares para o diagnóstico da doença mitocondrial.

Tabela 105.3 Heterogeneidade clínica e genética dos distúrbios relacionados com mutações no DNA mitocondrial.*

SINTOMAS, SINAIS E ACHADOS	GRANDES DELEÇÕES NO mtDNA			MUTAÇÃO NO RNA DE TRANSFERÊNCIA		MUTAÇÃO NO RNA RIBOSSÔMICO	MUTAÇÃO NO RNA MENSAGEIRO		
	SKS	OPE	SP	MERRF	MELAS	SIA	NARP	SLHM	NOHL
SISTEMA NERVOSO CENTRAL									
Convulsões	–	–	–	**+++**	+	–	–	+	–
Ataxia	+	–	–	+	+		+	±	–
Mioclonia	–	–	–	+	±	–	–	–	–
Retardo psicomotor	–	–	–	–	–	–	–	+	–
Regressão psicomotora	+	–	–	±	+	–	–	–	–
Hemiparesia e hemianopsia	–	–	–	–	**+++**	–	–	–	–
Cegueira cortical	–	–	–	–	+	–	–	–	–
Dores de cabeça tipo enxaqueca	–	–	–	–	+	–	–	–	–
Distonia	–	–	–	–	+	–	–	+	±
SISTEMA NERVOSO PERIFÉRICO									
Neuropatia periférica	±	–	–	±	±	–	**+**	–	–
MÚSCULO									
Fraqueza e intolerância ao exercício	+	**+++**	–	+	+	–	+	+	–
Oftalmoplegia	+	+	±	–	–	–	–	–	–
Ptose		+	–	–	–	–	–	–	–
OLHOS									
Retinopatia pigmentar	**+**	–	–	–	–	–	**+**	±	–
Atrofia óptica	–	–	–	–	–	–	±	±	
SANGUE									
Anemia sideroblástica	±	–	**+**	–	–	–	–	–	–
SISTEMA ENDÓCRINO									
Diabetes melito	±	–	–	–	±	–	–	–	–
Baixa estatura	+	–	–	+	+	–	–	–	–
Hipoparatireoidismo	±	–	–	–	–	–	–	–	–
CORAÇÃO									
Distúrbio de condução	**+**	**–**	–	–	±	–	–	–	±
Cardiomiopatia	±	–	–	–	±	**+**	–	±	–
SISTEMA GASTRINTESTINAL									
Disfunção pancreática exócrina	±	–	**+**	–	–	–	–	–	–
Pseudo-obstrução intestinal	–	–	–	–	+	–	–	–	–
OUVIDO, NARIZ E GARGANTA									
Perda de audição neurossensorial	±	–	–	+	+	**+**	±	–	–
RINS									
Síndrome de Fanconi		–	**±**	–	**±**	–	–	–	–
ACHADOS LABORATORIAIS									
Acidose láctica	+	±	+	+	+	±	±	±	–
Fibras vermelhas esfarrapadas na biopsia muscular	+	+	±	+	+	–	–	–	–
MODO DE HERANÇA									
Materno	–	–	–	+	+	–	+	+	+
Esporádico	+	+	+	–	–	–	–	–	–

*Combinações características dos sintomas e sinais estão em **negrito**. +, presença de um sintoma, sinal ou achado; –, ausência de um sintoma, sinal ou achado; SAI, surdez induzida por aminoglicosídeo; SKS, síndrome de Kearns-Sayre; NOHL, neuropatia óptica hereditária de Leber; MELAS, encefalomiopatia mitocondrial, acidose láctica e episódios semelhantes ao AVE; MERRF, epilepsia mioclônica com fibras vermelhas esfarrapadas; SLHM, síndrome de Leigh de herança materna; mtDNA, DNA mitocondrial; NARP, neuropatia, ataxia e retinite pigmentosa; OPE, oftalmoplegia, progressiva externa; SP, síndrome de Pearson. ±, possível presença de um sintoma, sinal ou achado. (De DiMauro S, Schon EA. Mitochondrial respiratory-chain diseases, *N Engl J Med.* 2003;348: 2656-2668. Copyright 2003 Massachusetts Medical Society. Todos os direitos reservados.)

No entanto, variantes patogênicas podem ser identificadas em 50% ou menos dos pacientes diagnosticados clinicamente com um distúrbio mitocondrial. Uma consideração importante é que muitas condições genéticas e multifatoriais foram associadas a defeitos em um ou mais dos quatro complexos testados no teste de fosforilação oxidativa mitocondrial. Essas últimas condições apresentam a chamada disfunção mitocondrial secundária, pois as condições não são consideradas distúrbios mitocondriais em si.

O **tratamento** continua predominantemente sintomático e não altera significativamente o resultado da doença. Alguns pacientes parecem responder aos suplementos do cofator, tipicamente coenzima Q_{10} ± L-carnitina em doses farmacológicas. A suplementação de creatina mono-hidratada e ácido alfalipoico pode adicionar um benefício significativo. O EPI-743 é um agente semelhante à parobenzoquinona, que tem atividade protetora contra a lesão oxidativa; é um agente promissor no tratamento de distúrbios mitocondriais, como a síndrome de Leigh.

Doença de Leigh (encefalopatia necrosante subaguda)

A doença de Leigh é uma doença neurológica heterogênea caracterizada por desmielinização, gliose, necrose, perda neuronal relativa e proliferação de capilares em regiões específicas do cérebro

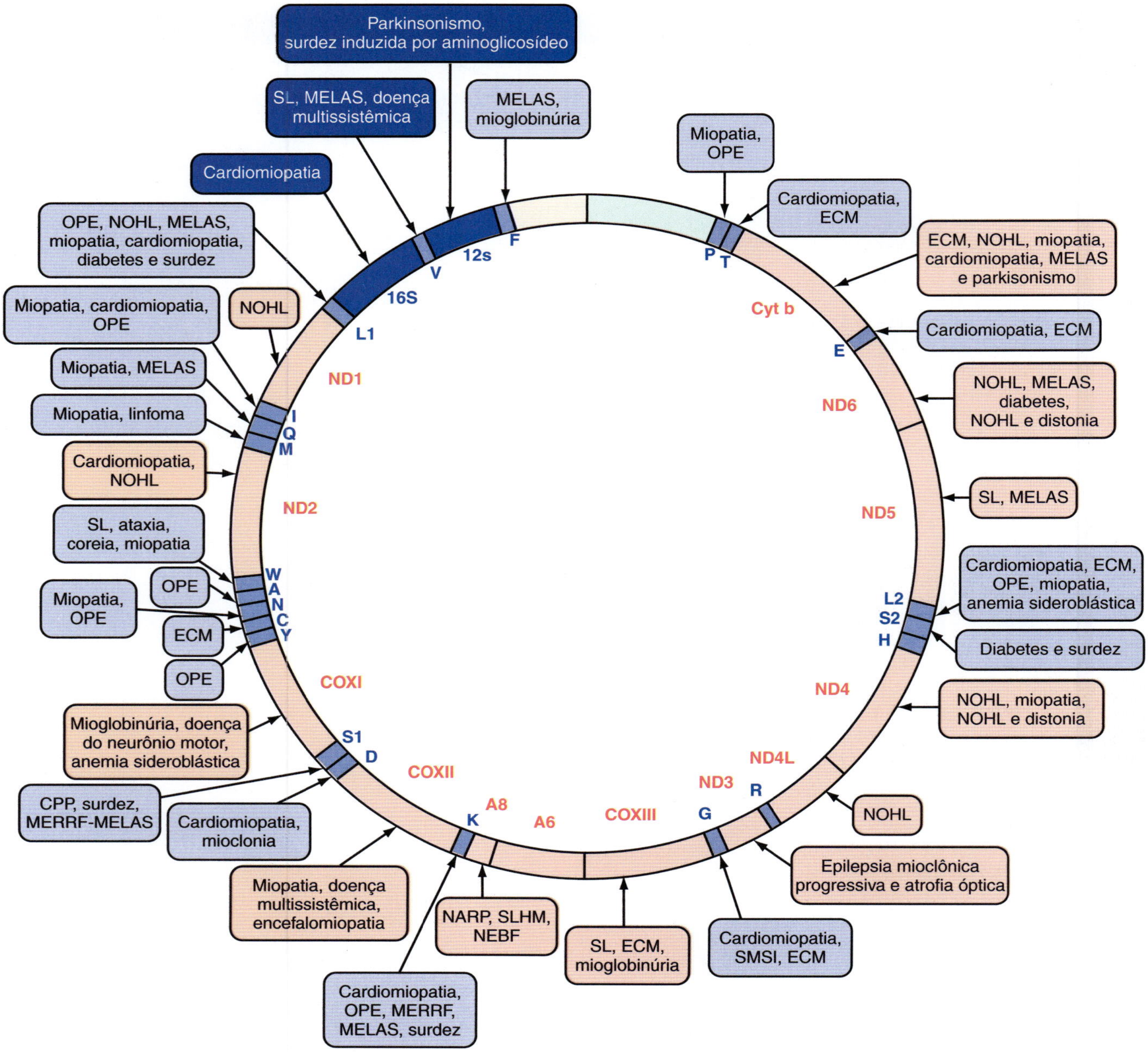

Figura 105.6 **Mutações conhecidas no genoma mitocondrial humano por provocar doenças.** Os distúrbios que são frequentemente ou proeminentemente associados a mutações em um gene particular são exibidos em *negrito*. As doenças causadas por mutações que comprometem a síntese de proteínas mitocondriais são mostradas em *azul*. As doenças causadas por mutações em genes codificadores de proteínas são demonstradas em *vermelho*. ECM, encefalomiopatia; NEBF, necrose estriatal bilateral familiar; NOHL, neuropatia óptica hereditária de Leber; SL, síndrome de Leigh; MELAS, encefalomiopatia mitocondrial, acidose láctica e episódios semelhantes ao AVE; MERRF, epilepsia mioclônica com fibras irregulares vermelhas; SLHM, síndrome de Leigh de herança materna; NARP, neuropatia, ataxia e retinite pigmentosa; OEP, oftalmoplegia externa progressiva; CPP, ceratodermia palmoplantar; SMSI, síndrome da morte súbita infantil. (De DiMauro S, Schon EA. Mitochondrial respiratory-chain diseases. *N Engl J Med.* 2003;348: 2.656-2.668. Copyright 2003 Massachusetts Medical Society. Todos os direitos reservados.)

(Capítulo 616.2). Pacientes com a doença de Leigh frequentemente apresentam problemas de alimentação e deglutição, incapacidade e atraso do desenvolvimento. A apresentação clínica é altamente variável e pode incluir convulsões, consciência alterada, derrame pericárdico e cardiomiopatia dilatada. O **diagnóstico** costuma ser confirmado pela evidência radiológica ou patológica de lesões simétricas que afetam os gânglios da base, tronco cerebral e núcleos subtalâmicos. Os pacientes com doença de Leigh têm defeitos em vários complexos de enzimas. A disfunção na citocromo-*c* oxidase (complexo IV) é o defeito mais comumente relatado, seguido por NADH-coenzima Q redutase (complexo I), PDHC e piruvato carboxilase (Capítulo 106). As variantes patogênicas no gene *SURF1* nuclear, que codifica um fator envolvido na biogênese da citocromo-*c* oxidase mitocondrial e as variantes do DNA na região codificadora da adenosina trifosfatase 6, têm sido relatadas em pacientes com a doença de Leigh em associação à deficiência de complexo IV. A variante de DNA mitocondrial mais comum na doença de Leigh é a variante T8993G na *MT-ATP6*. O **prognóstico** para a síndrome de Leigh é desfavorável. Em um estudo de 14 casos, houve 7 mortes antes de 1,5 ano de idade.

A acidose láctica, a hipoglicemia e a encefalopatia também foram relatadas em pacientes com deficiência do transportador de tiamina e com epilepsia dependente da piridoxina. Ambos os distúrbios devem melhorar por meio do fornecimento de tiamina e piridoxina, respectivamente.

A bibliografia está disponível no GEN-io.

Tabela 105.4 Critérios modificados de Walker aplicados a crianças indicadas para avaliação de doença mitocondrial (versão simplificada para uso de cabeceira).*

I. SINAIS CLÍNICOS E SINTOMAS, 1 PONTO/SINTOMA (MÁX. 4 PONTOS)				
A. Apresentação muscular (máx. 2 pontos)	**B. Apresentação do SNC (máx. 2 pontos)**	**C. Doença multissistêmica (máx. 3 pontos)**	**II. Estudos metabólicos/de imagem (máx. 4 pontos)**	**III. Morfologia (máx. 4 pontos)**
Oftalmoplegia†	Atraso no desenvolvimento	Hematologia	Lactato elevado†	Fibras vermelhas/azuis irregulares‡
Fácies miopática	Perda de habilidades	Trato gastrintestinal	Relação L/P elevada	Fibras COX-negativas‡
Intolerância ao exercício	Episódio tipo AVC	Endócrino/crescimento	Alanina elevada†	Redução da coloração de COX‡
Fraqueza muscular	Enxaqueca	Coração	Lactato de LCR elevado†	Redução da coloração SDH
Rabdomiólise	Convulsões	Rim	Proteína LCR elevada	Vasos sanguíneos SDH positivos†
EMG anormal	Mioclonia	Visão	Alanina no LCR elevada†	Mitocôndrias anormais/ME†
	Cegueira cortical	Audição	Excreção urinária de AT†	
	Sinais piramidais	Neuropatia	Acidúria etilmalônica	
	Sinais extrapiramidais	Recorrente/familiar	Imagem com riscas/RMI	
	Envolvimento do tronco cerebral		Síndrome de Leigh/RMI†	
			Lactato elevado/SRM	

*Escore 1, distúrbio mitocondrial improvável; escore 2 a 4, possível distúrbio mitocondrial; escore 5 a 7, provável distúrbio mitocondrial; escore 8 a 12, distúrbio mitocondrial definido. †Esse sintoma específico pontua 2 pontos. ‡Esse sintoma em porcentagens mais altas marca 4 pontos. GI, gastrintestinal; L/P, lactato/piruvato; COX, citocromo-*C* oxidase; SDH, succinato desidrogenase; ME, microscopia eletrônica; EMG, eletromiografia; AT, ácido tricarbonato. (De Morava E, de van den Heuvel L, de Hol F *et al.* Mitochondrial disease criteria – diagnostic applications in children. *Neurology.* 2006;67: 1.823-1.826.)

Tabela 105.5 Pistas do diagnóstico de doença mitocondrial.

NEUROLÓGICAS
Lesões cerebrais semelhantes ao AVE em um padrão não vascular
Doença dos gânglios basais
Encefalopatia: recorrente ou com dosagem baixa/moderada de valproato
Neurodegeneração
Epilepsia parcial contínua
Mioclonia
Ataxia
Resultados da RM consistentes com a doença de Leigh
Picos característicos de MRS
Pico de lactato a 1,3 ppm TE (tempo de eco) em 35 e 135
Pico do succinato em 2,4 ppm
CARDIOVASCULARES
Cardiomiopatia hipertrófica com distúrbio rítmico
Bloqueio cardíaco inexplicável em uma criança
Cardiomiopatia com acidose láctica (> 5 mM)
Cardiomiopatia dilatada com fraqueza muscular
Arritmia de Wolff-Parkinson-White
OFTALMOLÓGICAS
Degeneração da retina com sinais de cegueira noturna, déficits na visão de cores, redução da acuidade visual ou retinopatia pigmentar
Oftalmoplegia/paresia
Movimentos oculares desconjugados, flutuantes
Ptose
Neuropatia/atrofia óptica de início súbito ou insidioso
GASTRENTEROLÓGICAS
Insuficiência hepática inexplicada ou induzida por valproato
Imobilidade grave
Episódios pseudo-obstrutivos
OUTRAS
Bebê recém-nascido, bebê jovem ou criança jovem com hipotonia inexplicável, fraqueza, deficiência de crescimento e uma acidose metabólica (acidose láctica em particular)
Intolerância ao exercício que não é proporcional à fraqueza
Hipersensibilidade à anestesia geral
Episódios de rabdomiólise aguda
Elevado nível de GDF-15

RM, ressonância magnética; MRS, espectroscopia por ressonância magnética; GDF, fator de crescimento e diferenciação. (De Haas RH, Parikh S, Falk MJ *et al.* Mitochondrial disease: a practical approach for primary care physicians, *Pediatrics,* 2007;120: 1.326-1.333.) (Table 1, p 1327.)

105.5 Defeitos no Metabolismo da Pentose

Priya S. Kishnani e Yuan-Tsong Chen

Aproximadamente 90% do metabolismo da glicose no corpo ocorre por meio da via glicolítica, com os 10% restantes ocorrendo pela via da hexose monofosfato. A derivação da hexose monofosfato leva à formação de pentoses, bem como ao fornecimento de NADH. Um dos metabólitos é a ribose-5-fosfato, utilizada na biossíntese de ribonucleotídios e desoxirribonucleotídios. Por meio das reações da transaldolase e da transcetolase, os fosfatos de pentose podem ser convertidos de volta a frutose-6-fosfato e glicose-6-fosfato.

PENTOSÚRIA ESSENCIAL

A pentosúria essencial é um distúrbio benigno encontrado principalmente em judeus asquenazis e é um traço autossômico recessivo. A urina contém **L-xilulose**, que é excretada em quantidades aumentadas devido a um bloqueio na conversão de L-xilulose em xilitol como resultado da **deficiência do xilitol desidrogenase**. A condição costuma ser descoberta acidentalmente em um teste de urina para substâncias redutoras. Nenhum tratamento é necessário.

DEFICIÊNCIA DA TRANSALDOLASE

Poucos pacientes relataram sintomas como cirrose hepática, hepatosplenomegalia, hepatopatia neonatal grave e miocardiopatia. As anormalidades bioquímicas revelaram níveis elevados de arabitol, ribitol e eritritol na urina. O ácido eritrônico foi identificado por espectroscopia na RM da urina como outro marcador metabólito. O ensaio da enzima nos fibroblastos e linfoblastos demonstrou uma baixa atividade da transaldolase, o que foi confirmado por variantes genéticas patogênicas no gene da transaldolase. Além disso, a medida da atividade da transaldolase em fibroblastos, linfoblastos ou no tecido hepático, assim como a avaliação das concentrações urinárias de polióis, também pode ser utilizada para confirmar o diagnóstico.

DEFICIÊNCIA DA RIBOSE-5-FOSFATO ISOMERASE

Foi relatado apenas um caso desse distúrbio. O homem afetado tem atraso psicomotor desde o início da vida e desenvolveu epilepsia aos 4 anos de idade. Depois disso, desenvolve-se uma regressão neurológica lenta, com ataxia cerebelar proeminente, alguma espasticidade, atrofia óptica e neuropatia sensorimotora leve. A RM do cérebro entre 11 e 14 anos de idade mostrou extensas anormalidades da substância branca cerebral. A espectroscopia de prótons por ressonância magnética (MRS) do cérebro revelou níveis elevados de ribitol e D-arabitol. Esses pentitóis também estavam aumentados na urina e no plasma de modo semelhante ao que é observado nos pacientes com deficiência da transaldolase. Os ensaios enzimáticos em cultura de fibroblastos mostraram uma atividade deficiente da **ribose-5-fosfato isomerase**, que foi confirmada por um estudo molecular. Tais resultados, combinados com um estudo de camundongos deficientes na ribose-5-fosfato isomerase, demonstraram que o emparelhamento genético específico de um alelo nulo com um alelo que codifica para uma forma da enzima que é apenas parcialmente ativa, possibilitando déficits na expressão dependente do tipo celular, é um fator que contribui para a raridade da doença. A deficiência da ribose-5-fosfato isomerase pode representar um exemplo de uma doença de gene único que aparece raramente por causa de sua etiologia molecular complexa.

A bibliografia está disponível no GEN-io.

105.6 Distúrbios da Degradação e da Estrutura da Glicoproteína

Margaret M. McGovern e Robert J. Desnick

Os distúrbios de degradação e estrutura das glicoproteínas envolvem várias doenças de armazenamento lisossômico que resultam de defeitos da degradação de glicoproteína e nos distúrbios congênitos da glicosilação (Capítulo 105.7). As *glicoproteínas* são macromoléculas compostas por cadeias de oligossacarídeos ligados a um esqueleto de peptídio. Elas são sintetizadas por duas vias: a via da glicosiltransferase, que sintetiza oligossacarídeos ligados a resíduos de serina ou treonina através de ligação *O*-glicosídica; e a via do dolicol, ligada aos lipídios, que sintetiza oligossacarídeos ligados a resíduos de asparagina através de uma ligação *N*-glicosídica.

As **doenças de armazenamento lisossomal da glicoproteína** resultam da deficiência das enzimas que participam normalmente da degradação de oligossacarídeos, como sialidose, galactosialidose, aspartilglicosaminúria e alfamanosidose. Em alguns casos, a base subjacente da anormalidade que leva ao acúmulo da glicoproteína também resulta em degradação anormal de outras classes de macromoléculas que contêm ligações de oligossacarídeos semelhantes, como certos glicolipídios e proteoglicanos. Nesses casos, as deficiências enzimáticas subjacentes resultam no acúmulo tanto de glicoproteínas quanto *glicolipídios*. A classificação desses tipos de distúrbios como *lipidoses* ou *glicoproteinoses* depende da natureza da substância predominantemente armazenada. Em geral, os distúrbios glicoproteicos caracterizam-se por herança autossômica recessiva e uma evolução progressiva da doença com características clínicas que se assemelham àquelas das mucopolissacaridoses.

SIALIDOSE E GALACTOSIALIDOSE

A **sialidose** é um distúrbio autossômico recessivo que resulta da deficiência primária da neuraminidase por causa de mutações no gene *(NEU1)* que codifica para tal proteína, localizada no cromossomo 6p21.33. Em contrapartida, a **galactosialidose** é provocada pela deficiência de duas enzimas lisossômicas – neuraminidase e betagalactosidase. A perda dessas atividades enzimáticas resulta de mutações em um único gene, *CTSA* localizado no cromossomo 20q13.12, que codifica a proteína protetora catepsina A. Ela atua estabilizando tais atividades enzimáticas. A neuraminidase normalmente cliva ligações sialil terminais de vários oligossacarídeos e glicoproteínas. Sua deficiência resulta em acúmulo de oligossacarídeos e na excreção urinária de oligossacarídeos como ácido siálico terminal e sialilglicopeptídeos. O exame de tecidos dos indivíduos afetados revela o armazenamento patológico do substrato em muitos tecidos, como fígado, medula óssea e cérebro.

O fenótipo clínico associado à deficiência da neuraminidase é variável e inclui a sialidose **tipo I**, que geralmente se manifesta na segunda década de vida com mioclonia e manchas vermelho-cereja na mácula. Os pacientes geralmente apresentam sintomas com alterações na marcha e distúrbios na locomoção, mioclonia ou queixas visuais. Em contrapartida, a sialidose **tipo II** pode ter início em várias idades (congênita, infantil e juvenil), dependendo da gravidade da mutação genética. As formas **congênita** e **infantojuvenil** resultam de deficiência isolada da neuraminidase, enquanto a forma juvenil decorre da deficiência tanto de neuraminidase quanto de betagalactosidase. A doença congênita tipo II caracteriza-se por hidropisia fetal, ascite neonatal, hepatosplenomegalia, fraturas das epífises, recobrimento perióste e morte ao nascimento ou na infância. A forma infantil tipo II apresenta-se, no primeiro ano de vida, com disostose multiplex, atrasos moderados no desenvolvimento global, visceromegalia, opacificação da córnea, mácula vermelho-cereja e convulsões. A forma juvenil tipo II da sialidose, por vezes designada *galactosialidose*, tem uma variabilidade na idade de início que vai desde a infância até a idade adulta. Na infância, o fenótipo assemelha-se ao da gangliosidose GM_1, com edema, ascite, displasia esquelética e mancha vermelho-cereja. Os pacientes com a doença de início mais tardio têm disostose multiplex, visceromegalia, incapacidade intelectual, dismorfismo, opacificação da córnea, deterioração neurológica progressiva e manchas vermelho-cereja bilaterais.

Não existe tratamento específico para qualquer forma da doença, embora os estudos em modelos animais tenham demonstrado melhora no fenótipo após o transplante de medula óssea. O **diagnóstico** da sialidose e da galactosialidose é realizado pela demonstração da deficiência enzimática específica ou por mutações no gene responsável. O **diagnóstico pré-natal** utilizando cultura de células amnióticas ou vilosidades coriônicas está disponível, demonstrando o defeito enzimático e/ou mutações genéticas específicas.

ASPARTILGLICOSAMINÚRIA

Essa é uma doença de armazenamento lisossômico autossômica recessiva, rara, exceto na Finlândia, onde se estima a frequência em 1 a cada 36 adultos. A alta frequência deve a um defeito de um gene *fundador*. O distúrbio resulta da deficiência na atividade da **aspartilglicosaminidase** e do acúmulo subsequente de aspartilglicosamina, sobretudo no fígado, no baço e na tireoide. O gene para a enzima *(AGA)* foi localizado no cromossomo 4q32-33, e o DNA e o gene foram isolados e sequenciados. Na população finlandesa, uma única mutação no gene *AGA p.C163S* é responsável pela maioria dos alelos mutantes, ao passo que fora da Finlândia um grande número de diferentes mutações tem sido descrito.

Os indivíduos afetados com a aspartilglicosaminúria normalmente apresentam, no primeiro ano de vida, infecções de repetição, diarreia e hérnias umbilicais. O aspecto grosseiro da face e a baixa estatura costumam desenvolver-se posteriormente. Outras características são flacidez dos ligamentos, macroglossia, rouquidão, opacidade do cristalino do tipo cristal, hipotonia e espasticidade. O desenvolvimento psicomotor costuma ser próximo do normal até os 5 anos de idade, quando se observa um declínio progressivo. As anomalias comportamentais são comuns, e os valores de QI em adultos afetados costumam ser abaixo de 40 (deficiência intelectual grave). A sobrevivência até a idade adulta é comum, com mais mortes prematuras atribuíveis à pneumonia ou outras causas pulmonares. O **diagnóstico** definitivo requer a demonstração da deficiência marcante da aspartilglucosaminidase em leucócitos do sangue periférico, e/ou de mutações específicas no gene *AGA*. Vários pacientes foram submetidos a transplantes de medula óssea alogênicos, mas essa abordagem não tem se provado eficaz, e nenhum tratamento específico está disponível. O **diagnóstico pré-natal** está disponível pela determinação da deficiência de aspartilglucosaminidase e/ou mutações específicas de *AGA* em cultura de amniócitos ou vilosidades coriônicas.

ALFAMANOSIDOSE

Essa doença autossômica recessiva resulta da atividade deficiente da **alfamanosidase** e do acúmulo de compostos ricos em manose. O gene *MAN2B1* que codifica a enzima foi localizado no cromossomo 19p13.2-q12, e o cDNA e a sequência genética têm sido determinados. Até o momento mais que 140 mutações genéticas foram relatadas. Os pacientes afetados exibem heterogeneidade clínica. Há uma forma infantil grave, ou doença do **tipo I**, e uma variante juvenil mais branda, doença do **tipo II**. Todos os pacientes têm retardo psicomotor, engrossamento facial e disostose múltipla. A forma **infantil** da doença, no entanto, caracteriza-se pela deterioração cognitiva mais rápida, com a morte ocorrendo entre 3 e 10 anos de idade. Os pacientes com a forma infantil também apresentam envolvimento esquelético mais grave e hepatosplenomegalia. O distúrbio **juvenil** caracteriza-se pelo aparecimento dos sintomas na infância ou na adolescência com características somáticas mais leves e sobrevivência até a idade adulta. A perda auditiva, a sinovite destrutiva, a pancitopenia e a paraplegia espástica têm sido relatadas em pacientes do tipo II. O **diagnóstico** é feito pela demonstração da deficiência da atividade da alfamanosidose marcada em células sanguíneas ou cultura de fibroblastos. Ensaios clínicos com a TRE na alfamanosidose humana recombinante estão em andamento. O diagnóstico **pré-natal** pode ser feito demonstrando o defeito enzimático e/ou mutações genéticas específicas em amniócitos cultivados ou vilosidades coriônicas.

A bibliografia está disponível no GEN-io.

105.7 Distúrbios Congênitos da Glicosilação

Eva Morava e Peter Witters

A **glicosilação** é um complexo processo metabólico de múltiplos passos de adição de (oligo)sacarídeos às proteínas e lipídios. A classificação dos **distúrbios da hipoglicosilação** baseia-se em estruturas bioquímicas: (1) defeitos na proteína *N*-glicosilação ligada; (2) defeitos na proteína *O*-glicosilação; (3) defeitos no glicoesfingolipídio e na glicosilação glicosilfosfatidilinositol-âncora; e (4) defeitos em múltiplas vias de glicosilação e em outras vias (Figura 105.7). Nenhuma doença foi conhecida como resultado da *C*-glicosilação. Doenças congênitas da glicosilação são rotulados na base de seu defeito genético (*DCG*).

A **glicosilação de proteínas** é uma via essencial. A maioria das proteínas funcionais é glicosilada, com proteínas séricas (p. ex., transferrina, ceruloplasmina, TBG), hormônios (p. ex., TSH, FSH, FH, ACTH, IGFBP3) e fatores de coagulação e anticoagulação (p. ex., fatores IX e XI, antitrombina). As proteínas da membrana também são altamente glicosiladas. As glicoproteínas intracelulares importantes são enzimas como as glicosiltransferases ou as enzimas lisossomais.

Os **N-glicanos** estão ligados ao grupo amida da asparagina. Eles são sintetizados em um complicado processo em todo o citoplasma, retículo endoplasmático (RE) e complexo de Golgi. Começam com a ativação de açúcar e a síntese de açúcar de nucleotídio, passando pela montagem de oligossacarídeos e, finalmente, pelo processamento de glicano (Figura 105.8). A maioria dos distúrbios pediátricos é de distúrbios de *N*-glicosilação. Os ***O*-glicanos** estão ligados ao grupo hidroxila da serina ou da treonina. Essas diversas glicoproteínas são formadas principalmente no complexo de Golgi; seus defeitos podem envolver xilosilação, fucosilação, manosilação ou outras modificações. Um foco importante são os defeitos de *O*-manosilação, devido à sua relevância para as distroglicanopatias.

A **glicosilação lipídica** consiste em um processo essencial para a síntese de ceramida e a síntese de gangliosídeos. Os **glicosilfosfatidilinositóis** (GPIs) são glicolipídios muito especiais que ligam várias proteínas à membrana plasmática, como âncoras complexas de açúcares lipídicos (âncoras GPI, ver Figura 105.7).

Os **distúrbios congênitos da glicosilação (DCG)** são doenças predominantemente multissistêmicas, causadas por mais que 140 diferentes defeitos genéticos na síntese de glicoproteínas e glicano glicolipídico. Esse grupo de rápido crescimento é um dos mais novos e maiores grupos de doenças metabólicas. A maioria dos pacientes descritos com DCG tem defeitos de *N*-glicosilação, seguidos pelo grupo de DCGs de crescimento mais rápido, envolvendo as múltiplas vias de glicosilação e síntese de dolicolfosfato. Os grupos menores são de distúrbios de *O*-glicosilação e distúrbios de glicosilfosfatidilinositol. O DCG "mais antigo" é o PMM2-DCG, no qual o defeito genético leva à perda da **fosfomanomutase 2** (PMM2), a enzima que catalisa a conversão de manose-6-fosfato em manose-1-fosfato. A maioria dos DCGs tem uma herança autossômica recessiva. Apenas dois DCGs ligados a *N* são autossômicos dominantes, GANAB-DCG e PRKCSH-DCG. Os defeitos *O*-glicosilação ligados a DCGs de herança dominante são EXT1/EXT2-DCG, POFUT1-DCG e POGLUT1-DCG. Os DCG ligados ao X são o ALG13-DCG, o SSR4-DCG, o PIGA-DCG, o SLC35A2-DCG, o ATP6AP2-DCG e o ATP6AP1-DCG.

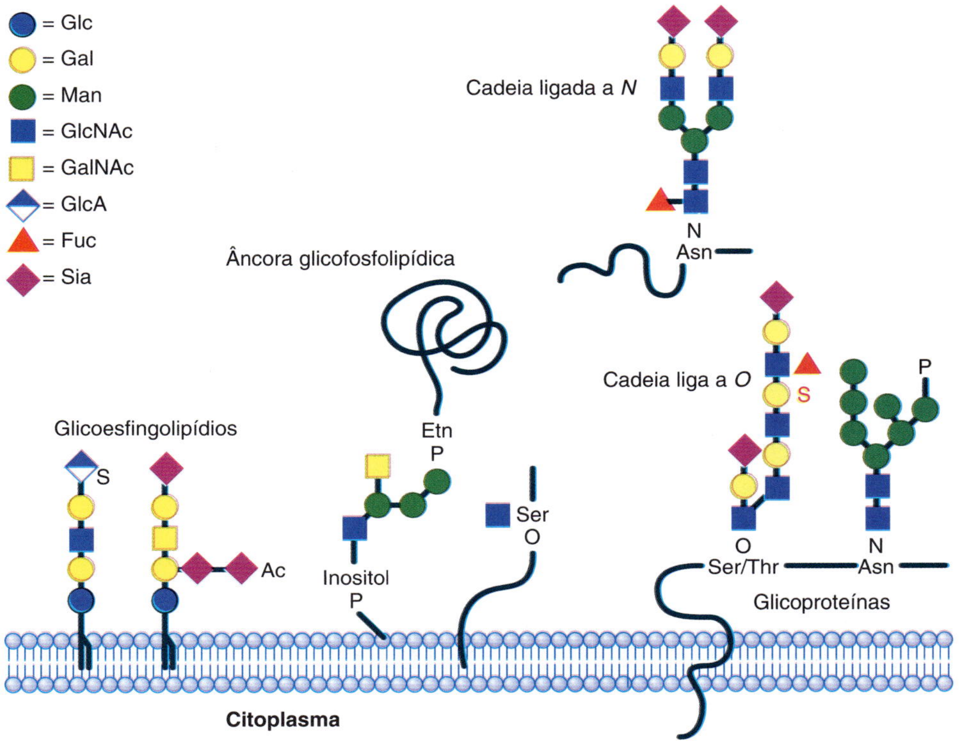

Figura 105.7 Esquema de diferentes tipos de glicosilação. *Da esquerda para a direita*, glicoesfingolipídios (1), âncora glicofosfolipídica (âncora GPI) (2), glicosilação de proteína de membrana ligada a *O* (3), glicosilação de membrana ligada a *N* (4) e glicana secretor de *N* ligado.

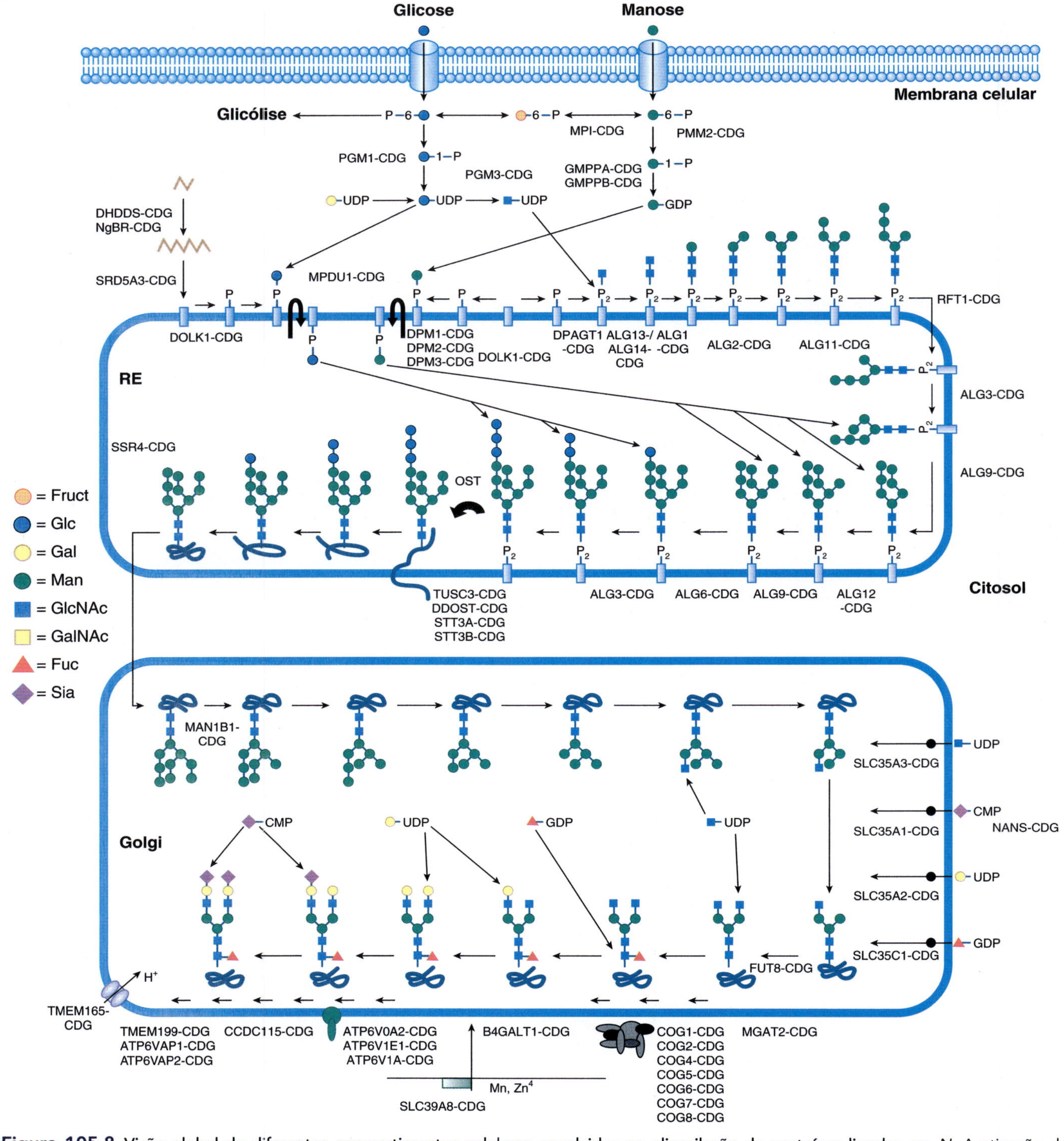

Figura 105.8 Visão global de diferentes compartimentos celulares envolvidos na glicosilação de proteínas ligadas em *N*. A ativação de açúcares nucleotídicos no citoplasma é seguida por síntese de glicanos ligada a dolicol, passo a passo, associada ao retículo endoplasmático. A transferência do glicano do braço lipídico para a proteína é seguida pelo transporte para o Golgi para futuras modificações.

Algumas DCGs são letais; 20% dos pacientes com PMM2-DCG morrem nos primeiros 2 anos de vida. Alguns pacientes, no entanto, estabilizam ao longo da idade adulta jovem. Quase que qualquer fenótipo clínico pode estar presente em um paciente com DCG. Pode afetar qualquer órgão ou sistema de órgãos e, na maioria das vezes, inclui o sistema nervoso central (SNC). As características clínicas mais comuns são retardo do desenvolvimento e da fala, convulsões, ataxia, espasticidade, neuropatia periférica, hipotonia, estrabismo, distribuição anormal de gordura, perda visual, cardiomiopatia, dificuldades alimentares, disfunção hepática, anormalidades endócrinas, diástase hemorrágica e trombose (Figura 105.9 e Tabela 105.6). As apresentações de um único órgão são raras nas DCGs (p. ex., TUSC3-DCG e ST3GAL3-DCG: cérebro; DHDDS-DCG: retina; ALG14-DCG: junção neuromuscular; POFUT1-DCG e POGLUT1-DCG: pele; SEC23B-DCG: eritrócito linhagem; EXT1/EXT2-DCG: cartilagem; TMEM199-DCG: fígado). Muitos DCGs são síndromes reconhecíveis. A DCG deve ser considerada em qualquer paciente com incapacidade de desenvolvimento ou condição clínica inexplicada, especialmente em doença multissistêmica com envolvimento neurológico.

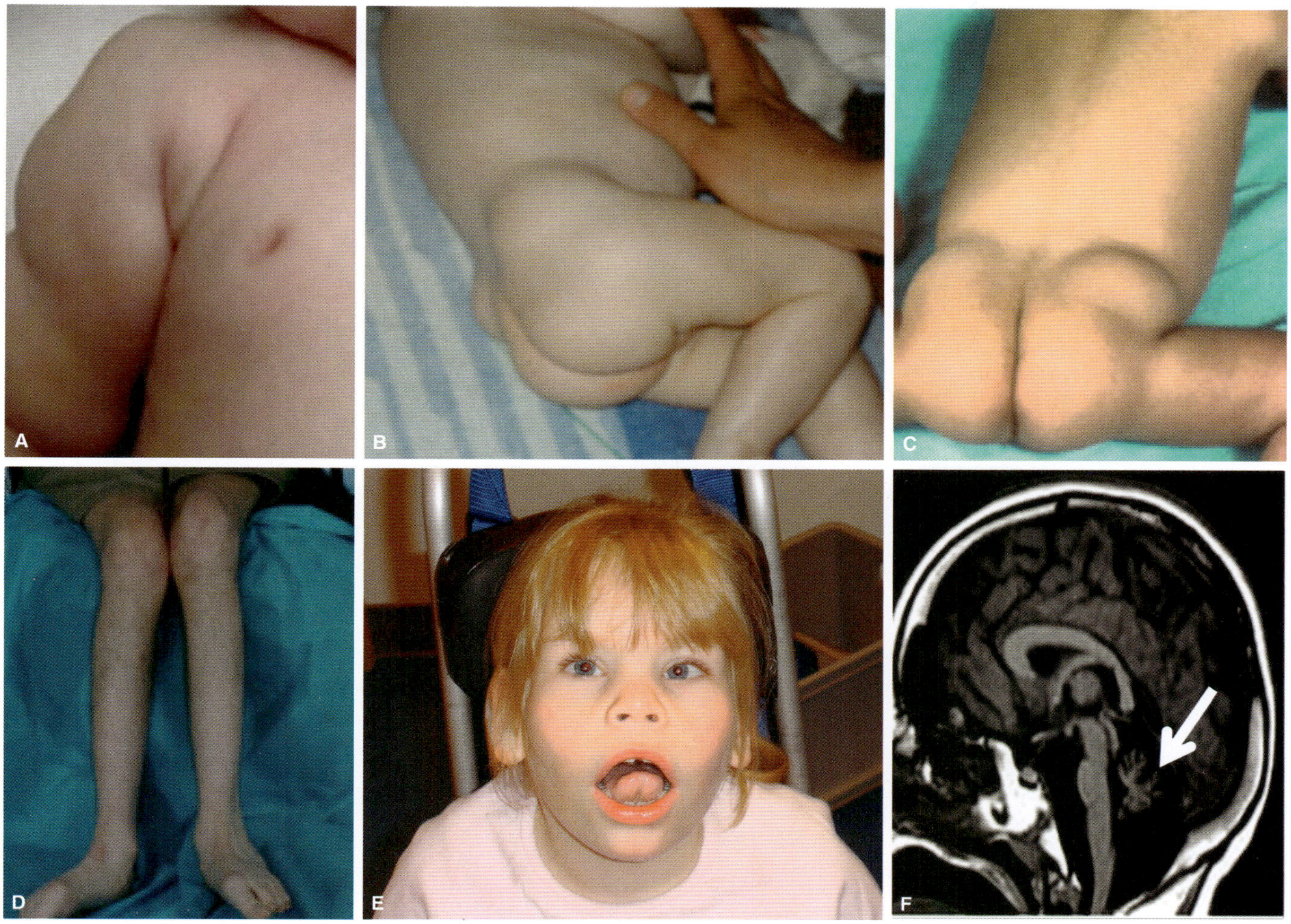

Figura 105.9 Pacientes com deficiência de fosfomanomutase-2 (PMM2-DCG) e características clínicas reconhecíveis. **A.** Mamilos invertidos. **B** e **C.** Distribuição anormal de gordura. **D.** Atrofia muscular causada por neuropatia periférica após a puberdade. **E.** Características faciais como estrabismo, nariz curto, narinas antevertidas, filtro labial longo e orelhas grandes. **F.** RM de cérebro com imagem sagital ponderada em T1 mostrando hipoplasia do vérmis cerebelar (*seta*) e atrofia cerebral.

Existem também **distúrbios congênitos da desglicosilação**, incluindo distúrbios lisossomais conhecidos e uma condição neurológica grave causada pela função defeituosa da *N*-glicanase (defeito *NGLY1*).

As avaliações laboratoriais na maioria dos DCGs ligados ao *N* dependem de um método de triagem primária chamado **focalização isoelétrica da transferrina sérica (FITS)**. As isoformas de transferrina, que são hiposializadas (resíduos de ácido siálico terminal em falta), mostram diferentes mudanças catódicas dependendo da ausência de cadeias de glicana ou glicanos truncados. O **padrão tipo 1** sugere um defeito metabólico precoce na síntese e montagem do glicana relacionado com o RE citosólico. O **padrão tipo 2** sugere defeitos de processamento de glicana relacionados com o Golgi (Figura 105.10).

A focalização isoelétrica da apolipoproteína C-III (**IEF apoC-III**), uma proteína *O*-glicosilada do tipo mucina do soro, pode detectar alguns distúrbios de *O*-glicosilação (defeitos ligados a *N*- e *O*-glicosilação). A espectrometria de massa (MS) no soro para defeitos do tipo 1 é altamente sensível para anormalidades de glicosilação moderada. O estudo dos glicanos por espectrometria de massa por ionização/matriz de desabsorção assistida por *laser* em tempo de voo (**MALDI-TOF**) pode ser diagnóstico em tipos específicos de DCG (principalmente relacionado com o Golgi no padrão tipo 2). A análise de oligossacarídeo de glicano ligado a dololol ou de oligossacarídeo ligado a lipídios (LLO) é um método complicado, mas sensível para detectar defeitos de montagem de *N*-glicano relacionados com o RE (DCG tipo 1) em fibroblastos de pacientes. Os defeitos da âncora de GPI podem ser suspeitados com base na *elevação recorrente dos níveis de fosfatase alcalina* no sangue.

As **distroglicanopatias** podem ser confirmadas com base na imuno-histoquímica anormal na biopsia muscular. A análise de classificação de células ativadas por fluorescência (**CCAF**) dos marcadores ancorados à membrana CD16 e CD24 em leucócitos é altamente sugestiva de uma anormalidade de âncora de GPI, em especial quando a fosfatase alcalina no sangue é significativamente elevada. A análise enzimática no sangue está disponível apenas para alguns DCGs mais comuns (PMM2-DCG, MPI-DCG, PGM1-DCG); é mais confiável em fibroblastos.

Com um resultado de padrão FITS anormal ou suspeita clínica de qualquer tipo de DCG, a maioria dos centros metabólicos usa uma análise direta do painel genético do gene da *DCG* ou sequenciamento de nova geração (NGS; sequenciamento completo do exoma) (Figura 105.10).

TRANSTORNOS CONGÊNITOS DA *N*-GLICOSILAÇÃO DE PROTEÍNA

Deficiência de fosfomanomutase-2 (PMM2-DCG)

Manifestações clínicas

O PMM2-DCG é o DCG mais comum e facilmente reconhecível. A maioria dos pacientes tem estrabismo, características faciais (nariz curto, filtro labial longo, orelhas grandes) (Figura 105.9E), mamilos invertidos e/ou coxins adiposos anormais (Figura 105.9A a C), dificuldades de alimentação, hipotonia axial e diminuição dos reflexos, já presentes nos primeiros meses da vida. Nistagmo (causado por hipoplasia pontocerebelar e vérmis; Figura 105.9F) também é comum.

Tabela 105.6 Características clínicas e laboratoriais em distúrbios congênitos comuns de glicosilação (DCGs), com fenótipo clinicamente reconhecível e glicosilação anormal, detectável pela análise da isoforma transferrina sérica (FITS).

DEFEITO GENÉTICO	CARACTERÍSTICAS CLÍNICAS MAIS FREQUENTES	CARACTERÍSTICAS SUGESTIVAS	ANORMALIDADES LABORATORIAIS	OUTRAS ANOMALIAS BIOQUÍMICAS
PMM2	Estrabismo, nistagmo, filtro labial liso, orelhas grandes, vômitos, diarreia, DFT, hipotonia axial, hipoplasia do vérmis cerebelar, ataxia, incapacidade psicomotora, convulsões, espasticidade, neuropatia, retinite pigmentar	Mamilos invertidos e/ou almofadas de gordura anormais, episódios tipo acidente vascular encefálico	Transaminases séricas elevadas, hipoalbuminemia, diminuição da atividade do fator IX, XI e AT, baixos níveis de ceruloplasmina sérica e níveis de TBG	FITS sérico tipo 1, diminuição da atividade PMM em leucócitos e fibroblastos
PMI	Colestase, hepatomegalia, dificuldades de alimentação, vômitos recorrentes, diarreia crônica, ascite, trombose recorrente, sangramento gastrintestinal	Hiperinsulinismo, enteropatia com perda de proteínas Inteligência normal e ausência de características neurológicas	Transaminases elevadas, hipoalbuminemia, hipoglicemia, diminuição da atividade do fator IX, XI e AT-III	FITS sérico tipo 1, diminuição da atividade da PMI em leucócitos e fibroblastos
ALG6	Hipotonia, fraqueza muscular, convulsões, ataxia, deficiência intelectual, anormalidades comportamentais	(Malformações distais do membro)	Elevadas transaminases séricas; hipoalbuminemia; diminuição da atividade do fator IX, XI e AT; baixo nível sérico de IgG	FITS sérico do tipo 1, LLO anormal resulta em fibroblastos
DPAGT1	Microcefalia, malformações cerebrais, hipotonia, incapacidade psicomotora grave, convulsões, espasticidade, fraqueza proximal, incapacidade de prosperar, contraturas articulares	Fenótipo de miastenia congênita no fenótipo multissistêmico: catarata	Diminuição da atividade de AT, proteína C e proteína S; aumento da creatinoquinase; hipoalbuminemia; creatinoquinase normal na miastenia	FITS sérico do tipo 1
SRD5A3	Retardo do desenvolvimento, hipotonia, ataxia, hipoplasia do vérmis cerebelar, deficiência intelectual, atraso na fala, perda visual	Catarata congênita, coloboma retiniano e irídico, glaucoma, displasia do nervo óptico, ictiose	Baixos fatores de anticoagulação (AT, proteína C e atividade da proteína S), aumento das transaminases séricas	FITS sérico tipo 1, *mas relatou FITS falso-negativo*
ATP6V0A2	Cutis laxa generalizada, hipotonia, estrabismo, características faciais características, flacidez articular, convulsões, atraso no desenvolvimento motor e da linguagem, melhoria espontânea da cútis laxa pelo envelhecimento	Disgenesia cerebral parecida com um paralelepípedo	Anormalidades leves de coagulação, aumento dos níveis séricos de transaminases	FITS sérico tipo 2, *mas relatou FITS falso-negativo*
ATP6V1A e *ATP6V1E1*		Anomalias cardiovasculares	Anormalidades leves de coagulação e aumento dos níveis de transaminase sérica, hipercolesterolemia	IEF apoC-III anormal, perfil MALDI TOF característico (Nota: histologia cutânea anormal)
PGM1	Sequência de Pierre Robin, colestase, baixa estatura, cardiomiopatia dilatada	Fenda palatina, hiperinsulinismo, inteligência normal	Hipoglicemia, aumento dos níveis das transaminases séricas, diminuição da TA	FITS sérico misto tipo 1/2, atividade reduzida de fibroblastos
MAN1B1	Atraso no desenvolvimento, atraso na fala, deficiência intelectual, fraqueza muscular	Obesidade, características autistas, mamilos invertidos, face característica	Aumento dos níveis de transaminases séricas, baixo TA	FITS sérico tipo 2, IEF apoC-III anormal, perfil MALDI TOF diagnóstico
TMEM199	Colestase, hepatomegalia, esteatose hepática, fibrose hepática, insuficiência hepática, sangramentos espontâneos, atraso no desenvolvimento motor	Inteligência normal	Redução da ceruloplasmina sérica, aumento dos níveis séricos de transaminases, hipercolesterolemia, AP alto	FITS sérico tipo 2, IEF apoC-III anormal, perfil MALDI TOF característico
CCDC115		Hepatomegalia		
ATP6AP1 e *ATP6AP2*		Deficiência imunológica		
SLC39A8	Convulsões, hipsarritimia, hipotonia, atraso no desenvolvimento e na fala, FTT	Nanismo, craniossinostose, rizomelia, doença de Leigh	Diminuição do manganês sérico, transaminases séricas elevadas, coagulação anormal	FITS sérico tipo 2, IEF apoC-III anormal, perfil MALDI TOF característico

AP, fosfatase alcalina; AT, antitrombina; apoC-III, apolipoproteína C-III; FTT, falha em prosperar; LLO, oligossacarídios ligados a lipídios; MALDI-TOF, espectrometria de massa por ionização/dessorção a *laser* assistida por matriz por tempo de voo; TBG, globulina de ligação à tiroxina; FITS, focagem isoelétrica de transferrina.

A deficiência psicomotora está presente na maioria dos pacientes; e, o desenvolvimento intelectual normal foi descrito em alguns pacientes. A maioria dos pacientes desenvolve uma doença multissistêmica, e até 25% apresentam um fenótipo neurológico isolado sem envolvimento de outros órgãos com regulação endócrina normal e ausência de coagulopatia. O envolvimento neurológico é bastante diversificado, com ataxia, convulsões, espasticidade e neuropatia periférica (Figura 105.9D) como características clínicas mais comuns. Distonia, episódios de acidente vascular encefálico e miopatia proximal também podem ocorrer. O PMM2-DCG não é uma doença progressiva, mas certas características, quando presentes, geralmente aparecem em diferentes idades durante a doença. Desde o nascimento, podem ocorrer coleção de líquido pericárdico, cardiomiopatia ou vômito/diarreia crônica; após 7 anos, retinite pigmentosa e catarata; e, após a puberdade, escoliose, neuropatia e eventos trombóticos recorrentes. As anomalias da função hepática são leves, e apenas alguns pacientes desenvolvem colestase ou fibrose hepática. A maioria dos pacientes tem hipogonadismo hipergonadotrófico; não foram relatadas gestações bem-sucedidas. A

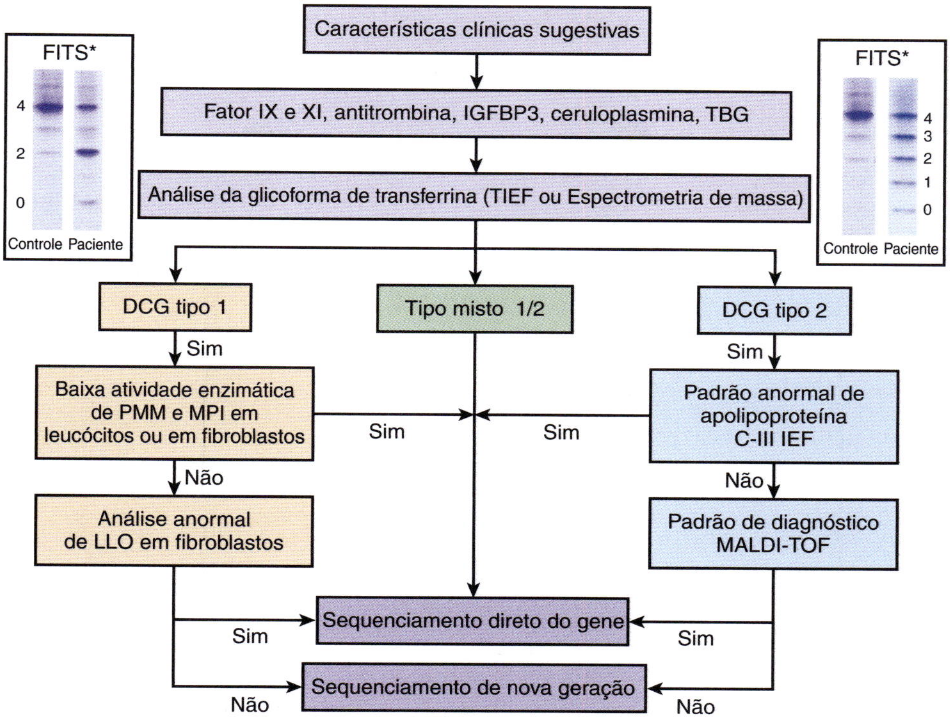

Figura 105.10 Fluxograma diagnóstico de distúrbios de glicosilação que afetam a glicosilação ligada a N. *Em vez de FITS, os métodos de espectrometria de massa também podem ser usados. IGFBP3, proteína de ligação ao fator de crescimento semelhante à insulina 3; TBG, globulina de ligação a tiroxina; DCG, distúrbios congênitos da glicosilação; PMM, fosfomanomutase; MPI, manosefosfoisomerase, LLO, oligossacarídios ligados a lipídios; FITS, focagem isoelétrica de transferrina; IEF, focalização isoelétrica; MALDI-TOF, tempo de dessorção/ionização por *laser* assistida por matriz.

deficiência intelectual pode ser leve a grave; o desenvolvimento da fala é frequentemente atrasado e pode até estar ausente. O comportamento autista é comum, embora os pacientes geralmente tenham uma personalidade alegre.

Fisiopatologia

A fosfomanomutase 2 catalisa a conversão de manose-6-fosfato em manose-1-fosfato, essencial para a formação de unidades de manose ativadas utilizadas na síntese da cadeia de glicano em crescimento no RE. A hipoglicosilação leva a uma função anormal que afeta muitas glicoproteínas essenciais, como fatores de coagulação e anticoagulação, regulação endócrina, proteínas de transporte, função hepática e proteínas imunes, de membrana e receptoras.

Diagnóstico

O principal método de triagem para o PMM2-DCG é a análise da glicoforma da transferrina no soro, mais frequentemente realizada pelo FITS. A transferrina intacta tem quatro resíduos de ácido siálico negativamente carregados (tetrasialotransferrina). Glicoformas da transferrina, sem resíduos de ácido siálico terminal, mostram diferentes desvios catódicos, tetrasialotransferrina menos abundante, aumento de disialotransferrina e alguma a-sialotransferrina (Figura 105.10). Esse é o chamado padrão tipo 1, sugestivo de um defeito na montagem de glicano no citosol-RE. As isoformas de transferrina são também detectáveis por espectrometria de massa. Alguns outros distúrbios podem causar um padrão *falso-positivo* de isoforma da transferrina, com galactosemia, intolerância hereditária à frutose e uso excessivo de álcool. A análise enzimática de PMM está disponível em leucócitos e fibroblastos.

A presença de transaminases séricas elevadas, hipoalbuminemia, diminuição da atividade do fator IX e XI e antitrombina ou baixos níveis de ceruloplasmina ou globulina ligadora de tiroxina (TBG) é altamente sugestiva de DCG, inclusive o tipo mais comum, o PMM2-DCG.

O PMM2-DCG é autossômico recessivo. Realiza-se o teste genético principalmente por sequenciamento direto. A variante patogênica mais frequente (c.422G>A; p.R141H) está presente em 75% dos pacientes de origem caucasiana. A incidência exata de PMM2-DCG não é conhecida, mas estima-se que seja em torno de 1 a cada 40.000 a 80.000 na Europa. O diagnóstico pré-natal só é confiável por testes genéticos.

Tratamento

A terapia no PMM2-DCG depende do tratamento de suporte. Mesmo com o melhor tratamento, a mortalidade é de cerca de 20% nos primeiros 2 anos de vida, sobretudo por envolvimento cardíaco ou renal e infecções graves. A terapia atualmente recomendada inclui nutrição adequada, dieta ou alimentação por sonda, se necessário, suporte cardíaco, suplementos hormonais, terapia física e ocupacional, terapia da fala, controle de crises e cirurgia de estrabismo. Os desenvolvimentos terapêuticos envolvem o tratamento direcionado com manose-fosfato e a terapia acompanhante; essas são apenas nas fases de teste pré-clínico.

Deficiência de manosefosfoisomerase (MPI-DCG)

Manifestações clínicas

A deficiência de MPI é um DCG reconhecível e tratável. A maioria dos pacientes apresenta sintomas precoces de doença hepática (colestase, transaminases elevadas) e dificuldades de alimentação, com vômitos recorrentes e diarreia crônica, mais frequentemente com enteropatia perdedora de proteínas. Os episódios de risco de vida podem aparecer logo no início dos primeiros meses de vida com trombose recorrente e sangramento gastrintestinal grave devido a anormalidades graves da coagulação. A hipoglicemia costuma ser causada por hiperinsulinismo. A hipoalbuminemia pode ser grave; os pacientes podem desenvolver distensão abdominal visível a partir de uma combinação de ascite e hepatomegalia. Pacientes com MPI-DCG não têm envolvimento de outros órgãos, e o SNC não é afetado. Não há características dismórficas. A doença hepática frequentemente evolui para fibrose ou cirrose.

Fisiopatologia

A manosefosfoisomerase (MPI) catalisa a conversão de frutose-6-fosfato em manose-6-fosfato, um passo antes da PMM2, bloqueando a formação de unidades manose ativadas (GDP manose) para a síntese de oligossacarídeos. A hipoglicosilação leva a uma função glicoproteica anormal igual à PMM2-DCG, especialmente aos fatores de coagulação e anticoagulação, à função hepática e aos receptores hormonais.

Diagnóstico

O principal método de triagem em um paciente suspeito de MPI-DCG é a análise da isoforma de transferrina sérica por FITS (Figura 105.10) ou análise por MS. A deficiência de MPI leva a um padrão tipo 1, conforme visto na deficiência de PMM2. A análise enzimática de MPI está disponível em leucócitos e fibroblastos. A presença de transaminases séricas elevadas, hipoalbuminemia, diminuição da atividade do fator IX e XI e antitrombina, hiperinsulinismo e hipoglicemia não cetótica é altamente sugestiva para o MPI-DCG.

O MPI-DCG é autossômico recessivo. Realiza-se o teste genético principalmente por sequenciamento direto. Não se sabe a incidência exata do MPI-DCG, mas estima-se em 1:800.000 na Europa. O diagnóstico pré-natal só é confiável por testes genéticos. Embora ele seja um DCG raro, o diagnóstico precoce revela-se fundamental, pois é uma condição tratável.

Tratamento

O MPI-DCG é o primeiro tipo de DCG tratável por terapia dietética. A terapia com manose mostra-se clinicamente eficaz tanto pela suplementação IV quanto oral de 1 g/kg/dia dividida em 3 a 4 doses. Um efeito colateral conhecido é a hemólise. O tratamento utiliza uma via alternativa: a manose pode ser fosforilada pelas hexoquinases para conduzir o 6-fosfato, contornando o defeito do IPM. Os sintomas clínicos melhoram rapidamente, porém a função hepática pode piorar ainda mais. A fibrose hepática e a cirrose podem exigir o transplante de fígado, o que resolverá a doença metabólica. O paciente mais idoso conhecido com MPI-DCG sobreviveu até os 30 anos.

Deficiência de glucosiltransferase-1 (ALG6-DCG)

Manifestações clínicas

O ALG6-DCG é o segundo DCG mais comum. A maioria dos pacientes tem hipotonia, fraqueza muscular, convulsões e ataxia. Até o momento, nenhum paciente com ALG6-DCG tem inteligência normal. Atraso de fala e nistagmo são sinais neurológicos comuns. Braquidactilia, anormalidades esqueléticas e defeitos transversais dos membros foram observados. Estrabismo e dismorfismo facial característico são raros (hipertelorismo, face oval, nariz curto). Mamilos invertidos e/ou coxins de gordura anormais são excepcionais no ALG6-DCG.

Os pacientes mais graves com ALG6-DCG apresentam um fenótipo multissistêmico nos primeiros meses de vida, como infecções graves, enteropatia perdedora de proteínas, hipoalbuminemia, anemia e déficit de crescimento. Comportamento autista e alterações do humor foram observados em vários pacientes. O paciente mais velho até hoje chegou a quase 45 anos.

Fisiopatologia

O problema metabólico é causado pela ligação defeituosa de uma de três glicoses ligadas oligossacarídeo lipídico no RE. Essa ligação à glicose é essencial para a ligação do complexo enzimático oligossacariltransferase à cadeia oligossacarídica recém-construída e à capacidade de transferi-la para a proteína. Isso leva à hipoglicosilação de proteínas e à função glicoproteína anormal semelhante a PMM2-DCG e MPI-DCG. Anormalidades laboratoriais também são semelhantes, como anormalidades nos fatores de coagulação e anticoagulação, função hepática, hormônios tireoidianos e imunoglobulinas (IgG).

Diagnóstico

O principal método de triagem em um paciente suspeito de ALG6-DCG é a análise de glicoformas de transferrina sérica por análise de FITS ou MS. A deficiência de ALG6 leva a um padrão tipo 1 (Figura 105.10), conforme visto na deficiência de PMM2 e MPI. Não existe análise enzimática disponível, embora os oligossacarídeos ligados a lipídios possam ser avaliados em fibroblastos de pacientes.

O ALG6-DCG é autossômico recessivo. Realiza-se o teste genético principalmente por sequenciamento direto. As mutações mais comuns são p.A333V e p.I299Del. O diagnóstico pré-natal só é confiável por testes genéticos. Não se sabe a incidência exata de ALG6-DCG.

Tratamento

A terapia atual no ALG6-DCG depende do tratamento de suporte. A mortalidade é de cerca de 10% nos primeiros anos de vida, sobretudo de enteropatia perdedora de proteínas e infecções graves.

UDP-GlcNAc: deficiência de transferase Dol-P-GlcNAc-P (DPAGT1-DCG)

Manifestações clínicas

A deficiência de DPAGT1 é um DCG reconhecível e potencialmente tratável. Cerca de um terço dos pacientes apresenta o fenótipo da **miastenia congênita**, indistinguível de outras miastenias congênitas genéticas. Os níveis de creatinoquinase (CK) são normais. Os pacientes com essa condição têm um prognóstico relativamente bom, especialmente com a terapia precoce de miastenia. Os outros pacientes apresentam um fenótipo multissistêmico com microcefalia, malformações cerebrais, hipotonia, deficiência psicomotora grave, convulsões, espasticidade, déficit de crescimento, contraturas articulares e catarata.

Fisiopatologia

O defeito DPAGT1 leva a uma parada muito precoce da síntese de glicano fora da membrana do RE, ao abrandar a adição do segundo açúcar GlcNAc ao braço de dolicol fosforilado. A glicosilação anormal do receptor na *junção neuromuscular* leva à miastenia. A hipoglicose no tipo multissistêmico leva a uma função glicoproteica anormal semelhante à do PMM2-DCG, envolvendo especialmente os fatores de anticoagulação e, curiosamente, levando a níveis elevados de CK sérica (em contraste com o fenótipo de miastenia congênita) e hipoalbuminemia.

Diagnóstico

O principal método de rastreio é a análise da glicoforma transferrina no soro ou a análise por MS. A maioria dos pacientes apresenta um padrão tipo 1 (Figura 105.10), mas os indivíduos com o fenótipo de miastenia congênita podem apresentar uma triagem normal. Não existe análise enzimática clinicamente disponível.

O DPAGT1-DCG é autossômico recessivo. Realiza-se o teste genético principalmente por sequenciamento direto. Não se sabe a incidência exata. O diagnóstico pré-natal só é confiável por testes genéticos. Devido aos resultados falso-negativos do FITS em vários pacientes com o fenótipo miastênico, sugere-se o teste de painel de miastenia congênita em casos suspeitos, especialmente para determinar a terapia potencial.

Tratamento

O fenótipo de miastenia congênita costuma ser tratado por altas doses de piridostigmina, eventualmente aumentadas com salbutamol. No fenótipo multissistêmico de DPAGT1-DCG, o tratamento é de suporte.

DISTÚRBIOS CONGÊNITOS DA PROTEÍNA O-GLICOSILAÇÃO

Displasia cérebro-ocular – Distrofia muscular e espectro de doença músculo-olho-cérebro (POMT1-DCG, POMT2-DCG, POMGNT1-DCG)

Da distrofia muscular isolada à **síndrome de Walker Warburg**, esse grupo de distúrbios ligada à *O*-glicosilação apresenta fraqueza muscular grave, malformações oculares congênitas e defeitos de migração neuronal. Paquigiria, disgenesia do corpo caloso, hidrocefalia, polimicrogiria, heterotopias e agenesia do corpo caloso estão variavelmente presentes. As malformações oculares são anoftalmia, microftalmia, catarata congênita ou colobomas. A **distrofia muscular congênita** está associada a elevações significativas dos níveis de CK. Existe uma deficiência psicomotora grave.

O defeito metabólico subjacente é a síntese anormal do núcleo *O*-manosilglicano, essencial para a glicosilação adequada da alfadistroglicana. O alfadistroglicano é fortemente *O*-glicosilado com resíduos de manose e expresso no músculo e no cérebro. A manosilação defeituosa de alfadistroglicana leva a degeneração muscular e defeitos de migração. A biopsia muscular mostra coloração anormal de alfadistroglicana na imuno-histoquímica.

A focalização isoelétrica da transferrina é normal em pacientes com defeitos de *O*-manosilação isolados. Também não há análise enzimática clinicamente disponível. O **diagnóstico** baseia-se na histologia (biopsia muscular) e na análise genética.

POMT1-DCG, POMT2-DCG e POMGNT1-DCG são as alfadistroglicanopatias autossômicas recessivas mais comuns. Outros defeitos genéticos ocorrem na via; *POMK, FKTN, FKRP, LARGE, B4GAT1, TMEM5* e *ISPD* foram descritos em associação a doença humana. A incidência exata de alfadistroglicanopatias não é conhecida.

Nas alfadistroglicanopatias, o **tratamento** é de suporte.

DEFEITOS NA GLICOSILAÇÃO LIPÍDICA E NA BIOSSÍNTESE DA ÂNCORA DE GLICOSILFOSFATIDILINOSITOL

Hiperfosfatasia – síndromes de deficiência intelectual: deficiência de PIGA (PIGA-DCG)

Essa síndrome clinicamente reconhecível é uma síndrome de epilepsia com deficiência intelectual, hipotonia, características faciais dismórficas, anomalias na pele, malformações cerebrais congênitas e anormalidades comportamentais, como autismo. Outras malformações de órgãos, como defeitos cardíacos e renais, também foram relatadas. (Observe que mutações *somáticas* com defeito *PIGA* também podem levar a hemoglobinúria paroxística noturna.)

A *N*-acetilglucosamina (GlcNAc) não pode ser eficientemente transferida para o fosfatidilinositol para a síntese de glicofosfatidilinositol. A ancoragem anormal da fosfatase alcalina leva a hiperfosfatemia no sangue e perda de antígenos de superfície específicos nas células sanguíneas.

A análise da isoforma da transferrina é normal nos defeitos da âncora GPI. A análise FACS dos marcadores de ancoragem à membrana CD16 e CD24 em leucócitos é altamente sugestiva de uma anormalidade de âncora de GPI, especialmente em associação a níveis aumentados de fosfatase alcalina sérica. A análise de mutação confirma o defeito.

O PIGA-DCG está ligado ao X. Não se sabe a incidência exata. Um fenótipo semelhante foi descrito nos defeitos *PIGO, PIGV, PIGY, PIG, PGAP2* e *PGAP3.*

No PIGA-DCG, o **tratamento** é de suporte.

DEFEITOS EM MÚLTIPLAS VIAS DE GLICOSILAÇÃO E EM OUTRAS VIAS, INCLUSIVE DEFEITOS DE BIOSSÍNTESE DE DOLICOLFOSFATO

Deficiência de 5-alfarredutase de esteroides (SRD5A3-DCG)

Manifestações clínicas

A deficiência de SRD5A3 é um DCG clinicamente reconhecível, originalmente descrito como uma síndrome de malformação congênita múltipla. Cerca de 20 pacientes foram diagnosticados em diferentes idades: de 1 ano a 45 anos. Eles apresentam hipotonia, ataxia e anormalidades oculares, como catarata congênita, colobomas retinianos e irídicos, glaucoma, displasia do nervo óptico e perda visual. A hipoplasia do vérmis cerebelar pode ser variável. Tem sido descrita deficiência intelectual em todos os pacientes afetados até o momento. Cerca de um terço dos pacientes tem *ictiose congênita grave*. Hipertricose e características faciais dismórficas são comuns, como face quadrada e grosseira, testa alta e orelhas grandes. Algumas crianças com SRD5A3-DCG apresentam um transtorno do espectro do autismo grave. Anormalidades esqueléticas (escoliose) e malformações cardíacas são menos comuns.

Fisiopatologia

A deficiência de SRD5A3 leva à síntese anormal de dolicol, o que afeta a síntese inicial de glicano fora da membrana do RE e a *O*-manosilação e a síntese de âncora de GPI. A hipoglicosilação afeta os fatores de anticoagulação e leva ao aumento das transaminases séricas.

Diagnóstico

O principal método de triagem em um paciente suspeito de SRD5A3-DCG é a análise de glicoformas de transferrina sérica ou análise por MS. A maioria dos pacientes apresenta um padrão tipo 1 (Figura 105.10), mas vários casos de falso-negativo foram descritos. Não existe análise enzimática clinicamente disponível.

O SRD5A3-DCG é autossômico recessivo. Realiza-se o teste genético principalmente por sequenciamento direto. Não se sabe a incidência exata.

Tratamento

No SRD5A3-DCG, o tratamento é de suporte.

Cutis laxa tipo 2 autossômico recessivo (ARCL-2A ou ATP6V0A2-DCG, ATP6V1A-DCG e ATP6V1E1-DCG)

Manifestações clínicas

A **ATP6V02-DCG** é uma síndrome de múltiplas malformações originalmente descrita como *síndrome de cutis laxa* e recentemente descoberta como sendo uma doença ligada a *N*- e *O*-glicosilação. Os pacientes apresentam *cutis laxa* generalizada com pele flácida e inelástica ao nascimento, hipotonia, estrabismo, miopia, características faciais características e frouxidão articular. As características faciais são hipertelorismo, nariz curto, filtro labial longo, fendas palpebrais descendentes com pálpebras caídas e bochechas flácidas. O envolvimento cardiovascular é raro, e há envolvimento variável do SNC. As convulsões e deficiências motoras e de desenvolvimento de linguagem são comuns, mas a inteligência normal também foi descrita. Às vezes, observa-se perda auditiva neurossensorial. Alguns pacientes têm hipoplasia de vérmis, e várias crianças semelhantes foram descritas com paralisia facial e disgenesia e paquigiria parcial na ressonância nuclear magnética (RNM) cranioencefálica. Anormalidades esqueléticas e baixa estatura são comuns, assim como fechamento tardio das fontanelas e/ou braquidactilia e escoliose. Há frequentemente displasia do esmalte. As características da pele melhoram espontaneamente com a idade. A **ATP6V1A-DCG** e a **ATP6V1E1-DCG** mostram um fenótipo altamente sobreposto com sintomas cardiovasculares associados e hipercolesterolemia.

Fisiopatologia

A ATP6V0A2 é uma subunidade da membrana da bomba de prótons do complexo vesicular da adenosina trifosfatase (V-ATPase). A função anormal do complexo V-ATPase altera o gradiente de pH na via secretória e afeta a maturação e o transporte de várias glicosiltransferases e fibras elásticas (p. ex., elastina). A ATP6V1A e a ATP6V1E1 são outras subunidades complexas que afetam a função ATP6V0A2 e causam deficiência secundária de ATPase. Tanto a *N*- quanto a *O*-glicosilação são afetadas. Existem anormalidades leves de coagulação e altos níveis de transaminase sérica em alguns pacientes.

Diagnóstico

O principal método de triagem em um paciente suspeito de ATP6V0A2-DCG é a análise da glicoforma transferrina no soro ou a análise do MS. A maioria dos pacientes apresenta um padrão tipo 2 (Figura 105.10), mas casos falso-negativos foram descritos antes das 6 semanas de idade. A apolipoproteína III-C (apoC-III) é uma glicoproteína secretora do tipo mucina que é apenas *O*-glicosilada. A ApoC-III IEF mostra um padrão de hipoglicosilação em pacientes, mesmo quando o FITS é falso-negativo. A biopsia da pele em pacientes mostra alterações histológicas clássicas da *cutis laxa* com fibras elásticas diminuídas, curtas, anormais e difusas.

O ATP6V0A2-DCG é autossômico recessivo. Realiza-se o teste genético principalmente por sequenciamento direto. Não se sabe a incidência exata. Os defeitos de *ATP6V1A* e *ATP6V1E1* foram descritos recentemente.

Tratamento

Na *cutis laxa* tipo 2 autossômica recessiva, o tratamento é de suporte. Há melhora contínua e espontânea dos sintomas cutâneos durante todo o curso da doença, especialmente no ATP6V0A2-DCG.

Deficiência de manosidose-1 de Golgi-alfa$_{1-2}$ (MAN1B1-DCG)

Manifestações clínicas

O defeito *MAN1B1* foi originalmente descrito como uma síndrome de deficiência intelectual em associação a características dismórficas. Outros pacientes foram reconhecidos com deficiência psicomotora, hipotonia muscular e mamilos invertidos em associação a obesidade troncular. O grau de deficiência intelectual é bastante variável. Comportamentos autistas, transtornos alimentares e comportamento agressivo são características frequentes. Mais de 30 pacientes foram relatados.

Fisiopatologia

O MAN1B1 codifica uma manosidose de Golgi, que é essencial para o "corte" final das unidades de manose durante o processamento de glicano no Golgi. A hipermanosilação leva a glicanos anormais, truncados e DCG-II. A anormalidade de glicosilação no soro é relativamente leve. Aumento das transaminases séricas e coagulação anormal são incomuns.

Diagnóstico

A maioria dos pacientes apresenta um padrão tipo 2 leve pelo FITS, mas casos falso-negativos foram descritos. A análise de MALDI-TOF mostra glicanos híbridos característicos no soro. Em casos suspeitos, recomenda-se a análise de sequência direta, mesmo que o FITS seja normal.

O MAN1B1-DCG é autossômico recessivo. Não se sabe a incidência exata; vários pacientes adultos são conhecidos.

Tratamento

Apenas tratamento de suporte está disponível.

Deficiência de fosfoglucomutase-1 (PGM1-DCG)

Manifestações clínicas

O PGM1-DCG é um distúrbio que apresenta malformações na linha média (fenda palatina, sequência de Pierre Robin, úvula bífida), disfunção hepática, hipoglicemia e baixa estatura em quase todos os pacientes. A *hipoglicemia* geralmente é causada por hiperinsulinismo nos primeiros anos de vida. Pode melhorar com o envelhecimento; a hipoglicemia cetótica também foi observada. Colestase, fibrose hepática e até mesmo cirrose têm sido descritas em alguns pacientes. Cerca de um terço dos pacientes também apresenta fraqueza muscular proximal e cardiomiopatia dilatada; esta última levou à mortalidade em, pelo menos, sete casos notificados. Outras malformações, como anomalias cardíacas e esqueléticas, também foram descritas. A cicatrização das feridas é frequentemente anormal, e existe um risco muito elevado de hemorragia durante a cirurgia. A inteligência é normal.

Fisiopatologia

A fosfoglucomutase 1 (PGM1) é uma enzima essencial para a glicogenólise e a glicólise. Também fornece substratos para açúcares nucleotídicos necessários para a glicosilação normal. A PGM1 regula a conversão bidirecional de glicose-1-fosfato e glicose-6-fosfato. Durante o jejum, leva a um fenótipo semelhante à glicogenose (também chamado de DAG XIV, MIM 614921). A PGM1-DCG afeta a glicosilação relacionada com o RE e o Golgi e provoca um padrão de hipoglicosilação misto tipo 1/tipo 2. São proteínas anormais do soro os fatores de coagulação e anticoagulação, a proteína 3 de ligação ao fator de crescimento semelhante à insulina (IGFBP3), a TBG e o hormônio estimulante da tireoide (TSH), além de transaminases séricas, hipoglicemia e CK elevada.

Diagnóstico

O principal método de triagem em uma suspeita de PGM1-DCG é a análise de glicoformas de transferrina sérica ou a análise pela MS. Os pacientes mostram um padrão misto tipo 1/tipo 2.

O PGM1-DCG é autossômico recessivo. Está entre os DCGs relativamente comuns; mais que 40 pacientes foram descritos. O teste enzimático é possível no sangue, porém é mais confiável nos fibroblastos. O sequenciamento direto está disponível para os testes genéticos.

Tratamento

O PGM1-DCG parece ser o segundo DCG tratável, além do MPI-DCG. Acredita-se que a D-galactose restaure o equilíbrio na disponibilidade de diferentes açúcares nucleotídicos. Adicionar 1 g/kg/dia de D-galactose durante algumas semanas à dieta melhora significativamente a glicosilação, embora o padrão de FITS não se normalize completamente. Esse tratamento melhora as transaminases hepáticas e os níveis de antitrombina e, em alguns pacientes, o estado hormonal. O efeito da D-galactose nos episódios de hipoglicemia e na miopatia ainda não está claro. Ensaios dietéticos maiores e a longo prazo estão em andamento.

Distúrbios da homeostase do Golgi: TMEM199, CCDC115, ATP6AP2-DCG e ATP6AP1-DCG

Manifestações clínicas

Esses quatro distúrbios são clinicamente e bioquimicamente indistinguíveis. Eles foram descritos com anomalias da função hepática, colestase, fibrose e cirrose com insuficiência hepática, necessitando de transplante hepático em alguns pacientes. O fenótipo assemelha-se à **doença de Wilson**, especialmente por causa dos baixos níveis séricos de ceruloplasmina e cobre, mas não há anel de Kayser-Fleischer. Em CCDC115-DCG, frequentemente há também características neurológicas. O resultado intelectual é variável. Outras anormalidades são hipercolesterolemia e fosfatase alcalina elevada. No ATP6AP1-DCG, também existe envolvimento imunológico.

Fisiopatologia

TMEM199, CCDC115, ATP6AP1-DCG e ATP6AP2-DCG são importantes para a homeostase do Golgi. O mecanismo patológico exato ainda não é conhecido, mas se levanta a hipótese de que a disfunção secundária do Golgi afete e atrase o processo de glicosilação normal.

Diagnóstico

O principal método de triagem em um paciente com suspeita de PGM1-DCG é a análise da glicoforma transferrina no soro ou a análise do MS. Os pacientes mostram um padrão tipo 2 (Figura 105.10). A ApoC-III IEF é anormal. Os resultados do estudo dos glicanos pela análise de MALDI-TOF são característicos, mas não podem discriminar entre os três defeitos. O diagnóstico final requer a análise de mutação.

O TMEM199-DCG e o CCDC115-DCG são autossômicos recessivos, enquanto o ATP6AP1-DCG e o ATP6AP2-DCG são ligados ao X.

Tratamento

O tratamento é de suporte; dois pacientes foram submetidos com sucesso ao transplante hepático.

Defeito de transportador de manganês: SLC39A8-DCG

Manifestações clínicas

Esse intrigante distúrbio foi originalmente descrito como uma doença neurológica com hipotonia, convulsões (hipsarritmia) e incapacidade de desenvolvimento. Alguns pacientes mais tarde descritos apresentaram displasia esquelética grave com condrodisplasia rizomélica, craniossinostose e nanismo. A disfunção mitocondrial (doença de Leigh, acidemia láctica cerebral, distonia) também pode estar presente.

Fisiopatologia

O SLC39A8 é um transportador de membrana, responsável pelo transporte transmembranar de manganês (Mn). A deficiência de SLC39A8 afeta todas as enzimas dependentes de Mn e, portanto, diferentes partes do metabolismo. Uma vez que várias glicosiltransferases (p. ex., beta-1,4-galactosiltransferase) dependem de Mn, ocorre uma glicosilação secundária de Golgi com um defeito de glicosilação do tipo 2. Baixos níveis séricos de Mn são sugestivos, mas nem sempre estão presentes nos pacientes.

Diagnóstico

O principal método de triagem em uma suspeita de SLC39A8-DCG é a análise de glicoformas de transferrina sérica ou análise MS. Os pacientes mostram um padrão tipo 2 (Figura 105.10). A análise de MALDI-TOF é sugestiva, mas não discriminativa. O diagnóstico final requer análise de mutação.

A SLC39A8-DCG é uma doença autossômica recessiva. Não se sabe sua incidência.

Tratamento

Além do tratamento de suporte, alguns pacientes apresentaram melhora clínica e bioquímica (melhor controle das convulsões) com terapia oral de D-galactose (1 a 3 g/kg/dia).

DISTÚRBIOS CONGÊNITOS DA DESGLICOSILAÇÃO

Deficiência de N-glicanase 1 (defeito *NGLY1*)

Manifestações clínicas

Os pacientes com deficiência de NGLY1 têm um distúrbio de glicosilação, mas não da síntese deficiente; em vez disso, é causada pela quebra deficiente de glicoproteínas. O fenótipo compreende grave envolvimento do SNC, microcefalia, deficiência intelectual, convulsões, neuropatia, distúrbios do movimento e hipotonia. A presença de alacrimia, hipolacrimia ou calázio é altamente sugestiva para o diagnóstico, mas nem todos os pacientes têm problemas com o lacrimejamento. Outras características são falta de crescimento, restrição de crescimento intrauterino e envolvimento do fígado. Alguns pacientes têm uma face oval reconhecível com nariz curto, perfil plano e hipertelorismo. Também ocorre "face de máscara", que imita o fenótipo de distúrbios mitocondriais, especialmente quando os níveis séricos de ácido láctico também são elevados.

Fisiopatologia

A *N*-glicanase é responsável pela desglicosilação de glicoproteínas *N*-ligadas mal dobradas. A enzima é essencial para cortar os glicanos antes que as proteínas sejam degradadas no RE. A abundância aumentada de *N*-glicanos com dobras incorretas aumenta o estresse do RE, o que tem sido sugerido como uma possível razão para a elevação do lactato em vários pacientes. Os níveis de transaminase sérica e alfafetoproteína também são frequentemente aumentados.

Diagnóstico

A análise da isoforma sérica da transferrina mostra um padrão normal. O diagnóstico final requer análise de mutação.

A NGLY1-DCG mostra-se uma doença autossômica recessiva. A mutação mais comum é a c.201A>T/p.R401X. A incidência exata da doença é desconhecida, mas mais que 20 pacientes foram relatados em poucos anos desde a descoberta da doença.

Tratamento

Apenas o tratamento de suporte está disponível para o paciente com deficiência de NGLY1.

RESUMO TERAPÊUTICO

A maioria dos DCGs só é tratável com terapia de suporte. O tratamento de manose oral inicialmente descoberto em MPI-DCG (1 g/kg/dia) mostrou-se eficiente para problemas de coagulação e enteropatia perdedora de proteínas, mas não se pode evitar a fibrose hepática em todos os pacientes. O transplante de fígado no MPI-DCG foi bem-sucedido em alguns pacientes. A D-galactose oral em PGM1-DCG (1 g/kg/dia) melhora as transaminases, e a coagulação sérica tem um efeito positivo na função endócrina, mas não consegue restaurar totalmente a glicosilação. A frequência de convulsão melhorou em pacientes com SLC39A8-DCG recebendo tratamento oral com D-galactose (1 g/kg/dia) e ingestão oral de Mn. A síndrome miastênica congênita em DPAGT1-DCG, GFPT1-DCG e GMPPB-DCG foi tratada com sucesso com altas doses de inibidores da colinesterase. Vários DCG foram positivamente controlados por transplante, como DOLK-DCG (DK1-DCG; transplante cardíaco), PGM3-DCG (transplante de células-tronco hematopoéticas) e CCDC155-DCG (transplante de fígado).

Outras opções de tratamento de DCG estão disponíveis para distúrbios não descritos neste capítulo. Os pacientes com CAD-DCG mostram melhora clínica significativa ao receber terapia com uridina oral, especialmente com controle de crises. Duas crianças com função imune defeituosa com SLC35C1-DCG melhoraram na terapia oral com fucose. Os pacientes com GNE-DCG apresentaram melhora significativa na força muscular na terapia com *N*-acetilmanosamina. Diversos ensaios dietéticos estão atualmente em andamento em diferentes DCG.

A bibliografia está disponível no GEN-io.

Capítulo 106
Diagnóstico de Doenças Mitocondriais

Marni J. Falk

Ver também Capítulo 105.4.

REVISÃO GERAL DAS DOENÇAS MITOCONDRIAIS

As doenças mitocondriais são condições de falha energética multissistêmica com extensa heterogeneidade clínica e genética. Sua base comum é mais bem compreendida a partir do reconhecimento de que as mitocôndrias funcionam como "células combustíveis" ou "baterias" biológicas, produzindo energia química na forma de trifosfato de adenosina (ATP) pelo metabolismo aeróbico dos equivalentes redutores derivados de nutrientes, por meio da função integrada da **cadeia respiratória** (CR) mitocondrial complexo-5 (Figura 106.1). As mitocôndrias também desempenham outros papéis essenciais que podem ser alterados de maneira variável nos estados de doença, como a regulação da homeostase do cálcio, diversos aspectos do metabolismo intermediário de nutrientes, metabolismo de nucleotídios e estresse oxidativo. A doença mitocondrial primária resulta da função da CR deficiente, que pode ser causada por mutações nos genes que codificam subunidades da CR, fatores de montagem ou cofatores, componentes do metabolismo e manutenção do DNA mitocondrial (mtDNA) ou uma série de outros processos metabólicos básicos em andamento nas mitocôndrias. Existem aproximadamente 1.500 proteínas no proteoma mitocondrial de diferentes tecidos, com variantes em mais de 350 genes únicos nos genomas nuclear e mitocondrial já implicados como causais na doença mitocondrial humana.

Coletivamente reconhecida como o grupo mais comum de doenças metabólicas herdadas, a doença mitocondrial **primária** (baseada em genética) tem uma prevalência mínima combinada de 1 em 4.300 indivíduos em todas as idades. Além disso, a disfunção mitocondrial **secundária** está amplamente implicada na patogênese de uma série de doenças complexas, variando de síndrome metabólica a lesão de isquemia-reperfusão após acidente vascular encefálico e doenças neurodegenerativas. A falha dos órgãos de demanda de alta energia nas doenças mitocondriais pode apresentar-se clinicamente como graves deficiências no desenvolvimento neurológico, cardíaco, miopático, renal, hepático, endócrino, imunológico, gastrintestinal, auditivo e visual, bem como instabilidade metabólica global com acidose láctica (Figura 106.2) (ver Tabelas 105.2 e 105.3, no Capítulo 105). Na maioria dos distúrbios mitocondriais, o fenótipo pode variar dependendo da idade do paciente ou do gene específico ou variante genética. As síndromes clínicas da doença mitocondrial particularmente comuns presentes em crianças incluem: síndrome de Leigh (para a qual existem mais de 90 genes causais), síndrome de depleção do mtDNA (SDM, para a qual existem dezenas de genes causais), síndromes de exclusão do mtDNA (Pearson, Kearns Sayre), acidose láctica primária e deficiência de piruvato desidrogenase. Características clínicas comuns em crianças, presentes em pelo menos 90% dos pacientes, incluem

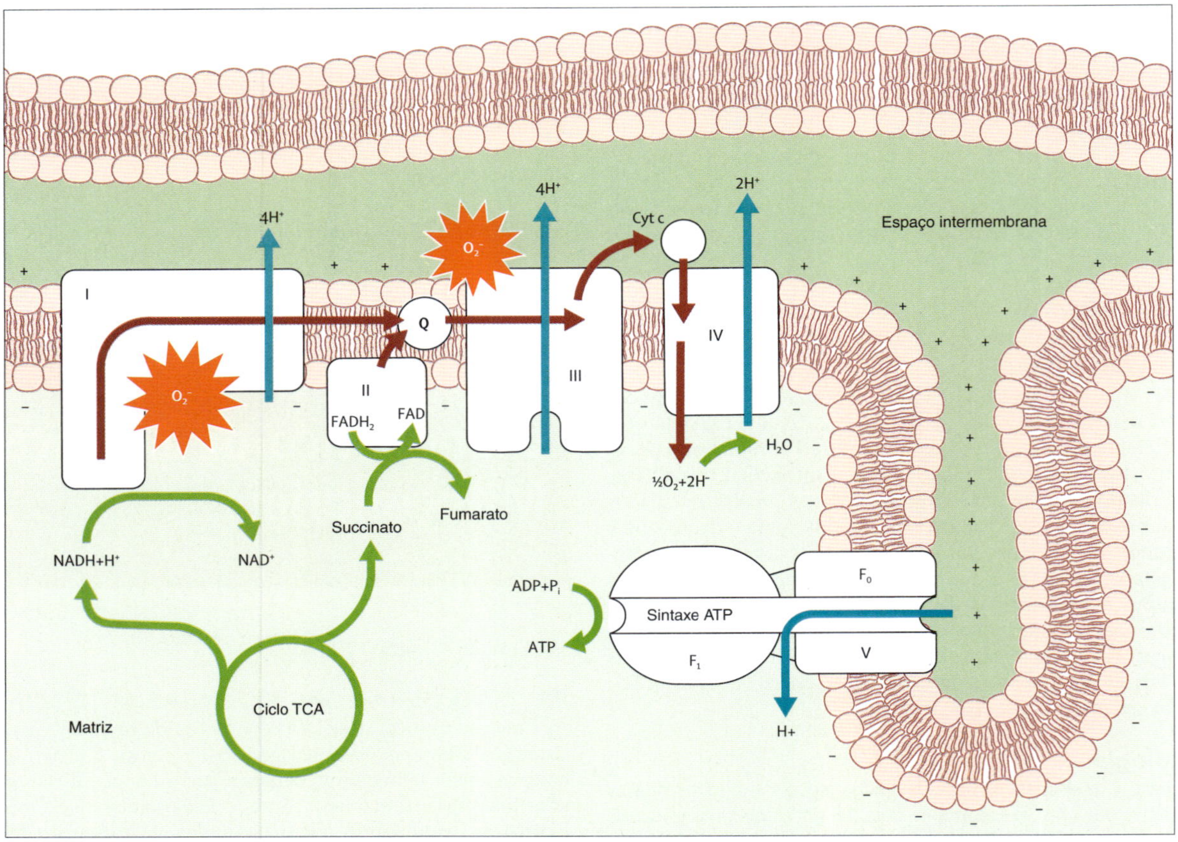

Figura 106.1 Cadeia de transporte de elétrons. A cadeia de transporte de elétrons consiste em quatro complexos de proteínas (I-IV) acoplados a um 5º (V), complexo não ligado ATP sintase. Juntos, esses cinco complexos são conhecidos como cadeia respiratória e são o local onde a fosporilação oxidativa (OXPHOS) ocorre para gerar energia. A cadeia de transporte aceita elétrons do NADH (complexo I) ou do $FADH_2$ (complexo II), que foram produzidos pela glicólise, a formação da acetil-coenzima A e o ciclo do TCA (*setas verdes*). Os elétrons fluem de um complexo para outro (*setas vermelhas*) devido ao potencial redox de cada complexo, e perdem uma pequena quantidade de energia à medida que se movem pela cadeia. Três dos quatro complexos atuam como bombas, impulsionadas pelo fluxo de elétrons, movendo íons H^+ da matriz para o espaço intermembranar (*setas azuis*). Esse bombeamento cria um gradiente de concentração e uma força eletroquímica que é usada pela ATP sintase para produzir ATP. Sob condições normais, esse mecanismo fornece quase tudo (90%) do ATP em uma célula. No entanto, uma pequena proporção de elétrons escapa da cadeia de transporte de elétrons mesmo em condições normais e pode reagir com oxigênio e complexos I e III para formar superóxido (O_2^-). ADP, difosfato de adenosina; ATP, trifosfato de adenosina; Cyt c, citocromo c; Q, coenzima Q; NADH, dinucleotídio de nicotinamida; Pi, fosfato inorgânico; TCA, ciclo do ácido tricarboxílico; FADH2, dinucleótido 1,5-di-hidro-flavina adenina. (Adaptada de Hagberg H, Mallard C, Rousset CI, Thornton C: Mitochondria: Center for Responses to Developing Brain Injuries. *Lancet Neurol* 13(2): 217-232, 2014.)

fadiga, intolerância ao exercício, fraqueza, problemas gastrintestinais, ataxia e atraso no desenvolvimento. Assim, as doenças mitocondriais devem ser consideradas pelos médicos em todas as especialidades médicas.

Pacientes com suspeita de doença mitocondrial podem frequentemente experimentar uma *odisseia diagnóstica*, tanto clínica quanto geneticamente. Sua extensa heterogeneidade fenotípica sem um biomarcador comum (GDF-15 pode ser um teste de triagem que pode estar elevado em algumas miopatias mitocondriais, particularmente envolvendo deleções ou depleções de mtDNA, junto com acidose láctica) apresenta um desafio ao prontamente disponível e preciso **diagnóstico clínico** dos distúrbios mitocondriais em muitos contextos médicos. Da mesma forma, sua extensa heterogeneidade genética que envolve etiologias conhecidas em mais de 300 genes nucleares e todos os 37 genes do mtDNA, além de provavelmente dezenas a centenas de genes causadores de doenças nucleares aguardando descoberta, pode tornar-se desafiadora ao **diagnóstico genético** de um paciente. A incerteza diagnóstica pode ser agravada ainda por indefinidas correlações genótipo-fenótipo; apresentações clínicas variáveis de distúrbios genéticos individuais; alta heterogeneidade de *loci* (*i. e.*, múltiplos genes causais de doenças diferentes) para fenótipos clínicos semelhantes; penetrância incompleta para alguns distúrbios genéticos; variáveis fatores de estresse ou exposições ambientais que podem exacerbar a doença de uma criança; e aspectos biológicos únicos da herança materna para o subconjunto de doenças mitocondriais causadas por mutações no gene mtDNA.

QUANDO SUSPEITAR DE DOENÇA MITOCONDRIAL

Devido à falha na capacidade de gerar energia celular, as doenças mitocondriais podem envolver qualquer sistema orgânico em qualquer idade (ver Figura 106.2). Deve-se suspeitar de doença mitocondrial quando houver sintomas clássicos ou sintomas inexplicáveis ocorrendo em três ou mais órgãos aparentemente não relacionados. Os indivíduos podem apresentar uma vasta gama de sintomas, incluindo fadiga, fraqueza muscular, intolerância ao exercício, derrames metabólicos, convulsões, cardiomiopatia, arritmias, deficiências de desenvolvimento ou cognitivas, autismo, diabetes melito, outras endocrinopatias (adrenais, tireoide), disautonomia e autoimunidade. Bem como comprometimento da audição, da visão, do crescimento, do fígado, gastrintestinal (GI) ou da função renal. Embora os indivíduos possam ter apenas um ou alguns sintomas e um curso flutuante da doença em termos de gravidade dos sintomas, a maioria dos pacientes com doença mitocondrial primária tende a desenvolver sintomas *progressivos* ao longo do tempo. Um estudo de pacientes com doenças mitocondriais mostrou uma média de 16 sintomas diferentes clinicamente significativos por paciente,

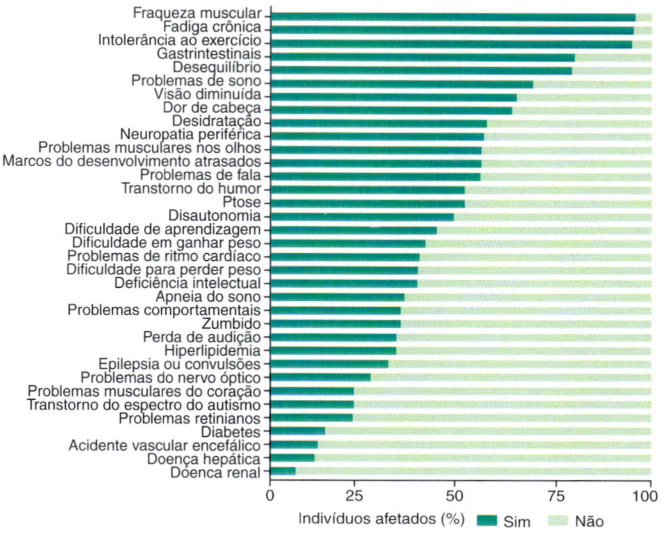

Figura 106.2 **Grupo de indivíduos com doença mitocondrial e sintomas presentes.** A frequência dos sintomas, conforme relatado pelo grupo autorreferido de RDCRN, revelou fraqueza muscular, fadiga crônica, intolerância ao exercício, desequilíbrio e problemas gastrintestinais como os cinco principais sintomas. (Adaptada de Zolkipli-Cunningham Z, Xiao R, Stoddart A *et al.*: Mitochondrial disease patient motivations and barriers to participate in clinical trials. *PLoS ONE* 13 (5): e0197513 [Figura 2].)

com uma faixa de 7 a 35. Ao considerar o diagnóstico, é útil reconhecer que a maioria dos sintomas da doença mitocondrial envolve problemas *funcionais*, e não estruturais.

Quando a doença mitocondrial é considerada no diagnóstico diferencial, geralmente é útil obter vários estudos de **triagem laboratorial** para características bioquímicas comuns da doença mitocondrial e distúrbios sobrepostos, tanto na linha de base como em quadros ainda não estabelecidos, sobretudo durante a agudização de uma doença ou em um período de descompensação clínica. Os estudos de triagem metabólica baseados no sangue incluem painel químico abrangente, hemograma completo com diferencial, análise quantitativa de aminoácidos plasmáticos, análise de carnitina (total, livre, perfil acil-carnitina), amônia, creatinoquinase e testes para manifestações secundárias comuns da doença mitocondrial (p. ex., painel da tireoide, perfil de lipoproteínas, hemoglobina A_{1c}). Os estudos de triagem metabólica com base na urina incluem análise de urina, análise quantitativa de ácido orgânico na urina e análise quantitativa de aminoácidos na urina. Também deve ser considerada a triagem de distúrbios congênitos da glicosilação ou deficiências vitamínicas, que podem apresentar características clínicas sobrepostas em alguns casos com doença mitocondrial. A acidemia láctica não é altamente sensível nem específica para a doença mitocondrial primária, mas os achados laboratoriais sugestivos de doença mitocondrial primária incluem elevações de lactato sanguíneo, piruvato, razão lactato:piruvato, alanina, razão alanina:lisina (> 3) e alanina:soma de fenilalanina e tirosina (> 4) e *gap* aniônico. Alterações bioquímicas ainda sugestivas de doença mitocondrial podem incluir comprometimento secundário da oxidação de ácidos graxos com elevação de ácidos dicarboxílicos no perfil acil-carnitina, aumento de aminoácidos de cadeia ramificada e prolina na análise de aminoácidos plasmáticos, aumento dos intermediários do ciclo do ácido tricarboxílico e excreção de lactato na urina, análise de ácidos orgânicos e aminoacidúria generalizada na análise de aminoácidos na urina. O fator de crescimento e diferenciação 15 (**GDF-15**) pode ser um teste de triagem útil para as miopatias baseadas na depleção mitocondrial.

Da mesma forma, quando a doença mitocondrial é considerada no diagnóstico diferencial, é importante obter **avaliações clínicas** adicionais cuidadosas do fenótipo do paciente, sobretudo em relação a características prevalentes ou altamente mórbidas e potencialmente modificáveis (tratáveis) da doença mitocondrial. Como muitos indivíduos com doença mitocondrial desenvolvem problemas *visuais* (acuidade visual reduzida não corrigível com óculos, fotofobia ou nictalopia com visão periférica reduzida associada a doença da retina ou atrofia óptica, oftalmoplegia, ptose), *auditivos* (perda auditiva neurossensorial de alta frequência) e *cardíacos* (arritmia, bloqueio de condução, cardiomiopatia), indica-se uma avaliação cuidadosa do envolvimento desses sistemas de alta energia. A avaliação **neurológica** é essencial porque muitos pacientes com doença mitocondrial experimentam uma série de alterações *centrais* (acidente vascular encefálico metabólico na substância cortical ou cinzenta profunda, incluindo gânglios da base, mesencéfalo e/ou tronco cerebral, alterações da substância branca, convulsões, ataxia, distúrbio do movimento, enxaqueca, alterações cognitivas), *periféricas* (neuropatia sensorimotora axonal) ou *autonômicas* do sistema nervoso; estudos de imagem cerebral (RM), espectroscopia (MRS) e ocasionalmente eletromiograma ou velocidade de condução nervosa (EMG/NCV) podem ser úteis para apoiar o diagnóstico. A avaliação formal da **fisiologia do exercício** também pode ser útil para quantificar e aconselhar os pacientes sobre sua capacidade e segurança do exercício, com algumas características específicas (p. ex., capacidade máxima reduzida de $\dot{V}O_2$) sugestivas de disfunção mitocondrial quantificável. O estudo do **sono** (polissonografia) pode ser útil para indivíduos com disfunção do sono, porque os distúrbios do sono podem imitar os sintomas da doença mitocondrial, e os problemas do sono são comuns e potencialmente tratáveis na doença mitocondrial. Sintomas **gastrintestinais** são comuns e sub-reconhecidos em pacientes com doença mitocondrial, geralmente envolvendo dismotilidade de qualquer porção do trato GI com refluxo, disfunção da deglutição, esvaziamento gástrico tardio, problemas de alimentação e/ou crescimento, pseudo-obstrução, má absorção e constipação intestinal. Anormalidades **endócrinas** também são comuns, mas subestimadas em muitos pacientes, incluindo disfunção da hipófise, adrenal, tireoide e pancreática. Essa cuidadosa "fenotipagem" de pacientes com suspeita de doença mitocondrial pode, assim, garantir que os aspectos clínicos comuns e potencialmente tratáveis da doença mitocondrial não estejam presentes, embora possam se desenvolver ao longo do tempo ou, inversamente, se identificados, aumentar a suspeita diagnóstica e direcionar uma avaliação diagnóstica adicional.

HERANÇA DA DOENÇA MITOCONDRIAL

A doença mitocondrial primária pode resultar de variantes nos genes nucleares ou nos genes do mtDNA, que podem ser herdados dos pais ou ocorrer de novo em um indivíduo afetado. Assim, todos os padrões de herança *mendeliana* (autossômica recessiva, autossômica dominante, ligada ao X) ou *materna* (mtDNA) podem ser consistentes com doenças mitocondriais (Tabela 106.1). A obtenção de um heredograma detalhado de três gerações é importante para potencialmente destacar o padrão de herança específico em uma determinada família. Indivíduos com distúrbios hereditários do mtDNA podem relatar membros da família relacionados a sua linhagem materna (homens e mulheres podem ser afetados, mas apenas indivíduos afetados serão conectados pela linha germinativa feminina), com uma série de problemas funcionais em diferentes órgãos, como enxaquecas, fadiga, intolerância ao exercício, acidente vascular encefálico, diabetes melito, disfunção da tireoide, espectro do intestino irritável, distúrbio de humor ou problemas de visão e audição. Os distúrbios hereditários ligados ao X em geral apresentam sintomas apenas, ou mais gravemente, em homens que apresentam parentesco com mulheres não afetadas ou minimamente afetadas. Os distúrbios **autossômicos recessivos** são comuns na doença mitocondrial pediátrica, sobretudo nas linhagens consanguíneas, em que uma variante rara na população geral é salientada e transmitida pelas linhagens materna e paterna para se tornar homozigótica no probando afetado, e também afeta vários indivíduos em uma mesma geração sem ter indivíduos afetados nas gerações anteriores. As variantes **autossômicas dominantes** podem ocorrer *de novo* ou são transmitidas de um dos pais para o filho, embora muitos distúrbios possam ter penetração do gene reduzida, o que pode fazer com que o distúrbio genético pareça pular uma geração. A identificação de um provável padrão de herança por meio da análise do heredograma pode fornecer uma interpretação precisa do tipo de avaliação diagnóstica genética de larga escala a ser utilizada, como painéis de análise de sequenciamento multigênico e deleção/duplicação e sequenciamento do exoma ou do genoma. O estabelecimento de um diagnóstico genético correto para

Tabela 106.1 Principais categorias moleculares dos genes mitocondriais.

COMPONENTE	GENOMA CAUSAL	EFEITOS DA MUTAÇÃO GENÉTICA	EXEMPLOS DA DOENÇA
Subunidades de enzimas da cadeia de transporte de elétrons	Nuclear ou mtDNA	Diminuição no funcionamento do complexo da cadeia de transporte de elétrons	Deficiência do complexo I Deficiência do complexo II
Fatores de montagem da cadeia de transporte de elétrons	Nuclear	Diminuição na montagem do complexo enzimático da cadeia de transporte de elétrons	Deficiência do complexo III Deficiência do complexo IV Deficiência do complexo V
Cofatores de cadeia de transporte de elétrons	Nuclear	Diminuição no funcionamento da cadeia de transporte de elétrons	Deficiência de coenzima Q10 Defeito no grupo de enxofre do ferro Deficiência de lipoiltransferase
Translação do mtDNA	Nuclear ou mtDNA	Diminuição na tradução de genes de DNA mitocondrial codificadores de proteínas, levando à diminuição do funcionamento das enzimas da cadeia de transporte de elétrons	Deficiência combinada de complexos de fosforilação oxidativa
Manutenção do mtDNA	Nuclear	Aumento dos erros no DNA mitocondrial, levando ao aumento da presença de mutações pontuais e deleções, resultando na diminuição da conversão das subunidades da cadeia de transporte de elétrons	Síndromes de depleção de DNA mitocondrial Transtornos da deleção múltipla do DNA mitocondrial
Fissão e fusão da membrana mitocondrial	Nuclear	Mutações e deleções pontuais de mtDNA aumentadas; mitocôndrias agrupadas e fragmentadas	Condições relacionadas à *OPA1* Condições relacionadas ao *MFN2*

De McCormick EM, Muraresku CC, Falk MJ: Mitochondrial genomics: a complex field now coming of age. *Curr Genet Med Rep* 6:52-61, 2018 (Tabela 1, p. 57).

a doença mitocondrial em um indivíduo afetado é essencial para permitir estabelecer riscos de recorrência precisos para uma determinada família e estabelecer quais testes oferecer, seja em uma futura gravidez por biopsia das vilosidades coriônicas (CVS, normalmente realizada na 10ª a 12ª semana da gestação), seja em amniocentese (normalmente realizada entre a 16ª e a 20ª semana de gestação), seja no ambiente de fertilização *in vitro* (FIV) com diagnóstico genético pré-implantação (PGD) para uma variante específica causadora de doença.

É necessária uma menção especial para considerar os aspectos únicos da *herança materna* que tipificam os distúrbios do mtDNA. Mais de 300 variantes de mtDNA causadoras de doenças foram identificadas, com ampla variação nas manifestações e características da doença. A maioria das variantes causadoras de doenças está presente em apenas uma parte dos genomas do mtDNA de um indivíduo, um conceito conhecido como **heteroplasmia**. Para variantes heteroplásmicas do mtDNA, o nível exato de mutação (porcentagem) pode variar entre os diferentes tecidos de um indivíduo e pode mudar ao longo do tempo, com a gravidade dos sintomas correspondendo a diferentes níveis de mutação até um limiar que pode ser difícil de definir e que normalmente varia entre os órgãos. Um conjunto de variantes de sequência fixa do genoma do mtDNA de um indivíduo, conhecido como **haplogrupo**, também pode influenciar a penetrância ou a gravidade de uma doença do mtDNA. Quando uma nova ou rara variante do mtDNA é identificada em um determinado indivíduo, pode ser útil usar métodos de sequenciamento altamente sensíveis para testar os percentuais dessa mutação (que pode ser precisa para detectar níveis de mutação de 1%) em seus diferentes tecidos (sangue, urina, boca, células da pele, músculo), bem como tecidos da mãe ou de parentes maternos, para determinar com precisão se pode ser causal da doença naquela família. Testes funcionais baseados em pesquisa também podem ser necessários para caracterizar completamente os efeitos de uma variante mtDNA recentemente reconhecida. Quando não se sabe se uma variante do mtDNA é herdada pela mãe ou ocorre de novo, o risco de recorrência para futuros filhos de seus pais assintomáticos é empiricamente estimado em 1 em 25 (4%), embora o risco de recorrência empírica suba para 1 em 2 (50%) quando a mãe é sintomática.

TESTE DE DIAGNÓSTICO PARA DOENÇA MITOCONDRIAL

O diagnóstico da doença mitocondrial baseia-se principalmente nos testes genéticos (análise genômica), com exames bioquímicos úteis no sangue ou na urina e nos testes invasivos de tecidos, frequentemente vistos como secundários ou às vezes não mais necessários (Figura 106.3).

Quando a avaliação clínica – histórico médico; revisão detalhada de sistemas; exames físicos, neurológicos e dismórficos cuidadosos; estudos de triagem bioquímica com base em triagem, sangue e urina; e avaliações clínicas adicionais de fenotipagem – indica doença mitocondrial, uma variedade de opções de testes de diagnóstico clínico pode ser seguida. Na ausência de uma etiologia molecular conhecida em um membro da família afetado, os testes de diagnóstico genético de primeira linha podem envolver um painel focado de centenas a milhares de genes nucleares conhecidos e o genoma do mtDNA que usa metodologias de **sequenciamento de nova geração** (NGS)

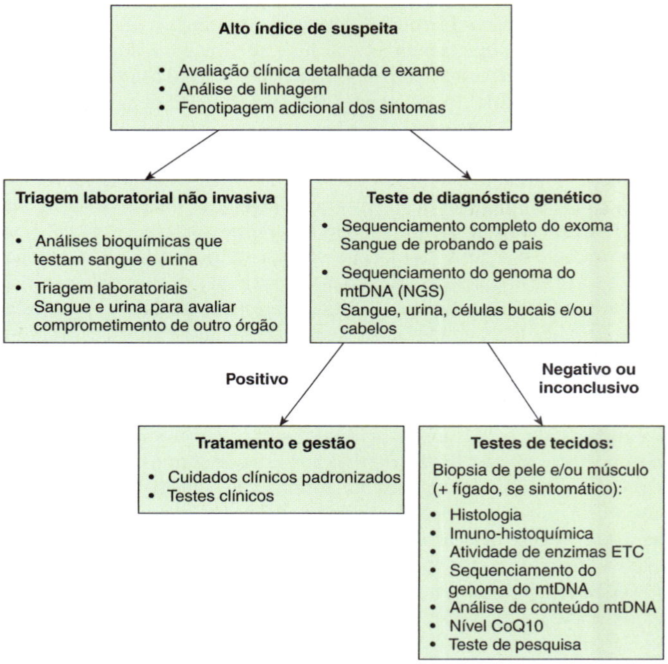

Figura 106.3 Algoritmo diagnóstico em casos de suspeita de uma doença mitocondrial. (De Muraresku CC, McCormick EM, Flak MJ: Mitochondrial disease: advances in clinical diagnosis, management, therapeutic development, and preventative strategies. *Curr Genet Med Rep* 6:62-72, 2018.)

que detectarão ambos, variantes patogênicas dos nucleotídios e deleções/duplicações de genes em larga escala. Se esse teste não for informativo, o **sequenciamento completo do exoma** (WES) com base clínica pode ser realizado. O padrão de investigação está se ajustando para buscar testes de diagnóstico iniciais pelo WES, que é mais abrangente para genes conhecidos não apenas por causar doenças mitocondriais, mas também por causar todas as doenças genéticas humanas. A justificativa para essa evolução na abordagem de testes de diagnóstico inclui os seguintes fatores:

1. Custo e tempo de resposta cada vez mais semelhantes para estudos NGS baseados em painéis e estudos NGS massivamente paralelos baseados em WES.
2. A prática comum de um laboratório de diagnóstico genético em gerar dados WES apenas avaliando e relatando variantes do subconjunto de genes específicos quando o teste baseia-se em um painel apenas, deixando os genes restantes sem avaliação.
3. A sequência do genoma do mtDNA é frequentemente incluída sem custo adicional quando o WES clínico é solicitado no sangue, mas pode precisar ser repetida em um tecido comprometido (p. ex., músculo, fígado) para detectar variantes heteroplásmicas do mtDNA que podem não estar presentes no sangue.
4. A utilidade de estudar o probando simultâneo e o sequenciamento de amostras dos pais (*teste baseado em trio*), como geralmente realizado com o WES, mas não o teste baseado em painel, permitindo assim a análise de segregação simultânea de variantes patogênicas suspeitas, bem como a pronta identificação de novas variantes dominantes *de novo* no probando.
5. O rendimento diagnóstico aprimorado do exoma em relação aos testes baseados em painel está sendo cada vez mais relatado pelos laboratórios de diagnóstico clínico, dada a natureza altamente heterogênea das doenças mitocondriais, a rápida mudança no reconhecimento de diagnósticos em *novos* genes – tornando obsoletos os painéis de genes estabelecidos anteriormente – e a extensa sobreposição fenotípica com doenças não mitocondriais.
6. A capacidade de utilizar dados brutos do WES (em uma base de pesquisa ou para reanálise posterior pelo laboratório de diagnóstico clínico) para destacar e/ou identificar "novos" distúrbios genéticos não reconhecidos ou associados anteriormente.

Um recurso público que visa centralizar o conhecimento sobre a cura de doenças mitocondriais, genes e variantes nos dois genomas está acessível em: www.mseqdr.org. O sequenciamento de exoma que inclui mtDNA é calculado para identificar a etiologia genética definitiva para a doença mitocondrial em pelo menos 60% dos pacientes nos quais há forte suspeita, reduzindo assim o que seria uma odisseia diagnóstica em muitos pacientes, de décadas ou anos para meses.

O teste diagnóstico baseado em tecidos diminuiu em frequência como teste de linha de frente em todos os pacientes com suspeita de doença mitocondrial, embora ainda tenha utilidade clínica em alguns casos. Isso inclui (1) o estado clínico que se deteriora rapidamente quando os resultados dos testes genéticos podem não estar disponíveis em tempo hábil; (2) quando uma variante de significância incerta é identificada no teste genômico e tem consequências bioquímicas pouco claras; e (3) quando o sequenciamento genômico não informativo no sangue em um indivíduo com miopatia ou sintomas musculares suscita preocupação por outros processos da doença que podem ser evidentes na histologia, microscopia eletrônica, imuno-histoquímica ou teste enzimático de tecido. Além disso, algumas doenças mitocondriais são evidentes apenas por testes de diagnóstico baseados em tecidos. Isso inclui distúrbios de depleção do mtDNA (geralmente envolvendo milhares de nucleotídios) que não estão presentes no sangue e que causam **oftalmoplegia externa progressiva crônica** (CPEO) ou distúrbio do espectro da **síndrome de Kearns-Sayre** (KSS); bem como, diferentes mtDNAs específicos de tecido (músculo ou fígado) distúrbios de depleção (p. ex., conteúdo reduzido de tecido do mtDNA) que confirmam uma fisiopatologia mitocondrial em um determinado paciente e se destacam como uma provável causa genética subjacente do gene para sua doença, uma vez que a manutenção do mtDNA requer uma série de proteínas codificadas nuclearmente. A análise muscular para avaliação integrada da capacidade de fosforilação oxidativa da CR requer a análise de uma biopsia muscular fresca disponível apenas em um número muito limitado de centros no mundo; enquanto, as análises da **atividade enzimática da cadeia de transporte de elétrons** são o padrão ouro aceito para avaliar a disfunção mitocondrial em uma amostra de tecido previamente congelada, geralmente enviados para outro local para análise diagnóstica. As biopsias de pele são úteis para estabelecer linhas celulares de fibroblastos nas quais esses mesmos estudos da função mitocondrial podem ser clinicamente realizados. Se detectadas, as anormalidades podem revelar um tipo específico de distúrbio mitocondrial, embora nem todas as doenças mitocondriais possam ser expressas ou detectáveis na análise da pele. Assim, se o teste de fibroblastos não revelar, podem ser necessários estudos mais invasivos em outros tecidos. As linhas celulares de fibroblastos e, ocasionalmente, linhas celulares linfoblastoides baseadas no sangue, também fornecem uma fonte celular minimamente invasiva para permitir a realização de outras análises enzimáticas clínicas, bem como a validação de novos genes de doenças e a modelagem terapêutica experimental.

PRINCÍPIOS DE TRATAMENTO PARA DOENÇAS MITOCONDRIAIS

Faltam terapias eficazes para doenças mitocondriais primárias e secundárias, porque pouco se sabe sobre as anormalidades bioquímicas e fisiológicas que contribuem para suas diversas manifestações clínicas. A complexidade clínica e os fenótipos bioquímicos imprecisamente definidos ou compreendidos de diferentes subtipos de doenças mitocondriais tornaram difícil para os clínicos aplicar ou monitorar efetivamente as terapias direcionadas para a doença de CR. Os *coquetéis mitocondriais* de vitaminas e suplementos incluem uma variedade de vitaminas (B_1, B_2, C), antioxidantes (CoQ_{10}, ácido lipoico, vitamina E) e moduladores metabólicos (creatina, L-carnitina, L-arginina, ácido folínico). Embora a eficácia, a toxicidade e a dose ideal desses medicamentos não sejam conhecidas e não tenham sido avaliadas objetivamente em pacientes com doença da CR humana, eles continuam sendo prescritos empiricamente na esperança de melhorar a função enzimática da CR residual ou extinguir os metabólitos tóxicos em teoria acumulados na disfunção da CR; e, devido a relatos dos pacientes de melhoria do bem-estar, tem sido recomendado. No entanto, a provisão dessas terapias geralmente adota uma abordagem de dose única, ignorando a variação inerente aos subtipos de cada doença mitocondrial primária, as manifestações específicas nos tecidos e os principais fatores fisiopatogênicos, como as alterações metabólicas e de sinalização posteriores derivadas que ocorrem em diferentes subclasses de doenças.

Embora ainda não exista uma cura ou terapia aprovada pela Food and Drug Administration (FDA) dos EUA para qualquer doença mitocondrial, diante do melhor delineamento molecular, foram permitidas que terapias selecionadas passassem do estágio teórico, empírico e amplamente ineficaz para um horizonte promissor racional, personalizado e intervenções eficazes. Um número crescente de diagnósticos das doenças mitocondriais tem intervenções que envolvem prevenção do início dos sintomas com medicamentos específicos (corticosteroides, ácido valproico, fenitoína, barbitúricos, propofol de duração prolongada além de 30 a 60 minutos, certos anestésicos, estatinas, agentes betabloqueadores, amiodarona, nucleosídio inibidores da transcriptase reversa) a fornecimento de cofatores ou dietas e regimes terapêuticos para manifestações clínicas tratáveis. As terapias em geral para a **síndrome de Leigh**, como a L-arginina e a citrulina, podem prevenir ou reverter sequelas do neurodesenvolvimento associado a acidente vascular encefálico metabólico. As terapias nutricionais desses distúrbios são adaptadas aos genes de cada doença específica, como tiamina e biotina para a doença *SLC19A3*, ubiquinol para doença de *PDSS2* (deficiência de CoQ_{10}) e tiamina e dieta cetogênica para a deficiência de *PDHA1* (piruvato desidrogenase). O estabelecimento de um diagnóstico molecular preciso pode salvar vidas, evitando medicamentos em jejum e tóxicos às mitocôndrias ou anestésicos em geral em determinados subconjuntos específicos das doenças mitocondriais; melhorando o aconselhamento genético, a prevenção e o cálculo dos riscos de recorrência; permitindo uma triagem direcionada às complicações médicas relatadas; e, em alguns casos, fornecendo cofatores ou vitaminas necessários que de outra forma não teriam sido considerados. Além disso, metodologias reprodutivas emergentes em alguns países para a prevenção das doenças mitocondriais, como as **tecnologias de reposição mitocondrial** (MRTs), são apropriadas para serem consideradas apenas no cenário de variantes conhecidas do mtDNA herdadas e patogênicas. Finalmente, a capacidade de identificar molecularmente os pacientes com doenças mitocondriais primárias permitiu o planejamento de um número crescente de ensaios clínicos que estão sendo planejados ou em andamento para uma ampla gama de sintomas que ocorrem associados às doenças mitocondriais primárias (consulte www.clinicaltrials.gov).

A bibliografia está disponível no GEN-io.

Capítulo 107

Mucopolissacaridoses

Jürgen W. Spranger

Mucopolissacaridoses são doenças hereditárias e progressivas, causadas por mutações em genes que codificam as enzimas lisossomais necessárias para degradar os glicosaminoglicanos (mucopolissacarídeos ácidos). Os *glicosaminoglicanos* (GAG) são carboidratos complexos de cadeia longa compostos por ácidos urônicos, aminoaçúcares e açúcares neutros. Os principais GAG são o 4-sulfato de condroitina, o 6-sulfato de condroitina, o sulfato de heparano, o sulfato de dermatana, o sulfato de queratano e o hialuronano. Essas substâncias são sintetizadas e, com exceção do hialuronano, ligadas a proteínas para formar *proteoglicanos*, os principais componentes da substância fundamental do tecido conjuntivo, de membranas nucleares e celulares. A degradação dos proteoglicanos começa com a remoção proteolítica do núcleo proteico, seguida pela degradação gradual da porção de GAG. Uma falha nessa degradação, decorrente de ausência ou redução acentuada da atividade das enzimas lisossomais mutantes, resulta no acúmulo intralisossomal de fragmentos de GAG (Figura 107.1). Os lisossomos distendidos sofrem acúmulo na célula, interferem na função celular e produzem padrões característicos de anormalidades clínicas, radiológicas e bioquímicas (Tabela 107.1, Figura 107.2). Dentro desses padrões, é possível reconhecer doenças específicas que se desenvolvem a partir do acúmulo intracelular de diferentes produtos de degradação (Tabela 107.2). Como regra geral, o comprometimento da degradação do sulfato de heparano está associado de modo mais próximo à **deficiência mental**; e o comprometimento da degradação dos sulfatos de dermatana condroitina e de queratano a **anormalidades mesenquimais**. A expressão variável em uma determinada entidade decorre de mutações alélicas e atividade residual variável das enzimas mutantes. Por exemplo, as mutações alélicas do gene que codifica a L-iduronidase podem resultar em **doença de Hurler** (síndrome de Hurler) grave com morte precoce ou **doença de Scheie** (síndrome de Scheie) leve que se manifesta apenas por limitação da mobilidade articular, anormalidades esqueléticas leves e opacidades corneanas.

As mucopolissacaridoses são distúrbios autossômicos recessivos, com exceção da **doença de Hunter** (síndrome de Hunter), que é recessiva e ligada ao cromossomo X. Sua prevalência varia entre 1,2 em 100.000 nascimentos (EUA) e 16,9 em 100.000 nascimentos (Arábia Saudita). Nos EUA, o subtipo mais comum é a MPS-III, seguida por MPS-I e MPS-II.

ENTIDADES CLÍNICAS

Mucopolissacaridose I

A mucopolissacaridose (MPS) I é causada por mutações do gene *IUA* no cromossomo 4p16.3, que codifica a alfa-L-iduronidase. A análise de mutação revelou que dois alelos principais, W402X e Q70X,

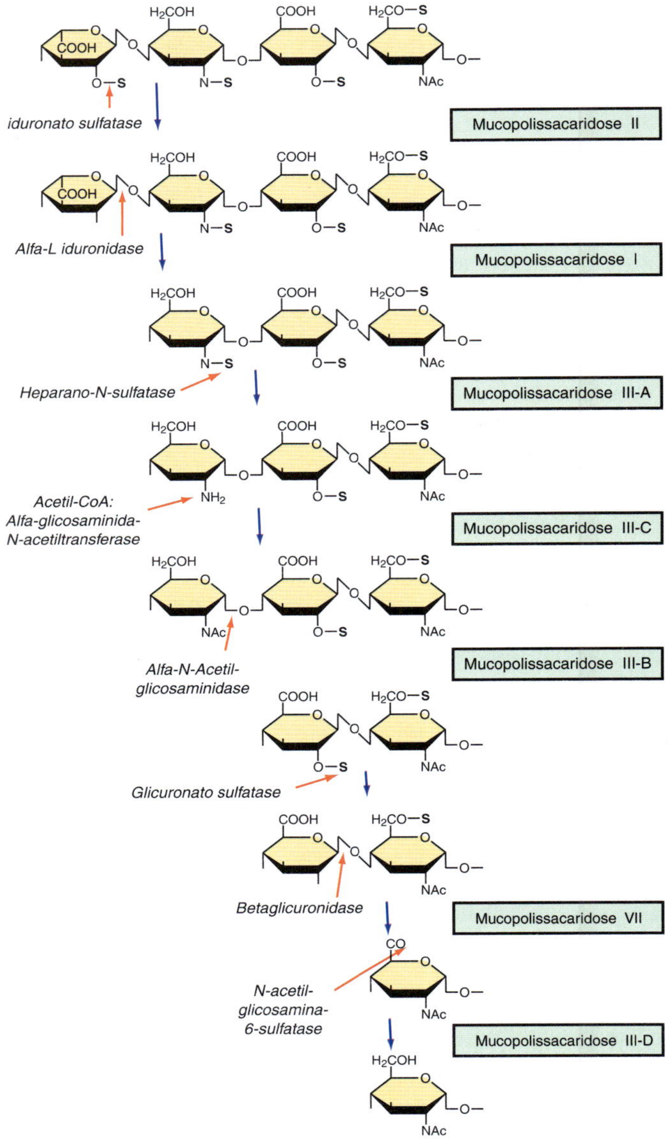

Figura 107.1 **Degradação do sulfato de heparano e mucopolissacaridoses resultantes da deficiência de enzimas individuais.** Algumas enzimas também estão envolvidas na degradação de outros glicosaminoglicanos (não mostrados).

representam mais da metade dos alelos de MPS-I na população caucasiana. As mutações introduzem códons de parada de leitura com a consequente ausência da enzima funcional (alelos nulos) e, na forma homozigota ou na heterozigota composta, originam a doença de Hurler. Outras mutações ocorrem em apenas um ou poucos indivíduos.

A deficiência de alfa-L-iduronidase resulta em uma grande variação de envolvimento clínico, desde síndrome de Hurler grave até síndrome de Scheie leve, que constituem as extremidades do espectro clínico. Mutações *nonsense* (sem sentido – NT) homozigotas produzem formas graves de MPS-I, enquanto mutações *missense* (sentido trocado – NT) têm maior probabilidade de preservar alguma atividade enzimática residual associada a uma forma mais leve da doença.

Síndrome de Hurler

Tal forma de MPS-I (**MPS I-H**) constitui um distúrbio grave e progressivo com envolvimento de múltiplos órgãos e tecidos, que resulta em morte prematura, geralmente até os 10 anos de idade. Um bebê com a síndrome de Hurler parece normal ao nascimento, mas hérnias inguinais e resultados insatisfatórios em testes auditivos neonatais podem ser sinais precoces. O diagnóstico costuma ser

Tabela 107.1 Padrão de reconhecimento das mucopolissacaridoses.

	TIPO DE MUCOPOLISSACARIDOSE (MPS)						
MANIFESTAÇÕES	**I-H**	**I-S**	**II**	**III**	**IV**	**VI**	**VII**
Deficiência mental	+	–	±	+	–	–	±
Traços faciais grosseiros	+	(+)	+	+	–	+	±
Turvação da córnea	+	+	–	–	(+)	+	±
Visceromegalia	+	(+)	+	(+)	–	+	+
Baixa estatura	+	(+)	+	–	+	+	+
Contraturas articulares	+	+	+	–	–	+	+
Disostose múltipla	+	(+)	+	(+)	+	+	+
Inclusões leucocitárias	+	(+)	+	+	–	+	+
Mucopolissacaridúria	+	+	+	+	+	+	+

I-H, síndrome de Hurler; I-S, síndrome de Scheie; II, síndrome de Hunter; III, síndrome de Sanfilippo; IV, síndrome de Morquio; VI, síndrome de Maroteaux-Lamy; VII, síndrome de Sly. +, Presença de manifestação; –, ausência de manifestação; ±, possível presença de manifestação; (+), manifestação branda.

estabelecido entre 6 e 24 meses, com evidência de hepatosplenomegalia, traços faciais grosseiros, turvação da córnea, língua grande, aumento do perímetro cefálico, rigidez articular, baixa estatura e displasia esquelética. Uma miocardiopatia aguda foi encontrada em algumas crianças com menos de 1 ano de idade. A maioria dos pacientes apresenta infecções recorrentes dos tratos respiratório superior e auditivo, respiração ruidosa e secreção nasal copiosa e persistente. Com frequência, ocorre o desenvolvimento de doença cardíaca valvular, com incompetência notável das valvas mitral e aórtica, e estreitamento das artérias coronárias. A doença obstrutiva das vias respiratórias, notavelmente durante o sono, pode exigir uma traqueotomia. Doença obstrutiva das vias respiratórias, infecção respiratória e complicações cardíacas representam as causas comuns de morte (Tabela 107.3).

A maioria das crianças com a síndrome de Hurler adquire habilidades de linguagem apenas limitadas, devido a incapacidade intelectual, perda auditiva condutiva e neurossensorial combinada e aumento da língua. Também ocorre aumento ventricular progressivo, com elevação da pressão intracraniana causada por uma hidrocefalia comunicante. Turvação da córnea, glaucoma e degeneração da retina são comuns. As radiografias mostram uma displasia esquelética característica, conhecida como **disostose múltipla** (Figuras 107.3 e 107.4). Os sinais radiográficos mais precoces são costelas espessas e corpos vertebrais ovoides. As anormalidades esqueléticas (além das mostradas nas figuras) são diáfises dos ossos longos aumentadas e grosseiramente trabeculadas, com metáfises e epífises irregulares. Com a progressão da doença, uma macrocefalia desenvolve-se com espessamento da calvária, fechamento prematuro das suturas lambdoide e sagital, órbitas rasas, sela túrcica aumentada em forma de J e espaçamento anormal dos dentes com cisto dentígero.

Síndrome de Hurler-Scheie

O fenótipo clínico da forma de Hurler-Scheie da MPS-I (**MPS-I-H/S**) é *intermediário* entre as síndromes de Hurler e Scheie e caracteriza-se por envolvimento somático progressivo, com disostose múltipla com pouca ou nenhuma disfunção intelectual. O início dos sintomas costuma ser observado entre 3 e 8 anos de idade. A sobrevivência até a idade adulta é comum. O envolvimento cardíaco e a obstrução das vias aéreas superiores contribuem para a morbidade clínica. Alguns pacientes apresentam espondilolistese, que pode causar compressão da medula espinal.

Síndrome de Scheie

A forma de Scheie da MPS-I (**MPS-I-S**) é um distúrbio comparativamente leve, caracterizado por rigidez articular, doença da valva aórtica, turvação da córnea e disostose múltipla leve. O início de sintomas importantes geralmente ocorre após os 5 anos de idade, com o diagnóstico estabelecido entre 10 e 20 anos de idade. Pacientes com a síndrome de Scheie têm inteligência e estatura normais, mas apresentam um significativo comprometimento articular e ocular. Com frequência, desenvolve-se uma síndrome do túnel do carpo. Os aspectos oftalmológicos são turvação da córnea, glaucoma e degeneração da retina. Em alguns pacientes, também se desenvolve doença obstrutiva das vias aéreas, que causa apneia do sono, exigindo traqueotomia. A doença da valva aórtica é comum e exige a substituição da valva em alguns pacientes.

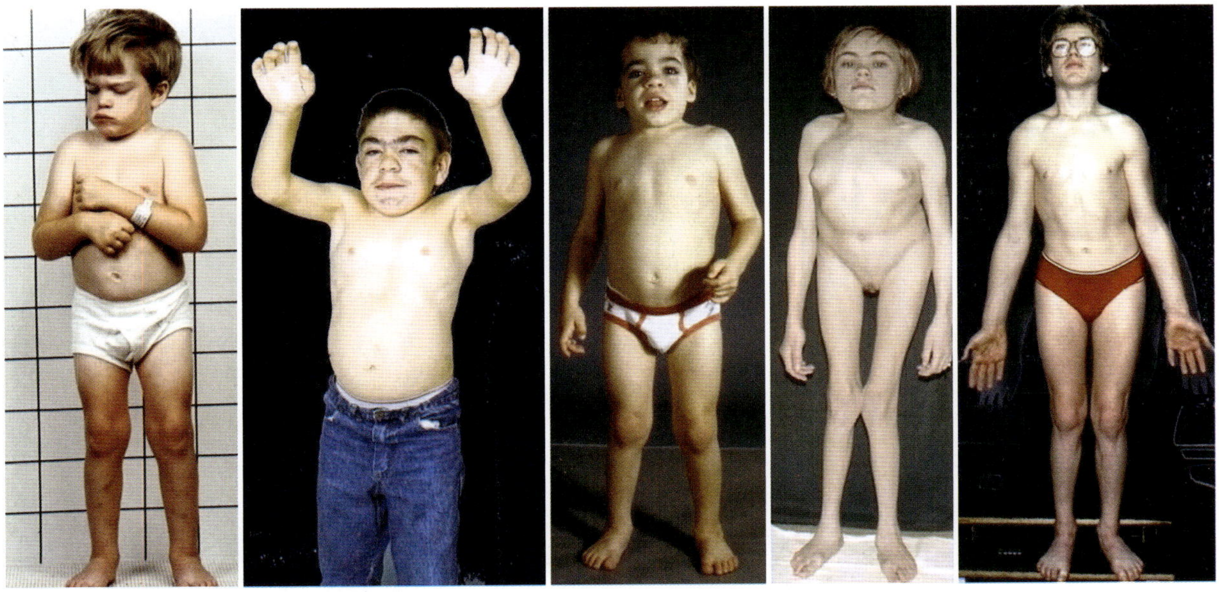

Figura 107.2 Pacientes com vários tipos de mucopolissacaridoses. MPS-I, síndrome de Hurler, 3 anos de idade; MPS-II, síndrome de Hunter, 12 anos de idade; MPS-III, síndrome de Sanfilippo, 4 anos de idade; MPS-IV, síndrome de Morquio, 10 anos de idade; MPS-VI, síndrome de Maroteaux-Lamy, 15 anos de idade.

Tabela 107.2 Mucopolissacaridoses: aspectos clínicos, moleculares e bioquímicos.

TIPO DE MPS	EPÔNIMO	HERANÇA	GENE CROMOSSOMO	PRINCIPAIS ASPECTOS CLÍNICOS	ENZIMA DEFEITUOSA	ENSAIO	NÚMERO MIM
I-H	(Pfaundler-) Hurler	AR	*IDUA* 4p16.3	Fenótipo de Hurler grave, deficiência mental, turvação da córnea, morte geralmente antes dos 14 anos de idade	Alfa-L-iduronidase	L, F, CA, VC	252800 607014
I-S	Scheie	AR	*IDUA* 4p16.4	Articulações rígidas, turvação da córnea, doença da valva aórtica, inteligência normal, sobrevivência até a idade adulta	Alfa-L-iduronidase	L, F, CA, VC	607016
I-HS	Hurler-Scheie	AR	*IDUA* 4p16.4	Fenótipo intermediário entre I-H e I-S	Alfa-L-iduronidase	L, F, CA, VC	607015
II	Hunter	XLR	*IDS* Xq27.3 a 28	Evolução grave: semelhante à I-H, mas córneas claras Evolução leve: aspectos menos pronunciados, manifestação mais tardia, sobrevivência até a idade adulta com deficiência mental leve ou ausente	Iduronato sulfato sulfatase	S, F, LA, CA, VC	309900
III-A	Sanfilippo A	AR	*SGSH* 17q25.3	Problemas comportamentais, transtorno do sono, agressão, demência progressiva, dimorfismo leve, cabelos ásperos, córneas claras Sobrevivência até a idade adulta possível	Heparano-S-sulfamidase	L, F, CA, VC	252900 605270
III-IB	Sanfilippo B	AR	*NAGLU* 17q21		*N*-Acetil-alfa-D-glicosaminidase	S, F, CA, VC	252920
III-C	Sanfilippo C	AR	*HGSNAT* 8p11.21		Acetil-CoA-alfaglicosaminida *N*-acetiltransferase	F, CA	252930
III-D	Sanfilippo D	AR	*GNS* 12q14		*N*-acetil-glicosamina-6-sulfato sulfatase	F, CA	252940 607664
IVA	Morquio A	AR	*GALNS* 16q24.3	Tronco curto, nanismo, opacidades corneanas finas, displasia óssea característica; altura final < 125 cm	*N*-acetil-galactosamina-6-sulfato sulfatase	L, F, CA	253000
IVB	Morquio B	AR	*GLB1* 3p21.33	Como em IVA, porém mais leve; altura em adultos > 120 cm	Betagalactosidase	L, F, CA, VC	253010 230500
VI	Maroteaux-Lamy	AR	*ARSB* 5q11-q13	Fenótipo de Hurler com turvação da córnea acentuada, mas inteligência normal; expressões leve, moderada e grave em diferentes famílias	*N*-acetil-galactosamina-alfa-4-sulfato sulfatase (arilsulfatase B)	L, F, CA	253200
VII	Sly	AR	*GUSB* 7q21.11	Variando de hidropisia fetal a dismorfismo leve; inclusões densas nos granulócitos	Betaglicuronidase	S, F, CA, VC	253220
IX	Deficiência de hialuronidase	AR	*HYAL1* 3p21.3	Massas periarticulares, sem fenótipo de Hurler H	Hialuronidase 1	S	601492
MPSPS	Síndrome de MPS plus	AR	*VPS33A*	Fenótipo de Hurler leve, deficiência cognitiva, visceromegalia, displasia esquelética, pancitopenia, insuficiência renal, atrofia óptica, morte precoce	Sem deficiência de enzima lisossomal		617303

AR, autossômica recessiva; XLR, recessiva ligada ao X; L, leucócitos; S, soro; F, cultura de fibroblastos; CA, cultura de células amnióticas; LA, líquido amniótico; VC, amostra de vilosidades coriônicas; MIM, *Mendelian Inheritance in Man*.

Mucopolissacaridose II

A **síndrome de Hunter** (**MPS-II**) é um distúrbio ligado ao cromossomo X causado pela deficiência de iduronato 2-sulfatase. O gene *IDS* foi mapeado em Xq28. Mutações pontuais de *IDS* foram detectadas em aproximadamente 80% dos pacientes com MPS-II. Deleções ou rearranjos importantes do gene *IDS* foram encontrados nos casos remanescentes e, em geral, estão associados a um fenótipo clínico mais grave. Como um distúrbio recessivo ligado ao X, a síndrome de Hunter manifesta-se quase exclusivamente no sexo masculino. Contudo, ela foi observada em mulheres; e isso é explicado pelo desvio da inativação preferencialmente do cromossomo X que contém o gene normal.

A acentuada heterogeneidade molecular explica o amplo espectro clínico da síndrome de Hunter. Pacientes com MPS-II grave apresentam características semelhantes às da síndrome de Hurler, com exceção da ausência de turvação da córnea e da progressão um pouco mais lenta da deterioração somática e do sistema nervoso central (SNC). Traços

Tabela 107.3 Análise da frequência de sintomas em pacientes ≤ 2 anos de idade com MPS-I.

SINTOMAS/COMPLICAÇÕES	PORCENTAGEM DE PACIENTES COM SINTOMAS
Traços grosseiros	98
Doença valvular	95
Turvação da córnea	90
Hepatomegalia	84
Obstrução das vias aéreas superiores → ASO	82
Cifose	75
Contraturas articulares	72
Hérnia	70
Disostose múltipla	70
Prejuízo cognitivo	60
Língua aumentada	60
Esplenomegalia	60
Obstrução da tuba auditiva → otite média	55
Displasia do quadril	42
Joelho valgo	38
Doença reativa das vias aéreas	37
Escoliose	35
Síndrome do túnel do carpo	25
Pé cavo	18
Glaucoma	10
Insuficiência cardíaca	3
Cor pulmonale	2

ASO, apneia do sono obstrutiva. (De Clarke LA, Atherton AM, Burton BK *et al.* Mucopolysaccharidosis type I newborn screening: best practices for diagnosis and management. *J Pediatr.* 2017;182: 363-370.) (Table 1 p 364)

faciais grosseiros, baixa estatura, disostose múltipla, rigidez articular e incapacidade intelectual manifestam-se entre 2 e 4 anos de idade. Sinal cutâneo de pápulas cutâneas assemelhando-se a "casca de laranja" (do francês *peau d'orange*) agrupadas estão presentes em alguns pacientes. Manchas mongólicas extensas foram observadas em pacientes africanos e asiáticos e podem representar um marcador precoce da doença. O depósito de GAGs gastrintestinal (GI) pode provocar diarreia crônica. Hidrocefalia comunicante e paraplegia espástica podem ocorrer como resultado do espessamento das meninges. Em pacientes gravemente afetados, o envolvimento neurológico extenso e lentamente progressivo precede a morte, que em geral ocorre entre 10 e 15 anos de idade.

Pacientes com a forma leve podem apresentar um tempo de vida quase normal ou mesmo normal, envolvimento mínimo do SNC e progressão lenta da deterioração somática, com preservação da função cognitiva na vida adulta. Relatou-se a sobrevivência até 65 e 87 anos de idade, e alguns pacientes tiveram filhos. As características somáticas assemelham-se às da síndrome de Hurler, porém são mais leves e com uma velocidade de progressão muito reduzida. A altura em adultos pode ultrapassar 150 cm (60 polegadas). Envolvimento das vias aéreas, doença cardíaca valvular, comprometimento auditivo, síndrome do túnel do carpo e rigidez articular são comuns e podem causar perda de função importante nas formas leves e graves.

Mucopolissacaridose III

A **síndrome de Sanfilippo (MPS-III)** constitui um grupo de quatro tipos reconhecidos geneticamente heterogêneos, mas clinicamente semelhantes (IIIA-IIID). Cada tipo é causado pela deficiência de uma enzima diferente envolvida na degradação do sulfato de heparano (Figura 107.1). Os genes que codificam essas enzimas estão relacionados na Tabela 107.2.

A síndrome de Sanfilippo caracteriza-se por degeneração grave e lentamente progressiva do SNC, com doença somática leve. O início dos aspectos clínicos em geral ocorre entre 2 e 6 anos em uma criança que anteriormente parecia normal. As características de apresentação são retardo do desenvolvimento cognitivo, hiperatividade com comportamento agressivo, cabelos ásperos, hirsutismo, transtornos do sono e hepatosplenomegalia leve. A demora no diagnóstico de MPS-III é comum em

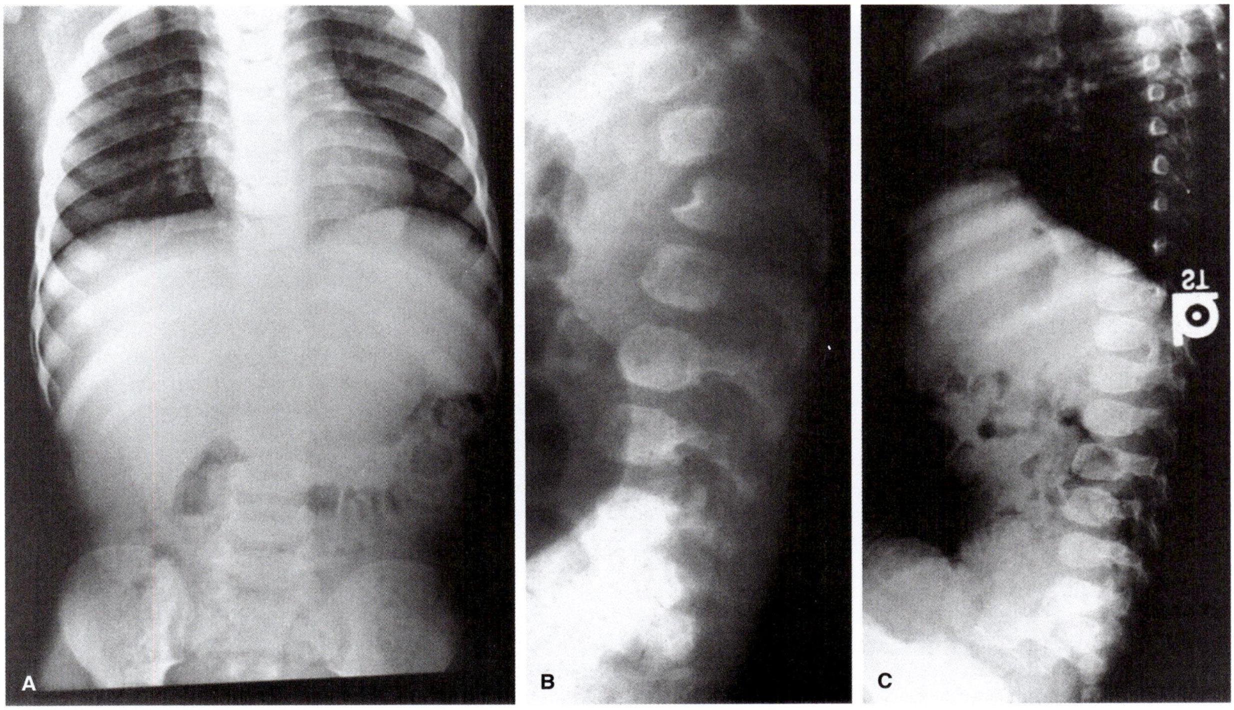

Figura 107.3 Disostose múltipla. **A.** Síndrome de Sanfilippo, paciente de 4 anos de idade: as costelas são largas. **B.** Síndrome de Sanfilippo, 4 anos de idade: configuração ovoide imatura dos corpos vertebrais. **C.** Síndrome de Hurler, 18 meses de idade: hipoplasia anterossuperior da primeira vértebra lombar (L1) resultando em um aspecto em forma de gancho.

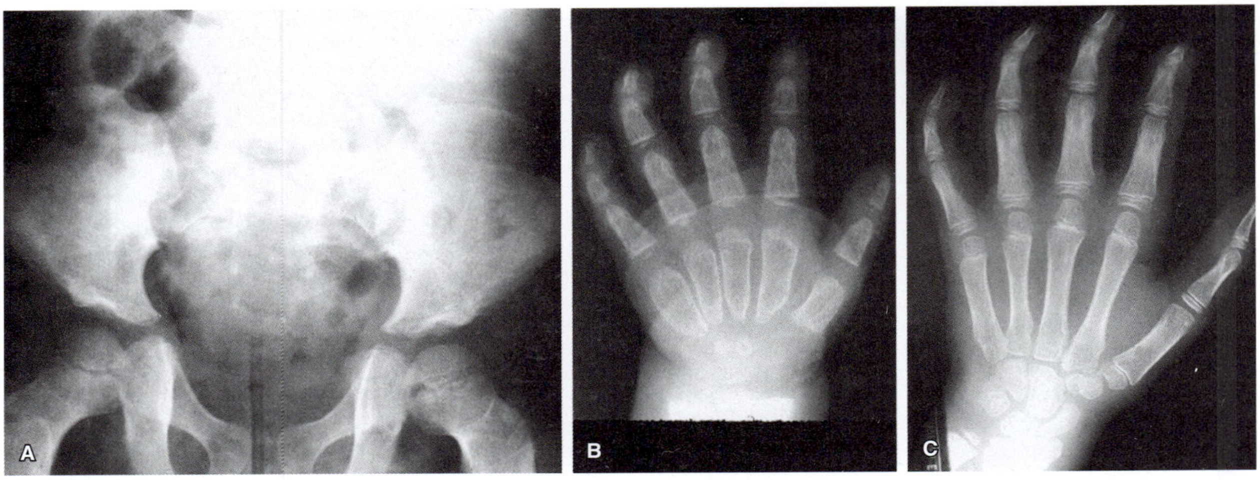

Figura 107.4 Disostose múltipla. **A.** Mucopolissacaridose I-H, paciente de 10 anos de idade. As porções inferiores dos ílios são hipoplásicas com rotação do ílio (*flare*) resultante e fossas dos acetábulos rasas. Os colos dos fêmures estão em posição valga. **B.** MPS I-H, 4 anos de idade. Os ossos metacarpais e as falanges são anormalmente curtos, largos e deformados, com pontas nas regiões proximais dos metacarpos e falanges em forma de projéteis. A trabeculação óssea é grosseira, e os córtices são finos. **C.** MPS I-S, 13 anos de idade. Os ossos do carpo são pequenos, produzindo uma configuração em forma de V nos dedos das mãos. Os ossos tubulares curtos são bem modelados. A flexão das falanges médias e distais II-V é causada por contraturas articulares.

razão de características físicas leves, hiperatividade e doença neurológica lentamente progressiva. Uma deterioração neurológica grave ocorre na maioria dos pacientes por volta de 6 a 10 anos de idade, acompanhada de uma rápida deterioração das habilidades sociais e adaptativas. Problemas comportamentais graves, como perturbação do sono, hiperatividade não controlada, crises de birra (*tantrums*), comportamento destrutivo e agressão física, são comuns. Muitas vezes, ocorrem incapacidade intelectual profunda e problemas de comportamento em pacientes com força física normal, o que torna seu controle particularmente difícil.

Mucopolissacaridose IV

A **síndrome de Morquio** (**MPS-IV**) é causada por uma deficiência de *N*-acetilgalactosamina-6-sulfatase (**MPS-IVA**) ou de betagalactosidase (**MPS-IVB**). Ambas resultam em um defeito da degradação do sulfato de queratano. O gene que codifica a *N*-acetilgalactosamina-6-sulfatase, *GALNS*, está no cromossomo 16q24.3 e o gene que codifica a betagalactosidase, *GLB1*, no cromossomo 3p21.33. A betagalactosidase catalisa a hidrólise do gangliosídeo GM_1, além da endo-hidrólise do sulfato de queratano; e a maioria das mutações de *GLB1* produz **gangliosidose** generalizada, um espectro de distúrbios neurodegenerativos associados à disostose múltipla. Uma mutação W273L do gene *GLB1*, seja no estado homozigoto ou como parte de heterozigosidade composta, geralmente provoca a síndrome de Morquio B.

Os dois tipos da síndrome de Morquio caracterizam-se por nanismo de tronco curto, uma displasia esquelética diferente das outras mucopolissacaridoses com preservação da inteligência. A MPS-IVA costuma ser mais grave que a MPS-IVB, com alturas finais em adultos abaixo de 125 cm (50 polegadas) e acima de 150 cm, respectivamente. Contudo, existe uma variabilidade de expressão considerável nos dois subtipos. Aparecimento de joelho valgo, cifose, retardo do crescimento com tronco e pescoço curtos e marcha de pato com tendência a quedas consistem em sintomas precoces da MPS-IV. As manifestações extraesqueléticas são turvação leve da córnea, dentes pequenos com esmalte anormalmente fino, formação frequente de cáries e, ocasionalmente, hepatomegalia e lesões valvulares cardíacas. A instabilidade do processo odontoide e a frouxidão de ligamentos estão invariavelmente presentes e podem causar instabilidade e deslocamento atlantoaxial com risco à vida. Um espessamento do tecido extradural anterior contribui para a compressão da medula espinal. A avaliação neurológica regular e os exames de imagem neurológica são fundamentais. A cirurgia para estabilização da coluna cervical superior, geralmente por meio de fusão espinal posterior, antes do desenvolvimento da mielopatia cervical, pode salvar vidas.

Mucopolissacaridose VI

A **síndrome de Maroteaux-Lamy** (**MPS-VI**) é causada por mutações do gene *ARSB* no cromossomo 5q11-13, que codifica a *N*-acetilgalactosamina-4-sulfatase (arilsulfatase B). Ela se caracteriza por envolvimento somático grave a leve, conforme observado na MPS-I, mas com preservação da inteligência. O envolvimento somático da forma grave de MPS-VI caracteriza-se por turvação da córnea, traços faciais grosseiros, rigidez articular, doença cardíaca valvular, hidrocefalia comunicante e disostose múltipla. Na forma grave, o crescimento pode ser normal durante os primeiros anos de vida, mas teoricamente parece cessar após os 6 a 8 anos de idade. As formas leves a intermediárias da síndrome de Maroteaux-Lamy podem ser facilmente confundidas com a síndrome de Scheie. A compressão da medula espinal decorrente do espessamento da dura-máter no canal cervical superior, com uma mielopatia resultante, mostra-se comum em pacientes com MPS-VI.

Mucopolissacaridose VII

A **síndrome de Sly** (**MPS-VII**) é causada por mutações do gene *GUSB* localizado no cromossomo 7q21.11. As mutações provocam deficiência de betaglicuronidase, depósito intracelular de fragmentos de GAG e envolvimento clínico extenso. A forma mais grave manifesta-se como **hidropisia fetal não imune letal** e pode ser detectada no útero por ultrassonografia pré-natal. Alguns recém-nascidos gravemente afetados sobrevivem por alguns meses e apresentam, ou desenvolvem, sinais de doença por depósito lisossomal, com pele espessa, visceromegalia e disostose múltipla. As formas menos graves de MPS-VII manifestam-se durante os primeiros anos de vida com aspectos de MPS-I, porém com progressão mais lenta. A turvação da córnea varia. Pacientes com manifestação após os 4 anos de idade apresentam anormalidades esqueléticas da disostose múltipla, porém inteligência normal e geralmente córneas claras. Podem ser encontradas por acaso com base em um esfregaço de sangue que demonstre inclusões granulocíticas grosseiras.

Mucopolissacaridose IX

A **MPX-XI** é causada por uma mutação no gene *HYAL1* no cromossomo 3p21.2-21.2, que codifica uma das três hialuronidases. Os achados clínicos no único paciente conhecido, uma menina de 14 anos de idade, consistiram em massas periarticulares bilaterais de tecido mole nodular, depósito lisossomal de GAG nos histiócitos, aspectos craniofaciais levemente dismórficos, baixa estatura, movimento articular normal e inteligência normal. Pequenas erosões nos dois acetábulos foram os únicos achados radiográficos.

Síndrome de mucopolissacaridose plus

Traços faciais grosseiros, visceromegalia, contraturas articulares, disostose múltipla, deficiência cognitiva, maior mucopolissacaridúria e acúmulo intracelular maciço de sulfato de heparano foram encontrados em 13 crianças no nordeste da Sibéria e duas crianças turcas. Outros achados consistiram em atrofia óptica, calcificações intracerebrais, pancitopenia e insuficiência renal. A maioria dos pacientes morreu nos primeiros 2 anos de vida em decorrência de insuficiência cardiorrespiratória.

As atividades das enzimas lisossomais estavam normais em crianças com a síndrome de MPS plus. Tal distúrbio autossômico recessivo multissistêmico é causado por mutações homozigotas de *VPS33A*, que codifica uma proteína envolvida nos processos de fusão lisossomal.

DIAGNÓSTICO E DIAGNÓSTICO DIFERENCIAL

A suspeita clínica de uma mucopolissacaridose justifica uma avaliação esquelética. Radiografias de tórax, coluna, pelve e mãos podem mostrar sinais precoces de disostose múltipla. A etapa diagnóstica seguinte consiste em examinar a excreção urinária de GAG. Testes semiquantitativos de maior excreção urinária de GAG em amostras individuais são rápidos, baratos e úteis para uma avaliação inicial, mas estão sujeitos a resultados falso-positivos e falso-negativos. A análise quantitativa de um GAG isolado e/ou oligossacarídeos usando testes com detecção por espectrometria de massa revela perfis específicos dos tipos em urina, soro, plasma e gota seca em papel-filtro.

Qualquer indivíduo com suspeita de um distúrbio de mucopolissacaridose com base em aspectos clínicos, resultados radiográficos ou testes de triagem de GAG na urina deve ter um diagnóstico definitivo estabelecido por **ensaio enzimático**. Soro, leucócitos ou culturas de fibroblastos são usados como fontes de tecido para as medidas de enzimas lisossomais (Tabela 107.2).

A análise molecular costuma ser realizada usando-se painéis gênicos adequados. Em muitos casos, o tipo e a localização da mutação estão relacionados com a evolução da doença futuramente e, como consequência, têm um valor preditivo. A mutação específica também é necessária se o **diagnóstico pré-natal** for considerado para células fetais de uma gestação subsequente. O teste de portador na síndrome de Hunter, um distúrbio ligado ao X, requer a análise do gene *IDS* quando a mutação específica ou o arranjo cromossômico na família em questão forem conhecidos. A análise molecular pré-natal deve ser oferecida a um feto do sexo masculino de uma mulher que seja comprovadamente portadora do gene *IDS*. Seu risco de ser afetado corresponde a 50%. Em um feto do sexo feminino o risco é pequeno, mas não inexistente, como resultado de um desvio de inativação do cromossomo X materno.

A **triagem de recém-nascidos** para mucopolissacaridoses a partir de gota seca em papel-filtro está disponível e é essencial para a detecção e a intervenção terapêutica precoces.

As **mucolipidoses** e as **oligossacaridoses** manifestam as mesmas características clínicas e radiográficas que as mucopolissacaridoses. Em tais condições, a excreção urinária de GAG não está elevada. Traços faciais semelhantes a Hurler, contraturas articulares, disostose múltipla e excreção urinária elevada de GAG diferenciam as mucopolissacaridoses de outras condições neurodegenerativas e causadoras de nanismo.

TRATAMENTO

O **transplante de células-tronco hematopoéticas** promove uma melhora clínica significativa da doença somática em pacientes com MPS I, II e VI (Tabela 107.4). Os efeitos clínicos abrangem aumento da expectativa de vida com resolução ou melhora do crescimento, hepatosplenomegalia, rigidez articular, aspecto facial e alterações cutâneas, apneia do sono obstrutiva, doença cardíaca, hidrocefalia comunicante e perda auditiva. A atividade enzimática no soro e a excreção urinária de GAG são normalizadas. Esse é o caso para as MPS I-H, II e III. Pacientes com MPS-I que são submetidos a um transplante antes dos 9 meses de idade podem exibir desenvolvimento cognitivo normal. O transplante antes de 24 meses de idade e um índice de desenvolvimento mental basal maior que 70 apresentam melhor evolução a longo prazo. O transplante não melhora de modo importante a evolução neuropsicológica de pacientes com mucopolissacaridoses que apresentem um prejuízo da cognição no momento do transplante. O transplante precoce na MPS-II pode ter o mesmo efeito. O transplante em um paciente com MPS-VI estabiliza ou melhora as manifestações cardíacas, a postura e a mobilidade articular. O transplante de células-tronco não corrige as anomalias esqueléticas ou oculares.

A **terapia de reposição enzimática** (TER) usando alfa-L-iduronidase recombinante foi aprovada para pacientes com MPS-I (Tabela 107.4). Ela reduz a visceromegalia, melhora a taxa de crescimento e a mobilidade articular, e reduz o número de episódios de apneia do sono e a excreção urinária de GAG. A enzima não atravessa a barreira hematencefálica e não impede a deterioração da função neurocognitiva. Como consequência, a TRE é adequada para pacientes com envolvimento leve do SNC ou para estabilizar as manifestações extraneurais em pacientes jovens antes de um transplante de células-tronco. A iduronato-2-sulfatase recombinante representa o tratamento de escolha na MPS-II para melhorar as manifestações não neurológicas. A TRE com *GALNS* humana recombinante melhora a resistência física, a função respiratória e as atividades da vida diária em pacientes com MPS-IV. Efeitos semelhantes são produzidos com a *N*-acetilgalactosamina-4-sulfatase recombinante em pacientes com MPS-VI.

O **tratamento sintomático** enfoca as complicações respiratórias e cardiovasculares, a perda auditiva, a síndrome do túnel do carpo, a compressão da medula espinal, a hidrocefalia e outros problemas (Tabela 107.5). O envolvimento multissistêmico e a natureza progressiva das síndromes de MPS geralmente exigem cuidados complexos, fornecidos por centros médicos.

A bibliografia está disponível no GEN-io.

Tabela 107.4 Terapias dirigidas para as causas diretas das mucopolissacaridoses.

TIPO DE MPS	TRANSPLANTE DE CÉLULAS-TRONCO HEMATOPOÉTICAS	TERAPIA DE REPOSIÇÃO ENZIMÁTICA	OBSERVAÇÕES
I	Sim	Laronidase	Trajetória de desenvolvimento que depende do momento do transplante. Pouco efeito sobre manifestações relacionadas com o tecido conjuntivo. Reposição enzimática logo após o diagnóstico.
II	Sim	Idursulfase	
III	Não	Não	Aplicação intratecal experimental de heparina-*N*-sulfatase recombinante na MPS-IIIA.
IV	Sim	Elosulfase	Melhora das atividades diárias. Nenhum efeito sobre o crescimento ou a displasia esquelética.
VI	Sim	Galsulfase	Melhora das atividades diárias. Melhora do crescimento. Nenhum efeito sobre a displasia esquelética.
VII	Sim	rhGUS	Estudo de Fase 3 da Ultragenyx, 2016. Experiência limitada, devido à raridade da condição.

Tabela 107.5 Tratamento sintomático das mucopolissacaridoses.

PROBLEMA	PREDOMINANTE EM	CONDUTA
NEUROLÓGICO		
Hidrocefalia	MPS I, II, VI, VII	Fundoscopia, TC
Cefaleias crônicas	Todas	Derivação ventriculoperitoneal
Distúrbios do comportamento	MPS III	Medicação comportamental, às vezes TC, derivação ventriculoperitoneal
Distúrbios do ciclo sono-vigília	MPS III	Melatonina
Convulsões	MPS I, II, III	EEG, anticonvulsivantes
Instabilidade atlantoaxial	MPS IV	RM cervical, fusão cervical superior
Compressão da medula espinal	Todas	Laminectomia, excisão dural
OFTALMOLÓGICO		
Opacidade corneana	MPS I, VI, VII	Transplante de córnea
Glaucoma	MPS I, VI, VII	Medicação, cirurgia
Degeneração da retina	MPS I, II	Luz noturna
ORELHAS, VIAS AÉREAS		
Otite média recorrente	MPS I, II, VI, VII	Tubos de ventilação
Comprometimento da audição	Todas, exceto MPS IV	Audiometria, aparelhos auditivos
Obstrução	Todas, exceto MPS III	Adenotomia, amigdalectomia, terapia broncodilatadora, CPAP à noite, excisão por *laser* de lesões traqueais, traqueotomia
CARDÍACO		
Doença da valva cardíaca	MPS I, II, VI, VII	Prevenção de endocardite, substituição da valva
Insuficiência coronariana	MPS I, II, VI, VII	Tratamento clínico
Arritmias	MPS I, II, VI, VII	Medicação antiarrítmica, marca-passo
ORAL, GASTRINTESTINAL		
Hipertrofia das gengivas, dentição inadequada	MPS I, II, VI, VII	Tratamento odontológico
Diarreia crônica	MPS II	Modificação da dieta, loperamida
MUSCULOESQUELÉTICO		
Rigidez articular	Todas, exceto MPS IV	Fisioterapia
Fraqueza	Todas	Fisioterapia, cadeira de rodas
Mau alinhamento evidente dos ossos longos	Todas	Osteotomias corretivas
Síndrome do túnel do carpo	MPS I, II, VI, VII	Eletromiografia, descompressão cirúrgica
ANESTESIA	Todas, exceto MPS III	Evitar deslocamento atlantoaxial, uso de videolaringoscópio angulado para intubação e tubos endotraqueais pequenos

TC, tomografia computadorizada; CPAP, pressão contínua positiva nas vias aéreas; EEG, eletroencefalograma; RM, ressonância magnética.

Capítulo 108

Distúrbios dos Metabolismos da Purina e da Pirimidina

James C. Harris

Os distúrbios hereditários dos metabolismos da purina e da pirimidina abrangem um amplo espectro de doenças com variadas apresentações. Elas incluem hiperuricemia, insuficiência renal aguda, cálculos renais, gota, déficits neurológicos inexplicados (convulsões, fraqueza muscular e movimentos coreoatetoicos e distônicos), deficiências intelectuais e de desenvolvimento, disostose acrofacial, autolesão compulsiva e agressão, comportamento semelhante ao autismo, anemia inexplicável, déficit de crescimento, suscetibilidade a infecções recorrentes (deficiência imune) e surdez. Quando identificados, todos os membros da família devem ser rastreados.

As purinas e as pirimidinas formam a base dos *nucleotídios* e dos *ácidos nucleicos* (DNA e RNA) e, assim, estão envolvidas em todos os processos biológicos. Nucleotídios metabolicamente ativos são formados a partir de bases das purinas heterocíclicas contendo nitrogênio (guanina e adenina) e bases das pirimidinas (citosina, uridina e timina): todas as células necessitam de um fornecimento equilibrado de nucleotídios para seu crescimento e sobrevivência. As purinas fornecem a fonte primária de energia celular por meio da adenosina trifosfato (ATP) e das coenzimas básicas (nicotinamida-adenina-dinucleotídio e suas formas reduzidas) para a regulação metabólica e o desempenho de um papel importante na transdução do sinal (guanosina trifosfato [GTP], monofosfato cíclico de adenosina, monofosfato cíclico de guanosina). A Figura 108.1 mostra os primeiros passos na biossíntese do anel da purina. As purinas são primariamente produzidas a partir de fontes endógenas e, nas circunstâncias usuais, as purinas da dieta desempenham um pequeno papel. Nos humanos, o produto final do metabolismo das purinas é o ácido úrico (2,6,8-trioxipurina).

O *ácido úrico* não é um marcador de doença específica; portanto, a causa de sua elevação deve ser determinada. O nível sérico do ácido úrico presente em qualquer tempo depende do tamanho do conjunto de nucleotídios da purina, que é derivado da síntese *de novo* da purina, do catabolismo tecidual dos ácidos nucleicos e do aumento do volume das purinas pré-formadas. O ácido úrico é fracamente solúvel e deve ser excretado continuamente para evitar um acúmulo tóxico no organismo. O ácido úrico sérico basal é estabelecido pelo equilíbrio da atividade entre os transportadores secretores e absorventes de urato nos rins e no intestino. A secreção e a absorção de urato são mediadas por grupos de transportadores distintos e opostos. A maioria dos genes envolvidos na variação do nível de ácido úrico sérico codifica transportadores de urato ou proteínas reguladoras associadas.

Assim, a porção de ácido úrico excretada pelos rins é o resultado de uma complexa interação entre a secreção e a reabsorção por transportadores de ácido úrico específicos e inespecíficos no túbulo proximal, e isso define o nível de ácido úrico no plasma. Como a excreção do túbulo renal é maior nas crianças do que nos adultos, os níveis séricos do ácido úrico são indicadores menos confiáveis da produção de ácido úrico nas crianças do que nos adultos e, por conseguinte, a medição do nível na urina pode ser necessária para detectar uma produção excessiva. A depuração de uma porção menor de ácido úrico é realizada através do trato gastrintestinal (GI) (secreções biliar e intestinal). Devido à baixa solubilidade do ácido úrico em condições normais, ele se mantém nas proximidades dos limites toleráveis máximos e pequenas alterações na produção ou na solubilidade ou, ainda, alterações na secreção podem levar à hiperuricemia, o que algumas vezes resulta na precipitação de cristais de urato monossódico nas extremidades (p. ex., dedos das mãos ou dos pés), condição que caracteriza a **gota clínica**. Na insuficiência renal, a excreção de uratos é aumentada pelos néfrons residuais e pelo trato GI. O aumento da produção de ácido úrico é observado em neoplasias, na síndrome de Reye, na síndrome de Down, na psoríase, na anemia falciforme, na doença cardíaca congênita cianótica, na substituição de enzimas pancreáticas, em tipos de doenças do depósito de glicogênio (I, III IV e V), na intolerância hereditária à frutose e na deficiência de acil-coenzima A desidrogenase.

O metabolismo de ambas, purinas e pirimidinas, pode ser dividido em vias biossintéticas, de salvamento e catabólicas. A primeira, a via *de novo*, envolve uma biossíntese em várias etapas das estruturas do anel fosforilado a partir de precursores como CO_2, glicina e glutamina. A purina e os nucleotídios da pirimidina são produzidos a partir da ribose-5-fosfato ou do carbamil fosfato, respectivamente. A segunda, a via de salvamento de uma única etapa, recupera os nucleotídios derivados das bases da purina e da pirimidina a partir de qualquer ingestão dietética ou da via catabólica (Figuras 108.2 e 108.3). Na via *de novo*, os nucleotídios guanosina, adenosina, citidina, uridina e

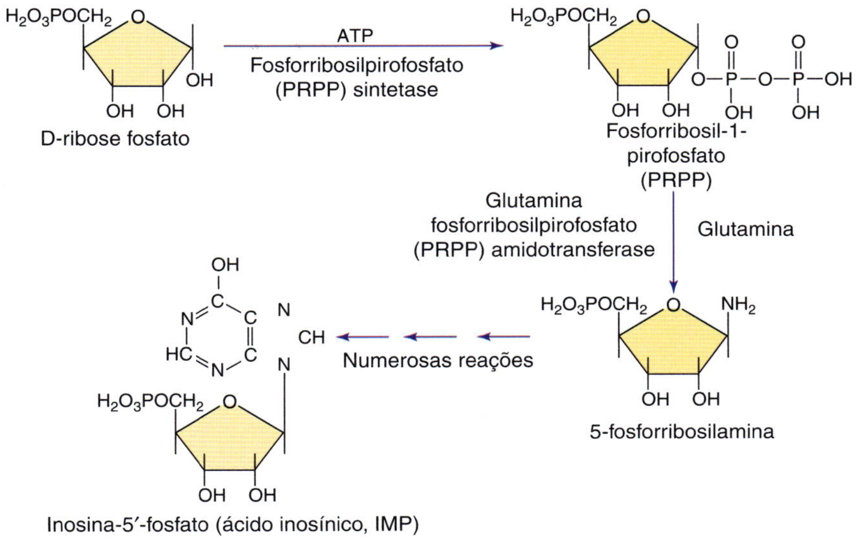

Figura 108.1 Primeiros passos na biossíntese do anel da purina.

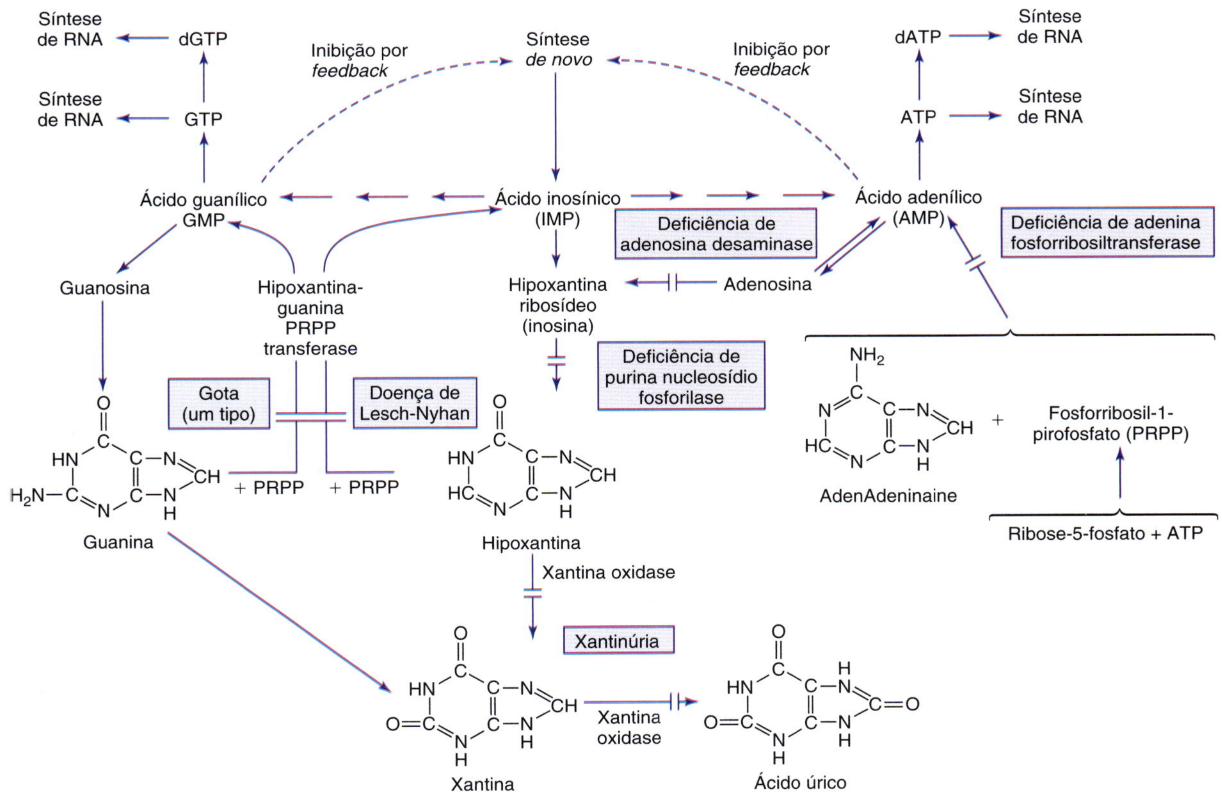

Figura 108.2 Vias do metabolismo e do resgate das purinas.

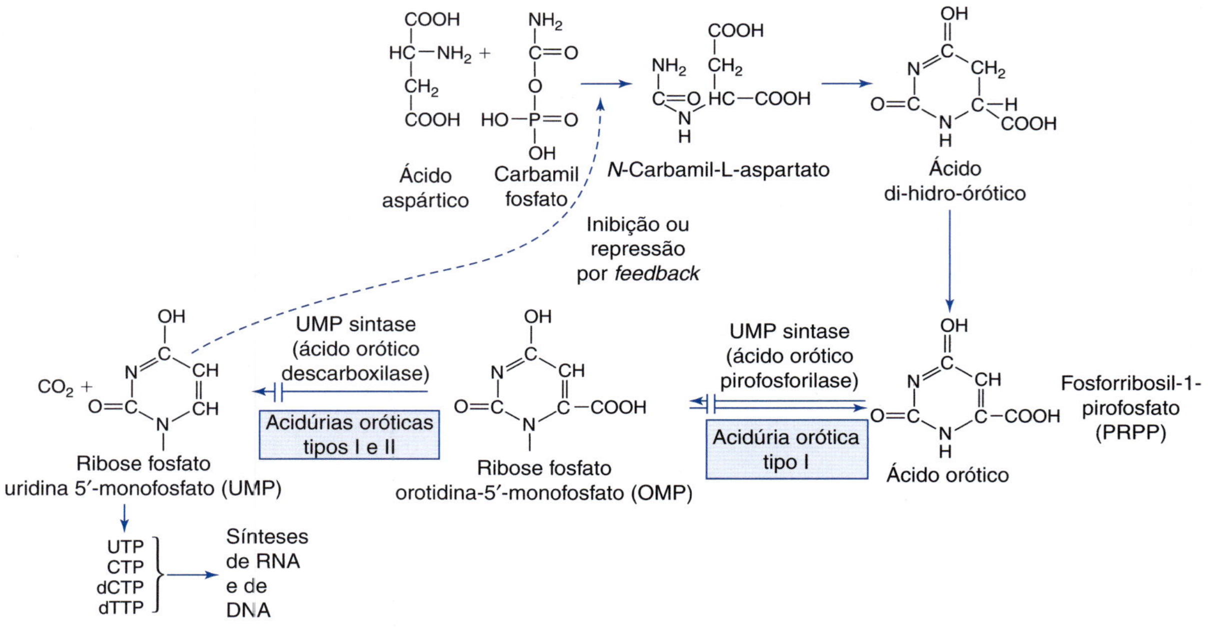

Figura 108.3 Vias da biossíntese da pirimidina.

timidina são formados pela adição da ribose-1-fosfato à guanina ou à adenina, que são bases das purinas, e à citosina, à uracila e à timina, que são bases das pirimidinas, respectivamente. A fosforilação desses nucleotídios produz nucleotídios monofosfatos, difosfatos e trifosfatos, bem como os desoxinucleotídios que são utilizados na formação do DNA. Em circunstâncias normais, a via de salvamento predomina sobre a via biossintética, pois economiza energia para as células. Apenas uma pequena fração dos nucleotídios que retornam ao corpo a cada dia é degradada e excretada. A síntese de nucleotídios é mais ativa nos tecidos com elevadas taxas de renovação celular, tal como o epitélio intestinal, a pele e a medula óssea. A terceira via é o catabolismo. Nos humanos, o produto final da via catabólica das purinas é o ácido úrico, ao passo que o catabolismo das pirimidinas produz intermediários do ciclo do ácido cítrico.

Os erros inatos na **síntese de nucleotídios da purina** compreendem um espectro de doenças da fosforribosilpirofosfato sintetase que inclui deficiência e hiperatividade, deficiência de adenilossuccinato liase e de 5 amino-4-imidazolecarboxamida (AICA) ribosídeo (AICA-ribosidúria). As doenças resultantes de anormalidades no **catabolismo da purina** abrangem a deficiência de desaminase da adenosina monofosfato (AMP) muscular, a deficiência de adenosina desaminase, a deficiência de fosforilase do nucleosídio da purina e a deficiência da xantina oxidorredutase. As doenças resultantes da via de **salvamento da purina** incluem a deficiência de hipoxantina-guanina fosforribosiltransferase (HPRT) e a deficiência de adenina fosforribosiltransferase (APRT).

A acidúria orótica hereditária (deficiência de uridina monofosfato sintase) é um erro inato do metabolismo da **síntese da pirimidina** que leva a uma excreção excessiva de ácido orótico na urina. A deficiência de di-hidro-orotato desidrogenase (síndrome de Miller), também um distúrbio da síntese *de novo* da pirimidina, pode, paradoxalmente, levar à acidúria orótica. Outros distúrbios da pirimidina levam ao catabolismo da pirimidina, tais como a deficiência de di-hidropirimidina desidrogenase (DPD), a deficiência de di-hidropirimidinase (DPH), a deficiência de β-ureidopropionase, a deficiência de pirimidina 5′-nucleotidase e a deficiência de fosforilase da timidina. Um distúrbio resultante do **salvamento da pirimidina** é a deficiência de timidina quinase 2.

GOTA

A gota apresenta-se com hiperuricemia, nefrolitíase do ácido úrico e artrite inflamatória aguda. A **artrite gotosa** é causada pelos depósitos de cristais de urato monossódico, que resultam em inflamação nas articulações e nos tecidos circundantes. A apresentação mais comumente é a monoarticular, em geral na articulação metatarsofalângica do hálux. Os tofos, que são depósitos de cristais de urato monossódico, podem ocorrer ao longo dos pontos de inserção dos tendões nos cotovelos, nos joelhos e nos pés, ou na hélice das orelhas. Geralmente, a **gota primária** ocorre em homens de meia-idade e resulta principalmente da redução da excreção renal de ácido úrico, do consumo excessivo de purina ou da elevada ingestão de álcool ou de frutose ou, ainda, de uma combinação desses fatores. A gota ocorre em qualquer condição que leve a uma depuração reduzida do ácido úrico: durante o tratamento de alguma malignidade ou associada a desidratação, à acidose láctica, à cetoacidose, ao jejum, à terapia diurética e à insuficiência renal. A ingestão excessiva de purina, álcool ou frutose pode aumentar os níveis de ácido úrico. Na maioria dos pacientes, a etiologia bioquímica da gota é desconhecida e admite-se que tenha uma base genética por intermédio de polimorfismos genéticos, predominantemente em transportadores de ácido úrico. A superprodução de purina é uma causa rara da gota primária e está associada às várias doenças genéticas discutidas adiante. A **gota secundária** decorre de outro distúrbio com decomposição rápida dos tecidos ou de um *turnover* celular que conduzem ao aumento da produção ou à diminuição da excreção do ácido úrico, ou, ainda, é resultado de alguns tipos de tratamento com fármacos, tais como os diuréticos que causam uma redução do volume plasmático, podendo então precipitar uma crise gotosa.

A gota resultante da **superprodução endógena de purina** está associada a doenças hereditárias de três diferentes enzimas que causam hiperuricemia. Essas condições incluem o espectro de deficiências de HPRT (variando de deficiência grave ou síndrome de Lesch-Nyhan a deficiência parcial de HPRT), duas formas de hiperatividade da PP-ribose-P-sintetase, e a doença do depósito de glicogênio tipo I (deficiência de glicose-6-fosfatase). Nos dois primeiros distúrbios, a base da hiperuricemia é a hiperprodução do nucleotídio da purina e do ácido úrico, ao passo que no terceiro distúrbio é tanto a excessiva produção de ácido úrico quanto a excreção renal diminuída de urato. As doenças do depósito de glicogênio tipos III, V, VII estão associadas à hiperuricemia induzida pelo exercício como consequência da utilização rápida da ATP e da incapacidade de regenerá-lo de modo eficaz durante o exercício (ver Capítulo105.1).

A **gota juvenil** resulta da baixa excreção de purina. A terminologia anterior, *nefropatia hiperuricêmica juvenil*, foi substituída pelo termo mais recente *doença autossômica dominante renal tubulointersticial* (ADTKD). O termo **ADTKD-UMOD** (*doença renal associada à uromodulina*) é utilizado para a doença renal cística medular tipo 2 e é mapeada no cromossomo 16p11.2. Resulta de mutações na uromodulina. Outros genes classificados como formas de nefropatia hiperuricêmica juvenil familiar incluem aqueles para a renina e o fator hepático nuclear-1β. Diferentemente dos três distúrbios herdados da purina, que estão ligados ao cromossomo X e à doença hereditária recessiva da deposição do glicogênio, essas são condições autossômicas dominantes. A nefropatia hiperuricêmica juvenil familiar está associada a uma excreção fracionada reduzida do ácido úrico. Embora tipicamente se apresente desde a puberdade até a terceira década, ela tem sido relatada na primeira infância. É caracterizada por início precoce com hiperuricemia, gota, doença renal familiar e uma depuração baixa de uratos em relação à taxa de filtração glomerular. Ela ocorre em ambos os sexos e frequentemente está relacionada com um rápido declínio da função renal que pode levar à morte, a menos que seja diagnosticada e tratada precocemente. Uma vez que a nefropatia hiperuricêmica juvenil familiar é reconhecida, a detecção pré-sintomática é de importância crucial para identificar os membros assintomáticos da família com hiperuricemia e para começar o tratamento, quando indicado, a fim de impedir a nefropatia.

Genética

A nefropatia hiperuricêmica juvenil familiar-2 (HNFJ2; 613092) é causada por uma mutação no gene da renina (*REN*; 179820) situado no cromossomo 1q32. O gene HNFJ3 (614227) foi localizado no cromossomo 2p22.1-p21. A ADTKD envolve mutações do gene da mucina *(MUC1)*. A mutação da uromodulina foi atribuída ao cromossomo 16.

Tratamento

O tratamento da hiperuricemia envolve a combinação de alopurinol ou febuxostato (inibidores da xantina oxidase) para diminuir a produção de ácido úrico e probenecida para aumentar a depuração do ácido úrico nos pacientes com a função renal normal, como também o aumento da ingestão de líquidos para reduzir a concentração de ácido úrico. Recomendam-se uma dieta com baixo teor de purina e a redução do peso, do consumo de álcool e da ingestão de frutose (a frutose reduz a depuração dos uratos e acelera a quebra da ATP em ácido úrico).

ANORMALIDADES DA VIA DE SALVAMENTO DA PURINA

Deficiência de hipoxantina-guanina fosforribosiltransferase (HPRT)

A doença de Lesch-Nyhan[1] (DLENY) é uma rara condição ligada ao cromossomo X envolvendo o metabolismo da purina que resulta da deficiência de HPRT. Normalmente, a enzima está presente em cada célula no corpo, porém sua maior concentração encontra-se no cérebro, em especial nos núcleos da base. As manifestações clínicas incluem hiperuricemia, deficiência intelectual, transtorno de movimento distônico que pode ser acompanhado por coreoatetose e espasticidade, fala disártrica e uma compulsão que envolve automordidas e que geralmente começa com a erupção dos dentes.

Existe um espectro de gravidade para as apresentações clínicas. Os níveis da HPRT estão relacionados com a extensão dos sintomas motores, a presença ou ausência de autolesão e, possivelmente, o nível da função cognitiva. A hiperprodução de purina está presente. A maioria de indivíduos com a DLENY clássica apresenta níveis baixos ou indetectáveis da enzima HPRT. A deficiência parcial de HPRT (**síndrome de Kelley-Seegmiller**) com mais de 1,5% a 2% da enzima está associada à hiperprodução de purina e a uma variável disfunção neurológica (deficiência neurológica da HPRT). A deficiência de HPRT com os níveis de atividade maiores que 8% do normal ainda mostram hiperprodução de purina (e ácido úrico); mas, aparentemente, com funcionamento normal do cérebro (HPRT relacionada com a hiperuricemia), embora déficits cognitivos possam ocorrer. Perfis de déficits cognitivos qualitativamente semelhantes foram relatados em ambos os casos, DLENY e variantes. As variantes produziram pontuações intermediárias entre aquelas dos pacientes com DLENY e o grupo-controle normal em quase todas as medições neuropsicológica testadas.

[1]N.R.T.: 300322. Esse número, e os demais citados, referem-se ao catálogo Online Mendelian Inheritance in Man (OMIM).

Genética

O gene para HPRT foi localizado no braço longo do cromossomo X (q26-q27). A sequência completa de aminoácidos para HPRT é conhecida e é codificada pelo gene *HPRT1* (cerca de 44 kb; 9 éxons). A doença aparece no sexo masculino; a ocorrência no sexo feminino é extremamente rara e atribuída à inativação não aleatória do cromossomo X normal. A ausência da atividade da HPRT resulta em uma falha na recuperação da hipoxantina, que é degradada em ácido úrico. A falha em consumir fosforribosilpirofosfato na reação de recuperação resulta em um aumento desse metabólito que leva à síntese *de novo* da purina, causando então uma superprodução de ácido úrico. A produção excessiva de ácido úrico manifesta-se como gota, o que necessita de tratamento específico da toxicodependência (alopurinol). Em razão da deficiência da enzima, a hipoxantina acumula-se no líquido cefalorraquidiano (LCR), mas o mesmo não ocorre em relação ao ácido úrico, pois este não é produzido no cérebro e não atravessa a barreira hematencefálica. O distúrbio do comportamento não é causado pela hiperuricemia ou pelo excesso da hipoxantina porque os pacientes com uma deficiência parcial de HPRT, as variantes com hiperuricemia, não se autolesionam, e as crianças com hiperuricemia isolada desde o nascimento não desenvolvem um comportamento autolesivo.

A prevalência da **DLENY** clássica foi estimada em 1 em 100.000 a 1 em 380.000 pessoas com base no número de casos conhecidos nos EUA. A incidência de variantes parciais não é conhecida. Os pacientes com a síndrome clássica raramente sobrevivem à terceira década por causa do comprometimento renal ou respiratório. O tempo de vida pode ser normal em relação aos pacientes com deficiência parcial da HPRT sem envolvimento renal grave.

Patologia

Nenhuma anormalidade específica do cérebro foi documentada após o exame histopatológico pormenorizado e a microscopia eletrônica das regiões cerebrais afetadas. A RM detectou reduções no volume dos núcleos da base. Anormalidades no metabolismo dos neurotransmissores foram identificadas em três casos necropsiados. Todos os três pacientes apresentavam níveis muito baixos de HPRT (< 1% no tecido estriado e 1 a 2% de controle no tálamo e no córtex cerebrais). Houve uma perda funcional de 65 a 90% dos terminais de dopamina mesolímbicos e nigrostriatais, embora as células com origem na substância negra não apresentassem redução de dopamina. As regiões do cérebro principalmente envolvidas foram o núcleo caudado, o putame e o núcleo *accumbens*. Foi proposto que as alterações poderiam ser neuroquímicas e ligadas a anormalidades funcionais, estas possivelmente resultantes de uma redução da arborização ou da ramificação dos dendritos, em vez da perda de células. Uma anormalidade neurotransmissora é evidenciada pela alteração nos neurotransmissores do LCR e seus metabólitos e confirmada pela tomografia por emissão de pósitrons (PET) da função dopaminérgica. Reduções *in vivo* do transportador pré-sináptico da dopamina foram documentadas no núcleo caudado e no putame de seis indivíduos.

O mecanismo por meio do qual a HPRT leva a sintomas neurológicos e comportamentais é desconhecido. No entanto, os metabolismos da hipoxantina e da guanina são afetados, e a GTP e a adenosina apresentam efeitos significativos nos tecidos neurais. A ligação funcional entre os nucleotídios da purina e o sistema da dopamina ocorre por meio do resgate da guanina pela HPRT que leva à formação de GTP; isso é essencial para a atividade da GTP ciclo-hidrolase, o primeiro passo nas sínteses da dopamina e das pterinas. Em um estudo controlado que buscava correlações entre a HPRT e a GPRT e o comportamento, GPRT esteve mais altamente correlacionada do que a HPRT em 13 das 14 medições do fenótipo clínico; essas incluíam a gravidade da distonia, o comprometimento cognitivo e as anormalidades comportamentais. Esses achados sugerem que a perda da reciclagem de guanina pode estar mais intimamente ligada ao fenótipo de DLENY/LNV do que a perda de reciclagem de hipoxantina. Além disso, os pacientes com deficiência herdada de GTP ciclo-hidrolase apresentam características clínicas em comum com a DLENY. Redução de dopamina no cérebro foi documentada em cepas de ratos mutantes deficientes de HPRT. A ligação da dopamina aos seus receptores resulta em uma ativação (receptor D1) ou uma inibição (receptor D2) da adenilciclase. Ambos os efeitos receptores são mediados pelas proteínas G (proteínas ligadas à GTP) dependentes da guanina difosfato na troca guanina difosfato/GTP para a ativação celular. A dopamina e os sistemas da adenosina estão também ligados por meio do papel da adenosina como um agente neuroprotetor na prevenção de neurotoxicidade. A adenosina deriva da AMP, que depende do resgate da hipoxantina no cérebro pela HPRT. Os agonistas da adenosina mimetizam processos bioquímicos e ações comportamentais dos antagonistas da dopamina, ao passo que os antagonistas do receptor da adenosina agem como agonistas funcionais da dopamina. A DLENY pode, portanto, ser considerada, em última análise, como resultante da depleção de nucleotídios, especificamente no cérebro, que depende da via de resgate da HPRT, levando às depleções da dopamina e da adenosina.

Manifestações clínicas

No momento do nascimento, as crianças com DLENY não apresentam disfunção neurológica aparente. Após vários meses, o atraso no desenvolvimento e os sinais neurológicos tornam-se evidentes. Antes dos 4 meses de vida, podem ser observados hipotonia, vômitos recorrentes e dificuldade com as secreções. Aos 8 a 12 meses, os sinais extrapiramidais aparecem, principalmente os movimentos distônicos. Em alguns pacientes, a espasticidade pode tornar-se aparente nessa fase; em outros casos, só passa a ser aparente mais tarde na vida.

Geralmente, a função cognitiva é relatada com uma faixa variável de deficiência intelectual leve a moderada, embora os testes de alguns indivíduos estejam abaixo da faixa normal. Como os resultados dos exames podem ser influenciados pela dificuldade em testar causada pelo distúrbio de movimento e pela fala disártrica, geralmente a inteligência pode ser subestimada.

A idade de início da autolesão pode ser tão precoce quanto no primeiro ano de vida e, ocasionalmente, tão tarde quanto na adolescência. A autolesão ocorre mesmo que todas as modalidades sensitivas estejam intactas, incluindo a dor. Com frequência, o **comportamento autolesivo** (CAL) começa como uma ação autocortante, embora outros padrões de CAL surjam com o tempo. Mais caracteristicamente, os dedos, a boca e a mucosa bucal são geralmente mutilados. Se a ação autocortante é intensa e causa danos graves aos tecidos, pode levar à amputação dos dedos e substancial perda de tecido em torno dos lábios. A extração de dentes decíduos pode ser necessária. O padrão de mordida pode ser assimétrico, com mutilação preferencial do lado esquerdo ou direito do corpo. Esse tipo de comportamento é diferente daquele observado nas outras síndromes de deficiência intelectual que envolvam uma autolesão. Espancar a si mesmo e bater a cabeça de forma intencional são as apresentações iniciais mais comuns em *outras* síndromes. Em geral, a intensidade do CAL exige que o paciente seja contido. Quando as restrições são removidas, o paciente com DLENY pode parecer aterrorizado e, de forma estereotipada, colocar um dedo na boca. O indivíduo pode necessitar de restrições para evitar o movimento do cotovelo; quando as restrições são aplicadas ou recolocadas, ele pode parecer mais relaxado e alegre. A fala disártrica pode causar problemas de comunicação interpessoal; no entanto, as crianças com desempenho mais elevado podem se expressar plenamente e participar de terapia verbal.

A automutilação apresenta-se como um comportamento compulsivo que a criança tenta controlar, mas que frequentemente é incapaz de resistir. Os indivíduos mais velhos podem recorrer à ajuda de outros e notificá-los quando eles estão suficientemente confortáveis para que o apoio seja removido. Em alguns casos, o comportamento pode levar à automutilação deliberada. Na DLENY, o paciente também pode mostrar uma agressividade compulsiva e infligir ferimentos a outras pessoas beliscando, agarrando, batendo ou utilizando formas verbais de agressão. Depois, ele pode se desculpar afirmando que esse comportamento estava fora do seu controle. Outros comportamentos desajustados incluem bater a cabeça ou um dos membros, introduzir um dedo nos olhos e vômitos psicogênicos.

Diagnóstico

A presença de **distonia** juntamente com a automutilação da boca e dos dedos sugere DLENY. Com a deficiência parcial de HPRT, o reconhecimento está ligado a qualquer hiperuricemia isolada ou hiperuricemia associada a uma desordem distônica de movimento. Os níveis séricos de ácido úrico que excedam 4 a 5 mg de ácido úrico/dℓ e uma taxa de ácido úrico:creatinina na urina igual ou maior que 3 a 4:1 são altamente sugestivos de deficiência de HPRT, particularmente quando relacionada com sintomas neurológicos. O diagnóstico definitivo requer uma análise da enzima HPRT. Essa condição é avaliada em um ensaio com um lisado de hemácias. Os indivíduos com a DLENY clássica apresentam uma atividade enzimática próxima de 0%, enquanto aqueles com variantes parciais mostram valores entre 1,5% e 60%. O ensaio de HPRT em células intactas envolvendo fibroblastos da pele oferece uma boa correlação entre a atividade da enzima e a gravidade da doença. Técnicas moleculares são utilizadas para o sequenciamento do gene e a identificação de transportadores.

O diagnóstico diferencial inclui outras causas de hipotonia e distonia infantis. Geralmente, as crianças com DLENY recebem um *incorreto* diagnóstico inicial de paralisia cerebral atetoide. Quando um diagnóstico de paralisia cerebral é suspeitado em uma criança com evoluções pré-natal, perinatal e pós-natal normais, a DLENY deve ser considerada. A deficiência parcial de HPRT pode estar associada à insuficiência renal aguda na infância; portanto, o reconhecimento clínico de deficiência parcial de HPRT é de particular importância. Um teste simples para excluir a DLENY ou a deficiência parcial é a taxa urinária ácido úrico:creatinina.

Uma compreensão do distúrbio molecular levou ao achado do fármaco eficaz no tratamento do acúmulo de ácido úrico e de tofos artríticos, bem como dos cálculos renais e da neuropatia. No entanto, a redução do ácido úrico isoladamente não influencia os aspectos neurológicos e comportamentais da DLENY. Apesar da terapia desde o nascimento para a elevação do ácido úrico, os sintomas neurológicos e comportamentais não são modificados. As complicações mais significativas da DLENY são a insuficiência renal e a automutilação.

Tratamento

O manejo clínico da DLENY concentra-se na prevenção da insuficiência renal por meio do tratamento farmacológico da hiperuricemia com alta ingestão de líquidos juntamente com a alcalinização e o alopurinol (ou, mais frequentemente, o febuxostate). Uma dieta com teor baixo em purina e a redução da ingestão de frutose são desejáveis

O tratamento com **alopurinol** deve ser monitorado porque a excreção de oxipurina urinária com todos os transtornos de hiperprodução é sensível ao alopurinol, o que resulta em aumento da concentração de xantina na urina, que é extremamente insolúvel. A automutilação é reduzida por meio de condutas comportamentais e/ou uso de dispositivos de contenção ou remoção dos dentes. As abordagens farmacológicas para diminuir a ansiedade e a espasticidade com medicação apresentam resultados mistos. A terapia farmacológica concentra-se no manejo sintomático antecipatório da ansiedade, na estabilização do humor e na redução do CAL. Embora não exista qualquer tratamento medicamentoso padrão, o diazepam pode ser útil para os sintomas de ansiedade, a risperidona para o comportamento agressivo e a carbamazepina ou a gabapentina para a estabilização do humor. Cada um desses medicamentos pode reduzir o comportamento autoprejudicial ajudando a diminuir a ansiedade e estabilizar o humor. Admite-se que a *S*-adenosilmetionina (**SAMe**) atue por se contrapor ao esgotamento dos nucleotídios no cérebro, e esse fármaco parece reduzir especificamente a taxa de autolesão em alguns casos. Estudos em animais sugeriram que os antagonistas do receptor D1-dopamina, como o ecopipam, podem suprimir o CAL. Apesar dos dados limitados, esse fármaco parece reduzir o CAL na maioria dos pacientes, o que aponta a necessidade de estudos adicionais para estabelecer um esquema de administração apropriado e avaliar a toxicidade.

Diversos pacientes receberam **transplante de medula óssea** (TMO) com base na hipótese de que os danos ao sistema nervoso central (SNC) são produzidos por uma toxina circulante. Não existem evidências de que TMO seja uma abordagem benéfica de tratamento; ele continua a ser uma terapia experimental e potencialmente perigosa. Dois pacientes receberam transfusões de troca parcial a cada 2 meses por 3 a 4 anos. A atividade da HPRT nas hemácias correspondeu a 10 a 70% do normal durante esse período, mas nenhuma redução dos sintomas neurológicos ou comportamentais foi observada. Um diagnóstico genético pré-implantacional e uma fertilização *in vitro* bem-sucedidos para DLENY foram relatados com o nascimento de uma criança não afetada do sexo masculino.

Tanto a motivação para a autolesão quanto a sua base biológica devem ser abordadas nos programas de tratamento. No entanto, técnicas comportamentais isoladas usando abordagens de condicionamento operante não demonstraram ser um tratamento geral adequado. Embora os **procedimentos comportamentais** tenham apresentado algum sucesso na redução seletiva da autolesão, a dificuldade com a generalização fora da configuração experimental limita essa abordagem e os pacientes sob estresse podem voltar ao seu CAL. As abordagens comportamentais podem também incidir sobre a redução do CAL por meio do tratamento da ansiedade fóbica associada à ausência de contenção. As técnicas mais comuns são a dessensibilização sistemática, a extinção e o reforço diferencial de outros (concorrentes) comportamentos. A gestão do estresse tem sido recomendada para ajudar os pacientes a desenvolver mecanismos mais eficazes de enfrentamento. Os indivíduos com DLENY não respondem a choques elétricos contingentes ou medidas comportamentais aversivas semelhantes. Pode ser observado um aumento na autolesão quando os métodos aversivos são utilizados.

Restrição (dia e noite) e procedimentos odontológicos são meios comuns para evitar a autolesão. O tempo de restrição está ligado à idade do aparecimento da autolesão. As crianças com DLENY podem participar da tomada de decisões em relação ao tipo de restrições. O tempo das restrições pode potencialmente ser reduzido com programas de tratamento sistemático do comportamento. Muitos pacientes têm dentes extraídos para evitar a autolesão. Outros usam um protetor bucal projetado por um dentista. A maioria dos pais sugere que a redução do estresse e a conscientização do paciente sobre suas necessidades são as mais eficazes na redução da autolesão. As técnicas comportamentais positivas de reforço de um comportamento apropriado são consideradas eficazes por quase metade das famílias.

A **estimulação cerebral profunda** da porção anteroventral interna do globo pálido é um procedimento que tratou com sucesso a automutilação e diminuiu a distonia em vários casos relatados.

Deficiência de adenina fosforribosiltransferase (di-hidroxiadeninúria)

A APRT, uma enzima de resgate da purina, catalisa a síntese de AMP a partir da adenina e do 5-fosforribosil-1-pirofosfato (PP-ribose-P). A ausência dessa enzima resulta em um acúmulo celular de adenina, sendo oxidada como um substrato alternativo pela xantina desidrogenase para formar a **2,8-di-hidroxiadenina**, que é extremamente insolúvel. A deficiência de APRT, presente desde o nascimento, torna-se evidente logo aos 5 meses e tão tardiamente quanto na sétima década.

Genética

O distúrbio apresenta uma característica herança autossômica recessiva com considerável heterogeneidade clínica. O gene *APRT* está localizado no cromossomo 16q (16q24.3) e engloba 2,8 kb do DNA genômico.

Manifestações clínicas

Essas incluem formação de cálculos renais com cristalúria, infecções do trato urinário, hematúria, cólica renal, disúria e insuficiência renal aguda. Manchas acastanhadas na fralda da criança ou cristais de cor amarelo-marrom na urina sugerem o diagnóstico. A 2,8-di-hidroxiadenina é eficientemente depurada pelos rins e, por isso, não se acumula no plasma, mas se precipita facilmente no lúmen renal.

Achados laboratoriais

Os níveis urinários de adenina, 8-hidroxiadenina e 2,8-di-hidroxiadenina estão elevados; enquanto, o ácido úrico no plasma é normal. A deficiência pode ser completa (**tipo I**) ou parcial (**tipo II**); a deficiência parcial é relatada no Japão. O diagnóstico é obtido com base no nível de enzima residual em lisados de hemácias. Os cálculos renais, compostos por 2,8-di-hidroxiadenina, são radiotransparentes, macios e facilmente esmagados. Nos testes de rotina, esses cálculos não são distinguíveis dos cálculos de ácido úrico, e requerem cromatografia líquida de alto desempenho (HPLC) urinário, luz ultravioleta (UV), luz infravermelha, espectrometria de massa, cristalografia de raios X ou eletroforese capilar para o diagnóstico, em particular para diferenciá-los dos cálculos da deficiência de HPRT.

Tratamento

O tratamento inclui elevada ingestão de líquidos, restrição dietética de purinas e alopurinol, que inibe a conversão da adenina aos seus metabólitos e previne a formação dos cálculos adicionais. A alcalinização da urina deve ser evitada porque, ao contrário do ácido úrico, a solubilidade da 2,8-di-hidroxiadenina não aumenta até o pH 9. A **litotripsia por onda de choques** mostrou sucesso nesse processo. O **prognóstico** depende da função renal no diagnóstico. O tratamento precoce é importante para a prevenção dos cálculos porque a insuficiência renal grave pode ser tardiamente reconhecida.

DISTÚRBIOS LIGADOS À SÍNTESE DOS NUCLEOTÍDIOS DA PURINA

Deficiência e hiperatividade da fosforribosilpirofosfato sintetase

O fosforribosilpirofosfato (**PRPP**) é um substrato envolvido na síntese de essencialmente todos os nucleotídios, sendo importante na regulação das vias *de novo* da síntese dos nucleotídios da purina e da pirimidina. A enzima sintetase (**PRPS**) produz PRPP a partir da ribose-5-fosfato e da ATP (ver Figuras 108.1 e 108.2). O PRPP é o primeiro composto intermediário na síntese *de novo* dos nucleotídios da purina que levam à formação do monofosfato de inosina e, em seguida, ATP e GTP.

As doenças genéticas afetam apenas a isoforma PRPS-1; ainda não foram descritas mutações PRPS-2. As doenças PRPS-1 são todas ligadas ao cromossomo X e dividem-se quanto aos níveis de atividade da enzima: "hiperatividade", que ocorre como dois fenótipos (início infantil ou na primeira infância, e uma forma mais branda e tardia juvenil ou início precoce no adulto); e "deficiência", que é um espectro de distúrbios que, de acordo com a gravidade, se distinguem clinicamente em três condições: síndrome de Arts, doença de Charcot-Marie-Tooth tipo 5 ligada ao cromossomo X, e surdez tipo 2 também ligada ao cromossomo X.

A hiperatividade da enzima resulta em um aumento na geração de PRPP nas células em divisão. Pelo fato de a PRPP aminotransferase, a primeira enzima da via *de novo* da purina, não ser fisiologicamente saturada pelo PRPP, a síntese de nucleotídios da purina aumenta e, consequentemente, a produção de ácido úrico é aumentada. A hiperatividade da PRPP sintetase é uma das poucas doenças hereditárias nas quais a atividade de uma enzima está potencializada. A forma infantil ou de adolescente jovem da hiperatividade da PRPS-1 manifesta consequências neurológicas graves acompanhadas pela hiperprodução de ácido úrico, enquanto os indivíduos com as formas juvenil tardia ou adulta precoce são neurologicamente normais, mas ainda apresentam a hiperprodução de ácido úrico.

A deficiência de PRPS-1 produz uma depleção da síntese dos nucleotídios da purina nos tecidos dependentes de PRPS-1, que inclui o cérebro bem como outros tecidos neurais e o pulmão.

Genética

Três distintos DNA complementares para PRPS foram clonados e sequenciados. Duas formas, a PRPS-1 e a PRPS-2, são ligadas ao X do Xq22-q24 e Xp22.2-p.22.3 (fuga *versus* inativação), respectivamente, e são expressas amplamente. O terceiro *locus* está localizado no cromossomo humano 7 e parece ser transcrito apenas nos testículos. Assim, os defeitos de PRPS-1 são herdados como ligados ao cromossomo X e se apresentam em diferentes graus de gravidade. A forma de **início tardio** surge pelo aumento da transcrição do RNA mensageiro normal; a causa dessa condição ainda não foi descoberta. A forma de hiperatividade de **início precoce** surge a partir de mutações que afetam a regulação alostérica da proteína que controla a inibição por realimentação pelos fosfatos inorgânicos e pelos dinucleotídios. Ao mesmo tempo, essas mutações desestabilizam a proteína, de modo que, nas células que replicam lentamente ou que não replicam, como os neurônios e as hemácias, a enzima torna-se inativa. Em contrapartida, os fenótipos da deficiência de PRPS-1 são produzidos por mutações que afetam diretamente a função da enzima, geralmente no local de ligação ao substrato. Mesmo que o defeito seja ligado ao cromossomo X, ele deve ser considerado em uma criança ou um adulto jovem de ambos os sexos com hiperuricemia e/ou hiperuricosúria e atividade HPRT normal nas hemácias lisadas.

Manifestações clínicas

Os homens hemizigotos afetados com a forma de hiperatividade de início precoce mostram sinais de hiperprodução de ácido úrico, que se manifestam na infância ou no início da adolescência; bem como atraso psicomotor e surdez neurossensorial. Hipotonia, ataxia e espectro autista têm sido descritos. As mulheres heterozigotas portadoras também podem desenvolver gota e deficiência auditiva. O tipo de início tardio é encontrado em homens que apresentam somente hiperuricemia e hiperuricosúria, mas sem sinais neurológicos. A forma mais branda de deficiência de PRPS-1 manifesta-se como uma progressiva perda auditiva pós-lingual na **surdez do tipo 2 ligada ao cromossomo X** (DFN2). As mutações mais graves constituem o fenótipo da **doença de Charcot-Marie-Tooth tipo 5 ligada ao cromossomo X**, que inclui neuropatia periférica, deficiência auditiva e atrofia do nervo óptico. As mutações mais graves de PRPS-1 ocorrem em pacientes com a **síndrome de Arts**, que também apresentam neuropatia central e uma deficiência no sistema imune. As mulheres parecem não ser afetadas, mas os homens hemizigotos geralmente não sobrevivem além da primeira década, tipicamente em razão da doença pulmonar. A terapia com SAMe prolongou a sobrevivência, embora os déficits neurológicos, incluindo a surdez, não pareçam ser responsíveis.

O mecanismo para os sintomas neurológicos ainda não é conhecido, mas pode-se supor que esteja presente uma depleção de nucleotídios nos tecidos neurais, incluindo o cérebro. As anormalidades da audição e da visão são típicas da deficiência de PRPS-1, pois presumivelmente a ausência dessa enzima compromete essas funções neurais altamente dependentes de energia. Um nível elevado de transcrição de PRPS-1 no pulmão e na medula óssea também sugere que a sua ausência pode ser uma causa para as infecções pulmonares recorrentes que caracterizam a síndrome de Arts.

Achados laboratoriais

Na forma "hiperatividade" de PRPS-1 (ambas as apresentações juvenil e adulta), o ácido úrico no soro pode estar acentuadamente aumentado, assim como a excreção urinária de ácido úrico. Na "deficiência" de PRPS, o ácido úrico permanece normal, não baixo, provavelmente porque a PRPS-2 supre a principal atividade de formação de ácido úrico no fígado e em outros órgãos importantes. O diagnóstico requer que a atividade da PRPS-1 seja medida nas hemácias e em cultura de fibroblastos. A desordem de hiperatividade do adulto deve ser diferenciada da deficiência parcial de HPRT envolvendo a via de resgate, que também se apresenta com traços neurológicos leves ou ausentes acompanhados por hiperuricemia.

Tratamento

O tratamento da deficiência de PRPS, especificamente na síndrome de Arts, tem envolvido uma terapia experimental, principalmente com SAMe, como um complemento dietético para corrigir a depleção das purinas. Normalmente, as purinas alimentares não são absorvidas pelo organismo, mas são degradadas a ácido úrico no intestino. Ao longo de um período de 10 anos, a suplementação de SAMe (iniciando em 20 mg/kg/dia por via oral) foi eficaz em reduzir intensamente a hospitalização de dois irmãos com episódios agudos da síndrome de Arts. O tratamento da hiperatividade da PRPS envolve o controle da hiperuricemia com alopurinol, que inibe a xantina oxidase, a última enzima da via catabólica da purina. A produção de ácido úrico é reduzida e se faz a substituição por hipoxantina – que é mais solúvel – e por xantina. Nas crianças, a dose inicial de alopurinol é de 10 a 20 mg/kg/24 h, sendo ajustada para manter os níveis normais de ácido úrico no plasma. O risco de formação de cálculos de xantina é semelhante ao descrito para a DLENY. São necessárias uma dieta com teor baixo em purina (sem carnes, feijão e sardinha), alta ingestão de líquidos e a alcalinização da urina para estabelecer um pH urinário de 6,0 a 6,5. Essas medidas controlam a hiperuricemia e a nefropatia por uratos, mas não influenciam os sintomas neurológicos. Não há tratamento conhecido para as complicações neurológicas.

Deficiência de adenilossucquinase liase (succinilpurinúria)

A deficiência de adenilosucquinase liase é uma condição hereditária da síntese *de novo* das purinas nos humanos. A adenilosucquinase liase é uma enzima que catalisa duas vias da síntese *de novo* e da reciclagem dos nucleotídios da purina. Essas são a conversão do succinilaminoimidazol carboxamida ribotídeo (SAICAr) em aminoimidazol carboxamida ribotídeo (AICAR) na síntese *de novo* dos nucleotídios da purina e a conversão do adenilossuccinato (S-AMP) em AMP, o segundo passo na conversão da inosina monofosfato (IMP) em AMP no ciclo do nucleotídio da purina. A deficiência da adenilossucquinase liase resulta nos acúmulos na urina, no LCR e, em menor extensão, no plasma de SAICAr e de succiniladenosina (S-Ado), os derivados desfosforilados do SAICAr e do S-AMP, respectivamente.

Genética

A succinilpurinúria é uma doença autossômica recessiva; o gene foi localizado no cromossomo 22q13.1-q13.2, e cerca de 50 mutações genéticas foram identificadas. As investigações laboratoriais mostram as succinilpurinas acentuadamente elevadas na urina e no LCR, que normalmente são indetectáveis.

Manifestações clínicas

A forma **neonatal** fatal apresenta-se com uma encefalopatia letal. As manifestações clínicas incluem graus variados de retardo psicomotor, geralmente acompanhados de desordens convulsivas e espectro autista (contato visual precário e comportamentos repetitivos). Frequentemente, convulsões neonatais e encefalopatia epiléptica infantil grave são as primeiras manifestações dessa doença. Outros pacientes demonstram uma deficiência intelectual moderada a grave, por vezes associada a retardo de crescimento e hipotonia muscular. Uma mulher foi enquadrada na situação de deficiência intelectual leve. A forma da deficiência de adenilossucquinase liase com profunda deficiência intelectual foi designada como **tipo I** e o caso variante com leve deficiência mental **tipo II**. Outros pacientes têm um padrão clínico sintomático intermediário, ou seja, com desenvolvimento psicomotor moderadamente retardado, convulsões, estereotipias e agitação.

Patologia

A tomografia computadorizada e a ressonância magnética do cérebro podem mostrar hipotrofia ou hipoplasia do cerebelo, particularmente do verme. Propõe-se que, em vez de serem causados pela depleção dos nucleotídios da purina, os sintomas sejam provocados pelos efeitos neurotóxicos do acúmulo das succinilpurinas. A taxa S-Ado:SAICAr tem estado associada à gravidade do fenótipo, sugerindo que o SAICAr é o composto mais tóxico e que a S-Ado pode ser neuroprotetora.

O diagnóstico laboratorial baseia-se nas presenças na urina e no LCR de SAICAr e S-Ado, ambas normalmente indetectáveis.

Tratamento

Nenhum tratamento bem-sucedido foi demonstrado para a deficiência de adenilossucquinase liase. A terapia com suplemento de SAMe foi testada por 6 meses em uma criança diagnosticada no período pós-natal precoce, mas nenhuma melhora de sintomas foi observada, o que forneceu mais evidências de que a desordem surge da toxicidade dos nucleotídios, em vez da sua depleção. O diagnóstico pré-natal foi relatado. Sugere-se uma triagem sistemática em lactentes e crianças com atraso psicomotor inexplicado ou desordem convulsiva.

Deficiência de aminoimidazol carboxamida ribotídeo (AICAR) transformilase/inosina monofosfato (IMP) ciclo-hidrolase

AICA ribotídeo é o produto desfosforilado do AICAR, também denominado *ZMP*. Juntamente aos seus di e trifosfatos, o ZMP acumula-se nos eritrócitos e nos fibrócitos na deficiência hereditária da enzima bifuncional AICAR transformilase/IMP ciclo-hidrolase (**ATIC**), que catalisa a conversão do AICAR em formil-AICAR.

Genética

Esse erro inato da biossíntese das purinas é causado por uma mutação do gene *ATIC* que compromete a atividade da AICAR transformilase. Em um único caso relatado, a AICAR transformilase encontrava-se profundamente deficiente, enquanto o nível de IMP ciclo-hidrolase atingiu 40% do normal.

Aspectos clínicos

A desordem foi descrita em uma criança do sexo feminino com profunda invalidez intelectual, epilepsia, aspectos dismórficos (suturas metópica e frontal proeminentes, braquicefalia, boca larga com lábio superior fino, orelhas de implantação baixa e clitóris proeminente devido à fusão dos lábios menores) e cegueira congênita.

Achados laboratoriais

A triagem urinária com o teste de Bratton-Marshall para detectar AICA resultou na identificação desse distúrbio. A transformilase foi considerada insuficiente nos fibroblastos, confirmando o diagnóstico de deficiência de ATIC.

Tratamento

Nenhum tratamento bem-sucedido está descrito.

DISTÚRBIOS DECORRENTES DE ANORMALIDADES NO CATABOLISMO DA PURINA

Deficiência da mioadenilato desaminase (deficiência da adenosina monofosfato desaminase muscular)

A mioadenilato desaminase é uma isoenzima específica de músculo da AMP desaminase que é ativa no músculo esquelético. Durante o exercício, a desaminação da AMP leva ao aumento dos níveis de IMP e amônia em proporção ao trabalho realizado pelo músculo. Duas formas de deficiência da mioadenilato desaminase são conhecidas: uma forma herdada (**primária**), que pode ser assintomática ou estar associada a parestesias ou mialgia com o exercício; e uma forma **secundária**, que pode estar relacionada com outras doenças neuromusculares ou reumáticas.

Manifestações clínicas

Tipicamente, as manifestações clínicas são fraqueza muscular isolada, fadiga, mialgias ou parestesias em razão dos exercícios moderados a vigorosos. A mialgia pode estar associada a um aumento do nível da creatinoquinase sérica e a anormalidades eletromielográficas detectáveis. Atrofia muscular ou alterações histológicas, na biopsia, estão ausentes. A idade de início do quadro pode ser tão precoce quanto aos 8 meses, com aproximadamente 25% dos casos reconhecidos entre 2 e 12 anos. Tem sido identificado um defeito enzimático em membros assintomáticos da família. Formas secundárias da deficiência de AMP desaminase muscular foram identificadas na doença de Werdnig-Hoffmann, na síndrome de Kugelberg-Welander, em polineuropatias e na esclerose lateral amiotrófica (ver Capítulo 630.2). A desordem metabólica envolve o ciclo dos nucleotídios da purina. Como é mostrado na Figura 108.2, as enzimas envolvidas nesse ciclo são a AMP desaminase, a S-AMP sintetase e a S-AMP liase. Propõe-se que a disfunção muscular na deficiência da AMP desaminase resulte do comprometimento da produção de energia durante a contração muscular. Não está claro como os indivíduos podem carrear a deficiência e ser assintomáticos. Em adição à disfunção muscular, uma mutação da AMP desaminase no fígado foi sugerida como uma causa primária da gota, levando então à hiperprodução de ácido úrico.

Genética

A forma hereditária da doença mostra um traço autossômico recessivo. O *AMPD1*, o gene responsável pela codificação da AMP desaminase do músculo, situa-se no braço curto do cromossomo 1 (1p13-21). Os estudos populacionais revelam que um alelo mutante foi encontrado em alta frequência em populações brancas, mas o *splicing* alternativo do gene pode resultar na remoção da mutação e na restauração da função normal da enzima. Como resultado, a desordem geralmente é rastreada por meio da realização do teste de exercício isquêmico do antebraço. A elevação da amônia no plasma venoso após o exercício, observada em indivíduos não afetados, está *ausente* na deficiência da AMP desaminase.

Achados laboratoriais

O diagnóstico final é realizado por meio de ensaios bioquímicos e histoquímicos de uma biopsia muscular. A forma primária é distinguida pela constatação dos níveis das enzimas que se situam abaixo de 2% com pouca ou nenhuma enzima imunoprecipitável. Os indivíduos afetados são aconselhados a se exercitar com cuidado para evitar a rabdomiólise e a mioglobinúria.

Tratamento

Embora não existam tratamentos eficazes plenamente documentados para a deficiência de mioadenilato desaminase, foi proposto que o reforço da taxa de reposição do *pool* de ATP pode ser benéfico. Com base nesse argumento, o tratamento com **ribose** (2 a 60 g/24 h por via oral em doses divididas), ou **xilitol**, que é convertido em ribose, mostrou melhora na força e na resistência muscular em alguns pacientes, mas foi ineficaz em outros. No futuro, as abordagens genéticas podem ser viáveis para os casos herdados, enquanto o tratamento da doença subjacente é essencial nos casos secundários.

Deficiência de adenosina desaminase

Ver Capítulo 152.1.

Deficiência de purina nucleosídio fosforilase

Ver Capítulo 152.2.

Deficiência de xantina oxirredutase (xantinúria hereditária/deficiência de cofator do molibdênio)

A xantina oxidorredutase (XOR) é a enzima catalítica na fase final da via catabólica da purina e oxida a hipoxantina levando à xantina e xantina a ácido úrico. Pelo fato de existirem duas formas de XOR, a xantina desidrogenase e a xantina oxidase, sua deficiência é igualmente designada como **deficiência de xantina desidrogenase/xantina oxidase**. A xantina, o precursor imediato do ácido úrico, é menos solúvel do que o ácido úrico na urina e a deficiência dessa enzima resulta em xantinúria. A deficiência de XOR pode ocorrer isoladamente (**xantinúria tipo 1**), em uma forma combinada envolvendo deficiências de XOR e de aldeído oxidase (**xantinúria tipo II**), ou pelas concomitantes deficiências de XOR, aldeído oxidase e sulfito oxidase (**deficiência de cofator do molibdênio**). Todas as três formas resultam de uma substituição quase total de ácido úrico pela hipoxantina e xantina na urina, enquanto o ácido úrico no plasma é muito baixo ou indetectável.

Os pacientes com a forma isolada podem ser assintomáticos ou podem apresentar sintomas leves; os cálculos renais, frequentemente não visíveis nas radiografias, representam um risco por causa dos danos renais e podem aparecer em qualquer idade quando os pacientes apresentam um quadro de dor lombar ou insuficiência renal. No caso da xantinúria tipo II, a apresentação clínica é semelhante à do tipo I, mas os pacientes também manifestam uma deficiência de aldeído oxidase que não tem atributos clínicos conhecidos. A deficiência de cofator do molibdênio surge em virtude de uma deficiência hereditária da sintase do cofator do molibdênio que afeta todas as três molibdoenzimas; assim como a deficiência isolada de sulfito oxidase, que geralmente apresenta problemas de alimentação neonatal, convulsões neonatais, tônus muscular aumentado ou reduzido, deslocamento da lente do olho, deficiência mental grave e morte na infância. Os casos mais leves apresentaram apenas deslocamento da lente.

Genética

A herança de todos os três tipos de xantinúria é complexa e autossômica recessiva. O tipo I resulta de mutações no gene humano *XDH* localizado no cromossomo 2p22. A xantinúria do tipo II resulta de mutações no gene da sulfurase do cofator do molibdênio localizado no cromossomo

18q12.2; essa enzima completa a síntese do cofator do molibdênio, que é essencial para a atividade tanto da XOR quanto da aldeído oxidase. A xantinúria tipo III (deficiências de XOR, de aldeído oxidase e de sulfito oxidase) pode surgir a partir de mutações funcionais em qualquer destes três genes: *MOCS1* (que codifica duas enzimas da síntese do precursor por meio de uma transcrição bicistrônica), *MOCS2* (que codifica a molibdopterina sintase) ou *GPHN* (codificação da gefirina), localizados nos cromossomos 6p21.2, 5q11.2, e 14q23.3, respectivamente.

Achados laboratoriais

O diagnóstico é feito inicialmente por meio da medição das concentrações de ácido úrico no plasma e/ou na urina. O ácido úrico no plasma é muito baixo ou ausente (< 1 mg/dℓ). O ácido úrico urinário é diminuído, sendo substituído pela xantina e pela hipoxantina. Os pacientes do tipo II podem ser distinguidos pela ausência na urina da metil-2-piridona-carboxamida, o produto da desagregação da nicotinamida (niacina) pela enzima aldeído oxidase. Alternativamente, os pacientes do tipo II podem ser distinguidos do tipo I por sua incapacidade para oxidar uma dose teste de alopurinol para oxipurinol por meio da enzima aldeído oxidase. A deficiência de cofator do molibdênio é distinguida por uma excreção urinária excessiva adicional de sulfito e de outros metabólitos contendo enxofre, tais como a sulfocisteína.

Geralmente, o ensaio da enzima da XOR não está disponível porque exige biopsia jejunal ou hepática, uma vez que eles são os únicos tecidos humanos que contêm quantidades apreciáveis da enzima. As enzimas sulfito oxidase e sintase do cofator do molibdênio podem ser medidas no fígado e nos fibroblastos. A análise genética molecular pode ser utilizada para confirmar o diagnóstico por meio da busca de mutações funcionais entre os três grupos de genes.

Tratamento

Embora a deficiência isolada seja geralmente benigna, recomenda-se o tratamento com uma dieta com baixo teor de purinas e de frutose (o que reduz a quebra da ATP para formar xantina) associada ao aumento da ingestão de líquidos. O alopurinol não é recomendado. Anteriormente, o prognóstico para a deficiência do cofator do molibdênio era muito ruim, mas os ensaios com monofosfato cíclico de piranopterina são promissores em pacientes com um defeito no gene *MOCS1*.

DISTÚRBIOS DO METABOLISMO DA PIRIMIDINA

As pirimidinas são os blocos de construção do DNA e do RNA, e estão envolvidos na formação de intermediários ativos dos metabolismos dos carboidratos e dos fosfolipídios (p. ex., uridina difosfato glicose, citidina difosfato colina), da glicuronidação dos processos de descontaminação (uridina difosfato), e da glicosilação de proteínas e de lipídios.

O precursor essencial para a biossíntese da pirimidina é a carbamil fosfato, que é compartilhada com o ciclo da ureia. Consequentemente, o bloqueio proximal do ciclo da ureia resulta na abundância de carbamil fosfato no interior da via da pirimidina. A síntese de pirimidina difere da síntese de purinas pelo fato de que o único anel da pirimidina é construído para primeiramente formar ácido orótico e, em seguida, liga-se à ribose fosfato para formar a *uridina monofosfato* (UMP) do nucleotídio central da pirimidina. A timina e a uracila, bases de pirimidina, são catabolizadas em quatro etapas (ver Figura 108.3). Oito distúrbios do metabolismo da pirimidina são reconhecidos. O catabolismo da purina tem um ponto final facilmente mensurável no ácido úrico; no entanto, não existe qualquer composto equivalente no catabolismo da pirimidina. Os distúrbios da síntese *de novo* de pirimidina incluem a **acidúria orótica** hereditária e a deficiência de di-hidro-orotato desidrogenase (**síndrome de Miller**). A **deficiência de timidina quinase** faz parte da salvação da pirimidina e os outros transtornos envolvem hiperatividade (em uma síndrome) ou defeitos na via de degradação da pirimidina. Os distúrbios da pirimidina podem manifestar-se como anemia, neuropatologias, disostose acrofacial ou desordens múltiplas do sistema mitocondrial. Os três primeiros passos das vias de degradação da timina e da uracila, respectivamente, utilizam as mesmas enzimas (DPD, DPH e UP). Esses três passos resultam na conversão da uracila em β-alanina. Há evidências crescentes de que as pirimidinas desempenham um papel importante na regulação do sistema nervoso. A redução da função do neurotransmissor da β-alanina é a hipótese considerada para produzir os sintomas clínicos. Clinicamente, os distúrbios da pirimidina podem ser negligenciados porque são raros e seus sintomas não são altamente específicos. No entanto, eles devem ser considerados como possíveis causas de anemia e de doença neurológica, e constituem uma contraindicação para o tratamento de pacientes com câncer que estão utilizando determinados análogos da pirimidina.

Deficiência da sintase da uridina monofosfato tipo 1 (acidúria orótica hereditária)

A acidúria orótica hereditária é um distúrbio da síntese de pirimidina associada a uma atividade deficiente das duas últimas etapas da via sintética *de novo* da pirimidina: a orotato fosforribosiltransferase e a orotidina-5′-monofosfato descarboxilase (ODC). As atividades dessas duas etapas residem nos domínios separados de uma proteína bifuncional, a UMP sintase. Esta enzima catalisa a conversão em duas etapas do ácido orótico à UMP via orotidina monofosfato. A acidúria hereditária orótica (deficiência de UMP sintase) resulta em um acúmulo excessivo do ácido orótico.

Genética

A deficiência de UMP sintase é herdada como um distúrbio autossômico recessivo com ambos os domínios funcionais codificados em um único gene, o *UMPS*, que está localizado no braço longo do cromossomo 3 (3q13). Teoricamente, mutações aleatórias no gene devem ter chances iguais de produzir tanto a deficiência de orotato fosforribosiltransferase quanto a deficiência de ODC, mas houve apenas um único caso relatado de deficiência de ODC. Defeitos metabólicos genéticos que envolvem quatro das seis enzimas associadas ao ciclo da ureia também podem resultar em uma acidúria orótica secundária à depleção de PRPP em decorrência de um substancial aumento do fluxo através da via da síntese de pirimidina.

Manifestações clínicas

Os pacientes com acidúria orótica hereditária (deficiência de UMP sintase tipo 1) apresentam anemia macrocítica megaloblástica hipocrômica insensível à terapia usual (ferro, ácido fólico, vitamina B_{12}) e podem desenvolver um quadro de leucopenia. Geralmente, a doença manifesta-se nos primeiros meses de vida. Se não for tratado, esse distúrbio pode levar a deficiência intelectual, deficiência de crescimento, doença cardíaca, estrabismo, cristalúria e a uma ocasional obstrução ureteral. A função renal costuma permanecer normal. Os heterozigotos podem apresentar uma acidúria orótica leve, mas não são de outra forma afetados. Admite-se que as características clínicas estejam relacionadas com a depleção de nucleotídios da pirimidina. Os metabólitos derivados de vários agentes farmacológicos (p. ex., 5-azauridina, alopurinol) podem causar acidúria orótica e orotidinúria secundárias ao inibirem especificamente a etapa ODC da UMP sintase. A acidúria orótica pode também ocorrer em associação com a nutrição parenteral, a deficiência de aminoácidos essenciais e a síndrome de Reye.

Achados laboratoriais

O defeito enzimático pode ser demonstrado no fígado, nos linfoblastos, nas hemácias, nos leucócitos e na cultura de fibroblastos da pele. Um teste de detecção do transportador está disponível, assim como no diagnóstico pré-natal.

Tratamento

A administração de **uridina** na dosagem de 50 a 300 mg/kg/dia levou à melhora clínica e redução na excreção de ácido orótico na deficiência de UMP sintase tipo 1. É necessário o tratamento ao longo da vida. A uracila é ineficaz porque, diferentemente das purinas, o resgate das pirimidinas ocorre no nível (uridina) do nucleosídio. O prognóstico a longo prazo nos casos não complicados é bom; no entanto, malformações congênitas e outras características associadas podem afetar negativamente o resultado.

Deficiência de di-hidro-orotato desidrogenase (síndrome de Miller)

A síndrome de Miller foi o primeiro distúrbio mendeliano cuja base molecular foi identificada pelo sequenciamento completo do exoma e mostrou correlação com mutações na di-hidro-orotato desidrogenase (*DHODH*). A enzima DHODH está associada à cadeia de transporte de elétrons mitocondrial e é necessária para a síntese *de novo* da pirimidina, catalisando então a oxidação de DHO em ácido orótico.

Manifestações clínicas

A síndrome de Miller é uma **síndrome de disostose acrofacial** reconhecível pela combinação de anomalias craniofaciais e dos membros. Inclui micrognatia, fendas orofaciais, hipoplasia malar, aplasia dos cílios da pálpebra inferior média, fenda labial/palatina, coloboma da pálpebra inferior e orelhas em forma de taça combinados com deformidades do membro pós-axial, hipoplasia dos membros com ou sem hipoplasia ulnar e fibular, e mamilos supranumerários. Muitas dessas características são semelhantes à **síndrome de Treacher Collins** (ver Capítulo 337).

Achados laboratoriais

Os ensaios de alelos da DHODH associados à doença indicam que os indivíduos afetados apresentam uma deficiência da síntese *de novo* de pirimidina, mas com significativa função residual.

Tratamento

Teoricamente, a suplementação dietética com ácido orótico ou uridina deve superar o bloqueio metabólico. No entanto, como os principais efeitos ocorrem no útero, é improvável que a anormalidade fenotípica possa ser corrigida.

Deficiência de di-hidropirimidina desidrogenase (timina-uracilaúria, pirimidinúria)

A DPD catalisa o passo inicial – e limitante da velocidade – da degradação das bases uracila e timina da pirimidina. Essa enzima foi identificada na maioria dos tecidos e apresenta uma atividade mais elevada nos linfócitos.

Genética

A deficiência de DPD é uma desordem autossômica recessiva, com o gene *DPYD* localizado no cromossomo 1p22 e tendo pelo menos 32 polimorfismos detectados. Estima-se que a frequência de heterozigosidade pode se situar em 3%.

Manifestações clínicas

As crianças podem apresentar convulsões, deficiência intelectual e retardo motor. Características menos frequentes são o retardo no crescimento, a microcefalia, o espectro autista e as anomalias oculares. Outros pacientes podem apresentar sintomas neurológicos mais brandos e distúrbios de linguagem. Têm sido relatados casos de indivíduos não afetados, sugerindo possíveis efeitos secundários dos genes. A maioria dos pacientes apresenta um período inicial de desenvolvimento psicomotor normal seguido por retardos subsequentes. A sintomatologia pode estar ligada a alterações na homeostase da uracila, da timina ou da β-alanina. Como a β-alanina é um análogo estrutural do ácido γ-aminobutírico e da glicina, foi proposto que ela pode afetar a neurotransmissão inibitória. A DPD é a enzima inicial – e limitante da velocidade – na inativação do fármaco antineoplásico 5-fluoruracila (5-FU), sendo responsável por 80% do seu catabolismo. Os pacientes com deficiência parcial de DPD estão em risco de desenvolver uma grave toxicidade associada ao 5-FU. Em indivíduos adultos previamente saudáveis, foi relatada uma neurotoxicidade (dor de cabeça, sonolência, ilusões visuais e bloqueio da memória) ligada à pirimidinemia após o tratamento para o câncer com 5-FU.

Achados laboratoriais

A deficiência de DPD é caracterizada por um fenótipo variável e ela é diagnosticada pelo acúmulo bruto de timina e de uracila na urina (**timina-uracilaúria**), no plasma e no LCR. Foram relatados níveis normais de ácido úrico, assim como o diagnóstico pré-natal.

Tratamento

Não existe um tratamento estabelecido para esta doença, embora os pacientes com convulsões respondam aos medicamentos anticonvulsivantes. Variantes genéticas *DPYD* associadas à atividade parcial ou completa da DPD e que ocorrem com frequência relativamente elevada nas populações são marcadores preditivos potencialmente úteis da resposta do paciente à quimioterapia com 5-FU.

Deficiência de di-hidropirimidinase (di-hidropirimidinúria)

A DPH é a segunda enzima na terceira fase da via de degradação da uracila e da timina. A deficiência de DPH é caracterizada pelo aumento da excreção urinária do di-hidrouracil e da di-hidrotimina (**di-hidropirimidinúria**), bem como da uracila e da timina. Semelhantemente à deficiência de DPD, há um fenótipo clínico variável.

Genética

Essa é uma doença autossômica recessiva, com o gene *DPYS* localizado no cromossomo 8q22. Um estudo não encontrou diferença significativa na atividade residual entre as mutações observadas em pacientes sintomáticos e indivíduos assintomáticos, o que novamente se asssemelha à deficiência de DPD. A prevalência populacional em uma amostra japonesa foi de 0,1%.

Manifestações clínicas

As manifestações clínicas são parecidas com as da deficiência de DPD, o que comprova que os defeitos nestas etapas sequenciais produzem um distúrbio comum. Em três indivíduos afetados não aparentados, os sintomas incluíam convulsões com características dismórficas e retardo no desenvolvimento em dois pacientes. No entanto, três casos infantis independentes e dois casos de adultos assintomáticos foram identificados em um programa de triagem para distúrbios da degradação da pirimidina no Japão, e eles se mostraram sem sintomas mesmo na existência de acúmulo dos produtos de degradação da pirimidina nos líquidos corporais.

Achados laboratoriais

A triagem do ácido orgânico pode identificar quantidades aumentadas de uracila e de timina na urina. Testes de carga orais com uracila, di-hidrouracil, timina e di-hidrotimina têm sido utilizados para detectar portadores da deficiência. Nos casos sintomáticos, tem sido tentado o tratamento com β-alanina, com resultados ambíguos. Um único caso de aumento da sensibilidade foi relatado com o 5-FU.

Deficiência de β-ureidopropionase (*N*-carbamil-β-aminoacidúria)

As bases uracila e timina da pirimidina são degradadas por meio de uma ação consecutiva de três enzimas que leva à formação da β-alanina e do ácido β-aminoisobutírico, respectivamente. A terceira via enzimática é a **ureidopropionase (UP)**, e sua deficiência leva à *N*-carbamil-β-aminoacidúria. O ácido 3-ureidopropiônico (3-UPA) atua como uma neurotoxina por meio da inibição endógena do metabolismo energético mitocondrial, resultando então na iniciação de mecanismos exocitotóxicos secundários e dependentes de energia.

Genética

Fluorescência na hibridação *in situ* (FISH) localizada no gene β-ureidopropionase humano, o *UPB1*, no cromossomo 22q11.2.

Manifestações clínicas

Essas incluem hipotonia muscular, movimentos distônicos, convulsões e atraso grave no desenvolvimento. Foram relatados alguns indivíduos com deficiência de UP e sem problemas neurológicos.

Achados laboratoriais

A neuropatologia envolve tanto a substância cinzenta quanto a branca. A deficiência de UP leva ao acúmulo patológico de 3-UPA nos líquidos corporais. Em um caso relatado, a análise urinária apresentou níveis elevados de *N*-carbamil-β-alanina e de ácido *N*-carbamil-β-aminoisobutírico (ácido ureidoisobutírico). A enzima é expressa apenas no fígado e nenhuma atividade da β-ureidopropionase é detectada em biopsia hepática.

Tratamento
Não há tratamento conhecido para a deficiência de UP.

Deficiência de pirimidina 5′-nucleotidase
A maturação das hemácias é acompanhada pela degradação do RNA e pela liberação de mononucleotídios. A pirimidina 5′-nucleotidase é a primeira enzima na degradação do ciclo de resgate da pirimidina e ela catalisa a hidrólise dos nucleotídios da 5′-pirimidina aos nucleosídios correspondentes. A deficiência dessa enzima resulta em acumulação de níveis elevados dos nucleotídios da citidina e da uridina nas hemácias, o que, por sua vez, leva à hemólise. A deficiência de pirimidina 5′-nucleotidase pode ser, pelo menos em parte, compensada *in vivo* por outras nucleotidases ou, talvez, por outras vias metabólicas dos nucleotídios.

Genética
Essa é uma doença autossômica recessiva que envolve o gene *NT5C3A* no cromossomo 7 (7p15).

Manifestações clínicas
Os pacientes afetados com a deficiência de pirimidina 5′-nucleotidase apresentam clinicamente um defeito restrito às hemácias caracterizado por uma anemia hemolítica não esferocítica com pontilhados basofílicos. Outros aspectos característicos incluem esplenomegalia, aumento da bilirrubina indireta e hemoglobinúria. O **chumbo** é um inibidor poderoso da pirimidina 5′-nucleotidase, e a avaliação dos níveis de chumbo deve ser incluída sempre que a anemia hemolítica, a deficiência de pirimidina 5′-nucleotidase e os pontilhados basofílicos se associarem em um determinado paciente.

Achados laboratoriais
O diagnóstico requer um ensaio de hidrólise da UMP nas hemácias para formar uridina e fosfato inorgânico. O defeito enzimático deve ser suspeitado em pacientes com anemia hemolítica não esferocítica com pontilhados basofílicos. Geralmente, a anemia é moderada e raramente as transfusões são necessárias.

Tratamento
Não existe um tratamento específico. A esplenectomia não provou ser um tratamento eficaz. A deficiência adquirida de pirimidina 5′-nucleotidase induzida pelo chumbo é tratável, o que não acontece na deficiência congênita.

5′-nucleotidase citosólica hiperativa (depleção dos nucleotídios da pirimidina)
A depleção dos nucleotídios da pirimidina e a 5′-nucleotidase citosólica hiperativa podem conduzir a um distúrbio neurológico. Quatro pacientes não aparentados apresentaram uma elevação de 6 a 10 vezes na atividade da pirimidina 5′-nucleotidase em fibroblastos com ambos os substratos purina e pirimidina. A investigação em cultura de fibroblastos derivados desses pacientes mostrou uma incorporação normal das bases da purina em nucleotídios, mas uma incorporação reduzida da uridina e do ácido orótico.

Manifestações clínicas
As manifestações clínicas incluem atraso no desenvolvimento, convulsões, ataxia, infecções recorrentes, grave déficit de linguagem, hiperatividade, falta de atenção imediata e comportamento agressivo que aparecem nos primeiros anos de vida. Os pacientes afetados evidenciam anormalidades eletroencefalográficas. Os testes metabólicos são normais, exceto em relação à hipouricosúria persistente. Tem sido proposto que o aumento da atividade catabólica e a redução do resgate da pirimidina causam uma deficiência de nucleotídios da pirimidina.

Tratamento
O tratamento com uridina oral baseia-se na compensação do aumento do catabolismo dos nucleotídios. Todos os pacientes relataram que o tratamento com uridina propicipou melhoras da fala e do comportamento, redução da atividade convulsiva, com descontinuação dos medicamentos anticonvulsivos, além de redução da frequência das infecções.

Deficiência de timidina fosforilase (encefalomiopatia neurogastrintestinal mitocondrial)
A timidina fosforilase catalisa o catabolismo da timidina à timina. Esta enzima também é conhecida como *fator de crescimento derivado das plaquetas das células endoteliais* devido às suas propriedades angiogênicas, ou *gliostatina*, indicando seus efeitos inibitórios sobre a proliferação das células gliais. Isso tem sido implicado no metabolismo mitocondrial dos nucleosídios. O nível plasmático da timidina está aumentado mais de 20 vezes em comparação com o nível dos pacientes do grupo-controle. A perda da função da timidina fosforilase provoca uma **encefalomiopatia neurogastrintestinal mitocondrial** (**MNGIE**), que é herdada como um distúrbio único autossômico recessivo que causando depleção e instabilidade do DNA mitocondrial. Na MNGIE, a perda da atividade da timidina fosforilase provoca acumulações tóxicas dos nucleosídios timidina e desoxiuridina, que são incorporados pela via mitocondrial de resgate da pirimidina e causam desequilíbrios do *pool* de desoxinucleosídio trifosfato.

Genética
O gene *TYMP*, que codifica a timidina fosforilase, foi identificado como o gene *MNGIE* e está localizado no cromossomo 22q13.32-qter, mas a proteína é importada para o interior das mitocôndrias.

Manifestações clínicas
As manifestações clínicas da MNGIE, que em geral começam na adolescência e nas idades adultas iniciais, incluem ptose, oftalmoparesia externa progressiva, distúrbios da motilidade e má absorção gastrintestinais, caquexia, neuropatia periférica, miopatia do músculo esquelético e leucoencefalopatia.

Achados laboratoriais
As biopsias musculares tipicamente revelam anormalidades mitocondriais. A triagem é efetuada por detecção da timidina e da desoxiuridina acentuadamente elevadas na urina e que normalmente estão ausentes. A confirmação do diagnóstico pode ser feita por ensaio da atividade da timidina fosforilase em leucócitos periféricos. A análise genética molecular mostrará mutações funcionais no gene *TYMP*. O aumento da timidina e/ou dos nucleotídios da desoxiuridina pode causar um desequilíbrio do *pool* de nucleotídios mitocondriais resultando em alterações do DNA mitocondrial, em particularmente sua depleção.

Tratamento
Indica-se o tratamento de suporte. Não há qualquer terapia estabelecida para a MNGIE. Em vários pacientes tem sido realizado o transplante de medula óssea, mas nenhuma melhora dos sintomas ou na progressão da doença foi relatada. O transplante alogênico de células-tronco hematopoéticas para restaurar a atividade da timidina fosforilase e eliminar os metabólitos tóxicos é uma terapia potencial para a MNGIE.

Deficiência de timidina quinase 2
A timidina quinase 2 (TK2) é uma enzima-chave para a via de resgate da pirimidina ao fornecer um nucleotídio precursor para o DNA mitocondrial. A deficiência de TK2 provoca uma deleção do DNA mitocondrial específica de tecido. Normalmente, a TK2 fosforila a timidina e a desoxicitidina.

Genética
O gene TK2 está localizado no cromossomo 16q22; a deficiência é herdada de forma autossômica recessiva.

Manifestações clínicas

Clinicamente, os indivíduos afetados com uma deficiência de TK2 apresentam na infância uma miopatia grave e uma depleção do DNA mitocondrial muscular.

Tratamento

Nenhum tratamento específico está disponível. Indica-se a terapia de suporte.

A bibliografia está disponível no GEN-io.

Capítulo 109

Síndrome de Hutchinson-Gilford (Progeria)

Leslie B. Gordon

A síndrome da progeria de Hutchinson-Gilford (SPHG), ou progeria, é uma doença rara e fatal de envelhecimento prematuro segmentar, de herança autossômica dominante. Com uma estimativa de incidência de 1:4 milhões de nascidos vivos e prevalência de 1:20 milhões em indivíduos vivos, estima-se que houve um total de 400 crianças vivendo com progeria em 2018, no mundo todo. Não há predisposição de sexo, etnia ou regional.

A progeria é causada por uma mutação de uma única base no gene *LMNA*, o que resulta na produção de uma proteína laminina A mutante denominada **progerina**. A laminina A é uma proteína de filamento intermediário da membrana nuclear interna encontrada na maioria das células diferenciadas do corpo.

Sem o tratamento específico para progerina, as crianças com progeria desenvolvem **aterosclerose prematura progressiva** e morrem por insuficiência cardíaca, geralmente entre os 5 e 20 anos de idade. A proteína é encontrada em maior concentração na pele e na parede vascular de indivíduos normais mais velhos, em comparação com os indivíduos mais jovens, o que sugere um papel importante dessa proteína nas condições normais de envelhecimento.

MANIFESTAÇÕES CLÍNICAS

As crianças desenvolvem a aparência de envelhecimento acelerado, mas a evolução de características tanto clínicas quanto biológicas de envelhecimento são segmentares ou parciais. A aparência física muda drasticamente a cada ano que envelhecem (Figura 109.1). As descrições discutidas a seguir estão em ordem de aparência clínica.

Alterações dermatológicas

Achados cutâneos, muitas vezes, são os primeiros sinais identificados de progeria. São de gravidade variável e incluem áreas de descoloração, pigmentação pontilhada difusa, regiões espessadas de pele que podem restringir o movimento e áreas do tronco ou das pernas, onde aparecem pequenas protuberâncias de pele (1 a 2 cm), com consistência maleável. Embora geralmente nasçam com a presença de cabelos normais, este é perdido logo nos primeiros anos, tornando-se uma lanugem fina, macia e esparsa no couro cabeludo; sobrancelhas e cílios também ficam escassos. A distrofia ungueal ocorre mais tarde durante a vida.

Distúrbio de crescimento

Crianças com progeria apresentam desenvolvimento fetal e pós-natal inicial aparentemente normais. Entre alguns meses a 1 ano de idade, anormalidades no crescimento e na composição corporal são facilmente

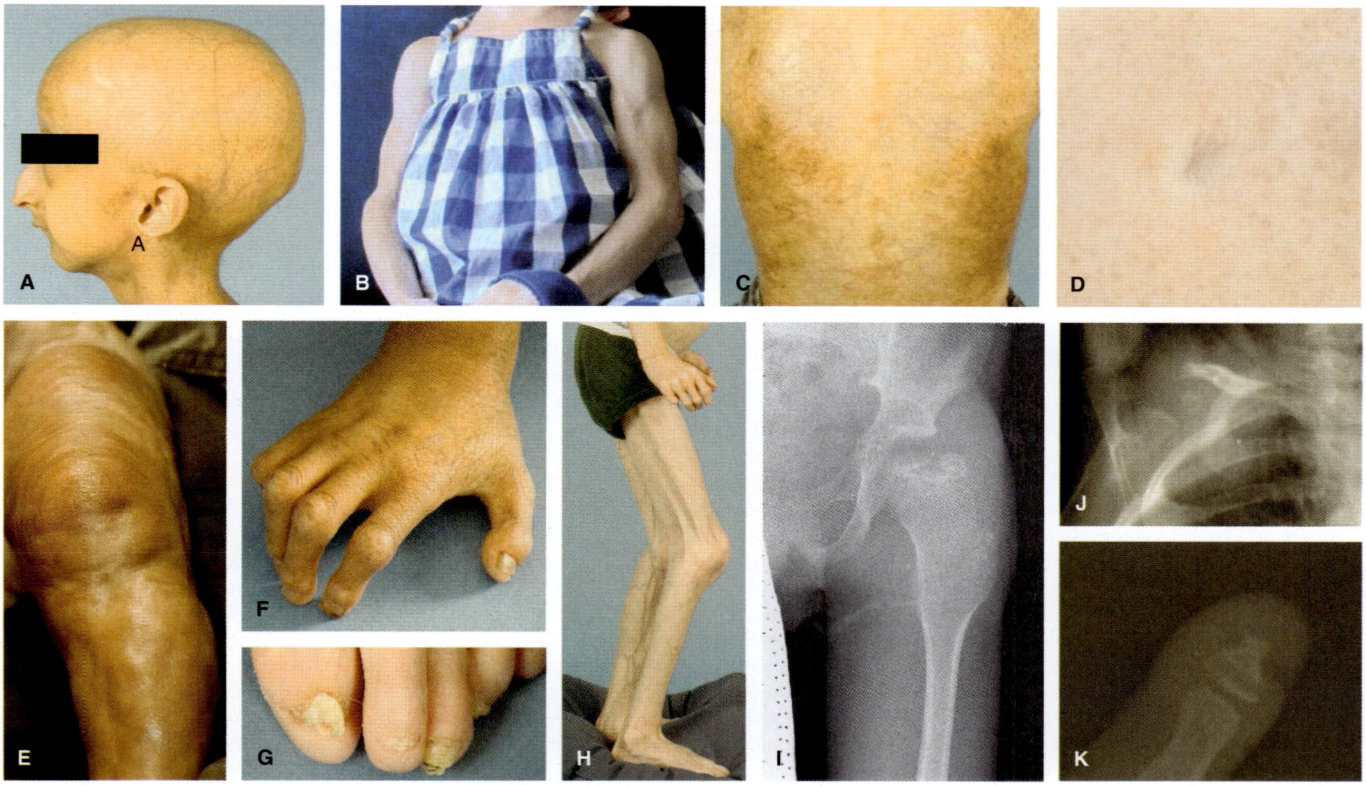

Figura 109.1 Distinção das características clínicas e dos achados radiográficos na síndrome de Hutchinson-Gilford de progeria. **A.** Alopecia, veias proeminentes do couro cabeludo, ponte nasal estreita, retrognatia. **B.** Lipoatrofia generalizada causando proeminência muscular. **C.** Endurecimento da pele e manchas. **D.** Umbigo plano com aparência cicatrizada. **E.** Pele protuberante. **F.** Contraturas da articulação digital. **G.** Distrofia ungueal em concha. **H.** Contraturas da articulação do joelho, lipodistrofia. **I.** Coxa valga do quadril. **J.** Osteólise clavicular. **K.** Acro-osteólise em um polegar. (Fotografias cortesia da The Progeria Research Foundation and Boston Children's Hospital.)

identificáveis. Pode ocorrer falha grave de desenvolvimento associado à lipoatrofia generalizada, com perda de massa aparente dos membros, cianose perioral e vasos proeminentes em torno do couro cabeludo, do pescoço e do tronco. O peso médio, em percentil, geralmente é normal ao nascer, mas costuma diminuir a um nível inferior ao terceiro percentil, mesmo com ingesta calórica adequada para crescimento normal e gasto energético de repouso normal. Uma revisão de 35 crianças apresentou ganho médio de peso de apenas 0,44 kg/ano, com início aos 24 meses de idade e persistindo ao longo da vida. Há variação entre pacientes nesse quesito, mas o ganho de peso projetado ao longo do tempo em pacientes individuais é constante, linear e muito previsível, o que contrasta acentuadamente com o padrão de crescimento parabólico de crianças normais pareadas por idade e sexo. As crianças atingem altura final média de cerca de 1 m e peso de aproximadamente 15 kg. O perímetro cefálico é normal. O déficit de peso é mais pronunciado do que o de estatura e, associado à perda de gordura subcutânea, resulta em uma aparência edemaciada característica da progeria. Problemas clínicos causados pela perda de gordura subcutânea incluem sensibilidade a temperaturas frias e desconforto nos pés em virtude da falta de amortecimento. A detecção de diabetes é muito incomum em pessoas com progeria, mas cerca de 30 a 40% das crianças apresentam resistência à insulina.

Anormalidades oculares

Os sinais e sintomas oftálmicos são causados, em parte, pela perda da elasticidade da pele e pela escassez de gordura subcutânea ao redor dos olhos. As crianças frequentemente apresentam hipermetropia e sinais de distúrbios da superfície ocular por lagoftalmia noturna e ceratopatia por exposição, o que, por sua vez, pode levar à ulcerações e cicatrizações na córnea. Algum grau de fotofobia é comum. A maioria dos pacientes apresenta acuidade relativamente boa; entretanto, a doença oftálmica avançada pode estar associada à redução da acuidade visual. *As crianças com progeria devem realizar uma avaliação oftalmológica ao diagnóstico e anualmente.* Recomenda-se a lubrificação intensa da superfície ocular, incluindo o uso de tarsorrafia ocular com fita à noite.

Fenótipos craniofaciais e dentários

As crianças desenvolvem desproporção craniofacial, com micrognatia e retrognatia causadas por hipoplasia mandibular. As manifestações orais e dentárias típicas incluem hipodontia, erupção dentária tardia, apinhamento dentário grave, arco palatal ogival, anquiloglossia, presença de fenda palatina sagital mediana e retração gengival generalizada. A erupção dentária pode se atrasar por vários meses e os dentes decíduos podem persistir durante toda a vida. A dentição permanente está presente, mas os dentes podem ou não entrar em erupção. Os dentes, às vezes, irrompem nas superfícies lingual e palatal da mandíbula e nos rebordos alveolares da maxila, em vez de emergir no lugar dos incisivos primários. Em alguns casos, a extração desses dentes decíduos promove o movimento dos dentes permanentes à posição correta.

Anormalidades ósseas e cartilaginosas

O desenvolvimento da estrutura e da densidade óssea representa uma displasia esquelética única que não se baseia na desnutrição. A acrosteólise das falanges distais, a reabsorção clavicular lateral e as costelas finas e cônicas são sinais precoces de progeria (identificáveis desde 3 meses de idade). *A desproporção facial, com ponte nasal estreita e retrognatia, tornam a intubação extremamente difícil, sendo a intubação por fibra óptica mais recomendada.* A estrutura piriforme do tórax e as clavículas pequenas podem levar à instabilidade articular glenoumeral redutível. O crescimento da coluna e da pelve óssea é normal. No entanto, o crescimento displásico do eixo da cabeça e do colo do fêmur resulta em coxa valga (*i. e.*, angulação do eixo da cabeça com o colo do fêmur superior a 125°) e coxa magna, quando o diâmetro da cabeça do fêmur é desproporcionalmente grande para o acetábulo, resultando em instabilidade do quadril. A displasia de quadril resultante pode ser progressiva e levar a osteoartrite, necrose avascular, luxação do quadril e incapacidade de suportar o peso. Outras alterações no esqueleto apendicular incluem alargamento das metáfises umeral e femoral e constrição do colo do rádio. A morfologia da cartilagem de crescimento geralmente é normal, mas pode ser variável em uma única radiografia. O surgimento dos centros de ossificação utilizados para definir a idade óssea é normal. A estrutura do osso avaliada pela tomografia computadorizada quantitativa periférica (TCQp) do rádio, demonstrando anormalidades distintas e graves na geometria da estrutura óssea, compatíveis com progeria, representa uma *displasia esquelética.* Os escores Z da densidade mineral óssea por área (DMOa), medida por absorciometria de raios X de dupla energia (DXA) ajustada para altura-idade, e a DMO (volumétrica) verdadeira avaliada por TCQp vão de normal a moderadamente reduzidos, refutando a suposição de que os pacientes com progeria são osteoporóticos. Taxas de fraturas na progeria estão dentro das frequências normais e não associadas a fraturas por fragilidade observadas em outras doenças ósseas metabólicas pediátricas, como a osteogênese imperfeita.

Contraturas em múltiplas articulações (p. ex., dedos, cotovelos, quadris, joelhos, tornozelos) podem estar presentes ao nascimento e progredir com a idade em virtude das alterações na flacidez das estruturas de tecido mole adjacentes (cápsula articular, ligamento, pele). Juntamente com irregularidades na congruência das superfícies articulares, essas alterações limitam o movimento articular e afetam o padrão da marcha. A fisioterapia de rotina é recomendada ao longo da vida para maximizar a função articular.

Audição

Perda auditiva condutiva de baixa frequência é comum na progeria, sendo indicativa de rigidez de membrana timpânica e/ou de déficits nas estruturas ósseas ou ligamentares da orelha média. No geral, isso não afeta a capacidade de ouvir os tons falados habituais, mas assentos preferenciais em sala de aula são recomendados, assim como exames de audição anuais.

Doença cardiovascular

Aproximadamente 80% dos óbitos por progeria são causados por insuficiência cardíaca, possivelmente precipitada por eventos como infecção respiratória ou intervenção cirúrgica sobreposta. A progeria é uma **doença vascular primária** caracterizada por enrijecimento vascular acelerado e generalizado, seguido de doenças oclusivas dos grandes e pequenos vasos a partir da formação de placa aterosclerótica, com insuficiência valvar e cardíaca nos anos seguintes. Hipertensão, angina, cardiomegalia, síndrome metabólica e insuficiência cardíaca congestiva são eventos comuns em estágio terminal.

Um estudo de ecocardiografia transtorácica em pacientes não tratados anteriormente revelou disfunção diastólica ventricular esquerda associada ao declínio relacionado com a idade nos escores Z da velocidade do Doppler tecidual lateral e septal inicial (E′) e aumento da razão de influxo mitral (E) para os escores Z da velocidade lateral e septal E′. Outros achados ecocardiográficos incluíram hipertrofia ventricular esquerda, disfunção sistólica ventricular esquerda e doença de valva mitral ou aórtica. Esses tendem a aparecer mais tarde durante a vida. Ultrassonografia carotídea de rotina para acompanhamento da placa, medidas de velocidade da onda de pulso carotídeo-femoral (PWV_{cf}) na avaliação do enrijecimento vascular e ecocardiograma são recomendados.

Arteriopatia vascular cerebral e acidente vascular encefálico

O infarto cerebral pode ocorrer mesmo que a criança apresente um eletrocardiograma normal. A incidência mais rápida de acidente vascular encefálico (AVE) se deu com a idade de 0,4 ano. Mais frequentemente, os AVEs ocorrem nos anos seguintes. Ao longo da vida, a evidência de infarto em ressonância magnética (RM) pode ser encontrada em 60% dos pacientes com progeria, sendo metade clinicamente silenciosa. São observadas doenças vasculares tanto de pequenos quanto de grandes vasos, assim como a extensa formação de vasos colaterais. Os bloqueios carotídeos estão bem documentados, mas pode ocorrer infarto mesmo na sua ausência. Propensão para AVE e vasculatura rígida subjacente impõem a manutenção da pressão arterial adequada por meio da hidratação (ingerir bastante água), uma prioridade nos pacientes com progeria. Cuidados especiais devem ser tomados quando se considera a manutenção adequada da pressão arterial durante anestesia geral, viagens de avião e climas quentes. Além disso, 15% dos óbitos em crianças com progeria ocorrem por lesão ou trauma na cabeça, incluindo hematoma subdural. Isso implica uma suscetibilidade subjacente ao hematoma subdural.

Desenvolvimento sexual

As mulheres com progeria podem desenvolver características sexuais secundárias de estágio II de Tanner, incluindo sinais de desenvolvimento precoce das mamas e pelos pubianos esparsos, mas elas não alcançam o estágio III. Apesar dos sinais físicos mínimos ou ausentes de desenvolvimento puberal e da gordura corporal mínima, mais da metade das mulheres apresentam menarca espontânea por volta dos 14 anos. As mulheres que apresentam menarca *versus* aquelas que não menstruam apresentam índices de massa corporal, porcentagem de gordura corporal e níveis de leptina sérica semelhantes, todos muito abaixo da população adolescente saudável. Se o sangramento se tornar grave, a contagem do hemograma completo pode estar reduzida e contraceptivos orais podem ser utilizados para diminuir a gravidade do sangramento. As características sexuais secundárias nos homens não foram estudadas. Não há casos documentados de capacidade reprodutiva em mulheres ou homens com progeria.

Sistemas de funcionamento normal

O fígado, o rim, a tireoide e os sistemas imunológico, gastrintestinal e neurológico (exceto aqueles relacionados com o AVE) permanecem intactos. A capacidade cognitiva é normal para a idade, possivelmente, em parte, a partir da regulação negativa da expressão de progerina no cérebro por um micro-RNA específico do cérebro, o miRNA-9.

ACHADOS LABORATORIAIS

Os achados laboratoriais mais consistentes são: leptina baixa abaixo dos níveis detectáveis (> 90%) e resistência à insulina (60%). A contagem de plaquetas é, com frequência, moderadamente alta. As concentrações de colesterol de lipoproteína de alta densidade (HDL) e adiponectina diminuem com o aumento da idade para valores significativamente abaixo do normal. Em contrapartida, os painéis lipídicos, a proteína C reativa de alta sensibilidade, a bioquímica sanguínea, as provas de função hepática e renal, os exames endocrinológicos e os testes de coagulação costumam ser normais.

PATOGÊNESE MOLECULAR

Mutações no gene *LMNA* causam progeria. O gene *LMNA/C* normal codifica as proteínas lamininas A e C, das quais apenas a laminina A é associada a doenças humanas. As proteínas lamininas são as principais proteínas da lâmina nuclear, uma interface molecular complexa localizada entre a membrana interna do envelope nuclear e a cromatina. A integridade da lâmina é fundamental para muitas funções celulares, criando e mantendo a integridade da estrutura nuclear, a replicação do DNA, a transcrição do RNA, a organização do núcleo, a montagem do poro nuclear, a função da cromatina e do ciclo celular, a senescência e a apoptose.

A progeria é, quase sempre, uma doença autossômica dominante esporádica. Há duas ocorrências documentadas em irmãos, ambas presumivelmente originadas por mosaicismo parental, quando um progenitor fenotipicamente normal apresenta mosaicismo em linhagem germinativa. Ela é causada pela aceleração do uso de uma clivagem interna alternativa do local de quebra (*local de splicing*), o que resulta na eliminação de 150 pares de bases na terceira porção 3′ do éxon 11 do gene *LMNA*. Em cerca de 90% dos casos, isso ocorre a partir de uma única troca de nucleotídio C para T na posição 1.824, que é silenciosa (Gly608Gly), mas otimiza um local interno de *splicing* alternativo dentro do éxon 11. Os 10% dos casos restantes apresentam uma de várias mutações de base única dentro da área doadora de *splicing* do íntron 11, reduzindo, assim, a especificidade para esse local e alterando o equilíbrio do *splicing* em favor do *splicing* alternativo interno. Subsequentemente a todas essas mutações, a translação seguida de processamento pós-translacional do mRNA alterado produz a progerina, uma proteína laminina anormal encurtada com uma deleção de 50 aminoácidos, próximo da sua extremidade C-terminal. O entendimento da via de processamento pós-translacional e de que forma ela é alterada para criar a progerina levou a uma série de perspectivas de tratamento para a doença (Figura 109.2).

Tanto a laminina A quanto a progerina têm um grupo lateral farnesil metilado que é anexado durante o processamento pós-translacional. Esse é um radical lipofílico que facilita a intercalação de proteínas na membrana nuclear interna, onde a maior parte das funções da laminina e da progerina é realizada. Para a laminina A normal, a perda do ancoramento do farnesil metilado libera a pré-laminina da membrana nuclear, tornando-a solúvel para a degradação autofágica. No entanto, a progerina mantém sua fração farnesil. Ela permanece ancorada à membrana, ligando-se a outras proteínas, provocando a formação de bolhas de núcleo, interrompendo a mitose e alterando a expressão do gene. A progerina também retém uma porção metílica.

A doença na progeria é produzida por um mecanismo negativo dominante; a *ação da progerina*, e não a redução da laminina A, gera o fenótipo da doença. A gravidade da doença é determinada, em parte, pelos níveis de progerina, que são regulados pela mutação, em particular, pelo tipo de tecido ou por outros fatores que influenciam o uso do local de *splicing* interno.

DIAGNÓSTICO E DIAGNÓSTICO DIFERENCIAL

No geral, o conjunto de constituição corporal pequena, alterações em ossos, cabelos, gordura subcutânea e pele resultam na semelhança física marcante entre os pacientes com progeria (Figura 109.3). Por esse motivo, o diagnóstico clínico pode ser obtido ou excluído com relativa facilidade, mesmo em idades jovens, embora existam alguns casos de pacientes com baixa expressão de progerina e sinais extremamente leves. A suspeita clínica deve ser seguida pelos testes de sequenciamento genético *LMNA*. Os distúrbios que se assemelham à progeria são aqueles agrupados como síndromes com aparência de envelhecimento precoce, incluindo: síndrome de Wiedmann-Rautenstrauch, síndrome de Werner, síndrome de Cockayne, síndrome de Rothmund-Thomson, dermopatia restritiva e síndrome de progeria de Nestor-Guillermo (Tabela 109.1). Frequentemente, os pacientes não se enquadram em nenhum desses diagnósticos e representam laminopatias anônimas ultrarraras progeroides que não carreiam nem mutações não produtoras de progerina na *LMNA* nem a enzima associada à laminina (*ZMPSTE24*), ou mesmo síndromes progeroides sem mutações associadas à laminina.

TRATAMENTO E PROGNÓSTICO

As crianças com progeria desenvolvem uma forma grave de aterosclerose prematura. Antes da morte, ocorre insuficiência cardíaca com hipertrofia do lado esquerdo, insuficiência valvar e edema pulmonar; o declínio neurovascular com ataques isquêmicos transitórios (AIT), acidente vascular encefálico e, ocasionalmente, convulsões, pode resultar em morbidez significativa. A morte acontece, geralmente, entre os 5 e 20 anos de idade, com uma vida útil média de 14,5 anos, resultante de insuficiência cardíaca, às vezes com infecção respiratória sobreposta (aproximadamente 80%); lesão ou trauma na cabeça, incluindo hematoma subdural (aproximadamente 15%); e, raramente, acidente vascular encefálico (1 a 3%) ou complicações da anestesia durante a cirurgia (1 a 3%).

O **hormônio do crescimento**, 0,05 mg/kg/dia SC, resultou em aumento da taxa de ganho de peso e do tamanho geral, mas ainda muito abaixo do observado em crianças normais. A terapia com ácido acetilsalicílico em baixa dose é recomendada, com 2 mg/kg/dia, como uma extensão do que se sabe sobre a redução do risco cardiovascular geral em situação de risco na população adulta. Não se sabe se o hormônio do crescimento ou a baixa dosagem de ácido acetilsalicílico tem qualquer efeito sobre a morbidade ou a mortalidade.

Vários estudos clínicos de tratamento foram baseados em medicações que visam a via pós-translacional da progerina (ver Figura 109.2). A inibição da farnesilação pós-translacional da progerina é destinada a impedir que essa proteína, que causa a doença, se ancore à membrana nuclear, onde realiza grande parte de seu dano. Um estudo clínico prospectivo de braço único foi realizado com o inibidor da farnesiltransferase **lonafarnibe** (NCT00425607). O lonafarnibe foi bem tolerado; os efeitos colaterais mais comuns foram diarreia, náuseas e perda de apetite que, em geral, melhoravam com o tempo. Subgrupos dos pacientes apresentaram aumento da taxa de ganho de peso, redução da rigidez vascular medida por PWV_{cf} diminuída e da ecodensidade da artéria carótida, além de melhora

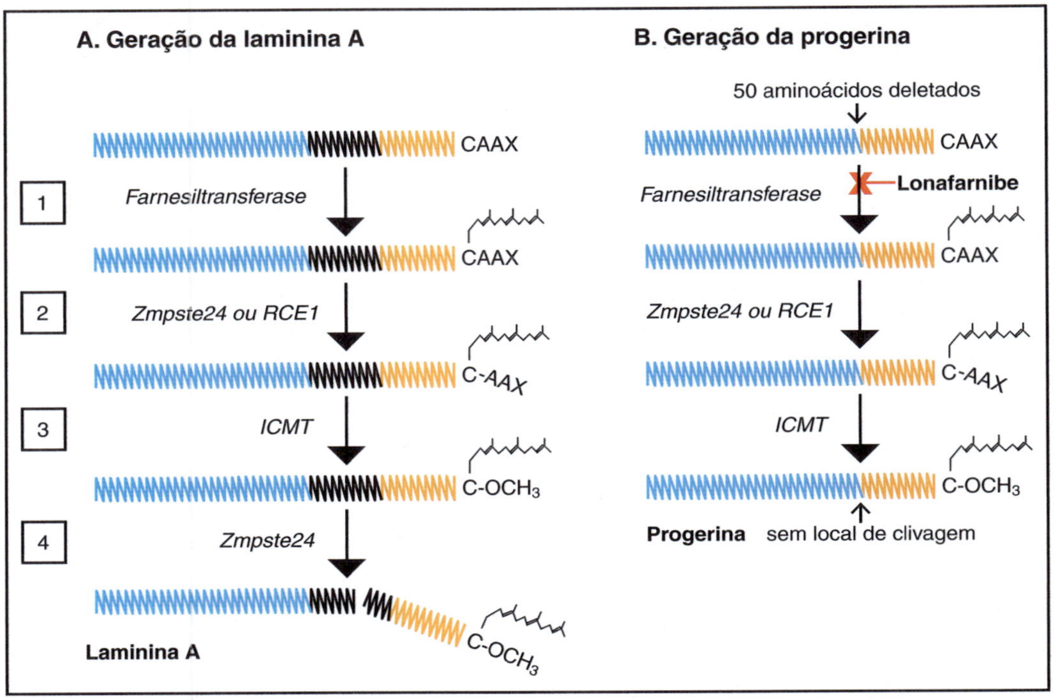

Figura 109.2 Vias do processamento pós-traducional produzindo laminina A e progerina, incluindo o local-alvo para lonafarnibe. **A.** Cadeia polipeptídica da prelaminina A, mostrando seu domínio de haste α-helicoidal central e caixa -CAAX C-terminal, representando cisteína (C), aminoácidos alifáticos (AA) e qualquer aminoácido (X). O domínio da haste α-helicoidal é dividido em segmentos que auxiliam na exibição do defeito da progerina. O processamento pós-translacional consiste em 4 etapas: *1*, um grupo farnesil é ligado ao resíduo de cisteína da caixa –CAAX pela farnesiltransferase; *2*, os últimos três resíduos são clivados proteoliticamente pela metaloprotease de zinco Zmpste24, ou enzima conversora de Ras (RCE1); *3*, carboximetilação por isoprenil-cisteína carboxil metiltransferase (ICMT); e *4*, os 15 resíduos C terminais finais, incluindo a cisteína farnesilada e carboximetilada, são clivados pela Zmpste24. **B.** Uma deleção de 50 aminoácidos na pré-laminina A (representada pelo segmento preto da haste da laminina A) é o resultado de uma mutação que ativa um local de *splicing* críptico no exon 11 do gene *LMNA*. Essa deleção deixa a progerina sem um local de ligação para a última etapa do processamento – clivagem da farnesilação e 15 resíduos de aminoácidos terminais carboximetilados. Assim, a progerina permanece farnesilada e intercalada dentro da membrana nuclear interna, onde causa grande parte de seu dano celular.

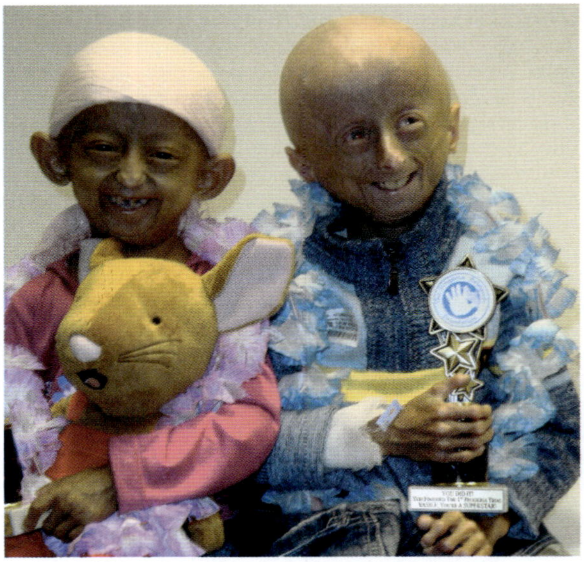

Figura 109.3 Menina de 7 anos e menino de 10 anos, não parentes, com progeria. A aparência é notavelmente semelhante entre os pacientes. (Cortesia da The Progeria Research Foundation.)

da função diastólica ventricular esquerda, maior rigidez estrutural do osso rádio, melhora do desempenho auditivo neurossensorial e indícios mais rápidos de redução da cefaleia, das taxas de AIT e de AVE. Os problemas dermatológicos, dentais, de retração da articulação, de resistência à insulina, de lipodistrofia e de DMO não foram afetados pelo tratamento medicamentoso. Um estudo de extensão do lonafarnibe foi iniciado com 30 crianças, as quais demonstraram aumento da sobrevida estimada em relação àquelas com progeria não tratadas.

Um estudo clínico que acrescentou *pravastatina* (aprovado pela Food and Drug Administration [FDA] para diminuir o colesterol) e *zoledronato* (aprovado pela FDA para osteoporose) ao regime de lonafarnibe, de forma semelhante, visou à inibição da farnesilação da progerina (NCT00916747), mas os resultados não mostraram melhoras no estado clínico em comparação com a monoterapia com lonafarnibe. Um estudo clínico em andamento adicionando *everolimo* (inibidor de mTOR aprovado pela FDA) ao regime de lonafarnibe visa a acelerar a autofagia da progerina, reduzindo, assim, teoricamente, seu acúmulo e o dano celular (NCT02579044). Os resultados desse estudo ainda não estão disponíveis.

RECURSOS PARA OS PACIENTES

A **Progeria Research Foundation** (www.progeriaresearch.org) mantém um registro internacional de pacientes com progeria, fornece um programa diagnóstico e um manual completo sobre o tratamento e coordena os estudos clínicos. Ela financia a pesquisa pré-clínica e clínica para definir as bases moleculares da doença e descobrir tratamentos e a cura. O site da fundação é uma excelente fonte de informações atuais sobre a progeria para famílias de crianças com esse distúrbio, seus médicos e cientistas interessados. Os recursos adicionais incluem o National Human Genome Research Institute (www.genome.gov/11007255/), o National Center for Biotechnology Information Genereviews (www.ncbi.nlm.nih.gov/books/NBK1121/) e o National Center for Advancing Translational Sciences (www.rarediseases.info.nih.gov/diseases/7467/progeria).

A bibliografia está disponível no GEN-io.

Tabela 109.1 Características da síndrome de progeria de Hutchinson-Gilford e outros distúrbios com características sobrepostas.

	SÍNDROME DE PROGERIA DE HUTCHINSON-GILFORD	SÍNDROME DE WIEDEMANN-RAUTENSTRAUCH	SÍNDROME DE WERNER	SÍNDROME DE COCKAYNE	SÍNDROME DE ROTHMUND-THOMPSON	DERMOPATIA RESTRITIVA
Gene(s) causador(es)	LMNA	Desconhecido	WRN, LMNA	CSA (ERCC8) CSB (ERCC6)	RECQL4	ZMPSTE24, LMNA
Herança	Autossômico Dominante	Desconhecido, provavelmente recessivo	Recessivo	Recessivo	Recessivo	Recessivo
Início	Infância	Recém-nascido	Adulto jovem	Recém-nascido/ infância	Infância	Recém-nascido
Retardo do crescimento	Pós-natal	Intrauterino	Início após a puberdade	Pós-natal	Pós-natal	Intrauterino
Perda de cabelo	+ total	+ do crânio irregular	+ do crânio, esparso, agrisalhamento	–	+ difusa	+ difusa
Anormalidades cutâneas	+	+	+	+	+	+
Perda de gordura subcutânea	+	+	+	+	–	–
Calcificação da pele	+ raramente	–	+	–	–	–
Baixa estatura	+	+	+	+	+	+
Coxa valga	+	–	–	–	–	–
Acrosteólise	+	+	+	–	–	–
Displasia mandibular	+	+	–	–	–	+
Osteopenia	+ leve	+	+	–	+	+
Vasculopatia	+	–	+	+	–	–
Insuficiência cardíaca	+	–	+	–	–	–
Acidentes vasculares cerebrais	+	–	–	–	–	–
Resistência à insulina	+	–	+ raramente	–	–	–
Diabetes	–	–	+	–	–	–
Hipogonadismo	+	–	+	+	+	–
Anormalidade dentária	+	+	+	+	+	+
Anormalidade vocal	+	–	+	–	–	–
Perda de audição	+	–	–	+	–	–
Contraturas articulares	+	–	–	–	–	+
Hiperqueratose	–	–	+	–	+	–
Cataratas	–	–	+	+	+	–
Predisposição ao tumor	–	–	+	–	+	–
Deficiência intelectual	–	+	–	+	–	–
Distúrbio neurológico	–	+	+ leve	+	–	–

Adaptada de Hegele RA: Drawing the line in progeria syndromes, *Lancet* 362;416-417, 2003.

Capítulo 110

Porfirias

Manisha Balwani, Robert J. Desnick e Karl E. Anderson

As porfirias são doenças metabólicas decorrentes de atividades alteradas de enzimas específicas da via biossintética do heme. Essas enzimas são mais ativas na medula óssea e no fígado. As **porfirias eritropoéticas**, nas quais ocorre superprodução de intermediários da via do heme primariamente nas células eritroides da medula óssea, geralmente se apresentam ao nascimento ou na idade pré-escolar com *fotossensibilidade cutânea* ou, no caso da porfiria eritropoética congênita, até intraútero, como hidropisia não imune. A protoporfiria eritropoética revela-se a mais comum em crianças e tem maior interesse para os pediatras. A maioria das porfirias é *hepática*, com superprodução e acúmulo inicial de precursores da porfirina ou das porfirinas no fígado. A ativação das porfirias hepáticas é muito rara durante a infância, refletindo os mecanismos regulatórios hepáticos distintos para a biossíntese do heme, que são influenciados pelo desenvolvimento na puberdade. Formas homozigóticas das porfirias hepáticas podem se manifestar clinicamente antes da puberdade. As crianças heterozigóticas para porfirias hepáticas hereditárias podem apresentar sintomas inespecíficos e não relacionados. Além disso, os pais costumam solicitar aconselhamento sobre o prognóstico a longo prazo, pois expressam preocupações com fármacos que exacerbem tais condições.

Estabeleceram-se as sequências de DNA e as localizações cromossômicas para os genes das enzimas nessa via, e diversas mutações foram identificadas relacionadas com a doença para cada porfiria. No entanto, variantes benignas identificadas por sequenciamento genético podem ser identificadas. As porfirias hereditárias exibem herança autossômica dominante, autossômica recessiva ou ligada ao X. Embora, o diagnóstico inicial de porfiria por métodos bioquímicos continue essencial, é especialmente importante confirmar o diagnóstico por demonstração de uma ou mais mutações em genes patogênicos específicos.

VIA BIOSSINTÉTICA DO HEME

O heme é necessário para várias hemoproteínas, como a hemoglobina, a mioglobina, os citocromos respiratórios e as enzimas do citocromo P450 (CYPs). Acredita-se que as oito enzimas na via para a biossíntese do heme estejam ativas em todos os tecidos. A síntese da hemoglobina nas células precursoras eritroides é responsável por aproximadamente 85% da síntese diária do heme em seres humanos. Os hepatócitos são responsáveis pela maior parte do restante, primariamente pela síntese das CYPs, que são sobretudo abundantes no retículo endoplasmático do fígado e têm um *turnover* mais rápido do que muitas outras hemoproteínas, como os citocromos respiratórios mitocondriais. Os intermediários da via são os precursores das porfirinas **ácido delta-aminolevulínico** (**ALA**, também conhecido como ácido 5-aminolevulínico) e **porfobilinogênio** (**PBG**), bem como as porfirinas (principalmente em suas formas reduzidas, conhecidas como **porfirinogênios**) (Figura 110.1). Esses intermediários não se acumulam em quantidades significativas sob condições normais nem têm funções fisiológicas importantes.

A atividade alterada de cada enzima na via associa-se a um tipo específico de porfiria (Tabela 110.1). A primeira enzima, ALA sintase (ALAS), ocorre sob duas formas. Uma forma específica eritroide, ALAS2, é deficiente na anemia sideroblástica ligada ao X em decorrência de mutações do gene *ALAS2* no cromossomo Xp11.2. Mutações com ganho de função de *ALAS2* causadas por deleções no último éxon causam protoporfiria ligada a X (PLX), que é fenotipicamente idêntica à protoporfiria eritropoética.

A regulação da síntese do heme difere nos dois principais tecidos formadores de heme. A biossíntese do heme no fígado é primariamente controlada pela forma universal da ALAS (ALAS1). A síntese de ALAS1 no fígado é regulada por um *pool* de heme "livre" (Figura110.1), o qual pode ser ampliado por heme recém-sintetizado ou por heme já existente liberado das hemoproteínas, sendo destinada à degradação a biliverdina pela heme oxigenase.

No éritron, novos mecanismos regulatórios possibilitam a produção de quantidades muito grandes de heme necessário para a síntese de hemoglobina. A resposta a estímulos para síntese de hemoglobina ocorre durante a diferenciação celular, levando a um aumento do número de células. Diferentemente do fígado, o heme também tem um papel estimulador na formação de hemoglobina, e a estimulação da síntese de heme nas células eritroides é acompanhada por aumentos não apenas de ALAS2, mas também por indução sequencial de outras enzimas biossintéticas do heme. Os transcritos separados específicos eritroides e os não eritroides ou "essenciais" (também chamados genes-referência – *house keeping transcripts*) são conhecidos para as primeiras quatro enzimas na via. As formas separadas de ALAS são codificadas por genes em diferentes cromossomos, porém, para cada uma das outras três, transcritos eritroides e não eritroides são transcritos por promotores alternativos no mesmo gene[1]. O heme também regula a taxa de sua síntese nas células eritroides por controle do transporte de ferro para os reticulócitos.

Os intermediários da via biossintética do heme são eficientemente convertidos em heme e, normalmente, apenas pequenas quantidades

1 [1]N.R.T.: "*Splicing* alternativo".

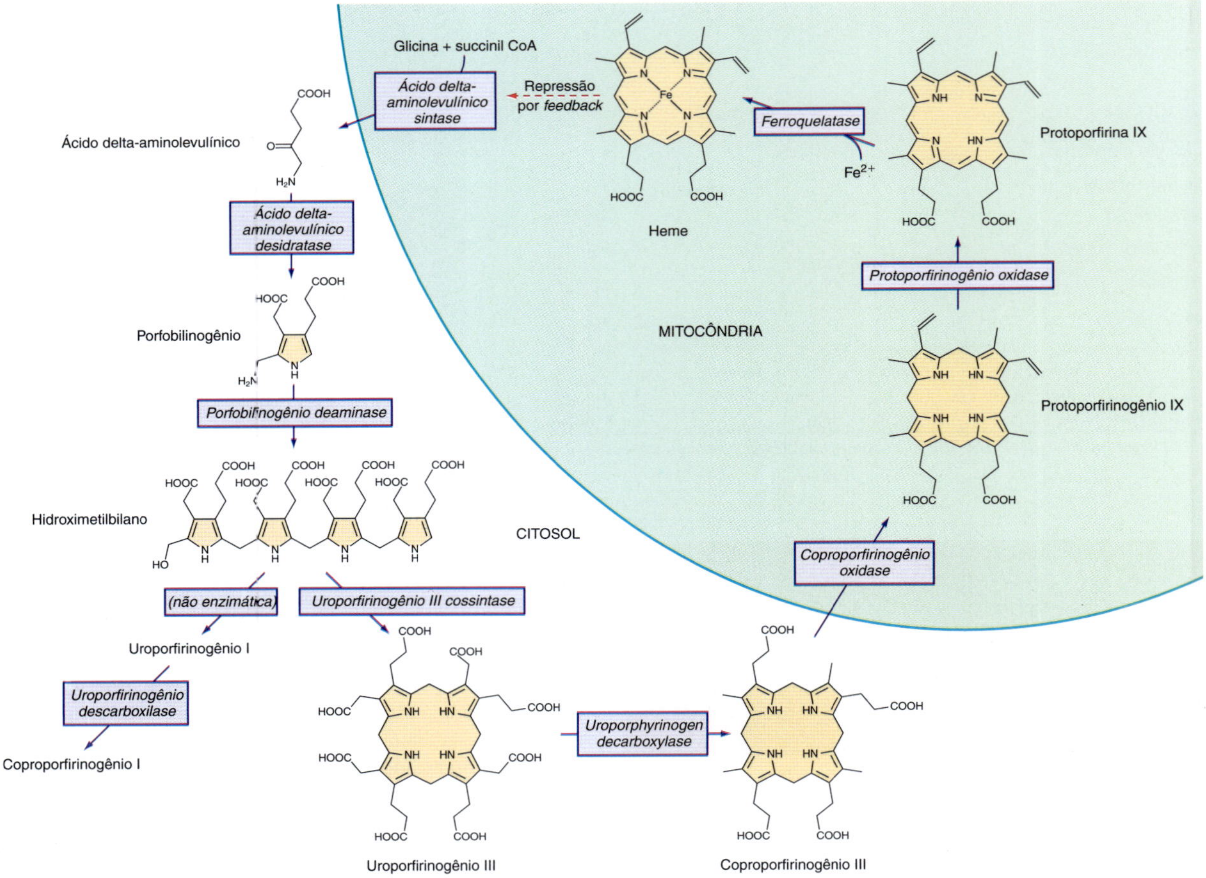

Figura 110.1 Enzimas e intermediários da via biossintética do heme. A via é regulada no fígado pelo produto final, o heme, principalmente por repressão por *feedback* (seta com linha interrompida).

Tabela 110.1 Porfirias humanas: mutações, tempo de apresentação e classificações baseadas em tecidos e sintomas.

DOENÇA	ENZIMA	HERANÇA	APRESENTAÇÃO	Classificação*			
				H	E	A/N	C
Protoporfiria ligada ao X (PLX)	Delta-aminolevulinato sintase 2 (*ALAS2*)	Ligada ao X	Infância		X		X
Porfiria da delta-ácido aminolevulínico desidratase (PAD)	Delta-ácido aminolevulínico desidratase (*ALAD*)	Autossômica recessiva	Principalmente pós-puberdade	X	X*	X	
Porfiria intermitente aguda (PIA)	Porfofibilinogênio desaminase (*PBGD*)	Autossômica dominante	Pós-puberdade	X		X	
PIA homozigótica		Homozigótica dominante	Infância	X	X	X	
Porfiria eritropoética congênita (PEC)	Uroporfirinogênio III sintase (*UROS*)	Autossômica recessiva	Intraútero ou lactentes		X		X
Porfiria cutânea tardia (PCT) tipo 1	Uroporfirinogênio III descarboxilase (*UROD*)	Esporádica	Adultos	X			X
PCT tipo 2[†]		Autossômica dominante	Adultos	X			X
PCT tipo 3		Desconhecida	Adultos	X			X
Porfiria hepatoeritropoética (PHE)		Homozigótica dominante	Infância	X	X*		X
Coproporfiria hereditária (CPH)	Coproporfirinogênio oxidase (*CPOX*)	Autossômica dominante	Pós-puberdade	X		X	X
CPH homozigótica		Homozigótica dominante	Infância	X	X	X	X
Porfiria variegata (PV)	Protoporfirinogênio oxidase (*PPOX*)	Autossômica dominante	Pós-puberdade	X		X	X
PV homozigótica		Homozigótica dominante	Infância	X	X	X	X
Protoporfiria eritropoética (PPE)	Ferroquelatase (*FECH*)	Autossômica recessiva (mais comumente heteroalélica com alelo hipomórfico)	Infância		X		X

A PAD e a PHE são consideradas primariamente porfirias hepáticas, mas aumentos substanciais de zinco protoporfirina eritrocitária sugerem um componente eritropoético. *Abreviações da classificação: H, hepática; E, eritropoética; A/N, aguda/neurológica; C, cutânea. [†]A PCT decorre da inibição da UROD hepática. A herança autossômica dominante de uma deficiência parcial de UROD é fator predisponente em casos definidos como PCT família (tipo 2).

dos intermediários são excretadas. Alguns podem sofrer modificações químicas antes da excreção. Enquanto os precursores das porfirinas ALA e PBG são incolores, não fluorescentes e amplamente excretados inalterados na urina, o PBG pode degradar e formar produtos coloridos, como o pigmento castanho chamado *porfobilina* ou polimerizar espontaneamente e formar as uroporfirinas. As porfirinas têm cor vermelha e exibem fluorescência em vermelho-vivo quando expostas à luz ultravioleta (UV) de comprimento de onda longo. Os porfirinogênios são a forma reduzida das porfirinas, incolores e não fluorescentes, mas sofrem auto-oxidação rapidamente, transformando-se nas correspondentes porfirinas quando se acumulam ou se estiverem fora da célula. Apenas os isômeros tipo III do uroporfirinogênio e do coproporfirinogênio são convertidos em heme (Figura 110.1).

ALA e PBG são excretados na urina. A excreção das porfirinas e dos porfirinogênios na urina ou na bile é determinada pelo número de grupos carboxila. Aqueles com muitos grupos carboxila, como a *uroporfirina* (octacarboxil porfirina) e a *heptacarboxil porfirina*, são hidrossolúveis e excretados na bile e nas fezes. A *coproporfirina* (tetracarboxil porfirina) é excretada, em parte, na urina e em parte na bile. Como a coproporfirina I é mais rapidamente excretada na bile do que a coproporfirina III, o comprometimento da função hepatobiliar pode aumentar a excreção total de coproporfirina urinária e a razão desses isômeros.

CLASSIFICAÇÃO E DIAGNÓSTICO DAS PORFIRIAS

Dois esquemas de classificação úteis refletem a fisiopatologia subjacente ou as características clínicas das porfirias (Tabela 110.1). Nas **porfirias hepáticas** e **porfirias eritropoéticas**, as fontes de excesso de produção de precursores das porfirinas e das porfirinas são o fígado e a medula óssea respectivamente. As **porfirias agudas** causam sintomas neurológicos associados a aumentos de um ou de ambos os precursores das porfirinas, ALA e PBG. Nas **porfirias cutâneas**, a fotossensibilidade resulta do transporte das porfirinas no sangue a partir do fígado ou da medula óssea para a pele. A **porfiria dupla** refere-se a casos muito raros de porfiria com deficiências de duas diferentes enzimas da via do heme.

A porfiria cutânea tardia (**PCT**), a porfiria intermitente aguda (**PIA**) e a protoporfiria eritropoética (**PPE**) são as três porfirias mais comuns, nessa ordem, considerando todos os grupos etários, e são muito diferentes em sua apresentação clínica, fatores precipitantes, métodos de diagnóstico e terapia efetiva (Tabela 110.2). Duas porfirias agudas menos comuns, a coproporfiria hereditária (**CPH**) e a porfiria *variegata* (**PV**), também podem causar lesões vesicobolhosas por fotossensibilidade (Tabela 110.1). A porfiria eritropoética congênita (**PEC**) causa lesões vesicobolhosas mais intensas, muitas vezes com infecção secundária e mutilação. A PPE e a PLX têm o mesmo fenótipo e distinguem-se umas das outras porfirias cutâneas por causarem fotossensibilidade sem a vesiculação que ocorre agudamente depois da exposição ao sol. A PPE também é a porfiria mais comum a se manifestar antes da puberdade.

Exames diagnósticos laboratoriais de primeira escolha

Alguns exames laboratoriais de primeira linha sensíveis e específicos devem ser pedidos sempre que os sintomas ou sinais sugerirem o diagnóstico de porfiria. Se um exame de primeira escolha ou de triagem for significativamente anormal, exames mais abrangentes devem vir a seguir para estabelecer o tipo de porfiria. A solicitação excessiva de exames laboratoriais para triagem pode levar a gastos desnecessários e até atraso no diagnóstico. Em pacientes que apresentam um diagnóstico anterior de porfiria, será necessário analisar os laudos laboratoriais que foram a base para o diagnóstico original e, se forem inadequados, consideram-se outros testes.

Deve-se suspeitar de porfiria aguda em pacientes com sintomas neuroviscerais, como dor abdominal depois da puberdade, quando a

Tabela 110.2 Três porfirias humanas mais comuns e características principais.

	SINTOMAS DE APRESENTAÇÃO	FATORES DE EXACERBAÇÃO	TESTES DE TRIAGEM MAIS IMPORTANTES	TRATAMENTO
Porfiria intermitente aguda	Neurológicos, início na idade adulta	Fármacos (principalmente indutores de P450), progesterona, dietras restritivas	Porfobilinogênio urinário	Hemina, glicose
Porfiria cutânea tardia	Lesões vesicobolhosas e fragilidade cutâneas (crônicas), início na idade adulta	Ferro, álcool, tabagismo, estrogênios, hepatite C, HIV, hidrocarbonetos halogenados	Porfirinas plasmáticas (ou urinárias)	Flebotomia, hidroxicloroquina em baixa dose
Protoporfiria eritropoética	Dor fototóxica e edema (principalmente agudo), início na infância		Protoporfirina eritrocitária total com zinco protoporfirina e protoporfirina sem metal	Proteção solar

avaliação clínica inicial não sugerir outra causa. Devem ser dosados o *PBG urinário* e as *porfirinas totais*. O PBG urinário teoricamente sempre aumenta durante crises agudas de PIA, CPH e PV e não aumenta de maneira substancial em qualquer outra condição clínica. Portanto, essa dosagem é sensível e específica. Os resultados de amostras de urina de micção única são altamente informativos porque se esperam aumentos muitos substanciais durante as crises agudas de porfiria. Uma coleta de 24 horas pode atrasar desnecessariamente o diagnóstico. A mesma amostra de urina deve ser guardada para a determinação quantitativa de PBG e de porfirina totais (ambas expressas relativamente à creatinina) para confirmar o resultado qualitativo do PBG. O ALA costuma ser dosado também, mas geralmente está menos elevado do que o PBG na PIA, na CPH e na PV. Na porfiria por ALA desidratase alterada, o ALA e as porfirinas na urina, mas não o PBG, elevam-se consideravelmente. As porfirinas urinárias podem permanecer altas por mais tempo do que os precursores de porfirinas em alguns casos de CPH e de PV. A dosagem única de porfirinas urinárias deve ser evitada para triagem, pois costumam aumentar em muitos outros transtornos, que não as porfirias, como nas doenças hepáticas, e podem resultar em diagnósticos equivocados de porfiria com aumentos mínimos das porfirinas urinárias sem significância diagnóstica.

Porfirias cutâneas vesicobolhosas

Teoricamente, as vesículas e bolhas cutâneas causadas pela porfiria sempre são acompanhadas por aumentos das *porfirinas totais no plasma e na urina*. As porfirinas plasmáticas na PV ligam-se de modo covalente às proteínas plasmáticas e são facilmente detectadas por um pico diagnóstico pelo método de fluorescência. A faixa da normalidade para as porfirinas plasmáticas aumenta um pouco nos pacientes com doença renal em fase terminal.

Porfiria cutânea não vesicobolhosa

A dosagem da protoporfirina eritrocitária total e, se a quantidade total estiver elevada, do fracionamento da protoporfirina em suas formas livre de metal e quelada ao zinco, é essencial para o diagnóstico de PPE e PLX. Infelizmente, esses métodos não são oferecidos por alguns grandes laboratórios comerciais. Os resultados das dosagens de zinco protoporfirina costumam ser registrados (no mesmo relatório), como *protoporfirina* e *protoporfirina eritrocitária livre*, sendo cada uma calculada diferentemente, com base em práticas passadas para triagem de intoxicação por chumbo (que aumenta apenas a zinco protoporfirina). Desse modo, o termo genérico *protoporfirina livre* não significa protoporfirina livre de metal, pois foi definida como protoporfirina livre de ferro e data de antes que se conhecesse que (exceto nas protoporfirias) a protoporfirina nos eritrócitos está principalmente quelada ao zinco. Essa confusão desnecessária torna difíceis o diagnóstico e a exclusão confiável das protoporfirias. As porfirinas plasmáticas totais ficam elevadas na maioria, mas não em todos os casos de protoporfiria, de modo que não se deve confiar em um nível normal para excluir a protoporfiria quando a protoporfirina eritrocitária total estiver elevada.

Ocorrem aumentos de protoporfirina eritrocitária total e quelada ao zinco em muitas outras condições, como deficiência de ferro, intoxicação por chumbo, hemólise, anemia das doenças crônicas e outros distúrbios das hemácias. Portanto, o diagnóstico de PPE precisa ser confirmado mostrando-se um aumento predominante da protoporfirina livre de metal. Na PLX, a protoporfirina livre com zinco está elevada.

Exames de segunda linha

Justificam-se exames mais extensos quando um exame de primeira linha for positivo. Por exemplo, um aumento substancial de PBG pode ser causado por PIA, CPH ou PV, e isso pode ser distinguido dosando-se a porfobilinogênio deaminase nos eritrócitos, as porfirinas urinárias (usando a mesma amostra de urina), as porfirinas fecais e as porfirinas plasmáticas. As várias porfirias que causa lesões cutâneas vesicobolhosas são diferenciadas dosando-se as porfirinas na urina, nas fezes e no plasma. A confirmação, em nível genético, é importante, uma vez o diagnóstico estabelecido pelos testes bioquímicos.

Testes para porfiria subclínica

Costuma ser difícil diagnosticar ou descartar porfiria em pacientes que tiveram sintomas sugestivos meses ou anos antes e em parentes de pacientes com porfirias agudas, pois os precursores das porfirinas e as porfirinas podem estar normais. Podem ser necessários testes mais extensos e consultas a um laboratório e a um médico especializados. Antes de avaliar os parentes, o diagnóstico de porfiria deve ser firmemente estabelecido no caso-índice; e os resultados laboratoriais, revisados para orientar a escolha dos testes para os familiares. O caso-índice ou outro familiar com porfiria confirmada deve ser sempre testado novamente caso necessário. A identificação de uma mutação causadora da doença no caso-índice facilita a detecção dos outros portadores, pois os exames bioquímicos em portadores latentes podem ser normais.

PORFIRIA COM DEFICIÊNCIA DE ÁCIDO DELTA-AMINOLEVULÍNICO DESIDRATASE

Às vezes, a porfiria com deficiência de ALA desidratase (**PDAD**) é denominada *porfiria de Doss*, em razão do nome do investigador que descreveu os primeiros casos. O termo *plumboporfiria* enfatiza a similaridade da condição com a intoxicação por chumbo, mas implica incorretamente que seja causada por exposição ao chumbo.

Etiologia

Essa porfiria resulta de uma deficiência de ALA desidratase (ALAD), herdada como herança autossômica recessiva. Apenas seis casos foram confirmados por análise de mutações. A prevalência de heterozigotos da deficiência de ALAD foi estimada em menos de 1% na Alemanha e aproximadamente 2% na Suécia.

Patologia e patogênese

A ALAD catalisa a condensação de duas moléculas de ALA para formar o pirrol PBG (Figura 110.1). A enzima é sujeita à inibição por algumas substâncias químicas exógenas e endógenas. A ALAD mostra-se a principal proteína de ligação ao chumbo nos eritrócitos, e o chumbo pode deslocar os átomos de zinco na enzima. A inibição da atividade da ALAD eritrocitária é um índice sensível da exposição ao chumbo.

Identificaram-se 11 alelos anormais da ALAD, a maioria com mutações pontuais, alguns expressando atividade parcial, de tal modo que a síntese do heme fica parcialmente preservada. O grau de atividade enzimática residual pode predizer a gravidade fenotípica dessa doença.

A PDAD costuma ser classificada como porfiria hepática, embora o ponto de superprodução de ALA não tenha sido estabelecido. Um paciente com doença grave de início precoce foi submetido a transplante do fígado sem melhora clínica ou bioquímica significativa, o que pode sugerir que os intermediários em excesso não se originassem no fígado. O excesso de coproporfirina III urinária na PDAD poderia se originar do metabolismo do ALA a porfirinogênios em um tecido que não o local de produção excessiva de ALA. A administração de grandes doses de ALA a indivíduos normais também leva a uma coproporfinúria substancial. O aumento da protoporfirina eritrocitária, como em todas as outras porfirias homozigóticas, pode ser explicado pelo acúmulo de intermediários mais do início da via nas células eritroides da medula óssea durante a síntese de hemoglobina, seguido por transformação em protoporfirina depois de a síntese de hemoglobina estar completa. Os sintomas neurológicos são atribuídos a efeitos neurotóxicos do ALA, mas isso não foi comprovado.

Manifestações clínicas

Na maioria dos casos, os sintomas parecem-se com outras porfirias agudas, com crises agudas de dor abdominal e neuropatia periférica. Os fatores precipitantes, como exposição a fármacos prejudiciais, não são evidentes na maioria dos casos. Quatro dos casos relatados eram adolescentes do gênero masculinos. Um lactente sueco teve doença mais grave, apresentando comprometimento neurológico e atraso do crescimento. Um homem de 63 anos na Bélgica desenvolveu uma polineuropatia motora aguda concomitantemente com um transtorno mieloproliferativo.

Achados laboratoriais

O ALA urinário, a coproporfirina III e a zinco protoporfirina III eritrocitária aumentam substancialmente. O PBG urinário é normal ou discretamente alto. A atividade da ALAD eritrocitária reduz-se acentuadamente, e ambos os pais têm atividade aproximadamente metade do normal dessa enzima e ALA urinário normal.

Diagnóstico e diagnóstico diferencial

As outras três porfirias agudas caracterizam-se por aumentos substanciais de ALA e de PBG. Ao contrário, o ALA, mas não o PBG, aumenta substancialmente na PDAD. Uma deficiência acentuada de ALAD eritrocitária e atividade metade do normal nos pais sustentam o diagnóstico. É preciso excluir outras causas de deficiência de ALAD, como **intoxicação por chumbo**. A succinilacetona acumula-se na tirosinemia hereditária tipo 1 e é estruturalmente semelhante ao ALA, inibe ALAD e pode causar aumento da excreção urinária de ALA e manifestações clínicas que se assemelham às da porfiria aguda. Há relatos de deficiência de ALAD adquirida idiopática. Diferentemente da intoxicação por chumbo, a deficiência de atividade de ALAD na PDAD não é restaurada pelo acréscimo *in vitro* de reagentes sulfidrila, como o ditiotreitol. Mesmo que não se encontre outra causa de deficiência de ALAD, é essencial confirmar o diagnóstico de PDAD por estudos moleculares.

Tratamento

A experiência de tratamento na PDAD é limitada, mas similar à de outras porfirias agudas. A glicose parece ter mínima efetividade, mas pode ser indicada para sintomas leves. A **terapia com hemina** foi aparentemente efetiva para crises agudas em adolescentes masculinos, e as infusões semanais preveniram crises em dois desses pacientes. A hemina não foi efetiva bioquímica ou clinicamente na criança sueca com doença grave; e, no homem belga, com a forma de início tardio, o qual tinha uma neuropatia periférica – sem crises agudas produziu uma resposta bioquímica, mas sem melhora clínica. A hemina pode ser efetiva no tratamento de sintomas porfiria-*like* associados à tirosinemia hereditária e pode reduzir significativamente o ALA urinário e a coproporfirina na intoxicação por chumbo. É aconselhável evitar os fármacos prejudiciais em outras porfirias agudas. O transplante de fígado não teve efeito na criança com doença grave.

Prognóstico

O panorama, em geral, é bom nos casos típicos de PDAD, embora possam ocorrer crises recorrentes. A evolução foi desfavorável na criança sueca com doença mais grave e é incerta nos adultos com doença de início tardio associada a distúrbios mieloproliferativos.

Prevenção e aconselhamento genético

Os pais heterozigotos devem estar cientes que, para filhos subsequentes, há um risco de recorrência para PDAD, como em qualquer distúrbio autossômico recessivo. O diagnóstico pré-natal é possível, mas não tem sido publicado.

PORFIRIA INTERMITENTE AGUDA

A PIA também é denominada *pirroloporfiria*, *porfiria sueca* ou *porfiria aguda intermitente*, sendo o tipo mais comum de porfiria aguda na maioria dos países.

Etiologia

A PIA resulta da deficiência de atividade de genes *housekeeping* ou de genes de referência da **porfobilinogênio deaminase** (**PBGD**). Essa enzima também é conhecida como hidroximetilbilano (HMB) sintase (o termo anterior, uroporfirinogênio I sintase, é genérico). A PBGD catalisa a desaminação e a condensação de cabeça à cauda de quatro moléculas de PBG para formar tetrapirrol linear HMB (também conhecido como pré-uroporfirinogênio; Figura 110.1). Um cofator dipirrometano único liga-se aos intermediários pirrol no sítio catalítico até que seis pirróis (incluindo o cofator dipirrol) sejam reunidos de maneira linear, depois do tetrapirrol HMB liberado. A apodeaminase gera o cofator dipirrol para formar a holodeaminase, e isso ocorre mais rapidamente a partir do HMB do que do PBG. Na verdade, altas concentrações de PBG podem se ciclizar de modo não enzimático para formar uroporfirinogênio I não fisiológico; mas, na presença da enzima seguinte na via, é ciclizado mais rapidamente para formar uroporfirinogênio III.

As formas eritroide e *housekeeping* da enzima são codificadas por gene único no cromossomo humano 11 (11q24.1→q24.2), que contém 15 éxons. As duas isoenzimas são proteínas monoméricas e diferem apenas discretamente no peso molecular (aproximadamente 40 e 42 kDa) e resultam do processamento alternativo de dois transcritos de RNAs mensageiros (mRNA) distintos originados de dois promotores (*splicing* alternativo). O promotor de *housekeeping* funciona em todos os tipos de células, inclusive nas células eritroides.

O padrão de herança da PIA é autossômico dominante, apresentando-se casos homozigóticos muito raros na infância. Mais de 400 mutações de *PBGD*, como mutações de sentido trocado, sem sentido e mutações de em sítio de *splicing*, bem como inserções e deleções têm sido identificadas na PIA em muitos grupos populacionais, como a raça negra. A maioria das mutações é comum em uma ou algumas famílias. Em razão dos efeitos fundadores, contudo, algumas são mais comuns em certas áreas geográficas, como a do norte da Suécia (W198X), dos Países Baixos (R116W), da Argentina (G116R), da Nova Escócia (R173W) e da Suíça (W283X). Mutações *de novo* podem ser encontradas em aproximadamente 3% dos casos. A natureza (tipo) da mutação de *PBGD* não é responsável pela gravidade da apresentação clínica, que varia bastante nas famílias. A **porfiria de Chester** foi inicialmente descrita como forma variante da porfiria aguda em uma grande família inglesa, mas se verificou que é causada por mutação em *PBGD*.

A maioria das mutações leva a uma atividade aproximadamente a metade do normal das isoenzimas *housekeeping* e eritroide; e quantidades a metade do normal de suas respectivas proteínas enzimáticas em todos os tecidos nos heterozigotos. Em aproximadamente 5% dos pacientes com PIA sem laços de parentesco, há deficiência da isoenzima do tipo *housekeeping* com a isoenzima eritroide-específica normal. As mutações que causam essa variante geralmente são encontradas no éxon 1 ou em seu sítio doador de processamento 5′ ou iniciação do códon de tradução.

Patologia e patogênese

Pensa-se que a indução da enzima hepática limitante ALAS1 seja causadora das exacerbações agudas dessa e de outras porfirias. A PIA continua latente (ou assintomática), na maioria daqueles que são portadores heterozigóticos das mutações de *PBGD*; e, quase sempre, antes da puberdade. Naqueles sem história de sintomas agudos, a excreção de precursores de porfirinas costuma ser normal. Isso sugere que a atividade da PBGD hepática metade do normal seja suficiente, a menos que a atividade de ALAS1 hepática aumente. Os pacientes também podem estar assintomáticos com altos níveis de precursores de porfirinas e são classificados como *altos excretores assintomáticos*. Esses pacientes podem ter uma história remota de sintomas. Muitos fatores que levam à expressão clínica da PIA, inclusive certos fármacos e hormônios esteroides, têm a capacidade de induzir ALAS1 hepática e CYPs. Quando a síntese hepática de heme aumenta, a atividade à metade do normal da PBGD pode se tornar limitante, e o ALA, o PBG e outros intermediários da via do heme podem se acumular. Além disso, a síntese do heme fica comprometida, e a regressão da ALAS1 hepática mediada pelo heme é menos efetiva.

Não está comprovado, contudo, se a PBGD hepática permanece constante com atividade cerca de 50% do normal durante exacerbações e remissão da PIA, como nos eritrócitos. Um trabalho anterior sugeriu que a atividade da enzima é consideravelmente menor da metade do normal no fígado durante uma crise aguda. A atividade da PBGD hepática pode reduzir-se ainda mais, uma vez que a PIA seja ativada, conforme sugerido, pelo excesso de PBG ao interferir na reunião do cofator dipirrometano para essa enzima. Também parece provável que fatores genéticos desconhecidos tenham um papel contribuinte, por exemplo, em pacientes que continuam a ter crises, mesmo quando são evitados precipitantes conhecidos.

A PIA quase sempre é latente antes da puberdade e se torna ativa principalmente em mulheres adultas, o que sugere que fatores endócrinos, sobretudo níveis adultos de hormônios esteroides femininos, sejam importantes para a expressão clínica. Crises pré-menstruais provavelmente resultam da progesterona endógena. Às vezes, as porfirias agudas são exacerbadas por esteroides exógenos, como contraceptivos orais contendo progestágenos. É surpreendente que a gravidez geralmente seja bem tolerada. Tal fato sugere que alterações metabólicas protetoras possam amenizar os efeitos dos altos níveis de progesterona.

São **fármacos** não seguros nas porfirias agudas (Tabela 110.3) aqueles com capacidade de induzir ALAS1 hepática ou que se associam estreitamente à indução de CYPs. Algumas substâncias químicas (p. ex., griseofulvina) podem aumentar o *turnover* de heme, promovendo a destruição de CYPs específicas para formar um inibidor (p. ex., *N*-metil protoporfirina) de ferroquelatase (FECH, a enzima final na via). Os antibióticos sulfonamidas são prejudiciais, mas aparentemente não indutores da síntese hepática do heme. O etanol e outros alcoóis são indutores de ALAS1 e de algumas CYPs.

Fatores nutricionais, sobretudo a redução do consumo de calorias e carboidratos, como pode ocorrer com doença ou tentativas de perda de peso, podem aumentar a excreção de precursores das porfirinas e induzir crises de porfiria. O aumento do consumo de carboidratos pode amenizar as crises. A ALAS1 hepática é modulada pelo coativador 1-alfa do receptor gama ativado do peroxissomo proliferador, importante ligação entre o estado nutricional e as exacerbações de porfiria aguda.

Têm sido implicados ainda outros fatores. Substâncias químicas no cigarro, como hidrocarbonetos aromáticos policíclicos, podem induzir CYPs hepáticas e a síntese de heme. Um levantamento de pacientes com PIA verificou uma associação entre **tabagismo** e crises repetidas de porfiria. As crises podem resultar de estresse metabólico e do comprometimento da nutrição associadas a doença importante, infecção ou cirurgia. Observações clínicas sugerem ser comum um efeito aditivo de vários fatores predisponentes, como fármacos, hormônios endógenos, fatores nutricionais e tabagismo.

Mecanismos neurológicos

O mecanismo de dano neural nas porfirias agudas não é bem compreendido. A hipótese mais provável, no presente, é que um ou mais precursores do heme, ou talvez um derivado, sejam neurotóxicos. O aumento de ALA na PIA, na CPH, na PV e na PDAD, o plumbismo e a tirosinemia tipo 1 hereditária, que têm manifestações neurológicas similares, sugerem que essas substâncias ou um derivado sejam neuropáticas. Porfirinas derivadas do ALA depois de sua captação pelas células podem ser tóxicas. O ALA também pode interagir com os receptores do ácido gama-aminobutírico (GABA). A PIA grave melhora consideravelmente depois do transplante alogênico do fígado. Essa experiência e a demonstração de que receptores de fígados com PIA desenvolvem porfiria sustentam a hipótese de que os precursores do heme do fígado causam manifestações neurológicas.

Tabela 110.3 Fármacos não seguros e seguros nas porfirias agudas.

NÃO SEGUROS	SEGUROS
Barbitúricos (todos)	Narcoanalgésicos
Antibióticos sulfonamídicos*	Ácido acetilsalicílico
Meprobamato* (também mebutamato*, tibutamato*)	Paracetamol
Carisoprodol*	Fenotiazinas
Glutetimida*	Penicilinas e derivados
Metiprilona	Estreptomicina
Etclorvinol*	Glicocorticoides
Mefenitoína	Brometos
Fenitoína*	Insulina
Succinimidas	Atropina
Carbamazepina*	Cimetidina
Clonazepam‡	Ranitidina†
Primidona*	Acetazolamida
Ácido valproico*	Alopurinol
Pirazolonas (aminopirina, antipirina)	Amilorida
Griseofulvina*	Betanidina
Derivados do ergot	Bumetanida
Metoclopramida*‡	Cumarínicos
Rifampicina*	Fluoxetina
Pirazinamida*‡	Gabapentina
Diclofenaco*‡	Gentamicina
Fluconazol*	Guanetidina
Contraceptivos orais	Ofloxacino
Progesterona e progestinas sintéticas*	Propranolol
Danazol*	Succinilcolina
Álcool	Tetraciclina
IECAs (especialmente enalapril)‡	
Espironolactona	
BCCs (especialmente nifedipino)‡	
Cetoconazol	
Cetamina*	

Essa listagem parcial não inclui todas as informações existentes sobre segurança de medicamentos em porfirias agudas. Outras fontes devem ser consultadas em busca de fármacos não listados aqui. *A porfiria foi relacionada como contraindicação, advertência, precaução ou efeito adverso em bulas nos EUA para esses fármacos. Os estrogênios também são relacionados como prejudiciais na porfiria, mas têm sido implicados como prejudicial nas porfirias agudas, principalmente com base apenas na experiência com as associações estrogênio-progestina. Embora os estrogênios possam exacerbar a porfiria cutânea tardia, há poucas evidências de que sejam prejudiciais nas porfirias agudas. †A porfiria é relacionada como precaução nas bulas dos EUA para esse fármaco. No entanto, esse fármaco é visto como seguro por outras fontes. ‡Esses fármacos são classificados como provavelmente seguros por algumas fontes, mas isso é controverso e eles devem ser evitados. IECAs, inibidores da enzima conversora da angiotensina; BCCs, bloqueadores dos canais de cálcio.

Epidemiologia

A PIA ocorre em todas as raças e é a porfiria aguda mais comum, com uma prevalência estimada, na maioria dos países, de 5 em 100.000. Na Suécia, estimou-se que a prevalência seja de 7,7 em 100.000, incluindo casos latentes com precursores normais de porfirina. Uma prevalência muito mais alta de 60 a 100 em 100.000 no norte da Suécia é o resultado de um efeito de fundador. A prevalência combinada de PIA e PV na Finlândia mostra-se de, aproximadamente, 3,4 em 100.000. Um levantamento de pacientes psiquiátricos crônicos nos EUA, usando a determinação da PBGD eritrocitária, verificou alta prevalência (210 em 100.000) de deficiência de PBGD; porém, um estudo no México verificou uma prevalência similar em pacientes psiquiátricos e controles. A triagem populacional por atividade da PBGD eritrocitária ou análise do DNA revelou uma prevalência de 200 heterozigotos por 100.000 pessoas na Finlândia e 1 em cerca de 1.675 (60 em 100.000) na França. Estudos usando bases de dados exômicos/genômicos mostram que a frequência estimada de mutações patogênicas no gene *HMBS* é 0,00056 (56 em 100.000), sugerindo que a penetrância desses distúrbios não passe de 1% e que portadores de mutações do *PBGD* que podem causar PIA são muito mais comuns do que se acreditava anteriormente.

Manifestações clínicas

As manifestações neuroviscerais de porfirias agudas podem aparecer em qualquer momento depois da puberdade, mas raramente antes (Tabela 110.4). Há relatos de casos infantis sintomáticos, porém a maioria não foi adequadamente registrada bioquimicamente nem confirmada por testes genéticos. Dor abdominal é o sintoma de apresentação mais comum em tais casos; contudo, crises convulsivas são comuns e podem preceder o diagnóstico de PIA. Outras manifestações relatadas em crianças são neuropatia periférica, mialgias, hipertensão, irritabilidade, letargia e anormalidades comportamentais. Um estudo populacional da Suécia indicou que podem ocorrer sintomas sugestivos de porfiria em heterozigotos durante a infância, mesmo quando, diferentemente dos adultos, os precursores urinários de porfiria não estejam elevados. Esse estudo não comparou a frequência de tais sintomas inespecíficos em um grupo controle de crianças. Casos muito raros de PIA homozigótica apresentam-se de maneira diferente, com graves manifestações neurológicas já nos primeiros anos de vida.

As crises agudas em adultos caracterizam-se por um conjunto de sintomas inespecíficos, que podem se tornar graves e colocar a vida em risco. Ocorre **dor abdominal** em 85 a 95% dos pacientes com PIA; geralmente é intensa, constante e mal localizada, mas às vezes tem característica de cólica e é acompanhada por sinais de íleo, com distensão abdominal e diminuição dos ruídos hidroaéreos. Náuseas, vômitos e constipação intestinal são comuns, mas pode ocorrer aumento dos ruídos hidraéreos e diarreia. A disfunção vesical pode causar hesitação e disúria. A **taquicardia**, o sinal físico mais comum, ocorre em até 80% das crises. Ela costuma ser acompanhada por **hipertensão arterial**, agitação, tremor grosseiro ou fino e sudorese excessiva, atribuídos a uma hiperatividade simpática e a aumento de catecolaminas. Outras manifestações comuns são sintomas mentais; dor nas extremidades, cabeça, pescoço ou tórax; fraqueza muscular; e perda sensorial. Como todas essas manifestações são neurológicas, e não inflamatórias, há pouca ou nenhuma dor à palpação abdominal, febre ou leucocitose.

A **neuropatia porfírica** é primariamente motora e parece resultar de degeneração axonal, e não de desmielinização. Indica-se o envolvimento sensitivo por uma dor nas extremidades, a qual pode ser descrita como muscular ou óssea, e por hipoestesia, parestesias e disestesias. Pode ocorrer paresia em uma crise, porém costuma ser manifestação mais tardia em uma crise que não seja reconhecida e adequadamente tratada. Raramente, desenvolve-se uma neuropatia grave com pouca ou nenhuma dor abdominal. A fraqueza motora começa mais comumente nos músculos proximais das extremidades superiores e, então, evolui para as extremidades inferiores e a periferia. Em geral, é simétrica, mas ocasionalmente assimétrica ou focal. Inicialmente, os reflexos profundos podem ser pouco afetados ou ser hiperativos e tornar-se depois hipoativos ou abolidos. Os nervos cranianos, mais frequentemente o X e o VII, podem ser afetados, e há relatos de cegueira por envolvimento dos nervos ópticos ou dos lobos occipitais. As manifestações mais comuns no sistema nervoso central (SNC) são crises convulsivas, ansiedade, insônia, depressão, desorientação, alucinações e paranoia. As crises convulsivas podem ser decorrentes de hiponatremia e da própria porfiria ou ter causa não relacionada. Ocorrem depressão crônica e outros sintomas mentais em alguns pacientes, mas a suspeita clínica da porfiria costuma ser difícil.

A **hiponatremia** é comum durante crises agudas. A secreção inadequada do hormônio antidiurético (HAD) costuma ser o mecanismo mais provável, porém perda excessiva de sódio pelo rim, perda gastrintestinal (GI) e pouca ingesta têm sido sugeridas como causas

Tabela 110.4 Sintomas e sinais de apresentação comuns de porfiria aguda.

SINTOMAS E SINAIS	FREQUÊNCIA (%)	OBSERVAÇÕES
GASTRINTESTINAIS		
Dor abdominal	85 a 95	Geralmente não remitente (por horas ou mais) e mal localizada, mas pode ser em cólica.
Vômitos	43 a 88	De origem neurológica e raramente acompanhados por sinais peritoneais, febre ou leucocitose
Constipação intestinal	48 a 84	Náuseas e vômitos costumam acompanhar a dor abdominal. Podem ser acompanhadas por paresia vesical
Diarreia	5 a 12	
NEUROLÓGICOS		
Dor nas extremidades, dorso	50 a 70	A dor pode começar no tórax ou no dorso e irradiar-se para o abdome. A localização da dor no tórax, no pescoço ou na cabeça indica envolvimento de nervos sensitivos; relata-se perda sensorial objetiva em 10 a 40% dos casos.
Paresia	42 a 68	Pode ocorrer precoce ou tardiamente durante uma crise intensa. Em geral, a fraqueza muscular começa proximalmente, e não distalmente e, com mais frequência, nas extremidades superiores, e não nas inferiores.
Paralisia respiratória	9 a 20	Precedida por neuropatia motora periférica progressiva e paresia.
Sintomas mentais	40 a 58	Podem variar de pequenas alterações comportamentais a agitação, confusão, alucinações e depressão.
Convulsões	10 a 20	Manifestação neurológica central de porfiria ou causada pela hiponatremia, que muitas vezes resulta da síndrome da secreção inadequada do hormônio antidiurético ou de depleção de sódio.
CARDIOVASCULARES		
Taquicardia	64 a 85	Pode justificar tratamento para controlar a frequência se sintomática.
Hipertensão arterial sistêmica	36 a 55	Pode exigir tratamento durante crises agudas e, algumas vezes, torna-se crônica.

Extraída de Anderson KE, Bloomer JR, Bonkovsky HL *et al.* Desnick recommendations for the diagnosis and tretament of the acute porfyrias. *Ann Intern Med.* 2005;142(6): 439-450.

de hiponatremia em alguns pacientes. Às vezes, há reduções inexplicáveis do volume sanguíneo total e de hemácias, e o aumento da secreção de HAD pode ser uma resposta fisiológica apropriada. Outras anormalidades eletrolíticas podem ser hipomagnesemia e hipercalcemia.

A crise geralmente se resolve em vários dias, a menos que o tratamento demore. A dor abdominal pode se resolver em algumas horas, e a paresia, em alguns dias. Até mesmo a neuropatia motora grave pode melhorar ao longo de meses ou vários anos, mas pode deixar certa fraqueza residual. Raramente ocorrem progressão da neuropatia para uma paralisia respiratória e óbito quando se faz o tratamento apropriado e se removem os fármacos prejudiciais. A morte súbita pode resultar de arritmias cardíacas.

Achados laboratoriais

Os níveis de ALA e de PBG aumentam substancialmente durante as crises agudas. Esses níveis podem diminuir depois de uma crise, mas geralmente permanecem altos, a menos que a doença se torne assintomática por um período prolongado.

As porfirinas também aumentam acentuadamente, o que contribui para a urina avermelhada na PIA. São predominantemente uroporfirinas, que se podem formar sem colaboração enzimática a partir do PBG. Como o aumento de porfirinas urinárias na PIA se dá predominantemente pelo isômero III, é provável que sua formação seja amplamente enzimática, o que pode ocorrer se um excesso de ALA produzido no fígado entrar nas células em outros tecidos e for convertido em porfirinas pela via biossintética do heme. A porfobilina, um produto de degradação do PBG, e os dipirrilmetenos parecem ser responsáveis pela alteração da coloração urinária para castanho. As porfirinas fecais totais e as porfirinas plasmáticas são normais ou têm discreto aumento na PIA. A protoporfirina eritrocitária pode ficar um tanto aumentada em pacientes com PIA instalada.

A atividade da PBGD eritrocitária é aproximadamente metade da normal na maioria dos pacientes com PIA. A faixa da normalidade é ampla e sobrepõe-se à faixa para heterozigotos de PIA. Algumas mutações do gene *PBGD* causam deficiência da enzima apenas em tecidos não eritroides. A atividade da PBGD também é altamente dependente da idade das hemácias, e um aumento da eritropoese por doença concomitante, em paciente com PIA, pode elevar a atividade até a faixa da normalidade. Desse modo, a atividade da PBGD exclusivamente não é suficiente para fazer o diagnóstico de PIA.

Diagnóstico e diagnóstico diferencial

Um aumento do nível de PBG urinário estabelece que o paciente tenha uma das três porfirias agudas mais comuns (Tabela 110.2). Prefere-se dosar PBG no soro quando existir doença renal grave coexistente, mas é menos sensível quando a função renal é normal. A dosagem do ALA urinário é menos sensível do que o PBG e também menos específica, mas detectará PDAD, o 4º tipo de porfiria aguda. A atividade da PBGD eritrocitária diminui na maioria dos pacientes com PIA e ajuda a confirmar o diagnóstico em paciente com PBG alto. Uma atividade normal da enzima nos eritrócitos não exclui PIA.

O conhecimento sobre a mutação de *PBGD* em uma família possibilita a identificação confiável de outros portadores do gene. O diagnóstico pré-natal pode ser realizado por amniocentese ou biopsia do vilo corial (BVC) em um feto com mutação de *PBGD* conhecida na família. Não se realiza tipicamente o diagnóstico pré-natal devido à baixa penetrância do distúrbio e ao prognóstico favorável com o tratamento.

Complicações

A PIA e outras porfirias agudas associam-se tipicamente a anormalidades leves dos testes de função hepática; alguns pacientes desenvolvem hepatopatia crônica. O risco de carcinoma hepatocelular também aumenta, talvez 60 a 70 vezes depois da idade de 50 anos, até mesmo em indivíduos assintomáticos que tenham aumento das porfirinas ou de precursores de porfirinas. Poucos pacientes que desenvolveram essa neoplasia tinham aumentos da alfafetoproteína sérica. Os pacientes com porfirias agudas, especialmente aqueles com mais de 50 anos, devem ser triados pelo menos anualmente por ultrassonografia ou método de imagem alternativo.

O risco de hipertensão crônica e de comprometimento da função renal aumenta nesses pacientes, mais frequentemente sendo evidência de nefrite intersticial. Um efeito nefrotóxico do ALA pode contribuir. Esse quadro pode progredir para insuficiência renal grave que necessite de transplante renal.

Os pacientes com crises recorrentes podem desenvolver **dor neuropática crônica**, embora isso não tenha sido bem caracterizado. Recomenda-se o encaminhamento a um neurologista de qualquer paciente com sintomas neurológicos contínuos ou residuais. Além disso, são comuns a depressão e a ansiedade nesses pacientes.

Tratamento

Hemina

A hemina intravenosa (IV) é o tratamento de escolha para a maioria das crises *agudas* de porfiria. Existe uma resposta bioquímica e clínica favorável ao tratamento precoce com hemina, porém a melhora clínica é menos rápida se o tratamento for adiado. Já não se recomenda que a terapia com hemina para uma crise grave seja iniciada somente depois de uma tentativa sem sucesso de glicose IV por vários dias. Crises leves sem manifestações graves, como paresia, crises convulsivas, hiponatremia ou dor que exija opioides, podem ser tratadas com glicose IV. Depois da administração por via intravenosa, a hemina liga-se à hemopexina e à albumina no plasma e então é captada primariamente nos hepatócitos, nos quais amplia o *pool* regulatório do heme nos hepatócitos, reprime a síntese da ALAS1 hepática e reduz consideravelmente a produção excessiva do precursor das porfirinas.

A hemina* é disponibilizada para administração por via intravenosa nos EUA como *hematina liofilizada* (Panhematin®, Recordati). Os produtos de degradação começam a se formar assim que o produto liofilizado é reconstituído com água estéril, e eles são responsáveis por flebite no local da infusão e por efeito anticoagulante transitório. A perda do acesso venoso por flebite é comum depois da administração repetida. A estabilização da hematina liofilizada por reconstituição com albumina humana a 30% pode prevenir esses efeitos adversos; isso é recomendado especialmente se for usada uma veia periférica para infusão. Os efeitos colaterais incomuns da hemina são febre, dores difusas, mal-estar, hemólise, anafilaxia e colapso circulatório. O arginato de heme, preparação mais estável de hemina, é disponibilizado na Europa e na África do Sul.

O tratamento com hemina deve ser instituído somente depois de um diagnóstico de porfiria aguda ter sido confirmado por aumento acentuado do PBG urinário. Quando houver registro prévio de diagnóstico para análise, não é essencial confirmar o aumento de PBG a cada crise recorrente se outras causas dos sintomas forem clinicamente excluídas. O esquema padrão da hemina para o tratamento de crises porfíricas agudas é de 3 a 4 mg/kg/dia durante 4 dias. Doses mais baixas têm menos efeito sobre a excreção de precursores das porfirinas e, provavelmente, menos benzodiazepínico clínico.

Medidas gerais e de suporte

Os fármacos que podem exacerbar as porfirias (Tabela 110.3) devem ser descontinuados sempre que possível e ser identificados outros fatores precipitantes. Justifica-se a hospitalização, exceto para crises leves, para o tratamento de dor intensa, náuseas e vômitos e administração de hemina e fluidos; e para o monitoramento da capacidade vital, do estado nutricional, da função neurológica e dos eletrólitos. A dor geralmente exige um opioide; há pouco risco de adição depois da recuperação da crise aguda. São necessários a ondansetrona ou um fenotiazínico, como a clorpromazina, para náuseas, vômitos, ansiedade e agitação. Baixas doses de benzodiazepínicos de curta ação podem ser dados para agitação ou insônia. Bloqueadores beta-adrenérgicos podem ser úteis durante crises agudas para controlar taquicardia e hipertensão, mas podem ser prejudiciais em pacientes com hipovolemia e insuficiência cardíaca incipiente.

---

*Hemina é o nome genérico para todas as preparações de heme usadas para administração intravenosa. Hemina também é o termo químico que se refere à forma oxidada (férrica) do heme (protoporfirina IX do ferro) e geralmente é isolada como cloreto de hemina. Na solução alcalina, o cloreto é substituído pelo íon hidroxila, formando hidroxi-heme ou hematina.

Sobrecarga de carboidratos

Os efeitos dos carboidratos sobre a repressão da ALAS1 hepática e a redução da excreção de precursores de porfirinas são fracos em comparação com os da hemina. Portanto, a sobrecarga de carboidratos raramente é benéfica, exceto em crises leves. As soluções de polímeros de glicose dadas por via oral são toleradas às vezes. Pelo menos 300 g de glicose IV, geralmente dada em solução a 10%, têm sido recomendados para adultos hospitalizados com crises de porfiria. Quantidades até 500 g por dia podem ser mais efetivas, mas grandes volumes podem favorecer o desenvolvimento de hiponatremia.

Outras terapias

O transplante de fígado foi efetivo em vários pacientes com PIA grave. Um grupo do Reino Unido publicou suas experiências com transplantes de fígado em 10 pacientes com PIA e significativo comprometimento da qualidade de vida, apresentando crises recorrentes refratárias ao manejo clínico. Os pacientes tiveram resolução bioquímica e sintomas completos depois do transplante; dois indivíduos faleceram devido a uma falência de múltiplos órgãos. O transplante de fígado também foi bem-sucedido em pacientes dos EUA com PIA e sintomas intratáveis que se tornaram não responsivos à terapia com hemina. O transplante normalizou a excreção de precursores de porfirinas, e os sintomas resolveram-se. No entanto, o transplante de fígado é procedimento de alto risco e deve ser considerado apenas como último recurso. A terapia com RNA de interferência direcionada aos hepatócitos (**RNAi**) está sendo desenvolvida para reverter diretamente o mRNA da ALAS1 hepática extremamente elevado nessa doença. Os resultados preliminares dos ensaios clínicos são promissores.

Crises convulsivas e outras complicações

As crises convulsivas causadas por hiponatremia ou outros desequilíbrios eletrolíticos podem não precisar de tratamento prolongado com anticonvulsivantes; a maioria deles tem pelo menos certo potencial para exacerbar as porfirias agudas. Brometos, gabapentina e, provavelmente, a vigabatrina são seguros. O clonazepam pode ser menos prejudicial do que a fenitoína ou os barbitúricos. O controle da hipertensão arterial é importante e pode ajudar a evitar o comprometimento renal crônico, que pode evoluir e exigir transplante renal.

Fármacos seguros e não seguros

Os pacientes frequentemente respondem bem evitando fármacos prejudiciais. A Tabela 110.3 lista alguns fármacos conhecidos ou sobre os quais há fortes suspeitas de serem prejudiciais e/ou seguros nas porfirias agudas. Existem listagens mais extensas nos *sites* da **European Porphyria Network** (www.porphyria-europe.com) e da **American Porphyria Foundation** (www.porphyriafoundation.com), mas algumas são controversas. Para muitos fármacos, faltam informações referentes à segurança, especialmente para os introduzidos recentemente.

Progestinas exógenas, geralmente combinadas a estrogênios, podem induzir crises de porfiria. Dificilmente se relata que os estrogênios sejam prejudiciais quando se avaliam os dados isoladamente. Os esteroides sintéticos com o substituto etinil podem causar lesão dos CYPs hepáticos baseada em um mecanismo destrutivo e devem ser evitados nos pacientes com porfiria aguda. O danazol está especialmente contraindicado.

Outras situações

Uma cirurgia de grande porte pode ser realizada seguramente em pacientes com porfiria aguda, em especial se forem evitados os barbitúricos. O halotano tem sido recomendado como agente de inalação, e o propofol e o midazolam como agentes de indução.

A gravidez geralmente é bem tolerada, algo surpreendente, pois os níveis de progesterona, potente indutor de ALAS1 hepática, aumentam consideravelmente durante a gravidez. Algumas mulheres realmente apresentam crises contínuas durante a gravidez. Às vezes, isso tem sido atribuído à redução do consumo calórico ou à metoclopramida, fármaco algumas vezes usado para tratar hiperêmese da gravidez e considerado prejudicial nas porfirias agudas.

Não se sabe se o diabetes melito e outras condições endócrinas precipitam crises de porfiria. No entanto, o início de um quadro de diabetes e os resultantes altos níveis de glicose circulantes podem diminuir a frequência das crises e baixar os níveis de precursores das porfirinas na PIA.

Prognóstico

As perspectivas para pacientes com porfirias agudas têm melhorado muito nas últimas décadas. Na Finlândia, por exemplo, 74% dos pacientes com PIA ou PV relataram que tinham vidas normais, e menos de 30% tinham crises recorrentes durante vários anos de seguimento. Naqueles que apresentavam sintomas agudos, as crises recorrentes tinham mais probabilidade nos 1 a 3 anos seguintes. Além disso, apenas 6% dos portadores da mutação no gene que jamais haviam apresentado crises desenvolveram sintomas. As boas perspectivas resultaram da detecção mais precoce, do melhor tratamento das crises agudas e da substituição de fármacos prejudiciais, como os barbitúricos e as sulfonamidas por fármacos mais seguros. Contudo, alguns pacientes continuam a ter crises recorrentes, dor crônica e outros sintomas mesmo depois de evitarem fatores de exacerbação conhecidos.

Prevenção

Para a prevenção de crises, é importante identificar múltiplos fatores desencadeadores e remover tantos quanto possível. Os fármacos para condições clínicas concomitantes devem ser revisados. Como os fatores na dieta muitas vezes ficam inaparentes, pode ser útil uma consulta com um nutricionista. Recomenda-se uma dieta balanceada um tanto rica em carboidratos (60 a 70% do total de calorias) e suficiente para manter o peso. Os pacientes que desejam perder excesso de peso devem fazê-lo gradualmente e quando estiverem clinicamente estáveis. A perda de peso rápida depois de cirurgia bariátrica pode exacerbar as porfirias agudas. A deficiência de ferro, que pode ser detectada por um baixo nível de ferritina sérica, deve ser corrigida.

Análogos do *hormônio liberador de gonadotropinas* (GnRH), que suprimem reversivelmente a ovulação, podem ser consideravelmente efetivos em prevenir crises frequentes e recorrentes na fase lútea; mas é importante uma avaliação ginecológica basal e contínua, assim como avaliações da densidade mineral óssea. O estrogênio transdérmico ou um bifosfonato podem ser acrescentados para prevenir perda óssea. A hemina administrada 1 ou 2 vezes/semana consegue evitar frequentes crises não cíclicas de porfiria em alguns pacientes. Alternativamente, a hemina em dose única pode ser administrada "de modo eletivo" em centro de infusão ambulatorial para conter uma crise e evitar a hospitalização se um paciente conseguir reconhecer sintomas "prodrômicos" precoces. Justifica-se o manejo do paciente internado caso houver desenvolvimento de manifestações avançadas, como vômito, paresia ou outros sintomas neuropsiquiátricos.

Aconselhamento genético

Pode-se procurar no caso-índice uma mutação genética. O aconselhamento deve enfatizar que a maioria dos que herdam mutação de *PBGD* jamais desenvolve sintomas, e o prognóstico dos que o fazem é favorável. Portanto, espera-se uma vida saudável normal, especialmente evitando-se os fármacos prejudiciais e outros fatores e o pronto reconhecimento e tratamento de sintomas caso ocorram. Dada a perspectiva favorável para a maioria dos portadores da mutação, mesmo durante a gravidez, não se aconselha não ter filhos, e o diagnóstico pré-natal de porfirias agudas é menos importante do que para muitas outras doenças hereditárias.

PORFIRIA ERITROPOÉTICA CONGÊNITA

Também denominada *doença de Günther*, essa rara condição geralmente se apresenta com fotossensibilidade logo depois do nascimento ou intraútero como hidropisia não imune.

Etiologia

A PEC é uma doença autossômica recessiva causada por acentuada deficiência de uroporfirinogênio III sintase (UROS). Muitas mutações de *UROS* têm sido identificadas entre famílias com PEC. A doença com início tardio em adultos provavelmente se associa a distúrbios mieloproliferativos e a uma expansão de um clone de eritroblastos portadores de mutação *UROS*.

Patologia e patogênese

A UROS, cuja deficiência é extrema na PEC, catalisa a inversão do anel pirrol D de HMB e a ciclização rápida do tetrapirrol linear para formar uroporfirinogênio III. Essa enzima também é denominada *uroporfirinogênio III cossintase*. A enzima humana é um monômero. O gene para a enzima é encontrado no cromossomo 10q25.3→q26.3 e contém 10 éxons. Transcritos eritroides e *housekeeping* são gerados por promotores alternativos, mas codificam a mesma enzima.

Na PEC, a HMB acumula-se nas células eritroides durante a síntese da hemoglobina e cicliza de maneira não enzimática para formar uroporfirinogênio I, que é auto-oxidado a uroporfirina I. Uma parte do uroporfirinogênio I que se acumula é metabolizada a coproporfirinogênio I, que se acumula porque não é substrato para a coproporfirinogênio oxidase. Desse modo, tanto a uroporfirina I quanto a coproporfirina I acumulam-se na medula óssea e são encontradas nas hemácias circulantes, no plasma, na urina e nas fezes.

Uma variedade de mutações de *UROS* foi identificada na PEC, com mutações de sentido trocado e sem sentido, grande e pequenas deleções e inserções, defeitos de processamento do *splicing* e mutações em ponto intrônicas. Pelo menos quatro mutações foram identificadas no promotor eritroide-específico. Muitos pacientes herdam mutações diferentes de cada um dos pais (heterozigotos compostos), e a maioria das mutações tem sido detectada em apenas uma ou em poucas famílias. Uma exceção é uma mutação comum, a C73R, que se encontra em um ponto ativo mutacional e foi encontrada em aproximadamente 33% dos alelos. Uma criança com PEC tinha mutação de *GATA1* sem mutação em *UROS*. O genótipo da PEC pode ser modulado por mutações de *ALAS2* com ganho de função, que foram as primeiras identificadas como causadoras de PLX.

As correlações genótipo-fenótipo têm sido baseadas na expressão *in vitro* de variadas mutações de PEC e na intensidade das manifestações fenotípicas associadas. O alelo C73R, que se associa a um fenótipo grave em homozigotos ou em pacientes heterozigotos compostos para C73R e mais uma mutação expressando baixa atividade residual, resultou em menos de 1% da atividade normal da enzima. Os pacientes com o alelo C73R e heteroalélicos para outras mutações expressando mais atividade residual têm doença mais leve.

A **hemólise** é uma característica comum da PEC. As porfirinas em excesso nas hemácias circulantes causam lesão celular, talvez por um mecanismo fototóxico, levando à hemólise intravascular e ao aumento da depuração esplênica das hemácias. Também tem papel importante a eritropoese ineficaz, com destruição intramedular das células eritroides carregadas de porfirinas e degradação do heme. A expansão da medula óssea como resultado de hiperplasia eritroide pode contribuir, juntamente à deficiência de vitamina D, para a perda óssea. Às vezes, as deficiências de nutrientes causam hipoplasia eritroide. Apesar de acentuada deficiência de UROS, a produção de heme na medula óssea aumenta por causa da hemólise e de um aumento compensatório da produção de hemoglobina. Isso ocorre, contudo, à custa de acentuado acúmulo de HMB, convertido em porfirinogênios e porfirinas.

Manifestações clínicas

Em casos graves, a PEC pode causar perda fetal ou ser reconhecida intraútero como causadora de anemia hemolítica intraútero e de **hidropisia fetal não imune**. A PEC pode se associar à hiperbilirrubinemia neonatal, e a *fototerapia pode induzir involuntariamente intensa fotossensibilidade e cicatrizes*.

A apresentação mais característica é a urina avermelhada ou manchas róseas nas fraldas por urina ou mecônio logo depois do nascimento (Figura 110.2). Com a exposição ao sol, aparecem lesões com intensa formação de vesículas e bolhas nas áreas expostas da pele da face e das mãos, tendo sido denominadas *hydroa estivale*, pois são mais intensas com a maior exposição à luz do sol durante o verão (Figura 110.3). Vesículas e bolhas, bem como friabilidade, hipertricose, cicatrizes, espessamento e áreas de hipopigmentação e hiperpigmentação, são muito semelhantes às vistas na PCT, porém geralmente muito mais intensas. Às vezes, infecção e cicatrizes causam perda das feições faciais e dos dedos e lesam a córnea, as orelhas e as unhas. As porfirinas são depositadas na dentina e no osso ainda intraútero. Os dentes castanho-avermelhados à luz normal, um aspecto denominado **eritrodontia**, exibem fluorescência avermelhada sob luz UV de ondas longas (Figura 110.4). As crianças não afetadas que nascem de mãe com PEC podem ter eritrodontia. Hemólise e esplenomegalia são comuns na PEC. A compensação da medula óssea pode ser adequada, especialmente nos casos mais leves. Os pacientes com fenótipos graves, contudo, costumam depender de transfusões. A esplenomegalia pode contribuir para a anemia e causar leucopenia e trombocitopenia, que pode ser complicada por hemorragia significativa. Estão ausentes os sintomas neuropáticos e não há sensibilidade a fármacos, hormônios

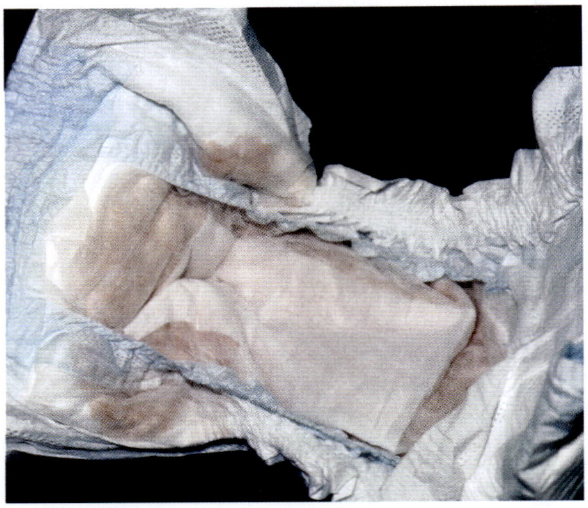

Figura 110.2 Porfiria eritropoética congênita (PEC). A fralda de um bebê com PEC demonstra a cor vermelha da urina. (De Paller AS, Macini AJ. Hurwitz clinical pediatric dermatology, 3. ed. Philadelphia Elsevier Saunders; 2006. p. 517.)

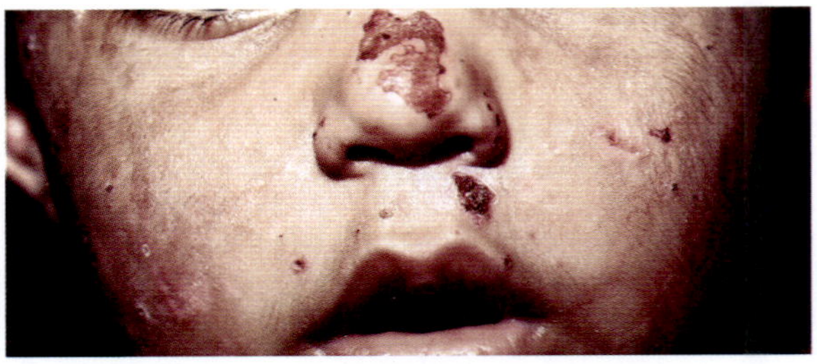

Figura 110.3 Porfiria eritropoética congênita. Vesículas, bolhas e crostas em áreas expostas ao sol. (De Paller AS, Macini AJ. Hurwitz clinical pediatric dermatology, 3. ed. Philadelphia: Elsevier Saunders; 2006. p. 517.)

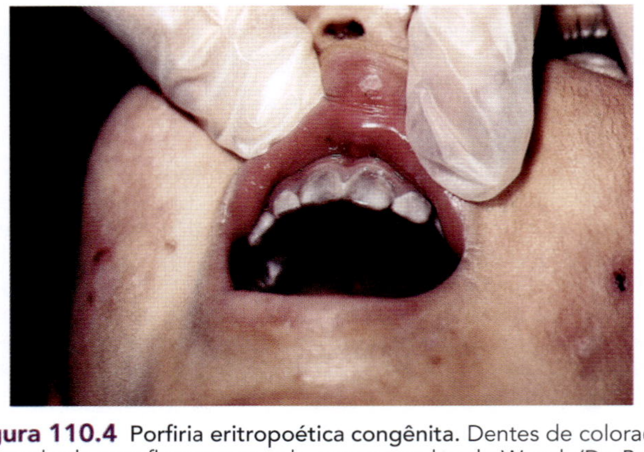

Figura 110.4 Porfiria eritropoética congênita. Dentes de coloração acastanhada que fluorescem sob exame por luz de Wood. (De Paller AS, Macini AJ. Hurwitz clinical pediatric dermatology, 3. ed. Philadelphia: Elsevier Saunders; 2006. p. 517.)

ou à restrição de carboidratos. O fígado pode ser lesado por sobrecarga de ferro ou por hepatite viral adquirida em transfusões sanguíneas.

Casos mais leves de PEC com início de sintomas na vida adulta e sem eritrodontia podem simular PCT. Esses casos com início tardio provavelmente se associam a distúrbios mieloproliferativos e à expansão de um clone de células portadoras de mutação de *UROS*.

Achados laboratoriais

A excreção urinária de porfirinas e os níveis de porfirinas circulantes na PEC são muito mais altos do que em quase todas as outras porfirias. A excreção urinária de porfirinas pode chegar a 50 a 100 mg/dia e consiste, principalmente, em uroporfirina I e coproporfirina I. ALA e PBG são normais. As porfirinas fecais aumentam muito, tendo uma predominância de coproporfirina I.

Aumentos acentuados de porfirinas eritrocitárias na PEC também consistem principalmente em uroporfirina I e coproporfirina I. Essas porfirinas também aumentam na medula óssea, no baço, no plasma e, em menor grau, no fígado. O padrão de porfirinas nos eritrócitos é influenciado pelas taxas de eritropoese e pela maturação eritroide. Observa-se uma predominância de protoporfirina em alguns pacientes com PEC e, em um de tais pacientes, a uroporfirina e a coproporfirina aumentaram quando a eritropoese foi estimulada por retirada de sangue.

Diagnóstico e diagnóstico diferencial

O diagnóstico de PEC deve ser registrado pela caracterização completa dos padrões de porfirinas e da identificação das mutações subjacentes. Nos casos com início tardio, deve-se suspeitar de um distúrbio mieloproliferativo subjacente e de mutação somática de *UROS* e estudar os casos em detalhes.

O quadro clínico na porfiria hepatoeritropoética (PHE) pode ser muito semelhante, mas os padrões de porfirinas na urina e nas fezes na PHE se assemelham aos da PCT. Um aumento predominante da protoporfirina eritrocitária é incomum na PEC, mas característico na PHE, bem como casos homozigóticos raros de PIA, CPH e PV. A PPE e a PLX também se distinguem por porfirinas urinárias normais e por aumentos de protoporfirina eritrocitária livre de metal, enquanto o aumento de protoporfirina em outras condições se faz principalmente por complexos com zinco.

Deve-se suspeitar da PEC como causa de hidropisia não imune ou de anemia hemolítica intraútero. Com o reconhecimento da doença nesse estágio, pode-se considerar uma transfusão intrauterina, evitando-se a fotossensibilidade cicatricial grave pela fototerapia para hiperbilirrubinemia depois do nascimento. O diagnóstico pré-natal é possível encontrando-se alteração castanho-avermelhada e aumento de porfirinas no líquido amniótico e dosando-se as porfirinas nas hemácias e no plasma fetais. A atividade da UROS pode ser dosada em culturas de células do líquido amniótico, ou identificam-se as mutações de *UROS* no vilo corial ou em culturas de células amnióticas.

Tratamento

A proteção da exposição à luz solar, a minimização de traumatismos cutâneos e o pronto tratamento de qualquer infecção cutânea são conduta essencial para a PEC. Às vezes, loções de filtro solar e betacaroteno são benéficos. Transfusões para alcançar um nível de hemoglobina suficiente para suprimir significativamente a eritropoese podem ser muito efetivas em reduzir os níveis de porfirinas e a fotossensibilidade. Deferoxamina concomitante para reduzir a sobrecarga de ferro e hidroxiureia para suprimir a eritropoese ainda mais podem oferecer benefício adicional. A esplenectomia reduz a hemólise e as necessidades de transfusão em alguns pacientes. O carvão oral pode aumentar a perda fecal de porfirinas, mas pode contribuir pouco em casos mais graves; a hemina IV pode ser razoavelmente efetiva, porém não tem sido extensamente estudada e parece improvável que oferece benefício a longo prazo.

O tratamento mais efetivo é o transplante de células-tronco da medula na idade pré-escolar, o que tem reduzido grandemente os níveis de porfirinas e a fotossensibilidade e aumentado a sobrevida a longo prazo.

Prognóstico

As perspectivas são favoráveis em casos mais leves e nos pacientes com doença mais grave, especialmente depois de sucesso em transplante da medula óssea ou de células-tronco. Por outro lado, o prognóstico relaciona-se com a adesão a evitar a luz solar.

Prevenção e aconselhamento genético

O aconselhamento genético é importante para as famílias afetadas, pois a PEC pode ser reconhecida antes do nascimento, e um fenótipo grave muitas vezes pode ser predito identificando-se a natureza das mutações de *UROS*.

PORFIRIA CUTÂNEA TARDIA

A porfiria cutânea tardia é a mais comum e facilmente tratada das porfirias humanas (Tabela 110.2). Ocorre na meia-idade ou na vida adulta tardia e é rara em crianças. São termos técnicos utilizadas para ela *porfiria sintomática*, *PCT sintomática* e *porfiria idiossincrática*. A causa subjacente é uma deficiência adquirida hepatospecífica de uroporfirinogênio descarboxilase (UROD) com contribuições de vários tipos de fatores de suscetibilidade genéticos e adquiridos, inclusive mutações heterozigóticas de *UROD* na PCT familiar. PHE, a forma homozigotia da PCT familiar, geralmente tem uma apresentação grave na infância, assemelhando-se clinicamente à PEC.

Etiologia

A PCT é causada por uma redução da atividade da UROD hepática a 20% ou menos da atividade normal. Um inibidor da UROD hepática tem sido caracterizado como um *uroporfometeno*, derivado da oxidação parcial do uroporfirinogênio do substrato da enzima. As CYPs, como CYP1A2, bem como o ferro, estão envolvidas em sua formação (Figura 110.5). Embora seja inibida a atividade da enzima, a quantidade de proteína de enzimas hepáticas dosada por imunoquímica permanece em seu nível geneticamente determinado.

A UROD catalisa a descarboxilação das quatro cadeias laterais de ácido acético do uroporfirinogênio (um octocarboxil porfirinogênio) para formar coproporfirinogênio (um tetracarboxil porfirinogênio). A reação enzimática ocorre de maneira sequencial em sentido horário, com a formação intermediária de hepta, hexa e pentacarboxil porfirinogênios. O uroporfirinogênio III, em comparação com outros isômeros do uroporfirinogênio, é o substrato preferido. A UROD humana é um dímero com duas fendas no sítio ativo justapostas. O gene da UROD está no cromossomo 1p34 e contém 10 éxons, sendo apenas um promotor. Portanto, o gene é transcrito como mRNA único em todos os tecidos.

A maioria dos pacientes com PCT (80%) não tem mutações do *UROD* e tem doença esporádica (**tipo 1**). Alguns são heterozigotos para mutações de *UROD* e têm PCT familiar (**tipo 2**). As mutações descritas são mutações em sentido trocado, sem sentido e no sítio de processamento do *splicing*; várias pequenas e grandes deleções; e pequenas inserções, sendo apenas

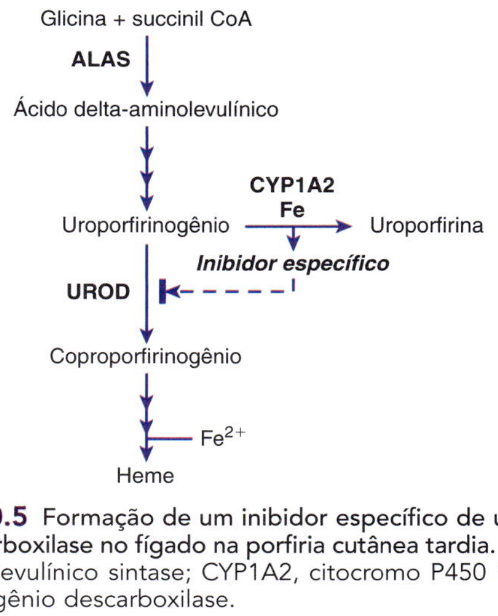

Figura 110.5 Formação de um inibidor específico de uroporfirinogênio descarboxilase no fígado na porfiria cutânea tardia. ALAS, ácido delta-aminolevulínico sintase; CYP1A2, citocromo P450 1A2; UROD, uroporfirinogênio descarboxilase.

algumas identificadas em mais de uma família. Algumas dessas mutações podem estar localizadas perto do sítio ativo do promotor, mas a maioria parece envolver regiões com papéis estruturais importantes. Ser heterozigótico para mutações de *UROD* é insuficiente para causar PCT. Os indivíduos com PCT do tipo 2 nascem com 50% de atividade normal da UROD e, mais tarde na vida, outros fatores de suscetibilidade (como no tipo 1) levam à produção do inibidor uroporfometeno e à maior redução da atividade da UROD hepática a menos de 20% do normal. Como a penetrância do traço genético é baixa, muitos pacientes com PCT familiar não têm história familiar da doença.

A indução de ALAS1 hepática não é característica proeminente na PCT, embora o álcool possa aumentar discretamente essa enzima. Ferro e estrogênios não são indutores potentes de ALAS1, e fármacos indutores potentes da ALAS1 e das CYPs são muito menos frequentemente implicados na PCT do que nas porfirias agudas.

As lesões vesicobolhosas na pele resultam de porfirinas liberadas do fígado. A exposição à luz solar leva à geração de espécies reativas de oxigênio (ERO) na pele, à ativação do complemento e à lesão de lisossomos.

Epidemiologia

As diferenças de prevalência provavelmente se relacionam com variações geográficas dos fatores de suscetibilidade, como hepatite C e uso de álcool. A incidência anual, no Reino Unido, foi estimada em 2 a 5 em 1 milhão da população geral, e a prevalência, nos EUA e Tchecoslováquia, foi estimada em 1 em 25.000 e 1 em 5.000 da população geral respectivamente. Relata-se que a doença seja prevalente nos bantos da África do Sul, associada à sobrecarga de ferro. A PCT é mais comum no gênero masculino, possivelmente pelo maior consumo de álcool e, em mulheres, geralmente se associa ao uso de estrogênio.

Ocorreu um surto maciço de PCT no leste da Turquia na década de 1950. O trigo destinado ao plantio e tratado com hexaclorobenzeno como fungicida foi consumido por muitos naquela ocasião em tempos de escassez de alimentos. Relataram-se casos e pequenos surtos de PCT depois da exposição a outras substâncias químicas, como di- e triclorofenóis e 2,3,7,8-tetraclodibenzo-*p*-dioxina (TCDD, dioxina). As manifestações melhoraram, na maioria dos casos, quando a exposição cessou. Há relatos de casos de início tardio muitos anos depois da exposição química.

Patologia e patogênese

A porfiria cutânea tardia é classificada em três tipos clinicamente semelhantes. A geração de um inibidor da UROD no fígado tem importante papel em todos os três tipos. Os 80% de pacientes com PCT tipo 1 (**esporádica**) não apresentam mutações de *UROD*, e a atividade da UROD é normal nos tecidos não hepáticos, como as hemácias. Na PCT tipo 2 (**familiar**), uma mutação heterozigótica de *UROD* resulta em deficiência parcial (cerca de 50%) da UROD em todos os tecidos desde o nascimento, e a doença torna-se ativa em alguns heterozigotos depois de posterior redução da atividade da UROD hepática a 20% ou menos do normal. A PHE resulta da herança recessiva de uma mutação de *UROD* de cada um dos pais e tipicamente causa fotossensibilidade intensa, semelhante à da PEC, iniciando-se na idade pré-escolar. Alguns heterozigotos compostos têm desenvolvido sintomas na infância mais típicos de PCT. O **tipo 3** é raro e descreve PCT sem ocorrência de mutação de *UROD* em mais de um familiar. Outra base genética, como mutações de *HFE*, pode ser identificada no tipo 3.

CYPs, especialmente CYP1A2, pode catalisar a oxidação por uroporfirinogênio para uroporfirina. Essa atividade de oxidase é aumentada pelo ferro e leva à formação de um inibidor de UROD (ver Figura 110.5). CYP1a2 parece ser essencial para o desenvolvimento de uroporfirina em roedores, já que a uroporfirina experimental não se desenvolve em camundongos nocaute *CYP1a2*.

Fatores de suscetibilidade

Os seguintes fatores são implicados no desenvolvimento de PCT e ocorrem em várias combinações em pacientes individuais.

Ferro

Uma quantidade normal ou aumentada de ferro no fígado é essencial para desenvolver PCT, e o tratamento por flebotomia para reduzir o ferro hepático levando à remissão. Os níveis séricos de ferritina geralmente estão na parte superior da faixa da normalidade ou estão moderadamente altos, e a histologia do fígado comumente mostra aumento da coloração para ferro. A prevalência da mutação C282Y do gene *HFE*, que é a principal causa de hemocromatose nas pessoas com ancestrais do norte europeu, aumenta tanto no tipo 1 quanto no tipo 2 de PCT, e cerca de 10% dos pacientes são homozigotos para C282Y. No sul da Europa, a mutação H63D é mais prevalente. A PCT pode se desenvolver em pacientes com sobrecarga secundária de ferro. Ocorre redução da expressão hepática do hormônio hepcidina na hemocromatose e também na PCT, independentemente do genótipo de *HFE*, o que pode explicar a siderose hepática nessa condição.

Hepatite C

A infecção pelo vírus da hepatite C (HCV) é altamente prevalente na PCT na maioria das localizações geográficas; nos EUA, por exemplo, o HCV está presente em 56 a 74% dos casos, o que se assemelha às taxas no sul da Europa. A prevalência da hepatite C na PCT é mais baixa no norte da Europa (< 20%). Esteatose e estresse oxidativo, na infecção pelo HCV, podem favorecer a geração de ERO e de um inibidor da UROD. Ocorre desregulação da hepcidina na hepatite C, e isso pode levar a aumento da absorção de ferro.

Vírus da imunodeficiência humana

Muitas publicações sugerem que a infecção pelo HIV contribui para o desenvolvimento de PCT, embora menos frequentemente do que o HCV.

Etanol

A associação, reconhecida há muito tempo, entre álcool e PCT pode ser explicada pela geração de ERO, o que pode causar dano oxidativo, lesão mitocondrial, depleção de glutationa reduzida e outras defesas antioxidantes, aumento da produção de endotoxina e ativação das células de Kupffer. De igual modo, o álcool pode contribuir para a sobrecarga de ferro por comprometimento da produção de hepcidina.

Tabagismo e as enzimas do citocromo P450

O tabagismo não tem sido extensamente estudado como fator de suscetibilidade, mas costuma associar-se ao uso de álcool na PCT. Pode atuar induzindo as CYPs hepáticas e o estresse oxidativo. Acredita-se que as CYPs hepáticas sejam importantes para oxidar o uroporfirinogênio e gerar um inibidor da UROD (Figura 110.5). Polimorfismos genéticos em *CYP1A2* e de *CYP1A1* têm sido implicados na PCT humana. A frequência de um genótipo suscetível em *CYP1A2* foi mais comum em pacientes com PCT do que nos controles em vários estudos.

Estado antioxidante

A **deficiência de ácido ascórbico** contribui para a uroporfiria em modelos animais e talvez para a PCT humana. Em uma série, os níveis de ascorbato no plasma estavam substancialmente reduzidos em 84% dos pacientes com PCT. Baixos níveis de carotenoides também foram descritos. Tal fato sugere, ainda, que o estresse oxidativo nos hepatócitos é importante na PCT.

Estrogênios

O uso de contraceptivo orais (COs) contendo estrogênio ou a terapia de reposição estrogênica pós-menopausa frequentemente se associa à PCT (tipos 1 ou 2) em mulheres. A PCT, às vezes, ocorre durante a gravidez, embora não esteja claro se o risco aumenta.

Manifestações clínicas

Manifestações cutâneas

A PCT é prontamente reconhecida por suas lesões cutâneas vesicobolhosas e crostosas nos dorsos das mãos, que são as áreas mais expostas ao sol no corpo, e um pouco menos frequentemente em antebraços, face, orelhas, pescoço, pernas e pés (Figura 110.6). As vesículas cheias de líquido geralmente se rompem e se tornam crostosas ou áreas cruentas, cicatrizam lentamente e ficam sujeitas a infecções. A pele no dorso das mãos é caracteristicamente friável, e pequenos traumatismos podem causar vesículas ou erosão da pele. Pequenas placas brancas, denominadas *milia*, podem preceder ou vir após a formação de vesículas. Também são comuns

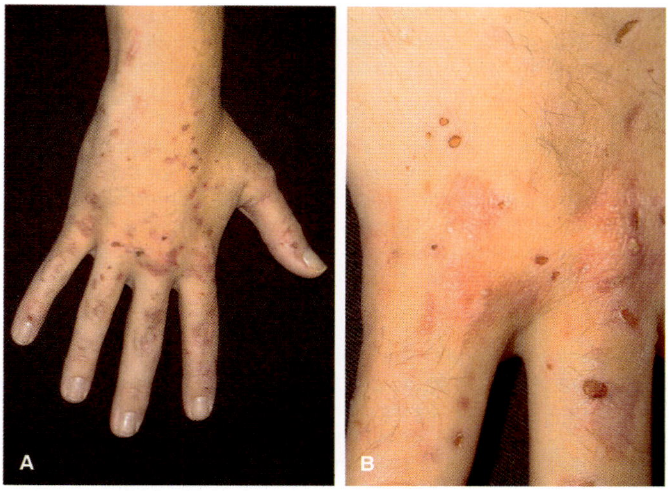

Figura 110.6 Porfiria cutânea tardia (PCT). **A.** Mão direita de um paciente com PCT revelando numerosas erosões e placas eritematosas. **B.** *Close-up* da mão direita. (De Horner ME, Alikhan A, Tintle S et al. Cutaneous porphyrias. Part 1. Epidemiology, pathogenesis, presentation, diagnosis, and histopathology. *Int J Dermatol.* 2013;52: 1464-1480.)

hipertricose e hiperpigmentação facial. Cicatrizes intensas e espessamento da pele exposta ao sol podem fazer parecer esclerodermia. Os achados de biopsia da pele são vesículas subepidérmicas e deposição de material positivo para o ácido periódico de Schiff (PAS) em torno dos vasos e fino material fibrilar na junção dermoepitelial, o que pode estar relacionado com fragilidade excessiva da pele. IgG, outras imunoglobulinas e complemento também se depositam na junção dermoepitelial e em torno dos vasos dérmicos. As lesões cutâneas e as alterações histológicas não são específicas da PCT. Os mesmos achados ocorrem na PV e na CPH e assemelham-se aos da PEC e PHE, mas geralmente são menos intensos. A PCT geralmente se desenvolve na meia-idade ou na terceira idade. O aparecimento no início da vida adulta pode ser visto naqueles com mutações de *UROD* ou *HFE*. O início na infância é raro e pode se associar à quimioterapia para câncer e a mutações de *UROD*.

Anormalidades hepáticas

A PCT quase sempre se associa a anormalidades hepáticas inespecíficas, especialmente a aumento das transaminases e gamaglutamiltranspeptidase no soro mesmo sem consumo intenso de álcool ou de hepatite C. A maior parte dos achados histológicos, como necrose, reação inflamatória, aumento do ferro e aumento de gordura, é inespecífica. Os achados específicos são fluorescência vermelha do tecido hepático e inclusões fluorescentes, birrefringentes e em forma de agulha presumivelmente consistindo em porfirinas. A microscopia eletrônica mostra que essas inclusões estão nos lisossomos e que se encontram inclusões paracristalinas nas mitocôndrias. Arquitetura lobular distorcida e cirrose são mais comuns com doença de longa duração.

O risco de desenvolver carcinoma hepatocelular aumenta, variando as incidências relatadas de 4 a 47% na PCT. Esses tumores quase nunca contêm grandes quantidades de porfirinas.

Outras características e associações

A eritrocitose leve ou moderada, em alguns pacientes adultos, ainda não foi bem compreendida, mas a doença pulmonar crônica por tabagismo pode ser contribuinte. Um início de sintomas mais precoce pode ser observado nos pacientes com fatores predisponentes genéticos, como deficiência parcial hereditária de UROD ou o genótipo *HFE* C282Y/C282Y. A sobrecarga de ferro secundária a condições como mielofibrose e doença renal em estágio terminal (DRET) pode se associar à PCT. A doença pode ser especialmente grave em pacientes com DRET porque a falta de excreção urinária leva a concentrações muito mais altas de porfirinas no plasma, e o excesso de porfirinas é pouco dialisável. A PCT ocorre mais frequentemente em pacientes com lúpus eritematoso sistêmico e em outros distúrbios imunológicos do que se esperaria se ocorressem ao acaso.

Achados laboratoriais

Na PCT, as porfirinas acumulam-se no fígado principalmente como porfirinas oxidadas, e não porfirinogênios conforme indicado pela *fluorescência vermelha* imediata observada no tecido hepático. Isso se desenvolve ao longo de semanas ou meses antes que as porfirinas apareçam no plasma e sejam transportadas à pele, causando fotossensibilidade. Diferentemente das porfirias hepáticas agudas, apenas aumento muito pequeno na síntese de intermediários da via do heme e pouco ou nenhum aumento de ALAS1 hepática são necessários para responsabilizar-se pelo excesso de porfirinas excretado na PCT.

A deficiência de UROD hepática leva a um padrão complexo de excesso de porfirinas, que inicialmente se acumulam como porfirinogênios e depois sofrem oxidação não enzimática às porfirinas correspondentes (uro, hepta, hexa e pentacarboxil porfirinas e isocoproporfirinas). A uroporfirina e a heptacarboxil porfirina predominam na urina, com quantidades menores de coproporfirina e de penta e hexacarboxil porfirina. Uma via secundária normalmente menos importante é acentuada pela deficiência de UROD, pela qual o pentacarboxil porfirinogênio é oxidado pela coproporfirinogênio oxidase (CPOX; a enzima seguinte na via), formando isocoproporfirinogênio, um tetracarboxil porfirinogênio atípico. Relativamente aos valores normais, as porfirinas urinárias aumentam em grau maior do que as porfirinas fecais. No entanto, a quantidade total de porfirinas excretadas nas fezes na PCT excede a da urina, e a excreção total dos isômeros do tipo III (incluindo isocoproporfirinas, derivadas principalmente da série do tipo III) excede os isômeros do tipo I. Talvez porque o uroporfirinogênio III seja o substrato preferido para UROD, mais uroporfirinogênio I do que III se acumula e é excretado como uroporfirina I na PCT. Hepta e hexacarboxil porfirina são principalmente do isômero III; e a pentacarboxil porfirina e a coproporfirina são misturas aproximadamente iguais dos isômeros I e III.

Diagnóstico e diagnóstico diferencial

As porfirinas plasmáticas sempre aumentam na PCT clinicamente manifesta, e a determinação das porfirinas plasmáticas totais é útil como triagem. Um valor normal descarta PCT e outras porfirias que produzem lesões cutâneas vesicobolhosas. Se aumentado, é útil para determinar a emissão máxima de fluorescência plasmática em pH neutro porque um máximo próximo de 619 nm é característico de PCT (bem como PEC e CPH); e, fato importante, exclui PV, que tem um máximo de fluorescência muito diferente. O aumento das porfirinas urinárias ou plasmáticas, com predominância de uroporfirina e heptacarboxil porfirina, é confirmatório. As porfirinas urinárias são menos úteis para a triagem inicial porque ocorrem aumentos inespecíficos, especialmente da coproporfirina, em doença hepática e em outras condições clínicas. O ALA urinário pode estar discretamente aumentado, e o PBG é normal. Casos leves de PEC podem simular PCT clinicamente, e essa possibilidade é descartada pelo achado de níveis normais ou apenas levemente aumentados de porfirinas eritrocitárias.

A PCT familiar (tipo 2) pode ser distinguida da esporádica (tipo 1) quando se encontra diminuição da atividade da UROD eritrocitária (no tipo 2) ou, mais confiavelmente, pelo achado de mutações de *UROD* relacionada com a doença. O tipo 3 é distinguido do tipo 1 apenas pela ocorrência de PCT em um parente. Achados bioquímicos na PHE são semelhantes aos da PCT, mas com um aumento adicional acentuado da zinco protoporfirina eritrocitária.

A **pseudoporfiria** (também conhecida como pseudo-PCT) apresenta-se com lesões de pele muito semelhantes às da PCT, mas sem aumentos significativos das porfirinas plasmáticas. Um agente fotossensibilizante, como um anti-inflamatório não esteroide (AINE), algumas vezes é implicado. PCT e pseudoporfiria podem ocorrer em pacientes com DRET.

Complicações

As vesículas e bolhas cutâneas podem se romper e infectar, às vezes levando à celulite. Na doença mais grave em pacientes com DRET, infecções repetidas podem ser mutilantes, como na PEC. A **pseudoesclerodermia**, com cicatrizes, contração e calcificação da pele e do tecido subcutâneo, é complicação rara. Outras complicações são hepatopatia avançada e carcinoma hepatocelular.

Tratamento
Existem dois tipos específicos e efetivos de tratamento: flebotomia e hidroxicloroquina em baixa dose. Fatores de suscetibilidade devem ser removidos quando possível. O diagnóstico de PCT precisa ser firmemente estabelecido porque condições que produzem lesões cutâneas idênticas não respondem a esses tratamentos. O tratamento geralmente pode ser iniciado depois de se demonstrar um aumento das porfirinas totais no plasma e de se excluir PV por análise do espectro de fluorescência em pH neutro, enquanto estudos urinários e fecais estejam pendentes. O uso de álcool, estrogênios (em mulheres) e o tabagismo devem ser suspensos, e os pacientes, testados para HCV, HIV e mutações de *HFE*. Fatores de suscetibilidade e grau de sobrecarga de ferro, avaliados pela concentração de ferritina sérica, podem influenciar a escolha do tratamento.

A **flebotomia** é considerada a terapia padrão, sendo efetiva em crianças e adultos com PCT, pois reduz o conteúdo hepático de ferro. Orienta-se o tratamento pelos níveis plasmáticos (ou séricos) de ferritina e porfirinas. Os níveis de hemoglobina ou de hematócrito devem ser seguidos para evitar anemia sintomática. Para adultos, remove-se uma unidade de sangue (450 mℓ) em intervalos aproximados de 2 semanas até ser alcançada a meta de ferritina sérica perto do limite inferior da normalidade (15 ng/mℓ). Um total de 6 a 8 flebotomias costuma ser suficiente em adultos. Depois disso, as concentrações plasmáticas de porfirinas continuam a cair a partir dos níveis de pré-tratamento (em geral, 10 a 25 μg/dℓ), chegando a ficar abaixo do limite superior da normalidade (1 μg/dℓ), geralmente depois de várias semanas. Isso é seguido pela resolução gradual das lesões cutâneas, às vezes incluindo a pseudoesclerodermia. As anormalidades da função hepática podem melhorar, e a siderose hepática, as inclusões em "forma de agulha" e a fluorescência vermelha do tecido hepático desaparecerão. Embora a remissão geralmente persista mesmo com níveis de ferritina, mais tarde, retornando ao normal, é aconselhável seguir os níveis de porfirinas e reinstituir flebotomias se as porfirinas começarem a aumentar. Podem-se usar infusões de deferoxamina, um quelante de ferro, quando a flebotomia for contraindicada.

Uma alternativa quando a flebotomia for contraindicada ou pouco tolerada é um esquema de baixas doses de **hidroxicloroquina** (ou cloroquina). Doses normais desse antimalárico do tipo 4-aminoquinolina, na PCT, aumentam os níveis plasmáticos e urinários de porfirinas e a fotossensibilidade, o que reflete um derramamento de porfirinas do fígado. Isso é acompanhado por dano hepatocelular agudo, com febre, mal-estar, náuseas e aumento das transaminases séricas, mas seguido por remissão completa da porfiria. Essas consequências adversas das doses normais são amplamente evitadas por um esquema com doses baixas (para adultos, 100 ou 125 mg de hidroxicloroquina, isto é, metade da dose normal, 2 vezes/semana), o que pode ser continuado até que as porfirinas plasmáticas ou urinárias estejam normalizadas. Em pré-escolares, recomenda-se metade da dose dos adultos. Há pelo menos algum risco de retinopatia, que pode ser mais baixo com a hidroxicloroquina. O mecanismo de ação das 4-aminoquinolinas na PCT não é conhecido, mas é bem específico, pois esses fármacos não são úteis em outras porfirias. Estudos recentes indicam que a hidroxicloroquina em baixas doses é tão segura e efetiva quanto a flebotomia em adultos com PCT.

Nos pacientes com PCT e hepatite C, a PCT deve ser tratada primeiramente porque essa condição é mais sintomática e pode ser tratada mais rápida e efetivamente. O tratamento da PCT por flebotomia pode não ser possível, uma vez que o tratamento com interferona-ribavirina é complicado por anemia. Além disso, o tratamento da hepatite C pode ser mais efetivo depois da redução do ferro. Ainda está sob investigação se antivirais com ação direta devem ser usados inicialmente para tratar hepatite C e PCT.

A PCT em pacientes com DRET costuma ser mais grave e difícil de tratar. No entanto, a administração de eritropoetina pode corrigir a anemia, mobilizar o ferro e dar apoio à flebotomia em muitos casos. A melhora depois de transplante renal pode se dar, em parte, por retomada da produção eritropoética endógena.

As imagens do fígado e a determinação da alfafetoproteína sérica podem ser aconselháveis em todos os pacientes com PCT, em intervalos de 6 a 12 meses, para detecção precoce de carcinoma hepatocelular. O achado de baixa atividade da UROD eritrocitária ou de mutação de *UROD* identifica aqueles com predisposição genética subjacente, o que não altera o tratamento, mas é útil para o aconselhamento genético.

Prognóstico
A porfiria cutânea tardia é o tipo mais prontamente tratado de porfiria, e espera-se a remissão completa com o tratamento por flebotomia ou por hidroxicloroquina em baixas doses. Há poucas informações sobre as taxas de recorrência e as perspectivas a longo prazo. O risco de carcinoma hepatocelular aumenta, e alguns fatores de suscetibilidade, como hepatite C, podem levar a complicações até depois de a PCT estar em remissão.

Prevenção e aconselhamento genético
A presença de uma mutação de *UROD* hereditária geralmente pode ser sugerida ou excluída pela determinação da atividade da UROD eritrocitária, embora os estudos de DNA sejam mais precisos. Os parentes de pacientes com mutações de *UROD* têm aumento do risco para desenvolver PCT e podem motivá-los a evitar hábitos adversos, como uso de álcool e tabaco e exposições ao HCV e HIV (embora tal aconselhamento seja dado a todos). O achado de mutações de *HFE*, e especialmente C282Y, deve alertar para a triagem dos parentes, alguns dos quais podem ser homozigotos para C282Y e justificar o monitoramento da ferritina sérica durante toda a vida.

PORFIRIA HEPATOERITROPOÉTICA
A PHE é a forma homozigótica da PCT familiar (tipo 2); clinicamente, assemelha-se à PEC. O excesso de porfirinas origina-se principalmente do fígado, tendo um padrão compatível com deficiência grave de UROD. Esse raro distúrbio não tem predominância racial em particular.

Etiologia
A PHE é um transtorno autossômico recessivo, e a maioria dos pacientes herda uma mutação diferente de cada progenitor não aparentado. Diferentemente da maior parte das mutações na PCT familiar, a maioria que causa PHE se associa à expressão de alguma atividade enzimática residual. Pelo menos um genótipo se associa à excreção predominante de pentacarboxil porfirina.

Patologia e patogênese
O excesso de porfirinas origina-se primariamente do fígado na PHE, embora o aumento substancial da zinco protoporfirina eritrocitária indique que a via biossintética do heme também esteja comprometida nas células eritroides da medula óssea. Aparentemente, os porfirinogênios acumulam-se na medula, enquanto a síntese de hemoglobina é mais ativa, e eles são metabolizados em protoporfirina depois de se completar a síntese da hemoglobina. As lesões cutâneas resultam de fotoativação das porfirinas na pele, como nas outras porfirias cutâneas.

Manifestações clínicas
Como na PEC, a doença geralmente se apresenta com lesões vesicobolhosas na pele, hipertricose, cicatrizes e urina vermelha no primeiro ano de vida ou no restante do tempo da infância. Às vezes, alterações cutâneas *esclerodermoides* são proeminentes. Há descrições de casos incomumente leves. Condições concomitantes que afetam a função hepática podem alterar a gravidade da doença; a doença manifestou-se em razão de hepatite A em uma criança de 2 anos e depois melhorou com a recuperação da função hepática.

Achados laboratoriais
Os achados bioquímicos assemelham-se aos da PCT, com acúmulo e excreção de uroporfirina, heptacarboxil porfirina e isocoproporfirina. Além disso, a zinco protoporfirina eritrocitária aumenta substancialmente.

Diagnóstico e diagnóstico diferencial
A PHE é distinguida da PEC por aumentos de uroporfirina e de heptacarboxil porfirina, bem como de isocoproporfirinas. Na PEC, o excesso de porfirinas eritrocitárias ocorre predominantemente por

uroporfirina I e coproporfirina I, e não por protoporfirina. As lesões cutâneas vesicobolhosas são incomuns na PPE; o excesso de protoporfirina eritrocitária é livre de metal e não está em um complexo com zinco; além disso, as porfirinas urinárias são normais.

Tratamento e prognóstico
Evitar a exposição à luz solar é mais importante no manejo da PHE, como na PEC. O carvão oral foi útil em um caso grave associado a diseritropoese. A flebotomia tem mostrado pouco ou nenhum benefício. As perspectivas dependem da gravidade da deficiência enzimática e podem ser favoráveis ao se evitar a luz solar.

Prevenção e aconselhamento genético
Como parte do aconselhamento genético em famílias afetadas, é viável diagnosticar a PHE intraútero, seja por análise das porfirinas no líquido amniótico ou por estudos de DNA.

COPROPORFIRIA HEREDITÁRIA
Essa porfiria hepática autossômica dominante é causada por uma deficiência de coproporfirinogênio oxidase (CPOX). A doença apresenta-se com crises agudas, como na PIA. Pode ocorrer fotossensibilidade cutânea, porém muito menos frequentemente do que na PV. Raros casos homozigóticos apresentam-se na infância.

Etiologia
Uma deficiência parcial (50%) de atividade da CPOX foi encontrada em todas as células estudadas de pacientes com CPH. Encontra-se uma deficiência muito mais acentuada em casos homozigóticos. A CPOX humana é um homodímero composto por subunidades de 39 kDa e não contém metais ou grupos prostéticos. A enzima exige oxigênio molecular e se localiza no espaço mitocondrial intermembranas. Um sítio único ativo na enzima catalisa a descarboxilação oxidativa de 2 dos 4 grupos de ácidos propiônicos do coproporfirinogênio III para formar os dois grupos vinila nas posições 2 e 4 nos anéis A e B, respectivamente, do protoporfirinogênio IX. A maior parte do tricarboxil porfirinogênio intermediário, denominado *harderoporfirinogênio*, não é liberada antes de sofrer a segunda descarboxilação a protoporfirinogênio IX. O coproporfirinogênio I não é substrato para essa enzima.

O gene *CPOX* humano contém sete éxons e localiza-se no cromossomo 3q12.1. Um único promotor contém elementos para expressão desse gene *housekeeping* e é eritroide-específico. Têm sido descritas várias mutações de *CPOX* na CPH, havendo uma predominância de mutações do tipo *missense* (sentido trocado) sem uma correlação genótipo-fenótipo. A **harderoporfiria**, um tipo variante bioquímico autossômico recessivo da CPH, é causada por mutações de *CPOX* que comprometem a ligação do substrato, o que leva à liberação prematura de harderoporfirinogênio.

Epidemiologia
A CPH é menos comum do que a PIA e a PV, mas sua prevalência não se mostra bem estabelecida. Não há predominância racial. A CPH homozigótica é rara e apresenta-se durante a infância. A harderoporfiria, uma variante bioquimicamente distinguível da CPH, tem sido reconhecida nas formas heteroalélica (heterozigotos compostos) e homoalélica (homozigotos).

Patologia e patogênese
O aumento de ALA e PBG durante as crises agudas de CPH pode ser explicado por indução de ALAS1 e pela atividade, em geral, relativamente baixa de PBGD no fígado. A ALAS1 hepática aumenta durante as crises aguda, mas fica normal quando a doença é latente e a excreção de precursores das porfirinas se revela normal. Como a concentração de coproporfirinogênio III no fígado provavelmente é menor do que a K_m para a CPOX, a taxa de reação provavelmente se determina, em parte, pela concentração do substrato. O substrato coproporfirinogênio parece perder-se mais rapidamente da célula hepática do que, por exemplo, o uroporfirinogênio, especialmente quando a síntese do heme é estimulada. A coproporfirina e o coproporfirinogênio são transportados à bile e excretados na urina, não parecendo se acumular no fígado na CPH.

Manifestações clínicas
Os sintomas são idênticos aos da PIA, exceto que as crises, em geral, são mais leves e que as lesões cutâneas semelhantes às da PCT ocasionalmente se desenvolvem. Podem ocorrer neuropatia motora grave e paralisia respiratória. Como em outras porfirias agudas, a CPH quase sempre é latente antes da puberdade, e os sintomas são mais comuns em mulheres adultas. As crises são precipitadas pelos mesmos fatores que causam crises na PIA, como jejum, COs e elevações hormonais durante a fase lútea do ciclo menstrual. Hepatopatias concomitantes podem aumentar a retenção de porfirinas e a fotossensibilidade. O risco de carcinoma hepatocelular aumenta, como em outras porfirias agudas.

O quadro clínico da CPH homozigótica ou da harderoporfiria começa na idade pré-escolar e envolve icterícia, anemia hemolítica, hepatosplenomegalia e fotossensibilidade cutânea. Esses sintomas, em geral, são bem distintos daqueles vistos nos heterozigotos. O quadro hematológico é particularmente característico na harderoporfiria.

Achados laboratoriais
Os precursores das porfirinas ALA e PBG aumentam durante as crises agudas de CPH, mas podem diminuir mais rapidamente do que na PIA. Aumentos acentuados de coproporfirina III na urina e nas fezes são mais persistentes na CPH. Nos casos homozigóticos, a excreção de porfirinas pode aumentar mais, sendo acompanhada por aumentos substanciais da zinco protoporfirina eritrocitária. A harderoporfiria caracteriza-se por acentuado aumento da excreção fecal da harderoporfirina (tricarboxil porfirina), bem como de coproporfirina. As porfirinas plasmáticas geralmente são normais ou elevam-se apenas discretamente.

Diagnóstico e diagnóstico diferencial
O diagnóstico da CPH é prontamente estabelecido em pacientes com doença clinicamente manifesta, embora o ALA urinário, o PBG e a uroporfirina possam reverter ao normal mais rapidamente do que na PIA. A coproporfirina III urinária fica elevada. As porfirinas urinárias, especialmente a coproporfirina, pode aumentar em muitas condições clínicas (como nas doenças hepáticas), e pequenos aumentos não diagnosticamente significativos podem levar a um diagnóstico incorreto de CPH. As porfirinas fecais são principalmente a coproporfirina (isômero III) na CPH, enquanto, na PV, a coproporfirina III e a protoporfirina costumam aumentar de modo aproximadamente igual. As porfirinas plasmáticas costumam ser normais na CPH e aumentam na PV.

A razão da coproporfirina III fecal para a coproporfirina I é especialmente sensível para detectar heterozigotos latentes (especialmente em adultos). As provas para CPOX, uma enzima mitocondrial, exigem células como os linfócitos e não são amplamente disponibilizadas. A identificação de uma mutação de *CPOX* em um caso-índice facilita muito a triagem de familiares.

Tratamento e prognóstico
As crises agudas da CPH são tratadas como na PIA, o que inclui hemina IV e identificar e evitar os fatores precipitantes. A colestiramina pode ter algum valor na fotossensibilidade ocorrida com disfunção hepática. A flebotomia e a cloroquina não têm efeito. Análogos hormonais do GnRH podem ter efeito na prevenção de crises cíclicas. O prognóstico, em geral, é melhor do que na PIA.

A prevenção e o aconselhamento genético são os mesmos que em outras porfirias agudas.

PORFIRIA *VARIEGATA*
Essa porfiria hepática é causada por uma deficiência de protoporfirinogênio oxidase (PPOX), sendo herdada como traço autossômico dominante. O distúrbio é denominado *variegata* porque pode se apresentar com manifestações neurológicas ou cutâneas ou ambas. Outros termos são *protocoproporfiria* e *porfiria genética sul-africana*. Raros casos de PV homozigótica são sintomáticos na infância.

Etiologia
A PPOX tem aproximadamente metade da normalidade em todas as células estudadas em pacientes com PV. A enzima tem deficiência mais acentuada em casos raros de PV homozigótica, tendo atividade da enzima aproximadamente metade normal nos pais.

A PPOX humana é um homodímero que contém o dinucleotídio flavina adenina e localiza-se no lado citossólico da membrana mitocondrial interna. Os domínios de ligação à membrana podem estar atracados na FECH humana, a enzima seguinte na via, que está imersa no lado oposto da membrana. A PPOX catalisa a oxidação do protoporfirinogênio IX a protoporfirina IX pela remoção de seis átomos de hidrogênio. A enzima exige oxigênio molecular. O substrato é prontamente oxidado de maneira não enzimática a protoporfirina sob condições aeróbicas ou se exportado para o citossol. A PPOX é altamente específica para o protoporfirinogênio IX e inibida por tetrapirróis, como o heme, a biliverdina e a bilirrubina e por certos herbicidas que causam acúmulo de protoporfirina e induzem fototoxicidade em plantas. A inibição da bilirrubina pode ser responsável por diminuição da atividade da PPOX na doença de Gilbert.

O gene *PPOX* humano localizado no cromossomo 1q22-q23 consiste em um éxon não codificante e 12 codificadores. Um transcrito único de PPOX é produzido em vários tecidos, mas supostas sequências de ligação de elementos transcricionais podem permitir a expressão eritroide-específica. Muitas mutações de *PPOX* têm sido relatadas em famílias com PV. Uma mutação de sentido contrário, a R59W, é prevalente na África do Sul. Não se identificaram correlações genótipo-fenótipo convincentes. As mutações, em casos homozigóticos de PV, têm mais probabilidade de codificar proteínas da enzima com atividade residual.

Epidemiologia

A PV mostra-se menos comum do que a PIA na maioria dos países. A mutação R59W é altamente prevalente nos brancos da África do Sul (3 em 1.000 nessa população). Esse exemplo de "deriva genética" ou efeito fundador foi rastreado até um homem ou sua esposa que emigraram dos Países Baixos para a África do Sul em 1688. Na Finlândia, a prevalência é de 1,3 em 100.000 pessoas e é mais ou menos tão comum quanto a PIA.

Patologia e patogênese

As crises agudas desenvolvem-se em uma minoria (aproximadamente 25%) dos heterozigotos para deficiência de PPOX e costumam ser atribuíveis a fármaco, esteroides e fatores nutricionais que atuam em outras porfirias agudas. O protoporfirinogênio IX acumula-se e sofre auto-oxidação a protoporfirina IX. O coproporfirinogênio III acumula-se, talvez em decorrência de uma associação funcional próxima entre PPOX na membrana mitocondrial interna e CPOX no espaço intermembranas. O conteúdo hepático de porfirinas não aumenta. O aumento do conteúdo de porfirina no plasma consiste em conjugados de porfirinas-peptídeos, que podem ser formados a partir do protoporfirinogênio. O aumento de ALA e PBG durante crises agudas pode ser explicado, pois, como na CPH, por indução de ALAS1 por fatores de exacerbação e pela atividade em geral relativamente baixa da PBGD no fígado. Além disso, a PBGD é inibida pelo protoporfirinogênio, o substrato para PPOX.

Manifestações clínicas

Os sintomas desenvolvem-se em alguns heterozigotos depois da puberdade. Os sintomas neuroviscerais que ocorrem como crises agudas são idênticos aos da PIA, porém, em geral, mais leves e menos frequentemente fatais. Fármacos, esteroides e alterações nutricionais, como jejum, que são prejudiciais na PIA, também podem induzir crises de PV. As crises ocorrem igualmente em pacientes masculinos e femininos, pelo menos na África do Sul. Fragilidade cutânea, vesículas, bolhas, hiperpigmentação e hipertricose de áreas expostas ao sol são muito mais comuns do que na CPH. Provavelmente, ocorrem à parte dos sintomas neuroviscerais e podem ter duração mais longa. Os COs podem precipitar manifestações cutâneas. As crises agudas têm se tornado menos comuns, e as manifestações cutâneas são mais frequentemente a apresentação inicial; isso pode resultar do diagnóstico mais precoce e do aconselhamento. O risco de carcinoma hepatocelular é mais alto.

Os sintomas de PV homozigótica começam no lactente ou nas crianças. Essas crianças, em geral, têm fotossensibilidade intensa, sintomas neurológicos, crises convulsivas, desequilíbrios do desenvolvimento e, algumas vezes, retardo do crescimento, mas não têm crises agudas.

Achados laboratoriais

O ALA e o PBG urinários e uroporfirina aumentam durante as crises agudas, mas esse aumento costuma ser menor do que na PIA, e eles podem estar normais ou apenas discretamente aumentados durante a remissão. As porfirinas plasmáticas, a coproporfirina III urinária e a coproporfirina III fecal e a protoporfirina aumentam mais persistentemente entre as crises. Os níveis de zinco protoporfirina eritrocitária aumentam bastante na PV homozigótica e podem aumentar modestamente nos casos heterozigóticos.

Diagnóstico e diagnóstico diferencial

A PV é facilmente distinguida bioquimicamente da PIA e da CPH, que também apresentam crises agudas e aumentos de PBG. A análise das porfirinas plasmáticas é especialmente útil porque as porfirinas plasmáticas, na PV, ligam-se fortemente às proteínas, o que resulta em espectro de emissão de fluorescência característica em pH neutro. As porfirinas fecais aumentam, aproximadamente com quantidades iguais de coproporfirina III e protoporfirina. A detecção fluorimétrica das porfirinas plasmáticas é mais sensível do que a análise das porfirinas nas fezes na PV assintomática. As provas da PPOX usando células que contêm mitocôndrias, como os linfócitos, são sensíveis para identificar portadores assintomáticos, mas não são amplamente disponibilizadas. Conhecer a mutação de *PPOX* em um caso-índice possibilita a identificação de parentes que sejam portadores da mesma mutação.

Tratamento

As crises agudas são tratadas como na PIA. A hemina é benéfica para crises agudas, mas não para os sintomas cutâneos. A proteção da luz é importante nos pacientes com manifestações cutâneas, assim como usar roupas de mangas longa, luvas, chapéu com aba larga e loções de filtro solar. A exposição à luz UV com um comprimento de onda curto, que não provoca as porfirinas, pode aumentar a pigmentação da pele e oferecer certa proteção. Flebotomia e cloroquina não têm efeito. Curiosamente, relatou-se que o carvão ativado oral aumenta os níveis de porfirinas e piora as manifestações na pele.

Prognóstico e prevenção

As perspectivas para os pacientes com PV têm melhorado, o que pode ser atribuído ao avanço do tratamento, ao diagnóstico mais precoce e à detecção de casos latentes. Crises agudas cíclicas em mulheres podem ser prevenidas com um análogo do GnRH, como na PIA. Um diagnóstico de PV ou de qualquer outra porfiria não deve dificultar a aquisição de um plano de saúde, pois o prognóstico geralmente é bom, uma vez que se estabeleça o diagnóstico.

O aconselhamento genético é o mesmo que em outras porfirias agudas

PROTOPORFIRIA ERITROPOÉTICA E PROTOPORFIRIA LIGADA AO X

Esses tipos de protoporfiria são geneticamente distintos, mas têm essencialmente o mesmo fenótipo. Na PPE, um distúrbio autossômico recessivo, a protoporfirina acumula-se em decorrência de acentuada deficiência de FECH, a última enzima na via biossintética do heme, em razão de mutações de *FECH*. Às vezes, a PPE é denominada *protoporfiria eritro-hepática*, embora o fígado não contribua substancialmente para a produção do excesso de protoporfirina nos casos não complicados. A PLX é a porfiria mais recentemente descrita. Nela, mutações de *ALAS2* com ganho de função levam à produção excessiva de ALA na medula, onde é metabolizado a quantidades excessiva de protoporfirina.

Etiologia

A ferroquelatase (FECH), a enzima deficiente na PPE, catalisa a etapa final da síntese do heme, que é a inserção do ferro ferroso (Fe^{2+}) à protoporfirina IX (Figura 110.1). A enzima também é denominada *heme sintetase* ou *proto-heme ferroliase*. A enzima humana é um dímero, e cada homodímero contém um grupamento [2Fe-2S], que pode atuar na ligação aos homodímeros. Encontra-se a FECH na membrana interna mitocondrial, onde seu sítio ativo se volta para a matriz mitocondrial.

Pode associar-se ao complexo I da cadeia mitocondrial de transporte de elétrons, e o substrato ferroso pode ser produzido pela oxidação do dinucleotídio de nicotinamida e adenina. A FECH é específica para a forma reduzida do ferro, mas pode utilizar outros metais, como o Zn^{2+} e o Co^{2+}, bem como outras dicarboxil porfirinas. O acúmulo da protoporfirina livre, em vez da zinco protoporfirina, na PPE indica que a formação da segunda depende da atividade da FECH *in vivo*.

O gene *FECH* humano localiza-se no cromossomo 18q21.3, apresenta sequência única de promotores e contém 11 éxons. Foram descritos dois mRNA de 1,6 e 2,5 kb, o que pode ser explicado pelo uso de dois sinais alternativos de poliadenilação (*splicing* alternativo). O transcrito maior é mais abundante nas células eritroides murinas, sugerindo regulação eritroide-específica da FECH. Há relatos de várias mutações de *FECH* na PPE, como mutações em sentido contrário, sem sentido e no processamento; pequenas e grandes deleções; e uma inserção.

A herança de dois alelos associados à redução da atividade de FECH é necessária para a expressão da doença. Isso condiz com as atividades de FECH que não passam de 15 a 25% do normal em pacientes com PPE. Na maioria dos pacientes, uma mutação patogênica em um alelo da *FECH* é combinada a uma variante comum afetando o outro alelo. Esse alelo da variante comum do *FECH* (IVS3-48T>C) produz uma quantidade abaixo do normal da enzima porque expressa um mRNA anormal que é degradado por um mecanismo mediado por degradação de RNA-sem sentido. A variante do *FECH* IVS3-48T>C, em si mesma, não causa doença, mesmo quando homozigótica. Em algumas famílias, foram encontradas duas mutações de *FECH* graves sem o alelo IVS3-48T>C.

A PPE com herança autossômica recessiva ocorre naturalmente em bovinos e em modelos de camundongo.

A PLX associa-se a deleções com ganho de função no último éxon do *ALAS2*. Essas mutações deletam os últimos 10 a 20 aminoácidos do polipeptídeo da ALAS2 e aparentemente tornam a enzima mais estável. A protoporfirina livre de metal predomina nos eritrócitos nesses casos; mas, como a atividade da FECH é normal, a proporção de zinco protoporfirina revela-se maior do que na PPE clássica. A PLX é responsável por aproximadamente 2% dos casos com fenótipo de PPE na Europa e cerca de 10% dos casos na América do Norte.

Às vezes, a PPE associa-se a **síndromes mielodisplásicas** e à expansão de um clone de células hematopoéticas com deleção de um alelo do *FECH* ou com outras mutações de *FECH*. Em tais casos, há início tardio da doença.

Epidemiologia

A PPE é a porfiria mais comum a causar sintomas em crianças, mas não costuma ser diagnosticada na vida adulta. No total, é a terceira porfiria mais comum, embora não se conheça precisamente sua prevalência (Tabela 110.2). É descrita principalmente em pessoas brancas, mas ocorre em outras raças. A variante de processamento IVS3-48T>C é comum em brancos e japoneses, porém rara em africanos, o que explica prevalência mais baixa da doença em populações com origem africana.

Patologia e patogênese

Há deficiência de FECH em todos os tecidos na PPE, porém se acredita que os reticulócitos da medula óssea sejam a fonte primária do excesso de protoporfirina, uma parte da qual entra no plasma e circula até a pele. As hemácias circulantes já não sintetizam o heme e a hemoglobina, mas contêm excesso de protoporfirina livre, o que também contribui. Na PLX causada por deleções terminais no éxon 11 do *ALAS2*, todos os intermediários da via heme são produzidos em excesso e, em última análise, acumulam-se nos eritroblastos da medula óssea como protoporfirina. Não há deficiência de FECH na PLX, de modo que essa enzima quela uma parte do excesso de protoporfirina com zinco. Um transcrito anormal de mitoferrina, o que limita o transporte de ferro para as mitocôndrias, também foi descrito na PLX. O fígado funciona com órgão excretor, em vez de fonte importante de excesso de protoporfirina. A deficiência de FECH na pele e no fígado pode ser importante, contudo, porque estudos com transplante de tecidos em camundongos sugerem que a fotossensibilidade cutânea e a lesão hepática ocorrem apenas quando a FECH está deficiente nesses tecidos.

Os pacientes com PPE e PLX são maximamente sensíveis à luz na faixa de 400 nm, o que corresponde à chamada banda de Soret, estreito pico máximo de absorção característico para a protoporfirina e outras porfirinas. Tendo absorvido luz, as porfirinas entram em um estado de energia excitado e liberam energia como fluorescência, oxigênio singleto e outros ERO. O dano tecidual resultante é acompanhado por peroxidação de lipídios, oxidação de aminoácidos, ligação cruzada de proteínas nas membranas celulares e lesão das células endoteliais dos capilares. Tal dano pode ser mediado por fotoativação do sistema do complemento e liberação de histamina, cininas e fatores quimiotáticos. O dano agudo repetido leva ao espessamento das paredes dos vasos e a depósitos perivasculares por acúmulo de componentes do soro. Ocorre deposição de material amorfo contendo imunoglobulina, componentes do complemento, glicoproteínas e glicosaminoglicanos ácidos e lipídios em torno dos vasos sanguíneos na parte superior da derme.

Há poucas evidências de comprometimento de eritropoese ou hemólise na PPE. No entanto, é comum a anemia leve com microcitose, hipocromia e reticulocitose. O acúmulo de ferro nos eritroblastos e sideroblastos em anel tem sido observado na medula óssea em alguns pacientes. A diminuição da saturação da transferrina e a ferritina sérica baixa ou normal baixa sugerem deficiência de ferro. O estado do ferro deve ser cuidadosamente avaliado nos pacientes com PPE, tendo-se em mente que a deficiência de ferro pode levar a aumentar ainda mais a protoporfirina e eleva o risco de colestase. Descreve-se, na PPE, pouca resposta aos suplementos orais de ferro, e isso não tem explicação. Alguns pacientes relatam aumento da fotossensibilidade quando recebem suplementos de ferro, mas não se sabe se isso ocorre por aumentos transitórios das porfirinas quando a deficiência de ferro é corrigida e a eritropoese aumenta. Relatos de casos sugerem que a suplementação de ferro diminui a protoporfirina e melhora a anemia, especialmente em pacientes com PLX.

Uma pequena proporção de pacientes com PPE e PLX desenvolve lesão hepática, o que é atribuído ao excesso de protoporfirina, insolúvel em água e excretada somente por captação hepática; a excreção biliar é colestática. Uma parte pode ser reabsorvida pelo intestino e entrar na circulação êntero-hepática. Com a colestase, o excesso de protoporfirina que se acumula no fígado pode formar estruturas cristalinas nos hepatócitos e comprometer a função mitocondrial.

Manifestações clínicas

Os sintomas de fotossensibilidade cutânea começam na infância e consistem em dor aguda e prurido, muitas vezes ocorrendo em minutos após a exposição à luz solar, seguindo-se eritema e edema com a exposição continuada (Figura 110.7). Podem-se ver petéquias e lesões purpúricas, mas as vesículas e bolhas são raras. O edema pode assemelhar-se ao edema angioneurótico e à *urticária solar*. Em geral, os sintomas pioram na primavera e no verão. As alterações crônicas podem ser liquenificação, pseudovesículas coriáceas, sulcos labiais e alterações ungueais, mas são incomuns as alterações na pigmentação e cicatrizes pronunciadas. Embora os achados físicos, na PPE e na PLX, possam não ser impressionantes, os sintomas comprometem significativamente a qualidade de vida, em maior grau do que na PCT ou na PV. Uma associação entre PPE e ceratodermia palmar sazonal causada por mutações afetando ambos os alelos da FECH não tem explicação. Desenvolve-se neuropatia apenas em alguns pacientes com descompensação hepática grave. Os homens com PLX têm fenótipo mais grave, com níveis mais altos de protoporfirina do que a maioria dos pacientes com PPE. As mulheres com PLX têm apresentação clínica variável – algumas sem sintomas ou com sintomas leves e outras com sintomas intensos semelhantes aos dos pacientes masculinos com PLX. Essa variabilidade nas mulheres provavelmente resulta de inativação ao caso do cromossomo X.

A menos que se desenvolvam complicações hepáticas ou outras complicações, os níveis de protoporfirina e os sintomas de fotossensibilidade permanecem notavelmente estáveis por muitos anos na maioria dos pacientes. Fatores que exacerbam as porfirias hepáticas têm pouco ou nenhuma atuação na PPE ou na PLX. Os níveis eritrocitários de protoporfirina podem diminuir, e a tolerância à luz solar pode melhorar durante a gravidez, o que não tem explicação.

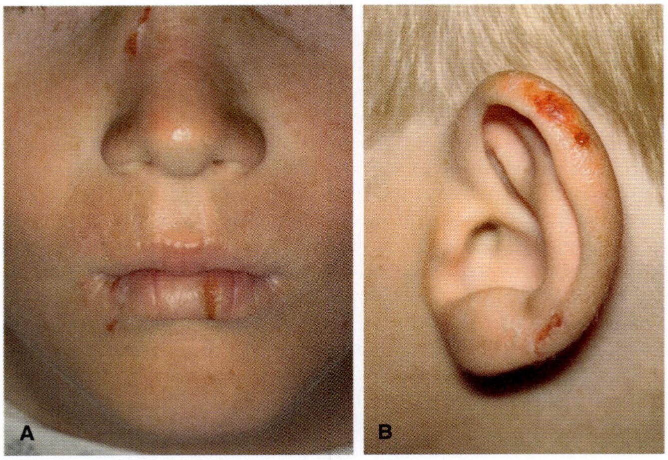

Figura 110.7 Protoporfiria eritropoética (PPE). **A.** Erosões lineares da parte lateral e do lábio inferior do dorso do nariz em um paciente com PPE. **B.** Erosões com crostas na hélice esquerda de um paciente com PPE. (De Horner ME, Alikhan A, Tintle S *et al*. Cutaneous porphyrias. Part 1. Epidemiology, pathogenesis, presentation, diagnosis, and histopathology. *Int J Dermatol*. 2013;52: 1464-1480.)

Achados laboratoriais

A protoporfirina aumenta substancialmente nas hemácias circulantes na PPE e consiste quase inteiramente em protoporfirina livre. Na PLX, tanto a zinco protoporfirina quanto a protoporfirina livre aumentam, embora a segunda ainda predomine. A protoporfirina também aumenta na medula óssea, no plasma, na bile e nas fezes. Outras porfirinas e precursores de porfirinas são normais na PPE e na PLX não complicadas.

Diagnóstico e diagnóstico diferencial

Um diagnóstico de PPE é confirmado bioquimicamente pelo achado de uma concentração substancialmente elevada de protoporfirina eritrocitária total, que é predominantemente (pelo menos 85%) livre de metal e que não está no complexo com zinco. Na PLX, tanto a protoporfirina livre quanto aquela no complexo com zinco se elevam. Os níveis eritrocitários totais de protoporfirinas, em média, são mais altos na PLX e mais variáveis entre os indivíduos com PPE, possivelmente refletindo diferenças de gravidade das muitas mutações do *FECH* relatadas. A concentração de zinco protoporfirina eritrocitária aumenta, havendo pouco aumento da protoporfirina livre de metal nas porfirias homozigóticas (exceto na PEC), na deficiência de ferro, na intoxicação por chumbo, na anemia das doenças crônicas, em condições hemolíticas e em muitos outros distúrbios eritrocitários. A determinação da atividade da FECH exige células contendo mitocôndrias e não é amplamente disponibilizada.

A concentração plasmática total de porfirina costuma aumentar menos na PPE do que em outras porfirias cutâneas e pode ser normal. É preciso muito cuidado em evitar a exposição à luz durante o processamento da amostra porque as porfirinas plasmáticas na PPE são particularmente sujeitas à fotodegradação. Os precursores da porfirina urinária e as porfirinas não aumentam.

Recomendam-se fortemente os estudos do DNA para confirmar mutações de *FECH* ou de *ALAS2* e para aconselhamento genético.

A **hepatopatia protoporfírica**, potencialmente letal, caracteriza-se por maiores aumentos dos níveis eritrocitários e plasmáticos de protoporfirina, aumento da fotossensibilidade e teste de função hepática cronicamente anormais ou insuficiência hepática rapidamente progressiva. Presumivelmente, isso é anunciado por aumentos acima dos níveis eritrocitários e plasmáticos de porfirinas acima do basal do paciente, mas isso não tem sido registrado porque a maioria desses pacientes não tem determinações adequadas na linha de base para os valores das porfirinas. Os aumentos das porfirinas urinárias, especialmente da coproporfirina, nesse cenário, são atribuíveis à disfunção hepática.

Complicações

Há aumento do risco de cálculos biliares, que contêm protoporfirina e às vezes são sintomáticos, exigindo colecistectomia. Ocorre hepatopatia protoporfírica em menos de 5% dos pacientes com protoporfiria, como as crianças, e pode ser crônica ou evoluir rapidamente ao óbito por insuficiência hepática. Às vezes, essa doença hepática é a característica principal de apresentação da PPE. Na PLX, a doença hepática pode ser mais frequente e, em uma publicação sobre oito famílias, 17% dos pacientes tinham disfunção hepática. A hepatopatia protoporfírica pode causar doença abdominal aguda alta, o que sugere obstrução biliar; e uma laparotomia desnecessária pode ocorrer com essa possibilidade. Condições concomitantes que comprometam a função hepática, como hepatite viral, hepatopatia induzida por álcool ou fármacos ou COs podem ser fatores contribuintes. Não está claro se a deficiência de ferro pode contribuir. A histologia hepática mostra acentuada deposição de protoporfirina sob a forma de inclusões nas células hepáticas e nos canalículos biliares. Os pacientes com insuficiência hepática protoporfírica mais frequentemente têm "mutações nulas" de *FECH* e alelo com hipoexpressão de IVSD3-48T>C, mas alguns podem ter dois alelos mutantes graves do *FECH* ou da PLX causada por deleções no éxon 11 do *ALAS2*. A medula óssea, provavelmente, é a principal fonte de protoporfirina, mesmo nos pacientes com PPE com insuficiência hepática.

Tratamento

A exposição à luz solar deve ser evitada, o que é auxiliado pelo uso de roupas com tecidos de trama fechada. Uma revisão sistemática das opções de tratamento, com betacaroteno, cisteína oral e vitamina C, não mostrou eficácia comprovada. Uma publicação sugeriu que altas doses de cimetidina tiveram efeito em reduzir sintomas em três crianças com PPE, mas não foram apresentadas evidências clínicas objetivas de eficácia.

Medidas para escurecer a pele também podem ser úteis. Isso pode ser efetuado por fototerapia com banda estreita de UV-B. Estudos duplo-cegos e controlados com placebo nos EUA e Europa com **afamelonotida**, um análogo sintético do hormônio estimulante dos melanócitos, mostraram aumento da exposição indolor ao sol e melhora da qualidade de vida em pacientes com protoporfiria. Esse fármaco é aprovado para uso em adultos na Europa e está pendente nos EUA. Antecipa-se a aprovação da Food and Drug Administration (FDA) e estudos em crianças.

Fármacos ou preparações hormonais que comprometam a função excretora hepática devem ser evitados, sobretudo em pacientes com disfunção hepática, e a deficiência de ferro deve ser corrigida, se presente, especialmente na PLX. Recomendam-se a suplementação de vitamina D e a vacinação contra hepatites A e B.

O tratamento da hepatopatia protoporfírica precisa ser individualizado, e os resultados ainda são imprevisíveis. O ácido desoxicólico pode ter algum valor nos estágios iniciais. A colestiramina ou o carvão ativado podem interromper a circulação êntero-hepática da protoporfirina, promover sua excreção fecal e reduzir o conteúdo hepático de protoporfirina. Pode ocorrer resolução espontânea, especialmente se outra causa reversível de disfunção hepática, como hepatite viral ou uso abusivo de álcool, estiver contribuindo. Nos pacientes com descompensação hepática grave, tratamento combinado com plasmaférese, transfusão para corrigir a anemia e suprimir a eritropoese, hemina IV para suprimir a produção eritroide e possivelmente hepática de protoporfirina, ácido ursodesoxicólico, vitamina E e colestiramina podem ser benéficos e fazer a transição para o transplante de fígado.

Às vezes, desenvolve-se neuropatia motora semelhante à vista nas porfirias agudas nos pacientes com protoporfiria com doença hepática antes ou depois de transfusão ou transplante de fígado e, ocasionalmente, é reversível. Luzes artificiais, como as da sala de cirurgia durante o transplante de fígado ou outra cirurgia, pode causar intensa fotossensibilidade, com extensas queimaduras da pele e do peritônio e lesão das hemácias circulantes.

Embora a doença hepática possa recorrer no fígado transplantado em decorrência de produção continuada na medula óssea de um excesso de protoporfirina, os resultados são comparáveis ao transplante para outros tipos de doenças hepáticas. O transplante da medula óssea também deve ser considerado depois do transplante de fígado se houver um doador adequado.

Prognóstico

Os pacientes típicos com PPE têm fotossensibilidade durante toda a vida, mas se pode esperar uma longevidade normal. A hepatopatia protoporfírica costuma ser potencialmente letal; entretanto, a incidência é baixa.

Prevenção e aconselhamento genético

Os sintomas podem ser prevenidos evitando-se a luz solar. Evitar agentes que possam causar lesão hepática pode ajudar a prevenir complicações hepáticas. As opiniões variam sobre o valor da reposição de ferro, e isso está atualmente em estudo.

Estudos do DNA para identificar mutações de *FECH*, a comum hipoexpressão do alelo IVS3-48T>C ou deleções do éxon 11 do *ALAS2* são importantes para o aconselhamento genético. Quando a PPE é causada por mutação grave do *FECH* e do alelo IVS3-48T>C, estudos do DNA no cônjuge para determinar a presença ou, mais provavelmente, a ausência do alelo de hipoexpressão podem predizer se os descendentes correm o risco de PPE. A PPE pode melhorar durante a gravidez.

PORFIRIA DUPLA

Um padrão incomum de precursores de porfirinas e de porfirinas pode sugerir mutações de duas enzimas na via heme, conforme registrado em dois pacientes. Um apresentava porfiria aguda e tinha mutações heterozigóticas nos genes *CPOX* e *ALAD*. O outro tinha sintomas de PIA e PCT, e relatou-se que tinha mutações em *HMBS* e *UROD*. Em outros casos publicados, as deficiências de uma ou de ambas as enzimas basearam-se em dosagens das enzimas.

PORFIRIA DECORRENTE DE TUMORES

Muito raramente, tumores hepatocelulares contêm e presumivelmente produzem excesso de porfirinas, mas tais casos não têm sido estudados cuidadosamente. Os carcinomas hepatocelulares que complicam a PCT e as porfirias hepáticas agudas geralmente não são descritos como contendo grandes quantidades de porfirinas. As porfirias eritropoéticas podem se desenvolver tardiamente na vida por expansão clonal de células eritroides contendo uma deficiência enzimática específica em pacientes que tenham desenvolvido síndromes mielodisplásicas ou mieloproliferativas.

A bibliografia está disponível no GEN-io.

Capítulo 111
Hipoglicemia

Mark A. Sperling

A glicose possui um papel central na economia de combustível e é uma fonte de armazenamento de energia sob a forma de glicogênio, gordura e proteína (ver Capítulo 105). Como uma fonte imediata de energia, a glicose fornece 38 mols de trifosfato de adenosina (ATP) por mol de glicose oxidada. A glicose é essencial para o metabolismo de energia no cérebro, em que ela geralmente é o substrato preferencial, e sua utilização responde por quase todo o consumo de oxigênio cerebral. O transporte cerebral de glicose é um processo de difusão facilitada, mediada pelo transportador GLUT-1, depende da concentração de glicose no sangue e não é regulado pela insulina. Baixas concentrações de glicose no sangue resultam em glicopenia cerebral. A deficiência de transportadores de glicose no cérebro pode resultar em convulsões devido às baixas concentrações de glicose no cérebro e no líquido cefalorraquidiano (LCR – *hipoglicorraquia*), apesar dos níveis normais de glicose no sangue. Para manter a concentração de glicose no sangue e evitar que ela caia vertiginosamente para níveis que prejudiquem o funcionamento do cérebro, houve a evolução de um sistema regulatório elaborado.

A defesa contra a hipoglicemia inclui o sistema nervoso autônomo e hormônios que agem em conjunto para aumentar a produção de glicose por meio da modulação enzimática da glicogenólise e da gliconeogênese, limitando simultaneamente a utilização de glicose periférica que conserva a glicose para o metabolismo cerebral. A hipoglicemia representa um defeito em uma ou várias das complexas interações que normalmente integram a homeostase da glicose durante a alimentação e o jejum. Esse processo é particularmente importante para recém-nascidos, nos quais há uma transição abrupta da vida intrauterina, caracterizada pela dependência de fornecimento transplacentário de glicose, para a vida extrauterina, em última análise, caracterizada pela capacidade autônoma para manter a euglicemia. A prematuridade ou a insuficiência placentária podem limitar os depósitos de nutrientes nos tecidos e anormalidades genéticas em enzimas ou hormônios podem se tornar evidentes no recém-nascido. A hipoglicemia é comum no período neonatal.

DEFINIÇÃO

Em recém-nascidos, nem sempre existe uma correlação clara entre a concentração sanguínea de glicose e as manifestações clínicas clássicas de hipoglicemia. A ausência de sintomas não indica que a concentração de glicose seja normal e não apresente queda para valores abaixo de um nível ótimo para manutenção do metabolismo cerebral. Há evidências de que a hipoxia e a isquemia podem potencializar o papel da hipoglicemia como causa de sequelas cerebrais permanentes. Consequentemente, o limite inferior da normalidade aceito para o nível de glicose no sangue em recém-nascidos com algum distúrbio que já prejudique o metabolismo cerebral não foi determinado (ver Capítulo 127). Devido à preocupação com possíveis sequelas neurológicas, intelectuais ou psicológicas posteriormente na vida adulta, a maioria das autoridades recomenda que qualquer valor de glicemia < 55 mg/dℓ em neonatos seja visto com atenção, investigado e tratado vigorosamente se houver sintomas, se persistir ou recorrer após refeições. Deve haver principal atenção nas primeiras 2 a 3 h de vida, quando a glicose normalmente atingiu seu nadir; subsequentemente, os níveis de glicemia começam a subir e atingir valores de 55 a 65 mg/dℓ ou superiores, após 12 a 24 h. Por volta do 3º dia de vida em recém-nascidos normais a termo, a glicemia atinge médias de cerca de 65 mg/dℓ (variação de 65 a 100). Portanto, em bebês normais a termo, a partir do 3º dia de vida e em bebês mais velhos e crianças, uma concentração total de glicose no sangue < 55 mg/dℓ (10% a 15% mais elevada para o soro ou plasma) representa hipoglicemia, porque os mecanismos contrarregulatórios são ativados com essas concentrações de glicose. Em crianças mais velhas, uma definição idealizada de hipoglicemia está baseada na "Tríade de Whipple"; uma concentração de glicose plasmática menor que 60 mg/dℓ, juntamente com sintomas concomitantes relacionados ao sistema nervoso central (SNC) ou baseados em catecolaminas e resolução desses sintomas quando a concentração de glicose é restaurada ao normal pelo tratamento com glicose.

SIGNIFICÂNCIA E SEQUELAS

A maior parte da produção endógena hepática de glicose em lactentes e crianças mais novas, que ocorre várias horas após a alimentação, assim como também durante o jejum, pode ocorrer devido ao metabolismo cerebral.

Como o cérebro cresce mais rapidamente no primeiro ano de vida e a maior parte do volume de renovação da glicose é utilizada para o metabolismo cerebral, a hipoglicemia prolongada ou repetitiva em lactentes e crianças pode retardar o desenvolvimento e o funcionamento do cérebro. *A hipoglicemia transitória isolada e assintomática de curta duração não parece estar associada a essas graves sequelas.* No cérebro em rápido crescimento, a glicose também pode ser uma fonte de lipídios da membrana e, juntamente com a síntese de proteínas, pode proporcionar proteínas estruturais e mielinização, importantes para a maturação normal do cérebro. Sob condições de hipoglicemia grave e sustentada, estes substratos cerebrais estruturais podem ser degradados a intermediários de energia utilizável, tais como lactato, piruvato, aminoácidos e cetoácidos, que podem suprir as demandas do metabolismo cerebral às custas do crescimento cerebral. A capacidade do cérebro do recém-nascido de captar e oxidar corpos cetônicos é cerca de 5 vezes maior do que a do cérebro adulto. No entanto, a capacidade do fígado de produzir corpos cetônicos é limitada no período neonatal imediato, especialmente na presença de **hiperinsulinismo**, que inibe de maneira aguda a produção hepática de glicose, a lipólise e a cetogênese, privando, assim, o cérebro de quaisquer fontes de combustível alternativo. Embora o cérebro possa metabolizar cetonas, esses combustíveis alternativos não podem substituir completamente a glicose como um combustível essencial do sistema nervoso central. A privação da principal fonte de energia do cérebro durante a hipoglicemia e particularmente a disponibilidade limitada de fontes de combustível alternativas durante o hiperinsulinismo apresenta consequências adversas previsíveis sobre o metabolismo e crescimento cerebral: diminuição do consumo de oxigênio do cérebro e aumento da degradação de componentes estruturais endógenos com a destruição da integridade da membrana funcional.

As principais sequelas a longo prazo da **hipoglicemia grave, prolongada**, são o comprometimento cognitivo, a atividade convulsiva recorrente, paralisia cerebral e desregulação autonômica. Efeitos menos evidentes sobre a personalidade também são uma possibilidade, mas não foram claramente definidos. Sequelas neurológicas permanentes estão presentes em 25 a 50% dos pacientes com menos de 6 meses de idade com hipoglicemia sintomática recorrente grave. Essas sequelas podem ser identificadas em alterações patológicas caracterizadas pela redução da mielinização na substância branca cerebral e atrofia do córtex cerebral, assim como no alargamento dos sulcos e afinamento dos giros cerebrais. Essas sequelas também são mais prováveis conforme fontes alternativas de combustível são limitadas, como ocorre com o hiperinsulinismo, quando os episódios de hipoglicemia são repetitivos ou prolongados, ou quando eles são agravados pela hipoxia. Não há conhecimento preciso relativo à duração ou gravidade da hipoglicemia para o desenvolvimento neurológico subsequente das crianças de uma forma previsível. Embora menos comum, a hipoglicemia em crianças mais velhas também pode produzir defeitos neurológicos a longo prazo através de morte neuronal mediada, em parte, por excitotoxinas cerebrais liberadas durante a hipoglicemia.

SUBSTRATO, ENZIMA E INTEGRAÇÃO HORMONAL DA HOMEOSTASE DA GLICOSE

No recém-nascido

Sob condições não estressantes, a glicose fetal é derivada inteiramente da mãe através de transferência placentária. Portanto, a concentração de glicose fetal geralmente reflete os níveis de glicose maternos, mas é ligeiramente menor. A liberação de catecolaminas, que ocorre com o estresse fetal, como relacionado a hipoxia, mobiliza a glicose fetal e os ácidos graxos livres (AGLs), através de mecanismos beta-adrenérgicos, refletindo a atividade beta-adrenérgica no fígado e no tecido adiposo fetal. Catecolaminas também podem inibir a insulina fetal e estimular a liberação de glucagon.

A interrupção aguda da transferência de glicose materna para o feto durante o parto impõe uma necessidade imediata de mobilização de glicose endógena. Três eventos ligados ao parto facilitam essa transição: mudanças nos hormônios, mudanças em seus receptores, e mudanças na atividade das enzimas-chave. Há um aumento abrupto de 3 a 5 vezes na concentração de glucagon dentro de minutos a horas após o nascimento. O nível de insulina geralmente cai inicialmente e permanece no intervalo basal durante vários dias sem demonstrar a resposta rápida habitual a estímulos fisiológicos, como a glicose. Um aumento significativo na secreção espontânea de catecolaminas também é característico. A epinefrina também pode aumentar a secreção do hormônio do crescimento (GH, do inglês *growth hormone*) por meio de mecanismos alfa-adrenérgicos; os níveis de GH são marcadamente elevados ao nascimento. Além disso, os níveis de cortisol são mais elevados no período neonatal imediato em bebês nascidos por via vaginal do que naqueles nascidos por cesariana, refletindo em parte o estresse do parto sobre a secreção fetal de cortisol. Agindo em conjunto, essas mudanças hormonais no nascimento disponibilizam glicose por glicogenólise e gliconeogênese, ativam a lipólise e promovem a cetogênese. Como resultado desses processos, a concentração de glicose no plasma estabiliza após uma redução transitória imediatamente após o nascimento, as reservas de glicogênio do fígado se tornam rapidamente esgotadas em poucas horas após o nascimento, e a gliconeogênese a partir de alanina, um importante aminoácido gliconeogênico, pode ser responsável por aproximadamente 10% da renovação da glicose no recém-nascido humano por várias horas pós-nascimento. As concentrações de AGL também aumentam de forma acentuada, em conjunto com os picos de glucagon e epinefrina, seguidas mais tardiamente por elevações nos corpos cetônicos. A glicose é, assim, parcialmente poupada para utilização pelo cérebro enquanto AGLs e cetonas fornecem fontes alternativas de combustível para o músculo, bem como fatores gliconeogênicos essenciais, tais como acetilcoenzima A (CoA) e a forma reduzida do dinucleotídio de nicotinamida e adenina a partir da oxidação de ácidos graxos hepáticos, que é necessária para conduzir a gliconeogênese.

No início do período pós-natal, as respostas do pâncreas endócrino favorecem a secreção de glucagon de modo que a concentração de glicose no sangue pode ser mantida. Essas mudanças adaptativas na secreção hormonal formam um paralelo com as mudanças adaptativas marcadamente semelhante nos receptores hormonais. Enzimas-chave envolvidas na produção de glicose também mudam drasticamente no período perinatal. Assim, existe uma queda rápida da atividade da glicogênio-sintase e um aumento acentuado da atividade de fosforilase após o nascimento. Do mesmo modo, a atividade da enzima limitante da taxa de gliconeogênese, a fosfoenolpiruvato carboxiquinase aumenta drasticamente após o nascimento, ativada em parte pelo aumento repentino de glucagon e pela queda na insulina. Esse quadro pode explicar várias causas da hipoglicemia neonatal com base nas mudanças inapropriadas na secreção hormonal e na indisponibilidade das reservas adequadas tanto de **substratos** na forma de glicogênio hepático, **músculo** como fonte de aminoácidos para a gliconeogênese, e estoques de **lipídios** para a liberação de ácidos graxos. Além disso, são necessárias atividades apropriadas de enzimas-chave que regulam a homeostase da glicose (Figura 105.1, Capítulo 105).

Em lactentes mais velhos e crianças

A hipoglicemia em bebês mais velhos e crianças é análoga a dos adultos, nos quais a homeostase da glicose é mantida por glicogenólise durante o período imediato após a alimentação e por gliconeogênese várias horas após as refeições. O fígado de uma criança de 10 kg contém de 20 a 25 g de glicogênio, que é suficiente para atender às necessidades normais de glicose de 4 a 6 mg/kg/min por apenas 6 a 12 h. Após esse período, a gliconeogênese hepática deve ser ativada. A glicogenólise e a gliconeogênese dependem, ambas, da via metabólica resumida na Figura 105.1. Defeitos na glicogenólise ou na gliconeogênese podem não se manifestar em lactentes até que cessem as mamadas mais frequentes, de intervalos de 3 a 4 horas, e os bebês durmam períodos maiores durante a noite, situação que geralmente se mantém até 3 a 6 meses de idade. A fonte de precursores gliconeogênicos é derivada principalmente da proteína muscular. A proporção de massa muscular dos lactentes e crianças pequenas é substancialmente menor em relação à massa corporal dos adultos, ao passo que as necessidades de glicose por unidade de massa corporal são maiores em crianças. Portanto, a capacidade de compensar a privação de glicose através da gliconeogênese é mais limitada em lactentes e crianças pequenas, assim como a capacidade para resistir ao jejum durante períodos prolongados. A capacidade do músculo de gerar *alanina*, o principal aminoácido gliconeogênico, pode, também, ser limitada. Assim, em crianças mais novas normais, o nível de glicose no sangue cai após 24 h de jejum, as concentrações de insulina caem apropriadamente para níveis menores que 5 μU/mℓ, a lipólise e a cetogênese são ativadas, e cetonas podem aparecer na urina.

A mudança da síntese de glicogênio durante e imediatamente após as refeições para degradação de glicogênio, e posteriormente a gliconeogênese, é regida por hormônios, sendo a insulina o de maior importância. Após uma refeição, as concentrações de insulina no plasma aumentam para níveis de pico 5 a 10 vezes maiores do que a sua concentração basal de cerca de 5 a 10 μU/mℓ, que serve para reduzir a concentração de glicose no sangue por meio da ativação da síntese de glicogênio, aumento da absorção periférica de glicose, e inibição da produção de glicose. Além disso, a lipogênese é estimulada, enquanto a lipólise e a cetogênese são reduzidas. Durante o jejum, as concentrações de insulina plasmática caem para ≤ 5 μU/mℓ, e em conjunto com o aumento de hormônios contrarreguladores, essa queda na insulina resulta na ativação de vias gliconeogênicas (Figura 105.1). Em períodos de jejum, as concentrações de glicose são mantidas através da ativação da glicogenólise e gliconeogênese, inibição da síntese de glicogênio, e ativação da lipólise e da cetogênese. Destaca-se que uma concentração plasmática de insulina > 5 μU/mℓ, associada a uma concentração de glicose no sangue ≤ 55 mg/dℓ (2,8 a 3,0 mM) é anormal, indicando um estado de excesso de ação da insulina, denominado *hiperinsulinismo*, causado por falha dos mecanismos que normalmente resultam na supressão da secreção de insulina durante o jejum ou hipoglicemia.

Os efeitos hipoglicêmicos da insulina são contrapostos pelas ações de diversos hormônios, cuja concentração no plasma aumenta à medida que cai a glicose no sangue. Esses hormônios contrarreguladores – glucagon, hormônio do crescimento, cortisol e epinefrina – agem sinergicamente e em conjunto para aumentar as concentrações de glicose no sangue pela ativação de enzimas glicogenolíticas (glucagon, epinefrina); indução de enzimas gliconeogênicas (glucagon, cortisol); inibição da captação de glicose pelo músculo (epinefrina, hormônio do crescimento, cortisol); mobilização de aminoácidos a partir do músculo para gliconeogênese (cortisol); ativação da lipólise com consequente disponibilização de glicerol para gliconeogênese e ácidos graxos para a cetogênese (epinefrina, cortisol, GH, glucagon); e inibição da liberação de insulina com promoção a secreção de GH e glucagon (epinefrina).

A deficiência congênita ou adquirida de qualquer um desses hormônios é incomum, mas irá resultar em hipoglicemia, que ocorre quando a produção endógena de glicose não pode ser mobilizada para atender as necessidades energéticas no estado pós-absortivo, ou seja, 4 a 6 h no recém-nascido e 8 a 12 h após as refeições ou durante o jejum em um bebê ou uma criança. A deficiência concomitante de vários hormônios (**hipopituitarismo – deficiência de ACTH – cortisol combinada com deficiência de GH**) pode resultar em hipoglicemia, que é mais grave ou aparece mais precocemente no período de jejum do que o observado com deficiências hormonais isoladas. A maior parte das causas de hipoglicemia em recém-nascidos, lactentes e crianças reflete a adaptação inadequada ao jejum como resultado de (1) excesso de ação da insulina, (2) resposta hormonal contrarreguladora inadequada principalmente do cortisol e do GH (3) defeitos enzimáticos nos mecanismos para armazenamento e liberação de glicogênio ou (4) defeitos na gliconeogênese.

MANIFESTAÇÕES CLÍNICAS

Ver Capítulo 127.

As características clínicas da hipoglicemia geralmente podem ser organizadas em duas categorias: (1) sintomas associados à ativação do sistema nervoso autônomo e à liberação de epinefrina, geralmente observadas com um rápido declínio na concentração de glicose no sangue e (2) sintomas causados pela diminuição da utilização de glicose cerebral (**glicopenia cerebral**), geralmente associada a um lento declínio no nível de glicose no sangue ou hipoglicemia prolongada (Tabela 111.1). Embora esses sintomas clássicos ocorram em crianças mais velhas, os sintomas de hipoglicemia em recém-nascidos e lactentes podem ser mais sutis e incluem cianose, apneia, hipotermia, hipotonia, dificuldade de alimentação, letargia e convulsões, todas refletindo a privação de glicose para a atividade cerebral normal. Alguns desses sintomas podem ser tão leves que podem passar despercebidos. Ocasionalmente, a hipoglicemia pode ser assintomática no período neonatal imediato. Recém-nascidos com hiperinsulinismo muitas vezes são grandes para a idade gestacional (GIG), simulando as características do bebê nascido de uma mãe com diabetes mal controlado. Bebês mais velhos com hiperinsulinismo podem comer excessivamente em decorrência da hipoglicemia crônica e tornar-se obesos. Na infância, a hipoglicemia pode se apresentar como distúrbios de comportamento, desatenção, apetite voraz ou convulsões. Pode ser diagnosticada erroneamente como epilepsia, embriaguez, transtornos de personalidade, dor de cabeça, histeria e atraso no desenvolvimento. A determinação da glicose no sangue deve ser sempre realizada em recém-nascidos com alguma doença, que deve ser tratada vigorosamente se as concentrações forem < 55 mg/dℓ. Em qualquer idade, a hipoglicemia deve ser considerada uma causa de um episódio inicial de convulsões ou uma deterioração súbita no funcionamento psicocomportamental ou no nível de consciência.

Muitos recém-nascidos têm hipoglicemia assintomática (química). A incidência de hipoglicemia assintomática é mais elevada em bebês pequenos para a idade gestacional (PIG) (Figura 111.1). A incidência exata de hipoglicemia sintomática é difícil de estabelecer porque muitos dos sintomas em recém-nascidos ocorrem associados a outras condições

Tabela 111.1 Manifestações da Hipoglicemia na Infância.

CARACTERÍSTICAS ASSOCIADAS À ATIVAÇÃO DO SISTEMA NERVOSO AUTÔNOMO E LIBERAÇÃO DE EPINEFRINA*
Ansiedade†
Transpiração†
Palpitação (taquicardia)†
Palidez‡
Tremores‡
Fraqueza
Fome
Náuseas
Êmese
CARACTERÍSTICAS ASSOCIADAS À GLICOPENIA CEREBRAL
Cefaleia†
Confusão mental†
Distúrbios visuais (↓ acuidade, diplopia)†
Alterações orgânicas de personalidade†
Incapacidade de se concentrar†
Disartria
Olhar fixo
Parestesias
Tontura
Amnésia
Ataxia, falta de coordenação
Recusa em se alimentar‡
Sonolência, letargia‡
Convulsões‡
Coma
Acidente vascular cerebral, hemiplegia, afasia
Postura descerebrada ou decorticada

*Algumas destas características serão atenuadas se o paciente estiver recebendo agentes β-bloqueadores adrenérgicos. †Comum. ‡Manifestações mais comuns no recém-nascido.

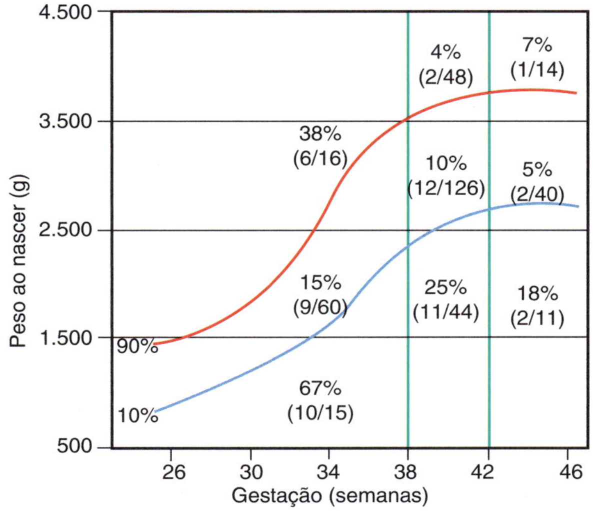

Figura 111.1 Incidência de hipoglicemia por peso ao nascer, idade gestacional e crescimento intrauterino. (De Lubchenco LO, Bard H: Incidence of hypoglycemia in newborn infants classified by birthweight and gestational age, *Pediatrics* 47:831-838, 1971.)

como infecções, especialmente sepse e meningite; anomalias do SNC, hemorragia ou edema; hipocalcemia e hipomagnesemia; asfixia; desmame de drogas; apneia da prematuridade; doença cardíaca congênita ou policitemia.

O início dos sintomas em recém-nascidos varia de algumas horas a uma semana após o nascimento. Em ordem aproximada de frequência, os sintomas incluem agitação ou tremores, apatia, episódios de cianose, convulsões, apneia intermitente ou taquipneia, choro fraco ou estridente, fraqueza ou letargia, dificuldade de alimentação (travar) e revirada do olhar. Episódios de sudorese, palidez repentina, hipotermia, insuficiência e parada cardíacas também podem ocorrer. Frequentemente, podem ocorrer alguns sintomas episódicos. Como essas manifestações clínicas podem resultar de várias causas, é fundamental medir os níveis séricos de glicose e determinar se os sintomas desaparecem com a administração de uma quantidade suficiente de glicose para elevar a glicemia a níveis normais; se não, outros diagnósticos devem ser considerados.

CLASSIFICAÇÃO DA HIPOGLICEMIA EM LACTENTES E CRIANÇAS

A classificação é baseada no conhecimento do controle da homeostase da glicose em lactentes e crianças (Tabela 111.2).

Prematuros, neonatais, transitórios e pequenos para a idade gestacional

A incidência estimada de hipoglicemia sintomática em recém-nascidos é de 1 a 3 em 1.000 nascidos vivos. Essa incidência é muito maior em certos grupos neonatais de alto risco (Tabela 111.2 e Figura 111.1). Bebês prematuros e PIG são especialmente vulneráveis ao desenvolvimento de hipoglicemia. Os fatores responsáveis pela alta frequência de hipoglicemia nesse grupo, assim como em outros grupos descritos na Tabela 111.2, estão relacionados às reservas inadequadas de glicogênio hepático, proteína muscular e gordura corporal necessárias para manter os substratos exigidos para atender às necessidades energéticas. Esses lactentes são pequenos em virtude da prematuridade ou transferência placentária de nutrientes insuficiente. Seus sistemas enzimáticos para a gliconeogênese também podem não estar totalmente desenvolvidos.

O **hiperinsulinismo transitório** responsivo a diazóxido também foi classificado como fator de contribuição para hipoglicemia em recém-nascidos asfixiados, PIG e prematuros. Essa forma de hiperinsulinismo associada à asfixia perinatal, restrição de crescimento intrauterino, toxemia materna entre outros estressores perinatais, é provavelmente a causa mais comum de hipoglicemia hiperinsulinêmica em recém-nascidos e pode ser muito grave. Na maioria dos casos, a condição se resolve rapidamente, mas pode persistir até 7 meses de vida ou mais.

Em contraste com o que ocorre quando há deficiência de enzimas ou substratos, o sistema hormonal parece funcionar normalmente ao nascimento na maioria dos recém-nascidos de baixo risco. Apesar da hipoglicemia, as concentrações plasmáticas de alanina, lactato e piruvato estão mais elevadas, o que implica sua disponibilidade reduzida para utilização como substratos para a gliconeogênese. A infusão de alanina provoca ainda mais secreção de glucagon, mas não causa nenhum aumento significativo na glicose. Durante as 24 horas iniciais de vida, as concentrações plasmáticas de acetoacetato e β-hidroxibutirato são mais baixas em lactentes PIG do que naqueles nascidos a termo, o que se correlaciona a reservas de lipídios reduzidas, redução da mobilização de ácidos graxos, cetogênese prejudicada ou uma combinação dessas condições. É mais provável que reservas reduzidas de lipídios ocorram porque a alimentação de recém-nascidos com gordura (triglicerídeos) resulta em níveis plasmáticos elevados de glicose, cetonas, tais como β-hdroxibutirato e AGLs. Para bebês com asfixia perinatal, e recém-nascidos PIG que têm hiperinsulinismo transitório, a combinação de hipoglicemia e de concentrações diminuídas de β–hidroxibutirato e AGLs é a marca registrada do diagnóstico para hiperinsulinismo.

O papel dos AGLs e da sua oxidação no estímulo à gliconeogênese neonatal é essencial. O fornecimento de AGLs assim como de triglicerídeos a partir de uma fórmula ou de leite humano em conjunto com precursores gliconeogênicos pode prevenir a hipoglicemia que normalmente segue o jejum neonatal. Por essas e outras razões, o leite é introduzido logo (no momento do nascimento ou dentro de 2 a 4 h) após o parto. No ambiente hospitalar, quando a amamentação é impossibilitada em virtude de desconforto respiratório ou outra doença, ou quando as mamadas por si só não podem manter as concentrações de glicose no sangue em níveis > 55 mg/dℓ, deve ser iniciada a administração de glicose por via intravenosa (IV) a uma taxa que forneça de 4 a 8 mg/kg/min. Recém-nascidos com hipoglicemia neonatal transitória geralmente podem manter o nível de glicose no sangue espontaneamente depois de 2 a 3 dias de vida, mas alguns requerem longos períodos de suporte. Nestes últimos lactentes, valores de insulina > 5 μU/mℓ no momento da hipoglicemia devem ser tratados com diazóxido.

Bebês nascidos de mães diabéticas

Ver Capítulo 127.1

Dos estados hiperinsulinêmicos transitórios, bebês nascidos de mães diabéticas são os mais comuns. O diabetes gestacional afeta aproximadamente 2% das gestantes, e 1 em 1.000 gestantestêm diabetes insulinodependente. Ao nascer, bebês nascidos dessas mães podem ser grandes e pletóricos, e suas reservas corporais de glicogênio, proteína e gordura estão repletas.

A hipoglicemia em recém-nascidos filhos de mães diabéticas está principalmente relacionada a hiperinsulinemia e, em menor parte, relacionada à secreção reduzida de glucagon. Ocorre hipertrofia e hiperplasia das ilhotas pancreáticas, já que é uma resposta rápida, bifásica e tipicamente amadurecida da insulina à glicose; essa resposta rápida à insulina está ausente em bebês normais. Recém-nascidos de mães diabéticas também têm um aumento subnormal do glucagon plasmático imediatamente após o nascimento, secreção de glucagon subnormal em resposta a estímulos, e, inicialmente, uma atividade simpática excessiva que pode levar à exaustão adrenomedular como demonstrado pela diminuição da excreção urinária de epinefrina. O padrão hormonal plasmático normal de baixa insulina, glucagon elevado, e catecolaminas elevadas é revertido a um padrão de alta insulina, glucagon baixo e baixa epinefrina. Como consequência desse perfil hormonal alterado, a produção endógena de glicose é inibida significativamente em comparação à de recém-nascidos normais, predispondo-os, assim, à hipoglicemia.

Mães cujo diabetes foi bem controlado durante a gravidez, o trabalho de parto e o parto, geralmente têm bebês quase de tamanho normal que são menos propensos a desenvolver hipoglicemia neonatal e outras complicações consideradas típicas desses lactentes. Ao se fornecer glicose exógena a esses bebês hipoglicêmicos, é importante evitar a hiperglicemia que provoca uma excessiva e imediata liberação de insulina, o que pode resultar em **hipoglicemia de rebote**. Quando necessário, a glicose deve ser fornecida a taxas de infusão contínua de 4 a 8 mg/kg/min, mas a dose apropriada para cada paciente deve ser ajustada individualmente. Durante o trabalho de parto e durante o parto, a hiperglicemia materna deve ser evitada, pois resulta em hiperglicemia fetal, o que predispõe à hipoglicemia quando o fornecimento de glicose é interrompido no momento do nascimento. A hipoglicemia que persiste além do 3º dia após o nascimento ou que ocorre inicialmente após 1 semana de vida exige uma avaliação para as causas listadas na Tabela 111.2.

Recém-nascidos com **eritroblastose fetal** também podem ter hiperinsulinemia e compartilhar de muitas características físicas, tais como o tamanho grande do corpo, como crianças nascidas de mães diabéticas. A causa da hiperinsulinemia em lactentes com eritroblastose não está claramente estabelecida.

Hipoglicemia persistente ou recorrente em lactentes e crianças

Hiperinsulinismo

A maioria das crianças com hiperinsulinismo que provoca hipoglicemia, apresenta-o no período neonatal ou mais tarde na infância. O hiperinsulinismo é a causa mais comum de hipoglicemia persistente na primeira infância. Os lactentes com hiperinsulinismo podem ser macrossômicos no nascimento, refletindo os efeitos anabólicos da insulina no útero. Não há histórico ou evidência bioquímica de diabetes materno. O início dos sintomas pode ocorrer do nascimento aos

Tabela 111.2 Classificação da hipoglicemia em lactentes e crianças.

HIPOGLICEMIA TRANSICIONAL (ADAPTATIVA) NEONATAL

Associada a substrato inadequado ou função enzimática imatura em neonatos de outra forma normais

Prematuridade
Pequeno para a idade gestacional
Recém-nascido normal

Hiperinsulinismo neonatal transitório

Lactente de mãe diabética
Pequeno para a idade gestacional
Gêmeo discordante
Asfixia ao nascer
Lactente de mãe toxêmica

HIPOGLICEMIAS NEONATAL, INFANTIL OU DA INFÂNCIA PERSISTENTES

Hiperinsulinismo

HI recessiva do canal K_{ATP}
HI com mutação recessiva da HADH (hidroxila acil-CoA desidrogenase
HI com mutação recessiva da UCP–2 (proteína desacopladora mitocondrial 2)
HI focal do canal K_{ATP}
HI dominante do canal K_{ATP}
Hiperinsulinemia congênita atípica (sem mutações nos genes *ABCC8* ou *KCN11*)
HI dominante da glicoquinase
HI dominante da glutamato desidrogenase (síndrome de hiperinsulinismo/hiperamonemia)
HI com mutações dominantes em HNF–4A e HNF–1A (fatores nucleares hepáticos 4α e 1α) com diabetes monogênico do jovem mais tarde na vida
Mutação dominante em SC16A1 (o transportador de piruvato) – hipoglicemia induzida por exercício
Mutações ativadoras no canal de cálcio CACNA1D (permite o influxo de cálcio e, portanto, a secreção de insulina desregulada)
Adenoma de células das ilhotas adquirido ou familiar associado a mutações no gene *MEN1*
Síndrome de Beckwith-Wiedemann
Síndrome de Kabuki
Administração de insulina (síndrome de Münchausen por procuração)
Fármacos com sulfonilureia orais
Distúrbios congênitos da glicosilação

Deficiência de hormônio contrarregulador

Pan-hipopituitarismo
Deficiência isolada de hormônio do crescimento
Deficiência do hormônio adrenocorticotrófico
Doença de Addison (incluindo hipoplasia adrenal congênita, leucodistrofia adrenal, síndrome do triplo A, deficiência do receptor de ACTH e complexo de doença autoimune)
Deficiência de epinefrina

Distúrbios da glicogenólise e gliconeogênese

Deficiência de glicose-6-fosfatase (DDG Ia)
Deficiência de glicose-6-fosfato translocase (DDG Ib)
Deficiência de Amilo-1,6-glicosidase (enzima desramificadora) (DDG III)
Deficiência de fosforilase hepática (DDG VI)
Deficiência de fosforilase quinase (DDG IX)
Deficiência de glicogênio sintase (DDG 0)
Deficiência de Frutose-1,6-difosfatase
Deficiência de piruvato carboxilase
Galactosemia
Intolerância hereditária à frutose

Distúrbios da lipólise

Distúrbios da oxidação de ácidos graxos

Deficiência do transportador de carnitina (deficiência primária de carnitina)
Deficiência de carnitina-palmitoil transferase 1
Deficiência de carnitina translocase
Deficiência de carnitina-palmitoil transferase 2
Deficiências secundárias de carnitina
Deficiência de acil-CoA desidrogenase de cadeia curta, média, longa e muito longa

OUTRAS ETIOLOGIAS

Causas limitadas pelo substrato

Hipoglicemia cetótica
Intoxicação – fármacos
Salicilatos
Álcool
Agentes hipoglicêmicos orais
Insulina
Propranolol
Pentamidina
Quinina
Disopiramida
Fruto akee (imaturo) – hipoglicina
Lichia – associada com toxinas (síndrome tóxica hipoglicêmica)
Vacor (raticida)
Sulfametoxazol–trimetoprima (com insuficiência renal)
L-Asparaginase e outros fármacos antileucêmicos

Doença hepática

Síndrome de Reye
Hepatite
Cirrose
Hepatoma

DISTÚRBIOS DE AMINOÁCIDOS E ÁCIDOS ORGÂNICOS

Doença da urina em xarope de bordo
Acidemia propiônica
Acidemia metilmalônica
Tirosinose
Acidúria glutárica
Acidúria 3-hidroxi-3-metilglutárica

DISTÚRBIOS SISTÊMICOS

Sepse
Carcinoma/sarcoma (secretor de fator de crescimento semelhante à insulina II)
Insuficiência cardíaca
Desnutrição
Má absorção
Anticorpos do antirreceptor de insulina
Anticorpos anti-insulina
Hiperviscosidade neonatal
Insuficiência renal
Diarreia
Queimaduras
Choque
Síndrome de Arnold-Chiari
Complicação pós-cirúrgica
Pseudo-hipoglicemia (leucocitose, policitemia)
Excesso de terapia com insulina do diabetes melito insulinodependente
Transtorno factício
Fundoplicatura de Nissen (síndrome de dumping)
Malária por *Plasmodium falciparum*

DDG, doença de depósito do glicogênio; HI, hiperinsulinemia; K_{ATP}, regulada pelo canal de potássio.

18 meses de idade, mas, ocasionalmente, ele só se torna evidente em crianças mais velhas.

As concentrações de insulina estão inapropriadamente elevadas no momento da hipoglicemia documentada; em casos de hipoglicemia não hiperinsulinêmica as concentrações plasmáticas de insulina devem ser < 5 μU/mℓ. Em lactentes afetados, as concentrações de insulina plasmática no momento da hipoglicemia são geralmente > 5 μU/mℓ. Algumas autoridades estabelecem critérios mais rigorosos, argumentando que qualquer valor de insulina > 2 μU/mℓ com hipoglicemia é anormal. A relação insulina (μU/mℓ):glicose (mg/dℓ) é geralmente > 0,4; os

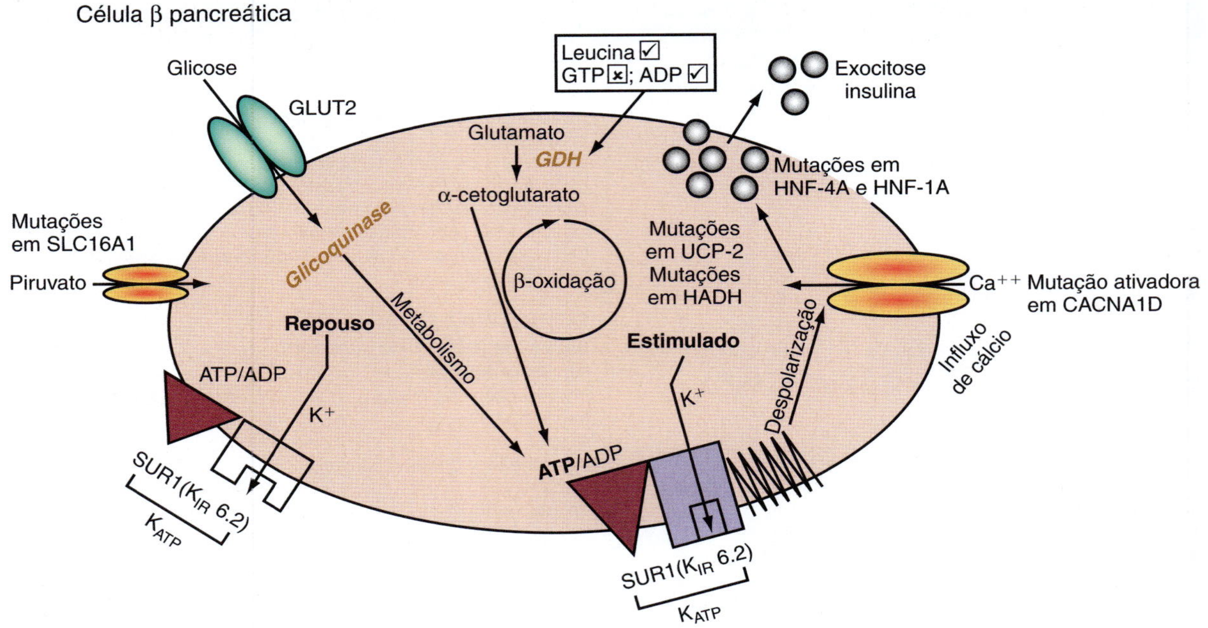

Figura 111.2 **Esquema da célula pancreática com alguns passos importantes na secreção de insulina.** O canal de potássio (K^+) sensível à adenosina trifosfato (ATP) existente na membrana (K_{ATP}) consiste em duas subunidades: o receptor de sulfonilureia (SUR) e o canal de K retificador de influxo (K_{IR} 6.2). No estado de repouso, a proporção de ATP para o difosfato de adenosina (ADP) mantém o canal K_{ATP} aberto, permitindo o efluxo de K^+ intracelular. Quando a concentração de glicose no sangue aumenta, sua entrada na célula β é facilitada pelo transportador de glicose GLUT-2, um processo não regulado pela insulina. Dentro da célula β a glicose é convertida em glicose-6-fosfato pela enzima glicoquinase e em seguida é metabolizada para gerar energia. O aumento resultante na relação ATP/ADP fecha o canal K_{ATP}, impedindo a saída de K^+, o aumento de K^+ intracelular despolariza a membrana celular e abre um canal de cálcio (Ca^{2+}) do canal. O aumento intracelular de Ca^{2+} provoca a secreção de insulina via exocitose. Sulfonilureias deflagram a secreção de insulina por meio da reação com o seu receptor (SUR) para fechar K_{ATP}; diazóxido inibe esse processo, ao passo que a somatostatina, ou seu análogo octreotida, inibe a secreção de insulina, interferindo no influxo de cálcio. As mutações genéticas em SUR1 ou K_{IR} 6.2 que impedem que K_{ATP} seja aberto e mantêm acentuadamente inadequada a secreção de insulina e são responsáveis por formas autossômicas recessivas de hipoglicemia hiperinsulinêmica persistente da infância (HHPI). Uma forma de HHPI autossômica dominante é causada por uma mutação ativadora na glicoquinase. O aminoácido leucina também provoca a secreção de insulina por fechamento do K_{ATP}. O metabolismo da leucina é facilitado pela enzima glutamato desidrogenase (GDH), e a superatividade dessa enzima no pâncreas leva à hiperinsulinemia com hipoglicemia, associada à hiperamonemia com hiperatividade da GDH no fígado. Mutações no canal de piruvato SLC16A1 podem causar expressão ectópica na célula β e permitir que o piruvato acumulado durante o exercício induza a secreção de insulina e, portanto, a hipoglicemia induzida por exercício. Mutações na proteína mitocondrial desacopladora 2 (UCP–2) e a hidroxila acil–CoA desidrogenase (HADH) estão associadas ao hiperinsulinismo (HI) por mecanismos ainda não definidos. Mutações nos fatores de transcrição nucleares do hepatócito (HNF) 4α e 1α podem estar associadas a macrossomia neonatal e HI, mas progridem para diabetes monogênico do jovem com início na maturidade (MODY, do inglês *monogenic diabets of youth*). Mutações ativadoras no canal de cálcio CACNA1D permitem o influxo de cálcio e, consequentemente, a secreção não regulada de insulina nas voltagens de membrana que normalmente excluem o fluxo de cálcio. √, Estimulação; GTP, guanosina trifosfato; X, inibição.

níveis plasmáticos da proteína-1 ligada ao fator de crescimento semelhante à insulina (IGFBP-1), β-hidroxibutirato, e AGL são baixos com o hiperinsulinismo. Raras circunstâncias de mutações ativadoras da via de sinalização do receptor de insulina foram relatadas, nas quais as características bioquímicas e clínicas são semelhantes as dos estados de secreção excessiva de insulina, embora as concentrações de insulina possam estar baixas a ponto de serem indetectáveis. Portanto, o termo preferencial para descrever um estado de aumento de ação da insulina é *hiperinsulinismo*. Lactentes macrossômicos podem apresentar hipoglicemia desde os primeiros dias de vida. Lactentes com menor grau de hiperinsulinismo podem manifestar hipoglicemia apenas após as primeiras semanas a meses, quando a frequência das mamadas tiver sido reduzida para permitir que o bebê durma durante a noite, e o hiperinsulinismo passa a impedir a mobilização da glicose endógena. O aumento do apetite e das demandas de alimentação, fraqueza, agitação e convulsões evidentes são as características clínicas mais comuns.

Pistas adicionais incluem o rápido desenvolvimento de hipoglicemia de jejum dentro de 4 a 8 h da privação de alimento em comparação a outras causas de hipoglicemia (Tabelas 111.3 e 111.4); a necessidade de altas taxas de infusão de glicose exógena para prevenir a hipoglicemia,

Tabela 111.3 Hipoglicemia em lactentes e crianças: características clínicas e laboratoriais.

GRUPO	IDADE AO DIAGNÓSTICO (meses)	GLICOSE* (mg/dℓ)	INSULINA (μU/mℓ)	TEMPO DE JEJUM PARA A HIPOGLICEMIA (h)
HIPERINSULINEMIA (N = 12)				
Média	7,4	23,1	22,4	2,1†
EPM	2,0	2,7	3,2	0,6
NÃO HIPERINSULINEMIA (N = 16)				
Média	41,8	36,1	5,8	18,2
EPM	7,3	2,4	0,9	2,9

*Na hipoglicemia causada por hiperinsulinismo β–hidroxibutirato e ácidos graxos livres estão baixos em comparação ao normal com a mesma duração de jejum. †Formas mais leves de hiperinsulinismo podem requerer até 18 h de jejum para provocar hipoglicemia. EPM, erro padrão da média. (Adaptada de Antunes JD, Geffner ME, Lippe BM *et al.*: Childhood hypoglycemia: differentiating hyperinsulinemic from nonhyperinsulinemic causes, *J Pediatr* 116:105-108, 1990.)

Tabela 111.4 Correlação de características clínicas com defeitos moleculares em hipoglicemia hiperinsulinêmica persistente na infância.

TIPO	MACROSSOMIA	HIPOGLICEMIA/ HIPERINSULINEMIA	HISTÓRICO FAMILIAR	DEFEITOS MOLECULARES	CARACTERÍSTICAS CLÍNICAS, BIOQUÍMICAS OU MOLECULARES ASSOCIADAS	RESPOSTA AO MANEJO MÉDICO	ABORDAGEM CIRÚRGICA RECOMENDADA	PROGNÓSTICO
Esporádico	Presente ao nascimento	Moderada/grave nos 1ºs dias a semanas de vida	Negativa	? Mutações em *SUR1*/K_{IR} 6.2 nem sempre identificadas em hiperplasia difusa	Perda de heterozigosidade no tecido microadenomatoso	Geralmente insatisfatória, pode responder melhor à somatostatina do que ao diazóxido	Pancreatectomia parcial se o congelamento mostrar aglomeração de células β com núcleos pequenos – sugere microadenoma	Excelente se o adenoma focal for removido, curando assim a hipoglicemia e conservando pâncreas suficiente para evitar diabetes
							Pancreatectomia subtotal > 95% se o congelamento mostrar núcleos gigantes em células β – sugere hiperplasia difusa	Reservado se a pancreatectomia subtotal (> 95%) for realizada devido ao desenvolvimento de diabetes, e hipoglicemia persistir
Autossômico recessivo	Presente ao nascimento	Grave nos 1ºs dias a semanas de vida	Positiva	*SUR*/K_{IR} 6.2	Consanguinidade é uma característica em algumas populações	Insatisfatória	Pancreatectomia subtotal	Reservado
Autossômico dominante	Incomum	Início moderado geralmente > 6 meses de vida	Positiva	Glicoquinase (ativadora) Alguns casos gene desconhecido	Nenhuma	Muito boa a excelente	A cirurgia geralmente não é necessária Pancreatectomia parcial somente se o manejo clínico falhar	Excelente
Autossômico dominante	Incomum	Início moderado geralmente > 6 meses de vida	Positiva	Glutamato desidrogenase (ativadora)	Hiperamonemia modesta	Muito boa a excelente	A cirurgia geralmente não é necessária	Excelente
Síndrome de Beckwith–Wiedemann	Presente ao nascimento	Moderada/resolve-se espontaneamente > 6 meses de idade	Negativa	Duplicação/ imprinting no cromossomo 11p15.1	Macroglossia, onfalocele, hemi-hipertrofia	Boa	Não recomendada	Excelente para hipoglicemia; reservado para possível desenvolvimento de tumores embrionários (hepatoblastoma e tumor de Wilms)
Distúrbios congênitos da glicosilação	Não habitual	Moderada/início > 3 meses de idade	Negativa	Deficiência de fosfomanose isomerase	Hepatomegalia, vômitos, diarreia intratável	Boa com suplemento de manose	Não recomendada	Justo

muitas vezes, a taxas > 10 a 15 mg/kg/min; a ausência de cetonemia ou acidose; e níveis elevados de peptídeo C ou proinsulina no momento da hipoglicemia. Estes últimos produtos relacionados à insulina estão ausentes na **hipoglicemia factícia** a partir da administração exógena de insulina como uma forma de abuso infantil (ver Capítulo 16.2). A hipoglicemia é invariavelmente provocada pela suspensão da alimentação durante várias horas, permitindo a medida simultânea de glicose, insulina, cetonas e AGLs na mesma amostra no momento da hipoglicemia clinicamente manifestada. Isso é denominado de *amostra crítica*. A resposta glicêmica ao glucagon no momento da hipoglicemia revela um rápido aumento na concentração de glicose de pelo menos 40 mg/dℓ, o que indica que a mobilização de glicose foi restringida pela insulina, mas que os mecanismos glicogenolíticos estão intactos (Tabelas 111.5 a 111.7).

A medida da concentração sérica de IGFBP-1 pode auxiliar o diagnóstico de hiperinsulinismo. A secreção de IGFBP-1 é inibida agudamente pela ação da insulina; as concentrações de IGFBP-1 são baixas durante a hipoglicemia induzida pelo hiperinsulinismo. Em pacientes com hipoglicemia espontânea ou induzida pelo jejum com um nível baixo de insulina (hipoglicemia cetótica, jejum habitual), as concentrações de IGFBP-1 são significativamente mais elevadas.

O diagnóstico diferencial de hiperinsulinismo endógeno inclui **hiperplasia difusa de células beta** ou **microadenoma focal de células beta**. A distinção entre essas duas entidades é importante porque a hiperplasia difusa, se não apresentar resposta ao tratamento clínico, exige pancreatectomia quase total, mesmo em se considerando que a hipoglicemia pode persistir e pode resultar em diabetes melito posteriormente. Algumas crianças afetadas, mas não todas, podem responder ao Sirolimo. Por outro lado, adenomas focais diagnosticados no período pré ou intraoperatório permitem a ressecção curativa localizada, com metabolismo da glicose normalizado subsequentemente. Aproximadamente 50% das formas autossômicas recessivas ou esporádicas de hiperinsulinismo neonatal/infantil são causadas por microadenomas focais, que podem ser distinguidos da maneira difusa pelo padrão de resposta de insulina aos secretagogos de insulina seletivos infundidos em um ramo arterial que supre o pâncreas, com amostra obtida pela veia hepática. No entanto, esses procedimentos invasivos e tecnicamente difíceis foram em grande parte abandonados em favor da tomografia por emissão de pósitrons (PET, do inglês *pósitron emission tomography*) utilizando 18-fluoro-L-dopa. Essa técnica pode distinguir a forma difusa (fluorescência uniforme em todo o pâncreas) da forma focal (absorção focal de 18-fluoro-L-dopa e fluorescência localizada) com um grau extremamente elevado de confiabilidade, sucesso, especificidade e sensibilidade (Figura 111.3).

Macroadenomas secretores de insulina são raros na infância e podem ser diagnosticados no pré-operatório por meio de tomografia computadorizada (TC) ou ressonância magnética (RM). Os níveis plasmáticos de insulina por si só, no entanto, não conseguem distinguir entre essas entidades. As formas difusas ou microadenomatosas de hiperplasia de células das ilhotas representam uma variedade de defeitos genéticos responsáveis por anormalidades no pâncreas endócrino caracterizadas pela secreção de insulina autônoma que não é devidamente reduzida quando a glicemia diminui espontaneamente ou em resposta a manobras provocativas, como o jejum (ver Tabelas 111.4, 111.7 e 111.8). Abordagens clínicas, bioquímicas e genéticas moleculares permitem

Tabela 111.5 Análise de amostra de sangue crítica durante a hipoglicemia e 30 min após glucagon.*

SUBSTRATOS
Glicose
Ácidos graxos livres
Cetonas
Lactato
Ácido úrico
Amônia

HORMÔNIOS
Insulina
Cortisol
Hormônio do crescimento
Tiroxina, hormônio estimulante da tireoide
Fator de crescimento semelhante à insulina ligado à proteína–1†

*Glucagon 0,5 mg com o máximo de 1 mg IV ou IM. †Medido uma vez somente antes ou após a administração de glucagon. Elevação na glicose ≥ 40 mg/dℓ após glucagon administrado no momento da hipoglicemia sugere fortemente um estado hiperinsulinêmico com estoques adequados de glicogênio e enzimas glicogenolíticas intactas. Se a amônia estiver elevada até 100 a 200 μM, considerar mutação ativadora da glutamato desidrogenase.

Tabela 111.6 Critérios para diagnóstico de hiperinsulinismo baseado em amostras "críticas" (coletadas em um momento de hipoglicemia de jejum: glicose plasmática < 50 mg/dℓ).

1. Hiperinsulinismo (insulina plasmática > 2 μU/mℓ)*
2. Acidemia hipogordurosa (ácidos graxos livres no plasma < 1,5 mmol/ℓ)
3. Hipocetonemia (β-hidroxibutirato plasmático: < 2,0 mmol/ℓ)
4. Resposta glicêmica inadequada ao glucagon, 1 mg IV (alteração na glicose: > 40 mg/dℓ)

*Depende da sensibilidade do ensaio de insulina. (De Stanley CA, Thomson PS, Finegold DN *et al.*: Hypoglycemia in infants and neonates. In: Sperling MA, editor: Pediatric endocrinology, ed 2, Philadelphia, 2002, WB Saunders, pp. 135-159.)

Tabela 111.7 Diagnóstico de hipoglicemia aguda em lactentes e crianças.

SINTOMAS AGUDOS PRESENTES
1. Obter amostra de sangue antes e 30 min após a administração de glucagon.
2. Obter urina o quanto antes possível. Examinar cetonas; se não estiverem presentes e a hipoglicemia for confirmada, suspeitar de hiperinsulinemia ou defeito de oxidação dos ácidos graxos; se presente, suspeitar de deficiência de hormônio, cetótica, erro inato do metabolismo de glicogênio ou defeito da gliconeogênese.
3. Medir a glicose na amostra de sangue original. Se a hipoglicemia for confirmada, proceder com a medida de substrato e hormônio como disposto na Tabela 111.5.
4. Se o incremento da glicemia após glucagon for superior a 40 mg/dℓ acima do valor basal, suspeitar de hiperinsulinemia.
5. Se o nível de insulina no momento da hipoglicemia confirmada for > 5 μU/mℓ, suspeitar de hiperinsulinemia endógena; se > 100 μU/mℓ, suspeitar de hiperinsulinemia factícia (injeção de insulina exógena). Hospitalizar para supervisão do jejum.
6. Se o cortisol for < 10 μg/dℓ ou hormônio do crescimento for < 5 ng/mℓ, ou ambos, suspeitar de insuficiência adrenal ou doença hipofisária, ou ambos. Hospitalizar para testes hormonais e de neuroimagem.

HISTÓRICO SUGESTIVO: SINTOMAS AGUDOS NÃO PRESENTES
1. Histórico cuidadoso para relação dos sintomas com o momento e tipo de ingestão de alimentos, tendo em mente a idade do paciente. Excluir a possibilidade de ingestão de álcool ou drogas. Avaliar a possibilidade de injeção de insulina, o desejo em consumir sal, a velocidade de crescimento ou patologia intracraniana.
2. Exame cuidadoso para hepatomegalia (doença de depósito de glicogênio; defeito na gliconeogênese); pigmentação (insuficiência adrenal); estatura e estado neurológico (doença da hipófise).
3. Hospitalizar para testes provocativos:
   a. 24 h de jejum sob observação cuidadosa; quando os sintomas forem provocados, prosseguir com os passos 1 a 4 como quando os sintomas agudos estão presentes.
   b. Função hipofisária-adrenal utilizando teste de estimulação com arginina e insulina se indicado.
4. Considerar teste diagnóstico molecular antes da biopsia hepática para análise histológica e determinações enzimáticas.
5. Teste oral de tolerância à glicose (1,75 g/kg; máx. 75 g) se suspeitar de hipoglicemia reativa (síndrome de dumping etc.).

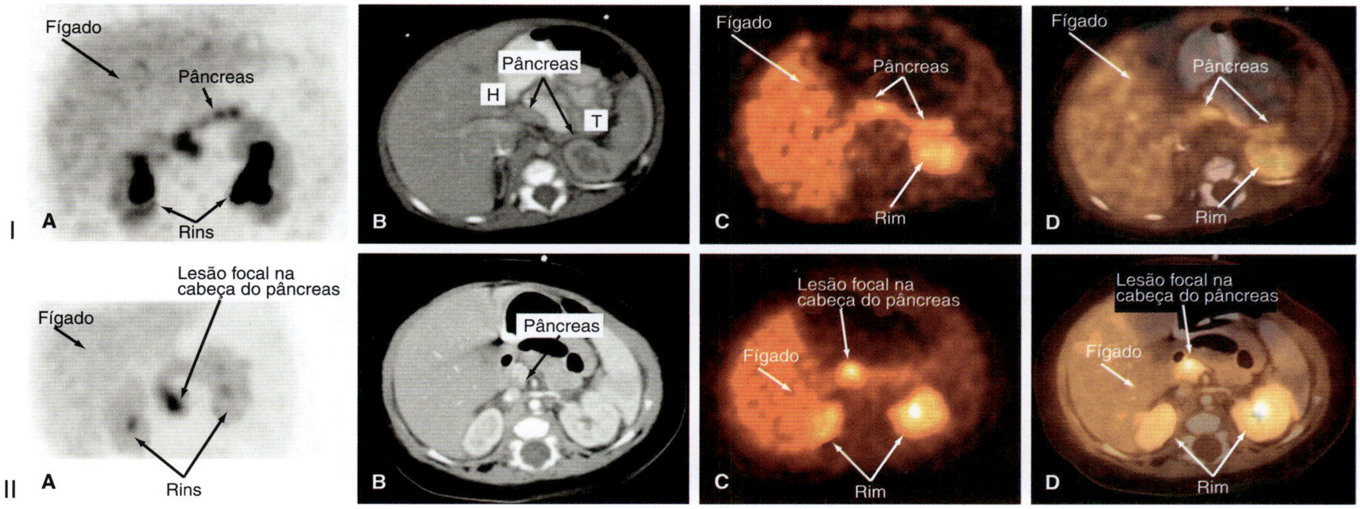

Figura 111.3 Hiperinsulinismo congênito. Painéis **I** (*difusos*): tomografia com emissão de pósitrons (PET) com Flúor 18 como ^{18}F-L-dopa de paciente com a forma difusa de hiperinsulinismo congênito. **A.** A captação difusa de ^{18}F-L-dopa é visualizada em todo o pâncreas. Visões transversais mostram **B.** Tecido pancreático normal à TC abdominal; **C.** Capação difusa de ^{18}F-L-dopa no pâncreas; e **D.** Confirmação da captação pancreática de ^{18}F-L-dopa com registro concomitante. H, cabeça do pâncreas; T, cauda do pâncreas. Painéis **II** (*focais*): PET com ^{18}F-L-dopa do paciente com a forma focal de hiperinsulinismo congênito. **A.** Área discreta de captação aumentada de ^{18}F-L-dopa é visualizada na cabeça do pâncreas. A intensidade dessa área é maior do que a observada no fígado e no tecido pancreático normal vizinho. Visões transversais mostram **B.** Tecido pancreático normal à TC abdominal; **C.** Captação focal de 18F-L-dopa na cabeça pancreática; e **D.** Confirmação da captação de ^{18}F-L-dopa na cabeça pancreática com registro concomitante. (Cortesia de Dra. Olga Hardy, Children's Hospital of Philadelphia.)

a classificação do hiperinsulinismo congênito, anteriormente denominado *nesidioblastose*, em entidades distintas.

A **hipoglicemia hiperinsulinêmica persistente da infância (HHPI)** pode ser hereditária ou esporádica, é grave e é causada por mutações que afetam a regulação do canal de potássio intimamente envolvido na secreção de insulina pelas células betapancreáticas (Figura 111.2). Normalmente, a entrada de glicose na célula beta é permitida pelo transportador de glicose não responsivo à insulina GLUT-2. Ao entrar, a glicose é fosforilada em glicose-6-fosfato pela enzima glicoquinase, permitindo que o metabolismo da glicose gere ATP. O aumento na razão molar de ATP para difosfato de adenosina (ADP) fecha o canal de potássio sensível a ATP na membrana da célula (canal K_{ATP}). Esse canal é composto por duas subunidades, o canal K_{IR} 6.2, parte da família de canais de potássio retificador de influxo, e um componente regulatório em íntima associação a K_{IR} 6.2, conhecido como *receptor de sulfonilureia* (SUR1). Juntos, K_{IR} 6.2 e SUR1 constituem o canal de potássio sensível a ATP, K_{ATP}. Normalmente, o K_{ATP} é aberto, mas com o aumento do ATP e o fechamento do canal, o potássio se acumula no meio intracelular, causando a despolarização da membrana com consequente abertura dos canais de cálcio dependentes da voltagem, causando o influxo de cálcio para o citoplasma e a secreção de insulina por exocitose. Os genes que codificam SUR1 e K_{IR} 6.2 estão localizados próximos um do outro no braço curto do cromossomo 11, o local do gene da insulina.

Mutações **inativadoras** no gene de SUR1 ou, menos frequentemente, K_{IR} 6.2 impedem a abertura do canal de potássio. Dessa forma ele variavelmente permanece fechado com a constante despolarização e, portanto, com o fluxo interno constante de cálcio. Assim, a secreção de insulina é contínua e não regulada pela concentração de glicose. Uma forma autossômica dominante mais leve desses defeitos também já foi relatada. De maneira semelhante, uma mutação **ativadora** no gene para a atividade enzimática da glicoquinase ou da glutamato desidrogenase aumenta o metabolismo desses substratos e resulta em fechamento do canal de potássio através da superprodução de ATP que causa o hiperinsulinismo. Defeitos genéticos no metabolismo de ácidos graxos, nos fatores de transcrição de insulina HNF-4α e HNF-1α, e na proteína desacopladora UCP-2 do complexo genético mitocondrial também foram associados a hipoglicemia hiperinsulinêmica. Recentemente, foi relatado que uma mutação ativadora no canal de cálcio permite o fluxo de cálcio para a célula β, resultando em secreção excessiva e desregulada de insulina e hipoglicemia que responde ao diazóxido. Mutações **inativadoras** do gene da glicoquinase ou mutações **ativadoras** do canal de potássio regulado por ATP, que impedem ou limitam o fechamento do canal, são responsáveis pela secreção inadequada de insulina e formam a base de algumas formas de diabetes do jovem com início na maturidade e diabetes melito neonatal (ver Capítulo 607).

As formas familiares de HHPI são mais comuns em determinadas populações, notadamente as comunidades judaicas Asquenaze e árabes, nas quais podem chegam a uma incidência de aproximadamente 1 em 2.500, em comparação às taxas esporádicas na população geral de 1 em 50.000. Essas **formas autossômicas recessivas** de HHPI tipicamente se apresentam no período neonatal imediato com recém-nascidos macrossômicos com peso frequentemente superior a 4,0 kg e hipoglicemia recorrente grave ou persistente manifestando-se nas primeiras horas ou dias de vida. Infusões de glicose elevadas como 15 a 20 mg/kg/min e mamadas frequentes para manter a euglicemia não conseguem reverter os efeitos na glicemia. **Diazóxido**, que atua através da abertura de canais de K_{ATP} não consegue controlar adequadamente a hipoglicemia. A somatostatina (**octreotida**), que também abre canais de K_{ATP} e inibe o fluxo de cálcio, pode ser parcialmente eficaz em 50% dos pacientes (Figura 111.2). Os agentes bloqueadores dos canais de cálcio apresentam efeitos inconsistentes. Quando os pacientes afetados não respondem a essas medidas, a **pancreatectomia** é altamente recomendável de maneira a evitar as sequelas neurológicas a longo prazo da hipoglicemia. Se a cirurgia for realizada, a TC ou RM no pré-operatório raramente revelam um adenoma isolado, o que permitiria a ressecção local. A ultrassonografia intraoperatória pode identificar um pequeno adenoma impalpável, permitindo a ressecção local. Os adenomas geralmente se apresentam ao final da primeira infância ou no início da infância.

A distinção entre casos **focais** e **difusos** de **hiperinsulinismo persistente** tem sido tentada de várias maneiras. No pré-operatório, o cateterismo trans-hepático da veia porta e a amostragem venosa pancreática seletiva para medir a insulina podem localizar uma lesão focal a partir do aumento gradual na concentração de insulina em um local específico. O cateterismo seletivo de ramificações arteriais que suprem o pâncreas, seguido por infusão de um secretagogo, tal como cálcio, e amostragem venosa portal para a concentração de insulina (amostragem venosa – estimulação arterial) pode localizar uma lesão. Ambas as abordagens são altamente invasivas, restritas a centros especializados, e mesmo assim não uniformemente bem-sucedidas em distinguir as formas focais das formas difusas. Assim, essas técnicas não são recomendadas, e foram amplamente abandonadas. A utilização de L-dopa marcada com flúor 18 combinada com PET-scan é um meio bastante promissor para distinguir lesões focais das difusas de hiperinsulinismo que não responde ao tratamento clínico (Figura 111.3). O padrão ideal é a caracterização **histológica** intraoperatória. O hiperinsulinismo difuso é caracterizado por células beta com núcleos anormalmente grandes, enquanto as lesões focais adenomatosas exibem núcleos de células beta pequenos e normais. Embora mutações em *SUR1* estejam presentes em ambos os tipos, as lesões focais surgem por uma perda aleatória de um gene inibidor do crescimento maternalmente impresso no braço curto do cromossomo 11 materno (11p), em associação a uma transmissão paterna de *SUR1* ou K_{IR} 6.2 com mutação no cromossomo 11p paterno, expressando o gene codificador do fator de crescimento 2 semelhante à insulina (*IGF2*). Assim, a forma focal representa uma dupla perda do gene supressor materno associada à transmissão de uma mutação paterna que contém uma expressão de gene promotor de crescimento. Isso é semelhante ao que ocorre em crianças com hipoglicemia hiperinsulinêmica observada na síndrome de Beckwith-Wiedemann, como discutido mais adiante.

A excisão local da hiperplasia focal adenomatosa de células das ilhotas resulta em uma cura com pouca ou nenhuma recorrência. Para a forma difusa, é recomendada a ressecção quase total de 85% a 90% do pâncreas. No entanto, a pancreatectomia quase total exigida para as lesões hiperplásicas difusas está frequentemente associada à hipoglicemia persistente ou ao posterior desenvolvimento de hiperglicemia ou diabetes melito insulinodependente evidente.

Uma nova ressecção do pâncreas remanescente pode ser eventualmente necessária se houver reincidência da hipoglicemia e essa não puder ser controlada com medidas clínicas, como a utilização de octreotida ou diazóxido.

A cirurgia deve ser realizada por cirurgiões pediátricos experientes em centros médicos equipados para fornecer o cuidado pré-operatório e pós-operatório necessários, avaliação diagnóstica e manejo. Em alguns pacientes que receberam manejo clínico, o hiperinsulinismo e a hipoglicemia regridem ao longo dos meses.

Se a hipoglicemia se manifesta pela primeira vez entre os 3 e 6 meses de idade ou mais tarde, um ensaio terapêutico utilizando abordagens médicas com diazóxido, octreotida e mamadas frequentes pode ser tentado por até 2 a 4 semanas. A falha em manter a euglicemia sem os efeitos colaterais indesejáveis desses fármacos pode levar à necessidade de cirurgia. Há relatos de sucesso na supressão da liberação de insulina e na correção da hipoglicemia em pacientes com HHPI com a utilização do análogo de somatostatina de ação longa, a octreotida. A maioria dos casos de HHPI neonatal é esporádica; formas familiares permitem o aconselhamento genético com base na herança autossômica recessiva prevista.

Uma 2ª forma de HHPI familiar sugere **herança autossômica dominante**. As características clínicas tendem a ser menos graves, e o início da hipoglicemia é mais provável, mas não exclusivo, pode ocorrer logo após o período neonatal imediato e, geralmente, além do período de desmame com uma idade média de início de 1 ano. Ao nascimento, a macrossomia é raramente observada, e a resposta ao diazóxido é quase uniforme. A apresentação inicial pode ser adiada e raramente pode ocorrer tão tardiamente como aos 30 anos, a menos que provocada pelo jejum. A base genética para essa forma autossômica dominante não foi delineada e nem sempre está ligada a K_{IR} 6.2/*SUR1*. A mutação ativadora na glicoquinase é transmitida de maneira autossômica dominante. Se um histórico familiar estiver presente, pode ser feito o aconselhamento genético de uma taxa de recorrência de 50% para a prole.

Uma 3ª forma de HHPI persistente está associada à **hiperamonemia** leve e assintomática, geralmente como uma ocorrência esporádica, embora ocorra a herança dominante. A apresentação é mais parecida com a forma autossômica dominante do que com a forma autossômica recessiva. Dieta e diazóxido controlam os sintomas, mas a pancreatectomia pode ser necessária em alguns pacientes. A associação de hiperinsulinismo e hiperamonemia é causada por uma mutação *de novo* de ganho de função ou herdada na enzima glutamato desidrogenase. O aumento resultante na oxidação do glutamato na célula beta pancreática aumenta a concentração de ATP e, portanto, a relação ATP/ADP, que fecha o canal K_{ATP}, conduz à despolarização da membrana, ao influxo de cálcio e à secreção de insulina (Figura 111.2). No fígado, a oxidação excessiva de glutamato a β-cetoglutarato pode gerar amônia e desviar o glutamato de ser processado a *N*-acetilglutamato, um cofator essencial para a remoção de amônia através do ciclo da ureia, por ativação da enzima fosfato carbamoil sintase. A hiperamonemia é leve, com concentrações de 100 a 200 μM/ℓ, e não produz sintomas ou consequências no SNC, como visto em outros estados hiperamonêmicos. A leucina, um aminoácido potente para estimular a secreção de insulina e implicada na **hipoglicemia sensível à leucina**, atua estimulando alostericamente a glutamato desidrogenase. Assim, a hipoglicemia sensível à leucina pode ser uma forma da síndrome hiperinsulinemia-hiperamonemia ou uma potencialização de distúrbios leves do canal de K_{ATP} e não precisa estar sempre associada a um aumento modesto na amônia sérica.

A hipoglicemia associada à hiperinsulinemia também ocorre em aproximadamente 50% dos pacientes com **síndrome de Beckwith-Wiedemann** (ver Capítulo 576). Essa síndrome é causada por um distúrbio do *imprinting* (ver Capítulo 98.8) e é caracterizada por onfalocele, gigantismo, macroglossia, microcefalia e visceromegalia (Figura 111.4). Fissuras laterais no lóbulo da orelha e *nevus flammeus* facial característicos podem ser identificados. A hemi-hipertrofia ocorre em muitas dessas crianças. A hiperplasia difusa de células da ilhota ocorre em recém-nascidos com hipoglicemia. O diagnóstico e as abordagens terapêuticas são os mesmos que os discutidos anteriormente, embora a microcefalia e o atraso do desenvolvimento cerebral possam ocorrer independentemente da hipoglicemia. Pacientes com a síndrome de Beckwith-Wiedemann podem adquirir tumores, incluindo tumor de Wilms, hepatoblastoma, carcinoma adrenal, gonadoblastoma e rabdomiossarcoma. Essa síndrome de supercrescimento é causada por mutações na região do cromossomo 11p15.5 perto dos genes para a insulina, *SUR1*, K_{IR} 6.2 e *IGF2*. Duplicações nessa região e *imprinting* genético a partir de uma cópia defeituosa ou ausente do gene de origem materna estão envolvidos nas características e nos padrões de transmissão variáveis. A hipoglicemia pode se resolver em semanas a meses de terapia clínica. Raramente pode ser necessária a ressecção pancreática.

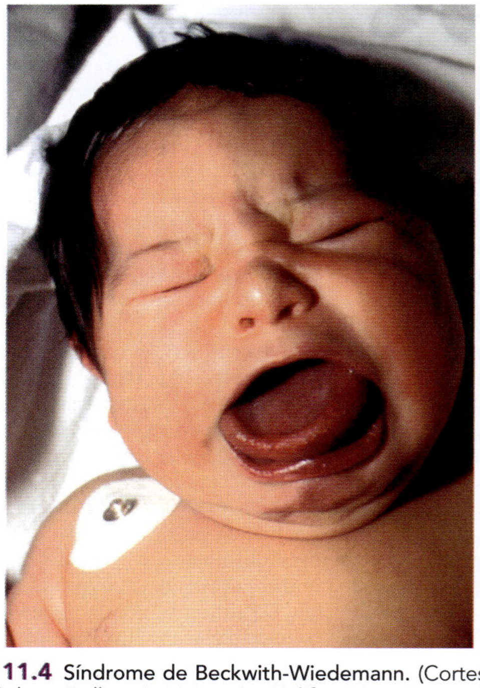

Figura 111.4 Síndrome de Beckwith-Wiedemann. (Cortesia do Dr. Michael Cohen, Dalhousie University, Halifax, Nova Scotia. De Jones KL: Smith's recognizable patterns of human malformation, ed 6, Philadelphia, 2006, Saunders.)

A **síndrome de Kabuki**, causada por mutações em uma metiltransferase ou demetilase, é a segunda forma sindrômica mais comum da hipoglicemia hiperinsulinêmica da infância (HHI) após a síndrome de Beckwith-Wiedemann. A hipoglicemia neonatal com hiperinsulinismo congênito ocorre em cerca de 70% das crianças com essa síndrome e a maioria responde ao diazóxido. Hiperinsulinemia congênita também é relatada como ocorrendo na **síndrome de Turner**. Mutações ativadoras em *AKT2* e em PI3-quinase da cascata de sinalização de insulina foram relatadas em associação à hipoglicemia hipocetótica e outras características metabólicas indicativas de ação excessiva de insulina, mas as concentrações de insulina são subnormais como resultado de *feedback* negativo do sinal do receptor de insulina ativado.

A HHI é relatada como manifestação de uma forma de **distúrbio congênito da glicosilação**. Distúrbios da glicosilação de proteínas geralmente apresentam sintomas neurológicos, mas também podem incluir disfunção hepática com hepatomegalia, diarreia intratável, enteropatia com perda de proteínas e hipoglicemia (ver Capítulo 105.6). Esses distúrbios são muitas vezes subdiagnosticados. Uma entidade associada à HHI é causada pela deficiência de fosfomanose isomerase, e a melhora clínica pode ser obtida com um tratamento suplementar com manose VO, 0,17 g/kg, 6 vezes/dia.

Após os primeiros 12 meses de vida, os estados hiperinsulinêmicos são incomuns até que adenomas de células das ilhotas reapareçam como uma causa depois que o paciente tiver vários anos de idade. A hiperinsulinemia, como resultado do **adenoma de células das ilhotas pancreáticas** deve ser considerada em qualquer criança de 5 anos ou mais de idade que apresente hipoglicemia. Adenomas de células das ilhotas não "iluminam" durante a digitalização com L-dopa marcada com ^{18}F. Um adenoma das células das ilhotas em uma criança deve levantar suspeita da possibilidade de **neoplasia endócrina múltipla tipo I** (síndrome de Wermer), que envolve mutações no gene *menin* e pode estar associada à hiperparatireoidismo e a tumores hipofisários. As Tabelas 111.7 e 111.8 esboçam a abordagem diagnóstica. Em um recém-nascido, o jejum de apenas 6 a 8 horas (1 refeição perdida em um esquema alimentar de 3 a 4 horas) pode ser suficiente para provocar hipoglicemia, e essa manobra deve ser realizada para excluir formas persistentes de hipoglicemia antes da alta de uma unidade neonatal. Em bebês e crianças mais velhas, o jejum superior a 24 a 36 horas geralmente provoca hipoglicemia; a hiperinsulinemia coexistente confirma o diagnóstico, considerando que a administração factícia da insulina pelos pais esteja excluída. Ocasionalmente, testes provocativos podem ser necessários. A insulina administrada exogenamente pode ser distinguida da insulina endógena através da medida simultânea da concentração de peptídeo C. Se os níveis de peptídeo C estiverem elevados, a secreção de insulina endógena é responsável pela hipoglicemia; se os níveis de peptídeo C estiverem baixos, mas os valores de insulina forem elevados, insulina exógena foi administrada, talvez como uma forma de abuso infantil (ver Capítulo 16.2). Adenomas de células das ilhotas nessa idade são tratados por excisão cirúrgica. Anticorpos anti-insulina ou que se ligam ao receptor de insulina (**ação mimética da insulina**) raramente também estão associados à hipoglicemia. Alguns **tumores** produzem IGFs, provocando hipoglicemia pela interação com o receptor de insulina. O clínico atento também deve considerar a possibilidade de ingestão deliberada ou acidental de drogas como uma sulfonilureia ou composto relacionado que estimula a secreção de insulina. Em tais casos, as concentrações de insulina e de peptídeo C no sangue estarão elevadas. A substituição inadvertida de um secretagogo de insulina por um erro de dispensação deve ser considerada naqueles que tomam medicamentos e que, de repente, desenvolvem hipoglicemia documentada.

Uma forma rara de hipoglicemia hiperinsulinêmica foi relatada após o exercício. Enquanto a glicose e a insulina permanecem inalteradas na maioria das pessoas após o exercício moderado, a curto prazo, raros pacientes manifestam hipoglicemia grave com hiperinsulinemia 15 a 50 min após o mesmo exercício padronizado. Essa forma de **hiperinsulinismo induzida pelo exercício** é causada por resposta anormal da liberação de insulina pelas células beta ao piruvato gerado durante o exercício. O gene responsável por essa síndrome, *SLC16A1*, regula um transportador (MCT1R) que controla a entrada de piruvato nas células. Mutações dominantes em *SLC16A1* que aumentam a expressão ectópica de MCTR1 nas células beta pancreáticas, permitem a entrada excessiva de piruvato nas células beta e agem aumentando a secreção de insulina e resultando em hipoglicemia durante o exercício.

A hipoglicemia com a chamada nesidioblastose também tem sido raramente relatada após a **cirurgia bariátrica** para obesidade. O mecanismo para essa forma de hipoglicemia hiperinsulinêmica permanece indefinido.

Lactentes e crianças com **fundoplicatura de Nissen**, um procedimento relativamente comum utilizado para melhorar o refluxo gastresofágico, com frequência apresentam uma síndrome de *dumping* associada à hipoglicemia. Aspectos característicos incluem hiperglicemia significativa de 200 mg/dℓ, e até 500 mg/dℓ 30 min pós-prandial, e hipoglicemia grave (média de 32 mg/dℓ em uma série) 1,5 a 3 horas mais tarde. A fase de hiperglicemia precoce está associada à liberação rápida e excessiva de insulina que causa a hipoglicemia de rebote. Foi proposto um papel para a secreção exagerada de GLP1 e as respostas do glucagon foram relatadas como inadequadamente baixas em alguns casos. No entanto, os mecanismos fisiológicos nem sempre são claramente compreendidos e os tratamentos tentados nem sempre foram eficazes; a **acarbose**, um inibidor da absorção de glicose, foi relatado como bem-sucedida em uma pequena série.

Deficiências endócrinas

A hipoglicemia associada à deficiência endócrina geralmente é causada por insuficiência de cortisol adrenal com ou sem deficiência de hormônio de crescimento associada (ver Capítulos 573 e 593). No **pan-hipopituitarismo**, na deficiência de hormônio adrenocorticotrófico (ACTH, do inglês *adrenocorticotropic hormone*) isolada ou de GH, ou na deficiência de GH e de ACTH combinada, a incidência da hipoglicemia chega a 20% dos afetados. No período neonatal, a hipoglicemia pode ser a característica de apresentação do hipopituitarismo; no sexo masculino, um micropênis pode fornecer uma pista para uma deficiência coexistente de gonadotrofina. Recém-nascidos com hipopituitarismo muitas vezes têm uma forma de hepatite associada à **icterícia colestática** e hipoglicemia. A combinação de hipoglicemia e icterícia colestática requer a exclusão de hipopituitarismo como uma causa, já que a icterícia se resolve com um tratamento de reposição de GH, cortisol e de hormônios da tireoide, conforme necessário. Essa combinação frequentemente está associada à **síndrome da displasia septo-óptica**. Quando a doença adrenal é grave, como na hiperplasia adrenal congênita causada por defeitos enzimáticos na síntese de cortisol, a hemorragia adrenal, ou hipoplasia adrenal congênita, distúrbios eletrolíticos séricos com hiponatremia e hiperpotassemia ou desenvolvimento genital desordenado podem fornecer pistas para o diagnóstico (ver Capítulo 576). Em crianças mais velhas, a insuficiência de crescimento deve sugerir deficiência de GH. Hiperpigmentação, fraqueza ou desejo de consumir sal podem fornecer a pista para insuficiência adrenal primária (**doença de Addison**) caracterizada pelo grande aumento dos níveis de ACTH ou ausência de resposta adrenal ao ACTH exógeno causada por um defeito no receptor adrenal para ACTH, hipoplasia adrenal congênita, adrenoleucodistrofia ou a síndrome de Allgrove, também conhecida como síndrome triplo A. A associação frequente de doença de Addison na infância com hipoparatireoidismo (hipocalcemia), candidíase mucocutânea crônica e outras endocrinopatias que constituem a síndrome autoimune de poliendocrinopatia tipo 1 deve ser considerada. Adrenoleucodistrofia e hipoplasia adrenal congênita são condições ligadas ao sexo e devem ser consideradas no diagnóstico diferencial da doença de Addison primária em crianças do sexo masculino (ver Capítulo 104.2).

A hipoglicemia na deficiência de GH-cortisol pode ser causada pela diminuição de enzimas gliconeogênicas com a deficiência de cortisol, com o aumento da utilização de glicose devido à falta dos efeitos antagonistas do GH na ação da insulina ou por falha no suprimento de substrato gliconeogênico endógeno na forma de alanina e lactato com a degradação compensatória de gordura e a geração de cetonas. A deficiência desses hormônios resulta em redução do substrato gliconeogênico, que se assemelha à síndrome de hipoglicemia cetótica. A investigação de uma criança com hipoglicemia, portanto, requer a exclusão da deficiência de ACTH-cortisol ou de GH e, se diagnosticada, sua reposição apropriada com cortisol ou GH.

Tabela 111.8 Manifestações clínicas e diagnóstico diferencial em hipoglicemia da infância.

				SORO		EFEITO DO JEJUM DE 24 A 36 H NO PLASMA					RESPOSTA GLICÊMICA AO GLUCAGON		RESPOSTA GLICÊMICA À INFUSÃO DE	
CONDIÇÃO	**HIPOGLICEMIA**	**CETONAS URINÁRIAS OU AÇÚCARES REDUTORES**	**HEPATO-MEGALIA**	**Lipídios**	**Ácido Úrico**	**Glicose**	**Insulina**	**Cetonas**	**Alanina**	**Lactato**	**Alimen-tado**	**Jejum**	**Alanina**	**Glicerol**
Normal	0	0	0	Normal	Normal	↓	↓	↑	↓	Normal	↑	↓		Não indicado
Hiperinsulinemia	Grave recorrente	0	0	Normal ou ↑	Normal	↓↓	↑↑	↓↓	Normal	Normal	↑	↑		Não indicado
Hipoglicemia cetótica	Grave com refeições omitidas	Cetonúria +++	0	Normal	Normal	↓↓	↓	↑↑	↓↓	Normal	↑	↓↓		Não indicado
Distúrbio da oxidação de ácidos graxos	Grave com refeições omitidas	Ausente	0 a + Resultados de teste de função hepática anormais	Anormal	↑		Contra-indicado				↑	↓		Não indicado
Hipopituitarismo	Moderada com refeições omitidas	Cetonúria ++		Normal	Normal	↓↓	↓	↑↑	↓↓	Normal	↑	↓↓	↑	↑
Insuficiência adrenal	Grave com refeições omitidas	Cetonúria ++	0	Normal	Normal	↓↓	↓	↑↑	↓↓	Normal	↑	↓↓	↑	↑
Doença do depósito de glicogênio tipo 1*	Grave com refeições omitidas	Cetonúria +++**	+++	↑↑	↑↑	↓↓	↓	↑↑	↑↑	↑↑	0	0 – ↓↓	0	0
Desramificadora do glicogênio	Moderada com jejum	++	++	Normal	Normal	↓↓	↓	↑↑	↓↓	Normal	↑	0 – ↓↓	↑	↑
Glicogênio fosforilase	Leve – moderada	Cetonúria ++	+	Normal	Normal	↓	↓	↑↑	↓↓	Normal	0 – ↑	0 – ↓↓	↑	↑
Frutose-1,6-difosfatase	Grave com jejum	Cetonúria +++	+++	↑↑	↑↑	↓↓	↓	↑↑	↑↑	↑↑	↑	0 – ↓↓	↓	↓
Galactosemia	Após leite ou produtos lácteos	0 Cetonas; (a)+	+++	Normal	Normal	↓	↓	↑	↓	Normal	↑	0 – ↓↓	↑	↑
Intolerância à frutose	Após frutose	0 Cetonas; (a)+	+++	Normal	Normal	↓	↓	↑	↓	Normal	↑	0 – ↓↓	↑	↑

*Deficiência de glicose-6-fosfatase. **Hepatomegalia pode não estar presente no recém-nascido. Os detalhes de cada condição estão discutidos no texto. 0, ausência de cetonúria ou hepatomegalia; + cetonúria ou hepatomegalia levemente detectada; ++ moderadamente aumentada; +++ acentuadamente aumentada; 0, ausência; ↑ ou ↓ indica, respectivamente, pequeno aumento ou diminuição; ↑↑ ou ↓↓ indica, respectivamente, grande aumento ou diminuição.

A deficiência de epinefrina teoricamente poderia ser responsável pela hipoglicemia. A excreção urinária de epinefrina mostra-se reduzida em alguns pacientes com hipoglicemia espontânea ou induzida por insulina nos quais a ausência de palidez e taquicardia também foram observadas. Isso sugere que a falha na liberação de catecolaminas como resultado de um defeito em algum local ao longo do eixo hipotalâmico-autônomo-adrenomedular poderia ser responsável pela hipoglicemia. Entretanto, essa possibilidade foi contestada, devido à raridade da observação de hipoglicemia em pacientes com adrenalectomia bilateral, considerando que eles receberam reposição adequada de glicocorticoides, e porque a excreção diminuída de epinefrina é encontrada em pacientes normais com hipoglicemia induzida por repetição de insulina. Muitos pacientes descritos como tendo hipoglicemia com falha da excreção de epinefrina preenchem os critérios para hipoglicemia cetótica (ver a seguir). Além disso, a hipoglicemia repetitiva leva à redução do cortisol além de respostas da epinefrina, como visto na maioria das vezes em diabetes melito tratado com insulina e na síndrome de não percepção da hipoglicemia, associada à insuficiência autônoma.

A deficiência de glucagon em lactentes ou crianças pode, teoricamente, estar associada à hipoglicemia, mas isso nunca foi documentado.

Etiologias limitadas pelo substrato

Hipoglicemia cetótica

A hipoglicemia cetótica idiopática é a forma mais comum de hipoglicemia da *infância*. Essa condição geralmente se apresenta entre os 18 meses e 5 anos de idade e regride espontaneamente por volta dos 8 a 9 anos de idade. Os episódios hipoglicêmicos ocorrem tipicamente durante períodos de afecção por doença quando a ingestão de alimentos é limitada. O histórico clássico é de uma criança que come mal ou evita completamente a refeição da noite, tem dificuldade para levantar na manhã seguinte e assim alimenta-se mal novamente, podendo apresentar uma convulsão ou ficar comatosa no meio da manhã. Outra apresentação comum ocorre quando os pais dormem tarde e a criança afetada não consegue se alimentar no café da manhã, prolongando, assim, o jejum iniciado no período noturno.

No momento da hipoglicemia documentada, há acentuada cetonúria e cetonemia associadas; as concentrações plasmáticas de insulina são adequadamente baixas, $\leq 5\ \mu U/m\ell$, excluindo, assim, hiperinsulinemia como etiologia do quadro. Uma dieta cetogênica de provocação, antigamente realizada como teste diagnóstico, não é mais utilizada para esse fim, porque o jejum isoladamente provoca um episódio hipoglicêmico com cetonemia e cetonúria dentro de 12 a 18 horas em indivíduos suscetíveis. Crianças normais de idade semelhante podem suportar o jejum sem o desenvolvimento de hipoglicemia durante o mesmo período, embora até mesmo crianças normais possam apresentar essas características após 36 h de jejum.

Crianças com hipoglicemia cetótica têm concentrações de alanina plasmática que são significativamente reduzidas de seu estado basal após uma noite de jejum e um declínio ainda maior com jejum prolongado. A **alanina**, produzida no músculo, é o principal precursor gliconeogênico. A alanina é o único aminoácido que está significativamente mais baixo nessas crianças, e infusões de alanina (250 mg/kg) produzem um rápido aumento da glicose no plasma sem causar mudanças significativas nos níveis de lactato ou piruvato no sangue, o que indica que toda a via gliconeogênica a partir do nível do piruvato está intacta, mas que há uma deficiência de substrato. As vias glicogenolíticas também estão intactas porque o glucagon induz uma resposta glicêmica normal em crianças afetadas quando estão alimentadas. Os níveis de hormônios que combatem a hipoglicemia estão adequadamente elevados, e a insulina está adequadamente baixa.

A etiologia da hipoglicemia cetótica pode ser um defeito em qualquer um dos complexos passos envolvidos no catabolismo proteico, a desaminação oxidativa de aminoácidos, transaminação, a síntese de alanina ou o efluxo de alanina do músculo. Crianças com hipoglicemia cetótica geralmente são menores do que os controles pareados por idade e muitas vezes têm um histórico de hipoglicemia neonatal transitória. Qualquer redução da massa muscular pode comprometer o fornecimento de substrato gliconeogênico quando a demanda de glicose por unidade de peso corporal já está relativamente elevada, predispondo o paciente ao rápido desenvolvimento de hipoglicemia, com a cetose representando a tentativa de mudança para um suprimento alternativo de combustível. As crianças com hipoglicemia cetótica podem representar a extremidade baixa do espectro de capacidade das crianças de tolerar jejum. Uma intolerância ao jejum relativamente semelhante está presente em crianças normais que não conseguem manter a glicemia após 30 a 36 h de jejum, em comparação à maior capacidade para o jejum prolongado do adulto. Embora o defeito possa estar presente ao nascimento, pode não ser evidente até que a criança seja submetida a períodos mais prolongados de restrição calórica. Além disso, a remissão espontânea observada em crianças na idade de 8 a 9 anos pode ser explicada pelo aumento da massa muscular com o consequente aumento da oferta de substrato endógeno e a redução relativa na necessidade de glicose por unidade de massa corporal com o aumento da idade.

Na expectativa de resolução espontânea dessa síndrome, o **tratamento** da hipoglicemia cetótica consiste em alimentações frequentes e de uma dieta rica em carboidratos e proteínas. Durante períodos de doença, os pais devem ser ensinados a testar a urina da criança para a presença de cetonas, cujo aparecimento antecede a hipoglicemia em várias horas. Na presença de cetonúria, líquidos com alto teor de carboidratos devem ser oferecidos à criança. Se esses não puderem ser tolerados, a criança deve ser tratada com a administração por via intravenosa de glicose em um hospital.

Cetonúria de cadeia ramificada (doença da urina em xarope de bordo)

Ver Capítulo 103.6.

Os episódios hipoglicêmicos foram uma vez atribuídos aos altos níveis de leucina, mas evidências indicam que a interferência na produção de alanina e sua disponibilidade como um substrato gliconeogênico durante a privação calórica é responsável pela hipoglicemia.

Doença de depósito de glicogênio

Ver Capítulo 105.1

Deficiência de glicose-6-fosfatase (doença de depósito de glicogênio tipo I)

As crianças afetadas geralmente exibem uma tolerância significativa considerando sua hipoglicemia crônica; mesmo valores de glicemia na faixa de 20 a 50 mg/dℓ não se associam aos sintomas clássicos de hipoglicemia, refletindo possivelmente a adaptação do SNC aos corpos cetônicos e ao lactato como combustíveis alternativos. Hepatomegalia e crescimento deficiente são características físicas encontradas. A hipoglicemia está associada à acidose ($HCO_3^- < 18$ mEq/ℓ) e ao aumento da β-hidroxibutirato e de lactato; hiperuricemia também é frequentemente observada. O manejo é discutido em detalhes no Capítulo 105.1.

Deficiência de amilo-1,6-glicosidase (deficiência da enzima desramificadora (*debrancher*); doença de depósito de glicogênio tipo III)

Ver Capítulo 105.1.

Deficiência de fosforilase hepática (doença de depósito de glicogênio tipo VI)

A baixa atividade da fosforilase hepática pode resultar de um defeito em qualquer um dos passos de ativação; uma variedade de defeitos foi descrita. Ocorre hepatomegalia, deposição excessiva de glicogênio no fígado, retardo de crescimento e hipoglicemia sintomática ocasional. Uma dieta rica em proteínas e reduzida em carboidratos geralmente previne a hipoglicemia nesses casos.

Deficiência da glicogênio sintase

A incapacidade de sintetizar glicogênio é rara. Hipoglicemia e hipercetonemia ocorrem após o jejum porque as reservas de glicogênio estão muito reduzidas ou ausentes. Após a alimentação, no entanto, pode ocorrer hiperglicemia com glicosúria por causa da incapacidade de assimilar uma parte da carga de glicose em glicogênio. Durante a hipoglicemia de jejum, os níveis dos hormônios contrarreguladores, incluindo as catecolaminas, estão apropriadamente elevados ou normais, e os níveis de insulina estão adequadamente baixos. O fígado não apresenta hepatomegalia. A alimentação rica em proteínas, em intervalos frequentes, resulta em melhora clínica dramática, incluindo a melhora na velocidade de crescimento. A deficiência da glicogênio sintase simula a síndrome de **hipoglicemia cetótica** e deve ser considerada no diagnóstico diferencial da referida síndrome.

Distúrbios da gliconeogênese

Deficiência de frutose-1,6-difosfatase

Ver Capítulo 105.3.

Uma deficiência dessa enzima resulta no bloqueio da gliconeogênese a partir de todos os possíveis precursores abaixo do nível de frutose-1,6-difosfato. A infusão desses precursores gliconeogênicos resulta em acidose láctica sem aumento da glicose; a hipoglicemia aguda pode ser provocada por inibição da glicogenólise. A glicogenólise permanece intacta, e o glucagon leva a uma resposta glicêmica normal no estado alimentado, mas não no estado de jejum. Assim, os indivíduos afetados têm hipoglicemia apenas durante a privação calórica, como no jejum, ou durante período com alguma doença. Enquanto os estoques de glicogênio permanecem normais, a hipoglicemia não se desenvolve. Em famílias afetadas, pode haver um histórico de irmãos com hepatomegalia conhecida que morreram na infância com acidose metabólica não explicada.

Defeitos na oxidação de ácidos graxos

Ver Capítulo 104.1.

O importante papel da oxidação de ácidos graxos na manutenção da gliconeogênese é destacado por exemplos de defeitos congênitos ou induzidos por drogas no metabolismo de ácidos graxos que podem ser associados à hipoglicemia de jejum.

Várias deficiências enzimáticas congênitas acarretam defeito do metabolismo da carnitina ou de ácidos graxos. Uma forma grave e relativamente comum de hipoglicemia de jejum com hepatomegalia, cardiomiopatia e hipotonia ocorre com a deficiência de ácidos graxos de cadeia longa e média – CoA desidrogenase. Os níveis plasmáticos de carnitina são baixos, cetonas não estão presentes, mas acidúria dicarboxílica pode ser identificada na urina. Clinicamente, os pacientes com **deficiência de acil-CoA desidrogenase** apresentam uma síndrome semelhante à Síndrome de Reye (ver Capítulo 388), episódios recorrentes de coma hipoglicêmico grave associado ao jejum, e parada cardiorrespiratória (eventos semelhantes aos da síndrome de morte súbita infantil). Hipoglicemia grave e acidose metabólica sem cetose também ocorrem em pacientes com deficiência múltipla de acil-CoA desidrogenase. Hipotonia, convulsões e odor acre são outros indícios clínicos. A sobrevivência depende se os defeitos são graves ou leves; o diagnóstico é estabelecido a partir de estudos da atividade enzimática no tecido de biopsia hepática ou em cultura de fibroblastos de pacientes afetados. Espectrometria de massa em *tandem* pode ser utilizada para as amostras de sangue, mesmo para aquelas colhidas em papel filtro, para a triagem de erros inatos do metabolismo. O diagnóstico molecular também está disponível para a maioria das entidades. A frequência de deficiência de acil-CoA desidrogenase é de pelo menos 1 em 10.000 a 15.000 nascimentos. A prevenção do jejum e a suplementação com carnitina podem salvar a vida desses pacientes, que geralmente apresentam sintomas já na infância.

A interferência no metabolismo dos ácidos graxos também ocorre subjacente à hipoglicemia em jejum associada à doença do vômito da Jamaica, ao atractilosídeo e ao fármaco valproato. Na **doença do vômito da Jamaica**, o fruto imaturo da árvore *akee* contém uma toxina solúvel em água, a *hipoglicina*, que produz vômito, depressão do SNC e hipoglicemia grave. A atividade hipoglicêmica da hipoglicina deriva da sua inibição da gliconeogênese secundária a sua interferência no metabolismo da carnitina e acil-CoA, essencial para a oxidação dos ácidos graxos de cadeia longa. A doença está quase totalmente confinada à Jamaica, onde o *akee* é um dos principais componentes da dieta da população mais pobre. O fruto maduro *akee* já não contém essa toxina.

O **atractilosídeo** é um reagente que inibe a fosforilação oxidativa na mitocôndria, impedindo a translocação de nucleotídios de adenina, como ATP, através da membrana mitocondrial. O atractilosídeo é um glicosídeo peridrofenantreno derivado da *Atractylis gummifera*. Essa planta é encontrada na bacia do Mediterrâneo; a ingestão desse "cardo" está associada à hipoglicemia e a uma síndrome semelhante à doença do vômito da Jamaica. Uma doença semelhante também é observada na Índia, a **síndrome da encefalopatia hipoglicêmica tóxica aguda** pode ser causada pelo consumo de lichia. A lichia contém hipoglicina A e/ou metilenociclopropilglicina, que pode inibir a oxidação de ácidos graxos ou a gliconeogênese.

O fármaco anticonvulsivante **valproato** está associado a efeitos colaterais, predominantemente em lactentes jovens, que incluem uma síndrome semelhante à de Reye, baixos níveis séricos de carnitina, e o potencial para hipoglicemia de jejum.

Em todas essas condições, a hipoglicemia *não está associada a cetonemia e cetonúria.*

Intoxicação alcoólica aguda

O fígado metaboliza o álcool como um combustível preferencial, e a geração de equivalentes redutores durante a oxidação do etanol altera a relação entre a nicotinamida adenina dinucleotídio em sua forma reduzida e a nicotinamida adenina dinucleotídio, que é essencial para certos passos da gliconeogênese. Como resultado, a gliconeogênese é prejudicada e a hipoglicemia pode surgir, especialmente se os estoques de glicogênio estão esgotados por fome ou por anormalidades preexistentes no metabolismo do glicogênio. Em crianças que foram submetidas ao jejum durante algum tempo, mesmo o consumo de pequenas quantidades de álcool pode precipitar esses eventos. A hipoglicemia responde prontamente à glicose administrada por via IV, o que deve ser sempre considerado em uma criança que apresenta inicialmente quadro com coma ou convulsão, depois de se colher uma amostra de sangue para determinar a concentração de glicose. A possibilidade de a criança ter ingerido bebidas alcoólicas também deve ser considerada, se houve uma festa na noite anterior. Um histórico cuidadoso permite que o diagnóstico seja feito e pode evitar a investigação e hospitalização desnecessárias e dispendiosas.

Intoxicação por salicilato

Ver Capítulo 77.

Tanto a hiperglicemia quanto a hipoglicemia ocorrem em crianças com intoxicação por salicilato. A utilização acelerada de glicose resultante do aumento da secreção de insulina pelos salicilatos e a possível interferência na gliconeogênese podem contribuir para a hipoglicemia. Lactentes são mais suscetíveis do que crianças mais velhas. O monitoramento da glicemia com a adequada infusão de glicose no caso de hipoglicemia devem ser parte da abordagem terapêutica da intoxicação por salicilato na infância. Pode ocorrer cetose.

Deficiência de fosfoenolpiruvato carboxiquinase

A deficiência da enzima limitante da taxa gliconeogênica fosfoenolpiruvato carboxiquinase está associada à hipoglicemia de jejum grave e de início variável após o nascimento. A hipoglicemia pode ocorrer dentro de 24 horas após o nascimento, e a gliconeogênese defeituosa a partir da alanina pode ser documentada *in vivo*. Fígado, rim e miocárdio demonstram infiltração gordurosa e pode ocorrer atrofia de nervo óptico e do córtex visual. A hipoglicemia pode ser profunda. Os níveis de lactato e piruvato no plasma são normais, mas uma acidose metabólica leve pode ser encontrada. A infiltração gordurosa de vários órgãos é causada por um aumento da formação de acetil-CoA, que se torna disponível para a síntese dos ácidos graxos. O diagnóstico dessa entidade rara pode ser feito com certeza apenas por meio de determinações enzimáticas apropriadas em material de biopsia hepática ou por diagnóstico molecular. Evitar períodos de jejum com refeições frequentes ricas em carboidratos deve ser a conduta realizada porque a síntese e a degradação de glicogênio estão intactas.

Deficiência de piruvato carboxilase

Ver Capítulo 105.4.

Outros defeitos enzimáticos

Galactosemia (deficiência de galactose-1-fosfato uridiltransferase)

Ver Capítulo 105.2.

Intolerância à frutose (deficiência de frutose-1-fosfato aldolase)

Ver Capítulo 105.3.

A hipoglicemia aguda é causada pela deficiência de frutose-1-fosfato aldolase que inibe a glicogenólise via sistema da fosforilase e da gliconeogénese ao nível da frutose-1,6-difosfato aldolase. Os indivíduos afetados geralmente aprendem espontaneamente a eliminar a frutose de sua dieta.

Defeitos dos transportadores de glicose

Deficiência de GLUT-1

Raramente lactentes com um distúrbio convulsivo são encontrados apresentando baixas concentrações de glicose no líquido cefalorraquidiano (LCR) apesar da glicose plasmática normal. Nesses casos as concentrações de lactato no LCR são baixas, sugerindo diminuição da glicólise em vez de infecção bacteriana, que provoca baixa concentração de glicose no LCR com elevação de lactato. O transportador de glicose nos eritrócitos (GLUT-1) está defeituoso, o que sugere uma deficiência semelhante no transportador de glicose no cérebro, responsável pelas características clínicas. A dieta cetogênica reduz a gravidade das convulsões pelo fornecimento de uma fonte alternativa de combustível para o cérebro independente do defeito de transporte de glicose.

Deficiência de GLUT-2

Crianças com hepatomegalia, intolerância à galactose e disfunção tubular renal (**síndrome de Fanconi-Bickel**) apresentam uma deficiência de GLUT-2 nas membranas plasmáticas. Além dos túbulos hepáticos e renais, o GLUT-2 também é expresso nas células betapancreáticas. Portanto, as manifestações clínicas refletem o comprometimento da produção hepática de glicose e da reabsorção tubular de glicose mais fosfatúria e aminoacidúria.

Distúrbios sistêmicos

Várias doenças sistêmicas estão associadas à hipoglicemia em lactentes e crianças. A **sepse neonatal** frequentemente está associada à hipoglicemia, possivelmente como resultado da ingestão calórica reduzida com a gliconeogênese prejudicada. Mecanismos semelhantes podem se aplicar à hipoglicemia encontrada em bebês gravemente desnutridos ou com síndrome disabsortiva grave. **Hiperviscosidade** com um hematócrito central > 65% está associada à hipoglicemia em pelo menos 10 a 15% das crianças afetadas. A malária por *Plasmodium falciparum* está associada à hiperinsulinemia e à hipoglicemia. Insuficiências cardíaca e renal também estão associadas à hipoglicemia, mas o mecanismo é desconhecido.

DIAGNÓSTICO E DIAGNÓSTICO DIFERENCIAL

A Tabela 111.8 e a Figura 111.5 listam os achados clínicos e bioquímicos pertinentes nos distúrbios comuns da infância associados à hipoglicemia. Um histórico cuidadoso e detalhado é essencial em qualquer caso suspeito ou documentado de hipoglicemia (ver Tabela 111.7). Pontos específicos a observar incluem a idade de início, relação temporal com as refeições ou privação calórica e um histórico familiar de crianças que tiveram hipoglicemia ou das mortes infantis não explicadas.

Na primeira semana de vida a maioria dos lactentes tem a forma transitória de hipoglicemia neonatal, seja como resultado da restrição de crescimento intrauterino/prematuridade ou em virtude de terem nascido de mães diabéticas. A ausência de um histórico de diabetes materno, mas na presença de macrossomia e aparência pletórica é uma grande característica de um recém-nascido de mãe diabética e deve levantar a possibilidade de hipoglicemia hiperinsulinêmica da infância, provavelmente resultante de um defeito do canal K_{ATP} familiar (autossômico recessivo) ou esporádico. A redução de β-hidroxibutirato, AGLs baixos, e concentração plasmática de insulina > 5 μU/mℓ ou de peptídeo C > 0,5 ng/mℓ na presença de hipoglicemia documentada confirmam o diagnóstico. A presença de hepatomegalia deve levantar a suspeita de uma deficiência de enzima como a glicose-6-fosfatase na doença de depósito de glicogênio (DDG) tipo I ou outras DDGs; se um açúcar não redutor em glicose estiver presente na urina (p. ex., Clinitest positivo, mas Clinistix negativo), é mais provável a galactosemia. No sexo masculino, a presença de micropênis sugere a possibilidade de hipopituitarismo, que também pode estar associado à icterícia colestática em ambos os sexos; evidências de um defeito na linha média facial, como a fenda palatina, também sugerem possível hipopituitarismo como a causa de hipoglicemia por deficiência de GH e/ou cortisol. Um alto índice de suspeição e percepção de hipoglicemia como a causa para comportamento incomum de qualquer recém-nascido "doente" deve levar a uma **determinação da glicose à beira do leito**. No entanto, como os medidores de glicose têm uma precisão de apenas ± 20%, qualquer valor de glicose no sangue < 60 mg/dℓ *deve ser confirmado* por uma medida formal em laboratório que é realizada sem demora em uma amostra de sangue preservado em um tubo que impede a glicólise, que pode causar valores baixos ilegítimos.

Após o período neonatal, pistas para a causa de hipoglicemia persistente ou recorrente podem ser obtidas através de um histórico cuidadoso, exame físico e achados laboratoriais iniciais. A relação temporal da hipoglicemia com a ingestão de alimentos pode sugerir que o defeito é da gliconeogênese, se os sintomas ocorrem 6 ou mais horas após as refeições. Se a hipoglicemia ocorrer logo após as refeições, deve-se suspeitar de **hiperinsulinismo**, que deve ser confirmado ou excluído por meio da medição de β-hidroxibutirato, insulina, Peptídeo C e AGLs em uma amostra na qual a glicose no sangue é < 55 mg/dℓ. As formas autossômicas dominantes de hipoglicemia hiperinsulinêmica precisam ser consideradas, com a medida de glicose, insulina e amônia e histórico cuidadoso para outros membros da família, de qualquer idade, afetados. A medida de IGFBP-1 pode ser útil; é baixa em estados de hiperinsulinismo e alta em outras formas de hipoglicemia. A presença de hepatomegalia sugere uma das **deficiências enzimáticas** na degradação do glicogênio ou na gliconeogênese, conforme descrito na Tabela 111.8. A ausência de cetonemia ou cetonúria no momento da apresentação inicial sugere fortemente hiperinsulinismo ou um defeito na oxidação dos ácidos graxos. Na maioria das outras causas de hipoglicemia, com exceção da galactosemia e intolerância à frutose, cetonemia e cetonúria estão presentes no momento da hipoglicemia de jejum. Durante a hipoglicemia, amostra sérica deve ser obtida para a determinação de substratos, especialmente β-hidroxibutirato, lactato e AGLs, bem como hormônios, especialmente insulina, peptídeo C, cortisol, ACTH e GH, seguido pela repetição da medida de glicose após uma injeção IV ou intramuscular de glucagon, como descrito na Tabela 111.7. A Tabela 111.8 resume a interpretação dos achados. Hipoglicemia com cetonúria em crianças entre as idades de 18 meses e 5 anos é um provável indício de **hipoglicemia cetótica**, especialmente se a hepatomegalia estiver ausente. A ingestão de uma toxina, incluindo o álcool ou salicilato, geralmente pode ser rapidamente excluída pelo

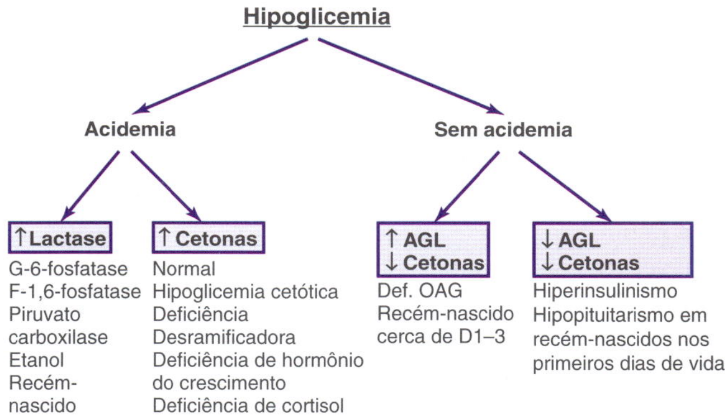

Figura 111.5 Algoritmo para o diagnóstico de hipoglicemia com base nas respostas ao combustível de jejum. AGL, ácidos graxos livres; F–1,6-Pase, frutose-1,6-difosfatase; G-6-Pase, glicose-6-fosfatase; Def. OAG, defeitos da oxidação de ácido graxo; D1-3, Dias 1 a 3 de vida.

histórico. Também deve ser considerada a ingestão inadvertida ou deliberada de fármacos e erros de dispensação de medicamentos. O transtorno factício (Münchausen) por procuração deve ser considerado quando os pais ou outros cuidadores têm acesso à insulina ou secretagogos de insulina – altas concentrações de insulina na amostra com baixas concentrações de peptídeo C confirmam essa administração exógena de insulina. A ingestão deliberada ou acidental de drogas que estimulam a secreção endógena de insulina resultará em concentrações elevadas de insulina e de peptídeo C e pode exigir métodos laboratoriais especializados que identifiquem a substância agressora.

Quando a história é sugestiva, mas os sintomas agudos não estão presentes, um jejum de 24 h supervisionado geralmente pode provocar hipoglicemia e resolver a questão do hiperinsulinismo ou outras condições (Tabela 111.8). Um jejum desse tipo raramente precisa ser estendido para 36 horas, e somente em crianças mais velhas. Tal jejum é contraindicado se houver suspeita de um defeito de oxidação dos ácidos graxos; outras abordagens, como a espectrometria de massa em *tandem* ou diagnóstico molecular, ou ambos, devem ser consideradas. Como a insuficiência adrenal pode simular hipoglicemia cetótica, os níveis plasmáticos de cortisol e ACTH devem ser determinados no momento da hipoglicemia documentada; o aumento da pigmentação bucal ou cutânea pode fornecer a pista para insuficiência adrenal primária com atividade de ACTH elevada (hormônio estimulante de melanócitos). A baixa estatura ou uma redução na taxa de crescimento pode proporcionar um sinal de alerta para insuficiência da glândula hipófise envolvendo tanto o GH como o ACTH. Testes definitivos da função hipofisária-adrenal, como o teste de estímulo com arginina-insulina para GH/IGF-1, IGFBP-1 e cortisol podem ser necessários.

Na presença de hepatomegalia e hipoglicemia, o diagnóstico presuntivo do defeito enzimático muitas vezes pode ser feito através das manifestações clínicas, da presença de hiperlipidemia, acidose, hiperuricemia, resposta ao glucagon nos estados alimentado e de jejum, além da resposta à infusão de vários precursores adequados (Tabela 111.7) A Tabela 111.8 resume esses achados clínicos e abordagens de investigação. O diagnóstico definitivo da DDG pode exigir diagnóstico molecular (ver Capítulo 105.1). Pacientes ocasionais com todas as manifestações da DDG têm atividade enzimática normal. Esses estudos definitivos exigem conhecimentos especiais disponíveis apenas em certas instituições.

TRATAMENTO

A prevenção da hipoglicemia e seus efeitos resultantes sobre o desenvolvimento do SNC são criticamente importantes no período neonatal. Para recém-nascidos com hiperinsulinismo não associado a diabetes materno, a pancreatectomia subtotal ou focal pode ser necessária, a menos que a hipoglicemia possa ser prontamente controlada com diazóxido a longo prazo, com análogos da somatostatina (p. ex., octreotida) ou com sirolimo. Outras novas abordagens para o tratamento da hipoglicemia hiperinsulinêmica estão sendo investigadas.

O tratamento da hipoglicemia **sintomática aguda** neonatal ou do lactente inclui a administração por via intravenosa de 2 mℓ/kg de glicose a 10% em água (SG 10%), seguida de uma infusão contínua de glicose a 6 a 8 mg/kg/min, ajustando a taxa para manter os níveis de glicose no sangue no intervalo normal. Se convulsões hipoglicêmicas estiverem presentes, alguns recomendam 4 mℓ/kg em *bolus* de SG 10%.

O tratamento da hipoglicemia assintomática em lactentes de risco geralmente inclui alimentação enteral, em vez de glicose por via parenteral. Se sintomas se desenvolverem ou a hipoglicemia persistir, apesar da alimentação enteral, a administração de glicose por via IV é indicada. Gel de dextrose (40% a 400 mg/kg) administrado na boca pode ser uma alternativa à alimentação enteral, se o leite materno ou a fórmula infantil não estiverem disponíveis.

O manejo da hipoglicemia neonatal ou infantil **persistente** inclui o aumento da taxa de infusão de glicose IV para 10 a 15 mg/kg/min, ou mais, se necessário. Isso pode exigir um cateter venoso umbilical ou venoso central para administrar uma solução de glicose hipertônica a 15 a 25%. Se hiperinsulinismo estiver presente, ele deve ser clinicamente controlado inicialmente com diazóxido e, em seguida, com análogos da somatostatina. Se a hipoglicemia for insensível à administração por via intravenosa de glicose mais diazóxido (doses máximas até 15 mg/kg/dia) e análogos de somatostatina, a pancreatectomia parcial ou quase total devem ser consideradas. Essa cirurgia deve ser realizada em centros com os meios necessários e pessoal treinado e experiente nos procedimentos. Se possível, a cirurgia deve ser precedida de rastreamento com ^{18}F-L-DOPA para localizar uma lesão que pode fornecer orientação ao cirurgião para ressecção curativa antes de a operação mais extensa ser realizada.

Diazóxido oral 5 a 15 mg/kg/24 h em doses divididas 2 vezes/dia pode reverter a hipoglicemia hiperinsulinêmica, mas também pode produzir hirsutismo, edema, náuseas, hiperuricemia, distúrbios eletrolíticos, idade óssea avançada, deficiência de IgG e raramente hipertensão com o seu uso prolongado. O análogo de somatostatina de ação longa **octreotida** pode ser útil no controle do hiperinsulinismo e causar hipoglicemia em pacientes com distúrbios das células das ilhotas pancreáticas, o que inclui mutações genéticas no canal K_{ATP} e adenoma de células das ilhotas. Em recém-nascidos e bebês novos, **glucagon** administrado por infusão IV contínua a 5 μg/kg/h em conjunto com octreotida, de 20 a 50 μg/kg/dia, administrada por via subcutânea a cada 6 a 12 h, pode manter a glicemia, mas geralmente esses agentes são utilizados como uma medida de temporização antes da pancreatectomia parcial ou mais completa. As complicações potenciais, apesar de incomuns, da octreotida incluem crescimento insatisfatório devido à liberação prejudicada de GH, dor no local da injeção, vômitos, diarreia e disfunção hepática (hepatite, colelitíase) e enterocolite necrosante. A taquifilaxia aos efeitos do fármaco é mais comum. A octreotida pode ser particularmente útil para o tratamento da hipoglicemia refratária a pancreatectomia subtotal.

A pancreatectomia total não é uma terapia ideal, por causa dos riscos da cirurgia ao diabetes melito permanente e à insuficiência pancreática exócrina. A terapia clínica prolongada continuada sem ressecção pancreática, se a hipoglicemia for controlável, seria a medida de escolha, porque ao longo do tempo algumas crianças têm resolução espontânea da hipoglicemia induzida por hiperinsulinismo. Essa deve ser ponderada em relação ao risco de lesão do SNC induzida pela hipoglicemia e a toxicidade de fármacos.

PROGNÓSTICO

O prognóstico é bom em neonatos assintomáticos com hipoglicemia de curta duração. A hipoglicemia ocorre novamente em 10 a 15% dos lactentes após tratamento adequado. A recorrência é mais comum se os fluidos IV extravasarem ou forem interrompidos muito rapidamente antes de a alimentação VO ser bem tolerada. As crianças que tiveram hipoglicemia neonatal transitória têm uma maior incidência de hipoglicemia cetótica mais tarde na vida.

O prognóstico para a função intelectual normal deve ser reservado porque a hipoglicemia grave sintomática, prolongada e recorrente se associa a sequelas neurológicas. Lactentes sintomáticos com hipoglicemia, especialmente bebês com baixo peso ao nascer, aqueles que apresentam hipoglicemia hiperinsulinêmica persistente e os gravemente hipoglicêmicos nascidos de mães diabéticas mal controladas, têm um pior prognóstico para um posterior desenvolvimento intelectual normal do que lactentes assintomáticos.

A bibliografia está disponível no GEN-io.

O Feto e o Recém-Nascido

PARTE 11

Capítulo 112

Panorama sobre Morbidade e Mortalidade Infantil

James M. Greenberg

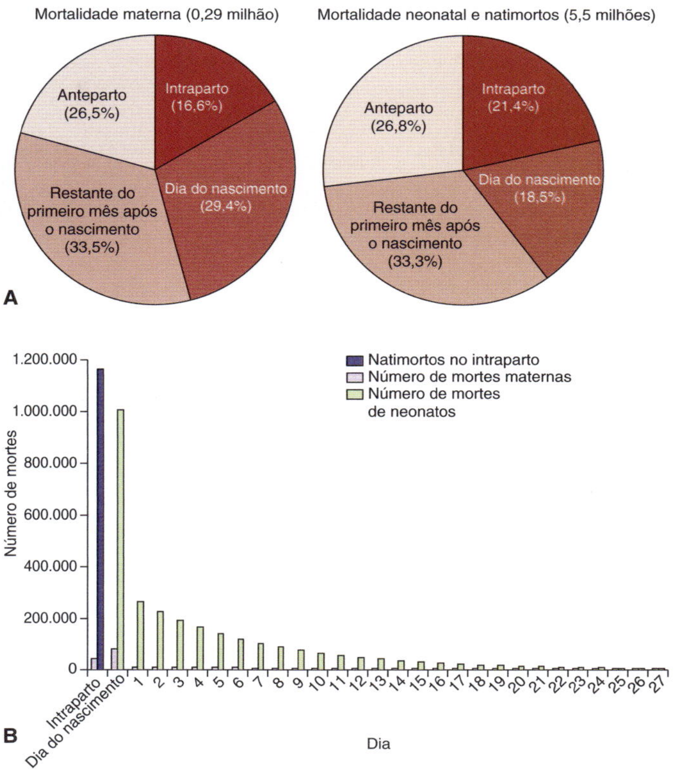

Figura 112.1 **A.** Momento da morte para mulheres e seus bebês (natimortos no terceiro trimestre e mortes neonatais) durante a gravidez, o parto e o período pós-natal. Inclui todas as mortes de mães e seus bebês de 28 semanas de gestação até 28 dias de vida. **B.** Número de mortes durante o trabalho de parto e o primeiro mês após o nascimento das mulheres e seus bebês (natimortos e recém-nascidos no intraparto). Não havia dados insuficientes disponíveis para atribuir com precisão o dia da morte para os 1,4 milhão de natimortos anteparto e 63.000 mortes maternas ocorridas durante o último trimestre da gravidez (antes do início do trabalho de parto). (*De Lawn JE, Blencowe H, Oza S et al. Every newborn: progress, priorities, and potential beyond survival.* Lancet *2014;384: 189-202, 2014, Fig 5.*)

MORTALIDADE INFANTIL

A **taxa de mortalidade infantil** é uma métrica usada por agências de saúde pública, formuladores de políticas públicas e governos para avaliar a qualidade geral da saúde pediátrica e populacional em uma determinada população que resida dentro dos limites definidos geograficamente. A taxa é calculada como o número de mortes infantis por 1.000 nascidos vivos. Definições específicas fundamentam cada variável. Nos EUA, define-se *morte infantil* como a mortalidade ocorrendo a partir do momento após o parto, em qualquer idade gestacional, até o primeiro aniversário. Nenhuma correção de idade é feita para explicar um nascimento prematuro. Atribui-se cada óbito infantil a uma entidade geográfica (p. ex., município, estado, país) com base no endereço domiciliar da mãe no momento da morte. A definição de um *nascido vivo* é tipicamente baseada na expulsão completa das produções da concepção do útero e um dos três critérios: detecção da atividade cardíaca (por auscultação ou palpação do coto do cordão umbilical), movimento definido gerado pela contração muscular voluntária ou qualquer esforço respiratório. Convém notar que essa definição não incorpora nenhum ponto de corte da idade gestacional.

O risco de mortalidade e da maior parte da morbidade é particularmente alto na época do nascimento (Figura 112.1). Portanto, dentro do espectro da mortalidade infantil, certas subcategorias são usadas na prática de saúde materno-infantil para se concentrar em períodos específicos de alto risco. O **período perinatal** é tipicamente definido como o tempo a partir da 28ª semana de gravidez até o 7º dia pós-parto. O **período neonatal** abrange os primeiros 28 dias de vida e pode ser subdividido em *neonatal precoce* (primeiros 7 dias) e *neonatal tardio* (8º ao 28º dia) (Figura 112.2). As causas primárias da mortalidade mudam à medida que a infância progride: durante os períodos perinatal e neonatal, o **nascimento prematuro** (Figura 112.3) e as **malformações congênitas** predominam, enquanto as **práticas inseguras durante o sono** são responsáveis pela maioria das mortes durante o restante da infância. Nos países em desenvolvimento com recursos limitados, a prematuridade continua sendo uma preocupação, mas outras causas, como infecção, asfixia no parto e complicações do trabalho de parto e parto, adicionam uma carga a mais (Figura 112.2).

Rankings e tendências

No século XX, as taxas de mortalidade infantil diminuíram nos EUA e na maior parte do mundo. No entanto, as taxas continuam a diferir em todo o mundo (Figura 112.4). Em geral, as taxas mais altas são observadas em países em desenvolvimento e com menos recursos. No entanto, os EUA continuam sendo uma anomalia entre as nações do mundo desenvolvido. A Tabela 112.1 mostra as taxas de mortalidade infantil de uma amostra representativa de países desenvolvidos. As taxas são ajustadas para descartar os óbitos antes de 24 semanas de gestação, a fim de considerar a variação potencial nas definições de nascidos vivos que podem ocorrer no limiar da viabilidade, para garantir a comparabilidade. A partir dos anos 1980, as taxas dos EUA começaram a exceder consistentemente outras nações desenvolvidas. Em 2015, as taxas de mortalidade infantil dos EUA foram mais que 2 vezes maiores do que em muitos países desenvolvidos. Uma ampla gama de taxas de mortalidade infantil também é observada, com as taxas mais altas no Sudeste dos EUA e taxas mais baixas no Centro-Oeste superior, no Nordeste e na Costa Oeste.

PRINCIPAIS CAUSAS DE MORTE INFANTIL

Nos EUA e na Europa, a maioria das mortes infantis enquadra-se em uma das três principais categorias de causalidade: nascimento prematuro, malformações congênitas e relacionadas com o sono (p. ex., SIDS). Infecções, traumatismo, asfixia ao nascimento e lesões são responsáveis pelo restante. O padrão difere no mundo em desenvolvimento, onde predominam infecções e asfixia. Quando consideradas com base na classificação da causa de morte infantil pela International Classification of Diseases, Tenth Revision, as malformações congênitas são a principal causa, seguidas pelos distúrbios relacionados com a prematuridade e o baixo peso ao nascer. No entanto, o nascimento prematuro, em vez

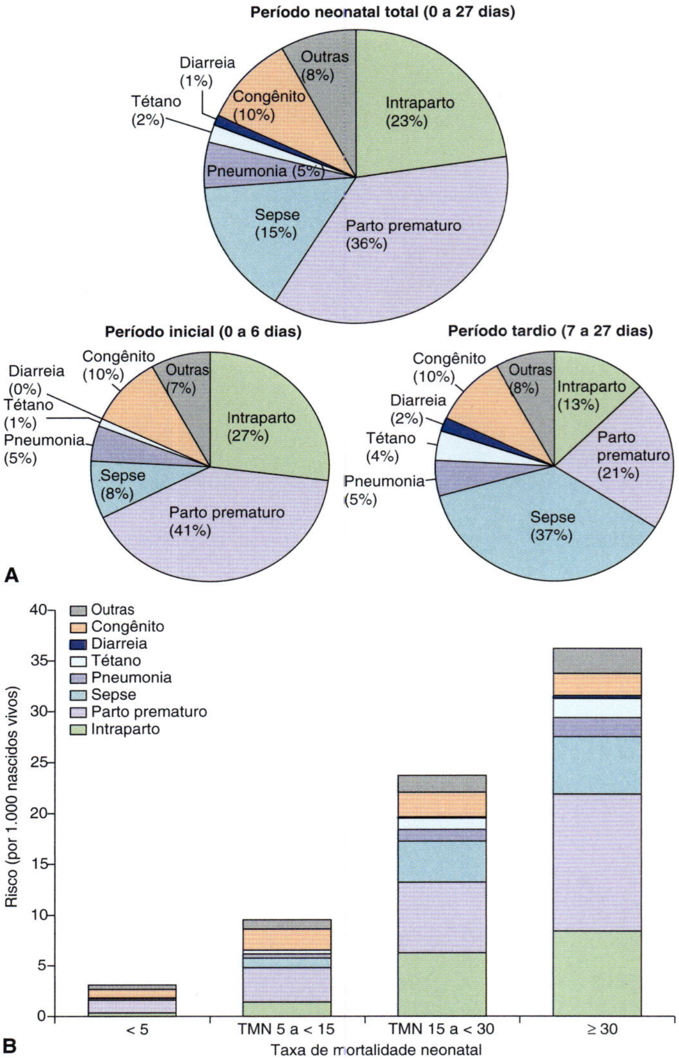

Figura 112.2 **A.** Distribuição da causa da morte no período neonatal e nos períodos neonatais precoce (< 7 dias) e tardio (7 a 28 dias) em 194 países em 2012. **B.** Variação nas taxas de mortalidade neonatal (TMN) por causa específica por nível de TMN em 2012, apresentando diferença de risco por causa de morte em comparação com o menor grupo de mortalidade (TMN < 5). Dados do Child Health Epidemiology Reference Group e da Organização Mundial da Saúde (OMS) e estimativas para 194 países para 2012. As estimativas baseiam-se em modelos estatísticos multicausais. Em 2012, um número estimado adicional de 196.000 mortes ocorreu no período pós-neonatal a partir de condições neonatais (parto prematuro, relacionado com o intraparto) e um número adicional estimado de 309.000 de nascimentos a termo, de neonatos pequenos para a idade gestacional. (*De Lawn JE, Blencowe H, Oza S et al. Every newborn: progress, priorities, and potential beyond survival.* Lancet *384: 189-202, 2014, Fig 6.*)

Tabela 112.1 Taxa de mortalidade infantil (TMI) por 1.000 nascidos vivos para países desenvolvidos selecionados, 2010.

PAÍS	TMI
Finlândia	2,3
Japão	2,3
Grécia	3,8
Reino Unido	4,2
EUA	6,1

Dados do National Center for Health Statistics. *Natl Vital Stat Rep.* 63(5):1, 2014 (Fig 1). https://www.cdc.gov/nchs/data/nvsr/nvsr63/nvsr63_05.pdf.

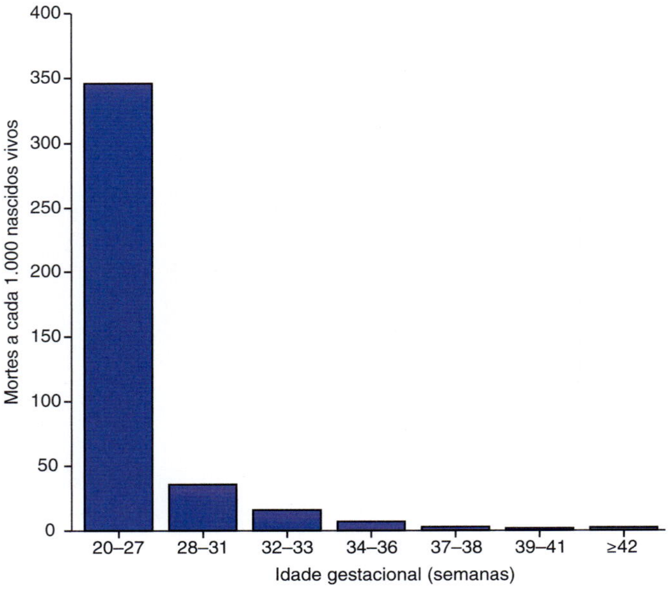

*Mortes em crianças com idade < 12 meses por 1.000 nascidos vivos.

Figura 112.3 Taxas de mortalidade infantil por idade gestacional – EUA, 2013. Mortes em crianças com idade < 12 meses por 1.000 nascidos vivos. (*Extraída de Shapiro-Mendoza CK, Barfield WD, Henderson Z et al. CDC Grand Rounds: public health strategies to prevent preterm birth.* MMWR *2016;65(32): 826-830, 2016, p 827.*)

de malformações congênitas, é responsável pela maioria das mortes infantis nos EUA, quando as mortes por complicações únicas da prematuridade são incluídas.

A taxa de natalidade de prematuros dos EUA é substancialmente mais alta do que em outros países desenvolvidos e explica melhor as elevadas taxas de mortalidade infantil nos EUA. Em todo o mundo, as taxas de nascimento prematuro apresentam uma forte concordância com as taxas de mortalidade infantil, fornecendo mais evidências para a importância dessa ligação (Figura 112.5). Na era da terapia intensiva neonatal moderna, a maioria das mortes prematuras ocorre entre as primeiras idades gestacionais (< 28 semanas) e, nos primeiros dias de vida, por causa de profunda imaturidade e insuficiência respiratória. As demais mortes por nascimento prematuro resultam de morbidades associadas à prematuridade. A prematuridade tardia (35 a 36 semanas de gestação) não é um contribuinte significativo para a mortalidade infantil.

A variação internacional nas práticas de registro de nascidos vivos pode explicar a elevada mortalidade infantil nos EUA. Embora essas explicações técnicas mereçam uma investigação mais aprofundada, elas não devem ser utilizadas para justificar a alta mortalidade infantil nos EUA. Nos EUA, onde as práticas de registro de nascidos vivos são consistentes, variações substanciais nas taxas de mortalidade infantil e prematuridade implicam explicações *sistêmicas*, e não técnicas.

Disparidade racial e mortalidade infantil

Existe uma disparidade significativa entre as taxas de mortalidade infantil entre os bebês brancos e negros (afro-americanos) nascidos nos EUA. Essa diferença persiste, mesmo quando o *status* socioeconômico (SSE) e os níveis educacionais são considerados. A disparidade é restrita aos negros. As populações hispânicas nos EUA tendem a ter taxas de mortalidade infantil compatíveis com a população branca. Compreender esse *paradoxo hispânico* pode fornecer informações sobre os mecanismos que impulsionam a disparidade afro-americana. Curiosamente, as populações do sul da Ásia (indianas) nos EUA também podem ter mortalidade infantil elevada devido ao baixo peso ao nascer. O nascimento prematuro e o baixo peso ao nascer são os principais responsáveis pela disparidade da mortalidade infantil na raça negra. As taxas de nascimentos prematuros negros são o dobro de outros grupos raciais e étnicos dos EUA (Figura 112.6), uma lacuna que

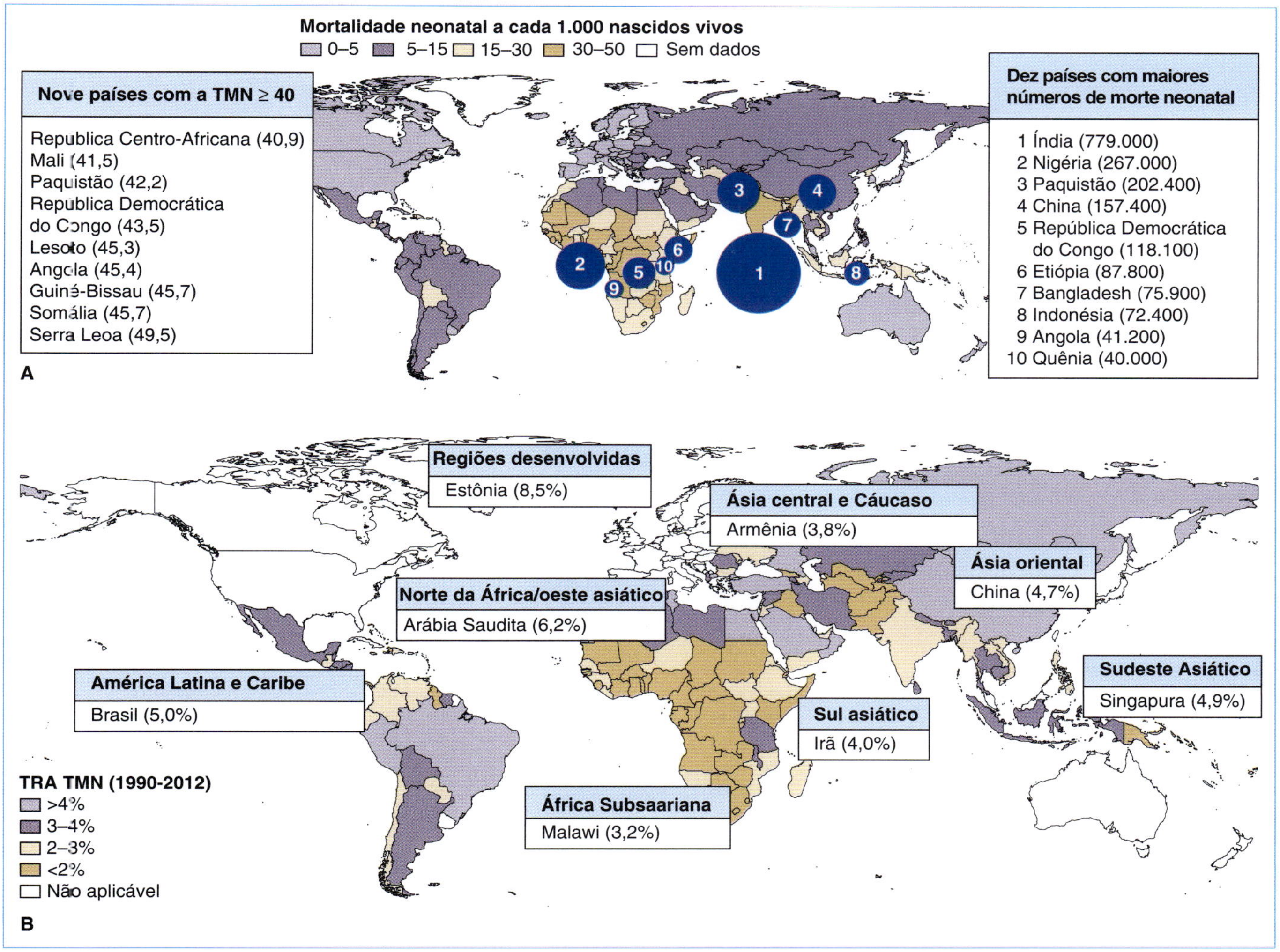

Figura 112.4 **A.** Variação da taxa de mortalidade (TMN) neonatal entre países por 1.000 nascidos vivos em 2012. **B.** Variação nas médias das taxas de redução anuais (TRA) de TMN para todas as regiões fora das regiões desenvolvidas, 1990 a 2012, apresentando a evolução mais rápida em países em desenvolvimento de acordo com a regiões do Millennium Development Goal. Dados das estimativas de TMN do UN Interagency Group for Child Mortality Estimation para 1990-2012. (*Extraída de Lawn JE, Blencowe H, Oza S et al. Every newborn: progress, priorities, and potential beyond survival.* Lancet *384: 189-202, 2014, Fig 2.*)

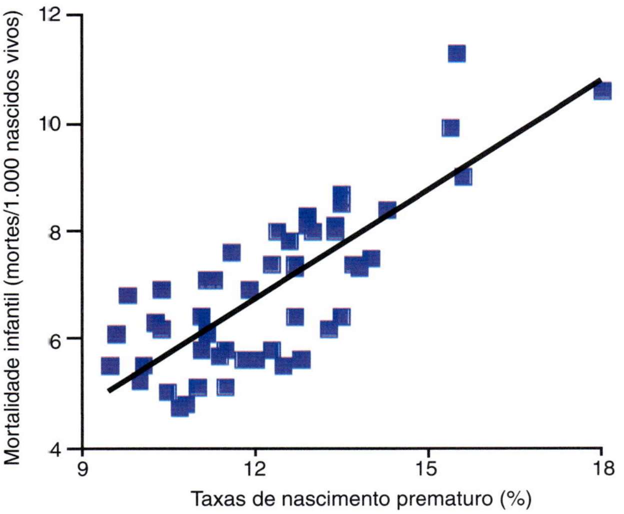

Figura 112.5 **Nascimento prematuro pelas taxas de mortalidade infantil em 40 países.** (Dados cedidos por L. Muglia, MD, PhD, Cincinnati Children's Research Foundation.)

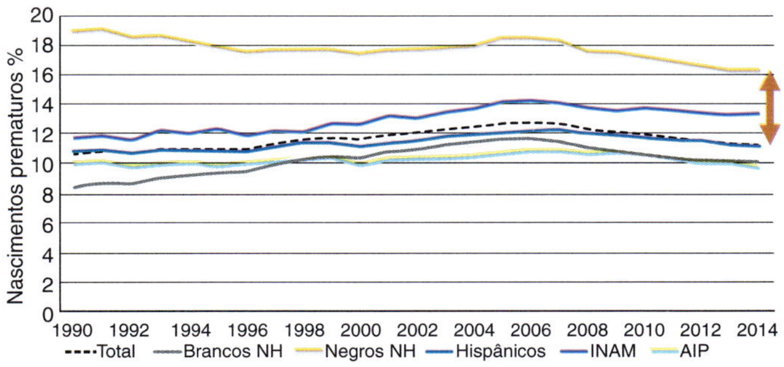

Figura 112.6 **A diferença entre as taxas de nascimento prematuro em negros e brancos nos EUA persistiu por mais de três décadas.** NH: não hispânico; INAM: povo originário norte-americano/nativo do Alasca; AIP: asiático/ilhéu do Pacífico. (Dados do National Center for Health Statistics.)

persiste há décadas. Isso se aplica particularmente às taxas de nascimento prematuro em fases gestacionais muito baixas, com menos 28 semanas, em que os riscos de mortalidade são altos, mesmo com a disponibilidade de unidades de tratamentos intensivos neonatais (UTINs) modernas. Não há disparidades raciais de mortalidade entre aqueles que recebem cuidados em UTINs. As explicações sobre os mecanismos para essa disparidade racial permanecem imprecisas. As teorias baseadas em conceitos de estresse ao longo da vida a partir de experiências de racismo ou eventos adversos da vida são convincentes (Capítulo 2.1). No entanto, estudos focados em resultados de estresse e gravidez não demonstram vínculos de mecanismos.

Malformações congênitas

As mortes infantis por malformações congênitas são a segunda principal causa de morte infantil após o nascimento prematuro. Muitos distúrbios residem nessa categoria, com a **doença cardíaca congênita** sendo a principal etiologia. Do ponto de vista da saúde pública, intervenções específicas podem reduzir o potencial de certas malformações congênitas, principalmente a ingestão periconcepcional de ácido fólico e programas apropriados de vacinação para evitar doenças como a rubéola durante a gravidez. No entanto, o mecanismo da maioria das malformações congênitas permanece pouco compreendido e, portanto, ainda não é passível de estratégias de prevenção baseadas na população. Ao contrário do nascimento prematuro, não há disparidade racial discernível para a mortalidade causada por malformações congênitas nos EUA.

Mortes relacionadas com o sono (MSIRN, SMSRN)

A **morte súbita infantil inesperada (MSII)** é a morte repentina durante a infância. Depois de uma investigação completa da morte, a MSII pode ser explicada por meio de situações como cama compartilhada e sufocamento ou obstrução das vias respiratórias causada por objetos moles ou excesso de cobertores. A **síndrome da morte súbita do recém-nascido (SMSRN)** é uma subcategoria da MSII atribuída a SMSRN que não pode ser explicada após uma investigação completa, como no exame *post mortem* (Capítulo 402). A SMSRN representa uma pequena fração de todas as mortes relacionadas com o sono. Com o advento de mensagens eficazes de saúde pública, as taxas de mortes relacionadas com o sono nos EUA diminuíram. No entanto, uma ampla variação de taxas ainda é observada em diferentes jurisdições geográficas. As taxas de SMSRN também exibem uma disparidade racial. A principal causa de morte infantil além do período neonatal é a prática insegura do sono infantil.

REDUÇÃO DA MORTALIDADE INFANTIL

A redução da mortalidade infantil nos EUA é um objetivo desafiador, mas alcançável. É essencial diminuir a taxa de nascimento prematuro, especialmente a ocorrência de prematuridade extrema antes de 28 semanas de gestação. Melhorar a compreensão dos fatores biológicos que controlam a duração da gestação, o início do trabalho de parto e o parto revela-se fundamental. Estudos de tratamento com progesterona intramuscular (mas não vaginal) durante a gravidez para mulheres reconhecidamente em risco elevado de parto prematuro mostraram-se promissores. No entanto, o mecanismo de ação não é bem compreendido, e o impacto na saúde pública parece limitado, exceto, talvez, para mulheres com um parto prematuro anterior. Melhorar nossa compreensão de como os determinantes sociais da saúde e dos comportamentos de saúde influenciam os resultados do nascimento também é importante. O **tabagismo** durante a gravidez é conhecido por induzir a ocorrência de baixo peso ao nascer e de partos prematuros e, consequentemente, aumentar a mortalidade. Melhorar as intervenções para eliminar o tabagismo durante a gravidez deve reduzir a mortalidade infantil. Compreender os mecanismos e ligações entre a biologia do parto e os determinantes sociais e comportamentais da saúde mostra-se essencial.

Nascimento prematuro

Define-se nascimento prematuro como o nascimento do bebê vivo que ocorre antes da 37ª semana de gestação. A comparação de nascimentos pré-termo entre países ou outras jurisdições pode ser comprometida pelos métodos usados para calcular a idade gestacional. Três abordagens estão atualmente em uso: **data da última menstruação** (DUM), **estimativa obstétrica** (EO) e **estimativa combinada**. O último adia para a DUM, *a menos* que o valor esteja ausente da informação do registro vital ou que seja extremamente inconsistente com o peso ao nascer registrado. Nessa circunstância (0,4% do registro em 2013), o método combinado usa o valor EO. Do ponto de vista da saúde pública, a EO oferece maior confiabilidade. Desde 2014, relatórios de órgãos federais e organizações de partes interessadas (p. ex., March of Dimes) usam a EO para indicar taxas de nascimento prematuro. A EO apresenta tipicamente uma taxa de nascimento prematuro de 1 a 2% menor do que o método DUM ou combinado. Em 2016, a taxa nacional de nascimentos prematuros baseada em EO foi de 9,84%, comparada com uma taxa de 11,40% quando usado o método combinado.

Os desafios de mortalidade e morbidade encontrados por um recém-nascido com 36 semanas diferem na gravidade de um recém-nascido com 25 semanas. As subcategorias de nascimento prematuro, que correspondem a tardia (35 a 36 semanas), moderada (32 a 34 semanas) e precoce (< 32 semanas), reconhecem diferenças importantes no risco de morbidade e mortalidade. Do ponto de vista da mortalidade infantil, uma subcategoria adicional da população prematura precoce, os partos *extremamente prematuros* (< 28 semanas) têm substancial importância, pois acima de 50% de todas as mortes infantis ocorrem nessa população.

Além dos fatores socioeconômicos e raciais, as variáveis genéticas podem estar associadas à duração da gestação e ao risco de parto prematuro. Variantes em *EBF1, EEFSEC, AGTR2, WNT4, ADCY5* e *RAP2C* são relatadas como estando associadas ao tempo da gestação, enquanto as variantes nos *locus EBF1, EEFSEC* e *AGTR2* estão associadas ao nascimento prematuro. Além disso, verificou-se que sete transcritos de RNA livres não relacionados em células sanguíneas maternas predizem o parto prematuro. Tais resultados são preliminares, mas podem acrescentar metas específicas para a prevenção da prematuridade.

Recém-nascido prematuro tardio

Há um ponto importante sobre o significado do parto prematuro tardio. Muitas vezes, os bebês nessa condição parecem semelhantes a seus equivalentes a termo, porém dados epidemiológicos demonstram que eles correm um risco significativamente maior de episódios de apneia, distúrbios de termorregulação (p. ex., hipotermia), hipoglicemia, desconforto respiratório, dificuldades de alimentação, desidratação e suspeita de sepse. É mais provável que necessitem de internação na UTIN e tenham uma longa permanência hospitalar. Os recém-nascidos prematuros tardios também parecem ter um risco maior de problemas neurológicos a longo prazo, como transtornos de déficit de atenção e dificuldades de aprendizagem.

Os partos prematuros tardios podem resultar de complicações da gravidez (p. ex., corioamnionite, ruptura prematura de membranas) ou condições maternas (p. ex., pré-eclâmpsia). Muitos são causados por parto eletivo por indução do parto ou cesariana programada durante o período pré-termo tardio. Com a observação do risco elevado de morbidade e mortalidade em bebês prematuros tardios, um movimento para eliminar partos eletivos antes de 39 semanas ganhou força nacional. A Ohio Perinatal Quality Collaborative começou uma iniciativa de melhoria da qualidade em todo o estado para eliminar partos eletivos antes de 39 semanas de gestação por meio do estabelecimento de uma rede de aprendizagem multicêntrica hospitalar. Seu trabalho levou a uma redução substancial e sustentada de partos eletivos, com reduções concomitantes na morbidade neonatal e no tempo de internação hospitalar.

Recém-nascido prematuro moderado e precoce

Conforme a idade gestacional no parto diminui, aumentam os riscos de morbidade e mortalidade. Com a terapia intensiva neonatal moderna, o potencial de sobrevivência em determinada idade gestacional melhorou. Com isso, o limiar da idade gestacional para a oferta de tratamentos intensivos neonatais abrangentes tem consequentemente diminuído. No entanto, atribuir uma idade gestacional específica para o limiar de viabilidade continua sendo um problema desafiador. Os dados de publicações atuais sugerem que em recém-nascidos com menos de 22 a 23 semanas de gestação tem um impacto mínimo na manutenção da vida com os cuidados intensivos neonatais. No entanto, outras variáveis, como o peso ao nascer e talvez a exposição a esteroides pré-natais, devem ser considerados. Neonatos nascidos em idades gestacionais extremamente precoces apresentam alto risco de morbidades que acarretam consequências para toda a vida. As principais morbidades da prematuridade contribuem para a mortalidade infantil após o período neonatal precoce (p. ex., DBP, IVH, ECN, PCA). Todos são mais comuns em prematuros extremos e, quando presentes, podem prolongar o tempo de permanência na UTIN ou podem ser listados como causa imediata de morte. Portanto, a tomada de decisões multiprofissional, com participação direta da família, é essencial.

Neonatos prematuros em idade gestacional moderada e precoce estão em risco elevado para todas as complicações da prematuridade tardia. Existem ainda outras categorias de morbidade que estão ausentes ou são extremamente raras nas populações prematuras tardias, e a termo também se tornam muito mais comuns em idades gestacionais anteriores (Tabela 112.2). Isto envolve sequelas adversas do **neurodesenvolvimento**, como paralisia cerebral, leucomalacia periventricular, hemorragia intraventricular, hidrocefalia, deficiência visual e deficiência auditiva. Os problemas que afetam outros sistemas de órgãos principais são displasia broncopulmonar, enterocolite necrosante e persistência do canal arterial. Os prematuros precoces estão em maior risco para essas complicações, que também tendem a ser mais graves.

A **hemorragia intraventricular** (IVH) ocorre quando os capilares muito frágeis da substância branca periventricular e do plexo coroide se rompem. A fisiopatologia típica é o acúmulo de sangue nos ventrículos laterais, o que pode levar à obstrução da circulação do líquido cefalorraquidiano e, por fim, à hidrocefalia.

A **displasia broncopulmonar** (DBP) é uma complicação da síndrome do desconforto respiratório e da prematuridade, que leva a doença reativa das vias respiratórias, insuficiência alveolar e, em casos graves, hipertensão pulmonar e óbito. A DBP continua sendo a morbidade mais comum da prematuridade entre os sobreviventes da UTIN. O mais poderoso preditor de DBP é a idade gestacional: conforme a idade gestacional diminui, o risco de DBP aumenta. A exposição ao oxigênio e o tratamento com ventilação com pressão positiva também aumentam o risco de desenvolver DBP em qualquer idade gestacional.

A **enterocolite necrosante** (ECN) é um processo inflamatório devastador que pode ocorrer em qualquer parte do trato gastrintestinal inferior, mais frequentemente no íleo distal e no cólon ascendente. Em cerca de 40% dos pacientes, são necessárias a exploração cirúrgica e a ressecção da necrose intestinal, o que aumenta o potencial de falha de crescimento, má absorção e síndrome do intestino curto. Aqueles com menor idade gestacional estão em maior risco. Curiosamente, os prematuros com idade gestacional mais precoce tendem a desenvolver ECN mais tarde em seu curso hospitalar do que os prematuros moderados ou tardios, o que sugere uma janela de desenvolvimento de suscetibilidade.

A **persistência do canal arterial** (PCA) é um achado comum em neonatos prematuros nascidos antes de 28 semanas. O canal arterial deve possibilitar a passagem sanguínea durante a vida intrauterina para sustentar a circulação fetal. Em condições fisiológicas normais, o canal sofre fechamento funcional em poucos minutos após o parto. Entretanto, sob condições de oxigenação e ventilação marginais, o fechamento do canal em bebês prematuros pode ser retardado. Se a permeabilidade do canal persistir, ela pode promover circulação pulmonar exacerbada, complicando o manejo da doença respiratória.

Baixo peso ao nascer, restrição do crescimento intrauterino e pequeno para idade gestacional

Classifica-se **baixo peso ao nascer (BPN)** como qualquer nascimento vivo < 2.500 g. A subcategoria de **muito baixo peso ao nascer (MBPN)** corresponde a < 1.500 g. Em geral, bebês com BPN e MBPN também são prematuros, embora outras condições intrauterinas discutidas

Tabela 112.2 Principais morbidades do recém-nascido e condições etiológicas associadas.

MORBIDADES	EXEMPLOS DE ETIOLOGIA
SISTEMA NERVOSO CENTRAL	
Paralisia cerebral diplégica/tetraplégica espástica	EHI, leucomalacia periventricular, fatores indeterminados
Paralisia cerebral coreoatetótica	Encefalopatia por *kernicterus*/bilirrubina
Microcefalia	Infecções intrauterinas
Hidrocefalia	IVH, EHI, meningite
Convulsões	EHI, encefalopatias, hipoglicemia
Transtornos de aprendizagem, atraso no desenvolvimento	Prematuridade, EHI, hipoglicemia, IVH
SENSAÇÃO – NEUROPATIAS PERIFÉRICAS	
Deficiências visuais	Retinopatia da prematuridade, infecção viral congênita
Estrabismo	Exposição a opiáceos, indeterminado
Deficiências auditivas	EHI, toxicidade de bilirrubina, toxicidade por fármacos (diuréticos de alça, aminoglicosídeos)
Atraso da fala	Prematuridade, intubação endotraqueal prolongada, perda auditiva
Paralisia, paresia	Traumatismo no nascimento (geralmente afetando: nervo frênico, plexo braquial, medula espinal)
SISTEMA RESPIRATÓRIO	
Displasia broncopulmonar	Prematuridade, ventilação com pressão positiva, exposição ao oxigênio
Estenose subglótica	Intubação endotraqueal prolongada
Morte infantil inesperada repentina	Prematuridade, condições inseguras de sono
Estenose coanal, lesão do septo nasal	Intubação nasotraqueal prolongada, PPCVA nasal
SISTEMA CARDIOVASCULAR	
Cianose	Hipertensão pulmonar, *cor pulmonale*, DBP grave
Insuficiência cardíaca	PCA, defeitos cardíacos congênitos com desvio da esquerda para a direita
SISTEMA GASTRINTESTINAL	
Síndrome do intestino curto	ECN, má rotação com vólvulo de intestino médio, atresia intestinal
Doença hepática colestática	Lesão por nutrição parenteral prolongada, sepse, síndrome do intestino curto
Dificuldade de crescimento	Síndrome do intestino curto, DBP, cardiopatia cianótica
Hérnia inguinal	Nascimento prematuro, sexo masculino, ventilação com pressão positiva
DIVERSOS	
Cicatrização cutânea	Aplasia cutânea, colocação de tubo torácico
Hipertensão	Trombos renais, cateterização prolongada da artéria umbilical, desconhecido

DBP, displasia broncopulmonar; ECN, enterocolite necrosante; EHI, encefalopatia hipóxico-isquêmica; IVH, hemorragia intraventricular; PCA, persistência do canal arterial; PPCVA, pressão positiva contínua nas vias respiratórias.

adiante também contribuam. A **restrição do crescimento intrauterino (RCIU)** refere-se à deficiência do crescimento fetal e a uma trajetória anormal do crescimento fetal. São etiologias de RCIU certas infecções congênitas (p. ex., rubéola, citomegalovírus), insuficiência placentária, fatores ambientais (p. ex., tabagismo materno) e certas condições congênitas (p. ex., aneuploidia). Por outro lado, recém-nascidos **pequenos para a idade gestacional (PIG)** são constitucionalmente normais, sem anormalidades genéticas conhecidas ou condições patológicas. Podem ocorrer PIG e RCIU em qualquer idade gestacional. O peso ao nascer e a idade gestacional combinam-se para predizer o risco de mortalidade e morbidade em qualquer idade gestacional. Os prestadores de serviços de saúde podem usar uma calculadora de mortalidade *online* desenvolvida pela National Institute of Child Health and Human Development (NICHD) Neonatal Research Network que incorpora idade gestacional e peso ao nascer para auxiliar no aconselhamento pré-natal para famílias que antecipam um parto prematuro.

A bibliografia está disponível no GEN-io.

Capítulo 113
O Recém-Nascido
Neera K. Goyal

Ver também Capítulo 21.

Embora o período neonatal seja um período altamente vulnerável para as crianças, uma vez que estão completando muitos ajustes fisiológicos necessários para a existência extrauterina, essa transição se dá sem intercorrências para a maioria dos recém-nascidos a termo. O manejo do recém-nascido deve se concentrar na orientação antecipada dos pais e na detecção precoce de condições ou complicações que acarretam risco de morbidade ou até mesmo de morte.

113.1 Anamnese em Pediatria Neonatal
Neera K. Goyal

A avaliação do recém-nascido deve começar com uma revisão da história materna e familiar, da gravidez e do parto. Os detalhes dessa anamnese devem envolver as seguintes informações, que irão orientar a avaliação e o manejo adicional no período neonatal:

- Dados demográficos e sociais (nível socioeconômico, idade, raça, utilização de pré-natal, uso de substâncias). Os recém-nascidos cujas mães sejam jovens (menos de 18 anos) ou que tenham preocupações com moradia, insegurança alimentar ou acesso a cuidados de saúde podem justificar a avaliação por um assistente social ou gerente de caso. Os recém-nascidos expostos intraútero a substâncias como álcool, cocaína, nicotina, cafeína e opioides devem ser avaliados quanto aos sintomas associados (ver Capítulo 126)
- Condições clínicas maternas, distúrbios cardiopulmonares, doenças infecciosas, doenças genéticas, anemia, diabetes melito, medicações em uso. Os recém-nascidos de mães diabéticas devem ter assegurada a triagem nas primeiras 24 horas de vida por hipoglicemia grave (ver Capítulo 127.1)
- Condições clínicas passadas na mãe e na família, incluindo irmãos anteriores com história de icterícia (ver Capítulo 123.3)
- Problemas reprodutivos maternos anteriores: natimorto, prematuridade, sensibilização de grupo sanguíneo (ver Capítulo 124)
- Eventos decorrentes da gravidez presente (acompanhamento pré-natal e exames de imagem, trabalho de parto prematuro, avaliações fetais, sangramento vaginal, doença aguda, duração da ruptura das membranas). Tais informações podem levar a outros testes de recém-nascidos, como o teste de reabsorção plasmática rápida (RPR), no caso de uma triagem positiva para sífilis materna, ou a ultrassonografia renal se a pielectasia fetal for detectada no período pré-natal
- Descrição do trabalho de parto (duração, apresentação fetal, estresse fetal, febre) e parto (cesariana, anestesia ou sedação, uso de fórceps, índice de Apgar, necessidade de reanimação). Tais informações, combinadas com a avaliação clínica do recém-nascido, determinam o risco de deterioração clínica e a necessidade de acompanhamento e intervenção prolongados.

113.2 Exame Físico do Recém-Nascido
Neera K. Goyal

Muitas características físicas e comportamentais de um recém-nascido estão descritas no Capítulo 21.

O **exame inicial** do recém-nascido deve ser realizado tão logo possível após o parto. Temperatura, pulso, padrão respiratório, cor, sinais de estresse respiratório, tônus, atividade e nível de consciência de recém-nascidos devem ser monitorados frequentemente até a estabilização. Para partos de alto risco, o exame inicial deve ser realizado na sala de parto e focar em anomalias congênitas, maturidade e crescimento e problemas fisiopatológicos que possam interferir na adaptação normal cardiopulmonar e metabólica à vida extrauterina. Anomalias congênitas de graus variáveis de gravidade podem estar presentes em 3 a 5% dos recém-nascidos. Após o curso de um parto estável, um segundo exame mais detalhado deve ser realizado dentro das primeiras 24 horas após o nascimento.

Se o recém-nascido permanecer no hospital por mais de 48 horas, convém repetir as avaliações durante a estadia no hospital, inclusive uma avaliação de alta. Para recém-nascidos saudáveis, a mãe deve estar presente durante tal avaliação; até as menores variações anatômicas, que pareçam insignificantes, podem preocupar os pais e devem ser explicadas. A explicação deve ser cuidadosa e hábil para que, ao contrário, pais despreocupados não fiquem indevidamente alarmados. Os recém-nascidos não devem ter alta do hospital sem uma avaliação final porque certas anomalias, sobretudo a cianose e o sopro cardíaco, com frequência aparecem ou desaparecem no período neonatal imediato; além disso, evidências de uma doença que foi recém-adquirida poderão ser notadas. Pulso (valores médios entre 120 e 160 bpm), frequência respiratória (valores médios entre 30 e 60 incursões respiratórias/minuto), temperatura, peso, comprimento, circunferência cefálica e dimensões de qualquer anormalidade estrutural visível ou palpável devem ser obtidos. Determina-se a pressão sanguínea se um neonato estiver doente ou apresentar sopro cardíaco. A oximetria de pulso deve ser realizada para a triagem de doença cardíaca crônica crítica e é parte da rotina de triagem de recém-nascidos.

Examinar um recém-nascido exige paciência, delicadeza e flexibilidade processual. O exame físico de um recém-nascido é de oportunidade. Assim, se o recém-nascido estiver quieto e relaxado no início do exame físico, a palpação abdominal ou a auscultação do coração devem ser executadas primeiro, antes que outras manipulações, mais intrusivas, sejam realizadas.

EXAME GERAL

A atividade física pode estar diminuída pelos efeitos de doença ou fármacos; um recém-nascido pode estar deitado com as extremidades imóveis, para conservar energia para o esforço causado pela dificuldade de respirar, ou chorando vigorosamente, acompanhado da atividade dos braços e pernas. Tanto a atividade quanto a passividade dos tônus musculares e qualquer postura não habitual devem ser notadas. Movimentos grosseiros ou trêmulos com os tornozelos ou **mioclonias** de mandíbulas são mais comuns e menos significativos em recém-nascidos do que em qualquer outra idade. Tais movimentos tendem a ocorrer quando o recém-nascido é ativo, enquanto espasmos convulsivos geralmente ocorrem em um estado em repouso. O **edema** pode produzir uma aparência superficial de boa nutrição. Marcas após a aplicação de pressão podem ou não ser notadas, porém a pele dos dedos e dos pés não apresenta as rugas finas habituais quando preenchidas com fluido. O edema das pálpebras resulta comumente de irritação causada pela administração de nitrato de prata. O edema generalizado pode ocorrer com prematuridade, hipoproteinemia secundária a grave eritroblastose fetal, hidropisia não imune, nefrose congênita, síndrome de Hurler e causas desconhecidas. Edemas localizados sugerem malformação congênita do sistema linfático, quando limitados a uma ou mais extremidades de um recém-nascido do sexo feminino, podendo ser um sinal inicial da síndrome de Turner (Capítulos 98 e 604).

PELE

A instabilidade vasomotora e a lentidão circulatória periférica são reveladas pela intensa vermelhidão ou lividez arroxeada de um recém-nascido ao chorar, o qual pode ficar com a coloração profundamente escurecida com o fechamento da glote precedido por choro vigoroso e por cianose inofensiva (**acrocianose**) das mãos e dos pés, especialmente quando estão frios. Manchas, outro exemplo de instabilidade circulatória geral, podem ser associadas à doença grave ou relacionadas com uma flutuação transitória da temperatura da pele. Uma divisão extraordinária do corpo da testa ao púbis em metades vermelhas e pálidas é conhecida como *alteração de cor do arlequim*, uma condição transitória e inofensiva. A **cianose** significativa pode ser mascarada pela palidez da falência circulatória ou anemia; em contrapartida, o relativo alto conteúdo de hemoglobina e a pele fina podem se combinar para exibir uma aparência de cianose com alta pressão parcial de oxigênio arterial (PaO_2) nos primeiros dias de vida do que em crianças mais velhas. A cianose localizada diferencia-se da *equimose* pela brancura momentânea causada pela palidez (com cianose) que ocorre após a pressão. A mesma manobra auxilia na demonstração de icterícia. A **palidez** pode ser causada por anemia, asfixia, choque ou edema. O reconhecimento precoce da anemia pode levar ao diagnóstico de transfusão sanguínea fetomaterna, eritroblastose fetal, hematoma subcapsular do fígado ou baço, hemorragia subdural ou transfusão fetomaterna ou gemeogemelar. Sem serem anêmicos, recém-nascidos pós-termo tendem a ter a pele mais pálida e grossa do que os recém-nascidos a termo ou prematuros. Observa-se a aparência corada da pletora em conjunto com policitemia.

O vérnix e o hemangioma capilar macular transitório comum da pálpebra e pescoço estão descritos no Capítulo 669. Os hemangiomas cavernosos são mais profundos, massas azuis que, se grandes, podem aprisionar plaquetas e promover coagulação intravascular disseminada ou interferir no funcionamento do órgão local. Petéquias podem ser observadas espalhadas nas partes que se apresentam (habitualmente o escalpo ou a face) após um parto difícil. Manchas azuis com área de pigmentação bem demarcada chamadas de **manchas mongólicas** são observadas sobre as nádegas, as costas e, às vezes, em outras partes do corpo em mais de 50% de lactentes negros, originários americanos, asiáticos e, ocasionalmente, brancos. Tais manchas benignas não apresentam significância antropológica, embora tenham esse nome; elas tendem a desaparecer durante o primeiro ano. O vérnix, a pele e especialmente o cordão podem estar amarelo-amarronzados se o fluido amniótico tiver sido colorido pela passagem de mecônio durante ou antes do nascimento.

A pele de recém-nascidos prematuros é fina e delicada e tende a ser profundamente vermelha; em prematuros extremos, a pele aparece quase gelatinosa e translúcida. O cabelo fino, macio e imaturo chamado de **lanugo** frequentemente cobre o escalpo e a testa e pode também cobrir a face de prematuros. Geralmente, o lanugo já foi perdido ou substituído por uma penugem em recém-nascidos a termo. **Tufos de cabelo** sobre a espinha lombossacral sugerem uma anormalidade subjacente, como uma espinha bífida oculta, uma fístula ou um tumor. As unhas são rudimentares em recém-nascidos muito prematuros, mas elas podem se projetar das pontas dos dedos de recém-nascidos após o termo. Recém-nascidos pós-termo podem ter uma casca, como pele de pergaminho (Figura 113.1), um grau grave que pode mimetizar a **ictiose congênita** (Capítulo 677).

Em muitos neonatos, pápulas pequenas e brancas em uma base eritematosa desenvolvem-se entre 1 e 3 dias após o nascimento. Essa

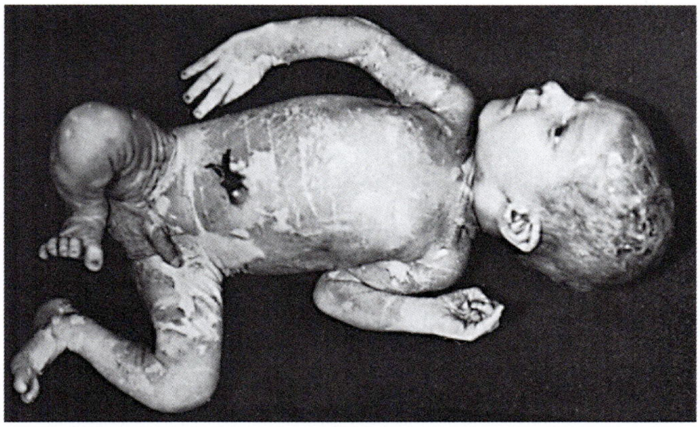

Figura 113.1 Lactente com restrição do crescimento intrauterino como resultado de insuficiência placentária. Observe a aparência comprida e magra, com descamação da pele seca tipo pergaminho, a expressão alerta, a pele corada por mecônio e as unhas longas. (*De Clifford S.* Advances in pediatrics, *v. 9. Chicago: Year Book; 1962.*)

erupção cutânea benigna, o **eritema tóxico**, persiste durante 1 semana, contendo eosinófilos, e costuma ser distribuída em face, tronco e extremidades (Capítulo 666). A **melanose pustulosa**, uma lesão benigna vista predominantemente em neonatos negros, contém neutrófilos e está presente no nascimento como uma erupção vesiculopustulosa em torno de queixo, pescoço, costas, extremidades e palmas das mãos ou solas dos pés; ela permanece entre 2 e 3 dias. Ambas as lesões devem ser distinguidas de erupções vesiculares mais perigosas, como herpes simples (Capítulo 279) e doença da pele causada por estafilococos (Capítulo 208.1).

Bandas amnióticas podem interromper a pele, as extremidades (amputação, anel de constrição, sindactilia), a face (fendas) ou o tronco (defeitos da parede abdominal ou torácica). A causa desses eventos é incerta, mas pode estar relacionada com ruptura da membrana amniótica ou comprometimento vascular com formação de banda fibrótica. A fragilidade e a extensibilidade excessivas da pele juntamente à hipermobilidade articular sugerem síndrome de Ehlers-Danlos (Capítulo 679), síndrome de Marfan (Capítulo 722), aracnodactilia contratural congênita e outros distúrbios de síntese de colágeno.

CRÂNIO

O crânio pode ser moldado, sobretudo se o recém-nascido for o primogênito e se a cabeça tiver sido forçada no canal pélvico por um tempo considerável. O ***caput succedaneum***, causado pela pressão do escalpo e do útero, do colo do útero ou da pélvis, aparece como uma área circular de edema composto por líquido subcutâneo serossanguinolento, com bordas indistintas, não delimitadas e frequentemente com equimose sobrejacente. Um **céfalo-hematoma** apresenta-se como massa cheia de líquido bem circunscrita e delimitada, que não cruza as linhas de sutura. Ao contrário do *caput succedaneum*, o céfalo-hematoma muitas vezes não está presente no parto, mas se desenvolve ao longo das primeiras horas de vida. Tanto o céfalo-hematoma quanto o *caput succedaneum* devem ser distinguidos de uma **hemorragia subgaleal**, que não é restrita pelos limites das suturas. Portanto, é maior e mais difusa. A hemorragia subgaleal requer reconhecimento imediato, pois o sangramento extenso pode resultar em choque hipovolêmico, com mortalidade estimada em até 20%. A circunferência da cabeça de todos os recém-nascidos deve ser plotada em um gráfico de crescimento para identificar uma cabeça excessivamente pequena (**microcefalia**) ou uma cabeça excessivamente grande (**megalencefalia**). O diagnóstico diferencial para a microcefalia é amplo e inclui distúrbios genéticos subjacentes, infecção congênita e exposição intrauterina a substâncias (Capítulo 609). A megalencefalia pode sugerir hidrocefalia, doença de depósito, acondroplasia, gigantismo cerebral, síndromes neurocutâneas ou erros inatos do metabolismo ou pode ser familiar. As linhas de sutura e o tamanho e plenitude das fontanelas anterior e posterior devem ser determinados por palpação digital.

Os ossos parietais tendem a ultrapassar os ossos occipitais e frontais. A fusão prematura das estruturas (**sinostose craniana**) é identificada como uma ponte dura não móvel sobre as estruturas e formas anormais do crânio. Há grandes variações no tamanho das **fontanelas** ao nascimento; se pequena, a fontanela anterior tende geralmente a aumentar durante o primeiro mês após o nascimento. A persistência de fontanelas anterior (normal: 20 ± 10 mm) e posterior excessivamente grandes está associada a vários distúrbios (Tabela 113.1). A persistência de fontanelas pequenas sugere microcefalia, sinostose craniana, hipertireoidismo congênito ou ossos wormianos; a presença de uma terceira fontanela sugere trissomia do 21, mas pode ser observada em lactentes prematuros. Áreas moles (**craniotabes**) são ocasionalmente encontradas em ossos parietais e no vértice próximo à sutura sagital; elas são mais comuns em prematuros e em recém-nascidos que foram expostos à compressão uterina. Embora essas áreas moles geralmente sejam insignificantes, sua possível causa patológica deve ser investigada se persistirem. Áreas moles na região occipital sugerem que houve calcificação irregular e formação de ossos wormianos associados a osteogênese imperfeita, disostose cleidocraniana, crânio lacunar, cretinismo e, ocasionalmente, síndrome de Down.

As áreas de escalpo atrófico ou alopécico podem representar **aplasia congênita da cútis**, que pode ser esporádica, autossômica dominante ou associada a trissomia do 13, deleção do cromossomo 4 ou síndrome de Johanson-Blizzard. A **plagiocefalia deformacional** pode ser resultante de forças no crânio decorrentes da posição dentro do útero e manifestar-se como crânio assimétrico e face com mau alinhamento da orelha (Capítulo 610). Ela é associada a torcicolo e posicionamento do vértice. A depressão do crânio (recuo, fratura, deformidade da bola de pingue-pongue) costuma ser de início pré-natal e um resultado de pressão focal prolongada pelo osso pélvico materno.

FACE

O aspecto geral da face deve ser observado com relação às **características dismórficas**, como epicanto, olhos amplamente ou estreitamente espaçados, microftalmia, assimetria, filtro longo e orelhas baixas, que são comumente associadas a síndromes congênitas. A face pode ser assimétrica como resultado de paralisia do VII nervo, hipoplasia do músculo depressor do ângulo da boca ou postura fetal anormal (Capítulo 128); quando a mandíbula é pressionada contra o ombro ou outra extremidade durante o período intrauterino, a mandíbula pode desviar notavelmente da linha média. A paralisia facial simétrica sugere a ausência ou hipoplasia do núcleo do VII nervo (**síndrome de Moebius**).

Olhos

Os olhos costumam abrir espontaneamente se o recém-nascido for segurado e balançado gentilmente para frente e para trás. Esta manobra, resultado dos reflexos do labirinto e pescoço, é mais bem-sucedida para inspecionar os olhos do que forçar a abrir as pálpebras. Hemorragias conjuntivais e retinianas são em geral benignas, sendo essas mais comuns em partos com vácuo ou assistidos por fórceps do que em partos vaginais espontâneos e menos frequentes após cesarianas. Elas geralmente são bilaterais, intrarretinianas e situadas no polo posterior. Resolvem-se na maioria dos lactentes pela segunda semana de vida (85%) e em todos os lactentes pela quarta semana. Os **reflexos pupilares** estão presentes após 28 a 30 semanas de gestação. A íris deve ser inspecionada para procurar colobomas e heterocromia. No recém-nascido a termo, a córnea maior que 1 cm de diâmetro (com fotofobia e lacrimejamento) ou uma córnea turva sugere glaucoma congênito e exige consulta oftalmológica de imediato. A presença de reflexos vermelhos bilaterais sugere a ausência de catarata e patologias intraoculares (Capítulo 637). A **leucocoria** (reflexo pupilar branco) sugere catarata, tumor, coriorretinite, retinopatia da prematuridade ou um vítreo primário hiperplásico persistente, exigindo também uma consulta oftalmológica imediata (Capítulo 640).

Tabela 113.1	Distúrbios associados a uma fontanela anterior ampla.
Hipotireoidismo	
Acondroplasia	
Síndrome de Apert	
Disostose cleidocraniana	
Síndrome da rubéola congênita	
Síndrome de Hallermann-Streiff	
Hidrocefalia	
Hipofosfatemia	
Restrição do crescimento intrauterino	
Síndrome de Kenny	
Osteogênese imperfeita	
Prematuridade	
Picnodisostose	
Síndrome de Russell-Silver	
Trissomias do 13, do 18 e do 21	
Raquitismo atribuído à deficiência de vitamina D	

Orelhas

Ocasionalmente, observam-se deformações do pavilhão auditivo. Marcas na pele pré-auricular uni ou bilaterais ocorrem com frequência; se pedunculadas, elas podem estar firmemente aderidas à base, o que resulta em gangrena seca e descamação. A membrana timpânica, facilmente visualizada na otoscopia através do canal auditivo curto e reto, normalmente aparece em cinza-fosco.

Nariz

O nariz pode ser levemente obstruído por muco acumulado nas narinas estreitas. As narinas devem ser simétricas e patentes. O deslocamento da cartilagem nasal do sulco vomeriano resulta em narinas assimétricas. A obstrução anatômica das passagens nasais secundárias à atresia coanal unilateral ou bilateral resulta em desconforto respiratório.

Boca

Uma boca normal pode raramente ter dentição precoce, com dentes antenatais (presentes no nascimento) ou neonatais (erupção após o nascimento) na posição do incisivo inferior ou em posição excepcional. Esses dentes caem antes da erupção dos decíduos (Capítulo 333). Por outro lado, tais dentes ocorrem nas síndromes de Ellis-van Creveld e Hallermann-Streiff, entre outras. A extração não costuma ser indicada. A erupção prematura dos dentes decíduos é ainda mais incomum. Os palatos mole e duro devem ser inspecionados e palpados para observar se a submucosa está completa ou tem fissuras; e o contorno também, para notar se o arco é excessivamente alto ou se a úvula se revela bífida. No palato duro, em ambos os lados da rafe palatina, pode haver acúmulos temporários de células epiteliais denominadas **pérolas de Epstein**. Cistos de retenção com aspecto semelhante também podem ser observados nas gengivas. Ambos desaparecem espontaneamente, em geral poucas semanas após o nascimento. Aglomerados de pequenos folículos ou úlceras em bases eritematosas podem ser encontrados nos pilares tonsilares anteriores, mais frequentemente no 2º ou no 3º dia de vida. Tendo causa desconhecida, eles desaparecem sem tratamento em 2 a 4 dias.

Os neonatos não apresentam salivação ativa. A língua aparece relativamente grande; o freio pode ser curto, porém isso (**língua presa** ou **anquiloglossia**) raramente é uma razão para cortá-lo. Se houver problemas para alimentação (no seio materno ou na mamadeira) e o freio for curto, a frenulectomia (**frenotomia**) pode ser indicada. A frenotomia pode reduzir a dor materna nos mamilos e melhorar os índices de amamentação mais rapidamente do que nenhum tratamento, mas ao longo do tempo os neonatos não tratados com a frenotomia também têm alimentação bem-sucedida. Às vezes, a membrana mucosa sublingual forma uma dobra proeminente. As bochechas são cheias tanto vestibularmente quanto externamente, como resultado do acúmulo de gordura formando as almofadas de sucção. Essas almofadas, assim como o tubérculo labial no lábio superior (**calo de sucção**), desaparecem quando a sucção cessa. Massa bucal do tamanho de uma bola de gude costuma ser causada por necrose gordurosa idiopática benigna.

A garganta do recém-nascido é difícil de ser observada por conta do pequeno arco do palato; contudo, deve ser vista claramente, já que é fácil não notar fendas palatinas posteriores e uvulares. As tonsilas são pequenas.

PESCOÇO

O pescoço parece relativamente curto. Anomalias não são comuns, mas envolvem bócio, higroma cístico, cistos de fenda branquial, teratoma, hemangioma; e lesões do músculo esternocleidomastóideo são presumidamente decorrentes de traumatismos ou causadas pelo posicionamento fixo no útero que produz tanto hematoma quanto fibrose, respectivamente. O **torcicolo** congênito faz com que a cabeça e a face virem afastando-se do lado afetado (Capítulo 700.1). Se não houver tratamento, podem se desenvolver plagiocefalia, assimetria facial e hemi-hipoplasia (Capítulo 610). A pele redundante ou as membranas em recém-nascidos femininos sugerem linfedema intrauterino e síndrome de Turner (Capítulos 98 e 604). As clavículas devem ser palpadas para observar fraturas.

TÓRAX

A hipertrofia mamária é comum e pode haver presença de leite, não devendo ser comprimidas as glândulas mamárias na extração deste leite. Assimetria, eritema, endurecimento e maciez sugerem mastite ou abscesso mamário. Mamilos supranumerários, mamilos invertidos ou mamilos amplamente espaçados com o peito em formato de escudo podem ser observados. A última observação sugere síndrome de Turner.

PULMÕES

Muito pode ser descoberto observando-se a respiração. Variações normais de frequência e ritmo são características e flutuam de acordo com a atividade física do recém-nascido, o estado de vigília ou a presença de choro. Como as flutuações são rápidas, a **frequência respiratória** deve ser contada por um minuto inteiro com o recém-nascido em estado de repouso, preferencialmente dormindo. Sob essas circunstâncias, a frequência respiratória habitual de recém-nascidos a termo é de 30 a 60 respirações/min. Em prematuros, a frequência é maior e flutua mais amplamente. Uma frequência consistentemente maior ou igual a 60 respirações/min durante períodos de respiração regular que persistam por mais de 1 hora após o nascimento é um indício para avaliar etiologias pulmonares, cardíacas ou doenças metabólicas (acidose). Recém-nascidos prematuros podem respirar com o ritmo de Cheyne Stokes, conhecida como **respiração periódica**, ou de modo completamente irregular. As incursões irregulares, às vezes acompanhadas de movimentos espasmódicos com a boca e queixo, indicam fortemente sérias irregularidades dos centros respiratórios.

A respiração dos recém-nascidos em repouso é quase completamente diafragmática; então, durante a inspiração, a frente macia do tórax costuma ser puxada para dentro enquanto o abdome se projeta. Se o bebê estiver quieto, relaxado, com uma boa cor, esse "movimento paradoxal" não significa necessariamente que a ventilação seja insuficiente. Por outro lado, a respiração trabalhosa com retrações é uma evidência importante de síndrome do desconforto respiratório, pneumonia, anomalias ou distúrbios mecânicos dos pulmões. Chiado fraco persistente ou intermitente, choramingo ou **gemência** durante a expiração podem significar doença cardiopulmonar séria ou sepse e exigem atenção imediata. Quando benigna, a gemência resolve-se entre 30 e 60 minutos após o nascimento. O batimento das narinas e a retração dos músculos intercostais e esterno são sinais comuns de patologia pulmonar.

Normalmente, os sons da respiração são *broncovesiculares*. A suspeita de patologia pulmonar por conta da diminuição dos sons da respiração, roncos, retração ou cianose deve sempre ser verificada com uma radiografia de tórax.

CORAÇÃO

Variações normais no tamanho e formato do tórax dificultam estimar o tamanho do coração. A localização do coração deve ser determinada para detectar **dextrocardia**. O pulso costuma ser de 110 a 140 bpm em repouso, mas pode variar normalmente de 90 bpm no estado de sono relaxado a 180 bpm durante atividade. Taxas ainda maiores em taquicardia supraventricular (> 220 bpm) devem ser identificadas usando-se um monitor cardíaco ou eletrocardiograma (ECG), e não por ausculta. Em geral, os bebês prematuros têm maiores índices cardíacos em repouso, por volta de 160 bpm, mas podem apresentar um súbito início de bradicardia sinusal secundária à apneia. Tanto na entrada quanto na saída da unidade neonatal, o pulso dos lactentes deve ser palpado nas extremidades superiores e inferiores para detectar **coarctação da aorta**. Os sopros transitórios geralmente representam persistência de ducto arterioso. Embora a doença de cardiopatia congênita (DCC) possa não produzir inicialmente um sopro, uma porção substancial de lactentes nos quais sopros persistentes são detectados durante o exame neonatal de rotina tem malformação subjacente. O rastreio de rotina para DCC crítico usando oximetria de pulso é realizado entre 24 e 48 horas de vida, que em geral produz uma sensibilidade aproximada de 80% e especificidade maior que 99%. A triagem por oximetria de pulso com $SO_2 \geq 95\%$ na mão direita ou pé ou com diferença < 3% entre a mão direita e o pé é considerada um teste de triagem normal. Aqueles com $SO_2 < 95\%$ devem ser encaminhados para avaliação e possível ecocardiograma (Capítulo 452). As medidas de pressão arterial (PA) são indicadas na avaliação de crianças com aparência doente e naquelas em que há suspeita de DCC. O método oscilométrico é o método não invasivo mais fácil e preciso disponível. Os valores médios da PA variam de acordo com a idade gestacional, mas, para todos os neonatos, espera-se que a PA aumente nas primeiras 72 h após o nascimento (Figura 113.2).

ABDOME

O fígado normalmente é palpável, às vezes um pouco mais de 2 cm abaixo da margem das costelas. Menos frequentemente, a ponta do baço pode ser tateada. O tamanho e a localização aproximados de cada rim geralmente podem ser determinados com palpação profunda. Em nenhum outro período da vida, a quantidade de ar no trato gastrintestinal varia tanto, nem costuma ser muito grande em condições normais. O trato intestinal não tem gases ao nascimento. O gás é ingerido assim ocorre o nascimento e, normalmente, pode ser visualizado no reto pela radiografia às 24 horas de vida. A parede abdominal costuma ser delgada (sobretudo em lactentes prematuros), e diástases do músculo reto abdominal e hérnias umbilicais são comuns, principalmente entre recém-nascidos negros.

Massas incomuns devem ser logo investigadas com ultrassonografia. A patologia renal é a causa da maior parte das massas abdominais neonatais. As **massas císticas abdominais** envolvem hidronefrose, rins multicísticos displásicos, hemorragia suprarrenal, hidrometrocolpos, duplicação intestinal e cistos de colédoco, ovarianos, mesentéricos ou pancreáticos. As **massas sólidas** abrangem neuroblastoma, nefroma mesoblástico congênito, hepatoblastoma e teratoma. Massa sólida em

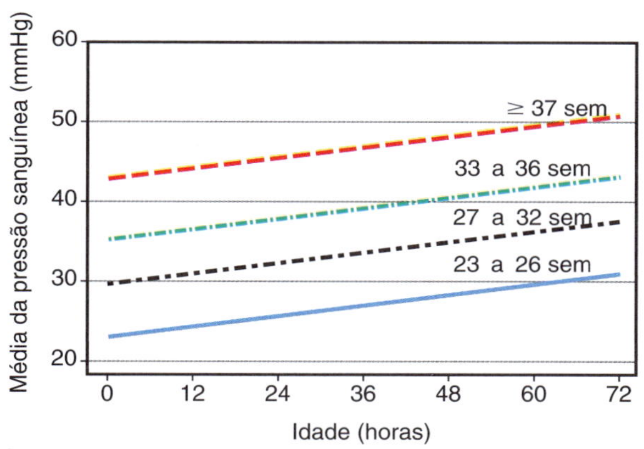

Figura 113.2 Nomograma de média da pressão sanguínea (PS) em neonatos com idades gestacionais de 23 a 43 semanas. Derivado da medição contínua da PS arterial obtida de 103 lactentes admitidos na unidade de tratamento intensivo neonatal. O gráfico mostra a média previsível da PS de neonatos em diferentes idades gestacionais durante as primeiras 72 horas de vida. Cada linha representa o limite inferior de 80% do intervalo de confiança (bicaudal) da média de PS para cada grupo de idade gestacional. Espera-se que 90% dos recém-nascidos de cada grupo de idade gestacional tenham o valor de média de PS igual ou superior ao valor indicado na linha correspondente, o limitante inferior do intervalo de confiança. (*De Nuntnarumit P, Yang W, Bada-Ellzey SB. Blood pressure measurements in the newborn.* ClinPerinatol. *26: 976-996, 1999.*)

flanco pode ser causada por **trombose da veia renal**, que se torna aparente clinicamente com hematuria, hipertensão e trombocitopenia. A trombose da veia renal em recém-nascidos está associada a policitemia, desidratação, diabetes materno, asfixia, sepse, nefrose e estado de hipercoagulabilidade, como antitrombina III, e deficiência de vitamina C.

A **distensão abdominal** ao nascer ou pouco depois sugere tanto a obstrução quanto a perfuração do trato gastrintestinal, geralmente como resultado de íleo meconial; a distensão tardia sugere obstrução da parte inferior do intestino, sepse ou peritonite. Um abdome escafoide em um recém-nascido indica possível hérnia diafragmática. Imperfeições da parede abdominal causam **onfalocele** quando cursam através do umbigo e gastrósquise quando ocorrem lateralmente à linha média (Capítulo 125). A onfalocele é associada a outras anomalias e síndromes como Beckwith-Wiedemann, gêmeos siameses, trissomia do 18, meningomielocele e ânus imperfurado. A **onfalite** é uma inflamação local aguda do tecido periumbilical que pode se estender para a parede abdominal, o peritônio, a veia umbilical, os vasos portais ou o fígado; ela pode resultar em hipertensão portal tardia. O cordão umbilical deve apresentar duas artérias e uma veia. Uma única artéria umbilical está associada a maior risco de uma anomalia renal.

GENITAIS

Os genitais e as glândulas mamárias normalmente respondem à exposição transplacentária de hormônios maternos e exibem hipertrofia e secreção glandular das mamas em ambos os sexos, além da proeminência dos genitais nas meninas, frequentemente com corrimento não purulento considerável. Essas manifestações transitórias não exigem intervenção.

Um hímen imperfurado ou outras causas de obstrução vaginal podem resultar em **hidrometrocolpos** e em massa no abdome inferior. O escroto normal a termo é relativamente grande; seu tamanho pode estar aumentado pelo traumatismo da apresentação pélvica ou por uma **hidrocele** transitória, que pode ser distinguida da hérnia por palpação e transiluminação. Os testículos devem estar no escroto ou ser palpáveis nos canais em recém-nascidos a termo. Recém-nascidos negros geralmente apresentam o escroto com pigmentação escura antes de o resto da pele assumir a cor permanente. O escroto pode apresentar equimose decorrente da apresentação pélvica ou uma hemorragia retroperitoneal; pode conter partículas de mecônio associadas à peritonite meconial.

O prepúcio de um recém-nascido costuma ser apertado e aderente à glande peniana no nascimento e não pode ser retraído. O prepúcio normalmente se separa naturalmente após vários meses. **Hipospadias** ou **epispadias** graves devem sempre sugerir a presença anormal de cromossomos sexuais (Capítulo 98) ou de que o recém-nascido é, na verdade, uma menina masculinizada com clitóris aumentado, porque tal sintoma pode ser a primeira evidência de síndrome adrenogenital (Capítulo 594). A ereção do pênis é comum e não tem significância. A urina geralmente é liberada durante ou imediatamente após o parto; um período sem urinar pode seguir normalmente. A maioria dos neonatos urina entre 12 horas, e cerca de 95% dos recém-nascidos prematuros e a termo urinam com 24 horas.

ÂNUS

Em geral, alguma passagem de **mecônio** ocorre dentro das primeiras 12 horas após o nascimento; 99% dos bebês nascidos a termo e 95% dos prematuros eliminam mecônio dentro de 48 horas após o nascimento. O exame físico costuma ser suficiente para o diagnóstico de **ânus imperfurado**, se a abertura anal estiver ausente ou incorretamente localizada. No entanto, se houver uma fístula na pele, na uretra ou na vagina, um recém-nascido pode eliminar mecônio; nesses casos, a menos que seja feito um exame cuidadoso, pode-se não suspeitar de ânus imperfurado. Radiografias abdominais são usadas para confirmar a obstrução distal e determinar quão baixo é o reto. Em meninas com ânus imperfurado, um exame cuidadoso do vestíbulo deve ser feito para garantir aberturas separadas da uretra e da vagina. Todos os recém-nascidos com malformações anorretais exigem a avaliação de possíveis anomalias cardíacas, renais e da coluna.

A covinha (*dimple*), ou irregularidade na prega cutânea, normalmente presente na linha média sacrococcígea, pode ser confundida com um seio neurocutâneo real ou potencial.

EXTREMIDADES

Durante a avaliação das extremidades, os efeitos da postura fetal (Capítulo 692) devem ser notados de modo que sua habitual transição natural possa ser explicada para a mãe. Essas explicações são particularmente importantes após a apresentação pélvica. Uma fratura ou a lesão de um nervo associado ao parto devem ser detectadas mais frequentemente pela observação das extremidades em atividade espontânea ou estimulada do que por outros medidores. As mãos e os pés devem ser examinados para observar a presença de polidactilia, sindactilia e padrões dermatoglíficos anormais, como a prega simiesca.

O quadril de todos os recém-nascidos deve ser examinado com manobras específicas para descartar luxação congênita do quadril (Capítulo 698.1).

EXAME NEUROLÓGICO

Ver Capítulo 21.

Doenças neuromusculares intrauterinas associadas à movimentação fetal limitada produzem diversos sinais e sintomas que independem da doença em específico. Deformações posicionais e contraturas graves causam **artrogripose**. Outras manifestações de doença fetal neuromuscular são apresentação pélvica, polidrâmnio, incapacidade de respirar ao nascer, hipoplasia pulmonar, quadris deslocados, testículos que não descem, costelas finas e pé torto. Muitos distúrbios congênitos manifestam-se como hipotonia, hipertonia ou convulsões.

A bibliografia está disponível no GEN-io.

113.3 Atendimento de Rotina ao Recém-Nascido

Neera K. Goyal

As etapas iniciais de manejo para todos os recém-nascidos após o parto são fornecer calor, secagem e estimulação tátil, enquanto são avaliados simultaneamente o esforço respiratório, a frequência cardíaca e a cor. Bebês a termo, ativos, podem inicialmente ser colocados no abdome da mãe após o parto, tempo durante o qual o **retardo no clampeamento** do cordão umbilical (30 a 60 s) é recomendado para melhorar a circulação transicional e aumentar o volume de glóbulos vermelhos no sangue. Deve-se limpar a boca de secreções com sucção suave com uma seringa de bulbo ou um cateter macio se houver uma quantidade excessiva (abundante) de líquido na boca ou nas narinas. Em países com poucos recursos, a limpeza suave de rosto, nariz e boca com um pano macio pode ser igualmente eficaz a uma seringa de bulbo. A respiração espontânea de neonatos sem sofrimento não requer nenhum método assistido para limpar suas vias respiratórias.

O **índice de Apgar** mostra-se um método prático para avaliar sistematicamente os recém-nascidos logo após o nascimento, entre 1 e 5 minutos de vida (Tabela 113.2). A maioria dos bebês saudáveis que parecem estar em condição satisfatória pode permanecer em contato pele a pele com suas mães para ligação imediata e amamentação. Entretanto, crianças que não conseguem iniciar ou manter o esforço respiratório após a estimulação, aquelas com frequência cardíaca < 100 bpm e aquelas com cianose central persistente devem ser colocadas sob aquecedores para reanimação e monitoramento imediatos (Capítulo 121). As pontuações de Apgar não devem ser usadas para determinar a necessidade de reanimação ou para orientar as etapas da reanimação. No entanto, mudanças nas pontuações de Apgar em pontos de tempo sequenciais após o nascimento podem refletir o quão bem a criança está respondendo à reanimação. Se a pontuação de 5 min for menor do que 7, pontuações adicionais devem ser atribuídas a cada 5 min por até 20 min. Além do sofrimento fetal, vários fatores, como a prematuridade e os medicamentos administrados à mãe durante o trabalho de parto, podem resultar em baixos índices de Apgar (Tabela 113.3).

MANUTENÇÃO DO CALOR CORPORAL

Recém-nascidos têm risco de perder calor e sofrer hipotermia por diversos fatores. A área de contato corporal relativa à massa corporal, a área de superfície corporal (ASC) de um recém-nascido, é

Tabela 113.2 Avaliação do índice de Apgar em recém-nascidos.*

SINAL	0	1	2
Frequência cardíaca	Ausente	Abaixo de 100	Acima de 100
Esforço respiratório	Ausente	Lento, irregular	Regular, chorando
Tônus muscular	Flácido	Algum movimento nas extremidades	Movimentação ativa
Resposta ao cateter na narina (teste depois que a orofaringe estiver limpa)	Sem resposta	Careta	Tosse ou espirro
Cor	Cianose central, pálido	Corpo rosa, cianose de extremidades	Completamente rosa

*Após 60 segundos completos do nascimento do recém-nascido (desconsiderando o cordão e a placenta), os cinco sinais objetivos listados aqui são avaliados, e a cada um é dada uma pontuação de 0, 1 ou 2. Uma pontuação total de 10 indica que o recém-nascido está na melhor condição possível. Um recém-nascido com a pontuação de 0 a 3 demanda reanimação imediata. (Adaptada de Apgar V. A proposal for a new method of evaluation of the newborn infant. *Curr Res Anesth Analg.* 32:260-267, 1953.)

Tabela 113.3 Fatores que afetam o índice de Apgar.*

RESULTADO FALSO-POSITIVO†
Prematuridade
Analgésicos, narcóticos, sedativos
Sulfato de magnésio
Traumatismo cerebral agudo
Parto precipitado
Miopatia congênita
Neuropatia congênita
Traumatismo da medula espinal
Anomalia do sistema nervoso central
Anomalia pulmonar (hérnia diafragmática)
Obstrução das vias respiratórias atresia de cóanas)
Pneumonia congênita e sepse
Episódios prévios de asfixia fetal (recuperado)
Hemorragia hipovolêmica
RESULTADO FALSO-NEGATIVO‡
Acidose materna
Altos índices de catecolaminas fetais
Alguns lactentes a termo

*Independentemente de etiologia, um baixo índice de Apgar por causa de asfixia fetal, imaturidade, depressão do sistema nervoso ou obstrução das vias respiratórias caracteriza um recém-nascido que precisa de reanimação imediata. †Sem acidose fetal ou hipoxia; baixo Índice de Apgar. ‡Acidose; índice de Apgar normal.

aproximadamente três vezes a de um adulto. A geração de calor corporal depende em grande parte da massa corporal, mas a perda de calor depende da ASC. Em recém-nascidos com baixo peso ao nascer e prematuros, a camada isolante de gordura subcutânea é fina. A taxa estimada de perda de calor em um recém-nascido é cerca de quatro vezes a de um adulto. Sob as condições habituais da sala de parto (20 a 25°C), a temperatura da pele de um prematuro cai aproximadamente 0,3°C por minuto e a temperatura corporal central reduz-se cerca de 0,1°C por minuto durante o período que sucede imediatamente o parto. Geralmente, essas taxas resultam na perda cumulativa de 2 a 3°C na temperatura corporal central (o que corresponde à perda de calor de aproximadamente 200 kcal/kg). A perda de calor ocorre por quatro mecanismos: **convecção** de energia de calor para o ar mais frio das imediações, **condução** do calor para os materiais mais frios que estão tocando o recém-nascido, **radiação de calor** do recém-nascido para outros objetos mais frios próximos e **evaporação** da pele e dos pulmões.

A acidose metabólica, a hipoxemia, a hipoglicemia e a excreção renal aumentada de água e solutos podem desenvolver-se em lactentes a termo expostos ao frio após o nascimento por conta de seu esforço em compensar a perda de calor. A produção de calor é potencializada, o que aumenta os índices metabólicos e o consumo de oxigênio, em parte liberando **norepinefrina**, o que resulta na gênese de calor sem tremor por meio da oxidação de gordura, sobretudo a gordura marrom. Além disso, a atividade muscular pode aumentar. Recém-nascidos hiperglicêmicos ou em hipoxia não podem aumentar seu consumo de oxigênio quando expostos a ambientes frios, e as temperaturas corporais centrais caem. Após o trabalho de parto e o parto vaginal, muitos recém-nascidos apresentam acidose metabólica leve a moderada, o que eles podem compensar hiperventilando, uma resposta que é mais difícil em recém-nascidos com depressão do sistema nervoso central (SNC) por asfixia ou fármacos e para recém-nascidos expostos ao estresse do frio na sala de parto. Portanto, para reduzir a perda de calor, é desejável assegurar que os recém-nascidos sejam secos e ou enrolados em cobertores, ou colocados junto às mães, ou posicionados abaixo de aquecedores. O **contato pele a pele** com a mãe é um ótimo método para manter a temperatura de um recém-nascido estável. Por conta da dificuldade de realizar processos de reanimação em um recém-nascido coberto ou contido em uma incubadora, uma fonte de calor radiante deve ser usada para aquecer o bebê durante tais processos.

CUIDADOS ANTISSÉPTICOS COM A PELE E O CORDÃO

Os funcionários do berçário devem usar soluções à base de álcool ou clorexidina ou sabonetes antissépticos contendo iodo para a lavagem rotineira das mãos antes de prestar assistência a cada criança. A execução rígida da lavagem mão a cotovelo por 2 minutos na lavagem inicial e 15 a 30 segundos nas lavagens subsequentes é essencial para os funcionários e visitantes que entram no berçário. A remoção cuidadosa do líquido amniótico e o sangue da pele logo após o nascimento podem reduzir o risco de infecção por agentes transmitidos pelo sangue. Para o primeiro banho da criança, toda a pele e o cordão devem ser limpos com água morna ou uma solução neutra de sabão e enxaguados com água para reduzir a incidência de colonização cutânea e periumbilical com bactérias patogênicas e subsequentes complicações infecciosas. Com base nas recomendações da Organização Mundial da Saúde (OMS), isso deve ser adiado até 24 horas de vida para possibilitar a transição completa para a vida extrauterina, com ênfase no vínculo materno infantil e na amamentação precoce. Para evitar a perda de calor, o bebê deve ser seco e envolto em cobertores limpos.

O *Staphylococcus aureus* continua sendo a bactéria patogênica mais frequente a colonizar o cordão umbilical, embora outros patógenos comuns envolvam estreptococos do grupo A e do grupo B e bacilos gram-negativos. As bactérias patogênicas podem derivar do canal de nascimento da mãe ou de várias fontes bacterianas, como as mãos não estéreis da equipe que atende o parto. Recomenda-se a aplicação de clorexidina tópica para o cordão umbilical para bebês nascidos fora de centros de parto ou ambientes hospitalares, e para aqueles nascidos em comunidades de baixa renda com altas taxas de mortalidade neonatal. No entanto, em países com altos recursos, a incidência de onfalite é muito baixa e a gravidade é leve. Portanto, recomenda-se **cuidado com cordão seco** sem a aplicação de substâncias tópicas, como álcool ou clorexidina. O cuidado com o cordão umbilical seco envolve deixar o cordão umbilical exposto ao ar ou vagamente coberto, limpando-o com sabão e água se ele ficar sujo. A colonização e a infecção de recém-nascidos por organismos potencialmente patogênicos também podem ser reduzidas por meio do alojamento conjunto contínuo com a mãe, o que cria um ambiente propício à colonização de bactérias menos patogênicas adquiridas da microbiota da mãe.

O **vérnix** é espontaneamente perdido dentro de 2 a 3 dias, em grande parte aderindo à roupa, que deve ser completamente trocada diariamente. A fralda deve ser verificada antes e depois da alimentação e quando o bebê chora; e deve ser trocada quando molhada ou suja.

A área perineal pode ser limpa com lenços umedecidos ou com sabão neutro e água morna. O mecônio ou as fezes devem ser limpos das nádegas com algodão estéril umedecido com água estéril. O prepúcio de um bebê não deve ser retraído.

PROFILAXIA E TRIAGEM NEONATAL

A avaliação do recém-nascido e o monitoramento dos sinais vitais podem variar de acordo com o hospital, mas geralmente diminuem de frequência após a primeira e a segunda hora após o nascimento. Para recém-nascidos com boa aparência, um intervalo razoável entre as avaliações é de 4 horas durante os primeiros 2 a 3 dias de vida e 8 horas depois desse período. A temperatura da criança deve ser medida na axila, com um intervalo normal de 36,5 a 37,4°C. A aferição da massa corporal no nascimento e diariamente depois disso é suficiente.

Os olhos de todos os recém-nascidos, incluindo os nascidos por cesariana, devem ser protegidos contra a **oftalmia gonocócica neonatal** com a aplicação de uma fita de 1 cm de pomada oftalmológica estéril de eritromicina (0,5%) ou tetraciclina (1,0%) em cada saco conjuntival inferior. Esse procedimento pode ser atrasado durante o curto tempo de alerta inicial após o nascimento para promover a formação de laço materno infantil, porém, uma vez aplicado, não deve ser enxaguado (Capítulos 219 e 253.3). Uma solução de nitrato de prata a 1% é uma alternativa aceitável, mas pode levar a uma conjuntivite química transitória em 10 a 20% dos casos.

Embora quadros de hemorragia em recém-nascidos possam resultar de diversos fatores além da deficiência de vitamina K, uma injeção intramuscular (IM) de 0,5 a 1 mg de vitamina K_1 solúvel em água (fitomenadiona) deve ser administrada a todos os recém-nascidos logo após o nascimento para evitar a **doença hemorrágica do recém-nascido** (Capítulo 124.4). A administração de vitamina K por via oral *não* é tão efetiva quando a dosagem parenteral.

Recomenda-se a imunização para hepatite B antes da saída da sala de parto para recém-nascidos pesando menos de 2 kg, independentemente do *status* materno de hepatite.

A triagem neonatal está disponível para vários distúrbios genéticos, metabólicos, hematológicos e endócrinos. Todos os estados dos EUA adotaram as recomendações do **Advisory Committee on Heritable Disorders in Newborn and Children**, embora os testes específicos variem por estado com base em prevalência da doença, índices de detecção e custos (Capítulo 102). Os distúrbios identificados mais comumente (e seus índices) são hipotireoidismo (52/100.000 nascimentos), fibrose cística (30/100.000), hemoglobinopatias (26/100.000), deficiência da cadeia média da acil-coenzima A desidrogenase (6/100.000), galactosemia (5/100.000), fenilcetonúria (5/100.000) e hiperplasia suprarrenal (5/100.000). Para que sejam efetivos no tempo de identificação e na administração rápida do tratamento das doenças, os programas de triagem devem incluir não só testes laboratoriais de alta qualidade, como também realizar um acompanhamento dos lactentes com resultados de testes anormais, educação, aconselhamento e suporte psicológico às famílias, além de encaminhar prontamente o recém-nascido identificado para um diagnóstico preciso e tratamento adequado.

O **dano à audição**, uma morbidade séria que afeta o desenvolvimento da fala e da linguagem, pode ser grave em 2/1.000 nascimentos e, no geral, afeta 5/1.000 nascimentos. Recomendam-se a triagem universal de lactentes para garantir a detecção precoce da perda auditiva e a intervenção apropriada e oportuna. Os pais de crianças que apresentaram indícios de problemas auditivos no rastreamento devem ser orientados sobre a importância dos resultados da triagem, reforçando a necessidade de confirmação audiológica imediata e enfatizando o potencial para o desenvolvimento normal da linguagem com intervenção imediata.

A triagem universal com oximetria de pulso possibilita a detecção precoce de cardiopatia congênita cianótica canal arterial-dependente (Capítulo 452).

A triagem universal para hiperbilirrubinemia deve incluir a avaliação de risco de todos os recém-nascidos com a medida dos níveis de bilirrubina por meio do soro ou transcutaneamente antes da alta do hospital (Capítulo 123.4, *Kernicterus*).

A triagem universal para displasia de quadril congênita com exame físico por meio das **manobras de Ortolani** (sensação de redução do quadril luxado) e **Barlow** (deslocamento instável do quadril para o acetábulo) é recomendada, mas a ultrassonografia de quadril não se revela uma rotina indicada.

A triagem para hipoglicemia baseia-se em risco e deve ser realizada em bebês pequenos para a idade gestacional, grandes para a idade gestacional, filhos de mães diabéticas, prematuros ou sintomáticos (Capítulo 127.1).

Para lactentes com suspeita de corioamnionite materna, as diretrizes clínicas atuais recomendam a triagem laboratorial para sepse, como uma hemocultura, e pelo menos 48 h de antibioticoterapia de amplo espectro. No entanto, as evidências sugerem uma baixa incidência de sepse entre os recém-nascidos a termo com boa aparência e que observações frequentes e confiáveis para detectar sinais precoces de sepse, com ou sem estudos laboratoriais, podem ser apropriadas (Capítulo 129)

A Tabela 113.4 lista os critérios mínimos a serem atendidos antes da alta do recém-nascido. Um tempo de internação reduzido (< 48 horas após o parto) pode ser razoável para recém-nascidos a termo e saudáveis, mas nem sempre é apropriado. A alta precoce requer cuidadoso acompanhamento ambulatorial em casa (por um enfermeiro visitante) ou no consultório dentro de 48 horas após a alta.

A bibliografia está disponível no GEN-io.

Tabela 113.4 Critérios para alta de recém-nascidos a termo saudáveis.*
GERAIS
Sinais vitais normais incluindo frequência respiratória < 60 respirações/min; temperatura axilar 36,5°C a 37,4°C em berço aberto
O exame físico não revela anormalidades que exijam a continuidade da hospitalização
Micção regular; evacuação × 1
Pelo menos duas mamadas bem-sucedidas sem intercorrências
Sem sangramento excessivo 2 h após a circuncisão
TRIAGENS LABORATORIAIS E OUTRAS
Sífilis materna, antígeno de superfície da hepatite B e *status* de HIV
Vacina contra hepatite B administrada ao recém-nascido ou marcação para vacinação confirmada
Vacinação materna com toxoide tetânico, toxoide diftérico reduzido e coqueluche acelular, adsorvido (TdaP)
Vacinação materna contra *influenza* durante a temporada de gripes
Avaliação e monitoramento da sepse com base em fatores de risco maternos incluindo colonização por estreptococos do grupo B
Teste direto de Coombs direto umbilical ou do recém-nascido e tipagem sanguínea se clinicamente indicado
Exame metabólico expandido do recém-nascido
Triagem auditiva
Triagem para hipoglicemia baseada em fatores de risco infantis
Rastreamento de oximetria de pulso
Rastreamento de hiperbilirrubinemia, com manejo e acompanhamento como recomendado com base no nível de icterícia
SOCIAIS
Evidência de conhecimento, habilidade e confiança dos pais para cuidar do bebê em casa:
Alimentação
Produção e eliminação normais de fezes e urina
Cuidados com o cordão umbilical, a pele e os genitais
Reconhecimento de doença (icterícia, má alimentação, letargia, febre etc.)
Segurança infantil (assento de carro, posição supina do sono etc.)
Disponibilidade de apoio familiar e médico (acompanhamento clínico)
Avaliação de fatores de risco familiares, ambientais e sociais:
Abuso de substâncias
História do abuso infantil
Violência doméstica
Doença mental
Mãe adolescente
Sem-teto
Barreiras ao acompanhamento
Identificação de fonte de atendimento médico contínuo

*Refere-se a lactentes nascidos entre 37 e 42 semanas de gestação, após gestação, trabalho de parto e parto sem complicações. (De American Academy of Pediatrics Committee on Fetus and Newborn. Hospital stay for healthy term newborn infants. *Pediatrics* 135:948-953, 2015.)

113.4 Circuncisão

Neera K. Goyal

A circuncisão consiste na remoção cirúrgica de alguma ou toda a pele do prepúcio do pênis e é um dos procedimentos mais comuns realizados em todo o mundo. A circuncisão realizada durante o período neonatal tem taxas de complicações consideravelmente menores do que quando realizada mais tarde na vida. O procedimento só deve ser realizado em recém-nascidos saudáveis, cuja condição seja estável. Aqueles que realizam a circuncisão devem ser adequadamente treinados em técnicas estéreis e controle eficaz da dor para reduzir o risco de complicações. A cirurgia inclui a dilatação do orifício prepucial para visualizar a glande, liberando o epitélio prepucial do epitélio da glande, a colocação do dispositivo de circuncisão (pinça Gomco, Plastibell ou Mogen) para melhorar a hemostasia e a remoção do prepúcio. Para o tratamento da dor, a lidocaína tópica a 4%, um bloqueio do nervo peniano dorsal e um bloqueio do anel subcutâneo são todas opções eficazes. Cremes anestésicos tópicos podem causar maior incidência de irritação da pele em bebês com baixo peso ao nascer. Portanto, técnicas de bloqueio do nervo peniano devem ser escolhidas para esse grupo. Normalmente, o bloqueio do nervo peniano dorsal consiste em injeções de 0,4 mℓ de lidocaína a 1% *sem* epinefrina em ambos os lados da base do pênis. O **bloqueio** subcutâneo **do anel circunferencial** envolve 0,8 mℓ de lidocaína a 1% *sem* epinefrina injetada na base ou no meio do pênis e pode fornecer a analgesia mais eficaz em comparação com outras técnicas. Técnicas não farmacológicas, como posicionamento em ambiente acolchoado e uso de chupetas com sacarose, são medidas auxiliares úteis para promover o conforto do bebê durante o procedimento, mas são insuficientes como terapias exclusivas para evitar a dor durante e após o procedimento.

As contraindicações a esse procedimento são crianças gravemente doentes, aquelas com discrasias sanguíneas, indivíduos com história familiar de distúrbios hemorrágicos e aqueles com anomalias congênitas (p. ex., hipospadia), curvatura peniana congênita (*chordee*) ou pele deficiente (p. ex., fusão penoescrotal, pênis embutido). Além disso, deve ser confirmado antes do procedimento que o recém-nascido tenha recebido a vitamina K, via intramuscular, de acordo com a prática padrão de cuidados com o recém-nascido. Bebês prematuros podem ser submetidos à circuncisão antes da alta.

Os benefícios preventivos da circuncisão eletiva para recém-nascidos do sexo masculino são reduções significativas no risco de infecção do trato urinário no primeiro ano de vida, na aquisição heterossexual do HIVent e na transmissão de outras infecções sexualmente transmissíveis (papilomavírus humano, herpes simples tipo dois e sífilis) e no câncer de pênis. Complicações agudas da circuncisão nos EUA e em outros países com altos recursos são raras, como sangramento (0,08 a 0,18%), infecção (0,06%) e lesão peniana (0,04%). Lesões mais contundentes, como a amputação da glande ou do pênis, são extremamente raras e publicadas apenas como relatos de casos. As complicações posteriores podem ser excessiva pele residual (circuncisão incompleta), remoção excessiva da pele, aderências (pontes cutâneas naturais e vascularizadas), estenose do meato uretral, fimose e cistos de inclusão epitelial.

As evidências atuais indicam que, embora os benefícios para a saúde superem os riscos da circuncisão, os benefícios para a saúde não são grandes o suficiente para recomendar a circuncisão de rotina para todos os recém-nascidos do sexo masculino. Portanto, os médicos que aconselham as famílias sobre essa decisão devem explicar os possíveis benefícios e riscos, de maneira não tendenciosa, e garantir que os pais entendam que a circuncisão é um procedimento eletivo. Em última análise, os pais devem decidir se a circuncisão é de melhor interesse para seu filho do sexo masculino, pesando as informações médicas no contexto de suas próprias crenças e práticas religiosas, éticas e culturais.

Independentemente de o recém-nascido ser ou não circuncidado, os pais devem ser instruídos no cuidado do pênis na alta hospitalar do recém-nascido. O pênis circuncidado deve ser lavado suavemente a cada dia com sabão e água. Como parte da cura normal, a glande pode parecer ferida ou amarelada por 7 a 10 dias. Uma gaze com vaselina pode ser usada para cobrir a área e deve ser trocada a cada vez que o bebê urinar ou defecar até a completa cicatrização.

A bibliografia está disponível no GEN-io.

113.5 Laços entre Pais e Filhos

Neera K. Goyal

Veja também Capítulo 21.

O desenvolvimento normal da criança depende parcialmente de uma série de respostas afetivas trocadas entre a mãe e seu recém-nascido que os liga psicológica e fisiologicamente. Tal ligação é facilitada e reforçada pelo suporte emocional de uma família amorosa. O processo de aproximação pode ser importante para permitir que algumas mães forneçam um tratamento amoroso durante o período neonatal e, subsequentemente, durante a infância. O poder dessa ligação é tão grande que possibilita que a mãe e o pai façam sacrifícios extraordinários necessários para o cuidado diário do lactente, noite após noite, alimentando-o 24 horas por dia, atendendo a choros e assim por diante. Os sacrifícios continuam por muitos anos, já que os pais dedicam muito de suas vidas a seus filhos.

A ligação dos pais ao lactente é iniciada antes do nascimento com o planejamento e a confirmação da gravidez. Depois, há uma crescente consciência do bebê como um indivíduo, iniciada geralmente com o evento notavelmente poderoso do "chute" do bebê ou a sensação de movimentos fetais. Após o parto e durante as semanas seguintes, o contato sensorial (visual, auditivo, olfatório) e físico entre a mãe e o bebê provoca várias recompensas mútuas e interações agradáveis, como o toque da mãe nas extremidades e face do lactente com as pontas dos dedos e a massagem abrangente e delicada do tronco do lactente com suas mãos. Tocar a bochecha de um lactente faz com que o bebê se volte para a face materna ou para o seio com o acariciamento e a sucção do mamilo, um estímulo poderoso para a secreção de prolactina. O estado quieto inicial do lactente promove a oportunidade do contato olho a olho, que é particularmente importante para estimular os sentimentos de amor e propriedade de muitos pais com relação a seus bebês. O choro do lactente provoca a resposta materna de tocar o bebê e falar com ele em um tom de voz doce e suave.

O contato inicial entre a mãe e o bebê deve ser feito na sala de parto, e oportunidades para contato íntimo e amamentação estendidos devem ser providas nas primeiras horas após o nascimento. A ligação materno-infantil atrasada ou anormal, como resultado de prematuridade, doença materna ou infantil, defeitos de nascimento ou estresse familiar, pode prejudicar o desenvolvimento infantil e a habilidade materna de zelo. As rotinas do hospital devem ser desenvolvidas para incentivar o contato entre os pais e bebês. O alojamento conjunto, a assistência aos pais e a assistência centrada na família aumentam as oportunidades de melhor interação dos pais com o bebê.

ALOJAMENTO CONJUNTO E AMAMENTAÇÃO

Ver Capítulo 56 para discussões completas sobre a amamentação e a alimentação com fórmula.

Uma ampla evidência indica que existem benefícios maternos e infantis para a amamentação. Uma importante prática hospitalar para incentivar o sucesso do aleitamento materno é o alojamento conjunto de recém-nascidos com suas mães. Portanto, deve-se incentivar que bebês nascidos a termo permaneçam continuamente no quarto com a mãe sempre que possível. Para reduzir o risco de **síndrome da morte súbita do recém-nascido**, os bebês devem ser colocados para dormir em posição supina em um berço, preferencialmente de plástico transparente, para facilitar a visibilidade e a assistência. Todo cuidado profissional deve ser dado à criança no berço, com exame físico, mudanças de roupa, aferição de temperatura, limpeza da pele e outros procedimentos que, se realizados em outro local, estabeleceriam um ponto de contato comum e possivelmente proporcionariam um canal para infecção cruzada. As roupas em geral e as roupas de cama devem ser mínimas, apenas o suficiente para o conforto de uma criança. A temperatura ambiente deve ser mantida a aproximadamente 22 a 26°C.

Outras práticas que incentivam o sucesso do aleitamento materno são educação e incentivo anteparto, contato imediato mãe-bebê no pós-parto com amamentação, alimentação por livre demanda, inclusão de parceiros maternos na educação sobre amamentação e apoio de mulheres experientes. A amamentação por pelo menos 5 min em cada mama é razoável, possibilita que o bebê obtenha a maior parte do conteúdo disponível da mama e proporciona estimulação eficaz para aumentar o suprimento de leite. Os episódios de amamentação devem ser estendidos de acordo com o conforto e o desejo da mãe e do bebê. A mãe confiante e relaxada, apoiada por um ambiente hospitalar e domiciliar incentivador, provavelmente será uma boa cuidadora. A **Iniciativa Hospital Amigo da Criança**, um esforço global patrocinado pela OMS e pelo Fundo das Nações Unidas para a Infância para promover a amamentação, recomenda 10 passos para o sucesso do aleitamento materno (Tabela 113.5). Quando instituídos junto como um pacote completo, essas práticas podem melhorar vários resultados, como o início da amamentação, a duração da amamentação exclusiva e a duração da amamentação geral. Nos EUA, no entanto, a maioria dos partos não é realizado em hospitais amigos da criança que tenham implementado todas as 10 etapas. Educar as mães durante a gravidez e mostrar às mães como amamentar são as estratégias mais amplamente implementadas, enquanto o estabelecimento de políticas escritas de amamentação, a restrição de acesso a fórmulas e o estabelecimento de grupos de apoio à amamentação após a alta estão entre as mais difíceis.

Substâncias e amamentação

De modo ideal, mulheres que amamentam devem evitar qualquer tipo de fármaco, a menos que sejam prescritos para condições clínicas específicas. Muitas mães são aconselhadas a interromper a amamentação ou evitar tomar medicamentos essenciais, devido ao medo de efeitos adversos do bebê. No entanto, tal abordagem pode ser inadequada em muitos casos, uma vez que apenas uma pequena proporção de medicamentos é contraindicada durante a amamentação. Ao ponderar os riscos e benefícios, os profissionais de saúde devem considerar os seguintes fatores em discussão com a família: a necessidade materna do medicamento, os efeitos potenciais na lactação, a extensão da excreção no leite humano, a extensão da absorção oral pelo lactente, os efeitos adversos potenciais ao bebê, a proporção de mamadas composta por leite materno e a idade da criança. Embora as edições anteriores deste livro procurassem listar os medicamentos potencialmente utilizados durante a lactação e descrever seu potencial para o dano infantil, as revisões deste texto não podem mais acompanhar as rápidas mudanças nas informações disponíveis em internet, estudos publicados e novas aprovações farmacológicas. Para obter informações atualizadas sobre os níveis de fármacos no leite humano e no soro do bebê, possíveis efeitos adversos na saúde e lactação infantil e recomendações para possíveis alternativas de medicação, os profissionais de saúde devem consultar o LactMed (http://toxnet.nlm.nih.gov).

Entre as mulheres americanas em idade fértil, o uso de drogas ilícitas e o uso ou abuso de substâncias legais é comum, com mais de 5% das mulheres grávidas relatando drogas ilícitas ativas, acima de 9% de uso de álcool e acima de 15% de uso de cigarro. O uso de várias drogas também é comum. Para as mães que desejam amamentar com história de uso atual ou passado de drogas ilegais ou uso ou abuso de substâncias legais, os profissionais de saúde devem ponderar de maneira cuidadosa e atenciosa os benefícios registrados do leite humano e da amamentação contra os riscos associados à substância a que o bebê pode estar exposto durante a lactação. A maioria das drogas ilícitas é encontrada no leite humano com vários graus de biodisponibilidade oral, e a amamentação costuma ser contraindicada (Tabela 113.6). No entanto, as mães com transtornos por abuso de substâncias devem ser incentivadas a amamentar nas seguintes circunstâncias: engajamento estabelecido no tratamento do abuso de substâncias (p. ex., terapia de manutenção com metadona ou buprenorfina) que envolve aconselhamento e apoio social; abstinência de uso de drogas por 90 dias antes do parto, com teste toxicológico de urina materna no parto negativo, exceto para substâncias prescritas, capacidade de manter a sobriedade demonstrada em ambiente ambulatorial e engajamento e conformidade com os cuidados.

Contraindicações para a amamentação

As contraindicações clínicas à amamentação nos EUA são bebês com galactosemia, doença da urina do xarope de bordo e fenilcetonúria. Já as condições maternas que contraindicam a amamentação são infecção por vírus linfotrópicos de células T humanas tipos um e dois, tuberculose ativa (até tratamento adequado por 2 semanas ou mais e não considerado contagioso), infecção por herpes-vírus na mama, uso ou dependência de certas drogas ilícitas e tratamento com alguns compostos radioativos (Tabela 113.7). Como estão disponíveis água potável e obtenção de fórmulas de reposição acessíveis nos EUA, recomenda-se que as mães infectadas pelo HIVent não amamentem seus bebês, independentemente da carga viral materna e da terapia antirretroviral. No entanto, em países com recursos limitados, onde a diarreia e a pneumonia são causas significativas de mortalidade de lactentes e crianças, a amamentação pode não ser contraindicada para as mães HIV-positivas que recebem terapia antirretroviral. O leite humano de uma doadora, sobretudo o comprado *online*, pode estar contaminado com potenciais patógenos. A contaminação é muito menos preocupante com o leite humano pasteurizado obtido de um banco de leite.

A bibliografia está no GEN-io.

Tabela 113.5 Dez passos para a amamentação bem-sucedida.

Todas as instalações que prestam serviços de maternidade e cuidados para recém-nascidos devem realizar o seguinte:

1. Ter uma política de alimentação escrita que seja rotineiramente comunicada à equipe e aos pacientes, cumprir as restrições da OMS sobre a comercialização de substitutos do leite materno e estabelecer sistemas contínuos de monitoramento e gerenciamento de dados.
2. Garantir que o pessoal tenha conhecimento, competência e habilidades suficientes para apoiar a amamentação.
3. Discutir a importância e o manejo da amamentação com mulheres grávidas e suas famílias.
4. Facilitar o contato pele a pele imediato e ininterrupto e ajudar a iniciar a amamentação o quanto antes após o nascimento.
5. Apoiar as mães a iniciar e manter a amamentação e a lidar com dificuldades comuns.
6. Não dar alimento ou bebida aos recém-nascidos que não sejam o leite materno, a menos que indicado clinicamente.
7. Praticar o alojamento conjunto (possibilitar que mães e bebês permaneçam juntos) 24 h por dia.
8. Ajudar as mães a reconhecer e responder às dicas de alimentação de seus bebês.
9. Aconselhar as mães sobre o uso e os riscos de mamadeiras, bicos e chupetas.
10. Coordenar a alta para garantir o acesso oportuno ao apoio e cuidados contínuos.

Adaptada do Guideline: Protecting, promoting and supporting breastfeeding in facilities providing maternity and newborn services. Geneva, 2017, World Health Organization.

Tabela 113.6 Drogas de abuso e efeitos adversos no lactente.

CONTRAINDICADAS	Atropina
Agentes antineoplásicos	Agentes bloqueadores beta-adrenérgicos
Anfetaminas	Benzodiazepinas
Bromocriptina	Brometos
Ciclofosfamida	Cáscara
Cloranfenicol	Codeína
Clozapina	Dicumarol
Cocaína	Di-hidrotacisterol
Derivados do *ergot*	Domperidona
Doxorrubicina	Estrógenos
Ecstasy (MDMA)	Fenobarbital*
Fenciclidina (PCP)	Hidrocodona
Heroína	Lítio
Imunossupressores	Maconha
Metanfetamina	Metoclopramida
Radiofármacos	Meperidina
Sais de ouro	Oxicodona
Tiouraci	Pílulas anticoncepcionais
USO COM CUIDADO	Primidona
Ácido acetilsalicílico (salicilatos)	Reserpina
Álcool	Salicilazossulfapiridina (sulfassalazina)
Amiodarona	
Antraquinonas (laxantes)	

*Prestar atenção quanto à sedação.

Tabela 113.7 Resumo dos agentes infecciosos detectados no leite e doenças dos recém-nascidos.

AGENTE INFECCIOSO	DETECTADO NO LEITE MATERNO?	O LEITE MATERNO JÁ FOI DESCRITO COMO UMA DAS CAUSAS DA DOENÇA NO RECÉM-NASCIDO?	A INFECÇÃO MATERNA É UMA CONTRAINDICAÇÃO PARA A AMAMENTAÇÃO?
BACTÉRIA			
Mastite/*Staphylococcus aureus*	Sim	Não	Não, apenas que haja presença de abscessos mamários
Mycobacterium tuberculosis:			
Doença ativa	Sim	Não	Sim, por conta da disseminação de aerossol ou mastite por tuberculose
Resultado do teste cutâneo com derivado proteico purificado positivo, achados radiológicos do tórax negativos	Não	Não	Não
Escherichia coli, outros bastonetes gram-negativos	Sim, armazenado	Sim, armazenado	–
Estreptococos do grupo B	Sim	Sim	Não*
Listeria monocytogenes	Sim	Sim	Não*
Coxiella burnetii	Sim	Sim	Não*
Sífilis	Não	Não	Não†
VÍRUS			
HIV	Sim	Sim	Sim, em países desenvolvidos
Citomegalovírus:			
Lactente a termo	Sim	Sim	Não
Lactente prematuro	Sim	Sim	Avaliar características individuais
Vírus da hepatite B	Sim, antígeno de superfície	Não	Não, em países desenvolvidos‡
Vírus da hepatite C	Sim	Não	Não§
Vírus da hepatite E	Sim	Não	Não
Vírus da leucemia de células T humanas (HTLV)-1	Sim	Sim	Sim, em países desenvolvidos
HTLV-2	Sim	Incerto	Sim, em países desenvolvidos
Herpes-vírus simples	Sim	Sim	Não, a menos que estejam presentes vesículas mamárias
Rubéola			
Do tipo selvagem	Sim	Sim, raro	Não
Após vacina	Sim	Não	Não
Vírus varicela-zóster	Sim	Não	Não, cobrir lesões ativas¶
Vírus Epstein-Barr	Sim	Não	Não
Herpes-vírus humano (HHV)-6	Não	Não	Não
HHV-7	Sim	Não	Não
Vírus do Nilo ocidental	Possível	Possível	Desconhecido
Vírus zika	Sim	Não	Não
PARASITAS			
Toxoplasma gondii	Sim	Sim, 1 caso	Não

*Desde que a mãe e a criança estejam tomando antibióticos apropriados. †Tratar a mãe e o filho se doença estiver ativa. ‡Imunizar e administrar imunoglobulina ao nascimento. §Desde que a mãe seja soronegativa para o HIV. As mães devem ser aconselhadas de que a transmissão do vírus da hepatite C pelo leite materno não foi registrada, mas é teoricamente possível. ¶Fornecer terapia antiviral adequada ou profilaxia ao recém-nascido. (Adaptada de Jones CA. Maternal transmission of infectious pathogens in breast milk. *J Paediatr Child Health.* 37:576-582, 2001.)

Capítulo 114
Gestação de Alto Risco

Kristen R. Suhrie and Sammy M. Tabbah

O manejo das gestações de alto risco deve ser realizado em conjunto com um especialista em medicina materno-fetal.

Em geral, as gestações de alto risco são aquelas em que ocorre a maior probabilidade de complicações para a mãe, aborto, morte fetal, parto prematuro, restrição do crescimento intrauterino (RCIU), transição metabólica ou cardiopulmonar insatisfatória no nascimento, doença fetal ou neonatal, malformações congênitas ou deficiência intelectual e outros problemas (Tabela 114.1). Não há nenhuma definição abrangente aceita sobre o que constitui uma *gestação de alto risco*. Portanto, não é possível apresentar, com confiabilidade, dados epidemiológicos específicos relacionados com a incidência/prevalência. Alguns fatores, como a ingestão de um medicamento teratogênico no 1º trimestre, estão causalmente relacionados com o risco, enquanto outros, como o polidrâmnio, são associações que alertam o médico a determinar a etiologia e evitar os riscos inerentes ligados ao excesso de líquido amniótico. Embora a avaliação do risco pré-parto seja importante para a redução da morbimortalidade perinatal, algumas gestações tornam-se de alto risco apenas durante o trabalho de parto. Portanto, o monitoramento cuidadoso é essencial durante toda a evolução intraparto.

Identificar gestações de alto risco é importante não só porque é o primeiro passo para a prevenção, mas também porque medidas podem ser tomadas para reduzir os riscos para o feto ou para o recém-nascido se o médico for alertado quanto à condição específica logo no início da gestação.

FATORES GENÉTICOS

A ocorrência de anormalidades cromossômicas, anomalias congênitas, erros inatos do metabolismo, atraso cognitivo ou qualquer doença familiar em pessoas com parentesco sanguíneo aumenta o risco da mesma condição no recém-nascido. Como muitos pais reconhecem as manifestações clínicas específicas de doenças geneticamente determinadas, uma anamnese específica deve ser realizada sobre qualquer doença que afete um ou mais parentes sanguíneos. Convém

Tabela 114.1 Fatores associados à gravidez de alto risco.

ECONÔMICOS
Pobreza
Desemprego
Falta de seguro de saúde ou cobertura insuficiente
Falta de acesso a acompanhamento pré-natal
CULTURAIS/COMPORTAMENTAIS
Baixa escolaridade
Poucos cuidados de saúde
Nenhum cuidado ou pré-natal inadequado
Cigarro, álcool, uso de drogas ilícitas
Idade < 20 ou > 40 anos
Solteira
Intervalo curto entre gestações (< 18 meses entre as gestações)
Falta de grupo de apoio (marido, família, religião)
Estresse (físico, psicológico)
Raça negra (as taxas de parto prematuro são 48% maiores do que para outras mulheres)
BIOLÓGICOS/GENÉTICOS
Neonato anterior com baixo peso ou prematuro
Baixo peso com relação à altura
Baixo ganho de peso durante a gestação
Baixa estatura
Desnutrição
Consanguinidade
Efeitos intergerações
Baixo peso materno ao nascimento
Obesidade materna
Doenças hereditárias (erros inatos do metabolismo)
REPRODUTIVOS
Parto anterior por cesariana
Infertilidade anterior
Concepção por tecnologia reprodutiva
Gestação prolongada (> 40 semanas)
Trabalho de parto prolongado
Nascimento anterior com paralisia cerebral, deficiência intelectual, traumatismo do nascimento ou anomalias congênitas
Apresentação anormal (pélvica)
Gestação múltipla
Ruptura prematura das membranas
Infecção (sistêmica, amniótica, extra-amniótica, do colo do útero)
Pré-eclâmpsia ou eclâmpsia
Hemorragia uterina (descolamento prematuro da placenta, placenta prévia)
Paridade (0 ou > 5 partos anteriores)
Anomalias uterinas ou do colo do útero
Doença fetal
Crescimento fetal anormal
Trabalho de parto prematuro idiopático
Prematuridade iatrogênica
Concentrações elevadas ou baixas de alfafetoproteína no soro materno
MÉDICOS
Diabetes melito
Hipertensão arterial
Cardiopatia congênita
Doença autoimune
Anemia falciforme
Cirurgia ou traumatismo intercorrentes
Infecção sexualmente transmissível
Estado de hipercoagulabilidade materna
Exposição a medicamentos
Infecção TORCH (toxoplasmose, outros agentes, rubéola, citomegalovírus, herpes simples)

manter um alto índice de suspeita para a possibilidade de distúrbios autossômicos recessivos em filhos de casais com parentesco próximo (ou seja, consanguinidade).

FATORES MATERNOS

A menor taxa de mortalidade neonatal ocorre em recém-nascidos de mães entre 20 e 30 anos que recebem acompanhamento pré-natal adequado. Gestações em adolescentes e mulheres com mais de 40 anos, especialmente as mulheres primíparas, apresentam maior risco de RCIU, sofrimento fetal, pré-eclâmpsia e morte fetal. A idade materna avançada aumenta tanto o risco de malformações fetais cromossômicas quanto não cromossômicas (Figura 114.1).

Doenças maternas (Tabela 114.2), gestações múltiplas (sobretudo aquelas que envolvem gemelares monocoriônicos), infecções (Tabela 114.3) e certos medicamentos (Capítulo 115.4) aumentam o risco para o feto. O uso da tecnologia de reprodução assistida (p. ex., indução da ovulação, fertilização *in vitro*, injeção intracitoplasmática de espermatozoides) aumenta o risco de prematuridade, mortalidade perinatal, morbidade infantil, baixo peso e muito baixo peso ao nascimento, distúrbios genéticos e encefalopatias. Tais riscos são, em grande parte, por causa do aumento de *gestações múltiplas* com a utilização dessa tecnologia e a associação à *prematuridade*. Os riscos de *defeitos congênitos* também aumentam com a tecnologia de reprodução assistida, em parte, por causa dos efeitos epigenéticos na expressão dos genes.

O **nascimento prematuro** é comum em gestações de alto risco (Capítulo 117). São fatores associados à prematuridade (Tabela 114.1) gestações múltiplas e marcadores biológicos, como encurtamento do colo do útero, infecção genital, presença de fibronectina fetal nas secreções cervicovaginais, alfafetoproteína (AFP) sérica e ruptura prematura das membranas ovulares (RPMO). A RPMO ocorre em 3% dos partos nos EUA e é a principal causa identificável de prematuridade.

A presença de **polidrâmnio** e **oligoidrâmnio** indica gestação de alto risco. O volume de líquido amniótico varia durante a gravidez e aumenta progressivamente entre a 10ª e a 30ª semana de gestação. Em média, o volume é geralmente < 10 mℓ na 8ª semana e aumenta para 630 a 770 mℓ na 22ª e na 28ª semana, respectivamente. Após a 30ª semana, a velocidade desse aumento diminui e o volume permanece constante até a 36ª a 38ª semana de gestação. Segue-se uma redução progressiva, com um volume médio de 515 mℓ na 41ª semana de gestação. Polidrâmnio é uma complicação em torno de 1 a 3% e oligoidrâmnio, entre 1 e 5% das gestações, embora a verdadeira incidência de distúrbios do líquido amniótico possa ser confundida com a falta de uma abordagem uniforme para o diagnóstico. O critério de ultrassonografia (US) para tais diagnósticos baseia-se no *índice de líquido amniótico* (ILA) ou em um *bolsão vertical mais profundo* (BVMP). O ILA é determinado pela medição da dimensão vertical das bolsas de líquido amniótico nos quatro quadrantes e o resultado é a soma desses valores. Um índice > 24 cm sugere polidrâmnio, enquanto um índice < 5 cm sugere oligoidrâmnio. O método BVMP apresenta o bolsão mais profundo de líquido que foi identificado, considerado normal com um valor de 2 a 8 cm.

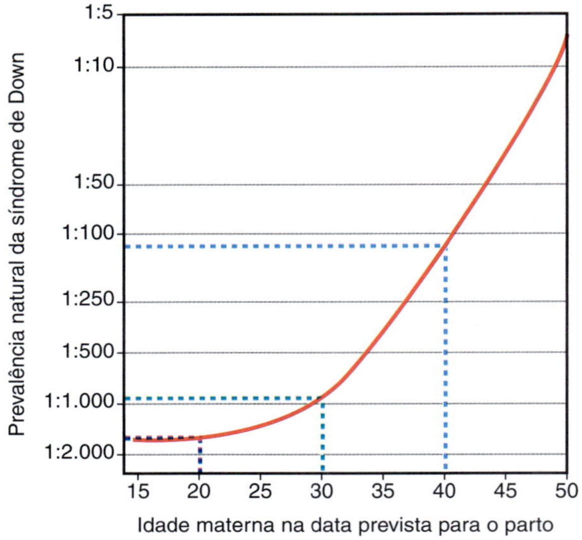

Figura 114.1 Prevalência de nascimento natural de criança com síndrome de Down de acordo com a idade materna. (*De Wald NJ, Leck I.* Antenatal and neonatal screening, *ed 2, Oxford, 2000 Oxford University Press.*)

Tabela 114.2 Condições maternas que afetam o feto ou neonato.

DISTÚRBIO	EFEITO	MECANISMO
Anemia falciforme	Parto prematuro, RCIU, natimorto	Insuficiência placentária por afoiçamento de hemácias maternas produzindo hipoxia fetal
Autoanticorpos contra os receptores de folato	Defeitos do tubo neural	Bloqueio da captação celular de folato
Bócio endêmico	Hipotireoidismo	Deficiência de iodo
Cardiopatia cianótica	RCIU	Fornecimento de oxigênio fetal baixo
Colestase	Parto prematuro, morte fetal intrauterina	Desconhecido, possivelmente arritmia fetal induzida por ácido biliar
Dependência de medicamentos	RCIU, abstinência neonatal	Efeito direto da substância associado a má alimentação
Desnutrição	RCIU, resistência à insulina no adulto	Nutrientes fetais reduzidos, programação nutricional
Diabetes melito:		
Leve	GIG, hipoglicemia fetal	Hiperglicemia fetal: produz hiperinsulinemia; insulina promove o crescimento
Grave	Restrição de crescimento	Doença vascular, insuficiência placentária
Distrofia muscular	Distrofia miotônica neonatal, contraturas congênitas, insuficiência respiratória	Antecipação genética
Doença de Graves	Tireotoxicose neonatal transitória	Passagem de transplacentária de anticorpos IgG estimulantes da tireoide
Encefalite por anticorpo RNMDA	Displasia cortical	Anticorpo transplacentário
Fenilcetonúria	Microcefalia, retardo	Valores de fenilalanina fetais elevados
Herpes gestacional (não infeccioso)	Erupção bolhosa, morte fetal intrauterina	Autoanticorpos semelhantes aos do penfigoide bolhoso
Hiperparatireoidismo	Hipocalcemia neonatal	Cálcio materno atravessa até o feto e suprime a glândula paratireoide fetal
Hipertensão	RCIU, morte fetal intrauterina	Insuficiência placentária, hipoxia fetal
Lúpus eritematoso sistêmico	Bloqueio cardíaco congênito, erupção cutânea, anemia, trombocitopenia, neutropenia	Anticorpos direcionados para o coração fetal, células vermelhas e brancas do sangue e plaquetas
Melanoma maligno	Tumor placentário ou fetal	Metástase placentária
Miastenia *gravis*	Miastenia neonatal transitória	Anticorpo IgG contra os receptores de acetilcolina atravessa a placenta
Neoplasia do colo do útero	Ruptura prematura das membranas, nascimento prematuro	Associada a procedimento de excisão eletrocirúrgica em alça ou coneterapia
Neutropenia isoimune ou trombocitopenia	Neutropenia ou trombocitopenia	Anticorpos específicos contra neutrófilos do feto ou anticorpos antiplaquetas atravessam a placenta após a sensibilização materna
Obesidade	GIG ou RCIU, hipoglicemia	Desconhecido, semelhanças com diabetes
Pré-eclâmpsia, eclâmpsia	RCIU, trombocitopenia, neutropenia, morte fetal	Insuficiência uteroplacentária, hipoxia fetal, vasoconstrição
Púrpura trombocitopênica idiopática	Trombocitopenia	Anticorpos para plaquetas maternas inespecíficos atravessam a placenta
Sensibilização subgrupo rhesus ou outro grupo sanguíneo	Anemia fetal, hipoalbuminemia, hidropisia, icterícia neonatal	IgG atravessa a placenta e é dirigido contra as células fetais antigênicas
Tecnologia de reprodução assistida	Síndromes de Beckwith-Wiedemann, Silver-Russel, Angelman	*Imprinting* alterado
Transplante renal	RCIU	Insuficiência uteroplacentária

GIG, grande para a idade gestacional; IgG, imunoglobulina G; RCIU, restrição do crescimento intrauterino; RNMDA, anticorpo contra o receptor *N*-metil-D-aspartato; RPMO, ruptura prematura de membranas ovulares.

O polidrâmnio está associado a trabalho de parto prematuro, descolamento prematuro de placenta, diabetes materno, várias anomalias congênitas, aneuploidia e disfunção neuromuscular fetal ou obstrução do trato gastrintestinal que interfere na reabsorção do líquido amniótico que é normalmente engolido pelo feto (Tabela 114.4). A micção fetal aumentada, como na síndrome nefrótica congênita, ou a formação de edema, como hidropisia fetal, também estão associadas ao volume excessivo de líquido amniótico. A US mostra o aumento do líquido amniótico que envolve o feto e detecta anomalias fetais associadas, hidropisia, efusões pleurais e ascite. O polidrâmnio **idiopático** é a causa mais comum, afetando aproximadamente 40% dos pacientes. Cerca de 25% desses casos demonstram alguma anormalidade no período pós-natal. Por outro lado, aproximadamente 33% dos casos detectados no período pré-natal apresentam uma anomalia associada e 25% estão associados ao diabetes materno. O polidrâmnio sintomático e grave pode ser tratado com amniocentese de redução seriada. Indica-se o tratamento para desconforto respiratório agudo materno e trabalho de parto prematuro com risco à vida ou para proporcionar tempo para a administração de corticosteroides para melhorar a maturidade pulmonar fetal.

Tabela 114.3 Infecções maternas que afetam o feto ou neonato.

INFECÇÃO	VIA DE TRANSMISSÃO	RESULTADO AO RECÉM-NASCIDO
BACTÉRIAS		
Estreptococos do grupo B	Ascendência cervical	Sepse, pneumonia
Escherichia coli	Ascendência cervical	Sepse, pneumonia
Listeria monocytogenes	Transplacentária	Sepse, pneumonia
Mycoplasma hominis	Ascendência cervical	Pneumonia
Chlamydia trachomatis	Passagem vaginal	Conjuntivite, pneumonia
Sífilis	Transplacentária, passagem vaginal	Sífilis congênita
Neisseria gonorrhoeae	Passagem vaginal	Oftalmia (conjuntivite), sepse, meningite
Mycobacterium tuberculosis	Transplacentária	Prematuridade, morte fetal, tuberculose congênita
VÍRUS		
Rubéola	Transplacentária	Rubéola congênita
Citomegalovírus	Transplacentária, leite materno (raro)	Citomegalovírus congênito ou assintomático
HIV	Transplacentária, passagem vaginal, leite materno	Síndrome da imunodeficiência adquirida ou congênita
Hepatite B	Transplacentária, passagem vaginal, leite materno	Hepatite neonatal, hepatite B crônica, estado de portador de antígeno de superfície da hepatite B
Hepatite C	Transplacentária e passagem transvaginal	Raramente, hepatite neonatal, possível estado de portador crônico cerca de 5%
Herpes simples tipo 1 e 2	Exposição intraparto	Herpes-vírus simples neonatal Encefalite neonatal; viremia disseminada ou infecção cutânea
Varicela-zóster	Transplacentária:	
	Inicial	Anomalias congênitas
	Tardia	Varicela neonatal
Parvovírus	Transplacentária	Anemia fetal, hidropisia
Vírus Coxsackie B	Fecal-oral	Miocardite, meningite, hepatite
Sarampo	Transplacentária	Aborto, sarampo fetal
Vírus do oeste do Nilo	Transplacentária (rara) Possivelmente perinatal	Incerto, possível erupção cutânea, encefalite
Zika	Transplacentária	Microcefalia congênita, calcificações intracranianas, anormalidades cerebrais, lesões na retina
Chikungunya	Transplacentária (rara), perinatal	Encefalite neonatal
Dengue	Transplacentária, perinatal	Sintomas semelhantes à sepse neonatal
PARASITAS		
Toxoplasmose	Transplacentária	Toxoplasmose congênita
Malária	Transplacentária	Aborto, prematuridade, restrição de crescimento intrauterino
FUNGOS		
Candida	Ascendência cervical	Sepse, pneumonia, erupção cutânea

O **oligoidrâmnio** está associado a anomalias congênitas; RCIU; anomalias renais, vesicais e uretrais graves; e medicamentos que interferem com a diurese fetal (Tabela 114.4). O oligoidrâmnio torna-se mais evidente por volta da 16ª a 20ª semana de gestação, quando a diurese fetal é a principal fonte de líquido amniótico. A RPMO é uma causa comum de oligoidrâmnio e deve ser excluída se estiver presente, especialmente se forem observados bexiga e rins de tamanho normal na ultrassonografia fetal. A oligoidramnia causa anormalidades fetais por compressão, como sofrimento fetal e morte fetal por compressão do cordão umbilical, pé torto congênito, mãos afiladas e ponte nasal achatada. A complicação mais grave do oligoidrâmnio crônico é a **hipoplasia pulmonar**, especialmente caso esteja presente durante o estágio canalicular do desenvolvimento do pulmão fetal, que ocorre entre a 16ª e a 24ª semana de gestação. Há aumento de risco de compressão do cordão umbilical durante o parto nas gestações complicadas por oligoidramnia que pode ser aliviado por meio de amnioinfusão salina por meio do cateter de pressão intrauterina transcervical, que demonstrou ser eficaz em reduzir a necessidade de cesariana e melhorar a classificação de Apgar.

A gravidez deve ser considerada de alto risco quando o útero está inadequadamente grande ou pequeno. Um útero estimado como grande para a idade gestacional sugere a presença de gemelaridade, polidrâmnio ou macrossomia fetal. Um útero inadequadamente pequeno sugere oligoidrâmnio ou problemas de crescimento fetal.

O **tipo de parto** é influenciado por uma interação complexa de fatores maternos e fetais. O parto vaginal espontâneo é sempre preferencial quando não contraindicado. O parto vaginal operatório com vácuo ou fórceps revela-se uma alternativa segura ao parto por cesariana em pacientes selecionadas adequadamente. A taxa absoluta de lesão significativa a recém-nascidos por decorrência desses procedimentos é baixa, com variação de 1 em 650 a 850 para **hemorragia intracraniana** e 1 em 220 a 385 para **complicações neurológicas**. Com algumas dessas lesões, a *indicação* para o parto vaginal operatório provavelmente estará mais associada à lesão do que ao próprio procedimento e não pode ser evitada com um parto por via alta (cirúrgico-cesariana)

Indica-se o *parto por via alta* em várias circunstâncias. Crianças nascidas por esse tipo de parto podem apresentar problemas que frequentemente estão relacionados com as circunstâncias obstétricas desfavoráveis que exigiram a cirurgia. Em gestações normais a termo sem indicação de sofrimento fetal, o parto por cesariana apresenta maiores riscos a recém-nascidos do que o parto vaginal. Mesmo considerando a idade gestacional, qualquer malformação, peso ao nascer e gestações múltiplas, bebês nascidos com ≥ 34 semanas de gestação por parto cesariano eletivo apresentam uma taxa de mortalidade 2 vezes maior do que a de bebês nascidos após planejamento do parto vaginal, mesmo se o parto por cesariana fosse, em última análise, necessário. Também apresentam uma probabilidade 1,4 vez maior de necessitar de internação na unidade de terapia intensiva neonatal (UTIN) e 1,8 vez maior de necessitar de suporte respiratório por tempo acima de 30 min após o nascimento. Bebês nascidos por cesariana também apresentam maior risco de **hipertensão pulmonar do recém-nascido**. Deve-se adiar uma cesariana eletiva até ≥ 39 semanas de gestação, supondo que não haja indicação para parto precoce.

Tabela 114.4 Condições associadas a distúrbios de volume do líquido amniótico.

OLIGOIDRÂMNIO
Vazamento de líquido amniótico/ruptura de membranas
Restrição de crescimento intrauterino
Anomalias fetais (particularmente anormalidades GU)
Transfusão fetofetal (doador)
Síndrome da acinesia fetal
Síndrome do ventre em ameixa seca
Hipoplasia pulmonar
Âmnio nodoso
Indometacina
Inibidores da enzima conversora da angiotensina ou antagonistas dos receptores
POLIDRÂMNIO
Anomalias congênitas
Anomalias do SNC
Fístula traqueoesofágica
Atresia intestinal
Espinha bífida
Fissura labial ou palatina
Malformação pulmonar adenomatoide cística
Hérnia diafragmática
Síndromes
Acondroplasia
Klippel-Feil
Trissomia do 18
Trissomia do 21
TORCH*
Hidropisia fetal
Anomalias congênitas múltiplas
Bartter
Outros
Diabetes melito
Transfusão fetofetal (receptor)
Anemia fetal
Insuficiência cardíaca fetal
Doença renal poliúrica (síndrome nefrótica congênita)
Doenças neuromusculares
Hidropisia fetal não imune
Quilotórax
Teratoma
Idiopática

*Toxoplasmose, outros agentes, rubéola, citomegalovírus e herpes simples. GU, geniturinário; SNC, sistema nervoso central.

A anestesia obstétrica é um componente essencial na unidade de parto. A forma mais comum de anestesia nessa população de pacientes é *regional* (ou seja, epidural ou espinal). Do ponto de vista do feto/recém-nascido, a complicação mais significativa encontrada com este procedimento é hipotensão materna aguda, que pode prejudicar significativamente a perfusão uteroplacentária. Anormalidades da frequência cardíaca fetal são comuns nessa circunstância e, raramente, requerem um parto por cesariana de emergência se não for passível de esforços de reanimação padrão no útero. Às vezes, utiliza-se *analgesia opioide* em mulheres que não são candidatas à anestesia regional. É adequado evitar essa forma de alívio de dor conforme o parto se aproxima, para minimizar o risco de depressão neonatal. Para isso, quando o uso de opioides se mostra necessário, é melhor prescrever regimes com meia-vida muito curta. É essencial que a equipe pediátrica esteja presente no momento do parto em mulheres que estão recebendo analgesia opioide. Além disso, deve-se alertar os pediatras sobre o tipo específico de opioide utilizado, porque todos esses fármacos atravessam a placenta e apresentam farmacocinética neonatal variável. Alguns dos regimes comuns utilizados e sua meia-vida neonatal estão listados no boletim de prática da American College of Obstetricians and Gynecologists (ACOG) sobre anestesia obstétrica.

A bibliografia está disponível no GEN-io.

Capítulo 115
O Feto

Kristen R. Suhrie e Sammy M. Tabbah

Os grandes objetivos da medicina fetal são (1) a avaliação do crescimento e da maturidade fetais; (2) a avaliação do bem-estar ou do sofrimento fetal; (3) a avaliação dos efeitos das doenças maternas no feto; (4) a avaliação dos efeitos dos fármacos administrados à mãe no feto; e (5) a identificação e o tratamento de doenças ou anomalias fetais, quando possível.

Uma das ferramentas mais importantes utilizadas para avaliar o bem-estar fetal consiste na ultrassonografia (US); é segura e razoavelmente precisa. São indicações para a US antenatal a estimativa da idade gestacional (datas desconhecidas, discrepância entre o tamanho uterino e datas ou suspeita de restrição ao crescimento), a avaliação do volume do líquido amniótico, a estimativa de peso e crescimento fetais, a determinação da localização da placenta, o número e a posição dos fetos e a identificação de anomalias congênitas. A ressonância magnética fetal é o método de diagnóstico por imagem mais avançado, o qual se acredita ser seguro para o feto e o recém-nascido, sendo utilizado para o planejamento diagnóstico e terapêutico mais avançado (Figura 115.1).

115.1 Crescimento Fetal e Maturidade

Kristen R. Suhrie e Sammy M. Tabbah

O **crescimento fetal** já pode ser avaliado pela US na 6ª à 8ª semana de gestação, pela medição do comprimento cabeça-quadril. A avaliação mais precisa da idade gestacional pode ser realizada na primeira metade da gravidez; no entanto, a avaliação no 1º trimestre pela medição do comprimento cabeça-quadril é o método de datação de gravidez mais efetivo. Do segundo trimestre em diante, utiliza-se uma combinação de medidas biométricas (ou seja, diâmetro biparietal, circunferência da cabeça e abdominal, comprimento da diáfise femoral) para a avaliação da idade gestacional e do crescimento (Figura 115.2). Se for feita uma única US, podem ser obtidas mais informações na 18ª à 20ª semana, quando tanto a idade gestacional quanto a anatomia

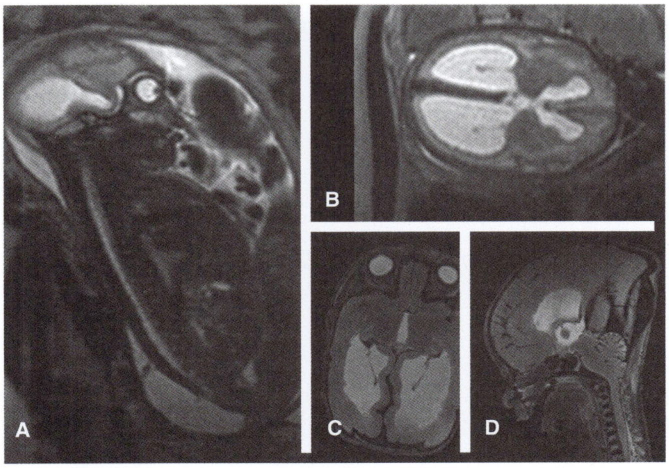

Figura 115.1 Ressonância magnética da patologia fetal. **A.** Feto com mielomeningocele sacral com 30 semanas de gestação. **B.** Ventriculomegalia no mesmo feto que em **A. C.** A ressonância magnética também pode ser usada para exame *post mortem*, aqui em um feto de 33 semanas, demonstrando ventriculomegalia com focos heterotópicos nas paredes ventriculares. **D.** Malformação Chiari II do tronco cerebral. (*Cortesia de Filip Claus, Aalst, Bélgica.*)

fetal podem ser avaliadas. As ultrassonografias seriadas na avaliação do crescimento fetal devem ser realizadas quando houver fatores de risco para a **restrição do crescimento fetal (RCF)**. Identificaram-se dois padrões de RCF: RCF *simétrico*, normalmente presente no início da gestação, e RCF *assimétrico*, que normalmente ocorre ao fim da gestação. A definição mais amplamente aceita de RCF nos EUA é um **peso fetal estimado (PFE)** menor que o 10º percentil (Figura 115.3). Alguns aspectos do crescimento e do desenvolvimento fetal estão resumidos no Capítulo 20.

A **maturidade fetal e a idade gestacional** geralmente são avaliadas por meio de data da última menstruação (DUM), idade gestacional derivada da tecnologia de reprodução assistida (TRA) ou avaliações por US. A idade gestacional determinada pela DUM pressupõe uma memória precisa do 1º dia da última menstruação, um ciclo menstrual

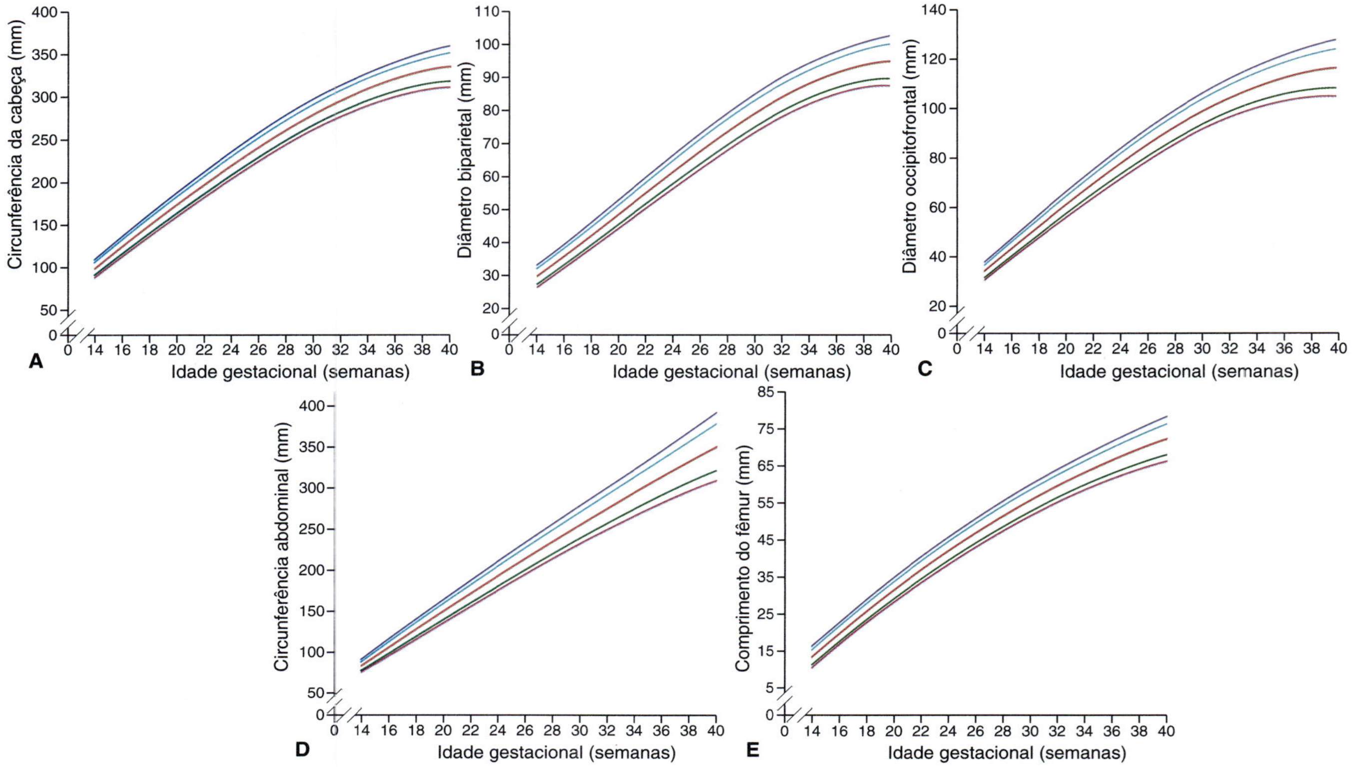

Figura 115.2 Medições fetais: 3ª, 10ª, 50ª, 90ª e 97ª curvas de percentis suavizadas. **A.** Circunferência da cabeça fetal. **B.** Diâmetro biparietal fetal. **C.** Diâmetro occipitofrontal fetal. **D.** Circunferência abdominal fetal. **E.** Comprimento do fêmur fetal medido por ultrassonografia (US) de acordo com a idade gestacional. (*De Papageorghiou AT, Ohyma EO, Altman DG et al. International standards for fetal growth based on serial US measurements: the Fetal Growth Longitudinal Study of the INTERGROWTH-21st Project.* Lancet *384:869-878, 2014, Fig 3.*)

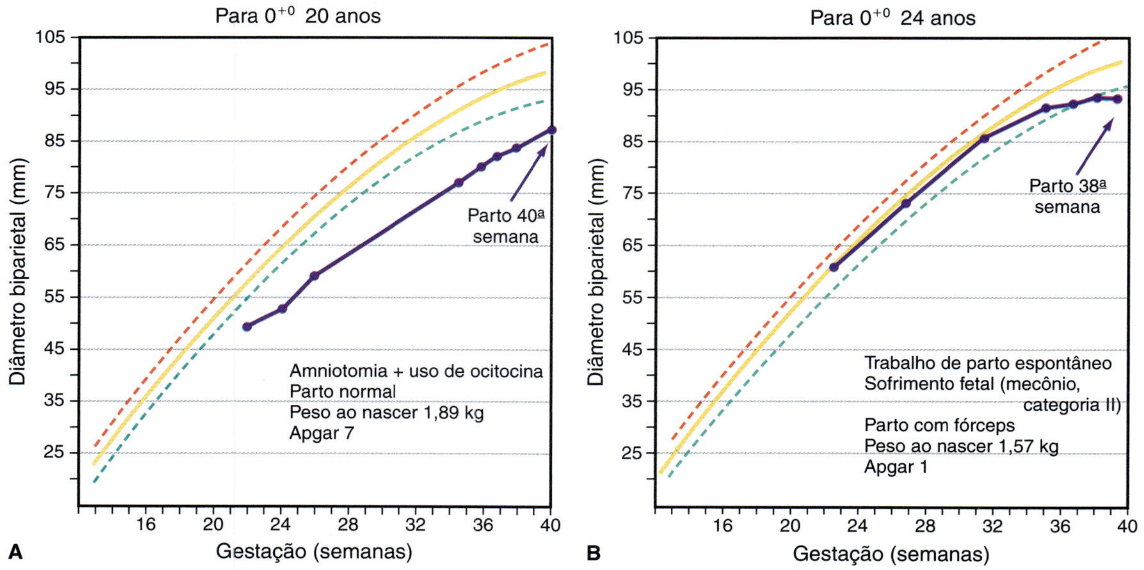

Figura 115.3 **A.** Exemplo de um padrão de restrição de crescimento discreto em uma gestação e trabalho de parto sem intercorrências. O recém-nascido chorou no primeiro minuto e não desenvolveu hipoglicemia. O peso ao nascer estava abaixo do 5º percentil para a idade gestacional. **B.** Exemplo de um padrão de restrição no crescimento com desaceleração tardia. A mãe apresentava uma história típica de pré-eclâmpsia e o recém-nascido apresentou sofrimento fetal intraparto, com Apgar baixo e hipoglicemia pós-natal. O peso ao nascer estava abaixo do 5º percentil para a idade gestacional. (*De Campbell S. Fetal growth.* Clin Obstet Gynecol *1:41-65, 1974.*)

com duração de 28 dias e a ocorrência da ovulação no 14º dia do ciclo, o que colocaria a **data provável do parto** (DPP) 280 dias após a DUM. Imprecisões com qualquer um desses parâmetros podem fazer com que a idade gestacional seja atribuída incorretamente se for utilizada a DUM. A idade gestacional por TRA é o método mais preciso para atribuir idade gestacional, com DPP de 266 dias após a concepção (quando o óvulo é fertilizado pelo espermatozoide). Quando se utiliza US para determinar a idade gestacional, a avaliação mais precisa da idade gestacional é pela medição do comprimento da cabeça-quadril no primeiro trimestre (≤ 13 6/7 semanas), com precisão de 5 a 7 dias. Por outro lado, a determinação da idade gestacional por US no segundo trimestre tem precisão de 10 a 14 dias, e no terceiro trimestre tem precisão de apenas de 21 a 30 dias. A determinação da idade de uma gestação é fundamental para determinar quando o parto deve ocorrer, se o crescimento está adequado durante a gravidez e quando devem ser realizados testes e intervenções. A avaliação mais precoce da determinação da idade gestacional deve ser usada durante toda a gestação, a menos que as metodologias usadas posteriormente na gravidez sejam significativamente diferentes.

A bibliografia está disponível no GEN-io.

115.2 Sofrimento Fetal

Kristen R. Suhrie e Sammy M. Tabbah

Podem ocorrer comprometimento fetal anteparto ou intraparto. Ele pode ser assintomático no período antenatal, mas a suspeita geralmente ocorre por percepção da mãe da diminuição do movimento fetal. O monitoramento fetal antenatal deve ser realizado em mulheres com maior risco de morte fetal, inclusive aquelas com história de parto de natimorto, restrição do crescimento intrauterino (RCIU), oligoidrâmnio ou polidrâmnio, gestação múltipla, sensibilização Rh, distúrbios hipertensivos, diabetes melito ou outras doenças maternas crônicas, redução dos movimentos fetais, parto prematuro, ruptura prematura das membranas (RPM) e gravidez pós-termo. A causa predominante de sofrimento fetal anteparto é a insuficiência uteroplacentária que pode se manifestar clinicamente como RCIU, hipoxia fetal, aumento da resistência vascular nos vasos sanguíneos fetais (Figuras 115.4 e 115.5) e, quando grave, acidose respiratória e metabólica (láctica). O objetivo do monitoramento fetal anteparto é a identificação do feto sob risco de morte de modo que intervenções adequadas (ou seja, parto *versus* otimização da condição médica subjacente da mãe) sejam implementadas para possibilitar o nascimento de uma criança viva e saudável. A Tabela 115.1 lista os métodos de avaliação do bem-estar fetal.

Os exames não invasivos mais comuns são a cardiotocografia sem estresse (**CTGS**) e o perfil biofísico fetal (**PBF**). A CTGS monitora a presença de acelerações da frequência cardíaca fetal (**FCF**) após o movimento fetal. Uma cardiotocografia reativa (normal) demonstra duas acelerações da FCF de, pelo menos, 15 bpm acima da FCF basal durando 15 segundos em 20 minutos de monitoramento. Uma CTGS não reativa sugere um possível sofrimento fetal e requer avaliação com um PBF. Apesar de a CTGS ter uma baixa taxa baixa de resultados falso-negativos, ela apresenta uma alta taxa de resultados falso-positivos, que é frequentemente remediada pelo PBF. O PBF completo avalia a respiração fetal, o movimento corporal, o tônus, a CTGS e o volume do líquido amniótico. Ele combina, efetivamente, indicadores agudos e crônicos do bem-estar fetal, o que melhora o valor preditivo do teste anormal (Tabela 115.2). Um escore de 2 ou 0 é dado para cada observação. Um escore total de 8 a 10 é tranquilizador; um escore de 6 representa uma possível asfixia fetal, devendo-se testar novamente em 12 a 24 horas, e um escore de 4 ou menos justifica avaliação imediata e possivelmente interrupção imediata da gestação. O PBF apresenta um bom valor preditivo negativo. O PBF modificado consiste na combinação da estimativa do volume do líquido amniótico pela US (o índice do líquido amniótico [ILA]) e CTG basal. Quando o resultado de ambos é normal, não há comprometimento fetal. São sinais de comprometimento fetal progressivo no Doppler a redução, a ausência ou a reversão da velocidade da onda diastólica na aorta ou na artéria umbilical fetal (Figura 115.5 e Tabela 115.1). A veia umbilical e as formas de onda do ducto venoso também são utilizadas para avaliar o grau de comprometimento fetal. Fetos com risco aumentado de morte geralmente apresentam uma combinação de anormalidades, como restrição de crescimento, oligoidramnia, reversão da velocidade do fluxo sanguíneo da artéria umbilical no Doppler e PBF baixo.

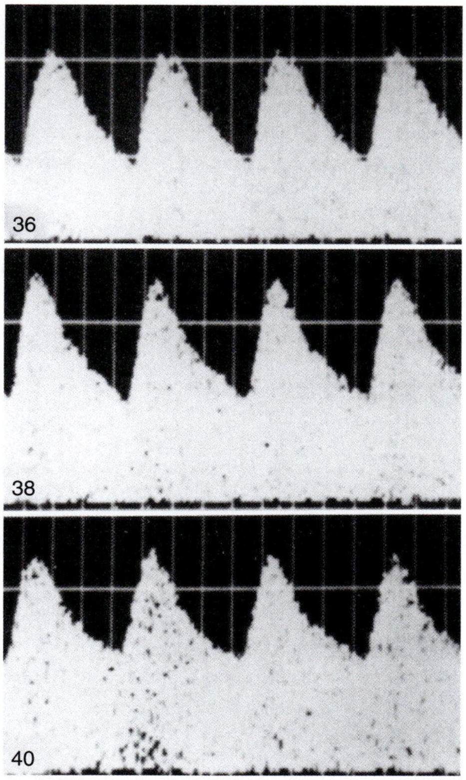

Figura 115.4 **Velocidade normal no Doppler em estudos sequenciais das ondas de velocidade do fluxo da artéria umbilical de uma gestação normal.** Observe o pico sistólico com fluxo cardíaco menor, mas constante, durante a diástole. A razão sístole/diástole pode ser determinada e, nas gestações normais, é menor que 3 após a 30ª semana. Os *números* indicam a semana de gestação. (*De Trudinger B. Doppler US assessment of blood flow. In: Creasy RK, Resnik R, editors:* Maternal-fetal medicine: principles and practice, *ed 5, Philadelphia, 2004, Saunders.*)

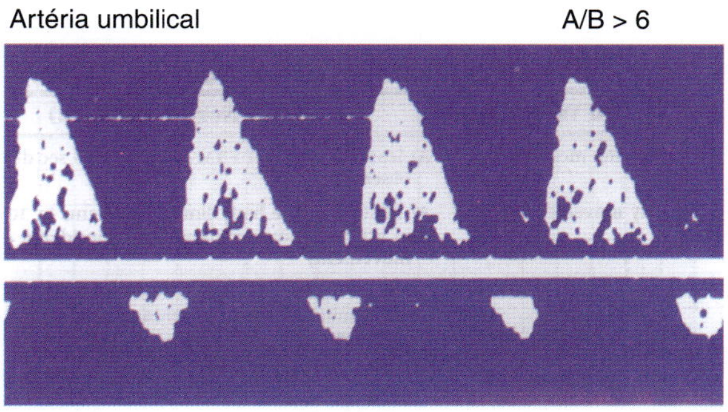

Figura 115.5 **Doppler anormal da artéria umbilical no qual o componente diastólico mostra fluxo na direção reversa.** Esse achado ocorre com hipoxia intrauterina grave e restrição ao crescimento intrauterino. (*De Trudinger B. Doppler US assessment of blood flow. In: Creasy RK, Resnik R, editors* Maternal-fetal medicine: principles and practice, *ed 5, Philadelphia, 2004, Saunders.*)

Tabela 115.1 Diagnóstico e avaliação fetais.

MÉTODO	COMENTÁRIO(S) E RECOMENDAÇÃO(ÕES)
IMAGEM	
Ultrassonografia (em tempo real)	Biometria (crescimento), detecção de anomalias, número de fetos, sítios de calcificação Perfil biofísico Volume de líquido amniótico, hidropisia
Ultrassonografia (Doppler)	Fluxometria (velocidade do fluxo sanguíneo) Detecção do aumento da resistência vascular na artéria umbilical secundário à insuficiência da placenta Detecção de anemia fetal (Doppler da ACM)
RM	Definição de lesões antes da cirurgia fetal Melhor delineamento da anatomia do SNC do feto
ANÁLISE DO LÍQUIDO	
Amniocentese	Cariótipo ou *microarray* (citogenética), análise bioquímica de enzimas, diagnóstico genético do DNA molecular ou determinação da alfafetoproteína Cultura bacteriana, antígeno patogênico ou detecção do genoma (PCR)
Cordocentese (retirada percutânea do sangue umbilical)	Detecção do tipo sanguíneo, anemia, hemoglobinopatias, trombocitopenia, policitemia, acidose, hipoxia, trombocitopenia, policitemia, resposta da IgM às infecções Cariotipagem rápida e diagnóstico genético do DNA molecular Tratamento do feto (Tabela 115.5)
ANÁLISE DOS TECIDOS FETAIS	
Biopsia das vilosidades coriônicas	Citogenética e análise genética molecular do DNA, ensaios enzimáticos
DNA fetal circulante	Análise genética molecular não invasiva do DNA incluindo análise por *microarray* e número de cromossomos (método de triagem)
CONCENTRAÇÃO DE ALFAFETOPROTEÍNA NO SORO MATERNO	
Elevada	Gêmeos, defeitos do tubo neural (anencefalia, espinha bífida), atresia intestinal, hepatite, nefrose, morte fetal, idade gestacional incorreta
Reduzida	Trissomias, aneuploidia
COLO DO ÚTERO MATERNO	
Fibronectina fetal	Indica um possível risco aumentado de parto antes do termo
Comprimento transvaginal do colo do útero	O comprimento pequeno sugere possível risco de nascimento prematuro
Cultura bacteriana	Identificar risco de infecção do recém-nascido (estreptococo do grupo B, *Neisseria gonorrhoeae, Chlamydia trachomatis*)
Líquido amniótico	Determinação de ruptura prematura das membranas (RPM)
MONITORAMENTO BIOFÍSICO ANTEPARTO	
Cardiotocografia sem estresse	Sofrimento fetal; hipoxia
Perfil biofísico e perfil biofísico modificado	Sofrimento fetal; hipoxia
Monitoramento da frequência cardíaca intraparto	Ver Figura 115.4

Tabela 115.2 Escore do perfil biofísico: técnica e interpretação.

VARIÁVEL BIOFÍSICA	ESCORE NORMAL (2)	ESCORE ANORMAL (0)
Movimento respiratório fetal (MRF)	Pelo menos 1 episódio de MRF de, pelo menos, 30 s em uma observação de 30 min	Ausência de MRF ou nenhum episódio ≥ 30 s em 30 min
Movimento fetal	Pelo menos 3 movimentos discretos do corpo/membros em 30 min (episódios de movimentos ativos contínuos são considerados como um único movimento)	Dois episódios ou menos de movimentos do corpo/membros em 30 min
Tônus fetal	Pelo menos 1 episódio de extensão ativa com retorno da flexão dos membros ou tronco do feto Abrir e fechar a mão é considerado evidência de tônus normal	Extensão lenta com retorno parcial da flexão, movimento do membro completamente estendido ou ausência de movimento fetal com desvio completo ou parcial da mão
Frequência cardíaca fetal reativa (FCF)	Pelo menos 2 episódios de aceleração da FCF ≥ 15 bpm com pelo menos 15 s de duração em 30 min associados ao movimento fetal	Menos de 2 episódios de aceleração da FCF ou aceleração < 15 bpm em 30 min
Volume quantitativo do líquido amniótico (LA)*	Pelo menos um bolsão de LA medindo pelo menos 2 cm em 2 planos perpendiculares	Nenhum bolsão de LA ou um bolsão < 2 cm em 2 planos perpendiculares

*A adaptação dos critérios para redução do líquido amniótico de < 1 cm para < 2 cm parece razoável. A ultrassonografia é utilizada para a avaliação biofísica do feto. (De Creasy RK, Resnik R, Iams JD editors: *Maternal-fetal medicine: principles and practice*, ed 5, Philadelphia, 2004, Saunders.)

O comprometimento fetal *durante o parto* pode ser detectado pelo monitoramento da FCF, da pressão uterina e do pH do sangue do escalpo fetal (Figura 115.6). O **monitoramento contínuo da frequência cardíaca fetal** detecta padrões cardíacos anormais por instrumentos que computam a FCF a cada batimento a partir do sinal eletrocardiográfico fetal. Os sinais derivam de eletrodos conectados à apresentação fetal, do transdutor ultrassonográfico, colocado na parede abdominal materna para detectar ondas ultrassonográficas contínuas refletidas pelas contrações do coração do feto, ou de um fonotransdutor colocado no abdome materno. As contrações uterinas são gravadas por meio do cateter de pressão intrauterina ou de um tocotransdutor externo aplicado à parede abdominal materna sobre

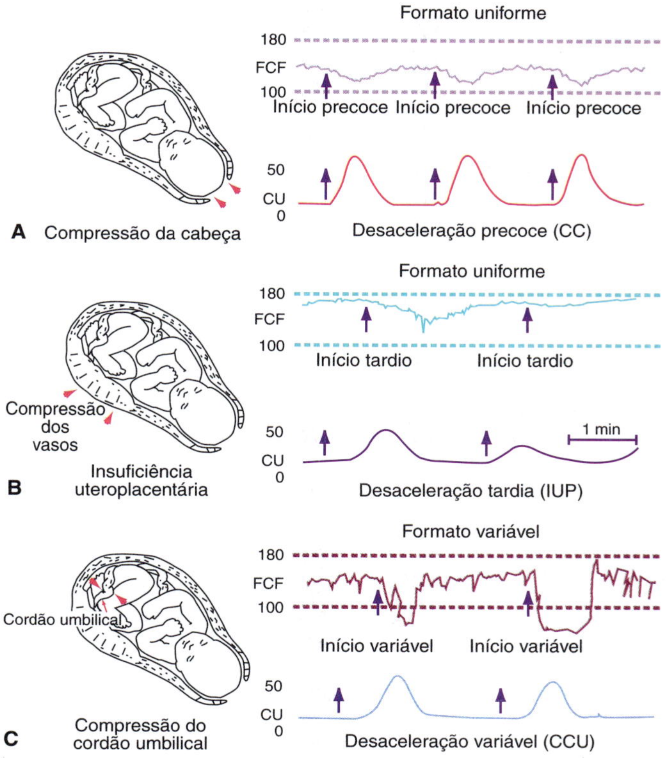

Figura 115.6 Padrões de desaceleração periódica da frequência cardíaca fetal (FCF). O traçado em **A** mostra desaceleração precoce que ocorre durante o pico das contrações uterinas resultante da pressão na cabeça do feto. **B.** Desaceleração tardia causada pela insuficiência uteroplacentária. **C.** Desaceleração variável resultante da compressão do cordão umbilical. As *setas* indicam a relação entre o início das alterações na FCF e as contrações uterinas. (*De Hon EH:* An atlas of fetal heart rate patterns, *New Haven, CT, 1968, Harty Press.*)

o útero. Os padrões da FCF mostram diversas características. Algumas delas sugerem comprometimento fetal. Determina-se a FCF basal em 10 minutos, sem acelerações ou desacelerações. No decorrer da gestação, a FCF basal normal reduz-se gradativamente de cerca de 155 bpm no início da gravidez até 135 bpm, a termo. A variação normal durante a gestação é de 110 a 160 bpm. A **taquicardia** (> 160 bpm) está associada a hipoxia fetal precoce, febre materna, hipertireoidismo materno, terapia materna com fármaco betassimpaticomimético ou atropina, anemia fetal, infecção e algumas arritmias fetais. As arritmias geralmente não ocorrem na doença cardíaca congênita, podendo se resolver espontaneamente no nascimento. A **bradicardia fetal** (< 110 bpm) pode ser normal (p. ex., 105 a 110 bpm), mas pode ocorrer com hipoxia fetal, transferência fetal de agentes anestésicos locais e bloqueadores beta-adrenérgicos e, às vezes, bloqueio cardíaco com ou sem doença cardíaca congênita.

Normalmente, a FCF basal varia como resultado de forças de oposição dos sistemas nervosos simpático e parassimpático do feto. A **variabilidade** é classificada como: *ausência de variabilidade*, se uma alteração da amplitude não for detectada; variabilidade *mínima*, se a variação for ≤ 5 bpm; variabilidade *moderada*, se a variação for entre 6 e 25 bpm; e variabilidade *acentuada*, se for > 25 bpm. A variabilidade pode estar diminuída ou perdida na hipoxemia fetal ou na transferência placentária de fármacos como a atropina, o diazepam, a prometazina, o sulfato de magnésio e a maioria dos agentes de sedação e narcóticos. Prematuridade, período de sono fetal e taquicardia fetal também podem diminuir a variação dos batimentos cardíacos.

Acelerações ou desacelerações da FCF independentes ou não das contrações uterinas também podem ser monitoradas (Figura 115.6). Uma **aceleração** é um aumento súbito na FCF ≥ 15 bpm em ≥ 15 segundos. A presença de acelerações ou variabilidade moderada prediz a ausência de acidose metabólica fetal. No entanto, sua ausência não é uma indicação confiável de acidose ou hipoxemia fetal. As **desacelerações precoces** associadas à compressão da cabeça do feto são uma resposta vagal fisiológica a contrações uterinas, há um padrão repetitivo de redução gradual e o retorno da FCF coincide com a contração uterina (Tabela 115.3). As **desacelerações variáveis** associam-se à compressão do cordão umbilical, caracterizam-se por um padrão em forma de V ou U, são de início e resolução súbitas e podem ocorrer com ou sem contrações uterinas.

As **desacelerações tardias** estão associadas à hipoxemia fetal e caracterizam-se por iniciar-se depois de uma contração uterina estar bem estabelecida, persistindo até o intervalo após a resolução das contrações. O padrão de desaceleração tardia geralmente está associado à hipotensão materna ou ao excesso de atividade uterina, mas pode ser uma resposta a qualquer fator materno, placentário, do cordão umbilical ou fetal que limite a oxigenação efetiva do feto. O significado das desacelerações tardias varia de acordo com o contexto clínico subjacente. Estão mais provavelmente associadas a hipoxemia/acidemia fetal quando são recorrentes e acontecem em conjunto com a diminuição ou a ausência de variabilidade ou sem variabilidade. Desacelerações tardias representam uma resposta compensatória mediada por quimiorreceptores à hipoxemia fetal. A diminuição transitória da FCF serve para aumentar a pré-carga ventricular durante o pico de hipoxemia (ou seja, na crista de uma contração uterina). Se a acidemia fetal progredir, as desacelerações tardias podem se tornar menos pronunciadas ou ausentes, o que indica depressão hipóxica grave da função do miocárdio. Se as desacelerações tardias não responderem a suplementação de oxigênio, hidratação, descontinuação da estimulação do trabalho de parto e mudanças de posição, o parto imediato está indicado. Cerca de 10 a 15% dos fetos a termo apresentam desacelerações da FCF *terminais* (logo antes do parto) que geralmente são benignas se durarem menos de 10 minutos antes do parto. Um painel de

Tabela 115.3 Características da desaceleração da frequência cardíaca fetal (FCF).
DESACELERAÇÃO TARDIA
Visualmente aparente, geralmente uma redução simétrica e *gradual* e retorno da FCF associada à contração uterina
Uma redução *gradual* da FCF é definida como aquela durando ≥ 30 s do início ao nadir da FCF
Calcula-se a redução da FCF do início da desaceleração até seu nadir
A desaceleração é retardada, com o nadir da desaceleração ocorrendo após o pico da contração
Na maioria dos casos, o início, o nadir e a recuperação da desaceleração ocorrem após o início, o pico e o fim da contração, respectivamente
DESACELERAÇÃO PRECOCE
Visualmente aparente, geralmente uma redução *gradual* e simétrica e o retorno da FCF associada à contração uterina
Uma redução *gradual* da FCF é definida como aquela durando ≥ 30 s do início ao nadir da FCF
Calcula-se a redução da FCF do início da desaceleração até seu nadir
O nadir da desaceleração ocorre junto ao pico da contração
Na maioria dos casos, o início, o nadir e a recuperação da desaceleração ocorrem ao mesmo tempo do início, do pico e do fim da contração, respectivamente
DESACELERAÇÃO VARIÁVEL
Visualmente aparente, redução *abrupta* da FCF
Uma redução *abrupta* da FCF é definida como aquela durando < 30 s do início da desaceleração ao início do nadir da FCF
Calcula-se a redução na FCF do início ao nadir da desaceleração
A redução na FCF é ≥ 15 bpm, por ≥ 15 s, durando menos de 2 min
Quando as desacelerações variáveis estão associadas às contrações uterinas, seu início, profundidade e sua duração frequentemente variam com sucessivas contrações uterinas

De Macones GA, Hankins GDV, Spong CY *et al.* The 2008 National Institute of Child Health and Human Development workshop report on electronic fetal monitoring: update on definitions, interpretation, and research guidelines. *Obstet Gynecol* 112:661-666, 2008.

Tabela 115.4 Sistema de interpretação de três categorias da frequência cardíaca fetal (FCF).

CATEGORIA I

Os traçados da FCF da categoria I são:

- Frequência basal: 110 a 160 bpm
- Variabilidade basal da FCF: moderada
- Desacelerações tardias ou variáveis: ausentes
- Desacelerações precoces: presentes ou ausentes
- Acelerações: presentes ou ausentes

CATEGORIA II

Os traçados da FCF da categoria II são todos os traçados não categorizados como categoria I ou III, que representam uma fração apreciável dos encontrados clinicamente. Os exemplos de traçados da categoria II são:

Frequência basal

- Bradicardia não acompanhada pela ausência de variabilidade basal
- Taquicardia

Variabilidade basal da FCF

- Variabilidade basal mínima
- Ausência de variabilidade basal sem desacelerações recorrentes
- Variabilidade basal acentuada

Acelerações

- Ausência de acelerações induzidas após o estímulo fetal

Desacelerações periódicas ou episódicas

- Desacelerações variáveis recorrentes acompanhadas de variabilidade basal mínima ou moderada
- Desaceleração prolongada, ≥ 2 min e < 10 min
- Desacelerações recorrentes tardias com variabilidade basal moderada
- Desacelerações variáveis com outras características, como o retorno lento à frequência basal, exceder a frequência basal e ondas apiculadas

CATEGORIA III

Os traçados da categoria III são:

Ausência de variabilidade basal da FCF

ou

Qualquer um dos seguintes:

- Desacelerações tardias recorrentes
- Desacelerações variáveis recorrentes
- Bradicardia
- Padrão sinusoidal

Adaptada de Macones GA, Hankins GDV, Spong CY *et al.* The 2008 National Institute of Child Health and Human Development workshop report on electronic fetal monitoring: update on definitions, interpretation, and research guidelines, *Obstet Gynecol* 112:661-666, 2008.

especialistas desenvolveu um sistema de interpretação dos traçados da FCF (Tabela 115.4). Os **traçados da categoria I** são normais e fortemente preditivos de um equilíbrio ácido-básico fetal normal durante a observação. Os **traçados da categoria II** não são preditivos do *status* fetal anormal, mas não existem dados suficientes para categorizá-los como categoria I ou III; portanto, recomendam-se melhor avaliação, monitoramento e reavaliação. Os **traçados da categoria III** são anormais e preditivos de um equilíbrio ácido-básico fetal anormal durante a observação. Os traçados da categoria III exigem uma avaliação imediata e esforços para resolver prontamente a FCF anormal como discutido antes para as desacelerações tardias.

As amostras de sangue do cordão umbilical obtidas no momento do parto são úteis para registrar o estado ácido-básico fetal. Apesar de o valor exato do pH do sangue do coto umbilical que define uma acidemia fetal significativa não ser conhecido, um pH < 7,0 na artéria umbilical tem sido associado a maior necessidade de reanimação e incidência maior de complicações respiratórias, gastrintestinais, cardiovasculares e neurológicas. Mesmo assim, em muitos casos, quando um pH baixo é detectado, os recém-nascidos são neurologicamente normais.

A bibliografia está disponível no GEN-io.

115.3 Doença Materna e o Feto

Kristen R. Suhrie and Sammy M. Tabbah

DOENÇAS INFECCIOSAS

Ver Tabela 114.3 no Capítulo 114 para uma lista de doenças infecciosas maternas que podem impactar o feto e o recém-nascido.

Qualquer infecção materna com manifestações sistêmicas graves pode resultar em aborto, parto de natimorto ou trabalho de parto prematuro. Não está claro se esses resultados são uma consequência da infecção do feto ou secundários à doença materna. Outro fator importante a se considerar ao lidar com doenças infecciosas na gestação é o tempo da infecção. Em geral, as infecções que ocorrem no início da gravidez (primeiro ou segundo semestre) apresentam maior probabilidade de resultar em aborto ou problemas com a organogênese, como anormalidades de migração neuronal observadas em recém-nascidos com infecções congênitas por CMV.

O **citomegalovírus** (CMV) é a infecção congênita mais comum, que afeta 0,2 a 2,2% de todos os recém-nascidos (Capítulo 282). A transmissão perinatal pode ocorrer a qualquer momento durante a gravidez. No entanto, as sequelas mais devastadoras ocorrem com a infecção no primeiro trimestre. Após uma infecção primária, 12 a 18% dos recém-nascidos terão sinais e sintomas ao nascer, e até 25% podem desenvolver complicações a longo prazo. A complicação mais comum é a **perda auditiva congênita.** Os recém-nascidos gravemente afetados têm mortalidade associada de 30% e 65 a 80% dos sobreviventes desenvolvem morbidade neurológica grave. A mãe com história de CMV pode sofrer reativação da doença ou pode estar infectada com uma cepa diferente do vírus e transmitir a infecção ao feto. Atualmente, não existem terapias pré-natais bem estudadas ou validadas voltadas para diminuir a gravidade da doença ou evitar a infecção congênita no cenário da infecção materna primária por CMV. Dados preliminares de alguns estudos demonstraram ser promissores com medicamentos como o valganciclovir e a globulina hiperimune específica do CMV, mas faltam dados confirmatórios. Por esse motivo, o American College of Obstetricians and Gynecologists (ACOG) não recomenda terapia pré-natal para infecção congênita por CMV fora de um protocolo de pesquisa estabelecido.

DOENÇAS NÃO INFECCIOSAS (ver Tabela 114.2)

O **diabetes materno** aumenta o risco de hipoglicemia neonatal, hipocalcemia, síndrome da angústia respiratória e outros problemas respiratórios, dificuldades de alimentação, policitemia, macrossomia, restrição do crescimento, disfunção miocárdica, icterícia e malformações congênitas (Capítulo 127.1). O risco de insuficiência uteroplacentária, polidrâmnio e morte fetal é maior em mães com diabetes descontrolado. A **pré-eclâmpsia,** a **hipertensão crônica** e a **doença renal crônica** podem resultar em RCIU, prematuridade e morte fetal provavelmente devido a uma redução na perfusão uteroplacentária.

O **hipotireoidismo** ou o **hipertireoidismo** materno descontrolado são responsáveis por infertilidade relativa, aborto espontâneo, trabalho de parto prematuro e morte fetal. O hipotireoidismo em mulheres grávidas (mesmo leve ou assintomático) pode afetar adversamente o desenvolvimento neurológico da criança, especialmente se o recém-nascido apresentar hipotireoidismo congênito.

Doenças imunológicas maternas, como púrpura trombocitopênica idiopática, lúpus eritematoso sistêmico, miastenia *gravis* e doença de Graves, mediadas pela imunoglobulina G, que cruza a placenta, frequentemente causam doença no recém-nascido. Autoanticorpos maternos contra o receptor de folato estão associados a defeitos do tubo neural (DTN), enquanto a sensibilização imunológica materna aos antígenos do feto pode estar associada a hepatite aloimune e trombocitopenia aloimune neonatal (**TAIN**).

Distúrbios metabólicos não tratados, como a **fenilcetonúria** (FCU) materna, resultam em aborto, malformações cardíacas congênitas e lesão no cérebro de um feto heterozigoto sem fenilcetonúria. Mulheres cuja FCU seja bem controlada antes da concepção podem evitar tais complicações e ter um recém-nascido normal.

A bibliografia está disponível no GEN-io.

115.4 Medicamentos Maternos e Exposição Materna e Fetal às Toxinas

Kristen R. Suhrie e Sammy M. Tabbah

Quando um bebê ou uma criança tem malformação congênita ou apresenta atraso do desenvolvimento, os pais geralmente se culpam erroneamente e atribuem os problemas da criança a eventos que ocorreram durante a gravidez. Como muitas infecções benignas ocorrem e muitos medicamentos não teratogênicos são frequentemente utilizados durante a gestação, o pediatra deve avaliar as supostas infecções virais e os medicamentos utilizados para ajudar os pais a entender o defeito de nascença de seus filhos. Aproximadamente 40% das causas de malformações congênitas são desconhecidas. Embora apenas relativamente poucos agentes teratogênicos sejam reconhecidos em humanos, novos agentes continuam sendo identificados. Um excelente recurso na internet conhecido como **Reprotox** (reprotox.org) fornece resumos abrangentes e atualizados rotineiramente sobre medicamentos e outros agentes potencialmente teratogênicos na gravidez. Em geral, apenas 10% das anomalias são causadas por teratógenos reconhecíveis (Capítulo 128). O momento de exposição com maior probabilidade de causar lesão costuma ser durante a organogênese com menos de 60 dias de gestação. Agentes específicos produzem lesões previsíveis. Alguns agentes têm um efeito dependente da dose ou do *limite* de dose, abaixo do qual não ocorrem alterações no crescimento, na função ou na estrutura. Variáveis genéticas, como a presença de enzimas específicas, podem metabolizar um agente benigno em uma forma teratogênica mais tóxica (p. ex., conversão de fenitoína em seu epóxido). Em muitas circunstâncias, o mesmo agente e a mesma dose podem não produzir consistentemente a lesão.

Uma atividade enzimática reduzida da via de metilação do folato, sobretudo a formação de 5-metiltetra-hidrofolato, pode ser responsável por DTNs ou outros defeitos congênitos. Uma das enzimas responsáveis pode ser a mutação termolábil comum da 5,10-metileno tetra-hidrofolato redutase. A suplementação de folato para todas as mulheres grávidas (por fortificação direta de grãos de cereal, obrigatória nos EUA) e os comprimidos de ácido fólico oral tomados durante a organogênese podem superar esse defeito enzimático genético, reduzindo a incidência de DTNs e talvez outros defeitos congênitos.

A Food and Drug Administration (FDA) dos EUA classifica os medicamentos em cinco categorias de risco de gravidez. Os medicamentos da **categoria A** não apresentam riscos com base em evidências de estudos controlados em humanos. Para os medicamentos da **categoria B**, não se demonstrou risco em estudos com animais, mas não se realizaram estudos adequados em humanos, *ou* algum risco foi demonstrado em estudos com animais, mas esses resultados não são confirmados por estudos em humanos. Para os medicamentos da **categoria C**, o risco definido foi demonstrado em estudos com animais, mas não foram realizados estudos adequados em humanos, *ou* nenhum dado está disponível em estudos em animais ou em humanos. A **categoria D** inclui medicamentos com algum risco, mas com um benefício que pode exceder esse risco para a condição potencialmente fatal tratada, como a estreptomicina para tuberculose. A **categoria X** é para medicamentos contraindicados na gravidez com base em evidências animais e humanas e para os quais o risco excede os benefícios.

O uso de medicamentos ou remédios herbáceos durante a gravidez mostra-se potencialmente danoso para o feto. O consumo de medicamentos ocorre na maioria das gestações. Em média, durante a gravidez as mães tomam quatro fármacos, além de vitaminas ou ferro. Quase 40% das grávidas recebem um fármaco para o qual não se estabeleceu a segurança durante a gravidez (risco na gravidez de categoria C). Além disso, muitas mulheres são expostas a potenciais toxinas reprodutivas, como substâncias químicas ocupacionais, ambientais ou no lar, como solventes, pesticidas e produtos para os cabelos. Os efeitos dos fármacos ingeridos pela mãe variam consideravelmente, sobretudo com relação ao período gestacional em que tais medicamentos são tomados e ao genótipo fetal para as enzimas de metabolização de fármacos.

O **aborto** ou as **malformações congênitas** resultam da ingestão materna de remédios teratogênicos no período de organogênese. Medicamentos tomados mais tardiamente, em especial nas últimas semanas de gestação ou durante o parto, tendem a afetar a função de órgãos ou sistemas enzimáticos específicos, afetando adversamente o recém-nascido em vez do feto (Tabelas 115.5 e 115.6). Os efeitos dos

Tabela 115.5 Ação de agentes na gestante que podem apresentar efeitos adversos na estrutura ou na função do feto e do recém-nascido.

SUBSTÂNCIA	EFEITO NO FETO
Álcool	Anomalias cardíacas congênitas, do SNC, dos membros; RCIU; atraso no desenvolvimento; déficit de atenção; autismo
Aminopterina	Aborto, malformações
Anfetaminas	Doença cardíaca congênita, RCIU, crise de abstinência
Azatioprina	Aborto
Bifenilas policloradas	Manchas cutâneas – espessamento, descamação, PIG, acne, atraso no desenvolvimento
Biopsia das vilosidades coriônicas	Provavelmente nenhum efeito, possivelmente redução dos membros
Bussulfano	Redução do crescimento; opacidades nas córneas; fenda palatina; hipoplasia dos ovários, tireoide e paratireoides
Carbamazepina	Espinha bífida, possível retardamento do desenvolvimento neurológico
Carbimazol	Defeitos no escalpo, atresia de cóanas, atresia esofágica, atraso no desenvolvimento
Ciclofosfamida	Malformações múltiplas
Cigarro	Pequeno para a idade gestacional, RCIU
Cloroquina	Surdez
Cocaína/*crack*	Microcefalia, PIG, RCIU, distúrbios comportamentais
Danazol	Virilização
Estatinas	RCIU, deficiências dos membros, síndrome de VATER (ou VACTERL)
Estilbestrol (diestilestilbestrol [DES])	Adenocarcinoma vaginal na adolescência
Estreptomicina	Surdez
17-alfaetinil testosterona	Masculinização do feto do sexo feminino

(continua)

Tabela 115.5 Ação de agentes na gestante que podem apresentar efeitos adversos na estrutura ou na função do feto e do recém-nascido. *(continuação)*

SUBSTÂNCIA	EFEITO NO FETO
Fenitoína	Anomalias congênitas, RCIU, neuroblastoma, sangramento (deficiência de vitamina K)
Hipertermia	Espinha bífida
Infliximabe	Possível aumento do risco de doença associada a vacina com vírus vivo nos bebês; neutropenia
Inibidores da ECA, antagonistas do receptor de angiotensina	Oligoidrâmnio, RCIU, insuficiência renal, síndrome semelhante à de Potter
Inibidores seletivos da reabsorção de serotonina	Pequeno aumento no risco de anomalias congênitas, hipertensão pulmonar persistente do recém-nascido
Isotretinoína	Anomalias faciais auriculares, doença cardíaca, anomalias do SNC
Lítio	Anomalia de Ebstein, macrossomia
Lopinavir-ritonavir	Disfunção suprarrenal transitória
6-Mercaptopurina	Aborto
Metilmercúrio	Doença de Minamata, microcefalia, surdez, cegueira, retardo mental
Metiltestosterona	Masculinização do feto do sexo feminino
Micofenolato de mofetila	Anomalias craniofaciais, dos membros, cardiovasculares, do SNC
Misoprostol	Artrogripose, neuropatias cranianas (síndrome de Möbius), equinovaro
Monóxido de carbono	Atrofia cerebral, microcefalia, convulsões
Noretindrona	Masculinização do feto do sexo feminino
Penicilamina	Síndrome da cútis laxa
Prednisona	Fendas orais
Progesterona	Masculinização do feto do sexo feminino
Quinina	Aborto, trombocitopenia, surdez
Talidomida	Focomelia, surdez, outras malformações
Tetraciclina	Atraso no crescimento esquelético, pigmentação dos dentes, hipoplasia do esmalte dos dentes, catarata, malformação nos membros
Tolueno (abuso de solvente)	Anormalidades craniofaciais, prematuridade, sintomas de abstinência, hipertonia
Topiramato	Lábio leporino
Trimetadiona e parametadiona	Aborto, malformações múltiplas, retardo mental
Valproato	SNC (espinha bífida), anomalias faciais e cardíacas, defeitos nos membros, função neurológica diminuída, doença do espectro do autismo
Varfarina	Sangramento e morte fetais, estruturas nasais hipoplásicas
Vitamina D	Estenose aórtica supravalvar, hipercalcemia

ECA, enzima conversora da angiotensina; PIG, pequeno para a idade gestacional; RCIU, restrição do crescimento intrauterino; síndrome de VACTERL, do inglês VACTERL, em que cada letra representa uma estrutura envolvida: V – defeitos das vértebras; A – anomalia anal; C – anomalias cardiovasculares; T – anomalias da traqueia; E – atresia esofágica; R – anomalia renal e/ou radial; L – anomalias dos membros. SNC, sistema nervoso central.

fármacos podem ser evidentes imediatamente na sala de parto ou mais tarde, no período neonatal, ou ser mais retardados. A administração de dietilestilbestrol na gestação, por exemplo, aumentou o risco de adenocarcinoma vaginal das filhas na 2ª ou na 3ª década de vida.

Geralmente, deve-se contrabalançar o risco de controlar a doença materna com o risco de possíveis complicações fetais. A maioria das mulheres com epilepsia tem fetos normais. Mesmo assim, diversos **antiepilépticos** usados estão associados a malformações congênitas. Bebês expostos ao ácido valproico podem apresentar diversas anomalias, como defeitos de fechamento do tubo neural, hipospadias, anomalias faciais, anomalias cardíacas e defeitos nos membros. Além disso, eles apresentam escores do índice de desenvolvimento menores do que os não expostos ou dos bebês expostos a outros fármacos antiepilépticos usados frequentemente.

Ingerir álcool moderadamente ou em grande quantidade (≥ 7 doses/semana ou ≥ 3 doses em diversas ocasiões) está associado ao risco do desenvolvimento da **síndrome alcoólica fetal**. Os fetos expostos apresentam o risco de deficiência de crescimento, anormalidades do sistema nervoso central (SNC), defeitos cognitivos e problemas comportamentais. Deve-se enfatizar, no entanto, que não há limiar de dose-resposta conhecido para a exposição do feto ao álcool; portanto, mulheres grávidas devem ser aconselhadas à completa abstenção. O **fumo** na gravidez está associado a RCIU e defeitos faciais.

O uso crônico de **heroína (opioide)** durante a gravidez está associado ao aumento do risco de restrição do crescimento fetal, descolamento da placenta, morte fetal, nascimento prematuro e passagem intrauterina de mecônio. Os opiáceos atravessam prontamente a placenta; portanto, postula-se que esses efeitos estejam relacionados com a abstinência cíclica de opiáceos do feto. Além disso, as questões do estilo de vida em torno do abuso de opioides, como a falta de acompanhamento ou o acompanhamento tardio no pré-natal, colocam a mãe em maior risco de resultados adversos na gravidez. Portanto, a terapia de manutenção de opioides com metadona ou buprenorfina é recomendada para mulheres grávidas dependentes de opioides, a fim de evitar complicações decorrentes do uso ilícito de opioides e abstinência de narcóticos, incentivar o atendimento pré-natal e o tratamento medicamentoso, reduzir a atividade criminosa e evitar riscos ao paciente de se associar à cultura de drogas.

A **síndrome de abstinência neonatal (SAN)** ocorre no contexto de tratamento de manutenção com opioides ou uso de drogas ilícitas. Portanto, a terapia de manutenção com opiáceos não é preventiva nesse âmbito. Considera-se a **metadona** a terapia de primeira linha para o tratamento da dependência de opioides na gravidez; a

Tabela 115.6 Ação de agentes na gestante que podem apresentar efeitos adversos no recém-nascido.*

Acebutolol – RCIU, hipotensão, bradicardia
Acetazolamida – acidose metabólica
Ácido acetilsalicílico – sangramento neonatal, gestação prolongada
Administração de líquido intravenoso durante o trabalho de parto (p. ex., solução sem sódio) – distúrbios eletrolíticos, hiponatremia, hipoglicemia
Agentes anestésicos (voláteis) – depressão do SNC
Agentes colinérgicos (edrofônio, piridostigmina) – fraqueza muscular transitória
Agentes simpatomiméticos (tocolítico beta-agonista) – taquicardia
Amiodarona – bradicardia, hipotireoidismo
Anestesia caudal-paracervical com mepivacaína (introdução acidental do anestésico no escalpo do bebê) – bradipneia, apneia, bradicardia, convulsões
Atenolol – RCIU, hipoglicemia
Baclofeno – síndrome de abstinência
Bloqueadores do fator de necrose tumoral – neutropenia, possível aumento do risco de infecção no primeiro ano de vida
Brometo de hexametônio – íleo paralítico
Brometos – exantema, depressão do SNC, RCIU
Captopril, enalapril – insuficiência renal anúrica transitória, oligoidrâmnio
Cefalotina – teste de Coombs direto positivo
Chá de *cohosh* azul (*Caulophyllum thalictroides*) – insuficiência cardíaca neonatal
Chumbo – redução da função intelectual
Cloreto de amônia – acidose (clinicamente não aparente)
Corticosteroides – insuficiência adrenocortical (rara)
Depressores do SNC (narcóticos, barbitúricos, benzodiazepínicos) durante o trabalho de parto – depressão do SNC, hipotonia
Dexametasona – leucomalacia periventricular
Fenobarbital – diátese hemorrágica (deficiência de vitamina K), possivelmente déficit intelectual a longo prazo, sedação
Fluoxetina e outros inibidores seletivos da recaptação da serotonina – síndrome de abstinência neonatal transitória, hipertonicidade, anomalias menores, nascimento prematuro, prolongamento do intervalo QT
Haloperidol – síndrome de abstinência
Ibuprofeno – oligoidrâmnio, hipertensão pulmonar
Imipramina – síndrome de abstinência
Indometacina – oligúria, oligoidrâmnio, perfuração intestinal, hipertensão pulmonar
Iodo – bócio
Iodo (radioativo) – bócio
Metimazol – bócio, hipotireoidismo
Morfina e derivados (vício) – sintomas de abstinência (não se alimenta, vômitos, diarreia, agitação, boceja e se estica)
Naftaleno – anemia hemolítica (em bebês com deficiência de G6PD)
Nitrofurantoína – anemia hemolítica (em bebês com deficiência de G6PD)
Ocitocina – hiperbilirrubinemia, hiponatremia
Piridoxina – convulsões
Primaquina – anemia hemolítica (em bebês com deficiência de G6PD)
Propiltiouracila – bócio, hipotireoidismo
Propranolol – hipoglicemia, bradicardia, apneia
Reserpina – sonolência, congestão nasal, instabilidade de temperatura
Sulfato de magnésio – depressão respiratória, rolha de mecônio, hipotonia
Sulfonamidas – interferem na ligação da bilirrubina com as proteínas, *kernicterus* com níveis baixos de bilirrubina sérica, hemólise com deficiência de G6PD
Sulfonilureias – hipoglicemia refratária
Tiazidas – trombocitopenia neonatal (rara)
Valproato – atraso no desenvolvimento
Zolpidem – pequeno para a idade gestacional

*Ver também Tabela 115.5. G6PD, glicose-6-fosfato desidrogenase; RCIU, restrição do crescimento intrauterino; SNC, sistema nervoso central.

buprenorfina é uma alternativa aceitável no paciente adequadamente selecionado. Não existe uma relação dose-resposta estabelecida entre metadona ou buprenorfina e o risco/gravidade da SAN. Assim, recomenda-se a menor dose efetiva para eliminar os desejos/abstinência da mãe. A metadona está associada a menor peso ao nascer que a buprenorfina. Ambos os medicamentos têm uma taxa semelhante de SAN que requer tratamento (aproximadamente 50%). No entanto, o uso de buprenorfina pré-natal foi associado a doses significativamente mais baixas de morfina para tratar SAN e internações hospitalares relacionadas com SAN mais curtas do que a metadona. Por esses motivos, o uso de buprenorfina pode ser preferível sob certas circunstâncias.

O mecanismo de ação específico é conhecido ou postulado para muito poucos teratógenos. A **varfarina**, um antagonista da vitamina K usado para anticoagulação, impede a carboxilação do ácido gama-carboxiglutâmico, que é um componente da osteocalcina e de outras proteínas ósseas dependentes da vitamina K. O efeito teratogênico da varfarina no desenvolvimento da cartilagem, especialmente a cartilagem nasal, parece ser evitado se o tratamento de anticoagulação da gestante for alternado de varfarina para heparina pelo período entre 6 e 12 semanas de gestação. Contudo, mantém-se o risco de hemorragia intracraniana com a exposição durante a gravidez. Por esses motivos, a **heparina de baixo peso molecular** é o anticoagulante de escolha no tratamento de mulheres grávidas.

O **hipotireoidismo** no feto pode ser causado pela ingestão materna de uma quantidade excessiva de iodeto ou propiltiouracila. Ambos interferem na conversão de iodetos inorgânicos em orgânicos. Além disso, existe uma interação de fatores genéticos com suscetibilidade a certos medicamentos ou toxinas ambientais. A teratogênese da fenitoína, por exemplo, pode ser mediada por diferenças genéticas na produção enzimática de metabólitos epóxidos. Polimorfismos de genes que codificam enzimas que metabolizam os hidrocarbonetos aromáticos policíclicos na fumaça do cigarro influenciam os efeitos de restrição do crescimento no feto.

O reconhecimento do potencial teratogênico de várias fontes oferece a oportunidade de evitar defeitos congênitos relacionados. Se a mulher grávida for informada dos efeitos potencialmente prejudiciais do álcool, do tabaco e das drogas ilícitas no feto, ela pode ser motivada a evitar o consumo dessas substâncias durante a gravidez. A mulher com diabetes melito dependente de insulina pode diminuir significativamente seu risco de ter um filho com defeitos congênitos, alcançando um bom controle de sua doença antes da concepção. Por fim, devido aos limites do conhecimento atual sobre os efeitos fetais do uso de medicamentos pela mãe, fármacos e agentes fitoterápicos somente devem ser prescritos na gravidez após avaliação cuidadosa dos benefícios à mãe contra o risco de dano fetal.

A bibliografia está disponível no GEN-io.

115.5 Radiação

Kristen R. Suhrie e Sammy M. Tabbah

Ver também Capítulo 736.

A exposição acidental da mulher grávida à radiação é uma causa comum de ansiedade sobre a possibilidade de o feto apresentar anormalidades genéticas ou defeitos congênitos. É pouco provável que a exposição à radiação diagnóstica cause mutações. Anormalidades genéticas foram identificadas em pessoas expostas antes do nascimento à explosão das bombas atômicas em 1945 no Japão.

Uma preocupação mais realista é se o feto humano exposto apresentará defeitos congênitos ou maior incidência de tumores malignos. A exposição de fundo à radiação pelo feto em uma gestação é de aproximadamente 0,1 rad. A dose estimada de radiação para a maioria das radiografias é de menor que 0,1 rad, enquanto para a maioria das TC é menor que 5 rad (a exposição máxima recomendada à radiação na gestação). Estudos de imagem com elevada exposição à radiação (p. ex., TC) podem ser modificados para garantir que as doses de radiação sejam as menores possíveis. Portanto, exames diagnósticos únicos não resultam em doses de radiação altas o suficiente para afetar o embrião ou o feto. O aborto terapêutico não é recomendado apenas com base na exposição elevada à radiação diagnóstica. A maior parte das evidências sugere que a exposição fetal habitual à radiação não aumenta o risco de leucemia na infância e outros tipos de câncer. No entanto, algumas fontes sugerem que uma exposição do feto à radiação de 1 a 2 rad pode conferir um aumento do risco de 1,5 a 2 vezes de leucemia infantil, que apresenta um risco de fundo de 1 em 3.000. Antes da implantação (0 a 2 semanas após a concepção), doses de radiação de 5 a 10 rad podem resultar em aborto. Em 2 a 8 semanas de gestação, doses em excesso de 20 rad foram associadas a anomalias congênitas e restrição do crescimento do feto. Vários distúrbios intelectuais podem ocorrer com exposições ≥ 25 rad antes das 25 semanas de gestação. Os dados disponíveis não sugerem efeitos fetais deletérios de ressonância magnética ou US diagnósticas, que não envolvem radiação.

A bibliografia está disponível no GEN-io.

115.6 Diagnóstico Intrauterino de Doença Fetal

Kristen R. Suhrie e Sammy M. Tabbah

Ver Tabela 115.1 e Capítulo 115.2.

Utilizam-se procedimentos diagnósticos para identificar doenças fetais quando o tratamento fetal direto é possível, para melhor direcionar o cuidado neonatal, quando se toma a decisão de dar à luz um bebê viável, mas prematuro, para evitar a morte intrauterina, ou quando se considera o aborto. A avaliação fetal também está indicada em um contexto mais amplo quando a história familiar, clínica ou reprodutiva da mãe sugere a presença de gravidez de alto risco ou um feto de alto risco (Capítulos 114 e 115.3).

Diversos métodos são usados para identificar doença fetal (Tabela 115.1). A US fetal (obstétrica) pode detectar anormalidades no crescimento fetal (por medidas biométricas definidas anteriormente) ou malformação do feto (Figura 115.7). Determinações seriadas da velocidade do crescimento intraútero e a razão da circunferência cabeça-abdome aumentam a capacidade de detectar RCIU. A US em tempo real pode identificar anormalidades placentárias (descolamento prematuro da placenta, placenta prévia) e anormalidades fetais, como hidrocefalia, defeitos de fechamento de tubo neural, atresia duodenal, hérnia diafragmática, agenesia renal, obstrução da saída da bexiga, doença cardíaca congênita, anormalidades dos membros, teratoma sacrococcígeo, higroma cístico, onfalocele, gastrósquise e hidropisia (Tabela 115.7).

A US em tempo real também facilita a realização de procedimentos por agulha guiada (ou seja, cordocentese) e PBF por meio da imagem

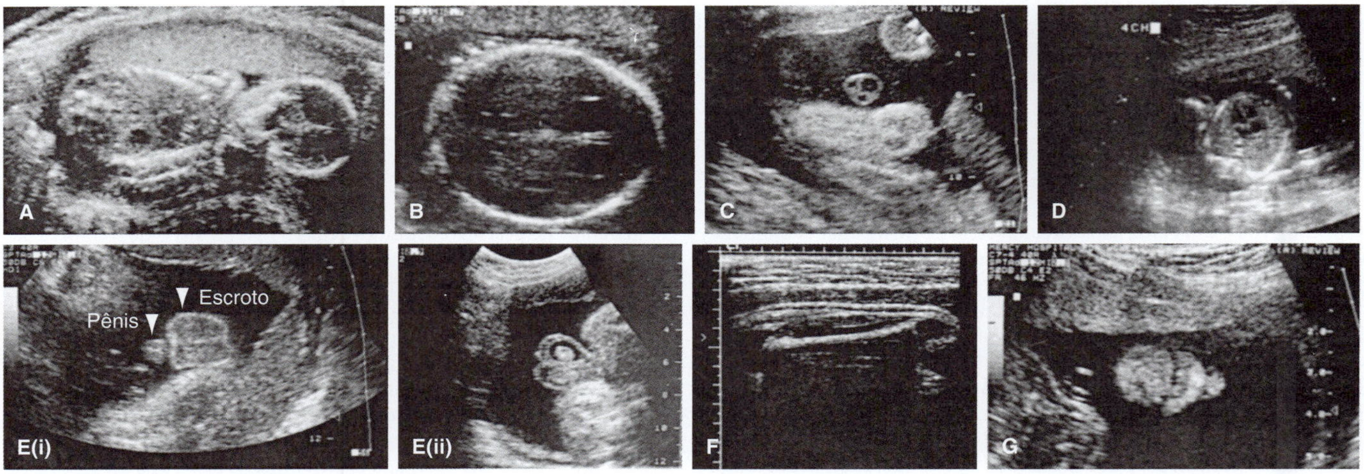

Figura 115.7 Avaliação da anatomia fetal. **A.** Vista do útero na 24ª semana de gestação mostrando uma seção longitudinal do feto e uma placenta anterior. **B.** Seção transversal no nível do ventrículo lateral na 18ª semana mostrando (*à direita*) cornos ventrais dos ventrículos laterais proeminentes de cada lado do eco da foice cerebral na linha média. **C.** Seção transversal do coto umbilical mostrando que o lúmen da veia umbilical é muito mais largo do que o das artérias umbilicais. **D.** Vista das quatro câmaras do coração na 18ª semana com átrios de tamanhos iguais. **E(i).** Genitália masculina normal próxima ao termo. **E(ii).** Hidrocele delineando um testículo dentro do escroto que se projeta em um saco de líquido amniótico de tamanho normal na 38ª semana. Aproximadamente 2% dos bebês do sexo masculino apresentam evidências clínicas de hidrocele que costuma ser bilateral, não devendo ser confundida com o edema subcutâneo que ocorre durante o parto vaginal na apresentação pélvica. **F.** Seção de uma coxa no feto próximo ao termo mostrando um tecido subcutâneo espesso (4,6 mm entre os *cursores*) acima do fêmur para um feto com macrossomia. **G.** O rosto fetal visto de baixo mostrando (*da direita para a esquerda*) o nariz, a margem alveolar e o queixo na 20ª semana. (*De Special investigative procedures. In: Beischer NA, Mackay IV, Colditz PB, editors:* Obstetrics and the newborn, *ed 3, Philadelphia, 1997, Saunders.*)

Tabela 115.7 Significado dos achados anatômicos ultrassonográficos fetais.

OBSERVAÇÃO PRÉ-NATAL	DEFINIÇÃO	DIAGNÓSTICO DIFERENCIAL	SIGNIFICADO	AVALIAÇÃO PÓS-NATAL
Ventrículos cerebrais dilatados	Ventriculomegalia ≥ 10 mm	Hidrocefalia Hidranencefalia Cisto de Dandy-Walker Agenesia do corpo caloso Perda de volume	Ventriculomegalia transitória isolada é comum e geralmente benigna Ventriculomegalia persistente ou progressiva é mais preocupante Identificar anomalias cranianas e extracranianas associadas	Ultrassonografia ou RM seriadas Avaliar para a presença de anomalias extracranianas
Cistos do plexo coroide	Tamanho cerca de 10 mm: unilateral ou bilateral Incidência 1 a 3%	Cariótipo anormal (trissomia do 18, 21) Aumento do risco de aneuploidia se houver AMA	Geralmente isolados, benignos; resolvem-se pela 24ª à 28ª semana Convém examinar o feto para a presença de outras anomalias; se houver mais anomalias, deve-se realizar amniocentese para determinar o cariótipo	Ultrassonografia da cabeça Examinar para a presença de anomalias extracranianas; cariótipo se houver indicação
Espessamento da prega da nuca	≥ 6 mm pela 15ª à 20ª semana	Higroma cístico da trissomia do 18, 21 Síndrome de Turner (XO) Outras síndromes genéticas Normal (cerca de 25%)	Cerca de 50% dos fetos afetados apresentam anormalidades cromossômicas Amniocentese é necessária para determinar o cariótipo	Avaliar para a presença de diversas malformações de órgãos; cariótipo se houver indicação
Dilatação da pélvis renal	Pielectasia ≥ 4 a 10 mm Incidência 0,6 a 1%	Variante normal Obstrução da junção uteropélvica Refluxo vesicoureteral Válvulas ureterais posteriores Ureterocele ectópica Volume grande sem obstrução	Geralmente "fisiológica" e transitória Refluxo é comum Se dilatação > 10 mm ou associada a caliectasia, deve-se considerar causas patológicas Se a bexiga for grande, deve-se considerar válvulas uretrais posteriores e síndrome de megabexiga-microcólon hipoperistáltico	Repetir a ultrassonografia no 5º dia e depois de 1 mês; cistouretrografia miccional, antibiótico profilático
Intestino ecogênico	Incidência 0,6%	FC, peritonite meconial, trissomia do 21 ou 18, outras anormalidades cromossômicas, citomegalovírus, toxoplasmose, obstrução GI, sangramento intrauterino (engolimento de sangue pelo feto)	Geralmente normal Considerar FC; aneuploidia e TORCH	Dosar cloro no suor e exame de DNA Cariótipo Cirurgia para obstrução Avaliação para síndrome de TORCH
Aparência do estômago	Pequeno, ausente ou com dupla bolha	Obstrução GI alta (atresia esofágica) Dupla bolha significa atresia duodenal Aneuploidia Polidrâmnio Estômago no tórax significa hérnia diafragmática	Também deve-se considerar distúrbios neurológicos que reduzem a deglutição > 30% dos que apresentam dupla bolha têm trissomia do 21	Cromossomos; radiografia dos rins, ureteres e bexiga se houver indicação, exame contrastado do GI superior, avaliação neurológica

CMV, citomegalovírus; FC, fibrose cística; GI, gastrintestinal; TORCH, síndrome de toxoplasmose, outros agentes, rubéola.

de respiração fetal, movimentos corporais, tônus e volume de fluido amniótico (Tabela 115.2). A Dopplerfluxometria avalia o fluxo sanguíneo arterial fetal (resistência vascular) (Figuras 115.4 e 115.5). Utiliza-se o exame por imagem do feto para definir melhor as anormalidades detectadas na US e poder ajudar o prognóstico (Figura 115.1).

A **amniocentese**, a retirada transabdominal de líquido amniótico durante a gravidez para diagnóstico (Tabela 115.1), é um procedimento obstétrico comum. É realizada frequentemente para avaliar infecções. Também é feita para indicações genéticas, geralmente entre a 15ª e 20ª semana de gestação, com resultados disponíveis em até 24 a 48 h para teste de hibridação *in situ* por fluorescência (FISH) e 2 a 3 semanas para teste por *microarray*. A indicação mais comum de amniocentese genética é a **idade materna avançada**. O risco de anormalidades cromossômicas aos 21 anos é de 1:525 *versus* 1:6 aos 49 anos. O ACOG recomenda que seja oferecida amniocentese a todas as mulheres grávidas para avaliar uma condição genética subjacente, como a síndrome de Down. Essa análise também pode ajudar a identificar o defeito de fechamento do tubo neural (elevação da alfafetoproteína [AFP] e presença de acetilcolinesterase). Além disso, pode-se oferecer a famílias com uma síndrome genética conhecida um teste genético pré-natal a partir do líquido amniótico ou amniócitos obtidos por amniocentese ou por biopsia das vilosidades coriônicas. A **biopsia das vilosidades coriônicas** (BVC) é realizada no primeiro trimestre, por via transvaginal ou transabdominal. A amostra obtida é de origem placentária, o que algumas vezes pode ser problemático, porque a aneuploidia pode estar presente na placenta e não no feto, uma condição conhecida como **mosaicismo placentário confinado**, a qual pode dar origem a uma taxa de falso-positivos de até 3%. Além disso, a BVC pode estar associada a um risco discretamente maior de perda fetal do que a amniocentese.

Pode-se realizar a amniocentese com pouco desconforto para a mãe. Complicações relacionadas a procedimentos são relativamente raras e muitas podem ser evitadas utilizando uma abordagem guiada por US. Tais riscos envolvem dano direto ao feto, punção da placenta e sangramento com dano secundário ao feto e podem estimular contrações uterinas e parto prematuro, corioamnionite, sensibilização materna ao sangue fetal e aborto. Os melhores dados disponíveis indicam que a taxa de aborto associada à amniocentese é de 1 a cada 500 a 900 procedimentos. Não se recomenda a amniocentese antes das 14 semanas de gestação, pois foi associada a maior risco de aborto, ruptura de membranas e pé torto.

A **cordocentese**, ou retirada percutânea de sangue umbilical (RPSU), é usada para diagnosticar anormalidades hematológicas, distúrbios genéticos, infecções e acidose fetais (Tabela 115.1). Sob visualização por US direta, insere-se uma agulha longa na veia umbilical em sua entrada na placenta ou em uma alça livre do cordão. A transfusão ou a administração de medicamentos podem ser realizadas através da veia umbilical (Tabela 115.8). A indicação predominante para esse procedimento é para a confirmação da anemia fetal (na isoimunização Rh) ou a trombocitopenia (TAIN), com transfusão subsequente de concentrado de hemácias ou plaquetas na circulação venosa umbilical.

Deve-se oferecer a **triagem de aneuploidia** para as mulheres no primeiro trimestre ou na metade da gestação para avaliar o risco de aneuploidias comuns, como síndrome de Down (trissomia do 21), trissomia do 18, trissomia do 13 e malformações congênitas (p. ex., defeitos da parede abdominal ou do tubo neural) que causam elevação de vários marcadores. Uma combinação desses marcadores bioquímicos (como AFP, inibina A, estriol, proteína plasmática A associada à gestação, betagonadotrofina coriônica humana [hCG]) com a US aumenta o valor preditivo positivo (VPP) desses testes de triagem. O DNA do feto no plasma materno e as células fetais circulantes no sangue da mãe são possíveis fontes não invasivas de material para o teste genético pré-natal. Esse teste, porém, não é diagnóstico, e um teste positivo requer amniocentese ou análise pós-natal para confirmar o diagnóstico. Mesmo assim, o cariótipo fetal por meio da análise do DNA fetal no plasma materno é outro teste de triagem muito sensível para a detecção de síndrome de Down, com um VPP mais alto do que qualquer outro teste de triagem pré-natal para essa síndrome. Atualmente, porém, defende-se o uso dessa tecnologia apenas nas gestações de alto risco para aneuploidia.

A bibliografia está disponível no GEN-io.

Tabela 115.8 Tratamento do feto.

DISTÚRBIO	POSSÍVEL TRATAMENTO
HEMATOLÓGICO	
Anemia com hidropisia (eritroblastose fetal)	Cordocentese da veia umbilical com transfusão de concentrado de hemácias
Trombocitopenia isoimune	Transfusão de plaquetas pela veia umbilical, IgIV na mãe
Trombocitopenia autoimune (PTI)	Corticosteroides e IgIV na mãe
METABÓLICO/ENDÓCRINO	
Fenilcetonúria materna (PKU)	Restrição de fenilalanina
Galactosemia fetal	Dieta sem galactose (?)
Deficiência múltipla de descarboxilases	Biotina se houver resposta
Acidemia metilmalônica	Vitamina B se houver resposta
Deficiência da 21-hidroxilase	Dexametasona se o feto for do sexo feminino
Diabetes melito materno	Controle rígido da glicemia durante gravidez, trabalho de parto e parto
Bócio fetal	Hipertireoidismo materno – propiltiouracila na mãe Hipotireoidismo fetal – tiroxina intra-amniótica
Síndrome de Bartter	Indometacina pode prevenir nefrocalcinose e perda de sódio pós-natal
SOFRIMENTO FETAL	
Hipoxia	Oxigênio materno, mudanças de posição
Restrição do crescimento intrauterino	Melhorar macronutrientes e micronutrientes se houver deficiência, cessar tabagismo, tratamento da doença da mãe, monitoramento pré-natal do feto
Oligoidrâmnio, ruptura prematura das membranas com desaceleração variável	Monitoramento pré-natal do feto Abordagem dependente da etiologia Infusão de líquido amniótico (intraparto)
Polidrâmnio	Monitoramento pré-natal do feto Abordagem dependente da etiologia Redução de líquido amniótico, se houver indicação
Taquicardia supraventricular	Digoxina materna,* flecainida, procainamida, amiodarona, quinidina
Anticoagulante lúpico	Ácido acetilsalicílico e heparina maternas
Líquido manchado de mecônio	Infusão de líquido amniótico
Bloqueio cardíaco congênito	Dexametasona, marca-passo (com hidropisia)
Parto prematuro	Sulfato de magnésio, nifedipino, indometacina com corticosteroides antenatais (betametasona)
RESPIRATÓRIO	
Imaturidade pulmonar	Betametasona
Quilotórax bilateral – efusão pleural	Toracocentese, *shunt* pleuroamniótico
ANORMALIDADES CONGÊNITAS†	
Defeitos do tubo neural	Folato, vitaminas (prevenção); cirurgia fetal‡
Válvulas uretrais posteriores, atresia uretral (obstrução urinária baixa)	*Shunt* vesicoamniótico percutâneo
Malformação adenomatoide cística (com hidropisia)	*Shunt* pleuroamniótico ou ressecção‡
Massas fatais no pescoço	Garantir as vias respiratórias com procedimento EXIT‡
DOENÇA INFECCIOSA	
Colonização pelo estreptococo do grupo B	Ampicilina, penicilina
Corioamnionite	Antibióticos e parto
Toxoplasmose	Espiramicina, pirimetamina, sulfadiazina, ácido fólico
Sífilis	Penicilina
Tuberculose	Antituberculosos
Doença de Lyme	Penicilina, ceftriaxona
Parvovírus	Transfusão intrauterina de sangue para hidropisia, anemia grave

(continua)

Tabela 115.8 Tratamento do feto. *(continuação)*

DISTÚRBIO	POSSÍVEL TRATAMENTO
Chlamydia trachomatis	Azitromicina
HIV-AIDS	Terapia antirretroviral materna e neonatal (ver Capítulo 302)
Citomegalovírus	Não há tratamentos pré-natais aprovados
OUTROS	
Hidropisia não imune (anemia)	Transfusão de sangue pela veia umbilical
Abstinência de narcóticos	Manutenção de metadona materna
Teratoma sacrococcígeo (com hidropisia)	Ressecção *in utero* ou obliteração por cateter direcionada ao vaso
Rabdomioma cardíaco	Sirolimo materno
Edição gênica por CRISPR-Cas9	Cirurgia do feto
Síndrome de transfusão fetofetal	Prova de conceito em embriões humanos previsíveis fertilizados *in vitro*
Síndrome da perfusão arterial reversa dos gêmeos	Amniocentese de repetição, fotocoagulação a *laser* dos vasos comuns
Gestação de múltiplos fetos	Oclusão do coto umbilical, ablação por radiofrequência
Hemocromatose neonatal	Redução seletiva
Estenose da aorta	IgIV materna
	Valvoplastia *in utero*

*Fármaco de escolha (pode necessitar de retirada percutânea de sangue do cordão umbilical e administração pela veia umbilical se houver hidropisia). A maioria dos fármacos é administrada à mãe com subsequente passagem placentária para o feto.[†]A ultrassonografia fetal detalhada mostra-se necessária para detectar outras anormalidades; o cariótipo também está indicado. [‡]O EXIT possibilita cirurgia e outros procedimentos. EXIT, tratamento intraparto *ex utero*; IgIV, imunoglobulina intravenosa; (?), possível, mas não provou ser eficaz.

115.7 Tratamento e Prevenção de Doenças Fetais

Kristen R. Suhrie e Sammy M. Tabbah

Ver também o Capítulo 116.

A conduta nas doenças fetais depende dos avanços coordenados de precisão no diagnóstico e de conhecimento do histórico natural da doença; da compreensão da nutrição, farmacologia, imunologia e fisiopatologia fetais, além da disponibilidade de medicamentos ativos específicos que atravessam a placenta e procedimentos terapêuticos. O progresso dos tratamentos específicos para doenças bem diagnosticadas melhorou com o advento da ultrassonografia em tempo real, amniocentese e da cordocentese (ver Tabelas 115.1 e 115.8).

A incidência da sensibilização de mulheres Rh negativo por fetos Rh positivo tem sido reduzida com a administração profilática de imunoglobulina anti-Rh(D) para as mães no início da gestação e após cada parto ou abortamento, reduzindo assim a frequência de doença hemolítica em sua prole subsequente. A **eritroblastose fetal** (ver Capítulo 124.2) pode ser adequadamente detectada por avaliação do Doppler fetal do pico de velocidade sistólica da artéria cerebral média e tratada com transfusões intrauterinas de hemácias Rh-negativas por via intraperitoneal ou, mais frequentemente, por abordagem da veia intraumbilical.

As abordagens **farmacológicas** para a imaturidade fetal geralmente envolvem a administração corticoides antenatais à gestante para promover a produção fetal de surfactante com redução resultante da incidência da **síndrome do desconforto respiratório** (ver Capítulo 122.3). Agentes tocolíticos demonstraram prolongar a gravidez para permitir a administração de corticoides antenatais (48 h); porém, não há benefício comprovado após esse período. Recomenda-se a administração à mãe de sulfato de magnésio para a neuroproteção do feto/neonato em gestações sob risco iminente de parto antes de 32 semanas de gestação, com evidências demonstrando uma redução na frequência de paralisia cerebral comparada com aqueles que não receberam o tratamento.

A conduta perante um feto com diagnóstico definitivo de doença genética ou anomalias congênitas consiste no aconselhamento multidisciplinar genético dos pais. Raramente, a **terapia com altas doses de vitamina** para um erro inato do metabolismo responsivo (p. ex., doenças biotina-dependentes) ou a transfusão fetal (com hemácias ou plaquetas) pode estar indicada. A cirurgia fetal é um tratamento bem estabelecido para algumas doenças, mas permanece como abordagem experimental de tratamento para outras doenças e está disponível somente em alguns centros de perinatologia altamente especializados (ver Tabela 115.8 e Capítulo 116). Devem ser consideradas a natureza do defeito e suas consequências, bem como as implicações éticas para o feto e seus pais. O **aborto** também é uma opção que deve ser discutida durante as fases iniciais do aconselhamento.

A **suplementação com ácido fólico** diminui a incidência e a recorrência de DTNs. Como o tubo neural se fecha nos primeiros 28 dias da gestação, é necessário fazer uma suplementação antes da concepção para sua prevenção. Recomenda-se que as mulheres sem antecedentes de DTN consumam 400 mg/dia durante toda a idade reprodutiva. As mulheres com antecedentes de gravidez prévia de criança com DTN ou de parente em primeiro grau com DTN devem receber aconselhamento antes da concepção e consumir 4 mg/dia de ácido fólico suplementar, pelo menos 1 mês antes da concepção. O enriquecimento de cereais com ácido fólico é política estabelecida nos EUA e em alguns outros países,[1] mas a concentração ideal dele nesses cereais enriquecidos é controversa. A incidência de DTN nos EUA e em outros países tem diminuído significativamente desde que tais iniciativas de saúde pública foram implementadas. O uso de alguns antiepilépticos (valproato, carbamazepina) durante a gravidez aumenta o risco de DTN. As mulheres que tomam esses medicamentos devem ingerir de 1 a 5 mg de ácido fólico diariamente no período pré-concepção.

A bibliografia está disponível no GEN-io.

[1]N.T.:Inclusive o Brasil

Capítulo 116
Intervenção e Cirurgia Fetal

Paul S. Kingma

Inúmeros diagnósticos foram avaliados quanto à possibilidade de intervenção fetal (Tabelas 116.1 e 116.2). Alguns provaram ser benéficos para o bebê em desenvolvimento, outros foram abandonados e alguns ainda estão sob investigação.

ÉTICA NA TERAPIA FETAL

Com o desenvolvimento da ultrassonografia (US) fetal avançada, da ressonância magnética fetal e da ecocardiografia fetal, a capacidade de diagnosticar doenças fetais com precisão melhorou substancialmente nas últimas três décadas. Também houve avanços na anestesia e na tocólise materna, redução na morbidade materna, desenvolvimento de equipamentos específicos para cirurgia fetal, aprimoramento da

Tabela 116.1 Diagnósticos fetais avaliados e tratados em centros especializados.

Agenesia pulmonar	Hidronefrose
Aneurisma da veia de Galeno	Linfangioma
Anomalias em gêmeos monocoriônicos	Malformação congênita das vias respiratórias pulmonares (MVCAP)
Ânus imperfurado	Malformação de Dandy-Walker
Atresia duodenal	Mielomeningocele, espinha bífida
Atresia esofágica	Neuroblastoma
Atresia por duplicação intestinal	Obstrução da saída da bexiga
Atresia pulmonar com septo ventricular intacto	Onfalocele
Bloqueio cardíaco completo	Pentalogia de Cantrell
Cisto aracnoide	Sequência dupla de perfusão arterial reversa (TRAP)
Cisto intra-abdominal	Sequestro broncopulmonar (SBP)
Cloaca	Síndrome da banda amniótica (SBA)
Efusão pleural	Síndrome de obstrução congênita das vias respiratórias altas (CHAOS)
Encefalocele	Síndrome de transfusão gemeogemelar (TTTS)
Estenose aórtica	Síndrome do coração esquerdo hipoplásico (SHCE)
EXIT para procedimento de via respiratória para CHAOS	Teratoma cervical
Extrofia da bexiga	Teratoma mediastinal
Extrofia de cloaca	Teratoma pericárdico
Gastrósquise	Teratoma sacrococcígeo (TSC)
Gêmeos siameses	Uropatia obstrutiva
Hérnia diafragmática congênita (HDC)	
Hidrocefalia	

EXIT, tratamento intraparto *ex utero*.

Tabela 116.2 Indicações e justificativas de feto, placenta, cordão ou membranas para a cirurgia intrauterina.

CIRURGIA FETAL	FISIOPATOLOGIA	JUSTIFICATIVA PARA INTERVENÇÃO INTRAUTERINA
CIRURGIA NO FETO		
1. Hérnia diafragmática congênita	Hipoplasia pulmonar e substrato anatômico para hipertensão pulmonar	Reversão de hipoplasia pulmonar e grau reduzido de hipertensão pulmonar; reparo de defeito atual adiado até após o nascimento
2. Obstrução do trato urinário inferior	Dano renal progressivo devido à uropatia obstrutiva Hipoplasia pulmonar por oligoidrâmnio	Prevenção de insuficiência renal e hipoplasia pulmonar por correção anatômica ou desvio urinário
3. Teratoma sacrococcígeo	Insuficiência cardíaca de alto débito devido a derivação AV e/ou sangramento Efeitos anatômicos diretos da massa tumoral Trabalho de parto prematuro relacionado a polidrâmnio	Redução do impacto funcional do tumor por sua ablação ou de (parte de) sua vasculatura Redução de efeitos anatômicos por drenagem de cistos ou bexiga Amniorredução evitando complicações obstétricas
4. Lesões ocupadoras de espaço torácico	Hipoplasia pulmonar (massa ocupante do espaço) Hidropisia devido a comprometimento do retorno venoso (compressão mediastinal)	Criação de espaço para o desenvolvimento pulmonar Reversão do processo de insuficiência cardíaca
5. Defeitos do tubo neural	Danos no tubo neural exposto Vazamento crônico do LCR, levando a malformação de Arnold-Chiari e hidrocefalia	Prevenção da exposição da medula espinal ao líquido amniótico; restauração da pressão no LCR corrigindo a malformação de Arnold-Chiari
6. Malformações cardíacas	Lesões críticas que causam hipoplasia irreversível ou danos ao coração em desenvolvimento	Reversão de processo por correção anatômica de patologia restritiva
CIRURGIA EM PLACENTA, CORDÃO UMBILICAL OU MEMBRANAS		
7. Corioangioma	Insuficiência cardíaca de alto débito devido à derivação AV Efeitos do polidrâmnio	Reversão do processo de insuficiência cardíaca e hidropisia fetoplacentária por ablação ou redução do fluxo
8. Bandas amnióticas	Constrições progressivas causando dano neurológico ou vascular irreversível	Prevenção da síndrome da banda amniótica levando a deformidades e perda de função
9. Geminação monocoriônica anormal: transfusão feto-fetal, fetos acardíacos e anomalias discordantes	Transfusão intergemelar levando a sequência de oligopolidrâmnio, alterações hemodinâmicas, trabalho de parto prematuro e ruptura de membranas; danos intrauterinos ao cérebro, coração ou a outros órgãos A morte fetal intrauterina pode causar danos ao cogêmeo Insuficiência cardíaca do gêmeo receptor e consequências do polidrâmnio Anomalia grave que levante a questão do término da gravidez Feticídio seletivo	Parada de transfusão interdupla; prevenção/reversão de insuficiência cardíaca e/ou dano neurológico, inclusive na morte intrauterina; prolongamento da gestação Feticídio seletivo para interromper a relação parasitária, evitar consequências da morte fetal no útero e suspender o término de toda a gravidez

AV, arteriovenoso; LCR, líquido cefalorraquidiano. De Deprest J, Hodges R, Gratacos E, Lewi L: Invasive fetal therapy. In Creasy RK, Resnick R, Iams JD *et al.*, editors: *Creasy & Resnik's maternal-fetal medicine*, ed 7, Philadelphia, 2014, Elsevier (Table 35.1).

experiência clínica da equipe de assistência fetal e construção de centros de tratamento fetal de ponta. A cirurgia fetal ainda é controversa; no entanto, toda discussão sobre esse tema deve incluir uma consideração cuidadosa dos conflitos éticos herdados desses procedimentos.

Diferentemente da maioria dos procedimentos cirúrgicos, a cirurgia fetal deve considerar dois pacientes simultaneamente, equilibrando os riscos e benefícios potenciais para o feto e para a mãe durante a gravidez atual e futura. A **International Fetal Medicine and Surgery**

Society (IFMSS) estabeleceu uma declaração de consenso sobre cirurgia fetal que determina:

1. O candidato à cirurgia fetal deve ser filho único, sem outras anormalidades observadas em US nível II, cariótipo (por amniocentese), nível de alfafetoproteína (AFP) ou culturas virais.
2. O processo da doença não deve ser tão grave que o feto não possa ser salvo nem tão leve a ponto de o bebê ficar bem com tratamento clínico pós-natal.
3. A família deve ser totalmente aconselhada para entender os riscos e benefícios da cirurgia fetal e deve concordar com o acompanhamento a longo prazo para rastrear a eficácia da intervenção.
4. Uma equipe multiprofissional deve concordar que o processo da doença é fatal sem intervenção, que a família entende os riscos e benefícios e que a intervenção fetal é apropriada.

UROPATIA OBSTRUTIVA

A uropatia obstrutiva é frequentemente causada por **válvulas uretrais posteriores** (VUP), mas pode ser decorrente de uma variedade de outros defeitos, incluindo atresia caudal e síndrome de hipoperistalse intestinal com microcólon e megacistite (ver Capítulos 555 e 556). A uropatia obstrutiva geralmente se apresenta na US fetal com bexiga aumentada, hidroureteronefrose bilateral e oligoidrâmnio. Formas leves de uropatia obstrutiva podem levar a sequelas clínicas mínimas a curto ou longo prazo. No entanto, a ausência de débito urinário fetal (anúria), resultando em oligoidrâmnio ou anidrâmnio em formas mais graves, pode causar **hipoplasia pulmonar** significativa, associada à morte logo após o parto em mais de 80% dos bebês. Os sobreviventes ainda estão sujeitos a alta mortalidade e morbidade crônica resultantes de displasia renal, insuficiência renal e necessidade de terapia renal substitutiva crônica.

O principal objetivo da intervenção fetal em fetos com uropatia obstrutiva é a *restauração do volume de líquido amniótico para prevenir a hipoplasia pulmonar*. Embora a prevenção de lesão renal em curso também seja desejada, a eficácia da intervenção fetal com essa finalidade é incerta. Vários estudos tentaram usar a avaliação da urina fetal para prever o resultado renal nesses pacientes, mas a confiabilidade desses marcadores tem sido decepcionante em virtude da influência da idade gestacional em muitos desses marcadores. Portanto, atualmente, a intervenção fetal para uropatia obstrutiva é limitada a fetos nos quais a obstrução seja suficiente para causar oligoidrâmnio ou anidrâmnio.

Para fetos que ainda tenham função renal adequada e sejam capazes de produzir urina, as opções de tratamento incluem derivação vesicoamniótica, ablação valvar por cistoscopia e vesicostomia. A **derivação vesicoamniótica** é mais comum e envolve a colocação percutânea, guiada por US, de um cateter de derivação duplo J (*shunt*) da bexiga fetal para o espaço amniótico, permitindo a descompressão da bexiga obstruída e a restauração do volume de líquido amniótico (Figura 116.1). Embora pareça simples, a descompressão da bexiga nem sempre pode ocorrer, e muitos cateteres serão desalojados à medida que o feto se desenvolve. Um feto normalmente requer três substituições de cateter antes da conclusão da gravidez. A derivação vesicoamniótica pode melhorar a sobrevida perinatal, mas à custa de piora da função renal a longo prazo.

A **cistoscopia fetal** é tecnicamente mais desafiadora, por ser mais invasiva e exigir maior sedação do que a colocação da derivação vesicoamniótica, mas apresenta algumas vantagens importantes. A cistoscopia permite a visualização direta da obstrução e não requer infusão de âmnio. Além disso, quando a obstrução é visualizada e o diagnóstico de VUP é confirmado, as válvulas podem ser tratadas, restaurando o fluxo de urina no espaço amniótico e eliminando a necessidade de repetidas intervenções fetais na maioria dos pacientes. A criação de uma **vesicostomia** (abertura direta da bexiga através da parede abdominal fetal) por cirurgia fetal aberta melhorou a sobrevida perinatal (Figura 116.2). No entanto, o conjunto de dados atual que avalia essa abordagem ainda é limitado e as comparações diretas com o desvio sugerem que não há diferença significativa entre as intervenções.

DOENÇA RENAL NÃO OBSTRUTIVA

A doença renal fetal não obstrutiva pode resultar de hipoplasia/displasia renal e de doenças genéticas, como doença renal policística autossômica recessiva. Semelhante à uropatia obstrutiva, a terapia fetal é focada na restauração do volume de líquido amniótico em pacientes com oligoidrâmnio ou anidrâmnio. No entanto, a restauração do volume de líquido amniótico na doença renal não obstrutiva requer fontes externas de líquido amniótico. As opções de tratamento atuais incluem infusão de âmnio percutânea em série e infusão de líquido pelo *amnioport*. As **amnioinfusões em série** são menos invasivas como procedimento único, mas a maioria das gestações requer infusões semanais para manter o volume adequado de líquido amniótico. A amnioinfusão através de um ***amnioport*** envolve a colocação cirúrgica aberta de um cateter no espaço amniótico que está conectado a uma porta subcutânea *ex utero*. Isso permite infusão repetida de líquido no espaço amniótico. O *amnioport* é mais desafiador e invasivo como procedimento individual, mas fornece acesso mais confiável ao espaço amniótico durante a gravidez. Pequenos estudos sugerem que ambos os procedimentos melhoram os resultados pulmonares e a sobrevida perinatal em bebês com doença renal, mas eles precisarão de diálise e, depois, de transplante renal, quando a criança for grande o suficiente (2 a 3 anos).

HÉRNIA DIAFRAGMÁTICA CONGÊNITA

A hérnia diafragmática congênita (**HDC**) é um defeito no diafragma fetal que causa herniação do conteúdo abdominal no tórax e inibição do crescimento pulmonar fetal (ver Capítulo 122.10). A HDC ocorre em 1:3.000 nascimentos e pode variar de leve a grave. Nos casos leves, o reparo cirúrgico do diafragma geralmente é realizado nos primeiros

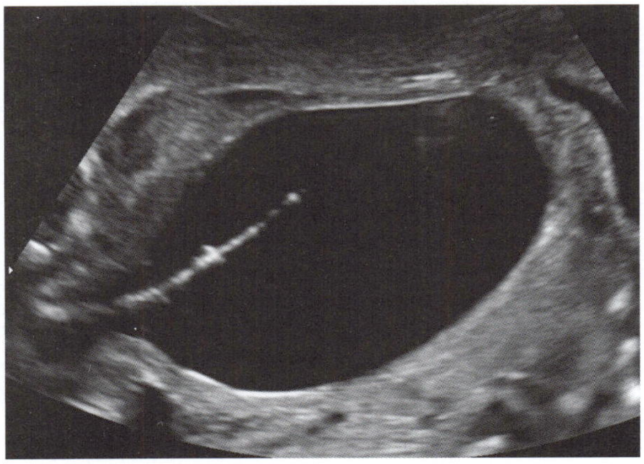

Figura 116.1 Imagem de ultrassonografia mostrando a localização fetoscópica de um *shunt* vesicoamniótico transuretral em um paciente com válvulas uretrais posteriores. (*Cortesia do Dr. Foong Lim, Cincinnati Fetal Center at Cincinnati Children's Hospital Medical Center.*)

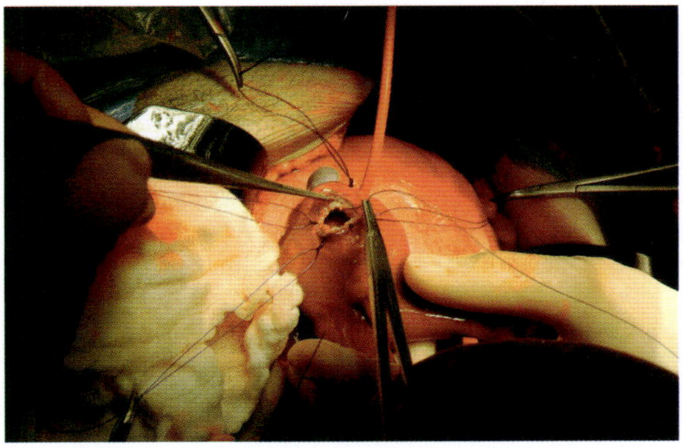

Figura 116.2 Criação de uma vesicostomia fetal. A abertura uterina é grampeada para evitar sangramentos e um cateter é inserido para substituir o líquido amniótico e manter o volume uterino. O feto é posicionado com as pernas na parte inferior do campo e o cordão umbilical na parte superior. Uma vesicostomia é criada através da bexiga e da parede abdominal para permitir a drenagem da bexiga obstruída e a restauração do volume de líquido amniótico. (*Cortesia do Dr. Foong Lim, Cincinnati Fetal Center at Cincinnati Children's Hospital Medical Center.*)

dias de vida. Os pulmões desses recém-nascidos são menores do que o normal ao nascimento, mas, à medida que crescem, esses pacientes podem levar uma vida normal e ativa. Nos casos graves de recém-nascidos com HDC, há hipoplasia pulmonar grave e hipertensão pulmonar, exigindo oxigenação por membrana extracorpórea (ECMO) no período perinatal. A mortalidade é alta em bebês gravemente afetados, e os sobreviventes costumam ter problemas respiratórios, alimentares e de desenvolvimento neurológico a longo prazo.

Tentativas precoces de intervenção fetal para HDC utilizaram correção cirúrgica ***in utero*** para o defeito do diafragma em fetos graves com HDC. As taxas de sobrevivência foram baixas, com a maioria dos bebês morrendo durante ou logo após a cirurgia fetal. Como complicações significativas durante esse procedimento, houve redução do encarceramento do fígado. Um estudo de acompanhamento comparou o reparo **pós-natal** ao reparo *in utero*, limitado a bebês sem hérnia de fígado no tórax. O grupo de reparo fetal teve mais parto prematuro (32 *versus* 38 semanas de gestação) sem melhora na sobrevida (75% reparo fetal *versus* 86% reparo pós-natal). Portanto, tentativas de reparo de HDC *in utero* foram abandonadas.

A **oclusão** da traqueia fetal causa crescimento pulmonar, e essa abordagem foi capaz de melhorar drasticamente o crescimento pulmonar em modelos de animais com hipoplasia pulmonar. Vários grupos exploraram o uso de oclusão traqueal fetal na HDC. Uma equipe cirúrgica fetal na Filadélfia comparou a ligação traqueal fetal aberta e a oclusão endoscópica da traqueia com um balão inflável. A ligação traqueal fetal aberta foi rapidamente abandonada, porque a maioria dos pacientes morreu por complicações associadas ao procedimento ou logo após o parto, por insuficiência respiratória causada pela falta de maturação celular alveolar tipo II e pela produção de surfactante nos pulmões hiperexpandidos. A oclusão traqueal por balão endoscópico foi finalmente avaliada em um estudo maior. A sobrevida foi melhor que a da ligação traqueal fetal aberta, mas ainda não melhorou em relação aos pacientes controle. O desenvolvimento da **oclusão traqueal de balão por fetoscopia** na HDC levou ao estudo prospectivo multicêntrico de oclusão traqueal aleatória para acelerar o crescimento pulmonar (**TOTAL**, do inglês *Tracheal Occlusion to Accelerate Lung Growth*). Neste ensaio, o balão foi inserido entre 27 e 30 semanas e removido com 34 semanas. Esse momento é baseado na hipótese de que a oclusão traqueal promoverá a expansão pulmonar, enquanto a remoção do balão antes do parto promoverá maturação celular alveolar do tipo II. Os dados iniciais sugerem que essa abordagem está associada a alta incidência de parto prematuro, mas com aumento significativo na sobrevida. O uso da oclusão traqueal fetal na terapia da HDC está ganhando popularidade, mas essa abordagem nas formas grave e moderada ainda está sob investigação.

MALFORMAÇÃO PULMONAR CONGÊNITA DAS VIAS RESPIRATÓRIAS

A malformação congênita das vias respiratórias pulmonares (MCVRP), anteriormente chamada de *malformação adenomatoide cística congênita* (MACC), é causada por ramificação anormal e crescimento hamartomatoso das estruturas respiratórias terminais, resultando em malformações císticas e adenomatoides (ver Capítulo 423). Embora raras, continuam sendo a lesão pulmonar congênita mais comum. As MCVRP geralmente surgem entre 5 e 22 semanas de gestação e continuam aumentando de tamanho até cerca das 26 semanas. Se suficientemente grande, a MCVRP pode causar hipoplasia pulmonar significativa e, em casos graves, hidropisia fetal. O tamanho da MCVRP é rastreado pela relação de volume da MCVRP (RVC), um índice que compara o volume da MCVRP com a circunferência da cabeça do feto. A maioria dos estudos indica sobrevida maior que 95% em pacientes com MCVRP sem hidropisia e RVC menor que 1,6, com sobrevida muito menor e maior risco de hidropisia em pacientes com RVC maior que 1,6. Sem intervenção, a MCVRP com hidropisia é fatal.

A **ressecção** fetal aberta da MCVRP foi considerada uma das primeiras cirurgias fetais claramente benéficas. Uma opção menos invasiva em pacientes fetais com MCVRP composta por um cisto grande e dominante é a inserção de uma derivação toracoamniótica no cisto dominante. Isso diminui o tamanho da MCVRP, permitindo o crescimento pulmonar e reduzindo o risco de hidropisia. Uma abordagem cirúrgica alternativa envolvendo ressecção da MCVRP no momento do parto, enquanto o bebê permanece em suporte placentário, por meio de um procedimento de **terapia intraparto *ex utero*** (**EXIT**), também demonstrou melhora na sobrevida em um grupo seleto de pacientes.

Os pacientes (no útero) que recebem corticosteroides apresentam melhor sobrevida em comparação com aqueles que recebem ressecção fetal aberta. As taxas de sobrevivência se aproximam de 100% na MCVRP de alto risco (RVC > 1,6) tratada com esteroides antes do início da hidropisia e de 50% em pacientes que desenvolveram hidropisia. Portanto, a abordagem atual da terapia fetal para MCVRP tem se afastado da ressecção fetal aberta e seguido em direção a cursos únicos ou múltiplos de corticosteroides pré-natais em fetos com RVC > 1,6.

MIELOMENINGOCELE

Antes da introdução do reparo fetal da **mielomeningocele (MMC)**, a cirurgia fetal limitava-se a diagnósticos considerados fatais para o feto ou o bebê sem intervenção. No entanto, um número crescente de dados sugere que o resultado neurológico na MMC está diretamente relacionado com a lesão progressiva causada por danos contínuos na medula espinal exposta durante a gravidez (ver Capítulo 609.3). Houve controvérsia sobre o fato de os riscos maternos e fetais de reparo fetal serem aceitos quando o objetivo era reduzir a morbidade pós-natal em vez de melhorar a sobrevida.

A observação em estudos iniciais de que pacientes com MMC que receberam reparo fetal aberto concluiu que eles eram menos propensos a necessitar de **derivação ventriculoperitoneal (DVP)** levou ao estudo prospectivo randomizado de tratamento MMC pré-natal *versus* pós-natal (MOMS; Figura 116.3). O estudo foi fechado para inscrição em 2010, após 183 pacientes serem randomizados, e o conselho de monitoramento de segurança de dados determinou uma clara vantagem para a cirurgia pré-natal. O estudo MOMS demonstrou redução significativa na necessidade de DVP no grupo de reparo fetal (40% *versus* 82% no grupo de reparo pós-natal). O grupo de reparo fetal apresentou pontuação composta melhor para desenvolvimento mental e função motora aos 30 meses, mas também risco aumentado de parto prematuro e deiscência uterina. A idade gestacional média ao parto no grupo de reparo fetal foi de 34 semanas, com 10% de parto em menores de 30 semanas, em comparação com 37 semanas e nenhum bebê menor de 30 semanas no grupo de reparo pós-natal.

O reparo fetal aberto da MMC tem sido um avanço importante, mas o risco de prematuridade diminui significativamente o benefício desse procedimento. Em teoria, a abordagem de reparo fetal menos invasiva, que está sendo desenvolvida em um número limitado de centros, deve reduzir as taxas de morbidade e prematuridade maternas associadas ao reparo MMC fetal aberto (Vídeo 116.1).

OUTRAS INDICAÇÕES

A intervenção pré-natal para defeitos cardíacos, como estenose aórtica, estenose pulmonar e síndrome do coração esquerdo hipoplásico (SHCE), tem sido usada para dilatar, com valvoplastia de balão, as valvas estenóticas (estenose aórtica), a fim de impedir o desenvolvimento adicional de SHCE (criando fisiologia biventricular; Figura 116.4, ver Capítulo 458.10).

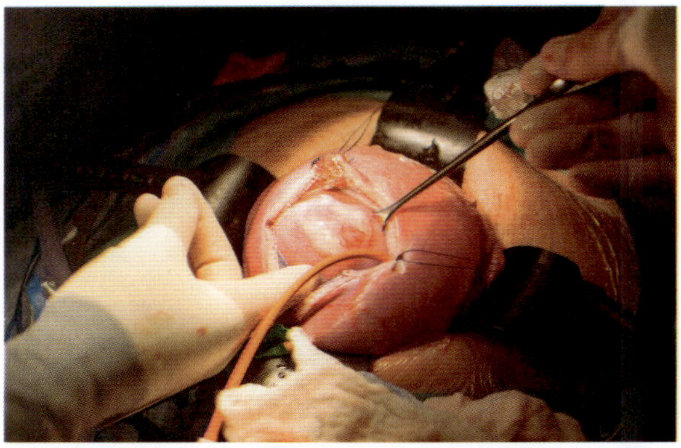

Figura 116.3 Feto durante o reparo aberto de mielomeningocele. A abertura uterina é grampeada para evitar sangramentos e um cateter é inserido para substituir o líquido amniótico e manter o volume uterino. A mielomeningocele é exposta pela abertura uterina e reparada. *(Cortesia de Dr. Foong Lim, Cincinnati Fetal Center at Cincinnati Children's Hospital Medical Center.)*

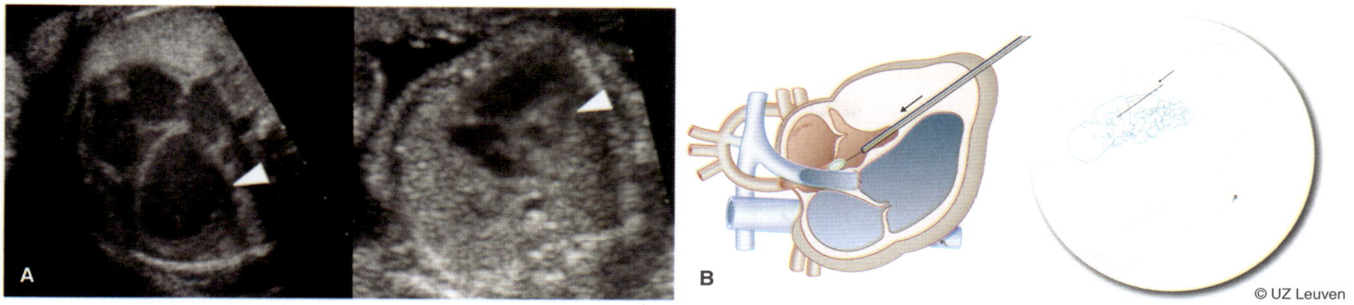

Figura 116.4 **A.** Esta imagem ultrassonográfica (*painel direito*) é uma seção transversal no nível do tórax fetal, demonstrando a visão de quatro câmaras em um feto com estenose aórtica. Observa-se que o ventrículo esquerdo (*ponta de seta*) está dilatado. A dilatação ocorre antes do desenvolvimento da hipoplasia, que pode ser vista (*ponta de seta*) em outro feto (*painel esquerdo*). **B.** Representação esquemática da valvoplastia percutânea; neste caso, da via de saída do ventrículo esquerdo. (***A.*** *De van Mieghem T, Baud D, Devlieger R et al.: Minimally invasive fetal therapy*, Best Pract Res Clin Obstet Gynaecol *26:711–725, 2012.* ***B.*** *copyright © UZ Leuven, Leuven, Belgium.*)

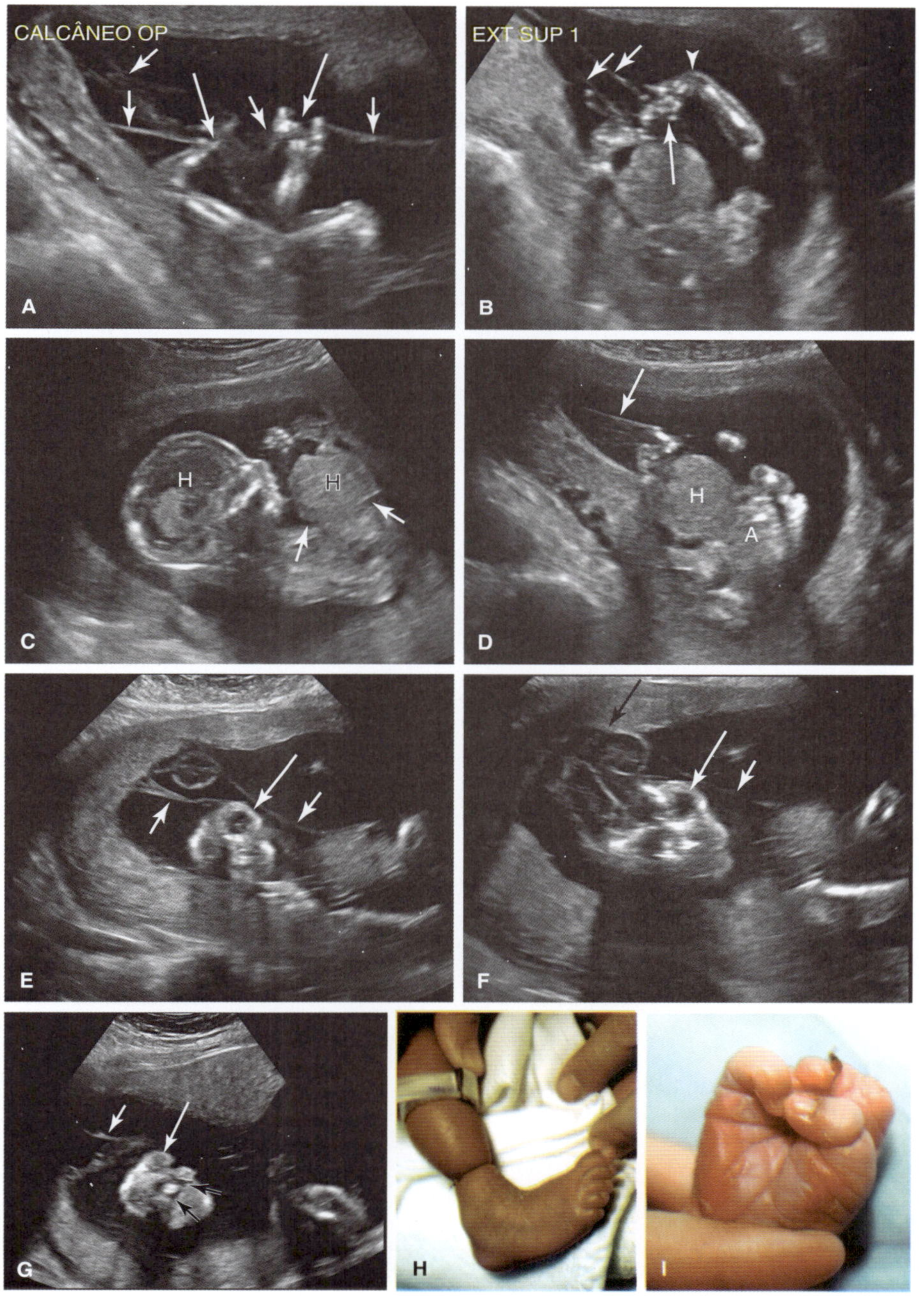

Figura 116.5 Sequência de bandas amnióticas em dois fetos diferentes. **A** e **B.** Efeitos nas extremidades. Imagens dos membros de um feto com sequência de bandas amnióticas mostram múltiplas bandas amnióticas (*setas curtas* em **A** e **B**), amputação dos dedos das mãos e dos pés (*setas longas* em **A** e **B**) e uma deformidade fixa da mão no pulso (*ponta de seta* em **B**). **C** e **D.** Efeitos no tórax e no abdome do mesmo feto. A imagem sagital (**C**) mostra um defeito na parede toracoabdominal (*setas*) com grande quantidade de conteúdo abdominal e torácico herniado (*H preto*) fora do corpo. *H branco*, cabeça. **D.** Imagem axial do abdome fetal (*A*) confirma a presença de uma grande hérnia abdominal ventral (*H*), no cenário de bandas amnióticas (*seta*). **E** a **G.** Efeitos nas estruturas craniofaciais de um feto diferente. **E.** Imagem coronal da face mostrando múltiplas bandas amnióticas (*setas curtas*) e não visualização da calvária. Isso resulta em uma aparência craniofacial que se assemelha à anencefalia (*seta longa*). **F.** Uma grande encefalocele (*seta preta*) é vista acima do nível das órbitas (*seta branca longa*) em um plano de varredura diferente. Uma banda amniótica (*seta curta branca*) também é vista. **G.** A imagem coronal da porção anterior da face mostra fendas faciais (*setas pretas*) devido a bandas amnióticas. *Seta branca curta*, banda amniótica; *seta branca longa*, órbita. **H.** Banda que contrai o tornozelo, levando a defeitos deformacionais. **I.** Pseudossindactilia, amputação e interrupção da morfogênese dos dedos. (***A*** *a* ***G.*** *De Hertzberg BS, Middleton WD: Ultrasound: the requisites, ed 3, Philadelphia, 2016, Elsevier, Fig 19-22.* **H** e **I.** *De Jones KL, Smith DW, Hall BD et al. A pattern of craniofacial and limb defects secondary to aberrant tissue bands.* J Pediatr *84:90-95:1974.*)

A **terapia a *laser*** tem sido usada para tratar a síndrome das transfusões de gêmeos (ver Capítulo 117.1) e bandas amnióticas (Figura 116.5).

CENTROS FETAIS

O valor dos centros de medicina fetal vai além da cirurgia fetal. Muitas vezes, as famílias são apresentadas a um centro de medicina fetal com um diagnóstico recém-descoberto e pouco entendimento de o que isso significa para o bebê. O **aconselhamento pré-natal** da equipe fetal pode proporcionar conforto à família, ajudando-a a entender as opções de diagnóstico e tratamento e desenvolvendo um plano de manejo que pode incluir cirurgia fetal. Alguns planos podem exigir monitoramento aprimorado do feto e da mãe, seguidos por partos complexos que envolvem equipes multiprofissionais e equipamentos especializados, conforme exigido para EXIT para ECMO, EXIT para vias respiratórias, EXIT para ressecção de tumores, parto para cateterismo cardíaco e procedimentos em placenta. Outros planos podem se concentrar na terapia pós-natal.

Nem todos os fetos gravemente afetados têm terapias disponíveis no útero ou após o nascimento. Nessas situações letais, o planejamento dos cuidados fetais fornecerá apoio à família e um plano de cuidados paliativos na sala de parto ou no berçário (Tabela 116.3; ver Capítulo 7).

A bibliografia está disponível no GEN-io.

Tabela 116.3 Seleção de pacientes para reparo fetal.

NÍVEL DE CERTEZA	DIAGNÓSTICO
CERTEZA DIAGNÓSTICA/CERTIFICAÇÃO PROGNÓSTICA	
Problemas genéticos	Trissomia do 13, 15, ou 18 Triploidia
Anormalidades do sistema nervoso central	Anencefalia/acrania Holoprosencefalia Encefalocele ampla
Problemas cardíacos	Acardia Anomalias cardíacas inoperáveis
Problemas renais	Síndrome de Potter/agenesia renal Rins multicísticos/displásicos Doença renal policística
INCERTEZA DIAGNÓSTICA/CERTIFICAÇÃO PROGNÓSTICA	
Problemas genéticos	Nanismo tanatofórico ou formas letais de osteogênese imperfeita
Oligo/anidrâmnio precoce e hipoplasia pulmonar	Síndrome de Potter com etiologia desconhecida
Anormalidades do sistema nervoso central	Hidranencefalia Hidrocefalia grave congênita com crescimento cerebral ausente ou mínimo
Prematuridade	< 23 semanas de gestação
INCERTEZA PROGNÓSTICA/MELHOR INTERESSE	
Problemas genéticos	Erros de metabolismo possivelmente letais, mesmo com a terapia disponível
Oligo médio/anidrâmnio	Insuficiência renal que requer ciálise
Anormalidades do sistema nervoso central	Casos complexos ou graves de mielomeningocele Doenças neurodegenerativas, como atrofia muscular espinal
Problemas cardíacos	Alguns casos de síndrome hipoplásica do coração esquerdo Pentalogia de Cantrell (*ectopia cordis*)
Outras anomalias estruturais	Alguns casos de onfalocele gigante Hérnia diafragmática congênita grave com pulmões hipoplásicos Hidropisia não imune idiopática Gêmeos siameses inoperáveis Várias anomalias graves
Prematuridade	23 a 24 semanas de gestação

De Leuthner SR: Fetal palliative care, *Clin Perinatol* 31:649-665, 2004 (Table 1, p. 652).

Capítulo 117

Recém-Nascido de Alto Risco

Jennifer M. Brady, Maria E. Barnes-Davis e Brenda B. Poindexter

O termo *recém-nascido de alto risco* indica recém-nascido (RN) com maior risco de morbidade e mortalidade neonatal. Muitos fatores podem contribuir para que um RN seja de alto risco (Tabela 117.1). Os RNs de alto risco são categorizados em quatro grupos principais: o prematuro, os com necessidades especiais de cuidados de saúde ou dependência de tecnologia, os com risco devido a problemas familiares e os com morte prematura.

Todos os RNs de alto risco necessitam de avaliação e/ou tratamento mais rigorosos por médicos e enfermeiros experientes. Isso geralmente começa no momento do parto e continua durante a internação em unidade de terapia intensiva neonatal (UTIN) (ver Capítulo 121). O atendimento regionalizado para RNs de alto risco baseia-se na acuidade do cuidado que pode ser prestado em hospitais com diferentes níveis de atenção e na avaliação das indicações de transporte (ver Capítulo 118). É importante notar que cuidados adicionais não se encerram no momento da alta da UTIN e que muitos RNs de alto risco também se beneficiam de recursos adicionais e acompanhamento após a alta hospitalar (ver Capítulo 117.5).

Cerca de 15 milhões de bebês nascem prematuramente (antes de 37 semanas de idade gestacional) a cada ano em todo o mundo, o que corresponde a, aproximadamente, 1 em cada 10 RNs, sendo a esmagadora maioria de alto risco. A Organização Mundial da Saúde (OMS) define bebês nascidos antes de 28 semanas de idade gestacional como *prematuros extremos*, crianças nascidas entre 28 e 31 semanas e 6/7 dias como *muito prematuras* e crianças nascidas entre 32 e 36 semanas e 6/7 dias como *prematuras moderadas a tardias*. O risco de morbidade e mortalidade aumenta com a idade gestacional mais precoce. Idade gestacional, peso ao nascer e gênero são fatores importantes que impactam na mortalidade neonatal (Figura 117.1). O **maior risco** de mortalidade neonatal e infantil ocorre em bebês que nascem com peso < 1.000 g e/ou com idade gestacional < 28 semanas. O **menor risco** de mortalidade neonatal ocorre em bebês com peso ao nascer de 3.000 a 4.000 g e com idade gestacional de 39 a 41 semanas. À medida que o peso ao nascer aumenta de 400 para 3.000 g e a idade gestacional aumenta de 23 para 39 semanas, ocorre uma redução logarítmica na mortalidade neonatal. Quando o peso ao nascer excede 4.000 g e/ou idade gestacional superior a 42 semanas, a incidência de morbidades neonatais e mortalidade aumenta.

117.1 Gestações de Fetos Múltiplos

Maria E. Barnes-Davis, Jennifer M. Brady e Brenda B. Poindexter

GÊMEOS MONOZIGÓTICOS *VERSUS* DIZIGÓTICOS

A identificação de gêmeos como **monozigóticos** ou **dizigóticos** é útil para determinar a influência relativa da hereditariedade e do ambiente no desenvolvimento humano e na doença. A suposição anterior de que gêmeos de sexos diferentes são dizigóticos não pode mais ser considerada verdadeira. A discordância sexual, a placentação e a determinação da amnionicidade e corionicidade não são formas confiáveis de determinar a zigosidade. A tipagem sanguínea detalhada, a análise gênica ou a tipagem tecidual (antígeno leucocitário humano) podem ser usadas para testes de zigosidade (uma exceção é a tipagem sanguínea em casos de gêmeos **quiméricos**, em que um ou ambos os gêmeos contêm linhagens celulares distintas de múltiplos zigotos). Diferenças físicas e cognitivas podem ainda existir entre gêmeos

Tabela 117.1 Fatores que definem os recém-nascidos como alto risco de morbidade ou mortalidade no período neonatal.

FATORES DEMOGRÁFICOS/SOCIAIS MATERNOS
Idade materna < 16 anos ou > 40 anos
Uso de drogas ilícitas, álcool, cigarro
Pobreza
Mãe solteira
Estresse emocional ou físico
HISTÓRIA MÉDICA MATERNA
Distúrbios genéticos
Diabetes melito
Hipertensão arterial
Bacteriúria assintomática
Doença reumatológica (lúpus eritematoso sistêmico)
Doenças imunomediadas (IgG cruzando a placenta)
Medicamento a longo prazo (ver Capítulos 115.4 e 115.5)
GRAVIDEZ ANTERIOR
Morte fetal intrauterina
Morte neonatal
Prematuridade
Restrição do crescimento intrauterino
Malformação congênita
Incompetência istmocervical
Sensibilização do grupo sanguíneo, icterícia neonatal
Trombocitopenia neonatal
Hidropisia
Erros inatos do metabolismo
GRAVIDEZ PRESENTE
Sangramento vaginal (descolamento da placenta, placenta prévia)
Infecções sexualmente transmissíveis (colonização: herpes simples, estreptococos do grupo B, clamídia, sífilis, hepatite B, HIV)
Múltipla gestação
Pré-eclâmpsia
Ruptura prematura de membranas
Curto período entre gestações
Poli/oligoidrâmnio
Doença médica ou cirúrgica aguda
Assistência pré-natal inadequada
Estados de hipercoagulação familiares ou adquiridos
Achados ultrassonográficos fetais anormais
Tratamento de infertilidade
TRABALHO E PARTO
Trabalho de parto prematuro (< 37 semanas)
Gestação pós-termo (≥ 42 semanas)
Sofrimento fetal
Relação lecitina/esfingomielina imatura; ausência de fosfatidilglicerol
Apresentação pélvica
Líquido amniótico com mecônio
Circular de cordão umbilical
Cesariana
Parto com fórceps
Pontuação de Apgar < 4 no 5º minuto
NEONATO
Peso ao nascer < 2.500 g ou > 4.000 g
Nascimento < 37 semanas ou ≥ 42 semanas de gestação
Pequeno ou grande para a idade gestacional
Sofrimento respiratório, cianose
Malformação congênita
Palidez, pletora, petéquias

monozigóticos em virtude de outros fatores. O ambiente intrauterino pode ter sido diferente. Além disso, podem existir diferenças no genoma mitocondrial, na modificação do produto do gene pós-translacional e na modificação epigenética de genes nucleares em resposta a fatores ambientais.

Exame da placenta

Se as placentas são separadas, os gêmeos são **dicoriônicos**, mas não necessariamente dizigóticos. Um terço dos gêmeos monozigóticos é **dicoriônico** e **diaminiônico**. Uma placenta aparentemente única pode

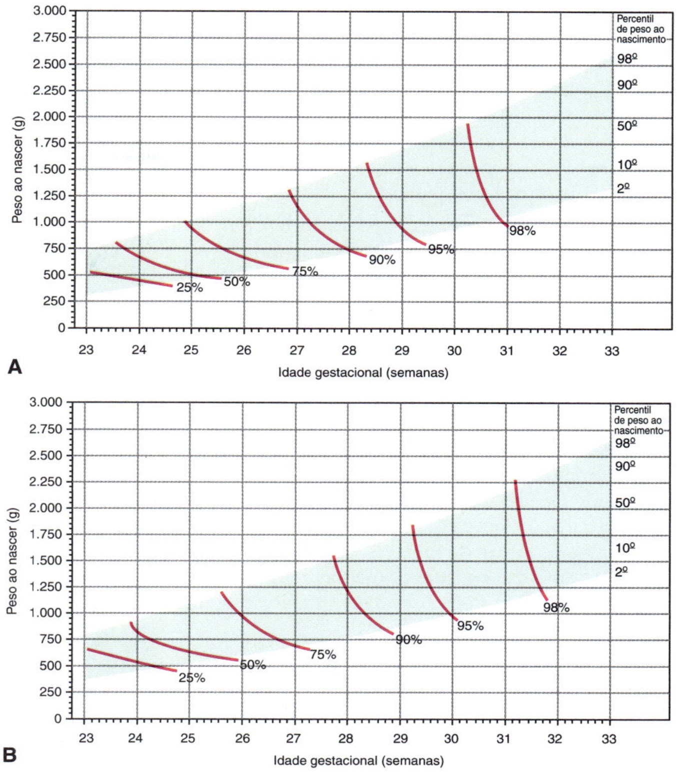

Figura 117.1 Curva do nível de sobrevida prevista de acordo com a idade gestacional, o peso ao nascer e o sexo. **A.** Mulher. **B.** Homem. As linhas de contorno unem combinações de idade gestacional e peso ao nascer de probabilidade igual de sobrevivência estimada. Os percentis de peso ao nascer são mostrados para informação. Dados baseados em bebês de gestação única nascidos no Reino Unido entre janeiro de 2008 e dezembro de 2010 que sobreviveram à internação na UTIN. (*De Manktelow BN, Seaton SE, Campos DJ et al.: Population-based estimates of in-unit survival for very preterm infants*, Pediatrics *131: e425-e432, 2013, Fig 2.*)

estar presente em gêmeos monozigóticos ou dizigóticos, mas a inspeção de uma placenta dizigótica geralmente revela que cada gêmeo tem um córion separado que cruza a placenta entre os anexos das cordas e dois âmnions. Placentas dicoriônicas separadas ou fundidas podem ser desproporcionais em tamanho. O feto preso à placenta menor ou à porção menor da placenta é em geral menor que seu gêmeo ou é malformado. Gêmeos **monocoriônicos** são geralmente **diaminiônicos**, e a placenta é normalmente uma massa única.

INCIDÊNCIA

A incidência de **gêmeos espontâneos** é mais alta entre os negros e os indianos do leste, seguida pelos brancos do norte da Europa, e é mais baixa nas raças asiáticas. Diferenças na incidência de gêmeos em todo o mundo envolvem principalmente gêmeos dizigóticos. A incidência de gêmeos monozigóticos (3 a 5 por 1.000) não é afetada por fatores raciais ou familiares. Até recentemente, as taxas de gemelaridade monozigótica permaneciam estáveis em todos continentes e culturas. Em 2014, o relatório de natalidade final dos EUA registrou uma taxa de gêmeos de 33,9 por 1.000 nascidos vivos, o que era uma nova alta para o país. Aumentos na gemelaridade monozigótica e dizigótica foram associados à idade materna avançada (IMA) e ao uso de tecnologias de reprodução assistida (TRA). A taxa de trigêmeos e nascimentos múltiplos de ordem superior é de 113,5 por 100 mil nascidos vivos nos EUA e continua a declinar. O uso de transferência de um único embrião em TRA reduziu o número de nascimentos de trigêmeos e múltiplos de ordem mais alta. No entanto, uma duplicação da geminação **monozigótica** e um aumento na geminação atípica foram relatados. A incidência de gestação multifetal **dizigótica** também está aumentando devido ao tratamento da infertilidade com estimulantes ovarianos (clomifeno, gonadotrofinas).

ETIOLOGIA

As gestações poliovulares são mais frequentes após a segunda gestação, em mulheres mais velhas e em famílias com história de gêmeos dizigóticos. Elas podem resultar da maturação simultânea de múltiplos folículos ovarianos, mas folículos contendo dois óvulos também foram descritos como um traço genético que leva a gestações gemelares. Mulheres com propensão a gêmeos têm níveis mais altos de gonadotrofina. Gestações poliovulares ocorrem em muitas mulheres que se submeteram a tratamento para infertilidade.

A ocorrência de gêmeos monozigóticos parece ser independente de fatores hereditários. A etiologia da geminação monozigótica é desconhecida, mas existem duas teorias prevalecentes. Na **teoria da fissão** clássica, a geminação resulta da divisão de um único concepto, com o tempo de divisão resultando em amniocidade e corionicidade diferentes (*i. e.*, quanto mais cedo a fissão ocorrer, mais provável que os gêmeos sejam dicoriônicos e diaminióticos) (Figura 117.2). No entanto, essa teoria falha ao explicar várias formas de geminação atípica, incluindo a ocorrência de gemelaridade **monozigótica dicoriônica diaminiótica** após a transferência de um único embrião no estado de blastocisto tardio, de gêmeos monozigóticos fenotipicamente discordantes e de gêmeos unidos assimetricamente. Uma alternativa de **teoria de fusão** da geminação foi proposta para explicar essa discrepância, na qual as massas celulares internas da trofoectoderme se fundem após o estágio inicial de divisão de duas células (Figura 117.3).

GEMINAÇÃO ATÍPICA

Gêmeos siameses (1 em 50 mil gestações e 1 em 250 mil nascidos vivos) são **monozigotos** obrigatórios. Teoricamente, eles resultam da fissão tardia de um único zigoto (10 a 14 dias) ou da fusão de dois zigotos (como proposto para gêmeos unidos assimetricamente). A maioria dos gêmeos siameses é do sexo feminino. O prognóstico para gêmeos siameses depende da possibilidade de separação cirúrgica, que, por sua vez, depende da extensão em que os órgãos vitais são compartilhados. O local das conexões varia: tóraco-onfalópago (28% dos gêmeos unidos), toracópago (18%), onfalópago (10%), craniópago (6%) e duplicação incompleta (10%). O termo *gêmeo parasita* foi historicamente usado para descrever o membro menor e menos desenvolvido de um par de gêmeos unidos. Esse gêmeo *parasitário* tipicamente teve morte embrionária, mas permanece vascularizado pelo gêmeo *independente* sobrevivente (o **autócito**). Para gêmeos unidos assimetricamente, dos quais um é dependente do sistema cardiovascular do autócito intacto (**gêmeos exoparasitas**, 1 em 1 milhão de nascidos vivos), a sobrevivência do autócito depende da viabilidade de extirpar o gêmeo *exoparasitário*. Para **gêmeos endoparasitas** (*feto no feto*, 1 em 500.000 nascidos vivos), nos quais um (ou mais) feto existe como massa benigna no autócito, a sobrevivência do autócito não é afetada.

A **superfecundação** (ou a fertilização de um óvulo por uma inseminação que ocorre após o óvulo já ter sido fertilizado) e a **superfetação** (ou a fertilização e o subsequente desenvolvimento de um embrião quando um feto já está presente no útero) têm sido propostos como explicações para diferenças no tamanho e na aparência de certos gêmeos no nascimento.

COMPLICAÇÕES

Os problemas da gestação gemelar incluem polidrâmnio, hiperêmese gravídica, pré-eclâmpsia, ruptura prematura das membranas ovulares (RPMO), *vasa* prévia, inserção velamentosa do cordão umbilical, apresentação anormal (pélvica) e trabalho de parto prematuro. Gêmeos **monoamnióticos** têm uma alta taxa de mortalidade devido à obstrução da circulação secundária ao entrelaçamento dos cordões umbilicais.

Comparado com o primeiro filho gêmeo, o segundo gêmeo está em risco aumentado para síndrome do desconforto respiratório e asfixia. Os gêmeos correm risco de restrição de crescimento intrauterino, síndrome de transfusão gemelar e anomalias congênitas, que ocorrem predominantemente em gêmeos **monozigóticos.** As anomalias resultam da deformação da compressão do útero devido à aglomeração (luxação do quadril), da comunicação vascular com embolização (atresia ileal, porencefalia, aplasia cutânea) ou sem embolização (gêmeo acardíaco) e de fatores desconhecidos (gêmeos unidos, anencefalia, meningomielocele).

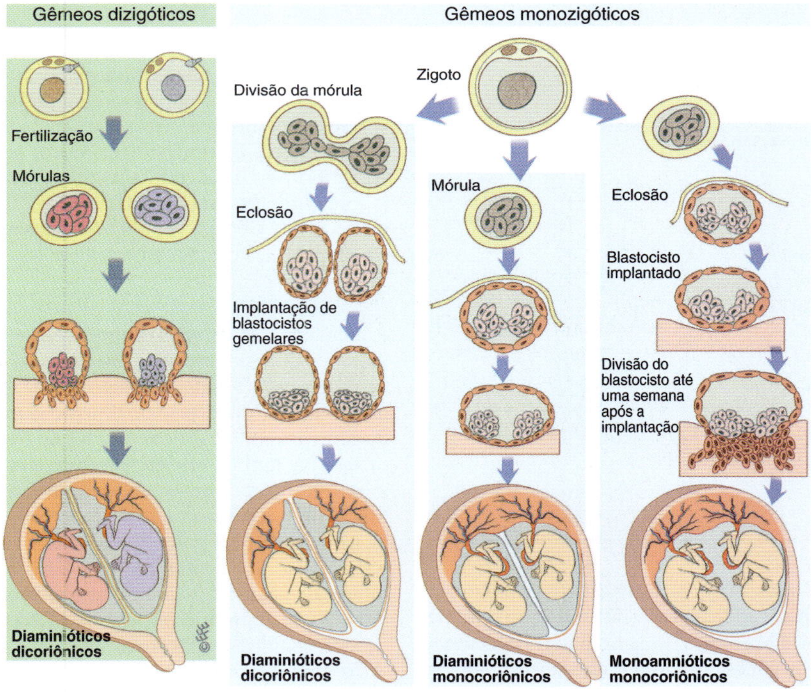

Figura 117.2 Teoria da fissão clássica da geminação. *Gêmeos dizigóticos* resultam de dois eventos distintos de fertilização, com gêmeos diaminióticos dicoriônicos cada um se desenvolvendo para se tornar um indivíduo geneticamente distinto. *Gêmeos monozigóticos* resultam da divisão pós-zigótica do produto de um único evento de fertilização. A divisão nos dias 1 a 3 (até o estágio de mórula) resulta em gêmeos diaminióticos dicoriônicos, nos dias 3 a 8 (durante os quais ocorre a eclosão do blastocisto) em gêmeos diaminióticos monocoriônicos, nos dias 8 a 13 em gêmeos monoamnióticos monocoriônicos. (*Copyright ©LeventEfe*, CMI. www.leventefe.com.au.)

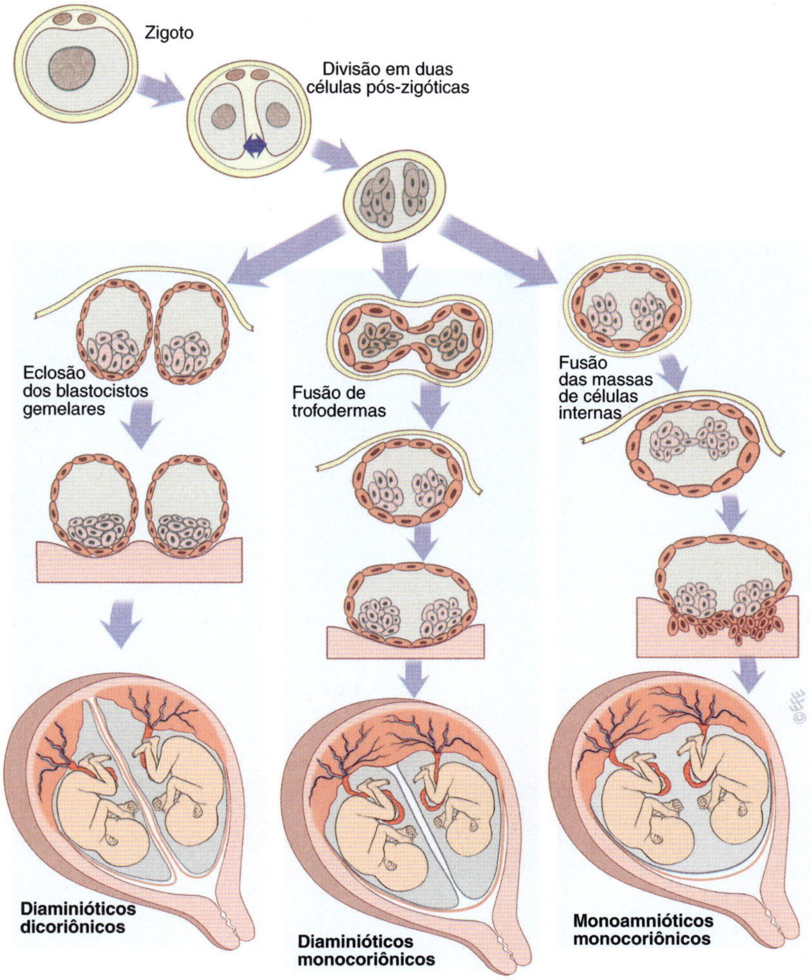

Figura 117.3 Teoria da fusão da geminação monozigótica. A divisão ocorre no estágio de duas células pós-zigóticas, com cada célula formando um indivíduo distinto. Se os blastocistos gemelares eclodirem juntos da zona pelúcida, resultarão gêmeos diaminióticos dicoriônicos. Se os dois trofodermas se fundirem antes da eclosão e as massas das células internas forem separadas dentro do trofoderma compartilhado, resultam gêmeos diaminióticos monocoriônicos. Se as massas celulares internas forem fundidas e separadas posteriormente, resultarão gêmeos monoamnióticos monocoriônicos. (*Copyright ©LeventEfe, CMI.* www.leventefe.com.au.)

SÍNDROMES GEMELARES (TRAP, STGG)

Anastomoses vasculares placentárias ocorrem com frequência elevada em gêmeos **monocoriônicos**. Nas placentas monocoriônicas, a vasculatura fetal é geralmente unida, às vezes de maneira muito complexa. Geralmente, elas são equilibradas para que nenhum gêmeo sofra. As comunicações arterioarteriais atravessam as veias placentárias e, quando as anastomoses estão presentes, o sangue pode ser prontamente retirado de um leito vascular fetal para o outro. Comunicações veia-veia a são igualmente reconhecidas, mas são menos frequentes. Uma combinação de anastomoses arterioarteriais e venovenosas está associada à condição de **feto acárdico.** Essa rara anomalia letal (1 em 35 mil) é secundária à **síndrome de perfusão arterial revertida dupla (TRAP)**. A radiofrequência no útero ou a ablação a *laser* da anastomose ou a oclusão do cordão podem ser usadas para tratar a insuficiência cardíaca no gêmeo sobrevivente. No entanto, a morte do autócito é relatada em até 75% dos casos. Em casos raros, um cordão umbilical pode se originar do outro depois de deixar a placenta e o gêmeo ligado ao cordão secundário geralmente está malformado ou morre no útero.

Na **síndrome de transfusão gemeogemelar (STGG)**, uma artéria de um gêmeo entrega sangue que é drenado aguda ou cronicamente na veia do outro. Este desenvolve polidramnia, é pletórico e grande para a idade gestacional e aquele tem oligoidrâmnio, anemia e é pequeno (Figura 117.4). O STGG é mais comum em gêmeos monozigóticos e afeta até 30% dos gêmeos monocoriônicos. Polidrâmnio materno em gestação gemelar sugere STGG. Antecipar essa possibilidade, preparando-se para transfundir o gêmeo doador ou sangrar o gêmeo receptor, pode salvar vidas. A morte do gêmeo doador no útero pode resultar em trombos de fibrina generalizados nas arteríolas menores do gêmeo receptor, possivelmente como resultado da transfusão de sangue rico em tromboplastina do feto doador macerado. A coagulação intravascular disseminada (CIVD) pode se desenvolver no gêmeo sobrevivente. A Tabela 117.2 lista as mudanças mais frequentes associadas a um grande desvio. O **tratamento** desse problema altamente letal inclui digoxina materna, amniorredução agressiva de polidrâmnio, terminação seletiva de um dos gêmeos e, mais frequentemente, ablação por *laser* ou fetoscópica da anastomose (Figura 117.5).

DIAGNÓSTICO

Um diagnóstico pré-natal de gravidez gemelar é sugerido por um tamanho uterino maior que o esperado para a idade gestacional, ausculta de dois corações fetais e níveis elevados de alfafetoproteína materna (AFP) ou gonadotrofina coriônica humana (GCh). Isso é confirmado pela ultrassonografia. O exame físico dos gêmeos é necessário, mas não é suficiente para determinar a zigosidade dos gêmeos. No caso de as anomalias congênitas estarem presentes ou se houver considerações transfusionais ou de transplante, o teste genético de zigosidade deve ser realizado. Embora o teste pré-natal não invasivo (TPNI) esteja se tornando mais comum, os resultados devem ser interpretados com cautela em gravidez de gestações múltiplas até que novas descobertas sejam mais bem estabelecidas.

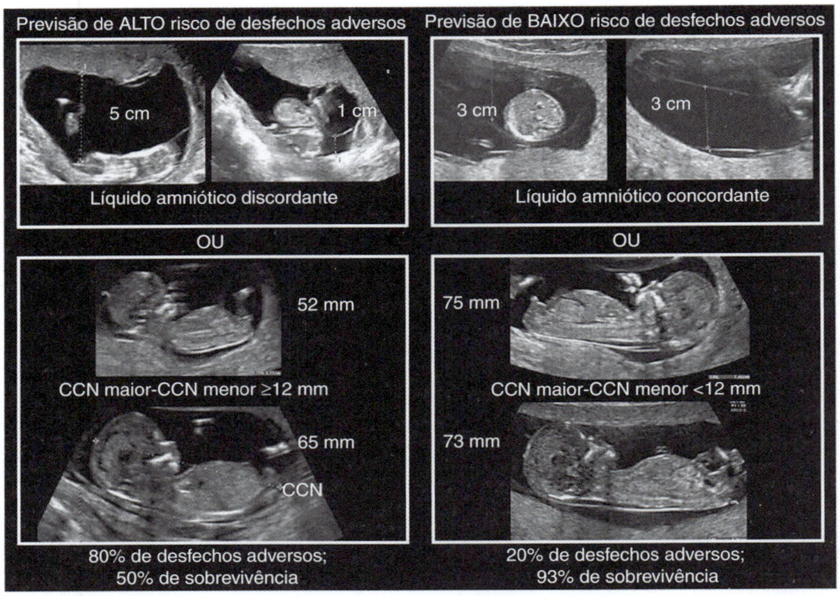

Figura 117.4 **Representação da avaliação de risco no primeiro trimestre para o desenvolvimento de crescimento discordante, síndrome de transfusão gemeogemelar (STGG) ou morte intrauterina.** O líquido amniótico discordante no primeiro trimestre geralmente correspondia a bolsas verticais mais profundas ≤ 3 cm em um saco e ≥ 6,5 cm no outro. A discordância no comprimento da cabeça à nádega (CCN) estaria presente se a diferença fosse ≥ 12 mm. (*De Lewi L, Gucciardo L, Van Mieghem T et al.: Monochorionic diamniotic twin pregnancies: natural history and risk stratification*, Fetal Diagn Ther *27: 121-133, 2010.*)

Tabela 117.2 Alterações características em gêmeos monocoriônicos com *shunt* arteriovenoso não compensado placenta.

GÊMEO DO	
Lado arterial – Doador	**Lado venoso – Receptor**
Prematuridade	Prematuridade
Oligoidrâmnio	Polidrâmnio
Prematuro pequeno	Hidropisia
Desnutrido	Prematuro grande
Pálido	Bem nutrido
Anêmico	Pletórico
Hipovolemia	Policitêmico
Hipoglicemia	Hipervolêmico
Microcardia	Hipertrofia cardíaca
Glomérulos pequenos ou normais	Disfunção miocárdica
	Regurgitação da valva tricúspide
Arteríolas com paredes finas	Obstrução da via de saída do ventrículo direito
	Glomérulos grandes
	Arteríolas com paredes grossas

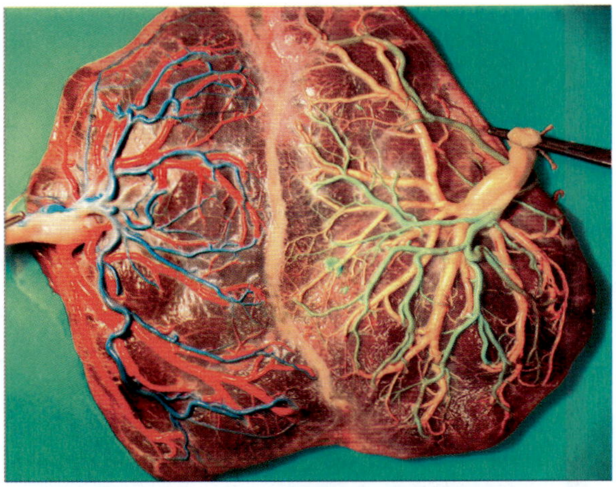

Figura 117.5 **Placenta na síndrome de transfusão gemeogemelar corada com corante, tratada com a técnica de Solomon.** Coloração *azul* e *verde* usada para manchar as artérias e corante *rosa* e *amarelo* usado para manchar as veias. Após identificação e coagulação de cada anastomose individual, o equador vascular completo é coagulado de uma margem placentária para a outra. (*De Slaghekke F, Lopriore E, Lewi L et al.: Fetoscopic laser coagulation of the vascular equator versus selective coagulation for twin-to-twin transfusion syndrome: an open-label randomized controlled trial*, Lancet *383: 2144–2150, 2014, Fig 3.*)

PROGNÓSTICO

A maioria dos gêmeos são prematuros e complicações maternas na gravidez gemelar são mais comuns do que nas gestações únicas. O risco para os gêmeos está mais frequentemente associado com transfusão feto fetal, TRA e crescimento discordante precoce. Como a maioria dos gêmeos é prematura, a mortalidade geral é maior do que a dos RNs de gestação única. A mortalidade perinatal dos gêmeos é cerca de quatro vezes maior que a dos filhos únicos, sendo que os gêmeos **monocoriônicos** estão particularmente em risco. Gêmeos **monoamniônicos** têm uma probabilidade maior de entrelaçamento de cordões umbilicais, o que pode levar à asfixia. Os gêmeos correm maior risco de malformações congênitas, com até 25% dos gêmeos monozigóticos afetados. Teoricamente, o segundo gêmeo está mais sujeito a anoxia do que o primeiro porque a placenta pode se separar após o nascimento do primeiro gêmeo e antes do nascimento do segundo. Além disso, o parto do segundo gêmeo pode ser difícil, pois ele pode estar em uma apresentação anormal (pélvica, fletida, o tônus uterino pode estar diminuído ou o colo do útero pode começar a se fechar após o nascimento do primeiro gêmeo.

Partos com trigêmeo ou de alta ordem estão associados a um aumento do risco de morte ou a um comprometimento do neurodesenvolvimento em comparação com RNs de gestação única de extremo baixo peso ao nascer (EBPN) e com gêmeos após o controle para idade gestacional. A mortalidade em gestações múltiplas com quatro ou mais fetos é excessivamente alta para cada feto. Devido a esse mau prognóstico, a redução seletiva fetal tem sido oferecida como uma opção de tratamento. Gêmeos **monozigóticos** têm um risco aumentado de um deles morrer no útero. O gêmeo sobrevivente tem um risco maior de paralisia cerebral e outras sequelas no desenvolvimento neurológico.

TRATAMENTO

O diagnóstico pré-natal permite ao obstetra e ao pediatra antecipar o nascimento de bebês de alto risco devido à geminação. O risco de gestações múltiplas usando TRA pode ser reduzido com a transferência eletiva de um único embrião. O parto eletivo de gêmeos na 37ª semana (ou mais cedo para gêmeos **monoamnióticos monocoriônicos**) reduz a taxa de complicações para os fetos e a mãe. Além disso, em gestações gemelares entre 32 e 39 semanas de gestação, o parto vaginal planejado é preferido se o primeiro gêmeo estiver na apresentação cefálica. A observação e a assistência de perto por uma equipe pediátrica são indicadas no período neonatal imediato para que o tratamento imediato da asfixia ou da síndrome de transfusão fetal possa ser iniciado. A decisão de realizar uma transfusão de sangue imediata em um "gêmeo doador" severamente anêmico ou uma transfusão de troca parcial de um "gêmeo receptor" deve ser baseada no julgamento clínico.

A bibliografia está disponível no GEN-io.

117.2 Recém-Nascidos Prematuros Extremos e Muito Prematuros

Jennifer M. Brady e Brenda B. Poindexter

Tradicionalmente, determina-se como data para o parto 280 dias após o primeiro dia da última menstruação materna (DUM). No entanto, apenas 4% acontecem dentro desse prazo e o parto ocorre em, aproximadamente, 10 dias da data estimada em 70% dos casos.

Os bebês nascidos antes de 37 semanas a partir do 1º dia da DUM são denominados *prematuros* pela OMS. Os bebês nascidos antes de 28 semanas de gestação são **prematuros extremos**, também chamados de **recém-nascidos com idade gestacional extremamente baixa** (RNIGEBs); considerando que os bebês nascidos entre 28 e 31 semanas e 6/7 dias são **muito prematuros**. Recém-nascidos moderados e tardios (nascidos entre 32 e 36 semanas e 6/7 dias de gestação) são discutidos no Capítulo 117.3.

Além da classificação por idade gestacional, a classificação também é baseada no peso ao nascer. **Extremo baixo peso ao nascer (EBPN)** é usado para descrever lactentes com peso menor que 1.000 g ao nascimento; **muito baixo peso ao nascer (MBPN)** representa RNs com menos de 1.500 g e baixo peso ao nascer (BPN) descreve aqueles que nascem com menos de 2.500 g. O peso ao nascer em geral é uma estimativa para a idade gestacional, mas, nos casos de restrição de crescimento intrauterino (RCIU) e pequeno para a idade gestacional (PIG), o peso ao nascer pode ser errôneo para a verdadeira idade gestacional (ver Capítulo 117.4).

INCIDÊNCIA

Nascimento prematuro, ou nascimento antes de 37 semanas de gestação, é bastante comum. Em todo o mundo, aproximadamente 15 milhões de nascimentos prematuros ocorrem anualmente. Nos EUA, aproximadamente 10% de todos os nascimentos são prematuros. Após um período prolongado de taxas crescentes de nascimento prematuro, os EUA atingiram o pico de 10,44% em 2007. De 2007 até 2014, um declínio lento, mas constante, ocorreu em partos prematuros (9,57% em 2014). Dados preliminares mostram que nascimentos prematuros aumentaram ligeiramente desde 2014, alcançando, em 2016, um índice de 9,84% de todos os nascimentos nos EUA e um aumento desproporcional nos nascimentos prematuros tardios (Figura 117.6). Dos nascimentos pré-termo em 2016, a maioria era de prematuros tardios, aproximadamente 72% dos partos prematuros, sendo os 28% restantes prematuros extremos ou precoces.

ETIOLOGIA

Apesar de o parto prematuro ser frequente, muitas vezes é difícil determinar uma causa específica. A etiologia do nascimento prematuro é multifatorial e envolve complexas interações entre fatores fetais, placentários, uterinos e maternos. No contexto de condições maternas

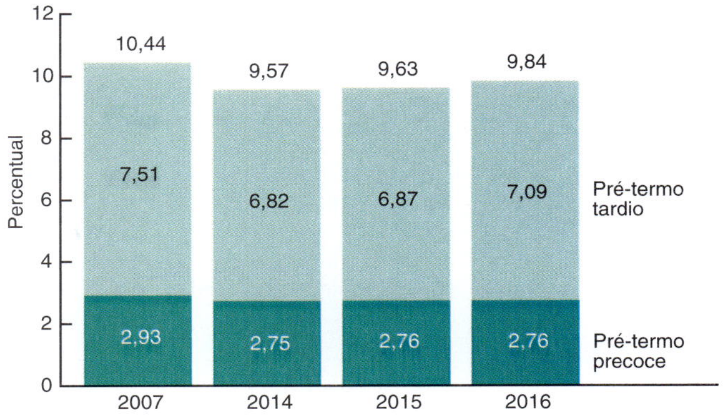

NOTAS: A idade gestacional é medida em semanas completas, com base na estimativa obstétrica. Pré-termo precoce é o nascimento antes de 32 semanas; pré-termo tardio é o nascimento entre 34 e 36 semanas. Os dados individuais somados podem não corresponder aos totais por conta de arredondamentos.
FONTE: NCHS, National Vital Statistics System.

Figura 117.6 Taxas de nascimento prematuro nos EUA em 2007, 2014, 2015 e 2016 (provisório). Houve um aumento recente na taxa de nascimentos prematuros de 2014 a 2016. A taxa de parto prematuro também se dividiu em nascimento prematuro precoce (nascimento < 32 semanas) e parto prematuro tardio (nascimento com 34 a 36 semanas e 6/7 dias). (*De Hamilton BE, Martin JA, Osterman MJK et al.: Births: provisional data for 2016*, Vital Statistics Rapid Release *2017; 1-21, Fig 4.*)

ou fetais que levam ao parto prematuro, assim como nas alterações placentárias e uterinas, as causas de parto prematuro às vezes podem ser identificadas (Tabela 117.3).

No entanto, a maioria dos nascimentos prematuros é espontânea sem uma causa identificável. Idade materna mais avançada, saúde materna deficiente, história de parto pré-termo anterior, intervalo curto entre gestações e nível socioeconômico mais baixo (NSE) têm sido associados ao nascimento prematuro. Disparidades raciais também existem e parecem persistir quando se leva em conta o NSE. Grandes estudos populacionais também encontraram associações entre genética materna e nascimento prematuro. A duração da gestação e o nascimento prematuro foram registrados como variantes genéticas do genoma materno. Muitos desses genes têm papéis na regulação do receptor de estrogênio, no desenvolvimento uterino, na nutrição materna ou na reatividade vascular. Além disso, transcritos de RNA livres de células no sangue materno também podem ser valiosos na previsão de nascimento prematuro.

AVALIAÇÃO DA IDADE GESTACIONAL

Devido aos cuidados pré-natais insuficientes ou às discrepâncias entre o peso ao nascer e a idade gestacional prevista ao nascimento, muitas vezes é útil poder avaliar os bebês ao nascer para uma idade gestacional estimada. O exame e a avaliação são necessários para distinguir recém-nascidos PIG e RCIU dos prematuros. Em comparação com um RN prematuro com peso adequado para idade gestacional, o RN com RCIU tem um peso ao nascer reduzido e pode parecer ter uma cabeça desproporcionalmente maior em relação ao tamanho corporal. Estes apresentam diminuição de gordura subcutânea. A maturidade neurológica (velocidade de condução nervosa) na ausência de asfixia apresenta uma correlação com a idade gestacional, apesar do peso fetal reduzido. Os sinais físicos podem ser úteis para estimar a idade gestacional ao nascimento. O **sistema de pontuação de Ballard** comumente utilizado é preciso em até 2 semanas da idade gestacional real (Figuras 117.7 a 117.9).

CUIDADO DE BERÇÁRIO

Os cuidados gerais necessários ao nascimento (liberar as vias respiratórias, iniciar a respiração, cuidados com o coto umbilical, e os olhos, e administração de vitamina K) são as mesmas para recém-nascidos prematuros e para aqueles com peso e maturidade normais (ver Capítulo. 121). Considerações adicionais incluem a necessidade de (1) controle

Tabela 117.3 Causas identificáveis de parto prematuro.

FETAIS
Sofrimento fetal
Gestação múltipla
Eritroblastose
Hidropisia não imune
PLACENTÁRIAS
Disfunção placentária
Placenta prévia
Descolamento prematuro de placenta
UTERINAS
Útero bicorno
Colo do útero incompetente (dilatação prematura)
MATERNAS
Nascimento prematuro anterior
Pré-eclâmpsia
Raça negra
Doença crônica (doença cardíaca cianótica, doença renal, doença da tireoide)
Intervalo curto entre gestações
Infecção (*Listeria monocytogenes*, estreptococo do grupo B, infecção do trato urinário, vaginose bacteriana, corioamnionite)
Obesidade
Uso abusivo de drogas ilícitas (cocaína)
Idade materna jovem ou avançada
OUTRAS
Ruptura prematura de membranas
Polidrâmnio
Iatrogênico
Tecnologia reprodutiva assistida
Traumatismo

Maturidade física

	−1	0	1	2	3	4	5
Pele	Pegajosa, friável, transparente	Gelatinosa, vermelha, translúcida	Delicada, rósea, veias visíveis	Descamação e/ou erupção superficial, poucas veias	Áreas fissuradas, pálidas, veias raras	Apergaminhada, fissuras profundas, sem vasos visíveis	Coriácea, fissurada, enrugada
Lanugo	Ausente	Esparso	Abundante	Mais fino	Áreas sem pelos	Predominantemente sem pelos	
Superfície plantar	Calcâneo-pé 40 a 50 mm: −1 < 40 mm: −2	> 50 mm, sem prega	Mascas vermelhas discretas	Apenas prega transversa anterior	Pregas nos 2/3 anteriores	Pregas sobre toda a planta	
Mamas	Imperceptíveis	Pouco perceptíveis	Aréola plana, sem broto mamário	Aréola desnuda, broto mamário de 1 a 2 mm	Aréola projetada, broto mamário de 3 a 4 mm	Aréola completa, broto de 5 a 10 mm	
Olhos/orelhas	Pálpebras fundidas frouxamente (−1), firmemente (−2)	Pálpebras abertas, pavilhão auricular plano, permanece dobrado	Pavilhão auricular ligeiramente curvado; macio, recuo lento	Pavilhão auricular bem curvado, recuo suave mas imediato	Firmes e formados, recuo imediato	Cartilagem espessa, orelha firme	
Genitália masculina	Escroto plano e liso	Escroto vazio, rugas discretas	Testículos no canal superior, rugas raras	Testículos em descida, algumas rugas	Testículos descidos, boas rugas	Testículos pendulares, rugas profundas	
Genitália feminina	Clitóris proeminente, lábios planos	Clitóris proeminente, lábios menores do pudendo pequenos	Clitóris proeminente, lábios menores do pudendo aumentados	Lábios maiores e menores do pudendo igualmente projetados	Lábios maiores grandes, lábios menores pequenos	Lábios maiores cobrem clitóris e lábios menores	

Figura 117.7 Critérios físicos para maturidade. A pontuação expandida de *New Ballard* inclui bebês extremamente prematuros e foi refinada para melhorar a precisão em bebês mais maduros. (*De Ballard JL, Khoury JC, Wedig K et al.: New Ballard score, expanded to include extremely premature infants*, J Pediatr *119:417-423, 1991*.)

térmico e monitoramento da frequência cardíaca e respiração, (2) oxigenoterapia e (3) atenção especial às necessidades de fluidos e nutrição. Medidas de proteção contra infecções devem ser mantidas. Procedimentos de rotina que incomodam esses RNs podem resultar em hipoxia. A necessidade da participação frequente e ativa dos pais no cuidado do bebê na unidade neonatal é uma questão que requer consideração especial quanto ao prognóstico para o crescimento e desenvolvimento posterior.

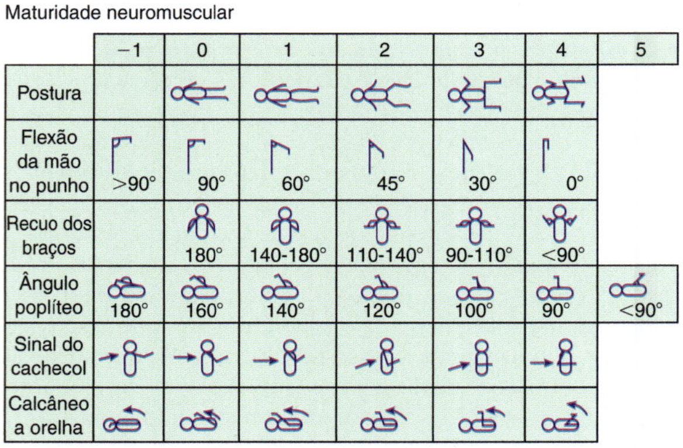
Maturidade neuromuscular
−1
0
1
2
3
4
5
Postura
Flexão da mão no punho
>90°
90°
60°
45°
30°
0°
Recuo dos braços
180°
140-180°
110-140°
90-110°
<90°
Ângulo poplíteo
180°
160°
140°
120°
100°
90°
<90°
Sinal do cachecol
Calcâneo a orelha

Figura 117.8 Critérios neuromusculares para maturidade. A pontuação expandida de *New Ballard* inclui bebês extremamente prematuros e foi refinada para melhorar a precisão em bebês mais maduros. (*De Ballard JL, Khoury JC, Wedig K et al.: New Ballard score, expanded to include extremely premature infants*, J Pediatr *119:417-423, 1991*.)

Classificação da maturidade

Escore	Semanas
−10	20
−5	22
0	24
5	26
10	28
15	30
20	32
25	34
30	36
35	38
40	40
45	42
50	44

Figura 117.9 Classificação de maturidade. Os escores físicos e neurológicos são adicionados para calcular a idade gestacional. (*De Ballard JL, Khoury JC, Wedig K et al.: New Ballard score, expanded to include extremely premature infants*, J Pediatr *119:417-423, 1991*.)

Controle térmico

A regulação da temperatura neonatal diminui o risco de morbidade e mortalidade em neonatos com EBPN e MBPN. Os recém-nascidos, em geral, e os de EBPN e MBPN, em uma extensão ainda maior, têm risco maior de perda de calor em comparação com crianças mais velhas, devido à superfície/peso do corpo aumentada, à diminuição da espessura da epiderme e da derme, à gordura subcutânea diminuída e a um sistema nervoso imaturo.

Recém-nascidos prematuros devem ser mantidos em **ambiente térmico neutro**. Esse ambiente é um conjunto de condições térmicas, incluindo o ar e as superfícies que irradiam calor, a umidade relativa e o fluxo de ar, nas quais a produção de calor (medida experimentalmente como consumo de oxigênio) é mínima e a temperatura central da criança está dentro da faixa normal. O ambiente térmico neutro varia em função do tamanho e da idade pós-natal de uma criança. Recém-nascidos maiores e mais velhos requerem temperaturas ambientais mais baixas do que bebês menores e mais jovens. Incubadoras ou aquecedores radiantes podem ser usados para manter a temperatura corporal. O calor corporal é conservado por meio de um ambiente quente e úmido. A temperatura ambiente ideal para perda mínima de calor e consumo de oxigênio para uma criança sem roupa é aquela que mantém a temperatura central da criança entre 36,5 e 37,0°C. Quanto menor e mais imaturo o bebê, maior é a temperatura ambiente necessária. A manutenção da temperatura pode ser feita aquecendo o ar a uma temperatura desejada ou por servo-controle. O monitoramento contínuo da temperatura do recém-nascido é necessário para manter a temperatura corporal ideal. O **cuidado canguru** com contato direto pele a pele entre o bebê e os pais, com uma touca e um cobertor cobrindo o bebê, deve ser encorajado, sem efeitos adversos na termorregulação.

A manutenção da umidade relativa entre 40 e 60% ajuda a estabilizar a temperatura corporal, reduzindo a perda de calor em ambientes com temperaturas mais baixas, previne o ressecamento e a irritação da mucosa das vias respiratórias, especialmente durante a administração de oxigênio e após ou durante a intubação endotraqueal, diminuindo a viscosidade das secreções e reduzindo a perda insensível de água. Deve-se retirar gradualmente o recém-nascido da incubadora ou do berço de calor radiante, pois a alteração para a atmosfera da unidade neonatal não deve resultar em uma mudança significativa na temperatura, na cor, na atividade ou nos sinais vitais da criança.

Administração de oxigênio

A administração de oxigênio para reduzir o risco de lesão por hipoxia e a insuficiência circulatória (risco de paralisia cerebral, morte) deve ser equilibrada com o risco de hiperóxia para os olhos (**retinopatia da prematuridade, ROP**) e de lesão dos pulmões pelo oxigênio (**displasia broncopulmonar, DBP**). No caso de recém-nascidos com EBPN, as diretrizes devem ser seguidas para determinar a necessidade de oxigênio durante a reanimação para manter os limites de saturação do O_2 (ver Capítulo 121).

Após o período inicial de reanimação, os limites ideais de saturação de O_2 para crianças com EBPN devem estar dentro da faixa de 90 a 95% para a maioria das crianças.

Nutrição para o recém-nascido de alto risco

A prematuridade extrema deve ser considerada uma emergência nutricional. Na ausência de suporte nutricional parenteral e enteral precoce, déficits de proteína e energia se acumularão rapidamente, colocando a criança em risco de crescimento e resultados de desenvolvimento neurológico deficientes. Os objetivos do suporte nutricional precoce para recém-nascidos prematuros extremos incluem aproximar a taxa e a composição do crescimento para as de um feto normal na mesma idade pós-menstrual. Atingir esse objetivo requer uma compreensão da taxa de crescimento intrauterino a ser direcionada, bem como dos requisitos nutricionais únicos dos RNs prematuros. As estratégias para evitar o crescimento insuficiente incluem uma abordagem combinada de nutrição parenteral e enteral precoces, fortificação do leite humano e uso de diretrizes padronizadas de alimentação. Além disso, o monitoramento cuidadoso não apenas do ganho de peso, mas também do comprimento e do perímetro cefálico, usando curvas de crescimento intrauterino adequadas, bem como a consulta com um nutricionista neonatal experiente, é importante para alcançar os melhores resultados de crescimento.

Nutrição parenteral precoce

Na ausência de aminoácidos intravenosos, prematuros extremos perdem de 1 a 2% dos estoques de proteína corporal por dia. Aminoácidos intravenosos e dextrose devem ser iniciados imediatamente após o nascimento. Muitas unidades usam uma solução *inicial* ou *estoque* de aminoácidos e dextrose para atingir esse objetivo em crianças com peso < 1.500 g. Um mínimo de 2 g/kg de aminoácidos deve ser administrado nas primeiras 24 horas após o nascimento, com o objetivo de fornecer pelo menos 3,5 g/kg em 24 a 48 horas após o nascimento. Para atender às necessidades totais de energia, os lipídios intravenosos também serão necessários.

Benefícios do leite humano

O leite materno é a fonte preferida de nutrição enteral para prematuros e está associado à diminuição da morbidade intra-hospitalar, incluindo menores taxas de **enterocolite necrosante (ECN)**, sepse tardia, DBP e ROP grave. A alimentação com leite materno também está associada a resultados de neurodesenvolvimento superiores aos 18 e 30 meses de idade corrigida em comparação com os bebês alimentados com fórmula para prematuro. O leite humano de doador é cada vez mais usado quando o leite materno não está disponível, mas é tipicamente mais baixo em proteína e energia que o leite materno prematuro e pode resultar em crescimento abaixo do ideal a menos que adequadamente fortificado. Embora o leite humano do doador tenha sido associado a uma redução na ECN, o impacto do leite humano do doador sobre os resultados no neurodesenvolvimento ainda não está claro.

Nutrição enteral

Alimentações enterais precoces são recomendadas em neonatos com EBPN e MBPN, tipicamente iniciando entre 6 e 48 horas com algum período de volume de alimentação enteral trófica/mínima. As alimentações são tipicamente avançadas lentamente (15 a 30 mℓ/kg/dia) com um objetivo-alvo de ofertar aproximadamente 110 a 135 kcal/kg/dia e 3,5 a 4,5 g de proteína/kg/dia. Para atingir esses objetivos, o leite humano deve ser fortificado ou uma fórmula para prematuro deve ser administrada.

Diretrizes padronizadas de alimentação

Diretrizes padronizadas de alimentação devem ser desenvolvidas incorporando estratégias baseadas em evidências para o fornecimento de nutrição parenteral e enteral em RNs com EBPN e MBPN, incluindo um plano para gerenciar a intolerância alimentar. Independentemente do protocolo específico, ter uma diretriz de alimentação leva a melhores resultados (p. ex., tempo para recuperar o peso ao nascer, tempo para atingir a nutrição enteral completa), à diminuição das taxas de sepse tardia e ECN, à melhora no crescimento com 36 semanas de idade pós-menstrual e à redução do tempo de internação hospitalar.

Transição para nutrição de alta hospitalar

Quanto mais prematuro for o RN, maior a probabilidade de que nem todos os déficits nutricionais sejam resolvidos antes da alta hospitalar. Independentemente do ganho de peso durante a internação inicial, há fortes evidências de melhora da mineralização óssea com o uso de maiores concentrações de cálcio e fósforo após a alta hospitalar. Leite humano fortificado ou fórmula para prematuro com maior quantidade de proteínas, minerais e oligoelementos é frequentemente recomendado após a alta. Uma abordagem individualizada para nutrição pós-alta deve ser desenvolvida para a transição da UTIN.

Prevenção de infecção

Os prematuros extremos têm uma suscetibilidade aumentada à infecção e, portanto, é necessária atenção meticulosa ao controle da infecção. As estratégias de prevenção incluem a adesão obrigatória à lavagem das mãos e às precauções universais, minimizando o risco de contaminação, a duração mínima do tempo de permanência do cateter, o cuidado meticuloso da pele, o aumento precoce e adequado da alimentação enteral, a educação e o *feedback* ao pessoal e a vigilância das taxas de infecção nosocomial da unidade neonatal. Embora não seja permitido o acesso de pessoas com infecção ativa nas unidades neonatais, os riscos de infecção devem ser equilibrados com as desvantagens de limitar o contato do bebê com a família. A participação precoce e frequente dos pais no cuidado do bebê não aumenta o risco de infecção quando as precauções preventivas são mantidas.

É difícil prevenir a transmissão da infecção entre os recém-nascidos porque muitas vezes nem o bebê a termo nem o prematuro têm evidência clínica clara de uma infecção no início de seu curso. Quando as epidemias ocorrem dentro de unidades neonatais, uma coorte de enfermagem e alguns quartos de isolamento devem ser utilizados. A **higiene das mãos** é uma medida de grande importância. Como os bebês prematuros têm função imunológica imatura, alguns desenvolvem infecção nosocomial mesmo quando todas as precauções são seguidas.

As **imunizações** de rotina devem ser aplicadas no esquema regular e em doses padrão com base na idade cronológica.

IMATURIDADE DO METABOLISMO DE MEDICAMENTOS

Deve-se ter muito cuidado ao prescrever e calcular doses de medicamentos para bebês prematuros (Tabela 117.4). A depuração renal de quase todas as substâncias excretadas na urina é diminuída em RNs e, em maior grau, em prematuros. A taxa de filtração glomerular aumenta com o aumento da idade gestacional, portanto, as recomendações de dosagem de medicamento variam com a idade. Para medicamentos principalmente excretados pelos rins, intervalos mais longos entre as dosagens são frequentemente necessários com o aumento do grau de prematuridade. Fármacos que sejam metabolizados no fígado ou requeiram conjugação química antes da excreção renal também devem ser administradas com cautela e em doses menores do que as habituais.

Muitos medicamentos aparentemente seguros para adultos, com base em estudos de toxicidade, podem ser prejudiciais aos RNs, especialmente prematuros. O oxigênio e vários medicamentos se mostraram tóxicos para prematuros em quantidades não prejudiciais para RNs a termo. Assim, a administração de qualquer fármaco, particularmente em altas doses, que não tenha sido submetido a testes farmacológicos em prematuros, deve ser realizada com cautela após os riscos terem sido pesados em relação aos benefícios.

Tabela 117.4 Reações potencialmente adversas aos fármacos administrados aos prematuros.

FÁRMACO	REAÇÃO(ÕES)
Oxigênio	Retinopatia da prematuridade, displasia broncopulmonar
Sulfisoxazol	*Kernicterus*
Cloranfenicol	Síndrome do bebê cinzento – choque, supressão da medula óssea
Análogos da vitamina K	Icterícia
Novobiocina	Icterícia
Hexaclorofeno	Encefalopatia
Álcool benzílico	Acidose, colapso intraventricular, sangramento
Vitamina E intravenosa	Ascite, choque
Detergentes fenólicos	Icterícia
$NaHCO_3$	Hemorragia intraventricular
Anfotericina	Insuficiência renal anúrica, hipopotassemia, hipomagnesemia
Reserpina	Congestão nasal
Indometacina	Oligúria, hiponatremia, perfuração intestinal
Cisaprida	Prolongamento do intervalo QT
Tetraciclina	Hipoplasia do esmalte
Tolazolina	Hipotensão, sangramento gastrintestinal
Sais de cálcio	Necrose subcutânea
Aminoglicosídeos	Surdez, toxicidade renal
Gentamicina entérica	Bactérias resistentes
Prostaglandinas	Convulsões, diarreia, apneia, hiperostose, estenose pilórica
Fenobarbital	Estado mental alterado, sonolência
Morfina	Hipotensão, retenção urinária, síndrome de abstinência
Pancurônio	Edema, hipovolemia, hipotensão, taquicardia, contraturas, hipotonia prolongada
Antissépticos iodados	Hipotireoidismo, bócio
Fentanila	Convulsões, rigidez da parede torácica, síndrome de abstinência
Dexametasona	Sangramento gastrintestinal, hipotensão, infecção, hiperglicemia, cardiomiopatia, redução do crescimento
Furosemida	Surdez, hiponatremia, hipopotassemia, hipocloremia, nefrocalcinose, cálculos biliares
Heparina (uso não profilático em doses baixas)	Sangramento, hemorragia intraventricular, trombocitopenia
Eritromicina	Estenose pilórica

MORBIDADE E MORTALIDADE

As taxas de morbidade e mortalidade neonatal são altas em prematuros extremos e os riscos aumentam com a diminuição da idade gestacional e o menor peso ao nascer (Tabela 117.5). Dados sobre prematuros extremos nascidos entre 2003 e 2007 descobriram que 42% dos MBPN desenvolveram DBP, 12% desenvolveram ROP, necessitando de tratamento, 11% ECN, 36% sepse tardia, 16% **hemorragia intraventricular (HIVent)** grau III ou IV, e 3% **leucomalacia periventricular (LPV)**. A mortalidade aumentou com a diminuição da idade gestacional, com uma mortalidade de 94% em crianças nascidas com 22 semanas e 8% de mortalidade com 28 semanas. Como um todo, o grupo de prematuros

Tabela 117.5 Morbidades neonatais associadas à prematuridade.

RESPIRATÓRIAS
Síndrome da angústia respiratória (doença da membrana hialina)
Displasia broncopulmonar*
Pneumotórax, pneumomediastino; enfisema intersticial
Pneumonia congênita
Apneia
CARDIOVASCULARES
Ducto arterioso patente
Hipotensão
Bradicardia (com apneia)
HEMATOLÓGICA
Anemia (de início precoce ou tardio)
GASTRINTESTINAIS
Função intestinal deficiente – motilidade deficiente
Enterocolite necrosante*
Hiperbilirrubinemia – direta ou indireta
Perfuração gastrintestinal isolada espontânea
METABÓLICO-ENDÓCRINAS
Hipocalcemia
Hipoglicemia
Hiperglicemia
Acidose metabólica
Hipotermia
Eutireóideo, mas com tiroxina baixa
Osteopenia
SISTEMA NERVOSO CENTRAL
Hemorragia intraventricular*
Leucomalacia periventricular*
Convulsões
Retinopatia da prematuridade*
Surdez
Hipotonia
RENAIS
Hiponatremia
Hipernatremia
Hiperpotassemia
Acidose tubular renal
Glicosúria renal
Edema
OUTRAS
Infecções* (congênita, perinatal, nosocomial: bacteriana, viral, fúngica, protozoária)

*Morbidades neonatais principais.

extremos apresentou uma taxa de mortalidade de 28%, com 37% sobrevivendo sem uma significativa morbidade neonatal.

Um outro estudo descobriu que a morbidade e a mortalidade entre bebês com MBPN diminuíram entre 2000 e 2009. Esse estudo limitou-se a bebês nascidos vivos com peso ao nascer de 500 a 1.500 g. Para crianças nascidas em 2009, esse estudo encontrou uma taxa de mortalidade de 12,4%; 28% dos bebês desenvolveram DBP, 7% ROP grave, 5% ECN, 15% sepse tardia, 6% HIVent grau III ou IV, 3% LPV e 51% sobreviveram sem morbidade neonatal significativa.

Os resultados podem melhorar ligeiramente com o tempo. A sobrevivência de crianças nascidas entre 22 e 24 semanas de gestação aumentou de 30% em 2000-2003 para 36% em 2008 a 2011. A porcentagem sobrevivente sem comprometimento do neurodesenvolvimento aumentou de 16% para 20% nesse mesmo período. No entanto, prematuridade extrema ainda está associada a um risco significativo de mortalidade e morbidades neonatais importantes. Para as crianças que sobrevivem à alta, a prematuridade, bem como as morbidades neonatais, coloca-as em risco aumentado de atrasos no desenvolvimento e no comprometimento à medida que envelhecem (ver Capítulo 117.5).

A bibliografia está disponível no GEN-io.

117.3 Recém-Nascidos Prematuros Moderados e Tardios

Jennifer M. Brady e Brenda B. Poindexter

A OMS define **recém-nascido pré-termo de moderado a tardio** como bebês nascidos entre 32 e 36 semanas e 6/7 dias de idade pós-menstrual (IPM). O American College of Obstetricians and Gynecologists (ACOG) define ainda recém-nascidos **prematuros tardios** como aqueles nascidos entre 34 e 36 semanas e 6/7 dias de IPM. Portanto, a maioria define **prematuros moderados** como aqueles nascidos entre 32 e 33 semanas e 6/7 dias de IPM.

RECÉM-NASCIDO PREMATURO MODERADO

Os prematuros moderados ainda correm o risco de apresentar grande parte das morbidades pós-natais, embora em menor proporção quando comparados com os prematuros extremos. Essas morbidades incluem, mas não se limitam, dificuldades alimentares, perda de peso, síndrome do desconforto respiratório, risco de ECN e dificuldade com a termorregulação. Recém-nascidos prematuros moderados com peso ao nascer > 1.500 g e um curso de UTIN sem complicações são considerados de risco razoavelmente baixo para HIVent e não necessitam rotineiramente de um ultrassom transfontanela. Poucos estudos examinaram prematuros moderados como um grupo isolado. Eles são, frequentemente, agrupados com RNs muito prematuros ao avaliar complicações e desfechos. Uma coorte de aproximadamente 7.000 RNs entre 29 e 33 semanas de idade gestacional foi encontrada em um estudo recente, mostrando um tempo médio de internação de 33 dias. Em comparação com os bebês a termo, esses bebês tiveram uma incidência aumentada de muitas morbidades, incluindo DBP, sepse precoce e tardia, ECN e LPV.

RECÉM-NASCIDO PREMATURO TARDIO

Os recém-nascidos prematuros tardios são responsáveis por aproximadamente 8 a 9% de todos os nascimentos e quase três quartos de todos os partos prematuros nos EUA. Historicamente, os prematuros tardios eram referidos como *recém-nascidos próximo do termo* e a abordagem de seus cuidados era semelhante à dos RNs a termo. Tem sido cada vez mais reconhecido que os RNs prematuros têm aumento significativo da morbidade, bem como da mortalidade, em comparação com seus pares a termo. Há aumento na incidência de anomalias congênitas em RNs prematuros, mas, mesmo quando não se consideram essas crianças, os prematuros tardios continuam a ter significativamente mais morbidades. Imediatamente após o nascimento, os RNs tardios têm um risco aumentado de necessidade de reanimação, bem como um aumento da incidência de hipoglicemia, do desconforto respiratório, da apneia, das dificuldades de alimentação e da icterícia. Eles também têm maior taxa de reospitalização em comparação com seus pares.

Os corticosteroides pré-natais eram tradicionalmente recomendados apenas para gestantes entre 24 e 34 semanas de gestação em risco de parto prematuro nos próximos 7 dias para reduzir a incidência de morte e síndrome do desconforto respiratório. Um estudo controlado randomizado de mulheres com 34 a 36 semanas e 6/7 dias de gestação em risco de trabalho de parto prematuro encontrou uma taxa reduzida de complicações respiratórias nos recém-nascidos cujas mães receberam corticosteroides pré-natais. Um aumento da taxa de hipoglicemia neonatal foi observado no grupo de esteroides. Entretanto, nenhuma outra diferença significativa foi encontrada. Com base nesses achados, a ACOG recomenda um único curso de corticosteroides antenatais para gestantes entre 34 e 36 semanas e 6/7 dias de gestação em risco de parto prematuro dentro de 7 dias que não tenham recebido um ciclo prévio de corticosteroides pré-natais.

Entre 34 e 36 semanas e 6/7 dias de gestação, a gravidez é considerada um período crítico para o crescimento e desenvolvimento. No passado, as cesarianas eletivas sem indicações médicas geralmente ocorriam com 35 semanas. O *ACOG recomenda o parto eletivo sem indicação médica somente após 39 semanas em gestações bem datadas.* Alguns estudos sugerem maior risco de menor escolaridade na pré-escola e aumento do risco de dificuldades acadêmicas na infância ao comparar os prematuros tardios com os pares.

A bibliografia está disponível no GEN-io.

117.4 Recém-Nascidos a Termo e Pós-Termo

Jennifer M. Brady e Brenda B. Poindexter

O ACOG divide ainda os recém-nascidos a termo em subgrupos: **inicial** (37 a 38 semanas e 6/7 dias), **tempo completo** (39 a 40 semanas e 6/7 dias) e **final** (41 a 41 semanas e 6/7 dias). Muitos fatores de risco para RNs a termo os colocam em maior risco de complicações, como síndrome de aspiração de mecônio (ver Capítulo 122), doença hemolítica do recém-nascido (ver Capítulo 124.2), filho de mãe diabética (ver Capítulo 127.1) e síndrome de abstinência neonatal (ver Capítulo 126.1). Tanto os pequenos para a idade gestacional (PIG) quanto os grandes para a idade gestacional (GIG) estão associados com o aumento da morbidade.

RECÉM-NASCIDO PEQUENO PARA IDADE GESTACIONAL E RCIU

Existe uma importante distinção entre os termos **pequeno para a idade gestacional (PIG)** e **restrição do crescimento intrauterino (RCIU)**. O PIG baseia-se na avaliação física de um bebê ao nascer, geralmente por um pediatra ou um neonatologista. Se o peso da criança é < percentil 10º, a criança é PIG. O diagnóstico de PIG não diferencia o potencial de crescimento biológico normal de um estado patológico ou de crescimento restrito no útero. Em contraste, a RCIU é um diagnóstico pré-natal para descrever um feto que não consegue atingir o potencial de crescimento no útero, muitas vezes diagnosticado pelo obstetra. Portanto, nem todos os RNs com RCIU são PIG e, da mesma forma, nem todos os RNs PIG têm RCIU.

Embora seja importante entender a diferença entre PIG e RCIU, devido à dificuldade em padronizar uma classificação de RCIU, muitos estudos avaliam os resultados pós-natais com base no diagnóstico de PIG ou RCIU.

A RCIU está associada a condições médicas que interferem na circulação e na eficiência da placenta, com o desenvolvimento ou crescimento do feto, ou com a saúde e a nutrição da mãe (Tabela 117.6). Vários fatores são comuns aos RNs prematuros e aos PIG com RCIU. A RCIU está associada à diminuição da produção de insulina ou à ação do fator de crescimento semelhante à insulina (IGF) no nível do receptor. Os RNs com defeitos do receptor IGF-1, com hipoplasia pancreática ou com diabetes neonatal transitório têm RCIU. Mutações genéticas que afetam os mecanismos de detecção de glicose das ilhotas

Tabela 117.6 Fatores frequentemente associados à restrição do crescimento intrauterino.

FETAIS
Alterações cromossômicas
Infecção fetal crônica (doença de inclusão citomegálica, rubéola congênita, sífilis)
Anomalias congênitas – síndromes complexas
Irradiação
Gestação múltipla
Hipoplasia pancreática
Deficiência de insulina (produção ou ação da insulina)
Deficiência do fator de crescimento semelhante à insulina tipo I
PLACENTÁRIOS
Redução do peso, da celularidade placentária ou de ambos
Redução na área da superfície
Placentite vilosa (bacteriana, viral, parasitária)
Infarto
Tumor (corioangioma, mola hidatiforme)
Separação placentária
Síndrome da transfusão de gêmeo
MATERNOS/PATERNOS
Toxemia
Hipertensão, doença renal ou ambos
Hipoxemia (altitude elevada, doença cardíaca ou pulmonar cianótica)
Desnutrição (deficiência de micronutrientes ou macronutrientes)
Doença crônica
Anemia falciforme
Substâncias psicoativas (narcóticos, álcool, cigarro, cocaína, antimetabólitos)
Mutação do *IGF2* (paterna)

pancreáticas resultam na diminuição da liberação de insulina (perda de função do gene da glicoquinase sensível à glicose) e dão origem à RCIU.

RCIU pode ser uma resposta fetal normal à privação nutricional ou de oxigênio. Portanto, a questão não é a RCIU, mas o risco contínuo de desnutrição fetal ou hipoxia. A RCIU é frequentemente classificada como *crescimento reduzido*, que é *simétrico* (perímetro cefálico, comprimento e peso igualmente afetados) ou *assimétrico* (crescimento da cabeça é poupado). A **RCIU simétrica** geralmente tem início mais precoce, no primeiro trimestre da gravidez, e está associada a doenças que afetam seriamente o número de células fetais, tais como condições com etiologias cromossômicas, genéticas, teratogênicas, infecciosas e hipertensivas maternas grave. É importante avaliar cuidadosamente a idade gestacional em recém-nascidos com suspeita de RCIU simétrica, pois a idade gestacional superestimada de forma incorreta pode levar ao diagnóstico de RCIU simétrica. A **RCIU assimétrica** é frequentemente de início tardio, na segunda metade da gravidez, e demonstra preservação da velocidade da onda Doppler nos vasos carotídeos, estando associada à desnutrição materna ou ao início tardio ou à exacerbação da doença vascular materna (pré-eclâmpsia, hipertensão crônica).

A Tabela 117.7 lista problemas comuns de RNs com RCIU. Além disso, RNs prematuros e a termo PIG têm risco aumentado de comprometimento do neurodesenvolvimento.

RECÉM-NASCIDOS GRANDES PARA A IDADE GESTACIONAL

Recém-nascidos com peso de nascimento acima do percentil 90º para a idade gestacional são chamados de **grandes para a idade gestacional (GIG)**. As taxas de mortalidade neonatal diminuem com o aumento do peso ao nascer até aproximadamente 4.000 g. Se o peso for maior que isso, elas aumentam. Esses recém-nascidos grandes geralmente nascem a termo, mas os prematuros com pesos elevados para a idade gestacional também apresentam uma mortalidade significativamente maior que aqueles de mesmo tamanho nascidos a termo. Diabetes materno e obesidade são fatores predisponentes. Alguns RNs são constitucionalmente grandes devido ao tamanho dos pais. Os GIG, independentemente da idade gestacional, têm maior

Tabela 117.7 Problemas dos recém-nascidos pequenos para a idade gestacional ou com restrição do crescimento intrauterino.*

PROBLEMA	PATOGÊNESE
Morte fetal intrauterina	Hipoxia, acidose, infecção, anomalia letal
Asfixia perinatal	↓ Perfusão uteroplacentária durante o trabalho de parto ± hipoxia-acidose fetal crônica; síndrome de aspiração de mecônio
Hipoglicemia	↓ Armazenamento tissular de glicogênio ↓ Gliconeogenêse, hiperinsulinemia, ↑ necessidade de glicose na hipoxia, hipotermia, cérebro grande
Policitemia – hiperviscosidade	Hipoxia fetal com ↑ produção eritropoetina
Redução no consumo de oxigênio/hipotermia	Hipoxia, hipoglicemia, efeito da inanição, armazenamento subcutâneo de gordura reduzido
Dismorfologia	Sequência de malformações, distúrbios genéticos-cromossômicos, deformação induzida por oligoidrâmnio, TORCH†

*Outros problemas incluem hemorragia pulmonar e os comuns ao risco de prematuridade relacionados à idade gestacional se o parto ocorrer antes da 37ª semana. †Toxoplasmose, outros agentes, rubéola, citomegalovírus, infecção por herpes simples. ↓, Redução; ↑, aumento.

incidência de lesões no nascimento, como lesões do plexo cervical e braquial, lesão do nervo frênico com paralisia do diafragma, fratura de clavículas, céfalo-hematomas, hematomas subdurais e equimoses da cabeça e da face. Eles também apresentam maior risco de hipoglicemia e policitemia.

A incidência de anomalias congênitas, particularmente doença cardíaca congênita, também é maior nesses recém-nascidos que nos a termo com peso normal.

RECÉM-NASCIDOS PÓS-TERMO

Os recém-nascidos pós-termo são aqueles nascidos após 42 semanas completas de gestação, calculadas a partir da DUM materna. Historicamente, aproximadamente 12% das gestações resultavam em parto após 42 semanas. No entanto, com as evidências atuais sugerindo que tanto a morbidade quanto a mortalidade aumentam significativamente após 42 semanas de gestação, as intervenções obstétricas para induzir o parto geralmente ocorrem antes de 42 semanas, resultando em uma taxa decrescente de partos pós-termo. A causa do parto pós-termo ou pós-maturidade é desconhecida. Os recém-nascidos pós-termo geralmente têm comprimento e perímetro cefálico normais, mas podem ter peso reduzido se houver insuficiência placentária. Recém-nascidos pós-termo com insuficiência placentária presumida podem ter vários sinais físicos como: descamação da pele, unhas compridas, cabelos abundantes, palidez cutânea, rostos alertas e excesso de pele, especialmente ao redor das coxas e nádegas, o que dá a impressão de terem perdido peso recentemente. Podem ser notadas impregnação de mecônio em unhas, pele, vérnix, cordão umbilical e placenta. As complicações comuns da pós-maturidade incluem asfixia perinatal, síndrome de aspiração de mecônio, hipertensão pulmonar persistente, hipoglicemia, hipocalcemia e policitemia.

Os recém-nascidos com idade gestacional ≥ 42 semanas têm uma mortalidade aproximadamente 3 vezes maior que a de recém-nascidos a termo. A mortalidade foi reduzida por meio de uma melhora dos cuidados obstétricos. Os dados sugerem que o parto eletivo durante a 39ª semana de gestação de mulheres nulíparas e multíparas está associado à diminuição de complicações maternas e neonatais em comparação com aqueles que tiveram uma conduta expectante.

O monitoramento obstétrico cuidadoso, incluindo cardiotocografia sem estresse (CTG), perfil biofísico fetal (PBF) ou fluxometria por Doppler, geralmente fornece uma base racional para a escolha de uma das três opções: não intervenção, indução do trabalho de parto ou parto cesáreo. A indução do trabalho de parto ou o parto cesáreo podem ser indicados em primigestas com mais de 2 semanas além do termo, especialmente se houver evidência de sofrimento fetal. Problemas clínicos no RN são tratados quando surgirem.

A bibliografia está disponível no GEN-io.

117.5 Acompanhamento de Recém-Nascidos de Alto Risco Após a Alta

Jennifer M. Brady e Brenda B. Poindexter

ALTA HOSPITALAR

Numerosos critérios precisam ser atendidos antes que uma criança de alto risco esteja pronta para receber alta hospitalar (Tabela 117.8). Antes da alta, os bebês devem estar se alimentando pelo seio materno ou pela mamadeira. Alguns bebês clinicamente frágeis podem receber alta hospitalar com alimentação por sonda gástrica após os pais receberem treinamento e educação apropriados. O crescimento deve estar ocorrendo em incrementos constantes, com um ganho de peso de aproximadamente 30 g/dia. A temperatura deve ser estável e normal, em um berço aberto. Os bebês não devem ter episódios recentes de apneia ou bradicardia que precisem de intervenção por, pelo menos, 5 a 7 dias antes da alta. Crianças estáveis em recuperação de DBP podem receber alta em um regime de oxigênio domiciliar administrado por cânula nasal, desde que o acompanhamento cuidadoso seja organizado com monitoramento domiciliar da oximetria de pulso e visitas ambulatoriais. Todos os RNs com peso ao nascer < 1.500 g ou idade gestacional < 30 semanas ao nascimento devem ser submetidos a um exame oftalmológico para avaliar ROP. Além disso, o prematuro deve ser avaliado para possível anemia da prematuridade com dosagens de hemoglobina ou hematócrito. Toda criança deve passar por um teste de audição antes da alta. Vacinações de rotina devem ser administradas com base na idade cronológica antes da alta. Além disso, o palivizumabe deve ser administrado imediatamente antes da alta em crianças elegíveis durante a estação do **vírus respiratório sincicial (VRS)** para profilaxia contra o VRS, com doses mensais contínuas organizadas em ambulatório, conforme apropriado.

Os bebês prematuros podem receber alta quando todos os principais problemas médicos tiverem sido resolvidos, o ambiente doméstico for adequado, eles tiverem mais de 34 a 35 semanas de IPM e seu peso atingir 1.800 a 2.000 g. A educação dos pais, o acompanhamento rigoroso e a acessibilidade aos profissionais de saúde são essenciais para os protocolos de alta precoce. Idealmente, os cuidadores primários com o bebê devem participar dos cuidados infantis no hospital com supervisão de enfermagem e ajuda antes da alta hospitalar. Todos os bebês de alto risco devem ser avaliados dentro de alguns dias após a alta.

Tabela 117.8 Critérios para a alta do recém-nascido de alto risco.

Resolução das doenças que ameaçavam sua vida
Acompanhamento dos problemas crônicos, mas estáveis:
Displasia broncopulmonar
Hemorragia intraventricular
Enterocolite necrosante depois de cirurgia ou recuperação
Defeito do septo interventricular, outras lesões cardíacas
Anemia
Retinopatia da prematuridade
Problemas de audição
Apneia
Colestase
Regulação estável da temperatura
Ganho de peso com alimentação oral:
Amamentação no seio
Amamentação com mamadeira
Sonda gástrica
Sem apneia significativa
Imunizações apropriadas e planejamento para a profilaxia do vírus sincicial respiratório se for o caso
Exame de audição
Exame oftalmológico se < 30 semanas de gestação ou < 1.500 g ao nascer
Documentar o conhecimento, a habilidade, a confiança maternos sobre:
Administração de medicamentos (diuréticos, metilxantinas, aerossóis etc.)
Uso de oxigênio, monitor de apneia, oxímetro
Suporte nutricional:
Hora
Volume
Mistura de fórmulas concentradas
Reconhecimento de doença e deterioração
Reanimação cardiopulmonar básica
Segurança infantil
Agendamento dos acompanhamentos:
Provedor de cuidados primários
Clínica de acompanhamento neonatal
Terapia ocupacional/fisioterapia
Exames de imagem (ultrassonografia da cabeça)
Avaliação e solução dos riscos sociais

De American Academy of Pediatrics, American College of Obstetricians: *Guidelines for perinatal care*, ed 7, Elk Grove Village, IL, 2013, American Academy of Pediatrics.

ACOMPANHAMENTO PÓS-ALTA

Acompanhamento médico

Mesmo após a alta hospitalar, os bebês de alto risco precisam de acompanhamento médico muito próximo. Eles continuam a ter um risco maior de ganho de peso insuficiente e falhas de desenvolvimento. No cenário de doença viral, os bebês prematuros apresentam risco aumentado de sofrimento respiratório significativo. Os bebês que recebem alta com oxigênio precisam de acompanhamento médico muito próximo, com visitas e avaliações frequentes, muitas vezes com pneumologista. A Tabela 117.9 lista sequelas comuns de prematuridade.

Bebês clinicamente complexos podem ir para casa com uma infinidade de consultas de subespecialidade para ajudar a gerenciar morbidades

Tabela 117.9 Sequelas de prematuridade.

IMEDIATAS	TARDIAS
Hipoxia, isquemia	Deficiência intelectual, displegia espástica, microcefalia, convulsões, desempenho escolar insuficiente
Hemorragia intraventricular	Deficiência intelectual, espasticidade, convulsões, hidrocefalia
Lesão neurossensorial	Deficiência auditiva e visual, retinopatia da prematuridade, estrabismo, miopia
Insuficiência respiratória	Displasia broncopulmonar, *cor pulmonale*, broncospasmo, desnutrição, estenose subglótica
Enterocolite necrosante	Síndrome do intestino curto, má absorção, desnutrição, diarreia infecciosa
Doença hepática colestática	Cirrose, insuficiência hepática, desnutrição
Deficiência de nutrientes	Osteopenia, fraturas, anemia, deficiência de crescimento
Estresse social	Abuso ou negligência infantil, deficiência de desenvolvimento, divórcio
Outras sequelas	Síndrome da morte súbita infantil, infecções, hérnia inguinal, cicatrizes cutâneas (dreno torácico, ligação do ducto arterioso patente, infiltração intravenosa), refluxo gastresofágico, hipertensão, craniossinostose, colelitíase, nefrocalcinose, hemangiomas cutâneos

existentes secundárias à prematuridade. Por exemplo, cardiologia para tratamento de persistência do canal arterial ou hipertensão pulmonar, doença pulmonar por DBP, nefrologia para hipertensão, oftalmologia para ROP, neurocirurgia para hidrocefalia e neurologia para história de convulsões. Os extensos requisitos de acompanhamento podem ser esmagadores e assustadores para as famílias. É muito importante que esses bebês tenham um prestador de cuidados primários que sirva como seu "lar médico" para ajudar a coordenar e assimilar os cuidados de todos esses provedores para as famílias.

Acompanhamento do desenvolvimento

Prematuros têm maior risco de **atrasos de desenvolvimento** quando comparados com seus equivalentes a termo. Quanto mais prematuro, maior o risco de atraso. Além disso, algumas morbidades pós-natais (DBP grave, hemorragia intraventricular grau III ou IV, ROP grave) estão associadas a um risco significativamente aumentado de atrasos no desenvolvimento. É muito importante que os bebês prematuros sejam acompanhados e avaliados quanto ao atraso no desenvolvimento, de modo que, se atrasos forem detectados, intervenções possam ser instituídas precocemente.

Recomenda-se que o acompanhamento do desenvolvimento esteja disponível para crianças nascidas com < 32 semanas de vida ou, no mínimo, 28 semanas e peso ao nascer < 1.000 g. O acompanhamento do desenvolvimento nos EUA é mais frequentemente fornecido em um **programa de acompanhamento neonatal** para os primeiros 2 a 3 anos de vida e, em alguns casos, até a idade escolar. As avaliações se concentram em cinco domínios principais de desenvolvimento: desenvolvimento cognitivo, desenvolvimento da linguagem, habilidades motoras finas e grosseiras, desenvolvimento social e desenvolvimento emocional. Embora existam muitas avaliações, a mais utilizada nos EUA é a *Bayley Scales of Infant and Toddler Development*, terceira edição.

É importante notar que, pelo menos nos primeiros 2 anos de vida, a **idade corrigida** de uma criança deve ser usada para determinar se existe atraso. A idade corrigida é calculada subtraindo as semanas nascidas prematuras da idade cronológica da criança. Ao fazê-lo, uma idade corrigida é responsável pela prematuridade da criança. Há controvérsias quanto a se continuar ou não usando a idade corrigida após os 2 anos.

Se for determinado que existe um atraso, a criança deve ser encaminhada para terapia apropriada para ajudar a minimizá-lo à medida que a criança cresce. A lei norte-americana que trata das Pessoas com Deficiência exige que os estados forneçam serviços de *intervenção precoce* para crianças menores de 3 anos com atraso no desenvolvimento. A definição de atraso e como os serviços são oferecidos variam muito de um estado para outro. A intervenção precoce está associada a melhores resultados cognitivos na infância e na idade pré-escolar, mas que não duram até a idade escolar. Os resultados motores são melhores na infância para as crianças que recebem intervenção precoce, mas os efeitos duradouros desses resultados não são verificados na idade pré-escolar e escolar.

Recém-nascidos prematuros, especialmente aqueles com história de hemorragia intraventricular grau III ou IV ou LPV, observada na ultrassonografia transfontanela, também apresentam risco aumentado de comprometimento motor. A **paralisia cerebral** é um *distúrbio não progressivo*, mas *permanente*, de movimento e postura causado por distúrbios no desenvolvimento do cérebro imaturo. Historicamente, a paralisia cerebral não havia sido diagnosticada até 18 a 24 meses, mas testes atuais, como o **General Movements Assessment** (GMA) e **Hammersmith Infant Neurological Examination** (HINE), vêm ajudando a identificar crianças com alto risco de paralisia cerebral dentro dos primeiros meses a 1 ano de vida. Isso lhes permite ter acesso a serviços de intervenção e terapia em uma idade mais precoce, além de passarem por uma vigilância mais frequente, conforme necessário.

As crianças com histórico de prematuridade que não apresentem atrasos significativos no desenvolvimento nos primeiros anos de vida ainda correm o risco de desenvolver posteriormente dificuldades de aprendizagem, problemas de atenção e redução do aproveitamento escolar. O acompanhamento contínuo pelo prestador de cuidados primários pode ser necessário ao longo do crescimento dessas crianças.

A bibliografia está disponível no GEN-io.

Capítulo 118
Transporte do Recém-Nascido Criticamente Doente

Jennifer M. Brady e Brenda B. Poindexter

ATENÇÃO REGIONALIZADA DE RECÉM-NASCIDOS

O conceito de **atenção regionalizada** para recém-nascidos foi introduzido pela primeira vez em 1976 no relatório *Rumo à Melhoria do Cuidado na Gravidez* da March of Dimes. Esse relatório e as revisões posteriores enfatizam a importância de fornecer atendimento regionalizado em instalações com pessoal e equipamento adequados para a gravidade da doença do recém-nascido. Idealmente, as mães devem ter o parto em uma instalação com nível adequado de conhecimento e recursos para cuidar do grau de prematuridade e doença do recém-nascido. Muitos estudos demonstraram que bebês com muito baixo peso ao nascer (MBPN), ou abaixo de 1.500 g ao nascer, apresentam diminuição da morbidade e mortalidade quando atendidos em um centro com nível apropriado de atendimento (hospitais de **Nível III**). Em metanálise, a morte neonatal ou pré-alta ocorreu em 38% dos recém-nascidos de MBPN que receberam cuidados em um hospital sem Nível III e em 23% dos que receberam atendimento em um hospital de Nível III. O objetivo principal da *Healthy People 2020* aborda esta questão, com o objetivo de aumentar para 83,7% a proporção de recém-nascidos de MBPN nascidos em hospitais de Nível III ou centros com subespecialidades perinatais. Quando isso não for possível, o bebê deve ser transportado para um nível adequado de atendimento médico após o parto.

NÍVEIS DE ATENÇÃO NEONATAL

Embora não exista uma definição norte-americana formal dos níveis de atenção neonatal, a American Academy of Pediatrics (AAP) e a March of Dimes padronizaram as definições para os Níveis I, II, III e IV. É preciso entender os níveis de atenção disponíveis antes de organizar o transporte para uma instalação apropriada.

Uma instalação de **Nível I** deve ser capaz de fornecer *cuidados neonatais básicos*. Equipamentos e pessoal apropriados devem estar disponíveis para realizar a reanimação neonatal e cuidar de recém-nascidos a termo e pré-termo saudáveis. Além disso, as instalações do Nível I devem ter a capacidade de trabalhar para estabilizar recém-nascidos doentes ou prematuros antes do transporte para um nível mais elevado de atendimento. Um berçário Nível I é o requisito mínimo para um hospital que presta cuidados de maternidade em regime de internação. Os prestadores de serviços nas instalações de Nível I geralmente incluem pediatras, médicos de família e enfermeiros.

Além dos cuidados prestados em uma instituição de Nível I, os berçários de **Nível II** também devem ser capazes de cuidar de recém-nascidos a termo moderadamente doentes com problemas que devem ser resolvidos rapidamente. Os centros de Nível II também cuidam de recém-nascidos ≥ 32 semanas de idade gestacional e abaixo de 1.500 g ao nascimento e, portanto, devem ter o tratamento assegurado de condições comuns nessa população, como dificuldade de alimentação oral, apneia da prematuridade, desconforto respiratório que necessite de pressão positiva contínua nas vias respiratórias (CPAP nasal) e regulação de temperatura. Esses centros também devem ser capazes de estabilizar recém-nascidos com menos de 32 semanas de gestação e abaixo de 1.500 g até que seja possível a transferência para uma instalação de nível superior, incluindo a capacidade de intubar e fornecer ventilação mecânica por um breve período, se necessário. Além dos prestadores de serviços nas instalações de Nível

I, as instalações de Nível II também costumam ter pediatras de plantão, neonatologistas e enfermeiros neonatais.

As unidades de terapia intensiva neonatal (UTINs) de **Nível III** estão equipadas para cuidar de recém-nascidos extremamente prematuros e gravemente enfermos, além dos recém-nascidos atendidos em unidades de Nível I e II. As unidades de Nível III devem contar com pessoal e equipamento continuamente disponíveis para tratar condições comumente vistas nessa população, como síndrome do desconforto respiratório, hipertensão pulmonar e necessidade de nutrição parenteral total. Recursos devem estar disponíveis para obter e interpretar imagens urgentes necessárias (p. ex., TC, ecocardiografia). Subespecialistas pediátricos e cirurgiões pediátricos devem estar disponíveis no local ou mediante acordos de consulta preestabelecidos.

Além dos cuidados disponíveis nas UTINs de Nível III, as UTINs de **Nível IV** também devem ser capazes de oferecer continuamente consultas de subespecialidades pediátricas e intervenções cirúrgicas pediátricas. Muitos locais de Nível IV estão localizados em hospitais infantis regionais e servem para fornecer educação continuada.

TRANSPORTE DO RECÉM-NASCIDO CRITICAMENTE DOENTE

Caso um recém-nascido necessite de um nível mais alto de atenção após o nascimento, o transporte deve ser organizado para uma unidade com o nível apropriado de cuidado disponível. Decisões adicionais que precisam ser tomadas antes do transporte incluem a composição da equipe de transporte, o equipamento necessário para o transporte e o modo de transporte.

A composição da **equipe de transporte** varia dependendo do pessoal disponível e das necessidades do recém-nascido transportado. A equipe de transporte geralmente é composta por pelo menos dois indivíduos, sejam dois enfermeiros registrados (ERs), um ER e um terapeuta respiratório, ou um ER e um paramédico. Além disso, ocasionalmente um neonatologista, um especialista em neonatologia ou um profissional de enfermagem neonatal acompanhará a equipe de transporte para recém-nascidos criticamente doentes. Um **médico de controle clínico** designado fica disponível e em comunicação com a equipe durante todo o transporte, conforme necessário.

A **equipe de transporte** deve ser competente para tratar condições e complicações neonatais comuns, bem como em procedimentos neonatais. Muitas instalações de Nível IV possuem equipes especializadas disponíveis para o transporte neonatal. Uma revisão da Cochrane não encontrou evidências para apoiar ou refutar a melhora na morbidade ou mortalidade infantil quando o transporte é realizado por uma equipe especializada. Dependendo do volume de transportes neonatais e da composição da equipe, esta pode ter exposição limitada a transportes e procedimentos neonatais. O **aprendizado baseado em simulação** é recomendado pela Seção de Medicina de Transporte (SDMT) da AAP como um método para ajudar a alcançar e manter a competência em procedimentos raramente experimentados, bem como melhorar as interações das equipes de transporte.

O **veículo de transporte** deve ser equipado com medicamentos apropriados, líquidos intravenosos (IV), balas de oxigênio, cateteres, drenos torácicos, tubos endotraqueais (TOT), laringoscópios, bolsa válvula-máscara e incubadora de transporte. Deve ser bem iluminado e ter amplo espaço para procedimentos de emergência e equipamentos de monitoramento. Necessidades adicionais para o transporte específico devem ser antecipadas (p. ex., óxido nitroso).

Os **modos de transporte** comuns incluem transporte terrestre por ambulância e transporte aéreo por helicóptero ou por avião de asa fixa. A estabilidade do recém-nascido, a distância percorrida, o trânsito e o tempo devem ser levados em consideração ao decidir o modo de transporte mais apropriado.

Devem ser tomadas medidas para **estabilizar os recém-nascidos** em tempo hábil antes do transporte: proteger as vias respiratórias; fornecer oxigênio; auxiliar na ventilação assistida; fornecer terapia antimicrobiana; manter a circulação; proporcionar um ambiente aquecido; verificar o nível de glicose; e instalar linhas intravenosas ou arteriais, ou tubos pulmonares, se indicado. A instalação apropriada de linhas intravenosas e TOT deve ser avaliada antes do transporte.

Os **riscos** do transporte e o **consentimento** dos pais devem ser revisados e obtidos antes do transporte. Embora as equipes de transporte tentem antecipar e se preparar para possíveis complicações, há um risco inerente de elas ocorrerem, incluindo a morte, no caso de descompensação durante o transporte, resultante dos recursos limitados e do pessoal disponível. Os pais devem estar cientes desses riscos. Se a condição do recém-nascido permitir, devem ser feitos esforços para que os pais o vejam antes do transporte.

A **comunicação** com a equipe de transporte e com a unidade que irá receber o paciente é fundamental durante todo o processo de transporte. História de pré-natal disponível, informação sobre o nascimento e evolução clínica hospitalar, dados laboratoriais e imagens radiográficas devem ser enviados com a equipe de transporte para o hospital que irá receber o recém-nascido, a fim de ajudar no cuidado futuro.

O **transporte reverso** do recém-nascido de volta para o nível inferior de cuidados deve ser considerado quando o paciente estiver estável e não precisar de níveis de atenção mais elevados disponíveis no hospital. O transporte de volta para o hospital de origem ajuda na utilização apropriada de recursos, diminui os custos de cuidado e pode assim promover a ligação mãe-recém-nascido por causa da aproximação dos cuidados maternos.

A bibliografia está disponível no GEN-io.

Capítulo 119 Manifestações Clínicas de Doenças no Período Neonatal

Elizabeth Enlow e James M. Greenberg

Uma variedade de condições que acometem o recém-nascido tem origem intrauterina, durante o parto ou no período pós-natal imediato. Esses distúrbios podem ser causados por prematuridade, malformações congênitas, alterações cromossômicas ou doenças e lesões adquiridas. Reconhecer as doenças no recém-nascido requer conhecimento da fisiopatologia e avaliação de sinais clínicos e sintomas inespecíficos.

MOVIMENTOS ANORMAIS

Convulsões neonatais geralmente indicam distúrbio no sistema nervoso central (SNC), como encefalopatia hipóxico-isquêmica (EHI), hemorragia intracraniana, acidente vascular encefálico, anomalia cerebral, efusão subdural ou meningite (ver Capítulo 611.7). No recém-nascido, convulsões também podem ser secundárias a hipocalcemia, hipoglicemia, convulsões familiares benignas ou, raramente, dependência de piridoxina, hiponatremia, hipernatremia, erros inatos do metabolismo ou abstinência de substâncias.

Convulsões em recém-nascidos prematuros frequentemente são sutis e estão associadas a movimento ocular anormal (oscilação, desvio horizontal tônico, abertura sustentada dos olhos com olhar fixo) ou movimento facial (mastigação, movimentos de sucção-deglutição). O componente motor frequentemente é o de extensão tônica dos membros, pescoço e tronco. Fenômenos autonômicos incluem hipertensão e taquicardia. Recém-nascidos a termo podem apresentar movimentos focais ou multifocais, clônicos ou mioclônicos, mas também podem apresentar manifestações mais sutis de atividade convulsiva. **Apneia** pode ser a primeira manifestação de atividade convulsiva, especialmente em um recém-nascido prematuro. Convulsões podem afetar de modo adverso o desenvolvimento neurológico subsequente e predispor a convulsões fora do período neonatal. Evidências eletroencefalográficas de convulsões podem ocorrer sem manifestações clínicas, especialmente em recém-nascidos prematuros. Se houver suspeita de convulsões, monitoramento contínuo por meio de eletroencefalograma de amplitude integrada (aEEG) ou, com maior precisão, por vídeo-EEG de longa duração, poderá melhorar a detecção de convulsões sutis e de convulsões eletrográficas, porém clinicamente silenciosas. Muitas medicações utilizadas para tratar convulsões apresentam efeitos colaterais importantes e eficácia limitada, mas evidências atuais sugerem que os benefícios do tratamento superem os riscos.

Convulsões devem ser diferenciadas de **tremores recorrentes** ou ***jitteriness***, que podem estar presentes em recém-nascidos normais, em filhos de mães diabéticas, naqueles que sofreram asfixia perinatal ou abstinência de substâncias, e em recém-nascidos policitêmicos. Os tremores podem ser interrompidos segurando-se as extremidades da criança. O *jitteriness* frequentemente depende de estímulos sensoriais e ocorre quando a criança está ativa e não está associado a movimentos anormais dos olhos. Os tremores frequentemente são mais rápidos e têm amplitude menor do que os das convulsões tônico-clônicas.

Após asfixia perinatal grave, os recém-nascidos podem exibir **automatismos motores** caracterizados por movimentos orobucolinguais recorrentes, atividades rotativas de membros (remar, pedalar, nadar), hipertonia ou mioclonia. Essas atividades motoras em geral não são acompanhadas por descargas eletroencefalográficas sincronizadas, podem não significar atividade epiléptica cortical, respondem mal à terapia anticonvulsivante e estão associadas a um prognóstico ruim. Esses automatismos podem representar depressão cortical que produz um fenômeno de liberação de tronco encefálico ou convulsões subcorticais.

A incapacidade de mover uma extremidade (**pseudoparalisia**) sugere fratura, luxação ou lesão nervosa, frequentemente após um parto traumático. Também é observada em artrite séptica, osteomielite e em outras infecções que causem dor durante o movimento da parte afetada.

ESTADO MENTAL ALTERADO

Letargia pode ser manifestação de infecção, asfixia, hipoglicemia, hipercapnia, sedação pela analgesia ou anestesia materna, uma anomalia cerebral ou qualquer doença grave, incluindo erro inato do metabolismo. Letargia logo após o nascimento é mais provavelmente causada por medicações maternas (opioides, magnésio, anestesia geral) ou por EHI grave. Letargia que aparece após o segundo dia de vida sugere infecção ou um erro inato do metabolismo que se manifesta com hiperamonemia, acidose ou hipoglicemia. Letargia com êmese sugere pressão intracraniana aumentada ou um erro inato do metabolismo.

Irritabilidade pode ser um sinal de desconforto acompanhando condições intra-abdominais, irritação meníngea, abstinência de fármaco, infecções, glaucoma congênito, traumatismo (no parto, abuso) ou qualquer outra condição que provoque dor. Deve ser distinguida do comportamento normal de choro associado a fome ou a estímulos ambientais benignos. **Hiperatividade**, especialmente em um recém-nascido prematuro, pode ser um sinal de hipoxia, pneumotórax, enfisema, hipoglicemia, hipocalcemia, dano ao SNC, abstinência de fármaco, tireotoxicose neonatal, broncospasmo, refluxo gastresofágico ou desconforto de um ambiente frio.

Dificuldade alimentar é um sinal importante em recém-nascidos doentes e deve levar a uma investigação cuidadosa de infecção, distúrbios de SNC (cérebro ou medula espinal) ou de sistema nervoso periférico, erro inato do metabolismo, obstrução intestinal ou outras condições anormais.

APNEIA

Períodos de apneia, especialmente em prematuros, podem ser atribuídos a muitas causas subjacentes diferentes (ver Capítulo 122.2). Quando a apneia é recorrente, ou quando os intervalos são maiores que 20 segundos ou estão associados a cianose ou bradicardia, é imprescindível realizar imediatamente uma avaliação diagnóstica da causa subjacente.

ANOMALIAS CONGÊNITAS

Anomalias congênitas são uma causa importante de natimortos. Nos EUA e em outros países desenvolvidos são uma das principais causas de mortalidade neonatal. Além disso, as anomalias congênitas são uma causa importante de doença aguda e morbidade a longo prazo. As anomalias são discutidas no geral nos Capítulos 98 e 128 e, especificamente, nos capítulos sobre os vários sistemas do corpo. O reconhecimento precoce de anomalias durante a vida fetal é importante para planejar o manejo na sala de parto e o cuidado neonatal subsequente. Algumas malformações, como doença cardíaca congênita, fístula traqueoesofágica, hérnia diafragmática, atresia coanal e obstrução intestinal, requerem tratamento clínico/cirúrgico imediato para sobrevivência pós-natal (Tabela 119.1). É provável que os pais se sintam ansiosos e culpados ao saber da existência de uma anomalia congênita e necessitem de acolhimento humanizado.

CIANOSE

Cianose central gera um diagnóstico diferencial amplo, que abrange etiologias respiratória, cardíaca, de SNC, infecciosa, hematológica e metabólica (Tabela 119.2). Em geral, 5 g/dℓ de desoxi-hemoglobina devem estar presentes no sangue para que a cianose central seja clinicamente aparente. Se a insuficiência respiratória for causada por condições pulmonares, a respiração tende a ser rápida com aumento do trabalho respiratório. Se for causada por depressão do SNC, a respiração tende a ser irregular e fraca, frequentemente lenta. Cianose sem sinais de dificuldade respiratória sugere doença cardíaca congênita

Tabela 119.1 Anomalias congênitas comuns potencialmente fatais.

ANOMALIA	MANIFESTAÇÕES
Atresia coanal	Angústia respiratória na sala de parto; o tubo nasogástrico não pode ser introduzido através das narinas Suspeitar de síndrome CHARGE (coloboma ocular, anomalia cardíaca, atresia coanal, retardo do desenvolvimento e anomalias genital e da orelha)
Síndrome de Pierre Robin, Síndrome de Stickler	Micrognatia, fenda palatina, obstrução de vias respiratórias
Hérnia diafragmática	Abdome escafoide, ruídos intestinais no tórax, angústia respiratória
Fístula traqueoesofágica	Polidrâmnio, pneumonia por aspiração, salivação excessiva; o tubo nasogástrico não pode ser colocado no estômago Suspeitar de síndrome de VATER (defeitos vertebrais, ânus imperfurado, fístula traqueoesofágica e displasia radial e renal)
Obstrução intestinal: vólvulo, atresia duodenal, atresia ileal	Polidrâmnio, vômitos biliosos, distensão abdominal Suspeitar de trissomia do 21, fibrose cística ou uso de cocaína
Gastrósquise, onfalocele	Polidrâmnio, obstrução intestinal
Agenesia renal, síndrome de Potter	Oligoidrâmnio, anúria, hipoplasia pulmonar, pneumotórax
Defeitos do tubo neural: anencefalia, meningomielocele	Polidrâmnio, alfafetoproteína elevada, atividade fetal reduzida
Cardiopatia congênita dependente do canal arterial	Cianose, hipotensão, sopro

Tabela 119.2 Diagnóstico diferencial de cianose no recém-nascido.

HIPOVENTILAÇÃO DE SISTEMA NERVOSO CENTRAL OU PERIFÉRICO Asfixia perinatal Hipertensão intracraniana, hemorragia intracraniana Excesso de sedação (direta ou através da mãe) Paralisia diafragmática Doenças neuromusculares Convulsões **DOENÇA RESPIRATÓRIA** ***Vias respiratórias*** Atresia/estenose coanal Síndrome de Pierre Robin Obstrução intrínseca das vias respiratórias (estenose laríngea/brônquica/traqueal) Obstrução extrínseca das vias respiratórias (cisto broncogênico, cisto de duplicação, compressão vascular) ***Pulmão*** Síndrome de angústia respiratória Taquipneia transitória Aspiração de mecônio Pneumonia (sepse) Pneumotórax Hérnia diafragmática congênita Hipoplasia pulmonar ***SHUNT*** **CARDÍACO DA DIREITA PARA A ESQUERDA** ***Conexões anormais (fluxo sanguíneo pulmonar normal ou aumentado)*** Transposição de grandes vasos Retorno venoso pulmonar anômalo total Tronco arterial Síndrome do coração esquerdo hipoplásico Ventrículo único ou atresia tricúspide com grande defeito do septo ventricular, mas sem estenose pulmonar	***Fluxo sanguíneo pulmonar obstruído (fluxo sanguíneo pulmonar reduzido)*** Atresia pulmonar com septo ventricular intacto Tetralogia de Fallot Estenose pulmonar crítica com forame oval patente ou defeito do septo atrial Atresia tricúspide Ventrículo único com estenose pulmonar Malformação de Ebstein da valva tricúspide Circulação fetal persistente (hipertensão pulmonar persistente do recém-nascido) **METEMOGLOBINEMIA** Congênita (hemoglobina M, deficiência da metemoglobina redutase) Adquirida (nitratos, nitritos) O_2 ambiental inadequado ou fornecimento de O_2 menor do que o esperado (raro) Desconexão do suprimento de O_2 para cânula nasal, capacete de oxigenação Conexão de ar, em lugar de O_2, a um ventilador mecânico **ESPÚRIO/CAUSADO POR UM ARTEFATO** Artefato de oxímetro (mau contato entre a sonda e a pele, busca ineficiente do pulso) Artefato de gasometria arterial (contaminação com sangue venoso) **OUTROS** Hipoglicemia Síndrome adrenogenital Policitemia Perda de sangue

De Smith F: Cyanosis. In Kliegman RM: *Practical strategies in pediatric diagnosis and therapy*, Philadelphia, 1996, Saunders.

cianótica ou metemoglobinemia. Entretanto, a cianose resultante de doença cardíaca congênita pode ser difícil de distinguir clinicamente da cianose causada por doença respiratória. Episódios de cianose também podem ser um sinal inicial de hipoglicemia, bacteriemia, meningite, choque ou hipertensão pulmonar. A **acrocianose periférica** é comum em recém-nascidos e acredita-se que represente congestão venosa periférica associada a controle imaturo do tônus vascular periférico. Geralmente não é motivo de preocupação, a não ser que haja suspeita de má perfusão.

DISTÚRBIOS GASTRINTESTINAIS

Vômito no primeiro dia de vida sugere obstrução no trato digestivo superior, doença metabólica ou aumento da pressão intracraniana, e deve ser distinguido de refluxo benigno. **Distensão abdominal** com vômitos geralmente é um sinal de obstrução intestinal ou de massa intra-abdominal. Também pode ser encontrada em crianças com enterite, enterocolite necrosante (ECN), perfuração intestinal isolada, íleo acompanhando sepse, desconforto respiratório, ascite ou hipopotassemia. Estudos de imagem são indicados quando há suspeita de obstrução. A obstrução intestinal proximal frequentemente ocorre com um exame físico normal, enquanto obstrução distal provavelmente será acompanhada por distensão. Vômito também pode ser um sintoma inespecífico de sepse, com distensão abdominal e íleo associados. É manifestação comum em casos de hiperalimentação, técnica de alimentação inadequada ou refluxo fisiológico. Mais raramente, o vômito é causado por estenose pilórica, alergia ao leite, úlcera duodenal, úlcera de estresse, erro inato do metabolismo (hiperamonemia, acidose metabólica) ou insuficiência suprarrenal. Vômito que contém sangue escurecido geralmente é sinal de doença grave; porém, a possibilidade benigna de deglutição de sangue materno durante o trabalho de parto também deve ser considerada. Exames que comparam hemoglobina materna e fetal podem ajudar a diferenciar essas condições. Vômitos biliosos sugerem fortemente obstrução abaixo da ampola hepatopancreática (ampola de Vater) e justificam uma radiografia urgente com contraste.

Diarreia pode ser um sintoma de superalimentação (especialmente fórmulas com alta densidade calórica), gastrenterite aguda, síndromes de diarreia congênita ou má absorção, ou pode ser um sintoma inespecífico de infecção. A diarreia deve ser diferenciada das fezes normais soltas, moles e amarelas, normalmente observadas em recém-nascidos amamentados. Diarreia pode ocorrer em condições acompanhadas de comprometimento circulatório de parte do trato intestinal ou genital, como trombose mesentérica, ECN, hérnia estrangulada, intussuscepção e torção de ovário ou testículo.

HIPOTENSÃO

Hipotensão em recém-nascidos a termo sugere choque hipovolêmico (hemorragia, desidratação), uma síndrome de resposta inflamatória sistêmica (sepse bacteriana, infecção intrauterina, ECN), disfunção cardíaca (lesões obstrutivas do coração esquerdo: síndrome do coração esquerdo hipoplásico, miocardite, isquemia miocárdica transitória induzida por asfixia, anomalia de artéria coronária), pneumotórax, pneumopericárdio, efusão pericárdica ou distúrbios metabólicos (hipoglicemia, insuficiência adrenal).

Hipotensão é um problema comum em prematuros doentes e pode também ser causada por qualquer um dos problemas que afetem um recém-nascido a termo. Alguns recém-nascidos com idade gestacional extremamente baixa não respondem a fluidos ou agentes inotrópicos, mas podem melhorar com a administração intravenosa de hidrocortisona (Figura 119.1). Hipotensão de início repentino em um recém-nascido de muito baixo peso (RNMBP) sugere pneumotórax, hemorragia intraventricular ou hematoma hepático subcapsular. As estratégias usadas para manter a pressão sanguínea incluem expansão de volume (soro fisiológico ou albumina < 5%), vasopressores (dopamina, dobutamina, epinefrina, norepinefrina, vasopressina) ou corticosteroides (hidrocortisona) (ver Capítulo 121).

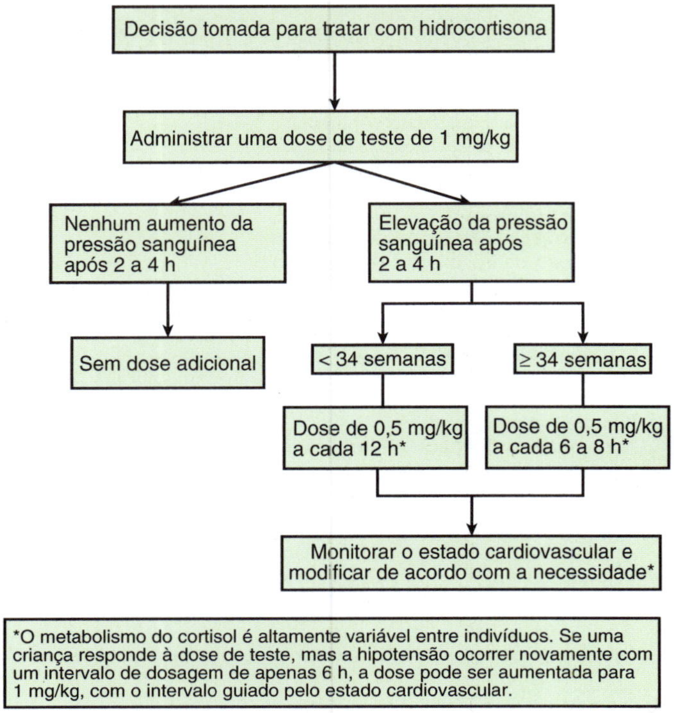

Figura 119.1 Algoritmo de tratamento sugerido para dosagem de hidrocortisona no recém-nascido. (*De Watterberg KL: Hydrocortisone dosing for hypotension in newborn infants: less is more*, J Pediatr *174:23-26, 2016, p 26.e1.*)

ICTERÍCIA

Icterícia durante as primeiras 24 horas de vida justifica avaliação diagnóstica e deve ser considerada patológica até que se prove o contrário. Sepse e infecções intrauterinas ou perinatais, como sífilis, citomegalovírus e toxoplasmose, assim como hemocromatose neonatal, também devem ser consideradas, especialmente em recém-nascidos com aumento do nível de bilirrubina *direta*. Avaliação imediata inclui bilirrubina total e frações; se for confirmada uma elevação anormal, indicam-se coleta de albumina, tipagem sanguínea do bebê, teste de Coombs, hemograma completo (HC) e contagem de reticulócitos. Em caso de resultado positivo (hemólise) no teste de Coombs, deve-se realmente levar em consideração a administração intravenosa de imunoglobulina (IGIV) se não houver resposta à fototerapia intensiva.

Icterícia depois das primeiras 24 horas de vida pode ser *fisiológica* ou ser causada por uma ampla gama de condições, incluindo sepse, anemia hemolítica, galactosemia, hepatite, atresia congênita dos ductos biliares, síndrome da bile espessa após eritroblastose fetal, sífilis, herpes simples, outras infecções congênitas ou outras condições (ver Capítulo 123.3).

DOR

Dor em recém-nascidos pode não ser reconhecida e/ou ser tratada de forma inadequada. O cuidado intensivo de recém-nascidos pode envolver vários procedimentos dolorosos, incluindo coleta de sangue (punção do calcanhar, punção venosa ou arterial), intubação e aspiração endotraqueal, ventilação mecânica, inserção de drenos torácicos e cateteres intravasculares. Dor em recém-nascidos resulta em sofrimento evidente e respostas fisiológicas de estresse agudas, que podem ter implicações de desenvolvimento para dor na vida adulta. Além disso, saber que o recém-nascido pode sentir dor contribui para o estresse dos pais.

Dor e desconforto são problemas potencialmente evitáveis durante o tratamento de recém-nascidos enfermos. As causas mais comuns de estímulos dolorosos incluem dor da circuncisão e dor associada à flebotomia para exames de avaliação metabólica. **Soluções orais de sacarose** são bem toleradas pela maior parte dos recém-nascidos e têm eficácia comprovada para dor em procedimentos. Para recém-nascidos em UTIN, os fármacos mais frequentemente utilizados, em doses intermitentes ou contínuas, são opioides (morfina, fentanila) e benzodiazepínicos (midazolam, lorazepam). Embora os efeitos a longo prazo dos opioides e sedativos não estejam bem estabelecidos, a primeira preocupação deve ser o tratamento e/ou a prevenção da dor aguda. Infusões contínuas de opioides devem ser usadas com cautela. Alguns procedimentos menores, porém dolorosos, realizados em recém-nascidos saudáveis podem ser feitos com soluções orais de sacarose (Tabela 119.3).

A bibliografia está disponível no GEN-io.

Tabela 119.3 Dor em recém-nascidos: considerações gerais.

- Dor em recém-nascidos frequentemente passa despercebida ou é tratada de forma inadequada
- Se um procedimento for doloroso em adultos, deve ser considerado doloroso em recém-nascidos
- Os hospitais devem desenvolver e implementar políticas de cuidado do paciente para avaliar, prevenir e tratar dor em recém-nascidos
- Usar agentes farmacológicos com propriedades farmacocinéticas e farmacodinâmicas conhecidas e eficácia comprovada em recém-nascidos. Agentes que sabidamente afetem a função cardiorrespiratória devem ser administrados apenas por pessoal experiente na manutenção das vias respiratórias de recém-nascidos e em locais com capacidade para monitoramento contínuo
- Propiciar programas educacionais para ampliar a competência dos profissionais de saúde na avaliação e tratamento de estresse e dor em recém-nascidos
- Há necessidade de mais estudos para desenvolver e validar ferramentas de avaliação da dor neonatal que sejam clinicamente úteis; para determinar as melhores intervenções comportamentais e farmacológicas; e para estudar os efeitos a longo prazo da dor e de seu tratamento

Dados de American Academy of Pediatrics. Committee on Fetus and Newborn, Committee on Drugs, Section on Anesthesiology, Section on Surgery; Canadian Paediatric Society, Fetus and Newborn Committee: Prevention and management of pain and stress in the neonate, *Pediatrics* 105: 454-461, 2000; e de Anand KJS; International Evidence-Based Group for Neonatal Pain: Consensus statement for the prevention and management of pain in the newborn, *Arch Pediatr Adolesc Med* 155:173-180, 2001.

119.1 Hipertermia

Elizabeth Enlow e James M. Greenberg

Infecções graves (pneumonia, bacteriemia, meningite e infecções virais, especialmente herpes simples ou enteroviroses), podem causar **febre** e devem ser consideradas, embora tais infecções frequentemente ocorram sem provocar uma resposta febril em recém-nascidos (ver Capítulos 201 e 202). Os prestadores de serviços de saúde devem considerar avaliação para infecção bacteriana em bebês com menos de 28 dias que apresentem temperatura retal maior ou igual a 38°C, incluindo hemocultura, urocultura e punção lombar (PL), embora sejam preferíveis as abordagens passo a passo, para identificar pacientes de baixo risco e limitar a PL aos recém-nascidos de alto risco. Febre imediatamente após o nascimento pode ser causada por aquecedores por radiação, febre materna ou analgesia epidural materna. A febre também pode ser causada por temperatura ambiente elevada devido a clima, berçários hiperaquecidos, incubadoras ou aquecedores por radiação, ou ainda por excesso de roupas. Também tem sido atribuída à desidratação, embora a *febre de desidratação* seja um diagnóstico de exclusão em recém-nascidos.

A bibliografia está disponível no GEN-io.

119.2 Hipotermia e Estresse pelo Frio

Elizabeth Enlow e James M. Greenberg

Hipotermia inexplicável pode acompanhar infecção ou outras perturbações circulatórias ou do SNC graves. Um aumento repentino da temperatura ambiente pelo sistema de controle automático da incubadora a fim de manter a temperatura corporal é um sinal de instabilidade térmica e pode estar associado a sepse ou a qualquer uma das condições já mencionadas.

Estresse pelo frio pode levar a descompensação profunda, incluindo apneia, bradicardia, desconforto respiratório, hipoglicemia e dificuldades alimentares. Por este motivo, é fundamental para o recém-nascido, especialmente os de baixo peso ao nascer e prematuros, manter normotermia na sala de parto e posteriormente. Para RNMBP, pode-se utilizar uma combinação de envoltório plástico oclusivo, aquecedores radiantes e colchões térmicos para manter normotermia e reduzir o estresse pelo frio.

A bibliografia está disponível no GEN-io.

119.3 Edema

Elizabeth Enlow e James M. Greenberg

Edema generalizado em recém-nascidos pode ser causado por hidropisia fetal secundária a várias causas subjacentes (ver Capítulo 124.2), administração excessiva de fluidos, doença respiratória, sepse, ECN, disfunção hepática, renal ou cardíaca. Uma criança com suspeita de hidropisia intrauterina deve ter seu nascimento assistido em um centro de cuidados especializados perinatais com capacidade para intubação neonatal, toracocentese, paracentese e pericardiocentese na sala de parto.

A bibliografia está disponível no GEN-io.

119.4 Hipocalcemia

Elizabeth Enlow e James M. Greenberg

Hipocalcemia em um recém-nascido pode manifestar-se como irritabilidade, tremores recorrentes (*jitteriness*), clônus ou convulsões. A eletrocardiografia pode mostrar um intervalo QT prolongado. A causa pode simplesmente representar uma diminuição fisiológica exagerada dos níveis de cálcio sérico nas primeiras 24 horas de vida ou condições patológicas como distúrbios genéticos (deleções 22q), prematuridade, restrição de crescimento, hipoxia perinatal, hipomagnesemia ou diabetes materno. Hipocalcemia é mais comum em recém-nascidos a termo que recebem fórmula do que naqueles alimentados exclusivamente com leite materno. A maior parte dos recém-nascidos permanece assintomática e pode ser tratada de forma conservadora com nutrição precoce e monitoramento atento, embora recém-nascidos assintomáticos devam receber reposição de cálcio por via oral ou intravenosa.

A bibliografia está disponível no GEN-io.

119.5 Hipermagnesemia

Elizabeth Enlow e James M. Greenberg

A causa mais frequente de hipermagnesemia é a administração de magnésio à mãe no período perinatal, para o tratamento de condições como pré-eclâmpsia e trabalho de parto pré-termo, e para atenuar, de modo profilático, dano cerebral associado ao parto prematuro. Os recém-nascidos geralmente apresentam sinais ao nascer e melhoram durante as 24 a 48 horas seguintes. Os sintomas incluem depressão respiratória, hipotonia, letargia e intolerância ao alimento. Nenhum tratamento é indicado a não ser medidas de suporte.

A bibliografia está disponível no GEN-io.

Capítulo 120 Distúrbios do Sistema Nervoso

Stephanie L. Merhar e Cameron W. Thomas

Os distúrbios do sistema nervoso central (SNC) constituem causas importantes de morbidade e mortalidade neonatais a curto e longo prazos. O SNC pode ser lesionado em consequência de asfixia, hemorragia, traumatismo, hipoglicemia ou citotoxicidade direta. Geralmente, a etiologia das lesões do SNC é multifatorial e inclui complicações perinatais, instabilidade hemodinâmica pós-natal e anomalias de desenvolvimento que podem ser de origem genética e/ou ambiental. Os fatores que predispõem às lesões cerebrais incluem doença materna crônica e aguda que resulta em disfunção uteroplacentária, infecção intrauterina, macrossomia/distocia, má apresentação fetal, prematuridade e restrição do crescimento intrauterino. As emergências agudas e quase sempre inevitáveis durante o processo de parto podem resultar em lesão cerebral mecânica e hipóxico-isquêmica.

120.1 Crânio

Stephanie L. Merhar e Cameron W. Thomas

Eritema, abrasões, equimoses e necrose de gordura subcutânea dos tecidos moles da face e do couro cabeludo são condições que podem ser observadas após um parto normal ou após partos com auxílio de fórceps ou extratores a vácuo. A localização dessas ocorrências depende da área de contato com os ossos pélvicos ou da aplicação do fórceps. A hemorragia traumática pode envolver qualquer camada do couro cabeludo, bem como o conteúdo craniano (Figura 120.1).

Caput succedaneum é um edema difuso e eventualmente equimótico dos tecidos moles do couro cabeludo que envolve a área exposta durante o parto de vértice, podendo estender-se e atravessar a linha mediana e as linhas de sutura. O edema desaparece nos primeiros dias de vida. A moldagem da cabeça e a sobreposição dos ossos parietais estão frequentemente associadas ao *caput succedaneum* e se tornam mais evidentes após o recuo da cabeça, desaparecendo então durante a primeira semana de vida. Raramente um *caput succedaneum* hemorrágico resulta em choque e requer transfusão de sangue. Observam-se condições como edema análogo, descoloração e distorção da face nas apresentações faciais. Não é necessário nenhum tratamento específico; mas, se houver presença de equimoses extensas, pode ocorrer o desenvolvimento de hiperbilirrubinemia.

O **céfalo-hematoma** é uma hemorragia subperiosteal; portanto, sempre limitada à *superfície* de determinado osso craniano (Figura 120.2). Os céfalo-hematomas ocorrem em 1 a 2% dos nascidos vivos. Não ocorre descoloração do couro cabeludo sobrejacente, e normalmente o edema só é visível várias horas após o nascimento, uma vez que o sangramento subperiosteal é um processo lento. A lesão assume o aspecto de massa firme e tensa com uma borda palpável localizada em determinada área do crânio. Dependendo do seu tamanho, a maioria dos céfalo-hematomas é reabsorvida no período de 2 semanas a 3 meses. Eles podem iniciar um processo de calcificação ao fim da segunda semana. Alguns poucos permanecem por anos como protuberâncias ósseas e são detectáveis nas radiografias como uma expansão do espaço diploico. Os defeitos de aparência cística podem persistir por meses ou anos. Uma fratura de crânio subjacente, normalmente linear e não deprimida, pode estar associada em 10 a 25% dos casos. Ao palpar a borda organizada de um céfalo-hematoma, normalmente encontra-se uma sensação de depressão central sugestiva, mas não indicativa, de fratura subjacente ou defeito ósseo. Os céfalo-hematomas não requerem tratamento, embora a fototerapia possa ser necessária para tratar a

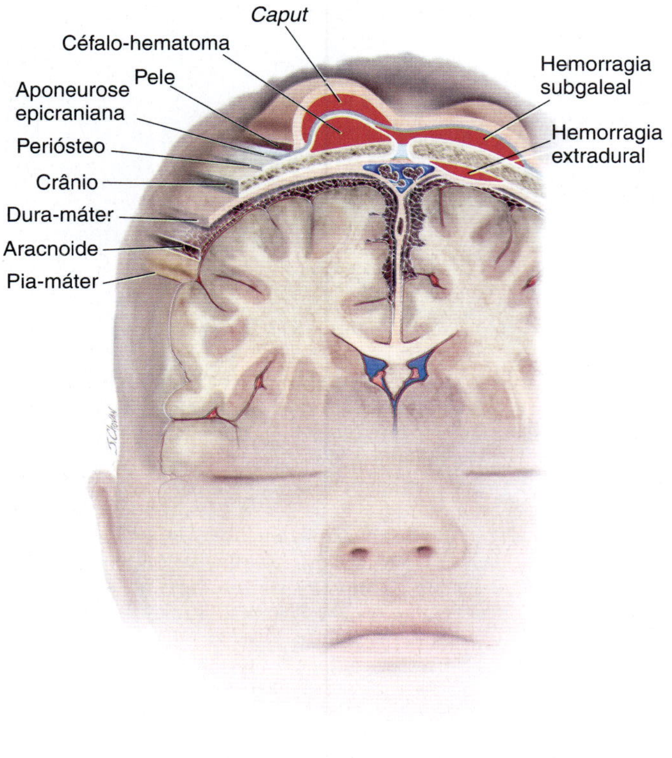

Figura 120.1 Locais de hemorragias extracranianas (e extradurais) no recém-nascido. Diagrama esquemático de planos teciduais importantes da pele para a dura-máter. (*De Volpe JJ: Injuries of extracranial, cranial, intracranial, spinal cord, and peripheral nervous system structures. In* Volpe's neurology of the newborn, *ed 6, Philadephia, 2018, Elsevier, Fig 36-1.*)

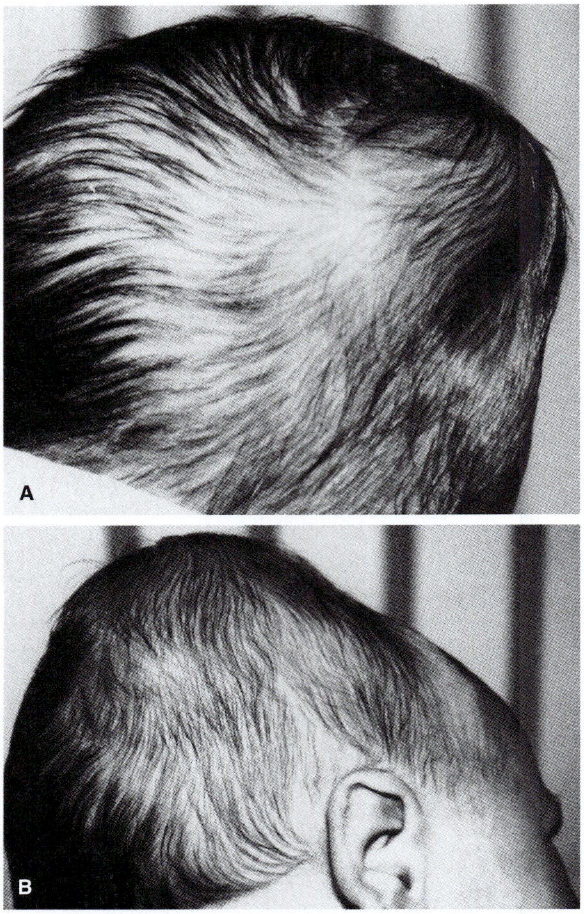

Figura 120.2 Céfalo-hematoma parietal. Aparência clínica de um bebê com 10 dias de vida nascido com o auxílio de um fórceps médio. **A.** Visão posterior. **B.** Visão lateral direita. Observa-se a presença de edema proeminente que se estende medialmente até a sutura sagital, posteriormente até a sutura lambdoide e lateralmente até a sutura escamosa. (*De Volpe JJ: Injuries of extracranial, cranial, intracranial, spinal cord, and peripheral nervous system structures. In* Volpe's neurology of the newborn, *ed 6, Philadelphia, 2018, Elsevier, Fig 36-3.*)

hiperbilirrubinemia. A infecção do hematoma é uma complicação muito rara.

A **hemorragia subgaleal** é um acúmulo de sangue sob a aponeurose que cobre o couro cabeludo e serve de inserção para o músculo occipitofrontal (Figura 120.1). O sangramento pode ser muito extenso nesse espaço potencialmente grande, e possivelmente dissecar os tecidos subcutâneos do pescoço. Em geral, existe uma relação com o parto auxiliado por extrator a vácuo. Provavelmente, o mecanismo da lesão deve-se à ruptura das veias emissárias que conectam os seios venosos intracranianos às veias extracranianas. Eventualmente, as hemorragias subgaleais estão associadas a fraturas cranianas, diástase de suturas e fragmentação da margem superior do osso parietal. Ocasionalmente, o extenso sangramento subgaleal decorre de uma coagulopatia hereditária (**hemofilia**). Uma hemorragia subgaleal manifesta-se como massa flutuante que abrange as suturas cranianas ou as fontanelas e aumenta de tamanho após o nascimento. Alguns pacientes apresentam uma coagulopatia consuntiva decorrente da perda massiva de sangue. Os pacientes devem ser monitorados para a verificação da presença de hipotensão, anemia e hiperbilirrubinemia. Essas lesões normalmente se resolvem em 2 a 3 semanas.

As **fraturas do crânio** podem ser causadas pela pressão produzida pelo fórceps ou pela pelve da mãe, ou ainda por quedas acidentais após o nascimento. As *fraturas lineares* devem ser acompanhadas até que demonstrem cicatrização ou que se detecte a possível complicação de um cisto leptomeníngeo. As *fraturas deprimidas* normalmente provocam depressões na calvária semelhantes a mossas em uma bola de pingue-pongue. Em geral, são uma complicação do parto a fórceps ou de compressão fetal. Os neonatos afetados podem ser assintomáticos, salvo no caso de lesão intracraniana associada. É aconselhável elevar as depressões graves para evitar uma lesão cortical decorrente da pressão contínua. Embora algumas possam se elevar espontaneamente, outras requerem tratamento. O uso de uma bomba tira-leite ou de um extrator a vácuo pode afastar a necessidade de intervenção neurocirúrgica. As suspeitas de fratura de crânio devem ser avaliadas por TC (a reconstrução em 3D pode ser útil) para confirmar a fratura ou descartar a presença de lesão intracraniana correlata.

As hemorragias **subconjuntivais** e **retinianas** são frequentes. As petéquias da pele da cabeça e do pescoço também são comuns. Provavelmente, todas essas condições são decorrentes de um aumento repentino da pressão intratorácica durante a passagem do tórax pelo canal de parto (ou canal vaginal). Os pais devem ser tranquilizados de que essas hemorragias são temporárias e resultam de eventos normais do parto. As lesões se resolvem rapidamente nas primeiras 2 semanas de vida.

120.2 Hemorragias Traumática, Epidural, Subdural e Subaracnóidea

Stephanie L. Merhar e Cameron W. Thomas

A **hemorragia traumática epidural, subdural ou subaracnóidea** é uma ocorrência particularmente provável quando a cabeça do feto é grande em comparação ao tamanho do espaço pélvico da mãe no caso de trabalho de parto prolongado, em partos normais por via vaginal ou antecipados, ou em consequência de assistência mecânica ao parto. A **hemorragia subdural** massiva, geralmente associada à presença de "lágrimas" no tentório do cerebelo ou, com menos frequência, na foice cerebral, é rara, mas é mais comum em neonatos a termo do que em prematuros. Os pacientes com hemorragia massiva rapidamente se deterioram, podendo morrer logo após o nascimento. A maioria das hemorragias subdurais e epidurais resolve-se sem intervenção. É recomendável a consulta com um neurocirurgião. É possível observar a hemorragia subdural assintomática por 48 horas após o nascimento depois de um parto normal ou cesáreo. Normalmente, essas ocorrências consistem em pequenas hemorragias, especialmente comuns na fossa posterior, descobertas incidentalmente em neonatos nascidos a termo e submetidos a exames de imagem no período neonatal, e normalmente não apresentam importância clínica. O diagnóstico de hemorragia subdural de grandes proporções pode ser protelado até que o volume crônico de líquido subdural se expanda e produza macrocefalia, protuberância da fronte, abaulamento da fontanela, anemia e, às vezes, convulsões. A tomografia computadorizada (TC) e a ressonância magnética (RM) são técnicas de imagem úteis para a confirmação dos diagnósticos. A hemorragia subdural sintomática em neonatos a termo pode ser tratada por meio da remoção neurocirúrgica do acúmulo de líquido subdural com uma agulha inserida através da borda lateral da fontanela anterior. Além do traumatismo neonatal, deve-se suspeitar de **maus-tratos infantis** em todo bebê com efusão subdural após o período neonatal imediato. A maioria das hemorragias subdurais assintomáticas após o trabalho de parto deve se resolver em até 4 semanas de vida.

Em geral, a **hemorragia subaracnóidea** é clinicamente silenciosa. As anastomoses entre as artérias leptomeníngeas penetrantes ou as veias de ligação são a fonte mais provável do sangramento. A maioria dos recém-nascidos afetados não apresenta quaisquer sintomas clínicos, mas é possível detectar a hemorragia subaracnóidea pelo número elevado de glóbulos vermelhos em uma amostra de punção lombar. Alguns neonatos apresentam convulsões benignas de curta duração, que tendem a ocorrer no segundo dia de vida. Raramente um recém-nascido apresenta uma hemorragia catastrófica e morre. Normalmente, não existem quaisquer anomalias neurológicas durante o episódio agudo ou o período de acompanhamento. Achados neurológicos significativos podem sugerir malformação arteriovenosa, a qual pode ser mais bem detectada por meio de TC ou RM.

120.3 Hemorragia Intracraniana/ Intraventricular e Leucomalacia Periventricular

Stephanie L. Merhar e Cameron W. Thomas

ETIOLOGIA

A **hemorragia intracraniana** em neonatos prematuros normalmente se desenvolve espontaneamente; menos frequentemente, pode ser causada por traumatismo ou asfixia, e raramente decorre de um distúrbio hemorrágico primário ou uma anomalia cerebrovascular congênita. Em geral, a hemorragia intracraniana envolve os ventrículos (**hemorragia intraventricular [HIVent]**) de prematuros nascidos de parto vaginal sem traumatismo aparente. Normalmente, a hemorragia intraventricular não está presente no nascimento, mas pode se desenvolver durante a primeira semana de vida. Os distúrbios hemorrágicos primários e as malformações vasculares são raros e comumente provocam hemorragia subaracnóidea ou intracerebral. A hemorragia intrauterina associada à trombocitopenia idiopática materna ou, com mais frequência, à aloimunização fetal pode apresentar-se como uma hemorragia cerebral grave ou como um cisto porencefálico após a resolução de uma hemorragia cortical do feto. O sangramento intracraniano pode estar associado a coagulação intravascular generalizada, trombocitopenia isoimune e deficiência neonatal de vitamina K, especialmente nos recém-nascidos cujas mães estejam recebendo fenobarbital ou fenitoína.

EPIDEMIOLOGIA

A incidência geral de HIVent diminuiu nas últimas décadas em consequência da melhor assistência perinatal, como também do uso mais amplo de corticosteroides antenatais, de surfactante para tratar a síndrome do desconforto respiratório (SDR) e, possivelmente, da indometacina profilática. Essa condição continua sendo importante causa de morbidade em recém-nascidos prematuros, visto que cerca de 30% deles com menos de 1.500 g têm HIVent. O risco está inversamente relacionado à idade gestacional e ao peso ao nascimento: 7% dos prematuros com peso entre 1.001 e 1.500 g têm HIVent. grave (grau III ou IV), comparados com 14% daqueles com peso entre 751 e 1.000 g e com 24% daqueles com peso menor ou igual a 750 g. Em 3% dos recém-nascidos com peso menor que 1.000 g, ocorre o desenvolvimento de **leucomalacia periventricular (LPV)**.

PATOGÊNESE

As maiores lesões neuropatológicas associadas a prematuros de muito baixo peso (MBPN) são a HIVent. e a LPV. Nos prematuros, a HIVent. ocorre na **matriz germinativa** subependimária. Essa região periventricular é o local de origem dos neurônios embrionários e das células gliais do feto, que migram externamente para o córtex. Os vasos sanguíneos imaturos dessa região altamente vascularizada do cérebro em desenvolvimento combinados ao baixo suporte vascular tecidual predispõem os neonatos prematuros a hemorragias. A matriz germinativa involui à medida que o feto se aproxima da gestação a termo e a integridade vascular do tecido melhora. Portanto, a HIVent é muito menos comum no neonato a termo. O cerebelo também contém uma matriz germinativa e é suscetível a lesões hemorrágicas. O **infarto hemorrágico periventricular**, anteriormente conhecido como **hemorragia intraventricular de grau IV**, geralmente se desenvolve após uma grande HIVent decorrente de congestão venosa. Os fatores predisponentes da HIVent são prematuridade, SDR, hipoxia isquêmica, oscilações exageradas do fluxo sanguíneo cerebral (lesão hipotensiva, hipervolemia, hipertensão), lesões de reperfusão de vasos danificados, redução da integridade vascular, aumento da pressão venosa (pneumotórax, trombo venoso) ou trombocitopenia.

O conhecimento da patogênese da LPV está se desenvolvendo e parece envolver tanto eventos intrauterinos quanto pós-natais. Existe uma interação complexa entre o desenvolvimento da vasculatura cerebral, a regulação do fluxo sanguíneo cerebral (ambos dependentes da idade gestacional), os distúrbios dos precursores de oligodendrócitos necessários para a mielinização e as infecções e inflamações materno-fetais. A hipoxia, a hipotensão, a enterocolite necrosante (ECN) com a sua consequente inflamação e as infecções neonatais graves podem resultar em lesão da substância branca. A LPV caracteriza-se por lesões necróticas focais da substância branca periventricular e/ou lesões mais difusas da substância branca. As lesões necróticas focais destrutivas resultantes de massiva morte celular são menos comuns na era moderna. Por outro lado, as lesões difusas resultantes de maturação anormal dos neurônios e da glia são observadas com mais frequência. O risco de LPV aumenta em recém-nascidos com HIVent grave e ventriculomegalia. Os neonatos com LPV apresentam risco maior de paralisia cerebral decorrente de lesões dos tratos corticospinais que descendem pela substância branca periventricular.

MANIFESTAÇÕES CLÍNICAS

A maioria dos neonatos com **HIVent**, inclusive alguns com hemorragias moderadas a graves, não apresentam sinais clínicos iniciais (HIVent **silenciosa**). Alguns prematuros nos quais se desenvolve a HIVent grave podem apresentar deterioração aguda no segundo ou no terceiro dia de vida (manifestação **catastrófica**). Hipotensão, apneia, palidez, estupor, coma, convulsões, hipotonia, acidose metabólica, choque e níveis reduzidos de hematócrito (ou incapacidade de elevação dos níveis de hematócrito após transfusão) podem ser os primeiros indícios clínicos. Uma progressão saltatória pode se desenvolver ao longo de várias horas ou dias e se manifestar como alterações intermitentes ou progressivas dos níveis de consciência, alterações do tônus muscular e dos movimentos, sinais respiratórios e, ocasionalmente, outras características da HIVent catastrófica. Em raros casos, a HIVent pode se manifestar ao nascimento ou mesmo no período pré-natal; 50% dos casos são diagnosticados no primeiro dia de vida, e até 75% nos primeiros 3 dias. Um pequeno percentual de recém-nascidos apresenta hemorragia tardia, ou seja, entre 14 e 30 dias de vida. A HIVent como evento primário é rara após o primeiro mês de vida.

A **LPV** normalmente não apresenta sintomas clínicos até que as sequelas neurológicas da lesão da substância branca se tornem aparentes em uma fase posterior da infância sob a forma de espasticidade e/ou déficits motores espásticos. A LPV pode ser observada na ultrassonografia (US) transfontanela ao nascimento, mas normalmente ocorre mais tardiamente, quando a fase ecodensa é observada na US (3 a 10 dias de vida), que é seguida por uma típica imagem ecolucente/cística (14 a 20 dias).

A gravidade da hemorragia é definida pela localização e pelo grau do sangramento e da dilatação ventricular nos exames de imagem do crânio. Em uma hemorragia de **grau I**, o sangramento restringe-se à região subependimária. Na hemorragia de **grau II**, há sangramento no interior do ventrículo, mas sem evidência de dilatação ventricular. Na de **grau III**, a hemorragia é a HIVent com dilatação ventricular. E na de **grau IV**, ocorre hemorragia intraventricular ou parenquimatosa (Figura 120.3). Outro sistema de graduação descreve três níveis de gravidade crescente de HIVent detectados por meio de US: no **grau I**, o sangramento apresenta-se limitado à região subependimária-matriz germinativa ou em menos de 10% do ventrículo (aproximadamente 35% dos casos); o **grau II** é definido como sangramento intraventricular com 10 a 50% de preenchimento do ventrículo (40% dos casos); e no **grau III**, mais de 50% do ventrículo está envolvido, e há dilatação ventricular (ver Figura 120.3). A **ventriculomegalia** é definida como leve (dilatação de 0,5 a 1 cm), moderada (dilatação de 1,0 a 1,5 cm) ou grave (dilatação > 1,5 cm).

DIAGNÓSTICO

A suspeita de hemorragia intracraniana é baseada na anamnese, nas manifestações clínicas e no conhecimento dos riscos de **HIV**ent relacionados especificamente ao peso ao nascimento. Os sinais clínicos associados à HIVent normalmente são inespecíficos ou inexistentes. Portanto, é recomendável que os prematuros com menos de 32 semanas de gestação sejam avaliados por meio de uma ultrassonografia transfontanela (USTF) de rotina em tempo real, que é realizada através da fontanela anterior, para rastreamento de HIVent. Os prematuros com menos de 1.000 g são os que apresentam maior risco e devem ser submetidos à USTF nos primeiros 3 a 7 dias de vida, quando cerca de 75% das lesões são detectáveis. A US é a técnica de imagem preferida para rastreamento por ser não invasiva e também por ser portátil, reprodutível, sensível e específica para a detecção de HIVent. Todo

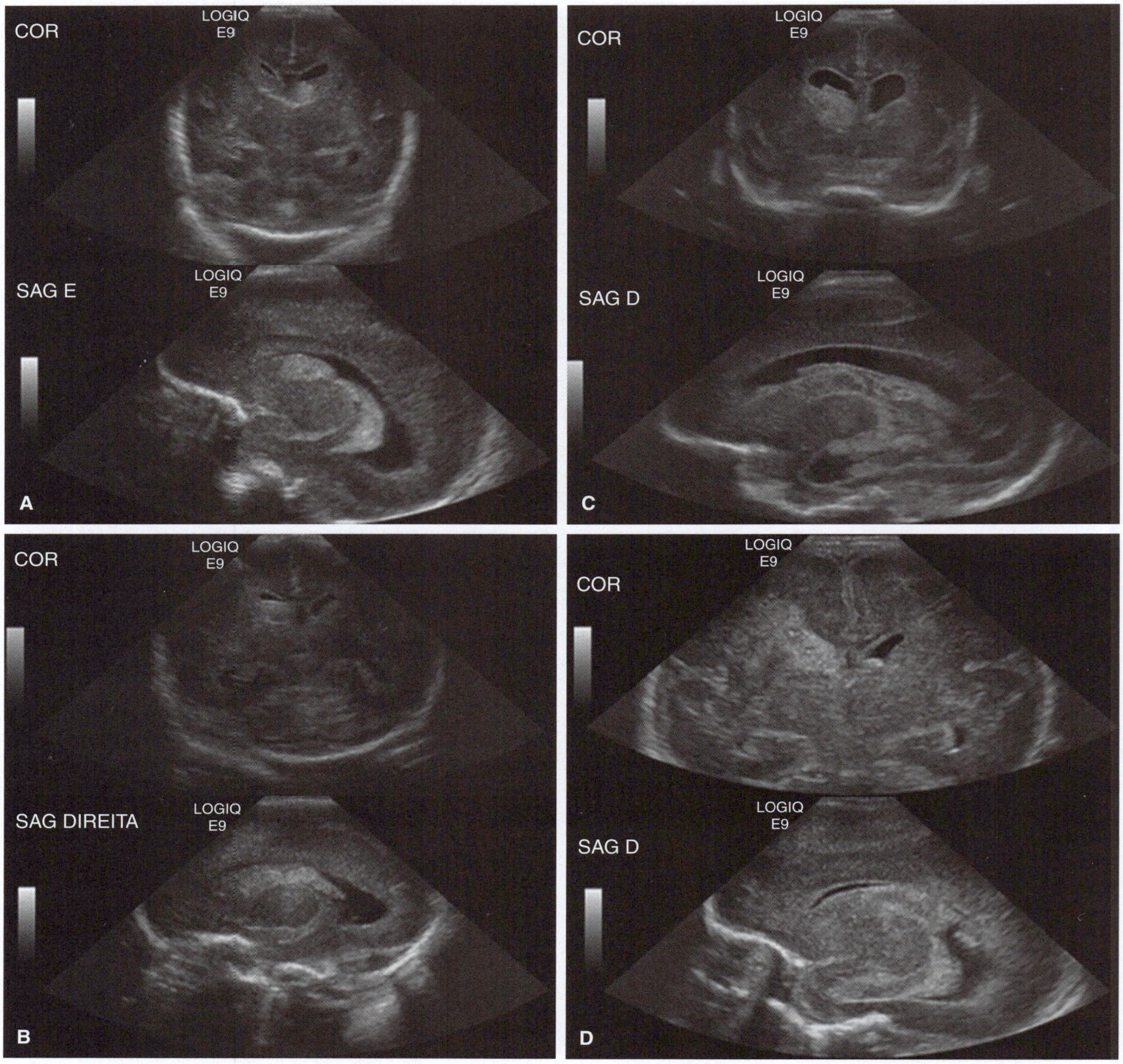

Figura 120.3 Graduação da gravidade da hemorragia da matriz germinativa e região intraventricular (HIVent) **A.** Hemorragia da matriz germinativa, grau I. **B.** HIVent (preenchimento < 50% da área ventricular), grau II. **C.** HIVent com dilatação ventricular, grau III. **D.** Grande HIVent associada com ecogenicidade parenquimatosa (infarto hemorrágico), grau IV. (*De Inder TE, Perlman JM, Volpe JJ: Preterm intraventricular hemorrhage/posthemorrhagic hydrocephalus. In* Volpe's neurology of the newborn, *ed 6, Philadelphia, 2018, Elsevier, Fig 24-2.*)

recém-nascido em risco deve ser submetido a acompanhamento ultrassonográfico com 36 a 40 semanas de vida pós-menstrual para uma avaliação adequada de LPV, uma vez que as alterações císticas relacionadas às lesões perinatais podem não ser visíveis por um período de até 1 mês. Em um estudo, 29% dos bebês com baixo peso ao nascer (BPN) que mais tarde tiveram paralisia cerebral não apresentaram evidências radiográficas de LPV até depois de 28 dias de vida. A US detecta também as lesões pré-císticas e císticas simétricas da LPV, como também as lesões ecogênicas intraparenquimatosas assimétricas do infarto cortical hemorrágico (Figura 120.4). A USTF pode ser útil para o monitoramento de desenvolvimento tardio de atrofia cortical, porencefalia, e da gravidade, progressão ou regressão da hidrocefalia.

Aproximadamente 3 a 5% dos MBPN desenvolvem **hidrocefalia pós-hemorrágica (HPH)**. Se os achados da US inicial forem anormais, são indicados estudos ultrassonográficos complementares intervalados para monitorar o desenvolvimento da hidrocefalia e a possível necessidade de inserção de derivação ventriculoperitoneal.

A HIVent representa apenas um aspecto das lesões cerebrais no recém-nascido a termo ou prematuro. A RM é uma ferramenta mais sensível para avaliação a longo prazo das anomalias da substância branca e das lesões cerebelares.

PROGNÓSTICO

O grau da **HIVent** e a presença de **LPV** estão intimamente ligados à sobrevivência e ao comprometimento do desenvolvimento neurológico (Tabelas 120.1 e 120.2). Nos prematuros com peso ao nascimento menor que 1.000 g, os níveis de incidência de comprometimento neurológico grave (definido como um índice de desenvolvimento mental < 70, um índice de desenvolvimento psicomotor < 70, paralisia cerebral, cegueira ou surdez pela escala de classificação Bayley Scales of Infant Development II) após a HIVent são mais elevados com a hemorragia de grau IV e o peso mais baixo ao nascimento. A LPV, a LPV cística e a hidrocefalia progressiva que requerem a inserção de derivação estão independentemente associadas a um prognóstico desfavorável (Tabela 120.3). Os dados atuais sugerem que os resultados para os neonatos com HIVent de grau III/IV podem estar melhorando, com as taxas de incidência de paralisia cerebral e de comprometimento do neurodesenvolvimento mais próximas de 30 a 40% aos 2 anos.

A maioria dos neonatos com HIVent e dilatação ventricular aguda não apresenta **HPH**. De 10 a 15% dos BPN com HIVent desenvolvem HPH, que pode se apresentar inicialmente sem sinais clínicos (aumento do perímetro cefálico, letargia, fontanela abaulada ou suturas amplamente separadas, apneia e bradicardia). Nos neonatos que desenvolvem hidrocefalia sintomática, os sinais clínicos podem se manifestar com atraso de 2 a 4 semanas, apesar da distensão ventricular progressiva, da compressão e do afilamento do córtex cerebral. Muitas crianças com HPH apresentam regressão espontânea. Somente 3 a 5% dos MBPN com HPH necessitam, em última análise, da inserção de derivação. Esses neonatos apresentam menores desempenhos cognitivo e psicomotor na faixa de 18 a 22 meses de vida.

PREVENÇÃO

O aprimoramento da assistência perinatal é imperativo para a minimização de lesões cerebrais traumáticas e a redução do risco de parto prematuro. A incidência de hemorragia intracraniana traumática pode ser reduzida por uma abordagem criteriosa à desproporção cefalopélvica e ao parto operatório (fórceps, extrator a vácuo). Pode-se reduzir a hemorragia fetal ou neonatal causada por púrpura trombocitopênica idiopática materna ou trombocitopenia aloimune por meio do tratamento materno com corticosteroides, imunoglobulina intravenosa (IGIV), transfusão fetal de plaquetas ou parto cesáreo. A assistência cuidadosa à condição respiratória do recém-nascido de BPN e o manejo de líquidos e eletrólitos, evitando condições como acidose, hipocapnia, hipoxia, hipotensão, amplas oscilações da pressão arterial ou da P_{CO_2} do neonato (e, secundariamente, oscilação da pressão de perfusão cerebral) e pneumotórax, são fatores importantes que podem afetar o risco de desenvolvimento de HIVent e LPV.

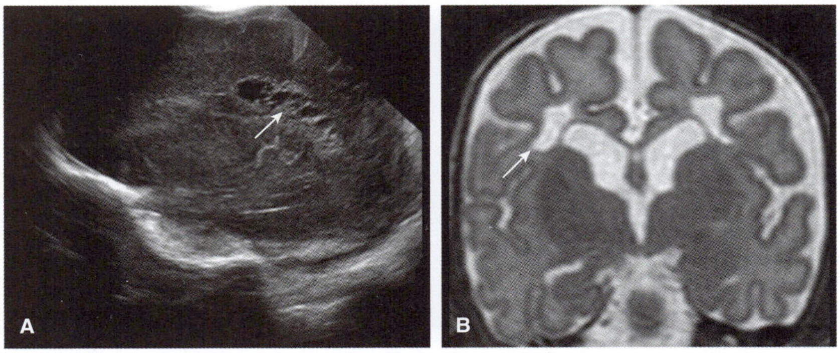

Figura 120.4 Leucomalacia periventricular cística grave. A. Imagem ultrassonográfica parassagital mostrando vários cistos grandes superolaterais ao ventrículo lateral (*seta*). **B.** Imagem coronal de RM ponderada em T2 demonstrando a presença de cistos superolaterais aos ventrículos laterais (*seta*). (*De Neil JJ, Volpe JJ: Encephalopathy of prematurity: clinical-neurological features, diagnosis, imaging, prognosis, therapy. In* Volpe's neurology of the newborn, *ed 6, Philadelphia, 2018, Elsevier, Fig 16-1.*)

Tabela 120.1 Evolução a curto prazo da hemorragia da matriz germinativa e região intraventricular em função da gravidade da hemorragia e do peso ao nascer.*

	MORTES NOS PRIMEIROS 14 DIAS[c]		DVP (SOBREVIVENTES > 14 DIAS)	
GRAVIDADE DA HEMORRAGIA	**< 750 g (*n* = 75)**	**751 a 1.500 g (*n* = 173)**	**< 750 g (*n* = 56)**	**751 a 1.500 g (*n* = 165)**
Grau I	3/24 (12)	0/80 (0)	1/21 (5)	3/80 (4)
Grau II	5/21 (24)	1/44 (2)	1/16 (6)	6/43 (14)
Grau III	6/19 (32)	2/26 (8)	10/13 (77)	18/24 (75)
Grau III e IHP aparente	5/11 (45)	5/23 (22)	5/6 (83)	12/18 (66)

*Os valores são *n* (%). A tabela mostra as mortes ocorridas ao fim do período neonatal; as taxas totais de mortalidade (mortes precoces e tardias) são de aproximadamente 50 a 100% mais altas para cada grau de hemorragia e peso ao nascer do que aquelas mostradas na tabela somente para as mortes precoces. DVP, dilatação ventricular progressiva; IHP, infarto hemorrágico periventricular. (De Murphy BP, Inder TE, Rooks V, Taylor GA *et al.* Posthemorrhagic ventricular dilatation in the premature infant: natural history and predictors of outcome, *Arch Dis Child Fetal Neonatal Ed* 87:F37-F41, 2002. Adaptada de Inder TE, Perlman JM, Volpe JJ: Preterm intraventricular hemorrhage/posthemorrhagic hydrocephalus. In *Volpe's neurology of the newborn*, ed 6, Philadelphia, 2018, Elsevier [Table 24-15].)

Tabela 120.2 Evolução a longo prazo: sequelas neurológicas em sobreviventes com hemorragia da matriz germinativa e região intraventricular.*

GRAVIDADE DA HEMORRAGIA	INCIDÊNCIA DE SEQUELAS NEUROLÓGICAS DEFINITIVAS† (%)
Grau I	15
Grau II	25
Grau III	50
Grau III e IHP aparente	75

*Os dados foram extraídos de relatórios publicados desde 2002 e incluem casos pessoais publicados e não publicados. Valores médios (em relação aos 5% mais próximos); considerável variabilidade aparente entre os estudos, especialmente em relação às lesões graves. †As sequelas neurológicas definitivas incluem principalmente paralisia cerebral ou retardo mental, ou ambos. IHP, infarto hemorrágico periventricular. (Adaptada de Inder TE, Perlman JM, Volpe JJ: Preterm intraventricular hemorrhage/posthemorrhagic hydrocephalus. In *Volpe's neurology of the newborn*, ed 6, Philadelphia, 2018, Elsevier [Table 24-16].)

Tabela 120.3 Diagnóstico ultrassonográfico (US) de leucomalacia periventricular.

APARÊNCIA ULTRASSONOGRÁFICA	CARACTERÍSTICAS TEMPORAIS	CORRELAÇÃO NEUROPATOLÓGICA
Focos ecogênicos, bilaterais, posteriores > anteriores	1ª semana	Necrose com congestão e/ou hemorragia (tamanho > 1 cm)
Focos ecolucentes ("cistos")	1 a 3 semanas	Formação cística secundária à dissolução tecidual (tamanho > 3 mm)
Dilatação ventricular, geralmente com desaparecimento de "cistos"	≥ 2 a 3 meses	Deficiência na formação de mielina; gliose, geralmente com colapso de cisto

De Neil JJ, Volpe JJ: Encephalopathy of prematurity: clinical-neurological features, diagnosis, imaging, prognosis, therapy. In *Volpe's neurology of the newborn, ed 6, Philadelphia*, 2018, Elsevier [Table 16-6].)

Recomenda-se administrar um único ciclo de corticosteroides antenatal a pacientes entre 24 e 37 semanas de gestação com risco de parto prematuro. Os esteroides antenatais reduzem o risco de óbito, de HIVent de graus III e IV e de LPV no neonato. A administração profilática de baixa dose de indometacina (0,1 mg/kg/dia durante 3 dias) a prematuros MBPN reduz a incidência de HIVent grave.

TRATAMENTO

Embora não exista tratamento para a HIVent, a condição pode estar associada a outras complicações que requerem manejo terapêutico. As convulsões devem ser tratadas com medicamentos anticonvulsivantes. A anemia e a coagulopatia requerem transfusão de concentrado de glóbulos vermelhos ou de plasma fresco congelado. O choque e a acidose são tratados com líquidos para a recuperação volêmica.

A inserção de uma **derivação ventriculoperitoneal** é o método preferido para o tratamento da HPH progressiva e sintomática. Alguns bebês necessitam de uma derivação temporária do líquido cefalorraquidiano antes que se possa inserir com segurança uma derivação permanente. Os diuréticos e a acetazolamida não são eficazes. As punções ventriculares ou de reservatório e os drenos ventriculares externos são potenciais intervenções temporárias, embora exista um risco associado de infecção e de *porencefalia de punção* resultante de lesão do parênquima circundante. Uma derivação ventrículo-subgaleal inserida a partir do ventrículo em uma bolsa subgaleal criada por intermédio de procedimento cirúrgico oferece um sistema fechado de descompressão constante do ventrículo sem esses fatores de risco adicionais. A descompressão é regulada pelo gradiente de pressão entre o ventrículo e a bolsa subgaleal.

A bibliografia está disponível no GEN-io.

Tabela 120.4 Efeitos sistêmicos multiorgânicos da asfixia.

SISTEMA	EFEITOS
Nervoso central	Encefalopatia hipóxico-isquêmica, infarto, hemorragia intracraniana, convulsões, edema cerebral, hipotonia, hipertonia
Cardiovascular	Isquemia miocárdica, baixa contratilidade, atordoamento cardíaco, insuficiência da valva tricúspide, hipotensão
Pulmonar	Hipertensão pulmonar, hemorragia pulmonar, síndrome da angústia respiratória
Renal	Necrose tubular ou cortical aguda
Suprarrenal	Hemorragia suprarrenal
Gastrintestinal	Perfuração, ulceração com hemorragia, necrose
Metabólico	Secreção inadequada de hormônio antidiurético, hiponatremia, hipoglicemia, hipocalcemia, mioglobinúria
Tegumentar	Necrose adiposa subcutânea
Hematológico	Coagulação intravascular disseminada

120.4 Encefalopatia Hipóxico-Isquêmica

Cameron W. Thomas e Stephanie L. Merhar

Hipoxemia é a redução da concentração arterial de oxigênio e geralmente resulta em **hipoxia**, ou redução da oxigenação celular ou orgânica. **Isquemia** é a falta de fluxo sanguíneo adequado para manter a função fisiológica das células ou dos órgãos. A **encefalopatia hipóxico-isquêmica (EHI)** é uma causa importante de lesão cerebral permanente, morbidade e mortalidade em recém-nascidos em nível global. Nos países desenvolvidos, estima-se que a incidência seja de 1 a 8 por 1.000 de nascidos vivos; e nos países em desenvolvimento, a estimativa chega a 26 por 1.000.

Cerca de 20 a 30% dos recém-nascidos com EHI (dependendo da gravidade) morrem no período neonatal, e aproximadamente 33 a 50% dos sobreviventes ficam com sequelas neurológicas permanentes (paralisia cerebral, QI reduzido, comprometimento cognitivo/do aprendizado). Observam-se maior risco de resultados adversos nos recém-nascidos com acidose grave (pH < 6,7), com 90% de óbitos/deficiências, e 72% de mortalidade nos neonatos com déficit de base > 25 mmol/ℓ. Podem ocorrer lesões e falência de múltiplos órgãos (Tabela 120.4).

ETIOLOGIA

Na ausência de grandes malformações congênitas, síndromes metabólicas ou genéticas, a maioria dos casos de encefalopatia e convulsões neonatais parece ser causada por eventos perinatais. Os achados de ressonância magnética de crânio ou de necropsias realizadas em recém-nascidos a termo com encefalopatia demonstram que 80% apresentam lesões agudas; menos de 1%, lesões pré-natais; e 3%, diagnósticos não hipóxico-isquêmicos. A hipoxia fetal pode ser causada por diversos distúrbios maternos, incluindo (1) oxigenação inadequada do sangue materno em decorrência de hipoventilação durante a anestesia, doença cardíaca cianótica, falência respiratória ou intoxicação por monóxido de carbono; (2) baixa pressão arterial da mãe em decorrência de perda aguda de sangue, anestesia espinal ou compressão da veia cava e da aorta pelo útero grávido; (3) relaxamento inadequado do útero para permitir o enchimento placentário em decorrência de tetania uterina causada pela administração excessiva de ocitocina; (4) separação prematura da placenta; (5) impedimento da circulação sanguínea através do coto umbilical em virtude de compressão ou nó no cordão; e (6) insuficiência placentária decorrente de infecções maternas, exposições, diabetes, toxemia ou pós-maturidade.

Geralmente, a insuficiência placentária não é detectada na avaliação clínica. A restrição do crescimento uterino pode se desenvolver em fetos cronicamente hipóxicos sem os sinais tradicionais de sofrimento fetal. A dopplervelocimetria da artéria umbilical (que demonstra o aumento da resistência vascular do feto) e a cordocentese (que demonstra as presenças de hipoxia fetal e de acidose láctica) identificam um bebê cronicamente hipóxico (ver Capítulo 115). As contrações uterinas podem reduzir ainda mais a oxigenação umbilical, deprimindo então o sistema cardiovascular e o SNC do feto, o que resulta em baixa pontuação na escala de Apgar e depressão respiratória ao nascimento.

Após o nascimento, a hipoxia pode ser causada por (1) falência de oxigenação resultante de formas graves de doença cardíaca congênita cianótica ou doença pulmonar grave; (2) anemia grave (hemorragia grave, doença hemolítica); (3) choque suficientemente grave para interferir no transporte de oxigênio para os órgãos vitais em decorrência de sepse generalizada, perda massiva de sangue e hemorragia intracraniana ou suprarrenal; ou (4) insuficiência respiratória após o nascimento em decorrência de lesão intrauterina do SNC ou de supressão induzida por medicamentos.

FISIOPATOLOGIA E PATOLOGIA

A topografia da lesão cerebral normalmente tem correlação com as áreas de fluxo sanguíneo cerebral reduzido e áreas de demanda metabólica relativamente mais elevada, embora as vulnerabilidades regionais sejam afetadas pela idade gestacional e pela gravidade do acometimento (Tabela 120.5). Após um episódio de hipoxia e isquemia, ocorre o metabolismo anaeróbio, que gera maiores quantidades de lactato e fosfatos inorgânicos. Aminoácidos excitatórios e tóxicos, especialmente o glutamato, acumulam-se no tecido lesionado, estimulando a superativação do *N*-metil-D-aspartato (NMDA), do amino-3-hidroxi-5-metil-4-isoxazol propionato (AMPA) e dos receptores de cainato. A superativação desses receptores aumenta a permeabilidade celular aos íons sódio e cálcio. Em razão da energia intracelular inadequada, a homeostase do sódio e do cálcio se perde, e o acúmulo desses íons resulta em edema citotóxico e morte neuronal. O acúmulo intracelular de cálcio pode resultar em apoptose. Concomitantemente com a cascata excitotóxica, ocorre nesses tecidos maior produção de radicais livres nocivos e óxido nítrico. A resposta circulatória inicial do feto é aumentar o *shunt* através do ducto venoso, do canal arterial e do forame oval, com a manutenção transitória da perfusão do cérebro, do coração e das suprarrenais em preferência aos pulmões, fígado, rins e intestino. Nos casos mais graves, portanto, os exames laboratoriais podem revelar a presença de lesões nesses órgãos.

A patologia da hipoxia-isquemia depende do órgão afetado e da gravidade da lesão. A congestão inicial, o extravasamento de líquidos decorrente da maior permeabilidade capilar e o edema das células endoteliais podem levar a sinais de necrose de coagulação e de morte celular. Observa-se a presença de congestão e petéquias no pericárdio, na pleura, no timo, no coração, nas suprarrenais e nas meninges. A hipoxia intrauterina prolongada pode resultar em perfusão inadequada da substância branca periventricular, condição que causa LPV. Pode haver o desenvolvimento de hiperplasia do músculo liso da arteríola pulmonar, o que predispõe o bebê à hipertensão pulmonar (ver Capítulo 120.9). Se o sofrimento fetal produzir *gasping*, o conteúdo do líquido amniótico (mecônio, restos celulares e lanugo) pode ser aspirado para o interior da traqueia e dos pulmões com subsequentes complicações, tais como hipertensão pulmonar e pneumotórax.

MANIFESTAÇÕES CLÍNICAS

A restrição do crescimento intrauterino com aumento da resistência vascular pode ser um indício de hipoxia fetal crônica antes do período periparto. Durante o trabalho de parto, a frequência cardíaca do feto cai e a variabilidade batimento a batimento diminui. O registro contínuo da frequência cardíaca pode revelar um padrão de desaceleração variável ou tardia (ver Capítulo 115, Figura 115.4). Principalmente nos recém-nascidos próximo ao termo, esses sinais podem levar à administração de altas concentrações de oxigênio à mãe e a um possível parto imediato para evitar o óbito fetal e danos ao SNC.

No parto, a presença de líquido amniótico meconial indica que pode ter ocorrido sofrimento fetal. Ao nascimento, os recém-nascidos afetados podem demonstrar comprometimento neurológico e incapacidade de respirar espontaneamente. Palidez, cianose, apneia, bradicardia e falta de resposta a estímulos também são sinais de EHI. Durante as horas seguintes, os bebês podem permanecer hipotônicos ou passar de um estado hipotônico a um estado hipertônico, ou ainda demonstrar um tônus normal (Tabelas 120.6 e 120.7). Nas 24 horas seguintes pode se desenvolver edema cerebral e resultar em profunda depressão do tronco encefálico. Durante esse tempo, pode ocorrer atividade convulsiva, que pode ser grave e refratária a doses usuais de anticonvulsivantes. Embora geralmente sejam resultado da EHI, as convulsões nos neonatos com asfixia podem ser causadas por eventos vasculares (hemorragia, acidente vascular encefálico [AVE] arterial isquêmico ou trombose dos seios venosos), distúrbios metabólicos (hipocalcemia, hipoglicemia), infecção do SNC, disgenesia cerebral ou distúrbios genéticos (hiperglicinemia não cetótica, epilepsias dependentes de vitaminas, canalopatias). As condições que resultam em fraqueza neuromuscular e esforço respiratório fraco podem secundariamente resultar em lesões cerebrais hipóxicas e convulsões neonatais. Estes quadros podem incluir miopatias congênitas, distrofia miotônica congênita ou atrofia muscular espinal.

Além da disfunção do SNC, a disfunção orgânica sistêmica é uma condição observada em até 80% dos neonatos afetados. Disfunção miocárdica, choque cardiogênico, hipertensão pulmonar persistente, SDR, perfuração gastrintestinal, lesão renal aguda e lesão hepática estão associados à asfixia perinatal decorrente de perfusão inadequada (ver Tabela 120.4).

Tabela 120.5 Topografia das lesões cerebrais em bebês nascidos a termo com encefalopatia hipóxico-isquêmica e correlações clínicas.

ÁREA DA LESÃO	LOCALIZAÇÃO DA LESÃO	CORRELAÇÕES CLÍNICAS	SEQUELAS A LONGO PRAZO
Necrose neuronal seletiva	Todo o neureixo, área cortical profunda, tronco encefálico e pontossubicular	Estupor ou coma Convulsões Hipotonia Anomalias oculomotoras Anomalias na sucção/deglutição	Atraso cognitivo Paralisia cerebral Distonia Distúrbio convulsivo Ataxia Paralisias bulbar e pseudobulbar
Lesão parassagital	Córtex e substância branca subcortical Regiões parassagitais, especialmente a posterior	Fraqueza dos membros proximais Membros superiores afetados mais do que os membros inferiores	Quadriparesia espástica Atraso cognitivo Dificuldade de processamentos visual e auditivo
Necrose isquêmica focal	Córtex e substância branca subcortical Lesão vascular (normalmente espalhada pela artéria cerebral média)	Achados unilaterais Convulsões comuns e normalmente focais	Hemiparesia Convulsões Atraso cognitivo
Lesão periventricular	Lesão dos tratos motores, especialmente do membro inferior	Fraquezas bilateral e simétrica dos membros inferiores Mais comum em bebês prematuros	Diplegia espástica

Adaptada de Volpe JJ, editor: *Neurology of the newborn*, ed 4, Philadelphia, 2001, Saunders.

Tabela 120.6	Variáveis desfavoráveis preditivas de morte/deficiência após encefalopatia hipóxico-isquêmica.

- Baixa pontuação (0 a 3) na escala de Apgar no 10º minuto
- Necessidade de reanimação cardiopulmonar na sala de parto
- Atraso (≥ 20 min) da respiração espontânea
- Graves sinais neurológicos (coma, hipotonia, hipertonia)
- Manifestação de convulsões ≤ 12 h ou de difícil controle
- Achados graves e prolongados (cerca de 7 dias) do EEG, incluindo padrão de surto-supressão
- Lesões proeminentes dos núcleos da base/tálamo evidenciadas na RM
- Oligúria/anúria > 24 h
- Exame neurológico anormal ≥ 14 dias

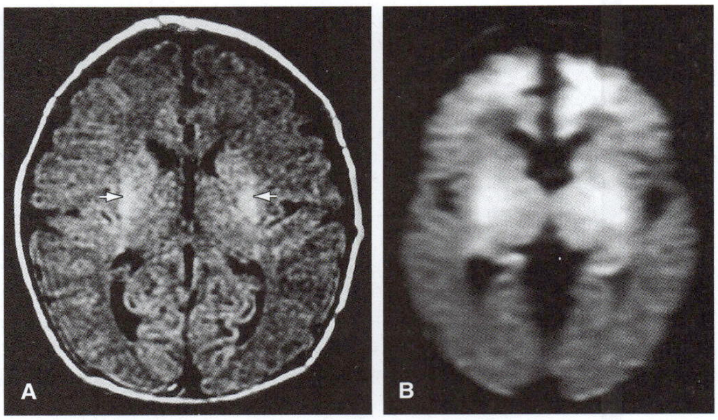

Figura 120.5 Imagens de RM de lesão neuronal seletiva. O bebê sofreu asfixia intraparto e teve convulsões no primeiro dia pós-natal. O exame de RM foi realizado no quinto dia pós-natal. **A.** A imagem axial de recuperação de inversão atenuada por líquidos mostra o aumento do sinal bilateralmente no putame *(setas)*, mas nenhuma anomalia definitiva no córtex cerebral. **B.** Por outro lado, a imagem ponderada por difusão mostra um acentuado aumento da intensidade do sinal (*i. e.*, difusão reduzida) no córtex frontal (além de uma anomalia mais pronunciada dos núcleos da base). *(De Volpe JJ, editor:* Neurology of the newborn, *ed 5, Philadelphia, 2008, Saunders/Elsevier, p 420.)*

A gravidade da encefalopatia neonatal depende da duração e do momento da lesão. A escala de graduação clínica proposta inicialmente por Sarnat continua sendo uma ferramenta útil. Os sintomas se desenvolvem ao longo de vários dias, o que determina a importância da realização de exames neurológicos seriados (ver Tabelas 120.6 e 120.7). Durante as primeiras horas após a lesão, os bebês apresentam nível deprimido de consciência. Pode ocorrer respiração periódica com apneia ou bradicardia, mas as funções dos nervos cranianos geralmente são poupadas, e permanecem intactos a resposta pupilar e os movimentos espontâneos dos olhos. As convulsões são comuns em caso de lesões extensas. A hipotonia também é manifestação inicial comum da EHI, mas deve ser diferenciada de outras causas pela anamnese e pelo exame sequencial.

DIAGNÓSTICO

A RM é a modalidade de exame de imagem mais sensível para a detecção de lesão cerebral hipóxica em neonatos. Embora esse tipo de lesão possa ser detectada em diversos momentos e com sequências de pulso variáveis, as sequências ponderadas em difusão obtidas nos primeiros 3 a 5 dias após um presumido evento sentinela são ideais para a identificação de lesões agudas (Figuras 120.5 a 120.8 e Tabela 120.8). A tomografia computadorizada pode ser útil para descartar lesões hemorrágicas focais ou grandes AVEs arteriais isquêmicos. A perda de diferenciação entre o cinza e o branco e as lesões dos núcleos da base na EHI mais grave podem ser detectadas na TC por leitores experientes. Geralmente, a TC não detecta as formas mais sutis de lesão cerebral hipóxica em neonatos. A US tem utilidade limitada na avaliação de lesão hipóxica no recém-nascido a termo, mas pode ser mais útil para a exclusão de lesões hemorrágicas. Devido aos fatores de tamanho e estabilidade clínica, a US é a modalidade de exame inicial preferida (e, às vezes, a única viável) na avaliação do recém-nascido prematuro.

O **eletroencefalograma de amplitude integrada** (**aEEG**) pode ajudar a determinar os recém-nascidos que apresentam maior risco de sequelas no desenvolvimento decorrentes de lesões cerebrais no período neonatal (Tabelas 120.9 e 120.10). As faixas de voltagem do aEEG, os padrões de sinal e as taxas de normalização, conforme avaliados em diversos momentos das primeiras horas e dias de vida, podem fornecer informações prognósticas valiosas, com valor preditivo positivo de 85% e valor preditivo negativo de 91 a 96% para bebês passíveis de apresentar resultados adversos de desenvolvimento neurológico. Infelizmente, mesmo com os recentes aprimoramentos tecnológicos, o aEEG ainda tem dificuldade em detectar convulsões, especialmente aqueles episódios curtos ou com origem distante dos eletrodos. A sensibilidade do aEEG para a detecção de convulsão, mesmo quando utilizado por um leitor experiente, é menor que 50%. Por essa razão, *a montagem do EEG convencional concomitantemente com o vídeo do paciente é a técnica preferida para o monitoramento de convulsões.*

Tabela 120.7 Encefalopatia hipóxico-isquêmica em bebês nascidos a termo.

SINAIS	ESTÁGIO 1	ESTÁGIO 2	ESTÁGIO 3
Nível de consciência	Hiperalerta	Letárgico	Estupor, coma
Tônus muscular	Normal	Hipotônico	Flácido
Postura	Normal	Flexão	Descerebrada
Reflexos tendinosos/clônus	Hiperativos	Hiperativos	Ausentes
Mioclonia	Presente	Presente	Ausente
Reflexo de Moro	Forte	Fraco	Ausente
Pupilas	Midríase	Miose	Desiguais, fotorreação lenta
Convulsões	Inexistentes	Comuns	Descerebração
Achados eletroencefalográficos	Normais	Alteração de baixa voltagem para atividade convulsiva	Surto-supressão a isoelétricos
Duração	< 24 h se progredir; do contrário, pode permanecer normal	24 h a 14 dias	Dias a semanas
Evolução	Boa	Variável	Óbito, déficits graves

Adaptada de Sarnat HB, Sarnat MS: Neonatal encephalopathy following fetal distress: a clinical and electroencephalographic study, *Arch Neurol* 33:696-705, 1976. Copyright 1976, American Medical Association.

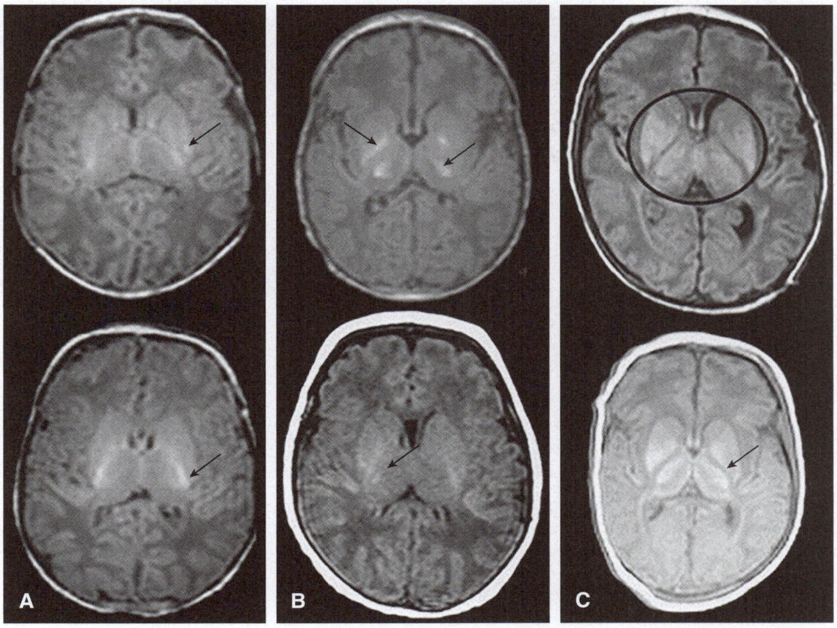

Figura 120.6 Imagens de RM de lesão dos núcleos da base/tálamo (NB/T) e intensidade de sinal. *Fileira superior*: imagens axiais de RM ponderadas em T1 mostrando: **A.** lesões leves dos NB/T (*seta*), **B.** lesão moderada dos NB/T (*setas*) e **C.** anomalias graves dos NB/T (*circundadas*). *Fileira inferior*: imagens axiais de RM ponderadas em T1 mostrando: **A.** intensidade normal do sinal (SI) no ramo posterior da cápsula interna (PLIC) (*seta*), **B.** SI equívoco, assimétrico e ligeiramente reduzido no PLIC (*seta*) e **C.** SI anormal, ausente no PLIC (*seta*). (*De Martinez-Biarge M, Diez-Sebastian J, Rutherford MA, Cowan FM. Outcomes after central grey matter injury in term perinatal hypoxic-ischaemic encephalopathy,* Early Hum Dev *86:675-682, 2010.*)

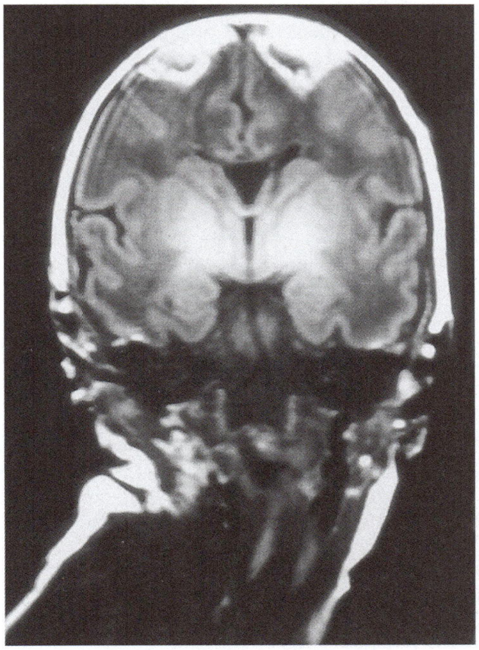

Figura 120.7 Imagem de RM de uma lesão cerebral parassagital. A imagem coronal ponderada em T1, obtida no quinto dia pós-natal de um bebê nascido a termo com asfixia, mostra acentuadas lesões triangulares bilateralmente nas regiões parassagitais; observa-se também o aumento da intensidade de sinal bilateralmente nos núcleos da base e no tálamo. (*De Volpe JJ, editor:* Neurology of the newborn. *ed 5, Philadelphia, 2008, Saunders/Elsevier, p 421.*)

TRATAMENTO

A **hipotermia terapêutica** pode ser feita por meio de resfriamento cerebral ou sistêmico. O resfriamento pode ser induzido por um sistema servo-controlado, ou seja, medindo-se a temperatura central, retal ou esofágica com o objetivo de atingir 33,5°C nas primeiras 6 horas após o nascimento e sendo mantida por 72 horas. Em diversos ensaios, a hipotermia terapêutica demonstrou reduzir a mortalidade e o comprometimento do desenvolvimento neurológico aos 18 meses de vida. Os recém-nascidos tratados com hipotermia sistêmica demonstram menor incidência de lesão neuronal cortical na RM, sugerindo que esta técnica pode resultar em um resfriamento mais uniforme do cérebro e em estruturas mais profundas do SNC do que o resfriamento cerebral seletivo. O efeito terapêutico da hipotermia provavelmente decorre da redução das lesões neuronais secundárias alcançada pelas taxas reduzidas de apoptose e de produção de mediadores conhecidos por sua

Tabela 120.8	Aspectos principais da RM no diagnóstico de encefalopatia hipóxico-isquêmica em bebês nascidos a termo.
PRINCIPAIS ACHADOS DA RM CONVENCIONAL NA PRIMEIRA SEMANA	
Perda da diferenciação da substância cinza/branca do córtex cerebral (em T1 ou T2)	
Sinal alto no córtex cerebral (T1 e FLAIR), especialmente no córtex perirrolândico parassagital	
Núcleos da base/tálamo, sinal alto (T1 e FLAIR), normalmente associado a alterações no córtex cerebral, mas possível também isoladamente com aumento de sinal no tegumento do tronco encefálico em casos de lesões graves agudas	
Córtex cerebral parassagital, substância branca subcortical, sinal alto (T1 e FLAIR)	
Substância branca periventricular, sinal reduzido (T1) ou sinal elevado (T2)	
Ramo posterior da cápsula interna, sinal reduzido (T1 ou FLAIR)	
O cérebro apresenta-se em uma distribuição vascular, sinal reduzido (T1), mas muito mais bem visualizado em difusão reduzida (sinal elevado) na RM ponderada por difusão	
A **RM ponderada por difusão** é mais sensível do que a RM convencional, especialmente nos primeiros dias após o nascimento, quando a RM ponderada por difusão mostra um nível de difusão reduzido (sinal elevado) nas áreas lesionadas	

FLAIR, Recuperação de inversão atenuada por líquido; RM, imagem por ressonância magnética; T1 e T2, imagens ponderadas em T1 e T2. De Volpe JJ, editor: *Neurology of the newborn*, ed 5, Philadelphia, 2008, Elsevier (Table 9-16).

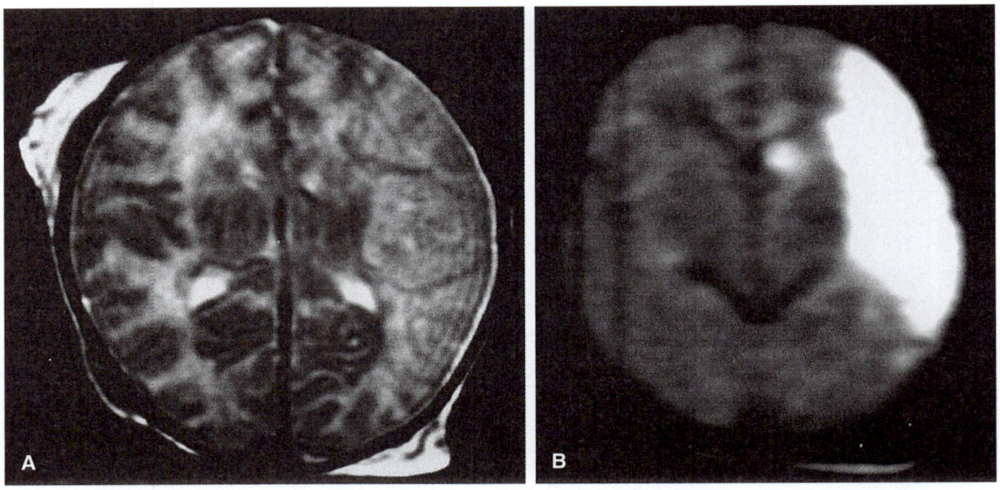

Figura 120.8 Imagens de RM de lesão cerebral isquêmica focal. O exame de RM foi realizado no terceiro dia pós-natal. **A.** A imagem axial ponderada em T2 mostra uma lesão na distribuição do ramo principal da artéria cerebral média esquerda. **B.** A imagem ponderada por difusão revela a lesão de forma mais acentuada. (*De Volpe JJ, editor*: Neurology of the newborn, *ed 5, Philadelphia, 2008, Saunders/Elsevier, p 422.*)

Tabela 120.9	Valor da eletroencefalografia na avaliação de bebês nascidos a termo com asfixia.
A detecção de anomalias graves (p. ex., CLV, FT, BSP) nas primeiras horas de vida tem um valor preditivo positivo de evolução desfavorável de 80 a 90%	
As anomalias graves podem melhorar no espaço de 24 h (cerca de 50% em BSP e 10% em CLV/FT)	
A recuperação rápida de anomalias graves está associada a uma evolução favorável em 60% dos casos	
A *combinação* de exame neurológico neonatal precoce e EEG precoce aumenta o valor preditivo positivo e a especificidade	

aEEG, Encefalografia de amplitude integrada; BSP, padrão de surto-supressão; CLV, baixa voltagem em corrente contínua; FT, traço plano. (De Inder TE, Volpe JJ: Hypoxic-ischemic injury in the term infant: clinical-neurological features, diagnosis, imaging, prognosis, therapy. In *Volpe's neurology of the newborn*, ed 6, Philadelphia, 2018, Elsevier [Table 20-28].)

Tabela 120.10	Padrões eletroencefalográficos de importância prognóstica em bebês nascidos a termo com asfixia.*
ASSOCIADOS A EVOLUÇÃO FAVORÁVEL	
Depressão leve (ou menos) no 1º dia	
Perfil normal até o 7º dia	
ASSOCIADOS A EVOLUÇÃO DESFAVORÁVEL	
Intervalo intersurto predominante > 20 s em qualquer dia	
Padrão de surto-supressão em qualquer dia	
Tracejado isoelétrico em qualquer dia	
Depressão leve (ou maior) após o 12º dia	

*As associações com evolução favorável ou desfavorável geralmente são de ≥ 90%, mas deve-se considerar o contexto clínico. (De Inder TE, Volpe JJ: Hypoxic-ischemic injury in the term infant: clinical-neurological features, diagnosis, imaging, prognosis, therapy. In *Volpe's neurology of the newborn*, ed 6, Philadelphia, 2018, Elsevier [Table 20-26].)

neurotoxicidade, entre os quais o glutamato extracelular, os radicais livres, o óxido nítrico e o lactato. Existe também um benefício na redução das convulsões. A vantagem terapêutica da hipotermia aos 18 a 22 meses de vida é mantida mais tarde na infância. Uma vez estabelecida, a hipotermia pode não alterar os achados prognósticos nos exames de RM.

Já foram realizados vários estudos que buscaram maneiras de estender os benefícios da hipotermia terapêutica. A avaliação do resfriamento mais profundo ou mais prolongado não demonstrou benefício nos resultados a curto prazo, embora os desfechos a longo prazo no neurodesenvolvimento desse estudo ainda não tenham sido publicados. Existem pesquisas em andamento no sentido de estender a janela de tempo terapêutica do início da hipotermia para além de 6 horas ou a administração da hipotermia a recém-nascidos prematuros.

Além de estender o benefício da hipotermia terapêutica, existe um grande interesse em aumentar esse benefício por outros meios. Doses altas de **eritropoetina** administradas como um recurso adjunto à hipotermia terapêutica mostram-se promissoras como um meio de reduzir os indicadores de lesão cerebral e os resultados motores a curto prazo evidenciados nos exames de RM. São necessários estudos mais profundos e acompanhamento longitudinal do estudo de coorte para confirmar esses achados.

As complicações da hipotermia induzida incluem trombocitopenia (normalmente sem sangramento), bradicardia, necrose da gordura subcutânea (eventualmente associada à hipercalcemia), potencial para super-resfriamento e síndrome da lesão pelo frio, esta última evitada com um sistema de resfriamento servo-controlado. Teoricamente, a hipotermia terapêutica pode alterar o metabolismo dos medicamentos, prolongar o intervalo QT e afetar a interpretação dos gases sanguíneos. Na prática clínica, não se observou nenhuma dessas preocupações.

O **fenobarbital** continua sendo o fármaco de primeira linha para o tratamento de convulsões neonatais associadas à EHI. Normalmente ele é administrado por meio de uma dose intravenosa de ataque (20 mg/kg). Podem ser necessárias doses adicionais de 5 a 10 mg/kg (até 40 a 50 mg/kg no total). Os níveis de fenobarbital devem ser monitorados 24 horas após a dose de ataque e o início da terapia de manutenção (5 mg/kg/dia). Os níveis terapêuticos de fenobarbital são de 20 a 40 μg/mℓ. Os modelos animais demonstram impacto reduzido no neurodesenvolvimento das lesões cerebrais hipóxicas em animais que receberam uma injeção profilática de alta dose de fenobarbital antes da manifestação da hipotermia terapêutica. Se esse benefício se transmite aos seres humanos, isso ainda é motivo de controvérsias.

Para as convulsões refratárias, há um alto grau de variabilidade em relação à escolha do segundo agente. Tradicionalmente, a fenitoína (dose de ataque de 20 mg/kg) ou o lorazepam (0,1 mg/kg) são os agentes preferidos, mas atualmente o **levetiracetam** tem sido a preferência (às vezes até mesmo como agente de primeira linha) como o medicamento de segunda linha mais utilizado. Os relatos iniciais sobre a administração do levetiracetam a neonatos utilizaram baixas doses, mas os dados farmacocinéticos subsequentes sugerem que, devido ao volume mais elevado de distribuição criado pelo conteúdo hídrico corporal relativo em neonatos, as doses de ataque devem ser mais altas do que aquelas administradas nas crianças maiores ou adultos. As doses de ataque adequadas sugeridas podem ser de aproximadamente 60 mg/kg. Além do levetiracetam e da fenitoína, outros agentes de segunda e terceira linhas geralmente utilizados são o midazolam, o topiramato e a lidocaína. Deve-se tentar também a piridoxina, especialmente nas convulsões refratárias contínuas com um EEG altamente anormal.

Estado epiléptico, convulsões multifocais e administração de múltiplos medicamentos anticonvulsivantes durante a hipotermia terapêutica são aspectos associados a um prognóstico desfavorável.

A terapia complementar para os bebês com EHI inclui um tratamento de suporte destinado ao manejo da disfunção orgânica sistêmica. A hipertermia já esteve associada ao comprometimento do desenvolvimento neurológico e deve ser evitada, especialmente no intervalo entre a reanimação inicial e o início da hipotermia. É importante observar com atenção a condição ventilatória e a oxigenação adequada, a pressão arterial, o estado hemodinâmico, o equilíbrio ácido-básico e a possível presença de infecção. Deve-se prevenir hipoxia ou hipotensão secundárias decorrentes de complicações da EHI. Um tratamento agressivo das convulsões é fundamental e pode exigir monitoramento contínuo por meio de EEG. Além disso, a hiperóxia, a hipocarbia e a hipoglicemia estão associadas a resultados desfavoráveis, tornando essencial a atenção a reanimação, ventilação e homeostase da glicose no sangue.

PROGNÓSTICO

O desfecho da EHI, que tem correlação com o momento e a gravidade da lesão, varia da recuperação completa ao óbito. O prognóstico varia de acordo com a gravidade da lesão e o tratamento. Os recém-nascidos com pH inicial do cordão umbilical ou do sangue menor que 6,7 apresentam um risco de óbito ou de comprometimento do desenvolvimento neurológico grave de 90% aos 18 meses de vida. Além disso, os recém-nascidos com pontuação de 0 a 3 no quinto minuto na escala de Apgar, déficit de base alto (> 20 a 25 mmol/ℓ), postura descerebrada, lesões graves dos núcleos da base/tálamo (NB/T) (Figura 120.9; ver também Figura 120.6), persistência de EIH grave evidenciada por exame clínico depois de 72 horas e falta de atividade espontânea também estão em maior risco de óbito ou comprometimento neurológico. É possível combinar essas variáveis preditoras para determinar uma pontuação que auxilie o prognóstico (ver Tabela 120.6). Os recém-nascidos que apresentam maior risco têm mais probabilidade de óbito ou de exibir graves incapacidades neurológicas, apesar do tratamento agressivo, inclusive com hipotermia. Aqueles com pontuações intermediárias têm probabilidade de se beneficiar do tratamento. Em geral, a encefalopatia grave, que é caracterizada por coma flácido, apneia, ausência de reflexos oculocefálicos e convulsões refratárias, está associada a um prognóstico desfavorável (Tabela 120.7). As pontuações na escala de Apgar isoladamente também podem estar associadas a um subsequente risco de comprometimento do desenvolvimento neurológico. Aos 10 minutos, a redução de cada ponto na escala de Apgar aumenta em até 45% as chances de morte e deficiência. A morte ou a deficiência ocorre em 76 a 82% dos bebês com pontuações de 0 a 2 na escala de Apgar aos 10 minutos. A ausência de respirações espontâneas aos 20 minutos de vida e a persistência de sinais neurológicos anormais com 2 semanas de vida também são fatores preditores de risco à vida ou déficits cognitivos e motores graves.

O uso combinado precoce de EEG convencional ou aEEG e RM permite o discernimento adicional necessário para a previsão da provável evolução em recém-nascidos a termo com EIH (Tabela 120.10). Características do EEG ou do aEEG como padrão, voltagem, reatividade, mudança de estado e evolução após uma lesão aguda são importantes fatores preditivos de resultados. Os marcadores da RM incluem a localização da lesão, a identificação da lesão por determinadas sequências de pulsos, a medição da difusividade e/ou da anisotropia fracional e a presença de relações metabólicas anormais evidenciadas na espectroscopia por RM, todas com correlação com o resultado. Existe também um crescente interesse nas medidas quantitativas (análise volumétrica, imageamento por tensor de difusão) da RM como possíveis fatores preditivos de evolução. As lesões graves dos NB/T com sinal anormal no ramo posterior da cápsula interna são altamente preditivas de prognósticos desfavoráveis das funções cognitivas e motoras (ver Figura 120.9). Os achados normais nos exames de RM e EEG estão associados a uma boa recuperação.

A microcefalia e o baixo crescimento do crânio durante o primeiro ano de vida também estão correlacionados com lesão dos núcleos da base e da substância branca, como também com um adverso desenvolvimento neurológico aos 12 meses. Todo sobrevivente de encefalopatia moderada a grave requer um acompanhamento clínico e do desenvolvimento que se concentre no seu alto risco. A identificação precoce de problemas de desenvolvimento neurológico permite o pronto encaminhamento para os serviços de intervenções precoces de natureza reabilitativa, neurológica e de desenvolvimento visando à melhor evolução possível.

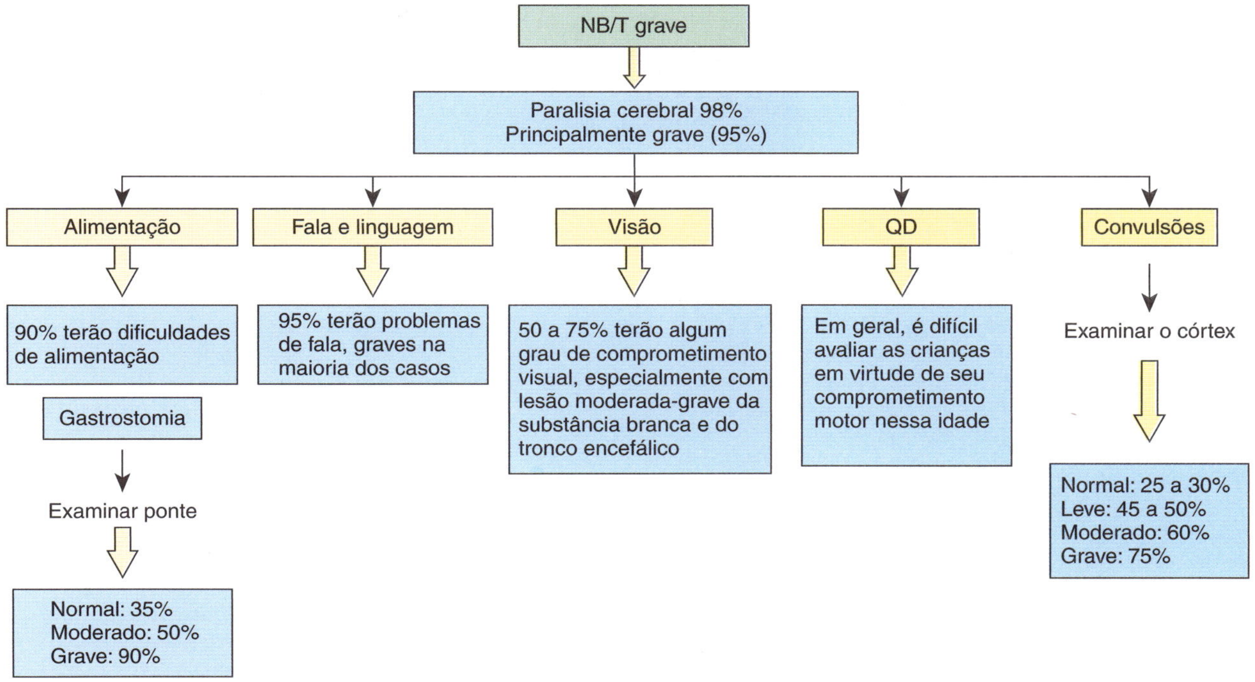

Figura 120.9 Fluxograma mostrando padrões de evolução com lesões graves dos núcleos da base/tálamo (NB/T). *QD*, Quociente de desenvolvimento. (*De Martinez-Biarge M, Diez-Sebastian J, Rutherford MA, Cowan FM: Outcomes after central grey matter injury in term perinatal hypoxic-ischaemic encephalopathy*, Early Hum Dev *86:675-682, 2010.*)

A **morte cerebral** após a EHI neonatal é diagnosticada a partir dos achados clínicos determinantes do estado de coma irresponsivo à dor e à estimulação auditiva ou visual, da presença de apneia com elevação da P_{CO_2} de 40 para mais de 60 mmHg sem suporte ventilatório, e da ausência de reflexos do tronco encefálico (pupilar, oculocefálico, oculovestibular, córneo, faríngeo, de sucção) (ver Capítulo 86). Esses achados devem ocorrer na ausência de hipotermia, hipotensão e níveis séricos elevados dos medicamentos que causem depressão (fenobarbital), que podem levar dias ou mesmo semanas para serem metabolizados e totalmente eliminados do sangue. Nos neonatos com morte cerebral clinicamente declarada, observa-se inconsistentemente a ausência de fluxo sanguíneo cerebral nos exames de cintilografia cerebral e de atividade elétrica registrada no EEG (silêncio eletrocerebral). A persistência dos critérios clínicos por 24 horas em recém-nascidos é um fator preditor de morte cerebral na maioria dos asfíxicos. Não existe um consenso em relação aos critérios determinantes de morte cerebral em prematuros. Em razão das inconsistências e das dificuldades para a aplicação de critérios padronizados, *não existe também um consenso em relação à definição de morte cerebral neonatal.* As considerações em relação à retirada do suporte de vida devem incluir discussões com a família, com a equipe médica e, em caso de divergência, com um comitê de ética. O melhor empenho em relação ao bebê envolve julgamentos sobre os benefícios e prejuízos de prosseguir com o tratamento ou evitar continuar com um tratamento contínuo inútil.

A bibliografia está disponível no GEN-io.

120.5 Coluna Vertebral e Medula Espinal

Cameron W. Thomas e Stephanie L. Merhar

Ver também Capítulo 729.

As lesões da coluna vertebral/medula espinal durante o nascimento são raras, mas podem ser devastadoras. A forte tração exercida quando a coluna é hiperestendida ou quando a tração ocorre em sentido lateral, ou existe uma tração longitudinal forçada sobre o tronco enquanto a cabeça ainda está firmemente encaixada na pelve, especialmente quando combinada com flexão e torção do eixo vertical, pode produzir fraturas e separação das vértebras. A probabilidade de ocorrência dessas lesões é maior nos partos em que há dificuldade para a saída dos ombros quando o feto se encontra em apresentação cefálica ou para a saída da cabeça no caso de apresentação pélvica. As lesões ocorrem com mais frequência no nível da 4ª vértebra cervical com a apresentação cefálica e da última cervical/primeira torácica com a apresentação pélvica. A transecção do cordão espinal pode ocorrer *com ou sem* fraturas vertebrais. Hemorragia e edema podem produzir sinais neurológicos indistinguíveis daqueles da transecção, exceto por não serem permanentes. Arreflexia, perda de sensação e paralisia completa dos movimentos voluntários são condições que ocorrem abaixo do nível da lesão, embora a persistência de um reflexo de retirada (ou reflexo flexor) mediado pelos centros espinais distais à área da lesão costume ser erroneamente interpretada como um sinal de movimento voluntário.

Se a lesão for grave, o bebê pode apresentar depressão respiratória desde o nascimento, choque ou hipotermia, podendo se deteriorar rapidamente e levar à morte antes da manifestação óbvia de quaisquer sinais neurológicos. Alternativamente, o curso do processo pode se prolongar, com o aparecimento de sinais e sintomas ao nascimento ou mais tarde, na primeira semana. Síndrome de Horner, imobilidade, flacidez e lesões correlatas do plexo braquial podem não ser reconhecidas por vários dias. Pode também haver presença de constipação intestinal. Alguns bebês sobrevivem por períodos prolongados. Nesse caso, após várias semanas, a flacidez, a imobilidade e a arreflexia iniciais são substituídas por flexão rígida das extremidades, aumento do tônus muscular e espasmos. A apneia no primeiro dia e a baixa recuperação motora até os 3 meses são sinais de prognóstico desfavorável.

O **diagnóstico diferencial** de lesão neonatal da coluna vertebral/medula espinal inclui amiotonia congênita e mielodisplasia associada à espinha bífida oculta, atrofia muscular espinal (tipo 0), malformações vasculares da medula espinal (p. ex., malformação arteriovenosa causadora de hemorragia ou derrame) e anomalias estruturais congênitas (siringomielia, hemangioblastoma). A US ou a RM confirma o diagnóstico. O tratamento dos sobreviventes é de suporte, incluindo ventilação mecânica domiciliar. Geralmente, os pacientes ficam com deficiências permanentes. Quando uma fratura ou luxação causa compressão espinal, o prognóstico tem relação com o tempo decorrido até o alívio da compressão.

A bibliografia está disponível no GEN-io.

120.6 Lesões de Nervos Periféricos

Cameron W. Thomas e Stephanie L. Merhar

Ver também Capítulo 731.

PARALISIA BRAQUIAL

As lesões do plexo braquial são um problema comum, com incidência de 0,6 a 4,6 por 1.000 nascidos vivos. As lesões do plexo braquial podem causar paralisia da parte superior do braço com ou sem imobilidade do antebraço ou da mão, ou, o que é mais comum, paralisia do braço inteiro. Essas lesões ocorrem em bebês macrossômicos quando uma tração lateral sobre a cabeça e o pescoço é exercida durante a saída do ombro em um parto em que o feto se encontra em apresentação de vértice, quando os braços encontram-se estendidos sobre a cabeça na apresentação pélvica ou quando há tração excessiva sobre os ombros. Aproximadamente 45% das lesões do plexo braquial estão associados à distocia de ombro.

Na **paralisia de Erb-Duchenne**, a lesão se limita ao 5º e 6º nervos cervicais. O bebê perde o poder de abdução do braço a partir do ombro, de rotação externa do braço e de supinação do antebraço. A posição característica consiste na adução e na rotação interna do braço com pronação do antebraço. O poder para a extensão do antebraço se mantém, mas há ausência do reflexo bicipital. O reflexo de Moro está ausente no lado afetado (Figura 120.10). A face externa do braço pode sofrer algum comprometimento sensorial. A força do antebraço e de preensão palmar é preservada, a menos que a parte inferior do plexo também esteja lesionada. A presença do reflexo de preensão palmar é um sinal de prognóstico favorável. Quando a lesão envolve o nervo frênico, podem-se observar alterações na excursão diafragmática por meio de US, fluoroscopia ou elevação assimétrica do diafragma na radiografia de tórax.

A **paralisia de Klumpke** é uma forma rara de paralisia braquial em que a lesão do 7º e 8º nervos cervicais e do 1º nervo torácico produz mão paralisada, ptose e miose ipsilaterais (**síndrome de Horner**) se as fibras simpáticas da 1ª raiz torácica também forem lesionadas. É possível que os casos brandos não sejam detectados logo imediatamente após o nascimento. Deve-se fazer a diferenciação entre lesão cerebral, fratura, luxação ou separação epifisária do úmero, e fratura da clavícula. A RM mostra a ruptura ou a avulsão de raízes nervosas.

A maioria dos pacientes recupera-se totalmente. Se a paralisia for resultante de edema e hemorragia em torno das fibras nervosas, a função deve retornar em alguns meses. Se for decorrente de laceração, os danos serão permanentes. O envolvimento do deltoide normalmente é o problema mais sério, podendo resultar em **queda do ombro** em decorrência de atrofia muscular. Em geral, a paralisia da parte superior do braço apresenta melhor prognóstico do que a paralisia da parte inferior.

O tratamento consiste em manejo conservador inicial com acompanhamento mensal, devendo-se decidir por uma intervenção cirúrgica até os 3 meses se a função não apresentar melhora. Imobilização parcial e posicionamento adequado são utilizados para prevenir o desenvolvimento de contraturas. Na paralisia da parte superior do braço, deve-se abduzir o braço em 90° com rotação externa do ombro, supinação total do antebraço e leve extensão do punho com a palma da mão voltada para a face. Pode-se obter essa posição com o auxílio de uma órtese ou tala durante as primeiras 1 ou 2 semanas. A imobilização deve ser intermitente durante o dia enquanto o bebê estiver dormindo

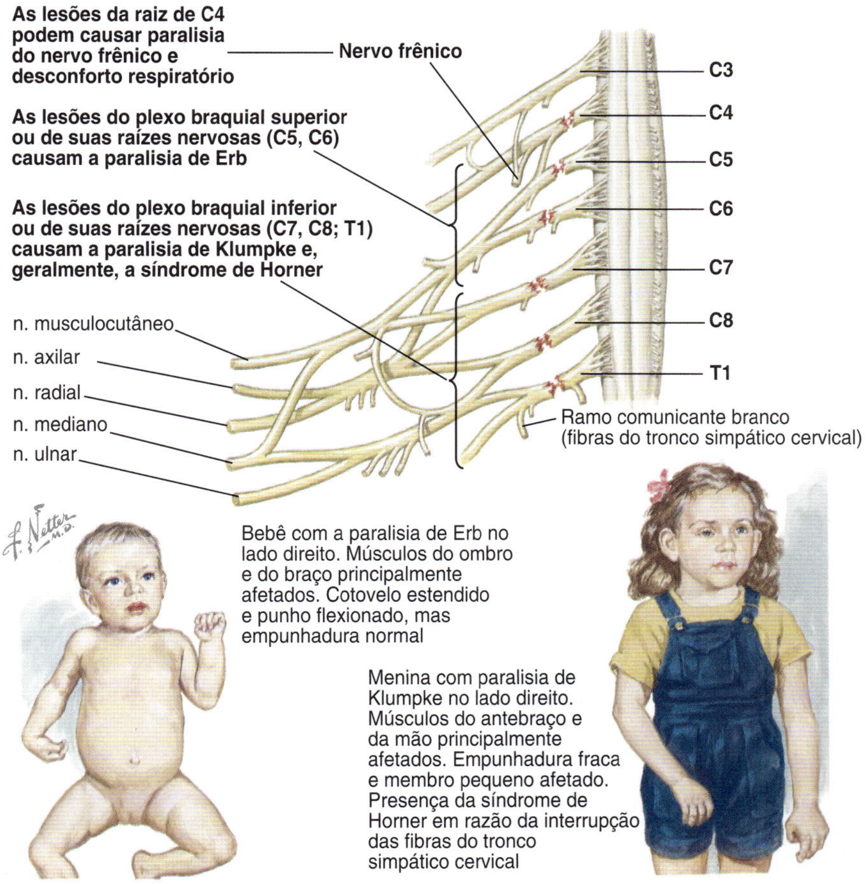

Figura 120.10 **Representação esquemática do plexo braquial com seus ramos terminais.** Os principais locais de lesões do plexo braquial estão ilustrados. (*Cortesia de Netter Images, Image ID 19943.* www.netterimages.com.)

e entre as amamentações. Na paralisia da parte inferior do braço e da mão, deve-se utilizar uma tala com forro acolchoado no punho para imobilizar o pulso em uma posição neutra. No caso de paralisia de todo o braço, recomenda-se seguir os mesmos princípios de tratamento. Aos 7 a 10 dias de vida, pode-se iniciar massagem suave e exercícios com amplitude de movimento, devendo-se monitorar rigorosamente os bebês com exercícios corretivos ativos e passivos. Se a paralisia persistir por 3 meses sem sinais de melhora, a neuroplastia, a neurólise, a anastomose de ponta a ponta e os enxertos de nervos oferecem esperança para uma recuperação parcial.

O tipo de tratamento e o prognóstico dependem do mecanismo da lesão e do número de raízes nervosas envolvidas. A lesão mais leve de um nervo periférico (**neuropraxia**) é causada por edema e tem resolução espontânea em algumas semanas. A **axonotmese** é mais grave e é consequência de ruptura das fibras nervosas em que a bainha de mielina permanece intacta; geralmente a função retorna em alguns meses. A ruptura total dos nervos (**neurotmese**) ou avulsão da raiz é a lesão mais grave, sobretudo se envolver C5-T1, com possível indicação de reparo microcirúrgico. Felizmente, a maioria (75%) das lesões no nível da raiz C5-C6 envolve neuropraxia e axonotmese e deve ter resolução espontânea. A toxina botulínica pode ser utilizada para tratar cocontrações do bíceps e tríceps.

PARALISIA DO NERVO FRÊNICO

As **lesões do nervo frênico** (3º, 4º e 5º nervos cervicais) com paralisia diafragmática devem ser levadas em consideração no caso de desenvolvimento de cianose e respiração irregular e difícil. Essas lesões, normalmente unilaterais, estão associadas à paralisia alta do plexo braquial ipsilateral em 75% dos casos. Como a respiração é do tipo torácico, o abdome não se distende durante a inspiração. Os sons da respiração estão diminuídos no lado afetado. A tração do diafragma, geralmente perceptível logo abaixo da borda costal do lado normal, é inexistente no lado afetado. O diagnóstico é determinado por exame ultrassonográfico ou fluoroscópico, que revelam a elevação do diafragma no lado paralisado e os movimentos de vaivém dos dois lados do diafragma durante a respiração. Essa condição pode estar aparente também na radiografia de tórax ou de abdome.

Recomenda-se posicionar os bebês com lesões do nervo frênico do lado afetado e, se necessário, administrar oxigênio. Alguns podem se beneficiar da pressão introduzida por meio de pressão positiva contínua nas vias respiratórias (CPAP; do inglês, *continuous positive airway pressure*) para expandir o hemidiafragma paralisado. Nos casos mais graves, pode ser necessária a ventilação mecânica. Inicialmente, a nutrição parenteral pode ser um procedimento necessário, com a possibilidade de mais tarde, dependendo da condição do bebê, iniciar-se a gavagem progressiva ou a nutrição por via oral. Infecção pulmonar é uma complicação grave. Se o bebê não demonstrar recuperação espontânea em 1 a 2 meses, pode haver indicação de plicatura cirúrgica do diafragma.

PARALISIA DO NERVO FACIAL

A paralisia facial geralmente é uma imobilidade periférica e resulta de pressão sobre o nervo facial no útero ou durante o trabalho de parto, ou do uso de fórceps durante o parto, podendo também raramente ser em decorrência de agenesia do núcleo do nervo facial.

A **paralisia facial periférica** é flácida e, quando total, envolve todo o lado da face, inclusive a testa. Quando o bebê chora, o movimento ocorre somente no lado não paralisado da face, havendo repuxamento da boca para esse lado. No lado afetado, a testa apresenta-se lisa, os olhos não conseguem se fechar, a prega nasolabial desaparece e o canto da boca se inclina. A **paralisia facial central** preserva a testa (p. ex., a rugas da testa continuarão aparentes no lado afetado), uma vez que o núcleo que inerva a parte superior da face possui uma inervação dupla superposta proporcionada pelas fibras corticobulbares originárias dos hemisférios bilaterais do cérebro. Normalmente, o bebê com paralisia facial central apresenta outras manifestações de lesão intracraniana, entre as quais a paralisia do 6º par de nervos a partir da proximidade do 6º e do 7º núcleo de nervos cranianos no tronco encefálico. O prognóstico depende do tipo de lesão, ou seja, se o nervo foi lesionado por pressão ou se as fibras nervosas se romperam. No primeiro caso, observa-se melhora em algumas semanas. É essencial que se trate o olho exposto. A neuroplastia pode ser um procedimento indicado no caso de persistência da paralisia. A paralisia facial pode ser confundida com a ausência do músculo depressor da boca, que é uma condição benigna com variantes da síndrome de Möbius.

Os demais nervos periféricos raramente são lesionados no útero ou ao nascimento, a não ser quando envolvidos em fraturas ou hemorragias.

A bibliografia está disponível no GEN-io.

Capítulo 121

Reanimação Neonatal e Emergências na Sala de Parto

Jennifer M. Brady e Beena D. Kamath-Rayne

A maioria dos recém-nascidos conclui a transição para a vida extrauterina sem dificuldade. Entretanto, uma pequena porcentagem necessita de reanimação após o nascimento (Figura 121.1). Geralmente, a necessidade de reanimação neonatal é causada por um problema respiratório que leva à ventilação inadequada. Essa situação é diferente da parada cardíaca no adulto, que normalmente é causada por circulação inadequada. Os objetivos da reanimação neonatal consistem no restabelecimento da respiração espontânea adequada, na obtenção do débito cardíaco adequado e na prevenção da morbidade e da mortalidade associadas a lesões teciduais hipóxico-isquêmicas (cérebro, coração, rim). As situações de alto risco devem ser *previstas* a partir do histórico da gestação e do trabalho de parto. O aperfeiçoamento dos procedimentos de assistência perinatal e do diagnóstico pré-natal de anomalias fetais permite o transporte materno adequado nos casos de parto de alto risco. Os bebês que nascem hipotônicos, cianóticos, sem padrão respiratório ou sem pulso requerem reanimação imediata antes da aplicação do escore de Apgar de 1º minuto. A reanimação imediata e adequada aumenta a probabilidade de prevenir lesões cerebrais e de obtenção de um resultado bem-sucedido.

REANIMAÇÃO NEONATAL

Ver também Capítulo 81.

As diretrizes do **Programa de Reanimação Neonatal (PRN)** são baseadas nas recomendações do International Liaison Committee on Resuscitation Consensus on Treatment Recommendations (ILCOR). Essas recomendações propõem uma estratégia de avaliação/resposta *integradas* para a abordagem inicial do recém-nascido, que consiste na avaliação simultânea da aparência geral e dos fatores de risco. Os princípios fundamentais incluem a avaliação das vias respiratórias, o estabelecimento da respiração efetiva e a circulação adequada. As diretrizes ressaltam também a avaliação e a resposta da frequência cardíaca neonatal às manobras de reanimação.

Antes do nascimento de um bebê, deve haver a preparação necessária para esta ocasião. Pelo menos uma pessoa habilitada em reanimação neonatal deve estar presente no momento do parto; e,

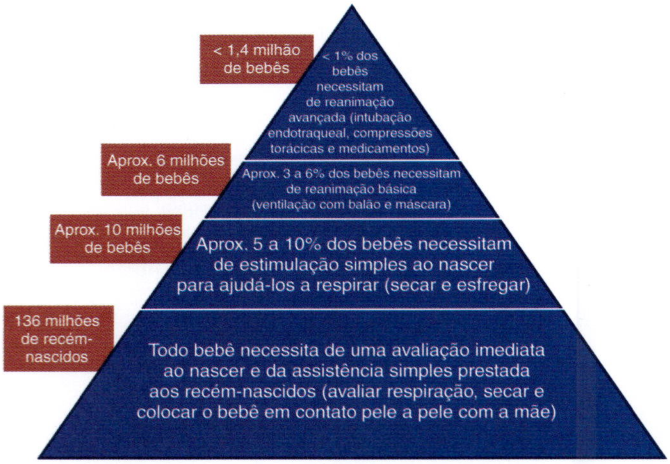

Figura 121.1 Estimativas de recém-nascidos que necessitam de reanimação ao nascer. (*De Wall SN, Lee ACC, Niermeyer S et al.: Neonatal resuscitation in low-resource settings: what, who, and how to overcome challenges to scale up?* Int J Gynaecol Obstet *107:S47–S64, 2009, Fig 1.*)

se for prevista a reanimação avançada, mais pessoas devem estar disponíveis para ajudar. O equipamento necessário deve estar disponível, o qual geralmente consiste em: berço aquecido, cobertores, touca, estetoscópio, dispositivo para aspiração, sondas de aspiração, dispositivo com balão e máscara, fonte de oxigênio com misturador, oxímetro de pulso, laringoscópio com lâmina e tubos endotraqueais (TOT). Com base nos detalhes específicos da gestação, outros apetrechos que possam ser necessários devem ser previstos e estar prontamente disponíveis. O equipamento deve ser verificado para que se tenha certeza de que está funcionando adequadamente. Os membros da equipe devem se apresentar, definir um líder, designar as funções de cada participante e discutir as ações a serem tomadas durante a reanimação. No caso de reanimações complexas, pode haver um indivíduo cuja única função seja controlar o tempo e registrar as intervenções realizadas tanto para garantir o cumprimento das etapas corretas de maneira oportuna quanto para fins de revisão durante o *debriefing* posteriormente.

Imediatamente após o nascimento, deve-se aquecer, secar e estimular o recém-nascido a termo. Se o bebê não necessitar de reanimação, esses procedimentos podem ser realizados na barriga da mãe enquanto se faz o clampeamento tardio do cordão umbilical. Simultaneamente, o tônus do bebê, a frequência cardíaca e o esforço respiratório devem ser avaliados (Figura 121.2).

A falha em iniciar ou sustentar o padrão respiratório é relativamente comum ao nascer, e 5 a 10% dos nascimentos requerem algum tipo de intervenção. Os recém-nascidos com **apneia primária** respondem à estimulação estabelecendo a respiração normal. Aqueles com **apneia secundária** requerem algum tipo de assistência ventilatória para estabelecer a respiração espontânea. Normalmente, a apneia secundária origina-se no sistema nervoso central (SNC) em consequência de asfixia ou em região periférica em razão de distúrbios neuromusculares. Os pulmões dos recém-nascidos afetados por condições como hipoplasia pulmonar e prematuridade podem não ser complacentes, e os primeiros esforços para iniciar as respirações podem ser inadequados para o início de uma ventilação eficiente.

O processo de reanimação neonatal segue os passos ABC: **A**, antecipar e estabelecer uma **via respiratória** (*airway*) patente realizando uma leve extensão da cabeça e aspirando secreções, se necessário; **B**, iniciar a **respiração** (*breathing*) utilizando primeiramente a estimulação tátil, seguida pela ventilação com pressão positiva (VPP) com máscara-balão e inserção de TOT se o bebê permanecer em apneia ou se a VPP não produzir uma ventilação eficaz; e **C**, manter a *circulação* por meio de compressão do tórax e medicamentos se necessário. A Figura 121.2 descreve os passos a serem seguidos para avaliação e reanimação imediatas do neonato.

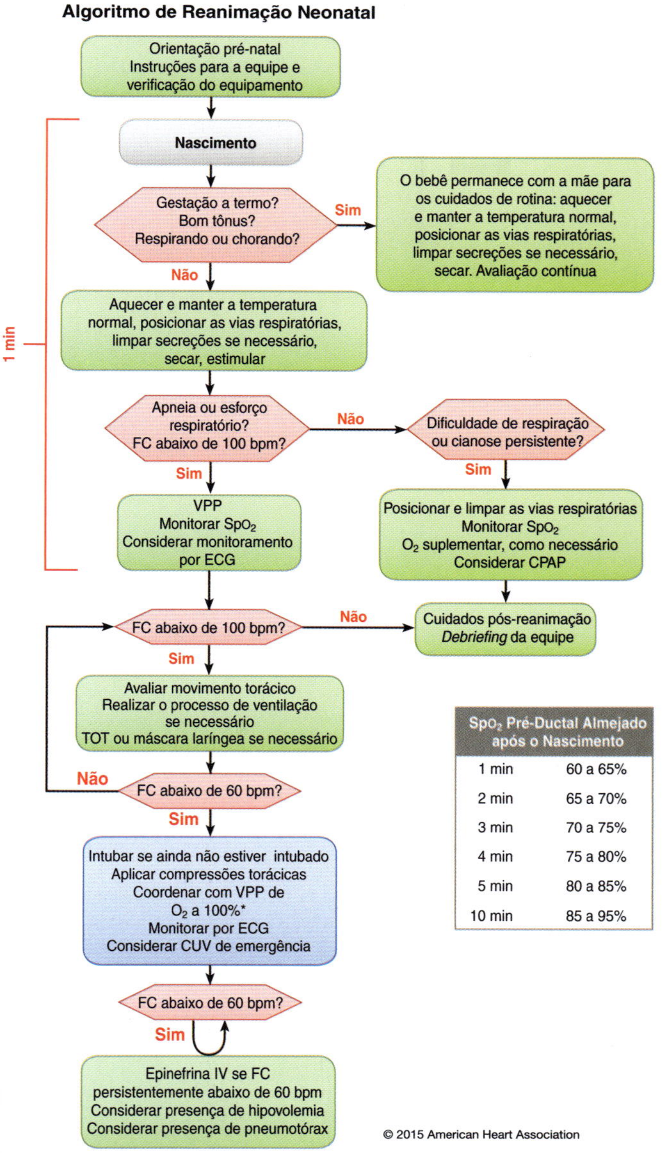

SpO_2 Pré-Ductal Almejado após o Nascimento	
1 min	60 a 65%
2 min	65 a 70%
3 min	70 a 75%
4 min	75 a 80%
5 min	80 a 85%
10 min	85 a 95%

Figura 121.2 Algoritmo de reanimação de recém-nascidos. CPAP, Pressão positiva contínua nas vias respiratórias; CUV, cateter umbilical venoso; FC, frequência cardíaca; IV, via intravenosa; TOT, tubo endotraqueal; VPP, ventilação de pressão positiva. *Nesse ponto da reanimação, são instituídos 100% do oxigênio. (*De Wyckoff MH, Aziz K, Escobedo MB et al. Part 13. Neonatal resuscitation: 2015 American Heart Association guidelines update for cardiopulmonary resuscitation and emergency cardiovascular care,* Circulation *132(Suppl 2):S542-S560, 2015, Fig 1.*)

Em recém-nascidos a termo após estimulação, caso não se observe a presença de respiração ou a frequência cardíaca esteja inferior a 100 bpm, deve-se administrar a VPP por meio de dispositivo com máscara-balão bem ajustada e de tamanho adequado. A VPP deve ser iniciada com pressão de aproximadamente 20 cmH_2O e frequência de 40 a 60 movimentos/minuto, inicialmente com fração de oxigênio inspirado (FIO_2) de 21%.

Ao mesmo tempo que se inicia a VPP, deve-se colocar um oxímetro de pulso na mão direita (pré-ductal) e eletrodos cardíacos no tórax. No passado, o gás recomendado para a reanimação neonatal era o oxigênio a 100%. Entretanto, a reanimação com ar ambiente em *bebês nascidos a termo* é igualmente eficaz e pode reduzir o risco de hiperóxia, uma condição associada à redução do fluxo sanguíneo cerebral e à produção de radicais livres de oxigênio. O ar ambiente é o *gás inicial* preferido para a reanimação neonatal de recém-nascidos a termo. A concentração de O_2 administrada deve ser titulada para a obtenção das saturações previstas de O_2 após o nascimento em um bebê a termo, como definido pela faixa de referência normal por minuto de vida (Figura 121.2).

A ventilação bem-sucedida e eficaz é expressa por elevação adequada do tórax, sons simétricos da respiração, melhora da cianose, frequência cardíaca maior que 100 bpm, crescente saturação de O_2, respiração espontânea e melhora do tônus. *Se após 30 segundos da administração da VPP não houver sinal de ventilação efetiva, devem-se tomar medidas corretivas no sentido de melhorar a ventilação.* Os seis passos corretivos da ventilação podem ser lembrados com a mnemônica **MRSOPA**: *m*ask readjustment (reajuste da máscara), *r*eposition the head (reposicionamento da cabeça), *s*uction mouth and nose (sucção pela boca e pelo nariz), *o*pen the mouth (abrir a boca), *p*ressure increase (aumento da pressão), e *a*lternative airway (via respiratória alternativa).

Nos recém-nascidos com esforço respiratório grave que não respondem à VPP por máscara-balão depois de tomar as medidas corretivas, deve-se proceder à intubação endotraqual. No caso de bebês com vias respiratórias normais e peso inferior a 1.000 g, normalmente o TOT é de 2,5 mm; para os bebês com 1.000 a 2.000 g, de 3 mm; e para os bebês com mais de 2.000 g, de 3,5 mm. Uma regra geral para a profundidade de inserção em centímetros a partir do lábio superior é de 6 mais o peso do bebê em quilogramas. Uma resposta insatisfatória à ventilação pode ser resultante de máscara frouxa, mau posicionamento do TOT, intubação esofágica, obstrução das vias respiratórias, pressão insuficiente, derrames pleurais, pneumotórax, excesso de ar no estômago resultando em competição abdominal, assistolia, hipovolemia, hérnia diafragmática ou asfixia intrauterina prolongada. Existem diversos dispositivos no mercado para detectar CO_2 expirado e confirmar a posição precisa de um TOT. A máscara laríngea também pode ser uma ferramenta eficaz para o estabelecimento de uma via respiratória, especialmente se a VPP for ineficaz e as tentativas de intubação não forem bem-sucedidas.

Na maioria dos bebês com baixa frequência cardíaca, a causa subjacente não é de natureza cardíaca, mas resultante de **ventilação ineficaz**. Por essa razão, se a frequência cardíaca se mantiver abaixo de 60 bpm depois de 60 segundos de VPP com as medidas corretivas MRSOPA, o bebê deve ser intubado (se ainda não estiver) para obter uma ventilação eficaz. *Depois que o bebê estiver intubado, se a frequência cardíaca permanecer menor que 60 bpm, devem ser iniciadas compressões torácicas com ventilação contínua e a FIO_2 aumentada para 100%.* Devem-se iniciar as compressões torácicas sobre o terço inferior do esterno com uma frequência de 90 movimentos/min. A relação entre compressões e ventilação é de 3:1 (90 compressões:30 respirações). É necessário um outro profissional para administrar as compressões torácicas. Existem duas técnicas diferentes para a execução de compressões torácicas: a técnica dos polegares e a técnica dos dois dedos. Na *técnica dos polegares*, utilizam-se as pontas de ambos os polegares para deprimir o esterno com os dedos de cada lado envolvendo o tórax. Esse é o método preferido para administrar compressões torácicas porque demonstra alcançar uma pressão arterial mais elevada, aumenta a perfusão coronariana e resulta em menos fadiga. A *técnica dos dois dedos*, por sua vez, consiste na depressão do esterno com as pontas dos dedos médio e indicador apoiando as costas com a palma da outra mão. Nos bebês, independentemente de haver uma via respiratória alternativa, as compressões torácicas são sempre coordenadas com a VPP, devendo prosseguir ininterruptamente por 45 a 60 segundos antes que se reavalie a frequência cardíaca para determinar os passos seguintes.

Raramente são necessários medicamentos, devendo-se administrar **epinefrina** quando a frequência cardíaca for menor que 60 bpm depois de 60 segundos de ventilação combinada com compressões torácicas ou na presença de assistolia. Normalmente, a **bradicardia** persistente em neonatos é atribuída à hipoxia resultante de parada respiratória e geralmente responde rapidamente apenas à ventilação eficaz. Apesar da reanimação adequada, a bradicardia persistente sugere ventilação inadequada ou comprometimento cardíaco mais grave.

Em geral, a veia umbilical pode ser prontamente cateterizada e este é o método preferido para a administração de medicamentos e expansores volumétricos durante a reanimação neonatal

(Figura 121.3). Pode-se utilizar o TOT para a administração de epinefrina caso ainda não seja possível o acesso intravenoso. Administra-se a epinefrina (solução a 1:10.000 a 0,1 a 0,3 mℓ/kg por *via intravenosa* ou 0,5 a 1 mℓ/kg por *via intratraqueal*) em caso de assistolia ou frequência cardíaca inferior a 60 bpm depois de 60 segundos de reanimação combinada. A dose pode ser repetida a cada 3 a 5 minutos. Se a reanimação adequada continuar por 10 minutos sem uma frequência cardíaca detectável, convém suspender os esforços de reanimação.

REANIMAÇÃO DO NEONATO PREMATURO

A reanimação do neonato prematuro deve seguir os mesmos passos daqueles utilizados para um neonato nascido a termo, mas com algumas considerações especiais. Enquanto a reanimação dos bebês nascidos a termo deva começar com a administração de ar ambiente, a reanimação da maioria dos recém-nascidos prematuros pode ser iniciada com uma FIO_2 ligeiramente mais alta, ou seja, de 21 a 30%. Deve-se utilizar a oximetria de pulso da mão pré-ductal (direita) para titular as concentrações de O_2 para se atingirem os níveis de saturação almejados pelo algoritmo do PRN (Figura 121.2).

Deve-se prestar especial atenção no sentido de *manter o bebê prematuro aquecido na sala de parto*. Os projetos de melhoria da qualidade instituíram medidas para a prevenção de hipotermia na admissão de bebês prematuros em unidade de terapia intensiva neonatal (UTIN), o que inclui intervenções como manter temperatura ambiente mais alta na sala de parto, colocação imediata de bebês prematuros em saco plástico corporal ou invólucro plástico, em vez de secá-los, e uso de colchão térmico para reanimação e transporte do bebê.

O **clampeamento tardio do cordão umbilical** por 1 a 3 minutos pode ser realizado em recém-nascidos prematuros e a termo, mas o procedimento é especialmente recomendável para os bebês prematuros. Os benefícios para os recém-nascidos a termo incluem níveis mais elevados de hemoglobina ao nascer, e com melhores reservas de ferro

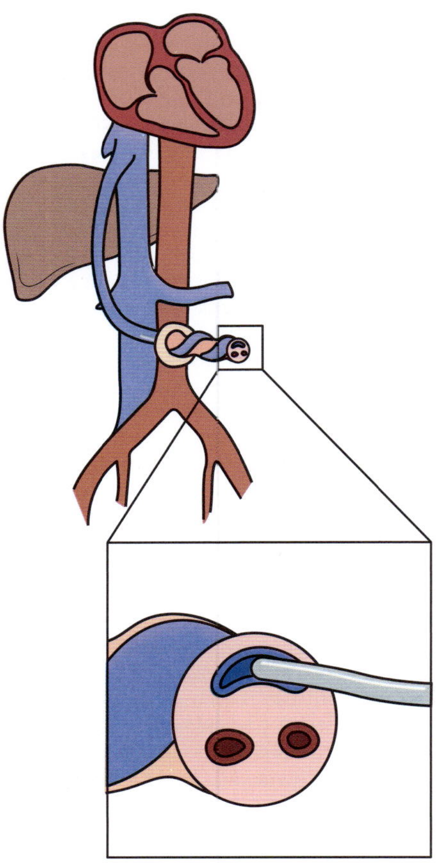

Figura 121.3 Colocação emergencial de um cateter umbilical venoso adequado para reanimação neonatal.

nos primeiros meses de vida. Para os bebês prematuros, existem outros benefícios, como melhor estabilidade hemodinâmica, menos necessidade de suporte inotrópico, menos necessidade de transfusões e menor risco de enterocolite necrosante e hemorragia intraventricular. O American College of Obstetricians and Gynecologists (ACOG) recomenda pelo menos 30 a 60 segundos de clampeamento tardio do cordão umbilical após o nascimento para os bebês vigorosos nascidos a termo e a pré-termo. No entanto, não está claro se o clampeamento tardio do cordão umbilical deve ser realizado quando o recém-nascido requer reanimação. Os estudos estão investigando se o início da respiração antes do clampeamento é benéfico tanto para a estabilidade hemodinâmica quanto para a redução da mortalidade neonatal.

CIRCUNSTÂNCIAS ESPECIAIS NA SALA DE PARTO

Mecônio

O líquido amniótico meconial pode ser um indício de sofrimento fetal. Antigamente, a presença de líquido amniótico meconial em um bebê *não vigoroso* exigia intubação traqueal na tentativa de aspirar o mecônio localizado abaixo das cordas vocais. As recomendações do PRN (7ª edição) não defendem mais essa prática. Se um bebê nasce banhado em líquido amniótico meconial, não importa se ele está vigoroso ou não; ele deve receber os mesmos cuidados iniciais de reanimação básica e deve ser avaliado como qualquer outro recém-nascido. A intubação traqueal poderá retardar o início de uma VPP efetiva, que ajudará o bebê a respirar e alcançar uma troca gasosa eficaz.

Descolamento prematuro de placenta

O descolamento prematuro de placenta ou placenta abrupta (*abruptio placentae*) pode levar à perda massiva de sangue em um bebê hipovolêmico e anêmico na ocasião do parto. Os recém-nascidos podem apresentar-se pálidos, apneicos, hipotônicos, mal perfundidos e bradicárdicos. Quando em um bebê se suspeita de sintomas de descolamento de placenta, além de executar a reanimação neonatal de rotina, deve-se colocar um cateter umbilical venoso (CUV) baixo e transfundir em caráter de emergência sangue do tipo O negativo. No caso de perda aguda de sangue, deve ser administrado sangue o mais rápido possível em taxas de 10 mℓ/kg na sala de parto. A comunicação adequada entre o obstetra e o pediatra em relação à suspeita de descolamento de placenta é fundamental para o reconhecimento precoce e o tratamento do bebê.

Encefalopatia neonatal

Os bebês com encefalopatia neonatal nascem com funções neurológicas anormais, incluindo nível de consciência, tônus muscular e reflexos. Embora existam muitas etiologias possíveis, quando os sintomas são acompanhados por um evento perinatal definido, como o prolapso do cordão umbilical ou o descolamento de placenta, presume-se que a causa seja **lesão cerebral hipóxico-isquêmica**. Geralmente, esses bebês nascem com padrão respiratório comprometido. Além da reanimação neonatal de rotina, para os recém-nascidos a termo que suscitam preocupação em relação à encefalopatia neonatal, o aquecimento do leito deve ser mantido desligado para permitir um resfriamento passivo do bebê na sala de parto. Após a reanimação e a estabilização iniciais, deve-se fazer um exame neurológico minucioso para avaliar se o bebê atende aos critérios formais de encefalopatia moderada a grave a fim de que se possa proceder ao resfriamento de todo o corpo (ver Capítulo 120.4).

Obstrução das vias respiratórias

A hipoplasia da mandíbula com deslocamento posterior da língua pode resultar em obstrução das vias respiratórias superiores (síndromes de Pierre Robin, de Stickler, de DiGeorge e outras; ver Capítulo 337). Às vezes, os sintomas podem ser temporariamente aliviados puxando-se a língua ou a mandíbula para frente ou colocando-se o bebê na posição prona. Outras causas raras de obstrução das vias respiratórias superiores ao nascimento são atresia ou estenose laríngea, teratomas, higromas e tumores da cavidade bucal. A grave obstrução fetal ou neonatal das vias respiratórias constitui uma emergência na sala de parto. A assistência perinatal de alto risco levou ao diagnóstico pré-natal mais frequente desses distúrbios. Quando diagnosticados no período pré-natal, o planejamento pode identificar o local do parto e as intervenções disponíveis no momento do nascimento. O procedimento de **tratamento intraparto extraútero** (**EXIT**; do inglês, *ex utero intrapartum treatment*) permite um tempo para proporcionar vias respiratórias para um bebê cujas vias apresentam uma obstrução grave no período pré-natal antes que ele seja separado da placenta (Figura 121.4). A troca uteroplacentária de gases se mantém durante todo o procedimento.

Desconforto respiratório

Tanto as anomalias congênitas quanto as causas iatrogênicas decorrentes da reanimação necessária podem contribuir para o desconforto respiratório do neonato. O **abdome escavado** é sugestivo de hérnia diafragmática, assim como a assimetria torácica ou o movimento do tórax. Um bebê com hérnia diafragmática deve ser imediatamente intubado na sala de parto com a colocação de uma sonda orogástrica para evitar a distensão gasosa do intestino provocada pelo choro ou pela VPP. O recém-nascido deve então ser transferido para um centro terciário de referência para avaliação cirúrgica e tratamento (ver Capítulo 122.1).

Nos bebês com diagnóstico pré-natal de hidropisia, pode haver a presença de derrames pleurais no parto impedindo expansão pulmonar e troca gasosa adequadas. Da mesma forma, aqueles que necessitam de VPP na sala de parto correm o risco de desenvolver **pneumotórax**. Os recém-nascidos com hipoplasia pulmonar ou líquido amniótico meconial apresentam maior risco dessa complicação. Clinicamente, os bebês com derrame pleural ou pneumotórax apresentam desconforto respiratório e hipoxia, com murmúrio vesicular *reduzido* no lado afetado. A transiluminação pode ser útil para a confirmação do diagnóstico. A drenagem de emergência de um pneumotórax ou de um derrame pleural sem confirmação radiográfica é indicada para o bebê que não responde aos esforços de reanimação e apresenta murmúrio vesicular assimétrico, bradicardia e cianose. Deve-se utilizar um angiocateter ligado a uma válvula reguladora e uma seringa para a drenagem. No caso de pneumotórax, deve-se inserir um cateter perpendicularmente à parede do tórax acima da costela no 2º espaço intercostal, na linha hemiclavicular, e retirar o ar. No caso de derrame pleural, com o bebê na posição supina, deve-se inserir o angiocateter no 4º ou 5º espaço intercostal, na linha axilar anterior, direcionando-o em sentido posterior para retirar o líquido (ver Capítulo 122).

Defeitos da parede abdominal e do tubo neural

O manejo adequado de recém-nascidos com defeitos da parede abdominal (onfalocele, gastrósquise) na sala de parto previne a perda excessiva de líquido e minimiza o risco de lesões das vísceras expostas. A **gastrósquise** é o defeito mais comum e normalmente as vísceras não estão recobertas por membrana. Devem-se colocar as vísceras expostas delicadamente em um saco plástico estéril transparente após o parto. Por sua vez, a **onfalocele** geralmente se apresenta recoberta por uma membrana, devendo-se ter o cuidado de evitar sua ruptura. É necessário inserir uma sonda nasogástrica e o bebê deve ser transferido para um centro terciário de referência para uma avaliação cirúrgica e pesquisa de outras anomalias correlatas (ver Capítulo 125).

Da mesma forma, os bebês nascidos com defeitos do tubo neural, como uma **mielomeningocele**, necessitam de cuidados especiais no parto para proteger o tecido exposto do tubo neural contra traumatismos e infecções. Os recém-nascidos devem ser colocados de lado ou de barriga para baixo para reanimação. O local do defeito do tubo neural deve ser coberto com gaze estéril umedecida para evitar ressecamento e infecção. Em seguida, o bebê deve ser transferido para um centro terciário de referência para avaliação cirúrgica e tratamento.

LESÕES DURANTE O PARTO

Sistema nervoso central

Tanto lesões intracranianas quanto extracranianas podem ser observadas nos bebês após o nascimento. As lesões **extracranianas** incluem céfalo-hematoma, bossa e hemorragia subgaleal, enquanto as **intracranianas** incluem hemorragia subdural, hemorragia subaracnoide e hematoma epidural. A lesão intracraniana mais comum que ocorre ao nascimento é a **hemorragia subdural**, com maior incidência observada nos partos vaginais assistidos por instrumentos (ver Capítulos 120.1 e 120.2).

Fraturas

A clavícula é o osso fraturado com mais frequência durante o trabalho de parto e no parto propriamente dito. Trata-se de um osso particularmente vulnerável a lesões que dificulta a saída do ombro no caso de **distocia de ombro**, bem como de braços estendidos nos partos pélvicos. No tratamento da distocia de ombro, o obstetra pode fraturar intencionalmente a clavícula para que o parto possa prosseguir. Os sintomas de uma fratura clavicular incluem limitação de movimento do braço afetado, crepitação ou irregularidades ósseas palpáveis e reflexo de Moro assimétrico ou inexistente no lado afetado. O prognóstico para esse tipo de fratura é excelente. Em geral, não é necessário um tratamento específico, embora em alguns casos o braço e o ombro afetados sejam imobilizados por uma questão de conforto.

As fraturas dos ossos longos são relativamente raras. Geralmente, as lesões se apresentam com ausência de movimento espontâneo no membro, podendo ocorrer também o envolvimento do nervo correlato. O tratamento consiste na imobilização do membro afetado com uma tala ou no acompanhamento ortopédico.

Lesões do plexo braquial

As lesões do plexo braquial são resultantes do estiramento e da ruptura do plexo braquial (raízes nervosas C5-T1) durante o parto. Embora associada a maior risco de lesão do plexo braquial, a distocia de ombro pode ocorrer também durante um parto de rotina (ver Capítulo 120.6).

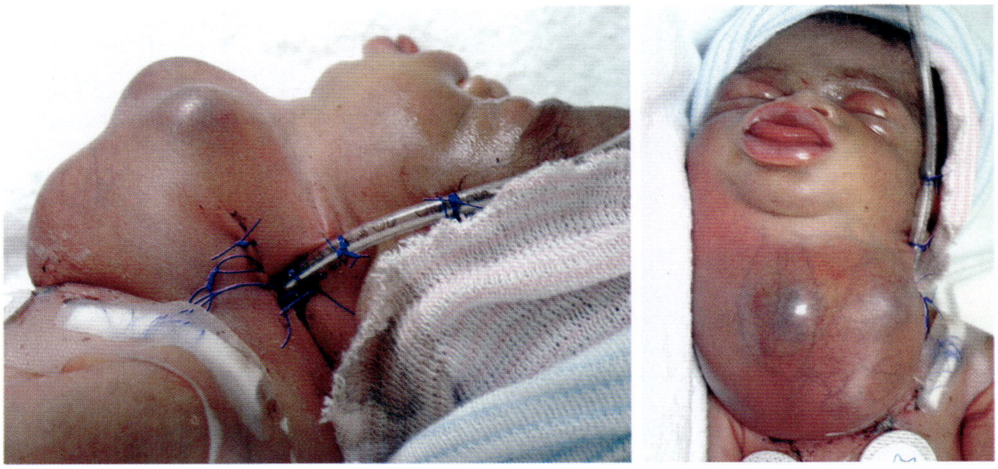

Figura 121.4 Procedimento EXIT. Bebê com teratoma e síndrome da obstrução grave das vias respiratórias superiores. A traqueia apresenta-se deslocada para a lateral do pescoço. (*Cortesia do Dr. Mark Wulkan, Pediatric Surgery, Emory University.*)

ASSISTÊNCIA CONTÍNUA APÓS A REANIMAÇÃO

A "hora de ouro" após o nascimento de um bebê deve enfatizar reanimação neonatal eficaz, assistência pós-reanimação, prevenção da hipotermia, amamentação imediata no seio, se possível, prevenção da hipoglicemia e hipotermia terapêutica para os casos de encefalopatia neonatal de moderada a grave (asfixia ao nascer). Depois que as medidas de suporte tiverem estabilizado o quadro do bebê, deve-se estabelecer um diagnóstico específico e prosseguir adequadamente com o tratamento instituído.

Após reanimação e estabilização iniciais, o bebê com significativa acidose metabólica pode necessitar de tratamento complementar com bicarbonato de sódio e/ou 10 mℓ/kg de expansor volumétrico. No caso de suspeita de infecção, deve-se iniciar o tratamento adequado com antibióticos tão logo possível. A encefalopatia neonatal grave pode também deprimir a função miocárdica e causar choque cardiogênico, apesar da recuperação das frequências cardíaca e respiratória. É necessário iniciar a administração de líquidos e de dopamina ou epinefrina em infusão contínua após os esforços iniciais de reanimação a fim de melhorar o débito cardíaco de bebês com baixa perfusão periférica, pulso fraco, hipotensão, taquicardia ou baixo débito urinário. Independentemente da gravidade da encefalopatia neonatal ou da resposta à reanimação, os recém-nascidos com asfixia devem ser rigorosamente monitorados para a verificação de sinais de lesão tecidual hipóxico-isquêmica em múltiplos órgãos (ver Capítulo 120.4).

A bibliografia está disponível no GEN-io.

Capítulo 122
Distúrbios do Trato Respiratório
Shawn K. Ahlfeld

Os distúrbios respiratórios são a causa mais frequente de internação nas unidades de terapia intensiva neonatal (UTIN) para recém-nascidos a termo (RNT) e pré-termo (RNPT). Os sinais e sintomas de desconforto respiratório são: cianose; gemência expiratória; batimento de asa nasal; retrações; taquipneia; redução do murmúrio vesicular com ou sem respiração ruidosa e/ou roncos; e palidez. Uma ampla variedade de lesões patológicas pode ser responsável pelos distúrbios respiratórios, incluindo pulmonares, de vias respiratórias, cardiovasculares, do sistema nervoso central (SNC), infecciosas, e outros distúrbios (Figura 122.1).

É ocasionalmente difícil distinguir etiologias respiratórias de não respiratórias baseando-se apenas em sinais clínicos. Sinais de desconforto respiratório são indicações para exame físico e avaliação diagnóstica, incluindo gasometria arterial ou determinação da oximetria de pulso, e avaliação de campos pulmonares com radiografia (RX) do tórax. A abordagem terapêutica oportuna e adequada é essencial para melhores resultados.

122.1 Transição para Respiração Pulmonar
Shawn K. Ahlfeld

O estabelecimento bem-sucedido da função pulmonar adequada ao nascimento depende de permeabilidade das vias respiratórias, desenvolvimento funcional pulmonar e maturidade do controle respiratório. O *fluido pulmonar fetal* deve ser removido e substituído por gás respiratório. Esse processo se inicia antes do nascimento pelo transporte ativo de sódio através do epitélio pulmonar, direcionando o líquido do lúmen pulmonar para o interstício, com a absorção subsequente pela vasculatura. O aumento dos níveis de catecolaminas circulantes, vasopressina, prolactina e glicocorticosteroides melhora a absorção do fluido pulmonar e desencadeia a alteração no epitélio pulmonar do modo secretor de cloreto para a forma que absorva sódio. A **capacidade residual funcional (CRF)** deve ser estabelecida e mantida para desenvolver uma relação de ventilação-perfusão que proporcione uma troca ideal de oxigênio e dióxido de carbono entre alvéolos e sangue.

PRIMEIRA RESPIRAÇÃO

O início da primeira respiração é causado por diminuição na pressão arterial de oxigênio ($Pa{O_2}$) e no potencial hidrogeniônico (pH) e aumento na pressão parcial de dióxido de carbono arterial ($Pa{CO_2}$) como resultado da interrupção da circulação placentária, redistribuição do débito cardíaco, diminuição da temperatura corporal e vários estímulos táteis e sensoriais. As contribuições relativas desses estímulos para o início da respiração são incertas.

Embora os RN com respiração espontânea não necessitem gerar uma pressão de abertura para produzir fluxo de ar, aqueles que demandam **ventilação com pressão positiva (VPP)** no nascimento precisam de pressão de abertura de 13 a 32 cmH_2O e são mais propensos a estabelecer a CRF se gerarem uma respiração espontânea com pressão negativa. Pressões esofágicas expiratórias associadas a algumas das primeiras respirações espontâneas nos RNT variam de 45 a 90 cmH_2O. Essa pressão elevada – causada pela expiração contra uma glote parcialmente fechada – pode auxiliar no estabelecimento da CRF, mas seria difícil equipará-la de forma segura com o uso da ventilação artificial. As pressões mais elevadas necessárias para iniciar a respiração são exigidas para superar as forças opostas da tensão superficial (especialmente em pequenas vias respiratórias) e a viscosidade do líquido remanescente nas vias respiratórias, bem como para introduzir cerca de 50 mℓ/kg de ar nos pulmões, dos quais 20 a 30 mℓ/kg permanecem após a primeira respiração para estabelecer a CRF. O **surfactante** que reveste os alvéolos aumenta a aeração dos pulmões livres de gases por meio da redução da tensão superficial, diminuindo assim a pressão necessária para abrir os alvéolos. A entrada de ar nos pulmões desloca o fluido, reduz a pressão hidrostática na vasculatura pulmonar e aumenta o fluxo sanguíneo pulmonar. O maior fluxo sanguíneo, por sua vez, aumenta o volume de sangue do pulmão e a área de superfície vascular efetiva disponível para a captação de fluidos. O fluido remanescente é removido pelos vasos linfáticos pulmonares, via respiratória superior, mediastino e espaço pleural. Essa remoção pode ser prejudicada após parto cesariano ou como resultado de deficiência de surfactante, dano às células endoteliais, hipoalbuminemia, pressão venosa pulmonar elevada ou sedação neonatal.

Em comparação com RN a termo, os prematuros têm uma parede torácica muito complacente e podem estar em desvantagem no estabelecimento da CRF. As anormalidades na relação ventilação-perfusão são numerosas e persistem por períodos mais longos em prematuros e podem levar a hipoxemia e hipercapnia como resultado de atelectasia, *shunt* intrapulmonar, hipoventilação e aprisionamento de ar. RNPT apresentam distúrbios mais graves como consequência da **síndrome do desconforto respiratório (SDR)**. No entanto, mesmo em RNT saudáveis, a oxigenação é comprometida logo após o nascimento, e a saturação de oxigênio ($S{O_2}$) aumenta gradualmente e excede 90% em apenas cerca de 5 minutos. Além disso, por causa da pressão arterial pulmonar (PAP) relativamente alta presente no pulmão fetal, o *shunt* direita-esquerda através do canal arterial é comum logo após o nascimento. Se a oximetria de pulso for realizada imediatamente depois do nascimento, a recomendação é medir a $S{O_2}$ pré-ductal na extremidade superior direita.

PADRÕES DE RESPIRAÇÃO EM RECÉM-NASCIDOS

Durante o sono nos primeiros meses após o nascimento, RNT (e mais frequentemente RNPT) sem fatores de risco podem ter problemas quando a respiração regular é interrompida por pausas curtas. Esse padrão de **respiração periódica** é caracterizado por breves episódios de pausa na respiração com duração de 5 a 10 segundos, seguido por um disparo de respirações rápidas com uma frequência de 50 a 60 respirações/minuto (rpm) por 10 a 15 segundos. As breves

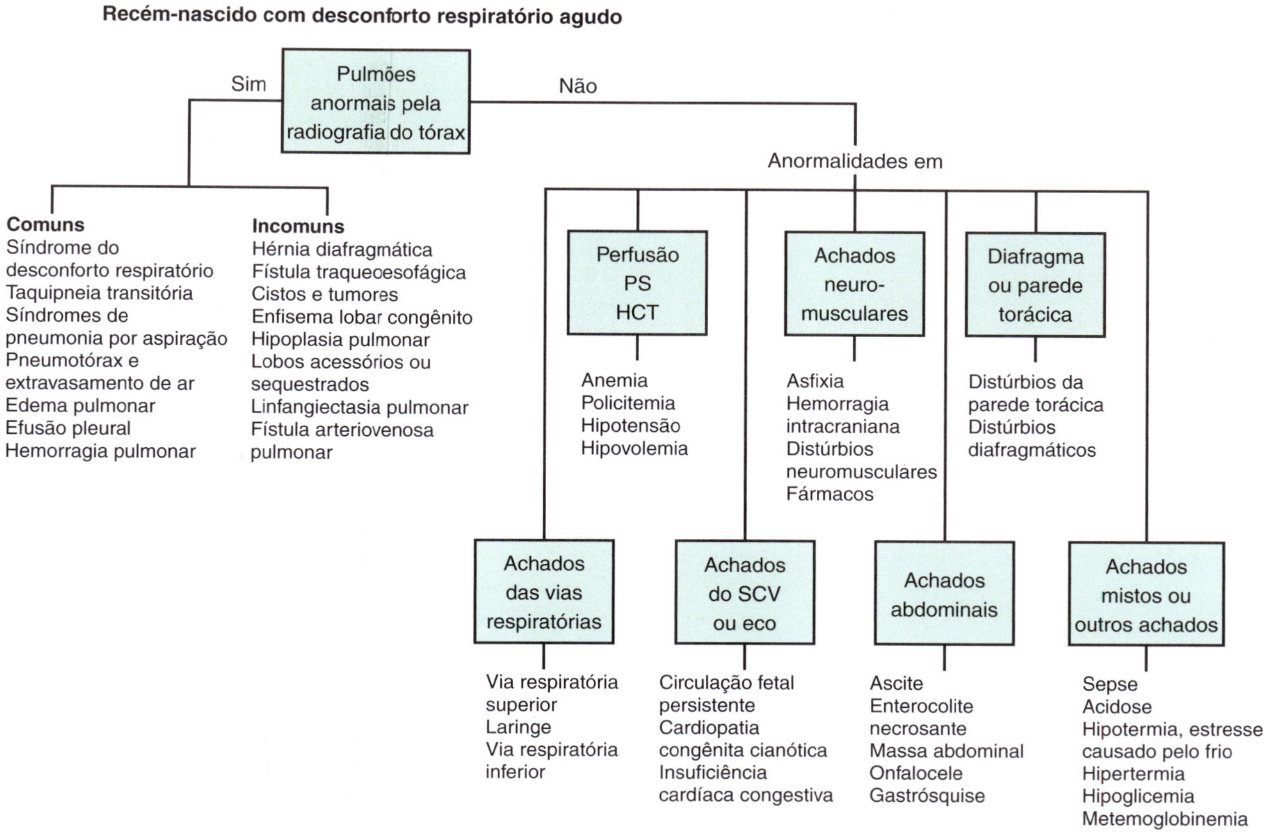

Figura 122.1 Recém-nascido com desconforto respiratório agudo. HCT, hematócrito; PS, pressão sanguínea; SCV, sistema cardiovascular. (*De Battista MA, Carlo WA: Differential diagnosis of acute respiratory distress in the neonate. In Frantz ID, editor:* Tufts University of School of Medicine and Floating Hospital for Children reports on neonatal respiratory diseases, *vol 2, issue 3, Newtown, PA, 1992, Associates in Medical Marketing Co.*)

interrupções na respiração não estão associadas à alteração na coloração ou na frequência cardíaca. A respiração periódica é uma característica normal da respiração neonatal e não tem prognóstico significativo.

122.2 Apneia

Shawn K. Ahlfeld

Apneia é uma interrupção prolongada da respiração e deve ser distinguida da **respiração periódica** porque costuma estar associada a doenças graves. Embora não haja concordância universal, ela geralmente é definida como a interrupção da respiração por um período ≥ 20 ou < 20 segundos que esteja associado a alteração no tônus, palidez, cianose ou bradicardia (< 80 a 100 bpm [bpm]). Com base na ausência de esforço respiratório e/ou fluxo de ar, ela pode ser classificada em obstrutiva, central ou mista. A **apneia obstrutiva** (instabilidade faríngea, flexão do pescoço) é caracterizada pela ausência de fluxo de ar, exceto se houver movimento persistente da parede torácica. O colapso faríngeo pode acompanhar as pressões negativas das vias respiratórias produzidas durante a inspiração ou resultar da falta de coordenação da musculatura da língua e de outros músculos das vias respiratórias superiores envolvidos na manutenção de sua permeabilidade. A **apneia central,** a qual é provocada pela redução de estímulos do sistema nervoso central (SNC) para os músculos respiratórios, resulta em ausência de fluxo de ar e movimento da parede torácica. A idade gestacional (IG) é o fator mais importante do controle respiratório, sendo a frequência da apneia central inversamente relacionada à IG. A imaturidade dos centros respiratórios do tronco encefálico se manifesta por resposta atenuada ao CO_2 e paradoxal à hipoxia que resulta na apneia central, em vez de hiperventilação. A **apneia mista é** mais frequentemente observada na **apneia da prematuridade** (50 a 75% dos casos), com a obstrutiva precedendo a central. Em geral, episódios curtos de apneia são centrais, enquanto os prolongados costumam ser mistos. A apneia depende da fase do sono; sua frequência aumenta durante o sono ativo (movimento rápido dos olhos).

Embora a apneia, em geral, seja observada em RNPT como resultado de controle respiratório imaturo ou doença associada, a sua ocorrência em RNT é incomum, muitas vezes associada a afecções graves, e exige avaliação diagnóstica imediata. A apneia acompanha muitas doenças primárias que afetam os neonatos (Tabela 122.1). Esses distúrbios produzem apneia por depressão direta do controle da respiração pelo SNC (hipoglicemia, meningite, fármacos ou drogas, hemorragia intracraniana e convulsões); distúrbios no fornecimento de oxigênio (choque, sepse e anemia); ou defeitos de ventilação (obstrução das vias respiratórias, pneumonia e hipotonia). *O RNT com apneia deve receber monitoramento cardiorrespiratório contínuo durante a avaliação para sepse/meningite bacteriana ou viral, hemorragia intracraniana, convulsões e instabilidade das vias respiratórias.* Cuidados de suporte e monitoramento rigoroso são essenciais enquanto a etiologia subjacente é verificada e tratada adequadamente.

APNEIA DE PREMATURIDADE

É resultado do controle respiratório imaturo; ocorre mais frequentemente em neonatos < 34 semanas de IG e na ausência de doenças predisponentes identificáveis. A incidência de apneia idiopática da prematuridade varia inversamente com a IG. A apneia da prematuridade é quase universal em lactentes com < 28 semanas de IG, e a incidência diminui muito rápido de 85% em neonatos < 30 semanas para 20% em < 34 semanas de IG. Seu início pode ocorrer durante os primeiros dias ou semanas de vida, mas é comum atrasar se houver SDR ou outras causas de desconforto respiratório. Em RNPT sem doença respiratória, episódios de apneia podem ocorrer ao longo dos primeiros 7 dias após o nascimento com frequência igual.

Tabela 122.1	Causas potenciais de apneia e bradicardia neonatal.
Sistema nervoso central	Hemorragia intraventricular, fármacos, convulsões, lesão hipóxica, herniação, distúrbios neuromusculares, síndrome de Leigh, infarto do tronco encefálico ou anomalias (p. ex., atrofia olivopontocerebelar) e lesão da medula espinal após anestesia geral
Respiratórias	Pneumonia, lesões obstrutivas das vias respiratórias, colapso das vias respiratórias superiores, atelectasia, prematuridade extrema, reflexo laríngeo, paralisia do nervo frênico, pneumotórax e hipoxia
Infecciosas	Sepse, meningite (bacteriana, fúngica e viral), vírus sincicial respiratório e coqueluche
Gastrintestinais	Alimentação oral, movimento intestinal, enterocolite necrosante e perfuração intestinal
Metabólicas	↓ Glicose, ↓ cálcio, ↓/↑ sódio, ↑ amônia, ↑ ácidos orgânicos, ↑ temperatura ambiente e hipotermia
Cardiovasculares	Hipotensão, hipertensão, insuficiência cardíaca, anemia, hipovolemia e tônus vagal
Outras	Imaturidade do centro respiratório e fase do sono Colapso pós-natal repentino e inesperado

Apneia em RNPT é definida como a interrupção da respiração por um período ≥ 20 segundos ou por qualquer outra duração, se acompanhada de cianose e bradicardia (< 80 a 100 bpm). A incidência de bradicardia associada aumenta com a duração da apneia precedente e correlaciona-se com a gravidade da hipoxia. Episódios de curta duração (10 segundos) raramente estão associados à bradicardia, enquanto os mais longos (> 20 segundos) têm maior incidência de **bradicardia**; esta segue a apneia por 1 a 2 segundos em mais de 95% dos casos e é com mais frequência sinusal, mas às vezes pode ser nodal. Respostas vagais, e raramente bloqueio cardíaco, são causas de bradicardia *sem* apneia. Episódios curtos de autorresolução de dessaturação de oxigênio observados com monitoramento contínuo são normais em neonatos e o tratamento não é necessário.

RNPT com < 35 semanas de IG apresentam risco de apneia da prematuridade e, portanto, devem receber monitoramento cardiorrespiratório. A apneia que ocorre na ausência de outros sinais clínicos de doença nas duas primeiras semanas de vida em um RNPT é provavelmente apneia da prematuridade e, por isso, não há necessidade de avaliação adicional para outras etiologias. No entanto, o início da apneia em neonato prematuro estável após a segunda semana de vida (ou, como anteriormente, em um RNT a qualquer momento) é um evento crítico que pode estar associado à doença grave subjacente. É válida investigação imediata de efeitos colaterais dos medicamentos, desequilíbrios metabólicos, anomalias estruturais do SNC, hemorragia intracraniana, convulsões ou sepse/meningite.

TRATAMENTO

A estimulação tátil suave ou fornecimento de fluxo e/ou oxigênio suplementar por cânula nasal é com frequência a terapia adequada para os episódios leves e intermitentes. **Pressão positiva contínua nas vias respiratórias nasais** (CPAPn, 3 a 5 cmH_2O) e **cânula nasal de alto fluxo aquecida e umidificada** (CNAF, 1 a 4 ℓ/min) são terapias apropriadas para apneia mista ou obstrutiva. A eficácia tanto da CPAPn quanto da CNAF está relacionada à capacidade de manter pérvias as vias respiratórias superiores para evitar a sua obstrução. Ambas são usadas amplamente, mas a CPAPn pode ser preferida em neonato extremamente prematuro por causa de sua eficácia e segurança comprovadas.

A apneia da prematuridade recorrente ou persistente é tratada de forma eficaz com **metilxantinas**, as quais aumentam o impulso respiratório central reduzindo o limiar de resposta para a hipercapnia, bem como elevando a contratilidade do diafragma e evitando fadiga diafragmática. Cafeína e teofilina são metilxantinas igualmente eficazes, mas a cafeína é preferida em decorrência de sua meia-vida mais longa e menor potencial para efeitos colaterais (menos taquicardia e intolerância gástrica). Em RNPT, a cafeína reduz a incidência e a gravidade da apneia da prematuridade, facilita o sucesso da extubação da ventilação mecânica, reduz a taxa de **displasia broncopulmonar (DBP)** e melhora os resultados do neurodesenvolvimento. A terapia com cafeína pode ser administrada com segurança por via oral (VO) ou intravenosa (IV) com uma dose de ataque inicial de 20 mg/kg de citrato de cafeína seguida 24 h depois por doses de manutenção de 5 mg/kg 1 vez/dia (aumentadas para 10 mg/kg/dia, conforme necessário para apneia persistente). Como a janela terapêutica é ampla (nível terapêutico: 8 a 20 μg/mℓ) e os efeitos colaterais graves associados à cafeína são raros, o monitoramento das concentrações séricas do fármaco geralmente é desnecessário. O monitoramento é feito principalmente por meio de observação dos sinais vitais (taquicardia) e resposta clínica. Doses mais elevadas da cafeína podem ser mais eficazes sem eventos adversos graves, mas estudos adicionais são necessários para garantir a segurança. Estudos de coorte retrospectivos sugerem que a introdução da cafeína nos primeiros 3 dias de vida em prematuros extremos (< 28 semanas de IG) pode melhorar os resultados. No entanto, é aceitável aguardar até que a apneia ocorra para iniciar o tratamento com cafeína. A terapia com cafeína é geralmente mantida até que o lactente esteja livre de apneia clinicamente significante ou bradicardia por 5 a 7 dias sem suporte respiratório de pressão positiva ou até 34 semanas de idade pós-menstrual (IPM).

Em um lactente com anemia significativa, a transfusão de concentrado de hemácias aumenta a capacidade de transporte de O_2 no sangue, melhora a oxigenação dos tecidos e está associada à redução de apneia a curto prazo; no entanto, um benefício a longo prazo em relação à apneia parece improvável. O **refluxo gastresofágico (RGE)** é comum em neonatos; porém, apesar de em alguns casos esporádicos ser associado à apneia, os dados disponíveis *não* comprovam a relação de causalidade entre RGE e eventos apneicos. Em RNPT, os medicamentos que inibem a produção de ácido gástrico têm efeitos colaterais potencialmente prejudiciais (aumento da incidência de sepse, enterocolite necrosante [ECN] e morte) e podem de fato aumentar a incidência de apneia e bradicardia. Portanto, o uso rotineiro de fármacos que inibam a síntese do ácido gástrico ou promovam a motilidade gastrintestinal para reduzir a frequência da apneia em prematuros deve ser desencorajado.

PROGNÓSTICO

Em 92% dos neonatos > 37 semanas de IPM e em 98% dos > 40 semanas de IPM, a apneia da prematuridade tem resolução espontânea. No entanto, aqueles com < 28 semanas de IG podem apresentar eventos de apneia e bradicardia até 44 semanas de IPM. Além de 44 semanas de vida, eventos catastróficos/graves (apneia > 30 segundos e/ou bradicardia < 60 bpm por > 10 segundos) são muito raros. O período que um neonato deve ser observado para garantir a resolução da apneia e bradicardia não está definido e entre as instituições é altamente variável. No entanto, muitos especialistas recomendam um período de 5 a 7 dias sem apneia antes da alta hospitalar. Embora a natureza e a gravidade dos eventos devam ditar a duração da observação, estudos de coorte retrospectivos suficientemente grandes sugerem que o período de 1 a 3 dias (neonatos com ≥ 30 semanas de IG), 9 a 10 dias (27 a 28 semanas de IG) ou 13 a 14 dias (< 26 semanas de IG) livre de eventos prevê a resolução da apneia, com sucesso, em até 95% dos neonatos. Episódios bradicárdicos breves e isolados associados à alimentação VO são comuns em prematuros e geralmente não são considerados significativos durante o período livre de eventos. Ainda que não seja recomendado rotineiramente para RNPT com apneia da prematuridade, em casos *raros*, um neonato com apneia persistente e prolongada pode receber alta com monitoramento cardiorrespiratório domiciliar. Na ausência de eventos significativos, o monitoramento domiciliar pode ser descontinuado com segurança em 44 semanas de IPM. Não há evidências de que esse monitoramento previna a morte.

Apesar de sua alta frequência em RNPT, o dano associado à apneia da prematuridade é desconhecido. No entanto, essa condição não parece alterar o prognóstico de um lactente, exceto quando é grave, recorrente e refratária à terapia. Terapia rápida e eficaz e monitoramento cuidadoso são vitais para evitar hipoxia grave e prolongada, o que pode aumentar o risco de morte e comprometimento do desenvolvimento neurológico.

APNEIA DA PREMATURIDADE E SÍNDROME DA MORTE SÚBITA INFANTIL

Embora RNPT tenham um risco maior para a síndrome da morte súbita infantil (SMSI), a apneia da prematuridade não aumenta ainda mais esse risco. O pico de incidência de SMSI ocorre mais cedo em lactentes nascidos com 24 a 28 semanas de IG (47,1 *versus* 53,5 semanas de IPM). A evidência epidemiológica de que colocar bebês em supino durante o sono reduz a taxa de mortes por SMSI em mais de 50% sugere que o posicionamento, e não a prematuridade, influencia primariamente a incidência da síndrome. Posicionamento supino para dormir – em uma superfície firme separada da cama dos pais, promoção do aleitamento materno e uso de chupeta durante o sono reduzem a incidência de SMSI. Evitar exposição à fumaça de cigarro e uso de álcool ou drogas ilícitas pelos pais durante a gestação e após o nascimento são importantes na prevenção da doença.

A bibliografia está disponível no GEN-io.

122.3 Síndrome do Desconforto Respiratório (Doença da Membrana Hialina)

Shawn K. Ahlfeld

INCIDÊNCIA

A síndrome do desconforto respiratório (SDR) ocorre principalmente em RNPT; sua incidência está inversamente relacionada à IG e ao peso ao nascer. Ocorre em 60 a 80% dos neonatos < 28 semanas de IG; em 15 a 30% daqueles entre 32 e 36 semanas de IG; e, raramente, naqueles com > 37 semanas de IPM. O risco para o desenvolvimento da SDR aumenta com diabetes materno, gestação múltipla, parto por cesariana, parto prematuro, asfixia, estresse causado pelo frio e um histórico materno de neonatos previamente acometidos. O risco da SDR é reduzido em gestações com hipertensão crônica ou associada, uso abusivo de heroína pela gestante, ruptura prolongada de membranas e profilaxia pré-natal com corticosteroides.

ETIOLOGIA E FISIOPATOLOGIA

A **deficiência de surfactante** (redução da produção e secreção) é a principal causa de SDR. Na ausência de surfactante pulmonar, o aumento significativo da pressão superficial alveolar leva à atelectasia, e a velocidade para atingir CRF adequada é prejudicada. Como consequência da lesão progressiva em células epiteliais e endoteliais por atelectasia (atelectraumatismo), volutraumatismo, lesão isquêmica e toxicidade do oxigênio, a efusão de material proteico e debris celulares nos espaços alveolares (formando as *membranas hialinas* clássicas) prejudica ainda mais a oxigenação. A atelectasia alveolar, a formação de membrana hialina e o edema intersticial deixam os pulmões menos complacentes na SDR e, portanto, pressão maior é necessária para expandir os alvéolos e as pequenas vias respiratórias. Além disso, em comparação com o neonato desenvolvido, a parede torácica altamente complacente do prematuro oferece menos resistência à tendência natural dos pulmões ao colapso. Assim, na expiração final, o volume do tórax e dos pulmões tende a se aproximar ao do residual. Embora o surfactante esteja presente em altas concentrações em homogeneizados de pulmão fetal perto das 20 semanas de gestação, ele não atinge a superfície dos pulmões até período posterior. O surfactante aparece no líquido amniótico entre 28 e 32 semanas. Níveis maduros de surfactante pulmonar estão presentes geralmente após 35 semanas de gestação.

Os principais componentes do surfactante são dipalmitoilfosfatidilcolina (lecitina), fosfatidilglicerol, apoproteínas (proteínas surfactantes SP-A, SP-B, SP-C e SP-D) e colesterol (Figura 122.2). Com o avanço da IG, quantidades crescentes de fosfolipídios são sintetizadas e armazenadas nas células alveolares tipo II (Figura 122.3). Esses agentes de superfície ativos são liberados nos alvéolos, onde reduzem a tensão superficial e auxiliam na manutenção da estabilidade alveolar no fim da expiração. A síntese do surfactante depende em parte de pH, temperatura e perfusão normais e pode ser inibida por asfixia, hipoxemia e isquemia pulmonares, especialmente em associação com hipovolemia, e hipotensão e estresse causado pelo frio. Há a possibilidade de o revestimento epitelial dos pulmões também ser lesionado por altas concentrações de O_2 e ventilação mecânica, reduzindo ainda mais a secreção de surfactante.

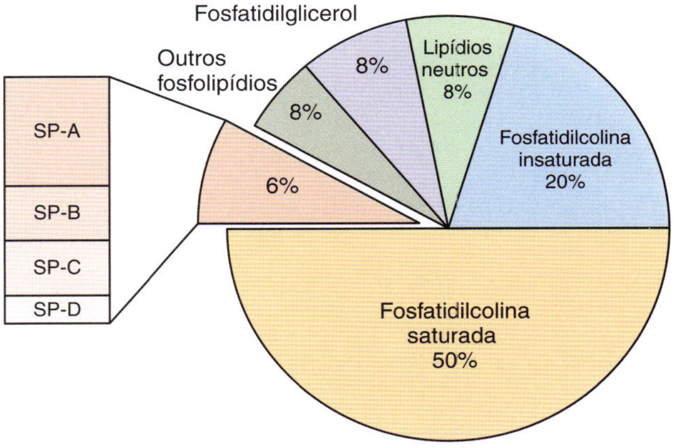

Figura 122.2 Composição do surfactante. SP-A, proteína A associada a surfactante; SP-B, proteína B associada a surfactante; SP-C, proteína C associada a surfactante; SP-D, proteína D associada a surfactante. (*De Jobe AH, Ikegami M: Biology of surfactant,* Clin Perinatol *28: 655-669, 2001.*)

A **atelectasia** resulta em alvéolos perfundidos, mas não ventilados, causando hipoxia. Redução da complacência pulmonar, pequenos volumes correntes, aumento do espaço morto fisiológico e ventilação alveolar insuficiente eventualmente têm como consequência a hipercapnia; a sua combinação com hipoxia e acidose produz vasoconstrição arterial pulmonar com aumento do *shunt* direita-esquerda através do forame oval e canal arterial e dentro do próprio pulmão. O dano progressivo às células epiteliais e endoteliais e a formação de membranas hialinas prejudicam ainda mais a oxigenação, levando a um ciclo vicioso de diminuição da produção de surfactante, piora da atelectasia, lesão do pulmão e hipoxia grave (Figura 122.4).

MANIFESTAÇÕES CLÍNICAS

Os sinais da SDR aparecem em geral minutos após o nascimento, embora não possam ser reconhecidos por várias horas em RNPT maiores, até que respirações rápidas e superficiais se tornem mais evidentes. Um início mais tardio da taquipneia possivelmente é indício de outras condições. Alguns pacientes necessitam reanimação ao nascimento por causa de asfixia intraparto ou desconforto respiratório inicial grave (especialmente com peso ao nascer < 1.000 g). De modo geral, são observados taquipneia, gemência expiratória acentuada (com frequência audível), retrações intercostais e subcostais, abertura nasal e cianose. O murmúrio vesicular pode ser normal ou reduzido com uma ausculta rude e, na inspiração profunda, é possível que sejam ouvidas crepitações finas. A evolução natural da SDR não tratada é caracterizada pelo agravamento progressivo da cianose e dispneia. Se a condição for tratada de forma inadequada, a pressão arterial cai, a cianose e a palidez aumentam e a gemência diminui ou desaparece em consequência do agravamento do quadro clínico. *Apneia e respirações irregulares são sinais muito preocupantes que requerem intervenção imediata.* É possível que pacientes não tratados também tenham acidose respiratória metabólica mista, edema, disfunção do íleo e oligúria. A insuficiência respiratória pode ocorrer em neonatos com progressão rápida da doença. Na maioria dos casos, os sinais atingem o pico em 3 dias e, após essa fase, a melhora é gradual. A melhora é evidenciada muitas vezes por diurese espontânea e melhores valores da gasometria

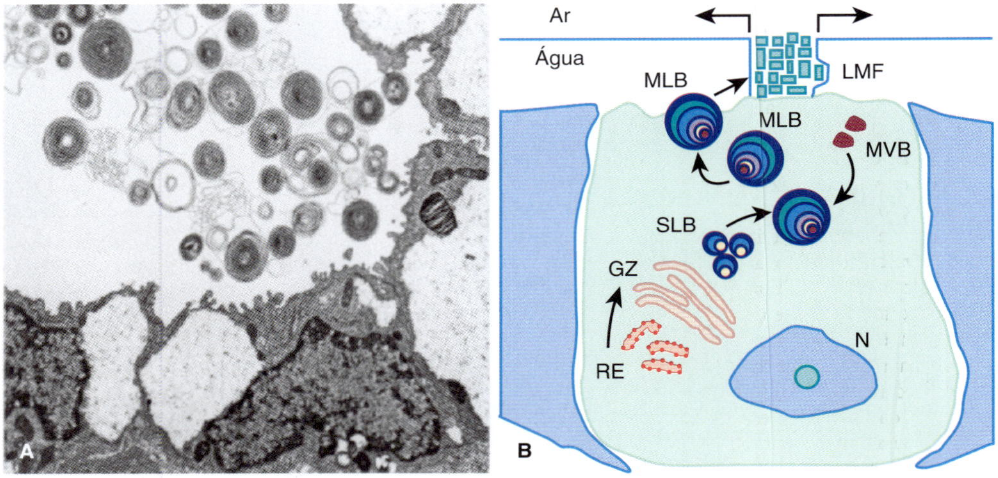

Figura 122.3 **A.** Pulmão fetal de rato (baixa ampliação), dia 20 (termo: dia 22) demonstrando desenvolvimento de células tipo II, glicogênio armazenado *(áreas claras)*, corpos lamelares secretados e mielina tubular. **B.** Possível via para transporte, secreção e recaptação de surfactante. GZ, zona de Golgi; LMF, figura de mielina reticular (tubular); MLB, corpo lamelar maduro; MVB, corpo multivesicular; N, núcleo; RE, retículo endoplasmático; SLB, corpo lamelar pequeno. (**A.** *Cortesia de Mary Williams, MD, University of California, San Francisco.* **B.** *De Hansen T, Corbet A: Lung development and function. In Taeusch HW, Ballard RA, Avery MA, editors*: Schaffer e Avery's diseases of the newborn, *ed 6, Philadelphia, 1991, WB Saunders.*)

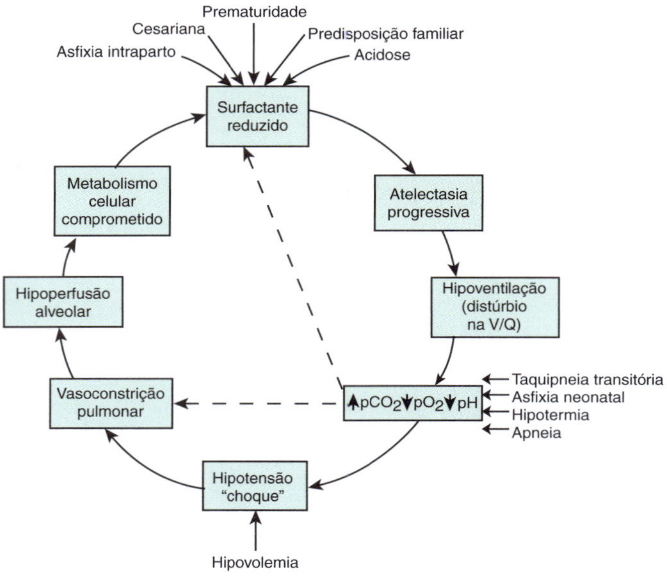

Figura 122.4 **Fatores que contribuem na patogênese da doença da membrana hialina.** O "círculo vicioso" potencial perpetua a hipoxia e a insuficiência pulmonar. V/Q, relação ventilação-perfusão. (*De Farrell P, Zachman R: Pulmonary surfactant and the respiratory distress syndrome. In* Quilligan EJ, Kretchmer N, editors: Fetal and maternal medicine, *New York, 1980, Wiley. Reedição permitida por John Wiley and Sons, Inc.*)

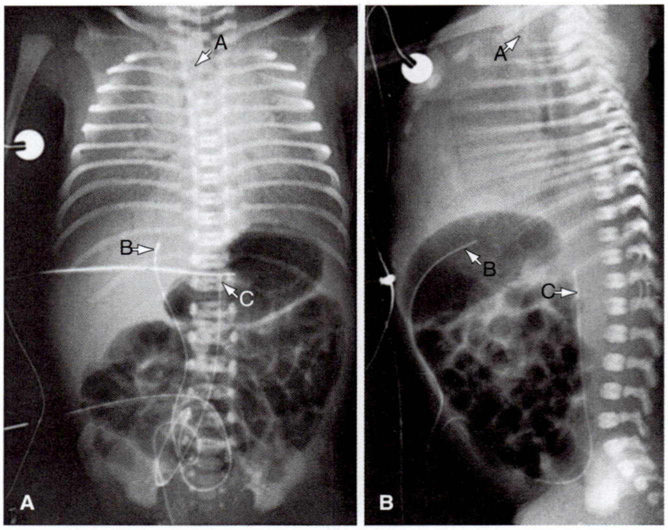

Figura 122.5 **Neonato com síndrome do desconforto respiratório.** Observe o padrão granular dos pulmões, broncograma aéreo e esôfago preenchido com ar. **A.** Anteroposterior. **B.** Lateral, as radiografias são necessárias para distinguir a cateterização da artéria umbilical daquela da veia umbilical e para determinar o nível adequado de inserção. A visualização lateral mostra claramente que o cateter foi inserido dentro de uma veia umbilical e está posicionado no sistema portal do fígado. *A* indica o tubo endotraqueal; *B* indica o cateter venoso umbilical na junção da veia umbilical, ducto venoso e veia porta *C* indica que o cateter da artéria umbilical obstruiu a passagem pela aorta até a altura de T12. (*Cortesia de Walter E. Berdon, Babies Hospital, New York City.*)

sanguínea em níveis mais baixos de fração inspirada de O_2 (F_{IO_2}) e/ou menor necessidade de suporte ventilatório. A morte pode ser consequência de grave comprometimento da troca gasosa, escape de ar alveolar (enfisema intersticial pulmonar e pneumotórax) e hemorragia pulmonar ou intraventricular (HIVent).

DIAGNÓSTICO

Evolução clínica, achados radiológicos e valores da gasometria arterial auxiliam na definição do diagnóstico clínico. Na RX do tórax, os pulmões podem ter uma aparência característica, mas não patognomônica, que inclui baixos volumes pulmonares, infiltrado reticular fino e difuso do parênquima (aparência de vidro fosco) e broncogramas aéreos (Figura 122.5). A aparência inicial da RX do tórax é ocasionalmente normal, com o padrão típico desenvolvendo-se ao longo do primeiro dia. É possível observar uma variação considerável nos achados radiológicos, especialmente em neonatos que já receberam tratamento com reposição de surfactante e/ou CPAP; essa variação resulta com frequência em uma correlação insatisfatória entre os achados radiológicos e a evolução clínica. Os achados da gasometria arterial são caracterizados inicialmente por hipoxemia e, posteriormente, pela sua piora progressiva, hipercapnia e acidose metabólica variável.

No diagnóstico diferencial, a sepse de início precoce pode ser indistinguível da SDR. Em neonatos com pneumonia, a RX do tórax pode ser idêntica à da SDR. Fatores clínicos, como colonização materna por estreptococos do grupo B com profilaxia antibiótica intraparto inadequada, febre materna (> 38,6°C), corioamnionite ou ruptura prolongada das membranas (> 12 h) estão associados a risco aumentado de sepse precoce. Embora hemogramas completos não sejam sensíveis nem específicos no diagnóstico de sepse precoce, a presença de neutropenia acentuada tem sido associada a risco aumentado. A cardiopatia congênita cianótica (em particular, o retorno venoso pulmonar anômalo total) também pode mimetizar a SDR clínica e radiograficamente. A ecocardiografia com imagem de fluxo em cores deve ser realizada em neonatos que não apresentam resposta à reposição de surfactante, a fim de descartar cardiopatia congênita cianótica, bem como verificar a patência do canal arterial e avaliar a resistência vascular pulmonar (RVP). Alterações como hipertensão pulmonar persistente (HPP), síndromes de aspiração (mecônio e líquido amniótico), pneumotórax espontâneo, efusão pleural e anomalias congênitas (malformações congênitas das vias respiratórias pulmonares, linfangiectasia pulmonar, hérnia diafragmática e enfisema lobar) devem ser consideradas em pacientes com evolução clínica atípica, mas de modo geral podem ser diferenciadas da SDR por meio de radiografias e outras avaliações. É possível diferenciar a taquipneia transitória por sua evolução clínica mais curta e moderada e caracterizá-la pela pouca ou nenhuma necessidade de suplementação de oxigênio.

Apesar de raros, distúrbios genéticos podem contribuir para o desconforto respiratório. Anormalidades em genes das proteínas B e C do surfactante, bem como em um gene responsável pelo transporte de surfactante através das membranas – o transportador ABC 3 (*ABCA3*), estão associadas com doença respiratória familiar grave e frequentemente letal. A **proteinose alveolar congênita** (deficiência de proteína B do surfactante congênito) é uma doença familiar rara que se manifesta como SDR grave e letal em recém-nascidos predominantemente a termo e próximos ao termo (ver Capítulo 434). Em casos atípicos de SDR, um perfil pulmonar (razão lecitina: esfingomielina e determinação de fosfatidilglicerol) realizado em aspirado traqueal pode ser útil para estabelecer o diagnóstico de deficiência de surfactante. Outras causas familiares de desconforto respiratório neonatal (não SDR) incluem mucopolissacaridose, displasia acinar, linfangiectasia pulmonar e displasia alveolocapilar (DAC).

PREVENÇÃO

Evitar parto por cesariana precoce desnecessário ou sem indicação (< 39 semanas de IG) ou indução do parto, manejo adequado da gravidez e parto de gestantes de alto risco (incluindo a administração de corticosteroides no período pré-natal) e predição de imaturidade pulmonar com possível aceleração da maturação ainda intraútero (ver Capítulo 119) são estratégias preventivas importantes. O monitoramento pré-natal e intraparto pode reduzir o risco de asfixia fetal. A asfixia está associada ao aumento da incidência e gravidade da SDR.

A administração de corticosteroides às mulheres no período pré-natal antes de 37 semanas de gestação reduz acentuadamente incidência e mortalidade na SDR, bem como a mortalidade neonatal geral. Esteroides no período pré-natal reduzem também: (1) mortalidade geral; (2) admissão na UTIN e duração de suporte ventilatório; (3) incidência de HIVent grave, ECN e comprometimento do desenvolvimento neurológico. O crescimento pós-natal não é afetado de forma negativa. Corticosteroides pré-natais não aumentam o risco de morte materna, corioamnionite ou sepse puerperal. **Betametasona** e **dexametasona** têm sido usadas no período pré-natal; betametasona pode reduzir a mortalidade neonatal em uma extensão maior do que a dexametasona.

Embora classicamente os corticosteroides pré-natais fossem reservados para prematuridade antes de 34 semanas de gestação, a administração de betametasona antes do nascimento prematuro tardio (34^{+0} a 36^{+6} semanas de gestação) reduz significativamente a necessidade de suporte respiratório e a incidência de complicações respiratórias graves. Portanto, o American College of Obstetricians and Gynecologists (ACOG) recomenda que seja considerada a administração de corticosteroides pré-natais para todas as mulheres entre 24 e 36 semanas de gestação em trabalho de parto prematuro previsto para dentro de 1 semana.

TRATAMENTO

O defeito básico que exige tratamento na SDR é a troca pulmonar inadequada de O_2 e CO_2. O cuidado de suporte básico (termorregulação, suportes circulatório e respiratório e controle hidreletrolítico) é essencial durante a estabilização e manutenção da CRF. O cuidado e o monitoramento cauteloso e constante de frequências cardíaca e respiratória, SaO_2, PaO_2, $PaCO_2$, pH, eletrólitos, glicose, hematócrito, pressão arterial e temperatura são essenciais. Frequentemente, a cateterização arterial é necessária. Considerando que a maioria dos casos de SDR é autolimitada, o objetivo do tratamento é minimizar variações fisiológicas anormais e problemas iatrogênicos sobrepostos. O tratamento de neonatos com SDR é realizado de forma mais abrangente nas UTIN.

O monitoramento periódico de PaO_2, $PaCO_2$ e pH é uma parte importante do manejo e é usado para fornecer cuidados de suporte. Se a ventilação assistida estiver sendo usada, esse monitoramento é essencial. A oxigenação (SO_2) deve ser avaliada por oximetria de pulso contínua. Amostras de sangue capilar são de valor limitado para a determinação de P_{O_2}, mas podem ser úteis para o monitoramento de PCO_2 e pH. O monitoramento dos parâmetros de gasometria arterial e pressão arterial média por meio de cateter arterial umbilical ou periférico é útil no controle de estado semelhante ao choque que pode ocorrer durante as primeiras horas em RNTP asfixiados ou com SDR grave (Figura 121.3). A posição de um cateter umbilical radiopaco deve ser verificada com RX após a sua inserção (Figura 122.5). A ponta do cateter de artéria umbilical deve estar em L3-L5 logo acima da bifurcação da aorta ou em T6-T10; a colocação e supervisão devem ser realizadas por profissionais qualificados e experientes. Os cateteres devem ser removidos tão logo os pacientes deixarem de ter qualquer indicação para uso contínuo, geralmente quando o neonato está estável e a F_{IO_2} é < 40%.

Pressão positiva contínua nas vias respiratórias nasais

O oxigênio aquecido e umidificado deve ser fornecido em concentração suficiente para manter a Pa_{O_2} entre 50 e 70 mmHg (91 a 95% de SaO_2) no intuito de preservar a oxigenação normal dos tecidos enquanto minimiza-se o risco de toxicidade ao O_2. Se houver desconforto respiratório significativo (retrações graves e gemidos expiratórios) ou se a SaO_2 não puder ser mantida acima de 90% com FIO_2 de 40 a 70%, a aplicação de CPAPn com 5 a 10 cmH_2O é indicada e, em geral, produz melhora rápida na oxigenação. A CPAPn reduz o colapso de alvéolos deficientes em surfactante e melhora tanto a CRF quanto a relação ventilação-perfusão. *O seu uso precoce para a estabilização de prematuros de risco, iniciado logo na sala de parto, diminui a necessidade de ventilação mecânica.*

Reconhecendo os benefícios da terapia de reposição de surfactante, além dos potenciais efeitos de proteção da CPAPn profilática, alguns especialistas recomendam a intubação para terapia de reposição profilática ou de resgate precoce de surfactante, seguida de extubação com retorno imediato à CPAPn assim que o RN estiver estável (normalmente dentro de minutos a < 1 hora). O método mencionado é comumente chamado de **intubação-surfactante-extubação** (INSURE); a sua variação, conhecida como **terapia surfactante minimamente invasiva** (MIST) ou **administração de surfactante menos invasiva** (LISA), consiste na passagem de uma pequena sonda de alimentação, em vez de um tubo endotraqueal (TOT), para entregar surfactante ao RN com respiração espontânea na CPAP. A combinação de resgate de surfactante precoce por INSURE, MIST ou LISA com CPAP tem sido associada à necessidade reduzida de ventilação mecânica. Evidências atuais sugerem benefícios moderados em termos de prevenção da DBP. A quantidade de CPAP requerida diminui geralmente após cerca de 72 h de vida, e a maioria dos neonatos pode ser desmamada da CPAP pouco depois. *A ventilação assistida e o surfactante são indicados para RN com SDR que não conseguem manter a SaO_2 > 90% enquanto respiram 40 a 70% de oxigênio e recebem CPAPn.*

Com o objetivo de minimizar a lesão pulmonar associada à ventilação mecânica e prevenir complicações pulmonares a longo prazo, prefere-se o uso de CPAP como suporte respiratório inicial para RNPT extremos. A diminuição da necessidade de suporte ventilatório com o uso de CPAP pode permitir que a insuflação pulmonar seja mantida enquanto é prevenida a lesão pulmonar. A CPAPn precoce é benéfica em comparação à intubação e ao surfactante profilático, pois a diminuição da necessidade de ventilação mecânica está associada à redução de morte e/ou DBP. RN nos extremos de IG (< 24 semanas) e aqueles não expostos a corticosteroides pré-natais ainda podem se beneficiar de intubação e profilaxia com surfactante.

Ventilação mecânica

Crianças com insuficiência respiratória ou apneia persistente necessitam de ventilação mecânica assistida. Definições estritas de insuficiência respiratória em RNTP extremos com SDR não são aceitas universalmente, mas concebíveis. Os critérios para a insuficiência respiratória são: (1) pH do sangue arterial < 7,20; (2) $PaCO_2 \geq 60$ mmHg; (3) SaO_2 < 90% em concentrações de O_2 de 40 a 70% e CPAPn de 5 a 10 cmH_2O; (4) apneia persistente ou grave. O objetivo da ventilação mecânica é melhorar oxigenação e ventilação sem causar lesão pulmonar ou toxicidade por O_2. Intervalos aceitáveis de valores de gasometria arterial variam de modo significativo entre a comunidade médica, mas geralmente ficam entre Pa_{O_2} de 50 a 70 mmHg, $PaCO_2$ de 45 a 65 mmHg (e maior após os primeiros dias, quando o risco de HIVent diminui) e pH 7,20 a 7,35. Durante a ventilação mecânica, a oxigenação melhora com aumentos da Fi_{O_2} ou da pressão média das vias respiratórias; esta pode ser aumentada ao elevar-se o pico inspiratório de pressão (PIP), o tempo inspiratório, a frequência de ventilação ou a pressão positiva expiratória final (PEEP). O ajuste de pressão geralmente é mais eficaz. No entanto, a PEEP excessiva pode impedir o retorno venoso, reduzindo débito cardíaco e oferta de O_2. A ventilação assistida para lactentes com SDR deve sempre incluir PEEP apropriada (ver Capítulo 89.1). Em geral, os níveis de PEEP de 4 a 6 cmH_2O são seguros e eficazes. A eliminação de CO_2 é determinada pela ventilação-minuto, a qual é um produto do volume corrente (dependente de tempo inspiratório e PIP) e da frequência de ventilação. Em decorrência da natureza homogênea da doença pulmonar associada à SDR, uma estratégia de frequência alta (≥ 60/minuto) e baixo volume corrente (4 a 6 mℓ/kg) é muitas vezes eficaz. Metanálises comparando frequências altas (> 60 rpm) e baixas (geralmente 30 a 40 rpm), ou seja, com volumes correntes baixos e altos, respectivamente, revelaram que a estratégia de frequência respiratória alta provocou menos escapes de ar e tendência para aumento da sobrevida. Com o uso de frequências altas de ventilação, deve-se permitir tempo expiratório suficiente para evitar aprisionamento de ar e PEEP inadvertida.

Modos de ventilação mecânica

A **ventilação mecânica intermitente sincronizada (SIMV)**, realizada por ventiladores de fluxo contínuos com pressão limitada e ciclados a tempo, é um método comum de ventilação convencional para RN. Com a SIMV de pressão limitada, um PIP ajustado é entregue em sincronia com a respiração do próprio paciente para uma frequência específica por minuto. Para respirações acima da frequência estabelecida, são fornecidas respirações de suporte de pressão (8 a 10 cmH_2O acima da PEEP) para ajudar a superar a resistência associada à respiração espontânea pelo TOT. Na *ventilação limitada por pressão*, o volume corrente fornecido é diretamente proporcional à complacência respiratória. Mudanças rápidas na complacência ocorrem com a terapia de reposição de surfactante, exigindo atenção cuidadosa aos volumes correntes e ajustes apropriados no PIP. Avanços na tecnologia de ventiladores têm permitido o fornecimento de respirações com volume corrente muito pequeno (< 10 mℓ) de forma consistente. Na *ventilação com volume garantido*, um volume corrente específico é definido e o PIP necessário para administrá-lo varia inversamente com a complacência respiratória. Outros modos de ventilação direcionados por volume calculam o menor PIP efetivo para fornecer o volume corrente definido. Evidências sugerem que a ventilação com volume garantido resulta em menos escapes de ar e pode melhorar a sobrevida sem DBP.

A **ventilação de alta frequência (VAF)** atinge a ventilação alveolar desejada usando pequenos volumes correntes e frequências mais elevadas (300 a 1.200 rpm ou 5 a 20 Hz). A VAF pode melhorar a eliminação de CO_2 e favorecer a oxigenação nos pacientes que não apresentam melhora com os ventiladores convencionais e naqueles com SDR grave, enfisema intersticial, pneumotórax recorrentes ou pneumonia causada por aspiração de mecônio. **Ventilação oscilatória de alta frequência** (VAFO) e **ventilação de alta frequência a jato** (VAFJ) são métodos de VAF usados com maior frequência. A VAFO reduz a DBP, mas o tamanho do efeito é provavelmente pequeno. Na insuficiência respiratória grave não responsiva à ventilação mecânica convencional, as estratégias de VAFO que promovem recrutamento pulmonar, associadas à terapia com surfactante, podem melhorar as trocas gasosas. VAFJ é particularmente útil para facilitar a resolução do escape de ar. O uso eletivo da VAF, em comparação com a ventilação convencional, geralmente não oferece vantagens quando empregado como estratégia ventilatória inicial para tratar RN com SDR.

Hipercapnia permissiva e prevenção de hiperóxia

A **hipercapnia permissiva** é uma estratégia para o manejo de pacientes que recebem suporte ventilatório, nos quais é dada prioridade para a limitação da lesão pulmonar associada à ventilação, tolerando níveis relativamente altos de Pa_{CO_2} (> 60 a 70 mmHg). A hipercapnia permissiva pode ser utilizada durante a CPAP e a ventilação mecânica, mas não foi demonstrado que tenha impacto significativo nos resultados. A **hiperóxia** também pode contribuir para a lesão pulmonar em RNPT. No entanto, um intervalo alvo de oxigenação mais baixo (85 a 89%) comparado com um intervalo mais alto (91 a 95%) aumenta a mortalidade e não altera as taxas de DBP, DBP/morte, cegueira ou comprometimento do neurodesenvolvimento. *Portanto, a faixa atualmente recomendada de metas de saturação de oxigênio é de 91 a 95%.*

Estratégias de desmame da ventilação mecânica

As estratégias para o desmame da ventilação mecânica variam amplamente e são influenciadas pela mecânica pulmonar, bem como pela disponibilidade de modos ventilatórios. A extubação para CPAPn previne a atelectasia pós-extubação e reduz a necessidade de reintubação. A **ventilação com pressão positiva intermitente nasal** sincronizada (NIVPP) também diminui a necessidade de reintubação em RNTP, mas ventiladores capazes de sincronizar com a ventilação nasal não estão amplamente disponíveis. A CNAF (1 a 8 ℓ/minuto) é normalmente usada para dar suporte a RN a termo e próximos do termo após a extubação. Não está claro se CPAP, NIVPP ou CNAF é mais eficiente para promover o desenvolvimento pulmonar normal e prevenir a DBP, mas há mais evidências associadas ao uso do CPAPn em RNPT extremos. O uso de doses de ataque de metilxantinas antes da extubação aumenta a sua eficácia.

Terapia de reposição de surfactante

A **deficiência de surfactante** é a fisiopatologia primária da SDR. Os efeitos imediatos da terapia de reposição de surfactante incluem melhoria do gradiente alveoloarterial de oxigênio, redução da necessidade do suporte ventilatório, aumento da complacência pulmonar e melhora da imagem radiológica. No passado, a reposição de surfactante intratraqueal para prematuros sintomáticos imediatamente após o nascimento (profilático) ou durante as primeiras horas de vida (resgate precoce) mostrou redução dos escapes de ar e da mortalidade pela SDR. No entanto, evidências substanciais apoiam a viabilidade e eficácia da CPAPn profilática como *principal* meio de suporte respiratório para RNPT com SDR. A CPAP iniciada ao nascimento é tão eficaz quanto o surfactante profilático ou precoce e está associada a uma redução na DBP. *CPAPn profilática é, portanto, a abordagem de escolha para o manejo na sala de parto de um RNPT em risco para SDR.*

Em RN com SDR que falham com CPAP e requerem intubação e ventilação mecânica, o tratamento com surfactante endotraqueal deve ser realizado imediatamente para evitar lesões pulmonares. A dosagem repetida é administrada a cada 6 e 12 h para um total de 2 a 4 doses, dependendo da preparação. O surfactante exógeno deve ser administrado por médico qualificado em reanimação neonatal e manejo respiratório. A equipe necessária de apoio adicional no local inclui enfermeiros e terapeutas respiratórios experientes no controle ventilatório de prematuros. Recursos adequados necessários para acompanhamento (radiologia, laboratório para exames de gasometria arterial e oximetria de pulso) também devem estar disponíveis. As complicações da terapia de reposição com surfactante incluem hipoxia transitória, hipercapnia, bradicardia e hipotensão, obstrução do TOT e hemorragia pulmonar.

Diversas preparações de surfactante estão disponíveis, incluindo sintéticos e naturais derivados de fontes de origem animal. Não parece haver benefícios significativos e consistentes para uma preparação em detrimento de outra. RN com necessidade de suporte ventilatório após 1 semana de vida apresentam episódios transitórios de disfunção de surfactante associada temporariamente a episódios de infecção e deterioração respiratória. O tratamento com surfactante pode ser benéfico nesses neonatos.

Outras terapias farmacológicas

Não há terapias farmacológicas com eficácia igual ou superior para manter a CRF (por meio de suporte respiratório não invasivo e ventilação mecânica quando necessário) e fornecer terapia de reposição de surfactante no tratamento da SDR. Os corticosteroides sistêmicos (predominantemente dexametasona), embora sejam eficazes na melhora da mecânica respiratória e na prevenção de DBP e morte, estão associados a maior risco de paralisia cerebral e comprometimento do neurodesenvolvimento quando usados de maneira indiscriminada. O uso rotineiro de corticosteroides sistêmicos para a prevenção ou tratamento da DBP não é recomendado pelo Grupo de Consenso da American Academy of Pediatrics e da Canadian Pediatric Society. No início (primeiros 10 dias de vida), a administração de baixas doses (1 mg/kg/dia de hidrocortisona 2 vezes/dia durante 7 dias; 0,5 mg/kg/dia durante 3 dias) pode reduzir o risco de DBP em neonatos < 28 semanas. Em geral, a administração de corticosteroides inalatórios em RNPT ventilados durante as primeiras 2 semanas após o nascimento não se mostrou consistentemente vantajosa.

O **óxido nítrico inalatório (NOi)** tem sido avaliado em prematuros após a observação de sua eficácia em neonatos a termo e próximos ao termo com insuficiência respiratória hipoxêmica. Embora o NOi melhore a oxigenação em RNT ou próximos do termo com insuficiência respiratória hipóxica ou HPP do RN, os ensaios clínicos em prematuros não mostraram benefícios significantes. Dados mais recentes não são favoráveis à administração rotineira de NOi em prematuros com insuficiência respiratória hipoxêmica.

Hipotensão e baixo fluxo na veia cava superior têm sido associados a taxas mais elevadas de morbidade do SNC e mortalidade. A hipotensão e o baixo fluxo devem ser tratados com administração cuidadosa de cristaloide (se houver perda de volume por causa de hemorragia ou perdas excessivas de fluido insensível) e uso precoce de vasopressores. A dopamina é mais eficaz no aumento da pressão sanguínea do que a dobutamina. A hipotensão que é refratária à terapia com vasopressores, especialmente em RN com peso < 1.000 g, pode resultar de insuficiência suprarrenal transitória. A administração de hidrocortisona IV de 1 a 2 mg/kg/dose a cada 6 a 12 h pode melhorar a pressão arterial e permitir o desmame dos vasopressores.

Considerando a dificuldade em diferenciar a infecção por estreptococos do grupo B ou por outras bactérias da SDR, a terapia antibiótica empírica pode ser indicada até que os resultados das culturas sanguíneas estejam disponíveis. Penicilina ou ampicilina com aminoglicosídeos são recomendados, embora a escolha de antibióticos deva ser baseada no padrão mais recente de sensibilidade bacteriana no hospital onde o paciente estiver sendo tratado (ver Capítulo 129).

COMPLICAÇÕES

Oferecer observação rigorosa e cuidados de terapia intensiva precoce para RN de alto risco pode reduzir de forma significativa morbidade e mortalidade associadas à SDR e outras doenças neonatais agudas. Corticosteroides pré-natais, uso de surfactante pós-natal e melhoria dos modos de ventilação mecânica resultaram em baixa mortalidade por SDR (aproximadamente 10%). A mortalidade aumenta com a diminuição da IG. Os resultados ideais dependem da disponibilidade de profissionais experientes e qualificados; cuidados em unidades hospitalares regionais, especialmente projetadas e organizadas; equipamento adequado; e falta de complicações, como asfixia grave, hemorragia intracraniana ou malformação congênita incompatíveis com a vida.

As complicações mais graves de intubação endotraqueal são **escapes de ar pulmonar**, asfixia a partir de obstrução ou deslocamento do tubo, bradicardia durante a intubação ou aspiração e desenvolvimento subsequente de **estenose subglótica**. Outras complicações incluem: sangramento decorrente de traumatismo durante a intubação; pseudodivertículo faríngeo posterior; necessidade de traqueostomia; ulceração das narinas causada pela pressão do tubo; estreitamento permanente da narina resultante de dano tecidual e cicatrização por irritação ou infecção ao redor do tubo; erosão do palato; avulsão de uma corda vocal; úlcera laríngea; papiloma de corda vocal; rouquidão persistente; e estridor ou edema de laringe.

As medidas para reduzir a incidência dessas complicações incluem: intubação por profissional especializado; fixação adequada do tubo; uso de TOT de polivinil; utilização do menor tubo que irá fornecer ventilação eficaz, a fim de reduzir a necrose por pressão local e isquemia; evitar mudanças frequentes e movimentação do tubo já posicionado; evitar aspiração frequente ou vigorosa; e prevenção de infecção por meio de limpeza rigorosa e esterilização frequente de todos os dispositivos integrados ou passados através do tubo. Os profissionais que realizam os procedimentos de inserção e cuidados pertinentes ao TOT devem ser experientes e especializados nessa área.

Escapes extrapulmonares de ar (pneumotórax, pneumomediastino e enfisema intersticial pulmonar) são observados em 3 a 9% dos RNTP extremos com SDR (ver Capítulo 122.12). A VPP com pressões inspiratórias excessivas (e, portanto, volumes correntes excessivos), seja durante a reanimação no parto ou nas primeiras horas de ventilação mecânica, é um fator de risco comum. Entretanto, escapes de ar podem ocorrer também em neonatos que respiram espontaneamente. Embora o risco desses escapes tenha aumentado em RN que receberam um nível mais alto de CPAPn (até 8 cmH_2O) no teste clínico de CPAP ou intubação ao nascer (COIN), ensaios subsequentes não demonstraram efeito similar.

Os riscos associados à **cateterização umbilical arterial** incluem embolização vascular, trombose, espasmo e perfuração vascular, necrose isquêmica ou química de víscera abdominal, infecção, hemorragia acidental, hipertensão e comprometimento circulatório de uma perna com gangrena subsequente. Aortografia tem demonstrado que coágulos sanguíneos se formam nas pontas de 95% dos cateteres colocados em uma artéria umbilical. A ultrassonografia (US) aórtica também pode ser usada para investigar a presença de trombose. Há a possibilidade de ocorrer **hipertensão renovascular** dias a semanas após o cateterismo arterial umbilical em uma pequena proporção de neonatos. É possível ocorrer empalidecimento transitório da perna durante a cateterização da artéria umbilical. Esse processo geralmente é causado pelo espasmo arterial reflexo, e essa incidência é reduzida pelo uso do menor cateter disponível, especialmente em crianças muito pequenas. O cateter deve ser removido imediatamente e pode-se tentar a cateterização de outra artéria. A **cateterização da veia umbilical** está associada a muitos dos mesmos riscos da cateterização da artéria umbilical. Os riscos adicionais são perfuração cardíaca e tamponamento pericárdico. O cateter mal colocado na veia porta pode levar à trombose. O risco de uma grave complicação clínica resultante do cateterismo umbilical é provavelmente de 2 a 5%.

A bibliografia está disponível no GEN-io.

122.4 Displasia Broncopulmonar

Shawn K. Ahlfeld

INCIDÊNCIA

A **DBP**, também conhecida como **doença pulmonar crônica da prematuridade**, é uma síndrome clínica pulmonar que se desenvolve na maioria dos prematuros extremos e é definida pela necessidade prolongada de suporte respiratório e suplementação de oxigênio. Quase 60% dos RN com ≤ 28 semanas de gestação irão desenvolver DBP, e a sua incidência aumenta inversamente com a IG. Para RN no extremo da viabilidade (22 a 24 semanas), basicamente 100% desenvolverão DBP, a maioria dos quais terá doença moderada a grave. Como os cuidados neonatais evoluíram e o uso de corticosteroides antenatais tornou-se o padrão de tratamento, a sobrevivência de RN no extremo da viabilidade melhorou e a DBP é encontrada com maior prevalência. Nos EUA, acima de 10 a 15 mil novos casos ocorrem todo ano. Apesar de décadas de experiência, a incidência de DBP permanece praticamente inalterada.

ETIOLOGIA E FISIOPATOLOGIA

A DBP se desenvolve após nascimento prematuro e intervenções necessárias de suporte à vida (particularmente, ventilação mecânica e oxigênio suplementar) que causam lesão pulmonar neonatal. Como o limite de viabilidade foi reduzido pelos avanços nos cuidados neonatais, a síndrome clínica associada à DBP evoluiu. A histologia clínica, radiográfica e pulmonar da DBP clássica descrita em 1967, antes do uso generalizado de corticosteroides antenatais e surfactante pós-natal, era a de uma doença de prematuros mais maduros. Naquela época, os RN com ≤ 30 a 32 semanas de gestação raramente sobreviviam. Neonatos que desenvolveram DBP manifestaram SDR clássica inicialmente, mas a ventilação mecânica lesiva e o oxigênio suplementar excessivo necessários para sustentá-los resultaram em doença pulmonar fibroproliferativa grave e progressiva. Melhorias no atendimento respiratório, bem como a introdução de surfactante e esteroides pré-natais, permitiram estratégias suaves de suporte respiratório, e a necessidade de suporte ventilatório excessivo e altas porcentagens de suplementação de oxigênio inspirado diminuíram.

Apesar de uma redução na doença fibroproliferativa descrita anteriormente, os bebês nascidos na era moderna de cuidados neonatais continuaram a necessitar de oxigênio suplementar por períodos prolongados. A *nova* DBP é uma doença primariamente de RN com peso ao nascer < 1.000 g nascidos com < 28 semanas de gestação, alguns dos quais têm pouca ou nenhuma doença pulmonar ao nascimento, mas durante as primeiras semanas de vida sofrem insuficiência respiratória progressiva. RN com a nova DBP nascem em um estágio mais imaturo de desenvolvimento pulmonar distal, e a histologia pulmonar demonstra fibrose da parede sacular variável, doença das vias respiratórias terminais, desenvolvimento anormal da microvasculatura pulmonar e simplificação alveolar. Embora a etiologia permaneça incompletamente compreendida, a histopatologia da DBP indica interferência com septação alveolar normal e maturação microvascular.

A patogênese da DBP é provavelmente multifatorial, mas inflamação e lesão pulmonar são observadas de forma persistente. Colapso alveolar **(atelectraumatismo)**, como consequência da deficiência de surfactante, juntamente com a sobredistensão do pulmão **(volutraumatismo)** induzida por ventilador, promove inflamação e lesão pulmonar. O oxigênio suplementar produz radicais livres que não podem ser metabolizados pelos sistemas antioxidantes imaturos de RN de muito baixo peso (RNMBP) e contribui ainda mais para a lesão. A inflamação pulmonar evidenciada pela infiltração de neutrófilos e macrófagos no fluido alveolar, bem como por uma série de citocinas pró-inflamatórias, contribui para a progressão da lesão pulmonar. Infecção pré e pós-natal, fluxo sanguíneo pulmonar excessivo através da persistência do canal arterial (PCA), administração excessiva de líquido intravenoso e falha de crescimento pré e pós-natal também estão associados de forma significativa ao desenvolvimento de DBP. Embora os mecanismos não sejam claros, é provável que todos promovam lesão pulmonar ao necessitar de suporte respiratório aumentado ou prolongado, ou ao interferir na reparação pulmonar. Independentemente disso, o resultado é a interferência com desenvolvimento normal da unidade alveolocapilar e trocas gasosas normais.

MANIFESTAÇÕES CLÍNICAS

Ao longo da primeira semana de vida, os RN que desenvolvem DBP manifestam desconforto respiratório persistente, muitas vezes progressivo, e necessidade de suporte respiratório e oxigênio suplementar. Em RN de extremo baixo peso (RNEBP) com risco para DBP, a necessidade de oxigênio suplementar nas primeiras 2 semanas de vida segue um de três padrões distintos. Os RN que seguem o curso natural da SDR e, aos 3 a 4 dias de vida, requerem de oxigênio suplementar mínimo (FIO_2 < 0,25) têm risco baixo (< 20%) de desenvolver DBP. Aqueles inicialmente com necessidade baixa de O_2 (FIO_2 < 0,25) durante a primeira semana, mas que depois experimentam deterioração pulmonar precoce e requerem aumento de O_2 (FIO_2 > 0,25) durante a segunda semana, apresentam risco moderado (cerca de 50%) de desenvolver DPB. RN com necessidade precoce e persistentemente alta (FIO_2 > 0,25) de oxigênio suplementar têm risco alto significativo (70%) de desenvolver DBP.

O desconforto respiratório, comumente caracterizado por taquipneia e retrações, persiste ou piora e está associado a hipercapnia, hipoxia e dependência de oxigênio. A RX do tórax evolui de SDR para hiperinsuflação relativa e opacidades intersticiais difusas. Atelectasia migratória é comum. Nos casos mais graves, geralmente associados com ventilação mecânica prolongada e necessidades suplementares de oxigênio cronicamente altas, observam-se alterações císticas e/ou pneumatoceles (Figura 122.6). Lactentes com DBP grave frequentemente demonstram obstrução das vias respiratórias. Muco excessivo, edema e instabilidade das vias respiratórias por traqueobroncomalacia adquirida e broncospasmo são etiologias propostas. A obstrução aguda das vias respiratórias se manifesta clinicamente por hipoxemia e bradicardia abrupta e é, muitas vezes, referida como *crises de DBP*. Desvio intracardíaco ou intrapulmonar agudo e intermitente da direita para a esquerda causado por elevações abruptas da PAP também pode contribuir. Sem dúvida, as crises são difíceis de controlar, mas ocasionalmente irão responder muito bem a broncodilatadores e sedação.

Uma complicação comum e cada vez mais reconhecida da DBP é a **hipertensão pulmonar.** A vigilância prospectiva indica que os sinais ecocardiográficos dela se desenvolverão em aproximadamente 15% de todos os RN com < 1.000 g e < 28 semanas. Restrição de crescimento pré-natal, duração prolongada de ventilação mecânica, oxigênio suplementar e aumento da gravidade da DBP estão todos associados a risco aumentado. Essa complicação tem sido relatada em até 40% dos lactentes com DBP mais grave e pode progredir para insuficiência cardíaca direita. De forma constante, a hipertensão pulmonar como complicação da DBP vem sendo associada com o aumento da mortalidade.

DIAGNÓSTICO

A DPB é diagnosticada quando um RNPT necessita de oxigênio suplementar nos primeiros 28 dias pós-natal, e classificada ainda nas 36 semanas de IPM, de acordo com o grau de suplementação de O_2 (Tabela 122.2). Neonatos que recebem suporte de pressão positiva ou ≥ 30% suplementação de O_2 com 36 semanas de IPM ou na alta (o que ocorrer primeiro) são diagnosticados como portadores de DBP

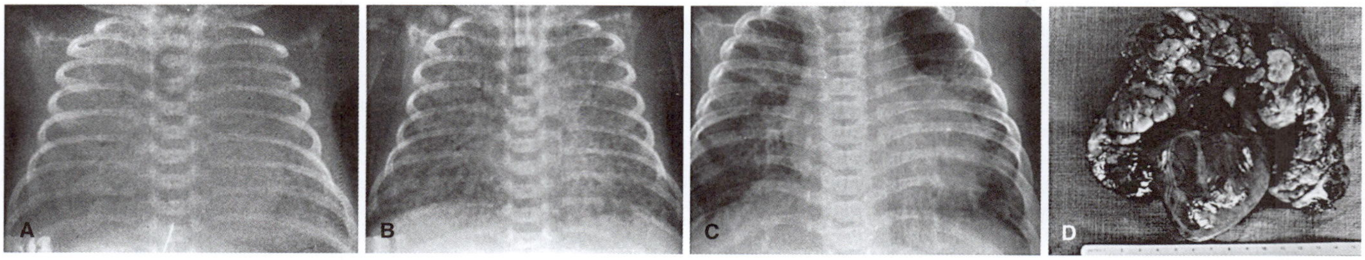

Figura 122.6 **Alterações pulmonares em pacientes tratados com respiração por pressão positiva intermitente e prolongada com ar contendo oxigênio a 80 a 100% no período pós-natal imediato para a síndrome clínica da doença da membrana hialina.** **A.** Paciente aos 5 dias de vida com opacificação quase completa dos pulmões. **B.** Paciente aos 13 dias de vida com "pulmões bolhosos" semelhantes ao aspecto radiográfico da síndrome de Wilson-Mikity. **C.** Paciente aos 7 meses com filamentos irregulares e densos em ambos os pulmões, hiperinsuflação e cardiomegalia sugestiva de doença pulmonar crônica. **D.** Ventrículo direito volumoso e pulmão pétreo e de aeração irregular de paciente que foi a óbito aos 11 meses; ele apresentava também persistência do canal arterial. (*De Northway WH Jr, Rosan RC, Porter DY: Pulmonary disease following respiratory therapy of hyaline-membrane disease*, N Engl J Med *276:357-368, 1967.*)

Tabela 122.2 Definição de displasia broncopulmonar: critérios de diagnóstico.*

	IDADE GESTACIONAL	
	< 32 semanas	**≥ 32 semanas**
Período de tempo de avaliação	36 semanas de IPM ou alta hospitalar, o que ocorrer primeiro Tratamento com > 21% de oxigênio por pelo menos um período de 28 dias mais:	> 28 dias, mas < 56 dias de idade pós-natal ou alta hospitalar, o que ocorrer primeiro Tratamento com > 21% de oxigênio por pelo menos 28 dias mais:
DBP leve	Respiração em ar ambiente em 36 semanas de IPM ou alta hospitalar, o que ocorrer primeiro	Respiração em ar ambiente aos 56 dias de idade pós-natal ou alta hospitalar, o que ocorrer primeiro
DBP moderada	Necessidade† de < 30% de oxigênio em 36 semanas de IPM ou alta hospitalar, o que ocorrer primeiro	Necessidade† de oxigênio a < 30% em 56 dias de idade pós-natal ou alta hospitalar, o que ocorrer primeiro
DBP grave	Necessidade† de ≥ 30% de oxigênio e/ou pressão positiva ou (VPP ou CPAPn) em 36 semanas de IPM corrigida ou alta hospitalar, o que ocorrer primeiro	Necessidade† de ≥ 30% de oxigênio e/ou pressão positiva (VPP ou CPAPn) em 56 dias de idade pós-natal ou alta hospitalar, o que ocorrer primeiro

*Displasia broncopulmonar (DBP) normalmente se desenvolve nos neonatos em tratamento com oxigênio e VPP para insuficiência respiratória, mais frequentemente síndrome do desconforto respiratório (SDR). A persistência das características clínicas de doença respiratória (taquipneia, retrações e crepitações) é considerada comum para a descrição ampla da DBP e não tem sido incluída nos critérios de diagnóstico que descrevem a gravidade da DBP. Lactentes tratados com > 21% de oxigênio e/ou VPP para doença não respiratória (p. ex., apneia ou paralisia diafragmática) não têm DBP, a não ser que uma doença pulmonar parenquimatosa se desenvolva também e eles tenham características clínicas de desconforto respiratório. Um dia de tratamento com > 21% de oxigênio significa que o paciente recebeu > 21% de oxigênio por > 12 h naquele dia. O tratamento com > 21% de oxigênio e/ou VPP em 36 semanas de IPM ou aos 56 dias de idade pós-natal ou alta hospitalar não deve refletir um evento "agudo", mas sim evidenciar a terapia diária normal do paciente por vários dias antes e depois de 36 semanas de IPM, 56 dias de idade pós-natal ou alta hospitalar. †Um teste fisiológico confirmando que a necessidade de oxigênio no período de avaliação aguarda uma definição. Essa avaliação pode incluir uma faixa de saturação da oximetria de pulso. CPAPn, pressão positiva contínua nas vias aéreas nasais; IPM, idade pós-menstrual; VPP, ventilação com pressão positiva. (De Jobe AH, Bancalari E: Bronchopulmonary dysplasia, *Am J Respir Crit Care Med* 163:1723-1729, 2001.)

grave; aqueles que requerem 22 a 29% de suplementação de O_2 têm DBP **moderada**; e os que anteriormente precisaram de suplementação de O_2 por ao menos 28 dias, mas estão respirando ar ambiente, apresentam DPB **leve**. Lactentes que recebem < 30% de suplementação de O_2 devem passar por uma redução gradual de 2% na suplementação de O_2 para o ar ambiente, sob observação contínua e com monitoramento de SO_2 para determinar se podem ser desmamados (definição fisiológica da DBP). Esse teste é altamente confiável e correlacionado com alta domiciliar com oxigênio, tempo de internação hospitalar e reinternações hospitalares no primeiro ano de vida. Os riscos de comprometimento do neurodesenvolvimento, morbidade pulmonar e gravidade da DBP estão diretamente correlacionados.

Apesar de sua simplicidade, a definição atual de DBP com base na gravidade tem limitações. Em um número significativo de neonatos o diagnóstico de DBP não é documentado ou é mal aplicado por causa de dados incompletos ou imprecisos relacionados a transferência hospitalar ou alta precoce. Além disso, neonatos que precisam de suporte de O_2 em fluxo relativamente alto (> 2 ℓ/minuto) ou muito baixo (< 0,25 ℓ/minuto) não estão bem caracterizados. O cálculo de *oxigênio efetivo* pode ser útil, mas é incômodo e não está bem validado. Muitos ensaios clínicos basearam-se simplesmente na necessidade de suplementação de O_2 nas 36 semanas de IPM para definir DBP. Embora essa definição possa diagnosticá-la na maior porcentagem de pacientes, ela não pode distinguir entre lactentes com DBP mais leve e aqueles com formas mais graves. Em geral, qualquer definição de DBP com objetivo de identificar lactentes que se beneficiam de seguimento e terapia a longo prazo tem sido insatisfatória. Portanto, é necessária uma definição melhorada, e também provável, de DBP que avalie com precisão a utilidade das terapias investigativas, preveja resultados a longo prazo e direcione o atendimento clínico.

PREVENÇÃO

Em geral, ainda permanece a falta de intervenções eficazes para prevenir a DBP. Evitar a ventilação mecânica com o uso precoce de **CPAPn** e terapia de reposição de **surfactante** precoce e seletiva com extubação rápida diminui modestamente a incidência de DBP. A prevenção da ventilação mecânica obtida pela combinação de surfactante de resgate precoce pelo método INSURE, MIST ou LISA com CPAPn foi associada a uma redução modesta na DBP. Estratégias de ventilação suave, incluindo ventilação com volume garantido e VAFO, também foram associadas a reduções pequenas e inconsistentes na DBP. A terapia com **cafeína** para apneia da prematuridade também foi associada à diminuição do risco de DBP. Embora os mecanismos sejam desconhecidos, a cafeína provavelmente sustenta a respiração espontânea efetiva e diminui a probabilidade de o paciente precisar de ventilação mecânica invasiva.

Modelos animais de DBP têm demonstrado consistentemente que a suplementação de vitamina A promove o desenvolvimento alveolar distal. Anteriormente, a administração de vitamina A intramuscular (IM) (5.000 UI 3 vezes/semana por 1 mês) para RNMBP mostrou redução no risco de DBP (um caso evitado para cada 14 a 15 lactentes tratados). No entanto, com o uso difundido de CPAPn precoce, não está claro se o benefício significativo permanece; portanto, o uso de vitamina A tem sido inconsistente. Apesar dos dados pré-clínicos promissores em modelos animais, a utilização de NOi profilático não previne de forma consistente a DBP e seu uso rotineiro não é recomendado.

Corticosteroides sistêmicos (dexametasona) administrados de forma precoce (< 7 dias de vida para RN ventilados em risco de DBP) ou tardia (> 7 dias de vida para RN com doença pulmonar progressiva) impedem a mortalidade e a DBP significativamente, mas por causa do risco aumentado de **paralisia cerebral (PC)** e **comprometimento do neurodesenvolvimento**, seu uso rotineiro não é recomendado. O risco de comprometimento do neurodesenvolvimento relacionado ao uso sistêmico de corticosteroides pode ser compensado pelo risco associado à DBP. Uma revisão sistemática sugeriu que a corticoterapia sistêmica, quando direcionada a lactentes com risco ≥ 65% de desenvolver DBP, pode reduzir de verdade o risco de comprometimento do neurodesenvolvimento e PC. Embora modelos preditivos que usam características clínicas tenham sido descritos com acurácia promissora, estudos randomizados utilizando-as para guiar a corticoterapia não foram realizados. A hidrocortisona sistêmica administrada precocemente a prematuros extremos com risco para DBP, especialmente aqueles expostos à corioamnionite, pode prevenir a DBP sem comprometimento do neurodesenvolvimento. No entanto, no momento, não há dados sobre segurança para apoiar seu uso rotineiro. Os **corticosteroides inalatórios** administrados a RNMBP que requerem ventilação mecânica com 7 a 14 dias de vida não preveniram a DBP de maneira significativa. Contudo, a administração precoce e prolongada para prematuros extremos ventilados mecanicamente até que eles não necessitem mais de oxigênio ou suporte de pressão positiva tem demonstrado reduzir o risco de DBP, mas com uma tendência preocupante de aumento da mortalidade. A experiência com liberação local de corticosteroides por meio da adição de surfactante com **budesonida** está crescendo, e dados iniciais sugerem que a administração **endotraqueal** de corticosteroides pode reduzir a inflamação pulmonar e o risco de DBP e morte. Entretanto, evidências adicionais são necessárias antes que o uso generalizado seja implementado. O uso rotineiro de antibióticos, broncodilatadores inalatórios ou diuréticos não demonstrou prevenir a DBP.

TRATAMENTO

O tratamento da DBP em evolução e estabelecida é de suporte, e faltam terapias baseadas em evidências. Os princípios básicos da terapia devem incluir suportes adequado de ventilação e nutricional agressivo para otimizar o crescimento linear e estimular o reparo e o desenvolvimento pulmonar normal. Apesar da falta de suporte de estudos investigacionais da DBP na época atual, inúmeras intervenções médicas são empregadas. Evidências disponíveis sugerem benefícios a curto prazo (melhora da mecânica pulmonar e reduções modestas nos parâmetros de suporte respiratório) sem uma indicação de impacto nos resultados clinicamente relevantes (sobrevida, necessidade de suporte respiratório a longo prazo e hospitalização recorrente). Atualmente, as evidências disponíveis não apoiam o uso rotineiro de quaisquer agentes farmacológicos em neonatos com DBP em evolução ou estabelecida. As decisões de tratamento devem pesar o benefício percebido contra o dano potencial, uma vez que dados não apenas sobre a eficácia, porém, mais importante ainda, sobre a segurança permanecem inadequados.

Diuréticos e restrição de fluidos

Neonatos com DBP frequentemente têm líquido intersticial pulmonar excessivo que compromete a função pulmonar e aumenta o trabalho respiratório. A terapia diurética (geralmente com furosemida ou tiazídicos) tem sido associada a melhorias temporárias a curto prazo na complacência pulmonar e na capacidade de desmamar o suporte respiratório. A **furosemida** (1 mg/kg/dose IV ou 2 mg/kg/dose VO, a cada 12 a 24 h) tem demonstrado redução em enfisema intersticial pulmonar e RVP, melhora na função pulmonar e facilitação no desmame de ventilação mecânica e oxigênio. Os efeitos adversos da terapia com furosemida a longo prazo são comuns, incluindo hiponatremia, hipopotassemia, alcalose, azotemia, hipocalcemia, hipercalciúria, colelitíase, cálculos renais, nefrocalcinose e ototoxicidade. A suplementação de cloreto de potássio é muitas vezes necessária. Os diuréticos tiazídicos (p. ex., hidroclorotiazida, 5 a 10 mg/kg/dose, a cada 12 h) têm sido utilizados como alternativa para evitar a hipercalciúria, limitar a nefrocalcinose e preservar o desenvolvimento ósseo. Embora evitar a administração excessiva de líquidos na primeira semana de vida esteja associado a risco reduzido de DBP, não há evidências de que a restrição de fluidos (130 a 140 mℓ/kg/dia) em DBP estabelecida tenha qualquer impacto. Quando se utilizam diuréticos ou restrição de fluidos, é necessário atenção cuidadosa para manter os níveis adequados de eletrólitos, assim como fornecer ingestão calórica adequada (geralmente > 120 a 130 kcal/kg/dia) é fundamental para evitar impacto negativo na nutrição.

Broncodilatadores

Broncodilatadores inalatórios melhoram a mecânica pulmonar, diminuindo a resistência das vias respiratórias. O **salbutamol** é um β_2-agonista específico usado para tratar broncospasmo em neonatos com DBP. O salbutamol pode melhorar a complacência pulmonar ao reduzir a resistência das vias respiratórias secundária ao relaxamento das células musculares lisas. Alterações na mecânica pulmonar podem durar de 4 a 6 horas. Hipertensão e taquicardia são efeitos adversos comuns. O **brometo de ipratrópio** é um antagonista muscarínico relacionado à atropina, mas o efeito broncodilatador é mais potente. O uso de brometo de ipratrópio na DBP tem sido associado à melhora da mecânica pulmonar. Em comparação com qualquer agente utilizado de forma isolada, o uso combinado de salbutamol e brometo de ipratrópio pode ser mais eficaz. Poucos efeitos adversos foram notados. Com as estratégias atuais de administração de aerossol, a quantidade exata de medicação administrada nas vias respiratórias e nos pulmões de neonatos com DBP não está clara, especialmente se dependentes de ventilador.

Corticosteroides

Além de seu uso em idade precoce (< 7 dias) para prevenir DBP, **corticosteroides sistêmicos** também têm sido usados para tratar DBP em evolução e estabelecida. Em lactentes ventilados mecanicamente, eles melhoram a mecânica pulmonar, permitem o desmame de suporte ventilatório e suplementação de O_2 e facilitam a extubação. Quando administrados com menos de 7 dias de vida, os benefícios a longo prazo incluem necessidade reduzida de O_2 nas 36 semanas de IPM, melhor sobrevida e menor precisão de O_2 em casa. Efeitos adversos a curto prazo incluem hiperglicemia, hipertensão e cardiomiopatia obstrutiva hipertrófica transitória; os a longo prazo incluem osteopenia, retinopatia grave da prematuridade (ROP), exame neurológico anormal, crescimento cerebral deficiente, comprometimento do neurodesenvolvimento e PC. Embora metanálises sugiram que efeitos adversos a longo prazo no neurodesenvolvimento possam ser atenuados pela utilização pós-natal posterior, o uso aberto de corticosteroides em grupos de controle torna a análise de segurança pouco confiável. Uma estratégia que utiliza uma dose cumulativa baixa (0,89 mg/kg por 10 dias) em prematuros que permanecem dependentes de ventilador após 7 dias de vida (e, portanto, têm alto risco de desenvolver DBP) facilita o desmame de suporte ventilatório e oxigênio e promove extubação bem-sucedida sem impacto nos resultados a longo prazo, incluindo a incidência de DBP ou comprometimento do neurodesenvolvimento. No entanto, ainda faltam ensaios clínicos randomizados (ECR) com poder adequado para avaliar a segurança. A controvérsia sobre o uso apropriado de corticosteroides sistêmicos para prevenir e/ou tratar DBP está em andamento e, até que evidências adicionais estejam disponíveis, seu uso permanece limitado a pacientes com insuficiência respiratória grave (dependente de ventilador acima de 7 a 14 dias de vida com necessidades de suporte de oxigênio significantes) e alto risco de morte iminente.

Em um esforço para evitar efeitos colaterais de corticosteroides sistêmicos, os **corticosteroides inalados** (budesonida, fluticasona e beclometasona) têm sido descritos como terapia anti-inflamatória alternativa na DBP em evolução ou estabelecida. Pequenos ECR e relatos de casos em RN com DBP moderada a grave estabelecida não demonstraram benefício significativo para a mecânica pulmonar ou redução na necessidade de suporte ventilatório ou de oxigênio.

Vasodilatadores pulmonares

Muitos RN com DBP moderada e grave em evolução ou estabelecida demonstram resistência vascular pulmonar causada por mau desenvolvimento microvascular pulmonar e vasorreatividade anormal. Em lactentes com DBP associada à hipertensão pulmonar, a exposição aguda até mesmo a níveis modestos de hipoxemia pode causar aumento abrupto da PAP. A manutenção de lactentes com DBP estabelecida e hipertensão pulmonar em níveis de SO_2 mais elevados (92 a 96%) pode reduzir a PAP de maneira eficaz. Para pacientes nos quais a suplementação de O_2 e o suporte de ventilação apropriados são ineficazes, o uso de **NOi** em baixa dose pode melhorar a oxigenação. Apesar de seu uso frequente, não há evidências que apoiem o uso de NOi para melhorar as funções pulmonar e cardíaca ou a oxigenação na DBP em evolução. Diversas séries de casos relataram o uso de inibidor da fosfodiesterase-5 **sildenafila** no tratamento da hipertensão pulmonar em DBP estabelecida moderada a grave. Apesar de seu uso generalizado, nenhum ECR avaliou a segurança e a eficácia do sildenafila em prematuros com DBP. No entanto, muitos especialistas recomendam um teste com doses baixas de sildenafila (1 mg/kg/dose, a cada 8 h) para lactentes com evidência de hipertensão pulmonar e instabilidade respiratória persistente, apesar de suporte ventilatório e oxigênio adequados.

Suporte respiratório crônico

Faltam evidências para orientar o manejo respiratório na DBP em evolução e estabelecida. A experiência sugere que a manutenção da CRF com suporte adequado de pressão positiva (com apoio não invasivo sempre que possível) promove o crescimento e o desenvolvimento pulmonar ideais. A manutenção da CPAPn até que o estado respiratório melhore e a dependência de oxigênio seja resolvida, com a transição subsequente diretamente para o ar ambiente, pode ser benéfica, mas não é baseada em evidências. A manutenção da terapia com cafeína pode facilitar a respiração espontânea e o desmame do suporte ventilatório. A DBP grave estabelecida com doença pulmonar cística e heterogênea requer ventilação mecânica prolongada. Um longo tempo inspiratório é necessário para ventilar adequadamente as unidades pulmonares doentes, e o tempo expiratório apropriado é necessário para permitir a expiração. O uso de uma estratégia de baixa frequência (< 20 a 30 rpm) e tempo inspiratório longo (≥ 0,6 segundo) é geralmente necessário. Para obter ventilação minuto apropriada, são necessários volumes correntes maiores (10 a 12 mℓ/kg). A PEEP maior (frequentemente > 6 a 8 cm) pode ser necessária para atingir expansão adequada e minimizar o aprisionamento de gás causado pelo colapso dinâmico das vias respiratórias. O desmame gradual dos ajustes do ventilador deve ser tentado conforme o neonato cresce e a doença pulmonar melhora, mas a incidência de morte ou colocação de traqueostomia para ventilação crônica pode chegar a 20%. Com 2 a 3 anos, a maioria dos pacientes submetidos a traqueostomia para DBP grave é retirada da ventilação mecânica com sucesso.

PROGNÓSTICO

Em comparação com prematuros extremos sem DBP, os neonatos com DBP têm maiores taxas de comprometimento do neurodesenvolvimento e da difusão pulmonar, sibilos e obstrução ao fluxo respiratório, reinternação e mortalidade. O risco dessas complicações aumenta com a gravidade da DBP. Ventilação mecânica prolongada, HIVent, hipertensão pulmonar, *cor pulmonale* e dependência de oxigênio após o primeiro ano de vida são sinais de pior prognóstico. A mortalidade em lactentes com DBP varia de 10 a 25% e é mais alta naqueles que permanecem dependentes do ventilador por mais de 6 meses. Insuficiência cardiorrespiratória associada a *cor pulmonale* e infecção adquirida (vírus sincicial respiratório) são causas comuns de óbito. Neonatos correm risco de infecções graves por VSR e devem receber terapia profilática (ver Capítulo 287).

A função pulmonar melhora lentamente na maioria dos sobreviventes por causa do reparo pulmonar em curso e do período natural de crescimento e alveolização pulmonar. A *reinternação* por comprometimento da função pulmonar é mais comum durante os primeiros 3 anos de vida e é muito mais comum em lactentes que necessitam de suporte respiratório na alta hospitalar. A incidência de asma diagnosticada, uso de broncodilatadores e sibilância é elevada. Apesar de uma diminuição gradual na frequência dos sintomas, a persistência dos sintomas respiratórios e os resultados anormais dos testes de função pulmonar são mensuráveis em crianças, adolescentes e adultos jovens. Embora nem sempre seja clinicamente aparente, o teste de função pulmonar revela consistentemente a capacidade de exercício prejudicada, a capacidade de difusão pulmonar reduzida e a obstrução persistente do fluxo expiratório. Tomografia computadorizada (TC) do tórax de alta resolução ou ressonância magnética (RM) em crianças e adultos com história de DBP revelam anomalias pulmonares que se correlacionam diretamente com o grau de anormalidade da função pulmonar. A saúde pulmonar a longo prazo nos sobreviventes de DBP é desconhecida; como as trajetórias de desenvolvimento da função pulmonar permanecem anormais neles, surgiram preocupações destacando o potencial de enfisema pulmonar, doença pulmonar obstrutiva crônica e doença vascular pulmonar, resultando em disfunção pulmonar debilitante precoce.

Outras complicações da DBP são falha no crescimento, comprometimento do neurodesenvolvimento e estresse parental, além de sequelas da terapia, como nefrolitíase, osteopenia e desequilíbrio eletrolítico. Problemas nas vias respiratórias, como paralisia das pregas vocais, estenose subglótica e traqueomalacia, são comuns e podem agravar ou causar hipertensão pulmonar. A estenose subglótica pode exigir traqueostomia ou procedimento anterior com divisão cricoide para aliviar a obstrução das vias respiratórias superiores. Complicações cardíacas da DBP incluem hipertensão pulmonar, *cor pulmonale*, hipertensão arterial sistêmica, hipertrofia ventricular esquerda e desenvolvimento de vasos colaterais aortopulmonares, as quais podem causar insuficiência cardíaca se forem grandes.

A bibliografia está disponível no GEN-io.

122.5 Persistência do Canal Arterial

Shawn K. Ahlfeld

INCIDÊNCIA E FISIOPATOLOGIA

Alguns neonatos com SDR podem ter *shunt* (desvio) clinicamente significativo através da **PCA**. O fechamento tardio ocorre 72 horas após o nascimento em quase todos os RNT. Em 65% dos RNPT abaixo de 30 semanas de IG, o ducto é patente na mesma idade. Fatores de risco para o atraso no fechamento do canal arterial incluem hipoxia, acidose, aumento da pressão pulmonar secundária à vasoconstrição, hipotensão sistêmica, imaturidade e liberação local de prostaglandinas, que dilatam o canal arterial. O *shunt* através da PCA pode ser inicialmente bidirecional ou da direita para a esquerda. Quando a SDR é resolvida, a RVP diminui, e pode ocorrer *shunt* da esquerda para a direita, levando a uma sobrecarga do volume ventricular esquerdo (VE) e ao edema pulmonar.

MANIFESTAÇÕES CLÍNICAS

As manifestações da PCA podem incluir: (1) precórdio hiperdinâmico, pulsos periféricos amplos, pressão de pulso alargada e sopro sistólico contínuo ou semelhante a uma máquina; (2) evidência radiográfica de cardiomegalia e vasculatura pulmonar proeminente; (3) hepatomegalia; (4) aumento da dependência de oxigênio; (5) retenção de CO_2; (6) insuficiência renal. Em geral, neonatos com PCA hemodinamicamente significativa requerem aumento de suporte ventilatório e oxigênio. O diagnóstico é confirmado por ecocardiograma de PCA com imagem de fluxo com Doppler mostrando *shunt* bidirecional ou da esquerda para a direita.

TRATAMENTO

O manejo da PCA é controverso e as evidências para orientar o tratamento são limitadas. Existem 3 tipos de "fechamento" para esse manejo: profilático antes de haver sinais de PCA; de PCA assintomático, mas detectado clinicamente; e de PCA sintomático. As intervenções para encorajar o fechamento do canal são restrição de líquidos, uso de inibidores da ciclo-oxigenase (COX) (indometacina ou ibuprofeno) e ligadura cirúrgica. Os benefícios a curto prazo de qualquer terapia devem ser avaliados em relação aos efeitos adversos, como disfunção renal transitória e desequilíbrios de fluidos associados à indometacina.

No momento da alta, a maioria dos RNPT extremos (> 90%), apresenta fechamento espontâneo do canal arterial. O fechamento ductal espontâneo pode ser facilitado por medidas gerais de suporte, incluindo a prevenção precoce (< 7 dias de vida) da administração excessiva de fluidos e o uso criterioso de diuréticos para controlar o edema pulmonar. No entanto, na primeira semana de vida, em 30% dos RN com peso ao nascer < 1.500 g e em 70% dos < 1.000 g, a PCA se mantém. Embora muitos prematuros com PCA contínua permaneçam clinicamente estáveis enquanto aguardam o fechamento espontâneo, aproximadamente 60% dos RN < 1.000 g desenvolverão instabilidade clínica significativa (hipotensão, insuficiência renal e agravamento da insuficiência respiratória secundária ao edema pulmonar). O fechamento farmacológico e cirúrgico do ducto pode ser indicado no prematuro com PCA moderada a grande e hemodinamicamente significativa quando houver atraso na melhora clínica ou deterioração.

Fechamento farmacológico

O fechamento farmacológico da PCA foi descrito utilizando inibidores da COX que impedem a produção de prostaglandinas, com eficácia equivalente e perfis de segurança descritos para o ibuprofeno e a indometacina. A eficácia da terapia farmacológica é inversamente proporcional à IG e pós-natal, e o fechamento é mais provável quando a medicação é administrada antes de 14 a 21 dias de vida. No entanto, o fechamento bem-sucedido foi relatado até 8 semanas de vida. Cerca de 20 a 40% dos RN que usam indometacina ou ibuprofeno demonstram falha no tratamento, e desses, 10 a 20% requerem uma eventual ligadura cirúrgica. Taxas de recorrência após tratamento farmacológico bem-sucedido em geral são baixas (< 15%). Nenhuma das terapias afeta significativamente as taxas de ECN, DBP ou mortalidade.

As **contraindicações gerais** à indometacina e ao ibuprofeno são trombocitopenia (< 50.000 plaquetas/mm³), hemorragia ativa (incluindo HIVent grave), ECN ou perfuração intestinal isolada e creatinina plasmática elevada (> 1,8 mg/dℓ) ou oligúria (débito urinário < 1 mℓ/kg/h). É importante ressaltar que o uso concomitante de hidrocortisona e indometacina em RNPT extremos deve ser evitado, pois a combinação está associada a aumento dramático da perfuração intestinal espontânea. Apesar da indometacina reduzir o fluxo sanguíneo mesentérico, estudos sugerem que a alimentação enteral trófica de baixo volume durante a administração é segura.

A **indometacina** profilática administrada nas primeiras 72 horas de vida em RNPT com peso ao nascer < 1.000 g reduz a incidência de HIVent grave (grau III/IV), hemorragia pulmonar, PCA sintomática e necessidade de ligadura cirúrgica. Embora implicados com frequência em perfuração intestinal espontânea e ECN, os ECR não conseguiram demonstrar que a indometacina aumenta significativamente o risco. Os efeitos colaterais a curto prazo são reduções no fluxo sanguíneo cerebral, mesentérico e renal. A oligúria não responsiva à terapia diurética é observada com frequência. Os regimes posológicos para a indometacina variam consideravelmente, mas em geral são administrados em 3 dosagens, com intervalos a cada 12 a 24 h, em infusão IV lenta (0,1 a 0,2 mg/kg/dose por 30 minutos). Pode-se tentar a repetição do ciclo se o canal não fechar ou reabrir, mas os ciclos adicionais (> 2) não parecem ser eficazes. Ciclos mais longos (5 a 7 dias) de indometacina não são recomendados por causa do aumento do risco de ECN em um estudo.

O **ibuprofeno** é tão eficaz quanto a indometacina no fechamento de PCA, mas o ibuprofeno está associado a taxas reduzidas de oligúria e uma diminuição pequena, mas significativa, do tempo de ventilação mecânica. Embora dosagens mais altas possam melhorar as taxas de fechamento nos RN mais imaturos, o esquema posológico IV ou enteral típico para o ibuprofeno é de 10 mg/kg para 1 dosagem, seguido de 2 dosagens de 5 mg/kg a cada 24 horas. Assim como ocorrer com a indometacina, pode ser considerado um ciclo repetido, mas ciclos adicionais de ibuprofeno não são eficazes nem recomendados. O risco de ECN não aumenta com a indometacina; porém, em comparação, o ibuprofeno reduz o seu risco relativo. Ao contrário da indometacina, o ibuprofeno não demonstrou redução no risco de HIVent grave. Ibuprofeno enteral pode ser mais eficaz em comparação com o IV. Não se sabe se o ibuprofeno associada à hidrocortisona resulta em aumento do risco de perfuração intestinal espontânea.

Estudos preliminares sugerem que o **paracetamol** pode ser um fármaco eficaz para fechar a PCA com menos efeitos colaterais do que os agentes existentes.

Ligadura cirúrgica

O RN cuja PCA sintomática não apresenta resultado positivo para fechamento com intervenções farmacológicas ou apresenta contraindicações para o uso de inibidores da COX é um candidato para o fechamento cirúrgico. Embora os benefícios a longo prazo não sejam claros, a ligadura cirúrgica em neonatos com < 28 semanas e < 1.250 g está associada à melhora da sobrevida. A mortalidade cirúrgica é muito baixa mesmo em RNEBP. No entanto, a **síndrome cardíaca pós-ligadura** – queda significativa na pressão arterial 6 a 12 horas após a ligadura do canal –, é observada em até 50% dos RNBP. A hipotensão tem sido atribuída ao aumento da resistência vascular sistêmica e à diminuição do retorno venoso pulmonar, resultando em comprometimento da pré-carga e função ventricular esquerda. Reanimação com fluidos, suporte inotrópico (com dobutamina ou milrinona) e hidrocortisona são geralmente eficazes. Outras complicações da cirurgia incluem: hemorragia; pneumotórax; quilotórax; síndrome de Horner; e lesão do nervo laríngeo recorrente, resultando em disfunção das cordas vocais. Ligadura inadvertida da artéria pulmonar esquerda ou arco aórtico transverso raramente tem sido relatada. Taxas elevadas de comprometimento do neurodesenvolvimento foram relatadas após a ligadura cirúrgica, embora uma relação causal permaneça incerta.

A bibliografia está disponível no GEN-io.

122.6 Taquipneia Transitória do Recém-Nascido

Shawn K. Ahlfeld

A taquipneia transitória do recém-nascido (TTRN) é uma síndrome clínica de taquipneia autolimitada associada à liberação tardia do fluido pulmonar fetal. Embora a incidência real seja provavelmente subnotificada, estima-se de 3 a 6:1.000 nascimentos a termo, o que torna a TTRN a etiologia mais comum de taquipneia no RN. Gestação gemelar, asma materna, prematuridade tardia, trabalho de parto prematuro, diabetes gestacional e cesariana sem trabalho de parto são fatores de risco associados. A liberação do fluido pulmonar fetal ocorre por meio de aumento da expressão dos canais de sódio epiteliais (CNaE) e da adenosina trifosfatase sódio-potássio (Na^+, K^+-ATPase) que impulsionam a reabsorção ativa de sódio (e, portanto, fluida). Acredita-se que a TTRN resulte de expressão ou atividade ineficaz de CNaE e Na^+, K^+-ATPase, o que retarda a absorção do fluido pulmonar fetal e resulta em diminuição da complacência pulmonar e impede as trocas gasosas.

TTRN é caracterizada pelo início precoce da taquipneia (> 60 rpm), algumas vezes com retrações, gemência expiratória e, ocasionalmente, cianose responsiva à suplementação mínima de O_2 (< 40%). A ausculta respiratória geralmente é limpa, sem crepitações ou sibilos. A RX do tórax demonstra vasculatura pulmonar peri-hilar proeminente, líquido nas cissuras interlobares e, raramente, pequenas efusões pleurais. Hipercapnia e acidose não são comuns. A insuficiência respiratória que requer suporte de pressão positiva (com CPAP ou ventilação mecânica) também é incomum, mas quando ocorre, em geral, é resolvida rapidamente (< 12 a 24 h). A maioria dos RN recupera-se apenas com cuidados de suporte, e, nas primeiras 24 a 72 h, a taquipneia e a necessidade de O_2 desaparecem lentamente. A diferenciação de TTRN transitória para SDR e outros distúrbios respiratórios (p. ex., pneumonia) pode ser difícil, considerando que a taquipneia transitória frequentemente é diagnóstico de exclusão. As características distintas da TTRN são recuperação rápida do paciente e ausência de achados radiográficos compatíveis com SDR (volumes pulmonares baixos, padrão reticulogranular difuso e broncogramas aéreos) ou outros distúrbios pulmonares.

O **tratamento** para TTRN é de suporte. Não há evidências que apoiem o uso de furosemida oral ou nebulização com epinefrina racêmica. Os β_2-agonistas inalatórios, como o salbutamol aumentam a expressão e ativação de CNaE e Na^+, K^+-ATPase e facilitam a eliminação de fluidos. Evidências sugerem que, quando administrado de forma precoce no curso da TTRN, o salbutamol pode melhorar a oxigenação, encurtar a duração da terapia com suplementação de O_2 e agilizar a recuperação.

A bibliografia está disponível no GEN-io.

122.7 Aspiração de Material Exógeno (Síndrome da Aspiração Fetal, Pneumonia por Aspiração)

Shawn K. Ahlfeld

Em decorrência do sofrimento fetal, muitas vezes os fetos iniciam movimentos respiratórios vigorosos no útero por causa da interferência com a suplementação de oxigênio através da placenta. Nessas condições, ele pode aspirar líquido amniótico contendo vérnix caseoso, células epiteliais, mecônio, sangue ou material do canal vaginal, o que pode bloquear as pequenas vias respiratórias e interferir na troca alveolar de O_2 e CO_2. Bactérias patogênicas podem acompanhar o material aspirado e desencadear pneumonia, mas até mesmo na ausência de infecção associada é possível observar desconforto respiratório acompanhado de evidências radiográficas de aspiração (Figura 122.7).

A broncoaspiração pós-natal também pode ocorrer em RN como resultado de prematuridade, fístula traqueoesofágica, obstrução esofágica

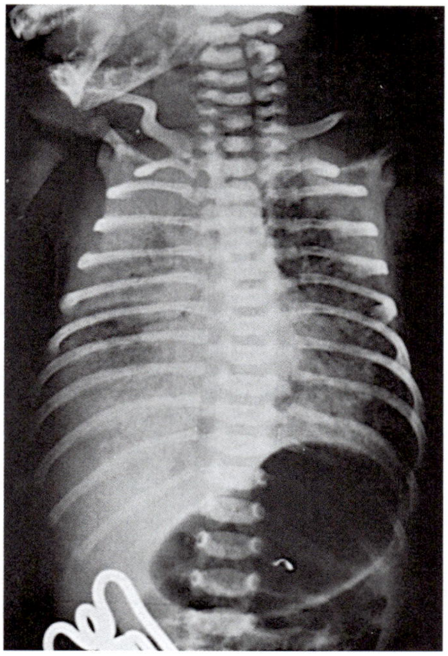

Figura 122.7 Síndrome fetal de aspiração (pneumonia por aspiração). Observe o padrão granular grosseiro com aeração irregular típica de sofrimento fetal pela aspiração de material contido no líquido amniótico, como vérnix caseoso, células epiteliais e mecônio. (*De Goodwin SR, Grave SA, Haberkern CM: Aspiration in intubated premature infants,* Pediatrics *75:85-88, 1985.*)

e duodenal, refluxo gastresofágico, técnica inadequada de alimentação e administração de fármacos depressores. Para evitar a aspiração de conteúdo gástrico, o estômago deve ser aspirado usando sonda mole pouco antes da cirurgia ou de outros procedimentos de grande porte que exijam anestesia ou sedação consciente. O tratamento de **pneumonia por aspiração** é sintomático e pode incluir suporte respiratório e antibióticos sistêmicos. A melhora gradual ocorre geralmente em um período de 3 a 4 dias.

122.8 Aspiração Meconial

Shawn K. Ahlfeld

O líquido amniótico tinto de mecônio é encontrado em 10 a 15% dos nascimentos e ocorre geralmente em RN a termo ou pós-termo. A **síndrome de aspiração meconial (SAM)** se desenvolve em 5% desses neonatos; 30% requerem ventilação mecânica; e 3 a 5% vão a óbito. De modo geral, mas não obrigatoriamente, o sofrimento fetal e a hipoxia ocorrem antes da passagem do mecônio para o líquido amniótico. RN manchados de mecônio podem nascer deprimidos e precisar de reanimação na sala de parto. A Figura 122.8 mostra a fisiopatologia da SAM. RN com SAM apresentam risco aumentado para **HPP** (ver Capítulo 122.9).

MANIFESTAÇÕES CLÍNICAS

Tanto no útero quanto com a primeira respiração, o mecônio particulado e espesso é aspirado para dentro dos pulmões. A obstrução das pequenas vias respiratórias pode produzir desconforto respiratório nas primeiras horas, com taquipneia, retrações, gemência e cianose observados em RN gravemente afetados. A obstrução parcial de algumas dessas vias pode levar a pneumomediastino, pneumotórax ou ambos. A hiperdistensão do tórax pode ser acentuada. Essa condição apresenta melhora geralmente dentro de 72 h, mas pode evoluir com necessidade de ventilação assistida, sendo esse um indício de agravamento do quadro clínico com alto risco de mortalidade. A taquipneia pode persistir durante muitos dias ou até mesmo semanas. A RX do tórax típica é

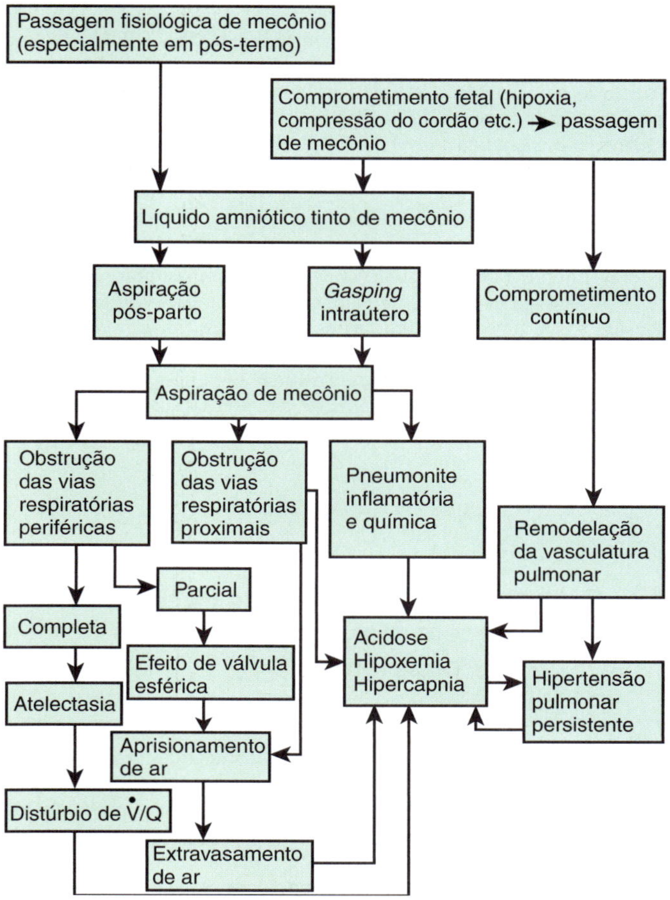

Figura 122.8 Fisiopatologia da passagem de mecônio e síndrome de aspiração meconial. V̇/Q, relação ventilação-perfusão. (*De Wiswell TE, Bent RC: Meconium staining and the meconium aspiration syndrome: unresolved issues,* Pediatr Clin North Am *40:955-981, 1993.*)

caracterizada por infiltrados irregulares e grosseiros em ambos campos pulmonares, aumento do diâmetro anteroposterior e retificação do diafragma. Uma RX do tórax normal em RN com hipoxemia grave e sem qualquer malformação cardíaca sugere o diagnóstico de hipertensão pulmonar.

PREVENÇÃO

O risco de aspiração meconial pode ser reduzido pela identificação rápida do sofrimento fetal e início imediato do parto na presença de desaceleração tardia da frequência cardíaca fetal ou variabilidade insatisfatória dos batimentos cardíacos fetais. Apesar do entusiasmo inicial com a amnioinfusão, esse procedimento não reduz o risco de SAM, de parto cesáreo ou outros indicadores importantes de morbidade neonatal ou materna. A aspiração nasofaríngea intraparto em RN com líquido amniótico tinto de mecônio não reduz o risco de SAM. A rotina de intubação e aspiração traqueal de neonatos deprimidos (aqueles com hipotonia, bradicardia ou esforço respiratório diminuído) nascidos em líquido tinto de mecônio não é eficaz na redução da SAM ou outros desfechos adversos maiores nem é recomendada para reanimação neonatal.

TRATAMENTO

O tratamento da SAM inclui medidas de suporte e tratamento padrão para o desconforto respiratório. O efeito benéfico da pressão média nas vias respiratórias com suplementação de O_2 deve ser ponderado pelo risco aumentado de pneumotórax. A administração de surfactante exógeno e/ou NOi para RN com SAM e insuficiência respiratória hipoxêmica, ou com hipertensão pulmonar exigindo ventilação mecânica, reduz a necessidade de oxigenação por membrana extracorpórea (ECMO), a qual é necessária para a maioria dos RN gravemente afetados que não respondem à terapia com NOi. Em neonatos com SAM que não demonstram sinais de sepse, não existe indicação para a terapia antibiótica de rotina. A aspiração meconial grave pode ser complicada por HPP. Pacientes com SAM refratários à ventilação mecânica convencional podem se beneficiar com uso de VAF ou ECMO (ver Capítulo 122.9).

PROGNÓSTICO

A taxa de mortalidade em RN com líquido tinto de mecônio é consideravelmente mais elevada do que naqueles com líquido amniótico claro. A redução nos óbitos neonatais causados pela SAM nas últimas décadas está relacionada com o aprimoramento nos cuidados obstétricos e neonatais. Problemas pulmonares residuais são raros, mas incluem tosse sintomática, sibilância e hiperinsuflação persistente por até 5 a 10 anos. O prognóstico final depende da extensão da lesão do SNC por asfixia e da presença de problemas associados, como hipertensão pulmonar.

A bibliografia está disponível no GEN-io.

122.9 Hipertensão Pulmonar Persistente do Recém-Nascido (Circulação Fetal Persistente)

Shawn K. Ahlfeld

A hipertensão pulmonar persistente do recém-nascido (HPPRN) ocorre em neonatos a termo e pós-termo na maioria das vezes. Fatores predisponentes incluem: asfixia ao nascimento; SAM; sepse neonatal precoce; SDR; hipoglicemia; policitemia; uso materno de fármacos anti-inflamatórios não esteroidais com redução intraútero do canal arterial e inibidores seletivos de recaptação de serotonina no terceiro trimestre de gestação; hipoplasia pulmonar causada por hérnia diafragmática; perda de líquido amniótico; e oligoidramnia ou efusões pleurais. Muitas vezes, a HPPRN é idiopática. Alguns pacientes acometidos apresentam baixas concentrações de arginina plasmática e de metabólitos do NO, além de polimorfismos do gene codificante da enzima carbamoilfosfato sintetase e achados compatíveis com possível defeito sutil na produção de NO. A incidência é de 1:500 a 1.500 nascidos vivos, com uma ampla variação entre os centros clínicos. Independentemente da etiologia da HPPRN, hipoxemia grave por desvio da direita para a esquerda e $Pa{CO_2}$ normal ou elevada estão presentes (Figura 122.9).

FISIOPATOLOGIA

A persistência do padrão circulatório fetal de *shunt* da direita para a esquerda através da PCA e do forame oval (FO) após o nascimento é resultado de RVP excessivamente elevada. A RVP fetal geralmente é elevada quando comparada à pressão sistêmica fetal ou pressão pulmonar pós-natal. Essa condição fetal normalmente permite o desvio de sangue venoso umbilical oxigenado para o átrio esquerdo (e cérebro) através do FO, desviando o fluxo sanguíneo dos pulmões pelo canal arterial para aorta descendente. Após o nascimento, é normal a RVP diminuir rapidamente como consequência de vasodilatação secundária a insuflação pulmonar, aumento na $Pa{O_2}$ pós-natal, redução na $Pa{CO_2}$, aumento no pH e liberação de substâncias vasoativas. O aumento da RVP neonatal pode ser por: (1) **não adaptação** resultante de lesão aguda (não demonstrando vasodilatação normal em resposta ao aumento de O_2 e outras alterações após o nascimento); (2) resultado do espessamento muscular medial da artéria pulmonar com extensão das camadas de musculatura lisa até arteríolas pulmonares mais periféricas, as quais geralmente não apresentam camada muscular em resposta à hipoxia fetal crônica; (3) consequência da **hipoplasia pulmonar** (hérnia diafragmática e síndrome de Potter); ou (4) **obstrutiva** como resultado de policitemia, retorno venoso pulmonar anômalo total (RVPAT) ou distúrbios congênitos difusos do desenvolvimento pulmonar acinar.

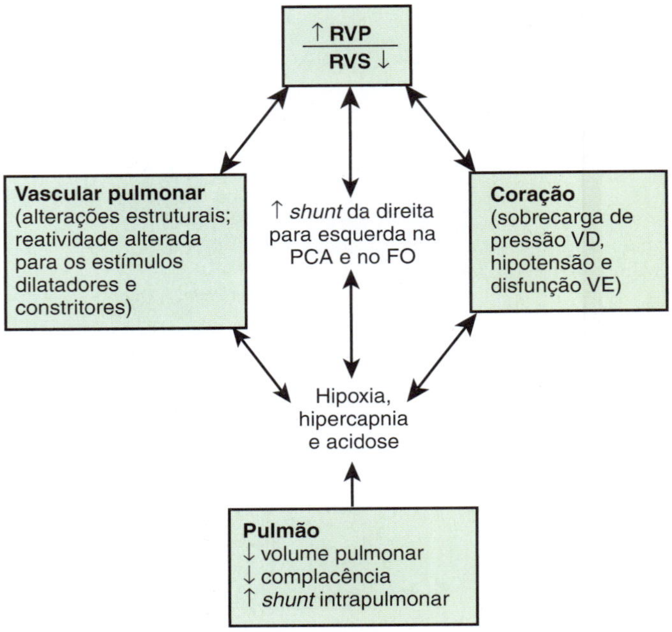

Figura 122.9 Interações cardiopulmonares na hipertensão pulmonar persistente do recém-nascido. FO, forame oval; PCA, persistência do canal arterial; RVP, resistência vascular pulmonar; RVS, resistência vascular sistêmica; VD, ventrículo direito; VE, ventrículo esquerdo. (*De Kinsella JP, Abman SH: Recent developments in the pathophysiology and treatment of persistent pulmonary hypertension of the newborn*, J Pediatr *126:853-864, 1995.*)

MANIFESTAÇÕES CLÍNICAS

Em geral, a HPPRN se manifesta na sala de parto ou nas primeiras 12 h após o nascimento. O tipo idiopático ou relacionado com policitemia, hipoglicemia, hipotermia ou asfixia pode resultar em cianose grave e dificuldade respiratória. No entanto, os sinais iniciais de desconforto respiratório podem ser mínimos em alguns casos. Os RN que apresentam HPPRN associada com aspiração meconial, pneumonia estreptocócica do grupo B, hérnia diafragmática ou hipoplasia pulmonar geralmente manifestam cianose, gemência, rubor, retrações, taquicardia e choque. É possível ocorrer o envolvimento de múltiplos órgãos (Tabela 119.2). Isquemia miocárdica, disfunção do músculo papilar com regurgitação mitral e tricúspide e disfunção biventricular produzem choque cardiogênico com redução no fluxo sanguíneo pulmonar, perfusão tecidual e distribuição de O_2.

A hipoxemia costuma ser instável e desproporcional aos achados nas radiografias de tórax. Na HPPRN associada com asfixia e idiopatia, os achados da radiografia de tórax são geralmente normais, enquanto na HPPRN associada com **pneumonia** e **hérnia diafragmática**, opacificação do parênquima e intestino/fígado no tórax, respectivamente, são observados.

DIAGNÓSTICO

Independentemente da história pré-natal, deve-se suspeitar de HPPRN em todos os RNT com cianose. A hipoxemia é universal e intermitentemente irresponsiva à administração de O_2 a 100% fornecido pelo capacete de oxigenação. Melhora transitória pode ocorrer em resposta à hiperventilação hiperóxica administrada por VPP. Um gradiente de Pa_{O_2} ou Sa_{O_2} entre os sítios pré-ductal (artéria radial direita) e pós-ductal (artéria umbilical) sugere *shunt* da direita para a esquerda através do canal arterial. *Shunt* intracardíaco através do FO patente não leva a um gradiente de $Pa{O_2}$ ou $Sa{O_2}$.

A ecocardiografia em tempo real combinada com imagens de fluxo com Doppler é muito útil na avaliação de HPPRN. O achatamento durante a sístole do septo interventricular pode ser usado para estimar o grau de hipertensão pulmonar quando a pressão sistólica ventricular direita se aproxima da ventricular esquerda. A velocidade de pico do jato de regurgitação da valva tricúspide, quando presente, mostra uma estimativa da pressão sistólica ventricular direita. Do mesmo modo, a direção e a velocidade do *shunt* através da PCA fornecem uma comparação quantitativa entre as pressões da artéria pulmonar e aórtica. Em casos avançados, o *shunt* da direita para a esquerda ou bidirecional através da PCA e do FO pode ser observado.

O diagnóstico diferencial de HPPRN inclui cardiopatia cianótica (especialmente RVPAT obstruído), estenose idiopática da veia pulmonar, síndromes congênitas de deficiência de surfactante, trombose da artéria pulmonar e distúrbios congênitos difusos do desenvolvimento pulmonar acinar (displasia acinar, displasia alveolar congênita e DAC com desalinhamento das veias pulmonares).

A **DAC** é uma doença autossômica recessiva rara do desenvolvimento pulmonar distal, altamente letal, caracterizada por desenvolvimento lobular imaturo e densidade capilar reduzida. Lactentes com DAC apresentam HPPRN idiopática, demonstrando pouca ou nenhuma doença pulmonar parenquimatosa e hipoxemia profunda. Mais de 60% dos lactentes com DAC manifestam hipoxemia e insuficiência respiratória dentro de 48 h após o nascimento, enquanto alguns com doença leve apresentam depois de 6 meses. O diagnóstico é feito com necropsia em 90% dos casos. Os achados incluem septos alveolares espessados; aumento da muscularização das arteríolas pulmonares; número reduzido de capilares, com os capilares restantes demonstrando aposição anormal à interface aérea; e desalinhamento das veias intrapulmonares. Malformações extrapulmonares do sistema geniturinário, gastrintestinal ou cardiovascular estão presentes em até 80% dos casos. Mutações no gene do fator de transcrição *FOXFI* foram identificadas em até 40% dos casos, mas o diagnóstico continua a ter como base características clínicas e histopatológicas. A DAC é uniformemente letal e deve ser pressuposta em RN com HPPRN idiopática que não respondem à terapia farmacológica máxima, ou quando os sintomas se repetem após o desmame bem-sucedido da ECMO. Em um relatório da ECMO do Reino Unido, até 14% dos lactentes que falharam na ECMO foram diagnosticados com DAC. Não importa o momento de apresentação, a DAC é uniformemente fatal e o transplante pulmonar continua a ser a única terapia experimental.

TRATAMENTO

A terapia para HPPRN é direcionada para corrigir qualquer condição predisponente (p. ex., hipoglicemia e policitemia) e melhorar a oxigenação tecidual. A resposta à terapia é com frequência imprevisível, transitória e agravada por efeitos adversos de fármacos ou ventilação mecânica.

RN com HPPRN são geralmente tratados sem hiperventilação ou alcalinização. Ventilação suave com normocapnia ou hipercapnia permissiva e prevenção da hipoxemia produzem resultados excelentes e baixa incidência de doença pulmonar crônica e uso de ECMO.

Considerando a instabilidade e a capacidade dos RN com HPPRN de lutar contra a ventilação mecânica, é comum a necessidade de **sedação**. O uso de agentes paralisantes é controverso e reservado para o RN que não pode ser tratado somente com sedativos. Relaxantes musculares podem promover atelectasia das regiões pulmonares dependentes e desajustar a relação ventilação/perfusão, e também estar associados com aumento do risco de morte.

Com frequência, a **terapia inotrópica** é necessária para manter pressão arterial sistêmica e perfusão. Enquanto a dopamina é usada muitas vezes como agente de primeira linha, outros agentes, como dobutamina, epinefrina e milrinona podem ser úteis quando a contratilidade miocárdica é insatisfatória. Alguns RN mais graves com HPPRN demonstram hipotensão refratária à administração de fármacos vasopressores. Esse processo é resultado da dessensibilização do sistema cardiovascular às catecolaminas por doença devastadora e insuficiência suprarrenal relativa. A hidrocortisona atua de forma rápida, aumentando a expressão do receptor adrenérgico cardiovascular e serve como substituto hormonal em casos de insuficiência suprarrenal.

O **NOi** é uma molécula derivada do endotélio que relaxa a musculatura lisa vascular e pode ser fornecido aos pulmões por inalação. *O seu uso reduz em cerca de 40% a necessidade de ECMO*. A dosagem ideal para o início da NOi é de 20 ppm. Dosagens mais elevadas não demonstraram mais eficácia e estão associadas a efeitos colaterais, incluindo metemoglobinemia e aumento dos níveis de dióxido de nitrogênio, um agente pulmonar irritante. A maioria dos RN necessita de NOi por < 5 dias. Embora venha sendo usado como terapia a longo prazo em crianças e adultos com HPP, a dependência prolongada é rara em RN e sugere presença de hipoplasia pulmonar, doença cardíaca congênita ou DCA. O período máximo e seguro de duração da terapia com NOi é desconhecido. A dosagem pode ser reduzida de forma gradual até 5 ppm após 6 a 24 h de terapia e, em seguida, diminuída lentamente até a suspensão, quando a FI_{O_2} for < 0,6 e a dosagem de NOi estiver em 1 ppm. A interrupção repentina deve ser evitada porque pode ocasionar hipertensão pulmonar de rebote. O NOi deve ser usado somente em instituições que ofereçam suporte de ECMO ou tenham como transportar uma criança sob essa terapia, se for necessário o encaminhamento para a ECMO. Algumas crianças com HPPRN não respondem adequadamente ao NOi. A terapia com prostaciclina IV contínua ou inalada (prostaglandina I_2) tem melhorado a oxigenação e o desfecho em crianças com HPPRN. A segurança e eficácia do sildenafila (inibidor de fosfodiesterase tipo 5) em RN com HPPRN está sob investigação e os resultados iniciais são promissores.

Em 5 a 10% dos pacientes com HPPRN, a resposta a O_2 a 100%, ventilação mecânica e fármacos é insatisfatória, e muitos desses lactentes se beneficiam da ECMO. Dois parâmetros foram usados para prever mortalidade, gradiente de oxigênio alveoloarterial (PA_{O_2}-PaO_2) e índice de oxigenação (IO) nesses pacientes, calculado como FIO_2 (como %) × MAP/PaO_2. PaO_2-PaO_2 > 620 durante 8 a 12 h e IO > 40 irresponsivo ao NOi indicam previsão de taxa de mortalidade elevada (> 80%) e são indicações para ECMO. No tratamento de crianças doentes em estado grave, cuidadosamente selecionadas, com insuficiência respiratória hipoxêmica causada por SDR, pneumonia por aspiração meconial, hérnia diafragmática congênita (HDC), HPPRN ou sepse, a ECMO melhora significativamente a sobrevida.

A **ECMO** é uma forma de circulação extracorpórea que otimiza a perfusão sistêmica e fornece troca gasosa. A maior parte das experiências tem sido com o *bypass venoarterial*, o qual requer ligadura da artéria carótida e colocação de cateteres de grande calibre na veia jugular interna direita e na artéria carótida. *Bypass venovenoso* evita a ligadura da artéria carótida e fornece troca gasosa, mas não mantém o débito cardíaco. O sangue é bombeado inicialmente através do circuito da ECMO em uma taxa aproximada de 80% do débito cardíaco estimado, 150 a 200 mℓ/kg/min. O retorno venoso passa uma membrana oxigenadora, é reaquecido e retorna para o arco aórtico na ECMO venoarterial e ao átrio direito na ECMO venovenosa. Os valores de saturação venosa de O_2 são usados para monitorar o fornecimento de O_2 tecidual e a extração subsequente em crianças submetidas à ECMO venoarterial, enquanto os valores de Sa_{O_2} são usados para monitorar a oxigenação de lactentes que recebem ECMO venovenosa.

Como a ECMO requer heparinização completa para prevenir coágulos no circuito, geralmente evita-se o seu uso em pacientes com hemorragia intracraniana existente ou de alto risco para desenvolvimento de HIVent (peso < 2 kg, IG < 34 semanas). Além disso, crianças consideradas para ECMO devem apresentar doença pulmonar reversível, falta de sangramento sistêmico, ausência de asfixia grave ou malformações letais e ter sido ventiladas por um período anterior a 10 dias. Complicações da ECMO incluem: tromboembolismo; embolização de ar; sangramento; choque; convulsões; atelectasia; icterícia colestática; trombocitopenia, neutropenia; hemólise; complicações infecciosas por transfusões sanguíneas; formação de edema; e hipertensão arterial sistêmica.

PROGNÓSTICO

A sobrevida em pacientes com HPPRN varia de acordo com o diagnóstico subjacente. Resultados a longo prazo estão relacionados a **encefalopatia hipóxico-isquêmica** associada e capacidade de redução da RVP. O prognóstico a longo prazo para os acometidos que sobrevivem após tratamento com hiperventilação é comparável ao daqueles com doenças subjacentes de gravidade equivalente (p. ex., asfixia ao nascimento, hipoglicemia e policitemia). O desfecho para aqueles tratados com ECMO também é favorável. Um percentual superior a 80 a 90% tem sobrevida, e 60 a 75% deles parecem normais com 1 a 3,5 anos.

A bibliografia está disponível no GEN-io.

122.10 Hérnia Diafragmática

Shawn K. Ahlfeld

A *hérnia diafragmática* é definida como uma comunicação entre as cavidades torácica e abdominal com ou sem conteúdo abdominal no tórax (Figura 122.10). A etiologia é normalmente congênita, mas pode ser traumática. Sintomas e prognóstico dependem da localização de defeito e anomalias associadas. O defeito pode estar no hiato esofágico (**hérnia hiatal**); na região paraesofágica, adjacente ao hiato (**hérnia paraesofágica**; ver Capítulo 122.12); na região retroesternal (**hérnia do forame de Morgagni**; ver Capítulo 122.11); ou na porção posterolateral do diafragma (**hérnia de Bochdalek**). Na **HDC**, a hérnia Bochdalek é responsável por até 90% das hérnias observadas, com 80 a 90% delas ocorrendo no lado esquerdo. A hérnia de Morgagni é responsável por 2 a 6% das HDC. O tamanho do defeito é altamente variável, desde um pequeno orifício até a agenesia completa dessa área do diafragma. Essas lesões talvez causem desconforto respiratório significativo ao nascimento, podem estar associadas a outras anomalias congênitas e têm índice de morbidade e mortalidade expressivos a longo prazo. A sobrevida global demonstrada pelo Grupo de Estudo de HDC é de aproximadamente 70%, mas a sobrevivência é > 80% em muitos centros clínicos.

HÉRNIA DIAFRAGMÁTICA CONGÊNITA (BOCHDALEK)

Patologia e etiologia

Embora a HDC seja caracterizada por um defeito diafragmático estrutural, o principal fator limitante para a sobrevida é a **hipoplasia pulmonar** associada. Inicialmente, pensava-se que a hipoplasia pulmonar fosse causada apenas por compressão do pulmão pelo conteúdo abdominal herniado, o que prejudicava o crescimento pulmonar. No entanto, evidências mais recentes indicam que ela, ao menos em alguns casos, pode preceder o desenvolvimento do defeito diafragmático.

A hipoplasia pulmonar é caracterizada por redução da massa pulmonar e do número de divisões bronquiais, bronquíolos respiratórios e alvéolos. A patologia de hipoplasia pulmonar e HDC inclui septos anormais nos sáculos terminais, alvéolos espessados e arteríolas pulmonares mais grossas. Anormalidades bioquímicas abrangem deficiências relativas de surfactante, aumento de glicogênio nos alvéolos e redução dos níveis de fosfatidilcolina, DNA e proteína pulmonar totais, todos contribuindo para o mecanismo de troca gasosa limitada.

Epidemiologia

A incidência de HDC está entre 1:2.000 e 1:5.000 nascidos vivos, sendo o sexo feminino afetado duas vezes mais do que o masculino. Os defeitos são mais comuns no lado esquerdo (85%) e, eventualmente, bilaterais (< 5%). Hipoplasia pulmonar e má rotação intestinal fazem parte da lesão em si, desconsiderando-se anomalias associadas. A maioria das ocorrências é esporádica, mas houve relatos de casos familiares. Anomalias associadas foram relatadas em até 30% dos casos, incluindo lesões no SNC, atresia esofágica, onfalocele e lesões cardiovasculares. A HDC é reconhecida como parte de diversas síndromes cromossômicas: trissomias dos cromossomos 21, 13 e 18; e síndromes de Fryns, Brachmann de Lange, Pallister-Killian e Turner.

Diagnóstico e apresentação clínica

A HDC pode ser diagnosticada na US pré-natal entre 16 e 24 semanas de gestação em mais de 50% dos casos. A RM fetal de alta velocidade pode definir melhor a lesão. Achados de US podem incluir polidrâmnio, massa torácica, desvio do mediastino, bolha gástrica ou fígado na cavidade torácica e hidropisia fetal. Certos recursos de imagens podem prever o resultado; estes incluem a posição do fígado no tórax, o volume pulmonar total (VPT) observado/esperado e a relação pulmão/cabeça (RPC) observada/esperada. No entanto, nenhuma característica definitiva estabelece uma previsão confiável do resultado. Após o nascimento, solicita-se RX do tórax para confirmar o diagnóstico (Figura 122.11). Em alguns pacientes com massa torácica ecogênica, imagens complementares são necessárias. O diagnóstico diferencial pode incluir outros distúrbios do diafragma, como eventração ou lesão pulmonar cística (sequestro pulmonar e malformação adenomatoide cística).

A obtenção de um diagnóstico no início da gestação permite melhor acompanhamento do pré-natal, possíveis intervenções fetais e planejamento dos cuidados no pós-natal. Recomenda-se o encaminhamento para centro clínico especializado em obstetrícia de alto risco, cirurgia pediátrica e cuidados terciários de neonatologia. A pesquisa criteriosa de outras anomalias deve incluir ecocardiografia e amniocentese. Para evitar interrupção desnecessária da gravidez e expectativas fora da realidade, um grupo multidisciplinar experiente deve orientar cuidadosamente pais de criança diagnosticada com hérnia diafragmática.

O desconforto respiratório é sinal importante em lactentes com HDC e pode aparecer logo após o nascimento, ou haver um período de "lua de mel" de até 48 h durante o qual o bebê está relativamente estável. Quando é precoce no período de 6 h após o nascimento é considerado como um sinal de pior prognóstico. Caracteriza-se clinicamente por taquipneia, gemência, uso de musculatura acessória e cianose. Crianças com HDC também podem apresentar abdome escavado e aumento de diâmetro da parede torácica. Ruídos intestinais também podem ser auscultados no tórax com a redução bilateral de sons respiratórios. O *ictus* cardíaco pode ser deslocado contralateralmente à hérnia, caso tenha ocorrido o desvio do mediastino. Normalmente, RX do tórax e passagem de sonda nasogástrica são suficientes para confirmar o diagnóstico.

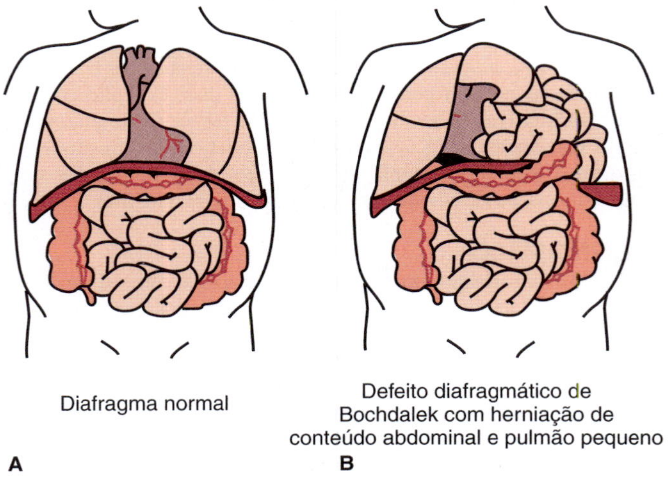

Figura 122.10 **A.** Diafragma normal separando cavidades abdominal e torácica. **B.** Hérnia diafragmática com um pulmão pequeno e conteúdo abdominal na cavidade torácica.

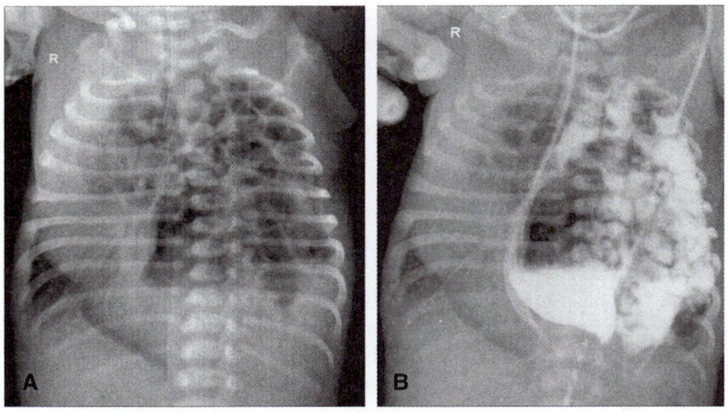

Figura 122.11 Hérnia de Bochdalek. **A.** Radiografia do tórax mostrando alças intestinais herniadas no hemitórax esquerdo, deslocamento do mediastino para o lado contralateral, redução grave do espaço pulmonar e campos pulmonares indefinidos bilateralmente. **B.** Radiografia do trato gastrintestinal superior mostrando estômago e alças intestinais coradas com contraste no hemitórax esquerdo. (*De Hu X, Liu B: Bochdalek hernia*, Lancet *392:60, 2018.*)

Um pequeno grupo de lactentes com HDC é identificado após o período neonatal. Pacientes com manifestação tardia dessa anormalidade podem apresentar vômitos decorrentes de obstrução intestinal ou sintomas respiratórios leves. Ocasionalmente, o encarceramento intestinal evolui para isquemia com sepse e choque. A hérnia diafragmática não reconhecida é uma causa rara de morte súbita em lactentes e crianças pequenas. A sepse pelo estreptococo do grupo B tem sido associada ao início tardio dos sintomas e à HDC (com frequência do lado direito).

Tratamento

Procedimento inicial

O nascimento em um centro terciário com experiência no manejo de HDC é necessário para fornecer suporte respiratório precoce e apropriado. Na sala de parto, RN com desconforto respiratório devem ser rapidamente estabilizados com intubação endotraqueal. *A ventilação com máscara facial durante um período prolongado na sala de parto causa dilatação no estômago e no intestino delgado, tornando a oxigenação mais difícil; sendo assim, deve ser evitada. Uma sonda nasogástrica ou orogástrica deve ser colocada imediatamente para descompressão.* Linhas arteriais (pré e pós-ductais) e venosas centrais (umbilicais) são obrigatórias, assim como cateter urinário e sonda nasogástrica. Um valor de saturação de oxigênio arterial pré-ductal $Sp_{O_2} \geq 85\%$ deve ser a meta mínima. Volutraumatismo é um problema significativo. *Ventilação suave com hipercapnia permissiva* reduz a lesão pulmonar, a necessidade de ECMO e a mortalidade. Os fatores que contribuem para a hipertensão pulmonar (hipoxia, acidose e hipotermia) devem ser evitados. O ecocardiograma é importante para orientar as decisões terapêuticas pela medição das pressões pulmonares e do sistema vascular, e definir se há disfunção cardíaca. O uso rotineiro de fármacos inotrópicos é indicado na presença de disfunção ventricular esquerda. Neonatos com HDC podem apresentar deficiência de surfactante. Embora o surfactante seja frequentemente utilizado, não existem estudos comprovando o benefício dessa substância no tratamento de HDC, o que pode precipitar a descompensação. Em crianças com insuficiência respiratória grave e hipoxemia, a sedação e a paralisia podem ser necessárias.

Estratégias de ventilação

Ventilação mecânica convencional, VAFO e ECMO são as três estratégias principais de suporte na insuficiência respiratória do RN com HDC. O objetivo é manter a oxigenação e a eliminação de CO_2 sem induzir volutraumatismo. A ventilação convencional com uma estratégia pulmonar protetora (PIP < 25, PEEP 3 a 5 cmH_2O), que permita hipercapnia permissiva (Pa_{CO_2} < 65 a 70 mmHg) é recomendada. A hipercapnia permissiva (em oposição à hiperventilação com alto PIP) reduz a lesão pulmonar e melhora a sobrevida. A VAFO como terapia de resgate está indicada se um PIP > 25 for necessário para manter a ventilação adequada ou caso a hipoxemia persista.

O NOi é um vasodilatador pulmonar seletivo. Seu uso reduz o *shunt* ductal e as pressões pulmonares, resultando em melhora da oxigenação. Embora o NOi seja útil na HPPRN, ensaios clínicos randomizados não demonstraram resultados de melhora na sobrevida ou na redução na exigência de ECMO quando usado em RN com HDC. Entretanto, ele é usado em pacientes com HDC como ponte para ECMO.

Oxigenação por membrana extracorpórea

A disponibilidade da ECMO e o benefício da estabilização pré-operatória têm melhorado a sobrevida de neonatos com HDC. A ECMO é a opção terapêutica para pacientes não responsivos à ventilação convencional ou com falha na VAFO. É usada frequentemente antes da reparação do defeito. Diversos critérios objetivos para a ECMO foram desenvolvidos. O peso de nascimento e o Apgar de 5 minutos podem ser os melhores preditores de resultados em pacientes tratados com ECMO. Não existe um limite de peso restrito para o procedimento, mas geralmente os vasos em neonatos < 1.800 a 2.000 g são muito pequenos para serem canulados.

O período de duração da ECMO para os RN com HD é mais longo (7 a 14 dias) do que para aqueles com HPPRN (circulação fetal persistente) ou aspiração meconial, e pode se estender até 2 a 4 semanas. O momento ideal de reparação do diafragma enquanto o paciente está em ECMO é controverso. Alguns especialistas preferem a reparação precoce para permitir sua duração maior após a reparação, enquanto muitos especialistas postergam a reparação até que a criança demonstre a capacidade de tolerar o seu desmame. A recorrência de hipertensão pulmonar está associada a alta taxa de mortalidade, e o desmame da ECMO deve ser cuidadoso. Se o paciente não puder ser desmamado da ECMO após a reparação da HDC, as opções são interrupção do suporte e, em casos raros, transplante pulmonar.

Estratégias inovadoras para crianças com hérnia diafragmática congênita

Os dados pré-natais preditores mais confiáveis de resultados em RN com HDC são baseados na US fetal. Um estudo prospectivo de US com 24 a 26 semanas comparou a RPC com mortalidade. Não houve sobreviventes com RPC < 1, mas todos aqueles > 1,4 sobreviveram. Uma segunda consideração importante foi a presença do fígado na cavidade torácica, que representa uma característica de pior prognóstico. Estudos em seres humanos não demonstraram quaisquer benefícios na reparação da HDC realizada intraútero. Em outro estudo unicêntrico, o VPT > 40 mℓ derivado da RM fetal tardia (32 a 34 semanas) foi associado a mais de 90% de sobrevida e apenas 10% de ECMO, enquanto o VPT < 20 mℓ foi associado com menos de 35% de sobrevida e mais de 85% à necessidade de ECMO.

Com base na observação de que a pressão hidrostática exercida pelo fluido pulmonar fetal desempenha um papel crítico no crescimento e maturidade pulmonar, uma terapia experimental promissora é **a oclusão traqueal no útero.** Embora estudos iniciais em fetos afetados não tenham demonstrado bons resultados, relatos preliminares revelaram que em pacientes com HDC grave (RPC < 1 e fígado intratorácico) a oclusão traqueal fetoscópica está associada à redução significativa de mortalidade e necessidade de ECMO (ver Capítulo 116).

Reparo cirúrgico

O momento ideal para reparar o defeito diafragmático está sob discussão. A maioria dos especialistas aguarda ao menos 48 h após estabilização e resolução da hipertensão pulmonar. Bons indicadores relativos de estabilidade são requerimento apenas de ventilação convencional, PIP baixo e Fi_{O_2} < 50. Se o RN estiver recebendo ECMO, a capacidade de desmame desse suporte deve ser considerada antes do reparo cirúrgico. Em alguns centros clínicos, o reparo é realizado com as cânulas no local; em outros centros, elas são removidas. Abordagem subcostal é o procedimento usado com maior frequência (Figura 122.12). Essa abordagem permite boa visualização do defeito e, se a cavidade abdominal não puder acomodar o conteúdo herniado, um adesivo cirúrgico de silicone polimérico (Silastic®) pode ser colocado. Já houve relato de reparos laparoscópicos e toracoscópicos, mas esses procedimentos devem ser reservados somente para pacientes mais estáveis.

O tamanho do defeito e a quantidade de diafragma nativo presentes são variáveis. Sempre que possível é realizada uma reparação primária usando tecido nativo. Se o defeito for muito grande, é usado um adesivo cirúrgico poroso de politetrafluoretileno (PTFE/Gore-Tex®). Há uma taxa de recorrência mais elevada de HDC em pacientes com adesivos cirúrgicos (o adesivo não acompanha o crescimento da criança) do que entre aquelas com reparo usando tecidos nativos. Um adesivo cirúrgico ajustado com folga pode reduzir a recorrência.

Após reparo cirúrgico, os pacientes devem ser cuidadosamente monitorados para agravamento da hipertensão pulmonar. Em alguns deles, um novo ciclo de ECMO pós-operatória é necessário. Outras complicações reconhecidas são sangramento, quilotórax e obstrução intestinal.

Resultados e sobrevida a longo prazo

A sobrevida global em RN vivos com HDC é de 71%. Os preditores relacionados a um prognóstico insatisfatório incluem anomalia importante associada, sintomas antes de completar 24 h de vida, hipoplasia pulmonar grave, herniação do pulmão contralateral e necessidade de ECMO. O tamanho do defeito parece ser o mais forte preditor de morbidade.

Problemas pulmonares são fonte de morbidade para sobrevida a longo prazo com HDC. Pacientes submetidos a reparo da HDC e

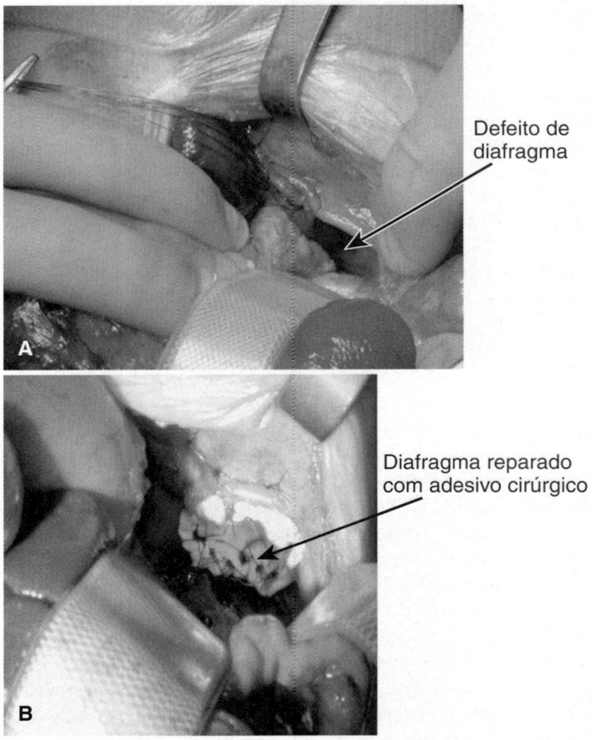

Figura 122.12 **A.** Demonstra a hérnia diafragmática congênita antes do reparo intraoperatório. **B.** Após o reparo com adesivo cirúrgico.

estudados dos 6 a 11 anos demonstraram diminuição significativa no fluxo expiratório forçado (FEF) em 50% da capacidade vital (CV) e redução do pico de fluxo expiratório (PFE). É possível a ocorrência de padrões obstrutivos e restritivos. Pacientes sem hipertensão pulmonar grave ou barotraumatismo apresentaram melhores resultados. Aqueles com risco mais elevado precisam de ECMO e reparo com adesivos cirúrgicos. Contudo, dados demonstram claramente como a sobrevida em pacientes com HDC que não realizaram ECMO requer também atenção frequente para os problemas pulmonares. Na alta hospitalar, até 20% dos pacientes usam suplementação de O_2, mas somente 1 a 2% necessitam de oxigênio após 1 ano. A **DBP** é frequentemente evidenciada em radiografias, mas pode ocorrer melhora progressiva com o crescimento da criança e o desenvolvimento de mais alvéolos.

A **doença do refluxo gastresofágico (DRGE)** é relatada em mais de 50% dos pacientes com HDC. Ela é mais comum naqueles cujo defeito diafragmático envolva o hiato esofágico. A **obstrução intestinal** é relatada em até 20% das crianças e pode resultar de vólvulo do intestino médio, aderências ou hérnia recorrente que ficou encarcerada. A **hérnia diafragmática recorrente** é relatada em 5 a 20% na maioria das séries de casos. Pacientes submetidos a reparo com adesivos cirúrgicos apresentam risco mais elevado.

Em geral, crianças com HDC apresentam atraso de crescimento nos dois primeiros anos de vida. Os fatores que contribuem para esse processo são baixa ingestão, DRGE e uma necessidade calórica que pode ser mais elevada por causa do gasto energético necessário para a respiração. Muitas crianças retornam ao estado normal e fazem o *catch up* do crescimento por volta dos 2 anos.

Defeitos neurocognitivos são comuns e podem resultar de doença ou intervenções. A incidência de anormalidades neurológicas é mais elevada em crianças que requerem ECMO (67 *versus* 24% daquelas que não necessitam). As anormalidades são semelhantes àquelas observadas nos neonatos tratados com ECMO para outros diagnósticos e incluem atraso de desenvolvimento transitório e permanente, audição ou visão anormais e convulsões. A perda auditiva grave pode ocorrer em até 28% das crianças que foram submetidas à ECMO. A maioria das anormalidades neurológicas é classificada como leve a moderada.

Outros problemas a longo prazo incluem *pectus excavatum* e escoliose. A sobrevida de pacientes submetidos a reparo da HDC, especialmente aqueles com necessidade de ECMO, tem variadas anormalidades a longo prazo que parecem melhorar com o tempo, mas requerem monitoramento rigoroso e suporte multidisciplinar.

A bibliografia está disponível no GEN-io.

122.11 Hérnia Diafragmática pelo Forame de Morgagni

Shawn K. Ahlfeld

A insuficiência das porções esternal e crural do diafragma de se encontrar e fundir produz a hérnia do forame de Morgagni. Esses defeitos são normalmente pequenos, com o diâmetro transverso maior do que o anteroposterior, e ocorrem com mais frequência do lado direito (90%), mas podem ser bilaterais. Colo transvers, intestino delgado ou fígado geralmente estão dentro do saco herniário. A maioria dos pacientes com esses defeitos é assintomática e diagnosticada após o período neonatal, muitas vezes por RX do tórax realizada para avaliação de outra condição. A RX anterolateral evidencia uma estrutura atrás do coração, e um filme lateral localiza a massa na área retroesternal. TC do tórax ou RM confirma o diagnóstico. Quando existem sintomas, esses podem incluir infecções respiratórias recorrentes, tosse, vômitos ou refluxo. É possível ocorrer o encarceramento da hérnia em casos raros. O reparo é recomendado para todos os pacientes, considerando o risco de estrangulamento intestinal, e pode ser realizado por laparoscopia. Material protético raramente é necessário.

122.12 Hérnia Paraesofágica

Shawn K. Ahlfeld

A hérnia paraesofágica é diferente da hérnia de hiato porque a junção gastresofágica está na localização normal. A herniação do estômago ao lado ou adjacente à junção gastresofágica está predisposta ao encarceramento com estrangulamento e perfuração. História prévia de fundoplicatura de Nissen e outros procedimentos diafragmáticos são fatores de risco. Essa hérnia diafragmática incomum deve ser reparada logo após a identificação.

122.13 Eventração

Shawn K. Ahlfeld

A eventração do diafragma é uma elevação anormal composta de um músculo diafragmático adelgaçado que causa elevação total do hemidiafragma ou, com mais frequência, de sua parte anterior. Essa elevação produz um movimento paradoxal do hemidiafragma afetado. A maioria das eventrações é assintomática e não exige reparo. Uma forma congênita é o resultado do desenvolvimento incompleto da porção muscular ou do tendão central, ou desenvolvimento anormal dos nervos frênicos. A eventração congênita pode afetar o desenvolvimento pulmonar, mas não tem sido associada com hipoplasia pulmonar. O diagnóstico diferencial inclui paralisia e hérnia diafragmáticas e lesões por tração e iatrogênica após cirurgia cardíaca. Eventração também é associada a sequestro pulmonar, cardiopatia congênita, atrofia muscular espinal com dificuldade respiratória e trissomias cromossômicas. As indicações para cirurgia incluem necessidade contínua de ventilação mecânica, infecções recorrentes e déficit ponderoestatural. As eventrações amplas ou sintomáticas podem ser reparadas com plicatura por meio de abordagem abdominal ou torácica minimamente invasiva.

A bibliografia está disponível no GEN-io.

122.14 Extravasamentos de Ar Extrapulmonar: Pneumotórax, Pneumomediastino, Enfisema Intersticial Pulmonar e Pneumopericárdio

Shawn K. Ahlfeld

É possível ocorrer pneumotórax assintomático normalmente unilateral em 1 a 2% de todos os RN; o tipo sintomático e o pneumomediastino são menos comuns (ver Capítulo 113). A incidência de pneumotórax é mais alta em lactentes com doenças pulmonares, como aspiração meconial e SDR; naqueles que recebem ventilação assistida, especialmente se for necessário VAF; e nos pacientes com anomalias do trato urinário ou oligoidrâmnio.

ETIOLOGIA E FISIOPATOLOGIA

A causa mais comum de pneumotórax é a hiperinsuflação, resultando em ruptura alveolar. A hiperinsuflação alveolar pode ocorrer com a VPP durante a reanimação neonatal, ou em associação com o fenômeno de "válvula de bola" que resulta de aspiração (classicamente meconial) e obstrução brônquica/bronquiolar. Embora a **ruptura espontânea** de malformação pulmonar subjacente ocorra (p. ex., enfisema lobar, cisto pulmonar congênito ou pneumatocele), é mais comum ela acontecer em um pulmão normal, e não há etiologia identificada.

Pneumotórax associado à **hipoplasia pulmonar** é um processo comum que tende a ocorrer durante as primeiras horas após o nascimento, e é ocasionado por redução da área de superfície alveolar e complacência pulmonar insatisfatória. Esse quadro clínico está associado a distúrbios de redução do volume do líquido amniótico (síndrome de Potter, agenesia e displasia renais e perda crônica de líquido amniótico); do movimento respiratório fetal (oligoidrâmnio e doença neuromuscular); das lesões pulmonares expansivas (hérnia diafragmática, efusão pleural e quilotórax); e das anormalidades torácicas (distrofias torácicas).

O gás decorrente de uma ruptura alveolar é liberado para os espaços intersticiais do pulmão, onde disseca faixas ao longo de pequenas vias respiratórias de condução e ao longo das bainhas dos tecidos conjuntivos peribrônquicos e perivasculares em direção aos hilos pulmonares (enfisema intersticial pulmonar). Se o volume de ar liberado for grande o suficiente, ele pode se acumular no espaço mediastinal (**pneumomediastino**) ou se romper no espaço pleural (**pneumotórax**), tecido subcutâneo (**enfisema subcutâneo**), cavidade peritoneal (**pneumoperitônio**) e/ou saco pericárdico (**pneumopericárdio**). É raro o aumento da pressão mediastinal comprimir as veias pulmonares no hilo e, assim, interferir no retorno venoso pulmonar ao coração e no débito cardíaco. Em algumas situações, o ar pode embolizar na circulação (embolia pulmonar) e ocasionar palidez cutânea, ar em cateteres intravasculares, coração e vasos sanguíneos preenchidos de ar no RX de tórax e óbito.

O **pneumotórax hipertensivo** ocorre quando um acúmulo de ar no espaço pleural é suficiente para elevar a pressão intrapleural acima da atmosférica. O pneumotórax hipertensivo unilateral resulta em comprometimento ventilatório não apenas do pulmão ipsilateral, mas também do contralateral por causa de um desvio contralateral do mediastino. Compressão da veia cava e torção dos grandes vasos podem interferir no retorno venoso.

MANIFESTAÇÕES CLÍNICAS

Os achados físicos de um pneumotórax assintomático são hipertimpanismo no hemitórax acometido e redução ipsilateral dos sons respiratórios com ou sem taquipneia. O pneumotórax sintomático é caracterizado pelo desconforto respiratório que varia de aumento da frequência respiratória até dispneia grave, taquipneia e cianose. Irritabilidade e inquietação ou apneia podem ser os sinais mais precoces. Em geral, o início é repentino, mas pode ser gradativo; uma criança pode se tornar rapidamente acometida pela forma grave. Os achados de exames clínicos incluem tórax assimétrico com aumento do diâmetro anteroposterior, hipertimpanismo no hemitórax acometido e redução ou ausência de sons respiratórios. O coração desloca-se em direção ao lado contralateral, resultando no deslocamento do ápice e do *ictus* cardíaco. O diafragma é deslocado para baixo, assim como o fígado quando o pneumotórax ocorre do lado direito, e esse processo pode resultar em distensão abdominal. Levando-se em consideração que o pneumotórax pode ser bilateral em cerca de 10% dos pacientes, a simetria dos achados clínicos não elimina essa possibilidade. Sinais de choque são típicos no pneumotórax hipertensivo.

O pneumomediastino pode ocorrer em pacientes com pneumotórax e, normalmente, é assintomático. O grau de desconforto respiratório depende da quantidade de gás aprisionado; se essa quantidade for grande, observam-se abaulamento da área torácica média, distensão das veias do pescoço e ocorrência de hipotensão arterial. Os dois últimos achados são resultado do tamponamento das veias pulmonares e sistêmicas. Embora o enfisema subcutâneo seja frequentemente assintomático, em RN é quase patognomônico de pneumomediastino.

O **enfisema intersticial pulmonar (EIP)** pode preceder o aparecimento de pneumotórax, ou ocorrer de forma independente, e levar a desconforto respiratório progressivo, resultando em redução da complacência, hipercapnia e hipoxemia. A hipoxemia é causada por aumento do gradiente de P_{AO_2}-Pa_{O_2} e de *shunt* intrapulmonar. O aumento progressivo das bolhas de gás pode resultar em dilatação cística e deterioração respiratória semelhante ao pneumotórax. Em casos graves o EIP precede o desenvolvimento da DBP. Evitar pressão inspiratória e/ou pressões médias das vias respiratórias elevadas pode impedir o desenvolvimento da doença. O tratamento pode incluir broncoscopia em pacientes com evidências de obstrução por rolhas de muco, intubação seletiva e ventilação do brônquio não envolvido, oxigênio, cuidados respiratórios gerais e VAF.

DIAGNÓSTICO

Pneumotórax e outros extravasamentos de ar devem ser avaliados em RN com evidências de sinais de desconforto respiratório, inquietação ou irritabilidade, ou de mudança clínica súbita. O diagnóstico de **pneumotórax** é estabelecido por RX tórax, com a borda do pulmão colapsado em posição firme e fixa contra o pneumotórax (Figura 122.13). O **pneumomediastino** é assinalado pela hiperlucência ao redor do contorno cardíaco ou entre o esterno e a borda cardíaca (Figura 122.14). A *transiluminação* do tórax é muitas vezes útil no diagnóstico de emergência de pneumotórax: o lado afetado transmite luz excessiva. Anomalias renais associadas são identificadas por US. A **hipoplasia pulmonar** é indicada por sinais de compressão uterina (contraturas das extremidades), RX mostrando tórax pequeno, hipoxia grave com hipercapnia e sinais da doença primária (hipotonia, hérnia diafragmática e síndrome de Potter).

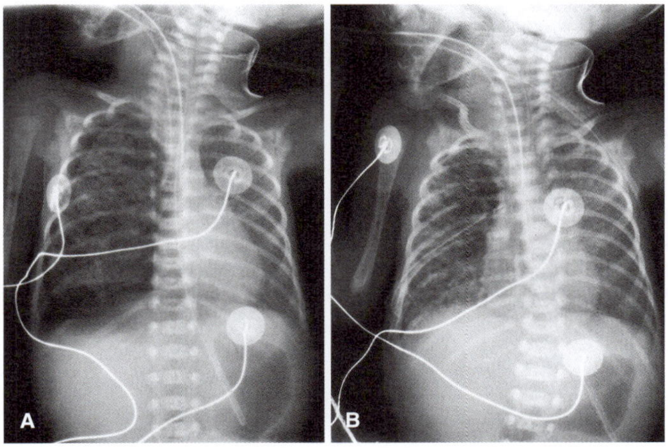

Figura 122.13 **A.** Pneumotórax hipertensivo do lado direito e enfisema intersticial pulmonar difuso no pulmão direito em um recém-nascido pré-termo recebendo cuidados intensivos. **B.** Resolução de pneumotórax com dreno torácico no local. O enfisema intersticial pulmonar persiste. *(De Meerstadt PWD, Gyll C: Manual of neonatal emergency x-ray interpretation, Philadelphia, 1994, WB Saunders, p 73.)*

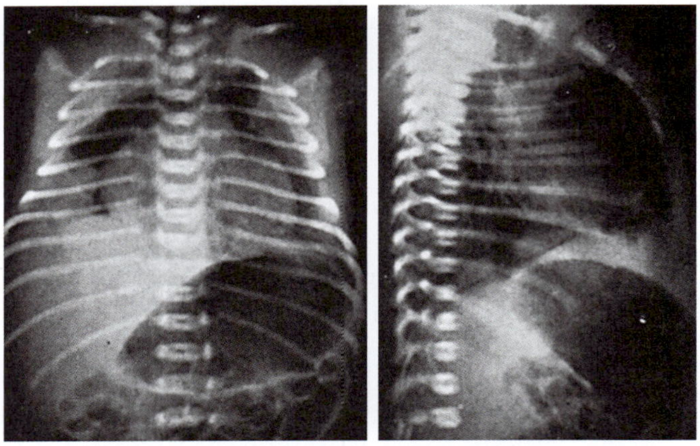

Figura 122.14 Pneumomediastino em recém-nascido. A visualização anteroposterior (*esquerda*) demonstra a compressão dos pulmões, e a visualização lateral (*direita*) evidencia o abaulamento do esterno; cada um desses processos é decorrente da distensão do mediastino pelo ar aprisionado.

O **pneumopericárdio** pode ser assintomático, exigindo apenas tratamento de suporte geral, mas esse processo normalmente se manifesta como choque repentino com taquicardia, bulhas hipofonéticas e pulsos fracos indicando tamponamento. O **pneumoperitônio,** a partir da dissecção de ar através das aberturas diafragmáticas durante a ventilação mecânica, pode ser confundido com perfuração intestinal. A paracentese abdominal pode ser útil na diferenciação dessas duas condições. A presença de organismos na coloração de Gram do conteúdo intestinal sugere o quadro de perfuração intestinal. Eventualmente, o pneumoperitônio pode resultar em uma síndrome compartimental abdominal que requer descompressão.

TRATAMENTO

Sem uma fuga de ar contínua, os pneumotórax assintomáticos pequenos e levemente sintomáticos requerem apenas observação cuidadosa. O tratamento conservador de um pneumotórax é eficaz até mesmo em lactentes selecionados que necessitem de suporte ventilatório. A alimentação em pequenos volumes frequentes pode evitar a dilatação gástrica e minimizar o choro, o que pode comprometer ainda mais a ventilação e agravar o pneumotórax. A oferta de oxigênio a 100% em RNT pode acelerar a reabsorção de ar livre na cavidade pleural para o sangue, reduzindo a tensão de nitrogênio sanguíneo e produzindo um gradiente de pressão de nitrogênio resultante a partir do gás capturado no sangue; a eficácia clínica não está comprovada, porém o benefício deve ser avaliado contra os riscos de toxicidade do O_2. Em casos de instabilidade circulatória e insuficiência respiratória graves, indica-se a descompressão de emergência por *toracocentese por agulha* usando um cateter macio pequeno. Em um procedimento imediato, ou após a aspiração do cateter, deve-se inserir um **dreno no tórax** e ligá-lo à drenagem em selo d'água (Figura 122.13). Caso ocorra fuga de ar, pode ser necessária a sucção contínua (–5 a –20 cmH_2O) para evacuar completamente o pneumotórax. Um pneumopericárdio exige a evacuação imediata do ar aprisionado. O EIP grave localizado pode responder de forma satisfatória à intubação brônquica seletiva. O uso prudente de sedação em um paciente relutante à ventilação mecânica pode reduzir o risco de pneumotórax. A terapia com surfactante na SDR diminui a incidência de pneumotórax.

A bibliografia está disponível no GEN-io.

122.15 Hemorragia Pulmonar

Shawn K. Ahlfeld

A hemorragia pulmonar maciça é relativamente incomum, mas representa uma complicação catastrófica com alto risco de morbidade e mortalidade. Em cerca de 10% de RNPT extremos há ocorrência de algum grau de hemorragia pulmonar. No entanto, a hemorragia pulmonar maciça é menos comum e pode ser fatal. A necropsia mostra a sua presença em 15% dos RN que morrem nas primeiras 2 semanas de vida. A incidência relatada em necropsia varia de 1 a 4:1.000 nascidos vivos; aproximadamente, 75% dos pacientes afetados pesam < 2.500 g ao nascer. A indometacina profilática nos RNEBP reduz a incidência de hemorragia pulmonar.

A maioria dos RN com hemorragia pulmonar apresentou sintomas de desconforto respiratório indistinguíveis daqueles evidenciados na SDR. O início pode ocorrer no nascimento ou ser postergado durante vários dias. O **edema pulmonar hemorrágico** é a fonte de sangue em muitos casos e está associado com *shunt* acentuado pelo ducto arterial e fluxo sanguíneo pulmonar elevado ou insuficiência cardíaca esquerda grave decorrente de hipoxia. Em casos graves, pode haver colapso cardiovascular repentino, complacência pulmonar insatisfatória, cianose profunda e hipercapnia. Os achados radiográficos são múltiplos e não específicos, variando de raias discretas ou infiltrados irregulares até consolidação maciça.

O risco de hemorragia pulmonar aumenta na associação com infecção pulmonar aguda, asfixia grave, SDR, ventilação assistida, PCA, cardiopatia congênita, eritroblastose fetal, doença hemorrágica do recém-nascido, trombocitopenia, erros inatos do metabolismo da amônia e lesão causada pelo frio. A hemorragia pulmonar é a única complicação grave na qual a taxa é *aumentada* com uso de surfactante. Ela pode ocorrer com todos os surfactantes. A incidência varia de 1 a 5% dos pacientes tratados e é mais elevada com o surfactante natural. É predominantemente alveolar em cerca de 65% dos casos, e intersticial nos remanescentes. O sangramento em outros órgãos é observado em necropsia de RN gravemente doentes, indicando uma diátese hemorrágica adicional, como a coagulação intravascular disseminada. A possibilidade de ocorrer hemorragia pulmonar aguda em RNT previamente saudáveis é rara. A causa é desconhecida. A hemorragia pulmonar pode se manifestar como hemoptise ou sangue na nasofaringe ou vias respiratórias inferiores sem quaisquer evidências de sangramento nas vias respiratórias superiores ou gastrintestinal. Os pacientes apresentam insuficiência respiratória aguda grave e necessitam de ventilação mecânica. As RX de tórax normalmente mostram os infiltrados alveolares bilaterais. Em geral, essa condição é responsiva ao tratamento de suporte intensivo (ver Capítulo 436).

O **tratamento** da hemorragia pulmonar inclui reposição sanguínea, aspiração das vias respiratórias, administração intratraqueal de epinefrina e tamponamento com aumento da pressão média das vias respiratórias (frequentemente requer VAF). Embora o tratamento com surfactante tenha sido associado ao desenvolvimento de hemorragia pulmonar, a administração de surfactante exógeno após o sangramento pode melhorar a complacência pulmonar, pois há a possibilidade de a presença de sangue e proteínas intra-alveolares inativar o surfactante.

A bibliografia está disponível no GEN-io

Capítulo 123
Distúrbios do Sistema Digestório

123.1 Íleo Meconial, Peritonite e Obstrução Intestinal

Juan P. Gurria e Rebeccah L. Brown

O *mecônio* é composto de sais e ácidos biliares e resíduos eliminados da mucosa intestinal no período intrauterino. Mais de 90% dos recém-nascidos a termo e 80% daqueles de muito baixo peso ao nascer (MBPN) eliminam mecônio nas primeiras 24 h de vida. Deve-se considerar a possibilidade de obstrução intestinal em todo recém-nascido que não eliminar mecônio nas primeiras 24 a 36 horas de vida.

ROLHAS DE MECÔNIO

A **síndrome da rolha meconial** refere-se à obstrução intestinal, habitualmente na parte distal do cólon, do reto e do canal anal, causada por rolhas de mecônio (Figura 123.1). Essas rolhas, que resultam de uma quantidade de água desproporcionalmente baixa no lúmen intestinal, são uma causa rara de obstrução intestinal intrauterina e peritonite por mecônio não relacionada à fibrose cística (FC). As **rolhas anorretais** também podem causar ulceração da mucosa em consequência de erosão da parede intestinal e perfuração intestinal subsequente. As **rolhas de mecônio** estão associadas à síndrome do cólon esquerdo pequeno em recém-nascidos de mães diabéticas, com FC (40%), com doença de Hirschsprung (40%) e de mães que fizeram uso de opiáceos, terapia com sulfato de magnésio para pré-eclâmpsia e tocólise. Em até 30% dos pacientes, pode ocorrer resolução espontânea. O tratamento inicial consiste na administração de supositório de glicerina ou irrigação retal com solução salina isotônica. Em até 95% dos pacientes, um enema com Gastrografin® (diatrizoato de meglumina, solução radiopaca hiperosmolar hidrossolúvel contendo 0,1% de polissorbato 80 [Tween 80] e 37% de iodo de ligação orgânica) é tanto diagnóstico quanto terapêutico, induzindo à eliminação da rolha, presumivelmente pelo fato de que a elevada osmolaridade (1.900 mOsm/ℓ) da solução atrai rapidamente o líquido para dentro do lúmen intestinal, tornando o material menos espesso. Essa rápida perda de líquido no intestino pode resultar em desvios agudos de líquido, com desidratação e choque. É recomendável diluir o contraste em uma quantidade igual de água e fornecer líquidos IV durante e após o procedimento, a fim de manter os sinais vitais, o débito urinário e os eletrólitos normais. Após a retirada de uma rolha de mecônio, o recém-nascido deve ser rigorosamente observado, e deve-se considerar a realização de exame complementar para a identificação de **doença de Hirschsprung** (megacólon agangliônico congênito; ver Capítulo 358.4) e FC (ver Capítulo 432).

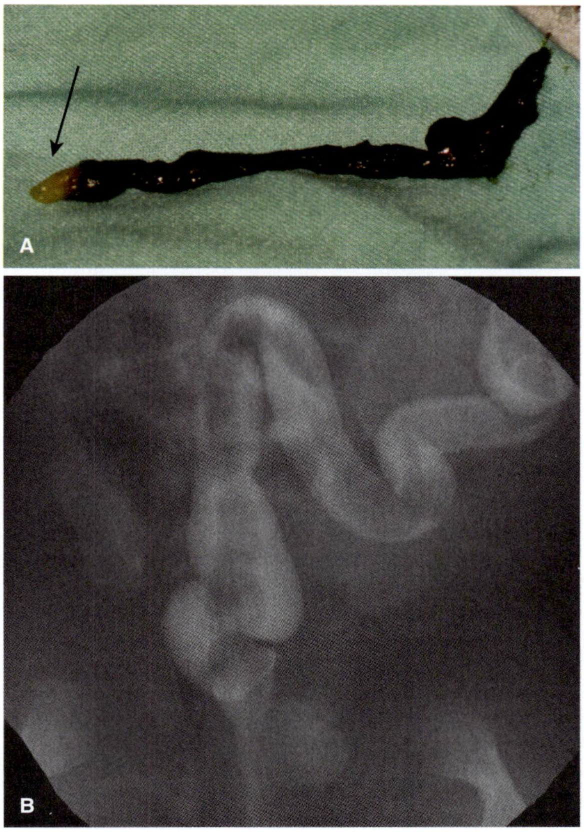

Figura 123.1 Rolha de mecônio. **A.** Rolha de mecônio eliminada após enema com meio de contraste, demonstrada pela extremidade branca característica (*seta*). **B.** Imagem de enema com meio de contraste em recém-nascido a termo com vômitos e distensão intestinal, mostrando o longo defeito de enchimento característico da síndrome da rolha meconial. A criança teve resolução da obstrução após eliminação da rolha, sem recidiva dos sintomas. (*De Hernanz-Schulman M: Congenital and neonatal disorders. In Coley BD, editor:* Caffey's pediatric diagnostic imaging, *ed 12, Philadelphia, 2013, Elsevier, Fig 106-14.*)

ÍLEO MECONIAL

O íleo meconial, ou impactação de mecônio espesso na parte distal do intestino delgado, é responsável por até 30% dos casos de obstrução intestinal neonatal. É comum em pacientes com FC, nos quais a ausência de enzimas pancreáticas fetais inibe os mecanismos digestivos, e o mecônio torna-se viscoso e consistente. Clinicamente, os recém-nascidos apresentam obstrução intestinal, com ou sem perfuração. A distensão abdominal é proeminente e os vômitos, que frequentemente são biliosos, tornam-se persistentes. As fezes meconiais podem ser eliminadas logo depois do nascimento. O íleo meconial pode ocorrer ainda no útero, quando o feto desenvolve obstrução intestinal aguda, resultando em vólvulo, perfuração, ascite peritoneal, peritonite por mecônio e hidropisia. Se não for tratado, pode ocorrer morte fetal.

O íleo meconial está associado a mutações principalmente do gene regulador transmembrana da fibrose cística (*CFTR*), F508 del, G542X, W1282X, R553X e G551D. Pacientes com duas cópias da mutação F508 del têm probabilidade de 25% de apresentar íleo meconial. A mutação F508 del, juntamente com qualquer outra mutação da FC, confere um risco de 17%, enquanto duas outras mutações de FC conferem risco de 12% de íleo meconial. Além disso, os genes modificadores genéticos não *CFTR* influenciam o íleo meconial. Em famílias que já têm pelo menos um filho com FC complicada por íleo meconial, existe um risco de 39% de íleo meconial em filhos subsequentes, o que representa mais do que as taxas esperadas com herança autossômica recessiva. Em um estudo de gêmeos, 82% dos monozigóticos apresentaram concordância para o íleo meconial, enquanto apenas 22% dos dizigóticos e 24% de dois irmãos afetados demonstraram essa concordância. A triagem neonatal positiva para FC deve levar à realização do teste do suor quando o neonato tiver mais de 2 kg e pelo menos 36 semanas de idade gestacional corrigida. O teste genético confirma o diagnóstico de FC (ver Capítulo 432).

O diagnóstico diferencial envolve outras causas de obstrução intestinal, incluindo pseudo-obstrução e outras causas de insuficiência pancreática (ver Capítulo 377). O diagnóstico pré-natal é prontamente estabelecido por ultrassonografia (US), com identificação de aumento de alças intestinais ou presença de massa com distensão da parte proximal do intestino delgado. Clinicamente, o diagnóstico pode ser estabelecido com base na história de FC em irmão, pela palpação abdominal de massas semelhantes a cordões do intestino e pelo aspecto radiológico. As radiografias simples revelam obstrução do intestino delgado. Os níveis hidraéreos podem não ser aparentes em virtude do mecônio espesso.

Diferentemente das alças intestinais geralmente distendidas de modo uniforme acima de uma atresia, as alças podem variar quanto à sua largura e não se enchem de gás de maneira uniforme. Nos pontos de maior concentração de mecônio, o gás infiltrado pode criar um aspecto granular com bolhas (Figuras 123.2 e 123.3).

O tratamento do íleo meconial simples consiste na administração de enema de Gastrografin® de alta osmolaridade, conforme descrito para as rolhas de mecônio. Se o procedimento não for bem-sucedido, ou se houver suspeita de perfuração da parede intestinal, realiza-se uma laparotomia, e o íleo é aberto no ponto de maior diâmetro da impactação. Aproximadamente 50% desses recém-nascidos apresentam atresia intestinal, estenose ou vólvulo associados, exigindo a realização de cirurgia. O mecônio mais espesso é removido por meio de irrigação delicada e cuidadosa com cloreto de sódio isotônico morno ou solução de *N*-acetilcisteína (Mucomyst®) com um cateter introduzido entre a impactação e a parede intestinal. Alguns pacientes podem necessitar de ressecção intestinal, com enterostomia em dupla boca temporária, seguida de irrigações seriadas e realimentação distal, ou anastomose primária na operação inicial. A maioria dos neonatos com íleo meconial sobrevive ao período neonatal. Se o íleo meconial estiver associado à FC, o prognóstico a longo prazo depende da gravidade da doença subjacente (ver Capítulo 432).

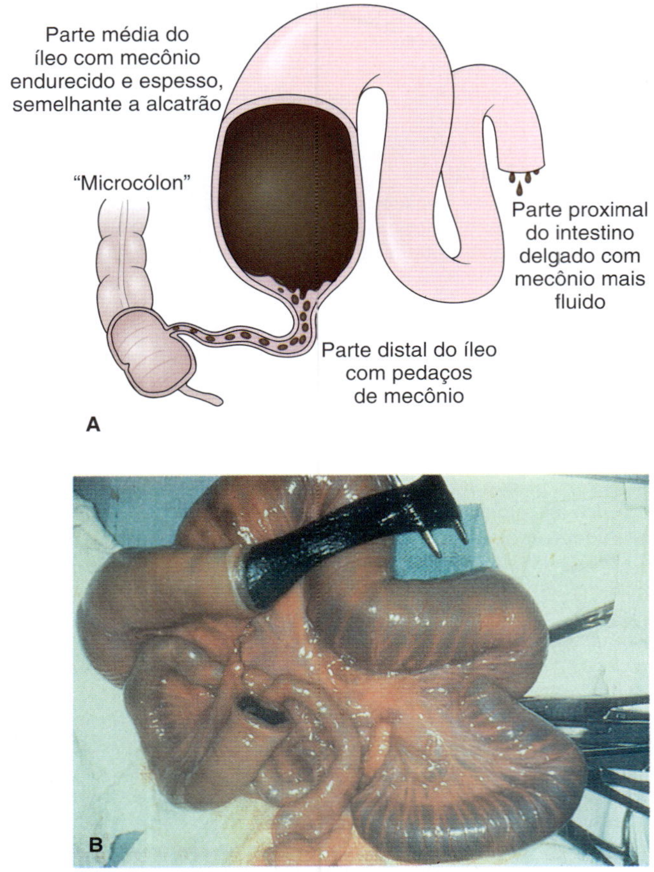

Figura 123.2 Íleo meconial. **A.** Desenho esquemático de íleo meconial não complicado. Pedaços de mecônio espesso preenchem o íleo terminal proximalmente a um m crocólon. Várias alças de íleo mais proximal contêm mecônio endurecido e espesso. **B.** Enterotomia da parte proximal do intestino e natureza do mecônio espesso e endurecido. Observam-se as alças proximais do intestino dilatadas, preenchidas com mecônio, e o calibre progressivamente pequeno da parte distal do intestino, resultando em microcólon. (**A.** *De Leonidas JC, Berdon WE et al.: Meconium ileus and its complications: a reappraisal of plain film roentgen diagnostic criteria,* Am J Roentgenol Radium Ther Nucl Med *108[3]:598-609, 1970*; **B.** *Cortesia do Dr. Wallace W. Neblett III, Nashville, Ten.*)

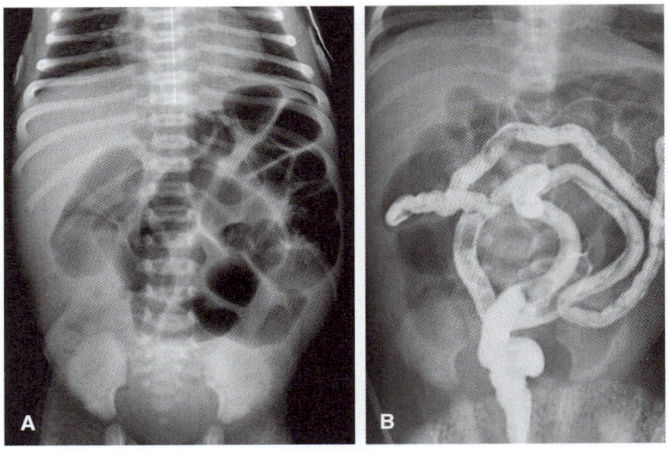

Figura 123.3 Íleo meconial não complicado. **A.** Radiografia de abdome de lactente de 3 dias, com distensão abdominal e aspirado bilioso, mostrando a dilatação de múltiplas alças do intestino. Não se observa calcificação na radiografia que possa sugerir íleo meconial complicado. A sonda orogástrica perto da junção gastresofágica foi subsequentemente avançada. **B.** Enema com meio de contraste demonstrando microcólon com múltiplas rolhas de mecônio, compatível com o diagnóstico de íleo meconial. (*De Hernanz-Schulman M: Congenital and neonatal disorders. In Coley BD, editor:* Caffey's pediatric diagnostic imaging, *ed 13, Philadelphia, 2019, Elsevier, Fig 102-36.*)

PERITONITE POR MECÔNIO

Pode ocorrer perfuração intestinal intrauterina ou logo após o nascimento. Com frequência, a perfuração intestinal é vedada naturalmente, com vazamento relativamente pequeno de mecônio para a cavidade peritoneal. Frequentemente, as perfurações ocorrem como complicação do íleo meconial em recém-nascidos com FC. Todavia, em certas ocasiões, são causadas por uma rolha de mecônio ou por obstrução intestinal intrauterina de outra etiologia.

Casos mais graves podem ser diagnosticados por meio de US pré-natal com ascite fetal, polidramnia, dilatação intestinal, calcificações intra-abdominais e hidropisia fetal (Figura 123.4). Contudo, há casos em que uma perfuração intestinal pode ser vedada espontaneamente, de modo que os pacientes permanecem assintomáticos, exceto quando o mecônio se torna calcificado e é posteriormente detectado em radiografias. O quadro clínico pode ser caracterizado por sinais de

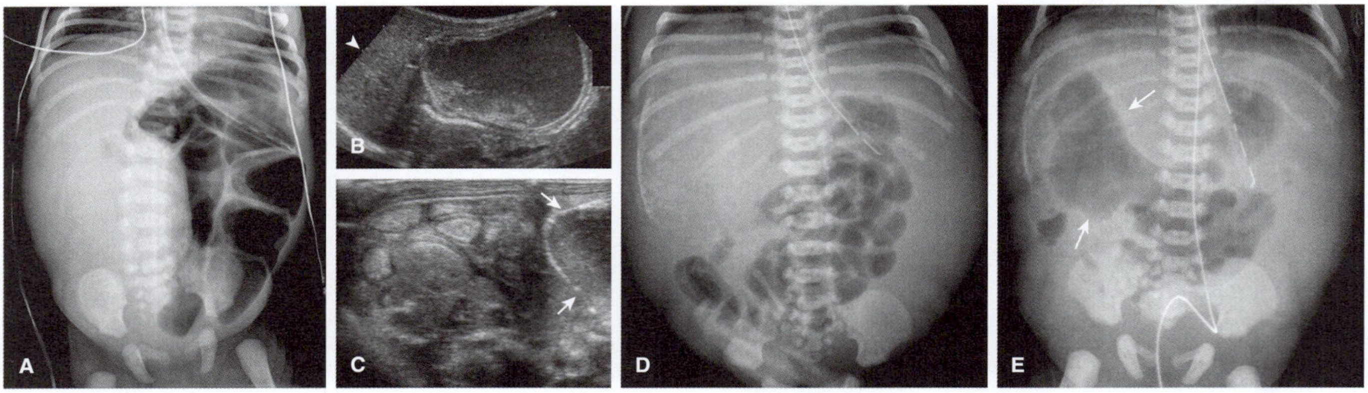

Figura 123.4 Íleo meconial complicado. **A.** Radiografia de abdome em uma menina de 2 dias com distensão abdominal e aspirado bilioso, mostrando ausência de gás intestinal na parte direita do abdome, com massa parcialmente calcificada deslocando alças intestinais dilatadas preenchidas de gás para a esquerda. **B.** Ultrassonografia demonstrando a massa sub-hepática e parcialmente calcificada, com resíduos internos e nível de fluido-fluido. **C.** Ultrassonografia adicional mostrando parte da parede cística (*setas*) e múltiplas alças do intestino hiperecoicas anormais. **D.** Radiografia de abdome em outro lactente de 1 ano, mostrando massa calcificada no quadrante superior direito, que representou, na ultrassonografia, uma complexa coleção loculada de mecônio. **E.** Radiografia obtida poucas horas depois do mesmo lactente mostrado em **D**, revelando perfuração persistente com entrada de gás na coleção presente no quadrante superior direito. (*De Hernanz-Schulman M: Congenital and neonatal disorders. In Coley BD, editor:* Caffey's pediatric diagnostic imaging, *ed 13, Philadelphia, 2019, Elsevier, Fig 102-37.*)

obstrução intestinal (como no íleo meconial), com distensão abdominal, vômitos, ausência de fezes ou peritonite química, que se manifesta com sepse. O tratamento consiste basicamente na eliminação da obstrução intestinal e em drenagem da cavidade peritoneal, com intervenção cirúrgica realizada no momento apropriado, o que resulta em alta taxa de sobrevida e desfecho favorável mesmo na peritonite complicada por mecônio.

A bibliografia está disponível no GEN-io.

123.2 Enterocolite Necrosante

Rebeccah L. Brown

A enterocolite necrosante (ECN) constitui a emergência mais comum do trato gastrintestinal (TGI) no período neonatal, com risco à vida. A doença caracteriza-se por vários graus de necrose da mucosa e transmural do intestino. A causa da ECN ainda não foi elucidada, porém é mais provavelmente multifatorial. A incidência de ECN é de 5 a 10% entre recém-nascidos com peso ao nascer menor de 1.500 g, com taxas de mortalidade de 20 a 30% e de aproximadamente 50% em neonatos que necessitam de cirurgia. Tanto a incidência quanto as taxas de casos fatais aumentam com a diminuição do peso ao nascimento e a idade gestacional.

PATOLOGIA E PATOGÊNESE

Muitos fatores contribuem para o desenvolvimento dos achados patológicos da ECN, incluindo isquemia da mucosa e necrose subsequente, acúmulo de gás na submucosa da parede intestinal (pneumatose intestinal) e progressão da necrose para perfuração, peritonite, sepse e morte. A parte distal do íleo e o segmento proximal do cólon são acometidos com mais frequência. Nos casos fatais, a gangrena pode estender-se do estômago até o reto (ECN total). A patogênese da ECN não está totalmente elucidada, porém três fatores de risco maiores estão implicados: prematuridade, colonização bacteriana do intestino e alimentação com fórmula. A ECN desenvolve-se principalmente em prematuros com exposição ao substrato metabólico na presença de imunidade intestinal imatura, disbiose microbiana e isquemia da mucosa. Uma predisposição genética subjacente está sendo reconhecida com variantes em genes que regulam a imunomodulação e a inflamação (p. ex., receptor *Toll-like*-4, IL-6), apoptose e reparo celular (p. ex., fator ativador das plaquetas) e estresse oxidativo (p. ex., fator de crescimento do endotélio vascular, arginina, óxido nítrico). *O maior fator de risco para ECN é a prematuridade.* A ECN raramente ocorre antes do início da alimentação enteral e é menos comum em recém-nascidos alimentados com leite humano. A alimentação enteral agressiva pode predispor ao desenvolvimento de ECN.

Embora aproximadamente 90% de todos os casos de ECN ocorram em recém-nascidos prematuros, a doença pode ser observada em neonatos a termo. A ECN em recém-nascidos a termo é, com frequência, uma doença secundária, observada mais frequentemente em neonatos com história de asfixia ao nascimento, síndrome de Down, doença cardíaca congênita, infecções por rotavírus, gastrósquise e doença de Hirschsprung.

MANIFESTAÇÕES CLÍNICAS

Os lactentes com ECN apresentam uma variedade de sinais e sintomas. O início pode ser insidioso ou súbito e catastrófico (Tabela 123.1). Em geral, é observado nas primeiras 2 ou 3 semanas de vida, mas pode ocorrer tardiamente, com 3 meses, em recém-nascidos com MBPN. A idade de início é inversamente proporcional à idade gestacional. Os primeiros sinais de doença iminente podem ser inespecíficos, incluindo letargia e instabilidade da temperatura, ou estar relacionados com a patologia gastrintestinal, como distensão abdominal, intolerância à alimentação e fezes sanguinolentas. Devido aos sinais inespecíficos, pode-se suspeitar de sepse antes de ECN. O espectro da doença é amplo e varia desde uma doença leve, apenas com fezes positivas para sangue oculto, até uma doença grave, com perfuração intestinal, peritonite, síndrome da resposta inflamatória sistêmica, choque e morte.

Tabela 123.1 Sinais e sintomas associados à enterocolite necrosante.

GASTRINTESTINAIS
Distensão abdominal
Hipersensibilidade abdominal à palpação
Intolerância alimentar
Esvaziamento gástrico alentecido
Vômitos
Sangue oculto/visível nas fezes
Alteração no padrão das fezes/diarreia
Massa abdominal
Eritema da parede abdominal
SISTÊMICOS
Letargia
Apneia/desconforto respiratório
Instabilidade da temperatura
"Não está bem"
Acidose (metabólica e/ou respiratória)
Instabilidade da glicose
Perfusão deficiente/choque
Coagulação intravascular disseminada
Resultados positivos de hemoculturas

De Kanto WP Jr, Hunter JE, Stoll BJ: Recognition and medical management of necrotizing enterocolitis, *Clin Perinatol* 21:335-346, 1994.

As alterações laboratoriais podem incluir neutropenia, anemia, trombocitopenia, coagulopatia e acidose metabólica. Hipotensão e insuficiência cardíaca são comuns. A progressão pode ser rápida, porém é incomum que a doença evolua de leve para grave depois de 72 horas.

DIAGNÓSTICO

É fundamental ter um alto índice de suspeição para o tratamento de recém-nascidos prematuros de risco. As radiografias simples de abdome são essenciais para estabelecer o diagnóstico de ECN. O achado de **pneumatose intestinal** (presença de ar na parede intestinal) confirma a suspeita clínica de ECN e tem valor diagnóstico. Cerca de 50 a 75% dos pacientes apresentam pneumatose quando o tratamento é iniciado (Figura 123.5). A presença de gás na veia porta constitui um sinal de doença grave, e o **pneumoperitônio** indica perfuração (Figuras 123.6 e 123.7). A US com Doppler pode ser útil para investigar a presença de líquido livre, abscesso, espessamento da parede intestinal, peristalse e perfusão.

O diagnóstico diferencial de ECN inclui infecções específicas (sistêmicas ou intestinais), obstrução intestinal, vólvulo e perfuração intestinal isolada. Pode ocorrer **perfuração intestinal focal idiopática**

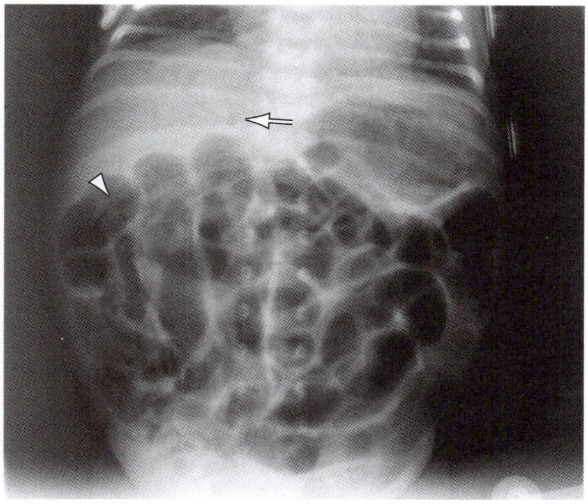

Figura 123.5 Enterocolite necrosante. Uma urografia excretora mostra a presença de distensão abdominal, ar na veia porta do fígado (*seta*) e aspecto bolhoso de pneumatose intestinal (*ponta de seta*; quadrante inferior direito). Acredita-se que esses dois últimos sinais sejam patognomônicos de ECN.

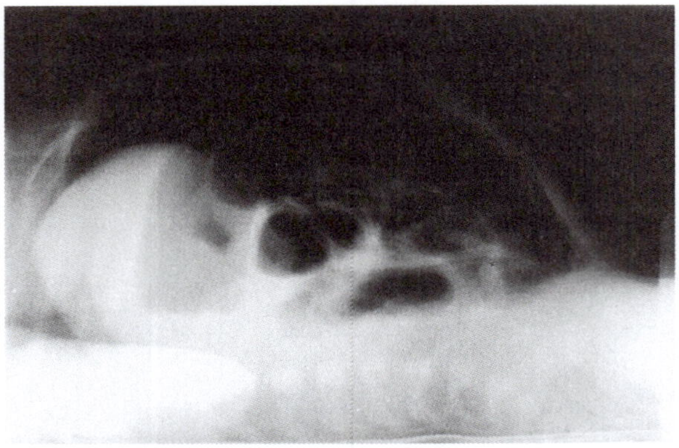

Figura 123.6 **Perfuração intestinal.** Radiografia de abdome de perfil em paciente com ECN neonatal, mostrando acentuada distensão e pneumoperitônio maciço, conforme evidenciado pelo ar livre presente abaixo da parede anterior do abdome.

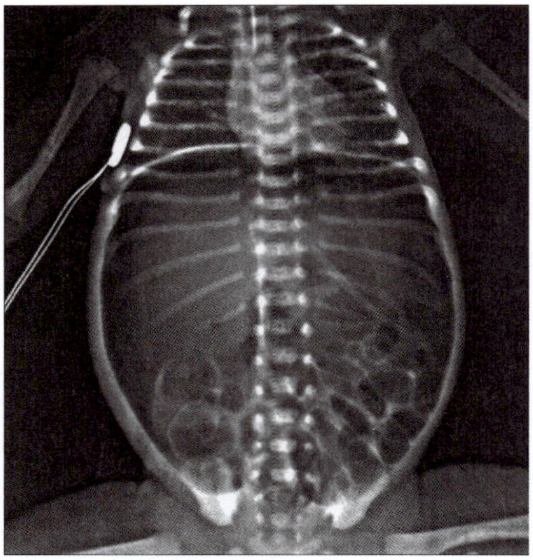

Figura 123.7 **Enterocolite necrosante.** Radiografia simples de abdome de um lactente com ECN perfurada, mostrando a presença de pneumoperitônio. (*De Tam PKH, Chung PHY, St Peter SD et al.: Advances in paediatric gastroenterology.* Lancet *390:1072–1082, 2017, Fig 4.*)

espontaneamente ou após o uso precoce de corticosteroides e indometacina no período pós-natal. Pode ocorrer pneumoperitônio nesses pacientes, mas eles habitualmente ficam menos doentes do que aqueles com ECN.

TRATAMENTO

É necessário o início rápido do tratamento para recém-nascidos com ECN suspeita ou comprovada. Não existe nenhum tratamento definitivo para a ECN estabelecida, de modo que a terapia é direcionada para fornecer cuidados de suporte e para a prevenção de lesões adicionais por meio de interrupção da alimentação, descompressão gástrica e administração de líquido IV. A atenção cuidadosa para as condições respiratórias, o perfil da coagulação e o equilíbrio ácido-básico e eletrolítico é importante. Uma vez obtida uma amostra de sangue para cultura, devem-se iniciar imediatamente antibióticos sistêmicos (com ampla cobertura, baseada nos padrões de sensibilidade dos microrganismos gram-positivos, gram-negativos e anaeróbios de cada UTI neonatal). Quando presentes, os cateteres umbilicais devem ser removidos, porém é preciso manter um bom acesso IV. A ventilação deve ser assistida na presença de apneia, ou se a distensão abdominal estiver contribuindo para hipoxia e hipercapnia. A reposição do volume intravascular com cristaloide ou hemocomponentes, o suporte cardiovascular com *bolus* de líquido e/ou agentes inotrópicos e a correção das anormalidades hematológicas, metabólicas e eletrolíticas são essenciais para estabilizar o recém-nascido com ECN.

A evolução do paciente deve ser monitorada rigorosamente por meio de exame físico frequente, radiografias sequenciais de abdome anteroposteriores e de perfil ou em decúbito lateral, de modo a detectar a presença de perfuração intestinal e determinações seriadas do estado hematológico, eletrolítico e ácido-básico. Para controlar uma epidemia, é necessário instituir o uso de jalecos e luvas e fazer o isolamento dos recém-nascidos com riscos semelhantes.

Deve-se consultar um cirurgião logo no início do tratamento. A única indicação absoluta para cirurgia consiste na evidência de perfuração na radiografia de abdome (pneumoperitônio), que é observada em menos da metade dos pacientes com perfuração ou necrose por ocasião da exploração cirúrgica. Deterioração clínica progressiva, apesar do tratamento clínico máximo, presença de alça intestinal fixa e isolada em radiografias seriadas e eritema da parede abdominal constituem indicações relativas para a laparotomia exploradora. Idealmente, a cirurgia deve ser realizada após o desenvolvimento de necrose intestinal, porém antes da ocorrência de perfuração ou peritonite. Entretanto, a abordagem cirúrgica ideal permanece controversa. As opções para tratamento cirúrgico incluem **drenagem peritoneal primária (DPP)** ou laparotomia exploratória, com ressecção do intestino necrótico e, em geral, criação de ostomia. Dois ensaios clínicos randomizados, conduzidos em meados da década de 2000, comparando essas abordagens não conseguiram demonstrar qualquer diferença significativa em sobrevida, resultado nutricional ou tempo de permanência hospitalar. Uma análise da Cochrane, combinando os resultados de ambos os ensaios clínicos, concluiu que não houve benefício ou prejuízo significativo da DPP, em comparação com a laparotomia exploratória. Um terceiro ensaio clínico randomizado (Necrotizing Enterocolitis Surgery Trial, NCT01029353) comparou as duas abordagens cirúrgicas, tendo como resultado primário a ocorrência de morte ou resultados de neurodesenvolvimento na idade ajustada de 18 a 22 meses. Um estudo de coorte multicêntrico de grande porte, com 8.935 pacientes, demonstrou que a laparotomia foi o tratamento inicial em dois terços dos lactentes com MBPN com ECN cirúrgica, mesmo naqueles com peso abaixo de 1.000 g. A taxa de mortalidade foi de cerca de 30% tanto no grupo da laparotomia quanto no grupo de DPP convertida em laparotomia (46% do grupo de DPP necessitaram finalmente de laparotomia). Foi constatado que a DPP constitui um fator de risco independente para morte (taxa de mortalidade de 50%), provavelmente em virtude de seu uso preferencial nos pacientes mais gravemente enfermos e instáveis. Entretanto, 27% dos pacientes submetidos à DPP sobreviveram sem necessidade de cirurgia posterior. *A abordagem cirúrgica depende da preferência do cirurgião e do estado fisiológico do paciente.*

PROGNÓSTICO

O tratamento clínico falha em aproximadamente 20 a 40% dos pacientes com pneumatose intestinal por ocasião do diagnóstico; destes, 20 a 50% morrem. As complicações pós-operatórias precoces incluem infecção da ferida, deiscência e problemas com a ostomia (prolapso, necrose). As complicações tardias incluem **estenoses intestinais**, que surgem em aproximadamente 10% dos pacientes submetidos ao tratamento cirúrgico ou clínico. Após ressecção intestinal maciça, as complicações pós-operatórias da ECN incluem **síndrome do intestino curto** (má absorção, atraso do crescimento, desnutrição), complicações relacionadas com o uso de cateteres venosos centrais (sepse, trombose) e icterícia colestática. Recém-nascidos prematuros com ECN que necessitam de intervenção cirúrgica correm risco aumentado de resultados adversos relacionados com o crescimento e o desenvolvimento neurológico.

PREVENÇÃO

A estratégia de prevenção mais efetiva para a ECN consiste no uso de **leite humano**. Já está bem documentado que os recém-nascidos mantidos exclusivamente com aleitamento materno correm menor risco de ECN. Entretanto, como o leite humano não fornece um suporte nutricional completo, o seu enriquecimento é essencial para prematuros. Alguns estudos sugeriram que uma "dieta com leite humano exclusivamente", utilizando fortificantes humanos, em vez de bovinos, pode reduzir ainda mais o risco de ECN. Apesar das preocupações sobre o risco aumentado de ECN com esquemas de alimentação precoces e agressivos em recém-nascidos com MBPN, um protocolo seguro ainda não é conhecido. Embora dados extensos e metanálises possam sustentar o uso de **probióticos** para prevenção da ECN, não existe consenso claro sobre a formulação mais segura e efetiva, o momento de sua administração ou a duração do tratamento. Outras estratégias preventivas que utilizam **prebióticos** e **simbióticos** também foram estudadas, com resultados variáveis. Os inibidores da secreção de ácido gástrico (bloqueadores dos receptores H_2, inibidores da bomba de prótons) ou os antibióticos entéricos de uso prolongado no início do período neonatal têm sido associados a um risco aumentado de ECN, e o seu uso deve ser evitado.

Como a detecção e o tratamento precoce podem evitar as consequências deletérias tardias da ECN, pesquisas consideráveis estão direcionadas para a identificação de **biomarcadores** para o diagnóstico precoce da ECN, incluindo proteína C reativa (PC-R), proteína de ligação de ácidos graxos intestinais (I-FABP) na urina, claudina-3 (uma proteína da junção oclusiva), calprotectina fecal, acilcarnitina, IL-6, IL-8 e índice das características da frequência cardíaca (CFC). A espectroscopia no infravermelho próximo (NIRS; do inglês, *near-infrared spectroscopy*) pode constituir modalidade de diagnóstico preditiva promissora para a ECN.

A bibliografia disponível no GEN-io.

123.3 Icterícia e Hiperbilirrubinemia no Recém-Nascido

Erin E. Shaughnessy e Neera K. Goyal

A **hiperbilirrubinemia** é um problema comum e, na maioria dos casos, benigno nos recém-nascidos. A **icterícia** é observada durante a primeira semana de vida em aproximadamente 60% dos recém-nascidos a termo e em 80% daqueles pré-termo. A coloração amarelada resulta do acúmulo do pigmento de bilirrubina lipossolúvel, não polar e não conjugada na pele. A bilirrubina não conjugada (denominada **bilirrubina indireta** pela reação de van den Bergh) é o produto final do catabolismo da proteína do grupo heme por uma série de reações enzimáticas, envolvendo a heme-oxigenase e a biliverdina redutase, e por agentes redutores não enzimáticos nas células reticuloendoteliais. Pode ser causada também, em parte, pela deposição do pigmento de bilirrubina conjugada, o produto final da bilirrubina indireta, que sofre conjugação no microssomo das células hepáticas pela enzima uridina ácido difosfoglicurônico (UDP)-glicuronil transferase, para formar o glicuronídio de bilirrubina hidrossolúvel e polar (**reação direta**). Embora a bilirrubina possa desempenhar um papel fisiológico como antioxidante, as elevações da bilirrubina não conjugada são potencialmente neurotóxicas. Apesar de a forma conjugada não ser neurotóxica, a hiperbilirrubinemia direta indica a presença de doenças hepáticas potencialmente graves ou de doença sistêmica.

ETIOLOGIA

Durante o período neonatal, o metabolismo da bilirrubina passa por uma transição do *estágio fetal*, durante o qual a placenta constitui a principal via de eliminação da bilirrubina não conjugada e lipossolúvel, para o *estágio adulto*, no qual a forma conjugada e hidrossolúvel é excretada pelas células hepáticas no sistema biliar e no trato gastrintestinal. A **hiperbilirrubinemia não conjugada** pode ser causada ou agravada por qualquer fator capaz de (a) aumentar a carga de bilirrubina a ser metabolizada pelo fígado (anemias hemolíticas, policitemia, equimoses ou hemorragia interna, redução do tempo de vida dos eritrócitos em consequência de imaturidade ou transfusão de células, aumento da circulação êntero-hepática, infecção); (b) danificar ou reduzir a atividade da enzima transferase ou de outras enzimas relacionadas (deficiência genética, hipoxia, infecção, deficiência da tireoide); (c) competir pela enzima transferase ou bloquear sua ação (fármacos e outras substâncias que exigem conjugação com ácido glicurônico); ou (d) resultar em ausência ou quantidade diminuída da enzima ou redução da captação de bilirrubina pelas células hepáticas (defeito genético, prematuridade). Os polimorfismos genéticos na isoenzima 1A1 da uridina difosfato glicuronosiltransferase (*UGT1A1*) hepática e o carreador de solutos, o transportador de ânions orgânicos 1B1 (*SLCO1B1*), isoladamente ou em combinação, influenciam a incidência da hiperbilirrubinemia neonatal.

Os efeitos tóxicos das concentrações séricas elevadas de bilirrubina não conjugada são intensificados por fatores que reduzem a retenção de bilirrubina na circulação (hipoproteinemia, deslocamento da bilirrubina de seus locais de ligação na albumina por ligação competitiva de fármacos, como o sulfisoxazol e o latamoxefe, acidose e aumento da concentração de ácidos graxos livres em consequência de hipoglicemia, inanição ou hipotermia). Os efeitos neurotóxicos estão diretamente relacionados não apenas com a permeabilidade da barreira hematencefálica e das membranas das células nervosas, mas também com a suscetibilidade neuronal à lesão. Ambos os fatores são influenciados adversamente por asfixia, prematuridade, hiperosmolalidade e infecção. A alimentação precoce e frequente diminui os níveis séricos de bilirrubina, enquanto o aleitamento materno e a desidratação os aumentam. A demora na eliminação do mecônio, que contém 1 mg de bilirrubina/dℓ, pode contribuir para a icterícia por meio de recirculação êntero-hepática após desconjugação pela glicuronidase intestinal (Figura 123.8). Fármacos como a ocitocina (na mãe) e algumas substâncias químicas utilizadas no berçário, como detergentes fenólicos, também podem produzir hiperbilirrubinemia não conjugada.

MANIFESTAÇÕES CLÍNICAS

A icterícia surge habitualmente no período neonatal inicial, dependendo da etiologia. Enquanto a icterícia decorrente da deposição de bilirrubina indireta na pele tende a apresentar um aspecto amarelo-vivo ou

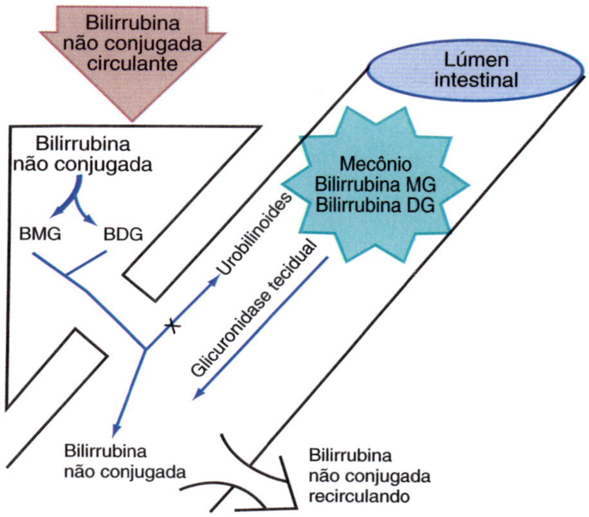

Figura 123.8 **Metabolismo da bilirrubina no período neonatal.** A taxa de produção neonatal de bilirrubina é de 6 a 8 mg/kg/24 h (diferentemente do nível de 3 a 4 mg/kg/24 h em adultos). A bilirrubina insolúvel em água liga-se à albumina. Na interface plasma-hepatócito, um carreador da membrana hepática (bilitranslocase) transporta bilirrubina para uma proteína de ligação citosólica (ligandina ou proteína Y, atualmente conhecida como glutationa *S*-transferase), que impede a absorção retrógrada para o plasma. A bilirrubina é convertida em monoglicuronídio de bilirrubina (*BMG*). Recém-nascidos excretam mais BMG do que os adultos. No feto, o BMG conjugado insolúvel em lipídios e o diglicuronídio de bilirrubina (*BDG*) precisam ser desconjugados pela betaglicuronidase tecidual para facilitar a transferência placentária da bilirrubina não conjugada lipossolúvel através das membranas lipídicas da placenta. Depois do nascimento, as glicuronidases intestinais ou contidas no leite contribuem para a recirculação êntero-hepática da bilirrubina e, possivelmente, para o desenvolvimento de hiperbilirrubinemia.

alaranjado, a do tipo obstrutivo (bilirrubina direta) exibe uma tonalidade esverdeada ou amarelo-acastanhada. Em geral, a icterícia torna-se visível seguindo uma progressão cefalocaudal, com início na face e avanço para o abdome, e, em seguida, até os pés, à medida que os níveis séricos aumentam. A pressão exercida sobre a pele pode revelar sua progressão anatômica (face, aproximadamente 5 mg/dℓ; parte média do abdome, 15 mg/dℓ; plantas dos pés, 20 mg/dℓ), porém o exame clínico não fornece uma estimativa confiável dos níveis séricos. Podem ser utilizadas técnicas não invasivas para determinação transcutânea dos níveis de bilirrubina, que se correlacionam com os níveis séricos, para *triagem* de recém-nascidos. Todavia, a determinação do nível sérico de bilirrubina está indicada para recém-nascidos com bilirrubina transcutânea elevada para a idade, icterícia em fase de progressão, risco de hemólise ou sepse. Os lactentes com hiperbilirrubinemia grave podem apresentar letargia e alimentação inadequada e, sem tratamento, podem evoluir para um quadro de encefalopatia aguda por bilirrubina (*kernicterus*; ver Capítulo 123.4).

DIAGNÓSTICO DIFERENCIAL

A distinção entre icterícia *fisiológica* e *patológica* é feita com base no momento de ocorrência, na velocidade de elevação e na extensão da hiperbilirrubinemia, visto que algumas causas de icterícia fisiológica (p. ex., massa eritrocitária aumentada, diminuição da capacidade de conjugação da bilirrubina, aumento da circulação êntero-hepática) também podem resultar em icterícia patológica. A avaliação deve ser feita com base nos fatores de risco, na aparência clínica e na gravidade da hiperbilirrubinemia (Tabelas 123.2 a 123.4). A icterícia presente ao nascimento ou que aparece nas primeiras 24 h após o nascimento deve ser considerada **patológica** e exige atenção imediata. Os possíveis diagnósticos devem incluir eritroblastose fetal, hemorragia oculta, sepse ou infecções congênitas, incluindo sífilis, citomegalovírus (CMV), rubéola e toxoplasmose. A hemólise é sugerida por uma rápida elevação das concentrações séricas de bilirrubina (> 0,5 mg/dℓ/h), anemia, palidez, reticulocitose, hepatoesplenomegalia e história familiar positiva. Uma proporção inusitadamente alta de bilirrubina direta pode caracterizar a icterícia em recém-nascidos submetidos a transfusões intrauterinas para eritroblastose fetal. A icterícia que aparece no segundo ou terceiro dia de vida é habitualmente **fisiológica**, mas pode representar uma forma mais grave. A icterícia não hemolítica familiar (**síndrome de Crigler-Najjar**) e a icterícia do aleitamento materno de início precoce são observadas no segundo ou no terceiro dia. A icterícia que aparece depois do terceiro dia ou na primeira semana de vida sugere sepse bacteriana ou infecção do trato urinário. Além disso, pode ser causada por outras infecções, notavelmente sífilis, toxoplasmose, CMV e enterovírus. A icterícia secundária a uma equimose extensa ou ao extravasamento de sangue pode ocorrer durante o primeiro dia ou mais tarde, particularmente em recém-nascidos prematuros. A policitemia também pode levar à icterícia precoce.

Existe uma longa lista de diagnósticos diferenciais para a icterícia que é reconhecida *após* a primeira semana de vida, incluindo icterícia do leite materno, sepse, atresia congênita ou escassez de ductos biliares, hepatite, galactosemia, hipotireoidismo, FC e crises de anemia hemolítica congênita relacionadas com a morfologia dos eritrócitos e deficiências enzimáticas (Figura 123.9). O diagnóstico diferencial da icterícia persistente durante o primeiro mês de vida inclui colestase associada à hiperalimentação, hepatite, doença de inclusão citomegálica, sífilis, toxoplasmose, icterícia não hemolítica familiar, atresia congênita dos ductos biliares, galactosemia e síndrome da bile espessa após doença hemolítica do recém-nascido. Raramente, a icterícia fisiológica pode se prolongar por várias semanas, conforme observado em lactentes com hipotireoidismo ou estenose pilórica.

Independentemente da gestação ou do momento de aparecimento da icterícia, pacientes com hiperbilirrubinemia *significativa* e aqueles que apresentam sinais ou sintomas precisam ser submetidos a uma avaliação diagnóstica completa, que inclua a determinação das frações direta e indireta da bilirrubina, nível de hemoglobina, contagem de reticulócitos, tipo sanguíneo, teste de Coombs e exame do esfregaço de sangue periférico. A hiperbilirrubinemia indireta, a reticulocitose e um esfregaço com evidências de destruição dos eritrócitos sugerem hemólise (ver Tabela 123.3). Na ausência de incompatibilidade de tipo sanguíneo, deve-se considerar a possibilidade de hemólise não induzida imunologicamente. Se a contagem de reticulócitos, o resultado do teste de Coombs e o nível de bilirrubina direta estiverem normais, isso sugere a presença de hiperbilirrubinemia indireta patológica ou

Tabela 123.2 Fatores de risco para o desenvolvimento de hiperbilirrubinemia grave.*

PRINCIPAIS FATORES DE RISCO
Níveis de BST ou de BTc na zona de alto risco antes da alta hospitalar (ver Figura 123.10)
Icterícia observada nas primeiras 24 h
Incompatibilidade de grupo sanguíneo com teste direto de antiglobulina positivo, outra doença hemolítica conhecida (deficiência de G6PD), concentração final de CO elevada
Idade gestacional de 35 a 36 semanas
Irmão mais velho submetido à fototerapia
Céfalo-hematoma ou equimose significativa
Amamentação exclusiva, particularmente se o aleitamento não estiver adequado e a perda de peso for excessiva
Raça do leste da Ásia†
FATORES DE RISCO MENORES
Níveis de BST ou de BTc na zona de risco intermediário-alto antes da alta hospitalar
Idade gestacional de 37 a 38 semanas
Icterícia observada antes da alta hospitalar
Irmão mais velho com icterícia
Recém-nascido macrossômico de mãe diabética
Idade materna ≥ 25 anos
Sexo masculino
RISCO DIMINUÍDO‡
Níveis de BST ou de BTc na zona de baixo risco (ver Figura 123.10)
Idade gestacional ≥ 41 semanas
Alimentação exclusivamente com fórmula
Raça negra
Alta hospitalar após 72 h

*Em lactentes de ≥ 35 semanas de gestação; fatores por ordem aproximada de importância. †Raça definida pela descrição da mãe. ‡Esses fatores estão associados a risco aumentado de icterícia significativa e estão listados por ordem decrescente de importância. BTc, bilirrubina transcutânea; BST, bilirrubina sérica total; G6PD, glicose-6-fosfato desidrogenase. (Adaptada de American Academy of Pediatrics Subcommittee on Hyperbilirubinemia: Management of hyperbilirubinemia in the newborn infant 35 or more weeks of gestation, *Pediatrics* 114:297-316, 2004.)

Tabela 123.3 Avaliação do recém-nascido com icterícia significativa.

CONDIÇÃO	POSSÍVEL DIAGNÓSTICO	EXAMES LABORATORIAIS INICIAIS
Icterícia no primeiro dia	Hemólise++ TORCH/sepse Síndromes de insuficiência hepática* Hemorragia interna	Hemograma completo, esfregaço Bilirrubina total e direta Tipo sanguíneo e teste de Coombs
Icterícia exigindo fototerapia	Hemólise++ TORCH/sepse	Iguais aos anteriores
Hiperbilirrubinemia direta/conjugada	TORCH/sepse Atresia biliar Outras causas de colestase+ Síndromes de insuficiência hepática*	Enzimas hepáticas, RNI, verificar a triagem do recém-nascido para doença metabólica, nível de glicemia, nível sanguíneo de amônia e lactato, culturas de urina e hemoculturas, PCR para CMV e HSV

+Ver Capítulo 383. ++A hemólise pode ser imune ou não imune (defeitos da membrana eritrocitária ou enzimáticos). CMV, citomegalovírus; HSV, herpes-vírus simples; PCR, reação em cadeia da polimerase; RNI, razão normalizada internacional; TORCH, toxoplasmose, outra, rubéola, CMV, herpes. *Síndromes de insuficiência hepática: HSV, CMV, doença hepática aloimune gestacional, doença hepática mitocondrial, síndrome hemofagocítica familiar.

Tabela 123.4 Características para diagnóstico dos vários tipos de icterícia neonatal.

DIAGNÓSTICO	NATUREZA DA REAÇÃO DE VAN DEN BERGH	ICTERÍCIA		PICO DA CONCENTRAÇÃO DE BILIRRUBINA		TAXA DE ACÚMULO DE BILIRRUBINA (mg/dℓ/dia)	COMENTÁRIOS
		Aparece	Desaparece	mg/dℓ	Idade em dias		
"Icterícia fisiológica":							Habitualmente relacionada com o grau de maturidade
Recém-nascido a termo	Indireta	2 a 3 dias	4 a 5 dias	10 a 12	2 a 3	< 5	
Prematuro	Indireta	3 a 4 dias	7 a 9 dias	15	6 a 8	< 5	
Hiperbilirrubinemia causada por fatores metabólicos:							Fatores metabólicos: hipoxia, desconforto respiratório, falta de carboidratos
Recém-nascido a termo	Indireta	2 a 3 dias	Variável	> 12	Primeira semana	< 5	Influências hormonais: cretinismo, hormônios, síndrome de Gilbert
Prematuro	Indireta	3 a 4 dias	Variável	> 15	Primeira semana	< 5	Fatores genéticos: síndrome de Crigler-Najjar, síndrome de Gilbert Fármacos: vitamina K, novobiocina
Estados hemolíticos e hematoma	Indireta	Pode aparecer nas primeiras 24 h	Variável	Ilimitado	Variável	Habitualmente > 5	Eritroblastose: Rh, ABO, Kell Estados hemolíticos congênitos: esferocítico, não esferocítico Picnocitose infantil Fármaco: vitamina K Hemorragia fechada – hematoma
Fatores hemolíticos e hepatotóxicos mistos	Indireta e direta	Pode aparecer nas primeiras 24 h	Variável	Ilimitado	Variável	Habitualmente > 5	Infecção: sepse bacteriana, pielonefrite, hepatite, toxoplasmose, doença de inclusão citomegálica, rubéola, sífilis Fármaco: vitamina K
Lesão hepatocelular	Indireta e direta	Habitualmente 2 a 3 dias; pode aparecer na segunda semana	Variável	Ilimitado	Variável	Variável, pode ser > 5	Atresia biliar; escassez de ductos biliares, colestase familiar, galactosemia; hepatite, infecção

De Brown AK: Neonatal jaundice, *Pediatr Clin North Am* 9:575-603, 1962.

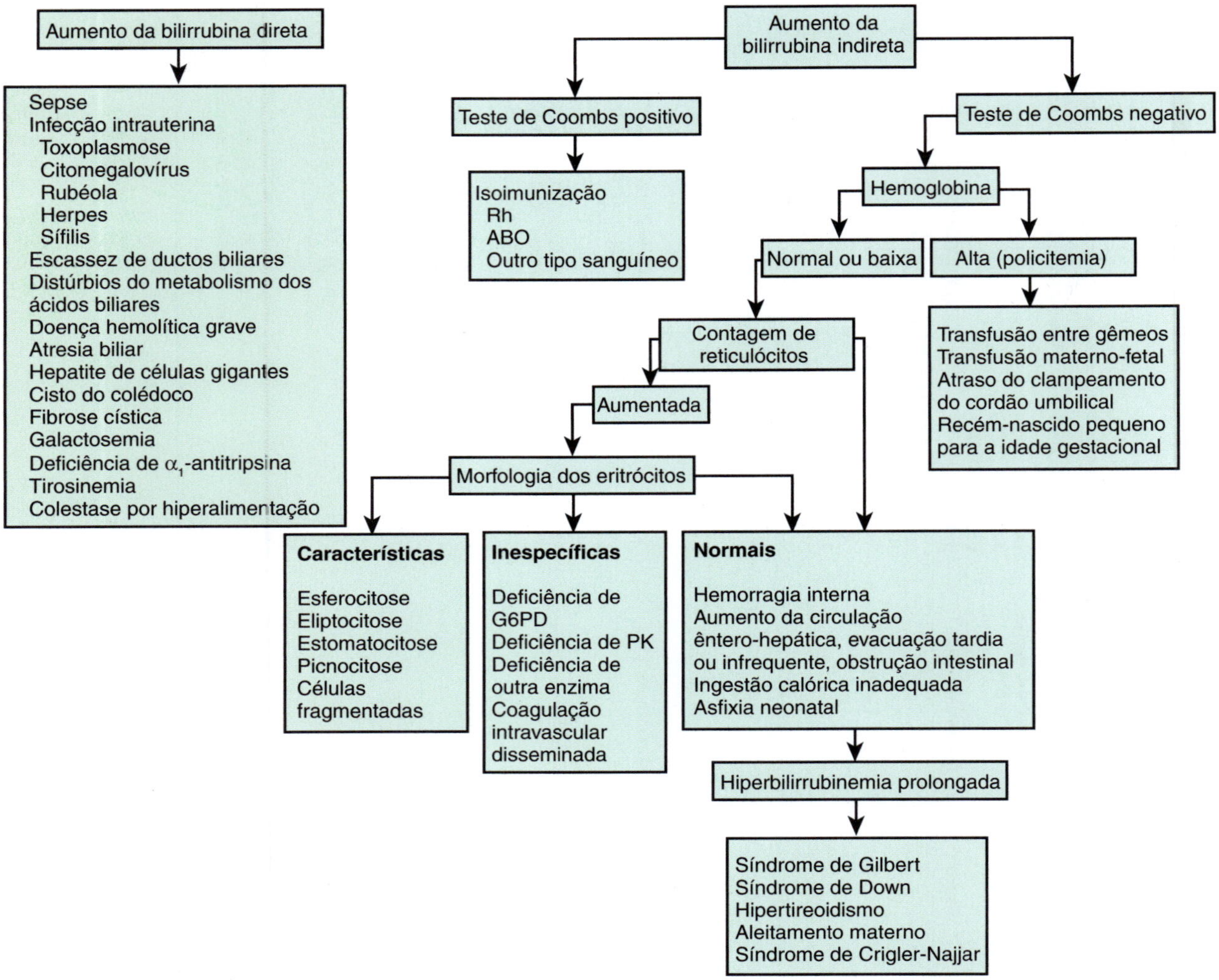

Figura 123.9 Abordagem esquemática para o diagnóstico de icterícia neonatal. G6PD, glicose-6-fosfato desidrogenase; PK, piruvato quinase. (*De Oski FA: Differential diagnosis of jaundice. In Taeusch HW, Ballard RA, Avery MA, editors:* Schaffer and Avery's diseases of the newborn, *ed 6, Philadelphia, 1991, Saunders.*)

fisiológica (ver Figura 123.9). Na presença de hiperbilirrubinemia direta, as possibilidades diagnósticas incluem hepatite, doença congênita dos ductos biliares (atresia biliar, escassez dos ductos biliares, doença de Byler), colestase, erros inatos do metabolismo, FC, hemossiderose congênita e sepse.

ICTERÍCIA FISIOLÓGICA (ICTERÍCIA NEONATAL)

Em circunstâncias normais, o nível de bilirrubina indireta no soro do cordão umbilical é de 1 a 3 mg/dℓ e aumenta a uma velocidade menor que 5 mg/dℓ/24 h. A icterícia torna-se visível no segundo ou terceiro dia de vida, alcançando seu pico habitualmente entre o segundo e o quarto dia, de 5 a 6 mg/dℓ, diminuindo para menos de 2 mg/dℓ entre o quinto e o sétimo dia após o nascimento. A icterícia associada a essas alterações é denominada *fisiológica*, e acredita-se que resulte de um aumento na produção de bilirrubina em consequência da degradação dos eritrócitos fetais associada à limitação transitória da conjugação da bilirrubina pelo fígado neonatal imaturo.

De modo global, 6 a 7% dos recém-nascidos a termo apresentam níveis de bilirrubina indireta superiores a 13 mg/dℓ, e menos de 3% têm níveis acima de 15 mg/dℓ. Os fatores de risco para a ocorrência de níveis elevados de bilirrubina indireta incluem idade materna, raça (indivíduos chineses, japoneses, coreanos e povos originários americanos), diabetes materno, prematuridade, medicamentos (vitamina K_3, novobiocina), altitude, policitemia, sexo masculino, trissomia do 21, equimoses cutâneas, extravasamento de sangue (céfalo-hematoma), indução pela ocitocina, aleitamento materno, perda de peso (desidratação ou privação calórica), atraso na eliminação de mecônio e história familiar ou de irmão com icterícia fisiológica (ver Tabela 123.2). Nos recém-nascidos que não exibem essas variáveis, os níveis de bilirrubina indireta raramente ultrapassam 12 mg/dℓ, enquanto aqueles com vários fatores de risco têm maior risco de apresentar níveis mais altos de bilirrubina. A combinação de aleitamento materno, atividade da variante glicuronosiltransferase (1A1) e alterações do gene do transportador de ânions orgânicos 2 aumenta o risco de hiperbilirrubinemia. A previsão de quais recém-nascidos correm risco de icterícia fisiológica exagerada pode se basear nos níveis de bilirrubina hora-específica nas primeiras 24 a 72 horas de vida (Figura 123.10). As medições transcutâneas da bilirrubina são linearmente correlacionadas com os níveis séricos e podem ser utilizadas para rastreamento. Os níveis de bilirrubina indireta em recém-nascidos a termo declinam para os valores do adulto (1 mg/dℓ) com 10 a 14 dias de vida. A hiperbilirrubinemia indireta e persistente por mais de 2 semanas sugere hemólise, deficiência hereditária de glicuronil transferase, icterícia pelo leite materno, hipotireoidismo ou obstrução intestinal. A icterícia associada à estenose do piloro pode ser causada por privação calórica, deficiência de UDP-glicuronil transferase hepática ou aumento da circulação êntero-hepática de bilirrubina a partir do íleo. Nos recém-nascidos prematuros, a elevação da bilirrubina sérica tende a ser igual ou ligeiramente mais lenta, porém de maior duração do que nos lactentes a termo. Os níveis máximos de 8 a 12 mg/dℓ são habitualmente alcançados no quarto ao sétimo dia, e a icterícia raramente é observada depois do décimo dia, o que corresponde à maturação dos mecanismos de metabolismo e excreção da bilirrubina.

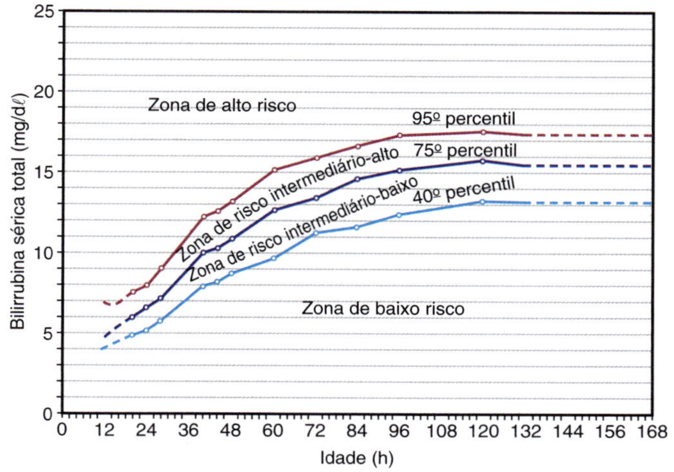

Figura 123.10 **Determinação do risco de recém-nascidos saudáveis a termo e próximos do termo, com base nos valores de bilirrubina sérica específicos por hora.** A zona de alto risco é subdividida pelo traçado do 95º percentil. A zona de risco intermediário é subdividida em zonas de risco superior e inferior pelo traçado do 75º percentil. A zona de baixo risco foi definida eletiva e estatisticamente pelo traçado do 40º percentil. (*De Bhutani VK, Johnson L, Sivieri EM: Predictive ability of a predischarge hour-specific serum bilirubin for subsequent significant hyperbilirubinemia in healthy term and near-term newborns,* Pediatrics *103:6-14, 1999.*)

O diagnóstico de icterícia fisiológica em recém-nascidos a termo ou pré-termo só pode ser estabelecido após exclusão das causas conhecidas de icterícia, com base na anamnese, nos achados clínicos e nos resultados laboratoriais (ver Tabela 123.4). Em geral, deve-se realizar uma pesquisa para determinar a causa da icterícia quando (1) ela aparece nas primeiras 24 a 36 h depois do nascimento, (2) a bilirrubina sérica está aumentando em velocidade maior que 5 mg/dℓ/24 h, (3) o nível sérico de bilirrubina é superior a 12 mg/dℓ em recém-nascido a termo (particularmente na ausência de fatores de risco) ou 10 a 14 mg/dℓ em pré-termo, (4) a icterícia persiste após 10 a 14 dias de vida, ou (5) a fração de bilirrubina direta é superior a 2 mg/dℓ em qualquer momento. Outros fatores que sugerem uma causa patológica de icterícia incluem história familiar de doença hemolítica, palidez, hepatomegalia, esplenomegalia, incapacidade da fototerapia de reduzir os níveis de bilirrubina, vômitos, letargia, alimentação inadequada, perda de peso excessiva, apneia, bradicardia, sinais vitais anormais (incluindo hipotermia), fezes de coloração clara, urina escura positiva para bilirrubina, doença hemorrágica e sinais de *kernicterus* (ver Capítulo 123.4).

HIPERBILIRRUBINEMIA PATOLÓGICA

A icterícia e a hiperbilirrubinemia subjacente são consideradas patológicas quando o momento de aparecimento, a duração ou o padrão variam de modo significativo em relação à icterícia fisiológica ou se a evolução for compatível com ela, havendo outras razões para suspeitar que o recém-nascido corre risco especial de neurotoxicidade. Pode não ser possível determinar a causa precisa de uma elevação anormal da bilirrubina não conjugada, porém muitos recém-nascidos com esse achado apresentam fatores de risco associados, como raça asiática, prematuridade, aleitamento materno e perda de peso. Com frequência, as expressões *icterícia fisiológica exagerada* e *hiperbilirrubinemia do recém-nascido* são utilizadas para recém-nascidos cujo problema primário consiste, provavelmente, em deficiência ou inatividade da bilirrubina glicuronil transferase (**síndrome de Gilbert**), e não em uma carga excessiva de bilirrubina para excreção (ver Tabela 123.2). A combinação de deficiência de glicose-6-fosfato desidrogenase (G6PD) com mutação da região promotora da UDP-glicuronil transferase 1 produz hiperbilirrubinemia indireta na ausência de sinais de hemólise. A hiperbilirrubinemia não fisiológica também pode ser causada por mutações no gene para a bilirrubina UDP-glicuronil transferase.

O maior risco associado à hiperbilirrubinemia indireta consiste no desenvolvimento de disfunção neurológica induzida pela bilirrubina, o que normalmente ocorre com níveis elevados de bilirrubina indireta (ver Capítulo 123.4). O desenvolvimento de *kernicterus* (encefalopatia bilirrubínica) depende do nível de bilirrubina indireta, da duração da exposição à elevação dos níveis de bilirrubina, da causa da icterícia e do bem-estar do recém-nascido. Pode ocorrer lesão neurológica, incluindo *kernicterus*, com níveis mais baixos de bilirrubina em recém-nascidos pré-termo, bem como em caso de asfixia, hemorragia intraventricular, hemólise ou uso de fármacos que deslocam a bilirrubina da albumina. O nível sérico de bilirrubina indireta exato que é prejudicial para recém-nascidos com MBPN não está bem definido.

ICTERÍCIA ASSOCIADA AO ALEITAMENTO MATERNO

Observa-se a ocorrência de uma elevação significativa da bilirrubina não conjugada (**icterícia do leite materno**) em cerca de 2% dos recém-nascidos a termo que recebem leite materno após 7 dias de vida, com concentrações máximas que alcançam 10 a 30 mg/dℓ durante a segunda e a terceira semana. Se o aleitamento materno for continuado, a bilirrubina diminui gradualmente, porém pode persistir por 3 a 10 semanas em níveis mais baixos. Se a amamentação for interrompida, observa-se uma rápida queda do nível sérico de bilirrubina, alcançando a faixa normal dentro de poucos dias. Com a retomada do aleitamento materno, os níveis de bilirrubina raramente voltam a alcançar os níveis previamente altos. A fototerapia pode ser benéfica (ver Capítulo 123.4). Apesar de incomum, o *kernicterus* pode ocorrer em pacientes com icterícia do leite materno. A etiologia da icterícia associada ao leite materno ainda não está totalmente esclarecida, embora a betaglicuronidase, resultando em desconjugação da bilirrubina e aumento da circulação êntero-hepática, e outros fatores no leite materno, passíveis de interferir na conjugação da bilirrubina (p. ex., pregnanediol, ácidos graxos livres) tenham sido implicados.

A icterícia tardia associada ao leite materno deve ser diferenciada de uma hiperbilirrubinemia não conjugada acentuada e de *início precoce*, conhecida como **icterícia do aleitamento materno**, que ocorre na primeira semana de vida em recém-nascidos amamentados, os quais normalmente apresentam níveis de bilirrubina mais elevados do que aqueles alimentados com fórmulas infantis (Figura 123.11). A menor ingestão de leite antes de a produção de leite materno estar estabelecida pode resultar em desidratação, o que provoca hemoconcentração da bilirrubina e menor número de evacuações, o que, por sua vez, aumenta a circulação êntero-hepática de bilirrubina. Suplementação profilática com soro glicosado para recém-nascidos que recebem aleitamento materno está associada a níveis mais altos de bilirrubina, em parte devido à redução do consumo de leite materno de maior densidade

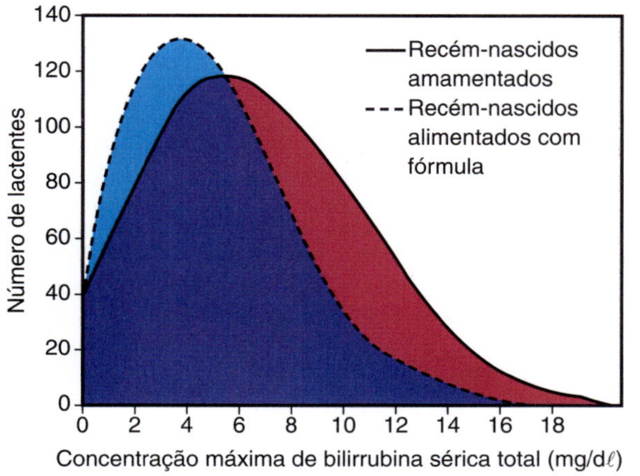

Figura 123.11 Distribuição dos níveis máximos de bilirrubina durante a primeira semana de vida de recém-nascidos brancos com peso de > 2.500 g amamentados e alimentados com fórmula. (*De Maisels MJ, Gifford K: Normal serum bilirubin levels in the newborn and the effect of breast-feeding,* Pediatrics *78:837-843, 1986.*)

calórica, de modo que o seu uso *não* está indicado. A amamentação frequente (> 10 em 24 horas), a amamentação à noite e o apoio à lactação contínua podem reduzir a incidência da icterícia precoce do aleitamento materno. Além disso, a suplementação com fórmulas infantis ou com próprio o leite materno extraído é indicada se a ingestão for aparentemente inadequada, se houver perda de peso excessiva, ou se o recém-nascido parecer desidratado.

COLESTASE NEONATAL

Ver Capítulo 383.1.

ATRESIA CONGÊNITA DOS DUCTOS BILIARES

Ver Capítulo 383.1.

A icterícia que persiste por mais de 2 semanas ou que está associada a fezes acólicas e urina escura sugere atresia biliar. Todos os lactentes que apresentam esses achados exigem avaliação diagnóstica imediata, incluindo determinação da bilirrubina direta.

A bibliografia está disponível no GEN-io.

123.4 *Kernicterus*

Erin E. Shaughnessy e Neera K. Goyal

Kernicterus, ou **encefalopatia bilirrubínica**, é uma síndrome neurológica que resulta da deposição de bilirrubina não conjugada (indireta) nos núcleos da base e nos núcleos do tronco encefálico. A patogênese do *kernicterus* é multifatorial e envolve interação de níveis de bilirrubina não conjugada, ligação à albumina e aos níveis de bilirrubina livre, passagem através da barreira hematencefálica (BHE) e suscetibilidade neuronal à lesão. A ruptura da BHE por doença, asfixia e outros fatores e as mudanças de maturação em sua permeabilidade alteram o risco.

O nível sanguíneo preciso acima do qual a bilirrubina indireta ou livre será tóxica para o lactente individualmente é imprevisível. Entretanto, em uma grande série, ocorreu *kernicterus* apenas em recém-nascidos com nível de bilirrubina superior a 20 mg/dℓ, 90% dos quais eram a termo e próximos do termo, previamente saudáveis e com aleitamento materno predominante. A duração da exposição a níveis elevados de bilirrubina necessária para produzir efeitos tóxicos não é conhecida. Quanto mais imaturo o recém-nascido, maior sua suscetibilidade ao *kernicterus*. O Capítulo 123.3 discute os fatores que potencializam o movimento da bilirrubina através da BHE e sua entrada nas células cerebrais.

MANIFESTAÇÕES CLÍNICAS

Os sinais e sintomas de *kernicterus* aparecem habitualmente em 2 a 5 dias após o nascimento em recém-nascidos a termo e até o sétimo dia em prematuros. Entretanto, a hiperbilirrubinemia pode levar à encefalopatia em qualquer momento durante o período neonatal. Os primeiros sinais podem ser sutis e indistinguíveis daqueles de sepse, asfixia, hipoglicemia, hemorragia intracraniana e outras doenças sistêmicas agudas do recém-nascido. Letargia, alimentação inadequada e perda do reflexo de Moro constituem sinais iniciais comuns. Subsequentemente, o recém-nascido pode aparecer gravemente doente e prostrado, com diminuição dos reflexos tendíneos e desconforto respiratório. Podem ocorrer opistótono com fontanela abaulada, contrações da face ou dos membros e choro agudo e estridente. Nos casos avançados, ocorrem convulsões e espasmos, e os recém-nascidos afetados mantêm os braços rigidamente estendidos em rotação para dentro, com os punhos cerrados (Tabela 123.5). A rigidez é rara nesse estágio tardio.

Muitos lactentes que evoluem para esses sinais neurológicos graves morrem. Os sobreviventes habitualmente apresentam dano grave, mas podem se recuperar e, durante 2 a 3 meses, exibem poucas anormalidades. Posteriormente, no primeiro ano de vida, o opistótono, a rigidez muscular, os movimentos irregulares e as convulsões tendem a sofrer recidiva. No segundo ano de vida, o opistótono e as convulsões diminuem, porém os movimentos involuntários e irregulares, a rigidez

Tabela 123.5 Manifestações clínicas do *kernicterus*.

FORMA AGUDA
Fase 1 (primeiros 1 a 2 dias): sucção fraca, estupor, hipotonia, convulsões
Fase 2 (metade da primeira semana): hipertonia dos músculos extensores, opistótono, retrocolo, febre
Fase 3 (depois da primeira semana): hipertonia
FORMA CRÔNICA
Primeiro ano: hipotonia, reflexos tendíneos profundos ativos, reflexos cervicais tônicos obrigatórios, atraso do desenvolvimento motor
Depois do primeiro ano: distúrbios do movimento (coreoatetose, balismo, tremor), desvio do olhar para cima, perda auditiva neurossensorial

De Dennery PA, Seidman DS, Stevenson DK: Neonatal hyperbilirubinemia, *N Engl J Med* 344:581-590, 2001.

muscular ou, em alguns lactentes, a hipotonia aumentam progressivamente. Com 3 anos, a síndrome neurológica completa é frequentemente aparente e consiste em coreoatetose bilateral com espasmos musculares involuntários, sinais extrapiramidais, crises convulsivas, deficiência mental, fala disártrica, perda auditiva para as frequências alta, estrabismo e defeito dos movimentos oculares para cima. Em alguns lactentes, ocorrem sinais piramidais, hipotonia e ataxia. Nos lactentes levemente afetados, a síndrome pode ser caracterizada apenas por incoordenação neuromuscular leve a moderada, surdez parcial ou "disfunção cerebral mínima", que ocorrem isoladamente ou em associação. Esses problemas podem não ser aparentes até que a criança inicie a vida escolar (ver Tabela 123.5).

INCIDÊNCIA E PROGNÓSTICO

Com base nos critérios patológicos, ocorre *kernicterus* em 30% dos lactentes (de todas as idades gestacionais) com doença hemolítica não tratada e níveis de bilirrubina superiores a 25 a 30 mg/dℓ. A incidência em necropsias de prematuros com hiperbilirrubinemia é de 2 a 16% e está relacionada com os fatores de risco discutidos no Capítulo 123.3. Não existem estimativas confiáveis da frequência da síndrome clínica, em virtude do amplo espectro de manifestações. Os sinais neurológicos apresentam prognóstico grave. Mais de 75% dos lactentes morrem, e 80% dos sobreviventes afetados apresentam coreoatetose bilateral com espasmos musculares involuntários. É comum haver atraso do desenvolvimento, surdez e tetraplegia espástica.

PREVENÇÃO

Embora o *kernicterus* tenha sido considerado uma doença do passado, existem relatos de efeitos neurotóxicos da bilirrubina em recém-nascidos a termo e próximos do termo que receberam alta como saudáveis. A prevenção efetiva exige vigilância contínua e uma abordagem prática, baseada em sistemas, para diferenciar os recém-nascidos com icterícia benigna daqueles cuja evolução pode ser menos previsível e potencialmente prejudicial. Especialistas recomendam triagem universal da bilirrubina antes da alta e avaliação dos fatores de risco clínico para icterícia grave e disfunção neurológica induzida pela bilirrubina. Recomenda-se a determinação da bilirrubina sérica total ou da bilirrubina transcutânea (de modo intercambiável) para triagem inicial, embora os instrumentos transcutâneos possam ser menos acurados na presença de níveis mais elevados de bilirrubina (> 15 mg/dℓ) ou em recém-nascidos de pele mais escura. Se forem documentados níveis transcutâneos iguais ou superiores a 15 mg/dℓ ou com rápida elevação, recomenda-se a confirmação com a determinação da bilirrubina sérica total. Os valores séricos também devem ser medidos quando os recém-nascidos iniciam a fototerapia, visto que a medição transcutânea pode subestimar falsamente a bilirrubina total nesse contexto.

Os protocolos que utilizam o nomograma da bilirrubina específico por hora (ver Figura 123.10), o exame físico e os fatores de risco clínico têm sido bem-sucedidos na identificação de pacientes com risco de hiperbilirrubinemia e de candidatos a uma conduta direcionada. As causas potencialmente preveníveis de *kernicterus* incluem: (1) alta precoce (< 48 h) sem acompanhamento inicial (nas primeiras 48 h após a alta – esse problema é particularmente importante em recém-nascidos próximos do termo, isto é, com 35 a 37 semanas de gestação); (2) incapacidade de verificar o nível de bilirrubina em recém-nascido com icterícia observada nas primeiras 24 h; (3) incapacidade de reconhecer a presença de fatores de risco para hiperbilirrubinemia; (4) subestimativa da gravidade da icterícia com base na avaliação clínica (visual); (5) falta de preocupação quanto à presença de icterícia; (6) demora na determinação do nível sérico de bilirrubina, apesar da icterícia acentuada, ou demora na instituição da fototerapia na presença de níveis elevados de bilirrubina; e (7) ausência de resposta às preocupações dos pais em relação a icterícia, alimentação precária ou letargia. A Figura 123.12 fornece um algoritmo baseado em evidências sobre o manejo de recém-nascidos. Além disso, antes da alta, recomenda-se a determinação dos fatores de risco de cada recém-nascido com base nos protocolos estabelecidos (ver Tabela 123.2).

A seguinte abordagem também é recomendada: (1) qualquer recém-nascido que apresente icterícia nas primeiras 24 h de vida exige a determinação dos níveis séricos de bilirrubina total e direta e, quando elevados, avaliação quanto à possibilidade de doença hemolítica, e (2) acompanhamento nos primeiros 2 a 3 dias após a alta, de todos os recém-nascidos que receberam alta com menos de 48 horas de vida. O acompanhamento precoce é particularmente importante para recém-nascidos com menos de 38 semanas de gestação. O momento adequado do acompanhamento depende da idade do recém-nascido na ocasião da alta e da presença de fatores de risco. Em alguns casos, é necessário fazer acompanhamento nas primeiras 24 horas. O acompanhamento após a alta é essencial para o reconhecimento precoce de problemas relacionados com a hiperbilirrubinemia e a progressão da doença. Deve haver uma comunicação precoce e frequente com os pais em relação às suas preocupações sobre a cor da pele do recém-nascido e as atividades comportamentais, incluindo educação sobre os riscos potenciais e a neurotoxicidade. Os serviços de promoção da lactação contínua, educação, apoio e acompanhamento são essenciais durante todo período neonatal. É necessário aconselhar as mães a alimentar o recém-nascido a cada 2 a 3 horas e evitar a suplementação de rotina com água ou água glicosada, de modo a garantir hidratação e aporte calórico adequados.

TRATAMENTO DA HIPERBILIRRUBINEMIA

Independentemente da causa, a meta do tratamento consiste em prevenir a neurotoxicidade relacionada com a bilirrubina indireta, sem causar danos desnecessários. A fototerapia e, se esta não tiver sucesso, a exsanguinotransfusão continuam sendo as principais modalidades de tratamento utilizadas para manter o nível sérico máximo de bilirrubina total abaixo dos valores patológicos (Tabela 123.6 e Figuras 123.13 e 123.14). O risco de lesão do sistema nervoso central pela bilirrubina precisa ser pesado contra o risco potencial do tratamento. Não há consenso sobre o nível exato de bilirrubina para indicar a instituição da fototerapia. Como a fototerapia pode necessitar de 6 a 12 horas para exercer um efeito mensurável, ela precisa ser iniciada com níveis de bilirrubina abaixo daqueles indicados para a exsanguinotransfusão. Quando identificados, as causas clínicas subjacentes da bilirrubina elevada e os fatores fisiológicos que contribuem para a suscetibilidade neuronal devem ser tratados com administração de antibióticos para sepse e correção da acidose (Tabela 123.7).

Fototerapia

A icterícia clínica e a hiperbilirrubinemia indireta são reduzidas por meio de exposição à luz de alta intensidade no espectro visível. A bilirrubina absorve ao máximo a luz na faixa do azul (420 a 470 nm). As luzes branca e azul de amplo espectro e as luzes especiais de espectro estreito (super) azuis têm sido efetivas em reduzir os níveis de bilirrubina. A bilirrubina na pele absorve a energia luminosa, causando várias reações fotoquímicas. Um importante produto da fototerapia é o resultado de uma reação de fotoisomerização reversível, convertendo a bilirrubina 4Z,15Z nativa não conjugada em um isômero de

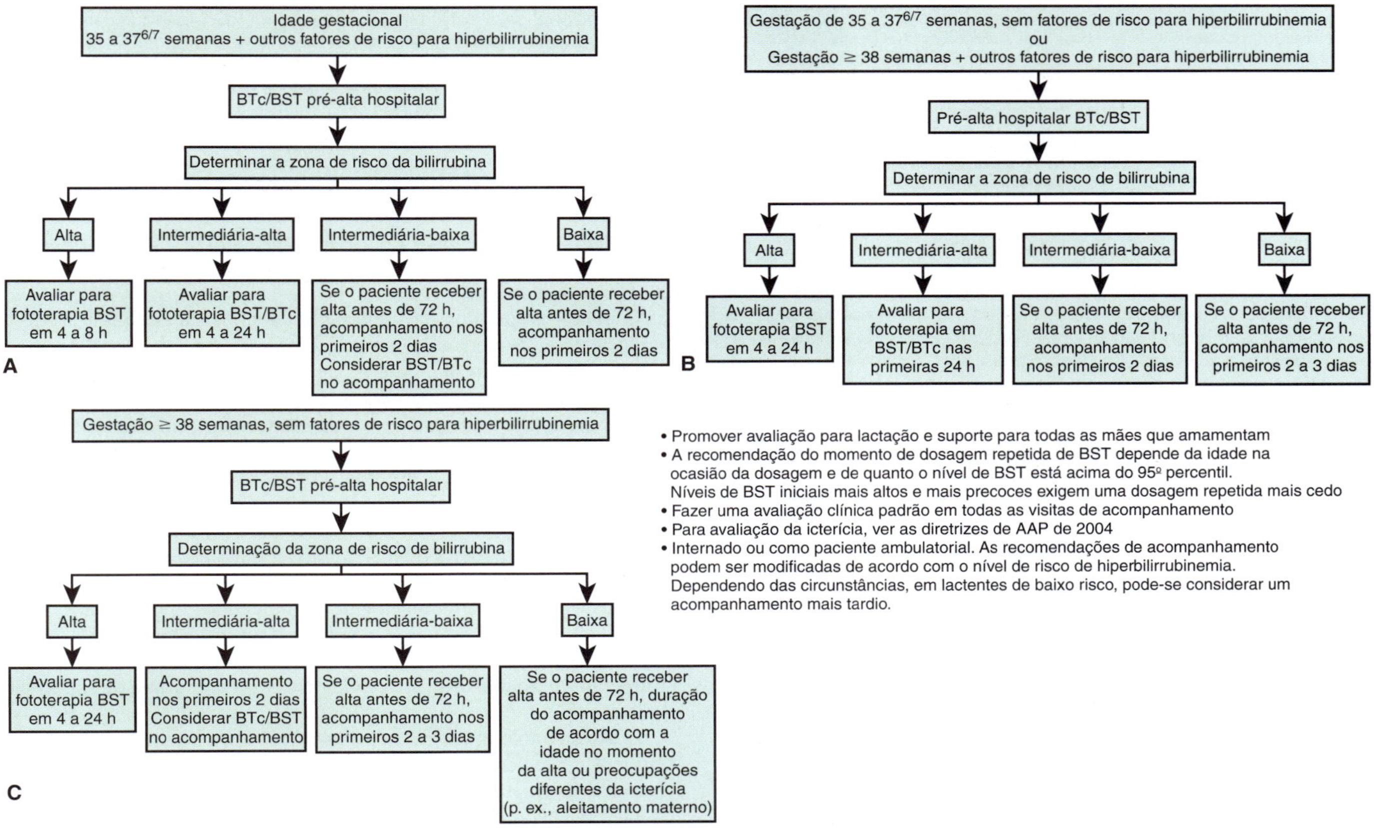

Figura 123.12 Tratamento da hiperbilirrubinemia. Algoritmo de recomendações para manejo e acompanhamento, de acordo com as dosagens de bilirrubina pré-alta hospitalar, na gestação e fatores de risco para hiperbilirrubinemia subsequente. BTc, bilirrubina transcutânea; BST, bilirrubina sérica total. (*De Maisels MJ, Bhutani VK, Bogen D et al.: Hyperbilirubinemia in the newborn infant ≥ 35 weeks' gestation: an update with clarifications,* Pediatrics *124:1193-1198, 2009.*)

Tabela 123.6 Concentrações máximas sugeridas de bilirrubina sérica indireta (mg/dℓ) em recém-nascidos pré-termo.

PESO AO NASCIMENTO (g)	SEM COMPLICAÇÕES*	COMPLICAÇÕES*
< 1.000	12 a 13	10 a 12
1.000 a 1.250	12 a 14	10 a 12
1.251 a 1.499	14 a 16	12 a 14
1.500 a 1.999	16 a 20	15 a 17
2.000 a 2.500	20 a 22	18 a 20

*As complicações incluem asfixia perinatal, acidose, hipoxia, hipotermia, hipoalbuminemia, meningite, hemorragia intraventricular, hemólise, hipoglicemia ou sinais de *kernicterus*. A fototerapia é habitualmente iniciada com 50 a 70% do nível máximo de bilirrubina indireta. Se os valores ultrapassarem acentuadamente esse nível, se a fototerapia não tiver sucesso na redução do nível máximo de bilirrubina ou se houver sinais de *kernicterus* evidentes, indica-se a exsanguinotransfusão.

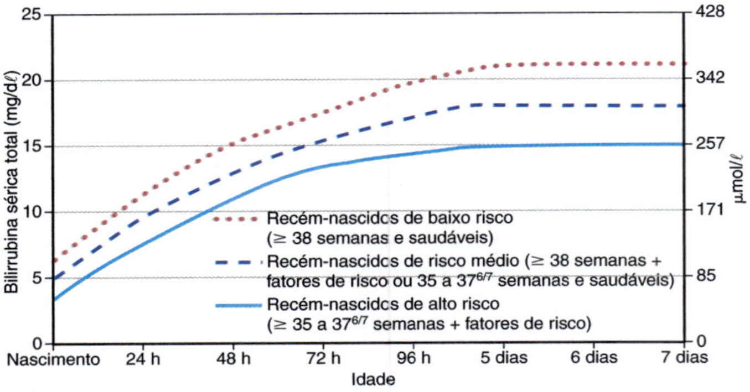

- Utilizar a bilirrubina total. Não subtrair a bilirrubina direta ou conjugada
- Fatores de risco: doença hemolítica isoimune, deficiência de G6PD, asfixia, letargia significativa, instabilidade da temperatura, sepse, acidose ou nível de albumina < 3,0 g/dℓ (se for medida)
- Para recém-nascidos saudáveis de 35 a 37 6/7 semanas, os níveis de BST podem ser ajustados para intervenção em torno da linha de risco médio. É uma opção intervir com níveis mais baixos de BST em lactentes mais próximos de 35 semanas e com níveis mais altos para aqueles que estão mais próximos de 37 6/7 semanas
- É uma opção oferecer fototerapia convencional no hospital ou em casa na presença de níveis de BST de 2 a 3 mg/dℓ (35 a 50 mmol/ℓ) abaixo daqueles indicados, porém a fototerapia em casa não deve ser realizada em nenhum lactente com fatores de risco

Figura 123.13 Diretrizes para fototerapia em recém-nascidos hospitalizados com ≥ 35 semanas de gestação. Observação: essas diretrizes baseiam-se em evidências limitadas, e os níveis apresentados são aproximados. As diretrizes referem-se ao uso de fototerapia intensiva, que deve ser utilizada quando o nível de bilirrubina sérica total (BST) ultrapassar a linha indicada para cada categoria. Os recém-nascidos são classificados como de "risco mais alto" em razão dos efeitos negativos potenciais das condições listadas na ligação da albumina à bilirrubina, da barreira hematencefálica e da suscetibilidade das células cerebrais ao dano pela bilirrubina. A "fototerapia intensiva" implica uma irradiância no espectro azul-verde (comprimentos de onda de aproximadamente 430 a 490 nm) de pelo menos 30 μW/cm²/nm (medida diretamente na pele do recém-nascido abaixo do centro da unidade de fototerapia) e aplicada à maior área possível de superfície de pele. Observa-se que a irradiância medida abaixo do centro da fonte de luz é muito maior do que aquela medida na periferia. As medições devem ser efetuadas com um radiômetro especificado pelo fabricante do sistema de fototerapia. Se os níveis de BST se aproximarem da linha de exsanguinotransfusão ou a ultrapassarem (ver Figura 123.14), as laterais do berço, da incubadora ou do aquecedor devem ser forradas com papel de alumínio ou material branco, de modo a aumentar tanto a área de superfície exposta do recém-nascido quanto a eficácia da fototerapia. A presença de hemólise é fortemente sugerida se a BST não diminuir ou se continuar aumentando em um recém-nascido submetido à fototerapia intensiva. Os recém-nascidos que recebem fototerapia e que apresentam valor elevado da bilirrubina direta ou conjugada (icterícia colestática) podem, inconsistentemente, apresentar a síndrome do bebê bronzeado. G6PD, glicose-6-fosfato desidrogenase. (*De American Academy of Pediatrics Subcommittee on Hyperbilirubinemia: Management of hyperbilirubinemia in the newborn infant 35 or more weeks of gestation*, Pediatrics *114:297-316, 2004*.)

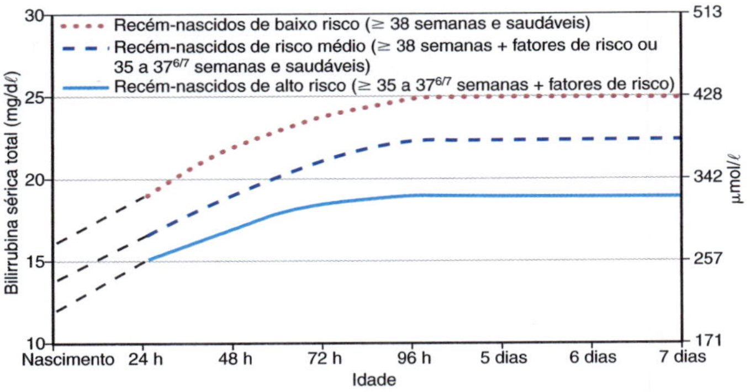

- As linhas tracejadas para as primeiras 24 h indicam incerteza, devido à ampla variedade de circunstâncias clínicas e de respostas à fototerapia
- Recomenda-se a exsanguinotransfusão imediata se o recém-nascido apresentar sinais de encefalopatia bilirrubínica aguda (hipertonia, arqueamento, retrocolo, opistótono, febre, choro alto), ou se a BST for ≥ 5 mg/dℓ (85 μmol/ℓ) acima dessas linhas
- Fatores de risco = doença hemolítica isoimune, deficiência de G6PD, asfixia, letargia significativa, instabilidade da temperatura, sepse, acidose
- Medir a albumina sérica e calcular a razão B/A (ver legenda)
- Utilizar a bilirrubina total. Não subtrair a bilirrubina direta ou conjugada
- Se o recém-nascido estiver saudável e com 35 a 37 6/7 semanas (risco médio), os níveis de BST podem ser individualizados para a exsanguinotransfusão, com base na idade gestacional real

Figura 123.14 Diretrizes para exsanguinotransfusão em recém-nascidos hospitalizados com ≥ 35 semanas de gestação. Observação: esses níveis sugeridos representam um consenso da maioria dos membros da comissão, porém baseiam-se em evidências limitadas, e os níveis apresentados são aproximados. Durante a hospitalização, desde o parto, recomenda-se a exsanguinotransfusão se a bilirrubina sérica total (BST) alcançar esses níveis, apesar da fototerapia intensiva. No recém-nascido readmitido no hospital, se o nível de BST ultrapassar o nível de exsanguinotransfusão, deve-se repetir a dosagem de BST a cada 2 a 3 horas; a exsanguinotransfusão deve ser considerada se a BST permanecer acima dos níveis indicados após fototerapia intensiva durante 6 horas. As razões B:A (bilirrubina:albumina) podem ser utilizadas, juntamente com o nível de BST, mas não em seu lugar, como fator adicional para determinar a necessidade de exsanguinotransfusão. G6PD, glicose-6-fosfato desidrogenase. (*De American Academy of Pediatrics Subcommittee on Hyperbilirubinemia: Management of hyperbilirubinemia in the newborn infant 35 or more weeks of gestation*, Pediatrics *114:297-316, 2004*.)

configuração não conjugada, a bilirrubina 4Z,15E, que pode ser excretada na bile sem conjugação. Outro produto importante da fototerapia é a lumirrubina, um isômero estrutural irreversível produzido a partir da bilirrubina nativa, que pode ser excretado pelos rins no estado não conjugado.

O efeito terapêutico da fototerapia depende da energia luminosa emitida na faixa efetiva de comprimentos de onda, da distância entre a luz e o recém-nascido, da área de superfície exposta da pele, bem como da velocidade de hemólise e do metabolismo e excreção *in vivo* da bilirrubina. Os equipamentos de fototerapia comercialmente disponíveis variam de modo considerável na emissão espectral e na intensidade da radiância emitida. Por conseguinte, a quantidade de Watts pode ser medida de modo acurado na superfície da pele do paciente. A pele escura não reduz a eficácia da fototerapia. Deve-se utilizar uma fototerapia intensiva máxima quando os níveis de bilirrubina indireta se aproximam daqueles indicados na Figura 123.13 e na Tabela 123.7. Essa terapia inclui o uso de tubos fluorescentes "azuis especiais", posicionando as lâmpadas a uma distância de 15 a 20 cm do recém-nascido e colocando um cobertor de fibra óptica para fototerapia embaixo das costas dele para aumentar a área de superfície exposta.

O uso da fototerapia diminuiu a necessidade de exsanguinotransfusão em recém-nascidos a termo e pré-termo com icterícia hemolítica e não hemolítica. Quando houver indicações para exsanguinotransfusão, a fototerapia não deve ser utilizada como substituto. Entretanto, ela pode reduzir a necessidade de exsanguinotransfusões repetidas em recém-nascidos com hemólise. A fototerapia convencional é aplicada continuamente, e muda-se a posição do recém-nascido com frequência para obter exposição máxima da área de superfície da pele. A fototerapia

Tabela 123.7 Exemplo de uma via clínica para manejo do recém-nascido readmitido para fototerapia ou exsanguinotransfusão.

TRATAMENTO
Utilizar fototerapia intensiva e/ou exsanguinotransfusão, conforme indicado nas Figuras 123.13 e 123.14.

EXAMES LABORATORIAIS
BST e níveis de bilirrubina direta
Tipo sanguíneo (ABO, Rh)
Teste de anticorpo direto (de Coombs)
Albumina sérica
Hemograma completo, com contagem diferencial e esfregaço para a morfologia dos eritrócitos
Contagem de reticulócitos
Concentração final de CO (quando disponível)
Glicose-6-fosfato desidrogenase, se essa determinação for sugerida pela origem étnica ou geográfica do paciente ou se a resposta à fototerapia for inadequada
Substâncias redutoras na urina
Se a história e/ou a apresentação sugerirem sepse, obter hemocultura, cultura de urina e amostra de líquido cefalorraquidiano para determinação da proteína, glicose, contagem de células e cultura

INTERVENÇÕES
Se a BST ≥ 25 mg/dℓ (428 μmol/ℓ) ou ≥ 20 mg/dℓ (342 μmol/ℓ) em recém-nascido enfermo ou com < 38 semanas de idade gestacional, obter a tipagem sanguínea e prova cruzada e solicitar sangue em caso de necessidade de exsanguinotransfusão
Em recém-nascidos com doença hemolítica isoimune ou com elevação do nível de BST, apesar da fototerapia intensiva, ou dentro de 2 a 3 mg/dℓ (34 a 51 μmol/ℓ) do nível de exsanguinotransfusão (ver Figura 123.14), administrar imunoglobulina intravenosa, 0,5 a 1 g/kg por 2 h, e repetir em 12 h, se necessário
Se a perda de peso do recém-nascido desde o nascimento for > 12%, ou se houver evidências clínicas ou bioquímicas de desidratação, recomendar o uso de fórmula ou leite materno ordenhado. Se a ingestão oral for o problema, administrar líquidos IV

PARA RECÉM-NASCIDOS SUBMETIDOS À FOTOTERAPIA INTENSIVA
Aleitamento materno ou alimentação com mamadeira (fórmula ou leite materno ordenhado) a cada 2 a 3 h
Se a BST ≥ 25 mg/dℓ (428 μmol/ℓ), repetir a sua determinação dentro de 2 a 3 h
Se BST entre 20 e 25 mg/dℓ (342 a 428 μmol/ℓ), repetir dentro de 3 a 4 h. Se BST < 20 mg/dℓ (342 μmol/ℓ), repetir em 4 a 6 h.
Se a BST continuar declinando, repetir em 8 a 12 h
Se a BST não diminuir ou se aproximar do nível de exsanguinotransfusão, ou se a razão BST/albumina ultrapassar os níveis mostrados na Figura 123.14, considerar a exsanguinotransfusão (ver Figura 123.14 para recomendações de exsanguinotransfusão)
Quando BST < 13 a 14 mg/dℓ (239 μmol/ℓ), suspender fototerapia
Dependendo da causa de hiperbilirrubinemia, uma opção é medir a BST 24 h após a alta hospitalar para verificar qualquer reincidência

BST, bilirrubina sérica total. (De American Academy of Pediatrics Subcommittee on Hyperbilirubinemia: Management of hyperbilirubinemia in the newborn infant 35 or more weeks of gestation, *Pediatrics* 114:297-316, 2004.)

deve ser interrompida tão logo a concentração de bilirrubina indireta tenha diminuído para níveis considerados seguros em relação à idade e à condição do recém-nascido. Os níveis séricos de bilirrubina e hematócrito devem ser monitorados a cada 4 a 8 h em recém-nascidos com doença hemolítica e naqueles com níveis de bilirrubina próximos da faixa tóxica. Outros pacientes, particularmente neonatos mais velhos, podem ser monitorados com menos frequência. O monitoramento da bilirrubina sérica deve ser mantido durante pelo menos 24 horas após a interrupção da fototerapia em pacientes com doença hemolítica, visto que podem ocorrer elevações inesperadas da bilirrubina, exigindo tratamento adicional. Não se pode confiar na cor da pele para avaliar a efetividade da fototerapia. A pele de recém-nascidos expostos à luz pode não demonstrar icterícia, mesmo na presença de hiperbilirrubinemia acentuada. Embora não seja necessária para todos os recém-nascidos afetados, a suplementação de líquidos IV associada à alimentação VO pode ser benéfica em pacientes desidratados ou em neonatos cujos níveis de bilirrubina estejam próximos daqueles que exigem exsanguinotransfusão.

As **complicações** associadas à fototerapia incluem fezes de consistência amolecida, exantema macular eritematoso, exantema purpúrico associado à porfirinemia transitória, excesso de calor, desidratação (aumento da perda insensível de água, diarreia), hipotermia por exposição e uma condição benigna denominada "síndrome do bebê bronzeado", que ocorre na presença de hiperbilirrubinemia direta. A fototerapia está contraindicada na presença de porfiria. Antes de iniciar a fototerapia, os olhos do recém-nascido devem ser fechados e cobertos adequadamente, de modo a impedir a lesão da córnea por exposição à luz. A temperatura corporal deve ser monitorada e o neonato deve ser protegido da quebra de lâmpadas. A irradiância deve ser medida diretamente. Nos recém-nascidos com doença hemolítica, é preciso ter cuidado para monitorar o desenvolvimento de anemia, que pode exigir transfusão. *Pode haver anemia, apesar da redução dos níveis de bilirrubina.* A experiência clínica sugere que os efeitos biológicos adversos da fototerapia a longo prazo são ausentes, mínimos ou até mesmo passam despercebidos.

A expressão **síndrome do bebê bronzeado** refere-se à coloração da pele escura, castanho-acinzentada, que algumas vezes é observada em recém-nascidos submetidos à fototerapia. Praticamente todos os recém-nascidos com essa síndrome apresentam elevação significativa dos níveis de bilirrubina direta e outras evidências de doença hepática obstrutiva. A coloração pode resultar de modificação fotoinduzida das porfirinas, que frequentemente estão presentes durante a icterícia colestática e que podem permanecer por muitos meses. Apesar da síndrome do bebê bronzeado, a fototerapia pode ser continuada, se houver necessidade.

Imunoglobulina intravenosa

A administração de imunoglobulina intravenosa (IGIV) é um tratamento coadjuvante para a hiperbilirrubinemia causada pela *doença hemolítica isoimune*. Seu uso é recomendado quando a bilirrubina sérica se aproxima dos níveis que exigem exsanguinotransfusão, apesar das intervenções máximas, inclusive fototerapia. A IGIV (0,5 a 1,0 g/kg/dose; repetir a dose em 12 horas) diminui a necessidade de exsanguinotransfusão na doença hemolítica tanto ABO quanto Rh, presumivelmente ao reduzir a hemólise.

Metaloporfirinas

Uma possível terapia coadjuvante consiste no uso de metaloporfirinas para a hiperbilirrubinemia. A metaloporfirina Sn-mesoporfirina (SnMP) é um fármaco candidato promissor. O mecanismo de ação proposto consiste em inibição enzimática competitiva na limitação da velocidade de conversão da proteína do grupo heme em biliverdina (um metabólito intermediário na produção de bilirrubina não conjugada) pela heme-oxigenase. Uma única dose intramuscular no primeiro dia de vida pode reduzir a necessidade de fototerapia subsequente. Essa terapia pode ser benéfica quando se antecipa a ocorrência de icterícia, particularmente em pacientes com incompatibilidade ABO ou deficiência de G6PD, ou quando os hemocomponentes não são aceitos, como no caso de pacientes Testemunhas de Jeová.

As complicações das metaloporfirinas incluem eritema transitório, se o neonato estiver recebendo fototerapia. A administração de SnMP pode reduzir os níveis de bilirrubina e diminuir tanto a necessidade de fototerapia quanto o tempo de hospitalização. Entretanto, ainda não se sabe ao certo se o tratamento da hiperbilirrubinemia não conjugada com metaloporfirinas altera o risco de *kernicterus* ou de comprometimento do desenvolvimento neurológico a longo prazo. Os dados sobre sua eficácia, sua toxicidade e seu benefício a longo prazo ainda estão sendo avaliados.

Exsanguinotransfusão

A exsanguinotransfusão de volume duplo é realizada quando há falha da fototerapia intensiva para reduzir os níveis de bilirrubina a uma faixa segura e quando o risco de *kernicterus* é maior do que o risco do procedimento. As complicações potenciais da exsanguinotransfusão não são comuns e consistem em acidose metabólica, anormalidades eletrolíticas, hipoglicemia, hipocalcemia, trombocitopenia, sobrecarga de volume, arritmias, ECN, infecção, doença do enxerto *versus* hospedeiro e morte. Esse tratamento, amplamente aceito, é repetido, se necessário, para manter os níveis de bilirrubina indireta dentro de uma faixa segura (ver Figura 123.14 e Tabela 123.7).

Vários fatores podem influenciar a decisão de realizar uma exsanguinotransfusão de volume duplo em um paciente. O aparecimento de sinais clínicos sugestivos de *kernicterus* constitui uma indicação para a exsanguinotransfusão em qualquer nível de bilirrubina sérica. O recém-nascido a termo e saudável com icterícia fisiológica ou do leite materno pode tolerar uma concentração ligeiramente acima de 25 mg/dℓ sem efeito deletério aparente, ao passo que pode haver desenvolvimento de *kernicterus* em um prematuro doente com nível significativamente mais baixo. Um nível que se aproxima do valor considerado crítico para um neonato pode constituir indicação para exsanguinotransfusão durante o primeiro ou segundo dia de vida, quando há previsão de uma elevação adicional, mas não normalmente depois do quarto dia em um recém-nascido a termo ou depois do sétimo dia em pré-termo, visto que é possível prever uma queda iminente à medida que o mecanismo hepático de conjugação se torna mais efetivo.

A bibliografia está disponível no GEN-io.

Capítulo 124

Distúrbios no Sangue

124.1 Anemia no Neonato

Patrick T. McGann e Russell E. Ware

A anemia é um achado laboratorial comum no período neonatal e implica um amplo diagnóstico diferencial. A anemia no recém-nascido pode ser aguda ou crônica e suas manifestações variam de um achado laboratorial assintomático até sinais e sintomas letais. O diagnóstico e a interpretação da anemia no recém-nascido são complexos e requerem uma criteriosa avaliação da idade gestacional, da saúde geral do bebê, de detalhes da história perinatal e do parto e de informações sobre a saúde geral da mãe durante a gravidez, na ocasião do parto e no período pós-parto.

Antes de interpretar os níveis de hemoglobina e hematócrito nos bebês, é importante entender a fisiopatologia da ligação hemoglobina-oxigênio no parto, tanto antes quanto depois do nascimento. Devido ao ambiente hipóxico no interior do útero e à ausência de troca gasosa direta com a atmosfera ambiente, a hemoglobina fetal (HbF) predomina durante todo o fim da gestação, em razão da sua maior afinidade com a ligação e o transporte de oxigênio do que com a hemoglobina adulta da mãe. Apesar da predominância da HbF, o ambiente intrauterino permanece hipóxico, de modo que a concentração normal de hemoglobina apresenta-se relativamente elevada no momento do nascimento.

CONCENTRAÇÕES NORMAIS DE HEMATÓCRITO E HEMOGLOBINA EM RECÉM-NASCIDOS

A abordagem diagnóstica da anemia no recém-nascido começa comparando os resultados laboratoriais com as faixas de referência para a idade gestacional e a idade pós-natal. Embora haja significativa variabilidade nas faixas de referência sugeridas, dados coletados junto a mais de 25.000 bebês pré-termo e a termo nos primeiros 28 dias de vida forneceram sólidas faixas de referência. Esses dados, ilustrados na Figura 124.1, demonstram um aumento quase linear dos níveis de hemoglobina e hematócrito entre 22 e 40 semanas de gestação. Vale notar que o volume corpuscular médio (VCM) dos recém-nascidos é sensivelmente mais alto que o de crianças na primeira infância e crianças

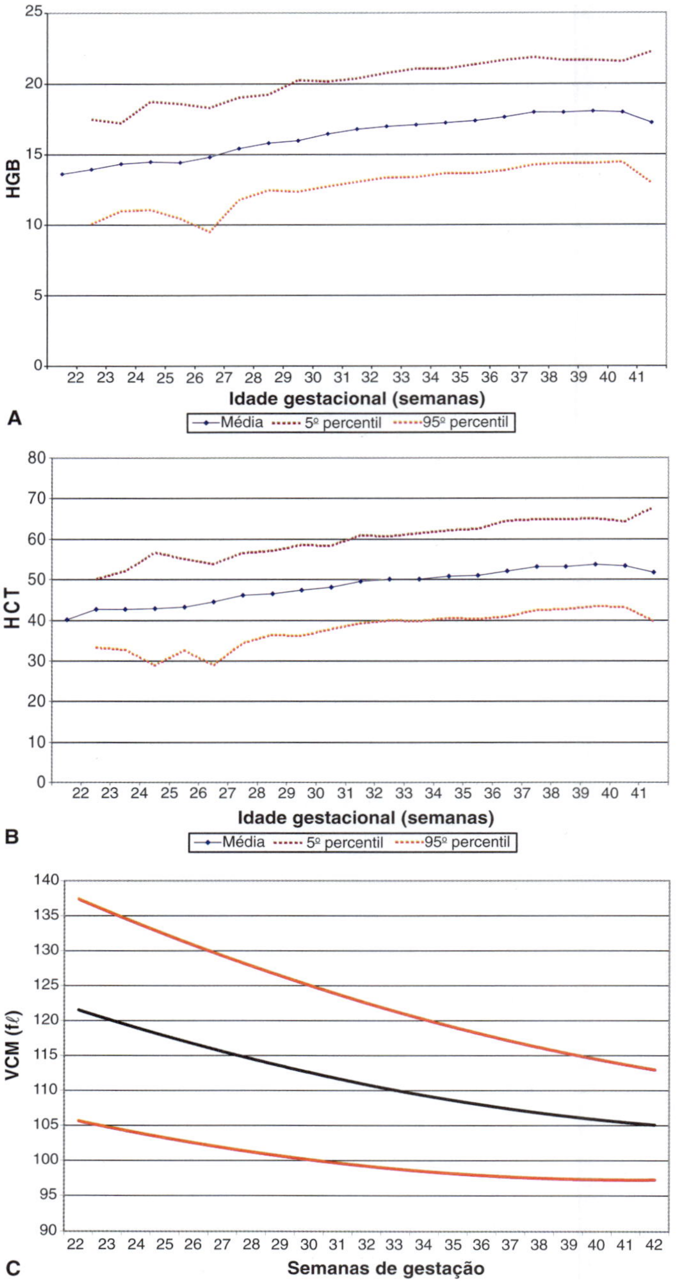

Figura 124.1 Faixa de referência para a concentração de hematócrito e hemoglobina de acordo com a idade gestacional. **A** e **B.** Faixas de referência (5º percentil, média e 95º percentil) para as concentrações de hemoglobina sanguínea (**A**) e hematócrito (**B**). As concentrações foram obtidas nas primeiras 6 horas após o nascimento em pacientes com 22 a 42 semanas de gestação. Os valores foram excluídos no caso de diagnóstico de descolamento prematuro de placenta, placenta prévia, anemia fetal conhecida ou transfusão de sangue realizada antes da primeira dosagem de hemoglobina. **C.** Faixas de referência para o volume corpuscular médio (VCM) em neonatos no primeiro dia após o nascimento. (*De Christensen RD, Jopling HE, Jopling J, Wiedemeir SE: The CBC: reference ranges for neonates*, Semin Perinatol *33(1):3-11, 2009.*)

mais velhas, com valores normais que variam de 100 a 115 fℓ ao nascer. Um VCM < 100 fℓ ao nascer deve motivar a investigação imediata de um traço alfatalassêmico subjacente ou de deficiência de ferro da mãe.

Nos primeiros dias ou semanas de vida pós-natal, a maior concentração de oxigênio no ambiente reduz a atividade eritropoética, e esse processo de desenvolvimento fisiológico normal resulta em uma lenta redução da concentração de hematócrito e hemoglobina. A Figura 124.2 demonstra a redução esperada da concentração de hematócrito e hemoglobina de acordo com a idade pós-natal para recém-nascidos a termo/pós-termo (Figura 124.2*A* e *B*) e pré-termo (29 a 34 semanas de gestação). As *linhas tracejadas inferiores* da Figura 124.2 representam o 5º percentil, abaixo do qual o diagnóstico de anemia neonatal deve ser definido. Posteriormente, o transporte de oxigênio torna-se suficientemente limitante para estimular uma nova eritropoese ativa, e a concentração de hemoglobina começa a subir. Esse **nadir fisiológico** normalmente ocorre entre 6 e 10 semanas de vida para bebês nascidos a termo, com nível de hemoglobina caracteristicamente baixo de 11 g/dℓ, enquanto os bebês pré-termo alcançam seu nadir mais cedo, com 4 a 8 semanas de vida, com uma concentração de hemoglobina de 7 a 9 g/dℓ.

CLASSIFICAÇÃO DA ANEMIA E AVALIAÇÃO DIAGNÓSTICA

Como em qualquer abordagem diagnóstica de anemia, a baixa concentração de hemoglobina no período neonatal pode ser classificada em três amplas categorias: perda sanguínea, destruição eritrocitária e baixa produção de eritrócitos (hemácias). A Tabela 124.1 resume as causas mais comuns de anemia neonatal de acordo com essas categorias.

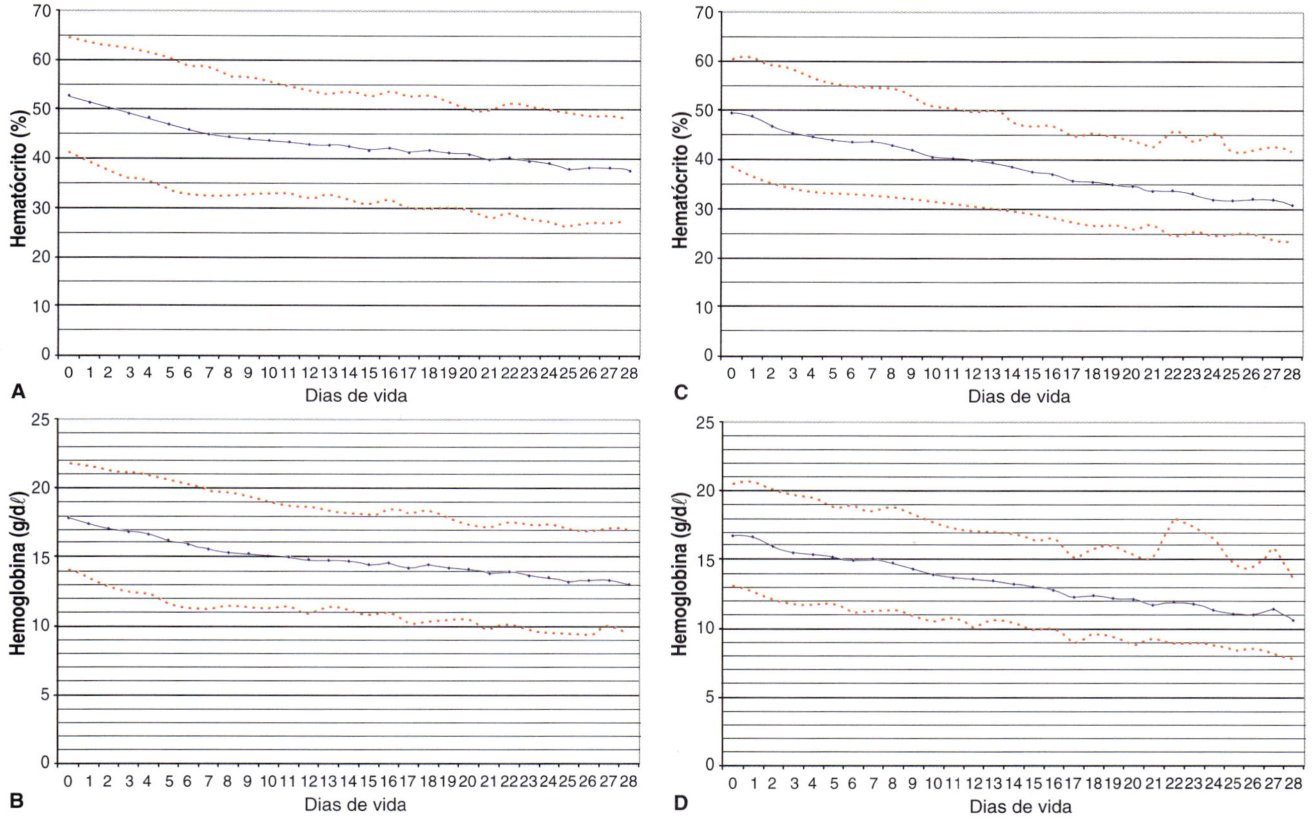

Figura 124.2 Faixa de referência para a concentração de hematócrito e hemoglobina nos primeiros 28 dias de vida. **A** e **B.** Bebês prematuros e a termo tardios (35 a 42 semanas de gestação). **C** e **D.** Bebês prematuros (29 a 34 semanas de gestação). Faixas de referência para as concentrações de hematócrito (**A** e **C**; 41.957 pacientes) e hemoglobina sanguínea (**B** e **D**; 39.559 pacientes) durante 28 dias após o nascimento. Os valores foram divididos em dois grupos (**A/B** e **C/D**) com base na idade gestacional ao nascimento. Foram excluídas as pacientes com diagnóstico de descolamento prematuro de placenta, placenta prévia, anemia fetal ou que tenham recebido transfusão de sangue. Não foi possível a análise de pacientes com < 29 semanas de gestação porque praticamente todas haviam sido submetidas a repetidas flebotomias e transfusões de hemácias. (*De Jopling J, Henry E, Wiedmeier SE, Christensin RD: Reference ranges for hematocrit and blood hemoglobin concentration during the neonatal period: data from a multihospital health care system,* Pediatrics *123(2):e333-e337, 2009.*)

Tabela 124.1 Diagnóstico diferencial de anemia neonatal.

PERDA DE SANGUE	↑ DESTRUIÇÃO DE RBC	↓ PRODUÇÃO DE RBC
Perda sanguínea iatrogênica (flebotomia)	*Hemólise imunomediada*	Anemia fisiológica e anemia da prematuridade
Hemorragia causada pela placenta	Incompatibilidade Rh	Infecção (rubéola, CMV, parvovírus B19)
Placenta prévia	Incompatibilidade ABO	Supressão da medula óssea (estresse agudo no período perinatal)
Lesão dos vasos umbilicais ou placentários	Incompatibilidades antigênicas menores	Hemoglobinopatia (mutação da gamaglobina, beta-hemoglobinopatia instável, alfatalassemia maior)
Transfusão fetomaterna	*Distúrbios da membrana das RBC*	Supressão da medula óssea (CMV, EBV)
Transfusão fetoplacentária	Esferocitose hereditária	Anemia de Diamond-Blackfan
Transfusão fetofetal	Eliptocitose hereditária	Síndrome de Schwachman-Diamond
Hemorragia perinatal aguda (p. ex., cesariana, outro traumatismo obstétrico)	Piropoiquilocitose hereditária	Anemia diseritropoética congênita
Perda sanguínea intrauterina crônica	Estomatocitose hereditária	Anemia de Fanconi
	Distúrbios das enzimas das RBC	Síndrome de Pearson
	Deficiência de G6PD	Leucemia congênita
	Deficiência de piruvato quinase	

CMV, citomegalovírus, EBV, vírus Epstein-Barr; G6PD, glicose-6-fosfato desidrogenase; RBC, hemácias.

Antes de realizar os exames laboratoriais, é importante obter a anamnese completa, inclusive com uma cuidadosa avaliação da história gestacional e perinatal, e fazer um criterioso exame físico, visto que esses procedimentos geralmente sugerem um diagnóstico específico de forma mais eficaz do que os extensos exames laboratoriais. Um exame de laboratório simples e eficaz é fundamental para o diagnóstico oportuno e o respectivo tratamento da anemia neonatal. Além de um hemograma completo, os exames laboratoriais complementares incluem contagem de reticulócitos, teste direito de antiglobulina (teste de Coombs), bilirrubina sérica, grupo sanguíneo ABO e fator Rh do bebê e da mãe. Deve-se também rastrear a mãe com um teste indireto de antiglobulina (sérica) para verificação dos níveis de aloanticorpos eritrocitários (teste de Coombs indireto, CI), e o teste de Kleihauer-Betke pode identificar a presença de eritrócitos fetais na circulação da mãe (Figura 124.3). A Figura 124.4 mostra uma abordagem diagnóstica proposta para o tratamento de anemia em recém-nascidos. A anemia hemolítica normalmente é associada à **hiperbilirrubinemia** de difícil tratamento (Figura 124.5), enquanto as **anemias arregenerativas congênitas** (p. ex., anemia de Diamond-Blackfan) normalmente não manifestam icterícia, mas apresentam outras características (Tabela 124.2).

A análise do esfregaço de sangue periférico é um componente essencial da avaliação da anemia neonatal. A presença de reticulócitos e hemácias nucleadas indica anemia crônica com eritropoese ativa compensatória, enquanto morfologias eritrocitárias distintas (p. ex., eliptócitos, acantócitos) sugerem anemia hemolítica intrínseca congênita. A presença de esferócitos (geralmente **microesferócitos**) é compatível com hemólise imunomediada, mas pode também indicar **esferocitose hereditária.** O teste direto de antiglobulina (TDA; antigamente teste de Coombs direto, CD) é necessário para distinguir esses dois diagnósticos importantes (Figura 124.6). O esfregaço de sangue neonatal geralmente inclui morfologia eritrocitária atípica com macrocitose, poiquilocitose e anisocitose que refletem eritropoese fetal, e pode ser necessário contar com um patologista experiente para identificar uma característica patológica (Tabela 124.3; ver Capítulo 474).

Perda de hemácias

Perda de sangue é a causa mais comum de anemia neonatal. A flebotomia repetida ou frequente para exames laboratoriais de rotina, especialmente de neonatos prematuros ou com doença aguda, é uma das causas mais comuns de anemia. Diversos relatórios documentaram grandes volumes de sangue coletado para exames de laboratório entre crianças internadas nas unidades de terapia intensiva neonatal (UTIN), com volumes semanais de flebotomia que variam de 15 a 30% do volume total de sangue do bebê (11 a 22 mℓ/kg/semana). A maioria das outras causas

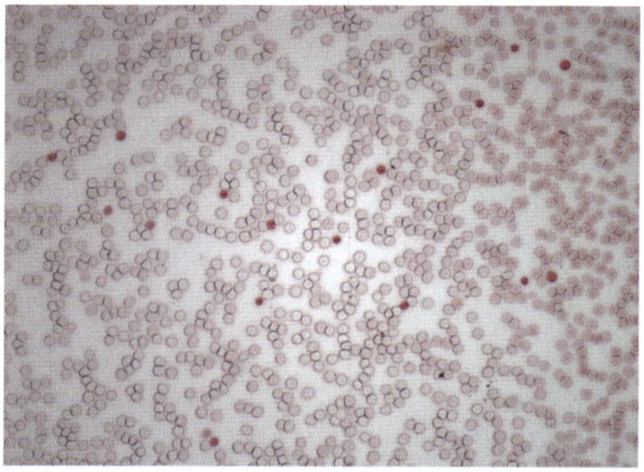

Figura 124.3 **Técnica de eluição ácida de Kleithauer (teste de Kleihauer-Betke).** A eosina tinge as hemácias fetais, que se apresentam escuras. As hemácias adultas não são tingidas e aparecem como "estromas". (*De Liley HG, Gardener G, Lopriore E, Smits-Wintjens V: Immune hemolytic disease. In Orkin SH, Nathan DG, Ginsburg D et al., editors:* Nathan and Oski's hematology and oncology of infancy and childhood, *ed 8, Philadelphia, 2015, Elsevier, Fig 3-2.*)

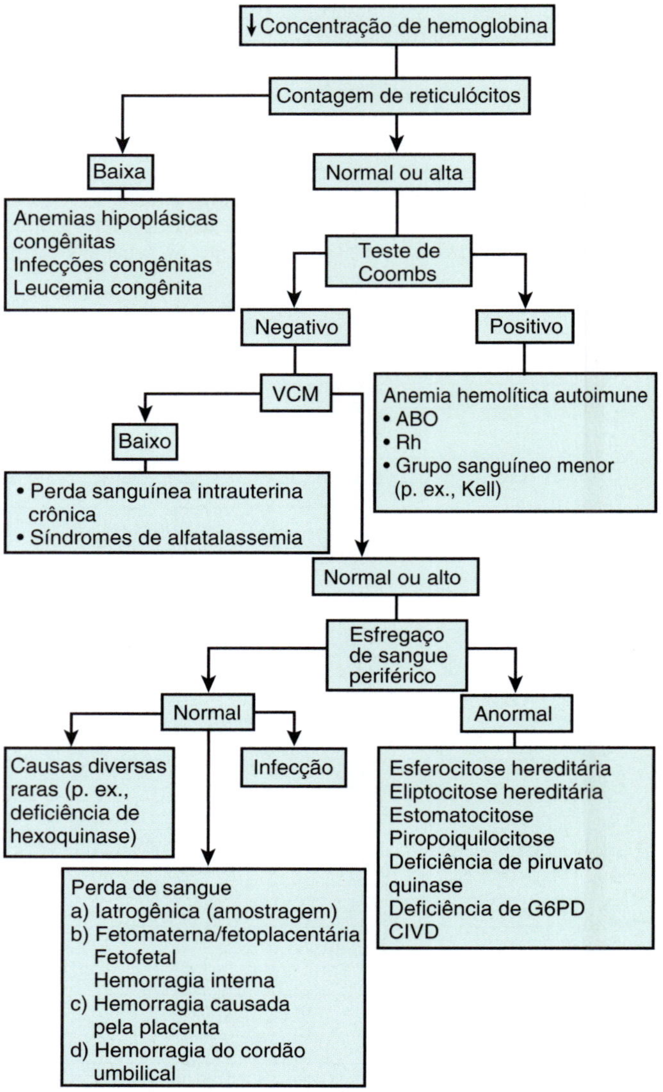

Figura 124.4 **Abordagem de diagnóstico e tratamento da anemia em recém-nascidos.** CIVD, coagulação intravascular disseminada; G6PD, glicose-6-fosfato desidrogenase; VCM, volume corpuscular médio. (*Modificada de Blanchette VS, Zipursky A: Assessment of anemia in newborn infants,* Clin Perinatol *11:489-510, 1984.*)

de perda sanguínea ocorre pouco antes ou durante o parto, como o descolamento prematuro de placenta e a hemorragia fetal, mais comum em partos de emergência ou traumáticos (ver Tabela 124.1).

A **hemorragia fetomaterna (HFM)** é causada pelo sangramento da circulação do feto para a da mãe, antes ou durante o parto. Esse tipo de sangramento ocorre, até certo ponto, na maioria das gestantes, embora a perda de volume normalmente seja pequena. As estimativas sugerem que uma hemorragia fetomaterna mais substancial, definida como > 30 mℓ de sangue fetal, ocorre em 3:1.000 nascimentos, com a ocorrência de hemorragia fetomaterna de *grandes* proporções (> 80 mℓ) ou *maciça* (> 150 mℓ) em 0,9 e 0,2:1.000 nascimentos, respectivamente. A perda sanguínea durante a gestação pode ser lenta e bem compensada pelo feto, tanto em termos de volume sanguíneo quanto no transporte de oxigênio, mas sangramentos mais rápidos ou maiores não são totalmente compensados. Portanto, a hemorragia fetomaterna se apresenta de formas variáveis, mas *movimentos fetais reduzidos ou ausentes* são a manifestação pré-natal mais comum e devem ser associados a um alto grau de suspeita clínica. Após o parto, palidez, hipotensão e baixa perfusão do bebê são condições indicativas de anemia grave. Para diagnosticar hemorragia fetomaterna, o *teste de Kleihauer-Betke*, que identifica eritrócitos fetais que contêm HbF

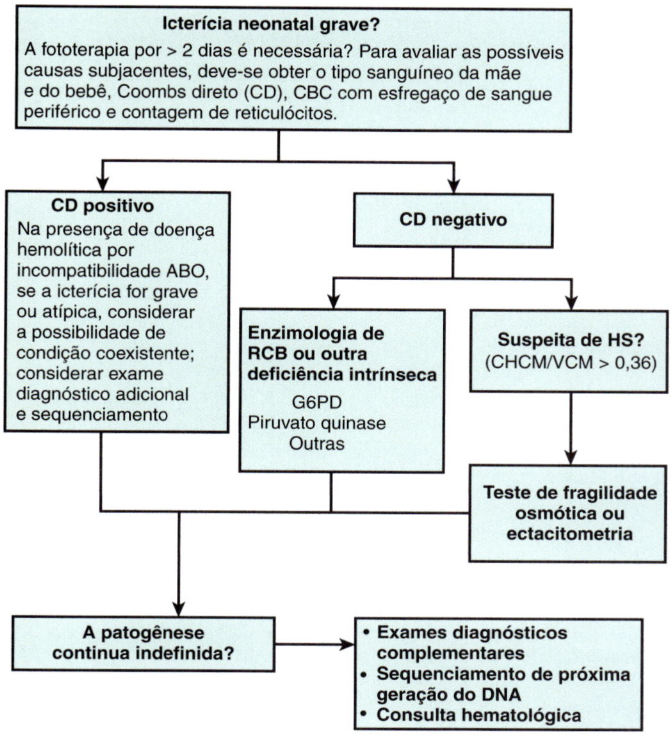

Figura 124.5 Avaliação do neonato com icterícia grave de causa indefinida. Nem todos os neonatos que recebem fototerapia por 2 dias ou mais têm icterícia hemolítica. Entretanto, em caso de suspeita de icterícia hemolítica, esse algoritmo de avaliação da causa da doença pode ser útil. CBC, hemograma completo; CD, Coombs direto; EMA, eosina-5-maleimida; G6PD, glicose-6-fosfato desidrogenase; HS, esferocitose hereditária; CHCM, concentração de hemoglobina corpuscular média; VCM, volume corpuscular médio; RBC, hemácias. (*De Christensen RD: Neonatal erythrocyte disorders. In Gleason CA, Juul SE, editors:* Avery's diseases of the newborn, *ed 10, Philadelphia, 2018, Elsevier, Fig 81-15.*)

resistente à eluição ácida, é tecnicamente o padrão-ouro, mas trabalhoso, altamente dependente das habilidades do técnico e, em geral, não se encontra disponível como um exame rápido ou realizado no ponto de atendimento (ver Figura 124.3). Alguns laboratórios avançados oferecem um teste mais preciso que utiliza a citometria de fluxo para quantificar as células do feto na circulação da mãe.

Destruição das hemácias

A destruição das hemácias é uma causa importante de anemia neonatal e geralmente reflete a eliminação de eritrócitos por mecanismos imunomediados, resultantes de incompatibilidade entre o antígeno das hemácias do bebê e da mãe. **A doença hemolítica perinatal (DHPN)** é um termo amplo utilizado para descrever qualquer feto ou bebê que desenvolva hemólise aloimune causada pela presença de anticorpos maternos contra os antígenos das hemácias na circulação da criança (ver Capítulo 124.2). A DHPN causada por anticorpos anti-RhD, que ocorre em bebês RhD-positivos nascidos de mães RhD-negativas, é a forma mais grave em razão da natureza altamente imunogênica do antígeno RhD. A incompatibilidade ABO, geralmente uma incompatibilidade entre mães do grupo O e seus bebês não pertencentes a esse mesmo grupo, afeta aproximadamente 15% das gestações, mas normalmente é menos grave do que a doença pelo fator Rh, com apenas 4% de gestações incompatíveis que resultam em doença hemolítica neonatal. Diferentemente da doença pelo fator Rh, na qual normalmente a sensibilização ocorre na primeira gestação e a DHPN acontece, nas gestações subsequentes a incompatibilidade ABO pode surgir durante a primeira gestação da mulher, uma vez que as mães do grupo O apresentam anticorpos naturais anti-A e anti-B. Um TDA ou CD positivo do sangue do bebê e um teste indireto antiglobulina positivo (TIA, ou CI) da mãe fornece evidência diagnóstica de DHPN.

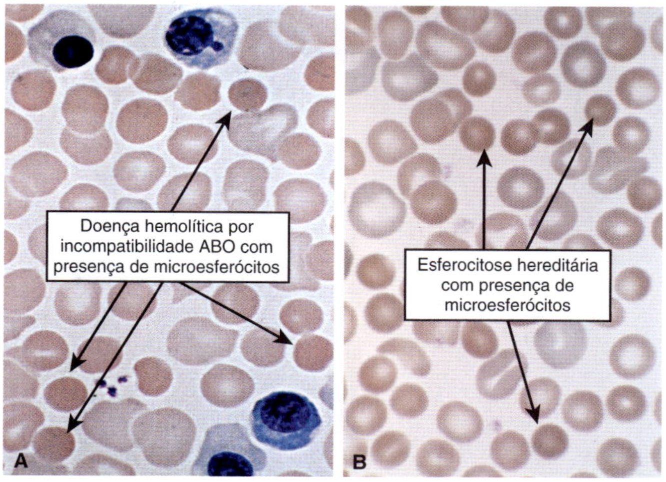

Figura 124.6 Microesferócitos. **A.** Neonato com doença hemolítica por incompatibilidade ABO. **B.** Neonato com esferocitose hereditária. (*De Christensen RD: Neonatal erythrocyte disorders. In Gleason CA, Juul SE, editors:* Avery' s diseases of the newborn, *ed 10, Philadelphia, 2018, Elsevier, Fig 81-8.*)

Além dos mecanismos imunomediados da destruição eritrocitária, **os distúrbios congênitos das membranas eritrocitárias e das enzimas eritrocitárias** também podem resultar em anemia hemolítica e icterícia no período neonatal. A membrana eritrocitária é uma estrutura complexa com várias proteínas e lipídios fundamentais na forma de um disco bicôncavo circulante flexível e durável. As deficiências ou anomalias genéticas das proteínas presentes na membrana das hemácias (p. ex., anquirina, banda 3, alfaespectrina, betaespectrina, proteína 4.2) resultam em instabilidade da membrana das hemácias, deformabilidade celular reduzida e mudanças de forma. Os eritrócitos anormais sofrem aprisionamento esplênico e são removidos por macrófagos. A **esferocitose hereditária (EsH)**, uma condição autossômica dominante caracterizada por eritrócitos esféricos, é o distúrbio mais comum da membrana das hemácias e afeta 1:2.500 a 5.000 indivíduos de ascendência europeia. Aproximadamente a metade dos bebês nascidos com esferocitose hereditária desenvolve icterícia no início do período neonatal.

A **eliptocitose hereditária (EH)**, outra membranopatia eritrocitária autossômica dominante hereditária, caracterizada por eritrócitos de forma elíptica, é um distúrbio menos comum e menos grave da membrana das hemácias. Por outro lado, a **piropoiquilocitose hereditária (PPH)** é um distúrbio autossômico recessivo da membrana das hemácias que resulta em acentuadas alterações morfológicas (poiquilocitose) observadas no esfregaço de sangue periférico, algumas lembrando eritrócitos danificados por ação térmica. A PPH é mais comum em bebês de ascendência africana e pode estar associada a anemia grave e hemólise no período neonatal. Há substancial sobreposição clínica e genética entre a PPH e a EH, uma vez que os bebês com PPH geralmente apresentam histórico familiar de EH e podem desenvolver uma condição mais branda, semelhante à EH, mais tarde durante a infância. A suspeita clínica de membranopatia das hemácias começa com um histórico familiar positivo de anemia hemolítica, especialmente no bebê que desenvolve icterícia precoce nas primeiras 24 h de vida. A avaliação diagnóstica deve incluir TDA (CD) negativo, hiperbilirrubinemia indireta e características de referência observadas no esfregaço de sangue periférico. O grau de anemia é variável, podendo haver presença também de reticulocitose.

As **enzimopatias eritrocitárias** são outra etiologia importante, mas menos comum, da anemia neonatal. As hemácias circulantes são destituídas de núcleo, mitocôndrias ou outras organelas essenciais e, por essa razão, dependem exclusivamente das vias metabólicas fundamentais para sua função de transporte e fornecimento de oxigênio. Várias enzimas são especialmente importantes para o metabolismo das hemácias, podendo resultar em anemia hemolítica quando deficientes. A **deficiência de glicose-6-fosfato desidrogenase (G6PD)**

Tabela 124.2 Síndromes associadas à anemia hiporregenerativa congênita.

SÍNDROME	CARACTERÍSTICAS FENOTÍPICAS	CARACTERÍSTICAS GENOTÍPICAS
Deficiência de adenosina deaminase	Anemia hemolítica autoimune, atividade eritrocitária reduzida adenosina deaminase	AR, 20q13.11
Anemias diseritropoéticas congênitas	Tipo I (rara): hiperplasia eritroide megaloblastoide e pontes de cromatina nuclear entre núcleos Tipo II (mais comum): multinuclearidade eritroblástica hereditária com resultado positivo do teste do soro acidificado, lise elevada em relação aos anticorpos anti-i Tipo III: multinuclearidade eritroblástica ("gigantoblastos"), macrocitose	Tipo I: 15q15.1-q15.3 Tipo II: 20q11.2 Tipo III: 15q21
Síndrome de Diamond-Blackfan	Anemia responsiva a esteroides, geralmente macrocítica após 5 meses	AR; mutações esporádicas e herança AD descrita; 19q13.2, 8p23.3-p22
Disqueratose congênita	Anemia hipoproliferativa normalmente manifestada entre 5 e 15 anos	Recessiva ligado ao X, *locus* em Xq28; alguns casos com herança AD
Síndrome de Fanconi	Anemia hipoplásica responsiva a esteroides, reticulocitopenia, algumas RBC macrocíticas, encurtamento do ciclo de vida das RBC	AR, múltiplos genes: complementação; grupo A 16q24.3; grupo B Xp22.3; grupo C 9q22.3; grupo D2 3p25.3; grupo E 6p22-p21; grupo F 11p15; grupo G 9p13
Síndrome da telangiectasia hemorrágica de Osler	Anemia hemorrágica	AD, 9q34.1
Osteopetrose	Anemia hipoplásica por compressão medular; eritropoese extramedular	AR, 16p13, 11q13.4-q13.5; AD, 1p21; letal, níveis reduzidos de osteoclastos
Síndrome de Pearson	Anemia sideroblástica hipoplásica, vacuolização das células medulares	Rearranjo pleioplasmático do DNA mitocondrial; ligado ao X ou AR
Síndrome de Peutz-Jeghers	Anemia por deficiência de ferro decorrente de perda sanguínea crônica	AD, 19p13.3
Síndromes ATR-X e ATR-16	ATR-X: anemia hipocrômica, microcítica; Deficiência leve de hemoglobina H ATR-16: deficiência de hemoglobina H mais significativa e anemia estão presentes	ATR-16, 16p13.3, deleções do *locus* de alfaglobina

AD, autossômica dominante; AR, autossômica recessiva; ATR-16, alfatalassemia/deficiência intelectual ligada ao cromossomo 16; ATR-X, alfatalassemia/deficiência intelectual ligada ao X; RBC, hemácias. (De Christensen RD: Neonatal erythrocyte disorders. In Gleason CA, Juul SE, editors: *Avery's diseases of the newborn*, ed 10, Philadelphia, 2018, Elsevier [Table 81-2].)

Tabela 124.3 Anomalias morfológicas dos eritrócitos de neonatos com icterícia.

MORFOLOGIA ERITROCITÁRIA ANORMAL	CAUSAS MAIS PROVÁVEIS	EXAMES/ACHADOS LABORATORIAIS SUGERIDOS	OUTRAS CARACTERÍSTICAS
Microesferócitos	Esferocitose hereditária	CD (–) Fluxo EMA Reticulocitose	CHCM/VCM elevado (> 36, provavelmente > 40)
	Doença hemolítica por incompatibilidade ABO	CD (+) Esferocitose transitória Reticulocitose	CHCM/VCM normal (< 36, provavelmente < 34)
Eliptócitos	Eliptocitose hereditária	CD (–)	CHCM normal VCM normal
Células mordidas e em forma de bolha	Deficiência de G6PD Hemoglobina instável	Atividade da enzima G6PD Preparação de corpúsculos de Heinz	Normalmente afeta meninos, mas raramente meninas também podem ser afetadas Etnia de origem equatorial
Equinócitos	Deficiência de PK Deficiência de outras enzimas glicolíticas	Atividade da enzima PK Quantificação da atividade de outras enzimas glicolíticas	Autossômica recessiva, provavelmente sem histórico familiar
Esquistócitos	CIVD e/ou asfixia perinatal AH com corpúsculos de Heinz	Baixos níveis de FV e FVIII, níveis elevados de dímeros D Resultado positivo da preparação de corpúsculos de Heinz	Contagem plaquetária baixa ou em declínio FPI normal a elevada VPM CIVD normal a elevado, asfixia perinatal Deficiência de ADAMTS-13, SHU neonatal precoce e hemangiomas gigantes envolvem o consumo plaquetário em decorrência de lesão endotelial e manifestam-se de forma semelhante no período neonatal
	Deficiência de ADAMTS-13 (PTT)	Atividade de ADAMTS-13 fortemente reduzida (< 0,1 U/mℓ) altos níveis de LDH	
	Síndrome hemolítico-urêmica neonatal	Insuficiência renal aguda	
	Deficiência homozigótica de proteína C	Atividade funcional da proteína C fortemente reduzida (< 1%)	
	Hemangioma gigante	Pode ser interno ou externo	

AH, anemia hemolítica; CD, Coombs direto; CHCM, concentração de hemoglobina corpuscular média; CIVD, coagulação intravascular disseminada; EMA, eosina-5-maleimida; FPI, fração plaquetária imatura; FV, fator V; FVIII, fator VIII; G6PD, glicose-6-fosfato desidrogenase; LDH, desidrogenase láctica; PK, piruvato quinase; PTT, púrpura trombocitopênica trombótica; SHU, síndrome hemolítico-urêmica; VCM, volume corpuscular médio; VPM, volume plaquetário médio. (De Christensen RD, Yaish HM: Hemolytic disorders causing severe neonatal hyperbilirubinemia, *Clin Perinatol* 42:515-527, 2015 [Table 3].)

é a enzimopatia mais comum das hemácias. A deficiência de G6PD é um distúrbio comum ligado ao X que afeta mais de 400 milhões de pessoas em todo o mundo. Existem diversas classes de deficiência de G6PD, com graus variáveis de gravidade clínica, mas as pessoas mais afetadas são assintomáticas. Na presença de estresse oxidativo (medicamentos, infecção, determinados alimentos), no entanto, algumas pessoas com deficiência de G6PD podem desenvolver anemia hemolítica aguda. A incidência de icterícia neonatal em bebês com deficiência de G6PD é sete vezes maior, e normalmente ocorre no segundo ou terceiro dia de vida. A anemia grave com reticulocitose não é comum, mas a hiperbilirrubinemia na presença de deficiência de G6PD pode ser grave e prolongada. É possível fazer exames clínicos que medem a atividade de G6PD (< 1 a 2% sugere deficiência de G6PD), mas o exame não é preciso na presença de hemólise aguda ou de elevada contagem de reticulócitos, visto que os reticulócitos apresentam maior atividade enzimática. A **deficiência de piruvato quinase (PK)** é a segunda enzimopatia mais comum das hemácias e também pode estar associada a icterícia neonatal e morfologia alterada com presença de acantócitos.

Produção de hemácias

A produção insuficiente de hemácias também é comum no neonato, especialmente entre bebês prematuros. Em razão da relativa policitemia e do desvio fisiológico da curva de dissociação da oxi-hemoglobina para a direita, normalmente o transporte de oxigênio para os tecidos é suficiente nas primeiras semanas de vida pós-uterina. A atividade eritropoética, portanto, é limitada, e a eritropoese só se inicia no segundo mês de vida. Essa subprodução fisiológica de eritrócitos parece ser prolongada em bebês prematuros e resulta em um nadir fisiológico mais acentuado, conhecido como **anemia da prematuridade**. A anemia da prematuridade é agravada por doença aguda, flebotomias frequentes e outras comorbidades observadas em bebês prematuros.

Além da subprodução fisiológica de eritrócitos, várias condições adquiridas e congênitas podem suprimir ainda mais a produção da medula óssea (ver Tabela 124.2). As infecções bacterianas e virais podem resultar na supressão da eritropoese e contribuir para a anemia neonatal. As etiologias infecciosas são numerosas, mas as infecções TORCH e o parvovírus B19 são as mais comuns. As Tabelas 124.1 e 124.2 relacionam as causas congênitas da anemia neonatal, incluindo condições como leucemia congênita, síndromes de insuficiência da medula óssea (anemia de Fanconi, síndrome de Schwachman-Diamond, anemia de Diamond-Blackfan) e variantes de gamaglobina, betaglobina e alfaglobina. Vale notar que as beta-hemoglobinopatias, como a doença falciforme e a talassemia, não se manifestam no período neonatal em razão do efeito protetor dos altos níveis de HbF nos primeiros meses de vida.

OPÇÕES DE TRATAMENTO DA ANEMIA NEONATAL

Transfusões de concentrado de hemácias

O tratamento da anemia neonatal por meio de transfusão de sangue depende da gravidade dos sintomas, da concentração de hemoglobina e da presença de comorbidades (displasia broncopulmonar, cardiopatia congênita cianótica, síndrome do desconforto respiratório) que interfiram no transporte de oxigênio. Devem-se contrabalançar os benefícios da transfusão com seus riscos, inclusive reações hemolíticas e não hemolíticas à transfusão, exposição aos conservantes dos produtos sanguíneos e toxinas, sobrecarga volumétrica, possível aumento do risco de retinopatia da prematuridade e enterocolite necrosante, reação do enxerto contra o hospedeiro e infecções adquiridas por transfusão sanguínea, como citomegalovírus (CMV), HIV, parvovírus, hepatites B e C (ver Capítulo 501). A frequência das transfusões em neonatos internados na UTIN é alta, especialmente entre bebês prematuros e com muito baixo peso ao nascer (MBPN).

Poucos estudos avaliaram a eficácia e a segurança dos limiares específicos de hemoglobina/hematócrito. Uma revisão Cochrane resumiu as evidências existentes e propôs diretrizes sobre a transfusão para bebês com MBPN. A revisão identificou quatro ensaios que compararam os limiares *restritivos* (mais baixos) com os limiares *liberais* (mais elevados) de hemoglobina. Não houve diferenças estatisticamente importantes nas taxas de mortalidade ou morbidade grave, e os limiares restritivos reduziram modestamente a exposição aos produtos sanguíneos. As evidências foram inconclusivas em relação à eficácia de quaisquer dos dois limiares na otimização dos resultados neurocognitivos a longo prazo. A diretriz proposta sobre a transfusão para neonatos foi baseada essencialmente na idade pós-natal e na presença ou ausência de suporte respiratório (Tabela 124.4). Além desses fatores, deve-se considerar a transfusão para bebês com perda sanguínea aguda (> 20%) ou hemólise significativa antes da cirurgia. Sem qualquer diretriz semelhante baseada em evidências para bebês nascidos a termo, a transfusão deve ser baseada na estabilidade hemodinâmica, no estado respiratório, na condição clínica geral e nos resultados laboratoriais.

Após decidir pela transfusão, deve-se selecionar o produto sanguíneo adequado e transfundir um volume seguro de sangue com uma taxa de transfusão segura. É importante transfundir concentrado de eritrócitos com **redução de leucócitos** ou **soronegativo para CMV** para todo neonato, a fim de reduzir o risco de transmissão do CMV. A **irradiação** de concentrados de eritrócitos (PRBC) elimina o risco de doença do enxerto contra o hospedeiro, *mas não elimina* o risco de transmissão de CMV. O volume de transfusão deve alcançar o objetivo terapêutico pretendido, limitando, ao mesmo tempo, a exposição aos produtos sanguíneos. Os protocolos característicos de transfusão optam por um volume que varia de 10 a 20 mℓ/kg. Não existem dados claros que favoreçam uma quantidade específica, mas os volumes mais baixos expõem os bebês a riscos desnecessários, enquanto volumes mais elevados podem causar sobrecarga líquida. Um objetivo lógico consiste em visar a uma concentração específica de hemoglobina (Hb). A equação abreviada a seguir, geralmente utilizada, pode fornecer uma boa estimativa do volume de sangue necessário, o que costuma resultar em um volume de transfusão na faixa de 10 a 20 mℓ/kg:

$$\text{Volume de transfusão de PRBC} = (\text{Hb desejável [g/d}\ell\text{]} - \text{Hb real}) \times \text{peso (kg)} \times 3$$

A transfusão de concentrados de eritrócitos normalmente se faz à razão de 3 a 5 mℓ/kg/h, preferindo-se uma taxa mais lenta para bebês muito pequenos com doença aguda e baixo *status* hídrico. Cada transfusão deve ser concluída em 4 h.

Eritropoetina

Em virtude dos baixos níveis fisiológicos da eritropoetina em neonatos, o papel da eritropoetina humana recombinante (**rhEPO**) foi investigado para o tratamento de anemia em recém-nascidos, especialmente naqueles com MBPN. Uma revisão Cochrane comprovou que a rhEPO está associada a uma redução significativa do número de transfusões de sangue por bebê, mas também a um risco significativamente maior de retinopatia da prematuridade. Não existem diferenças nas taxas de mortalidade ou outras morbidades neonatais entre bebês que receberam ou não a rhEPO. Devido a esses limitados benefícios e aos possíveis riscos da terapia precoce com rhEPO, não existe atualmente nenhuma forte recomendação para o uso rotineiro da rhEPO em bebês com anemia, embora deva ser considerada em casos individuais.

A bibliografia está disponível no GEN-io.

Tabela 124.4 Limiares de transfusão sugeridos.

IDADE PÓS-NATAL	PRESENÇA DE SUPORTE RESPIRATÓRIO	AUSÊNCIA DE SUPORTE RESPIRATÓRIO
	Concentração de hemoglobina, g/dℓ (hematócrito %)	
Semana 1	11,5 (35%)	10,0 (30%)
Semana 2	10,0 (30%)	8,5 (25%)
Semana 3	8,5 (25%)	7,5 (23%)

124.2 Doença Hemolítica do Feto e do Recém-Nascido

Omar Niss e Russell E. Ware

A doença hemolítica do feto e do recém-nascido (**DHPN**), também conhecida como **eritroblastose fetal**, é causada pela passagem transplacentária de anticorpos maternos dirigidos contra antígenos paternos das hemácias, levando a um aumento da destruição de hemácias (hemólise) no bebê. A DHPN constitui uma causa importante de anemia e icterícia em neonatos, e o reconhecimento e o diagnóstico precoces são cruciais para o tratamento adequado. Embora mais de 60 diferentes antígenos de hemácias sejam capazes de provocar uma resposta dos anticorpos maternos, algumas patologias são associadas basicamente à incompatibilidade dos **grupos sanguíneos ABO** e ao **antígeno RhD**. Com menos frequência, a doença hemolítica pode ser causada por outros antígenos do sistema Rh ou outros antígenos de hemácias, como C^w, C^x, D^u, K (**Kell**), M, Duffy, S, P, MNS, Xg, Lutheran, Diego e Kidd. Vale notar que os anticorpos anti-Lewis maternos raramente causam DHPN.

DOENÇA HEMOLÍTICA CAUSADA POR INCOMPATIBILIDADE DO FATOR Rh

Os determinantes antigênicos do Rh são transmitidos geneticamente por cada progenitor e determinam o grupo sanguíneo Rh, norteando a produção de proteínas Rh (C, c, D, E, e) na superfície das hemácias. O **RhD** é responsável por 90% dos casos de DHPN que envolvem o sistema de antígenos Rh, mas outros antígenos Rh (especialmente E e c) também podem ser etiológicos.

Patogênese

A doença hemolítica aloimune causada por incompatibilidade ao antígeno RhD é aproximadamente três vezes mais comum em indivíduos brancos do que em negros, em razão das diferenças de frequência do alelo Rh. Aproximadamente 85% das pessoas brancas expressam o antígeno RhD (**Rh-positivo**), enquanto 99% daquelas originárias da África ou da Ásia são Rh-positivas. Quando o sangue Rh-positivo é infundido em mulher com fator Rh-negativo não sensibilizada, a formação de anticorpos contra o antígeno Rh não correlacionado é induzida na receptora. Isso pode ocorrer por meio da transfusão, mas a situação típica é quando pequenas quantidades (normalmente > 1 mℓ) de sangue fetal Rh-positivo herdado de um pai Rh-positivo entram na corrente sanguínea da mãe durante a gestação por ocasião de um aborto espontâneo ou induzido ou no momento do parto. Ocorrida a sensibilização, doses de antígeno consideravelmente menores podem estimular o aumento da titulação de anticorpos. Inicialmente, há um aumento do anticorpo imunoglobulina M (IgM), mais tarde substituído pelo anticorpo IgG. Diferentemente dos anticorpos IgM, a IgG atravessa prontamente a placenta, provocando manifestações hemolíticas.

A DHPN requer incompatibilidade entre o antígeno Rh do bebê e o da mãe, com exposição anterior da mãe às hemácias que expressam o antígeno paterno. A doença hemolítica raramente ocorre durante a primeira gravidez, uma vez que a transfusão do sangue fetal Rh-positivo para a mãe Rh-negativa ocorre perto do momento do parto, o que é tarde demais para que a mãe seja sensibilizada e transmita o anticorpo ao seu bebê antes desse evento. Entretanto, acredita-se que a transfusão do feto para a mãe ocorra em apenas 50% das gestações, de modo que a incompatibilidade do Rh nem sempre leva à sensibilização. Outro fator importante é a frequência do alelo do antígeno RhD, uma vez que pais homozigotos Rh-positivos devem transmitir o antígeno ao feto, enquanto pais heterozigotos têm uma chance de apenas 50% de ter filhos Rh-positivos. Um número menor de gestações também reduz o risco de sensibilização.

O resultado para fetos Rh-incompatíveis varia muito, dependendo das características tanto do antígeno das hemácias quanto dos anticorpos maternos. Nem toda incompatibilidade entre os antígenos da mãe e do feto resulta em aloimunização e hemólise. Os fatores que afetam o resultado dos fetos antígeno-positivos incluem a imunogenicidade diferencial dos antígenos do grupo sanguíneo (o antígeno RhD é o mais imunogênico), um efeito do limiar de transfusões fetomaternas (é necessária determinada quantidade de antígenos imunizadores presentes nas células sanguíneas para induzir a resposta imunológica materna), do tipo de resposta dos anticorpos (os anticorpos IgG se transferem com mais eficiência da placenta para o feto) e de diferenças na resposta imune materna, supostamente relacionadas com diferenças no grau de eficiência da apresentação dos antígenos por diversos *loci* dos complexos maiores de histocompatibilidade (MHC).

Quando a mãe e o feto são incompatíveis, a mãe Rh-negativa é parcialmente protegida contra a sensibilização devido à rápida remoção das células fetais Rh-positivas pelas isoemaglutininas (os anticorpos IgM anti-A e anti-B preexistentes não atravessam a placenta). Depois que a mãe é sensibilizada, todos os bebês subsequentes que expressam esse antígeno paterno nas hemácias correm risco de DHPN. A gravidade da doença do fator Rh normalmente piora com sucessivas gestações em virtude da repetida estimulação imune. A probabilidade de que a sensibilização afete o potencial gestacional da mãe requer prevenção urgente da sensibilização. A injeção de imunoglobulina anti-Rh (RhoGAM®) na mãe Rh-negativa, tanto durante a gestação quanto imediatamente após o parto de cada bebê Rh-positivo, reduz a DHPN causada pela aloimunização RhD.

Manifestações clínicas

A gravidade da DHPN pode variar de apenas evidência laboratorial de hemólise branda até anemia grave com hiperplasia compensatória do tecido eritropoético, resultando no aumento maciço do fígado e do baço. Quando a hemólise excede a capacidade compensatória do sistema hematopoético, a anemia profunda se instala e resulta em palidez, sinais de descompensação cardíaca (cardiomegalia, desconforto respiratório), anasarca maciça e colapso circulatório. Esse quadro clínico de excesso anormal de líquido em dois ou mais compartimentos fetais (pele, pleura, pericárdio, placenta, peritônio, líquido amniótico), denominado **hidropisia fetal**, geralmente resulta em morte no útero ou logo após o nascimento.

A gravidade da hidropisia está relacionada com o nível de anemia e o grau de edema causado pela redução das concentrações séricas de albumina (pressão oncótica), uma condição, em parte, resultante de congestão e disfunção hepática. Alternativamente, a insuficiência cardíaca pode aumentar a pressão do ventrículo direito, com o subsequente desenvolvimento de edema e ascite. A incapacidade de iniciar a ventilação espontânea eficaz em virtude de edema pulmonar ou efusões pleurais bilaterais resulta em asfixia no parto. Após a reanimação bem-sucedida, um desconforto respiratório significativo pode se desenvolver. Condições como petéquias, púrpura e trombocitopenia também podem se manifestar em casos graves em decorrência da produção reduzida de plaquetas ou da presença de coagulação intravascular disseminada concomitante (CIVD). Com o uso rotineiro da RhoGAM® para prevenir a sensibilização ao Rh, a *hidropisia causada pela DHPN passou a ser rara, sendo encontrada com mais frequência em condições não hemolíticas*.

A icterícia pode não estar presente no momento do parto por conta da eliminação placentária efetiva da bilirrubina não conjugada solúvel em lipídios, mas, em casos graves, os pigmentos da bilirrubina podem manchar o líquido amniótico, o cordão umbilical e o vérnix caseoso. *A icterícia geralmente é evidente nas primeiras 24 h de vida, o que é sempre patológico*, uma vez que os sistemas de conjugação e excreção de bilirrubina do bebê não conseguem lidar com a sobrecarga resultante da hemólise maciça. A bilirrubina indireta acumula-se no período pós-natal, podendo, de maneira muito rápida, alcançar níveis extremamente elevados e representar um risco significativo de encefalopatia bilirrubínica (*kernicterus*). O risco de desenvolvimento de *kernicterus* resultante de DHPN é maior do que na hiperbilirrubinemia não hemolítica de grau comparável, embora o risco em cada paciente individualmente possa ser influenciado por outras complicações, como hipoxia ou acidose. A **hipoglicemia** pode ocorrer também em recém-nascidos com DHPN grave, relacionada com o hiperinsulinismo e a hipertrofia das células das ilhotas pancreáticas nesses bebês.

Bebês com sinais de doença grave no útero (hidropisia, anemia fetal grave) podem se beneficiar da **transfusão intrauterina**, administrada diretamente no peritônio ou através do cordão umbilical. Esses recém-nascidos normalmente apresentam níveis muito elevados de bilirrubina no cordão umbilical (embora variáveis), refletindo a gravidade da hemólise e seus efeitos sobre a função hepática. Os bebês tratados com transfusões intrauterinas também podem ter uma trajetória pós-natal benigna se a anemia e a hidropisia se resolverem antes do nascimento. A transfusão intrauterina anterior pode mascarar a anemia decorrente de hemólise contínua.

Achados laboratoriais

Antes do tratamento, o resultado do TDA, ou teste de Coombs, é positivo com presença de anemia. A quantidade de hemoglobina no sangue do cordão umbilical varia e normalmente é proporcional à gravidade da doença. Na presença de hidropisia fetal, pode ser de apenas 3 a 4 g/dℓ. Alternativamente, apesar da hemólise, a hemoglobina pode se apresentar na faixa da normalidade devido à hematopoese compensatória da medula óssea e extramedular. A *contagem inicial de reticulócitos* aumenta, outro achado anormal na ocasião do nascimento. O esfregaço sanguíneo periférico normalmente revela policromasia com acentuado aumento das hemácias nucleadas. A contagem de glóbulos brancos geralmente é normal, mas pode ser elevada. Em casos graves, há desenvolvimento de trombocitopenia. Em geral, os níveis de bilirrubina no cordão umbilical são de 3 a 5 mg/dℓ. O conteúdo de *bilirrubina direta (conjugada)* também pode ser elevado (em decorrência da colestase), especialmente se houve transfusão intrauterina anterior. A bilirrubina indireta rapidamente alcança níveis altos nas primeiras 6 a 12 horas de vida.

Após as transfusões intrauterinas, o sangue do cordão umbilical pode demonstrar uma concentração normal de hemoglobina, teste de Coombs direto negativo, predomínio de hemácias adultas do tipo O Rh-negativas, contagem de reticulócitos baixa/normal e achados de esfregaços sanguíneos relativamente normais.

Diagnóstico

O diagnóstico definitivo de DHPN requer a demonstração da incompatibilidade de grupo sanguíneo entre a mãe e o bebê com o anticorpo materno correspondente ligado às hemácias do recém-nascido.

Diagnóstico antenatal

Em mulheres com fator Rh-negativo, sem comprovação de profilaxia com imunoglobulina, histórico de aborto ou gestação prévia, exposição anterior a sangue transfundido ou recebimento de transplante de órgão, deve-se avaliar a possibilidade de sensibilização ao fator Rh. Durante a gravidez, os futuros pais devem se submeter a exame de sangue para a verificação de possível incompatibilidade, especialmente para antígenos dos grupos sanguíneos ABO e Rh. Se RhD-incompatíveis, a titulação de anticorpos IgG maternos para o antígeno RhD deve ser medida no início da gestação. O sangue paterno pode ser examinado para determinar o risco de o feto herdar o antígeno cognato, normalmente de 50 ou 100%, dependendo se o pai for heterozigoto ou homozigoto para o antígeno. Entretanto, o exame sorológico paterno, por si só, não é totalmente preciso para prever a zigosidade do antígeno RhD, e a genotipagem molecular é recomendada para os pais nesse caso.

A genotipagem das hemácias fetais permite prever precisamente o desenvolvimento de DHPN em mães sensibilizadas. Obtém-se o estado do Rh fetal isolando as células fetais ou o DNA fetal (plasma) da circulação da mãe, substituindo o exame mais invasivo e arriscado de amniócitos fetais pelos métodos de amniocentese e amostragem de vilosidades coriônicas. A presença de elevadas titulações de anticorpos ou titulações crescentes aumenta o risco de o bebê desenvolver DHPN grave.

Embora a titulação de anticorpos maternos geralmente seja utilizada para prever o risco de DHPN, existe uma baixa correlação entre o nível de titulação anti-D e a gravidade da doença, especialmente nas gestações subsequentes. Se a mãe Rh-negativa for considerada portadora de titulação de anticorpos RhD $\geq$ 1:16 (15 IU/mℓ na Europa) em qualquer momento de uma gestação subsequente, a gravidade da anemia fetal deve ser monitorada por ultrassonografia (US) com Doppler da artéria cerebral média (ACM) e, depois, por amostragem percutânea do sangue do cordão umbilical (PUBS), se indicado (Figura 124.7). Se a mãe tiver histórico de bebê anteriormente afetado ou natimorto, um bebê Rh-positivo normalmente é afetado com gravidade igual ou maior do que o bebê anterior, devendo-se monitorar o grau da doença no feto a partir de 16 a 24 semanas de gestação.

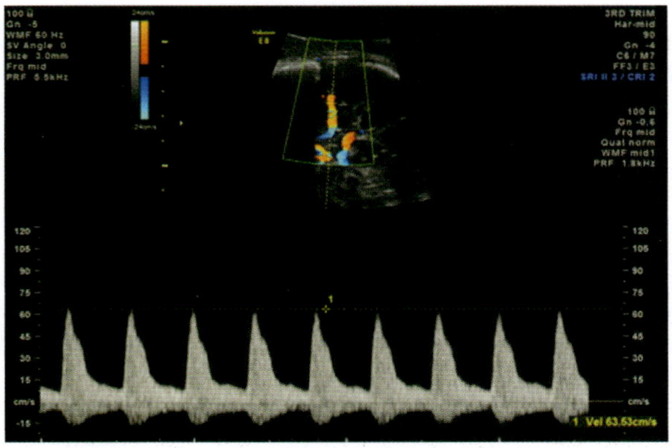

Figura 124.7 Estudo com Doppler do pico de velocidade sistólica (PVS) elevado da artéria cerebral média (ACM). O PVS da ACM pode prever anemia fetal com precisão suficiente para determinar o gerenciamento da condição, inclusive a necessidade de transfusão intrauterina ou, em meados do fim do terceiro trimestre, a ocorrência de parto prematuro. Normalmente, mede-se a hemoglobina fetal no início e no fim da transfusão intravascular, para validar a previsão dos resultados do PVS da ACM, cuja confiabilidade pode diminuir após a transfusão intrauterina em razão das características reostáticas alteradas do sangue adulto transfundido. Atualmente, esse é o método preferido para a detecção de anemia fetal. (*Extraída de Liley HG, Gardener G, Lopriore E, Smits-Wintjens V: Immune hemolytic disease. In Orkin SH, Nathan DG, Ginsburg D et al., editors:* Nathan and Oski' s hematology and oncology of infancy and childhood, *ed 8, Philadelphia, 2015, Elsevier, Fig 3-6.*)

Gestações com risco de DHPN devem ser acompanhadas por especialistas maternofetais. A avaliação do feto inclui US e PUBS. A US em tempo real é utilizada para a detecção de sinais de hidropisia (edema cutâneo ou do couro cabeludo, efusões pleurais ou pericárdicas e ascite) e o monitoramento da frequência cardíaca do feto. Os sinais ultrassonográficos iniciais de hidropisia incluem organomegalia (fígado, baço, coração), sinal da dupla parede do intestino (edema intestinal) e espessamento placentário. Pode haver progressão para polidrâmnio, ascite, efusões pleurais ou pericárdicas e edema de pele ou do couro cabeludo. A hematopoese extramedular e a congestão hepática comprimem os vasos intra-hepáticos e produzem estase venosa com hipertensão portal, disfunção hepatocelular e redução da síntese de albumina. *A hidropisia normalmente se manifesta quando o nível de hemoglobina é < 5 g/dℓ*. Em geral, observa-se a presença de hidropisia também com um nível de hemoglobina fetal < 7 g/dℓ e, em alguns casos, entre 7 e 9 g/dℓ.

A US com Doppler avalia o sofrimento fetal demonstrando a maior resistência vascular das artérias fetais, especialmente na ACM do bebê (ver Figura 124.7). Em fetos sem hidropisia, é possível detectar a anemia de grau moderado a grave por meio não invasivo com a demonstração do aumento da velocidade de pico do fluxo sanguíneo sistólico na ACM. A velocidade do fluxo sanguíneo tem correlação com a gravidade da anemia, razão pela qual pode ser utilizado como um marcador substitutivo não invasivo que pode ser acompanhado. Nas gestações com anemia fetal de grau moderado a grave (demonstrada pelas altas velocidades do fluxo sanguíneo cerebral) ou evidência ultrassonográfica de hemólise (hepatoesplenomegalia), hidropisia precoce ou tardia ou sofrimento fetal, deve-se fazer uma avaliação mais profunda e direta de hemólise fetal.

A amniocentese era o método tradicional de avaliação de hemólise fetal, consistindo em medir as alterações da densidade óptica do líquido amniótico com determinação seriada dos níveis de bilirrubina. Entretanto, trata-se de um procedimento invasivo com riscos tanto para o feto quanto para a mãe, inclusive de morte fetal, sangramento, bradicardia, agravamento da aloimunização, ruptura prematura de membranas, trabalho de parto prematuro e corioamnionite. A medição da velocidade de pico do fluxo sanguíneo sistólico por Doppler na

ACM substituiu essencialmente os exames invasivos de acompanhamento da DHPN.

A PUBS é a abordagem padrão de avaliação do feto se os achados das US com Doppler e em tempo real sugerirem que ele apresenta anemia de grau moderado a grave. A PUBS é feita com a finalidade de determinar os níveis de hemoglobina do feto e para transfundir concentrado de hemácias para aqueles que apresentam anemia fetal grave (hematócrito de < 30%) e que são imaturos e não estão prontos para o parto.

Diagnóstico pós-natal

Imediatamente após o nascimento de um bebê de mãe com fator Rh-negativo, ou de qualquer bebê aparentemente com hidropisia, deve-se coletar sangue do cordão umbilical ou submeter o bebê a exame para verificação do grupo sanguíneo ABO, do tipo Rh, do nível de hematócrito e hemoglobina, da contagem de reticulócitos, do nível sérico de bilirrubina e do Coombs direto. Se o resultado do Coombs direto for positivo, indica a presença de anticorpo materno nas hemácias do bebê, devendo-se identificar o antígeno incompatível presente nas hemácias. Pode-se investigar as células do bebê, mas o soro materno também deve ser rastreado para a verificação de anticorpos de hemácias utilizando-se painéis comercialmente disponíveis. Esses exames não apenas ajudam a determinar o diagnóstico, como também permitem selecionar o sangue compatível para a exsanguinotransfusão do bebê, se necessário. O Coombs direto costuma ser consistentemente positivo em bebês clinicamente afetados, podendo assim permanecer por semanas ou vários meses.

Tratamento

Os principais objetivos da terapia da DHPN são (1) prevenir a morte intra ou extrauterina causada por anemia grave ou hipoxia, (2) prevenir danos ao neurodesenvolvimento nos recém-nascidos afetados e (3) evitar a neurotoxicidade resultante da hiperbilirrubinemia.

Tratamento do feto intraútero

A sobrevivência de fetos gravemente afetados melhorou com o advento da US fetal para avaliar a necessidade de transfusão intrauterina. A transfusão intravascular (veia umbilical) de concentrado de eritrócitos é o tratamento de escolha para anemia fetal, embora a transfusão intrauterina para a cavidade peritoneal do feto também seja eficaz. A hidropisia, ou anemia fetal (hematócrito < 30%), constitui uma indicação para a transfusão via veia umbilical em bebês com imaturidade pulmonar.

A **transfusão intravascular fetal** é facilitada pela sedação da mãe e, consequentemente, do feto. O concentrado de hemácias é infundido lentamente após a realização de teste de compatibilidade com o soro da mãe. Os eritrócitos devem ser selecionados a partir de um doador do grupo sanguíneo O, negativo para o antígeno incompatível (p. ex., RhD-negativo) e CMV-negativo. O sangue deve ser leucorreduzido para diminuir o risco de reações alérgicas e não hemolíticas e irradiado para evitar doença do enxerto *versus* hospedeiro associada à transfusão. Alguns centros utilizam testes de compatibilidade de grupo sanguíneo ampliado (p. ex., RhCE, Kell) para reduzir o risco de formação de anticorpos maternos adicionais. As transfusões devem alcançar um nível de hematócrito pós-transfusão de 45 a 55%, podendo ser repetidas a cada 3 a 5 semanas.

As **transfusões intrauterinas** melhoram as complicações neurológicas em muitos fetos. Entretanto, aqueles com hidropisia grave apresentam risco de paralisia cerebral, atraso de desenvolvimento e surdez. A taxa geral de sobrevivência após as transfusões intrauterinas é de 89%, e a incidência de complicações é de 1 a 3%. Por outro lado, o resultado após a cordocentese e as transfusões intrauterinas realizadas anteriormente, como no segundo trimestre, é insatisfatório. Entre as complicações, estão condições como ruptura das membranas, parto prematuro, infecção, sofrimento fetal que exija cesariana de emergência e morte perinatal. A troca do plasma materno e a imunoglobulina intravenosa (IGIV) têm sido utilizadas como terapias adjuvantes em mulheres com ocorrência de DHPN grave prévia. As evidências que respaldam o uso de rotina desses procedimentos são limitadas. As indicações para interrupção precoce da gestação incluem maturidade pulmonar, sofrimento fetal, complicações de PUBS e 35 a 37 semanas de gestação. Os criteriosos cuidados antenatais, incluindo as transfusões intrauterinas, diminuíram a necessidade da exsanguinotransfusão pós-parto.

Tratamento do bebê nascido vivo

O nascimento deve ser assistido por médico especializado em reanimação neonatal e deve haver pronta disponibilidade de sangue fresco, leucorreduzido e irradiado do grupo O e Rh-negativo, submetido a teste de compatibilidade com o soro materno. Se houver evidência de sinais clínicos de **anemia hemolítica importante** (palidez, hepatoesplenomegalia, edema, petéquias, ascite) na ocasião do nascimento, a reanimação imediata associada a terapia de suporte, estabilização da temperatura e monitoramento antes da realização da exsanguinotransfusão pode salvar alguns bebês gravemente afetados. Esse tipo de terapia deve incluir uma pequena transfusão de concentrado de hemácias compatível para corrigir a anemia, expansão volumétrica para correção da hipotensão, especialmente naqueles com hidropisia, correção da acidose com 1 a 2 mEq/kg de bicarbonato de sódio e ventilação assistida em caso de insuficiência respiratória. Os recém-nascidos com DHPN devem ser rigorosamente monitorados com testes frequentes de hemoglobina e bilirrubina para que se determine a necessidade de fototerapia, transfusão simples ou exsanguinotransfusão.

Exsanguinotransfusão (ou transfusão de troca)

A decisão de realizar uma exsanguinotransfusão imediata total ou parcial deve ser baseada na condição clínica do bebê ao nascer, com o julgamento específico da probabilidade de ele desenvolver rapidamente um grau perigoso de anemia ou hiperbilirrubinemia. Nível de hemoglobina ≤ 10 g/dℓ ou concentração de bilirrubina no sangue do cordão umbilical ≥ 5 mg/dℓ sugerem a presença de hemólise grave, mas não representam uma previsão coerente da necessidade de exsanguinotransfusão. Alguns médicos consideram a história de encefalopatia bilirrubínica ou de DHPN grave em filho anterior, a contagem de reticulócitos > 15% e a prematuridade como fatores adicionais que respaldam uma decisão favorável à exsanguinotransfusão precoce (ver Capítulos 123.3 e 123.4).

Recomenda-se medir a concentração de hemoglobina e o nível sérico de bilirrubina inicialmente em intervalos de 4 a 6 h, com extensão para intervalos mais longos à medida que a velocidade da hemólise diminuir. A decisão de realizar uma transfusão de troca geralmente é baseada na probabilidade de a concentração sérica de bilirrubina, que pode ser plotada em relação às horas de vida pós-natal, alcançar níveis perigosos (ver Figura 123.14 e Tabela 123.7, Capítulo 123). *Os bebês nascidos a termo com níveis de bilirrubina ≥ 20 mg/dℓ apresentam maior risco de encefalopatia bilirrubínica.* As transfusões simples de hemácias compatíveis do tipo ABO, Rh-negativo, leucorreduzidas e irradiadas, podem ser necessárias para corrigir a anemia até 6 a 8 semanas de vida. Após esse período, a própria eritropoese do bebê deve vencer qualquer hemólise prolongada. Os níveis de hemoglobina devem ser determinados semanalmente até que se observe uma elevação espontânea.

O monitoramento criterioso dos níveis séricos de bilirrubina é essencial até que se comprove uma tendência de queda nos níveis, na ausência de fototerapia (ver Capítulo 123.3). Mesmo assim, eventualmente, um bebê pode, sobretudo se for prematuro, apresentar uma elevação significativa das concentrações séricas de bilirrubina até o sétimo dia de vida. As tentativas de prever níveis perigosamente elevados de bilirrubina com base nos níveis superiores a 6 mg/dℓ nas primeiras 6 h de vida ou de 10 mg/dℓ nas 6 horas seguintes ou com base em taxas crescentes superiores a 0,5 a 1,0 mg/dℓ/h podem não ser confiáveis.

Procedimento

É possível realizar a exsanguinotransfusão com mais facilidade utilizando um cateter na veia umbilical ou em linhas arteriais (remoção) e venosas (retorno) periféricas. A troca deve ser realizada em 45 a 60 min e envolve a retirada de alíquotas de 15 a 20 mℓ sangue do bebê (nascido a termo), alternando com a infusão de um volume equivalente de sangue do doador. Alíquotas menores, de 5 a 10 mℓ, podem ser mais toleradas por bebês doentes ou prematuros. O objetivo pode ser uma troca isovolêmica de aproximadamente dois volumes de sangue do bebê (2 × 100 mℓ/kg) para que se obtenha uma substituição de 90% das hemácias do recém-nascido e 50% de remoção da bilirrubina.

O sangue para exsanguinotransfusão deve ser o mais fresco possível. Podem-se utilizar anticoagulantes e preservativos padronizados, como solução de citrato-fosfato-dextrose-adenina. A seleção do sangue é semelhante à das transfusões intrauterinas, normalmente eritrócitos leucorreduzidos e irradiados de um doador do grupo O e Rh-negativo. Embora o sangue deva ser negativo para o antígeno Rh incompatível, deve-se realizar um teste completo de compatibilidade antes da transfusão. Deve-se reconstituir o concentrado de eritrócitos com plasma fresco congelado de modo a obter um hematócrito de cerca de 40% antes do procedimento. O sangue deve ser gradualmente aquecido e mantido a uma temperatura de 35 a 37°C durante todo o processo de exsanguinotransfusão, devendo-se mantê-lo também bem misturado apertando ou agitando delicadamente a bolsa para evitar sedimentação. Deve-se esvaziar o estômago do bebê antes da transfusão, a fim de evitar aspiração, manter a temperatura corporal e monitorar os sinais vitais. Um assistente competente deve estar presente para ajudar a monitorar, calcular o volume de sangue trocado e realizar procedimentos de emergência.

Bebês com acidose e hipoxia decorrentes de desconforto respiratório, sepse ou choque podem ser prejudicados pela significativa exposição ao citrato, que produz uma carga ácida aguda (pH de 7,0 a 7,2) e ligação ao cálcio. Se for utilizado sangue citratado, o subsequente metabolismo do citrato pode resultar em alcalose metabólica mais tarde. O sangue fresco heparinizado evita esse problema, mas não se encontra prontamente disponível na maioria das situações. Durante a exsanguinotransfusão, o pH do sangue e a Pa_{O_2} devem ser monitorados sequencialmente para evitar acidose e hipoxia. A hipoglicemia sintomática pode ocorrer antes, durante ou depois de uma transfusão de troca em bebês moderada ou gravemente afetados. Outras complicações agudas, observadas em 5 a 10% dos bebês, incluem bradicardia transitória com ou sem infusão de cálcio, cianose, vasospasmo transitório, trombose, trombocitopenia, apneia com bradicardia que requer reanimação, e morte. CMV, HIVent e hepatite são riscos infecciosos. A enterocolite necrosante é uma complicação rara da exsanguinotransfusão na DHPN.

Existe risco de morte decorrente de uma transfusão de troca, mesmo quando realizada por uma equipe médica experiente, estimada em 3:1.000 procedimentos. Com a redução desse procedimento em razão do uso da fototerapia e da prevenção da sensibilização, a experiência e a capacitação médica para esse procedimento está diminuindo, sendo recomendável que ele seja realizado em centros neonatais de referência, com experiência no assunto.

Após a exsanguinotransfusão, deve-se dosar o nível de bilirrubina em intervalos frequentes (a cada 4 a 8 horas), devido à possibilidade de rebote em 40 a 50% da concentração sérica em decorrência do reequilíbrio e da produção contínua. Às vezes, é necessário repetir as exsanguinotransfusões com o objetivo de evitar que a fração indireta de bilirrubina exceda os níveis perigosos indicados na Tabela 123.7 (ver Capítulo 123) para bebês prematuros e 20 mg/dℓ para bebês nascidos a termo. Os sinais e sintomas sugestivos de encefalopatia bilirrubínica são indicações imperativas para a exsanguinotransfusão a qualquer momento.

Imunoglobulina intravenosa

Por sua capacidade de interferir na eliminação imunomediada das hemácias sensibilizadas com anticorpos, a administração precoce da imunoglobulina intravenosa (IGIV) pode ser uma intervenção terapêutica eficaz para DHPN. A IGIV pode prevenir a hemólise imune, reduzir os níveis séricos de pico da bilirrubina, diminuir a duração da fototerapia e reduzir tanto o tempo de hospitalização quanto a necessidade de exsanguinotransfusão. Entretanto, a IGIV não evita efetivamente a anemia, que é resultante tanto da destruição imunomediada das hemácias quanto da eritropoese inadequada. Consequentemente, as transfusões simples são necessárias como um adjunto à terapia com IGIV. Normalmente utiliza-se uma dose de IGIV de 0,5 a 1 g/kg, mas a dosagem ideal ainda não foi definida. Os bebês tratados com grupos sanguíneos A ou B devem ser monitorados para verificação do agravamento da hemólise causada pelos anticorpos anti-A ou anti-B presentes na IGIV.

Complicações tardias

Bebês com DHPN, inclusive aqueles que tenham recebido exsanguinotransfusão intrauterina ou pós-natal, devem ser cuidadosamente acompanhados devido ao risco de desenvolvimento de anemia tardia e colestase.

A **anemia tardia**, operacionalmente definida como a ocorrência nas primeiras 4 a 6 semanas de vida, pode ser resultante de hemólise persistente causada pelos aloanticorpos circulantes da mãe ou dos efeitos sobre a medula óssea. A **anemia hiporregenerativa tardia** na DHPN é decorrente de eritropoese, em parte, devido à concentração mais elevada de hemoglobina fornecida em uma transfusão intrauterina ou de troca. A anemia hiporregenerativa pode ser distinguida da anemia hemolítica pela contagem de reticulócitos baixa ou ausente e pelo nível de bilirrubina normal. Os bebês devem ser monitorados para verificação de sinais e sintomas de anemia, inclusive dificuldade de alimentação, sonolência e baixo crescimento. A contagem de hemoglobina e reticulócitos deve ser monitorada semanalmente para que se determine a necessidade de transfusão até que a medula se recupere espontaneamente após várias semanas ou meses. Pode-se observar também a presença de neutropenia durante a recuperação da DHPN ou associada à anemia hiporregenerativa tardia. Além da transfusão, o tratamento com suplementação de ferro ou eritropoetina pode ser útil para acelerar a recuperação da medula. Uma leve reação de enxerto contra hospedeiro pode se manifestar como diarreia, erupção cutânea, hepatite ou eosinofilia.

A **síndrome da bile espessa** é uma situação rara de icterícia persistente associada a elevações significativas dos níveis de bilirrubina direta e indireta em bebês com doença hemolítica. A causa não é conhecida, mas a icterícia se resolve espontaneamente em algumas semanas ou alguns meses com o gerenciamento conservador. Podem ocorrer **trombose da veia porta** e hipertensão portal em crianças submetidas à exsanguinotransfusão quando recém-nascidas. Trata-se de uma condição provavelmente associada à cateterização prolongada, traumática ou séptica da veia umbilical.

Prevenção da sensibilização ao fator Rh

O risco da sensibilização inicial das mães com fator Rh-negativo reduziu para menos de 0,1% com a administração rotineira de RhoGAM® a todas as gestantes com risco de aloimunização Rh. A imunoglobulina é administrada nas mães Rh-negativo em forma de uma injeção IM de 300 μg (1 mℓ) de antiglobulina D humana em até 72 h após o parto de um bebê Rh-positivo. Outras indicações clínicas para a administração da RhoGAM® incluem gravidez ectópica, traumatismo abdominal durante a gestação, amniocentese, biopsia das vilosidades coriônicas ou aborto. Essa quantidade de anticorpo é suficiente para eliminar aproximadamente 10 mℓ de células fetais Rh-positivas potencialmente antigênicas da circulação materna. As grandes transferências de sangue do feto para a mãe podem exigir uma quantidade proporcionalmente maior de globulina humana anti-D. A administração da RhoGAM® entre a 28ª e a 32ª semana de gestação, e novamente na ocasião do nascimento, é mais eficaz que uma dose única.

Também é fundamental utilizar sangue submetido ao teste de compatibilidade adequado para todas as transfusões para meninas Rh-negativas e jovens em idade fértil, incluindo o uso de sangue O Rh-negativo durante emergências, como medida primária de prevenção da exposição ao antígeno Rh. Essa abordagem, combinada ao uso da imunoglobulina anti-D durante/após a gestação e os melhores métodos de detecção da sensibilização materna e medição mais precisa do nível de transfusão do feto para a mãe, reduziu drasticamente a incidência e a gravidade da DHPN nos países desenvolvidos. Além disso, a diminuição de procedimentos obstétricos que aumentam o risco de sangramento do feto para a mãe deve reduzir ainda mais a incidência desse distúrbio. Entretanto, como os testes sorológicos nem sempre preveem com precisão o tipo RhD, uma vez que atualmente existem antígenos RhD fracos e parciais bem conhecidos, o uso da genotipagem RhD fetal orientará melhor o uso adequado da terapia com imunoglobulina Rh em mulheres Rh-negativas.

DOENÇA HEMOLÍTICA CAUSADA POR INCOMPATIBILIDADE DOS GRUPOS A E B

Embora a incompatibilidade ABO seja a causa mais comum de DHPN, essa forma normalmente é muito mais branda do que a doença Rh e raramente requer um gerenciamento clínico agressivo ou intervenção terapêutica. Aproximadamente 20% dos nascidos vivos apresentam risco de hemólise imunomediada com base na incompatibilidade ABO; a mãe geralmente é do grupo O e o bebê do grupo A ou B. Em casos menos frequentes, a mãe será do grupo A e o bebê do grupo B ou vice-versa.

Entretanto, as manifestações clínicas da hemólise se desenvolvem em apenas 1 a 10% dos bebês em risco, basicamente porque os anticorpos naturais contra os antígenos do grupo sanguíneo ABO são quase exclusivamente IgM e, portanto, não atravessam a placenta. Algumas mães do grupo O produzem anticorpos IgG contra os antígenos do grupo sanguíneo A ou B, e esses anticorpos podem atravessar a placenta e causar hemólise imunomediada. Por exemplo, uma incompatibilidade A-B pode causar hemólise, mesmo em um primogênito, se a mãe (grupo O) produzir alguns anticorpos IgG anti-A. Um segundo fator responsável pela baixa incidência de doença hemolítica por incompatibilidade ABO grave é a baixa frequência e expressão de antígenos nas hemácias do feto e do recém-nascido. Com poucos pontos de ligação fortes para a ligação dos anticorpos maternos, a incidência de hemólise é menor.

Manifestações clínicas

A maioria dos casos de incompatibilidade ABO é leve e a icterícia é a única manifestação clínica. Em geral, o bebê não é afetado ao nascer; mas desenvolve icterícia nas primeiras 24 h, uma condição sempre anormal. Não há presença de palidez e hepatoesplenomegalia, e o desenvolvimento de hidropisia fetal ou encefalopatia bilirrubínica é uma condição extremamente rara.

Diagnóstico

Um diagnóstico presuntivo é baseado na presença de incompatibilidade sorológica ABO entre a mãe e o bebê, além de um resultado de leve a moderadamente positivo do Coombs direto. Em geral, a hiperbilirrubinemia é a principal alteração laboratorial. Em 10 a 20% dos bebês afetados, a concentração sérica de bilirrubina não conjugada pode alcançar 20 mg/dℓ ou mais, a menos que seja administrada a fototerapia. Normalmente, o bebê apresenta anemia leve e reticulocitose. O esfregaço de sangue periférico pode indicar policromasia, hemácias nucleadas e esferócitos. Entretanto, a persistência da anemia hemolítica ou da esferocitose por mais de 2 semanas deve sugerir um diagnóstico alternativo, como EsH (congênita; ver Figura 124.6).

Tratamento

A fototerapia pode ser eficaz em reduzir os níveis séricos de bilirrubina (ver Capítulo 123.4). Em casos graves, a administração de IGIV pode ser útil para reduzir a taxa de hemólise e a necessidade de exsanguinotransfusão. As exsanguinotransfusões com sangue do grupo O e Rh-compatível podem ser necessárias em alguns casos para a correção de graus mais graves de anemia ou hiperbilirrubinemia. As indicações para esse procedimento são semelhantes às descritas anteriormente para doença hemolítica causada por incompatibilidade do fator Rh. Alguns bebês com doença hemolítica por incompatibilidade ABO podem necessitar de transfusão de concentrado de hemácias depois de várias semanas de vida, em decorrência de anemia hiporregenerativa ou lentamente progressiva. *O monitoramento dos níveis de hemoglobina ou hematócrito após a alta hospitalar é essencial em recém-nascidos com doença hemolítica por incompatibilidade ABO.*

OUTRAS FORMAS DE DOENÇA HEMOLÍTICA

As incompatibilidades dos grupos sanguíneos além dos sistemas Rh e ABO representam menos de 5% da incidência de DHPN. A patogênese da doença hemolítica nesse caso é semelhante em razão da incompatibilidade maternofetal de outros antígenos das hemácias. A probabilidade de ocorrência de pequenas incompatibilidades antigênicas está relacionada com sua frequência na população, sua densidade na superfície das hemácias, sua imunogenicidade na mãe e o grau de suspeita. As pequenas incompatibilidades dos antígenos presentes nas hemácias (especialmente no grupo Kell) estão surgindo como uma causa comum de DHPN nos países desenvolvidos, onde a imunoglobulina anti-D é rotineiramente utilizada. Em todos os casos, deve-se identificar no soro materno a presença de aloanticorpos de hemácias que reajam aos eritrócitos do bebê (e do pai). Além disso, o resultado do Coombs direto do bebê é invariavelmente positivo, e as técnicas de eluição podem identificar a especificidade do antígeno.

Os antígenos de hemácias comuns que podem resultar em uma incompatibilidade clinicamente relevante incluem aqueles presentes nos grupos sanguíneos Kell, Duffy e MNS. Vale notar que os anticorpos anti-Lewis da mãe não resultam em DHPN porque são IgM e não atravessam a placenta, e os antígenos Lewis têm baixa expressão nos eritrócitos fetais. O grupo **Kell** é uma incompatibilidade particularmente perigosa, considerando-se que é difícil prever a gravidade da anemia hemolítica com base no histórico obstétrico anterior, nos fatores determinantes da concentração de bilirrubina no líquido amniótico ou na titulação dos anticorpos maternos. Os bebês aloimunizados contra o antígeno do grupo Kell geralmente apresentam um número inadequadamente baixo de reticulócitos circulantes causados por supressão eritroide, e até mesmo a baixa titulação materna dos anticorpos anti-Kell pode causar um grau significativo de anemia hipoproliferativa. A Tabela 124.5 resume as características clínicas da doença hemolítica

Tabela 124.5 Doença hemolítica do feto e do recém-nascido.

	Rh	ABO	Kell
GRUPOS SANGUÍNEOS			
Mãe	Rh-negativo	O (ocasionalmente B)	K1-negativo
Bebê	Rh-positivo (D é o mais comum)	A (às vezes, B)	K1-positivo
CARACTERÍSTICAS CLÍNICAS			
Ocorrência no primogênito	5%	40 a 50%	Raro
Gravidade nas gestações subsequentes:	Previsível	Difícil de prever	Bastante previsível
Natimorto/hidropisia	Frequente (menos com o uso de imunoglobulina Rh)	Raro	10%
Anemia grave	Frequente	Raro	Frequente
Icterícia	Proeminente, grave	Leve a moderado	Leve
EXAMES LABORATORIAIS			
Coombs direto (bebê)	Positivo	Positivo ou negativo	Positivo ou negativo
Contagem de reticulócitos	Elevada	Elevada	Variável
Anticorpos (maternos) presentes nas hemácias	Normalmente detectável A titulação de anticorpos pode ajudar a prever a gravidade da doença fetal	Talvez não detectável A titulação de anticorpos pode não ter correlação com a doença fetal	Normalmente detectável A titulação de anticorpos pode não ter correlação com a doença fetal; o feto pode ser afetado em titulações inferiores à hemólise mediada pelo fator Rh

causada pelos sistemas antigênicos Rh, ABO e Kell. Não existe nenhuma terapia farmacológica específica para a prevenção da sensibilização causada por qualquer grupo sanguíneo além do RhD. Assim como nos casos de incompatibilidade Rh e ABO, a exsanguinotransfusão pode ser indicada para hiperbilirrubinemia grave ou anemia grave em bebês com DHPN causada por incompatibilidades antigênicas menores.

A bibliografia está disponível no GEN-io.

124.3 Policitemia Neonatal

Omar Niss e Russell E. Ware

A policitemia neonatal é definida como uma hemoglobina ou um hematócrito (Hct) central que exceda dois desvios padrões (DP) acima do valor normal para as idades gestacional e pós-natal. Considera-se, portanto, que um bebê nascido a termo tem policitemia quando a concentração de hemoglobina é ≥ 22 g/dℓ ou o Hct é ≥ 65%. A medição da *hemoglobina central* com o auxílio de um contador automático de células sanguíneas é importante porque, tanto na microcentrifugação periférica (picada do calcanhar) quanto com tubos capilares, os valores do hematócrito são até 15% mais elevados do que os valores centrais. O momento de coleta também é importante; como o líquido se desloca no período neonatal, o Hct atinge o nível de pico durante as primeiras 2 a 3 horas de vida. A frequência da policitemia neonatal também aumenta no caso de nascimentos em altitudes mais elevadas (5% em grande altitude contra 1 a 2% ao nível do mar). A policitemia predispõe à **hiperviscosidade** (não mensurável clinicamente), que pode ser a questão primária. Quando o Hct é > 65%, a hiperviscosidade pode aumentar rapidamente.

As etiologias da policitemia neonatal são numerosas, mas podem ser agrupadas em duas categorias amplas com base na transfusão passiva de hemácias para o feto e na eritropoese intrauterina elevada. Entre as causas da transfusão fetal passiva de hemácias, estão o clampeamento tardio do cordão umbilical (causa mais comum em bebês nascidos a termo), a transfusão fetofetal para o feto receptor e, em raros casos, as transfusões maternofetais. Por outro lado, a policitemia neonatal decorrente de eritropoese fetal elevada tem muitas causas, entre elas bebês pós-maturos (3%) contra a termo (1 a 2%); bebês pequenos para a idade gestacional (8%) ou grandes para a idade gestacional (3%) contra os adequados para a idade gestacional (1 a 2%); filhos de mães diabéticas; bebês com trissomias 13, 18 ou 21; síndrome adrenogenital; doença de Graves neonatal; hipotireoidismo; bebês de mães hipertensas ou tratadas com propranolol; e bebês com síndrome de Beckwith-Widermann. Embora a patogênese da eritropoese elevada nem sempre seja totalmente conhecida, bebês de mães diabéticas ou hipertensas e aqueles com restrição de crescimento intrauterino podem ter sido expostos a hipoxia fetal crônica, que estimula a produção de eritropoetina e aumenta a produção de hemácias.

Os sinais e sintomas da policitemia podem ser resultantes de hiperviscosidade (fluxo sanguíneo alentecido levando à perfusão tecidual reduzida), distúrbios metabólicos ou ambos. A maioria dos bebês policitêmicos é assintomática. Os sintomas geralmente aparecem nas primeiras horas de vida, mas podem ocorrer em até 2 a 3 dias, incluindo irritabilidade, letargia, taquipneia, desconforto respiratório, cianose, transtornos alimentares, hiperbilirrubinemia, hipoglicemia e trombocitopenia. Podem ocorrer complicações mais graves, como convulsões, acidente vascular encefálico, hipertensão pulmonar, enterocolite necrosante, trombose da veia renal e insuficiência renal. Como a maioria dos bebês afetados é assintomática e esses sintomas se sobrepõem às condições neonatais, é preciso descartar outras doenças respiratórias, cardiovasculares e neurológicas. Deve-se também sempre considerar a desidratação como uma causa. Não se sabe ao certo se esses sintomas são realmente causados pela policitemia ou apenas associados a essa condição. A hiperviscosidade nos recém-nascidos pode ser acentuada porque as hemácias neonatais são grandes e apresentam pouca deformabilidade, fatores que, juntos, predispõem à estase na microcirculação.

O **tratamento** de policitemia varia entre os centros de tratamento e costuma ser baseado essencialmente no parecer de um especialista local. Hct capilar > 65% deve sempre ser confirmado com uma amostra de sangue venoso, e a desidratação, tratada. Todo bebê policitêmico deve ser rigorosamente monitorado para verificação do balanço hídrico e acompanhamento dos níveis de glicemia e bilirrubina. Bebês assintomáticos cujos Hct centrais se apresentam entre 60 e 70% podem ser rigorosamente monitorados e hidratados com administração enteral ou IV adequada de líquidos. O tratamento de recém-nascidos policitêmicos sintomáticos não está bem definido. Pode-se utilizar uma exsanguinotransfusão parcial (com solução salina) em bebês com policitemia grave e sintomas de hiperviscosidade, a qual deve ser considerada se o Hct for ≥ 70 a 75% e os sintomas se agravarem apesar da hidratação IV agressiva. A exsanguinotransfusão parcial reduz significativamente o Hct e a viscosidade e melhora os sintomas agudos, mas pode não afetar o resultado a longo prazo em bebês policitêmicos.

Bebês policitêmicos tratados com troca parcial podem apresentar risco mais elevado de enterocolite necrosante e o seu prognóstico a longo prazo não é claro. Os relatos de resultados adversos incluem déficits da fala, controle motor fino anormal, QI reduzido, dificuldades escolares e outras anomalias neurológicas. Acredita-se que a etiologia subjacente (**hipoxia intrauterina crônica**) seja o fator determinante desses resultados, e não a policitemia propriamente dita. A maioria dos bebês assintomáticos se desenvolve normalmente.

A bibliografia está disponível no GEN-io.

124.4 Hemorragia no Recém-Nascido

Cristina Tarango e Russell E. Ware

Os neonatos apresentam um sistema hemostático exclusivo que os predispõe a um alto risco de complicações hemorrágicas, especialmente na presença de doença ou outros tipos de estresse. Os níveis plasmáticos dos fatores de coagulação dependentes da vitamina K (II, VII, IX, X, proteína C, proteína S) e da antitrombina são baixos ao nascimento e só alcançam as faixas adultas aproximadamente aos 6 meses. A produção de trombina e a função plaquetária também são alteradas em neonatos normais. Consequentemente, tanto os distúrbios hemorrágicos congênitos quanto os adquiridos que afetam a hemostasia primária ou secundária podem manifestar-se no período neonatal. Em geral, a hemorragia em um neonato *saudável* sugere a presença de deficiência de coagulação hereditária ou trombocitopenia imunomediada, enquanto os sintomas de sangramento em um neonato doente provavelmente refletem subprodução ou consumo de fatores de coagulação e/ou plaquetas. *Os distúrbios hemorrágicos congênitos, como a hemofilia, podem manifestar-se com sangramento no período neonatal.* Os distúrbios hemorrágicos adquiridos incluem sangramento com deficiência de vitamina K, coagulação intravascular disseminada (ver Capítulo 510) e trombocitopenia imunomediada (ver Capítulo 511.9).

SANGRAMENTO POR DEFICIÊNCIA DE VITAMINA K

O sangramento por deficiência de vitamina K, anteriormente conhecido como **doença hemorrágica do recém-nascido**, é resultante de deficiências transitórias graves dos fatores dependentes da vitamina K e caracteriza-se por hemorragia frequentemente de natureza gastrintestinal, nasal, subgaleal, intracraniana ou pós-circuncisão. Sinais prodrômicos ou de alerta (sangramento brando) podem preceder uma hemorragia intracraniana grave. Os exames laboratoriais revelam que tanto o tempo de protrombina (ou tempo de atividade da protrombina) quanto o tempo de tromboplastina parcial são prolongados, e os níveis plasmáticos de protrombina (II) e os fatores VII, IX e X são substancialmente reduzidos. A fisiopatologia desses distúrbios hemorrágicos adquiridos ocorre porque a vitamina K facilita a carboxilação pós-transcricional dos fatores II, VII, IX e X, que são necessários para seus plenos efeitos coagulantes. Na ausência de carboxilação, esses fatores formam proteínas induzidas na ausência de vitamina K (**PIVKA**), que apresentam função altamente reduzida e são mensuráveis, constituindo um marcador sensível do estado de vitamina K. Por outro lado, os fatores V e VIII, fibrinogênio, tempo de sangramento, retração do coágulo e contagem e função plaquetárias são normais para a maturidade.

Normalmente, o *sangramento por deficiência de vitamina K ocorre no período neonatal*, entre o segundo e o sétimo dia de vida, em geral em bebês amamentados exclusivamente no seio materno e que não receberam vitamina K profilática ao nascer. A deficiência grave de vitamina K é mais comum também em bebês prematuros. A patogênese ocorre por falta de vitamina K na mãe, combinada à ausência da flora intestinal bacteriana normalmente responsável pela síntese da vitamina K. O leite materno é uma baixa fonte de vitamina K, o que explica por que as complicações hemorrágicas são mais frequentes em bebês amamentados exclusivamente no seio materno do que naqueles amamentados no seio e com fórmula ou exclusivamente com fórmula. Essa forma clássica de doença hemorrágica do recém-nascido, que é responsiva à (e totalmente evitada por) terapia exógena com vitamina K, deve ser diferenciada das deficiências congênitas raras dos fatores de coagulação, que não respondem à vitamina K e que podem ocorrer em bebês aparentemente bem (ver Capítulo 503).

A **manifestação precoce** do sangramento por deficiência de vitamina K (após o nascimento, mas nas primeiras 24 horas) ocorre se a mãe fizer uso de determinados medicamentos para doenças crônicas (p. ex., o anticoagulante varfarina, os anticonvulsivantes fenitoína ou fenobarbital, medicamentos redutores do colesterol) que interferem na absorção ou na função da vitamina K. Esses bebês podem sofrer sangramento grave, quase sempre prontamente corrigido com a administração de vitamina K, embora alguns apresentem resposta insatisfatória ou tardia. Se a mãe estiver tomando medicamentos no fim da gestação, deve-se medir o tempo de protrombina do bebê utilizando o sangue do cordão umbilical e *administrar imediatamente 1 a 2 mg de vitamina K IV*. Se o tempo de protrombina for muito prolongado ou não melhorar, ou na eventual presença de hemorragia significativa, *deve-se administrar 10 a 15 mℓ/kg de plasma congelado*. Por outro lado, a **manifestação tardia** do sangramento por deficiência de vitamina K (após 2 semanas de vida) normalmente é associada a condições relacionadas com a má absorção da vitamina K solúvel em gordura, como fibrose cística, hepatite neonatal ou atresia biliar, e o sangramento pode ser grave (Tabela 124.6).

A administração por via intramuscular de 1 mg de vitamina K (normalmente **fitomenadiona**, ou vitamina K_1, única forma de vitamina K disponível nos EUA) logo após o nascimento evita a redução patológica dos fatores dependentes de vitamina K em bebês nascidos a termo. Entretanto, essa profilaxia com vitamina K não é uniformemente eficaz para evitar todas as doenças hemorrágicas do neonato, particularmente em bebês amamentados exclusivamente no seio materno e prematuros. Quando um bebê apresenta hemorragia, uma lenta infusão IV de 1 a 5 mg de vitamina K é um tratamento eficaz que resulta em melhora das deficiências de coagulação e na interrupção do sangramento em algumas horas. O sangramento grave, especialmente em bebês prematuros ou naqueles com doença hepática, pode exigir transfusão de plasma fresco congelado ou mesmo de sangue total. Com o reconhecimento e o tratamento imediatos, a taxa de mortalidade é baixa.

Nos EUA, décadas de experiência demonstraram que o uso profilático de rotina da vitamina K IM é seguro e *não* está especificamente associado a risco elevado de câncer ou leucemia infantil. Embora a administração de doses múltiplas de vitamina K oral (1 a 2 mg na ocasião do nascimento, da alta hospitalar e depois de 3 a 4 semanas de vida) já tenha sido sugerida como uma alternativa, *a vitamina K oral é menos eficaz* na prevenção da manifestação tardia de sangramento por deficiência de vitamina K e, por essa razão, não pode ser recomendada como terapia de rotina. A via IM de profilaxia com vitamina K continua sendo o método preferido.

Outras formas de sangramento neonatal podem ser clinicamente indistinguíveis da doença hemorrágica do recém-nascido em razão da deficiência de vitamina K, mas não são passíveis de prevenção ou tratamento com vitamina K. Por exemplo, manifestação clínica idêntica também pode resultar de quaisquer defeitos congênitos nos fatores de coagulação do sangue (ver Capítulos 503 e 504). Hematomas, melena, sangramento pós-circuncisão e do coto umbilical são condições possivelmente presentes e até 70% dos casos de hemofilia (deficiência do fator VIII ou IX) são clinicamente aparentes no período neonatal. O tratamento dessas deficiências congênitas raras dos fatores de coagulação requer a reposição de fatores específicos ou a administração de plasma fresco congelado, no caso de indisponibilidade do concentrado do fator em questão.

COAGULOPATIA INTRAVASCULAR DISSEMINADA

A coagulação intravascular disseminada (CIVD) em neonatos é resultante do consumo de fatores de coagulação circulantes e plaquetas, podendo apresentar-se com sangramento ou trombose e, normalmente, com evidência de lesão de órgãos-alvo e mortalidade elevada. Os

Tabela 124.6 Sangramento por deficiência de vitamina K (doença hemorrágica do recém-nascido).

	DOENÇA COM MANIFESTAÇÃO PRECOCE	DOENÇA CLÁSSICA	DOENÇA COM MANIFESTAÇÃO TARDIA
Idade	0 a 24 h	2 a 7 dias	1 a 6 meses
Possíveis pontos de hemorragia	Céfalo-hematoma Subgaleal Intracraniana Gastrintestinal Umbilical Intra-abdominal	Gastrintestinal Mucosa de orelha-nariz-garganta Intracraniana Pós-circuncisão Cutânea Pontos de injeção	Intracraniana Gastrintestinal Cutânea Mucosa de orelha-nariz-garganta Pontos de injeção Torácica
Etiologia/riscos	Medicamentos usados pela mãe (fenobarbital, fenitoína, varfarina, rifampicina, isoniazida) que interfiram nos níveis ou na absorção de vitamina K Coagulopatia hereditária	Deficiência de vitamina K Amamentação exclusivamente no seio materno	Colestase: má absorção de vitamina K (atresia biliar, fibrose cística, hepatite) Deficiência de abetalipoproteína Idiopática em bebês asiáticos amamentados no seio materno Ingestão de varfarina
Prevenção	Evitar medicamentos de alto risco Possivelmente vitamina K antenatal para tratamento da mãe (20 mg) antes do nascimento e administração pós-natal ao bebê logo após o nascimento	Evitar a administração de vitamina K por via parenteral na ocasião do nascimento Os regimes de administração por via oral de vitamina K requerem repetidas doses	Evitar a administração de vitamina K por via parenteral e em alta dosagem VO durante os períodos de má absorção ou colestase
Incidência	Muito rara	Cerca de 2% se o bebê não receber vitamina K logo após o nascimento	Depende da doença primária

bebês afetados geralmente são prematuros cujo curso clínico se caracteriza pela ocorrência de asfixia, hipoxia, acidose, choque, hemangiomas ou infecção. Como a coagulação intravascular disseminada é um evento secundário, o tratamento mais eficaz tem por objetivo corrigir o problema clínico primário, como a infecção, a fim de interromper o consumo de fatores de coagulação e dar tempo para sua reposição (ver Capítulo 510). Os *bebês com coagulação intravascular disseminada que apresentam hemorragia do sistema nervoso central, ou outro tipo de sangramento com ameaça imediata à vida, devem receber plasma fresco congelado, vitamina K e sangue*, se necessário. Entretanto, o tratamento deve sempre ser precedido por exames específicos para estudos de coagulação, bem como para a contagem de plaquetas.

TROMBOCITOPENIA NEONATAL

Ver Capítulo 511.

A bibliografia está disponível no GEN-io.

124.5 Hidropisia Não Imune

Cristina Tarango e Russell E. Ware

Pelo sucesso na prevenção da hemólise fetal aloimune ao fator Rh, a hidropisia fetal não imune e geralmente não hematológica é a causa mais comum da doença. A hidropisia é definida por duas ou mais coleções de líquidos fetais anormais, como ascite, derrame pleural, pericárdico ou edema cutâneo (> 5 mm; Figura 124.8). Além disso, pode haver associação de edema placentário (> 6 mm), polidrâmnio (50%) e a rara ocorrência de **síndrome do espelho**, na qual a mãe apresenta aparência edematosa.

A incidência de hidropisia não imune é de aproximadamente 1:3.000 nascimentos, sendo esses muitas vezes prematuros. As etiologias são amplas, sendo os distúrbios cardíacos (estruturais e taquicardia supraventricular fetal) e cromossômicos as etiologias identificáveis mais comuns (Tabela 124.7). A etiologia é desconhecida em 10 a 20% dos casos. Os mecanismos para o desenvolvimento da hidropisia não imune não são bem definidos (Figura 124.9).

O tratamento intrauterino tem se mostrado bem-sucedido para taquicardia supraventricular fetal (TSV), síndrome da transfusão fetofetal, anemia fetal não imune e algumas condições fetais tratadas por meio cirúrgico. A terapia pós-natal inclui uma abordagem em equipe na sala de parto que geralmente requer intubação endotraqueal imediata e transfusão de concentrado de hemácias na presença de anemia. Em bebês prematuros, é indicada a administração de surfactante endotraqueal e pode ser necessária a drenagem de efusões pleurais e

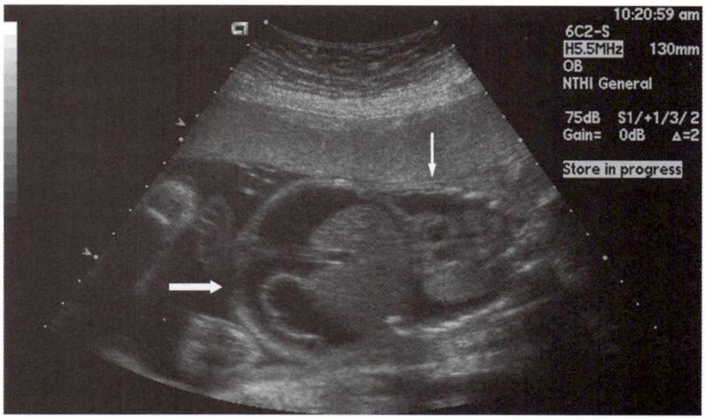

Figura 124.8 Hidropisia fetal. Imagem ultrassonográfica longitudinal do feto, com o líquido ascítico contornando o fígado (*seta grande*). A *seta pequena* mostra uma efusão pleural acima do diafragma. (*De Wilkins I: Nonimmune hydrops. In Creasy RK, Resnick R, Iams JD et al., editors:* Creasy & Resnik' s maternal-fetal medicine, *ed 7, Philadelphia, 2014, Elsevier, Fig 37-2.)*

Tabela 124.7 Condições associadas à hidropisia não imune.

CARDIOVASCULARES
Malformação
Hipoplasia do lado esquerdo
Defeito do canal atrioventricular
Hipoplasia do lado direito
Fechamento do forame oval
Ventrículo único
Transposição dos grandes vasos
Defeito do septo ventricular
Defeito do septo atrial
Tetralogia de Fallot
Anomalia de Ebstein
Fechamento prematuro do canal arterial
Tronco arterial
Taquiarritmia
Flutter atrial
Taquicardia atrial paroxística
Síndrome de Wolff-Parkinson-White
Taquicardia supraventricular
Bradiarritmia
Outras arritmias
Insuficiência cardíaca de alto débito
Neuroblastoma
Teratoma sacrococcígeo
Angioma fetal grande
Corioangioma placentário
Hemangioma do cordão umbilical
Rabdomioma cardíaco
Outra neoplasia cardíaca
Cardiomiopatia

CROMOSSÔMICAS
45,X
Trissomia do 21
Trissomia do 18
Trissomia do 13
18q+
13q–
45,X/46,XX
Triploidia
Outras

CONDRODISPLASIAS
Nanismo ou displasia tanatofórica
Polidactilia com costelas curtas
Hipofosfatasia
Osteogênese imperfeita
Acondrogênese

GESTAÇÃO GEMELAR
Síndrome da transfusão fetofetal
Gêmeo acárdico

OUTRAS
Linfo-histiocitose hemofagocítica hereditária
Síndromes de acinesia fetal
Leucemia congênita
Síndrome da calcificação arterial infantil
Diabetes materno
Distúrbios linfáticos
IPEX
Idiopáticas

HEMATOLÓGICAS
Alfatalassemia
Transfusão fetomaterna
Infecção por parvovírus B19
Hemorragia intrauterina
Deficiência de G6PD
Deficiências enzimáticas das hemácias

TORÁCICAS
Malformação adenomatoide cística congênita do pulmão
Hérnia diafragmática
Massa intratorácica
Sequestro pulmonar
Quilotórax
Obstrução das vias respiratórias
Linfangiectasia pulmonar
Neoplasia pulmonar
Cisto broncogênico

INFECÇÕES
Citomegalovírus
Toxoplasmose
Parvovírus B19 (quinta doença)
Sífilis
Herpes
Rubéola

SEQUÊNCIAS DE MALFORMAÇÕES
Síndrome de Noonan
Artrogripose
Pterígio múltiplo
Síndrome de Neu-Laxova
Síndrome de Pena-Shokeir
Distrofia miotônica
Síndrome de Saldino-Noonan

METABÓLICAS
Doença de Gaucher
Gangliosidose GM_1
Sialidose
Distúrbios mucopolissacarídicos

URINÁRIAS
Estenose ou atresia uretral
Válvulas uretrais posteriores
Nefrose congênita (finlandesa)
Síndrome do "ventre em ameixa seca"

GASTRINTESTINAIS
Vólvulo do intestino médio
Má rotação intestinal
Duplicação do trato intestinal
Peritonite meconial
Fibrose hepática
Colestase
Atresia biliar
Malformações vasculares hepáticas

IPEX, desregulação imune, poliendocrinopatia e enteropatia, ligada ao X. (Adaptada de Wilkins I: Nonimmune hydrops. In Creasy RK, Resnick R, Iams JD *et al.*, editors: *Creasy & Resnik's maternal-fetal medicine*, ed 7, Philadelphia, 2014, Elsevier [Box 37-1].)

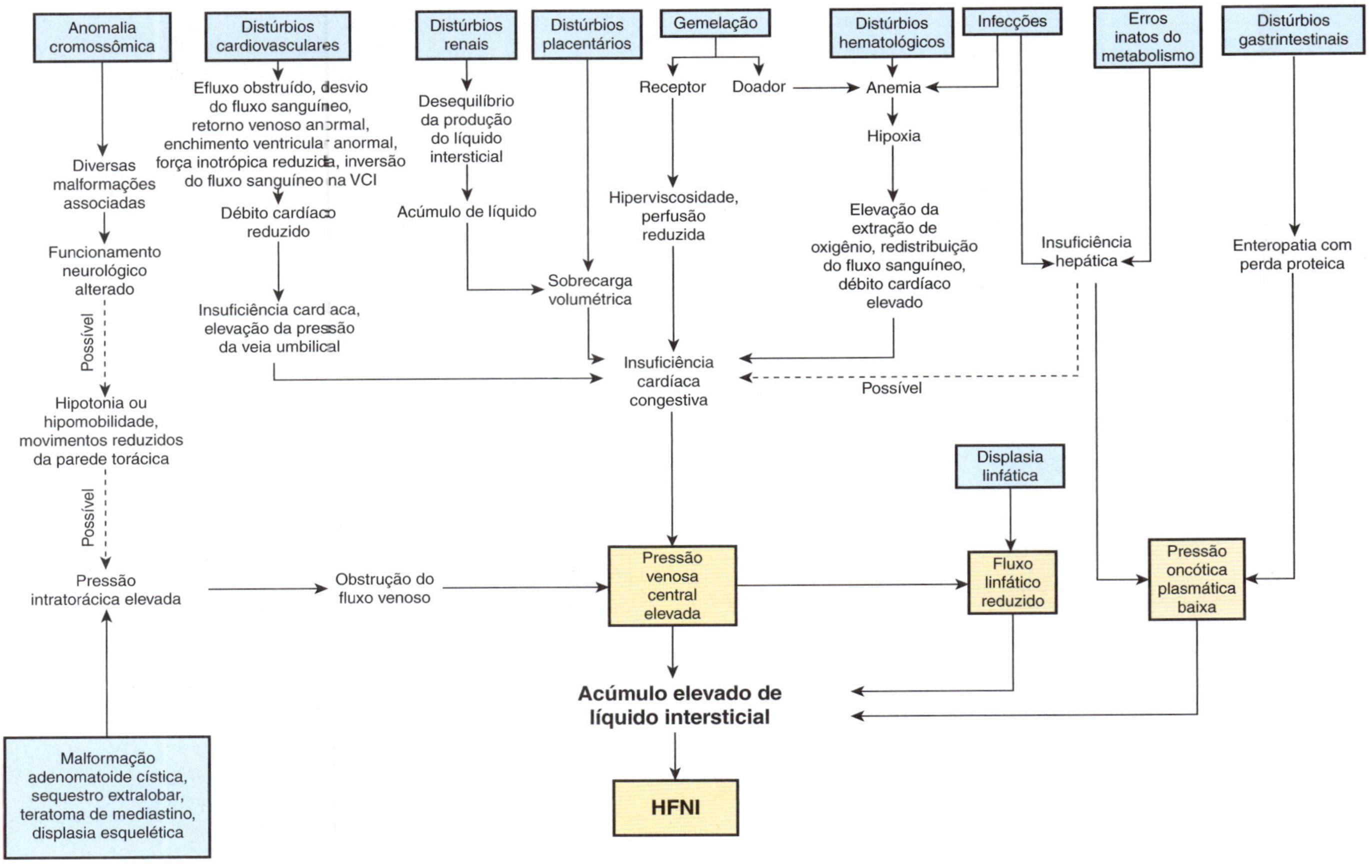

Figura 124.9 Impacto das diversas etiologias da hidropisia não imune na homeostasia. HFNI, hidropisia fetal não imune; VCI, veia cava inferior. (*Adaptada de Bellini C, Hennekam RCM: Non-immune hydrops fetalis: a short review of etiology and pathophysiology,* Am J Med Genet *158A:597-605, 2012.*)

pericárdicas. Após a estabilização do recém-nascido, o exame diagnóstico norteará melhor a terapia baseada na etiologia. No caso de pacientes sem etiologia óbvia, a linfangiografia, o sequenciamento completo do exoma (ou genoma) e os estudos de duplicação/deleção por *microarray* são recomendáveis para determinar o diagnóstico.

A mortalidade é de aproximadamente 50% e é mais alta nos bebês mais prematuros, bem como naqueles com aneuploidia e com anasarca fetal.

A bibliografia está disponível no GEN-io.

Capítulo 125
Umbigo

Amy T. Nathan

CORDÃO UMBILICAL

Tipicamente, o cordão umbilical apresenta duas artérias, uma veia e uma substância gelatinosa chamada geleia de Wharton, todas contidas dentro da bainha derivada do âmnio e enroladas em uma forma helicoidal. As musculosas artérias umbilicais transportam sangue desoxigenado do feto para a placenta e são contíguas às artérias ilíacas internas fetais. A veia umbilical transporta sangue oxigenado da placenta de volta para o feto, até a veia cava inferior, por meio do ducto venoso. O cordão umbilical contém cerca de 20 mℓ/kg de sangue e as recomendações atuais são para adiar o clampeamento do cordão no parto por 30 a 60 segundos, a fim de facilitar a transfusão placentária. Um cordão umbilical normal, a termo, tem aproximadamente 55 cm de comprimento. Cordões anormalmente curtos estão associados a condições que causam diminuição da movimentação do feto, incluindo hipotonia fetal, oligoidrâmnio e restrição uterina, aumentando o risco de complicações durante o trabalho de parto e o parto para a mãe e o bebê. Cordões longos (> 70 cm) aumentam o risco para nós verdadeiros, por enrolarem no feto e/ou sofrerem prolapso. Cordões retos desenrolados estão associados a anomalias, sofrimento fetal e morte fetal intrauterina.

Quando o cordão umbilical é cortado após o nascimento, porções dessas estruturas permanecem na base, mas gradualmente se tornam obliteradas. Os vasos sanguíneos estão funcionalmente fechados, mas anatomicamente patentes, por 10 a 20 dias. As artérias umbilicais tornam-se os ligamentos umbilicais laterais. A veia umbilical torna-se o ligamento redondo, e o ducto venoso torna-se o ligamento venoso. A queda do coto umbilical ocorre geralmente dentro de 2 semanas. A queda do coto após 1 mês de vida tem sido associada a defeitos quimiotáxicos dos neutrófilos e a amplas infecções bacterianas (ver Capítulo 153).

A artéria umbilical única está presente em cerca de 5 a 10:1.000 nascimentos. A frequência é mais elevada (35 a 70/1.000) em nascimentos de gêmeos. Estima-se que 30% das crianças com artéria umbilical única apresentem outras (e muitas vezes múltiplas) anormalidades estruturais congênitas. A presença de múltiplas anomalias é sugestiva de um cariótipo anormal, incluindo trissomias. Recém-nascidos com artéria umbilical única isolada não apresentam risco aumentado para anomalias cromossômicas e não é indicada avaliação específica, apenas um exame físico completo.

O **ducto onfalomesentérico (DOM)** é uma conexão embrionária entre o intestino médio em desenvolvimento e o saco vitelino primitivo. Ele involui com 8 a 9 semanas de gestação, e a falha desse processo pode causar uma conexão anormal entre o cordão umbilical e o trato gastrintestinal. O remanescente mais comum do DOM é o **divertículo de Meckel** (ver Capítulo 357). Outras anomalias que podem se tornar sintomáticas no período neonatal incluem o **seio** ou **fístula**, que drenaria o conteúdo mucoso ou intestinal através do umbigo, e o **pólipo** umbilical, um dos remanescentes menos comuns do DOM, que corresponde à mucosa gastrintestinal exposta no coto umbilical. O tecido do pólipo é vermelho brilhante, firme e apresenta secreção mucoide. O tratamento para todos os remanescentes do DOM é a excisão cirúrgica da anomalia.

A **persistência do úraco** (cisto uracal, seio uracal, divertículo uracal ou úraco patente) é resultado de uma falha de fechamento do ducto alantoide e pode estar relacionado com obstrução na saída da bexiga. A patência deve ser suspeitada se um líquido claro, amarelado e semelhante à urina extravasar pelo umbigo. Os sintomas incluem drenagem, presença de massa ou cisto, dor abdominal, eritema local e infecção. Anomalias uracais devem ser investigadas por ultrassonografia e cistografia. O **tratamento** para a persistência do úraco é a excisão cirúrgica da anomalia e a correção de qualquer obstrução na saída da bexiga, se houver.

HEMORRAGIA

A hemorragia do coto umbilical pode ocorrer em virtude de traumatismo, ligadura inadequada do cordão ou falha de formação de trombos normais. Também pode indicar doença hemorrágica do recém-nascido ou outras coagulopatias (especialmente deficiência do fator XIII), sepse ou infecção local. O recém-nascido deve ser observado frequentemente durante os primeiros dias de vida, de modo que, se ocorrer, a hemorragia será prontamente detectada.

GRANULOMA

O coto umbilical geralmente seca e cai dentro de 1 a 2 semanas após o nascimento. A superfície ferida é recoberta por uma fina camada de pele, com formação de tecido cicatricial, e geralmente cicatriza em 12 a 15 dias. A presença de organismos saprófitos retarda a queda do coto e aumenta a possibilidade de invasão por organismos patogênicos. Infecção leve ou epitelização incompleta podem resultar em uma área granulosa úmida na base do coto, com leve secreção mucoide ou mucopurulenta. Bons resultados geralmente são obtidos com limpeza com álcool várias vezes ao dia.

A persistência de tecido de granulação na base do coto umbilical é comum. O tecido é mole, mede de 3 a 10 mm, é vascular e granular, de coloração vermelho-escura ou rosada e pode apresentar um corrimento seropurulento. O tecido de granulação é tratado por cauterização com nitrato de prata, repetida em intervalos de vários dias até que a base seque.

INFECÇÕES

O cordão umbilical desvitalizado é um meio ideal para o crescimento bacteriano e uma possível porta de entrada para microrganismos. O termo **onfalite** refere-se à infecção do coto umbilical, do umbigo ou da parede abdominal circundante. A presença de celulite está associada a uma elevada incidência de bacteriemia, e a onfalite complicada pode se espalhar para o peritônio, os vasos umbilicais ou portais e o fígado. A **fasciite necrosante** (geralmente polimicrobiana) está associada a uma elevada taxa de mortalidade. O tratamento da onfalite inclui antibioticoterapia imediata com agentes eficazes contra *Staphylococcus aureus* e *Escherichia coli*, como uma penicilina antiestafilocócica ou vancomicina em combinação com um aminoglicosídio. A formação de abscesso pode necessitar de incisão cirúrgica e drenagem.

Em cenários comunitários e de cuidados primários em países em desenvolvimento, a aplicação tópica de clorexidina no cordão umbilical demonstrou reduzir a onfalite e a mortalidade neonatal. No entanto, a abordagem ideal para o cuidado com o cordão pós-natal em cenários hospitalares em países desenvolvidos ainda é debatida. Não há evidência convincente de que a aplicação de antissépticos (incluindo corante triplo, álcool ou clorexidina) seja superior ao cuidado com o cordão seco para minimizar o risco de onfalite, embora esses tratamentos realmente reduzam a colonização bacteriana. A American Academy of Pediatrics, atualmente, não recomenda qualquer método específico de cuidado com o cordão como superior na prevenção de infecção.

HÉRNIA UMBILICAL

Frequentemente associada à **diástase de músculos retos abdominais**, a hérnia umbilical é causada por fechamento incompleto ou fraqueza do anel muscular umbilical. Fatores predisponentes incluem etnia negra e baixo peso ao nascimento. A hérnia aparece como uma protuberância leve coberta por pele que se projeta durante choro, tosse ou esforços e que pode ser facilmente reduzida por meio do anel fibroso no umbigo. A hérnia se localiza no omento ou em porções do intestino delgado. Seu tamanho varia de menos de 1 cm até 5 cm de diâmetro; defeitos maiores são raros. A maioria das hérnias umbilicais que aparecem antes dos 6 meses desaparece espontaneamente até 1 ano. Mesmo as grandes hérnias (5 a 6 cm em todas as dimensões) são conhecidas por desaparecem espontaneamente entre 5 e 6 anos. O **estrangulamento** do conteúdo intestinal é extremamente raro. A cirurgia não é aconselhada, a não ser que a hérnia persista até os 4 a 5 anos, provoque sintomas, seja estrangulada ou se torne progressivamente maior após 1 a 2 anos. Defeitos superiores a 2 cm são menos propensos a fechar espontaneamente.

ONFALOCELE CONGÊNITA

A **onfalocele** é uma hérnia ou protrusão do conteúdo abdominal para a base do cordão umbilical (Figura 125.1). Em contraste com a hérnia umbilical mais comum, o saco é coberto com peritônio sem pele sobrejacente e a inserção do cordão umbilical distal no próprio saco distingue essa condição de outros defeitos da parede abdominal, como a gastrósquise. O tamanho do saco que se encontra fora da cavidade abdominal depende do seu conteúdo. A **herniação** dos intestinos no cordão ocorre em aproximadamente 1:5.000 nascimentos, e a herniação do fígado e dos intestinos em 1:10.000 nascimentos. A cavidade abdominal pode ser proporcionalmente pequena devido à falta de vísceras que ocupem espaço. O tratamento da onfalocele consiste em cobrir o saco com curativos úmidos e estéreis e, em seguida, iniciar o reparo cirúrgico

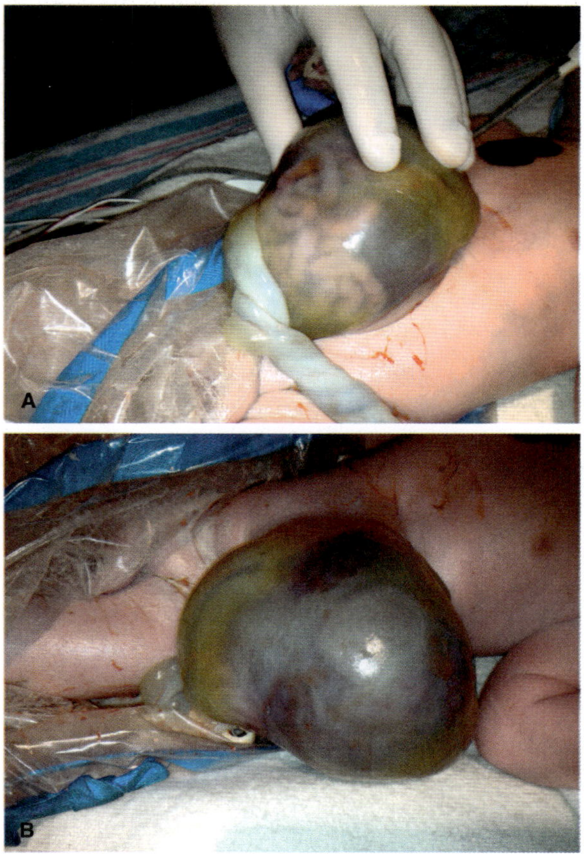

Figura 125.1 **A.** Onfalocele com inserção de cordão umbilical no saco e intestino visível. **B.** Onfalocele com saco contendo fígado. (*Cortesia de Dr. Foong Lim, Cincinnati Fetal Center no Cincinnati Children's Hospital Medical Center.*)

imediato, se o abdome for capaz de acomodar os órgãos eviscerados. Se a onfalocele for muito grande para permitir o reparo imediato, curativos contínuos podem temporizar e estimular a epitelização do saco. Ocasionalmente, pode-se utilizar malha ou material sintético semelhante para cobrir as vísceras se o saco tiver se rompido ou se for necessária mobilização excessiva dos tecidos para cobrir a massa e seu saco intacto.

Muitos bebês com onfalocele (50 a 70%) apresentam malformações associadas e cerca de 30% apresentam anormalidades cromossômicas. A probabilidade de um cariótipo anormal é aumentada quando o fígado é *intracorpóreo* (e não dentro do saco). A onfalocele pode ser parte de síndromes bem definidas, incluindo a **síndrome de Beckwith-Wiedemann**, caracterizada por onfalocele, macrossomia e hipoglicemia. A taxa de sobrevida para crianças afetadas é, em grande parte, determinada pela presença de malformações associadas ou anormalidades cromossômicas. Para os pacientes com onfalocele isolada, a taxa de sobrevida é superior a 90%.

TUMORES

Os tumores do umbigo são raros e incluem angioma, enteroteratoma, cisto dermoide, mixossarcoma e cistos do úraco ou remanescentes do DOM.

A bibliografia está disponível no GEN-io.

Capítulo 126
Síndromes de Abstinência

126.1 Abstinência Neonatal (Retirada)

Scott L. Wexelblatt

A **síndrome de abstinência neonatal (SAN)** é o diagnóstico clínico dado a recém-nascidos que apresentam sinais de abstinência após a exposição intrauterina a opioides. Sinais de abstinência se desenvolvem em 55 a 94% dos casos, dos quais 30 a 65% dos recém-nascidos precisam de tratamento farmacológico para retirada brusca. A incidência de SAN vem aumentando anualmente desde 2004 e foi cinco vezes mais prevalente em 2013 do que em 2004. Esse aumento da SAN é causado pelo maior uso de medicamentos prescritos para mulheres grávidas, pelo aumento no **tratamento assistido por medicação (TAM)** para o vício em opiáceos e pelo aumento do uso ilícito de medicamentos prescritos e de heroína. Em 2011, 1,1% das mulheres grávidas nos EUA fizeram uso abusivo de analgésicos e heroína, e até 12,9 a 28% das mulheres receberam prescrição de opiáceos em algum momento da gestação. Muitos fatores afetam a gravidade e a duração da abstinência, incluindo o uso de tabaco durante a gravidez, a amamentação após o parto, a permanência em alojamento conjunto com os pais, a composição genética e o uso de várias drogas.

Os sinais clínicos de SAN resultam de hiperexcitabilidade do sistema nervoso central (SNC) e instabilidade autonômica (Figura 126.1). Os sinais da SAN podem começar dentro de 24 h do nascimento após a exposição à heroína, dentro de 48 h após o uso de opioides de ação curta e dentro de 72 a 96 h após a exposição a opioides de ação prolongada, como metadona e buprenorfina. Tremores, dificuldade de alimentação, choro excessivo, falta de sono e hiperirritabilidade são os sinais mais proeminentes de SAN. Outros sinais incluem espirros, bocejos, soluços, tremores mioclônicos, descamação e abrasão da pele, vômitos, fezes amolecidas, congestão nasal e convulsões, nos casos mais graves.

Identificar quais bebês correm risco de SAN antes da alta é importante em razão do início tardio dos sinais e sintomas. A triagem materna universal para uso de drogas é recomendada pelo American College of Obstetricians and Gynecologists (ACOG), e o consentimento materno deve ser obtido se o teste medicamentoso for indicado. O teste universal de drogas maternas mostrou melhorar a identificação de bebês com risco de SAN, mas é mais caro e pode não ser útil em estados com legislação punitiva. O teste materno é preferível ao teste infantil porque os resultados estão disponíveis prontamente, geralmente no momento em que o bebê nasce. Testar as mães na admissão ao hospital também pode excluir a exposição iatrogênica. Testes de urina, de mecônio e de cordão umbilical de recém-nascidos também são usados para ajudar a identificar bebês com risco de SAN e avaliar o uso mais prolongado pela mãe. O tempo dos resultados e os métodos especiais de coleta dificultam o uso rotineiro desses testes. O tempo de detecção na amostra de urina neonatal é tipicamente de 2 a 3 dias para metadona (até 6 dias para metabólitos de metadona) e buprenorfina e de 1 a 2 dias para heroína.

O TAM demonstrou ser útil para mulheres grávidas com transtorno do uso de substância opioide. As mães que recebem TAM apresentam menor mortalidade, diminuem o uso de drogas ilícitas, reduzem a soroconversão do HIVent e diminuem a atividade criminosa. Os medicamentos mais comuns no TAM são a metadona e a buprenorfina. A metadona é um agonista total de opioide µcom meia-vida de 24 a 36 horas, administrada 1 vez/dia em clínicas, em virtude do potencial de superdosagem. A buprenorfina é um agonista parcial de opioide µ, com meia-vida de 36 a 48 h, prescrita mensalmente como tratamento domiciliar, por ter efeito de proteção contra a superdosagem.

TRATAMENTO

A primeira linha de tratamento para todos os bebês expostos a opioides é o **suporte não farmacológico**, que inclui envolver o bebê em panos, colocá-lo em um ambiente escuro e silencioso (p. ex., luzes apagadas, televisores com som baixo), segurá-lo e cuidar dele com auxílio do método canguru, reduzir estímulos e amamentação. O uso ilícito de drogas (se continuado) é uma contraindicação para amamentação. O uso de metadona ou buprenorfina materna e o diagnóstico de hepatite C não são contraindicações para a amamentação. A padronização dos cuidados não farmacológicos com maior ênfase na avaliação clínica (ou seja, "o bebê está se alimentando bem, dormindo bem e é facilmente consolado"), em vez de ferramentas formais de pontuação, que tipicamente causam perturbação ao bebê, foi associada com significativa redução no uso de opioides por bebês expostos à metadona no útero.

A decisão pelo tratamento farmacológico tem sido tradicionalmente baseada nas ferramentas de avaliação de pontuação de enfermagem. As ferramentas mais usadas são Finnegan e Modified Finnegan (ver Figura 126.1). Outras ferramentas de pontuação incluem Lipsitz, Neonatal Narcotic Withdrawal Index, Neonatal Withdrawal Inventory e MOTHER NAS Scale. Os principais objetivos ao iniciar o tratamento farmacológico são melhorar os sintomas e o conforto do bebê e evitar o agravamento da abstinência, que pode levar a convulsões.

O tratamento farmacológico para SAN, quando necessário, é tipicamente morfina ou metadona (Tabela 126.1). A **morfina** é um opiáceo de ação curta administrado a cada 3 a 4 h com regime baseado em peso ou sintomas. A **metadona** é um opioide de ação prolongada que pode ser administrado 2 vezes/dia após doses iniciais e conta com um protocolo farmacocinético de desmame baseado no peso. A **buprenorfina sublingual** foi proposta como um tratamento alternativo. A buprenorfina e algumas formulações de metadona contêm altos níveis de etanol, que podem ser deletérios para a criança. Seguir um protocolo SAN rigoroso, com orientações sobre o início e o desmame, diminuiu tanto o tempo de internação quanto o número de dias de tratamento com opioides, podendo ser tão importante quanto o opioide primário usado no tratamento de primeira linha.

A **terapia adjuvante** é iniciada quando o opioide primário não é eficaz no controle dos sinais de SAN. Os dois medicamentos mais comumente utilizados como terapia adjuvante são o **fenobarbital** e a **clonidina**. Bebês com SAN também podem gastar energia adicional. Portanto, a criança deve ser checada regularmente e estratégias para aumentar a ingestão calórica devem ser implementadas, caso ocorra perda de peso além do esperado na primeira semana de vida.

O prognóstico a longo prazo para crianças com SAN é multifatorial e não totalmente conhecido. Um acompanhamento rigoroso precisa ser iniciado para monitorar crescimento e desenvolvimento, distúrbios visuais e problemas de comportamento/aprendizado.

PONTUAÇÃO DE ABSTINÊNCIA NEONATAL

Data: ____________________ Peso: _______

Sistema	Sinais e sintomas	Pontuação	Hora — Manhã	Hora — Tarde/noite	Comentários
Transtornos do sistema nervoso central	Choro agudo alto excessivo	2			
	Choro agudo alto contínuo	3			
	Dorme < 1 h após a alimentação	3			
	Dorme < 2 h após a alimentação	2			
	Dorme < 3 h após a alimentação	1			
	Reflexo de Moro hiperativo	2			
	Reflexo de Moro marcadamente hiperativo	3			
	Tremores suaves com perturbação	1			
	Tremores moderados a graves com perturbação	2			
	Tremores suaves sem perturbação	3			
	Tremores moderados a graves sem perturbação	4			
	Tônus muscular aumentado	2			
	Escoriação (área específica)	1			
	Tremor mioclônico	3			
	Convulsões generalizadas	5			
Distúrbios metabólicos/vasomotores/respiratórios	Sudorese	1			
	Febre < 37,2° a 38,2°C	1			
	Febre ≥ 38,4°C	2			
	Bocejo frequente (> 3 a 4 vezes/intervalo)	1			
	Cútis *marmorata*	1			
	Obstrução nasal	1			
	Espirros (> 3 a 4 vezes/intervalo)	1			
	Prurido nasal	2			
	Frequência respiratória (60/min)	1			
	Frequência respiratória (60/min com retrações)	2			
Distúrbios gastrintestinais	Sucção excessiva	1			
	Pouca alimentação	2			
	Regurgitação	2			
	Vômito em jato	3			
	Fezes amolecidas	2			
	Fezes aquosas	3			
	PONTUAÇÃO TOTAL				
	Iniciais do verificador				

Figura 126.1 Escore de abstinência neonatal utilizado para avaliação de lactentes com SAF. O avaliador deve verificar o sinal ou sintoma observado em vários intervalos. Adicionar pontuações para o total em cada avaliação. (*Adaptada de Finnegan LP, Kaltenbach K. The assessment and management of neonatal abstinence syndrome. In Hoekelman RA et al., editors:* Primary pediatric care, *ed 3, St Louis, 1992, Mosby, p 1367.*)

Tabela 126.1 Medicamentos utilizados no tratamento farmacológico da síndrome de abstinência neonatal (SAN).

DROGA	DOSAGEM INICIAL	AUMENTAR DOSAGEM	ESQUEMA DE RETIRADA GRADUAL	ADICIONAR TERAPIA ADJUVANTE
Morfina	0,05 mg/kg/dose q3 h	Aumentar a dose em 10 a 20%	10% da dose estabilizadora q24 h	> 1 mg/kg/dia de morfina Incapaz de desmamar por 2 dias
Metadona	0,1 mg/kg/dose q6 h para 4 doses	Aumentar para q4 h, se não atingir o objetivo	0,7 mg/kg/dose q12 h × 2 doses, depois 0,05 mg/kg/dose q12 h × 2 0,04 mg/kg/dose q12 h × 2 0,03 mg/kg/dose q12 h × 2 0,02 mg/kg/dose q12 h × 2 0,01 mg/kg/dose q12 h × 2 0,01 mg/kg/dose q24 h × 1	Incapaz de desmamar por 2 dias
Buprenorfina	4 μg/kg q8 h	2 μg/kg até o máximo de 15 μg/kg	3 μg/kg/dose q8 h × 3 doses 2 μg/kg/dose q8 h × 3 2 μg/kg/dose q8 h × 2 2 μg/kg/dose q24 h × 1	Incapaz de desmamar por 2 dias
Fenobarbital	20 mg/kg	–	5 mg/kg/dia	N/D
Clonidina	1,5 μg/kg/dose q3 h	Escalada de dose de 25% q24 h	10% todos os dias	N/D

N/D, não disponível; q, a cada (exemplo: q24 h = a cada 24 h).

Abstinência por fenobarbital e benzodiazepínicos pode ocorrer em bebês de mães viciadas nessas drogas, mas os sinais são autolimitados e não requerem tratamento farmacológico. Os sinais podem ser de início tardio e começam com uma idade média de 7 dias (intervalo de 2 a 14 dias). Os bebês podem ter um estágio agudo e breve, consistindo em irritabilidade, choro constante, insônia, soluços e movimentos de boca, seguidos por um estágio prolongado caracterizado por aumento do apetite, sialorreia e engasgos frequentes, irritabilidade, sudorese e padrão de sono irregular, os quais pode durar semanas.

O **uso abusivo de cocaína e metanfetaminas** por mulheres grávidas é menos comum que o de opioides, e a abstinência aguda nesses bebês é incomum. No entanto, as complicações do parto podem ser graves com ambos os medicamentos e podem incluir trabalho de parto prematuro, descolamento prematuro da placenta, restrição de crescimento intrauterino e asfixia neonatal. A detecção na urina neonatal é de 6 a 8 horas para a cocaína e de 1 a 2 dias para a metanfetamina. No início, os bebês expostos podem ter padrões anormais de sono, dificuldade de alimentação, tremores e hipertonia. Os resultados a longo prazo incluem processamento de informações auditivas prejudicadas, atraso no desenvolvimento e dificuldades de aprendizagem. Aos 4 anos, as crianças expostas à cocaína no período pré-natal demonstram deficiências cognitivas e são menos propensas a ter um QI acima da média normativa.

A bibliografia está disponível no GEN-io.

126.2 Inibidores Seletivos de Recaptação de Serotonina na Gestação e Síndromes Comportamentais Neonatais

Jennifer McAllister

Aproximadamente 18% das mulheres sofrem de depressão durante a gravidez. Quando o tratamento farmacológico é necessário, os inibidores seletivos da recaptação da serotonina (ISRS; fluoxetina, paroxetina, sertralina, citalopram, fluvoxamina) são mais frequentemente prescritos. Além disso, os inibidores de recaptação de serotonina e norepinefrina (IRSN; venlafaxina, duloxetina) e antidepressivos tricíclicos (ADT) têm sido usados para tratar mulheres grávidas com depressão ou transtornos de ansiedade. Cerca de 3,5% de todas as mulheres grávidas no mundo ocidental usam medicamentos psicotrópicos durante a gravidez, e todos esses agentes atravessam a placenta. A exposição intrauterina a esses medicamentos pode levar a maior risco de malformações congênitas, **síndrome de adaptação neonatal deficiente** (PNAS; do inglês, *poor neonatal adaptation syndrome*) e **hipertensão pulmonar persistente** (HPP).

Estudos divergem sobre o risco de grandes defeitos congênitos, especificamente defeitos cardíacos específicos, e o uso de antidepressivos na gravidez. O uso de paroxetina e fluoxetina é considerado de maior risco para defeitos congênitos. Alguns defeitos relatados incluem anencefalia, comunicação interatrial, obstrução da via de saída do ventrículo direito, onfalocele e gastrósquise. Embora o risco relativo possa ser aumentado, a ocorrência de defeitos congênitos é baixa.

Os sintomas da **PNAS** geralmente aparecem dentro das primeiras 8 h após o nascimento e frequentemente persistem durante os primeiros 2 a 6 dias de vida. Se os sintomas não se desenvolverem dentro de 48 h, a criança provavelmente não apresentará PNAS. Essa síndrome afeta os sistemas neurológico, autonômico, respiratório e gastrintestinal. Os sintomas incluem reflexo de sucção débil, irritabilidade, tremores, hipertonia, hipotonia, hipertermia, choro fraco ou ausente, distúrbios do sono, hipoglicemia, problemas respiratórios, vômitos, diarreia e convulsões. A maioria dos sintomas é leve; sintomas graves são raros. Nenhuma morte foi relatada. Muitos pesquisadores acreditam que a etiologia da PNAS resulte da toxicidade e da abstinência dos medicamentos antidepressivos, e os sintomas tanto da toxicidade quanto da abstinência são semelhantes. Os sintomas relacionados à toxicidade geralmente ocorrem *imediatamente após o nascimento*, quando os níveis de medicação na criança são altos, enquanto os sintomas relacionados à abstinência ocorrem *8 a 48 h após o nascimento*, quando as concentrações da substância nos bebês são baixas.

A maioria dos estudos relatou a incidência de PNAS com exposição a ISRS em aproximadamente 30% dos bebês. A exposição a IRSN tem risco semelhante à exposição a ISRS. Bebês expostos a ADC têm 20 a 50% de risco de PNAS.

A **HPP** costuma ser observada imediatamente após o parto, mas os sintomas podem variar em intensidade, desde insuficiência respiratória leve até insuficiência respiratória grave. A exposição a ISRS mais tarde na gravidez tem sido associada a maior risco de HPP.

O **tratamento** consiste em medidas de suporte, sendo a maioria dos casos leve, de curta duração e autolimitada. Fornecer alimentações em menor volume, frequentes e sob livre demanda, envolver o bebê com panos e realizar o contato pele a pele são medidas benéficas para dar suporte aos bebês. A amamentação é protetora contra o desenvolvimento de PNAS e deve ser incentivada, uma vez que muitos medicamentos antidepressivos são seguros com a amamentação. Os bebês podem ser observados na maternidade por suas próprias mães, a menos que sintomas específicos justifiquem maior avaliação e tratamento. Os bebês devem ser observados por um período mínimo de 48 h para garantir que não desenvolvam sintomas significativos de PNAS. Não se observaram diferenças no QI ou no desenvolvimento de bebês com PNAS. São necessárias mais pesquisas para avaliar os efeitos a longo prazo da exposição intrauterina aos antidepressivos.

A bibliografia está disponível no GEN-io.

126.3 Síndrome Alcoólica Fetal

Carol Weitzman

EPIDEMIOLOGIA

Aproximadamente 1:10 mulheres grávidas relatam ter consumido bebidas alcoólicas nos últimos 30 dias, e 1:33 relatam consumo excessivo de álcool. Quando as mulheres grávidas relatam consumo excessivo de álcool, elas referem média de 4,6 episódios de bebida em excesso. Das mulheres não gestantes em idade fértil, aproximadamente 50% relataram ter consumido bebidas alcoólicas nos últimos 30 dias, com cerca de 1:5 admitindo consumo excessivo de álcool. Como quase 50% das gestações nos EUA não são planejadas, a **exposição pré-natal não intencional ao álcool (EPA)** pode ocorrer antes que a mulher saiba que está grávida.

O álcool é um teratógeno conhecido que pode causar danos irreversíveis ao SNC, levando à sua disfunção, que pode variar de leve a grave. A EPA afeta todos os estágios do desenvolvimento cerebral, desde a neurogênese até a mielinização, por mecanismos que incluem interações célula-célula interrompidas, expressão gênica alterada e estresse oxidativo, levando a anormalidades como volume cerebral reduzido no lobo frontal, núcleo caudado e estriado, tálamo, cerebelo, afinamento do corpo caloso e funcionamento anormal da amígdala.

Os distúrbios do espectro do álcool fetal (DEAF) são as causas mais comuns de atraso evitável no desenvolvimento e deficiência intelectual. As taxas de prevalência variam por vários motivos. Primeiro, o método de averiguação e as definições específicas de diagnóstico utilizadas podem influenciar as taxas. Além disso, é difícil obter informações precisas sobre EPA, porque as mães frequentemente negam ou mentem sobre a quantidade de álcool ingerida durante a gravidez, seja por medo do julgamento ou que os serviços de proteção à criança retirem a guarda materna, seja por vergonha ou culpa. Por fim, muitas vezes as mães não são perguntadas com detalhes suficientes durante ou após a gravidez sobre o consumo de álcool para avaliar com precisão a extensão da EPA. A Rede de Vigilância da Síndrome Alcoólica Fetal (SAF) do Centers for Disease Control and Prevention (CDC) dos EUA utilizou registros médicos em vários estados e identificou 0,3 criança com SAF a cada 1.000 crianças de 7 a 9 anos. Essa taxa de prevalência é muito menor do que a obtida em estudos ativos de averiguação de casos nos EUA e na Europa Ocidental, que estimaram prevalências de 2 a 5%. Outro estudo relatou taxas semelhantes, de 24 a 48 casos a cada 1.000 crianças (2,4 a 4,8%) para todos os DEAF e de 6 a 9 casos a cada 1.000 crianças (0,6 a 0,9%) para a SAF, especificamente. Estudos que examinaram a EPA por meio de testes anônimos em mecônio demonstram 4,26 vezes mais identificação do uso de álcool durante a gestação em comparação com o autorrelato materno. As taxas de DEAF foram relatadas como sendo maiores em crianças em situação de pobreza, em populações de povos originários americanos e em crianças que vivem em lares adotivos. Frequentemente, os DEAF não são diagnosticados nessas crianças e até 86,5% dos jovens para adoção e adotados com DEAF não são diagnosticados ou são diagnosticados incorretamente no espectro da SAF.

CRITÉRIOS DIAGNÓSTICOS

Diretrizes clínicas atualizadas para o diagnóstico de DEAF nos EUA foram publicadas em 2016, assim como as diretrizes canadenses atualizadas, que se sobrepõem às dos EUA, mas também têm distinções importantes. EPA pode resultar em uma criança com um dos DEAF, um termo genérico não diagnóstico nos EUA. Os diagnósticos são determinados com base na presença ou ausência de (1) traços faciais característicos; (2) deficiência de crescimento pré-natal/pós-natal; (3) crescimento cerebral deficiente, morfogênese ou neurofisiologia anormais; (4) comprometimento neurocomportamental; e (5) consumo materno de álcool durante a gravidez.

Os DEAF incluem SAF, **síndrome alcoólica fetal parcial** (SAFp), **transtorno do neurodesenvolvimento relacionado ao álcool** (TNRA), **defeito congênito relacionado ao álcool** (DCRA) e **transtorno neurocomportamental associado à exposição pré-natal ao álcool** (TNAEPA), termo introduzido no *Diagnostic and Statistical Manual of Mental Disorders, Fifth edition* (DSM-5). A Tabela 126.2 descreve os recursos de diagnóstico específicos de cada um dos DEAF. O diagnóstico de **SAF e SAFp** é o único DEAF que pode ser obtido na ausência de história materna confirmada de EPA. As principais características morfológicas faciais incluem fendas palpebrais curtas, filtro labial suave e lábio superior fino e mole (Figura 126.2). O diagnóstico diferencial para SAF inclui síndrome de Williams, síndrome de Dubowitz, síndrome do valproato fetal, efeitos da fenilcetonúria materna (PKU) e outras exposições pré-natais a toxinas. Quando a EPA não é confirmada, uma avaliação genética pode ser justificada. O **TNAEPA** está incluído no DSM-5 como uma "condição para estudos futuros" e também é fornecido como um exemplo de "outros distúrbios do neurodesenvolvimento especificado". Embora o diagnóstico de TNAEPA se sobreponha ao de **TNRA**, o TNAEPA visa descrever os efeitos comportamentais e de saúde mental em um indivíduo com EPA. Ao contrário do TNRA, um diagnóstico de TNAEPA pode ser dado em adição ao de SAF ou SAFp. O TNAEPA organiza os déficits observados em três áreas: comprometimento neurocognitivo, autorregulação prejudicada e prejuízo no funcionamento adaptativo. Nas diretrizes atualizadas do Canadá, "transtorno do espectro alcoólico fetal" é considerado um termo diagnóstico com duas categorias: DEAF com características faciais sentinelas e DEAF sem características faciais sentinelas. Essas diretrizes também eliminaram a *restrição de crescimento* como critério diagnóstico e incluíram uma categoria de risco para crianças com EPA confirmada que eram jovens demais para atender aos critérios de déficits do neurodesenvolvimento ou nas quais a avaliação era incompleta ou as crianças apresentavam as principais características faciais, mas não tinham documentação ou evidência de comprometimento grave em domínios do neurodesenvolvimento.

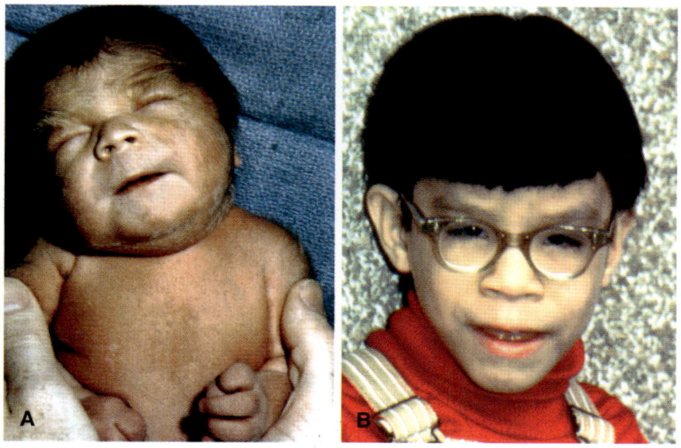

Figura 126.2 Características da síndrome alcoólica fetal. Ao nascimento (**A**) e aos 4 anos (**B**). Observam-se fissuras palpebrais curtas, filtro labial fino e suave e com borda avermelhada e hirsutismo no recém-nascido. (*De Jones KL, Smith DW: Recognition of the fetal alcohol syndrome in early infancy,* Lancet *2:999-1001, 1973.*)

Um limite seguro ou padrão de consumo de álcool não foi identificado, e acredita-se que qualquer EPA represente risco para o feto em desenvolvimento. A exposição significativa ao álcool foi cuidadosamente definida nas diretrizes atualizadas, e as informações podem ser obtidas de várias fontes, incluindo, além da mãe biológica, membros da família, pais adotivos ou temporários, agências de serviço social que observaram o consumo materno de álcool durante a gravidez ou registros médicos que documentam EPA, tratamento de alcoolismo ou problemas sociais, legais ou médicos relacionados à bebida durante a gestação. EPA no primeiro trimestre leva a *dismorfia facial* clássica associada à SAF e outros defeitos estruturais. A EPA pode ter outros efeitos deletérios (p. ex., aborto espontâneo, defeito de crescimento) no feto durante toda a gravidez. Vários testes bem validados são usados para identificar o uso de álcool em mulheres grávidas e não grávidas em idade fértil, incluindo o T-ACE (*Tolerance, Annoyance, Cut Down, Eye-Opener*), o CAGE (*Cut Back, Annoyed, Guilty, Eye-Opener*), o CRAFFT, Audit-C (*Alcohol Use Disorders Identification Test*) e o TWEAK (*Tolerance, Worried, Eye-Opener, Amnesia, Kut Down*). Não há testes bem validados projetados para perguntar sobre o consumo passado de álcool. Os pediatras podem fazer duas perguntas para determinar a probabilidade de um EPA significativo: "Nos 3 meses anteriores à gravidez, quantas vezes você tomou quatro ou mais bebidas alcoólicas por dia?" e "Durante a gravidez, quantas vezes você consumiu algum tipo de bebida alcoólica?" Se uma resposta positiva for dada a uma das perguntas, o médico pode fazer o acompanhamento para determinar o nível de EPA perguntando: (1) "Durante a gravidez, em média, quantos dias por semana você bebeu algum álcool?", (2) "Durante a gravidez, em um dia típico em que você tomou uma bebida alcoólica, quantas bebidas você consumiu?" e (3) "Durante a gravidez, qual era o número máximo de bebidas que você consumia em um dia"?

CARACTERÍSTICAS CLÍNICAS

Existe uma enorme variabilidade na apresentação das características neurocomportamentais e neurocognitivas das crianças com DEAF, devido ao tempo e à quantidade de EPA e às características únicas da mãe biológica e da criança. A apresentação pode variar desde atrasos de desenvolvimento relativamente leves até deficiências intelectuais graves, embora cerca de 75% dos indivíduos com DEAF não apresentem deficiência intelectual. Em lactentes, os sintomas podem ser inespecíficos, incluindo irritabilidade, dificuldade de alimentação, dificuldades para dormir, tendência a ser facilmente superestimulados ou dificuldade para formar laços com os cuidadores. As crianças pequenas podem demonstrar atrasos de desenvolvimento, dificuldade de atenção, impulsividade, problemas de internalização e externalização, dificuldades sociais e dificuldades com os colegas, além de dificuldades comportamentais, como instabilidade de humor, acessos de raiva frequentes ou agressão. O perfil neurocognitivo de crianças com DEAF que emerge no ensino fundamental ou médio inclui desafios com velocidade de processamento, memória, raciocínio visuoespacial, matemática, compreensão auditiva, uso de linguagem pragmática e habilidades de execução funcionais. Os pontos fortes de aprendizado geralmente incluem decodificação, leitura e fala. Nos adolescentes, as dificuldades com raciocínio abstrato, administração de tempo e dinheiro e as habilidades sociais e adaptativas podem se tornar mais pronunciadas.

A condição de comorbidade mental mais comumente observada em crianças com DEAF é o transtorno de atenção/hiperatividade (ver Capítulo 49), que ocorre em mais de 50% das crianças. Indivíduos com DEAF podem apresentar problemas de autorregulação, controle de impulsos e funcionamento adaptativo. Transtornos adicionais de saúde mental tipicamente observados em crianças e adolescentes com

Tabela 126.2 Características diagnósticas dos distúrbios do espectro do álcool fetal (DEAF).

TIPO DE DEAF	DISMORFOLOGIA FACIAL	CRESCIMENTO	CRESCIMENTO CEREBRAL DEFICIENTE, MORFOGÊNESE ANORMAL OU NEUROFISIOLOGIA ANORMAL	RECURSOS NEUROCOMPORTAMENTAIS	EPA*
Síndrome alcoólica fetal (SAF)	Dois ou mais dos seguintes: Fissuras palpebrais curtas (≤ 10º percentil) Borda do lábio superior avermelhada e fina Filtro labial fino e macio	Altura e/ou peso ≤ 10º percentil	*OU* Circunferência da cabeça ≤ 10º percentil Anomalias cerebrais estruturais Convulsões não febris recorrentes	*Com comprometimento cognitivo:* Evidência de comprometimento global (capacidade geral conceitual ≥ 1,5 desvio padrão abaixo da média *ou* Deficiência cognitiva em pelo menos dois domínios neurocomportamentais ≥ 1,5 desvio padrão abaixo da média *Com comprometimento comportamental sem comprometimento cognitivo:* Evidência de déficit comportamental em pelo menos dois domínios ≥ 1,5 desvio padrão abaixo da média	EPA documentada não é obrigatória
SAF parcial (SAFp)	Dois ou mais dos seguintes: Fissuras palpebrais curtas (≤ 10º percentil) Borda do lábio superior avermelhada e fina Filtro labial fino e macio	Altura e/ou peso ≤ 10º percentil	*OU* Circunferência da cabeça ≤ 10º percentil Anomalias cerebrais estruturais Convulsões não febris recorrentes	*Com comprometimento cognitivo:* Evidência de comprometimento global (capacidade conceitual geral ≥ 1,5 desvio padrão abaixo da média) *ou* Déficit cognitivo em pelo menos dois domínios neurocomportamentais ≥ 1,5 desvio padrão abaixo da média *Com comprometimento comportamental sem comprometimento cognitivo:* Evidência de déficit comportamental em pelo menos dois domínios ≥ 1,5 desvio padrão abaixo da média	Em caso de EPA confirmada, só precisa de dismorfologia facial e características neurocomportamentais
Transtorno do neurodesenvolvimento relacionado ao álcool (TNRA)	–	–	–	*Com comprometimento cognitivo:* Evidência de comprometimento global (capacidade conceitual geral ≥ 1,5 desvio padrão abaixo da média) *ou* Déficits cognitivos em pelo menos dois domínios neurocomportamentais ≥ 1,5 desvio padrão abaixo da média *Com comprometimento comportamental sem comprometimento cognitivo:* Evidência de déficit comportamental em pelo menos dois domínios ≥ 1,5 desvio padrão abaixo da média	Necessária EPA confirmada
Defeito congênito relacionado ao álcool (DCRA)	–	–	Uma ou mais malformações principais específicas demonstradas em modelos animais e estudos humanos como resultado da exposição pré-natal ao álcool	–	Necessária EPA confirmada
Transtorno neurocomportamental associado com exposição pré-natal ao álcool (TNAEPA)	–	–	–	**Comprometimento neurocognitivo (1)** Intelecto global Funcionamento executivo Aprendizado Memória Raciocínio visuoespacial **Autorregulação prejudicada (1)** Humor ou comportamento Atenção Controle de impulso **Prejuízos no funcionamento adaptativo (2)** Linguagem Comunicação social e interação Habilidades de vida diária Habilidades motoras	Se não houver características faciais dismórficas, necessária EPA confirmada

*Exposição pré-natal documentada ao álcool: ≥ 6 bebidas/semana por ≥ 2 semanas durante a gravidez ≥ 3 bebidas por ocasião em ≥ 2 ocasiões durante a gravidez. Documentação de problemas sociais ou legais relacionados ao álcool próximos (antes ou durante) da gravidez (p. ex., dirigir embriagada ou história de tratamento de uma condição relacionada ao álcool). Documentação de intoxicação durante a gravidez por testes de conteúdo de álcool no sangue, na respiração ou na urina. Aumento do risco pré-natal associado ao consumo durante a gravidez, avaliado por uma ferramenta de triagem validada.

DEAF incluem transtorno opositor desafiador, transtorno de ansiedade, transtorno de adaptação, transtorno do sono, transtornos de humor (p. ex., depressão, transtorno bipolar) e transtorno de engajamento social desinibido. O DEAF pode aumentar a gravidade ou a complexidade dessas condições.

INTERVENÇÕES E TRATAMENTO

Dada a heterogeneidade da apresentação de problemas associados aos DEAF, as intervenções precisam ser adaptadas para abordar o perfil de forças e dificuldades de cada criança ou adolescente. Embora a base de evidências que examina intervenções para crianças e adolescentes com DEAF seja limitada, com a maioria dos estudos apresentando números amostrais pequenos, há evidências emergentes de programas e tratamentos efetivos desenhados especificamente para crianças com DEAF. Estudos sustentam que as intervenções mais bem-sucedidas começam cedo e continuam ao longo da vida. Essas intervenções incluem um enfoque preventivo, intensivo, individualizado e abordam múltiplos domínios de funcionamento, incluindo educação e treinamento dos pais, sendo coordenadas entre os sistemas de atenção. As crianças com DEAF frequentemente necessitam de apoio e intervenção nas áreas de aprendizagem, funcionamento executivo, habilidades adaptativas, habilidades sociais, relações com os colegas e saúde mental. Para melhorar a generalização das habilidades e garantir que elas sejam codificadas na memória, as crianças com um DEAF precisam de intervenções consistentes e previsíveis, orientações simplificadas, instruções repetidas e distrações reduzidas. Muitas crianças são tratadas com medicamentos psicotrópicos, sendo os estimulantes os mais prescritos. Crianças com DEAF são frequentemente tratadas com um número maior de medicamentos e em doses mais altas, provavelmente em virtude das respostas atípicas ou menos favoráveis.

RESULTADOS

Crianças com um DEAF têm maior risco de **vitimização** e ***bullying***, muitas vezes devido a um mau julgamento social. Crianças e adolescentes que não são identificados e tratados precocemente são mais propensos a ter deficiências secundárias, incluindo conflitos com a justiça juvenil, encarceramento, problemas de uso abusivo de substâncias, graves problemas de saúde mental, promiscuidade sexual, outros comportamentos sexuais inapropriados, altas taxas de insucesso escolar, abandono escolar, subemprego ou desemprego e problemas de saúde. Crianças e adolescentes com um DEAF têm 95% de probabilidade de ter um diagnóstico de saúde mental e correm maior risco de **suicídio**. Embora um DEAF não possa ser curado, os efeitos negativos a longo prazo dos danos cerebrais causados pela EPA podem ser reduzidos por meio de intervenções fortes e sustentadas, quando iniciadas precocemente. O custo vitalício estimado de cuidar de uma criança com SAF é de US$ 1,4 milhão, com despesas médicas cerca de 9 vezes mais altas que aquelas para crianças sem SAF. Esses números aumentam significativamente quando os custos de cuidado de todas as crianças com algum DEAF estão incluídos.

PAPEL DO PEDIATRA

Os pediatras desempenham papel importante na identificação de crianças e adolescentes com DEAF, perguntando aos pais sobre EPA e aconselhando as mães a se absterem do consumo de álcool se planejarem ter outros filhos. Os pediatras precisam testar todas as mães para EPA e reduzir o estigma associado às perguntas relacionadas. Eles devem considerar um DEAF em uma criança que apresente complexos problemas de neurodesenvolvimento e comportamento, anormalidades estruturais, déficits de crescimento e dismorfologia facial. É importante que os pediatras lembrem que, apesar do aumento do risco em determinados grupos, os DEAF ocorrem em todos os grupos econômicos, raciais e étnicos. Os pediatras precisam documentar os achados relacionados ao EPA e estabelecer um **atendimento domiciliar** para a criança com DEAF, incluindo uma rede de profissionais que possam ajudar e apoiar a criança e a família. A American Academy of Pediatrics desenvolveu um "*kit* de ferramentas DEAF" (www.aap.org/fasd) para ajudar os provedores de cuidados primários a identificar as crianças com DEAF e gerenciar seus desafios, em um esforço para reduzir as consequências adversas ao longo da vida.

A bibliografia está disponível no GEN-io.

Capítulo 127
Sistema Endócrino

Nicole M. Sheanon e Louis J. Muglia

Emergências endócrinas no período neonatal são incomuns, mas a identificação imediata e o tratamento adequado são vitais para reduzir a morbidade e a mortalidade.

O **nanismo hipofisário (deficiência de hormônio de crescimento)** geralmente não é aparente ao nascimento, embora bebês do gênero masculino com **pan-hipopituitarismo** possam ter hipoglicemia neonatal, hiperbilirrubinemia e micropênis. Por outro lado, o **nanismo primordial** se manifesta como uma falha no crescimento intrauterino que continua após o nascimento. Os recém-nascidos apresentam comprimento e peso sugestivos de prematuridade, sendo classificados como pequenos para a idade gestacional (PIG), e seu aspecto físico é normal.

O **hipotireoidismo congênito** é uma das causas de deficiência de desenvolvimento mais comumente evitável. A triagem após o nascimento, seguida de tratamento de reposição de hormônio tireoidiano nos primeiras 30 dias de vida, pode normalizar o desenvolvimento cognitivo em crianças com hipotireoidismo congênito. O hipotireoidismo congênito ocorre aproximadamente em 1/2.000 bebês em todo o mundo (ver Capítulo 581). Como a maioria dos recém-nascidos não apresenta sintomas ao nascimento, todos os estados dos EUA realizam o rastreamento. Ainda que o rastreamento seja padrão em muitos países, milhões de crianças nascidas em todo o mundo não são rastreadas para o hipotireoidismo congênito. A deficiência tireoidiana também pode ser aparente ao nascimento no cretinismo geneticamente determinado e em filhos de mães com hipertireoidismo durante a gravidez tratadas com medicamentos antitireoidianos (PTU). Recém-nascidos com trissomia do 21 apresentam maior incidência de hipotireoidismo congênito e devem ser triados no período neonatal. Obstipação, icterícia prolongada, bócio, letargia, hérnia umbilical, macroglossia, hipotonia com reflexos atrasados, pele persistentemente manchada ou extremidades frias devem sugerir hipotireoidismo crônico grave. A **levotiroxina** é o tratamento de escolha com o objetivo de uma rápida normalização do hormônio tireoestimulante (TSH, tirotropina) e da tiroxina livre (T_4) para alcançar o melhor resultado. O tratamento com hormônio tireoidiano tem como objetivo manter a tiroxina total ou a tiroxina livre na metade superior da faixa normal durante os primeiros 3 anos após o nascimento. O diagnóstico precoce e o tratamento da deficiência congênita de hormônio tireoidiano melhoram o resultado intelectual e são facilitados pela triagem para essa deficiência em todos os recém-nascidos. A triagem neonatal, com encaminhamento precoce para um endocrinologista pediátrico após resultados anormais, melhorou o diagnóstico e o tratamento precoces do hipotireoidismo congênito, com resultados positivos no desfecho intelectual.

A **hipotiroxinemia transitória** da prematuridade é mais comum em recém-nascidos doentes e muito prematuros. Esses bebês apresentam baixos níveis de tiroxina, mas níveis normais de TSH sérico e de outros testes do eixo hipotálamo-hipófise, indicando que são, provavelmente, quimicamente eutireóideos. Os estudos sobre reposição de hormônio da tireoide não relataram diferença no desenvolvimento ou outras morbidades. A prática atual é acompanhar a tiroxina até que os níveis se normalizem. O **hipertireoidismo transitório** pode ocorrer ao nascimento em filhos de mães com hipertireoidismo estabelecido ou curado (p. ex., doença de Graves com anticorpos para o estimulador do receptor de TSH positivos). Ver Capítulo 584 para detalhes sobre o diagnóstico e o tratamento.

O **hipoparatireoidismo transitório** pode se manifestar como tetania ou convulsão neonatal devido à hipocalcemia, e está associado aos baixos níveis de paratormônio e à hiperfosfatemia. Devem ser considerados testes para a síndrome de DiGeorge (ver Capítulo 589).

A necrose da gordura subcutânea pode causar **hipercalcemia** e pode ocorrer após um parto traumático. No exame, podem ser observados nódulos roxos e firmes no tronco ou nas extremidades. O recém-nascido com hipercalcemia apresenta irritabilidade, vômitos, tônus aumentado, baixo ganho de peso e obstipação. As outras causas da hipercalcemia no período neonatal são iatrogênicas (excesso de cálcio ou vitamina D), hipoparatireoidismo materno, síndrome de Williams, hiperplasia da paratireoide e idiopáticas.

As glândulas suprarrenais estão sujeitas a diversos distúrbios que podem se tornar aparentes e exigem tratamento emergencial durante o período neonatal. A **hemorragia suprarrenal** aguda e a insuficiência suprarrenal são incomuns no período neonatal. Os fatores de risco incluem parto vaginal, macrossomia e acidemia fetal. A apresentação clínica é geralmente leve, com regressão espontânea. Nos recém-nascidos com hemorragia suprarrenal bilateral, é necessária uma avaliação da produção de cortisol (teste de estímulo com dose elevada de ACTH) e, se insuficiente, é indicado o tratamento com glicocorticoides e mineralocorticoides. É importante a diferenciação entre hemorragia suprarrenal unilateral e neuroblastoma. Todos os pacientes devem ter acompanhamentos ultrassonográfico e clínico para assegurar a resolução.

A **hiperplasia suprarrenal congênita (HSRC)** é sinalizada por vômitos, diarreia, desidratação, hiperpotassemia, hiponatremia, choque, genitália ambígua ou aumento do clitóris. Alguns bebês apresentam genitália ambígua e hipertensão. Nos recém-nascidos com genitália ambígua, podem ser realizadas ultrassonografias pélvica e da suprarrenal para auxiliar no diagnóstico. Um exame de ultrassom da suprarrenal que sugira padrão bilateral, aumentado, enrolado ou cerebriforme é específico para a HSRC. O diagnóstico é confirmado com um nível elevado de 17-hidroxiprogesterona para a idade gestacional. Uma vez que a condição é geneticamente determinada, irmãos de pacientes nascidos com a variante perdedora de sal da hiperplasia adrenocortical devem ser cuidadosamente observados e relação a manifestações de insuficiência suprarrenal. A triagem neonatal, o diagnóstico precoce e o tratamento para esse distúrbio podem evitar uma perda grave de sal e desfechos adversos. Glândulas suprarrenais congenitamente hipoplásicas também podem dar origem à insuficiência suprarrenal durante as primeiras semanas de vida (mutação em *DAX1*).

Distúrbios do desenvolvimento sexual podem se apresentar no período neonatal com genitália ambígua ou atípica, incluindo criptorquidia bilateral, hipospadia, micropênis, escroto hipoplásico ou clitóris aumentado. Mais de 20 genes foram associados a distúrbios do desenvolvimento sexual. O tratamento inicial deve envolver uma equipe multiprofissional (endocrinologia, urologia, genética e neonatologia) e comunicação aberta com a família. A atribuição ao sexo e a nomeação do bebê deve ser adiada até que os testes apropriados sejam concluídos. Para obter mais informações sobre os distúrbios do desenvolvimento sexual, ver Capítulo 606.

Recém-nascido do gênero feminino com pescoço alado, linfedema, hipoplasia mamilar, *cutis laxa*, baixa implantação capilar na nuca, baixa implantação de orelhas, palato em ogiva, deformidades ungueais, cúbito valgo e outras anomalias devem ser suspeitados de apresentarem a **síndrome de Turner**. O linfedema das mãos ou das extremidades inferiores pode, algumas vezes, ser a única indicação. Um cariótipo pode confirmar o diagnóstico (ver Capítulo 604.1).

O **diabetes melito neonatal transitório** (DMNT) é raro e normalmente se apresenta no primeiro dia de vida (ver Capítulo 607). Geralmente se manifesta com desidratação, perda ponderal ou acidose em recém-nascidos pequenos para a idade gestacional. A causa mais comum (70%) é uma ruptura do *locus* impresso no cromossomo 6q24. Um grupo seleto de pacientes com DMNT está em risco de recorrência de diabetes mais tarde na vida.

A bibliografia está disponível no GEN-io.

127.1 Filhos de Mães Diabéticas

Nicole M. Sheanon e Louis J. Muglia

O diabetes (tipo 1, tipo 2 ou gestacional) na gravidez aumenta o risco de complicações e resultados adversos na mãe e no recém-nascido. As complicações relacionadas ao diabetes são mais leves no diabetes gestacional que no pré-gestacional (preexistente tipo 1 ou tipo 2). Os resultados na gravidez estão correlacionados com o início, a duração e a gravidade da hiperglicemia materna. O planejamento pré-gestacional e o controle glicêmico rigoroso (hemoglobina A_{1c} [HbA_{1c}] < 6,5%) são cruciais no **diabetes pré-gestacional** a fim de alcançar os melhores resultados para a mãe e o recém-nascido. O risco de **embriopatia diabética** (defeitos do tubo neural, defeitos cardíacos, síndrome de regressão caudal) e abortos espontâneos é maior naquelas com diabetes pré-gestacional que apresentam um controle inadequado (HbA_{1c} > 7%) no primeiro trimestre. O risco de malformações congênitas no **diabetes gestacional** é apenas discretamente mais elevado em comparação com a população geral, uma vez que a duração do diabetes é menor e a hiperglicemia ocorre mais tardiamente na gestação (geralmente > 25 semanas).

Mães com diabetes pré-gestacional e gestacional apresentam incidência elevada de complicações durante a gravidez. Polidrâmnio, pré-eclâmpsia, trabalho de parto prematuro (induzido e espontâneo) e hipertensão crônica ocorrem com maior frequência em mães com diabetes. Crescimento fetal acelerado também é comum, e 36 a 45% dos **filhos de mães diabéticas (FMDs)** nascem grandes para a idade gestacional (GIG). É observado um crescimento fetal restrito em mães com diabetes pré-gestacional e doença vascular, mas é menos comum. A taxa de mortalidade fetal é maior em mães com diabetes pré-gestacional e gestacional do que em mães não diabéticas, mas essas taxas caíram vertiginosamente ao longo dos anos. A perda fetal ao longo da gravidez está associada ao diabetes materno mal controlado, especialmente à **cetoacidose diabética.** A taxa de mortalidade neonatal de FMDs é 5 vezes maior que a de recém-nascidos de mães não diabéticas, e é superior em todas as idades gestacionais e em todas as categorias de peso de nascimento para a idade gestacional. A taxa é mais elevada em mulheres com diabetes pré-gestacional, hipertensão, obesidade, tabagistas obesas, e com cuidado pré-natal deficiente.

FISIOPATOLOGIA

A provável sequência patogênica é que a hiperglicemia materna cause **hiperglicemia** fetal, e a resposta do pâncreas fetal conduza a **hiperinsulinemia** ou **hiperinsulinismo** fetal. É importante reconhecer que, enquanto a glicose materna atravessa a placenta, a insulina materna e a dose exógena, não. A hiperinsulinemia fetal e a hiperglicemia resultam, então, no aumento da captação hepática de glicose e da síntese de glicogênio, lipogênese acelerada e síntese proteica aumentada (Figura 127.1). Hipertrofia e hiperplasia das células β pancreáticas, aumento do peso da placenta, visceromegalias (com exceção do cérebro), hipertrofia miocárdica, quantidade aumentada de citoplasma nas células hepáticas e hematopoese extramedular são achados patológicos relacionados. O hiperinsulinismo e a hiperglicemia produzem acidose fetal, que pode resultar em aumento da taxa de natimortalidade. A separação da placenta ao nascimento interrompe repentinamente a infusão de glicose para o neonato sem um efeito proporcional sobre o hiperinsulinismo, levando à hipoglicemia durante as primeiras horas após o nascimento. O risco de hipoglicemia de rebote pode ser diminuído pelo controle rigoroso da glicemia durante o trabalho de parto e o parto.

A hiperinsulinemia tem sido documentada em bebês de mães com diabetes pré-gestacional e gestacional. Os bebês de mães com diabetes *pré-gestacional* apresentam maiores níveis séricos de insulina em jejum que os neonatos normais, apesar de níveis de glicose semelhantes, e respondem à glicose com uma elevação rápida de insulina sérica. Após a administração de arginina, também apresentam melhor resposta insulínica e melhores taxas de desaparecimento da glicose em comparação com bebês normais. Por outro lado, as taxas de produção e utilização de glicose em jejum são reduzidas em filhos de mães com diabetes *gestacional*. Embora o hiperinsulinismo seja, provavelmente, a principal causa de hipoglicemia, as respostas diminuídas ao glucagon e à epinefrina podem ser fatores contribuintes. Os recém-nascidos de mães com diabetes pré-gestacional e gestacional estão em risco de hipoglicemia neonatal na primeira hora de vida, com um risco aumentado tanto nos neonatos grandes como nos pequenos para a idade gestacional. Recomendam-se triagem e tratamento agressivos, conforme descrito posteriormente.

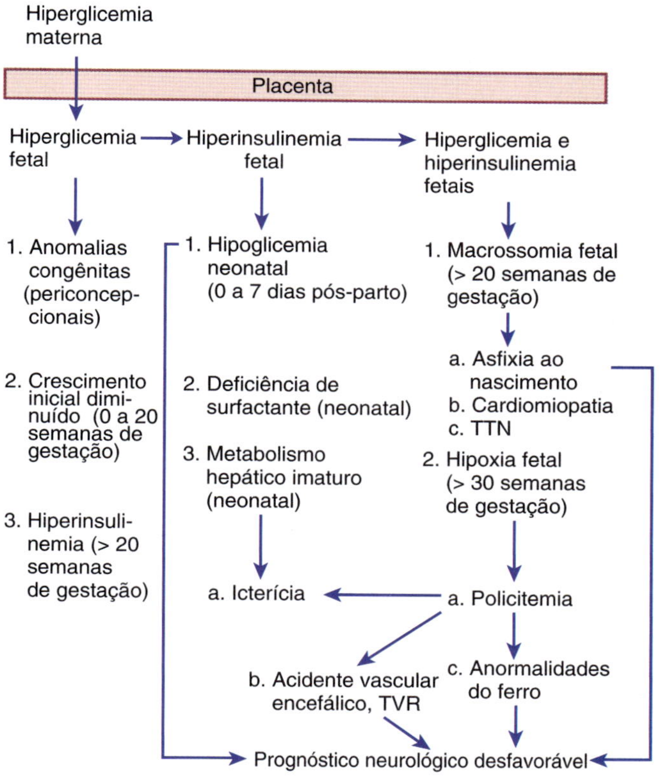

Figura 127.1 Eventos fetais e neonatais atribuíveis à hiperglicemia fetal *(coluna 1)*, à hiperinsulinemia fetal *(coluna 2)* ou a ambas em sinergia *(coluna 3)*. O tempo de risco é indicado entre parênteses. TTN, taquipneia transitória do neonato; TVR, trombose da veia renal. *(De Nold JL, Georgieff MK: Infants of diabetic mothers,* Pediatr Clin North Am *51:619-637, 2004.)*

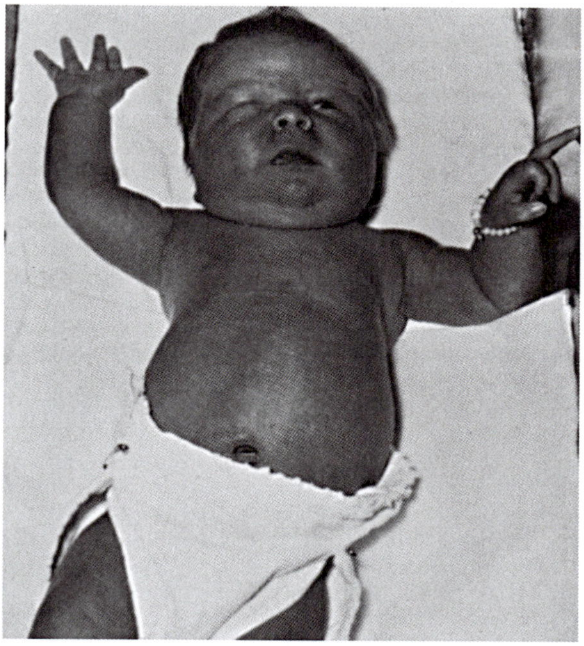

Figura 127.2 **Bebê grande, rechonchudo e pletórico, filho de mãe com diabetes gestacional.** A criança nasceu com 38 semanas de gestação, porém pesava 4,408 kg. O único sintoma além da aparência foi um leve desconforto respiratório.

MANIFESTAÇÕES CLÍNICAS

Os filhos de mães com diabetes pré-gestacional e de mães com diabetes gestacional geralmente possuem uma semelhança surpreendente entre si (Figura 127.2). Eles tendem a ser maiores e de maior peso, como resultado do aumento da gordura corporal e da organomegalia, e apresentam faces inchadas e pletóricas semelhantes às de pacientes que recebem corticosteroides. Esses recém-nascidos podem também apresentar peso adequado ao nascimento para a idade gestacional, se o diabetes estiver bem controlado, ou baixo peso ao nascimento, se nascerem antes do termo ou se suas mães apresentarem doença vascular diabética associada. Os recém-nascidos macrossômicos ou GIG estão em risco elevado de traumatismo ao nascimento (lesão do plexo braquial) e asfixia ao nascimento devido não apenas ao seu grande tamanho, mas também à capacidade diminuída de tolerar o estresse, especialmente se apresentarem cardiomiopatia e outros efeitos da hiperinsulinemia fetal (Tabela 127.1).

A **hipoglicemia** se desenvolve em, aproximadamente, 25 a 50% dos filhos de mães com diabetes pré-gestacional e em 15 a 25% dos filhos de mães com diabetes gestacional, mas apenas uma pequena porcentagem desses recém-nascidos é sintomática. A probabilidade de desenvolvimento de hipoglicemia nesses neonatos aumenta com maiores níveis glicêmicos no coto umbilical ou de glicemia de jejum materna. O nadir da concentração de glicose sérica é geralmente alcançado em 1 a 3 horas de vida. A hipoglicemia pode persistir por 72 horas e, em casos raros, pode durar até 7 dias. Alimentações frequentes podem ser utilizadas para tratar a hipoglicemia, mas alguns recém-nascidos necessitam de glicose intravenosa (IV).

Os recém-nascidos tendem a ser agitados, com tremores e hiperexcitáveis entre o primeiro e o terceiro dia após o nascimento, embora também possam ocorrer hipotonia, letargia e sucção débil. O aparecimento precoce desses sinais é mais provável de estar associado à hipoglicemia, mas também pode ser causado por hipocalcemia e hipomagnesemia, que também ocorrem nas primeiras 24 a 72 horas de vida devido à resposta lenta do sistema do paratormônio. A asfixia perinatal está relacionada com irritabilidade aumentada e também aumenta o risco de hipoglicemia, hipomagnesemia e hipocalcemia.

Tabela 127.1 Morbidade em bebês de mães diabéticas.

- Anomalias congênitas
- Insuficiência cardíaca e hipertrofia septal cardíaca
- Deficiência de surfactante, síndrome do desconforto respiratório, taquipneia transitória do recém-nascido, hipertensão pulmonar persistente
- Hiperbilirrubinemia
- Hipoglicemia, hipocalcemia, hipomagnesemia
- Macrossomia, lesão de nervo relacionada ao traumatismo do nascimento
- Trombose da veia renal
- Cólon esquerdo pequeno
- Morte intrauterina inexplicada
- Policitemia
- Visceromegalia
- Predisposição à obesidade mais tarde na vida, resistência à insulina e diabetes

De Devaskar SU, Garg M: Disorders of carbohydrate metabolism in the neonate. In Martin RJ, Fanaroff AA, Walsh MC, editors: *Fanaroff & Martin's neonatal-perinatal medicine,* ed 10, Philadelphia, 2015, Elsevier (Box 95-3).

A **taquipneia** se desenvolve em muitos FMDs durante o primeiro e o segundo dia após o nascimento, e pode ser manifestação de hipoglicemia, hipotermia, policitemia, insuficiência cardíaca, taquipneia transitória, edema cerebral por traumatismo ao nascimento ou asfixia. Os FMDs têm maior incidência da **síndrome do desconforto respiratório** (SDR) que os filhos de mães sem diabetes com a mesma idade gestacional. Possivelmente, a maior incidência está relacionada com um efeito antagonista da insulina sobre a estimulação da síntese de surfactante pelo cortisol, levando a um atraso na maturação pulmonar. Geralmente, a policitemia ocorre com a SDR, uma vez que ambas são resultado do hiperinsulinismo fetal.

A **cardiomegalia** é comum (30%), e a insuficiência cardíaca ocorre em 5 a 10% dos FMDs. A hipertrofia septal intraventricular pode ocorrer e pode se manifestar como estenose subaórtica hipertrófica idiopática transitória. Acredita-se que isso seja resultado da hiperglicemia crônica e do hiperinsulinismo crônico que levam à deposição de glicogênio no coração. Os agentes inotrópicos pioram a obstrução e são contraindicados. Os bloqueadores beta-adrenérgicos demonstraram aliviar a obstrução, mas, em última análise, a condição se resolve espontaneamente ao longo do tempo.

Anormalidades neurológicas agudas (letargia, irritabilidade, dificuldade de alimentação) podem ser observadas imediatamente após o nascimento e a causa elucidada segundo o momento dos sintomas, conforme discutido anteriormente (hipoglicemia, hipocalcemia, hipomagnesemia ou asfixia ao nascimento). Os sintomas serão resolvidos com o tratamento da causa subjacente, mas podem persistir por semanas se causados por asfixia ao nascimento. O desenvolvimento neurológico e dos centros de ossificação tende a ser insuficiente e se correlaciona com o tamanho do cérebro (que não é aumentado) e com a idade gestacional, em vez de com o peso corporal total em bebês de mães com diabetes gestacional e pré-gestacional. Além disso, os FMDs têm aumento da incidência de hiperbilirrubinemia, policitemia, deficiência de ferro e trombose da veia renal. A trombose da veia renal deve ser suspeitada no recém-nascido com massa no flanco, hematúria e trombocitopenia.

Há um aumento de quatro vezes nas **anomalias congênitas** em recém-nascidos de mães com diabetes pré-gestacional e o risco varia com a HbA_{1c} durante o primeiro trimestre, quando ocorre a organogênese. A meta recomendada para a HbA_{1c} periconcepcional é de < 6,5%. Embora o risco de malformações congênitas aumente com a elevação dos níveis de HbA_{1c}, ainda pode haver um risco aumentado na faixa do objetivo terapêutico. As anomalias congênitas do sistema nervoso central e do sistema cardiovascular são mais comuns, incluindo falha do fechamento do tubo neural (encefalocele, meningomielocele e anencefalia), transposição de vasos grandes, defeito do septo ventricular (DSV), defeito do septo atrial (DSA), hipoplasia do coração esquerdo, estenose aórtica e coarctação da aorta. Outras anomalias menos comuns são a síndrome da regressão caudal, a atresia intestinal, a agenesia renal, a hidronefrose e os rins císticos. A **síndrome do cólon esquerdo pequeno** é uma anomalia rara que se desenvolve nos segundo e terceiro trimestres devido às rápidas flutuações na glicose materna e, portanto, fetal, levando ao comprometimento da motilidade intestinal e ao subsequente crescimento intestinal. Uma ultrassonografia pré-natal e um exame físico completo do recém-nascido identificarão a maioria dessas anomalias. Uma elevada suspeita clínica e um bom histórico pré-natal ajudarão a identificar a triagem necessária para as anomalias sutis.

TRATAMENTO

O tratamento preventivo de FMDs deve ser iniciado antes do nascimento por meio de avaliações preconceptivas e pré-natais frequentes em todas as mulheres com diabetes preexistente e mulheres grávidas com diabetes gestacional. Isto envolve avaliação de maturidade fetal, perfil biofísico, velocimetria com Doppler e planejamento do parto desses FMDs em hospitais em que cuidados obstétricos e pediátricos especializados estejam continuamente disponíveis. O controle da glicose preconceptivo reduz o risco de anomalias e de outros desfechos adversos em mulheres com diabetes pré-gestacional. O controle da glicose durante o trabalho de parto diminui a incidência de hipoglicemia neonatal. As mulheres portadoras de diabetes tipo 1 com controle glicêmico rigoroso durante a gestação (média diária dos níveis de glicose < 95 mg/dℓ) dão à luz recém-nascidos com peso ao nascimento e características antropomórficas semelhantes aos de mães não diabéticas. O tratamento do diabetes gestacional (dieta, monitoramento glicêmico, metformina e terapia com insulina quando necessário) diminui a taxa de desfechos perinatais graves (óbito, distocia de ombros, fratura óssea ou paralisia dos nervos). As mulheres com diabetes gestacional também podem ser tratadas com sucesso com **gliburida**, que pode não atravessar a placenta. Nestas mães, a incidência de macrossomia e de hipoglicemia neonatal é semelhante à de mães com diabetes gestacional tratadas com insulina. As mulheres com diabetes podem começar a produzir o leite materno antes do nascimento do bebê (≥ 36 semanas de idade gestacional). Isso fornecerá um suprimento imediato de leite para prevenir a hipoglicemia.

Independentemente do tamanho, os FMDs devem, inicialmente, estar sob observação cuidadosa (Figura 127.3). Os recém-nascidos devem receber a dieta dentro de 1 hora após o nascimento. Um teste de avaliação da glicemia deve ser realizado até 30 minutos após a primeira alimentação. A **hipoglicemia** transitória é comum durante as primeiras 3 horas após o nascimento e pode ser parte da adaptação normal à vida extrauterina. A concentração de glicose plasmática desejada é maior ou igual a 40 mg/dℓ antes da alimentação nas primeiras 48 horas de vida. Os médicos precisam avaliar as condições metabólica e fisiológica em geral, levando-as em consideração no tratamento da hipoglicemia. O tratamento é indicado se a glicose plasmática for inferior a 47 mg/dℓ. O tratamento inicial para a hipoglicemia *assintomática* é a alimentação. Esta pode ser oferecida por via oral ou por gavagem com leite materno ou fórmula. Uma alternativa é o uso profilático de gel de **dextrose**, embora as alimentações precoces possam ser igualmente eficazes. A hipoglicemia recorrente pode ser tratada com alimentações frequentes ou glicose IV, conforme necessário. Os recém-nascidos com níveis glicêmicos *persistentes* (e não responsivos à terapia oral) inferiores a 25 mg/dℓ nas primeiras 4 horas após o nascimento e inferiores a 35 mg/dℓ em 4 a 24 horas após o nascimento devem ser tratados com glicose IV, especialmente se sintomáticos. Uma dose de 200 mg/kg de glicose a 10% (2 mℓ/kg de dextrose a 10%) deve ser administrada em recém-nascidos com glicose plasmática abaixo desses limites. Essa dose deve ser seguida de uma infusão contínua de glicose IV para evitar a hipoglicemia. Se a capacidade de tolerância oral for questionável, deve ser administrada uma infusão IV periférica contínua a uma taxa de 4 a 8 mg/kg/min. Os sintomas neurológicos da hipoglicemia *devem* ser tratados com glicose IV. As infusões de glicose hipertônica (25%) devem ser evitadas porque podem causar mais hiperinsulinemia e, potencialmente, produzir hipoglicemia de rebote (ver Capítulo 111). Para se informar sobre o tratamento de hipocalcemia e hipomagnesemia, ver Capítulos 119.4 e 119.5; sobre o tratamento da SDR, Capítulo 122.3; e sobre o tratamento da policitemia, Capítulo 124.3.

PROGNÓSTICO

A subsequente incidência de diabetes melito em FMDs é mais elevada do que a na população em geral por causa da suscetibilidade genética para todos os tipos de diabetes. Os recém-nascidos de mães com diabetes pré-gestacional ou diabetes gestacional estão em risco de obesidade e metabolismo da glicose comprometido mais tarde na vida como resultado da exposição intrauterina à hiperglicemia. Há controvérsias se os FMDs têm risco levemente aumentado de comprometimento do desenvolvimento intelectual devido aos muitos fatores de confusão (p. ex., educação dos pais, idade materna, complicações neonatais). Em geral, os resultados melhoraram ao longo das últimas décadas em virtude do aumento da conscientização, triagem e melhora do cuidado pré-natal para mulheres grávidas com diabetes.

A bibliografia está disponível no GEN-io.

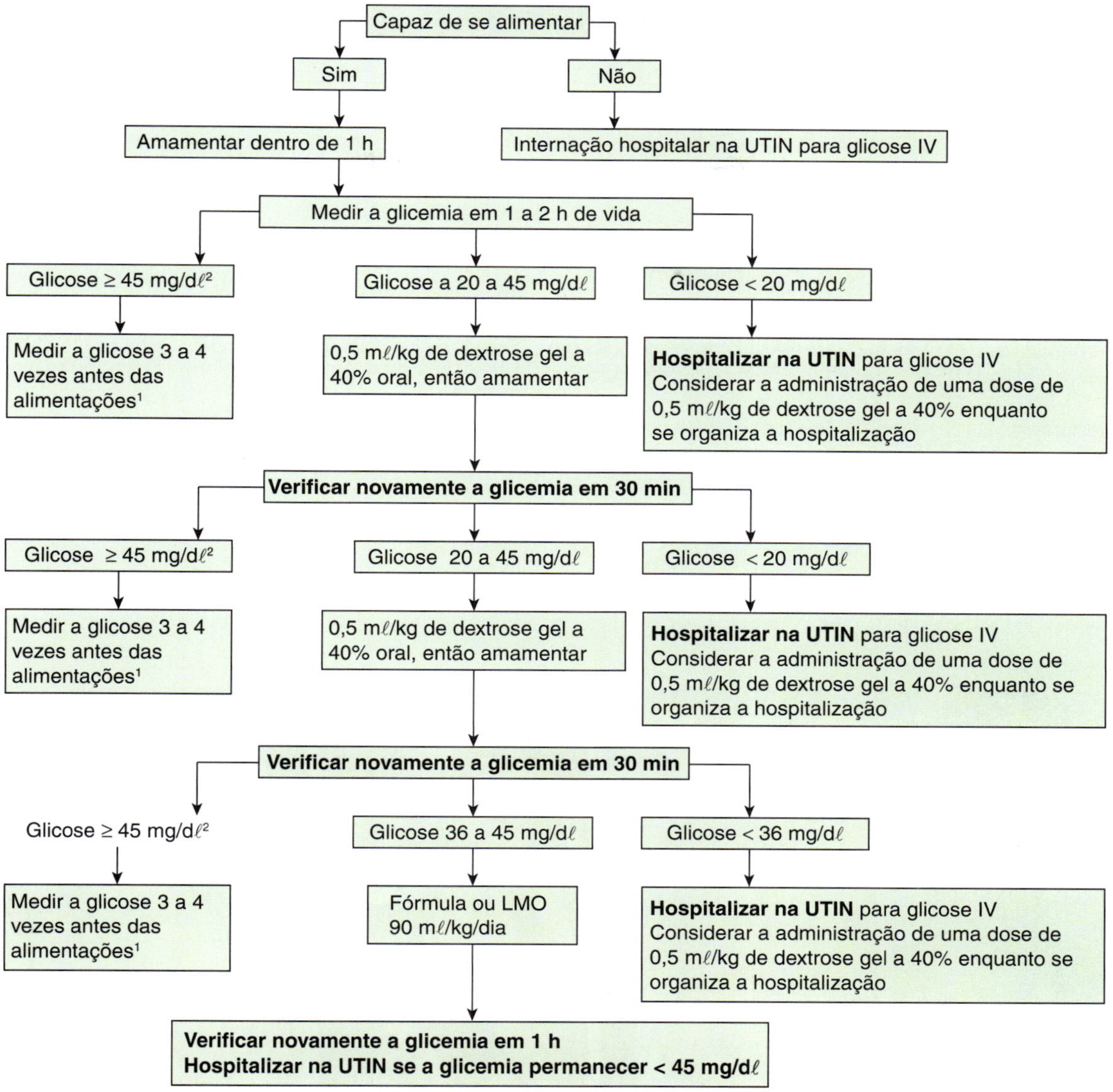

Figura 127.3 Algoritmo de triagem para hipoglicemia ***assintomática*** **no primeiro dia de vida entre bebês de risco.** A triagem é indicada para prematuros tardios, pequenos para a idade gestacional/restrição de crescimento intrauterino e bebês de mães obesas ou diabéticas. [1]Continue monitorando as concentrações de glicose sérica até que três concentrações consecutivas de glicose sérica tenham sido ≥ 45 a 50 mg/dℓ. [2]Não há consenso sobre uma definição de limiar para a hipoglicemia neonatal no primeiro dia de vida. No entanto, se a glicose sérica for menor que 45 a 50 mg/dℓ **E** sintomas compatíveis com hipoglicemia estiverem presentes (consulte o texto), o tratamento deve ser iniciado com uma dose IV de glicose a 10% a 200 mg/kg **seguida** de infusão IV contínua de glicose em uma taxa inicial de 5 a 8 mg/kg/min. IV, via intravenosa; LMO, leite materno ordenhado. (*Modificada das Diretrizes Clínicas dos Serviços Neonatais para o Tratamento da Hipoglicemia* http://www.adhb.govt.nz/newborn/Guidelines/Nutrition/HypoglycaemiaManagement.htm.)

Capítulo 128
Dismorfologia

Anne M. Slavotinek

Dismorfologia é o estudo das anormalidades da forma humana e dos mecanismos que as causam. Estima-se que um em 40, ou 2,5% dos neonatos, apresente um ou mais defeitos congênitos ou padrão de malformações reconhecíveis ao nascimento. Metade desses recém-nascidos apresenta uma única malformação isolada enquanto, na outra metade, há múltiplas malformações. De 20 a 30% dos óbitos infantis e de 30 a 50% dos óbitos após o período neonatal resultam de anomalias congênitas (http://www.marchofdimes.com/peristats/). Em 2001, os defeitos congênitos foram responsáveis por um em cada cinco óbitos infantis nos EUA, com uma taxa de 137,6 mortes para cada 100 mil nascidos vivos, o que foi maior que outras causas de mortalidade, tais como prematuridade/baixo peso ao nascimento (109,5/100.000), síndrome da morte súbita infantil (55,5/100.000), complicações maternas na gravidez (37,3/100.000) e síndrome do desconforto respiratório (25,3/100.000).

CLASSIFICAÇÃO DOS DEFEITOS CONGÊNITOS

Os defeitos congênitos podem ser subdivididos em defeitos isolados (únicos) ou anomalias congênitas múltiplas (defeitos múltiplos) em um indivíduo. Os defeitos únicos primários podem ser classificados de acordo com a natureza da causa presumível do defeito, como malformação, displasia, deformidade ou ruptura (Tabela 128.1 e Figura 128.1). A maioria dos defeitos são malformações. A **malformação** é um defeito estrutural decorrente de um erro localizado na morfogênese que resulta na formação anormal de um tecido ou

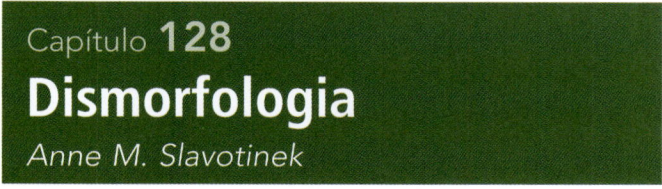

Tabela 128.1 Mecanismos, terminologia e definições de dismorfologia.

TERMINOLOGIA	DEFINIÇÃO	EXEMPLO
Sequência	Erro único na morfogênese que resulta em uma série de defeitos subsequentes	Sequência de Pierre-Robin, na qual uma pequena mandíbula resulta em glossoptose e fenda palatina Sequência de DiGeorge de defeitos do 4º arco branquial primário e da 3ª e 4ª bolsas faríngeas levando a aplasia ou hipoplasia do timo e das glândulas paratireoides, anomalias do arco aórtico e micrognatia
Sequência de deformidade	Força mecânica (uterina) que altera a estrutura do tecido intrinsecamente normal	Oligoidrâmnio produzindo deformidades por compressão intrauterina de membros (p. ex., quadris deslocados, deformidade de pés equinovaros), orelhas amassadas ou tórax pequeno
Sequência de ruptura	Destruição tecidual intrauterina após um período de morfogênese normal	Sequência de ruptura da membrana amniótica levando a amputação de dedos das mãos/pés, fibrose tecidual e bandas teciduais
Sequência de displasia	Organização celular atípica em tecidos ou órgãos	Sequência de melanose neurocutânea com migração atípica de células precursoras de melanócitos da crista neural para a periferia manifestando-se como hamartomas melanocíticos da pele e meninges
Síndrome da malformação	Aparecimento de múltiplas malformações em tecidos não relacionados que têm uma etiologia única conhecida	Trissomia do 21 Teratógenos Numerosas síndromes de anomalia congênita múltipla, conforme descrito anteriormente

Adaptada de Kliegman RM, Greenbaum LA, Lye PS: *Practical strategies in pediatric diagnosis and therapy*, ed 2, Philadelphia, 2004, Elsevier Saunders.

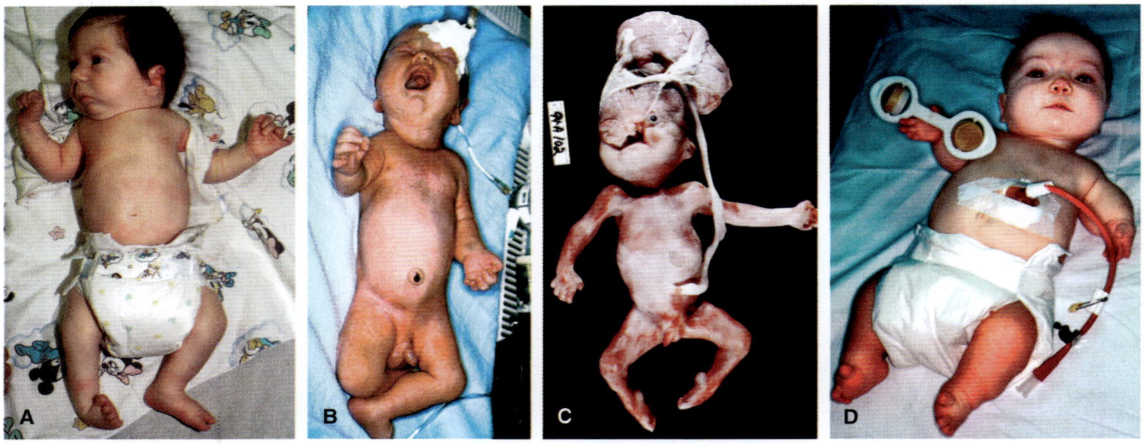

Figura 128.1 Os quatro principais tipos de problemas na morfogênese: malformação, deformidade, ruptura e displasia. **A.** Bebê com síndrome da displasia camptomélica, que resulta na síndrome da malformação múltipla causada por mutação no *SOX9*. **B.** Bebê com sequência de deformação oligoidrâmnica causada pela ruptura prematura de membranas com 17 semanas de gestação até o nascimento com 36 semanas; o lactente foi dado à luz por causa de uma persistente posição transversal. **C.** Feto com sequência de ruptura amniótica precoce com adesão da placenta à cabeça e ruptura resultante de estruturas craniofaciais com contraturas distais nos membros. **D.** Criança com displasia diastrófica causada por mutações autossômicas recessivas hereditárias em uma proteína transportadora de sulfato. (*De Graham Jr JM*: Smith's recognizable patterns of human deformation, *ed 3, Philadelphia, 2007, Saunders, Fig 1-1, p 4.*)

órgão. A **displasia** se refere à organização anormal das células nos tecidos. Malformações e displasias podem afetar a estrutura intrínseca. Em contraste, uma **deformidade** é uma alteração de formato ou estrutural de um órgão ou de uma estrutura que se desenvolveu ou se diferenciou normalmente. Uma **ruptura** é um defeito resultante da destruição de uma estrutura que havia se formado normalmente antes do dano.

A maioria das doenças humanas hereditárias com morfogênese alterada exibe múltiplas malformações em vez de defeitos congênitos isolados. Quando coexistem em um mesmo indivíduo, as múltiplas malformações podem ser classificadas como uma síndrome, sequência ou uma associação. Uma **síndrome** é definida como um padrão de múltiplas anomalias que estão correlacionadas pela fisiopatologia e resultam de uma única etiologia definida. As **sequências** consistem em múltiplas malformações causadas por um único evento, embora a sequência em si possa ter diferentes etiologias. Uma **associação** se refere a um agrupamento não aleatório de malformações em que há uma relação incerta ou desconhecida entre as malformações de tal modo que elas não preenchem os critérios para uma síndrome ou sequência.

Malformações e displasias

As malformações e as displasias humanas podem ser causadas por mutações genéticas, aberrações cromossômicas e variantes no número de cópias, fatores ambientais ou interações de fatores genéticos e ambientais (Tabela 128.2). Algumas malformações são causadas por variantes de sequências deletérias em genes únicos, enquanto outras malformações surgem de variantes de sequências deletérias em múltiplos genes atuando em combinação (herança *digênica* ou *oligogênica*). Em 1996 considerava-se que as malformações fossem causadas por defeitos monogênicos em 7,5% dos pacientes; anomalias cromossômicas em 6%; defeitos multigênicos em 20%; e fatores ambientais conhecidos, tais como doenças maternas, infecções e teratógenos, em 6 a 7% (Tabela 128.3). Nos 60 a 70% dos pacientes remanescentes, as

Tabela 128.2 Exemplos de malformações com causas, características clínicas e patogênese distintas.

DOENÇA	CAUSA/HERANÇA	CARACTERÍSTICAS CLÍNICAS SELECIONADAS	PATOGÊNESE
Síndrome de disostose espondilocostal	Mendeliana; autossômica recessiva	Segmentações vertebral e costal anormais	Variantes de sequências deletérias em *DLL3* e em outros genes
Síndrome de Rubinstein-Taybi	Autossômica dominante	Deficiência intelectual Polegares e hálux largos; desvio em valgo desses dígitos Maxila hipoplásica Nariz e columela proeminentes Cardiopatia congênita	Variantes de sequências deletérias em *CBP* e *EP300*
Lissencefalia ligada ao X	Ligada ao X	Homens: deficiência intelectual grave, convulsões Mulheres: variável	Variantes de sequências deletérias em *DCX*
Aniridia	Autossômica dominante	Íris ausente ou hipoplasia de íris/foveal	Variantes de sequências deletérias em *PAX6*
Síndrome de Waardenburg tipo I	Autossômica dominante	Surdez Mecha branca frontal Hipertelorismo ocular Heterocromia da íris e/ou pigmentação cutânea pálida	Variantes de sequências deletérias em *PAX3*
Holoprosencefalia	Perda de função ou heterozigosidade de múltiplos genes	Microcefalia Ciclopia Incisivo central único	*SHH*, múltiplos outros genes
Síndrome velocardiofacial	Microdeleção em 22q11.2	Cardiopatia congênita incluindo defeitos conotruncais Fenda palatina Defeitos das células T Anomalias faciais	Haploinsuficiência/mutações em *TBX1*; haploinsuficiência em outros genes no intervalo deletado também contribui para o fenótipo
Síndrome de Down	Cópia adicional do cromossomo 21 (trissomia do 21)	Deficiência intelectual Características dismórficas típicas Cardiopatia congênita Risco aumentado de leucemia Doença de Alzheimer	Aumento na dosagem de estimados 250 genes no cromossomo 21
Defeitos no tubo neural	Multifatorial	Mielomeningocele	Defeitos nas enzimas sensíveis ao folato ou na captação de ácido fólico
Síndrome alcoólica fetal	Teratogênica	Microcefalia Atraso no desenvolvimento Anormalidades faciais Anormalidades comportamentais	Toxicidade pelo etanol ao cérebro em desenvolvimento
Embriopatia do ácido retinoico	Teratogênica	Microtia Cardiopatia congênita	Efeitos da isotretinoína nos desenvolvimentos da crista neural e do arco branquial

malformações foram classificadas como causadas por etiologias desconhecidas. Atualmente, os percentuais aumentaram em todas as categorias de causas conhecidas de malformações, uma alteração resultante do aperfeiçoamento dos métodos citogenéticos e de genética molecular para detectar pequenas anomalias cromossômicas e dos estudos de sequenciamento de genoma que podem triar múltiplos genes simultaneamente e identificar novos genes e variantes de sequências deletérias.

Muitas anormalidades do desenvolvimento são causadas por variantes de sequências deletérias (mutações) em um único gene que exibe os padrões característicos da herança mendeliana (herança autossômica dominante, autossômica recessiva e ligada ao X). Os genes que causam defeitos congênitos ou síndromes de múltiplas anomalias congênitas são, geralmente, fatores de transcrição, parte de vias de transdução de sinal evolutivamente conservadas, ou proteínas reguladoras necessárias para eventos-chave do desenvolvimento (Figuras 128.2 e 128.3). Os exemplos incluem as síndromes de disostose espondilocostal, a síndrome de Smith-Lemli-Opitz, a síndrome de Rubinstein-Taybi e a síndrome da lissencefalia ("cérebro liso") ligada ao X (Tabela 128.2).

Os pacientes com **disostose espondilocostal (DEC)** apresentam um padrão característico de defeitos de segmentação vertebral associados a várias outras malformações, como defeitos do tubo neural. As **síndromes DEC** são etiologicamente heterogêneas e, geralmente, causadas por mutações no gene codificador delta-*like* 3 (*DLL3*), um ligante dos receptores Notch. A via Notch/delta foi conservada ao longo da evolução e regula uma série de eventos do desenvolvimento. A **síndrome de Smith-Lemli-Opitz (SSLO)** resulta de mutações no gene da esterol delta-7-deidrocolesterol redutase (*DHCR7*), uma enzima fundamental para a biossíntese normal do colesterol. Os pacientes com SSLO (Figura 128.2) exibem sindactilia (fusão dos dedos das mãos e dos pés), em particular afetando o segundo e o terceiro dedos dos pés; polidactilia pós-axial (dígitos extras); nariz antevertido (arrebitado); ptose; criptorquidia; e holoprosencefalia (falha na separação dos dois hemisférios cerebrais). Muitas das características da SSLO são compartilhadas com aquelas que surgem de variantes de sequências deletérias nos genes *sonic hedgehog* (*SHH*) e estas mutações ligam patogeneticamente a biossíntese do colesterol à via de sinalização *sonic hedgehog* (SHH) porque a SHH é pós-traducionalmente modificada pelo colesterol (ver Capítulo 97). A **síndrome de Rubinstein-Taybi** (Figura 128.2) tipicamente resulta de variantes de sequências deletérias heterozigóticas de perda de função em um gene codificador para um coativador transcripcional de ampla ação chamado *proteína de ligação CREB* (CBP) e de variantes de sequências deletérias no gene *EP300*. O coativador CBP regula a transcrição de determinado número de genes, motivo pelo qual os pacientes com variantes de sequências deletérias no *CBP* apresentam um fenótipo pleiotrópico que inclui atrasos de desenvolvimento e deficiência intelectual,

Tabela 128.3 Causas de malformações congênitas.

MONOGÊNICAS Hidrocefalia ligada ao X Acondroplasia Displasia ectodérmica Síndrome de Apert Síndrome de Treacher Collins	**AGENTES AMBIENTAIS** Bifenilos policlorados Herbicidas Mercúrio Álcool
ABERRAÇÕES CROMOSSÔMICAS E VARIAÇÕES NO NÚMERO DE CÓPIAS Trissomias do 21, do 18 e do 13 XO, XXY Deleções de 4p-, 5p-, 7q-, 13q-, 18p-, 18q-, 22q- Síndrome de Prader-Willi (70% dos pacientes afetados apresentam deleção de q11.2-q13 no cromossomo 15)	**MEDICAÇÕES** Talidomida Dietilestilbestrol Fenitoína Varfarina Fármacos citotóxicos Paroxetina Inibidores da enzima conversora da angiotensina Isotretinoína (vitamina A) D-penicilamina Ácido valproico Micofenolato de mofetila
INFECÇÃO MATERNA Infecções intrauterinas (p. ex., herpes-vírus simples, citomegalovírus, vírus varicela-zóster, vírus da rubéola, vírus zika, toxoplasmose)	**ETIOLOGIAS DESCONHECIDAS** Defeitos no tubo neural, como anencefalia e espinha bífida Lábio leporino/fenda palatina Estenose pilórica
DOENÇAS MATERNAS Diabetes melito Fenilcetonúria Hipertermia	**COMPLEXOS DE SEQUÊNCIAS ESPORÁDICAS** Sequência de VATER/VACTERL (defeitos vertebrais, atresia anal, defeitos cardíacos, fístula traqueoesofágica com atresia de esôfago, anomalias radiais e renais) Sequência de Pierre Robin
AMBIENTE UTERINO Deformidade Pressão uterina, oligoidrâmnio: pé torto congênito, torcicolo, luxação congênita de quadril, hipoplasia pulmonar, paralisia do 7º nervo Ruptura Bandas amnióticas, amputações congênitas, gastrósquise, porencefalia, atresia intestinal Gemelaridade	**NUTRICIONAIS** Defeitos no tubo neural devido ao baixo ácido fólico

De Behrman RE, Kliegman RM, editors: *Nelson's essentials of pediatrics*, ed 4, Philadelphia, 2002, Saunders.

polegares e hálux largos e angulados, e cardiopatia congênita. Um dos fatores de transcrição que se liga ao CBP é o *GLI3*, um membro da via SHH (Figura 128.2). A **lissencefalia ligada ao X** é um grave defeito de migração neuronal que provoca a formação de cérebro liso com redução ou ausência de sulcos e giros em indivíduos do sexo masculino, o que dá origem a um padrão variável de deficiência intelectual, e convulsões em indivíduos do sexo feminino. A lissencefalia ligada ao X é causada por variantes de sequências deletérias em *DCX*. A proteína DCX regula a atividade dos motores da dineína, o que contribui para o movimento do núcleo celular durante a migração neuronal.

As síndromes malformativas também podem ser causadas por aberrações cromossômicas ou variantes no número de cópias e teratógenos (Tabelas 128.2 e 128.3). A **síndrome de Down** tipicamente resulta de uma cópia adicional de parte ou de todo o cromossomo 21. O cromossomo 21 é um pequeno cromossomo que contém estimadamente 250 genes e, assim, os indivíduos com a síndrome de Down tipicamente apresentam uma dosagem aumentada dos numerosos genes codificados por esse cromossomo, o que causa suas diferenças físicas (ver Capítulo 98.2).

Os **defeitos do tubo neural (DTNs)** são exemplos de um defeito congênito que exibe herança multifatorial na maioria dos casos. Os DTNs e uma série de outras malformações congênitas, como lábio leporino e fenda palatina, podem se repetir nas famílias, mas na maioria dos indivíduos afetados a herança não ocorre em um padrão direto e mendeliano e, nessa situação, múltiplos genes e fatores ambientais em conjunto provavelmente contribuem para a patogênese (Tabela 128.2). Muitos dos genes envolvidos nos DTNs são desconhecidos, por isso não se pode prever com certeza o modo de herança ou um preciso risco de recorrência em um caso individual. Podem ser fornecidos riscos de recorrência empírica com base em estudos populacionais e na presença de um único ou vários membros da família com a mesma malformação. No entanto, uma importante interação gene/ambiente foi identificada no caso dos DTNs (ver Capítulo 609.1). A **deficiência de ácido fólico** está associada aos DTNs e pode resultar de uma combinação de fatores alimentares e do aumento de sua utilização durante a gravidez. Uma variante comum no gene que codifica uma enzima da via de reciclagem do folato, a 5,10-metilenotetra-hidrofolato redutase (*MTHFR*), que torna esta enzima menos estável, também pode ser importante para o nível do ácido fólico. Várias causas teratogênicas de defeitos congênitos foram descritas (Tabelas 128.2 e 128.3). O **etanol** causa uma síndrome malformativa reconhecível que é variavelmente chamada de síndrome alcoólica fetal (SAF) (ver Capítulo 126.3). Crianças que foram expostas ao etanol durante a gravidez podem exibir microcefalia, atrasos no desenvolvimento, hiperatividade e características faciais dismórficas. O etanol, que é tóxico para o sistema nervoso central (SNC) em desenvolvimento, provoca a morte celular dos neurônios em desenvolvimento.

Deformidades

Muitas deformidades envolvem o sistema musculoesquelético (Figura 128.4). O movimento fetal é necessário para o desenvolvimento do sistema musculoesquelético e a restrição do movimento fetal pode causar deformidades musculoesqueléticas, como pé torto (talipes). Duas das principais causas intrínsecas de deformidades são os distúrbios neuromusculares primários e o **oligoidrâmnio** ou redução do líquido amniótico, que pode ser causada por defeitos renais do feto. As principais causas extrínsecas de deformidade são as que resultam na aglomeração fetal, que restringe a movimentação do feto. Os exemplos de causas extrínsecas incluem o oligoidrâmnio resultante da diminuição crônica de líquido amniótico e o formato anormal da cavidade amniótica. Quando um feto está em apresentação pélvica (Figura 128.5), a incidência de deformidades é 10 vezes maior. O formato da cavidade amniótica também tem efeito profundo sobre a forma do feto e é influenciado por diversos fatores, tais como a forma uterina, o volume de líquido amniótico e o tamanho e a forma do feto (Figura 128.6).

É importante determinar se as deformidades resultam de causas intrínsecas ou extrínsecas. A maioria das crianças com deformidades por causas *extrínsecas* é completamente normal e seu prognóstico é, geralmente, excelente. Tipicamente, a correção ocorre de maneira espontânea. As deformidades causadas por fatores *intrínsecos*, como múltiplas contraturas articulares resultantes de defeitos do SNC ou do sistema nervoso periférico, têm um prognóstico diferente e podem ser muito mais significativas para a criança (Figura 128.7).

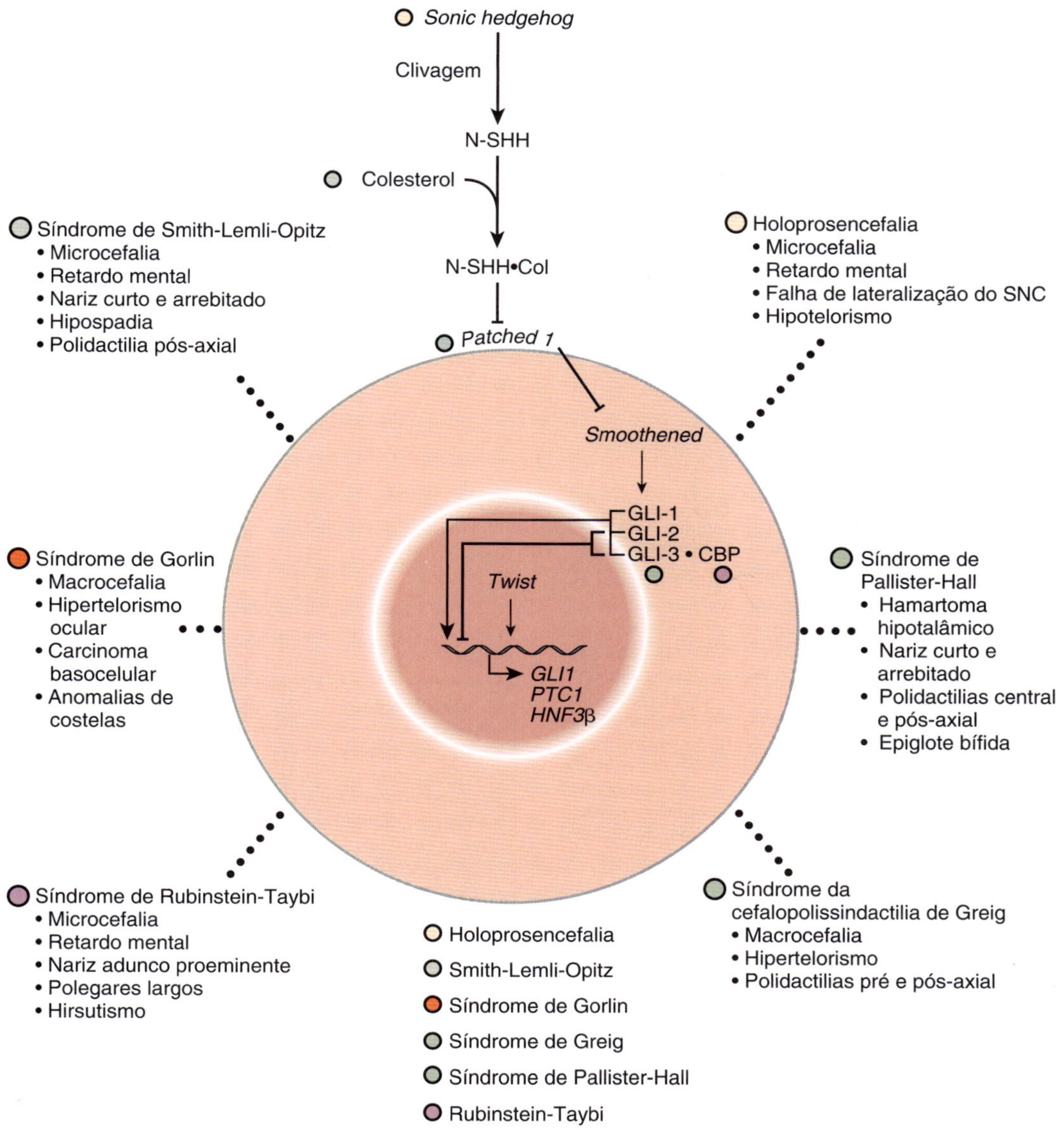

Figura 128.2 **As variantes de sequências deletérias em genes que funcionam em conjunto em uma via do desenvolvimento tipicamente apresentam manifestações clínicas sobrepostas.** Diversos componentes da via de sinalização *sonic hedgehog* (SHH) foram identificados e suas relações elucidadas (ver texto para obter mais detalhes). Mutações em vários membros dessa via resultam em fenótipos com o dismorfismo facial observado na holoprosencefalia, síndrome de Smith-Lemli-Opitz, síndrome de Gorlin, síndrome da cefalopolissindactilia de Greig, síndrome de Pallister-Hall e síndrome de Rubinstein-Taybi. SNC, sistema nervoso central.

Rupturas

As rupturas são causadas pela destruição de um órgão ou uma parte do corpo anteriormente formada de maneira normal. Pelo menos dois mecanismos são conhecidos por produzir rupturas. Um envolve o entrelaçamento seguido de separação ou amputação de uma estrutura normalmente desenvolvida, geralmente um dedo ou um membro, por fios de âmnio flutuantes no líquido amniótico (bandas amnióticas) (Figura 128.8). O outro mecanismo envolve a interrupção do fornecimento de sangue para uma parte em desenvolvimento, o que pode levar a infarto, necrose e/ou reabsorção de estruturas distais frente ao dano. Se a interrupção do fornecimento de sangue ocorrer no início da gestação, a ruptura tipicamente se manifesta por **atresia** ou ausência de uma parte do corpo. Os fatores genéticos desempenham um papel menos importante na patogênese das rupturas. Foi anteriormente considerado que a maioria ocorre como eventos esporádicos em indivíduos de outra maneira normais. O prognóstico de um defeito de ruptura é determinado inteiramente pela extensão e localização da perda tecidual.

Múltiplas anomalias: síndromes e sequências

O padrão de múltiplas anomalias que ocorre quando um único defeito primário instalado precocemente durante o desenvolvimento produz múltiplas anormalidades por meio de um processo em cascata de erros secundários e terciários é chamado de *sequência* (Figura 128.9). Ao avaliar uma criança com múltiplas anomalias congênitas, o médico deve diferenciar as anomalias múltiplas que são causadas por um único erro local na morfogênese (uma sequência) das síndromes com malformações múltiplas. No primeiro caso, o aconselhamento sobre o risco de recorrência das múltiplas anomalias depende inteiramente do risco de recorrência da malformação única localizada. A **sequência de Pierre-Robin** é um padrão de múltiplas anomalias produzidas por hipoplasia mandibular. Uma vez que é relativamente grande na cavidade oral, a língua cai para trás (glossoptose), bloqueando o fechamento das lâminas palatinas posteriores e levando à presença de uma fenda em forma de "U". Há inúmeras causas para a hipoplasia mandibular, todas as quais podem resultar em características típicas da sequência de Pierre-Robin.

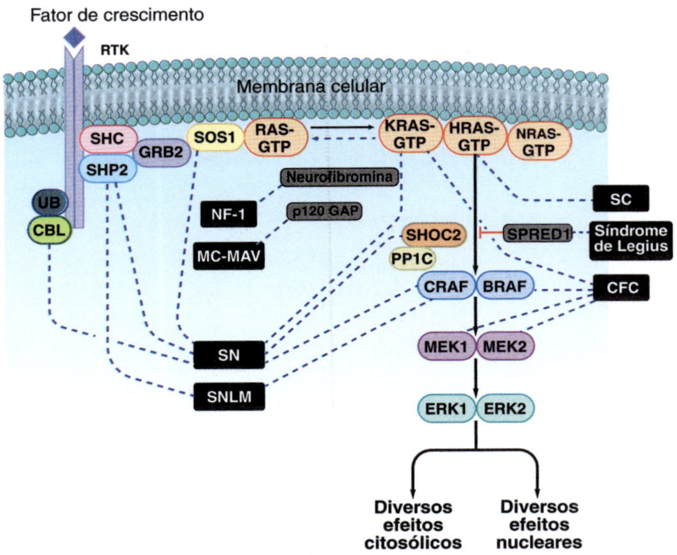

Figura 128.3 Via de transdução de sinal RAS/MAPK. A via de sinalização MAPK das proteinoquinases está criticamente envolvida em proliferação, diferenciação, motilidade, apoptose e senescência celulares. As RASopatias são síndromes genéticas médicas causadas por mutações em genes que codificam componentes ou reguladores da via Ras/MAPK (indicados pelas *linhas tracejadas*). Esses distúrbios incluem a neurofibromatose tipo 1 (NF-1), a síndrome de Noonan (SN), a síndrome de Noonan com lentigos múltiplos (SNLM), a síndrome da malformação capilar-malformação arteriovenosa (MC-MAV), a síndrome de Costello (SC), a síndrome cardiofaciocutânea (CFC) e a síndrome de Legius. RAS/MAPK, família das proteínas RAS/proteinoquinase ativada por mitógeno. (*De Rauen KA: The RASopathies,* Annu Rev Genom Hum Genet *14:355-369, 2013.*)

MECANISMOS MOLECULARES DAS MALFORMAÇÕES

Erros inatos do desenvolvimento

Os genes que levam às síndromes malformativas (bem como os genes cuja expressão é interrompida por agentes ambientais ou teratógenos) podem fazer parte de numerosos processos celulares, tais como as vias de transdução de sinais conservadas ao longo da evolução, de fatores de transcrição ou de proteínas reguladoras necessárias para eventos-chave no desenvolvimento. Considerar as malformações como alterações de vias importantes do desenvolvimento fornece uma base molecular para compreender os defeitos congênitos.

Via de sinalização *sonic hedgehog* como modelo

A via de sinalização SHH é importante para o desenvolvimento durante a embriogênese por induzir a proliferação controlada de maneira específica em um tecido. A interrupção de passos específicos desta via resulta em uma variedade de distúrbios e malformações relacionadas com o desenvolvimento (Figura 128.2). A ativação dessa via no adulto leva à proliferação anormal e ao câncer. A via de sinalização SHH transduz um sinal externo na forma de um *ligante*, o que altera a transcrição gênica por intermédio do acoplamento do ligante a receptores celulares específicos. No embrião, a SHH é um ligante expresso em regiões importantes para o desenvolvimento do cérebro, face, membros e intestino.

As variantes de sequências deletérias na SHH podem causar **holoprosencefalia** (Figura 128.2), um grave defeito de linha média associado com efeitos clínicos que variam desde ciclopia até um único incisivo superior com hipotelorismo ou espaçamento próximo das órbitas oculares. A proteína SHH é processada por clivagem proteolítica em uma forma N-terminal ativa, a qual é, então, modificada pela adição de colesterol. Os defeitos na biossíntese do colesterol, em especial no gene da esterol delta-7-deidrocolesterol redutase, resultam na **SSLO**, que também está associada à holoprosencefalia. A apresentação ativa e modificada da via SHH se liga ao seu receptor transmembrana Patched

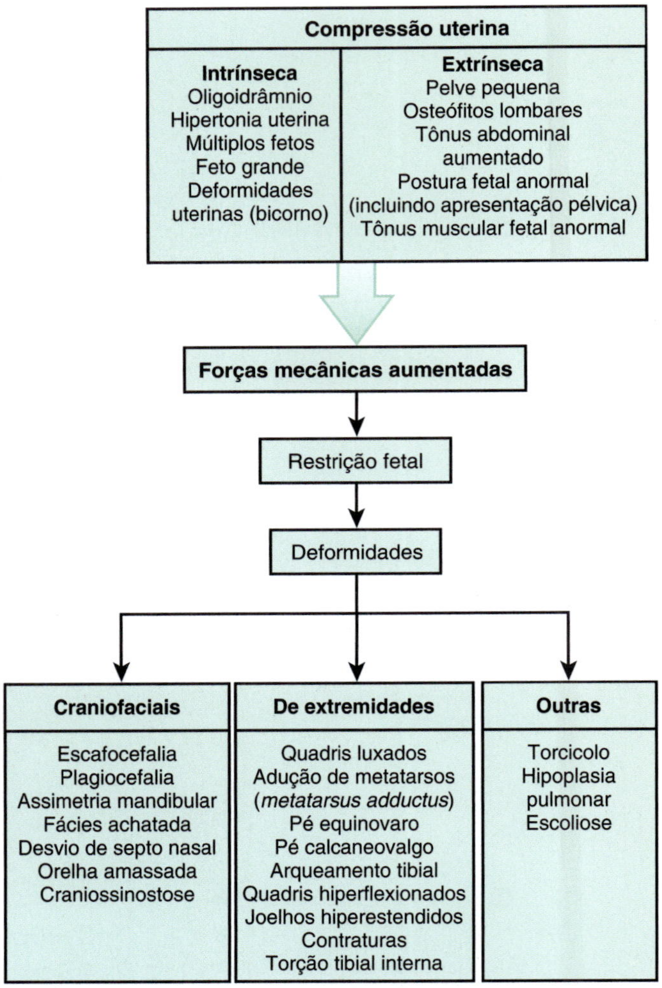

Figura 128.4 Deformidades resultantes da compressão uterina. (*De Kliegman RM, Jenson HB, Marcdante KJ et al., editors:* Nelson essentials of pediatrics, *ed 5, Philadelphia, 2005, Saunders.*)

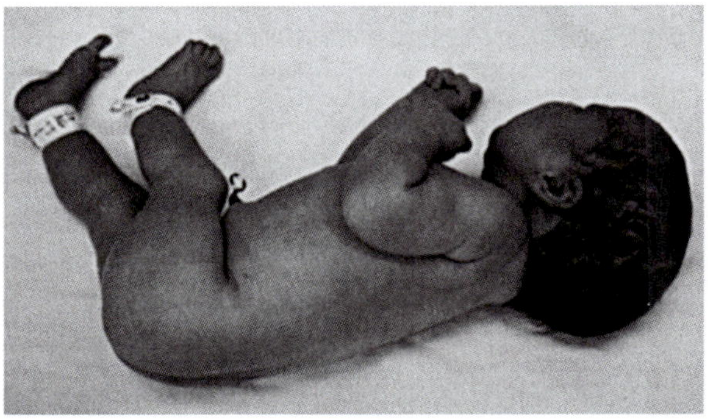

Figura 128.5 Sequência de deformidades por apresentação pélvica.

(PTCH1). A ligação da SHH ao PTCH1 inibe a atividade da proteína transmembrana Smoothened (SMO). A ação da SMO suprime os alvos subsequentes da via SHH, a família GLI de fatores de transcrição, de forma que a inibição da SMO pelo PTCH1 resulta na ativação de GLI1, GLI2 e GLI3, o que leva à alteração da transcrição de alvos da GLI. As mutações somáticas que inativam *PTCH1* e seu ortólogo, *PTCH2*, agem como supressores tumorais, enquanto as mutações ativadoras de *SMO* podem ser oncogênicas, particularmente em carcinomas basocelulares e em meduloblastomas. As mutações inativadoras em *PTCH1* em células germinativas resultam na **síndrome de Gorlin** (Figura 128.4), uma

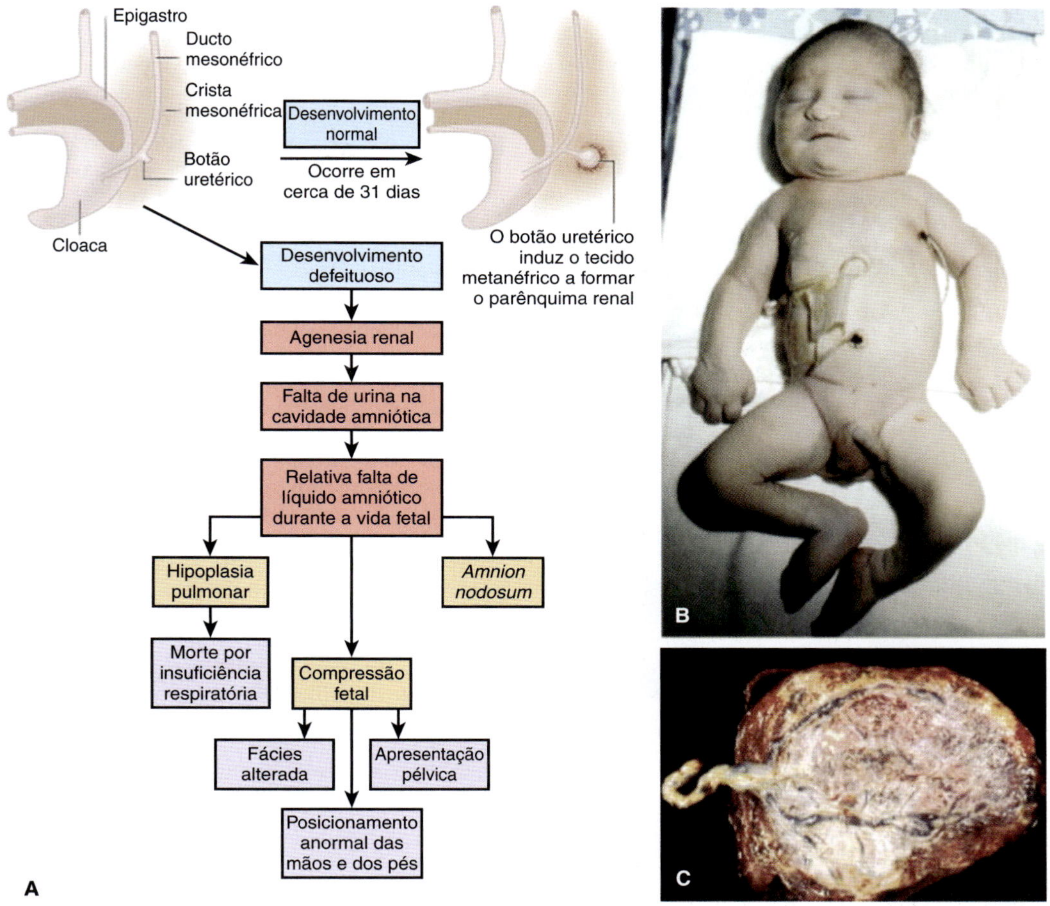

Figura 128.6 **A.** Consequências da agenesia renal. **B.** Múltiplos defeitos deformacionais. **C.** Defeitos no *amnion nodosum*; os grânulos castanho-amarelados do vérnix foram estriados, levando a defeitos na superfície amniótica. (*De Jones KL, Jones MC, Del Campo M, editors:* Smith's recognizable patterns of human malformation, *ed 7, Philadelphia, 2013, Elsevier, p 821.*)

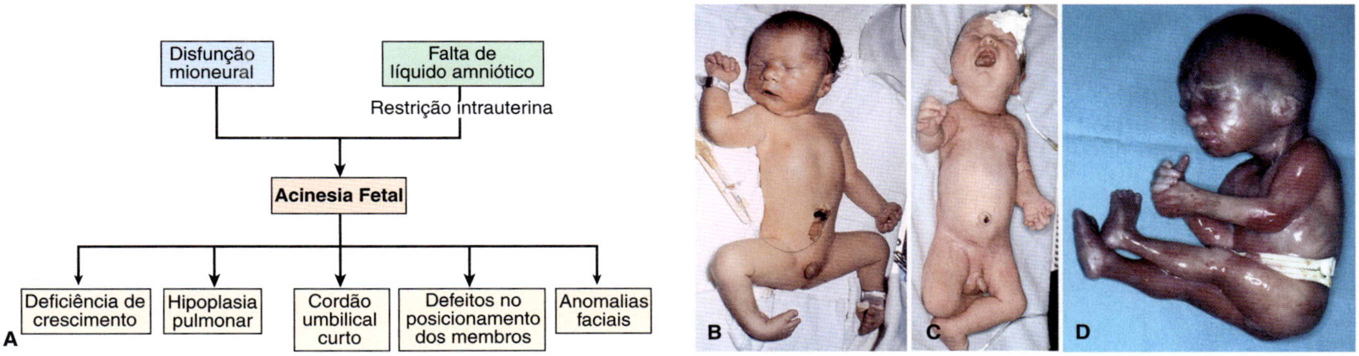

Figura 128.7 **A.** Diagrama demonstrando o fenótipo etiologicamente heterogêneo que resulta da acinesia fetal. **B.** Bebê nascido com distrofia miotônica de mãe com a mesma condição. Ele apresentava múltiplas contraturas articulares com ossos finos e insuficiência respiratória. **C.** Bebê imobilizado em uma posição transversal após ruptura do âmnio na 26ª semana. **D.** Feto com agenesia renal bilateral resultando em oligoidrâmnio. (*De Graham JL.* Smith's recognizable patterns of human malformation, *ed 3, Philadelphia, 2007, Elsevier, Fig 47-2.*)

doença autossômica dominante marcada por características dismórficas (face larga, anomalias dentárias, defeitos de costelas e metacarpos curtos), nevos de células basais que podem sofrer transformação maligna e risco aumentado de cânceres, incluindo meduloblastomas e rabdomiossarcomas. A amplificação de *GLI1* foi encontrada em diversos tumores humanos, tais como glioblastoma, osteossarcoma, rabdomiossarcoma e linfomas de células B. Mutações ou alterações em *GLI3* foram encontradas na **síndrome da cefalopolissindactilia de Greig** (SCPG), na **síndrome de Pallister-Hall** (SPH), na polidactilia pós-axial tipo A (e A/B) e na polidactilia pré-axial tipo IV (Figura 128.2). A SCPG consiste em hipertelorismo (afastamento excessivo dos olhos), sindactilia, polidactilia pré-axial e polegares e hálux largos. A SPH é uma doença autossômica dominante caracterizada por polidactilia pós-axial, sindactilia, hamartomas hipotalâmicos, ânus imperfurado e, ocasionalmente, holoprosencefalia. Na **síndrome de Rubinstein-Taybi**, a GLI3 se liga ao CBP, uma proteína que é haploinsuficiente.

Os distúrbios causados por mutações nos genes que funcionam em conjunto em uma via do desenvolvimento tipicamente apresentam manifestações clínicas sobrepostas. Neste caso, as características sobrepostas resultam da expressão de domínios da SHH que são importantes para o desenvolvimento de cérebro, face, membros e intestino. São encontrados defeitos cerebrais na holoprosencefalia (Figura 128.9), na SSLO e na SPH. São encontradas anormalidades faciais na holoprosencefalia, na SSLO, na síndrome de Gorlin, na SCPG e na SPH. Defeitos nos membros são encontrados na SSLO, na síndrome de Gorlin, na SCPG, na SPH e nas síndromes de polidactilia. A hiperexpressão ou as mutações ativadoras que afetam a via SHH resultam em câncer, o que inclui carcinomas basocelulares, meduloblastomas, glioblastomas e rabdomiossarcomas.

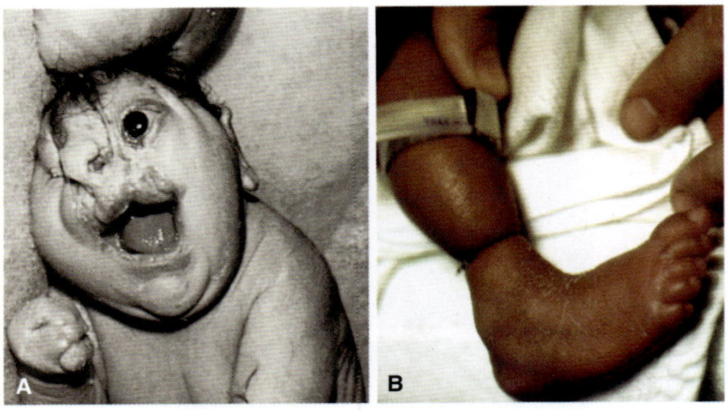

Figura 128.8 A. Sequência de ruptura por banda amniótica. **B.** Bandas constringindo o tornozelo e levando a deformidades e amputações. (*De Jones KJ: Smith's recognizable patterns of human malformation, ed 6, Philadelphia, 2006, Saunders.*)

Foi demonstrado que a interação da via SHH com o cílio primário é crucial para transduzir o sinal extracelular de SHH para a maquinaria nuclear. Alguns distúrbios, tais como a síndrome de Bardet-Biedl, a síndrome oro-facio-digital (OFD) tipo I e a síndrome de Joubert, são causados por mutações em genes que funcionam no cílio primário. Esses distúrbios, chamados **ciliopatias**, se sobrepõem clinicamente com algumas das características fenotípicas descritas anteriormente, novamente demonstrando que as perturbações nas vias de desenvolvimento conservadas podem causar apresentações sobrepostas (Tabela 128.4).

Aberrações citogenéticas e desequilíbrios cromossômicos

Os desequilíbrios citogenéticos resultantes de uma cópia a mais de um cromossomo humano inteiro podem resultar em síndromes características e identificáveis. Uma cópia adicional do cromossomo 21 resulta na **síndrome de Down** (ver Capítulo 98.2). A perda de um dos cromossomos X resulta na **síndrome de Turner** (ver no Capítulo 98 a discussão sobre síndromes com desequilíbrios de cromossomos inteiros). Com o advento de técnicas citogenéticas de alta resolução, como a hibridização fluorescente *in situ* (FISH), a hibridização genômica comparativa de arranjos (arranjo CGH) e os arranjos de polimorfismo de nucleotídio único (SNP), tornou-se possível identificar **deleções e duplicações cromossômicas submicroscópicas**. Foram identificadas algumas deleções e duplicações recorrentes que causam síndromes características e reconhecíveis, incluindo a **síndrome de Williams** (deleção do cromossomo 7q11.23), a **síndrome de Miller-Dieker** (deleção do cromossomo 17p13.3), a **síndrome de Smith-Magenis** (deleção do cromossomo 17p11.2) e a síndrome da deleção do 22q11 (deleção do cromossomo 22q11.2, também conhecida como **síndrome velocardiofacial/DiGeorge**). O arranjo CGH e os arranjos de SNP também tornaram possível descobrir

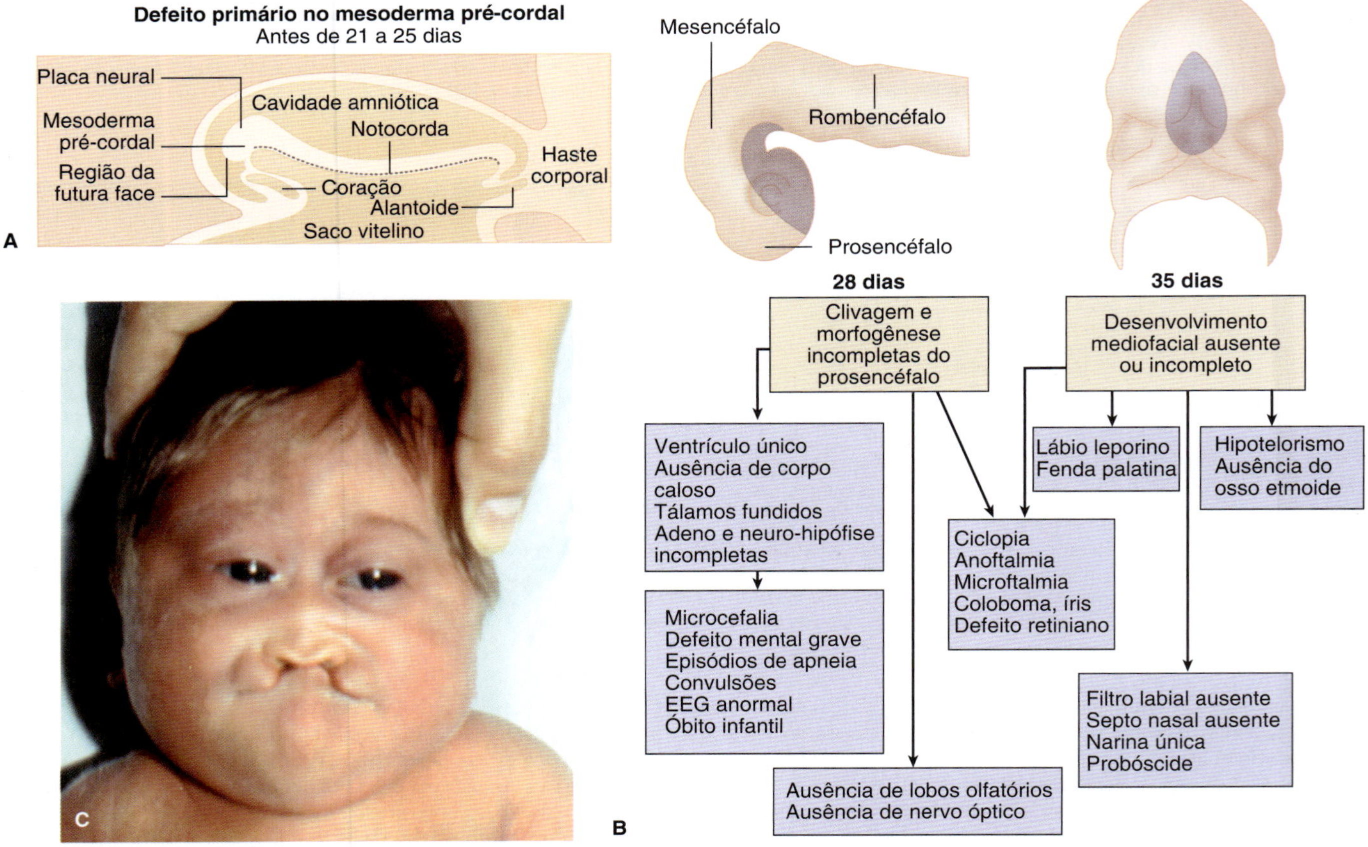

Figura 128.9 Sequência de holoprosencefalia. A. Secção longitudinal esquemática de embrião de 21 dias. **B.** Patogênese do desenvolvimento da sequência. **C.** Indivíduo afetado. (*De Jones KL, Jones MC, Del Campo M, editors:* Smith's recognizable patterns of human malformation, *ed 7, Philadelphia, 2013 Elsevier, Fig 1, pp 802-803.*)

Tabela 128.4 Doenças da infância e síndromes associadas a ciliopatias móveis e sensoriais.

CILIOPATIA PEDIÁTRICA	MANIFESTAÇÕES CLÍNICAS	GENE(S) SELECIONADO(S)
MOTORA Discinesia ciliar primária	Bronquite crônica, rinossinusite, otite média, defeitos de lateralidade, infertilidade, CC	*DNAI1, DNAH5, DNAH11, DNAI2, KTU, TXNDC3, LRRC50, RSPH9, RSPH4A, CCDC40, CCDC39*
SENSORIAIS		
Doença renal policística autossômica recessiva	DFR, FHC	*PKHD1*
Nefronoftise	DFR, nefrite intersticial, FHC, RP	*NPHP1-8, ALMS1, CEP290*
Síndrome de Bardet-Biedl	Obesidade, polidactilia, DI, RP, anomalias renais, anosmia, CC	*BBS1-12, MKS1, MKS3, CEP290*
Síndrome de Meckel-Gruber	DFR, polidactilia, DI, anomalias do sistema nervoso central, CC, lábio leporino, fenda palatina	*MKS1-6, CC2D2A, CEP290, TMEM216*
Síndrome de Joubert	Anomalias do SNC, DI, ataxia, RP, polidactilia, lábio leporino, fenda palatina	*NPHP1, JBTS1, JBTS3, JBTS4, CORS2, AHI1, CEP290, TMEM216*
Síndrome de Alstrom	Obesidade, RP, DM, hipotireoidismo, hipogonadismo, displasia esquelética, cardiomiopatia, fibrose pulmonar	*ALMS1*
Síndrome orofaciodigital tipo I	Polidactilia, sindactilia, lábio leporino, fenda palatina, anomalias do SNC, DI, DFR	*OFD1*
Síndrome de Ellis van Creveld	Condrodistrofia, polidactilia, displasia ectodérmica, CC	*EVC, EVC2*
Distrofia torácica asfixiante de Jeune	Tórax estreito, DFR, RP, nanismo, polidactilia	*IFT80*
Síndrome de Sensenbrenner	Dolicocefalia, displasia ectodérmica, displasia dental, tórax estreito, DFR, CC	*IFT122, IFT43, WDR35*
Síndromes da costela curta e polidactilia	Tórax estreito, nanismo com membros curtos, polidactilia, displasia renal	*WDR35, DYNC2 H1, NEK1*

CC, Cardiopatia congênita; DFR, doença fibrocística renal; DI, deficiência intelectual; DM, diabetes melito; FHC, fibrose hepática congênita; RP, retinite pigmentosa; SNC, sistema nervoso central. (De Ferkol TW, Leigh MW: Ciliopathies: the central role of cilia in a spectrum of pediatric disorders, *J Pediatr* 160:366-371, 2012.)

microdeleções e microduplicações mais raras associadas a defeitos congênitos, deficiência intelectual e distúrbios neuropsiquiátricos. A sensibilidade e a especificidade dos microarranjos cromossômicos tornaram estes as técnicas de escolha para a avaliação inicial de uma criança com anomalias congênitas múltiplas e/ou deficiência intelectual, embora seja importante observar que todos os indivíduos podem portar numerosas pequenas microdeleções e microduplicações como uma variação normal ou familiar. Portanto, é importante comparar as variantes do número de cópias nessas crianças com defeitos congênitos com as análises cromossômicas dos seus pais e com os bancos de dados de variantes normais detectadas em indivíduos sem tais defeitos congênitos.

ABORDAGEM DA CRIANÇA DISMÓRFICA

A abordagem da criança dismórfica é o método de *reconhecimento de padrões* que compara as manifestações no paciente contra um amplo e memorizado (ou computadorizado) conhecimento dos distúrbios pleiotrópicos humanos. Embora esta abordagem possa ser apropriada para um pequeno número de dismorfologistas experientes, uma abordagem sistemática do *mecanismo genético* também pode ser eficiente para os médicos que não são especialistas em dismorfologia. Ao reunir e analisar os dados clínicos, o pediatra geral pode diagnosticar um caso diretamente no paciente ou iniciar o encaminhamento para o especialista adequado.

Anamnese médica

A anamnese de um paciente com defeitos congênitos inclui um número de elementos relacionados com fatores etiológicos. O histórico familiar é necessário para avaliar o padrão de herança, ou a falta deste, do distúrbio. No caso dos distúrbios com um padrão simples de herança mendeliana, seu reconhecimento pode ser crucial para estreitar o diagnóstico diferencial, priorizando, assim, genes comuns com o padrão de herança apropriado que leva às características clínicas do paciente. Uma variedade de defeitos congênitos comuns tem uma etiologia genética complexa ou multifatorial, tais como a fenda palatina isolada e a espinha bífida. O reconhecimento de um parente próximo afetado com um defeito congênito semelhante pode ser útil. Tipicamente, um histórico familiar de três gerações acometidas é suficiente para esse propósito (ver Capítulo 97).

O histórico perinatal também é um componente essencial da anamnese, que inclui também o histórico da gravidez da mãe (útil para o reconhecimento de abortamentos recorrentes, que podem ser indicativos de um distúrbio cromossômico), os fatores que possam estar relacionados com deformidades ou rupturas (oligoidrâmnio) e exposição materna a fármacos ou produtos químicos teratogênicos (isotretinoína e etanol são causas potenciais de microcefalia).

Outro componente da anamnese geralmente útil é o histórico natural do **fenótipo**. As síndromes malformativas causadas por aberrações cromossômicas e distúrbios em um único gene são frequentemente *estáticas*, o que significa que, embora os pacientes possam apresentar novas complicações ao longo do tempo, o fenótipo não é tipicamente progressivo. Em contraste, os distúrbios que causam características dismórficas devido a perturbações metabólicas (p. ex., síndrome de Hunter ou de Sanfilippo) podem ser brandos ou podem não ser aparentes ao nascimento, mas podem progredir implacavelmente, causando a deterioração do paciente ao longo do tempo.

Exame físico

O exame físico é muito importante para o diagnóstico de uma síndrome dismórfica. O elemento essencial da avaliação física é uma apreciação objetiva dos achados clínicos do paciente. O médico precisa realizar uma avaliação organizada do tamanho e da formação de várias estruturas corporais. A familiaridade com a nomenclatura de sinais dismórficos é útil (Tabela 128.5). O tamanho e formato da cabeça são relevantes; por exemplo, muitas crianças com síndrome de Down apresentam microcefalia e braquicefalia (encurtamento da medida anteroposterior do crânio). A posição e o formato dos olhos são sinais úteis de muitas doenças. Há uma série de padrões de referência disponíveis com os quais as mensurações físicas (p. ex., a distância interpupilar) também podem ser comparadas. Também é útil categorizar as anormalidades como defeitos congênitos "maiores" ou "menores". Os defeitos maiores causam uma disfunção significativa (p. ex., ausência de um dígito) ou necessitam de correção cirúrgica (p. ex., polidactilia), e os defeitos menores não causam uma disfunção significativa e não necessitam de correção cirúrgica (p. ex., clinodactilia branda) (Tabela 128.6 e Figura 128.10). Ao catalogar os parâmetros físicos, o médico pode ser capaz de reconhecer o diagnóstico.

Tabela 128.5 Definições dos sinais clínicos comuns das síndromes dismórficas.

SINAL	DEFINIÇÃO
Bico de viúva	Inserção capilar na testa em forma de "V" na linha média. Isso representa uma intersecção dos campos bilaterais de supressão do crescimento capilar periocular. Geralmente, ocorre porque os campos estão amplamente espaçados, como no hipertelorismo ocular
Braquicefalia	Condição na qual o formato da cabeça é encurtado anteroposteriormente ao longo do plano sagital, tipicamente, a parte posterior do crânio (occipital) e a face são mais planas que o normal
Braquidactilia	Dígitos curtos
Camptodactilia	Flexão permanente de um ou mais dedos que pode estar associada à falta de prega interfalângica
Clinodactilia	Curvatura medial ou lateral dos dedos das mãos ou dos pés; geralmente, se refere ao curvamento do 5º dedo
Escafocefalia	Condição em que a cabeça é alongada anteroposteriomente no plano sagital; a maioria dos crânios normais é escafocefálica; também é denominada dolicocefalia
Escroto em xale	A pele escrotal se junta em torno da parte superior do pênis e representa um pequeno déficit na migração completa das pregas labioescrotais
Fissuras palpebrais curtas	Diminuída distância horizontal das pregas palpebrais baseada nas medições entre o canto interno e o canto externo do olho
Hipertelorismo ocular ou olhos separados	Aumento da distância entre o centro das pupilas de ambos os olhos; também conhecido como aumento da distância interpupilar (DIP)
Manchas de Brushfield	Pontos ou anéis brancos salpicados cerca de dois terços de distância em direção à periferia da íris ocular
Melia	Sufixo que designa "membro" (p. ex., amelia – membro ausente; braquimelia – membro curto)
Orelhas de implantação baixa	Designação feita quando a hélice encontra o crânio em um nível abaixo de um plano horizontal que é uma extensão de uma linha através de ambos os cantos interiores dos olhos
Plagiocefalia	Condição em que o formato da cabeça é assimétrico no plano sagital ou coronal; pode resultar de assimetria no fechamento da sutura craniana, assimetria do crescimento cerebral ou deformação do crânio
Polidactilia pós-axial	Dedo extra na mão ou no pé presente na parte lateral da mão ou do pé
Polidactilia pré-axial	Dedo extra na mão ou no pé presente na parte medial da mão ou do pé
Redemoinho capilar posterior	Um único redemoinho capilar ocorre à direita ou à esquerda da linha média e fica até 2 cm anteriormente à fontanela posterior em 95% dos casos
Sindactilia	Separação incompleta dos dedos das mãos ou dos pés. Ocorre mais comumente entre os 3º e 4º quirodáctilos e os 2º e 3º pododáctilos
Sínofre	Sobrancelhas que se encontram na linha média
Sulcos palatinos laterais proeminentes	Relativo hipercrescimento dos sulcos palatinos laterais que pode ser causado por um déficit de empuxo da língua sobre o palato duro
Telecanto	Deslocamento lateral do ângulo ocular interno. A distância cantal interna (DCI) é aumentada, mas a distância interpupilar (DIP) é normal
Unha pequena ou hipoplásica	Uma unha pequena em um dígito

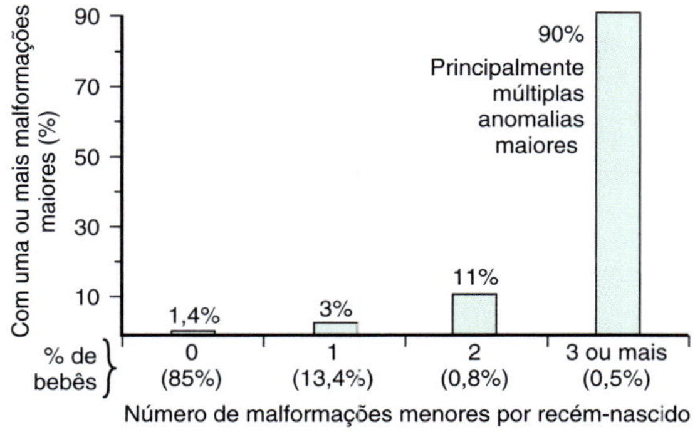

Figura 128.10 Frequência de malformações maiores em relação ao número de anomalias menores detectadas em um recém-nascido. (*De Jones KJ*: Smith's recognizable patterns of human malformation, *ed 6, Philadelphia, 2006, Saunders.*)

Estudos de imagem

Os estudos de imagem podem ser fundamentais para diagnosticar uma etiologia genética subjacente. Se for observada baixa estatura ou estatura desproporcional (p. ex., tronco longo e membros curtos), deve ser realizado um exame completo do esqueleto com radiografias. A pesquisa esquelética pode detectar anomalias no número ou na estrutura óssea que podem ser usadas para estreitar o diagnóstico diferencial. Quando há sinais ou sintomas neurológicos anormais, como microcefalia ou hipotonia, pode ser indicado o exame de imagem cerebral. Outros exames, como o ecocardiograma e a ultrassonografia renal, também podem ser úteis para identificar malformações maiores ou menores adicionais que podem servir como pistas para o diagnóstico.

Diagnóstico

O examinador deve reunir dados sobre a história familiar e os históricos perinatal e pediátrico (no caso das crianças mais velhas) do paciente, assim como deve ter uma estimativa do histórico natural dos achados clínicos. Nesse momento, o médico examinou a criança, identificou características físicas atípicas e obteve estudos de imagem apropriados.

O médico deve, então, tentar organizar os resultados para elucidar potenciais processos de desenvolvimento. Uma avaliação baseada na **especificidade** pode ser útil para este processo. Se uma criança apresenta múltiplos achados, como um canal arterial patente (CAP), pequena restrição no crescimento, microcefalia branda e holoprosencefalia, bem como micropênis e ptose, pode ser priorizada uma seleção dos achados mais raros ou patognomônicos. O CAP, a ptose, uma pequena restrição no crescimento e a microcefalia leve são considerados *achados amplamente inespecíficos* (detectados em muitas doenças ou frequentemente presentes como características isoladas que não fazem parte de uma

Tabela 128.6 Anomalias menores e variantes fenotípicas.*

CRANIOFACIAIS Fontanela anterior grande Ponte nasal plana ou baixa Nariz antevertido (arrebitado) Micrognatia branda Aplasia cutânea de couro cabeludo **OLHO** Epicanto Telecanto Fendas palpebrais oblíquas Hipertelorismo (olhos excessivamente espaçados) Manchas de Brushfield **ORELHA** Ausência de dobras helicoidais Rotação posterior do pavilhão auricular Pavilhão auricular pequeno Fóvea auricular ou pré-auricular Dobramento atípico das hélices Orelhas esmagadas (amassadas) Assimetria no tamanho das orelhas Orelhas de implantação baixa **PELE** Covinha sacral Depressões cutâneas (covinhas) sobre os ossos Hemangioma capilar (face, nuca) Melanose dérmica (afro-americanos, asiáticos) Nevos pigmentados Pele redundante Pele marmórea (*cutis marmorata*)	**MÃO** Pregas palmares únicas Pregas palmares em ponte Clinodactilia dos 5os dígitos Hiperextensibilidade de polegares Sindactilia cutânea parcial branda Polidactilia Polegar curto e largo Unhas estreitas e hiperconvexas Unhas pequenas Camptodactilia 4º dígito encurtado **PÉ** Sindactilia parcial dos 2º e 3º pododáctilos Assimetria do comprimento dos pododáctilos Clinodactilia do 2º pododáctilo Pododáctilos sobrepostos Unhas pequenas Intervalo alargado entre o hálux e o 2º pododáctilo ("sinal da sandália") Prega plantar profunda entre o hálux e o 2º pododáctilo **OUTRAS** Hidrocele Escroto em xale Hipospadia Hipoplasia de grandes lábios

*Aproximadamente 15% dos neonatos apresentam uma anomalia menor, 0,8% apresentam duas anomalias menores e 0,5% apresentam três. Se duas anomalias menores estiverem presentes, a probabilidade de uma síndrome subjacente ou de uma anomalia maior (cardiopatia congênita, renal, sistema nervoso central, membros) é cinco vezes maior que na população geral. Se três anomalias menores estiverem presentes, há uma probabilidade de 20 a 30% de uma anomalia maior. (De Kliegman RM, Greenbaum LA, Lye PS: *Practical strategies in pediatric diagnosis and therapy*, ed 2, Philadelphia, 2004, Elsevier Saunders.)

síndrome). Entretanto, a holoprosencefalia e o micropênis aparecem em menos síndromes e não são considerados parte da variação normal. O médico pode, portanto, pesquisar distúrbios que incluem tanto a holoprosencefalia como o micropênis. A pesquisa pode ser realizada manualmente utilizando-se o índice de características de um livro-texto (p. ex., *Smith's Recognizable Patterns of Human Malformation*) ou um banco de dados informatizado, como a Online Mendelian Inheritance in Man (OMIM). A pesquisa tanto da holoprosencefalia como do micropênis leva a uma lista de possibilidades diagnósticas e o médico pode então retornar ao paciente para examinar as características adicionais dos principais distúrbios possíveis. Podem ser realizados testes genéticos apropriados para confirmar a hipótese do médico e verificar o diagnóstico.

Estudos laboratoriais e testes genéticos

A avaliação laboratorial da criança dismórfica pode ser fundamental para alcançar ou confirmar o diagnóstico correto. Os estudos citogenéticos com análise cromossômica de banda com Giemsa (banda G) ou cariotipagem foram o padrão-ouro previamente realizado na avaliação de um paciente dismórfico. O arranjo CGH e os arranjos de SNP permitem a detecção da variante do número de cópias e, no caso das matrizes dos arranjos SNP, a avaliação da perda de heterozigosidade. As síndromes de deleção cromossômica também podem ser identificadas com análises por FISH específicas e sensíveis (Tabela 128.7). Estes testes são os métodos mais sensíveis para a detecção de alterações citogenéticas associadas a defeitos congênitos e múltiplas anomalias congênitas.

Testes moleculares para variantes de sequências deletérias que causam síndromes de malformação pleiotrópicas também estão disponíveis para muitos distúrbios como testes clínicos ou de pesquisa. Na maioria dos casos, no entanto, esses testes não devem ser realizados indiscriminadamente, mas devem ser solicitados cuidadosamente após o diagnóstico diferencial ter sido considerado. A introdução do **sequenciamento exoma** ou sequenciamento do genoma completo levou à identificação de inúmeros novos genes e revolucionou os testes que estão agora disponíveis para pacientes e famílias com deficiência intelectual, defeitos congênitos ou suspeita de outras doenças genéticas. Uma forte suspeita de um diagnóstico genético justifica a consideração de realização de testes para confirmar o diagnóstico, facilitar o tratamento do paciente e a orientação preventiva, esclarecer os riscos de recorrência e permitir testes de portador para padrões de herança relevantes. Variantes de nucleotídio único, éxons ou genes são testados por *sequenciamento Sanger* direcionado a um único ou múltiplos éxons. No entanto, para os diagnósticos que possuem uma substancial heterogeneidade genética (p. ex., perda de audição), os *testes em painel*, nos quais vários genes relevantes podem ser investigados em busca de variantes de nucleotídio único, deleções e duplicações gênicas, são mais rápidos que o sequenciamento Sanger. Frequentemente, os testes em painel também têm a vantagem de fornecer alta cobertura para os genes no painel em comparação com a cobertura dos mesmos genes obtidos pelo sequenciamento do exoma. No entanto, em situações com incerteza diagnóstica, como a investigação de uma criança com deficiência intelectual e características dismórficas, para as quais não há um padrão clinicamente reconhecível, o sequenciamento do exoma pode ser mais útil como uma abordagem ampla de testagem. O **sequenciamento completo do exoma** (WES) examina aproximadamente 200 mil éxons, ou os 1 a 2% do DNA que compreendem as regiões codificadoras do genoma. O WES é tipicamente realizado com uma abordagem em *trios*, na qual o paciente e ambos os pais biológicos são testados simultaneamente para que o padrão de herança, ou segregação, de variantes de sequências deletérias possa ser determinado, o que simplifica a análise. O sequenciamento em trios resultou em rendimentos diagnósticos mais elevados do que o sequenciamento do probando somente, e pode abordar de 30 a 40% das indicações como deficiência intelectual. Em contraste, o **sequenciamento completo do genoma** (WGS) examina todo o conteúdo do DNA, incluindo as regiões não codificadoras, e inclui a análises dos rearranjos citogenéticos, além da perda ou ganho do número de cópias. O WES e o WGS são aplicáveis a uma ampla gama de defeitos congênitos e doenças genéticas, e podem descobrir variantes causadoras em genes conhecidos ou novos associados a uma condição particular.

Tabela 128.7 Síndromes da deleção cromossômica.

CONDIÇÃO	BREVE DESCRIÇÃO	SONDA
Síndrome de Williams	Baixa estatura proporcional, deficiência intelectual branda-moderada a grave, padrão rápido e fragmentado de conversação, padrão estrelado da pigmentação da íris, estenose aórtica supravalvar, ponte nasal recuada e boca larga com lábios carnudos	7q11
Síndrome WAGR	Tumor de Wilms, aniridia, atraso no crescimento, deficiência intelectual e anomalias geniturinárias	11p13
Síndrome de Prader-Willi Síndrome de Angelman	Síndromes distintas com áreas de deleção comuns ou sobrepostas; o fenótipo depende do gênero do genitor de origem da deleção Síndrome de Prader-Willi: hipotonia na infância, baixa estatura, obesidade, deficiência intelectual branda a moderada e ocasionalmente grave, mãos e pés pequenos (causados pela deleção paterna de 15q11-13 ou dissomia uniparental materna para o cromossomo 15) Síndrome de Angelman: deficiência intelectual grave, ausência de fala, ataxia, movimentos trêmulos, boca grande, salivação frequente (causada pela deleção materna do cromossomo 15q11-13 ou dissomia uniparental paterna)	15q11
Síndrome de Smith-Magenis	Braquicefalia, prognatismo, comportamento autodestrutivo, morder o punho, arrancar as unhas, bater a cabeça, indiferença à dor, deficiência intelectual grave, hiperatividade, problemas de comportamento social	17p11.2
Síndrome de Miller-Dieker	Microcefalia, têmporas estreitas, hipotonia/hipertonia, postura anormal, convulsões, deficiência intelectual grave a profunda, baixo crescimento, lissencefalia e outras anomalias cerebrais na TC ou na RMN	17p13
Síndrome velocardiofacial (VCF) (se sobrepõe à síndrome de DiGeorge)	VCF: fenda palatina, cardiopatia congênita, problemas de aprendizado/comportamento, face longa, nariz proeminente, hipotonia de membro, mãos esbeltas com dedos afilados Síndrome de DiGeorge: deficiência de células T, deficiência de imunoglobulina	22q11

RMN, ressonância magnética nuclear; TC, tomografia computadorizada; WAGR, tumor de Wilms, aniridia, anomalias geniturinárias e retardo mental. (De Kliegman RM, Lye PS *et al.*, editors: *Nelson pediatric symptom-based diagnosis*, Philadelphia, 2018, Elsevier [Table 25-10].)

Manejo e aconselhamento

O manejo do paciente afetado e o aconselhamento genético são aspectos essenciais da abordagem ao paciente dismórfico. Crianças com a síndrome de Down apresentam alta incidência de hipotireoidismo, e crianças com a acondroplasia têm alta incidência de anormalidades da junção cervicomedular. Um dos muitos benefícios de um diagnóstico precoce e preciso é que a **orientação preventiva e o acompanhamento médico** dos pacientes para os riscos médicos específicos da síndrome podem prolongar e melhorar a qualidade de vida. Quando um diagnóstico é realizado, os médicos responsáveis pelo tratamento podem acessar a informação publicada sobre o histórico natural e o manejo da doença por meio de artigos publicados, textos de referência em genética e bancos de dados.

A segunda grande vantagem de um diagnóstico preciso é que este fornece dados para estimativas apropriadas de **risco de recorrência**. As doenças genéticas podem ter efeitos diretos em apenas um membro da família, mas o diagnóstico da condição pode ter implicações para a família inteira. Um ou ambos os pais podem ser portadores, irmãos podem ser portadores ou podem querer conhecer sua situação genética quando chegarem à idade reprodutiva. A provisão do risco de recorrência é um componente importante do aconselhamento genético e deve ser incluída em todas as avaliações de famílias afetadas com defeitos de nascimento ou outros distúrbios hereditários (ver Capítulo 94).

A bibliografia está disponível no GEN-Rio.

Capítulo 129
Epidemiologia das Infecções

David B. Haslam

As infecções neonatais costumam ser classificadas quanto ao tempo de aparecimento em relação ao nascimento, sendo denominadas como congênitas, perinatais, de início precoce e de início tardio. Essas classificações são clinicamente úteis, pois os mecanismos de infecção, etiologias e desfechos são distintos em cada estágio. A **infecção congênita** é adquirida no útero; é causada geralmente por organismos virais ou outros não bacterianos e é frequentemente associada a lesões em órgãos em desenvolvimento (ver Capítulo 131). A **infecção perinatal** é adquirida próximo ao momento do parto; organismos adquiridos por via perinatal incluem bactérias e vírus, alguns dos quais são os mesmos que causam infecção congênita, porém manifestam-se muitas vezes com diferentes características. A **infecção de início precoce** ocorre na primeira semana de vida e, geralmente, é consequência de infecção causada por organismos adquiridos durante o período perinatal. A **infecção de início tardio** ocorre entre 7 e 30 dias de vida e pode incluir bactérias, vírus ou outros organismos que normalmente são adquiridos no período pós-natal. As **infecções hospitalares** geralmente ocorrem após a primeira semana de vida (ver Capítulo 130).

Os neonatos são especialmente propensos a doença invasiva em razão da ausência de imunidade inata totalmente responsiva (Figura 129.1). Respostas imunes atenuadas frequentemente resultam em manifestações clínicas mínimas ou inespecíficas, e o tratamento eficaz requer atenção para sinais brandos de infecção. Em comparação com crianças mais velhas, os recém-nascidos são muitas vezes tratados empiricamente, enquanto os resultados de investigação laboratorial são aguardados. Prematuros são particularmente suscetíveis a infecção, em virtude das defesas de barreira e imunidade inata reduzidas, além da prolongada permanência em ambientes hospitalares.

INCIDÊNCIA E EPIDEMIOLOGIA

Apesar dos avanços no cuidado materno e neonatal, as infecções continuam sendo uma causa frequente e importante de morbimortalidade neonatal e infantil. Até 10% das crianças desenvolvem infecções no primeiro mês de vida. A infecção neonatal é mais comum em áreas com acesso limitado aos cuidados de saúde do que em áreas com infraestrutura de saúde bem estabelecida. A incidência geral de sepse neonatal varia de 1 a 5 casos por 1.000 nascidos vivos. As taxas de incidência estimadas variam de acordo com a definição de caso e a população estudada. Em todo o mundo, estima-se que a sepse neonatal e outras infecções graves tenham sido responsáveis por 430.000 óbitos neonatais em 2013, representando aproximadamente 15% de todas as mortes neonatais.

Uma série de agentes bacterianos e não bacterianos pode infectar recém-nascidos durante os períodos intraparto ou pós-parto

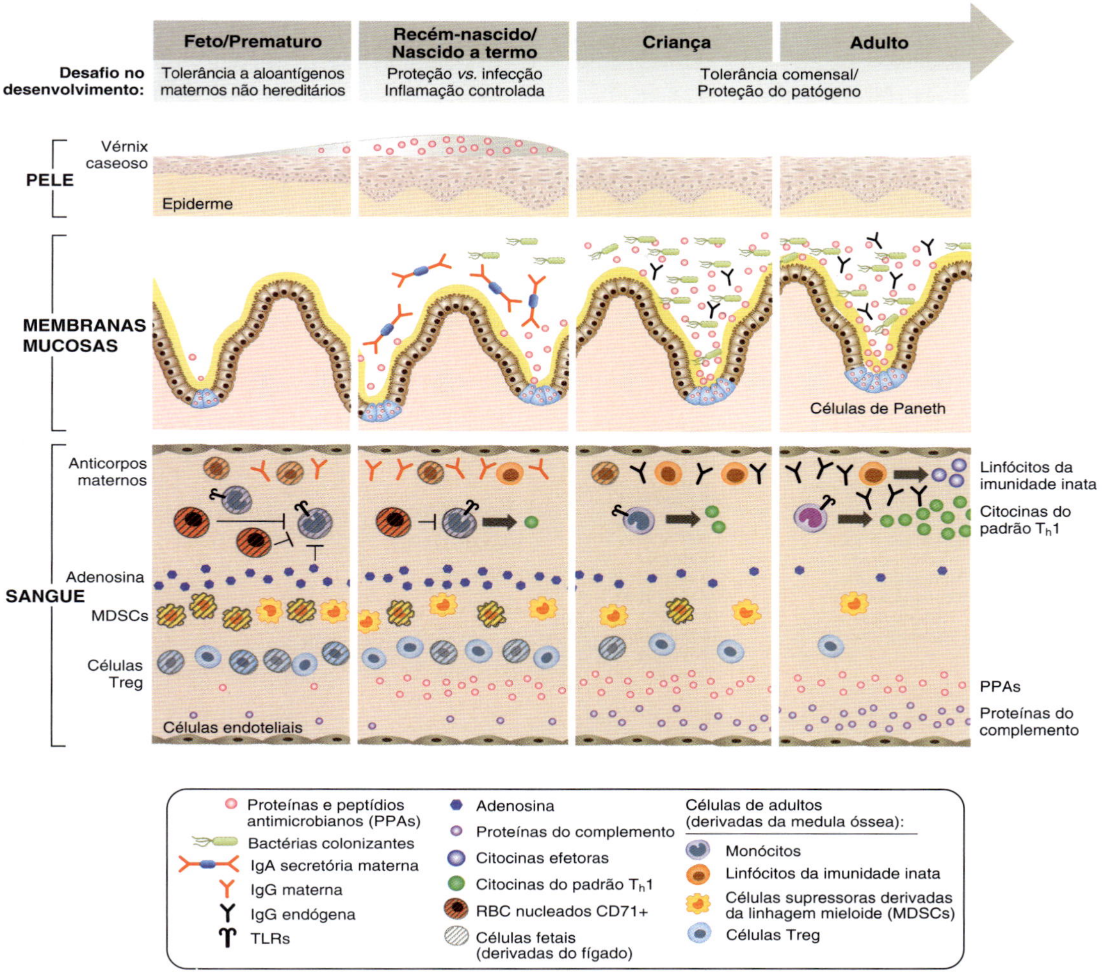

Figura 129.1 **Ontogenia dos sistemas de defesa inatos mediados por células, componentes solúveis e pele.** As funções de barreira protetora no hospedeiro incluem componentes físicos, químicos e funcionais da pele e dos epitélios da membrana mucosa do feto, neonato (até 28 dias de vida) e criança (1 mês a 1 ano). Pele: enquanto as barreiras físicas e químicas são deficientes no início da vida, principalmente no recém-nascido prematuro, o vérnix caseoso e os epitélios da pele de neonatos a termo expressam fortemente proteínas e peptídios antimicrobianos (PPAs). Membranas mucosas: paralelamente e induzido por uma microbiota cada vez mais complexa, o epitélio da mucosa intestinal do recém-nascido rapidamente muda em termos de estrutura, com aumento na população de células da cripta e células de Paneth na base da cripta, além de mudar em termos de função, com expressão crescente de PPAs. Sangue: a composição do sangue neonatal é distinta, com concentrações relativamente baixas de componentes do complemento e PPAs, além de altas concentrações do metabólito imunossupressor purínico adenosina. O plasma também contém anticorpos maternos que são transferidos no início do segundo trimestre de gestação e suplementados por fatores pós-natais derivados do leite materno. A imunidade inata é detectável no fim do primeiro mês de gestação, com alterações determinadas pela exposição aumentada aos micróbios ambientais. Células apresentadoras de antígeno neonatais, tais como os monócitos no sangue, expressam receptores de reconhecimento padrão (p. ex., receptores *Toll-like* [TLRs]) com respostas funcionais distintas, incluindo produção limitada de citocinas do padrão T_h1, para a maioria dos estímulos. A imunidade adaptativa desenvolve-se da quarta semana de gestação em diante, com alterações determinadas por um quimerismo em desenvolvimento que reflete os linfócitos ricos em células T reguladoras (Treg) fetais (*células sombreadas*, derivadas do fígado) e linfócitos de padrão mais adulto (*células não sombreadas*, derivadas da medula óssea) com programas funcionais distintos, codificados epigeneticamente. Ig, imunoglobulina; RBC, eritrócitos. (*Modificada de Kollmann TR, Kampmann B, Mazmanian SK et al.: Protecting the newborn and young infant from infectious diseases: lessons from immune ontogeny.* Immunity *2007;46:350-363.*)

(Tabela 129.1). Embora o herpes-vírus simples (HSV), o vírus da imunodeficiência humana (HIV), o vírus da hepatite B (HBV), o vírus da hepatite C (HCV) e a tuberculose (TB) possam resultar em infecção transplacentária, os modos mais comuns de transmissão desses agentes são **intraparto**, durante o trabalho de parto e no parto com passagem pelo canal infectado (HIV, HSV, HBV), ou **pós-parto**, a partir do contato com a mãe ou cuidador infectado (TB) ou com o leite materno infectado (HIV) (Figura 129.2 e Tabela 129.2). Qualquer microrganismo residente do sistema geniturinário ou digestório inferior pode causar infecção intraparto e pós-parto. As bactérias mais comuns são os estreptococos do grupo B (EGB), *Escherichia coli* e *Klebsiella* spp. *Salmonella* spp. são causas comuns de sepse causada por bactérias gram-negativas em países em desenvolvimento. Agentes bacterianos menos comuns nos EUA incluem *Citrobacter*, enterococos, gonococos, *Listeria monocytogenes*, *Streptococcus pneumoniae* e *Haemophilus influenzae*. Os vírus mais comuns são citomegalovírus (CMV), HSV, enterovírus e HIVent (Tabela 129.2).

Os microrganismos que causam pneumonia adquirida durante o trabalho de parto e parto incluem EGB, aeróbios entéricos gram-negativos, *L. monocytogenes*, *Mycoplasma genitalium*, *Chlamydia trachomatis*, CMV, HSV e *Candida* spp. (Tabela 129.3).

As causas bacterianas mais comuns de **meningite neonatal** são EGB, *E. coli* e *L. monocytogenes*. Infecções por *S. pneumoniae*, outros estreptococos, *H. influenzae* não tipável, estafilococos coagulase-positivos e coagulase-negativos, *Klebsiella*, *Enterobacter*, *Pseudomonas*, *Treponema pallidum* e *Mycobacterium tuberculosis* também podem acometer o sistema nervoso central (SNC), causando meningite.

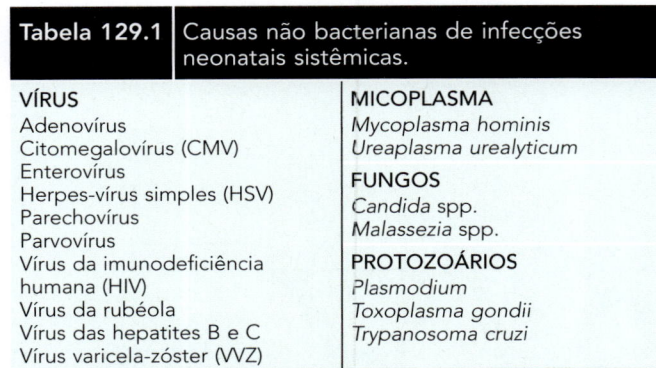

Tabela 129.1 Causas não bacterianas de infecções neonatais sistêmicas.

VÍRUS	MICOPLASMA
Adenovírus	*Mycoplasma hominis*
Citomegalovírus (CMV)	*Ureaplasma urealyticum*
Enterovírus	**FUNGOS**
Herpes-vírus simples (HSV)	*Candida* spp.
Parechovírus	*Malassezia* spp.
Parvovírus	**PROTOZOÁRIOS**
Vírus da imunodeficiência humana (HIV)	*Plasmodium*
Vírus da rubéola	*Toxoplasma gondii*
Vírus das hepatites B e C	*Trypanosoma cruzi*
Vírus varicela-zóster (VVZ)	

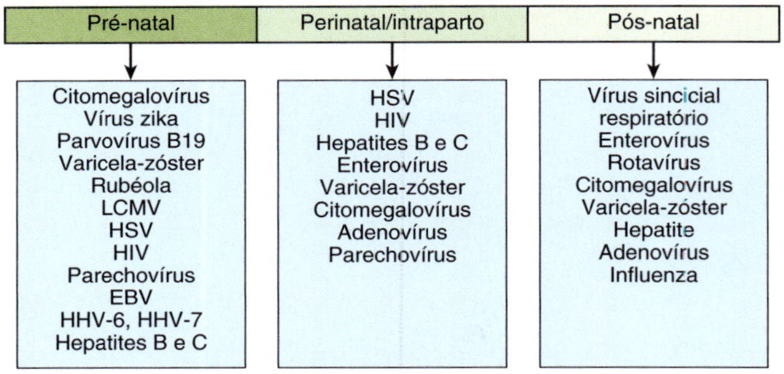

Figura 129.2 **Importância relativa das infecções virais em neonatos quanto ao período de aquisição da infecção.** Os vírus estão listados em ordem decrescente de importância relativa aos períodos pré-natal, perinatal (intraparto) e pós-natal de infecções comuns. Algumas infecções neonatais por vírus (p. ex., citomegalovírus) podem ser causas importantes de doença, se adquiridas durante a gestação ou no pós-parto, enquanto outras (p. ex., vírus sincicial respiratório) são adquiridas geralmente no período pós-natal. EBV, vírus Epstein-Barr; HHV, herpes-vírus humano; HIV, vírus da imunodeficiência humana; HSV, herpes-vírus simples; LCMV, vírus da coriomeningite linfocítica. (*De Schleiss MR, Marsh KJ: Viral infections of the fetus and newborn. In Gleason CA, Juul SE, editors:* Avery's diseases of the newborn, *ed 10, Philadelphia, 2018, Elsevier, Fig 37-1.*)

Infecções neonatais de início precoce e tardio

Os termos *infecção de início precoce* e *infecção de início tardio* referem-se às diferentes idades de início da infecção no período neonatal. A **sepse de início precoce** é definida pelo surgimento dos sintomas antes dos 7 dias de vida, embora alguns especialistas limitem a definição para infecções que ocorrem nas primeiras 72 h após o nascimento. A **sepse de início tardio** é definida geralmente pelo início dos sintomas a partir de 7 dias de vida. Assim como na sepse de início precoce, há variabilidade na definição, com início estabelecido em > 72 horas até 7 dias ou mais de vida. Infecções de início precoce são adquiridas antes ou no decorrer do parto (transmissão **vertical** de mãe para filho). Infecções de início tardio desenvolvem-se após o parto por organismos adquiridos no hospital ou na comunidade. A idade de início depende do tempo de exposição e da virulência do organismo infectante. **Infecções de início muito tardio** (início após 1 mês) também podem ocorrer, particularmente em recém-nascidos prematuros com muito baixo peso ao nascer (MBPN) ou a termo que necessitem de cuidado neonatal intensivo prolongado.

A incidência de sepse bacteriana neonatal varia de 1 a 4 por 1.000 nascidos vivos, com variação e alterações geográficas ao longo do tempo. Estudos sugerem que recém-nascidos a termo do sexo masculino têm incidência de sepse maior do que os do sexo feminino. Essa diferença é menos evidente em recém-nascidos prematuros com baixo peso ao nascer (BPN). As taxas de ataque de sepse neonatal aumentam significativamente em recém-nascidos com BPN em caso de corioamnionite materna, defeitos imunes congênitos, mutações genéticas envolvidas no sistema imune inato, asplenia, galactosemia

Tabela 129.2 Período de transmissão fetal ou neonatal de vírus selecionados.

VÍRUS	CONGÊNITA	NATAL	PÓS-NATAL
Adenovírus	+	+	+
Caxumba	+	−	−
Chikungunya	++	+	−
Citomegalovírus	++	++	++
Dengue	++	−	−
Encefalite de St. Louis	(+)	−	(+)
Encefalite equina do oeste	+	−	+
Epstein-Barr	+	−	+
Hepatite A	−	++	+
Hepatite B	+	++	+
Hepatite C	+	++	−
Herpes simples	+	++	+
Herpes-vírus-6	+	−	+
Influenza	(+)	−	+
Parechovírus	−	+	+
Parvovírus humano B19	+	−	−
Poliovírus	+	+	+
Rubéola	++	−	−
Sarampo	+	−	+
Vaccínia	+	+	+
Varíola	+	+	+
Vírus Coxsackie do tipo B	+	+	+
Vírus da coriomeningite linfocítica	++	−	−
Vírus da imunodeficiência humana	+	++	+
Vírus do oeste do Nilo	+	−	+
Vírus Ebola	++	+	+
Vírus ECHO	+	+	+
Vírus varicela-zóster	++	+	+
Vírus zika	++	?	(+)

++, principal rota demonstrada; +, menor rota demonstrada; (+), rota sugerida, poucos dados de apoio; −, rota não demonstrada. (De Harrison GJ: Approach to infections in the fetus and newborn. In Cherry JD, Demmler-Harrison GJ, Kaplan SL *et al.*, editors: *Feigin and Cherry's textbook of pediatric infectious diseases*, ed 7, Philadelphia, 2014, Elsevier [Table 66-1, p 878].)

(*E. coli*) e malformações que levem à quantidade elevada de inóculos bacterianos (p. ex., uropatia obstrutiva).

Dados da Neonatal Research Network, do Eunice Kennedy Shriver National Institute of Child Health and Human Development (NICHD), documentaram taxas de sepse de início precoce em aproximadamente 400.000 nascidos vivos em centros da rede. A taxa global de sepse de início precoce foi de 0,98 caso por 1.000 nascidos vivos, com taxas inversamente relacionadas com o peso ao nascimento: 401 a 1.500 g, 10,96 por 1.000 nascimentos; 1.501 a 2.500 g, 1,38/1.000; e > 2.500 g, 0,57/1.000 (Tabela 129.4).

A incidência de meningite é de 0,2 a 0,4 por 1.000 nascidos vivos em recém-nascidos e é maior em prematuros. A meningite bacteriana pode estar associada à sepse ou pode ocorrer como infecção meníngea local. *Até um terço dos recém-nascidos com MBPN e meningite de início tardio apresenta resultados de hemocultura negativa.* A discordância entre os resultados da hemocultura e da cultura do líquido cefalorraquidiano (LCR) sugere que a meningite pode ser subdiagnosticada entre recém-nascidos com MBPN e enfatiza a necessidade de cultura do LCR quando houver suspeita de *sepse de início tardio* e em todos os bebês com resultados de hemocultura positiva. A maioria dos

Tabela 129.3 Agentes etiológicos de pneumonia neonatal de acordo com o período de aquisição.

TRANSPLACENTÁRIA	PÓS-NATAL
Citomegalovírus (CMV)	Adenovírus
Herpes-vírus simples (HSV)	*Candida* spp.*
Mycobacterium tuberculosis	Estafilococos coagulase-negativos
Vírus da rubéola	CMV
Treponema pallidum	Bactérias entéricas*
Vírus varicela-zóster (VVZ)	Enterovírus
Listeria monocytogenes	Vírus influenza A, B
PERINATAL	Parainfluenza
Bactérias anaeróbias	*Pseudomonas**
Chlamydia	Vírus sincicial respiratório (VSR)
CMV	*Staphylococcus aureus*
Bactérias entéricas	*Mycobacterium tuberculosis*
Estreptococos do grupo B	*Legionella*
Haemophilus influenzae	
HSV	
Listeria monocytogenes	
Mycoplasma	

*Mais provável com ventilação mecânica ou cateteres de demora, ou após cirurgia abdominal.

Tabela 129.4 Taxas de sepse de início precoce a cada 1.000 nascidos vivos.*

	PESO AO NASCER (g)			
	401 a 1.500	**1.501 a 2.500**	**> 2.500**	**Todos**
Todos	10,96	1,38	0,57	0,98
Estreptococos do grupo B	2,08	0,38	0,35	0,41
Escherichia coli	5,09	0,54	0,07	0,28

*Neonatal Research Network, NICHD/Estudo de Vigilância do CDC para Sepse de Início Precoce. (Adaptada de Stoll BJ, Hansen NI, Sanchez PJ *et al.*: Early onset neonatal sepse: the burden of group B streptococcal and *E. coli* disease continues, *Pediatrics* 127(5):817-826, 2011.)

neonatos com sepse no primeiro dia de vida apresenta hemocultura positiva, e a análise do LCR é geralmente adiada até que a condição cardiorrespiratória (choque, insuficiência respiratória) esteja estabilizada.

PATOGÊNESE

Infecções de início precoce

Na maioria dos casos, o feto ou neonato não é exposto a bactérias potencialmente patogênicas até a ruptura das membranas e a passagem pelo canal do parto e/ou entrada no ambiente extrauterino. O canal de parto humano é colonizado com organismos aeróbios e anaeróbios que podem resultar em infecção amniótica ascendente e/ou colonização do neonato ao nascimento. A transmissão vertical de agentes bacterianos que infectam o líquido amniótico e o canal vaginal pode ocorrer no útero ou, mais frequentemente, durante o trabalho de parto ou no parto (Figura 129.3).

A **corioamnionite** resulta da invasão microbiana do líquido amniótico, muitas vezes como resultado de ruptura prolongada da membrana corioamniótica. A infecção amniótica também pode ocorrer com membranas aparentemente intactas ou com duração relativamente curta de ruptura da membrana. O termo *corioamnionite* refere-se à síndrome clínica de infecção intrauterina, que inclui febre materna, com ou sem sinais locais ou sistêmicos de corioamnionite (sensibilidade uterina, secreção vaginal/líquido amniótico de odor fétido, leucocitose materna e taquicardia materna e/ou fetal). A corioamnionite também pode ser assintomática, diagnosticada apenas por análise do líquido amniótico ou exame patológico da placenta. A taxa de corioamnionite histológica é inversamente relacionada à idade gestacional ao nascimento (Figura 129.4) e diretamente.relacionada à duração de ruptura da membrana.

Acredita-se que a corioamnionite resulte de infecção do líquido amniótico, mas atualmente é mais bem definida pelo termo **inflamação**

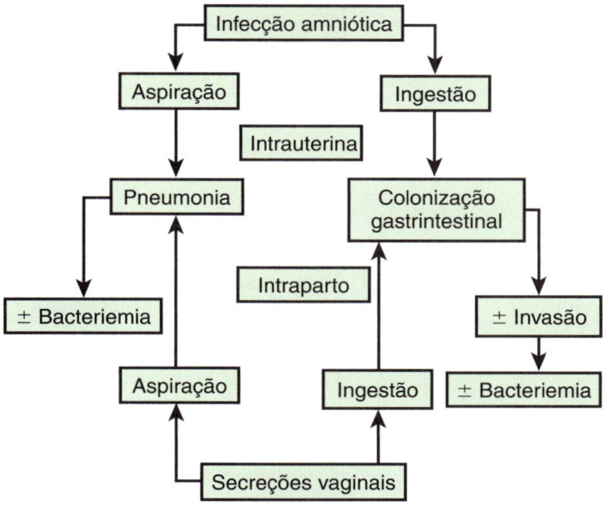

Figura 129.3 Vias de infecção ascendente ou intraparto.

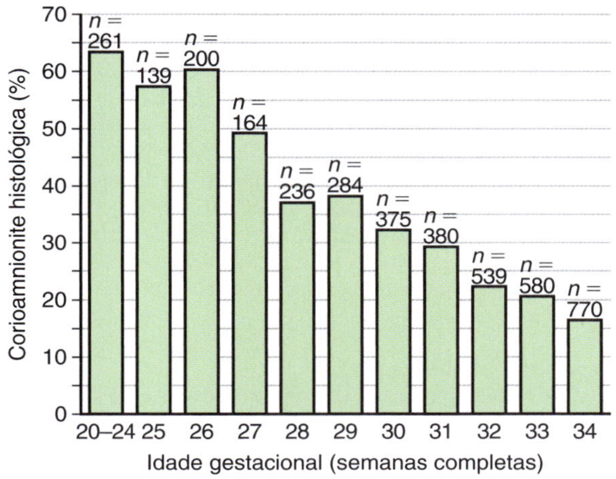

Figura 129.4 Corioamnionite histológica em prematuros nascidos vivos avaliados pela idade gestacional (n = 3.928). (*De Lahra MM, Jeffery HE: A fetal response to chorioamnionitis is associated with early survival after preterm birth*, Am J Obstet Gynecol *190:147-151, 2004.*)

intrauterina ou **infecção ao nascimento (Triplo I)**. Caracteriza-se por taquicardia fetal, leucocitose materna (> 15.000 células na ausência de corticosteroides), líquido purulento derivado do óstio cervical, alterações bioquímicas ou microbiológicas do líquido amniótico consistentes com infecção e febre (≥ 39,0°C) (ver Capítulo 131.2).

A ruptura de membranas por mais de 24 horas já foi considerada prolongada, pois a evidência microscópica de inflamação das membranas está uniformemente presente quando a duração da ruptura ultrapassa o tempo de 24 horas. No entanto, com 18 horas de ruptura da membrana, a incidência de doença de início precoce com estreptococos do grupo B (EGB) aumenta significativamente, sendo 18 horas o ponto de corte apropriado para risco aumentado de infecção neonatal (ver Capítulo 211).

A colonização bacteriana nem sempre resulta em doença. Fatores que determinam quais neonatos colonizados irão desenvolver a doença não são bem compreendidos, mas incluem prematuridade, doença de base, procedimentos invasivos, tamanho do inóculo, virulência do organismo infectante, predisposição genética, sistema imune inato, resposta do hospedeiro e anticorpos maternos transplacentários (Figura 129.5). Aspiração ou ingestão de bactérias no líquido amniótico pode causar pneumonia congênita ou infecção sistêmica com manifestações que se tornam aparentes antes do parto (sofrimento fetal e taquicardia), durante o parto (dificuldade para iniciar a respiração, desconforto respiratório e choque) ou após um período latente de

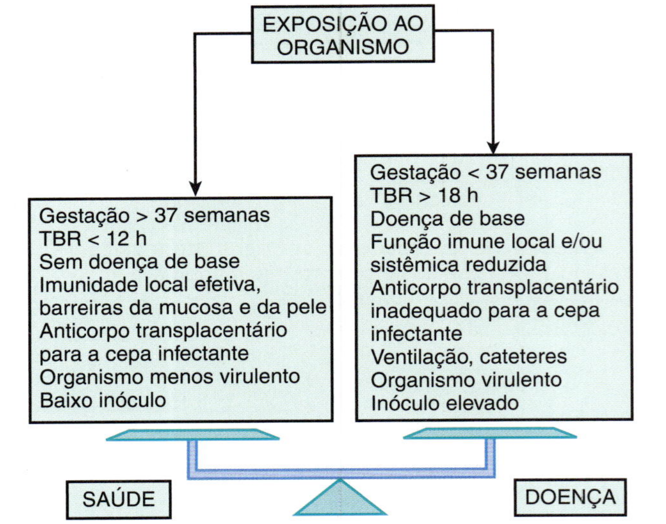

Figura 129.5 Fatores que influenciam o equilíbrio entre saúde e doença em neonatos expostos a um potencial patógeno. TBR, tempo de bolsa rota. (*Adaptada de Baker CJ: Group B streptococcal infections, Clin Perinatol 24:59-70, 1997.*)

poucas horas (desconforto respiratório e choque). A aspiração ou ingestão de bactérias durante o parto pode ocasionar infecção após 1 a 2 dias.

A reanimação neonatal, principalmente se envolver intubação endotraqueal, inserção de cateter umbilical venoso ou ambas, está associada ao aumento no risco de infecção bacteriana. Explicações para isso incluem a existência de infecção durante o nascimento ou a aquisição de infecção durante os procedimentos invasivos associados à reanimação.

Infecções de início tardio

Após o nascimento, neonatos são expostos aos agentes infecciosos na unidade de terapia intensiva neonatal (UTIN), no berçário ou na comunidade (incluindo família). As infecções pós-natais podem ser transmitidas por contato direto com a equipe hospitalar, a mãe ou outros membros da família; pelo leite materno (HIV, CMV); ou por objetos, tais como equipamento contaminado. A fonte mais comum de infecções pós-natais em recém-nascidos hospitalizados é a *contaminação pelas mãos* de profissionais de saúde, o que destaca a importância da lavagem das mãos.

A maioria dos casos de meningite resulta de disseminação hematogênica. Menos frequentemente, a meningite resulta de disseminação contígua como resultado de contaminação de defeitos abertos do tubo neural, tratos fistulosos congênitos ou feridas penetrantes por amostragem do escalpo fetal ou monitores eletrocardiográficos fetais internos. A formação de abscesso cerebral, ventriculite, infarto séptico, hidrocefalia e efusões subdurais são complicações da meningite que ocorrem com mais frequência em recém-nascidos do que em crianças mais velhas. Fatores metabólicos, incluindo hipoxia, acidose, hipotermia e distúrbios metabólicos hereditários (p. ex., galactosemia), provavelmente contribuem para o risco e a gravidade da sepse neonatal.

Infecção em recém-nascidos prematuros

O fator neonatal mais importante de predisposição à infecção é a prematuridade ou BPN. Recém-nascidos prematuros com BPN apresentam incidência 3 a 10 vezes maior de infecção do que recém-nascidos a termo com peso normal ao nascer. Seguem possíveis explicações: (1) a infecção do sistema genital materno é considerada uma causa importante de trabalho de parto prematuro, com risco aumentado de transmissão vertical para o recém-nascido; (2) a frequência de infecção intra-amniótica é inversamente proporcional à idade gestacional (ver Figuras 129.1 e 129.5); (3) recém-nascidos prematuros apresentam disfunção imunológica documentada; e (4) prematuros necessitam frequentemente de acesso intravenoso prolongado, intubação endotraqueal ou outros procedimentos invasivos que fornecem uma porta de entrada ou prejudicam os mecanismos de barreira e eliminação, colocando-os em risco contínuo de infecções hospitalares.

MANIFESTAÇÕES CLÍNICAS

A história materna fornece informações importantes sobre exposições a doenças infecciosas, colonização bacteriana, imunidade (natural e adquirida) e fatores de risco obstétricos (prematuridade, ruptura prolongada de membranas, corioamnionite materna). Sinais e sintomas no neonato são frequentemente sutis e inespecíficos. Instabilidade térmica, taquipneia, letargia e intolerância alimentar são sinais iniciais comuns e devem aumentar a suspeita de infecção sistêmica ou local (Tabela 129.5).

Sepse bacteriana

Neonatos com sepse bacteriana podem apresentar sinais e sintomas inespecíficos ou sinais focais de infecção (ver Tabela 129.5), incluindo instabilidade térmica, hipotensão, má perfusão com palidez cutânea e pele mosqueada, acidose metabólica, taquicardia ou bradicardia, apneia, desconforto respiratório, gemido, cianose, irritabilidade, letargia, convulsões, intolerância alimentar, distensão abdominal, icterícia, petéquias, púrpura e sangramentos. A Tabela 129.6 lista os *critérios internacionais* da Organização Mundial da Saúde para sepse bacteriana. A manifestação inicial pode envolver sintomatologia limitada a somente um sistema, tal como apneia isolada ou taquipneia com retrações, ou taquicardia, ou o recém-nascido pode desenvolver manifestação catastrófica aguda com disfunção de múltiplos órgãos e choque. Os neonatos devem ser reavaliados ao longo do tempo para determinar se os sintomas progrediram de leves para moderados. As complicações tardias de sepse incluem insuficiência respiratória, hipertensão pulmonar, insuficiência cardíaca, choque, insuficiência renal, disfunção hepática, edema cerebral ou trombose, hemorragia e/ou insuficiência suprarrenal, disfunção da medula óssea (neutropenia, trombocitopenia, anemia) e coagulopatia intravascular disseminada (CIVD).

Diversas condições não infecciosas podem ocorrer juntamente com a infecção neonatal ou podem dificultar ainda mais o diagnóstico de infecção. A síndrome do desconforto respiratório (SDR) secundária à deficiência de surfactante pode coexistir com a pneumonia bacteriana. Como a sepse bacteriana pode ser rapidamente progressiva, o médico deve estar alerta aos sinais e sintomas de possível infecção e deve iniciar a avaliação diagnóstica e a terapia empírica em tempo hábil. O diagnóstico diferencial de muitos dos sinais e sintomas que sugerem infecção é amplo, e distúrbios não infecciosos também devem ser considerados (Tabela 129.7).

Tabela 129.5 Sinais e sintomas iniciais de infecção em recém-nascidos.

GERAIS Febre, instabilidade térmica "Não está bem" Intolerância alimentar Edema	**SISTEMA CARDIOVASCULAR** Palidez; mosqueamento; pele úmida, fria Taquicardia Hipotensão Bradicardia
SISTEMA DIGESTÓRIO Distensão abdominal Vômito Diarreia Hepatomegalia **SISTEMA RESPIRATÓRIO** Apneia, dispneia Taquipneia, retrações Batimento de asas do nariz, gemido Cianose **SISTEMA RENAL** Oligúria	**SISTEMA NERVOSO CENTRAL** Irritabilidade, letargia Tremores, convulsões Hiporreflexia, hipotonia Reflexo de Moro anormal Respirações irregulares Fontanela completa Choro estridente **SISTEMA HEMATOLÓGICO** Icterícia Esplenomegalia Palidez Petéquias, púrpura Sangramentos

Tabela 129.6 Critérios clínicos para o diagnóstico de sepse no cenário internacional.

AIDPI E CRITÉRIOS DA OMS PARA INFECÇÕES GRAVES EM CRIANÇAS
Neurológicos: convulsões, sonolência ou inconsciência, hipoatividade, fontanela abaulada
Respiratórios: frequência respiratória > 60 respirações/min, gemido, retração torácica grave, cianose central
Cardíacos: má perfusão, pulso rápido e fraco
Gastrintestinais: icterícia, intolerância alimentar, distensão abdominal
Dermatológicos: pústulas cutâneas, eritema ou purulência periumbilical
Musculoesqueléticos: edema ou eritema recobrindo ossos ou articulações
Outros: temperatura > 37,7°C (ou pele quente) ou < 35,5°C (ou pele fria)

AIDPI, atenção integrada às doenças prevalentes na infância; OMS, Organização Mundial da Saúde. (Adaptada de WHO: *Pocket book of hospital care for children: guidelines for the management of common childhood illnesses*, ed 2, Geneva, 2013, WHO, pp 45-69. www.who.int/maternal_child_adolescent/documents/child_hospital_care/en/.)

Tabela 129.7 Doenças sistêmicas graves em recém-nascidos: diagnóstico diferencial de sepse neonatal.

CARDÍACAS
Congênitas: síndrome do coração esquerdo hipoplásico, outra doença estrutural, hipertensão pulmonar persistente do recém-nascido (HPPRN)
Adquiridas: miocardite, choque hipovolêmico ou cardiogênico, HPPRN
GASTRINTESTINAIS
Enterocolite necrosante
Perfuração gastrintestinal espontânea
Vólvulo do intestino médio
Insuficiência hepática (erros inatos do metabolismo, doença do armazenamento de ferro no recém-nascido)
HEMATOLÓGICAS
Púrpura neonatal fulminante
Trombocitopenia imunomediada
Neutropenia imunomediada
Anemia grave
Doenças malignas (leucemia congênita)
Histiocitose de células de Langerhans
Distúrbios hereditários da coagulação
Síndrome da hemofagocitose familiar
METABÓLICAS
Hipoglicemia
Distúrbios suprarrenais: hemorragia suprarrenal, insuficiência suprarrenal, hiperplasia suprarrenal congênita
Erros inatos do metabolismo: acidúrias orgânicas, acidose láctica, distúrbios do ciclo da ureia, galactosemia
NEUROLÓGICAS
Hemorragia intracraniana: espontânea, causada por maus-tratos
Encefalopatia hipóxico-isquêmica
Convulsões neonatais
Botulismo infantil
RESPIRATÓRIAS
Síndrome do desconforto respiratório
Pneumonia por aspiração: líquido amniótico ou conteúdos gástricos
Hipoplasia pulmonar
Fístula traqueoesofágica
Taquipneia transitória do recém-nascido

Síndrome da resposta inflamatória sistêmica

As manifestações clínicas de infecção dependem da virulência do organismo infectante e da resposta inflamatória do corpo. O termo *síndrome da resposta inflamatória sistêmica* (SIRS) é mais frequentemente utilizado para descrever esse processo único de infecção e a resposta sistêmica subsequente (ver Capítulo 88). Além da infecção, a SIRS pode resultar de traumatismo, choque hemorrágico, outras causas de isquemia, enterocolite necrosante e pancreatite.

Pacientes com SIRS apresentam um espectro de sintomas clínicos que representam estágios progressivos do processo patológico. Em adultos, a SIRS é definida pela presença de dois ou mais fatores descritos a seguir: (1) febre ou hipotermia, (2) taquicardia, (3) taquipneia e (4) contagem anormal de leucócitos ou aumento nas formas imaturas. Em neonatos e pacientes pediátricos, a SIRS manifesta-se por instabilidade térmica, disfunção respiratória (troca gasosa alterada, hipoxemia, síndrome do desconforto respiratório agudo), disfunção cardíaca (taquicardia, enchimento capilar prolongado, hipotensão) e anormalidades de perfusão (oligúria, acidose metabólica) (Tabela 129.8). O aumento da permeabilidade vascular resulta em extravasamento capilar para os tecidos periféricos e os pulmões, resultando em edema pulmonar e periférico. A CIVD ocorre em casos mais graves. A cascata de lesão tecidual progressiva pode ocasionar falência múltipla de órgãos e morte.

Instabilidade térmica

A febre ou hipotermia pode ser a única manifestação inicial de infecção grave em recém-nascidos. No entanto, apenas cerca de 50% dos recém-nascidos apresentam temperatura axilar > 37,8°C (ver Capítulo 202). A febre em recém-nascidos nem sempre significa infecção e pode ser causada por aumento da temperatura ambiente, mau funcionamento da incubadora ou berço de calor radiante, desidratação, distúrbios do SNC, hipertireoidismo, disautonomia familiar ou displasia ectodérmica. A simples elevação da temperatura raramente está associada à infecção; porém, a febre sustentada por mais de 1 hora é mais provavelmente causada por infecção. A maioria dos neonatos febris infectados apresenta sinais adicionais compatíveis com infecção, embora um foco infeccioso nem sempre seja evidente. As doenças febris agudas que ocorrem mais tardiamente no período neonatal podem ser causadas por infecção do sistema urinário, meningite, pneumonia, osteomielite ou gastrenterite, além de sepse, o que destaca a importância de uma avaliação diagnóstica que inclua hemocultura, urocultura, punção lombar e outros exames, quando indicados. Muitos agentes podem causar essas infecções tardias, incluindo HSV, enterovírus, vírus sincicial respiratório (VSR) e patógenos bacterianos. Em prematuros, hipotermia ou instabilidade térmica com necessidade de aumento da temperatura ambiente (incubadora ou berço de calor radiante) são sinais mais prováveis de infecção.

Sintomas respiratórios e cardiovasculares

Sinais e sintomas precoces de **pneumonia** podem ser inespecíficos, incluindo dificuldades de alimentação, letargia, irritabilidade, cianose, instabilidade térmica e a impressão geral de que a criança não está

Tabela 129.8 Definições de síndrome da resposta inflamatória sistêmica (SIRS) e sepse em pacientes pediátricos.

SIRS: resposta inflamatória sistêmica a uma variedade de condições clínicas, caracterizada por duas ou mais das seguintes manifestações:
Instabilidade térmica < 35°C ou > 38,5°C
Disfunção respiratória:
Taquipneia > 2 DP acima da média para a idade
Hipoxemia (PaO_2 < 70 mmHg em ar ambiente)
Disfunção cardíaca:
Taquicardia > 2 DP acima da média para a idade
Enchimento capilar prolongado > 3 s
Hipotensão > 2 DP abaixo da média para a idade
Anormalidades de perfusão:
Oligúria (débito urinário < 0,5 mℓ/kg/h)
Acidose láctica (lactato plasmático elevado e/ou pH arterial < 7,25)
Estado mental alterado
Sepse: resposta inflamatória sistêmica a um processo infeccioso

DP, desvios padrões. (De Adams-Chapman I, Stoll BJ: Systemic inflammatory response syndrome, *Semin Pediatr Infect Dis* 12:5-16, 2001.)

bem. Sintomas respiratórios de maior gravidade são gemidos, taquipneia, retrações, batimento de asas do nariz, cianose, apneia e insuficiência respiratória progressiva. Se a criança for prematura, sinais de desconforto respiratório progressivo podem ser sobrepostos à SDR ou à displasia broncopulmonar (DBP). Para crianças sob ventilação mecânica, a necessidade de aumento de suporte ventilatório pode indicar infecção. Embora seja um achado comum na sepse neonatal, a taquicardia é inespecífica. A bradicardia também pode ocorrer. A má perfusão e a hipotensão são indicadores mais sensíveis de sepse, mas tendem a ser achados tardios. Em um estudo de vigilância norte-americano prospectivo, 40% dos neonatos com sepse necessitaram de expansão volêmica e 29% precisaram de suporte vasopressor.

Sinais de pneumonia ao exame físico, tais como macicez à percussão, mudança nos ruídos respiratórios e estertores ou roncos, são muito difíceis de reconhecer em um neonato. As radiografias do tórax podem revelar novos infiltrados ou uma efusão, mas, se o neonato apresentar SDR ou DBP, é muito difícil determinar se as alterações radiográficas representam um novo processo ou piora da doença de base.

A progressão da pneumonia neonatal pode ser variável. A infecção fulminante é mais frequentemente associada a organismos piogênicos, como EGB (ver Capítulo 211). O início pode ocorrer durante as primeiras horas ou dias de vida, com o neonato apresentando falência circulatória rapidamente progressiva e insuficiência respiratória. A pneumonia de início precoce em recém-nascidos prematuros pode ter evolução clínica e radiografias torácicas indistinguíveis da SDR grave.

Ao contrário da rápida progressão da pneumonia causada por organismos piogênicos, uma evolução indolente pode ser observada na infecção não bacteriana. O início pode ser precedido por sintomas no sistema respiratório ou conjuntivite. O neonato pode ter tosse não produtiva, e o grau de comprometimento respiratório é variável. A febre geralmente está ausente ou baixa, e o exame radiológico do tórax revela pneumonite intersticial focal ou difusa ou hiperinsuflação. A infecção é geralmente causada por *C. trachomatis*, CMV, *Ureaplasma urealyticum* ou um dos vírus respiratórios. Foi relatado que o rinovírus causa comprometimento respiratório grave em crianças, particularmente nas prematuras. Embora *Pneumocystis (carinii) jiroveci* fosse implicado no passado como agente etiológico, seu papel atualmente é indefinido, exceto em recém-nascidos infectados pelo HIV.

Conjuntivite

A infecção da conjuntiva é relativamente comum e pode ser causada por uma variedade de organismos. A manifestação inclui edema periorbital, hiperemia conjuntival e drenagem conjuntival purulenta. *C. trachomatis* e *Neisseria gonorrhoeae* são causas comuns, e outros organismos gram-positivos e gram-negativos são ocasionalmente envolvidos. *Pseudomonas aeruginosa* é um patógeno importante em crianças hospitalizadas com MBPN e pode ser um precursor de doença invasiva. As infecções virais (p. ex., HSV, adenovírus) são ocasionalmente observadas. O reconhecimento de infecção por HSV é importante para prevenir a lesão corneana e a disseminação para locais sistêmicos.

Infecção cutânea e de tecidos moles

As manifestações cutâneas de infecção incluem onfalite, celulite, mastite e abscessos subcutâneos. As pústulas provavelmente indicam infecção estafilocócica, mas devem ser diferenciadas da erupção cutânea vesicular na infecção por HSV. A pustulose estafilocócica resulta em lesões mais extensas, repletas de pus e com 1 mm de diâmetro, frequentemente dispersas ao redor do umbigo, enquanto a infecção pelo HSV muitas vezes manifesta-se por pequenas vesículas em grupos, com frequência no couro cabeludo. O **ectima gangrenoso** indica infecção por *Pseudomonas* spp. e é raro, exceto em crianças com MBPN. A ocorrência de pequenas pápulas de cor rosa-salmão sugere infecção por *L. monocytogenes*. Lesões mucocutâneas sugerem *Candida* spp. (ver Capítulo 261.1). Petéquias e púrpuras podem ser resultantes de infecção viral ou bacteriana sistêmica.

Onfalite

A onfalite é uma infecção neonatal resultante da falta de cuidados higiênicos com o cordão umbilical, e continua sendo um problema, particularmente nos países em desenvolvimento. O coto umbilical é colonizado por bactérias do ambiente e do sistema genital materno (ver Capítulo 125). O tecido necrosado do cordão umbilical é um meio excelente de crescimento bacteriano. A onfalite pode permanecer como uma infecção localizada ou pode se disseminar para a parede abdominal, para o peritônio, para os vasos umbilicais ou portais e para o fígado. A celulite da parede abdominal ou **fasciite necrosante**, com sepse associada e com taxa de mortalidade elevada, pode se desenvolver em recém-nascidos com onfalite. O diagnóstico e o tratamento imediatos são necessários para evitar complicações graves. *Staphylococcus aureus* e organismos gram-negativos são patógenos comumente envolvidos.

Tétano

O tétano neonatal continua sendo uma infecção grave em países de recursos limitados (ver Capítulo 238). Resulta de um parto em más condições de higiene e falta de cuidados higiênicos com o coto umbilical em recém-nascidos cuja mãe não foi imunizada contra o tétano. A definição de caso de vigilância de tétano neonatal requer a capacidade de sucção de um recém-nascido ao nascimento e nos primeiros dias de vida, seguida pela incapacidade de sucção. O tétano neonatal geralmente ocorre em recém-nascidos 5 a 7 dias após o nascimento (faixa: 3 a 24 dias), com dificuldade de deglutição, espasmos, rigidez, convulsões e morte. A **broncopneumonia**, provavelmente resultante da aspiração, é uma complicação e causa comum de óbito. O tétano neonatal é uma doença que pode ser evitada pela imunização das mães antes ou no decorrer da gravidez e pela garantia de um parto asséptico, e pelo corte estéril e cuidado adequado do cordão umbilical após o nascimento.

ACHADOS LABORATORIAIS

História materna e sinais no recém-nascido devem orientar a avaliação diagnóstica (Tabela 129.9). Além disso, sinais de infecção sistêmica em neonatos podem não ser revelados, por isso a investigação laboratorial tem um papel particularmente importante no diagnóstico. Culturas e contagens celulares são obtidas de sangue e urina. O LCR deve ser enviado para coloração de Gram, cultura de rotina, contagem diferencial de células e concentrações de proteína/glicose. *Swabs* de superfície, sangue e LCR são frequentemente obtidos para teste de HSV. Com exceção da cultura e do teste direcionados para detecção do patógeno, nenhum exame laboratorial sozinho é completamente confiável para o diagnóstico de infecção invasiva no recém-nascido. O hemograma completo pode demonstrar contagem elevada ou reduzida de leucócitos, muitas vezes com alteração para formas mais imaturas. Trombocitopenia pode ser observada na infecção bacteriana ou viral sistêmica. Hiponatremia, acidose e outras anormalidades eletrolíticas podem ser detectadas. A hiperbilirrubinemia é inespecífica, mas pode ser uma indicação de infecção sistêmica. Níveis elevados de transaminases séricas podem ser um indício de infecção sistêmica por HSV ou enterovírus.

Vários biomarcadores séricos foram investigados pela capacidade de identificar recém-nascidos com **infecção bacteriana grave** (IBG). Uma contagem de fagócitos imaturos para totais (razão I/T) ($\geq 0{,}2$) apresenta a melhor sensibilidade dos índices neutrofílicos para o prognóstico de sepse neonatal. Após o período neonatal, níveis séricos de proteína C reativa sérica e procalcitonina demonstraram sensibilidade e especificidade razoáveis para IBG. A proteína C reativa pode ser monitorada em recém-nascidos para avaliar a resposta à terapia. Seu valor no diagnóstico inicial de sepse no período neonatal ainda precisa ser esclarecido, em razão do valor desses biomarcadores na determinação da duração ideal da terapia empírica em recém-nascidos com culturas negativas. As citocinas – citocinas pró-inflamatórias, tais como interleucina (IL)-6 e o fator de necrose tumoral-α, além das citocinas anti-inflamatórias, tais como IL-4 e IL-10 –, quimiocinas e outros biomarcadores estão elevados em recém-nascidos infectados. Níveis elevados de amiloide A sérica e antígeno de superfície celular CD64 também indicam alta sensibilidade para identificar neonatos com sepse. A radiografia torácica geralmente não é indicada em recém-nascidos sem sinais de infecção respiratória.

Tabela 129.9 Avaliação de um recém-nascido para infecção ou sepse.

ANAMNESE (FATORES DE RISCO ESPECÍFICOS)
Infecção materna durante a gestação ou no parto (tipo e duração da terapia antimicrobiana):
Infecção do sistema urinário
Corioamnionite
Colonização materna com estreptococos do grupo B, *Neisseria gonorrhoeae*, herpes simples
Baixa idade gestacional, baixo peso ao nascimento
Múltiplos partos
Duração da ruptura de membrana
Complicações do parto
Taquicardia fetal (desconforto)
Idade de início (intrauterina, ao nascimento, pós-natal precoce, tardia)
Localização no início (hospital, comunidade)
Intervenção médica:
Acesso vascular
Intubação endotraqueal
Nutrição parenteral
Cirurgia
EVIDÊNCIA DE OUTRAS DOENÇAS*
Malformações congênitas (doença cardíaca, defeito do tubo neural)
Doença do sistema respiratório (síndrome do desconforto respiratório, aspiração)
Enterocolite necrosante
Doença metabólica (p. ex., galactosemia)
EVIDÊNCIA DE DOENÇA FOCAL OU SISTÊMICA
Aspecto geral, estado neurológico
Sinais vitais alterados
Doenças sistêmicas
Alimentação, fezes, débito urinário, movimento de extremidades
ESTUDOS LABORATORIAIS
Evidência de infecção
Cultura de uma substância normalmente estéril (sangue, LCR etc.)
Demonstração de microrganismo no tecido ou fluido
Detecção molecular (sangue, urina, LCR) por PCR específica e/ou 16S do DNA ribossômico
Sorologia materna ou neonatal (sífilis, toxoplasmose)
Evidência de inflamação
Leucocitose, aumento na razão da contagem de neutrófilos imaturos/totais
Reagentes de fase aguda: proteína C reativa, velocidade de hemossedimentação (VHS), procalcitonina
Citocinas: interleucina-6, interleucina-B, fator de necrose tumoral
Pleocitose no LCR, líquido sinovial ou pleural
Coagulação intravascular disseminada: produtos de degradação da fibrina, D-dímero
Evidência de doença em múltiplos órgãos
Acidose metabólica: pH, Pco_2
Função pulmonar: Po_2, Pco_2
Função renal: ureia, creatinina
Lesão/função hepática: bilirrubina, alanina aminotransferase, aspartato aminotransferase, amônia, tempo de protrombina, tempo de tromboplastina parcial
Função da medula óssea: neutropenia, anemia, trombocitopenia

*Doenças que aumentam o risco de infecção ou podem se sobrepor aos sinais de sepse. LCR, líquido cefalorraquidiano; PCR, reação em cadeia da polimerase.

As Tabelas 129.9 e 129.10 listam os aspectos clínicos e parâmetros laboratoriais que são úteis no diagnóstico de infecção ou sepse neonatal.

ABORDAGEM GERAL PARA O MANEJO

Se não houver sinais específicos de infecção focal, a terapia para casos de suspeita de infecção no neonato é frequentemente empírica e iniciada quando houver febre ou hipotermia, apatia, irritabilidade ou episódios apneicos. Antibióticos são selecionados para cobrir os organismos geralmente causadores de sepse neonatal, incluindo EGB, organismos gram-negativos, *Listeria* e *Enterococcus*. Como os dois últimos são intrinsecamente resistentes às cefalosporinas, a ampicilina é geralmente incluída no tratamento empírico de neonatos com suspeita de infecção neonatal (Tabela 129.11).

O regime empírico para suspeita de sepse de início precoce em recém-nascido a termo ou prematuro tardio é **ampicilina**, 150 mg/kg/dose por via intravenosa (IV) a cada 12 horas, e **gentamicina**, 4 mg/kg/dose IV a cada 24 horas. Esse tem sido o regime-padrão para a sepse de início precoce e fornece cobertura para os organismos prevalentes, predominantemente EGB e bactérias gram-negativas. A ampicilina associada a **cefotaxima** (se disponível) ou **cefepima** pode ser iniciada, se o paciente apresentar infecção após a alta do berçário ou se a infecção por *E. coli* resistente à ampicilina for suspeitada. A **ceftriaxona** pode ser iniciada nos recém-nascidos prematuros com mais de 41 semanas de idade pós-concepção e pode ser utilizada em recém-nascidos a termo que não estejam recebendo cálcio intravenoso ou não apresentem hiperbilirrubinemia. Existe a preocupação de esse regime estar associado a altas taxas de mortalidade em pacientes na UTIN em comparação com ampicilina e gentamicina. Alterações no regime-padrão podem ser apropriadas em algumas circunstâncias, tais como na suspeita de infecção por *S. aureus*, situação em que a ampicilina pode ser substituída por **vancomicina**, e em ambientes nos quais as infecções por bactérias resistentes aos antibióticos são prevalentes.

A infecção pelo herpes-vírus simples pode manifestar-se sem sinais cutâneos, na ausência de história materna de infecção e em mães recebendo terapia antiviral supressora. Portanto, o manejo de neonatos enfermos requer um alto índice de suspeita para infecção por HSV. Os *swabs* de superfície, sangue e LCR são obtidos para cultura de HSV ou PCR, e o aciclovir empírico é frequentemente recomendado, enquanto os resultados desses estudos são esperados (ver Capítulos 202 e 279).

A infecção sistêmica por *Candida* spp. é uma preocupação em neonatos hospitalizados, particularmente naqueles com MBPN utilizando cateteres de acesso venoso central e com uso prévio de antibióticos. A terapia empírica para infecção fúngica geralmente não é recomendada, a menos que o paciente não responda à terapia com antibióticos de amplo espectro.

A terapia definitiva é baseada na identificação e suscetibilidade do organismo agressor. Em quase todas as circunstâncias, o antibiótico *menos amplo* com atividade contra o organismo é escolhido. A duração da terapia depende do organismo e do local de infecção. Em neonatos com sepse confirmada pela cultura, a evolução normal de terapia é de 10 dias. Períodos de tratamento mais longos podem ser necessários, se um foco específico de infecção for identificado (p. ex., meningite, osteomielite, artrite séptica). A terapia antimicrobiana deve ser alterada com base no perfil de suscetibilidade do patógeno isolado. Em neonatos com hemocultura negativa, mas com uma condição clínica que continue preocupante para uma infecção sistêmica, a antibioticoterapia pode ser estendida durante um período total de 5 a 10 dias. A sepse será improvável nessas crianças, se elas permanecerem bem e a hemocultura for estéril em 48 horas. A terapia empírica com antibióticos deve ser descontinuada após 48 horas nesses neonatos.

PREVENÇÃO

Os antibióticos intraparto são utilizados para reduzir a transmissão vertical de EGB (Tabela 129.12), assim como para diminuir a morbidade neonatal associada ao trabalho de parto prematuro e à ruptura prematura de membranas (ver Figuras 211.2 e 211.3 no Capítulo 211). Com a introdução da profilaxia antibiótica intraparto seletiva para prevenir a transmissão perinatal de EGB, as taxas de infecção neonatal de início precoce por EGB nos EUA declinaram de 1,7/1.000 nascidos vivos para 0,25/1.000. A quimioprofilaxia intraparto *não* reduz as taxas de doença de início tardio por EGB e não tem efeito nas taxas de infecção com patógenos não EGB (ver Capítulo 211). É importante mencionar um possível aumento nas infecções por bactérias gram-negativas (principalmente *E. coli*) em recém-nascidos com MBPN e possivelmente nos nascidos a termo, apesar da redução na sepse precoce causada por EGB com o uso de antibióticos intraparto.

O manejo agressivo em caso de suspeita de corioamnionite materna com antibioticoterapia durante o trabalho de parto, juntamente com a antecipação do parto, reduz o risco de sepse neonatal de início precoce. A transmissão vertical de EGB e a doença de início precoce por EGB

Tabela 129.10 Diagnósticos de sepse neonatal baseados e não baseados em cultura.

CATEGORIA	PARÂMETRO	MOMENTO IDEAL, VOLUME DE AMOSTRA, ROTINA/INVESTIGATIVO*	APLICABILIDADE PARA SEPSE NEONATAL
BASEADOS EM CULTURA			
Sangue	Cultura	> 1 mℓ de sangue total, de dois locais	Padrão-ouro para bacteriemia
LCR	Cultura	Quando clinicamente viável	Otimizar a terapia antimicrobiana
Urina	Cultura	> 72 h de vida	Não é útil para SIP; benefícios potenciais para SIT
Aspirado traqueal	Cultura	Neonatos com tubo endotraqueal no local e sinais de desconforto respiratório progressivo	Geralmente reflete a colonização
NÃO BASEADOS EM CULTURA			
Função imune	MHC II TNF-α	Investigativo Investigativo	Ambos reduzidos na corioamnionite e na sepse
Índice neutrofílico	Neutropenia Contagem absoluta de neutrófilos Contagem absoluta de neutrófilos imaturos	Após 12 h de vida Considerar IG, modo de parto, altitude, coleta de amostra arterial *versus* venosa, tempo desde o nascimento	Neutropenia é melhor preditor de sepse do que a leucocitose
Marcadores de neutrófilos	CD64	Elevados durante 24 h após a infecção Requer 50 μℓ de sangue Resultados dentro de horas Investigativo	Pontos de corte entre 2,38 e 3,62 de sensibilidade, especificidade e VPN para SIP
Contagem de plaquetas	Trombocitopenia e trombocitose	Achados tardios; resposta lenta	Trombocitopenia associada à infecção fúngica
Contagem de células no LCR	Leucócitos no LCR	Neonatos não infectados: média de 10 células/mm³; faixa até 20 células/mm³	Não prediz a meningite confirmada pela cultura
Composição do LCR	Proteína do LCR Glicose do LCR	A termo < 100 mg/dℓ Em prematuros é mais elevada; 70 a 80% da glicose sérica	Elevada na meningite fúngica Glicose baixa é específica para meningite bacteriana
Reagentes de fase aguda	Proteína C reativa Procalcitonina	8 a 24 h após infecção 2 a 12 h após infecção	Bom VPN Melhor sensibilidade, mas especificidade menor do que a proteína C reativa
Painéis/escores de sepse	–	Após 24 h de vida Investigativo	Maioria útil para VPN e descontinuação da terapia antimicrobiana

**Investigativo* refere-se a um ensaio ou parâmetro que está em fase de avaliação para uso e aplicabilidade clínica. IG, idade gestacional; LCR, líquido cefalorraquidiano; MHC II, complexo principal de histocompatibilidade classe II; SIP, sepse de início precoce; SIT, sepse de início tardio; TNF, fator de necrose tumoral; VPN, valor preditivo negativo. (De Shane AL, Stoll BJ Recent developments and current issues in the epidemiology, diagnosis, and management of bacterial and fungal neonatal sepse, *Am J Perinatol* 30(2):131-141, 2013.)

Tabela 129.11 Manejo e prevenção de sepse neonatal.

CONDIÇÃO	TERAPIA	CONSIDERAÇÕES ADICIONAIS
MANEJO EMPÍRICO		
Sepse de início precoce	Ampicilina + aminoglicosídeo 10 dias para bacteriemia; 14 dias para EGB e meningite não complicada; estender por 21 a 28 dias para infecções complicadas	Considerar uma cefalosporina de terceira geração (preferível cefotaxima) ou um carbapenêmico para meningite Adequar a terapia ao patógeno Considerar a descontinuação da terapia, se o patógeno não for isolado
Sepse de início tardio	Vancomicina + aminoglicosídeo Duração dependente do patógeno e do local	Alternativas para vancomicina podem ser consideradas com base na epidemiologia local e apresentação clínica Regime baseado em um aminoglicosídeo é preferível em relação à cefalosporina, considerando o risco reduzido de resistência Considerar a cefalosporina, se houver suspeita de meningite Considerar um carbapenêmico, se a cefalosporina de terceira geração tiver sido recentemente administrada Considerar anfotericina para etiologias fúngicas Adequar a terapia ao patógeno Considerar a descontinuação da terapia, se o patógeno não tiver sido isolado
ESTRATÉGIAS DE TRATAMENTO ANTIMICROBIANO		
G-CSF recombinante GM-CSF recombinante	Melhora o número e a função de neutrófilos, mas sem redução da incidência da infecção quando administrado como profilaxia, ou melhora a sobrevida quando administrado como terapia	Evidência insuficiente para apoiar o uso clínico de G-CSF ou GM-CSF, tanto no tratamento quanto na profilaxia para prevenir infecções sistêmicas
IGIV	Aumenta a citotoxicidade dependente de anticorpos e melhora a função neutrofílica, mas não há evidência de que a IGIV na sepse suspeita ou comprovada reduza a mortalidade	Evidência insuficiente de 10 ECRs ou quase ECRs para apoiar o uso em neonatos com sepse suspeita ou confirmada

(*continua*)

Tabela 129.11 Manejo e prevenção de sepse neonatal. *(continuação)*

CONDIÇÃO	TERAPIA	CONSIDERAÇÕES ADICIONAIS
ESTRATÉGIAS DE PREVENÇÃO		
PAI	Administração de penicilina ou ampicilina 4 h antes do parto	Reduz com sucesso as taxas de SIP causada por EGB Sem efeito sobre EGB na SIT
Fluconazol profilático	Administração de dosagem com base no peso em neonatos < 1.500 g	Mais benéfico em UTINs com altas taxas basais de candidíase invasiva
Suplementação com LFB utilizando probióticos, *Lactobacillus rhamnosus* (GG)	LFB é uma glicoproteína do leite humano com papel na resposta imune inata O LGG aumenta a atividade da lactoferrina	A suplementação utilizando LFB com e sem LGG reduziu a incidência da primeira SIT em 472 neonatos com MBPN em um grande ECR duplo-cego, randomizado Estudos confirmatórios adicionais são necessários

ECR, ensaio controlado randomizado; EGB, estreptococos do grupo B; G-CSF, fator estimulador de colônias de granulócitos; GM-CSF, fator estimulador de colônias de granulócito-macrófago; IGIV, imunoglobulina intravenosa; LFB, suplementação com lactoferrina bovina; LGG, *Lactobacillus rhamnosus* GG; MBPN, muito baixo peso ao nascer; PAI, profilaxia antimicrobiana intraparto; SIP, sepse de início precoce; SIT, sepse de início tardio; UTINs, unidades de terapia intensiva neonatal. (De Carr R, Modi N, Doré C: G-CSF and GM-CSF for treating or preventing neonatal infections, *Cochrane Database Syst Rev* (3):CD003066, 2003; Brocklehurst P, Farrell B, King A *et al.*; INIS Collaborative Group: Treatment of neonatal sepse with intravenous immune globulin, *N Engl J Med* 365:1201-1211, 2011; e Manzoni P, Decembrino L, Stolfi I *et al.*; Italian Task Force for the Study and Prevention of Neonatal Fungal Infections; Italian Society of Neonatology: Lactoferrin and prevention of late-onset sepse in the pre-term neonates, *Early Hum Dev* 86(Suppl 1):59-61, 2010. Utilizada com permissão de Shane AL, Stoll BJ. Recent developments and current issues in the epidemiology, diagnosis, and management of bacterial and fungal neonatal sepse. *Am J Perinatol* 30(2):131-141, 2013.)

Tabela 129.12 Indicações de profilaxia antibiótica intraparto para prevenir a sepse de início precoce causada por EGB.

PROFILAXIA INTRAPARTO PARA EGB INDICADA	PROFILAXIA INTRAPARTO PARA EGB NÃO INDICADA
Recém-nascido anterior com doença invasiva prévia por EGB	Colonização por EGB durante a gravidez prévia (a menos que haja indicação de profilaxia para EGB na gravidez atual)
Bacteriúria por EGB durante qualquer trimestre da gravidez atual	Bacteriúria por EGB durante gravidez prévia (a menos que haja outra indicação para profilaxia para EGB na gravidez atual)
Cultura positiva para EGB em exame de triagem durante a gravidez atual (a menos que uma cesariana seja realizada antes do início do trabalho de parto ou da ruptura da membrana amniótica)	Cesariana antes do início do trabalho de parto ou ruptura da membrana amniótica, independentemente do estado de colonização por EGB ou idade gestacional
Status desconhecido do EGB no início do trabalho de parto (cultura não realizada, incompleta ou resultados desconhecidos) e qualquer das condições a seguir: Parto em < 37 semanas de gestação* Ruptura da membrana amniótica ≥ 18 h Temperatura intraparto ≥ 38,0°C† TAAN intraparto‡ positivo para EGB	Cultura de triagem negativa para EGB vaginal e retal na fase final da gestação durante a gravidez atual, independentemente dos fatores de risco intraparto

*O Capítulo 211 apresenta recomendações para o uso de antibióticos no intraparto para a prevenção de doença de início precoce por EGB durante o parto prematuro comprometido. †Se houver suspeita de amnionite, a antibioticoterapia de amplo espectro, incluindo um agente sabidamente ativo contra EGB, deve substituir a profilaxia para esse patógeno. ‡Se o TAAN intraparto for negativo para EGB, mas houver qualquer outro fator de risco intraparto (parto em < 37 semanas de gestação, ruptura de membrana amniótica ≥ 18 h ou temperatura ≥ 38,0°C), a profilaxia antibiótica intraparto é indicada. EGB, estreptococos do grupo B; TAAN, teste de amplificação de ácidos nucleicos. (De Verani J, McGee L, Schrag S: Prevention of perinatal group B streptococcal disease–revised guidelines from CDC, 2010, *MMWR Recomm Rep* 59(RR-10):1-36, 2010.)

são significativamente reduzidas pela quimioprofilaxia intraparto seletiva (ver Figura 211.4). Diversas vacinas contra EGB estão sendo estudadas atualmente. A infecção neonatal por *Chlamydia* pode ser prevenida pela identificação e pelo tratamento de grávidas infectadas (ver Capítulo 253). A transmissão vertical do HIVent é significativamente reduzida pela terapia antirretroviral materna durante a gravidez, o trabalho de parto e o parto por cesariana antes da ruptura de membranas e a partir do tratamento antirretroviral do recém-nascido após o nascimento (ver Capítulo 302).

A prevenção de infecções congênitas e perinatais se concentra predominantemente na saúde materna. O Centers for Disease Control and Prevention (CDC) recomenda os seguintes testes de triagem e tratamento, quando indicados:

1. O teste de HIVent deve ser oferecido voluntariamente e de forma confidencial a todas as gestantes na primeira visita pré-natal, o mais cedo possível. O teste de triagem para HIVent deve ser parte do teste pré-natal de rotina, a menos que a mãe recuse o teste (triagem para não realização do teste). Para mulheres com alto risco de infecção durante a gravidez (múltiplos parceiros sexuais ou infecções sexualmente transmissíveis durante a gravidez, uso de drogas intravenosas, parceiros infectados pelo HIV), recomenda-se a repetição do teste no terceiro trimestre. O teste rápido do HIVent é indicado para todas as mulheres que apresentem no trabalho de parto uma condição de HIVent não documentada, a menos que ela recuse sua realização.
2. Um teste sorológico para sífilis deve ser realizado em todas as gestantes na primeira visita pré-natal. Recomenda-se repetir os exames de triagem no início do terceiro trimestre e novamente no parto em mulheres cujos resultados do teste de sífilis no primeiro trimestre tenham sido positivos e naquelas com alto risco de infecção durante a gravidez. Os recém-nascidos não devem receber alta do hospital, a não ser que a condição de sífilis materna tenha sido determinada ao menos uma vez durante a gravidez e, de preferência, novamente no parto.
3. O teste sorológico para antígeno de superfície da hepatite B (HBsAg) deve ser realizado na primeira visita pré-natal, mesmo se a mulher tiver sido previamente vacinada ou testada. Mulheres que não foram submetidas à triagem pré-natal, aquelas com alto risco de infecção (vários parceiros sexuais, uso de drogas intravenosas, parceiro sexual positivo para HBsAg) e aquelas com hepatite clínica devem ser testadas novamente durante o parto.
4. Uma cultura genital materna para *C. trachomatis* deve ser realizada na primeira visita pré-natal. Mulheres jovens (< 25 anos) e aquelas com risco aumentado de infecção (novos ou diversos parceiros durante a gravidez) devem ser novamente testadas durante o terceiro trimestre.
5. Uma cultura de *Neisseria gonorrhoeae* obtida da mãe deve ser realizada na primeira visita pré-natal. Aquelas com alto risco de infecção devem fazer o teste novamente no terceiro trimestre.
6. Todas as gestantes com alto risco para infecção por hepatite C (uso de drogas intravenosas, transfusão sanguínea ou transplante

de órgãos antes de 1992) devem fazer o teste de triagem para anticorpos anti-hepatite C na primeira visita pré-natal.

7. Evidências não apoiam o teste de rotina para vaginose bacteriana na gravidez. Para mulheres assintomáticas com alto risco de parto prematuro, o exame pode ser considerado. Mulheres sintomáticas devem ser testadas e tratadas.
8. O CDC recomenda o exame de triagem universal para colonização retovaginal por EGB em todas as gestantes na 35ª à 37ª semana de gestação e uma abordagem baseada em triagem para profilaxia antibiótica seletiva intraparto contra EGB (ver Tabela 129.12 e Figuras 211.2 e 211.3). A Figura 211.4 mostra a abordagem no neonato após a profilaxia intraparto (ver Capítulo 211).

A bibliografia está disponível no GEN-io.

Capítulo 130

Infecções Relacionadas com a Assistência à Saúde

David B. Haslam

Recém-nascidos prematuros e com peso muito baixo ao nascer (RNMBP), muitas vezes, passam por internações hospitalares prolongadas e estão particularmente predispostos a infecções relacionadas com a assistência à saúde (**IRAS**), em virtude de imunidade inata ineficiente, barreiras cutâneas deficientes, presença de cateteres de demora e outros dispositivos, além de intubação endotraqueal prolongada (Tabela 130.1). As IRAS estão associadas a aumento da permanência hospitalar e maior custo da assistência, além de morbidade e mortalidade significativas.

INCIDÊNCIA

As IRAS mais comuns na unidade de terapia intensiva neonatal (UTIN) são as infecções hematogênicas, predominantemente as de corrente sanguínea (ICS) associadas ao uso de cateter venoso central. A pneumonia associada à ventilação (PAV) é a segunda condição mais comum, seguida por infecção cirúrgica e do trato urinário associada ao cateter.

Aproximadamente 11% dos pacientes em UTIN desenvolvem infecção nosocomial durante a hospitalização; até 25% das crianças com peso muito baixo ao nascer terão sepse comprovada pela hemocultura positiva durante o período de hospitalização. As taxas de infecção são mais elevadas entre os prematuros extremos. A pneumonia associada à ventilação é responsável por aproximadamente 25% das IRAS.

EPIDEMIOLOGIA

As IRAS na UTIN são causadas predominantemente por organismos gram-positivos. A fração mais alta de **ICS** na UTIN é causada por estafilococos coagulase-negativos (Tabela 130.2). Outros agentes que frequentemente causam IRAS no recém-nascido são *Staphylococcus aureus*, enterococos, bacilos gram-negativos (*Escherichia coli*, *Klebsiella pneumoniae*, *Enterobacter* spp., *Pseudomonas aeruginosa*) e *Candida*. Os vírus que contribuem para o desenvolvimento de IRAS incluem os rotavírus, enterovírus, vírus da hepatite A (HAV), adenovírus, influenza, vírus sincicial respiratório (RSV), rinovírus, parainfluenza e herpes-vírus simples (HSV).

As bactérias responsáveis pela maioria dos casos de **pneumonia** nosocomial geralmente incluem espécies de estafilococos, aeróbios entéricos gram-negativos e, ocasionalmente, *P. aeruginosa*. Os fungos são responsáveis por um número crescente de infecções sistêmicas, geralmente adquiridas durante a hospitalização prolongada de neonatos prematuros. Os vírus respiratórios são responsáveis por casos isolados e surtos de pneumonia nosocomial. Esses vírus, normalmente endêmicos durante os meses de inverno e adquiridos de profissionais de saúde do hospital ou de visitantes do berçário infectados, incluem RSV, vírus parainfluenza, vírus influenza e adenovírus.

Tabela 130.1 Definições de infecções relacionadas com a assistência à saúde em pacientes com menos de 12 meses.*

INFECÇÕES HEMATOGÊNICAS NOSOCOMIAIS

Infecção hematogênica confirmada em laboratório (IHCL)

Deve atender uma das seguintes definições:

- Patógeno reconhecido em uma ou mais amostras de sangue (métodos microbiológicos baseados em cultura ou não baseados em cultura), sendo os exames realizados para propósitos clínicos diagnósticos ou terapêuticos e não relacionados com a infecção em outro local
- Organismo comensal (p. ex., estafilococos coagulase-negativos, difteroides, bacilos, *Streptococcus viridans*, aerococos, micrococos, *Propionibacterium*), identificado a partir de dois ou mais espécimes de sangue obtidos em casos distintos (métodos microbiológicos baseados em cultura e não baseados em cultura), com os exames realizados para propósitos clínicos diagnósticos ou terapêuticos e não relacionados à infecção em outro local e pelo menos um dos seguintes sinais: (1) febre (temperatura > 38,0°C), (2) hipotermia (temperatura < 36,0°C) ou (3) apneia ou bradicardia

Infecção de corrente sanguínea associada ao cateter venoso central (ICS-CVC)

- IHCL (como definida anteriormente) *e*
- Cateter com acesso venoso central ou umbilical colocado há mais de 2 dias *e*
- Cateter venoso central colocado no dia ou no dia anterior ao diagnóstico de ICS-CVC

Pneumonia

- Duas ou mais radiografias sequenciais apresentando infiltrado novo/progressivo e persistente, cavitação, consolidação ou pneumatocele em pacientes com doença de base cardíaca ou pulmonar (síndrome do desconforto respiratório, displasia broncopulmonar, edema pulmonar) ou uma radiografia torácica com as anormalidades já mencionadas em pacientes sem doença de base pulmonar ou cardíaca *e*
- Agravamento da troca gasosa *e*
- No mínimo, três dos seguintes fatores: (1) instabilidade térmica; (2) contagem de glóbulos brancos < 4.000/μℓ ou > 15.000/μℓ com 10% ou mais de neutrófilos imaturos; (3) surgimento de escarro purulento, mudança no aspecto do escarro, secreções respiratórias aumentadas ou maior necessidade de aspiração; (4) achados no exame físico consistentes com o aumento de trabalho respiratório ou de apneia, chiado, estertores ou roncos; (5) tosse; (6) bradicardia (< 100 bpm) e (7) taquicardia (> 170 bpm)

Pneumonia associada à ventilação (PAV)

- Pneumonia (como definida anteriormente) *e*
- Paciente com ventilação por > 2 dias *e*
- Ventilação colocada no dia ou em dia anterior ao do diagnóstico de PAV

INFECÇÃO DO TRATO URINÁRIO

Infecção sintomática do trato urinário (ISTU)

- Pelo menos um dos seguintes sintomas: (1) febre (temperatura > 38,0°C), (2) hipotermia (temperatura < 36,0°C), (3) apneia, (4) bradicardia, (5) letargia, (6) vômito ou (7) sensibilidade suprapúbica e
- Urocultura contendo até duas espécies identificadas, sendo pelo menos uma presente em > 10^5 UFC/mℓ

Infecção do trato urinário bacteriêmica assintomática (ITUBA)

- Urocultura contendo até duas espécies identificadas, sendo pelo menos uma presente em > 10^5 UFC/mℓ *e*
- Bactérias identificadas no sangue (método baseado em cultura ou não), combinando pelo menos uma das bactérias presentes com mais de 10^5 CFU/mℓ na urina

Infecção do trato urinário associada ao cateter

- Infecção do trato urinário (como definida anteriormente, tanto na ISTU quanto na ITUBA) *e*
- Cateter urinário de demora por mais de 2 dias *e*
- Cateter urinário colocado no dia ou em dia anterior ao do diagnóstico de infecção do trato urinário

*Centers for Disease Control and Prevention/National Healthcare Safety Network. UFC, unidades formadoras de colônias. (Adaptada de Horan TC, Andrus M, Dudeck MA. CDC/NHSN surveillance definition of health care–associated infection and criteria for specific types of infections in the acute care setting, *Am J Infect Control* 36:309-332, 2008.)

Tabela 130.2 Distribuição de organismos responsáveis por sepse de início tardio.

	CRIANÇAS COM MBPN: NICHD NRN (%)		
ORGANISMO	**1991–1993**	**1998–2000**	**2002–2008**
Incidência de sepse de início tardio	25	21	25
GRAM-POSITIVO			
Staphylococcus, coagulase-negativo	55	48	53
Staphylococcus aureus	9	8	11
Enterococcus/estreptococos do grupo D	5	3	4
Estreptococos do grupo B	2	2	2
Outro	2	9	7
GRAM-NEGATIVO			
Enterobacter	4	3	3
Escherichia coli	4	5	5
Klebsiella	4	4	4
Pseudomonas	2	3	2
Outro	4	1	2
Fungos			
Candida albicans	5	6	5
Candida parapsilosis			
Outro	2	2	1

MBPN, muito baixo peso ao nascer (≤ 1.500 g); NICHD NRN, National Institutes of Child Health and Human Development Neonatal Research Network. (De (1) 1991-1993: Stoll BJ, Gordon T, Korones SB *et al.*: Late-onset sepse in very low birth weight neonates: a report from the NICHD NRN, *J Pediatr* 129:63-71, 1996; (2) 1998-2000: Stoll BJ, Hansen N, Fanaroff AA *et al.*: Late-onset sepse in very low birth weight neonates: the experience of the NICHD NRN, *Pediatrics* 110:285-291, 2002; (3) 2002-2008: Boghossian NS, Page GP, Bell EF *et al.*: Late-onset sepse in very low birth weight infants from singleton and multiple gestation births, *J Pediatr* 162:1120-1120, 2015. Adaptada de Ramasethu J. Prevention and treatment of neonatal nosocomial infections, *Matern Health Neonatol Perinatol* 3(5), 2017.)

PATOGÊNESE

A colonização da pele, da orofaringe ou do trato gastrintestinal é um importante precursor de infecção em crianças hospitalizadas. As crianças prematuras podem ser expostas, primeiramente, a organismos patogênicos provenientes de um dos pais ou, mais frequentemente, do ambiente hospitalar. Crianças hospitalizadas são mais predispostas à colonização por *Staphylococcus aureus*, bactérias gram-negativas patogênicas e *Candida* do aquelas no ambiente de comunidade. A exposição a antibióticos, dispositivos médicos implantados e contato frequente com equipamento médico contaminado ou profissionais de saúde provavelmente contribui para as altas taxas de colonização com patógenos. Após a colonização, os organismos podem ter acesso à corrente sanguínea diretamente através da pele lesionada ou pelo uso de cateter venoso central. Evidência recente sugere que o intestino é um importante reservatório de organismos invasores, os quais podem transitar diretamente do intestino para a corrente sanguínea. A colonização orofaríngea com aspiração subsequente para o trato respiratório inferior é considerada a principal rota de infecção em crianças com pneumonia associada à ventilação.

Idade gestacional e peso ao nascer são os fatores de risco mais importantes para IRAS. O uso prolongado de cateter venoso central ou umbilical, a exposição a antibióticos de amplo espectro, a nutrição parenteral e a alta proporção enfermeiro-paciente são outros fatores de risco documentados. Esses fatores podem alterar a flora microbiana endógena do paciente, colocando-o em risco de colonização por organismos patogênicos.

TIPOS DE INFECÇÃO

Infecção hematogênica associada ao uso de cateter venoso central

Os cateteres venosos centrais tornaram-se um componente essencial do cuidado de neonatos criticamente enfermos. A presença de um cateter percutâneo ou umbilical confere risco de infecção e trombose. A infecção de corrente sanguínea associada ao cateter venoso central (**ICS-CVC**) é a IRAS mais comum em UTIN, impondo carga significativa na criança acometida e nos sistemas de assistência à saúde. Cada episódio tem mortalidade atribuída de 4 a 20%. Crianças com ICS-CVC apresentam necessidades aumentadas de permanência na UTIN, ventilação mecânica e taxas maiores de displasia broncopulmonar e enterocolite necrosante. A média do custo adicional estimado por episódio de ICS-CVC é de U$ 42.609,00, e a hospitalização é prolongada por cerca de 24 dias.

Estafilococos coagulase-negativos (ECN) são a causa mais comum de ICS-CVC, representando aproximadamente metade dos casos. ECN apresentam maior probabilidade de causar sepse clinicamente evidente em crianças com peso muito baixo ao nascer do que naquelas nascidas a termo com idade pós-natal comparável, apesar do baixo potencial patogênico do organismo. O isolamento do organismo na hemocultura pode representar contaminação da pele da criança ou do profissional de saúde, sendo que as hemoculturas devem ser obtidas de acessos venosos tanto centrais quanto periféricos. Se ambos forem positivos para ECN, a probabilidade de infecção verdadeira é alta, enquanto um único teste positivo é considerado questionável. Na prática, frequentemente uma única cultura é obtida e os antibióticos são iniciados antes da disponibilidade da segunda cultura. Nessa circunstância, o julgamento clínico muitas vezes é utilizado para avaliar a necessidade de terapia específica. *S. aureus*, *Enterococcus* spp. e bastonetes gram-negativos respondem pela maioria das ICS-CVC durante o primeiro mês de hospitalização. Em seguida, a *Candida* spp. torna-se prevalente, sendo a infecção causada, ao menos em parte, pelo aumento após exposição a antibióticos de amplo espectro.

As ICS-CVC geralmente resultam de contaminação do cateter venoso central, predominantemente na conexão de cada lúmen do cateter no *hub* de conexão ou o local de entrada na pele. Uma associação foi demonstrada entre a densidade de colonização da conexão de cada lúmen do cateter e o risco de ICS-CVC. A prevenção de ICS-CVC tem o objetivo de reduzir a contaminação desses locais. A ICS também pode resultar do trânsito direto do trato gastrintestinal ou de outras superfícies cutâneas ou mucosas, análogas às recentemente definidas ICS **associadas à lesão de barreira das mucosas**. A contribuição dos locais de mucosas na infecção invasiva direta ainda não foi totalmente esclarecida, mas tem implicações para a prevenção da infecção.[1]

Pneumonia associada à assistência à saúde

A **PAV** é, em geral, a segunda IRAS mais comum em unidades neonatais, embora suas taxas relatadas variem amplamente (0,2 a 1,6/1.000 ventilações/dia). Há grande variabilidade no diagnóstico de PAV, que consiste em critérios clínicos, radiológicos e laboratoriais, alguns dos quais são subjetivos ou podem ser detectados em circunstâncias não infecciosas. A definição de PAV segundo a National Healthcare Safety Network e o Centers for Disease Control and Prevention (CDC) requer no mínimo 48 h de ventilação mecânica acompanhada por novos infiltrados radiológicos persistentes após o início de ventilação mecânica. Além desses critérios, crianças com menos de 1 ano devem apresentar piora da troca gasosa e pelo menos três das seguintes condições: (1) instabilidade térmica sem outra causa reconhecida; (2) leucopenia (contagem de glóbulos brancos < 4.000/mm^3); (3) alteração no aspecto do escarro de secreções respiratórias aumentadas ou dos requisitos de aspiração: (4) apneia, taquipneia, batimento de asas nasais ou gemido; (5) chiado, estertores, roncos ou tosse; ou (6) bradicardia (< 100 bpm) ou taquicardia (> 170 bpm). Na prática, o diagnóstico é frequentemente realizado com base na necessidade aumentada de oxigênio suplementar ou nos novos infiltrados na radiografia torácica; ambos podem ser causados por outros fatores além da infecção. Outros fatores complicam o diagnóstico de PAV, como secreções aspiradas das vias respiratórias de crianças mecanicamente ventiladas que frequentemente resultam em múltiplos organismos na cultura, havendo ou não sinais de infecção. Os organismos

[1]N.R.T.: Dados publicados em janeiro de 2020 pela Agência Nacional de Vigilância Sanitária do Brasil (Anvisa), no *Boletim de Segurança do Paciente e Qualidade em Serviços de Saúde* nº 20: Avaliação dos Indicadores Nacionais de IRAS em 2018, mostram semelhança no perfil e na prevalência das ICS-CVC ao descrito pelo autor para as UTIN norte-americanas.

mais comumente relatados associados à PAV são bastonetes gram-negativos (incluindo *Pseudomonas*), *S. aureus* e *Enterococcus*. A fonte de organismos infectantes geralmente é considerada a orofaringe da criança, embora o equipamento respiratório e os cateteres de aspiração traqueal contaminados sejam ocasionalmente implicados.

Infecção cutânea e de tecidos moles

Infecções cutâneas são relativamente comuns entre crianças prematuras hospitalizadas. Simples abrasões na pele debilitada, acesso vascular frequente e procedimentos cirúrgicos predispõem a pele à infecção. O *Staphylococcus aureus* é o organismo mais frequentemente isolado. O ***S. aureus* suscetível à meticilina** (**MSSA**) predomina, apesar do aumento nas taxas de infecção de ***S. aureus* resistente à meticilina** (**MRSA**) durante as últimas duas décadas. Organismos gram-negativos e *Candida* spp. podem ser observados ocasionalmente, em particular após a cirurgia intra-abdominal.

Infecção fúngica invasiva

Até 3% dos RNMBP e 20% dos recém-nascidos com extremo baixo peso ao nascer (RNEBP) desenvolverão infecção fúngica invasiva, com incidência cumulativa de 1 a 4% de todas as admissões em UTIN (ver Capítulo 261.1). A colonização, um requisito para a infecção subsequente, é comum após a primeira semana de hospitalização, sendo observada em > 60% das crianças com 1 mês na UTIN. *Candida albicans* representa a maioria dos casos de colonização e infecção, embora *C. parapsilosis* e *C. glabrata* sejam prevalentes em algumas UTIN. Como em outras ICS, a candidíase invasiva é frequentemente associada ao uso de cateter venoso central. Além da idade gestacional e do peso no nascimento, fatores de risco incluem exposição a dois ou mais antibióticos, administração de bloqueadores H_2, nutrição parenteral (principalmente uso de emulsificantes lipídicos), falta de nutrição enteral e cirurgia gastrintestinal. A candidíase invasiva está associada a maiores morbidade e mortalidade do que a infecção bacteriana invasiva, com taxas de mortalidade superiores a 20% e anormalidades no desenvolvimento a longo prazo observadas em mais de 50% das crianças sobreviventes.

Infecção viral

Infecções virais adquiridas no ambiente nosocomial recebem menos atenção que as infecções bacterianas ou fúngicas invasivas, mas podem representar morbidade significativa. Aproximadamente 10% dos episódios relatados em UTIN são causados por vírus. O agente viral mais comum é o **rotavírus**, seguido por RSV, enterovírus, HAV, adenovírus e influenza. Consistente com a etiologia viral, doença gastrintestinal é a condição mais frequentemente relatada em associação aos vírus. Na maioria dos casos de infecção viral na UTIN, a fonte não pode ser identificada, tornando difícil concentrar esforços preventivos. A resposta aos surtos virais na UTIN pode incluir o aumento na vigilância do paciente, na coorte de pacientes e, ocasionalmente, o fechamento da área de assistência do paciente afetado.

PREVENÇÃO

Higiene das mãos

A higiene das mãos é a intervenção mais importante comprovada na prevenção das infecções nosocomiais, enquanto a *falta* de higiene das mãos é uma das correlações mais fortes com IRAS. A colonização com organismos patogênicos é conhecida por aumentar o tempo gasto realizando interações com o paciente. O CDC e a Organização Mundial da Saúde (OMS) publicaram diretrizes sobre tempo e escolha de agente sanitizante durante a assistência ao paciente (Tabela 130.3). Os sanitizantes de mãos à base de álcool são tão eficazes na redução da carga bacteriana quanto os sabonetes contendo clorexidina, mas têm baixa atividade contra determinados patógenos importantes, incluindo *Clostridium difficile*, HAV, rotavírus, enterovírus e adenovírus. Restrições de tempo e carga de trabalho são consideradas barreiras importantes para o cuidado adequado das mãos, e evidência recente sugere que a diminuição do tempo de aplicação de sanitizantes à base de álcool para 15 s pode melhorar a frequência de uso sem impactar a eficácia antimicrobiana. Estudos observacionais sugerem que o monitoramento da resposta pessoal ou em grupo está entre os métodos mais eficazes para melhorar a adesão à higienização das mãos.

Tabela 130.3 Orientações do Centers for Disease Control and Prevention (CDC) para higienização das mãos.

- Quando as mãos estiverem visivelmente sujas ou contaminadas com material proteináceo ou visivelmente sujas de sangue ou outros fluidos corporais, realizar a lavagem com sabonete não antimicrobiano e água ou com sabonete antimicrobiano e água (classificação de recomendação: IA)
- Se as mãos não estiverem visivelmente sujas, realizar a fricção das mesmas com álcool para descontaminação rotineira em todas as outras situações clínicas descritas anteriormente (classificação de recomendação: IA). De modo alternativo, lavar as mãos com um sabonete antimicrobiano e água em todas as situações clínicas descritas anteriormente (classificação de recomendação: IB)
- Descontaminar as mãos antes do contato direto com os pacientes (classificação de recomendação: IB)
- Descontaminar as mãos antes de utilizar luvas estéreis, durante a inserção de um cateter intravascular (classificação de recomendação: IB)
- Descontaminar as mãos antes de inserir cateteres urinários de demora, cateteres vasculares periféricos ou outros dispositivos invasivos que não necessitem de um procedimento cirúrgico (classificação de recomendação: IB)
- Descontaminar as mãos após o contato com a pele intacta do paciente (classificação de recomendação: IB)
- Descontaminar as mãos após o contato com fluidos ou excreções corporais, membranas mucosas, pele não intacta e curativos de feridas, se as mãos não estiverem visivelmente sujas (classificação de recomendação: IB)
- Descontaminar as mãos ao movê-las de um local corporal contaminado para um local corporal limpo durante a assistência ao paciente (classificação de recomendação: II)
- Descontaminar as mãos após o contato com objetos inanimados (incluindo equipamento médico) em proximidade imediata ao paciente (classificação de recomendação: II)
- Descontaminar as mãos após remoção das luvas (classificação de recomendação: IB)
- Antes de comer e após utilizar o banheiro, lavar as mãos com um sabonete não antimicrobiano e água ou com sabonete antimicrobiano e água (classificação de recomendação: IB)
- Lenços impregnados com antimicrobiano podem ser considerados uma alternativa para lavagem das mãos com sabonete não antimicrobiano e água. Por não serem tão efetivos quanto a fricção das mãos com álcool ou a lavagem com sabonete antimicrobiano e água para a redução da contagem bacteriana nas mãos de profissionais de saúde, não substituem a antissepsia das mãos (classificação de recomendação: IB)
- Lavagem das mãos com sabonete não antimicrobiano e água ou com sabonete antimicrobiano e água, se a exposição ao *Bacillus anthracis* for suspeitada ou comprovada (classificação de recomendação: II)
- Nenhuma recomendação pode ser feita em relação ao uso de rotina do procedimento de higienização das mãos sem álcool em estabelecimentos de saúde. Questão não resolvida

CDC/Sistema do Comitê de Aconselhamento Direcionado às Práticas de Controle de Infecção Relacionada com a Assistência em Saúde para Classificação das Recomendações

Categoria IA: fortemente recomendada para implementação e bastante apoiada por estudos experimentais, clínicos ou epidemiológicos bem elaborados

Categoria IB: fortemente recomendada para implementação e apoiada por estudos experimentais, clínicos ou epidemiológicos, além de racional teórico

Categoria IC: necessária para implementação, como previsto pela regulação federal ou estadual ou padrão

Categoria II: sugerida para implementação e apoiada por estudos clínicos ou epidemiológicos sugestivos ou fundamentação teórica

Nenhuma recomendação; questão não resolvida: práticas sem evidência suficiente ou nenhum consenso em relação à eficácia.

Adaptada de Boyce JM, Pittet D; Healthcare Infection Control Practices Advisory Committee: Guideline for hand hygiene in health-care settings: recommendations of the Healthcare Infection Control Practices Advisory Committee and the HIPAC/SHEA/APIC/IDSA Hand Hygiene Task Force, *Am J Infect Control* 30(8):S1-S46, 2002.

Infecção hematogênica associada ao cateter venoso central

A higiene das mãos é a intervenção mais importante para prevenir ICS-CVC na UTIN. Os "pacotes de assistência" são estudados em várias populações neonatais e observa-se a redução de infecção relacionada com o uso de cateter. Os **"pacotes de inserção"** incluem uma combinação de precauções de barreira, padrões de higienização das mãos, desinfecção da pele, equipes dedicadas e equipamentos específicos, avaliação do local do cateter, lista de verificação e habilitação para interromper o procedimento. Os **"pacotes de manutenção"** incluem recomendações para a técnica asséptica durante o acesso venoso central, protocolos para troca de curativos e remoção imediata quando o cateter não for mais necessário (Tabela 130.4).

Pneumonia associada à ventilação

Os pacotes de prevenção da PAV são aplicados em pacientes adultos, mas não são prontamente adaptados para crianças prematuras. Até o momento, poucos estudos demonstraram a eficácia de medidas de controle da infecção na prevenção de PAV nas UTIN. Diversas medidas são consideradas úteis, incluindo educação de cuidadores, higiene das mãos, uso de luvas quando em contato com secreções, redução dos dias de ventilação na medida do possível, aspiração da orofaringe e remoção do condensado do circuito de ventilação.

Nutrição precoce e leite humano

Vários estudos demonstraram o benefício da nutrição de lactentes com o leite materno. A nutrição enteral com leite materno em 2 a 3 dias de vida está associada a taxas reduzidas de enterocolite necrosante e infecção nosocomial. O leite materno contém vários fatores considerados protetores contra infecções, incluindo anticorpo secretório, lactoferrina, fagócitos e oligossacarídeos que compõem a comunidade microbiana neonatal. Os benefícios do leite materno não são tão evidentes quando o leite provém de um doador diferente da mãe do bebê, sugerindo diferenças importantes na composição do leite.

Profilaxia antifúngica

A administração profilática de **fluconazol** durante as primeiras 6 semanas de vida reduz a colonização fúngica e a infecção fúngica invasiva em RNEBP (< 1.000 g). Além do benefício individual fornecido pela profilaxia em RNMBP, a profilaxia com fluconazol pode ter impacto na comunidade pela diminuição da carga fúngica global de uma UTIN. Resultados de mais de 14 ensaios clínicos em diversas instituições com 3.100 neonatos sugerem que a profilaxia com fluconazol diminui a colonização da urina, do trato gastrintestinal e do tegumento, sem promover o desenvolvimento de resistência e sem efeitos adversos. Com base em uma coorte anual de nascimentos prematuros nos EUA realizada com cerca de 30.000 crianças com peso muito baixo ao nascer, a profilaxia com fluconazol pode prevenir, anualmente, de 2.000 a 3.000 casos estimados de candidíase invasiva, 200 a 300 mortes e efeitos adversos no neurodesenvolvimento em 400 a 500 crianças com candidíase invasiva. Diversas taxas basais de infecções fúngicas, práticas relacionadas com a remoção do cateter venoso central, gravidade da doença e práticas de administração de antimicrobianos de amplo espectro tornam desafiadoras as recomendações universais relacionadas com a profilaxia. Metanálise com dados dos pacientes observou que a profilaxia com fluconazol foi eficaz na prevenção da colonização e na infecção invasiva por *Candida* e não foi associada a reações medicamentosas adversas ou taxas aumentadas de resistência ao fluconazol.

Práticas neonatais que podem reduzir os riscos de candidíase invasiva incluem o uso limitado de antimicrobianos de amplo espectro, o uso de um aminoglicosídeo em vez de uma cefalosporina na terapia empírica, quando não houver suspeita de meningite ou resistência antimicrobiana, a limitação do uso de corticosteroide pós-natal em RNMBP, a nutrição enteral precoce e o estabelecimento do microbioma intestinal neonatal com o aleitamento humano.

Tabela 130.4 Intervenções para prevenir as infecções relacionadas com o cateter.

- Realizar a higienização eficiente das mãos antes e depois de qualquer interação com o cateter
- Utilizar avental, luvas, cobertura cirúrgica, touca e máscara estéreis durante a inserção do cateter
- Desinfetar a pele com agente apropriado (clorexidina é mais frequentemente utilizada nos EUA, mas outros desinfetantes podem ser eficazes)
- Utilizar um curativo transparente e semipermeável para cobrir o local do cateter
- Mudar o curativo quando sujo ou frouxo
- Esfregar o ponto de acesso com clorexidina alcoólica por, no mínimo, 15 s
- Utilizar uma técnica asséptica sem contato físico para acessar o cateter
- Alterar os parâmetros de administração, mas nunca com uma frequência superior a 96 h, exceto se exigido pelo produto infundido
- Evitar o uso de antibióticos sistêmicos profiláticos para inserção do cateter
- Avaliar diariamente e remover o cateter venoso central quando não for mais necessário
- Assegurar que todos os profissionais de saúde em contato com o paciente sejam educados em relação ao manejo do cateter venoso central

Adaptada de Taylor JE, McDonald SJ, Tan K: Prevention of central venous catheter-related infection in the neonatal unit: a literature review, *J Matern Fetal Neonatal Med* 28(10):1224-1230, 2015.

Descolonização nasal

Staphylococcus aureus é a segunda causa mais comum de IRAS em unidades neonatais. O MSSA geralmente causa infecções mais invasivas do que o MRSA, mas a maioria dos esforços de prevenção é centrada no MRSA. Vários estudos documentaram a transmissão de MRSA na UTIN e identificaram a colonização nasal como um importante fator de risco para infecção invasiva subsequente. Várias medidas foram implementadas com o intuito de diminuir a transmissão e a infecção invasiva, incluindo precauções de contato, coorte e isolamento, além da **descolonização nasal** com **mupirocina**. Precauções de contato estão associadas a taxas reduzidas de infecção com MRSA em pacientes da UTIN. Estudos em outras populações de pacientes (predominantemente adultos submetidos à diálise peritoneal) observaram taxas aumentadas de infecção por bactérias gram-negativas naqueles que receberam o tratamento com mupirocina. No entanto, um estudo multicêntrico recente relativo ao uso de mupirocina na UTIN encontrou diminuição de 64% em infecções com organismos gram-positivos, sem alteração nas taxas de infecção por gram-negativos, em 384 crianças tratadas.

A bibliografia está disponível no GEN-io.

Capítulo 131
Infecções Congênitas e Perinatais

Felicia A. Scaggs Huang e Rebecca C. Brady

Infecções são uma causa frequente e importante de morbidade e mortalidade neonatal. As infecções **congênitas** ou **intrauterinas** (*i. e.*, aquelas transmitidas pela placenta) e as infecções **perinatais** (aquelas transmitidas da mãe para o feto ou recém-nascido durante o processo de nascimento) representam as duas principais vias de infecção neonatal.

131.1 Infecções Congênitas

Felicia A. Scaggs Huang e Rebecca C. Brady

Até 2% dos fetos são infectados no útero; a doença pode ser adquirida no período pré-natal a partir de uma ampla variedade de agentes etiológicos, incluindo bactérias, vírus, fungos e protozoários. As manifestações clínicas podem variar de doença assintomática ou subclínica até doença potencialmente fatal. Os achados da história e do exame físico fornecem uma visão sobre a melhor abordagem para essa população imunologicamente imatura (ver Figura 129.2 e Tabela 129.2 no Capítulo 129.)

ABORDAGEM GERAL

Processos infecciosos e não infecciosos, como doenças cardíacas congênitas subjacentes, distúrbios genéticos e erros inatos do metabolismo, devem ser considerados no diagnóstico diferencial das infecções congênitas e perinatais. Uma vez que a infecção materna é um pré-requisito para a infecção no feto, é essencial obter a história gestacional completa para avaliar a mãe quanto aos seus sintomas, viagens, dieta, uso de medicação, exposições ocupacionais e quaisquer **infecções sexualmente transmissíveis (IST)** durante a gravidez. As manifestações clínicas são variadas e se sobrepõem a muitos dos patógenos causadores de infecção intrauterina. Exames laboratoriais e/ou de imagem são frequentemente necessários para confirmar o diagnóstico. O tratamento depende do patógeno específico e pode variar de sintomático com acompanhamento rigoroso quanto a sequelas a longo prazo até terapia antimicrobiana direcionada.

PATOGÊNESE

A via e o momento da infecção podem fornecer pistas úteis sobre a possível etiologia infecciosa (Figura 131.1 e Tabela 131.1). A infecção no primeiro trimestre pode alterar a embriogênese e resultar em malformações do coração e dos olhos, conforme observado na síndrome da rubéola congênita. A infecção no terceiro trimestre (p. ex., toxoplasmose congênita) pode resultar em infecção ativa com sinais de hepatomegalia, esplenomegalia e linfadenopatia generalizada no nascimento. As infecções que ocorrem no fim da gestação (p. ex., sífilis congênita) podem levar a um atraso nas manifestações clínicas de semanas a anos após o nascimento.

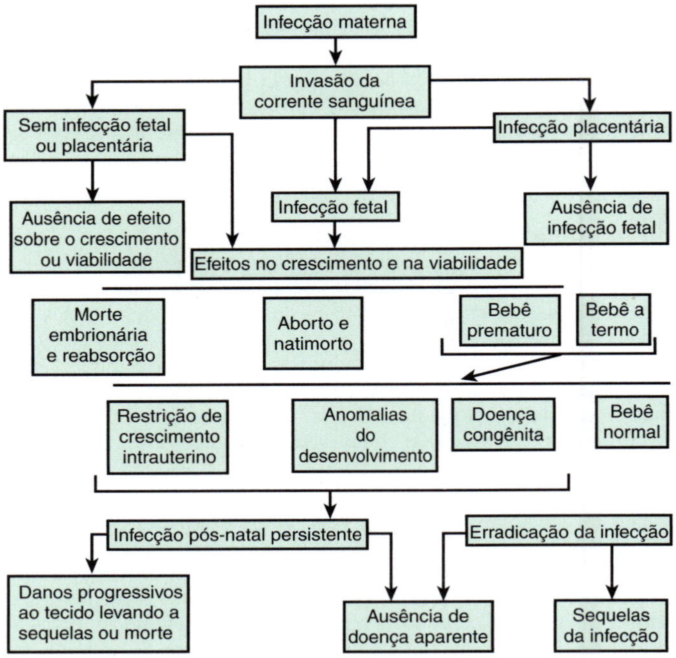

Figura 131.1 Patogênese das infecções hematogênicas transplacentárias. (*Adaptada de Klein JO, Remington JS: Current concepts of infections of the fetus and newborn infant. In Remington JS, Klein JO, editors:* Infectious diseases of the fetus and newborn infant, *ed 5, Philadelphia, 2002, Saunders.*)

Tabela 131.1 Agentes específicos nos efeitos da infecção fetal transplacentária no feto e no recém-nascido.

	DOENÇA				
ORGANISMO	**Prematuridade**	**Restrição de crescimento intrauterino/baixo peso ao nascimento**	**Anomalias do desenvolvimento**	**Doença congênita**	**Infecção pós-natal persistente**
Vírus	CMV HSV Rubéola Varíola HBV HIV*	CMV Rubéola VZV* HIV*	CMV Rubéola VZV Vírus Coxsackie B* HIV* Zika	CMV Rubéola VZV HSV Caxumba* Rubéola Vaccínia Varíola Vírus Coxsackie B Poliovírus HBV HIV LCV Parvovírus	CMV Rubéola VZV HSV HBV HIV Zika
Bactérias	*Treponema pallidum* *Mycobacterium tuberculosis* *Listeria monocytogenes* *Campylobacter fetus* *Salmonella typhi*			*T. pallidum* *M. tuberculosis* *L. monocytogenes* *C. fetus* *S. typhi* *Borrelia burgdorferi*	*T. pallidum* *M. tuberculosis*
Protozoários	*Toxoplasma gondii* *Plasmodium** *Trypanosoma cruzi*	*T. gondii* *Plasmodium* *T. cruzi*		*T. gondii* *Plasmodium* *T. cruzi*	*T. gondii* *Plasmodium*

*A associação do efeito com a infecção foi sugerida e está sendo considerada. CMV, Citomegalovírus; HBV, vírus da hepatite B; HIV, vírus da imunodeficiência humana; HSV, herpes-vírus simples; LCV, vírus da coriomeningite linfocítica; VZV, vírus varicela-zóster. (De Maldonado YA, Nizet V, Klein JO *et al.*: Current concepts of infections of the fetus and newborn infant. In Wilson CB, Nizet V, Maldonado Y *et al.*, editors: *Remington and Klein's infectious diseases of the fetus and newborn*, ed 8, Philadelphia, 2016, Elsevier [Table 1-5].)

A infecção intrauterina por citomegalovírus (CMV), *Treponema pallidum*, *Toxoplasma gondii*, vírus da rubéola, vírus varicela-zóster (VVZ) e parvovírus humano B19 pode causar sintomas mínimos ou inexistentes na mãe, mas ainda pode ser transmitida pela placenta para o feto. A presença de anticorpos maternos contra a rubéola previne a infecção, mas a transmissão do CMV pode ocorrer apesar dos anticorpos preexistentes. Independentemente do estado imunológico da mãe, a placenta pode atuar como uma barreira e o feto pode ou não ser infectado. Se ocorrer infecção, os sinais podem ou não ser observados no feto durante a gravidez. A infecção pode resultar em aborto espontâneo, malformação congênita, restrição do crescimento intrauterino (RCIU), parto prematuro, natimorto, doença aguda ou tardia no neonato ou infecção assintomática persistente com sequelas mais tarde durante a vida.

MANIFESTAÇÕES CLÍNICAS

As manifestações clínicas das infecções intrauterinas podem variar de complicações do sistema multiorgânico assintomáticas a graves. Para alguns agentes (p. ex., CMV, *T. pallidum*), a lesão em andamento após o nascimento leva a sequelas tardias. Os sinais clínicos específicos do período neonatal geralmente não são suficientes para realizar um diagnóstico definitivo, mas são úteis para orientar exames laboratoriais mais acurados. As infecções congênitas sintomáticas frequentemente afetam o sistema nervoso central (SNC; cérebro e olhos) e o sistema reticuloendotelial (SRE; medula óssea, fígado e baço). A Tabela 131.2 apresenta as manifestações clínicas de algumas infecções congênitas específicas. A infecção congênita por vírus zika apresenta características que são raramente observadas em outras infecções congênitas (Tabela 131.3). Não foram documentadas anormalidades laboratoriais hematológicas ou hepáticas em crianças com infecção congênita por vírus zika. A Tabela 131.4 apresenta as sequelas tardias de algumas infecções congênitas.

DIAGNÓSTICO

Durante a gravidez

A presença de RCIU ou de alguma anormalidade física em um ultrassonografia fetal pré-natal levanta a preocupação sobre uma infecção congênita. A sigla **TORCH** – *Toxoplasma gondii*, **O**utros (*Treponema pallidum*, parvovírus humano B19, HIV, vírus zika, outros), **R**ubéola, **C**itomegalovírus e **H**erpes-vírus simples (HSV) – é um mnemônico útil. No entanto, o pedido rotineiro dos painéis de sorologia para TORCH *não* é recomendado, porque a presença de anticorpo IgG contra um agente TORCH na mãe indica infecção passada, mas não estabelece se a infecção ocorreu durante a gravidez. Os títulos de IgM materna para patógenos *específicos* são apenas moderadamente sensíveis, e um resultado negativo não pode ser usado para excluir infecção.

Em certos casos, uma amostra de sangue fetal com cordocentese pode ser obtida e testada para ensaios de IgM total e específica para o patógeno, ensaios de reação em cadeia da polimerase (PCR) ou culturas. Uma concentração total de IgM é um teste de triagem útil, pois uma IgM fetal normal é < 5 mg/dℓ, de modo que qualquer elevação na IgM total pode indicar uma infecção subjacente. Um teste de IgM *específica para o patógeno* positivo é fortemente sugestivo de infecção, mas um teste negativo não exclui o organismo como causa da condição fetal. O líquido amniótico também pode ser obtido e enviado para PCR ou cultura. A presença de CMV, *T. gondii* ou parvovírus humano B19 no líquido amniótico indica que o feto provavelmente está infectado, mas não pode estabelecer a gravidade da doença. Embora o HSV seja incluído na sigla TORCH, ele raramente é isolado do líquido amniótico e raramente é transmitido pela placenta da mãe para o feto. O sangue fetal pode ser coletado para testar IgM e PCR do parvovírus humano B19.

Recém-nascido

Quando houver suspeita de uma infecção congênita pela presença de sinais clínicos, um hemograma completo com diferencial e número de plaquetas, juntamente com medições de transaminases e bilirrubina total/direta, deve ser rotineiramente realizado. Avaliações adicionais podem incluir exame fundoscópico dilatado, potencial evocado auditivo de tronco encefálico (PEATE) para aqueles que apresentaram alteração na triagem auditiva inicial e exames de imagem do SNC. Se disponível, o exame patológico da placenta pode ser informativo. A consulta com infectologista é valiosa para orientar a avaliação.

Os títulos de anticorpos neonatais para patógenos específicos, muitas vezes, são de difícil interpretação, porque a IgG é adquirida da mãe por passagem transplacentária e um resultado positivo pode refletir a infecção passada da mãe e *não* do recém-nascido. Os títulos de anticorpo IgM neonatais para patógenos específicos têm alta especificidade e sensibilidade apenas moderada, de modo que um resultado negativo não pode ser utilizado para excluir infecção. Os títulos de anticorpo IgG materno e fetal-neonatal pareados que mostram anticorpos IgG da criança mais elevados ou crescentes podem diagnosticar algumas infecções congênitas (p. ex., sífilis). A IgM e a IgA do sangue total do cordão umbilical não são ativamente transportadas da placenta para o feto e não são específicas para infecção intrauterina.

Tabela 131.2 Manifestações clínicas de infecções neonatais específicas adquiridas no útero ou no parto.

Vírus da rubéola	Citomegalovírus	*Toxoplasma gondii*	Herpes-vírus simples	*Treponema pallidum*	Enterovírus
Hepatoesplenomegalia Icterícia Pneumonia Petéquias *ou* púrpura Meningoencefalite Hidrocefalia Adenopatia Déficits auditivos Miocardite Defeitos congênitos* Lesões ósseas* Glaucoma* Coriorretinite *ou* retinopatia* Cataratas* Microftalmia	Hepatoesplenomegalia Icterícia Pneumonite Petéquias *ou* púrpura Meningoencefalite Hidrocefalia Microcefalia* Calcificações intracranianas* Déficits auditivos Coriorretinite *ou* retinopatia Atrofia óptica	Hepatoesplenomegalia Icterícia Pneumonite Petéquias *ou* púrpura Meningoencefalite Hidrocefalia* Microcefalia Exantemas maculopapulares Calcificações intracranianas* Miocardite Lesões ósseas Coriorretinite *ou* retinopatia* Cataratas Atrofia óptica Microftalmia Uveíte	Hepatoesplenomegalia Icterícia Pneumonia Petéquias *ou* púrpura Meningoencefalite Hidrocefalia Microcefalia Exantemas maculopapulares Vesículas* Miocardite Coriorretinite *ou* retinopatia Cataratas Conjuntivite *ou* queratoconjuntivite*	Hepatoesplenomegalia Icterícia Pneumonia Petéquias *ou* púrpura Meningoencefalite Adenopatia Exantemas maculopapulares* Lesões ósseas* Glaucoma Coriorretinite *ou* retinopatia Uveíte	Hepatoesplenomegalia Icterícia Pneumonia Petéquias *ou* púrpura Meningoencefalite Adenopatia Exantemas maculopapulares Paralisia* Miocardite* Conjuntivite *ou* queratoconjuntivite

*Tem significado diagnóstico especial para esta infecção. (De Maldonado YA, Nizet V, Klein JO *et al.*: Current concepts of infections of the fetus and newborn infant. In Wilson CB, Nizet V, Maldonado Y *et al.*, editors: *Remington and Klein's infectious diseases of the fetus and newborn*, ed 8, Philadelphia, 2016, Elsevier [Table 1-6].)

Tabela 131.3 Síndromes no neonato causadas por outras infecções congênitas.

ORGANISMO	SINAIS
VZV	Hipoplasia de membro, lesões cutâneas cicatriciais, anormalidades oculares, atrofia cortical
Parvovíus B19	Hidropisia fetal não autoimune
HIV	Monilíase grave, falha de desenvolvimento, infecções bacterianas recorrentes, calcificação dos núcleos da base
Vírus zika	Microcefalia, lissencefalia, hipoplasia cerebelar, síndrome de acinesia, cicatrização macular, manchas na retina, calcificações subcorticais, hipertonia

HIV, vírus da imunodeficiência humana; VZV, vírus varicela-zóster. (De Maldonado YA, Nizet V, Klein JO *et al.*: Current concepts of infections of the fetus and newborn infant. In Wilson CB, Nizet V, Maldonado Y *et al.*, editors: *Remington and Klein's infectious diseases of the fetus and newborn*, ed 8, Philadelphia, 2016, Elsevier [Table 1-7].)

Embora a cultura viral tenha sido considerada por muito tempo o padrão para CMV e outras infecções virais, a PCR é sensível, específica e amplamente aceita. O Palo Alto Medical Foundation Toxoplasma Serology Laboratory oferece testes especializados e médicos especialistas para auxiliar no diagnóstico de toxoplasmose congênita. Se houver preocupação com infecção congênita por vírus zika, os profissionais de saúde devem consultar as orientações do CDC Guidance for US Laboratories Testing for Zika Virus Infection (www.cdc.gov/zika/laboratorie/lab-guidance.html) para auxiliar na coleta e no envio de exames laboratoriais apropriados da mãe, do recém-nascido, da placenta e do cordão umbilical. Atualmente, o teste para o vírus zika com PCR de transcrição reversa em tempo real (rRT-PCR) e ensaio de imunoabsorção enzimática (ELISA) de IgM a partir de amostras de urina e soro neonatais é recomendado. No entanto, o método mais confiável de teste ainda não foi estabelecido. Em áreas endêmicas, essa bateria de exames deve ser realizada em até 2 dias após o parto, porque é difícil diferenciar infecção congênita de pós-natal quando os testes são feitos posteriormente.

AGENTES INFECCIOSOS ESPECÍFICOS

As infecções congênitas importantes incluem mais do que os agentes TORCH. A seguir, é apresentada uma lista de patógenos que podem ser transmitidos pela placenta e os respectivos capítulos em que eles são discutidos mais detalhadamente, incluindo seu tratamento.

Bactérias

- *Listeria monocytogenes* (ver Capítulo 215)
- Sífilis (*Treponema pallidum*; ver Capítulo 245);

Vírus

- Citomegalovírus (ver Capítulo 282)
- Hepatite B (ver Capítulo 385)
- Hepatite C (ver Capítulo 385)
- Herpes-vírus simples (ver Capítulo 279)
- Vírus da imunodeficiência humana (ver Capítulo 302)
- Parvovírus humano B19 (ver Capítulo 278)
- Vírus da coriomeningite linfocítica (ver Capítulo 298)
- Rubéola (ver Capítulo 274)
- Vírus varicela-zóster (ver Capítulo 280)
- Vírus zika (ver Capítulo 294.12).

Parasita

- Toxoplasmose (*Toxoplasma gondii*; ver Capítulo 316).

131.2 Infecções Perinatais

Felicia A. Scaggs Huang e Rebecca C. Brady

Infecções *perinatais* são definidas como aquelas que são transmitidas da mãe para o feto ou para o recém-nascido durante o processo de nascimento. Apesar da triagem universal recomendada de mulheres grávidas para *Chlamydia trachomatis* e gonorreia, a transmissão para o recém-nascido ainda acontece. Além dessas IST, outras bactérias, vírus e *Candida* spp. podem causar infecções perinatais. Assim como nas infecções congênitas, sua apresentação pode variar de assintomática a uma síndrome semelhante à sepse.

ABORDAGEM GERAL

A abordagem geral é semelhante à das infecções congênitas e inclui anamnese materna detalhada e exame cuidadoso do recém-nascido (ver Capítulo 129). Muitas síndromes clínicas se sobrepõem e, portanto, geralmente são necessários exames laboratoriais para estabelecer uma etiologia microbiológica específica e orientar as decisões de tratamento.

PATOGÊNESE

O canal do parto humano é colonizado por bactérias aeróbias e anaeróbias. A **infecção amniótica ascendente** pode ocorrer em membranas aparentemente intactas ou ter duração relativamente breve à ruptura da membrana. Os agentes infecciosos também podem ser adquiridos quando o recém-nascido passa pelo canal vaginal. Essa aquisição pode resultar em colonização ou doença. Os fatores que influenciam quais crianças colonizadas apresentarão a doença não são bem compreendidos, mas incluem prematuridade, doença subjacente, procedimentos invasivos, tamanho do inóculo, virulência do organismo infeccioso, predisposição genética, sistema imune inato, resposta do hospedeiro e anticorpos maternos transplacentários.

Historicamente, a **corioamnionite** tem sido utilizada para se referir à invasão microbiana do líquido amniótico, frequentemente como resultado da ruptura prolongada da membrana corioamniótica por mais de18 h. O termo *corioamnionite* é confuso porque não transmite o espectro das doenças inflamatórias ou infecciosas. Este termo exclui outros componentes intrauterinos que podem estar envolvidos (p. ex., decídua) e resulta em variabilidade significativa na prática clínica, com potencial para um número expressivo de recém-nascidos saudáveis sendo expostos aos agentes antimicrobianos. O termo **inflamação ou infecção intrauterina ao nascimento**, abreviado como **Triplo I**, tornou-se mais aceito em razão da natureza heterogênea das condições que podem afetar a mãe e o neonato (Tabela 131.5). Independentemente da definição utilizada, a prematuridade (< 37 semanas) está associada a maior risco de sepse de início precoce, especialmente com estreptococos do grupo B.

Tabela 131.4 Sequelas tardias das infecções intrauterinas.

	INFECÇÃO			
SINAL CLÍNICO	Citomegalovírus	Vírus da rubéola	*Toxoplasma gondii*	*Treponema pallidum*
Surdez	+	+	+	+
Problemas dentários/esqueléticos	+	+	(−)	+
Retardo mental	+	+	+	+
Convulsões	+	+	+	+

+, presente; (−), raro ou ausente.

Tabela 131.5 Classificação de Triplo I e febre materna isolada.

TERMINOLOGIA	CARACTERÍSTICAS
Febre materna isolada	A temperatura oral materna ≥ 39°C é considerada "febre documentada" Se a temperatura oral for ≥ 38°C, mas ≤ 39°C, repetir a medição em 30 min Se o valor da repetição for ≥ 38°C, é considerada "febre documentada"
Suspeita de Triplo I	Febre sem uma fonte clara com qualquer um dos seguintes: 1. Taquicardia fetal basal (> 160 bpm por 10 min) 2. Leucócitos maternos > 15.000/mm^3 3. Fluido purulento do orifício cervical
Triplo I confirmado	Todos acima (da suspeita de Triplo I) com *qualquer* um dos seguintes: 1. Infecção comprovada por amniocentese por meio de coloração gram-positiva 2. Baixa glicose no líquido amniótico ou cultura do líquido amniótico positiva 3. Patologia placentária compatível com infecção

Triplo I, inflamação ou infecção intrauterina ao nascimento; Leucócitos, número de leucócitos. (Adaptada de Higgins RD, Saade G; Chorioamnionitis Workshop participants: Evaluation and management of women and newborns with a maternal diagnosis of chorioamnionitis: summary of a workshop, *Obstet Gynecol* 127(3):426-436, 2016.)

A aspiração ou ingestão de bactérias no líquido amniótico pode causar pneumonia congênita ou infecção sistêmica, com manifestações que se tornam perceptíveis antes do parto (sofrimento fetal, taquicardia), no parto (insuficiência respiratória, desconforto respiratório, choque) ou após um período latente de poucas horas (desconforto respiratório, choque). A aspiração ou ingestão de bactérias durante o processo do nascimento pode levar à infecção após um intervalo de 1 a 2 dias.

MANIFESTAÇÕES CLÍNICAS

A maioria das infecções perinatais se apresenta clinicamente durante o primeiro mês de vida. Os sinais e sintomas iniciais podem ser inespecíficos ou focais (ver Capítulo 129). As informações adicionais sobre os agentes infecciosos específicos e seu tratamento são apresentadas nos capítulos indicados a seguir.

AGENTES INFECCIOSOS ESPECÍFICOS

Bactérias

- *Chlamydia trachomatis* (ver Capítulo 253)
- *Escherichia coli* (ver Capítulo 227)
- Micoplasmas genitais (ver Capítulo 251)
- Estreptococos do grupo B (ver Capítulo 211)
- *Neisseria gonorrhoeae* (ver Capítulo 219)
- Sífilis (*Treponema pallidum*; ver Capítulo 245).

Vírus

- Citomegalovírus (ver Capítulo 282)
- Enterovírus (ver Capítulo 277)
- Hepatite B (ver Capítulo 385)
- Herpes-vírus simples (ver Capítulo 279)
- Vírus da imunodeficiência humana (ver Capítulo 302).

Fungo

- *Candida* spp. (ver Capítulo 261).

DIAGNÓSTICO

A anamnese materna fornece informações importantes sobre a exposição da mãe a doenças infecciosas, colonização bacteriana, imunidade (natural e adquirida) e fatores de risco obstétricos (prematuridade, membranas rompidas prolongadamente, corioamnionite). As IST adquiridas por mulher grávida, incluindo sífilis, *N. gonorrhoeae* e *C. trachomatis*, têm grande potencial para transmissão perinatal.

Os neonatos com infecções perinatais frequentemente apresentam sintomas e sinais inespecíficos; portanto, a avaliação geral do diagnóstico para o recém-nascido doente, conforme discutido no Capítulo 202, deve ser seguida. A Tabela 131.6 apresenta um resumo dos exames laboratoriais que são úteis para diagnosticar infecções perinatais específicas.

A bibliografia está disponível no GEN-io.

Tabela 131.6 Exames laboratoriais no diagnóstico de infecções perinatais específicas.

AGENTE INFECCIOSO	AMOSTRA(S) ACEITÁVEL(IS) DE CRIANÇAS, A MENOS QUE INDICADO DE OUTRA MANEIRA	EXAME LABORATORIAL
Chlamydia trachomatis	Conjuntiva, esfregaço nasofaríngeo, aspirado traqueal	Cultura utilizando meios de transporte especiais Os testes de amplificação de ácido nucleico (NAAT) não são aprovados pela FDA para amostras de neonatos*
Micoplasmas genitais (*Mycoplasma hominis, M. genitalium, Ureaplasma urealyticum*)	Aspirado traqueal, sangue ou LCR	Cultura utilizando meios de transporte especiais PCR em tempo real
Neisseria gonorrhoeae	Conjuntiva, sangue, LCR ou líquido sinovial	Encontrar diplococos gram-negativos intracelulares na coloração de Gram é sugestivo A cultura em meio especial estabelece o diagnóstico
Sífilis (*Treponema pallidum*)	Soro (mãe)	Teste rápido de reagina no plasma (RPR) e, se reativo, um teste treponêmico específico†
	Soro	RPR
	LCR	Venereal Disease Research Laboratories (VDRL)
Citomegalovírus	Urina, saliva, sangue ou LCR	PCR para a detecção de DNA de CMV Obter no período de 2 a 4 semanas após o nascimento
Enterovírus	Sangue, esfregaço nasofaríngeo, esfregaço da garganta, esfregaço conjuntival, aspirado traqueal, urina, fezes, esfregaço retal ou LCR	PCR Cultura celular (a sensibilidade depende do sorotipo e das linhagens celulares utilizadas)
Hepatite B	Soro (mãe)	Antígeno de superfície da hepatite B (HBsAg)
	Soro	Se o HBsAg da mãe for positivo, aos 9 meses, testar o recém-nascido quanto ao HBsAg e ao anticorpo de superfície da hepatite B

(*continua*)

Tabela 131.6 Exames laboratoriais no diagnóstico de infecções perinatais específicas. (*continuação*)

AGENTE INFECCIOSO	AMOSTRA(S) ACEITÁVEL(IS) DE CRIANÇAS, A MENOS QUE INDICADO DE OUTRA MANEIRA	EXAME LABORATORIAL
Herpes-vírus simples 1 e 2	Conjuntiva, raspagem de vesícula da pele, sangue total ou vesículas orais	PCR ou cultura celular
	LCR	PCR
	"Culturas de superfície" (boca, nasofaringe, conjuntiva e ânus)	PCR ou cultura celular
Vírus da imunodeficiência humana (HIV)	Soro (mãe)	Teste para o antígeno de anticorpo contra o HIVent de quarta geração
	Sangue total	PCR de DNA de HIVent
Espécies de *Candida*	Sangue, biopsia de pele ou LCR	Cultura
Vírus zika	Sangue, urina, LCR	NAT e IgM sérica NAT pode ser falsamente negativo Anticorpos IgG podem refletir exposição materna Anticorpos podem reagir de forma cruzada com outros flavivírus

*As avaliações publicadas dos NAAT para essas indicações são limitadas, mas espera-se que a sensibilidade e a especificidade sejam pelo menos tão elevadas quanto as da cultura. †Os testes treponêmicos incluem: teste de aglutinação de partículas de *T. pallidum* (TP-PA), imunoensaio enzimático de *T. pallidum* (TP-EIA), ensaio quimioluminescente de *T. pallidum* (TP-CIA) e teste de absorção de anticorpos treponêmicos fluorescentes (FTA-ABS). FDA, Food and Drug Administration; LCR, líquido cefalorraquidiano; PCR, reação em cadeia da polimerase.

Medicina do Adolescente

PARTE 12

Capítulo 132

Desenvolvimento Físico e Social do Adolescente

Cynthia M. Holland-Hall

Ver também Parte 15 e Capítulos 577 e 578.

Durante a pré-adolescência, a adolescência e o início da idade adulta, os jovens são submetidos a transformações significativas não somente na aparência física, mas também no funcionamento fisiológico, psicológico e social. As mudanças fisiológicas impulsionadas pelos hormônios e o desenvolvimento neurológico em curso ocorrem em conjunto com as estruturas sociais que promovem a transição desde a infância até a idade adulta. Esse período de desenvolvimento compreende a **adolescência**, que é dividida em três fases – adolescência inicial, média e final –, cada uma marcada por um conjunto característico de marcos biológicos, cognitivos e psicossociais (Tabela 132.1). Embora claramente existam variações individuais no tempo e no ritmo de desenvolvimento, as mudanças seguem um padrão bastante previsível de ocorrência. O sexo e a cultura afetam profundamente o curso do desenvolvimento, assim como as influências físicas, sociais e ambientais. Dada a interação desses domínios, uma perspectiva biopsicossocial é a mais adequada para abordar a saúde do adolescente.

DESENVOLVIMENTO FÍSICO

Puberdade é a transição biológica da infância para a idade adulta. As transformações da puberdade incluem o aparecimento de características sexuais secundárias, aumento de estatura, mudanças na composição corporal e desenvolvimento da capacidade reprodutiva. A produção suprarrenal de andrógenos, principalmente de sulfato de deidroepiandrosterona (DHEAS), pode ocorrer precocemente, já a partir dos 6 anos, manifestando-se com o desenvolvimento de bromidrose axilar (mau odor nas axilas) e aparecimento de pelos pubianos finos (**adrenarca**). A maturação do gerador em pulso do hormônio liberador de gonadotrofina (GnRH) está entre as primeiras alterações neuroendócrinas associadas ao início da puberdade. Sob a influência do GnRH, a hipófise secreta o hormônio luteinizante (LH) e o hormônio foliculestimulante (FSH); inicialmente isso ocorre de maneira pulsátil, principalmente durante o sono, mas essa variação diurna diminui ao longo da puberdade. O LH e o FSH estimulam aumentos correspondentes de andrógenos e estrógenos gonadais. Os gatilhos para essas alterações não são completamente compreendidos, mas podem ser mediados em parte pelo hormônio leptina, cujas altas concentrações estão associadas ao aumento da gordura corporal e ao início precoce da puberdade. É provável que as contribuições genéticas assim como as ambientais (epigenética) regulem a fase pubiana.

Desenvolvimento sexual

A progressão do desenvolvimento das características sexuais secundárias pode ser descrita utilizando a escala de **estadiamento da maturidade sexual (EMS)** (variando de 1, pré-adolescente, até 5, maturidade sexual), ou os **estágios de Tanner**. As Figuras 132.1 e 132.2 apresentam os achados físicos da maturação da mama e dos pelos pubianos em cada um dos cinco estágios (Tabelas 132.2 e 132.3). Embora as idades em que ocorrem mudanças puberais individuais possam variar, podem-se prever o momento e a sequência dessas mudanças em relação a ambos os sexos (Figuras 132.3 e 132.4). A ampla faixa de progresso normal da maturação sexual é afetada pela genética, pelo ambiente psicossocial, pela nutrição e pelo estado geral de saúde. As exposições ambientais também podem exercer alguma influência.

No **sexo masculino**, o primeiro sinal visível da puberdade e marco do estágio 2 é o aumento testicular, que se inicia por volta dos 9,5 anos, seguido pelo desenvolvimento dos pelos pubianos. No estágio 3, ocorre o aumento do comprimento do pênis. O pico do crescimento estatural ocorre quando os volumes testiculares alcançam aproximadamente 9 a 10 cm^3 durante o estágio 4. Sob a influência do LH e da testosterona, ocorrem aumentos dos túbulos seminíferos, do epidídimo, das vesículas seminais e da próstata. O esperma pode ser encontrado na urina no estágio 3; poluções noturnas também podem ser observadas nesse momento. Algum grau de crescimento do tecido da mama, tipicamente bilateral, ocorre em 40 a 65% dos meninos durante os estágios 2 a 4, como presumida consequência de excesso relativo de estimulação estrogênica. Isso geralmente desaparece ao longo do processo da maturação.

No **sexo feminino**, geralmente o primeiro sinal visível da puberdade e marco do estágio 2 é o aparecimento dos brotos mamários (**telarca**) entre 7 e 12 anos. Uma minoria significativa de meninas desenvolve pelos pubianos (**pubarca**) antes da telarca. Mudanças menos visíveis incluem o aumento dos ovários, do útero, dos lábios vulvares e do clitóris e o espessamento do endométrio e da mucosa vaginal. Pode haver corrimento vaginal transparente antes da menarca (leucorreia fisiológica). A menstruação costuma começar até 3 anos após o início da telarca, durante os estágios 3 a 4 (idade média: 12,5 anos; faixa normal: 9 a 15 anos) (ver Figura 132.4). O momento da **menarca** é determinado em grande parte pela genética, mas provavelmente também pelos seguintes fatores: adiposidade, doenças crônicas, estado nutricional e ambiente físico e psicossocial. Os ciclos menstruais iniciais são anovulatórios e, deste modo, um tanto irregulares, mas normalmente ocorrem a cada 21 a 45 dias e incluem 3 a 7 dias de sangramento, mesmo durante o primeiro ano após a menarca.

Nos EUA, o **início da puberdade** e da menarca parece estar ocorrendo em idades mais precoces do que no passado. Diversos estudos de 1948 a 1961 identificaram que a idade média para o início do desenvolvimento da mama variava entre 10,6 e 11,2 anos. Vários relatos desde 1997 sugerem uma idade média significativamente mais precoce, variando de 8,9 a 9,5 anos em adolescentes negras, em comparação com 10,0 a 10,4 anos em adolescentes brancas. Quase 25% das adolescentes negras e 10% das adolescentes brancas iniciam o desenvolvimento das mamas por volta dos 7 anos. O desenvolvimento precoce das mamas pode estar associado a um ritmo mais lento da puberdade (p. ex., um tempo maior para a menarca). Parece também haver uma tendência para idades cada vez menores para o início do desenvolvimento de pelos pubianos e da menarca. Dados da National Health and Nutrition Examination Survey (NHANES), uma pesquisa longitudinal nacionalmente representativa dos EUA, mostram um declínio de 4,9 meses na idade média da menarca entre 1960 e 2002. As mudanças no momento da menarca *dentro* dos grupos étnicos, entretanto, foram acentuadamente menores. A maior mudança observada na população, como um todo, pode ser parcialmente explicada por mudanças na composição étnica da amostra. As razões para a maior diminuição da idade de desenvolvimento das mamas parecem incluir a epidemia da obesidade infantil, bem como a exposição a toxinas ambientais similares ao estrogênio (disruptores endócrinos), mas investigações adicionais nessa área ainda são necessárias.

Tabela 132.1 Marcos de desenvolvimento na adolescência inicial, média e final.

VARIÁVEL	ADOLESCÊNCIA INICIAL	ADOLESCÊNCIA MÉDIA	ADOLESCÊNCIA FINAL
Faixa etária aproximada	10 a 13 anos	14 a 17 anos	18 a 21 anos
Classificação da maturidade sexual*	1 a 2	3 a 5	5
Desenvolvimento físico	Meninas: características sexuais secundárias (mama, pelos pubianos e axilares), começo do estirão de crescimento Meninos: aumento testicular, começo do crescimento genital	Meninas: pico da velocidade de crescimento (se já não atingido) Meninos: estirão de crescimento, características sexuais secundárias, poluções noturnas, pelo facial e no corpo, alteração de voz Alteração na composição do corpo Acne	Desaceleração da maturação física Aumento da massa muscular magra em meninos
Desenvolvimento cognitivo e moral	Operações concretas Egocentrismo Incapacidade de perceber a longo prazo resultados de decisões atuais Respeito às regras para evitar punições	Surgimento de pensamento abstrato (operações formais) Capacidade de perceber implicações futuras, embora nem sempre a aplique na tomada de decisão Emoções fortes podem conduzir o comportamento Senso de invulnerabilidade Capacidade crescente de ver outras perspectivas	Senso de perspectiva para o futuro Idealismo Capacidade de pensar com independência Melhor controle de impulso Melhor avaliação de risco *versus* recompensa Capacidade de distinguir lei de moralidade
Autoconceito/ formação de identidade	Preocupação com mudanças corporais Autoconsciência sobre sua aparência e atratividade	Preocupação em ser atraente Aumento da introspecção	Imagem do corpo mais estável Atratividade ainda pode ser motivo de preocupação Consolidação da identidade
Relação com a família	Aumento da necessidade de privacidade Exploração dos limites da dependência *versus* independência	Conflitos sobre controle e independência Esforço para maior autonomia Afastamento gradativo dos pais	Separação emocional e física da família Aumento da autonomia Restabelecimento do relacionamento "adulto" com os pais
Relação com os amigos	Amizades com colegas do mesmo sexo	Intenso envolvimento com grupos de amigos Preocupação em estar inserido na cultura dos amigos Conformidade	Grupos de amigos e seus valores perdem importância
Sexualidade	Aumento de interesse pela anatomia sexual Ansiedades e perguntas sobre alterações da puberdade Capacidade limitada de intimidade	Hábito de testar a capacidade de atrair um parceiro Início de relacionamentos e da atividade sexual Exploração da identidade sexual	Consolidação da identidade sexual Foco em intimidade e formação de relacionamentos estáveis Planos para o futuro e compromisso

*Ver texto e Figuras 132.1 e 132.2.

Tabela 132.2 Estágios de maturação sexual (EMS) em meninas.

ESTÁGIOS DA EMS	PELOS PUBIANOS	MAMAS
1	Pré-adolescentes	Pré-adolescentes
2	Esparsos, levemente pigmentados, lisos, na borda medial dos lábios	Mama e papila elevadas como um pequeno monte; aumento do diâmetro das aréolas
3	Mais escuros, começando a ficar crespos, com aumento da quantidade	Aumento das mamas e das aréolas, ausência de separação de contorno
4	Grossos, encaracolados, abundantes, mas em menor quantidade do que na fase adulta	Aréola e papila formam um monte secundário
5	Triângulo feminino adulto, espalhado até a superfície medial das coxas	Maduras, mamilos projetados, aréolas compondo o contorno geral das mamas

De Tanner JM: *Growth at adolescence*, ed 2, Oxford, England, 1962, Blackwell Scientific.

Embora haja menos dados disponíveis sobre as mudanças no início da puberdade no sexo masculino, existe uma tendência que parece ser semelhante. Embora o método para avaliar o início da puberdade (p. ex., inspeção *versus* palpação dos testículos) varie entre os estudos, parece que a média de idade de início do desenvolvimento genital e de pelos pubianos diminuiu 1 a 2 anos ao longo das últimas décadas em muitos países industrializados. Não se demonstrou evidência de haver associação entre obesidade e período de puberdade no sexo masculino.

Crescimento somático

A aceleração do crescimento linear começa na adolescência inicial para ambos os sexos, e 15 a 20% da altura adulta é acumulada durante a puberdade. No sexo feminino, o **pico de velocidade de crescimento (PVC)** de 8 a 9 cm/ano ocorre nos estágios 2 a 3, aproximadamente 6 meses antes da menarca. No sexo masculino, normalmente a aceleração de crescimento é mais tardia, com o PVC de 9 a 10 cm/ano ocorrendo posteriormente no curso da puberdade (estágios 3 a 4), e o crescimento linear continua por aproximadamente mais 2 a 3 anos depois que as

Tabela 132.3 Estágios de maturação sexual (EMS) em meninos.

ESTÁGIOS DA EMS	PELOS PUBIANOS	PÊNIS	TESTÍCULOS
1	Ausentes	Pré-adolescente	Pré-adolescentes
2	Escassos, longos, levemente pigmentados	Mudança e aumento discretos	Aumento do escroto, cor rosada, alteração da textura
3	Mais escuros, começam a ficar encaracolados, em pequena quantidade	Mais longo	Maiores
4	Assemelham-se aos do adulto, mas em menor quantidade; grossos e encaracolados	Maior; aumento de tamanho da glande	Maiores, escroto escuro
5	Distribuição do adulto, espalham-se pela superfície medial das coxas	Tamanho do adulto	Tamanho do adulto

De Tanner JM: *Growth at adolescence*, ed 2, Oxford, England, 1962, Blackwell Scientific.

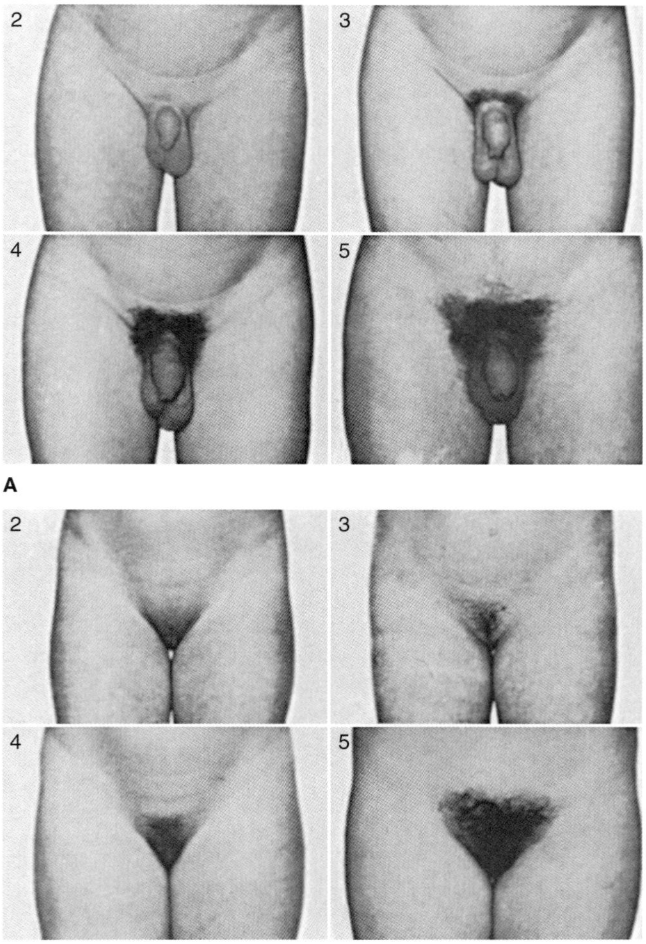

Figura 132.1 Estágios de maturação sexual (2 a 5) em relação às alterações dos pelos pubianos em adolescentes dos sexos masculino (**A**) e feminino (**B**) (ver Tabelas 132.2 e 132.3). (*Cortesia de J.M. Tanner, MD, Institute of Child Health, Department for Growth and Development, University of London.*)

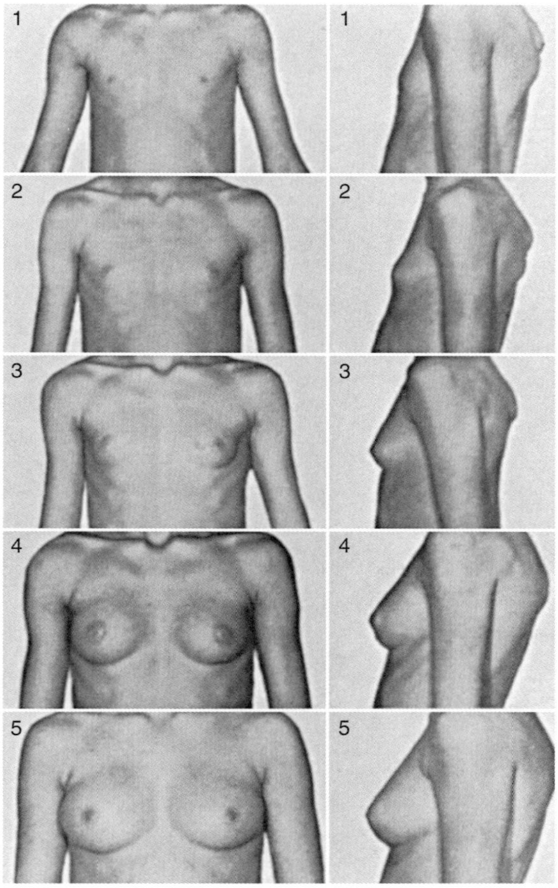

Figura 132.2 Estágios de maturação sexual (1 a 5) em relação às alterações da mama em adolescentes do sexo feminino. (*Cortesia de J.M. Tanner, MD, Institute of Child Health, Department for Growth and Development, University of London.*)

adolescentes pararam seu crescimento (Figura 132.5). O estirão de crescimento se inicia distalmente, com aumento das mãos e dos pés, seguidos por braços e pernas e, finalmente, tronco e tórax. Esse padrão de crescimento confere uma aparência característica "desajeitada" para alguns adolescentes iniciais. A composição corporal também muda após atingir o PVC. No sexo masculino, observa-se aumento da massa corporal magra ("estirão de força"), enquanto no sexo feminino notam-se adolescentes com maior proporção de gordura corporal. A escoliose, quando presente, pode evoluir com o rápido crescimento axial do esqueleto (ver Capítulo 699.1). Entre 50 e 65% do cálcio total do corpo são estabelecidos durante a puberdade. O crescimento ósseo precede aumentos na mineralização e na densidade óssea, o que pode aumentar o risco de fratura em adolescentes durante a fase de crescimento rápido. Dado que o crescimento esquelético precede o crescimento muscular, entorses e luxações também podem ser mais comuns durante esse período.

Alterações cardiovasculares na adolescência média incluem aumento do tamanho do coração, elevação da pressão arterial e aumento do volume sanguíneo e do hematócrito, particularmente no sexo masculino. Juntamente com o aumento da capacidade vital pulmonar, essas alterações proporcionam maior capacidade aeróbica. A estimulação androgênica

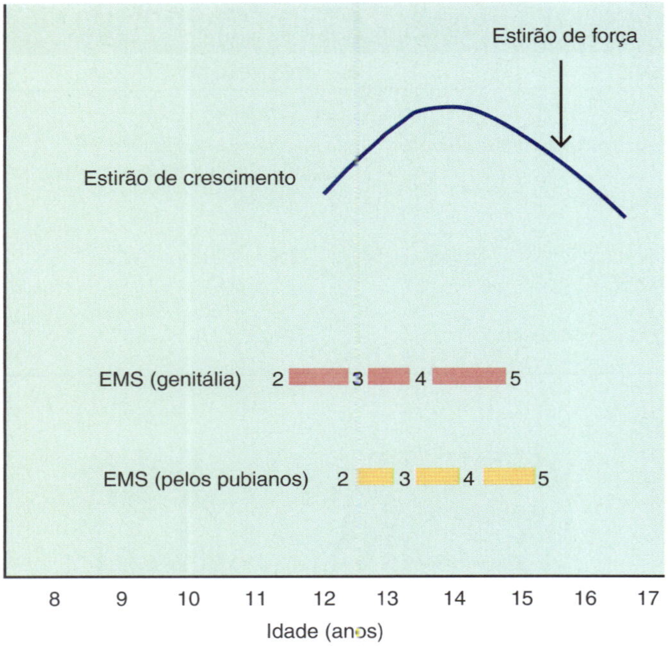

Figura 132.3 Sequência de eventos da puberdade em meninos. Embora a idade de início da puberdade seja variável, a sequência de eventos pode ser prevista. EMS, estágios de maturação sexual.

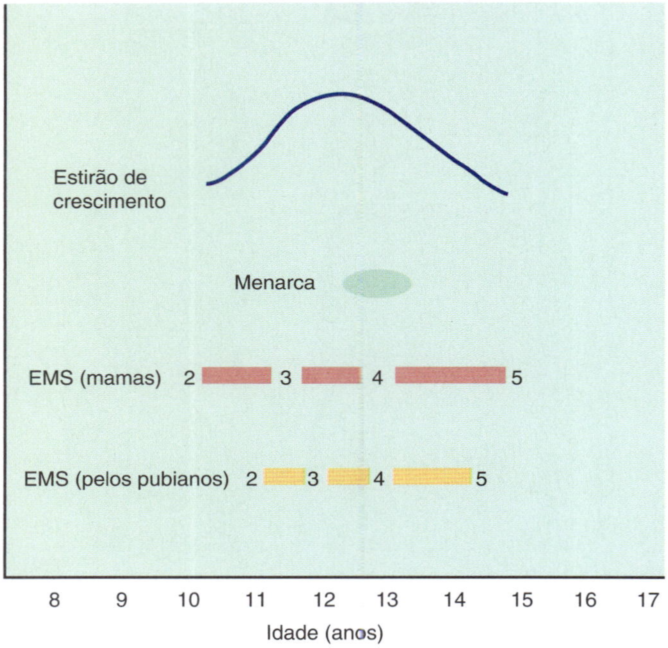

Figura 132.4 Sequência de eventos da puberdade em meninas. Embora a idade de início da puberdade seja variável, a sequência de eventos pode ser prevista. EMS, estágios de maturação sexual.

de glândulas sebáceas e apócrinas pode resultar em acne e odor corporal. O rápido aumento da laringe, da faringe e dos pulmões no sexo masculino provoca mudanças na voz, geralmente precedidas por instabilidade vocal ("voz rachada"). O alongamento do globo óptico pode resultar no desenvolvimento de miopia (ver Capítulo 638). Entre as alterações dentárias incluem-se crescimento da mandíbula, perda dos dentes decíduos finais e erupção dos permanentes caninos, pré-molares e, finalmente, molares (ver Capítulo 333). Aparelhos ortodônticos podem ser necessários, devido à exacerbação, com o crescimento, dos distúrbios de mordida. Ocorrem alterações fisiológicas nos padrões de sono e

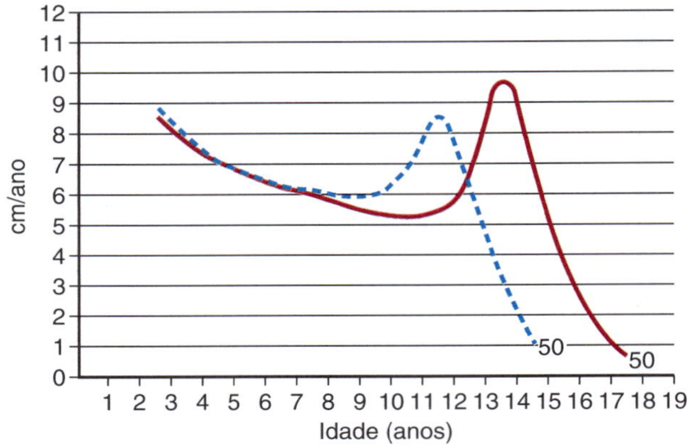

Figura 132.5 Curvas de velocidade de crescimento para meninos (*linha contínua*) e para meninas (*linha tracejada*) dos EUA, que apresentaram seu pico de velocidade de crescimento na média de idade (*i. e.*, tempo de crescimento médio). (*De Tanner JM, Davies PSW: Clinical longitudinal standards for height and height velocity for North American children*, J Pediatr *107:317, 1985.*)

necessidades de sono aumentadas, causando atraso para o início do sono à noite em muitos adolescentes, com subsequente dificuldade de acordar cedo pela manhã para o horário escolar (ver Capítulo 31).

DESENVOLVIMENTO NEUROLÓGICO, COGNITIVO E MORAL

À medida que progridem ao longo da adolescência, os jovens desenvolvem e refinam sua capacidade de usar os processos formais e operacionais de pensamento. O pensamento abstrato, simbólico e hipotético substitui a necessidade de manipular objetos concretos. Os adolescentes nas fases média e final desenvolvem a capacidade de considerar múltiplas opções e de avaliar, a longo prazo, as consequências de seus atos. A expressão verbal é aprimorada. Uma vez que a tomada de decisões dos adolescentes e seu subsequente comportamento são os principais determinantes de sua morbimortalidade, a compreensão desses processos cognitivos é fundamental.

O desenvolvimento estrutural e funcional do cérebro continua durante toda a adolescência. O volume de substância cinzenta cortical atinge seu ápice na pré-adolescência e depois diminui. Essa diminuição é uma consequência da "poda" seletiva das conexões sinápticas raramente utilizadas. O volume de matéria branca cerebral aumenta do meio até o fim da adolescência, refletindo o aumento da mielinização e subsequente facilitação da atividade cerebral integrada e a transmissão mais eficiente de informação entre as diferentes regiões do cérebro, melhorando a relação "sinal-ruído". Embora se considere que os lobos frontais e o córtex pré-frontal, regiões do cérebro associadas à função executiva, estejam entre as últimas regiões a amadurecer, outras regiões corticais mostram trajetórias de maturação igualmente prolongadas. Sem dúvida, os adolescentes são capazes dos complexos processos cognitivos atribuídos à função do lobo frontal. O *controle cognitivo*, no entanto, continua a melhorar até a idade adulta, com maturação progressiva e *integração* de processos de componentes, como memória de trabalho, inibição e controle de impulsos, monitoramento de desempenho e circuitos motivacionais.

Os correlatos comportamentais do neurodesenvolvimento adolescente permanecem especulativos, mas são cada vez mais amparados por um conjunto de pesquisas em rápida expansão. Os adolescentes parecem demonstrar uma sensibilidade única aos efeitos da dopamina em estruturas subcorticais relevantes para recompensa, como o estriado ventral, com alguns estudos demonstrando elevada ativação nessa região ao receber recompensas, em comparação com crianças ou adultos. Outros estudos mostram resposta reduzida a estímulos aversivos em adolescentes. Essa capacidade alterada de resposta ao risco *versus* recompensa pode estar implicada no aumento do comportamento de risco e na busca por novidades nos adolescentes. A maturação precoce e os padrões distintos de reatividade neural na amígdala e em outras estruturas límbicas podem explicar a forte influência que os estímulos sociais e emocionais exercem nos adolescentes, sobrecarregando os sistemas de função executiva frontal que facilitam a interpretação e a regulação dessas experiências sociais e emocionais. Isso pode explicar por que os adolescentes são mais propensos a tomar más decisões em situações altamente carregadas de emoção, em comparação com adultos maduros. Esses processos de "cognição quente" no adolescente podem resultar em determinada decisão em um contexto de forte experiência afetiva, diferente daquela que seria tomada em um estado menos emocional ("cognição fria"). Esses dois tipos de processos cognitivos podem não se desenvolver na mesma velocidade; o adolescente pode ser capaz de usar estruturas e funções cerebrais mais elevadas de maneira mais eficiente quando em estados de menor excitação emocional.

Adolescentes na **fase inicial** muitas vezes continuam a empregar os processos cognitivos operacionais concretos da infância. Embora a cognição operacional formal esteja se desenvolvendo, ela pode ser aplicada de maneira desigual em diferentes domínios. Um adolescente mais novo pode ser capaz de utilizar o pensamento abstrato quando estiver fazendo um trabalho escolar, mas não quando estiver passando por um dilema pessoal. A adolescência inicial também é caracterizada pelo egocentrismo – a crença de alguns adolescentes de que eles são o centro de atenção de todos. Apesar de ser em grande parte imaginária, essa percepção de estar sempre "sob os holofotes" pode ser estressante para os adolescentes, que podem sentir que estão constantemente sendo julgados ou avaliados. Os adolescentes iniciais expressam maior necessidade de privacidade do que tinham na infância e começam a apreciar a privacidade de seus próprios pensamentos. Com o desenvolvimento cognitivo em curso, os adolescentes na **fase média** são mais capazes de considerar as necessidades e os sentimentos de outras pessoas. Sua criatividade e suas habilidades intelectuais são aumentadas. Devido à maior capacidade de pensamento abstrato em combinação com a percepção persistente de singularidade, os adolescentes médios podem ter a sensação de imortalidade e imunidade para as consequências de comportamentos de risco. Os adolescentes na **fase final** pensam no futuro e são capazes de retardar a gratificação. Podem pensar de modo mais independente, considerar pontos de vista de outras pessoas e assumir compromissos. Apresentam uma forte autoconsciência e os interesses são mais estáveis. Em situações de estresse, podem regredir temporariamente aos processos cognitivos e estratégias de sobrevivência utilizados em idades mais jovens.

O **desenvolvimento moral** geralmente acompanha o desenvolvimento cognitivo. Os pré-adolescentes, concretos e individualistas, seguem regras a fim de satisfazer as figuras de autoridade e evitar punições. À medida que se encaminham para a adolescência inicial, desenvolvem um forte senso de certo e errado, mas provavelmente percebem isso como absoluto e inquestionável. Os adolescentes médios e finais podem estabelecer um senso de moralidade impulsionado pelo desejo de serem vistos como uma boa pessoa e de apresentarem um comportamento de acordo com seu lugar percebido na sociedade, e pelo seu senso de obrigação para cuidar dos outros. Entretanto, a tomada de decisão moral ainda pode estar altamente sujeita ao contexto emocional. Os adolescentes finais podem desenvolver uma consciência racional e um sistema independente de valores, embora estes muitas vezes sejam consistentes com os valores dos pais. Enquanto atravessam esse complexo processo de desenvolvimento, os adolescentes podem ser atraídos para organizações religiosas e políticas que ofereçam respostas simples para as difíceis questões sociais e morais.

DESENVOLVIMENTO PSICOSSOCIAL

Diferentemente do desenvolvimento cognitivo, o desenvolvimento psicossocial se correlaciona mais fortemente com o estado puberal e com a maturação física do que com a idade cronológica. Ao passo que o desenvolvimento cognitivo é mais determinado biologicamente, o desenvolvimento psicossocial está sujeito a maior influência ambiental e cultural. De fato, a variação cultural pode ser enorme. Alguns adolescentes finais passam imediatamente do ensino médio para casamento, gravidez, trabalho e independência financeira; outros permanecem dependentes dos pais enquanto prosseguem com sua própria educação por mais alguns anos, em um período conhecido como a *idade do adulto emergente*. O desenvolvimento psicossocial também pode não ser linear, com domínios diferentes de crescimento progredindo ao longo de diversas linhas de tempo. Um tema primordial do desenvolvimento psicossocial é o conceito de formação e consolidação de identidade, conforme o adolescente afasta-se da proteção afetiva da família, integra-se mais profundamente em grupos de amizade e, finalmente, define a si mesmo como um indivíduo.

Afastar-se dos pais é um marco do desenvolvimento do adolescente. Os adolescentes iniciais começam a procurar mais privacidade em casa, ficando menos tempo com os pais. Começam a rejeitar os conselhos e o envolvimento dos pais nas suas decisões, explorando os limites de sua dependência e independência. Com a evolução das capacidades cognitivas, o adolescente pode idealizar um modelo de maternidade e paternidade e contrastar esse ideal com seus próprios pais. Os adolescentes podem procurar modelos adultos alternativos, como professores, treinadores ou pais de amigos. O conflito entre pais e filhos muitas vezes tem seu auge durante a adolescência média, com divergências sobre privilégios, independência e outros limites estabelecidos pelos pais. Os adolescentes podem passar a impressão de que ora buscam, ora rejeitam a aceitação dos pais. Cogita-se que talvez o adolescente *necessite* acreditar que os pais estejam "errados" a fim de atenuar a dor de se separar deles. Ao longo desse período, entretanto, os pais permanecem como uma fonte importante de afeto e apoio, e continuam a exercer influência significativa nas decisões do adolescente. Paradoxalmente, discussões e conflitos frequentes podem coexistir com fortes laços emocionais e proximidade. O adolescente final pode restabelecer um tipo mais "adulto-adulto" de relacionamento com os pais, mais uma vez procurando e considerando aconselhamento e orientação à medida que entra na idade adulta.

O aumento da importância dos **grupos de amizade** também pode proteger o adolescente do trauma emocional da separação dos pais. Os adolescentes iniciais tendem a socializar mais com colegas do mesmo sexo, tanto em suas amizades individuais como em grupos maiores. Os grupos de amizade entre meninas tendem a se fundamentar na inter-relação pessoal, enquanto os grupos de meninos costumam se basear em uma atividade ou interesse particular. Em ambos os casos, a coesão e um sentido de pertencer ao grupo tornam-se importantes. Os amigos tornam-se cada mais relevantes na adolescência média, durante a qual o adolescente pode experimentar fazer parte de diversos grupos e "testar" diferentes identidades. Esses grupos podem incluir ambos os sexos. Podem surgir de atividades organizadas, como esportes ou clubes, ou simplesmente se basear na amizade. Participar de gangues é outra maneira de ser aceito pelos pares. A **conformidade** no modo de se vestir, falar e se comportar faz parte desse processo e não deve ser necessariamente vista de maneira negativa. Do mesmo modo, a **pressão dos pares** pode existir, mas essa influência sobre o comportamento do adolescente pode ser positiva, negativa ou insignificante. A aceitação e a condução bem-sucedida dos grupos de amizade durante a adolescência podem dar ao indivíduo mais confiança para circular dentro e fora de vários grupos sociais, acadêmicos e profissionais no futuro. Os adolescentes finais são menos vulneráveis à influência dos grupos, estando mais perto de estabelecer sua própria identidade estável. Suas habilidades cognitivas lhes permitem escolher seletivamente entre os diferentes grupos de convivência, apoiando e adotando valores e comportamentos individuais que melhor reflitam quem eles estão se tornando.

Os adolescentes iniciais desenvolvem maior **consciência e interesse sexual**, que podem se manifestar por conversas sexuais, frequentemente focadas na anatomia. A masturbação e outras explorações sexuais, algumas vezes com parceiros do mesmo sexo, são comuns. A prevalência de outras formas de comportamento sexual varia de acordo com a cultura; em geral, esses comportamentos são menos comuns em adolescentes iniciais. Os relacionamentos amorosos, quando existem, não têm profundidade emocional. A curiosidade, a experimentação e a atividade sexual tornam-se mais comuns entre os adolescentes médios. A atração pelo mesmo sexo é comum; a orientação sexual pode se tornar clara para alguns adolescentes, mas pode ainda estar evoluindo em outros durante esse período. Namoros podem ser iniciados, mas isso depende da cultura e pode não ser um comportamento popular para todos os adolescentes. Muitas vezes as relações individuais continuam a enfatizar a atração sexual, e não a intimidade emocional, vista somente na adolescência final. Nessa última fase, os relacionamentos envolvem cada vez mais amor e compromisso, e demonstram maior estabilidade.

A **imagem corporal** também pode afetar o desenvolvimento psicossocial do adolescente ou vice-versa. As fases inicial e média da adolescência são, geralmente, as idades nas quais se desenvolvem distorção da imagem corporal e transtornos alimentares. Os adolescentes iniciais sofrem alterações físicas rápidas e podem ficar inseguros quanto à progressão normal de todas as alterações anatômicas e fisiológicas. O apoio dos adultos, incluindo profissionais de saúde, pode ser reconfortante. À medida que a puberdade chega ao fim e essas alterações diminuem, o adolescente médio pode voltar sua preocupação para o fato de ser ou não atraente para os outros. Uma forte ênfase na aparência física durante esse período é normal. Embora esse foco na aparência física possa persistir na idade adulta, a adolescência final geralmente se caracteriza por reequilíbrio voltado para a introspecção, com um pouco menos de ênfase nas características externas.

O **período das mudanças da puberdade** também pode afetar o desenvolvimento psicossocial e o bem-estar. A progressão das mudanças da puberdade no sexo masculino está associada, geralmente, a uma autoimagem positiva. No sexo feminino, inicialmente, essas mudanças na aparência física podem ser percebidas de modo mais negativo. Isso parece ser especialmente verdadeiro para adolescentes que apresentam maturação precoce, e algumas delas experimentam maior diminuição de autoestima, têm mais comportamentos destrutivos e se envolvem em mais conflitos com os pais do que adolescentes com maturação no momento certo ou tardio. Como talvez se sintam mais confortáveis na companhia de amigos mais velhos, as adolescentes de maturação precoce, quando expostas a situações de alto risco, tornam-se propensas a tomar más decisões, pois ainda lhes faltam as habilidades cognitivas para se comportarem com maturidade nessas situações. Os adolescentes de maturação precoce tendem a ter maior autoconfiança e sucesso social e acadêmico, enquanto adolescentes de maturação tardia apresentam maior risco de comportamentos mais internalizados e diminuição da autoestima. Muitos outros fatores influenciam a maneira como os adolescentes experimentam a puberdade, e o apoio dos colegas e adultos pode ter um impacto positivo no desenvolvimento psicossocial. Com a condução bem-sucedida desses domínios, os adultos emergentes seguem em frente com um forte senso de identidade pessoal e com a consciência de seu lugar na sociedade. São capazes de seguir uma vocação e trabalhar em direção à independência financeira, administrando as responsabilidades da vida adulta.

IMPLICAÇÕES PARA EDUCADORES, PROFISSIONAIS DE SAÚDE, PAIS E AUTORIDADES

Educadores e profissionais de saúde podem ajudar os pais durante a adolescência de seus filhos, ressignificando alguns dos "desafios" da adolescência como marcos normais do desenvolvimento, que devem ser esperados e aceitos. A puberdade e a sexualidade emergente devem ser abordadas como mudanças positivas e de afirmação de vida, em vez de focar apenas nas discussões sobre os riscos e desfechos reprodutivos. Mesmo provocações bem-humoradas sobre as mudanças corporais podem ser prejudiciais para a autoimagem do adolescente. As adolescentes de maturação precoce e os jovens de maturação tardia devem receber apoio, reconhecendo-se o seu risco aumentado para desafios psicossociais. Estratégias positivas e modernas de apoio devem ser promovidas em todos os jovens, particularmente naqueles com doenças crônicas ou outros desafios. Os educadores e profissionais de saúde precisam determinar o desenvolvimento cognitivo e a capacidade de pensamento abstrato do adolescente e, a partir daí, adaptar seu estilo de comunicação e aconselhamento. Os exames físicos devem ser realizados com privacidade, com os pais fora da sala de exame (para o adolescente se sentir mais confortável), o que também dá ao adolescente e ao profissional de saúde a oportunidade de discutir questões confidenciais. O desenvolvimento normal deve ser reassegurado.

Como os adolescentes desenvolvem mais independência e picos de conflitos com os pais, os educadores e profissionais de saúde devem lembrar aos pais que isso é típico, além de argumentar que isso não significa que os adolescentes não valorizem suas contribuições e perspectivas. Embora alguns possam se rebelar inicialmente, a maioria dos adolescentes, em última análise, adota um sistema de valores muito semelhante ao de seus pais. Mesmo que os pais sintam que não adianta conversar, eles devem continuar a demonstrar e modelar esses valores para seus filhos. Do mesmo modo, em vez de descartar categoricamente o interesse "negativo" do filho, como jogar um *videogame* violento, os pais devem ser encorajados a usar essas oportunidades para modelar o pensamento crítico do impacto de tal atividade. Grupos de amigos potencialmente negativos devem ser abordados da mesma maneira, promovendo simultaneamente o desenvolvimento de uma rede mais positiva. A **autoridade dos pais**, quando estabelece limites claros e apropriados, definidos no contexto familiar de carinho e respeito mútuo, está mais fortemente associada ao desenvolvimento psicossocial positivo. A proximidade com os pais e a estrita supervisão e monitoramento das atividades dos jovens e do seu grupo de amigos pode protegê-los contra o início precoce da atividade sexual e contra outros comportamentos de risco, além de promover o desenvolvimento positivo. Os pais também devem assumir um papel ativo na transição do adolescente para a idade adulta, garantindo que seu filho receba serviços preventivos de saúde apropriados.

Os pais, educadores e profissionais de saúde podem trabalhar individualmente com os adolescentes para que eles tomem decisões acertadas. Além de fornecerem informações completas e precisas de saúde, devem considerar a capacidade cognitiva do adolescente para aplicar essas informações em vários contextos. Os adolescentes podem precisar tomar decisões importantes em situações de elevada carga emocional, quando talvez se sintam incapazes de lidar com suas emoções e utilizar suas funções cognitivas mais elevadas para avaliar as consequências de sua decisão. Por exemplo, um casal trocando carícias com alta excitação emocional pode decidir dar prosseguimento à relação sexual desprotegida. Ao prever essa situação, em um momento menos emotivo e traçando um plano para lidar com isso, é provável que tomem uma decisão diferente quando chegar a hora (p. ex., manter a decisão inicial de nunca ter relações sexuais sem proteção). Os pais e os profissionais de saúde estão em posição de estimular e promover essa antecipação e planejamento em condições de "cognição fria".

Pode ser necessário que os profissionais de saúde ajudem os pais a identificar o desenvolvimento normal do adolescente e os comportamentos de risco, distinguindo-os de possíveis sinais de transtorno mental ou desvios de conduta. São normais as demonstrações de **autonomia**, como evitar atividades em família, exigir mais privacidade e contra-argumentar com frequência; o **isolamento** extremo ou o **antagonismo**, por sua vez, podem ser disfuncionais, sinalizando uma preocupação com a saúde mental ou com uso de drogas ilícitas. A confusão e a disforia no início do ensino médio são normais; por outro lado, o fracasso contínuo em se adaptar vários meses depois sugere problemas mais graves. Embora algum grau de comportamento de risco seja normal, a escalada progressiva de comportamentos de risco é problemática. Em geral, quando os comportamentos do adolescente causam disfunção significativa na esfera domiciliar, nos relacionamentos escolares ou com amigos, eles devem ser abordados por seus pais ou pelos educadores e profissionais de saúde, e o encaminhamento a um profissional de saúde mental pode ser considerado. Na maior parte dos casos, os pais podem ter certeza de que, embora a adolescência possa representar desafios únicos, seu filho, como a maioria dos adolescentes, irá atravessá-la para se tornar um adulto bem-sucedido e feliz.

Em todo o mundo, os adolescentes podem enfrentar desafios ambientais, comportamentais, sociais e de saúde. A Tabela 132.4 fornece sugestões para abordar essas questões.

A bibliografia está disponível no GEN-io.

Tabela 132.4 Ações recomendadas para problemas e riscos associados à saúde de adolescentes e jovens adultos.*

PROBLEMA/ RISCO	ESTRUTURAL	CONSCIENTIZAÇÃO	INTERVENÇÕES COMUNITÁRIAS, INCLUINDO A FAMÍLIA	USO DE DISPOSITIVOS ELETRÔNICOS E INTERNET	ESCOLAS	SERVIÇOS DE SAÚDE
Atividade reprodutiva e IST, incluindo HIV	**Legislação** *Idade mínima de 18 anos para o casamento* *Permitir o fornecimento de contraceptivos a menores de idade* *Legalizar o aborto*	*Promover o apoio da comunidade para a saúde sexual e reprodutiva e o acesso de adolescentes ao tratamento do HIV*	**Programas assistenciais, com bolsa vinculada à frequência escolar** *Desenvolvimento juvenil positivo* *Educação de pares*	*Delimitar conhecimento, atitudes e comportamentos de risco*	**Ensino secundário de qualidade** **Educação abrangente sobre sexualidade** **Escolas seguras com banheiros limpos e recursos de higiene para o período menstrual** **Escolas com serviços de saúde, que disponibilizem métodos contraceptivos modernos e preservativos**	**Preservativos e contraceptivos modernos e acessíveis, incluindo o método contraceptivo reversível de ação prolongada** **Diagnóstico e tratamento precoce de HIV e IST** **Postectomia** **Atenção ao período pré-natal, parto e puerpério** *Transição da adolescência para a idade adulta no atendimento de infectados pelo HIV*
Desnutrição	**Fortificação de alimentos (p. ex., ferro e folato)**		**Suplementos de micronutrientes (especialmente na gestação)** **Suplementação proteico-energética** **Eliminação de vermes** *Programa assistencial* *Educação alimentar*		**Suplementos de micronutrientes** **Refeições escolares saudáveis**	**Triagem e suplementação de micronutrientes**
Doenças infecciosas			*Eliminação de vermes* *Distribuição de mosquiteiros*		**Vacinação contra o HPV** *Eliminação de vermes*	**Identificação e tratamento precoces** **Vacinas na adolescência (HPV, pendências do calendário de vacinação infantil)** *Eliminação de vermes* *Distribuição de mosquiteiros* *Quimioprevenção sazonal da malária*
Violência	**Controle de armas** *Legalizar a homossexualidade e proteger as mulheres de violência e assédio sexual* *Promover reformas na Vara da Juventude, priorizando a reabilitação em detrimento da prisão* *Maioridade penal de 16 anos*	*Esclarecer os efeitos da violência e os serviços disponíveis*	*Promover as habilidades dos pais e a comunicação entre pais e filhos* *Desenvolvimento juvenil positivo* *Promover a igualdade de gêneros* *Empoderamento econômico* *Treinamento em grupo para conscientização, conhecimento e habilidades*		**Intervenções abrangentes que identifiquem o comportamento violento e o uso de drogas ilícitas**	**Cuidados de traumatismo**

(continua)

Tabela 132.4 Ações recomendadas para problemas e riscos associados à saúde de adolescentes e jovens adultos.* *(continuação)*

PROBLEMA/RISCO	ESTRUTURAL	CONSCIENTIZAÇÃO	INTERVENÇÕES COMUNITÁRIAS, INCLUINDO A FAMÍLIA	USO DE DISPOSITIVOS ELETRÔNICOS E INTERNET	ESCOLAS	SERVIÇOS DE SAÚDE
Lesão culposa	**Carteira de habilitação** **Uso obrigatório de capacete** **Controle abrangente dos acidentes de trânsito**	*Promover o conhecimento dos riscos*	*Policiamento no combate aos acidentes de trânsito*			**Cuidados de traumatismo, incluindo socorristas (p. ex., ambulâncias)**
Álcool e drogas ilícitas	**Limitar a venda de bebidas alcoólicas a menores de idade** **Tributação sobre bebidas alcoólicas** **Legislação penal sobre embriaguez ao volante** **Restringir o consumo ilícito de bebidas alcoólicas** **Intervenções em locais autorizados** **Alternativa à prisão de adolescentes** *Controle da ingestão alcoólica*	**Restrições publicitárias** *Campanhas de conscientização da comunidade*	*Promover a comunicação entre pais e filhos e as habilidades parentais* *Acesso ao fornecimento de agulhas e seringas* *Mentoria*	*Delimitar conhecimento, atitudes e comportamentos de risco*	*Proibição de bebidas alcoólicas*	*Avaliação de risco e entrevista motivacional*
Tabagismo	**Controle do tabagismo, mediante impostos, preço e regulação da publicidade** **Restrição de acesso por parte dos jovens** **Legislação antifumo**	**Campanhas antifumo**	*Intervenções para promover as habilidades parentais e a comunicação entre pais e filhos*	*Envio de mensagens de texto sobre o abandono do vício*	*Políticas abrangentes antifumo*	*Rastreio rotineiro e entrevista motivacional para estimular o abandono do vício*
Transtornos mentais e suicídio	**Restrição de acesso aos meios**	*Estimular o conhecimento dos adolescentes sobre a saúde mental*	*Treinamento de guardiões da vida*	*Intervenções tecnológicas em saúde mental*	*Intervenções educativas* *Treinamento de guardiões da vida* *Serviços de saúde mental vinculados à escola*	**Treinamento de profissional de saúde no reconhecimento e tratamento da depressão** *Avaliação de rotina da saúde mental, incluindo automutilação e risco de suicídio*
Distúrbios físicos crônicos			*Iniciativas de apoio em grupos de amigos*		*Serviços de saúde vinculados à escola*	*Estimular a autogestão* *Promover a transição para o sistema de saúde de adultos*
Sobrepeso e obesidade	**Taxação de alimentos com alto teor de açúcar, sal e gordura** *Rótulos nutricionais na frente da embalagem* *Restrição à publicidade de fast-food*	*Estimular a atividade física*	*Criar oportunidades para a manutenção da atividade física no dia a dia*	*Intervenções de feedback interativas ou personalizadas*	*Intervenções abrangentes, envolvendo orientações sobre alimentação saudável e mais oportunidades de educação física*	**Tratar as comorbidades da obesidade**

*As ações em **negrito** possuem uma base de evidências, e as ações em *itálico* são promissoras, mas ainda carecem de uma forte base de evidências para adolescentes e jovens adultos. HIV, vírus da imunodeficiência humana; HPV, papilomavírus humano; IST, infecção sexualmente transmissível. (De Patton GC, Sawyer SM, Santelli JS et al.: Our future: a Lancet commission on adolescent health and wellbeing, Lancet 387:2458, 2016.)

Capítulo **133**

Identidades de Gênero e Sexual

Walter O. Bockting

TERMOS E DEFINIÇÕES

Sexo e identidade sexual

O **sexo** tem multifacetas com pelo menos nove componentes: sexo cromossômico, sexo gonadal, sexo hormonal fetal (hormônios pré-natais produzidos pelas gônadas), sexo morfológico interno (genitália interna), sexo morfológico externo (genitália externa), sexo hipotalâmico (sexo do cérebro), sexo de atribuição e criação, sexo hormonal puberal, e identidade e papel de gênero. **Identidade sexual** é a identificação autopercebida e destilada de algum ou de todos os aspectos de sexualidade e tem, pelo menos, quatro componentes: sexo designado no nascimento, identidade de gênero, expressão de gênero e orientação sexual.

Sexo designado no nascimento

Ao recém-nascido o sexo é designado antes (tipicamente por meio de ultrassom) ou no parto com base na genitália externa (sexo natal). Em caso de *transtorno de desenvolvimento sexual (intersexo)*, essa genitália pode se mostrar ambígua e os componentes adicionais de sexo (p. ex., sexo cromossômico, gonadal, hormonal) são avaliados. Em consulta com especialistas, os pais atribuem à criança o sexo que acreditam ter mais probabilidade de coerência com a identidade de gênero, que não pode ser avaliada até mais tarde na vida (ver Capítulo 606).

Termos de gênero

Identidade de gênero diz respeito ao sentido básico de uma pessoa em se sentir um menino/homem, uma menina/mulher, ou outro gênero (p. ex., transexual, *genderqueer* [gênero *queer*], não binário, gênero fluido). **Papel de gênero** se refere ao papel da pessoa na sociedade, tipicamente um papel masculino ou feminino. A identidade de gênero precisa ser distinguida da **expressão de gênero,** que se refere às características na personalidade, na aparência e no comportamento que são, em determinada cultura e momento, consideradas masculinas ou femininas. O papel de gênero diz respeito à apresentação de alguém como menino/homem ou menina/mulher, enquanto a expressão de gênero diz respeito às características masculinas e/ou femininas que alguém exibe em dado papel de gênero. Tanto meninos/homens, meninas/mulheres e transexuais, gênero *queer* ou pessoas não binárias podem ser masculinos e/ou femininos em vários graus; identidade de gênero e expressão de gênero não são necessariamente congruentes. Uma criança ou adolescente pode ser **não conforme de gênero,** ou seja, um menino predominantemente feminino ou uma menina predominantemente masculina.

Orientação sexual e comportamento

Orientação sexual diz respeito a atrações, comportamentos, fantasias e apego emocional para homens, mulheres ou ambos. **Comportamento sexual** se refere a qualquer atividade sensual para dar prazer a si mesmo ou a outra pessoa sexualmente.

Transexuais

As pessoas **transgênero** são um grupo diverso de indivíduos cuja identidade de gênero difere do sexo atribuído a eles no nascimento. Esse grupo inclui os **transexuais** (geralmente referidos como transgênero) (que vivem tipicamente no outro papel de gênero e buscam intervenções hormonais e/ou cirúrgicas para modificar características sexuais primárias ou secundárias); **travestis** (que usam vestuário e adotam comportamentos associados ao outro sexo para gratificação emocional ou sexual e que podem passar parte do tempo no outro papel de gênero); **transformistas** (mulheres e homens que se caracterizam como pessoas do sexo oposto); e indivíduos que se identificam como **gênero *queer*** (gênero diferente), **não binário** (nem homem, nem mulher, ambos ou intermediário) ou **gênero fluido** (não fixo, mas em mudança). Os indivíduos transexuais podem sentir atração por homens, mulheres ou por outros indivíduos transexuais.

FATORES QUE INFLUENCIAM O DESENVOLVIMENTO DA IDENTIDADE SEXUAL

Durante o desenvolvimento sexual pré-natal, um gene localizado no cromossomo Y (*XRY)* induz o desenvolvimento dos testículos. Os hormônios produzidos pelos testículos comandam a diferenciação sexual na direção masculina, resultando então no desenvolvimento das genitálias masculinas interna e externa. Na ausência desse gene nos cromossomos XX femininos, os ovários se desenvolvem e a diferenciação sexual prossegue na direção feminina, o que resulta nas genitálias femininas interna e externa. Esses hormônios podem também atuar na diferenciação sexual do cérebro. Nos transtornos de desenvolvimento sexual, o sexo hormonal cromossômico e pré-natal varia desse padrão de desenvolvimento típico e pode resultar em genitália ambígua ao nascimento.

A identidade de gênero se desenvolve cedo na vida e está tipicamente estabelecida aos 2 ou 3 anos. As crianças aprendem primeiro a identificar seu próprio sexo e o de outras crianças (**rotulagem de gênero**), a seguir aprendem que gênero está mais frequentemente estável com o tempo (**constância de gênero**) e, por fim, aprendem que o gênero é tipicamente permanente (**coerência de gênero**). O que determina a identidade de gênero permanece substancialmente desconhecido, mas se acredita que seja uma interação de fatores biológicos, ambientais e socioculturais.

As evidências mostram o impacto de fatores biológicos e ambientais sobre a expressão de gênero, enquanto seu impacto na identidade de gênero permanece menos esclarecido. Pesquisas com cobaias animais mostraram a influência dos hormônios pré-natais na diferenciação sexual do cérebro. Em seres humanos, a exposição pré-natal a níveis excepcionalmente altos de andrógenos em meninas com **hiperplasia suprarrenal congênita** esteve associada a expressão de gênero mais masculina, identidade transexual e orientação sexual para o mesmo sexo, mas não pôde ser responsabilizada por toda a variação encontrada (ver Capítulo 594). A pesquisa nos fatores ambientais se concentrou na influência da socialização por tipo de sexo. Os estereótipos baseados no gênero se desenvolvem precocemente na vida. Até o fim da adolescência, é típica a segregação social de meninos e meninas por gênero, reforçando as características típicas do sexo, tais como o foco dos meninos em "jogos violentos" e em afirmar domínio e o foco das meninas em comunicação verbal e criação de relacionamentos. Os pais, outros adultos, professores, colegas e a mídia servem como modelos e agentes do papel de socialização do gênero ao tratar meninos e meninas de maneira diferente.

Para obter informações sobre o desenvolvimento da orientação sexual, ver Capítulo 134.

NÃO CONFORMIDADE EM EXPRESSÃO DE GÊNERO ENTRE CRIANÇAS E ADOLESCENTES

Prevalência

A não conformidade em expressão de gênero precisa ser diferenciada da identidade transexual. A primeira opera no nível da personalidade, aparência e comportamento (masculinidade, feminilidade), enquanto a segunda diz respeito à identidade de gênero central, autopercebida. A não conformidade em expressão de gênero é mais comum entre as meninas (7%) que entre os meninos (5%), mas estes são referidos com mais frequência que as meninas quanto às preocupações sobre identidade e expressão de gênero. Provavelmente, isso é o resultado de pais, professores e colegas sendo menos tolerantes sobre a não conformidade de gênero em meninos que em meninas.

A não conformidade em expressão de gênero como parte de explorar a identidade de gênero e o papel de alguém faz parte do desenvolvimento sexual normal. A não conformidade de gênero na infância pode ou não persistir até a adolescência; e, se for acentuada na adolescência, geralmente persiste para a vida adulta. Apenas minoria de crianças com não conformidade de gênero desenvolve uma identidade transexual adulta; a maioria desenvolve identidade *gay* ou lésbica, e algumas identidade heterossexual.

Etiologia do comportamento não conforme de gênero

Os hormônios pré-natais atuam no desenvolvimento da não conformidade em expressão de gênero, mas não podem ser completamente responsabilizados por toda a variância. Provavelmente, existe um componente herdado do comportamento de não conformidade de gênero, mas os estudos com gêmeos indicam que os fatores genéticos também não causam toda essa variância. A hipótese criada de fatores da família de origem atuando no desenvolvimento da não conformidade de gênero não possui suporte empírico. A psicopatologia materna e a ausência emocional do pai são os únicos fatores possíveis associados à não conformidade de gênero, mas ainda não está claro se esses fatores são causa ou efeito.

Estigma, manejo do estigma e amparo

As crianças com não conformidade de gênero são vítimas de **ostracismo** e de **assédio moral (*bullying*)** (ver Capítulo 14.1) dos colegas, o que pode impactar negativamente seu ajuste psicossocial e levá-las ao isolamento social, solidão, autoestima baixa, depressão, suicídio e problemas de comportamento. Para ajudar as crianças e as famílias, podem ser oferecidas estratégias individuais de manejo do estigma, assim como intervenções para alterar o ambiente. O **manejo do estigma** pode envolver consulta com um profissional de saúde que possa fornecer suporte e instruções, normalizando o comportamento não conforme de gênero e encorajando a criança e a família a promoverem a autoestima a partir dos pontos fortes e dos interesses da criança. O manejo também pode envolver as escolhas da criança sobre certas preferências (p. ex., um menino que gosta de usar trajes femininos) para limitar essas escolhas a momentos e ambientes que mostrem mais aceitação. *A maioria dos profissionais de saúde concorda que o foco exagerado em cercear comportamentos de não conformidade de gênero leva a aumentar a vergonha e enfraquece a autoestima da criança.*

O profissional de saúde e a família também podem ajudar a criança ou o adolescente a encontrar outras crianças com interesses semelhantes (dentro e além dos interesses relacionados ao gênero) para reforçar o suporte positivo dos colegas. Igualmente importantes são as intervenções na escola e na sociedade para aumentar a conscientização e promover a aceitação e atitudes positivas, tomar posição contra o assédio e o abuso moral, e introduzir políticas e iniciativas antiassédio moral. *As alianças de grupos gays, lésbicos, bissexuais, transexuais e heterossexuais são úteis na oferta de um refúgio para o jovem não conforme de gênero, assim como no reconhecimento deles como parte da diversidade a ser respeitada e abraçada dentro do sistema escolar.* O sistema de cuidados de saúde nivela as abordagens como delineado na Tabela 133.1.

IDENTIDADES TRANSEXUAIS E NÃO CONFORMES DE GÊNERO ENTRE CRIANÇAS E ADOLESCENTES

Prevalência

Cerca de 1% dos pais de meninos entre 4 e 11 anos informam que seus filhos queriam ser do outro sexo, com 3,5% no caso das meninas na mesma faixa de idade. Apenas uma minoria das preocupações sobre identidade de gênero das crianças persiste pela adolescência (20% em um estudo com meninos). A persistência dessas preocupações sobre identidade de gênero da adolescência para a vida adulta é mais alta; a maioria se identifica como transexual na vida adulta e pode buscar **intervenções médicas para afirmação de gênero** (ou seja, terapia hormonal, cirurgia). A prevalência de adultos transexuais nos EUA é estimada em 1:200.

Etiologia das identidades transexuais ou não conformes de gênero

Essa etiologia permanece desconhecida. Existem hipóteses de que fatores ambientais e biológicos desempenhem um papel no desenvolvimento de uma identidade transexual ou não conforme de gênero. As crianças não conformes de gênero parecem ter mais problemas

Tabela 133.1 Princípios em nível de sistema fundamentais aos serviços amigáveis para lésbicas, *gays*, bissexuais, transexuais e intersexuais (LGBTQIA+).

PRINCÍPIO	DEFINIÇÃO	EXEMPLOS
Disponibilidade	A presença de prestadores de cuidados de saúde com conhecimento, competência e experiência de trabalho com pessoas jovens e com pessoas com identidades LGBTQIA+, sentimentos e/ou comportamento atuais ou possivelmente em desenvolvimento	• Prestadores das várias disciplinas (p. ex., médicos, profissionais não médicos de cuidados de saúde) fornecem cuidados sensíveis às necessidades do jovem LGBTQIA+ • A qualidade dos cuidados é elevada, com o jovem LGBTQIA+ (e, quando apropriado, seus cuidadores) recebendo universalmente a triagem recomendada e a orientação antecipada
Acessibilidade	A relativa facilidade com a qual o jovem LGBTQIA+ pode obter cuidados de um prestador disponível	• Serviços clínicos localizados próximo aos locais de residência, estudo, trabalho ou locais diferentes onde o jovem LGBTQIA+ passa o tempo • Serviços clínicos fáceis de obter, com horas expandidas à noite e fins de semana, reservas de urgência no mesmo dia, consultas sem marcação e subsídios para consultas tardias • Tecnologia (p. ex., portais do paciente *online*, *e-mail*, telemedicina) sendo cada vez mais usada para melhorar o acesso ao jovem
Aceitabilidade	A extensão na qual os serviços clínicos são culturalmente competentes e apropriados em termos de desenvolvimento para o jovem LGBTQIA+, e na qual a confidencialidade é assegurada e protegida	• A clínica tem uma política afirmando seus serviços inclusivos para LGBTQIA+ e o ambiente clínico possui sinais, adesivos e outras afirmações mostrando tratar-se de um ambiente amigável aos LGBTQIA+ • Manuais de saúde e outros materiais de leitura são adaptados às necessidades dos jovens LGBTQIA+ • A confidencialidade é assegurada e protegida em todos os encontros com o paciente e os prestadores de cuidados de saúde passam seu tempo individualmente com ele para obter informações sensíveis
Equidade	O grau no qual os cuidados clínicos são amigáveis a *todos* os jovens LGBTQIA+ independentemente de raça, etnia, linguagem, capacidade de pagar, *status* da moradia e *status* do seguro, entre outros fatores	• Cuidados de alta qualidade são fornecidos a todos os jovens independentemente de eles serem lésbicas, *gays*, bissexuais ou transexuais • Cuidados culturalmente competentes são fornecidos ao jovem LGBTQIA+ de cor e serviços estão disponíveis para pacientes não anglófonos • Serviços fornecidos sem custo para jovens LGBTQIA+ sem seguro

Adaptada de Tylee A, Haller DM, Graham T *et al.* Youth-friendly primary-care services: how are we doing and what more needs to be done? *Lancet* 369(9572):1565-1573, 2007; e Department of Maternal Newborn Child and Adolescent Health. Making health services adolescent friendly-developing national quality standards for adolescent friendly health services. Geneve, 2012, World Health Organization.

que as outras quanto a conceitos cognitivos básicos sobre seu gênero. Elas podem sofrer um distanciamento emocional de seus pais. E se esses fatores são causa ou efeito, isso ainda não foi esclarecido.

Os hormônios pré-natais e perinatais podem influenciar a diferenciação sexual do cérebro. Algumas meninas com hiperplasia suprarrenal congênita desenvolvem identidade de gênero masculino, mas não são maioria. A parte central sexo-dimórfica do núcleo do leito da estria terminal no hipotálamo de mulheres transexuais é menor que a nos homens e situa-se dentro da faixa das mulheres não transexuais; o oposto é verdadeiro para os homens transexuais. Nos animais, essa estrutura é regulada por hormônios, mas nos seres humanos não existe ainda evidência de uma relação direta entre hormônios pré-natais e perinatais e a natureza sexualmente dimórfica desse núcleo. Além disso, foram mostradas diferenças entre homens e mulheres transexuais e controles não transexuais na microestrutura da substância branca do cérebro.

Apresentação clínica

Crianças e adolescentes com identidade não conforme de gênero podem experimentar duas fontes de estresse: angústia interna inerente à incongruência entre sexo designado ao nascer e identidade de gênero (disforia de gênero) ou angústia associada ao estigma social. A primeira fonte de angústia se reflete em desconforto com as características sexuais primárias e secundárias em desenvolvimento e o papel do gênero designado no nascimento. A segunda fonte de angústia diz respeito a se sentir diferente, não se ajustando, ao ostracismo dos pares e ao isolamento social, o que pode resultar em vergonha, baixa autoestima, ansiedade ou depressão.

Os meninos com identidade não conforme de gênero podem muito cedo se identificar como meninas, esperar crescer como meninas ou expressar esse desejo. Eles podem sofrer angústia por serem meninos e/ou possuírem um corpo masculino, preferem urinar sentados e expressam aversão aos seus genitais masculinos, chegando até a querer eliminá-los. Eles podem também se vestir com roupas femininas como parte de uma brincadeira ou em particular. As meninas podem se identificar como meninos e esperar ou desejar crescer como homens. Elas podem sofrer angústia por serem meninas e/ou terem corpo de menina, fingirem ter pênis ou esperarem o crescimento desse órgão, bem como expressarem aversão pelo vestuário e pelos estilos de cabelo femininos. No início da infância, as crianças podem expressar espontaneamente essas preocupações; mas, dependendo da resposta do ambiente social, esses sentimentos podem permanecer ocultos e mantidos mais privados. A angústia pode se intensificar no início da puberdade; as alterações físicas da puberdade são descritas por muitos adolescentes e adultos transexuais como "traumáticas". Meninos e meninas também podem se identificar fora do binário de gênero (p. ex., garoto-garota, garota-garoto, gênero *queer*, gênero fluido) e descrever sua identidade como nem masculina nem feminina, como masculina e feminina, intersexual ou algum outro gênero alternativo diferente de seu sexo designado no nascimento. Adotar uma **identidade não binária** pode ser parte da exploração da identidade ou constituir uma identificação de gênero que persiste com o tempo.

As crianças não conformes de gênero e adolescentes transexuais podem lutar com vários problemas gerais de comportamento. Tanto meninos quanto meninas internalizam (ansiosos e deprimidos) predominantemente em vez de exteriorizar as dificuldades comportamentais. Os meninos são mais predispostos à ansiedade, têm emoções mais negativas e respostas mais altas ao estresse, sendo classificados como apresentando níveis mais baixos de autoestima, competência social e bem-estar psicológico. As crianças não conformes de gênero possuem mais dificuldades de relacionamento com seus pares que os grupos de controle. Tanto a feminilidade nos meninos quanto a masculinidade nas meninas são socialmente estigmatizadas, embora a primeira pareça carregar nível mais alto de estigma. Os meninos demonstraram ser mais importunados que as meninas; no caso dos meninos, a provocação aumenta com a idade. *Relações insatisfatórias com os colegas* são o mais forte prognosticador de problemas de comportamento em meninos e meninas.

Os adolescentes transexuais podem lutar com vários problemas de ajuste como resultado do estigma social e falta de acesso a cuidados de saúde para a confirmação de sexo. O jovem transexual, especialmente aquele de grupos de minoria étnica/racial, está vulnerável a abusos verbal e físico, dificuldades acadêmicas, abandono escolar, uso ilícito de hormônios e de silicone, abuso de substâncias psicoativas, dificuldade de encontrar um emprego, desabrigo, trabalho sexual, sexo forçado, encarceramento, infecções sexualmente transmitidas (ISTs)/HIV e suicídio. O apoio dos pais pode amortecer a angústia psicológica, mas muitos pais reagem negativamente à não conformidade de gênero de seus filhos, embora as mães mostrem tendência a oferecer mais apoio que os pais.

Diagnóstico de disforia de gênero: critérios e crítica

A **disforia de gênero** (ou **incongruência de gênero**) é classificada como um transtorno mental no *Diagnostic and Statistical Manual of Mental Disorders* (DSM) e na *International Classification of Diseases* (CID), o que, particularmente no caso das crianças, é controverso (Tabela 133.2). Os críticos argumentam que a angústia sofrida pelas crianças é, principalmente, resultado do estigma social em vez de inerente à não conformidade de gênero e, por isso, não deveria ser considerada como um transtorno mental. Eles também expressam preocupação em relação às crianças com variação normal em papel de gênero sendo rotuladas com tendo transtorno mental perpetuando o estigma social, embora haja uma tendência de médicos em subdiagnosticar, em vez de superdiagnosticar, crianças cuja não conformidade de gênero vai além do comportamento e que informam disforia de gênero. Essas crianças podem se beneficiar do diagnóstico para receber tratamento precoce na forma de apoio, orientação, defesa e, em caso de angústia clinicamente significativa, alterações no papel de gênero, **supressão de puberdade e/ou terapia com hormônios de feminização ou masculinização na adolescência.**

Desenvolvimento de identidade transexual

Um modelo de estágios de revelação da identidade sexual (*coming out*) pode ser útil para compreender a experiência e os desafios potenciais que o jovem transexual pode encontrar. No estágio de **pré-revelação**, a criança ou o adolescente é alertado de que sua identidade de gênero é diferente daquela da maioria dos meninos e das meninas. Além de uma identidade de gênero que difere do sexo atribuído ao nascer, algumas dessas crianças também são não conformes em expressão de gênero, enquanto outras não o são. Aquelas que são também não conformes em expressão de gênero não podem esconder sua identidade transexual, são informadas do que elas são e que podem sofrer provocações, ridicularização, abuso e rejeição. Elas precisam aprender a lidar com esses desafios logo cedo na vida e geralmente prosseguem rapidamente para o próximo estágio do **processo *coming out*** (processo de revelação). As crianças não visivelmente não conformes em expressão de gênero são capazes de evitar o estigma e a rejeição escondendo seus sentimentos transexuais. Com frequência, elas sofrem uma divisão entre sua identidade de gênero acalentada em particular e expressa em fantasia e um falso "eu" apresentado externamente para se ajustar e atingir as expectativas de gênero. Com frequência, essas crianças e adolescentes prosseguem para o *coming out* mais tarde na adolescência ou na vida adulta.

O processo *coming out* envolve reconhecer a própria identidade transexual para si mesmo e para terceiros (pais, outros cuidadores, prestadores de cuidados de saúde confiáveis e colegas). É essencial a atitude aberta e de aceitação; a rejeição pode perpetuar o estigma e suas consequências emocionais negativas. Ao acessar os recursos da comunidade transexual, incluindo o suporte dos pares (*online* ou *off-line*), o jovem transexual pode então prosseguir para o **estágio de exploração.** Esse é um tempo de aprender o mais possível sobre ser transexual, conhecer pessoas semelhantes e experimentar várias opções para a expressão de gênero. Mudanças em papel de gênero são cuidadosamente consideradas, assim como as intervenções médicas para retardar a puberdade e/ou feminizar ou masculinizar o corpo para aliviar a disforia. A resolução bem-sucedida desse estágio é a sensação de orgulho por ser transexual e de conforto com o papel de gênero e de expressão.

Uma vez aliviada a disforia de gênero, o jovem pode prosseguir com as outras tarefas do desenvolvimento humano, incluindo namoro

Tabela 133.2 Resumo dos critérios diagnósticos de DSM-5 para disforia de gênero.

DISFORIA DE GÊNERO EM CRIANÇAS (302.6) (F64.2)	DISFORIA DE GÊNERO EM ADOLESCENTES OU ADULTOS
A. Incongruência acentuada entre o gênero vivenciado/expresso e o gênero designado durante pelo menos 6 meses conforme manifestado por pelo menos seis dos seguintes (um dos quais deve ser critério A1): 1. Forte desejo de ser do outro sexo ou insistência em se dizer do outro sexo (ou de algum gênero alternativo diferente do gênero designado à pessoa). 2. Nos meninos (gênero designado), forte preferência por travestis ou em simular o vestuário feminino; ou em meninas (gênero designado), forte preferência para usar somente vestuário masculino típico e forte resistência a usar roupas tipicamente femininas. 3. Forte preferência por papéis de travestis em apresentações de faz de conta ou festas a fantasia. 4. Forte preferência por brinquedos, jogos ou atividades com estereótipos tipicamente usados ou engajados pelo outro sexo. 5. Forte preferência por companheiros de brincadeiras do outro sexo. 6. Nos meninos (gênero designado), forte rejeição a brinquedos, jogos e atividades tipicamente masculinos e forte resistência a brincadeiras turbulentas; ou em meninas (gênero designado), forte rejeição a brinquedos, jogos e atividades tipicamente femininos. 7. Forte aversão à própria anatomia sexual. 8. Forte desejo de possuir características sexuais primárias e/ou secundárias que combinem com o gênero vivenciado pelo jovem. B. O quadro está associado a uma angústia clinicamente significativa, ou a prejuízo nas áreas social, escolar ou em outras áreas da vida. **ESPECIFICAR SE EXISTE UM TRANSTORNO DE DESENVOLVIMENTO SEXUAL (P. EX., HIPERPLASIA SUPRARRENAL CONGÊNITA OU SÍNDROME DA INSENSIBILIDADE AO ANDROGÊNIO)**	A. Incongruência acentuada entre o gênero vivenciado/expresso e o gênero designado durante pelo menos 6 meses conforme manifestado por pelo menos dois dos itens a seguir: 1. Incongruência acentuada entre o gênero vivenciado/expresso pela pessoa e as características sexuais primárias e/ou secundárias (ou em jovens adolescentes, as características sexuais secundárias antecipadas). 2. Forte desejo de se livrar das próprias características sexuais primárias e/ou secundárias por causa da incongruência acentuada com o próprio gênero vivenciado/expresso (ou em jovens adolescentes, o desejo de evitar o desenvolvimento das características sexuais secundárias). 3. Forte desejo pelas características sexuais primárias e/ou secundárias do outro sexo. 4. Forte desejo de pertencer ao outro sexo (ou a algum gênero alternativo diferente do gênero designado à pessoa). 5. Forte desejo de ser tratado como se fosse do outro sexo (ou de algum gênero alternativo diferente do gênero designado à pessoa). 6. Forte convicção de ter os sentimentos e as reações típicos do outro sexo (ou de algum gênero alternativo diferente do gênero designado à pessoa). B. O quadro está associado a uma angústia clinicamente significativa, ou a prejuízo nas áreas social, ocupacional ou em outras áreas importantes da vida. **ESPECIFICAR SE EXISTE UM TRANSTORNO DE DESENVOLVIMENTO SEXUAL (P. EX., HIPERPLASIA SUPRARRENAL CONGÊNITA OU SÍNDROME DA INSENSIBILIDADE AO ANDROGÊNIO)** ESPECIFICAR SE PÓS-TRANSIÇÃO: O indivíduo passou a viver totalmente no gênero desejado (com ou sem legalização de mudança de sexo) e foi submetido (ou está sendo preparado) a pelo menos um procedimento clínico de sexo cruzado ou ao regime de tratamento denominado tratamento hormonal regular de hormônio de sexo cruzado ou cirurgia de reatribuição de gênero confirmando o sexo desejado (ou seja, penectomia, vaginoplastia no homem; mastectomia ou faloplastia na mulher)

Adaptada de American Psychiatric Association: *Diagnostic and Statistical Manual of Mental Disorders,* ed 5, Washington, DC, 2013, American Psychiatric Publishing.

e relacionamentos no estágio da **intimidade.** Como resultado do estigma e da rejeição sociais, o jovem transexual poderá ter que lutar contra a sensação de se sentir antipatizado. O desenvolvimento sexual tem sido frequentemente comprometido por gênero e disforia genital. Agora que um conforto maior foi conquistado com a identidade de gênero e expressão de gênero, o namoro e a intimidade sexual terão chance maior de sucesso. Por fim, no estágio de **integração,** transexual não é mais o significador mais importante da identidade, mas uma das várias partes da identidade geral.

Intervenções e tratamento

Os profissionais de saúde podem ajudar as crianças não conformes de gênero, os adolescentes transexuais e suas famílias encaminhando-os para os recursos e ajudando-os a tomar decisões informadas sobre as mudanças no papel de gênero e das intervenções médicas disponíveis para reduzir a disforia de gênero intensa e persistente. Para aliviar a angústia provocada pela sociedade, as intervenções se concentram no tratamento e na redução do estigma. Pode, no melhor interesse da criança, definir limites razoáveis na expressão de gênero que induz provocação e ridicularização. O principal objetivo dessas intervenções não é alterar o comportamento não conforme de gênero da criança, mas ajudar as famílias, as escolas e a comunidade mais ampla a criar um ambiente de suporte onde a criança possa se desenvolver e explorar com segurança a sua identidade e expressão de gênero. As decisões para mudar os papéis de gênero, particularmente na escola, não devem ser tomadas levianamente e são mais bem cuidadosamente antecipadas e planejadas em consulta com os pais, a criança, os professores, o conselheiro escolar e outros prestadores envolvidos nos cuidados com o adolescente. As intervenções médicas estão disponíveis tão cedo quanto o Estágio 2 de Tanner. Esse tratamento é orientado pelos Padrões de Cuidados definidos pela **World Professional Association for Transgender Health** (WPATH). Embora ainda exista alguma controvérsia sobre a adequação da intervenção médica precoce, os estudos de acompanhamento de adolescentes tratados de acordo com essas diretrizes mostraram sua eficácia em aliviar a disforia de gênero intensa e persistente.

A supressão puberal com análogos do hormônio de liberação da gonadotrofina (iniciada geralmente na puberdade precoce) que retardam a puberdade é útil antes das terapias hormonais de afirmação de gênero. Certos aspectos da puberdade são difíceis de reverter (p. ex., fácies masculinas, pomo de Adão), de modo que a supressão evita essas características físicas. A supressão puberal também pode reduzir a disforia de gênero. Os hormônios de afirmação de gênero poderão então ser iniciados: testosterona para masculinização e estrogênio mais um inibidor de androgênio para feminização. A cirurgia de afirmação de gênero (mais em geral cirurgia "*top*") para criar um tórax tipicamente masculino geralmente é postergada até a vida adulta.

Os pediatras que, em sua prática, encontram jovens transexuais deverão ter o cuidado de não fazer suposições sobre gênero e identidade sexuais, mas sim perguntar-lhes como eles se descreveriam. Isso inclui indagar se eles apreciam serem meninos ou meninas, se alguma vez questionaram essa condição, se gostariam de ter nascido no outro sexo ou se definem sua identidade de gênero de maneira não binária ou diferente; e se têm preferência por algum apelido ou pronome (*ele/dele, ela/dela;* se não tiver certeza, evite pronomes).[1] Inclui também

[1]N.R.T.: No Brasil há uma tendência a escrever *elx/delx*, usando a letra *x* no lugar das desinências *a* e *e*.

questionar como se sentem sobre seu corpo em amadurecimento e suas características sexuais, e o que mudariam nisso se pudessem. Deve-se ter ainda mais cuidado durante o exame físico, pois o jovem transexual pode sentir-se particularmente desconfortável com sua anatomia. Ao considerar opções de contracepção para jovens transexuais feminino-masculino, é preciso considerar alternativas para os agentes feminizantes. *Para as intervenções médicas de afirmação de gênero, o jovem transexual deverá ser encaminhado a especialistas no tratamento de disforia de gênero* (ver www.wpath.org). Para outros problemas de saúde, assegurar encaminhamento a prestadores de cuidados para LGBTQIA+, especialmente no caso de instalações de tratamento com segregação de gênero. As instituições **Gender Spectrum** (www.genderspectrum.org), **Advocates for Youth** (www.advocatesforyouth.org) e **Parents, Families and Friends of Lesbians and Gays** (www.pflag.org) oferecem excelentes recursos de apoio para jovens transexuais e suas famílias.

A bibliografia está disponível no GEN-io.

Capítulo 134

Adolescentes *Gays*, Lésbicas e Bissexuais

Stewart L. Adelson e Mark A. Schuster

Compreender os desenvolvimentos sexual e emocional de uma criança ou adolescente é parte essencial de qualquer avaliação pediátrica abrangente. Para os jovens que são ou que possam vir a ser *gays*, lésbicas ou bissexuais (**GLB**), tal compreensão é particularmente importante. Como um grupo, os adolescentes GLB têm as mesmas necessidades de saúde e desenvolvimento que outros jovens, e sua orientação sexual é parte do espectro da sexualidade humana; entretanto, eles encontram desafios de desenvolvimento distintos e podem apresentar necessidades adicionais de saúde física e mental relacionadas à sua orientação e à reação dos outros a esta. Sua orientação sexual é muitas vezes diferente daquela esperada por seus familiares, amigos e pela sociedade (embora as expectativas estejam mudando em muitos contextos), e os fazem lidar com rejeição de seus amigos, *bullying* ou a não aceitação da família muito mais comumente do que a maioria dos jovens. Embora a maioria dos adolescentes GLB cresça física e mentalmente saudável, apresentam risco aumentado para certos problemas médicos e psicológicos resultantes do estresse e da epidemiologia de ameaças à saúde, tais como o HIV e outras infecções sexualmente transmissíveis (ISTs). Os pediatras são de suma importância no acompanhamento de tais questões apoiando o desenvolvimento saudável e intervindo quando necessário para prevenir e tratar os problemas dos quais os jovens GLB correm risco.

A **orientação sexual** se refere à atração individual por pessoas baseando-se em sexo ou gênero. Ela engloba desejos emocionais e eróticos, excitação fisiológica, comportamento sexual, identidade sexual e papel social. Conforme a sexualidade se desenvolve, o jovem pode ser orientado totalmente em direção a um sexo ou gênero específico, ou mais de um, dentre vários graus em um *continuum*. **Homossexualidade** é a orientação em direção a pessoas do mesmo sexo ou gênero e **bissexualidade** envolve a orientação para ambos os sexos. ***Gay*** é o termo comum tanto para o homossexual masculino como feminino; **lésbica** refere-se às mulheres homossexuais. Alguns não se enquadram nessas categorias e usam outros termos para se descreverem. Aqueles inseguros sobre sua orientação são **curiosos** ou **questionadores.** O termo **homem jovem que faz sexo com homem (HSH)** é utilizado na literatura em algumas situações para designar adolescentes do sexo masculino que estão envolvidos em atividade sexual com outros homens independentemente de como eles se identificam.

PREVALÊNCIA DA HOMOSSEXUALIDADE E DA BISSEXUALIDADE NOS JOVENS

Alguns estudantes do ensino médio são inseguros quanto à sua orientação sexual, já outros dizem que são *gays*, lésbicas ou bissexuais. Alguns dos que não se identificam como GLB relatam atração, fantasias ou práticas com pessoas do mesmo sexo. Alguns estão inseguros sobre sua orientação sexual. A certeza sobre a orientação e a identidade sexuais tende a aumentar durante a adolescência com a experiência sexual, apesar de ser possível ter consciência sobre sua orientação sexual mesmo sem ter realizado atos sexuais. Aqueles que temem a não aceitação podem tentar suprimir ou negar sua orientação. Consequentemente, vários aspectos da orientação – sentimentos, comportamentos e identidade – podem não ser coerentes em um indivíduo, e podem mudar durante o desenvolvimento. Nem todos os jovens com atração homossexual se identificam como *gays*, o que é compatível com a relutância em ter ou revelar a identidade *gay* e ressalta a diferença entre atração, identidade e comportamento. Em 2015, um relatório que forneceu estimativas norte-americanas sobre o número de estudantes do ensino médio com identidade GLB demonstrou que, em 25 estados e 19 grandes distritos escolares urbanos, 2,7% disseram ser "*gays*/lésbicas", 6,4% disseram ser "bissexuais" e 4,0% relataram "não ter certeza" de sua orientação sexual.

DESENVOLVIMENTO DA ORIENTAÇÃO SEXUAL NA INFÂNCIA E NA ADOLESCÊNCIA

O desenvolvimento da orientação sexual começa na fase pré-natal e continua na infância, adolescência, até a idade adulta. Tanto o comportamento de gênero na infância quanto a orientação sexual na puberdade e adolescência são, em parte, influenciados pela genética pré-natal e por fatores neuroendócrinos. Os fatores socioculturais e psicológicos também influenciam o desenvolvimento sexual. Uma orientação sexual *gay* ou lésbica é, algumas vezes, precedida pelo desenvolvimento de uma **não conformidade de expressão de gênero** na infância, ou pela variação da média da população em relação ao **comportamento do papel de gênero** como certas atividades, interesses, estilos ou outros atributos reconhecidos como masculinos ou femininos, como preferências por brinquedos e preferência por companheiros de brincadeiras do sexo oposto. Embora a não conformidade de gênero na infância não seja vivenciada por todas as pessoas *gays* – e nem todas as crianças em não conformidade de gênero se identificarão como *gays* ou lésbicas no futuro –, a não conformidade não é incomum (particularmente no sexo masculino) e leva muitas pessoas *gays* ou lésbicas a se sentirem diferentes de seus pares na infância mesmo antes de o desejo ou a identidade sexual emergirem. Quando não se está protegido contra o estigma, a criança em não conformidade de gênero pode experimentar ostracismo, *bullying* ou não aceitação familiar. Essas reações à não conformidade de gênero podem mais tarde levar a dificuldades de integrar uma autoimagem saudável e positiva e a problemas de saúde mental a longo prazo.

Menos frequentemente, a orientação sexual *gay* ou lésbica na adolescência é precedida pela **identidade variável de gênero** na infância, um fenômeno distinto no qual a identidade de gênero do indivíduo difere do sexo fenotípico e do gênero designado ao nascimento (ver Capítulo 135).

ESTIGMA, RISCO E RESILIÊNCIA

A homossexualidade tem sido documentada ao longo das culturas e dos períodos históricos, sendo que seu significado e sua aceitação variam muito com o contexto social. Apesar de as pessoas *gays* serem agora geralmente mais visíveis e aceitas do que anteriormente, os jovens continuam expostos a atitudes anti-homossexuais. Para muitos jovens GLB, a revelação de sua orientação sexual ("sair do armário") para família, amigos, profissionais de saúde e outros é um passo significativo. Grupos específicos de raça/etnia, religião ou outros grupos demográficos podem experimentar estressores de desenvolvimento distintos. Por exemplo, os jovens negros relatam sentir-se menos confortáveis do que seus colegas brancos com a identidade *gay* e menos confortáveis em revelar sua homossexualidade.

Alguns jovens GLB experimentam dificuldade para lidar com o **estigma**. Um estudo longitudinal que investigou o ***bullying*** e a

vitimização entre jovens do 5º ao 10º ano demonstrou que as meninas e os meninos que se identificaram como GLB no 10º ano eram mais propensos do que seus colegas a relatar que haviam sido vítimas de *bullying* e agressões ao longo das séries da escola. Os jovens GLB podem ser percebidos pelos outros como diferentes antes de terem qualquer atração ou experiência GLB ou se identificarem como GLB. Mesmo quando não abertamente ameaçado, o adolescente GLB frequentemente enfrenta atitudes negativas que o forçam a se esconder em um período do desenvolvimento em que a aceitação tem grande importância. A não aceitação da família, a insegurança devido ao assédio escolar e o *bullying* relacionado à orientação sexual provocado pelos colegas elevam nos adolescentes GLB o risco de depressão, ansiedade, abuso de drogas, pensamentos e tentativas suicidas, assim como problemas sociais como evasão escolar, abandono, fuga e falta de moradia. Os problemas de saúde mental, comportamentos de risco ou uso de drogas podem aumentar a exposição ao HIV e a outras ISTs. O estigma também pode impedir o acesso aos cuidados de saúde em algumas comunidades. Assim, juntamente com fatores que influenciam a exposição e a suscetibilidade às ameaças para a saúde, o estigma medeia em parte o risco elevado para problemas de saúde física e mental no jovem GLB.

Porém, a maioria dos jovens GLB é resiliente, e possui boas saúdes física e mental, apesar do estresse generalizado. Aceitação familiar, apoio escolar e segurança são importantes fatores de proteção contra depressão, pensamentos e tentativas de suicídio e abuso de drogas. As políticas e as organizações antiassédio GLB, tais como as **alianças de gêneros e sexualidades** (também chamadas de alianças homo-heterossexuais) e os programas *antibullying*, estão associadas ao aumento da segurança escolar para os jovens GLB. Portanto, é importante reduzir o estigma, apoiar a aceitação e promover o enfrentamento resiliente.

SAÚDE

Depressão e suicídio

Em comparação com seus colegas heterossexuais, os adolescentes GLB e aqueles que não têm certeza de sua orientação sexual têm maior prevalência de suicídio. Rejeição familiar, *bullying* e outras vitimizações motivadas por homofobia são responsáveis estatisticamente pelo aumento da depressão, pensamentos e tentativas suicidas nos adolescentes GLB. Os pensamentos e as tentativas suicidas são mais elevados durante o intervalo seguinte à identificação como homossexual e antes da autoaceitação como *gay*.

Infecções sexualmente transmissíveis

A epidemiologia das ISTs relacionadas a práticas sexuais específicas, bem como a prevalência de certas ISTs em comunidades GLB, nos informa que são recomendadas estratégias de aconselhamento, triagem e tratamento. O sexo anal foi demonstrado ser a rota mais eficiente de infecção por hepatite B (ver Capítulo 385), citomegalovírus (ver Capítulo 282) e HIV (ver Capítulo 302). O contato oroanal e digitoanal pode transmitir patógenos entéricos, como a hepatite A. O sexo oral não protegido pode também levar à doença orofaríngea no parceiro receptor e uretrite gonocócica e não gonocócica no outro parceiro. Certas ISTs, particularmente as doenças ulcerativas como a sífilis e a infecção pelo herpes-vírus simples, facilitam a disseminação do HIV.

Entre os adolescentes e adultos jovens dos EUA, os jovens HSH, em especial os negros, continuam a ser os mais afetados pelo HIV/AIDS. Embora possível, a transmissão sexual do HIV de mulher para mulher é rara, e as mulheres que se relacionam somente com o mesmo sexo são menos suscetíveis de contrair uma IST do que quaisquer outras jovens. Entretanto, uma vez que meninos e meninas que se identificam como *gays* ou lésbicas podem se envolver em uma atividade sexual com parceiros de outro gênero, o aconselhamento e a triagem para todos os tipos de ISTs são ainda relevantes.

Abuso de drogas

Em comparação com os seus colegas heterossexuais, os adolescentes GLB parecem usar álcool e outras substâncias em taxas mais elevadas, incluindo maior consumo excessivo de álcool e início mais precoce e uma trajetória mais rápida de abuso de drogas. O uso mais substancial de drogas pode ser maior nos jovens que não se identificam como GLB, mas possuem atração pelo mesmo sexo ou se envolvem em comportamento sexual com pessoas do mesmo sexo.

Obesidade e transtornos alimentares

Em comparação com as meninas heterossexuais, as lésbicas e as bissexuais apresentam maior probabilidade de ter sobrepeso. Em contraste, o adolescente *gay* ou bissexual é mais passível de preocupações com a imagem do corpo e mais propenso a restringir a alimentação e se envolver em estratégias compensatórias de perda de peso. A compulsão alimentar também pode ser mais comum em adolescentes GLB.

Problemas psicossociais

O insucesso acadêmico, a evasão e o abandono escolar entre os adolescentes GLB estão frequentemente associados à vitimização homofóbica, ao assédio, à violência e à sensação de insegurança na escola. Os estudos demonstram que, em comparação com os outros jovens, aqueles que eventualmente se identificam como GLB parecem experimentar taxas mais altas de abuso infantil, fuga ou expulsão de casa. Nos EUA, o número de jovens homossexuais é desproporcionalmente alto nas populações de sem-teto e de fugitivos, o que pode aumentar a exposição às drogas, ao abuso sexual e outros riscos à saúde.

RECOMENDAÇÕES PARA O CUIDADO

Avaliação

O objetivo do cuidado pediátrico do GLB é a saúde física, o bem-estar social e emocional e a promoção do desenvolvimento saudável. Os médicos devem fornecer assistência sem julgamento a todos os adolescentes, incluindo aqueles que são GLB ou em questionamento (ver Capítulo 133; Tabela 133.1). A anamnese deve ser apropriada para a idade, e o exame físico e a orientação antecipatória devem ser os mesmos recomendados para adolescentes em geral. Com algumas exceções, que são indicadas a seguir, o exame físico e a avaliação laboratorial do adolescente GLB ou em questionamento são os mesmos que para qualquer adolescente. Entretanto, os profissionais devem rastrear adequadamente problemas médicos e psicossociais em potencial e ameaças especiais para a saúde do adolescente GLB.

Um ambiente de cuidados de saúde sem preconceito, com comunicação aberta e uma relação positiva com o jovem e a família, é importante. Na sala de espera, material escrito sobre a orientação sexual, grupos de apoio e recursos da comunidade vai sinalizar a abertura para discutir a sexualidade. Os formulários de registro reconhecendo a possibilidade de pais do mesmo gênero sinalizam um ambiente seguro (p. ex., formulários podem listar pai/responsável nº 1, pai/responsável nº 2). Nas questões da anamnese sexual, as suposições heterossexuais devem ser evitadas (p. ex., "você está namorando alguém?", em vez de "você tem namorado/namorada?"). Isso é importante para todas as idades. Por exemplo, perguntar a um garoto de 6 anos se ele tem uma namorada pode transmitir uma mensagem de falta de apoio, caso ele descubra mais tarde que gostaria de ter um namorado. Explicar a confidencialidade e incorporar, em cada consulta com um adolescente, um momento privado sem os pais no consultório (ver Capítulo 137) podem facilitar a abordagem a respeito da orientação sexual, assim como o uso adequado de formulários sobre histórico de saúde, como o Questionário de Diretrizes dos Serviços de Prevenção para Adolescentes da American Medical Association.

Os médicos devem lembrar que qualquer jovem pode ser GLB, sendo eles identificados e percebidos ou não como tal, e, portanto, os profissionais de saúde não devem pressupor uma orientação particular. A competência em transmitir sensibilidade, aceitação e respeito; as habilidades para uma comunicação efetiva; e a atenção apropriada à privacidade e à confidencialidade (incluindo práticas relacionadas às solicitações de faturamento e de registro) são fundamentais para a prestação de cuidados de alta qualidade. Embora atentos às preferências dos jovens – explícitas ou implícitas – para a discussão da orientação sexual, os médicos devem tomar a iniciativa com tato, se necessário, em relação a qualquer área importante de preocupação clínica.

Saúdes médica e sexual

As ISTs são debatidas no Capítulo 146, mas alguns problemas específicos para o jovem GLB são apresentadas a seguir. O uso de preservativos de látex para a atividade sexual e as barreiras dentais ou preservativos de látex cortados para os sexos oroanal e orovaginal devem ser discutidos com os adolescentes. As recomendações também incluem o uso de preservativos de látex para os brinquedos sexuais. Além disso, é importante enfatizar que as pessoas que usam álcool ou outras drogas têm maior probabilidade de participar de atividades sexuais mais arriscadas. É importante não presumir que um rapaz *gay* ou uma menina lésbica que não se identifique como bissexual não tenha tido relações sexuais com alguém de sexo ou gênero diferente. Por exemplo, as lésbicas ainda podem ter uma gravidez não planejada. Portanto, o aconselhamento preventivo sobre a gravidez indesejada é relevante para todas as adolescentes. Da mesma forma, os jovens que se identificam como heterossexuais e cujas atrações não são por pessoas do mesmo sexo ou gênero ainda podem ter atividade sexual com um parceiro do mesmo sexo ou gênero.

Embora a vacinação contra as hepatites A e B seja recomendada para todas as crianças, é particularmente desejável que os adolescentes masculinos não vacinados sexualmente ativos ou passíveis de fazer sexo com homens estejam com a vacinação atualizada. As mesmas recomendações se aplicam à vacina contra o papilomavírus humano (HPV) para os adolescentes masculinos. Os Centers for Disease Control and Prevention (CDC) recomendam que homens envolvidos em atividade sexual com homens façam um teste anual para HIV, hepatite A, hepatite B, sífilis, gonorreia e clamídia uretral (se envolvido em sexo insertivo oral ou anal), gonorreia oral (se envolvido em sexo receptivo oral), e gonorreia e clamídia retais (se envolvido em sexo receptivo anal).

Saúde mental

A valorização da saúde mental e dos problemas sociais é importante no cuidado do adolescente GLB, como de todos os jovens em geral. Os médicos devem estar alertas para depressão, suicídio, ansiedade e abuso de drogas, e conhecer os recursos de saúde mental da comunidade. Problemas psicossociais menores podem ser tratados por meio de encaminhamentos a grupos de apoio para pacientes (p. ex., Gay, Lesbian and Straight Education Network [GLSEN]) ou para familiares e outros (p. ex., Parents, Families and Friends of Lesbians and Gays [PFLAG]). Em algumas comunidades, agências e organizações servindo a comunidade GLB podem ajudar com as necessidades sociais, educacionais, vocacionais, de habitação e outras.

Indivíduos e famílias que possuam atitudes negativas podem questionar sobre tratamento de saúde mental para evitar ou mudar a orientação homossexual ou bissexual. A orientação GLB não é uma doença, e organizações de saúde de ponta, incluindo a American Academy of Pediatrics, a American Academy of Family Physicians, a Society for Adolescent Health and Medicine, a American Academy of Child and Adolescent Psychiatry e a American Medical Association, concluíram que tais mudanças não são possíveis nem garantidas. É importante fazer a distinção entre a orientação GLB, que não é uma doença mental, e problemas de saúde mental, tais como a depressão, para a qual o jovem GLB apresenta alto risco. Ao mesmo tempo que os médicos devem entender que os valores são diferentes para cada família, estes devem reconhecer a morbidade e a mortalidade associada ao estigma e ter como objetivo as saúdes física e emocional. A terapia individual e familiar pode ser indicada para alguns.

Os médicos também devem monitorar estressores específicos, como o *bullying* e outras vitimizações homofóbicas, a não aceitação da família e o abuso. Não enfrentar o assédio constitui uma conivência implícita.

A orientação antecipatória, o encaminhamento e o tratamento do abuso de drogas devem ser considerados para o subgrupo dos jovens GLB usuários de álcool, drogas ou tabaco; alguns podem estar fazendo uso desses elementos para lidar com sentimentos dolorosos relacionados aos conflitos sobre sua sexualidade.

Os adolescentes com graves sintomas psiquiátricos, como a tendência suicida, a depressão ou o abuso de drogas, devem ser encaminhados para os especialistas em cuidados de saúde mental com competência para o tratamento de adolescentes GLB. É essencial saber como reconhecer e tratar as emergências psiquiátricas, como os pensamentos e as tentativas suicidas (ver Capítulo 40).

A bibliografia está disponível no GEN-io.

Capítulo 135
Atendimento ao Transgênero

Walter O. Bockting

Os indivíduos transgênero possuem uma identidade de gênero significativamente diferente da qual são registrados no nascimento (ver Capítulo 133). Eles podem vivenciar a **disforia de gênero**, que é definida como uma angústia ou um prejuízo clinicamente significativo do funcionamento social, escolar/ocupacional ou de outras áreas importantes associada a uma incongruência entre o gênero vivenciado/expressado do indivíduo e o gênero de registro por pelo menos 6 meses de duração. O **atendimento afirmativo de gênero** tem demonstrado aliviar a disforia de gênero e pode incluir avaliação psicológica e terapia de apoio, supressão da puberdade, terapia hormonal feminizante e masculinizante e cirurgia. Tal atendimento é guiado pelos Padrões de Atendimento para as pessoas **transexuais**, **transgênero** e para a **não conformidade de gênero** estabelecidos pela World Professional Association for Transgender Health (WPATH). Além disso, a Endocrine Society publicou diretrizes práticas para o tratamento endócrino com o objetivo de aliviar a disforia de gênero.

As crianças e os adolescentes transgênero e em não conformidade de gênero têm uma vulnerabilidade elevada em relação às preocupações com a saúde mental devido ao estigma social relacionado à não conformidade de gênero. Ademais, as crianças e os adolescentes transgênero e em não conformidade de gênero podem apresentar preocupações de saúde gerais não relacionadas a sua identidade ou expressão de gênero, porém podem vivenciar barreiras ao atendimento que incluam falha da competência cultural por parte dos profissionais de saúde ou dos sistemas de saúde nos quais atuam. Portanto, para atender o jovem e seus familiares adequadamente, a atenção às competências cultural e clínica é crucial e deve ser aprimorada. A American Psychological Association e a American Association of Child and Adolescent Psychiatrists publicaram diretrizes práticas para promover o melhor acesso a um atendimento competente.

COMPETÊNCIAS CULTURAL E CLÍNICA

A **competência cultural** refere-se à habilidade para uma comunicação efetiva com pacientes de várias origens. Isto inclui a avaliação e a documentação clínicas adequadas da identidade de gênero (qual é a sua identidade de gênero atual?) e do sexo registrado no nascimento (qual é o sexo em que você foi registrado no nascimento [em sua certidão de nascimento oficial]?), uso de nomes e pronomes preferidos e disponibilidade de banheiros para todos os gêneros. Isso também inclui reconhecimento e respeito à diversidade de gênero: crianças e adolescentes podem se identificar como menina, menino, *boygirl*, *girlboy*, transgênero, *genderqueer* (gênero *queer*), não binário, gênero fluido, *gender questioning* (questionador), ou qualquer outra forma que possa descrever sua identidade e expressão de gênero (ver Capítulo 133). Particularmente com crianças e adolescentes, é crucial não rotular prematuramente a identidade de gênero de uma pessoa jovem, mas sim permitir um tempo maior para que explorem sua identidade e expressão de gênero.

A **competência clínica** no atendimento ao transgênero se refere ao treinamento e experiência em fornecer o atendimento afirmativo de gênero para facilitar o desenvolvimento da identidade de gênero, aliviar qualquer disforia de gênero e promover a resiliência diante do estigma. Idealmente, o atendimento deve ser oferecido por uma equipe interdisciplinar ou, alternativamente, em consulta a outros profissionais envolvidos no atendimento da criança e do adolescente. Isso pode incluir profissionais de atendimento primário, endocrinologistas pediátricos e profissionais de saúde mental. Os Padrões de Atendimento da WPATH recomendam que os profissionais sejam qualificados para o trabalho com crianças e adolescentes, sejam capazes de avaliar se há preocupações coexistentes relacionadas à saúde mental, estejam bem informados sobre identidades e expressões da não conformidade de gênero e estejam bem informados e engajados na educação continuada a respeito de avaliação e tratamento da disforia de gênero.

INSTRUÇÃO DE GÊNERO

Para profissionais e pacientes (criança ou adolescente e família), uma compreensão atualizada sobre a diversidade de gênero é fundamental. Ainda há muito a ser aprendido sobre o desenvolvimento da identidade transgênero, mas sabemos que o gênero não é necessariamente *binário*, e crianças e adolescentes transgênero e em não conformidade de gênero podem identificar e expressar sua identidade de gênero dentro de um espectro. A implicação para o atendimento é a de que nem todas estas crianças e adolescentes precisam mudar seu gênero de masculino para feminino, ou de feminino para masculino, e nem estão necessitando de intervenções médicas imediatas. Certamente para algumas crianças e adolescentes transgênero e em não conformidade de gênero, essas intervenções são necessárias e salvadoras do ponto de vista médico, e as evidências até o momento indicam que, no caso daqueles que atendem ao critério para um diagnóstico de disforia de gênero DSM-5, o tratamento parece seguro e efetivo na redução da disforia de gênero e na otimização da saúde mental e bem-estar. Outros, entretanto, não se identificam com o gênero binário (p. ex., não se identificam como masculino ou feminino, mas sim com um gênero alternativo) e necessitam de uma abordagem mais individualizada, que pode ou não incluir mudanças no gênero, e/ou qualquer intervenção médica disponível. Para todas as pessoas jovens, é fundamental apoiá-las no processo de exploração da identidade e tolerar qualquer ambiguidade e incerteza, assim como avaliar e tratar suas preocupações sob a luz do desenvolvimento global da criança e do adolescente.

AVALIAÇÃO

O *Diagnostic and Statistical Manual of Mental Disorders, Fifth Edition* (DSM-5) descreve critérios para um diagnóstico de disforia de gênero em crianças, assim como em adolescentes e adultos (Tabela 133.2). No caso das crianças, esses critérios devem incluir um forte desejo ou insistência para ser de outro gênero (ou algum gênero alternativo que difira do gênero atribuído). Nos adolescentes, isso pode incluir uma incongruência acentuada entre o gênero vivenciado/expressado (antecipado) e as características sexuais primárias e/ou secundárias, um forte desejo pelas características sexuais do gênero oposto (ou algum gênero alternativo que seja diferente do gênero atribuído) e/ou um forte desejo de ser tratado como outro gênero.

Há uma variação considerável na apresentação clínica, na gravidade e na persistência da disforia de gênero entre crianças e adolescentes. Entretanto, é importante obter um histórico da identificação e da expressão de gênero, assim como monitorar a exploração e o desenvolvimento da identidade em progresso. Preocupações de saúde mental coexistentes com ansiedade, depressão, autoflagelação, ideias suicidas e tentativas de suicídio não são incomuns e devem ser avaliadas. Há também uma prevalência elevada do transtorno do espectro autista entre crianças e adolescentes que apresentam disforia de gênero.

TRATAMENTO

As crianças e os adolescentes transgênero e em não conformidade de gênero podem se beneficiar muito de posicionamento imparcial e empático, informação sobre a diversidade de gênero e sobre as opções disponíveis para aliviar a disforia de gênero e afirmar a identidade de gênero e acesso aos recursos comunitários e apoio familiar. A atenção aos problemas comportamentais e a terapia para qualquer preocupação de saúde mental causada pela não conformidade de gênero e o estigma social associado devem ser incorporadas ao plano de tratamento.

O tratamento da disforia de gênero pode incluir psicoterapia para reduzir a angústia relacionada à disforia de gênero ou qualquer outra dificuldade psicossocial. *A não conformidade de gênero por si só não é patológica.* Além disso, não é ético tentar alterar a identidade e a expressão de gênero para se tornar mais congruente com o sexo atribuído no nascimento, uma vez que isto já se provou ineficaz, particularmente a longo prazo. Como alternativa, a psicoterapia (por um profissional capacitado para a saúde transgênero) deve apoiar o processo de desdobramento da exploração e desenvolvimento de identidade e auxiliar o paciente e sua família a conduzir quaisquer incertezas e anseios sobre o resultado final. As opções para a afirmação da identidade de gênero incluem mudanças no modelo e na expressão de gênero, supressão da puberdade, hormônios feminizantes e masculinizantes e cirurgia. As alterações no modelo de gênero podem incluir mudanças no nome e em pronomes.

A **supressão da puberdade** com análogos ao GnRH, uma intervenção médica precoce reversível para reduzir a disforia de gênero ao prevenir o desenvolvimento de características sexuais indesejadas, está disponível logo no Estágio 2 de Tanner. A **terapia hormonal** feminizante e masculinizante, que é somente parcialmente reversível, está disponível e deve ser adaptada aos desenvolvimentos somático, emocional e mental do adolescente. A irreversível **cirurgia torácica masculinizante** é disponibilizada preferencialmente após ampla vivência em um modelo de gênero congruente com a identidade de gênero do adolescente. O **aumento de mamas** é disponibilizado particularmente depois que os hormônios feminizantes tenham atingido seu impacto máximo no crescimento das mamas. A terapia hormonal ou a cirurgia torácica/mamária é indicada para pacientes com disforia de gênero persistente, bem documentada, que possuem a capacidade de tomar uma decisão completamente informada e de consentir o tratamento. A **cirurgia genital** (faloplastia, metoidioplastia, vaginoplastia), que é irreversível, é disponibilizada após vivência de pelo menos 12 meses em um modelo de gênero congruente com a identidade de gênero do adolescente e preferencialmente após alcançar a maioridade legal para dar consentimento aos procedimentos médicos. Para todas estas opções, o consentimento informado e o apoio familiar são extremamente importantes.

As intervenções médicas precoces se apresentam como uma grande promessa na redução da disforia de gênero e na otimização do ajuste psicossocial e bem-estar, porém muito ainda permanece desconhecido, particularmente a respeito dos efeitos da supressão hormonal a longo prazo. Além do mais, a identidade e a expressão de gênero devem ser avaliadas dentro de um amplo contexto de identidade e desenvolvimento humano, especialmente durante os anos de formação na infância e na adolescência.

Muitas pessoas transgênero escolhem a terapia hormonal e não se submetem à cirurgia torácica/mamária ou dos genitais. As implicações na fertilidade e as opções para a preservação da mesma devem ser discutidas e consideradas antes da terapia hormonal e da cirurgia. Entretanto, existem indivíduos transgênero que desejam ter filhos e amamentar a criança após o nascimento. Em vez de utilizar o termo *amamentar*, pode-se preferir o termo *alimentação de peito*. Quando adultos transgênero buscam atendimento primário, a atenção deve estar focada na avaliação preventiva do gênero, assim como do órgão sexual específico (p. ex., teste de Papanicolaou, mamografia, exame de próstata).

FAMÍLIAS

O apoio familiar é um recurso importante para o jovem transgênero e em não conformidade de gênero, e tem demonstrado absorver o impacto negativo do estigma na saúde mental. Antes de atingir a maioridade legal, o apoio da família também é um pré-requisito para o início da supressão da puberdade, para a terapia hormonal feminizante e masculinizante, ou para qualquer outra cirurgia. Os profissionais são estimulados a incluírem a família em todos os aspectos do tratamento, enquanto compreendem que os membros da família podem estar em diferentes pontos no processo de ter um ente querido transgênero ou em não conformidade de gênero. Os membros da família podem se beneficiar de recursos *online* ou comunitários para se educarem a respeito da diversidade de gênero e para se conectarem com outros semelhantes. As crianças e os adolescentes transgênero e em não conformidade de gênero, assim como suas famílias, são estimulados a aprenderem o máximo possível para serem capazes de tomar decisões completamente informadas, em consulta com profissionais de atendimento transgênero clinicamente competentes, sobre as opções disponíveis para os tratamentos comportamental e médico para afirmar a identidade de gênero.

A bibliografia está disponível no GEN-io.

Capítulo 136
Epidemiologia dos Problemas de Saúde do Adolescente

Gale R. Burstein

A adolescência é o primeiro período de vida no qual os principais determinantes de morbidade e de mortalidade são *comportamentais* em vez de congênitos ou infecciosos. À medida que os adolescentes fazem a transição da infância para a vida adulta, eles estabelecem **comportamentos** que afetam tanto sua saúde atual quanto futura. A adolescência é o tempo de **imensa mudança biológica, psicológica e social** (ver Capítulo 132). Muitas das mudanças psicológicas possuem um substrato biológico no desenvolvimento e maturação final do sistema nervoso central, particularmente as áreas do lobo frontal responsáveis pelo funcionamento executivo (Figura 136.1). Além do desenvolvimento cognitivo, existem fatores tanto de risco quanto de proteção para comportamentos adversos de saúde do adolescente que dependem do ambiente social assim como da saúde mental desse adolescente (Tabela 136.1).

Muitos adolescentes se confrontam continuamente com a tarefa de fazer escolhas sadias ao mesmo tempo que lutam com a impulsividade que pode levar a consequências não intencionais como lesões, infecções sexualmente transmissíveis (ISTs) ou superdosagem de drogas. Eles também são desafiados quando adotam comportamentos que afetarão sua saúde futura na vida adulta, como alimentar-se adequadamente, engajar-se em uma atividade física e escolher não fumar. Fatores ambientais, como família, colegas, escola, comunidade e religiosidade também contribuem para comportamentos sadios e de risco dos adolescentes. Uma pesquisa denominada **Youth Risk Behavior Surveillance Survey** dos U.S. Centers for Disease Control and Prevention (CDC), realizada em escolas e com uma amostra nacionalmente representativa dos estudantes de ensino médio nos EUA, demonstra que os jovens começam a se engajar em comportamentos que colocam sua saúde em risco durante a adolescência (Figura 136.2).

Embora de acordo com a National Health Interview Survey dos CDC de 2015 (https://www.cdc.gov/nchs/nhis/shs/tables.htm), uma pesquisa de amostra de probabilidade conduzida anualmente, cerca de 82% dos adolescentes entre 12 e 17 anos tenham informado saúde excelente ou muito boa, 11% informaram limitações nas atividades usuais devido a uma ou mais condições crônicas, 10% perderam entre 6 e 10 dias de aulas regulares no ano anterior, 6% não tinham seguro, 6% não possuíam local comum de cuidados de saúde, 10% tinham asma, 12% tinham alergias respiratórias, 10% apresentam incapacidade de aprendizagem, 14% tinham transtorno de hiperatividade/déficit de atenção e 18% recebiam medicamentos prescritos rotineiramente. Em 2014 o índice de mortalidade entre adolescentes de 15 a 19 anos foi de 45 óbitos por população de 100.000 jovens. Embora variem por gênero, as principais **causas totais de morte** entre adolescentes de 15 a 19 anos são: (1) lesões acidentais; (2) suicídio; e (3) homicídio (Tabela 136.2).

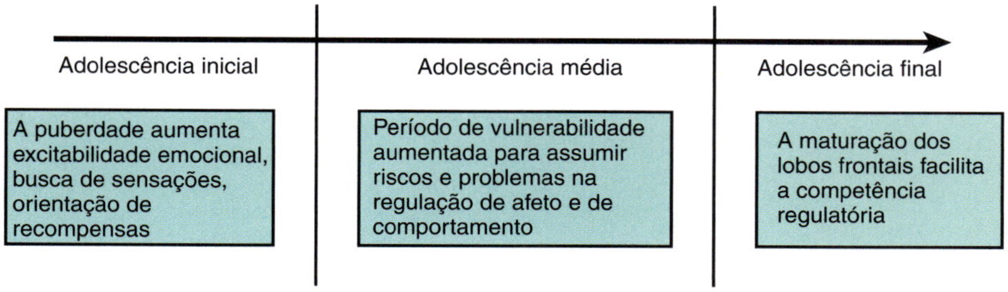

Figura 136.1 Já foi especulado que o impacto da puberdade na excitação e motivação ocorre antes que a maturação dos lobos frontais esteja completa. Esse intervalo pode criar um período de vulnerabilidade aumentada a problemas na regulação de afeto e comportamento, o que poderia ajudar a explicar o potencial aumentado na adolescência para assumir riscos, imprudência e o início de problemas emocionais e comportamentais. (*De Steinberg L: Cognitive and affective development in adolescence.* Trends Cogn Sci *9:69-74, 2005.*)

Tabela 136.1 Risco identificado e fatores de proteção para comportamentos de saúde do adolescente.

COMPORTAMENTO	FATORES DE RISCO	FATORES DE PROTEÇÃO
Tabagismo	Depressão e outros problemas de saúde mental, uso de álcool, desligamento da escola ou da família, dificuldade de conversar com os pais, etnia minoritária, baixo rendimento escolar, tabagismo com os pares	Conectividade da família, salubridade percebida, expectativas mais altas dos pais, baixa prevalência de tabagismo na escola
Álcool e uso indevido de drogas ilícitas	Depressão e outros problemas de saúde mental, baixa autoestima, acesso fácil ao álcool na família, trabalho fora da escola, dificuldade de conversar com os pais, fatores de risco para transição de uso indevido ocasional a regular de drogas ilícitas (tabagismo, disponibilidade de drogas ilícitas, uso com os colegas, outros comportamentos de risco)	Conectividade com escola e família, afiliação religiosa
Gravidez na adolescência	Privação, residência em meio urbano, baixas expectativas educacionais, falta de acesso a serviços de saúde sexual, uso de drogas ilícitas e de álcool.	Conectividade com escola e família, afiliação religiosa
Infecções sexualmente transmissíveis	Problemas de saúde mental, uso indevido de drogas ilícitas	Conectividade com escola e família, afiliação religiosa

Adaptada de McIntiosh N, Helms P, Smyth R, editors. *Fofar and Arneil's textbook of pediatrics*, ed 6, Edinburgh, 2003, Churchill Livingstone, pp 1757-1768; e Viner R. Macfarlane A: Health promotion, *BMJ* 330:527-529, 2005.

Tabela 136.2 Principais causas de óbito de adolescentes entre 15 e 19 anos por gênero, EUA, 2014.*

PRINCIPAIS CAUSAS DE ÓBITO	MASCULINO		FEMININO	
	Causa do óbito	**Índice de mortalidade por população de 100.000**	**Causa do óbito**	**Índice de mortalidade por população de 100.000**
Nº 1	Acidentes (lesões não intencionais)	24,9	Acidentes (lesões não intencionais)	10,1
Nº 2	Automutilação intencional (suicídio)	13,0	Automutilação intencional (suicídio)	4,2
Nº 3	Agressão (homicídio)	11,2	Neoplasias malignas	2,5

*Dados de Heron M: Deaths: leading causes for 2014, *Natl Vital Stat Rep* 65(5), 2016.

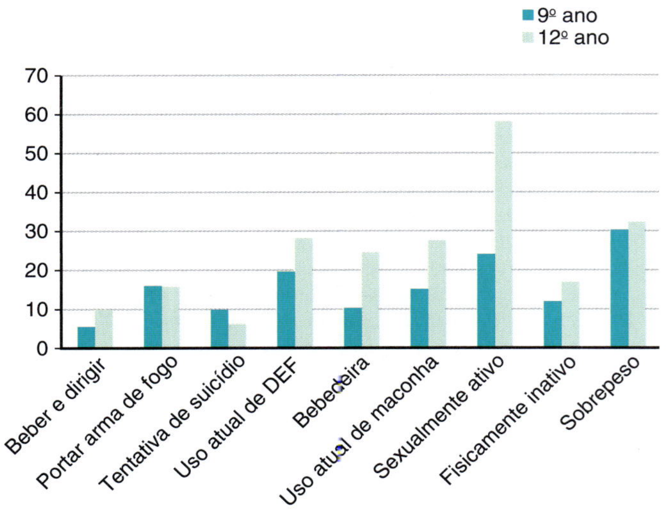

Figura 136.2 Comportamentos de saúde selecionados entre estudantes do 9º e 12º anos nos EUA. DEF, dispositivo eletrônico para fumar. (*Dados dos Centers for Disease Control and Prevention: 1991-2015 High school youth risk behavior survey data.* http://nccd.cdc.giv/youthonline.)

Na população adolescente ocorrem também **disparidades em saúde.** Os resultados e os comportamentos de saúde do adolescente variam entre populações que podem ser definidas por raça ou etnia, gênero, educação ou renda, incapacidade, localização geográfica (p. ex., rural ou urbana) ou orientação sexual. As disparidades de saúde resultam de múltiplos fatores incluindo pobreza, ameaças ambientais, acesso inadequado a cuidados de saúde, fatores individuais e comportamentais e desigualdades educacionais (Tabela 136.3).

ACESSO A CUIDADOS DE SAÚDE

Nos EUA os adolescentes fazem menos consultas médicas ambulatoriais que qualquer outro grupo etário; crianças e adolescentes em idade escolar têm mais probabilidade que as crianças menores de enfrentar necessidades de saúde não atendidas e cuidados médicos tardios. Adolescentes que realmente recebem cuidados preventivos podem ainda não ter acesso a **um tempo sozinho com seu profissional de saúde** para discutir questões confidenciais de saúde como ISTs, HIV ou prevenção de gravidez. Menos da metade dos adolescentes (40%) tem esse tempo sozinho com seus profissionais de saúde durante uma consulta preventiva de cuidados de saúde; adolescentes com experiência sexual informam discussões sobre saúde sexual mais frequentemente que aqueles sem essa experiência, mas a frequência ainda é baixa, ficando em 64 e 33,5% para meninas e meninos sexualmente ativos, respectivamente.

Adultos jovens entre 18 e 24 anos têm mais probabilidade de terem seguro de saúde, conforme o 2010 Patient Protection and Affordable Care Act (**ACA**). O ACA permite que os filhos recebam benefícios dos planos de saúde de seus pais até a idade de 26 anos. O *Healthy People* fornece objetivos nacionais de 10 anos, baseados na ciência, para medir e melhorar a saúde de todos os norte-americanos ao estabelecer referências e monitorar o progresso com o tempo. A agenda do ***Healthy People 2020*** inclui 11 objetivos específicos para adolescentes com a meta de melhorar o desenvolvimento sadio, a saúde, a segurança e o bem-estar de adolescentes e de adultos jovens nos próximos 10 anos (Tabela 136.4). Essa iniciativa baseada na ciência está centralizada em uma estrutura para prioridades de prevenção de saúde pública e em ações para melhorar as condições de saúde da juventude dos EUA.

A bibliografia está disponível no GEN-io.

Tabela 136.3 Resultados de saúde para o adolescente por raça/etnia, EUA. 2010-2012.

RESULTADO	BRANCOS	NEGROS	AI/AN	API	HISPÂNICOS
Óbitos*	43,5	62,3	49,7	23,1	38,1
Nascimentos[†]	17,3	34,9	27,3	7,7	38,0
Obesidade[‡]	12,4	16,8	15,9	5,5[§]	16,4
Asma[‡]	22,1	27,8	17,7	17,7[§]	22,5
Depressão[‡]	28,6	25,2	34,9	22,9[§]	35,3
Clamídia*	775,2	4.200,8	2.229,6	267,9[§]	1.067,0
Gonorreia*	94,4	1.218,5	393,8	37,6[§]	150,6
HIV*	1,8	36,2	4,9	2,8[§]	7,0

*Índices de 2015 por 100.000 pessoas entre 15 e 19 anos por raça/etnia. [†]Índices de 2014 de nascimento em 1.000 meninas entre 15 e 19 anos por raça/etnia. [‡]Porcentagem de estudantes de ensino médio que informaram resultados de saúde em 2015. [§]Índices somente de raça asiática. AI/AN, povos originários americanos ou nativos do Alasca; API, ilhéu asiático ou do Pacífico; HIV, vírus da imunodeficiência humana.

Tabela 136.4 Objetivos do *Healthy People 2020 Adolescent Health* (AH).

- **AH-1**: aumentar a proporção de adolescentes que passaram por *check-up* de bem-estar nos últimos 12 meses
- **AH-2**: aumentar a proporção de adolescentes que participam de atividades extracurriculares e fora da escola
- **AH-3**: aumentar a proporção de adolescentes conectados a um dos pais ou a outro cuidador adulto positivo
  - **AH-3.1**: aumentar a proporção de adolescentes que possuem um adulto em suas vidas e com o qual eles possam conversar sobre problemas graves
  - **AH-3.2**: aumentar a proporção de pais que comparecem a eventos e atividades nas quais seus adolescentes participam
- **AH-4** (desenvolvimento): aumentar a proporção de adolescentes e de jovens adultos que passam para a autossuficiência a partir de cuidados de incentivo
- **AH-5**: aumentar a conquista educacional de adolescentes e de jovens adultos
  - **AH-5.1** (***principal indicador de saúde***): aumentar a proporção de estudantes que recebem um diploma regular 4 anos após iniciarem o 9º ano
  - **AH-5.2**: aumentar a proporção de estudantes atendidos pelo Individuals with Disabilities Education Act que recebem o diploma do ensino médio
  - **AH-5.3**: aumentar a proporção de estudantes cujas habilidades de leitura estejam no ou superiores ao nível de realização proficiente para seu grau
  - **AH-5.4**: aumentar a proporção de estudantes cujas habilidades em matemática estejam no ou superiores ao nível de realização proficiente para seu grau
  - **AH-5.5**: aumentar a proporção de adolescentes que considerem seu trabalho escolar significativo e importante
  - **AH-5.6**: reduzir o absenteísmo escolar entre adolescentes devido a doença ou lesão
- **AH-6**: aumentar a proporção de escolas com programa de café da manhã
- **AH-7**: reduzir a proporção de adolescentes que receberam oferta, venderam ou receberam uma droga ilícita dentro das instalações da escola
- **AH-8**: aumentar a proporção de adolescentes cujos pais considerem que seus filhos estão seguros na escola
- **AH-9** (desenvolvimento): aumentar a proporção de escolas de ensino fundamental e médio que proíbam assédio com base em orientação sexual ou identidade de gênero de um estudante
- **AH-10**: reduzir a proporção de escolas públicas com incidentes violentos graves
- **AH-11**: reduzir a execução, assim como a vitimização de crimes por adolescentes e adultos jovens
  - **AH-11.1**: reduzir o índice de execução de crimes violentos por menores e adultos jovens
  - **AH-11.2**: reduzir o índice de execução de crimes graves contra a propriedade por menores e adultos jovens
  - **AH-11.3** (desenvolvimento): reduzir a porcentagem de condados e cidades que informam atividades de gangues de jovens
  - **AH-11.4** (desenvolvimento): reduzir o índice de vitimização de adolescentes e adultos jovens de crimes de violência

Do US Department of Health and Human Services: *Healthy People 2020,* disponível em: https//www.healthypeople.gov/2020/topics-objectives/topic/Adolescent-Health/objectives.

Capítulo 137

Prestação de Cuidados de Saúde para Adolescentes

Gale R. Burstein

Os profissionais de saúde desempenham papel importante na estimulação de comportamentos sadios entre adolescentes, pois as principais causas de óbito e de incapacidade entre os adolescentes são passíveis de prevenção. A adolescência fornece uma oportunidade única para prevenir ou modificar quadros de saúde oriundos de comportamentos que se desenvolvem na segunda década de vida e que podem levar a morbidade e mortalidade substanciais, como traumatismo, doença cardiovascular e pulmonar, diabetes tipo 2, condições de saúde reprodutiva e câncer (ver Capítulo 132 e Tabela 132.4).

Sistemas de saúde deveriam existir em cada comunidade para assegurar cuidados abrangentes e de alta qualidade para adolescentes. A **cobertura de seguro-saúde** acessível, contínua, confidencial e não passível de exclusão por quadros preexistentes deverá estar disponível para todos os adolescentes e adultos jovens. **Benefícios abrangentes e coordenados** deverão preencher as necessidades de desenvolvimento dos adolescentes, principalmente para os serviços de reprodução, saúde mental, dentária e de uso abusivo de drogas ilícitas. **Prestadores e programas de rede de segurança** que fornecem serviços confidenciais, tais como os centros de saúde baseados nas escolas, centros de saúde com qualificação federal, serviços de planejamento familiar e clínicas para tratamento de infecções sexualmente transmissíveis (ISTs) em adolescentes e adultos jovens precisam ter financiamento garantido para viabilidade e sustentabilidade. Dados sobre **qualidade dos cuidados** deverão ser coletados e analisados por idade, de modo que medidas de desempenho para necessidades de cuidados de saúde dos adolescentes apropriadas para a idade sejam monitoradas. A **acessibilidade** é importante para acesso a serviços de prevenção. O envolvimento da família deverá ser estimulado, mas a **confidencialidade** e o consentimento do adolescente são criticamente importantes. **Profissionais de saúde** treinados e experientes em cuidados com adolescentes deverão estar disponíveis em todas as comunidades. Esses profissionais deverão ser compensados adequadamente para apoiar a faixa e a intensidade de serviços exigidos para tratar as necessidades de desenvolvimento e de serviços de saúde dos adolescentes. O desenvolvimento e a capacitação de profissionais sobre **diretrizes preventivas de saúde** demonstrou melhorar o teor dos cuidados recomendados (Tabela 137.1). A facilidade de reconhecimento ou a expectativa de que as necessidades de um adolescente possam ser tratadas em um ambiente se relaciona à **visibilidade** e à **flexibilidade** de locais e de serviços. Nos locais de prestação de serviços o pessoal deverá ser passível de ser abordado, linguisticamente capaz e culturalmente competente. Os serviços de saúde deverão ser coordenados para responder a metas para a saúde do adolescente em níveis local, estadual e nacional. A coordenação deverá tratar do financiamento e da prestação dos serviços de maneira a reduzir as disparidades nos cuidados prestados.

Embora nos EUA a maioria dos adolescentes tenha consultado um profissional de saúde no último ano e informe fonte usual de cuidados de saúde, os adolescentes têm menos probabilidade de receber serviços de **cuidados preventivos**. De acordo com a 2011 National Health Interview Survey, cerca de 90% dos adolescentes americanos entre 12 e 17 anos tiveram um ou mais contatos com um profissional de saúde no último ano, 98% identificam uma fonte usual de cuidados em um consultório médico ou clínica e 17% estiveram pelo menos uma vez em um pronto-socorro no último ano. Adolescentes sem seguro-saúde são os menos prováveis a receberem cuidados. Em 2015, 63% das pessoas com menos de 19 anos estavam cobertas em algum momento durante o ano por seguro particular e 43% das crianças possuíam seguro-saúde público em algum momento durante aquele ano. Entretanto, mesmo entre adolescentes totalmente segurados com uma fonte usual de cuidados, a maioria não recebe cuidados preventivos de saúde. Uma análise dos dados de cobertura de um grande plano de saúde de Minnesota (EUA) com aproximadamente 700.000 participantes descobriu que, entre os pacientes na faixa de 11 a 18 anos que se matricularam por pelo menos 4 anos entre 1998 e 2007, poucos receberam

Tabela 137.1 Recomendações de *Bright Futures*/American Academy of Pediatrics para cuidados de saúde preventivos para adolescentes entre 11 e 21 anos.

	PERIODICIDADE E INDICAÇÕES
ANAMNESE	Anual
MEDIÇÕES	
Índice de massa corporal	Anual
Pressão arterial	Anual
TRIAGEM SENSORIAL	
Visão	Consulta aos 12 e 15 anos ou se avaliação de risco for positiva
Audição	Triagem com audiometria incluindo frequências altas de 6.000 e 8.000 Hz uma vez aos 11 a 14 anos, uma vez aos 15 a 17 anos e uma vez aos 18 a 21 anos
AVALIAÇÃO DE DESENVOLVIMENTO/COMPORTAMENTO	
Vigilância de desenvolvimento	Anual
Avaliação psicossocial/de comportamento	Anual
Triagem para depressão	Anual para 12 anos e mais
Avaliação do uso de tabaco, álcool e drogas ilícitas	Se avaliação de risco positiva
EXAME FÍSICO	Anual
PROCEDIMENTOS	
Imunização*	Anual
Hematócrito ou hemoglobina	Se avaliação de risco positiva
Teste de tuberculina	Se avaliação de risco positiva
Triagem para dislipidemia	Uma vez aos 9 a 11 anos e uma vez aos 17 a 21 anos
Triagem para IST	Se sexualmente ativo
Triagem para HIV†	Uma vez entre 15 e 18 anos. Discutir e oferecer mais cedo e anualmente se avaliação de risco positiva
Triagem para displasia cervical‡	Iniciar aos 21 anos
SAÚDE BUCAL	Anual; encaminhar ao consultório do dentista
ORIENTAÇÃO ANTECIPATIVA	Anual§

*Programas de acordo com o Advisory Committee on Immunization Practices, publicado anualmente em http://www.cdc.gov/vaccines/schedules/hcp/index.html e http://redbook.solutions.aa.org/SS/Immunization_Schedules.aspx. †Os CDC recomendam triagem voluntária e universal para HIV de todas as pessoas sexualmente ativas, a partir dos 13 anos. A American Academy of Pediatrics recomenda oferecer triagem de rotina para HIV a todos os adolescentes pelo menos uma vez aos 16 a 18 anos e para aqueles mais novos e em situação de risco. A US Preventive Services Task Force recomenda oferecer triagem de rotina para HIV a todos os adolescentes a partir dos 15 anos pelo menos uma vez e para aqueles mais novos em situação de risco. Pacientes com teste positivo para HIV deverão receber aconselhamento de prevenção e encaminhamento para os devidos cuidados antes de deixar o local de teste. ‡Triagem para câncer cervical, abril de 2012, US Preventive Services Task Force. http://www.uspreventiveservicestaskforce.org/uspstf/uspscerv.htm. §Encaminhar para orientação específica por idade, conforme as diretrizes em *Bright Futures*. HIV, vírus da imunodeficiência humana; IST, infecção sexualmente transmissível. (Adaptada de Hagan JF, Shaw JS, Duncan PM, editores: *Bright Futures: guidelines for health supervision of infants, children, and adolescents*, ed 4, Elk Grove Village, IL, 2017, American Academy of Pediatrics.)

consultas de cuidados preventivos. Um terço dos adolescentes não recebeu consultas de cuidados preventivos desde os 13 aos 17 anos, e outros 40% só receberam uma única consulta. Consultas para cuidados não preventivos foram mais frequentes em todos os grupos etários, variando em cerca de uma consulta por ano aos 11 anos, subindo para cerca de 1,5 por ano aos 17 anos. Entre adolescentes mais velhos, as meninas receberam mais cuidados preventivos e não preventivos que os meninos.

A **Patient Protection and Affordable Care Act (ACA)**, promulgada em março de 2010, expandiu o acesso tanto a planos de saúde privados quanto ao Medicaid (EUA) para adultos jovens entre 19 e 26 anos (Figura 137.1). De junho de 2010 a junho de 2012 a proporção de adultos jovens com seguro aumentou de 65,7 para 73,8%. Atualmente, as diretrizes da ACA exigem que planos de saúde privados (1) continuem a cobertura de dependente até 26 anos, seja qual for a situação financeira ou de dependente do adulto jovem, casamento ou matrícula escolar; (2) autorizem os planos de saúde para estudantes de universidade e de segundo grau a reforçar as proteções de consumidor para os estudantes; (3) forneçam assistência financeira para adultos jovens para se inscreverem em trocas de seguro-saúde com renda variando de 133 a 399% do nível federal de pobreza em **estados com expansão do Medicaid**; e (4) ofereçam serviços de cuidados preventivos de saúde livres de quaisquer custos de compartilhamento, franquias ou coparticipação. Nos estados com cobertura Medicaid expandida, todos os adultos com renda inferior a 133% do índice federal de pobreza são elegíveis ao plano.

A complexidade e a interação de **processos de desenvolvimento** físicos, cognitivos e psicossociais durante a adolescência exigem sensibilidade e habilidade da parte do profissional de saúde (ver Capítulo 132). A instrução e a promoção de saúde, assim como a prevenção de doenças, deveriam ser o foco de todas as consultas. Em 2017, a American Academy of Pediatrics (AAP), em colaboração com o U.S. Department of Health and Human Services, Health Resources and Services Administration, Maternal and Child Health Bureau, publicou a 4ª edição de *Bright Futures: Guidelines for Health Supervision of Infants, Children, and Adolescents*, que oferece aos profissionais uma estratégia para prestação de serviços preventivos de saúde para adolescentes com triagem e recomendações de aconselhamento para a adolescência inicial, média e final (Tabela 137.2). *Bright Futures* se baseia na filosofia de cuidados preventivos e reflete o conceito de cuidados para crianças em um modelo domiciliar de cuidados. Essas diretrizes enfatizam parcerias efetivas com os pais e a comunidade para dar suporte à saúde e ao desenvolvimento do adolescente.

O Advisory Committee on Immunization Practices (ACIP) dos Centers for Disease Control and Prevention (CDC) recomenda atualmente **vacinas para adolescentes** em caráter rotineiro para administração universal começando na consulta aos 11 a 12 anos, ou assim que possível: (a) vacina para tétano-difteria-pertússis acelular (dTpa); (b) vacina meningocócica conjugada (MCV4) em reforço aos 16 anos; e (c) série de vacinas para o papilomavírus humano (HPV) (ver Capítulo 197). A ACIP recomenda vacinação anual contra *influenza* e o vírus da hepatite A (HAV) para adolescentes e adultos jovens que não tenham recebido anteriormente a série de vacinas HAV caso a imunidade contra o HAV seja desejada ou para aqueles em risco aumentado de infecção, tais como homens que fazem sexo com homens (HSH), usuários de drogas ilícitas injetáveis (UDI) e aqueles com doença crônica no fígado ou distúrbios do fator de

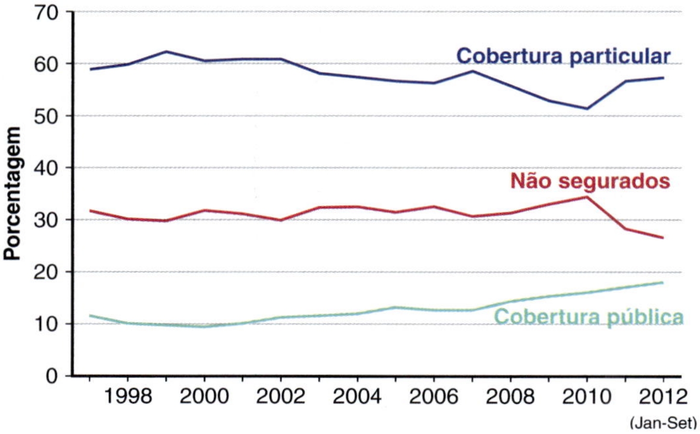

Figura 137.1 Porcentagem de adultos entre 19 e 25 anos com seguro-saúde por tipo de cobertura e porcentagem não segurada na época da entrevista: EUA, 1997–setembro de 2012. Obs.: as estimativas para 2012 se baseiam em dados colhidos desde janeiro até setembro. Os dados se baseiam em entrevistas domiciliares de uma amostra da população civil não institucionalizada. (*Dados de CDC/NCHS, National Health Interview Survey, 1997-2012, Family Core Component.*)

Tabela 137.2 Recomendações para triagem de adolescentes.

Triagem universal	CONSULTA ENTRE 11 E 14 ANOS Ação	CONSULTA ENTRE 15 E 17 ANOS Ação	CONSULTA ENTRE 18 E 21 ANOS Ação
Displasia cervical*	N/A	N/A	Esfregaço de Papanicolaou para todas as mulheres jovens na consulta aos 21 anos
Depressão	Triagem para depressão em adolescentes começa na consulta aos 12 anos	Triagem para depressão em adolescentes	Triagem para depressão em adolescentes
Dislipidemia	Triagem para lipídios uma vez entre 9 e 11 anos	Triagem para lipídios uma vez entre 17 e 21 anos	Triagem para lipídios uma vez entre 17 e 21 anos
Audição	Uma vez entre 11 e 14 anos Audiometria incluindo frequências altas de 6.000 e 8.000 Hz	Uma vez entre 15 e 17 anos Audiometria incluindo frequências altas de 6.000 e 8.000 Hz	Uma vez entre 18 e 21 anos Audiometria incluindo frequências altas de 6.000 e 8.000 Hz
HIV†	Triagem seletiva (a seguir)	Teste para HIV uma vez aos 15 a 18 anos	Teste para HIV uma vez entre 15 e 18 anos
Uso de tabaco, álcool ou drogas ilícitas	Triagem para uso de tabaco, álcool ou drogas ilícitas	Triagem para uso de tabaco, álcool ou drogas ilícitas	Triagem para uso de tabaco, álcool ou drogas ilícitas
Visão	Na consulta de 12 anos Mensuração objetiva utilizando parâmetros de acuidade visual adequados para a idade, como quadros HOTV ou Lea Symbols®, letras de Sloan ou quadros de Snellen	Na consulta de 15 anos Mensuração objetiva utilizando parâmetros de acuidade visual adequados para a idade, como quadros HOTV ou Lea Symbols®, letras de Sloan ou quadros de Snellen	N/A

Triagem seletiva	Avaliação de risco (AR)	CONSULTA ENTRE 11 E 14 ANOS Ação se AR positiva	CONSULTA ENTRE 15 E 17 ANOS Ação se AR positiva	CONSULTA ENTRE 18 E 21 ANOS Ação se AR positiva
Anemia	+ em questões de triagem de risco	Hemoglobina ou hematócrito	Hemoglobina ou hematócrito	Hemoglobina ou hematócrito
Dislipidemia (sem triagem universal nessa consulta)	+ em questões de triagem de risco e sem triagem prévia com resultados normais	Perfil de lipídios	Perfil de lipídios	Perfil de lipídios
HIV†	+ em questões de triagem de risco	Teste de HIV	Teste de HIV (sem triagem universal nessa consulta)	Teste de HIV (sem triagem universal nessa consulta)
Saúde bucal (na consulta aos 16 anos)	Deficiência de flúor na principal fonte de água	Suplementação de flúor oral	Suplementação de flúor oral	N/A
ISTs • Clamídia • Gonorreia	Mulheres sexualmente ativas Homens sexualmente ativos e + em questões de triagem de risco	Clamídia e gonorreia NAAT (usar testes apropriados para população e ambiente clínico)	Clamídia e gonorreia NAAT (usar testes apropriados para população e ambiente clínico)	Clamídia e gonorreia NAAT (usar testes apropriados para população e ambiente clínico)
• Sífilis	Sexualmente ativo e + em questões de triagem de risco	Teste para sífilis	Teste para sífilis	Teste para sífilis
Tuberculose	+ em questões de triagem de risco	Teste cutâneo de tuberculina	Teste cutâneo de tuberculina	Teste cutâneo de tuberculina
Visão em outras idades	+ em questões de triagem de risco nas consultas aos 11, 13 e 14 anos	Medida objetiva com parâmetros de acuidade visual apropriados à idade usando quadros HOTV ou Lea Symbols®, letras de Sloan ou quadros de Snellen	Medida objetiva com parâmetros de acuidade visual apropriados à idade usando quadros HOTV ou Lea Symbols®, letras de Sloan ou quadros de Snellen	Medida objetiva com parâmetros de acuidade visual apropriados à idade usando quadros HOTV ou Lea Symbols®, letras de Sloan ou quadros de Snellen

*Screening for Cervical Cancer, April 2012. U.S. Preventive Services Task Force. http://www.uspreventiveservicestaskforce.org/uspstf/uspscerv.htm. † Os Centers for Disease Control and Prevention recomendam triagem de HIV universal e voluntária de todas as pessoas sexualmente ativas, começando aos 13 anos. A American Academy of Pediatrics recomenda triagem de HIV de rotina oferecida a todos os adolescentes pelo menos uma vez aos 16 a 18 anos e àqueles mais novos, se em situação de risco. A U.S. Preventive Services Task Force recomenda triagem de HIV de rotina oferecida a todos os adolescentes aos 15 anos ou mais pelo menos uma vez e àqueles mais novos em situação de risco. Pacientes com teste positivo para HIV deverão receber aconselhamento para prevenção e encaminhamento aos cuidados especiais antes de deixarem o local do teste. ISTs, infecções sexualmente transmissíveis; N/A: não se aplica; NAAT, teste de amplificação de ácido nucleico. (Adaptada de Hagen JF, Shaw JS, Duncan PM, editors: *Bright Futures: guidelines for health supervision of infants, children and adolescents*, ed 4, Elk Grove Village, IL, 2017, American Academy of Pediatrics; and Bright Futures/American Academy of Pediatrics; Recommendations for Preventive Pediatric Health Care [Periodicity Schedule], 2017. http://www.aap.org/en-us/Documents/periodicity_schedule.pdf.)

coagulação, ou que vivem em áreas que destinam vacinas contra o HAV para crianças mais velhas.

O tempo gasto nos vários elementos da triagem vão variar com as questões que surgirem durante a avaliação. Para a **juventude *gay* e lésbica** (ver Capítulo 134), questões emocionais e psicológicas relacionadas à experiência desses jovens, desde o medo da divulgação até o trauma da homofobia, podem direcionar o médico a despender mais tempo avaliando suportes emocional e psicológico no ambiente dos jovens. Para jovens com **doenças crônicas ou necessidades especiais** a avaliação de comportamentos de risco não deverá ser omitida ou desenfatizada, assumindo que eles não experimentem as vulnerabilidades do adolescente "normal".

A bibliografia está disponível no GEN-io.

137.1 Questões Legais

Gale R. Burstein

Os direitos de um indivíduo, incluindo aqueles dos adolescentes, variam significativamente entre as nações. Nos EUA, o direito de um menor de consentir em um tratamento sem o conhecimento dos pais difere entre os estados e é regido por **leis de consentimento de menor de idade específicas para o estado**. Algumas leis de consentimento se baseiam no *status* do menor, tais como menores emancipados, pais, casados, gestantes, no serviço militar ou maduros. Em alguns estados, os menores podem ser considerados *emancipados* se estiverem no serviço militar ou se tiverem cumprido com esse serviço, ou se viverem afastados dos pais e forem economicamente independentes por meio de emprego remunerado. Um *menor maduro* é aquele emocional e intelectualmente maduro o suficiente para fornecer consentimento informado e que viva mediante supervisão de um dos pais ou guardião. Os tribunais mantiveram que se um menor for maduro, um médico não será responsabilizado por fornecer tratamento benéfico. Não há processo formal para reconhecimento de um menor maduro. A determinação é feita pelo profissional de saúde.

Algumas leis de consentimento de menores se baseiam em serviços que um menor esteja buscando, tais como cuidados de emergência, cuidados de saúde sexual, uso abusivo de drogas ilícitas ou cuidados de saúde mental (Tabela 137.3). Todos os 50 estados e o Distrito de Columbia permitem explicitamente que menores forneçam consentimento para seus próprios serviços de saúde para **ISTs**. Cerca de 25% dos estados exigem que os menores tenham uma certa idade (geralmente 12 a 14 anos) antes de poderem consentir seus próprios cuidados para ISTs. Nenhum estado exige consentimento dos pais para cuidados para ISTs nem exige que profissionais de saúde notifiquem os pais que uma criança menor adolescente tenha recebido serviços para ISTs, exceto em circunstâncias limitadas ou incomuns.

O direito das adolescentes menores de idade em consentir **serviços de contracepção** varia de estado para estado. Quase 50% dos estados e o Distrito de Columbia autorizam explicitamente todas as menores a consentir seus próprios serviços contraceptivos; e 50% dos estados permitem que as menores consintam seus próprios serviços contraceptivos mediante circunstâncias específicas, tais como: serem casadas, mães, atual ou anteriormente grávidas, após certa idade ou formadas no ensino médio ou, ainda, a critério do médico.

O direito de um menor de consentir serviços de tratamento de **cuidados de saúde mental** e **uso abusivo de drogas ilícitas** varia por estado e idade do menor, se os cuidados são clínicos ou não (p. ex., aconselhamento) e se os cuidados são prestados ao paciente internado ou ambulatorial. Leis de consentimento de menores geralmente incluem provisões sobre confidencialidade e divulgação, mesmo quando leis de consentimento geral do estado não tenham essas provisões.

A **confidencialidade** das informações clínicas e dos registros de um menor que tenha consentido seus *cuidados de saúde reprodutiva* é regida por várias leis federais e estaduais. Em alguns estados, as leis protegem explicitamente a confidencialidade de uma IST ou os serviços de contracepção aos quais os menores tenham dado seu próprio consentimento e não permitem a divulgação das informações sem o consentimento do menor. Em outros estados, as leis concedem aos médicos autorização para revelar as informações aos pais.

A confidencialidade das informações clínicas e dos registros de um menor que tenha dado seu próprio consentimento para ter seus cuidados de saúde também é regida por várias leis federais e estaduais. Em alguns estados, a lei protege explicitamente a confidencialidade de uma IST, serviços de contracepção ou de saúde mental aos quais os menores deram seu próprio consentimento e não permitem divulgação das informações sem o consentimento do menor. Em outros estados, as leis concedem aos médicos autorização para divulgar as informações para os pais. Tanto o Title X quanto o Medicaid fornecem proteção da confidencialidade para serviços de planejamento familiar oferecidos a menores com financiamento desses programas.

Regulamentos federais emitidos mediante a Federal Health Insurance Portability and Accountability Act de 1996, conhecidos como **HIPAA Privacy Rule**, transferem para o estado e para "outras leis aplicáveis" a questão de se os pais têm ou não acesso às informações sobre cuidados aos quais um menor tenha dado consentimento. Por isso, tanto a legislação estadual, que proíbe ou permite divulgação de informações confidenciais, e a legislação federal do Title X e do Medicaid, que protege a confidencialidade de cuidados para adolescentes, são importantes mediante a HIPAA Privacy Rule em determinar quando as informações confidenciais sobre serviços de saúde para menores podem ser divulgadas aos pais.

Tabela 137.3 Tipos de estatutos ou regras da lei comum para consentimento de menor que permitem tratamento médico de paciente menor de idade sem consentimento dos pais.

EXCEÇÕES LEGAIS À EXIGÊNCIA DE CONSENTIMENTO INFORMADO	AMBIENTE DE CUIDADOS MÉDICOS
A exceção de "emergência"	• A criança está vivenciando um quadro de emergência que coloca a vida ou a saúde dela em perigo • O guardião legal da criança não está disponível ou é incapaz de fornecer consentimento para o tratamento ou transporte • O tratamento ou o transporte não podem ser postergados com segurança até que o consentimento seja obtido • O profissional administra somente o tratamento para casos de emergência que imponham ameaça imediata à criança
A exceção de "menor emancipado"	• Casado • Economicamente autossuficiente e não vivendo em casa • Situação de alistamento ativo no serviço militar • Em alguns estados, o menor que é pai ou a menor gestante • Alguns estados podem exigir que um tribunal declare a emancipação do menor
A exceção de "menor maduro"	A maioria dos estados reconhece um menor maduro quando um menor, geralmente com 14 anos ou mais, demonstra maturidade e inteligência suficientes para compreender e apreciar os benefícios, os riscos e as alternativas do tratamento proposto e para fazer uma escolha voluntária e razoável com base nessas informações. Há variação entre os estados sobre a exigência de determinação judicial
Exceções baseadas em quadro médico específico (a legislação estadual varia)	O menor busca: • Serviços de saúde mental • Gravidez e serviços contraceptivos • Verificação ou tratamento para infecção pelo HIV ou AIDS • Verificação e tratamento para infecção sexualmente transmissível • Tratamento para dependência de drogas ilícitas e álcool

Dados da American Academy of Pediatrics: Consent for emergency medical services for children and adolescents. *Pediatrics* 128:427-433, 2011.

O faturamento para serviços confidenciais é complexo. Planos de saúde comerciais enviam para a residência uma **explicação de benefício** (**EOB**) para o titular do plano beneficiário principal, listando os serviços prestados pelo prestador e reembolsados pelo plano de saúde. Uma EOB documentando que serviços confidenciais de saúde foram prestados ao adolescente dependente e recebida pelos pais pode divulgar esses serviços. Além disso, copagamentos gerados automaticamente com certos códigos de cobrança para consultas em consultório e medicamentos podem ser uma barreira para os adolescentes que recebem cuidados, incluindo tratamento.

Os profissionais de saúde podem decidir estabelecer uma política de discussão com seus pacientes adolescentes quando registros médicos e outras informações forem divulgados e desenvolver um mecanismo de alertar o pessoal do consultório sobre quais informações no quadro são confidenciais. Por motivos legais e outros, uma acompanhante deverá estar presente sempre que uma adolescente for examinada por um médico.

A bibliografia está disponível no GEN-io.

137.2 Procedimentos de Triagem

Gale R. Burstein

ENTREVISTA COM O ADOLESCENTE

A preparação para uma entrevista bem-sucedida com um paciente adolescente varia com base na história de sua relação com o profissional de saúde. Pacientes (e seus pais) que estejam passando da pré-adolescência para a adolescência enquanto buscam pelo mesmo profissional de saúde deverão ser orientados durante essa transição. Embora as regras para confidencialidade sejam as mesmas para pacientes novos e já existentes, a mudança na **relação médico-paciente**, permitindo mais privacidade durante a consulta e mais autonomia no processo de saúde, pode ser ameaçadora tanto para os pais quanto para o adolescente. Para pacientes novos, as fases iniciais da entrevista são mais desafiadoras, dada a necessidade de se estabelecer um vínculo (*rapport*) rapidamente com o paciente para cumprir as metas da consulta. Questões de **confidencialidade e de privacidade** deverão ser explicitamente apresentadas junto com as condições mediante as quais essa confidencialidade precisa ser alterada, ou seja, em situações de ameaça à vida ou à segurança. Para pacientes novos, os pais deverão ser entrevistados com o adolescente ou diante dele, para assegurar que ele não perceba qualquer violação de confidencialidade. O médico que dispõe de tempo para ouvir, evita declarações de juízo e uso de jargões e mostra respeito pela maturidade em evolução do adolescente terá mais facilidade em se comunicar com esse adolescente. O uso de perguntas de resposta aberta, em vez de perguntas fechadas, facilitará mais ainda a realização da anamnese. (A pergunta fechada "Você se dá bem com seu pai?" leva à resposta "sim" ou "não", em contraste com a pergunta: "O que você gostaria que fosse diferente em seu relacionamento com sua mãe?", que pode levar a uma resposta como: "Eu gostaria que ela parasse de sempre se preocupar comigo.")

Os **objetivos** da entrevista ou do encontro clínico são: estabelecer uma base de informações; identificar problemas e questões da perspectiva do paciente; e identificar problemas e questões da perspectiva do médico, com base no conhecimento da saúde e de outras questões relevantes ao grupo etário do adolescente. O adolescente deverá ter a oportunidade de expressar preocupações e as razões pela busca de atendimento médico. Tanto ele(ela) quanto os pais deverão ter a possibilidade de expressar os pontos positivos e os sucessos do adolescente, além dos problemas de comunicação.

A eficácia de uma entrevista pode ficar comprometida quando o entrevistador se distrair por outros eventos ou pessoas no consultório, quando limitações extremas de tempo forem óbvias para qualquer uma das partes ou quando houver desconforto expresso do paciente ou do entrevistador. A necessidade de um **intérprete** quando o paciente tiver prejuízo auditivo ou se paciente e entrevistador não falarem o mesmo idioma é um desafio, mas não necessariamente uma barreira na maioria das circunstâncias (ver Capítulo 11). As observações durante a entrevista podem ser úteis à avaliação geral da maturidade do paciente, presença ou ausência de depressão e do relacionamento pais-adolescente. Dado o papel essencial de uma entrevista bem-sucedida no processo de triagem, treinamento adequado e experiência deverão ser buscados pelos médicos prestadores de cuidados abrangentes a pacientes adolescentes.

AVALIAÇÃO PSICOSSOCIAL

Algumas perguntas deverão ser feitas para identificar o adolescente que apresenta dificuldades de **relacionamentos com seus pares** (você tem um melhor amigo com o qual você pode compartilhar mesmo o segredo mais pessoal?), **autoimagem** (existe alguma coisa que você gostaria de mudar a seu respeito?), **depressão** (o que você se imagina fazendo daqui a 5 anos?), **escola** (como estão suas notas este ano em comparação com o ano passado?), **decisões pessoais** (você está se sentindo pressionado a se engajar em qualquer comportamento para o qual você não se sente preparado?) e um **transtorno de alimentação** (você sempre acha que os alimentos controlam você, em vez de vice-versa?). O material de *Bright Futures* fornece perguntas e formas de encontro de paciente para estruturar as avaliações. O recurso mnemônico **HEADS/SF/FIRST**, básico ou expandido, pode ser útil para guiar a entrevista se formas de encontro não estiverem disponíveis (Tabela 137.4). Com base nas avaliações, aconselhamento apropriado ou encaminhamentos são recomendados para sondagem mais completa ou entrevista mais profunda.

Tabela 137.4 Avaliação psicossocial do adolescente: mnemônico HEADS/SF/FIRST.

Home (lar). Espaço, privacidade, mudanças geográficas frequentes, vizinhança.
Education/School (educação/escola). Mudanças frequentes de escola, repetição de 1 ano/em cada matéria, relatórios de professores, metas vocacionais, clubes de instrução após as aulas (p. ex., linguagem, fala, matemática), dificuldades de aprendizagem
Abuse (maus-tratos). Abuso físico, sexual, emocional e verbal; disciplina dos pais
Drugs (drogas). Tabaco, cigarros eletrônicos ou dispositivos de inalar/exalar vapor, álcool, maconha, inalantes, "clubes de drogas", *raves*, outros; droga preferida, idade quando iniciou o uso, frequência, modo de ingestão, rituais, sozinho ou com os colegas, métodos para sair, número de tentativas
Safety (segurança). Cintos de segurança, capacetes, medidas de segurança nos esportes, atividades perigosas, dirigir sob efeito de drogas
Sexuality/Sexual Identity (sexualidade/identidade sexual). Saúde reprodutiva (uso de contraceptivos, presença de infecções sexualmente transmissíveis, sentimentos, gravidez)
Family and Friends (família e amigos)
Family (família): Constelação familiar; genograma; solteiro/casado/separado/divorciado/família misturada; trabalhos e turnos da família; história de vício em parentes de primeiro e segundo grau; atitude dos pais em relação a álcool e drogas ilícitas; regras dos pais; pais cronicamente doentes, física ou mentalmente incapazes
Friends (amigos): grupos e configuração de pares ("formais", "atletas", "*nerds*", "*nerds* de computador", líderes de torcida), afiliação a gangues ou cultos
Image (imagem). Percepções de altura e peso, musculatura corporal e compleição física, aparência (incluindo vestuário, acessórios, tatuagens, *piercing* no corpo como tendências da moda ou outra afirmação)
Recreation (lazer). Dormir, exercícios, esportes organizados ou não estruturados, atividades recreativas (televisão, *videogames*, jogos de computador, internet e salas de conversa, atividades de grupo de jovens na igreja ou comunidade [p. ex., escoteiros; grupos de mentoria, grupos no *campus*]). Quantas horas por dia, dias por semana envolvidos?
Spirituality and Connectedness (espiritualidade e pertencimento). Usar acrônimo HOPE* ou FICA†; adesão, rituais, práticas ocultas, serviço ou envolvimento da comunidade
Threats and Violence (ameaças e violência). Automutilação ou prejuízo de terceiros, fuga, crueldade com animais, armas de fogo, lutas, prisão, roubo, causar incêndios, brigas na escola

*HOPE, *Hope* (esperança) ou proteção para o futuro; religião organizada; espiritualidade pessoal e práticas; efeitos sobre cuidados médicos e questões terminais. †FICA, *Faith beliefs* (crenças da fé); *importância* e influência da fé; *community support* (apoio da comunidade). (De Dias PJ: Adolescent substance abuse: assessment in the office. *Pediatr Clin North Am* 49:269-300, 2002.)

EXAME FÍSICO

Verificação da visão

O estirão de crescimento na puberdade pode envolver o globo óptico, resultando em seu alongamento e miopia em indivíduos geneticamente predispostos (ver Capítulo 636). A verificação da visão deverá, portanto, ser realizada para detectar esse problema antes que ele afete o desempenho escolar.

Audiometria

A música em volume muito alto, do tipo apreciado por muitos adolescentes, pode resultar em perda auditiva ou zumbido (ver Capítulo 654). Uma triagem auditiva é recomendada pelas diretrizes do *Bright Futures* para adolescentes expostos regularmente a ruídos altos, que tenham infecções recorrentes da orelha ou que informem problemas.

Determinação da pressão arterial

Os critérios para o diagnóstico de hipertensão se baseiam em normas específicas para a idade que aumentam com a maturação puberal (ver Capítulo 449). Um indivíduo cuja pressão arterial (PA) supere o 95º percentil para sua idade é suspeito de ter hipertensão, independentemente da leitura absoluta. Os adolescentes com PA entre os percentis 90º e 95º deverão receber aconselhamento apropriado em relação ao peso e passar por exame de seguimento em 6 meses. Aqueles com PA superior ao 90º percentil deverão ter sua PA medida em três ocasiões diferentes para determinar a estabilidade da elevação antes de se prosseguir com uma estratégia de intervenção. A técnica é importante; resultados falso-positivos podem ser obtidos se o manguito cobrir menos de dois terços do braço. O paciente deverá estar sentado e a média da segunda e da terceira leituras consecutivas deverá ser tomada, usando a mudança em vez do desaparecimento da pressão diastólica. A maioria dos adolescentes com elevação de PA tem hipertensão lábil. Se a PA estiver inferior a dois desvios padrão (DP) para a idade, anorexia nervosa e doença de Addison deverão ser consideradas.

Escoliose

Ver Capítulo 699.

Cerca de 5% das meninas adolescentes e entre 10 e 14% dos meninos adolescentes possuem curvatura leve da coluna. Esse é 2 a 4 vezes o índice em crianças mais novas. A escoliose se manifesta tipicamente durante o pico da curva de velocidade da altura, aproximadamente aos 12 anos nas meninas e 14 anos nos meninos. Curvas com > 10° deverão ser monitoradas por um ortopedista até que o crescimento esteja completo.

Exame das mamas

Ver Capítulos 141 e 556.

A inspeção visual das mamas de uma adolescente inicial e média é realizada para avaliar a progressão da maturação sexual e fornecer conforto sobre o desenvolvimento.

Exame do escroto

A inspeção visual dos testículos do adolescente inicial e médio é realizada para avaliar a progressão da maturação sexual e fornecer reconforto sobre o desenvolvimento. A incidência de pico de tumores de células germinais dos testículos ocorre no fim da adolescência e início da vida adulta. A palpação dos testículos pode fornecer uma primeira impressão e deverá servir como modelo para as instruções de autoexame. Uma vez que varicoceles aparecem durante a puberdade, o exame também fornece a oportunidade de explicar e reconfortar o paciente sobre este quadro (ver Capítulo 560).

Exame pélvico

Ver Capítulo 563.

Verificação de laboratório

A incidência aumentada de **anemia** por deficiência de ferro após a menarca orienta a realização de um hematócrito anual em mulheres com menstruação moderada a intensa. O padrão de referência para essa verificação se altera com a progressão da puberdade, pois o estrogênio suprime a eritropoetina (ver Capítulo 474). Populações com risco nutricional também deverão ter o hematócrito monitorado. Os androgênios exercem o efeito oposto, causando a elevação do hematócrito durante a puberdade masculina; na classificação de maturidade sexual (CMS) 1 os meninos apresentam hematócrito médio de 39%, enquanto aqueles que terminaram a puberdade (CMS 5; ver Capítulo 132) apresentam valor médio de 43%. A verificação para **tuberculose (TB)** é importante em adolescentes com fatores de risco, como o adolescente com HIV vivendo em casa com alguém com HIV, o adolescente preso ou sem-teto, adolescentes de um país onde a TB seja comum, ou aqueles com outros fatores de risco, pois a puberdade demonstrou ativar essa doença naqueles não tratados anteriormente. A triagem para o **vírus da hepatite C (HCV)** deverá ser oferecida aos adolescentes que informam fatores de risco como uso de drogas injetáveis, pacientes que receberam hemoderivados ou doação de órgãos antes de 1992, ou aqueles submetidos à hemodiálise duradoura. Quase 10% de todos os casos de HCV informados aos CDC em 2015 estavam entre indivíduos de 15 a 24 anos. Os dados dos CDC da vigilância do HCV demonstram que de 2006 a 2014 o número informado de infecções por HCV entre mulheres em idade reprodutiva (15 a 44 anos) dobrou. Quase a metade desses casos era de mulheres entre 15 e 30 anos. Dois terços (67%) daquelas com fator de risco conhecido informaram uso de drogas injetáveis.

Adolescentes sexualmente ativos deverão se submeter à triagem para ISTs conforme as diretrizes dos CDCs, independentemente dos sintomas (ver Capítulo 146). As indicações são claras para triagem para clamídia e gonorreia em mulheres com 24 anos ou menos, mas a evidência é menos suficiente para apoiar triagem de rotina em jovens do sexo masculino. Com base em viabilidade, eficácia e custo, a evidência é insuficiente para recomendar triagem de rotina para clamídia em todos os homens jovens sexualmente ativos. Entretanto, a triagem desses jovens deverá ser considerada em ambientes clínicos associados a alta prevalência de clamídia (p. ex., clínicas de adolescentes, instituições de correção, clínicas de ISTs) e deverá ser oferecida a todos os HSH jovens. A triagem para **HIV** deverá ser discutida e oferecida pelo menos uma vez a todos os adolescentes entre 15 e 18 anos e a adolescentes mais novos e mais velhos que estejam em risco aumentado. A triagem de rotina de adolescentes assintomáticos para certas ISTs (p. ex., sífilis, tricomoníase, herpes-vírus simples, HPV) não é recomendada. Entretanto, HSH jovens e adolescentes grávidas poderão precisar de avaliação mais completa para todas as ISTs. Uma vez que a incidência de câncer cervical é baixa e as complicações dos procedimentos podem superar os benefícios de triagem das adolescentes, a triagem para câncer cervical não deverá ser iniciada antes dos 21 anos.

A bibliografia está disponível no GEN-io.

Capítulo 138
Transição para a Assistência ao Adulto

Cynthia M. Holland-Hall, Gale R. Burstein e Lisa K. Tuchman

A importância da transição bem-sucedida do atendimento de adolescentes com **necessidades especiais de assistência à saúde (NEAS)** dos serviços pediátricos ao atendimento adulto tem sido reconhecida há mais de duas décadas. A transição bem-sucedida está associada a melhores resultados de saúde e qualidade de vida; uma transição mal administrada pode levar à perda da assistência clínica domiciliar e ao agravamento do controle de doenças crônicas e aos cuidados prévios.

A American Academy of Pediatrics, em conjunto com outras sociedades profissionais importantes, publicou diretrizes detalhadas e abrangentes para incorporar serviços de transição à **assistência clínica domiciliar** para todos os adolescentes, independentemente da presença ou ausência de NEAS. Essas diretrizes são baseadas na opinião de especialistas, porque as evidências sobre os resultados da transição são limitadas. Este relatório clínico enfatiza que a **transição** abrange muito mais do que simplesmente a transferência de atendimento para outro profissional de saúde. As diretrizes vão além das recomendações para a assistência clínica domiciliar pediátrica, fornecendo orientações e recursos baseados na prática para implementar elementos de apoio à transição em práticas de Medicina da Família e Clínica Médica. Isso inclui fornecer assistência para o paciente na adaptação a um modelo adulto de prestação de cuidados de saúde. A Tabela 138.1 lista os principais elementos da transição da assistência médica. Ferramentas para ajudar os profissionais de saúde com essas etapas estão disponíveis *online* no National Center for Health Care Transition Improvement (www.gottransition.org).

O processo começa com o desenvolvimento de uma política de transição e sua disseminação para todas as famílias de jovens adolescentes, assegurando que as famílias entendam que o planejamento de transição será um elemento de manutenção da saúde e de manejo de cuidados crônicos durante toda a adolescência. Na adolescência média, um plano de transição deve ser desenvolvido com os cuidadores de jovens e familiares e atualizado nas visitas subsequentes até que o paciente esteja pronto para a implementação do modelo de atenção ao adulto no início da idade adulta. **Avaliações de prontidão** periódicas são fundamentais para planejar e antecipar desafios. O **treinamento de habilidades** em comunicação, autodefesa e autocuidado pelo adolescente é crítico para o processo de transição. Alguns jovens com NEAS dependem de cuidadores para navegar no sistema de saúde em seu nome, e não é realista esperar uma independência maior. Para esses jovens, abordar os tutores, o planejamento de atendimentos a longo prazo e as diretrizes avançadas são importantes. A coordenação da assistência foi desenvolvida para facilitar a navegação e o envolvimento em um sistema de saúde orientado para adultos, especialmente para adolescentes com NEAS. O objetivo é ajudar todos os jovens a maximizar seu potencial à medida que se tornam jovens adultos.

Tabela 138.1 Elementos-chave da transição do processo de assistência à saúde.

- **Política de transição por escrito** a ser compartilhada com jovens, famílias, profissionais de saúde e funcionários, explicando o processo e as responsabilidades de todos os membros da equipe
- **Registro da transição de jovens** para acompanhar o progresso de cada paciente durante o processo de transição
- ***Checklist* rápido longitudinal** que avalie a capacidade dos jovens quanto a independência, autogestão e comunicação com o sistema de saúde de adultos, bem como a prontidão da família para ajudar o paciente a alcançar esses objetivos
- **Plano de transição por escrito** e documentado com as etapas a serem realizadas para atender às necessidades identificadas na avaliação de prontidão, bem como identificar os recursos adequados de atendimento a adultos
- Para os jovens com NEAS, expandir os serviços de transição, incluindo atenção ao seguro, direitos, tutela e necessidades profissionais, além dos atendimentos por subespecialidades
- Comunicação adequada entre o ambiente médico pediátrico e clínico e os subespecialistas, incluindo um **resumo médico portátil** e um plano de assistência prestado ao paciente e aos cuidadores
- Transferência de atendimento, na faixa etária de 18 a 21 anos, para profissionais clínicos, para os quais os profissionais pediátricos continuam a servir como um recurso até que a transição seja concluída

A bibliografia está disponível no GEN-io.

Capítulo 139

Comportamento Violento

Michael N. Levas e Marlene D. Melzer-Lange

A violência é reconhecida pela Organização Mundial da Saúde (OMS) como o principal problema de saúde pública no mundo. A OMS define **violência** como o "uso intencional de força física ou poder, ameaçado ou real, contra si mesmo, contra terceiros ou contra um grupo ou comunidade que resulte em ou tenha a alta probabilidade de resultar em lesão, morte, prejuízo psicológico, mau desenvolvimento ou privação" (ver Capítulo 14). Os jovens podem ser perpetradores, vítimas ou observadores de violência (ou de qualquer combinação desses três papéis), com intensidade variável de impacto sobre o indivíduo, a família e a comunidade maior. Os fatores de risco para a violência juvenil incluem: pobreza, relativa desvantagem social, guerra, uso abusivo de drogas ilícitas, transtornos de saúde mental e mau funcionamento da família.

EPIDEMIOLOGIA

Em 2015, o **homicídio** era, nos EUA, a terceira principal causa de morte para indivíduos entre 10 e 24 anos, totalizando 4.979 óbitos, na maior parte homens (87%) mortos com armas de fogo (90,1%). Naquele ano, o índice de homicídios para a faixa etária adolescente de 12 a 17 anos foi de 3,1/100.000 jovens, uma redução de 65% dos 8,4/100.000 jovens em 1993. A OMS informa que, além dos EUA, onde o índice de homicídios entre jovens e adultos jovens foi de 11 por 100.000, a maioria dos países com índices de homicídio superiores a 10 por 100.000 é de nações em desenvolvimento ou países com rápidas alterações socioeconômicas. Nos EUA, a prevalência de comportamentos que contribuem para a violência não diminuiu desde 1999; brigas, porte de arma e envolvimento com gangues permanecem prevalecendo entre os jovens. Os homicídios associados a gangues em cinco grandes cidades americanas têm mais probabilidade de envolver jovens (15 a 19 anos), meninos (80%), minorias raciais/étnicas (73%) e arma de fogo (90%), em comparação com homicídios não relacionados a atividades de gangues. Além disso, os homicídios de gangues têm mais probabilidade de ocorrer em locais públicos, no horário entre fim da tarde e início da noite, e raramente estão relacionados ao uso/comércio de drogas ilícitas. Além disso, o índice de homicídios em jovens tinha demonstrado redução, mas voltou a aumentar desde 2015 (Figura 139.1).

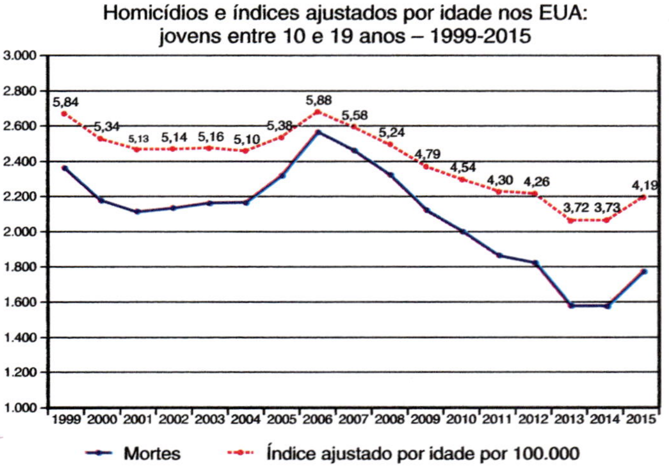

Figura 139.1 Homicídios e índices ajustados por idade: idade entre 10 e 19 anos, EUA, 1999-2015. (*Dados dos Centers for Disease Control and Prevention, National Center for Injury Prevention and Control, Web-based Injury Statistics Query and Reporting System [WISQARS],* 1999-2015. http://www.cdc.gov/ncipc/wisqars.)

Relatórios de adolescentes envolvidos em **brigas físicas** mostraram redução de 42% em 1991 para 23% em 2015. Entretanto, a violência nas escolas americanas continua a representar um problema significativo, com 7,8% dos estudantes informando participação em brigas físicas na escola uma ou mais vezes nos 12 meses anteriores. O 2015 Youth Risk Behavior Surveillance System informou que 16,2% do total de jovens portaram uma arma, como revólver, faca ou porrete nos últimos 30 dias; 4,1% levaram a arma para a escola; e 6,0% informaram terem sido ameaçados ou feridos com um tipo de arma nas instalações escolares. Os meninos têm mais probabilidade que as meninas de portarem um revólver ou arma e, portanto, podem precisar de mais suporte e engajamento em casa e na escola. O **porte de armas** é mais elevado entre meninos caucasianos em geral, que pode começar já no 9º ano nos EUA. Esses comportamentos relacionados à violência na escola afetam a percepção de segurança dos estudantes em geral. Mais de 5,6% deles não foram à escola um dia ou mais nos últimos 30 dias por se sentirem sem segurança. Programas de prevenção baseados na escola e iniciados no nível do ensino fundamental demonstraram reduzir comportamentos violentos nos estudantes. A vigilância aumentada de estudantes se justifica tanto nas quanto ao redor das instalações escolares para melhorar a segurança dos estudantes.

A **violência no namoro** (ou violência por parceiro íntimo) ocorre entre duas pessoas em relacionamento próximo e pode ser física (socos, chutes, golpes, empurrões), emocional (envergonhar, assediar, controlar, perseguir) ou sexual (forçar o parceiro a participar de um ato sexual quando ele/ela não consente com isso). Os incidentes de violência no namoro geralmente ocorrem durante os anos da adolescência, com 22,4% das meninas e 15% dos meninos sofrendo algum tipo de violência pelo parceiro entre 11 e 17 anos. Os índices mais altos de prevalência são observados nos estudantes negros e mais velhos. A violência pode começar com provocação, xingamento ou exposição a situações vergonhosas, mas geralmente progride eletronicamente como xingamentos frequentes, textos ou postagem de imagens sexuais do parceiro na mídia social. Os fatores de risco para se tornarem vítimas de violência no namoro incluem aqueles usuários de álcool, os que acreditam que a violência no namoro é aceitável, aqueles que não têm supervisão dos pais ou que tenham um amigo que esteja em um relacionamento violento. A maioria dos adolescentes não informa esses comportamentos por causa do medo de retaliação pelo parceiro. Adolescentes vítimas de violência no namoro têm mais probabilidade de apresentar queda no desempenho escolar, de desenvolverem pensamentos suicidas, usarem drogas ilícitas e álcool, desenvolverem transtorno alimentar, sofrerem de depressão e de serem vitimizados na faculdade. Programas escolares de prevenção que tratam de atitudes e comportamentos associados à violência no namoro, como **Safe Dates** e **Dating Matters**, oferecem experiências de treinamento para alterar normas sociais entre os adolescentes.

ETIOLOGIA

A OMS coloca a violência juvenil em um modelo dentro do contexto dos três maiores tipos de violência: automutilação, interpessoal e coletiva. A **violência interpessoal** se subdivide em violência primariamente entre membros da família ou parceiros e inclui maus-tratos infantis. **Violência da comunidade** ocorre entre indivíduos não relacionados. **Violência coletiva** incorpora a violência por pessoas que sejam membros de um grupo identificado contra outro grupo de indivíduos com motivação social, política ou econômica. Neste modelo, os tipos de violência possuem elos de comportamento, de modo que vítimas de maus-tratos na infância têm mais probabilidade de sofrer comportamento interpessoal violento e agressivo como adolescentes e adultos. Os fatores de risco que se sobrepõem para os tipos de violência incluem: disponibilidade de armas de fogo, uso abusivo de álcool e desigualdades socioeconômicas. O benefício de identificar fatores de risco comuns para os tipos de violência se baseia no potencial para intervir com esforços de prevenção e chegar a resultados positivos para mais de um tipo de comportamento violento. O modelo ainda reconhece quatro categorias que exploram a natureza potencial de violência como envolvendo força física, sexual ou psicológica e privação.

O modelo socioecológico de saúde pública se concentra nos determinantes de saúde no nível da população e do indivíduo e nas suas intervenções respectivas. Em relação ao indivíduo, pode haver dois tipos de jovem antissocial: persistente e limitado pelo curso da vida. Os **infratores limitados pelo curso da vida** não apresentam comportamentos aberrantes na infância e têm mais probabilidade de cometer ofensas de *status*, como vandalismo, fuga e outros comportamentos simbólicos de sua luta pela autonomia longe dos pais. Os **infratores persistentes pelo curso da vida** exibem comportamento aberrante na infância, tais como problemas de temperamento, desenvolvimento comportamental e cognição; como adolescentes eles participam em crimes mais *orientados à vítima*. A existência de **eventos adversos na infância** prediz futuras questões de saúde e violência subsequente. Essa hipótese propõe que precursores como abuso infantil e negligência, a criança testemunhando ato de violência, abuso social e físico do adolescente e exposição do adolescente à violência e assaltos violentos predispõem o jovem a resultados de comportamento violento, crime violento, delinquência, assaltos violentos, suicídio ou morte prematura. Esse modelo de saúde pública também enfatiza o ambiente da comunidade e outras influências externas. Um paradigma comum adicional para comportamento de violência de alto risco atribui um equilíbrio de fatores de risco e de proteção aos níveis individual, familiar e comunitário.

MANIFESTAÇÕES CLÍNICAS

Os fatores de risco identificados para violência juvenil incluem: pobreza, associação com colegas delinquentes, desempenho escolar insatisfatório ou baixo *status* educacional, desligamento de adultos modelos e mentores, história anterior de violência ou vitimização, mau funcionamento familiar, abuso infantil, uso abusivo de drogas ilícitas e certos transtornos de saúde mental. Os transtornos mais comuns associados ao **comportamento agressivo** em adolescentes são: retardo mental, incapacidade de aprendizagem, transtornos moderadamente sérios de linguagem e transtornos mentais como transtorno de hiperatividade/déficit de atenção (TDAH) e transtornos de humor. O elo entre doença mental grave e comportamentos violentos é mais forte para aqueles que convivem com uso abusivo ou dependência de álcool ou drogas ilícitas.

A incapacidade de controlar habilidades pró-sociais como o estabelecimento e a manutenção de relações positivas com a família e os colegas e a má resolução do conflito podem colocar os adolescentes portadores desses transtornos em risco mais alto de violência física e de outros comportamentos arriscados. **Transtorno de conduta** e **transtorno desafiador opositivo** são diagnósticos psiquiátricos específicos cujas definições estão associadas a comportamento violento (Tabela 139.1). Eles ocorrem com outros transtornos como TDAH (ver Capítulo 49) e aumentam a vulnerabilidade de um adolescente a delinquência juvenil, uso ou uso abusivo de drogas ilícitas, promiscuidade sexual, comportamento criminal adulto, prisão e transtorno de personalidade antissocial. Outros fatores de risco concomitantes para a violência juvenil incluem o uso de esteroides anabolizantes, tatuagens de gangues, crença na própria morte prematura, uso de álcool antes da adolescência e encarceramento em um centro de detenção juvenil.

DIAGNÓSTICO

A avaliação de um adolescente em risco ou com história de comportamento violento ou vitimização deverá fazer parte da consulta de manutenção da saúde de todos os adolescentes. As respostas às perguntas sobre história recente de envolvimento em uma briga, portar arma ou armas de fogo em casa, assim como as preocupações que o adolescente possa ter sobre segurança pessoal podem sugerir um problema que exige avaliação mais profunda. O mnemônico **FISTS** fornece orientação para estruturar a avaliação (Tabela 139.2). Os fatores adicionais de abuso físico ou sexual, problemas graves de alcoolismo, desempenho e frequência escolar insatisfatórios, vários incidentes de traumatismos, uso de drogas ilícitas e sintomas associados a transtornos mentais são indicações para avaliação por um profissional de saúde mental. Em situação de traumatismo agudo, as vítimas de assalto nem sempre estão acessíveis sobre as circunstâncias de suas lesões por medo de retaliação ou de envolvimento com a polícia. A estabilização da lesão ou a reunião de evidência forense em caso de agressão sexual é a prioridade de tratamento; entretanto, uma vez realizado esse tratamento, é apropriado o tratamento de um conjunto mais abrangente de questões sobre essa agressão.

Tabela 139.1 Transtorno desafiador opositivo, transtorno de conduta e delinquência juvenil.

RÓTULOS DE TRANSTORNO PSIQUIÁTRICO		
Transtorno desafiador opositivo	**Transtorno de conduta**	**Delinquência juvenil legal**
Padrão recorrente de comportamento negativista, desafiador, desobediente e hostil para figuras de autoridade que exerce efeito adverso significativo no funcionamento (p. ex., social, acadêmico, profissional)	Padrão de comportamento repetitivo e persistente que viola os direitos básicos de terceiros ou as principais normas ou regras da sociedade apropriadas para a idade	Ofensas consideradas ilegais por causa da idade; atos ilegais
Exemplos: perder a paciência; argumentar com adultos; desafiar ou recusar conformidade com pedidos ou regras dos adultos; comportamento irritante; culpar terceiros; ser irritável, rancoroso, ressentido	Exemplos: brigas físicas, falsidade, roubo, destruição de propriedade, ameaçar ou causar prejuízo físico a pessoas ou animais, dirigir sem carteira de motorista, prostituição, estupro (mesmo se não julgado no sistema legal)	Exemplos: episódios único ou múltiplos de prisão ou julgamento por qualquer dos casos a seguir: roubo, destruição de propriedade, ameaçar ou causar prejuízo físico a pessoas ou animais, dirigir sem carteira de motorista, prostituição, estupro
Diagnosticado por médico de saúde mental	Diagnosticado por médico de saúde mental	Julgado no sistema legal

De Greydanus DE, Pratt HD, Patel DR *et al.*: The rebellious adolescent, *Pediatr Clin North Am* 44:1460, 1997.

Tabela 139.2 Mnemônico FISTS para avaliar risco de violência do adolescente.

F: (*Fighting* [Briga]) (Em quantas brigas você se envolveu no ano passado? Qual foi a última?).
I: (*Injuries* [Lesões]) (Você já sofreu alguma lesão? Você já feriu alguém?)
S: (Sexo) (Seu parceiro já agrediu você? Você já agrediu seu parceiro? Você já foi forçado a fazer sexo?)
T: (*Threats* [Ameaças]) Alguém já ameaçou você com uma arma? O que aconteceu? Alguma coisa mudou para que você se sentisse mais seguro?)
S: (*Self-defense* [Autodefesa]) O que você faz se alguém tenta iniciar uma briga? Você carrega uma arma para autodefesa?)

O mnemônico FISTS está adaptado com autorização da Association of American Medical Colleges. (De Alpert EJ, Sege RD, Bradshaw YS: Interpersonal violence and the education of physicians, *Acad Med* 72:S41-S50, 1997.)

TRATAMENTO

No paciente com lesão aguda secundária a uma agressão violenta, o plano de tratamento deverá seguir padrões estabelecidos pelo protocolo modelo da American Academy of Pediatrics, os quais incluem: estabilização da lesão; avaliação e tratamento da lesão; avaliação das circunstâncias da agressão; avaliação psicológica e suporte; avaliação pelo serviço social das circunstâncias que envolvem a agressão; e um plano de tratamento sobre a alta elaborado para proteger o adolescente contra episódios subsequentes de lesão, prevenção de retaliação e minimização do desenvolvimento de incapacidade psicológica. As vítimas, assim como as testemunhas de violência, estão em risco de transtorno de estresse pós-traumático e de comportamento agressivo ou violento no futuro. O uso de uma abordagem de **cuidados informados sobre traumatismos** permite aos prestadores ajudarem essas vítimas e testemunhas de modo que elas possam desenvolver elos para recuperação e resiliência. **Programas hospitalares de intervenção contra violência** demonstraram sucesso no apoio a jovens que sofreram lesão violenta no pronto-socorro, no hospital ou na comunidade.

Múltiplas modalidades de tratamento são aplicadas simultaneamente em adolescentes com comportamento violento e agressivo persistente e variam desde a terapia cognitivo-comportamental envolvendo o indivíduo e a família a intervenções específicas da família (treinamento de tratamento dos pais, tratamento multissistêmico) e farmacoterapia. O tratamento de quadros de comorbidade, como TDAH, depressão, ansiedade e uso de drogas ilícitas, parece reduzir o comportamento agressivo.

PREVENÇÃO

A OMS reconhece uma abordagem multifatorial à prevenção: estratégias de desenvolvimento de parentalidade e de primeira infância; estratégias de desenvolvimento de habilidades acadêmicas e sociais baseadas na escola; estratégias para jovens em risco maior de ou já envolvidos em violência; e estratégias em níveis comunitário e social (Tabela 139.3). As **abordagens de desenvolvimento de parentalidade e de primeira infância** se concentram em trabalhar com as famílias para fornecer

Tabela 139.3 Estratégias de prevenção da violência juvenil da OMS: eficácia por contexto.

ESTRATÉGIAS	CONTEXTO/PROGRAMAS	EFICÁCIA
Estratégias de desenvolvimento de parentalidade e primeira infância	Programas de visitas domiciliares	?
	Programas de parentalidade	+
	Programas de desenvolvimento da primeira infância	+
Estratégias de desenvolvimento de habilidades acadêmicas e sociais baseadas na escola	Desenvolvimento de habilidades sociais e de vida	+
	Prevenção de assédio	+
	Programas de enriquecimento acadêmico	
	Programas de prevenção de violência no namoro	+
	Incentivos financeiros para adolescentes frequentarem a escola	?
	Mediação com os colegas	+/−
	Atividades após as aulas e outras de lazer	?
Estratégias em níveis comunitário e social	Policiamento de áreas de tensão (*hot spots*)	+
	Policiamento orientado pela comunidade e por problema	+
	Reduzir acesso a e uso perigoso de álcool	+
	Programas de controle de drogas ilícitas	+
	Reduzir acesso a e uso indevido de armas de fogo	+
	Modificação espacial e melhoria urbana	+
	Desconcentração da pobreza	+

+, promissoras (estratégias que incluem um ou mais programas apoiados por pelo menos um estudo bem desenhado mostrando prevenção de perpetração e/ou experiência de violência juvenil, ou pelo menos dois estudos mostrando alterações positivas em risco essencial ou fatores protetivos para violência juvenil).?, obscuro por causa de evidência insuficiente (estratégias que incluem um ou mais programas de eficácia obscura). +/−, obscuro por causa de resultados mistos (estratégias para as quais a evidência está confusa; alguns programas têm efeito positivo significativo e outros um efeito negativo significativo em violência juvenil). (Cortesia da World Health Organization [WHO] Library Cataloguing-in Publication Data, Preventing youth violence: an overview of the evidence, 2015.)

parentalidade não violenta por meio de visitas domiciliares e grupos de pais, assim como ensinar a lidar com estratégias e resolução não violenta de conflitos para todas as crianças e famílias. As **estratégias de desenvolvimento de habilidades sociais baseadas na escola** se concentram nas famílias dos estudantes e nos relacionamentos com colegas, especialmente aqueles com o potencial de desencadear respostas agressivas ou violentas. As soluções incluem melhorar as habilidades em lidar com ou solucionar o problema em casos de assédio, mediação dos pares, prevenção de violência no namoro e programas após o horário de aulas. As **estratégias para jovens em risco maior de, ou já envolvidos em violência** incluem abordagens terapêuticas de saúde mental, serviços à vítima de um crime, treinamento vocacional, orientação e aconselhamento (mentoria) e intervenção em gangues. Esses jovens estão no mais alto risco de repetição da lesão ou da prisão. As **abordagens em níveis social e comunitário** incluem defesa e ações legislativas mais amplas, assim como alteração nas normas culturais em relação a comportamentos violentos.

Uma estratégia específica pode incorporar várias abordagens, tais como recomendações para prevenção quanto a revólver/arma de fogo que incluam segurança da trava da arma, educação pública e advocacia legislativa. Outros esforços se direcionam ao estabelecimento de um banco de dados nacional para acompanhar e definir o problema da violência juvenil. O **National Violent Death Reporting System** recolhe e analisa dados sobre morte violenta de 40 estados nos EUA e visa melhorar a vigilância das tendências atuais, compartilhar as informações de estado para estado, edificar parcerias entre organizações estaduais e comunitárias e desenvolver e introduzir programas de prevenção e de intervenção. Os Centers for Disease Control and Prevention caracterizam programas específicos de prevenção bem-sucedidos e resumem o conteúdo desses programas em seu *site* na rede mundial (www.cdc.gov).

A bibliografia disponível no GEN-io.

Capítulo 140

Uso Abusivo de Substância

Cora Collette Breuner

Embora varie em porcentagens por nação e cultura, uma proporção substancial de adolescentes irá se tornar usuária de uma ampla gama de substâncias, incluindo álcool, tabaco, maconha natural ou sintética, opiáceos e estimulantes. Suas reações e as consequências dessas exposições são influenciadas por uma complexa interação de desenvolvimento biológico e psicossocial, mensagens ambientais, legalidade e atitudes sociais. O potencial para resultados adversos mesmo com o uso ocasional em adolescentes, como acidentes automobilísticos e outras lesões, é justificativa suficiente para considerar qualquer uso de droga em adolescentes um risco considerável.

Indivíduos que iniciam o uso de drogas em uma idade precoce apresentam risco maior para se tornarem viciados do que aqueles que as experimentam no início da idade adulta. O uso de drogas por adolescentes mais jovens pode atuar como um substituto para o desenvolvimento de estratégias de sucesso adequadas à idade e aumentar a vulnerabilidade à má tomada de decisão. O primeiro contato com as drogas mais comumente utilizadas (álcool) ocorre antes dos 18 anos, com 88% das pessoas relatando que sua primeira experiência de uso de álcool foi antes dos 21 anos, que é a idade legal para beber nos EUA. Interessantemente, os inalantes têm sido identificados como a primeira droga popular para os jovens da 8ª série nos EUA (idade de 13 a 14 anos).

Quando o uso de drogas começa a alterar negativamente o relacionamento dos adolescentes na escola e no lar e algum comportamento de risco é observado, intervenção é necessária. O uso excessivo de drogas é um fenômeno penetrante e se infiltra em todos os segmentos socioeconômicos e culturais da população. É um dos problemas mais dispendiosos e desafiadores de saúde pública que as sociedades e as culturas enfrentam. O desafio para o clínico é identificar os jovens em risco de uso abusivo de substância e oferecer intervenção precoce. O desafio para a comunidade e para a sociedade é criar normas que diminuam a probabilidade de resultados adversos para a saúde dos adolescentes e promover e facilitar oportunidades para os adolescentes escolherem opções mais saudáveis e mais seguras. Reconhecer as drogas mais *nocivas* e, por vezes, priorizar a *redução de danos* com ou sem abstinência é uma abordagem moderna importante para enfrentar o uso abusivo de drogas em adolescentes (Figuras 140.1 e 140.2).

ETIOLOGIA

O uso abusivo de substâncias tem origens multifatoriais (Figura 140.3). Fatores biológicos, incluindo predisposição genética, são contribuintes estabelecidos. Comportamentos como rebeldia, mau desempenho escolar, delinquência e atividade e traços de personalidade criminosa, como baixa autoestima, ansiedade e falta de autocontrole, estão frequentemente associados ao uso de drogas, ou o precedem. Os transtornos psiquiátricos frequentemente coexistem com o uso de substâncias pelo adolescente. Transtornos de conduta e transtornos de personalidade antissocial são os diagnósticos mais comuns coexistentes com o uso abusivo de substâncias, especialmente no sexo masculino. Adolescentes com depressão (ver Capítulo 39.1), transtorno de déficit de atenção (ver Capítulo 49), ansiedade (ver Capítulo 38) e transtornos alimentares (ver Capítulo 41) apresentam altas taxas de uso de substâncias. Os determinantes de uso e uso abusivo de substâncias pelo adolescente são explicados por meio de vários modelos teóricos, com fatores em nível individual, no âmbito das relações interpessoais significativas e relacionados ao contexto ou ao ambiente. Os modelos incluem um equilíbrio entre os fatores de risco e de proteção ou fatores de resistência, que contribuem para as diferenças individuais entre adolescentes com fatores de risco similares, mas que escapam de resultados adversos.

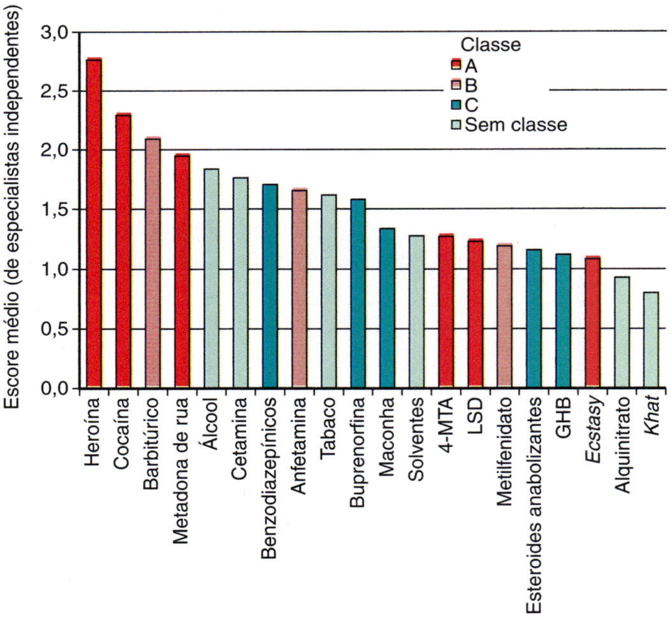

Figura 140.1 **Escores médios de danos para 20 substâncias conforme determinado por um painel de especialistas com base em três critérios: dano físico ao usuário; potencial para dependência; e efeito na família, comunidade e sociedade.** Classificação sob a Misuse of Drugs Act, quando apropriado, é mostrada pela cor de cada barra. As drogas de classe A são consideradas potencialmente mais perigosas; as de classe C, menos perigosas. (*De Nutt D, King LA, Saulsbury W et al.: Development of a rational scale to access the harm of drugs of potential misuse*, Lancet *369:1047-1053, 2007.*)

Em relação aos adolescentes, os fatores de risco para o *uso de drogas* podem ser diferentes daqueles associados ao *uso abusivo de drogas*. O *uso* pelo adolescente está, geralmente, mais relacionado com fatores sociais e com os seus pares, ao passo que o *uso abusivo* é, frequentemente, função de fatores psicológicos e biológicos. A probabilidade de que um adolescente normal, sob todos os outros aspectos, experimente uma droga pode estar relacionada à disponibilidade da droga, à percepção positiva ou outra forma de valorização funcional para o adolescente, ao risco percebido associado ao uso e à presença ou ausência de restrições determinadas por valores culturais ou por outro sistema de valores importante para o adolescente. Um adolescente que faz uso abusivo de drogas, por sua vez, pode ter fatores genéticos ou biológicos coexistindo com a dependência de uma droga em particular, que é usada para enfrentar as atividades do dia a dia.

Questões específicas na anamnese podem auxiliar na determinação da gravidade do problema com as drogas por um sistema de escore (Tabela 140.1). O tipo de droga usada (maconha *versus* heroína), as

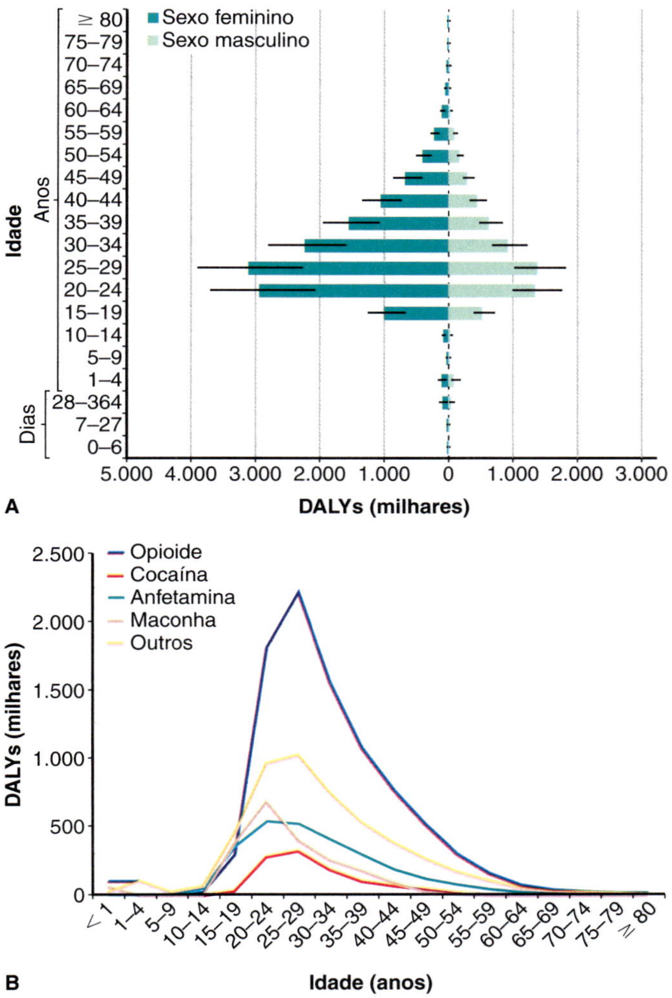

Figura 140.2 Carga total (DALYs) de dependência de droga ilícita por idade e por sexo em 2010. **A.** DALYs atribuíveis à dependência de drogas, por idade e por sexo. **B.** DALYs atribuíveis a cada tipo de dependência de droga por idade. DALYs, anos de vida ajustados por incapacidade. (*De Degenhardt L, Whitford HA, Ferrari AJ et al.: Global burden of disease attributable to illicit drug use and dependence: findings from the Global Burden of Disease study 2010.* Lancet *382:1569, 2013.*)

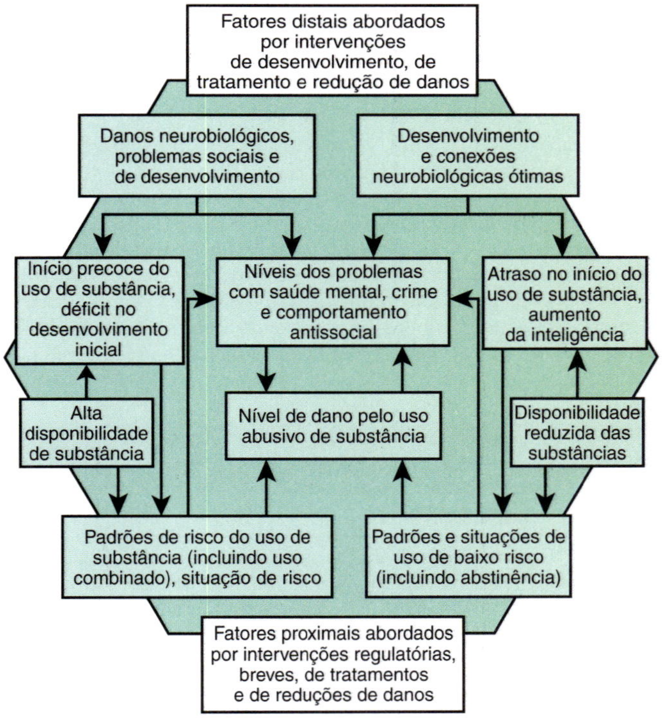

Figura 140.3 Modelo de proteção e de risco para determinantes distais e proximais do risco do uso de substância e danos relacionados. (*De Toumbourou JW, Stockwell T, Neighbors C et al.: Interventions to reduce harm associated with adolescent substance use,* Lancet *369:1391-1401, 2007.*)

Tabela 140.1 Avaliação da gravidade do uso abusivo de droga pelo adolescente.

VARIÁVEL	0	+1	+2
Idade (anos)	> 15	< 15	
Sexo	Masculino	Feminino	
História familiar de uso abusivo de droga		Sim	
Situação do uso da droga	Em grupo		Sozinho
Sentimento antes do uso da droga	Feliz	Sempre insatisfeito	Triste
Desempenho escolar	Bom, melhorando		Recentemente fraco
Uso antes de dirigir	Não		Sim
História de acidentes	Não		Sim
Período da semana	Fim de semana	Dias úteis	
Período do dia		Após escola	Antes e durante a escola
Tipo de droga	Maconha, cerveja, vinho	Alucinógenos, anfetaminas	Uísque, opiáceos, cocaína, barbitúricos

Escore total: 0 a 3, menos preocupante; 3 a 8, grave; 8 a 18, muito grave.

circunstâncias do uso (sozinho ou em grupo), a frequência e o momento do uso (diariamente antes da escola *versus* ocasionalmente aos fins de semana), o estado de saúde mental atual, incluindo os hábitos de sono e tempo gasto assistindo à TV, em mídias digitais ou jogando *videogame*, tudo deveria ser considerado na avaliação de qualquer criança ou adolescente que faz uso de drogas. O estágio de uso/uso abusivo da droga também deve ser considerado (Tabela 140.2). Um adolescente pode passar meses ou anos na fase de experimentação, experimentando uma variedade de substâncias ilícitas, incluindo as drogas mais comuns: cigarros, álcool e maconha. Frequentemente, não é até o uso regular de drogas, resultando em consequências negativas (problemas de uso), que o adolescente é identificado como tendo um problema, tanto por familiares, amigos, professores quanto por um profissional de saúde. Alguns fatores de proteção desempenham um papel importante na proteção dos fatores de risco, assim como colaboram ao antecipar os resultados da experimentação a longo prazo. Pais que dão suporte emocional com um estilo de comunicação aberta, o envolvimento em atividades escolares organizadas, ter mentores ou modelos fora de casa e o reconhecimento do valor da realização acadêmica são exemplos de fatores de proteção importantes.

EPIDEMIOLOGIA

Álcool, cigarros e maconha são as substâncias mais comuns que os adolescentes norte-americanos relatam usar (Tabela 140.3). A prevalência do uso de substâncias e os comportamentos de risco associados variam por idade, gênero, raça/etnia e outros fatores sociodemográficos. Os adolescentes mais jovens tendem a relatar menos uso de drogas do que adolescentes mais velhos, com a exceção de inalantes (em 2016, 4,4% no 9º ano do ensino fundamental, 2,8% no 1º ano do ensino médio e 1,0% no 3º ano do ensino médio). No sexo masculino, a prevalência de uso de substâncias lícitas e ilícitas é mais elevada do que no sexo feminino, com as maiores diferenças observadas nas altas taxas de uso frequente de tabaco mascado ou aspirado ("tabaco sem fumaça"), uso de cigarros e esteroides anabolizantes. Por um número de anos, alunos afrodescendentes do 3º ano do ensino médio relataram níveis de prevalência ao longo da vida anuais, em 30 dias e diários para quase todas as drogas que eram mais baixos do que os dos alunos brancos ou hispânicos da mesma série acadêmica. Isso é menos verdadeiro hoje, com níveis de uso de drogas entre os afrodescendentes mais semelhantes aos de outros grupos.

A distribuição anual do consumo de maconha por raça/etnia varia de acordo com o nível da série. Em todas as três séries, a prevalência é a maior entre os estudantes hispânicos. Diferenças na prevalência entre os grupos são proporcionalmente maiores no 9º ano do ensino fundamental (13% para hispânicos, 7,8% para brancos), um pouco menores no 1º ano do ensino médio (27% para hispânicos, 24% para brancos) e insignificantes no 3º ano do ensino médio (37% para hispânicos, 35% para os brancos). Os negros caem entre brancos e hispânicos no 9º ano do ensino fundamental e no 1º ano do ensino médio, mas estão ligeiramente abaixo deles no 3º ano do ensino médio (35%).

O número de alunos do 3º ano do ensino médio que relataram o uso de qualquer uma das substâncias psicoterapêuticas prescritas, incluindo anfetaminas, sedativos (barbitúricos), tranquilizantes e narcóticos exceto heroína, diminuiu em 2016 (Tabela 140.4). A prevalência foi de 18, 12 e 5,4% para o uso ao longo da vida, anual e em 30 dias, respectivamente, indicando que uma porção substancial dos adolescentes ainda usa medicamentos não prescritos por médicos. Adolescentes de áreas rurais foram 26% mais propensos do que adolescentes de áreas urbanas a ter usado medicamentos não prescritos por médicos. O uso foi associado à diminuição do estado de saúde, maior(es) episódio(s) depressivo(s) e uso de outras drogas (maconha, cocaína, alucinógenos, inalantes) e uso de álcool. Em um estudo de larga escala de 16.209 adolescentes expostos a medicamentos prescritos, 52,4% eram do sexo feminino e a média de idade foi de 16,6 anos. Os cinco fármacos com uso ou com uso abusivo mais frequente foram hidrocodona (32%), anfetaminas (18%), oxicodona (15%), metilfenidato (14%) e tramadol (11%). Muitas dessas medicações podem ser encontradas na casa dos pais, algumas são medicamentos de venda livre (MVL) (dextrometorfano, pseudoefedrina), enquanto outras são compradas a partir de traficantes de drogas em escolas e faculdades. Usuários adolescentes de opioides não prescritos por médicos usam outras substâncias simultaneamente. Mais frequentemente, os adolescentes combinam opioides com maconha, álcool, cocaína e tranquilizantes, colocando-os em risco de complicações sérias e superdosagem.

Tabela 140.2 Estágios do uso abusivo de substância pelo adolescente.

ESTÁGIO	DESCRIÇÃO
1	Potencial para uso abusivo • Diminuição do controle de impulsos • Necessidade para gratificação imediata • Disponibilidade de drogas, álcool, inalantes • Necessidade de aceitação pelos pares
2	Experimentação: aprendendo sobre a euforia • Uso de inalantes, tabaco, maconha e álcool com amigos • Poucas consequências, caso haja • Uso pode aumentar regularmente nos finais de semana • Pouca alteração no comportamento
3	Uso regular: buscanco a euforia • Uso de outras drogas, por exemplo, estimulantes, LSD, sedativos • Alterações de comportamento e algumas consequências • Aumento de frequência no uso; uso sozinho • Comprar ou roubar drogas
4	Uso regular: preocupação com "estar alto" • Uso diário de drogas • Perda de controle • Consequências múltiplas e comportamento de risco • Separação da família e de amigos "corretos"
5	Esgotamento: uso de drogas para sentir-se normal • Uso/dependência cruzada de várias substâncias • Culpa, isolamento, vergonha, remorso, depressão • Deterioração física e mental • Aumento do comportamento de risco, autodestrutivo, suicida

MANIFESTAÇÕES CLÍNICAS

Embora as manifestações variem de acordo com a droga específica em uso, os adolescentes que usam drogas muitas vezes apresentam-se na consulta sem nenhum achado físico evidente. O uso de drogas é mais frequentemente detectado em adolescentes que experimentam traumatismos, como em acidentes automobilísticos, lesões no ciclismo ou violência. A coleta adequada de informações a respeito da história do adolescente em relação ao uso de drogas, seguida por rastreio de álcool no sangue e de drogas na urina, é recomendada no atendimento em emergência; apesar de estarem diminuindo em popularidade, as drogas ilícitas, conhecidas como "drogas recreativas", ainda necessitam ser consideradas no diagnóstico diferencial de um adolescente com alterações sensoriais (Tabela 140.5). Um adolescente que se apresenta na emergência com um déficit sensorial deve ser avaliado para o uso de drogas como parte do diagnóstico diferencial (Tabela 140.6). O rastreamento para o uso de substâncias é recomendado em pacientes com diagnósticos psiquiátricos e comportamentais. Outras manifestações clínicas do uso de substâncias estão associadas à via de uso; o uso de drogas intravenosas está associado às "estrias" venosas e marcas de agulhas, ao passo que as lesões na mucosa nasal estão associadas à inalação nasal de drogas. As convulsões podem ser um efeito direto das drogas, como cocaína, maconha sintética e anfetaminas, ou um efeito da abstinência da droga, como no caso de barbitúricos ou tranquilizantes.

Tabela 140.3 Tendências em prevalência (%) anual do uso de várias drogas para 9º ano do ensino fundamental, 1º e 3º anos do ensino médio, combinados.

	1991	**1992**	**1993**	**1994**	**1995**	**1996**	**1997**	**1998**	**1999**	**2000**	**2001**	**2002**	**2003**	**2004**	**2005**
Qualquer droga ilícita[c]	20,2	19,7	23,2	27,6	31,0	33,6	34,1	32,2	31,9	31,4	31,8	30,2	28,4	27,6	27,1
Qualquer droga ilícita, sem ser maconha[c]	12,0	12,0	13,6	14,6	16,4	*17,0*	16,8	15,8	15,6	15,3[‡]	*16,3*	14,6	13,7	13,5	13,1
Qualquer droga ilícita incluindo inalantes[c]	23,5	23,2	26,7	31,1	34,1	36,6	*36,7*	35,0	34,6	34,1	34,3	32,3	30,8	30,1	30,1
Maconha/haxixe	15,0	14,3	17,7	22,5	26,1	29,0	**30,1**	28,2	27,9	27,2	27,5	26,1	24,6	23,8	23,4
Maconha sintética	–	–	–	–	–	–	–	–	–	–	–	–	–	–	–
Inalantes	7,6	7,8	8,9	9,6	**10,2**	9,9	9,1	8,5	7,9	7,7	6,9	6,1	6,2	6,7	7,0
Alucinógenos	3,8	4,1	4,8	5,2	6,6	*7,2*	6,9	6,3	6,1	5,4[‡]	**6,0**	4,5	4,1	4,0	3,9
LSD	3,4	3,8	4,3	4,7	5,9	**6,3**	6,0	5,3	5,3	4,5	4,1	2,4	1,6	1,6	1,5
Alucinógenos sem ser LSD	1,3	1,4	1,7	2,2	2,7	*3,2*	*3,2*	3,1	2,9	2,8[‡]	**4,0**	3,7	3,6	3,6	3,4
Ecstasy (MDMA),[d] original	–	–	–	–	–	3,1	3,4	2,9	3,7	5,3	**6,0**	4,9	3,1	2,6	2,4
MDMA, revisado	–	–	–	–	–	–	–	–	–	–	–	–	–	–	–
Sálvia	–	–	–	–	–	–	–	–	–	–	–	–	–	–	–
Cocaína	2,2	2,1	2,3	2,8	3,3	4,0	4,3	**4,5**	**4,5**	3,9	3,5	3,7	3,3	3,5	3,5
Crack	1,0	1,1	1,2	1,5	1,8	2,0	2,1	**2,4**	2,2	2,1	1,8	2,0	1,8	1,7	1,6
Outra cocaína	2,0	1,8	2,0	2,3	2,8	3,4	3,7	3,7	**4,0**	3,3	3,0	3,1	2,8	3,1	3,0
Heroína	0,5	0,6	0,6	0,9	1,2	**1,3**	**1,3**	1,2	**1,3**	**1,3**	0,9	1,0	0,8	0,9	0,8
Com agulha	–	–	–	–	**0,7**	**0,7**	**0,7**	**0,7**	**0,7**	0,5	0,5	0,5	0,5	0,5	0,5
Sem agulha	–	–	–	–	0,9	0,9	1,0	0,9	1,0	**1,1**	0,7	0,7	0,6	0,7	0,7
Oxicodona	–	–	–	–	–	–	–	–	–	–	–	2,7	3,2	3,3	3,4
Hidrocodona	–	–	–	–	–	–	–	–	–	–	–	6,0	**6,6**	5,8	5,7
Anfetaminas[c]	7,5	7,3	8,4	9,1	10,0	10,4	10,1	9,3	9,0	9,2	9,6	8,9	8,0	7,6	7,0
Metilfenidato	–	–	–	–	–	–	–	–	–	–	**4,2**	3,8	3,5	3,6	3,3
Sais de anfetamina	–	–	–	–	–	–	–	–	–	–	–	–	–	–	–
Metanfetamina	–	–	–	–	–	–	–	–	**4,1**	3,5	3,4	3,2	3,0	2,6	2,4
Sais de banho (estimulantes sintéticos)	–	–	–	–	–	–	–	–	–	–	–	–	–	–	–
Tranquilizantes	2,8	2,8	2,9	3,1	3,7	4,1	4,1	4,4	4,4	**4,5**[‡]	**5,5**	5,3	4,8	4,8	4,7
Medicamentos para tosse/resfriado sem prescrição	–	–	–	–	–	–	–	–	–	–	–	–	–	–	–
Flunitrazepam	–	–	–	–	–	*1,1*	*1,1*	*1,1*	0,8	0,7	0,9[‡]	0,8	0,8	**0,9**	0,8
GHB[b]	–	–	–	–	–	–	–	–	–	**1,4**	1,2	1,2	1,2	1,1	0,8
Cetamina[b]	–	–	–	–	–	–	–	–	–	**2,0**	1,9	**2,0**	1,7	1,3	1,0
Álcool	67,4	66,3[‡]	59,7	60,5	60,4	60,9	**61,4**	59,7	59,0	59,3	58,2	55,3	54,4	54,0	51,9
Embriaguez	35,8	34,3	34,3	35,0	35,9	36,7	**36,9**	35,5	36,0	35,9	35,0	32,1	31,2	32,5	30,8
Bebidas alcoólicas aromatizadas	–	–	–	–	–	–	–	–	–	–	–	–	–	**44,5**	43,9
Bebidas alcoólicas que contêm cafeína	–	–	–	–	–	–	–	–	–	–	–	–	–	–	–
Qualquer vaporizador	–	–	–	–	–	–	–	–	–	–	–	–	–	–	–
Vaporizador de nicotina	–	–	–	–	–	–	–	–	–	–	–	–	–	–	–
Vaporizador de maconha	–	–	–	–	–	–	–	–	–	–	–	–	–	–	–
Vaporizador apenas aromatizante	–	–	–	–	–	–	–	–	–	–	–	–	–	–	–
Produtos de tabaco dissolvidos	–	–	–	–	–	–	–	–	–	–	–	–	–	–	–
Rapé	–	–	–	–	–	–	–	–	–	–	–	–	–	–	–
Esteroides	1,2	1,1	1,0	1,2	1,3	1,1	1,2	1,3	1,7	1,9	**2,0**	**2,0**	1,7	1,6	1,3

(continua)

Tabela 140.3 Tendências em prevalência (%) anual do uso de várias drogas para 9º ano do ensino fundamental, 1º e 3º anos do ensino médio, combinados. *(continuação)*

														ANO DE PICO – 2017 MUDANÇA		ANO DE BAIXA – 2017 MUDANÇA	
	2006	**2007**	**2008**	**2009**	**2010**	**2011**	**2012**	**2013**	**2014**	**2015**	**2016**	**2017**	**2016–2017 MUDANÇA**	**Mudança absoluta**	**Mudança proporcional**[a]	**Mudança absoluta**	**Mudança proporcional**[a]
Qualquer droga ilícita[c]	25,8	24,8	24,9	25,9	27,3	27,6	27,1	28,6‡	**27,2**	26,8	25,3	26,5	+1,2	-0,7	-2,6	+1,2	+4,6
Qualquer droga ilícita sem ser maconha[c]	12,7	12,4	11,9	11,6	11,8	11,3	10,8	11,4‡	**10,9**	10,5	9,7	9,4	-0,3	-1,5 ss	-14,2	–	–
Qualquer droga ilícita incluindo inalantes[c]	28,7	27,6	27,6	28,5	29,7	29,8	29,0	30,5‡	**28,5**	28,4	26,3	28,3	+2,0 ss	-0,2	-0,6	+2,0 ss	+7,7
Maconha/haxixe	22,0	21,4	21,5	22,9	24,5	25,0	24,7	25,8	24,2	23,7	22,6	23,9	+1,3 s	-6,2 sss	-20,6	+2,5 sss	+11,8
Maconha sintética	–	–	–	–	–	–	**8,0**	6,4	4,8	4,2	3,1	2,8	-0,4 s	-5,2 sss	-65,4	–	–
Inalantes	6,9	6,4	6,4	6,1	6,0	5,0	4,5	3,8	3,6	3,2	2,6	2,9	+0,2	-7,3 sss	-71,9	+0,2	+8,1
Alucinógenos	3,6	3,8	3,8	3,5	3,8	3,7	3,2	3,1	2,8	2,8	2,8	2,7	0,0	-3,2 sss	-54,1	–	–
LSD	1,4	1,7	1,9	1,6	1,8	1,8	1,6	1,6	1,7	1,9	2,0	2,1	+0,1	-4,3 sss	-67,5	+0,6 ss	+46,1
Ecstasy (MDMA),[d] original	2,7	3,0	2,9	3,0	3,8	3,7	2,5	2,8	2,2	–	–	–	–	–	–	–	–
MDMA, revisado	–	–	–	–	–	–	–	–	**3,4**	2,4	1,8	1,7	-0,1	-1,6 sss	-48,9	–	–
Sálvia	–	–	–	–	3,5	**3,6**	2,7	2,3	1,4	1,2	1,2	0,9	-0,3 ss	-2,7 sss	-74,2	–	–
Cocaína	3,5	3,4	2,9	2,5	2,2	2,0	1,9	1,8	1,6	1,7	1,4	1,6	+0,2	-2,9 sss	-64,5	+0,2	+12,2
Crack	1,5	1,5	1,3	1,2	1,1	1,0	0,9	0,8	0,7	0,8	0,6	0,7	+0,1	-1,7 sss	-70,7	+0,1	+20,1
Outra cocaína	3,1	2,9	2,6	2,1	1,9	1,7	1,7	1,5	1,5	1,5	1,2	1,3	+0,1	-2,7 sss	-66,3	+0,1	+8,8
Heroína	0,8	0,8	0,8	0,8	0,8	0.,7	0,6	0,6	0,5	0,4	0,3	0,3	0,0	-1,0 sss	-75,4	0,0	+8,9
Com agulha	0,5	0,5	0,5	0,5	0,6	0,5	0,4	0,4	0,4	0,3	0,3	0,2	0,0	-0,5 sss	-69.5	–	–
Sem agulha	0,6	0,7	0,6	0,5	0,6	0,5	0,4	0,4	0,3	0,3	0,2	0,2	0,0	-0,9 sss	-81,4	0,0	+6,5
Oxicodona	3,5	3,5	3,4	3,9	3,8	3,4	2,9	2,9	2,4	2,3	2,1	1,9	-0,2	-2,0 sss	-51,6	–	–
Hidrocodona	6,3	6,2	6,1	6,5	5,9	5,1	4,3	3,7	3,0	2,5	1,8	1,3	-0,5	-5,2 sss	-79,6	–	–
Anfetaminas[c]	6,8	6,5	5,8	5,9	6,2	5,9	5,6	7,0‡	**6,6**	6,2	5,4	5,0	-0,4	-1,6 sss	-24,1	–	–
Metilfenidato	3,5	2,8	2,6	2,5	2,2	2,1	1,7	1,7	1,5	1,4	1,1	0,8	-0,2	-3,4 sss	-80,5	–	–
Sais de anfetamina	–	–	–	4,3	**4,5**	4,1	4,4	4,4	4,1	4,5	3,9	3,5	-0,3	-0,5 s	-10,3	–	–
Metanfetamina	2,0	1,4	1,3	1,3	1,3	1,2	1,0	1,0	0,8	0,6	0,5	0,5	0,0	-3,6 sss	-88,2	–	–
Sais de banho (estimulantes sintéticos)	–	–	–	–	–	–	0,9	**0,9**	0,8	0,7	0,8	0,5	-0,3 s	-0,4 s	-43,6	–	–
Tranquilizantes	4,6	4,5	4,3	4,5	4,4	3,9	3,7	3,3	3,4	3,4	3,5	3,6	+0,1	-1,9 sss	-35,1	+0,2	+7,5
Medicamentos para tosse/resfriado sem prescrição	**5,4**	5,0	4,7	5,2	4,8	4,4	4,4	4,0	3,2	3,1	3,2	3,0	-0,2	-2,4 sss	-44,4	–	–
Flunitrazepam	0,7	0,8	0,7	0,6	0,8	0,9	0,7	0,6	0,5	0,5	0,7	0,5	-0,2 s	-0,5 sss	-50,4	–	–

														ANO DE PICO – 2017 MUDANÇA		ANO DE BAIXA – 2017 MUDANÇA	
	2006	2007	2008	2009	2010	2011	2012	2013	2014	2015	2016	2017	2016–2017 MUDANÇA	Mudança absoluta	Mudança proporcional[a]	Mudança absoluta	Mudança proporcional[a]
GHB[b]	0,9	0,7	0,9	0,9	0,8	0,8	–	–	–	–	–	–	–	–	–	–	–
Cetamina[b]	1,1	1,0	1,2	1,3	1,2	1,2	–	–	–	–	–	–	–	–	–	–	–
Álcool	50,7	50,2	48,7	48,4	47,4	45,3	44,3	42,8	40,7	39,9	36,7	36,7	0.0	-24,7 sss	-40,2	0,0	+0,1
Embriaguez	30,7	29,7	28,1	28,7	27,1	25,9	26,4	25,4	23,6	22,5	20,7	20,4	-0,3	-16,5 sss	-44,8	–	–
Bebidas alcoólicas aromatizadas	42,4	40,8	39,0	37,8	35,9	33,7	32,5	31,3	29,4	28,8	25,3	25,9	+0.5	-18,6 sss	-41,9	+0,5	+2,1
Bebidas alcoólicas que contêm cafeína	–	–	–	–	–	**19,7**	18,6	16,6	14,3	13,0	11,2	10,6	-0,6	-9,1 sss	-46,1	–	–
Qualquer vaporizador	–	–	–	–	–	–	–	–	–	–	–	21,5	–	–	–	–	–
Vaporizador de nicotina	–	–	–	–	–	–	–	–	–	–	–	13,9	–	–	–	–	–
Vaporizador de maconha	–	–	–	–	–	–	–	–	–	–	–	6,8	–	–	–	–	–
Vaporizador apenas aromatizante	–	–	–	–	–	–	–	–	–	–	–	17,2	–	–	–	–	–
Produtos de tabaco dissolvidos	–	–	–	–	–	–	**1,4**	1,4	1,2	1,1	0,9	0,9	0,0	-0,5	-35,1	–	–
Rapé	–	–	–	–	–	–	**5,6**	4,8	4,1	3,8	3,6	2,6	-1,0 sss	-3,0 sss	-53,9	–	–
Esteroides	1,3	1,1	1,1	1,0	0,9	0,9	0,9	0,9	0,9	1,0	0,8	0,8	0,0	-1,2 sss	-61,3	0,0	+2,9

Notas: "-" indica dados não disponíveis; "‡" indica uma alteração no texto da pergunta. Quando ocorre uma mudança de pergunta, os níveis de pico após essa mudança são usados para calcular o ano de pico para a diferença do ano atual. Valores **em negrito** igualam os níveis de pico desde 1991. Valores *em itálico* igualam o nível de pico antes da mudança de redação. Os valores sublinhados são iguais ao nível mais baixo desde o nível de pico recente. Nível de significância da diferença entre classes: s = 0,05, ss = 0,01, sss = 0,001. Qualquer aparente inconsistência entre a estimativa de mudança e as estimativas de prevalência para os 2 anos mais recentes é causada por arredondamentos. [a]A mudança proporcional é o percentual pelo qual o ano mais recente se desvia do ano de pico (ou ano baixo) para a substância em questão. Assim, se uma substância estivesse com uma prevalência de 20% no ano de pico e declinasse para uma prevalência de 10% no ano mais recente, isso refletiria um declínio proporcional de 50%. [b]Questão foi descontinuada entre os alunos do 9º ano do ensino fundamental e 1º ano do ensino médio, em 2012. [c]Em 2013, para as perguntas sobre o uso de anfetaminas, o texto foi modificado em dois dos formulários de questionário para alunos do 9º ano (ensino fundamental) e 1º ano (ensino médio) e quatro dos formulários de questionário para alunos do 3º ano (ensino médio). Essa mudança também impactou os índices de drogas ilícitas. Os dados apresentados aqui incluem apenas as formas alteradas a partir de 2013. [d]Em 2014, o texto foi alterado em um dos formulários de questionário para alunos do 9º ano (fundamental), 1º e 3º anos (médio) para incluir "Molly" na descrição. Os formulários restantes foram alterados em 2015. Os dados das duas versões da pergunta são apresentados aqui. (De Johnston LD, Miech RA, O'Malley PM *et al.*: Monitoring the Future national survey results on drug use: 1975–2017. Overview, key findings on adolescent drug use. Ann Arbor, 2018, Institute for Social Research, University of Michigan. http://www.monitoringthefuture.org//pubs/monographs/mtf-overview2017.pdf.)

Tabela 140.4 Substâncias prescritas selecionadas com potencial de uso abusivo.

NIDA NATIONAL INSTITUTE ON DRUG ABUSE

Substâncias prescritas selecionadas com potencial de uso abusivo

Visite NIDA no www.drugabudse.gov

National Institutes of Health
U.S. Department of Health and Human Services

Substâncias: categorias e nomes	Exemplos de nomes *comerciais* e nomes de rua	Classe DEA*/como é administrado	*Efeitos da intoxicação*/riscos para a saúde
Depressivos			
Barbitúricos	*Amital®, Nembutal®, Seconal®, Fenobarbital*: barbos, vermelhos, pássaros vermelhos, *phennies**, *tooies*, amarelos, jaqueta amarela	II, III, IV/injetado, engolido	*Sedação/sonolência, diminuição da ansiedade, sentimentos de bem-estar, desinibição, fala arrastada, falta de concentração, confusão, vertigens, dificuldade de coordenação e memória*/pulso desacelerado, diminuição da pressão arterial, respiração lenta, tolerância, abstinência, dependência; aumento da angústia respiratória e morte quando combinado com álcool
Bonzodiazopínicoc	*Ativan®, Halcion®, Librium®, Xanax®, Klonopin®*: doce, *downers*, pílula para dormir, *tranks*	IV/engolido	
Medicamentos para dormir	*Ambien® (zolpidem), Lunesta® (eszopiclona) e Sonata® (zaleplona)*	IV/engolido	*Para barbitúricos – euforia, excitação incomum, febre, irritabilidade*/risco à vida da abstinência em usuários crônicos
Opioides e derivados da morfina**			
Codeína	*Empirin® com Codeína, Fiorinal® com codeína, Robitussin® A-C, Tylenol® com Codeína*: Capitão Cody, Cody, estudante; (com glutetimida: portas e quatros, cargas, panquecas e xarope)	II, III, IV/injetado e engolido	*Alívio da dor, euforia, sonolência, sedação, fraqueza, tontura, náuseas, coordenação prejudicada, confusão, boca seca, coceira, sudorese, pele fria e úmida, constipação intestinal*/respiração lentificada ou interrompida, diminuição do pulso e da pressão arterial, tolerância, dependência, inconsciência, coma, morte; risco aumentado de morte quando combinado com álcool ou outros depressores do SNC
Morfina	*Roxanol®, Duramorph®*: M, Miss Emma, macaco, material branco	II, III/injetado, engolido, fumado	
Metadona	*Methadose®, Dolophine*: *fizzies*, amidone (com MDMA: biscoito de chocolate)	II/engolido, injetado	*para fentanila* – analgésico 80 a 100 vezes mais potente do que a morfina
Fentanila e análogos	*Actq®, Duragesic®, Sublimaze®*: Apache, garota chinesa, febre da dança, amigo, *goodfella*, *jackpot*, assassinato 8, TNT, Tango & Cash	II/injetado, fumado, inalado	*para oxicodona* – relaxante muscular/duas vezes analgésico mais potente que a morfina; alto potencial de uso abusivo
Outros opioides que aliviam a dor: Oxicodona HCL Bitartrato de hidrocodona, Hidromorfona Oximorfona Meperidina Propoxifeno	*Tylox®, Oxycontin®, Percodan®, Percocet®*: Oxi, O.C., *oxycotton*, *oxycet*, heroína caipira, percs *Vicodin®, Lortab®, Lorcet®*: *vike*, Watson-387 *Dilaudid®*: suco, *smack*, D, futebol, *dillies* *Opana®, Numorphan®, Numorphona®*: biscoitos, céu azul, azuis, Mrs. O, *octagons*, sinais de parada, Bomba O *Demerol®, hidrocloridrato de meperidina*: *demmies*, analgésico *Darvon®, Darvocet®*	II, III/mastigado, engolido, cheirado, injetado, supositório	*para codeína* – menos analgesia, sedação e depressão respiratória do que a morfina *para metadona* – utilizado para tratar a dependência de opioides e dor; risco de superdosagem significativa quando usado de forma inadequada
Estimulantes			
Anfetaminas	*Biphetamine®, Dexedrine®, Adderall®*: *bennies*, beleza negra, cruzes, corações, retorno LA, velocidade, motorista de caminhão, *uppers*	II/injetado, engolido, fumado, cheirado	*Sentimentos de euforia, aumento de energia, alerta mental*/aumento da frequência cardíaca, pressão arterial e metabolismo, apetite reduzido, perda de peso, nervosismo, insônia, *convulsões, ataque cardíaco, AVE*
Metilfenidato	*Concerta®, Ritalin®*: JF, MPH, bola R, Skippy, a droga inteligente, vitamina R	II/injetado, engolido, cheirado	*para anfetaminas – respiração rápida, tremores, perda de coordenação, irritabilidade, ansiedade, agitação*/delírio, pânico, paranoia, alucinações, comportamento impulsivo, agressividade, tolerância, dependência *para metilfenidato* – aumento ou diminuição da pressão arterial, problemas digestivos, perda de apetite, perda de peso
Outros compostos			
Dextrometorfano (DXM)	*Encontrado em alguns medicamentos para tosse e resfriado*: Robotripping, robô, triplo C	sem classe/engolido	*Euforia, fala arrastada*/aumento da frequência cardíaca e da pressão arterial, tonturas, náuseas, vômito, confusão, paranoia, percepções visuais distorcidas, função motora prejudicada

*Medicamentos de classes I e II apresentam elevado potencial para o uso abusivo. Eles exigem maior segurança de armazenamento e têm uma quota de fabricação, entre outras restrições. Os medicamentos de classe I estão disponíveis apenas para pesquisa e não têm uso médico aprovado. Os medicamentos de classe II estão disponíveis apenas com prescrição e necessitam de uma nova prescrição para cada compra. Os medicamentos de classe III e IV estão disponíveis com prescrição, podem ser comprados até 5 vezes em 6 meses, e podem ser solicitados verbalmente. A maioria dos medicamentos de classe V está disponível sem prescrição médica. **A administração de medicamentos por injeção pode aumentar o risco de infecção pela contaminação da agulha com estafilococos, HIV, hepatite e outros organismos. A injeção é uma prática mais comum para opioides, mas os riscos se aplicam a qualquer medicamento por essa via. (Cortesia do National Institute on Drug Abuse, U.S. Department of Health and Human Services, National Institutes of Health, www.drugabuse.gov.)

Tabela 140.5 Nomes comuns e as principais características das drogas de clube usadas recreacionalmente.

	MDMA	EFEDRINA	GAMAHIDROXIBUTIRATO	GAMABUTIROLACTONA	1,4-BUTANEDIOL	CETAMINA	FLUNITRAZEPAM	NITRITOS	SAIS DE BANHO
Nome comum	*Ecstasy*, XTC, C, Adão, droga do abraço, Molly	*Ecstasy* de ervas, combustível à base de plantas, *zest*	*Ecstasy líquido*, sabão *goop*, Georgia *homeboy*, *grievous bodily harm*	Nitro azul, longevidade, revigorante, revitalizador GH, gama G, nitro, insom-X, remforce, aguardente, fortificante	Néctar do trovão, serenidade, extrato de agulha da pinha, zen, animar, revitalizador *plus*, gotas de limão	K, *special K*, vitamina K, *ket*, *kat*	*Roofies*, círculos, *rophies*, costela, *roche*, *roaches*, pílula do esquecimento, R2, Valium® mexicano, *roopies ruffies*	*Poppers*, *ram*, *rock hard*, empurrão, TNT	Raio branco, onda marfim, *cloud* 9, *zoom*, ponta branca
Duração de ação	4 a 6 h	4 a 6 h	1,5 a 3,5 h	1,5 a 3,5 h	1,5 a 3,5 h	1 a 3 h	6 a 12 h	Minutos	2 a 8 h
Meia-vida de eliminação	8 a 9 h	5 a 7 h	27 min	ND	ND	2 h	9 a 25 h	ND	Prolongada
Pico de concentração no plasma	1 a 3 h	2 a 3 h	20 a 60 min*	15 a 45 min	15 a 45 min	20 min	1 h	Segundos	Variável
Dependência física	Não	Não	Sim	Sim	Sim	Não	Sim	Não	Sim
Antídoto	Não	Não	Não	Não	Não	Não	Sim	Não	Tratamento com benzodiazepínicos
Classe da DEA	I	Nenhuma	III	Nenhuma	Nenhuma	III	IV	Nenhuma	I
Detecção com triagem de rotina para droga	Sim†	Sim†	Não	Não	Não	Não‡	Não‡	Não	Em progresso
Melhor método de detecção (prazo)	GC/MS (4 h-2 dias)	GC/MS (4 h-2 dias)	GC/MS (1 a 12 h)	GC/MS (1 a 12 h)	GC/MS (1 a 12 h)	GC/MS (1 dia)	GC/MS (1 a 12 h)	GC/MS (1 a 12 h)	GC/MS (1 a 12 h)

*Depende da dose. †Concentrações que sejam suficientemente elevadas podem dar resultados positivos para a anfetamina em consequência das reações cruzadas. ‡Flunitrazepam pode dar resultados positivos para benzodiazepínicos; cetamina pode dar resultados positivos para fenciclidina. DEA, U.S. Drug Enforcement Agency, revisando atualmente a possibilidade de o flunitrazepam ser colocado na classificação da U.S. Controlled Substance Act; GC/MS, cromatografia gasosa-espectroscopia de massa. Duração, meia-vida e pico plasmático são provavelmente diferentes após doses altas ou sequenciais por causa da cinética não linear; ND, não determinado em seres humanos. (Adaptada de Ricaurte GA, McCann UD: Recognition and management of complications of new recreational drug use. *Lancet* 365:2137-2145, 2005.)

Tabela 140.6 Síndromes tóxicas mais comuns.

SÍNDROMES ANTICOLINÉRGICAS	
Sinais comuns	Delírio com fala resmungada, taquicardia, pele seca e ruborizada, pupilas dilatadas, mioclonia, temperatura ligeiramente elevada, retenção urinária e diminuição dos sons intestinais. Convulsões e arritmias podem ocorrer em casos graves
Causas comuns	Anti-histamínicos, medicações antiparkinsonianas, atropina, escopolamina, amantadina, agentes antipsicóticos, agentes antidepressivos, agentes antiespasmódicos, agentes midriáticos, relaxantes musculares e muitas plantas (notadamente estramônio e *Amanita muscaria*)
SÍNDROMES SIMPATICOMIMÉTICAS	
Sinais comuns	Delírios, paranoia, taquicardia (ou bradicardia, se a substância for um antagonista alfa-adrenérgico puro), hipertensão, hiperpirexia, sudorese, piloereção, midríase e hiper-reflexia. Convulsões, hipotensão e arritmias podem ocorrer em casos graves
Causas comuns	Cocaína, anfetamina, metanfetamina (e seus derivados 3,4-metilenodioximetanfetamina, 3,4-metilenodioxianfetamina, 2,5-dimetoxi-4-bromoanfetamina), maconha sintética e descongestionantes sem prescrição (fenilpropanolamina, efedrina e pseudoefedrina). Nas superdosagens de cafeína e teofilina, achados similares, exceto para os sinais orgânicos psiquiátricos, resultam da liberação de catecolamina
INTOXICAÇÃO POR OPIÁCEO, SEDATIVO OU ETANOL	
Sinais comuns	Coma, depressão respiratória, miose, hipotensão, bradicardia, hipotermia, edema pulmonar, diminuição dos sons intestinais, hiporreflexia e marcas de agulha. Convulsões podem ocorrer depois de superdosagem de alguns narcóticos, notadamente o propoxifeno
Causas comuns	Narcóticos, barbitúricos, benzodiazepínicos, etclovirnol, glutemida, metiprilona, metaqualona, meprobramato, etanol, clonidina e guanabenzo
SÍNDROMES COLINÉRGICAS	
Sinais comuns	Confusão, depressão do sistema nervoso central, fraqueza, salivação, lacrimejamento, incontinência urinária e fecal, cólicas gastrintestinais, vômito, sudorese, fasciculações musculares, edema pulmonar, miose, bradicardia ou taquicardia e convulsões
Causas comuns	Inseticidas organofosfatos e carbamatos, fisostigmina, edrofônio e alguns cogumelos

De Kulig K: Initial management of ingestions of toxic substances, *N Engl J Med* 326:1678, 1992. ©1992 Massachusetts Medical Society. Todos direitos reservados.

RASTREAMENTO PARA OS TRANSTORNOS DE USO ABUSIVO DE SUBSTÂNCIA

Na atenção primária, durante o exame anual de manutenção da saúde, tem-se a oportunidade de identificar os adolescentes com problemas de uso ou uso abusivo de drogas. As perguntas diretas, assim como a avaliação do desempenho escolar, relacionamento familiar e atividades com amigos podem requerer uma entrevista mais aprofundada, quando houver sugestão de dificuldades em alguma dessas áreas. Além disso, existem diversos questionários de triagem autoaplicáveis disponíveis com vários graus de padronização, extensão e confiabilidade. O recurso **mnemônico CRAFFT** é especificamente elaborado para rastrear o uso de drogas por adolescentes na atenção primária (Tabela 140.7). A privacidade e a confiabilidade devem ser consideradas quando se pergunta ao adolescente sobre sua experimentação ou uso de substância. A entrevista com os pais pode fornecer uma perspectiva adicional sobre os sinais precoces de alerta que passam despercebidos ou ignorados pelo adolescente. Exemplos de sinais de alerta precoces do uso de drogas pelo adolescente são alterações no humor, apetite ou padrão de sono; diminuição do interesse na escola ou no desempenho escolar; perda de peso; comportamento furtivo sobre planos sociais; ou desaparecimento de objetos de valor, como dinheiro e joias, da casa. O uso de triagem de drogas na urina é recomendado em circunstâncias específicas: (1) sintomas psiquiátricos para descartar comorbidade ou duplo diagnóstico; (2) mudanças importantes no desempenho escolar ou em outros comportamentos diários; (3) acidentes frequentes; (4) episódios frequentes de problemas respiratórios; (5) avaliação de lesões automobilísticas graves e outras lesões; e (6) como um procedimento de monitoramento em um programa de recuperação. A Tabela 140.8 demonstra os tipos de testes comumente usados para a detecção de acordo com a droga, juntamente com o tempo de retenção aproximado, entre o uso e a identificação da droga na urina. A maioria dos testes de triagem inicial usa um método de imunoensaio, como o imunoensaio enzimático, seguido por um teste confirmatório utilizando a cromatografia gasosa-espectrometria de massa, técnica altamente sensível e específica. As drogas que podem causar resultados falso-positivos devem ser consideradas, especialmente quando houver discrepância entre os achados físicos e o resultado da triagem da droga na urina. Em 2007, a American of Academy of Pediatrics divulgou diretrizes que desencorajam fortemente o teste em casa ou na escola.

DIAGNÓSTICO

O *Diagnostic and Statistical Manual of Mental Disorders* (DSM-5) já não identifica os transtornos por uso de substâncias como aqueles de *uso abusivo* ou de *dependência*. Um transtorno por uso de substância é definido por um grupo de sintomas cognitivos, comportamentais e psicológicos que indicam que um adolescente faz uso de uma substância apesar da evidência de que esta substância o está prejudicando. Mesmo após a desintoxicação, o distúrbio por uso abusivo de substância pode causar alterações permanentes no circuito cerebral, que resultam em problemas comportamentais. Existem 11 critérios que descrevem um quadro patológico de comportamentos relacionados com o uso de substâncias, que se encaixam em quatro categorias: controle deficiente, comprometimento social, risco aumentado e critérios farmacológicos. A primeira categoria, **controle deficiente**, descreve o indivíduo fazendo uso de quantidades cada vez maiores da substância, que expressa um desejo persistente de diminuir o uso de substância, mas com esforços infrutíferos. O indivíduo pode gastar muito tempo obtendo a substância, usando a substância ou se recuperando de seus efeitos e expressar um

Tabela 140.7 Ferramenta mnemônica CRAFFT.

• Você alguma vez andou em um carro (*Car*) dirigido por alguém (inclusive você) que estava "alto" ou havia consumido álcool ou drogas? • Você alguma vez usou álcool ou drogas para relaxar (*Relax*), sentir-se melhor a seu respeito ou para se adaptar? • Você usa álcool ou drogas quando está sozinho (*Alone*)?	• Você alguma vez esqueceu (*Forget*) coisas que fez quando usou álcool ou drogas? • Sua família ou seus amigos (*Friends*) alguma vez lhe disseram que deveria diminuir a bebida ou o uso das drogas? • Você alguma vez se envolveu em problemas (*Troubles*) enquanto estava usando álcool ou drogas?

Do Center for Adolescent Substance Abuse Research (CeASAR). *The CRAFFT Screening Interview.* (©John R. Knight, MD, Boston Children's Hospital, 2015.)

Tabela 140.8 Triagem urinária para as substâncias das quais os adolescentes comumente fazem uso abusivo.

SUBSTÂNCIA	PRINCIPAL METABÓLITO	INICIAL	PRIMEIRA CONFIRMAÇÃO	SEGUNDA CONFIRMAÇÃO	TEMPO APROXIMADO DE RETENÇÃO
Álcool (sangue)	Acetaldeído	GC	IE		7 a 10 h
Álcool (urina)	Acetaldeído	GC	IE		10 a 13 h
Anfetamina		TLC	IE	GC, GC/MS	48 h
Barbitúrico		IE	TLC	GC, GC/MS	Ação curta (24 h); ação longa (2 a 3 semanas)
Benzodiazepínico		IE	TLC	GC, GC/MS	3 dias
Canabinoide	Carboxi e hidroximetabólito	IE	TLC	GC/MS	3 a 10 dias (usuário ocasional); 1 a 2 meses (usuário crônico)
Cocaína	Benzoilecgonina	IE	TLC	GC/MS	2 a 4 dias
Metaqualona	Metabólitos hidroxilados	TLC	IE	GC/MS	2 semanas
Opiáceo					
Heroína	Morfina glicuronida	IE	TLC	GC, GC/MS	2 dias
Morfina	Morfina glicuronida	IE	TLC	GC, GC/MS	2 dias
Codeína	Morfina glicuronida	IE	TLC	GC, GC/MS	2 dias
Fenciclidina		TLC	IE	GC, GC/MS	8 dias

GC, cromatografia gasosa; IE, imunoensaio; MS, espectrometria de massa; TLC, cromatografia de camada fina. (Adaptada de Drugs of abuse – urine screening [physician information sheet]. Los Angeles, Pacific Toxicology. De MacKenzie RG, Kipke MD: Substance use and abuse. In Friedman SB, Fisher M, Schonberg SK, editors: *Comprehensive adolescent health care*, St. Louis, 1998, Mosby.)

intenso desejo pela droga, que é mais provável de ocorrer em ambientes em que a droga estava disponível, como, por exemplo, um tipo específico de situação social. O segundo grupo de critério (5 a 7) reflete o **comprometimento social**, incluindo a incapacidade de realizar o que dele se espera na escola, no domicílio ou no emprego; aumentando os problemas sociais; e isolando o indivíduo da família. A terceira categoria abrange dois critérios e aborda o **aumento do risco** associado ao uso da substância; e o quarto grupo inclui os dois critérios que abrangem as **respostas farmacológicas** (tolerância e/ou abstinência). O número total de critérios apresentados está associado à classificação do transtorno em *leve*, *moderado* ou *grave*.

Esses critérios podem apresentar limitações quando usados em adolescentes devido a diferentes padrões de uso, implicações do desenvolvimento e outras consequências relacionadas com a idade. Os adolescentes que cumprem os critérios diagnósticos devem ser encaminhados para um programa de tratamento de transtorno pelo uso de substância, a menos que o médico da atenção primária tenha formação complementar em medicina de dependência.

COMPLICAÇÕES

O uso de drogas na adolescência está associado a comorbidades e atos de delinquência juvenil. Os jovens podem se envolver em outros comportamentos de alto risco, como furtos, arrombamentos, tráfico de drogas ou prostituição com o propósito de adquirir dinheiro necessário para comprar drogas ou álcool. O uso regular de qualquer droga, eventualmente, diminui a capacidade crítica e está associado à atividade sexual sem proteção e suas consequências, como a gravidez e as infecções transmitidas sexualmente, incluindo HIV, bem como violência física e traumatismos. O uso de droga e álcool está intimamente associado ao trauma físico na população adolescente. Diversos estudos sobre adolescentes vítimas de traumatismo identificaram a maconha e a cocaína nas amostras de sangue e de urina em proporções significativas (40%), além da identificação mais comum do álcool. Qualquer uso de substâncias injetadas envolve o risco do vírus da hepatite B e C, assim como do HIV (ver Capítulo 302).

TRATAMENTO

O uso abusivo de drogas na adolescência é uma condição complexa que exige uma abordagem multidisciplinar que atenda às necessidades do indivíduo, e não apenas do uso de drogas. Os princípios fundamentais para o tratamento incluem fácil acesso ao tratamento; utilização de uma abordagem multidisciplinar; emprego de aconselhamento individual ou em grupo; oferta de serviços de saúde mental; monitoramento do uso da droga durante o tratamento; e compreensão de que a recuperação do uso abusivo/dependência de droga pode envolver diversas recaídas. Para a maioria dos pacientes, permanecer no tratamento por um período mínimo de 3 meses resultará em melhora significativa.

PROGNÓSTICO

Para adolescentes que fazem uso abusivo de drogas e que foram submetidos a um programa de tratamento de droga, os resultados positivos estão diretamente relacionados com a participação regular em grupos de pós-tratamento. Para pacientes do sexo masculino com problemas de aprendizagem ou transtornos de conduta, os resultados são inferiores do que para aqueles sem tais transtornos. Os padrões de relacionamento com os amigos e os pais exercem uma importante influência no resultado para os adolescentes do sexo masculino. Para as do sexo feminino, fatores como a autoestima e a ansiedade são as influências mais importantes nos resultados. A cronicidade do distúrbio de uso abusivo de substâncias torna a **recaída** uma questão que deve sempre estar considerada nos cuidados do paciente após o tratamento, e se deve buscar uma assistência apropriada do profissional de saúde qualificado no tratamento do uso abusivo de substância.

PREVENÇÃO

A prevenção do uso de drogas entre as crianças e os adolescentes exige esforços de prevenção visando aos níveis individual, familiar, escolar e comunitário. O National Institute on Drug Abuse (NIDA) do U.S. National Institutes of Health identificou princípios fundamentais nos programas de prevenção bem-sucedidos. Os programas devem reforçar os *fatores de proteção* (apoio dos pais) e reduzir os *fatores de risco* (baixo autocontrole); deve abordar todas as formas de uso abusivo de drogas (legais e ilícitas); deve abordar o(s) tipo(s) específico(s) de uso abusivo de drogas dentro de determinada comunidade; e deve ser culturalmente competente para melhorar a efetividade (Tabela 140.9). Os períodos de risco mais elevados para o uso de substância por crianças e adolescentes ocorrem durante as fases de transição na vida, como a mudança do ensino fundamental para o ensino médio, ou do ensino médio para a universidade. Os programas de prevenção precisam atingir esses períodos intensamente emocionais e sociais para os adolescentes, a fim de antecipar adequadamente o uso potencial e o abusivo de substâncias. Exemplos eficazes de programas de prevenção do uso abusivo de drogas baseados em pesquisa que caracterizam uma variedade de estratégias estão listados no *website* do NIDA (www.drugabuse.gov) e no *site* do Center for Substance Abuse Prevention (www.prevention.samhsa.gov).

A bibliografia está disponível no GEN-io.

Tabela 140.9 Domínios de risco e fatores de proteção para prevenção do uso abusivo de substância.

FATORES DE RISCO	DOMÍNIO	FATORES DE PROTEÇÃO
Comportamento agressivo precoce	Individual	Autocontrole
Falta de supervisão dos pais	Familiar	Monitoramento dos pais
Uso abusivo de substância	Pares	Competência acadêmica
Disponibilidade da substância	Escola	Política antiuso de substâncias
Pobreza	Comunidade	Forte ligação com vizinhos

De National Institute on Drug Abuse: *Preventing drug use among children and adolescents. A research-based guide for parents, educators, and community leaders.* NIH publication No. 04-4212(B), ed 2, Bethesda, MD, 2003, NIDA.

140.1 Álcool

Cora Collette Breuner

O álcool é a substância mais amplamente utilizada entre os jovens nos EUA, e uma proporção mais alta usa álcool do que tabaco ou outras drogas, mas os números estão diminuindo. De acordo com o estudo de **Monitoramento do Futuro (MDF)** de 2016, 19,9% (houve queda em relação aos dados anteriores, que registraram 27,6%) dos alunos do 1º ano do ensino médio relataram uso de álcool nos últimos 30 dias. O início precoce do uso de álcool aumenta o risco de uma variedade de problemas de desenvolvimento durante a adolescência e é frequentemente um indicador do uso futuro de substâncias. O consumo de álcool por crianças, adolescentes e jovens adultos tem sérias consequências negativas para os indivíduos, suas famílias, suas comunidades e a sociedade como um todo. O consumo de bebidas alcoólicas por menores contribui para uma ampla gama de problemas sociais e de saúde dispendiosos, incluindo acidentes com veículos motorizados (o maior risco de mortalidade para bebedores menores de idade); suicídio; violência interpessoal (p. ex., homicídios, assaltos, estupros); lesões não intencionais, como queimaduras, quedas e afogamentos; comprometimento cerebral; dependência de álcool; atividade sexual de risco; problemas acadêmicos; e envenenamento por álcool e drogas. Em média, o álcool é um fator nas mortes de aproximadamente 4.300 jovens nos EUA por ano, encurtando sua vida em média de 60 anos.

De acordo com o 2015 Youth Risk Behavior Survey (YRBS) dos Centros para Controle e Prevenção de Doenças (CCD) dos EUA, 63,2% dos alunos consumiram pelo menos uma bebida alcoólica em pelo menos 1 dia durante a vida (ou seja, já ingeriram álcool). A prevalência de ter consumido álcool foi maior entre os estudantes do sexo feminino (65,3%) do que do masculino (61,4%); maior entre as mulheres afrodescendentes (57,9%) e hispânicas (68,6%) do que os homens afrodescendentes (51,0%) e hispânicos (63,4%), respectivamente; e maior entre os do sexo feminino (53,0%) do que masculino (48,9%) do 9º ano do ensino fundamental.

A prevalência de consumo de bebidas alcoólicas foi maior entre estudantes brancos (65,3%) e hispânicos (65,9%) do que afrodescendentes (54,4%), sendo maior entre mulheres estudantes brancas (66,7%) e hispânicas (68,6%) do que mulheres afrodescendentes (57,9%), e maior entre os homens estudantes brancos (64,0%) e hispânicos do sexo masculino (63,4%) do que os afrodescendentes do sexo masculino (51,0%).

A prevalência de ingestão de bebida alcoólica foi maior entre escolares do 1º ano do ensino médio (60,8%), do 2º ano (70,3%) e do 3º ano (73,3%) do que do 9º ano do fundamental (50,8%); maior entre as adolescentes do 2º ano (72,1%) e do 3º ano do ensino médio (75,2%) do que as adolescentes do 9º ano do ensino fundamental (53,0%); e maior entre os adolescentes do 1º ano (58,8%), do 2º ano (68,7%) e do 3º ano do ensino médio (71,5%) do que os adolescentes do 9º ano do ensino fundamental (48,9%).

Múltiplos fatores podem afetar o risco de um adolescente desenvolver um problema de bebida em idade precoce (Tabela 140.10). Um terço dos adolescentes mais velhos do ensino médio admite combinar comportamentos de beber com outros comportamentos de risco, como dirigir ou consumir substâncias adicionais. O **consumo excessivo de álcool** permanece especialmente problemático entre os adolescentes mais velhos e os adultos jovens; 31% dos adolescentes mais velhos do ensino médio relatam ter consumido cinco ou mais bebidas seguidas nos últimos 30 dias. Maior uso é observado no sexo masculino (23,8%) do que no feminino (19,8%), e brancos (24,0%) e hispânicos (24,2%) do que em afrodescendentes (12,4%). Adolescentes com padrões de consumo exagerado são mais propensos a serem agredidos, se envolverem em comportamentos sexuais de alto risco, terem problemas acadêmicos e serem feridos do que os adolescentes sem padrões de consumo excessivo.

O álcool contribui para mais **mortes** em indivíduos jovens, nos EUA, do que todas as drogas ilícitas combinadas. Entre os estudos de adolescentes vítimas de traumatismos, o álcool é relatado estar presente em 32 a 45% das admissões hospitalares. O acidente automobilístico é o mais frequente tipo de evento associado ao uso de álcool, mas as lesões englobam vários tipos, inclusive feridas autoinfligidas.

O álcool é frequentemente misturado com bebidas energéticas (cafeína, taurina, açúcares), o que pode resultar em um espectro de comportamentos negativos relacionados ao álcool. A **cafeína** pode ir contra os efeitos sedativos do álcool, resultando em maior consumo de álcool e uma percepção de não estar intoxicado, levando, assim, a um comportamento de risco, como dirigir embriagado. Além disso, relatou-se o comportamento agressivo, incluindo agressões sexuais e automobilísticas ou outras lesões. As superdosagens de álcool e de cafeína também foram relatadas.

FARMACOLOGIA E FISIOPATOLOGIA

O álcool (álcool etílico e etanol) é rapidamente absorvido no estômago e é transportado para o fígado, onde é metabolizado por duas vias. A via metabólica principal contribui para a síntese de triglicerídeos em excesso, um fenômeno que é responsável pela produção do **fígado gorduroso**, mesmo naqueles bem nutridos. O ingurgitamento dos hepatócitos com gordura causa necrose, desencadeando um processo inflamatório (**hepatite alcoólica**), que é seguida pela fibrose, a marca característica da **cirrose**. O comprometimento hepático inicial pode resultar em elevação da gamaglutamiltransferase (GGT) e transaminase glutâmico-pirúvica sérica (alanina transaminase). A segunda via metabólica, que é utilizada quando há níveis alcoólicos séricos altos, envolve o sistema de enzima microssomal do fígado, no qual o cofator é o fosfato dinucleotídio de nicotinamida-adenina reduzido. O efeito resultante da ativação desta via é a diminuição do metabolismo das drogas que compartilham este sistema, o que possibilita seu acúmulo, aumento do efeito e possível toxicidade.

MANIFESTAÇÕES CLÍNICAS

O álcool atua principalmente como um depressor do sistema nervoso central (SNC). Ele produz euforia, sonolência, loquacidade, memória

Tabela 140.10 Fatores de risco para um adolescente que desenvolve problema com o álcool.

FATORES DE RISCO FAMILIARES
- Pouca supervisão dos pais
- Comunicação ruim com o adolescente por parte dos pais
- Conflitos familiares
- Disciplina familiar severa ou inconsistente
- Ter um pai com problema com álcool ou drogas

FATORES DE RISCO INDIVIDUAIS
- Controle deficiente de impulsos
- Instabilidade emocional
- Comportamentos de busca de emoção
- Problemas comportamentais
- O risco percebido de beber é baixo
- Começa a beber antes dos 14 anos

a curto prazo prejudicada e aumento do limiar da dor. A capacidade do álcool para produzir vasodilatação e hipotermia é também mediada centralmente. Em níveis séricos muito altos, ocorre a depressão respiratória. Seu efeito na liberação do hormônio antidiurético da hipófise é responsável por seu efeito diurético. As complicações gastrintestinais (GI) do uso do álcool podem ocorrer a partir de uma única grande ingestão. A mais comum é a **gastrite erosiva** aguda, que é manifestada por dor epigástrica, anorexia, vômito e fezes heme-positivas. Menos frequentemente, ocorrem vômitos e dor abdominal na região mesogástrica, que podem ser causados pela **pancreatite** alcoólica aguda; o diagnóstico é confirmado pelo achado de níveis elevados de amilase e da lipase séricas.

DIAGNÓSTICO

O conjunto de cuidados primários proporciona a oportunidade para rastrear os adolescentes para o uso de álcool e para problemas de comportamento. Instrumentos breves de triagem para o álcool como o CRAFFT (Tabela 140.7) ou AUDIT (*Alcohol Use Disorders Identification Test*, Tabela 140.11) têm um bom desempenho no ambiente clínico com técnicas para identificar os transtornos do uso de álcool. Um escore de ≥ 8 no questionário AUDIT identifica pessoas que bebem excessivamente e que se beneficiariam com a redução ou a cessação do consumo de álcool. Os adolescentes nas fases iniciais do uso de álcool exibem poucos achados físicos. O uso recente de álcool pode ser refletido em elevados níveis de GGT e aspartato aminotransferase.

Em situações de cuidado agudo, a **síndrome de superdosagem de álcool** deve ser suspeitada em qualquer adolescente que se apresente desorientado, letárgico ou em coma. Embora o aroma característico do álcool possa auxiliar no diagnóstico, a confirmação pela análise do sangue é recomendada. Em níveis > 200 mg/dℓ, o adolescente está em risco de morte, e níveis > 500 mg/dℓ (dose letal média) estão normalmente associados a um resultado fatal. Quando o nível de obnubilação parece excessivo para o nível de álcool no sangue relatado, traumatismo craniano, hipoglicemia ou ingestão de outras drogas devem ser considerados como possíveis fatores de confusão.

Tabela 140.11 Teste para Identificação de Transtornos do Uso de Álcool (AUDIT).

	ESCORE (0 A 4)*
1. Quantas vezes você consumiu uma bebida que contém álcool?	Nunca (0) para mais de 4 por semana (4)
2. Quantas vezes você consumiu drinques que contêm álcool em um dia normal?	Um ou 2 (0) para mais de 10 (4)
3. Com que frequência você consumiu seis ou mais drinques em uma ocasião?	Nunca (0) para diariamente ou quase diariamente (4)
4. Quantas vezes durante o ano passado você descobriu que não era capaz de parar de beber depois de ter começado?	Nunca (0) para diariamente ou quase diariamente (4)
5. Quantas vezes durante o ano passado você não conseguiu fazer o que era normalmente esperado de você por causa da bebida?	Nunca (0) para diariamente ou quase diariamente (4)
6. Quantas vezes no último ano você precisou de um primeiro drinque pela manhã para sentir-se melhor, depois de ter bebido muito?	Nunca (0) para diariamente ou quase diariamente (4)
7. Quantas vezes durante o último ano você sentiu culpa ou remorso depois de beber?	Nunca (0) para diariamente ou quase diariamente (4)
8. Quantas vezes no último ano você foi incapaz de lembrar o que aconteceu na noite anterior porque havia bebido?	Nunca (0) para diariamente ou quase diariamente (4)
9. Você ou alguém foi ferido por você ter bebido?	Não (0) para sim, durante o último ano (4)
10. Tem algum parente, amigo, médico ou outro profissional da saúde preocupado com seu hábito de beber ou alguém sugerindo que você beba menos?	Não (0) para sim, durante o último ano (4)

*Escore ≥ 8 = problema com bebida. De Schuckit MA: Alcohol-use disorders, *Lancet* 373:492-500, 2009.

TRATAMENTO

O mecanismo usual de morte pela síndrome de superdosagem de álcool ocorre pela **depressão respiratória**, e o suporte ventilatório artificial deve ser fornecido até que o fígado possa eliminar quantidades suficientes do álcool do corpo. Em paciente sem alcoolismo, geralmente são necessárias 20 horas para reduzir o nível sanguíneo do álcool de 400 mg/dℓ até zero. A diálise deve ser considerada quando o nível sanguíneo estiver > 400 mg/dℓ. Como acompanhamento do tratamento agudo, é indicado o encaminhamento para tratamento do transtorno do uso de álcool. O aconselhamento em grupo, o aconselhamento individual e a intervenção educacional multifamiliar têm mostrado ser intervenções eficazes para adolescentes.

A bibliografia está disponível no GEN-io.

140.2 Tabaco e Sistema de Liberação Eletrônica de Nicotina

Brian P. Jenssen

CIGARROS

O uso e a dependência de tabaco quase sempre começam na infância ou adolescência, período em que o cérebro aumenta a suscetibilidade à dependência de nicotina. Quase 90% dos fumantes adultos começaram a fumar antes dos 18 anos. Os fatores associados ao uso de tabaco na juventude incluem a exposição a fumantes (amigos, pais), disponibilidade do tabaco, baixo nível socioeconômico, baixo desempenho escolar, baixa autoestima, falta de percepção de risco de uso e falta de habilidades para resistir às influências do uso do tabaco.

De 2011 a 2017, entre todos os estudantes do ensino médio dos EUA, o uso atual de cigarros diminuiu de 15,8 para 7,6%. Durante o mesmo período, no entanto, o uso atual de cigarros eletrônicos e narguilé (cachimbos de água usados para fumar tabaco) aumentou significativamente entre estudantes do ensino fundamental e médio. Em 2017, os cigarros eletrônicos (11,7%) foram os produtos de tabaco mais usados entre os estudantes do ensino médio. Os charutos (7,7%) e cigarros (7,6%) foram o segundo e terceiro produtos de tabaco mais usados entre os estudantes do ensino médio, seguidos pelo tabaco sem fumaça (5,5%), narguilé (3,3%) e cachimbo (0,8%).

O uso de tabaco está associado a outros comportamentos de alto risco. Os adolescentes que fumam apresentam maior probabilidade de uso de álcool e de praticar sexo sem proteção, são oito vezes mais propensos a usar maconha e 22 vezes mais propensos a usar cocaína.

O tabaco é utilizado por adolescentes em todas as regiões do mundo, embora haja diferenças na forma que ele é usado. Na América e na Europa, o fumo do cigarro é a mais predominante forma de tabaco usada, seguido por charuto e tabaco sem fumaça; no Mediterrâneo Oriental, o uso de narguilé é prevalente; no Sudeste Asiático, os produtos de tabaco sem fumaça são usados; no oeste do Pacífico, bétel (noz-de-areca) é mastigada com tabaco; e o cachimbo, o rapé e as folhas de tabaco enroladas são usados na África. O uso de cigarro por adolescentes em países de baixa e média renda está aumentando.

FARMACOLOGIA

A **nicotina**, o principal ingrediente ativo dos cigarros, causa dependência. A nicotina é absorvida em vários locais do corpo, incluindo os pulmões, a pele, o trato gastrintestinal e as mucosas bucal e nasal. A ação da nicotina é mediada pelos receptores nicotínicos da acetilcolina localizados em regiões pré-sinápticas e pós-sinápticas no cérebro e causa aumento do nível de dopamina. A nicotina também estimula as glândulas suprarrenais a liberarem epinefrina, causando uma imediata elevação da pressão arterial e da frequência respiratória e cardíaca. A dose de nicotina entregue ao usuário de cigarro depende de uma variedade de fatores, incluindo características da tragada. Um fumante tipicamente faz 10 tragadas dentro do intervalo de 5 minutos e absorve 1 a 2 mg de nicotina (faixa: 0,5 a 3 mg). A **cotinina**, o principal metabólito da nicotina, tem meia-vida biológica de 19 a 24 horas e pode ser detectada na urina, no soro e na saliva.

MANIFESTAÇÕES CLÍNICAS

Os cigarros são projetados para serem viciantes e resultam em doenças que reduzem a vida em metade de seus usuários de longo uso. A cada ano, aproximadamente 480.000 mortes são atribuíveis ao tabagismo, responsável por uma de cada cinco mortes em geral e uma de cada três mortes por câncer nos EUA. O tabagismo tem graves consequências adversas à saúde para jovens e adultos jovens, incluindo o aumento da prevalência de tosse crônica, produção de escarro, sibilos e agravamento da asma. Fumar durante a gravidez aumenta morbidade e mortalidade pré-natais e perinatais, causando ou exacerbando os riscos de parto prematuro, baixo peso ao nascer, malformações congênitas, natimortos e síndrome da morte súbita do lactente (SMSL). Sintomas de **abstinência**, incluindo irritabilidade, diminuição da concentração, aumento do apetite e fortes desejos pelo tabaco, podem ocorrer quando os adolescentes tentam parar de fumar.

CIGARROS ELETRÔNICOS (E-CIGARROS)

Os e-cigarros, também conhecidos como **sistema de liberação eletrônica da nicotina (SLEN)**, são dispositivos portáteis que produzem um aerossol criado a partir de uma solução de nicotina, aromatizantes químicos, propilenoglicol e muitas vezes outros constituintes não conhecidos e não anunciados ao consumidor. Existe uma grande variedade de terminologia, *design* de produto e engenharia desses produtos, com nomes alternativos, incluindo *e-cigs*, charutos eletrônicos, narguilé eletrônico, e-narguilé, vaporizadores pessoais, canetas *vape* e dispositivos vaporizadores. A indústria continua a desenvolver novos produtos, como o JUUL®, que contém nicotina, mas pode não ser reconhecido como produto de tabaco pelos adolescentes. Os sabores únicos oferecidos na solução e-cigarro, a maioria dos quais são de natureza confeitada e atraente para as crianças, têm demonstrado estimular a experimentação de jovens, o uso regular e a dependência.

Os efeitos adversos para os usuários incluem tosse seca, irritação na garganta e pneumonia lipoide. Não usuários poderiam ser afetados pelo aerossol de segunda e terceira mão (nicotina residual e outros produtos químicos deixados em superfícies), que tem sido demonstrado conter substâncias tóxicas conhecidas, incluindo nicotina, carcinógenos e partículas de metal. As taxas de intoxicação aguda por nicotina têm aumentado da exposição não intencional de crianças à solução concentrada de cigarro eletrônico contendo nicotina. Estudos com adolescentes sugerem uma forte associação entre o uso de cigarros eletrônicos no início do estudo e a progressão para o tabagismo tradicional. Os e-cigarros podem contribuir para o consumo subsequente de cigarros por meio da dependência da nicotina e da normalização social do comportamento de fumar.

E-cigarros não são aprovados pela Food and Drug Administration (FDA) dos EUA e não têm se mostrado seguros ou eficazes para o tratamento do tabagismo. A menos que a qualidade da evidência melhore, os adolescentes fumantes interessados em parar devem procurar e ser encaminhados para tratamentos baseados em evidências. Em agosto de 2016, a FDA finalizou uma regra que estende sua autoridade regulatória a todos os produtos de tabaco, incluindo cigarros eletrônicos, afetando a forma como esses produtos são fabricados, comercializados e vendidos. Ela exige que os fabricantes informem os ingredientes do produto e passem pela análise de pré-mercado da agência para receber autorização de comercialização. Em 2017, no entanto, a FDA atrasou a implementação dessa regra até 2022, permitindo que os cigarros eletrônicos (a partir de abril de 2019) permanecessem no mercado sem revisão prévia do mercado.

NARGUILÉ

Narguilé (cachimbo de água) usa tabaco especialmente tratado que vem em uma variedade de sabores. Evidências emergentes indicam que o narguilé pode envolver riscos de saúde comparáveis aos dos cigarros, incluindo a dependência de nicotina. Tanto os estudos de simulação em seres humanos quanto em máquinas de uso de narguilé mostram consistentemente que o conteúdo de fumaça e a exposição tóxica aos usuários, incluindo monóxido de carbono, alcatrão e nicotina, são pelo menos comparáveis aos dos cigarros. O fumo passivo dos narguilés pode ser um risco para a saúde de não fumantes expostos a substâncias tóxicas nocivas.

TRATAMENTO

As intervenções de prevenção do tabagismo realizadas em ambientes pediátricos, incluindo encontros individuais ou conexão com materiais educacionais, podem reduzir o risco de início do tabagismo em crianças e adolescentes em idade escolar. As mensagens devem ser claras, pessoalmente relevantes e adequadas à idade. Adolescentes podem ser mais responsivos a mensagens que enfatizem os efeitos do uso do tabaco na aparência, na respiração e no desempenho esportivo; na falta de benefício para perda de peso; no custo monetário da dependência do tabaco; e no *marketing* enganoso pela indústria do tabaco.

A abordagem para a cessação do tabagismo em adolescentes inclui os **5 As (*ask, advise, assess, assist* e *arrange*)** e o uso de **terapia de substituição da nicotina (TSN)** em adolescentes dependentes que estejam motivados a parar de fumar. Painéis de consensos recomendam o 5 As, embora a evidência de eficácia em adolescentes seja limitada. Estudos do adesivo TSN em adolescentes sugerem um efeito positivo na redução dos sintomas de abstinência; a farmacoterapia deve ser combinada com terapia comportamental para aumentar a cessação e reduzir as taxas de recaída. Em um número limitado de estudos, as taxas de cessação de 15% foram relatadas em 3 e 6 meses. A TSN também está disponível como goma de mascar, inalador, *spray* nasal, pastilha ou microcomprimido (Tabela 140.12). Medicamentos como bupropiona e vareniclina melhoram as taxas de cessação do tabagismo em adultos, mas não são aprovados pela FDA para uso em adolescentes com menos de 18 anos. Estudos preliminares em adolescentes relatam a eficácia da cessação com 150 mg de bupropiona 2 vezes/dia. Na vigilância pós-comercialização, a ideação suicida e o suicídio foram relatados em pacientes que tomavam bupropiona e vareniclina.

Os médicos pediatras podem conectar os pacientes a intervenções comportamentais efetivas, incluindo telefone, mensagem de texto, aplicativo de *smartphone*, internet e recursos baseados na comunidade. O tratamento gratuito, nos EUA, demonstrou melhorar as taxas de cessação do tabagismo. O Smoke-Free TXT, oferecido pelo National Cancer Institute dos EUA, incentiva adolescentes a parar de fumar usando mensagens de texto diárias gratuitas. Adolescentes podem se inscrever *online* (teen.smokefree.gov) ou enviar a mensagem de texto QUIT para iQUIT (47848). Um aplicativo baseado em *smartphone*, QuitSTART, ajuda os adolescentes a controlar os desejos, monitorar o humor, usar dicas de cessação e seguir tentativas de parar de fumar. O Programa **Not-On-Tobacco (NOT)** da American Lung Association é um modelo de melhores práticas reconhecido nos EUA para a cessação do tabagismo entre adolescentes (www.lung.org).

A bibliografia está disponível no GEN-io.

140.3 Maconha

Cora Collette Breuner

A maconha (*cannabis*, erva, fumo, bagulho, *skank*), derivada da planta do cânhamo *Cannabis sativa*, é a droga ilícita cujo consumo é mais comumente abusivo. A principal substância química ativa, o tetra-hidrocanabinol (THC), é responsável pelas propriedades alucinógenas. O THC á absorvido rapidamente por via nasal ou oral, produzindo um pico de feito subjetivo entre 10 minutos e 1 hora, respectivamente. A maconha é geralmente fumada como um cigarro ("baseado" ou "fininho") ou em um narguilé. Embora exista muita variação no conteúdo, cada cigarro contém 8 a 10% de THC. Outra forma popular é o "*blunt*", pequeno charuto oco recheado de maconha. O **haxixe** é a resina de THC concentrada em um líquido preto pegajoso ou óleo. Apesar de o uso de maconha por adolescentes norte-americanos ter diminuído na última década, 23,1% dos estudantes do ensino médio usaram maconha pelo menos uma vez

Tabela 140.12 Farmacoterapia para parar de fumar disponível nos EUA.

MARCA DA TERAPIA	NOME	POSOLOGIA	DOSAGEM PARA ADULTO APROVADA PELA FDA	DISPONIBILIDADE*	ESTUDADO EM ADOLESCENTES	MOMENTO PARA PARAR DE FUMAR
TERAPIA DE SUBSTITUIÇÃO DE NICOTINA						
Goma de mascar[‡]	Nicorette®	2 mg, 4 mg	A posologia de 4 mg deve ser usada em pacientes que fumam 25 ou mais cigarros por dia; caso contrário, a posologia de 2 mg deve ser utilizada Semanas 1 a 6: 1 unidade a cada 1 a 2 h Semanas 7 a 9: 1 unidade a cada 2 a 4 h Semanas 10 a 12: 1 unidade a cada 4 a 8 h	MSP*	Sim	
Inalador	Nicotrol® Inhaler	4 mg	6 a 16 cartuchos por dia por até 12 semanas	Rx	Não	
Pastilha	Commit®, Nicorette® mini	2 mg, 4 mg	A posologia de 4 mg deve ser usada por pacientes que fumam o seu primeiro cigarro 30 min depois de acordar; caso contrário, a posologia de 2 mg deve ser usada Semanas 1 a 6: 1 pastilha a cada 1 a 2 h Semanas 7 a 9: 1 pastilha a cada 2 a 4 h Semanas 10 a 12: 1 pastilha a cada 4 a 8 h	MSP	Não	Antes de começar a terapia de substituição da nicotina
Spray nasal	Nicotrol® NS	0,5 mg/*spray*	1 a 2 *sprays*/h para um máximo de 80 *sprays* por dia	Rx	Sim	
Adesivo transdérmico[‡]	NicoDerm® CQ	7, 14, 21 mg/24 h	Para pacientes que fumam menos de 10 cigarros por dia: Estágio 1: um adesivo de 21 mg/dia durante 1 a 6 semanas Estágio 2: um adesivo de 14 mg/dia durante 7 a 8 semanas Estágio 3: um adesivo de 7 mg/dia durante 9 a 10 semanas Para pacientes que fumam menos de 10 cigarros por dia: começar com adesivo de 14 mg/dia durante 6 semanas, seguido por adesivo de 7 mg por 2 semanas	MSP	Sim	
TERAPIA SEM NICOTINA						
Bupropiona SR[‡]	Zyban®	Comprimidos de liberação prolongada de 150 mg	150 mg VO de manhã por 3 dias, em seguida aumentar para 150 mg VO, 2 vezes/dia	Rx	Sim	1 semana após começar a terapia
Vareniclina	Chantix®	Comprimidos de 0,5, 1 mg	0,5 mg VO de manhã por 3 dias; aumentar para 0,5 mg VO, 2 vezes/dia durante 4 dias; em seguida, aumentar para 1 mg VO, 2 vezes/dia	Rx	Não	

*MSP, medicação sem prescrição; Rx, indica produto com prescrição. †Nenhum foi aprovado pela FDA para uso em pacientes menores de 18 anos. ‡Genéricos disponíveis. (De JP Karpinski *et al.*: Smoking cessation treatment for adolescents *J Pediatr Pharmacol Ther* 15(4):249-260, 2010.)

nos últimos 30 dias, e o uso de maconha atual é maior em homens negros e mais velhos. Aproximadamente 8% dos estudantes relataram ter experimentado a maconha antes da idade dos 13 anos, com uma variação de 4,3 a 18,5% entre os vários estados norte-americanos, indicando a necessidade para esforços de prevenção precoce. Adolescentes que vivem em estados onde a maconha medicinal é legal relatam uso maior de produtos "comestíveis" à base de *cannabis*. É importante reconhecer que, à medida que o prejuízo percebido cai, o uso de maconha aumenta (Figura 140.4).

MANIFESTAÇÕES CLÍNICAS

Além dos efeitos de "desejo" de êxtase e euforia, a maconha pode causar prejuízo da memória recente, fraco desempenho em tarefas que exijam atenção dividida (p. ex., aquelas que envolvem dirigir um veículo), perda de julgamento crítico, diminuição da coordenação e distorção da percepção de tempo (Tabela 140.13). As alucinações visuais e as distorções percebidas do corpo ocorrem raramente, mas pode haver *flashbacks* ou lembranças de alucinações assustadoras experimentadas sob a influência da maconha, que normalmente ocorrem durante situações de estresse ou com febre.

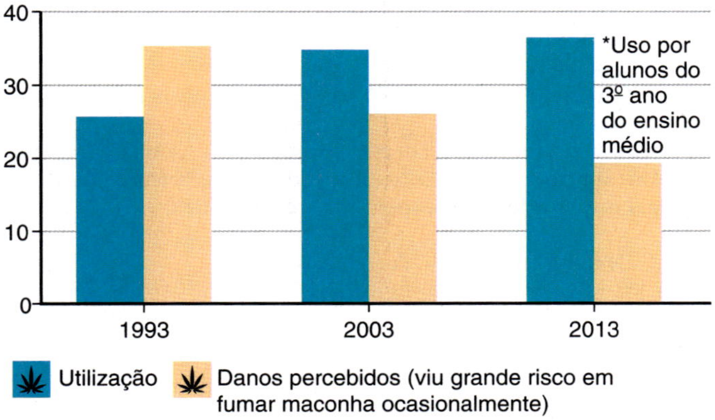

Figura 140.4 À medida que o prejuízo percebido da maconha cai, o uso aumenta. O uso de 36,4% em 2013 equivale a cerca de 11 alunos na classe média. (*Do National Institute on Drug Abuse [NIH].*)

Tabela 140.13 Efeitos adversos agudos e crônicos do uso da *Cannabis*.

EFEITOS ADVERSOS AGUDOS
- Ansiedade e pânico, especialmente na primeira utilização
- Sintomas psicóticos (em doses elevadas)
- Acidentes de trânsito, se o indivíduo dirigir intoxicado

EFEITOS ADVERSOS CRÔNICOS
- Síndrome de dependência da maconha (em torno de 1 em 10 usuários)
- Bronquite crônica e função respiratória prejudicada, em fumantes regulares
- Sintomas e distúrbios psicóticos em usuários pesados, especialmente aqueles com história de sintomas psicóticos ou história familiar desses distúrbios
- Desempenho educacional prejudicado em adolescentes que são usuários regulares
- Comprometimento cognitivo sutil naqueles que são usuários diários por 10 anos ou mais

De Hall W, Degenhardt L: Adverse health effects of non-medical cannabis use, *Lancet* 374:1383-1390, 2009.

O consumo de maconha por um mínimo de 4 dias por semana durante 6 meses parece resultar em supressão dos níveis de testosterona no plasma e da espermatogênese relacionada com a dose, o que provoca preocupação a respeito do efeito deletério potencial de fumar maconha antes que o crescimento e o desenvolvimento puberal estejam completos. Existe um efeito antiemético do THC oral ou maconha fumada, muitas vezes seguido por estimulação do apetite, que é a base do uso da droga em pacientes que recebem quimioterapia contra o câncer. Apesar de a possibilidade de teratogenicidade ter sido levantada, por causa de achados em animais, não há nenhuma evidência de tais efeitos em seres humanos.

Uma **síndrome "amotivacional"** foi descrita em usuários crônicos de maconha, que perdem os interesses próprios da idade; embora a existência de uma relação causal permaneça questionável. O uso crônico está associado a aumento da ansiedade e da depressão, problemas de aprendizagem, fraco desempenho no trabalho, hiperêmese e problemas respiratórios, como faringite, sinusite, bronquite e asma (Tabela 140.13).

A **síndrome da hiperêmese canabinoide** é caracterizada por episódios recorrentes de vômitos associados a dor abdominal e náuseas; os pacientes muitas vezes encontram alívio tomando banho quente de chuveiro ou banheira. O uso de maconha tem sido crônico (> 1 a 2 anos) e frequente (várias vezes por semana). O tratamento inclui interromper o uso de maconha, antieméticos e capsaicina tópica.

O conteúdo de THC da maconha aumentou de 5 a 15 vezes em comparação àquele da década de 1970, o que está relacionado com a observação da **síndrome de abstinência**, que ocorre 24 a 48 horas após a descontinuação da droga. Os usuários de grandes quantidades experimentam mal-estar, irritabilidade, agitação, insônia, necessidade da droga, tremores, sudorese, suores noturnos e distúrbios gastrintestinais. Os picos dos sintomas ocorrem no 4º dia, e eles se resolvem em 10 a 14 dias. Certas drogas podem interagir com a maconha e potencializar a sedação (álcool, diazepam), potencializar a estimulação (cocaína, anfetamina) ou ser antagônicas (propranolol, fenitoína).

As intervenções comportamentais, incluindo a **terapia comportamental cognitiva (TCC)** e incentivos motivacionais, têm se mostrado eficazes no tratamento da dependência da maconha.

MACONHA SINTÉTICA

Spice, K2, palhaço louco, aroma, mamba negra, chama, sonho e macaco *funky* são os nomes de rua comuns para a maconha sintética, que é uma mistura de ervas ou materiais vegetais pulverizados com substâncias químicas artificiais semelhantes ao THC, o ingrediente psicoativo na maconha. Um grupo ativo de produtos químicos são as **carboxamidas**, que não são identificadas por ensaios para detectar o THC. Nos EUA, os produtos químicos no *spice* são classificados como substância controlada classe I pela Drug Enforcement Administration (DEA); portanto, é ilegal vender, comprar ou portar. No entanto, a maconha sintética é a segunda droga ilícita mais comumente usada por estudantes mais velhos do ensino médio. Mais de 10% dos alunos mais velhos no ensino médio fizeram uso de maconha sintética no último ano.

A maconha sintética é sobretudo fumada, misturada com a maconha, ou preparada como uma infusão, como um chá para beber. Os produtos químicos da maconha sintética afetam os mesmos receptores do THC e produzem efeitos semelhantes aos observados na maconha, como relaxamento, humor elevado e percepção alterada. Além disso, os sintomas simpatomiméticos são bastante comuns e são a causa de toxicidade importante. Os sintomas de **intoxicação** incluem vômito, taquicardia, hipertensão, hipertermia, confusão, ansiedade extrema, sudorese profusa, agitação, agressividade, disforia, alucinações, convulsões, rabdomiólise, distonia, apatia, confusão e isquemia miocárdica. Em resposta à legislação para banir os produtos químicos da maconha sintética nos medicamentos sem prescrição, os fabricantes alteram e substituem os produtos químicos no produto, mantendo-os no mercado legal e deixando os adolescentes especialmente vulneráveis aos potenciais efeitos prejudiciais à saúde.

A maconha sintética não é detectada pela análise toxicológica padrão, porém pode ser identificada em laboratórios especializados.

A bibliografia está disponível no GEN-io.

140.4 Inalantes

Cora Collette Breuner

Os inalantes, encontrados em muitos produtos domésticos comuns, compreendem um grupo diverso de substâncias voláteis, cujos vapores pode sem inalados para produzir efeitos psicoativos. A prática de inalação é popular entre os adolescentes mais jovens e diminui com a idade. Os adolescentes mais jovens são atraídos para essas substâncias devido a sua ação rápida, fácil disponibilidade e baixo custo. Entre os produtos que têm uso abusivo como inalantes incluem os *solventes voláteis* (solventes de tintas, cola, solventes de e-cigarro conhecidos como "gotejamento", tolueno, acetona, refrigerantes, gasolina, fluidos de limpeza, líquidos corretivos), *aerossóis* (tinta *spray*, *spray* de cabelo), *gases* (tanques de propano, fluido de isqueiro), *nitritos* (*poppers* e limpadores de cabeça de vídeo) e *propelentes* usados em dispensadores de chantili. Os inalantes mais populares entre os adolescentes jovens são a cola, a graxa de sapato e a tinta *spray*. Esses inalantes contêm uma vasta gama de produtos químicos com graves efeitos adversos à saúde (Tabela 140.14). ***Huffing***, a prática de inalação dos vapores, pode ser realizada utilizando um saco de papel com um pano embebido em produtos químicos, pulverização de aerossóis diretamente no nariz/boca ou usando um balão, um saco plástico ou embalagem de refrigerante preenchidos de fumaça. A porcentagem de adolescentes que usam inalantes permanece estável, com 5,8% dos estudantes do ensino médio norte-americano relatando ter usado inalantes. No 8º e no 9º ano, os alunos relatam os mais elevados níveis de uso, sugerindo a necessidade de estratégias de prevenção direcionadas para essa faixa etária.

MANIFESTAÇÕES CLÍNICAS

Os principais efeitos de inalantes são psicoativos (Tabela 140.15). A intoxicação dura apenas alguns minutos e, então, um usuário típico inala repetidamente por um período prolongado (horas) a fim de se manter sob efeito. Os efeitos imediatos dos inalantes são semelhantes aos do álcool: euforia, fala arrastada, diminuição da coordenação e tonturas. O **tolueno**, o principal ingrediente na cola de modelos de aeroplanos e alguns cimentos de borracha, provoca relaxamento e alucinações agradáveis por até 2 horas. A euforia é seguida por uma agitação violenta; o coma pode resultar de uma inalação prolongada e rápida. Os **nitritos voláteis**, como o nitrito de amila, nitrito de butila e compostos relacionados, comercializados como desodorantes ambientais, são utilizados como euforizantes, intensificadores de apreciação musical e para melhora no desempenho sexual entre adolescentes mais velhos e adultos jovens. Podem provocar cefaleia, síncope e sensação de desmaio; hipotensão profunda e rubor cutâneo seguido por vasoconstrição e taquicardia; inversão das ondas T e

Tabela 140.14 Riscos dos produtos químicos encontrados nos inalantes com uso comumente abusivo.

Benzeno (encontrado na gasolina): lesão da medula óssea, comprometimento da função imunológica, aumento do risco de leucemia, toxicidade para o sistema reprodutor
Butano, propano (encontrado no fluido do isqueiro, *spray* de cabelo e tinta): síndrome da morte súbita após aspiração via efeitos cardíacos, queimaduras graves (devido à inflamabilidade)
Cloreto de metileno (encontrado em diluentes e removedores de tinta, desengordurantes): redução do transporte de oxigênio no sangue, alterações do miocárdio e dos batimentos cardíacos
Freon (usado em refrigeração e propelente de aerossóis): síndrome da morte súbita após aspiração, obstrução respiratória e morte (por resfriamento repentino/lesão pelo frio das vias respiratórias)
Nitrito de amila, nitrito de butila ("*poppers*", "limpador de cabeça de vídeo"): síndrome da morte súbita após aspiração, supressão da função imunológica, lesão das hemácias (interferindo no fornecimento de oxigênio para os tecidos vitais)
Óxido nitroso ("gás hilariante"), **hexano**: morte por hipoxia cerebral, percepção e coordenação motora alterada, perda da sensação, espasmos nos membros, desmaios causados pela queda da pressão arterial, depressão do funcionamento do miocárdio
Tolueno (encontrado na gasolina, diluentes e removedores de tintas, corretivos líquidos): dano ao cérebro (perda de massa do tecido cerebral, comprometimento da cognição, distúrbio da marcha, perda de coordenação, perda de equilíbrio, espasmos nas extremidades, perda da audição e visão), lesão hepática e renal
Tricloroetileno (encontrado em removedores de manchas, desengordurantes): síndrome da morte súbita após aspiração, cirrose hepática, complicações reprodutivas, lesão auditiva e visual

Tabela 140.15 Estágios do desenvolvimento dos sintomas após o uso de inalantes.

ESTÁGIO	SINTOMAS
1. Excitatório	Euforia, excitação, alegria, tonturas, alucinações, espirros, tosse, excesso de salivação, intolerância à luz, náuseas e vômitos, rubor da pele e comportamento bizarro
2. Depressão inicial do SNC	Confusão, desorientação, apatia, perda do autocontrole, zumbido e zunido na cabeça, visão turva e dupla, cólicas, dor de cabeça, insensibilidade à dor, palidez e abatimento
3. Depressão média do SNC	Sonolência, descoordenação muscular, fala arrastada, reflexos deprimidos e nistagmo ou rápida oscilação involuntária dos olhos
4. Depressão final da SNC	Inconsciência que pode ser acompanhada por sonhos bizarros, convulsões epileptiformes e alterações no EEG

EEG, eletroencefalograma; SNC, sistema nervoso central. (De Harris D: Volatile substance abuse, *Arch Dis Child Educ Pract Ed* 91: ep93-ep100, 2006.)

depressão dos segmentos ST transitórias no eletrocardiograma; metemoglobinemia; aumento da irritação brônquica; e aumento da pressão intraocular. Pode haver achados dermatológicos, incluindo dermatite perianal/perioral ("erupção cutânea"), congelamento e dermatite de contato, bem como epistaxe, úlceras nasais e conjuntivite.

COMPLICAÇÕES

A cola de aeromodelos é responsável por uma ampla variedade de complicações, relacionadas com a toxicidade química, o método de administração (em sacos plásticos, resultando em sufocação) e, muitas vezes, o local perigoso em que a inalação ocorre (telhados no centro das cidades). As alterações neuromusculares comuns relatadas nos usuários crônicos de inalantes incluem a dificuldade de movimento de coordenação, distúrbios de marcha, tremores musculares e espasticidade, especialmente nas pernas (Tabela 140.16). O uso crônico pode causar hipertensão pulmonar, doenças pulmonares restritivas ou redução da capacidade de difusão, neuropatia periférica, hematúria, acidose tubular e, possivelmente, atrofia cerebral e cerebelar. O uso abusivo crônico de inalantes há muito está associado ao dano cerebral generalizado e a anormalidades cognitivas que podem variar de demência leve (memória fraca, diminuição da capacidade de aprendizagem) a demência grave. Os usuários que usam inalantes com muita frequência são significativamente mais propensos a experimentar consequências adversas da intoxicação dos inalantes, tais como problemas de comportamento, linguagem e memória, do que os usuários de frequência moderada e baixa. Certos comportamentos e consequências de risco, como envolvimento com sexo sem proteção ou brigas enquanto sob efeitos do inalante, foram excepcionalmente mais comuns entre os usuários frequentes do que os usuários de baixa frequência. A morte na fase aguda pode resultar do edema cerebral ou pulmonar ou envolvimento do miocárdio (Tabela 140.16).

Tabela 140.16 Apresentações clínicas documentadas de uso abusivo agudo e crônico de substâncias voláteis.

Fibrilação ventricular	Fraqueza muscular
Parada cardíaca assistólica	Dor abdominal
Infarto do miocárdio	Tosse
Ataxia	Pneumonia por aspiração
Agitação	Pneumonite química
Descoordenação dos membros e do tronco	Coma
Tremor	Alucinações visuais e auditivas
Perda da visão	Delírios agudos
Zumbido	Náuseas e vômito
Disartria	Edema pulmonar
Vertigem	Fotofobia
Hiper-reflexia	Erupção cutânea
Estado de confusão agudo	Icterícia
Conjuntivite	Anorexia
Paranoia aguda	Fala arrastada
Depressão	Diarreia
Ulceração da mucosa oral e nasal	Perda de peso
Halitose	Epistaxe
Convulsão/ataque	Rinite
Dor de cabeça	Edema cerebral
Neuropatia periférica	Perda de visão
Metemoglobinemia	Queimaduras
Traumatismo agudo	Acidose tubular renal

DIAGNÓSTICO

O diagnóstico do uso abusivo de inalantes é dificultado pela natureza onipresente dos produtos e pela pouca noção de seus perigos por parte dos pais. Na atenção primária, os profissionais de saúde precisam perguntar aos pais se eles testemunharam algum comportamento incomum em seu adolescente; notaram produtos de alto risco em seus quartos; viram tinta em mãos, nariz ou boca do adolescente; ou encontraram panos cobertos com tinta ou produtos químicos. As complicações podem ser identificadas por um hemograma completo, por estudos de coagulação e estudos de função hepática e renal. Em casos de intoxicação extrema, o usuário pode manifestar sintomas de agitação, fraqueza muscular generalizada, disartria, nistagmo, comportamento destrutivo e, ocasionalmente, alucinações. O tolueno é excretado rapidamente na urina como ácido hipúrico, com o resíduo detectável no soro pela cromatografia gasosa.

TRATAMENTO

O tratamento é geralmente de suporte e direcionado para o controle da arritmia e estabilização da respiração e da circulação. Os sintomas de abstinência normalmente não ocorrem.

A bibliografia está disponível no GEN-io.

140.5 Alucinógenos

Cora Collette Breuner

Diversas substâncias de ocorrência natural ou sintéticas são utilizadas por adolescentes por suas propriedades alucinógenas. Elas apresentam estruturas químicas semelhantes aos neurotransmissores, como a serotonina, mas o seu mecanismo de ação exato permanece indeterminado. O dietilamida do ácido lisérgico (**LSD**) e a metilenodioximetanfetamina (**MDMA**) são os alucinógenos mais comumente utilizados. O 251-NBOMe ("N-Bomb") é uma nova droga projetada que interage com o receptor 5HT2a e possui propriedades simpaticomiméticas e alucinógenas.

DIETILAMIDA DO ÁCIDO LISÉRGICO

O LSD (ácido, grande "d", mata-borrão) é um alucinógeno muito potente que é produzido a partir do ácido lisérgico encontrado no esporão do centeio, um fungo que cresce no centeio e outros grãos. Sua alta potência permite doses efetivas para ser aplicado em papel absorvente, ou pode ser ingerido como um líquido ou um comprimido. O início da ação se dá entre 30 e 60 minutos, e seu pico entre 2 e 4 horas. Entre 10 e 12 horas, os indivíduos retornam ao estado de antes de usar a droga. Entre os estudantes do 3º ano do ensino médio nos EUA, 4% relatam ter experimentado LSD pelo menos uma vez.

Manifestações clínicas

Os efeitos do LSD podem ser divididos em três categorias: somáticos (efeitos físicos), perceptuais (alterações na visão e na audição) e psíquicos (alterações no sensório). Os sintomas somáticos comuns são tonturas, pupilas dilatadas, náuseas, rubor, temperatura elevada e taquicardia. A sensação de *sinestesia*, ou "ver" cheiros e "ouvir" cores, bem como importantes distorções do tempo e do eu, foram relatadas com altas doses de LSD. A ideação delirante, a distorção do corpo e a desconfiança extrema, ao ponto de uma psicose tóxica, são os sintomas físicos mais graves. O LSD não é considerado uma droga viciante, uma vez que normalmente não produz comportamento de procura pela droga.

Tratamento

É considerado que um indivíduo teve uma "viagem ruim" quando as experiências sensoriais causam terror ou pânico. Esses episódios devem ser tratados pela remoção do indivíduo da situação agravante e colocando-o em uma sala silenciosa com um amigo que o acalme. Em situações de agitação extrema ou convulsões, o uso de benzodiazepínicos pode ser necessário. Os *flashbacks* ou estados induzidos pelo LDS depois de uso da droga e a tolerância aos seus efeitos são complicações adicionais para o seu uso.

METILENODIOXIMETANFETAMINA

A MDMA ("X", *Ecstasy*, Molly), um alucinógeno fenilisopropilamina, é um composto sintético semelhante à mescalina alucinogênica e ao estimulante metanfetamina. Como outros alucinógenos, a proposta desta droga é interagir com neurônios serotoninérgicos no sistema nervoso central (SNC). É a droga preferida nas *raves*, festas dançantes durante a noite toda, e é também conhecida como uma das *club drugs*, juntamente com o gamahidroxibutirato (GHB) e a cetamina (Tabela 140.5). Entre 2009 e 2010, o uso de MDMA aumentou entre alunos do 9º ano do ensino fundamental e do 1º ano do ensino médio nos EUA, mas em seguida diminuiu em ambas as séries. Nos EUA, a prevalência de já ter consumido o MDMA foi de 8,4% entre os estudantes universitários. Em 2016, o uso de MDMA por negros (2,2%) no 3º ano do ensino médio foi menor do que para hispânicos (2,8%) ou brancos (3,3).

Manifestações clínicas

Euforia, percepção sensual exacerbada e aumento da energia psíquica e emocional são efeitos agudos. Em comparação com outros alucinógenos, a MDMA é menos provável de produzir labilidade emocional, despersonalização e transtornos do pensamento. Náuseas, mandíbulas cerradas, ranger os dentes e visão turva são sintomas somáticos, ao passo que ansiedade, ataques de pânico e psicose são resultados psiquiátricos adversos. Algumas mortes foram relatadas após a ingestão da droga. Em altas doses, a MDMA pode interferir na capacidade do corpo para regular a temperatura. A hipertermia resultante associada à dança vigorosa em uma *rave* pode resultar em falência grave do fígado, do rim e do sistema cardiovascular e em morte. Não há esquemas específicos de tratamento recomendados para a intoxicação aguda.

O uso crônico de MDMA pode levar a mudanças na função cerebral, afetando as tarefas cognitivas e a memória. Esses sintomas podem ocorrer devido aos efeitos da MDMA sobre os neurônios que usam a serotonina como um neurotransmissor. O sistema da serotonina desempenha um importante papel na regulação do humor, agressão, atividade sexual, sono e sensibilidade para a dor. Uma alta taxa de dependência foi encontrada entre os usuários de MDMA. A exposição à MDMA pode estar associada à neurotoxicidade a longo prazo e a danos aos neurônios que contêm serotonina. Em primatas não humanos, a exposição à MDMA por apenas 4 dias causou danos às terminações nervosas de serotonina, que ainda eram evidentes 6 a 7 anos mais tarde. Não existem tratamentos farmacológicos específicos para a dependência de MDMA. Grupos de recuperação do uso abusivo da droga são recomendados.

FENCICLIDINA

A fenciclidina (**FCD**) (*sternyl*, pó de anjo, "porco", "pílula da paz", "folhas") é uma arilcicloexilamina, cuja popularidade está relacionada, em parte, à sua facilidade de síntese em laboratórios domésticos. Um dos subprodutos da síntese doméstica causa cólicas, diarreia e hematêmese. É uma "droga dissociativa", que produz sentimentos de distanciamento a partir do ambiente circundante e de si mesmo. Acredita-se que a droga potencialize efeitos adrenérgicos pela inibição da recaptura neuronal das catecolaminas. A FCD está disponível em comprimido, líquido, ou pó, que pode ser utilizado isoladamente ou aspergido sobre o cigarro (*joints*). Os pós e os comprimidos geralmente contêm 2 a 6 mg de FCD, enquanto os *joints* contêm em média 1 mg para cada 150 mg de folhas de tabaco, ou aproximadamente 30 a 50 mg por *joint*. A prevalência do uso de FCD (droga alucinógena) entre os estudantes do 3º ano do ensino médio dos EUA foi de 1,3%.

Manifestações clínicas

As manifestações clínicas estão relacionadas à dose e produzem alterações de percepção, comportamento e funções autônomas. Euforia, nistagmo, ataxia e labilidade emocional ocorrem dentro de 2 a 3 minutos após fumar 1 a 5 mg e duram de 4 a 6 horas. Nessas baixas doses, o usuário provavelmente experimenta respiração superficial, rubor, dormência generalizada das extremidades e perda da coordenação motora. As alucinações podem envolver distorções bizarras da imagem do corpo que muitas vezes precipitam as reações de pânico. Com doses de 5 a 15 mg, uma psicose tóxica pode ocorrer, com desorientação, hipersalivação e linguagem abusiva durando mais de 1 hora. Hipotensão, convulsões generalizadas e arritmias cardíacas comumente ocorrem com concentrações plasmáticas de 40 a 200 mg/dℓ. A morte tem sido relatada durante delírio psicótico, por hipertensão, hipotensão, hipotermia, convulsões e traumatismo. O **coma** de FCD pode ser distinguido daquele dos opiáceos pela ausência de depressão respiratória; presença de rigidez muscular, hiper-reflexia e nistagmo; e falta de resposta à naloxona. A psicose por FCD pode ser difícil de ser distinguida da esquizofrenia. Na ausência de história de uso, o diagnóstico pode depender da análise da urina.

Tratamento

O tratamento do paciente intoxicado por FCD inclui a colocação em um quarto escuro e silencioso, em um chão acolchoado, a salvo de lesões. A intoxicação aguda por álcool também pode estar presente.

Tendo havido ingestão oral recente, a absorção gástrica é pouca e a indução do vômito ou lavagem gástrica é útil. O diazepam, em dose de 5 a 10 mg ou 2 a 5 mg IV, pode ser útil quando o paciente está agitado e não em coma. A excreção rápida da droga é promovida pela acidificação da urina. A terapia de suporte para o paciente em coma é indicada com atenção especial para a hidratação, que pode ser comprometida pela diurese induzida pela FCD. Os tratamentos hospitalares e/ou comportamentais podem ser úteis para usuários crônicos de FCD.

A bibliografia está disponível no GEN-io.

140.6 Cocaína

Cora Collette Breuner

A cocaína, um alcaloide extraído a partir de folhas de *Erythroxylum coca* da América do Sul, é fornecida sob a forma do sal cloridrato em forma cristalina. Com a "**inalação**", ela é rapidamente absorvida na corrente sanguínea a partir da mucosa nasal, destoxificada pelo fígado e excretada na urina como benzoilecgonina. Fumar o alcaloide cocaína (**base livre**) envolve a inalação dos vapores de cocaína em cachimbos, ou cigarros misturados com tabaco ou maconha. As queimaduras acidentais são complicações potenciais dessa prática. Com a cocaína ***crack***, a forma de pedra cristalizada, o fumante se sente "alto" em menos de 10 segundos. O risco de dependência com esse método é mais elevado e mais rapidamente progressivo do que a inalação de cocaína. O usuário desenvolve tolerância, e precisa aumentar a dose ou alterar a via de administração, ou ambos, para alcançar o mesmo efeito. Para se manter sob efeito, os usuários utilizam a cocaína repetidamente em pequenos intervalos de tempo conhecidos como "farras". Traficantes de drogas muitas vezes colocam a cocaína em sacos plásticos ou preservativos e engolem esses recipientes durante o transporte. A ruptura de um recipiente produz uma crise simpatomimética (Tabela 140.6). O uso de cocaína entre os estudantes do ensino médio norte-americano tem diminuído na última década, como notado nos dados do MDF de 2016, com 3,7% dos alunos do 3º ano do ensino médio tendo experimentado a droga (por qualquer via) pelo menos uma vez.

MANIFESTAÇÕES CLÍNICAS

A cocaína é um forte estimulante do SNC que aumenta os níveis de dopamina por impedir a reabsorção. A cocaína produz euforia, aumento da atividade motora, diminuição da fadiga e agilidade mental. Suas propriedades simpatomiméticas são responsáveis pela dilatação da pupila, taquicardia, hipertensão e hipertermia. Inalar a cocaína de forma crônica resulta em perda do sentido de olfato, sangramento nasal e rinorreia crônica. A cocaína injetada aumenta o risco para infecção pelo HIV. Os usuários crônicos que fazem uso abusivo da droga experimentam ansiedade, irritabilidade e, algumas vezes, psicose paranoica. Os efeitos letais são possíveis, especialmente quando a cocaína é usada em combinação com outras drogas, como a heroína, em uma forma injetada conhecida como *speedball*. A cocaína, quando consumida com álcool, é metabolizada no fígado para produzir o cocaetileno, uma substância que aumenta a euforia e está associada a maior risco de morte súbita do que a cocaína isoladamente. As adolescentes grávidas que usam cocaína colocam seus fetos em risco de parto prematuro, complicações de baixo peso ao nascer e possibilidade de distúrbios de desenvolvimento.

TRATAMENTO

Não há medicações aprovadas pela FDA para o tratamento da dependência de cocaína. A terapia cognitivo-comportamental (TCC) tem se mostrado efetiva quando fornecida em combinação com serviços adicionais e de suporte social. Demonstrou-se que a dexanfetamina de liberação prolongada é parcialmente eficaz em adultos com dependência de cocaína.

A bibliografia está disponível no GEN-io.

140.7 Anfetaminas

Cora Collette Breuner

A metanfetamina, comumente conhecida como *ice*, é um estimulante do sistema nervoso e uma droga classe II com um alto potencial para o uso abusivo. A maior parte das metanfetaminas usadas de forma abusiva atualmente é produzida em laboratórios ilegais. É um pó branco inodoro, de gosto amargo, particularmente popular entre os adolescentes e adultos jovens devido à sua potência e facilidade de absorção. Ela pode ser ingerida por via oral, fumada, injetada com agulha ou absorvida através das membranas mucosas. As anfetaminas apresentam diversos efeitos no SNC, entre eles a liberação de neurotransmissores e um efeito catecolamínico agonista indireto. Nos últimos anos, tem havido um declínio geral do uso das metanfetaminas entre os estudantes do ensino médio. No estudo MDF de 2012, 1,1% dos alunos do 1º ano do ensino médio relataram terem usado metanfetaminas pelo menos uma vez, refletindo um declínio constante no uso.

MANIFESTAÇÕES CLÍNICAS

A metanfetamina aumenta rapidamente a liberação e bloqueia a reabsorção da dopamina, um poderoso neurotransmissor do "bem-estar" (Tabela 140.17). Os efeitos das anfetaminas podem estar relacionados à dose. Em pequenas quantidades, os efeitos das anfetaminas se assemelham ao dos outros estimulantes: aumento da atividade física, frequência cardíaca rápida e/ou irregular, aumento da pressão sanguínea e diminuição do apetite. Altas doses produzem retardamento da condução cardíaca em consequência da irritabilidade ventricular. Podem ocorrer episódios de hipertensão e hiperpirexia, bem como convulsões (Tabela 140.6). Os efeitos do consumo excessivo resultam no desenvolvimento de ideação psicótica com potencial para violência súbita. Dano cerebrovascular, psicose, retração gengival grave com cáries dentais e infecção pelo HIV e hepatite B e C podem resultar do uso a longo prazo. Uma síndrome de abstinência é associada ao uso de anfetamina, em fases precoce, intermediária e tardia (Tabela 140.7). A fase precoce é caracterizada como uma fase "*crash*" com depressão, agitação, fadiga e desejo de mais uso da droga. Perda da energia física e mental, interesse limitado no ambiente e anedonia marcam a fase intermediária. Na fase final, há o retorno do desejo intenso pela droga, muitas vezes desencadeado por situações ou objetos particulares.

TRATAMENTO

A agitação aguda e o comportamento delirante podem ser tratados com haloperidol ou droperidol. As fenotiazinas são contraindicadas e podem causar uma rápida queda da pressão arterial ou atividade convulsiva. Outro tratamento de suporte consiste no uso de um cobertor de resfriamento para hipertermia e no tratamento de hipertensão e das arritmias, que podem responder à sedação com diazepam ou lorazepam. Para o usuário crônico, intervenções TCC compreensivas têm se mostrado eficazes nas opções de tratamento.

A bibliografia está disponível no GEN-io.

140.8 Uso Abusivo e Desvio de Estimulantes

Cora Collette Breuner

No MDF de 2016, 6,4% dos alunos do 3º ano do ensino médio dos EUA relataram o uso de pílulas dietéticas sem receitas durante a vida, e 2,1% nos últimos 30 dias. Estas incluem estimulantes não prescritos de dois tipos gerais: pseudoanfetaminas, geralmente vendidas pela internet/correspondência; e estimulantes sem prescrição, principalmente pílulas para dieta e para manter-se "acordado". Essas drogas geralmente contêm cafeína, efedrina e/ou fenilpropanolamina. Pílulas para manter-se acordado foram usadas com menor frequência em 2016, com 3,6% dos alunos do 3º ano do ensino médio relatando o uso durante a vida e uma prevalência de 30 dias de 1,7%. Ainda menos estudantes

Tabela 140.17 Sinais e sintomas de intoxicação e abstinência.

	OPIÁCEOS	ANFETAMINAS/COCAÍNA	BENZODIAZEPÍNICOS
INTOXICAÇÃO			
Comportamento	Apatia e sedação; desinibição; retardo psicomotor; dificuldade de atenção e julgamento	Euforia e sensação de aumento de energia; hipervigilância; grandiosidade, agressão, argumentativo; humor lábil; comportamento estereotipado repetitivo; alucinações, normalmente com orientação intacta; ideação paranoica; interferência no funcionamento pessoal	Euforia, apatia e sedação; abusivo ou agressivo; humor lábil; dificuldade de atenção; amnesia anterógrada; dificuldade de desempenho psicomotor; interferência no funcionamento pessoal
Sinais	Sonolência, fala arrastada; constrição pupilar (exceto anoxia de superdosagem grave – dilatação); diminuição do nível de consciência	Pupilas dilatadas; taquicardia (ocasionalmente bradicardia, arritmias cardíacas); hipertensão; náuseas/vômito; sudorese e calafrios; evidência de perda de peso; pupilas dilatadas; dor no peito; convulsões	Marcha instável; dificuldade em permanecer de pé; fala arrastada; nistagmo; diminuição do nível de consciência; lesões ou bolhas eritematosas
Superdosagem	Depressão respiratória; hipotermia	Sintomas simpaticomiméticos	Hipotensão; hipertermia; depressão do reflexo de vômito; coma
Abstinência	Desejo de usar; lacrimejamento; bocejo; rinorreia/espirro; dores ou espasmos musculares; espasmos abdominais; náuseas/vômito/diarreia; sudorese; pupilas dilatadas; anorexia; irritabilidade; tremor; piloereção/arrepios; inquietação; sono perturbado	Humor disfórico (tristeza/anedonia); letargia e fadiga; retardo ou agitação psicomotores; desejo; aumento de apetite; insônia ou hipersonia; sonhos bizarros ou desagradáveis	Tremor de língua, pálpebras ou mãos estendidas; náuseas ou vômito; taquicardia; hipotensão postural; agitação psicomotora; dor de cabeça; insônia; mal-estar ou fraqueza; alucinações ou ilusões visuais, táteis ou auditivas temporárias; ideação paranoica; convulsões de grande mal

De Haber PS, Demirkol A, Lange K *et al.*: Management of injecting drug users admitted to hospital, *Lancet* 374:1284-1292, 2009.

indicaram o uso de produtos parecidos (2,3% ao longo da vida e 0,9% de prevalência mensal).

O *uso indevido* de um medicamento estimulante, definido como tomar um estimulante não prescrito por um profissional de saúde e não de acordo com as orientações desse profissional, tem crescido nas últimas duas décadas, com um aumento nas taxas de prevalência do uso de estimulantes não prescritos entre adolescentes e adultos jovens nos últimos 10 anos. O uso não prescrito de metilfenidato (**MF**) em 2000 foi de 1,2%, aumentando para 2% para MF e 7,5% para sais de anfetamina mista (**ANF**) sem receita médica em 2015.

A maioria dos usuários de estimulantes não prescritos relatou a obtenção dos medicamentos por **desvio**, um processo para obter a substância de seus pares. O desvio ocorre com bastante frequência e pode começar na infância, na adolescência ou na idade adulta jovem. As taxas de desvio ao longo da vida variaram de 16 a 29% dos estudantes com prescrições de estimulantes. Uma pesquisa relatou que 23,3% dos alunos do ensino fundamental e médio que recebiam estimulantes prescritos foram solicitados a desviar sua medicação para outras pessoas a uma taxa que aumentou do ensino fundamental para o ensino médio. Tem sido demonstrado que 54% dos estudantes universitários que receberam prescrição de estimulantes para transtorno de déficit de atenção/hiperatividade (TDAH) foram abordados para desviar sua medicação.

Em estudantes universitários dos EUA, o uso de estimulantes sem receita médica (metilfenidato, sais de anfetamina, dextroanfetamina) é mais prevalente entre subgrupos específicos (homens, brancos, membros de fraternidades/irmandades, com médias de notas mais baixas, mais propensos a usar álcool, cigarros, maconha, MDMA ou cocaína) e tipos de faculdades (região nordeste, com padrões de admissão mais competitivos). A prevalência ao longo da vida do uso de estimulantes não prescritos foi de 6,9%, e a prevalência no último mês, de 2,1%. De acordo com uma pesquisa com 334 estudantes universitários diagnosticados com TDAH que tomam estimulantes prescritos, 25% fizeram uso abusivo de seus próprios medicamentos prescritos. Pressões escolares, incluindo a necessidade de ter sucesso acadêmico, e demandas sociais e financeiras persistentes colocam muitos estudantes em um risco maior de uso indevido de vários medicamentos, especialmente no fim dos períodos letivos. Uma pesquisa *online* com estudantes de medicina e profissionais de saúde descobriu que o motivo mais comum para o uso de estimulantes sem receita médica era para concentrar-se e manter o foco durante o estudo.

MANIFESTAÇÕES CLÍNICAS

O uso indevido de estimulantes está associado a psicose, convulsões, infarto do miocárdio, cardiomiopatia e até morte súbita. O mau uso intencional de MF ou ANFs em combinação com outras substâncias leva a consequências médicas adversas. Um estudo revelou um aumento nas visitas do departamento de emergência (DE) envolvendo o uso indevido de ANF de 862 em 2006 para 1.489 em 2011. Consideravelmente, 14% das visitas ao DE para uso de estimulantes foram associadas a eventos cardiovasculares (CV). Psicose inclui alucinações visuais, delírios, anorexia, embotamento afetivo e insônia mediada por excesso dopaminérgico. Os efeitos CV incluem hipertensão, arritmias, taquicardia, cardiomiopatia, arrtmias cardíacas, vasculite necrosante e acidentes CV. Os relatos de casos incluem reações adversas graves ao medicamento (AGM), morte súbita e transtornos psiquiátricos. Muitos pacientes relatam dificuldades de sono (72%), irritabilidade (62%), tontura e fotofobia (35%), dores de cabeça (33%), dores de estômago (33%) e tristeza (25%). Outros riscos para a saúde incluem perda de apetite, perda de peso e nervosismo. Muitos usuários estão envolvidos no uso excessivo de álcool episódico enquanto usam MF ou ANFs. A maioria dos usuários de MF ou ANFs não tem conhecimento desses efeitos adversos e, predominantemente, "sente-se bem" em tomar esses medicamentos.

Apesar dos relatos de que o mau uso do MF é um problema de saúde, > 82% dos médicos da atenção primária não suspeitaram do uso indevido da medicação TDAH prescrita em um relato, e < 1% achava que seus pacientes estavam desviando a medicação prescrita para TDAH. O monitoramento aprimorado da simulação e do mau uso do paciente pode ajudar a interromper o desvio desses medicamentos. O diagnóstico de TDAH deve ser confirmado naqueles que solicitam medicação para TDAH e devem ser rastreados para o uso de outras drogas.

TRATAMENTO

O tratamento para superdosagem de estimulantes não prescritos é semelhante ao da superdosagem de anfetaminas. O haloperidol ou o droperidol são recomendados para agitação aguda e comportamentos delirantes. As fenotiazinas são contraindicadas e podem causar uma queda rápida na pressão arterial ou crise convulsiva. A hipertermia pode exigir o uso de manta de resfriamento, e a sedação com benzodiazepínicos é recomendada para o tratamento da hipertensão e das arritmias. Nas pessoas com uso crônico, as intervenções de uso abusivo de substâncias intra-hospitalares ou ambulatoriais que utilizam a TCC têm se mostrado a opção de tratamento mais eficaz.

O monitoramento do desvio e uso indevido de estimulantes farmacêuticos deve ser uma prioridade. Mais dados precisam ser obtidos sobre a prevalência, os padrões e os efeitos prejudiciais em adolescentes e adultos jovens.

A bibliografia está disponível no GEN-io.

140.9 Opiáceos

Cora Collette Breuner

A **heroína** é uma droga opioide sintética altamente viciante produzida a partir de uma substância natural (**morfina**) proveniente do ópio extraído da papoula. É um pó branco ou castanho que pode ser injetado (via intravenosa ou subcutânea), inalado/cheirado ou fumado. A injeção intravenosa (IV) produz um efeito imediato, ao passo que os efeitos da via subcutânea ocorrem em minutos, e pela inalação em 30 minutos. Após a injeção, a heroína atravessa a barreira hematencefálica, é convertida em morfina e se liga aos receptores dos opiáceos. A tolerância se desenvolve para o efeito eufórico, e o usuário crônico deve consumir mais heroína para alcançar a mesma intensidade de efeito. O consumo de heroína entre os jovens atingiu o pico em meados de 1990, mas ressurgiu em algumas comunidades suburbanas, assim como o uso de **medicamentos prescritos à base de opioides** encontrados em domicílio. Nos EUA, 2,9% dos estudantes do ensino médio relatam ter experimentado heroína pelo menos uma vez. O maior uso é observado em adolescentes negros do sexo masculino, com prevalência crescente nos estudantes suburbanos do ensino médio; as faixas variam de 0,8 a 5,3%, atravessando grandes distritos escolares urbanos, suburbanos e rurais. **Fentanila** é um opiáceo mais potente e é responsável por muitas superdosagens de opiáceos. *O uso recreativo (ilegal) de medicamentos opiáceos prescritos por via oral ou por injeção (dissolvendo a pílula) é uma fonte importante de dependência e superdosagem de opiáceos.*

MANIFESTAÇÕES CLÍNICAS

As manifestações clínicas são determinadas pela pureza da heroína ou seus adulterantes, combinados com a via de administração. Os efeitos imediatos incluem euforia, diminuição da dor, rubor da pele e pupilas puntiformes (Tabela 140.17). Um efeito sobre o hipotálamo é sugerido pela diminuição da temperatura corporal. As lesões dermatológicas mais comuns são as "estrias", cicatrizes hipertróficas lineares que seguem o curso das grandes veias. Cicatrizes periféricas pequenas e discretas, que se assemelham a mordidas de insetos curadas, podem facilmente passar despercebidas. O adolescente que injeta heroína por via subcutânea pode ter necrose gordurosa, lipodistrofia e atrofia sobre porções das extremidades. Tentativas de ocultar essas marcas podem incluir tatuagens amadoras em locais incomuns. Abscessos na pele secundários às técnicas não estéreis de administração da droga são comuns. Ocorre perda de libido por um mecanismo desconhecido. O usuário crônico de heroína pode recorrer à prostituição para sustentar a dependência, aumentando, assim, o risco de infecções sexualmente transmissíveis (incluindo por HIV), gravidez e outras doenças infecciosas. A constipação intestinal resulta a partir da diminuição das contrações propulsivas do músculo liso e aumento dos tônus do esfíncter anal. A ausência de técnica estéril na injeção pode provocar microabscessos cerebrais ou endocardites, normalmente causados por *Staphylococcus aureus* ou *Pseudomonas aeruginosa*. Reações sorológicas anormais são também comuns, incluindo testes falso-positivos em Venereal Disease Research Laboratories e de fixação do látex. Complicações infecciosas geralmente não são vistas com o uso de opioides orais, a menos que as pílulas sejam dissolvidas e injetadas.

ABSTINÊNCIA

Depois de 8 horas ou mais sem heroína, o indivíduo viciado sofre uma série de distúrbios fisiológicos referidos coletivamente como "supressão" ou a **síndrome de abstinência** por um período de 24 a 36 horas (Tabela 140.17). O sinal inicial é o bocejo, seguido por lacrimejamento, midríase, agitação, insônia, pele arrepiada ou "pele de ganso", cãibras da musculatura voluntária, dor óssea, aumento dos sons intestinais e diarreia, taquicardia e hipertensão sistólica. Embora a administração de metadona seja o método mais comum de desintoxicação, a associação de **buprenorfina**, um agonista-antagonista dos opiáceos, está disponível para a desintoxicação e tratamento de manutenção da dependência por heroína e outros opiáceos. A buprenorfina apresenta a vantagem de oferecer menos risco de dependência e superdosagem e de efeitos de abstinência, além de poder ser administrada na privacidade do consultório do médico. Combinada com intervenções comportamentais, apresenta maiores índices de sucesso na desintoxicação. Um fármaco combinado, buprenorfina mais naloxona, foi formulado para minimizar o uso abusivo durante a desintoxicação. A clonidina e o tramadol também têm sido usados para controlar a abstinência de opioides.

Os medicamentos usados para tratar o **transtorno do uso de opioides**, um problema recorrente crônico, tradicionalmente incluem a manutenção com metadona e a buprenorfina. As formulações de pílulas de opiáceos inibidoras de uso abusivo (quando o controle da dor requer um opioide) incluem pílulas resistentes ao esmagamento que formam um gel viscoso quando dissolvidas ou pílulas com um antagonista opioide sequestrado (naltrexona).

SÍNDROME DE SUPERDOSAGEM

A síndrome de superdosagem é uma reação aguda após a administração de um opiáceo. É a principal causa de morte entre os usuários de drogas. Os sinais clínicos incluem estupor ou coma, convulsões, pupilas mióticas (a menos que tenha ocorrido anoxia grave), depressão respiratória, cianose e edema pulmonar. Os diagnósticos diferenciais incluem traumatismo do SNC, coma diabético, encefalopatia hepática (ou outra), síndrome de Reye, assim como superdosagem de álcool, barbitúricos, "pó de anjo" ou metadona. O diagnóstico de intoxicação por opiáceo é facilitado pela administração por via intravenosa denaloxona, 0,01 mg/kg (2 mg é a dose inicial comum para um adolescente), que causa dilatação das pupilas contraídas pelo opiáceo. O diagnóstico é confirmado pelo achado de morfina no soro.

TRATAMENTO

O tratamento de superdosagem aguda por heroína consiste em manutenção adequada da oxigenação e administração contínua de **naloxona**, um antagonista opioide puro. Pode ser administrada por via intravenosa, via intramuscular ou por via subcutânea, como *spray* nasal ou por tubo endotraqueal. A naloxona apresenta início ultrarrápido de ação (1 minuto) e duração de ação de 20 a 60 minutos. A naloxona está frequentemente disponível no trabalho de campo, transportada pelos socorristas. A naloxona para levar para casa também pode ser administrada por usuários de drogas, sua família ou amigos; esses programas têm sido eficazes no tratamento de superdosagens. Quando não há resposta, outras etiologias para a depressão respiratória devem ser exploradas. A naloxona deve ser mantida por 24 horas se a metadona tiver sido administrada em vez de a heroína, que tem ação mais curta. A admissão em unidade de cuidado intensivo é indicada para pacientes que necessitam de infusões contínuas de naloxona (coma de rebote, depressão respiratória) e para aqueles com arritmias com risco à vida, choque e convulsões.

A bibliografia está disponível no GEN-io.

140.10 Sais de Banho

Cora Collette Breuner

Os sais de banho referem-se a um grupo de drogas previamente incluído na categoria de medicação sem necessidade de prescrição, mas que agora é considerado ilícito. Trata-se de um grupo de substâncias que contêm um ou mais produtos químicos sintéticos semelhantes à **catinona**, um estimulante semelhante à anfetamina encontrado na planta *khat*. Os sais de banho, comercializados sob diversos nomes (como Lunar Wave, Cloud Nine ou Vanilla Sky), são vendidos *online*, ou em lojas de apetrechos de drogas, como um pó cristalino branco ou marrom que pode ser ingerido, inalado ou injetado. Os dados mais atualizados sobre o uso de sais de banho por adolescentes são oriundos do estudo MDF de 2016 de estudantes do 9º ano do ensino fundamental, 1º e 3º anos do ensino médio, que relataram uso de 0,9%, 0,8% e 0,8% respectivamente. As catinonas sintéticas encontradas nos sais de banho incluem metilona, mefedrona e 3,4-metilenodioxipirovalerona (MDPV), todas semelhantes à anfetamina e ao *ecstasy* (MDMA).

MANIFESTAÇÕES CLÍNICAS

Os produtos químicos nos sais de banho elevam os níveis de dopamina no cérebro, causando no usuário uma sensação de onda de euforia, aumento da sociabilidade e do desejo sexual. Além disso, o usuário pode experimentar um pico de norepinefrina, causando reações tais como elevação da frequência cardíaca, dor no peito, vasoconstrição, diaforese, hipertermia, pupilas dilatadas, convulsões, arritmias e hipertensão arterial. Os usuários também experimentam sintomas psiquiátricos, tais como comportamento agressivo, ataques de pânico, paranoia, psicose, delírio, automutilação e alucinações, como consequência do aumento da serotonina. A intoxicação por sais de banho pode causar **síndrome de delírio excitado**, que inclui desidratação, rabdomiólise e insuficiência renal.

TRATAMENTO

O tratamento da superdosagem deve ser direcionado para as complicações específicas, mas frequentemente inclui benzodiazepínicos ou propofol para agitação e outras manifestações neuropsiquiátricas. As catinonas sintéticas em sais de banho são altamente viciantes, desencadeando desejos intensos de consumo da droga naqueles que fazem uso com frequência. Isso pode resultar em dependência, tolerância e sintomas de abstinência acentuados, como observado em outras drogas altamente viciantes. A venda de duas das catinonas sintéticas, a mefedrona e a MDPV, é ilegal nos EUA.

A bibliografia está disponível no GEN-io.

Capítulo 141
Mama
Cynthia M. Holland-Hall

O desenvolvimento da mama é frequentemente o primeiro sinal visível de puberdade na adolescente do sexo feminino. Os pediatras devem ser capazes de distinguir o desenvolvimento normal da mama, incluindo suas variações, das patologias dessa região. A inspeção visual do tecido da mama deve ser um componente rotineiro do exame físico geral da adolescente jovem. O desenvolvimento da mama durante a puberdade é descrito utilizando a **Escala de Maturação Sexual (EMS)**, que progride de EMS 1 até EMS 5, quando a mama se torna mais madura (ver Capítulo 132, Figura 132.2).

DISTÚRBIOS DO SEXO FEMININO

Ver Capítulo 566.

DISTÚRBIOS DO SEXO MASCULINO

A **ginecomastia puberal** (ver Capítulo 585) acomete até 65% dos adolescentes saudáveis do sexo masculino (ver Capítulo 603). Embora este achado seja atribuído a um desequilíbrio transitório das concentrações de estrogênio e androgênio, esse desequilíbrio bioquímico não foi claramente demonstrado. Estudos recentes sugerem que elevações no fator de crescimento semelhante à insulina (IGF-1) podem ter associação mais forte. Geralmente o início ocorre entre 10 e 13 anos, com pico máximo na EMS entre 3 e 4. Um exame físico cuidadoso é fundamental para distinguir entre a **ginecomastia verdadeira**, caracterizada por discreto disco de tecido glandular palpável sob o complexo mamilo-areolar, e a **pseudoginecomastia**, caracterizada por adiposidade bilateral mais difusa da parede anterior do tórax. A ginecomastia fisiológica regride espontaneamente em até 90% dos adolescentes dentro de 18 a 24 meses. Manter a calma e observar são as recomendações para a maioria dos pacientes; cirurgia pode ser indicada em casos graves e persistentes. Nenhum tratamento médico para a ginecomastia foi aprovado pela Food and Drug Administration (FDA) para uso em adolescentes. Estudos pequenos e não controlados com o uso de antiestrógenos, como o tamoxifeno, parecem promissores, mas evidências mais robustas são ainda necessárias. Condições associadas à ginecomastia não fisiológica incluem distúrbios endócrinos, doença do fígado, neoplasias, doenças crônicas e traumatismo. Embora dezenas de medicamentos sejam considerados possíveis causas de ginecomastia, evidências convincentes existem para apenas alguns deles, incluindo diversos antiandrógenos e outros hormônios exógenos, antirretrovirais e bloqueadores dos receptores de histamina. Os bloqueadores do canal de cálcio, alguns antipsicóticos, inibidores da bomba de prótons, lavanda e óleo de melaleuca podem causar ginecomastia. Uso abusivo de drogas, álcool, opioides e esteroides anabolizantes pode estar associado à ginecomastia, mas poucas evidências suportam uma associação com maconha ou anfetaminas.

Outras patologias da mama no sexo masculino são incomuns. Tumores benignos, como neurofibromas, lipomas e cistos dermoides, podem ser encontrados na mama masculina. Pacientes do sexo masculino com síndrome de Klinefelter apresentam risco elevado para câncer de mama (ver Capítulo 601), mas, salvo nessa condição, essa malignidade é extremamente rara em adolescentes.

A bibliografia está disponível no GEN-io.

Capítulo 142
Problemas Menstruais
Krishna K. Upadhya e Gina S. Sucato

Ver também o Capítulo 565.

Os distúrbios menstruais, incluindo início tardio, irregularidade, fluxo intenso e dor, ocorrem em 75% das adolescentes. Os problemas menstruais variam na sua forma de apresentação. Para adolescentes com pequenas variações do normal (Tabela 142.1), basta dar uma explicação a respeito dos sintomas e tranquilizá-las quanto à saúde reprodutiva. A dismenorreia grave, ou sangramento menstrual prolongado, pode ser não apenas alarmante, como também uma causa de morbidade persistente, requerendo tratamento mais agressivo, que pode incluir o encaminhamento para um especialista em ginecologia de adolescente.

MENSTRUAÇÃO NORMAL

Dados de muitos países, incluindo os EUA, sugerem que a média de idade da menarca, ou primeira menstruação, varia de acordo com a origem étnica e o *status* socioeconômico. Muitas vezes, existe uma

Tabela 142.1 Características da menstruação normal.*

Duração do ciclo	21 a 35 dias a partir do 1º dia de um ciclo até o 1º dia do próximo (durante os primeiros 3 anos após a menarca, pode ser de 21 a 45 dias)
Duração da menstruação	7 dias ou menos
Fluxo sanguíneo	6 ou menos absorventes ou tampões (encharcados) por dia

*Adolescentes com dois ou mais ciclos fora deste intervalo ou que pulam seu ciclo por 3 meses consecutivos necessitam de avaliação.

concordância estreita entre a idade da menarca da mãe e a da filha, sugerindo que fatores genéticos são determinantes, assim como fatores individuais, como peso, nível de atividade física e condições médicas crônicas. A idade da menarca tem diminuído nos países e nas populações que têm experienciado melhora nos padrões nutricionais e em outras condições de vida. Em mulheres norte-americanas, a idade média da menarca (12,5 anos) tem sido relativamente estabilizada nas últimas décadas; para mulheres brancas não hispânicas, esta idade é levemente maior; e para mulheres negras não hispânicas e hispano-americanas, é um pouco menor.

Tipicamente, a menarca ocorre dentro de 2 a 3 anos do surgimento do broto mamário (**telarca**), que é o primeiro sinal de puberdade na maioria das meninas. A menarca geralmente ocorre durante o **estágio 4 de maturidade sexual** (EMS; ou seja, estágio de Tanner) da mama. Os ciclos menstruais se tornam mais regulares de maneira gradual, inicialmente com maiores durações, variando entre 21 e 45 dias. Quanto mais tardiamente a menarca ocorrer, mais longo será o tempo até o estabelecimento de ciclos ovulatórios consistentes. Entretanto, para a maioria das adolescentes, cerca de 3 anos após a menarca, os ciclos menstruais são similares aos das mulheres adultas – entre 21 e 35 dias de duração.

IRREGULARIDADES MENSTRUAIS

Em adolescentes jovens, muitas variações na menstruação são explicadas pela **anovulação**, que resulta da imaturidade do eixo hipotálamo-hipofisário-ovariano, que regula a periodicidade menstrual. Desvios significantes do normal requerem uma investigação para patologia orgânica de forma lógica e com bom custo-benefício. A avaliação cuidadosa do histórico menstrual é o primeiro passo importante para o diagnóstico, embora muitas vezes esteja ausente. No momento da menarca, todas as pacientes devem ser encorajadas a monitorar suas menstruações, o que pode ser facilitado pelo uso de diversos aplicativos gratuitos para *smartphone* e *tablet*.

Anteriormente, diversos termos foram utilizados para descrever o sangramento menstrual anormal. Entre eles estão "menorragia", para indicar a ocorrência regular de sangramento excessivo em quantidade ou duração, e "metrorragia" para indicar sangramento irregular entre as menstruações. Esses termos são imprecisos, confusos e não estão relacionados a qualquer patologia subjacente específica. **Sangramento uterino anormal (SUA)** é o termo preferido para o sangramento uterino que é anormal em regularidade, volume, frequência ou duração. O SUA é ainda mais preciso com a adição de termos que o descrevem, como sangramento *menstrual* intenso ou sangramento *intermenstrual*. Uma letra qualificadora é adicionada para indicar a etiologia do sangramento anormal. Das nove categorias de etiologias, as três mais relevantes para as adolescentes são a **disfunção ovulatória** (SUA-O), anteriormente referida como "sangramento uterino disfuncional" (ver Capítulo 142.2); a **coagulopatia** (SUA-C); e a etiologia **ainda não classificada** (SUA-N).

Além da anamnese padrão, que investiga a ocorrência de hospitalizações anteriores, doenças crônicas e uso de medicamentos, a anamnese completa para avaliar uma paciente com irregularidade menstrual deve incluir o momento dos marcos da puberdade, como o início de aparecimento dos pelos pubianos (pubarca) e axilares (axilarca) e o desenvolvimento da mama (telarca); o histórico menstrual detalhado da paciente; a idade da menarca e o padrão menstrual geral da mãe e de irmãs; e o histórico familiar de problemas ginecológicos. A revisão completa dos sintomas deve observar a ocorrência de alterações no padrão das dores de cabeça ou da visão; a presença de galactorreia; e mudanças na pele, no cabelo ou no funcionamento dos intestinos. Alterações na dieta, nível de atividade física e práticas de esportes são também informações importantes para o diagnóstico diferencial. Como em todas as consultas com adolescentes, a paciente deve ser entrevistada sozinha e o relato confidencial deve conter informações sobre uso de drogas, atividade sexual consensual, comportamento sexual forçado, abuso e outros estressores psicossociais.

Além dos parâmetros básicos de crescimento, como peso, altura, pressão arterial, frequência cardíaca e índice de massa corporal, é indicada uma revisão cuidadosa do gráfico de crescimento da paciente. O exame físico deve documentar o EMS; pesquisar sinais de excesso de andrógenos, como hirsutismo ou acne grave; e buscar sinais sugestivos de algum transtorno alimentar (ver Capítulo 41), como lanugo ou calos nas articulações. Um cuidadoso exame genital externo deve ser realizado; na ausência de atividade sexual, o exame pélvico interno raramente é necessário. Se for indicado para adolescente jovem, um exame interno deverá ser realizado por alguém com experiência neste grupo etário, utilizando equipamento e técnica apropriados. A ultrassonografia (US) pélvica pela via transabdominal pode ser um coadjuvante útil para a avaliação de anormalidades anatômicas na adolescente; quando indicada, a ressonância magnética (RM) pode prover maiores detalhes da anatomia pélvica.

A bibliografia está disponível no GEN-io.

142.1 Amenorreia

Krishna K. Upadhya e Gina S. Sucato

A amenorreia, ou ausência de menstruação, geralmente requer avaliação aos 15 anos, ou caso não tenha ocorrido a menstruação dentro de 3 anos após o início da puberdade (**amenorreia primária**), ou quando houver ausência de menstruação por período maior que três ciclos anteriores em paciente pós-menarca (**amenorreia secundária**). Deve-se, entretanto, estar alerta para as seguintes ressalvas: a ausência de qualquer sinal de puberdade aos 13 anos em meninas requer avaliação para atraso puberal; em pacientes sexualmente ativas, ou naquelas com outros sintomas sugerindo patologia, a avaliação deve ser iniciada sem aguardar os três ciclos sem menstruação; em pacientes cujo desenvolvimento de mamas começou entre os 8 e 9 anos, a observação por mais de 3 anos pode ser justificada em alguns casos – há dados que sugerem que a idade da telarca têm diminuído, mas a idade da menarca, não. Por outro lado, o manejo expectante com acompanhamento rigoroso pode ser considerado em paciente na qual anamnese, exame físico (mostrando alguns sinais de desenvolvimento puberal) e história familiar sugerem atraso constitucional da puberdade.

O diagnóstico diferencial da amenorreia é amplo (Tabela 142.2) e requer anamnese e exame físico cuidadosos para orientar quaisquer estudos diagnósticos necessários. A chave para a avaliação é a compreensão do ritmo e do tempo dos marcos da puberdade da paciente. A avaliação de uma paciente que se apresenta com amenorreia deve começar por verificar se ela já teve algum sangramento menstrual anterior. Alguns aspectos da avaliação da amenorreia primária e

Tabela 142.2 Causas da amenorreia (primária ou secundária).
Gravidez (independentemente da anamnese, pode causar amenorreia primária e secundária)
Causas hipotalâmicas funcionais (estresse, perda de peso, desnutrição, altos níveis de exercícios, déficit de energia mesmo com peso normal)
Tríade da mulher atleta (baixa disponibilidade de energia, amenorreia e baixa densidade óssea)
Transtornos alimentares
Insuficiência ovariana prematura (autoimune, idiopática, galactosemia, ou secundária à radiação ou à quimioterapia)
Danos hipotalâmicos e/ou hipofisários (p. ex., irradiação, tumor, lesão cerebral traumática, cirurgia, hemocromatose, defeitos do sistema nervoso central na linha média, como displasia septo-óptica e hipofisite autoimune)
Doença da tireoide (hiper ou hipo, embora esta última esteja normalmente associada ao aumento do sangramento)
Prolactinoma
Doença sistêmica (p. ex., doença inflamatória intestinal, doença cardíaca congênita cianótica, doença falciforme, fibrose cística, doença celíaca)
Hiperandrogenismo (síndrome do ovário policístico, hiperplasia suprarrenal congênita não clássica, tumor ou disfunção da suprarrenal)
Drogas e medicamentos (p. ex., drogas ilícitas, antipsicóticos atípicos, hormônios)
Síndrome de Turner (incluindo mosaicismo)

secundária são idênticos; condições que interrompem o ciclo menstrual também podem impedir a menarca. Nas mulheres com amenorreia primária, no entanto, condições genéticas e anatômicas também devem ser consideradas (Tabela 142.3).

ANAMNESE E EXAME FÍSICO

Elementos importantes da anamnese clínica incluem a dieta, o nível de atividade física e a revisão minuciosa de quaisquer sintomas presentes, incluindo febre, cefaleia, alterações na visão, queixas respiratórias crônicas e gastrintestinais (GI), alterações no funcionamento intestinal, galactorreia, alterações nos cabelos ou nas unhas, pelos em excesso, acne grave, queixas musculoesqueléticas inexplicáveis e alterações na secreção vaginal (que pode desaparecer nas meninas hipoestrogênicas devido à baixa ingestão calórica). Qualquer patologia subjacente e a adequação de seu controle devem ser observadas, assim como a presença de qualquer anomalia renal ou esquelética que possa estar associada a alterações do sistema reprodutivo. Medicações, especialmente para condições psiquiátricas, também devem ser documentadas. Informações relativas ao histórico familiar da idade da menarca, a presença de transtornos alimentares (ver Capítulo 41) e da **síndrome do ovário policístico** (**SOP**; ver Capítulo 567) devem ser obtidas. É necessário um histórico social completo, especialmente em relação à presença ou ausência de atividade ou abuso sexual (ver Capítulo 16.1).

O exame físico deve começar com uma análise cuidadosa das curvas de crescimento. Além da pesquisa de doenças sistêmicas não diagnosticadas, o médico deve ficar alerta a sinais de transtornos alimentares, doenças da tireoide ou hiperandrogenismo. O exame deve avaliar o índice de massa corporal, os pulsos ortostáticos, a pressão arterial, a dentição, a presença de anosmia ou hiposmia (sugestivas de síndrome de Kallmann; ver Capítulo 601.2); verificar se há aumento da parótida; palpar a glândula tireoide; verificar se há hepatosplenomegalia ou outra massa abdominal, linfadenopatia, presença ou ausência de tecido mamário (pela palpação, sem inspeção); e avaliar a maturidade sexual (ver Capítulo 132). Ao exame da pele, deve-se observar a presença de qualquer lanugo, pele seca ou pastosa, perda de cabelo ou sobrancelhas, estrias, acantose *nigricans* ou acne. O exame genital deve avaliar o EMS e a aparência da vagina, que deve ser rosada e úmida; mucosa fina, seca e avermelhada sugere deficiência de estrogênio. A largura do clitóris deve ser < 1 cm. Em pacientes com amenorreia primária, a abertura vaginal pode ser avaliada cuidadosamente e de forma indolor utilizando-se um *swab* fino umedecido com solução salina e evitando o hímen. Se o exame do colo do útero e do útero não for tolerado, uma US pélvica é aconselhável, seguida por RM se maiores detalhes forem necessários.

ESTUDOS LABORATORIAIS

Um teste urinário de gravidez, dosagem de níveis séricos de prolactina, hormônio estimulante da tireoide (TSH) e hormônio foliculestimulante (FSH) são medidas razoáveis para todas as pacientes que se apresentem com amenorreia (Figura 142.1). A elevação do FSH (> 30 mUI/mℓ) em uma jovem amenorreica sugere insuficiência ovariana; se essa hipótese for confirmada com a repetição do teste, deve-se solicitar US pélvica e cariótipo e encaminhar para um especialista. Os testes diagnósticos para pacientes com amenorreia devem ser definidos a partir dos dados da anamnese e dos achados do exame físico (Tabela 142.4).

Em pacientes com sinais de excesso de andrógenos (p. ex., acne grave ou hirsutismo) ou estigma físico associado à SOP (rápido ganho de peso puberal, acantose *nigricans*), deve-se solicitar dosagem de 17-hidroxiprogesterona (17-OHP; coletar pela manhã, aproximadamente às 8 h), testosterona livre e total, sulfato de de-hidroepiandrosterona (DHEAS) e androstenediona. A SOP afeta até 15% das mulheres; os critérios diagnósticos para adolescentes são controversos, mas incluem variações na irregularidade menstrual (de amenorreia a sangramento

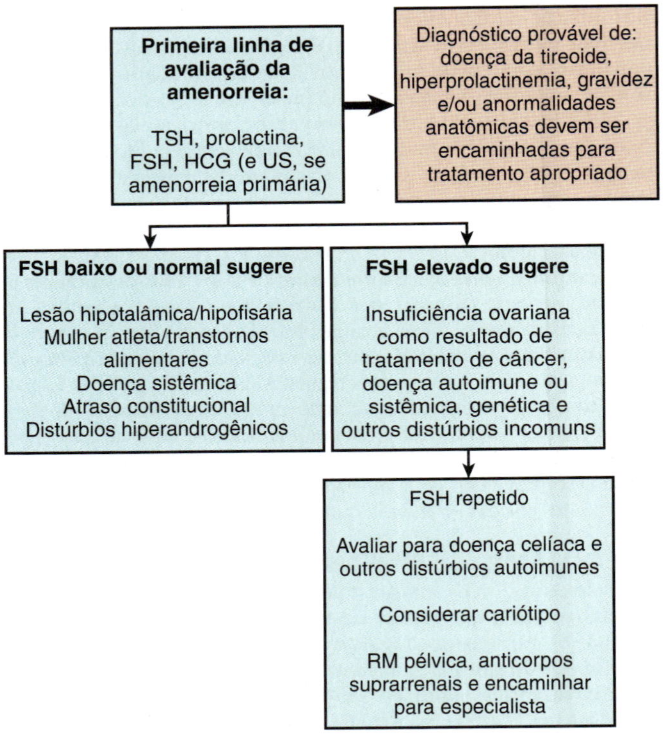

Figura 142.1 Teste diagnóstico inicial para avaliar amenorreia. FSH, hormônio foliculestimulante; HCG, gonadotrofina coriônica humana; LH, hormônio luteinizante; RM, ressonância magnética; US, ultrassonografia.

Tabela 142.3	Causas adicionais da amenorreia primária.
Atraso fisiológico/constitucional	
Anormalidades anatômicas	
Agenesia de Müller	
Hímen imperfurado	
Septo vaginal transverso	
Distúrbios genéticos	
Distúrbios 46,XY do desenvolvimento sexual (p. ex., síndrome de insensibilidade andrógena, deficiência da 5α-redutase e deficiência da 17α-hidroxilase)	
Disgenesia gonadal mista (associada ao número de padrões cromossômicos diferentes)	
Síndrome de Turner (resultante de 45,X ou de uma variedade mosaico ou outro cariótipo anormal)	
Hipogonadismo hipogonadotrófico genético (p. ex., síndrome de Kallmann ligada ao X)	

Tabela 142.4	Testes laboratoriais para avaliar pacientes com sangramento uterino anormal.
Testosterona total e livre*	
Estudos funcionais da tireoide, renais e hepáticos	
Hemograma completo com plaquetas	
Teste de gravidez pela urina (independe da anamnese)	
Teste de amplificação de ácido nucleico (NAAT) ou outro teste equivalente para clamídia, gonorreia e tricômonas	
Tempo de protrombina e tromboplastina parcial	
Nível de ferritina	
Atividades do antígeno do fator de von Willebrand, cofator de ristocetina e atividade do fator VIII†	
Ultrassonografia pélvica (se a hemorragia for persistente apesar do tratamento)	

*Em pacientes com sinais e sintomas sugestivos de síndrome do ovário policístico, como acne, hirsutismo, obesidade, acantose *nigricans* e relato de menstruações infrequentes. †Qualquer anormalidade deve ser seguida por agregação plaquetária induzida por ristocetina e multímeros do fator de von Willebrand. O teste no primeiro dos 3 dias de fluxo menstrual e antes de qualquer tratamento com estrogênio ser iniciado minimiza as chances de resultados falso-negativos. O teste repetido pode ser necessário em pacientes para os quais exista uma suspeita elevada no pré-teste.

uterino disfuncional) e evidência física e bioquímica do excesso de andrógeno. A interpretação da morfologia ovariana policística identificada na US em adolescentes pode ser um desafio, e uma US não é necessária para diagnóstico em adolescentes.

Com as exceções da gravidez, do atraso constitucional e do hímen imperfurado, as condições que causam amenorreia primária estão associadas à redução da fertilidade; assim, o diagnóstico pode causar profundas respostas emocionais nas pacientes e em seus familiares. Entretanto, antes de pedir estudos para confirmar esses diagnósticos (p. ex., cariótipo, RM da anatomia reprodutiva), o médico deve considerar cuidadosamente as implicações e se preparar para encaminhar a paciente a especialistas que tenham experiência na condução do longo tratamento da condição que for diagnosticada.

Em pacientes com a hipótese diagnóstica de amenorreia hipotalâmica baseada no hormônio luteinizante (LH) e com baixos níveis de FSH usando um teste ultrassensível, com anamnese e exame físico consistentes, a RM do cérebro não é sempre necessária. Entretanto, a RM deve ser considerada em pacientes com história de cefaleia, que represente mudança em relação ao quadro inicial, vômitos persistentes, alterações na sede, micção ou visão, prolactina elevada ou galactorreia e outros sintomas neurológicos.

TRATAMENTO

O tratamento para amenorreia varia muito, dependendo da causa subjacente. Muitos diagnósticos exigem encaminhamento para outras especialidades, como endocrinologia, hebiatria, ginecologia e outras subespecialidades cirúrgicas, e diversas vezes a colaboração de outras disciplinas é necessária, como psicologia ou nutrição, que também são indicadas. Para pacientes com **SOP**, o tratamento se baseia na supressão dos andrógenos ovarianos (normalmente com contraceptivos orais combinados, ou seja, estrogênio e progesterona) e em modificações do estilo de vida para diminuir a obesidade e a resistência à insulina. Pacientes com tolerância anormal à glicose podem se beneficiar da adição de metformina. Espironolactona, um bloqueador do receptor de andrógeno, pode também ser usada para reduzir efeitos do androgênio, incluindo hirsutismo. Em virtude da alta prevalência da **síndrome metabólica** na SOP, deve-se considerar a avaliação de diabetes comórbido e hiperlipidemia com triagem lipídica periódica e teste oral de tolerância à glicose, particularmente para pacientes obesas, com fatores de risco familiares e com outros sinais, como acantose *nigricans* e hipertensão. Para pacientes com transtornos alimentares ou outras condições de desequilíbrio energético que as tornem hipoestrogênicas, normalizar o peso e melhorar o estado nutricional são as chaves do tratamento. O início da terapia hormonal não é recomendado rotineiramente nessas pacientes. No entanto, para aquelas que permanecem amenorreicas após uma tentativa de modificação nutricional e de atividade, o uso a curto prazo da **terapia estrogênica transdérmica** (E2) pode ser considerado para proteger a saúde óssea. Para mulheres com amenorreia causada por insuficiência (ou ausência) ovariana, hormônios exógenos são necessários durante todo o desenvolvimento puberal. Os especialistas recomendam iniciar aos 10 a 12 anos com estrogênio transdérmico de baixa dose, progredindo para doses maiores de estrogênio e progestina cíclica. A terapia de manutenção contínua pode ser realizada com produtos de combinação de doses mais altas, conforme encontrado em pílulas anticoncepcionais, adesivos e anéis hormonais combinados.

Para pacientes com **amenorreia secundária**, o uso de hormônios para provocar o sangramento mensalmente (p. ex., contracepção hormonal combinada) na ausência de uma clara indicação (p. ex., SOP, uso de contraceptivos) não é recomendado, uma vez que isso irá mascarar o padrão menstrual subsequente da paciente. Entretanto, naquelas com níveis normais de estrogênio pós-puberal, a progesterona pode ser útil para induzir periodicamente (a cada 4 a 12 semanas) a descamação do revestimento do endométrio, evitando o acúmulo e as intensas menstruações subsequentes. Um esquema normalmente usado é 10 mg/dia de medroxiprogesterona nos primeiros 12 dias do mês.

A bibliografia está disponível no GEN-io.

142.2 Sangramento Uterino Anormal

Krishna K. Upadhya e Gina S. Sucato

Sangramento uterino anormal **(SUA)** é um termo amplo utilizado para descrever qualquer padrão fora do considerado fisiológico. Os médicos são incentivados a categorizar o padrão anormal com base nas queixas da paciente, que geralmente serão menstruações irregulares (SUA/**SIM: sangramento intermenstrual**) ou intensas (SUA/**SMI: sangramento menstrual intenso**).

SANGRAMENTO MENSTRUAL IRREGULAR

A American Academy of Pediatrics (AAP) recomenda que as condições menstruais sejam consideradas um *sinal vital* nas consultas de rotina. Embora as menstruações frequentemente sejam irregulares nos primeiros anos pós-menarca, avaliações adicionais são necessárias se a variação dos padrões menstruais for muito acentuada, além do que é considerado normal para a idade. Mesmo no primeiro ano pós-menarca, a menstruação não deve ser menos frequente do que a cada 45 dias. A menstruação torna-se cada vez mais regular com a idade, e 3 anos pós-menarca, ela normalmente ocorre a cada 21 a 35 dias e dura de 3 a 7 dias. A duração do ciclo pessoal de uma adolescente é normalmente estabelecida aos 19 ou 20 anos.

As adolescentes raramente se queixam de menstruações muito curtas ou leves. No entanto, a menstruação curta, leve ou infrequente deve ser avaliada de maneira semelhante à amenorreia secundária. As mulheres cujas menstruações são excessivas têm muito mais probabilidade de chamar a atenção para o SUA.

Nos primeiros anos pós-menarca, a causa mais comum de SUA em adolescentes é a anovulação decorrente da imaturidade do eixo hipotálamo-hipofisário-ovariano. Na ausência do pico de LH no meio do ciclo para estimular a ovulação, não há corpo-lúteo para a produção de progesterona. Sem os efeitos estabilizadores da progesterona no revestimento do endométrio, há um aumento do risco de sangramento irregular. O sangramento irregular por anovulação, na ausência de doença anatômica, sistêmica ou endocrinológica, é caracterizado como **SUA por disfunção ovulatória** (**SUA-O**; anteriormente referida como sangramento uterino disfuncional). Embora seja a causa mais comum de sangramento menstrual anormal em adolescentes, o SUA-O é um diagnóstico de exclusão. Ao fazer o diagnóstico diferencial, é importante lembrar que a maioria das entidades nosológicas que causam amenorreia podem antes causar anovulação, e a anovulação é o risco principal para o sangramento irregular intenso. A Tabela 142.5 lista as causas de SUA.

A hemorragia não programada durante o uso de contracepção hormonal frequente ocorre particularmente com métodos somente de progestina. Causas comuns incluem não adesão à medicação, medicamentos em interação (prescritos ou não) e tabagismo. As pacientes devem estar seguras de que o sangramento é benigno, e não uma indicação para interromper um método contraceptivo satisfatório.

SANGRAMENTO MENSTRUAL INTENSO E PROLONGADO

O sangramento irregular, particularmente aquele que resulta da anovulação, pode ser longo e intenso (Tabela 142.5). Entretanto, em pacientes com menstruações regulares, cíclicas, longas e/ou intensas, em especial se a menstruação for intensa desde o início da menarca, uma causa hematológica deve ser fortemente considerada. **Doença de von Willebrand** e distúrbios da coagulação são achados em até 13 e 20%, respectivamente, das mulheres com sangramento menstrual intenso; a prevalência aumenta de maneira significativa entre as mulheres com sangramento grave o suficiente para justificar a hospitalização. Outros sintomas sugestivos de distúrbios hemorrágicos incluem *inundação* (troca de absorvente ou tampão mais de uma vez a cada hora), coágulos maiores que 2,5 cm de diâmetro, menstruação com duração maior que 7 dias, história de cistos ovarianos hemorrágicos, sangramento excessivo de feridas ou no pós-operatório e parentes de primeiro grau com menstruação intensa ou epistaxe que necessitam de tratamento médico.

Tabela 142.5 Causas de sangramento menstrual irregular/sangramento uterino anormal (SUA).

CAUSAS DE SUA	EXEMPLOS	CARACTERÍSTICAS
Eixo hipotalâmico-hipofisário-ovariano imaturo (SUA-O)	Paciente dentro de 2 anos de menarca	Indolor, responde ao tratamento hormonal
Alterações de peso, transtorno alimentar ou exercício excessivo	Anorexia nervosa, bulimia, ganho ou perda de peso de mais de 4,5 kg por qualquer etiologia	Perda de peso resulta mais comumente em menstruação mais leve e menos frequente
Causas endocrinológicas	Doença da tireoide, síndrome do ovário policístico (SOP)	Sangramento normalmente aumenta com hipotireoidismo e diminui com SOP e hipertireoidismo
Complicação da gravidez	Ameaça de aborto, endometrite pós-parto ou pós-aborto	História de atividade sexual e/ou gravidez
Infecção	Cervicite, condiloma, doença inflamatória pélvica	Sangramento geralmente não intenso e que pode ocorrer com relações sexuais
Traumatismo	Agressão sexual, acidentes com bicicletas	História evidente em pacientes com idade de menstruar, a menos que haja deficiência cognitiva
Corpo estranho vaginal	Papel higiênico, preservativos rompidos, tampões	Associado o odor e corrimento vaginal, mas normalmente sem sangramento intenso
Causas hematológicas	Doença de von Willebrand, distúrbio da função plaquetária, trombocitopenia (púrpura trombocitopênica idiopática, induzida por fármacos), portadora de hemofilia, deficiência de fator de coagulação, leucemia	Sangramento intenso e/ou longo e frequentemente regular pode apresentar-se na menarca acompanhado por uma história familiar sugestiva (histerectomia ou ablação uterina ou cauterização para epistaxe) ou ao exame físico (equimoses, petéquias)
Medicamentos	Estrógenos, progestina (em pílulas, adesivos, anéis, injeções, implantes e dispositivos intrauterinos), andrógenos, fármacos que causam liberação de prolactina (estrógeno, fenotiazina, antidepressivos tricíclicos, metoclopramida), anticoagulantes (heparina, varfarina, ácido acetilsalicílico, anti-inflamatórios não esteroides) e inibidores de recaptação seletiva de serotonina	Afeta o eixo hipotalâmico-hipofisário-ovariano, o revestimento do endométrio, as plaquetas ou a via de coagulação
Anatômica	Obstrução parcial da vagina ou do útero causando sangramento assíncrono, pólipos ou miomas cervicais ou endometriais, hemangioma, malformação vascular uterina, câncer do trato genital/reprodutivo	Em sua maioria, essas entidades são extremamente raras, especialmente os cânceres do trato reprodutivo
Doença sistêmica	Doença celíaca, artrite reumatoide, síndrome de Ehlers-Danlos	Acompanhada por outros sinais da condição

ACHADOS LABORATORIAIS

A Tabela 142.4 lista testes laboratoriais a serem considerados em pacientes com sangramento intenso e longo. Mulheres com forte sangramento persistente, apesar de resultados negativos, devem ser encaminhadas ao hematologista para a realização de testes de distúrbio de função plaquetária, deficiência de fatores de coagulação e outros distúrbios menos comuns. Na avaliação inicial, a rapidez da perda de sangue em conjunto com a hemoglobina estabelece a **gravidade do sangramento: leve** (hemoglobina > 10 g/dℓ), **moderada** (hemoglobina 8 a 10 g/dℓ) ou **grave** (hemoglobina < 8 g/dℓ).

TRATAMENTO

Em casos **leves**, recomenda-se a suplementação de ferro e que a paciente mantenha um calendário menstrual para acompanhar os padrões dos fluxos subsequentes. Medicamentos anti-inflamatórios não esteroides (p. ex., naproxeno) são mais eficazes do que placebo no tratamento de sangramento intenso e também podem ter efeito terapêutico na dismenorreia concomitante. O sangramento ativo geralmente responde bem ao tratamento cíclico com qualquer contraceptivo hormonal combinado (ou seja, estrogênio e progestina), iniciando na dose 2 vezes/dia, se necessário, até parar o sangramento. Pacientes com contraindicações para o estrogênio podem ser tratadas apenas com progesterona, como medroxiprogesterona ou acetato de noretindrona, 10 mg/dia VO, de forma contínua ou durante 12 dias a cada mês – este último regime de tratamento deverá ser seguido por sangramento mensal.

Nas pacientes com anemia **moderada**, qualquer um dos regimes hormonais anteriores pode ser utilizado. Entretanto, pode ser necessário iniciar o tratamento com 3 a 4 pílulas de contraceptivos orais combinados (COC) por dia (ou 3 a 4 doses de 10 mg de medroxiprogesterona), com medicação adicional para controlar as náuseas. A dose geralmente pode ser reduzida para doses diárias ao longo das próximas 2 semanas. Pacientes com sangramento contínuo rápido, síncope, tontura ou instabilidade hemodinâmica devem ser tratadas no hospital, assim como aquelas com valores de hemoglobina < 8 g/dℓ.

Pacientes com anemia grave devem ser tratadas com um dos hormônios descritos anteriormente, além de líquidos ou hemoderivados, conforme indicado; é aconselhável realizar testes laboratoriais necessários antes da transfusão. Pacientes com vômitos ou outros sintomas significativos podem ser inicialmente tratadas com 25 mg de estrogênio conjugado IV a cada 4 a 6 h durante 1 a 2 dias. Um COC ou um esquema com progestina deve ser adicionado no primeiro dia, já que a progestina é necessária para estabilizar o revestimento do endométrio e pode ser usada como terapia de manutenção após alta hospitalar. No caso excepcionalmente raro de o sangramento de uma paciente não poder ser controlado com hormônios, as opções para intervenções ginecológicas incluem a colocação de balão intrauterino de Foley ou compressas uterinas para tamponar o útero mecanicamente. A dilatação e a curetagem, realizadas frequentemente em mulheres adultas, quase nunca são indicadas em adolescentes e podem aumentar a perda de sangue em mulheres com distúrbios hemorrágicos.

O tratamento hormonal para SUA deve ser mantido por pelo menos 3 a 6 meses, dependendo da idade da paciente, da história menstrual pregressa e da gravidade, antes de se reavaliar a necessidade de manutenção da terapia. Outras opções para a terapia de manutenção incluem adesivos transdérmicos hormonais combinados e anéis vaginais; acetato de depomedroxiprogesterona, 150 mg IM ou 104 mg SC a cada 3 meses; e colocação de um dispositivo intrauterino (DIU) com levonorgestrel, dependendo da necessidade concomitante de contracepção a longo prazo. Para mulheres que escolhem evitar a terapia hormonal, recomenda-se g ácido tranexâmico VO na dose de 1.300 mg, 3 vezes/dia, nos primeiros 5 dias de menstruação, naquelas que não apresentarem risco aumentado de trombose.

Para jovens mulheres com distúrbios hemorrágicos, a formulação de um plano de tratamento a longo prazo é mais bem feita em colaboração com o hematologista da paciente. Mulheres com distúrbio de sangramento conhecido podem ter até 5 vezes mais chances de desenvolver sangramento menstrual intenso. Portanto, enquanto a paciente ainda estiver na fase pré-menarca, pode ser útil colocar um plano proativo em prática caso haja intenso sangramento menstrual agudo, que pode vir a ocorrer com o primeiro período menstrual da paciente.

A bibliografia está disponível no GEN-io.

142.3 Dismenorreia

Krishna K. Upadhya e Gina S. Sucato

A dismenorreia, cólicas uterinas dolorosas que precedem e acompanham a menstruação, ocorre em até 90% das mulheres com idade entre 17 e 24 anos. Embora a dismenorreia seja frequentemente grave o suficiente para interferir nas atividades escolares e em outras, muitas adolescentes não tratam seus sintomas, e poucas procuram assistência médica para o alívio.

A dismenorreia pode ser primária ou secundária. A **dismenorreia primária**, caracterizada pela ausência de qualquer condição patológica específica, é a forma mais comum, representando aproximadamente 90% dos casos. Após a ovulação, a queda da progesterona resulta em síntese de prostaglandinas pelo endométrio, que estimulam a vasoconstrição local, causando isquemia uterina e dor, e a contração do músculo liso, explicando tanto os sintomas uterinos quanto os gastrintestinais. Devido à associação com a ovulação, a dismenorreia primária ocorre tipicamente pelo menos por 12 meses após a menarca.

A **dismenorreia secundária** resulta de uma patologia subjacente, como uma anormalidade anatômica ou infecção, a exemplo da doença inflamatória pélvica. Entretanto, a causa mais comum da dismenorreia secundária em adolescentes é a **endometriose**, uma condição na qual fragmentos de endométrio são encontrados fora do útero, mais comumente próximo das tubas uterinas e dos ovários. Frequentemente existem outros membros da família com endometriose. Embora caracteristicamente ocorra dor intensa no período da menstruação, as adolescentes podem se apresentar com dor não cíclica.

Apesar de a dismenorreia primária ser quase sempre a causa, a anamnese cuidadosa e o exame físico são necessários para adolescentes que apresentam dor pélvica. Exame pélvico interno não é necessário em mulheres que não são sexualmente ativas e cuja apresentação clínica é consistente com dismenorreia primária. A constipação intestinal pode variar ciclicamente em muitas mulheres, especialmente naquelas com síndrome do intestino irritável, e muitas vezes contribui de maneira significativa para a dor. ***Mittelschmerz***, que é a dor curta e grave com a ovulação, ocorre no meio do ciclo e pode explicar o que inicialmente parecia ser uma dor pélvica não cíclica. A Tabela 142.6 lista os sinais de alerta para a dismenorreia secundária. Os cistos ovarianos, preocupação frequente das famílias, normalmente são transitórios e indolores.

O tratamento para a dismenorreia primária visa prevenir ou diminuir a produção de prostaglandina. A base para o tratamento é direcionada à inibição da síntese de prostaglandina por medicamentos anti-inflamatórios não esteroides (Tabela 142.7), começando, preferivelmente, no dia anterior à menstruação. Doses altas ininterruptas de tratamento raramente são necessárias por mais que os primeiros 2 dias. Dados adicionais ainda são necessários para recomendações específicas de tratamento em relação ao exercício, mas deve-se assegurar às mulheres que a participação em esportes não usuais e em atividades extracurriculares são não apenas permitidas, como também uma estratégia para o tratamento adequado.

Para adolescentes cuja dor não responda a doses plenas de medicamentos anti-inflamatórios não esteroides ou que também necessitam de contracepção, todas as formas atualmente disponíveis de contracepção hormonal melhorarão a dismenorreia. Alguns estudos têm investigado o efeito de tratamentos coadjuvantes, como calor, aromaterapia, acupressão, acupuntura, estimulação do nervo transcutâneo, fitoterapia, ioga e suplementos alimentares; entretanto, a base do tratamento de segunda linha são os hormônios. Os mecanismos não estão completamente claros, mas acredita-se que incluam a eliminação da produção de progesterona do corpo-lúteo para os métodos que impedem a ovulação e a subsequente diminuição da produção de prostaglandina a partir do menor revestimento do endométrio. Até três ciclos podem

Tabela 142.6 Diagnóstico diferencial da dismenorreia em adolescentes.*

	APRESENTAÇÃO	DIAGNÓSTICO
Primária	Dor pélvica tipo cólica pode ser acompanhada por: dor/peso na parte inferior das costas e superior da coxa, náuseas, vômito, diarreia, dor de cabeça, mastalgia, fadiga e tonturas; sintomas começam no início do fluxo menstrual ou pouco antes dele e duram 1 a 3 dias	Exame físico normal; exame interno apenas para adolescentes sexualmente ativas. A US pode ser reservada para pacientes com apresentações atípicas (p. ex., início da menarca) ou aquelas cujas dores não respondem aos anti-inflamatórios não esteroidais (AINE) e às terapias hormonais
Endometriose e adenomiose†	**Dismenorreia cada vez mais grave apesar de terapia adequada**; dor exacerbada durante a menstruação pode ocorrer também aciclicamente	Risco aumentado em pacientes com anomalias obstrutivas e possivelmente distúrbios de sangramento; entretanto, muitas adolescentes com endometriose apresentam anatomia e índices de sangramento normais; o diagnóstico é feito visualmente durante a cirurgia *Encontrada em até 69% das adolescentes que foram submetidas à laparoscopia para dor pélvica persistente*
Anomalias de Müller com obstrução parcial do fluxo	**A dor começa na menarca ou logo após ela** e ocorre com sangramento; presença de **anomalia do trato renal conhecida** (frequentemente coexiste com anomalia de Müller)	US pélvica demonstra anomalias uterinas (p. ex., corno uterino rudimentar); RM pode ser exigida para identificar algumas lesões (p. ex., hemivagina obstruída) *Encontrada em 8% das adolescentes que foram submetidas à laparoscopia para dor pélvica persistente*
Doença inflamatória pélvica	Início abrupto de dismenorreia mais grave do que o normal em adolescente sexualmente ativa; a apresentação pode variar de desconforto leve a abdome agudo	Diagnóstico clínico feito por achados da sensibilidade uterina e anexial no exame pélvico bimanual (ver Capítulo 120); recursos de apoio incluem disúria, **corrimento vaginal**, febre e aumento da contagem de células brancas do sangue
Complicação da gravidez	Dor e sangramento coincidente podem ser mal diagnosticados como dismenorreia	Teste de urina positivo para gonadotropina coriônica humana

*Registros **em negrito** indicam "bandeiras vermelhas" para o diagnóstico. †Adenomiose é a presença de tecido endometrial no miométrio uterino.

Tabela 142.7 Tratamento para dismenorreia.

	MEDICAÇÃO	REGIME	COMENTÁRIO
AINE por até 5 dias	Ibuprofeno, 200 mg	2 comprimidos VO a cada 4 a 6 h	Medicamento de venda livre
	Naproxeno sódico, 275 mg	550 mg, dose inicial, seguida de 275 mg VO a cada 6 h	Pacientes podem preferir o regime de dosagem equivalente 550 mg VO a cada 12 h
	Celecoxibe (inibidor da ciclo-oxigenase [COX]-2)*	400 mg seguidos de 200 mg VO a cada 12 h, quando necessário para dor	Pode ser usado em pacientes com doença de von Willebrand
Contracepção hormonal	Pílulas de contraceptivo oral combinado ou anel vaginal	Regimes hormonais contínuos (em vez do padrão de hormônio por 21 dias, seguidos por 7 dias de placebo) podem oferecer melhor alívio, mas aumentam o risco de sangramento intermenstrual	Os dados favorecendo os anéis e as pílulas sobre os adesivos de hormônios combinados para esta indicação são escassos; o tratamento pode ser baseado na preferência da paciente
	Métodos apenas com progestina	150 mg de DMPA IM ou 104 mg SC a cada 3 meses, dispositivo intrauterino com levonorgestrel por até 5 anos, implante de etonogestrel por até 3 anos	O DMPA tem potencial para efeitos colaterais de perda óssea e ganho de peso, assim como maior taxa de abandono que os dois métodos CRAP
Agonista do hormônio liberador de gonadotrofina	Leuprolida de depósito	11,25 mg IM a cada 3 meses	Considerar para pacientes com endometriose presumida que não respondem a métodos hormonais; hormônios *add-back* são recomendados para prevenir perda óssea

*Este medicamento pode causar sérios eventos cardiovasculares e gastrintestinais. Devem ser usados com cuidado em pacientes com comprometimento renal ou disfunção hepática, insuficiência cardíaca, história de sangramento ou úlcera gastrintestinal. Informações completas sobre prescrição podem ser encontradas em: http://www.accessdata.fda.gov/drugsatfda_docs/label/2011/020998 s033,021156 s003 lbl.pdf. AINE, medicamentos anti-inflamatórios não esteroides; CRAP, contraceptivo reversível de ação prolongada; DMPA, acetato de depomedroxiprogesterona.

ser necessários para se estimar o benefício total. Os métodos e esquemas que eliminam o intervalo placebo podem proporcionar um alívio maior. Mulheres cujas dores persistam por mais de 3 meses apesar da terapia hormonal adequada requerem outras avaliações e tratamentos.

A bibliografia está disponível no GEN-io.

142.4 Síndrome Pré-menstrual e Transtorno Disfórico Pré-menstrual

Krishna K. Upadhya e Gina S. Sucato

O **transtorno disfórico pré-menstrual (TDPM)** é um transtorno depressivo que é distinguido de outros transtornos depressivos pelo momento em que ocorre. Os sintomas de ansiedade e humor depressivo começam na fase lútea do ciclo menstrual (ou seja, na segunda metade, após a ovulação) e melhoram dentro de poucos dias após o início da menstruação. O TDPM causa sofrimento importante e comprometimento funcional e pode ser acompanhado por sintomas físicos e comportamentais. Ocorre em 2 a 6% das mulheres menstruadas em todo mundo. Com base em uma grande quantidade de evidências científicas, foi incluído no *Diagnostic and Statistical Manual of Mental Disorders, Fifth Edition* (DSM-5) como um transtorno depressivo distinto, que responde ao tratamento (Tabela 142.8). O TDPM é distinguido da **síndrome pré-menstrual** (SPM), que ocorre em período semelhante e acomete até 30% das adolescentes, pela gravidade e pelas consequências dos sintomas afetivos. Os sintomas pré-menstruais são precipitados pela ovulação; ressurgem na fase lútea e devem desaparecer ao fim da menstruação. Até metade das mulheres que relatam SPM não satisfazem

Tabela 142.8 Critérios para transtorno disfórico pré-menstrual.

A. Na maioria dos ciclos menstruais, pelo menos cinco sintomas devem estar presentes na última semana antes do início da menstruação, começar a *melhorar* com alguns dias após o início da menstruação e se tornar *mínimos* ou ausentes na semana após a menstruação.
B. Um (ou mais) dos seguintes sintomas deve estar presente:
1. Importante labilidade afetiva (p. ex., alterações de humor, sensação súbita de tristeza ou vontade de chorar, aumento da sensibilidade à rejeição).
2. Acentuada irritabilidade ou raiva ou aumento de conflitos interpessoais.
3. Humor intensamente deprimido, sentimentos de desesperança ou pensamentos autodepreciativos.
4. Ansiedade marcada, tensão e/ou sentimentos de estar em constante alerta ou no limite.
C. Um (ou mais) dos seguintes sintomas deve estar adicionalmente presente, para atingir um total de cinco sintomas quando combinado com os sintomas do critério B:
1. Diminuição do interesse em atividades usuais (p. ex., trabalho, escola, amigos e *hobbies*).
2. Dificuldade subjetiva na concentração.
3. Letargia, fácil fatigabilidade ou acentuada falta de energia.
4. Marcada mudança no apetite; comer demais ou ter desejos de comidas específicas.
5. Hipersonia ou insônia.
6. Sensação de estar sobrecarregado ou fora de controle.
7. Sintomas físicos, como sensibilidade nos seios ou inchaço, dor nas articulações ou nos músculos, sensação de "inchaço" ou ganho de peso.

Nota: Os sintomas dos critérios de A a C devem ter sido preenchidos para a maioria dos ciclos menstruais ocorridos no ano anterior.

D. Os sintomas estão associados a sofrimento clinicamente significativo ou interferência com trabalho, escola, atividades sociais usuais ou relacionamentos com outras pessoas (p. ex., evitar atividades sociais; produtividade e eficiência diminuídas no trabalho, na escola ou em casa).
E. A perturbação não é meramente uma exacerbação dos sintomas de outro transtorno, como transtorno depressivo maior, transtorno de pânico, transtorno depressivo persistente (distimia) ou transtorno de personalidade (embora possa ocorrer paralelamente com qualquer um destes).
F. O critério A deve ser confirmado por avaliações diárias prospectivas durante pelo menos dois ciclos sintomáticos. (Nota: o diagnóstico pode ser feito provisoriamente antes dessa confirmação).
G. Os sintomas não são atribuíveis aos efeitos fisiológicos de uma substância (p. ex., uso abusivo de alguma droga, medicação, outro tratamento) ou outra condição médica (p. ex., hipertireoidismo).

De *Diagnostic and Statistical Manual of Mental Disorders, Fifth Edition* (Copyright 2013), American Psychiatric Association, p 171-172.

os critérios de diagnóstico para TDPM quando os sintomas são avaliados de forma prospectiva. Consequentemente, o uso de um calendário menstrual para documentar prospectivamente os sintomas é necessário, uma vez que é importante distinguir o TDPM de ansiedade, depressão ou outro transtorno da saúde mental, cujos sintomas são exacerbados de forma cíclica, mas ocorrem ao longo do ciclo.

O sucesso do tratamento é aferido pela melhora dos sintomas da paciente. Em casos leves de SPM, as adolescentes podem ter alívio adequado seguindo as informações a respeito da relação dos sintomas com o ciclo menstrual e recebendo instruções sobre técnicas de manejo do estresse, incluindo a prática de exercícios. Não existem fortes evidências que confirmem a eficácia da maioria dos métodos contraceptivos hormonais para SPM, particularmente em adolescentes. Entretanto, alguns especialistas sugerem essa opção de tratamento para pacientes que também apresentam dismenorreia ou necessidades contraceptivas.

A opção de tratamento para SPM grave e TDPM com melhores evidências de eficácia é o uso de inibidores seletivos de recaptura da serotonina, que constituem a terapia de primeira linha para a mulher adulta. Em contraste com o tratamento da depressão, os inibidores seletivos de recaptura da serotonina podem ser rapidamente eficazes no tratamento da TDPM e, assim, podem ser prescritos de forma tanto contínua quanto intermitente, começando na ovulação (ou sempre que os sintomas da fase lútea começam) e terminando quando os sintomas desaparecerem. As doses para as adolescentes podem ser as mesmas utilizadas para mulheres adultas, como 20 mg de fluoxetina VO diariamente.

A bibliografia está disponível no GEN-io.

Capítulo **143**

Contracepção

Tara C. Jatlaoui, Yokabed Ermias e Lauren B. Zapata

As consequências adversas da atividade sexual, incluindo gravidez indesejada (ver Capítulo 144) e infecções sexualmente transmissíveis (IST; ver Capítulo 146), são experiências frequentemente vividas por adolescentes a taxas inaceitavelmente altas. Adolescentes frequentemente não procuram cuidados de saúde reprodutiva até 6 a 12 meses após início da atividade sexual; muitas irão engravidar e/ou adquirir uma IST neste intervalo. O aconselhamento precoce e apropriado e as intervenções educacionais com as adolescentes, incluindo discussão direta sobre gravidez não desejada e prevenção de IST, podem diminuir o comportamento de risco sexual; adolescentes que planejam a iniciação sexual são 75% mais propensas a usar método contraceptivo na primeira relação sexual. Entretanto, conselho apropriado e fornecimento de contracepção conforme garantido são componentes críticos na atenção integral à saúde para adolescentes.

EFICÁCIA CONTRACEPTIVA

Para diminuir as taxas de gravidez indesejada, a American Academy of Pediatrics (AAP) e o American College of Obstetricians and Gynecologists (ACOG) recomendam que as adolescentes usem as formas mais eficazes de contracepção reversível. Comparando a eficácia típica dos métodos contraceptivos, o gráfico ilustra um sistema escalonado de métodos contraceptivos que vão desde métodos mais eficazes até métodos menos eficazes (Figura 143.1). Esses níveis são categorizados por **taxas de falha de uso típico**, que refletem a eficácia de um método para a pessoa que, em média, pode não usar o método consistentemente ou nem sempre pode usar o método corretamente (Tabela 143.1). Por exemplo, para pílulas anticoncepcionais orais, a taxa de falha de uso típico é de 7%, enquanto a taxa de falha de *uso perfeito* é < 1%. Os métodos de **Nível 1**, os mais eficazes, incluem aqueles com taxas de falha < 1 gravidez por 100 mulheres em 1 ano de uso típico, e os métodos reversíveis de Nível 1 incluem dispositivos intrauterinos (DIUs) e implantes. Os métodos de **Nível 2** apresentam taxas de falha de 4 a 7 gravidezes por 100 mulheres em 1 ano de uso típico, e incluem contracepção injetável, pílulas anticoncepcionais orais, adesivos contraceptivos e anel vaginal. Os métodos de **Nível 3** apresentam taxas de falha > 13 gravidezes por 100 mulheres por ano de uso típico, e incluem os preservativos masculino e feminino, o diafragma, o coito interrompido, a esponja, métodos baseados na percepção da fertilidade e espermicidas.

143.1 Uso de Contraceptivos

Tara C. Jatlaoui, Yokabed Ermias e Lauren B. Zapata

ATIVIDADE SEXUAL

De acordo com o Sistema de Vigilância do Comportamento de Risco Juvenil 2015, 41,2% das estudantes do ensino médio dos EUA já tiveram relações sexuais, e aproximadamente um terço relatou estar sexualmente ativa no momento.

Embora as adolescentes dos EUA e as adolescentes europeias tenham níveis semelhantes de **atividade sexual** e idades de **iniciação sexual**, as adolescentes dos EUA são menos propensas a usar contraceptivos e menos propensas a usar os métodos mais eficazes. As taxas de gravidez na adolescência têm diminuído em todo o mundo como resultado do início tardio da atividade sexual e do aumento do uso de contraceptivos. Apesar da diminuição, os EUA ainda tiveram a maior taxa de natalidade em adolescentes do mundo industrializado de 2013, com 26,5 nascidos vivos por 1.000 mulheres entre 15 e 19 anos (Figura 143.2). Isso é quase 1,5 vez maior do que a taxa de natalidade entre adolescentes no Reino Unido em 2013, que tem a taxa mais elevada da Europa Ocidental, e quase 8 vezes maior do que a taxa de natalidade entre adolescentes na Suíça, que tem a menor taxa na Europa Ocidental. Em 2011, das 574.000 gravidezes em adolescentes nos EUA, 75% não foram intencionais, indicando uma necessidade não satisfeita de contracepção segura e eficaz que as adolescentes usarão de forma correta e consistente.

USO DE CONTRACEPÇÃO ENTRE ADOLESCENTES

De acordo com a Pesquisa Nacional de Crescimento da Família, 2011-2013, praticamente todas as adolescentes sexualmente experientes usaram algum método de contracepção no passado. O método mais comumente utilizado por adolescentes do sexo feminino é o *preservativo*, seguido por coito interrompido (métodos menos eficazes) e, em seguida, a pílula (um método moderadamente eficaz). DIUs e implantes, os métodos reversíveis mais eficazes, são utilizados apenas por 4,3% das usuárias de contraceptivos femininos entre 15 e 19 anos. O uso de contracepção na **primeira relação sexual** aumentou muito nos últimos 50 anos. A partir de 2010, o preservativo é o método mais comum usado na primeira relação sexual, relatado por > 75% dos homens e mulheres. Fatores associados ao uso da contracepção no primeiro ato sexual incluem o aumento da idade entre adolescentes até os 17 anos; o tempo passado na faculdade; e o planejamento da sua primeira relação sexual.

Mais da metade das adolescentes sexualmente experientes utilizam atualmente os contraceptivos reversíveis mais eficazes ou métodos contraceptivos moderadamente eficazes. O uso de métodos hormonais pelas adolescentes dos EUA na última relação sexual é menos frequente em comparação com as adolescentes de outros países desenvolvidos: 52% das adolescentes dos EUA, 56% das suecas de 18 a 19 anos, 67% das francesas de 15 a 19 anos, 72% das britânicas de 16 a 19 anos e 73% das canadenses de 15 a 19 anos usam métodos hormonais. Atualmente, maior probabilidade de utilização de contraceptivos femininos está associada a idade mais avançada na iniciação sexual, aspirações por maior desempenho acadêmico, aceitação da própria atividade sexual e uma atitude positiva em relação à contracepção. Apesar da importância da proteção dupla contra gravidez indesejada e ISTs, apenas 21,3% das adolescentes norte-americanas sexualmente ativas usam preservativos, além de outro método contraceptivo mais eficaz.

A bibliografia está disponível no GEN-io.

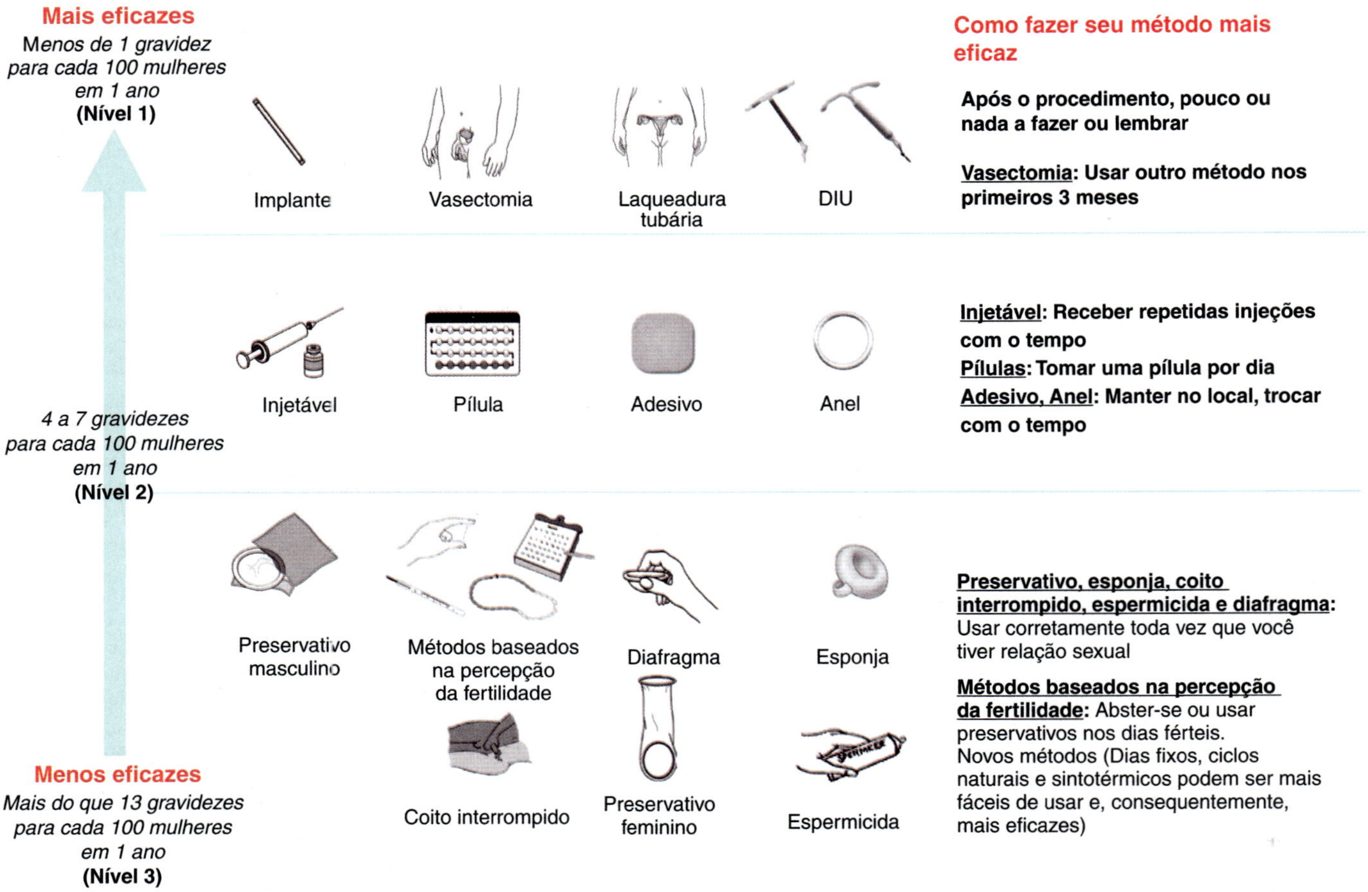

Figura 143.1 Eficácia dos métodos contraceptivos. (*De Trussell J, Aiken ARA, Micks E, Guthrie K. Contraceptive efficacy, safety, and personal considerations. In Hatcher RA, Nelson AL, Trussell J et al., eds. Contraceptive technology, ed 21, New York, 2018, Ayer Company Publishers p. 102.*)

Tabela 143.1 Eficácia dos contraceptivos.

MÉTODO	TAXA DE FALHA* Uso típico	Uso perfeito	ALGUMAS VANTAGENS	ALGUNS EFEITOS ADVERSOS E DESVANTAGENS
Implante				
Nexplanon®	0,1%	0,1%	Conveniência; contracepção a longo prazo; não é necessária a conformidade da paciente; retorno rápido da fertilidade após a remoção	Sangramento irregular; complicações de remoção
Dispositivos Intrauterinos (DIUs)			Conveniência; contracepção a longo prazo; não é necessária a conformidade da paciente; retorno rápido da fertilidade após a remoção	Perfuração uterina rara; risco de infecção com inserção; anemia
ParaGard® T380A	0,8%	0,6%	Eficaz por 10 anos; não hormonal	Hemorragia irregular/pesada e dismenorreia
Mirena®	0,1%	0,1%	Diminuição do sangramento menstrual e dismenorreia	Sangramento irregular em 1 a 6 meses, seguido de amenorreia; cistos ovarianos
Liletta®	0,1%	0,1%	Diminuição do sangramento menstrual e dismenorreia	Sangramento irregular em 1 a 6 meses; cistos ovarianos
Kyleena®	0,2%	0,2%	Formato T menor e tubo de inserção mais estreito	Sangramento irregular em 1 a 6 meses; cistos ovarianos; amenorreia em 13% das usuárias após 1 ano
Skyla®	0,4%	0,3%	Formato T menor e tubo de inserção mais estreito	Sangramento irregular em 1 a 6 meses; cistos ovarianos; amenorreia em apenas 6% das usuárias após 1 ano
Esterilização				
Mulher	0,5%	0,5%	Contracepção a longo prazo; não é necessária a conformidade da paciente	Potencial para complicações cirúrgicas; arrependimento entre as mulheres jovens; reversão muitas vezes não é possível e cara
Homem	0,15%	0,1%	Contracepção a longo prazo; não é necessária a conformidade do paciente	Dor no sítio cirúrgico, arrependimento entre homens jovens; reversão muitas vezes não é possível e cara

(*continua*)

Tabela 143.1 Eficácia dos contraceptivos. *(continuação)*

MÉTODO	TAXA DE FALHA* Uso típico	Uso perfeito	ALGUMAS VANTAGENS	ALGUNS EFEITOS ADVERSOS E DESVANTAGENS
Injetável				
Depo-Provera®	4%	0,2%	Conveniência; mesmas que as dos contraceptivos orais apenas com progestina	Retardo no retorno à fertilidade, sangramento irregular e amenorreia; ganho de peso; pode diminuir a densidade mineral óssea
Contraceptivos orais combinados	7%	0,3%	Proteção contra câncer ovariano e endometrial, DIP e dismenorreia	Aumento da taxa de tromboembolismo, acidente vascular encefálico e infarto agudo do miocárdio em fumantes mais idosas; náuseas; dor de cabeça; contraindicados com amamentação
Contraceptivos orais apenas com progestina	7%	0,3%	Proteção contra a DIP, anemia ferropriva e dismenorreia; seguros em mulheres que amamentam e naquelas com risco cardiovascular	Sangramento irregular e imprevisível; deve-se tomar no mesmo horário todos os dias
Transdérmico				
Evra®	7%	0,3%	Conveniência de aplicação 1 vez/semana; mesmos benefícios que os contraceptivos orais combinados	A dismenorreia e o desconforto mamário podem ser mais frequentes do que com contraceptivos orais; reações no local da aplicação; expulsão; aumento da exposição ao estrogênio em comparação com contraceptivos orais
Vaginal				
NuvaRing®	7%	0,3%	Excelente controle de ciclo; rápido retorno à fertilidade após a remoção; conveniência de inserção uma vez por mês	Desconforto; corrimento vaginal
Diafragma com espermicida	17%	16%	Baixo custo; pode reduzir o risco de câncer cervical	Alta taxa de falha; irritação cervical; aumento do risco de infecção do trato urinário e síndrome de choque tóxico; alguns requerem adaptação por profissional de saúde; pode ser difícil de obter; disponível apenas por prescrição
Preservativo sem espermicida				
Mulher	21%	5%	Proteção contra ISTs; cobre a genitália externa; venda sem prescrição	Alta taxa de falha; difícil de inserir; baixa aceitabilidade
Homem	13%	2%	Proteção contra ISTs, venda sem prescrição	Alta taxa de falha; reações alérgicas; baixa aceitabilidade; ruptura possível
Coito interrompido	20%	4%	Sem fármacos ou dispositivos	Alta taxa de falha
Esponja	14 a 27%	9 a 20%	Venda sem prescrição; baixo custo; sem necessidade de montagem; fornece 24 h de proteção	Alta taxa de falha; contraindicado durante a menstruação; aumento do risco de síndrome do choque tóxico
Métodos baseados na percepção da fertilidade	15%	–	Baixo custo; sem fármacos ou dispositivos	Alta taxa de falha; pode ser difícil de aprender; requer períodos relativamente longos de abstinência
Método dos dias padrão	12%	5%		
Método de 2 dias	14%	4%		
Método de ovulação	23%	3%		
Método sintotérmico	2%	0,4%		
Espermicida somente	21%	16%	Venda sem prescrição	Alta taxa de falha; irritação local; deve ser reaplicado com a repetição da relação sexual; aumento do risco de transmissão do HIV
Nenhum método	85%	85%	–	–

*Risco de gravidez indesejada durante o primeiro ano de uso. (Dados de Trussel J *et al.*: In Hatcher RA *et al.*: *Contraceptive technology.* ed 21, Nova York, 2018, Ayer Company Publishers. DIP, doença inflamatória pélvica; ISTs, infecções sexualmente transmissíveis. Adaptada de The Medical Letter: Choice of contraceptives. *Med Lett* 57 (1477):128, 2015.)

143.2 Aconselhamento Contraceptivo

Tara C. Jatlaoui, Yokabed Ermias e Lauren B. Zapata

A entrevista de rastreamento da saúde durante a consulta preventiva da adolescente oferece oportunidade para identificar e discutir práticas sexuais inseguras entre as adolescentes sexualmente ativas e para identificar e reforçar comportamentos sexuais seguros, incluindo a abstinência (ver Capítulo 137). Adolescentes com problemas médicos, tanto crônicos como agudos, são particularmente vulneráveis à não abordagem de sua saúde sexual e saúde reprodutiva em suas visitas, embora elas tenham saúde sexual e necessidades contraceptivas semelhantes às adolescentes saudáveis (ver Capítulo 734). Suas comorbidades ou o medicamento já em uso podem levar a uma gravidez indesejada ou a um aumento de risco à saúde e também podem reduzir as opções contraceptivas. Os **U.S. Medical Eligibility Criteria for Contraceptive Use** descrevem condições médicas associadas ao aumento do risco de eventos adversos à saúde como resultado da gravidez e também fornecem recomendações para quem pode usar com segurança métodos contraceptivos específicos.

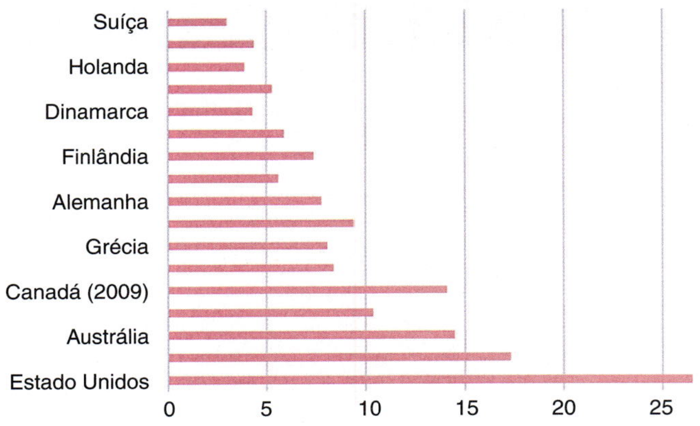

Figura 143.2 Taxas de natalidade entre adolescentes em países de alta renda, 2013. Nascimentos vivos por 1.000 mulheres entre 15 e 19 anos. (*Dados do United Nations Statistical Division. Demographic Yearbook 2014, New York,* http://unstats.un.org/unsd/demographic/products/dyb/dyb2014.htm, *e Martin JA, Hamilton BE, Osterman MJK et al.: Births: Final data for 2013.* Natl Vital Stat Rep *64(1):1-68, 2015.*)

Os objetivos do aconselhamento com as adolescentes são para (1) compreender suas percepções e as ideias erradas em relação à gravidez e ao uso de contraceptivos; (2) ajudá-las a colocar o risco da relação sexual desprotegida em uma perspectiva pessoal; (3) educá-las quanto aos reais riscos e benefícios dos diversos métodos disponíveis; e (4) ajudá-las a escolher um método seguro e eficaz que possa ser fornecido no local ou ser facilmente obtido por meio de encaminhamento. O aconselhamento deve incluir uma revisão de todos os métodos contraceptivos disponíveis que a adolescente possa usar seguramente (U.S. Medical Eligibility Criteria), começando com os métodos mais eficazes. A **contracepção reversível de longa duração** (DIUs e implantes) é uma opção segura e eficaz para muitas adolescentes, incluindo aquelas que não estão grávidas ou deram à luz. A adolescente deve ser aconselhada sobre a eficácia do método usando taxas de falha de uso típico. É importante perguntar sobre o uso do **coito interrompido** porque 60% das adolescentes do sexo feminino utilizaram esse método, que tem uma taxa de falha de uso típico de 20%, para contracepção. A **abstinência** também deve ser discutida como uma opção, mesmo que as adolescentes tenham se envolvido em relações sexuais no passado. A abstinência situacional pode ser a melhor opção se não houver outro método disponível em um momento específico.

Os conceitos necessários a serem abordados ao discutir os métodos individuais incluem a eficácia do método, por quanto tempo o método funciona, quais comportamentos são necessários para o uso correto e consistente, quais efeitos colaterais podem ser observados, quaisquer benefícios não contraceptivos do método (p. ex., redução do sangramento menstrual, proteção contra ISTs) e quais sinais ou sintomas de complicações devem levar a uma consulta de retorno. A revisão dos efeitos colaterais comuns permite às adolescentes antecipar e lidar com quaisquer alterações com tranquilidade e pode evitar a descontinuação do método. Ponderar a possibilidade de certos efeitos colaterais com a possibilidade de uma gravidez indesejada também pode ajudar na conversa. Também é importante abordar quaisquer percepções errôneas específicas que as adolescentes possam ter sobre certos contraceptivos em relação a efeitos colaterais, eficácia ou qualquer outro conceito discutido.

Uma vez que a adolescente escolha o método, o provedor e a jovem devem discutir os planos sobre o uso correto e consistente do método escolhido e as estratégias para o acompanhamento apropriado (Tabela 143.1). Os provedores devem auxiliar a adolescente a considerar as barreiras potenciais para o uso correto e consistente (p. ex., esquecer de tomar a pílula diariamente) e desenvolver estratégias para lidar com cada barreira. O provedor deve avaliar se a adolescente compreendeu a informação discutida e pode confirmar pedindo à adolescente que repita os conceitos principais.

As U.S. Selected Practice Recommendations for Contraceptive Use fornecem orientação para os provedores sobre quando iniciar a contracepção, como ter certeza de que a mulher não esteja grávida no início da contracepção e quais exames e testes são recomendados antes de iniciar a contracepção. Geralmente, as mulheres podem iniciar um método contraceptivo que não seja um DIU a qualquer momento, e um DIU pode ser colocado quando um profissional tiver razoável certeza de que a mulher não esteja grávida. A maioria das mulheres não necessita de exames ou testes antes de iniciar a contracepção. Somente um exame pélvico é necessário para a colocação de um DIU, a menos que haja outra indicação. A triagem de ISTs é apropriada para a colocação do DIU, uma vez que a atividade sexual tenha começado, mas a maioria das mulheres não necessita de rastreamento adicional se elas tiverem sido recentemente rastreadas de acordo com as diretrizes de tratamento das ISTs. Recomenda-se a triagem para gonorreia e clamídia usando um *swab* vaginal ou amostra de urina coletada pela própria usuária ou provedor, a menos que os sintomas exijam um exame pélvico. A colocação do DIU não deve ser adiada para receber os resultados da triagem. Diretrizes do ACOG recomendam que a adolescente deve visitar um ginecologista pela primeira vez entre 13 e 15 anos, a menos que seja necessário em idade precoce. Essa visita tem como objetivo estabelecer um relatório, educar a paciente e os pais ou responsáveis sobre o desenvolvimento sexual saudável e fornecer serviços preventivos de rotina. O rastreamento do câncer do colo do útero não é recomendado até os 21 anos.

Os provedores devem oferecer serviços confidenciais às adolescentes e observar todas as leis estaduais relevantes e obrigações legais (p. ex., notificação ou denúncia de abuso sexual). O Capítulo 137 discute questões de confidencialidade e consentimento relacionadas ao manejo de contraceptivos. Os provedores também devem encorajar as adolescentes a envolver os pais ou responsáveis em suas decisões de saúde, ao mesmo tempo que dão aos pais informações claras sobre o direito de suas filhas adolescentes a confidencialidade, privacidade e consentimento informado. Todos os serviços devem ser prestados de maneira amigável às jovens, o que significa que eles devem ser acessíveis, equitativos, aceitáveis, apropriados, abrangentes, eficazes e eficientes. Há recursos disponíveis que descrevem maneiras de garantir uma visita de saúde reprodutiva **amigável às adolescentes**.

A bibliografia está disponível no GEN-io.

143.3 Contracepção Reversível de Ação Prolongada

Tara C. Jatlaoui, Yokabed Ermias e Lauren B. Zapata

A **contracepção reversível de ação prolongada (CRAC)** inclui 4 DIUs de **levonorgestrel (LNG)**, o DIU **de cobre (Cu)** e o implante subdérmico de etonogestrel. Os métodos de CRAC são os únicos métodos de Nível 1 reversíveis (Figura 143.1). Considerada contracepção "esquecível", a CRAC não requer visitas frequentes ao consultório médico nem às farmácias e não depende da adesão da usuária para sua eficácia. No projeto CHOICE em St. Louis, MO, mais de 9.000 mulheres receberam a contracepção de sua escolha sem custo e foram acompanhadas por 2 a 3 anos. A taxa de falhas entre as mulheres que usaram contraceptivos orais, adesivos transdérmicos ou anéis vaginais foi 20 vezes mais elevada do que a taxa de falhas nas mulheres que usaram a CRAC. Aceitação, continuidade e satisfação foram também mais altas entre as adolescentes que utilizaram a CRAC em comparação àquelas que usaram métodos não CRAC. *O ACOG e a AAP recomendam métodos de CRAC para adolescentes.* Os U.S. Medical Eligibility Criteria apoiam o uso seguro tanto do DIU quanto dos implantes para adolescentes e mulheres nulíparas. Os implantes são considerados categoria 1 para todas as idades, e os DIUs são considerados categoria 2 para mulheres < 20 anos e para mulheres nulíparas (Tabela 143.2).

DISPOSITIVOS INTRAUTERINOS

Os dispositivos intrauterinos (DIUs) são objetos plásticos pequenos e flexíveis introduzidos na cavidade uterina pelo colo uterino. Diferem em tamanho, forma e pela presença ou ausência de substâncias farmacologicamente ativas. Nos EUA, cinco DIUs estão atualmente

Tabela 143.2	Categorias de critérios de elegibilidade médica para o uso de contraceptivo.
Categoria 1: Uma condição para a qual não haja restrição para a utilização do método contraceptivo.	
Categoria 2: Uma condição para a qual as vantagens da utilização do método geralmente superam os riscos teóricos e comprovados.	
Categoria 3: Uma condição para a qual os riscos teóricos e comprovados geralmente superam as vantagens da utilização do método.	
Categoria 4: Uma condição que representa um risco para a saúde inaceitável se o método contraceptivo for utilizado.	

aprovados pela Food and Drug Administration (FDA): o de CuT380A (ParaGard®) e quatro DIUs com levonorgestrel (Liletta®, Kyleena®, Mirena® e Skyla®). A eficácia do DIU de cobre é reforçada pela liberação de íons de cobre na cavidade uterina, com possíveis mecanismos de ação, incluindo a inibição do transporte de espermatozoides e a prevenção da nidação; esse DIU é eficaz por pelo menos 10 anos.

Os DIUs com levonorgestrel também apresentam vários mecanismos de ação, desde o espessamento do muco cervical e inibição da sobrevivência do espermatozoide até a atrofia do endométrio. DIUs com levonorgestrel são eficazes por pelo menos 3 a 5 anos. Todos os DIUs apresentam taxas de falhas < 1% (Figura 143.1).

As ideias equivocadas mais comuns entre os provedores de cuidados da saúde a respeito dos DIUs são que estes causam infecções, infertilidade e que geralmente não são seguros para as adolescentes ou para as mulheres nulíparas; essas ideias errôneas constituem uma barreira para o acesso de adolescentes a estes métodos altamente eficazes e aceitáveis. Esses DIUs não aumentam o risco de infertilidade e podem ser inseridos com segurança em adolescentes, bem como em mulheres nulíparas (categoria 2; Tabela 143.2).

Embora estudos iniciais tenham sugerido um risco aumentado de infecção do trato genital superior, a partir do conceito teórico da presença de um corpo estranho no colo do útero, novos trabalhos vêm afastando estas preocupações anteriores. Portanto, os médicos são incentivados a considerar o uso dos DIUs em adolescentes, apesar das taxas de prevalência de ISTs relativamente altas nesta população. Deve-se realizar uma triagem das adolescentes para gonorreia e clamídia no momento da inserção do DIU ou mesmo antes, embora a colocação do DIU não deva ser retardada se os resultados desses exames ainda não estiverem disponíveis e não houver sinais de infecção (p. ex., secreção purulenta, colo do útero eritematoso). Se o teste para IST retornar positivo com um DIU inserido, a paciente poderá ser tratada sem a sua remoção, se desejar continuar com o método. Evidências de duas revisões sistemáticas não encontraram benefício na administração rotineira de misoprostol a mulheres submetidas à colocação rotineira de DIU para diminuir a dor ou melhorar a facilidade de inserção do profissional. Um bloqueio paracervical com lidocaína pode reduzir o desconforto da paciente durante a colocação e, juntamente com outras medicações (p. ex., anti-inflamatórios não esteroidais, ansiolíticos), pode ser considerado individualmente, mas estes não são rotineiramente recomendados.

IMPLANTES

Existe atualmente um implante contraceptivo disponível nos EUA. Originalmente aprovado pela FDA em 2006, a haste única que libera 60 µg/dia de **etonogestrel** foi aperfeiçoada para uma haste radiopaca com um novo insersor. Este **método à base apenas de progestina** mantém o etonogestrel em níveis séricos constantes por 3 anos, atuando principalmente na inibição da ovulação. Da mesma forma que o DIU com levonorgestrel, a progestina atua no útero causando atrofia do endométrio e espessamento do muco cervical, bloqueando, assim, a penetração do espermatozoide; sua taxa de falha de uso típico é também < 1% (Figura 143.1). Ao contrário do DIU, não há a necessidade de exame pélvico para a sua inserção. Um profissional treinado pode rapidamente colocar ou remover o implante na parte superior do braço com anestesia local. Os efeitos colaterais comuns incluem amenorreia, sangramento irregular ou sangramento ocasional e, mais raramente, sangramento prolongado e frequente. A única complicação potencial desse método é a infecção localizada e outros efeitos colaterais após a implantação, tais como sangramento, hematoma ou cicatriz, e danos neurais ou migração quando o implante é inserido muito profundamente no músculo; entretanto, esses eventos são raros, ocorrendo em menos de 1% das pacientes. Efeitos colaterais menores como feridas ou irritação da pele são mais comuns, mas tendem frequentemente a se resolver sem tratamento.

A bibliografia está disponível no GEN-io.

143.4 Outros Métodos Apenas com Progestina

Tara C. Jatlaoui, Yokabed Ermias e Lauren B. Zapata

Diversos métodos apenas com progestina estão disponíveis e incluem o DIU com levonorgestrel e o implante (ver Capítulo 143.3), bem como progestina injetável e pílulas apenas com progestina. Esses métodos não contêm estrogênio, podem ser úteis para adolescentes com contraindicações ao estrogênio (Tabela 143.3) e são geralmente considerados seguros para o uso em adolescentes (Tabela 143.2). As

Tabela 143.3	Condições classificadas como categorias 3 e 4 para o uso de contraceptivo hormonal combinado.
CATEGORIA 4	
Doença cardíaca valvar complicada	
Câncer de mama atual	
Cirrose descompensada grave	
Trombose venosa profunda/embolia pulmonar (aguda; histórico, não estar sob anticoagulação ou com a terapia estabelecida por pelo menos 3 meses com risco elevado de recorrência; grande cirurgia com imobilização prolongada)	
Diabetes complicado com nefropatia, retinopatia ou outra doença vascular; ou duração do diabetes > 20 anos	
Enxaqueca com aura	
Hipertensão (pressão arterial > 160/100 mmHg) ou hipertensão com doença vascular	
Doença cardíaca isquêmica (história pregressa ou atual)	
Adenoma hepatocelular	
Tumor maligno do fígado	
Cardiomiopatia periparto (diagnosticada < 6 meses antes ou com comprometimento da função cardíaca moderado ou grave)	
Pós-parto < 21 dias	
Histórico de acidente vascular encefálico	
Lúpus eritematoso sistêmico com anticorpo antifosfolipídio positivo	
Mutações trombogênicas	
Hepatite viral (aguda ou crise)	
CATEGORIA 3	
Câncer de mama anterior sem evidência de doença por 5 anos	
Amamentação e < 1 mês de pós-parto	
Trombose venosa profunda/embolia pulmonar (histórico de trombose venosa profunda/embolia pulmonar com risco reduzido de recorrência)	
Doença da vesícula biliar (atual; tratada clinicamente)	
Histórico de cirurgia bariátrica mal absortiva	
Histórico de colestase pregressa com contraceptivo oral combinado	
Hipertensão (adequadamente controlada ou pressão arterial < 160/100 mmHg)	
Cardiomiopatia no periparto com comprometimento leve ou > 6 meses	
Pós-parto com 21 a 42 dias com outros fatores de risco para tromboembolia	
Interação medicamentosa (inibidores da protease potencializados com ritonavir; certos anticonvulsivantes; rifampina ou rifabutina)	

De Curtis KM, Tepper NK, Jatlaoui TC *et al.*: U.S. medical eligibility criteria for contraceptive use, 2016, *MMWR Recomm* 65 (RR-3): 1-104, 2016.

progestinas provocam o espessamento do muco cervical, bloqueando assim a entrada do espermatozoide na cavidade uterina, bem como a atrofia do endométrio, resultando em amenorreia e menor perda de sangue menstrual; além disso, o implante e a progestina injetável suprimem a ovulação. As adolescentes devem receber instruções antecipadas quanto à possibilidade de sangramentos irregulares, comuns nos primeiros 3 a 6 meses de uso da contracepção hormonal.

DEPO-PROVERA®

A *progestina injetável*, **acetato de medroxiprogesterona** de depósito (Depo-Provera®, **DMPA**), é um método contraceptivo Nível 2 disponível sob a forma de injeção intramuscular (IM) profunda (150 mg), ou injeção subcutânea (SC) (104 mg), apresentando taxas de falha de uso típico de 4% (Figura 143.1). Ambas as preparações devem ser reaplicadas a cada 3 meses (13 semanas) e atuam inibindo a ovulação. O DMPA é particularmente atrativo para as adolescentes que apresentam dificuldades de adesão, são portadoras de deficiência física ou intelectual, são doentes crônicas ou que o uso de estrogênio não é recomendado. Preocupações comuns com DMPA incluem mudanças de sangramento, efeitos ósseos e ganho de peso. Após 1 ano de uso, 50% das usuárias do DMPA desenvolvem amenorreia, o que pode ser uma vantagem adicional para as adolescentes com sangramento menstrual intenso, dismemorreia, anemias ou discrasias sanguíneas, ou para aquelas com deficiências que tornam difícil a higiene. Embora haja preocupação com o potencial de perda de densidade mineral óssea nas adolescentes, potencialmente aumentando o risco de osteoporose em idade mais avançada, estudos subsequentes verificaram que a densidade óssea é recuperada após a descontinuidade do método e seu uso é considerado seguro nesta população. Os provedores de cuidados da saúde podem considerar o uso de um contraceptivo com estrogênio para adolescentes que já estejam em alto risco para baixa densidade óssea, como aquelas em uso crônico de corticosteroides ou com transtornos alimentares (ver Capítulo 726). Embora este medicamento tenha recebido uma advertência de possibilidade de sérios riscos à vida pela FDA em 2004, a American Academy of Pediatrics e o ACOG não recomendam limitar o uso de DMPA por 2 anos para todas as mulheres e não recomendam exames de rastreamento de densidade mineral óssea de rotina para mulheres que usam DMPA. O ganho de peso em mulheres que utilizam o DMPA é também motivo de preocupação. Uma revisão sistemática encontrou dois estudos indicando que o ganho de peso precoce pode ser preditivo para o ganho progressivo ao longo do tempo; assim, as adolescentes que ganham peso nos primeiros 3 a 6 meses devem considerar outro método.

PÍLULAS APENAS COM PROGESTINA

As pílulas contraceptivas orais que contêm apenas progestina (**POPs**) estão disponíveis para as adolescentes nas quais o uso de estrogênio é potencialmente deletério, como aquelas que apresentam doença hepática ativa, valvas cardíacas substituídas ou hipercoagulação (Tabela 143.3). POPs ("minipílulas") são rapidamente efetivas após 2 dias de iniciação no espessamento do muco cervical, mas são menos confiáveis na inibição da ovulação. Os efeitos, entretanto, são de curta duração e a ingestão da pílula deve ser sempre no mesmo horário, o que pode ser difícil para as adolescentes. Quando a pílula é tomada com mais de 3 horas de atraso do tempo normal, uma gravidez não intencional pode ocorrer. As POPs têm uma taxa de falha de uso típico de 7% (Tabela 143.1). A aceitação pelas adolescentes é limitada pela necessidade de tomar a pílula no mesmo horário diariamente e irregularidades de sangramento, incluindo amenorreia e sangramento de ruptura.

A bibliografia está disponível no GEN-io.

143.5 Contraceptivos Hormonais Combinados

Tara C. Jatlaoui, Yokabed Ermias e Lauren B. Zapata

Os contraceptivos hormonais combinados (**CHCs**) são métodos que incluem uma substância estrogênica em combinação com uma progestina; os métodos disponíveis nos EUA incluem diversas formulações de contraceptivos orais combinados (**COCs**), um adesivo transdérmico e um anel vaginal. O mecanismo de ação principal da combinação de **estrogênio-progestina** é evitar o pico de hormônio luteinizante e, como resultado, inibir a ovulação. Os efeitos adicionais para o trato reprodutivo incluem o espessamento do muco cervical, que impede a penetração do espermatozoide, e o adelgaçamento do revestimento do endométrio, que pode diminuir a perda de sangue menstrual. As taxas de falha de uso típico para todos os CHCs são as mesmas, de 7%.

Os COCs, os adesivos e o anel vaginal são classificados de forma semelhante nos U.S. Medical Eligibility Criteria for Contraceptive Use, e as recomendações, na sua maioria, alertam para a exposição ao estrogênio em uma dada condição ou característica (Tabela 143.3). Tromboembolismo venoso, adenomas hepáticos, infarto do miocárdio e acidente vascular encefálico (AVE) são algumas das mais graves complicações potenciais do uso de estrogênio exógeno. Estes distúrbios são extremamente raros em adolescentes. Mesmo que adolescentes fumantes em uso de contraceptivos orais apresentem risco de infarto do miocárdio duas vezes maior, a probabilidade que isto ocorra é muito pequena, clinicamente insignificante, em comparação ao risco de morrer por outras complicações relacionadas à gravidez.

CONTRACEPTIVOS ORAIS COMBINADOS

As pílulas orais contraceptivas (OCs) podem ser tanto COCs ou pílulas que contêm apenas progestina e são comumente referidas como "pílula". A pílula é um dos métodos contraceptivos mais comumente utilizados por mulheres de todas as idades. Para diminuir o risco de gravidez e aumentar a continuidade do uso, os provedores são incentivados a fornecer pílulas OCs no momento da apresentação da paciente e começar imediatamente, em vez de esperar pela próxima menstruação, desde que o profissional esteja razoavelmente seguro de que a paciente não esteja grávida. Os provedores também são incentivados a fornecer até 13 embalagens de pílulas de uma só vez, com base na evidência de que maior quantidade fornecida de embalagens de pílulas está associada a taxas mais elevadas de continuidade. Uma provisão adicional de pílulas contraceptivas de emergência também deveria ser recomendada para pacientes que perdem as pílulas e têm relações sexuais sem proteção. A efetividade dos COCs é dependente do empenho e, infelizmente, as adolescentes podem esquecer de tomar uma pílula por dia. As Figuras 143.3 e 143.4 listam as regras para pílulas esquecidas ou seguidas de vômitos e de diarreia.

Os COCs contêm 50, 35, 30, 25 ou 20 μg de substância estrogênica, geralmente o **etinilestradiol**, e pelo menos 10 progestinas estão disponíveis nos EUA para as pílulas combinadas. Diversas preparações estão disponíveis para ajudar a selecionar a formulação com a qual a paciente se sentirá satisfeita, com efeitos colaterais mínimos.

Os COCs podem ser embalados como pílulas *monofásicas* para 28 dias, que contêm a mesma dose farmacológica das pílulas ativas para 21 ou 24 dias, seguidas por 7 ou 4 dias de pílulas placebos, respectivamente. As formulações monofásicas também estão disponíveis para ciclos prolongados de 91 dias ou 1 ano, de tal forma que o sangramento de suspensão não ocorra a cada mês, mas no fim de cada ciclo prolongado. O **ciclo prolongado** de COCs monofásicos para adolescentes apresentam alguns benefícios antecipados associados ao aumento da supressão da atividade ovariana e podem diminuir as taxas de falhas. Outras vantagens incluem a diminuição da frequência de efeitos de queda hormonal (pré-menstrual) incluindo dores de cabeça e enxaquecas, mudanças de humor e intenso sangramento mensal. O efeito colateral mais comum das pílulas OCs de ciclo prolongado é o sangramento intermenstrual e/ou microssangramentos, com o total de dias de sangramento ao longo do primeiro ano de tratamento semelhante para as usuárias do ciclo prolongado e para as usuárias que seguem o regime do ciclo de 28 dias. O padrão de sangramento não programado diminui ao longo do tempo. As embalagens de pílulas *multifásicas* contêm vários níveis de estrogênio e progestina para 21 pílulas ativas e contêm 7 pílulas placebos. As formulações multifásicas não estão disponíveis para o uso de ciclo prolongado. Os provedores podem consultar as U.S. Selected Practice Recommendations for Contraceptive Use para aconselhar as pacientes sobre como gerenciar COCs atrasados ou perdidos.

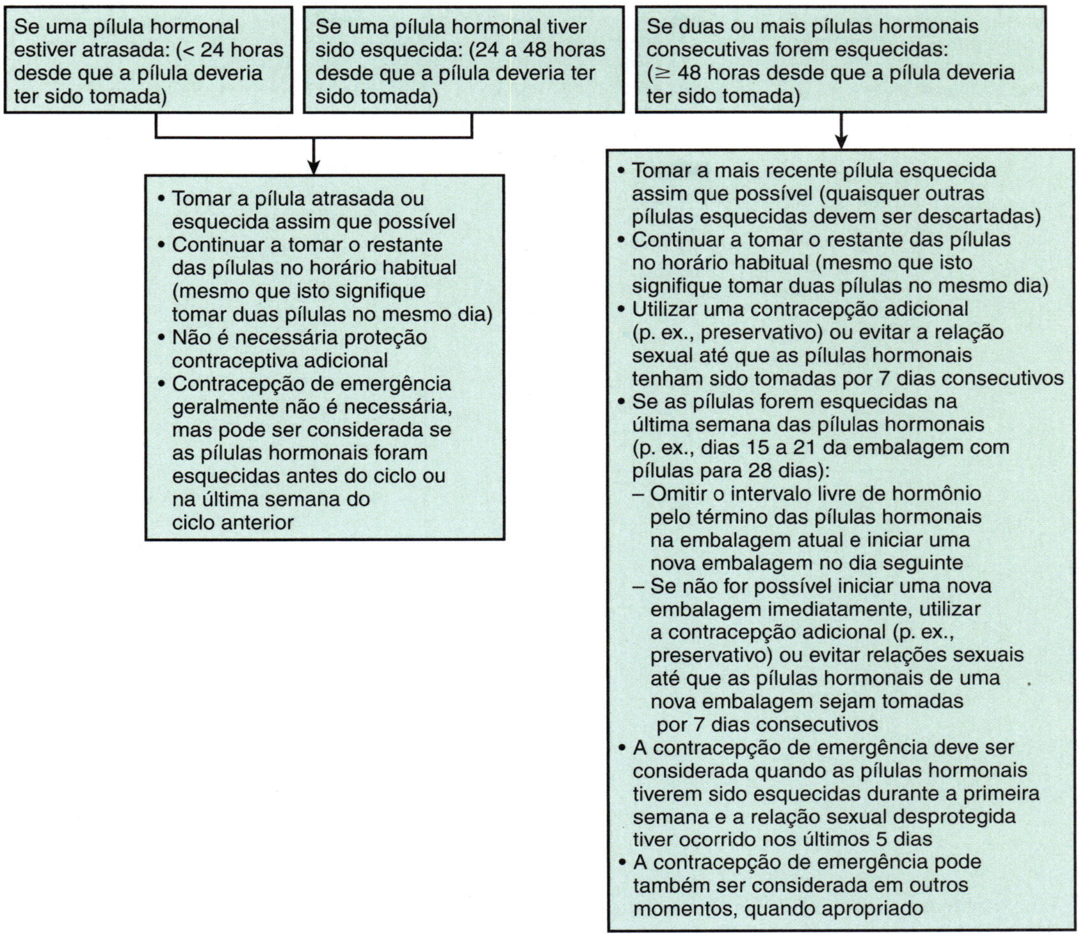

Figura 143.3 Ações recomendadas após contraceptivos orais combinados atrasados ou esquecidos. (*De Curtis KM, Jatlaoui TC, Tepper NK et al., U.S. selected practice recommendations for contraceptive use, 2016,* MMWR Recom Rep *65(RR-4): 1-66, 2016, Fig 2, p 28.*)

Os efeitos adversos a curto prazo dos COCs, como as náuseas e o ganho de peso, muitas vezes interferem na adesão das pacientes adolescentes. Esses efeitos são normalmente transitórios e podem ser ofuscados pelos efeitos benéficos da menstruação encurtada e pelo alívio da dismenorreia. A inibição da ovulação e o efeito da supressão dos estrogênios na produção de prostaglandina pelo endométrio torna os COCs eficazes na prevenção da dismenorreia (ver Capítulo 142). A acne pode ser agravada por algumas e melhorada por outras preparações de contraceptivos orais (ver Capítulo 689). As pílulas com progestinas não androgênicas são particularmente eficazes na redução da acne e do hirsutismo. A **drospirenona**, uma progestina com atividade antimineralocorticoide, demonstrou reduzir a sintomatologia pré-menstrual, mas o potencial para hiperpotassemia como um efeito colateral exclui as pacientes com doenças renais, hepáticas e suprarrenais e pacientes em uso de certas medicações.

A partir de 2011, a FDA concluiu que o uso de OCs que contêm drospirenona pode estar associado a um risco mais elevado de formação de tromboembolismo venoso (TEV) em comparação com outras pílulas que contêm progestinas. Embora nenhum estudo tenha apresentado estimativas consistentes comparando o risco de TEV entre pílulas OCs com e sem drospirenona, e nenhum estudo tenha levado em consideração as características da paciente que podem afetar o risco de TEV, tem sido observado um aumento de três vezes no risco de TEV com o uso da drospirenona em comparação com os produtos que contêm levonorgestrel e outras progestinas. Como resultado, a FDA está exigindo que o rótulo seja revisto para os OCs comercializados nas marcas Beyas®, Safyral®, Yasmin® e Yaz®. Embora haja risco de TEV com o uso de todos os OCs, o risco continua ainda menor do que o de desenvolver TEV durante a gravidez ou no período pós-parto.

ADESIVO TRANSDÉRMICO

O *adesivo transdérmico* (Ortho Evra® ou Xulane®) libera 20 μg de etinilestradiol e 150 μg de norelgestromina diariamente e é aplicado na parte inferior do abdome, nas nádegas ou na parte superior do corpo. Ele é usado continuamente durante 1 semana e trocado a cada 7 dias em um total de 3 semanas; assim, nenhum adesivo é usado na quarta semana, quando ocorre o sangramento (Tabela 143.1). Estudos limitados realizados em adolescentes sugerem taxas mais elevadas de descolamento total ou parcial em comparação com as adultas, altas taxas de satisfação e de continuidade de 50 a 83% entre 3 e 18 meses de uso (Figura 143.5). Como outros métodos hormonais combinados, o adesivo é um contraceptivo de Nível 2. Os provedores podem consultar as U.S. Selected Practice Recommendations para aconselhar as pacientes sobre como gerenciar a aplicação tardia ou o descolamento do adesivo.

ANEL VAGINAL

O anel contraceptivo vaginal (NuvaRing®) é um anel vaginal flexível, transparente e incolor que mede cerca de 5,3 cm de diâmetro e é inserido na vagina pela paciente. Ele libera 15 μg de etinilestradiol e 120 μg de etonogestrel por dia e permanece no local por 3 semanas, período durante o qual esses hormônios são absorvidos. Se o anel for acidentalmente expulso ou removido durante a relação sexual, ele deve ser reinserido; entretanto, se ele estiver fora do lugar por um tempo ≥ 48 horas, um método adicional de contracepção deve ser usado (Figura 143.6). Como outros métodos hormonais combinados, o anel vaginal é um contraceptivo de Nível 2. Os provedores podem consultar as U.S. Selected Practice Recommendations para aconselhar as pacientes sobre como gerenciar a inserção tardia ou reinserção do anel vaginal.

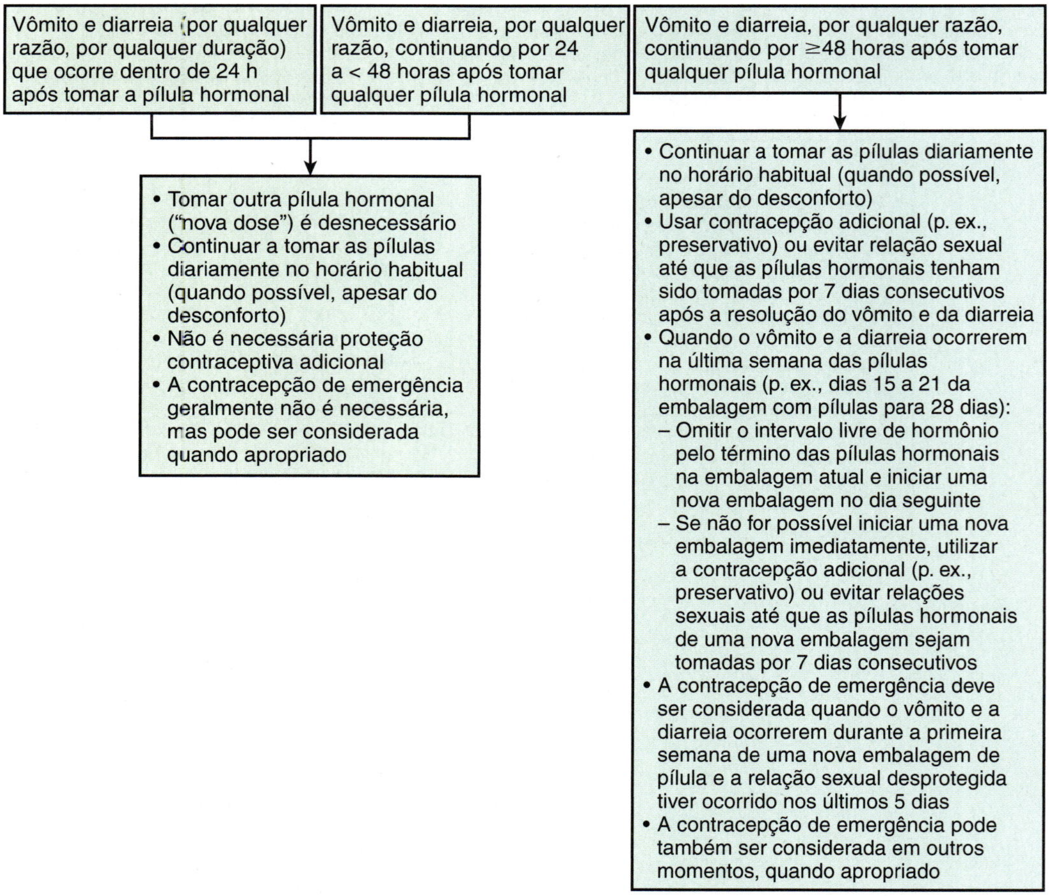

Figura 143.4 Etapas recomendadas após vômito ou diarreia durante a utilização de contraceptivos orais combinados. (*De Curtis KM, Jatlaoui TC, Tepper NK et al. U.S. selected practice recommendations for contraceptive use, 2016*, MMWR Recom Rep *65(RR-4): 1-66, 2016, Fig 5, p 30.*)

CONTRAINDICAÇÕES

Contraindicações para o uso dos métodos que contêm estrogênio incluem aquelas condições para as quais os CHCs representam um risco inaceitável para a saúde (categoria 4) nos U.S. Medical Eligibility Criteria for Contraceptive Use (Tabela 143.3): câncer de mama atual; cirrose grave; trombose venosa profunda aguda/embolia pulmonar ou histórico de trombose pulmonar aguda/embolia pulmonar com maior risco de recorrência; cirurgia maior com imobilização prolongada; diabetes com nefropatia, retinopatia ou neuropatia; enxaqueca com aura; hipertensão estágio II; doença vascular; doença cardíaca isquêmica; adenoma hepatocelular ou tumores hepáticos malignos; fatores de risco múltiplos para doença cardiovascular; cardiomiopatia periparto, pós-parto < 21 dias; transplante de órgão sólido complicado; histórico de AVE; lúpus eritematoso sistêmico com anticorpos antifosfolipídios positivos; mutações trombogênicas; e doença cardíaca valvar complicada. A anamnese inicial, antes da prescrição dos CHCs, deve ser especificamente direcionada para esses riscos. Os U.S. Medical Eligibility Criteria fornecem orientações seguras para os contraceptivos com mais de 1.800 recomendações para mais de 120 condições médicas ou características.

A bibliografia está disponível no GEN-io.

143.6 Contracepção de Emergência

Tara C. Jatlaoui, Yokabed Ermias e Lauren B. Zapata

A relação sexual sem proteção no meio do ciclo acarreta um risco de gravidez de 20 a 30%. Em outros momentos do ciclo, o risco é de 2 a 4%. O risco pode ser reduzido ou eliminado por intervenções conhecidas coletivamente como contracepção de emergência (**CE**), até 120 horas após a relação sexual sem proteção ou por falha de método contraceptivo. A Tabela 143.4 lista as indicações para a utilização da CE. Os métodos de CE que podem ser usados após a relação sexual desprotegida incluem DIU de cobre e pílulas contraceptivas de emergência, que incluem acetato de ulipristal, levonorgestrel (LNG) e COCs seguindo o método Yuzpe. Embora o mecanismo de ação do DIU de cobre como CE não seja claro, todas as pílulas contraceptivas de emergência trabalham para retardar a ovulação e são eficazes apenas para a relação sexual que ocorreu antes da administração. O início de um método contraceptivo regular é necessário para evitar a gravidez em qualquer relação sexual que ocorra durante o resto do ciclo e nos ciclos futuros. Se a gravidez já tiver ocorrido, as pílulas contraceptivas de emergência não causam aborto nem apresentam efeitos teratogênicos no feto.

Nos EUA as adolescentes podem obter pílulas de CE sem necessidade de prescrição. A AAP recomenda uma provisão de antecedência de pílulas de CE para adolescentes que sejam ou possam vir a ser sexualmente ativas. Uma consulta de acompanhamento é também recomendada para determinar a eficácia do tratamento e para o diagnóstico de uma possível gravidez precoce. A consulta também proporciona uma oportunidade para aconselhar a adolescente, explorar a situação que antecedeu a relação sexual desprotegida ou a falha do contraceptivo, realizar teste para ISTs, oferecer teste para o HIV e iniciar a contracepção contínua, quando apropriado. O teste de Papanicolaou não é iniciado antes dos 21 anos.

DIU DE COBRE

O DIU de cobre T380A é aprovado pela FDA para CE e mostrou mais de 99% de efetividade se utilizado dentro de 5 dias (120 horas) após a relação sexual sem proteção. O benefício adicional do uso de DIU de cobre para CE é que ele também fornece contracepção reversível a longo prazo.

Aplicação tardia ou deslocamento* $<$ 48 horas desde o instante em que o adesivo deveria ter sido aplicado ou recolocado

- Aplicar um novo adesivo assim que possível (quando o deslocamento ocorrer $<$ 24 horas desde que o adesivo foi aplicado, tentar reaplicar o adesivo ou substituir por um novo adesivo)
- Manter o mesmo dia de mudança do adesivo
- Nenhum contraceptivo adicional de proteção é necessário
- A contracepção de emergência geralmente não é necessária, mas pode ser considerada quando a aplicação tardia ou o deslocamento tiver ocorrido mais cedo no ciclo ou na última semana do ciclo anterior

Aplicação tardia ou deslocamento* $\geq$ 48 horas desde o instante em que o adesivo deveria ter sido aplicado ou recolocado

- Aplicar um novo adesivo assim que possível
- Manter o mesmo dia de mudança do adesivo
- Utilizar contracepção adicional (p. ex., preservativo) ou evitar a relação sexual até que o adesivo tenha sido usado por 7 dias consecutivos
- Quando a aplicação tardia ou o deslocamento ocorrer na terceira semana de adesivo:
  - Omitir a semana livre de hormônio pelo término da terceira semana de uso do adesivo (manter o mesmo dia de mudança do adesivo) e começar um novo adesivo imediatamente
  - Quando não for possível começar um novo adesivo imediatamente, utilizar a contracepção adicional (p. ex., preservativo) ou evitar a relação sexual até que o novo adesivo tenha sido usado por 7 dias consecutivos
- A contracepção de emergência deve ser considerada quando a aplicação tardia ou o deslocamento ocorrer durante a primeira semana do uso do adesivo e a relação sexual desprotegida tiver ocorrido nos últimos 5 dias
- A contracepção de emergência pode também ser considerada em outros momentos, quando apropriado

*Se o deslocamento tiver ocorrido, mas a mulher não tiver certeza de quando, considerar o adesivo como deslocado por $\geq$ 48 horas desde o instante em que ele deveria ter sido aplicado ou recolocado.

Figura 143.5 Ações recomendadas após aplicação tardia ou deslocamento do adesivo hormonal combinado. (*De Curtis KM, Jatlaoui TC, Tepper NK et al. Selected practice recommendations for contraceptive use, 2016*, MMWR Recom Rep *65(RR-4): 1-66, 2016, Fig 3, p 28.*)

Inserção tardia de um novo anel ou reinserção* tardia do anel atual $<$ 48 horas desde o instante em que o anel deveria ter sido inserido

- Inserir o anel assim que possível
- Manter o anel até o dia programado da remoção
- Nenhum contraceptivo adicional de proteção é necessário
- A contracepção de emergência geralmente não é necessária, mas pode ser considerada quando a inserção tardia ou reinserção tiver ocorrido mais cedo no ciclo ou na última semana do ciclo anterior

Inserção tardia de um novo anel ou reinserção* tardia $\geq$ 48 horas desde o instante em que o anel deveria ter sido inserido

- Inserir o anel assim que possível
- Manter o anel até o dia programado da remoção
- Utilizar a contracepção adicional (p. ex., preservativo) ou evitar a relação sexual até que o anel tenha sido usado por 7 dias consecutivos
- Quando a remoção do anel ocorrer na terceira semana do uso do anel:
  - Omitir a semana livre de hormônio pelo término da terceira semana do uso do anel e começar um novo anel imediatamente
  - Quando não for possível começar um novo anel imediatamente, utilizar a contracepção adicional (p. ex., preservativo) ou evitar a relação sexual até que um novo anel tenha sido usado por 7 dias consecutivos
- A contracepção de emergência deve ser considerada quando a inserção tardia ou a reinserção ocorrer durante a primeira semana do uso do anel e a relação sexual tiver ocorrido nos últimos 5 dias
- A contracepção de emergência pode também ser considerada em outros momentos, quando apropriado

*Se a remoção tiver ocorrido, mas a mulher não tiver certeza de quando, considerar que o anel foi removido por $\geq$ 48 horas desde o instante em que um anel deveria ter sido inserido ou reinserido.

Figura 143.6 Ações recomendadas após inserção tardia ou reinserção com anel vaginal combinado. (*De Curtis KM, Jatlaoui TC, Tepper NK et al. U.S. selected practice recommendations for contraceptive use, 2016*, MMWR Recom Rep *65(RR-4): 1-66, 2016, Fig 4, p 29.*)

Tabela 143.4	Indicações potenciais para o uso de contracepção de emergência.
ALTO RISCO NA ATIVIDADE SEXUAL	
Não utilização de contraceptivos durante a relação	
Estupro	
Coito interrompido	
Intoxicação (álcool, drogas)	
FALHA CONTRACEPTIVA	
Rompimento do preservativo, gotejamento, vazamentos, remoção pelo homem (proposital)	
Deslocamento, rompimento ou uso incorreto do diafragma, capuz cervical ou preservativo feminino	
Expulsão do DIU	
Falha do espermicida por liquefazer antes da relação	
ATRASO OU PERDA DA CONTRACEPÇÃO	
Dois ou mais dias de atraso de contraceptivo oral combinado	
Um dia perdido de contraceptivos orais que contenham apenas de progestina	
> 2 semanas de atraso da injeção de medroxiprogesterona de depósito	
Início tardio com ≥ 2 dias de anel vaginal ou ciclo de adesivo	
OUTRO	
Exposição a teratógenos na ausência de contracepção	

ACETATO DE ULIPRISTAL

Esta é a mais nova formulação disponível para CE e foi aprovada pela FDA em 2010 para uso até 120 horas após o sexo desprotegido. Ele está disponível apenas sob prescrição, independentemente da idade. Alguns estudos têm demonstrado que ele é mais efetivo do que o LNG até 72 horas e após. Se iniciar a contracepção regular após tomar o acetato de ulipristal, recomenda-se iniciar ou retomar a contracepção hormonal não antes de 5 dias após tomar o ulipristal, para evitar uma interação potencial e a sua eficácia diminuída. Se iniciar um método exigir uma visita extra (p. ex., DIU, implante, Depo-Provera®), o início do método no momento do ulipristal pode ser considerado, ponderando o risco de diminuir a eficácia do ulipristal com o risco de não iniciar um método contraceptivo.

LEVONORGESTREL

Em 2013, a FDA aprovou o medicamento contraceptivo de emergência, o **Plano B** em um passo, como uma opção sem prescrição médica para todas as mulheres com potencial para engravidar. A experiência em adolescentes demonstrou que o uso de CE é mais efetivo quando há provisão antecipada e não está associado à relação sexual desprotegida mais frequente nem ao menor uso de pílulas ou preservativos. Náuseas e vômito são efeitos adversos incomuns e, em uma recente comparação, o levonorgestrel provou ser mais efetivo na prevenção da gravidez do que o método Yuzpe.

O **método Yuzpe** foi substituído pela pílula com levonorgestrel, que é mais eficaz, mas pode ser útil para mulheres que já tenham COC em seu domicílio e que necessitem de uma CE. Para a CE, as pílulas consistem em COCs que totalizem 200 µg de etinilestradiol e 2,0 mg de norgestrel ou 1,0 mg de levonorgestrel. Esse método é eficaz na redução do risco de gravidez em 75%. Os efeitos colaterais mais comuns são náuseas (50%) e vômito (20%), o que levou alguns médicos a prescrever ou recomendar antieméticos juntamente com os COCs.

A bibliografia está disponível no GEN-io.

143.7 Proteção Dupla

Tara C. Jatlaoui, Yokabed Ermias e Lauren B. Zapata

A dupla proteção refere-se a contraceptivos usados para proteção contra ISTs/HIV, bem como para gravidez. Embora o uso correto e consistente do preservativo possa fornecer dupla proteção, os provedores devem incentivar as adolescentes a usar preservativos para proteção contra IST/HIV com métodos contraceptivos mais eficazes para proteção da gravidez.

PRESERVATIVOS

Este método impede que o espermatozoide seja depositado na vagina. Não existem efeitos colaterais importantes associados ao uso do preservativo. O risco de HIV pode ter aumentado o uso de preservativos entre os adolescentes, com 46,2% dos estudantes do ensino médio, em 1991, tendo relatado o uso de preservativos na última relação sexual; em 2015, o índice aumentou para 56,9%. A maior vantagem dos preservativos são seu baixo custo, disponibilidade sem prescrição médica, pouca necessidade de planejamento prévio e, mais importante para este grupo etário, sua eficácia em evitar a transmissão de ISTs, incluindo o HIV e o papilomavírus humano (HPV). A taxa de falha de uso para os preservativos masculinos é de 13%. Para a proteção dupla mais eficaz, os **preservativos masculinos de látex** são recomendados como proteção contra as ISTs, e devem ser utilizados associados a um método contraceptivo eficaz para adolescentes, como um CRAC. De acordo com a National Survey of Family Growth, apenas 21,3% das adolescentes haviam usado outro método contraceptivo juntamente com um preservativo na última relação nos últimos 12 meses.

Um **preservativo feminino** está disponível sem prescrição médica, em unidades descartáveis de tamanho único. É uma segunda opção em relação ao preservativo masculino de látex devido à complexidade do seu uso adequado, sua alta taxa de falha de uso de 21%, além da inexistência de estudos em humanos que demonstrem sua eficácia contra as ISTs. A maioria das adolescentes necessitaria de educação intensiva e treinamento prático para usá-lo de forma eficaz.

A bibliografia está disponível no GEN-io.

143.8 Outros Métodos de Barreira

Tara C. Jatlaoui, Yokabed Ermias e Lauren B. Zapata

DIAFRAGMA, CAPUZ CERVICAL E ESPONJA

Estes métodos apresentam poucos efeitos colaterais, mas é menos provável que sejam utilizados pelas adolescentes. As taxas de falha de uso excedem os 14%. O **capuz cervical** e a **esponja** apresentam taxas de falha menores em mulheres nulíparas, enquanto o **diafragma** tem taxas semelhantes entre as mulheres nulíparas e multíparas. As adolescentes tendem a rejeitar o uso da geleia ou se opõem ao fato de que a inserção do diafragma pode interromper a espontaneidade do sexo (se for inserido antes do sexo e deixado no local várias horas após), ou, ainda, expressam desconforto por terem que tocar seus genitais.

143.9 Outros Métodos Contraceptivos

Tara C. Jatlaoui, Yokabed Ermias e Lauren B. Zapata

ESPERMICIDAS

Uma variedade de agentes que contêm o espermicida **nonoxinol-9** está disponível sob a forma de espumas, geleias, cremes, películas ou supositórios vaginais efervescentes. Eles devem ser colocados na cavidade vaginal pouco antes da relação sexual e reinseridos antes de cada ejaculação subsequente a fim de manter sua eficácia. Raros efeitos colaterais consistem em vaginites de contato. Houve alguma preocupação em relação aos danos na mucosa vaginal e cervical observados com o nonoxinol-9, e o impacto total na transmissão do HIV é desconhecido. A constatação de que o nonoxiol-9 é gonococicida e espiroqueticida não tem sido corroborada em ensaios clínicos randomizados. Os espermicidas devem ser utilizados em combinação com outros métodos de barreira, pois sua taxa de falha de uso isolado é de 21%.

COITO INTERROMPIDO

O risco de gravidez no coito interrompido como método contraceptivo é provavelmente subestimado por adolescentes, e a alta taxa de falha de uso típico de 20% deve ser especificamente abordada com as adolescentes jovens, principalmente porque 60% das adolescentes usam coito interrompido como método de contracepção.

MÉTODOS BASEADOS NA PERCEPÇÃO DA FERTILIDADE

Estes incluem o método do calendário, da temperatura corporal basal e o método Billings, e podem também incluir uma combinação de métodos. Uma vez que esses métodos são baseados nos ciclos ovulatórios regulares, que são menos comuns nas adolescentes, devem ser usados com precaução.

MÉTODO DA AMENORREIA LACTACIONAL

O método da amenorreia lactacional pode ser um método contraceptivo temporário altamente eficaz, se todos os seguintes critérios forem atendidos: (1) não houve retorno da menstruação, (2) a criança tem menos de 6 meses, e (3) em uso de aleitamento materno exclusivo.

A bibliografia está disponível no GEN-io.

Capítulo 144

Gravidez na Adolescência

Cora Collette Breuner

EPIDEMIOLOGIA

Observou-se uma tendência de diminuição dos nascimentos e das gravidezes de mães adolescentes desde 1991 (Figuras 144.1 e 144.2). As taxas de natalidade na adolescência nos EUA estão em uma baixa histórica secundária ao aumento do uso da contracepção na primeira relação sexual e ao uso de métodos duplos de preservativos e contracepção hormonal entre adolescentes sexualmente ativas. Apesar desses dados, os EUA continuam liderando outros países industrializados em relação às altas taxas de gravidez na adolescência, com mais de 700.000 gravidezes por ano. Entretanto, a National Survey of Family Growth (NSFG) 2006-2010 revelou que menos de um terço das mulheres de 15 a 19 anos utilizaram métodos contraceptivos de forma consistente na última relação sexual.

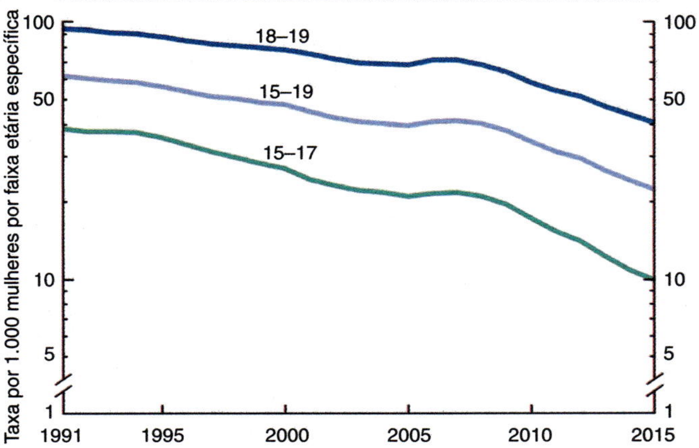

Figura 144.1 Taxas de natalidade para mulheres de 15 a 19 anos, por faixa etária: EUA, 1991 a 2015. As taxas são plotadas em uma escala logarítmica. Para cada faixa etária, as diferenças são significativas ($p < 0,05$) entre 1991-2015, 2007-2015 e 2014-2015. (*De Martin JA, Hamilton BE, Osterman MJK et al.: Births: final data for 2015*, Natl Vital Stat *Rep 66(1), 2017, Division of Vital Statistics, National Center for Health Statistics, National Vital Statistics System, Natality. Access data table at. Dados disponíveis em* http://www.cdc.gov/nchs/data/databriefs/db259_table.pdf#1.)

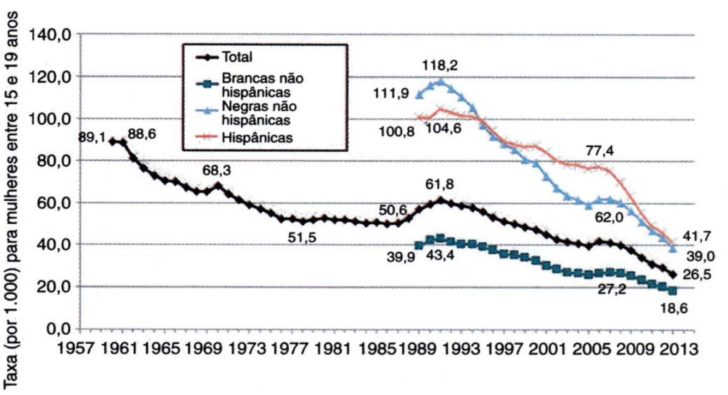

Figura 144.2 Taxas de natalidade (por 1.000) para mulheres entre 15 e 19 anos, por raça e origem hispânica: Anos selecionados, 1960-2014. As diferenças entre dar à luz na adolescência em toda a raça e grupos de origem hispânica diminuíram de 1991 a 2015. Em 1991, houve uma diferença de 77 nascimentos por 1.000 adolescentes entre 15 e 19 anos entre a taxa mais baixa (27,3 para mulheres asiáticas das Ilhas do Pacífico [API]) e a taxa mais alta (104,6 para mulheres hispânicas), comparada com uma diferença de 28 nascimentos entre a taxa mais baixa (6,9 para mulheres API) e a mais alta (34,9 para mulheres hispânicas) em 2015. De 2014 a 2015, a taxa de natalidade as mulheres entre 15 e 19 anos diminuiu 10% para API (para 6,9), 9% para negras não hispânicas (31,8), 8% para brancas não hispânicas (16,0) e hispânicas (34,9) e 6% para mulheres originárias americanas ou nativas do Alasca (AIAN) (25,7). Desde 2007, os declínios nas taxas de natalidade adolescentes variaram de 41% para mulheres brancas não hispânicas a 54% para mulheres hispânicas. Desde 1991, o declínio variou de 63% para mulheres brancas não hispânicas a 75% para mulheres API. Os dados para 2014 são preliminares. (*Dados para 1960 do National Center for Health Statistics: Health, United States, 2001 with urban and rural health chartbook, Hyattsville, MD, 2001, Table 3; dados de 1970–2011 de Martin JA et al.: Births: final data for 2011*, Natl Vital Stat Rep *62(1), 2013*, http://www.cdc.gov/nchs/data/nvsr/nvsr62/nvsr62_01.pdf; *dados para 2012 de Martin JA et al.: Births: final data for 2012*, Natl Vital Stat *Rep 62(9), 2013*, http://www.cdc.gov/nchs/data/nvsr/nvsr62/nvsr62_09.pdf; *dados para 2013 de Martin JA et al.: Births: preliminary data for 2013*, Natl Vital Stat *Rep 63(2), 2014*, http://www.cdc.gov/nchs/data/nvsr/nvsr63/nvsr63_02.pdf.)

A melhoria nas taxas de natalidade entre adolescentes do sexo feminino nos EUA é atribuída a três fatores: mais adolescentes atrasam o início das relações sexuais, utilizam alguma forma de contracepção quando começam a ter relações sexuais e utilizam agentes contraceptivos de longa duração, como injeções, implantes e dispositivos intrauterinos (DIUs).

A maioria das gravidezes entre adolescentes nos EUA é **não intencional** (indesejada ou não programada); 88% dos nascimentos de mães adolescentes entre 15 e 17 anos resultaram de gravidezes não intencionais. As estatísticas de taxa de natalidade subestimam as taxas reais de gravidez na adolescência porque o numerador da taxa de natalidade inclui o número de nascimentos reais por 1.000 indivíduos nesta faixa etária, mas a taxa de gravidez inclui nascimentos reais, abortos e melhores estimativas de perda fetal por 1.000 adolescentes nesta faixa etária.

A taxa de abortamento entre adolescentes de 15 a 19 anos foi de 14,3 por 1.000 mulheres e representou 16,2% de todos os abortos em 2008. Durante a década de 1999-2008, a taxa de abortamento diminuiu 20,7% entre adolescentes de 15 a 19 anos, com uma diminuição observada de 5,8% entre 2004 e 2008.

ETIOLOGIA

Nos países industrializados, com políticas que apoiam o acesso à proteção contra a gravidez e infecções sexualmente transmissíveis (ISTs), adolescentes mais velhas estão mais propensas a usar contraceptivos hormonais e preservativos, resultando em menor risco de gravidez não planejada. Adolescentes mais jovens tendem a ser menos racionais e lógicas sobre suas decisões sexuais, e sua atividade sexual provavelmente é esporádica ou até mesmo coercitiva, contribuindo para o uso inconsistente de contraceptivos e maior risco de gravidez não planejada. Melhores perspectivas pessoais de emprego e metas educacionais mais altas estão associadas à menor probabilidade de gravidez na maioria dos grupos. Nos países não industrializados, as leis que permitem o casamento de jovens e adolescentes, a pobreza e a educação feminina limitada estão associadas ao aumento das taxas de gravidez na adolescência.

MANIFESTAÇÕES CLÍNICAS

As adolescentes podem experimentar os sintomas tradicionais da gravidez: enjoos matinais (vômitos, náuseas que também podem ocorrer a *qualquer* hora do dia), edema e sensibilidade das mamas, ganho de peso e amenorreia. Muitas vezes a apresentação é menos clássica; cefaleia, fadiga, dor abdominal, tonturas e redução ou irregularidade do fluxo menstrual são queixas iniciais comuns.

No consultório do pediatra, algumas adolescentes relutam em divulgar preocupações com a possibilidade de gravidez. A negação da atividade sexual e a irregularidade menstrual não devem impedir o diagnóstico em face de outras informações clínicas ou históricas. Um pedido imprevisto de uma avaliação laboratorial completa ou uma visita para contracepção pode revelar uma gravidez suspeita. A gravidez ainda é o diagnóstico mais comum quando as adolescentes informam amenorreia secundária.

DIAGNÓSTICO

A Tabela 144.1 fornece sintomas clássicos, testes laboratoriais e alterações físicas no diagnóstico da gravidez.

Ao exame físico, os achados de útero aumentado, cianose cervical (**sinal de Chadwick**), amolecimento do útero (**sinal de Hegar**) ou do colo do útero (**sinal de Goodell**) são altamente sugestivos de gravidez intrauterina. Um teste confirmatório de gravidez é sempre recomendado, seja *qualitativo* ou *quantitativo*. Os métodos **qualitativos** modernos de detecção urinária são eficientes na detecção da gravidez, seja em casa ou no consultório. Esses testes são baseados na detecção da subunidade beta da gonadotrofina coriônica humana (**hCG**). Embora as alegações de testes de gravidez caseiros sem solicitação médica indicarem 98% de detecção no primeiro dia de atraso da menstruação, a sensibilidade e a precisão variam consideravelmente. Testes de consultório ou no ponto de atendimento aumentaram a padronização e, em geral, aumentaram a sensibilidade, com a possibilidade de detectar uma gestação dentro de 3 a 4 dias após a a nidação. Entretanto, em qualquer ciclo menstrual, a ovulação pode ser tardia, e em qualquer gravidez, o dia da nidação pode variar consideravelmente, bem como a taxa de produção de hCG. Esta variabilidade, juntamente com a variação da concentração urinária, pode afetar a sensibilidade do teste. *Consequentemente, cada teste negativo deve ser repetido em 1 a 4 semanas se houver uma suspeita maior de gravidez.* O teste de detecção de gravidez mais sensível é um radioimunoensaio sérico **quantitativo** do bhCG, no qual os resultados são confiáveis dentro de 7 dias após a fertilização. Esse teste mais caro é utilizado principalmente durante avaliações para gravidez ectópica, para detectar retenção de placenta após o término da gravidez ou na abordagem de uma gravidez molar. Geralmente é utilizado quando medições seriadas são necessárias durante o tratamento clínico.

Apesar de geralmente não ser utilizada para o diagnóstico primário da gravidez, a **ultrassonografia** pélvica ou vaginal pode ser útil na detecção de determinação da idade gestacional. A ultrassonografia pélvica detectará um saco gestacional por volta de 5 a 6 semanas (datado do último período menstrual) e a ultrassonografia vaginal em 4,5 a 5 semanas. Esta ferramenta também pode ser utilizada para distinguir diagnosticamente entre gravidez intrauterina e gravidez ectópica.

Tabela 144.1	Diagnóstico da gravidez, a partir do primeiro dia do último ciclo menstrual.
SINTOMAS CLÁSSICOS	
Atraso na menstruação, sensibilidade mamária, sensibilidade dos mamilos, náuseas, vômitos, fadiga, dor abdominal e dorsal, ganho de peso, aumento da frequência urinária	
Adolescentes podem apresentar sintomas não relacionados, o que lhes permite visitar o médico e manter a confidencialidade	
DIAGNÓSTICO LABORATORIAL	
Testes para gonadotrofina coriônica humana na urina ou no sangue podem ser positivos 7 a 10 dias após a fertilização, dependendo da sensibilidade	
Menstruação irregular faz com que a ovulação/fertilização seja difícil de prever	
Testes de gravidez caseiros apresentam uma alta taxa de erro	
ALTERAÇÕES FÍSICAS	
Duas a três semanas após a nidação: amolecimento e cianose cervical	
Oito semanas: útero do tamanho de uma laranja	
Doze semanas: útero do tamanho de um pomelo (*grapefruit*) e palpável suprapubicamente	
Vinte semanas: útero na altura da cicatriz umbilical	
Se os achados físicos não forem consistentes com as datas, o ultrassom confirmará	

ACONSELHAMENTO NA GRAVIDEZ E ABORDAGEM INICIAL

Assim que se realiza o diagnóstico da gravidez, é importante começar a abordar seus aspectos psicossociais, bem como seus aspectos clínicos. A resposta da paciente à gravidez deve ser avaliada e seus problemas emocionais devem ser abordados. Não se deve considerar que a gravidez foi não intencional. Uma discussão das opções da paciente deve ser iniciada. Estas opções incluem (a) liberar o bebê para adoção; (b) interromper a gestação de forma eletiva; e (c) criar a criança sozinha com a ajuda da família, do pai do bebê, dos amigos e/ou de outros recursos sociais. As opções devem ser apresentadas de forma favorável, informativa e não crítica; para algumas mulheres jovens, essas opções podem precisar ser discutidas durante várias visitas. Os médicos que se sentem desconfortáveis em apresentar opções para suas pacientes jovens devem encaminhá-las a um profissional que possa fornecer este serviço de forma rápida. As interrupções implementadas no início da gravidez geralmente são menos arriscadas e menos caras do que aquelas realizadas tardiamente.

Outras questões que podem necessitar de discussão são como informar e envolver os pais da paciente e o pai da criança; implementar estratégias para garantir a manutenção da educação da jovem mãe; interrupção do uso de tabaco, álcool e drogas ilícitas; interrupção e orientações para evitar o uso de qualquer medicamento que possa ser considerado teratogênico; iniciar suplementação de ácido fólico, cálcio e ferro; nutrição apropriada; e testes para ISTs. Especialmente em adolescentes mais jovens, deve-se considerar a possibilidade da prática de **sexo coercitivo** (ver Capítulo 145) e fazer um trabalho social apropriado/encaminhamento legal se houver abuso, embora a maioria das gravidezes não seja resultado de sexo coercitivo. As pacientes que decidirem continuar a gravidez devem ser encaminhadas o mais rapidamente possível a um ginecologista-obstetra especializado em adolescentes.

Fatores de risco para gravidez na adolescência incluem crescer na pobreza, pais com baixos níveis de educação, crescer em famílias monoparentais, menos oportunidades em sua comunidade para envolvimento positivo de jovens, desordens físicas da vizinhança, assistência social (probabilidade duas vezes maior de engravidar comparadas com aquelas que não estão em um orfanato) e desempenho escolar ruim (ver Seção Resultados psicossociais/riscos para mãe e filho, adiante).

Importância da prevenção

A gravidez na adolescência e a criação deste filho geram custos sociais e econômicos substanciais por meio de impactos imediatos e a longo prazo em pais adolescentes e seus filhos. Em 2010, a gravidez e o parto na adolescência representaram pelo menos US$ 9,4 bilhões em custos para os contribuintes norte-americanos por aumento de assistência médica e assistência social, aumento das taxas de encarceramento entre filhos de pais adolescentes e perda de receita tributária devido ao menor nível de escolaridade e renda entre mães adolescentes.

PAIS ADOLESCENTES

Aqueles que se tornam pais na adolescência também apresentam um desempenho educacional menor do que seus colegas da mesma faixa etária. Eles são mais propensos do que seus pares de idade a se envolver em atividades ilegais e utilizar substâncias ilícitas. Homens adultos que geram filhos de mães adolescentes são mais pobres e educacionalmente menos avançados que seus pares de idade e tendem a ser 2 e 3 anos mais velhos do que a mãe; qualquer combinação de diferenças de idade pode existir. Mães adolescentes mais jovens apresentam maior probabilidade de maior diferença de idade entre elas e o pai do filho, levantando a questão do sexo coercitivo ou do estupro presumido (ver Capítulo 145).

Os parceiros masculinos têm uma influência significativa na decisão/desejo da jovem de engravidar e de ser mãe do seu filho. Sensibilizar e incluir apropriadamente o parceiro masculino nas discussões sobre planejamento familiar, contracepção e opções de gravidez pode ser uma estratégia útil para melhorar os resultados para todos. Isto só pode ser bem-sucedido se a paciente jovem estiver disposta a ter seu parceiro envolvido em tais discussões.

COMPLICAÇÕES MÉDICAS DE MÃES E BEBÊS

Apesar de as adolescentes grávidas apresentarem um risco maior do que a média para algumas complicações, a maioria das adolescentes tem gravidezes sem grandes complicações clínicas, gerando bebês saudáveis. O risco de aborto/natimortos em adolescentes é estimado em 15 a 20%. Nos EUA, as taxas de interrupção eletiva da gravidez atingiram o pico entre 1985 e 1988 de 41 a 46%, diminuindo desde então para aproximadamente 30% em 2008. As mães adolescentes apresentam baixas taxas de doenças crônicas relacionadas à idade (diabetes ou hipertensão) que possam afetar resultados de uma gravidez. Elas também apresentam taxas mais baixas de gravidez gemelar do que mulheres mais velhas. Eles toleram bem o parto com poucas intervenções cirúrgicas. Entretanto, em comparação com mães de 20 a 39 anos, as adolescentes apresentam maior incidência de bebês com baixo peso ao nascer, prematuros, mortes neonatais, eliminação moderada a intensa de mecônio fetal durante o parto e óbitos infantis dentro de 1 ano após o nascimento. As maiores taxas desses desfechos ruins ocorrem em mães mais jovens e economicamente desfavorecidas. A *gastrósquise*, embora muito rara, apresenta uma incidência muito maior em bebês de mães adolescentes, por motivos que não foram esclarecidos. As mães adolescentes também apresentam taxas mais altas de anemia, hipertensão associada à gravidez e eclâmpsia, com as adolescentes mais jovens apresentando maiores taxas de hipertensão associada à gravidez do que as taxas de mulheres entre 20 e 30 anos. As adolescentes mais jovens também apresentam maior incidência de baixo ganho de peso (< 7 kg) durante a gravidez. Este fato se correlaciona com a diminuição no peso ao nascer de seus bebês. O baixo ganho de peso materno também se correlaciona fortemente com a procura tardia das adolescentes pelo pré-natal e com a utilização inadequada do pré-natal. Adolescentes sexualmente ativas apresentam taxas mais elevadas de ISTs do que mulheres sexualmente ativas mais velhas.

Globalmente, muitas mulheres jovens que engravidam foram expostas à violência ou ao abuso de alguma forma durante suas vidas. Há alguma evidência de que as mulheres adolescentes apresentam as maiores taxas de **violência** durante a gravidez do que qualquer grupo. A violência tem sido associada a ferimentos e morte, bem como nascimentos prematuros, baixo peso ao nascer, sangramento, abuso de substâncias e busca tardia pelo pré-natal. Uma análise do Pregnancy Mortality Surveillance System indica que, nos EUA, de 1991 a 1999, homicídios foram a segunda causa principal de mortes relacionadas a lesões em gestantes e pós-parto. Mulheres com 19 anos ou menos tiveram a maior taxa de homicídios relacionada à gravidez (ver Capítulo 139).

A **gravidez ectópica** ocorre em 1 a 2% das concepções e é mais comum entre mulheres com história prévia de gravidez ectópica, doença inflamatória pélvica, apendicite prévia, infertilidade, exposição *in utero* ao dietilestilbestrol e possivelmente uso de DIU. A maioria das gravidezes ectópicas ocorre na tuba uterina (gravidez tubária). As manifestações incluem manchas vaginais após um atraso da menstruação que pode progredir para sangramento vaginal mais intenso (sugestivo de aborto espontâneo); o sangramento vaginal está ausente em 10 a 20%. A dor abdominal está associada à distensão da tuba uterina; a ruptura tubária resulta em dor mais intensa, choque hemorrágico e peritonite. Algumas mulheres apresentam queixas abdominais inespecíficas e são diagnosticadas erroneamente como um quadro de gastrenterite. Sensibilidade à mobilização do colo e palpação dos anexos (e massa anexial) podem estar presentes. A **ultrassonografia transvaginal** (não transabdominal) é o teste diagnóstico de escolha para detectar uma gravidez ectópica e revela massa anexial e nenhuma gravidez uterina. Entretanto, algumas mulheres terão gravidez com localização desconhecida pela ultrassonografia transvaginal; aproximadamente 20% destas apresentarão uma gravidez ectópica. A mensuração dos níveis séricos quantitativos de βhCG, juntamente com a ultrassonografia transvaginal, tem valor no diagnóstico para a gravidez ectópica. Se o βhCG inicial estiver acima da *zona discriminatória* (nível no qual se espera uma gravidez intrauterina), mas a ultrassonografia transvaginal não detectar uma gravidez intrauterina, pode haver uma gravidez ectópica ou uma gravidez uterina anormal. Além disso, se o βhCG estiver abaixo do nível discriminatório (geralmente < 3.000 mUI/mℓ) sem diagnóstico definitivo por ultrassonografia, o teste βhCG seriado deve ser realizado a cada 48 horas. Em uma gravidez uterina normal, os níveis de βhCG devem aumentar aproximadamente 50% a cada 48 horas; níveis decrescentes podem sugerir um aborto espontâneo ou uma gravidez ectópica. Alguns ginecologistas realizam dilatação e curetagem e verificam os produtos da concepção ou seguem níveis seriados de βhCG. Se não houver produtos de concepção ou se os níveis de βhCG se estabilizarem ou aumentarem, uma gravidez ectópica estará presente. O tratamento de pacientes instáveis ou avançadas geralmente é feito por cirurgia laparoscópica ou por laparotomia. Devido à detecção precoce, muitas pacientes permanecem estáveis (*sem ruptura*). As pacientes estáveis com uma gravidez ectópica íntegra podem ser tratadas com uma dose única de metotrexato ou, mais frequentemente, várias doses de metotrexato para induzir o aborto. As contraindicações ao metotrexato em uma paciente estável incluem o tamanho da massa ectópica (> 3,5 cm) e o batimento cardíaco embrionário.

A prematuridade e o baixo peso ao nascer aumentam a morbimortalidade perinatal nos bebês de mães adolescentes. Esses bebês também apresentam índices mais elevados do que a média de síndrome de morte súbita infantil (ver Capítulo 402), possivelmente devido ao menor uso do decúbito dorsal durante o sono, e apresentam maior risco de lesão intencional e não intencional (ver Capítulo 16). Um estudo demonstrou que o risco de homicídio é 9 a 10 vezes maior se uma criança nascida de mãe adolescente não for a primogênita da mãe em comparação com o risco de um primogênito de mulher de 25 anos ou mais. O perpetrador frequentemente é o pai, padrasto ou namorado da mãe.

Após o parto, os **sintomas depressivos** podem ocorrer em até 50% das mães adolescentes. A depressão parece ser maior com estressores sociais adicionais e com a diminuição dos apoios sociais. O apoio do pai da criança e da mãe da adolescente parece ser especialmente importante na prevenção da depressão. Os pediatras que cuidam dos filhos de adolescentes devem ser sensíveis à possibilidade de depressão, bem como ao dano infligido à mãe ou ao filho; diagnóstico apropriado, tratamento e encaminhamento para a saúde mental ou agências sociais devem ser oferecidos e facilitados.

RESULTADOS PSICOSSOCIAIS/ RISCOS PARA MÃE E FILHO

Aspectos educacionais

A gravidez e o parto contribuem significativamente para as altas taxas de abandono escolar entre as adolescentes. Apenas cerca de 50% das mães adolescentes recebem um diploma do ensino médio aos 22 anos, enquanto aproximadamente 90% das mulheres que não dão à luz durante a adolescência se formam no ensino médio. As mães que deram à luz na adolescência geralmente permanecem com atraso de 2 anos em relação aos seus colegas da mesma idade nas conquistas educacionais formais, pelo menos até a terceira década. A falta de formação educacional materna limita a renda de muitas destas famílias jovens (ver Capítulo 1).

Os filhos de mães adolescentes apresentam maior probabilidade de menor desempenho escolar e de abandonar o ensino médio, ter mais problemas de saúde e enfrentar o desemprego quando ainda forem adultos jovens.

Uso de substâncias

Ver também Capítulo 140.

Adolescentes que abusam de drogas ilícitas, álcool e tabaco apresentam taxas de gravidez mais altas do que seus pares. A maioria das mães que abusam de substâncias parece diminuir ou interromper o uso de substâncias durante a gravidez. O uso começa a aumentar novamente cerca de 6 meses após o parto, complicando o processo de paternidade e o retorno da mãe à escola.

Novas gravidezes

Nos EUA, aproximadamente 20% de todos os nascimentos de mães adolescentes (de 15 a 19 anos) representam segunda ou terceira gravidez. O pré-natal é iniciado ainda mais tardiamente em uma segunda gravidez, e o segundo bebê apresenta maior risco de resultado ruim do que o primeiro parto. As mães em risco de repetição precoce da gravidez (< 2 anos) incluem aquelas que não iniciam contraceptivos de ação prolongada após o primeiro nascimento, aquelas que não retornam à escola dentro de 6 meses após o primeiro nascimento, aquelas com transtornos do humor, aquelas que recebem a maior parte da assistência infantil da mãe da adolescente, aquelas que são casadas ou vivem com o pai do bebê, aquelas que convivem com colegas que são pais adolescentes e aquelas que não estão mais envolvidas com o pai do bebê e que conhecem um novo namorado que quer ter um filho. Para reduzir as taxas de gravidezes repetidas nessas adolescentes, os programas devem ser adaptados para esta população, de preferência oferecendo cuidados de saúde abrangentes tanto para a mãe quanto para o filho (Tabela 144.2). Os profissionais de saúde devem oferecer um reforço positivo para os sucessos dos pais adolescentes (p. ex., elogiar os pais adolescentes quando eles estiverem fazendo um bom trabalho).

Crianças nascidas de mães adolescentes

Muitas crianças nascidas de mães adolescentes têm problemas de comportamento que podem ser observados no período pré-escolar. Muitos abandonam precocemente a escola (33%), tornam-se pais adolescentes (25%) ou, se forem do sexo masculino, são encarcerados (16%). As explicações para esses desempenhos ruins incluem pobreza, dificuldades de aprendizagem dos pais, estilos parentais negativos dos pais adolescentes, depressão materna, imaturidade dos pais, modelagem parental deficiente, estresse social, exposição à violência e conflitos com os avós, especialmente com as avós. O envolvimento paterno positivo contínuo ao longo da vida da criança pode ser protetor contra resultados negativos. Muitos desses desfechos ruins parecem ser atribuíveis à situação socioeconômica/demográfica em que a gravidez na adolescência ocorreu, não apenas à idade materna. Mesmo quando os estados socioeconômico e demográfico são controlados, bebês de mães adolescentes apresentam menores escores de desempenho, menores taxas de conclusão do ensino médio, maior risco de filhos adolescentes e, pelo menos em Illinois (onde os registros incluem a idade de nascimento da mãe), probabilidade maior de abuso e negligência.

Programas abrangentes focados no apoio a mães e bebês adolescentes que utilizam treinamento de habilidades para a vida, assistência médica e suporte psicossocial demonstram taxas de emprego mais altas, renda mais alta e menor dependência do sistema de bem-estar social entre as adolescentes participantes.

PREVENÇÃO DA GRAVIDEZ EM ADOLESCENTES

A gravidez na adolescência é um problema multifacetado que requer soluções multifatoriais. O fornecimento de contracepção e orientação sobre o risco de fertilidade por parte do médico da atenção primária é importante, mas insuficiente para resolver completamente o problema. O envolvimento da família e da comunidade é elemento essencial para a prevenção da gravidez na adolescência. As estratégias de prevenção primária (prevenção do 1º nascimento) são diferentes das estratégias necessárias para prevenção secundária (prevenção de dois ou mais partos). Nos últimos 30 anos, muitos modelos de programas de prevenção da gravidez na adolescência foram implementados e avaliados. A Tabela 144.3 lista os componentes comuns de muitos programas baseados em evidências bem-sucedidos.

A educação sexual **apenas com abstinência** visa ensinar as adolescentes a esperar até o casamento para iniciar a atividade sexual, mas, infelizmente, não menciona contracepção. A educação de abstinência é, às vezes, acompanhada de "promessas de virgindade", em que as adolescentes prometem permanecer abstinentes até se casarem. Outros programas educacionais enfatizam a prevenção de HIV e IST e, no processo, previnem a gravidez, enquanto outros incluem a abstinência

Tabela 144.2 Diretrizes clínicas da American Academy of Pediatrics, de 2012: cuidados aos pais adolescentes e seus filhos.

DIRETRIZ	INTERVENÇÕES
Criar um ambiente amigável para pais adolescentes e seus filhos	Envolver mães adolescentes e pais Enfatizar a orientação antecipada, a criação de filhos e as habilidades básicas de cuidado infantil, especialmente para pais adolescentes
Fornecer atendimento abrangente e multidisciplinar	Acessar os recursos da comunidade, como o Programa Especial de Nutrição Suplementar para Mulheres, Bebês e Crianças Fornecer serviços médicos e de desenvolvimento para pais e crianças de baixa renda Facilitar a coordenação de serviços
Aconselhamento contraceptivo	Enfatizar o uso do preservativo Incentivar métodos contraceptivos de longa duração
Encorajar a amamentação	Apoiar a amamentação em casa, no trabalho e nas escolas
Incentivar a conclusão do ensino médio	
Avaliar o risco de violência doméstica	
Incentivar a paternidade adolescente	Trabalhar com outros adultos envolvidos, como os avós, para incentivar melhor desenvolvimento do adolescente como pai, assim como otimizar os resultados do desenvolvimento infantil
Adaptar o aconselhamento ao nível de desenvolvimento do adolescente	Utilizar intervenções na escola, no lar e no consultório Considerar o uso de grupos de suporte
Conscientizar e monitorar a progressão do desenvolvimento de pais de bebês e adolescentes	Defender recursos comunitários de alta qualidade para adolescentes, incluindo recursos de desenvolvimento, creches e aulas para pais Facilitar o acesso ao Head Start e recursos educacionais para pessoas com deficiência

Dados de Pinzon JL, Jones VF; Committee on Adolescence and Committee on Early Childhood: Care of adolescent parents and their children, *Pediatrics* 130(6):e1743-e1755, 2012.

Tabela 144.3	Componentes comuns dos programas baseados em evidências de maior sucesso para prevenção da gravidez na adolescência.

- A informação é fornecida sobre os benefícios da abstinência
- A informação é fornecida sobre contracepção para aquelas que já são sexualmente ativas
- A informação é fornecida sobre os sinais e sintomas das ISTs e como evitar ISTs
- São apresentadas sessões interativas sobre pressão de pares
- Os adolescentes aprendem habilidades de comunicação
- Os programas são adaptados para atender às necessidades de grupos específicos de jovens (p. ex., homens jovens ou mulheres jovens, grupos culturais, adolescentes mais jovens ou mais velhos)

Adaptada de Suellentrop K: *What works 2011-2012: curriculum-based programs that help prevent teen pregnancy*, Washington, DC, National Campaign to Prevent Teen and Unplanned Pregnancy. http://www.chubonline.org/sites/default/files/resources/main/What_Works_0.pdf.

e a contracepção em seus currículos. A educação sexual e o ensino sobre contracepção não levam a um aumento da atividade sexual. As adolescentes que participam de programas com componentes **abrangentes** de educação sexual geralmente apresentam taxas de gravidez menores do que aquelas expostas exclusivamente a programas exclusivamente de abstinência ou nenhuma educação sexual.

Em muitas comunidades dos EUA, programas que engajam jovens em serviços comunitários e/ou combinam educação sexual e desenvolvimento de jovens também são bem-sucedidos em evitar a gravidez. Os programas variam em seus locais de serviço, desde escolas, agências sociais, clínicas de saúde, organizações de jovens e igrejas. Os programas devem ser adaptados ao contexto cultural, à etnia, ao grupo etário e ao sexo do grupo que será alvo dos serviços de prevenção.

Programas secundários de prevenção são menos numerosos. Nos EUA, algumas comunidades tentam "pagar" jovens mães para não engravidar novamente, mas estes esforços nem sempre foram frutíferos. As **visitas domiciliares** de enfermeiros têm sido bem-sucedidas em algumas áreas, e muitas comunidades desenvolveram clínicas para adolescentes que proporcionam um modelo "parada única" para cuidados de saúde tanto para a mãe adolescente quanto para o bebê no mesmo local e ao mesmo tempo. Esses dois últimos tipos de programas relataram alguns sucessos.

Na prática, a identificação da adolescente sexualmente ativa por meio de uma entrevista clínica confidencial é um primeiro passo na prevenção da gravidez. O médico da atenção primária deve fornecer à adolescente informações factuais sem julgamentos e, então, orientar a adolescente no processo de decisão de escolher um contraceptivo (ver Capítulo 143). O ambiente da prática é um cenário ideal para dar suporte à adolescente que escolhe permanecer abstinente. Quando uma adolescente engravida e precisa de acompanhamento pré-natal, os profissionais de saúde devem lembrar que a adolescente gestante é uma adolescente que engravidou, e não uma gestante que é adolescente.

A bibliografia está disponível no GEN-io.

Capítulo 145

Agressão Sexual de Adolescentes

Allison M. Jackson e Norrell Atkinson

A agressão sexual é um ato de violência que pode ou não envolver estupro. O estupro, também um ato de violência, não é um ato sexual. O estupro é historicamente definido como uma relação sexual coercitiva que envolve força física ou manipulação psicológica da mulher ou do homem. Reconhecendo que a relação sexual não é um requisito para a definição, o U.S. Department of Justice (DOJ) define estupro como "a penetração, por menor que seja, da vagina ou do ânus, com qualquer parte ou objeto do corpo, ou penetração oral pelo órgão sexual de outra pessoa, sem o consentimento da vítima."

EPIDEMIOLOGIA

Os números exatos da incidência de estupro não estão disponíveis porque muitos estupros não são relatados. Estima-se que uma em cada cinco mulheres e um em cada 71 homens serão estuprados durante a vida. As mulheres excedem os homens como vítimas de estupro, mas os casos de estupro masculino podem ser mais subnotificados do que os estupros femininos. Em 2010, a National Crime Victimization Survey do DOJ informou que as taxas anuais de **vitimização sexual** por 1.000 pessoas eram de 4,1 para as idades de 12 a 17 anos e de 3,7 para as idades de 18 a 34 anos. Entre 1995 e 2013, a taxa de estupro e agressão sexual foi maior para adolescentes do sexo feminino entre as idades de 18 e 24 anos. A National Survey of Children's Exposure to Violence (NatSCEV 2014) revelou que 12,9% dos jovens de 14 a 17 anos haviam sofrido vitimização sexual no ano anterior; 21,7% haviam sofrido vitimização sexual durante a vida; e 4,2% haviam sofrido **agressão sexual** no ano anterior e 10,2% durante a vida. Essa pesquisa também demonstrou como outras experiências com violência compõem o risco de vitimização sexual. Jovens com histórico de maus-tratos por parte de um cuidador apresentaram quatro vezes mais chances de sofrer vitimização sexual e probabilidade quatro vezes maior de sofrer vitimização sexual se tivessem algum testemunho de violência. Entre os adolescentes mais velhos, com idades entre 18 e 24 anos, o índice de estupro e agressão sexual foi 1,2 vez maior para aqueles que não estavam matriculados na faculdade quando comparados àqueles que estavam na faculdade. Além disso, vários estudos feitos com jovens no sistema de justiça juvenil demonstraram uma prevalência particularmente alta da prática de vitimização sexual prévia de meninas nesse sistema de justiça juvenil.

O estupro ocorre em todo o mundo e é especialmente prevalente durante guerras e conflitos armados. A Organização Mundial da Saúde estima que o estupro e a violência doméstica são responsáveis por 5 a 16% dos anos saudáveis de vida perdidos por mulheres em idade reprodutiva.

As adolescentes e os jovens adultos apresentam as maiores taxas de estupro em comparação com qualquer outro grupo etário. As atividades normais de crescimento e desenvolvimento da adolescência podem contribuir para essa vulnerabilidade das seguintes maneiras: (1) o surgimento da independência dos pais e o estabelecimento de relacionamentos fora da família podem expor os adolescentes a ambientes com os quais não estão familiarizados e situações que não estão preparados para vivenciar; (2) namorar e tornar-se confortável com a sexualidade de alguém pode resultar em atividades indesejadas, mas o adolescente é inexperiente demais para evitar as ações indesejadas; e (3) os adolescentes jovens podem ser ingênuos e mais confiantes do que deveriam (ver Capítulo 132). Muitos adolescentes são tecnologicamente competentes, o que dá aos agressores sexuais acesso a populações vulneráveis inocentes que antes estavam fora de seu alcance. As mídias sociais, salas de bate-papo e *sites* de namoro *online* representam um grande risco para os adolescentes, resultando em correspondência com indivíduos desconhecidos por eles ou pelos membros protetores da família, ao mesmo tempo que fornecem uma falsa sensação de segurança devido às comunicações eletrônicas remotas. Determinado agressor pode obter informações específicas para identificar o adolescente e marcar um encontro para vitimização sexual.

Alguns adolescentes correm maior risco de serem vítimas de estupro do que outros (Tabela 145.1).

TIPOS DE ESTUPRO

O estupro e a agressão sexual podem ocorrer em uma variedade de circunstâncias (Tabelas 145.2 e 145.3). Uma vítima pode ser agredida sexualmente ou estuprada por alguém que conhece ou por um estranho, embora mais frequentemente o agressor seja alguém conhecido pela vítima. A compreensão destas circunstâncias permite uma abordagem mais sensível ao trauma e pode impactar o manejo médico e a resposta

Tabela 145.1 Adolescentes com alto risco de vitimização por estupro.

ADOLESCENTES DOS SEXOS MASCULINO E FEMININO
Usuários de drogas e álcool
Fugitivos
Pessoas com deficiência intelectual ou atraso no desenvolvimento
Jovens de rua
Jovens transexuais
Jovens com histórico de abuso sexual por parte dos pais
Tráfico de sexo

PRINCIPALMENTE DO SEXO FEMININO
Sobreviventes de agressão sexual prévia
Recém-chegadas a uma cidade ou faculdade

PRINCIPALMENTE DO SEXO MASCULINO
Aqueles em ambientes institucionalizados (centros de detenção, prisão)
Jovens homossexuais masculinos

Tabela 145.2 Tipos de estupro por indivíduo conhecido.

ESTUPRO POR CONHECIDO
A forma mais comum de estuprc nos adolescentes entre 16 e 24 anos
O agressor pode ser um vizinho, colega de classe ou amigo da família
É mais provável que as vítimas demorem a procurar atendimento médico, nunca denunciem o crime (homens e mulheres) e tenham menos probabilidade de prosseguir com um processo criminal, mesmo depois de denunciar o(s) incidente(s)

ESTRUPO APÓS UM ENCONTRO
O agressor está em um relacionamento íntimo com a vítima
Pode estar associado à violência por parte de um parceiro íntimo
O agressor pode se envolver em mais atividades sexuais do que outros homens da idade dele e geralmente tem um histórico de comportamento agressivo com as mulheres

ABUSO SEXUAL
Todo contato ou exposição sexual entre um adulto e um menor, ou quando houver uma diferença de idade significativa ou de desenvolvimento entre os jovens
O agressor pode ser um parente, amigo próximo da família ou alguém com autoridade

ESTUPRO PRESUMIDO
Atividade sexual entre um adultc e um adolescente com idade inadequada para consentimento legal, conforme definido pela lei de cada estado
Baseia-se na premissa de que abaixo de certa idade ou acima de uma diferença de idade específica com o agressor, um indivíduo não é legalmente capaz de dar consentimento para se envolver em relações sexuais
A intenção de tais leis é protege- os jovens de serem vitimizados, mas eles podem inadvertidamente levar um adolescente a reter informações sexuais pertinentes para um médico por temer que seu parceiro sexual seja denunciado à justiça

ESTUPRO MASCULINO
Estupro entre homens
Mais prevalente em contextos institucionais
Os homens são menos propensos que as mulheres a denunciar estupro e menos propensos a procurar ajuda profissional

ESTUPRO COLETIVO
Ver Tabela 145.3

ao paciente. As circunstâncias e o relacionamento do agressor com a vítima podem afetar se, quando e como o paciente revela o ocorrido. O sexo da vítima também pode afetar a divulgação; indivíduos trangênero e homens são uniformemente menos propensos a divulgar um caso de estupro/agressão sexual do que mulheres. O sexo do agressor pode ser igual ou diferente do sexo da vítima e pode haver um ou mais de um agressor. Em qualquer cenário, a agressão sexual/estupro pode ser facilitada por ameaças ou coerção, força física ou drogas.

Tabela 145.3 Tipos de estupro por estranho.

TRÁFICO SEXUAL E EXPLORAÇÃO SEXUAL COMERCIAL DE CRIANÇAS (ESCC)
A idade média de recrutamento na ESCC é entre 12 e 13 anos
O(s) agressor(es) pode(m) ser um cafetão (conhecido) ou um "cliente/acompanhante" (estranho)
As vítimas costumam ter um histórico de maus-tratos infantis
O medo do "cafetão" resulta em relutância em divulgar

ESTUPRO FACILITADO POR DROGAS
O álcool é a droga mais comum associada à vitimização sexual

ESTUPRO COLETIVO
Quando um grupo de homens estupra uma vítima solitária
Pode ser parte de uma atividade ritualística ou rito de passagem para alguns grupos masculinos (p. ex., gangues, fraternidade universitária) ou pode ser uma fúria deslocada por parte dos agressores
As vítimas podem temer retaliação ou confronto com agressores
As vítimas podem desejar ou exigir realocação

O **estupro por conhecido**, a forma mais comum de estupro, é cometido por uma pessoa conhecida pela vítima fora da família. Se o agressor conhecido for um membro da família, cuidador ou alguém em uma posição de autoridade, seria considerado **abuso sexual**. O relacionamento vítima-agressor pode causar lealdades conflitantes nas famílias, e o relato do adolescente pode ser recebido com descrença e/ou ceticismo por parte das mesmas. O estupro por um adolescente conhecido difere do estupro de um adulto porque as armas são utilizadas com menos frequência e as vítimas são menos propensas a sofrer lesões físicas.

O **estupro após um encontro é** a violência sexual praticada por uma pessoa em um relacionamento íntimo com a vítima. Essas vítimas podem ser novas em um ambiente específico (calouro da faculdade, recém-chegado a uma cidade ou escola) e carecer de forte apoio social. As vítimas podem ter dificuldade em estabelecer limites com o parceiro e, em alguns casos, podem estar intoxicadas quando o incidente ocorre. O agressor pode interpretar a passividade como consentimento e negar a acusação de coerção ou força, e também pode estar intoxicado no momento da agressão.

O **estupro facilitado por drogas** pode envolver substâncias ilícitas e/ou legais. A oportunidade de conhecer e estuprar o acompanhante pode ser maior com indivíduos sob a influência de álcool. Ainda mais predatória é a administração furtiva de produtos farmacêuticos a possíveis vítimas. Nestes cenários, drogas de estupro como o ácido gamahidroxibutírico (GHB), flunitrazepam e cloridrato de cetamina são os principais agentes utilizados para esses fins ilegais, mas também podem incluir álcool, benzodiazepínicos, estimulantes, barbitúricos, opiáceos e outras drogas ilícitas (ver Capítulo 140). Suas propriedades farmacológicas tornam esses medicamentos eficazes para este uso, porque possuem modos simples de administração, são facilmente ocultados (incolores, inodoros, insípidos), iniciam ação rapidamente com a resultante indução de amnésia anterógrada e são eliminados rapidamente devido à meia-vida curta. A detecção desses medicamentos requer um alto índice de suspeita e avaliação médica dentro de 8 a 12 horas para a realização de testes específicos porque a triagem toxicológica de rotina é insuficiente.

As vítimas de estupro por conhecidos e namorados geralmente enfrentam problemas a longo prazo de confiança e sensação de culpa, resultando em perda de confiança no julgamento de relacionamentos futuros. Os sobreviventes quase sempre têm vergonha do incidente e são menos propensos a denunciar o estupro. Eles também costumam relutar em falar sobre o estupro com a família, amigos ou um conselheiro, e podem nunca se curar das cicatrizes psicológicas que se seguem. Para os adolescentes que são LGBTQ, a vergonha e a relutância em divulgar o estupro podem ser ainda maiores.

A **exploração sexual comercial de crianças** (ESCC), também conhecida como tráfico sexual, é uma forma mais complexa de vitimização sexual e é considerada uma forma de abuso infantil (ver Capítulo 15). O tráfico sexual é definido federalmente como o recrutamento, o acolhimento, o transporte, o fornecimento, a obtenção, o patrocínio ou a solicitação de um indivíduo por meio de força, fraude ou coerção para o sexo comercial. Embora um cafetão geralmente recrute vítimas pessoalmente, ele pode utilizar outras pessoas para recrutá-las. Esses jovens podem sofrer agressão física e sexual por parte do "cafetão", bem como dos "clientes". Muitos desses jovens têm um histórico de maus-tratos infantis, aumentando sua vulnerabilidade a esta forma de abuso. O medo das consequências da divulgação e das habilidades de sobrevivência adquiridas geralmente produz uma apresentação muito cautelosa no ambiente da saúde.

O **estupro masculino** geralmente se refere ao estupro de homens pelo mesmo sexo. Subgrupos específicos de homens jovens correm alto risco de serem vítimas de estupro (Tabela 145.1). O estupro masculino que ocorre fora de contextos institucionais geralmente envolve a coerção do adolescente do sexo masculino por alguém considerado uma figura de autoridade, masculina ou feminina. As vítimas de estupro masculinas geralmente experimentam uma identidade sexual conflitante sobre se são homossexuais. Questões de perda de controle e impotência são particularmente incômodas para as vítimas de estupro do sexo masculino, e esses jovens geralmente apresentam sintomas de ansiedade, depressão, transtornos do sono e ideação suicida.

O **estupro por estranho** ocorre com menos frequência na população adolescente e é semelhante ao estupro adulto. Pode haver uma variedade de cenários para estupro por estranho (Tabela 145.3). Entretanto, esses estupros frequentemente ocorrem com sequestros, uso de armas e aumento do risco de lesões físicas. Esses estupros são mais prováveis de serem denunciados e processados.

MANIFESTAÇÕES CLÍNICAS

A apresentação aguda do adolescente após um estupro pode variar consideravelmente, de um comportamento histriônico até um afastamento quase mudo. Mesmo que não pareçam ter medo, a maioria das vítimas fica extremamente amedrontada e ansiosa com o incidente, o relato do estupro, o exame e todo o processo, incluindo possíveis repercussões. Como os adolescentes estão entre as linhas de desenvolvimento da infância e idade adulta, suas respostas ao estupro podem ter elementos de comportamento infantil e adulto. Muitos adolescentes, principalmente adolescentes jovens, podem experimentar algum nível de desorganização cognitiva.

Os adolescentes podem ser relutantes em relatar estupro por vários motivos, incluindo sensação de culpa, medo, vergonha ou, nas circunstâncias de estupro facilitado por drogas, incerteza quanto aos detalhes do evento. As vítimas adolescentes, diferentemente das vítimas infantis que suscitam simpatia e apoio, geralmente enfrentam intenso escrutínio em relação à sua credibilidade e culpa social inadequadamente deslocada pelo ataque. Esta visão é infundada e não deve ser utilizada durante a avaliação de qualquer vítima adolescente, incluindo estupro por um familiar.

Quando os adolescentes não denunciam um estupro, eles podem apresentar em uma data futura preocupações com gravidez, sintomas ou preocupações com uma infecção sexualmente transmissível (IST) e sintomas de transtorno de estresse pós-traumático (ver Capítulo 38), como transtornos do sono, pesadelos, mudanças de humor e lembranças do ocorrido. Outros adolescentes podem apresentar queixas psicossomáticas ou dificuldades nos trabalhos escolares; todos os adolescentes devem ser rastreados quanto à possível vitimização sexual na maioria das consultas de exames de saúde.

ENTREVISTA E EXAME FÍSICO

O objetivo da avaliação médica do adolescente após uma agressão sexual é fornecer assistência médica ao mesmo, além de coletar e documentar evidências da agressão, quando aplicável. Embora muitos adolescentes demorem a procurar atendimento médico, outros procuram atendimento médico dentro de 72 horas (ou até 96 horas, dependendo do protocolo usado) do estupro, momento em que a coleta de evidências forenses deve ser oferecida ao paciente. Sempre que possível, médicos experientes com treinamento e conhecimento de coleta de evidências forenses e procedimentos médico-legais devem concluir a avaliação do estupro ou supervisionar a avaliação.

As responsabilidades do médico são fornecer suporte, realizar a anamnese de maneira não julgadora, realizar um exame completo sem necessidade de retraumatizar a vítima e coletar evidências forenses. O médico deve concluir os testes de laboratório, administrar o tratamento profilático para ISTs e contracepção de emergência, providenciar serviços de aconselhamento e encaminhar um relatório às autoridades apropriadas, de acordo com a lei. Não é responsabilidade do médico decidir se ocorreu um estupro; o sistema legal fará esta determinação.

Idealmente, um médico treinado em entrevistas forenses deve realizar a anamnese. Em todos os casos, a anamnese deve ser realizada com *apenas* perguntas abertas para colher informações sobre (1) o que aconteceu; (2) onde aconteceu; (3) quando aconteceu; e (4) quem fez isso. Depois de obter uma anamnese concisa, incluindo detalhes do tipo de contato físico que ocorreu entre a vítima e o agressor, o médico deve realizar um exame físico completo e documentar todas as lesões. Os médicos devem fornecer suporte sensível e sem julgamento durante toda a avaliação, pois a vítima adolescente sofreu um trauma grave e é suscetível à retraumatização durante esse processo. Cada componente da avaliação deve ser explicado em detalhes à vítima, permitindo ao adolescente o máximo de controle possível, incluindo a recusa em concluir qualquer parte ou todo o processo de coleta de evidências forenses. Muitas vezes, é útil permitir que uma pessoa confiável, como um membro da família, amigo ou defensor, esteja presente durante a avaliação, se este for o desejo do adolescente.

O médico examinador deve estar familiarizado com o *kit* de **coleta de evidências forenses** antes de iniciar o exame. Nos EUA, o *kit* de coleta de evidências forenses de cada estado é diferente, mas a maioria inclui alguns ou todos os seguintes componentes: evidência forense de depósitos de sêmen detectados por uma lâmpada fluorescente com comprimento de onda próximo a 490 nm (muitas lâmpadas Woods são inadequadas); *swabs* de impressões de marcas de mordidas para coletar marcadores genéticos (DNA, grupo ABO); *swabs* de qualquer orifício penetrado ou superfície corporal em que a saliva possa estar presente; e documentação de lesões cutâneas agudas utilizando representações gráficas e fotografias do diagrama corporal com medidas padrão visíveis. Áreas de contenção devem ser cuidadosamente inspecionadas quanto a ferimentos; essas áreas incluem extremidades, pescoço e face interna da mucosa oral, em que pode ser observada uma impressão da dentição.

O exame genital de uma vítima de estupro do sexo feminino deve ser realizado com a paciente na posição de litotomia. O decúbito ventral com o joelho de encontro ao tórax pode ser utilizado como uma técnica de esclarecimento do exame, especificamente para avaliar a borda posterior do hímen. O exame genital de uma vítima de estupro do sexo masculino deve ser realizado com o paciente em decúbito dorsal. O exame do clínico deve incluir uma inspeção cuidadosa de todas as áreas pélvicas, genitais e perianais. O médico deve documentar lesões agudas, como edema, eritema, petéquias, hematomas, hemorragia ou rupturas. A solução aquosa de azul de toluidina (1%), que adere às células nucleadas, pode ser utilizada durante o exame agudo para melhorar a visualização de microtraumatismos na área perianal. Qualquer ruptura na epiderme superficial permitirá a absorção do corante e, portanto, não pode diferenciar entre a ruptura da pele por traumatismo, irritação ou infecção. Além disso, um colposcópio pode ser utilizado para fornecer ampliação do campo e permitir a documentação fotográfica de lesões.

DADOS LABORATORIAIS

Quando os adolescentes se apresentarem para atendimento médico dentro de 72 a 96 horas após uma agressão sexual, um *kit* de coleta de evidências forenses deve ser oferecido ao paciente. Independentemente da decisão de um adolescente de concluir a coleta de evidências, deve-se oferecer ao paciente assistência médica, incluindo exame físico, exames laboratoriais (Tabela 145.4) e terapias profiláticas. Avaliações de acompanhamento devem ser agendadas para repetir esses estudos laboratoriais.

Tabela 145.4 Avaliação laboratorial da agressão sexual.

DENTRO DE 8 A 12 HORAS (QUANDO INDICADO PELO HISTÓRICO)
Urina e sangue para medicamentos relacionados ao estupro (GHB, flunitrazepam, cetamina)
DENTRO DE 24 HORAS (QUANDO INDICADO PELA ANAMNESE)
Sangue para exame toxicológico abrangente (para outras classes de medicamentos)
DENTRO DE 72 HORAS (OU ATÉ 96 HORAS, DEPENDENDO DO PROTOCOLO UTILIZADO)
Kit de provas forenses
Teste de gravidez
Rastreio da hepatite B (antígeno de superfície da hepatite B, anticorpo de superfície e anticorpo central)
Sífilis (reagina plasmática rápida [RPR], VDRL)
Infecção pelo HIV
Vaginose bacteriana (VB) e candidíase: teste no local de atendimento com medição do pH vaginal e aplicação de KOH para teste das aminas (teste do odor ou *whiff test*)
Trichomonas vaginalis: testes de amplificação de ácido nucleico (NAATs) em espécime de urina ou amostra vaginal ou teste no local de atendimento (sondas de DNA) de amostra vaginal
Chlamydia e *Neisseria gonorrhoeae*: teste de amplificação de ácido nucleico (NAATs) em locais de penetração ou possível penetração:
1. *N. gonorrhoeae*: orofaringe, reto, urina*
2. *Chlamydia*: urina,* reto

*A amostra de urina suja pode ser utilizada como alternativa para o *swab* genital. De Centers for Disease Control and Prevention: Sexually transmitted diseases: treatment guidelines 2015, *MMWR Recomm Rep* 64(RR-3):1-140, 2015, e Updated guidelines for antiretroviral postexposure prophylaxis after sexual, injection drug use, or other nonoccupational exposure to HIV–United States, 2016.

TRATAMENTO

O tratamento inclui antimicrobianos profiláticos para ISTs (ver Capítulo 146) e contracepção de emergência (ver Capítulo 143). Os Centers for Disease Control and Prevention (CDC) relatam que tricomoníase, vaginose bacteriana, gonorreia e infecção por clamídia são as infecções mais frequentemente diagnosticadas entre as mulheres que foram agredidas sexualmente. A profilaxia antimicrobiana é recomendada para adolescentes vítimas de estupro devido ao risco de adquirir uma IST e ao risco de doença inflamatória pélvica (Tabela 145.5). Um regime antirretroviral com dois ou três medicamentos para a **profilaxia pós-exposição (PPE)** ao HIV deve ser considerado e um especialista em doenças infecciosas deve ser consultado se forem identificados fatores de risco de transmissão mais altos (p. ex., saber que o agressor é HIV-positivo, lesão de mucosa significativa da vítima) para prescrever um regime antirretroviral triplo (Figura 145.1). Considerações semelhantes devem ser feitas para possível exposição ao vírus da hepatite B em indivíduos vacinados/não vacinados. Os médicos devem revisar a importância da adesão do paciente ao tratamento clínico e psicológico e aos cuidados de acompanhamento.

No momento da apresentação, o médico deve atender à necessidade de acompanhamento, incluindo aconselhamento psicológico. As vítimas adolescentes correm maior risco de transtorno de estresse pós-traumático, depressão, comportamentos autoabusivos, ideação suicida, delinquência, abuso de substâncias, transtornos alimentares e de sofrer nova agressão sexual. É importante que a vítima adolescente e os pais entendam o valor dos serviços de aconselhamento oportuno para diminuir essas possíveis sequelas a longo prazo. Os serviços de aconselhamento devem ser organizados durante a avaliação inicial, com acompanhamento pelo médico da atenção primária para melhorar a adesão. Os serviços de aconselhamento para familiares da vítima podem melhorar sua capacidade de fornecer apoio adequado à vítima adolescente. Cuidado com os pais para que não usem o ataque como uma validação de sua orientação parental, pois isso servirá apenas para culpar inadequadamente a vítima adolescente.

Tabela 145.5 Profilaxia pós-exposição (PPE) para vítimas de agressão sexual aguda.

ROTINA
Regime recomendado para profilaxia de IST
Ceftriaxona 250 mg IM
mais
Azitromicina 1 g VO em dose única
mais
Metronidazol 2 g VO em dose única *ou*
Tinidazol 2 g VO em dose única
Profilaxia da gestação*
Levonorgestrel (pílula do dia seguinte) 1,5 mg VO em dose única
OU
O acetato de ulipristal 30 mg é eficaz por até 120 h
Papilomavírus humano (HPV)
Avaliar histórico de vacinas contra o HPV; para não imunizados, administrar a vacina inicial no exame inicial, com duas doses de acompanhamento em 1 a 2 meses e 6 meses se > 15 anos *ou* uma dose única de acompanhamento em 6 a 12 meses se ≤ 15 anos
CONFORME INDICAÇÃO
Todas as pessoas em esquema PPE (profilaxia pós-exposição) devem receber um ciclo de 28 dias de um regime antirretroviral com dois ou três medicamentos.
Vírus da imunodeficiência humana (HIV)†
Regime preferido:
Tenofovir 300 mg e combinação em dose fixa de entricitabina, 200 mg (Truvada®) 1 vez/dia
mais
Raltegravir 400 mg 2 vezes/dia ou
Dolutegravir 50 mg/dia‡
Regimes alternativos disponíveis (O National Clinicians Consultation Center nos EUA é uma fonte para a prescrição de PPE
Vírus da hepatite B (HBV)
Indicações específicas para vacinação, uso de imunoglobulina e/ou reforço dependente do estado de saúde do agressor

*Fornecido para pacientes com exame de urina negativo para gestação. Além disso, um antiemético (proclorperazina, ondansetrona) pode ser prescrito para pacientes que recebem contracepção de emergência. †A PPE contra o HIV é fornecida para pacientes com penetração e quando o agressor é conhecidamente HIV-positivo ou em casos de alto risco devido a um histórico de encarceramento, uso de droga ilícita intravenosa ou vários parceiros sexuais. Quando fornecida, exames laboratoriais devem ser coletados antes da administração da medicação (HIV, hemograma, leucograma, ureia/creatinina, amilase, lipase) e exames de acompanhamento devem ser agendados. ‡O dolutegravir foi associado a defeitos do tubo neural se a exposição ocorrer no primeiro trimestre da gravidez. Portanto, deve ser evitado em pacientes grávidas ou em risco de engravidar. U.S. Department of Health and Human Services, U.S. Food & Drug Administration. Julica, Tivicay, Triumeq (dolutegravir): FDA to evaluate potential risk of neural tube birth defects. May 18, 2018. https://www.fda.gov/safety/medwatch/safetyinformation/safetyalertsforhumanmedicalproducts/ucm608168.htm. Dados de Centers for Disease Control and Prevention: Sexually transmitted diseases: treatment guidelines 2015, *MMWR Recomm Rep* 64(RR-3):1-140, 2015, and Updated guidelines for antiretroviral postexposure prophylaxis after sexual, injection drug use, or other nonoccupational exposure to HIV – United States, 2016.

PREVENÇÃO

A **prevenção primária** pode ser realizada por meio da educação de pré-adolescentes e adolescentes sobre questões de estupro, relacionamentos saudáveis, perigos da internet e estupro facilitado por drogas e álcool. As mensagens de prevenção devem ser direcionadas a homens e mulheres nas escolas e faculdades. A ênfase particular nos esforços de prevenção durante a orientação da faculdade é altamente recomendável. As situações de alto risco que podem aumentar a probabilidade de um ataque sexual (uso de drogas ilícitas ou álcool) devem ser desencorajadas. A **prevenção secundária** inclui informar os adolescentes sobre os benefícios de avaliações médicas oportunas quando o estupro

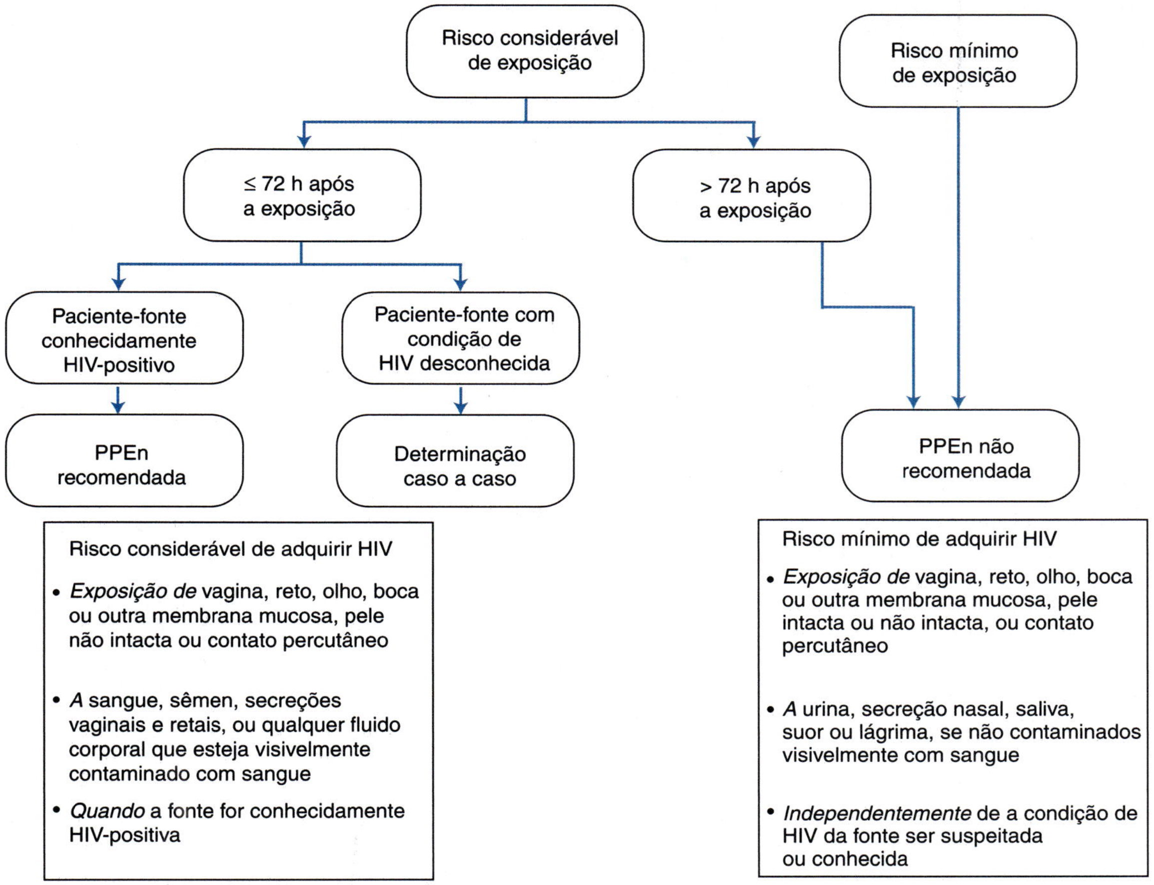

Figura 145.1 **Algoritmo para avaliação e tratamento de uma possível infecção pelo vírus da imunodeficiência humana (HIV).** PPEn, profilaxia pós-exposição não ocupacional. (*De Seña AC, Hsu KK, Kellogg N et al.: Sexual assault and sexually transmitted infections in adults, adolescents, and children,* Clin Infect Dis *61(Suppl 8):S859, 2015.*)

tiver ocorrido. Médicos devem perguntar aos adolescentes sobre experiências passadas de comportamentos sexuais forçados e indesejados e oferecer ajuda para lidar com essas experiências. A importância da prevenção não pode ser menosprezada porque os adolescentes são desproporcionalmente afetados pelo estupro e são particularmente vulneráveis a consequências a longo prazo.

A bibliografia está disponível no GEN-io.

Capítulo 146
Infecções Sexualmente Transmissíveis
Gale R. Burstein

Os índices específicos por idade de muitas infecções sexualmente transmissíveis (**ISTs**) são mais altos entre adolescentes e adultos jovens com experiência sexual, após o controle da atividade sexual. Embora alguns patógenos de ISTs se apresentem como síndromes de ISTs com uma constelação específica de sintomas, a maioria é assintomática e só é detectada por um teste laboratorial. A abordagem para prevenção e controle dessas infecções baseia-se em orientação, triagem e diagnóstico e tratamento precoces.

ETIOLOGIA

Qualquer adolescente que tenha tido relação sexual oral, vaginal ou anal corre o risco de adquirir uma IST. Nem todos os adolescentes correm o mesmo risco; fatores físicos, comportamentais e sociais contribuem para maior risco do adolescente (Tabela 146.1). Adolescentes que iniciam o sexo em uma idade mais jovem, jovens residentes em centros de detenção, jovens que frequentam clínicas de ISTs, homens jovens que fazem sexo com outros homens e jovens usuários de drogas ilícitas injetáveis apresentam maior risco para ISTs. Comportamentos arriscados, como sexo com múltiplos parceiros simultâneos ou vários parceiros sequenciais de duração limitada, falha no uso consistente e correto da proteção de barreira e aumento da suscetibilidade biológica à infecção também contribuem para o risco. Embora nos EUA todos os 50 estados e o Distrito de Columbia autorizem explicitamente que menores escolham seus próprios serviços de saúde sexual, muitos adolescentes encontram vários obstáculos ao acesso a esses cuidados. Adolescentes vítimas de agressão sexual podem não se considerar "sexualmente ativos", devido ao contexto do encontro, e precisam de tranquilidade, proteção e intervenção apropriada quando estas circunstâncias são descobertas (ver Capítulo 145).

EPIDEMIOLOGIA

A prevalência da IST varia de acordo com idade, sexo e raça/etnia. Nos EUA, embora adolescentes e adultos jovens de 15 a 24 anos representem 25% da população com experiência sexual, este grupo etário responde por quase 50% de toda a incidência de ISTs a cada ano. Adolescentes e jovens com menos de 25 anos apresentam a maior prevalência relatada de **gonorreia** (ver Capítulo 219) e infecções por **clamídia** (ver Capítulo 253); entre mulheres e homens, os índices são mais altos nos grupos entre 15 e 24 anos (Figura 146.1). Em 2015,

Tabela 146.1 Circunstâncias que contribuem para a suscetibilidade de adolescentes a infecções sexualmente transmissíveis.

FÍSICAS
Idade mais jovem na puberdade
Ectopia cervical
Introito menor levando a sexo traumático
Natureza assintomática da infecção sexualmente transmissível
Pênis não circuncidado
COMPORTAMENTO LIMITADO PELO ESTÁGIO DE DESENVOLVIMENTO COGNITIVO
Início da adolescência: não desenvolveu capacidade de pensar de modo abstrato
Meio da adolescência: desenvolvimento da crença de singularidade e invulnerabilidade
FATORES SOCIAIS
Pobreza
Acesso limitado a serviços de saúde "amigáveis para o adolescente"
Comportamentos de busca de saúde do adolescente (renúncia ao tratamento por questões de confidencialidade ou negação do problema de saúde)
Abuso sexual, tráfico e violência
Sem-teto
Uso de drogas ilícitas
Mulheres adolescentes jovens com parceiros masculinos mais velhos
Homens jovens em relação sexual com outros homens

De Shafii T, Burstein G: An overview of sexually transmitted infections among adolescents, *Adolesc Med Clin* 15:207, 2004.

mulheres entre 20 e 24 anos apresentaram a maior taxa de infecção por clamídia relatada (3.730 por 100.000 habitantes), seguidas por mulheres entre 15 e 19 anos (2.994/100.000). A taxa relatada de infecção por clamídia em 2015 para mulheres de 15 a 19 anos foi quase quatro vezes maior do que para homens de 15 a 19 anos. A infecção por clamídia é comum entre todas as raças e grupos étnicos; negros, povos originários americanos/nativos do Alasca e mulheres hispânicas são afetados de forma desproporcional. Em 2015, mulheres negras não hispânicas entre 20 e 24 anos apresentaram a maior taxa de infecção por clamídia do que qualquer grupo (6.783), seguidas por mulheres negras entre 15 e 19 anos (6.340). Dados da National Health and Nutrition Examination Survey de 2007-2012 (NHANES) estimaram que a prevalência de infecção por clamídia na população dos EUA era mais alta entre os afro-americanos (Figura 146.2).

Os índices relatados de outras ISTs bacterianas também são altos entre adolescentes e adultos jovens. Em 2015, as mulheres de 20 a 24 anos apresentaram os índices mais altos (547/100.000) e os homens de 20 a 24 anos tiveram o segundo maior **índice de gonorreia** (539/100.000) em comparação com qualquer outro grupo etário/sexo (ver Capítulo 219). Os índices de gonorreia entre homens e mulheres de 15 a 24 anos aumentaram entre 2014 e 2015. Os **índices de sífilis** estão aumentando a um ritmo alarmante, especialmente entre os homens, representando > 90% de todos os casos de sífilis primária e secundária. Os **homens que praticam sexo com homens (HSH)** respondem por 82% desses casos masculinos quando o sexo do parceiro sexual é conhecido. Homens de 20 a 24 anos apresentam o segundo maior índice de sífilis primária e secundária entre homens de qualquer faixa etária (36/100.000); enquanto os índices entre homens de 15 a 19 anos (8/100.000) são muito mais baixos. Os índices de sífilis primária e secundária entre indivíduos do sexo feminino são muito mais baixos que os do sexo masculino (5/100.000 entre 20 e 24 anos; 3/100.000 entre 15 e 19 anos) (ver Capítulo 245). As taxas de **doença inflamatória pélvica** (**DIP**) são mais altas entre as mulheres de 15 a 24 anos em comparação com as mulheres mais velhas.

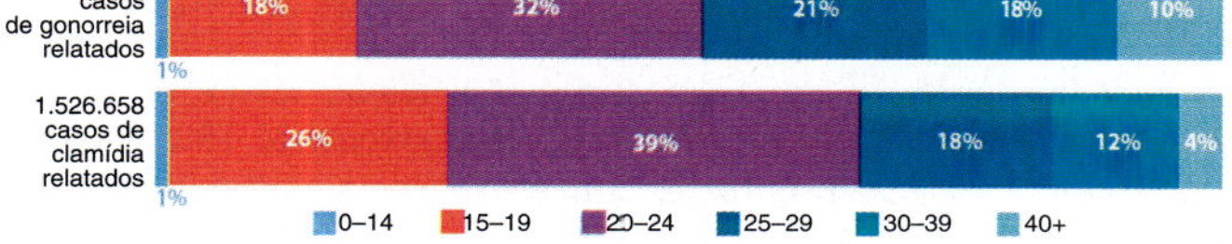

Figura 146.1 Proporção de casos relatados de gonorreia e clamídia por idade, EUA, 2015. (*Adaptada de Centers for Disease Control and Prevention: Reported STDs in the United States*. https://www.cdc.gov/nchhstp/newsroom/docs/factsheets/STD-Trends-508.pdf.)

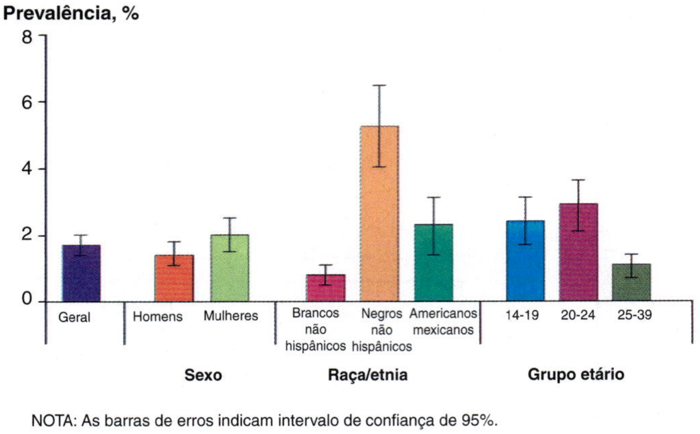

Figura 146.2 Prevalência entre pessoas com idades de 14 a 39 anos por sexo, raça/etnia e grupo etário, National Health and Nutrition Examination Survey, 2007–2012. (*De Centers for Disease Control and Prevention: Sexually transmitted disease surveillance, 2015*. https://www.cdc.gov/std/stats15/slides/chlamydia.pptx.).

Os adolescentes também carregam um grande fardo de ISTs virais. Os jovens dos EUA correm um risco persistente de **infecção pelo HIV** (ver Capítulo 302). Em 2015, os jovens de 13 a 24 anos representaram 22% (8.807) de todos os novos diagnósticos de HIV nos EUA, com a maioria (81%) ocorrendo entre homens *gays* e bissexuais. Dessas novas infecções, 55% (4.881) ocorriam entre os negros, 22% (1.957) entre hispânicos/latinos e 17% (1.506) entre brancos. Apenas 10% dos estudantes do ensino médio foram testados para o HIV. Entre os estudantes do sexo masculino que tiveram contato sexual com outros homens, apenas 21% foram testados para o HIV.

O **papilomavírus humano** (**HPV**) é a IST adquirida mais frequente nos EUA. De acordo com o NHANES, a prevalência das vacinas contra o HPV tipos 6, 11, 16 e 18 (**4vHPV**) diminuiu entre as épocas pré-vacina (2003-2006) e vacinal (2009-2012): de 11,5% para 4,3% entre as mulheres com idade de 14 a 19 anos; e de 18,5% para 12,1% entre as mulheres de 20 a 24 anos (ver Capítulo 293).

O **herpes-vírus simples tipo 2** (**HSV-2**) é a IST viral mais prevalente (ver Capítulo 279). Os dados da NHANES demonstram que, entre 14 e 19 anos, a soroprevalência do HSV-2 permaneceu baixa (< 2%, em pesquisas de 1999 a 2010). Além disso, de acordo com a NHANES, a soroprevalência do HSV-1 entre 14 e 19 anos diminuiu significativamente, passando de 39% em 1999 a 2004 para 30% em 2005-2010, o que indica menor índice de infecção orolabial nessa faixa etária. Estudos também descobriram que as infecções genitais por HSV-1 estão aumentando entre os adultos jovens. Os jovens que não possuem anticorpos contra o HSV-1 na primeira relação sexual são mais suscetíveis a adquirir uma infecção genital pelo HSV-1 e desenvolver doenças sintomáticas da infecção genital primária pelo HSV-2. O aumento do sexo oral entre adolescentes e adultos jovens também tem sido sugerido como um fator que contribui para o aumento das infecções genitais pelo HSV-1.

PATOGÊNESE

Durante a puberdade, níveis crescentes de estrogênio tornam o epitélio vaginal mais espesso e cornificado, com aumento do conteúdo de glicogênio celular, este último fazendo com que o pH vaginal diminua. Essas alterações aumentam a resistência do epitélio vaginal à penetração de certos organismos (incluindo *Neisseria gonorrhoeae*) e aumentam a suscetibilidade a outros (*Candida albicans* e *Trichomonas*; ver Capítulo 310). A transformação das células vaginais torna as células da ectocérvice colunares, formando uma borda dos dois tipos de células na ectocérvice, conhecida como junção escamocolunar. A aparência é conhecida como **ectopia** (Figura 146.3). Com a maturação, este tecido involui. Antes da involução, representa uma vulnerabilidade única à infecção por mulheres adolescentes. A associação de iniciação sexual precoce e menor idade ginecológica com maior risco de ISTs apoia esta explicação da patogênese da infecção em adolescentes jovens.

TRIAGEM

A detecção e o tratamento precoces são estratégias primárias de **controle de ISTs**. Algumas das ISTs mais comuns em adolescentes, incluindo HPV, HSV, clamídia e gonorreia, geralmente são assintomáticas e, se não detectadas, podem se espalhar inadvertidamente para o hospedeiro. As iniciativas de **triagem** para infecções por clamídia demonstraram reduções nos casos de DIP em até 40%. Embora organizações médicas federais e profissionais recomendem a triagem anual de clamídia para mulheres sexualmente ativas com menos de 25 anos, de acordo com o National Center for Quality Assurance em 2015, entre mulheres sexualmente ativas de 16 a 20 anos, aproximadamente 42% dos membros da organização comercial de manutenção da saúde (HMO) e 52% dos membros do Medicaid (HMO) haviam sido testados para clamídia durante o ano anterior. A falta de um diálogo sobre as ISTs ou a prestação de serviços de ISTs nas visitas anuais de serviços preventivos a adolescentes com experiência sexual são oportunidades perdidas para triagem e orientação. Serviços de saúde reprodutiva abrangentes, confidenciais e que incluam a triagem para ISTs devem ser oferecidos a todos os adolescentes com experiência sexual (Tabela 146.2).

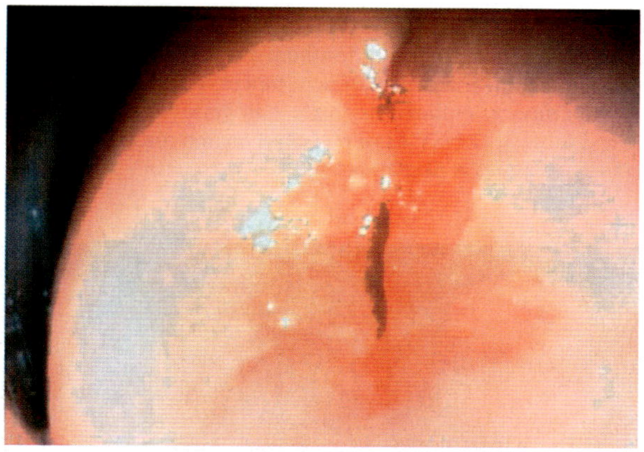

Figura 146.3 Ectopia cervical. (*De Seattle STD/HIV Prevention Training Center, University of Washington, Claire E. Stevens.*)

INFECÇÕES COMUNS E MANIFESTAÇÕES CLÍNICAS

As **síndromes de ISTs** geralmente são caracterizadas pela localização da manifestação (vaginite) ou pelo tipo de lesão (úlcera genital). Certas constelações de sintomas sugerem a inclusão de uma possível IST no diagnóstico diferencial.

Uretrite

A uretrite é uma síndrome de ISTs caracterizada por inflamação da uretra, geralmente causada por uma etiologia infecciosa. A uretrite pode apresentar secreção uretral, disúria, irritação uretral ou prurido do meato. Urgência, frequência de micção, eritema do meato uretral e dor ou queimação uretral são apresentações clínicas menos comuns. Aproximadamente 30 a 50% dos homens são assintomáticos, mas podem apresentar sinais de secreção no momento do diagnóstico. Ao exame, o achado clássico é uma secreção mucoide ou purulenta pelo meato uretral (Figura 146.4). Se nenhuma secreção for evidente ao exame, os profissionais podem tentar expressar a secreção aplicando uma leve pressão na uretra, da base distal ao meato, 3 a 4 vezes. *Chlamydia trachomatis* e *N. gonorrhoeae* são os patógenos mais comumente identificados. O *Mycoplasma genitalium* tem sido associado à uretrite, mas os dados que sustentam o *Ureaplasma urealyticum* são inconsistentes. *Trichomonas vaginalis* pode causar uretrite não gonocócica (UNG), mas a prevalência varia. Em alguns casos, os vírus HSV-1, HSV-2 e Epstein-Barr (EBV) também são potenciais patógenos da uretrite. Testes diagnósticos sensíveis para *C. trachomatis* e *N. gonorrhoeae* estão disponíveis para avaliação da uretrite. Entretanto,

Tabela 146.2 Recomendações de rotina de triagem laboratorial para infecções sexualmente transmissíveis em adolescentes e adultos jovens sexualmente ativos.

CHLAMYDIA TRACHOMATIS E *NEISSERIA GONORRHOEAE*

- A triagem de rotina para *C. trachomatis* e *N. gonorrhoeae* de todas as mulheres sexualmente ativas com menos de 25 anos é recomendada anualmente
- Rastreie rotineiramente HSH entre adolescentes e adultos jovens sexualmente ativos nos locais de contato com clamídia (uretra, reto) e gonorreia (uretra, reto, faringe) pelo menos a cada ano, independentemente do uso de preservativo. A triagem mais frequente (ou seja, em intervalos de 3 a 6 meses) está indicada para HSH com parceiros múltiplos ou anônimos, ou que pratiquem sexo com uso de drogas ilícitas
- Considere a triagem para *C. trachomatis* em adolescentes sexualmente ativos e adultos jovens do sexo masculino anualmente, com história de múltiplos parceiros em contextos clínicos com altas taxas de prevalência, como prisões ou instituições correcionais juvenis, programas nacionais de treinamento profissional, clínicas de IST, clínicas em escolas de ensino médio ou clínicas de adolescentes

VÍRUS DA IMUNODEFICIÊNCIA HUMANA (HIV)

- A triagem para HIV deve ser discutida e oferecida a todos os adolescentes pelo menos uma vez entre os 16 e os 18 anos e durante toda a idade adulta nos serviços de saúde. O risco de HIV deve ser avaliado anualmente para indivíduos com mais de 13 anos e oferecido se fatores de risco de HIV forem identificados
- Triagem rotineira entre HSH adolescentes e adultos jovens sexualmente ativos, pelo menos anualmente, independentemente do uso de preservativo. A triagem mais frequente (ou seja, em intervalos de 3 a 6 meses) está indicada para HSH com múltiplos parceiros ou parceiros anônimos, ou que praticam sexo com uso de drogas ilícitas

SÍFILIS

- O rastreamento da sífilis deve ser oferecido a adolescentes sexualmente ativos que relatem fatores de risco, incluindo HSH
- Triagem rotineira entre HSH adolescentes e adultos jovens sexualmente ativos, pelo menos anualmente, independentemente do uso de preservativo. A triagem mais frequente (ou seja, em intervalos de 3 a 6 meses) está indicada para HSH com múltiplos parceiros ou parceiros anônimos, ou que pratiquem sexo com uso de drogas ilícitas
- Os profissionais de saúde devem consultar o departamento de saúde local sobre a prevalência de sífilis local e os fatores de risco associados à aquisição de sífilis

VÍRUS DA HEPATITE C (HCV)

- Triagem de adolescentes para HCV que relatem fatores de risco, ou seja, uso de drogas ilícitas injetáveis, ter feito uma tatuagem em local não regulamentado, ter recebido produtos derivados de sangue ou doação de órgãos antes de 1992, ter recebido concentrado de fatores de coagulação antes de 1987, hemodiálise a longo prazo
- Devido à alta prevalência de HCV entre jovens usuários de drogas ilícitas injetáveis, a triagem deve ser fortemente considerada

HSH, homens que praticam sexo com homens; IST, infecção sexualmente transmissível. (De Centers for Disease Control and Prevention. https://www.cdc.gov/std/tg2015/screening-recommendations.htm.)

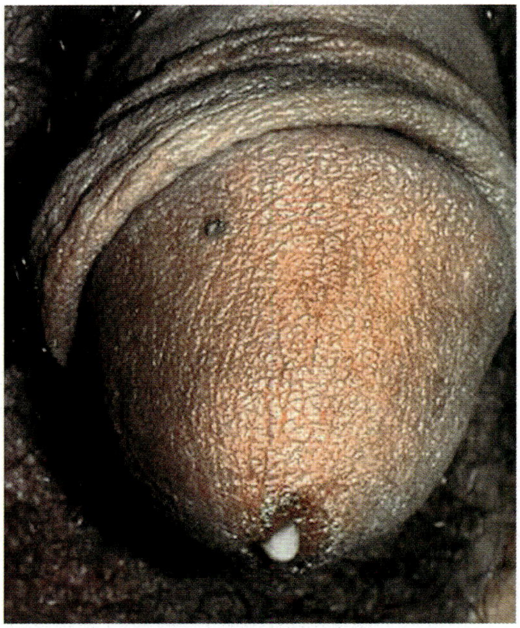

Figura 146.4 Secreção uretral gonocócica. (*De Seattle STD/HIV Prevention Training Center, University of Washington, Connie Celum and Walter Stamm.*)

outros patógenos podem ser considerados quando a UNG não responde ao tratamento, embora testes de diagnóstico não estejam disponíveis para homens. As causas não infecciosas da uretrite incluem traumatismo ou corpo estranho uretral. Ao contrário do sexo feminino, as infecções do trato urinário (ITU) são raras em homens sem história clínica geniturinária. No típico adolescente do sexo masculino sexualmente ativo, disúria e secreção uretral sugerem a presença de uma IST, a menos que seja provado o contrário.

Epididimite

A inflamação do epidídimo em adolescentes do sexo masculino frequentemente está associada a uma IST, na maioria dos casos por *C. trachomatis* ou *N. gonorrhoeae*. A apresentação com edema e sensibilidade escrotal unilateral, frequentemente acompanhada de hidrocele e edema palpável do epidídimo, associada à história de secreção uretral constitui o diagnóstico presuntivo de epididimite. Os homens que praticam relações sexuais anais também são vulneráveis à infecção por *Escherichia coli*. A **torção testicular**, uma emergência cirúrgica que geralmente apresenta início súbito de dor testicular grave, deve ser considerada no diagnóstico diferencial (ver Capítulo 560). A avaliação da epididimite deve incluir a obtenção de evidência de inflamação uretral por exame físico, coloração de Gram das secreções uretrais, teste de esterase de leucócitos na urina ou microscopia de urina. Deve-se realizar um **teste de amplificação de ácido nucleico (NAAT)** para *C. trachomatis* e *N. gonorrhoeae*.

Vaginite

A vaginite é uma infecção superficial da mucosa vaginal que frequentemente se apresenta na forma de corrimento vaginal, com ou sem envolvimento vulvar (ver Capítulo 564). **Vaginose bacteriana**, **candidíase vulvovaginal** e **tricomoníase** são as infecções predominantes associadas ao corrimento vaginal. A vaginose bacteriana é a substituição da flora vaginal normal das espécies de *Lactobacillus*, produtoras de peróxido de hidrogênio (H_2O_2), pelo crescimento excessivo de microrganismos anaeróbios, assim como *Gardnerella vaginalis*, *Ureaplasma* e *Mycoplasma*. Embora a vaginose bacteriana não seja classificada como IST, a atividade sexual está associada ao aumento da frequência de vaginose. A candidíase vulvovaginal, geralmente causada por *C. albicans*, pode desencadear prurido vulvar, dor, edema, vermelhidão e disúria. Os achados no exame vaginal incluem edema vulvar, fissuras, escoriações ou corrimento vaginal espesso e coalhado. A tricomoníase é causada pelo protozoário *T. vaginalis*. As mulheres infectadas podem apresentar sintomas caracterizados por corrimento vaginal difuso, fétido e amarelo-esverdeado com irritação vulvar ou podem ser diagnosticadas pela triagem de uma paciente assintomática. Às vezes, a cervicite pode causar corrimento vaginal. A confirmação laboratorial é recomendada porque as apresentações clínicas podem variar e as pacientes podem estar infectadas com mais de um patógeno.

Cervicite

O processo inflamatório na cervicite envolve as estruturas mais profundas da membrana mucosa do colo do útero. O corrimento vaginal pode ser manifestação, mas a cervicite frequentemente é assintomática. As pacientes também apresentam queixas de sangramento irregular ou pós-coito. Dois principais sinais diagnósticos caracterizam a cervicite: (1) secreção endocervical purulenta ou mucopurulenta visível no canal endocervical ou em uma amostra de *swab* endocervical (sinal de *swab*; Figura 146.5), chamada cervicite ou **cervicite mucopurulenta**; e (2) sangramento endocervical sustentado facilmente induzido pela passagem suave de um *swab* através do orifício cervical, significando friabilidade. As alterações cervicais associadas à cervicite devem ser diferenciadas da ectopia cervical na adolescente mais jovem para evitar o diagnóstico equivocado de inflamação (Figura 146.6; ver também Figura 146.3). Os patógenos identificados com maior frequência na cervicite são *C. trachomatis* e *N. gonorrhoeae*, embora nenhum patógeno seja identificado na maioria dos casos. O HSV é um patógeno menos comumente associado a lesões ulcerativas e necróticas no colo do útero.

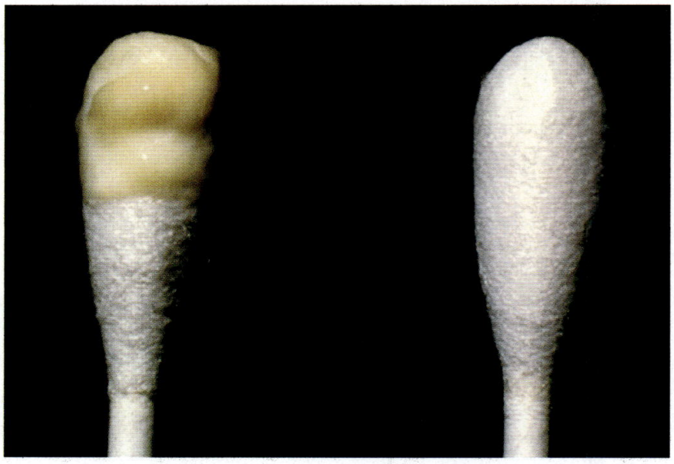

Figura 146.5 Teste de *swab* positivo para secreção cervical mucopurulenta. (*De Seattle STD/HIV Prevention Training Center, University of Washington, Claire E. Stevens and Ronald E. Roddy.* http://www2a.cdc.gov/stdtraining/ready-to-use/pid.htm.)

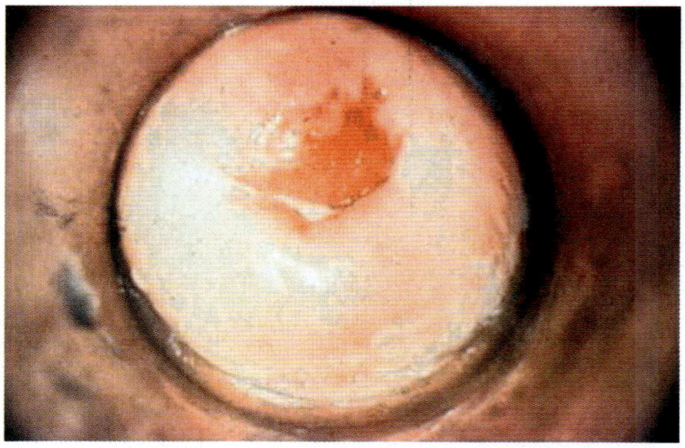

Figura 146.6 Inflamação da cérvice causada por uma cervicite gonocócica. (*De Centers for Disease Control and Prevention: STD clinical slides.* http://www.cdc.gov/std/training/clinicalslides/slides-dl.htm.)

DOENÇA INFLAMATÓRIA PÉLVICA

A DIP engloba um espectro de distúrbios inflamatórios do trato genital feminino, incluindo **endometrite**, **salpingite**, **abscesso tubo-ovariano** e **peritonite pélvica**, geralmente em combinação e não como entidades separadas. *N. gonorrhoeae* e *C. trachomatis* predominam como organismos patogênicos envolvidos em adolescentes mais jovens (ver Capítulos 219 e 253), embora a DIP deva ser abordada como etiologia causada por múltiplos organismos, incluindo patógenos como anaeróbios, *G. vaginalis, Haemophilus influenzae*, cepas entéricas gram-negativas e *Streptococcus agalactiae*. Além disso, citomegalovírus, *Mycoplasma hominis, Ureaplasma urealyticum* e *M. genitalium* podem estar associados à DIP. DIP (abscesso tubo-ovariano) raramente foi relatada em mulheres virgens, e geralmente é causada por *E. coli* e associada a algumas pacientes com obesidade e possível acúmulo de urina na vagina.

A DIP é difícil de diagnosticar devido à grande variação nos sintomas e sinais. Muitas mulheres com DIP apresentam sintomas sutis ou leves, resultando em muitos casos não reconhecidos. Os profissionais de saúde devem considerar a possibilidade de DIP em mulheres jovens, sexualmente ativas, que apresentem corrimento vaginal ou dor abdominal.

O diagnóstico clínico da DIP baseia-se na presença de pelo menos um dos critérios mínimos, sensibilidade ao movimento cervical, sensibilidade uterina ou sensibilidade anexial, para aumentar a sensibilidade do diagnóstico e reduzir a probabilidade de diagnóstico tardio ou não diagnóstico. Os profissionais também devem considerar que as adolescentes são a população em que a DIP é tipicamente diagnosticada e, portanto, devem ter um limiar baixo para iniciar o tratamento empírico. Além disso, a maioria das mulheres com DIP apresenta secreção cervical mucopurulenta ou evidência de glóbulos brancos (leucócitos) em uma avaliação microscópica de uma preparação de líquido vaginal-solução salina. Se a secreção cervical parecer normal e não forem observados leucócitos na preparação úmida de líquido vaginal, o diagnóstico de DIP é improvável e causas alternativas de dor devem ser investigadas. Critérios específicos, mas nem sempre práticos para a DIP, incluem evidência de endometrite na biopsia, ultrassonografia transvaginal ou ressonância magnética com tubas espessadas e cheias de líquido ou evidência ao Doppler de hiperemia tubária ou evidência laparoscópica de DIP.

Síndromes das úlceras genitais

Uma **lesão ulcerativa** em uma área da mucosa exposta ao contato sexual é a característica unificadora das infecções associadas a essas síndromes. Essas lesões frequentemente são observadas no pênis e na vulva, mas também ocorrem na mucosa oral e retal, dependendo das práticas sexuais do adolescente. O HSV e o *Treponema pallidum* (sífilis) são os organismos mais comuns associados às síndromes das úlceras genitais.

O **herpes genital**, a IST ulcerativa mais comum entre os adolescentes, é uma infecção viral crônica ao longo da vida. Foram identificados dois tipos de HSV sexualmente transmissíveis, HSV-1 e HSV-2. A maioria dos casos de herpes genital recorrente é causada pelo HSV-2. Entretanto, entre mulheres jovens e homens que fazem sexo com homens, tem sido observada uma proporção crescente de herpes anogenital pelo HSV-1. A maioria das pessoas infectadas com HSV-2 não tem conhecimento de seu diagnóstico, porque experimentam infecções leves ou não reconhecidas, mas continuam a lançar vírus intermitentemente no trato genital. Portanto, a maioria das infecções por herpes genital é transmitida por pessoas assintomáticas que desconhecem sua infecção.

Embora a lesão herpética inicial seja uma vesícula, no momento em que o paciente se apresenta clinicamente, a vesícula em geral se rompe espontaneamente, deixando uma úlcera rasa e dolorosa (Figura 146.7*A*), embora as recorrências geralmente sejam menos intensas e dolorosas (Figura 146.7*B*) Até 50% dos primeiros episódios de herpes genital são causados pelo HSV-1, mas as recorrências e a eliminação subclínica são muito mais frequentes na infecção genital pelo HSV-2.

A sífilis é uma causa menos comum de úlceras genitais em adolescentes do que em adultos. O **linfogranuloma venéreo** causado por serovares L1-L3 de *C. trachomatis* é incomum, embora surtos ocorram em homens que fazem sexo com homens. Nestas circunstâncias, proctite ou proctocolite é a manifestação usual. O HIV frequentemente está presente nos homens acometidos. Causas infecciosas incomuns de úlceras genitais, anais ou perianais nos EUA e em outros países industrializados incluem cancroide e donovanose.

A Tabela 146.3 apresenta as características clínicas que diferenciam as lesões das infecções mais comuns associadas às úlceras genitais, juntamente com o diagnóstico laboratorial necessário para identificar com precisão o agente causador. O diagnóstico diferencial inclui doença de Behçet (ver Capítulo 186), doença de Crohn (ver Capítulo 362), ulceração aftosa e **úlceras genitais agudas** causadas por citomegalovírus (ver Capítulo 282) ou vírus Epstein-Barr (ver Capítulo 281). As úlceras genitais agudas geralmente seguem uma doença do tipo gripe ou mononucleose-símile na mulher imunocompetente e não têm relação com a atividade sexual. As lesões são de tamanho de 0,5 a 2,5 cm,

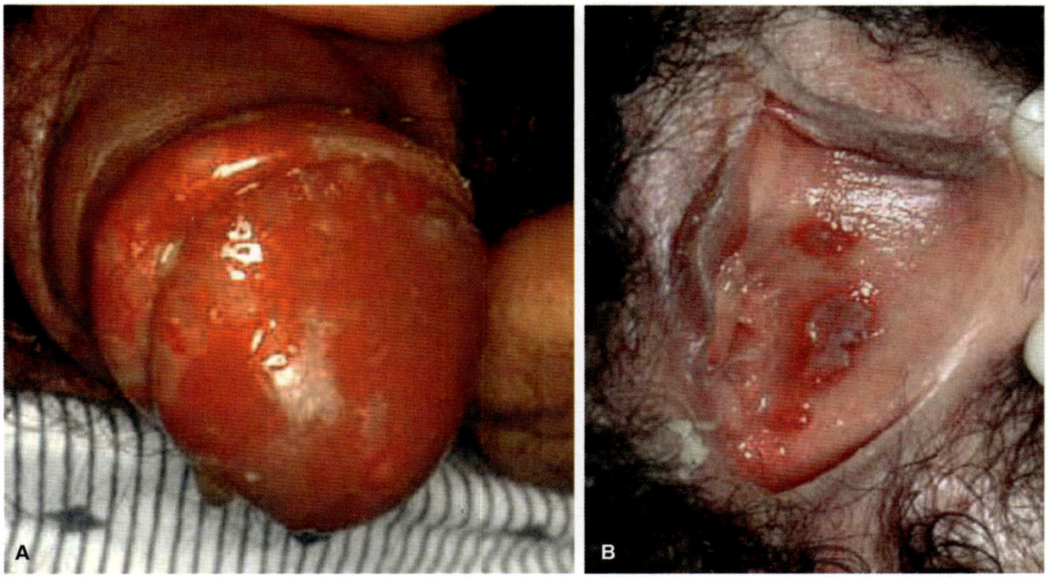

Figura 146.7 **A.** Infecção inicial por herpes demonstra múltiplas erosões com delineamento policíclico circundado por um halo eritematoso e dor intensa associada. **B.** Erosões circundadas por um halo eritematoso. Sinais e sintomas clínicos de recorrências geralmente são menos intensos do que os da infecção inicial. (*De Martín JM, Villalón G, Jordá E: Update on treatment of genital herpes*, Actas Dermosifiliogr *100:22-32, 2009, Figs 1 and 2.*)

Tabela 146.3 Sinais, sintomas e diagnóstico presuntivo e definitivo de úlceras genitais.

SINAIS/SINTOMAS	HERPES-VÍRUS SIMPLES	SÍFILIS (PRIMÁRIA)	CANCROIDE
Úlceras	Vesículas se rompem para formar úlceras rasas	Úlcera com bordas endurecidas bem demarcadas e uma base limpa (cancro)	Úlceras com bordas não endurecidas e encobertas com uma base purulenta
Caráter da dor	Dolorosas	Indolor*	Dolorosas
Número de lesões	Geralmente múltiplas	Normalmente única	Múltiplas
Linfadenopatia inguinal	Primeiro episódio de infecção pode causar sintomas constitucionais e linfadenopatia	Geralmente sensibilidade leve ou mínima	Adenopatia dolorosa unilateral ou bilateral em > 50% Podem ocorrer formação e ruptura de bubão inguinal
Suspeita clínica	Lesões típicas; teste sorológico específico do tipo HSV-2 positivo	Sífilis precoce: cancro típico mais teste não treponêmico reativo (RPR, VDRL) e ausência de história de sífilis, ou aumento de quatro vezes no teste não treponêmico quantitativo em pessoa com história de sífilis; EIA para treponema positivo com teste não treponêmico reativo (RPR, VDRL) e ausência de história prévia de tratamento de sífilis	Exclusão de outras causas de úlceras na presença de: (a) úlceras e linfadenopatia típicas, (b) coloração típica de Gram e (c) história de contato com indivíduo de alto risco (profissional do sexo) ou indivíduo que viva em área endêmica
Diagnóstico definitivo	Detecção de HSV por cultura ou PCR a partir de raspagem de úlcera ou aspiração de fluido vesicular	Identificação do *Treponema pallidum* a partir de um cancro ou aspirado de linfonodo em microscopia de campo escuro	Detecção de *Haemophilus ducreyi* em cultura

*As úlceras sifilíticas primárias podem ser dolorosas se coinfectadas por bactérias ou um dos outros organismos responsáveis pelas úlceras genitais. EIA, imunoensaio enzimático; HSV, herpes-vírus simples; PCR, reação em cadeia da polimerase; RPR, reagina plasmática rápida; VDRL, Venereal Disease Research Laboratories.
(Dados de Centers for Disease Control and Prevention: Sexually transmitted diseases: treatment guidelines, *MMWR* 64(RR-3), 2015. https://www.cdc.gov/std/tg2015/default.htm.)

bilaterais, simétricas, múltiplas, dolorosas e necróticas, e estão associadas à linfadenopatia inguinal. Esta infecção primária também está associada a febre e mal-estar. O diagnóstico pode exigir titulações para o vírus Epstein-Barr ou teste de reação em cadeia da polimerase (PCR). O tratamento é de suporte, incluindo o tratamento da dor.

Lesões genitais e ectoparasitas

As lesões que se apresentam como proliferações na superfície do epitélio e outras lesões epidérmicas limitadas estão inclusas nesta categorização de síndromes. O HPV pode causar verrugas genitais e anormalidades genitocervicais que podem levar ao câncer (ver Capítulo 293). Os **tipos genitais de HPV** são classificados de acordo com a associação com o câncer do colo do útero. Infecções com tipos de baixo risco, como **HPV tipos 6 e 11**, podem causar alterações benignas ou de baixo grau nas células do colo do útero, verrugas genitais e papilomatose respiratória recorrente. Os tipos de HPV de alto risco podem causar câncer cervical, anal, vulvar, vaginal e de cabeça e pescoço. **HPV de alto risco tipos 16 e 18** são detectados em aproximadamente 70% dos **cânceres cervicais**. A infecção persistente aumenta o risco de câncer do colo do útero. **Molusco contagioso** e **condiloma *latum*** associado à sífilis secundária completam a classificação das síndromes das lesões genitais.

Como resultado do contato físico próximo durante o contato sexual, as infestações por ectoparasitas comuns da região pubiana ocorrem como **pediculose pubiana** ou lesões papulares da **escabiose** (ver Capítulo 688).

Doença pelo HIV e hepatite B

O HIV e o vírus da hepatite B (HBV) se apresentam como ocorrências inesperadas e assintomáticas na maioria dos adolescentes infectados. Altas taxas de cobertura vacinal entre bebês e adolescentes resultaram em declínios substanciais na incidência aguda de HBV entre adolescentes nascidos nos EUA. Os fatores de risco identificados na história ou na triagem de rotina durante o pré-natal têm muito mais chances de resultar em suspeita de infecção, levando a uma triagem laboratorial apropriada, do que as manifestações clínicas nesta faixa etária (ver Capítulos 302 e 385).

DIAGNÓSTICO

Na maioria dos casos, os adolescentes infectados por patógenos virais e bacterianos das ISTs não relatam sintomas sugestivos de infecção. Com o uso muito sensível e não invasivo do NAAT para clamídia e gonorreia, os médicos estão descobrindo que a maioria das infecções genitais em mulheres e em muitos homens é assintomática. Uma história sexual completa é essencial para identificar adolescentes que devem ser rastreados quanto a ISTs e para identificar aqueles que necessitam de uma avaliação diagnóstica laboratorial para uma síndrome de IST.

Ao obter uma história de saúde sexual, as discussões devem ser apropriadas ao nível de desenvolvimento do paciente. Além de perguntas sobre corrimento vaginal ou uretral, lesões genitais e dor abdominal inferior entre as mulheres, deve-se perguntar sobre o tratamento prévio de qualquer sintoma de IST, incluindo o autotratamento com medicamentos sem prescrição médica. A **dispareunia** é um sintoma consistente em adolescentes com **DIP**. Os profissionais devem perguntar sobre a atividade sexual oral ou anal para determinar os locais de coleta das amostras.

A **uretrite** deve ser documentada objetivamente através de evidências de inflamação ou etiologia infecciosa. A queixa do paciente sem evidência clínica ou laboratorial objetiva não preenche os critérios de diagnóstico. A inflamação pode ser documentada por (a) observação da secreção mucopurulenta uretral, (b) dois ou mais leucócitos por campo de alta potência no exame microscópico das secreções uretrais com coloração de Gram, (c) achados microscópicos na urina ≥ 10 leucócitos por campo de alta potência de amostra de urina da primeira micção ou (d) um teste positivo de esterase de leucócitos na amostra de urina da primeira micção. A avaliação laboratorial é essencial para identificar os patógenos envolvidos e determinar o tratamento, a notificação do parceiro e o controle da doença. Recomenda-se o uso de NAATs de *C. trachomatis* e *N. gonorrhoeae* de uma amostra de urina. A presença de diplococos intracelulares gram-negativos na microscopia obtida de uma amostra uretral masculina confirma o diagnóstico de uretrite gonocócica.

Um componente essencial da avaliação diagnóstica da secreção vaginal, cervical ou uretral é o NAAT para clamídia e gonorreia. Os NAATs são os testes mais sensíveis para clamídia e gonorreia disponíveis e são licenciados para uso com amostras de urina, uretral, vaginal e cervical. Muitos dos NAATs para clamídia são aprovados pela Food and Drug Administration (FDA) dos EUA para testar *swabs* vaginais coletados por pacientes no ambiente clínico e em amostras de citologia líquida. As amostras de *swabs* em mulheres e da urina de primeira micção em homens são consideradas os tipos ideais de amostra. A urina feminina permanece uma amostra aceitável de clamídia e gonorreia para NAAT, mas pode ter um desempenho ligeiramente reduzido quando comparada com amostras de *swab* cervical ou vaginal. A urina é a amostra recomendada para infecção uretral masculina. Os NAATs de gonorreia e clamídia apresentam bom desempenho em amostras retais e orofaríngeas e podem ser realizados por laboratórios clínicos que concluíram os estudos de verificação apropriados para obter a aprovação Clinical Laboratory Improvement Amendments (CLIA), que inclui a maioria dos laboratórios clínicos.

A avaliação de adolescentes do sexo feminino com **vaginite** inclui dados laboratoriais. Tradicionalmente, a causa dos sintomas vaginais era determinada pelo pH e pelo exame microscópico da secreção. No entanto, os testes para vaginite em pontos de atendimentos dispensados pela CLIA estão disponíveis. Com uso de uma tira pH, um pH elevado (*i. e.*, > 4,5) é comum na vaginose bacteriana ou tricomoníase. Como o teste de pH não é altamente específico, a secreção deve ser examinada mais detalhadamente. Para o exame microscópico, uma lâmina pode ser feita com a secreção diluída em 1 a 2 gotas de solução salina 0,9% normal e outra lâmina com a secreção diluída em solução de hidróxido de potássio a 10% (KOH). O exame da lâmina da amostra com solução salina sob um microscópio pode revelar células de *T. vaginalis* móveis ou mortas ou *clue cells* (células epiteliais com bordas obscurecidas por bactérias pequenas), características da **vaginose bacteriana**. Os leucócitos sem evidência de tricomonas ou leveduras geralmente sugerem cervicite. Leveduras ou pseudo-hifas das espécies ***Candida*** são mais facilmente identificadas na amostra de KOH (Figura 146.8). A sensibilidade da microscopia é de aproximadamente 50% e requer avaliação imediata da lâmina para obter melhores resultados. Portanto, a falta de achados não elimina a possibilidade de infecção. Os testes de vaginite em pontos de atendimento mais sensíveis incluem o OSOM® Trichomonas Rapid Test (Sekisui Diagnostics, Lexington, MA), uma tecnologia de que utiliza uma haste imunocromatográfica de fluxo capilar com sensibilidade relatada de 83%. O teste OSOM® BVBLUE (Sekisui) detecta atividade elevada da sialidase no líquido vaginal, uma enzima produzida por patógenos bacterianos associados à vaginose bacteriana, incluindo *Gardnerella*, *Bacteroides*, *Prevotella* e *Mobiluncus*, com sensibilidade relatada de 90%. Ambos os testes são dispensados de CLIA, com resultados disponíveis em 10 minutos.

Também estão disponíveis testes clínicos de vaginite em laboratório. O Affirm® VPIII (Becton Dickenson, San Jose, CA) é um teste de sonda de ácido nucleico de complexidade moderada que avalia *T. vaginalis*, *G. vaginalis* e *C. albicans* e possui sensibilidade de 63% e especificidade > 99,9%, com resultados disponíveis em 45 minutos. Alguns NAATs para gonorreia e clamídia também oferecem um teste para *T. vaginalis* em amostras femininas testadas para *N. gonorrhoeae* e *C. trachomatis*, considerado o padrão-ouro para o teste de *Trichomonas*.

Sinais objetivos de inflamação vulvar na ausência de patógenos vaginais, juntamente com uma quantidade mínima de secreção, sugerem a possibilidade de irritação mecânica, química, alérgica ou outra irritação não infecciosa da vulva (Tabela 146.4).

O **diagnóstico definitivo da DIP** é difícil com base apenas nos achados clínicos. O diagnóstico clínico é impreciso e nenhum achado histórico, físico ou laboratorial é sensível e específico para o diagnóstico de DIP aguda. Os critérios clínicos têm um valor preditivo positivo de apenas 65 a 90% em comparação com a laparoscopia. Embora os profissionais de saúde devam manter um limiar baixo para o diagnóstico de DIP, critérios adicionais para aprimorar a especificidade do diagnóstico, como a ultrassonografia transvaginal, podem ser considerados (Tabela 146.5).

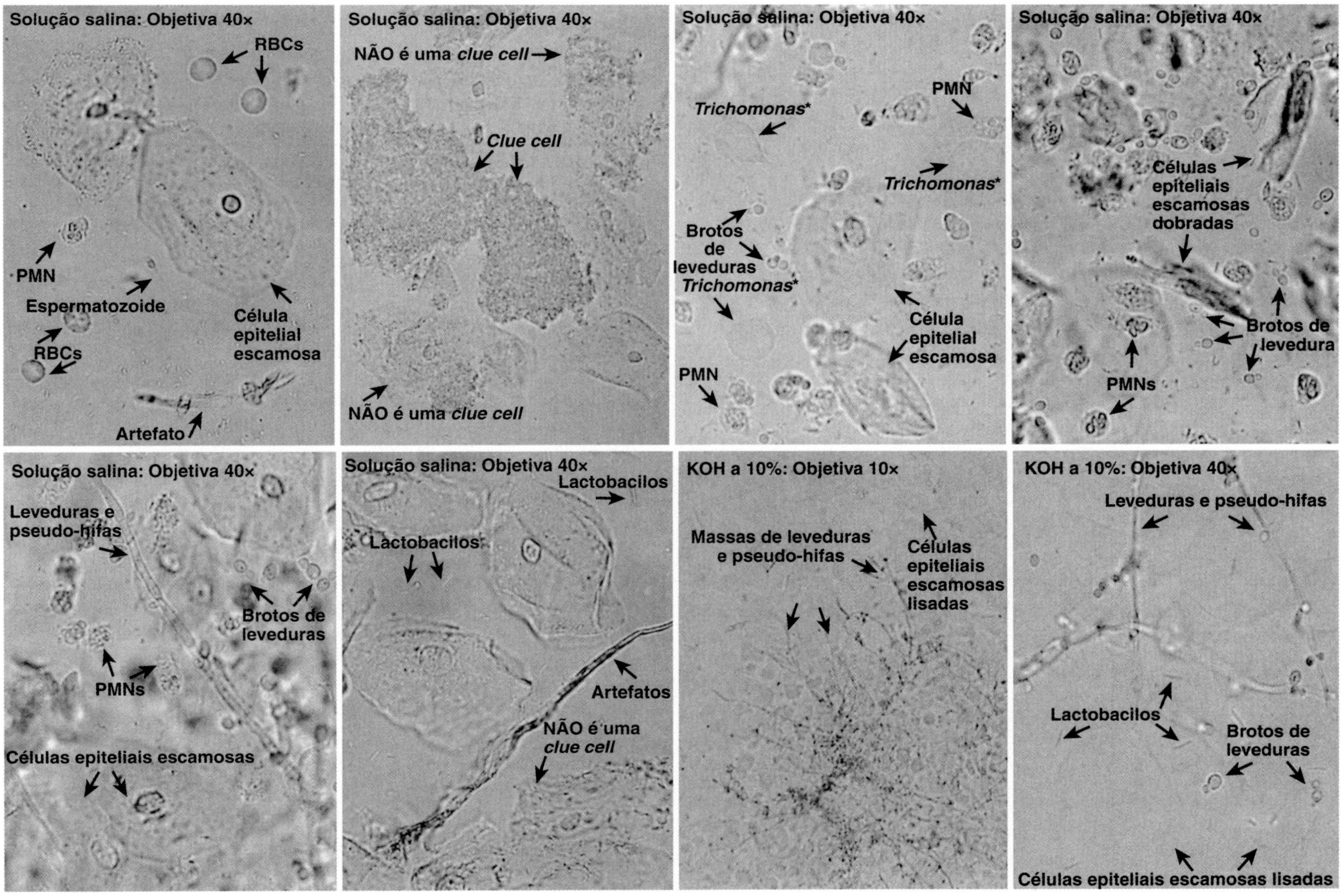

Figura 146.8 Achados microscópicos normais e anormais durante o exame do líquido vaginal. KOH, solução de hidróxido de potássio; PMN, leucócito polimorfonuclear; RBCs, hemácias. (De Adolescent medicine: state of the art reviews, *vol 14, no 2, Philadelphia, 2003, Hanley & Belfus, pp 350-351.*)

Tabela 146.4 Corrimento vaginal patológico.

CORRIMENTO INFECCIOSO	OUTRAS RAZÕES PARA CORRIMENTO
CAUSAS COMUNS	CAUSAS COMUNS
Organismos	Absorvente ou preservativo retido
Candida albicans	Irritação química
Trichomonas vaginalis	Respostas alérgicas
Chlamydia trachomatis	Ectrópio
Neisseria gonorrhoeae	Pólipo endocervical
Mycoplasma genitalium	Dispositivo intrauterino
Condições	Alterações atróficas
Vaginose bacteriana	
Doença inflamatória pélvica aguda	CAUSAS MENOS COMUNS
Infecção pélvica pós-operatória	Trauma físico
Sepse pós-aborto	Tecido de granulação na cúpula
Sepse puerperal	Fístula vesicovaginal
CAUSAS MENOS COMUNS	Fístula retovaginal
Ureaplasma urealyticum	Neoplasia
Sífilis	Cervicite
Escherichia coli	

De Mitchell H: Vaginal discharge-causes, diagnosis, and treatment, *BMJ* 328:1306-1308, 2004.

Tabela 146.5 Avaliação da doença inflamatória pélvica (DIP).

CRITÉRIOS DIAGNÓSTICOS DOS CDC 2015

Critérios mínimos

- Sensibilidade à mobilização cervical
ou
- Sensibilidade uterina
ou
- Sensibilidade em anexos

Critérios adicionais para aumentar a especificidade dos critérios mínimos

- Temperatura oral > 38,3 °C
- Secreção mucopurulenta cervical ou vaginal anormal*
- Presença de um número abundante de leucócitos na microscopia de secreções vaginais* em solução salina
- Elevação da VHS ou da proteína C reativa
- Documentação laboratorial da infecção cervical por *Neisseria gonorrhoeae* ou *Chlamydia trachomatis*

Critérios mais específicos para aprimorar a especificidade dos critérios mínimos

- Ultrassonografia transvaginal ou técnicas de ressonância magnética demonstrando tubas espessadas e cheias de líquido, com ou sem líquido livre na pelve ou no complexo tubo-ovariano, ou estudos de Doppler sugerindo infecção pélvica (p. ex., hiperemia tubária)
- Biopsia endometrial com evidência histopatológica de endometrite
- Anormalidades laparoscópicas consistentes com DIP

Diagnóstico diferencial (lista parcial)

- Gastrintestinal: apendicite, constipação intestinal, diverticulite, gastrenterite, doença inflamatória intestinal, síndrome do intestino irritável
- Ginecológico: cisto ovariano (intacto, roto ou torcido), endometriose, dismenorreia, gravidez ectópica, *mittelschmerz* (dor do meio do ciclo), ruptura de folículo, aborto séptico ou ameaça de aborto, abscesso tubo-ovariano
- Trato urinário: cistite, pielonefrite, uretrite, nefrolitíase

*Se a secreção cervical parecer normal e não forem observados leucócitos no esfregaço do líquido vaginal, o diagnóstico de DIP é improvável e as causas alternativas de dor devem ser investigadas. VHS, velocidade de hemossedimentação. Adaptada de Centers for Disease Control and Prevention (CDC). https://www.cdc.gov/std/tg2015/screening-recommendations.htm.

A cultura de células e a reação em cadeia da polimerase (PCR) são os **testes para HSV** preferidos. A sensibilidade da cultura viral é baixa e a liberação viral intermitente causa resultados falso-negativos. Os NAATs, incluindo ensaios de PCR para o DNA do HSV, são mais sensíveis e cada vez mais disponíveis para o diagnóstico do HSV genital. O teste de Tzanck é insensível e inespecífico e não deve ser considerado confiável.

Os **testes sorológicos de HSV** específicos para cada tipo são baseados nas glicoproteínas G2 (HSV-2) e G1 (HSV-1) específicas para HSV. Ambos os testes laboratoriais estão disponíveis em pontos de atendimento. Como quase todas as infecções por HSV-2 são adquiridas sexualmente, a presença de anticorpo específico para o tipo HSV-2 implica infecção anogenital. A presença do anticorpo HSV-1 por si só é mais difícil de interpretar devido à frequência da infecção oral pelo HSV adquirida durante a infância. Os ensaios sorológicos específicos para o tipo de HSV podem ser úteis nos seguintes cenários: (1) sintomas genitais recorrentes ou sintomas atípicos com culturas negativas do HSV; (2) um diagnóstico clínico de herpes genital sem confirmação laboratorial; e (3) um paciente com um parceiro com herpes genital, especialmente se considerar a terapia antiviral supressora para impedir a transmissão.

Para **testes de sífilis**, testes não treponêmicos, como reagina plasmática rápida (RPR) ou Venereal Disease Research Laboratories (VDRL), e testes treponêmicos, como testes de absorção de anticorpo treponêmico fluorescente, ensaio de aglutinação de partículas passivas do *T. pallidum* (TP-PA) e vários imunoensaios enzimáticos e quimioluminescentes (EIA/CIA), são recomendados. Entretanto, muitos laboratórios clínicos adotaram uma sequência reversa de triagem na qual um EIA/CIA treponêmico é realizado primeiro, seguido pelo teste soro reativo com um teste não treponêmico (p. ex., RPR). Um teste EIA ou CIA treponêmico positivo pode identificar *sífilis previamente tratada e não tratada ou incompletamente tratada.* Resultados falso-positivos podem ocorrer, principalmente entre populações com baixa prevalência de sífilis. As pessoas com um teste treponêmico positivo devem ser submetidas a um teste não treponêmico padrão com título (RPR ou VDRL) para orientar as decisões de tratamento do paciente. Se os resultados do EIA/CIA e RPR/VDRL forem discordantes, o laboratório deve realizar um teste treponêmico diferente para confirmar os resultados do teste inicial. Pacientes com resultados sorológicos discordantes pelos testes EIA/CIA e RPR/VDRL cujos soros são reativos pelo teste TP-PA são considerados portadores de sífilis no passado ou no presente; se os soros não forem reativos ao TP-PA, a sífilis é improvável (Figura 146.9).

O **teste rápido para HIV** com resultados disponíveis em 10 a 20 minutos pode ser útil quando a probabilidade de os adolescentes retornarem para conhecimento dos resultados for baixa. Estão disponíveis testes isentos de CLIA para exames de sangue total e amostras de líquidos orais. Estudos clínicos demonstraram que o desempenho do teste rápido para HIV é comparável ao dos EIAs. Como alguns resultados de testes reativos podem ser falso-positivos, todos os testes rápidos reativos devem ser confirmados.

TRATAMENTO

Veja a Parte XVI para capítulos sobre o tratamento de microrganismos específicos e as Tabelas 146.6 a 146.8. Os regimes de tratamento que utilizam produtos sem prescrição médica para vaginite e pediculose reduzem as barreiras financeiras e de acesso ao tratamento rápido para adolescentes, mas os riscos potenciais de autotratamento inadequado e complicações decorrentes de infecções mais graves não tratadas devem ser considerados antes de utilizar esta abordagem. Minimizar a não conformidade relacionada ao tratamento, notificar e tratar os parceiros sexuais, abordar questões de prevenção e contraceptivos, oferecer vacinas disponíveis para prevenir ISTs e realizar todos os esforços para preservar a fertilidade são responsabilidades adicionais do médico.

Homens e mulheres infectados por clamídia e gonorreia devem ser testados mais uma vez aproximadamente 3 meses após o tratamento, independentemente de acreditarem que seus parceiros sexuais foram tratados, ou sempre que as pessoas aparecerem para atendimento médico nos 12 meses após o tratamento inicial. Depois que uma infecção é diagnosticada, a avaliação, o teste e o tratamento do parceiro são

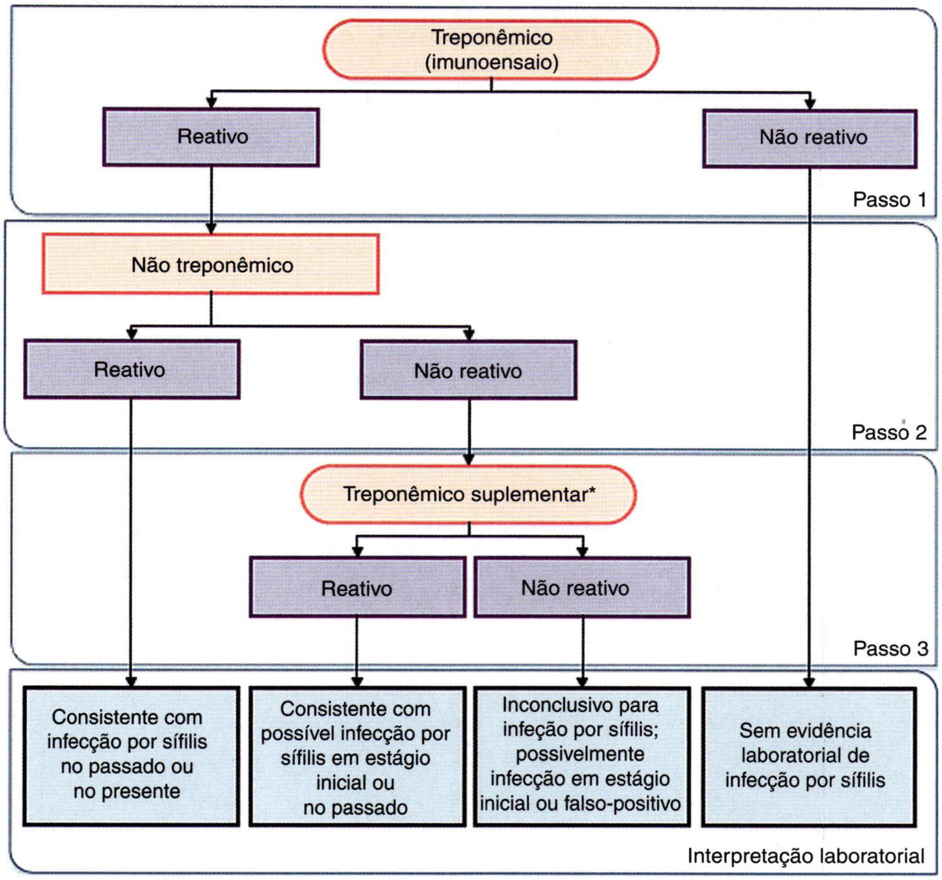

**O teste treponêmico suplementar deve utilizar uma única plataforma e/ou antígeno, diferentemente do primeiro teste treponêmico.*

Figura 146.9 Algoritmo recomendado pelos Centers for Disease Control and Prevention (CDC) para rastreamento de sequência reversa para sífilis: teste de rastreamento para treponema seguido de confirmação por teste não treponêmico. (*De Association of Public Health Laboratories: Suggested reporting language for syphilis serology testing, 2015.*)

Tabela 146.6 Diretrizes de manejo para ISTs bacterianas não complicadas em adolescentes e adultos.

PATÓGENO	REGIMES RECOMENDADOS	REGIMES ALTERNATIVOS E CONSIDERAÇÕES ESPECIAIS
Chlamydia trachomatis	Azitromicina 1 g VO dose única *ou* Doxiciclina 100 mg VO 2 vezes/dia durante 7 dias	**Para a gestação:** Azitromicina 1 g VO dose única **Regimes alternativos:** Eritromicina 500 mg VO 4 vezes/dia durante 7 dias *ou* Etilsuccinato de eritromicina 800 mg VO 4 vezes/dia durante 7 dias *ou* Levofloxacino 500 mg VO 1 vez/dia durante 7 dias ou Ofloxacino 300 mg VO 2 vezes/dia durante 7 dias
Neisseria gonorrhoeae (colo do útero, uretra e reto)	Ceftriaxona 250 mg IM em dose única *mais* Azitromicina 1 g VO dose única	Esquemas de cefalosporina injetável em dose única (exceto ceftriaxona 250 mg IM) que são seguros e eficazes contra infecções gonocócicas urogenitais e anorretais não complicadas incluem ceftizoxima 500 mg IM, cefoxitina 2 g IM com probenecida 1 g VO e cefotaxima 500 mg IM *mais* Azitromicina 1 g VO dose única *Alternativa se não for possível oferecer IM:* Cefixima 400 mg VO em dose única *mais* Azitromicina 1 g VO em dose única **Se o paciente for alérgico à azitromicina:** Doxiciclina 100 mg VO 2 vezes/dia durante 7 dias pode substituir a azitromicina como o segundo antimicrobiano **Alergia grave à cefalosporina:** Gemifloxacino 320 mg VO mais azitromicina 2 g VO em dose única *ou* Gentamicina 240 mg IM mais azitromicina oral 2 g VO em dose única

(*continua*)

Tabela 146.6 Diretrizes de manejo para ISTs bacterianas não complicadas em adolescentes e adultos. (*continuação*)

PATÓGENO	REGIMES RECOMENDADOS	REGIMES ALTERNATIVOS E CONSIDERAÇÕES ESPECIAIS
N. gonorrhoeae (faringe)	Ceftriaxona 250 mg IM em dose única *mais* Azitromicina 1 g VO dose única	**Não há terapia alternativa recomendada** Possivelmente gemifloxacino mais azitromicina como anteriormente para colo do útero, uretra, reto Os pacientes tratados com um regime alternativo devem retornar 14 dias após o tratamento para um teste de cura usando cultura ou NAAT
Treponema pallidum (sífilis primária e secundária ou sífilis latente precoce, ou seja, infecção < 12 meses)	Penicilina benzatina G 2,4 milhões de unidades IM em dose única	**Alergia à penicilina:** doxiciclina 100 mg VO 2 vezes/dia durante 14 dias ou tetraciclina 500 mg VO 4 vezes/dia durante 14 dias. Dados limitados sugerem ceftriaxona 1 a 2 g por dia IM ou IV, por 10 a 14 dias *ou* Azitromicina 2 g VO em dose única tem sido eficaz, mas falhas no tratamento foram documentadas
T. pallidum (sífilis latente tardia ou sífilis de duração desconhecida)	Penicilina benzatina G total de 7,2 milhões de unidades, administrada em três doses de 2,4 milhões de unidades IM cada a intervalos de 1 semana	**Alergia à penicilina:** doxiciclina 100 mg VO 2 vezes/dia durante 28 dias ou tetraciclina 500 mg VO 4 vezes/dia durante 28 dias, com acompanhamento sorológico e clínico intensivo
Haemophilus ducreyi (cancroide: úlceras genitais, linfadenopatia)	Azitromicina 1 g VO em dose única *ou* Ceftriaxona 250 mg IM em dose única *ou* Ciprofloxacino 500 mg VO 2 vezes/dia durante 3 dias *ou* Base de eritromicina 500 mg VO 3 vezes/dia durante 7 dias	
Variações sorológicas de C. *trachomatis* L1, L2 ou L3 (linfogranuloma venéreo)	Doxiciclina 100 mg VO 2 vezes/dia durante 21 dias	**Alternativa:** eritromicina 500 mg VO 4 vezes/dia durante 21 dias *ou* Azitromicina 1 g VO 1 vez/semana por 3 semanas

IM, via intramuscular; IV, via intravenosa; NAAT, teste de amplificação de ácido nucleico. (Adaptada de Centers for Disease Control and Prevention: Sexually transmitted diseases: treatment guidelines, *MMWR* 64(RR-3), 2015. https://www.cdc.gov/std/tg2015/default.htm.)

Tabela 146.7 Diretrizes de manejo para infecções sexualmente transmissíveis não complicadas em adolescentes e adultos.

PATÓGENO	REGIMES RECOMENDADOS	REGIMES ALTERNATIVOS E CONSIDERAÇÕES ESPECIAIS
Trichomonas vaginalis	Metronidazol 2 g VO em dose única *ou* Tinidazol 2 g VO em dose única	Metronidazol 500 mg VO 2 vezes/dia durante 7 dias
Phthirus pubis (piolhos-do-púbis)	Permetrina 1% de creme aplicado nas áreas afetadas e lavadas após 10 min *ou* Piretrinas com butóxido de piperonila aplicadas nas áreas afetadas e lavadas após 10 min Lavar roupas pessoais e roupas de cama	Malation 0,5% loção aplicada por 8 a 12 h e lavada *ou* Ivermectina 250 μg/kg VO, repetir em 2 semanas
Sarcoptes scabiei (escabiose)	Creme de permetrina a 5% aplicado em todas as áreas do pescoço para baixo, lavado após 8 a 14 h *ou* Ivermectina 200 μg/kg VO, repetida em 2 semanas Lavar roupas pessoais e roupas de cama	Lindano (1%) 30 mℓ de loção ou 30 g de creme em uma camada fina para todas as áreas do corpo, do pescoço para baixo; lavar em 8 h

Adaptada de Centers for Disease Control and Prevention: Sexually transmitted diseases: treatment guidelines, *MMWR* 64(RR-3), 2015. https://www.cdc.gov/std/tg2015/default.htm.

recomendados para contatos sexuais dentro de 60 dias após os sintomas ou diagnóstico, ou o parceiro mais recente se o contato sexual for > 60 dias, mesmo que o parceiro seja assintomático. A abstinência é recomendada por pelo menos 7 dias após o tratamento do paciente e do parceiro. Um teste de gestação deve ser realizado para todas as mulheres com suspeita de DIP, pois o resultado do teste afetará o tratamento. Repetir o teste 3 meses após o tratamento também é recomendado para a infecção por *Trichomonas*.

O diagnóstico e a terapia geralmente são realizados no contexto de um relacionamento **confidencial** entre o médico e o paciente. Portanto, a necessidade de relatar determinadas ISTs às autoridades de saúde deve ser esclarecida desde o início. Nos EUA, os departamentos de saúde não estão sujeitos à Health Insurance Portability and Affordability Act (HIPAA) e não violam a confidencialidade. O papel do departamento de saúde é garantir que o tratamento e a descoberta de casos tenham sido realizados e que os parceiros sexuais tenham sido notificados de sua exposição às ISTs. A **terapia acelerada do parceiro (TAP)**, a prática clínica de tratar parceiros sexuais de pacientes diagnosticados com clamídia ou gonorreia, fornecendo prescrições ou medicamentos para o paciente levar ao parceiro sem que o profissional de saúde examine primeiro o parceiro, é uma estratégia para reduzir ainda mais a transmissão de infecção. Em estudos randomizados, a TAP reduziu as taxas de infecção persistente ou recorrente por gonorreia e clamídia. Reações adversas graves são raras com os regimes de tratamento recomendados para clamídia e gonorreia, como doxiciclina, azitromicina e cefixima. Efeitos adversos gastrintestinais transitórios são mais comuns,

Tabela 146.8 Diretrizes de manejo para verrugas genitais não complicadas e herpes genital em adolescentes e adultos.

PATÓGENO	REGIMES RECOMENDADOS	REGIMES ALTERNATIVOS E CONSIDERAÇÕES ESPECIAIS
PAPILOMAVÍRUS HUMANO (HPV)		
Verrugas anogenitais externas (pênis, virilha, escroto, vulva, períneo, ânus externo e periânus)	**Aplicado pelo paciente:** Creme de imiquimode 3,75%, aplicado em verrugas ao dormir todas as noites por até 16 semanas; lavar após 6 a 10 h *ou* Creme de imiquimode 3 a 5%, aplicado em verrugas ao dormir, 3 vezes/semana, por até 16 semanas; lavar após 6 a 10 h *ou* Solução ou gel de podofilox 0,5% aplicado em verrugas 2 vezes/dia durante 3 dias consecutivos a cada semana, seguidos por 4 dias sem terapia. Pode ser repetido por até quatro ciclos *ou* Pomada de sinecatequinas a 15% aplicada 3 vezes/dia durante até 16 semanas. Não lavar a pele após o uso e evitar o contato sexual genital, anal e oral enquanto a pomada estiver na pele **Administrado pelo médico:** Crioterapia com nitrogênio líquido ou criossonda. Repetir as aplicações a cada 1 a 2 semanas *ou* Remoção cirúrgica por eletrocautério, excisão tangencial com tesoura ou bisturi ou por *laser* de dióxido de carbono (CO_2) *ou* Ácido tricloroacético (TCA) ou ácido bicloracético (BCA) 80 a 90% aplicado a verrugas. Uma pequena quantidade deve ser aplicada apenas nas verrugas; deixar secar, momento em que o branqueamento (*frosting*) se desenvolve. Pode ser repetido semanalmente	**Administrado pelo médico:** Resina de podofilina 10 a 25% em uma tintura composta de benjoim aplicada a cada verruga e depois deixada secar ao ar; lavar bem após 1 a 4 h; pode ser repetido semanalmente. Toxicidade sistêmica foi relatada quando a resina de podofilina foi aplicada em grandes áreas de tecido friável e não foi lavada em 4 h Muitas pessoas com verrugas anais externas também têm verrugas intra-anais e podem se beneficiar da inspeção do canal anal por exame digital, anuscopia padrão ou anuscopia de alta resolução
Verrugas cervicais	Crioterapia com nitrogênio líquido *ou* Remoção cirúrgica *ou* Solução TCA ou BCA 80 a 90% O tratamento deve incluir a avaliação por um especialista	
Verrugas vaginais	Crioterapia com nitrogênio líquido; evitar o uso de criossonda *ou* Remoção cirúrgica *ou* TCA ou BCA 80 a 90% aplicado a verrugas. Uma pequena quantidade deve ser aplicada apenas nas verrugas; deixar secar, momento em que o branqueamento (*frosting*) se desenvolve. Pode ser repetido semanalmente	
Verrugas no meato uretral	Crioterapia com nitrogênio líquido *ou* Remoção cirúrgica	
Verrugas intra-anais	Crioterapia com nitrogênio líquido *ou* Remoção cirúrgica *ou* TCA ou BCA 80 a 90% aplicado a verrugas. Uma pequena quantidade deve ser aplicada apenas nas verrugas; deixar secar, momento em que o branqueamento (*frosting*) se desenvolve. Pode ser repetido semanalmente	O tratamento das verrugas intra-anais deve incluir a avaliação por um especialista
HERPES-VÍRUS SIMPLES (HSV; HERPES GENITAIS)		
Primeiro episódio clínico	**Tratar durante 7 a 10 dias com um dos seguintes itens:** Aciclovir 400 mg VO 3 vezes/dia Aciclovir 200 mg VO 5 vezes/dia Valaciclovir 1 g VO 2 vezes/dia Fanciclovir 250 mg VO 3 vezes/dia	Considerar prolongar o tratamento se a cicatrização estiver incompleta após 10 dias de terapia
Terapia episódica para recorrências	**Tratar com um dos seguintes itens:** Aciclovir 400 mg VO 3 vezes/dia durante 5 dias Aciclovir 800 mg VO 2 vezes/dia durante 5 dias Aciclovir 800 mg VO 3 vezes/dia durante 2 dias Valaciclovir 500 mg VO 2 vezes/dia durante 3 dias Valaciclovir 1.000 mg VO 1 vez/dia durante 5 dias Fanciclovir 125 mg VO 2 vezes/dia durante 5 dias Fanciclovir 1.000 mg VO 2 vezes/dia durante 1 dia Fanciclovir 500 mg VO uma vez e 250 mg 2 vezes/dia durante 2 dias	O tratamento episódico eficaz das recorrências requer o início da terapia dentro de 1 dia após o início da lesão ou durante o pródromo que precede alguns surtos. O paciente deve receber um suprimento ou receita médica do medicamento com instruções para iniciar o tratamento imediatamente quando os sintomas começarem
Terapia supressora para reduzir a frequência de recorrências	**Tratar com um dos seguintes itens:** Aciclovir 400 mg VO 2 vezes/dia Valaciclovir 500 mg VO 1 vez/dia* ou 1 g VO 1 vez/dia Fanciclovir 250 mg VO 2 vezes/dia	Todos os pacientes devem ser orientados sobre a disponibilidade de terapia supressora, independentemente do número de surtos por ano. Como a frequência de surtos recorrentes diminui com o tempo em muitos pacientes, os profissionais devem discutir periodicamente a necessidade de continuar a terapia

*Valaciclovir 500 mg 1 vez/dia pode ser menos eficaz do que outros regimes posológicos de valaciclovir ou aciclovir em pacientes com recorrências muito frequentes (ou seja, ≥ 10 episódios por ano). (Adaptada de Centers for Disease Control and Prevention: Sexually transmitted diseases: treatment guidelines, *MMWR* 64(RR-3), 2015. https://www.cdc.gov/std/tg2015/default.htm.)

mas raramente resultam em morbidade grave. A maioria dos estados norte-americanos permite expressamente a TAP ou pode permitir sua prática. Recursos para obter informações sobre a TAP e as leis estaduais estão disponíveis no *site* dos Centers for Disease Control and Prevention (http://www.cdc.gov/std/ept/).

PREVENÇÃO

Os profissionais de saúde devem integrar a **educação sexual** na prática clínica de crianças desde a primeira infância até a adolescência. Os profissionais devem aconselhar os adolescentes sobre comportamentos sexuais associados ao risco de aquisição de ISTs e educar utilizando estratégias de prevenção baseadas em evidências, que incluem uma discussão sobre abstinência e outras estratégias de redução de risco, como uso consistente e correto do preservativo. A U.S. Preventive Services Task Force recomenda **aconselhamento comportamental de alta intensidade** para prevenir ISTs para todos os adolescentes sexualmente ativos. A vacina contra o HPV (Gardasil® 9) é recomendada para meninos e meninas de 11 e 12 anos como imunização de rotina. A vacinação de recuperação é recomendada para mulheres de 13 a 26 anos e para homens de 13 a 21 anos que ainda não receberam ou completaram a série de vacinas; homens de 22 a 26 anos podem ser vacinados.

A bibliografia está disponível no GEN-io.

Capítulo 147
Condições de Dor Crônica Sobrepostas

Thomas C. Chelimsky e Gisela G. Chelimsky

Em condições de dor crônica sobreposta (**CDCSs**), vários sintomas dolorosos que afetam diferentes sistemas corporais coexistem sem uma fisiopatologia subjacente clara. Outros termos para as CDCSs incluem **sintomas inexplicados por médicos, síndromes somáticas funcionais** (SSF) e **síndromes de sensibilidade central**. Esses distúrbios são provavelmente altamente prevalentes; por exemplo, duas CDCSs, síndrome do intestino irritável (SII) e enxaqueca afetam, *cada uma*, 10 a 20% da população. Os estudos de CDCSs pediátricas geralmente se concentram em populações com uma condição dolorosa (cefaleia) e comorbidades psiquiátricas, em vez de comorbidades somáticas. A sobreposição desses distúrbios com as condições psiquiátricas levou tanto o público quanto os médicos especialistas a dicotomizar essas condições artificialmente em distúrbios "físicos", por implicação, "reais"; e transtornos "psicológicos", por implicação, "não reais". Essa classificação ignora a unidade do cérebro e do corpo e impede o progresso na compreensão desses distúrbios. As CDCSs conotam uma posição neutra não absortiva, apropriadamente não atribuindo fisiopatologia presumida ao transtorno, em contraste com outros termos, como "síndrome clinicamente inexplicável", sugerindo sutilmente um processo psicológico, mais fortemente implícito no termo "funcional".

PREVALÊNCIA

A prevalência de CDCSs é desconhecida, varia de 20 a > 50% dependendo de qual sintoma está sendo avaliado e quanta sobreposição existe entre os distúrbios. Um grande estudo de 28 países (cerca de 400.000 participantes) encontrou prevalência de cefaleia de 54%, dor de estômago de 50% e dor lombar de 37%, ocorrendo pelo menos uma vez por mês por pelo menos 6 meses. As mulheres apresentaram maior prevalência de ter todas as três queixas quando comparadas aos homens; a prevalência aumentou com a idade. Essas três síndromes dolorosas, dor de cabeça, dor de estômago e dor nas costas, muitas vezes coexistem.

SII e dor abdominal crônica afetam 6 a 20% das crianças e adolescentes. A dor musculoesquelética idiopática afeta cerca de 16% dos estudantes de 5 a 16 anos e está frequentemente associada a transtornos do sono, cefaleia, dor abdominal, cansaço durante o dia e sentir-se triste (ver Capítulo 193). Enxaquecas presentes > 6 meses ocorrem em cerca de 8% da população (crianças e adolescentes com menos de 20 anos) (ver Capítulo 613.1). **Fibromialgia** está presente em 1,2 a 6% (ver Capítulo 193.3). A prevalência de fadiga incapacitante crônica aumenta durante a adolescência de cerca de 1,9% aos 13 a 3% aos 18 anos (ver Capítulo 147.1). Como a maioria das CDCSs, a fibromialgia tem muitos distúrbios comórbidos, como transtornos do sono, fadiga, dor de cabeça, dor de garganta, dor nas articulações e dor abdominal. A definição de fibromialgia pelo American College of Rheumatology incorpora algumas dessas condições comórbidas.

SOBREPOSIÇÃO DE SINTOMA/DISTÚRBIO

Os critérios diagnósticos de muitos desses distúrbios se sobrepõem, tornando a diferenciação entre dois distúrbios mais uma questão de semântica, em vez de uma diferenciação clínica. **Síndrome de fadiga crônica** (SFC), clinicamente o sintoma mais preocupante, compartilha muitos dos critérios diagnósticos com fibromialgia. Pacientes com uma única condição de dor, como fibromialgia, SFC, SII, sensibilidade química múltipla (SQM), cefaleia ou distúrbio da articulação temporomandibular (DTM), geralmente apresentam outro distúrbio. Essa sobreposição de sintomas pode refletir uma fisiopatologia compartilhada, possivelmente uma disfunção do sistema nervoso central (SNC), como foi implicado no termo anterior "síndrome de sensibilização central". A fisiopatologia do SNC também explicaria a "invisibilidade" desses distúrbios para as ferramentas de triagem usuais que na maioria das vezes visam a um órgão final.

As CDCSs também abrigam muitos sintomas que não são estritamente "dolorosos", embora possam ser igualmente ou mais incapacitantes. Adolescentes atendidos em um centro de referência terciária com **distúrbio gastrintestinal funcional (DGIF)** também manifestam tontura, náuseas crônicas, fadiga crônica e transtornos do sono, bem como enxaquecas. Até 50% dos adolescentes se queixam de fadiga semanal e 15% de fadiga diária.

As enxaquecas são frequentemente associadas a ansiedade e depressão. **Ansiedade** também prevê a persistência de enxaquecas. O transtorno do sono e a enxaqueca também interagem proximamente. O sono ruim pode desencadear uma enxaqueca ou uma enxaqueca em salvas; A própria dor de cabeça da enxaqueca perturba o sono. A fibromialgia juvenil está associada a transtornos do sono, como latência prolongada do sono, despertar frequente, menor tempo total de sono e movimentos periódicos dos membros. Pacientes adultos com SII também apresentam distúrbios do sono, correlacionando-se com ansiedade, depressão e estresse.

As comorbidades da **hipermobilidade Ehlers-Danlos (hEDS)** e da **síndrome da taquicardia ortostática postural (STOP)** têm sido significativas. Pacientes com hEDS podem se queixar de dor disseminada e às vezes debilitante com ou após atividade, fadiga grave, dificuldade de caligrafia, crepitação articular, edema das articulações, luxação da articulação, subluxação ou dor nas costas. A dor crônica reduz a tolerância ao exercício, com pior qualidade de vida e um ciclo cada vez pior, porque o exercício é uma peça fundamental do manejo. Pacientes com DGIF também podem ter hEDS, fibromialgia, dores crônicas e maiores escores de somatização do que aqueles com distúrbios gastrintestinais (GI) orgânicos.

O diagnóstico de **STOP pediátrica** requer aumento da frequência cardíaca > 40 bpm no primeiro teste de inclinação vertical de 10 minutos associado a sintomas ortostáticos. STOP também está associada a múltiplas comorbidades, incluindo perturbações do sono, dor crônica, sintomas semelhantes a Raynaud, anomalias gastrintestinais e, menos frequentemente, dores de cabeça, síncope e queixas urinárias. Pacientes com STOP e hEDS geralmente têm mais enxaquecas e síncope do que aqueles com apenas STOP. A prevalência de comorbidades em crianças com CDCSs é idêntica, seja com STOP ou hEDS.

Este capítulo foi possível com o apoio do subsídio *Advancing Healthier Wisconsin* 5520298.

COMORBIDADES PSIQUIÁTRICAS

Muitos desses distúrbios têm comorbidades psiquiátricas significativas. A fibromialgia juvenil está associada a transtornos de ansiedade e transtornos de humor importantes. Crianças com sintomas clinicamente inexplicáveis geralmente têm mais ansiedade e depressão do que crianças com outros distúrbios crônicos. Outras associações incluem comportamentos disruptivos, internalização dos sintomas, medo, maior dependência, hiperatividade e preocupação com a doença.

FATORES PREDISPONENTES

Sexo feminino e idade avançada (adolescência) aumentam o risco de CDCSs. Certas condições (p. ex., cefaleia) são mais comuns no sexo masculino ou têm prevalência semelhante entre os sexos durante a infância, mas a prevalência no sexo feminino aumenta após a puberdade. Trauma ou transtorno de estresse pós-traumático aumentam as comorbidades psicológicas na fibromialgia juvenil. Alguns estudos sugerem que a ansiedade predispõe à dor crônica. Um estudo de base populacional que acompanhou crianças de 18 meses a 14 anos sugeriu que a angústia psicológica materna na infância e as queixas depressivas e dolorosas na pré-adolescência aumentam o risco de dor abdominal recorrente aos 14 anos. A SII pós-infecciosa é um fator de risco identificável para novos episódios de ansiedade, depressão e perturbação do sono em adultos. Crianças com dor abdominal recorrente geralmente têm pais com dor abdominal. Não está claro se essa associação é causada por um fator genético/ambiental comum ou um comportamento aprendido da criança que imita os pais.

HISTÓRIA NATURAL

A história natural das CDCSs não é bem conhecida. A fadiga incapacitante crônica na população adolescente em geral persiste entre 2 e 3 anos em cerca de 25% dos pacientes, mas somente 8% dos jovens afetados aos 13 anos ainda apresentavam as queixas aos 16 e 18 anos. Metanálise sugere que o prognóstico da SFC em crianças geralmente é bom, com uma pequena minoria que apresenta sintomas incapacitantes persistentes. A crença do paciente em um distúrbio físico subjacente e a presença de comorbidades psiquiátricas predizem um desfecho pior.

Em um estudo de crianças com DGIF, o resultado dependeu de variáveis específicas. Aqueles que perceberam sua dor abdominal como mais ameaçadora, com altos níveis de catastrofização da dor e pouca capacidade de lidar com a dor devido à redução dos níveis de atividade tiveram um resultado pior. Este subgrupo de "perfil disfuncional de dor elevada" era predominantemente feminino (70%), com uma idade média de 12,2 anos. Dois terços desse subgrupo ainda se queixaram do DGIF no seguimento, contra cerca de um terço dos outros grupos. Esses grupos incluíram: um grupo de "perfil adaptativo de dor intensa" com níveis semelhantes de dor, mas melhores habilidades adaptativas e menos catastrofização, predominantemente do sexo feminino, um pouco mais jovem (11,8 anos); e um grupo de "perfil adaptativo de dor branda", um pouco mais jovem (11,1 anos), com homens e mulheres em proporção igual, mas menos dor abdominal, melhores mecanismos de enfrentamento e menor comprometimento das atividades diárias. No grupo com perfil de disfunção de dor intensa, 41% tinham tanto DGIF quanto dor crônica não abdominal no acompanhamento, contra 11% no grupo adaptativo com dor intensa e 17% no grupo adaptativo com pouca dor. Outro estudo que acompanhou crianças de 4 a 16,6 anos com SII demonstrou resolução dos sintomas em 58%, geralmente sem medicação. As diferenças entre esses estudos podem resultar da idade dos grupos, com melhor resultado nos pacientes mais jovens, assim como o número de comorbidades e o perfil psicológico.

FISIOPATOLOGIA PROPOSTA

Pode haver disfunção no eixo hipotalâmico-hipofisário-suprarrenal, nos padrões circadianos, nas respostas autonômicas, em alguns aspectos do processamento do SNC, na resposta imune inflamatória e no sistema musculoesquelético. O tônus vagal medido pela variabilidade da frequência cardíaca está diminuído em algumas crianças com sintomas de DGIF e em crianças com CDCSs. Alterações no sistema nervoso autônomo podem afetar o sistema imunológico, bem como os padrões circadianos. A resposta ao estresse pode aumentar o tônus muscular, o que, por sua vez, leva a dores no corpo e dores de cabeça tensionais. Na fibromialgia a resposta do cortisol é alterada, com níveis mais baixos de cortisol ao despertar e ao longo do dia. A **intolerância ortostática** por anormalidades autonômicas também pode contribuir para a baixa concentração da hipoperfusão cerebral e do fluxo de sangue nas extremidades inferiores.

A fisiopatologia tem sido mais bem estudada na encefalomielite miálgica (EM)/SFC (ver Capítulo 147.1). A EM/SFC tem sido associada a hipermobilidade articular, intolerância ortostática, diminuição da amplitude de movimento e atividade reduzida. Esses pacientes demonstram ativação glial excessiva, resultando em neuroexcitação, neuroinflamação e, possivelmente, neurodegeneração. Essas características podem contribuir para as questões cognitivas e fadiga presentes nesse distúrbio.

A neuroinflamação e outras alterações no processamento podem levar a vias anormais descendentes de dor inibitória, resultando em dor distal e "sensibilização central". O mau funcionamento das vias antinociceptivas descendentes permite que a dor se espalhe no corpo, associada ao aumento da atividade das vias facilitadoras nociceptivas. Essas vias facilitadoras são ainda ativadas por fatores psicológicos, como catastrofização, depressão, falta de aceitação e hipervigilância. Outros sinais como pressão, som, calor e frio também são processados de forma aberrante, com áreas do cérebro que são tipicamente ativadas apenas por estímulos de dor aguda, como a ínsula, o córtex pré-frontal e o córtex cingulado anterior, assim como algumas regiões geralmente não estão envolvidas no processamento da dor.

TRATAMENTO

Como regra geral, *a dor crônica nunca deve ser tratada com opioides. A terapia cognitivo-comportamental (TCC) e um programa de exercício gradualmente progressivo constituem os pilares do tratamento.* A natureza complexa de comorbidades das CDCSs normalmente requer uma abordagem multidisciplinar. Como nem a TCC nem o exercício terão qualquer efeito na ausência de engajamento e entendimento completos do paciente, a equipe deve incluir a família e o paciente, um psicólogo da dor com experiência em TCC, um fisioterapeuta e o médico da atenção primária. Dependendo das condições de comorbidade, a reumatologia, a neurologia ou a gastrenterologia podem ter papéis importantes para o manejo dos sintomas e possíveis diagnósticos alternativos. Dependendo da sintomatologia inicial, o diagnóstico diferencial deve incluir doença inflamatória intestinal, doença celíaca, artrite idiopática juvenil, lúpus eritematoso sistêmico, dermatomiosite, distúrbios autoinflamatórios, doença de Fabry, porfirias, neuropatias sensoriais autonômicas hereditárias e síndrome de Ehlers-Danlos.

Quando uma avaliação completa de uma causa estrutural dos sintomas não for reveladora, um próximo passo importante é a **educação** do paciente e da família. Isso deve incluir a apresentação comum, a expectativa de que os "marcadores" para esses tipos de distúrbios normalmente estariam ausentes e a presença de ferramentas de gerenciamento sólidas com alta probabilidade de melhoria. Famílias e pacientes precisam receber incentivo para parar de procurar "diagnóstico e cura mágicos" e começar o caminho para a recuperação completa. Sem essa etapa, o envolvimento crítico do paciente no tratamento não ocorrerá. Em nossa prática, às vezes chamamos de distúrbios *funcionais* um problema de *software*, em contraste com questões *estruturais* que envolvem *hardware*. Explicamos que o gerenciamento bem-sucedido deve mudar o *software*, não apenas mascarar os sintomas. As abordagens que atingem essa meta incluem a TCC e um programa de reabilitação que pode exigir fisioterapia, um programa vigoroso de exercícios com treinamento intervalado, meditação e/ou ioga. Os pacientes geralmente são descondicionados e podem precisar começar com um nível muito baixo de atividade física. Além disso, a sua tolerância ao exercício pode ser significativamente dificultada por uma síndrome de intolerância ortostática (p. ex., STOP). Por estas razões, frequentemente recomendamos começar com um programa de *aeróbica aquática*, que oferece vários benefícios: (1) força gravitacional muito baixa, para que o paciente possa ser configurado para o sucesso, trabalhando apenas no condicionamento e não simultaneamente lutando contra um desafio ortostático; (2) construção da força dos membros e do núcleo; e (3) movimentos suaves nas articulações para aqueles com artralgias ou síndrome de hipermobilidade. Quando ambientes para a prática aquática não estiverem disponíveis, recomendamos começar com um programa de exercícios reclinados, como uma bicicleta estacionária reclinada. Em ambas as circunstâncias, lentamente introduzimos atividades aeróbicas no solo em 2 a 3 meses. Exercícios de força também são úteis. Uma revisão da Cochrane em adultos com distúrbios dolorosos mostrou que os exercícios têm efeitos colaterais mínimos, melhoram a funcionalidade, reduzem a dor e aumentam a qualidade de vida. Pacientes com fibromialgia submetidos a um programa multidisciplinar de 3 meses com fisioterapia 2 vezes/semana e TCC se beneficiaram em função e nível de atividade física e, mais importante, continuaram a se exercitar regularmente no primeiro ano de acompanhamento. Intervenções farmacológicas têm menos impacto do que os tratamentos não médicos.

Quando as crianças estão faltando à escola ou estão em casa, é importante trabalhar de perto com a escola para incentivar o retorno às atividades escolares. Isso pode exigir a modificação inicial do horário escolar, começando com menos horas na escola e proporcionando tempo extra para as tarefas de casa nos dias em que as crianças não estão se sentindo bem.

Embora medicamentos como antidepressivos tricíclicos sejam frequentemente adicionados ao tratamento, a melhora com esses medicamentos para dor crônica é mínima, e os efeitos colaterais precisam ser considerados. No entanto, a **amitriptilina** é frequentemente usada porque ajuda no tratamento de dores de cabeça e dores abdominais e melhora a qualidade do sono, um elemento crítico para gerenciar qualquer condição de dor crônica.

A bibliografia está disponível no GEN-io.

147.1 Síndrome da Fadiga Crônica

Mark R. Magnusson

A síndrome da fadiga crônica (**SFC**), também conhecida como **encefalomielite miálgica (EM)**, é uma doença complexa, diversificada e debilitante caracterizada por fadiga crônica e intermitente, acompanhada por sintomas selecionados e ocorre em crianças, adolescentes e adultos. A combinação de fadiga e outros sintomas interfere significantemente nas atividades diárias e não tem explicação médica aparente (Figura 147.1). A fadiga não exige esforço físico por parte do paciente, nem é aliviada pelo descanso. O **mal-estar pós-esforço**, ou agravamento da fadiga com sintomas adicionais após exercício mental ou esforço físico por mais de 24 h, é considerado por alguns como característica da SFC. Nenhum agente ou processo causal definitivo foi identificado, embora os diagnósticos diferenciais incluam doenças infecciosas, inflamatórias, metabólicas, genéticas e autoimunes. Nossa compreensão

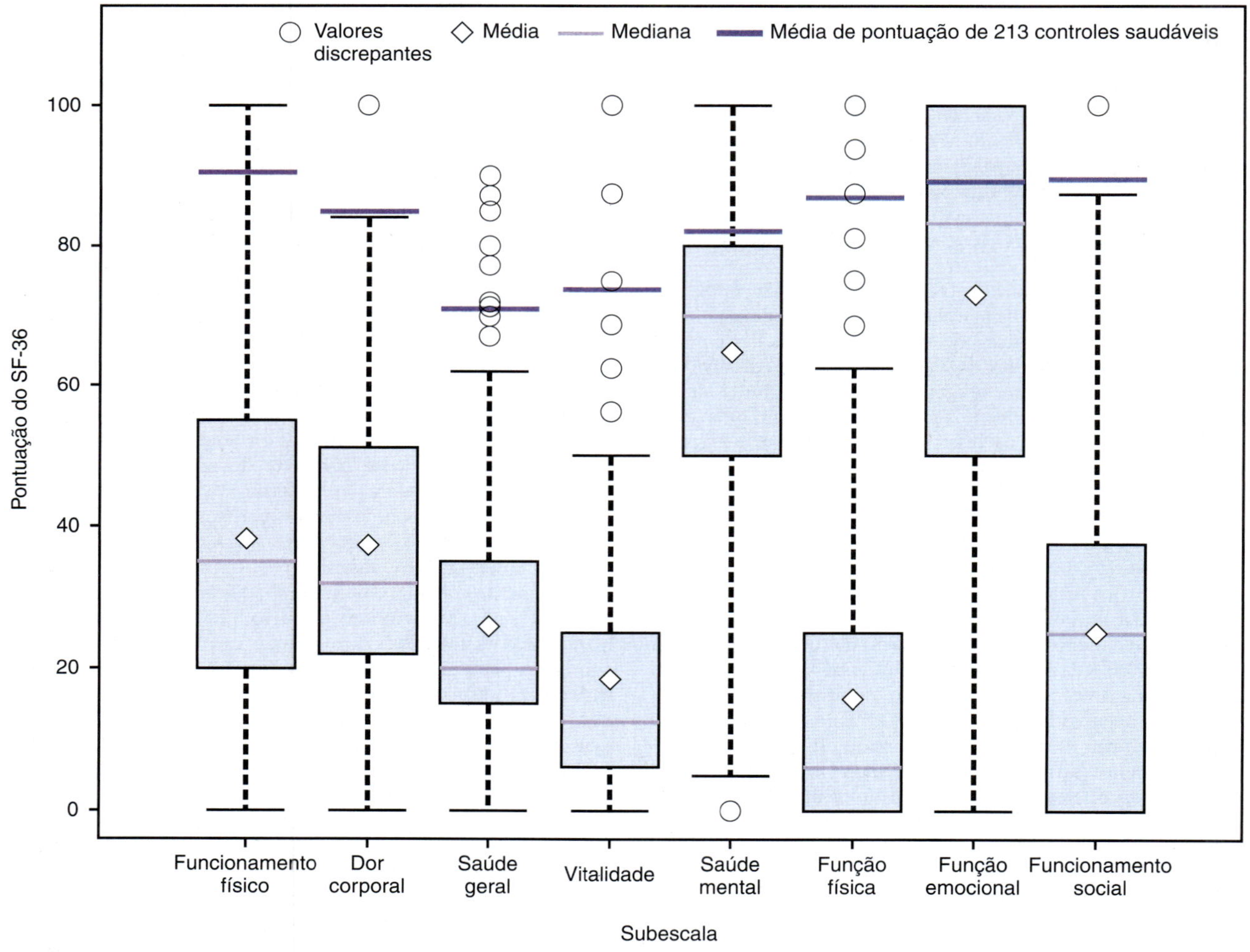

Figura 147.1 *Status* funcional* de 471 pacientes inscritos em CDC *Multisite Clinical Assessment*† da EM/SFC§ – EUA, setembro de 2015. *Medido por *boxplots* de pontuação nas oito subescalas da *Short-Form Health Survey* (SF-36) (percentis 25 e 75 *nas partes inferior* e *superior do boxe*). As pontuações do SF-36 variam de 0 a 100, com pontuações mais altas indicando melhor funcionamento. †https://www.cdc.gov/cfs/programs/clinical-assessment/index.html. §Os pacientes com EM/SFC (encefalomielite miálgica/síndrome da fadiga crônica) apresentam comprometimento significativo, particularmente nas pontuações das subescalas vitalidade e funcionamento físico, mas com preservação da saúde mental e da função emocional. (*De Unger ER, Lin JMS, DJ Brimmer et al.: CDC Grand Rounds: Chronic fatigue syndrome–advancing research and clinical education*, MMWR *65 (50-51): 1434-1438, 2016.*)

desta condição ocorre, em grande parte, a partir de estudos em adultos e adolescentes, com descrições limitadas da doença da fadiga crônica em crianças mais jovens.

Esta doença foi formalmente definida em 1988 como *síndrome da fadiga crônica* porque a fadiga persistente e inexplicável foi considerada o principal e invariável sintoma físico. Uma variedade de outros nomes foi utilizada para descrever a doença, incluindo mononucleose crônica, infecção crônica pelo vírus Epstein-Barr (EBV), síndrome pós-infecção e síndrome de disfunção imune. Diversas definições de casos têm sido desenvolvidas e estão em uso em ambientes clínicos e de pesquisa (Tabela 147.1).

As recomendações do Institute of Medicine (IOM) de 2015 aplicam-se a todas as idades e incluem um enfoque especial em pediatria. O IOM sugeriu novos critérios diagnósticos e um novo nome, **doença por intolerância ao esforço sistêmico (DIES)**, para enfatizar o critério de mal-estar de pós-exposição e entender melhor a doença (Tabela 147.2). O relatório de consenso de especialistas mais recente (junho de 2017) do International Writing Group for Pediatric EM/SFC fornece uma cartilha para diagnóstico e tratamento.

EPIDEMIOLOGIA

Com base em estudos por todo o mundo, entre 0,2 e 2,3% das crianças ou adolescentes sofrem de SFC. A maioria dos estudos de epidemiologia utiliza a definição de 1994. A SFC é mais prevalente em adolescentes do que em crianças mais jovens. A grande variação nas estimativas de prevalência de SFC pode ser por causa da variação na metodologia do estudo e aplicação, composição da população do estudo (clínica especializada *versus* prática geral ou população em geral) e coleta de dados (pais, autorrelato *versus* avaliação clínica). A distribuição de gênero em crianças difere dos adultos, uma vez que é mais equitativa em crianças com menos de 15 anos, enquanto permanece duas a três vezes mais elevada em meninas na idade de 15 a 18 anos. Poucos estudos relataram a incidência de SFC entre crianças com menos de 10 anos, levando a incertezas nesta faixa etária. Em adolescentes na Holanda, a incidência de SFC/ME diagnosticada por pediatras foi relatada como sendo de 0,01%, enquanto no Reino Unido a incidência foi de 0,5%.

Tabela 147.1 Visão geral das definições atuais de casos para doença por intolerância ao esforço sistêmico (DIES) e definições anteriores de síndrome da fadiga crônica ou encefalomielite miálgica.

SINTOMAS	DIES	SFC	EM
Fadiga e comprometimento da função diária	≥ 6 meses	≥ 6 meses	≥ 6 meses
Início repentino	Sim	Sim	
Fraqueza muscular			Sim
Dor muscular		Sim	
Sintomas pós-esforço	Sim	Sim	Sim
Transtornos do sono	Sim		Sim
Transtornos de memória ou cognição	Sim		Sim
Sintomas autonômicos			Sim
Dor de garganta		Sim	
Envolvimento do linfonodo		Sim	
Sintomas cardiovasculares	Sim		
Dores de cabeça		Sim	
Artralgias		Sim	Sim

EM, encefalomielite miálgica; SFC, síndrome da fadiga crônica. (Dados do Institute of Medicine: Beyond Myalgic Encephalomyelitis/Chronic Fatigue Syndrome Redefining an Illness. Washington, DC, National Academies Press 2015; Jason L, Evans M, Porter N *et al.*: The development of a revised Canadian myalgic encephalomyelitis chronic fatigue syndrome case definition. Am J Biochem Biotechnol 6: 120-135, 2010; Reeves WC, Wagner D, Nisenbaum R *et al.*: Chronic fatigue syndrome – a clinically empirical approach to its definition and study. BMC Med 3:19, 2005.)

Tabela 147.2 Critérios para diagnóstico de encefalomielite miálgica/síndrome de fadiga crônica (EM/SFC).

O paciente apresenta cada um dos seguintes três sintomas, pelo menos metade do tempo, em um grau, pelo menos, moderadamente grave:

- Redução substancial ou prejuízo na capacidade de se engajar em níveis de pré-doença de atividades ocupacionais, educacionais, sociais ou pessoais que persista por > 6 meses e seja acompanhada por fadiga, que, muitas vezes, é profunda, de início novo ou definitivo (não ao longo da vida), não é resultado de esforço excessivo em curso e nem substancialmente aliviada pelo repouso
- Mal-estar pós-esforço*
- Sono não reparador*

Mais, no mínimo, uma das duas seguintes manifestações (crônicas, graves):

- Prejuízo cognitivo*
- Intolerância ortostática

*A frequência e a gravidade dos sintomas devem ser avaliadas. O diagnóstico de EM/SFC deve ser questionado se os pacientes não apresentarem esses sintomas pelo menos metade do tempo com intensidade moderada, substancial ou grave. (De Institute of Medicine: *Beyond myalgic encephalomyelitis/chronic fatigue syndrome: redefining an illness*, Washington, DC, 2015, National Academies Press.)

PATOGÊNESE

Embora a etiologia e fisiopatologia da SFC seja desconhecida, alguns pacientes e médicos correlacionam o início com um episódio recente de uma doença semelhante à mononucleose infecciosa (10 a 20%) (EBV; ver Capítulo 281). Uma relação fisiopatológica potencial da SFC à infecção é sugerida porque os sintomas e os marcadores biológicos obtidos pelas respostas inespecíficas inatas do hospedeiro às infecções em geral estão presentes na SFC. A doença semelhante à SFC após mononucleose infecciosa não é prevista pela viremia ou pela resposta alterada do hospedeiro à infecção pelo vírus Epstein-Barr, mas está associada à gravidade da infecção primária. Existe uma grande variedade de outras infecções candidatas associadas à síndrome da fadiga pós-infecção, particularmente em adultos e adolescentes. Continuam os esforços para determinar se as infecções com estes ou outros agentes podem produzir a doença.

Semelhanças entre os sintomas de SFC e aqueles experimentados por pacientes com doenças autoimunes e outros distúrbios inflamatórios levam a questões de perturbações primárias no sistema imune na patogênese da SFC. Hipo e hipergamaglobulinemia, deficiências de subclasses de imunoglobulinas, níveis elevados de complexos imunes circulantes, alterações na relação de linfócitos auxiliares/supressores, disfunção das células *natural killer*, citocinas elevadas e disfunção de monócitos têm sido relatados em pacientes adultos com SFC. Esses achados não foram consistentes entre os estudos. Enquanto os pacientes com SFC, como um grupo, parecem diferir dos controles saudáveis, na maioria dos estudos, os valores laboratoriais dos parâmetros imunes não estão fora do intervalo normal.

As alterações no sistema nervoso autônomo (SNA) são sugeridas pela **intolerância ortostática** (IO) experimentada por alguns pacientes com SFC. As síndromes de IO com disfunção circulatória, incluindo a **hipotensão mediada neutra** e a **síndrome da taquicardia ortostática postural** (STOP), foram observadas em alguns pacientes com SFC e podem contribuir para a síndrome. A fisiopatologia destas manifestações entre os adolescentes com SFC é desconhecida, mas em estados pós-infecção elas podem estar associadas a perdas de líquido e eletrólitos não reabastecidas associadas a infecção aguda ou lesão imunomediada (autoanticorpos dirigidos contra o SNA).

Como a dor musculoesquelética generalizada na SFC é semelhante à dor da **fibromialgia** (ver Capítulo 193.3), e são, muitas vezes, consideradas síndromes sobrepostas, a fibromialgia e a SFC podem compartilhar semelhanças na patogênese. Outras hipóteses sob investigação para a base biológica da SFC envolvem alterações no metabolismo energético (p. ex., mitocondrial, particularmente relacionadas a intolerância ao exercício e mal-estar pós-exposição), alterações no sono, na resposta ao estresse, no eixo hipotalâmico-hipofisário.

Compreender a SFC mostrou-se tão desafiador porque provavelmente representa mais de uma fisiopatologia subjacente. Estudos e diretrizes atuais tentam estratificar ou subgrupar pacientes para abordar essa possibilidade.

MANIFESTAÇÕES CLÍNICAS

Os sintomas dominantes expressos pelos adolescentes e adultos são redução substancial ou deficiência na capacidade de se envolver em níveis de atividade pré-doença, acompanhada de fadiga (Figura 147.1). Em crianças mais jovens, que nem sempre descrevem seus sintomas espontaneamente, os esforços induzem a alterações comportamentais, manifestadas por perda de sua energia habitual e redução da participação em atividades. Em adolescentes, a fadiga e o mal-estar pós-esforço podem levar a uma redução da participação nas atividades escolares e familiares e mudanças sociais.

Dificuldades cognitivas incluem relatos de dificuldades na concentração, que são comuns e indicados por diminuição da participação na escola, dificuldade de cumprir as lições de casa e queda nas notas. O sono pode ser prejudicado, e um sono não restaurador é comum. Outras queixas de sono incluem dificuldade em adormecer e permanecer dormindo, ao passo que transtornos do sono diagnosticados, incluindo síndrome das pernas inquietas, parassonias e apneia do sono, são menos comuns. Mialgia e artralgia podem acompanhar a fadiga e o sono alterado. Dor de garganta e sensibilidade nos linfonodos cervicais podem ocorrer, mas podem ser parte de uma doença incitante. Os adolescentes também têm relatos aumentados de dor de cabeça, dor abdominal, náuseas e sensibilidade à luz e ao som com dor amplificada.

Os pacientes diagnosticados com SFC nas práticas de cuidados primários têm mais probabilidade de relatar um início abrupto de seus sintomas, muitas vezes como parte de uma doença inicial semelhante àquela provocada por vírus, enquanto o início gradual é mais comum naqueles identificados em estudos baseados na população. O absenteísmo escolar é o maior problema. Em um estudo, dois terços dos adolescentes perderam mais de 2 semanas de aula em 6 semanas de um período de observação e um terço necessitou de um professor particular. Ao contrário da fobia escolar, a inatividade devido à SFC persiste nos fins de semana e durante as férias da mesma forma que ocorre durante a semana escolar.

Embora a fadiga e os sintomas que a acompanham sejam subjetivos, a magnitude do prejuízo de cada componente pode ser medida pelos questionários direcionados para a dor e para a função ou, no caso de instabilidade ortostática suspeita, pelo registro de rotina ou pela frequência cardíaca e pela pressão arterial na posição supina e em pé. A fadiga não deve ser julgada como um mal menor. Ela é geralmente manifestada como lassidão, cansaço profundo, intolerância ao esforço com cansaço fácil e mal-estar geral.

Os achados anormais no exame físico estão notadamente ausentes, proporcionando tranquilidade e consternação ao paciente e ao médico. A presença de "sintomas alarmantes", como perda de peso, dor no peito com esforço, parestesia, olhos e boca seca, diarreia, tosse, suores noturnos e erupção cutânea, é incomum e justifica a consideração de um diagnóstico diferente de SFC.

DIAGNÓSTICO

Não há sinais patognomônicos ou testes diagnósticos para a SFC. O diagnóstico é definido clinicamente com base em critérios de inclusão e exclusão (Figura 147.2). Os critérios de diagnóstico são aplicáveis para adultos e adolescentes com mais de 11 anos em razão da exigência atual de um relato autogerado. Apesar de a duração dos sintomas ser de 3 ou 6 meses, dependendo da idade, o manejo dos sintomas não deve esperar até este critério ser atingido.

A SFC é difícil de diagnosticar em crianças, que podem ter dificuldade em descrever seus sintomas e articular suas preocupações. Confiar unicamente no relato dos pais pode ser confuso porque os pais também podem ter dificuldades para interpretar os sintomas e sentimentos de seus filhos e fornecer informações históricas precisas. Uma combinação de relatos de pais e filhos é mais eficaz. É importante documentar os níveis de atividade da criança e o agravamento dos sintomas após esforços físicos ou mentais. Mudanças na participação em *hobbies*, nas

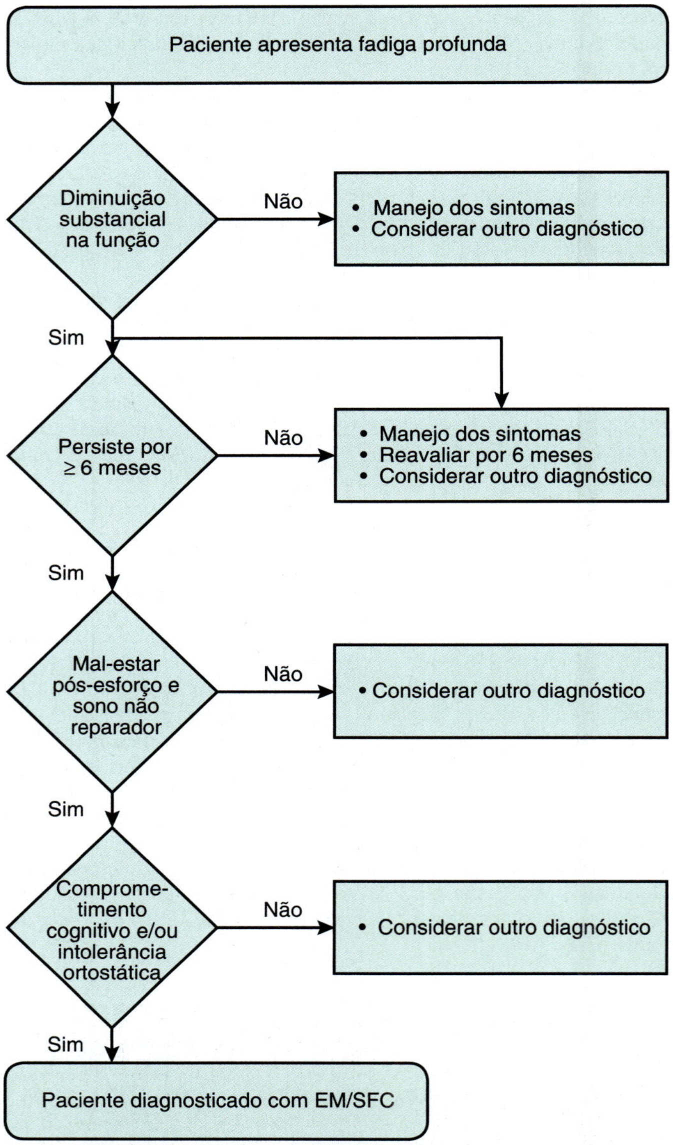

Figura 147.2 Algoritmo diagnóstico para encefalomielite miálgica/síndrome de fadiga crônica (EM/SFC). (*De Institute of Medicine*: Beyond myalgic encephalomyelitis/chronic fatigue syndrome: redefining an illness, *Washington, DC, 2015, National Academies Press.*)

atividades familiares ou outras atividades sociais podem ajudar a identificar o impacto da SFC na função.

O diagnóstico de SFC pode ser estabelecido somente depois que outras causas médicas e psiquiátricas de fadiga e outros sintomas, muitos dos quais tratáveis, tenham sido excluídos. Estes incluem condições médicas que apresentam sintomas crônicos, como hipotireoidismo, insuficiência suprarrenal, alergias respiratórias e alimentares, apneia do sono, narcolepsia, abuso de substâncias, transtorno de estresse pós-traumático, reações adversas a medicamentos e obesidade. Uma condição médica previamente diagnosticada com resolução incompleta ou incerta que possa explicar a fadiga precisa ser considerada.

Algumas doenças (p. ex., fibromialgia), dor amplificada e depressão compartilham sintomas semelhantes à SFC, mas não são diagnósticos excludentes. Estes devem ser considerados no diagnóstico diferencial em casos selecionados. Existe a preocupação de que a SFC possa ser confundida com transtornos psiquiátricos prontamente identificáveis, como ansiedade e transtornos do humor, mas evidências corroboram diferenças entre a apresentação clínica desses transtornos e a SFC. A SFC não deve ser diagnosticada em pessoas com diagnóstico prévio de transtorno depressivo maior com características psicóticas ou melancólicas, transtornos afetivos bipolares, esquizofrenia de qualquer subtipo, transtornos delirantes de qualquer subtipo, demência de qualquer subtipo, transtorno alimentar de qualquer tipo ou abuso de álcool ou outras substâncias dentro de 2 anos antes ou qualquer momento depois da fadiga crônica.

Embora a avaliação de cada paciente deva ser individualizada, a avaliação laboratorial inicial deve ser limitada aos testes de laboratório de triagem para fornecer garantias da ausência de doenças médicas significativas. Outros testes devem ser direcionados, principalmente, para a exclusão de doenças tratáveis, que podem ser sugeridas por sintomas e achados físicos que estão presentes em pacientes específicos.

TRATAMENTO

O manejo da SFC baseia-se no alívio dos sintomas centrais e mais perturbadores no paciente individual. O critério diagnóstico de 6 meses de duração da doença não deve atrasar a avaliação e o manejo dos sintomas, uma vez que estes podem ser iniciados assim que a criança ou adolescente apresentar um quadro semelhante à SFC. Problemas com o sono podem ser abordados incentivando os pacientes a adotar bons hábitos de sono com a utilização de técnicas padrão de higiene do sono. Pode ser benéfico encaminhar o paciente a um especialista em medicina do sono para a identificação e o tratamento de transtornos do sono. Uma vez que a dor não está relacionada a outras doenças específicas da enfermidade, o tratamento não farmacológico é indicado.

Uma das abordagens não farmacológicas para o manejo da dor, a **terapia cognitivo-comportamental** (TCC), também pode auxiliar o paciente no manejo e enfrentamento da SFC. Por meio da explicação e mudanças na percepção da doença, a TCC pode ajudar os pacientes e suas famílias a desenvolver habilidades de enfrentamento e fornecer apoio emocional. Métodos aprimorados de enfrentamento podem permitir alguma função melhorada enquanto convivem com a doença. Comorbidades psiquiátricas, como ansiedade, requerem avaliação e intervenção apropriadas. A terapia guiada com exercício gradual pode ser benéfica e adicionada à TCC.

Embora o objetivo geral seja ajudar pacientes com SFC a tolerar a atividade, crianças e adolescentes com SFC devem limitar os esforços físicos ou mentais que resultem em sintomas agravados. O retorno à escola deve ser iniciado de forma gradual e sistemática, com o objetivo de retornar ao atendimento em tempo integral. Aulas particulares, aulas *online* e comparecimento parcial podem ser etapas intermediárias. Os pais e os médicos podem trabalhar com professores e administradores escolares para definir expectativas apropriadas de frequência e desempenho para crianças com SFC. Devido à importância crucial de se aprenderem habilidades de socialização, até mesmo a breve participação na escola ou a participação em atividades escolares devem ser encorajadas, lembrando que a remobilização demasiado rápida geralmente exacerba os sintomas e deve ser evitada.

A **empatia e o apoio** contínuo do médico responsável pelo tratamento são cruciais para manter uma relação médico-genitores-paciente que seja propícia ao gerenciamento dessa doença. Atenção cuidadosa deve ser direcionada à dinâmica familiar para identificar e resolver problemas familiares ou psicopatológicos que possam estar contribuindo para a percepção dos sintomas pelos filhos.

PROGNÓSTICO

A história natural da SFC é altamente variável, e os pacientes e familiares entendem que os sintomas vão aumentar e diminuir. Crianças e adolescentes com SFC parecem ter um resultado mais otimista do que os adultos, geralmente com um curso ondulante de melhora gradual ao longo de vários anos. No geral, um bom resultado funcional foi relatado em até 80% dos pacientes. Os fatores prognósticos desfavoráveis incluem início gradual, aumento do absenteísmo escolar, menor nível socioeconômico, problemas crônicos de saúde materna e transtornos psiquiátricos individuais e familiares comórbidos não tratados. Fatores prognósticos favoráveis incluem controle pelo paciente do programa de reabilitação, com apoio contínuo dos profissionais de saúde e membros da família, e melhora na intolerância ortostática.

A bibliografia está disponível no GEN-io.

Imunologia

PARTE 13

Seção 1

Avaliação do Sistema Imunológico

Capítulo 148

Avaliação de Suspeita de Imunodeficiência

Kathleen E. Sullivan e Rebecca H. Buckley

Os médicos da atenção primária devem ter um alto índice de suspeita para diagnosticar defeitos do sistema imunológico com antecedência suficiente para instituir o tratamento apropriado antes que se desenvolvam danos irreversíveis. O diagnóstico pode ser difícil porque a maioria dos pacientes afetados não apresenta características físicas anormais. A manifestação mais típica de imunodeficiência em crianças são as *infecções sinopulmonares recorrentes*. Embora as infecções sejam comuns em crianças em geral, uma infecção que exceda a frequência esperada e geralmente envolva vários locais pode sugerir imunodeficiência. Uma infecção única, grave, oportunista ou incomum também pode ser a apresentação de uma imunodeficiência (Tabela 148.1). Cada vez mais reconhecida é a coocorrência de doenças autoimunes ou condições inflamatórias e infecções recorrentes. A triagem neonatal para linfopenia de células T foi instituída na maioria dos estados; isso levou à identificação de alguns bebês com imunodeficiência antes de quaisquer manifestações claras, mas está limitado a deficiências de células T. Pistas adicionais para imunodeficiência incluem deficiência de crescimento com ou sem diarreia crônica, infecções persistentes após receber vacinas vivas e candidíase oral ou cutânea crônica (Tabelas 148.2 e 148.3).

Com > 300 imunodeficiências primárias distintas, para enfocar a abordagem diagnóstica e testes apropriados, muitas vezes é útil considerar 5 categorias: distúrbios de células T, distúrbios de células B e anticorpos, distúrbios do complemento, distúrbios fagocíticos e distúrbios de célula *natural killer* (Tabela 148.4 e Figura 148.1).

A avaliação inicial da função imunológica inclui uma história completa, exame físico e histórico familiar (Tabela 148.5). Mais de 10 imunodeficiências são ligadas ao cromossomo X, e um número crescente é autossômico dominante com expressividade variável e/ou penetrância incompleta. Atenção especial aos sinais físicos de doença autoimune ou a efeitos deletérios nos órgãos nos quais ocorrem infecções recorrentes. A história de infecções deve incluir a idade de início, gravidade, localizações envolvidas e avaliação da causa microbiana subjacente. Infecções virais, bacterianas, fúngicas e micobacterianas requerem braços distintos do sistema imunológico para erradicação; portanto, a identificação de causas microbiológicas da infecção pode ser extremamente útil na definição da categoria de deficiência em pessoas com imunodeficiências primárias.

A maioria dos defeitos imunológicos pode ser excluída a um custo mínimo com a escolha adequada dos testes de triagem, que devem ser amplamente informativos, confiáveis e com boa relação custo-benefício (Tabela 148.6 e Figuras 148.2 e 148.3). Um hemograma completo com contagem diferencial é o estudo inicial quando a neutropenia é uma possibilidade; porém, é menos reconhecida como um teste de triagem para defeitos de células T. A linfopenia é vista na maioria dos defeitos das células T. Se a contagem de neutrófilos de um lactente é persistentemente elevada na ausência de sinais de infecção, deve-se suspeitar de uma deficiência de adesão leucocitária. A contagem normal de linfócitos é maior na infância e na primeira infância do que na vida adulta (Figura 148.4). Saber os valores normais para contagem absoluta de linfócitos nas diversas faixas etárias na infância é crucial para detectar defeitos de células T. Pistas adicionais do hemograma completo incluem a ausência de corpos de Howell-Jolly, que argumentam contra a asplenia congênita. O tamanho ou contagem normal de plaquetas exclui a síndrome de Wiskott-Aldrich. Quando há suspeita de imunodeficiência, a obtenção dos níveis de IgG, IgA, IgM e IgE pode ser uma estratégia útil, uma vez que os defeitos dos anticorpos são o tipo mais comum de imunodeficiência. Os níveis de imunoglobulina devem ser interpretados dentro do contexto de dados normativos específicos da idade.

TESTE AVANÇADO

Testes adicionais devem ser focados com base no fenótipo e na categoria suspeita de imunodeficiência (Tabela 148.7 e Figuras 148.2 e 148.3). Para pacientes com infecções sinopulmonares recorrentes em que um defeito de anticorpo é suspeito, uma atenção adicional ao teste de anticorpos pode ser reveladora. Além dos níveis de imunoglobulinas, as respostas às vacinas também devem ser avaliadas nesse cenário. Um pequeno, mas significativo, subconjunto de pacientes com deficiências de anticorpos terá níveis normais de imunoglobulinas, mas função anormal, detectada por respostas fracas às vacinas. Quando a hipogamaglobulinemia é identificada, é importante determinar se é primária ou secundária. Os pacientes que recebem corticosteroides ou que apresentam estados de perda de proteínas (nefrose, enteropatia perdedora de proteínas) apresentam, em geral, baixas concentrações séricas de IgG, mas produzem respostas normais às vacinas. Se os níveis de Ig forem baixos, é crucial que os títulos de anticorpos para as vacinas sejam medidos antes de iniciar a terapia de reposição de imunoglobulina. Os títulos de anticorpos não são interpretáveis após o paciente ter recebido uma transfusão de sangue, plasma fresco congelado ou terapia com imunoglobulina.

Um teste útil para a função dos linfócitos B é determinar a presença e o título de **iso-hemaglutininas**, ou anticorpos naturais contra antígenos polissacarídeos dos tipos A e B dos eritrócitos. Esse teste quantifica predominantemente anticorpos IgM. É comum que as iso-hemaglutininas estejam ausentes nos primeiros 2 anos de vida, e estão sempre ausentes se o paciente for do tipo sanguíneo AB.

Como a maioria dos lactentes e crianças é imunizada com as vacinas pertússis-tétano-difteria (dTP), *Haemophilus influenzae* tipo b conjugada e pneumocócica conjugada, é útil testar com frequência anticorpos específicos para antígenos da difteria, tétano, polirribose fosfato do *H. influenzae* e pneumococo. Se os títulos estiverem baixos, a quantificação de anticorpos contra toxoide tetânico ou diftérico antes e de 2 a 8 semanas após outra dose de dTP ou dT será útil para avaliar a capacidade de formar anticorpos IgG para antígenos proteicos. Para avaliar a capacidade do paciente de responder a antígenos de polissacarídeos, anticorpos antipneumococo podem ser quantificados antes e de 4 a 8 semanas após a imunização com a vacina pneumocócica polissacarídica 23 valente não conjugada em pacientes de 2 anos ou mais. Os anticorpos detectados nesses testes são do isótipo IgG. Esses estudos de anticorpos podem ser realizados em vários laboratórios diferentes, mas é importante escolher

Tabela 148.1 Predisposição a infecções específicas em humanos.

PATÓGENO	FORMA DE APRESENTAÇÃO	GENE AFETADO/REGIÃO CROMOSSÔMICA	COMENTÁRIOS
BACTÉRIA			
Streptococcus pneumonia	Doença invasiva	*IRAK-4, MyD88, C1QA, C1QB, C1QC, C4A⁺C4B, C2, C3*	Também suscetível a outras bactérias encapsuladas
Neisseria	Doença invasiva	*C5, C6, C7, C8A, C8B, C8 G, C9,* properdina	Doença recorrente comum
Burkholderia cepacia	Doença invasiva sem colonização pulmonar	*CYBB, CYBA, NCF1, NCF2*	Também suscetível a infecções estafilocócicas e fúngicas
Nocardia	Doença invasiva	*CYBB, CYBA, NCF1, NCF2*	Também suscetível a infecções estafilocócicas e fúngicas
Micobactéria	Geralmente micobactérias não tuberculosas	*IL12B, IL12RB1, IKBKG, IFNGR1, IFNGR2, STAT1* (perda de função)	Também suscetível a infecções por *Salmonella typhi*
VÍRUS			
Herpes-vírus simples	Encefalite por Herpes simples	*TRAF3, TRIF, TBK, SH2DIA UNC93B1, TLR3, STAT1 XIAP/BIRC4*	A idade de início é normalmente fora do período neonatal
Vírus *Epstein-Barr*	Mononucleose infecciosa grave, síndrome hemofagocítica	*SH2DIA, XIAP, ITK, CD27, PRF1, STXBP2, UNC13D, LYST, RAB27A, STX11, AP3B1*	Mononucleose infecciosa fulminante, distúrbios linfoproliferativos malignos e não malignos, disgamaglobulinemia, autoimunidade
Papiloma vírus	Verrugas	*RHOH, EVER1, EVER2, CXCR4, DOCK8, GATA2, STK4, SPINK5*	As verrugas geralmente são progressivas, apesar da terapia
Suscetibilidade global à infecção viral	Infecções virais progressivas e graves	Todos os tipos de imunodeficiência combinada grave, IFNAR2	Apresentação depende do vírus e órgão infectado
FUNGOS			
Candida	Cândida mucocutânea	*AIRE*, STAT1 (ganho de função), *CARD9*, STAT3, IL17F, IL17RC, IL17RA, *ACT1*	Deficiência de AIRE está associada a endocrinopatias, STAT1 (GOF) está associado à autoimunidade
Dermatófitos	Invasão Tecidual	CARD9	Autossômico recessivo
Aspergillus	Infecções profundas	CYBB, CYBA, NCF1, NCF2	
Fungos ambientais	Infecções profundas	*CYBB, CYBA, NCF1, NCF2, GATA2, STAT1* (ganho de função), *CD40 ℓ*	

Tabela 148.2 Padrões clínicos característicos em algumas imunodeficiências primárias.

CARACTERÍSTICAS	DIAGNÓSTICO
EM RECÉM-NASCIDOS E LACTENTES JOVENS (0 a 6 meses)	
Hipocalcemia, anomalias faciais e de orelhas, doença cardíaca	Síndrome de deleção 22q11.2, Síndrome de DiGeorge
Queda tardia do coto umbilical, leucocitose, infecções recorrentes	Deficiência de adesão leucocitária
Candidíase persistente, déficit de crescimento, pneumonia, diarreia	Imunodeficiência combinada grave
Fezes com sangue, otite média, eczema atópico	Síndrome de Wiskott-Aldrich
EM LACTENTES E PRÉ-ESCOLARES (6 meses a 5 anos)	
Abscessos estafilocócicos recorrentes, pneumonia estafilocócica com formação de pneumatocele, características faciais grosseiras, dermatite pruriginosa	Síndrome de hiper-IgE, deficiência de PGM3
Candidíase persistente, distrofia ungueal, endocrinopatias	Poliendocrinopatia autoimune, candidíase, displasia ectodérmica
Baixa estatura, cabelo fino, varicela grave	Hipoplasia cartilagem-cabelo com nanismo de membros curtos
Albinismo oculocutâneo, infecção recorrente, síndrome hemofagocítica	Síndrome de Chédiak-Higashi, síndrome de Griscelli, síndrome de Hermansky-Pudlak

um laboratório de confiança e utilizá-lo mesmo para avaliação dos títulos pré e pós-imunização.

Os pacientes com maturação defeituosa das células B devido a defeitos de comutação de classe não produzem anticorpos IgA nem IgG normalmente. O anticorpo IgM é normal ou elevado. As respostas às vacinas são sempre baixas. Se as respostas dos anticorpos às vacinas forem normais e o nível de IgG for baixo, estudos devem ser realizados para avaliar a possível perda de imunoglobulinas por meio do trato urinário ou gastrintestinal (síndrome nefrótica, enteropatias perdedoras de proteínas, linfangiectasia intestinal). Outro fator de confusão comum é o uso de rituximabe ou corticosteroides, levando à hipogamaglobulinemia. Concentrações séricas muito altas de uma ou mais classes de imunoglobulina sugerem infecção pelo HIV, doença granulomatosa crônica, inflamação crônica ou síndrome linfoproliferativa autoimune.

É raro que quantificações das subclasses de IgG sejam úteis na avaliação da função imunológica em crianças jovens com infecções recorrentes. Elas são fortemente reguladas pelo desenvolvimento, com produção muito variável na primeira infância. É difícil saber a significância biológica das deficiências leves a moderadas das diversas subclasses de IgG, sobretudo quando os indivíduos completamente assintomáticos são descritos com ausência total de IgG_1, IgG_2, IgG_4 e/ou IgA_1, por causa das deleções gênicas da cadeia pesada da Ig. Muitas crianças saudáveis foram descritas com baixos níveis de IgG_2, mas com respostas normais a antígenos polissacarídicos quando

Tabela 148.3 Auxiliares clínicos para o diagnóstico de imunodeficiência.

SUGESTIVO DE DEFEITO DE CÉLULA B (IMUNODEFICIÊNCIA HUMORAL)
Infecções bacterianas recorrentes das vias respiratórias superiores e inferiores
Infecções cutâneas recorrentes, meningite, osteomielite secundária a bactérias encapsuladas *(Streptococcus pneumoniae, Haemophilus influenzae, Staphylococcus aureus. Neisseria meningitidis)*
Paralisia após vacinação com poliovírus vivo atenuado
Níveis reduzidos de imunoglobulinas

SUGESTIVO DE DEFEITO DE CÉLULA T (IMUNODEFICIÊNCIA COMBINADA)
Doença sistêmica após a vacinação com qualquer vírus vivo ou bacilo Calmette-Guérin (BCG)
Complicação incomum de risco de vida após infecção por vírus benignos (pneumonia por células gigantes com sarampo; pneumonia por varicela)
Candidíase oral crônica após 6 meses de idade
Candidíase mucocutânea crônica
Doença do enxerto contra o hospedeiro após transfusão sanguínea
Contagem reduzida de linfócitos para a idade
Níveis baixos de imunoglobulinas
Ausência de linfonodos e amígdalas
Timo pequeno
Diarreia crônica
Déficit de crescimento
Infecções recorrentes com organismos oportunistas

SUGESTIVO DE DISFUNÇÃO DE MACRÓFAGOS
Infecção micobacteriana atípica disseminada, infecção recorrente por Salmonella
Infecção fatal após vacinação com BCG

SÍNDROMES CONGÊNITAS COM IMUNODEFICIÊNCIA
Ataxia-telangiectasia: ataxia, telangiectasia
Síndrome poliglandular autoimune: hipofunção de um ou mais órgãos endócrinos, candidíase mucocutânea crônica
Hipoplasia da cartilagem-cabelo: cabelo fino e esparso, neutropenia
Síndrome de Wiskott-Aldrich: trombocitopenia, sexo masculino, eczema
Síndrome de Chédiak-Higashi: albinismo oculocutâneo, nistagmo, infecções bacterianas recorrentes, neuropatias periféricas
Síndrome de DiGeorge (síndrome da deleção 22q): fácies incomuns, defeito cardíaco, hipocalcemia

SUGESTIVO DE ASPLENIA
Heterotaxia, cardiopatia congênita complexa, presença de corpos Howell-Jolly no esfregaço de sangue, anemia falciforme

De Kliegman RM, Lye PS, Bordini BJ *et al.*, editores: *Nelson pediatric symptom-based diagnosis*, Filadélfia, 2018, Elsevier, p. 750.

Tabela 148.4 Características das imunodeficiências primárias.

CARACTERÍSTICAS	DEFEITO PREDOMINANTE DE CÉLULA T	DEFEITO PREDOMINANTE DE CÉLULA B	DEFEITO DE GRANULÓCITOS	DEFEITO CITOLÍTICO	DEFEITO DO COMPLEMENTO
Idade de início da infecção	Início precoce, geralmente com 2 a 6 meses	Início após redução de anticorpos maternos, geralmente após 5 a 7 meses, escolar até a idade adulta	Início precoce com mais frequência	Início geralmente na infância	Início em qualquer idade
Patógenos específicos envolvidos	Bactéria: bactérias gram-positiva e gram-negativa comuns e micobactéria	Bactéria: pneumococos, estreptococos, estafilococos, *Haemophilus*, *Campylobacter*, *Mycoplasma*	Bactéria: estafilococos, *Serratia*, *Salmonella* micobactéria	Geralmente nenhum	Bactéria: organismos encapsulados (C1, C4, C2, C3), *Neisseria* (FP, FD, FH, FI, C3, C5, C6, C7, C8, C9)
	Vírus: CMV, EBV, adenovírus, parainfluenza 3, varicela, enterovírus	Vírus: enterovírus*	Geralmente nenhum	CMV, EBV	Geralmente nenhum
	Fungos: *Candida* e *Pneumocystis jiroveci*	Fungos e parasitas: *Giardia*, criptosporidíase	Fungos e parasitas: *Candida*, *Nocardia*, *Aspergillus*	Geralmente nenhum	Geralmente nenhum
Órgãos afetados	Candidíase mucocutânea extensa, pulmões, déficit no desenvolvimento, diarreia protraída	Infecções sinopulmonares recorrentes, sintomas gastrintestinais crônicos, má absorção, artrite, meningo encefalite enteroviral*	Pele: abscessos, impetigo, celulite Linfonodos: adenite supurativa Cavidade oral: gengivite, úlceras orais Órgãos internos: abscessos, osteomielite	A síndrome hemofagocítica pode afetar qualquer órgão	Infecções sistêmicas ou graves
Características especiais	Doença do enxerto *versus* hospedeiro causada por enxerto materno ou transfusão de sangue não irradiado BCG ou varicela disseminada pós-vacinação Autoimunidade comum em defeitos de células T leves a moderadas	Autoimunidade Malignidade linforreticular: linfoma, timoma	Atraso na queda do coto umbilical, má cicatrização de ferida		LES (C1, C4, C2), glomerulonefrite (C3), síndrome hemolítica-urêmica atípica (FH, FI, MCP, C3, FB)

*Agamaglobulinemia ligada ao X (Bruton). BCG, bacilo de Calmette-Guérin; CMV, citomegalovírus; EBV, vírus *Epstein-Barr*; LES, lúpus eritematoso sistêmico.

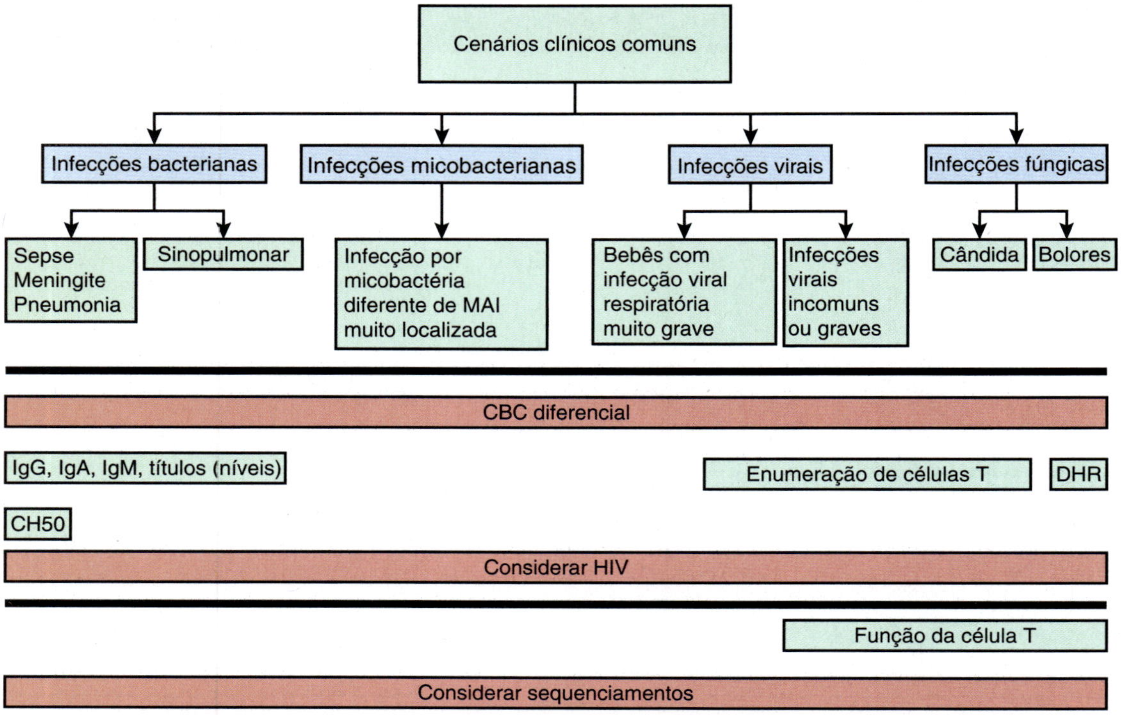

Figura 148.1 **Algoritmo para avaliação diagnóstica de doenças da imunodeficiência primária.** Cenários clínicos comuns estão listados no *topo*. O primeiro nível de testes é listado abaixo de cada categoria entre as *linhas escuras*. O segundo nível de testes está localizado abaixo da segunda *linha escura*. CBC, hemograma completo; DHR, di-hidrorodamina; MAI, infecção por *Mycobacterium avium-intracellulare*.

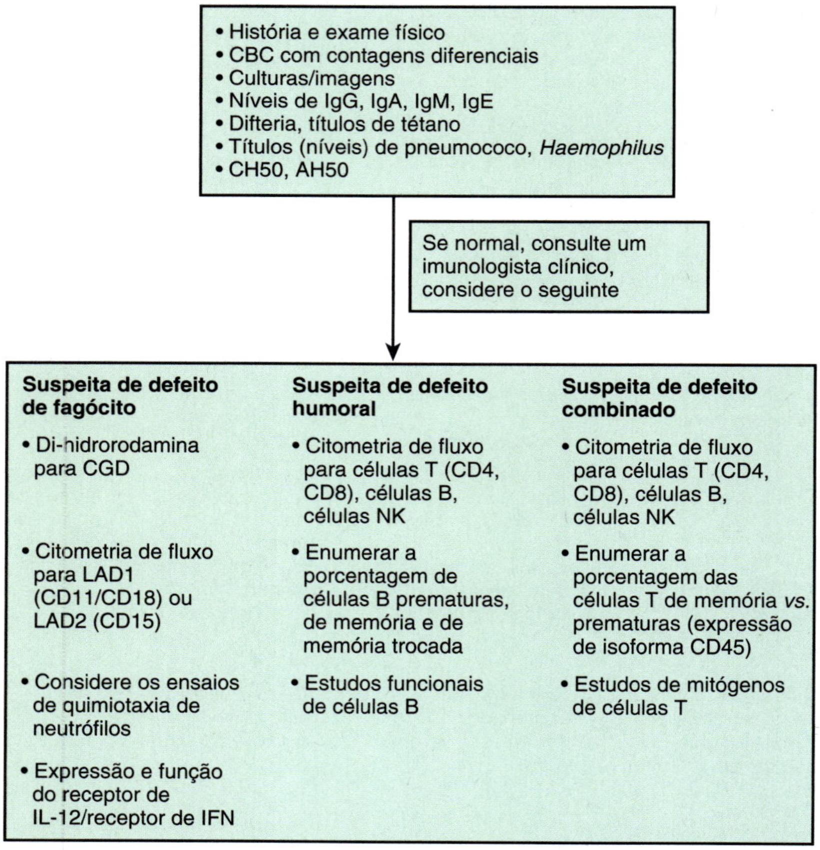

Figura 148.2 **Estudos iniciais de avaliação e acompanhamento de pacientes com suspeita de imunodeficiência.** A consulta com um imunologista clínico é recomendada para orientar os testes avançados e interpretar os resultados. CBC, hemograma completo; CGD, doença granulomatosa crônica; LAD, defeito de adesão de leucócitos; NK, célula *natural killer*; IL, interleucina; IFN, interferon. (De Kliegman RM, Lye PS, Bordini BJ, et al., editores: Nelson pediatric sintomas-baseado no diagnóstico, Filadélfia, 2018, Elsevier, p 753.)

Tabela 148.5 Características físicas especiais associadas a transtornos de imunodeficiência.

CARACTERÍSTICAS CLÍNICAS	DISTÚRBIOS
DERMATOLÓGICOS	
Eczema	Síndrome de Wiskott-Aldrich, IPEX, síndromes hiper-IgE, síndromes de hipereosinofilia, deficiência de IgA
Cabelo esparso e/ou hipopigmentado	Hipoplasia da cartilagem-cabelo, síndrome de Chédiak-Higashi, síndrome de Griscelli
Telangiectasia ocular	Ataxia-telangiectasia
Albinismo oculocutâneo	Síndrome de Chédiak-Higashi
Dermatite grave	Síndrome de Omenn
Eritroderma	Síndrome de Omenn, SCID, doença do enxerto contra o hospedeiro, síndrome de Comel-Netherton
Abscessos recorrentes com pneumatocele pulmonar	Síndromes hiper-IgE
Granulomas ou abscessos de órgãos recorrentes, pulmão, fígado e especialmente no reto	DGC
Abscessos recorrentes ou celulite	DGC, síndrome de hiper-IgE, defeito de adesão leucocitária
Granulomas cutâneos	Ataxia telangiectasia SCID, ICV, deficiência de RAG
Úlceras orais	CGD SCID, neutropenia congênita
Periodontite, gengivite, estomatite	Defeitos dos neutrófilos
Candidíase oral ou ungueal	Defeitos de células T imunes, defeitos combinados (SCIDs); candidíase mucocutânea; síndromes hiper-IgE; deficiências de IL-12, -17 e -23; deficiência de *CARD9*; deficiência de STAT1
Vitiligo	Defeitos de células B, candidíase mucocutânea
Alopecia	Defeitos de células B, candidíase mucocutânea
Conjuntivite crônica	Defeitos de células B
EXTREMIDADES	
Baqueteamento ungueal	Doença pulmonar crônica causada por defeitos de anticorpos
Artrite	Defeitos de anticorpos, síndrome de Wiskott-Aldrich, síndrome de hiper-IgM
ENDOCRINOLÓGICO	
Hipoparatireoidismo	Síndrome de DiGeorge, candidíase mucocutânea
Endocrinopatias (autoimunes)	Candidíase mucocutânea
Diabetes, hipotireoide	IPEX e síndromes semelhantes a IPEX
Deficiência de hormônio do crescimento	Agamaglobulinemia ligada ao X
Disgenesia gonadal	Candidíase mucocutânea
HEMATOLÓGICO	
Anemia hemolítica	Defeitos da imunidade das células B e T, SLPA
Trombocitopenia, pequenas plaquetas	Síndrome de Wiskott-Aldrich
Neutropenia	Síndrome de hiper-IgM, variante de Wiskott-Aldrich, DGC
Trombocitopenia imunológica	Defeitos das células B, SLPA
ESQUELÉTICO	
Nanismo de membros curtos	Nanismo de membros curtos com defeitos de células imunes T e/ou B
Displasia óssea	Deficiência de ADA, hipoplasia cartilagem-cabelo

ADA, adenosina desaminase; SLPA, síndrome linfoproliferativa autoimune; DGC, doença granulomatosa crônica; ICV, imunodeficiência variável comum; IPEX, poliendocrinopatia por enteropatia por disfunção imunológica ligada ao cromossomo X; SCID, imunodeficiência combinada grave. (De Goldman L., Ausiello D: *Cecil textbook of medicine*, ed 22, Philadelphia, 2004, Saunders, p 1599.)

Tabela 148.6 Testes imunológicos de triagem na criança com infecções recorrentes.

HEMOGRAMA COMPLETO COM CONTAGEM DIFERENCIAL DE NEUTRÓFILOS E VELOCIDADE DE HEMOSSEDIMENTAÇÃO

Números absolutos de linfócitos (valores normais tornam a deficiência de células T improvável)

Contagem absoluta de neutrófilos (valores normais excluem a neutropenia congênita ou adquirida e, geralmente, ambas as formas de deficiência de adesão leucocitária, nas quais contagens elevadas estão presentes até mesmo entre as infecções)

Contagem de plaquetas (resultado normal exclui a síndrome de Wiskott-Aldrich)

Corpos de Howell-Jolly (a ausência descarta asplenia)

Velocidade de hemossedimentação (resultado normal indica pouca probabilidade de infecção bacteriana crônica ou fúngica)

TESTES DE TRIAGEM PARA DEFEITOS DE LINFÓCITOS B

IgG, IgA e IgM (baixa na maioria dos defeitos de anticorpos)

Iso-hemaglutininas (baixa na agamaglobulinemia)

Títulos de anticorpos contra tétano, difteria, *Haemophilus influenzae* e pneumococcus (baixo na maioria dos defeitos de anticorpos)

TESTES DE TRIAGEM PARA DEFEITOS DE LINFÓCITOS T

Contagem absoluta de linfócitos (resultado normal indica que uma deficiência de linfócitos T é improvável)

Citometria de fluxo para avaliar a presença de linfócitos T naive (células $CD3^+CD45RA^+$)

TESTES DE TRIAGEM PARA DEFEITOS DE FAGÓCITOS

Microscopia (anormal em algumas neutropenias)

Ensaio de explosão (*burst*) respiratória (anormal na doença granulomatosa crônica)

TESTE DE TRIAGEM PARA DEFICIÊNCIA DE COMPLEMENTO

CH_{50} (quase ausente nas deficiências dos componentes de vias clássicas e terminais)

AH_{50} (quase ausente nas deficiências dos componentes de vias e terminais alternativos)

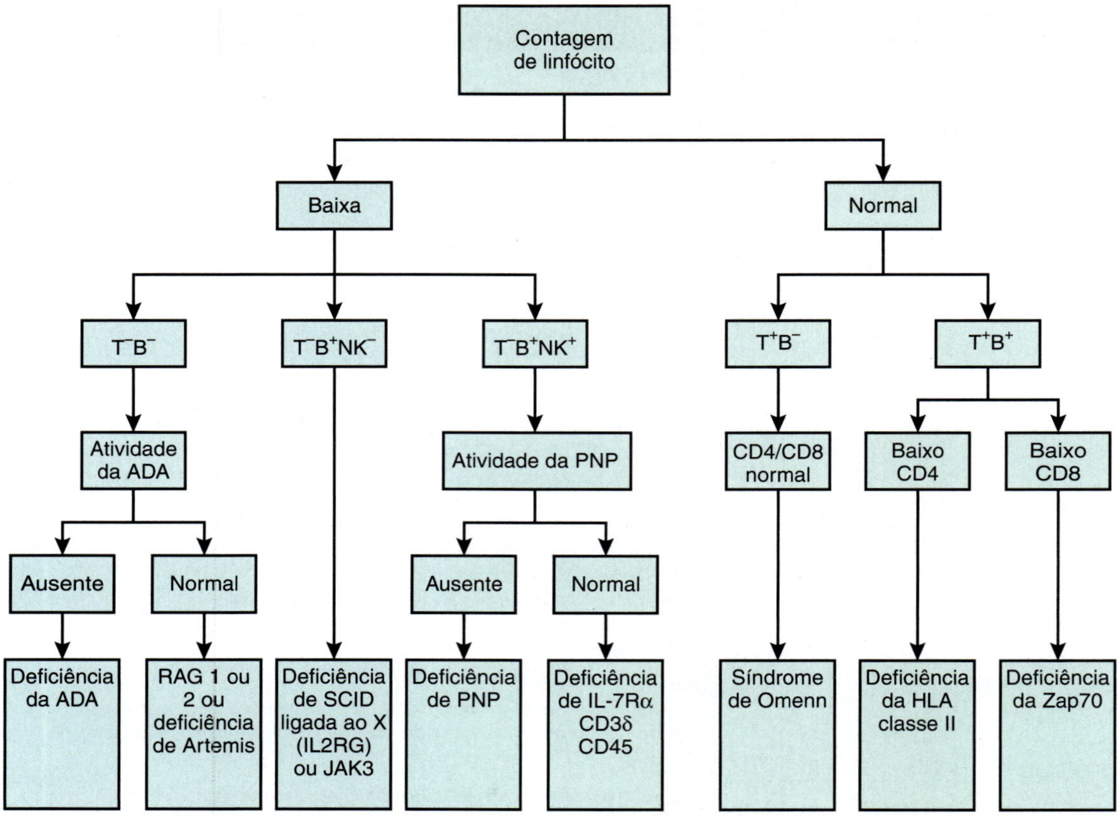

Figura 148.3 **Algoritmo para avaliar as deficiências mais comuns da imunidade mediada por células.** ADA, adenosina desaminase; PNP, purina nucleosídio fosforilase. (De Leung DYM, Szefler SJ, Bonilla FA et al., editores: Pediatric allergy: principles and practice, ed 3, St Louis, 2016, Elsevier, p 68.)

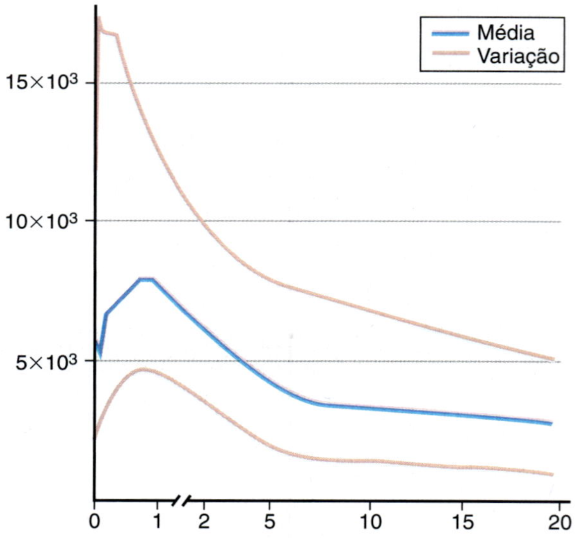

Figura 148.4 **Contagem absoluta de linfócitos em indivíduos normais durante a maturação.** (Dados representados graficamente a partir de Altman PL: Blood and other body fluids. Prepared under the auspices of the Committee on Biological Handbooks. Washington, DC, 1961, Federation of American Societies for Experimental Biology.)

imunizadas. Em crianças mais velhas e adultos, uma baixa IgG2 pode ser um achado prévio antes de evoluir para **imunodeficiência comum variável (ICV)**. Respostas específicas a vacinas são geralmente muito mais úteis do que as determinações de subclasses de IgG.

Os pacientes **agamaglobulinêmicos** devem ter seus linfócitos B sanguíneos quantificados por **citometria de fluxo** utilizando anticorpos monoclonais conjugados com fluorocromos. Esses anticorpos reconhecem antígenos específicos de linfócitos B (em geral, CD19 ou CD20). Normalmente, cerca de 5 a 10% dos linfócitos circulantes são células B. As células B estão ausentes na agamaglobulinemia ligada ao X (XLA) e em várias condições autossômicas recessivas muito raras, mas em geral estão presentes em ICV, deficiência de IgA e síndromes de hiper-IgM. Essa distinção é importante porque as crianças com hipogamaglobulinemia consequente a XLA e ICV podem apresentar complicações clínicas distintas, e as duas condições claramente têm padrões de herança diferentes. Os pacientes com ICV podem apresentar, com mais frequência, doenças autoimunes e hiperplasia linfoide. O teste molecular para XLA e outros defeitos de linfócitos B (Capítulo 150.1) é indicado em casos sem histórico familiar para auxiliar o aconselhamento genético.

Linfócitos T e subpopulações de linfócitos T podem ser quantificados por citometria de fluxo utilizando anticorpos monoclonais conjugados com fluorocromos. Esses anticorpos reconhecem antígenos presentes em linfócitos T (p. ex., CD2, CD3, CD4 e CD8). A realização desse exame é particularmente importante em qualquer lactente linfopênico, uma vez que linfócitos T $CD3^+$ em geral constituem 70% dos linfócitos periféricos. Independentemente do tipo molecular, os lactentes com imunodeficiência combinada grave (SCID) são incapazes de produzir linfócitos T, por isso são linfopênicos ao nascimento. A citometria de fluxo para lactentes com suspeita de SCID também deve incluir anticorpos monoclonais para linfócitos T *naive* (CD45RA) e de memória (CD45RO). Em lactentes normais, mais de 95% dos linfócitos T são T $CD45RA^+$ (*naive*). Se o lactente tiver SCID, linfócitos T maternos que foram transferidos por via transplacentária poderão ser detectados por citometria de fluxo, mas eles seriam predominantemente linfócitos T $CD45RO^+$. A SCID é uma emergência pediátrica, que poder ser tratada com sucesso por transplante hematopoético de células-tronco em mais de 90% dos casos, se diagnosticada antes que infecções graves e não tratáveis se desenvolvam. Em geral, há cerca

Tabela 148.7 Testes laboratoriais em imunodeficiência.

TESTES DE TRIAGEM	TESTES AVANÇADOS	INVESTIGAÇÃO/TESTES ESPECIAIS
DEFICIÊNCIA DE LINFÓCITO B		
Níveis de IgG, IgM, IgA e IgE	Quantificação de linfócitos B (CD19 ou CD20)	Fenotipagem avançada de linfócito B
Títulos de iso-hemaglutininas		Biopsias (p. ex., linfonodos)
Resposta de Ac para antígenos vacinais (p. ex., tétano, difteria, pneumococos, *Haemophilus influenzae*)	Respostas de Ac após reforços ou novas vacinas	Respostas de Ac para antígenos especiais (p. ex., bacteriófago φX174), análise de mutações
DEFICIÊNCIA DE LINFÓCITO T		
Contagem de linfócitos	Quantificação de subtipo de linfócito T (CD3, CD4, CD8)	Citometria de fluxo avançada
Exame de raios X do tórax para tamanho do timo*	Respostas proliferativas a mitógenos, antígenos, células alogênicas	Ensaios enzimáticos (p. ex., ADA, PNP)
TRECs	Análise de deleção 22q11.2	Análise de mutações Estudos de ativação de linfócito T
DEFICIÊNCIA FAGOCÍTICA		
Contagem da série branca, morfologia	Avaliação de moléculas de adesão (p. ex., CD11b/CD18, ligante de selectina)	Análise de mutações Teste funcional de macrófagos
Ensaio de explosão *(burst)* respiratória	Análise de mutações	
DEFICIÊNCIA DE COMPLEMENTO		
Atividade de CH_{50}	Atividade de AH_{50}	Dosagem de componentes específicos

*Apenas em lactentes. Ac, anticorpo; ADA, adenosina desaminase; C, complemento; CH, complemento hemolítico; G6 PD, glicose 6-fosfato desidrogenase; HLA, antígeno leucocitário humano; Ig, imunoglobulina; MPO, mieloperoxidase; NADPH, nicotinamida adenina dinucleótido fosfato; PNP, purina nucleosidiofosforilase; TRECs, círculo de excisão de rearranjo de receptores de células T; CSB, células sanguíneas brancas; φX, antígeno fago.

de duas vezes mais linfócitos T $CD4^+$ (auxiliar) do que linfócitos T $CD8^+$ (citotóxico). Como algumas imunodeficiências graves têm células T fenotipicamente normais, os testes da função das células T podem ser úteis. Estas podem ser estimuladas diretamente com **mitógenos**, como fito-hemaglutinina, concanavalina A ou mitógeno da *phytolacca americana*. Depois de 3 a 5 dias de incubação com o mitógenos, mede-se a proliferação de células T. Outros estimulantes que podem ser usados para avaliar a função das células T no mesmo tipo de ensaio incluem antígenos (*Candida*, toxoide tetânico) e células alogênicas.

Células *natural killer* (NK) podem ser enumeradas por citometria de fluxo utilizando-se anticorpos monoclonais para CD16 e CD56, antígenos específicos de NK. A função da NK é avaliada por morte das células alvo e citometria de fluxo para CD107a, um marcador de degranulação.

A **doença granulomatosa crônica** deve ser suspeitada em pacientes com abscessos estafilocócicos recorrentes ou infecções fúngicas de repetição. Eles podem ser avaliados por testes de triagem que quantificam a explosão *(burst)* respiratória de neutrófilos após estímulo com éster de forbol. A **deficiência na adesão leucocitária (LAD)** pode ser facilmente diagnosticada por ensaios de citometria de fluxo de linfócitos ou neutrófilos sanguíneos utilizando anticorpos monoclonais contra CD18 ou CD11 (LAD1) ou CD15 (LAD2). Os **defeitos neutrofílicos** são mais associados com mais frequência à neutropenia ou anormalidades morfológicas visíveis pela microscopia. Portanto, uma combinação de um hemograma completo com avaliação microscópica diferencial e as abordagens citométricas de fluxo descritas antes geralmente fornecem um diagnóstico. O mesmo não é verdadeiro para **defeitos de macrófagos**, que em geral estão associados à suscetibilidade a micobactérias, e o teste requer análise funcional avançada ou sequenciamento.

Quando uma infecção invasiva com organismos encapsulados ou *Neisseria* leva a uma suspeita de defeito do complemento, um **teste de CH_{50}** deve ser obtido. Esse bioensaio mede a integridade de toda a via do complemento e produz resultados anormais se a via clássica ou os componentes terminais estiverem ausentes. Com frequência, as deficiências genéticas no sistema do complemento têm um CH_{50} que está quase ausente, embora a causa mais comum de um CH_{50} levemente baixo seja o transporte inadequado do espécime. As proteínas complementares são muito lábeis e devem ser transportadas no gelo. Ensaios específicos de fator estão disponíveis em laboratórios de referência. Causas raras de suscetibilidade à neisseria incluem defeitos alternativos da via, e o teste para essas deficiências é o **teste AH_{50}**. Identificar a deficiência específica do componente no modo de herança é importante para o aconselhamento genético. A deficiência de properdina está ligada ao cromossomo X e outras deficiências são autossômicas recessivas ou autossômicas dominantes.

A bibliografia está disponível no GEN-io.

Seção 2
Sistemas de Linfócitos T e B e Células NK

Capítulo 149
Desenvolvimento e Função de Linfócitos

Kathleen E. Sullivan e Rebecca H. Buckley

A defesa contra agentes infecciosos é assegurada por uma combinação de barreiras físicas anatômicas, como a pele, as mucosas e a secreção das mucosas das células epiteliais ciliadas, e os componentes do sistema imune. O **sistema imune** dos vertebrados integra dois mecanismos fundamentais de resposta. A **imunidade inata (natural)** é rápida e utiliza receptores codificados na linha germinativa. As defesas inatas compreendem respostas intrínsecas das células às infecções virais, como a resposta dos leucócitos e mediadores solúveis, como as proteínas do sistema complemento aos patógenos. A **imunidade adquirida (adaptativa)** é específica dos linfócitos T e B. Essas células sofrem recombinação de DNA para gerar receptores e precisam passar por um processo educacional para minimizar as células autorreativas. Além disso, existem subconjuntos de linfócitos de natureza inata e que não requerem recombinação de DNA ou utilizam apenas um evento de recombinação para gerar um receptor monoespecífico.

LINFOPOESE NO FETO

As células-tronco hematopoéticas pluripotentes surgem pela primeira vez no saco vitelino entre 2,5 e 3 semanas de idade gestacional, migram para o fígado fetal na 5ª semana de gestação e, depois, encaminham para a medula óssea, na qual permanecem por toda a vida (Figura 149.1). As células-tronco linfoides desenvolvem-se e diferenciam-se em linfócitos T e B ou células *natural killer* (assassinas naturais; NK), dependendo dos órgãos ou tecidos para onde as células-tronco se encaminham. O desenvolvimento dos **órgãos linfoides primários** – timo e medula óssea – inicia-se no meio do 1º trimestre de gestação e prossegue rapidamente. O desenvolvimento dos **órgãos linfoides secundários** – baço, linfonodos, tonsilas, placas de Peyer e lâmina própria – ocorre logo a seguir. Esses órgãos são os locais de diferenciação das células-tronco em linfócitos T e B e células NK ao longo da vida. Tanto a organogênese inicial quanto a diferenciação celular contínua são geradas pela interação de várias moléculas e proteínas da superfície celular linfocítica e do microambiente, secretadas pelas células envolvidas. Os **grupamentos de diferenciação** (**CD**, do inglês, *clusters of differentiation*) consistem em proteínas celulares (Tabela 149.1), enquanto as **citocinas** e **quimiocinas** são os mediadores solúveis da função imune (Tabela 149.2).

Desenvolvimento e diferenciação dos linfócitos T

O rudimento tímico primitivo é formado a partir do ectoderma da 3ª fenda branquial e do endoderma da 3ª bolsa branquial durante a 4ª semana de gestação. A partir da 7ª à 8ª semanas, os rudimentos direito e esquerdo fundem-se na linha média. Os precursores dos linfócitos T saem do fígado fetal, entram na circulação e começam a colonizar o mesênquima peritímico na 8ª semana de gestação; essas células entram no timo entre a 8ª e a 8,5ª semana. As primeiras células a entrar no timo ocupam a região subcapsular e não expressam CD3, CD4, CD8 ou qualquer tipo de receptor de linfócitos T (TCR). Esses precursores de células linfoides começam a proliferar e transformam-se em timócitos graças às interações com o estroma tímico. As células ficam paradas nesse estágio até que reorganizem o *locus* da cadeia β do TCR de maneira produtiva. A cadeia β, então, é emparelhada com a cadeia α substituta pré-T. Isso testa o funcionamento da cadeia β e, se ocorrer sinalização, o rearranjo da cadeia β é interrompido. A seguir, há expressão simultânea de CD4 e CD8 (ou seja, os timócitos são duplamente positivos). Os timócitos corticais fetais estão entre as células que se dividem com maior rapidez no corpo, e seus números aumentam em 100 mil vezes nas primeiras 2 semanas após a entrada das células-tronco no timo. Conforme essas células proliferam e amadurecem, migram para regiões mais profundas do córtex tímico. Os timócitos duplamente positivos começam a rearranjar o *locus* da cadeia α. O rearranjo gênico do TCR é causado por um processo de união de grandes blocos não contíguos de DNA. Os blocos **V (variável)**, **D (diversidade)** e **J** (***joining***, união, em inglês) estão em famílias de segmentos minimamente diferentes. As combinações aleatórias dos segmentos são responsáveis por grande parte da enorme diversidade de TCRs, que possibilitam o reconhecimento de milhões de antígenos diferentes pelos seres humanos. O rearranjo gênico do TCR requer a presença dos **genes ativadores de recombinase**, *RAG1* e *RAG2*, além de outros componentes de recombinase.

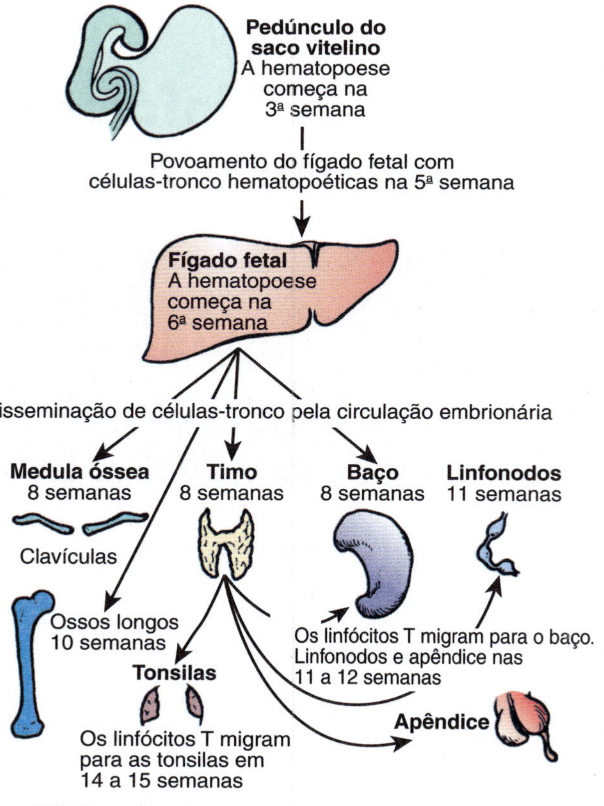

Figura 149.1 Padrões de migração das células-tronco hematopoéticas e dos linfócitos maduros durante o desenvolvimento fetal humano. (De Haynes BF, Denning SM. Lymphopoiesis. In: Stamatoyannopoulis G, Nienhuis A, Majerus P (Eds.). Molecular basis of blood diseases, 2. ed. Philadelphia: Saunders, 1994.)

Conforme os timócitos corticais imaturos começam a expressar TCRs, os processos de seleção positiva e negativa passam a ocorrer. A **seleção positiva** ocorre com os timócitos imaturos reconhecendo antígenos do complexo principal de histocompatibilidade (MHC) presentes nas células epiteliais corticais do timo. Algumas células são selecionadas para amadurecer em células positivas CD4 ou CD8. A seguir, a **seleção negativa** ocorre na medula do timo, em suas células epiteliais. Os linfócitos T autorreativos sofrem apoptose e morrem. Os linfócitos T começam a emigrar do timo para o baço, os linfonodos e o apêndice entre 11 e 12 semanas de vida embrionária e para as tonsilas entre 14 e 15 semanas. Esses linfócitos saem do timo pela corrente sanguínea e são distribuídos por todo o corpo, com maiores concentrações nas áreas paracorticais dos linfonodos, nas áreas periarteriolares do baço e no ducto linfático torácico. As células que acabaram de sair do timo coexpressam as isoformas de CD45RA e CD62L (L-selectina).

O rearranjo do *locus* do TCR durante o desenvolvimento intratímico dos linfócitos T provoca a excisão de DNA; os elementos excisados formam epissomas circulares como subprodutos. Esses **círculos de excisão por recombinação do TCR** podem ser detectados em linfócitos T que acabaram de sair do timo. Os círculos de excisão por recombinação do TCR em esfregaços de sangue coletado de bebês logo após o nascimento são utilizados para detectar a imunodeficiência combinada grave (SCID) em neonatos. Ao redor de 12 semanas de gestação, os linfócitos T podem proliferar em resposta às lectinas vegetais, como a fitoemaglutinina e a concanavalina A. Foram observados linfócitos T antígeno-específicos perto de 20 semanas de gestação. Os **corpúsculos de Hassal**, redemoinhos de células epiteliais medulares em diferenciação terminal, são vistos pela primeira vez na medula tímica entre 16 e 18 semanas de vida embrionária.

Desenvolvimento e diferenciação de linfócitos B

O desenvolvimento de linfócitos B começa no fígado fetal em torno de 7 semanas de gestação. As células-tronco $CD34^+$ do fígado fetal são semeadas na medula óssea das clavículas na 8ª semana de vida embrionária e dos ossos longos na 10ª semana (Figura 149.1). Conforme os linfócitos B se diferenciam das células-tronco primitivas, passam por estágios marcados pelo rearranjo sequencial dos segmentos do gene da imunoglobulina para gerar uma gama diversificada de receptores de antígenos. Os primeiros **linfócitos pró-B** são os primeiros descendentes da célula-tronco pluripotente comprometida com o desenvolvimento da linhagem B e, nesse estágio, o *locus* da cadeia pesada é o primeiro a ser rearranjado. Nesses primeiros linfócitos pró-B iniciais, os rearranjos de D-J são feitos nos dois cromossomos. Na célula pró-B tardia, o segmento V é rearranjado em um segmento do gene D-J. A etapa seguinte é o **linfócito pré-B**, em que os genes da cadeia leve da imunoglobulina (Ig) são rearranjados. Os **linfócitos pré-B** são diferenciados pela expressão citoplasmática de cadeias pesadas μ, mas ainda não apresentam IgM de **superfície** (sIgM) porque as cadeias

Tabela 149.1 Classificação CD de algumas moléculas da superfície de linfócitos.

NÚMERO CD	TECIDO/LINHAGEM	FUNÇÃO
CD1	Timócitos corticais; células de Langerhans	Apresentação de antígenos lipídicos para linfócitos TCRγδ
CD2	Linfócitos T e células NK	Interage com LFA-3 (CD58); via alternativa para ativação de linfócitos T
CD3	Linfócitos T	Associado ao TCR; é responsável pela transdução dos sinais do TCR
CD4	Subtipo de linfócitos T *helper* (auxiliares)	Receptor para antígenos de HLA de classe II; associado a p56 *lck* tirosinoquinase
CD7	Linfócitos T e células NK e seus precursores	Mitogênico para linfócitos T
CD8	Subtipo de linfócitos T citotóxicos; também em 30% das células NK	Receptor para antígenos de HLA de classe I; associado a p56 *lck* tirosinoquinase
CD10	Progenitores de linfócitos B	Clivagem de peptídeo
CD11a	Linfócitos T e B e células NK	Com CD18, ligante para ICAMs 1, 2 e 3
CD11b, c	Células NK	Com CD18, receptores para C3bi
CD16	Células NK	FcR para IgG
CD19	Linfócitos B	Regula a ativação de linfócitos B
CD20	Linfócitos B	Contribui para a ativação de linfócitos B
CD21	Linfócitos B	C3 d, também receptor de EBV; CR2
CD25	Linfócitos T e B e células NK	Medeia a sinalização por IL-2
CD34	Células-tronco	Interage com L-selectina
CD38	Linfócitos T e B e células NK e monócitos	Associado ao ácido hialurônico
CD40	Linfócitos B e monócitos	Sua ligação inicia a troca de isótipos em linfócitos B
CD44	Células do estroma da medula óssea e muitas outras	Molécula de adesão de matriz
CD45	Todos os leucócitos	Tirosina fosfatase que regula a ativação de linfócitos; isoforma CD45R0 em linfócitos T de memória, isoforma CD45RA em linfócitos T *naïve*
CD56	Células NK	Medeia a adesão homotípica das células NK
CD62 ℓ	Marcador para migrantes tímicos recentes Também encontrado em outros leucócitos	Molécula de adesão celular
CD69	Linfócitos T e células NK	Um dos primeiros marcadores de ativação
CD73	Linfócitos T e B	Associado ao AMP
CD80	Linfócitos B	Coestimulador com CD28 em linfócitos T para a regulação positiva do receptor de IL-2 de alta afinidade
CD86	Linfócitos B	Coestimulador com CD28 em linfócitos T para a regulação positiva do receptor de IL-2 de alta afinidade
CD117	Linfócitos pró-B, timócitos duplo-negativos	Receptor para fator de células-tronco
CD127	Linfócitos T	Medeia a sinalização de IL-7
CD132	Linfócitos T e B e células NK	Medeia a sinalização de IL-2, IL-4, IL-7, IL-9, IL-15 e IL-21
CD154	Linfócitos T $CD4^+$ ativados	Interage com CD40 nos linfócitos B e inicia a troca de isótipo
CD278	Linfócitos T	Interage com B7-H2

AMP, monofosfato de adenosina; EBV, vírus Epstein-Barr; FcR, receptor de Fc; ICAMs, moléculas de adesão intracelular; IL, interleucina; LFA, antígeno associado à função leucocitária; NK, *natural killer*; TCR, receptor de linfócitos T.

leves da Ig não começaram a ser produzidas. A seguir, há o estágio de **linfócito B imaturo**, quando os genes da cadeia leve já foram rearranjados, e a sIgM, mas não a sIgD, é expressa. Os linfócitos B imaturos deixam a medula óssea e seguem para os órgãos linfoides secundários. O último estágio do desenvolvimento independente de antígeno dos linfócitos B é o **linfócito B maduro *naïve*,**[1] que coexpressa a sIgM e a sIgD. Os linfócitos pré-B podem ser encontrados no fígado fetal na 7ª semana de gestação, enquanto os linfócitos B sIgM+ e sIgG+ são observados entre 7 e 11 semanas e as células sIgD+ e sIgA+, em torno da 12 a 13 semanas. Em 14 semanas de vida embrionária, a porcentagem de linfócitos circulantes que são positivos para sIgM e sIgD é a mesma observada no sangue do cordão umbilical e um pouco maior que no sangue dos adultos.

Os **estágios dependentes de antígeno** do desenvolvimento dos linfócitos B são aqueles que ocorrem após o linfócito B maduro ser estimulado pelo antígeno nos órgãos linfoides secundários. Depois da estimulação pelo antígeno, os linfócitos B maduros podem se tornar linfócitos B de memória ou plasmoblastos. A formação desses dois tipos celulares requer a presença de linfócitos T auxiliares.

Existem cinco **isótipos de imunoglobulina**, os quais são definidos por suas cadeias pesadas: IgM, IgG, IgA, IgD e IgE. As imunoglobulinas IgG e IgM são os únicos isótipos de fixação do complemento e muito importantes no sangue e em outros fluidos corpóreos internos para proteger contra agentes infecciosos. A IgM é confinada principalmente ao compartimento intravascular, devido a seu grande tamanho, enquanto a IgG está presente em todos os fluidos corpóreos internos. A IgA é a principal imunoglobulina protetora das secreções externas – nos tratos gastrintestinal, respiratório e urogenital –, mas também encontrada na circulação. A IgE, presente nos fluidos corpóreos internos e externos, tem papel importante na defesa do hospedeiro contra parasitas devido à presença de receptores de IgE de alta afinidade em basófilos e mastócitos, porém, a IgE é o principal mediador de reações alérgicas do tipo imediato. A importância da IgD ainda não foi esclarecida. Há também **subclasses**

[1]N.T.: *Naïve*, do francês, significa ingênuo; caracteriza o linfócito não experimentado, ou seja, que ainda não entrou em contato com o antígeno.

Tabela 149.2 Citocinas comuns.

CATEGORIA	CITOCINA	FUNÇÃO
Interferons	IFN-α	Defesa antiviral
	IFN-β	Defesa antiviral
	IFN-γ	Defesa antiviral
Respostas inatas	TNF	Regula as moléculas de adesão endotelial para recrutamento de neutrófilos; ativa a função microbicida de macrófagos
	IL-1β	Orienta a resposta inflamatória, causa febre
	IL-12	Polariza os linfócitos T para Th1; ativa células NK
Regulação de linfócitos	IL-2	Importante fator de crescimento para linfócitos T
	IL-4	Polariza os linfócitos T para Th2
	IL-6	Fator de crescimento para linfócitos B
	IL-7	Fator homeostático para linfócitos T
	IL-10	Fator de crescimento para linfócitos B, imunossupressor
	IL-12	Polariza os linfócitos T para Th1, ativa células NK
	IL-17	Polariza os linfócitos T para Th17, estimula a expressão de peptídios antimicrobianos
	IL-21	Auxilia a mudança de classe dos linfócitos B

IL, interleucina; NK, *natural killer*; Th, linfócito T *helper* (auxiliar); TNF, fator de necrose tumoral.

de imunoglobulina, inclusive quatro subclasses de IgG (IgG1, IgG2, IgG3 e IgG4) e duas subclasses de IgA (IgA1 e IgA2). Essas subclasses têm papéis biológicos diferentes. A IgM e a IgE estão presentes a partir de 10 semanas de gestação e a IgG, entre a 11ª e a 12ª semanas.

Embora esses estágios de desenvolvimento de linfócitos B tenham sido descritos no contexto de sua ontogenia no útero, é importante reconhecer que o processo de desenvolvimento dessas células a partir de células-tronco pluripotentes continua na vida pós-natal. De modo geral, não são encontrados plasmócitos nos tecidos linfoides de um feto até cerca de 20 semanas de gestação e, depois, apenas raramente, já que o ambiente do útero é estéril. O desenvolvimento linfoide intestinal ocorre relativamente tarde. Encontraram-se as placas de Peyer em um número significativo no 5º mês intrauterino, e os plasmócitos foram observados na lâmina própria em torno da 25ª semana de gestação. Antes do nascimento, os linfonodos podem apresentar folículos primários, mas, de modo geral, não têm folículos secundários.

O feto humano começa a receber quantidades significativas de IgG materna por via transplacentária por volta de 12 semanas de gestação; essas quantidades aumentam de modo constante até que, ao nascimento, o soro do sangue do cordão umbilical apresenta uma concentração de IgG comparável ou superior à do soro materno. A IgG é a única classe de imunoglobulina a atravessar a placenta em qualquer grau significativo. Todas as quatro subclasses de IgG atravessam a placenta, mas a IgG2 o faz com menor eficiência. Uma pequena quantidade de IgM (10% dos níveis adultos) e alguns nanogramas de IgA, IgD e IgE são normalmente encontrados no soro do sangue do cordão umbilical. Como nenhuma dessas proteínas atravessa a placenta, acredita-se que sejam de origem fetal. Essas observações sugerem que certos estímulos antigênicos normalmente atravessam a placenta e provocam respostas, mesmo em fetos não infectados. Algumas crianças atópicas ocasionalmente apresentam anticorpos IgE contra antígenos, como a clara de ovo, sem que tenha havido exposição conhecida durante a vida pós-natal. Isso sugere que a síntese desses anticorpos pode ter sido induzida no feto por antígenos ingeridos pela mãe.

Desenvolvimento das células *natural killer*

A atividade de células NK é observada em células hepáticas de fetos humanos entre 8 e 11 semanas de gestação. Os linfócitos NK também são derivados de precursores da medula óssea. O processamento tímico não é necessário para o desenvolvimento das células NK, embora elas tenham sido encontradas no timo. Após a liberação da medula óssea, as células NK entram na circulação ou migram para o baço; há pouquíssimas células NK nos linfonodos. Em indivíduos normais, elas representam 8 a 10% dos linfócitos. Certos tecidos abrigam um grande número de células NK.

Diferentemente dos linfócitos T e B, as células NK não sofrem rearranjo dos genes de receptores de antígeno durante seu desenvolvimento, mas são definidas por sua capacidade funcional de mediar a citotoxicidade não específica ao antígeno. As células NK têm receptores inibidores que reconhecem certos antígenos do MHC e impedem a morte de tecidos do próprio corpo. Os receptores ativadores de NK reconhecem a proteína do estresse e o equilíbrio entre a estimulação de receptores ativadores e inibidores determina a ação das células NK. Se uma infecção viral diminui a expressão do MHC de classe I, a perda da função inibidora gera citotoxicidade. Altos níveis de proteínas do estresse, geralmente observadas em infecções virais, também podem ativar a citotoxicidade.

Coreografia dos linfócitos

As principais funções dos linfócitos T são enviar sinais para que os linfócitos B produzam anticorpos, matar as células infectadas por vírus ou as células tumorais e ativar macrófagos para a morte intracelular. A subpopulação de **linfócitos T reguladores** (Tregs) é essencial para a prevenção de respostas autoimunes. Os linfócitos T são ativados pelo antígeno apresentado por **células apresentadoras de antígenos (APCs)**. Geralmente, as APCs são células dendríticas, macrófagos ou linfócitos B. Para a ligação de alta afinidade entre linfócitos T e APCs, várias moléculas nos linfócitos T, além dos TCRs, interagem com moléculas nas APCs ou nas células-alvo. O linfócito CD4 liga-se diretamente às moléculas do MHC de classe II nas APCs. O CD8 dos linfócitos T citotóxicos liga-se à molécula de MHC de classe I na célula-alvo. O antígeno associado à função linfocitária 1 (**LFA-1**) nos linfócitos T liga-se a uma proteína chamada de **ICAM-1** (molécula de adesão intracelular 1), designada **CD54**, nas APCs. O CD2 nos linfócitos T liga-se à LFA-3 (CD58) nas APCs. Com a adesão de linfócitos T às APCs (a sinapse imunológica), os linfócitos **T auxiliares (T *helper*, Th)** são estimulados a produzir interleucinas e regulam positivamente as moléculas de superfície celular, como o ligante de CD40 (CD154), que fornece estímulo para os linfócitos B. Por sua vez, os linfócitos T citotóxicos são estimulados a matar seus alvos. Uma rede de segurança essencial à garantia da ativação apropriada dos linfócitos T no cenário de uma verdadeira ameaça é o requisito para a coestimulação dos linfócitos T. Ao encontrarem um patógeno, as APCs expressam CD80 e CD86. Essas moléculas são responsáveis pelo segundo sinal coestimulador. Sem coestimulação, o linfócito T fica *anérgico* ou não funcional.

Na **resposta primária de anticorpos**, o antígeno nativo é levado para um linfonodo que drena o local, capturado pelo complemento, incorporado por células especializadas chamadas **células dendríticas foliculares (FDCs)** e expresso em suas superfícies. Os linfócitos B maduros que têm sIgM específica para esse antígeno se ligam a ele nas superfícies das FDCs. Se a afinidade da sIgM do linfócito B para o antígeno presente nas FDCs for suficiente e se outros sinais forem dados pelos linfócitos T ativados, o linfócito B se desenvolverá em linfócito B de memória ou plasmócito produtor de anticorpos. Entre os sinais dos linfócitos T ativados, estão as várias citocinas (interleucina [IL]-4, IL-5, IL-6, IL-10, IL-13 e IL-21) que secretam (Tabela 149.2) e uma molécula da superfície do linfócito T, o CD154 (ligante do CD 40). O linfócito T CD4+ ativado expressa o CD 154 (ligante de CD 40) que se liga ao CD40 na superfície do linfócito B. A interação do CD40 nos linfócitos B com o CD154 nos linfócitos T na presença de certas citocinas faz com que os linfócitos B proliferem e comecem a sintetizar imunoglobulinas. Na resposta imune primária, geralmente apenas o anticorpo IgM é produzido. Além disso, a maioria dessas imunoglobulinas tem afinidade relativamente baixa. Alguns linfócitos B tornam-se linfócitos B de memória durante a resposta imune primária. A **resposta secundária de anticorpos** ocorre quando esses linfócitos B de memória voltam a encontrar o mesmo antígeno. Os linfócitos B de memória em desenvolvimento trocam (em um fenômeno chamado *switch*) seus genes Ig para que os anticorpos IgG, IgA e/ou IgE de maior afinidade sejam formados em uma exposição secundária ao mesmo antígeno. Os plasmócitos formam-se exatamente como na resposta primária, mas um número muito maior de células é rapidamente gerado e há produção de anticorpos IgG, IgA e IgE. Além disso, alterações genéticas nos genes Ig (hipermutação somática) aumentam a afinidade desses anticorpos.

O padrão exato de resposta do isótipo ao antígeno em indivíduos normais varia, dependendo do tipo de antígeno e das citocinas presentes no microambiente. Tanto a troca de classe quanto a hipermutação somática dependem completamente da ajuda dos linfócitos T. Assim, os linfócitos T são um tipo de controle para a produção específica de anticorpos.

COMPORTAMENTO PÓS-NATAL DOS LINFÓCITOS

Praticamente todos os linfócitos T no sangue do cordão umbilical apresentam a isoforma CD45RA (*naïve*), e a dominância de linfócitos T CD45RA com relação aos linfócitos T CD45RO persiste durante a infância. Após meados da vida adulta, os linfócitos T CD45RO (memória) são predominantes. Os linfócitos T CD4 podem ainda ser subdivididos de acordo com as citocinas que produzem quando ativados. Os **linfócitos Th1** produzem IL-2 e interferona (IFN)-γ, os quais promovem respostas de linfócitos T citotóxicos ou de hipersensibilidade tardia. Enquanto isso, os **linfócitos Th2** produzem IL-4, IL-5, IL-6, IL-13 e IL-21 (Tabela 149.2), que promovem respostas de linfócitos B e sensibilização alérgica; os **linfócitos Th17**, IL-17; e os linfócitos **Tregs**, IL-10 (Figura 149.2). A diferenciação nesses subgrupos de memória é determinada pelo *milieu* de citocinas que regulam fatores específicos de transcrição e alterações epigenéticas. *In vivo*, esses subgrupos são praticamente estáveis, mas, em algumas circunstâncias, podem mudar. A importância desses subgrupos é que as células de memória respondem ao antígeno com maior rapidez e são preparadas para produzir as citocinas com maior probabilidade de promover a eliminação de patógenos.

Os recém-nascidos são mais suscetíveis a infecções por microrganismos Gram-negativos, pois os anticorpos IgM, potentes **opsoninas** que aumentam a fagocitose, não atravessam a placenta. Outra opsonina importante, a C3b, também é encontrada em concentração mais baixa no soro de recém-nascidos em comparação com adultos. Provavelmente, esses fatores são responsáveis pela menor fagocitose de alguns microrganismos pelas células polimorfonucleares do recém-nascido. Os anticorpos IgG transmitidos pela mãe são adequados ao combate da maioria das bactérias Gram-positivas e os anticorpos IgG contra vírus são protetores contra esses agentes. Como existe uma deficiência relativa da subclasse IgG2 na infância, é possível que haja uma deficiência de anticorpos contra antígenos polissacarídeos capsulares. Como os prematuros receberam menos IgG materna no momento do nascimento do que os recém-natos a termo, sua atividade de opsonização sérica é menor para todos os tipos de microrganismos.

Nos neonatos, a síntese de anticorpos da classe IgM aumenta logo após o nascimento em resposta à imensa estimulação antigênica de seu

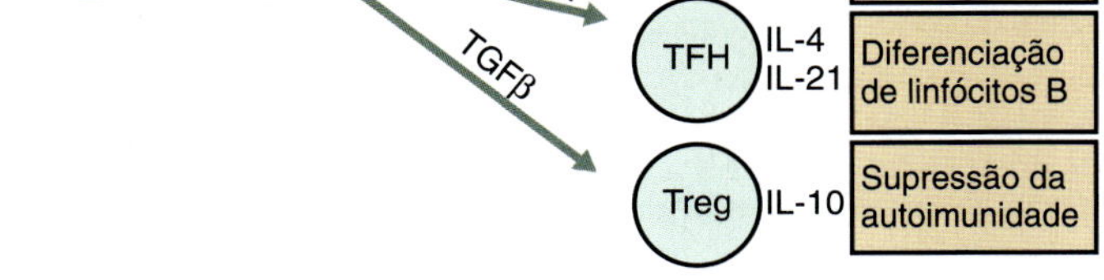

Figura 149.2 A diferenciação dos linfócitos T em subtipos de memória é cuidadosamente regulada por citocinas. Os subtipos específicos têm papéis distintos na defesa do hospedeiro. APC, célula apresentadora de antígeno; IFN, interferona; IL, interleucina; Th, linfócitos T *helper* (auxiliares); TFH, linfócitos T *helper* (auxiliares) foliculares; TGF, fator transformador do crescimento; TNF, fator de necrose tumoral; Treg, linfócitos T reguladores.

novo ambiente. Os prematuros parecem ser tão capazes de sintetizar essas imunoglobulinas tanto quanto os récem-natos a termo. Cerca de 6 dias após o nascimento, a concentração sérica de IgM aumenta de maneira acentuada. Esse aumento continua até que os níveis adultos sejam alcançados, quando a criança tem cerca de 1 ano de idade. O soro do cordão umbilical de recém-nascidos normais não infectados não contém IgA detectável. A IgA sérica é normalmente observada pela primeira vez por volta do 13º dia de vida pós-natal, mas sua concentração permanece baixa ao longo da infância. O soro do cordão umbilical contém uma concentração de IgG comparável ou superior à do soro materno. A IgG materna desaparece gradualmente durante os primeiros 6 a 8 meses de vida, enquanto a taxa de síntese de IgG infantil aumenta (IgG1 e IgG3 com maior rapidez que IgG2 e IgG4 durante o primeiro ano) até que as concentrações adultas de IgG total sejam alcançadas em torno de 7 a 8 anos. Os primeiros anticorpos a alcançar a concentração observada em adultos são IgG1 e IgG4, seguidos por IgG3 aos 10 anos e IgG2 aos 12 anos de idade. Em lactentes, o nível sérico de IgG geralmente alcança um ponto baixo em torno de 3 a 4 meses de vida pós-natal. A taxa de desenvolvimento de IgE tende a acompanhar à de IgA.

Depois que a concentração adulta de cada uma das três principais imunoglobulinas é alcançada, tais níveis permanecem bastante constantes em indivíduos normais. A capacidade de produção de anticorpos específicos contra antígenos proteicos está intacta ao nascimento, mas os lactentes geralmente não conseguem sintetizar anticorpos contra antígenos polissacarídicos até os 2 anos de idade, a menos que o polissacarídeo seja conjugado a um transportador de proteínas, como é o caso das vacinas conjugadas de *Haemophilus influenzae* de tipo B e *Streptococcus pneumoniae*.

A porcentagem de células NK no sangue do cordão umbilical tende a ser menor do que no sangue de crianças e adultos, mas o número absoluto de células NK se revela aproximadamente o mesmo, pois o número de linfócitos é maior. A capacidade das células NK do sangue do cordão umbilical de mediar a lise de alvos ou de citotoxicidade celular dependente de anticorpos é cerca de dois terços daquela observada em adultos.

Desenvolvimento dos órgãos linfoides

O tecido linfoide é proporcionalmente pequeno, mas bastante desenvolvido ao nascimento e amadurece com rapidez no período pós-natal. O timo é maior com relação ao tamanho do corpo durante a vida fetal. Ao nascimento, costuma ter dois terços de seu peso maduro, alcançado durante o primeiro ano de vida. O pico de massa, no entanto, é alcançado pouco antes da puberdade e, depois o timo involui de maneira gradual. Com 1 ano de idade, todas as estruturas linfoides estão maduras histologicamente. Os números absolutos de linfócitos no sangue periférico também alcançam um pico durante o primeiro ano de vida (Figura 149.2). O baço, no entanto, acumula sua massa de modo gradual durante a maturação e não alcança seu peso total até a idade adulta. O número médio de placas de Peyer ao nascimento é metade do número adulto e aumenta gradativamente até que o número médio adulto seja excedido durante a adolescência.

HERANÇA DE ANOMALIAS NO DESENVOLVIMENTO DE LINFÓCITOS T E B E CÉLULAS NK

Mais de 300 síndromes de imunodeficiência foram descritas. Defeitos moleculares específicos foram identificados na maioria dessas doenças. Muitas são traços recessivos de perda de função com dominância autossômica e ligada ao X. Além disso, também se observa ganho de função com dominância autossômica. Entre os defeitos, estão aqueles associados à ausência de um tipo de célula, seja uma linhagem (p. ex., ausência de linfócitos T na SCID), ausência de um subgrupo de células (p. ex., ausência de Tregs na síndrome de desregulação imune e poliendocrinopatia ligada ao X) ou disfunção de uma célula (p. ex., distúrbios da linfo-histiocitose hemofagocítica). Em alguns casos, vários tipos de células são afetados e, em algumas síndromes, o excesso de um determinado tipo ou função celular interrompe o equilíbrio essencial necessário para a homeostase imune.

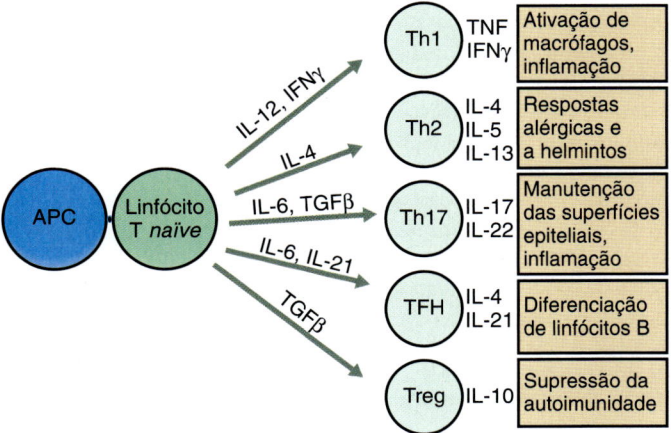

A bibliografia está disponível no GEN-io.

Capítulo 150

Defeitos Primários na Produção de Anticorpos

Kathleen E. Sullivan e Rebecca H. Buckley

Das doenças de imunodeficiência primária, as que afetam a produção de anticorpos são as mais prevalentes. A deficiência seletiva de IgA é o defeito mais comum, com taxas que variam entre 1:333 e 1:18.000 pessoas entre diferentes raças e etnias. Os pacientes com deficiência de anticorpos são geralmente reconhecidos porque apresentam infecções recorrentes com bactéria encapsulada, em predominância nas vias respiratórias superiores e inferiores. Alguns indivíduos com deficiência seletiva de IgA ou lactentes com hipogamaglobulinemia transitória podem apresentar poucas ou nenhuma infecção. Essas patologias têm uma herança complexa e provavelmente poligênica, assim como as síndromes comuns de imunodeficiência variável (ICV). Os defeitos gênicos para muitos distúrbios de deficiência primária de anticorpo foram identificados (Tabela 150.1) e localizados (Figura 150.1). Por vezes o defeito não é na célula B em si, mas em linfócitos T, os quais são necessários para a completa função dos linfócitos B. Alguns distúrbios são causados por fatores desconhecidos ou são secundários a uma doença de base ou ao seu tratamento (Tabela 150.2).

AGAMAGLOBULINEMIA LIGADA AO X

Pacientes com agamaglobulinemia ligada ao X (XLA), ou **agamaglobulinemia de Bruton,** apresentam uma interrupção no desenvolvimento dos linfócitos B, o que resulta em hipogamaglobulinemia grave, ausência de linfócitos B circulantes, amígdalas pequenas ou ausentes e linfonodos não palpáveis.

Genética e patogênese

O gene anormal na XLA encontra-se no braço longo do cromossomo X(q22) e codifica a proteína tirosinoquinase de linfócitos B **Btk** (tirosinoquinase de Bruton). A Btk é um membro da família Tec de proteínas tirosinas quinases citoplasmáticas e é expressa em altos níveis em todas as linhagens de células B, incluindo as células pré-B. Algumas células pré-B são encontradas na medula óssea, mas a porcentagem de linfócitos B de sangue periférico é menor que 1%. A porcentagem de linfócitos T é aumentada, a proporção entre as subpopulações de linfócitos T é normal e a função dos linfócitos T é preservada. O timo é normal.

Sete **defeitos autossômicos recessivos** também resultam em **agamaglobulinemia com ausência de células B circulantes** (Tabela 150.1), incluindo mutações nos genes que codificam: (1) cadeia pesada μ; (2)

Tabela 150.1 Base genética cos distúrbios mais comuns de deficiência primária de anticorpos.

GENE	FENÓTIPO	DISTÚRBIO
BAFFR	ICV	Hipogamaglobulinemia
CD19	ICV	Hipogamaglobulinemia
CD20	ICV	Hipogamaglobulinemia
CD21	ICV	Hipogamaglobulinemia
CD81	ICV	Hipogamaglobulinemia
CTLA4	ICV	Hipogamaglobulinemia, linfoproliferação pronunciada e autoimunidade
ICOS	ICV	Hipogamaglobulinemia, autoimunidade, neoplasia
LRBA	ICV	Hipogamaglobulinemia, linfoproliferação pronunciada e autoimunidade
NFKB2	ICV	Hipogamaglobulinemia, autoimunidade
NFKB1	ICV	Hipogamaglobulinemia, autoimunidade
PIK3CD	ICV	Hipogamaglobulinemia, adenopatia
PI3 KR1 (AD)	ICV	Hipogamaglobulinemia
TNFRSF13B	ICV	Hipogamaglobulinemia, baixa penetrância da doença
Desconhecido	ICV	Hipogamaglobulinemia, autoimunidade. A maioria dos pacientes com ICV não tem nenhum defeito conhecido do gene
Desconhecido	Deficiência de subclasse IgG	Associação variável com infecção
Desconhecido	Deficiência específica de anticorpos	Níveis normais de imunoglobulina com respostas vacinais deficientes
Desconhecido	Hipogamaglobulinemia transitória da infância	As respostas vacinais são geralmente preservadas, e a maioria das crianças supera esta condição aos 3 anos de idade
Desconhecido	Deficiência seletiva de IgA	IgA baixo ou ausente; baixas concentrações de todas as imunoglobulinas e de células B de memória trocadas em ICV
BLNK	Agamaglobulinemia	Ausência de produção de anticorpos, células B baixas
BTK	Agamaglobulinemia	Ausência de produção de anticorpos, células B baixas, agamaglobulinemia ligada ao X
CD79A	Agamaglobulinemia	Perda do Igα necessária para a transdução de sinal, ausência de produção de anticorpos, células B baixas
CD79B	Agamaglobulinemia	Perda de Igβ necessária para a transdução de sinal, ausência de produção de anticorpos, células B baixas
IGHM	Agamaglobulinemia	Perda da cadeia pesada de Ig, ausência de produção de anticorpos, células B baixas
IGLL1	Agamaglobulinemia	Perda da cadeia leve substituta, ausência de produção de anticorpos, células B baixas

(continua)

Tabela 150.1 Base genética dos distúrbios mais comuns de deficiência primária de anticorpos. (*continuação*)

GENE	FENÓTIPO	DISTÚRBIO
PI3 KR1 (AR)	Agamaglobulinemia	Perda de transdução de sinal através do receptor de células B, ausência de produção de anticorpos, células B baixas
TCF3	Agamaglobulinemia	Perda de um fator chave de transcrição para o desenvolvimento de células B, ausência de produção de anticorpos, células B baixas
AID	Defeito na mudança de classe	Incapacidade de produzir anticorpos IgG, IgA e IgE
CD40	Defeito de mudança de classe	Falha em produzir anticorpos IgG, IgA e IgE, suscetibilidade a *Pneumocystis* e *Cryptosporidium*
CD154	Defeito de mudança de classe	Falha em produzir anticorpos IgG, IgA e IgE, suscetibilidade a *Pneumocystis* e *Cryptosporidium*
INO80	Defeito de mudança de classe	Falha em produzir anticorpos IgG, IgA e IgE
MSH6	Defeito de mudança de classe	Falha em produzir anticorpos IgG, IgA e IgE, malignidade
UNG	Defeito de mudança de classe	Falha em produzir anticorpos IgG, IgA e IgE
SH2D1A	Doença linfoproliferativa ligada ao X	Vários fenótipos, incluindo hipogamaglobulinemia
XIAP	Doença linfoproliferativa ligada ao X	Vários fenótipos, incluindo hipogamaglobulinemia
CD27	Linfoproliferação de EBV	Deficiência das células B de memória Hipogamaglobulinemia
NEMO	Displasia ectodérmica anidrótica com imunodeficiência	Fenótipo altamente variável, mas inclui deficiência específica de anticorpos e ICV

ICV, Imunodeficiência variável comum; EBV, vírus Epstein-Barr.

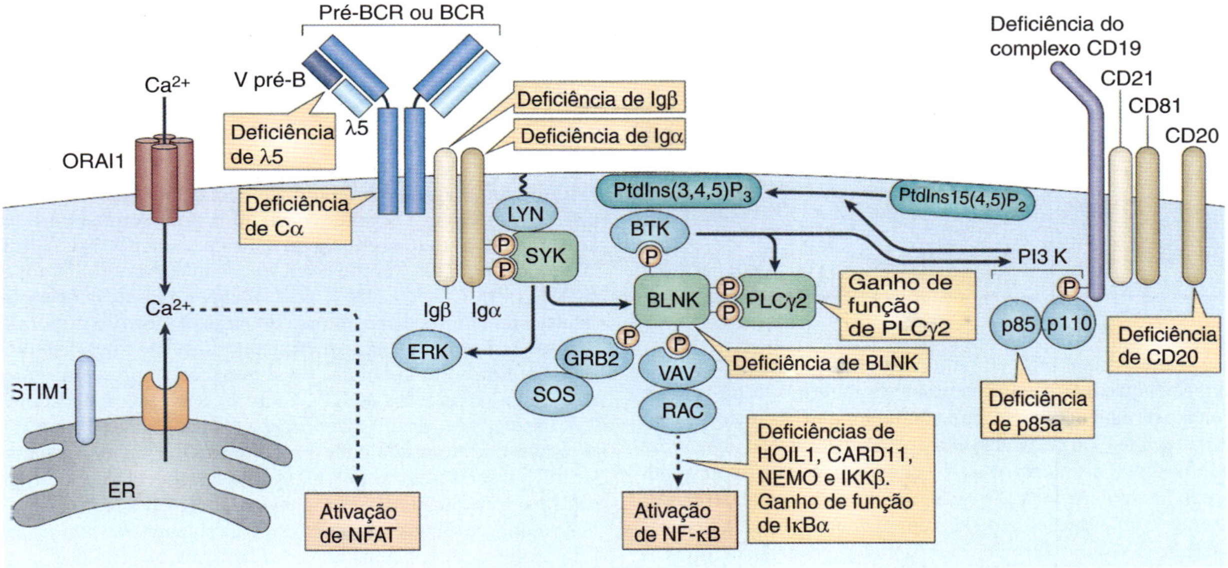

Figura 150.1 **A célula pré-B recebe sinais de proliferação e diferenciação por meio do receptor de célula pré-B (BCR) e dos correceptores Igα e Igβ.** A sinalização do pré-BCR envolve os motivos de ativação do imunorreceptor baseado em tirosina (ITAMs) dos correceptores Igα e Igβ, os quais se armam e ativam a tirosinoquinase SYK. Esta, por sua vez, ativa a via da quinase regulada por sinal extracelular (ERK) ou fosforila (P) (juntamente com LYN) a proteína adaptadora ligadora de célula B (BLNK) e tirosinoquinase de Bruton (BTK), levando à ativação da fosfolipase Cγ2 (PLCγ2) e da via da fosfatidilinositol 3-quinase (PI3 K). Defeitos nessa via afetam o pré-BCR (na Cμ ou cadeia leve substituta λ5), as moléculas Igα e Igβ de transdução de sinal do pré-BCR, as moléculas downstream BTK, BLNK e PI3 K, componentes do complexo coestimulador CD19 (CD19, CD21 e CD81) e o marcador de célula B CD20. O BCR desencadeia a via canônica do fator nuclear κB (NF-κB) por meio da proteína de armação CARD11 e da ativação do complexo da quinase IκB (IKK) (compreendendo IKKα, IKKβ e NEMO [modulador essencial de NF-κB]). A ativação de IKK leva a fosforilação e degradação do inibidor α de NF-κB (IκBα) e liberação subsequente do heterodímero p50-p65 de NF-κB, o qual transloca para o núcleo para regular a transcrição gênica (não mostrado). Após ligação do antígeno aos receptores de antígenos (tal como o BCR), os estoques de Ca^{2+} do retículo endoplasmático são depletados, STIM1 é ativada e os canais de CA^{2+} ativados pela liberação de Ca^{2-} (ORAI1) abrem, resultando na entrada de Ca^{2+} operada pelas reservas. Esse influxo resulta na ativação do fator de transcrição NFAT (fator nuclear de célula T ativada). As *setas tracejadas* indicam os eventos de sinalização subjacentes. ER: retículo endoplasmático; PAD: deficiência primária de anticorpo; PtdIns(4,5)P_2: bifosfato-4,5-fosfatidilinositol; PtdIns(3,4,5)P_3: trifosfato-3,4,5-fosfatidilinositol. (De Durandy A, Kracker S, Fischer A. Primary antibody deficiencies. Nat Rev Immunol 13:521, 2013.)

Igα e (3) moléculas de sinalização de Igβ; (4) proteína adaptadora ligadora de célula B (BLNK); (5) cadeia leve substituta, λ5/14.1; (6) alto nível de leucina 8 contendo repetição (LRRC8); e (7) subunidade p85α de fosfatidilinositol-3 quinase. Estes são raros, mas são clinicamente indistinguíveis da forma ligada ao X.

Manifestações clínicas

A maioria dos meninos com XLA permanece bem durante os primeiros 6 a 9 meses de vida em virtude de anticorpos IgG transmitidos pela mãe. Depois disso, eles adquirem infecções com organismos piogênicos extracelulares, tais como *Streptococcus pneumoniae* e *Haemophilus*

Tabela 150.2 Outras condições associadas à imunodeficiência humoral.

DISTÚRBIOS GENÉTICOS	
Defeitos de células T	A maioria dos defeitos de células T pode ter um déficit secundário na imunoglobulina.
Síndromes complexas	Deficiência de transcobalamina II e hipogamaglobulinemia, síndrome de Wiskott-Aldrich, ataxia telangiectasia etc.
Anomalias cromossômicas	Síndrome do cromossomo 18q Deleção de 22q11.2 Trissomia do 8, trissomia do 21
DISTÚRBIOS SISTÊMICOS	
Malignidade	Leucemia linfocítica crônica Imunodeficiência com timoma Linfoma de células T
Perda metabólica ou física	Imunodeficiência causada pelo hipercatabolismo da imunoglobulina Imunodeficiência causada pela perda excessiva de imunoglobulinas e linfócitos
EXPOSIÇÕES AMBIENTAIS	
Induzidas por fármacos	Agentes antimaláricos Captopril Carbamazepina Glicocorticoides Fenclofenaco Sais de ouro Imatinibe Penicilamina Fenitoína Sulfassalazina
Doenças infecciosas	Rubéola congênita Infecção congênita por citomegalovírus Infecção congênita por *Toxoplasma gondii* Vírus Epstein-Barr Vírus do HIV

influenzae, a menos que recebam antibióticos profiláticos ou terapia com imunoglobulina. Infecções incluem sinusite, otite média, pneumonia ou, com menos frequência, septicemia ou meningite. As infecções por *Mycoplasma* também são particularmente problemáticas. São observadas infecções fúngicas crônicas; é raro que ocorra pneumonia por *Pneumocystis jirovecii*. As infecções virais são, de forma geral, resolvidas normalmente, com exceção daquelas causadas pelo vírus da hepatite e enterovírus. Existem diversos exemplos de **paralisia** após a administração da vacina de pólio com vírus vivo atenuado quando aplicada nesses pacientes. Em um número significativo de indivíduos com XLA foram observadas infecções crônicas, eventualmente fatais, do sistema nervoso central (SNC) com vários ecovírus e vírus *Coxsackie*.

Também já foi descrita **miosite** associada a enterovírus semelhante à dermatomiosite. **Neutropenia**, em geral observada no diagnóstico em caso de infecção, pode estar associada a infecções por *Pseudomonas* ou estafilococos.

Diagnóstico

Deve-se suspeitar do diagnóstico de XLA se for encontrada **hipoplasia linfoide** durante o exame físico, ausência ou diminuto tecido tonsilar e linfonodos não palpáveis, concentrações séricas de IgG, IgA, IgM e IgE muito abaixo dos limites de confiança de 95% para controles da mesma raça e idade; imunoglobulinas totais estão geralmente abaixo de 100 mg/dℓ. Os níveis de anticorpos naturais para antígenos polissacarídicos de hemácias do tipo A e B (iso-hemaglutininas) e anticorpos para os antígenos administrados durante os programas habituais de imunização são anormalmente baixos na XLA, enquanto são normais naqueles com hipogamaglobulinemia transitória de infância. A citometria de fluxo é um teste importante para demonstrar a **ausência de linfócitos B circulantes**, o que distinguirá a XLA da maioria dos tipos de ICV, síndrome de hiper-IgM e hipogamaglobulinemia transitória da infância.

IMUNODEFICIÊNCIA VARIÁVEL COMUM

A ICV é uma síndrome caracterizada por hipogamaglobulinemia. O nível sérico de IgG deve ser menor que dois desvios padrões abaixo das normas ajustadas à idade, com baixos níveis de IgA e/ou IgM. Os pacientes com ICV podem assemelhar-se clinicamente àqueles com XLA no que diz respeito aos tipos de infecções e agentes etiológicos bacterianos envolvidos, exceto pela meningoencefalite por enterovírus, rara em pacientes com ICV (Tabela 150.3). Em contraste com a XLA, a ICV afeta ambos os sexos, a idade de início é mais tardia e as infecções podem ser menos graves. ICV é o mais comum dos defeitos de anticorpos.

Genética e patogênese

A ICV é um diagnóstico fenotípico com uma herança poligênica na maioria dos casos. Os genes conhecidos por produzirem o fenótipo de ICV quando mutados incluem deficiência de *ICOS* (coestimulador induzido), *SH2DIA* (responsável pela doença linfoproliferativa ligada ao X [XLP]), *CD19*, *CD20*, *CD21*, *CD81*, *BAFF-R* (fator ativador da célula B da família de receptores do fator de necrose tumoral), *TACI* (ativador transmembrana e modulador do cálcio interativo do ligante de ciclofilina). Em conjunto, essas mutações representam menos de 10% de todos os casos de ICV. Com raras exceções, o tratamento da ICV não depende de um diagnóstico genético. No cenário de infecções atípicas ou de autoimunidade, procurar um diagnóstico genético pode ser útil porque algumas etiologias genéticas podem ter um prognóstico ruim e o transplante deve ser considerado.

Apesar dos números de linfócitos B circulantes em muitos pacientes e da presença de folículos linfoides corticais, as células B sanguíneas de pacientes com ICV não se diferenciam normalmente em células produtoras de imunoglobulinas. Esses pacientes podem apresentar uma deficiência de células B de memória com troca de isótipo (memória com *switch*).

Tabela 150.3 Os principais fenótipos de deficiências primárias de anticorpos.

FENÓTIPO	PRINCIPAIS CARACTERÍSTICAS CLÍNICAS	PRINCIPAIS CARACTERÍSTICAS DA CÉLULA B
Agamaglobulinemia	Infecções bacterianas (no trato respiratório) e infecções por enterovírus	Ausência de células CD19 B
Imunodeficiência variável combinada (ICV)	Infecções bacterianas (no trato respiratório e intestino), autoimunidade, câncer e aumento do risco de granuloma	Altamente variável; pode ser observada diminuição de células B de memória
Defeitos de troca de classe	Infecções bacterianas e oportunistas	Diminuição das células B de memória
Deficiência seletiva de IgA	Na maioria das vezes assintomático	Normal
Deficiência de subclasse de IgG	Frequentes infecções bacterianas; diagnóstico após 2 anos de idade	Subconjuntos normais de células B
Deficiência seletiva de anticorpos de polissacarídeos	Infecções bacterianas (após 2 anos de idade)	Níveis normais de IgG (incluindo IgG2 e IgG4), subconjuntos normais de células B

Manifestações clínicas

As deficiências de imunoglobulina e anticorpos séricos em ICV estão associadas a infecções sinopulmonares recorrentes. Infecções pulmonares repetidas podem causar bronquiectasia. Sepse e meningite com bactérias encapsuladas ocorrem com mais frequência do que na população em geral. Pacientes com infecções recorrentes como sua única manifestação geralmente têm uma expectativa de vida normal e têm bom resultado com a reposição de e imunoglobulina. A presença de doença autoimune ou linfoproliferativa confere um mau prognóstico. Os pacientes com ICV frequentemente apresentam formação de autoanticorpos, e amígdalas e linfonodos de tamanho normal ou aumentados; cerca de 25% dos pacientes apresentam esplenomegalia. A ICV também tem sido associada à enteropatia *sprue like* com ou sem hiperplasia linfoide nodular do intestino. Outras doenças autoimunes incluem *alopecia areata*, anemia hemolítica, trombocitopenia, atrofia gástrica, acloridria e anemia perniciosa. Pneumonia intersticial linfoide, doença intersticial pulmonar, pseudolinfoma, linfomas de células B, amiloidose e granulomas não caseosos do tipo sarcoidose nos pulmões, baço, pele e fígado também ocorrem. Há risco aumentado de linfomas.

DEFICIÊNCIA SELETIVA DE IGA

A ausência isolada ou valores praticamente ausentes (menos de 5 mg/dℓ) de IgA sérica e secretora é a imunodeficiência mais comum, com uma frequência tão elevada quanto 0,33% em algumas populações. Os pacientes podem ser assintomáticos ou podem desenvolver infecções sinopulmonares ou gastrintestinais (GI) (sobretudo *Giardia*). A deficiência de IgA também está associada à doença celíaca e doenças autoimunes. O diagnóstico não pode ser feito até cerca de 4 anos de idade, quando os níveis de IgA alcançam os níveis adultos.

O defeito básico responsável pela deficiência de IgA é desconhecido. Linfócitos B sanguíneos fenotipicamente normais estão presentes. Em geral, esse defeito também ocorre em familiares de indivíduos com ICV. De fato, a deficiência de IgA pode evoluir para ICV. A deficiência de IgA é observada em pacientes tratados com as mesmas substâncias associadas à indução de ICV (fenitoína, D-penicilamina, ouro e sulfassalazina), sugerindo que fatores ambientais possam desencadear a doença em pessoas geneticamente suscetíveis.

Manifestações clínicas

As infecções ocorrem predominantemente nos tratos respiratório, gastrintestinal e urogenital. Os agentes bacterianos responsáveis são os mesmos que nas outras síndromes de deficiência de anticorpos. Giardíase intestinal é comum. Em geral, concentrações séricas de outras imunoglobulinas são normais em pacientes com deficiência seletiva de IgA, embora deficiências da IgG_2 e outras subclasses tenham sido relatadas.

A formação de anticorpos séricos contra IgA é relatada em até 44% dos pacientes com deficiência seletiva de IgA. Esses anticorpos podem causar reações transfusionais não hemolíticas. Hemácias lavadas ou produtos sanguíneos (procedimento feito rotineiramente em sangue congelado) de outros indivíduos deficientes de IgA devem ser administrados a pacientes com deficiência de IgA. Muitas preparações de imunoglobulina intravenosa (IVIG) contêm IgA suficiente para causar reações. No entanto, a administração de IVIG, que tem mais 99% de IgG, não é indicada para os pacientes com deficiência de IgA porque a maioria deles produz anticorpos IgG normalmente.

DEFICIÊNCIAS DE SUBCLASSES DE IGG

Alguns pacientes apresentam deficiências de uma ou mais das quatro subclasses de IgG, embora a concentração sérica total de IgG seja normal ou elevada. Alguns pacientes com concentrações ausentes ou muito baixas de IgG_2 também apresentam deficiência de IgA. Outros pacientes com deficiência de subclasse de IgG passaram a desenvolver ICV, o que indica que a presença de deficiência de subclasse de IgG pode ser um marcador para disfunção imune mais generalizada. É difícil avaliar o significado biológico das inúmeras deficiências moderadas de subclasses de IgG que vêm sendo relatadas. A quantificação das subclasses de IgG não tem um custo-benefício na avaliação da função imune na criança com infecção recorrente. A questão mais relevante é a capacidade do paciente de produzir anticorpos específicos para antígenos de proteínas e polissacarídeos, visto que deficiências importantes de anticorpos antipolissacarídicos são observadas mesmo na presença de concentrações normais de IgG_2. A IVIG não deve ser administrada a pacientes com deficiência de subclasse de IgG, a não ser que eles apresentem deficiência de anticorpos para uma ampla variedade de antígenos.

DELEÇÕES DE CADEIAS LEVES E PESADAS DAS IMUNOGLOBULINAS

Alguns indivíduos completamente assintomáticos têm sido documentados com ausência total de IgG_1, IgG_2, IgG_4 e/ou IgA_1 como resultado de deleções gênicas. Esses pacientes ilustram a importância de avaliar a formação específica de anticorpos antes de decidir iniciar a terapia IGIV em pacientes com deficiência de subclasses de IgG.

HIPOGAMAGLOBULINEMIA TRANSITÓRIA DA INFÂNCIA

Um achado laboratorial comum em lactentes, a hipogamaglobulinemia transitória representa um atraso no desenvolvimento da produção de imunoglobulinas. Acredita-se que ocorra em até 1:1.000 crianças. A maioria dos lactentes começa a produzir IgG nos primeiros 3 meses da vida, e a quantidade produzida aumenta ao longo da infância. Por motivos pouco compreendidos, um pequeno número de lactentes começa tardiamente ou não aumenta sua produção como o esperado. Essa condição se resolverá sem intervenção, mas representa uma fonte de confusão diagnóstica. Uma distinção fundamental é que as respostas às vacinas são geralmente preservadas nessa condição, enquanto nas outras as respostas serão baixas ou ausentes.

DEFEITOS DE TROCA DE CLASSE

A **síndrome de hiper-IgM** é geneticamente heterogênea e caracterizada por níveis séricos normais ou elevados de IgM associados a níveis séricos baixos ou ausentes de IgG, IgA e IgE, indicando um defeito no processo de troca de isótipo (CSR). Mutações causadoras foram identificadas no gene do CD40 ligante do cromossomo X e em três genes em cromossomos autossômicos: gene da citidina desaminase induzida por ativação (**AID**), gene da glicosilase-DNA-uracila (**UNG**) e gene do **CD40** no cromossomo 20. Características clínicas distintas permitem presumir qual o tipo de mutação nesses pacientes, contribuindo, assim, para a escolha adequada da terapia. A análise molecular visando determinar o gene afetado para fins de aconselhamento genético, detecção de portadores e decisões relativas à terapia definitiva deve ser realizada em todos esses pacientes.

Hiper-IgM ligada ao X causada por mutações no gene do CD40 ligante

A hiper-IgM ligada ao X é causada por mutações no gene que codifica o CD40 ligante (CD154, CD40L), o qual é expresso em linfócitos T auxiliares (Th) ativados. Meninos com essa síndrome apresentam concentrações séricas muito baixas de IgG e IgA, com concentração geralmente normal ou, por vezes, elevada de IgM policlonal. Podem ou não apresentar amígdalas pequenas; em geral não têm linfonodos palpáveis; e com frequência apresentam neutropenia acentuada.

Genética e patogênese

As células B são realmente normais nessa condição; o defeito está nas células T. CD40L é o ligante para CD40, que está presente nos linfócitos B e monócitos. CD40L é regulado positivamente em linfócitos T ativados. Mutações resultam em uma incapacidade de sinalizar para os linfócitos B sofrerem mudança de isótipo e, assim, os linfócitos B produzem apenas IgM. A falha dos linfócitos T em interagir com linfócitos B por meio desse par ligante-receptor também causa uma falha na regulação positiva das moléculas de superfície CD80 e CD86, de linfócitos B e monócitos, que interagem com CD28/CTLA4 nos linfócitos T, resultando na falha do *crosstalk* entre as células do sistema imune.

Manifestações clínicas

Semelhante ao que ocorre em pacientes com XLA, meninos com defeito no CD40 ligante tornam-se sintomáticos durante o primeiro ou segundo ano de vida com infecções piogênicas recorrentes, incluindo otite média, sinusite, pneumonia e amigdalite. Eles apresentam suscetibilidade aumentada à pneumonia por *P. jiroveci* e podem ser neutropênicos. A histologia de linfonodos mostra apenas a formação de centro germinativo abortivo com grave depleção e anormalidades fenotípicas das células dendríticas foliculares. Esses pacientes possuem números normais de linfócitos B circulantes, mas uma diminuição da frequência de linfócitos B de memória CD27+. Linfócitos T circulantes também estão presentes em número normal e as respostas *in vitro* a mitógenos são normais, mas há diminuição da função de linfócito T antígeno-específica. Além das infecções oportunistas como pneumonia por *P. jiroveci*, há uma incidência aumentada de lesões extensas de verruga vulgar, enterite por *Cryptosporidium* e doença hepática subsequente, além de risco aumentado de malignidade.

Tratamento

Em decorrência de mau prognóstico, o tratamento de escolha é o transplante de células-tronco hematopoéticas com HLA idêntico durante os primeiros anos de vida. O tratamento alternativo para essa condição é a infusão mensal de IVIG. Em pacientes com neutropenia grave, a utilização de fator estimulador de colônias de granulócitos tem sido benéfica.

Hiper-IgM autossômica recessiva

Genética e patogênese

Ao contrário de pacientes com defeito no CD40L, os linfócitos B desses pacientes não são capazes de trocar isótipo de células secretoras de IgM por células secretoras de IgG, IgA ou IgE, mesmo quando cocultivadas com linfócitos T. Os defeitos são todos intrínsecos da célula B. É o defeito autossômico recessivo mais comum em um gene que codifica a AID. Esta desamina citosina em uracila no DNA alvo, o que é seguido pela remoção de uracila por UNG. CSR gravemente prejudicada foi encontrada em três pacientes com hiper-IgM que, segundo relato, tinham deficiência de UNG. Suas características clínicas eram similares àquelas da deficiência de AID, com suscetibilidade aumentada às infecções bacterianas e à hiperplasia linfoide. O exame histológico dos linfonodos aumentados revela a presença de centros germinativos gigantes (5 a 10 vezes maiores do que o normal) contendo linfócitos B em intensa proliferação. Hiper-IgM autossômica recessiva pode ser causada por defeitos em CD40. As manifestações clínicas incluíram infecções sinopulmonares recorrentes, pneumonia por *p. jiroveci* e infecções por *Cryptosporidium parvum*, muito semelhantes às manifestações observadas na síndrome de hiper-IgM ligada ao X.

Manifestações clínicas

As concentrações séricas de IgG, IgA e IgE são muito baixas nas deficiências de AID, UNG e CD40. Em contraste com o defeito de CD40 ligante, no entanto, a concentração sérica de IgM em pacientes com deficiência de AID em geral é acentuadamente elevada e policlonal. Os pacientes com mutações de AID e UNG têm hiperplasia linfoide, em geral são mais velhos em relação à idade de início do quadro, não têm suscetibilidade à pneumonia por *P. jiroveci*, frequentemente possuem iso-hemaglutininas e são muito menos propensos a apresentar neutropenia, a menos que haja autoimunidade como mecanismo de base. Eles tendem, no entanto, a desenvolver distúrbios autoimunes e inflamatórios, incluindo diabetes melito, poliartrite, hepatite autoimune, anemia hemolítica, trombocitopenia autoimune, doença de Crohn e uveíte crônica.

Tratamento e prognóstico

Com diagnóstico precoce e infusões mensais de IVIG, além de adequado manejo das infecções com antibióticos, os pacientes com mutações em AID e UNG geralmente apresentam um curso mais benigno do que os meninos com defeitos de CD40L ou CD40. A deficiência de CD40 é rara, mas parece imitar muito as manifestações de CD40L.

DOENÇA LINFOPROLIFERATIVA LIGADA AO X

Existem dois tipos de doença linfoproliferativa ligada ao X (Tabela 150.4). Eles têm características clínicas distintas, mas compartilham uma suscetibilidade ao **vírus Epstein-Barr (EBV)** e o desenvolvimento de **linfo-histiocitose hemofagocítica (HLH)**.

Tabela 150.4 Características da deficiência de SAP (SH2D1A) e XIAP.

CARACTERÍSTICA	DEFICIÊNCIA DE SAP (XLP)	DEFICIÊNCIA DE XIAP
MANIFESTAÇÕES CLÍNICAS		
HLH	Sim	Sim
Hipogamaglobulinemia	Sim	Sim
Linfoma	Sim	Não
Anemia aplásica	Sim	Não
Vasculite	Sim	Não
GENÉTICA		
Gene causal	*SH2D1A*	*XIAP*
locus genético	Xq25	Xq25
Proteína codificada	SAP	XIAP
Efeito da mutação	Expressão proteica reduzida, ausente	Proteína reduzida, ausente ou truncada
FUNÇÕES DAS CÉLULAS IMUNES		
Citotoxicidade/degranulação da célula *natural killer* T (NKT)	Reduzida	Normal
Número da célula NKT (sangue)	Ausente	Variável
Morte induzida por reestimulação	Reduzida	Aumentada
Números de células B de memória	Reduzida	Não relatada
OPÇÕES DE TRATAMENTO		
HLH	Imunossupressão e/ou quimioterapia (etoposido) Consideração de rituximabe	Imunossupressão e/ou quimioterapia (etoposido)
Deficiência humoral	Infusões intravenosas de IgG	Considerar rituximabe para casos EBV-positivos Infusões intravenosas de IgG
Linfoma	Quimioterapia padrão	
Terapia curativa	Transplante de células-tronco	Transplante de células-tronco

EBV, vírus Epstein-Barr; HLH, linfo-histiocitose hemofagocítica; SAP, proteína associada a SLAM; XIAP, inibidor ligado ao X de proteína de apoptose. (De Rezaei N, Mahmoudi E, Aghamohamadi A *et al.*: X-linked lymphoproliferative syndrome: a genetic condition typified by the triad of infection, immunodeficiency and lymphoma, *Br J Haematol* 152:14, 2010.)

Genética e patogênese

O gene defeituoso em **XLP tipo I** foi localizado em Xq25 e clonado, e no início o produto gênico foi denominado SAP (proteína associada à SLAM), mas agora é conhecido oficialmente como SH2D1A. A SLAM (*signaling lymphocyte activation molecule* – molécula de ativação de sinalização linfocitária) é uma molécula de adesão regulada positivamente em células T e B por infecção e outros estímulos. A ausência de SH2D1A pode levar ao descontrole da resposta imune de uma célula T citotóxica ao EBV. A proteína SH2D1A se associa permissivamente a 2B4 nas células *natural killer* (NK); assim, o comprometimento seletivo da ativação de células NK mediada por 2B4 também contribui para a imunopatologia da XLP.

A **XLP tipo 2** é causada por uma mutação na *XIAP* (proteína inibidora de apoptose ligada ao X). As manifestações da doença são similares às da XLP. O papel exato dessa proteína na suscetibilidade ao EBV não foi elucidado.

Manifestações clínicas

Os meninos afetados geralmente são saudáveis até que adquiram infecção por EBV. A idade média de apresentação é abaixo de 5 anos. Há três fenótipos clínicos principais: (1) monocleose infecciosa fulminante, frequentemente fatal (50% dos casos); (2) linfomas, envolvendo, em sua maioria, linhagens de células B (25%); e (3) hipogamaglobulinemia adquirida (25%). Uma manifestação menos comum é a vasculite do SNC. Há um comprometimento acentuado na produção de anticorpos para o antígeno nuclear de EBV, enquanto os títulos de anticorpos para o antígeno do capsídio viral variam de ausentes para acentuadamente elevados. A XLP tem prognóstico desfavorável. A menos que haja um histórico familiar de XLP, o diagnóstico antes do início das complicações é difícil porque os indivíduos afetados são inicialmente assintomáticos.

Em dois heredogramas relatados, meninos em um braço em heredograma receberam o diagnóstico de ICV, enquanto aqueles em outros braços tiveram mononucleose infecciosa fulminante. Os membros da família com ICV nunca tiveram histórico de mononucleose infecciosa. Todos os membros afetados de cada linhagem tinham a mesma mutação em *SH2D1A*, apesar dos diferentes fenótipos clínicos. Como a mutação de *SH2D1A* foi a mesma, mas o fenótipo variou nessas famílias, a XLP deve ser considerada em todos os meninos com diagnóstico de ICV, ainda mais se houver mais de um membro da família do sexo masculino com esse fenótipo.

A bibliografia está disponível no GEN-io.

150.1 Tratamento de Defeitos de Linfócitos B

Kathleen E. Sullivan e Rebecca H. Buckley

Exceto para o defeito de CD40 ligante e XLP, para os quais o transplante de células-tronco é recomendado, o uso criterioso de antibióticos para tratar infecções documentadas e a administração regular de imunoglobulina são os únicos tratamentos eficazes para distúrbios primários de células B. As formas mais comuns de terapia de reposição são imunoglobulina intravenosa ou subcutânea (IVIG ou SCIG). A ampla deficiência de anticorpo deve ser cuidadosamente documentada antes que tal terapia seja iniciada. A razão para o uso de IVIG ou SCIG é fornecer os anticorpos ausentes, não aumentar o nível de IgG ou subclasse de IgG no soro. O desenvolvimento de preparações de imunoglobulina seguras e eficazes é o principal avanço no tratamento de pacientes com deficiências graves de anticorpos, embora sejam caras e já tenha ocorrido escassez nacional. Quase todas as preparações comerciais são isoladas a partir do plasma normal pelo método de Cohn por fracionamento em álcool ou uma modificação deste. A fração II de Cohn é então adicionalmente tratada para remover agregados de IgG. Agentes estabilizadores adicionais, tais como açúcares, glicina e albumina, são adicionados para evitar a reagregação e proteger a molécula de IgG durante a liofilização. O etanol usado na preparação de imunoglobulinas inativa o HIV; e a fase do solvente orgânico/detergente inativa os vírus das hepatites B e C. Algumas preparações também são nanofiltradas para remover agentes infecciosos. A maioria dos lotes comerciais é produzida a partir de plasma reunido de 10 mil a 60 mil doadores e contém, portanto, um amplo espectro de anticorpos. Cada *pool* deve conter níveis adequados de anticorpos para antígenos de várias vacinas, tais como a do tétano e do sarampo. Entretanto, não há uma padronização baseada nos títulos de anticorpos para os organismos mais relevantes clinicamente, como *S. pneumoniae* e *H. influenzae* tipo B.

As preparações de IVIG e SCIG disponíveis nos EUA têm eficácia e segurança semelhantes. Ocorreu uma rara transmissão do vírus da hepatite C no passado, mas isso foi resolvido com uma etapa de tratamento adicional. Não tem sido documentada nenhuma transmissão de HIV por qualquer uma dessas preparações. *IVIG ou SCIG a uma dose de 400 mg/kg por mês* atingem níveis de IgG perto da faixa normal. Doses mais altas são indicadas em pacientes com infecções respiratórias crônicas ou graves. Reações sistêmicas podem ocorrer, mas raramente são verdadeiras reações anafiláticas. Neutropenia associada a defeitos de células B responde ao fator estimulante da colônia de granulócitos.

A bibliografia está disponível no GEN-io.

Capítulo 151
Defeitos Primários da Imunidade Celular

Kathleen E. Sullivan e Rebecca H. Buckley

Os defeitos na imunidade celular, historicamente mencionados como *defeitos das células T*, compreendem um grande número de deficiências imunológicas distintas. As manifestações geralmente são infecções virais prolongadas, infecções oportunistas por fungos ou micobactérias e uma predisposição à autoimunidade. Para facilitar a conceituação dessa grande e complexa categoria, este capítulo descreve imunodeficiências em que o defeito altera, sobretudo, as células T e aquelas em que o defeito altera a função de muitos tipos de células. Já o Capítulo 152.1 descreve a imunodeficiência combinada grave (SCID). Adiante, tais distúrbios são abordados clinicamente, considerando a presença ou não de características não hematológicas.

SÍNDROME DE DELEÇÃO DO CROMOSSOMO 22Q11.2

A síndrome de deleção do cromossomo 22q11.2 é a mais comum dos distúrbios das células T, ocorrendo em cerca de 1 em cada 3.000 nascimentos nos EUA. A deleção do cromossomo 22q11.2 interrompe o desenvolvimento da terceira e da quarta bolsas faríngeas durante a embriogênese precoce, levando à hipoplasia ou à aplasia do timo e das glândulas paratireoides. Outras estruturas formadas no mesmo período também são frequentemente afetadas, o que resulta em anomalias dos grandes vasos (arco aórtico do lado direito), atresia de esôfago, úvula bífida, doença cardíaca congênita (defeitos do septo conotruncal, atrial e ventricular), filtro do lábio superior curto, hipertelorismo, inclinação antimongoloide dos olhos, hipoplasia mandibular e rotação posterior das orelhas (ver Capítulos 98 e 128). O diagnóstico costuma ser sugerido pela primeira vez por convulsões hipocalcêmicas durante o período neonatal.

Genética e patogênese

As deleções do cromossomo 22q11.2 ocorrem com alta frequência, pois as complexas sequências de repetição que margeiam a região são um desafio para a DNA polimerase. Essa condição é herdada de maneira autossômica dominante e ocorre com frequência comparável em todas as populações. Dentro da região deletada, a haplosuficiência para o fator de transcrição TBX1 parece ser a base da maioria do fenótipo. O fenótipo é altamente variável; um subconjunto de pacientes tem um fenótipo também chamado de **síndrome de DiGeorge**, **síndrome velocardiofacial** ou **síndrome de face de anomalia conotruncal**.

A hipoplasia variável do timo ocorre em 75% dos pacientes com a deleção, que é mais frequente do que aplasia total. Ocorre aplasia em menos de 1% dos pacientes com a síndrome de deleção do 22q11.2. Pouco menos da metade dos pacientes com aplasia tímica completa é hemizigota no cromossomo 22q11.2. Aproximadamente 15% são filhos de mães diabéticas. Outros 15% não têm fatores de risco identificados. Cerca de um terço das crianças com síndrome de DiGeorge completa tem **associação a CHARGE** (*c*oloboma, defeito cardíaco [*h*eart defects], *a*tresia de coana, *r*etardo no crescimento e/ou desenvolvimento, hipoplasia *g*enital e anormalidades da orelha [*ear*], inclusive surdez). As mutações no gene da proteína ligadora ao cromodomínio-helicase do DNA7 (CHD7) gene no cromossomo 8q12.2 são encontradas em aproximadamente 60 a 65% dos indivíduos com a síndrome CHARGE. Uma minoria tem mutações em *SEMA3E*.

Em geral, a contagem absoluta de linfócitos é apenas moderadamente baixa para a idade. A contagem de linfócitos T CD3 mostra-se variavelmente diminuída em número, correspondendo ao grau de hipoplasia tímica. As respostas de linfócitos à estimulação por mitógenos estão ausentes, reduzidas ou normais, conforme o grau de deficiência tímica. Muitas vezes, os níveis de imunoglobulina são normais, mas há um aumento na frequência de deficiência de IgA e baixos níveis de IgM, e alguns pacientes desenvolvem hipogamoglobulinemia progressiva.

Manifestações clínicas

As crianças com hipoplasia tímica parcial podem apresentar um pequeno problema com infecções e crescer normalmente. Já os pacientes com aplasia tímica assemelham-se àqueles com SCID no que diz respeito à suscetibilidade a infecções por patógenos com baixa patogenicidade ou oportunistas, incluindo fungos, vírus e *Pneumocystis jirovecii*, além de reações relacionadas com a doença do enxerto *versus* hospedeiro por transfusão sanguínea não irradiada. Os pacientes com aplasia tímica completa podem desenvolver um fenótipo atípico no qual populações oligoclonais de linfócitos T aparecem no sangue associadas a erupção cutânea e linfadenopatia. Esses pacientes atípicos parecem ser fenotipicamente semelhantes aos pacientes com **síndrome de Omenn** ou àqueles com enxerto de linfócitos T materno.

É fundamental confirmar em tempo hábil se o lactente tem aplasia tímica, uma vez que esta doença e revela fatal sem tratamento. A contagem de linfócitos T deve ser obtida em todas as crianças nascidas com hipoparatireoidismo primário, síndrome CHARGE e anomalias cardíacas conotruncais com características sindrômicas. Alguns lactentes estão sendo identificados pela triagem neonatal para SCID, e, quando houver suspeita de deleção 22q11.2, deve-se obter um nível sérico de cálcio no momento da avaliação das células T. As três manifestações com maior morbidade na primeira infância são imunodeficiência grave, anomalia cardíaca grave e convulsões por hipocalcemia. Assim, é necessário concentrar-se precocemente nessas preocupações antes mesmo de o diagnóstico ser confirmado. Os pacientes afetados podem desenvolver citopenias autoimunes, artrite idiopática juvenil, atopia e neoplasias (linfomas).

Tratamento

A imunodeficiência na aplasia tímica é corrigível por **transplante de tecido tímico** cultivado não relacionado. Alguns lactentes com aplasia tímica receberam transplante de medula óssea não fracionada e não irradiada ou de sangue periférico de irmão com antígeno leucocitário humano idêntico, com melhora subsequente da função imune consequente à transferência de células T do doador. Lactentes e crianças com baixa contagem de células T, mas não baixa o suficiente para considerar o transplante, devem ser monitorados quanto à evolução dos defeitos da imunoglobulina. As infecções nesses pacientes são multifatoriais. Sua anatomia pode não favorecer a drenagem de secreções; eles têm uma taxa mais alta de atopia, o que pode complicar infecções; e o déficit na defesa do hospedeiro pode levar à persistência de infecções. As intervenções variam desde higiene das mãos, probióticos, antibióticos profiláticos e controle de riscos até a transfusão de imunoglobulinas para aqueles que demonstraram falha na imunidade humoral.

DEFEITOS NA ATIVAÇÃO DE LINFÓCITOS T

Os defeitos de ativação dos linfócitos T caracterizam-se por números normais ou elevados de linfócitos T sanguíneos que parecem fenotipicamente normais, mas não conseguem proliferar ou produzir citocinas normalmente em resposta à estimulação com mitógenos, antígenos ou outros sinais derivados do TCR, devido à transdução defeituosa de sinal do TCR para as vias metabólicas intracelulares (Figura 151.1). Os pacientes com esse quadro têm problemas semelhantes aos de outros indivíduos deficientes de linfócitos T, e alguns com defeitos graves de ativação dos linfócitos T podem assemelhar-se clinicamente aos de pacientes com SCID (Tabela 151.1). Em alguns casos, a suscetibilidade a um único patógeno ou a um número limitado de patógenos domina o fenótipo clínico. A suscetibilidade ao vírus Epstein-Barr, ao citomegalovírus e ao papilomavírus é comum nesse conjunto de defeitos das células T. A maioria dos indivíduos com defeitos significativos de ativação das células T precisa de transplante de células-tronco hematopoéticas. Embora cada infecção possa ser tratável no início da vida, o prognóstico a longo prazo não é favorável em muitas dessas condições.

CANDIDÍASE MUCOCUTÂNEA CRÔNICA

A candidíase mucocutânea crônica (**CMC**) é uma síndrome caracterizada pelo comprometimento imune da capacidade de resposta à *Candida*. Alguns dos defeitos gênicos conhecidos com CMC envolvem a **síndrome da poliendocrinopatia autoimune tipo I** (**APS1**, poliendocrinopatia autoimune, candidíase, distrofia ectodérmica [**APECED**]). Outro tipo genético de CMC está associado à autoimunidade e à predisposição a outras infecções (mutações de ganho de função de *STAT1*). No entanto, a maioria dos tipos genéticos específicos de CMC tem suscetibilidade isolada a *Candida*. Esses tipos de CMC estão relacionados com defeitos na via da célula Th17. A deficiência autossômica recessiva na cadeia do receptor A da interleucina-17 (IL-17RA) e uma deficiência autossômica dominante da citocina IL-17F estão associadas à predisposição para *Candida*. Outras imunodeficiências em que a *Candida* ocorre no contexto de outras infecções também afetam as células Th17. Outro tipo genético do CMC, causado por mutações no *CARD9*, tem uma forte predisposição para *Candida*, mas também para outros fungos.

Embora os defeitos gênicos subjacentes sejam variados, a apresentação clínica da CMC costuma ser semelhante. Os sintomas podem começar no primeiro mês de vida ou bem mais tarde na segunda década. O distúrbio caracteriza-se por infecções crônicas e graves da pele e das membranas mucosas por *Candida*. Os pacientes raramente desenvolvem doença sistêmica por *Candida*, exceto como descrito mais adiante. A terapia antifúngica tópica pode proporcionar uma melhora limitada no início do curso da doença, mas cursos sistêmicos de azóis são geralmente necessários; a resistência antifúngica geralmente se desenvolve mais tarde na vida. Em geral, a infecção responde temporariamente ao tratamento, mas não é erradicada nem mostra recidiva. Os pacientes com mutações no gene *CARD9* têm uma suscetibilidade fúngica mais grave do que pacientes com CMC típica. Dois pacientes descritos com mutações no *CARD9* apresentaram sepse fúngica além de CMC; infecções por dermatófitos em tecidos profundos também estavam presentes.

POLIENDOCRINOPATIA AUTOIMUNE-CANDIDÍASE-DISTROFIA ECTODÉRMICA

Os pacientes com essa síndrome apresentam CMC e poliendocrinopatia autoimune e, normalmente, desenvolvem hipoparatireoidismo e doença de Addison antes da vida adulta. Outras características são hipogonadismo feminino e masculino, hepatite ativa crônica, alopecia, vitiligo, anemia perniciosa, hipoplasia do esmalte dentário, diabetes tipo 1, asplenia, má absorção, nefrite intersticial, hipotireoidismo, hipopituitarismo e síndrome de Sjögren. A APECED, ou APS1, é causada por uma mutação no gene regulador autoimune (*AIRE*) (Tabela 151.1). O produto gênico, AIRE, é expresso em níveis elevados em células estromais medulares tímicas purificadas de seres humanos e parece regular a expressão de proteínas tecido-específicas na superfície celular, como insulina e tireoglobulina. A expressão dessas proteínas próprias possibilita a seleção negativa de linfócitos T autorreativos durante seu desenvolvimento. Uma falha na seleção negativa resulta em destruição autoimune órgão-específica.

A bibliografia está disponível no GEN-io.

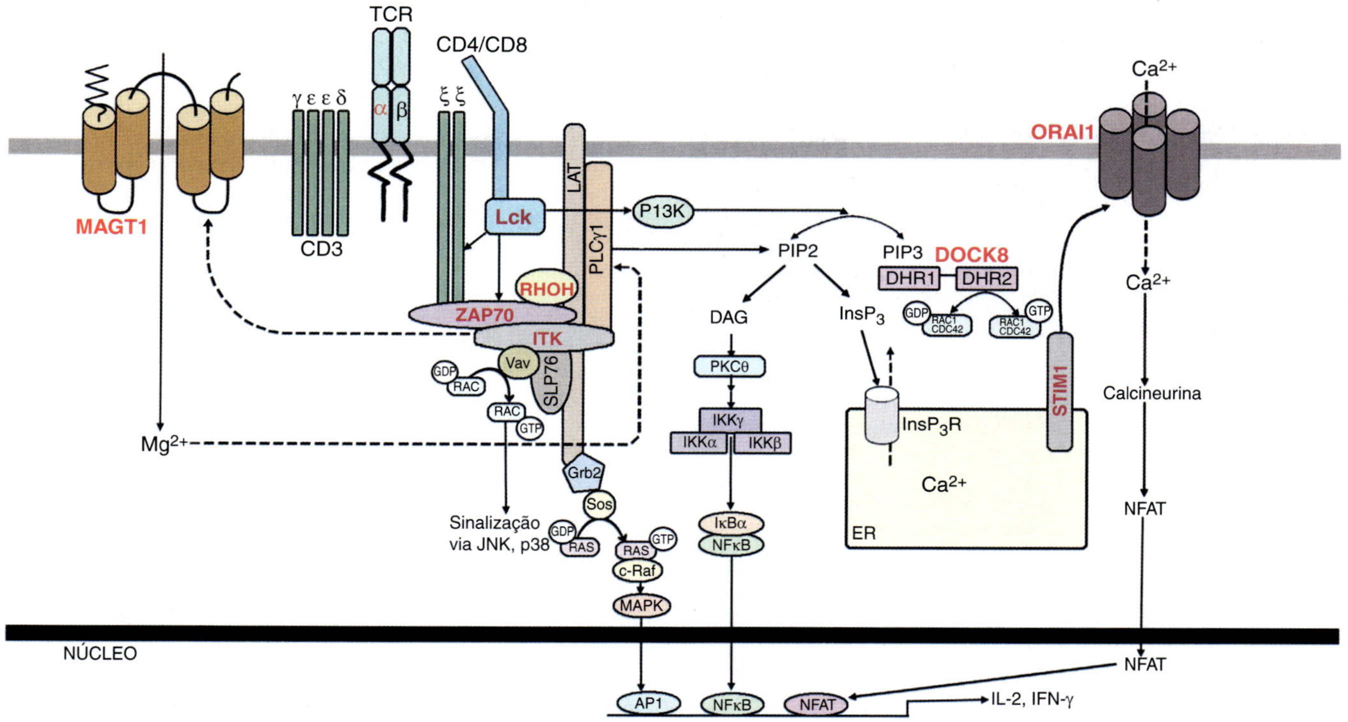

Figura 151.1 Representação esquemática da sinalização por meio do complexo CD3 do receptor de célula T. Moléculas cujas mutações vêm sendo associadas a defeito parcial de desenvolvimento e comprometimento da função de células T estão indicadas em *vermelho* e destacadas em **negrito**. AP1, proteína 1 ativadora; DHR, região de homologia ao DOCK; Grb2, proteína 2 ligada ao receptor de fator de crescimento; IKK, quinase IκB; JNK, quinase N-terminal c-Jun; MAPK, proteinoquinase ativada por mitógeno; NFAT, fator nuclear de células T ativadas; NF-κB, fator nuclear κB; PI3 K, fosfatidilinositol 3-quinase; PIP3, trifosfato-(3,4,5) fosfatidilinositol. (De Notarangelo L. Partial defects of T-cell development associated with poor T-cell function. J Allergy Clin Immunol. 2013; 131:1299.)

Tabela 151.1 Base genética de doenças de imunodeficiência primária celular.

PRODUTO GENÉTICO	EFEITO NAS CÉLULAS T	SUSCETIBILIDADE À INFECÇÃO
Lck	↓↓ CD4 CD8	Infecções virais predominantemente
CD8a	↓↓ Deficiência de CD8	Infecções virais predominantemente
ZAP-70	Deficiência de CD8	Infecções virais predominantemente
RhoH	↓ Células CD4+ *naïves*	Verrugas
ITK	↓ Células CD4+ *naïves* Ausência de células NKT	Vírus Epstein-Barr
Deleção de 22q11.2	Hipoplasia tímica (síndrome de DiGeorge, síndrome velocardiofacial)	Altamente variável
CD3γ e e	Deficiência de CD3	Infecções virais predominantemente
TRAC	Deficiência de células T TCR-αβ	Semelhante a SCID
Coronin-1A	↓↓ CD4 ↓↓ CD8	Semelhante a SCID
MST1/STK4	↓ Células T *naïves* Baixo número de células migratórias tímicas recentes, variação restrita de células T	Verrugas
AIRE	APECED, candidíase mucocutânea crônica, autoimunidade adrenal e paratireoide	*Candida*
TBX1	Hipoplasia tímica	Fenótipo semelhante com deleção de 22t11.2

AIRE, regulador autoimune; APECED, poliendocrinopatia autoimune, candidíase, distrofia ectodérmica; ITK, deficiência de tirosinoquinase induzida por IL-2; MST1, fator estimulador de macrófagos 1; NKT, *natural killer* T; RhoH, membro H da família de homologia Ras; SCID, imunodeficiência combinada grave; STK4, serina-treonina quinase 4; TCR, receptor de célula T; TRAC, região constante da cadeia ↓ do receptor de célula T; ZAP-70: proteína-70 associada ao zeta.

Capítulo 152

Imunodeficiências com Participação de Múltiplos Tipos Celulares

Jennifer R. Heimall, Jennifer W. Leiding, Kathleen E. Sullivan e Rebecca H. Buckley

As manifestações de deficiências imunológicas que afetam vários tipos de células variam de graves a brandas; infecções graves, recorrentes, ou incomuns podem ser observadas, além de autoimunidade. O distúrbio mais grave é a imunodeficiência combinada grave. Outras imunodeficiências combinadas são defeitos de imunidade inata e defeitos que causam desregulação imune; a última categoria costuma estar associada à autoimunidade. As imunodeficiências combinadas caracterizam-se por predisposição a infecções virais, enquanto os portadores de imunodeficiências inatas são suscetíveis a diversas bactérias.

152.1 Imunodeficiência Combinada Grave

Kathleen E. Sullivan e Rebecca H. Buckley

A imunodeficiência combinada grave (**SCID**) é causada por diversas mutações genéticas que levam à ausência da função dos linfócitos T e B. Os pacientes deste grupo de distúrbios apresentam a imunodeficiência mais grave.

PATOGÊNESE

A SCID é causada por mutações em genes fundamentais para o desenvolvimento de células linfoides (Tabela 152.1 e Figura 152.1). Todos os pacientes com SCID têm timos muito pequenos que não apresentam timócitos, distinção corticomedular ou corpúsculos de Hassall. À histologia, o epitélio tímico parece normal. As áreas foliculares e paracorticais do baço não apresentam linfócitos. Há ausência ou hipoplasia de linfonodos, tonsilas, adenoides e placas de Peyer.

MANIFESTAÇÕES CLÍNICAS

A SCID faz parte do programa de triagem neonatal em muitos estados norte-americanos. Assim, a identificação da doença ocorre antes do aparecimento de sintomas, o que melhorou consideravelmente a sobrevida dos lactentes com SCID. Alguns tipos genéticos de SCID não são detectados pela triagem neonatal e, em alguns estados norte-americanos, a triagem neonatal ainda não é realizada.

Os lactentes com SCID que não são detectados por meio da triagem neonatal geralmente apresentam **infecção**. Diarreia, pneumonia, otite média, sepse e infecções cutâneas são apresentações comuns. Infecções por diversos microrganismos oportunistas, sejam por exposição direta ou imunização, podem levar à morte. As principais ameaças são *Candida albicans*, *Pneumocystis jirovecii*, vírus da parainfluenza 3, adenovírus, vírus respiratório sincicial (RSV), a vacina contra rotavírus, citomegalovírus (CMV), vírus Epstein-Barr (EBV), vírus da varicela-zóster, vírus do sarampo, vacina MMRV (sarampo, caxumba, rubéola, varicela) ou vacina com bacilo de Calmette-Guérin (BCG). Os lactentes acometidos também não têm capacidade de rejeitar tecidos estranhos e, portanto, correm o risco de sofrer **doença do enxerto *versus* hospedeiro (GVHD)** grave ou fatal em resposta a linfócitos T de hemoderivados não irradiados ou linfócitos T imunocompetentes maternos que atravessaram a placenta enquanto o lactente estava no útero. Esse quadro devastador caracteriza-se pela expansão de células alogênicas, além de erupção cutânea, hepatosplenomegalia e diarreia. Uma terceira possibilidade é a chamada **síndrome de Omenn**, em que algumas células geradas no lactente se expandem e causam um quadro clínico semelhante à GVHD (Figura 152.2). Nesse caso, a diferença é que as células são do próprio lactente.

Uma característica importante da SCID é que quase todos os pacientes apresentam baixos números de linfócitos. A combinação de infecções oportunistas e linfopenia persistente é uma suspeita forte para pensar no diagnóstico de SCID. A estratégia diagnóstica em lactentes sintomáticos e naqueles detectados à triagem neonatal é a realização de citometria de fluxo para quantificação de linfócitos T e B e células *natural killer* (NK). Os marcadores CD45RA e CD45RO podem auxiliar a diferenciação de enxerto materno e síndrome de Omenn. A função dos linfócitos T também é frequentemente avaliada por meio de respostas proliferativas à estimulação.

Todos os tipos genéticos de SCID estão associados à imunodeficiência grave. Um número pequeno tem outras características associadas ou atípicas que devem ser reconhecidas. A deficiência de adenosina desaminase (ADA) pode estar associada à proteinose alveolar pulmonar e à displasia condro-óssea. A deficiência de adenilato quinase 2 (AK2) causa um quadro chamado **disgenesia reticular**, com baixos números de neutrófilos, células mieloides e linfócitos. A disgenesia reticular também costuma estar associada à surdez.

TRATAMENTO

A SCID é uma verdadeira emergência imunológica pediátrica. A menos que a reconstituição imunológica seja conseguida por meio de um transplante de células-tronco hematopoéticas (**HSCT**) ou terapia genética, a morte geralmente ocorre durante o 1º ano de vida e quase

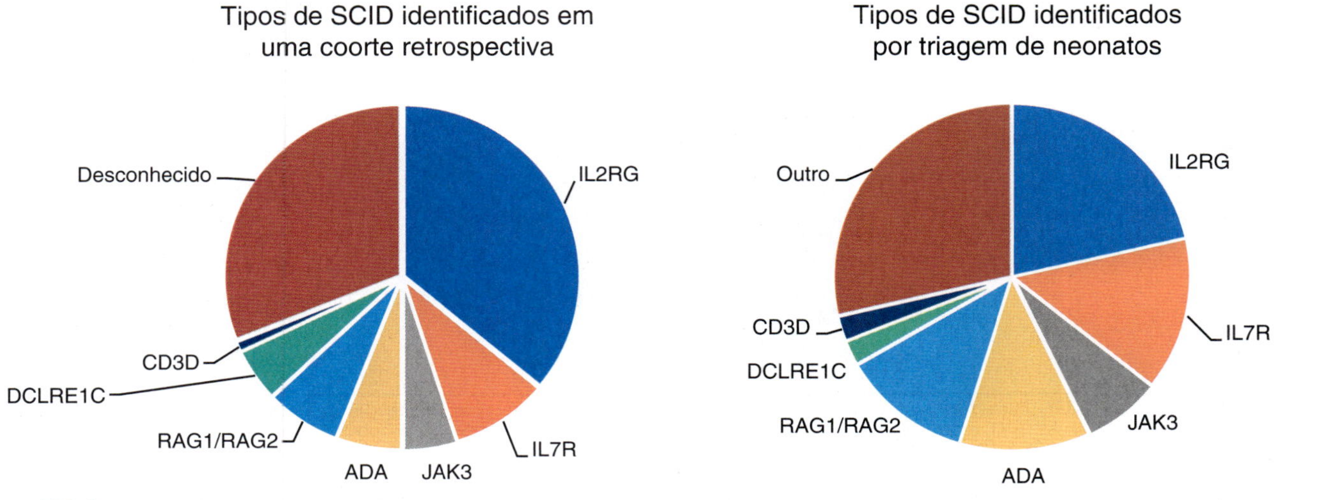

Figura 152.1 Frequências relativas dos diferentes tipos genéticos de imunodeficiência combinada grave (SCID). ADA, adenosina deaminase; IL-7R, receptor de interleucina 7; JAK, janus quinase; RAG, gene ativador de recombinase.

Tabela 152.1 Base genética da SCID e suas variantes.

DOENÇA	HERANÇA	PATOGÊNESE PRESUMIDA	OUTRAS CARACTERÍSTICAS	TRATAMENTO
Disgenesia reticular	AR	Diminuição do metabolismo energético mitocondrial e alteração da diferenciação de leucócitos	Neutropenia grave, surdez. Mutações em adenilato quinase 2	GCSF, HSCT
Deficiência de adenosina deaminase	AR	Acúmulo de nucleosídios purínicos tóxicos	Anomalias neurológicas, hepáticas, renais, pulmonares, esqueléticas e da medula óssea	HSCT, PEG-ADA, terapia genética
Deficiência de IL-2Rγ	Ligada ao X	Sinalização anormal por meio do receptor de IL-2 e de outros receptores contendo γc (IL-4, 7, 9, 15, 21)	Não há	HSCT
Deficiência de Jak3	AR	Sinalização anormal a jusante de γc	Não há	HSCT
Deficiência de RAG1 e RAG2	AR	Defeito na recombinação V(D)J	Não há	HSCT
Deficiência de Artemis	AR	Defeito na recombinação V(D)J, sensibilidade à radiação	Defeitos no gene *DCLERE1C*	HSCT
Deficiência de DNA-PK	AR	Defeito na recombinação V(D)J	Não há	HSCT
Deficiência de DNA ligase IV	AR	Defeito na recombinação V(D)J, sensibilidade à radiação	Retardo de crescimento, microcefalia, anomalias da medula óssea, cânceres linfoides	HSCT
Cernunnos-XLF	AR	Defeito na recombinação V(D)J, sensibilidade à radiação	Atraso de crescimento, microcefalia, face de pássaro *like*, defeitos ósseos	HSCT
Deficiência de CD3δ	AR	Interrupção da diferenciação de timócitos no estágio $CD4^-CD8^-$	O timo pode ter tamanho normal	HSCT
Deficiência de CD3ε	AR	Interrupção da diferenciação de timócitos no estágio $CD4^-CD8^-$	Ausência de linfócitos T γ/δ	HSCT
Deficiência de CD3ζ	AR	Sinalização anormal	Não há	HSCT
Deficiência de IL-7Rα	AR	Sinalização anormal de IL-7R	Ausência de timo	HSCT
Deficiência de CD45	AR		Não há	HSCT
Deficiência de coronina 1A	AR	Linfócitos T anormais deixam o timo e os linfonodos	Timo de tamanho normal. Transtorno de déficit de atenção	HSCT

AR, autossômica recessiva; GCSF, fator estimulador de colônias de granulócitos; HSCT, transplante de células-tronco hematopoéticas; IL, interleucina; Jak3, janus quinase 3; PEG-ADA, adenosina deaminase modificada por polietilenoglicol; RAG1, RAG2, genes ativadores de recombinase 1 e 2; V(D)J, domínios variáveis, de diversidade e de união (*joining*). (Adaptada de Roifman, CM. Grunebaum E. Primary T-cell immunodeficiencies. In: Rich RR, Fleisher TA, Shearer WT *et al.* (Eds.). *Clinical immunology*, 4. ed. Philadelphia: Saunders; 2013. p. 440-441.)

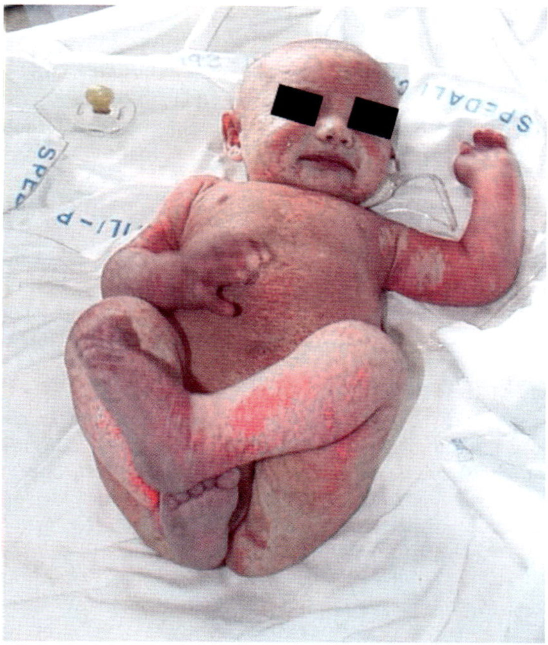

Figura 152.2 Características clínicas típicas em uma criança com síndrome de Omenn. Observe a eritrodermia generalizada com descamação cutânea, alopecia e edema. (De Leung DYM, Szefler SJ, Bonilla FA et al. (Eds.) Pediatric allergy: principles and practice, 3. ed., Philadelphia: Saunders; 2016. p. 82.)

invariavelmente antes dos 2 anos de idade. O HSCT em um bebê que ainda não apresentou uma infecção está associado a uma taxa de sobrevida de 95%. A SCID por deficiência de ADA e a SCID ligada ao X foram tratadas com sucesso com a terapia genética. Os primeiros ensaios de terapia genética foram associados a um risco de desenvolvimento de neoplasias, mas isso não foi observado em estudos com novos vetores. A SCID por deficiência de ADA também pode ser tratada com injeções repetidas de ADA bovino modificado com polietilenoglicol (**PEG-ADA**), embora a reconstituição imunológica alcançada não seja tão eficaz quanto a terapia genética ou com células-tronco.

GENÉTICA

Os quatro tipos mais comuns de SCID são a forma ligada ao X, causada por mutações em *CD132*; as deficiências autossômicas recessivas de *RAG1* e *RAG2*; e a deficiência de *ADA*. Outras formas são listadas na Tabela 152.1. Para a SCID por deficiência de ADA e ligada ao X, existe terapia genética, mas o aconselhamento genético é o motivo mais convincente para realização do sequenciamento e identificação do defeito genético. Vários defeitos genéticos específicos estão associados ao aumento da sensibilidade à radioterapia e à quimioterapia, e sua identificação precoce pode melhorar os resultados do transplante.

De modo geral, o sequenciamento é feito por meio da solicitação de um painel de genes SCID. Existem certas características laboratoriais que preveem defeitos genéticos específicos. Quando ambos os linfócitos T e B estão baixos, a causa normalmente é um gene que codifica uma proteína envolvida na recombinação V(D)J. Da mesma maneira, certos defeitos em receptores de citocinas estão associados a fenótipos linfocitários específicos.

Mutações hipomórficas nos genes mais associados à SCID podem gerar fenótipos variados. Esses casos são geralmente chamados de SCID atípica (ou *leaky* [com vazamento] SCID, em referência à mutação que leva à perda de parte do desenvolvimento dos linfócitos). Os fenótipos *leaky* variam da grave síndrome de Omenn à imunodeficiência de início tardio, granulomas e autoimunidade.

A bibliografia está disponível no GEN-io.

152.2 Imunodeficiência Combinada

Kathleen E. Sullivan e Rebecca H. Buckley

A imunodeficiência combinada (**CID**) é diferenciada da SCID pela redução da função, mas não ausência, dos linfócitos T. A CID é uma síndrome de diversas causas genéticas. Os pacientes com CID apresentam infecções pulmonares recorrentes ou crônicas, déficit de crescimento, candidíase oral ou cutânea, diarreia crônica, infecções cutâneas recorrentes, sepse por bactérias Gram-negativas, infecções do trato urinário e varicela grave na infância. Embora geralmente sobrevivam mais que crianças com SCID, os pacientes com CID não conseguem se desenvolver da maneira adequada e tendem a falecer antes da idade adulta. Neutropenia e eosinofilia são comuns. Os títulos séricos de imunoglobulinas de todas as classes podem ser normais ou elevados, mas a deficiência seletiva de IgA, a elevação acentuada de IgE e os níveis elevados de IgD são observados em alguns casos. Embora a capacidade de formação de anticorpos seja prejudicada na maioria dos pacientes, não está ausente.

Estudos sobre a função imune celular mostram linfopenia, deficiências de linfócitos T e respostas linfoproliferativas extremamente baixas, mas não ausentes, a mitógenos, antígenos e células alogênicas *in vitro*. Os tecidos linfoides periféricos apresentam depleção paracortical de linfócitos. O timo é geralmente pequeno, com poucos timócitos e sem corpúsculos de Hassall.

HIPOPLASIA CABELO-CARTILAGEM

A hipoplasia cabelo-cartilagem (CHH) é uma forma incomum de **nanismo de membros curtos** com infecções frequentes e graves. Ocorre com alta frequência entre o povo Amish e os finlandeses.

Genética e patogênese

A CHH é uma doença autossômica recessiva. Várias mutações correlacionadas com o fenótipo CHH foram identificadas no gene MRP RNase (*RMRP*) não traduzido. A endorribonuclease RMRP é composta por uma molécula de RNA ligada a diversas proteínas e tem, pelo menos, duas funções: clivagem do RNA na síntese de DNA mitocondrial e clivagem nucleolar do pré-RNA. As mutações em *RMRP* causam CHH ao interromperem a função do RNA de *RMRP*, o que afeta múltiplos sistemas orgânicos. Estudos *in vitro* mostram um número reduzido de linfócitos T e a proliferação defeituosa dessas células devido a um defeito intrínseco relacionado com a fase G1, o que prolonga o ciclo celular. As células NK estão aumentadas em número e função.

Manifestações clínicas

As características clínicas são mãos curtas e rechonchudas; pele redundante; hiperextensibilidade das articulações das mãos e dos pés, mas incapacidade de extensão completa das articulações dos cotovelos; e cabelos e sobrancelhas finos, escassos e claros. As infecções variam de brandas a graves. Entre as doenças associadas, estão a deficiência de eritrogênese, a doença de Hirschsprung e o maior risco de desenvolvimento de neoplasias. Em exames radiológicos, os ossos apresentam alterações crenadas e escleróticas ou císticas nas metáfises; além disso, há aumento de volume das articulações costocondrais. Alguns pacientes foram tratados com HSCT.

SÍNDROME DE WISKOTT-ALDRICH

A síndrome de Wiskott-Aldrich é um distúrbio recessivo ligado ao X, caracterizado por dermatite atópica, púrpura trombocitopênica com megacariócitos de aparência normal, mas pequenas plaquetas defeituosas, e suscetibilidade à infecção.

Genética e patogênese

A proteína da síndrome de Wiskott-Aldrich (WASP) liga CDC42 H2 a Rac, membros da família Rho de guanosina trifosfatases. A WASP controla a montagem dos filamentos de actina necessários para a migração celular e as interações célula a célula.

Manifestações clínicas

Os pacientes geralmente apresentam sangramento prolongado no local da circuncisão ou diarreia sanguinolenta durante a infância. A princípio, a trombocitopenia não é causada por anticorpos antiplaquetários. De modo geral, há desenvolvimento de **dermatite atópica** e **infecções recorrentes** durante o primeiro ano de vida. *Streptococcus pneumoniae* e outras bactérias com cápsulas de polissacarídeos causam otite média, pneumonia, meningite e sepse. Mais tarde, infecções por agentes como *P. jirovecii* e herpes-vírus, tornam-se mais frequentes. Infecções, sangramento e neoplasias associadas ao EBV são as principais causas de morte.

Pacientes com esse defeito apresentam uma menor resposta imune humoral a antígenos polissacarídicos, como evidenciado pela ausência ou pela diminuição das iso-hemaglutininas e pouca ou nenhuma resposta na produção de anticorpos após a imunização com vacinas polissacarídicas. O padrão anticórpico predominante é o título sérico baixo de IgM, a elevação dos níveis de IgA e IgE e a concentração normal ou ligeiramente baixa de IgG. Devido a grave deficiência de anticorpos, esses pacientes devem receber reposição de imunoglobulina, independentemente dos níveis séricos dos diferentes isótipos. As porcentagens de linfócitos T são moderadamente reduzidas e as respostas linfocitárias aos mitógenos são deprimidas de maneira variável.

Tratamento

Um bom tratamento de suporte inclui nutrição adequada, reposição de imunoglobulinas, uso de vacinas mortas e tratamento agressivo do eczema e das infecções cutâneas associadas. O HSCT é o tratamento de escolha caso haja um doador compatível de alta qualidade e costuma ser curativo. O HSCT autólogo com correção de genes gerou benefícios contínuos em seis pacientes.

ATAXIA-TELANGIECTASIA

A ataxia-telangiectasia é uma síndrome complexa com anomalias imunológicas, neurológicas, endocrinológicas, hepáticas e cutâneas.

Genética e patogênese

A mutação do gene da ataxia-telangiectasia (*ATM*) codifica uma proteína essencial para as respostas a danos no DNA. Células de pacientes e de portadores heterozigotos apresentam maior sensibilidade a radiação ionizante, defeitos no reparo do DNA e anomalias cromossômicas frequentes.

Em geral, os testes *in vitro* da função linfocitária demonstram depressão moderada das respostas proliferativas a mitógenos de linfócitos T e B. As porcentagens de linfócitos T CD3 e CD4 são moderadamente reduzidas, com porcentagens normais ou maiores de CD8 e números elevados de linfócitos T γ/δ. O timo é muito hipoplásico, apresenta má organização e não possui corpúsculos de Hassall.

Manifestações clínicas

As características clínicas mais proeminentes são **ataxia cerebelar** progressiva, **telangiectasias oculocutâneas**, **doença sinopulmonar crônica**, alta incidência de neoplasias e imunodeficiência humoral e celular variável. A ataxia normalmente se torna evidente logo que essas crianças começam a andar e progride até que fiquem confinadas a uma cadeira de rodas, o que geralmente ocorre entre 10 e 12 anos de idade. As telangiectasias começam a se desenvolver aos 3 a 6 anos. A anomalia imunológica humoral mais frequente é a ausência seletiva de IgA, que ocorre em 50 a 80% desses pacientes. Os níveis de IgG2 ou IgG total podem estar diminuídos, enquanto os títulos de anticorpos específicos podem ser menores ou normais. As infecções sinopulmonares recorrentes ocorrem em cerca de 80% dos pacientes com ataxia-telangiectasia. Embora infecções virais comuns geralmente não causem sequelas graves, houve casos de varicela fatal. As neoplasias associadas à ataxia-telangiectasia normalmente são do tipo linforreticular, mas adenocarcinomas também são observados. Nos portadores de mutações que não apresentam a doença, a incidência de neoplasia é maior.

O tratamento da ataxia-telangiectasia é suporte.

SÍNDROME AUTOSSÔMICA DOMINANTE DE HIPER-IGE

Esta síndrome está associada à atopia de início precoce e a infecções recorrentes na pele e nos pulmões.

Genética e patogênese

A síndrome autossômica dominante de hiper-IgE é causada por mutações heterozigóticas no gene que codifica a molécula chamada de transdutor de sinal e ativador de transcrição 3 (STAT-3). Essas mutações têm efeito negativo dominante. As muitas características clínicas são causadas pela sinalização comprometida a jusante dos receptores de interleucina (IL) 6, interferona tipo I, IL-22, IL-10 e fator de crescimento epidérmico (EGF).

Manifestações clínicas

As principais características clínicas são abscessos estafilocócicos, pneumatoceles, osteopenia e características faciais incomuns. Há uma história desde a infância de abscessos estafilocócicos recorrentes em pele, pulmões, articulações, vísceras e outros locais. Desenvolvem-se pneumatoceles persistentes devido à pneumonia recorrente. Os pacientes costumam ter história de sinusite e mastoidite. *Candida albicans* é o segundo patógeno mais comum. Não são observados sintomas respiratórios alérgicos. A dermatite pruriginosa não é um eczema atópico típico e nem sempre persiste. A fronte pode ser proeminente, com olhos bem espaçados e profundos, ponte nasal ampla, ponta nasal grande e carnuda, prognatismo leve, assimetria facial e hemi-hipertrofia, embora sejam mais evidentes na idade adulta. Em crianças mais velhas, há retardo na perda dos dentes decíduos, fraturas recorrentes e escoliose.

Esses pacientes apresentam **concentração sérica excepcionalmente alta de IgE**; alta concentração sérica de IgD; concentrações normais de IgG, IgA e IgM; eosinofilia acentuada no sangue e no escarro; e baixas respostas humorais e celulares a neoantígenos. Tradicionalmente, níveis de IgE acima de 2.000 UI/mℓ confirmam o diagnóstico. No entanto, os títulos de IgE podem flutuar e até diminuir em adultos. Em neonatos e lactentes com dermatose pustular pruriginosa, os níveis de IgE são elevados para a idade e geralmente são próximos a 100. Estudos *in vitro* mostram porcentagens normais de linfócitos T, B e células NK no sangue, exceto por menor porcentagem de linfócitos T com fenótipo de memória (CD45RO) e ausência ou deficiência de linfócitos T *helper* (auxiliares) de tipo 17 (Th17). A maioria dos pacientes apresenta respostas proliferativas normais de linfócitos T a mitógenos, mas respostas muito baixas ou ausentes a antígenos ou células alogênicas de membros da família. Em sangue, escarro e cortes histológicos de linfonodos, baço e cistos pulmonares, a eosinofilia é impressionante.

Os corpúsculos de Hassall e a arquitetura tímica são normais. O tratamento costuma ser direcionado à prevenção de infecções com antimicrobianos e à reposição de imunoglobulina.

DEFICIÊNCIA DE DOCK8

A deficiência de DOCK8 (dedicador de citocinese 8) é uma doença autossômica recessiva que geralmente causa eczema gravíssimo na infância. As **infecções virais cutâneas** e a **suscetibilidade a CMV, EBV** e ***Cryptosporidium* spp.** são comuns (Figura 152.3). A suscetibilidade a infecções tende a piorar com o tempo, assim como as características laboratoriais da disfunção imune, geralmente com baixos números e baixa função proliferativa de linfócitos T. Embora os pacientes possam sobreviver até a idade adulta sem transplante, apresentam muitas complicações e grande comprometimento na qualidade de vida. Por esse motivo, a maioria dos pacientes é submetida a transplante no início da vida para evitar complicações posteriores.

A bibliografia está disponível no GEN-io.

152.3 Defeitos de Imunidade Inata

Jennifer R. Heimall e Kathleen E. Sullivan

O sistema imune inato é responsável pelas respostas de defesa mais antigas dos hospedeiros vertebrados. Entre seus componentes, estão a função de barreira física da pele e das mucosas, o sistema complemento, os neutrófilos, os macrófagos, as células dendríticas (DCs), as células NK e suas citocinas. A ativação da imunidade inata depende criticamente de um grupo de **receptores de reconhecimento de padrão (PRRs)** que respondem a infecções ou danos aos tecidos do hospedeiro em minutos. Todos esses receptores são codificados pela linhagem germinativa e, portanto, podem ser expressos por todas as células, onde são monitores importantíssimos para a detecção de **padrões moleculares associados a patógenos (PAMPs)**.

DEFEITOS EM RECEPTORES DE INTERFERONA-GAMA 1 E 2, RECEPTOR β_1 DE IL-12 E IL-12 P40

Entre os defeitos mais bem descritos da imunidade inata, estão aqueles associados à suscetibilidade a micobactérias não tuberculosas. Esses defeitos estão associados a anomalias no eixo de sinalização interferona-gama (IFN-γ)-IL-12.

Patogênese

A interleucina 12 é uma citocina secretada por macrófagos, neutrófilos e DCs em resposta à infecção por micobactérias e outros micróbios. A IL-12 interage com receptores nas células NK e nos linfócitos T para estimular a secreção de IFN-gama. O IFN-gama é essencial para ativação da secreção de fator de necrose tumoral alfa (TNF-alfa) por fagócitos e destruição do micróbio fagocitado. O IFN-gama ativa os

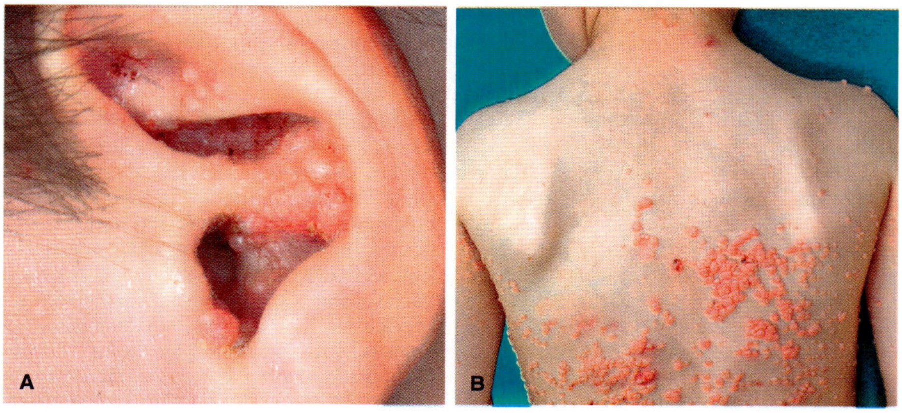

Figura 152.3 Áreas extensas de molusco no pavilhão auricular (**A**) e no tronco (**B**). (De Purcell C, Cant A, Irvine AD. DOCK8 primary immunodeficiency syndrome. Lancet. 2015;386: 982.)

fagócitos por meio da ligação ao receptor de IFN-gama 1 (IFN-γR1), encontrado em forma homodimérica associada à janus quinase 1 (Jak1), que recruta e se liga ao receptor de IFN-gama 2 (IFN-γR2) associado à janus quinase 2 (Jak2). A Jak1 e a Jak2 sofrem, então, transfosforilação, o que provoca a fosforilação de IFN-γR1 e o subsequente acoplamento à molécula chamada de transdutor de sinal e ativador da transcrição 1 (STAT1). O STAT1 fosforilado é homodimerizado e translocado para o núcleo celular para induzir a transcrição de genes. A deficiência de qualquer um desses componentes tem um impacto significativo na ativação dos fagócitos.

Manifestações clínicas

A deficiência de IFN-γR1 compromete a ligação e a sinalização de IFN-gama, o que impossibilita a formação de granulomas maduros e aumenta a **suscetibilidade a *Mycobacterium*** spp. e *Salmonella*. Existem formas autossômicas recessivas (AR) e autossômicas dominantes (AD) desse defeito. Nas formas AR, os defeitos podem ser parciais ou completos. Na forma AR completa, há desenvolvimento precoce de infecções disseminadas por micobactérias, além de alguns relatados de infecção por *Salmonella* não tifoide ou *Listeria monocytogenes*. O tratamento deve ser direcionado à infecção presente, e os múltiplos agentes antimicrobianos são usados sem interrupção. O HSCT tem sido utilizado após o controle da doença micobacteriana, mas requer condicionamento para possibilitar o enxerto mieloide necessário à correção da doença subjacente. Na forma AR parcial, a deficiência de IFN-γR1 também é associada a infecções disseminadas por micobactérias e *Salmonella*, com tratamento sintomático. Além disso, pode-se considerar a administração de IFN-gama para indução de níveis séricos mais altos da molécula. A forma AD é um defeito parcial na sinalização de IFN-gama e geralmente causa osteomielite por *Mycobacteria*, embora infecções por *Salmonella* e *Histoplasma* tenham sido descritas. Como o defeito AR parcial, esses pacientes podem ser submetidos à terapia antimicrobiana para o controle das infecções e receber injeções suplementares de IFN-gama. A deficiência de IFN-γR2 é um defeito AR que pode ocorrer em forma parcial ou completa. A forma completa é uma fenocópia do defeito completo em IFN-γR1 e apresenta infecções micobacterianas graves e disseminadas de início precoce. O tratamento das infecções é feito com múltiplos fármacos e de maneira ininterrupta. Além disso, a realização de HSCT pode ser considerada. Uma forma parcial de IFN-γR2 também causa infecções brandas por *Mycobacterium* ou *Salmonella*, mas que podem ser disseminadas. Essas infecções são controladas com antibioticoterapia, que pode ser interrompida após a resolução do quadro.

As deficiências de componentes do receptor de IL-12 (IL-12R) também foram descritas como herdadas de maneira AR; os defeitos podem ocorrer na cadeia IL-12 p40 ou na cadeia compartilhada IL-12/IL-23Rβ1 e prejudicam a secreção de IFN-gama, o que aumenta a suscetibilidade a *Mycobacterium* e *Salmonella*. As duas formas de defeitos de IL-12R caracterizam-se por doença relativamente branda, com alguma capacidade de formar lesões granulomatosas em resposta a infecções por micobactérias. Esses defeitos geralmente podem ser tratados com antimicrobianos e reposição de IFN-gama. Os defeitos parciais em STAT1, herdados de maneira AD, estão associados à suscetibilidade às micobactérias, enquanto os defeitos AR completos em STAT1 estão associados à suscetibilidade às micobactérias e a defeitos nas respostas a IFN-alfa e IFN-beta, levando ao desenvolvimento de infecções fulminantes por herpes-vírus. Outros defeitos associados à baixa produção de IFN-gama que aumentam a suscetibilidade às micobactérias são aqueles herdados em **ISG-15** e associados a calcificações cerebrais induzidos por *Mycobacterium*; e a deficiência de **RORγC**, que leva à ausência de linfócitos T produtores de IL-17, além da ausência de produção de IFN-gama. Os defeitos de RORγC estão associados ao maior risco de desenvolvimento de candidíase, além de infecções por micobactérias. Defeitos em **Tyk2**, herdados de forma AR, geralmente aumentam a suscetibilidade a bactérias, fungos e vírus intracelulares. As mutações AD no fator regulador de interferona 8 (*IRF8*) também estão associadas ao comprometimento da produção de IL-12 por CD1-DCs, aumentando o risco de infecção micobacteriana recorrente, que pode ser tratada com antimicrobianos.

DEFICIÊNCIA DE QUINASE ASSOCIADA A IL-1R 4 E DO FATOR DE DIFERENCIAÇÃO MIELOIDE 88

Os receptores *Toll-like* (**TLRs**) são os PRRs mais bem descritos em seres humanos e deficiências quase sempre aumentam a suscetibilidade a infecções.

Patogênese

Entre aqueles expressos na superfície celular, os TLRs 1, 2 e 6 interagem com lipoproteínas e são importantes na defesa contra bactérias e fungos, enquanto o TLR4 se liga a lipopolissacarídeos e tem papel importante na defesa contra bactérias Gram-negativas, além de interagir com a proteína de fusão do RSV. O TLR5 liga-se à flagelina, encontrada em muitas bactérias. Os demais TLRs (3, 7, 8 e 9) são expressos no interior das células, respondem a ácidos nucleicos e desencadeiam a resposta do hospedeiro à defesa viral. Ao interagirem com seu PAMP, os TLRs ativam uma cascata de sinalização intracelular que, na maioria dos casos, utiliza o gene de resposta primária de diferenciação mieloide 88 (MyD88) e a quinase 4 associada a IL-1R (IRAK4). A sinalização de TLR4 também é mediada por um adaptador indutor de interferona B com um domínio Toll/IL-1R (TRIF). Tanto a MyD88 quanto o TRIF podem levar à ativação da via do fator nuclear (NF)-κB por meio do complexo IKK para indução da produção de citocinas pró-inflamatórias. O complexo IKK é composto por IKKα, IKKβ e IKKγ (modulador essencial de NF-κB, ou NEMO).

Manifestações clínicas

As deficiências de *IRAK4* e *MYD88* têm características idênticas e estão associadas a infecções graves, como pneumonia, meningite ou sepse, causadas por microrganismos encapsulados no início da vida. Os principais microrganismos são *Staphylococcus aureus*, *Streptococcus pneumoniae*, *Haemophilus influenzae* e *Pseudomonas aeruginosa*. É um dos poucos tipos de imunodeficiência em que as infecções por clostrídios são observadas com maior frequência. A maioria dos pacientes apresenta maior risco de infecção após a adolescência. O tratamento geralmente se concentra na orientação de pais e médicos sobre a natureza possivelmente fatal das infecções, incentivando a realização oportuna de culturas e o uso empírico de antibióticos. Os pacientes podem ter **menor resposta febril**, e as características clínicas da infecção podem ser sutis.

Entre os primeiros defeitos descritos na sinalização de TLR estavam mutações ligadas ao X em *NEMO*, o que causa uma ampla gama de manifestações clínicas, em especial baixa resposta inflamatória. O NEMO é normalmente considerado parte da categoria de imunodeficiências combinadas, devido a seu impacto nas respostas imunes inatas e adaptativas. Os pacientes gravemente acometidos podem apresentar infecções disseminadas por *Mycobacterium*, infecções graves por microrganismos encapsulados, como *S. pneumoniae*, ou outras infecções oportunistas. Além do fenótipo infeccioso, esses pacientes caracteristicamente apresentam dentes cônicos ou em formato de pino, hipoidrose e hipotricose por displasia ectodérmica anidrótica (EDA). Os pacientes devem ser tratados com reposição de imunoglobulina, profilaxia antibiótica com sulfametoxazol/trimetoprima, azitromicina e/ou penicilina VK. O HSCT pode ser considerado, mas o enxerto de linhagem mieloide é necessário para a correção completa da imunodeficiência subjacente.

DEFICIÊNCIA DE CÉLULAS *NATURAL KILLER*

As células NK são os principais linfócitos do sistema imune inato. As células NK reconhecem células malignas e infectadas por vírus e medeiam sua eliminação. Indivíduos com ausência ou deficiências funcionais de células NK são raros e estão mais suscetíveis aos herpes-vírus (inclusive ao vírus da varicela-zóster, ao herpes-vírus simples (HSV), ao CMV e ao EBV), bem como ao papilomavírus. Vários defeitos genéticos estão associados a essas anomalias isoladas em células NK. Mutações autossômicas recessivas no gene *CD16* foram descritas em três famílias separadas e alteraram o primeiro domínio de tipo imunoglobulina desse importante receptor de ativação das células NK. Os pacientes com essas mutações têm células NK com função comprometida e maior suscetibilidade clínica a **herpes-vírus**. A deficiência AD de células NK ocorre em indivíduos com mutações no **fator de transcrição GATA2**. Esses pacientes apresentam citopenias e número muito baixo de monócitos. São extremamente suscetíveis ao **papilomavírus humano** (HPV), bem como a micobactérias. Acredita-se que, nesse último caso, a suscetibilidade seja decorrente de um defeito monocítico. Além disso, esses indivíduos são suscetíveis ao desenvolvimento de proteinose alveolar, mielodisplasia e leucemia. As mutações AR no gene *MCM4* gene foram identificadas em uma coorte de pacientes que apresentaram retardo de crescimento e suscetibilidade a herpes-vírus. Terapeuticamente, os pacientes devem ser mantidos sob profilaxia antiviral e o HSCT tem sido bem-sucedido em certos casos.

DEFEITOS NAS RESPOSTAS INATAS ÀS INFECÇÕES VIRAIS

Defeitos nas vias de sinalização JAK-STAT e nas vias de sinalização TLR foram implicados em pacientes com maior suscetibilidade a infecções virais graves. Os defeitos AR em STAT1 provocam ausência completa de resposta ao IFN-gama e IFN-alfa/beta, afetando a função de linfócitos T e células NK, bem como de monócitos. Isso leva ao desenvolvimento de infecções micobacterianas disseminadas e infecções graves por herpes-vírus, inclusive casos recorrentes de **encefalite por HSV** e doença linfoproliferativa desencadeada por EBV. Nesses pacientes, recomendam-se antibioticoterapia ao longo da vida para a proteção contra micobactérias e terapia antiviral para herpes-vírus. A realização de HSCT também deve ser considerada. Defeitos em STAT2, herdados de maneira AR, são responsáveis por um estímulo fraco dos linfócitos T e células NK para produzir IFN-alfa e IFN-beta, levando ao aumento da suscetibilidade a vírus, em particular o desenvolvimento de **sarampo disseminado por cepa vacinal** com acometimento do sistema nervoso central (SNC), apesar da síntese anticorpos em títulos normais em resposta à vacina. O fator de resposta da interferona 7 (IRF7) é importante na indução de IFN-alfa/beta por meio de vias dependentes e independentes de MyD88 da sinalização de TLR. Os defeitos AR em IRF7 foram associados a problemas respiratórios graves e infecção por influenza A em um paciente com respostas vacinais e populações normais de linfócitos T e B.

A encefalite por HSV-1 foi associada a um grupo de defeitos na sinalização de TLR que diminuem a produção de IFN-alfa/beta/gama e comprometem a imunidade ao HSV-1, mas não a outras infecções virais. A primeira a ser descrita foi a deficiência de UNC93B1, uma proteína envolvida no tráfico de TLRs 7 e 9 e herdada de maneira AR. Posteriormente, defeitos em TLR3 e TRIF, bem como em outras moléculas de sinalização da via TLR, fator de necrose tumoral (TNF), fator associado ao receptor 3 (TRAF3) e quinase 1 de ligação a tanque (TBK1) foram descritos como causadores de diminuição da produção de IFN-alfa/beta/gama e do aumento do risco de encefalite esporádica por HSV-1, que pode ser recorrente. Os sintomas foram controlados pela profilaxia com aciclovir.

DEFEITOS NAS RESPOSTAS INATAS A FUNGOS

Embora a **candidíase mucocutânea crônica (CMC)** possa ser associada a CID, distúrbios em linfócitos T e síndromes de hiper-IgE, também existem defeitos inatos conhecidos por causá-la (ver Capítulo 151). Os mais comuns são mutações AD de ganho de função em *STAT1*, em que a maior resposta a IFN-alfa/beta/gama diminui a diferenciação Th17. Além de CMC, esses pacientes também são mais suscetíveis a infecções bacterianas, fúngicas e virais por HSV, autoimunidade e enteropatia. Pacientes com CMC são tratados com profilaxia antifúngica, antibacteriana e aciclovir. Além disso, o HSCT deve ser considerado como opção terapêutica. Mutações em IL-17RA e IL-17F foram descritas como responsáveis pelo aumento do risco de CMC; as deficiências de IL-17RA e IL-17F estão associadas à foliculite por *S. aureus*, provavelmente devido à menor produção de betadefensina na pele. O tratamento inclui **fluconazol** e profilaxia com sulfametoxazol/trimetoprima. A proteína 2 de interação com TRAF3 (TRAF3IP2) associa-se a IL-17RA à ligação de IL-17; mutações AR em TRAF3IP2 foram descritas em pacientes com CMC, blefarite, foliculite e macroglossia. A CMC também é observada em 25% dos pacientes com defeitos em IL-12RB1 e IL12 p40. Infecções fúngicas invasivas, inclusive **dermatofitoses** invasivas e abscessos cerebrais por *Candida*, foram observadas além de CMC em pacientes com defeitos AR na CARD9. A CARD9 leva à produção de citocinas induzidas por NF-κB em resposta a PAMPS fúngicos que se ligam a receptores de lectina do tipo C, inclusive dectina 1, dectina 2 e MINCLE. Tanto o fator estimulador de colônias de granulócitos e macrófagos (GM-CSF) quanto o fator estimulador de colônias de granulócitos (G-CSF) foram utilizados com sucesso no controle de lesões cerebrais refratárias. Uma vez identificados, esses pacientes devem ser mantidos sob profilaxia com fluconazol.

A bibliografia está disponível no GEN-io.

152.4 Tratamento da Imunodeficiência Celular ou Combinada

Kathleen E. Sullivan e Rebecca H. Buckley

Um bom tratamento de suporte, com prevenção e tratamento de infecções, é fundamental enquanto os pacientes aguardam a terapia mais definitiva (Tabela 152.2). Também é importante conhecer os patógenos que causam doenças em pacientes com defeitos imunológicos específicos.

O transplante de células-tronco compatíveis com o complexo principal de histocompatibilidade (MHC) ou de células-tronco hematopoéticas parentais haploidênticas (com semicompatibilidade) com depleção rigorosa de linfócitos T é o tratamento de escolha em pacientes com defeitos fatais de linfócitos T ou de linfócitos T e B combinados. O principal risco para o receptor de transplantes de medula óssea ou células-tronco do sangue periférico é a GVHD desencadeada pelos linfócitos T do doador. Pacientes com formas menos graves de imunodeficiência celular, como algumas formas de CID, síndrome de Wiskott-Aldrich, deficiência de citocinas e deficiência de antígeno de MHC, rejeitam até mesmo enxertos de medula com antígeno leucocitário humano (HLA) idêntico, a menos que o tratamento de quimioablação seja realizado antes do transplante. Vários pacientes com essas doenças foram tratados com sucesso com transplante de células-tronco hematopoéticas após o condicionamento.

Mais de 90% dos pacientes com imunodeficiência primária submetidos ao transplante de medula com HLA idêntico sobrevivem com a reconstituição imunológica. Os transplantes de medula haploidêntica com depleção de linfócitos T em pacientes com imunodeficiência primária tiveram seu maior sucesso em pacientes com SCID, que não necessitam de condicionamento pré-transplante ou profilaxia de GVHD pós-transplante. Dos pacientes com SCID, 92% sobreviveram após transplante de medula parental submetida à depleção de linfócitos T administrada logo após o nascimento, quando o lactente era saudável, sem quimioterapia pré-transplante ou profilaxia pós-transplante de GVHD. O transplante de medula óssea continua a ser a terapia mais importante e eficaz para a SCID. Na SCID por deficiência de ADA e ligada ao X, houve sucesso na correção dos defeitos imunológicos com a transferência gênica *ex vivo* para células-tronco hematopoéticas autólogas. A terapia genética também foi eficaz na síndrome de Wiskott-Aldrich. Os primeiros protocolos de terapia genética para SCID ligada ao X causaram **mutagênese por inserção** e desenvolvimento de clones de linfócitos T de tipo leucêmico ou linfoma em alguns pacientes. A modificação do protocolo de terapia genética reduziu bastante o risco de mutagênese por inserção.

152.5 Desregulação Imune com Autoimunidade ou Linfoproliferação

Jennifer W. Leiding, Kathleen E. Sullivan e Rebecca H. Buckley

As doenças primárias de imunodeficiência caracterizadas por desregulação imunológica, autoimunidade e autoinflamação são defeitos monogênicos do sistema imune. Essas doenças multissistêmicas complexas geralmente têm fenótipo progressivo com autoimunidade órgão-específica, suscetibilidade a determinadas infecções e linfoproliferação.

Tabela 152.2 Infecção em hospedeiro comprometido por síndromes de imunodeficiências de linfócitos B e T.

SÍNDROME DE IMUNODEFICIÊNCIA	MICRORGANISMOS OPORTUNISTAS ISOLADOS COM MAIOR FREQUÊNCIA	ABORDAGEM AO TRATAMENTO DAS INFECÇÕES	PREVENÇÃO DAS INFECÇÕES
Imunodeficiências de linfócitos B	Bactérias encapsuladas (*Streptococcus pneumoniae, Staphylococcus aureus, Haemophilus influenzae* e *Neisseria meningitidis*), *Pseudomonas aeruginosa, Campylobacter* spp., enterovírus, rotavírus, *Giardia lamblia, Cryptosporidium* spp., *Pneumocystis jirovecii, Ureaplasma urealyticum* e *Mycoplasma pneumoniae*	IVIG, 200 a 800 mg/kg Tentativa vigorosa de obtenção de amostras para cultura antes da terapia antimicrobiana Incisão e drenagem de abscessos presentes Escolha do antibiótico conforme os dados do antibiograma	Manutenção com IVIG em pacientes com defeitos quantitativos e qualitativos no metabolismo de IgG (400 a 800 mg/kg a cada 3 a 5 semanas) Na doença respiratória recorrente crônica, muita atenção à drenagem postural Em alguns casos (doença recorrente ou crônica em pulmão ou otite média), administração profilática de ampicilina, penicilina ou sulfametozaxol/trimetoprima
Imunodeficiências de linfócitos T	Bactérias encapsuladas (*S. pneumoniae, H. influenzae, S. aureus*), bactérias intracelulares facultativas (*Mycobacterium tuberculosis*, outras *Mycobacterium* spp. e *Listeria monocytogenes*); *Escherichia coli; P. aeruginosa; Enterobacter* spp.; *Klebsiella* spp.; *Serratia marcescens; Salmonella* spp.; *Nocardia* spp.; vírus (citomegalovírus, herpes-vírus simples, vírus da varicela-zóster, vírus Epstein-Barr, rotavírus, adenovírus, enterovírus, vírus sincicial respiratório, vírus da rubéola, vírus da vacínia e vírus da parainfluenza); protozoários (*Toxoplasma gondii* e *Cryptosporidium* spp.); e fungos (*Candida* spp., *Cryptococcus neoformans, Histoplasma capsulatum* e *P. jirovecii*)	Tentativa vigorosa de obtenção de amostras para cultura antes da terapia antimicrobiana Incisão e drenagem de abscessos presentes Escolha do antibiótico conforme os dados do antibiograma Instituição precoce de tratamento antiviral para infecções por herpes simples, citomegalovírus e varicela-zóster Antimicrobianos tópicos e não absorvíveis são frequentemente usados	Administração profilática de sulfametoxazol/trimetoprima para prevenção de pneumonia por *P. jirovecii* Administração oral de antimicrobianos não absorvíveis para redução da concentração da microbiota intestinal Não administrar vacinas vivas ou com o bacilo de Calmette-Guérin Triagem cuidadosa para detecção de tuberculose

IVIG, imunoglobulina intravenosa. (De Stiehm ER, Ochs HD, Winkelstein JA. *Immunologic disorders in infants and children*, 5. ed. Philadelphia: Saunders; 2004.)

SÍNDROME LINFOPROLIFERATIVA AUTOIMUNE

A síndrome linfoproliferativa autoimune (**ALPS**), também conhecida como síndrome de Canale-Smith, é um distúrbio da apoptose linfocitária que gera populações policlonais de linfócitos T (linfócitos T duplo-negativos) que expressam receptores de antígeno CD3 e alfa/beta, mas não apresentam os correceptores CD4 ou CD8 (receptor de linfócitos T alfa/beta $CD3^+$, $CD4^-CD8^-$). Esses linfócitos T respondem mal a antígenos ou mitógenos e não produzem fatores de crescimento ou sobrevida (IL-2). Na maioria dos pacientes, o defeito genético é uma mutação na linha germinativa ou somática no gene *FAS*, que produz um receptor de superfície celular da superfamília do receptor de TNF (TNFRSF6) e que, quando estimulado por seu ligante, leva à morte celular programada (Tabela 152.3). A sobrevida persistente desses linfócitos provoca desregulação imunológica e autoimunidade. A ALPS também é causada por outros genes na via Fas (*FASLG* e *CASP10*). Além disso, os distúrbios do tipo ALPS estão associados a outras mutações: distúrbio linfoproliferativo autoimune associado a RAS (RALD), deficiência de caspase 8, deficiência de proteína associada ao Fas com domínio da morte (FADD) e deficiência de proteinoquinase C delta (PRKCD). Esses distúrbios provocam graus variados de imunodeficiência, autoimunidade e linfoproliferação.

Manifestações clínicas

A ALPS caracteriza-se por **autoimunidade, linfadenopatia crônica persistente ou recorrente**, esplenomegalia, hepatomegalia (em 50% dos casos) e hipergamaglobulinemia (IgG, IgA). Muitos pacientes adoecem no primeiro ano de vida e a maioria é sintomática aos 5 anos. A linfadenopatia pode ser impressionante (Figura 152.4). A esplenomegalia pode produzir hiperesplenismo. A autoimunidade também produz anemia (anemia hemolítica Coombs-positiva) ou trombocitopenia ou neutropenia leve. O processo linfoproliferativo (linfadenopatia, esplenomegalia) pode

Tabela 152.3 Critérios diagnósticos revistos para a síndrome linfoproliferativa autoimune.*

CRITÉRIOS NECESSÁRIOS

1. Linfadenopatia não maligna e não infecciosa e/ou esplenomegalia crônica (> 6 meses)
2. Elevação dos números de linfócitos T duplo-negativos ($CD3^+TCR\alpha\beta^+CD4^-CD8^-$) (≥ 1,5% dos linfócitos totais ou 2,5% dos linfócitos $CD3^+$) na presença de contagens normais ou elevadas de linfócitos

CRITÉRIOS ACESSÓRIOS

Primários

1. Defeitos na apoptose de linfócitos (em dois estudos separados)
2. Mutação patogênica somática ou na linhagem germinativa em *FAS, FASLG* ou *CASP10*

Secundários

1. Elevação dos níveis plasmáticos de sFasL (> 200 pg/mℓ) OU elevação dos níveis plasmáticos de interleucina 10 (> 20 pg/mℓ) OU elevação dos níveis séricos ou plasmáticos de vitamina B_{12} (> 1.500 ng/ℓ) OU elevação dos níveis plasmáticos de interleucina 18 > 500 pg/mℓ
2. Achados imuno-histológicos típicos revistos por um hemopatologista experiente
3. Citopenias autoimunes (anemia hemolítica, trombocitopenia ou neutropenia) E elevação dos títulos de imunoglobulina G (hipergamaglobulinemia policlonal)
4. História familiar de linfoproliferação não maligna/não infecciosa com ou sem autoimunidade

*O diagnóstico *definitivo* baseia-se na presença dos dois critérios necessários e um critério acessório primário. O diagnóstico *provável* fundamenta-se na presença dos dois critérios necessários e um critério acessório secundário. (De Petty RE, Laxer RM, Lindsley CB, Wedderburn LR, editors. Textbook of pediatric rheumatology, 7. ed. Philadelphia: Elsevier; 2016.)

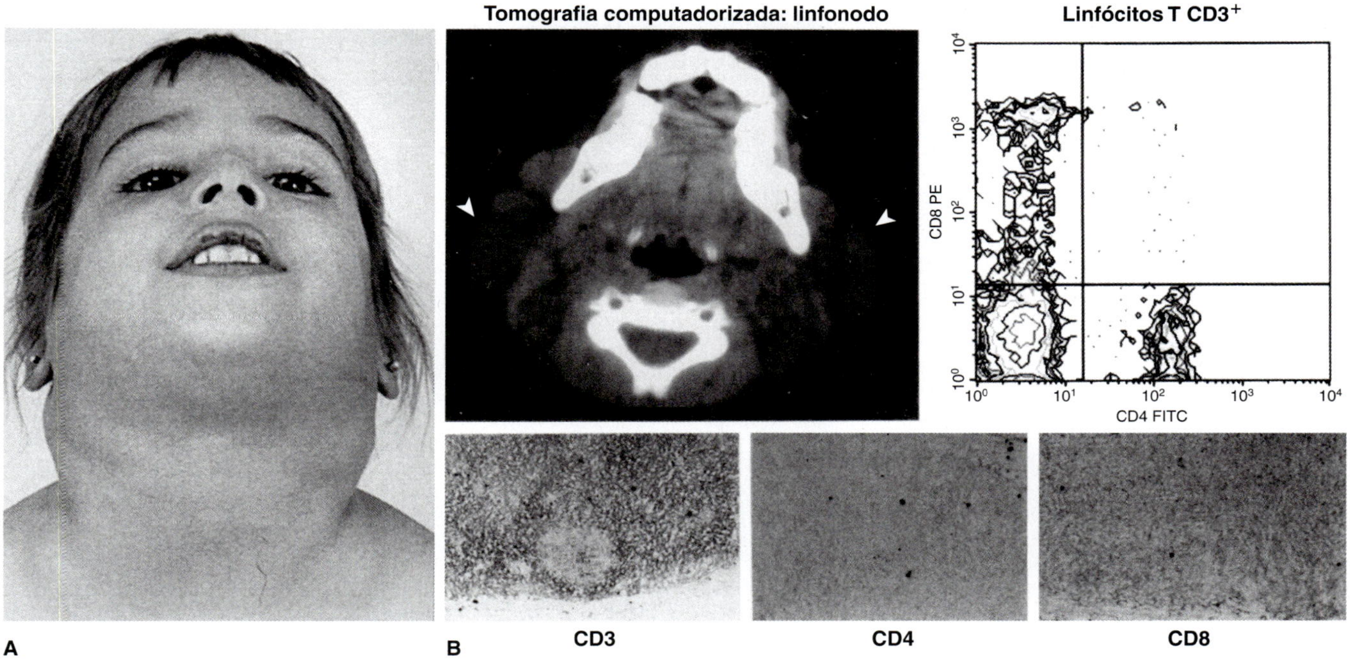

Figura 152.4 Características clínicas, radiográficas, imunológicas e histológicas da síndrome linfoproliferativa autoimune. **A.** Vista frontal de paciente dos National Institutes of Health. **B.** *Acima, no meio*, uma tomografia computadorizada do pescoço mostra o aumento de volume dos linfonodos pré-auriculares, cervicais e occipitais. As *pontas de seta* indicam os linfonodos mais proeminentes. Os painéis *superiores direitos* mostram a análise por citometria de fluxo dos linfócitos T do sangue periférico de um paciente com síndrome linfoproliferativa autoimune (ALPS), com expressão de CD8 no eixo vertical e CD4 no eixo horizontal. O *quadrante inferior esquerdo* contém linfócitos T $CD4^-CD8^-$ (duplo-negativos), geralmente presentes em < 1% dos linfócitos T que expressam o receptor alfa/beta. Os *painéis inferiores* mostram a marcação de CD3, CD4 e CD8 em cortes seriados de um espécime de biopsia de linfonodo de um paciente com ALPS e também revelam os grandes números de linfócitos T $DNCD3^+CD4^-CD8^-$ (duplo-negativos) presentes nas áreas interfoliculares do linfonodo. (Adaptada de Siegel RM, Fleisher TA. The role of Fas and related death receptors in autoimmune and other disease states. J Allergy Clin Immunol. 1999;103:729-738.)

regredir ao longo do tempo, mas a autoimunidade não desaparece e se caracteriza por exacerbações e recidivas frequentes. Outras manifestações características autoimunes são urticária, uveíte, glomerulonefrite, hepatite, vasculite, paniculite, artrite e acometimento do SNC (convulsões, dores de cabeça, encefalopatia).

As neoplasias também são mais comuns em pacientes com ALPS. São exemplos os linfomas de Hodgkin e não Hodgkin e os tumores de tecido sólido de tireoide, pele, coração ou pulmão. A ALPS é uma causa da síndrome de Evan (trombocitopenia imune e anemia hemolítica imune).

Diagnóstico

As anomalias laboratoriais dependem da resposta dos órgãos linfoproliferativos (hiperesplenismo) ou do grau de autoimunidade (anemia, trombocitopenia). Pode haver linfocitose ou linfopenia. A Tabela 152.3 lista os critérios para o diagnóstico. A citometria de fluxo ajuda a identificar o tipo de linfócito (Figura 152.4). A análise genética funcional do gene *TNFRSF6* geralmente revela a presença de uma mutação heterozigótica.

Tratamento

A rapamicina (sirolimo) geralmente controla a adenopatia e as citopenias autoimunes. As neoplasias podem ser tratadas com os protocolos habituais utilizados em pacientes não acometidos por ALPS. O transplante de células-tronco é outra opção no tratamento das manifestações autoimunes da ALPS.

SÍNDROME DE DESREGULAÇÃO IMUNE, POLIENDOCRINOPATIA E ENTEROPATIA LIGADA AO X

Essa síndrome de desregulação imune caracteriza-se pelo aparecimento de diarreia aquosa (enteropatia autoimune) nas primeiras semanas ou meses de vida, erupção cutânea eczematosa (eritrodermia em neonatos), diabetes melito dependente de insulina, hipertireoidismo ou mais frequentemente hipotireoidismo, alergias graves e outros distúrbios autoimunes (anemia hemolítica Coombs-positiva, trombocitopenia, neutropenia). Também foram relatadas erupções cutâneas psoriasiformes ou ictiosiformes e alopecia.

A síndrome de desregulação imune, poliendocrinopatia e enteropatia ligada ao X (**IPEX**) é causada por uma mutação no gene *FOXP3*, que codifica um fator de transcrição (*forkhead-winged helix transcription factor, scurfin*) envolvido na função e no desenvolvimento de linfócitos T reguladores CD4+CD25+ (Tregs). A ausência de Tregs pode predispor à ativação anormal de linfócitos efetores. Mutações dominantes de ganho de função em STAT1 e outras mutações genéticas (Tabela 152.4) produzem uma síndrome similar à IPEX, também associada ao comprometimento de Tregs.

Manifestações clínicas

A diarreia aquosa com **atrofia de vilosidades intestinais** causa déficit do crescimento na maioria dos pacientes. As lesões cutâneas (geralmente eczema) e o diabetes dependente de insulina começam na infância. Linfadenopatia e esplenomegalia também são observadas. Infecções bacterianas graves (meningite, sepse, pneumonia, osteomielite) podem estar relacionadas com neutropenia, desnutrição ou desregulação imune. Os resultados de exames laboratoriais refletem as doenças autoimunes associadas, a desidratação e a desnutrição. Além disso, os níveis séricos de IgE são elevados, com títulos normais de IgM, IgG e IgA. O diagnóstico é clínico e por análise de mutações no gene *FOXP3*.

Tratamento

A inibição da ativação de linfócitos T por ciclosporina, tacrolimo ou sirolimo com corticosteroides é o tratamento de escolha, junto aos cuidados específicos à endocrinopatia e a outras manifestações de autoimunidade. Esses agentes são normalmente usados como uma ponte para o transplante. O HSCT é a única possibilidade de cura da IPEX.

Tabela 152.4 Características clínicas e laboratoriais de IPEX e doenças similares.

	IPEX	CD25	STAT5B	STAT1	ITCH
AUTOIMUNIDADE					
Eczema	+++	+++	++	++	++
Enteropatia	+++	+++	++	++	++
Endocrinopatia	+++	++	+	++	++
Doença alérgica	+++	+	+	++	++
Citopenias	++	++	++	–	
Doença pulmonar	+	++	+++	+	+++
INFECÇÕES					
Leveduras	–	++	–	+++	–
Herpes-vírus	–	+++ (EBV/CMV)	++ (VZV)	++	–
Bacterianas	+/–	++	++	++	+
Características associadas	Não há	Não há	Atraso de crescimento	Anomalias vasculares	Atraso de crescimento e dismorfia
Imunoglobulinas séricas	Títulos elevados	Títulos elevados ou normais	Títulos elevados ou normais	Títulos baixos, normais ou altos	Títulos elevados
Concentração sérica de IgE	Elevada	Normal ou elevada	Normal ou elevada	Normal ou com elevação branda	Elevada
Expressão de CD25	Normal	Ausente	Normal ou baixa	Normal	Não testada
$CD4^+CD45RO$	Elevada	Elevada	Elevada	Normal ou alta	Não testada
Expressão de FOXP3	Ausente ou normal	Normal ou baixa	Normal ou baixa	Normal	Não testada
IGF-1, IGFBP-3	Normal	Normal	Baixa	Normal	Não testada
Prolactina	Normal	Normal	Elevada	Normal	Não testada

CMV, citomegalovírus; EBV, vírus Epstein-Barr; IGF-1, fator de crescimento insulina-símile 1; IGFBP-3, proteína ligante de fator de crescimento insulina 3; IPEX, desregulação imune, poliendocrinopatia e enteropatia ligadas ao X; VZV, vírus da varicela-zóster; ITCH, deficiência de ubiquitina ligase. (De Verbsky JW, Chatila TA. Immune dysregulation, polyendocrinopathy, enteropathy, X-linked (IPEX) and IPEX-related disorders: an evolving web of heritable autoimmune diseases. *Curr Opin Pediatr.* 2013;25:709.)

DEFICIÊNCIA DE ANTÍGENO DE LINFÓCITO T CITOTÓXICO 4 (CTLA4)

Pacientes com deficiência de CTLA4 perdem a capacidade de manutenção de tolerância imunológica, o que leva ao desenvolvimento de uma doença caracterizada por autoimunidade e infiltração linfocítica multiorgânica em órgãos linfoides ou não. O CTLA4, também conhecido como CD152, é um receptor proteico expresso por linfócitos T ativados. Essa molécula atua como um ponto de vigilante imunológico, regulando negativamente as respostas imunes, na ativação dos linfócitos T. A deficiência de CTLA4 é herdada de maneira haploinsuficiente.

As principais características são as citopenias autoimunes, a **infiltração linfoide de órgãos linfoides e não linfoides**, a doença granulomatosa, a hipogamaglobulinemia e as infecções respiratórias recorrentes. Os órgãos não linfoides mais afetados pela infiltração linfoide são o cérebro e o trato gastrintestinal (GI). O fenótipo imune de pacientes com deficiência de CTLA4 inclui redução dos números de linfócitos T *naïve* ($CD4^+CD45RA^+CD62\ \ell^+$), perda de linfócitos B circulantes e menor expressão de Treg. O tratamento é específico à sintomatologia, embora o uso de abatacepte, uma proteína de fusão CTLA4-Ig, tenha diminuído os sintomas específicos da doença em vários pacientes. Nos casos refratários à terapia, *o HSCT levou à remissão dos sintomas e à cura da doença.*

DEFICIÊNCIA DE PROTEÍNA DE ANCORAGEM *BEIGE-LIKE* RESPONSIVA A LIPOPOLISSACARÍDEO (LPS) (LRBA)

Mutações homozigóticas em *LRBA* causam uma síndrome de início precoce de hipogamaglobulinemia, autoimunidade, linfoproliferação e doença inflamatória intestinal. A LRBA é membro da família de proteínas PH-BEACH-WD40 (de *pleckstrin homology-beige and Chediak-Higashi-tryptophan-aspartic acid dipeptide*). Sabe-se muito pouco sobre a função de LRBA. No entanto, em linfócitos T normais, encontra-se a LRBA com CTLA4 nos endossomos de reciclagem. Isso sugere que possa ter um papel específico na regulação dessas estruturas. Mutações homozigóticas em *LRBA* anulam a expressão da proteína LRBA.

A desregulação imune composta por enteropatia, citopenias autoimunes, **doença pulmonar intersticial** granulomatosa-linfocítica, **linfadenopatia** e hepatomegalia ou esplenomegalia são as manifestações mais comuns. Outros sintomas menos comuns de desregulação imune são granulomas cerebrais, diabetes melito tipo 1, alopecia, uveíte, miastenia *gravis* e eczema. Muitos pacientes apresentam déficit de crescimento, agravado principalmente pela enteropatia. Infecções bacterianas, fúngicas e virais foram relatadas em cerca de 50% dos pacientes. O fenótipo imune é variável, mas pode consistir em quantidades reduzidas de linfócitos T ($CD3^+$), altos números de linfócitos T duplo-negativos ($CD3^+CD4^-CD8^-$), proliferação normal de linfócitos T em resposta a mitógenos e antígenos e números reduzidos de Tregs ($CD4^+CD25^+FoxP3^+$), células NK ($CD56^+$) e linfócitos B ($CD19^+$). Os títulos de imunoglobulina também são variáveis; a hipogamaglobulinemia é frequente.

O tratamento é focado na resolução dos aspectos de desregulação imune com a imunossupressão. Corticosteroides, reposição de imunoglobulina, micofenolato mofetila, tacrolimo, rapamicina, budesonida, ciclosporina, azatioprina, rituximabe, infliximabe e hidroxicloroquina foram utilizados com eficácia parcial. O abatacepte foi bem-sucedido no tratamento das características de desregulação imune. O HSCT também foi realizado com sucesso em pacientes com deficiência de LRBA.

SÍNDROMES DE FOSFOINOSITÍDEO 3-QUINASE (PI3 K) δ ATIVADO

Essas síndromes são imunodeficiências primárias que causam um espectro de imunodeficiência, linfadenopatia e senescência de linfócitos T. As moléculas de PI3 K são compostas por uma subunidade catalítica p110 (p110α, p110β ou p110δ) e uma subunidade reguladora (p85α, p55α, p50α, p85β ou p55γ). Os PI3 K convertem o 4,5-bifosfato de fosfatidilinositol em 3,4,5-trifosfato de fosfatidilinositol (PIP_3), um importante segundo mensageiro.

Mutações autossômicas dominantes de ganho de função em *PIK3CD*, o gene que codifica a unidade catalítica, p110δ, hiperativam a sinalização por PI3 Kδ. As mutações AD em *PI3 KR*, o gene que codifica a subunidade reguladora (p85α, p55α e p50α) de PI3 Ks, estão associadas ao mesmo fenótipo. Defeitos nessa via levam ao desenvolvimento de uma síndrome de linfoproliferação crônica e à senescência de linfócitos T.

As características mais comuns são o início precoce de infecções do trato respiratório, linfadenopatia não infecciosa e hepatosplenomegalia. Uma grande proporção de pacientes desenvolve **bronquiectasia** precoce devido à pneumonia recorrente. As infecções por herpes-vírus persistentes, graves ou recorrentes são comuns. Em geral, a **linfadenopatia** começa na infância e acompanha os sítios de infecção. No entanto, a linfadenopatia pode ser difusa e geralmente está associada à viremia crônica por CMV ou EBV. A **hiperplasia linfoide da mucosa** dos tratos respiratório e gastrintestinal também é frequente. Histologicamente, os linfonodos apresentam hiperplasia folicular atípica. As **citopenias autoimunes** são as manifestações autoimunes mais frequentes, mas também há glomerulopatias, doença tireoidiana mediada por autoanticorpos e colangite esclerosante. O linfoma de início precoce, já no segundo ano de vida, foi relatado e é uma das principais causas de mortalidade. Pode ocorrer comprometimento do crescimento, afetando peso e altura, e atraso no desenvolvimento com leve comprometimento cognitivo.

O imunofenótipo consiste em redução dos números de linfócitos T *naïve* ($CD3^+CD4^+$) e linfócitos B ($CD19^+$) com contagens normais de células NK ($CD56^+$). Mais especificamente, um número reduzido de células recém-saídas do timo ($CD3^+CD4^+CD45RA^+CD31^+$), números maiores de linfócitos e números aumentados de linfócitos B de transição ($CD19^+IgM^+CD38^+$) e números menores de linfócitos B de memória que não sofreram mudança de classe ($CD19^+IgD^+CD27^+$) e de linfócitos B de memória que sofreram mudança de classe ($CD19^+IgD^+CD27^+$) caracterizam a doença. Os títulos de imunoglobulina são variáveis, mas geralmente há maiores T citotóxicos efetores de memória ($CD3^+CD8^+CCR7^-CD45RA^{+/-}$), quantidades séricas de IgM, níveis normais ou reduzidos de IgG e níveis normais ou reduzidos de IgA.

O tratamento é específico aos sintomas, mas pode incluir profilaxia antimicrobiana e reposição de imunoglobulinas. Vários agentes imunossupressores (p. ex., rituximabe, rapamicina) têm sido utilizados no tratamento da doença linfoproliferativa e das citopenias autoimunes frequentemente presentes. O HSCT tem sido realizado com sucesso em indivíduos refratários à terapia medicamentosa.

DEFEITOS NA VIA DO TRANSDUTOR DE SINAL E ATIVADOR DA TRANSCRIÇÃO (STAT)

A via de transdução de sinal JAK-STAT é usada pelos receptores de citocina tipo 1 e tipo 2 da maioria das células hematopoéticas. As citocinas ligam-se a seu receptor cognato, o que desencadeia as vias JAK-STAT e leva à regulação positiva dos genes envolvidos na resposta imune contra muitos patógenos. Existem quatro proteínas JAK (Jak1, Jak2, Jak3, Tyk2) e seis STATs (1 a 6). Mutações em várias proteínas JAKs e STATs causam imunodeficiência. A Tabela 152.5 inclui doenças que afetam as proteínas STAT e se caracterizam por desregulação imunológica. A imunossupressão crônica é necessária para o controle dos defeitos de STAT. O ruxolitinibe, um inibidor de JAK-STAT, tem sido utilizado com algum sucesso. Com o advento das terapias imunomoduladoras JAK-STAT, mais opções terapêuticas poderão ser usadas pelos pacientes.

DEFEITOS NA VIA DO FATOR NUCLEAR κB

As vias NF-κB podem ser canônicas (NF-κB1) ou não canônicas (NF-κB2). Na ativação celular, as duas vias levam à ativação e à translocação das proteínas NF-κB para o núcleo, onde iniciam respostas inflamatórias a jusante. Descreveram-se defeitos em muitas proteínas das duas vias. A Tabela 152.6 descreve os defeitos imunológicos das vias NF-κB que causam sintomas de desregulação imunológica ou autoimunidade. O tratamento de defeitos de NF-κB inclui a prevenção de infecções e a reposição de imunoglobulina; o HSCT também pode ser realizado.

DEFICIÊNCIA DO DOMÍNIO REPETIDO TETRATRICOPEPTÍDEO 7A (TTC7A)

A imunodeficiência combinada com defeitos em linfócitos T e B acompanhou por muito tempo a **atresia intestinal múltipla** hereditária. Mutações em *TTC7A* causam defeitos intestinais e imunológicos combinados. O TTC7A está envolvido no controle do ciclo celular, na organização citoesquelética, na forma, na polaridade e na adesão celular. A deficiência de TTC7A é herdada de maneira autossômica recessiva. A atresia intestinal múltipla com alteração da arquitetura do órgão é uma característica universal. Com frequência, mostra-se acompanhada por enterocolite grave de início precoce. Descreveu-se uma imunodeficiência com linfopenia grave de linfócitos T. Os defeitos em linfócitos B e células NK são variáveis. As respostas proliferativas de linfócitos T também são anormais. A hipogamaglobulinemia grave é comum. O tratamento inclui a remoção de áreas acometidas do intestino e a profilaxia antimicrobiana em pacientes imunodeficientes. O transplante intestinal também foi realizado com algum sucesso.

DEFICIÊNCIA DE ADENOSINA DEAMINASE 2 (DADA2)

A deficiência de ADA2 é uma causa de **vasculopatia, acidente vascular encefálico (AVE)** e imunodeficiência de aparecimento precoce. A DADA2 é secundária a mutações autossômicas recessivas na região cromossômica da síndrome do olho de gato 1 (*CECR1*), mapeada no cromossomo 22q11.1. A ADA2 revela-se importante no metabolismo da purina, convertendo adenosina em inosina e 2′-desoxiadenosina em 2′-desoxininosina. Não se conhece a patogênese em detalhes, mas ADA2 é secretada principalmente pelas células mieloides e a deficiência leva à regulação positiva dos genes pró-inflamatórios e ao aumento da secreção de citocinas pró-inflamatórias. A DADA2 caracteriza-se por inflamação crônica ou recorrente com elevação de proteínas de fase aguda e febre. As manifestações cutâneas são livedo reticular, *rash* maculopapular, nódulos, púrpura, eritema nodoso, fenômeno de Raynaud, lesões ulcerativas e necrose digital. O acometimento do SNC é variável, mas pode incluir ataques isquêmicos transitórios e AVE

Tabela 152.5 Defeitos de proteínas STAT associados à desregulação imune.

PROTEÍNA	LOF/GOF	COMPLICAÇÕES AUTOIMUNES OU INFLAMATÓRIAS	OUTRAS CARACTERÍSTICAS	IMUNOFENÓTIPO
STAT1	GOF	Enteropatia similar a IPEX, enteropatia, endocrinopatia, dermatite, citopenias	Infecções CMC Infecções virais NTM Leveduras dimórficas Doença respiratória bacteriana	Linfopenia variável, hipogamaglobulinemia, função anormal de linfócitos T, redução da expressão de Th17
STAT3	GOF	Enteropatia de início precoce, grave atraso de crescimento, linfoproliferação, citopenias autoimunes, doença pulmonar inflamatória, diabetes de tipo 1, dermatite, artrite	Infecções do trato respiratório Infecções por herpes-vírus Leucemia LGL de linfócitos T NTM	Aumento de linfócitos DNT ($CD3^+CD4^-CD8^-$) Hipogamaglobulinemia Linfopenia T Linfopenia B
STAT5B	LOF	Grave atraso de crescimento resistente ao hormônio do crescimento, pneumonia linfocítica intersticial, dermatite atópica	Infecções do trato respiratório Infecções virais	Linfopenia Redução de linfócitos Treg Redução de linfócitos T γδ Redução de células NK

STAT, transdutor de sinal e ativador de transcrição; GOF, ganho de função; LOF, perda de função; IPEX, desregulação imune, poliendocrinopatia e enteropatia ligadas ao X; CMC, candidíase mucocutânea crônica; NTM, micobactérias não tuberculosas; DNT, linfócitos T duplo-negativos.

Tabela 152.6 Defeitos de vias de fator nuclear κB associados à desregulação imune.

PROTEÍNA	HERANÇA	COMPLICAÇÕES AUTOIMUNES OU INFLAMATÓRIAS	OUTRAS CARACTERÍSTICAS	IMUNOFENÓTIPO
IKBKG (NEMO)	XL	Colite	Displasia ectodérmica Osteopetrose Linfedema Infecções bacterianas Infecções oportunistas Infecções por DNA vírus	Hipogamaglobulinemia Hiper IgM Hiper IgA Hiper IgD Más respostas anticórpicas Diminuição da função de células NK Diminuição de respostas a TLR
NF-κB1	AD	Pioderma gangrenoso Linfoproliferação Citopenia Hipotireoidismo Alopecia areata Enterite LIP NRH	Gastrite atrófica Carcinoma espinocelular Infecções do trato respiratório Infecções cutâneas superficiais Adenocarcinoma pulmonar Insuficiência respiratória Estenose aórtica Linfoma não Hodgkin	Hipogamaglobulinemia Deficiência de IgA
NF-κB2	AD	Alopecia total Traquioníquia Vitiligo Autoanticorpos: peroxidase tireoidiana, glutamato decarboxilase, tiroglobulina Insuficiência adrenal central	Infecções respiratórias virais Pneumonias Sinusite Otite média Herpes recorrente Asma Malformação de Chiari tipo 1 Doença intersticial pulmonar	Hipogamaglobulinemia de início precoce Baixas respostas vacinais Números variáveis de linfócitos B Baixo número de linfócitos B de memória que sofreram mudança de classe ($CD19^+CD27^+IgD^-$) Baixo número de linfócitos B da zona marginal ($CD19^+CD27^+IgD^+$)

XL, ligado(a) ao X; AD, autossômica dominante; LIP, pneumonia intersticial linfocítica; NRH, hiperplasia não regenerativa.

isquêmico ou hemorrágico. A neuropatia periférica é comum. As manifestações gastrintestinais são hepatosplenomegalia, gastrite, perfuração intestinal e hipertensão portal. A hipertensão nefrogênica é comum e pode estar associada à glomeruloesclerose ou à amiloidose. A imunodeficiência consiste em hipogamaglobulinemia e reduções variáveis nos títulos de IgM.

O tratamento com corticosteroides crônicos a longo prazo e agentes anti-TNF-α levou ao controle modesto das manifestações da doença. O HSCT teve sucesso em dois pacientes.

A bibliografia está disponível no GEN-io.

Seção 3
Sistema Fagocítico

Capítulo 153
Neutrófilos

Thomas D. Coates

RESPOSTA INFLAMATÓRIA FAGOCÍTICA

O sistema fagocítico inclui granulócitos (neutrófilos, eosinófilos e basófilos) e fagócitos mononucleares (monócitos e macrófagos teciduais). Os neutrófilos e fagócitos mononucleares compartilham funções importantes, incluindo as propriedades de ingerir partículas grandes e a morte microbiana. Os fagócitos participam principalmente da resposta imune inata, mas também ajudam a iniciar a imunidade adquirida. Os fagócitos mononucleares, incluindo macrófagos teciduais e monócitos circulantes, são discutidos no Capítulo 154.

Os neutrófilos atuam como o braço efetor rápido do sistema imune inato. Eles circulam na corrente sanguínea por apenas cerca de 6 horas (Tabela 153.1), mas, ao encontrarem sinais quimiotáticos específicos, aderem ao endotélio vascular e transmigram para dentro de tecidos. Lá eles ingerem e matam micróbios e liberam sinais quimiotáticos para recrutar mais neutrófilos e atrair células dendríticas e outros iniciadores da resposta imune adquirida.

HEMATOPOESE

O sistema progenitor hematopoético pode ser visto como uma sequência de compartimentos funcionais, sendo o compartimento mais primitivo composto de **células-tronco pluripotentes** muito raras, que têm alta capacidade de autorrenovação e dão origem a mais células-tronco maduras, incluindo células que estão comprometidas com o desenvolvimento linfoide ou mieloide (Figura 153.1). Células progenitoras linfoides comuns dão origem a precursores de células T e B e sua progênie madura (ver Capítulo 149). Células progenitoras mieloides comuns eventualmente dão origem a seus sucessores comprometidos de linhagem única que originarão precursores reconhecidos por meio de um processo gradual e aleatório de restrição de linhagem (ver Capítulo 473). A capacidade dos progenitores comprometidos de linhagem específica de proliferar e se diferenciar diante da demanda proporciona ao sistema hematopoético uma grande variabilidade de resposta à mudança das exigências para a produção de células sanguíneas maduras.

A proliferação, a diferenciação e a sobrevida de células progenitoras hematopoéticas imaturas são direcionadas por fatores de crescimento hematopoéticos, uma família de glicoproteínas (ver Capítulo 473). Além de regular a proliferação e diferenciação dos progenitores, esses fatores influenciam a sobrevida e função das células sanguíneas maduras. Durante a granulopoese e a monopoese, várias citocinas regulam as células em cada estágio de diferenciação, desde as células-tronco pluripotentes até as células terminalmente diferenciadas que não se dividem (monócitos, neutrófilos, eosinófilos e basófilos). Conforme as células amadurecem, elas perdem receptores para a maioria das citocinas, especialmente aquelas que influenciam o desenvolvimento celular inicial; no entanto, elas mantêm receptores para citocinas que

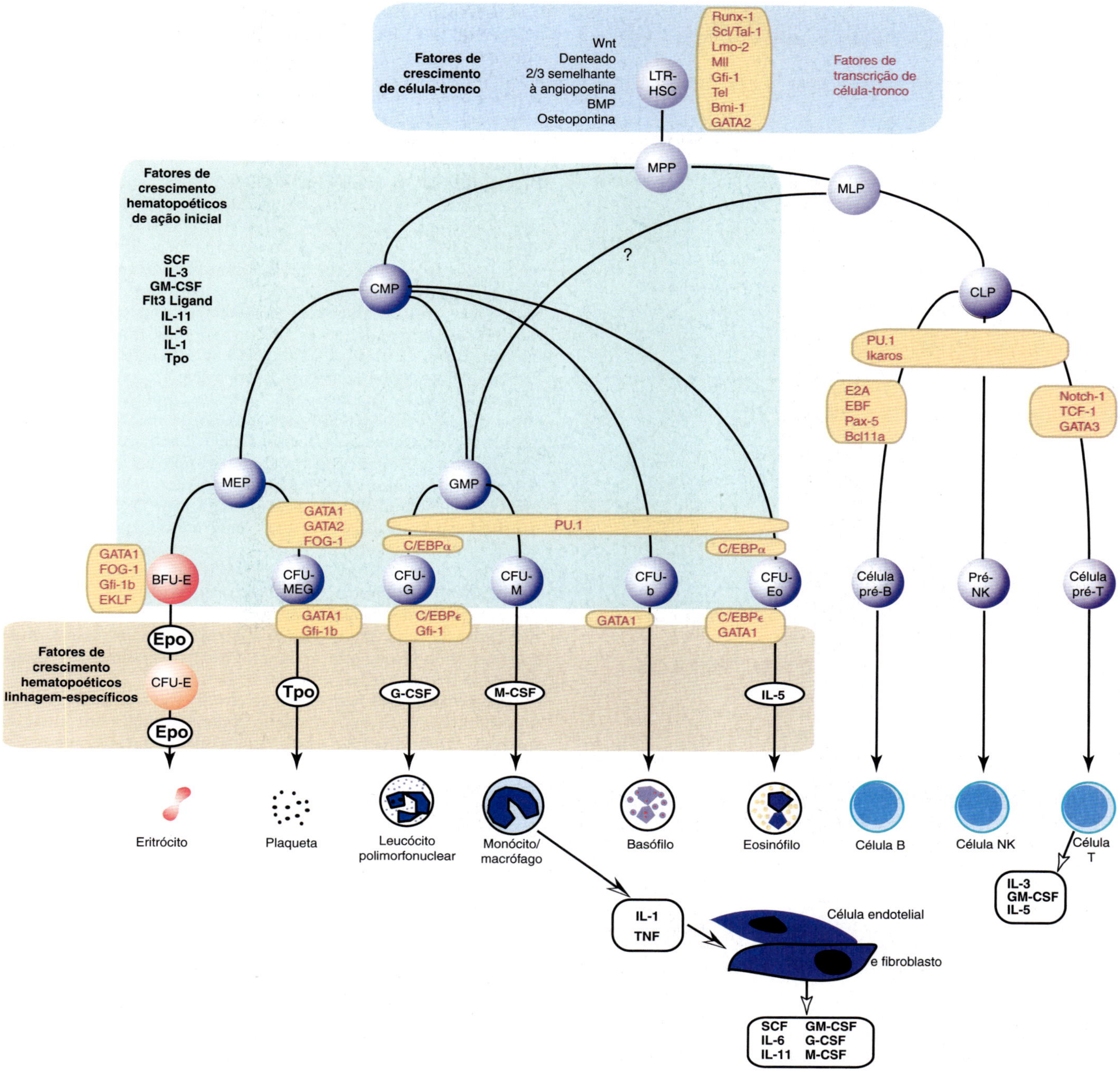

Figura 153.1 **Principais fontes e ações de citocinas e fatores de transcrição necessários para células hematopoéticas.** As células do microambiente da medula óssea – como macrófagos, células endoteliais e células fibroblastoides reticulares – produzem o fator estimulador de colônia de macrófagos (M-CSF), o fator estimulador de colônia de macrófagos granulócitos (GM-CFS), o fator estimulador de colônia de granulócitos (G-CSF), a interleucina-6 (IL-6) e, provavelmente, o fator de célula-tronco (SCF) (a fonte celular não foi precisamente determinada) após a indução com endotoxina (macrófago) ou IL-1/fator de necrose tumoral (TNF) (células endoteliais e fibroblastos). As células T produzem IL-3, GM-CSF e IL-5 em resposta ao estímulo antigênico e de IL-1. Essas citocinas têm ações justapostas durante a diferenciação hematopoética, conforme indicado, e, para todas as linhagens, o desenvolvimento ideal requer uma combinação de fatores de ação iniciais e tardios. Os fatores de transcrição importantes para a sobrevida ou a autorrenovação das células-tronco estão exibidos no topo, em *vermelho* (*painel azul claro*), enquanto os estágios da hematopoese bloqueados após a depleção de fatores de transcrição indicados para progenitores multipotentes e comprometidos estão exibidos em *vermelho* (*painel abaixo*). (De Nathan and Oski's hematology and oncology of infancy and childhood, 8th ed 8, vol 2, Philadelphia, 2015, Elsevier, p. 10.)

Tabela 153.1 Cinética dos neutrófilos e monócitos.

NEUTRÓFILOS	
Tempo médio em mitose (mieloblasto a mielócito)	7 a 9 dias
Tempo médio na pós-mitose e armazenamento (metamielócito a neutrófilo)	3 a 7 dias
Meia-vida média na circulação	6 h
Pool corpóreo total médio	$6,5 \times 10^8$ células/kg
Pool circulante médio	$3,2 \times 10^8$ células/kg
Pool marginado médio	$3,3 \times 10^8$ células/kg
Taxa média de renovação diária	$1,8 \times 10^8$ células/kg
FAGÓCITOS MONONUCLEARES	
Tempo médio em mitose	30 a 48 h
Meia-vida média na circulação	36 a 104 h
Pool circulante médio (monócitos)	$1,8 \times 10^7$ células/kg
Taxa média de renovação diária	$1,8 \times 10^9$ células/kg
Sobrevida média nos tecidos (macrófagos)	Meses

De Boxer LA: Function of neutrophils and mononuclear phagocytes. In: Bennett JC, Plum F, editors: Cecil textbook of internal medicine, 20th ed. Philadelphia: WB Saunders; 1996.

afetam sua mobilização e função, como o fator estimulador de colônia de granulócitos e o fator estimulador de colônia de macrófagos. Os fagócitos maduros também expressam receptores para quimiocinas, que ajudam a direcionar as células aos locais de inflamação. Os receptores de quimiocinas, como CXCR4 e seu ligante SDF-1, exercem um papel essencial na retenção das células mieloides em desenvolvimento na medula óssea.

MATURAÇÃO E CINÉTICA DE NEUTRÓFILOS

O processo de maturação intramedular dos granulócitos envolve mudanças na configuração nuclear e acúmulo de grânulos intracitoplasmáticos específicos. O microambiente da medula óssea auxilia a renovação normal e estável dos neutrófilos sanguíneos periféricos ao gerar fatores de crescimento e diferenciar pelas células do estroma. Fatores de crescimento – como o de estimulação de colônia de granulócitos e o de estimulação de colônias de macrófagos-granulócitos – não apenas estimulam a divisão celular, mas também induzem a expressão de fatores de transcrição que regulam a biossíntese de componentes funcionais do neutrófilo, como as proteínas do grânulo. O fator de transcrição PU.1 é essencial para a mielopoese, tanto como elemento regulatório positivo quanto como supressor do GATA-1, que é um fator de transcrição que direciona a diferenciação não mieloide. Outros fatores de transcrição, como Runx1 (AML1), c-myb, CDP, C/EBPα, C/EBPγ e MEF, são expressos no mieloblasto e no promielócito, e alguns deles são necessários para a expressão da proteína do grânulo azurófila. Conforme as células entram no estágio mielocítico, Runx1 e myb têm expressão reduzida, enquanto a expressão de PU.1 e C/EBPε aumenta para iniciar a diferenciação terminal.

Os **granulócitos** sobrevivem por apenas 6 a 12 h na circulação, e, portanto, é necessária uma produção diária de 2×10^4 granulócitos/$\mu\ell$ de sangue para manter um nível de granulócitos circulantes de $5 \times 10^3/\mu\ell$ (Tabela 153.1). O *pool* do sangue periférico relativamente pequeno inclui os *pools* circulante e marginado, que são rapidamente intercambiáveis; este último proporciona a entrada para a fase tecidual, na qual os neutrófilos podem sobreviver por horas ou dias. O *pool* circulante é alimentado e tamponado por uma imensa população da medula óssea de neutrófilos maduros e precursores mieloides, representando os *pools* de reserva e proliferação, respectivamente. A proliferação das células mieloides, envolvendo cerca de cinco divisões mitóticas, ocorre apenas durante os três primeiros estágios do desenvolvimento de neutrófilos, em mieloblastos, promielócitos e mielócitos. Após o estágio do mielócito, as células se diferenciam em metamielócitos, bastões e neutrófilos, ocorrendo maturação sem divisão celular.

A maturação dos neutrófilos está associada à condensação e lobulação nuclear e à produção sequencial de populações de grânulos característicos. Um **mieloblasto** é uma célula relativamente não diferenciada com um núcleo oval grande, um nucléolo consideravelmente grande e uma deficiência de grânulos. Os **promielócitos** adquirem grânulos (primários) azurófilos peroxidase-positivos e, em seguida, os **mielócitos** e **metamielócitos** adquirem grânulos (secundários) específicos; grânulos terciários e vesículas secretórias se desenvolvem no estágio final da maturação de neutrófilos.

FUNÇÃO DOS NEUTRÓFILOS

As respostas dos neutrófilos são iniciadas conforme os neutrófilos circulantes nas vênulas pós-capilares detectam baixos níveis de quimiocinas e outras substâncias quimiotáticas liberadas em um local com infecção. A sequência de eventos, conforme o neutrófilo sai da circulação no sangue para o encontro e destruição das bactérias, é cuidadosamente orquestrada por uma série de eventos bioquímicos, cujos defeitos estão associados a distúrbios genéticos da função dos neutrófilos (Figura 153.2). Na realidade, esses distúrbios da função dos neutrófilos levaram à compreensão da biologia celular da função dos fagócitos. Um subconjunto de neutrófilos circulantes adere ao endotélio por meio de receptores de baixa afinidade – denominados **selectinas** – e rola ao longo do endotélio, formando o *pool* marginado. Efetores solúveis da inflamação desencadeiam mudanças sutis nas moléculas de adesão de superfície em células endoteliais no local da infecção. O rolamento dos neutrófilos permite uma exposição mais intensa destes a fatores de ativação, como o fator de necrose tumoral ou a interleucina-1 (Figura 153.2). A exposição de neutrófilos a esses mesmos fatores de ativação induz mudanças qualitativas e quantitativas na família dos receptores de adesão β2-integrinas (o grupo CD11/CD18 de moléculas de superfície), gerando a forte adesão entre neutrófilos e células endoteliais no local da inflamação e, finalmente, a transmigração do neutrófilo para dentro do tecido.

Uma vez dentro do endotélio, o neutrófilo é guiado pelo gradiente das quimiocinas ou outros quimioatratores e migra aos locais de infecção. A **migração dos neutrófilos** é um processo complexo que envolve ciclos de acoplamento do receptor, transdução de sinal e remodelamento de microfilamentos de actina que compõem parte do citoesqueleto. A polimerização/despolimerização da actina ocorre em ciclos de aproximadamente 8 segundos e gera a extensão e retração cíclica da lamela rica em actina no polo anterior do neutrófilo. Os receptores na borda dianteira da lamela detectam o gradiente atrativo e seguem os microrganismos, os ingerem e os destroem. Quando o neutrófilo alcança o local de infecção, ele reconhece os patógenos por meio da fração Fc da imunoglobulina, dos receptores de complemento, dos receptores do tipo Toll, dos receptores de fibronectina e de outras moléculas de adesão.

O neutrófilo ingere micróbios que estão revestidos por **opsoninas**, proteínas séricas como a imunoglobulina e o componente **C3** do complemento. Os patógenos são englobados dentro de um vacúolo fechado, o **fagossomo** (Figura 153.3), no qual duas respostas celulares essenciais para a atividade microbicida ideal ocorrem concomitantemente: degranulação e ativação da oxidase dependente de nicotinamida adenina dinucleotídio fosfato (NADPH). A fusão das membranas dos grânulos do neutrófilo com a membrana do fagossomo libera proteínas antimicrobianas potentes e pequenos peptídeos dentro do fagossomo.

A montagem e a ativação da NADPH oxidase também ocorre na membrana do fagossomo (Figura 153.3) e gera grandes quantidades de superóxido (O_2^-) a partir do oxigênio molecular, que, por sua vez, decompõe-se para produzir peróxido de hidrogênio (H_2O_2) e oxigênio singlete. A **mieloperoxidase**, um importante componente de grânulo azurófilo, catalisa a reação de H_2O_2 com íons de cloreto que estão sempre presentes para criar o ácido hipocloroso (HOCl) no fagossomo. O ácido hipocloroso é, basicamente, água sanitária. H_2O_2 e HOCl são agentes microbicidas potentes que decompõem e eliminam patógenos dos locais de infecção.

Os neutrófilos também secretam uma grande variedade de citocinas e quimiocinas, que recrutam mais neutrófilos para enfrentar a infecção, atraem monócitos e macrófagos que exercem funções microbicidas e de limpeza e promovem a apresentação de antígenos para ajudar a iniciar a resposta imune adaptativa. Além disso, os oxidantes reativos podem inativar fatores quimiotáticos e ajudar a terminar o processo do influxo de neutrófilos, atenuando, assim, o processo inflamatório. Finalmente, a liberação de espécies reativas de oxigênio, proteínas do grânulo e citocinas pode também danificar tecidos locais, levando aos sinais clássicos de inflamação ou a um prejuízo mais permanente à integridade e função tecidual.

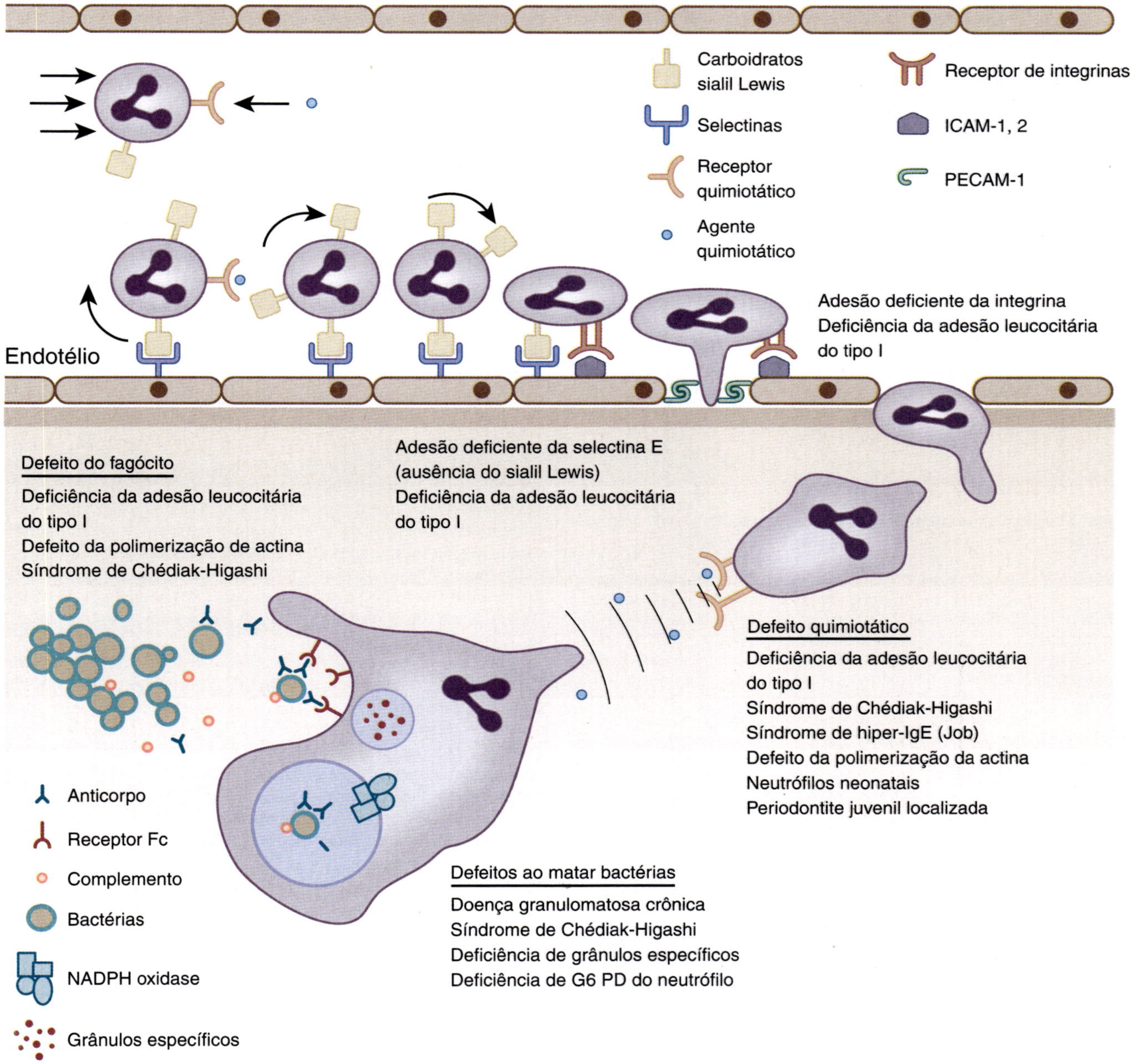

Figura 153.2 A resposta inflamatória mediada por neutrófilos e síndromes de disfunção de neutrófilos associadas. Neutrófilos circulantes aderem fracamente ao endotélio por meio de selectinas e rolam ao longo da parede do vaso até chegarem ao local da infecção. Monocinas inflamatórias, interleucina-1 (IL-1) e o fator de necrose tumoral (TNF) ativam as células endoteliais para expressar as selectinas P e E. Estas servem como contrarreceptores para o sialil Lewis X e Lewis X dos neutrófilos, possibilitando adesão de baixa avidez e rolamentos. Células endoteliais ativadas expressam ICAM-1, que serve como contrarreceptor para as moléculas de β_2 integrinas de neutrófilos, permitindo que os leucócitos de alta avidez "se esparramem" e iniciem a migração transendotelial no local da infecção. Com a liberação de proteases e intermediários oxidativos reativos, os neutrófilos invadem através da membrana basal vascular, causando a destruição local de tecido circundante em locais de altas concentrações de fatores quimiotáticos, e migram para o local da infecção, onde eles ingerem e matam as bactérias. (Adaptada de Kyono W, Coates TD: A practical approach to neutrophil disorders. Pediatr Clin North Am. 2002;49:929.)

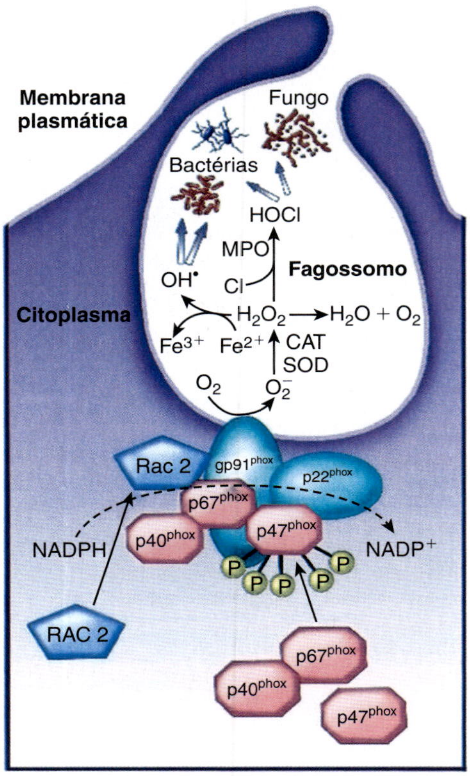

Figura 153.3 Componentes e ativação da nicotinamida adenina dinucleotídio fosfato (NADPH) oxidase. Durante a ativação de células fagocíticas, os três componentes citosólicos (*vermelhos*) da NADPH oxidase ($p67^{phox}$, $p47^{phox}$ e $p40^{phox}$), além da pequena proteína guanosina trifosfatase (GTPase) Rac2, são translocados para a membrana do vacúolo fagocitário. A subunidade p47 ^{phox} se liga ao componente de membrana $flavocitocromo_{b558}$ (*azul esverdeado*) da NADPH oxidase ($gp91^{phox}$ mais $p22^{phox}$). A NADPH oxidase catalisa a formação de superóxido transferindo um elétron de NADPH para o oxigênio molecular (O_2), formando assim o radical livre do superóxido. O ânion de superóxido instável é convertido em peróxido de hidrogênio, espontaneamente ou pela superóxido dismutase (SOD). O peróxido de hidrogênio pode seguir diferentes vias metabólicas, gerando oxidantes reativos mais potentes (como OH* ou HOCl) ou ser degradado em $H_2O + O_2$. (Adaptada de Stiehm ER, Ochs HD, Winkelstein JA: Immunologic disorders in infants and children. 5th ed. Philadelphia: WB Saunders; 2004, p. 622.)

A bibliografia está disponível no GEN-io.

Capítulo 154

Monócitos, Macrófagos e Células Dendríticas

Richard B. Johnston Jr.

Os fagócitos mononucleares (monócitos, macrófagos) estão distribuídos ao longo de todos os tecidos do organismo e têm um papel central na manutenção da homeostasia. Eles são essenciais para a defesa inata do hospedeiro contra a infecção, para a reparação e remodelamento tecidual e para a resposta imune adaptativa específica ao antígeno. Não foi identificado nenhum ser humano com ausência congênita dessa linhagem celular, provavelmente porque os macrófagos são necessários para remover os tecidos primitivos durante o desenvolvimento fetal conforme novos tecidos se desenvolvem para substituí-los. Os monócitos e os macrófagos teciduais em suas várias formas (Tabela 154.1) possuem morfologia e marcadores de superfícies variáveis, além de diferentes padrões de transcrição, mas funções comuns – particularmente, a fagocitose. As células dendríticas (CDs) são derivados especializados desse sistema de fagócito mononuclear que se desenvolve de precursores mieloides ou dos próprios monócitos.

DESENVOLVIMENTO

Os **monócitos** se desenvolvem mais rapidamente durante a hematopoese da medula óssea e permanecem por mais tempo na circulação do que os neutrófilos (Tabela 153.1). O primeiro precursor de monócito reconhecível é o **monoblasto**, seguido do **promonócito** com grânulos citoplasmáticos e um núcleo recortado e, finalmente, o monócito desenvolvido por completo com citoplasma repleto de grânulos contendo enzimas hidrolíticas. A transição de monoblasto para o monócito maduro circulante requer cerca de 6 dias.

Três importantes subconjuntos de monócitos do sangue humano podem ser identificados com base nos antígenos de superfície: $CD14^{++}$ $CD16^{-}$, monócitos *clássicos* porque constituem a maioria dos monócitos no estado de repouso; os mais maduros $CD14^{++}$ $CD16^{+}$, monócitos *pró-inflamatórios (intermediários)*, que produzem fatores que promovem inflação semelhantes a hormônios denominados **citocinas**, como o fator de necrose tumoral-α (TNF-α), em resposta a estímulos microbianos; e monócitos *não clássicos (reguladores)* ($CD14^{+}$ $CD16^{++}$), que promovem a cicatrização de feridas. Os monócitos desses subgrupos migram para os tecidos em resposta a inflamação localizada ou lesão e fornecem defesa pró-inflamatória do hospedeiro ou respostas anti-inflamatórias e cicatrização de feridas.

Macrófagos específicos de tecidos (órgãos) surgem de progenitores de macrófagos que se desenvolvem no saco vitelino e no fígado fetal antes que a hematopoese ocorra na medula óssea. Essas células mantêm sua população a partir da autorrenovação. Macrófagos teciduais também podem ser povoados até certo ponto por monócitos circulantes. Os monócitos ou macrófagos nos locais de inflamação ativa amadurecem para macrófagos pró-inflamatórios (M1) ou em macrófagos pró-resolutivos (M2). Na lesão ou inflamação tecidual em curso, muitos (talvez a maioria) dos macrófagos expressarão uma mistura das propriedades dos tipos clássicos.

Independentemente de os macrófagos teciduais se originarem dos monócitos do sangue ou do embrião, fatores específicos dos órgãos devem influenciar a diferenciação das células precursoras e fornecer suas características específicas a cada tipo de macrófago tecidual. Os monócitos ou progenitores embrionários no fígado se tornam **células de Kupffer** que interagem com os sinusoides separando as placas de hepatócitos adjacentes. Aqueles na superfície das vias respiratórias do pulmão tornam-se grandes **macrófagos alveolares** elipsoides, os dos ossos tornam-se **osteoclastos** e os do cérebro ou retina tornam-se **micróglia**. Todos os macrófagos têm pelo menos três funções principais em comum: fagocitose, apresentação de antígenos para linfócitos e intensificação ou supressão da resposta imune por meio da liberação de uma variedade de potentes citocinas. Nos locais de inflamação, os monócitos e macrófagos podem se fundir para formar **células gigantes multinucleadas** – estas mantêm as funções antimicrobianas dos macrófagos.

Tabela 154.1	Principais localizações de macrófagos nos tecidos.
Fígado (células de Kupffer)	
Pulmão (macrófagos intersticiais e alveolares)	
Tecido conectivo, tecido adiposo e interstício dos principais órgãos e da pele	
Cavidades serosas (macrófagos pleurais e peritoneais)	
Membrana sinovial (sinoviócitos tipo A)	
Osso (osteoclastos)	
Cérebro e retina (células da micróglia)	
Baço, linfonodos, medula óssea	
Parede intestinal	
Leite materno	
Placenta	
Granulomas (células gigantes multinucleadas)	

ATIVAÇÃO

A etapa mais importante na maturação dos macrófagos teciduais é a conversão de uma célula em repouso a uma funcionalmente mais ativa, um processo conduzido primariamente por algumas citocinas e produtos microbianos. *Ativação de macrófagos* é um termo genérico, com as características funcionais de uma população de macrófagos ativados que varia com a citocina ou outro estímulo (microbiano, químico) ao qual a população foi exposta.

Ativação clássica se refere a uma resposta à infecção que é conduzida por linfócitos T auxiliar (Th) tipo 1 (Th1) especificamente ativados e por células *natural killer* (NK) por meio da liberação de interferona-γ (IFN-γ). O TFN-α secretado pelos macrófagos ativados amplifica sua ativação, assim como a proteína da parede celular bacteriana ou a endotoxina via interação com receptores do tipo *Toll* (TLRs). A **ativação alternativa** é mediada pelos linfócitos do tipo Th2, por meio da liberação de interleuina-4 (IL-4) e IL-13, citocinas que regulam respostas dos anticorpos, alergia e resistência aos parasitas. Os macrófagos ativados alternativamente podem ter vantagens funcionais particulares, como na cicatrização e na imunorregulação. No contexto tradicional de defesa do hospedeiro, o termo *macrófago ativado* indica que a célula "ativada classicamente" tem capacidade aguçada de matar microrganismos ou células tumorais. Esses macrófagos são maiores, com mais pseudópodos e enrugamento da membrana plasmática, e exibem atividade acelerada em muitas funções (Tabela 154.2). Considerando a variedade de atividades dos macrófagos que são essenciais para a manutenção da homeostase, parece provável que os chamados macrófagos ativados classicamente, tipo M1, e os ativados alternativamente, tipo M2, sejam exemplos de uma série de funções fisiológicas expressadas por essas células de vida longa em resposta ao desafio em questão.

A ativação clássica do macrófago é realizada durante a infecção com patógenos intracelulares (p. ex., micobactérias, *Listeria*) por meio da comunicação cruzada entre os linfócitos Th1 e macrófagos apresentadores de antígenos, mediada pelo acoplamento de uma série de ligantes e receptores nos dois tipos de células, incluindo moléculas do complexo principal de histocompatibilidade (MHC) de classe II, CD40 nos macrófagos e o ligante de CD40 nas células Th1, e por meio da secreção de citocinas. Os macrófagos que encontram microrganismos liberam IL-12, que estimula as células T a liberarem IFN-γ. Essas interações constituem a base da imunidade mediada por células. O IFN-γ é uma citocina ativadora de macrófagos importante e é atualmente utilizada como agente terapêutico.

ATIVIDADES FUNCIONAIS

Várias funções são reguladas de forma positiva quando o macrófago é ativado em resposta à infecção (Tabela 154.2). As funções claramente importantes são a ingestão e morte de patógenos *intracelulares* como micobactérias, *Listeria*, *Leishmania*, *Toxoplasma* e alguns fungos. A morte dos organismos ingeridos depende muito dos produtos da explosão (*burst*) respiratória (peróxido de hidrogênio) e do óxido nítrico, e a liberação desses metabólitos é aumentada em macrófagos ativados. Porém, ativados ou não, macrófagos esplênicos e hepáticos são essenciais para limpar a corrente sanguínea de patógenos *extracelulares*, como pneumococos.

A capacidade de realizar diapedese por meio da parede endotelial dos vasos sanguíneos e migrar para locais de invasão microbiana é essencial para a função dos monócitos. Fatores quimiotáticos para monócitos incluem produtos do complemento e peptídeos quimiotáticos (**quimiocinas**) derivados de neutrófilos, linfócitos e outros tipos de células. A fagocitose dos organismos invasores ocorre por influência da presença de opsoninas produzidas contra o invasor (anticorpo, complemento, proteínas ligante de manose e surfactante) pelas propriedades de superfície inerentes ao microrganismo e pelo estado de ativação do macrófago.

Os monócitos que migram para a mucosa intestinal são modificados por fatores do estroma, de modo que perdem receptores inatos para produtos microbianos, como a endotoxina, e não produzem citocinas pró-inflamatórias de maneira eficiente. Eles retêm, no entanto, a capacidade de ingerir e matar micróbios. Foram modificados durante a evolução para admitir a ausência de inflamação típica da mucosa intestinal normal, apesar de sua exposição constante a quantidades enormes de micróbios e seus subprodutos inflamatórios.

Os macrófagos têm uma participação essencial no descarte de células lesionadas ou em processo de morte, ajudando a resolver a resposta inflamatória e a cicatrização. Em condições como acidente vascular encefálico, doença neurodegenerativa e invasão tumoral, essas células podem ser ativadas, envolver as células lesionadas ou mortas e limpar os detritos celulares. Os macrófagos que revestem os sinusoides do baço são especialmente importantes na ingestão de hemácias ou plaquetas envelhecidas ou revestidas de autoanticorpos; a esplenectomia é utilizada para manejar citopenias autoimunes. No processo de **eferocitose**, os macrófagos nos sítios inflamatórios podem reconhecer mudanças na fosfatidil serina da membrana de neutrófilos em processo de apoptose, e estes podem ser removidos antes de se tornarem necróticos e extravasarem seu conteúdo tóxico no tecido. Os macrófagos também removem as redes extracelulares exsudadas pelos neutrófilos inflamatórios, reduzindo, deste modo, o risco de autoimunidade. Os macrófagos podem ser identificados no início do desenvolvimento fetal, quando têm a função de remover detritos conforme um tecido embrionário em maturação substitui outro; no cérebro, a micróglia pode podar as sinapses opsonizadas com C1q. Os macrófagos também são importantes na remoção de partículas inorgânicas, como elementos da fumaça do cigarro, que entram nos alvéolos.

Os macrófagos estão integralmente envolvidos na indução e expressão de respostas imunes adaptativas, incluindo a formação de anticorpos e a imunidade mediada por células. Esse envolvimento depende de sua capacidade de quebrar materiais estranhos, e então apresentar cada antígeno em sua superfície na forma de peptídeos ou polissacarídeos ligados a moléculas do MHC classe II. Os monócitos, os linfócitos B e, mais efetivamente, as CDs também apresentam antígenos às células T para a resposta imune específica. A expressão de moléculas MHC classe II é aumentada em macrófagos ativados e a apresentação de antígenos é mais efetiva.

A maior capacidade de macrófagos ativados sintetizarem e liberarem várias enzimas hidrolíticas e materiais microbicidas (Tabela 154.2) provavelmente tem uma participação no aumento de sua capacidade de matar. O macrófago é uma célula secretória extraordinariamente ativa. Foi demonstrado que ele é capaz de secretar mais de 100 substâncias distintas, incluindo citocinas, fatores de crescimento e esteróis, colocando-o na mesma classe do hepatócito. Devido ao importante efeito de alguns desses produtos secretados sobre outras células, e ao grande número e à ampla distribuição de macrófagos, esta rede de células pode ser vista como um órgão endócrino importante. A IL-1 ilustra bem esse ponto. Micróbios e produtos microbianos, queimaduras, isquemia-reperfusão e outras causas de inflamação ou lesão tecidual estimulam a liberação de IL-1, principalmente por monócitos, macrófagos e células epiteliais. Por sua vez, a IL-1 gera

Tabela 154.2	Funções reguladas positivamente em macrófagos ativados como resposta à infecção.
Atividade microbicida e tumoricida	
Fagocitose (da maioria das partículas) e pinocitose	
Fagocitose associada à explosão respiratória (O_2^-, H_2O_2)	
Geração de óxido nítrico	
Quimiotaxia	
Transporte e metabolismo de glicose	
Expressão na membrana de MHC, CD40, receptor de TNF	
Apresentação de antígenos	
Secreção:	
Componentes do complemento	
Lisozima, hidrolases ácidas e proteinases citolíticas	
Colagenase	
Ativador de plasminogênio	
Interleucinas, incluindo IL-1, IL-12 e IL-15	
TNF-α	
Interferons, incluindo IFN-α e IFN-β	
Peptídeos antimicrobianos (catelicidina, defensinas)	
Fatores angiogênicos	

H_2O_2, peróxido de hidrogênio; IFN, interferona; IL, interleucina; MHC, complexo principal de histocompatibilidade; O_2^-, ânion superóxido; TNF, fator de necrose tumoral.

febre, sono e liberação de IL-6, que por sua vez induz a produção de proteínas de fase aguda.

A complexa relação entre fagócitos mononucleares e câncer está se tornando mais clara. Foi demonstrado que os macrófagos matam as células tumorais por ingestão e por meio de produtos secretados, incluindo enzimas lisossomais, óxido nítrico, metabólitos de oxigênio e TNF-α. Em contraste, os **macrófagos associados ao tumor** (TAMs) do tipo M2 podem estimular o crescimento de tumores por meio da secreção de fatores do crescimento e fatores angiogênicos – como o fator de crescimento endotelial vascular (VEGF) –, promover metástases e inibir respostas imunes antitumorais de células T. Os TAMs são atualmente alvos de pesquisas clínicas que estudam tentativas de reprogramá-los para macrófagos antitumorais ou diminuir sua capacidade de suporte ao tumor.

Conforme a lesão traumática e a infecção diminuem, a população de macrófagos se desloca para ter uma função essencial na reparação tecidual e na cicatrização, por meio da remoção de células apoptóticas e secreção de IL-10, fator transformador de crescimento-β, lipoxinas e "mediadores pró-resolutivos especializados" (protectinas, resolvinas derivadas dos ácidos graxos ômega-3 e maresinas).

CÉLULAS DENDRÍTICAS

As células dendríticas são um tipo de fagócito mononuclear encontrado no sangue, nos órgãos linfoides e em todos os tecidos. As CDs são especializadas em capturar, processar e apresentar antígenos às células T para gerar imunidade adaptativa ou tolerância aos autoantígenos. Os monócitos humanos podem ser induzidos para diferenciar-se em CDs em algumas circunstâncias, particularmente na inflamação. As CDs possuem extensões dendríticas (ra mificadas) retráteis e capacidade endocítica potente, mas são uma população heterogênea do ponto de vista de localização, marcadores de superfície, nível de atividade apresentadora de antígenos e função. O sequenciamento de RNA unicelular definiu seis subtipos de CDs humanas, mas há dois principais tipos funcionais de CDs identificadas como: *convencionais*, que incluem células de Langerhans presentes nas superfícies epiteliais da pele e da mucosa, CDs dérmicas ou intersticiais com localização subepitelial e CDs intersticiais de órgãos sólidos; e *plasmacitoides*, consideradas como sentinelas para a infecção viral e principal fonte de IFN-β e IFN-α antiviral.

As CDs que migram da corrente sanguínea entram na pele, nas superfícies epiteliais e nos órgãos linfoides, onde, como células imaturas, internalizam antígenos próprios e estranhos. Produtos microbianos, citocinas ou moléculas expostas no tecido lesionado ("sinais de perigo" ou "alarminas") induzem a maturação da CD, com regulação positiva de receptores de citocinas, MHC classe II e moléculas coestimulatórias que aceleram a ligação célula-célula. As CDs estimuladas na periferia migram para os órgãos linfoides, onde continuam a maturar. Lá, elas funcionam como as células mais potentes que apresentam os antígenos aos linfócitos T e induzem sua proliferação, atividades estas que são centrais para a resposta imune adaptativa específica ao antígeno. A IL-10 do macrófago age para suprimir a maturação da CD durante a resolução da inflamação.

As CDs de pacientes com câncer foram utilizadas em uma tentativa de controlar a doença. Utilizando citocinas, as CDs do paciente são amplificadas e maturadas a partir de monócitos sanguíneos ou células progenitoras da medula, expostas a antígenos do tumor do paciente e, em seguida, injetadas como uma "vacina" contra o câncer.

ANORMALIDADES DA FUNÇÃO DOS MONÓCITOS-MACRÓFAGOS OU DAS CÉLULAS DENDRÍTICAS

Os fagócitos mononucleares, bem como os neutrófilos, de pacientes com **doença granulomatosa crônica (DGC)** exibem uma deficiência em destruir os patógenos fagocitados (ver Capítulo 156). A incapacidade dos macrófagos afetados de destruir os organismos ingeridos leva à formação de abscesso e granulomas característicos nos locais de acúmulo de macrófagos, como pele, fígado, pulmões, baço e linfonodos. O IFN-γ é atualmente utilizado para prevenir a infecção em pacientes com DGC e para tratar a diminuição da reabsorção óssea na **osteopetrose crônica**, o que é causado pela diminuição da função dos osteoclastos.

A deficiência genética do complexo CD11/CD18 das glicoproteínas de adesão da membrana (**deficiência da adesão leucocitária do tipo I**), que inclui um receptor para o componente 3 do complemento (opsonização), resulta em comprometimento da fagocitose pelos monócitos (ver Capítulo 156).

O sistema monócito-macrófago está proeminentemente envolvido em **doenças de armazenamento lipídico** denominadas esfingolipidoses (ver Capítulo 104). Nessas condições, os macrófagos expressam um defeito enzimático sistêmico que leva ao acúmulo de detritos celulares que normalmente são removidos. A resistência à infecção pode ser prejudicada, pelo menos em parte, devido ao comprometimento da função do macrófago. Na **doença de Gaucher,** o protótipo dessas doenças, a enzima glicocerebrosidase funciona anormalmente, permitindo, assim, o acúmulo de glicocerebrosídeo das membranas celulares nas células de Gaucher em todo o organismo. Em todos os locais, a célula de Gaucher é um macrófago alterado. Esses pacientes podem ser tratados com infusões da enzima normal modificada para expor resíduos de manose, que se ligam aos receptores de manose nos macrófagos.

A citocina IL-12 é um indutor poderoso da produção de IFN-γ pelas células T e *natural killer*. Indivíduos com deficiência hereditária nos receptores de IFN-γ presentes nos macrófagos ou nos receptores de IL-12 presentes nos linfócitos, ou ainda na própria IL-12, sofrem de uma suscetibilidade grave, profunda e seletiva à infecção por micobatérias não tuberculosas, como o complexo *Mycobacterium avium* ou o bacilo Calmette-Guérin (ver Capítulo 152). Cerca de metade desses pacientes apresentaram infecção disseminada por *Salmonella*. Essas anormalidades agora são agrupadas como **deficiências no eixo IFN-γ-IL-12**.

A função monócito-macrófago demonstrou ser parcialmente anormal em várias condições clínicas. Fagócitos mononucleares em cultura de neonatos são infectados mais rapidamente do que células adultas pelo HIV e pelo vírus do sarampo. Os macrófagos de neonatos liberam menos fator estimulador de colônia de granulócitos (G-CSF) e IL-6 em cultura, e essa deficiência é acentuada em células de prematuros. Essas descobertas corroboram as observações de que os níveis de G-CSF são significativamente menores no sangue de neonatos, e que o *pool* de reserva de granulócitos na medula é menor em recém-nascidos, em particular nos prematuros. As células mononucleares de neonatos produzem menos IFN-γ e IL-12 do que as células adultas, e os macrófagos em cultura originários do sangue do cordão umbilical não são ativados normalmente pelo IFN-γ. É esperado que essa combinação de deficiências diminua a resposta do neonato à infecção por vírus, fungos e bactérias intracelulares.

Mais de 100 subtipos diferentes de **histiocitoses** foram organizados em cinco grupos principais baseados em características clínicas, patológicas, genéticas e outras. Esses distúrbios raros são caracterizados pelo acúmulo de macrófagos ou CDs em tecidos ou órgãos. "Histiócito" é um termo histológico e não específico de célula, mas foi mantido devido a seu vasto uso para identificar os membros clássicos dessa família. **Linfo-histiocitoses hemofagocíticas** familiares e secundárias são caracterizadas pela ativação descontrolada de células T e macrófagos, resultando em febre, hepatoesplenomegalia, linfadenopatia, pancitopenia, elevação acentuada das citocinas pró-inflamatórias séricas e hemofagocitose realizada pelo macrófago (ver Capítulo 534). A forma familial costuma apresentar-se no primeiro ano de vida. Até 5% das crianças com artrite reumatoide juvenil de início sistêmico desenvolvem uma complicação grave aguda denominada **síndrome de ativação macrofágica**, com febre persistente (em vez dos picos febris comuns), hepatoesplenomegalia, pancitopenia, hemofagocitose realizada pelo macrófago e coagulopatia, que pode progredir para coagulação intravascular disseminada e morte, se não for reconhecida (ver Capítulo 180).

Duas doenças autoinflamatórias genéticas resultam da desregulação da citocina pró-inflamatória IL-1 produzida pelo fagócito mononuclear. Na **doença inflamatória multissistêmica de início neonatal**, os monócitos produzem IL-1 em excesso. Na **deficiência do antagonista do receptor de IL-1,** níveis normais de atividade da IL-1 não são regulados. Em ambas as condições, os pacientes apresentam, nos primeiros dias ou semanas de vida, erupção cutânea pustular ou urticária, supercrescimento ósseo, osteomielite estéril, velocidade elevada de hemossedimentação e outras evidências de inflamação sistêmica. O anakinra, antagonista do receptor de IL-1 recombinante, é um tratamento efetivo para ambas as doenças (ver Capítulo 188).

A bibliografia está disponível no GEN-io.

Capítulo 155

Eosinófilos

Benjamin I. Wright e Brian P. Vickery

Os eosinófilos são diferenciados dos outros leucócitos por sua morfologia, seus produtos constituintes e sua associação com doenças específicas. Eles são células totalmente diferenciadas que não se dividem, com diâmetro aproximado de 8 μm e um núcleo bilobulado. Eles se diferenciam a partir de células-tronco precursoras na medula óssea, sob controle da interleucina-3 (IL-3) derivada da célula T, do fator estimulador de colônia de granulócitos-macrófagos (GM-CSF) e, especialmente, da IL-5. Seus grânulos específicos característicos ligados à membrana são corados em marrom-avermelhado com eosina e consistem em um núcleo cristalino composto de proteína básica principal (MBP), cercada por uma matriz que contém proteína catiônica eosinofílica (ECP), peroxidase eosinofílica (EPX) e neurotoxina derivada do eosinófilo (EDN). Essas proteínas básicas são citotóxicas para os estágios larvais dos parasitas helmínticos e também contribuem significativamente para a inflamação associada a doenças alérgicas crônicas, como a asma (ver Capítulo 169).

A MBP eosinofílica, a ECP e a EPX estão presentes em grandes quantidades nas vias respiratórias de pacientes que faleceram de asma, e acredita-se que possam causar lesão nas células epiteliais, levando à hiper-responsividade das vias respiratórias – apesar de estudos recentes indicarem que o papel dessas proteínas granulares pode ser mais sutil e não puramente destrutivo. O conteúdo do grânulo do eosinófilo também contribui para a endocardite de Loeffler associada à síndrome hipereosinofílica. A MBP tem o potencial de ativar outras células pró-inflamatórias, incluindo mastócitos, basófilos, neutrófilos e plaquetas. Os eosinófilos têm a capacidade de gerar grandes quantidades do fator ativador de plaquetas e leucotrieno C_4, ambos mediadores lipídicos, que podem causar vasoconstrição, contração da musculatura lisa e hipersecreção de muco (Figura 155.1). Eosinófilos são uma das fontes de várias citocinas pró-inflamatórias, incluindo IL-1, IL-3, IL-4, IL-5, IL-9, IL-13 e GM-CSF. Eles também se mostraram influenciadores no recrutamento de células T e na polarização imune em cenários inflamatórios. Dessa forma, os eosinófilos apresentam um potencial considerável de iniciar e manter a resposta inflamatória dos sistemas imunes inato e adquirido.

A migração dos eosinófilos da corrente sanguínea para o tecido extracelular é mediada pela ligação dos receptores de adesão de leucócito aos seus ligantes ou às estruturas existentes no endotélio pós-capilar. Semelhante aos neutrófilos (Figura 153.2), a transmigração começa conforme o receptor de selectina do eosinófilo se liga ao ligante carboidrato endotelial em uma associação fraca, o que faz com que os eosinófilos rolem ao longo da superfície endotelial até encontrar um estímulo de escoramento, como um mediador quimiotático. Os eosinófilos, então, estabelecem uma ligação de alta afinidade entre os receptores de integrina e seu ligante correspondente semelhante à imunoglobulina. Ao contrário dos neutrófilos – que se tornam achatados antes de transmigrar entre as *tight junctions* das células endoteliais –,

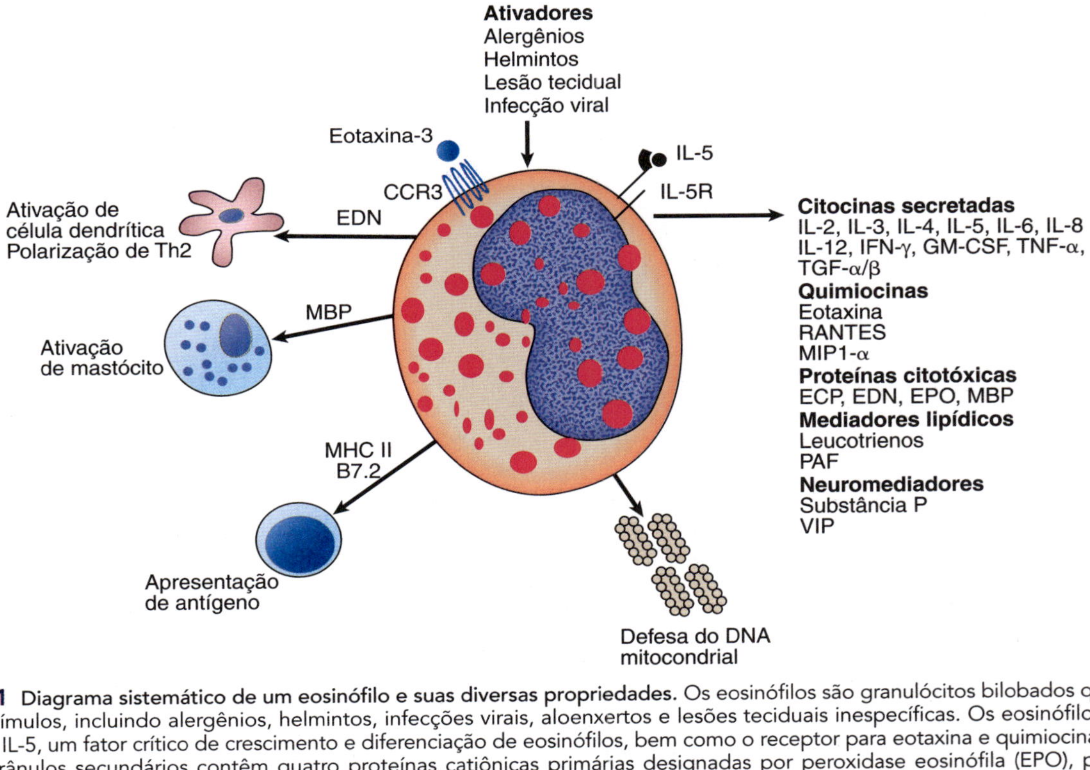

Figura 155.1 Diagrama sistemático de um eosinófilo e suas diversas propriedades. Os eosinófilos são granulócitos bilobados que respondem a diversos estímulos, incluindo alergênios, helmintos, infecções virais, aloenxertos e lesões teciduais inespecíficas. Os eosinófilos expressam o receptor para IL-5, um fator crítico de crescimento e diferenciação de eosinófilos, bem como o receptor para eotaxina e quimiocinas relacionadas (CCR3). Os grânulos secundários contêm quatro proteínas catiônicas primárias designadas por peroxidase eosinófila (EPO), proteína básica principal (MBP), proteína catiônica eosinofílica (ECP) e neurotoxina derivada de eosinófilos (EDN). Todas as quatro proteínas são moléculas citotóxicas; além disso, ECP e EDN são ribonucleases. Além de liberar suas proteínas catiônicas pré-formadas, os eosinófilos podem liberar uma variedade de citocinas, quimiocinas e neuromediadores e gerar grandes quantidades de LTC4. Por último, os eosinófilos podem ser induzidos para expressar moléculas de MHC de classe II e coestimulatórias, e podem estar envolvidos na propagação de respostas imunes apresentando antígeno às células T. (De Leung YM, Szefler SJ, Bomilla FA, Akdis CA, Sampson HA: Pediatric allergy principles and practice, 3rd ed. Philadelphia: Elsevier; 2016 p. 42).

os eosinófilos podem usar integrinas peculiares, conhecidas como VLA-4, para se ligar à molécula de adesão celular vascular 1 (VCAM-1), que aumenta a adesão do eosinófilo e a transmigração através do endotélio. No contexto de uma inflamação, os eosinófilos são recrutados para os tecidos por um grupo de quimiocinas conhecidas como **eotaxinas** (eotaxina 1, 2 e 3). Essas vias únicas explicam o acúmulo seletivo de eosinófilos em doenças alérgicas e inflamatórias. Os eosinófilos normalmente residem em tecidos que têm uma interface epitelial com o ambiente, incluindo os tratos respiratório, gastrintestinal e geniturinário inferior. A vida útil dos eosinófilos pode se estender por semanas dentro dos tecidos.

A **IL-5** aumenta seletivamente a produção, a adesão às células endoteliais e a função dos eosinófilos. Evidências consideráveis mostram que a IL-5 exerce um papel essencial no estímulo e diferenciação de eosinófilos. É a citocina predominante na reação pulmonar de fase tardia induzida por alergênio, e anticorpos contra IL-5 (mepolizumabe, reslizumabe, benralizumabe) diminuem os eosinófilos no escarro e reduzem as exacerbações em um subconjunto de pacientes com asma. Os eosinófilos também têm receptores únicos para várias citocinas, incluindo RANTES (regulada sob ativação, expressa e secretada por célula T normal), eotaxina e as proteínas quimiotáticas 3 e 4 do monócito. Essas quimiocinas parecem ser as principais mediadoras na indução de eosinofilia do tecido.

DOENÇAS ASSOCIADAS À EOSINOFILIA

A **contagem absoluta de eosinófilos** (**CAE**) é utilizada para quantificar a eosinofilia periférica sanguínea. Calculada como a contagem de leucócitos/$\mu\ell$ × porcentagem de eosinófilos, é normalmente menor que 450 células/$\mu\ell$ e varia durante o dia, com números elevados de eosinófilos no início da manhã que vão diminuindo conforme os níveis de glicocorticoide endógeno aumentam.

Várias doenças com origens alérgicas, infecciosas, hematológicas, autoimunes ou idiopáticas são associadas à eosinofilia moderada (CAE de 1.500 a 5 mil células/$\mu\ell$) ou grave (CAE maior que 5 mil células/$\mu\ell$) no sangue periférico (Tabela 155.1). Essas doenças podem variar de leve e transitória a crônica e com risco de morte. É importante notar que os números de eosinófilos no sangue nem sempre refletem a extensão do comprometimento dos eosinófilos nos tecidos, e que produtos da degranulação podem refletir com maior precisão a atividade da doença. Como a eosinofilia prolongada está associada à lesão de órgãos terminais, sobretudo envolvendo o coração, os pacientes com CAE persistentemente elevada devem se submeter a uma avaliação para encontrar uma causa subjacente.

Doenças alérgicas

A alergia é a causa mais comum de eosinofilia em crianças nos EUA. Pacientes com asma alérgica comumente apresentam eosinófilos no sangue, no escarro e/ou no tecido pulmonar. **Reações de hipersensibilidade a sustâncias** podem causar eosinofilia, e, quando associadas à disfunção de órgãos (p. ex., DRESS [erupção cutânea com eosinofilia e sintomas sistêmicos]), essas reações podem ser graves (ver Capítulo 177). Se há suspeita de que um fármaco desencadeie eosinofilia, deve-se buscar evidências bioquímicas da disfunção de órgãos e, se encontradas, o medicamento deverá ser descontinuado. Várias doenças de pele também foram associadas à eosinofilia, incluindo dermatite atópica/eczema, pênfigo, urticária e necrólise epidérmica tóxica.

Doenças gastrintestinais eosinofílicas são importantes causas alérgicas resultantes de eosinofilia no tecido e, em alguns casos, no sangue periférico (ver Capítulo 363). Nessas condições, os eosinófilos são inapropriadamente recrutados para o esôfago, estômago e/ou intestino, onde induzem inflamação tecidual e sintomas clínicos como

Tabela 155.1 Causas de eosinofilia.

DOENÇAS ALÉRGICAS Rinite alérgica Asma Urticária aguda e crônica Eczema Angioedema Reações de hipersensibilidade a medicamentos (erupção cutânea com eosinofilia e sintomas sistêmicos [DRESS]) Doenças gastrintestinais eosinofílicas Nefrite intersticial DOENÇAS INFECCIOSAS *Infecções helmínticas invasivas do tecido* Triquinose Toxocaríase Estrongiloidíase Ascaridíase Filariose Esquistossomose Equinococose Amebíase Malária Escabiose Toxoplasmose *Outras infecções* *Pneumocystis jirovecii* Escarlatina Aspergilose broncopulmonar alérgica (ABPA) Coccidioidomicose Vírus da imunodeficiência humana (HIV) DOENÇAS MALIGNAS Doença de Hodgkin e linfoma de células T Leucemia mieloide aguda Doenças mieloproliferativas Leucemia eosinofílica Tumores cerebrais	DOENÇAS GASTRINTESTINAIS Doença inflamatória intestinal Diálise peritoneal Hepatite crônica ativa Doenças gastrintestinais eosinofílicas: Esofagite eosinofílica Gastrenterite eosinofílica Colite eosinofílica DOENÇAS REUMATOLÓGICAS Artrite reumatoide Fasciite eosinofílica Esclerodermia Dermatomiosite Lúpus eritematoso sistêmico Doença relacionada com a IgG4 Síndrome de Churg-Strauss (vasculite com granulomatose eosinofílica) IMUNODEFICIÊNCIAS Síndromes de hiperimunoglobulina E Síndrome de Wiskott-Aldrich Doença do enxerto *versus* hospedeiro Síndrome de Omenn Neutropenia congênita grave Síndromes linfoproliferativas autoimunes (ALPS) Desregulação imune, poliendocrinopatia, ligada ao cromossomo X (IPEX) Rejeição de transplante (órgão sólido) VARIADO Trombocitopenia com ausência de rádios Pneumonite de hipersensibilidade Insuficiência adrenal Pós-irradiação do abdome Histiocitose com comprometimento cutâneo Síndromes hipereosinofílicas Infusão de citocina Penfigoide

disfagia, aversão aos alimentos, dor abdominal, vômito e diarreia. As opções de tratamento incluem dietas de eliminação de alergênios e corticosteroides tópicos deglutidos.

Doenças infecciosas

A eosinofilia está frequentemente associada à infecção invasiva por parasitas helmínticos multicelulares, que é a causa mais comum em países em desenvolvimento. A Tabela 155.1 inclui exemplos de organismos específicos. O nível de eosinofilia tende a ser paralelo à magnitude e extensão da invasão tecidual, especialmente por larvas como a **larva *migrans* visceral** (ver Capítulo 324). Em geral, eosinofilia *não* ocorre em infecções parasitárias que estejam bem contidas dentro dos tecidos ou são exclusivamente intraluminais no trato gastrintestinal, como a infecção por *Giardia lamblia* e *Enterobius vermicularis*.

Na avaliação de pacientes com eosinofilia não explicada, o histórico da dieta e o histórico geográfico ou de viagem pode indicar uma potencial exposição a parasitas helmínticos. É frequentemente necessário examinar as fezes em busca de ovos e larvas pelo menos três vezes. Além disso, determinados estágios de parasitas que causam eosinofilia não aparecem nas fezes. Desse modo, os resultados negativos para os exames de fezes não excluem de forma absoluta uma causa helmíntica para a eosinofilia; podem ser necessários exames de sangue diagnósticos ou biopsia tecidual. *Toxocara* geralmente causa perversão do apetite (pica) em crianças com larva *migrans* visceral (ver Capítulo 324). A maioria das crianças mais novas é assintomática, mas algumas desenvolvem febre, pneumonite, hepatomegalia e hipergamaglobulinemia acompanhada de grave eosinofilia. As iso-hemaglutininas frequentemente se encontram elevadas, e a sorologia pode determinar o diagnóstico.

Duas doenças fúngicas podem estar associadas à eosinofilia: aspergilose, na forma de **aspergilose broncopulmonar alérgica** (ver Capítulo 264), e **coccidioidomicose** (ver Capítulo 267) após infecção primária, especialmente em conjunto com eritema nodoso. O HIV também pode estar associado à eosinofilia periférica.

Síndrome hipereosinofílica

A síndrome hipereosinofílica idiopática consiste em um grupo heterogêneo de doenças caracterizadas pela superprodução contínua de eosinófilos. Os três critérios diagnósticos para essa doença são: (1) CAE maior que 1.500 células/$\mu\ell$, que persiste por 6 meses ou mais, ou pelo menos em duas ocasiões ou com evidência de eosinofilia tecidual; (2) ausência de outro diagnóstico para explicar a eosinofilia; e (3) sinais e sintomas de comprometimento de órgãos. Os sinais e sintomas clínicos da síndrome hipereosinofílica podem ser heterogêneos devido à diversidade do comprometimento potencial de órgãos (pulmonar, cutâneo, neurológico, seroso, gastrintestinal). A endocardite de Loeffler, uma das complicações mais graves e que trazem maior risco à vida, pode causar insuficiência cardíaca por trombose endomiocárdica e fibrose. A leucemia eosinofílica, uma variante mieloproliferativa, pode ser distinguida da síndrome hipereosinofílica idiopática por apresentar uma deleção intersticial clonal no cromossomo 4q12, que funde os genes do receptor-α do fator de crescimento derivado de plaquetas (PDGFRA) e o FIP1-like-1 (FIP1 L1); essa doença é tratada com mesilato de imatinibe, um inibitor da tirosinoquinase, que tem como alvo a oncoproteína de fusão (Figura 155.2).

O objetivo da terapia é suprimir a eosinofilia, e ela é iniciada com corticosteroides. O mesilato de imatinibe pode ser eficaz em pacientes FIP1 L1-PDGFRA-negativos. Hidroxiureia ou interferona-alfa podem ser benéficos em pacientes não responsivos a corticosteroides. Anticorpos monoclonais anti-IL-5 específicos (mepolizumabe) têm essa citocina como alvo, a qual tem um papel central na diferenciação, mobilização e atividade dos eosinófilos. Com a terapia, a contagem de eosinófilos diminui e as doses de corticosteroides podem ser reduzidas. Para pacientes com comprometimento proeminente de órgãos que não responderam à terapia, a mortalidade é de aproximadamente 75% após 3 anos.

Doenças variadas

A eosinofilia é observada em muitos pacientes com síndromes de imunodeficiência primária, especialmente síndrome de hiperimunoglobulina E, síndrome de Wiskott-Aldrich e síndrome de Omenn (ver Capítulos 148 e 152). Com frequência, a eosinofilia também está presente na síndrome de trombocitopenia com ausência de rádio e na reticuloendoteliose hereditária com eosinofilia. A eosinofilia pode ser encontrada em pacientes com doença de Hodgkin, bem como em

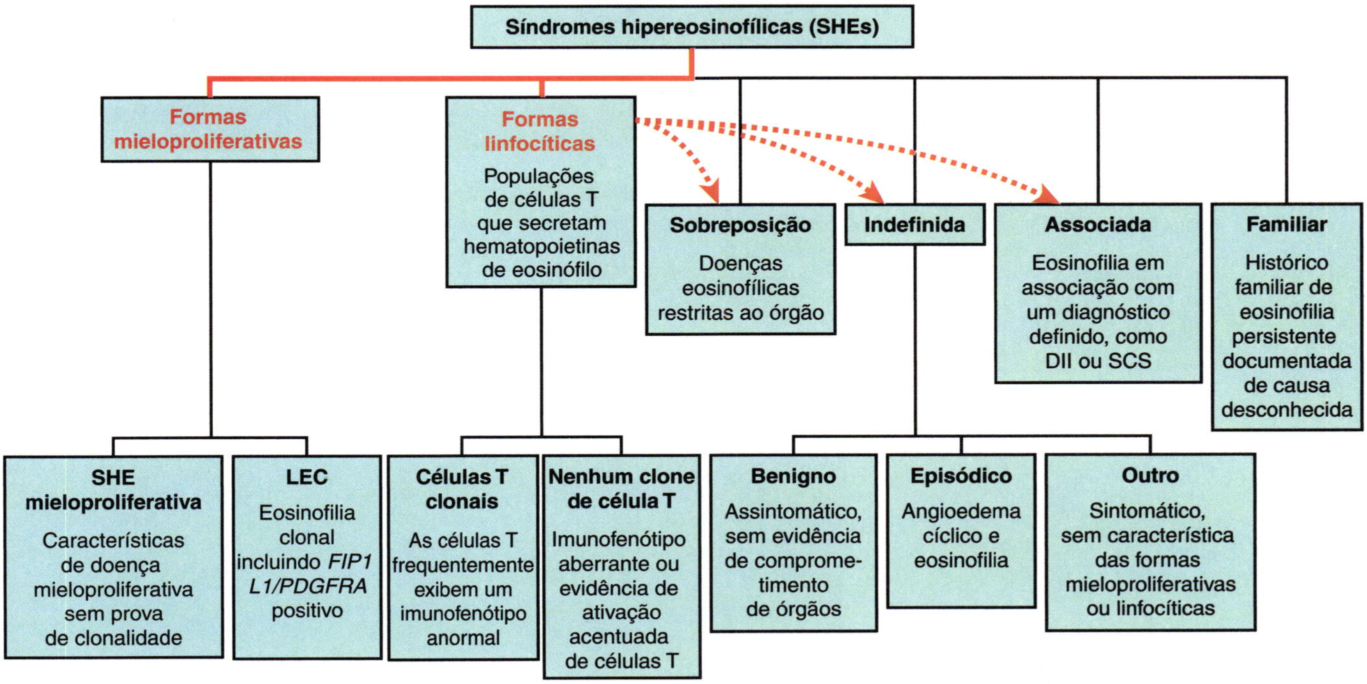

Figura 155.2 Classificação revisada das síndromes hipereosinofílicas. Alterações em relação à última classificação são indicadas em *vermelho*. *Setas pontilhadas* identificam as formas da síndrome hipereosinofílica (SHE), para as quais ao menos alguns pacientes apresentam doença mediada por célula T. A classificação das formas mieloproliferativas foi simplificada e os pacientes com SHE e com células T produtoras de hematopoietina dos eosinófilos na ausência de um clone de células T são incluídas nas formas linfocíticas de SHE. LEC, leucemia eosinofílica crônica; SCS, síndrome de Churg-Strauss; DII, doença inflamatória intestinal. (De Simon HU, Rothenberg ME, Bocher BS et al. *Refining the definition of hypereosinophilic syndrome*. J Allergy Clin Immunol. 2010;126:47.)

leucemia mieloide e linfoide aguda. Outras considerações incluem doenças gastrintestinais, como colite ulcerativa, doença de Crohn durante fases sintomáticas, hepatite crônica, vasculite de Churg-Strauss e insuficiência adrenal.

A bibliografia está disponível no GEN-io.

Capítulo 156

Distúrbios da Função do Fagócito

Thomas D. Coates

Os neutrófilos são a primeira linha de defesa contra a invasão microbiana. Eles chegam ao local da inflamação durante as 2 a 4 horas críticas após a invasão microbiana, para conter a infecção e evitar a disseminação hematogênica. Esse processo bem orquestrado é um dos relatos mais interessantes na biologia celular moderna. Na realidade, muito de nosso conhecimento sobre a função dos neutrófilos deriva de estudos realizados em pacientes com erros genéticos na função deles. Essas funções críticas e as doenças associadas são ilustradas na Figura 153.2. Crianças com disfunção fagocítica apresentam, desde muito novas, infecções recorrentes, que frequentemente envolvem organismos incomuns e são pouco responsivas ao tratamento.

Os defeitos primários da função fagocítica compreendem menos de 20% das imunodeficiências, e há uma sobreposição significativa na apresentação de sinais e sintomas entre doenças fagocíticas, linfocíticas e humorais. Crianças com deficiências fagocíticas apresentam infecção tecidual profunda, pneumonia, adenite ou osteomielite em vez de infecções na circulação sanguínea (Tabelas 156.1 e 156.2 e Figura 156.1). Algumas poucas características clínicas apontam para deficiências do fagócito em vez de outras imunodeficiências, mas o diagnóstico correto depende de exames laboratoriais altamente especializados.

A **quimiotaxia** – a migração direta de células para os locais de infecção – envolve uma série complexa de eventos (ver Capítulo 153). Doenças de adesão ou anormalidades de grânulos podem apresentar redução de mobilidade intermediária ou grave, e a propensão a infecções está relacionada com uma combinação desses déficits funcionais. Uma família com disfunção da actina do neutrófilo, com herança recessiva, demonstrou que uma deficiência quimiotática grave isolada pode resultar em infecção recorrente fatal. A quimiotaxia deficiente de neutrófilos *in vitro* pode ser detectada em crianças com várias condições clínicas. No entanto, a menos que a quimiotaxia esteja essencialmente ausente, é difícil estabelecer se infecções frequentes surgem de uma anormalidade quimiotática primária ou se ocorrem como complicações médicas secundárias da doença subjacente. A infecção dentária com *Capnocytophaga* é associada a uma deficiência da motilidade do neutrófilo que é resolvida quando a infecção é eliminada.

Deficiências de mobilidade manifestam-se por meio de infecções significativas de pele e da mucosa. Lesões nodulares cutâneas mais tenras também podem estar presentes e, de forma característica, não contêm neutrófilos. De fato, a presença de um abscesso verdadeiro torna o diagnóstico de uma deficiência quimiotática significativa menos provável.

Exames laboratoriais para avaliação de quimiotaxia são ensaios biológicos e apresentam alta variabilidade, exceto quando realizados por pessoas mais experientes. Os exames devem ser realizados com sangue fresco e são afetados por muitos fatores relacionados com a amostragem de sangue. É melhor testar outras características da doença suspeita, como a expressão do marcador de superfície, para estabelecer um diagnóstico específico.

DEFICIÊNCIA DE ADESÃO LEUCOCITÁRIA

As deficiências de adesão leucocitária do tipo 1 (LAD-1), 2 (LAD-2) e 3 (LAD-3) são doenças raras da função leucocitária e possuem herança autossômica recessiva. LAD-1 afeta cerca de 1 a cada 10 milhões de indivíduos e é caracterizada por infecções bacterianas e fúngicas recorrentes e diminuição das respostas inflamatórias, apesar da impressionante neutrofilia sanguínea (Tabela 156.3). Os neutrófilos apresentam deficiências significativas na adesão, mobilidade e capacidade de fagocitar bactérias.

Tabela 156.1 Infecções e deficiências de leucócitos: características que podem ser observadas em doenças de fagócitos.

INFECÇÕES GRAVES		INFECÇÕES RECORRENTES		INFECÇÕES ESPECÍFICAS		INFECÇÕES EM LOCAIS INCOMUNS	
Tipo de infecção	**Diagnóstico a ser considerado**	**Local de infecção**	**Diagnóstico a ser considerado**	**Microrganismo**	**Diagnóstico a ser considerado**	**Local de infecção**	**Diagnóstico a ser considerado**
Celulite	Neutropenia, LAD, DGC, SHIE	Pele	Neutropenia, DGC, LAD, SHIE	*Staphylococcus epidermidis*	Neutropenia, LAD	Cordão umbilical	LAD
Colite	Neutropenia, DGC	Gengiva	LAD, doenças da motilidade de neutrófilos	*Serratia marcescens*, *Nocardia*, *Burkholderia cepacia*	DGC	Abscesso hepático	DGC
Osteomielite	DGC, deficiências das vias de SMIM	Trato respiratório superior e inferior	Neutropenia, SHIE, doenças funcionais dos neutrófilos	*Aspergillus*	Neutropenia, DGC, SHIE	Gengiva	LAD, doenças da motilidade de neutrófilos
		Trato gastrintestinal	DGC, deficiências das vias de SMIM (salmonela)	Micobactéria não tuberculosa, BCG	Deficiências das vias de SMIM SCID, DGC		
		Linfonodos	DGC, deficiências das vias de SMIM (micobactéria)	*Candida*	Neutropenia, DGC, MPO		
		Osteomielite	DGC, SMIM				

BCG, bacilo de Calmette-Guérin; DGC, doença granulomatosa crônica; SHIE, síndrome de hiper-IgE; LAD, deficiência da adesão leucocitária; SMIM, suscetibilidade mendeliana à infecção por micobactérias; SCID, imunodeficiência combinada grave. (De Leung DYM: Pediatric allergy principles and practice. 2nd ed. Philadelphia: Saunders; 2010, p. 134.)

Tabela 156.2 Doenças de função dos neutrófilos.

DOENÇA	ETIOLOGIA	FUNÇÃO COMPROMETIDA	CONSEQUÊNCIA CLÍNICA
ANORMALIDADES DA DEGRANULAÇÃO			
Síndrome de Chédiak-Higashi (CHS)	Autossômica recessiva; coalescência desordenada dos grânulos lisossomais; o gene responsável é *CHSI/LYST*, que codifica uma proteína que, acredita-se, regula a fusão do grânulo	Diminuição da quimiotaxia, desgranulação e atividade bactericida do neutrófilo; defeito do *pool* de armazenamento de plaquetas; comprometimento da função das NK, falha na distribuição de melanossomas	Neutropenia; infecções piogênicas recorrentes; propensão a desenvolver hepatoesplenomegalia importante como uma manifestação da síndrome hemofagocítica
Deficiência de grânulos específicos	Autossômica recessiva; perda funcional do fator de transcrição mieloide, originária de uma mutação ou da redução da expressão de *Gfi-1* ou *C/EBPε*, que regula a formação de grânulo específico	Comprometimento da quimiotaxia e da atividade bactericida; núcleos bilobados em neutrófilos; defensinas, gelatinase, colagenase, proteína ligadora à vitamina B_{12}, e lactoferrina	Abscessos profundos recorrentes
ANORMALIDADES DA ADESÃO			
Deficiência de adesão leucocitária 1 (LAD-1)	Autossômica recessiva; ausência de glicoproteínas de adesão de superfície CD11/CD18 (β_2-integrinas) em membranas de leucócitos mais frequentemente acarretadas por falha na expressão do RNA mensageiro de CD18	Diminuição da ligação de iC3b aos neutrófilos e comprometimento da adesão à ICAM-1 e ICAM-2	Neutrofilia; infecção bacteriana associada à ausência de formação de pus
Deficiência de adesão leucocitária 2 (LAD-2)	Autossômica recessiva; perda da fucosilação dos ligantes para selectina e outros conjugados de glicol acarretada por mutações no transportador de GDP-fucose	Diminuição da adesão ao endotélio ativado que expressa MAEL	Neutrofilia; infecção bacteriana recorrente sem pus
Deficiência de adesão leucocitária 3 (síndrome variante da LAD-1)	Autossômica recessiva; comprometimento da função da integrina acarretado por mutações de *FERMT3*, que codifica *kindlin*-3 em células hematopoéticas; *kindlin*-3 liga-se à β-integrina e, assim, transmite a ativação da integrina	Comprometimento da adesão de neutrófilos e da ativação de plaquetas	Neutrofilia; infecções recorrentes, tendência a sangramento
DISTÚRBIOS DA MOBILIDADE CELULAR			
Respostas com aumento de mobilidade; FFM	Gene autossômico recessivo responsável pela FFM no cromossomo 16, que codifica uma proteína denominada pirina; a pirina regula a caspase-1 e, portanto, a secreção de IL-1β; a pirina mutada pode levar ao aumento da sensibilidade à endotoxina, produção excessiva de IL-1β e comprometimento da apoptose dos monócitos	Acúmulo excessivo de neutrófilos nos sítios inflamatórios, que pode resultar do excesso de produção de IL-1β	Febre recorrente, peritonite, pleurite, artrite e amiloidose
RESPOSTAS COM DIMINUIÇÃO DA MOBILIDADE			
Defeitos na geração de sinais quimiotáticos	Deficiências de IgG; a deficiência de properdina e C3 pode ser originária de anormalidades genéticas ou adquiridas; deficiência de proteína ligadora de manose predominantemente em neonatos	Deficiência da quimiotaxia sérica e das atividades de opsonização	Infecções piogênicas recorrentes
Deficiências intrínsecas do neutrófilo, por exemplo, LAD, CHS, deficiência de grânulos específicos, disfunção da actina dos neutrófilos, neutrófilos de neonatos	Os neutrófilos dos neonatos apresentam diminuição da capacidade de expressar β_2-integrinas e comprometimento qualitativo na função delas	Diminuição da quimiotaxia	Propensão a desenvolver infecções piogênicas
Inibição direta da mobilidade dos neutrófilos, por exemplo, medicamentos	Etanol, glicocorticoides, AMP cíclico	Comprometimento da locomoção, ingestão e adesão	Possível causa de infecções frequentes; neutrofilia observada com aumentos de epinefrina a partir da liberação de AMP cíclico do endotélio
Imunocomplexos	Ligam-se aos receptores Fc dos neutrófilos em pacientes com artrite reumatoide, lúpus eritematoso sistêmico e outras condições inflamatórias	Comprometimento da quimiotaxia	Infecções piogênicas recorrentes

(*continua*)

Tabela 156.2 Doenças de função dos neutrófilos. *(continuação)*

DOENÇA	ETIOLOGIA	FUNÇÃO COMPROMETIDA	CONSEQUÊNCIA CLÍNICA
Síndrome de hiper-IgE	Autossômica dominante; o gene responsável é *STAT3*	Algumas vezes ocorre comprometimento da quimiotaxia; comprometimento da regulação da produção de citocina	Infecções de pele e sinopulmonares recorrentes, eczema, candidíase mucocutânea, eosinofilia, retenção da dentição primária, fraturas por trauma mínimo, escoliose e fácies característica
Síndrome da hiper-IgE AR	Autossômica recessiva; provavelmente mais de 1 gene contribui para sua etiologia	Altos níveis de IgE, comprometimento da ativação de linfócitos para antígenos estafilocócicos	Pneumonia recorrente sem sepse e pneumatoceles, enzima, furúnculos, candidíase mucocutânea, sintomas neurológicos, eosinofilia
ATIVIDADE MICROBICIDA			
Doença granulomatosa crônica (DGC)	Ligada ao X e autossômica recessiva; falha ao expressar gp91^{phox} funcional e p22^{phox} (AR) na membrana do fagócito. Outras formas de AR de DGC originam-se da falha ao expressar a proteína p47^{phox} ou p67^{phox}	Falha na ativação da explosão (*burst*) respiratória dos neutrófilos, levando à incapacidade de matar micróbios catalase-positivos	Infecções piogênicas recorrentes com microrganismos catalase-positivos
Deficiência de G6 PD	Menos de 5% da atividade normal de G6 PD	Defeito na ativação da oxidase dependente de NADHP; anemia hemolítica	Infecções com microrganismos catalase-positivos
Deficiência da mieloperoxidase	Autossômica recessiva; falha ao processar a proteína precursora modificada, acarretada por mutação missense	Atividade antimicrobiana dependente de H_2O_2 não é potencializada pela mieloperoxidase	Nenhuma
Deficiência de Rac2	Autossômica dominante; inibição negativa dominante acarretada pelas funções mediadas pela proteína mutada de Rac2	Defeito de quimiotaxia e geração de O_2^- mediada pelo receptor de membrana	Neutrofilia, infecções bacterianas recorrentes
Deficiências de glutationa redutase e glutationa sintetase	AR, incapacidade de desintoxicar H_2O_2	Formação excessiva de H_2O_2	Problemas mínimos com infecções piogênicas recorrentes

AMP, adenosina monofosfato; AR, autossômico recessivo; C, complemento; CD, cluster de diferenciação; MAEL, molécula de adesão do endotélio ao leucócito; FFM, febre familiar do mediterrâneo; G6 PD, glicose-6-fosfato desidrogenase; GDP, guanosina difosfato; ICAM, molécula de adesão intracelular; IL-1, interleucina-1; NADPH, nicotinamida adenina dinucleotídio fosfato; NK, *natural killer*. (Adaptada de Curnutte JT, Boxer LA. Clinically significant phagocytic cell defects. In: Remington JS, Swartz MN, editors: *Current clinical topics in infectious disease*. 6th ed. New York: McGraw-Hill; 1985, p. 144.)

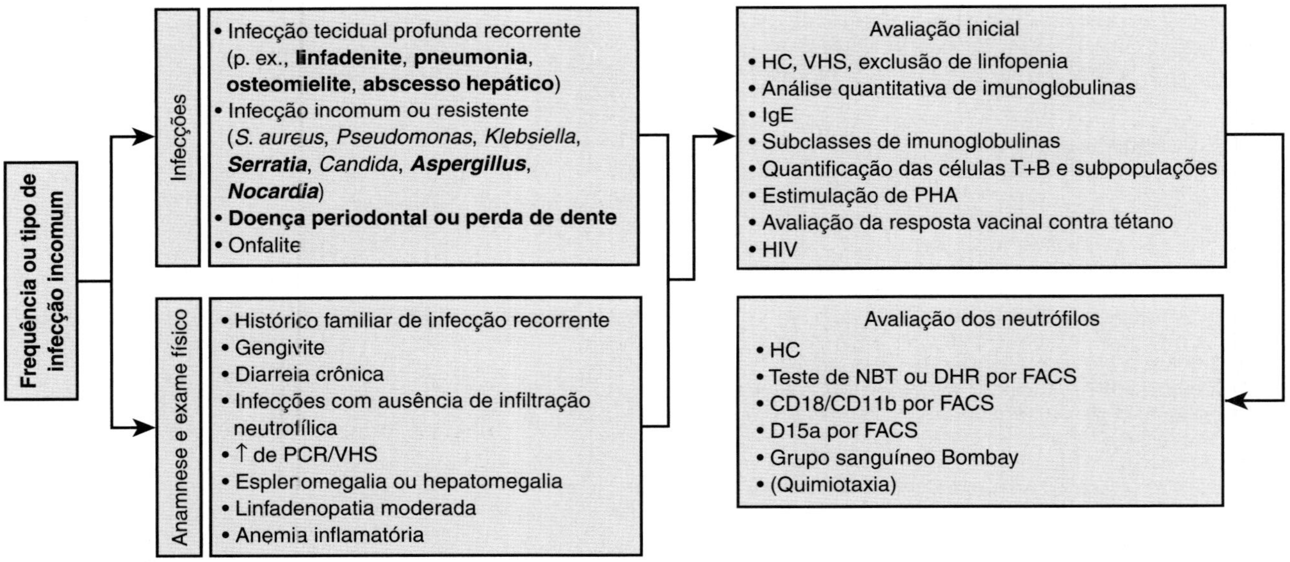

Figura 156.1 **Algoritmo para a avaliação clínica de pacientes com infecções recorrentes.** São descritas as avaliações que podem ser realizadas em um laboratório clínico de rotina. O hemograma completo (HC) pode detectar leucocitose acentuada na deficiência de adesão leucocitária (LAD) e grânulos gigantes da síndrome de Chédiak-Higashi podem ser observados no esfregaço. Os ensaios de quimiotaxia e de todas as outras funções de neutrófilos requerem laboratórios de pesquisa altamente especializados. CD, *cluster* de diferenciação; PCR, proteína C reativa; DHR, di-hidrorodamina; VHS, velocidade de hemossedimentação; FACS, separação de células ativadas por fluorescência; HIV, vírus da imunodeficiência humana; IgE, imunoglobulina E; NBT, nitroazul de tetrazólio; PHA, fito-hemaglutinina. (Adaptada de Dinauer, MC, Coates TD. Disorders of neutrophil function. In: Hoffman R, Benz EJ, Silberstein LE, Helsop H, Weitz J, Anastasi J, editors. Hematology: basic principles and practice. 6th ed. Philadelphia: Saunders; 2012.)

Tabela 156.3 Síndromes de deficiência da adesão leucocitária.

DEFICIÊNCIA DA ADESÃO LEUCOCITÁRIA (LAD)	TIPO 1 (LAD-1)	TIPO 2 (LAD-2 ou CDG-IIc)	TIPO 3 (LAD-3)	DEFICÊNCIA DE SELECTINA-E	DEFICIÊNCIA DE Rac2
OMIM	116920	266265	612840	131210	602049
Padrão de herança	Autossômica recessiva	Autossômica recessiva	Autossômica recessiva	Desconhecido	Autossômica dominante
Proteína(s) afetada(s)	Cadeia comum β_2-integrina (CD18)	Proteínas fucosiladas (p. ex., Sialyl Lewis^x, CD15a)	*Kindlin* 3	Expressão da E-selectina endotelial	Rac2
Função do neutrófilo afetada	Quimiotaxia, adesão firme	Rolamento, contato inicial	Quimiotaxia, adesão, produção de superóxido	Rolamento, contato inicial	Quimiotaxia, produção de superóxido
Queda tardia do cordão umbilical	Sim (apenas fenótipo grave)	Sim	Sim	Sim	Sim
Leucocitose/neutrofilia	Sim	Sim	Sim	Não (neutropenia leve)	Sim

CDG-IIc, Distúrbio congênito de glicosilação IIc, OMIM, herança mendeliana em humanos. (De Leung DYM. *Pediatric allergy principles and practice.* 2nd ed. Philadelphia: Saunders; 2010, p. 139.)

Genética e patogênese

LAD-1 resulta de mutações do gene no cromossomo 21q22.3 que codifica CD18, a subunidade β2 da integrina transmembrana do leucócito de 95 kDa. Neutrófilos normais expressam quatro moléculas de adesão heterodiméricas: LFA-1 (CD11a/CD18), Mac-1 (CD11b/CD18, também conhecida como CR3 ou receptor iC3b), p150,95 (CD11 c/CD18) e $\alpha_1\beta_2$ (CD11 d/CD18). Essas quatro moléculas de adesão transmembrana são compostas de uma α_1 extracelular peculiar que é codificada no cromossomo 16 e compartilham uma subunidade β_2 comum (CD18) que as liga à membrana e as conecta à maquinaria de transdução de sinal intracelular. Esse grupo de integrinas de leucócitos é responsável pela adesão firme de neutrófilos à superfície celular endotelial, saída da circulação e adesão a microrganismos revestidos com iC3b, o que promove a fagocitose e ativação da nicotinamida adenina dinucleotídio fosfato (NADPH) oxidase. Algumas mutações de CD11/CD18 permitem um baixo nível de expressão e atividade das moléculas de integrina, resultando na manutenção de alguma função de adesão da integrina dos neutrófilos e um fenótipo moderado.

Devido à sua incapacidade de aderir firmemente às moléculas de adesão intercelular 1 (ICAM-1) e 2 (ICAM-2) expressas em células endoteliais inflamadas (ver Capítulo 153), os neutrófilos não podem transmigrar através da parede dos vasos e ir ao local de infecção. Ademais, os neutrófilos que conseguem chegar aos locais de inflamação não reconhecem microrganismos opsonizados com o fragmento **iC3b** do complemento, uma opsonina estável importante formada pela clivagem de C3b. Portanto, outras funções de neutrófilos – como a desgranulação e o metabolismo oxidativo –, em geral desencadeadas pela ligação ao iC3b, também estão altamente comprometidas nos neutrófilos na LAD-1, resultando em uma função fagocítica deficiente e alto risco de infecções bacterianas graves e recorrentes.

A função dos monócitos também está deficiente, com baixa ligação ao fibrinogênio, uma atividade que é promovida pelo complexo CD11/CD18. Como consequência, essas células são incapazes de participar efetivamente da cicatrização.

Crianças com **LAD-2** apresentam características clínicas semelhantes àquelas com LAD-1, mas têm integrinas CD11/CD18 normais. Características exclusivas da LAD-2 incluem deficiências neurológicas, dismorfia craniofacial e ausência do antígeno do grupo sanguíneo ABO de eritrócitos (fenótipo de **Bombay**). LAD-2, também conhecida como **doença congênita de glicosilação IIc (CDG-IIc)**, é acarretada por mutações no gene que codifica um transportador específico de difosfato de guanosina (GDP)-L-fucose do complexo de Golgi. Essa alteração impede a incorporação de fucose em várias glicoproteínas de superfície celular, incluindo a estrutura em carboidrato do Sialyl Lewis X, que é crucial para a adesão de baixa afinidade ao endotélio vascular e o rolamento dos neutrófilos. Esta é uma etapa inicial importante, necessária para a subsequente ativação mediada por integrina, espalhamento e migração endotelial. Infecções em LAD-2 são mais moderadas do que em LAD-1.

LAD-3 é caracterizada por um distúrbio hemorrágico semelhante à **trombastenia de Glanzmann**, separação tardia do cordão umbilical, infecções graves da pele e dos tecidos moles (semelhantes àquelas vistas em LAD-1) e incapacidade dos leucócitos de realizar a adesão mediada pelas integrinas β_2 e β_1 e a migração. As mutações em KINDLIN3 afetam a ativação da integrina.

Manifestações clínicas

Pacientes com a forma clínica grave de LAD-1 expressam menos de 0,3% da quantidade normal de moléculas de β_2-integrina, enquanto pacientes com o fenótipo moderado podem expressar 2 a 7% da quantidade normal. Crianças com formas graves de LAD apresentam infecções bacterianas indolentes e recorrentes de pele, boca, trato respiratório, trato intestinal inferior e mucosa genital. Uma característica proeminente é a leucocitose neutrofílica significativa, geralmente maior que 25.000/mm^3. Elas apresentam um histórico de queda do cordão umbilical tardia, normalmente associada à infecção do cordão. A presença de onfalite é uma característica importante que distingue esses pacientes raros dos 10% de crianças saudáveis que apresentam queda do cordão umbilical com 3 semanas de vida ou mais. A infecção de pele pode progredir para grandes úlceras crônicas com infecção polimicrobiana, incluindo organismos anaeróbicos (Figura 156.2). As

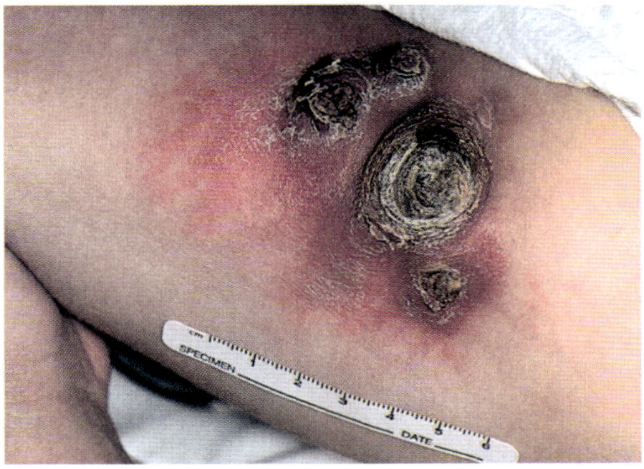

Figura 156.2 Infecção de pele em paciente com deficiência de adesão leucocitária tipo 1. Incapacidade de formar pus e de demarcar os detritos fibróticos da pele e inflamação limitada. *Enterococcus gallinarium* foi isolado em cultura da lesão. (De Rich RR. Clinical immunology principles and practices. 4th ed. Philadelphia: Saunders; 2013, p. 273.)

úlceras cicatrizam lentamente, precisam de meses de antibioticoterapia e, com frequência, requerem cirurgia plástica com enxertia. A gengivite grave pode levar à perda precoce dos dentes primários e secundários (Figura 156.3). Em geral, as áreas infectadas têm pouca infiltração de neutrófilos.

Os patógenos que infectam pacientes com LAD-1 são semelhantes àqueles que afetam pacientes com neutropenia grave (ver Capítulo 157) e incluem *Staphylococcus aureus* e organismos entéricos gram-negativos como *Escherichia coli*. Esses pacientes também são suscetíveis a infecções oportunistas por fungos como *Candida* e *Aspergillus*. Sinais comuns de inflamação, como edema, eritema e calor, podem estar ausentes. Não há formação de pus, e poucos neutrófilos são identificados microscopicamente em amostras de biopsia de tecidos infectados. Apesar da escassez de neutrófilos dentro do tecido afetado, a contagem de neutrófilos circulantes durante a infecção geralmente excede 30.000/μℓ e pode ultrapassar 100.000/μℓ. Durante os intervalos entre as infecções, a contagem de neutrófilos do sangue periférico pode exceder 12.000/μℓ de maneira crônica. Os genótipos de LAD-1 com quantidades moderadas, em vez de ausentes, de integrinas funcionais na superfície do neutrófilo apresentaram, de forma significativa, diminuição da gravidade e frequência de infecções em comparação com as crianças com a forma grave da doença. Ainda assim, a doença gengival é uma característica importante.

Achados laboratoriais

O diagnóstico de LAD-1 é estabelecido mais rapidamente por **citometria de fluxo**, avaliando a expressão de CD11b/CD18 na superfície de neutrófilos estimulados e não estimulados. Adesão, agregação, quimiotaxia e fagocitose mediada por iC3b em neutrófilos e monócitos demonstram anormalidades surpreendentes. No entanto, esses ensaios não estão disponíveis clinicamente. Reações de hipersensibilidade do tipo tardia são normais e a maioria dos indivíduos apresenta síntese normal de anticorpos específicos, embora alguns pacientes tenham respostas deficientes de anticorpos dependentes do linfócito T. O diagnóstico de LAD-2 é estabelecido por quantificação de Sialyl Lewis X (CD15) em neutrófilos utilizando a citometria de fluxo. É importante observar que os ensaios de citometria de fluxo não são realizados da mesma maneira que a análise mais comum de subconjunto de linfócitos e requerem abordagens especializadas para detectar níveis de expressão das moléculas de superfície, especialmente para detectar fenótipos moderados.

TRATAMENTO

O tratamento de LAD-1 depende do fenótipo, conforme determinado pelo nível de expressão funcional das integrinas CD11/CD18. O **transplante alogênico de células-tronco hematopoéticas (TCTH)** precoce é o tratamento de escolha para a LAD-1 grave (e LAD-3). Um paciente foi tratado com sucesso com ustekinumab, um inibidor das interleucinas 12 e 23. Outras medidas terapêuticas são basicamente de suporte. Os pacientes podem ser mantidos em sulfametoxazol-trimetroprim (SMX/TPM) profilática e devem ser monitorados atentamente para a identificação rápida de infecções e o início do tratamento empírico com antibióticos de amplo espectro. A determinação específica do agente etiológico por cultura ou biopsia é importante devido ao tratamento antibiótico prolongado necessário na ausência da função dos neutrófilos.

Alguns pacientes com LAD-2 responderam à suplementação com fucose, que induziu uma redução rápida na contagem de leucócitos circulantes e aparecimento das moléculas de Sialyl Lewis X, acompanhada por uma melhora acentuada da adesão dos leucócitos.

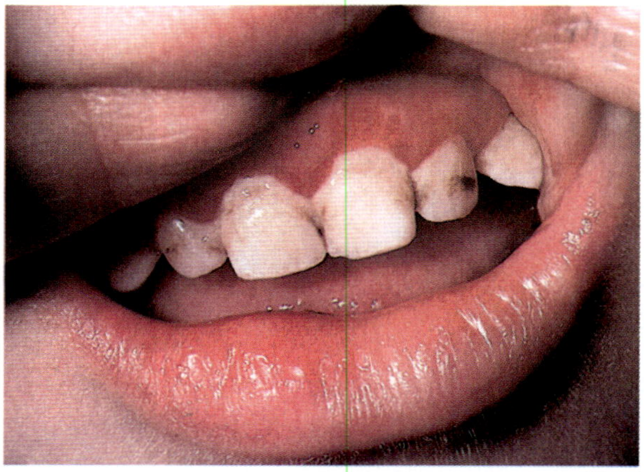

Figura 156.3 Patologia oral em um paciente com deficiência de adesão leucocitária tipo 1. Gengivite e periodontite grave são as marcas da LAD 1. (De Rich RR. Clinical immunology principles and practices. 4th ed. Philadelphia: Saunders; 2013, p. 273.)

PROGNÓSTICO

A gravidade das complicações infecciosas se correlaciona com o grau de deficiência de β_2-integrina. Pacientes com deficiência grave podem morrer na infância, e aqueles que sobrevivem à infância apresentam suscetibilidade a infecções sistêmicas graves e ameaçadoras à vida. Os pacientes com deficiência moderada apresentam infecções com risco de vida pouco frequentes e uma sobrevida relativamente longa.

SÍNDROME DE CHÉDIAK-HIGASHI

A síndrome de Chédiak-Higashi (CHS) é uma doença autossômica recessiva rara caracterizada por maior suscetibilidade a: infecção secundária à desgranulação deficiente de neutrófilos, diátese hemorrágica leve, albinismo oculocutâneo parcial, neuropatia periférica progressiva e tendência a desenvolver uma forma potencialmente fatal de **linfo-histiocitose hemofagocítica** (ver Capítulo 534). A CHS é causada por um efeito primário na morfogênese do grânulo, que resulta em grânulos anormalmente grandes em vários tecidos. A diluição pigmentar envolvendo o cabelo, a pele e o fundo ocular resulta da agregação patológica de melanossomas. Deficiências neurológicas estão associadas a uma falha de cruzamento dos nervos ópticos e auditivos. Os pacientes exibem um aumento da suscetibilidade à infecção, que pode ser explicado apenas parcialmente por defeitos na função dos neutrófilos. Os pacientes apresentam neutropenia progressiva, bem como anormalidades na função de células *natural killer* (NK), mais uma vez relacionadas com a disfunção dos grânulos.

Genética e patogênese

LYST (regulador da proteína do transporte lisossomal), o gene mutado na CHS, está localizado no cromossomo 1q2-q44. Acredita-se que a proteína LYST/SCH regule o transporte de vesículas mediando a interação proteína–proteína e as associações proteína–membrana. A perda de função pode levar a interações indiscriminadas com proteínas de superfície lisossomais, gerando grânulos gigantes por meio da fusão descontrolada de lisossomos.

Quase todas as células de pacientes com CHS apresentam alguns lisossomos dismórficos e grandes, grânulos de armazenamento ou estruturas vesiculares. Os melanossomas são excessivamente grandes e a distribuição para os queratinócitos e folículos capilares está comprometida, resultando em fios de cabelo desprovidos de grânulos de pigmento. Essa anormalidade nos melanossomas leva à impressão macroscópica de que o cabelo e a pele estão mais claros do que o esperado em relação à cor dos pais. A mesma anormalidade nos melanócitos leva ao albinismo ocular parcial, associado à sensibilidade à luz.

Com início precoce no desenvolvimento de neutrófilos, a fusão espontânea de grânulos primários gigantes entre si ou com componentes da membrana citoplasmática resulta em lisossomos secundários enormes com conteúdo reduzido de enzimas hidrolíticas, incluindo proteinases, elastase e catepsina G. Essa deficiência de enzimas proteolíticas pode ser responsável pelo comprometimento da destruição de microrganismos pelos neutrófilos da CHS.

Manifestações clínicas

Pacientes com CHS apresentam pele clara e cabelo prateado e, frequentemente, reclamam de sensibilidade ao sol e fotofobia, que está associada ao nistagmo rotativo. Outros sinais e sintomas variam muito, mas infecções frequentes e neuropatia são comuns. As infecções envolvem as membranas mucosas, a pele e o trato respiratório. Crianças afetadas são suscetíveis a bactérias gram-positivas, bactérias gram-negativas e fungos, sendo o *Staphylococcus aureus* o organismo agressor mais comum. A **neuropatia** pode ser do tipo sensorial ou motora e a ataxia pode ser uma característica proeminente. A neuropatia começa frequentemente na adolescência e se torna o problema mais proeminente.

Pacientes com CHS apresentam tempos de sangramento prolongados com contagens normais de plaquetas. O aumento do tempo de sangramento deve-se ao comprometimento da agregação plaquetária associado à deficiência dos grânulos densos contendo adenosina difosfato e serotonina.

A complicação que apresenta maior risco de morte na CHS é o desenvolvimento de uma fase acelerada caracterizada por pancitopenia, febre alta e infiltração linfo-histiocítica do fígado, baço e linfonodos. O início da fase acelerada, que pode ocorrer em qualquer idade, agora é reconhecido como uma forma genética da **linfo-histiocitose hemofagocítica**. Ocorre em 85% dos pacientes e normalmente é fatal.

Achados laboratoriais

O diagnóstico de CHS é estabelecido pela busca de grandes inclusões em todas as células sanguíneas nucleadas. Estas podem ser visualizadas em esfregaços de sangue corados com Wright e são acentuadas por corante com peroxidase. Devido ao comprometimento da saída da medula óssea, as células que contêm as grandes inclusões podem ser perdidas no esfregaço de sangue periférico, mas prontamente identificadas na análise de medula óssea. Os pacientes apresentam neutropenia progressiva e função anormal de plaquetas, neutrófilos e da NK.

Tratamento

O ácido ascórbico em altas doses (200 mg/dia para crianças, 2 mil mg/dia para adultos) pode melhorar o estado clínico de algumas crianças na fase estável. Embora haja controvérsias em relação à eficácia desse ácido, dada a segurança da vitamina, é razoável administrá-lo em todos os pacientes.

A única terapia de cura para evitar a fase acelerada é **TCTH**. Células-tronco normais reconstituem a função hematopoética e imunológica, corrigem a deficiência da célula NK e evitam a conversão para a fase acelerada, mas não conseguem corrigir ou evitar a neuropatia. Se o paciente estiver na fase acelerada com linfo-histiocitose hemofagocítica ativa, a TCTH não conseguirá evitar a morte.

DEFICIÊNCIA DE MIELOPEROXIDASE

A deficiência de mieloperoxidase (MPO) é uma doença autossômica recessiva do metabolismo oxidativo e é um dos distúrbios hereditários mais comuns dos fagócitos, ocorrendo em uma frequência de aproximadamente um a cada 2 mil indivíduos. A MPO é uma proteína do heme localizada nos lisossomos azurofílicos dos neutrófilos e monócitos e é a base para a coloração esverdeada do pus acumulado no local da infecção.

Manifestações clínicas

Em geral, a deficiência de MPO é silenciosa clinicamente. Em raras ocasiões, os pacientes podem apresentar candidíase disseminada, geralmente em conjunto com diabetes melito. A deficiência adquirida parcial de MPO pode se desenvolver na leucemia mieloide aguda e em síndromes mielodisplásicas.

Achados laboratoriais

A deficiência da MPO dos neutrófilos e monócitos pode ser identificada por análise histoquímica. A deficiência grave de MPO pode gerar um resultado falso-positivo no ensaio de citometria de fluxo com di-hidrorodamina (DHR) realizado para investigação de doença granulomatosa crônica (DGC). Diferentemente da DGC, os eosinófilos na deficiência grave de MPO continuam sendo capazes de reduzir a DHR, possibilitando uma reação normal.

Tratamento

Não há terapia específica para a deficiência de MPO. Um tratamento agressivo com agentes antifúngicos também deve ser realizado para as infecções por *Candida*. O prognóstico é geralmente excelente.

DOENÇA GRANULOMATOSA CRÔNICA

A doença granulomatosa crônica (DGC) é caracterizada por neutrófilos e monócitos capazes de realizar normalmente as funções de quimiotaxia, ingestão e desgranulação, mas incapazes de matar **microrganismos catalase-positivos** devido a um defeito na geração de metabólitos de oxigênio microbicidas. A DGC é uma doença rara, afetando quatro a cinco por 1 milhão de indivíduos; é causada por quatro genes, um ligado ao X e três autossômicos recessivos (Tabela 156.4).

Genética e patogênese

A ativação da NADPH oxidase do fagócito requer a estimulação de neutrófilos e envolve a agregação das subunidades de membrana e citoplasmáticas (Figura 153.3). A ativação da oxidase se inicia com a fosforilação de uma proteína citoplasmática catiônica, $p47^{phox}$ (proteína da oxidase do fagócito de 47 kDa). A $p47^{phox}$ fosforilada, juntamente com dois outros componentes citoplasmáticos da oxidase, $p67^{phox}$ e a guanosina trifosfatase de baixo peso molecular Rac2, translocam-se para a membrana, onde se combinam com os domínios citoplasmáticos do flavocitocromo b_{558} de membrana para formar o complexo oxidase ativo. O flavocitocromo é um heterodímero composto de $p22^{phox}$ e $gp91^{phox}$ altamente glicosilada. A glicoproteína $gp91^{phox}$ catalisa o transporte de elétrons pelos seus domínios de ligação à NADPH, à flavina e ao heme. Deficiências em qualquer um desses componentes da NADPH oxidase podem levar à DGC.

Cerca de 65% dos pacientes com DGC são do sexo masculino e apresentam mutações no *CYBB*, um gene do cromossomo X que codifica

Tabela 156.4 Classificação da doença granulomatosa crônica.

COMPONENTE AFETADO	HERANÇA	SUBTIPO*	ESPECTRO DO FLAVOCITOCROMO b	PONTUAÇÃO DE NBT (% Positivo)	INCIDÊNCIA (% dos Casos)
$gp91^{phox}$	X	$X91^0$	0	0	60
		$X91^-$	Baixo	80 a 100 (fraca)	5
		$X91^-$	Baixo	5 a 10	< 1
		$X91^+$	0	0	1
$p22^{phox}$	A	$A22^0$	0	0	4
		$A22^+$	N	0	< 1
$p47^{phox}$	A	$A47^0$	N	0†	25
$p67^{phox}$	A	$A67^0$	N	0	5
		$A67^+$	N	0	< 1
$p40^{phox}$	A	$A40^-$	N	100	< 1

NBT, Nitroazul de tetrazólio. *Nesta nomenclatura, a primeira letra representa o modo de herança (ligada ao X [X] ou autossômica recessiva [A]), enquanto o número indica o componente do *phox* que é afetado geneticamente. Os símbolos sobrescritos indicam se o nível de proteína do componente afetado é indetectável (^{0}), diminuído ($^-$), ou normal ($^+$), medido pela análise de imunoblot. †Pode ser fracamente positivo. (De *Nathan & Oski's hematology and oncology of infancy and childhood*. 8th ed. Philadelphia: Elsevier; 2015, p. 833.)

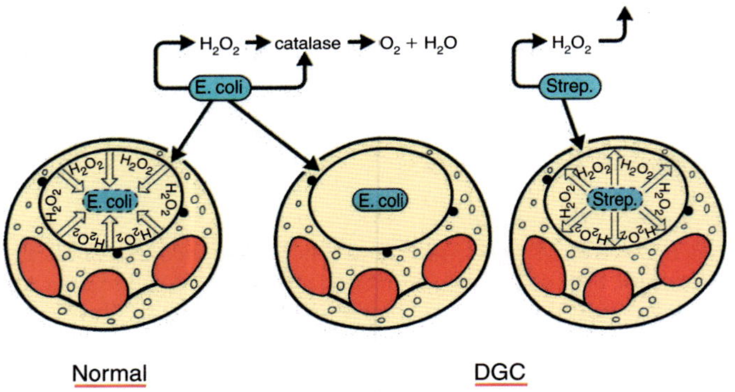

Figura 156.4 Patogênese da doença granulomatosa crônica (DGC). A forma pela qual a deficiência metabólica do neutrófilo com DGC predispõe o hospedeiro à infecção é apresentada esquematicamente. Os neutrófilos normais estimulam o peróxido de hidrogênio (H_2O_2) no fagossomo que contém *Escherichia coli* ingerida. A mieloperoxidase é distribuída ao fagossomo por desgranulação, como indicado pelos *círculos fechados*. Neste contexto, o H_2O_2 age como um substrato para a mieloperoxidase oxidar o halogeneto em ácido hipocloroso e cloraminas que matam os micróbios. A quantidade de H_2O_2 produzido pelo neutrófilo normal é suficiente para exceder a capacidade da catalase, uma enzima que cataboliza H_2O_2 presente em muitos microrganismos aeróbios, incluindo *Staphylococcus aureus*, a maioria das bactérias entéricas gram-negativas, *Candida albicans* e *Aspergillus*. Quando os organismos como *E. coli* entram nos neutrófilos de indivíduos com DGC, eles não são expostos a H_2O_2 porque os neutrófilos não o produzem, e o H_2O_2 gerado pelos próprios microrganismos é destruído pela sua própria catalase. Quando os neutrófilos com DGC ingerem estreptococos, que não têm catalase, os organismos geram H_2O_2 suficiente para resultar em um efeito microbicida. Conforme indicado *(meio)*, micróbios catalase-positivos, como *E. coli*, podem sobreviver dentro do fagossomo do neutrófilo com DGC. (Adaptada de Boxer LA. Quantitative abnormalities of granulocytes. In: Beutler E, Lichtman MA, Coller BS et al., editors: Williams hematology. 6th ed. New York: McGraw-Hill; 2001, p. 845.)

a gp91*phox*. Aproximadamente 35% dos pacientes herdam DGC de maneira autossômica recessiva, resultante de mutações no gene *NCF1* no cromossomo 7, que codifica p47*phox*. Deficiências nos genes p67*phox* (*NCF2* no cromossomo 1) e p22*phox* (*CYBA* no cromossomo 16) são herdadas de maneira autossômica recessiva e representam cerca de 5% dos casos de DGC.

Os vacúolos fagocíticos na DGC não têm espécies reativas de oxigênio microbicidas e permanecem ácidos, de modo que as bactérias não são mortas ou digeridas adequadamente (Figura 156.4). Nos fragmentos de tecidos obtidos de pacientes e corados com hematoxilina-eosina, são observados vários granulomas que dão à DGC seu nome descritivo.

Manifestações clínicas

Embora a apresentação clínica seja variável, várias características sugerem o diagnóstico de DGC. Qualquer paciente com pneumonia recorrente; linfadenite; qualquer abscesso, incluindo hepático e subcutâneo; osteomielite em múltiplos locais; histórico familiar de infecções recorrentes; ou qualquer infecção por organismo incomum catalase-positivo deve ser investigado. Outras características clínicas incluem colite ou enterite crônica, obstrução gástrica ou ureteral por granulomas e infecção sanguínea por *Salmonella*, *Burkholderia cepacia* ou *Candida*.

O início de sinais e sintomas clínicos em geral ocorre precocemente na infância, ainda que alguns pacientes com subtipos de DGC muito raros apresentem início mais tardio. A frequência e a gravidade das infecções são muito variáveis; no entanto, a incidência de infecção diminui na segunda década, coincidindo com a maturação da imunidade celular e humoral. O patógeno mais comum é *S. aureus*, mas qualquer microrganismo catalase-positivo pode estar envolvido. Outros organismos que frequentemente causam infecções são: *Serratia marcescens*, *B. cepacia*, *Aspergillus*, *Candida albicans*, *Nocardia* e *Salmonella*. Também pode haver maior suscetibilidade a micobactéria, incluindo o bacilo vacinal Calmette-Guérin. Pneumonia, linfadenite, osteomielite e infecções cutâneas são as doenças mais comumente encontradas. Bacteriemia ou fungemia são menos comuns do que infecções focais e, em grela, ocorrem apenas quando infecções locais foram tratadas de forma inadequada por um período prolongado. Os pacientes podem apresentar sequelas de infecção crônica, incluindo anemia de doença crônica, retardamento no crescimento, linfadenopatia, hepatoesplenomegalia, dermatite purulenta crônica, doença pulmonar restritiva, gengivite, hidronefrose, dismotilidade esofágica e estreitamento da saída pilórica. Abscessos perirretais e infecções cutâneas recorrentes, incluindo foliculite, granulomas cutâneos e lúpus eritematoso discoide, também sugerem DGC.

A **formação de granuloma** e os processos inflamatórios são uma marca da DGC e podem constituir os sintomas iniciais da doença, devendo ser investigados caso acarretem obstrução da saída pilórica, ureteral ou da bexiga, fístulas retais e colite granulomatosa simulando doença de Crohn. Mais de 80% dos pacientes com DGC apresentam sorologia positiva para doença de Crohn. Febre persistente, especialmente com esplenomegalia e citopenia, justificam uma avaliação de síndrome de ativação macrofágica secundária. Essa síndrome vem sendo descrita na DGC e pode necessitar de tratamento com corticosteroides e descontinuação do tratamento com interferona-γ.

Achados laboratoriais

O diagnóstico é frequentemente realizado por meio de **citometria de fluxo** utilizando DHR para medir a produção de oxidante a partir do aumento de sua fluorescência quando oxidado por peróxido de hidrogênio (H_2O_2). O teste com o corante nitroazul de tetrazólio é citado na literatura com frequência, mas agora é raro que seja utilizado clinicamente. Em geral, o estado de portador ligado ao X é diagnosticado com facilidade na mãe por meio da avaliação de fluorescência da DHR pela resposta bimodal ao estímulo. É importante testar a mãe, já que alguns portadores extremamente lionizados com menos de 5% de células positivas podem apresentar problemas clínicos crônicos também. O ideal é que pelo menos o primeiro paciente de uma família tenha o DNA analisado para facilitar o diagnóstico pré-natal e para fins de aconselhamento genético.

Alguns indivíduos têm sido descritos com DGC aparente causada por deficiência grave de glicose-6-fosfato desidrogenase, causando a insuficiência do substrato NADPH para a oxidase dos fagócitos. Os eritrócitos desses pacientes também não têm a enzima, levando à hemólise crônica.

Tratamento

O TCTH é a única **cura** conhecida para DGC, embora a terapia genética tenha sido transitoriamente bem-sucedida em poucos pacientes e seja alvo de pesquisas atuais. O transplante de TCTH para todos os pacientes com DGC é fortemente recomendado se for possível identificar um irmão compatível ou doador sem parentesco que seja adequado. O prognóstico de sobrevida na idade adulta não é bom, mesmo nas mãos de médicos experientes em DGC.

Pacientes com DGC devem receber SMX/TMP por via oral diariamente, já que este reduz o número de infecções bacterianas. Um estudo controlado por placebo descobriu que a interferona-γ 50 $\mu g/m^2$, 3 vezes/semana, reduz de forma significativa o número de hospitalizações e infecções graves, embora o mecanismo de ação não seja claro. O **itraconazol** (200 mg/dia para pacientes com mais de 50 kg e 100 mg/dia para pacientes com menos de 50 kg e 5 anos de idade ou menos) administrado profilaticamente reduz a frequência de infecções fúngicas.

O manejo das infecções deve ser diferente daquele realizado em crianças sem a doença. Os pacientes com DGC apresentam sempre risco de infecções bacterianas indolentes e profundas, que podem se tornar generalizadas se não tratadas adequadamente. Eles também desenvolvem os mesmos tipos de infecção que ocorrem em crianças sem a doença, de modo que a definição do tratamento adequado pode ser difícil. A velocidade de hemossedimentação (VHS) pode ser de grande ajuda. Se a criança não apresentar infecção profunda, a VHS será normal ou normalizará dentro de vários dias com tratamento padrão. Porém, se isso não ocorrer, será necessária uma busca em tecidos profundos, bem como a consideração de antibióticos empíricos. Culturas devem ser obtidas, mas são geralmente negativas. Como todas as funções de neutrófilos na DGC, exceto a morte de microrganismos, são normais, em geral há uma reação inflamatória exuberante em resposta a uma quantidade muito pequena de organismos. Desse modo, as hemoculturas e as culturas de amostras de tecidos biopsiados são normalmente negativas, a menos que haja um número elevado do microrganismo envolvido. Vários abscessos requerem a drenagem cirúrgica por motivos terapêuticos e de diagnóstico. O uso prolongado de antibióticos é necessário mesmo para infecções bacterianas comuns. Uma pneumonia simples pode precisar de 6 a 8 semanas, ou mais, de antibióticos parenterais. As infecções podem ser tratadas por pelo menos 1 semana após a normalização da VHS para evitar recorrência. É possível que pneumonias graves sejam completamente curadas, mas podem precisar de muitos meses de antibióticos parenterais. Considerando que as culturas geralmente não são de grande auxílio, muitos apoiam a "sensibilidade aos antibióticos avaliada pela resposta da velocidade de hemossedimentação" como uma forma de abordagem para o tratamento. Em geral, a VHS em infecções graves encontra-se em 40 a 80 mm/hora ou mais e cairá monotonicamente em cerca de 1 semana após o início da administração de fármacos antibacterianos. É importante verificar a VHS todos os dias ou em dias alternados, já que há variabilidade moderada nesse teste e as alterações no tratamento devem ser baseadas em tendências em vez de valores individuais. Se houver uma tendência clara de queda em 3 a 10 dias, continua-se apenas com antibacterianos. Caso contrário, deve-se acrescentar voriconazol parenteral para cobrir *Aspergillus*. A ausência de queda na VHS sugere que outra abordagem antimicrobiana precisa ser testada. Essa adição sequencial de antimicrobianos oferece algumas pistas sobre a natureza da infecção. Se antibacterianos e antifúngicos são iniciados ao mesmo tempo, não se pode saber o que causou uma resposta.

Devido à raridade desta doença, é fundamental buscar conselho de alguém que tenha grande experiência com o tratamento de vários pacientes com DGC. Transfusões de granulócitos foram utilizadas, mas o seu benefício não está claro. A VHS deve ser monitorada com frequência em pacientes que estão bem e sempre que parecerem doentes. Apenas a VHS aumentada geralmente não é suficiente para iniciar o tratamento. No entanto, na presença de sintomas, deve-se procurar por possíveis focos, realizando pelo menos TC com contraste de seios da face, tórax e abdome. Se o paciente estiver instável ou apresentar febre alta, deve-se considerar a presença de *B. cepacia* e iniciar cobertura empírica. Este organismo pode causar choque séptico rapidamente, ao contrário das infecções latentes observadas na DGC. O paciente pode ser tratado com antibióticos até que a VHS esteja normal e, se possível, que não existam mais evidências radiográficas de infecção. A incidência de infecções diminui na segunda década de vida, na medida em que a imunidade dependente de outras células amadurece. Entretanto, o risco aumentado de infecções permanece por toda a vida.

Corticosteroides podem ser úteis para o tratamento de crianças com obstrução antral e uretral ou colite granulomatosa grave. Corticosteroides também podem ser úteis na pneumonia para reduzir os granulomas no pulmão e promover a drenagem. Recomendam-se pulsos curtos (4 a 6 dias) de prednisona, 1 a 2 mg/kg, com suspensão rápida para evitar efeitos colaterais a longo prazo e o risco de infecção fúngica. Os pulsos podem ser repetidos se o efeito clínico não tiver sido alcançado.

Aconselhamento genético

A identificação do subgrupo genético específico do paciente por análise de DNA é útil sobretudo para o aconselhamento genético e o diagnóstico pré-natal. Na DGC ligada ao X, todas as mulheres possivelmente afetadas devem ser testadas por DHR para excluir o estado de portador. O diagnóstico por DNA é fortemente recomendado em portadores suspeitos com DHR normal que estão relacionados com um probando conhecido, porque é raro que o teste de DHR seja normal em portadores obrigatórios. O aconselhamento é mais bem realizado por um médico que tenha conhecimento direto das manifestações clínicas de DGC.

Prognóstico

A taxa de mortalidade global da DGC é de cerca de duas mortes de pacientes/ano a cada 100 casos, sendo maior entre crianças pequenas. O desenvolvimento de regimes de profilaxia efetivos contra infecção, monitoramento rigoroso de sinais de infecção e intervenções cirúrgicas e médicas agressivas melhoraram o prognóstico.

A bibliografia está disponível no GEN-io.

Capítulo 157

Leucopenia

Thomas F. Michniacki e Kelly J. Walkovich

A **leucopenia** consiste em um número anormalmente baixo de leucócitos no sangue periférico, decorrente da escassez de linfócitos, granulócitos ou ambos. Como há mudanças acentuadas nos valores normais da contagem leucocitária durante a infância (ver Capítulo 748), as faixas de normalidade devem ser consideradas no contexto da idade. Para neonatos, a contagem de leucócitos no nascimento é alta, seguida por uma queda rápida que se inicia nas primeiras 12 horas de vida e estende-se até a primeira semana. A partir de então, os valores são estáveis até o primeiro ano de idade, seguindo com uma queda lenta e constante na contagem de leucócitos durante a infância, até que os valores adultos são alcançados na adolescência. A avaliação de pacientes com leucopenia começa com história clínica e exame físico detalhados e pelo menos um hemograma completo com diferencial confirmatório. A investigação subsequente avalia se a leucopenia representa uma diminuição do número de neutrófilos, linfócitos ou ambas as populações de células (Tabela 157.1). O tratamento depende da etiologia e das manifestações clínicas da leucopenia.

NEUTROPENIA

A **neutropenia** é definida como uma diminuição do número absoluto de bastonetes e neutrófilos segmentados circulantes no sangue periférico. A **contagem absoluta de neutrófilos (CAN)** é determinada multiplicando a contagem total de leucócitos pela porcentagem de neutrófilos segmentados somados aos bastonetes. Contagens normais de neutrófilos devem ser estratificadas para a idade e a etnia. Os neutrófilos predominam no nascimento, mas diminuem rapidamente nos primeiros dias de vida. Durante a infância, os neutrófilos constituem 20 a 30% das populações de leucócitos circulantes. Números quase iguais de neutrófilos e linfócitos são encontrados na circulação periférica aos 5 anos de idade, e a predominância característica de 70% de neutrófilos que ocorre na idade adulta normalmente é alcançada durante a puberdade. Para crianças brancas com mais de 12 meses de idade, o limite mais baixo da normalidade para a CAN é de 1.500/$\mu\ell$; para crianças negras com mais de 12 meses de idade, o limite mais baixo da normalidade é de 1.200/$\mu\ell$. É provável que o limite normal de neutrófilos relativamente baixos em negros reflita a prevalência do grupo sanguíneo Duffy negativo (Fy–/–), que é abundante em populações no cinturão da malária na África e está associado a CANs de 200 a 600/$\mu\ell$ menores do que o de indivíduos Duffy positivos.

A neutropenia pode ser caracterizada como **leve** (CAN 1.000 a 1.500/$\mu\ell$); **moderada** (CAN 500 a 1.000/$\mu\ell$); ou **grave** (CAN < 500/$\mu\ell$). Uma CAN menor que 200 também é denominada **agranulocitose**. Essa estratificação ajuda na previsão do risco de infecção piogênica em pacientes que apresentam neutropenia como resultado de doenças da produção da medula óssea, já que apenas pacientes com neutropenia grave apresentam suscetibilidade significativamente aumentada a infecções com risco de morte. A neutropenia associada a monocitopenia, linfocitopenia ou hipogamaglobulinemia aumenta o risco de infecção em comparação com a neutropenia isolada. *Pacientes com neutropenia causada pelo aumento da destruição (p. ex., autoimune) podem tolerar*

Tabela 157.1 Abordagem diagnóstica para pacientes com leucopenia.

AVALIAÇÃO	DIAGNÓSTICOS CLÍNICOS ASSOCIADOS
AVALIAÇÃO INICIAL	
• História de leucopenia aguda ou crônica • História médica geral, incluindo infecções anteriores, sérias, recorrentes ou incomuns e neoplasias • Exame físico: estomatite, gengivite, alterações dentárias, verrugas, linfedema, anomalias congênitas	Síndromes congênitas (neutropenia congênita grave, neutropenia cíclica, Shwachman-Diamond, Wiskott-Aldrich, anemia de Fanconi, disqueratose congênita, doença de armazenamento de glicogênio tipo Ib, doenças do transporte vesicular, haploinsuficiência de GATA2 e imunodeficiências primárias)
• Tamanho do baço	Hiperesplenismo
• Histórico de exposição a fármacos	Neutropenia associada a fármacos
• Hemograma com contagem diferencial e de reticulócitos	Neutropenia, anemia aplásica, citopenias autoimunes
SE CAN < 1.000/μℓ *Avaliação de neutropenia de início agudo*	
• Repetir hemograma em 3 a 4 semanas	Mielossupressão transitória (p. ex., viral)
• Sorologia e culturas para agentes infecciosos	Infecção ativa ou crônica por vírus (p. ex., EBV, CMV), bactérias, micobactérias, riquétsia
• Descontinuar fármacos associados à neutropenia	Neutropenia associada a fármacos
• Testar anticorpos antineutrófilos	Neutropenia autoimune
• Quantificar imunoglobulinas (IgG, IgA, IgM, IgE), subpopulações linfocitárias	Neutropenia associada a doenças da função do sistema imune
SE CAN < 500/μℓ EM TRÊS TESTES SEPARADOS	
• Aspiração e biopsia da medula óssea com citogenética	Neutropenia congênita grave, neutropenia cíclica, síndrome de Shwachman-Diamond, mielocatexia; neutropenia crônica benigna ou idiopática crônica; disgenesia reticular
• Teste de estimulação com glicocorticoides	Neutropenia crônica benigna ou idiopática crônica, algumas neutropenias autoimunes
• Hemogramas seriados (3/semana por 6 semanas)	Neutropenia cíclica
• Função pancreática exócrina	Síndrome de Shwachman-Diamond
• Radiografias do esqueleto	Síndrome de Shwachman-Diamond, hipoplasia cartilagem-cabelo, anemia de Fanconi
SE CAL < 1000/μℓ	
• Repetir hemogramas em 3 a 4 semanas	Leucopenia transitória (p. ex., viral)
SE CAL < 1000/μℓ EM TRÊS TESTES SEPARADOS	
• Teste de anticorpo anti-HIV ou RNA de HIV-1	Infecção pelo HIV-1, AIDS
• Quantificação das imunoglobulinas (IgG, IgA, IgM e IgE), títulos de vacina, subpopulações linfocitárias	Doenças congênitas ou adquiridas da função imune
SE HOUVER PANCITOPENIA	
• Aspiração e biopsia da medula óssea	Substituição da medula óssea por malignidade, fibrose, granulomas, doenças de depósito; anemia aplásica
• Citogenética da medula óssea e citometria de fluxo	Mielodisplasia, leucemia
• Níveis de vitamina B_{12} e de folato	Deficiências de vitaminas

CAL, contagem absoluta de linfócitos; CAN, contagem absoluta de neutrófilos; CMV, citomegalovírus; EBV, vírus Epstein-Barr.

CANs muito baixos, sem aumento da frequência de infecção, por causa de sua forte habilidade de gerar neutrófilos adicionais de sua medula em funcionamento quando necessário.

A **neutropenia aguda** evolui ao longo de alguns dias e é geralmente causada pelo rápido consumo de neutrófilos e/ou pelo comprometimento da produção de neutrófilos. A **neutropenia crônica**, por definição, dura mais de 3 meses e surge da diminuição da produção, do aumento da destruição ou do sequestro esplênico excessivo dos neutrófilos. A etiologia da neutropenia pode ser classificada como doença adquirida ou agressão extrínseca (Tabela 157.2) ou, mais raramente, alteração intrínseca hereditária (Tabela 157.3).

Manifestações clínicas da neutropenia

Indivíduos com contagens de neutrófilos menores que 500/μℓ apresentam risco significativo de desenvolver infecções, principalmente de sua microbiota endógena, bem como de organismos nosocomiais. Entretanto, alguns pacientes com neutropenia crônica isolada podem não apresentar várias infecções graves, provavelmente porque o restante do sistema imune permanece intacto ou porque a distribuição de neutrófilos aos tecidos está preservada, como ocorre nas neutropenias autoimunes. Em contraste, crianças cujas neutropenias são secundárias a doenças adquiridas que afetam a produção – como ocorre com terapia citotóxica, fármacos imunossupressores ou radioterapia – são propensas a desenvolver infecções bacterianas graves, uma vez que muitos ramos do sistema imune estão altamente comprometidos e a forte capacidade de resposta da medula de gerar novos fagócitos está prejudicada. A neutropenia associada à monocitopenia ou linfocitopenia adicional está mais associada à infecção grave do que a neutropenia isolada. A integridade cutânea e das membranas mucosas, o suprimento vascular aos tecidos e o estado nutricional também influenciam o risco de infecção.

A apresentação clínica mais comum da neutropenia grave inclui febre, estomatite aftosa e gengivite. Infecções frequentemente associadas à neutropenia incluem celulite, furunculose, inflamação perirretal, colite, sinusite, verrugas e otite média, bem como infecções mais graves, como pneumonia, abscesso tecidual profundo e sepse. Os patógenos mais comuns que causam infecções em pacientes com neutropenia são *Staphylococcus aureus* e bactérias gram-negativas. A neutropenia isolada não aumenta a suscetibilidade de um paciente a infecções parasitárias ou virais ou à meningite bacteriana, mas aumenta o risco de patógenos fúngicos que causam doença. Os sinais e sintomas comuns da infecção e inflamação local (p. ex., exsudato, flutuação e linfadenopatia regional) podem ficar reduzidos na ausência de neutrófilos, devido à incapacidade de formar pus, mas os pacientes com agranulocitose ainda apresentam febre e sentem dor nos locais de inflamação.

Achados laboratoriais

A neutropenia absoluta isolada tem um número limitado de causas (Tabelas 157.2 a 157.5). A duração e gravidade da neutropenia influenciam significativamente a extensão da avaliação laboratorial.

Tabela 157.2 Causas de neutropenia extrínseca a células mieloides da medula óssea.

CAUSA	FATORES/AGENTES ETIOLÓGICOS	RESULTADOS ASSOCIADOS
Infecção	Vírus, bactérias, protozoários, riquétsia, fungos	Características clínicas e resultados laboratoriais do agente infeccioso
Induzido por fármacos	Fenotiazinas, sulfonamidas, anticonvulsivantes, penicilinas, aminopirina	Normalmente nenhum, reação de hipersensibilidade ocasional (febre, linfadenopatia, erupção cutânea, hepatite, nefrite, pneumonite, anemia aplásica) ou anticorpos antineutrófilos
Neutropenia imune	Aloimune, autoimune	Hiperplasia mieloide com desvio à esquerda na medula óssea (pode parecer "interrompida" no estágio de metamielócito ou bastonetes)
Sequestro reticuloendotelial	Hiperesplenismo	Anemia, trombocitopenia
Substituição da medula óssea	Mielofibrose, neoplasia (leucemia, linfoma, tumor sólido metastático etc.)	Anemia, trombocitopenia, fibrose medular, células malignas na medula óssea, locais de hematopoese extramedular
Quimioterapia ou radioterapia	Supressão da produção de células mieloides	Anemia, trombocitopenia, hipoplasia da medula óssea

Tabela 157.3 Doenças adquiridas das células mieloides.

CAUSA	FATORES/AGENTES ETIOLÓGICOS	RESULTADOS ASSOCIADOS
Anemia aplásica	Destruição e depleção das células-tronco	Pancitopenia
Deficiência de vitamina B_{12}, cobre ou folato	Má nutrição; deficiência congênita de absorção, transporte e armazenamento de B_{12}; restrição à vitamina	Anemia megaloblástica, neutrófilos hipersegmentados
Leucemia aguda, leucemia mieloide crônica	Substituição da medula óssea com células malignas	Pancitopenia, leucocitose
Mielodisplasia	Maturação displásica das células-tronco	Hipoplasia da medula óssea com precursores de hemácias megaloblastoides, trombocitopenia
Prematuridade com peso do recém-nascido menor que 2 kg	Comprometimento da regulação da proliferação mieloide e redução do tamanho do *pool* pós-mitótico	Pré-eclâmpsia materna
Neutropenia idiopática crônica	Comprometimento da proliferação e/ou maturação mieloide	Nenhum
Hemoglobinúria paroxística noturna	Alteração adquirida das células-tronco secundárias à mutação do gene *PIGA*	Pancitopenia, trombose (trombose de veia hepática)

Pacientes com neutropenia crônica desde a infância e história de febres recorrentes e gengivite crônica devem realizar contagens de leucócitos, incluindo contagem diferencial 3 vezes/semana durante 6 a 8 semanas, para avaliar a periodicidade sugestiva da **neutropenia cíclica**. Deve-se realizar aspiração e biopsia da medula óssea em pacientes selecionados para avaliar a celularidade e a maturação mieloide. Estudos adicionais da medula óssea, como análise citogenética e com coloração especial para detectar leucemia e outras doenças malignas devem ser realizados em pacientes com suspeita de alterações intrínsecas nos progenitores mieloides e em pacientes com suspeita de neoplasias. A seleção de mais testes laboratoriais é determinada pela duração e gravidade da neutropenia e pelos resultados encontrados no exame clínico (Tabela 157.1).

Neutropenia adquirida

Neutropenia relacionada à infecção

A neutropenia transitória geralmente acompanha ou segue **infecções virais** e é a causa mais comum de neutropenia na infância (Tabela 157.4). Vírus que causam neutropenia aguda são: influenzas A e B, adenovírus, vírus sincicial respiratório, enterovírus, herpes-vírus humano 6, sarampo, rubéola e varicela. O parvovírus B19 e os vírus das hepatites A ou B também causam neutropenia, mas estão mais comumente associados à aplasia de hemácias isolada ou a várias citopenias, respectivamente. Em geral, a neutropenia aguda associada a vírus ocorre durante as primeiras 24 a 48 horas de doença e normalmente persiste por 3 a 8 dias, que em geral corresponde ao período da viremia. A neutropenia está relacionada com a redistribuição dos neutrófilos, induzida pelo vírus, do *pool* circulante para o *pool* marginado. Além disso, o sequestro de neutrófilos pode ocorrer após a esplenomegalia ou o dano tecidual induzido por vírus.

Uma neutropenia significativa também pode estar associada a infecções graves por bactérias, protozoários, riquétsia ou fungos (Tabela 157.4). **Sepse bacteriana** é uma causa particularmente grave de neutropenia, em especial em lactentes e crianças. Neonatos prematuros são especialmente propensos a esgotar sua reserva da medula óssea e sucumbir logo à sepse bacteriana.

A neutropenia crônica geralmente acompanha infecção com vírus Epstein-Barr, citomegalovírus ou HIV e certas imunodeficiências, como agamaglobulinemia ligada ao X, síndrome de hiper IgM e HIV. A neutropenia associada à AIDS provavelmente surge de uma combinação da supressão viral da medula óssea, destruição mediada por anticorpos de neutrófilos e efeitos de antirretrovirais ou outros medicamentos.

Neutropenia induzida por fármacos

Os fármacos constituem uma causa comum de neutropenia (Tabela 157.5). A incidência de neutropenia induzida por fármacos aumenta drasticamente com a idade; somente 10% dos casos ocorrem em crianças e adultos jovens. A maioria dos casos ocorre em adultos com mais de 65 anos, provavelmente refletindo o uso mais frequente de vários medicamentos nessa faixa etária. Quase todos os fármacos podem causar neutropenia. As classes de fármacos mais comumente envolvidas são agentes antimicrobianos, medicamentos antitireoidianos,

Tabela 157.4	Infecções associadas à neutropenia.
Viral	Citomegalovírus, dengue, vírus Epstein-Barr, vírus da hepatite, HIV, influenza, sarampo, parvovírus B19, rubéola, varicela, HHV-6
Bacteriana	*Brucella*, paratifoide, *pertussis*, tuberculose (disseminada), tularemia, *Shigella*, tifoide; qualquer forma de sepse
Fúngica	Histoplasmose (disseminada)
Protozoária	Malária, leishmaniose (calazar)
Riquétsia	*Anaplasma* (antes *Ehrlichia*) *phagocytophilum*, psitacose, febre maculosa, tifo, varíola por riquétsia

antipsicóticos, antipiréticos e antirreumáticos. A neutropenia induzida por fármacos possui vários mecanismos subjacentes – imunomediados, tóxicos, idiossincráticos, hipersensibilidade, idiopáticos – que são distintos da neutropenia grave, que ocorre de maneira previsível após a administração de fármacos antineoplásicos ou radioterapia.

A neutropenia induzida por fármacos que é oriunda de mecanismos imunológicos geralmente se desenvolve de maneira abrupta, é acompanhada por febre que persiste cerca de 1 semana após a descontinuação do medicamento. O processo provavelmente origina-se do efeito de fármacos, como propiltiouracila ou penicilina, que agem como haptenos para estimular a formação de anticorpos, ou fármacos, como o quinino, que induzem a formação de imunocomplexos. Outros fármacos, incluindo os antipsicóticos, como as fenotiazinas, podem causar neutropenia quando administrados em doses tóxicas, mas alguns indivíduos, como aqueles com neutropenia preexistente, podem estar suscetíveis a níveis no limite máximo da faixa terapêutica normal. A neutropenia de início tardio pode ocorrer após o tratamento com rituximabe. Reações idiossincráticas, por exemplo, ao cloranfenicol, são imprevisíveis com relação à dose ou ao tempo de uso. Reações de hipersensibilidade são raras e podem envolver os metabólitos areno-óxidos dos anticonvulsivantes aromáticos. Febre, erupção cutânea, linfadenopatia, hepatite, nefrite, pneumonite e anemia aplásica estão geralmente associadas à neutropenia induzida pela hipersensibilidade. Reações de hipersensibilidade aguda, como aquelas causadas por fenitoína ou fenobarbital, podem durar apenas alguns dias se o medicamento for descontinuado. A hipersensibilidade crônica pode durar meses a anos.

Uma vez que a neutropenia é identificada, a medida terapêutica mais eficaz é a descontinuação de medicamentos que não sejam essenciais, em particular os mais comumente associados à neutropenia. Em geral, pouco tempo após a descontinuação do medicamento responsável, a neutropenia se resolve. Se ainda assim não houver melhora e o paciente apresentar sintomas de infecção ou estomatite, deve-se considerar a administração subcutânea do fator de estimulação de colônia de granulócitos humanos (filgrastim, 5 μg/kg/dia). A neutropenia induzida por fármacos pode ser assintomática e observada apenas como um resultado acidental ou como resultado do monitoramento regular da contagem de leucócitos durante o tratamento medicamentoso. Para pacientes que estão assintomáticos, a continuação do fármaco suspeito depende dos riscos relativos da neutropenia quando comparados à descontinuação de um medicamento possivelmente essencial. Se o medicamento for continuado, hemogramas devem ser realizados para monitorar uma possível progressão para agranulocitose.

É comum, e previsível, que a neutropenia ocorra após o uso de medicamentos antitumorais ou radioterapia, especialmente aquela direcionada à pelve ou às vértebras, secundária a efeitos citotóxicos em precursores mieloides de replicação rápida. Um declínio na contagem de leucócitos geralmente ocorre 7 a 10 dias após a administração do medicamento antitumoral e pode persistir por 1 a 2 semanas. A neutropenia associada à malignidade ou pós-quimioterapia encontra-se frequentemente associada ao comprometimento da imunidade celular e ao comprometimento da barreira secundário aos cateteres venosos centrais e mucosite, predispondo, assim, os pacientes a um risco muito maior de infecção (ver Capítulo 205) quando comparados com aqueles com doenças associadas à neutropenia isolada. Os pacientes com neutropenia relacionada à quimio/radioterapia e febre devem ser tratados agressivamente com antibióticos de amplo espectro.

Neutropenia relacionada com a nutrição

A má nutrição pode contribuir para a neutropenia. A mielopoese ineficaz pode resultar em neutropenia causada pela deficiência alimentar adquirida de cobre, vitamina B_{12} ou ácido fólico. Além disso, a pancitopenia megaloblástica também pode ser resultado do uso extensivo de antibióticos como sulfametoxazol-trimetroprina, que inibem o metabolismo do ácido fólico e do uso de fenitoína, que pode prejudicar a absorção de folato no intestino delgado, ou da ressecção cirúrgica do intestino delgado. A neutropenia também ocorre em casos de desnutrição e marasmo na infância, anorexia nervosa e, ocasionalmente, em pacientes que recebem nutrição parenteral prolongada sem suplementação vitamínica.

Neutropenia imunomediada

A neutropenia imunomediada está normalmente associada à presença de anticorpos antineutrófilos circulantes, que podem mediar a destruição de neutrófilos por meio da lise mediada pelo complemento ou pela fagocitose esplênica de neutrófilos opsonizados, ou pela apoptose acelerada de neutrófilos maduros ou precursores mieloides.

Neutropenia neonatal aloimune ocorre após a transferência transplacentária de aloanticorpos maternos direcionados contra antígenos nos neutrófilos do recém-nascido, análoga à doença hemolítica por incompatibilidade do Rh. A sensibilização pré-natal induz os anticorpos IgG maternos contra os antígenos dos neutrófilos nas células fetais. A neutropenia é geralmente grave e os recém-nascidos podem apresentar, durante as duas primeiras semanas de vida, infecções cutâneas ou umbilicais, febre e pneumonia causadas pelos patógenos que comumente acometem essa faixa etária. Na sétima semana de vida, a contagem de neutrófilos retorna ao normal, refletindo a queda de anticorpos maternos na circulação. O tratamento consiste em cuidados de suporte, uso de antibióticos adequados para infecções e utilização do fator estimulante de colônias de granulócitos (G-CSF) para infecções graves sem recuperação dos neutrófilos.

As mães com doença autoimune podem dar à luz crianças que desenvolvem neutropenia transitória, conhecida como **neutropenia**

Tabela 157.5 Formas de neutropenia induzida por fármacos.

	IMUNOLÓGICA	TÓXICA	HIPERSENSIBILIDADE
Protótipos de fármacos	Aminopirina, propiltiouracila, penicilinas	Fenotiazinas, clozapina	Fenitoína, fenobarbital
Tempo até o início	Dias a semanas	Semanas a meses	Semanas a meses
Aparência clínica	Aguda, geralmente sintomas súbitos e explosivos	Geralmente assintomática ou de início insidioso	Pode estar associada à febre, erupção cutânea, nefrite, pneumonite ou anemia aplásica
Reexposição	Recorrência imediata com testes em baixas doses	Período latente; altas doses necessárias	Período latente; altas doses necessárias
Achados laboratoriais	Anticorpo antineutrófilo pode ser positivo; hiperplasia mieloide da medula óssea	Hipoplasia mieloide da medula óssea	Hipoplasia mieloide da medula óssea

autoimune passiva neonatal. A duração dela depende do tempo necessário para a criança eliminar o anticorpo IgG circulante transferido pela mãe. Ela persiste, na maioria dos casos, por poucas semanas até alguns meses. Os neonatos quase sempre permanecem assintomáticos.

A **neutropenia autoimune (NAI) da infância** é uma condição benigna com uma incidência anual de cerca de um a cada 100 mil em crianças entre a faixa etária de lactentes a 10 anos de idade. Os pacientes geralmente apresentam neutropenia grave, com CAN menor que 500/$\mu\ell$, mas a contagem de leucócitos total está, em geral, dentro dos limites da normalidade. Pode ocorrer monocitose e eosinofilia, mas não influenciam a baixa taxa de infecção. A idade mediana de apresentação é de 8 a 11 meses, com uma variação de 2 a 54 meses. O diagnóstico é, com frequência, evidente quando um hemograma revela incidentalmente uma neutropenia em uma criança com uma infecção de menor gravidade ou quando uma contagem sanguínea completa rotineira é obtida na consulta de puericultura de 12 meses. Às vezes, as crianças podem apresentar infecções mais graves, incluindo abscessos, pneumonia ou sepse. O diagnóstico pode ser estabelecido pela presença de anticorpos antineutrófilos no soro; no entanto, o teste apresenta frequentemente resultados falso-positivos e falso-negativos, de modo que a ausência de anticorpos antineutrófilos detectáveis não exclui o diagnóstico e um resultado positivo não exclui outras condições. Portanto, o diagnóstico é realizado clinicamente com base no curso benigno e, se obtido, em uma maturação mieloide normal ou hiperplásica na medula óssea. Há uma sobreposição considerável entre a NAI da infância e a "neutropenia benigna crônica".

Em geral, o tratamento não é necessário, porque é raro que a doença seja associada a infecções graves e, em geral, regride de forma espontânea. G-CSF em baixa dose pode ser útil para infecções graves, para promover a cicatrização de feridas após a cirurgia ou para evitar atendimentos nas unidades de emergência ou internações por doenças febris. Estudos longitudinais de crianças com NAI demonstram que a duração mediana da doença varia de 7 a 30 meses. As crianças afetadas geralmente não apresentam nenhuma evidência ou risco de manifestar outras doenças autoimunes.

NAI em crianças mais velhas pode ocorrer como um processo isolado, como uma manifestação de outras doenças autoimunes ou como uma complicação secundária de infecção, medicamentos ou neoplasias. Na NAI primária, contagens baixas de neutrófilos circulantes são o único resultado hematológico, e doenças associadas ou outros fatores que causam neutropenia estão ausentes. NAI secundária associada à desregulação imune ou a outros fatores é mais frequentemente identificada em crianças mais velhas e tem menor possibilidade de regredir de forma espontânea. A NAI difere de outras formas de neutropenia pela demonstração de anticorpos antineutrófilos (com as ressalvas discutidas anteriormente) e hiperplasia mieloide no exame de medula óssea. Os alvos dos anticorpos antineutrófilos mais comuns são os antígenos de neutrófilos humanos 1a, 1b e 2.

O tratamento da NAI baseia-se no manejo de todas as doenças subjacentes. Além disso, o uso sensato dos antibióticos adequados para infecções bacterianas e a higiene dental regular geralmente trazem benefícios, assim como a orientação da família e do prestador de cuidados primários. As infecções tendem a ser menos frequentes na NAI do que no grau correspondente de neutropenia por outras causas, provavelmente porque a entrada de neutrófilos no tecido é maior do que em condições que resultam do comprometimento da produção. Antibióticos profiláticos podem ser úteis para o manejo de infecções recorrentes mais leves. Para pacientes com infecções graves ou recorrentes, G-CSF é em geral eficaz na elevação da CAN e na prevenção de infecções. Doses muito baixas (menores que 1 a 2 μg/kg/dia) são normalmente eficazes e a administração de doses padrão pode gerar dor óssea grave como consequência da expansão da medula óssea.

Neutropenia secundária à substituição da medula óssea

Várias doenças adquiridas da medula óssea geram neutropenia, normalmente acompanhada de anemia e trombocitopenia. Neoplasias hematológicas – incluindo leucemia, linfoma e tumores sólidos metastáticos ao infiltrar com células tumorais na medula óssea – suprimem a mielopoese. A neutropenia também pode acompanhar a anemia aplásica, doenças mielodisplásicas e síndromes pré-leucêmicas, que são caracterizadas por várias citopenias e, geralmente, macrocitose. O tratamento requer o manejo da doença de base.

Neutropenia secundária ao sequestro reticuloendotelial

O aumento do baço resultante de doença esplênica intrínseca (doença de depósito), hipertensão portal ou causas sistêmicas de hiperplasia esplênica (inflamação ou neoplasia) pode gerar neutropenia. Geralmente, a neutropenia é leve a moderada e é acompanhada de graus correspondentes de trombocitopenia e anemia. A redução da sobrevivência dos neutrófilos é proporcional ao tamanho do baço, e a extensão da neutropenia é inversamente proporcional aos mecanismos compensatórios da medula óssea. Em geral, a neutropenia pode ser corrigida tratando a doença subjacente por completo. Em casos selecionados, a esplenectomia pode ser necessária para restaurar a contagem de neutrófilos para níveis normais, mas acarreta aumento do risco de infecções por organismos bacterianos encapsulados. Os pacientes submetidos à esplenectomia devem receber as imunizações pré-operatórias adequadas e podem se beneficiar de profilaxia antibiótica após a esplenectomia para diminuir o risco de sepse. A esplenectomia deve ser evitada em pacientes com imunodeficiência comum variável (ICV), doença linfoproliferativa autoimune e outras síndromes de imunodeficiência devido ao risco mais elevado de sepse.

Neutropenia hereditária

Doenças intrínsecas da proliferação ou maturação das células precursoras mieloides são raras. A Tabela 157.6 apresenta uma classificação baseada na genética e em mecanismos moleculares; as doenças selecionadas são discutidas em seguida.

Doenças primárias da granulocitopoese

A **neutropenia cíclica** é uma rara doença granulopoietica congênita e autossômica dominante, que ocorre em uma incidência estimada de 0,5 a 1 casos por 1 milhão na população. A doença é caracterizada por oscilações regulares e periódicas, com a CAN variando de normal a menos de 200/$\mu\ell$, espelhadas pela ciclagem recíproca de monócitos. A neutropenia cíclica é muitas vezes denominada *hematopoese cíclica* devido à ciclagem secundária de outras células do sangue, como plaquetas e reticulócitos. O período oscilatório médio do ciclo é de 21 dias (mais ou menos 4 dias). Durante o limite inferior neutropênico, muitos pacientes desenvolvem mal-estar, febre, úlceras orais e genitais, gengivite, periodontite ou faringite, e, ocasionalmente, aumento de linfonodos. Infecções mais graves podem ocorrer às vezes, incluindo pneumonia, mastoidite e perfuração intestinal com peritonite, levando a sepse por *Clostridium* com risco de vida. Antes do G-CSF estar disponível, cerca de 10% dos pacientes desenvolveram infecção por *Clostridium* ou gram-negativa fatal. A neutropenia cíclica origina-se de uma anormalidade regulatória envolvendo células precursoras iniciais hematopoéticas e está quase invariavelmente associada a mutações no gene da elastase do neutrófilo, *ELANE*, que leva à apoptose acelerada como resultado de dobramento anormal da proteína. Muitos pacientes apresentam diminuição dos sintomas com a idade. Os ciclos tendem a tornar-se menos evidentes em pacientes mais velhos, e o quadro hematológico geralmente começa a assemelhar-se ao da neutropenia idiopática crônica.

A neutropenia cíclica é diagnosticada por meio da obtenção de hemogramas 3 vezes/semana por 6 a 8 semanas. É necessário repetir os hemogramas porque algumas das mutações da elastase se sobrepõem àquelas em pacientes que apresentam **neutropenia congênita grave**. A demonstração da oscilação ou de sua ausência nos hemogramas ajuda a identificar o risco de progressão dos pacientes à **síndrome mielodisplásica (SMD)/leucemia mieloide aguda (LMA)**, um risco que está associado apenas à neutropenia congênita grave. O diagnóstico pode ser confirmado com estudos genéticos demonstrando uma mutação no *ELANE*. Os pacientes afetados com limites inferiores de neutrófilos menores que 200/$\mu\ell$ são tratados com G-CSF e seu ciclo de neutropenia grave altera de um período de 21 dias com pelo menos 3 a 5 dias de neutropenia grave para 9 a 11 dias com 1 dia de neutropenia menos

Tabela 157.6 Doenças intrínsecas das células precursoras mieloides.

SÍNDROME	HEREDITARIEDADE (*GENE*)	CARACTERÍSTICAS CLÍNICAS (INCLUINDO NEUTROPENIA ESTÁTICA, EXCETO SE OBSERVADO O CONTRÁRIO)
DOENÇAS PRIMÁRIAS DA MIELOPOESE		
Neutropenia cíclica	AD (*ELANE*)	Oscilação periódica (ciclos de 21 dias) na CAN
Neutropenia congênita grave	AD (principalmente *ELANE*, também *GFI* e outros)	Risco de SMD/LMA
	AR (*G6 PC3*, *HAX1*) (*HAX1* = síndrome de Kostmann)	*G6 PC3*: anomalias cardíacas e urogenitais, angiectasias venosas; *HAX1*: anormalidades neurológicas, risco de SMD/LMA
	LX (*WAS*)	Variante neutropênica da síndrome de Wiskott-Aldrich
DOENÇAS DO PROCESSAMENTO MOLECULAR		
Síndrome de Shwachman-Diamond	Alteração ribossômica: AR *(SBDS), DNAJC21, EFL1, SRP54*	Insuficiência pancreática, disostose metafisária, déficit da medula óssea, SMD/LMA
Disqueratose congênita	Alterações da telomerase: LX *(DKC1)*, AD *(TERC)*, AR *(TERT)*	Distrofia ungueal, leucoplasia, dentes anormais e cariados, hiperpigmentação reticulada da pele, déficit da medula óssea
DOENÇAS DO TRÁFEGO VESICULAR		
Síndrome de Chédiak-Higashi	AR *(LYST)*	Albinismo parcial, grânulos gigantes nas células mieloides, alteração no *pool* de armazenamento de plaquetas, comprometimento da função da célula NK, HLH
Síndrome de Griscelli, tipo II	AR (*RAB27a*)	Albinismo parcial, comprometimento da função da célula NK, comprometimento neurológico, HLH
Síndrome de Cohen	AR (*COH1*)	Albinismo parcial, retinopatia pigmentar, atraso do desenvolvimento, dismorfismo facial
Síndrome de Hermansky-Pudlak, tipo II	AR (*AP3B1*)	Neutropenia cíclica, albinismo parcial, HLH
Deficiência de p14	Provável AR (*MAPBPIP*)	Albinismo parcial, diminuição das células B e T
Defeitos de VPS45	AR (*VPS45*)	Disfunção dos neutrófilos, fibrose da medula óssea, nefromegalia
DOENÇAS DO METABOLISMO		
Doença de armazenamento de glicogênio, tipo 1b	AR (*G6 PT1*)	Aumento hepático, retardamento do crescimento, comprometimento da mobilidade dos neutrófilos
Acidemias metilmalônicas/propiônicas	AR Mutase e transportadores de cobalamina/propionil coenzima A carboxilase	Cetoacidose, crise metabólica, consciência deprimida
Síndrome de Barth	LX (*TAZ1*)	Neutropenia episódica, cardiomiopatia dilatada, acidúria metilglutacônica
Síndrome de Pearson	Mitocondrial (deleções de DNA)	Neutropenia episódica, pancitopenia; alterações no pâncreas exócrino, fígado e rins
NEUTROPENIA EM DOENÇAS DA FUNÇÃO IMUNE		
Imunodeficiência comum variável	Familiar, esporádica (*TNFRSF13B*)	Hipogamaglobulinemia, outras alterações do sistema imune
Deficiência de IgA	Desconhecida (Desconhecida ou *TNFRSF13B*)	Diminuição do IgA
Imunodeficiência combinada grave	AR, LX (vários *loci*)	Ausência da função imune celular ou humoral
Síndrome de hiper-IgM	LX (*HIGM1*)	Ausência de IgG, aumento de IgM, citopenias autoimunes
Síndrome de WHIM	AD (*CXCR4*)	Verrugas, hipogamaglobulinemia, infecções, mielocatexia
Hipoplasia cartilagem-cabelo	AR (*RMRP*)	Linfopenia, nanismo de membros curtos, condrodisplasia metafisária, cabelos finos e ralos
Displasia imuno-óssea de Schimke	Provável AR (*SMARCAL1*)	Linfopenia, pancitopenia, displasia espondiloepifiseal, retardamento do crescimento, insuficiência renal
Agamaglobulinemia ligada ao X	Tirosinoquinase de Bruton (BTK)	Agamaglobulinemia, neutropenia em cerca de 25%

AD, autossômica dominante; LMA, leucemia mieloide aguda; CAN, contagem absoluta de neutrófilos; AR, autossômica recessiva; HLH, linfoistiocitose hemofagocítica; SMD, síndrome mielodisplásica; LX, ligada ao X.

graves. A dose necessária para manter o limite inferior maior que 500/μℓ é, em geral, de 2 a 4 μg/kg/dia administrada diariamente ou em dias alternados.

A **neutropenia congênita grave (NCG)** é uma doença granulopoietica congênita geneticamente heterogênea e rara, com uma incidência de um a dois casos por 1 milhão na população. A doença é caracterizada pelo impedimento da maturação mieloide no estágio promielócito na medula óssea, resultando em CANs consistentemente menores que 200/μℓ, e pode ocorrer de forma esporádica, com herança autossômica dominante ou recessiva. A forma **dominante** é causada com maior frequência por mutações no *ELANE*, que é responsável por 60 a 80% dos casos de NCG, enquanto as formas **recessivas** surgem de mutações em *HAX1* (a forma também é conhecida como **doença de Kostmann**) ou *G6 PC3* (codificando uma isoforma mieloide-específica da glicose-6-fosfatase). As mutações *HAX1* podem estar associadas a déficits neurológicos e *G6 PC3*, com alterações cardíacas, anormalidades urogenitais e angiectasia venosa. Além de neutropenia grave, os hemogramas de sangue periférico apresentam monocitose e muitos também exibem eosinofilia; a inflamação crônica pode levar à anemia secundária e trombocitose. Os pacientes que têm NCG apresentam episódios frequentes de febre, infecções cutâneas (incluindo onfalite), úlceras orais, gengivite, pneumonia e abscessos perirretais, em geral aparecendo nos primeiros meses de vida. As infecções frequentemente se disseminam para o sangue, as meninges e o peritônio, e costumam ser causadas por *S. aureus*, *Escherichia coli* e espécies de *Pseudomonas*. Sem o tratamento com filgrastim, a maioria dos pacientes morria por complicações infecciosas nos primeiros 1 a 2 anos de vida, apesar da administração de antibióticos profiláticos.

Mais de 95% dos pacientes com NCG respondem ao tratamento com filgrastim com um aumento na CAN e uma diminuição das infecções. As doses necessárias para alcançar uma CAN maior que 1.000/μℓ variam muito. Recomenda-se uma dose inicial de filgrastim de 5 μg/kg/dia; a dose deve ser aumentada gradualmente, se necessário, para até 100 μg/kg/dia, para alcançar uma CAN de 1.000 a 2.000/μℓ. Deve-se considerar a realização de transplante de células-tronco hematopoéticas (TCTH) nos 5% de pacientes que não respondem ao filgrastim ou que necessitam de altas doses (mais de 8 μg/kg/dia). Além das infecções, os pacientes com NCG apresentam risco de desenvolver SMD associada à monossomia 7 e LMA. Por esse motivo, o monitoramento regular com hemogramas e avaliação anual da medula óssea, incluindo cariótipo e hibridização *in situ* fluorescente, devem ser realizados em todos os pacientes com NCG. Embora as anormalidades citogenéticas clonais possam regredir espontaneamente, seu aparecimento deve ser considerado como uma forte indicação para TCTH, que apresenta maior probabilidade de sucesso antes da progressão para SMD/LMA.

Doenças do processamento molecular

A **síndrome de Shwachman-Diamond (SSD)** é uma doença autossômica recessiva cujas características clássicas são: neutropenia, insuficiência pancreática e baixa estatura com anormalidades esqueléticas. SSD é mais comumente causada por mutações pró-apoptóticas do gene *SBDS*, que codifica uma proteína que participa da biogênese do ribossomo e do processamento de RNA. Em geral, os sintomas iniciais são esteatorreia e déficit do crescimento devido à má absorção, o que normalmente ocorre por volta dos 4 meses de idade, embora os sintomas gastrintestinais possam ser sutis em alguns pacientes e passarem despercebidos. Relatou-se também que os pacientes apresentam problemas respiratórios como otite média, pneumonia e eczema frequente. Quase todos os pacientes com SSD apresentam neutropenia, com uma CAN periodicamente menor que 1.000/μℓ. Algumas crianças apresentam alterações na quimiotaxia ou no número ou na função das células B, T e *natural killer* (NK), o que pode contribuir para o aumento da suscetibilidade à infeção piogênica. O diagnóstico de SSD é baseado no fenótipo clínico. Cerca de 90% dos pacientes apresentam mutações identificadas no *SBDS* com mutações adicionais recentemente descobertas em *DNAJC21, EFL1* e *SRP54*. A SSD pode progredir para hipoplasia da medula óssea ou para SMD/LMA; anormalidades citogenéticas, em particular o isocromossomo i(7q) e del(20q), geralmente precedem a conversão para SMD, de modo que o monitoramento da medula óssea se faz necessário. O tratamento inclui a substituição da enzima pancreática e G-CSF em pacientes com neutropenia grave.

A **disqueratose congênita**, uma doença da atividade da telomerase, apresenta-se mais frequentemente como insuficiência da medula óssea do que como neutropenia isolada. O fenótipo clássico também inclui distrofia ungueal, leucoplaquia, malformação dos dentes e hiperpigmentação reticulada da pele, embora muitos pacientes, em especial os mais jovens, não apresentem essas características clínicas.

Doenças do tráfego vesicular

Esse grupo de **síndromes de imunodeficiência primária** (Tabela 157.6) muito raras deriva de alterações autossômicas recessivas na biogênese ou no tráfego de lisossomos e organelas endossômicas relacionadas. Como resultado, as síndromes apresentam características fenotípicas que incluem alterações nos melanossomos que contribuem para o albinismo parcial, a função anormal das plaquetas e as alterações imunológicas que envolvem não somente o número de neutrófilos, mas também a função dos neutrófilos, linfócitos B, células NK e linfócitos T citotóxicos. As síndromes apresentam alto risco de linfo-histiocitose hemofagocítica (HLH) como resultado das alterações nas células T e NK.

A **síndrome de Chédiak-Higashi** – mais conhecida pelos característicos grânulos citoplasmáticos gigantes presentes em neutrófilos, monócitos e linfócitos – é uma doença da disfunção vesicular subcelular causada por mutações no gene *LYST*, resultando em grânulos gigantes em todas as células que os carregam. Os pacientes apresentam alta suscetibilidade a infecções, sangramento leve, neuropatia periférica progressiva e predisposição a HLH com risco de morte. O único tratamento é o TCTH, mas o transplante não trata todos os aspectos da doença.

A **síndrome de Griscelli tipo II** também apresenta neutropenia, albinismo parcial e alto risco de HLH, mas os granulócitos do sangue periférico não apresentam grânulos gigantes. Os pacientes frequentemente apresentam hipogamaglobulinemia. A doença é causada por mutações em *RAB27a*, que codifica uma pequena guanosina trifosfatase que regula as vias secretoras dos grânulos. O único tratamento com possibilidade de cura é o TCTH.

Doenças do metabolismo

Infecções recorrentes com neutropenia são características típicas da **doença de armazenamento de glicogênio (GSD) tipo Ib**. Como na **doença de von Gierke** clássica (GSDIa), o armazenamento de glicogênio na GSDIb causa uma hepatomegalia importante e retardamento grave do crescimento. Mutações no transportador 1 da glicose-6-fosfato, *G6 PT1*, inibem o transporte de glicose na GSDIb, resultando em mobilidade deficiente dos neutrófilos e aumento da apoptose associado à neutropenia e infecções bacterianas recorrentes. O **tratamento** com G-CSF pode corrigir a neutropenia, mas não corrige os defeitos funcionais subjacentes do neutrófilo.

Neutropenia nas doenças de disfunção imune

Algumas da doenças imunológicas congênitas que apresentam neutropenia grave como uma característica clínica são: agamaglobulinemia ligada ao X (XLA), ICV, imunodeficiências combinadas graves, síndrome linfoproliferativa autoimune, síndrome de hiperimunoglobulina M, síndrome de WHIM (verrugas, hipogamaglobulinemia, infecções e mielocatexia), haploinsuficiência de GATA2 e vários distúrbios de imunodeficiência ainda mais raros (Tabela 157.6).

Doenças neutropênicas não classificadas

A **neutropenia benigna crônica** da infância representa um grupo comum de doenças caracterizado por neutropenia leve a moderada que não predispõe um aumento do risco de infecções piogênicas. Remissões espontâneas são frequentemente relatadas, entretanto, podem representar um diagnóstico incorreto de NAI da infância, na qual as remissões em geral ocorrem durante os primeiros anos de vida. A neutropenia benigna crônica pode ser esporádica ou hereditária, tanto na forma dominante quanto na forma recessiva. Devido ao risco relativamente baixo de infecção grave, os pacientes em geral não precisam de tratamento.

A **neutropenia crônica idiopática** é caracterizada pelo início da neutropenia após os 2 anos de idade, sem etiologia identificável. Os pacientes com CAN persistentemente menor que 500/μℓ têm infecções piogênicas recorrentes envolvendo a pele, membranas mucosas, pulmões e linfonodos. O exame da medula óssea revela padrões variáveis de formação mieloide, com interrupção entre as formas de mielócito e bastonete. O diagnóstico se sobrepõe com benigno crônico e NAIs.

Tratamento

O manejo da neutropenia transitória adquirida associada a tumores, quimioterapia mielossupressora ou quimioterapia imunossupressora difere do manejo das formas congênita ou crônica de neutropenia. Na primeira situação, as infecções às vezes se manifestam apenas com febre e a sepse é uma causa de morte importante. A detecção e o tratamento precoces das infecções podem salvar vidas (ver Capítulo 205). O tratamento da neutropenia crônica grave é ditado pelas manifestações clínicas. Os pacientes com neutropenia benigna e sem evidência de infecções bacterianas de repetição ou gengivite crônica não requerem nenhum tratamento específico. Infecções superficiais em crianças com neutropenia leve a moderada podem ser tratadas com os antibióticos orais apropriados. Em pacientes que apresentam infecções invasivas ou risco de morte, deve-se iniciar rapidamente a administração de antibióticos intravenosos de amplo espectro.

G-CSF administrado por via subcutânea pode proporcionar um tratamento eficaz da neutropenia crônica grave, incluindo NCG, neutropenia cíclica e neutropenias idiopáticas sintomáticas crônicas. O tratamento gera aumentos expressivos na contagem de neutrófilos, resultando em uma grande atenuação da infecção e da inflamação. As doses variam de 2 a 5 μg/kg/dia para as neutropenias cíclica, idiopática e autoimune e de 5 a 100 μ/kg/dia para NCG. Os efeitos a longo prazo do tratamento com G-CSF incluem uma propensão para o desenvolvimento de esplenomegalia moderada, trombocitopenia e, raramente, vasculite; apenas pacientes com NCG apresentam risco de SMD/LMA.

Os pacientes com NCG ou SSD que desenvolvem SMD ou LMA respondem apenas ao TCTH; a quimioterapia não é efetiva. O TCTH também é o tratamento de escolha para anemia aplásica ou HLH familiar.

LINFOPENIA

A definição de **linfopenia**, como a neutropenia, depende da idade e pode ser de causas adquiridas ou hereditárias. A **contagem absoluta de linfócitos (CAL)** é determinada ao multiplicar a contagem total de leucócitos pela porcentagem de linfócitos totais. Para crianças com menos de 12 meses de idade, a linfopenia é definida como uma CAL menor que 3.000 células/μℓ. Para crianças mais velhas e adultos, uma CAL menor que 1.000 células/μℓ é considerada como linfopenia. De forma isolada, a linfopenia leve a moderada é em geral uma condição benigna, frequentemente detectada apenas na avaliação de outras doenças. No entanto, a linfopenia grave pode resultar em uma doença séria e com risco de vida. As subpopulações de linfócitos podem ser medidas por citometria de fluxo, que utiliza o padrão de expressão dos antígenos de linfócitos para quantificar e classificar as células T, B e NK.

Linfopenia adquirida

A linfopenia aguda é, com mais frequência, resultado de infecção e/ou iatrogênica, decorrente do uso de tratamentos e medicamentos tóxicos para linfócitos (Tabela 157.7). As causas microbianas incluem vírus (p. ex., vírus sincicial respiratório, citomegalovírus, influenza, sarampo e hepatite), infecções bacterianas (p. ex., tuberculose, febre tifoide, histoplasmose e brucelose) e malária. Os mecanismos que acarretam a linfopenia associada à infecção não estão totalmente elucidados, mas é provável que incluam a redistribuição e apoptose acelerada dos linfócitos. O uso de corticosteroides é uma causa comum de linfopenia induzida por fármacos, bem como agentes imunossupressores específicos para linfócitos (p. ex., globulina antilinfócito, alemtuzumab e rituximabe), fármacos quimioterápicos e radiação. Na maioria dos casos, as causas infecciosas e iatrogênicas da linfopenia aguda são reversíveis, embora a recuperação total dos linfócitos desencadeados por quimioterapia e dos agentes imunossupressores específicos para linfócitos possa levar de vários meses a anos. A linfopenia prolongada (Tabela 157.7) pode ser causada por infecções recorrentes; infecções persistentes, principalmente HIV; má nutrição; perda mecânica de linfócitos por meio de enteropatia perdedora de proteínas ou perdas pelo ducto torácico; ou doenças sistêmicas, como lúpus eritematoso, artrite reumatoide, sarcoidose, insuficiência renal, linfoma e anemia aplásica.

Linfopenia hereditária

As imunodeficiências primárias e as síndromes de déficit da medula óssea são a principal causa de linfopenia hereditária em crianças (Tabela 157.7). A imunodeficiência primária pode resultar em uma alteração quantitativa grave, como XLA e imunodeficiência combinada grave (SCID), ou uma alteração qualitativa ou progressiva, como síndrome de Wiskott-Aldrich e ICV. A XLA é caracterizada pela ausência quase total de células B maduras devido à mutação em *BTK*, que resulta em uma tirosinoquinase disfuncional. As SCIDs são um grupo geneticamente heterogêneo de doenças caracterizadas por anormalidades na timopoese e na maturação de células T. A triagem neonatal para deficiência grave de células T, por meio da análise de círculos de excisão do receptor de células T a partir de cartões de Guthrie para gota seca de sangue ajuda a rápida identificação e tratamento de crianças com SCID e outras doenças da célula T. Alterações quantitativas nos linfócitos também podem ser observadas em formas específicas de insuficiência hereditária da medula óssea, como disgenesia reticular, NCG secundária à mutação *GFI1* e disqueratose congênita.

Tabela 157.7 Causas de linfocitopenia.

ADQUIRIDA	
Doenças infecciosas	AIDS, hepatite, influenza, sepse, tuberculose, tifoide
Iatrogênica	Corticosteroides, quimioterapia citotóxica, PUVA em altas doses, terapia imunossupressora, radiação, drenagem do ducto torácico
Doenças sistêmicas	Doença de Hodgkin, lúpus eritematoso, miastenia *gravis*, enteropatia perdedora de proteínas, insuficiência renal na sarcoidose
Outros	Anemia aplásica, deficiências na dieta, lesão térmica
HEREDITÁRIA	
Aplasia das células-tronco linfopoéticas	Hipoplasia cartilagem-cabelo, ataxia-telangiectasia SCID, timoma, síndrome de Wiskott-Aldrich

PUVA, Psoraleno e irradiação de ultravioleta A; SCID, imunodeficiência combinada grave.

A bibliografia está disponível no GEN-io.

Capítulo 158
Leucocitose
Thomas F. Michniacki e Kelly J. Walkovich

Leucocitose é uma elevação da contagem total de leucócitos acima de 2 DP da contagem média para idade (ver Capítulo 748). Em geral, é causada por um elevado número de neutrófilos (ou seja, neutrofilia), embora aumentos acentuados em monócitos, eosinófilos, basófilos e linfócitos possam ser observados. Antes de uma avaliação extensiva, é importante analisar elevações falsas na contagem de leucócitos causadas pela aglomeração de plaquetas (devido à insuficiente anticoagulante na amostra ou à presença de aglutinas dependentes da EDTA), um elevado número de células vermelhas nucleadas circulantes e a presença de crioglobulinas na revisão do esfregaço de sangue periférico.

Malignidade, ou seja, leucemia e linfoma são uma preocupação primordial para os pacientes com leucocitose. Para conhecer a leucocitose acarretada por aumento dos leucócitos imaturos nas leucemias aguda e crônica, veja o Capítulo 522. Contagens de leucócitos não malignos superiores a 50.000/μℓ têm sido historicamente denominadas **reação leucemoide**. Diferentemente da leucemia, a reação leucemoide mostra pequena proporção de células mieloides imaturas, constituídas na sua maioria por bastões, às vezes por metamielócitos e, em casos raros, por mielócitos, promielócitos e blastos. As reações leucemoides são, na maioria das vezes, neutrófilas e frequentemente associadas a infecções bacterianas graves, incluindo shigellose, salmonelose e meningococcemia; estressores fisiológicos; e certos medicamentos.

A presença de um **desvio à esquerda**, que consiste em ter mais de 5% de neutrófilos imaturos no sangue periférico, é compatível com estresse da medula. Níveis maiores de desvio à esquerda com mais precursores de neutrófilos imaturos são indicativos de infecções bacterianas graves e podem ser um sinal trágico de depleção do *pool* de reserva de neutrófilos da medula óssea. Um desvio à esquerda acentuado pode ser encontrado ocasionalmente em casos de trauma, queimaduras, cirurgia, hemólise aguda ou hemorragia.

NEUTROFILIA

A **neutrofilia** é um aumento do número total de neutrófilos acima de 2 DP da contagem média para a idade (ver Capítulo 748). Altas contagens absolutas de neutrófilos representam distúrbios do equilíbrio normal, que envolvem a produção de neutrófilos na medula óssea, a migração de egresso dos compartimentos da medula óssea para a circulação e a destruição de neutrófilos. A neutrofilia pode surgir de forma isolada ou combinada com uma mobilização acentuada para o ***pool* circulante**; a partir do compartimento de armazenamento da medula óssea ou do ***pool* marginado** do sangue periférico; pelo comprometimento do egresso de neutrófilos para os tecidos; ou pela expansão do *pool* de neutrófilos circulantes secundária ao aumento da granulocitopoese. Mielócitos não são liberados no sangue, exceto sob circunstâncias extremas.

Neutrofilia adquirida aguda

Em geral, a neutrofilia é adquirida, um processo secundário associado a inflamação, infecção, lesão ou estressor físico ou emocional agudo (Tabela 158.1). Infecções bacterianas, traumatismo (em especial com hemorragia) e cirurgia estão entre as causas mais comumente encontradas na prática clínica. A neutrofilia pode também estar associada a insolação, queimaduras, cetoacidose diabética, gravidez ou tabagismo.

Os medicamentos que costumam ser associados à neutrofilia são: epinefrina, corticosteroides e fatores de crescimento recombinantes – como o fator estimulador de colônia de granulócitos humano recombinante (G-CSF) e o fator estimulador de colônia de granulócitos e macrófagos humano recombinante (GM-CSF). A epinefrina causa a liberação de um *pool* sequestrado de neutrófilos, que normalmente margeiam o endotélio vascular para a circulação. Corticosteroides aceleram a liberação de neutrófilos e bastões de um grande *pool* de armazenamento dentro da medula óssea e impedem a migração de neutrófilos da circulação para os tecidos. G-CSF e GM-CSF causam neutrofilia aguda e crônica mobilizando células das reservas da medula e estimulando a produção de neutrófilos.

Tabela 158.1 Causas de neutrofilia.

TIPO	CAUSA	EXEMPLO
Aguda adquirida	Infecções bacterianas	
	Cirurgia	
	Estresse agudo	Queimaduras, cetoacidose diabética, insolação, rebote pós-neutropenia, exercícios
	Medicamentos	Corticosteroides, epinefrina, fatores de crescimento hematopoéticos, lítio
Crônica adquirida	Inflamação crônica	Doença inflamatória intestinal, artrite reumatoide, vasculite, exposição a tabaco
	Infecção persistente	Tuberculose
	Estresse persistente	Perda de sangue crônica, hipoxia, anemia falciforme e outras anemias hemolíticas
	Medicamentos	Corticosteroides, lítio; raramente ranitidina, quinidina
	Outras	Tumores, pós-esplenectomia, doença de Hodgkin, gravidez, síndrome de Sweet
Permanente	Asplenia congênita	
	Distúrbios hereditários	Urticária ao frio familiar, neutrofilia hereditária, deficiências de adesão leucocitária, síndromes febris periódicas

Ocorre neutrofilia aguda em resposta a inflamação e infecções devido à liberação de neutrófilos do *pool* de armazenamento da medula. Os *pools* de neutrófilos pós-mitóticos da medula têm aproximadamente 10 vezes o tamanho do *pool* de neutrófilos no sangue, e cerca de metade dessas células são bastões e neutrófilos segmentados. A exposição do sangue a substâncias estranhas, como membrana de hemodiálise, ativa o sistema complemento e causa uma neutropenia transitória seguida de neutrofilia secundária à liberação de neutrófilos da medula óssea. Neutrófilos reativos geralmente têm granulação tóxica e corpos de Döhle presentes.

Neutrofilia adquirida crônica

A neutrofilia adquirida crônica está geralmente associada a: estimulação contínua da produção de neutrófilos, resultante de reações inflamatórias persistentes ou infecções crônicas (p. ex., tuberculose); vasculite. estados pós-esplenectomia; doença de Hodgkin; leucemia mieloide crônica; perda sanguínea crônica; doença falciforme; algumas anemias hemolíticas crônicas; e a administração prolongada de corticosteroides (Tabela 158.1). A neutrofilia crônica pode surgir após a expansão da produção de células secundária ao estímulo das divisões celulares dentro do *pool* precursor mitótico, que consiste em promielócitos e mielócitos. Subsequentemente, o tamanho do *pool* pós-mitótico aumenta. Essas alterações levam a um aumento do *pool* de reserva da medula, que pode ser prontamente mobilizado para liberação de neutrófilos na circulação. A taxa de produção de neutrófilos pode aumentar muito em resposta à administração exógena de fatores de crescimento hematopoéticos, tais como G-CSF, com uma resposta máxima que leva pelo menos 1 semana para se desenvolver.

Neutrofilia permanente

A asplenia congênita ou adquirida está associada à neutrofilia permanente. Alguns pacientes com trissomia do 21 também têm neutrofilia. Alguns distúrbios genéticos incomuns que manifestam neutrofilia são: distúrbios da função leucocitária, como deficiência da adesão leucocitária e deficiência de Rac2 (ver Capítulo 156), e distúrbios sistêmicos, como urticária ao frio familiar, síndromes febris periódicas e doença mieloproliferativa familiar (Tabela 158.1). Houveram raros relatos de pacientes com neutrofilia hereditária autossômica dominante.

A avaliação da neutrofilia persistente requer anamnese e exame físico detalhados, além de exames laboratoriais para avaliar condições infecciosas, inflamatórias e neoplásicas. A contagem de fosfatase alcalina leucocitária nos neutrófilos circulantes pode diferenciar a leucemia mieloide crônica, na qual o nível é uniformemente próximo de zero, da neutrofilia reativa ou secundária, que apresenta níveis normais ou elevados.

OUTRAS FORMAS DE LEUCOCITOSE

Monocitoses

A contagem absoluta média de monócitos no sangue varia com a idade, que deve ser considerada na avaliação da monocitose. Dada a função dos monócitos na apresentação de antígenos, secreção de citocinas e ingestão de organismos invasores, não é uma surpresa que muitos distúrbios clínicos causem monocitose (Tabela 158.2). Em geral, a monocitose ocorre mais comumente em pacientes em recuperação de quimioterapia mielossupressora e é um prenúncio de que os valores de neutrófilos retornarão ao normal. Monocitose ocorre eventualmente como um sinal de infecção aguda bacteriana, viral, protozoária ou por riquétsia, e também pode ocorrer em algumas formas de neutropenia crônica e estados pós-esplenectomia. Condições inflamatórias crônicas podem estimular a manutenção da monocitose, assim como a pré-leucemia, a leucemia mieloide crônica e linfomas.

Eosinofilia

Eosinofilia é definida como uma contagem absoluta de eosinófilos maior que 1.500 células/$\mu\ell$. A maioria das condições eosinofílicas é reativa, incluindo infecções (especialmente doenças parasitárias), distúrbios do tecido conjuntivo, doenças alérgicas e hiperinflamatórias, doenças pulmonares e condições dermatológicas. A síndrome hipereosinofílica e a mastocitose sistêmica são causas importantes adicionais de uma contagem elevada de eosinófilos. No entanto, a eosinofilia persistente também pode anunciar uma malignidade, como leucemia, linfoma ou carcinoma.

Tabela 158.2 Causas de monocitose.

CAUSA	EXEMPLO
Infecções	
Infecções bacterianas	Brucelose, endocardite bacteriana subaguda, sífilis, tuberculose, tifoide
Infecções não bacterianas	Infecções fúngicas, calazar, malária, febre maculosa, tifo
Distúrbios hematológicos	Neutropenias congênitas e adquiridas, anemias hemolíticas
Distúrbios malignos	Leucemia mieloide aguda, leucemia mieloide crônica, leucemia mielomonocítica juvenil, doença de Hodgkin, linfomas não Hodgkin, pré-leucemia
Doenças inflamatórias crônicas	Doença inflamatória intestinal, poliarterite nodosa, artrite reumatoide, sarcoidose, lúpus eritematoso sistêmico
Variadas	Cirrose, reação medicamentosa, pós-esplenectomia, recuperação da supressão da medula óssea

Basofilia

A **basofilia** é definida como contagem absoluta de basófilos maior que 120 células/$\mu\ell$. A basofilia é um sinal inespecífico de uma grande variedade de distúrbios e é normalmente de importância diagnóstica limitada. Em geral, está presente em reações de hipersensibilidade e frequentemente acompanha a leucocitose da leucemia mieloide crônica.

Linfocitose

Doenças virais agudas são as causas mais comuns de linfocitose, e ocorrem como parte da resposta normal das células T à infecção. Na mononucleose infecciosa, as células B estão infectadas com o vírus Epstein-Barr e as células T reagem aos antígenos virais presentes nas células B, resultando em **linfócitos atípicos** com uma característica morfológica de vacúolos grandes. Outras infecções virais classicamente associadas à linfocitose são o citomegalovírus e a hepatite viral. Infecções bacterianas crônicas, como tuberculose e brucelose, podem levar à manutenção da linfocitose. *Pertussis* é acompanhada por uma linfocitose marcante em aproximadamente 25% das crianças infectadas antes dos 6 meses de idade. Tireotoxicose e a doença de Addison são distúrbios endócrinos associados à linfocitose. Linfocitose persistente ou pronunciada sugere leucemia linfocítica aguda.

A bibliografia está disponível no GEN-io.

Seção **4**

Sistema Complemento

Capítulo **159**

Componentes e Vias do Complemento

Richard B. Johnston Jr.

O complemento é um sistema extremamente equilibrado, muito influente, que é fundamental para a expressão clínica da defesa e inflamação do hospedeiro. O sistema complemento também tem a capacidade de realizar funções além da defesa do hospedeiro, como a promoção da remoção fagocítica de células em processo de morte, restos moleculares e sinapses fracas ou desnecessárias durante a formação do cérebro. Os componentes e receptores do complemento atuam dentro de células individuais e podem estabilizar a homeostase intracelular. Entretanto, a ativação do complemento também pode causar dano e tem sido implicada em muitas doenças.

O sistema complemento, um componente essencial da imunidade inata e adaptativa, está amplamente conceituado a partir de: (1) **vias** clássica, lectina e alternativa, que interagem e dependem umas das outras para sua atividade completa; (2) **complexo de ataque à membrana** (C5b6789), formado a partir da atividade de qualquer via; (3) **receptores** de membrana celular que ligam componentes ou fragmento do complemento para mediar a atividade do complemento; e (4) grande variedade de **proteínas reguladoras** séricas e de membrana (Tabela 159.1 e Figura 159.1). Os componentes e reguladores circulantes juntos compreendem aproximadamente 15% da fração de globulina e 4% das proteínas totais no soro. As concentrações normais de componentes do complemento variam de acordo com a idade (ver Capítulo 748); crianças recém-nascidas possuem deficiências leves a moderadas de todos os componentes.

Após C1423, a nomenclatura do complemento é lógica e consiste em somente algumas regras. Aos fragmentos de componentes, resultantes da clivagem de outros componentes que atuam como enzimas, são atribuídas letras minúsculas (a, b, c, d, e); o menor pedaço liberado em fluidos adjacentes é atribuído à letra minúscula a, e a maior parte da molécula, ligada a outros componentes ou a uma parte do complexo imune, é atribuída à letra b, como C3a e C3b, com exceção de fragmentos C2. Aos componentes da via alternativa, B e D, foram atribuídas letras maiúsculas, assim como as proteínas de controle I e H, que regulam negativamente ambas as vias. **C3**, e em especial seu principal fragmento **C3b**, é um componente das vias clássica e alternativa.

O complemento é um sistema de proteínas em interação. As funções biológicas do sistema dependem das interações de componentes individuais, que ocorrem de modo sequencial, em cascata. A ativação de cada componente, exceto o primeiro, depende da ativação do anterior ou de componentes em uma sequência. A interação ocorre ao longo das três vias (Figura 159.2): a **clássica**, na ordem antígeno-anticorpo-C142356789; a **lectina** (ligação de carboidrato), na ordem carboidrato microbiano-lectina (lectina ligadora de manose [MBL] ou ficolina)-serina protease associada à MBL-C42356789; e a **alternativa**, na ordem ativador-C3bBD-C356789. O anticorpo acelera a taxa de ativação da via alternativa, porém a ativação pode ocorrer em superfícies apropriadas na ausência do anticorpo. As vias clássica e alternativa interagem uma com a outra por meio da habilidade de ambas ativarem C3.

Tabela 159.1 Constituintes do sistema complemento.

COMPONENTES SÉRICOS QUE SÃO O CENTRO DO SISTEMA COMPLEMENTO
Via clássica: C1q, C1r, C1 s, C4, C2, C3
Via alternativa: fator B, fator D
Via lectina: Lectina ligadora de manose (MLB), ficolinas 1/2/3, serina-proteases associadas à MBL (MASPs) 1/2/3
Complexo de ataque à membrana: C5, C6, C7, C8, C9
Proteína regulatória, estimulando: properdina
Proteínas regulatórias, inibindo: inibidor de C1 (C1 INH), proteína ligadora de C4 (C4-bp), fator H, fator I, vitronectina, clusterina, carboxipeptidase N (inativa anafilatoxina)
PROTEÍNAS REGULATÓRIAS DE MEMBRANA
CR1 (CD35), proteína cofator de membrana (MCP; CD46), fator acelerador de degradação (DAF, CD55), CD59 (inibidor de membrana da lise reativa)
RECEPTORES DE MEMBRANA
CR1 (CD35), CR2 (CD21), CR3 (CD11b/CD18), CR4 (CD11 c/CD18), receptor de C3a, receptor de C5a, receptores de C1q, receptor de complemento da superfamília de imunoglobulina (CRIg)

A ativação de componentes de ação precoce do complemento (C1423) resulta na geração de uma série de enzimas ativas, C1, C42 e C423, na superfície do complexo imune ou célula subjacente. Essas enzimas clivam e ativam o próximo componente na sequência. Em contraste, a interação entre C5b, C6, C7, C8 e C9 não é enzimática e depende das alterações na configuração molecular.

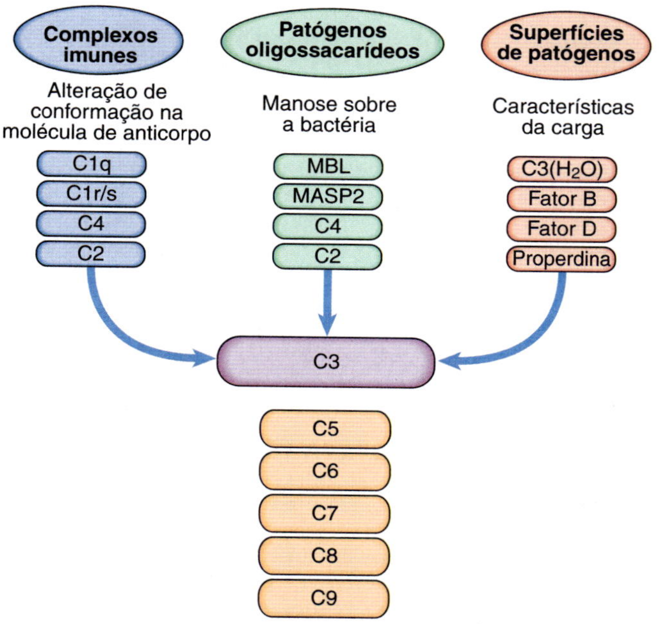

Figura 159.1 Ativação da cascata do complemento. A via clássica é ativada primeiramente pelo anticorpo, ao passo que as vias alternativa e de lectina ligadora de manose são ativadas diretamente por patógenos. Em cada caso, o braço ativado leva à clivagem de C3. (De Leung DYM, editor: Pediatric allergy principles and practice. 2nd ed. Philadelphia: Saunders; 2010, p. 121.)

VIAS CLÁSSICA E LECTINA

A sequência da via clássica começa com a fixação de C1, por meio de C1q, com Fc – parte da molécula do anticorpo que não se liga ao antígeno após a interação antígeno-anticorpo. O triplo complexo C1 altera a configuração, e o subcomponente de C1 s se torna uma enzima ativa, "C1 esterase". Algumas bactérias, RNA vírus e o lipídio A componente da endotoxina bacteriana, podem ativar C1q diretamente e desencadear toda a cascata do complemento.

Como parte da **resposta imune inata**, anticorpos "naturais" amplamente reativos e à proteína C reativa, que reage com o carboidrato de microrganismos e com células em processo de morte, podem substituir o anticorpo específico na fixação de C1q e iniciar a reação de toda a sequência. Agentes endógenos, incluindo cristais de ácido úrico, depósitos amiloides, DNA e componentes de células danificadas como vesículas apoptóticas e membranas mitocondriais, podem ativar C1q diretamente. Nesse caso, entretanto, o complexo ligante de C1q interage fortemente com os inibidores da proteína ligadora de C4 e fator H, permitindo alguma opsonização mediada por C3 e fagocitose, porém limitando a resposta inflamatória completa, geralmente desencadeada por microrganismos. A C1q sintetizada no cérebro e na retina fixa as sinapses desnecessárias, que então podem ser eliminadas através de receptores de C1q na micróglia, abrindo caminho para sinapses novas para preencher o sistema nervoso em desenvolvimento.

Existem quatro moléculas de reconhecimento na via lectina: **lectina ligadora de manose (MBL)** e **ficolinas** 1, 2 e 3. A MBL é o protótipo de proteínas ligantes de carboidratos (**lectinas**) da família da colectina, acredita-se que ela atue como uma parte importante na imunidade inata, não específica, e sua estrutura é homóloga à de C1q. Essas lectinas, associadas às **serina-proteases associadas à MBL** 1, 2 e 3 (**MASPs** 1, 2, 3), podem se ligar à manose, ácido lipoteicoico e outros carboidratos sobre a superfície de bactérias, fungos, parasitas e vírus. Lá, as MASPs então atuam como C1 s para clivar C4 e C2 e ativar a cascata do complemento. O peptídeo C4a possui atividade "anafilatoxínica" fraca e reage com os mastócitos para liberar mediadores químicos de hipersensibilidade imediata, incluindo a histamina. C3a e C5a, liberadas mais tarde na sequência, são anafilatoxinas potentes, e C5a também é um fator quimiotático importante. A fixação de C4b ao complexo

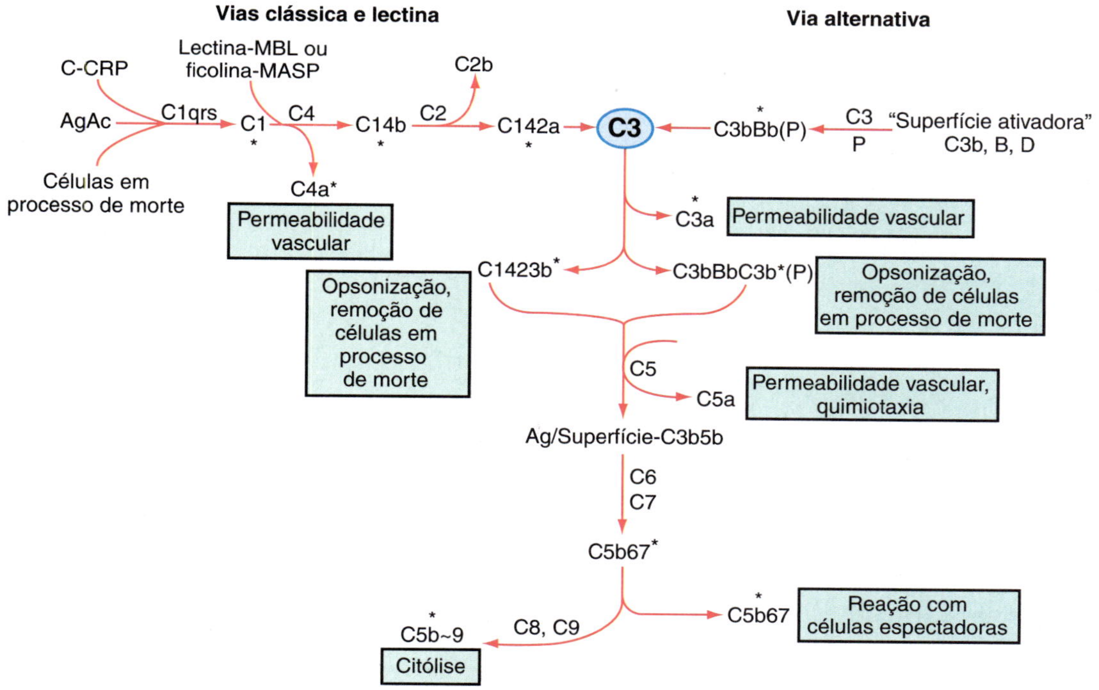

Figura 159.2 Sequência de ativação dos componentes do complemento das vias clássica e lectina, e interação com a via alternativa. A ativação de C3 é o alvo essencial. As atividades funcionais geradas durante a ativação estão agrupadas nos *boxes*. Os múltiplos locais nos quais as proteínas inibitórias reguladoras (*não apresentadas*) atuam estão indicados por *asteriscos*, enfatizando o delicado equilíbrio entre ação e controle nesse sistema, que é essencial para a defesa do hospedeiro, mas capaz de danos graves nos tecidos do hospedeiro. Ac, Anticorpo (classe de imunoglobulina G ou M); Ag, antígeno (bactérias, vírus, tumor ou célula de tecido); B, D, I, P, fatores B, D, I e properdina; C-CRP, proteína carboidrato-carboidrato reativa; C4-bp, proteína ligadora de C4; MBL, lectina ligadora de manose; MASP, serina-protease associada à MBL.

permite sua adesão a neutrófilos, macrófagos, células B, células dendríticas e eritrócitos. MASP-2 pode ativar a coagulação ao gerar trombina e protrombina, que podem prevenir a disseminação microbiana.

A clivagem de C3 e geração de C3b é a próxima etapa na sequência. A concentração sérica de C3 é a mais elevada de qualquer componente, e sua ativação é a etapa mais importante nos termos de atividade biológica. A clivagem de C3 pode ser alcançada por meio da **convertase C3** da via clássica, C142, ou da via alternativa, C3bBb. Uma vez que C3b está fixo ao complexo ou à célula hospedeira morta ou em processo de morte, ele pode se ligar às células com receptores para C3b (receptor de complemento 1 [**CR1**]), incluindo linfócitos B, eritrócitos e células fagocíticas (neutrófilos, monócitos e macrófagos). A **fagocitose** eficiente da maioria dos microrganismos, especialmente a realizada por neutrófilos, requer a ligação de C3 ao microrganismo. As infecções piogênicas graves, que ocorrem frequentemente em pacientes com deficiência de C3, ilustram esse momento. A atividade biológica de C3b é controlada, a partir do **fator I**, pela clivagem para iC3b, que promove a fagocitose na ligação ao **receptor iC3b (CR3)** em fagócitos. A degradação de iC3b subsequente, por meio do fator I e proteases, produz C3 dg e então C3 d; este se liga à CR2 sobre linfócitos B e, assim, atua como um coestimulador da ativação de células B induzida por antígeno.

VIA ALTERNATIVA

A via alternativa pode ser ativada por C3b gerado a partir da atividade da via clássica, ou proteases de neutrófilos, ou do sistema de coagulação. Ela também pode ser ativada por uma forma de C3 criada por reação de baixa escala, espontânea, de C3 nativo com uma molécula de água, uma hidrólise que ocorre constantemente no plasma. Uma vez formado, C3b ou o C3 hidrolisado pode se ligar a qualquer célula próxima ou ao fator B. O **fator B** aderido ao C3b no plasma ou em uma superfície pode ser clivado para Bb pela protease **fator D** circulante. O complexo C3bBb se torna uma C3 convertase eficiente, que gera mais C3b por meio de um *loop* de amplificação. A **properdina** pode se ligar a C3bBb aumentando a estabilidade da enzima e protegendo-a da inativação por **fatores I e H**, que modulam o ciclo e a via.

Algumas "superfícies ativadoras" promovem a ativação alternativa da via, se C3b está fixo a elas, como ácido teicoico bacteriano e endotoxina, células infectadas por vírus, complexos antígeno-imunoglobulina A, marca-passo cardiopulmonar e membranas de diálise renal. Essas superfícies atuam protegendo a enzima C3bBb do controle exercido por fatores I e H. A membrana de células sanguíneas vermelhas de coelho é uma dessas superfícies, que atuam como base para uma análise sérica de atividade da via alternativa. Por outro lado, o ácido siálico na superfície de microrganismos ou células previne a formação de C3 convertase de via alternativa efetiva ao promover a atividade dos fatores I e H. Em qualquer evento, a ativação significativa de C3 pode ocorrer a partir da via alternativa, e as atividades biológicas resultantes são qualitativamente as mesmas daquelas alcançadas por meio da ativação de C142 (Figura 159.2).

COMPLEXO DE ATAQUE À MEMBRANA

A sequência que conduz a citólise começa com a adesão de C5b à enzima ativadora de C5 da via clássica, C4b2a3b, ou da via alternativa, C3bBb3b. C6 está ligado a C5b sem ser clivada, estabilizando o fragmento C5b ativado. O complexo C5b6 então se dissocia de C423 e reage com C7. Os complexos C5b67 devem se aderir prontamente à membrana de células parentais ou espectadoras, ou eles perdem suas atividades. Em seguida, C8 se liga e então o complexo C5b678 promove a adição de múltiplas moléculas C9. O polímero C9, de pelo menos 3 a 6 moléculas, forma um canal transmembrana e gera a quebra.

MECANISMOS DE CONTROLE

Sem os mecanismos de controle atuando em diversos momentos, não haveria um sistema complemento efetivo, e o consumo desenfreado dos componentes poderia gerar danos graves, potencialmente letais, ao hospedeiro. Nesta primeira etapa, o **inibidor de C1 (C1 INH)** inibe a atividade enzimática de C1r e C1 s e, portanto, a clivagem de C4 e C2. C1 INH também inibe MASP-2, fatores XIa e XIIa do sistema de coagulação, e a calicreína do sistema de contato. C2 ativada possui uma meia-vida curta e sua instabilidade relativa limita a vida efetiva de C42 e C423. A enzima da via alternativa que ativa C3, C3bBb, também possui meia-vida curta, embora possa ser prolongada pela ligação da properdina (P) ao complexo enzimático. P também pode se ligar diretamente a microrganismos e promover a concentração da C3 convertase da via alternativa.

O soro contém a enzima carboxipeptidase N, que cliva a arginina N-terminal de C4a, C3a e C5a, limitando assim suas atividades biológicas. O fator I inativa C4b e C3b; o fator H acelera a inativação de C3b a partir do fator I; e um fator análogo, a proteína ligadora de C4 (**C4-bp**), acelera a clivagem de C4b por meio do fator I, limitando assim a concentração de C3 convertase. Três proteínas constituintes das membranas celulares – **CR1**, proteína do cofator de membrana (**MCP**) e fator acelerador de degradação (**DAF**) – promovem o rompimento das C3 e C5 convertases concentradas nessas membranas. Outra proteína associada à membrana, **CD59**, pode ligar-se a C8 ou ambas C8 e C9, interferindo assim na inserção do complexo de ataque à membrana (C5b6789). As proteínas séricas **vitronectina** e **clusterina** podem inibir a adesão do complexo C5b67 às membranas celulares e a ligação de C8 ou C9 em um complexo de ataque à membrana completo, ou interferir na formação ou inserção desse complexo. A vitronectina também promove absorção macrofágica dos neutrófilos em processo de morte. Os genes para as proteínas reguladoras fator H, C4-bp, MCP, DAF, CR1 e CR2 estão agrupados no cromossomo 1.

PARTICIPAÇÃO DA DEFESA DO HOSPEDEIRO

A neutralização do vírus pelo anticorpo pode ser melhorada com C1 e C4, e ainda mais aprimorada pela fixação de C3b por meio da via clássica ou alternativa. O complemento pode então ser particularmente importante nas fases iniciais de uma infecção viral quando o anticorpo é limitado. Os anticorpos e a sequência completa do complemento também podem eliminar a infectividade de alguns vírus pela produção de típicos "buracos", conforme observado em microscopia eletrônica. A fixação de C1q pode opsonizar (promover fagocitose) pela ligação do receptor C1q de fagócitos.

C4a, C3a e C5a podem se ligar aos mastócitos e então liberar histamina e outros mediadores, resultando em vasodilatação, edema e hiperemia da inflamação. C5a pode melhorar a fagocitose de macrófagos com partículas C3b opsonizadas e induzir os macrófagos a liberarem as citocinas, fator de necrose tumoral e interleucina-1. C5a é o principal fator quimiotático para neutrófilos, monócitos e eosinófilos, que podem fagocitar, com eficiência, microrganismos opsonizados com C3b ou C3b clivado (iC3b). A inativação posterior de C3b ligado à célula pela clivagem de C3d e C3dg remove sua atividade de opsonização, mas ela ainda pode se ligar às células B. A fixação de C3b à célula-alvo pode melhorar sua quebra com *células natural killer* ou macrófagos.

Complexos imunes insolúveis podem ser solubilizados se estiverem ligados a C3b, aparentemente porque C3b interrompe a rede ordenada antígeno-anticorpo. A ligação de C3b a um complexo também o permite aderir aos receptores C3 (CR1) nas células sanguíneas vermelhas, que transportam então os complexos para os macrófagos hepáticos e esplênicos para remoção. Esse fenômeno pode ao menos explicar parcialmente a doença relativa ao complexo imune encontrada em pacientes com deficiência de C1, C4, C2 ou C3.

O sistema complemento atua para conectar os sistemas inato e adaptativo. C4b e C3b acoplados aos complexos imunes promovem sua ligação com os macrófagos apresentadores de antígenos, células dendríticas e células B. O acoplamento do antígeno ao C3 d permite a ligação com o CR2 em células B, que reduz drasticamente a quantidade de antígeno necessária para desencadear uma resposta de anticorpo.

A neutralização de endotoxina *in vitro* e a proteção de seus efeitos letais em cobaias requerem C1 INH e componentes do complemento de atuação tardia pelo menos por meio de C6. Finalmente, a ativação de toda a sequência do complemento pode resultar na lise de células infectadas por vírus, células tumorais e os principais tipos de microrganismos. A atividade bactericida do complemento não parece ser importante para a defesa do hospedeiro, exceto pela ocorrência de infecções por *Neisseria* em pacientes com deficiência de componentes do complemento de ação tardia (ver Capítulo 160).

A bibliografia está disponível no GEN-io.

Capítulo 160 Distúrbios do Sistema Complemento

160.1 Avaliação do Sistema Complemento

Richard B. Johnston Jr.

A avaliação da **atividade hemolítica total do complemento (CH_{50})** é considerada eficaz como teste de triagem para as doenças mais comuns do sistema do complemento. Um resultado normal desse ensaio depende da habilidade de todos os 11 componentes da via clássica e do complexo de ataque à membrana que interage e causa a lise de hemácias de carneiro revestidas de anticorpos. A diluição de soro que causa a lise de 50% das células determina o parâmetro de avaliação final do teste. Nas **deficiências congênitas** de C1 a C8, o valor de CH_{50} é 0 ou próximo de 0; na deficiência de C9, o valor é aproximadamente metade do normal. Os valores nas deficiências adquiridas variam entre o tipo e a gravidade da doença de base. Esse ensaio não detecta a deficiência da lecitina ligadora de manose (MBL), fator D ou B da via alternativa ou properdina (Figura 160.1). A deficiência do fator I ou H permite a persistência da convertase da via clássica e da via alternativa desencadeando o e, portanto, o consumo de C3, com redução dos valores de CH_{50}. Quando o sangue coagula ou o soro fica à temperatura ambiente ou é aquecido, a atividade de CH_{50} começa a diminuir, o que leva a valores que são falsamente baixos, mas não chegam à zero. É importante separar o soro e congelá-lo a –70°C em até 1 h após a obtenção do sangue.

No **angioedema hereditário**, a diminuição de C4 e C2 durante um episódio reduz significativamente o CH_{50}. Tipicamente, C4 é baixo e C3 é normal ou discretamente reduzido. A concentração do inibidor de C1 é normal em 15% dos casos; mas C1 age como uma esterase e o diagnóstico pode ser feito demonstrando-se um aumento na capacidade do soro do paciente em hidrolisar ésteres sintéticos.

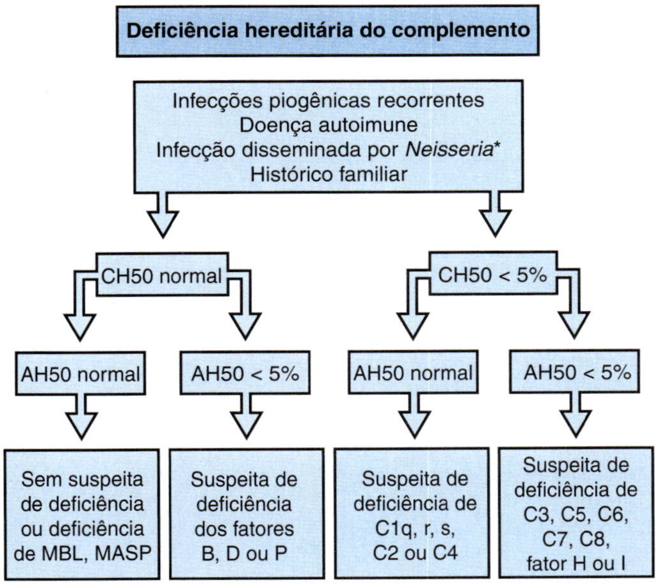

Figura 160.1 Fluxograma para a avaliação das deficiências hereditárias do complemento usando ensaios hemolíticos de triagem para as vias clássica (CH_{50}) e alternativa (AH_{50}). Para cada ensaio, toda a via de ativação, incluindo o complexo de ataque à membrana, é necessária para a lise. MASP, MBL – associated serine protease; MBL, mannose-binding lectin. *A deficiência de C9 pode apresentar até 30% de CH50 normal com AH50 baixo. (Adaptada de Rich RR, Fleisher TA, Shearer WT et al., editors, Clinical immunology: principles and practice. 4th ed. Philadelphia: WB Saunders; 2012, Figura 20.8, p. 262.)

Uma redução na concentração sérica de C4 e C3 sugere ativação da *via clássica* por complexos imunes. A redução de C3 com C4 normal sugere ativação da *via alternativa*. Essa diferença é particularmente útil na distinção de nefrite secundária à deposição de complexos imunes daquela causada pelo **NeF** (fator nefrítico). Nesta última condição e na deficiência do fator I ou H, o fator B é consumido e a concentração sérica de C3 é reduzida. A atividade da via alternativa pode ser medida por meio de um ensaio hemolítico relativamente simples e reprodutível que depende da capacidade das hemácias de coelho para atuar tanto como superfície ativadora (permissiva) quanto como alvo da atividade da via alternativa. Esse ensaio, **AP_{50}**, detecta a deficiência de properdina, fator D e fator B. Pode-se usar métodos imunoquímicos para quantificar componentes individuais e dividir os produtos das 3 vias, guiados pelos resultados dos ensaios hemolíticos de triagem.

Deve-se considerar defeito na função do complemento em qualquer paciente com angioedema recorrente, doença autoimune (especialmente LES), nefrite crônica, síndrome hemolítico-urêmica, lipodistrofia parcial, infecções piogênicas recorrentes, infecção meningocócica ou gonocócica disseminada ou com segundo episódio de bacteriemia em qualquer idade. Adolescente ou adulto jovem previamente hígido, mas que tenha apresentado meningite meningocócica causada por um sorotipo incomum (nem A, nem B, nem C) deve ser submetido a exames de triagem com dosagem de CH_{50} e AP_{50} para avaliar os componentes tardios ou deficiência na via alternativa.

A bibliografia está disponível no GEN-io.

160.2 Deficiências Genéticas dos Componentes do Complemento

Richard B. Johnston Jr.

As deficiências congênitas dos 11 componentes da via clássica – complexo de ataque à membrana, dos fatores D e B e properdina da via alternativa são descritas na Tabela 160.1. Todos os componentes das vias clássica e alternativa, exceto a properdina e o fator B, são herdados como características autossômicas recessivas codominantes. Cada um dos pais transmite individualmente um gene que codifica a síntese de metade do nível sérico do componente. A deficiência resulta da herança de um gene negativo de cada um deles. Os pais hemizogóticos tipicamente apresentam níveis normais baixos de CH_{50} sem consequências clínicas. A deficiência de properdina é transmitida como um traço ligado uma característica ao X. O fator B é um traço autossômico recessivo não codominante.

A maioria dos pacientes com **deficiência primária de C1q** tem lúpus eritematoso sistêmico (LES), entretanto alguns apresentam uma síndrome semelhante ao LES, com *rash* crônico, vasculite ou glomerulonefrite membranoproliferativa (GNMP), sem sorologia característica. Algumas crianças com deficiência de C1q apresentam infecções graves, incluindo septicemia e meningite. Indivíduos com deficiência de **C1r, C1 s, C1r/C1 s combinada, C4, C2** ou **C3** também apresentam incidência elevada de síndromes autoimunes (Tabela 160.1), especialmente LES ou síndrome semelhante ao LES sem níveis elevados de anticorpo antinuclear.

C4 é codificado por dois genes, *C4A* e *C4B*. A **deficiência de C4** representa ausência do produto dos dois genes. A deficiência total de apenas *C4A*, presente em aproximadamente 1% da população, também predispõe ao LES, apesar dos níveis de C4 estarem apenas parcialmente reduzidos. Deficiência apenas de C4B pode predispor à infecção. Alguns pacientes com **deficiência de C5, C6, C7** ou **C8** tem LES, mas são as infecções meningocócicas recorrentes que constituem a principal manifestação clínica.

Existem pelo menos duas razões possíveis para a concomitância de deficiências de componentes do complemento, especialmente deficiência de C1, C4, C2 ou C3, e doenças autoimunes complexas. Primeiro, a deposição de C3 nos complexos autoimunes facilita sua remoção da circulação por meio da ligação com o receptor do complemento 1

Tabela 160.1 Deficiências co complemento.

DOENÇA	DEFEITO GENÉTICO/ PATOGÊNESE PRESUMIDA	HERANÇA	DEFEITO FUNCIONAL	CARACTERÍSTICAS ASSOCIADAS
Deficiência de C1q	Mutação em *C1QA, C1QB, C1QC*: componentes da via clássica do complemento	AR	Atividade hemolítica ausente do CH_{50}; ativação defeituosa da via clássica, diminuição do *clearance* de células apoptóticas	SLE, infecções com organismos encapsulados
Deficiência de C1r	Mutação em *C1R*: componente da via clássica do complemento	AR	Atividade hemolítica ausente do CH_{50}; ativação defeituosa da via clássica	SLE, infecções com organismos encapsulados
Deficiência de C1 s	Mutação em *C1S*: componente da via clássica do complemento	AR	Atividade hemolítica ausente do CH_{50}; ativação defeituosa da via clássica	SLE, infecções com organismos encapsulados
Deficiência de C4	Mutação em *C4A, C4B*: componentes da via clássica do complemento	AR	Atividade hemolítica ausente do CH_{50}; ativação defeituosa da via clássica, resposta imune humoral defeituosa aos antígenos de carboidratos em alguns pacientes	SLE, infecções com organismos encapsulados
Deficiência de C2	Mutação em *C2*: componente da via clássica do complemento	AR	Atividade hemolítica ausente do CH_{50}; ativação defeituosa da via clássica	SLE, infecções com organismos encapsulados, aterosclerose
Deficiência de C3	Mutação em *C3*: componente central do complemento	AR; AD de ganho de função	Atividade hemolítica ausente de CH_{50} e AH_{50}; opsonização defeituosa, resposta imune humoral defeituosa	Infecções; glomerulonefrite, SHUa com mutações de ganho de função
Deficiência de C5	Mutação em *C5*: componente terminal do complemento	AR	Atividade hemolítica ausente de CH_{50} e AH_{50}; atividade bactericida defeituosa	Infecções por Neisseria
Deficiência de C6	Mutação em *C6*: componente terminal do complemento	AR	Atividade hemolítica ausente de CH_{50} e AH_{50}; atividade bactericida defeituosa	Infecções por Neisseria
Deficiência de C7	Mutação em C7: componente terminal do complemento	AR	Atividade hemolítica ausente de CH_{50} e AH_{50}; atividade bactericida defeituosa	Infecções por Neisseria
Deficiência de C8α-γ	Mutação em *C8A, C8 G*: componentes terminais do complemento	AR	Atividade hemolítica ausente de CH_{50} e AH_{50}; atividade bactericida defeituosa	Infecções por Neisseria
Deficiência de C8b	Mutação em *C8B*: componente terminal do complemento	AR	Atividade hemolítica ausente de CH50 e AH50; atividade bactericida defeituosa	Infecções por Neisseria
Deficiência de C9	Mutação em *C9*: componente terminal do complemento	AR	Atividade hemolítica reduzida de CH_{50} e AH_{50}; atividade bactericida deficiente	Suscetibilidade leve a infecções por Neisseria
Deficiência do inibidor de C1	Mutação em *C1NH*: regulação de cininas e ativação do complemento	AD	Ativação espontânea da via do complemento com consumo de C4/ C2; ativação espontânea do sistema de contato com geração de bradicinina a partir de cininogênio de alto peso molecular	Angioedema hereditário
Fator B	Mutação em *CFB*: ativação da via alternativa	AD	Mutação de ganho de função com aumento espontâneo de AH_{50}	SHUa
Deficiência do fator D	Mutação em *CFD*: regulação da via do complemento alternativa	AR	Atividade hemolítica AH_{50} ausente	Infecções por Neisseria
Deficiência de properdin	Mutação em *CFP*: regulação da via alternativa do complemento	XL	Atividade hemolítica AH_{50} ausente	Infecções por Neisseria
Deficiência do fator I	Mutação em *CFI*: regulação da via alternativa do complemento	AR	Ativação espontânea da via do complemento alternativa com consumo de C3	Infecções, infecções por neisseria, SHUa, pré-eclâmpsia, glomerulonefrite membranoproliferativa
Deficiência do fator H	Mutação em *CFH*: regulação da via alternativa do complemento	AR	Ativação espontânea da via do complemento alternativa com consumo de C3	Infecções, infecções por neisseria, SHUa, pré-eclâmpsia, glomerulonefrite membranoproliferativa
Deficiência de MASP-1	Mutação em *MASP1*: cliva C2 e ativa MASP-2	AR	Ativação deficiente da via de ativação de lectina, migração celular	Infecções, síndrome de 3 MC

AD, Autossômico dominante; SHUa, síndrome hemolítica-urêmica atípica; AR, autossômica recessiva; SLE, lúpus eritematoso sistêmico; XL, ligado ao X; 3 MC, anteriormente síndromes de Carnevale, Mingarelli, Malpuech e Michels. (De Kliegman RM, Lye PS, Bordini BJ et al., editors: Nelson pediatric symptom-based diagnosis, Philadelphia: Elsevier; 2018, Table 41.11, p. 765.)

(CR1) presente nos eritrócitos, sendo transportados para o baço e para o fígado. Segundo, os componentes iniciais, especialmente C1q e C3, aceleram o *clearance* de células necróticas e apoptóticas, que são fontes de autoantígenos.

Indivíduos com **deficiência de C2** têm risco de desenvolver septicemia potencialmente fatal, geralmente causada por pneumococos. Entretanto, a maioria não apresenta aumento da suscetibilidade às infecções, presumivelmente devido à função protetora da via alternativa, em especial se reforçada pela imunização contra pneumococos e *Haemophilus influenzae*. Os genes para C2, fator B e C4 situam-se próximos uns aos outros no cromossomo 6, podendo ocorrer depressão parcial do nível do fator B associado à deficiência de C2. Indivíduos com deficiência das duas proteínas podem estar particularmente em risco. Um por cento dos europeus caucasianos transporta um gene nulo para C2.

Como o C3 pode ser ativado por C142 ou pela via alternativa, um defeito na função de uma das vias pode ser parcialmente compensado. Entretanto, sem C3 a opsonização das bactérias é ineficaz e o fragmento quimiotático de C5 (C5a) não é gerado. Alguns microrganismos devem ser bem opsonizados para serem retirados e a **deficiência genética de C3** está associada a infecções piogênicas recorrentes e graves causadas por pneumococos, *H. influenzae* e meningococos.

Mais da metade dos indivíduos com **deficiência congênita de C5, C6, C7** ou **C8** já tiveram meningite meningocócica ou infecção gonocócica extragenital. A **deficiência de C9** é mais comumente relatada em descendentes de japoneses ou coreanos. Os indivíduos com deficiência de C9 apresentam cerca de um terço dos títulos normais de CH_{50}; alguns tiveram infecção com *Neisseria*. Em estudos de pacientes que tiveram doença meningocócica sistêmica com 10 anos de idade ou mais, 3 a 15% apresentaram deficiência genética de C5, C6, C7, C8, C9 ou properdina. Entre os pacientes com infecções causadas por sorotipos incomuns de *Neisseria meningitidis* (X, Y, Z, W135, 29E ou não agrupável; mas não A, B ou C), 33 a 45% apresentam deficiência do complemento. Não está claro porque pacientes com deficiência de um dos componentes tardios do complemento têm predisposição para infecções com *Neisseria*. Pode ser que a bacteriólise do soro seja importante na defesa contra esse microrganismo. Muitas pessoas com tal deficiência não apresentam doença significativa.

Foram identificados alguns indivíduos com **deficiência do fator D ou fator B** da via alternativa. Todos apresentavam infecções recorrentes, mais frequentemente por *Neisseria* ou pneumococos. A atividade hemolítica do complemento e os níveis de C3 no soro eram normais, mas a atividade da via alternativa estava bem reduzida ou ausente.

Mutações no gene estrutural que codifica a MBL ou polimorfismos na região promotora do gene acarretam variabilidade interindividual importante nos níveis de MBL circulante. Mais de 90% dos indivíduos com **deficiência de MBL** não apresentam uma predisposição à infecção. Aqueles com um nível muito baixo de MBL têm uma predisposição para infecções respiratórias recorrentes na infância e para infecções piogênicas e fúngicas graves caso haja outro defeito de imunidade associado. **Deficiência da serina-protease associada a MBL (MASP)-2** foi descrita com sintomas semelhantes ao LES e à pneumonia pneumocócica recorrente. A **deficiência homozigótica de ficolina-3** está associada à pneumonia de repetição desde a infância, aos abscessos cerebrais e à bronquiectasia.

A bibliografia está disponível no GEN-io.

160.3 Deficiências de Proteínas Plasmáticas, da Membrana ou Líquidos Serosos de Controle do Complemento

Richard B. Johnston Jr.

Foram descritas deficiências congênitas de cinco proteínas plasmáticas relacionadas ao controle do complemento (Tabela 160.1). A **deficiência do fator I** foi originariamente relatada como uma deficiência de C3 resultante de hipercatabolismo. O primeiro paciente descrito apresentou uma série de infecções piogênicas graves semelhantes àquelas associadas à agamaglobulinemia ou à deficiência congênita de C3. O fator I é um regulador essencial das duas vias. Sua deficiência permite a existência prolongada de C3b como parte da C3 convertase da via alternativa, C3bBb. Isso resulta em ativação constante da via alternativa e clivagem de mais C3 para C3b, como um círculo vicioso. A infusão intravenosa de plasma ou fator I purificado induz o aumento imediato da concentração de C3 sérico nos pacientes e a normalização das funções dependentes de C3, como a opsonização.

Os efeitos da **deficiência do fator H** são semelhantes aos da deficiência do fator I, pois o fator H também auxilia na desestruturação da C3 convertase da via alternativa. Fatores desencadeantes como as infecções iniciam, neste caso, ativação contínua da via alternativa, havendo consumo de C3, fator B, atividade hemolítica total e da via alternativa. Os pacientes apresentam infecções sistêmicas persistentes causadas por bactérias piogênicas, especialmente *Neisseria menigintidis*. Muitos apresentam glomerulonefrite ou **síndrome hemolítico-urêmica atípica** (SHUa) (ver Capítulo 538.5). Mutações nos genes que codificam a proteína cofator de membrana (MCP; CD46), fatores I ou B, C3, proteína endotelial anti-inflamatória trombomodulina ou autoanticorpos contra os fatores H ou B também estão associadas à SHUa. A maioria dos pacientes com deficiência do fator H e SHUa tipicamente tem menos de 2 anos de idade, evoluem com insuficiência renal terminal e muitos vão ao óbito.

Os poucos pacientes que foram relatados com **deficiência da proteína ligadora de C4** apresentam aproximadamente 25% dos níveis normais da proteína sem apresentação típica da doença, embora um paciente tenha apresentado angioedema e doença de Behçet.

Indivíduos com **deficiência de properdina** têm predisposição para desenvolver meningite por *N. meningitidis*. Todos os pacientes relatados são do sexo masculino. A predisposição para infecção nesses pacientes demonstra claramente a necessidade da via alternativa na defesa contra as infecções bacterianas. A atividade hemolítica do complemento sérico é normal nesses pacientes e a existência de anticorpos específicos resultante de imunização ou exposição prévia reduz muito a necessidade da via alternativa e de properdina. Vários pacientes tiveram vasculite dérmica ou lúpus discoide.

O **angioedema hereditário** ocorre em pessoas incapazes de sintetizar níveis funcionais de inibidor de C1 (C1 INH). Em 85% das famílias afetadas, o paciente tem concentrações bastante reduzidas do inibidor, em média 30% do normal; os outros 15% têm concentração normal ou concentração elevada de uma proteína que tem reação imunológica cruzada, mas que não é funcional. Ambas as formas da doença são transmitidas como uma característica autossômica dominante. O inibidor de C1 suprime as proteases do complemento, C1rs e MASP-2, e as proteases ativadas dos sistemas de contato e fibrinólise. Na ausência da função total do C1 INH, a ativação de qualquer uma dessas proteases desvia o equilíbrio para a protease. Essa ativação leva à atividade descontrolada de C1 e calicreína com quebra de C4 e C2 e liberação de bradicinina, que interage com células endoteliais vasculares causando vasodilatação e produzindo edema não depressível e localizado. Os desencadeadores bioquímicos que induzem angioedema nesses pacientes não são bem compreendidos.

O edema da parte afetada progride rapidamente sem urticária, prurido, despigmentação ou eritema, e, frequentemente, não apresenta dor importante associada. O edema da parede intestinal, entretanto, pode levar a cólica abdominal intensa, às vezes com vômitos ou diarreia. Nestes casos, o edema subcutâneo está frequentemente ausente, e os pacientes são submetidos à cirurgia abdominal ou exame psiquiátrico antes do estabelecimento do verdadeiro diagnóstico. Edema de laringe pode ser fatal. Os ataques duram 2 a 3 dias e depois diminuem gradualmente. Eles podem ocorrer em locais de trauma, especialmente dentário, após exercícios vigorosos, ou com a menstruação, febre ou estresse emocional. Os ataques se iniciam nos primeiros 5 anos de vida em quase metade dos pacientes, mas geralmente não são graves até o final da infância ou da adolescência. A **deficiência adquirida de C1 INH** pode ocorrer em associação com neoplasias de células B ou autoanticorpos contra C1 INH. LES e glomerulonefrite foram relatados em pacientes com a forma congênita da doença (para tratamento, ver Capítulo 160.5).

Três proteínas da membrana de controle do complemento – CR1, MCP (CD 46) e o fator acelerador do decaimento (DAF) – previnem a formação da enzima de clivagem de C3, C3bBb, que é desencadeada pela deposição de C3b. O CD59 (inibidor de membrana da lise reativa) previne o desenvolvimento do complexo de ataque à membrana que cria o "buraco". A **hemoglobinúria paroxística noturna** (HPN) é uma anemia hemolítica que ocorre quando o DAF e o CD59 não estão expressos na superfície da hemácia. É causada por uma mutação somática adquirida em uma célula-tronco no gene PIGA, localizado no cromossomo X.O produto desse gene é necessário para a síntese normal da molécula de glicosil fosfatidil inositol que ancora cerca de 20 proteínas às membranas celulares, incluindo o DAF e o CD59. Um paciente com **deficiência genética isolada de CD59** apresentou doença semelhante à HPN leve, apesar da expressão normal de DAF na membrana. Em contraste, a **deficiência genética isolada de DAF** não resulta em anemia hemolítica (para tratamento, ver Capítulo 160.5).

A bibliografia está disponível no GEN-io.

160.4 Distúrbios Secundários do Complemento

Richard B. Johnston Jr.

A deficiência parcial de C1q ocorre em pacientes com imunodeficiência combinada grave ou hipogamaglobulinemia, aparentemente secundária à deficiência de IgG, que normalmente se liga reversivelmente ao C1q, prevenindo seu rápido catabolismo.

A **glomerulonefrite membranoproliferativa crônica** pode ser causada pelo fator nefrítico (NeF), que consiste em um autoanticorpo IgG contra a enzima que cliva o C3 da via clássica (C4b2a) ou da via alternativa (C3bBb). NeF protege a enzima contra desativação e promove o consumo de C3 e a redução na sua concentração sérica. Infecções piogênicas, incluindo a meningite, podem ocorrer se os níveis séricos de C3 caírem para menos de 10% do normal. Isso vem sendo observado em crianças e adultos com doença de depósito denso ou lipodistrofia parcial. Os adipócitos são a principal fonte de fator D e sintetizam C3 e fator B; a exposição ao NeF induz sua lise. A IgG NeF que inibe a C3 convertase da via clássica foi descrita na nefrite aguda pós-infecciosa e no LES. O consumo de C3 que caracteriza a nefrite pós-estreptocócica e o LES pode ser causado por esse fator, pela ativação do complexo imune, ou ambos.

Recém-nascidos apresentam redução leve a moderada em todos os componentes do sistema complemento. A opsonização e a atividade quimiotática de recém-nascidos a termo pode estar bastante comprometida, envolvendo tanto a via clássica quanto a alternativa. Em prematuros a atividade do sistema complemento é ainda menor. Pacientes com cirrose grave, insuficiência hepática, desnutrição ou anorexia nervosa podem apresentar redução importante da função e dos componentes do sistema complemento. A síntese dos componentes encontra-se diminuída nessas condições, e alguns pacientes desnutridos podem apresentar imunocomplexos no soro que contribuem para acelerar esta depleção.

Pacientes com **anemia falciforme** têm atividade normal da via clássica, mas alguns apresentam função defeituosa da via alternativa na opsonização de pneumococos, opsonização e bacteriólise da *Salmonella* e lise de eritrócitos de coelho. A desoxigenação dos eritrócitos de pacientes com anemia falciforme altera sua membrana, aumentando a exposição de fosfolipídios que podem ativar a via alternativa e consumir seus componentes. Essa ativação é acentuada durante as crises álgicas. Crianças com **síndrome nefrótica** podem apresentam níveis séricos reduzidos dos fatores B e D e atividade de opsonização subnormal.

Complexos imunes iniciados por microrganismos ou seus produtos podem induzir o consumo de complemento. A ativação ocorre primariamente por meio da fixação de C1 e início da via clássica. Demonstrou-se a formação de imunocomplexos e consumo de complemento na hanseníase lepromatosa, endocardite bacteriana, *shunts* ventrículo-jugulares infectados, malária, mononucleose infecciosa, dengue hemorrágica e hepatite B aguda. Nefrite ou artrite podem ocorrer nestas infecções como consequência da deposição de imunocomplexos e ativação do complemento. No LES, os imunocomplexos ativam o C142 e o C3 é depositado em locais de dano tecidual, incluindo os rins e a pele; também se nota a síntese reduzida de C3. A síndrome de urticária recorrente, angioedema, eosinofilia e hipocomplementenemia secundária à ativação da via clássica pode ser devido a presença de autoanticorpo anti-C1q e imunocomplexos circulantes. Em alguns pacientes com dermatite herpertiforme, doença celíaca, cirrose biliar primária e síndrome de Reye foram observados imunocomplexos circulantes e níveis reduzidos de C3.

Produtos bacterianos circulantes na **septicemia** ou fatores teciduais liberados após **trauma** grave podem iniciar a ativação das vias clássica e alternativa, levando ao aumento dos níveis séricos de C3a, C5a e C5b-9, síndrome da resposta inflamatória sistêmica (SIRS) e insuficiência de múltiplos órgãos. C5a e seus receptores, especialmente nos neutrófilos, parecem desempenhar um papel central na patogênese da SIRS. A infusão intravenosa de contraste iodado pode acionar uma ativação rápida e significativa da via alternativa, o que é capaz de explicar as reações ocasionais que ocorrem em pacientes submetidos a esse procedimento.

As **queimaduras** podem desencadear uma ativação maciça do sistema do complemento, especialmente da via alternativa, algumas horas depois da lesão. A liberação de C3a e C5a estimula os neutrófilos e induz seu sequestro nos pulmões, levando ao choque pulmonar. A derivação cardiopulmonar, oxigenação extracorpórea por membrana, troca de plasma ou hemodiálise usando **membranas de celofane** pode estar associada a uma síndrome semelhante, resultante da ativação do complemento plasmático com a liberação de C3a e C5a. Nos pacientes com **protoporfiria eritropoética** ou **porfiria cutânea tarda**, a exposição da pele à luz de determinados comprimentos de onda ativa o complemento, gerando atividade quimiotática. Essa atividade quimiotática leva à lise das células endoteliais dos capilares, degranulação de mastócitos e o aparecimento de neutrófilos na derme.

Algumas células tumorais podem evitar a lise mediada pelo complemento por expressão exagerada de DAF, MCP, CD59, CR1 ou fator H, ou por meio da secreção de proteases que clivam a C3b ligada ao tumor. Microrganismos desenvolveram mecanismos semelhantes; por exemplo, partículas de HIV-1 que estão saindo das células infectadas adquirem as proteínas da membrana DAF e CD59 e os estafilococos podem produzir vários inibidores do complemento.

A bibliografia está disponível no GEN-io.

160.5 Tratamento dos Distúrbios do Complemento

Richard B. Johnston Jr.

Não existe tratamento específico disponível no momento para deficiências genéticas dos componentes das vias clássica, alternativa e da lecitina. Entretanto, pode-se fazer muito para proteger os pacientes das complicações graves associadas a estas doenças. O tratamento específico está disponível para três distúrbios causados pela deficiência de proteínas de controle: angioedema hereditário, SHUa e HPN.

O tratamento do **angioedema hereditário** inclui evitar os fatores precipitantes, geralmente trauma. A infusão de concentrado de C1 INH (inibidor da **C1 esterase nanofiltrado**) foi aprovada pela Food and Drug Administration (FDA) para uso em crianças em 2016. O inibidor da calicreína (**ecallantide**) que bloqueia a produção de bradicinina e o antagonista do receptor da bradicinina (**icatibant**) são aprovados nos EUA para uso em adolescentes e adultos para a profilaxia a longo prazo, preparo para cirurgia ou procedimento dentário e tratamento dos ataques agudos. O androgênio sintético **oxandrolona** aumenta várias vezes o nível de C1 INH funcional, sendo aprovado para o uso em crianças, com cautela. Anti-histamínicos, epinefrina e corticosteroides não apresentam nenhum efeito.

Lanadelumab, um inibidor seletivo de calicreína, tem potencial como agente profilático. O **eculizumabe**, um anticorpo monoclonal humanizado contra C5, evita a geração do complexo de ataque à membrana C5b9 e é um tratamento eficaz para a **HPN** e **SHUa**.

Tratamento de suporte eficaz está disponível para as outras doenças primárias do sistema do complemento, e a identificação do defeito específico no sistema pode ter um impacto importante. A preocupação com as complicações associadas, como doença autoimune e infecções, deve encorajar esforços de diagnósticos vigorosos e instituição precoce do tratamento. Indivíduos com LES e um defeito no complemento geralmente respondem tão bem ao tratamento quanto àqueles sem deficiência. Diante de um quadro de febre inexplicada, deve-se obter culturas e instituir antibioticoterapia mais rapidamente, com indicações menos rigorosas do que para crianças sem doença de base.

Os pacientes e responsáveis devem receber instruções por escrito quanto à predisposição para infecções bacterianas ou doenças autoimunes associadas à doença de base. Também devem receber recomendações quanto à abordagem terapêutica inicial recomendada para uso pelos médicos da escola, acampamento ou em departamento de emergência. O paciente e seus contatos próximos devem ser imunizados contra *H. influenzae*, *Streptococcus pneumoniae* e *N. meningitidis*. Altos títulos de anticorpos específicos podem opsonizar efetivamente sem a presença de todo o sistema complemento e a imunização dos contatos próximos pode reduzir o risco de expor o paciente a esses patógenos potencialmente fatais. *Recomenda-se repetir a imunização dos pacientes já que a deficiência do complemento pode estar associada a uma resposta de anticorpo reduzida ou mais curta do que o normal.*

A **heparina**, que inibe as vias clássica e alternativa, tem sido utilizada para prevenir a "síndrome pós-perfusão".

A bibliografia está disponível no GEN-io.

Seção 5
Transplante de Células-Tronco Hematopoéticas

Capítulo 161
Princípios e Indicações Clínicas do Transplante de Células-Tronco Hematopoéticas

Rachel A. Phelan e David Margolis

Células-tronco hematopoéticas **alogênicas** (de um doador) ou **autólogas** (do mesmo indivíduo) têm sido usadas para curar doenças malignas e não malignas. O transplante **autólogo** é empregado como uma estratégia de resgate após a administração de doses que seriam letais de quimioterapia, com ou sem radioterapia, em crianças com condições malignas hematológicas, tais como recidivas de linfomas, ou em tumores sólidos selecionados (p. ex., neuroblastomas, tumores do SNC). O transplante **alogênico** é usado no tratamento de crianças com doenças hematológicas genéticas, tais como hemoglobinopatias, imunodeficiências primárias, várias doenças metabólicas hereditárias e insuficiência de medula óssea. O transplante alogênico também é usado como tratamento para neoplasias hematológicas, como leucemias e síndromes mielodisplásicas. A medula óssea era considerada a única fonte utilizada de progenitores hematopoéticos. Atualmente, as células-tronco hematopoéticas do sangue periférico mobilizadas pelo fator de crescimento (fator estimulante de colônias de granulócitos), e os progenitores hematopoéticos do cordão umbilical também têm sido usados regularmente para a realização do transplante de células-tronco hematopoéticas (**TCTH**).

No passado, apenas irmãos com antígeno leucocitário humano (HLA) eram compatíveis como doadores. Atualmente, voluntários não aparentados compatíveis, membros da família haploidênticos e com sangue de cordão umbilical não aparentado têm sido amplamente empregados como doadores para transplantar pacientes que não tenham um parente HLA-idêntico.

Os protocolos para TCTH alogênicos são constituídos por duas partes: o regime de condicionamento e o transplante propriamente dito. Durante o **regime de condicionamento preparatório**, é administrada a quimioterapia, ocasionalmente associada à irradiação, para destruir o sistema hematopoético do paciente e suprimir o sistema imunológico, especialmente as células T, visando prevenir a rejeição do enxerto. Em pacientes com neoplasias malignas, o regime de condicionamento também serve para reduzir significativamente a carga tumoral. Em seguida, o paciente recebe uma infusão intravenosa de células hematopoéticas do doador. Regimes de condicionamento menos agressivos, conhecidos como **regimes de condicionamento de intensidade reduzida** são usados em pacientes pediátricos. Estes regimes são principalmente imunossupressores e visam reduzir o estado de imunocompetência do receptor, para evitar a rejeição das células do doador.

A imunologia do TCTH é distinta de outros tipos de transplante, porque, além de células-tronco, o enxerto contém células sanguíneas maduras provenientes do doador, incluindo células T, células B, células NK (*natural killler*) e células dendríticas. Estas células repovoam o sistema linfo-hematopoético do receptor e dão origem a um novo sistema imunológico, ajudando a eliminar as células leucêmicas residuais que sobreviveram ao regime de condicionamento. Este efeito é conhecido como o efeito **enxerto-*versus*-leucemia** (**GVL**, na sigla em inglês).

O sistema imunológico do doador exerce seu efeito GVL mediado por células, através de reações alogênicas, dirigidas contra os antígenos de histocompatibilidade presentes nas células leucêmicas do receptor. Entretanto, como alguns desses antígenos de histocompatibilidade também são exibidos nos tecidos, as alorreações indesejadas, mediadas por células T, também podem ocorrer nestes locais. Especificamente, as células T alorreativas $CD8^+$ efetoras citotóxicas provenientes do doador podem atacar os tecidos do receptor, particularmente a pele, o trato gastrintestinal (GI) e o fígado, causando **doença do enxerto contra o hospedeiro (DECH)** aguda, uma condição de gravidade variável, que, em alguns casos, pode ser potencialmente ou mesmo fatal (ver Capítulo 163).

O sucesso do TCTH alogênico é prejudicado pela diversidade dos antígenos de histocompatibilidade principais e menores encontrada entre doadores e receptores. Os **antígenos leucocitários humanos (HLA)** das moléculas de histocompatilidade principal (MHC) da classe I, incluindo HLA-A, HLA-B, HLA-C, apresentam peptídeos para células T $CD8^+$, enquanto as moléculas MHC da classe II, incluindo HLA-DR, HLA-DQ, HLA-DP, apresentam peptídeos para as células T CD 4^+. Existem centenas de formas variantes de moléculas classe I e classe II, e até mesmo pequenas diferenças podem desencadear respostas de células T alorreativas que participam da rejeição do enxerto e/ou DECH. As disparidades entre doador e receptor envolvendo os alelos HLA-A, -B, -C ou -DRB1 são fatores de risco independentes para DECH aguda e crônica. Há também evidências crescentes de que HLA-DQ e HLA-DP possam desempenhar um papel, estimulando determinados centros de transplante a também explorar a compatibilidade nesses alelos.

Os antígenos de histocompatibilidade menores resultam das diferenças nos peptídeos que são apresentados pelo mesmo alotipo de HLA no caso de receptor e doador HLA-compatíveis. Esses antígenos são resultado de polimorfismos de proteínas não HLA, diferenças no nível de expressão das proteínas ou diferenças genéticas entre homens e mulheres. Este último é exemplificado pelos antígenos H-Y codificados pelo cromossomo Y, que podem estimular a DECH quando uma mulher é doadora para transplante de receptor do sexo masculino HLA-idêntico. Sendo assim, fica evidente que a DECH pode ocorrer mesmo quando o doador e o receptor são HLA idênticos.

O doador preferido para qualquer paciente submetido à TCTH é um irmão HLA-idêntico. Como os genes HLA polimórficos estão intimamente relacionados e geralmente constituem um único *locus* genético, **qualquer par de irmãos tem 25% de chances de ser HLA idêntico.** Assim, tendo em conta o tamanho limitado das famílias nos países desenvolvidos, < 25 a 30% de pacientes que necessitam de um aloenxerto podem receber o transplante de um irmão HLA-idêntico. Essa porcentagem é ainda menor em pacientes com doenças hereditárias, pois irmãos afetados não são considerados candidatos a doador.

TRANSPLANTE DE CÉLULAS-TRONCO HEMATOPOÉTICAS DO DOADOR IRMÃO ANTÍGENO LEUCOCITÁRIO HUMANO IDÊNTICO

O TCTH alogênico de um irmão HLA compatível é o tratamento de escolha para as crianças com neoplasias malignas hematológicas e várias doenças congênitas ou adquiridas (Tabela 161.1). Os melhores resultados são obtidos em pacientes com doenças não malignas congênitas ou adquiridas, porque o risco de recorrência da doença é baixo e a mortalidade cumulativa relacionada com o transplante é menor do que em crianças que receberam transplantes sob condições malignas hematológicas.

LEUCEMIA LINFOBLÁSTICA AGUDA

O TCTH alogênico é usado para pacientes pediátricos com leucemia linfoblástica aguda (**LLA**) na primeira remissão completa quando é considerado alto risco para recidiva da leucemia (p. ex., os portadores de alterações citogenéticas de mau prognóstico ou com altos níveis de doença residual mínima), ou na segunda remissão ou remissão tardia mais completa após recaída medular prévia. A LLA é a indicação mais comum para TCTH na infância. Diversas variáveis relacionadas com os pacientes, os doadores, a doença e o transplante podem influenciar a evolução dos pacientes com LLA que recebem um TCTH alogênico. As probabilidades de **sobrevida livre de eventos (SLE)** a longo prazo para pacientes com LLA transplantados na primeira ou na segunda remissão completa são de 60 a 70% e 40 a 60%, respectivamente. Obtêm-se resultados inferiores em pacientes que receberam transplantes nas fases mais avançadas da doença. O uso de radioterapia, **irradiação corporal total (ICT)**, durante o regime de condicionamento oferece uma vantagem melhor em termos de SLE em comparação com um regime com medicamentos citotóxicos em monoterapia (Figura 161.1), mas pode induzir efeitos colaterais mais duradouros. Isso estimulou mais pesquisas por alternativas poupadoras de ICT. A profilaxia de DECH menos intensiva está associada com um resultado melhor. A medula óssea ainda é a fonte preferencial de células-tronco a ser utilizada para o transplante, embora isso possa diferir de um centro de transplantes para outro.

Embora o principal benefício para os receptores de TCTH alogênico com leucemia derive do efeito GVL exibido por células imunocompetentes, a recorrência da doença continua a ser a principal causa de fracasso do tratamento. O risco de não conseguir erradicar a leucemia é influenciado por muitas variáveis, incluindo a fase da doença, as lesões moleculares das células tumorais e a disparidade para antígenos de histocompatibilidade principal ou menores entre doador e receptor. Para superar o obstáculo da permanência tumoral causada pela perda de HLA em células malignas, foi proposta a utilização de **receptores de antígenos quiméricos (CARs)** sem restrições de HLA. Essa estratégia terapêutica baseia-se na reprogramação genética das células T através de receptores imunes artificiais. Estes redirecionam reprodutivamente e de forma eficiente a especificidade de antígeno de linfócitos T policlonais em direção ao alvo de antígenos expressos nas células leucêmicas. Uma vez expressos pelas células T, os CARs possibilitam o reconhecimento de antígenos e a citólise tumoral independente do MHC, podendo ter como alvo qualquer molécula (proteína, carboidrato ou glicolipídio) expressa na superfície de células tumorais, superando um dos principais mecanismos de fuga tumoral baseado na diminuição da expressão das moléculas de MHC. Os CARs são compostos por um domínio extracelular de ligação ao antígeno, obtido a partir das regiões variáveis de um anticorpo monoclonal, ligadas entre si para

Tabela 161.1 Indicações para transplante de células-tronco hematopoéticas alogênico para doenças pediátricas.

CONDIÇÕES MALIGNAS	TRANSTORNOS IMUNOLÓGICOS
Leucemia linfoblástica aguda (LLA)	Variantes de imunodeficiência combinada grave
Primeira remissão completa para pacientes comalto risco de recaída	Síndrome de hiperimunoglobulina M
Imunofenótipo de células T e pouca resposta à terapia com corticosteroide	Deficiência de adesão leucocitária
Não entrar em remissão no final da fase de indução	Síndrome de Omenn
Hipodiploidia acentuada (< 43 cromossomos)	Deficiência da quinase ZAP-70
Doença residual mínima no final da terapia de consolidação	Hipoplasia da cartilagem-cabelo
LLA infantil de alto risco	Deficiência de PNP
Segunda remissão completa	Deficiência do ligante CD40
Terceira remissão completa ou remissões completas subsequentes	Deficiência do MHC de classe II
Leucemia mieloide aguda em primeira remissão completa ou em fase avançada de doença	Síndrome de Wiskott-Aldrich
Leucemia mieloide crônica com cromossomo Philadelphia positivo	Síndrome de Chédiak-Higashi
Síndromes mielodisplásicas	Síndrome de Kostmann (agranulocitose maligna infantil)
Linfomas de Hodgkin e não Hodgkin	Doença granulomatosa crônica
Tumores sólidos selecionados	Síndrome linfoproliferativa autoimune
Neuroblastoma metastático	Doença linfoproliferativa ligada ao X (síndrome de Duncan)
Rabdomiossarcoma refratário ao tratamento convencional	Síndrome IPEX
Sarcoma de Ewing de risco muito alto	Deficiência dos receptores da interleucina 10
	Linfo-histiocitose hemofagocítica
	Deficiência do receptor da interferona γ
	Doença de Griscelli
	Deficiência granular
ANEMIAS	OUTROS TRANSTORNOS
Anemia aplásica adquirida grave	Variantes graves selecionadas de distúrbios da função plaquetária (p. ex., tromboastenia de Glanzmann, trombocitopenia congênita amegacariocítica)
Anemia de Fanconi	Tipos selecionados de mucopolissacaridose (p. ex., doença de Hurler) ou outros transtornos peroxissômicos/lipossomais (p. ex., doença de Krabbe, adrenoleucodistrofia)
Hemoglobinemia paroxística noturna	Osteopetrose maligna infantil
Disqueratose congênita	Citopenia potencialmente fatal não responsiva aos tratamentos convencionais
Anemia de Diamond-Blackfan	
Talassemia *major*	
Doença falciforme	
Síndrome de Shwachman-Diamond	

IPEX, desregulação imune, poliendocrinopatia, enteropatia, ligado ao X; MHC, complexo de histocompatibilidade principal; PNP, fosforilase do nucleosídio purina.

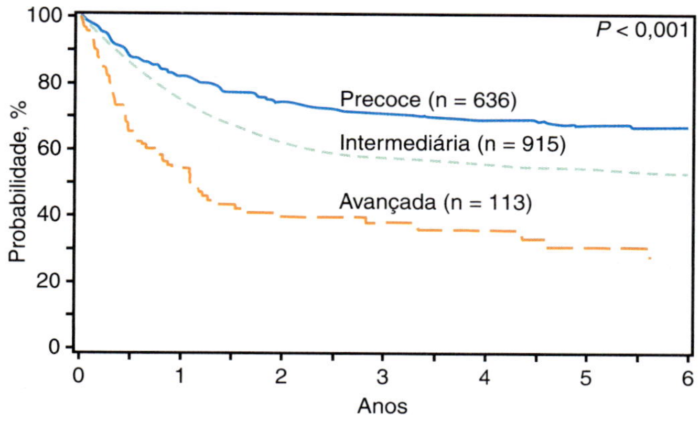

Figura 161.1 Sobrevivência após transplante de células-tronco hematopoéticas de doador irmão HLA-compatível para leucemia linfoblástica aguda (LLA), idade < 18 anos, 2004-2014. *Precoce*, primeira remissão completa (CR1); *Intermediária*, segunda remissão completa ou superior (CR2+); Avançada, doença ativa. (De D'Souza A, Zhu X: Current uses and outcomes of hematopoietic cell transplantation (HCT), CIBMTR Summary Slides, 2016. http://www.cibmtr.org.)

formar um anticorpo de cadeia única (scFv), e por um componente de sinalização intracelular derivado da cadeia ζ do complexo célula T-receptor(TCR)-CD3. A adição ao construto do gene *CAR* de genes relacionados com os sinais coestimulatórios e às citocinas que promovem a expansão e/ou sobrevivência de células T melhora a eficácia antitumoral das células T produzidas e sua sobrevivência no ambiente tumoral. Lentivírus e retrovírus gama são usados geralmente para transduzir CARs nos linfócitos T para que sejam empregados na prática clínica. Foi demonstrado que esses vetores infectam eficientemente os linfócitos T, integram-se ao genoma do hospedeiro e produzem expressão robusta do gene nas células T humanas e em seus descendentes.

LEUCEMIA MIELOIDE AGUDA

O TCTH alogênico de um irmão HLA-idêntico é largamente utilizado como tratamento pós-remissão de pacientes pediátricos com leucemia mieloide aguda (**LMA**). As crianças com LMA em primeira remissão completa que recebem um TCTH alogênico como tratamento de consolidação têm uma probabilidade melhor de SLE do que aquelas tratadas apenas com quimioterapia ou juntamente com transplante autólogo. Os resultados obtidos em pacientes que recebem TCTH de um irmão HLA-idêntico após um regime com uma ICT ou um regime preparatório baseado em quimioterapia são semelhantes, a probabilidade de SLE é da ordem de 70%. Baseados nesses dados, para a LMA, os regimes de condicionamento geralmente omitem o uso da ICT, devido aos efeitos colaterais a longo prazo associados. O TCTH alogênico não é mais o tratamento elegível na primeira remissão completa em crianças com leucemia promielocítica aguda em remissão molecular no final do tratamento com quimioterapia e ácido transretinoico ou com LMA e translocação t(8;21), inversão do cromossomo 16 (inv16), translocação t(16;16), ou citogenética normal e presença de mutação *CEPBα* ou *NPM1*, tendo em conta o seu melhor prognóstico com tratamentos alternativos. Estudos sugerem a restrição do uso de TCTH para pacientes com lesões moleculares ruins, como duplicação em tandem interno FLT3 ou anormalidades da leucemia de linhagem mista, ou com altos níveis de doença residual mínima ao final do tratamento de indução. Aproximadamente 40 a 60% dos pacientes pediátricos com LMA em segunda remissão completa podem ser curados por um TCTH.

LEUCEMIA MIELOIDE CRÔNICA

Por muitos anos, o TCTH alogênico foi considerado o único tratamento curativo comprovado para crianças com leucemia mieloide crônica Philadelphia positiva (Ph+). A sobrevida livre de leucemia em pacientes com a leucemia mieloide crônica após um aloenxerto é de 45 a 80%. Os principais fatores que influenciam a evolução são a fase da doença (fase crônica, fase acelerada, crise blástica), idade do receptor, tipo de doador empregado (parente ou não aparentado) e tempo entre o diagnóstico e o TCTH. Os melhores resultados são obtidos em crianças transplantadas durante a fase crônica de um irmão HLA-idêntico no prazo de 1 ano do diagnóstico. Diferentemente de outras formas de leucemia pediátrica, a infusão de leucócitos do doador pode reinduzir um estado de remissão completa em uma grande proporção dos pacientes que apresentam recaída da leucemia.

O tratamento com os inibidores da proteína tirosinoquinase BCR-ABL específicos (mesilato de imatinibe, dasatinibe, nilotinibe), tendo como alvo a atividade enzimática da proteína de fusão BCR-ABL, modificou a história natural da doença e, assim, as indicações para transplante. A indicação para TCTH nessa população está evoluindo e é geralmente reservada para pacientes com uma resposta ruim aos inibidores da proteína tirosinoquinase ou aqueles que não toleram seus efeitos colaterais.

LEUCEMIA MIELOMONOCÍTICA JUVENIL

A leucemia mielomonocítica juvenil (**LMMJ**) é uma doença hematopoética rara da primeira infância, representando 2 a 3% de todas as leucemias pediátricas. A LMMJ é caracterizada por hepatoesplenomegalia e infiltração de órgão com a proliferação excessiva de células da linhagem monocítica e granulocítica. A hipersensibilidade ao fator estimulante de colônias de granulócitos-macrófagos (GM-CSF) e a ativação patológica da via de sinalização da quinase de RAS-RAF-MAP (proteína ativada por mitógenos) desempenham um papel importante na sua fisiopatologia. A LMMJ geralmente apresenta um curso clínico agressivo, com duração mediana de sobrevida para crianças não tratadas de < 12 meses do diagnóstico. Raros pacientes com mutações *CBL1* ou *N-RAS* podem sobreviver por anos sem um aloenxerto.

O TCTH é capaz de curar cerca de 50 a 60% dos pacientes com LMMJ. Os pacientes que recebem um transplante de um doador não aparentado têm resultados comparáveis àqueles que recebem TCTH de um doador parente HLA compatível. O transplante de sangue de cordão representa uma opção alternativa adequada. A principal causa de fracasso do tratamento em crianças com LMMJ após TCTH é a recidiva da leucemia, com a taxa tão alta quanto 40 a 50%. Como as crianças com LMMJ frequentemente têm esplenomegalia maciça, a esplenectomia vem sendo realizada antes do transplante. Contudo, o tamanho do baço no momento do TCTH e a esplenectomia antes do TCTH não parecem afetar a evolução pós-transplante. Diferentemente da LMC, a infusão de leucócitos do doador não é útil para salvar pacientes com recidiva da doença. Um segundo aloenxerto pode induzir a remissão sustentada em aproximadamente um terço das crianças com LMMJ com recidiva após um primeiro TCTH.

SÍNDROMES MIELODISPLÁSICAS DIFERENTES DA LEUCEMIA MIELOMONOCÍTICA JUVENIL

As síndromes mielodisplásicas são um grupo heterogêneo de transtornos clonais caracterizados pela hematopoese ineficaz, levando à citopenias no sangue periférico e a uma propensão para evoluir para LMA. O TCTH é o tratamento de escolha para as crianças com **anemia refratária com excesso de blastos (RAEB)** e para aquelas com RAEB em transformação (RAEB-t). A probabilidade de sobrevivência, sem evidência de doença, para essas crianças é de 60 a 70%. Ainda não está claro se os pacientes com síndromes mielodisplásicas e uma porcentagem de blastos > 20% se beneficiam da quimioterapia pré-transplante. O TCTH de um irmão HLA-idêntico é o tratamento preferencial para as crianças com citopenia refratária. O transplante de um doador alternativo também é empregado em crianças com citopenia refratária associada com monossomia do cromossomo 7, cariótipo complexo, infecções potencialmente fatais, neutropenia profunda ou dependência de transfusão. Para crianças com citopenia refratária, a probabilidade de SLE após o TCTH pode ser tão alta quanto 80% e a recorrência de doença raramente presenciada. Essa observação tem fornecido a explicação lógica para os testes de regimes de intensidade reduzida nesses pacientes.

LINFOMA NÃO HODGKIN E DOENÇA DE HODGKIN

O linfoma não Hodgkin da infância (LNH) e a doença de Hodgkin (HD) são muito sensíveis à quimioterapia convencional, mas alguns desses pacientes têm doença refratária ou são de alto risco para recidiva.

O TCTH pode curar uma proporção de pacientes com recidiva de LNH e HD, e deve ser oferecido logo após a recidiva, enquanto a doença é ainda sensível à terapia. Se um doador HLA-compatível estiver disponível, o transplante alogênico pode ser oferecido aos pacientes com LNH para aproveitar o efeito GVL. Os pacientes com doença sensível e carga tumoral limitada têm resultados favoráveis, com taxas de SLE de 50 a 60%. Estudos sugerem que pacientes com HD com recidiva ou refratária podem evoluir bem após um TCTH autólogo, com SLE de 50 a 60%. Os pacientes com HD também podem se beneficiar de um efeito GVL quando recebem um aloenxerto.

ANEMIA APLÁSICA ADQUIRIDA

Como a probabilidade de sobrevivência a longo prazo após um transplante de medula óssea (TMO) de *irmão* compatível é reproduzível > 80% para crianças e adultos jovens, o TMO é o tratamento de escolha para aqueles que têm anemia aplásica adquirida grave. Historicamente, o tratamento para crianças e adultos jovens que não tenham um irmão HLA-compatível tem sido imunossupressão intensiva. Com a evolução dos transplantes de *doador não aparentado* compatível para crianças com anemia aplásica adquirida, a probabilidade de taxas de sobrevivência melhorou > 75%. Consequentemente, o uso de TCTH de doador não aparentado inicialmente *sem* a terapia imunossupressora está sendo considerado com mais frequência. A sobrevivência global de 2 anos pode ser de até 96% em receptores de doador compatível não aparentado.

Para pacientes sem doador irmão compatível ou um doador não aparentado com boa compatibilidade, historicamente, as opções de transplante eram muito decepcionantes. Felizmente, existe esperança nos estudos atuais que avaliam o transplante haploidêntico para essa doença. Embora os números sejam pequenos, o uso de ciclofosfamida pós-transplante demonstrou melhora significativa em relação às experiências prévias. Existe esperança de que todas as crianças e adultos jovens que precisam de um transplante para anemia aplásica grave terão a oportunidade de evoluir bem com um TMO.

SÍNDROMES DE INSUFICIÊNCIA MEDULAR HEREDITÁRIA

A anemia de Fanconi e a disqueratose congênita são alterações genéticas associadas com um risco elevado de desenvolvimento de pancitopenia. A **anemia de Fanconi (AF)** é uma doença autossômica recessiva caracterizada por fragilidade cromossômica espontânea, que aumenta após a exposição dos linfócitos do sangue periférico aos agentes de ligação cruzada do DNA, incluindo compostos clastogênicos, tais como diepoxibutano, mitomicina C e melfalana. Pacientes com AF, além de ter um risco de pancitopenia, demonstram alta propensão para desenvolver distúrbios clonais da hematopoese, como síndromes mielodisplásicas e LMA. O TCTH pode resgatar a anemia aplásica e prevenir a ocorrência de distúrbios hematopoéticos clonais. Tendo em conta os seus defeitos nos mecanismos de reparação do DNA, que são responsáveis pela fragilidade cromossômica, os pacientes com AF têm uma sensibilidade específica aos agentes alquilantes e radioterapia. Assim, eles devem ser preparados para o regime de condicionamento para o aloenxerto com doses reduzidas de ciclofosfamida e somente o uso criterioso da irradiação. Muitos pacientes foram transplantados uma vez com sucesso após receber doses baixas de ciclofosfamida e irradiação toracoabdominal. No entanto, o uso deste regime está associado ao aumento da incidência de câncer de cabeça e de pescoço pós-transplante. Doses baixas de ciclofosfamida combinadas com fludarabina têm sido muito bem toleradas em pacientes com AF que tenham um doador aparentado compatível. A adição de ICT em baixa dose e de globulina antitimócito (ATG) para pacientes com um doador não aparentado demonstrou sucesso similar. Atualmente, a sobrevida de 5 anos é > 90% em pacientes com AF que recebem TCTH antes da transformação em malignidade hematológica. Contudo, por causa de sua condição subjacente, os pacientes com AF devem ser monitorados rigorosamente durante os anos após o transplante, para avaliação dos efeitos tardios, incluindo condições malignas secundárias e endocrinopatias.

O TCTH alogênico continua sendo uma abordagem apenas potencialmente curativa para a grave falência da medula óssea associada a **disqueratose congênita**, uma síndrome congênita rara caracterizada também por atrofia e pigmentação reticular da pele, distrofia das unhas e leucoplasia das mucosas. Os resultados do aloenxerto nesses pacientes têm sido relativamente ruins, com sobrevida de 10 anos em 20 a 30%, devido à ocorrência de complicações precoces e tardias, refletindo o aumento da sensibilidade das células endoteliais para a radioterapia e os agentes alquilantes.

TALASSEMIA

O tratamento convencional (transfusão de sangue regular e terapia com quelante de ferro) melhorou dramaticamente a sobrevida e a qualidade de vida dos pacientes com talassemia, transformando uma doença anteriormente fatal com morte precoce em uma doença crônica, lentamente progressiva com sobrevida prolongada. O TCTH continua sendo o único tratamento curativo para pacientes com talassemia. Nesses pacientes, o risco de falecer de complicações relacionadas com o transplante depende primariamente da idade do paciente, da sobrecarga de ferro e de infecções virais hepáticas. Entre as crianças, três classes de risco foram identificadas com base em três parâmetros: a regularidade da quelação de ferro prévia, o aumento de volume do fígado e a presença de fibrose portal. Em pacientes pediátricos sem doença hepática que receberam quelação de ferro regular (pacientes de classe 1) a probabilidade de sobrevida com independência de transfusão é > 90%, enquanto em pacientes com baixa adesão à quelação de ferro e sinais de lesão hepática grave (pacientes de classe 3) a probabilidade de sobrevida é de 60%. Adultos, especialmente quando afetados pela hepatite crônica ativa, têm uma evolução pior do que crianças

Com melhoras no tratamento de suporte e nos regimes de condicionamento, mesmo pacientes com doenças hepáticas mais avançadas têm apresentado resultados excelentes (Figura 161.2). As combinações farmacológicas mais eficazes (p. ex., que incluem ciclosporina e metotrexato) devem ser empregadas para impedir a DECH. A evolução dos pacientes transplantados de um doador não aparentado foi semelhante à dos que receberam o THCH de receptores

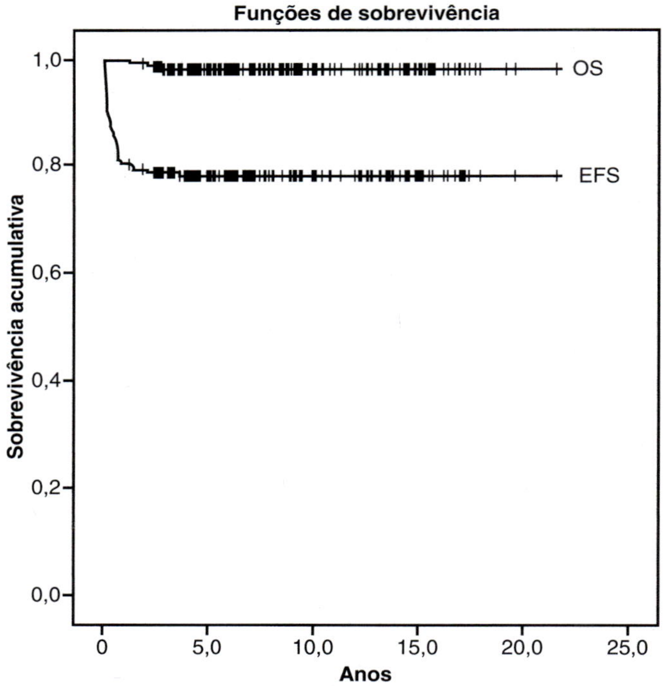

Figura 161.2 Sobrevivência global (SG) e sobrevivência livre de eventos (SLE) (falha do enxerto) após o transplante de células-tronco hematopoéticas em crianças ≥ 1 anos do transplante para talassemia β maior. (De Chaudhury S, Ayas M, Rosen C et al. A multicenter retrospective analysis stressing the importance of long-term follow-up after hematopoietic cell transplantation for β-thalassemia. Biol Blood Marrow Transplant. 2017; 23(10):1695-1700.)

de irmãos HLA-idênticos. O uso crescente de doadores haploidênticos e de sangue de cordão umbilical nessa população está sendo explorado para expandir o número de pacientes elegíveis para receber TCTH. Além disso, avanços na terapia genética estão sendo feitos na talassemia em ensaios iniciais, o que pode acabar levando à mudança na abordagem dessa doença.

ANEMIA FALCIFORME

A gravidade da doença varia muito entre os pacientes com doença falciforme, em que 5 a 20% da população geral sofre de morbidade significativa de crises vasoclusivas e danos pulmonares, renais ou neurológicos. A hidroxiureia, um agente que favorece a síntese de hemoglobina fetal, reduz a frequência e a gravidade das crises vasoclusivas e melhora a qualidade de vida de pacientes com doença falciforme. Contudo, o TCTH alogênico é o único tratamento curativo para essa doença neste momento. Embora o TCTH possa curar a doença homozigota da hemoglobina S, hemoglobina Sβ0 ou hemoglobina SC, a seleção de candidatos adequados para o transplante é difícil. Os pacientes com doença falciforme podem sobreviver por décadas, mas alguns pacientes têm uma qualidade de vida prejudicada, com repetidas internações por crises dolorosas vasoclusivas e infartos do sistema nervoso central (SNC). As principais indicações para a realização de TCTH em pacientes com doença falciforme são históricos de acidente vascular cerebral, ressonância magnética de lesões do SNC associadas a déficit neuropsicológico, falha terapêutica à hidroxiureia, como mostrado pela síndrome torácica aguda recorrente e/ou crises vasoclusivas recorrentes, anemia grave ou osteonecrose. Os resultados do TCTH são melhores quando realizados em crianças com um irmão HLA-idêntico, com uma probabilidade de cura de 80 a 90%. Contudo, o uso de transplantes de doador alternativo nessa população, incluindo doadores não aparentados compatíveis e doadores haploidênticos, está sendo investigado por diversos ensaios clínicos, o que pode aumentar o número de pacientes elegíveis para serem submetidos a um TCTH potencialmente curativo. Regimes de intensidade reduzida e de toxicidade reduzida também estão sendo explorados para diminuir ainda mais a mortalidade e a morbidade relacionada ao transplante, embora a falha do enxerto continue sendo um problema considerável para essa população de pacientes.

TRANSTORNOS POR IMUNODEFICIÊNCIA

O TCTH é o tratamento de escolha para crianças afetadas por imunodeficiência combinada grave (SCID), bem como para outras imunodeficiências hereditárias, incluindo síndrome de Wiskott-Aldrich, deficiência da adesão leucocitária (DAL), doença granulomatosa crônica (ver Tabela 161.1) Com um irmão HLA-idêntico, a probabilidade de sobrevivência se aproxima de 100%, com resultados menos favoráveis para pacientes transplantados de um parente com HLA-parcialmente compatível. Algumas crianças com SCID, principalmente aquelas sem atividade residual de *natural killer* ou enxertia de células T maternas, podem ser transplantadas sem receber nenhum regime preparativo, sendo as células linfoides doadoras geralmente os únicos elementos enxertados. A enxertia sustentada é mais difícil de alcançar em crianças com síndrome de Omenn, **linfo-histiocitose hemofagocítica** ou DAL. Infecções virais e fúngicas oportunistas potencialmente fatais que ocorrem antes do aloenxerto podem afetar negativamente a evolução do paciente após o TCTH. Por isso, os pacientes com imunodeficiências mais graves devem ser transplantados o quanto antes para prevenir as complicações infecciosas.

DOENÇAS METABÓLICAS HEREDITÁRIAS

As doenças metabólicas hereditárias são um amplo grupo de doenças que resultam do acúmulo de substrato nos tecidos, causado por disfunção dos lisossomos ou peroxissomos. A utilização do TCTH foi estabelecida para uma variedade de doenças metabólicas hereditárias, incluindo mucopolissacaridose tipo 1 (síndrome de Hurler) e adrenoleucodistrofia (ALD). Embora algumas dessas doenças sejam tratáveis com terapia de reposição de enzimas exógenas, as manifestações clínicas da doença tendem a progredir com o tempo, especialmente no SNC, onde a enzima é incapaz de ser distribuída de forma confiável. Considera-se que submeter o paciente a um TCTH resulta em um enxerto de células da micróglia, que são capazes de fornecer novas enzimas para as áreas onde a terapia de reposição de enzimas, se disponível, não tem um impacto substancial. Diversos estudos têm demonstrado resultados significativamente melhores nos pacientes diagnosticados com suas condições subjacentes relativamente precoces e que são capazes de serem submetidos prontamente a um TCTH, antes que ocorram danos significativos oriundos do acúmulo de substrato, que podem ser irreversíveis.

A bibliografia está disponível no GEN-io.

Capítulo 162

Transplante de Células-Tronco Hematopoéticas de Doadores e Fontes Alternativas

Rachel A. Phelan e David Margolis

Dois terços dos pacientes que necessitam de transplante alogênico de células-tronco hematopoéticas (TCTH) não têm disponível um irmão antígeno leucocitário humano (HLA)-idêntico. Doador/fontes alternativas de células-tronco hematopoéticas (CTHs) estão cada vez mais sendo utilizadas e incluem: **doadores não aparentados compatíveis**, **sangue do cordão umbilical não aparentado** e **parentes HLA haploidênticos**. Cada uma dessas três opções tem vantagens e limitações, mas, em vez de serem consideradas alternativas que competem entre si, elas devem ser consideradas como estratégias complementares para serem escolhidas após uma avaliação cuidadosa dos riscos relativos e benefícios visando o melhor para o paciente. A escolha do doador depende de vários fatores relacionados à urgência do transplante, ao transplante em si, ao paciente, à doença, à experiência do hospital e à preferência do médico.

TRANSPLANTES DE DOADORES NÃO APARENTADOS

Uma das estratégias mais amplamente utilizadas para crianças que precisam de um transplante e não têm um irmão HLA-idêntico disponível é identificar em bancos de dados um doador HLA-compatível não aparentado (Figura 162.1). Os registros internacionais no mundo todo incluem quase 27 milhões de doadores voluntários tipados para HLA. Os *locus* A, B e C do HLA de classe I e o *locus* DRB1 do HLA de classe II são os que mais influenciam o resultado após o TCTH de um voluntário não aparentado. Outros *locus* de classe II (ou seja, DQB1 e DP1), bem como os haplotipos KIR, estão sendo também cada vez mais considerados ao escolher um doador, embora seu impacto no que diz respeito à evolução do paciente seja pouco estudado.

Embora no passado a tipagem sorológica (de baixa resolução) fosse usada para os *locus* HLA-A e HLA-B, atualmente, os doadores não aparentados são selecionados usando tipagem molecular de alta resolução (alélica) dos *locus* HLA-A, HLA-B, HLA-C e HLA-DRB1. Uma tipagem de HLA menos rigorosa é necessária para as unidades de sangue do cordão, em que só os *locus* HLA-A, HLA-B e HLA-DRB1 são usados. A chance de encontrar um doador HLA-compatível não aparentado depende da frequência do fenótipo HLA, está estreitamente relacionada com a origem étnica dos doadores catalogados. Dados do catálogo de doadores do National Marrow Donor Program (NMDP) e unidades de sangue de cordão de banco estimaram que essencialmente cada um dos pacientes que precisa de um transplante deveria ser capaz de encontrar

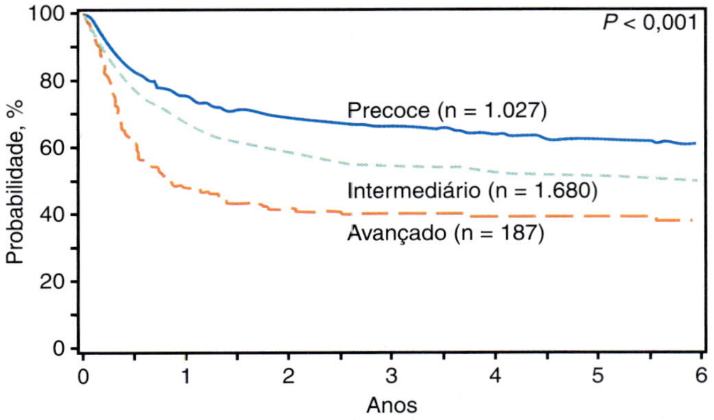

Figura 162.1 Sobrevivência após HCT de doador não aparentado para leucemia linfoblástica aguda (LLA), idade < 18 anos, 2004-2014. *Precoce*: primeira remissão completa (CR1); *Intermediário*: segunda remissão completa ou superior (CR2+); *Avançado*: doença ativa. (De D'Souza A, Zhu X: Current uses and outcomes of hematopoietic cell transplantation (HCT), CIBMTR Summary Slides, 2016. http://www.cibmtr.org.)

um doador em um período hábil, apesar do grupo racial/étnico do receptor, disponibilidade do doador e dose de células. Entretanto, muitos desses pacientes podem não ter acesso a um enxerto "ideal", definido como compatível para HLA de 8/8 para medula óssea e 6/6 para sangue do cordão. Também é estimado que mais 5,5 milhões de doadores serão adicionados ao catálogo nos próximos anos, tornando ainda mais provável que um doador potencial, e mais ideal, seja identificado.

Inicialmente, o polimorfismo de HLA e as limitações intrínsecas das técnicas convencionais (ou seja, sorológicas) de tipagem de HLA afetaram desfavoravelmente a precisão de determinar a compatibilidade, aumentando assim as taxas de rejeição e a incidência de doença aguda e crônica do enxerto contra o hospedeiro (DECH). O advento da tipagem molecular de alta resolução dos *locus* de HLA classes I e II juntamente com o progresso na profilaxia e tratamento da DECH resultou em redução da mortalidade relacionada com o transplante e a melhora da evolução. De fato, os resultados de um doador voluntário não aparentado totalmente compatível agora são similares aos do TCTH de um irmão HLA-idêntico. Os resultados do transplante haploidêntico estão alcançando de forma similar os resultados em doadores não aparentados compatíveis, bem como de doadores irmãos compatíveis.

Embora a disparidade de apenas um *locus* em pacientes com leucemia possa ser considerada benéfica por uma redução na taxa de recaída causada pelo efeito enxerto *versus* leucemia (GVL), em pacientes com transtornos não malignos nos quais o GVL não é benéfico, resultados ótimos são obtidos apenas quando é selecionado um doador compatível com o receptor no nível alélico. Em geral, uma disparidade única de HLA no binômio doador-receptor, independentemente da natureza antigênica ou alélica, prevê um maior risco de mortalidade por causa não leucêmica; disparidades alélicas múltiplas em diferentes *locus* do HLA têm um efeito aditivo prejudicial e estão associadas com uma evolução ainda pior. Para reduzir o risco de DECH aguda, tem sido empregada a **depleção *ex vivo* de células T do enxerto**, com eficácia variável. Estudos estão analisando a depleção seletiva das células T α/β do doador, que são as células que desencadeiam a DECH, enquanto se preserva as células T e as células *natural killer* (NK), que podem ser responsáveis pelo efeito GVL e a proteção contra infecção.

Embora a maioria dos pacientes que precisarão de um transplante de doador não aparentado compatível tenha recebido um enxerto de células-tronco periféricas ou de medula óssea, para os que precisam urgentemente de transplante, o tempo necessário para identificar um doador adequado, estabelecer a elegibilidade e coletar as células pode levar à recidiva e ao fracasso do transplante. Para esse subgrupo de pacientes que precisam urgentemente de um transplante, busca-se sangue do cordão umbilical de indivíduos não aparentados e doadores de família HLA-haploidênticos, incompatíveis.

TRANSPLANTES DE SANGUE DO CORDÃO UMBILICAL

O **transplante de sangue do cordão umbilical (UCBT)** é uma opção viável para crianças que precisam de TCTH alogênico. O UCBT oferece as vantagens da ausência de riscos para os doadores e da redução de riscos de transmissão de infecções e, para transplantes de doadores não aparentados, a disponibilidade imediata das células criopreservadas, com tempo médio desde o início da pesquisa até o transplante de apenas 3 a 4 semanas. Em comparação com o transplante de medula óssea (TMO), as vantagens do UCBT também são representadas pela menor incidência da DECH crônica e possibilidade de utilizar doadores que possuam disparidades de HLA com o receptor. Apesar dessas vantagens, a grande experiência adquirida ao longo das últimas duas décadas demonstrou que os pacientes que recebem UCBT podem apresentar risco aumentado de complicações fatais precoces, principalmente devido à menor taxa de enxertia da hematopoese do doador, cinética tardia da recuperação dos neutrófilos e falta de transferência adotiva de células T de memória patógeno específicas. A transferência de células T de memória derivadas do doador contribui significativamente para a reconstituição imunológica precoce das crianças após o transplante de medula óssea alogênico não manipulado ou de células-tronco do sangue periférico.

Em relação às questões de enxertia e recuperação hematopoética, foi demonstrado que existe uma correlação inversa entre o número de células nucleadas do cordão infundidas por quilograma de peso corporal do receptor e o risco de morte por causas relacionadas com o transplante. Em particular, a enxertia é uma grande preocupação quando as células nucleadas têm menos de $2,5 \times 10^7$/kg de peso corporal do receptor. Como uma unidade de sangue de cordão em geral contém entre 1×10^9 e $1,8 \times 10^9$ células, não é surpreendente que o UCBT tenha sido menos frequentemente empregado para adolescentes ou adultos com mais de 40 kg. De fato, pode ser estimado que apenas 30% das unidades de UCB disponíveis no registro poderiam satisfazer um paciente de 75 kg, de acordo com o limite de dose/célula recomendada. Os esforços têm sido focados nas abordagens capazes de aumentar o número de células do UCB a serem transplantadas. A seleção das unidades de sangue de cordão mais ricas, a infusão de duas unidades no mesmo receptor (*i. e.*, UCBT duplo) e o transplante de progenitores expandidos *ex vivo* foram explorados para melhorar os resultados do UCBT, abrindo novos cenários para uma aplicação mais ampla do procedimento. Os resultados desses estudos têm sido mistos, com um estudo grande demonstrando ausência de vantagem de sobrevivência para crianças e adolescentes que receberam UCBT duplo.

Os resultados a longo prazo dos transplantes de UCB são semelhantes àqueles obtidos após transplantes de outras fontes de CTHs para neoplasias hematológicas pediátricas. Em pacientes com neoplasias hematológicas, os receptores de UCBT podem ser transplantados de doadores com maior disparidade de HLA, que receberam 1 log a menos de células nucleadas, apresentaram recuperação mais lenta de neutrófilos e plaquetas e demonstraram redução da incidência de DECH em comparação com crianças que receberam TMO de doadores não aparentados. Em um estudo, foram observadas taxas similares de DECH aguda, mas significativamente menos DECH crônica em pacientes que receberam UCBT. No entanto, tanto a taxa de recidiva quanto a probabilidade de sobrevida global não diferiram entre receptores pediátricos de TMO ou UCBT não aparentados. Assim, na ausência de doador familiar HLA-idêntico, UCBT de doador não aparentado pode ser considerado uma opção adequada para crianças com doenças malignas e não malignas. Resultados do UCBT têm sido de especial interesse em crianças com certos transtornos não malignos, para prosseguir rapidamente para o transplante e prevenir progressão adicional da doença. Um benefício adicional é o potencial para taxas mais baixas de DECH, que não produz nenhum benefício em um paciente que recebe um transplante para uma doença benigna.

TRANSPLANTES HAPLOIDÊNTICOS

TCTH de um doador HLA-haploidêntico (**haplo-TCTH**) oferece uma fonte imediata de CTHs para quase todos os pacientes que não conseguem encontrar um doador correspondente, aparentados ou não aparentados, ou de sangue de cordão umbilical adequado. Na verdade, quase todas as crianças têm prontamente disponível como doador pelo menos um membro da família haploidêntico com três *locus* incompatíveis. Os poucos pacientes que rejeitam o transplante haploidêntico têm a vantagem de outro doador imediatamente disponível entre seus familiares. Além disso, isso pode representar uma abordagem que seria atraente no contexto de saúde global, em que catálogos de doadores e técnicas de processamento de células mais sofisticados não estão disponíveis.

Foi demonstrada a depleção eficiente de células T do enxerto para prevenir a DECH aguda e crônica, mesmo quando a medula óssea parental haploidêntica que difere nos três *locus* principais de HLA é utilizada. Isso pode ser feito *ex vivo* ou *in vivo*, com o uso de agentes quimioterápicos antes e após a infusão celular. O uso de **ciclofosfamida pós-transplante** é uma dessas técnicas *in vivo* agora amplamente incorporada nos regimes de transplantes haploidênticos. Os benefícios da depleção de células T foram demonstrados pela primeira vez no transplante de crianças com imunodeficiência combinada grave (SICD). Mais de 300 transplantes em pacientes com SCID usando doadores haploidênticos foram realizados em todo o mundo, com uma alta taxa de reconstituição imunológica parcial ou total a longo prazo.

A eliminação de células T maduras do enxerto, necessária para prevenir a DECH em um contexto de grande disparidade imunogenética, resulta no fato de que os receptores não podem se beneficiar da transferência adotiva de linfócitos T de memória do doador que, a partir de sua expansão periférica, são o principal fator responsável pela proteção contra infecções nos primeiros poucos meses após o transplante. Um estado de profunda imunodeficiência dura pelo menos 4 a 6 meses após o transplante nos receptores haplo-TCTH. Estratégias sofisticadas de infusões adotivas de linhagens de células T ou clones específicos para os patógenos mais comuns e potencialmente fatais (vírus Epstein-Barr [EBV], citomegalovírus humano, *Aspergillus* e adenovírus) foram previstas e testadas com sucesso em alguns ensaios piloto para proteger os receptores no início do período pós-transplante.

Também foram desenvolvidas abordagens seletivas de manipulação do enxerto no transplante de doador haploidêntico e doador não aparentado. Em particular, resultados promissores foram obtidos por meio de uma depleção negativa de linfócitos T expressando as cadeias α/β de receptores de células T, que se acredita que sejam os mediadores da DECH. Os linfócitos B também são depletados para prevenir a ocorrência de doença linfoproliferativa relacionada com o EBV. Com essa abordagem, o paciente pode se beneficiar da transferência adotiva de progenitores hematopoéticos comprometidos, células maduras *natural killler* (NK) e células T γ/δ+, que podem conferir uma proteção contra infecções potencialmente fatais, bem como fornecem um efeito GVL.

Os resultados de haplo-TCTH têm sido relatados mais extensivamente em adultos do que em crianças. A probabilidade relatada de sobrevida em 3 a 4 anos após um haplo-TCTH em crianças com leucemia aguda variou de 18 a 48%. A sobrevida foi influenciada por vários fatores, sendo o mais importante o estado de remissão no momento do transplante, com piores resultados em crianças com leucemias mieloides do que naquelas com leucemia linfoide. No TCTH com haplotipo pais-filho incompatíveis, os pacientes com leucemia aguda que receberam o enxerto da mãe tinham taxas de recidiva reduzidas em comparação com os receptores de enxertos paternos, traduzindo-se em melhor sobrevida livre de eventos.

Por muitos anos, a ausência do efeito de enxerto *versus* leucemia (GVL) mediado por células T foi considerada como capaz de tornar os receptores de enxerto depletados de células T mais suscetíveis à recidiva da leucemia. No entanto, foi demonstrado que um efeito GVL exibido pelas células NK do doador pode compensar essa falta de alorreatividade T-específica quando a célula NK alorreativa de um parente HLA-díspare é empregado como doador.

ALORREATIVIDADE DE CÉLULAS NK DOADOR *VERSUS* RECEPTOR

As células *natural killer* são os primeiros linfócitos derivados do doador a serem recuperados após HCT alogênico. A alorreatividade das células NK do doador *versus* receptor deriva de uma incompatibilidade entre clones de NK do doador expressando receptores inibitórios específicos para as moléculas de classe I do complexo principal de histocompatibilidade (MHC) e ligantes de MHC classe I nas células do receptor. As células NK são programadas para matar por intermédio de vários receptores de ativação, que desempenham um papel importante no efeito GVL mediado por essas células. As células NK humanas discriminam formas alélicas de moléculas de MHC por meio de **receptores imunoglobulina-símile de células *killer* (KIRs),** que são distribuídos de forma clonal em cada célula do repertório, havendo pelo menos um receptor específico para moléculas próprias de MHC de classe I. Uma vez que as células NK coexpressam receptores inibitórios para moléculas próprias de MHC de classe I, as células autólogas não são mortas. Quando confrontadas com alvos alogênicos incompatíveis, as células NK sentem a falta de expressão dos autoalelos de classe I e medeiam as alorreações. Em transplantes não compatíveis, existem muitos pares de doador/receptor em que as células NK inibitórias do doador não reconhecem os alelos classe I do receptor como próprios. Consequentemente, as células NK do doador não são bloqueadas e são ativadas para lisar as células linfo-hematopoéticas do receptor.

Ensaios de haplo-TCTH demonstram que essas incompatibilidades do MHC de classe I, que geram uma resposta das células NK alorreativas na direção de enxerto *versus* hospedeiro, erradicam as células da leucemia, melhoram a enxertia e protegem contra DECH mediada por células T. O potencial da alorreatividade doador *versus* receptor das células NK, que pode ser previsto por tipagem padrão de HLA, é recomendado ao selecionar o doador de escolha entre os membros incompatíveis da família. Embora a importância do haplotipo KIR em transplantes que não sejam haploidênticos ainda não tenha sido totalmente elucidada na população pediátrica, seu papel na prevenção da DECH, bem como na recaída, foi demonstrado como cada vez mais benéfico na população adulta.

TRANSPLANTE DE CÉLULAS-TRONCO HEMATOPOÉTICAS AUTÓLOGAS

O **transplante autólogo**, usando a medula armazenada do próprio paciente, está associado a um baixo risco de complicações potencialmente fatais relacionadas com o transplante, embora a principal causa de fracasso seja a recorrência da doença. No passado, a medula óssea era a única fonte das células-tronco utilizadas em pacientes que recebiam um autoenxerto. Nos últimos anos, a grande maioria dos pacientes tratados com TCTH autólogo recebe progenitores hematopoéticos mobilizados no sangue periférico por citocinas isoladas (principalmente fator estimulante de colônias de granulócitos) ou por citocinas associadas aos agentes citotóxicos. Um antagonista de CXCR4 (plerixafor) pode ser extremamente eficaz na mobilização de progenitores hematopoéticos na periferia. Comparado com a medula óssea, o uso de progenitores de sangue periférico está associado a uma recuperação hematopoética mais rápida e a uma evolução comparável. Uma grande preocupação em pacientes com condições malignas que recebem um TCTH autólogo é representada pelo risco de reinfusão de células malignas com o enxerto; progenitores tumorais contidos no enxerto podem contribuir para a recorrência da doença maligna original. Essa observação tem proporcionado a justificativa para a **purga tumoral** usando estratégias elaboradas com o objetivo de reduzir ou eliminar a contaminação tumoral do enxerto.

TCTH autólogo é empregado principalmente para as crianças selecionadas com recidivas de linfomas e tumores sólidos selecionados (Tabela 162.1).

Pacientes com linfomas sensíveis e carga tumoral mínima têm evoluções favoráveis após TCTH autólogo, com taxas de sobrevida

Tabela 162.1 Indicações para transplante de células-tronco hematopoéticas autólogo para doenças pediátricas.

- Recaída de linfoma de Hodgkin ou não Hodgkin
- Neuroblastoma estágio IV ou recidivado
- Tumores encefálicos de alto risco, recidivados ou resistentes
- Sarcoma de Ewing em estágio IV
- Doenças autoimunes potencialmente fatais resistentes aos tratamentos convencionais

livre de doença de 50 a 60%, enquanto os pacientes de alto risco com tumores volumosos ou doença pouco responsiva têm uma evolução ruim, com taxas de sobrevida de 10 a 20%.

O TCTH autólogo em pacientes com neuroblastoma de alto risco está associado com melhor evolução em comparação com a quimioterapia convencional. Um estudo do Children's Oncology Group (COG) demonstrou maior vantagem de sobrevivência ao realizar dois transplantes sequenciais, ou em **tandem**, que usam diferentes agentes quimioterápicos. Devido a esses resultados melhorados, transplantes autólogos em tandem agora são considerados o tratamento recomendado padrão. Nesses pacientes, a infusão pós-transplante de um anticorpo monoclonal dirigido contra uma molécula (GD2) expressa na superfície das células do neuroblastoma confere uma proteção contra o risco de recorrência do tumor.

Para crianças com tumores cerebrais com alto risco de recidiva, ou resistentes aos tratamentos de quimioterapia e irradiação convencionais, a toxicidade limitante da dose para a intensificação da terapia é a mielossupressão, proporcionando assim um papel para o resgate de células-tronco. Vários estudos fornecem resultados encorajadores para pacientes com diferentes tipos histológicos de tumores cerebrais tratados com TCTH autólogo.

A bibliografia está disponível no GEN-io.

Capítulo 163

Doença do Enxerto contra o Hospedeiro, Rejeição e Doença Venoclusiva

Rachel A. Phelan e David Margolis

A principal causa de mortalidade e morbidade após transplante alogênico de células-tronco hematopoéticas (TCTH) é a **doença do enxerto contra o hospedeiro (DECH)**. Ela é ocasionada pela enxertia de linfócitos T imunocompetentes do doador em um hospedeiro imunologicamente comprometido e que possui diferenças de histocompatibilidade com o doador. Estas diferenças entre o doador e o hospedeiro podem desencadear a ativação de células T do doador contra antígenos do complexo principal de histocompatibilidade (MHC) ou antígenos de histocompatibilidade menores do receptor. A DECH é geralmente subdividida em duas formas: **DECH aguda**, que ocorre dentro de 3 meses após o transplante, e a **DECH crônica**, uma doença diferente que ocorre mais tarde, exibindo algumas características clínicas e patológicas que se assemelham àquelas observadas em doenças autoimunes selecionadas (p. ex., esclerose sistêmica, síndrome de Sjögren).

DOENÇA DO ENXERTO CONTRA O HOSPEDEIRO AGUDA

A DECH aguda é causada por células T alorreativas presentes no enxerto que atacam os antígenos não compartilhados do receptor nos tecidos-alvo e são derivadas do doador. É um processo em três etapas. Primeiro, a lesão tecidual induzida pelo condicionamento ativa as células apresentadoras de antígenos do receptor, que, então, apresentam aloantígenos para as células T do doador transferidas com o enxerto, secretando **citocinas**, tais como a interleucina (IL) 12, o que favorece a polarização da resposta de células T na direção tipo 1. Segundo, em resposta aos antígenos do receptor, as células T do doador são ativadas, proliferam, expandem e produzem citocinas como o fator de necrose tumoral (TNF) α, interleucina IL-2 e interferona γ. Na terceira etapa do processo, estas citocinas causam lesão tecidual e promovem a diferenciação das células TCD8$^+$ citotóxicas que, juntamente com os macrófagos, matam as células do receptor e comprometem ainda mais os tecidos.

A DECH aguda geralmente se desenvolve a partir de 2 a 8 semanas após o transplante. As principais manifestações dependem do local de envolvimento e podem incluir *rash* maculopapular eritematosa (Figuras 163.1 e 163.2), anorexia persistente, vômitos e/ou diarreia, e doença hepática com aumento de níveis séricos de bilirrubina, alanina aminotransferase (ALT), aspartato aminotransferase (AST) e fosfatase alcalina (FA). A realização de biopsia de pele, fígado ou gastrintestinal (GI) pode ser útil para a confirmação diagnóstica. Lesão endotelial e infiltração linfocítica são observadas em todos os órgãos afetados. A epiderme e os folículos pilosos da pele são danificados, os pequenos ductos biliares hepáticos mostram comprometimento segmentar, e há destruição das criptas e ulceração da mucosa do trato GI. A DECH aguda de grau I (erupção cutânea isolada) possui prognóstico favorável e frequentemente não requer tratamento, ou requer somente tratamento tópico. A DECH de grau II é uma doença moderadamente grave que acomete múltiplos órgãos, exigindo terapia imunossupressora. A DECH de grau III é uma doença grave com acometimento de múltiplos órgãos, e a DECH de grau IV é uma condição de risco de morte, muitas vezes fatal (Tabela 163.1).

A **profilaxia farmacológica** padrão da DECH após um enxerto não manipulado baseia-se principalmente na administração pós-transplante de drogas imunossupressoras, como a ciclosporina ou o tacrolimo, ou combinações de ambos com metotrexato ou prednisona, anticorpos anticélulas T, micofenolato de mofetila (MMF) e outros agentes imunossupressores. A infusão de ciclofosfamida nos dias +3 e +5 após o transplante tem sido proposta como uma estratégia para depletar os linfócitos T alorreativos do doador que são ativados após exposição aos antígenos do receptor. Esta abordagem tem sido bem-sucedida em pacientes submetidos a transplante haploidêntico. A infusão pré-transplante de imunoglobulina antitimócitos (ATG) ou anticorpos monoclonais (mAbs), como alemtuzumabe, é amplamente utilizada para modular a alorreatividade das células T dos doadores, em particular em pacientes que recebem o enxerto de um doador não aparentado ou parente parcialmente compatível. Uma abordagem alternativa, que tem sido amplamente utilizada na prática clínica, é a remoção dos linfócitos T do enxerto (**depleção de células T**). Segundos ensaios clínicos, outras abordagens estão sendo usadas para remover seletivamente as células T α/β, consideradas responsáveis pelo desenvolvimento da DECH, enquanto preservam as células T γ/δ, para manter o GVL e a capacidade de combater a infecção. Qualquer forma de profilaxia da DECH em si pode afetar a reconstituição imunológica pós-transplante, aumentando o risco de mortes relacionadas com a infecção. A tradicional depleção das células T do enxerto também está associada ao maior risco de recorrência de leucemia em pacientes transplantados de um irmão com HLA idêntico ou de voluntário não aparentado.

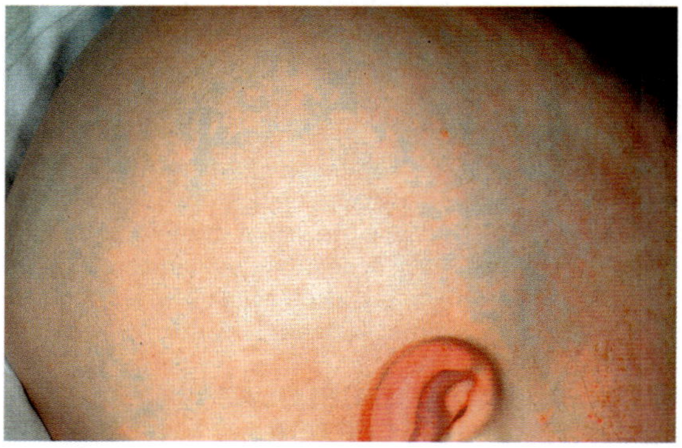

Figura 163.1 Doença do enxerto contra o hospedeiro aguda. É comum o envolvimento do escalpo, orelhas, palmas das mãos e solas dos pés. (De Paller AS, Mancini AJ, editores. Hurwitz clinical pediatric dermatology. 5th ed. Philadelphia: Elsevier; 2016 p. 577.)

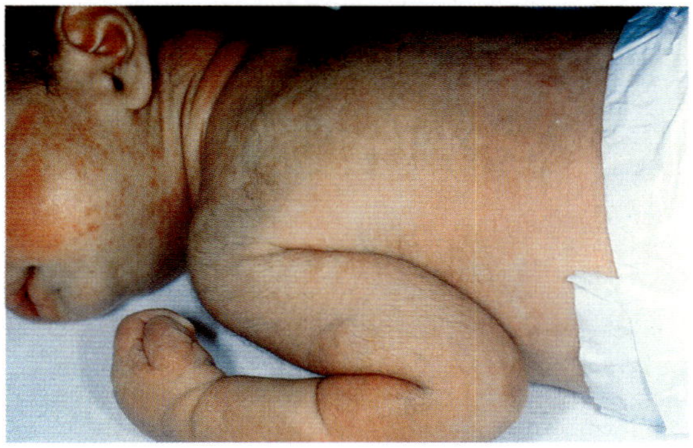

Figura 163.2 Doença do enxerto contra o hospedeiro aguda. Erupção quase confluente das máculas e pápulas eritematosas em um recém-nascido com imunodeficiência, tratado com oxigenação extracorpórea por membrana (ECMO) e transfusão de sangue não irradiado. (De Paller AS, Mancini AJ, editores. Hurwitz clinical pediatric dermatology. 5th ed. Philadelphia: Elsevier; 2016 p. 577.)

Apesar da profilaxia, a DECH aguda se desenvolve em aproximadamente 30% dos receptores do TCTH de irmãos compatíveis e em até 60% dos receptores do TCTH de doadores não aparentados. Esses números são estimativas, e o risco de DECH aguda é altamente variável dependendo de vários fatores. O risco de desenvolvimento de DECH aumenta em casos de doença maligna, idade mais avançada do doador e do receptor, em pacientes que recebem um aloenxerto não manipulado, profilaxia da DECH, incluindo apenas um medicamento. O fator de risco mais importante para a DECH aguda é a presença de disparidades para moléculas de HLA no binômio doador-receptor.

Em geral, a DECH aguda é inicialmente tratada com glicocorticoides; cerca de 40 a 50% dos pacientes mostram uma resposta completa aos corticosteroides. O risco de mortalidade relacionada com o transplante é muito maior em pacientes que não respondem aos corticosteroides do que naqueles que apresentam uma resposta completa. Resultados promissores em crianças com DECH aguda resistente aos esteroides foram obtidos usando **células estromais mesenquimais**, que são capazes de amenizar a resposta inflamatória associada com a DECH aguda. MMF, pentostatina, ou moléculas com alvo mAbs, expressas nas células T, ou citocinas liberadas durante a cascata inflamatória (incluindo infliximabe e etanercepte com alvo em TNF, e tocilizumabe com alvo em IL-6), subjacentes à fisiopatologia da DECH, têm sido usadas em pacientes com DECH aguda resistente aos esteroides. Não existem dados claros que demonstrem a superioridade de uma dessas abordagens sobre as demais. A **fotoferese extracorpórea** é outro tratamento de segunda linha para a DECH e é mais eficaz para a forma cutânea. Nesse caso, o sangue periférico de um paciente é exposto a um composto fotossensível e, depois, à luz ultravioleta. A seguir, as células são reinfundidas no paciente. Considera-se que esse processo resulte em um aumento da apoptose dos linfócitos responsáveis pela DECH, bem como a estimulação das citocinas anti-inflamatórias e das células T regulatórias.

DOENÇA DO ENXERTO CONTRA O HOSPEDEIRO CRÔNICA

A DECH crônica se desenvolve ou persiste por > 3 meses após o transplante e é a complicação tardia mais frequente do TCTH alogênico com uma incidência de aproximadamente 25% em pacientes pediátricos. A DECH crônica é a principal causa de mortalidade não relacionada com recidiva e de morbidade a longo prazo nos sobreviventes do TCTH. A DECH aguda é reconhecida como o fator mais importante preditivo do desenvolvimento da forma crônica da doença. O uso de voluntários compatíveis não aparentados como doadores e o uso do sangue periférico como fonte de células-tronco aumentaram a incidência e a gravidade da DECH crônica. Outros fatores que predizem a ocorrência de DECH crônica incluem doador e receptor mais velhos, doadora do sexo feminino para receptor masculino, diagnóstico de malignidade e o uso de irradiação corporal total (TBI) como parte do regime preparatório.

A DECH crônica é uma desordem da regulação imune caracterizada pela produção de autoanticorpos, aumento da deposição de colágeno e fibrose e sintomas clínicos semelhantes aos observados em pacientes com doenças autoimunes (Tabela 163.2). As citocinas predominantemente envolvidas na fisiopatologia da DECH crônica geralmente são citocinas do tipo II tais como IL-4, IL-5 e IL-13. As IL-4 e IL-5 contribuem para a eosinofilia e para a hiperatividade de células B com níveis elevados de IgM, IgG e IgE. Gamopatias monoclonais associadas indicam desregulação clonal. A DECH crônica é dependente do desenvolvimento e da persistência das células T de doadores que não sejam tolerantes ao receptor. A maturação das células-tronco transplantadas em um timo danificado pode levar a erros de seleção negativa e à produção de células que não toleram os antígenos receptores e são, portanto, autorreativas ou, mais precisamente, **reativas ao receptor**. Esta reatividade imune vigente resulta em características clínicas que se assemelham a uma doença autoimune sistêmica com lesões cutâneas liquenoides e esclerodermoides, erupção malar, síndrome *sicca*, artrite, contraturas articulares, bronquiolite obliterante e degeneração do ducto biliar com colestase.

Tabela 163.1 Estadiamento clínico e classificação* da doença do enxerto contra hospedeiro (DECH).

ESTÁGIO	PELE (SOMENTE ERITEMA ATIVO)	FÍGADO (BILIRRUBINA)	GI ALTO	GI BAIXO (PRODUÇÃO DE FEZES/DIA)
0	Sem erupção de DECH (eritematosa) ativa	< 2 mg/dℓ	Ausência ou náuseas intermitentes, vômitos ou anorexia	Adulto: < 500 mℓ/dia ou < 3 episódios/dia Criança: < 10 mℓ/kg/dia ou < 4 episódios/dia
1	Erupção maculopapular < 25% ASC	2 a 3 mg/dℓ	Náuseas persistentes, vômitos ou anorexia	Adulto: 500-999 mℓ/dia ou 3 a 4 episódios/dia Criança: 10 a 19,9 mℓ/kg/dia ou 4 a 6 episódios/dia
2	Erupção maculopapular 25% a 50% ASC	3,1 a 6 mg/dℓ		Adulto: 1.000 a 1.500 mℓ/dia ou 5 a 7 episódios/dia Criança: 20 a 30 mℓ/kg/dia ou 7 a 10 episódios/dia
3	Erupção maculopapular > 50% ASC	6,1 a 15 mg/dℓ		Adulto: > 1.500 mℓ/dia ou > 7 episódios/dia Criança: > 30 mℓ/kg/dia ou > 10 episódios/dia
4	Eritrodermia generalizada (> 50% ASC) com formação bolhosa e descamação > 5% ASC	> 15 mg/dℓ		Dor abdominal intensa com ou sem íleo paralítico ou fezes muito sanguinolentas (independente do volume fecal)

*Grau clínico global (baseado no envolvimento mais grave de órgãos-alvo): Grau 0: sem estágio 1 a 4 em nenhum órgão. Grau I: pele em estágio 1 a 2 sem envolvimento do fígado, GI alto ou GI baixo. Grau II: erupção em estágio 3 e/ou fígado em estágio 1 e/ou GI alto em estágio 1 e/ou GI baixo em estágio 1. Grau III: fígado em estágio 2 a 3 e/ou GI baixo em estágio 2 a 3, com pele em em estágio 0 a 3 e/ou GI alto em estágio 0 a 1. Grau IV: envolvimento da pele, fígado ou GI baixo em estágio 4 com GI alto em estágio 0 a 1. GI, Gastrintestinal; ASC, área da superfície corporal. (De Harris AC, Young R, Devine S et al.: International, multicenter standardization of acute graft-versus-host disease clinical data collection: a report from the Mount Sinai Acute GVHD International Consortium, Biol Blood Marrow Transplant. 2016; 22:4-10.)

Tabela 163.2 Achados clínicos na doença crônica do enxerto contra o hospedeiro.

SISTEMA DO ORGANISMO	SINAIS E SINTOMAS
Sistêmico	Imunodeficiência e infecções recorrentes
Pele	Líquen plano, esclerodermia, hiperpigmentação ou hipopigmentação, eritema, reticulada, ictiose, ulcerações Contraturas por flexão Cicatrizes vaginais Onicólise Queda de unha
Cabelo	Alopecia; cicatricial ou não cicatricial
Boca	Síndrome *sicca*, líquen plano, despapilação da língua com recortes nos bordos laterais, xerostomia, mucocele
Articulações	Miosite/tendinite difusa, artrite, contraturas
Olhos	Xeroftalmia, esclera injetada, conjuntivite escarificantes, ceratopatia
Fígado	Aumento do nível enzimático, colestase, hepatomegalia, cirrose
Gastrintestinal	Atraso no desenvolvimento, má absorção, diarreia crônica Estenose do esôfago
Pulmão	Tosse, dispneia, sibilos Bronquiolite obliterante, estertores crônicos, pneumotórax, fibrose
Hematologia	Trombocitopenia, eosinofilia, corpos de Howell-Jolly (disfunção esplênica)

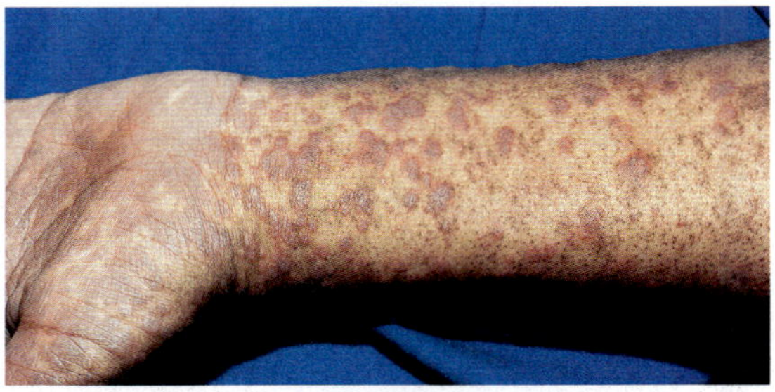

Figura 163.3 **Doença do enxerto contra o hospedeiro crônica, liquenoide.** Após o transplante de medula óssea, este menino teve DECH aguda e, subsequentemente, desenvolveu pápulas descamativas cutâneas e placas típicas de líquen plano. (De Paller AS, Mancini AJ, editores. Hurwitz clinical pediatric dermatology. 5th ed. Philadelphia: Elsevier; 2016 p. 577.)

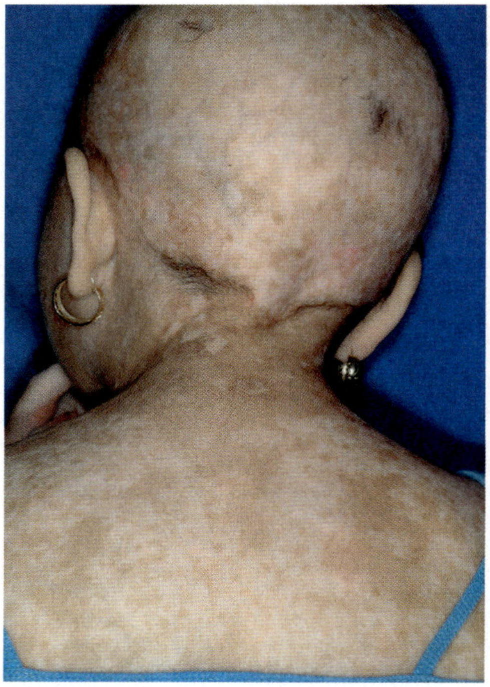

Figura 163.4 **Doença do enxerto contra o hospedeiro crônica.** Observe a extensa alopecia do escalpo com discromia e numerosas placas esclerodermatosas do escalpo e das costas. (De Paller AS, Mancini AJ, editores. Hurwitz clinical pediatric dermatology. 5th ed. Philadelphia: Elsevier; 2016, p. 579.)

Os pacientes com DECH crônica envolvendo apenas a pele e o fígado têm um curso favorável (Figuras 163.3 e 163.4). A doença multiorgânica extensa pode estar associada a uma queda considerável na qualidade de vida, infecções recorrentes associadas a regimes imunossupressores prolongados para controlar a DECH e uma alta taxa de mortalidade. A morbidade e a mortalidade são maiores em pacientes com um **aparecimento progressivo** da DECH crônica que se segue diretamente à DECH aguda, intermediárias naqueles com um **início quiescente** após a resolução da DECH aguda, e mais baixas em pacientes com **início de lesão de novo** na ausência de DECH aguda. A DECH crônica pode ser classificada em leve, moderada ou grave, dependendo da extensão do envolvimento. Atualmente, a prednisona como agente único é o tratamento padrão, embora outras estratégias, incluindo fotoferese extracorpórea, MMF, mAb anti-CD20 e pentostatina, tenham sido utilizadas com sucesso variável. O tratamento com mesilato de imatinibe, que inibe a síntese de colágeno, tem sido eficaz em alguns pacientes com DECH crônica e características escleróticas. Como consequência da imunossupressão prolongada, os pacientes com DECH crônica são particularmente suscetíveis a infecções e devem receber profilaxia antibiótica adequada, incluindo sulfametoxazol/trimetoprima (SMZ/TMP). A DECH crônica se resolve na maioria dos pacientes pediátricos, mas pode exigir 1 a 3 anos de terapia imunossupressora antes que os medicamentos possam ser retirados sem a recidiva da doença. A DECH crônica promove o desenvolvimento de neoplasias secundárias, particularmente em pacientes com anemia de Fanconi, e tem um impacto significativo sobre a qualidade de vida.

FRACASSO DO ENXERTO

O fracasso da pega do enxerto é uma complicação grave que expõe os pacientes ao risco elevado de infecção fatal. O **fracasso primário do enxerto** é definido como a falha em alcançar uma contagem de neutrófilos de $0{,}5 \times 10^9/\ell$ após o transplante. Já o **fracasso secundário do enxerto** corresponde à perda das contagens do sangue periférico após a enxertia transitória inicial de células do doador. Após um transplante autólogo e alogênico, as causas incluem uma dose inadequada de células-tronco (mais frequentemente observadas em crianças que recebem transplante de sangue de cordão umbilical) e infecções virais como citomegalovírus, ou pelo herpes-vírus humano tipo 6, que são frequentemente associadas com a ativação dos macrófagos do receptor. O fracasso da pega do enxerto após um transplante alogênico, no entanto, é causado principalmente por rejeição imunologicamente mediada do enxerto por células T residuais do receptor que sobreviveram ao regime de condicionamento.

O diagnóstico de fracasso da pega do enxerto consequente aos mecanismos imunológicos baseia-se no exame de sangue periférico, aspirado e na biopsia de medula, juntamente com a análise molecular de quimerismo. A persistência de linfócitos de origem do hospedeiro em receptores de transplante alogênico nos quais não houve pega do enxerto indica rejeição imunológica. O risco de rejeição do enxerto mediada por reações imunes é mais alto em pacientes que receberam HLA-incompatível, enxertos depletados de células T, regimes de condicionamento com intensidade reduzida, transplante com números baixos de células-tronco e em receptores sensibilizados para antígenos HLA ou, menos frequentemente, antígenos de histocompatibilidade menores. A alossensibilização se desenvolve em consequência de transfusões prévias de produtos hemoderivados e é observada especialmente em pacientes com anemia aplásica, doença falciforme e talassemia. No TCTH para doenças não malignas, tais como mucopolissacaridoses, a ausência de tratamento prévio com medicamentos imunossupressores e citotóxicos facilita a falha na pega do enxerto. Na talassemia, essa falha é acarretada pela expansão das células hematopoéticas do receptor. A profilaxia da DECH com metotrexato, antimetabólitos, e a profilaxia antibacteriana com SMX/TMP ou ganciclovir também pode atrasar a enxertia.

O **tratamento** da falha da pega do enxerto geralmente requer a remoção de agentes potencialmente mielotóxicos do regime de tratamento e a tentativa de um curso curto de fatores de crescimento hematopoéticos, como o fator de estimulantes das colônias de granulócitos. Um segundo transplante, geralmente precedido por um regime altamente imunossupressor, é frequentemente empregado para resgatar pacientes que apresentam falha da pega do enxerto. Devido à toxicidade cumulativa, regimes de alta intensidade são geralmente mal tolerados se administrados dentro dos 100 dias de um primeiro transplante, mas esse risco deve ser balanceado com o risco de infecção por neutropenia e linfopenia prolongadas.

DOENÇA VENOCLUSIVA

A doença hepática venoclusiva (**DHVO**), também conhecida como **síndrome de obstrução sinusoidal**, apresenta-se com hepatomegalia, ganho de peso, sensibilidade dolorosa do quadrante superior direito e icterícia decorrente de ascite e retenção de líquidos. Ela resulta de danos endoteliais no fígado, que podem progredir para a disfunção de múltiplos órgãos. Geralmente, inicia-se dentro de 30 dias após o transplante, com uma incidência cerca de 15%, dependendo da intensidade do protocolo de condicionamento. Os fatores de risco incluem tenra idade, doença hepática prévia (fibrose, cirrose), irradiação abdominal, transplantes repetidos, neuroblastoma, osteopetrose e linfo-histiocitose hemofagocítica familiar. A forma grave da DHVO tem uma alta taxa de mortalidade (> 80%), sem tratamento.

Tradicionalmente, a profilaxia tem utilizado ácido ursodeoxicólico e, ocasionalmente, heparina; somente o **defibrotide** demonstrou uma eficácia na prevenção e no tratamento da DHVO. Um estudo de fase 3 demonstrou melhora na sobrevivência e na taxa de resposta a DHVO em pacientes tratados com defibrotide. O defibrotide é uma combinação de oligodeoxirribonucleotídios suínos que reduz a atividade procoagulante e aumenta as propriedades fibrinolíticas das células endoteliais. O defibrotide é aprovado pela Food and Drug Administration (FDA) para o tratamento da DHVO em adultos e em pacientes pediátricos com disfunção renal ou pulmonar após TCTH. O defibrotide é frequentemente usado como profilaxia na Europa, e, embora os dados mostrem eficácia, seu uso ainda não é aprovado nos EUA.

A bibliografia está disponível no GEN-io.

Capítulo 164

Complicações Infecciosas do Transplante de Células-Tronco Hematopoéticas

Anna R. Huppler

Os receptores de transplante de células-tronco hematopoéticas (TCTH) experimentam um estado transitório, mas profundo de imunodeficiência. O risco de infecção depende do estágio após o transplante (pré- *versus* pós-enxertia), de imunossupressão vigente, da perda das funções de barreira (cateteres de demora, doença do enxerto contra o hospedeiro [DECH], mucosite) e de infecções preexistentes (Figura 164.1). As abordagens de manejo podem incluir o uso de antimicrobianos profiláticos, antimicrobianos preventivos para infecção antes da doença sintomática, ou tratamento antimicrobiano de infecção documentada ou suspeita.

Imediatamente após o transplante, a ausência ou a escassez de neutrófilos **(neutropenia)** torna os pacientes particularmente suscetíveis a infecções bacterianas e fúngicas. Por conseguinte, a maioria dos centros inicia a profilaxia antipseudomonas e antifúngica durante o regime de condicionamento. Apesar dessas medidas profiláticas, a maioria dos pacientes desenvolverá febre e sinais de infecção no início do período pós-transplante. Os patógenos comuns incluem bactérias entéricas gram-negativas e fungos. O acesso venoso central permanente, rotineiramente empregado em todas as crianças que recebem o TCTH, é um fator de risco significativo para infecções. As espécies de estafilococos e *Candida* são os patógenos mais frequentes nas infecções relacionadas com cateteres (Ver Capítulo 206). O surgimento de cepas de *Pseudomonas aeruginosa* e *Klebsiella pneumoniae* resistentes a múltiplos fármacos tornou-se um problema emergente, com prevalência altamente variável entre os centros. Doença grave do trato respiratório inferior causada por vírus respiratório sazonal, como a influenza, vírus sincicial respiratório (RSV), vírus da parainfluenza e metapneumovírus humano, podem ocorrer durante a fase pré e pós-enxertia. As diretrizes publicadas pela Infectious Disease Society of America e pelos Centers for Disease Control and Prevention (CDC) dos EUA abordam o manejo da febre e da neutropenia após o TCTH.

Os receptores de TCTH permanecem em aumento do risco de desenvolver infecções graves, mesmo depois que a contagem de neutrófilos estiver normalizada, devido à queda prolongada no número e na função das células T. As manifestações da DECH, bem como a terapia imunossupressora associada em si são fatores de risco adicional para infecções oportunistas fúngicas e virais. Após o transplante de sangue de cordão umbilical (UCBT), as infecções são consequência da lenta enxertia dos neutrófilos e da condição *näive* das células T do doador. Em transplantes haploidênticos, a depleção de células T resulta em aumento do risco de infecção nos primeiros 4 a 6 meses. Receptores desse tipo de transplante, bem como aqueles que recebem UCBT, não têm o benefício da transferência adotiva de células T derivadas do doador quando já entraram em contato com os antígenos. Para os receptores do TCTH após a enxertia, a doença fúngica invasiva, o herpes-vírus e a infecção por adenovírus representam complicações peculiares, com potencial risco de vida que afetam significativamente os resultados. Patógenos adicionais a serem considerados incluem micobactéria não tuberculosa, vírus BK, *Clostridium difficile* e norovírus.

A **doença fúngica invasiva (DFI)** continua a ser uma considerável causa infecciosa de morbidade e mortalidade em receptores de TCTH alogênico. O tratamento empírico para a DFI deve ser realizado em pacientes que receberam TCTH e apresentaram febre persistente, apesar de 96 horas de tratamento com antibiótico de amplo espectro. Os microrganismos mais comuns são *Aspergillus* e espécies de *Candida*. As infecções também podem ocorrer com leveduras não *Aspergillus*, incluindo as espécies *Mucor* e *Rhizopus* (entre outros agentes da mucormicose), *Fusarium* e espécies *Scedosporium*. *Pneumocystis jiroveci* é uma causa não cultivável única de pneumonia fúngica em pacientes imunocomprometidos. Apesar da administração rápida e agressiva de agentes antifúngicos potentes, casos comprovados de DFI têm uma taxa de mortalidade de 20 a 70%. A DFI pode se manifestar precocemente após o transplante, embora exista uma mudança em relação à apresentação da infecção no período pós-enxertia na presença de DECH. O risco de desenvolver DFI é principalmente influenciado pelo histórico de infecção fúngica prévia, duração da neutropenia, uso de corticosteroide, lesão tecidual mucosa (DECH, infecção por CMV pós-transplante, infecções virais do trato respiratório) e por candidíase, presença de cateteres venosos centrais.

A **candidíase disseminada** apresenta-se frequentemente como uma infecção associada ao cateter venoso central. Contudo, até 50% dos pacientes com candidíase disseminada não apresentam hemoculturas positivas. Pacientes com e sem candidemia podem ter infecção de

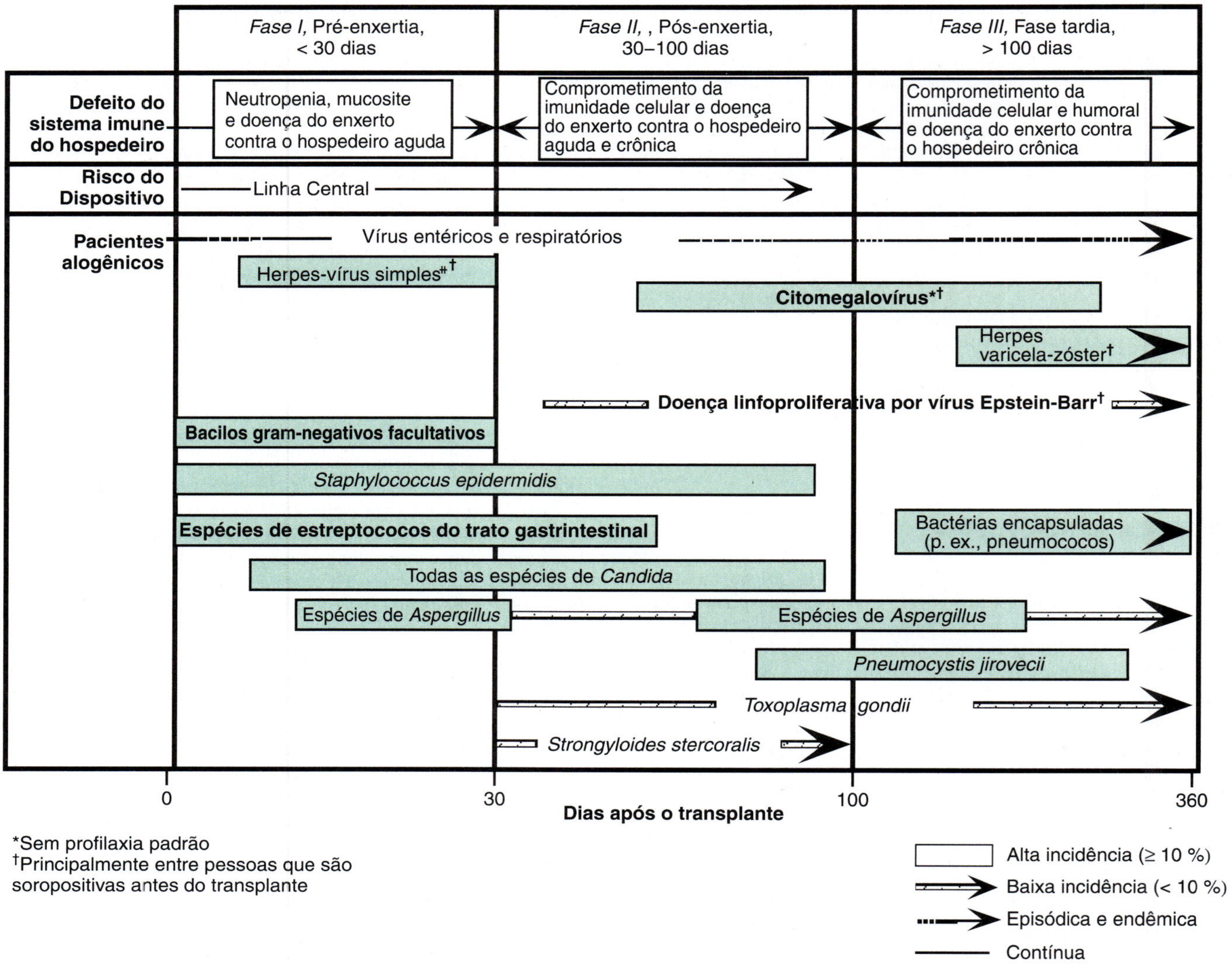

Figura 164.1 Fases de infecções oportunistas entre os receptores de células-tronco hematopoéticas alogênicos. (De Centers for Disease Control and Prevention: Guidelines for preventing opportunistic infections among hematopoietic sickle cell transplant recipients, MMWR. 2000; 49(RR-10):1-128.)

órgãos normalmente estéreis, incluindo fígado, baço, rim, cérebro, coração e olhos. As taxas de mortalidade variam de 10 a 25%. **Equinocandinas** (micafungina, caspofungina) são os medicamentos de escolha para candidíase em pacientes imunocomprometidos.

A apresentação mais frequente da **aspergilose** invasiva é a aspergilose pulmonar. A mucosa das vias respiratórias superiores (nariz e seios paranasais) também pode ser um local de infecção inicial. A infecção progride a partir dos pulmões ou seios nasais por extensão direta através de tecido ou por angioinvasão, resultando em disseminação hematogênica para o cérebro e outros órgãos. Classicamente, o achado de imagem mais precocemente observado é um ou mais nódulos pulmonares pequenos (Figuras 164.2 e 164.3). Conforme o nódulo aumenta de tamanho, o núcleo central denso de tecido infartado pode tornar-se circundado por edema ou hemorragia, formando uma borda nebulosa conhecida como sinal do halo. Quando a função da medula óssea se recupera, o núcleo central enfartado pode evoluir com cavitações, criando o sinal crescente. Infelizmente, os sinais radiográficos, incluindo o sinal do halo, o sinal crescente e a cavitação, têm pouca sensibilidade nos pacientes pediátricos. Os critérios clínicos são usados para diagnosticar a DFI comprovada ou provável, necessitando de dados microbiológicos diretos ou indiretos. O diagnóstico direto baseado em cultura requer procedimentos invasivos, como a endoscopia sinusal ou a biopsia pulmonar. Medidas indiretas, conhecidas como biomarcadores fúngicos, são usadas em pacientes adultos com TCTH para triagem ou diagnóstico de aspergilose. Menos dados estão disponíveis para os pacientes pediátricos, e atualmente nenhuma diretriz importante apoia o uso rotineiro de biomarcadores fúngicos para diagnosticar DFI em crianças imunocomprometidas. **Galactomannan** do fluido de lavado broncoalveolar ou sérico é um coadjuvante promissor para as atuais estratégias de diagnóstico devido ao seu alto valor preditivo negativo para aspergilose. Entretanto, a falta de detecção da mucormicose limita a sua utilidade como teste diagnóstico único. Outros testes usados em pacientes adultos, tais como (1→3)-β-D-glucano, são pouco estudados para o uso de rotina em pacientes pediátricos.

A prevenção da infecção fúngica inclui o isolamento do paciente em um fluxo de ar laminar ou em uma sala com pressão positiva. A profilaxia universal para prevenir a pneumonia por Pneumocystis é defendida até o retorno da função das células T em pacientes com TCTH. O agente primário para profilaxia é o sulfametoxazol/trimetropin. Os agentes alternativos são pentamidina, dapsona e atovaquone. Para a prevenção e o tratamento de outras DFI, são utilizados anfotericina B lipossomal, compostos azólicos (itraconazol, voriconazol, posaconazol) e equinocandinas (caspofungina, micafungina). O **voriconazol** representa o tratamento de escolha para pacientes adultos com aspergilose invasiva, mas alcançar níveis adequados pode ser um desafio em crianças pequenas. Os agentes da mucormicose são resistentes à maioria dos azóis e das equinocandinas, tornando a **anfotericina B** lipossomal a droga de escolha inicial. Com frequência,

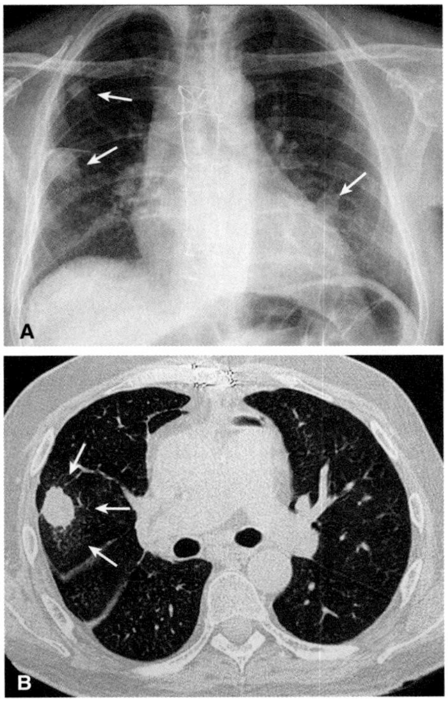

Figura 164.2 Aspergilose angioinvasiva. **A.** Radiografia posteroanterior mostra múltiplos nódulos nos pulmões (*setas*). **B.** Corte TC no nível do brônquio intermediário mostra um nódulo circundado por um halo de atenuação em vidro fosco (*setas*). (De Haaga JR, Boll DT, editores. CT and MRI of the whole body. 6th ed. vol 1, Philadelphia: Elsevier; 2017, p. 933.)

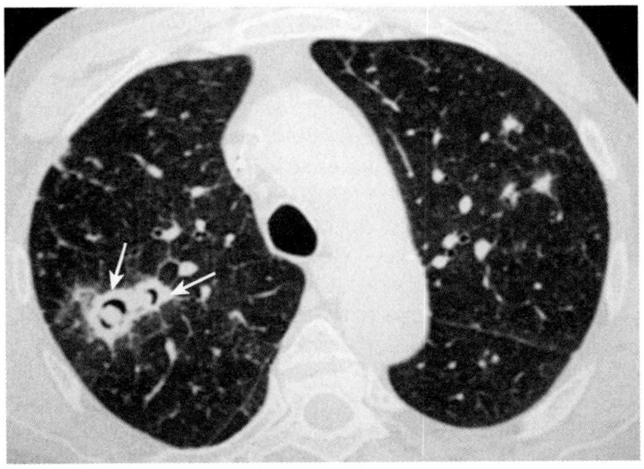

Figura 164.3 Aspergilose angioinvasiva. Corte TC no nível da traqueia baixa mostra a consolidação com uma cavitação irregular e sinal aéreo de meia-lua (*setas*). Este achado nesse paciente neutropênico é altamente diagnóstico de aspergilose angioinvasiva. (De Haaga JR, Boll DT, editores. CT and MRI of the whole body. 6th ed. vol 1, Philadelphia: Elsevier; 2017, p. 933.)

a DFI não responde de maneira satisfatória aos agentes antifúngicos isoladamente, e a infecção pode persistir até que a função imune se recupere.

Herpes-vírus, incluindo citomegalovírus (CMV), vírus Epstein-Barr (EBV), herpes-vírus simples (HSV1 e HSV2) e vírus varicela-zóster (VZV), são patógenos que podem causar doença significativa após o TCTH. Como os herpes-vírus são capazes de permanecer em um período de latência no hospedeiro humano, a infecção sintomática pode ocorrer a partir da reativação viral, bem como pela aquisição do doador ou infecção de novo. A suscetibilidade basal à doença e a viremia antes do desenvolvimento de sintomas podem ser estabelecidas com monitoramento laboratorial (sorologia doador-receptor pré-transplante, monitoramento da carga viral pós-transplante) e podem informar as decisões profiláticas e preventivas sobre o tratamento antiviral.

A **infecção por CMV** continua sendo a complicação viral mais comum e potencialmente grave em pacientes que recebem TCTH alogênico. Fatores de risco para viremia por CMV incluem soropositividade do receptor, UCBT e DECH aguda. O período de risco máximo para a doença por CMV é de 1 a 4 meses após o transplante. A apresentação tardia da doença por CMV está associada com DECH. Até que as respostas de células T específicas para CMV se desenvolvam, meses após o transplante, a infecção por CMV pode resultar em uma variedade de síndromes incluindo febre, leucopenia, trombocitopenia, hepatite, pneumonia, retinite, esofagite, gastrite e colite. A pneumonia por CMV, a complicação potencialmente mais fatal relacionada à infecção viral, ocorre em até 15 a 20% dos receptores de transplante de medula óssea, com uma relação caso/mortalidade de 85% na ausência de tratamento precoce. Taquipneia, hipoxia e tosse não produtiva sinalizam o envolvimento respiratório. A radiografia de tórax muitas vezes revela infiltrados intersticiais ou nodulosos bilaterais que começam na periferia dos lobos inferiores e se espalham central e superiormente. O envolvimento gastrintestinal do CMV pode levar a úlceras do esôfago, estômago, intestino delgado e cólon com complicações de sangramento ou perfuração. Infecções fatais por CMV são frequentemente associadas com viremia persistente e envolvimento de múltiplos órgãos.

A doença por CMV foi amplamente prevenida por meio de profilaxia ou de abordagens preventivas. A profilaxia baseia-se na administração de medicamentos antivirais para pacientes de risco transplantados por uma duração mediana de 3 meses após o transplante. As principais desvantagens dessa abordagem são toxicidade da medicação, doença tardia por CMV após a suspensão da profilaxia, tratamento desnecessário de pacientes que não teriam a reativação da infecção por CMV e baixa relação custo-eficácia. A terapia preventiva visa tratar apenas os pacientes que apresentam reativação do CMV e, assim, correm o risco de desenvolver doença. Começa com a detecção de CMV no sangue antes do desenvolvimento de sintomas. A grande desvantagem dessa estratégia é a necessidade de monitoramento seriado do CMV por reação em cadeia da polimerase (PCR) no sangue. A terapia de primeira linha geralmente é ganciclovir, com foscarnet como uma alternativa para cepas resistentes ou intolerância ao ganciclovir.

A **doença linfoproliferativa pós-transplante relacionada com EBV (PTLD)** é uma das complicações principais no TCTH e no transplante de órgão sólido. Em pacientes que recebem TCTH, os fatores de risco para o desenvolvimento de PTLD são procedimentos seletivos de depleção de células T poupando linfócitos B e o uso de doadores não aparentados e familiares parcialmente HLA-compatíveis. PTLD geralmente apresenta-se nos primeiros 4 a 6 meses após o transplante como linfomas de células B de alto grau, difusos, de células grandes que são oligoclonais ou monoclonais. Altas cargas virais de EBV no sangue por PCR são preditivas do desenvolvimento de PTLD. O tratamento padrão da PTLD incluem a redução da imunossupressão, anticorpos monoclonais dirigidos contra CD20 nas células B (rituximabe), ou quimioterapia citotóxica. Estratégias profiláticas com rituximabe para receptores EBV positivos durante o condicionamento para TCTH também têm sido empregadas. O diagnóstico histológico da PTLD é necessário para avaliar a ocorrência de neoplasias nas quais as células são CD19+, mas CD20−, assim eliminando a suscetibilidade ao rituximabe.

A **infecção disseminada por adenovírus** é uma complicação potencialmente fatal dos receptores do TCTH. As manifestações clínicas incluem febre, hepatite, enterite, meningoencefalite e pneumonia. As crianças pequenas ou os receptores de células doadoras naïve ao adenovírus (enxertos depletados de células T ou UCBT) estão em particular risco de desenvolver essa complicação. O diagnóstico baseia-se na demonstração de cargas virais por PCR no sangue ou na recuperação do vírus em biopsias de tecido. O tratamento farmacológico das infecções pelo adenovírus é feito com o antiviral cidofovir, que tem uma significativa toxicidade renal e potência limitada para controlar a replicação viral. Sistemas de fornecimento alternativos para essa droga, tais como drogas disponíveis por via enteral, estão atualmente sendo investigados em ambientes de pesquisa. A recuperação da função do sistema imunológico está associada com uma melhor sobrevida na infecção disseminada pelo adenovírus.

Em hospedeiros imunocomprometidos, infecções virais graves, incluindo PTLD e infecção por adenovírus, originam-se de uma deficiência de **linfócitos T citotóxicos** (CTLs). Esse achado proporciona a justificativa para o desenvolvimento de estratégias terapêuticas com células adotivas para restaurar a imunocompetência específica ao vírus. Múltiplos protocolos estão em desenvolvimento e disponíveis em alguns centros para geração rápida das linhagens de CTL específicas de origem do doador ou de terceiros.

A bibliografia está disponível no GEN-io.

Capítulo 165

Efeitos Tardios do Transplante de Células-Tronco Hematopoéticas (TCTH)

Rachel A. Phelan e David Margolis

O transplante de células-tronco hematopoéticas (TCTH) pediátrico é considerado o tratamento padrão para diversas condições malignas e não malignas. Em geral, o tratamento envolve a exposição à quimioterapia e, às vezes, à irradiação para estimular a enxertia das células-tronco doadoras e prevenir a rejeição do doador e receptor. O período imediatamente após o transplante é associado ao risco de diversas complicações agudas graves, incluindo uma imunossupressão grave e subsequente risco para infecção, doença do enxerto contra o hospedeiro (DECH) e toxicidade dos órgãos. Felizmente, um progresso significativo tem ocorrido nas estratégias de cuidados de suporte para reduzir o risco de complicações agudas e tratá-las com mais eficiência, caso ocorram. Isso resultou em um número crescente de pacientes pediátricos que agora são sobreviventes a longo prazo após um TCTH. O número total estimado de sobreviventes de TCTH em 2009 foi 108.900, espera-se que esse número cresça cinco vezes até 2030, chegando a 502 mil. Desses sobreviventes, aproximadamente 14% (64 mil) em 2030 terão recebido um transplante na infância (abaixo de 18 anos de idade).

A exposição à quimioterapia, irradiação ou ambas coloca os pacientes, a longo prazo, com um risco semelhante à população de câncer pediátrico. As altas doses e tipos de quimioterapia e radiação aumentam o risco de insuficiência ovariana/infertilidade e déficits neurocognitivos. Foi demonstrado que a irradiação corporal total (TBI) aumenta drasticamente o risco de complicações tardias após o transplante. Além disso, os efeitos tardios podem ser aditivos caso o paciente tenha recebido terapia antes do TCTH para a sua condição maligna subjacente. A indicação para transplante dos pacientes pediátricos nem sempre está relacionada com uma doença maligna, mas a uma imunodeficiência subjacente, síndrome mielodisplásica ou transtorno metabólico. Esses pacientes estão potencialmente em risco para efeitos tardios relacionados a sua doença subjacente e requerem diferentes tipos de monitoramento.

Essencialmente, todos os sistemas podem ser impactados pelos efeitos a longo prazo da terapia, e cada um deles deve ser considerado durante o monitoramento dos efeitos tardios (Tabela 165.1). Em consequência da crescente evidência da importância do cuidado ao longo da vida para os sobreviventes de TCTH, vários grupos publicaram diretrizes de consenso recentes para ajudar a cuidar dessa população de pacientes. Como o campo de pesquisa sobre os sobreviventes continua em expansão, *indicamos a seguinte referência para obter recomendações baseadas em evidências em tempo real produzidas pelo* ***Children's Oncology Group:*** http://survivorshipguidelines.org.

EFEITOS ENDÓCRINOS

As crianças que recebem o TCTH antes da puberdade podem desenvolver **deficiência de crescimento**, impedindo que atinjam a meta genética para a altura adulta. A diminuição na velocidade de crescimento é semelhante para meninos e meninas e é mais frequentemente observada em pacientes que recebem TBI como parte do regime preparatório. A DECH crônica e seu tratamento com corticosteroides também podem contribuir para o comprometimento do crescimento.

A deficiência de crescimento dos pacientes tratados com TBI é principalmente um resultado da lesão direta nas placas de cartilagem epifisária e pelo efeito da TBI sobre o eixo hipotálamo-hipofisário, o que leva a uma produção inadequadamente baixa do **hormônio do crescimento** (GH). A deficiência de GH é suscetível de correção pelo menos parcial, por meio da terapia de reposição hormonal. A avaliação anual do crescimento deve ser executada em todas as crianças após receberem um TCTH. As crianças que apresentam uma diminuição da velocidade de crescimento devem ser investigadas, em mais detalhes, a partir da avaliação da idade óssea e da secreção de GH em resposta ao estímulo farmacológico.

O uso de TBI durante o regime preparativo envolve a glândula tireoide no campo de irradiação e pode resultar em **hipotireoidismo**. As crianças menores estão em maior risco de desenvolver hipotireoidismo. Os regimes preparatórios somente com quimioterapia têm muito menos efeitos adversos sobre a função tireoidiana normal. O local da lesão por irradiação está no nível da glândula tireoide, e não ao nível da hipófise ou hipotálamo. A terapia com tiroxina é muito eficaz para o hipotireoidismo. A incidência cumulativa de hipotireoidismo aumenta ao longo do tempo, ressaltando a importância de estudos anuais da função tireoidiana.

Hormônios gonadais são essenciais para o crescimento puberal normal, bem como para o desenvolvimento das características sexuais secundárias. Uma proporção significativa dos pacientes em programa de regimes preparatórios que contêm TBI, assim como altas doses de agentes alquilantes, demonstrou atraso no desenvolvimento das características sexuais secundárias, resultante de insuficiência ovariana ou testicular primária. A avaliação laboratorial desses pacientes revela níveis elevados de hormônio folículo estimulante e hormônio luteinizante com níveis séricos baixos de estradiol e testosterona. Esses pacientes se beneficiam do acompanhamento cuidadoso com a avaliação anual pelos escores da taxa de maturidade sexual (Tanner) e da função endócrina. A suplementação de hormônios gonadais é útil para a insuficiência gonadal primária e eles são administrados com GH para promover o crescimento puberal. A **infertilidade** durante a vida adulta continua sendo um problema comum dessas crianças, especialmente aquelas submetidas ao condicionamento mieloablativo para TCTH. O uso de regimes de intensidade reduzida pode resultar em preservação da fertilidade em uma grande proporção dos pacientes, embora os regimes de condicionamento variem e os estudos sejam limitados.

A **saúde óssea** dos sobreviventes de TCTH pode ser impactada por alterações hormonais, bem como pelas práticas do estilo de vida, tais como exercícios inadequados e/ou ingestão de vitamina D insuficiente. Exposições prévias, incluindo o uso de corticosteroides, podem resultar em alterações da densidade óssea, bem como predispor ao desenvolvimento de necrose avascular. As imagens por absortometria de raios X de dupla energia (DXA) são incorporadas de rotina nos cuidados daqueles pacientes de risco para baixa densidade mineral óssea.

EFEITOS CARDIOVASCULARES

Sobreviventes de TCTH na infância estão em risco de desenvolver complicações cardiovasculares no futuro. Essa está propensa a desenvolver **síndrome metabólica** (dislipidemia, hipertensão, diabetes melito, obesidade), em especial aqueles com o histórico de exposição a TBI e subsequentes desequilíbrios hormonais. Exposições prévias como quimioterapia com antraciclina e irradiação torácica aumentam ainda mais o risco de **miocardiopatia**, bem como **aterosclerose**. Consequentemente, a rotina antropométrica de imagem e triagem laboratorial deve ser realizada em sobreviventes de TCTH na infância, para avaliar e monitorar sua saúde cardiovascular.

Tabela 165.1 Resumo dos efeitos tardios após um transplante de células-tronco hematopoéticas (TCTH) na infância.

EXPOSIÇÃO	EFEITO TARDIO*
Experiência com TCTH em geral	Anomalias dentárias Toxicidade renal Toxicidade hepática Baixa DMO Necrose avascular Maior risco de neoplasias secundárias Efeitos adversos psicossociais/qualidade de vida Transtornos da saúde mental, comportamentos de risco Incapacidade psicossocial causada por dor ou fadiga
CONDICIONAMENTO PRÉ-TRANSPLANTE	
Agentes alquilantes	Catarata (bussulfano) Fibrose pulmonar (bussulfano) Toxicidade renal Toxicidade do trato urinário Disfunção gonadal LMA/SMD associadas à terapia Neoplasia da bexiga
Epipodofilotoxina**	LMA/SMD associadas à terapia
Agentes de ligação cruzada e intersecção do DNA (p. ex., platina, metal pesado)	Ototoxicidade Toxicidade renal Toxicidade gonadal
TBI[†]	Déficits neurocognitivos Leucoencefalopatia Catarata Anomalias dentárias Deficiência de GH Hipotireoidismo, nódulo da glândula tireoide Toxicidade pulmonar Hipoplasia do tecido mamário Toxicidade cardíaca Toxicidade renal Disfunção gonadal Insuficiência vascular uterina Diabetes Dislipidemia Problemas de crescimento musculoesquelético Segunda neoplasia maligna
EXPOSIÇÕES PRÉ-TRANSPLANTE (não listadas anteriormente)	
Antraciclina/antraquinona	Toxicidade cardíaca LMA/SMD associadas à terapia
Bleomicina	Toxicidade pulmonar
Citarabina	Déficits neurocognitivos Leucoencefalopatia
Metotrexato	Déficits neurocognitivos Leucoencefalopatia Toxicidade renal Baixa DMO
Corticosteroides	Catarata Baixa DMO Necrose avascular
Irradiação craniana[‡]	Déficits neurocognitivos Leucoencefalopatia Doença vascular encefálica Catarata Anomalias craniofaciais Anomalias dentárias, xerostomia Deficiência de GH Hipotireoidismo, nódulo da glândula tireoide Aumento da obesidade Puberdade precoce Tumor cerebral
Irradiação espinal (além da dose craniana)	Toxicidade cardíaca Escoliose/cifose, problemas musculoesqueléticos
PÓS-TRANSPLANTE (não listadas anteriormente)	
DECH crônica	Xeroftalmia Xerostomia, anomalias dentárias Toxicidade pulmonar Estenoses gastrintestinais Estenoses geniturinárias Alterações da pele e articulações Imunodeficiência Segunda neoplasia, especialmente de pele, oral, cervical, linfoma
Inibidor da tirosinoquinase	Toxicidade cardíaca aguda relatada, mas não se sabe se causa cardiotoxicidade tardia
OUTRAS EXPOSIÇÕES	
Transfusões de sangue	Hepatite C, HIV

LMA/SMD, Leucemia mielodisplásica aguda/síndrome mielodisplásica; DMO, densidade mineral óssea; GH, hormônio do crescimento; DECH, doença do enxerto contra o hospedeiro; HIV, vírus da imunodeficiência humana. *Focado naqueles efeitos tardios que podem se desenvolver ou persistir mesmo após o término da terapia. [†]Em uma dose total determinada, riscos maiores para irradiação corporal total (TBI) de fração única *versus* fracionada; TBI mieloablativa de fração única (> 500 cGy) agora é raramente utilizada. [‡]Os efeitos listados são aqueles com maior probabilidade de serem associados com doses usadas nos sobreviventes de TCTH (p. ex., aqueles que recebem tratamento para leucemia, < 25 Gy); efeitos tardios são mais prováveis, caso também seja administrada TBI. **Inclui etoposida, teniposida. (De Chow EJ, Anderson L, Baker KS et al.: Late effects surveillance recommendations among survivors of childhood hematopoietic cell transplantation: a Children's Oncology Group report, Biol Blood Marrow Transplant 2016; 22:783-784.)

MALIGNIDADE SECUNDÁRIA

O risco geral de desenvolver uma forma secundária de câncer é significativamente maior em uma pessoa que teve TCTH do que na população em geral. Embora poucos estudos tenham analisado especificamente pacientes pediátricos, as evidências disponíveis indicam que a incidência cumulativa de uma segunda condição maligna mostra uma ligeira, mas contínua, tendência a aumentar ao longo do tempo. O desenvolvimento de síndrome mielodisplásica, bem como leucemias secundárias, deve ser considerado nos sobreviventes de TCTH. Vários tipos de tumores secundários foram identificados em pacientes tratados com TCTH. As neoplasias diagnosticadas mais frequentemente são o carcinoma de tireoide, os tumores cerebrais e as neoplasias epiteliais. A tenra idade, o sexo masculino, o uso de TBI durante o regime preparativo, a DECH crônica e uma predisposição genética intrínseca para desenvolver câncer (anemia de Fanconi) foram relatados como fatores de risco para o desenvolvimento de condições malignas secundárias após o TCTH. Exames físicos de rotina, incluindo avaliações dermatológicas anuais nos pacientes que receberam TBI, são importantes nos cuidados desses pacientes.

DOENÇA DO ENXERTO CONTRA O HOSPEDEIRO

No período pós-transplante, diversos estudos têm demonstrado que a qualidade de vida é seriamente impactada pela presença da DECH, que também é um problema específico do TCTH (ver Capítulo 163).

OUTROS EFEITOS

Os pacientes com TCTH também podem apresentar complicações relacionadas com sua função pulmonar, função renal, saúde dental e sistema gastrintestinal, em geral relacionados com exposições prévias, bem como com seu regime de condicionamento. Também é importante observar que os sobreviventes a longo prazo devem ser monitorados para distúrbios psicológicos, devido a suas condições de saúde prévias e atuais. Eles podem necessitar de auxílio adicional com questões relacionadas com a escola e o trabalho. Esses pacientes frequentemente têm maior risco de depressão e ansiedade. Avaliações psicossociais anuais podem identificar os sobreviventes que necessitam de terapia adicional ou de medicamentos psicotrópicos. Os pais também podem ter estresse pós-traumático decorrente da experiência.

CONSIDERAÇÕES ESPECIAIS

Certas populações de pacientes submetidos a TCTH apresentam risco aumentado para efeitos tardios. Crianças pequenas parecem ter um risco ainda mais elevado de complicações tardias relacionadas com a TBI, principalmente aquelas associadas ao crescimento, função da tireoide e neurocognição. Os pacientes que têm uma **condição genética subjacente** também devem ser monitorados de forma rigorosa para consequências mais específicas da terapia, tais como condições malignas secundárias específicas na população com anemia de Fanconi causada por um defeito na reparação do DNA subjacente, e os pacientes com anemia falciforme e talassemia apresentam predisposição para a sobrecarga de ferro.

A bibliografia está disponível no GEN-io.

Distúrbios Alérgicos

PARTE 14

Capítulo 166

Alergia e Bases Imunológicas das Doenças Atópicas

Cezmi A. Akdis e Scott H. Sicherer

Pacientes alérgicos ou atópicos apresentam um estado alterado da reatividade a antígenos ambientais e alimentares comuns que não causam reações clínicas em pessoas não afetadas. Os pacientes com alergia geralmente produzem imunoglobulina E (IgE) contra os antígenos que desencadeiam sua doença. O termo *alergia* se refere à expressão clínica das doenças alérgicas mediadas pela IgE que apresentam predisposição familiar e se manifestam por uma resposta exagerada em órgãos-alvo, tais como pulmões, pele, sistema digestório e nariz. O aumento significativo na prevalência das doenças alérgicas nas últimas décadas é atribuído às mudanças em fatores ambientais, como exposição à fumaça do tabaco, poluição do ar, alergênios intra e extradomiciliares, vírus respiratórios, obesidade e, talvez, o declínio de determinadas doenças infecciosas (hipótese da higiene).

PRINCIPAIS ELEMENTOS DAS DOENÇAS ALÉRGICAS

Alergênios

Os alergênios são quase sempre *proteínas*, mas nem todas as proteínas são alergênios. Para que um antígeno proteico tenha atividade alergênica, ele deve induzir a produção de IgE, que deve levar a uma resposta de hipersensibilidade do tipo I em uma nova exposição à mesma proteína. Alguns fatores podem fazer com que um antígeno se torne um alergênio, entre eles: as propriedades bioquímicas do alergênio; fatores estimuladores da resposta imunológica inata acerca dos alergênios no momento da exposição; a estabilidade do alergênio em tecidos, sistema digestório, pele ou mucosas; e a dose e o tempo de permanência nos órgãos linfáticos durante a interação com o sistema imunológico. Isso difere das respostas gerais aos antígenos que induzem um estado de responsividade imunológica sem produção de IgE.

A maioria dos alergênios consiste em proteínas com peso molecular de 10 a 70 kDa. Moléculas < 10 kDa não são capazes de ligar moléculas adjacentes de IgE na superfície de mastócitos ou basófilos. A maioria das moléculas > 70 kDa não é capaz de atravessar mucosas, uma característica necessária para alcançar **células apresentadoras de antígenos** (**APCs**, na sigla em inglês) e estimular o sistema imunológico. Os alergênios frequentemente contêm **proteases**, que promovem disfunção de barreira epitelial na pele e nas mucosas, aumentando a penetração do alergênio nos tecidos do hospedeiro. Moléculas de baixo peso molecular, como os fármacos, podem se tornar alergênios interagindo com proteínas séricas ou proteínas da membrana celular para serem reconhecidas pelo sistema imune. Estruturas de carboidratos também podem ser alergênios e são mais relevantes com o uso crescente de fármacos *biológicos* na prática clínica; pacientes com anafilaxia induzida pelo cetuximabe apresentam anticorpos IgE específicos para galactose-α-1,3-galactose.

Células T

Todas as pessoas estão expostas a potenciais alergênios. Os indivíduos atópicos respondem a essa exposição com uma rápida expansão das **células T auxiliares do tipo 2** (**Th2**), que secretam citocinas, tais como interleucina (IL)-4, IL-5 e IL-13, que estimulam a síntese de IgE e eosinofilia. Anticorpos IgE específicos para o alergênio associados à resposta atópica são detectáveis testando-se o soro ou por meio de reações imediatas positivas a extratos de alergênios por teste cutâneo de puntura. As citocinas Th2 IL-4 e IL-13 desempenham papel fundamental na troca de isótipo da imunoglobulina para IgE (Figura 166.1). IL-5 e IL-9 são importantes na diferenciação e no desenvolvimento dos eosinófilos. A combinação de IL-3, IL-4 e IL-9 contribui para a ativação dos mastócitos. IL-9 é responsável pela produção de muco. As citocinas Th2 são moléculas efetoras importantes na patogênese da asma e das doenças alérgicas; as reações alérgicas agudas são caracterizadas pela infiltração de células Th2 nos tecidos afetados. Além disso, IL-25, IL-33 e **linfopoetina do estroma tímico** (**TSLP**, na sigla em inglês), secretadas das células epiteliais no momento da exposição a alergênios e vírus respiratórios, contribuem para a resposta Th2 e eosinofilia.

Uma fração da resposta imunológica aos alergênios resulta em proliferação das **células T auxiliares do tipo 1** (**Th1**). Em geral, as células Th1 estão envolvidas na erradicação dos organismos intracelulares, como as micobactérias, devido à habilidade das citocinas Th1 para ativar os fagócitos e promover a produção dos anticorpos opsonizantes e fixadores de complemento. O componente Th1 da resposta imunológica específica para o alergênio contribui para a cronicidade e a fase efetora na doença alérgica. Ativação e apoptose das células epiteliais induzida pela interferona (IFN)-γ, fator de necrose tumoral (TNF)-α e ligante de Fas secretados pelas células Th1 constituem um evento patogenético essencial para a formação de lesões eczematosas na dermatite atópica e o descolamento do epitélio brônquico na asma.

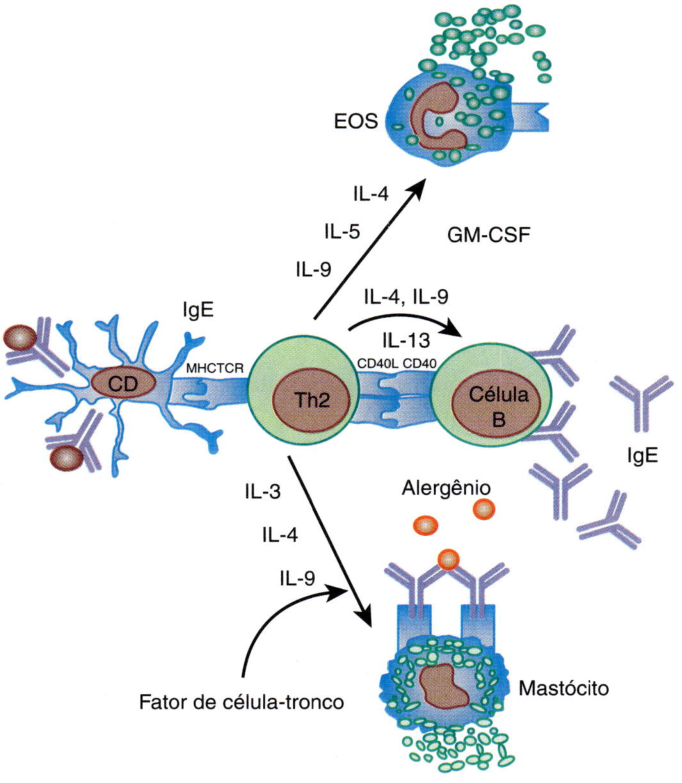

Figura 166.1 Papel das citocinas Th2 na cascata alérgica. CD, célula dendrítica; EOS, eosinófilo; GM-CSF, fator estimulador da colônia de macrófagos e granulócitos; IL, interleucina; Th2, célula T auxiliar do tipo 2.

As lesões crônicas das reações alérgicas são caracterizadas pela infiltração das células Th1 e das **células Th17**. Isso é importante porque as citocinas Th1, como a IFN-γ, podem potencializar a função das células efetoras inflamatórias alérgicas, como os eosinófilos, e, portanto, contribuir para a gravidade da doença. As células Th17 e Th22 vinculam a resposta imunológica à inflamação tecidual; IL-17A e IL-17F, e IL-22, são seus respectivos protótipos de citocinas. Apesar de ambos os subgrupos de células T auxiliares desempenharem papel importante na defesa imunológica contra as bactérias extracelulares, a IL-17 aumenta a inflamação, enquanto a IL-22 contribui para a proteção tecidual. As citocinas da família IL-17 atuam em diversos tipos celulares, incluindo as células epiteliais e APCs, causando a liberação de quimiocinas, peptídios antimicrobianos e citocinas pró-inflamatórias para aumentar a inflamação e as respostas antimicrobianas. Além disso, as células Th9 produzem IL-9, mas não outras citocinas Th1, Th2 e Th17 típicas, constituindo uma população distinta de células T efetoras que promovem a inflamação tecidual. A Figura 166.2 apresenta as cascatas complexas de citocinas envolvendo as células Th1, Th2, Th9, Th17 e Th22.

As **células T reguladoras (Treg)** representam um subgrupo de células T que desempenham papel crítico na expressão das doenças alérgicas e autoimunes. Essas células têm a habilidade de suprimir as células T efetoras dos fenótipos Th1, Th2, Th9, Th17 e Th22 (Figura 166.3). As células Treg expressam moléculas de superfície $CD4^+CD25^+$ e citocinas imunossupressoras, como a IL-10 e o fator de transformação do crescimento (TGF)-β. O gene do fator de transcrição *forkhead box/winged-helix*, *FOXP3*, é expresso especificamente pelas células Treg $CD4^+CD25^+$, programando seu desenvolvimento e função. A transferência adotiva de células Treg inibe o desenvolvimento da eosinofilia das vias respiratórias e protege contra a hiper-reatividade das vias respiratórias em modelos animais de asma. A resposta das células T aos alergênios em indivíduos saudáveis demonstra ampla variação, desde ausência de resposta detectável até o envolvimento dos mecanismos de tolerância periféricos mediados por diferentes subgrupos de células Treg. Indivíduos que não são alérgicos, apesar de serem expostos a altas doses de alergênios, como apicultores e donos de gatos, apresentam uma resposta de IgG4 detectável acompanhada por células Treg produtoras de IL-10. Imagina-se que as células Treg $CD4^+CD25^+$ desempenhem papel importante na atenuação da resposta imune alérgica e que a falta de tais células possa predispor ao desenvolvimento de doenças alérgicas. Pacientes com mutações no gene *FOXP3* humano não têm células Treg $CD4^+CD25^+$, desenvolvendo desregulação imunológica grave com poliendocrinopatia, alergia alimentar e níveis séricos elevados de IgE (síndrome XLAAD/IPEX) (ver Capítulo 152). Além das células Treg, a quantidade de células Breg secretoras de IL-10 e específicas para o alergênio aumenta durante a imunoterapia, podendo desempenhar papel importante na tolerância aos alergênios.

Células linfoides inatas

Respostas imunes em populações de células linfoides que carecem de receptores de antígenos de células T e B reorganizados e marcadores de superfície para linhagens mieloides e linfoides, como células T, B e *natural killer* (NK), mostram semelhanças com os tipos de respostas imunes de Th1, Th2 e Th17/Th22. Estas últimas células são definidas como células linfoides inatas **ILC1s**, **ILC2s** e **ILC3s**, respectivamente, com base em seus fatores de transcrição e padrões de produção de citocina. ILC1 s produzem principalmente IFN-γ; ILC2 s produzem IL-5, IL-9 e IL-13; e ILC3 s produzem IL-17 e IL-22 sem nenhuma necessidade de exposição antígeno/alergênio. Fortes evidências indicam que as ILCs desempenham papéis substanciais na proteção contra infecções e patogênese de doenças inflamatórias, como asma, doenças alérgicas e doenças autoimunes. ILCs controlam o ambiente de mucosa por meio da estreita interação com células epiteliais e outras células do tecido, produção de citocina e indução de quimiocinas que recrutam populações celulares adequadas para iniciar e promover tipos distintos de desenvolvimento de resposta imune e inflamação do tecido. As ILC2 s provavelmente estão envolvidas na indução de asma, rinite alérgica, esofagite eosinofílica e dermatite atópica pela ativação por citocinas derivadas de epitélio (p. ex., IL-33, IL-25, TSLP) e interação com outras células imunes.

Células apresentadoras de antígenos

Células dendríticas (CDs), células de Langerhans, monócitos e macrófagos têm a habilidade de apresentar alergênios às células T e,

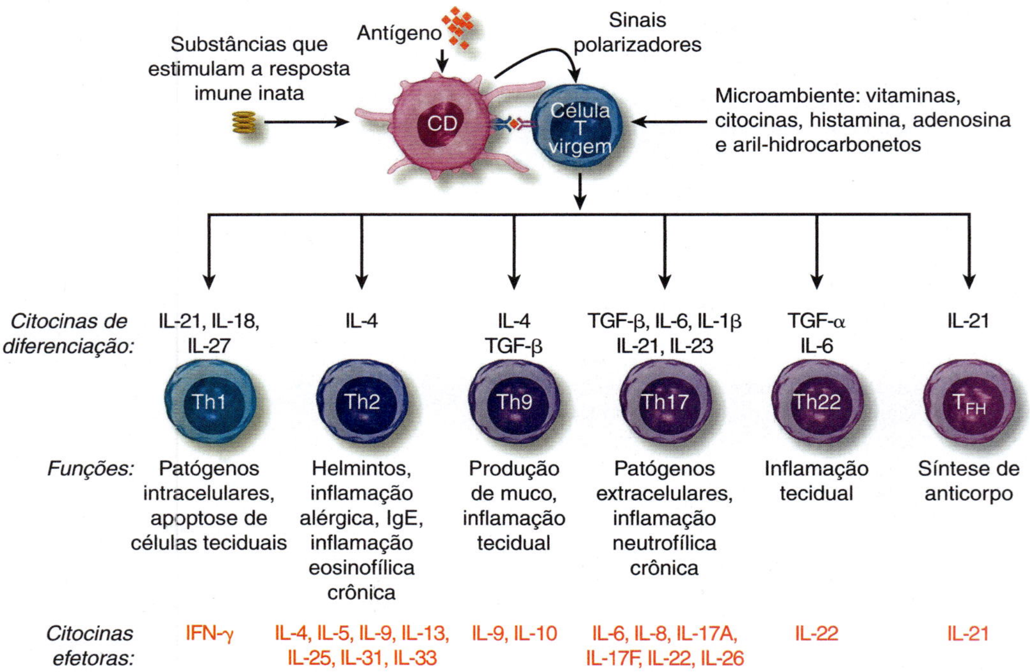

Figura 166.2 **Subgrupos de células T efetoras.** Depois da apresentação do antígeno pelas células dendríticas (CDs), as células T virgens se diferenciam em células Th1, Th2, Th9, Th17, Th22 e subgrupos efetores de células T auxiliares foliculares (THF, na sigla em inglês). Sua diferenciação requer citocinas e outros cofatores que são liberados pelas CDs e expressos no microambiente. A ativação das células T na presença de interleucina-4 (IL-4) aumenta a diferenciação e a expansão clonal das células Th2, perpetuando a resposta alérgica. IFN-γ, interferona-γ; TGF-β, fator de transformação do crescimento-β. (De Akdis M, Palomares O, van de Veen W et al. TH17 and TH22 cells: a confusion of antimicrobial response with tissue inflamation versus protection. J Allergy Clin Imunol. 2012; 129:1438–1449.)

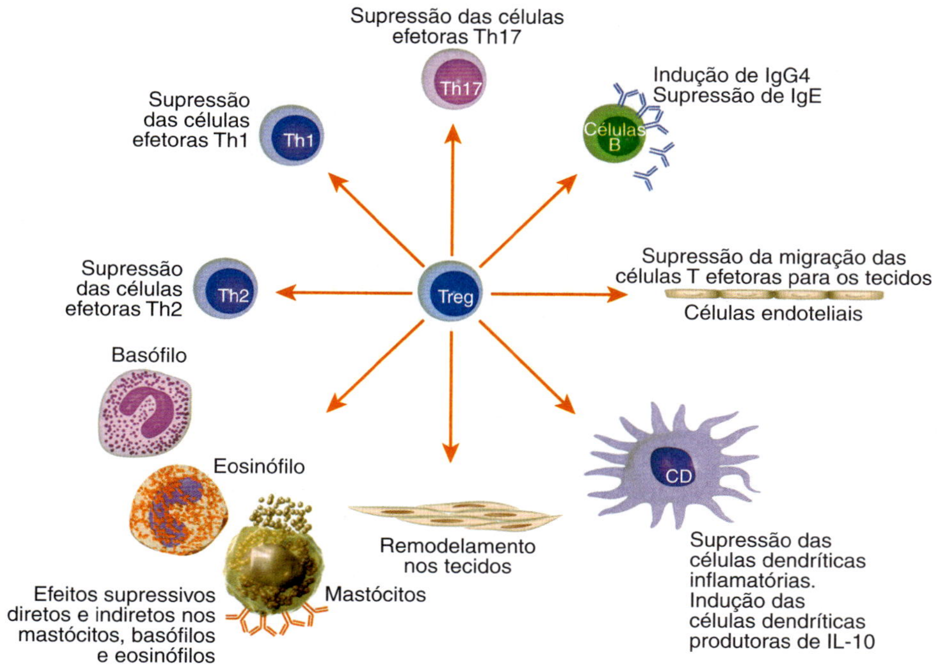

Figura 166.3 Controle de respostas imunes específicas para o alergênio. FoxP3+, CD4+, CD25+ e Tr1 contribuem de diversas maneiras para o controle das respostas imunes específicas para o alergênio: supressão das células dendríticas (CDs) que suportam a geração de células T efetoras; supressão das células Th1, Th2 e Th17; supressão da IgE específica para o alergênio e indução de IgG_4 e/ou IgA; supressão dos mastócitos, basófilos e eosinófilos; interação com células residentes dos tecidos e remodelamento; e supressão da migração das células T efetoras para os tecidos. IL-10, interleucina-10. (De Akdis CA, Akdis M. Mechanisms and treatment of allergic disease in the big picture of regulatory T cells. J Allergy Clin Imunol. 2009; 123:735-746.)

portanto, modular a inflamação alérgica controlando o tipo de desenvolvimento de célula T. As APCs são um grupo heterogêneo de células que compartilham a propriedade de apresentar antígenos no contexto do complexo principal de histocompatibilidade (MHC, na sigla em inglês), sendo encontradas, primariamente, nos órgãos linfoides e na pele. As CDs e as células de Langerhans apresentam a habilidade única de preparar células T virgens, sendo responsáveis pela resposta imune primária ou **fase de sensibilização** da alergia. Imagina-se que os monócitos e macrófagos contribuam para ativar a resposta das células T de memória na reexposição ao alergênio, caracterizando a **fase de indução** da alergia.

As CDs periféricas que residem em locais como pele, lâmina própria intestinal e pulmões, são relativamente imaturas. Elas capturam antígenos nos tecidos e migram para as áreas de células T nos linfonodos locais. As CDs sofrem alterações fenotípicas e funcionais durante a migração, caracterizadas pelo aumento da expressão de moléculas do MHC da classe I, MHC da classe II e moléculas coestimuladoras que reagem com o CD28 expresso nas células T. Nos linfonodos, elas apresentam antígenos processados diretamente às células T em repouso para induzir sua proliferação e diferenciação.

As CDs maduras são chamadas de mieloides ou plasmacitoides com base em sua habilidade para favorecer a diferenciação em Th1 ou Th2, respectivamente. O fator crítico para a polarização para as células Th1 é o nível de IL-12 produzida pela CD mieloide. Por outro lado, a CD plasmacitoide tem baixos níveis de IL-12, desempenha papel especial na imunidade antiviral pela rápida produção da altas quantidades de IFN-α e também auxilia as células B na produção de anticorpos. Existe um interesse considerável no papel da TSLP que apresenta expressão exagerada nas superfícies mucosas e na pele de indivíduos atópicos. A TSLP acentua a diferenciação das Th2, induzindo a expressão de OX40L nas CDs mieloides imaturas na ausência de produção de IL-12.

A presença de IgE específica para o alergênio na superfície das APCs é uma característica única da atopia. A formação de complexos do receptor de IgE de alta afinidade I (**FcεRI**)/IgE/alergênio na superfície das APCs facilita muito a captura e a apresentação do alergênio. A importância clínica desse fenômeno é apoiada pela observação de que as células de Langerhans positivas para FcεRI carreando moléculas de IgE são um pré-requisito para o desenvolvimento de lesões eczematosas provocadas pela aplicação de aeroalergênios aplicados na pele de pacientes com dermatite atópica. O papel do receptor de IgE de baixa afinidade II (**FcεRII, CD23**) nos monócitos-macrófagos é menos claro, apesar de, sob determinadas condições, ele aparentemente também poder facilitar a captura de antígenos. A ligação cruzada de FcεRII, assim como de FcεRI, nos monócitos-macrófagos leva à liberação de mediadores inflamatórios. As CDs atuam de maneira crucial na indução da tolerância oral; CDs indutoras de tolerância são compartimentalizadas na mucosa, apresentando antígenos por meio de um mecanismo designado para produzir resposta Th1/Treg supressora que remove as células T específicas para o alergênio.

Imunoglobulina E e seus receptores

A resposta alérgica aguda depende da IgE e de sua habilidade de se ligar seletivamente à cadeia α do FcεRI de alta afinidade ou do FcεRII de baixa afinidade (CD23). A ligação cruzada das moléculas de IgE ligadas ao receptor pelo alergênio inicia uma cascata de sinalização intracelular complexa seguida pela liberação de vários mediadores da inflamação alérgica pelos mastócitos e basófilos. A molécula de FcεRI também é encontrada na superfície de CDs apresentadoras de antígenos (p. ex., células de Langerhans), mas difere da estrutura encontrada nos mastócitos/basófilos, pois a molécula de FcεRI encontrada nas CDs não contém cadeia β. O CD23 é encontrado em células B, eosinófilos, plaquetas e CDs. A ligação cruzada e a agregação de FcεRI nos mastócitos e basófilos também podem levar à anafilaxia (ver Capítulo 174). Imagina-se que a expressão diferencial das tirosinoquinases responsáveis pela regulação positiva e negativa da degranulação dos mastócitos/basófilos seja responsável por essa resposta alérgica aberrante.

A indução da síntese de IgE requer dois sinais principais. O primeiro (sinal 1) inicia a ativação da transcrição da linha germinativa pela IL-4 ou IL-13 no *locus* de Ig ε, que dita a especificidade do isótipo. O segundo (sinal 2) envolve a ligação de CD40 nas células B ao ligante de CD40 expresso nas células T. Essa ligação resulta na ativação da máquina de recombinação, culminando na recombinação do DNA. A interação de vários pares de moléculas coestimuladoras (CD28 e B7; antígeno 1 associado à função linfocitária e molécula de adesão intercelular-1; CD22 e CD58) pode amplificar mais ainda o sinal 1 e o sinal 2 para aumentar a síntese de IgE. Os fatores que inibem a síntese de IgE incluem as citocinas do tipo Th1 (IL-2, IFN-α, IFN-γ), IL-10 a partir de Tregs, células Breg, assim como CDs regulatórias e DNA microbiano contendo repetições CpG (citocina-fosfato-guanina).

Eosinófilos

As doenças alérgicas são caracterizadas por eosinofilia no sangue periférico e nos tecidos. Os eosinófilos participam das respostas imunológicas inata e adquirida e, assim como os mastócitos, contêm grânulos intracelulares densos que são fonte de proteínas inflamatórias (ver Figura 155.1). Estas incluem: proteína básica principal, neurotoxina derivada dos eosinófilos, peroxidase e proteína catiônica. As proteínas dos grânulos dos eosinófilos danificam as células epiteliais, induzem hiper-responsividade das vias respiratórias e causam degranulação de basófilos e mastócitos. A proteína básica principal liberada pelos eosinófilos pode se ligar à porção ácida do receptor muscarínico M2 e bloquear sua função, levando a aumento dos níveis de acetilcolina e aumento da hiper-responsividade das vias respiratórias. Os eosinófilos também são uma fonte rica de prostaglandinas e leucotrienos, especialmente o cisteinil-leucotrieno C4, que contrai o músculo liso das vias respiratórias e aumenta a permeabilidade vascular. Outros produtos secretores dos eosinófilos incluem citocinas (IL-4, IL-5, TNF-α), enzimas proteolíticas e intermediários reativos do oxigênio que acentuam significativamente a inflamação alérgica tecidual.

Diversas citocinas regulam a função dos eosinófilos na doença alérgica. Os eosinófilos se desenvolvem e amadurecem na medula óssea a partir de células precursoras mieloides ativadas por IL-3, IL-5 e fator estimulador de colônias de macrófagos e granulócitos (GM-CSF, na sigla em inglês). A exposição de pacientes alérgicos a alergênios faz com que as células residentes hematopoéticas CD34 expressem o receptor de IL-5. A ativação desse receptor de IL-5 induz a maturação dos eosinófilos, fazendo com que eles sintetizem as proteínas dos grânulos, prolongando sua sobrevivência, potencializando a sua degranulação e estimulando a liberação dos eosinófilos da medula óssea. O GM-CSF também aumenta a proliferação, a sobrevivência celular, a produção de citocinas e a degranulação dos eosinófilos. Determinadas quimiocinas, como RANTES (sigla em inglês para regulado na ativação, expresso e secretado por células T normais), proteína inflamatória do macrófago-1α (MIP-1α) e eotaxinas são importantes para recrutar os eosinófilos para as reações inflamatórias alérgicas nos tecidos. As eotaxinas mobilizam células progenitoras formadoras de colônias de eosinófilos dependentes de IL-5 a partir da medula óssea. Esses progenitores são prontamente retirados do sangue e retornam para a medula óssea ou são recrutados para os tecidos com inflamação.

Mastócitos

Os mastócitos são derivados de células progenitoras hematopoéticas CD34 que se originam na medula óssea. Quando entram na circulação, vão para os tecidos periféricos, onde sofrem amadurecimento específico do tecido. O desenvolvimento e a sobrevivência dos mastócitos dependem da interação do receptor de tirosinoquinase c-kit expresso na sua superfície com o fator de célula-tronco, ligante de c-kit derivado de fibroblasto. Diferentemente dos basófilos maduros, mastócitos maduros não circulam no sangue. Ao contrário, eles estão amplamente distribuídos no tecido conjuntivo, onde são encontrados adjacentes a vasos sanguíneos e sob superfícies epiteliais expostas ao ambiente externo, tais como o sistema respiratório, o sistema digestório e a pele. Dessa maneira, eles estão posicionados anatomicamente para participar das reações alérgicas. Pelo menos duas populações de mastócitos humanos são reconhecidas: mastócitos com triptase e mastócitos com triptase e quimase. Os mastócitos com triptase são o tipo mais encontrado nos pulmões e na mucosa do intestino delgado, enquanto aqueles que contêm triptase e quimase são o tipo mais encontrado na pele, na mucosa gastrintestinal e nos vasos sanguíneos.

Os mastócitos contêm, ou produzem quando adequadamente estimulados, inúmeros mediadores que apresentam efeitos diversos na inflamação alérgica e na função dos órgãos. Eles incluem mediadores pré-formados associados aos grânulos (histamina, serinoproteases, proteoglicanos) e mediadores de lipídio, citocina e quimiocina derivados de membrana, que surgem da síntese e da liberação *de novo*. Os mediadores de lipídios derivados de mastócito mais importantes são os metabólitos do ácido araquidônico pela **ciclo-oxigenase** e a **lipo-oxigenase**, que apresentam atividades inflamatórias potentes. O principal produto da ciclo-oxigenase dos mastócitos é a **prostaglandina D_2**, enquanto os principais produtos da lipo-oxigenase incluem os **leucotrienos** (LTs) sulfidopeptídeos: LTC_4 e seus derivados peptidolíticos, LTD_4 e LTE_4. Os mastócitos também produzem citocinas que promovem respostas do tipo Th2 (IL-4, IL-13, GM-CSF) e inflamação (TNF-α, IL-6) e regulam a remodelação tecidual (TGF, fator de crescimento do endotélio vascular). A ativação imunológica dos mastócitos e basófilos geralmente se inicia pela ligação cruzada da IgE ligada ao FcεRI com alergênio multivalente. O FcεRI na superfície dos mastócitos é aumentado pela IL-4 e IgE. Os níveis de FcεRI de superfície diminuem em pacientes que estão recebendo tratamento com anticorpo anti-IgE que diminui a IgE sérica, o que apresenta potencial terapêutico.

MECANISMOS DA INFLAMAÇÃO TECIDUAL ALÉRGICA

As respostas imunes mediadas pela IgE podem ser classificadas cronologicamente de acordo com três padrões de reação. O primeiro padrão é a **resposta precoce**, que é a resposta imediata após a introdução do alergênio nos órgãos-alvo. Essa reposta é caracterizada pela degranulação dos mastócitos e liberação de mediadores pré-formados, que ocorre entre 1 e 30 minutos após a exposição ao alergênio e se resolve em 1 a 3 horas. As reações agudas estão associadas com o aumento da permeabilidade vascular local, que provoca extravasamento de proteínas plasmáticas, edema dos tecidos e aumento do fluxo sanguíneo, assim como prurido, espirros, sibilos e cólica abdominal aguda, respectivamente, na pele, no nariz, nos pulmões e no sistema digestório, dependendo do órgão-alvo.

O segundo padrão é a **resposta tardia**, que pode ocorrer horas após a exposição ao alergênio, alcançando o ápice em 6 a 12 horas, com resolução em 24 horas. As respostas tardias são caracterizadas, na pele, por edema, eritema e induração; no nariz, por congestão nasal sustentada; e, nos pulmões, por obstrução das vias respiratórias e sibilos persistentes. Em geral, as respostas tardias estão associadas à infiltração precoce de neutrófilos e eosinófilos seguidos de basófilos, monócitos, macrófagos e células Th2. O recrutamento de células inflamatórias da circulação requer expressão aumentada de moléculas de adesão em sua superfície e expressão dos seus ligantes nas células endoteliais, que estão sob controle das citocinas. Várias horas após a exposição ao alergênio, o TNF-α liberado pelos mastócitos ativados induz a expressão de moléculas de adesão celular no endotélio vascular, e essa mudança leva à migração através do endotélio de diversas células inflamatórias. O acúmulo preferencial de eosinófilos ocorre por meio da interação de moléculas de adesão seletivas na superfície dessas células (p. ex., integrina $\alpha_4\beta_1$ ou antígeno muito tardio-4); a expressão da molécula de adesão celular vascular-1 pode ser acentuada por IL-4 e IL-13 nas células endoteliais. ILC2 s recebem sinais das células epiteliais, como IL-33, TSLP e IL-25, e são ativados e começam a liberar suas citocinas IL-5 e IL-13 para iniciar uma resposta imune do tipo 2.

As **quimiocinas** são citocinas quimiotáticas que desempenham papel central na migração direcionada para os tecidos das células inflamatórias. RANTES, MIP-1α, proteína quimiotática de monócitos (MCP)-3 e MCP-4 são quimiotáticas para eosinófilos e células mononucleares, enquanto as eotaxinas são relativamente seletivas para os eosinófilos. Essas quimiocinas foram detectadas no epitélio, nos macrófagos, nos linfócitos e nos eosinófilos nos locais de resposta tardia e inflamação tecidual alérgica. O bloqueio dessas quimiocinas leva a uma redução significativa na migração das células efetoras da alergia para os tecidos.

O terceiro padrão é a **doença alérgica crônica**, inflamação do tecido que pode persistir por dias a anos. Diversos fatores contribuem para a persistência da inflamação do tecido, incluindo a exposição recorrente a alergênios e agentes microbianos. O estímulo repetido de células efetoras alérgicas, como mastócitos, basófilos, eosinófilos e células Th2, contribui para condições inflamatórias não resolvidas. Além disso, as citocinas Th2 (IL-3, IL-5, GM-CSF) secretadas durante as reações alérgicas podem prolongar a sobrevivência das células efetoras alérgicas, retardando a apoptose. A diferenciação local de precursores eosinofílicos que infiltram o tecido induzida pela IL-5 resulta na autogeração dos eosinófilos, sustentando o dano no tecido. O remodelamento tissular que provoca alterações irreversíveis nos órgãos-alvo também é uma característica da doença alérgica crônica. Na asma, o **remodelamento** envolve o espessamento das paredes das vias respiratórias e do tecido submucoso, assim como hipertrofia e hiperplasia do tecido muscular liso, que estão associados a um declínio na função pulmonar. Esse é um papel inesperado dos eosinófilos no remodelamento das vias respiratórias, assim como na inflamação crônica. Na dermatite atópica, a liquenificação é uma manifestação óbvia do remodelamento da pele.

Geralmente, considera-se que a resposta imune tipo 2 seja subjacente à maioria dos casos de asma, dermatite atópica, rinossinusite crônica e rinite alérgica como uma característica geral de resposta imune/inflamatória. A resposta imune tipo 2 envolve células Th2, células tipo 2 B, ILC2, IL-4 que secreta células T NK, basófilos, eosinófilos e mastócitos e suas principais citocinas. De uma complexa rede de citocinas, IL-4, IL-5, IL-9 e IL-13 são principalmente secretadas das células do sistema imunológico, e IL-25, IL-31, IL-33 e TSLP, de células teciduais, particularmente células epiteliais. Muitos antígenos relacionados com a asma, como os alergênios protease, extratos fúngicos e infecção viral, desencadeiam a produção de IL-33, TSLP e IL-25 de células epiteliais e várias células imunes e induzem a inflamação das vias respiratórias eosinofílicas mediante ativação de ILC2 s pulmonares.

A IL-31, por outro lado, atua no prurido da dermatite atópica. As citocinas Th2 não apenas mantêm a inflamação alérgica, mas também influenciam o remodelamento tecidual ativando as células residentes nos órgãos-alvo; IL-4, IL-9 e IL13 induzem a hipersecreção de muco e metaplasia das células mucosas; IL-4 e IL-13 estimulam o crescimento dos fibroblastos e a síntese de proteínas da matriz extracelular; e IL-5 e IL-9 aumentam a fibrose subepitelial. O TGF-β produzido pelos eosinófilos e fibroblastos também pode aumentar a fibrose subepitelial. A IL-11, expressa por eosinófilos e células epiteliais, também contribui para essa fibrose, além de aumentar a deposição de colágeno e a acumulação de fibroblastos. A lesão tecidual resultante amplifica mais ainda a lesão epitelial por meio da liberação de citocinas pró-inflamatórias, deposição de matriz extracelular nos órgãos-alvo e angiogênese. A predisposição genética para respostas aberrantes de reparo a lesões pode contribuir para a cronicidade da doença. Uma vez estabelecida, a resposta alérgica pode se autoperpetuar devido a uma resposta imune geral do tipo 2, podendo levar à doença crônica em indivíduos geneticamente predispostos. A infiltração subsequente de células Th1 e Th17 aumenta o potencial inflamatório das células efetoras alérgicas, contribuindo para as respostas inflamatórias crônicas por meio da liberação de citocinas e quimiocinas pró-inflamatórias. Além disso, uma resposta autoimune pode desempenhar papel etiológico na inflamação alérgica resultante de possíveis mecanismos como autoanticorpos IgE, autoanticorpos IgG e autorreatividade de células Th1 e Th17.

BASE GENÉTICA DA ATOPIA

As doenças alérgicas são condições genéticas complexas suscetíveis a fatores ambientais que as desencadeiam. Diversos grupos principais de genes estão associados às doenças alérgicas: genes que regulam a expressão sistêmica de atopia (aumento da síntese de IgE, eosinofilia, respostas dos mastócitos) e que são comumente expressos nas diversas doenças alérgicas; genes que controlam a função de barreira em órgãos-alvo específicos (p. ex., pele na dermatite atópica, pulmões na asma, sistema digestório na alergia alimentar); e genes que codificam receptores de reconhecimento de padrões, do sistema imunológico inato, que capturam patógenos microbianos e influenciam as respostas imunes adquiridas. Uma vez iniciadas as respostas alérgicas, predisposição genética para a alergia crônica e respostas aberrantes de reparo a lesões contribuem para remodelamento tecidual e doença persistente.

As doenças atópicas apresentam uma forte predisposição familiar, com aproximadamente 60% de hereditariedade encontrada em estudos de asma e dermatite atópica em gêmeos. A região 5q23-35 compreende diversos genes implicados na patogênese da doença alérgica, incluindo os genes que codificam as citocinas Th2 (IL-3, IL-4, IL-5, IL-9, IL-13, GM-CSF). Dentre eles, o *IL4* é um gene em potencial bem estudado. A alteração de um nucleotídio na posição 589 da região promotora do *IL4* está associada à formação de um sítio de ligação único para o fator de transcrição do NF-AT (fator nuclear para células T ativadas), aumento da transcrição do gene IL-4, maior afinidade de ligação do NF-AT e aumento da produção de IgE. Da mesma maneira, variantes da região que codifica *IL13* foram associadas à asma e à dermatite atópica. Encontrou-se uma associação entre a atopia e um polimorfismo de ganho de função no cromossomo 16, que codifica a subunidade α do IL-4R. Esse achado corrobora o papel importante da IL-4, da IL-13 e de seus receptores na imunopatogênese das doenças alérgicas.

Buscas em todo o genoma também ligaram a atopia à região 11q13 do cromossomo. Propôs-se que o gene que codifica a subunidade β do FcεRI-β seria o gene candidato nessa região. O gene dessa subunidade modifica a atividade do FcεRI nos mastócitos, e diversas variantes genéticas desse receptor estão associadas à asma e à dermatite atópica. O cromossomo 6 contém genes que codificam as moléculas do antígeno leucocitário humano de classe I e de classe II que regulam a especificidade e a intensidade das respostas imunes a alergênios específicos. As respostas da IgE a tais alergênios, como o antígeno da erva-de-santiago, *Amb a* V, e do ácaro, *Der p* I, foram ligadas a *loci* específicos do MHC da classe II. O TNF-α, uma citocina importante que contribui para o influxo de células inflamatórias, também está localizado no cromossomo 6. Polimorfismos dessa citocina estão associados à asma. Um estudo recente de associação de genoma inteiro mostrou que os polimorfismos genéticos no gene que codifica IL-33, que é um desencadeante principal de ILC2 s, e seu receptor IL-1RL1 (ST2) estão fortemente ligados ao desenvolvimento da asma.

A disfunção de barreira desempenha um importante papel na patogênese das doenças alérgicas. Estudos de ligação genética na dermatite atópica demonstraram a importância do cromossomo 1q21, que contém um grupo de genes envolvidos na diferenciação epidérmica. A **filagrina** é uma proteína essencial na formação do extrato córneo. Mutações nulas do gene da filagrina estão fortemente associadas ao início precoce e à gravidade da dermatite atópica. Demonstrou-se que mutações no gene que codifica o inibidor da serinoprotease SPINK5 causa a **doença de Netherton**, distúrbio que envolve um único gene associado a eritrodermia, alergia alimentar e níveis elevados de IgE sérica. Um polimorfismo comum no SPINK5 (particularmente, Glu420 Lis) aumenta o risco de desenvolvimento de dermatite atópica e asma. SPINK5 é expressa na camada externa da epiderme e imagina-se que seja crucial para a neutralização da atividade proteolítica do *Staphylococcus aureus* e de alergênios comuns, como *Der p* I, que usam essas proteases para penetrar na pele e induzir respostas alérgicas. A disfunção de barreira está implicada em outras doenças alérgicas, como asma e rinossinusite, mas provavelmente envolve outros genes de barreira, como os que codificam as junções comunicantes.

Identificaram-se por posicionamento clonal genes candidatos associados à suscetibilidade à asma: *GPRA* (receptor para a suscetibilidade à asma acoplado à proteína G, no cromossomo 7 p14), *ADAM-33* (uma desintegrina e metaloproteinase 33 no cromossomo 20 p) e *DPP10* (dipeptidilpeptidase 10, no cromossomo 2q14). As funções desses genes não se ajustam às vias clássicas da atopia e, portanto, fornecem uma nova compreensão da patogênese da asma. O *GPRA* codifica um receptor acoplado à proteína G com isoformas expressas nas células epiteliais brônquicas e no músculo liso de indivíduos asmáticos, sugerindo um papel importante desses tecidos na asma. O *ADAM-33* se expressa no músculo liso brônquico, tendo sido ligado à hiper-responsividade brônquica. O *DPP10* codifica uma dipeptidilpeptidase que pode remover os dois peptídios terminais de determinadas quimiocinas pró-inflamatórias, uma alteração que pode modular a inflamação alérgica.

Receptores de reconhecimento de padrão do sistema imunológico inato, que são expressos pelas células epiteliais e CDs, estão associados à suscetibilidade à doença. Esses receptores reconhecem componentes microbianos específicos. Polimorfismos no CD14 (que se liga à endotoxina), receptor *Toll-like* 2 (que se liga ao *S. aureus*) e o domínio das imunoglobulinas e da mucina nas células T (que se ligam ao vírus da hepatite A) se correlacionam à suscetibilidade à asma e/ou à dermatite atópica. A desregulação desses sistemas de defesa imunes de primeira linha permitiria uma resposta anormal a alergênios ambientais comuns.

A bibliografia está disponível no GEN-io.

Capítulo 167

Diagnóstico de Doença Alérgica

Supinda Bunyavanich, Jacob Kattan e Scott H. Sicherer

HISTÓRIA DA ALERGIA

A obtenção da história completa do paciente alérgico envolve a descrição de todos os sintomas, incluindo quando ocorreram, qual foi sua duração, se houve exposição a alergênios comuns e quais foram as respostas às terapias anteriores. Como muitas vezes os pacientes sofrem de mais de uma doença alérgica, é necessário determinar se há ou não outras doenças alérgicas concomitantes, como rinoconjuntivite, asma, alergia alimentar, esofagite eosinofílica, dermatite atópica e alergia medicamentosa. É comum haver história familiar da doença alérgica, e esse é um dos fatores mais importantes que predispõem uma criança ao desenvolvimento de alergias. O risco de doença alérgica em uma criança aproxima-se de 50% quando um dos pais é alérgico e de 66% quando ambos têm alergia; todavia, a história materna de atopia tem efeito maior que a história paterna.

Vários comportamentos característicos são observados com frequência em crianças alérgicas. Por causa do prurido nasal e da rinorreia, as crianças com rinite alérgica costumam esfregar o nariz para cima com a palma da mão, gesto conhecido como **saudação alérgica**. Esse movimento repetido pode dar origem à prega nasal, uma ruga horizontal sobre a ponte do nariz. O hábito característico de **esfregar os olhos** vigorosamente com o polegar e o lado do punho é frequentemente observado em crianças com conjuntivite alérgica. O **som alérgico característico**, semelhante a um cacarejo, é produzido quando a língua é colocada contra o céu da boca, formando uma vedação, e é retirada rapidamente com o objetivo de coçar o palato. A ocorrência de outros sintomas, como febre, obstrução nasal unilateral e secreção nasal purulenta, sugere outros diagnósticos.

O momento de início e a progressão dos sintomas são relevantes. Sintomas nasais recorrentes ou persistentes, quando coincidem com a entrada em uma creche, podem sugerir infecção recorrente em vez de alergia. Quando os pacientes apresentam história de sintomas agudos episódicos, é importante avaliar os cenários em que os sintomas ocorrem, bem como as atividades e as exposições que antecedem imediatamente o seu início. Por exemplo, os sintomas associados a cortar grama sugerem alergia ao pólen de gramíneas ou fungos, enquanto sintomas que ocorrem em casas com animais de estimação sugerem sensibilidade a pelos de animais. As reações reprodutíveis após a ingestão de um alimento específico levantam a possibilidade de alergia alimentar. Quando os sintomas aumentam e diminuem, mas evoluem gradualmente e têm duração mais crônica, deve-se cogitar atentamente a correlação com exposição a um aeroalergênio sazonal.

Os **aeroalergênios**, como pólens e esporos de fungos, são causas importantes de doença alérgica. As concentrações desses alergênios variam sazonalmente no ambiente externo. Correlacionar os sintomas com padrões sazonais de polinização de plantas e árvores geograficamente relevantes, juntamente com informações fornecidas pelas contagens de pólen locais, pode ajudar a identificar o alergênio. Em grande parte dos EUA, as árvores polinizam no início da primavera; as gramíneas, no fim da primavera e início do verão; e as ervas daninhas, no fim do verão até o outono. A presença de esporos de fungos na atmosfera segue um padrão sazonal no norte dos EUA, com a contagem de esporos elevando-se com o início de um clima mais quente, atingindo o pico nos meses do fim do verão, para recuar novamente apenas com a primeira geada durante o inverno. Em regiões mais quentes do sul dos EUA, esporos de fungos e pólens de gramíneas podem causar sintomas de maneira mais constante.

Em vez de sentir os sintomas sazonais, alguns pacientes sofrem sintomas alérgicos durante todo o ano. Nesses pacientes, deve-se considerar a sensibilização aos alergênios perenes, normalmente encontrados em ambientes fechados, tais como ácaros, pelos de animais, baratas e fungos. Certos fungos, tais como os dos gêneros *Aspergillus* e *Penicillium*, são encontrados em ambientes internos, enquanto o gênero *Alternaria* é encontrado tanto em ambientes internos quanto externos. Os alergênios de baratas e roedores costumam ser problemáticos em ambientes urbanos. Os pacientes sensíveis aos alergênios perenes também se tornam frequentemente sensibilizados a alergênios sazonais, apresentando sintomas durante todo o ano, com piora durante as estações de polinização.

A idade do paciente é uma consideração importante na identificação de alergênios potenciais. Os lactentes e as crianças mais novas são sensibilizados primeiro a alergênios que estão continuamente em seu ambiente, como ácaros, pelos de animais e fungos. A sensibilização a alergênios sazonais geralmente leva várias temporadas de exposição para se desenvolver e é, portanto, pouco provável que seja um desencadeante de sintomas nessa faixa etária.

A alergia alimentar é mais comum em lactentes e crianças mais novas, resultando principalmente em sintomas cutâneos, gastrintestinais e, menos frequentemente, respiratórios e cardiovasculares. Os sintomas de reações alimentares de hipersensibilidade imediata ou mediada por imunoglobulina E (IgE) desenvolvem-se dentro de minutos até 2 horas após a ingestão do alimento desencadeante. Os sintomas das alergias alimentares não mediadas por IgE são muitas vezes tardios ou crônicos (ver Capítulo 176).

Dados completos de exames anteriores e tratamentos prévios para doenças alérgicas devem ser revistos, incluindo impacto das mudanças no ambiente (p. ex., casa *versus* escola), resposta aos medicamentos, dietas restritivas, e duração e impacto da imunoterapia específica (se for o caso). A melhora dos sintomas após estratégias para controle de agentes desencadeantes ou após medicação antialérgica fornece evidências adicionais para o diagnóstico de um processo alérgico.

Deve-se realizar um levantamento ambiental completo, com foco nas fontes potenciais de exposição a alergênios e/ou irritantes, especialmente quando sintomas respiratórios (superiores/inferiores) são relatados. É necessário observar o tipo da habitação, se é nova ou antiga, como é aquecida e resfriada, se há uso de umidificadores ou filtros de ar, e qualquer história de danos causados pela água. O sistema de calefação pode levantar ácaros, fungos e alergênios animais. Os efeitos irritantes de fogões a lenha, lareiras e aquecedores a querosene podem provocar sintomas respiratórios. A umidade aumentada ou a má qualidade da água em casa são frequentemente associadas a maior exposição a ácaros e fungos. Os carpetes servem como um reservatório para ácaros, fungos e pelos de animais. É necessário averiguar a quantidade de animais domésticos e seus movimentos pela casa. Deve-se dar atenção especial ao dormitório, onde a criança passa boa parte do tempo. É preciso avaliar o tipo da cama, se é nova ou antiga, se há protetores antiácaro nos travesseiros e colchões, a quantidade de bichos de pelúcia, o tipo de janela e o acesso de animais de estimação ao dormitório. Também é útil obter informações sobre a quantidade de fumantes em casa, o que e onde eles fumam. As atividades que poderiam resultar em exposição a alergênios ou irritantes respiratórios, como vapores de tinta, produtos de limpeza, serragem ou colas, devem ser identificadas. Informações análogas devem ser obtidas em outros ambientes onde a criança passe longos períodos, como a escola ou a casa de um parente.

EXAME FÍSICO

Em pacientes com **asma**, deve-se realizar a *espirometria*. Se for observado **desconforto respiratório**, deve-se optar pela *oximetria de pulso*.

A criança cuja queixa principal seja rinite ou rinoconjuntivite deve ser avaliada quanto à ocorrência de respiração bucal, paroxismos de espirros, fungação/roncos, pigarros e fricção do nariz e dos olhos (que indicam prurido). Os lactentes devem ser observados quanto à obstrução nasal grave o suficiente para interferir na alimentação ou evidenciar sinais de aspiração ou refluxo gastresofágico. É necessário observar a frequência e a natureza da tosse que ocorre durante a consulta, assim como qualquer alteração da tosse ou sibilância relacionada com o decúbito. As crianças com asma devem ser observadas quanto à ocorrência de tosse produtiva ou úmida, taquipneia em repouso, retrações e sibilos audíveis, que podem se agravar com o choro. Os pacientes com dermatite atópica devem ser monitorados em relação a prurido persistente ou repetitivo e grau de envolvimento da pele.

Uma vez que as crianças com asma grave, assim como aquelas que recebem corticosteroides orais de modo crônico ou frequente, podem apresentar supressão do crescimento, sua altura exata deve ser marcada em gráfico em intervalos regulares. Estudos de acompanhamento a longo prazo sugerem que o uso de glicocorticoides inalatórios em crianças pré-púberes está associado a uma pequena diminuição inicial na altura atingida (em torno de 1 cm), que pode resultar em redução na altura adulta. Baixo ganho de peso em uma criança com sintomas respiratórios crônicos deve levantar a suspeita de fibrose cística. As medidas antropométricas também são importantes para monitorar os pacientes com dietas restritivas que foram adotadas por causa de alergia a determinados alimentos ou esofagite eosinofílica. A pressão arterial deve ser aferida para avaliar a hipertensão induzida por esteroides. O paciente com asma aguda pode se apresentar com **pulso paradoxal**, definido por queda na pressão arterial sistólica de mais de 10 mmHg durante a inspiração. A obstrução da via respiratória moderada a grave é indicada por queda de mais de 20 mmHg. Frequência cardíaca aumentada pode ser resultado de uma crise de asma ou da utilização de um β-agonista ou descongestionante. Febre não é causada apenas por alergia e deve levantar a suspeita de um processo infeccioso, que pode exacerbar a asma.

Os pais muitas vezes se preocupam com as alterações de cor azul-acinzentada a roxa nas pálpebras inferiores de seus filhos, que podem ser atribuídas à estase venosa e são chamadas de **olheiras alérgicas** (Figura 167.1). Elas são encontradas em até 60% dos pacientes alérgicos e em quase 40% dos pacientes *sem* doença alérgica. Portanto, olheiras podem sugerir, mas não confirmar doenças alérgicas. Por outro lado, as **pregas de Dennie-Morgan** (linhas de Dennie) são uma característica da dermatite atópica (ver Figura 167.1). São dobras cutâneas infraorbitais proeminentes que se estendem em formato de arco a partir do canto interno, abaixo e paralelamente à margem da pálpebra inferior.

Em pacientes com **conjuntivite alérgica**, o envolvimento dos olhos é tipicamente bilateral. O exame da conjuntiva revela vários graus de lacrimejamento, congestão conjuntival e edema. Em casos graves, é

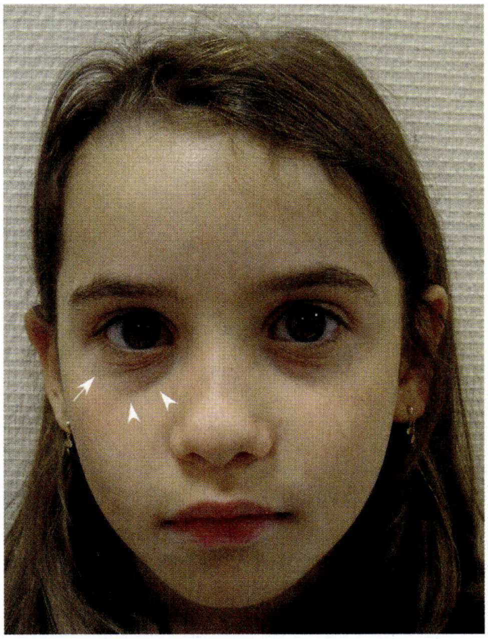

Figura 167.1 Pregas de Dennie-Morgan bilaterais. Diversas rugas lineares sob os cílios inferiores (*seta*) associadas a olheiras alérgicas bilaterais (*cabeças de seta*). (De Blanc S, Bourrier T, Albertini M et al. Dennie-Morgan fold plus dark circles: suspect atopy at first sight. J Pediatr. 2015; 166: 1541.)

possível observar o edema periorbital envolvendo principalmente as pálpebras inferiores ou **quemose** (edema da conjuntiva de aparência gelatinosa). A secreção clássica associada à conjuntivite alérgica é geralmente descrita como "viscosa" ou "pegajosa". Em crianças com conjuntivite vernal, um fenótipo crônico mais grave, o exame da conjuntiva tarsal pode revelar papilas em formato de paralelepípedo (*cobblestoning*). A **ceratocone**, ou protrusão da córnea, pode ocorrer em pacientes com conjuntivite vernal ou dermatite atópica periorbitária como resultado de traumatismo repetido produzido por fricção persistente dos olhos. As crianças tratadas com doses elevadas ou crônicas de corticosteroides têm maior risco de desenvolvimento de catarata subcapsular posterior.

A orelha externa deve ser examinada à procura de alterações eczematosas em pacientes com dermatite atópica, incluindo a área pós-auricular e a base do lóbulo da orelha. Como a otite média com efusão é comum em crianças com rinite alérgica, deve-se realizar otoscopia pneumática para identificar fluido na orelha média e excluir a infecção.

O exame do nariz em pacientes alérgicos pode revelar uma prega nasal. Deve-se avaliar a patência nasal e examinar o nariz à procura de anormalidades estruturais que afetem o fluxo de ar nasal, tais como desvio de septo, hipertrofia de conchas ou pólipos nasais. A diminuição ou ausência de olfato deve aumentar a preocupação com sinusite crônica ou pólipos nasais. Pólipos nasais em crianças devem levantar a suspeita de fibrose cística. A mucosa nasal na rinite alérgica é classicamente descrita como pálida a púrpura em comparação com a mucosa vermelha cor de carne de pacientes com rinite não alérgica. As secreções nasais alérgicas são geralmente finas e claras. Secreções purulentas sugerem outra causa de rinite. Os seios frontal e maxilar devem ser palpados para identificar a sensibilidade à pressão, que pode ser associada à sinusite aguda.

O exame dos lábios pode revelar queilite causada por secura dos lábios por respiração bucal contínua ou pelo ato de lamber os lábios repetidamente na tentativa de repor a umidade e aliviar o desconforto (**dermatite de lábios por saliva**). A hipertrofia de amígdalas palatinas e de adenoide, juntamente com história de ronco intenso, levanta a possibilidade de apneia obstrutiva do sono. A faringe posterior deve ser examinada para avaliar gotejamento pós-nasal e hiperplasia linfoide na parede posterior da faringe (*cobblestoning*).

Os achados no tórax em crianças asmáticas variam significativamente e dependem da duração, da gravidade e da atividade da doença. Em uma criança com asma bem controlada, o tórax deve parecer inteiramente normal ao exame realizado entre as exacerbações da asma. O exame físico da mesma criança durante um episódio agudo de asma pode revelar hiperinsuflação, taquipneia, uso de musculatura acessória (retratações), sibilância e diminuição da troca de ar com tempo expiratório prolongado. A taquicardia pode ser causada pela exacerbação da asma ou ser acompanhada por agitação após o tratamento com β-agonistas. É possível observar diminuição do fluxo de ar ou roncos e sibilos na parte direita do tórax em crianças com obstrução por muco e atelectasia do lobo médio direito. Cianose indica comprometimento respiratório grave. A sibilância unilateral após um episódio de tosse e engasgo em uma criança pequena sem história prévia de doença respiratória sugere **aspiração de corpo estranho**. A sibilância limitada à laringe em associação com o estridor inspiratório pode ser vista em crianças mais velhas e adolescentes com **disfunção de cordas vocais**. O baqueteamento digital raramente é visto em pacientes com asma não complicada e deve levar a uma avaliação mais aprofundada para descartar outras possíveis doenças crônicas, como a fibrose cística.

A pele do paciente alérgico deve ser examinada para a evidência de urticária/angioedema ou dermatite atópica. A **xerose**, ou pele seca, é a anormalidade cutânea mais comum em crianças alérgicas. A **queratose pilar**, frequentemente encontrada nas bochechas e superfícies extensoras dos braços e coxas, é uma condição benigna caracterizada por pápulas na cor da pele ou ligeiramente rosadas, causadas por tampões de queratina localizados nas aberturas dos folículos pilosos. O exame da pele das palmas das mãos e plantas dos pés pode revelar pele espessa e com aumento das pregas (**hiperlinearidade**) em crianças com dermatite atópica moderada a grave.

TESTES DIAGNÓSTICOS

Testes *in vitro*

As doenças alérgicas são frequentemente associadas a números crescentes de eosinófilos que circulam no sangue periférico e invadem os tecidos e secreções de órgãos-alvo. A **eosinofilia**, definida pela contagem de mais de 500 eosinófilos/$\mu\ell$ no sangue periférico, é a anormalidade hematológica mais comum de pacientes alérgicos. Os aumentos sazonais no número de eosinófilos circulantes podem ser observados em pacientes sensibilizados após a exposição a alergênios, como pólens de árvores, de gramíneas e de ervas daninhas. A quantidade de eosinófilos circulantes pode ser suprimida por certas infecções e por corticosteroides sistêmicos. Em determinadas condições patológicas, como reações a medicamentos, pneumonias eosinofílicas e esofagite eosinofílica, pode haver números significativamente aumentados de eosinófilos no órgão-alvo na ausência de eosinofilia no sangue periférico. Observa-se quantidade elevada de eosinófilos em uma ampla variedade de doenças não alérgicas; as contagens de eosinófilos acima de 1.500 sem etiologia identificável devem sugerir uma das duas síndromes hipereosinofílicas (Tabela 167.1) (ver Capítulo 155).

As secreções nasais e brônquicas podem ser examinadas quanto à presença de eosinófilos, tipicamente encontrados no escarro de pacientes asmáticos. Aumento no número de eosinófilos em um esfregaço de mucosa nasal com coloração de Hansel é um indicador mais sensível de alergias nasais do que a eosinofilia no sangue periférico, e pode auxiliar a distinguir a rinite alérgica de outras causas de rinite. Um valor elevado de IgE é frequentemente encontrado no soro de pacientes alérgicos porque a IgE é o anticorpo primariamente associado às reações de hipersensibilidade imediata. Os valores de IgE são medidos em unidades internacionais (UI), e 1 UI corresponde a 2,4 ng de IgE. A IgE materna (ao contrário da IgG) não atravessa a placenta. Os níveis séricos de IgE sobem gradualmente ao longo dos primeiros anos de vida, atingindo o pico na adolescência, e diminuem de maneira constante a partir daí. Fatores adicionais como influências genéticas, etnia, sexo, certas doenças e exposição à fumaça de cigarro e alergênios também afetam os níveis séricos de IgE. A IgE total pode aumentar 2 a 4 vezes durante e imediatamente após a estação polínica, e então diminuir gradualmente até a próxima temporada. A comparação dos níveis totais de IgE entre os pacientes com doenças alérgicas revela que aqueles com dermatite atópica tendem a ter níveis mais altos, enquanto os pacientes com asma alérgica têm geralmente níveis mais elevados do que aqueles com rinite alérgica. Embora os níveis de IgE total sejam, em média, mais elevados em populações de pacientes alérgicos do que nas populações semelhantes sem doença alérgica, a sobreposição dos níveis é tal, que o valor diagnóstico do nível de IgE total é baixo. Aproximadamente metade dos pacientes com doença alérgica apresenta níveis baixos de IgE total. Entretanto, a dosagem de IgE total é indicada quando há suspeita diagnóstica de **aspergilose broncopulmonar alérgica**, uma vez que a concentração sérica total de IgE > 1.000 ng/mℓ é um critério para o diagnóstico dessa doença (ver Capítulo 264.1). A IgE sérica total também pode estar elevada em várias doenças não alérgicas (Tabela 167.2) (ver Capítulo 152).

A presença de IgE específica para um alergênio em particular pode ser documentada *in vivo* por testes cutâneos ou *in vitro* pela dosagem de níveis de **IgE específica para alergênio (sIgE)** no soro (Tabela 167.3). O primeiro exame para documentar a presença de sIgE foi chamado de teste radioalergosorvente (RAST, na sigla em inglês) porque utilizava um anticorpo anti-IgE marcado por radioisótopos. O RAST foi substituído por uma melhor geração de imunoensaios enzimáticos automatizados de sIgE. Esses ensaios usam suportes de fase sólida aos quais os alergênios de um extrato de alergênio individual estão ligados. Uma pequena quantidade de soro do paciente é incubada com o suporte revestido com alergênio. Tal suporte ligado à IgE específica do paciente é então incubado com a anti-IgE humana conjugada à enzima. A incubação desse complexo sIgE e anti-IgE humana com um substrato fluorescente da enzima conjugada resulta na geração de fluorescência, que é proporcional à quantidade de sIgE na amostra de soro. A quantidade de sIgE é calculada por inserção em uma curva de calibração padrão e apresentada em unidades de massa arbitrárias (quilo-UI de anticorpo específico para o alergênio por unidade de volume de amostra [kU_A/l]).

Tabela 167.1 Diagnósticos diferenciais de eosinofilia infantil.

FISIOLÓGICOS Prematuridade Lactentes em hiperalimentação Hereditariedade **INFECCIOSOS** Parasitas (helmintos invasores de tecido, por exemplo, triquinose, estrongiloidíase, pneumocistose, filariose, cisticercose, larva *migrans* cutânea e visceral, equinococose) Bactérias (brucelose, tularemia, doença da arranhadura do gato, *Chlamydia*) Fungos (histoplasmose, blastomicose, coccidioidomicose, aspergilose broncopulmonar alérgica) Micobactérias (tuberculose, hanseníase) Vírus (HIV-1, HTLV-1, hepatite A, hepatite B, hepatite C, vírus Epstein-Barr) **PULMONARES** Alergia (rinite, asma) Granulomatose eosinofílica com poliangiite (síndrome de Churg-Strauss) Síndrome de Löeffler Pneumonite de hipersensibilidade Pneumonia eosinofílica (crônica, aguda) Eosinofilia pulmonar intersticial **DERMATOLÓGICOS** Dermatite atópica Pênfigo Dermatite herpetiforme Foliculite pustulosa eosinofílica infantil Fasciite eosinofílica (síndrome de Schulman) Celulite eosinofílica (síndrome de Wells) Doença de Kimura (hiperplasia angiolinfoide com eosinofilia)	**HEMATOLÓGICOS/ONCOLÓGICOS** Neoplasia (pulmonar, gastrintestinal, uterina) Leucemia/linfoma Mielofibrose Síndrome hipereosinofílica mieloproliferativa (positiva para FIP1 L1-PDGFRA) Síndrome hipereosinofílica linfática Mastocitose sistêmica **IMUNOLÓGICOS** Imunodeficiências de células T Síndrome de hiper-IgE (síndrome de Jó) Síndrome de Wiskott-Aldrich Doença do enxerto contra hospedeiro Hipersensibilidade medicamentosa Pós-irradiação Pós-esplenectomia **ENDÓCRINOS** Doença de Addison Hipopituitarismo **CARDIOVASCULARES** Doença de Löeffler (endocardite fibroplástica) Cardiopatia congênita Vasculite por hipersensibilidade Miocardite eosinofílica **GASTRINTESTINAIS** Proctocolite benigna Doença inflamatória intestinal Doenças gastrintestinais eosinofílicas

FIP1 L1-PDGFRA, receptor α de fator de crescimento derivado de plaqueta-1 semelhante a FIP1.

Tabela 167.2 Doenças não alérgicas associadas ao aumento das concentrações séricas de imunoglobulina E (IgE).

INFESTAÇÕES PARASITÁRIAS	**IMUNODEFICIÊNCIA**
Ascaridíase	Síndrome de hiper-IgE autossômica dominante (mutações de *STAT3*)
Capilaríase	Síndrome de hiper-IgE autossômica recessiva (mutações de *DOCK8*, *TYK2*)
Equinococose	Deficiência de IgA seletiva
Fasciolíase	Síndrome de Nezelof (imunodeficiência celular de imunoglobulinas)
Filariose	Hipoplasia tímica (anomalia de DiGeorge)
Ancilóstomo	Síndrome de Wiskott-Aldrich
Oncocercose	
Malária	**DOENÇAS NEOPLÁSICAS**
Paragonimíase	Doença de Hodgkin
Esquistossomose	Mieloma de IgE
Estrongiloidíase	Carcinoma brônquico
Triquinose	
Larva *migrans* visceral	**OUTRAS DOENÇAS E DISTÚRBIOS**
	Alopecia areata
INFECÇÕES	Transplante de medula óssea
Aspergilose broncopulmonar alérgica	Queimaduras
Candidíase sistêmica	Fibrose cística
Coccidioidomicose	Dermatite acral crônica
Mononucleose por citomegalovírus	Eritema nodoso, infecção estreptocócica
Infecções pelo HIV tipo 1	Síndrome de Guillain-Barré
Mononucleose infecciosa (vírus Epstein-Barr)	Doença de Kawasaki
Hanseníase	Doença hepática
Coqueluche	Relacionada à medicação
Infecções respiratórias virais	Nefrite intersticial induzida por medicamentos
	Síndrome nefrótica
	Pênfigo bolhoso
	Poliarterite nodosa infantil
	Hemossiderose pulmonar primária
	Artrite idiopática juvenil

Tabela 167.3 Determinação da imunoglobulina E (IgE) específica ao alergênio por testes cutâneos *versus* testes *in vitro*.

VARIÁVEL	TESTE CUTÂNEO*	ENSAIO DE SIGE
Risco de reação alérgica	Sim (especialmente ID)	Não
Sensibilidade relativa	Alta	Alta
Afetado por anti-histamínicos	Sim	Não
Afetado por corticosteroides	Em geral não	Não
Afetado por dermatite extensa ou dermografismo	Sim	Não
Seleção ampla de antígenos	Menor	Sim
Resultados imediatos	Sim	Não
Custo elevado	Não	Sim
Labilidade de alergênios	Sim	Não
Resultados evidentes para o paciente	Sim	Não

*Teste cutâneo pode ser teste de puntura ou injeção intradérmica (ID).

Os resultados de laboratório podem especificar classes, contagens ou unidades, mas a quantificação de resultados em kU_A/l é mais útil. Os três sistemas comerciais de detecção aprovados pela Food and Drug Administration dos EUA apresentam excelentes características de desempenho, mas os sistemas individuais não medem os anticorpos sIgE com eficiência comparável e, portanto, não são intercambiáveis. O **teste de componentes** refere-se a exames diagnósticos que dosam a sIgE para as proteínas específicas que compõem os alergênios (p. ex., *Ara h* 2 do amendoim, *Bet v* 1 do pólen de bétula), em vez de uma mistura dos alergênios extraídos da fonte. O teste de sIgE para componentes de alergênios pode ter maior valor diagnóstico por permitir a diferenciação de respostas imunes que são direcionadas para proteínas alergênicas clinicamente relevantes.

Testes *in vivo*

O **teste cutâneo com alergênios** é o principal procedimento *in vivo* para o diagnóstico da doença alérgica. Os mastócitos com anticorpos sIgE ligados a receptores de alta afinidade na sua superfície residem na pele de pacientes alérgicos. A introdução de quantidades pequenas de um alergênio na pele do paciente sensibilizado resulta em ligação cruzada de anticorpos IgE na superfície dos mastócitos, disparando assim a ativação de mastócitos locais. Uma vez ativados, esses mastócitos liberam uma variedade de mediadores pré-formados e neoformados que atuam sobre os tecidos circundantes. A **histamina** é o principal mediador responsável pelas **reações de pápula e eritema** imediatas observadas em testes cutâneos. Ao se examinar o local com resultado de teste cutâneo positivo, observa-se uma pápula pruriginosa cercada por eritema. O início da reação é rápido, atingindo o pico em 10 a 20 minutos e, geralmente, resolvendo-se nos 30 minutos seguintes.

O **teste cutâneo** é realizado pela **técnica de puntura/punção**. Com essa técnica, uma pequena gota de alergênio é aplicada na superfície da pele, e uma pequena quantidade é introduzida na epiderme por uma leve puntura ou perfuração de sua camada externa através da gota de extrato com uma pequena agulha ou outro dispositivo. Quando o resultado do **teste de puntura da pele** (SPT, na sigla em inglês) é negativo, mas a história é sugestiva, pode-se realizar o teste cutâneo seletivo (para vacinas, venenos, medicamentos e aeroalergênios) utilizando a **técnica intradérmica**. Essa técnica envolve o uso de uma agulha de calibre 26 para injetar 0,01 a 0,02 mℓ de um extrato de alergênio diluído 1.000 a 10 vezes na derme do braço. Os testes cutâneos intradérmicos *não são recomendados para uso com alergênios alimentares* por causa do risco de desencadear anafilaxia. As reações irritativas em vez de alérgicas podem ocorrer com o teste cutâneo intradérmico se concentrações mais elevadas de extratos forem utilizadas. Embora o teste de puntura da pele seja menos sensível que o teste cutâneo intradérmico, os resultados de testes SPT positivos tendem a se correlacionar melhor com os sintomas clínicos.

O número de testes cutâneos realizados deve ser individualizado, com os alergênios sugeridos pela anamnese. Controles positivo e negativo, usando histamina e solução salina, respectivamente, são realizados em cada conjunto de testes cutâneos. O controle negativo é necessário para avaliar **dermografismo**, em que as reações são causadas apenas pela aplicação de pressão na pele muito sensível. O controle positivo é necessário para estabelecer a existência de uma resposta cutânea à histamina. Medicamentos com propriedades anti-histamínicas além de agentes adrenérgicos, tais como efedrina e epinefrina, suprimem as respostas dos testes cutâneos e devem ser evitados por intervalos apropriados (aproximadamente 5 meias-vidas) antes do teste cutâneo. Cursos prolongados de corticosteroides sistêmicos podem suprimir a reatividade cutânea, diminuindo o número de mastócitos teciduais, assim como a sua capacidade de liberar mediadores.

A detecção da sIgE, seja por testes sorológicos ou cutâneos, indica um estado de sensibilização (*i. e.*, atopia ou tendência ao desenvolvimento de doença alérgica), mas não corresponde a um diagnóstico de alergia clinicamente relevante. *Muitas crianças com testes positivos não apresentam sintomas clínicos durante a exposição ao alergênio.* Resultados de teste cada vez mais fortes (resultados de sIgE séricos maiores ou tamanhos de pápulas de SPT maiores) geralmente se correlacionam com probabilidade crescente de reatividade clínica (mas não de gravidade). Nem o teste sorológico nem o teste cutâneo para alergia são preditivos da gravidade da reação ou do limiar de reatividade, e esses testes serão negativos quando a alergia não for mediada por IgE, como na síndrome de enterocolite induzida por proteína alimentar. As limitações dessas modalidades de teste ressaltam a necessidade de uma história clínica detalhada que pode orientar a seleção e a interpretação dos resultados dos testes. Grandes painéis de testes de triagem realizados indiscriminadamente podem fornecer informações enganosas e não são recomendados.

Tanto o teste de sIgE sérica quanto o SPT são sensíveis e têm propriedades diagnósticas semelhantes. Os benefícios dos imunoensaios sorológicos são que os resultados de desempenho não são afetados pela ocorrência da doença cutânea (p. ex., dermatite atópica ativa) ou pelo uso de medicação (p. ex., anti-histamínicos). As vantagens dos testes cutâneos são que eles fornecem resultados rápidos para o paciente e sua família durante a visita clínica, não necessitam de punção venosa e são menos dispendiosos.

Sob certas circunstâncias, o **teste de provocação** é realizado para analisar a associação entre a exposição ao alergênio e o desenvolvimento de sintomas. O teste de provocação brônquica mais frequentemente realizado na prática clínica é o da **metacolina**, que causa potente broncoconstrição em asmáticos, mas não em vias respiratórias normais. Ele é realizado para documentar a existência e o grau de hiper-reatividade brônquica em um paciente com suspeita de asma. Depois que os valores de espirometria de linha de base são obtidos, concentrações crescentes de metacolina são inaladas por nebulização até que ocorra uma queda da função pulmonar, especificamente uma diminuição de 20% em FEV_1 (volume expiratório forçado no 1º segundo de expiração forçada), ou o paciente seja capaz de tolerar a inalação de uma concentração definida de metacolina, em geral 25 mg/mℓ.

A **provocação alimentar** oral serve para definir se determinado alimento provoca sintomas ou se um alimento suspeito pode ser adicionado à dieta. As provocações alimentares são realizadas quando a história e os resultados dos testes cutâneos e dos imunoensaios para sIgE não conseguem esclarecer o diagnóstico de uma alergia. Essas provocações podem ser realizadas de modo aberto, simples-cego, duplo-cego ou duplo-cego controlado por placebo, e envolvem a ingestão de quantidades gradualmente crescentes do alimento suspeito em intervalos definidos até que o paciente apresente uma reação ou tolere uma porção normal do alimento abertamente. Embora a provocação alimentar duplo-cega controlada com placebo seja atualmente o teste padrão-ouro para o diagnóstico de alergia alimentar, ela costuma ser realizada apenas em estudos de pesquisa devido ao tempo e à natureza de trabalho intensivo desse método. Em virtude do potencial para reações alérgicas significativas, essas provocações alimentares orais devem ser realizadas apenas em uma unidade devidamente equipada e com pessoal experiente na realização do procedimento e no tratamento de anafilaxia, incluindo a reanimação cardiopulmonar.

A **endoscopia** digestiva alta é necessária para confirmar o diagnóstico de esofagite eosinofílica. Uma ou mais amostras de biopsia da parte proximal e distal do esôfago devem mostrar inflamação predominantemente eosinofílica. Com poucas exceções, considera-se que 15 eosinófilos/campo de alta potência (valor de pico) sejam o limite mínimo para o diagnóstico.

A bibliografia está disponível no GEN-io.

Capítulo 168

Rinite Alérgica

Henry Milgrom e Scott H. Sicherer

A rinite alérgica (RA) é uma doença crônica muito comum que pode afetar de 20 a 30% das crianças. A RA é uma desordem inflamatória da mucosa nasal caracterizada por congestão nasal, rinorreia e prurido, com frequência acompanhados por espirros e inflamação da conjuntiva. Foi reconhecida como uma doença respiratória crônica importante das crianças devido a sua alta prevalência, efeitos negativos sobre a qualidade de vida, desempenho escolar e comorbidades. Crianças com RA comumente apresentam conjuntivite, sinusite, otite média, otite serosa, hipertrofia de tonsilas e adenoides e eczema relacionados. A RA da infância está associada a um risco 3 vezes maior de desenvolver asma em idade mais avançada. Nos últimos 50 anos foi observado um aumento na RA em todo o mundo, com algumas pesquisas de sintomas reportando taxas de incidência que se aproximam de 40%. A hereditariedade das condições alérgicas atesta fatores genéticos, mas o aumento de casos está relacionado com alterações no ambiente, na dieta e no microbioma. Os sintomas podem aparecer na lactância; com o diagnóstico geralmente sendo estabelecido por volta dos 6 anos de idade. A prevalência tem um pico no fim da infância.

São fatores de risco histórico familiar de atopia e IgE sérica superior a 100 UI/mℓ antes dos 6 anos. Exposições a alergênios no início da vida e/ou a sua ausência têm uma profunda influência sobre o desenvolvimento do fenótipo alérgico. O risco aumenta em crianças cujas mães fumam muito, mesmo antes do parto e sobretudo antes de os bebês alcançarem um ano, e aqueles com forte exposição a alergênios domiciliares. O início da infância é um período crítico pois é quando a criança geneticamente suscetível está em maior risco de sensibilização. O parto por cesariana está associado a RA e atopia em crianças com história parental de asma ou alergias. Esta associação pode ser explicada pela falta de exposição à microbiota materna através da flora fecal/vaginal durante o parto.

Crianças entre 2 e 3 anos que apresentam elevados níveis de IgE antibarata e antirrato estão em risco mais elevado de sibilância, RA e dermatite atópica. A ocorrência de três ou mais episódios de rinorreia durante o primeiro ano de vida está associada ao diagnóstico de RA aos 7 anos de idade. Favoravelmente, a exposição a cães, gatos e endotoxina no início da infância protege contra o desenvolvimento de atopia. A amamentação materna prolongada traz benefícios, mesmo que ela não seja exclusiva. Há também uma diminuição do risco de asma, RA e sensibilização atópica com a introdução precoce de trigo, centeio, aveia, cevada, peixe e ovos. No entanto, a diversidade reduzida da microbiota intestinal durante a infância está associada ao aumento do risco de doença alérgica em idade escolar.

ETIOLOGIA E CLASSIFICAÇÃO

Os dois fatores necessários para a expressão de RA são a sensibilidade a um alergênio e a presença do alergênio no ambiente. A classificação de RA como **sazonal** ou **perene** está dando lugar às denominações **intermitente** e **persistente**. Os dois conjuntos de termos são baseados em suposições diferentes, mas alergênios inalantes são a principal causa de todas as formas de RA, independentemente da terminologia. A RA também pode ser classificada como **intermitente leve**, **intermitente moderada a grave**, **persistente leve** e **persistente moderada a grave** (Figura 168.1). Os sintomas da RA intermitente ocorrem em menos de 4 dias por semana ou durante menos de 4 semanas consecutivas. Na RA persistente, os sintomas ocorrem em mais de 4 dias por semana e/ou durante mais de 4 semanas consecutivas. Os sintomas são considerados leves quando eles não causam grandes problemas, o sono é normal, não há prejuízo nas atividades diárias e não há incapacidade no trabalho ou na escola. Sintomas graves resultam em distúrbios do sono e prejuízo nas atividades diárias e no desempenho escolar.

Em zonas de clima temperado, o pólen do ar responsável pela exacerbação da RA intermitente aparece em fases distintas: as árvores polinizam na primavera, as gramíneas no início do verão e as ervas daninhas no final do verão. Nesse clima específico, os esporos de fungos persistem ao ar livre somente no verão, mas em climas quentes, eles persistem durante todo o ano. Os sintomas da RA intermitente normalmente cessam com o aparecimento de geadas. O conhecimento sobre tempo de ocorrência do sintoma, os padrões regionais de polinização e da esporulação de fungos, e a IgE específica ao alergênio (**sIgE**) do paciente são necessários para reconhecer a causa da RA intermitente. A RA persistente é frequentemente associada aos alergênios de interiores: ácaros da poeira, descamações da pele de animais, ratos e baratas. Nos EUA há um grande número de pessoas alérgicas a gatos e cachorros. Os alergênios de saliva e secreções sebáceas podem permanecer em suspensão no ar por um tempo prolongado. O principal e onipresente alergênio de gato, o *Fel d* 1, pode ser levado na roupa de donos de gatos para ambientes "sem gatos" tais como escolas e hospitais.

PATOGÊNESE

A exposição de um hospedeiro atópico a um alergênio leva à produção de IgE, que está fortemente associada ao eczema durante toda a infância e com a asma e rinite após os 4 anos. As reações clínicas observadas na reexposição ao alergênio foram designadas como respostas alérgicas de *fase precoce* e de *fase tardia*. A ligação de moléculas de IgE na superfície dos mastócitos pelo alergênio inicia a resposta alérgica de fase precoce, que é caracterizada pela degranulação de mastócitos e pela libertação de mediadores inflamatórios pré-formados e mediadores inflamatórios neoformados incluindo histamina, prostaglandina 2 e os cisteinil-leucotrienos. A resposta alérgica de fase tardia aparece de 4 a 8 horas após a exposição ao alergênio. As células inflamatórias, incluindo basófilos, eosinófilos, neutrófilos, mastócitos e células mononucleares, infiltram a mucosa nasal. Os eosinófilos liberam mediadores pró-inflamatórios, incluindo os cisteinil leucotrienos, proteínas catiônicas, peroxidase de eosinófilos e proteína básica principal, e servem como uma fonte de interleucina 3 (IL-3), IL-5,

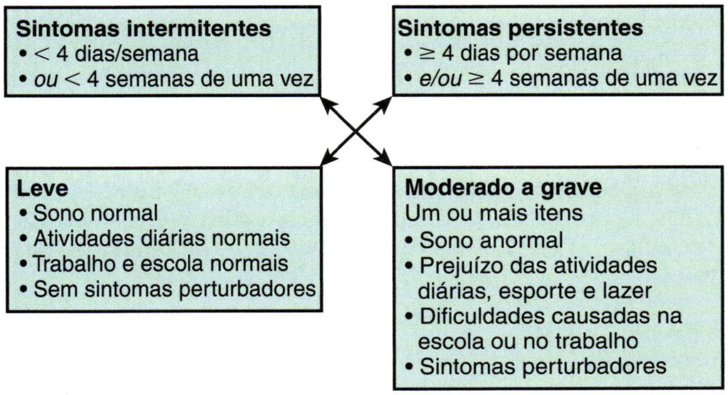

Figura 168.1 Classificação de ARIA para a rinite alérgica. Cada caixa ainda pode ser subclassificada em sazonal ou perene com base no momento dos sintomas ou quando os fatores alergênicos causais e terapêuticos são considerados. Por exemplo, um paciente do Reino Unido com alergia ao pólen de gramíneas poderia ter rinite sazonal persistente moderada a grave em junho e julho e pode ser elegível para receber imunoterapia com alergênio específico. ARIA, Rinite Alérgica global e seu impacto na asma. (De Scadding GK, Durham SR, Mirakian R et al. BASCI guidelines for the management of allergic and non-allergic rhinitis. Clin Exp Allergy, 2008; 38:19-42.)

fator de estimulação de colônias de granulócitos, macrófagos e IL-13. A introdução intranasal repetida de alergênios provoca sensibilização – uma resposta mais rápida do organismo mesmo quando a provocação é menor. Ao longo de uma estação de alergia ocorre um grande aumento da quantidade de mastócitos na região submucosa. Acreditava-se que estas células tinham um papel na resposta alérgica apenas na fase inicial, no entanto, elas possuem uma função importante na manutenção da cronicidade da doença alérgica.

MANIFESTAÇÕES CLÍNICAS

Os sintomas de RA podem ser ignorados ou erroneamente confundidos com uma infecção respiratória. Crianças mais velhas conseguem assoar o nariz, mas crianças mais novas tendem a fungar e resfolegar. O prurido nasal ocasiona caretas, manipulação e torção do nariz que podem resultar em epistaxe. As crianças com RA com frequência fazem a **saudação alérgica**, uma fricção para cima do nariz com a mão aberta ou o dedo indicador estendido. Esta manobra alivia a coceira e brevemente desbloqueia a via respiratória nasal. Ela também dá origem à **prega nasal**, uma prega cutânea horizontal sobre a ponte do nariz. O diagnóstico de RA é baseado nos sintomas e na ausência de infecções do trato respiratório superior e anormalidades estruturais. As queixas típicas incluem congestão nasal intermitente, prurido, espirros, rinorreia clara e irritação conjuntival. Uma maior exposição ao alergênio responsável tende a aumentar os sintomas. Alguns pacientes podem perder o olfato e o paladar. Alguns têm cefaleia, sibilância e tosse. Pré-escolares com sibilância e rinite crônicas apresentam sibilância mais grave comparados a crianças sem rinite. A congestão nasal com frequência é mais grave à noite, o que pode induzir a respiração bucal e ao ronco, interferir no sono e provocar irritabilidade.

Os achados no exame físico incluem anormalidades do desenvolvimento facial, má oclusão dentária, a **abertura alérgica** (ou respiração contínua com a boca aberta), lábios rachados, **olheiras alérgicas** (círculos escuros sob os olhos, ver Figura 167.1) e a prega nasal transversal. O edema da conjuntiva, prurido, lacrimejamento e hiperemia são achados frequentes. Um exame nasal realizado com uma fonte de luz e um espéculo pode revelar secreções nasais claras; membranas mucosas edemaciadas, de consistência borrachosa e azuladas com pouco ou nenhum eritema; e conchas edemaciadas que podem bloquear a via respiratória nasal. Pode ser necessário utilizar um descongestionante tópico para a realização de um exame satisfatório. Secreções nasais purulentas espessas indicam a presença de infecção.

DIAGNÓSTICO DIFERENCIAL

Para uma melhor avaliação da RA faz-se necessária a coleta de uma história completa, que inclua detalhes do ambiente do paciente, da dieta e história familiar de condições alérgicas (p. ex., eczema, asma, RA), exame físico e avaliação laboratorial. A história e os resultados laboratoriais fornecem pistas para os fatores causais. Sintomas como espirros, rinorreia, prurido nasal e congestão, mais os achados laboratoriais de IgE elevada, anticorpos de sIgE e os resultados positivos do teste cutâneo para alergia caracterizam a RA. A RA intermitente difere da RA persistente pela história e por resultados de testes cutâneos. **As rinites não alérgicas** dão origem a sintomas esporádicos; suas causas são frequentemente desconhecidas. A rinite inflamatória não alérgica com eosinófilos parece com a RA na apresentação e resposta ao tratamento, mas não ocorre o aumento de anticorpos IgE. **A rinite vasomotora** é caracterizada pela capacidade de resposta excessiva da mucosa nasal aos estímulos físicos. Outras condições não alérgicas, tais como rinite infecciosa, problemas estruturais (p. ex., pólipos nasais, desvio de septo), rinite medicamentosa (causada por uso excessivo de vasoconstritores tópicos); rinite hormonal associada à gravidez ou hipotireoidismo, neoplasias, vasculites e distúrbios granulomatosos podem ser confundidos com a RA (Tabela 168.1 e Figura 168.2). Os riscos profissionais para rinite incluem a exposição a alergênios (poeira de grãos, insetos, látex, enzimas) e irritantes (pó de madeira, tintas, solventes, fumaça, ar frio).

COMPLICAÇÕES

A RA é associada a complicações e comorbidades. Quando a RA é subtratada diminui a qualidade de vida, agrava a asma e aumenta sua progressão. Crianças com RA podem se sentir frustradas em relação a

Tabela 168.1 Causas da rinite.

RINITE ALÉRGICA
Sazonal
Perene
Perene com exacerbações sazonais
RINITE NÃO ALÉRGICA
Fatores Estruturais/Mecânicos
Desvio de septo/anomalias da parede do septo
Cornetos hipertróficos
Hipertrofia de adenoide
Corpos estranhos
Tumores nasais
Benignos
Malignos
Atresia de coanas
Fatores Infecciosos
Infecções agudas
Fatores Infecções crônicas
Fatores Inflamatórios/Imunológicos
Granulomatose com poliangiite
Sarcoidose
Granuloma de linha média
Lúpus eritematoso sistêmico
Síndrome de Sjögren
Polipose nasal
Fatores Fisiológicos
Síndrome da discinesia ciliar
Rinite atrófica
Induzida por hormônio
Hipotireoidismo
Gravidez
Contraceptivos orais
Ciclo menstrual
Exercício
Atrófica
Induzida por medicamentos
Rinite medicamentosa
Contraceptivos orais
Terapia anti-hipertensiva
Ácido acetilsalicílico
Medicamentos anti-inflamatórios não esteroidais
Induzida por reflexo
Rinite gustatória
Induzida por produtos químicos ou irritantes
Reflexos posturais
Ciclo nasal
Fatores ambientais
Odores
Temperatura
Clima/pressão barométrica
Ocupacional
RINITE NÃO ALÉRGICA COM SÍNDROME DE EOSINOFILIA
RINITE NÃO ALÉRGICA PERENE (RINITE VASOMOTORA)
FATORES EMOCIONAIS

De Skoner DP. Allergic rhinitis: definition, epidemiology, pathophysiology, detection, and diagnosis. *J Allergy Clin Immunol*, 2001; 108(1 Suppl);108:S2-S8 (fonte original).

sua aparência. A conjuntivite alérgica, caracterizada por prurido, vermelhidão e inchaço da conjuntiva, é relatada em pelo menos 20% da população e em ≥ 70% dos pacientes com RA, sendo mais frequente em crianças mais velhas e jovens adultos. As duas condições compartilham mecanismos fisiopatológicos e características epidemiológicas (ver Capítulo 172). A sinusite crônica é uma complicação comum da RA, algumas vezes associada a infecção purulenta, mas a maioria dos pacientes tem culturas negativas para bactérias apesar do espessamento marcante da mucosa e opacificação dos seios. O processo inflamatório é caracterizado por eosinofilia acentuada.

Os alergênios, possivelmente fungos, são os agentes estimulantes. A **tríade de asma**, sinusite com polipose nasal e sensibilidade ao ácido acetilsalicílico, em geral, responde mal ao tratamento. Pacientes que sofrem sucessivas cirurgias endoscópicas obtêm benefícios decrescentes a cada procedimento.

A rinite que coexiste com a asma pode ser pouco ou completamente subestimada. Aproximadamente 78% dos pacientes com asma têm RA e 38% dos pacientes com RA têm asma. O agravamento da RA coincide com a exacerbação de asma e o tratamento da inflamação nasal reduz o broncospasmo e as visitas a setores de emergência relacionadas com asma e com hospitalizações. O gotejamento pós-nasal associado a RA geralmente provoca tosse persistente ou recorrente. A obstrução da tuba auditiva e líquido na orelha média são complicações frequentes. A inflamação alérgica crônica provoca a hipertrofia de adenoides e tonsilas que podem estar associadas a obstrução tubária, efusão serosa, otite média e apneia obstrutiva do sono. A RA está ligada ao ronco em crianças. A associação entre rinite e alterações do sono e subsequente fadiga diurna é bem documentada e pode exigir intervenção multidisciplinar.

O *Pediatric Rhinoconjunctivitis Quality of Life Questionnaire* (PRQLQ) é adequado para crianças de 6 a 12 anos e o *Adolescent Rhinoconjunctivitis Quality of Life Questionnaire* (ARQLQ) é apropriado para pacientes de 12 a 17 anos. Crianças com rinite têm ansiedade e problemas físicos, sociais e emocionais que afetam a aprendizagem e a capacidade de se integrar com os colegas. O transtorno contribui para o surgimento de cefaleias e fadiga, prejudica as atividades diárias e interfere no sono. Há evidência de prejuízo da função cognitiva e da aprendizagem que podem ser exacerbados pelos efeitos adversos dos medicamentos sedativos. Há uma estimativa de que a RA cause 824.000 dias de escola perdidos e 4.230.000 dias de declínio das atividades que geram qualidade de vida. Os pacientes com RA relatam um comprometimento das atividades de vida diária semelhante ao dos pacientes com asma moderada a grave. Alguns (mas não muitos) pacientes melhoram durante sua adolescência, apenas para desenvolver sintomas novamente quando adultos jovens. Em geral, os sintomas diminuem na 5ª década de vida.

ACHADOS LABORATORIAIS

Testes epicutâneos são o melhor método para a detecção da sIgE com um valor preditivo positivo (VPP) de 48,7% para o diagnóstico epidemiológico de RA. Os testes cutâneos são baratos e sensíveis, e os riscos e o desconforto são mínimos. As respostas aos alergênios respiratórios sazonais são raras antes de duas estações de exposição e as crianças com menos de 1 ano de idade raramente apresentam respostas positivas de teste cutâneo para esses alergênios. Para evitar resultados falso-negativos, o montelucaste deve ser suspenso por um dia, a maioria das preparações de anti-histamínicos sedativos por 3 a 4 dias e os anti-histamínicos não sedativos por 5 a 7 dias. Imunoensaios séricos de sIgE fornecem uma alternativa adequada (VPP de 43,5%) para pacientes com dermografismo ou dermatite extensa, aqueles que tomam medicamentos que interferem com a degranulação dos mastócitos, naqueles em alto risco de anafilaxia e alguns que não conseguem cooperar com o procedimento. A presença de eosinófilos no esfregaço nasal indica um diagnóstico de RA e a presença dos neutrófilos sugerem o diagnóstico de rinite infecciosa. A eosinofilia e as medidas das concentrações de IgE sérica total possuem sensibilidade relativamente baixa.

TRATAMENTO

O tratamento baseado em diretrizes mostrou melhorar o controle da doença. O artigo **Rinite Alérgica Global e seu Impacto na Asma (ARIA)** fornece uma abordagem baseada em evidências para o tratamento e inclui medidas de qualidade de vida úteis para a análise dos sintomas e a avaliação da resposta à terapia. A prevenção eficaz e segura e o alívio dos sintomas são os objetivos atuais de tratamento. *As medidas específicas para limitar a exposição a alergênios interiores podem reduzir o risco de sensibilização e os sintomas da doença respiratória alérgica.* A impermeabilização do colchão do paciente, do travesseiro e cobertas com envoltórios antialérgicos reduz a exposição ao alergênio de ácaros. A roupa de

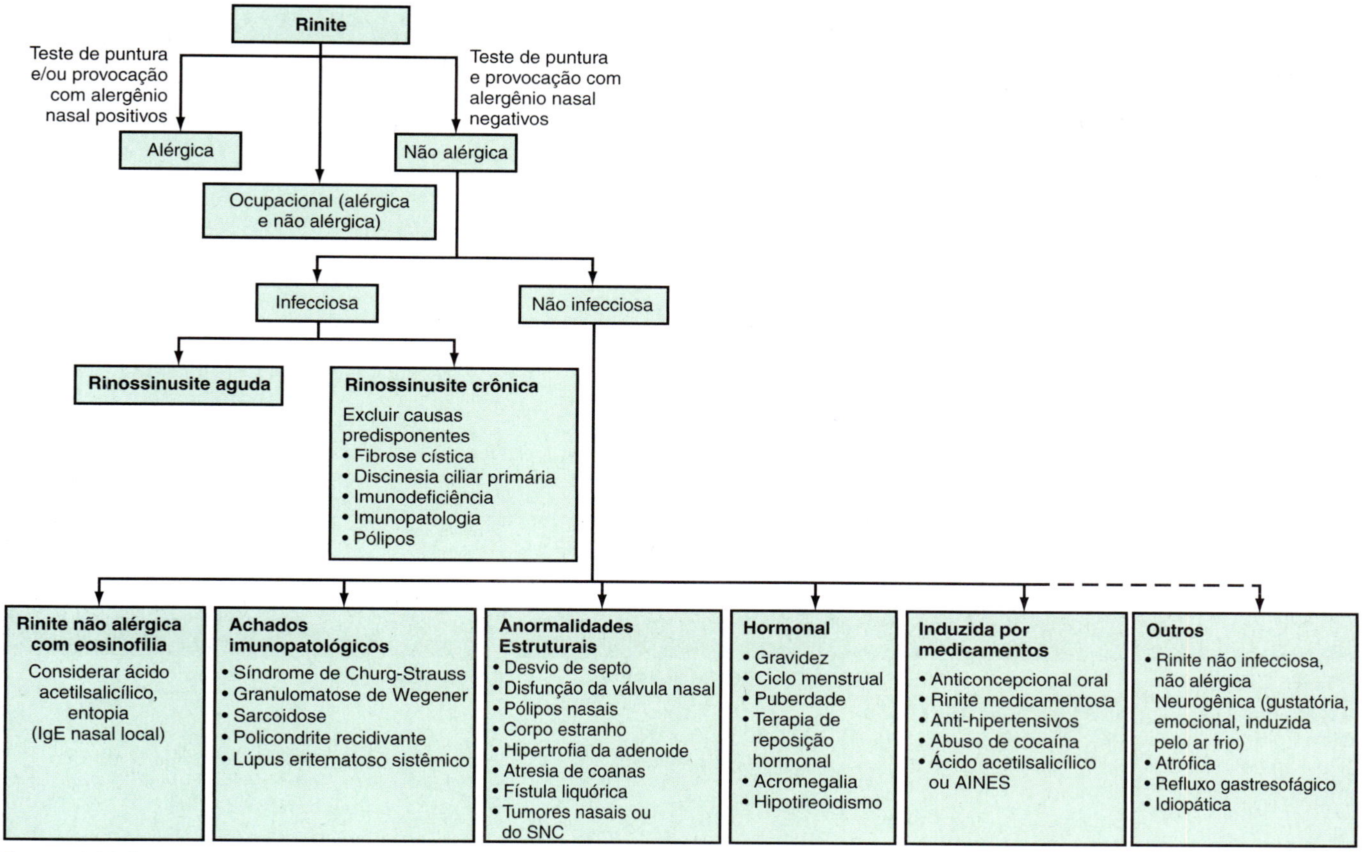

Figura 168.2 Algoritmo diagnóstico para rinite. A provocação com alergênio nasal é um procedimento de pesquisa e não é realizado rotineiramente. SNC, sistema nervoso central; AINES, medicamento anti-inflamatório não esteroide. (De Greiner AN, Hellings PW, Rotiroti G, Scadding GK. Allergic rhinitis. Lancet. 2011; 378:2112–2120.)

cama e as cobertas devem ser lavadas toda semana em água quente (> 54,4°C). A única medida eficaz para evitar alergênios animais em casa é a remoção do animal de estimação. A prevenção de pólen e fungos em ambiente externo pode ser feita permanecendo em um ambiente controlado. O ar-condicionado permite manter as janelas e as portas fechadas, reduzindo a exposição ao pólen. Filtros de ar particulado de alta eficiência (HEPA) reduzem as contagens de esporos de fungos no ar.

Os anti-histamínicos orais ajudam a reduzir os espirros, a rinorreia e os sintomas oculares. Administrados corretamente de acordo com a necessidade, os anti-histamínicos proporcionam tratamento aceitável para a doença intermitente leve. Os anti-histamínicos foram classificados como de **primeira geração** (relativamente sedativos) ou de **segunda geração** (relativamente não sedativos). Os anti-histamínicos normalmente são administrados por via oral, mas também estão disponíveis para uso tópico oftálmico e intranasal. Tanto os anti-histamínicos de primeira quanto os de segunda geração estão disponíveis como medicamentos sem prescrição. *Os anti-histamínicos de segunda geração são preferidos porque eles causam menos sedação.* As preparações que contêm **pseudoefedrina** em sua composição, tipicamente em combinação com outros agentes, são utilizadas para o alívio da congestão e pressão nasal e sinusal e outros sintomas tais como rinorreia, espirros, lacrimejamento, prurido ocular, prurido oronasofaríngeo e tosse. A pseudoefedrina está disponível sem prescrição (geralmente em combinação fixa com outros agentes tais como anti-histamínicos de primeira geração: bronfeniramina, clorfeniramina, triprolidina; anti-histamínicos de segunda geração: desloratadina, fexofenadina, loratadina; antipiréticos: paracetamol, ibuprofeno; antitussígenos: guaifenesina, dextrometorfano; anticolinérgico: metescopolamina). A pseudoefedrina é um vasoconstritor oral suspeito de causar irritabilidade e insônia e estar associado a mortalidade infantil. Como as crianças mais novas (2 a 3 anos) estão em risco aumentado de superdosagem e toxicidade, alguns fabricantes de preparações orais sem prescrição para tosse e resfriado voluntariamente revisaram a rotulagem do produto para alertar contra o uso de preparações que contêm pseudoefedrina em crianças menores de 4 anos. A pseudoefedrina é utilizada erroneamente como um material fonte para a síntese de metanfetamina e metcatinona. As Tabelas 168.2 a 168.4 fornecem exemplos de prescrição, não prescrição e agentes orais combinados, respectivamente, para o tratamento da RA.

O ***spray* nasal** antincolinérgico brometo de ipratrópio é eficaz para o tratamento da rinorreia serosa (Tabela 168.5). Descongestionantes intranasais (oximetazolina e fenilefrina) devem ser usados por até 5 dias e não devem ser repetidos mais de uma vez por mês para evitar o aparecimento de congestionamento nasal de rebote. O cromoglicato dissódico (medicamento disponível sem prescrição médica) é eficaz, mas requer administração frequente, a cada 4 horas. Os agentes modificadores de leucotrienos têm um efeito modesto sobre a rinorreia e a obstrução nasal (ver Capítulo 169 para indicações adicionais e efeitos colaterais). A irrigação nasal com solução salina é uma boa opção adjuvante com todos os outros tratamentos da RA. Pacientes com sintomas graves e mais persistentes necessitam de corticosteroides intranasais, o tratamento mais eficaz para a RA, que também pode ser benéfico para a conjuntivite alérgica concomitante (Tabela 168.6). Estes agentes reduzem os sintomas da RA com inflamação eosinofílica, mas não os de rinite associada a neutrófilos ou que não apresentam inflamação. Beclometasona, triancinolona e flunisolida são absorvidas a partir do trato gastrintestinal, bem como a partir do trato respiratório; budesonida, fluticasona, mometasona e ciclesonida oferecem maior atividade tópica com menor exposição sistêmica. Pacientes mais graves podem se beneficiar do tratamento simultâneo com anti-histamínicos orais e corticosteroides intranasais.

Tabela 168.2 Tratamentos orais de rinite alérgica (por prescrição médica, exemplos).

GENÉRICO/MARCA	APRESENTAÇÃO	FORMULAÇÕES	DOSAGEM
ANTI-HISTAMÍNICOS DE SEGUNDA GERAÇÃO			
Desloratadina			
Clarinex Reditabs®*	2,5 mg, 5 mg	Comprimido que se desintegra na boca	Crianças de 6 a 11 meses de idade: 1 mg 1 vez/dia Crianças de 12 meses a 5 anos: 1,25 mg 1 vez/dia
Clarinex Tablets®	5 mg	Comprimidos	Crianças de 6 a 11 anos: 2,5 mg 1 vez/dia
Clarinex Syrup®	0,5 mg/mℓ	Xarope	Adultos e adolescentes a partir de 12 anos: 5 mg 1 vez/dia
Dicloridrato de levocetirizina			
Xyzal Oral Solution®	0,5 mg/mℓ	Solução	6 meses a 5 anos: máximo 1,25 mg 1 vez/dia após o meio-dia 6 a 11 anos: máximo 2,5 mg 1 vez/dia após o meio-dia
ANTAGONISTA DE LEUCOTRIENO			
Montelucaste			
Singulair®	10 mg	Comprimidos	6 meses a 5 anos: 4 mg/dia
Singulair Chewables®*	4 mg, 5 mg	Comprimidos mastigáveis	6 a 14 anos: 5 mg/dia
Singulair Oral Granules®	4 mg/embalagem	Grânulos orais	> 14 anos: 10 mg/dia

*Contém fenilalanina. Recomendações de dosagem obtidas em parte de Engorn B, Flerlage J, para o Johns Hopkins Hospital: *The Harriet Lane Handbook*, ed 20, Philadelphia, 2015, Elsevier/Saunders.

Tabela 168.3 Tratamentos orais de rinite alérgica (sem prescrição médica, exemplos).

GENÉRICO/MARCA	APRESENTAÇÃO	FORMULAÇÕES	DOSAGEM
ANTAGONISTAS DE H_1 DE PRIMEIRA GERAÇÃO			
Maleato de clorfeniramina			
Chlor-Trimeton® VL (venda livre)	4 mg	Comprimidos	2 a 5 anos: 1 mg a cada 4 a 6 h (máx 6 mg/dia) 6 a 11 anos: 2 mg a cada 4 a 6 h (máx 12 mg/dia)
Chlor-Trimeton Syrup® VL	2 mg/5 mℓ	Xarope	> 12 anos: 4 mg a cada 4 a 6 h (máx 24 mg/dia)
ANTAGONISTAS DE H_1 DE SEGUNDA GERAÇÃO			
Cetirizina			
Children's Zyrtec Allergy Syrup® VL	1 mg/mℓ	Xarope	6 a 12 meses: 2,5 mg 1 vez/dia
Children's Zyrtec Chewable® VL	5 mg, 10 mg	Comprimidos mastigáveis	12 a 23 meses: inicial: 2,5 mg 1 vez/dia; a dosagem pode ser aumentada para 2,5 mg 2 vezes/dia
Zyrtec tablets® VL	5 mg, 10 mg	Comprimidos	2 a 5 anos 2,5 mg/dia; pode ser aumentada para um máx de 5 mg/dia administrada ou como dose única diária ou dividida em 2 doses
Zyrtec Liquid Gels® VL	10 mg	Cápsulas líquidas	A partir de 6 anos: 5 a 10 mg/dia como uma dose única diária ou dividida em duas doses
Levocetirizina Xyzal®	5 mg 0,5 mg/mℓ	Comprimido Solução oral	2 a 5 anos: 1,25 mg 1 vez/dia à noite 6 a 11 anos: 2,5 mg VO 1 vez/dia à noite A partir de 12 anos: 5 mg VO 1 vez/dia à noite
Desloratadina Clarinex®	0,5 mg/mℓ	Solução oral	6 a 11 meses: 2 mℓ 1 vez/dia 12 meses a 5 anos: 2,5 mℓ 1 vez/dia 6 a 11 anos: 5 mℓ 1 vez/dia
Desloratadina Clarinex®	5 mg	Comprimido	12 anos a adultos: 5 mg 1 vez/dia
Cloridrato de fexofenadina VL	30 mg, 60 mg, 180 mg	Comprimido	6 a 11 anos: 30 mg 2 vezes/dia 12 anos a adultos: 60 mg 2 vezes/dia; 180 mg 1 vez/dia
Children's Claritin® VL	5 mg/5 mℓ	Xarope	2 a 5 anos: 5 mg 1 vez/dia 6 anos a adultos: 10 mg 1 vez/dia
Children's Allegra VL ODT®*	30 mg	Comprimidos que se desintegram oralmente	6 a 11 anos: 30 mg 2 vezes/dia
Children's Allegra Oral Suspension® VL	30 mg/5 mℓ	Suspensão	> 2 a 11 anos: 30 mg a cada 12 h
Allegra® VL	Comprimidos 30, 60, 180 mg	Comprimido	> 12 anos a adultos: 60 mg a cada 12 h; 180 mg 1 vez/dia
Loratadina			
Alavert VL ODT®*	10 mg	Comprimidos que se desintegram oralmente	2 a 5 anos: 5 mg 1 vez/dia.
	10 mg 10 mg 5 mg 1 mg/mℓ	Comprimidos Cápsulas líquidas Comprimidos mastigáveis Xarope	> 6 anos: 10 mg 1 vez/dia ou 5 mg 2 vezes/dia.

*Contém fenilalanina. Recomendações de dosagem obtidas em parte de Engorn B, Flerlage J, para o Johns Hopkins Hospital: *The Harriet Lane Handbook*, ed 20. Philadelphia, 2015 Elsevier/Saunders.

Tabela 168.4 Combinação de anti-histamínico + simpatomimético (exemplos).

GENÉRICO	APRESENTAÇÃO	FORMULAÇÕES	DOSAGEM
Maleato de clorfeniramina Cloridrato de fenilefrina Sudafed Sinus & Allergy®	4 mg 10 mg	Comprimidos	> 12 anos: 1 comprimido a cada 4 h não exceder 6 comprimidos por dia
Cetirizina + pseudoefedrina Zyrtec-D 12 hour®	5 mg de cetirizina + 120 mg de pseudoefedrina	Comprimido de liberação prolongada	Maiores de 12 anos: 1 comprimido a cada 12 h

Recomendações de dosagem obtidas em parte de Engorn B, Flerlage J, para o Johns Hopkins Hospital: *The Harriet Lane Handbook*, ed 20. Philadelphia, 2015 Elsevier/Saunders.

Tabela 168.5 *Sprays* intranasais variados.

MEDICAMENTO	INDICAÇÕES (I), MECANISMOS DE AÇÃO (M) E DOSAGEM	COMENTÁRIOS, CUIDADOS, EVENTOS ADVERSOS E MONITORAMENTO
Brometo de ipratrópio: Atrovent nasal *spray*® (0,06%)	*I*: Alívio sintomático de rinorreia *M*: Anticolinérgico Resfriados (alívio sintomático de rinorreia) 5 a 12 anos: 2 *sprays* em cada narina 3 vezes/dia A partir de 12 anos e adultos: 2 *sprays* em cada narina 3 vezes/dia-4 vezes/dia	O aerossol de inalação Atrovent® é contraindicado em pacientes com hipersensibilidade à lecitina de soja A segurança e a eficácia de uso além de 4 dias em pacientes com resfriado comum não foram estabelecidas *Efeitos adversos*: Epistaxe, secura nasal, náuseas
Azelastina: Astelin®	*I*: Tratamento de rinorreia, espirro e prurido nasal *M*: Antagonismo de receptor de histamina H_1 6 a 12 anos: 1 *spray* 2 vezes/dia A partir de 12 anos de idade: 1 a 2 *sprays* 2 vezes/dia	Pode causar tonturas *Efeitos adversos*: Cefaleia, sonolência, gosto amargo
Cromoglicato dissódico NasalCrom®	*I*: RA *M*: Inibição de degranulação de mastócito > 2 anos de idade: 1 *spray* 3 a 4 vezes/dia; máximo 6 vezes/dia	Não efetivo imediatamente; requer administração frequente
Oximetazolina: Afrin Nostrilla®	*I*: Alívio sintomático de congestão da mucosa nasal *M*: Agonista adrenérgico, agente vasoconstritor Solução a 0,05%: instilar 2 a 3 *sprays* em cada narina 2 vezes/dia; a terapia não deve exceder 3 dias	A dosagem excessiva pode causar depressão profunda do sistema nervoso central (SNC) O uso além de 3 dias pode resultar em congestão nasal grave de rebote Não repetir mais do que uma vez ao mês Usar com cuidado em pacientes com hipertireoidismo, cardiopatia, hipertensão ou diabetes *Efeitos adversos*: Hipertensão, palpitações, bradicardia reflexa, nervosismo, tontura, insônia, cefaleia, depressão do SNC, convulsões, alucinações, náuseas, vômito, midríase, elevação de pressão intraocular, borramento visual
Fenilefrina: Neo-Synephrine®	*I*: Alívio sintomático de congestão da mucosa nasal *M*: Agente adrenérgico, vasoconstritor 2 a 6 anos: 1 gota a cada 2 a 4 h de solução a 0,125% conforme necessário. *Nota:* A terapia não deve exceder 3 dias contínuos 6 a 12 anos: 1 a 2 *sprays* ou 1 a 2 gotas a cada 4 h de solução a 0,25% conforme necessário. *Nota:* A terapia não deve exceder 3 dias contínuos A partir de 12 anos: 1 a 2 *sprays* ou 1 a 2 gotas a cada 4 h de solução a 0,25% a 0,5% conforme necessário; solução a 1% pode ser usada em adultos com congestão nasal extrema. *Nota:* A terapia não deve exceder 3 dias contínuos	O uso além de 3 dias pode resultar em congestão nasal de rebote grave Não repetir mais de uma vez ao mês As soluções de 0,16 e 0,125% não estão disponíveis comercialmente *Efeitos adversos:* Bradicardia reflexa, excitabilidade, cefaleia, ansiedade, tontura

A imunoterapia específica para o alergênio é um tratamento bem definido para a doença alérgica mediada por IgE. Ela pode ser administrada por via subcutânea ou sublingual. A **imunoterapia sublingual** (SLIT) tem sido utilizada com sucesso na Europa e na América do Sul e foi aprovada pela Food and Drug Administration dos EUA. A **imunoterapia para alergia** (AIT) é um tratamento eficaz para a RA e a conjuntivite alérgica. Além de reduzir os sintomas, a imunoterapia alérgica pode mudar o curso da doença e aumentar a tolerância imunológica específica para o alergênio. A imunoterapia deverá ser considerada para crianças cujos sintomas alérgicos mediados por IgE não podem ser adequadamente controlados, seja pela falta de monitoramento do ambiente ou pela ineficácia do uso de certasmedicações, especialmente na presença de comorbidades. A imunoterapia para RA previne o aparecimento da asma. Além disso, o progresso na caracterização molecular de alergênios levanta a possibilidade de vacinas para a imunoterapia com alergênios em um futuro próximo. O omalizumabe (anticorpo anti-IgE) é eficaz contra a asma de difícil controle e é provável que tenha um efeito benéfico na RA coexistente.

Normalmente, o tratamento de RA com anti-histamínicos orais e corticosteroides nasais proporciona alívio suficiente para a maioria dos pacientes que possuem **conjuntivite alérgica** coexistente. Se ele falhar, podem ser feitas terapias adicionais direcionadas principalmente para conjuntivite alérgica (Capítulo 172). Os corticosteroides intranasais têm alguma importância para o tratamento dos sintomas oculares, mas os corticosteroides oftálmicos continuam sendo os agentes farmacológicos mais potentes para a alergia ocular, embora tragam o risco de efeitos adversos, tais como atraso na cicatrização de feridas, infecção secundária, elevação da pressão intraocular e formação de catarata. Os corticosteroides oftálmicos são adequados apenas para o tratamento de conjuntivite alérgica quando esta não responde aos medicamentos discutidos anteriormente. A boa prática exige o acompanhamento de um oftalmologista.

Tabela 168.6 Corticosteroides Inalados Intranasais.

MEDICAMENTO	INDICAÇÕES (I), MECANISMOS DE AÇÃO (M) E DOSAGEM	COMENTÁRIOS, CUIDADOS, EVENTOS ADVERSOS E MONITORAMENTO
Beclometasona: VL (venda livre) Beconase AQ® (42 μg/*spray*) Qnasl® (80 μg/*spray*) VL	*I*: RA *M*: Anti-inflamatório, modulador imunológico 6 a 12 anos: 1 *spray* em cada narina 2 vezes/dia; pode aumentar se necessário para 2 *sprays* em cada narina 2 vezes/dia A partir de 12 anos: 1 ou 2 *sprays* em cada narina 2 vezes/dia	Agitar o frasco antes de usar; assoar o nariz; ocluir 1 narina, administrar a dose na outra narina *Efeitos adversos*: Queimação e irritação da mucosa nasal, epistaxe Monitorar o crescimento
Flunisolida VL	6 a 14 anos: 1 *spray* em cada narina 3 vezes/dia ou 2 *sprays* em cada narina 2 vezes/dia; não exceder 4 *sprays*/dia em cada narina A partir de 15 anos: 2 *sprays* em cada narina 2 vezes/dia (manhã e noite); pode aumentar para 2 *sprays* 3 vezes/dia; dose máxima: 8 *sprays*/dia em cada narina (400 μg/dia)	Agitar o frasco antes de usar; assoar o nariz; ocluir uma narina, administrar a dose na outra narina *Efeitos adversos*: queimação e irritação da mucosa nasal, epistaxe Monitorar o crescimento
Triancinolona Nasacort AQ® (55 μg/*spray*) VL Propionato de fluticasona (disponível como preparação genérica): VL Flonase® (50 μg/*spray*) VL	*I*: RA *M*: Anti-inflamatório, modulador imunológico 2 a 6 anos: 1 *spray* em cada narina 1 vez/dia 6 a 12 anos: 1 a 2 *sprays* em cada narina 1 vez/dia A partir de 12 anos: 2 *sprays* em cada narina 1 vez/dia *I*: RA *M*: Anti-inflamatório, modulador imunológico A partir de 4 anos: 1 a 2 *sprays* em cada narina 1 vez/dia	Agitar o frasco antes de usar; assoar o nariz; ocluir uma narina, administrar a dose na outra narina *Efeitos adversos*: Queimação e irritação da mucosa nasal, epistaxe Monitorar o crescimento Agitar o frasco antes de usar; assoar o nariz; ocluir uma narina, administrar a dose na outra narina O ritonavir aumenta significativamente as concentrações séricas de fluticasona e pode resultar em efeitos de corticosteroides sistêmicos Usar fluticasona com cuidado em doentes tratados com cetoconazol ou outros inibidores potentes da isoenzima 3A4 do citocromo P450 *Efeitos adversos:* Queimação e irritação da mucosa nasal, epistaxe Monitorar o crescimento
Furoato de fluticasona: Veramyst® (27,5 μg/*spray*)	2 a 12 anos: Dose inicial: 1 *spray* (27,5 μg/*spray*) em cada narina 1 vez/dia (55 μg/dia) Pacientes que não apresentam resposta adequada podem usar 2 *sprays* em cada narina 1 vez/dia (110 μg/dia) Uma vez que os sintomas estejam controlados, a dosagem pode ser reduzida para 55 μg 1 vez/dia A dosagem diária total não deve ultrapassar 2 *sprays* em cada narina (110 μg/dia) A partir de 12 anos e adolescentes: Dose inicial: 2 *sprays* (27,5 μg/*spray*) em cada narina 1 vez/dia (110 μg/dia) Uma vez que os sintomas estejam controlados, a dosagem pode ser reduzida para 1 *spray* por narina 1 vez/dia (55 μg/dia) A dosagem diária total não deve exceder 2 *sprays* em cada narina (110 μg)/dia	
Mometasona: Nasonex® (50 μg/*spray*)	*I*: RA *M*: Anti-inflamatório, modulador imunológico 2 a 12 anos: 1 *spray* em cada narina 1 vez/dia A partir de 12 anos: 2 *sprays* em cada narina 1 vez/dia (dose máxima)	A mometasona e os seus metabólitos principais são indetectáveis no plasma após a administração nasal de doses recomendadas O tratamento preventivo da RA sazonal deve começar de 2 a 4 semanas antes da temporada de pólen Agitar o frasco antes de usar; assoar o nariz; ocluir uma narina, administrar a dose na outra narina *Efeitos adversos*: Queimação e irritação da mucosa nasal, epistaxe Monitorar o crescimento
Budesonida: VL Rhinocort Aqua® (32 μg/*spray*) VL	*I*: RA *M*: Anti-inflamatório, modulador imunológico 6 a 12 anos: 2 *sprays* em cada narina 1 vez/dia A partir de 12 anos: até 4 *sprays* em cada narina 1 vez/dia (dose máxima)	Agitar o frasco antes de usar; assoar o nariz; ocluir uma narina, administrar a dose na outra narina *Efeitos adversos*: Queimação e irritação da mucosa nasal, epistaxe Monitorar o crescimento

(*continua*)

Tabela 168.6 Corticosteroides Inalados Intranasais. *(continuação)*

MEDICAMENTO	INDICAÇÕES (I), MECANISMOS DE AÇÃO (M) E DOSAGEM	COMENTÁRIOS, CUIDADOS, EVENTOS ADVERSOS E MONITORAMENTO
Ciclesonida: Omnaris® Zetonna® (50 μg/*spray*)	*I*: RA *M*: Anti-inflamatório, modulador imunológico 2 a 12 anos: 1 a 2 *sprays* em cada narina 1 vez/dia A partir de 12 anos: 2 *sprays* em cada narina 1 vez/dia	Antes da primeira utilização, agitar suavemente, em seguida, preparar a bomba acionando 8 vezes Se o produto não for utilizado durante 4 dias consecutivos, agitar suavemente e preparar novamente com um *spray* ou até que uma névoa fina apareça
Azelastina/fluticasona (137 μg de azelastina/50 μg de fluticasona) Dymista®	A partir de 12 anos: 1 *spray* em cada narina 2 vezes/dia	Agitar o frasco com cuidado antes de usar. Assoar o nariz para limpar as narinas. Manter a cabeça inclinada para baixo quando utilizar o *spray*. Inserir a ponta do aplicador de 0,64 a 1,25 centímetro na narina, mantendo a garrafa em pé, e fechar a outra narina. Inspirar pelo nariz. Enquanto inspira, pressionar a bomba para liberar o *spray*

*N.R.T.: As apresentações comerciais citadas nas Tabelas 143.2 a 143.6 se referem a produtos disponíveis nos EUA. Apresentações comerciais brasileiras devem ser consultadas em literatura específica.

PROGNÓSTICO

A terapia com anti-histamínicos não sedativos e corticosteroides tópicos, quando utilizada de maneira apropriada, melhora as avaliações de qualidade de vida relacionadas com a saúde dos pacientes com rinite alérgica. As taxas de remissão relatadas entre crianças são de 10 a 23%. A farmacoterapia que atingirá exclusivamente as células e as citocinas envolvidas na inflamação e irá tratar a alergia como um processo sistêmico já está no horizonte, e um direcionamento mais seletivo de medicamentos com base no desenvolvimento de biomarcadores específicos e caracterização genética poderá ser realizado em breve.

A bibliografia está disponível no GEN-io.

Capítulo 169
Asma na Infância

Andrew H. Liu, Joseph D. Spahn e Scott H. Sicherer

A **asma** é uma doença inflamatória crônica das vias respiratórias pulmonares que resulta em obstrução episódica ao fluxo de ar. Essa inflamação crônica aumenta a reatividade das vias respiratórias, **hiper-responsividade das vias respiratórias (AHR; sigla do inglês *airways hyperresponsiveness*)**, a exposições provocativas comuns. O manejo da asma tem por objetivo reduzir a inflamação das vias respiratórias pela minimização das exposições ambientais pró-inflamatórias, administração de fármacos anti-inflamatórios de controle diário e monitoramento das comorbidades que podem piorar a asma. Em geral, a redução da inflamação leva a um controle melhor da asma, com menos exacerbações e menor necessidade de medicamentos para alívio rápido da doença. Ainda assim, exacerbações podem ocorrer. A intervenção precoce com corticosteroides sistêmicos reduz bastante a gravidade desses episódios. Os avanços no manejo da asma, sobretudo na farmacoterapia, permitem a todos os acometidos por essa condição, exceto as crianças com a forma difícil de controlar, ter uma vida normal.

ETIOLOGIA

Embora ainda não haja definição sobre a causa da asma na infância, uma combinação de exposições ambientais e suscetibilidades biológicas e genéticas inerentes tem sido relacionada com a doença (Figura 169.1). No hospedeiro suscetível, respostas imunes a exposições comuns das vias respiratórias (p. ex., vírus respiratórios, alergênios, fumaça de cigarro e poluentes do ar) podem estimular a inflamação patogênica prolongada e o reparo aberrante dos tecidos respiratórios danificados (Figura 169.2). Desenvolvem-se disfunção pulmonar (AHR e fluxo de ar reduzido) e remodelação das vias respiratórias. Esses processos patogênicos no pulmão em crescimento durante o início da vida afetam de maneira prejudicial o crescimento e a diferenciação das vias respiratórias, ocasionando-lhes alterações na maturidade. Uma vez que a asma tenha se desenvolvido, as exposições inflamatórias contínuas parecem piorá-la, levando à persistência da doença e ao risco aumentado de exacerbações graves.

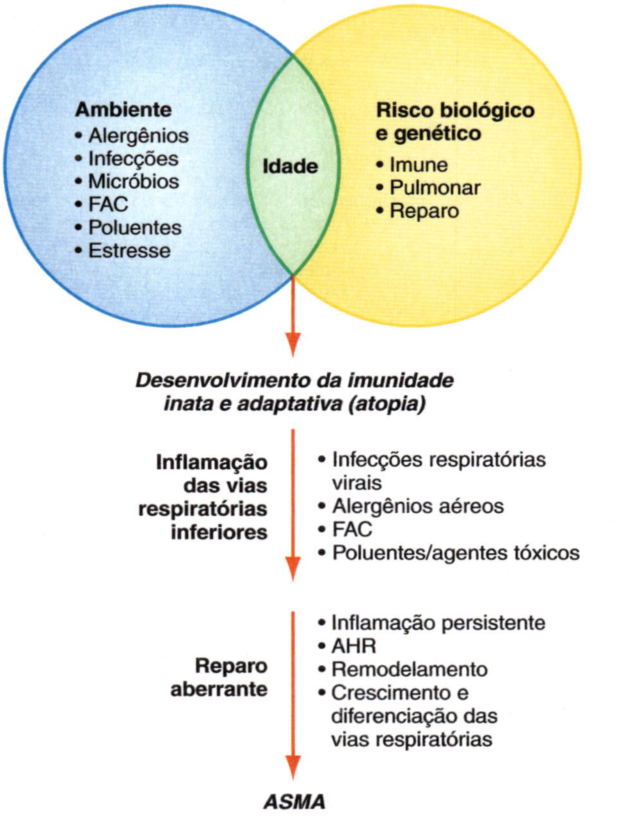

Figura 169.1 Etiologia e patogenia da asma. Uma combinação de fatores ambientais e genéticos no início da vida determina como o sistema imunológico se desenvolve e responde a exposições ambientais onipresentes. Micróbios respiratórios, alergênios inalados e poluentes que podem causar inflamação nas vias respiratórias inferiores direcionam o processo patológico para os pulmões. Respostas imunológicas e de reparo aberrantes à lesão das vias respiratórias são a base da doença persistente. AHR, hiper-responsividade das vias respiratórias; FAC, fumaça ambiental de cigarro.

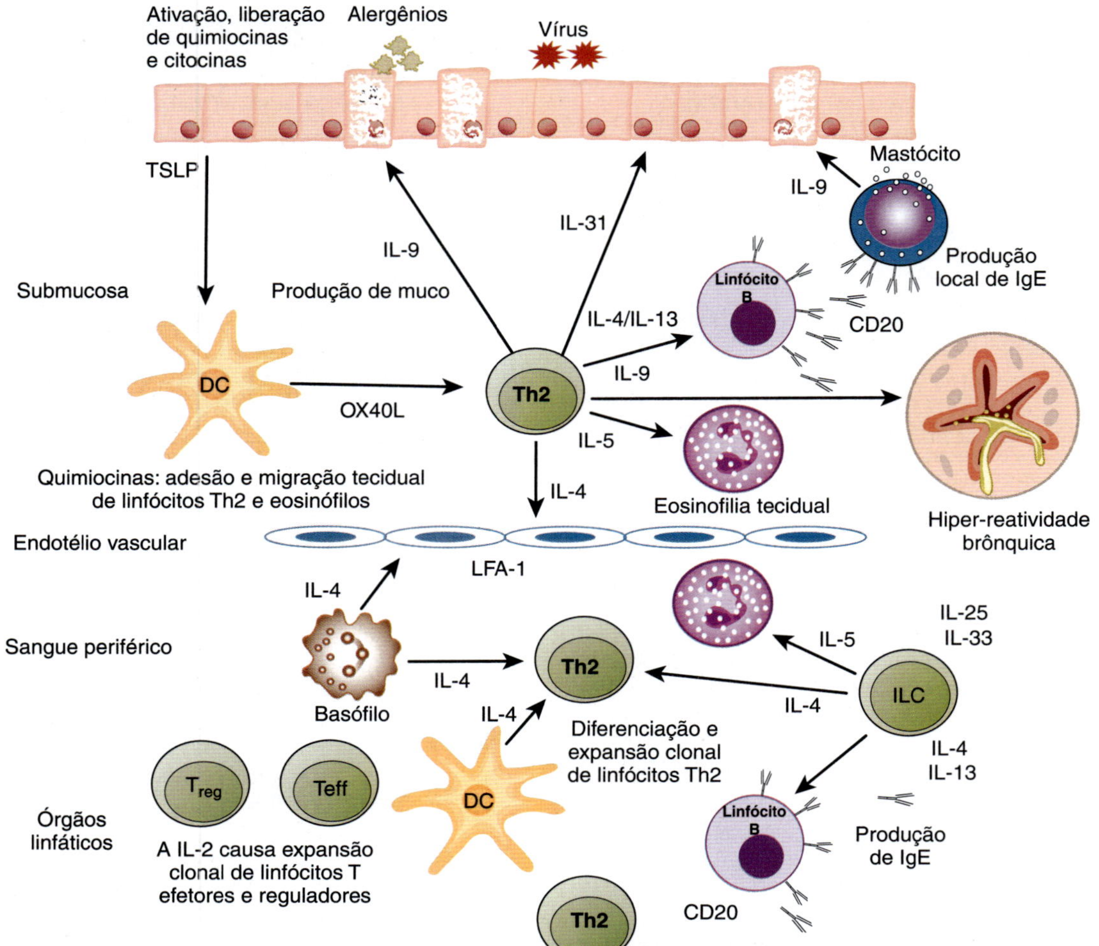

Figura 169.2 **Inflamação asmática (fase efetora).** A ativação das células epiteliais com produção de citocinas e quimiocinas pró-inflamatórias induz a inflamação e contribui para uma resposta de linfócitos Th2 com TNF-α, IL-13, TSLP, IL-25, IL-31 e IL-33. A migração de células inflamatórias para os tecidos asmáticos é regulada por quimiocinas. A migração de Th2 e eosinófilos é induzida por eotaxina, MDC e TARC. Observa-se apoptose e perda de células epiteliais, mediadas principalmente por IFN-γ e TNF-α. A resposta adaptativa Th2 inclui a produção de IL-4, IL-5, IL-9 e IL-13. As células linfoides inatas, sobretudo ILC2, também secretam IL-5 e IL-13. A eosinofilia tecidual é regulada por IL-5, IL-25 e IL-33. A produção local e sistêmica de IgE é observada na mucosa brônquica. A IgE faz ligação cruzada com o receptor FcεRI na superfície de mastócitos e basófilos e a degranulação deles é realizada por meio de provocação ao alergênio. IL, interleucina; IFN-γ, interferona gama; ILC2, célula linfoide inata do tipo 2; Ig, imunoglobulina; MDC, quimiocina derivada de monócitos; TARCC, quimiocina regulada por ativação; TLSP, linfopoietina estromal tímica (do inglês, *Thymic Stromal Lymphopoietin*); Th2, linfócitos T auxiliares (*helper*) do tipo 2; TNF-α, fator de necrose tumoral alfa. (De Leung DYM, Szefler SJ, Bonilla FA et al., editors: Pediatric allergy principles and practice. 3rd ed. Philadelphia: Elsevier; 2016, p. 260.)

Genética

Até o momento, há mais de 100 *loci* genéticos associados à asma, embora relativamente poucos tenham sido correlacionados, de forma consistente, à doença em diferentes coortes de estudo. Os *loci* compatíveis incluem variantes genéticas que fundamentam a suscetibilidade a exposições comuns, como vírus respiratórios e poluentes do ar.

Ambiental

Episódios recorrentes de sibilância na primeira infância estão associados a vírus respiratórios comuns, sobretudo rinovírus, sincicial respiratório (VRS), influenza, adenovírus, parainfluenza e metapneumovírus humano. Essa associação sugere que as características do hospedeiro atacando a sua defesa imunológica, a inflamação e a extensão da lesão das vias respiratórias por patógenos virais onipresentes estão na base da suscetibilidade à sibilância recorrente nos lactentes. Outras exposições das vias respiratórias também podem exacerbar a inflamação em curso, aumentar a gravidade da doença e provocar a persistência da asma. Exposições a alergênios domésticos em indivíduos sensibilizados podem iniciar a inflamação dessas vias e a hipersensibilidade a outros agentes irritantes e estão de modo causal ligados a gravidade, exacerbações e persistência da doença. Portanto, eliminar o(s) alergênio(s) agressor(es) pode solucionar os sintomas da asma e, às vezes, curá-la. Fumaça ambiental de cigarro (FAC) e poluentes comuns do ar podem agravar a inflamação das vias respiratórias e aumentar a gravidade da asma. Ar frio e seco, hiperventilação provenientes de atividade física e odores fortes podem desencadear broncoconstrição. Embora muitas exposições desencadeantes e agravantes de asma sejam bem conhecidas, as características ambientais causais subjacentes ao desenvolvimento de suscetibilidades do hospedeiro às várias exposições comuns dessas vias não estão tão bem definidas. A vida em comunidades rurais ou agrícolas pode ser um fator de proteção ambiental.

EPIDEMIOLOGIA

A asma é uma doença crônica comum, que causa morbidade considerável. Em 2011, mais de 10 milhões de crianças (14% delas norte-americanas) já tinham sido diagnosticadas com asma, e 70% desse grupo relataram asma atual. O sexo masculino e a pobreza são fatores de risco demográficos para asma infantil nos EUA. Cerca de 15% dos meninos, em comparação a 13% das meninas, sofrem de asma; e 18% de todas as crianças de famílias pobres (rendas > US$ 25 mil/ano), em comparação a 12% daquelas em famílias não classificadas como pobres, foram diagnosticados com a doença.

A asma na infância está entre as causas mais comuns de atendimentos em pronto-socorro (PS), hospitalizações e perda de dias letivos. Nos EUA, em 2006, essa doença foi responsável por 593 mil atendimentos em PS, 155 mil internações e 167 mortes. Uma disparidade nos resultados da asma relaciona altas taxas de hospitalização e morte pela doença com pobreza, minorias étnicas e vida urbana. Nas últimas duas décadas, o número de admissões em PS, hospitalizações e mortes decorrentes de asma em crianças afrodescendentes foi 2 a 7 vezes maior do que nas caucasianas. Embora a atual predominância da doença nos EUA seja maior em crianças afrodescendentes do que nas demais (em 2011, 16,5% *vs.* 8,1% para aquelas de etnia caucasiana norte-americana e 9,8% para as do grupo étnico latino), as diferenças de prevalência não podem ser completamente responsáveis por essa disparidade.

Em todo o mundo, a prevalência de asma na infância parece estar aumentando, apesar das melhorias consideráveis em seu manejo e das opções de tratamento farmacológico. Embora a sua incidência possa ter estabilizado nos EUA após 2008, numerosos estudos conduzidos em outros países relataram um aumento na predominância da doença de aproximadamente 50% por década. Globalmente, a prevalência da asma infantil é bastante variável em diferentes locais. Um estudo em 233 centros de 97 países (Estudo Internacional de Asma e Alergias na Infância [*International Study of Asthma and Allergies in Childhood*], Fase 3) encontrou uma ampla variação no predomínio de sibilância circulante em crianças de 6 a 7 anos de idade (2,4 a 37,6%) e 13 a 14 anos (0,8 a 32,6%). Houve bastante correlação da prevalência da asma com a da rinoconjuntivite alérgica relatada e eczema atópico. A sua manifestação na infância parece mais predominante em regiões metropolitanas modernas e países mais ricos e está muito associada a outras doenças alérgicas. Por outro lado, crianças que vivem em áreas rurais de países em desenvolvimento e comunidades agrícolas com animais domésticos são menos suscetíveis a sofrer de asma e alergia.

Aproximadamente 80% de todos os pacientes asmáticos relatam o aparecimento da doença antes dos 6 anos de idade. No entanto, de todas as crianças pequenas que sofrem de sibilância recorrente, somente uma minoria continua a apresentar asma persistente no final da infância. Os fatores de risco para a doença na primeira infância têm sido identificados (Tabela 169.1) e descritos como maiores (asma parental, eczema e sensibilização a alergênios inalantes) e menores (rinite alérgica, sibilância na ausência de resfriados, ≥ 4% de eosinófilos no sangue periférico e sensibilização a alergênios alimentares). *Alergia em crianças pequenas com tosse e/ou sibilos* recorrentes é o fator identificável mais forte para a persistência da asma na infância.

Tipos de asma na infância

Há dois tipos comuns de asma na infância com base em cursos naturais diferentes: (1) **sibilância recorrente** no *começo* da infância, sobretudo desencadeada por infecções respiratórias virais comuns, geralmente solucionada durante os anos pré-escolares/ensino fundamental; e (2) **asma crônica** associada com *alergia* que persiste até o fim da infância e, muitas vezes, permanece na vida adulta (Tabela 169.2). Crianças em idade escolar com asma persistente leve a moderada tendem a melhorar na adolescência, embora algumas (cerca de 40%) desenvolvam doença intermitente. A afecção mais leve tem maior probabilidade de remissão. Em crianças com asma persistente, a terapia de controle

Tabela 169.1 Fatores de risco para a asma persistente na primeira infância.

Asma parental*
Alergia:
- Dermatite atópica (eczema)*
- Rinite alérgica
- Alergia alimentar
- Sensibilidade a alergênios inalados*
- Sensibilidade a alergênio alimentar

Infecção grave do trato respiratório inferior:
- Pneumonia
- Bronquiolite com necessidade de hospitalização

Sibilos na ausência de resfriados
Sexo masculino
Baixo peso ao nascer
Exposição ambiental à fumaça de cigarro
Função pulmonar reduzida no nascimento
Alimentação com fórmula em vez de aleitamento materno

*Principais fatores de risco.

Tabela 169.2 Padrões da asma na infância, com base na história natural e no manejo da doença.

SIBILÂNCIA TRANSITÓRIA NÃO ATÓPICA
Comum no início da vida pré-escolar
Tosse/sibilos recorrentes, principalmente desencadeados por infecções respiratórias virais comuns
Em geral, soluciona-se durante os anos de pré-escola e ensino fundamental, sem aumento do risco de asma ao longo da vida
Fluxo de ar reduzido no nascimento, sugestivo de estreitamento relativo das vias respiratórias; AHR próximo ao nascimento; e melhora até a idade escolar

ASMA PERSISTENTE ASSOCIADA À ATOPIA
Começa nos primeiros anos pré-escolares
Associada à atopia nos primeiros anos pré-escolares:
- Clínica (p. ex., dermatite atópica na infância, rinite alérgica e alergia alimentar)
- Biológica (p. ex., sensibilização precoce a alergênios inalados e aumento da IgE sérica e dos eosinófilos no sangue)
- Risco maior de persistência no final da infância e na vida adulta

Anormalidades da função pulmonar:
- Aqueles com início antes dos 3 anos de idade apresentam fluxo de ar reduzido na idade escolar
- Aqueles com início tardio dos sintomas, ou de sensibilização ao alergênio, têm menor probabilidade de sofrer limitação do fluxo de ar na infância

ASMA COM DECLÍNIO DA FUNÇÃO PULMONAR
Crianças com asma e aumento progressivo da limitação do fluxo de ar
Associada à hiperinsuflação na infância (sexo masculino)

TIPOS DE MANEJO PARA A ASMA
(De acordo com as diretrizes nacionais e internacionais para o manejo da asma)

*Classificação de gravidade**
- Gravidade intrínseca da doença na ausência de tratamento medicamentoso da asma

Intermitente
Persistente:
- Leve
- Moderada
- Grave

*Classificação de controle**
- Avaliação clínica durante o manejo e tratamento da asma

Bem controlada
Mal controlada
Muito mal controlada
Padrões de *manejo*
- **Fácil de controlar:** bem controlada com baixos níveis de terapia de controle diária
- **Difícil de controlar:** mal controlada com múltiplas terapias e/ou altos níveis de controle
- **Exacerbados:** apesar de bem controlada, o paciente continua a apresentar exacerbações graves
- **Refratário:** continua a ter asma mal controlada, apesar das múltiplas terapias e altos níveis de controle

*De National Asthma Education and Prevention Program Expert Panel Report 3 (EPR3): *Guideline for the diagnosis and management of asthma*, NIH Pub No 07-4051, Bethesda, MD, 2007, US Department of Health and Human Services; National Institutes of Health; National Heart, Lung, and Blood Institute; National Asthma Education and Prevention Program. https://www.nhlbi.nih.gov/health-pro/guidelines/current/asthma-guidelines/full-report. AHR, hiper-responsividade das vias respiratórias; Ig, imunoglobulina.

com corticosteroide inalado não altera a possibilidade de solução da asma no fim da infância; no entanto, como as crianças acometidas geralmente melhoram com a idade, a necessidade delas por terapia de controle diminui depois disso e, com frequência, desaparece. O crescimento reduzido e o declínio progressivo da função pulmonar podem ser características de doença grave e persistente.

A asma também é classificada conforme a **gravidade** (p. ex., intermitente ou persistente [leve, moderada ou grave]) ou o **controle da doença** (p. ex., bem controlada, mal controlada ou muito mal controlada), sobretudo para a determinação do manejo. Visto que a maioria das crianças asmáticas pode ser bem controlada com as diretrizes convencionais de manejo, esses pacientes podem também ser caracterizados de acordo com a resposta ao tratamento e as exigências medicamentosas como (1) **fácil de controlar**: bem controlados com baixos níveis de terapia diária; (2) **difícil de controlar**: mal controlado com terapias múltiplas e/ou em altos níveis; (3) **exacerbados**: apesar de controlado, o paciente continua a ter exacerbações graves; e (4) **refratário**: a asma continua a ser mal controlada, apesar das terapias múltiplas e em altos níveis (Tabela 169.2). Acredita-se que processos patológicos distintos das vias respiratórias, que causam inflamação desses tecidos, AHR, congestão e bloqueio dessas vias, sejam a base desses diferentes tipos de asma.

PATOGÊNESE

A obstrução do fluxo de ar na asma é resultado de numerosos processos patológicos. Nas pequenas vias respiratórias, o fluxo é regulado pela musculatura lisa que circunda o lúmen dessas vias; a broncoconstrição dessas fibras musculares nos bronquíolos restringe ou bloqueia o fluxo de ar. Um infiltrado celular e exsudatos inflamatórios diferenciados por eosinófilos, mas que também inclui outros tipos de células inflamatórias (neutrófilos, monócitos, linfócitos, mastócitos e basófilos), podem preencher e obstruir as vias respiratórias e induzir dano epitelial e descamação em seu lúmen. Os linfócitos T auxiliares (*helper*) e outras células imunes que produzem citocinas pró-alérgicas e pró-inflamatórias (interleucina [IL]-4, IL-5 e IL-13) e quimiocinas (eotaxinas) fazem a mediação desse processo inflamatório (ver Figura 169.2). As respostas imunes patogênicas e a inflamação também podem ser resultado de uma ruptura nos processos normais de regulação imunológica (p. ex., linfócitos T reguladores que produzem IL-10 e fator de transformação do crescimento β [TGF- β]) que refreiam a imunidade efetora e a inflamação quando não são mais necessárias. A hipersensibilidade ou suscetibilidade a uma variedade de exposições provocativas ou agentes desencadeantes (Tabela 169.3) pode ocasionar inflamação das vias respiratórias, AHR, edema, espessamento da membrana basal, deposição subepitelial de colágeno, hipertrofia da musculatura lisa e das glândulas mucosas e hipersecreção de muco – todos processos que contribuem para a obstrução do fluxo de ar.

MANIFESTAÇÕES CLÍNICAS E DIAGNÓSTICO

Tosse seca intermitente e sibilância expiratória são os sintomas crônicos mais comuns da asma. Crianças maiores e adultos relatam a associação de dispneia, congestão e aperto torácico; crianças menores tendem a relatar dor torácica intermitente e não focal. É provável que os sintomas respiratórios piorem à noite, associados ao sono, sobretudo durante exacerbações prolongadas desencadeadas por infecções respiratórias ou alergênios inalados. Os sintomas diurnos, muitas vezes relacionados com atividades físicas (induzidos por exercícios) ou brincadeiras, são descritos com frequência maior em crianças. Outros sintomas de asma infantil podem ser sutis e inespecíficos, incluindo limitação autoimposta de atividades físicas, fadiga geral (possivelmente como consequência de distúrbio do sono) e dificuldade para acompanhar os colegas em atividades físicas. O questionamento sobre a experiência prévia com fármacos para asma (broncodilatadores) pode fornecer uma história de melhora sintomática com o tratamento, o que favorece o diagnóstico de asma. A ausência de melhora por meio de terapia com broncodilatador e corticosteroide é incompatível com asma subjacente e deve conduzir a um diagnóstico diferencial das condições que a mimetizam.

Os sintomas da asma podem ser desencadeados por diversos eventos ou exposições comuns: esforço físico e hiperventilação (riso), ar frio ou seco e agentes irritantes das vias respiratórias (Tabela 169.3). Exposições que induzem a inflamação dessas vias, como infecções por patógenos respiratórios comuns (rinovírus, RSV, metapneumovírus, vírus parainfluenza e influenza, adenovírus, *Mycoplasma pneumoniae* e *Chlamydia pneumoniae*) e alergênios inalados em crianças sensibilizadas, também aumentam a AHR para ar frio e seco e agentes irritantes. A história ambiental é essencial para o manejo adequado da asma.

Tabela 169.3 Agentes desencadeantes da asma.

INFECÇÕES VIRAIS COMUNS DO TRATO RESPIRATÓRIO
AEROLÉRGENOS EM PACIENTES ASMÁTICOS SENSIBILIZADOS
Alergênios domiciliares
• Epitélios de animais
• Ácaros de poeira
• Baratas
• Fungos
Aeroalergênios sazonais
• Pólens (árvores, gramíneas e ervas)
• Fungos sazonais
POLUENTES DO AR
• Fumaça ambiental de cigarro
• Ozônio
• Dióxido de nitrogênio
• Dióxido de enxofre
• Substância particulada
• Fumaça de queima de madeira ou carvão
• Micotoxinas
• Endotoxina
• Poeira
ODORES FORTES OU VAPORES NOCIVOS
• Perfumes e *sprays* de cabelo
• Produtos de limpeza
EXPOSIÇÕES OCUPACIONAIS
• Exposições a fazendas e celeiros
• Formaldeídos, cedro e vapor de tinta
AR FRIO E SECO
EXERCÍCIO
CHORO, RISO E HIPERVENTILAÇÃO
COMORBIDADES
• Rinite
• Sinusite
• Refluxo gastresofágico
FÁRMACOS
• Ácido acetilsalicílico e outros anti-inflamatórios não esteroides (AINEs)
• Agentes betabloqueadores

A presença de fatores de risco, como história de outras doenças alérgicas (rinite alérgica, conjuntivite alérgica, dermatite atópica e alergias alimentares), asma parental e/ou sintomas afora resfriados, favorece o diagnóstico de asma. Durante consultas clínicas de rotina, crianças asmáticas geralmente não apresentam sinais anormais, enfatizando a importância da anamnese no diagnóstico da doença. Alguns pacientes podem exibir tosse seca e persistente. Os achados torácicos costumam ser normais. Às vezes, respirações mais profundas podem revelar a sibilância que em diferentes circunstâncias seria indetectável. Na clínica, a resolução rápida (dentro de 10 min) ou a melhora evidente em sinais e sintomas de asma com a administração de um **β-agonista de ação curta inalado** (**SABA**; p. ex., salbutamol) é favorável ao diagnóstico da doença.

As exacerbações da asma podem ser classificadas por sua gravidade com base em sinais, sintomas e comprometimento funcional (Tabela 169.4). A sibilância expiratória e uma fase prolongada de

Tabela 169.4 Avaliação formal da gravidade da exacerbação da asma no ambiente de cuidado de urgência ou emergência.*

	LEVE	MODERADA	GRAVE	SUBGRUPO: PARADA RESPIRATÓRIA IMINENTE
SINTOMAS				
Dispneia	Caminhando	Em repouso (lactente – choro mais baixo e curto e dificuldade para se alimentar)	Em repouso (lactente – para de se alimentar)	Dispneia extrema Ansiedade
	Consegue deitar	Prefere ficar sentado	Senta em posição ereta	Postura ereta, inclinando para a frente
Fala apenas...	Sentenças	Frases	Palavras	Não consegue falar
Alerta	Pode estar agitado	Geralmente agitado	Geralmente agitado	Sonolento ou confuso
SINAIS				
Frequência respiratória†	Aumentada	Aumentada	Frequentemente > 30 rpm	
Uso de musculatura acessória; retrações supraesternais	Pouco comum	Comum	Frequente	Movimento toracoabdominal paradoxal
Sibilos	Moderado; muitas vezes somente na expiração final	Alto; em toda a expiração	Geralmente alto; durante inspiração e expiração	Ausência de sibilos
Frequência de pulso‡	< 100 bpm	100 a 120 bpm	> 120 bpm	Bradicardia
Pulso paradoxal	Ausente < 10 mmHg	Pode estar presente 10 a 25 mmHg	Geralmente presente > 25 mmHg (adulto) 20 a 40 mmHg (criança)	A ausência sugere fadiga do músculo respiratório
AVALIAÇÃO FUNCIONAL				
PFE (valor previsto ou melhor valor pessoal)	≥ 70%	Cerca de 40 a 69% ou resposta com duração < 2 h	< 40%	< 2%§
PaO_2 (respirando ar ambiente) *e/ou*	Normal (em geral, não é necessário exame)	≥ 60 mmHg (em geral, não é necessário exame)	< 60 mmHg; possível cianose	
PCO_2	< 42 mmHg (em geral, não é necessário exame)	< 42 mmHg (em geral, não é necessário exame)	≥ 42 mmHg; possível insuficiência respiratória	
SaO_2 (respirando ar ambiente) ao nível do mar	> 95% (em geral, não é necessário exame)	90 a 95% (em geral, não é necessário exame)	< 90%	Hipoxia apesar da administração de oxigênio
	O desenvolvimento de hipercapnia (hipoventilação) é mais rápido em crianças pequenas do que em adultos e adolescentes			

*Observações:

- A presença de diversos parâmetros, mas não necessariamente de todos, indica a classificação geral da exacerbação
- Muitos desses parâmetros não foram estudados sistematicamente, sobretudo como se correlacionam entre si; portanto, eles servem apenas como orientações gerais
- O impacto emocional dos sintomas da asma sobre o paciente e a família é variável, mas deve ser reconhecido e tratado e pode afetar as abordagens terapêuticas e o acompanhamento.

†Frequências respiratórias normais em crianças despertas de acordo com a idade: < 2 meses, < 60 rpm; 2 a 12 meses, < 50 rpm; 1 a 5 anos, < 40 rpm; 6 a 8 anos, < 30 rpm. ‡Frequências de pulso normais em crianças de acordo com a idade: 2 a 12 meses, < 160 bpm; 1 a 2 anos, < 120 bpm; 2 a 8 anos, < 110 bpm. §É possível que não haja necessidade de exame do PFE em crises muito graves. PaO_2, pressão arterial de oxigênio; PCO_2, pressão parcial de gás carbônico; PFE, pico de fluxo expiratório; rpm, respirações por minuto; bpm: batimentos por minuto; SaO_2, saturação arterial de oxigênio. (Adaptada de National Asthma Education and Prevention Program Expert Panel Report 3 (EPR3), *Guideline for the diagnosis and management of asthma*, NIH Pub No 07-4051, Bethesda, MD, 2007, US Department of Health and Human Services; National Institutes of Health; National Heart, Lung, and Blood Institute; National Asthma Education and Prevention Program. https://www.nhlbi.nih.gov/health-pro/guidelines/current/asthma-guidelines/full-report.)

expiração geralmente podem ser percebidas por meio da ausculta. A redução do murmúrio vesicular em alguns campos pulmonares, bastante comum no posterior inferior direito, é compatível com a hipoventilação regional causada por obstrução das vias respiratórias. Às vezes, **roncos** e **crepitações** (ou **estertores**) podem ser auscultados, resultantes de produção excessiva de muco e exsudato inflamatório nas vias respiratórias. A combinação de crepitações segmentares e redução de murmúrio vesicular é uma possível indicação de atelectasia segmentar do pulmão, o que é difícil de diferenciar da pneumonia brônquica e pode complicar o manejo da asma aguda. Em exacerbações graves, a grande proporção da obstrução das vias respiratórias provoca dificuldade e desconforto respiratórios, os quais se manifestam como sibilância inspiratória e expiratória, expiração prolongada, entrada de ar ruim, retrações supraesternais e intercostais, batimento de asas de nariz e uso de musculatura respiratória acessória. Em caso de morte iminente, o fluxo de ar pode estar tão limitado que não seja possível auscultar os sibilos (**tórax silencioso**).

DIAGNÓSTICO DIFERENCIAL

Muitas doenças respiratórias da infância podem causar sinais e sintomas similares aos da asma (Tabela 169.5). Ao lado da asma, outras causas comuns de tosse crônica e intermitente são refluxo gastresofágico (RGE) e rinossinusite. RGE e sinusite crônica podem ser desafiantes na espirometria para o diagnóstico em crianças. Muitas vezes, o RGE é clinicamente silencioso em pacientes pediátricos, e naqueles com sinusite crônica não há relatos de sintomas específicos da doença, como pressão localizada e sensibilidade nos seios da face. Além disso, RGE e rinossinusite costumam ser comorbidades da asma na infância e, se não especificamente tratados, podem dificultar o manejo da doença.

No início da vida, tosse e sibilância crônicas podem indicar aspiração recorrente, **traqueobroncomalácia** (anormalidade anatômica congênita das vias respiratórias), aspiração de corpo estranho, fibrose cística ou displasia broncopulmonar.

Em crianças maiores e adolescentes, a **disfunção das cordas vocais (DCV)** pode se manifestar como sibilância diurna intermitente. As cordas vocais se fecham de forma involuntária e inadequada durante a inspiração e, às vezes, na expiração, provocando dispneia, tosse, aperto na garganta e, com frequência, sibilância e/ou estridor laríngeo audível. Na maioria dos casos de DCV, a espirometria revela alças de volume de fluxo inspiratório e expiratório "truncadas" e inconsistentes, um padrão que difere daquele reprodutível de limitação do fluxo de ar na asma que melhora com broncodilatadores. Essa disfunção pode

Tabela 169.5 Diagnóstico diferencial de asma na infância.

DOENÇAS DO TRATO RESPIRATÓRIO SUPERIOR	DOENÇAS DO TRATO RESPIRATÓRIO INFERIOR
Rinite alérgica* Rinite crônica* Sinusite* Hipertrofia adenoide ou tonsilar Corpo estranho nasal **DOENÇAS DO TRATO RESPIRATÓRIO MÉDIO** Laringotraqueobroncomalácia* Laringotraqueobronquite (p. ex., pertússis)* Membrana laríngea, cisto ou estenose Obstrução laríngea induzida por exercício Disfunção das cordas vocais* Paralisia das cordas vocais Fístula traqueoesofágica Anel ou alça vascular ou massa externa comprimindo as vias respiratórias (p. ex., tumor) Tumor endobraquial Aspiração de corpo estranho* Bronquite crônica por exposição ambiental à fumaça de cigarro* Fístula traqueoesofágica reparada Inspiração de vapores tóxicos	Displasia broncopulmonar (doença pulmonar crônica de recém-nascidos prematuros) Bronquiolite viral* Refluxo gastresofágico* Causas de bronquiectasia: • Fibrose cística • Imunodeficiências • Micoses broncopulmonares alérgicas (p. ex., aspergilose) • Aspiração crônica Discinesia ciliar primária, síndrome de imobilidade ciliar Bronquiolite obliterante Doenças pulmonares intersticiais Pneumonia por hipersensibilidade Granulomatose eosinofílica com angiite Pneumonia eosinofílica Hemossiderose pulmonar Tuberculose Pneumonia Edema pulmonar (p. ex., insuficiência cardíaca congestiva) Vasculite Sarcoidose Medicações associadas à tosse crônica: • Inibidores de acetilcolinesterase • Antagonistas β-adrenérgicos • Inibidores da enzima conversora de angiotensina

*Doenças mais comuns que mimetizam a asma.

coexistir com a asma. A hipercarbia e a hipoxia grave não são comuns nessa disfunção. A rinolaringoscopia flexível no paciente com DCV sintomática pode revelar movimentos paradoxais dessas cordas vocais com aquelas de anatomia normal. Antes do diagnóstico, pacientes com esse distúrbio costumam ser tratados, sem sucesso, com múltiplas classes diferentes de fármacos para asma. Essa condição pode ser bem manejada com exercício terapêutico fonoaudiológico especializado no relaxamento e controle do movimento das cordas vocais. Além disso, o tratamento das causas subjacentes de irritabilidade nas cordas vocais (p. ex., RGE intenso/aspiração, rinite alérgica, rinossinusite e asma) pode melhorar a DCV. Durante as exacerbações agudas dessa disfunção, as técnicas de relaxamento da respiração em combinação com a inalação de Heliox® (mistura de hélio [70%] e oxigênio [30%]) podem aliviar o espasmo das cordas vocais e os sintomas da doença.

Em alguns locais, pneumonia por hipersensibilidade (comunidades agrícolas e casas de proprietários de aves), infestações parasitárias pulmonares (áreas rurais de países em desenvolvimento) ou tuberculose podem ser causas comuns de tosse crônica e/ou sibilância. Mimetizações raras de asma na infância são mencionadas na Tabela 169.5. Doenças pulmonares crônicas frequentemente provocam hipocratismo ou baqueteamento digital, mas esse é um achado muito incomum na asma infantil.

ACHADOS LABORATORIAIS

Testes de função pulmonar (TFP) podem ajudar na confirmação do diagnóstico de asma e na definição da gravidade da doença.

Exames de função pulmonar

As medidas do **fluxo aéreo expiratório forçado (FEF)** são úteis no diagnóstico e monitoramento da asma e na avaliação da eficácia da terapia. O TFP é de grande valia em crianças acometidas, as quais têm má percepção do grau de obstrução do fluxo de ar, ou quando os sinais físicos de asma não aparecem antes da obstrução se tornar grave.

Muitas diretrizes para o manejo da asma estimulam medidas espirométricas do fluxo de ar e dos volumes pulmonares durante as manobras de expiração forçada como padrão para a avaliação da doença. A **espirometria** é uma medida objetiva e útil da limitação do fluxo de ar (Figura 169.3). Ela é uma ferramenta essencial de avaliação em crianças suscetíveis ao risco de exacerbações graves de asma e naquelas com má-percepção dos sintomas dessa condição. As medidas espirométricas válidas dependem da capacidade do paciente para a realização adequada de uma manobra expiratória completa, vigorosa e prolongada; o que, de modo geral, somente é possível em crianças > 6 anos de idade (com algumas exceções em pacientes mais jovens).

Na asma, o bloqueio das vias respiratórias reduz o fluxo de ar na expiração forçada (Figura 169.3). Como os pacientes asmáticos normalmente têm hiperinsuflação pulmonar, o volume expiratório forçado no primeiro segundo (VEF_1) pode ser simplesmente ajustado para volume pulmonar expiratório total – a capacidade vital forçada (CVF) – em uma relação VEF_1/CVF. De modo geral, uma relação VEF_1/CVF < 0,80 indica obstrução do fluxo de ar (Tabela 169.6). Os valores normativos de VEF_1 têm sido determinados para crianças com base em altura, sexo e classificação étnica. O VEF_1 anormalmente baixo como percentual dos valores previstos é um dentre seis critérios utilizados para determinar a gravidade da asma e o controle nas diretrizes de manejo da doença patrocinadas pelos National Institutes of Health (NIH) dos EUA e pela **Global Initiative for Asthma (GINA)**.

Essas medidas de fluxo de ar isoladas não são patognomônicas de asma, porque inúmeras outras condições podem ocasionar limitação da circulação de ar. Além disso, aproximadamente 50% das crianças com asma persistente leve a moderada apresentarão valores espirométricos normais quando a doença está controlada. A **resposta broncodilatadora** a um β-agonista inalado (p. ex., salbutamol) é maior em pacientes asmáticos do que em indivíduos não asmáticos; uma melhora no $VEF_1 \geq 12\%$ é compatível com asma. Os testes de broncoprovocação podem auxiliar no diagnóstico e na otimização do manejo da doença. As vias respiratórias asmáticas são hiper-responsivas e, portanto, mais sensíveis à inalação de metacolina, manitol e ar frio ou seco. O grau de AHR para essas exposições está correlacionado, até certo ponto, com a gravidade da asma e a inflamação das vias respiratórias. Embora essas provocações sejam dosadas com muita cautela e monitoradas em ambiente experimental, seu uso raras vezes é funcional na prática clínica. **Provocações com exercício** (atividade aeróbica ou "corrida" por 6 a 8 minutos) podem ser úteis para identificar crianças com broncospasmo induzido por exercício (BIE). Embora a resposta do fluxo de ar de indivíduos não asmáticos ao exercício seja o aumento dos volumes pulmonares funcionais e a melhora discreta do VEF_1 (5 a 10%), o exercício com frequência provoca obstrução ao fluxo aéreo em indivíduos com asma tratada de forma inadequada. Portanto, o VEF_1 tende a cair durante ou após o exercício em > 15% em pacientes asmáticos (ver Tabela 169.6). O acesso de BIE geralmente tem início dentro de 5 minutos, atingindo um pico nos 15 minutos seguidos de atividade intensa e, muitas vezes, desaparece espontaneamente em 30 a 60 minutos. Estudos acerca de provocação com esforços

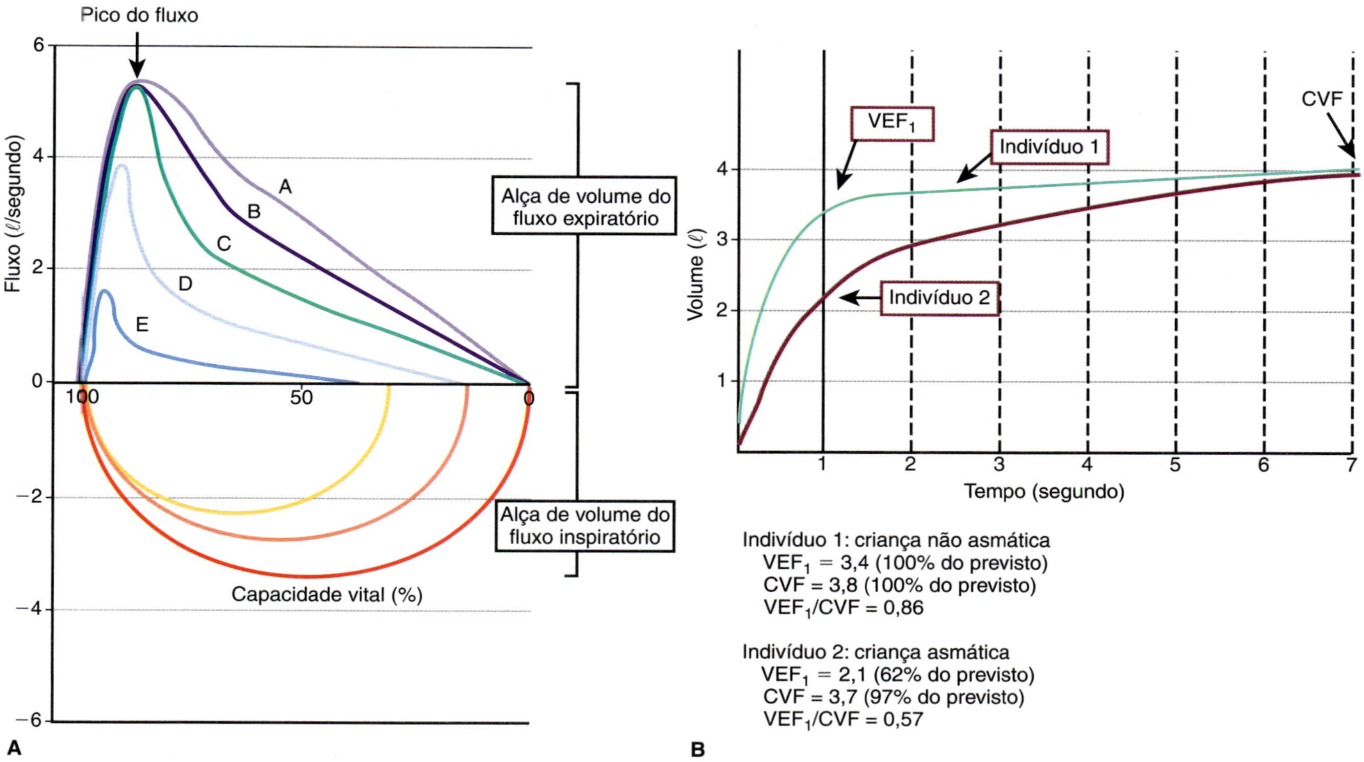

Figura 169.3 Espirometria. **A.** Alças espirométricas de volume do fluxo. A alça A é uma alça de volume do fluxo expiratório de uma pessoa não asmática sem limitação do fluxo de ar. B a E são alças de volume do fluxo expiratório de pacientes asmáticos com graus crescentes de limitação do fluxo de ar (B é leve; E é grave). Observe a aparência côncava das alças de volume do fluxo expiratório dos asmáticos; o aumento da obstrução aumenta a concavidade. **B.** Curvas espirométricas de volume-tempo. O indivíduo 1 não é asmático; o indivíduo 2 é um paciente asmático. Note como os volumes pulmonares VEF_1 e CVF são obtidos. O VEF_1 é o volume expiratório forçado de ar exalado no primeiro segundo. A CVF é o volume expiratório forçado total de ar exalado ou capacidade vital forçada. Note que o VEF_1 e a razão VEF_1/CVF do indivíduo 2 são menores em comparação ao indivíduo 1, demonstrando a limitação do fluxo de ar. Além disso, a CVF do indivíduo 2 está muito próxima do que é esperado.

Tabela 169.6 Anomalias da função pulmonar na asma e avaliação da inflamação das vias respiratórias.

Espirometria (na clínica)[†‡]:

Limitação do fluxo de ar:

- Baixo VEF_1 (em relação à porcentagem dos padrões previstos)
- Relação VEF_1/CVF < 0,80

Resposta ao broncodilatador (para β-agonista inalado) avalia a *reversibilidade* da limitação ao fluxo de ar.

A *reversibilidade* é determinda por um aumento no VEF_1 > 12% ou VEF_1 previsto > 10% após a inalação de um β-agonista de ação curta (SABA)*

Provocação com exercício:

- Piora no VEF_1 ≥ 15%*

Monitoramento diário do pico de fluxo expiratório (PFE)[‡] ou VEF_1: variação diária e/ou entre o dia e a noite ≥ 20%*

Óxido nítrico exalado (FeNO)

- O valor > 20 ppb confirma o diagnóstico clínico de asma em crianças
  - FeNO pode ser usado para prever a resposta à terapia com CSI:
  - < 20 ppb: a resposta ao CSI é difícil porque a presença de inflamação eosinofílica é improvável
  - 20 a 35 ppb: intermediário, pode responder ao CSI
  - > 35 ppb: a resposta ao CSI é viável porque a presença de inflamação eosinofílica é provável

*Principais critérios compatíveis com asma. [‡]É importante observar que > 50% das crianças com asma leve a moderada irão apresentar VEF_1 normal e não terão resposta broncodilatadora significativa. [†]A variabilidade de PFE é insensível, embora seja altamente específica para a asma. VEF_1, volume expiratório forçado no primeiro segundo; CVF, capacidade vital forçada; CSI, corticosteroide inalado; ppb, partes por bilhão.

físicos nas crianças em idade escolar, em geral, identificam um adicional de 5 a 10% de BIE e asma previamente não reconhecida. Há duas advertências a respeito dessas provocações: (1) provocações em esteira realizadas na clínica não são totalmente confiáveis e podem não detectar a asma induzida por exercício, a qual pode se manifestar durante práticas esportivas; e (2) provocações com exercício podem induzir exacerbações graves em indivíduos vulneráveis. A escolha cuidadosa do paciente para esses testes e a prontidão para exacerbações graves da asma são necessárias.

Os dispositivos de monitoramento do **pico de fluxo expiratório (PFE)** são ferramentas simples e baratas de uso doméstico para medir o fluxo de ar e podem ser úteis em diversas circunstâncias (Figura 169.4). Semelhante à espirometria realizada em clínicas, indivíduos com má percepção da asma podem se beneficiar pelo monitoramento dos PFE em casa com o objetivo de avaliar o seu fluxo de ar como um indicador de controle ou problemas da doença. Esses dispositivos têm capacidade variável para detectar a obstrução do fluxo de ar; eles são menos sensíveis e confiáveis do que a espirometria, de tal modo que, em alguns pacientes, os valores do PFE diminuem somente quando a obstrução é grave. Por isso, o monitoramento do PFE deve ser iniciado pela mensuração dos valores pela manhã e à noite (melhor de três tentativas) durante várias semanas a fim de que os pacientes pratiquem a técnica, para determinar a variação diurna e um "recorde individual" e para correlacionar o PFE com os sintomas (e, de maneira ideal, com a espirometria). A variação diurna no PFE > 20% é compatível com asma (Figura 169.4 e Tabela 169.6).

Óxido nítrico exalado

O óxido nítrico (NO) exalado (FeNO) é uma medida não invasiva da inflamação alérgica das vias respiratórias utilizada em ambientes clínicos. O NO é um marcador de inflamação alérgica/eosinofílica que é fácil

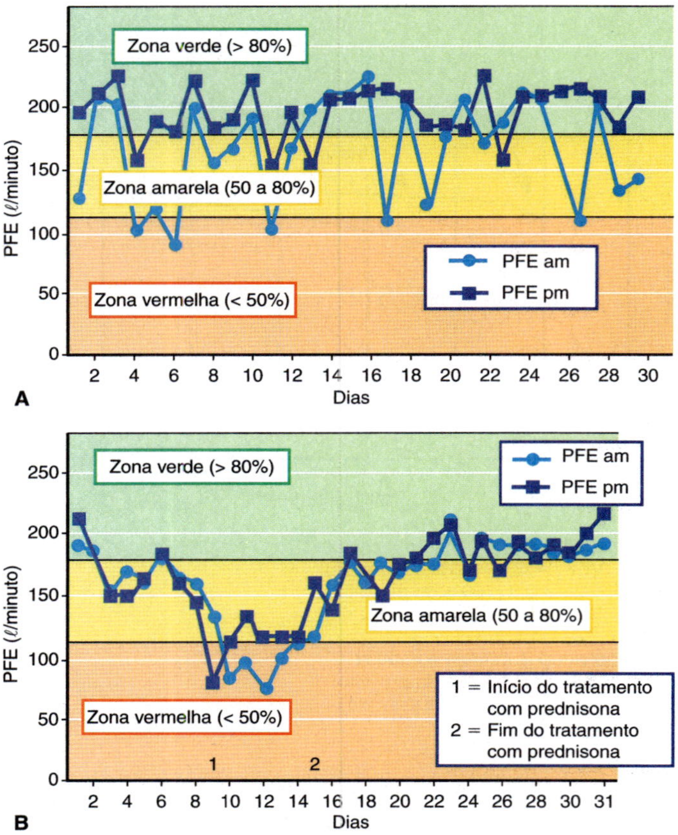

Figura 169.4 **Exemplo da função do monitoramento do pico de fluxo expiratório (PFE) na asma durante a infância. A.** Medições do PFE realizadas e registradas 2 vezes/dia, pela manhã (am) e à noite (pm), durante 1 mês em uma criança asmática. O "melhor valor pessoal" de PFE dessa criança é 220 ℓ/minuto; assim, a *zona verde* (> 80 a 100% do melhor valor) é 175 a 220 ℓ/minuto; a *zona amarela* (50 a 80%) é 110 a 175 ℓ/minuto; e a *zona vermelha* (< 50%) é < 110 ℓ/minuto. Observe que os valores de PFE pm dessa criança estão quase sempre na *zona verde*, enquanto seus valores am geralmente estão na *zona amarela* ou *vermelha*. Esse padrão ilustra a típica variação diária am/pm da asma controlada de forma inadequada. **B.** Medições de PFE realizadas 2 vezes/dia, am e pm, durante 1 mês em criança asmática na qual uma exacerbação da asma se desenvolveu a partir de uma infecção viral do trato respiratório. Observe que os valores de PFE dela estavam, a princípio, na *zona verde*. Uma infecção viral do trato respiratório levou ao agravamento da asma, com declínio do PFE para a *zona amarela*, que continuou a piorar até os valores estarem na *zona vermelha*. Nesse momento, um ciclo de 4 dias de prednisona foi administrado, acompanhado pela evolução do PFE de volta à *zona verde*.

e rápido de medir no ar exalado; crianças de 5 anos de idade podem realizar esse teste. O FeNO pode ser utilizado para distinguir a asma de outras doenças das vias respiratórias mediadas por inflamação não alérgica/não eosinofílica, como RGE, DCV e fibrose cística. Essa medida pode confirmar o diagnóstico de asma, complementar a avaliação de controle da asma, predizer a resposta à terapia com corticosteroide inalado (CSI), analisar a adesão com a terapia, antecipar a perda de controle com a redução gradual do CSI e prognosticar futuras exacerbações da asma.

Radiologia

Achados de radiografias de tórax (exames posteroanterior e perfil) em crianças com asma costumam parecernormais, com exceção de alterações sutis e inespecíficas de hiperinsuflação (p. ex., retificação dos diafragmas) e espessamento peribrônquico (Figura 169.5). Radiografias de tórax podem ajudar na identificação de anormalidades próprias das mimetizações de asma (pneumonia por aspiração e campos pulmonares hispertransparentes na bronquiolite obliterante) e de

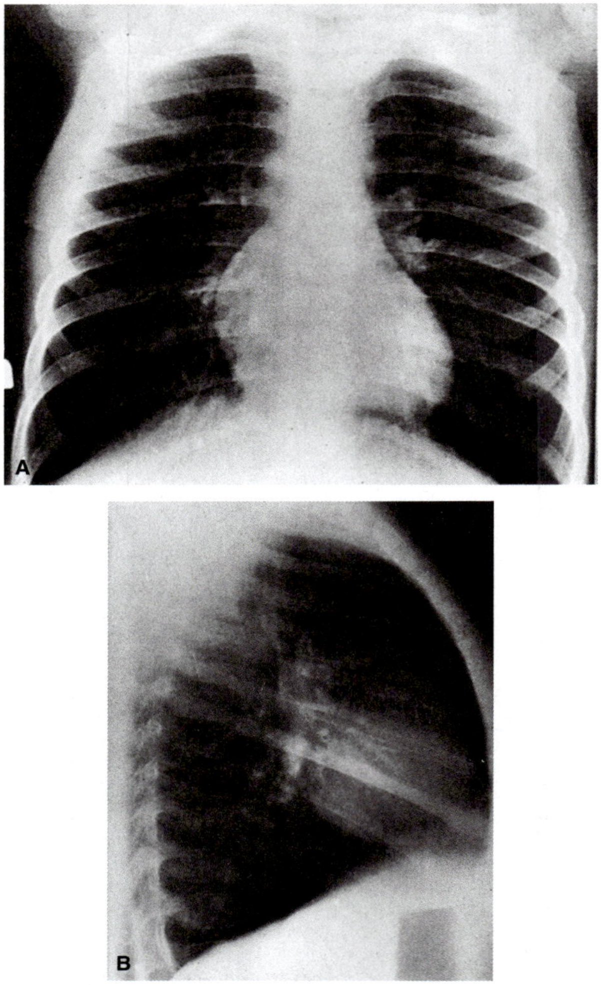

Figura 169.5 Menino de 4 anos de idade com asma. As radiografias frontal (**A**) e lateral (**B**) mostram hiperinsuflação pulmonar, retificação dos diafragmas e espessamento peribrônquico mínimo. Nenhuma complicação asmática é perceptível.

complicações durante exacerbações da da doença (atelectasia, pneumomediastino e pneumotórax). Algumas alterações pulmonares podem ser observadas de forma mais adequada com tomografia(s) computadorizada(s) (TC) de alta resolução e cortes finos. A **bronquiectasia**, que às vezes é difícil de visualizar na radiografia, mas é claramente observada na TC, sugere um mimetismo de asma, como fibrose cística, micoses broncopulmonares alérgicas (aspergilose), discinesias ciliares ou deficiências imunológicas.

Outros exames, bem como o teste de alergia para avaliar a sensibilização a alergênios inalantes, ajudam no manejo e no prognóstico de asma. Em um estudo amplo realizado nos EUA com crianças asmáticas de 5 a 12 anos de idade, o **Childhood Asthma Management Program (CAMP),** 88% dos pacientes sofreram sensibilização ao alergênio inalante de acordo com os resultados do teste cutâneo de puntura.

TRATAMENTO

O relatório do **National Asthma Education and Prevention Program's Expert Panel Report 3 (EPR3)** patrocinado pelo NIH, Guidelines for the Diagnosis and Management of Asthma 2007, está disponível *on-line*.* Diretrizes similares da GINA, Global Strategy for Asthma Management and Prevention, 2016, também podem ser acessadas em: www.ginasthma.org. Os principais componentes para o manejo adequado da asma são especificados na Figura 169.6. Esse manejo deve conter os seguintes

*https://www.nhlbi.nih.gov/health-pro/guidelines/current/asthma-guidelines/full-report.

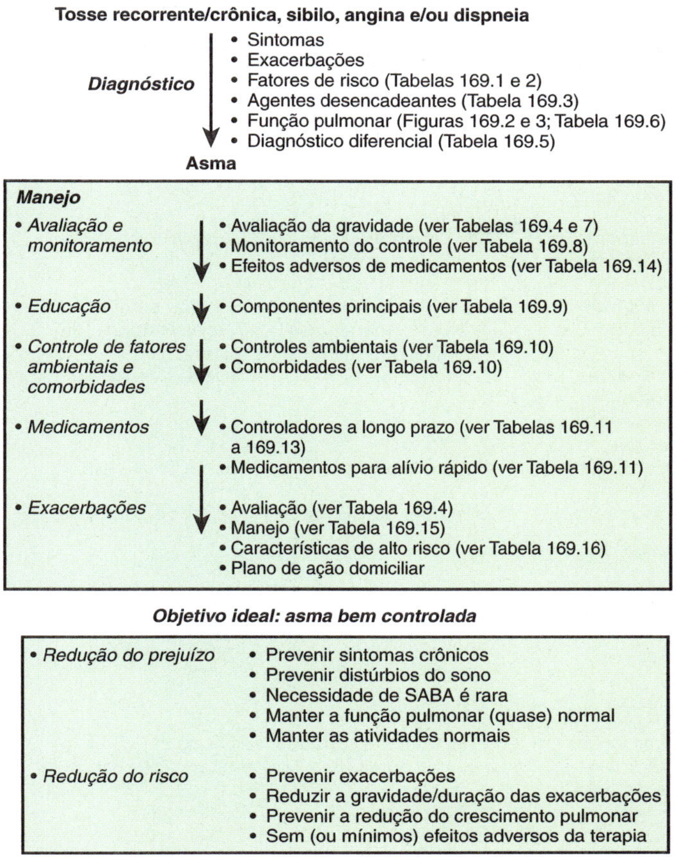

Tosse recorrente/crônica, sibilo, angina e/ou dispneia
Diagnóstico
• Sintomas
• Exacerbações
• Fatores de risco (Tabelas 169.1 e 2)
• Agentes desencadeantes (Tabela 169.3)
• Função pulmonar (Figuras 169.2 e 3; Tabela 169.6)
• Diagnóstico diferencial (Tabela 169.5)
Asma
Manejo
• Avaliação e monitoramento
• Avaliação da gravidade (ver Tabelas 169.4 e 7)
• Monitoramento do controle (ver Tabela 169.8)
• Efeitos adversos de medicamentos (ver Tabela 169.14)
• Educação
• Componentes principais (ver Tabela 169.9)
• Controle de fatores ambientais e comorbidades
• Controles ambientais (ver Tabela 169.10)
• Comorbidades (ver Tabela 169.10)
• Medicamentos
• Controladores a longo prazo (ver Tabelas 169.11 a 169.13)
• Medicamentos para alívio rápido (ver Tabela 169.11)
• Exacerbações
• Avaliação (ver Tabela 169.4)
• Manejo (ver Tabela 169.15)
• Características de alto risco (ver Tabela 169.16)
• Plano de ação domiciliar
Objetivo ideal: asma bem controlada
• Redução do prejuízo
• Prevenir sintomas crônicos
• Prevenir distúrbios do sono
• Necessidade de SABA é rara
• Manter a função pulmonar (quase) normal
• Manter as atividades normais
• Redução do risco
• Prevenir exacerbações
• Reduzir a gravidade/duração das exacerbações
• Prevenir a redução do crescimento pulmonar
• Sem (ou mínimos) efeitos adversos da terapia

Figura 169.6 Os principais componentes para o manejo adequado da asma. SABA: β-agonista de ação curta.

componentes: (1) avaliação e monitoramento da atividade da doença; (2) instrução para aprimorar o conhecimento e as habilidades do paciente e sua família para o manejo domiciliar; (3) identificação e manejo dos fatores precipitantes e comorbidades que pioram a asma; e (4) seleção apropriada de fármacos para atender às necessidades do paciente. O objetivo a longo prazo do manejo da asma é a obtenção do controle adequado da doença.

Componente 1: avaliação e monitoramento regulares

Esse primeiro componente baseia-se nas noções de gravidade, controle e resposta à terapia da asma. A **gravidade da asma** é a intensidade inerente da doença, e a avaliação, de modo geral, é mais precisa em pacientes não submetidos à terapia de controle. Por isso, a avaliação de sua gravidade indica o nível inicial de terapia. As duas categorias gerais para asma são **intermitente** e **persistente**, sendo a última subdividida em **leve**, **moderada** e **grave**. Por outro lado, o **controle da asma** é dinâmico e refere-se à instabilidade do dia a dia de um paciente asmático. Em crianças submetidas à terapia de controle, a avaliação do controle da asma é importante no ajuste do tratamento e é categorizada em três níveis: bem controlada, mal controlada e muito mal controlada. A **resposta à terapia** é a facilidade ou dificuldade com a qual o controle da asma é obtido por meio do tratamento.

A classificação da gravidade e do controle da asma baseia-se nos domínios de **prejuízo** e **risco**. Esses domínios não se correlacionam necessariamente entre si podem responder de maneira diferente ao tratamento. A asma infantil é caracterizada pelo prejuízo mínimo no dia a dia, com a possibilidade para exacerbações frequentes e graves muitas vezes desencadeadas por infecções virais, ao passo que adultos asmáticos apresentam maior prejuízo com menor risco potencial. As diretrizes do NIH têm critérios distintos para três faixas etárias da infância – 0 a 4 anos, 5 a 11 anos e ≥ 12 anos – em relação a avaliação de gravidade (Tabela 169.7) e controle (Tabela 169.8). O nível de gravidade ou controle da asma é baseado na categoria mais grave de prejuízo ou risco. Na avaliação da gravidade, o **prejuízo** constitui-se de uma análise da frequência de sintomas recentes do paciente (diurnos e noturnos, com diferenças sutis nos limiares numéricos entre as três faixas etárias), uso de SABA para alívio rápido, capacidade para participar de atividades normais ou desejadas e comprometimento do fluxo de ar avaliado por espirometria em crianças ≥ 5 anos de idade. O **risco** refere-se à probabilidade de desenvolvimento de exacerbações graves da doença. Vale ressaltar que, mesmo na ausência de sintomas frequentes, a asma persistente pode ser diagnosticada, e a terapia de controle a longo prazo, iniciada. Duas exacerbações que requerem corticosteroides orais (CSO) no período de 1 ano em crianças ≥ 5 anos de idade e quatro ou mais episódios de sibilância no último ano que duraram mais de 1 dia e afetaram o sono (ou duas ou mais exacerbações em 6 meses, exigindo CS sistêmicos) em lactentes ou crianças em idade pré-escolar com fatores de risco para a asma (descritos anteriormente) classificam-se como asma persistente.

O manejo da asma pode ser otimizado por meio de consultas clínicas regulares a cada 2 a 6 semanas até que seja obtido um controle adequado da doença. Para crianças em terapia medicamentosa de controle, o manejo é individualizado de acordo com o nível de controle. As diretrizes do NIH fornecem tabelas para avaliação do controle da asma nas três faixas etárias (Tabela 169.8). Na avaliação do controle da asma, assim como no prognóstico da gravidade, o prejuízo inclui: avaliação da frequência (diurna e noturna) dos sintomas do paciente; uso de SABA para alívio rápido; capacidade para participar de atividades normais ou desejadas; e, nas crianças maiores, mensuração do fluxo de ar. Questionários validados de controle da asma, como o **Asthma Control Test** (ACT, para adultos e crianças ≥ 12 anos de idade) e o ACT da Infância (Childhood ACT, C-ACT, para crianças de 4 a 11 anos de idade), também podem ser utilizados para avaliar o nível de controle. Uma pontuação ≥ 20 para o ACT indica criança com asma **bem controlada**; 16 a 19 pontos, asma **mal controlada;** e ≤ 15 pontos, asma **muito mal controlada.** Para o C-ACT, uma pontuação ≥ 20 indica a doença *bem controlada*; 13 a 19 pontos, *mal controlada;* e ≤ 12, *muito mal controlada.*

A avaliação do risco, além de considerar a gravidade e a frequência das exacerbações com necessidade de CS sistêmicos, abrange o rastreamento do crescimento dos pulmões de crianças maiores, na tentativa para identificar aqueles com redução e/ou perda progressiva da função pulmonar, e o monitoramento dos efeitos adversos dos fármacos. O grau de prejuízo e a presença de risco são utilizados para determinar o nível de controle da asma como bem, mal ou muito mal controlado. Crianças com *asma bem controlada* têm sintomas diurnos e precisam de broncodilatador de resgate ≤ 2 dias/semana; VEF_1 > 80% do previsto (e relação VEF_1/CVF > 80% para crianças de 5 a 11 anos de idade); nenhuma interferência nas atividades normais; e menos de duas exacerbações no último ano e um pontuação ≥ 20 no ACT. Os critérios de prejuízo variam um pouco dependendo da faixa etária. Crianças cujo estado não atende a todos os critérios da doença bem controlada são classificadas com *asma mal* ou *muito mal controlada,* o que é determinado pelo único critério com a pior pontuação.

Duas a quatro consultas anuais são recomendadas para reavaliar e manter um controle adequado da asma. Recomenda-se que se faça o teste de função pulmonar (espirometria) ao menos uma vez por ano, e, com mais frequência, se a asma for pouco percebida, controlada de forma inadequada e/ou a função pulmonar estiver anormalmente baixa. O monitoramento domiciliar do PFE pode auxiliar na avaliação de crianças asmáticas com má percepção dos sintomas, asma moderada a grave ou história de exacerbações críticas. Esse acompanhamento do PFE é possível em crianças a partir de 4 anos de idade capazes de controlar essa prática. A utilização de um **sistema de zoneamento por cores** personalizado ao "melhor valor individual" do PFE de cada criança pode otimizar a eficácia e despertar a atenção (Figura 169.4): a zona verde (80 a 100% de melhor valor individual) indica controle adequado; a zona amarela (50 a 80%), controle abaixo do ideal e requer maior atenção e tratamento; e a zona vermelha (< 50%), controle insatisfatório e maior probabilidade de uma exacerbação, exigindo intervenção imediata. Na realidade, essas faixas são aproximadas e é possível que necessitem de ajustes para muitas crianças asmáticas,

Tabela 169.7 Avaliação da gravidade da asma e introdução do tratamento para pacientes que atualmente não estão tomando medicações de controle a longo prazo*.

	CLASSIFICAÇÃO DE GRAVIDADE DA ASMA			
		PERSISTENTE		
	INTERMITENTE	**Leve**	**Moderada**	**Grave**
COMPONENTES DE GRAVIDADE				
Prejuízo				
Sintomas diurnos	≤ 2 dias/semana	> 2 dias/semana, mas não diariamente	Diariamente	Durante todo o dia
Despertares noturnos:				
0 a 4 anos de idade	0	1 a 2 vezes/mês	3 a 4 vezes/mês	> 1 vez/semana
≥ 5 anos de idade	≤ 2 vezes/mês	3 a 4 vezes/mês	> 1 vez/semana, mas não à noite	7 vezes/semana, em geral
Uso de β_2-agonista de ação curta para sintomas (não para prevenção de BIE)	≤ 2 dias/semana	> 2 dias/semana, mas não diariamente, e não mais do que 1 vez em qualquer dia	Diariamente	Diversas vezes/dia
Interferência com atividade normal	Ausente	Limitação pequena	Certa limitação	Limitação extrema
Função pulmonar:				
% do VEF_1 previsto, ≥ 5 anos de idade	VEF_1 normal entre os episódios de exacerbação > 80% do previsto	≥ 80% do previsto	60 a 80% do previsto	< 60% do previsto
Razão VEF_1/CVF†:				
5 a 11 anos de idade	> 85%	> 80%	75 a 80%	< 75%
≥ 12 anos de idade	Normal	Normal	Redução de 5%	Redução > 5%
Risco				
Exacerbações que requerem de corticosteroides sistêmicos:				
0 a 4 anos de idade	0 a 1/ano (ver Observações)	≥ 2 exacerbações em 6 meses com necessidade de CS *ou* ≥ 4 episódios de sibilos/ano com duração > 1 dia *e* fatores de risco para asma persistente		
≥ 5 anos de idade	0 a 1/ano (ver Observações)	≥ 2/ano (ver Observações)	≥ 2/ano (ver Observações)	≥ 2/ano (ver Observações)
Considere a gravidade e o intervalo desde a última exacerbação				
Frequência e gravidade podem oscilar ao longo do tempo para pacientes em qualquer categoria de gravidade				
O risco relativo anual de exacerbações pode estar relacionado com o VEF_1				
ETAPA RECOMENDADA PARA O INÍCIO DA TERAPIA (Ver Tabela 169.11 para as etapas terapêuticas) A abordagem gradual tem como objetivo auxiliar, não substituir, a tomada de decisão clínica exigida para atender às necessidades individuais do paciente				
Todas as idades	Etapa 1	Etapa 2		
0 a 4 anos de idade			Etapa 3 e considere um período curto de tratamento sistêmico com CS	Etapa 3 e considere um período curto de tratamento sistêmico com CS
5 a 11 anos de idade			Etapa 3: opção de CSI em dose média e considere um período curto de administração de CS sistêmico	Etapa 3: opção de CSI em dose média *ou* Etapa 4 e considere um período curto de tratamento com CS
	Em 2 a 6 semanas, dependendo da gravidade, avalie o nível obtido de controle da asma • Crianças de 0 a 4 anos de idade: na ausência de benefício evidente em 4 a 6 semanas, pare o tratamento e considere diagnósticos alternativos ou ajuste a terapia conforme a necessidade • Crianças de 5 a 11 anos de idade: ajuste a terapia conforme a necessidade			

*Observações:

- O nível de gravidade é determinado de acordo com o prejuízo e o risco. Avalie o domínio do prejuízo pelas lembranças do paciente/cuidador das 2 a 4 semanas anteriores. A avaliação de sintomas por períodos mais longos deve refletir uma análise global, como ao questionar se a asma do paciente está melhor ou pior desde a última consulta. Atribua gravidade à categoria de ocorrência mais grave de uma característica
- No momento, não há dados adequados acerca da correspondência entre as frequências de exacerbações e os diferentes níveis de gravidade da asma. Para fins terapêuticos, pacientes que apresentaram ≥ 2 exacerbações com necessidade de administração oral de CS sistêmicos nos últimos 6 meses, ou ≥ 4 episódios de sibilância no ano anterior, e que têm fatores de risco para a asma persistente podem ser considerados iguais àqueles de fato nessa condição, mesmo na ausência de níveis de prejuízo compatíveis com essa forma da doença. †VEF_1/CVF normal: 8 a 19 anos de idade, 85%; 20 a 39 anos de idade, 80%. BIE, broncospasmo induzido por exercício; CS, corticosteroide; CSI, corticosteroide inalado; CVF, capacidade vital forçada; VEF_1, volume expiratório forçado no primeiro segundo. (Adaptada de National Asthma Education and Prevention Program Expert Panel Report 3 (EPR3): Guidelines for the diagnosis and management of asthma – summary report 2007. *J Allergy Clin Immunol.* 2007; 120(Suppl):S94-S138.)

elevando os valores que indicam controle inadequado (p. ex., na zona amarela, 70 a 90% em crianças com má percepção e naquelas com hiperinsuflação pulmonar). O monitoramento do PFE 1 vez/dia é preferível pela manhã, quando os picos de fluxos tendem a ser mais baixos. A sua adesão é difícil, os resultados podem ser variáveis e, de forma isolada, esse método não é mais eficaz do que o monitoramento dos sintomas que influenciam os resultados da asma. Portanto, embora possa ajudar no controle daqueles com má percepção da obstrução das vias respiratórias em algumas circunstâncias, o monitoramento de PFE, de modo geral, não é mais recomendada.

Componente 2: educação do paciente

Acredita-se que elementos educacionais específicos no atendimento clínico de crianças com asma façam uma diferença importante no

Tabela 169.8 Avaliação do controle da asma e ajuste da terapia em crianças.*

	CLASSIFICAÇÃO DE CONTROLE DA ASMA		
	Bem controlada	**Mal controlada**	**Muito mal controlada**
COMPONENTES DE CONTROLE			
Prejuízo			
Sintomas	≤ 2 dias/semana, mas não mais do que uma vez/dia	> 2 dias/semana ou várias vezes em ≤ 2 dias/semana	Durante todo o dia
Despertares noturnos:			
0 a 4 anos de idade	≤ 1 vez/mês	> 1 vez/mês	> 1 vez/semana
5 a 11 anos de idade	≤ 1 vez/mês	≥ 2 vezes/mês	≥ 2 vezes/semana
≥ 12 anos de idade	≤ 2 vezes/mês	1 a 3 vezes/semana	≥ 4 vezes/semana
Uso de β_2-agonista de ação curta para sintomas (não para pré-tratamento de BIE)	≤ 2 dias/semana	> 2 dias/semana	Diversas vezes/dia
Interferência com atividade normal	Nenhuma	Certa limitação	Muito limitada
Função pulmonar:			
5 a 11 anos de idade:			
VEF_1 (% do previsto ou pico de fluxo)	> 80% do previsto ou melhor valor individual	60 a 80% do previsto ou melhor valor individual	< 60% do previsto ou melhor valor individual
VEF_1/CVF:	> 80%	75 a 80%	< 75%
≥ 12 anos de idade:			
VEF_1 (% do previsto ou pico de fluxo)	> 80% do previsto ou melhor valor individual	60 a 80% do previsto ou melhor valor individual	< 60% do previsto ou melhor valor individual
Questionários validados†:			
≥ 12 anos de idade:			
ATAQ	0	1 a 2	3 a 4
ACQ	≤ 0,75	≤ 1,5	N/A
ACT	≥ 20	16 a 19	≤ 15
Risco			
Exacerbações que requerem CS sistêmicos:			
0 a 4 anos de idade	0 a 1/ano	2 a 3/ano	> 3/ano
≥ 5 anos de idade	0 a 1/ano	≥ 2/ano (ver Observações)	
Considere a gravidade e o intervalo desde a última exacerbação			
Efeitos adversos relacionados ao tratamento	Os efeitos colaterais dos fármacos podem variar em intensidade, desde nenhum a muito desagradáveis e angustiantes. O nível de intensidade não se correlaciona a níveis específicos de controle, mas deve ser considerado na avaliação geral de risco		
Redução do crescimento pulmonar *ou* perda progressiva da função pulmonar	A avaliação requer cuidados no acompanhamento a longo prazo		
AÇÃO RECOMENDADA PARA O TRATAMENTO			
	Mantenha a etapa atual Acompanhamento regular a cada 1 a 6 meses para manter o controle Considere a redução gradual do tratamento se a asma estiver bem controlada por pelo menos 3 meses	Avance‡ (1 etapa) e reavalie em 2 a 6 semanas. Se não houver benefício evidente em 4 a 6 semanas, considere diagnósticos alternativos ou ajuste da terapia Para efeitos colaterais, considere opções alternativas	Considere um ciclo curto de CS orais Avance§ (1 a 2 etapas) e reavalie em 2 semanas Se não houver benefício evidente em 4 a 6 semanas, considere diagnósticos alternativos ou ajuste da terapia Para efeitos colaterais, considere opções alternativas

*Observações:

- A abordagem gradual tem como objetivo auxiliar, não substituir, a tomada de decisão clínica exigida para atender às necessidades individuais do paciente
- O nível de controle tem como base a categoria mais grave de prejuízo ou risco. Avalie o domínio de prejuízo pelas lembranças do cuidador de 2 a 4 semanas anteriores. A avaliação dos sintomas por períodos mais longos deve refletir uma análise global, como ao questionar se a asma do paciente está melhor ou pior desde a última consulta
- No momento, não há dados adequados acerca da correspondência entre as frequências de exacerbações e os diferentes níveis de gravidade da asma. De modo geral, exacerbações mais frequentes e intensas (p. ex., com necessidade de atendimento urgente e imprevisto, hospitalização ou internação em UTI) indicam bem pouco controle da doença. Para fins terapêuticos, pacientes que apresentaram ≥ 2 exacerbações com necessidade de CS sistêmicos orais no último ano podem ser considerados iguais àqueles com asma não bem controlada, mesmo na ausência de níveis de prejuízo compatíveis com essa forma da doença. †Questionários validados para o domínio de prejuízo (os questionários não avaliam a função pulmonar ou o domínio de risco) e a definição da MID para cada um: ATAQ; MID = 1,0. ACQ; MID = 0,5. ACT; MID não determinada. ‡Os valores do ACQ de 0,76 a 1,40 são indeterminados quanto à asma bem controlada. §Antes de avançar nas etapas da terapia: (a) reveja a adesão aos medicamentos, a técnica de inalação e o controle ambiental; (b) se a opção terapêutica alternativa foi utilizada em uma etapa, interrompa-a e empregue o tratamento recomendado para essa etapa. ATAQ, Questionário para Avaliação da Terapia da Asma (do inglês, *Asthma Therapy Assessment Questionnaire*); ACQ, Questionário de Controle da Asma (do inglês, *Asthma Control Questionnaire*); ACT, Teste de Controle da Asma (do inglês, *Asthma Control Test*); BIE, broncospasmo induzido por exercício; CVF, capacidade vital forçada; MID, diferença mínima importante (do inglês, *minimal important difference*); N/A, não disponível; UTI, unidade de terapia intensiva; VEF_1, volume expiratório forçado no primeiro segundo. (Adaptada de National Asthma Education and Prevention Program Expert Panel Report 3 [EPR 3]: Guidelines for the diagnosis and management of asthma – summary report 2007. *J Allergy Clin Immunol.* 2007; 120(Suppl):S94-S138.)

manejo domiciliar e na adesão das famílias a um plano terapêutico adequado, por fim, impactando os resultados clínicos do paciente (Tabela 169.9). Cada consulta oferece uma oportunidade essencial para educar a criança e a família, permitindo-lhes que se tornem parceiros experientes no manejo da asma, pois um manejo adequado depende de suas avaliações diárias e da instituição de qualquer plano terapêutico. A comunicação eficaz considera os fatores socioculturais e étnicos das crianças e suas famílias, promove um espaço aberto para que as preocupações sobre a asma e seu tratamento sejam levantadas e abordadas, e inclui pacientes e famílias como participantes ativos no desenvolvimento de metas terapêuticas e na escolha de fármacos. Habilidades de autocuidado devem ser reavaliadas com regularidade (p. ex., técnica de inalação dos medicamentos).

Durante as primeiras consultas com o paciente, a compreensão básica da patogênese de asma (inflamação crônica e AHR subjacentes a uma apresentação clinicamente intermitente) pode ajudar as crianças acometidas e seus pais a entender a importância das recomendações que visam a redução da inflamação das vias respiratórias a fim de obter e manter um controle adequado da asma. É apropriado especificar as expectativas acerca de um bom controle da asma resultante do manejo adequado da doença (Figura 169.6). Abordar as preocupações sobre os possíveis efeitos adversos dos agentes farmacoterápicos da asma, sobretudo os riscos em relação aos benefícios, é essencial no alcance da adesão a longo prazo à farmacoterapia e às medidas de controle ambiental.

Todas as crianças devem ser beneficiadas com um Plano de Ação contra a Asma por escrito (Figura 169.7). Esse plano tem dois componentes principais: (1) um plano de manejo diário de "rotina", relatando o uso regular de fármacos para asma e outras medidas para manter a doença sob controle adequado; e (2) um plano de ação para controlar o agravamento da asma, que descreva indicadores de exacerbações iminentes, identifique quais fármacos tomar e especifique quando e como entrar em contato com o médico habitual e/ou obter atendimento médico urgente/emergencial.

Consultas regulares de acompanhamento são recomendadas com o intuito de ajudar na manutenção do controle adequado da asma. Além de determinar o nível de controle da doença, revisar a adequação de valores diários de PFE e dos planos de manejo das exacerbações, as consultas de acompanhamento são oportunidades educativas importantes para promover a comunicação aberta acerca de preocupações com as recomendações de manejo da asma (p. ex., administração diária de medicamentos de controle). Reavaliar a compreensão de pacientes e pais sobre o papel dos diferentes fármacos no manejo e controle da asma e sua técnica na utilização de medicamentos inalados pode ser esclarecedor e ajudar na orientação educativa para melhorar a adesão a um plano de manejo que talvez não tenha sido implementado de forma adequada ou apropriada.

Tabela 169.9 Principais elementos de consultas clínicas produtivas para Asma.

Padronize a avaliação do controle da doença (p. ex., Teste de Controle de Asma e exacerbações nos últimos 12 meses)
Especifique os objetivos do manejo
Explique fatos básicos sobre a asma:
- Diferencie vias respiratórias normais e asmáticas
- Relacione inflamação das vias respiratórias, "reatividade" e broncoconstrição
- Medicamentos para controle a longo prazo e alívio rápido
- Aborde as preocupações sobre os possíveis efeitos adversos da farmacoterapia da asma

Ensine, demonstre e peça para o paciente mostrar a técnica adequada para:
- Utilização de inaladores (uso de espaçador com aerossol dosimetrado)

Investigue e maneje os fatores que contribuem para a gravidade da asma:
- Exposições ambientais
- Comorbidades

Crie um Plano de Ação contra a Asma em duas partes (Figura 169.7):
- Manejo diário
- Plano de ação em caso de exacerbações

Marque consultas regulares para acompanhamento:
- Duas vezes por ano (com maior frequência em caso de asma mal controlada)
- Monitore a função pulmonar ao menos uma vez por ano

Adesão

A asma é uma doença crônica, em geral, melhor manejada com terapia de controle diária. De qualquer modo, os sintomas aumentam e diminuem, as exacerbações graves são raras e, quando a doença é assintomática, a tendência natural é reduzir ou interromper as terapias de controle diárias. Dessa maneira, a adesão a um esquema de controle diário geralmente fica abaixo do esperado; os CSI são subutilizados em 60% do tempo. Em um certo estudo, crianças com asma que precisaram de ciclo de CSO durante uma exacerbação somente utilizaram seu CSI de controle diário 15% do tempo. Concepções errôneas sobre tempo de ação, eficácia e segurança da terapia de controle muitas vezes estão por trás da pouca adesão e podem ser resolvidas por meio do questionamento acerca dessas questões a cada consulta.

Componente 3: controle de fatores que contribuem para a gravidade da asma

Fatores controláveis capazes de piorar a asma podem ser agrupados, no geral, como: (1) exposições ambientais e (2) comorbidades (Tabela 169.10).

Eliminando e reduzindo exposições ambientais problemáticas

A maioria das crianças com asma tem um **componente alérgico** em sua doença; a exposição a alergênios deve ser investigada e minimizada em pacientes asmáticos sensibilizados. A anamnese deve identificar a exposição a fumaça, poluentes e possíveis desencadeantes alérgicos (ver a seguir), sobretudo na casa do paciente. Visto que, muitas vezes, essas crianças apresentam sintomas crônicos e não conseguem identificar os possíveis desencadeantes, o **teste de alergia** deve ser considerado ao menos para aquelas com asma persistente. Para pacientes asmáticos sensíveis a alergênios presentes em suas casas e/ou escolas/creches, reduzir ou eliminar essas exposições em ambientes internos pode diminuir os sintomas da asma, a necessidade de medicamento, a AHR, as exacerbações graves e a persistência da doença. As exposições a alergênios comuns em casas, escolas e creches incluem animais com penas ou pelos, como os de estimação (gatos, cães, roedores e pássaros) ou as pragas (camundongos, ratos e baratas), e os alergênios ocultos de ambientes internos, como ácaros de poeira e mofos. Embora a remoção ou erradicação dessas exposições em casa, escola e creche

Tabela 169.10 Controle de fatores que contribuem para a gravidade da asma.

ELIMINE OU REDUZA EXPOSIÇÕES AMBIENTAIS PROBLEMÁTICAS
Eliminação ou redução de FAC dentro de casa e carros
Eliminação ou redução da exposição a alergênios em pacientes asmáticos sensibilizados:
- Epitélios de animais: bichos de estimação (gatos, cães, roedores e pássaros)
- Pragas (camundongos e ratos)
- Ácaros de poeira
- Baratas
- Fungos

Outros irritantes das vias respiratórias:
- Fumaça da queima de madeira ou carvão
- Perfumes e substâncias químicas de odores fortes (p. ex., produtos de limpeza)
- Poeira

TRATE AS COMORBIDADES
- Rinite
- Sinusite
- Refluxo gastresofágico

FAC, fumaça ambiental de cigarro.

Plano de Ação para Asma

Para: ______ Médico: ______ Data: ______
Telefone do médico: ______ Telefone do hospital/pronto-socorro: ______

ZONA VERDE

Está tudo bem
- Sem tosse, sibilo, sensação de aperto no peito ou dificuldade para respirar durante o dia ou à noite
- Consegue realizar as atividades habituais

E, se um medidor de pico de fluxo for utilizado,

Pico de fluxo: mais de ______ (80% ou mais do meu melhor pico de fluxo)

Meu melhor pico de fluxo é: ______

Tome estes medicamentos para controle a longo prazo todos os dias (inclua um anti-inflamatório)

Medicamento	Quanto tomar	Quando tomar

Antes do exercício ❐ ______ ❐ 2 ou ❐ 4 jatos ______ 5 minutos antes do exercício

ZONA AMARELA

A asma está piorando
- Tosse, sibilo, sensação de aperto no peito ou dispneia ou
- Acorda durante a noite por causa da asma ou
- Consegue realizar algumas, mas não todas, atividades habituais

-Ou-

Pico de fluxo: ______ a ______ (50 a 79% do meu melhor pico de fluxo)

Primeiro **Adicione: medicamento para alívio rápido – e continue tomando os medicamentos da ZONA VERDE**

______ (β_2-agonista de ação curta) ❐ 2 ou ❐ 4 jatos, a cada 20 minutos por até 1 hora ❐ Nebulizador, uma vez

Segundo **Se os seus sintomas (e o pico de fluxo, se utilizado) voltarem à ZONA VERDE 1 hora após o tratamento acima:**
❐ Continue monitorando para se certificar da permanência na zona verde.

-Ou-

Se seus sintomas (e o pico de fluxo, se utilizado) não voltarem à ZONA VERDE 1 h após o tratamento acima:
❐ Tome: ______ (β_2-agonista de ação curta) ❐ 2 ou ❐ 4 jatos ou ❐ Nebulizador
❐ Adicione: ______ (corticosteroide oral) mg/dia Por ______ (3 a 10) dias
❐ Ligue para o médico ❐ antes/❐ em até ______ horas após tomar o corticosteroide oral.

ZONA VERMELHA

Alerta médico!
- Respiração muito curta ou
- Medicamentos de alívio rápido não fizeram efeito ou
- Não consegue realizar atividades habituais ou
- Os sintomas são os mesmos ou ficaram piores após 24 h na Zona Amarela

-Ou-

Pico de fluxo: menos de ______ (50% do meu melhor pico de fluxo)

Tome este medicamento:
❐ ______ (β_2-agonista de ação curta) ❐ 4 ou ❐ 6 jatos ou ❐ Nebulizador
❐ ______ (corticosteroide oral) mg

Ligue para o seu médico AGORA. Vá para o hospital ou chame uma ambulância se você:
- Permanece na zona vermelha após 15 minutos E
- Tenha encontrado o seu médico.

SINAIS DE PERIGO
- **Dificuldade para andar e falar por causa da falta de ar**
- **Lábios ou unhas azulados**

- **Tome ❐ 4 ou ❐ 6 jatos da sua medicação de alívio rápido E**
- **Vá para o hospital ou chame uma ambulância ______ (telefone) AGORA!**

Veja o que você pode fazer para evitar os desencadeantes da asma no verso.

Como Controlar Situações que Agravam a sua Asma

Este guia sugere algumas ações que você pode realizar a fim de evitar os desencadeantes da asma. Marque os desencadeantes já conhecidos que pioram a sua asma e peça ao seu médico para ajudá-lo a descobrir se também há outros. Em seguida, decida com ele quais medidas tomar.

Alergênios

❐ **Epitélios de animais**
Algumas pessoas são alérgicas a escamas de pele ou saliva seca de animais com pelos ou penas.
O melhor a ser feito:
- Mantenha animais de estimação com pelos ou penas fora de casa.

Se você não pode manter o animal do lado de fora, então:
- Não deixe o animal entrar no seu quarto e outras áreas de dormir e mantenha a porta fechada
- Remova carpetes e móveis revestidos com tecido de sua casa. Se isso não for possível, não permita ao animal o contato com esses itens.

❐ **Ácaros de poeira**
Muitas pessoas com asma são alérgicas a ácaros de poeira, que são pequenos insetos encontrados em todas as casas: em colchões, travesseiros, carpetes, mobílias estofadas, colchas, roupas, bichos de pelúcia e tecidos ou outros itens revestidos com tecido
Ações que podem ajudar:
- Cubra o seu colchão com uma capa protetora antiácaro
- Use em seu travesseiro fronha especial antiácaro ou lave-o 1 vez/semana em água quente, que deve estar em temperatura acima de 54°C para matar os ácaros
- Lave os seus lençóis e cobertores toda semana em água quente
- Mantenha a umidade dentro de casa abaixo de 60% (o ideal é entre 30 e 50%). Desumidificadores ou aparelhos de ar condicionado centrais podem fazer isso
- TTente não dormir ou deitar em almofadas revestidas com tecido
- Remova carpetes e tapetes de seu quarto, se for possível
- Mantenha bichos de pelúcia fora da cama ou lave-os toda semana em água quente ou morna com detergente e alvejante.

❐ **Baratas**
Muitas pessoas com asma são alérgicas aos excrementos ressecados ou detritos de baratas
O melhor a ser feito:
- Mantenha alimentos e lixo em recipientes fechados. Nunca deixe comida fora da geladeira
- Utilize iscas, pós, géis ou pastas de veneno (p. ex., ácido bórico). Você também pode preparar armadilhas
- Ao utilizar *spray* para matar baratas, fique fora do cômodo até que o odor desapareça.

❐ **Mofo doméstico**
- Conserte vazamentos em torneiras, canos ou outras fontes de água que tenham mofo ao redor
- Limpe superfícies mofadas com limpador que contenha cloro.

❐ **Pólen e fungos ao ar livre**
O que fazer durante a temporada propícia a alergias (quando as contagens de pólen ou esporos de fungos são altas):
- Tente manter as janelas fechadas
- Fique dentro de casa com as janelas fechadas do final da manhã à tarde, se for posssível. As contagens de pólen e de alguns esporos de fungos são mais altas nesse período
- Pergunte ao seu médico se você precisa tomar ou aumentar o medicamento anti-inflamatório antes do início da temporada de alergias.

Irritantes

❐ **Fumaça de cigarro**
- Se você é fumante, consulte o seu médico sobre métodos para ajudá-lo a parar. Peça aos membros da família que parem de fumar também
- Não permita o tabagismo dentro de sua casa ou carro.

❐ **Fumaça, odores fortes e *sprays***
- Se possível, não utilize fogão a lenha, aquecedor à base de querosene ou lareira
- Tente evitar o contato com odores fortes e *sprays* (p. ex., perfumes, talcos, *spray* de cabelo e tintas.

Outras coisas que provocar sintomas de asma em algumas pessoas:

❐ **Aspirador de pó**
- Se possível, peça para outra pessoa passar o aspirador de pó 1 ou 2 vezes/semana para você. Não fique no ambiente durante o uso do aparelho e também por um certo período após a limpeza
- Se você utiliza o aspirador de pó, faça isso com máscara de proteção contra poeira (comprada em loja de materiais de construção), saco de aspirador em camada dupla ou de microfibra ou aparelho com filtro HEPA.

❐ **Outras coisas que podem piorar a asma**
- Sulfitos em alimentos e bebidas: Não beba cerveja ou vinho e nem coma frutas secas, batatas processadas ou camarão, se eles provocam sintomas de asma
- Ar frio: Proteja o nariz e a boca em dias frios ou com vento
- Outros medicamentos: Conte para o médico todos os fármacos que toma, inclusive aqueles para resfriado, ácido acetilsalicílico, vitaminas e outros suplementos, além de betabloqueadores não seletivos (incluindo colírios).

U.S. Department of Health and Human Services
National Institutes of Health
National Heart Lung and Blood Institute

Para mais informações, acesse: www.nhlbi.nih.gov

Publicação NIH Número 07-5251
Abril de 2007

Figura 169.7 Plano de ação contra a asma para uso doméstico. Esse plano tem dois componentes principais: (1) um plano de manejo diário para manter a asma sob controle; e (2) um plano de ação para reconhecer e controlar o agravamento da asma. (De US Department of Health and Human Services, National Institutes of Health, National Heart, Lung, and Blood Institute, NIH Pub No 07 a 5251, Abril 2007. https://www.nhlbi.nih.gov/health/resources/lung/asthma-action-plan.)

de pacientes asmáticos sensibilizados seja a maneira mais eficaz de reduzir de forma substancial exposições problemáticas a alergênios, pode levar ≥ 6 meses para que os níveis desses alergênios internos caiam significativamente. A exposição ao alergênio dos ácaros de poeira pode ser reduzida com: (1) revestimento de roupas de cama, colchões e travesseiros em capas impermeáveis; (2) lavagem semanal da roupa de cama em água quente (> 55°C); (3) remoção de carpetes, tapetes e móveis estofados; e (4) redução e manutenção da umidade interna < 50%.

Fumaça da queima de madeira e carvão, FAC, poeira, odores fortes e poluentes nocivos do ar (p. ex., dióxido de nitrogênio provenientes de fornos e fogões a gás com ventilação inadequada) podem agravar a asma. Esses irritantes das vias respiratórias devem ser eliminados ou minimizados em residências, escolas/creches e automóveis/transporte escolar utilizados por crianças asmáticas. A vacinação anual contra influenza mantém-se como recomendação para todas as crianças com asma com o intuito de reduzir o risco de complicações graves, embora esse vírus não seja responsável pela grande maioria das exacerbações induzidas por infecções virais experimentadas pelos pacientes.

Tratamento de comorbidades

Rinite, sinusite e RGE costumam ser associadas à asma, aumentando a sua gravidade. Elas também podem mimetizar os sintomas da doença e levar a erros de classificação de sua gravidade e controle. Na verdade, essas condições, junto com a asma, são as causas mais comuns de tosse crônica. O manejo eficaz dessas comorbidades pode melhorar os sintomas e a gravidade da doença, de modo que será menor a necessidade de fármacos para a obtenção do controle adequado da asma.

O **RGE** é comum em crianças com asma persistente (ver Capítulo 349). Ele pode piorar a doença por meio de dois mecanismos postulados: (1) aspiração do conteúdo gástrico refluído (micro ou macroaspiração); e (2) broncospasmo reflexo mediado por inervação vagal. O refluxo oculto deve ser suspeitado em indivíduos com asma difícil de controlar, sobretudo em pacientes com sintomas proeminentes à noite ou que se mantêm sentados na cama para reduzir as ocorrências noturnas. O RGE pode ser revelado por refluxo de bário no interior do esôfago durante um procedimento de deglutição desse material ou pelo monitoramento com sonda esofágica. Uma vez que os estudos radiográficos carecem de sensibilidade e especificidade suficientes, o monitoramento esofágico prolongado é o método de escolha para o diagnóstico do RGE. Se essa condição for observada de forma significativa, precauções relacionadas ao refluxo devem ser instituídas (nenhum alimento 2 h antes da hora de dormir, cabeceira da cama elevada 15 cm e evitar bebidas cafeinadas), e a administração de fármacos, como inibidores da bomba de prótons (omeprazol e lansoprazol) ou antagonistas do receptor H2 (cimetidina e ranitidina), deve ser feita por 8 a 12 semanas. Vale ressaltar, a inibição da bomba de prótons não restabeleceu o controle da asma em um estudo conduzido em crianças com a forma persistente e mal controlada e RGE.

Em geral, a **rinite** é comorbidade da asma e costuma ser detectada em cerca de 90% das crianças. Ela pode ser sazonal e/ou recorrente, com componentes alérgicos e não alérgicos. A rinite complica e piora a asma por meio de diversos mecanismos diretos e indiretos. A respiração nasal pode melhorar a asma e reduzir o BIE, umidificando e aquecendo o ar inspirado e filtrando alergênios e irritantes capazes de desencadear a crise e piorar a inflamação das vias respiratórias. Provavelmente, a redução da congestão e da obstrução nasal irá ajudar o nariz no desempenho dessas funções de umidificação, aquecimento e filtragem. Em pacientes asmáticos, a melhora da rinite também está associada a reduções modestas de AHR, inflamação das vias respiratórias inferiores, sintomas da asma e terapias para controle da doença. O manejo adequado da rinite em crianças é semelhante ao da asma quanto à importância de intervenções que reduzam a inflamação nasal (ver Capítulo 168).

Evidências radiográficas relacionadas com a **doença sinusal** são comuns em pacientes asmáticos. A ocorrência de uma melhora significativa no controle da asma em pacientes com diagnóstico e tratamento específicos para sinusite é comum. A TC coronal, de "triagem" ou "limitada" dos seios da face, é o exame padrão-ouro para detecção de doença sinusal e pode ser útil se houver suspeita de sinusite recorrente que tenha sido tratada repetidas vezes sem evidências para isso. Em comparação, as radiografias dos seios da face são imprecisas e devem ser evitadas. Se o paciente com asma tiver evidências clínicas e radiográficas de sinusite, deve-se considerar a terapia tópica que inclua irrigações nasais com soro fisiológico e administração de CS intranasais e um ciclo de antibióticos durante 2 a 3 semanas.

Componente 4: princípios da farmacoterapia da asma

A versão atual das diretrizes de asma do NIH (2007) fornece recomendações terapêuticas que variam de acordo com o nível de gravidade da asma e faixa etária (Tabela 169.11). Há seis etapas terapêuticas. Os pacientes na **Etapa Terapêutica (ET) 1** têm asma intermitente. Crianças com asma persistente leve estão na **ET2**. Aquelas com a forma persistente moderada podem estar na **ET3 ou 4**. Pacientes com asma persistente grave estão nas **ET5 e 6**. As terapias têm como objetivo alcançar um estado bem controlado por meio de redução dos componentes de prejuízo (p. ex., prevenção ou minimização de sintomas, pouca necessidade de fármacos de alívio rápido, preservação da função pulmonar "normal" e dos níveis normais de atividade) e risco (p. ex., prevenção de exacerbações recorrentes, diminuição do crescimento pulmonar e efeitos adversos dos fármacos). As recomendações para a terapia inicial baseiam-se na avaliação da gravidade da asma, enquanto o nível de controle determina quaisquer alterações de tratamento em pacientes já submetidos à terapia de controle. Um dos principais objetivos dessa abordagem é identificar e tratar todos os casos de asma "persistente" e controlada de forma inadequada com fármacos anti-inflamatórios. O manejo da ET1 (asma intermitente) consiste simplesmente no uso de um SABA conforme a necessidade em relação aos sintomas e para o pré-tratamento de pacientes com BIE (ver Tabela 169.11).

O tratamento preferencial para todos os pacientes com asma persistente é a terapia com CSI, como monoterapia ou em combinação com terapia adjunta. O(s) tipo(s) e quantidade(s) de medicamentos de controle diário que devem ser utlizados são determinados de acordo com a gravidade da asma e a classificação de controle.

A terapia com CSI em dose baixa é o tratamento de escolha para todas as crianças na ET2 (asma persistente leve). Os fármacos alternativos contêm um agente modificador de leucotrieno (montelucaste), anti-inflamatórios não esteroides (cromoglicato e nedocromila) e a teofilina. Há quatro opções semelhantes para o tratamento de crianças em idade escolar na ET3 (asma persistente moderada): CSI em dose média; combinação de CSI em dose baixa e **β_2-agonista inalado de ação longa (LABA)**; um **antagonista do receptor de leucotrieno (LTRA)** ou teofilina. Em um estudo conduzido em crianças com asma não controlada que receberam CSI em doses baixas, a adição de LABA proporcionou uma melhora maior do que o acréscimo de um **LTRA** ou o aumento da dosagem de CSI. No entanto, algumas crianças responderam bem ao CSI em dose média ou ao acréscimo de um LTRA, justificando-os como opções de reforço da terapia de controle. O tratamento preferencial para crianças na ET4 (também asma persistente moderada) é a combinação de CSI/LABA em dose média. As alternativas incluem CSI em dose média com teofilina ou LTRA. Para crianças pequenas (≤ 4 anos de idade) na ET3, recomenda-se a administração de CSI em dose média, enquanto esse mesmo tratamento acrescido de um LABA ou LTRA é indicado para crianças em idade pré-escolar na ET4.

Crianças com asma grave persistente (ET5 e 6) devem receber combinação de CSI em doses altas acrescido de LABA. A administração prolongada de CSO como terapia de controle é eficaz, mas raras vezes requerida. Além disso, o omalizumabe pode ser utilizado em crianças ≥ 6 anos de idade com asma alérgica grave, enquanto o mepolizumabe é aprovado para crianças ≥ 12 anos de idade com asma eosinofílica grave. Talvez haja necessidade de curso de resgate com CS sistêmicos em qualquer uma das etapas para a asma muito mal controlada. Para crianças ≥ 5 anos de idade com asma alérgica que requerem cuidados das ET2 a 4, a imunoterapia com alergênio também pode ser considerada.

Tabela 169.11 Abordagem gradual para manejo da asma em crianças.*

IDADE | TERAPIA† | ASMA INTERMITENTE | ASMA PERSISTENTE: MEDICAÇÃO DIÁRIA

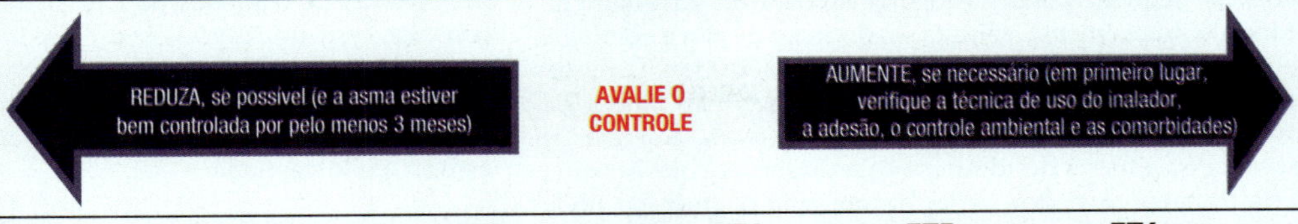
REDUZA, se possível (e a asma estiver bem controlada por pelo menos 3 meses)
AVALIE O CONTROLE
AUMENTE, se necessário (em primeiro lugar, verifique a técnica de uso do inalador, a adesão, o controle ambiental e as comorbidades)

IDADE	TERAPIA†	ET1	ET2	ET3	ET4	ET5	ET6
0 4 anos de idade	Preferencial	SABA, conforme a necessidade	CSI em dose baixa	CSI em dose média	CSI em dose média + LABA *ou* LTRA	CSI em dose alta + LABA *ou* LTRA	CSI em dose alta + LABA *ou* LTRA *e* CSO
	Alternativa		Cromoglicato ou montelucaste				
5 a 11 anos de idade	Preferencial	SABA, conforme a necessidade	CSI em dose baixa	*Ou* CSI em dose baixa ± LABA, LTRA ou teofilina *ou* CSI em dose média	CSI em dose média + LABA	CSI em dose alta + LABA	CSI em dose alta + LABA *e* CSO
	Alternativa		Cromoglicato, LTRA, nedocromila ou teofilina		CSI em dose média + LTRA *ou* Teofilina	CSI em dose alta + LTRA *ou* Teofilina	CSI em dose alta + LTRA *ou* Teofilina *e* CSO
≥ 12 anos de idade	Preferencial	SABA, conforme a necessidade	CSI em dose baixa	CSI em dose baixa + LABA *ou* CSI em dose média	CSI em dose média + LABA	CSI em dose alta + LABA *e* Considere omalizumabe para pacientes com alergias	CSI em dose alta + LABA + CSO *e* Considere mepolizumabe para pacientes com asma eosinofílica Considere omalizumabe para pacientes com alergias
	Alternativa		Cromoglicato, LTRA, nedocromila ou teofilina	CSI em dose baixa + LTRA, teofilina ou zileutona	CSI em dose média + LTRA, teofilina ou zileutona		

Em cada ET: Educação do paciente, controle ambiental e manejo das comorbidades
≥ 5 anos de idade (ET2 a 4): considere a imunoterapia subcutânea com alergênios para pacientes com asma alérgica
MEDICAÇÃO DE ALÍVIO RÁPIDO PARA TODOS OS PACIENTES
SABA, conforme necessário para os sintomas. A intensidade de tratamento depende da gravidade dos sintomas: até 3 administrações em intervalos de 20 min, de acordo com a necessidade. Um ciclo curto de CS sistêmicos orais pode ser necessário
Cuidado: a administração de SABA > 2 dias/semana para alívio dos sintomas (não para prevenção de BIE) geralmente é sinal de controle inadequado e necessidade de avançar para a etapa seguinte do tratamento
Para pacientes de 0 a 4 anos de idade: com infecção respiratória viral: SABA de 4 a 6 h por até 24 h (um período mais longo fica a critério do médico). Considere a administração de um ciclo curto de CS sistêmicos se a exacerbação for grave ou exista história prévia de exacerbações graves.

*Observações:
- A abordagem gradual tem como objetivo auxiliar, não substituir, a tomada de decisão clínica exigida para atender às necessidades individuais do paciente
- Em caso de administração da terapia alternativa com resposta inadequada, descontinue-a e utilize a terapia preferencial antes de avançar para a etapa seguinte do tratamento
- Na ausência de benefício evidente em 4 a 6 semanas e caso a prática medicamentosa e a adesão do paciente/família ao fármaco sejam satisfatórias, considere o ajuste da terapia ou o diagnóstico alternativo
- Estudos em crianças com 0 a 4 anos de idade são limitados
- Médicos que administram imunoterapia ou omalizumabe devem estar preparados e equipados para a identificar e o tratar a anafilaxia que pode ocorrer
- A teofilina é uma alternativa menos desejável por causa da necessidade de monitoramento dos níveis de concentração sérica. As diretrizes da Global Initiative for Asthma (GINA; 2016) não recomendam a utilização de teofilina como terapia de controle e em formulações intravenosas para tratamento do estado de mal asmático em razão de seu perfil de efeitos adversos graves
- Zileutona é uma alternativa menos desejável por causa dos estudos limitados como terapia adjuvante e da necessidade de monitorazação da função hepática.

†A ordem alfabética é utilizada quando mais de uma opção terapêutica é listada na terapia preferencial *ou* alternativa. BIE, broncospasmo induzido por exercício; CSI, corticosteroide inalado; CSO, corticosteroide oral; ET, Etapa Terapêutica; LABA, β_2-agonista inalado de ação longa; LTRA, antagonista do receptor de leucotrieno; SABA, β_2-agonista inalado de ação curta. (Adaptada de National Asthma Education and Prevention Program Expert Panel Report 3 (EPR3): Guidelines for the diagnosis and management of asthma – summary report 2007. *J Allergy Clin Immunol.* 2007; 120(Suppl):S94-S138.)

Abordagem de "regressão e progressão" de etapas

As diretrizes do NIH enfatizam a introdução de terapia com o regulador de nível mais alto no início a fim de estabelecer o controle imediato, com medidas de "regressão" das ET logo que o controle adequado da asma é alcançado. Inicialmente, a limitação do fluxo de ar e a patologia da asma podem restringir a distribuição e a eficácia do CSI, de modo que talvez haja necessidade de progredir para doses mais altas e/ou terapia combinada a fim de se obter o controle da asma. Ademais, o CSI requer semanas a meses de administração diária para que se tenha uma eficácia bastante favorável. A farmacoterapia combinada pode conseguir alívio relativamente imediato, ao mesmo tempo em que fornece CSI diário para restabelecer o controle a longo prazo e reduzir o risco de exacerbação.

A terapia da asma pode ser diminuída aos poucos após o controle adequado da doença ter sido obtido e se mantido ao menos por 3 meses. Ao determinar o menor número ou dose diária de fármacos reguladores que podem manter o controle adequado, a possibilidade efeitos adversos durante a terapia é reduzida. O acompanhamento regular ainda é enfatizado porque a variabilidade do curso da asma é bem reconhecido. Quando a asma não bem está controlada, a terapia deve ser intensificada com o acréscimo de um nível na ET reguladora e o monitoramento cauteloso da melhora clínica. Para crianças com asma muito mal controlada, as recomendações são considerar um curso curto de prednisona ou avançar até duas etapas da terapia, com reavaliação em 2 semanas. Ao considerar a progressão de etapas da terapia, é importante verificar habilidade técnica e adesão ao inalador; instituir medidas de controle ambiental; e identificar e tratar as comorbidades.

Encaminhamento para especialista em asma

O encaminhamento a um especialista para consulta ou manejo em conjunto é recomendado caso haja dificuldades na obtenção ou manutenção de um controle adequado da asma. Para crianças < 4 anos de idade, o encaminhamento é indicado se o paciente requer, ao menos, os cuidados da ET3, mas deve ser considerado caso haja necessidade de cuidados da ET2. Para aquelas ≥ 5 anos de idade, a consulta com um especialista é recomendada se o paciente requer os cuidados da ET4 ou superior, mas deve ser considerada nos casos em que a ET3 é exigida. O encaminhamento também é recomendado se a imunoterapia com alergênios ou terapia biológica estiver sendo cogitada.

Fármacos para controle a longo prazo

Todos os níveis de asma persistente devem ser tratados com terapia de CSI a fim de reduzir a inflamação das vias respiratórias e restabelecer o controle a longo prazo (ver Tabela 169.11). Outros fármacos para controle a longo prazo contêm LABA, agentes modificadores de leucotrieno, cromoglicato, teofilina de liberação prolongada e tiotrópio em adolescentes. O omalizumabe (Xolair®) e o mepolizumabe (Nucala®) são aprovados pela Food and Drug Administration (FDA) dos EUA para uso como terapia complementar em crianças ≥ 6 anos e ≥ 12 anos de idade com asma alérgica grave ou eosinofílica, respectivamente, que persiste difícil de controlar. Os corticosteroides são os fármacos mais potentes e eficazes utilizados para tratar manifestações agudas (administração sistêmica) e crônicas (administração inalatória) da asma. Eles estão disponíveis nas formas inalada, oral e parenteral (Tabelas 169.12 e 169.13).

Corticosteroides inalados

A terapia com CSI restabelece a função pulmonar; reduz os sintomas da asma, AHR e uso de medicamentos de "resgate"; melhora a qualidade de vida; e, o mais importante, diminui a necessidade de prednisona, atendimentos de urgência e hospitalizações em cerca de 50% dos casos.

Tabela 169.12 Dosagens comuns de terapias para controle a longo prazo.

TERAPIA	IDADE: 0 a 4 anos	IDADE: 5 a 11 anos	IDADE: ≥ 12 anos
CORTICOSTEROIDES INALADOS (Tabela 169.13)			
Metilprednisolona: comprimidos de 2, 4, 8, 16 e 32 mg Prednisolona: comprimidos de 5 mg; 5 mg/5 mℓ, 15 mg/5 mℓ Prednisona: comprimidos de 1, 2,5, 5, 10, 20, 50 mg; 5 mg/mℓ, 5 mg/5 mℓ	0,25 a 2 mg/kg/dia em dose única pela manhã ou em dias alternados, conforme necessário para controle Ciclo curto de "ataque": 1 a 2 mg/kg/dia; máximo 30 mg/dia durante 3 a 10 dias	0,25 a 2 mg/kg/dia em dose única pela manhã ou em dias alternados, conforme necessário para controle Ciclo curto de "ataque": 1 a 2 mg/kg/dia; máximo 60 mg/dia durante 3 a 10 dias	7,5 a 60 mg/dia em dose única pela manhã ou em dias alternados, conforme necessário para controle Ciclo curto de "ataque" para obtenção de controle: 40 a 60 mg/dia como dose única ou 2 doses divididas durante 3 a 10 dias
Fluticasona/salmeterol (Advair®):	N/A		
DPI: 100, 250 ou 500 μg/50 μg		Uma inalação 2 vezes/dia; a dose depende do nível de gravidade ou controle (a dosagem 100/50 é indicada em crianças ≥ 4 anos de idade)	Uma inalação 2 vezes/dia; a dose depende do nível de gravidade ou controle
HFA: 45 μg/21 μg, 115 μg/21 μg, 230 μg/21 μg			Duas inalações 2 vezes/dia; a dose depende do nível de gravidade ou controle
Budesonida/formoterol (Symbicort®): HFA: 80 μg/4,5 μg, 160 μg/4,5 μg	N/A		Duas inalações 2 vezes/dia; a dose depende do nível de gravidade ou controle
Mometasona/formoterol (Dulera®): HFA: 100 μg/5 μg, 200 μg/5 μg			Duas inalações 2 vezes/dia; a dose depende do nível de gravidade ou controle
Antagonistas de receptores de leucotrienos:			
Montelucaste (Singulair®): Comprimido mastigável de 4 ou 5 mg Pacote de grânulos com 4 mg Comprimido de 10 mg	4 mg toda noite (1 a 5 anos de idade)	5 mg toda noite (6 a 14 anos de idade)	10 mg toda noite (indicado em crianças ≥ 15 anos)
Zafirlucaste (Accolate®): comprimido de 10 ou 20 mg	N/A	10 mg, 2 vezes/dia (7 a 11 anos de idade)	40 mg/dia (comprimido de 20 mg 2 vezes/dia)

(continua)

Tabela 169.12 Dosagens comuns de terapias para controle a longo prazo. (*continuação*)

TERAPIA	IDADE 0 a 4 anos	5 a 11 anos	≥ 12 anos
Inibidor de 5-lipo-oxigenase: (Zileutona CR): comprimido de 600 mg	N/A	N/A	1.200 mg 2 vezes/dia (dar 2 comprimidos 2 vezes/dia)
Imunomoduladores:			
Omalizumabe (anti-IgE; Xolair®): Injeção SC, 150 mg/1,2 mℓ após reconstituição com 1,4 mℓ de água estéril para injeção	N/A	N/A	150 a 375 mg SC, a cada 2 a 4 semanas, dependendo do peso corpóreo e do nível de IgE sérica pré-tratamento
Mepolizumabe (anti-IL-5; Nucala®): Injeção SC, 100 mg após reconstituição com 1,2 mℓ de água estéril para injeção	N/A	N/A	100 mg SC, a cada 4 semanas

DPI, inalador de pó seco (do inglês, *dry powder inhaler*); HFA, hidrofluoralcano; Ig, imunoglobulina; MDI, inalador dosimetrado (do inglês, *metered-dose inhaler*); SC, subcutânea.

Tabela 169.13 Doses estimadas comparativas de corticosteroide inalado.

GLICOCORTICOSTEROIDE	DOSE DIÁRIA BAIXA	DOSE DIÁRIA MÉDIA	DOSE DIÁRIA ALTA
Beclometasona (Qvar®) MDI: 40 ou 80 μg (Aprovado para crianças ≥ 5 anos de idade)	80 a 160 μg	160 a 320 μg	> 320 μg
Budesonida (Pulmicort Flexhaler®) DPI: 90 e 180 μg (Aprovado para crianças ≥ 6 anos de idade)	200 μg	200 a 400 μg	> 400 μg
Budesonida suspensão para nebulização (genérico e Pulmicort Respules®) 0,25, 0,5 e 1 mg (Aprovado para crianças de 1 a 8 anos de idade)	0,5 mg	1,0 mg	2,0 mg
Ciclesonida (Alvesco®) MDI: 80 e 160 μg (Aprovado para crianças ≥ 12 anos de idade)	80 μg	80 a 160 μg	160 μg
Flunisolida (Aerospan®) MDI: 80 μg/jato (Aprovado para crianças ≥ 6 anos de idade)	80 μg	80 a 160 μg	160 μg
Fluticasona propionato (Flovent® e Flovent Diskus®) MDI: 44, 110 e 220 μg DPI: 50, 100 e 250 μg (44 e 50 μg aprovados para crianças ≥ 4 anos de idade)	88 a 176 μg 100 a 200 μg	176 a 440 μg 200 a 500 μg	> 440 μg > 500 μg
Fluticasona furoato (Arnuity Ellipta®) DPI: 100 e 200 μg (Aprovado para crianças ≥ 12 anos de idade)	100 μg	100 a 200 μg	200 μg
Mometasona furoato (Asmanex® e Asmanex Twisthaler®) MDI: 100 e 200 μg DPI: 110 e 220 μg (Aprovado para crianças ≥ 4 anos de idade)	110 μg 100 μg	110 μg 100 μg	110 μg 100 μg

DPI, inalador de pó seco; MDI, inalador dosimetrado. (Adaptada de National Asthma Education and Prevention Program Expert Panel Report 3 (EPR3): Guidelines for the diagnosis and management of asthma – summary report 2007. *J Allergy Clin Immunol.* 2007; 120(Suppl):S94-S138.)

Estudos epidemiológicos também têm mostrado que essa terapia reduz de forma substancial o risco de morte atribuível à asma, se aplicada regularmente. Visto que a terapia com CSI pode alcançar todos os objetivos do manejo da asma, ela é considerada como o tratamento de primeira linha para a doença persistente.

Existem sete CSI aprovados pela FDA para o uso em crianças. As diretrizes NIH e GINA trazem classificações de equivalência (ver Tabela 169.13), embora ainda faltem comparações diretas dos resultados de eficácia e segurança. Os CSI estão disponíveis como inaladores dosimetrados (MDI) com hidrofluoralcano (HFA) como seu propelente, inaladores de pó seco (DPI) ou suspensão por nebulização. Propionato de fluticasona, furoatos de fluticasona e de mometasona, ciclesonida e, em menor grau, budesonida são considerados CSI de "segunda geração", pois têm potência anti-inflamatória maior e biodisponibilidade *sistêmica* menor (e, portanto, potencialidade para efeitos adversos sistêmicos) graças ao metabolismo hepático extensivo do primeiro curso deles. A escolha da dose inicial de CSI é firmada segundo a determinação de gravidade da doença.

Ainda que os CSI possam ser muito eficazes, tem havido certa relutância em prescrevê-los a crianças por causa de preocupações dos pais e, às vezes, de médicos a respeito dos possíveis efeitos adversos relacionados com o uso crônico. Efeitos adversos decorrentes da corticoterapia sistêmica a longo prazo não têm sido observados ou, bem poucas vezes, relatados em crianças tratadas com CSI nas doses recomendadas. O risco relacionado a esses efeitos tem a ver com dose e frequência de administração (Tabela 169.14). Doses altas (≥ 1.000 μg/dia em crianças) e frequentes (4 vezes/dia) têm maior propensão a provocar efeitos adversos locais e sistêmicos. Crianças submetidas à terapia de manutenção com doses mais altas de CSI também estão propensas a precisar de ciclos frequentes de CS sistêmicos durante exacerbações da asma, o que aumenta ainda mais o risco de efeitos adversos.

Tabela 169.14 Avaliação de risco para efeitos adversos dos corticosteroides.

	CONDIÇÕES	RECOMENDAÇÕES
Risco baixo	(≤ 1 fator de risco*) CSI em dose baixa a média (ver Tabela 169.13)	Monitore a pressão arterial e o peso a cada consulta médica Meça a altura anualmente (com estadiômetro); monitore com frequência em razão do declínio da taxa de crescimento e do atraso do desenvolvimento puberal Incentive o hábito de praticar exercícios físicos Assegure o aporte dietético adequado de cálcio e vitamina D com suplementação diária de cálcio, se necessário Aconselhe a evitar tabagismo e bebidas alcoólicas Verifique o nível de TSH em caso de história de anormalidade na tireoide
Risco médio	(Se > 1 fator de risco*, considere avaliar como risco alto) CSI em dose alta (ver Tabela 169.13) Ao menos 4 ciclos de CSO/ano	Conforme descrito acima, *acrescido de*: Avaliações oftalmológicas anuais para monitorar o desenvolvimento de catarata ou glaucoma Densitometria óssea basal (DEXA) Leve em consideração o paciente em risco aumentado para insuficiência adrenal, sobretudo com fatores de estresse fisiológico (p. ex., cirurgia, acidente e doença significativa)
Risco alto	Administração crônica de corticosteroides sistêmicos (> 7,5 mg/dia ou equivalente por > 1 mês) ≥ 7 tratamentos de ataque com CSO/ano CSI em dose muito alta (p. ex., propionato de fluticasona ≥ 800 μg/dia)	Conforme descrito acima, *acrescido de*: DEXA: se a pontuação Z da DEXA for ≤ 1,0, recomende monitoramento minucioso (a cada 12 meses) Considere o encaminhamento a um osteologista ou endocrinologista Avaliação da idade óssea Hemograma completo Determinações da concentrações séricas de cálcio, fósforo e fosfatase alcalina Medidas de cálcio e creatinina urinários Medidas de testosterona em homens, estradiol em mulheres na pré-menopausa com amenorreia, vitamina D (25-OH e 1,25-OH vitamina D), paratormônio e osteocalcina Telopeptídeos de urina para pacientes que recebem tratamento sistêmico prolongado ou frequente com CSO Presuma a existência de insuficiência adrenal, sobretudo com fatores de estresse fisiológico (p. ex., cirurgia, acidente e doença significativa)

*Fatores de risco para osteoporose: presença de outra(s) doença(s) crônica(s), terapias (corticosteroides, anticonvulsivantes, heparina e diuréticos), baixo peso corpóreo, história familiar de osteoporose, história de fratura significativa desproporcional ao trauma, quedas recorrentes, deficiência visual, baixo aporte dietético de cálcio e vitamina D e fatores relacionados ao estilo de vida (atividade física reduzida, tabagismo, ingestão de álcool). CSI, corticosteroide inalado; CSO, corticosteroide oral; DEXA, absorciometria por raios X de dupla energia; TSH, hormônio tireoestimulante.

Os efeitos adversos dos CSI encontrados com mais frequência são locais: **candidíase** oral ("sapinho"/afta) e **disfonia** (rouquidão). A candidíase resulta de irritação da mucosa induzida por propelentes e imunossupressão local, e a disfonia é a consequência de miopatia das cordas vocais. Esses efeitos são dose-dependentes e mais comuns em indivíduos que recebem doses altas de CSI ou corticoterapia oral. A incidência desses efeitos locais pode ser bastante minimizada pela utilização de espaçador com um MDI mais o CSI, pois esses reduzem a deposição orofaríngea do fármaco e do propelente. O enxágue bucal com bochecho após o uso de CSI também é recomendado.

O potencial para supressão de crescimento e osteoporose com o uso prolongado de CSI já foi uma preocupação sem resposta. Contudo, um estudo prospectivo a longo prazo patrocinado pelo NIH (Cancer Molecular Pathobiology Study Section [CAMP]) acompanhou o crescimento e a densidade mineral óssea (DMO) de > 1 mil crianças (6 a 12 anos de idade na admissão ao estudo) com asma leve a moderada até que atingissem idade adulta e constatou uma pequena supressão de crescimento e osteopenia em algumas delas submetidas à terapia prolongada com CSI. Um pequeno (1,1 cm) e limitado (1 ano) efeito supressivo do crescimento foi notado em pacientes tratados com budesonida de 200 μg, 2 vezes/dia, após 5 anos de terapia. Nesse caso, a altura foi acompanhada até que todas as crianças tivessem alcançado a fase adulta (idade média: 25 anos). Aquelas submetidas à terapia com CSI permaneceram cerca de 1 cm mais baixas do que as que receberam placebo. Dessa forma, as crianças tratadas com terapia prolongada de CSI tendem a ser 1 cm menores do que o esperado quando adultas, o que tem pouco significado clínico. A DMO não foi diferente naqueles tratados com budesonida *versus* placebo no tempo de duração do estudo, enquanto um acompanhamento após período médio de 7 anos detectou um leve efeito dose-dependente da terapia com CSI sobre a acreção mineral óssea apenas entre o sexo masculino. Um efeito muito maior sobre a DMO foi observado com o crescimento do número de reações repentinas ao CSO durante crises de asma aguda, bem como um aumento no risco de osteopenia, o que ficou mais uma vez limitado aos homens. Esses achados foram relacionados com a administração de budesonida em dose baixa; doses mais altas de CSI, sobretudo de agentes com potência aumentada, têm maior propensão a efeitos adversos. Desse modo, o rastreamento de efeitos colaterais dos corticosteroides e as medidas de prevenção da osteoporose são recomendadas para pacientes em tratamento com doses elevadas de CSI, pois é provável que esses indivíduos também requeiram cursos sistêmicos em razão das exacerbações (Tabela 169.14).

Corticosteroides sistêmicos

O desenvolvimento de CSI de segunda geração, sobretudo quando utilizado em combinação com um LABA em um único dispositivo, permitiu que a grande maioria das crianças alcançasse e mantivesse um controle adequado da asma sem a necessidade da terapia de manutenção com CSO. Assim, os CSO são utilizados principalmente para tratar exacerbações da asma e, raramente, em crianças com doença muito grave. Nesses pacientes, todo o esforço deve ser feito afim de excluir comorbidades e manter a dose de CSO ≤ 20 mg em dias alternados. Doses que excedem essa quantidade estão associadas a inúmeros efeitos adversos (ver Capítulo 593). Para determinar a necessidade de terapia contínua com CSO, deve-se tentar a redução gradual da dose no decurso de várias semanas, com monitoramento rigoroso de sintomas e da função pulmonar do paciente.

Prednisona, prednisolona e metilprednisolona são absorvidas de forma rápida e completa, verificando-se pico de concentração plasmática dentro de 1 a 2 horas. A prednisona é um profármaco inativo que requer biotransformação por meio do metabolismo hepático do primeiro curso com prednisolona, sua forma ativa. Os CS são metabolizados no fígado em compostos inativos, com a taxa de metabolismo influenciada por interações farmacológicas e estádios da doença. Anticonvulsivantes, como fenitoína, fenobarbital e carbamazepina, aumentam o metabolismo de prednisolona, metilprednisolona e dexametasona, e a metilprednisolona é afetada de maneira mais significativa. A rifampicina do mesmo modo aumenta a depuração de CS e pode resultar em diminuição do efeito terapêutico. Outros fármacos (cetoconazol e contraceptivos orais) podem atrasar o metabolismo dos CS de forma expressiva. Alguns antibióticos macrolídeos, como eritromicina e claritromicina, retardam a depuração apenas da metilprednisolona.

A terapia prolongada com CSO pode resultar em uma série de efeitos adversos com o passar do tempo (ver Capítulo 595). Alguns ocorrem de imediato (efeitos metabólicos), enquanto outros podem se desenvolver de forma insidiosa ao longo de vários meses a anos (supressão do crescimento, osteoporose e catarata). A maior parte dos efeitos adversos é cumulativa e dependente de dose e duração do manejo. Crianças que requerem cursos curtos rotineiros ou frequentes de CSO, principalmente concomitante com CSI em doses altas, devem passar por triagem para detecção de efeitos adversos (ver Tabela 169.14) e avaliação preventiva de osteoporose (ver Capítulo 726).

β-agonistas de ação longa inalados

Embora considerados fármacos de controle diário, *os LABA (salmeterol e formoterol) não se destinam ao uso como monoterapia para a asma persistente porque podem aumentar o risco de exacerbações graves (internação em unidade de terapia intensiva [UTI] e intubação endotraqueal) e mortes relacionadas com a doença quando administrados sem um CSI.* O mecanismo provável envolve a capacidade dos LABA de "mascarar" a piora da inflamação e gravidade da asma, o que ocasiona uma demora na procura por atendimento urgente e risco aumentado de exacerbação potencialmente fatal. Embora o salmeterol e o formoterol tenham efeito prolongado (≥ 12 horas), o primeiro tem um início de reação prolongado após a administração (60 minutos), enquanto o do formoterol é mais rápido (5 a 10 minutos). Dada a sua ação de longa duração, os LABA são bastante adequados para pacientes com asma noturna e indivíduos que requerem a aplicação frequente de inalações com SABA durante o dia para a prevenção de BIE, mas somente em combinação com CSI. É importante ressaltar, a FDA exige que a bula de todos os fármacos com LABA traga uma advertência sobre o aumento dos episódios de asma grave associado a esses agentes. Além do mais, a agência recomenda a suspensão do componente LABA assim que o paciente estiver bem controlado com a terapia combinada CSI/LABA, enquanto o tratamento com o CSI deve ser mantido.

Terapia combinada CSI/LABA

Terapia recomendada a pacientes que estão controlados de forma inadequada somente com CSI e àqueles com asma persistente moderada ou grave. Naqueles com controle inadequado apenas com CSI, a combinação CSI/LABA é muito mais eficaz do que terapia complementar com LTRA ou teofilina ou dose dobrada de CSI. Os benefícios incluem restabelecimento da função pulmonar basal, necessidade de terapia de resgate com SABA reduzida, melhora da qualidade de vida e menos exacerbações da asma. Patrocinado pelo NIH, um estudo de grande porte da CARE Network, em crianças controladas de forma inadequada por terapia com CSI em dose reduzida, constatou que a combinação de fluticasona/salmeterol em doses baixas (100 μg/21 μg, 2 vezes/dia) teve a sua eficácia quase duplicada em relação a outros esquemas de maior potência, inclusive ao fluticasona (250 μg, 2 vezes/dia), ou em dose mais baixa (100 μg, 2 vezes/dia), acrescido de montelucaste (1 vez/dia), no que se refere ao melhor progresso na redução das exacerbações que requerem prednisona e retiradas do estudo por causa de asma mal controlada. Além disso, a combinação fluticasona/salmeterol foi tão eficaz quanto a fluticasona em dose média e também superior à terapia combinada fluticasona/montelucaste em crianças afrodescendentes, opondo-se à noção de que essas crianças são mais propensas a exacerbações graves da asma do que as caucasianas quando tratadas com terapia combinada CSI/LABA.

Apesar de sua eficácia e utilização disseminada, a segurança a longo prazo dos LABA, mesmo quando associados a CSI em um único inalador, tem sido questionada. Para elucidar esses eventos asmáticos raros e graves relacionados ao uso de LABA/CSI, ensaios clínicos controlados e randomizados (ECCR) de grande porte compararam a segurança da combinação CSI/LABA *versus* monoterapia com CSI. Dois estudos com mais de 23 mil adultos e adolescentes ≥ 12 anos de idade em vários níveis de gravidade da asma foram selecionados aleatoriamente para tratamento monoterápico com CSI (em dose baixa ou média) *versus* CSI/LABA equivalente (fluticasona *vs.* fluticasona/salmeterol; budesonida *vs.* budesonida/formoterol) ao longo de 26 semanas para determinar se diferenças pequenas, porém significativas, poderiam ocorrer em hospitalização e intubação por asma ou morte atribuível ao CSI/LABA. Não houve ocorrência de intubações ou mortes por asma durante o estudo; e não foram observadas diferenças entre os grupos de tratamento. O estudo pediátrico similar registrou mais de 6 mil crianças de 4 a 11 anos de idade com diversos níveis de gravidade da asma para que recebessem fluticasona (dose baixa ou média) ou fluticasona/salmeterol em dose equivalente no decurso de 26 semanas; achados semelhantes foram obtidos, nenhuma diferença significativa em eventos relacionados com asma grave entre os grupos de tratamento. *Esses resultados são bastante sugestivos de que a combinação de CSI/LABA em crianças e adultos com asma persistente moderada a grave é eficaz e segura.*

Agentes modificadores de leucotrieno

Leucotrienos são mediadores pró-inflamatórios potentes que podem induzir broncospasmo, secreção de muco e edema das vias respiratórias. Duas classes de modificadores de leucotrieno têm sido desenvolvidas: os inibidores da síntese de leucotrieno e os LTRA. O zileutona, único inibidor da síntese, não é aprovado para administração em crianças < 12 anos de idade. Uma vez que ele pode elevar os níveis de enzimas da função hepática em 2 a 4% dos pacientes e interagir com fármacos metabolizados pelo sistema do citocromo P450, raras vezes é prescrito para crianças com asma.

Os LTRA têm propriedades broncodilatadoras e anti-inflamatórias específicas e reduzem a broncoconstrição induzida por exercício, ácido acetilsalicílico e alergênio. São recomendados para tratamento alternativo da asma persistente leve e como fármaco adjuvante ao CSI na forma persistente moderada. Dois LTRA aprovados pela FDA para tratamento em crianças são montelucaste e zafirlucaste. Ambos melhoram os sintomas da asma, reduzem a necessidade de β-agonista de resgate e restabelecem de forma moderada a função pulmonar. O **montelucaste** é aprovado para crianças ≥ 1 ano de idade com administração 1 vez/dia, enquanto o **zafirlucaste** é liberado para aquelas ≥ 5 anos com prescrição para 2 vezes/dia. Os LTRA são menos eficazes do que os CSI em pacientes com asma persistente leve (p. ex., os CSI restabelecem a função pulmonar basal em 5 a 15%, enquanto os LTRA, em 2,5 a 7,5%). LTRA têm muito poucos efeitos adversos significativos, embora relatos de caso tenham descrito mudanças de humor e ideação suicida em adolescentes logo após a instituição do montelucaste. Ao prescrevê-lo pela primeira vez, é importante informar a criança e a família de que, se alterações de humor forem observadas após o início do tratamento com o fármaco, eles devem interromper a administração e entrar em contato com o médico.

Anti-inflamatórios não esteroides

O **cromoglicato** e o **nedocromila** são considerados anti-inflamatórios não esteroides (AINEs), embora tenham pouca eficácia como controladores a longo prazo para asma. Eles podem bloquear o BIE e o broncospasmo causado pelo desafio com alergênios. Embora ambos sejam classificados agentes alternativos de controle para crianças com asma persistente leve, *as diretrizes da GINA (2016) já não recomendam a administração desses fármacos.* Como eles inibem BIE e respostas desencadeadas por alergênios, o cromoglicato (nedocromila não é mais comercializado nos EUA) pode ser usado como alternativa ou complemento aos SABA nessas circunstâncias específicas.

A **teofilina** é um inibidor da fosfodiesterase com efeitos broncodilatadores e anti-inflamatórios que podem reduzir os sintomas da asma e a utilização de SABA como resgate. Embora as diretrizes do National Heart, Lung, and Blood Institute (NHLBI) dos EUA continuem a incluí-la como um agente complementar ao CSI para pacientes em idade escolar na ET3 e posterior, a teofilina raramente é administrada em crianças hoje em dia por causa de sua possível toxicidade; ela tem uma janela terapêutica estreita, com superdosagem associada a dores de cabeça, vômitos, arritmias cardíacas, convulsões e morte. Logo, quando utilizada, os níveis séricos de teofilina precisam ser monitorados de maneira cuidadosa e rotineira, sobretudo se o paciente apresentar uma doença viral associada com febre ou estiver tomando concomitante um fármaco conhecido por retardar depuração desse inibidor. Por causa disso, *as diretrizes da GINA (2016) já não recomendam a teofilina* em qualquer nível de gravidade ou controle da asma.

Anticolinérgicos de longa duração inalados

O **tiotrópio** é um agente anticolinérgico de ação prolongada (com 24 h de duração) aprovado pela FDA para a utilização em crianças asmáticas ≥ 12 anos de idade. Estudos em adultos e adolescentes chegaram à conclusão de que o tiotrópio pode ser equivalente a um LABA quando combinado com CSI. Também tem sido constatado que ele reduz exacerbações e restabelece a função pulmonar em pacientes com asma mal controlada, apesar do tratamento com a associação CSI/LABA.

Imunoterapia com alergênios

A imunoterapia com alergênios (**ITA**) envolve a administração de doses gradualmente crescentes de alergizantes a indivíduos com algum tipo de alergia, inclusive rinoconjuntivite alérgica e asma, a fim de reduzir ou eliminar a sua reação de hipersensibilidade a essas substâncias. A ITA é segura e eficaz quando administrada de forma correta em candidato adequado; capaz não apenas de reduzir ou prevenir sintomas, mas também de alterar a história natural da doença, minimizando-lhe a duração e prevenindo o seu avanço. A ITA convencional é administrada por via subcutânea (SC, **ITSC**) sob a orientação de um alergologista experiente. A IT sublingual (**ITSL**) é menos potente, mas ainda pode ser eficaz, e tem menor possibilidade para reações adversas alérgicas graves.

O objetivo da ITSC ou ITSL é aumentar a quantidade de extrato alergênico administrado no intuito de atingir uma dose terapêutica de manutenção de cada alergênio principal, até um certo ponto que minimize a probabilidade de reações alérgicas sistêmicas. Na ITSC, os extratos de alergênios são formulados para cada paciente com base em sensibilizações documentadas e exposições problemáticas. Doses de manutenção quase sempre são mensais na ITSC ou diárias na ITSL, a fim de completar um curso de 3 a 5 anos. A maior parte dos estudos controlados que examinam a eficácia da ITA na asma alérgica sazonal ou perene é favorável. Uma metanálise de 20 ensaios que investigaram os efeitos da ITSC na asma alérgica revelou melhoria significativa com menos sintomas, função pulmonar restabelecida, menor necessidade em relação a fármacos e redução da AHR.

Embora a ITA seja considerada segura, sempre há a possibilidade de **anafilaxia** quando os pacientes recebem extratos contendo alergênios aos quais são sensíveis. Reações alérgicas locais transitórias são comuns (ITSC: reação alérgica no local da injeção; ITSL: prurido oral leve). As sistêmicas têm sido muito pouco relatadas com ITSL, de forma que é comum essa ser administrada em casa. Em comparação, essas reações alérgicas sistêmicas são mais frequentes com ITSC, com ocorrência de anafilaxia fatal em cerca 1:2 milhões de injeções. Por causa dos riscos desses tipos de reações na ITSC, medidas de precaução incluem a administração em ambientes clínicos onde um médico com acesso a equipamentos de emergência e fármacos necessários para o tratamento da anafilaxia está disponível (ver Capítulo 174). Os pacientes devem ser observados no consultório durante 30 min após cada injeção, pois maioria das reações sistêmicas à ITSC têm início dentro desse prazo. *A ITSC nunca deve ser administrada em casa ou por pessoal não treinado.* Em razão das complexidades e dos riscos em relação ao tratamento, ela deve ser administrada apenas por um alergologista experiente.

A ITA deve ser interrompida em pacientes que não tenham apresentado melhora após 1 ano de tratamento com doses de manutenção de extrato(s) alergênio(s) apropriado(s), ou naqueles que tiveram uma reação alérgica ou adversa sistêmica grave.

Terapias biológicas

Terapias biológicas são proteínas geneticamente modificadas derivadas de genes humanos e projetadas para inibir mediadores imunológicos específicos da doença. Várias são aprovadas pela FDA como terapias de controle complementares (*i. e.*, além das convencionais) para asma grave em adultos e crianças.

Omalizumabe (anticorpo anti-IgE)

Omalizumabe é um anticorpo monoclonal (mAb, do inglês, *monoclonal antibody*) humanizado que se une à imunoglobulina E (IgE) e impede sua ligação ao receptor específico de alta afinidade, bloqueando, assim, as respostas alérgicas e a inflamação mediadas por essa molécula. É aprovado pela FDA para pacientes > 6 anos de idade com asma alérgica grave, os quais prosseguem em controle inadequado da doença apesar do tratamento com doses altas de CSI e/ou CSO. Ele é administrado a cada 2 a 4 semanas SC, com a dosagem baseada em peso corporal e níveis séricos de IgE. O omalizumabe pode melhorar o controle da asma e permitir a redução da dose de CSI e/ou OCS. Esse agente biológico tem sido estudado nas crianças de periferias urbanas propensas a ter exacerbações da asma. Quando foi adicionado ao manejo de controle com base em diretrizes, o omalizumabe reduziu exacerbações (50%) que atingem o pico nas temporadas de primavera e outono. Um estudo prospectivo de tratamento pré-sazonal de acompanhamento confirmou o efeito nas exacerbações sazonais do outono e demonstrou como o agente restaura as respostas imunológicas antivirais (interferona [IFN]-α), que são prejudicadas pelos mecanismos mediados por IgE, ao rinovírus (o desencadeante infeccioso mais comum de exacerbações). O omalizumabe é bem tolerado, embora possam ocorrer respostas específicas no local da injeção. Reações de hipersensibilidade (inclusive anafilaxia) têm sido relatadas após cerca de 0,1% das injeções. Como resultado, o omalizumabe contém um rótulo de advertência da FDA sobre reações adversas anafiláticas potencialmente graves e com risco de morte.

Mepolizumabe (anticorpo anti-IL-5)

O mepolizumabe – anticorpo anti-interleucina-5 (anti-IL-5) bloqueador da eosinofilopoese mediada por IL-5 – reduz exacerbações graves da asma e baixa a quantidade de eosinófilos no escarro e no sangue, ao mesmo tempo em que proporciona uma diminuição significativa na dose de CSO em adultos com asma eosinofílica propensos a ter exacerbação grave. Administrado por SC a cada 4 semanas, ele é aprovado pela FDA para crianças com asma eosinofílica grave ≥ 12 anos de idade. O **reslizumabe**, outro anticorpo terapêutico anti-IL-5, é administrado por IV e aprovado pela FDA para asmáticos graves ≥ 18 anos de idade (*i. e.*, não aprovado para tratamento em crianças no momento).

Dupilumabe (anticorpo antirreceptor α de IL-4)

O dupilumabe – anticorpo antirreceptor de IL-4 que inibe a produção dessa molécula e de IL-13 (ambas as citocinas compartilham o mesmo receptor) e as respostas imunes atópicas – reduz exacerbações e sintomas e restabelece a função pulmonar em pacientes asmáticos moderados a graves com eosinofilia persistente. Embora ainda não esteja aprovado pela FDA, estudos em crianças e adultos estão em andamento.

Fármacos de alívio rápido

Fármacos de alívio rápido ou "resgate" (SABA, anticolinérgicos inalados e cursos curtos de CS sistêmicos) são utilizados no manejo dos sintomas agudos da asma (Tabela 169.15).

β-agonistas inalados de ação curta

Considerando seu rápido efeito, eficácia e duração da ação de 4 a 6 horas, os SABA (salbumatol, levossalbutamol, terbutalina e pirbuterol) são os fármacos de escolha para sintomas agudos da asma (medicamentos de "resgate") e prevenção de BIE. Os agonistas beta-adrenérgicos provocam broncodilatação por indução do relaxamento da musculatura lisa das vias respiratórias, reduzindo a permeabilidade vascular e o edema e restabelecendo a função mucociliar de eliminação. O levossalbutamol, o R-isômero do salbutamol, está associado a menos taquicardia e tremor, o que pode ser incômodo para alguns pacientes asmáticos. O uso abusivo de β-agonistas está ligado a um risco aumentado de óbito ou episódios de quase morte por asma. Essa é uma grande preocupação em alguns pacientes asmáticos que contam com a prescrição frequente de SABA como "solução rápida" para seus sintomas, em vez de utilizar terapia reguladora de modo preventivo. É importante monitorar a frequência da aplicação de SABA, pois o emprego de ao menos 1 MDI/mês, ou 3 MDI/ano (200 inalações/MDI), indica controle inadequado e exige melhoria em outros aspectos da terapia e manejo da asma.

Tabela 169.15 Manejo da exacerbação da asma (estado de mal asmático).

AVALIAÇÃO DE RISCO NA INTERNAÇÃO

Anamnese específica	Início da exacerbação atual Frequência e gravidade dos sintomas diurnos e noturnos e limitação de atividades Frequência de utilização do broncodilatador de resgate Terapias e alergias atuais Possíveis desencadeantes História de ciclos de administração sistêmica de corticosteroides, consultas em pronto-socorro, hospitalização, intubação ou episódios com risco de vida
Avaliação clínica	Achados do exame físico: sinais vitais, dispneia, movimentação do ar, uso de musculatura acessória, retrações, nível de ansiedade, alteração do nível de consciência Oximetria de pulso Função pulmonar (não avalie em pacientes com desconforto moderado a grave ou história de doença lábil)
Fatores de risco para morbidade e mortalidade por asma	Ver Tabela 169.16

TRATAMENTO

Fármaco e nome comercial	**Mecanismos de ação e dosagem**	**Precauções e efeitos adversos**
Oxigênio (máscara ou cânula nasal)	Trata a hipoxia	Monitore a oximetria de pulso para manter a $SaO_2 > 92\%$ Monitoramento cardiorrespiratório
β-agonistas inalados de ação curta:	Broncodilatador	Durante as exacerbações, doses frequentes ou contínuas podem provocar vasodilatação pulmonar, distúrbio $\dot{V}/\dot{Q}$ e hipoxemia Efeitos adversos: palpitações, taquicardia, arritmias, tremor e hipoxemia
Solução nebulizadora de salbutamol (5 mg/mℓ concentrado; 2,5 mg/3 mℓ, 1,25 mg/3 mℓ e 0,63 mg/3 mℓ)	Nebulizador: 0,15 mg/kg (mínimo: 2,5 mg) 3 doses repetidas a cada 20 min, conforme necessário; depois, 0,15 a 0,3 mg/kg até 10 mg a cada 1 a 4 h, conforme for necessário, ou até 0,5 mg/kg/h por meio de nebulização contínua	Nebulizador: ao ministrar formas concentradas, dilua com soro fisiológico a um volume total de 3 mℓ
Salbutamol MDI (90 μg/jato)	2 a 8 jatos a cada 20 min para 3 doses, conforme for necessário; depois, a cada 1 a 4 h, conforme for necessário	Para MDI: use espaçador/câmara de contenção
Solução nebulizadora levossalbutamol (Xopenex®; 1,25 mg/0,5 mℓ concentrado; 0,31 mg/3 mℓ, 0,63 mg/3 mℓ, 1,25 mg/3 mℓ)	0,075 mg/kg/dose (mínimo: 1,25 mg) a cada 20 min para 3 doses; depois 0,075 a 0,15 mg/kg/dose até 5 mg, a cada 1 a 4 h, conforme for necessário, ou 0,25 mg/kg/h por meio nebulização contínua	0,63 mg de levossalbutamol é equivalente a 1,25 mg de salbutamol padrão em eficácia e efeitos colaterais
Corticosteroides sistêmicos:	Anti-inflamatórios	Se o paciente tiver sido exposto a catapora ou sarampo, considere a profilaxia com imunoglobulina passiva; além disso, há risco de complicações de herpes simples e tuberculose Durante a terapia diária, a administração às 8 da manhã minimiza a supressão adrenal As crianças podem ser beneficiadas com a redução gradual da dose se o ciclo ultrapassa 7 dias Monitoramento de efeitos adversos: terapias de ataque frequentes são associadas a risco de numerosos efeitos adversos dos corticosteroides (ver Capítulo 595); ver Tabela 169.14 para recomendações de avaliação de efeitos adversos
Prednisona: comprimidos de 1, 2,5, 5, 10, 20 e 50 mg Metilprednisolona (Medrol®): comprimidos de 2, 4, 8, 16, 24 e 32 mg Prednisolona: comprimidos de 5 mg; solução 5 mg/5 mℓ e 15 mg/5 mℓ	0,5 a 1 mg/kg a cada 6 a 12 h durante 48 h; depois, 1 a 2 mg/kg/dia, 2 vezes/dia (máximo: 60 mg/dia)	
Depo-Medrol® (IM); Solu-Medrol® (IV)	Tratamento curto de "ataque" para exacerbação: 1 a 2 mg/kg/dia, 1 ou 2 vezes/dia durante 3 a 7 dias	
Dexametasona	Consulte o texto	Consulte o texto

(continua)

Tabela 169.15 Manejo da exacerbação da asma (estado de mal asmático). (*continuação*)

TRATAMENTO **Fármaco e nome comercial**	**Mecanismos de ação e dosagem**	**Precauções e efeitos adversos**
Anticolinérgicos:	Mucolítico/broncodilatador	Não devem ser utilizados como terapia de primeira linha; adicionados à terapia com β_2-agonista
Ipatrópio: Atrovent® (solução nebulizadora de 0,5 mg/2,5 mℓ; MDI de 18 μg/inalação)	Nebulizador: 0,5 mg a cada 6 a 8 h (3 a 4 vezes/dia), conforme for necessário MDI: 2 jatos, 4 vezes/dia	
Ipatrópio com salbutamol: DuoNeb® solução nebulizadora (0,5 mg de ipatrópio + 2,5 mg de salbutamol/frasco de 3 mℓ)	1 frasco por nebulizador, 4 vezes/dia	Nebulizador: pode misturar ipatrópio com salbutamol
Epinefrina simpatomimética injetável:	Broncodilatador	Para circunstâncias extremas (p. ex., insuficiência respiratória iminente apesar da administração de SABA inalado em dose alta e insuficiência respiratória)
Epinefrina de 1 mg/mℓ (1:1000) EpiPen® dispositivo de autoinjeção (0,3 mg; EpiPen Jr® de 0,15 mg)	SC ou IM: 0,01 mg/kg (dose máxima: 0,5 mg); pode ser repetida após 15 a 30 min	
Terbutalina:		A terbutalina é β-agonista seletivo em relação à epinefrina Monitoramento durante a infusão contínua: controle cardiorrespiratório, oximetria de pulso, pressão arterial e concentração sérica de potássio Efeitos adversos: tremor, taquicardia, palpitações, arritmia, hipertensão, cefaleia, agitação, náuseas, vômito e hipoxemia
Brethine® de 1 mg/mℓ	Infusão IV contínua (somente terbutalina): dose de ataque de 2 a 10 μg/kg, seguida por 0,1 a 0,4 μg/kg/minuto Titular em incrementos de 0,1 a 0,2 μg/kg/minuto a cada 30 min, dependendo da resposta clínica	
AVALIAÇÃO DE RISCO PARA ALTA HOSPITALAR		
Estabilidade médica	Dê alta em caso de melhora contínua dos sintomas e intervalo entre os tratamentos broncodilatadores de ao menos 3 h, achados físicos normais, PFE > 70% do previsto ou melhor valor pessoal e SaO_2> 92% em ar ambiente	
Supervisão domiciliar	Capacidade para administrar intervenção e observar e responder de forma adequada à deterioração clínica	
Educação sobre a asma	ver Tabela 169.8	

IM, via intramuscular; MDI, inalador dosimetrado; PFE, pico de fluxo expiratório; SABA, β-agonista de ação curta; SaO_2, saturação de oxigênio; SC, via subcutânea; $\dot{V}/\dot{Q}$, ventilação/perfusão.

Agentes anticolinérgicos

Como broncodilatadores, os agentes anticolinérgicos (p. ex., brometo de ipatrópio) são menos potentes do que os β-agonistas. O ipatrópio inalado é utilizado principalmente no tratamento da asma aguda grave. Quando combinado ao salbutamol, o ipatrópio pode restabelecer a função pulmonar e reduzir a taxa de hospitalização em crianças que chegam ao PS com asma aguda; ele tem poucos efeitos adversos no sistema nervoso central (SNC) e está disponível em formulações de MDI e nebulizador. Embora bastante utilizado em todas as crianças com exacerbações da asma, é aprovado pela FDA para uso em crianças > 12 anos de idade. Uma combinação de ipratrópio/salbutamol também é comercializada em formulações de nebulização (genérico e Duoneb®) e vaporização (Combivent Respimat®).

Dispositivos de liberação e técnica de inalação

Medicamentos inalados são fornecidos na forma de aerossol em um MDI, como uma formulação de DPI, ou de suspensão via nebulizador. Dispositivos **espaçadores**, recomendados para a administração de todos os MDI, são ferramentas simples e baratas que: (1) reduzem a necessidade de domínio para utilizar MDI, sobretudo em crianças pequenas; (2) melhoram o fornecimento do fármaco inalado para as vias respiratórias inferiores; e (3) minimizam o risco de efeitos adversos orofaríngeos mediados por fármacos e propelentes (disfonia e candidíase). A técnica ideal de inalação para cada jato de medicamento administrado por MDI é aquela realizada de forma lenta (5 segundos), seguida por uma pausa inspiratória de 5 a 10 segundos. Nenhum tempo de espera é exigido entre os jatos de medicamento. Crianças em idade pré-escolar não conseguem realizar essa técnica de inalação. Por isso, medicamentos em MDI nessa faixa etária são fornecidos com um espaçador e máscara, utilizando-se uma técnica diferente: cada jato é administrado com respiração regular por cerca de 30 segundos ou 5 a 10 incursões respiratórias; uma vedação firme deve ser mantida; e falar, tossir ou chorar irá espalhar o medicamento fora do espaçador. Essa técnica não irá liberar tanto medicamento por jato quanto a técnica ideal de MDI utilizada por crianças mais velhas e adultos.

Os **DPI** (p. ex., Diskus®, Flexhaler®, Autohaler®, Twisthaler® e Aerolizer®) são populares por causa de sua simplicidade de utilização, embora requeiram um fluxo inspiratório adequado. São dispositivos acionados pela respiração (o fármaco sai apenas quando é inspirado), e espaçadores não são necessários. O enxague bucal é recomendado após a aplicação de CSI para remover o medicamento depositado na mucosa oral e diminuir a sua deglutição e o risco de desenvolvimento de candidíase.

Os **nebulizadores** são o suporte principal de tratamento com aerossol apropriado para lactentes e crianças pequenas. Uma vantagem de utilizá-los é a técnica simples que requer apenas a respiração relaxada. A respiração nasal preferencial, as pequenas vias respiratórias, o volume corrente baixo e a alta frequência respiratória dos lactentes aumentam muito a dificuldade de terapia com fármacos inalados direcionada às vias respiratórias pulmonares. As desvantagens dos nebulizadores incluem a necessidade de eletricidade, a inconveniência (já que os tratamentos levam cerca de 5 minutos), o custo e o potencial para contaminação bacteriana.

Exacerbações da asma e seu tratamento

As exacerbações da asma são episódios agudos ou subagudos de piora progressiva dos sintomas e obstrução do fluxo de ar. Essa obstrução durante as exacerbações pode se prolongar, resultando em insuficiência respiratória com risco de vida. Frequentemente, as exacerbações da asma pioram durante o sono (entre a meia-noite e as 8 h da manhã), quando a inflamação e a hiper-responsividade das vias respiratórias estão em seu pico. É importante ressaltar, os SABA, os quais são a terapia de primeira linha para os sintomas e exacerbações da asma, aumentam o fluxo sanguíneo pulmonar através de áreas obstruídas e não oxigenadas dos pulmões com dosagem e frequência crescentes. Quando a obstrução das vias respiratórias não é resolvida com administração de SABA, o desequilíbrio ventilação/perfusão (V/Q) pode causar hipoxia, capaz de perpetuar a broncoconstrição e piorar ainda mais a condição. As exacerbações graves e progressivas da asma precisam ser tratadas em ambiente hospitalar, com suplementação de oxigênio como terapia de primeira linha e monitoramento rigoroso levando em conta a potencial piora. As complicações que podem ocorrer durante essas condições incluem atelectasia (comum) e extravasamentos de ar no tórax (pneumomediastino e pneumotórax; raros).

Uma exacerbação grave da asma que não melhora com a terapia padrão é denominada **estado asmático**. O tratamento imediato para essa condição envolve estimativa rápida quanto a gravidade da obstrução e a avaliação de risco para o avanço da deterioração clínica (Figura 169.8; Tabelas 169.14 e 169.15). Na maioria dos pacientes, as exacerbações melhoram com tratamentos broncodilatadores frequentes e um curso de CS sistêmicos (VO ou VI). No entanto, o manejo adequado de uma criança com exacerbação da asma deve incluir uma avaliação mais abrangente dos eventos que desencadearam essa condição e da gravidade com relação a doença subjacente. Na verdade, a frequência e a intensidade das exacerbações da asma ajudam a definir o nível de gravidade do paciente asmático. Enquanto a maioria das crianças que apresentam episódios de asma com risco de morte têm a forma moderada a grave por diferentes critérios, outras parecem sofrer a doença leve, exceto quando manifestam exacerbações graves, inclusive quase fatais. Fatores de risco biológicos, ambientais, econômicos e psicossociais relacionados com morbidade e mortalidade por asma podem nortear ainda mais essa avaliação (Tabela 169.16).

Exacerbações da asma têm características variáveis entre os indivíduos, mas tendem a ser similares no mesmo paciente. As formas graves com desconforto respiratório, hipoxia, hospitalização e insuficiência respiratória são os principais fatores preditivos de futuras exacerbações com risco de morte ou de um episódio fatal da doença. Em acréscimo aos sinais característicos nessas crianças de alto risco, algumas sofrem exacerbações que se desenvolvem ao longo de dias, com obstrução ao fluxo de ar resultante de inflamação progressiva, descamação epitelial e impactação de muco nas pequenas vias respiratórias. Quando esse processo é extremo, pode haver insuficiência respiratória decorrente de fadiga, o que torna necessária a ventilação mecânica durante vários dias. Por outro lado, algumas crianças sofrem exacerbações de início repentino que podem ser decorrentes de AHR extrema e suscetibilidade fisiológica ao fechamento das vias respiratórias. Essas exacerbações, quando extremas, são agentes asfixiantes autênticos, que ocorrem com frequência fora de ambientes hospitalares, estão a princípio associadas a níveis muito elevados de pressão parcial arterial de dióxido de carbono (P_{CO_2}) e tendem a requerer apenas períodos breves de suporte ventilatório. Reconhecer as diferenças características nas exacerbações da asma é importante para otimizar o seu manejo inicial.

Manejo domiciliar de exacerbações da asma

As famílias de todas as crianças com asma devem ter um **Plano de Ação contra a Asma por escrito** (Figura 169.7) a orientar-lhes na identificação e manejo das exacerbações, junto com os fármacos e ferramentas necessários para tratá-las. A identificação precoce das exacerbações da asma, a fim de intensificar tratamento inicial, frequentemente consegue prevenir o avanço da piora clínica e evita que a condição se torne grave. Um plano de ação domiciliar por escrito pode reduzir o risco de morte por asma em 70%. As diretrizes do NIH recomendam o tratamento imediato com um medicamento de "resgate" (SABA inalado, até 3 administrações em 1 h). Uma boa resposta é caracterizada pela resolução dos sintomas dentro de 1 h, nenhum sintoma a mais durante as próximas 4 h e melhora no valor do PFE até ao menos 80% do melhor valor individual. O médico da criança deve ser contatado para acompanhamento, sobretudo se houver a necessidade de repetir a administração de broncodilatadores nas 24 a 48 h seguintes. Caso a criança tenha resposta incompleta ao tratamento inicial com medicamento de resgate (sintomas persistentes e/ou PFE < 80% do melhor valor individual), um curso curto de terapia com CSO (prednisona, 1 a 2 mg/kg/dia [não exceder 60 mg/dia] por 4 dias) deve ser estabelecido, além da terapia com β-agonista inalado. Também é necessário comunicar-se com o médico em relação a instruções adicionais sobre o manejo. Deve-se buscar atendimento médico imediato em caso de exacerbações graves, sinais persistentes de desconforto respiratório, ausência de resposta esperada ou melhora sustentada após o tratamento inicial, avanço na deterioração ou existência de fatores de alto risco para morbidade ou mortalidade por asma (p. ex., história prévia de exacerbações graves). Para pacientes com asma grave e/ou história de episódios com risco de vida, sobretudo se o início for abrupto, pode ser considerada a utilização de um autoinjetor de epinefrina e, eventualmente, oxigênio portátil em casa. A aplicação de qualquer uma dessas medidas extremas durante o manejo domiciliar de exacerbações da asma é uma provável indicação para que se chame o Serviço de Atendimento Móvel de Urgência (SAMU 192).

Manejo de exacerbações da asma no pronto-socorro

No PS, os objetivos primários do manejo da asma incluem correção da hipoxia, melhora rápida da obstrução ao fluxo de ar e prevenção da progressão ou recidiva dos sintomas. As intervenções são baseadas na gravidade clínica do paciente quando chega ao atendimento, na resposta

Tabela 169.16 Fatores de risco para morbidade e mortalidade por asma.

BIOLÓGICOS
Exacerbação de asma grave anterior (internação em UTI e intubação)
Episódios súbitos de asfixia (insuficiência e parada respiratória)
Duas ou mais hospitalizações por asma no último ano
Três ou mais consultas em pronto-socorro por causa da asma no ano anterior
Variação diurna maior e crescente nos fluxos de pico
Utilização de > 2 frascos de aerossol de β-agonistas de ação curta por mês
Resposta insatisfatória à terapia sistêmica com corticosteroides
Sexo masculino
Baixo peso ao nascer
Etnia não branca (sobretudo a negra)
Sensibilidade a *Alternaria*
AMBIENTAIS
Exposição a alergênios
FAC
Poluição do ar
Ambiente urbano
ECONÔMICOS E PSICOSSOCIAIS
Pobreza
Aglomerações
Mãe < 20 anos de idade
Mãe com escolaridade somente até o ensino médio
Assistência médica inadequada:
Falta de acesso
Custo muito alto
Ausência de atendimento médico regular (somente emergência)
Falta de Plano de Ação por escrito para a asma
Ausência de procura por serviços de saúde para tratamento de sintomas crônicos da asma
Atraso no tratamento das exacerbações da asma
Atendimento hospitalar inadequado em caso de exacerbação da asma
Psicopatologia em um dos pais ou na criança
Pouca informação sobre sintomas ou gravidade da asma
Uso abusivo de bebida alcoólica ou drogas

FAC, fumaça ambiental de cigarro; UTI, Unidade de terapia intensiva.

Siga esse plano apenas em pacientes atendidos fora do expediente. A enfermagem pode decidir não seguir esse plano de manejo domiciliar se:

- Os pais não parecem confortáveis ou capazes de seguir o plano
- A enfermeira não está confortável com o plano, com base na situação e opinião
- O tempo disponível da enfermeira não possibilita dar retorno aos pais

Em todos os casos, recomende aos pais que liguem para 192 em caso de sinais de desconforto respiratório durante o episódio
OBSERVAÇÃO: se o plano de ação já tiver sido testado sem sucesso, vá para "ZONA VERMELHA – resposta insatisfatória" ou "ZONA AMARELA – resposta incompleta" conforme indicado pelos sintomas.

Avaliação dos sintomas/pico de fluxo

ZONA AMARELA
Exacerbação leve a moderada
PFE 50 a 80% previsto ou melhor valor individual
ou
Sinais e sintomas

- Tosse, dispneia ou aperto no peito (correlacionam-se de forma incompleta com a gravidade da exacerbação) ou
- Não consegue dormir à noite por causa da asma ou
- Diminuição da capacidade de realizar atividades habituais
- Com ou sem sibilância

ZONA VERMELHA
Exacerbação grave
PFE < 50% previsto ou melhor valor individual ou
Sinais e sintomas

- Muita dificuldade para respirar e tosse constante
- Dificuldade para andar ou falar por causa da asma (incapaz de falar frases completas; emprega apenas 2 ou 3 palavras em cada frase)
- Unhas azuladas
- Retrações supraesternais ou supraclaviculares
- O salbutamol não alivia os sintomas dentro de 10 a 15 min
- Com ou sem sibilância

Instruções para o paciente
β_2-agonista inalado de ação curta:

- 2 a 4 jatos de inalador ou nebulizador a cada 20 minutos até 3 vezes em 1 h
- Avalie os sintomas de asma e/ou pico de fluxo 15 a 20 minutos após cada terapia
- Orientar a enfermagem para que chame a família após 1 h
- Se o paciente piorar durante o tratamento, peça aos pais que entrem em contato imediatamente ou liguem para o 192

ZONA VERDE – Boa resposta
Exacerbação leve
PFE > 80% do previsto ou melhor valor individual
ou
Sinais e sintomas

- Sem sibilância, dispneia, tosse ou aperto no peito
- A resposta ao β_2-agonista mantém-se por 4 h

Instruções para o paciente

- Pode continuar com 2 a 4 jatos de β_2-agonista (ou nebulização) a cada 3 a 4 h durante 24 a 48 h, conforme for necessário
- Para pacientes em uso de corticosteroides inalados, dobre a dose por 7 a 10 dias
- Entre em contato com o clínico geral dentro de 48 horas para mais instruções

ZONA AMARELA – Resposta incompleta
Exacerbação moderada da PFE
50 a 80% previsto ou melhor valor individual ou
Sinais e sintomas

- Sibilância persistente, dispneia, tosse ou aperto no peito

Instruções para o paciente

- Aplique 2 a 4 jatos (ou nebulização) de β_2-agonista a cada 2 a 4 h durante 24 a 48 h, conforme for necessário
- Adicione corticosteroide oral* (ver contraindicações abaixo)
- Entre em contato imediato com o clínico geral (dentro de 24 h) para mais instruções

ZONA VERMELHA – Resposta insatisfatória
Exacerbação grave
PFE < 50% previsto ou melhor valor individual ou
Sinais e sintomas

- Sibilância acentuada, dispneia, tosse ou aperto no peito
- O desconforto é grave e não responsivo
- A resposta ao β_2-agonista dura < 2 h

Instruções para o paciente

- Prossiga para o PS ou chame a ambulância ou o 192 e repita a terapia enquanto espera

Instruções para o paciente
IMEDIATAMENTE:

- Aplique 4 a 6 jatos (ou nebulização) de β_2-agonista
- Comece a terapia com corticosteroides orais*, se disponíveis (ver contraindicações abaixo)
- Instrua os pais a ligar de volta 5 minutos após o término da terapia
- Se ainda em **ZONA VERMELHA**, vá para o PS ou chame uma ambulância ou o 192 e repita a terapia enquanto espera
- Se em **ZONA AMARELA**, mude para o protocolo **ZONA AMARELA** (caixa superior à esquerda)

Documentação enviada por fax ou entregue ao clínico geral dentro de 24 h; contato telefônico ou verbal mais cedo conforme o indicado.

*Pergunte ao paciente sobre doenças preexistentes que podem ser contraindicações à terapia com corticosteroides orais (incluindo diabetes tipo 1, catapora ativa, exposição à vacina da catapora ou varicela nos últimos 21 dias e MMR nos últimos 14 dias). Em caso afirmativo, a enfermeira deve entrar em contato com o clínico geral antes de iniciar a terapia com corticosteroides. Doses de corticosteroides orais para criança: 2 mg/kg/dia (máximo: 60 mg/dia) por 5 dias

Data: ____________________
Assinatura____________________

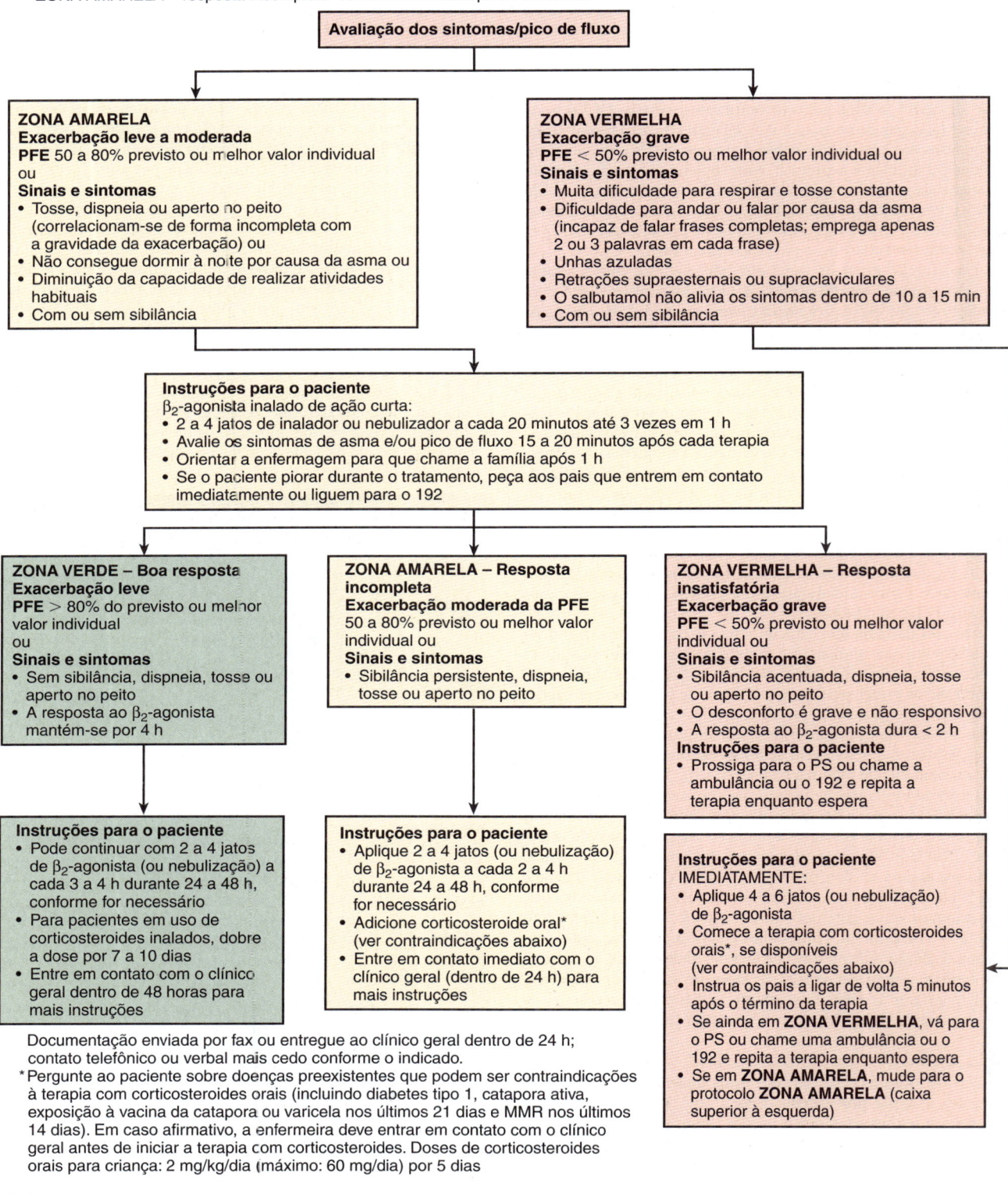

Figura 169.8 Algoritmo para tratamento dos sintomas de asma aguda. PFE: Pico de fluxo expiratório; PS: pronto-socorro. (Cortesia de BJC Healthcare/Washington University School of Medicine, Community Asthma Program, January 2000.)

à terapia inicial e na presença de fatores de risco associados a morbidade e mortalidade da asma (Tabela 169.16). A exacerbação grave é caracterizada por falta de ar, dispneia, retrações, uso da musculatura acessória, taquipneia ou dificuldade respiratória, cianose, alteração da consciência, tórax silencioso com troca gasosa insuficiente e limitação grave do fluxo de ar (PFE ou VEF_1 < 50% do melhor valor individual ou dos valores previstos). O tratamento inicial inclui suplementação de oxigênio, terapia com β-agonista inalado a cada 20 minutos por 1 h e, se necessário, administração de CS sistêmicos por VO ou IV (ver Tabela 169.15 e Figura 169.8). No PS, a dose única de dexametasona (0,6 mg/kg, máximo de 16 mg, por VO, IV ou IM) tem provado ser uma alternativa eficaz à prednisona e ainda com uma incidência muito baixa de vômitos. Ademais, uma segunda dose de dexametasona deve ser administrada no dia seguinte, independente de alta ou internação hospitalar. O ipatrópio inalado pode ser adicionado ao tratamento com β-agonista se nenhuma resposta significativa for observada em administração anterior com esse medicamento. Uma injeção IM de epinefrina ou outro β-agonista é admissível em casos graves. Deve-se ministrar oxigênio contínuo por, no mínimo, 20 minutos após a terapia com SABA, a fim de compensar possíveis anormalidades de V/Q causadas por esse tratamento.

Monitoramento rigoroso da condição clínica, hidratação e oxigenação são elementos essenciais do manejo urgente. Uma resposta insatisfatória ao tratamento intensificado na primeira hora significa que a exacerbação tende a não ceder de imediato. O paciente pode receber alta se houver melhora sustentada dos sintomas, achados físicos normais, PFE > 70% do previsto ou melhor valor individual e saturação de oxigênio > 92% enquanto se está respirando ar ambiente durante 4 h. Na prescrição da alta, encontra-se a administração de um β-agonista inalado até cada 3 a 4 h acrescido de um curso com CSO por 3 a 7 dias. A otimização da terapia de controle antes da alta também é recomendada. A adição de CSI a um curso de CSO no PS reduz o risco de recidiva da exacerbação no mês subsequente.

Manejo hospitalar de exacerbações da asma

Para pacientes com exacerbações graves que não fazem progresso adequado dentro de 1 a 2 h com tratamento intensivo, é provável que seja necessária a observação e/ou hospitalização, pelo menos durante uma noite. Outras indicações para internação hospitalar incluem características de alto risco para morbidade ou mortalidade por asma (Tabela 169.16). A entrada em UTI é indicada àqueles com desconforto respiratório grave, resposta insatisfatória à terapia e preocupante potencial para insuficiência e parada respiratória.

Suplementação de oxigênio, administração frequente ou contínua de um broncodilatador inalado e terapia sistêmica com CS são as intervenções convencionais para crianças hospitalizadas em razão do estado asmático (Tabela 169.15). O oxigênio suplementar é administrado porque muitas crianças internadas com asma aguda têm, ou é provável que tenham, hipoxia, sobretudo à noite e com o aumento na administração de SABA; os quais podem ser utilizados de forma frequente (a cada 20 minutos a 1 hora) ou contínua (de 5 a 15 mg/h). Quando administrados de forma contínua, há absorção sistêmica significativa do β-agonista e, portanto, a nebulização constante pode afastar a necessidade de terapia IV. Os efeitos adversos da administração frequente de terapia com β-agonistas são tremor, irritabilidade, taquicardia e hipopotassemia; a acidose láctica é uma complicação incomum. Pacientes que requerem nebulização regular ou contínua com β-agonista devem ter monitoramento cardíaco permanente. Uma vez que a terapia frequente de β-agonistas pode causar desequilíbrio V/Q e hipoxia, a realização de oximetria também é indicada. Muitas vezes, o ipatrópio inalado é adicionado ao salbutamol a cada 6 h se os pacientes não apresentarem melhora considerável, embora haja pouca evidência para apoiar o seu emprego em crianças hospitalizadas submetidas à terapia agressiva com β-agonista inalado e CS sistêmicos. Além de seu potencial para fornecer um efeito sinérgico ao β-agonista no alívio de broncospasmo grave, o ipatrópio pode ser benéfico nos pacientes com hipersecreção mucosa ou em tratamento com betabloqueadores.

A terapia de curta duração com CS sistêmico é recomendada em exacerbações moderadas a graves da asma para acelerar a recuperação e prevenir a recidiva de sintomas. Os corticosteroides são eficazes tanto em doses únicas administrada no PS, quanto em cursos curtos no ambiente clínico e formulações VO e IV em crianças hospitalizadas. Estudos em crianças internadas com asma aguda constataram que CS administrados por via oral são tão eficazes quanto os por IV. Assim sendo, a terapia com CSO pode ser aplicada muitas vezes, embora crianças com desconforto respiratório sustentado e aquelas incapazes de tolerar soluções orais ou líquidos sejam indiscutíveis candidatas à corticoterapia IV.

Pacientes com dispneia grave persistente e necessidades de suprimento de oxigênio de alto fluxo requerem avaliação adicional, como hemograma completo, gasometria arterial, medida da concentração sérica de eletrólitos e radiografia de tórax, para acompanhar insuficiência respiratória, comorbidades, infecção e desidratação. O monitoramento do nível de hidratação é muito importante em lactentes e crianças pequenas, cujas frequência respiratória elevada (perdas insensíveis) e ingestão oral reduzida os colocam em risco maior de desidratação. O aumento da secreção de hormônio antidiurético durante o estado asmático complica ainda mais essa situação. Recomenda-se a administração de fluidos dentro, ou um pouco abaixo, dos requisitos das taxas de manutenção. **Não** é aconselhável fisioterapia respiratória, espirometria de incentivo e administração de mucolíticos durante o período agudo inicial das exacerbações da asma porque podem desencadear broncoconstrição grave.

Apesar da terapia intensiva, algumas crianças asmáticas persistem em quadro crítico e sob o risco de insuficiência respiratória, intubação e ventilação mecânica. As complicações (p. ex., extravasamentos de ar) relacionadas com as exacerbações da doença aumentam com a intubação e a ventilação assistida; portanto, todo esforço deve ser feito para aliviar o broncospasmo e prevenir a insuficiência respiratória. Diversas terapias, inclusive a administração parenteral de β-agonistas, sulfato de magnésio (25 a 75 mg/kg, dose máxima de 2,5 g, por IV durante 20 minutos) e Heliox® inalado (mistura hélio-oxigênio), têm demonstrado certo benefício como adjuvantes em pacientes com estado asmático grave. A administração de sulfato de magnésio requer monitoramento de níveis séricos e condição cardiovascular. A aplicação parenteral (SC, IM ou IV) de epinefrina ou sulfato de terbutalina pode ser eficaz em pacientes com obstrução perigosa que não reagem a doses altas de β-agonistas inalados, pois a terapia inalada talvez não consiga atingir-lhes as pequenas vias respiratórias.

Raras vezes, uma exacerbação grave na criança asmática resulta em insuficiência respiratória, tornando-se necessária a intubação e a ventilação mecânica. A **ventilação mecânica** em exacerbações graves requer o balanço exato de pressão adequada para superar a obstrução das vias respiratórias, enquanto reduz a hiperinsuflação, o aprisionamento de ar e a probabilidade de barotrauma (pneumotórax e pneumomediastino; ver Capítulo 439). Para minimizar a probabilidade de ocorrência dessas complicações, a ventilação mecânica deve ser antecipada e crianças asmáticas suscetíveis ao desenvolvimento de insuficiência respiratória devem ser tratadas em UTI pediátrica. A intubação orotraqueal (IOT) eletiva com sedativos de indução rápida e agentes paralisantes é mais segura do que a emergencial. O objetivo da ventilação mecânica é atingir oxigenação adequada enquanto permite hipercapnia leve a moderada (P_{CO_2} de 50 a 70 mmHg) para minimizar a ocorrência de barotrauma. Ventiladores ciclados a volume, utilizando tempos inspiratórios curtos e expiratórios longos, volume corrente de 10 a 15 mℓ/kg, 8 a 15 incursões respiratórias/minuto (irpm), pressões de pico < 60 cmH_2O e sem pressão positiva expiratória final (PEEP) são parâmetros iniciais do procedimento que podem atingir esses objetivos. Já que medidas para liberar os tampões mucosos, a percussão torácica e a lavagem das vias respiratórias não são recomendadas porque podem induzir broncospasmo subsequente. Deve-se levar em consideração a natureza de exacerbações da asma que provocam insuficiência respiratória; aquelas de início rápido ou abrupto tendem a ser solucionadas sem demora (em até 2 dias), enquanto as que têm evolução gradual para insuficiência respiratória podem exigir dias a semanas de ventilação mecânica. Esses casos demorados são complicados ainda mais pela miopatia induzida por CS, o que pode levar à fraqueza muscular grave com necessidade de reabilitação prolongada.

O manejo de exacerbações graves em crianças dentro de centros clínicos costuma ser bem-sucedido, mesmo quando medidas extremas são necessárias. Logo, as mortes por asma em crianças raramente ocorrem nesses locais; a maioria acontece em casa, ou ambientes comunitários, antes que seja possível administrar técnicas de cuidados médicos para salvar vidas. Esse ponto destaca a importância do manejo domiciliar e comunitário para exacerbações da asma, das medidas de intervenção precoce para impedir o agravamento da condição e das etapas terapêuticas que ajudam a reduzir a gravidade da doença. Uma consulta de acompanhamento em 1 a 2 semanas depois de alta hospitalar, após ter exacerbação da asma solucionada, deve ser realizada para monitorar a melhora clínica e reforçar os principais elementos educacionais, incluindo planos de ação e medicamentos de controle.

Circunstâncias especiais de manejo

Manejo de lactentes e crianças pequenas

Os episódios recorrentes de sibilância em crianças na idade pré-escolar são comuns, sendo observados em até 1/3 dessa população. A maior parte delas melhora e até mesmo se torna assintomática durante a pré-adolescência, enquanto os demais apresentam asma persistente por toda a vida. Todas requerem o tratamento para a sibilância recorrente (Tabelas 169.5, 169.6 e 169.11). As diretrizes do NIH recomendam a avaliação de risco para identificar crianças em idade pré-escolar com provável chance de ter asma persistente. Subentende-se com essa recomendação que as crianças em risco podem ser candidatas ao tratamento convencional da asma, incluindo terapia de controle diário e intervenção precoce em exacerbações (Tabelas 169.7, 169.8 e 169.11). A nebulização de budesonida é aprovada pela FDA para crianças pequenas com história de exacerbações moderadas a graves, e o seu uso como fármaco de controle pode prevenir exacerbações subsequentes.

A terapia por aerossol em lactentes e crianças pequenas com asma apresenta desafios únicos. Há dois sistemas de liberação para medicamentos inalados nessa faixa etária: o nebulizador e o MDI com espaçador/câmara de retenção e máscara facial. Múltiplos estudos demonstram a eficácia tanto da nebulização de salbutamol em episódios agudos quanto da budesonida no tratamento de sibilância recorrente em lactentes e crianças pequenas. Nessas, é possível a prescrição de medicamentos inalados via MDI com espaçador e máscara facial; embora não sejam os preferenciais por causa de poucos dados publicados e por falta de aprovação da FDA para crianças < 4 anos de idade

Manejo da asma durante a cirurgia

Pacientes com asma correm risco de ter complicações cirúrgicas relacionadas à doença, como broncoconstrição e exacerbação da asma, atelectasia, tosse seca, infecção respiratória e exposição ao látex, o qual pode induzir complicações da asma em indivíduos alérgicos a essa substância. Todos os pacientes com asma precisam ser avaliados antes da cirurgia, e àqueles com controle inadequado da doença deve ser concedido um prazo para tratamento intensificado que melhore a estabilidade da asma antes do procedimento, se possível. Um curso de CS sistêmico pode ser indicado ao paciente com sintomas e/ou VEF_1 ou PFE < 80% do melhor valor individual. Além disso, aqueles tratados com CS sistêmicos e/ou terapia com CSI em dose moderada a alta por mais de 2 semanas correm risco potencial de insuficiência adrenal intraoperatória. Em casos como esse, o anestesista deve ser alertado para providenciar doses de reposição de "estresse" de CS sistêmico durante a cirurgia e, possivelmente, o pós-operatório.

PROGNÓSTICO

Tosse e sibilância recorrentes ocorrem em 35% das crianças em idade pré-escolar. Destes, cerca de 1/3 prossegue com asma persistente até o final da infância, e quase 2/3 melhoram de forma espontânea durante a adolescência. A gravidade da doença entre os 7 e os 10 anos de idade prediz a sua persistência na vida adulta. Crianças com a forma moderada a grave e a função pulmonar prejudicada são propensas a ter asma persistente quando adultas. Indivíduos com a forma mais leve e a função pulmonar normal tendem a melhorar com o tempo; alguns se tornam asmáticos periódicos (não apresentam a doença por meses a anos); no entanto, a remissão completa por 5 anos na infância não é comum.

PREVENÇÃO

Embora a inflamação crônica das vias respiratórias possa resultar em remodelamento patológico das vias respiratórias pulmonares, as intervenções anti-inflamatórias convencionais – o pilar do controle da asma – não ajudam as crianças a superar a asma. Embora os medicamentos de controle reduzam a morbidade da doença, a maioria das crianças com forma moderada a grave continua a apresentar sintomas até a vida adulta. As investigações sobre os fatores ambientais e de estilo de vida responsáveis pela menor prevalência da asma infantil em áreas rurais e comunidades agropecuárias sugerem que a intervenção imunomoduladora precoce é capaz de prevenir o desenvolvimento da doença. Segundo a *hipótese da higiene*, exposições microbianas que ocorrem naturalmente no início da vida são capazes de prevenir a sensibilização alérgica, a inflamação persistente e o remodelamento das vias respiratórias por meio do desenvolvimento precoce do microbioma e do sistema imune inato. Se tais exposições microbianas naturais realmente tiverem um efeito protetor contra a asma, sem consequências adversas significativas à saúde, esses achados podem dar origem a novas estratégias para a prevenção da doença.

Diversas medidas não farmacológicas com numerosos atributos positivos à saúde – evitar FAC (já no período pré-natal), aleitamento materno por período superior a 4 meses, estilo de vida ativo e dieta saudável – podem reduzir o potencial desenvolvimento da asma. Atualmente, não se acredita que vacinas aumentem essa probabilidade; portanto, todas as imunizações infantis padrão são recomendadas para crianças asmáticas, inclusive sarampo e vacinas anuais contra influenza.

A bibliografia está disponível no GEN-io.

Capítulo 170
Dermatite Atópica (Eczema Atópico)

Donald Y. M. Leung e Scott H. Sicherer

A dermatite atópica (DA) ou eczema atópico é a doença cutânea crônica recorrente mais comum observada na infância. A DA afeta 10 a 30% das crianças em todo o mundo e, frequentemente, ocorre em famílias com outras doenças atópicas. Os lactentes com DA são predispostos ao desenvolvimento de rinite alérgica e/ou asma mais tarde na infância, um processo chamado de marcha atópica.

ETIOLOGIA

A DA é uma doença genética complexa que resulta em um defeito na barreira cutânea, respostas imunes inatas reduzidas na pele e respostas imunes adaptativas polarizadas a alergênios e microrganismos ambientais que levam à inflamação cutânea crônica.

PATOLOGIA

As lesões cutâneas agudas da DA são caracterizadas por **espongiose** ou acentuado edema intercelular da epiderme. Na DA, as células dendríticas, que são as células apresentadoras de antígeno (APC) na epiderme, como as células de Langerhans, apresentam moléculas de IgE em sua superfície e processos celulares que chegam à porção superior da epiderme para detectar alergênios e patógenos. Essas APCs são muito importantes nas respostas imunes cutâneas de tipo 2 (Ver Capítulo 166). Há um acentuado infiltrado inflamatório perivenular de linfócitos T e monócitos-macrófagos nas lesões agudas de DA. A DA crônica e liquenificada é caracterizada por hiperplasia da epiderme com hiperqueratose e discreta espongiose. Há predomínio de células de Langerhans contendo IgE na epiderme e macrófagos no infiltrado mononuclear dérmico. Os números de mastócitos e eosinófilos estão aumentados, contribuindo para o desenvolvimento da inflamação cutânea.

PATOGÊNESE

A DA é associada a múltiplos fenótipos e endótipos com quadros clínicos sobrepostos. O **eczema atópico** é associado à sensibilização mediada por IgE (no aparecimento ou durante a progressão do eczema) e ocorre em 70 a 80% dos pacientes com DA. O **eczema não atópico** não é associado à sensibilização mediada por IgE e é observado em 20 a 30% dos pacientes com DA. As duas formas de DA são associadas à eosinofilia. No eczema atópico, os linfócitos T circulantes que expressam o receptor cutâneo de *homing* denominado **antígeno cutâneo associado a linfócitos** produzem maiores níveis de citocinas relacionadas com linfócitos T auxiliares (*helper*) de tipo 2 (Th2), inclusive interleucina (IL) 4 e IL-13, que induzem a troca de isótipo para síntese de IgE. Outra citocina, a IL-5, desempenha um importante papel no desenvolvimento e sobrevida dos eosinófilos. O eczema não atópico é associado a menor produção de IL-4 e IL-13, mas à maior síntese de IL-17 e IL-23 em comparação ao eczema atópico. A idade e a etnia influenciam o perfil imune na DA.

Em comparação a indivíduos saudáveis, a pele não acometida e as lesões cutâneas agudas de pacientes com DA apresentam maior número de células que expressam IL-4 e IL-13. As lesões cutâneas crônicas da DA, por outro lado, possuem menos células que expressam IL-4 e IL-13, mas um número maior de células que expressam IL-5, fator estimulador de colônias de granulócitos e macrófagos, IL-12 e interferona (IFN) γ do que lesões agudas da DA. Apesar das maiores respostas imunes de tipo 1 e tipo 17 na DA crônica, há predominância de IL-4 e IL-13, bem como de outras citocinas de tipo 2 (p. ex., linfopoietina derivada do estroma tímico [TSLP], IL-31, IL-33), o que reflete os maiores números de células linfoides inatas do tipo 2 e linfócitos Th2. A infiltração de linfócitos T que expressam IL-22 é correlacionada à gravidade de DA, ao bloqueio da diferenciação de queratinócitos e à indução de hiperplasia epidérmica. A importância de IL-4 e IL-13 na DA persistente grave foi validada em múltiplos ensaios clínicos que demonstraram que o uso de agentes biológicos que bloqueiam a ação dessas citocinas pode levar à melhora clínica da DA moderada a grave.

Em pessoas saudáveis, a pele age como uma barreira protetora contra irritantes externos, perda de hidratação e infecções. A função adequada da pele depende de teor adequado lipídico e de umidade, respostas imunes funcionais e integridade estrutural. **A pele extremamente seca é uma característica da DA.** Essa característica é decorrente do comprometimento da barreira epidérmica, que provoca excessiva perda transepidérmica de água, penetração do alergênio e colonização microbiana. A **filagrina**, uma proteína estrutural da epiderme, e seus metabólitos são essenciais à função da barreira cutânea, inclusive na hidratação da pele. Mutações genéticas na família do gene da filagrina (*FLG*) foram identificadas em pacientes com ictiose vulgar (pele seca, hiperlinearidade palmar) e em até 50% dos pacientes com DA grave. A mutação em *FLG* é fortemente associada ao desenvolvimento de alergias alimentares e ao eczema herpético. Ainda assim, até 60% dos portadores de uma mutação em *FLG* não desenvolvem doenças atópicas. As citocinas encontradas na inflamação alérgica, como IL-4, IL-13, IL-22, IL-25 e fator de necrose tumoral, podem também reduzir a expressão de filagrina e outras proteínas e lipídios da epiderme. Os pacientes com DA são mais suscetíveis a infecções bacterianas, virais e fúngicas relacionadas com a redução da imunidade inata, alterações do microbioma, disfunção do epitélio cutâneo e superexpressão de vias imunes polarizadas, que prejudicam as respostas antimicrobianas do hospedeiro.

MANIFESTAÇÕES CLÍNICAS

A DA normalmente começa na infância. Aproximadamente 50% dos pacientes apresentam sintomas no primeiro ano de vida e mais 30% são diagnosticados entre 1 e 5 anos de idade. O **prurido** intenso, especialmente à noite, e a **reatividade cutânea** são as principais características da DA. As arranhaduras e as escoriações aumentam a inflamação cutânea, contribuindo para o desenvolvimento de lesões cutâneas eczematosas mais evidentes. Alimentos (leite de vaca, ovo, amendoim, nozes, soja, trigo, peixe, frutos do mar), aeroalergênios (pólen, grama, epitélio de animais, ácaros de poeira), infecções (*Staphylococcus aureus*, herpes simples, vírus Coxsackie, molusco), umidade reduzida, sudorese excessiva e agentes irritantes (lã, acrílico, sabonetes, artigos de higiene, perfumes, detergentes) podem desencadear o prurido e as arranhaduras.

As lesões cutâneas agudas da DA são intensamente pruriginosas, com pápulas eritematosas (Figuras 170.1 e 170.2). A dermatite subaguda se manifesta como pápulas eritematosas, escoriadas e descamativas. Por outro lado, a DA crônica é caracterizada por **liquenificação** (Figura 170.3), ou aumento da espessura da pele com marcas superficiais acentuadas e **pápulas fibróticas**. Na DA crônica, todos os três tipos de reações cutâneas podem coexistir no mesmo indivíduo. A maioria dos pacientes com DA apresenta pele seca e sem brilho independentemente do estágio da doença. O padrão e a distribuição da reação cutânea variam conforme a idade do paciente e a atividade da doença. A DA tende a ser mais aguda na infância e acomete a face, o couro cabeludo e as superfícies extensoras dos membros. A área da fralda geralmente é poupada. As crianças mais velhas e aquelas com DA crônica apresentam liquenificação e erupção cutânea nas pregas flexurais dos membros. A DA geralmente entra em remissão com o crescimento do paciente; no entanto, muitas crianças com DA apresentam eczema persistente quando adultas (Figura 170.1 C).

ACHADOS LABORATORIAIS

Não há exames laboratoriais específicos para o diagnóstico da DA. Muitos pacientes apresentam eosinofilia no sangue periférico e maiores níveis séricos de IgE. A concentração sérica de IgE ou o teste cutâneo de puntura podem identificar os alergênios (alimentos, alergênios inalados/microbianos) aos quais o paciente está sensibilizado. O diagnóstico de alergia clínica a esses alergênios requer confirmação pela anamnese e testes de provocação.

DIAGNÓSTICO E DIAGNÓSTICO DIFERENCIAL

A DA é diagnosticada com base em três características maiores: prurido, dermatite eczematosa com padrão típico de inflamação cutânea e progressão crônica ou de recidiva crônica (Tabela 170.1). As características associadas, como histórico familiar de asma, rinite alérgica, elevação da concentração de IgE e teste cutâneo de reatividade imediata, reforça o diagnóstico de DA.

Muitas doenças inflamatórias da pele, imunodeficiências, tumores malignos cutâneos, doenças genéticas, doenças infecciosas e infestações compartilham sintomas com a DA e devem ser consideradas e excluídas antes do estabelecimento do diagnóstico de DA (Tabelas 170. 2 e 170.3).

Tabela 170.1 Características clínicas da dermatite atópica.

CARACTERÍSTICAS MAIORES
Prurido
Eczema facial e extensor em lactentes e crianças
Eczema flexural em adolescentes
Dermatite crônica ou recorrente
Histórico pessoal ou familiar de doença atópica
CARACTERÍSTICAS ASSOCIADAS
Xerose
Infecções cutâneas (*Staphylococcus aureus*, *Streptococcus* do grupo A, herpes simples, vírus Coxsackie, vaccinia, molusco, verrugas)
Dermatite não específica de mãos ou pés
Ictiose, hiperlinearidade palmar, queratose pilar
Eczema de mamilo
Dermografismo branco e resposta alva tardia
Catarata subcapsular anterior, ceratocone
Elevação dos níveis séricos de imunoglobulina E
Resultados positivos em testes cutâneos de puntura de leitura imediata
Baixa idade ao aparecimento
Linhas de Dennie (pregas infraorbitais de Dennie-Morgan)
Eritema ou palidez facial
Evolução influenciada por fatores ambientais e/ou emocionais

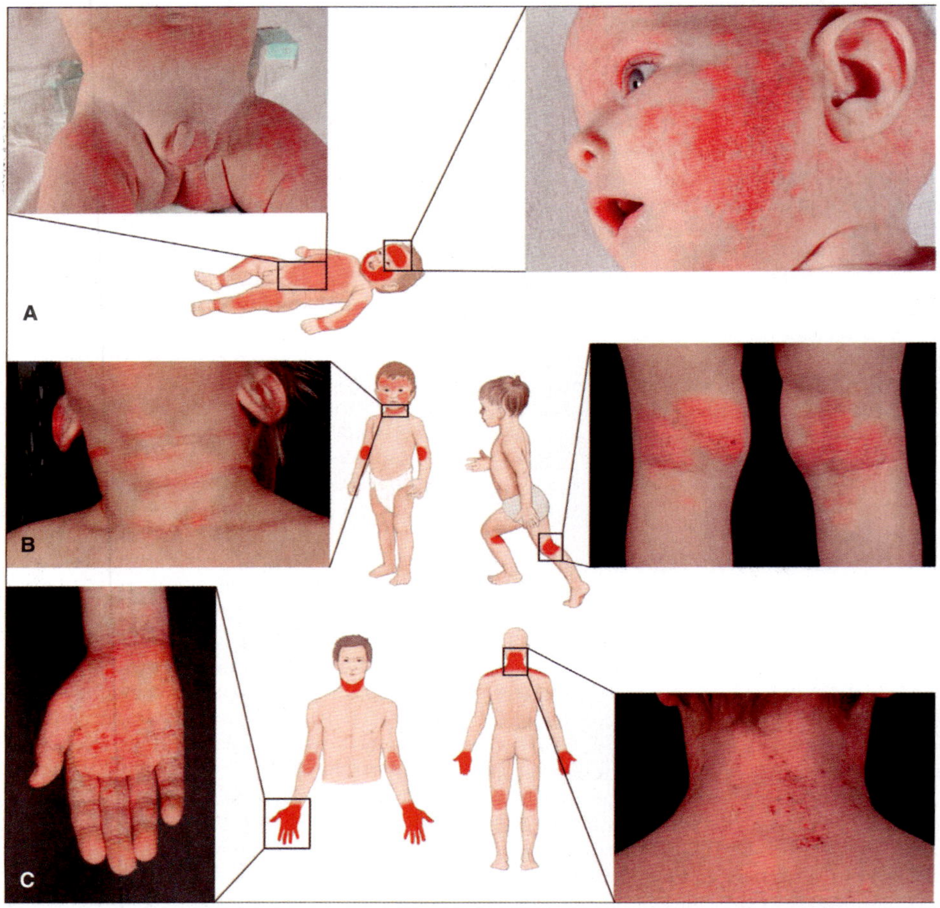

Figura 170.1 Aparência clínica típica e localização da dermatite atópica em diferentes idades. *Fileira superior*: em lactentes, a dermatite atópica é geralmente aguda, com lesões principalmente na face e nas superfícies extensoras dos membros. O tronco pode ser acometido, mas a área da fralda geralmente é poupada. *Fileira do meio*: a partir de 1 a 2 anos de idade, as manifestações são polimórficas com diferentes tipos de lesões de pele, principalmente nas dobras flexurais. *Fileira inferior*: adolescentes e adultos tendem a apresentar placas liquenificadas e escoriadas nas articulações, punhos, tornozelos e pálpebras; no tipo cabeça e pescoço, há acometimento do tronco superior, dos ombros e do couro cabeludo. Os adultos podem ter apenas eczema crônico das mãos ou apresentar lesões pruriginosas. (De Weidinger S, Novak N. Atopic dermatitis. Lancet. 2016; 387:1111.)

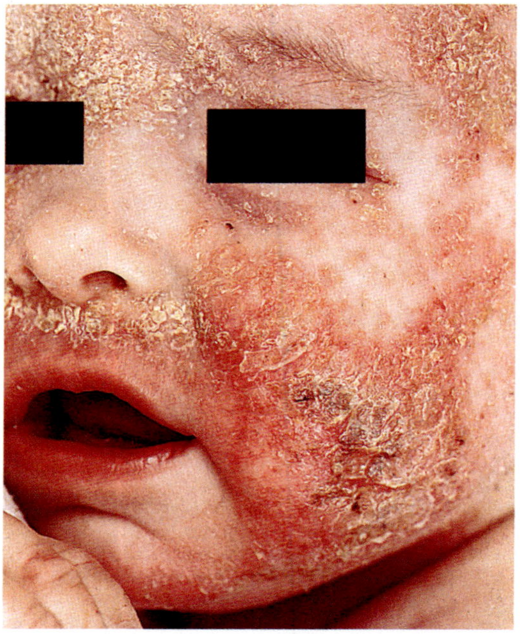

Figura 170.2 Lesões descamativas da dermatite atópica na face. (De Eichenfield LF, Friedan IJ, Esterly NB. Textbook of neonatal dermatology. Philadelphia: Saunders; 2001, p 242.)

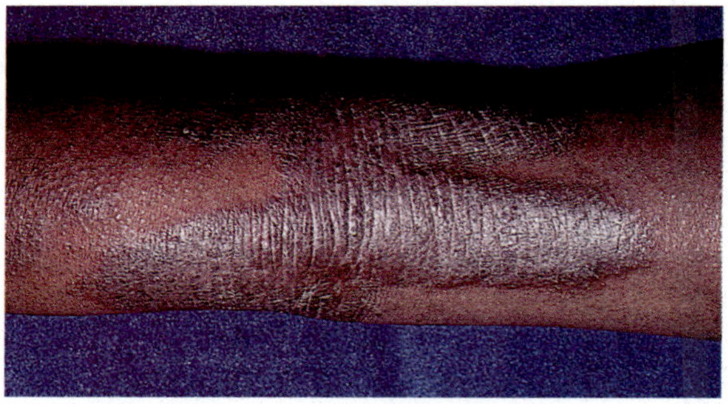

Figura 170.3 Liquenificação da fossa poplítea por fricção crônica da pele na dermatite atópica. (De Weston WL, Lane AT, Morelli JG. Color textbook of pediatric dermatology. 2nd ed. St Louis: Mosby; 1996, p. 33.)

A imunodeficiência combinada grave (ver Capítulo 152.1) deve ser considerada em lactentes que apresentam diarreia, baixo crescimento, erupções cutâneas descamativas generalizadas e infecções cutâneas e/ou sistêmicas recorrentes no primeiro ano de vida. A histiocitose deve ser excluída em qualquer lactente com DA e baixo crescimento (ver Capítulo 534). A síndrome de Wiskott-Aldrich, uma doença recessiva ligada ao cromossomo X associada a trombocitopenia, defeitos imunológicos e infecções bacterianas graves recorrentes, é caracterizada por uma erupção cutânea quase indistinguível daquela observada na DA (ver Capítulo 152.2). Uma das síndromes de hiper-IgE é

Tabela 170.2 Diagnóstico diferencial da dermatite atópica (DA).

	PRINCIPAL FAIXA ETÁRIA ACOMETIDA	FREQUÊNCIA*	CARACTERÍSTICAS E ASPECTOS CLÍNICOS
OUTROS TIPOS DE DERMATITE			
Dermatite seborreica	Lactentes	Comum	Lesões descamativas oleosas de coloração entre salmão e vermelho, geralmente no couro cabeludo e na área da fralda; geralmente surge nas primeiras 6 semanas de vida e desaparece em semanas
Dermatite seborreica	Adultos	Comum	Placas eritematosas com descamações amarelas, brancas ou acinzentadas nas áreas seborreicas, principalmente no couro cabeludo, na região central da face e no tórax anterior
Dermatite numular	Crianças e adultos	Comum	Placas descamativas em forma de moeda, principalmente nas pernas e nádegas; geralmente não pruriginosas
Dermatite de contato por irritantes	Crianças e adultos	Comum	Lesões eczematosas agudas a crônicas, confinadas principalmente ao local da exposição; o histórico de aplicação local de substâncias irritantes é um fator de risco; pode coexistir com a DA
Dermatite alérgica de contato	Crianças e adultos	Comum	Erupção eczematosa com expressão máxima em locais de exposição direta, mas pode se disseminar; o histórico de aplicação local de substâncias irritantes é um fator de risco; pode coexistir com a DA
Líquen simples crônico	Adultos	Incomum	Uma ou mais placas localizadas, circunscritas e liquenificadas decorrentes de arranhões ou fricções repetitivas devido ao prurido intenso
Eczema asteatótico	Adultos	Comum	Placas descamativas e fissuradas de dermatite sobre a pele seca, geralmente nas pernas
DOENÇAS CUTÂNEAS INFECCIOSAS			
Infecção por dermatófitos	Crianças e adultos	Comum	Uma ou mais placas descamativas demarcadas com área central clara e borda avermelhada levemente elevada; prurido variável
Impetigo	Crianças	Comum	Manchas eritematosas demarcadas com bolhas ou crostas de coloração amarelada ou mel
Sarna	Crianças	Comum†	Depressões e pústulas superficiais com prurido nas palmas das mãos e plantas dos pés, entre os dedos e na genitália; pode produzir alterações eczematosas secundárias
HIV	Crianças e adultos	Incomum	Erupção similar à seborreia
IMUNODEFICIÊNCIAS CONGÊNITAS (ver Tabela 170.3)			
Distúrbios de Queratinização			
Ictiose vulgar	Lactentes e adultos	Incomum	Pele seca com descamação fina, principalmente nas áreas inferiores do abdome e extensoras; aspereza cutânea perifolicular; hiperlinearidade palmar; a forma completa (*i. e.*, com duas mutações em *FLG*) é incomum; sua coexistência com a DA é frequente
DISTÚRBIOS METABÓLICOS E POR DEFICIÊNCIA NUTRICIONAL			
Deficiência de zinco (acrodermatite enteropática)	Crianças	Incomum	Placas descamativas eritematosas, mais frequentemente ao redor da boca e do ânus; a rara forma congênita é acompanhada por diarreia e alopecia
Deficiência de biotina (nutricional ou por deficiência de biotinidase)	Lactentes	Incomum	Dermatite periorofacial descamativa, alopecia, conjuntivite, letargia, hipotonia
Pelagra (deficiência de niacina)	Todas as idades	Incomum	Epiderme com crostas e descamação nas áreas expostas ao sol, diarreia
Kwashiorkor (deficiência proteica)	Lactentes e crianças	Dependente da geografia	Dermatite descamativa, aumento de volume dos membros com áreas descamativas
Fenilcetonúria	Lactentes	Incomum	Erupção eczematosa, hipopigmentação, cabelos loiros, atraso no desenvolvimento
DOENÇA NEOPLÁSICA			
Linfoma cutâneo de células T	Adultos	Incomum	Máculas e placas eritematosas marrom-rosadas com descamação fina; pouco responsivo aos corticosteroides tópicos; prurido variável (nos estágios iniciais)
Histiocitose de células de Langerhans	Lactentes	Incomum	Dermatose descamativa e purpúrica, hepatoesplenomegalia, citopenias

*Comum = aproximadamente 1 em 10 a 1 em 100; incomum = 1 em 100 a 1 em 1.000; rara = 1 em 1.000 a 1 em 10.000; muito rara = < 1 em 10.000. †Principalmente nos países em desenvolvimento. *FLG*, gene da filagrina.

caracterizada por grande elevação dos níveis séricos de IgE, infecções bacterianas profundas recorrentes, dermatite crônica e dermatofitoses refratárias. Muitos desses pacientes apresentam a doença decorrente de mutações autossômicas dominantes em STAT3. Por outro lado, alguns pacientes com síndrome de hiper-IgE apresentam maior suscetibilidade a infecções virais e um padrão autossômico recessivo de herança. Esses pacientes podem ter uma mutação em *DOCK8* (dedicador de citocinese 8). O diagnóstico deve ser considerado em crianças pequenas com eczema grave, alergia alimentar e infecções virais cutâneas disseminadas.

Os adolescentes que apresentam dermatite eczematosa, mas sem histórico de eczema na infância, alergia respiratória ou histórico familiar de atopia podem ter **dermatite de contato** alérgica (ver Capítulo 674.1). O alergênio de contato pode ser um problema em qualquer paciente cuja DA não responda à terapia adequada. Substâncias químicas sensibilizantes, como parabenos e lanolina, podem ser irritantes em

Tabela 170.3 Características das imunodeficiências primárias associadas à dermatite eczematosa.

DOENÇA	GENE	HERANÇA	CARACTERÍSTICAS CLÍNICAS	ANOMALIAS LABORATORIAIS
AD-HIES	*STAT3*	AD, menos comumente esporádica	Abscessos frios Infecções sinopulmonares recorrentes Candidíase mucocutânea Fácies grosseiras Fraturas mínimas por trauma Escoliose Capacidade de hiperextensão articular Retenção da dentição decídua Tortuosidade ou dilatação da artéria coronária Linfoma	Alta concentração de IgE (> 2.000 UI/μℓ) Eosinofilia
Deficiência de DOCK8	*DOCK8*	AR	Infecções virais mucocutâneas graves Candidíase mucocutânea Características atópicas (asma, alergias) Carcinoma espinocelular Linfoma	Alta concentração de IgE Eosinofilia com ou sem diminuição de IgM
Deficiência de PGM3	*PGM3*	AR	Anomalias neurológicas Vasculite leucocitoclástica Características atópicas (asma, alergias) Infecções sinopulmonares Infecções virais mucocutâneas	Alta concentração de IgE Eosinofilia
WAS	*WASP*	XLR	Hepatosplenomegalia Linfadenopatia Diátese atópica Doenças autoimunes (principalmente anemia hemolítica) Doenças linforreticulares	Trombocitopenia (< 80.000/μℓ) Baixo volume médio de plaquetas Eosinofilia é comum Linfopenia Concentração baixa de IgM, concentração variável de IgG
SCID	Variável, depende do tipo	XLR e AR são mais comuns	Infecções graves e recorrentes Retardo de crescimento Diarreia persistente Candidíase oral recalcitrante Síndrome de Omenn: linfadenopatia, hepatoesplenomegalia, eritrodermia	Linfopenia comum Padrões variáveis de redução de subtipos de linfócitos (T, B, células *natural killer*) Síndrome de Omenn: linfocitose, eosinofilia, alta concentração de IgE
IPEX	*FOXP3*	XLR	Diarreia grave (enteropatia autoimune) Várias endocrinopatias autoimunes (especialmente diabetes melito, tireoidite) Alergias alimentares	Alta concentração de IgE Eosinofilia diversos autoanticorpos
Síndrome de Netherton	*SPINK5*	AR	Anomalias na haste pilosa Eritrodermia Ictiose linear circunflexa Alergias alimentares Gastrenterite recorrente Desidratação hipernatrêmica neonatal Infecções respiratórias superiores e inferiores	Alta concentração de IgE Eosinofilia

AD, autossômica dominante; AD-HIES, síndrome de hiper-IgE autossômica dominante; AR, autossômica recessiva; *DOCK8*, gene dedicado à citocinese 8; IPEX, síndrome de desregulação imune, poliendócrinopatia e enteropatia ligada ao cromossomo X; PGM3, fosfoglicomutase 3; SCID, imunodeficiência combinada grave; WAS, síndrome de Wiskott-Aldrich. (De Kliegman RM, Bordini BJ, editors. *Undiagnosed and Rare Diseases in Children.* 2017; 64(1):41-42.)

pacientes com DA e são comumente encontrados como veículos de medicamentos tópicos. A alergia de contato a glicocorticoides tópicos foi relatada em pacientes com dermatite crônica durante o tratamento com esses medicamentos. A dermatite eczematosa foi também relatada na infecção pelo HIV, bem como em diversas infestações, como a escabiose. Outras doenças que podem ser confundidas com a DA incluem a psoríase, as ictioses e a dermatite seborreica.

TRATAMENTO

O tratamento da DA requer uma abordagem sistemática e multifacetada que incorpora a hidratação da pele, a terapia anti-inflamatória tópica, a identificação e a eliminação de fatores desencadeante (Tabela 170.4), e, se necessária, a terapia sistêmica. A avaliação da gravidade também ajuda a orientar a terapia (Tabela 170.5).

Hidratação cutânea

Uma vez que os pacientes com DA apresentam alteração da função da barreira cutânea causada pelos menores níveis de filagrina e lipídios na pele, eles apresentam ressecamento difuso e anormal da pele, ou **xerose**. Os *hidratantes são a terapia de primeira linha.* Banhos de chuveiro ou imersão com água morna por 15 a 20 minutos, seguidos pela aplicação de um emoliente oclusivo para reter a hidratação, trazem alívio sintomático. Pomadas hidrofílicas de graus variáveis de viscosidade podem ser usadas de acordo com a preferência do paciente. As pomadas oclusivas às vezes não são bem toleradas devido à interferência com a função dos ductos sudoríparos écrinos e podem induzir o desenvolvimento de foliculite. Nesses pacientes, agentes menos oclusivos devem ser usados. Há diversos "hidratantes terapêuticos" ou "cremes barreiras" de prescrição (classificados como produtos médicos), contendo componentes como ceramidas e metabólitos ácidos de filagrina, destinados à melhora da função da barreira cutânea. Há poucos dados mostrando sua eficácia em relação aos emolientes padrão.

A hidratação por banhos ou curativos úmidos promove a penetração transepidérmica dos glicocorticoides tópicos. Os curativos podem também atuar como barreiras eficazes contra arranhaduras persistentes, o que, por sua vez, promove a cicatrização das lesões escoriadas. Os curativos úmidos são recomendados em áreas de dermatite grave ou crônica e refratária ao tratamento. A aplicação tópica de emolientes após os curativos úmidos é essencial, evitando o possível ressecamento

Tabela 170.4 Aconselhamento e fatores agravantes em pacientes com dermatite atópica (DA).

Temperatura amena no quarto e evitar muitas cobertas
Aumentar o uso de emolientes com o tempo frio
Evitar a exposição a feridas de herpes; consulta urgente em caso de exacerbações de aspecto incomum
Vestimentas: evitar o contato da pele com fibras irritantes (lã, tecidos com fibras longas)
- Não usar roupas apertadas e muito quentes para evitar a sudorese excessiva
- Novas roupas não irritantes projetadas para crianças com DA estão sendo avaliadas

Tabaco: evitar a exposição
Vacinas: cronograma normal na pele não acometida, inclusive em pacientes alérgicos a ovo (ver o texto)
Exposição solar: sem restrição específica
- É geralmente benéfica devido à melhora da barreira epidérmica
- Encorajar a passar as férias de verão em cidades montanhosas ou na praia

Exercício físico, esportes: sem restrição
- Se a sudorese induzir exacerbações da DA, fazer a adaptação progressiva ao exercício
- Tomar banho e usar emolientes após piscina

Alergênios alimentares:
- Manter a amamentação exclusiva até o 4º mês, se possível
- Considerar a avaliação para introdução precoce de alergênios (ver Capítulo 176)
- Fora isso, dieta normal, a não ser que a investigação tenha comprovado a necessidade de exclusão de um alimento específico

Alergênios aéreos domésticos: ácaros de poeira doméstica
- Uso adequado da ventilação da casa; manter os cômodos bem arejados mesmo no inverno
- Evitar o uso excessivo de carpetes
- Remover a poeira com esponja úmida
- Aspirar o chão e as tapeçarias com equipamento que possua filtro adequado 1 vez/semana
- Evitar brinquedos de tecido ou pelúcia na cama ou berço, à exceção daqueles laváveis
- Lavar os lençóis em temperatura superior a 55°C a cada 10 dias
- Uso de protetores de colchão e travesseiro feitos com Gore-Tex® ou material similar

Animais de estimação com pelos: aconselhar a evitar. Em caso de alergia comprovada, ser firme nas medidas preventivas, tais como a remoção do animal
Pólen: fechar as janelas durante o pico da estação de pólen em clima quente e seco e restringir, se possível, as saídas de casa
- As janelas podem ser abertas à noite e no começo da manhã ou durante a estação chuvosa
- Evitar a exposição a situações de risco (como cortar a grama)
- Uso de filtros de pólen no carro
- As roupas e os animais de estimação podem ser vetores de alergênios aéreos, inclusive pólen

Adaptada de Darsow U, Wollenberg A, Simon D *et al.* ETFAD/EADV Eczema Task Force 2009 position paper on diagnosis and treatment of atopic dermatitis. *J Eur Acad Dermatol Venereol.* 2010; 24:321.

Tabela 170.5 Categorização da gravidade física do eczema atópico.

Ausente – Pele normal, sem evidência de eczema atópico
Leve – Áreas de pele seca, prurido infrequente (com ou sem pequenas áreas de eritema)
Moderada – Áreas de pele seca, prurido frequente, eritema (com ou sem escoriação e aumento localizado da espessura cutânea)
Grave – Áreas disseminadas de pele seca, prurido incessante, eritema (com ou sem escoriação, extenso aumento da espessura cutânea, sangramento, exsudação, rachadura e alteração de pigmentação)

De Lewis-Jones S, Mugglestone MA. Guideline Development Group: Management of atopic eczema in children aged up to 12 years: summary of NICE guidance. *BMJ.* 2007; 335:1263-1264.

Tabela 170.6 Algumas preparações de corticosteroide tópico.*

GRUPO 1
Propionato de clobetasol (Temovate®) 0,05%, pomada/creme
Dipropionato de betametasona (Diprolene®) 0,05%, pomada/loção/gel
Fluocinonida (Vanos®) 0,1%, creme

GRUPO 2
Furoato de mometasona (Elocon®) 0,1%, pomada
Halcinonida (Halog®) 0,1%, creme
Fluocinonida (Lidex®) 0,05%, pomada/creme
Desoximetasona (Topicort®) 0,25%, pomada/creme
Dipropionato de betametasona (Diprolene®) 0,05%, creme

GRUPO 3
Propionato de fluticasona (Cutivate®) 0,005%, pomada
Halcinonida (Halog®) 0,1%, pomada
Valerato de betametasona (Valisone®) 0,1%, pomada

GRUPO 4
Furoato de mometasona (Elocon®) 0,1%, creme
Triancinolona acetonida (Kenalog®) 0,1%, pomada/creme
Fluocinolona acetonida (Synalar®) 0,025%, pomada

GRUPO 5
Fluocinolona acetonida (Synalar®) 0,025%, creme
Valerato de hidrocortisona (Westcort®) 0,2%, pomada

GRUPO 6
Desonida (DesOwen®) 0,5%, pomada/creme/loção
Dipropionato de alclometasona (Aclovate®) 0,05%, pomada/creme

GRUPO 7
Hidrocortisona (Hytone®) 2,5%, 1%, 0,5%, pomada/creme/loção

*Os corticosteroides representativos são listados por grupo, de 1 (superpotente) a 7 (menos potente). Adaptada de Stoughton RB: Vasoconstritor assay-specific applications. In: Malbach HI, Surber C, editors. *Topical corticosteroids.* Basel, Switzerland, 1992, Karger, p. 42-53.

e fissura provocada pela terapia. Os curativos úmidos podem ser complicados por maceração e infecção secundária e devem ser cuidadosamente monitorados por um médico.

Corticosteroides tópicos

Os corticosteroides tópicos são o pilar do tratamento anti-inflamatório das exacerbações agudas da DA. Os pacientes devem ser cuidadosamente instruídos quanto ao uso de glicocorticoides tópicos para evitar os possíveis efeitos adversos. Há sete classes de glicocorticoides tópicos, classificados de acordo com sua potência, que é determinada em ensaios de vasoconstrição (Tabela 170.6). Devido a seus possíveis efeitos adversos, os glicocorticoides de potência muito alta não devem ser usados na face ou em áreas intertriginosas e devem ser aplicados somente por períodos muito curtos no tronco e nos membros. Os glicocorticoides de potência média podem ser usados por períodos mais longos de tratamento da DA crônica com acometimento de tronco e membros. O controle a longo prazo pode ser mantido com a aplicação, 2 vezes/semana, de fluticasona ou mometasona tópica nas áreas que cicatrizaram, mas tendem a apresentar recidiva, após a da DA ser controlada com um esquema diário de corticosteroides tópicos. Em comparação aos cremes, as pomadas têm maior potencial de oclusão da epiderme, o que aumenta a absorção sistêmica.

Os efeitos adversos dos glicocorticoides tópicos podem ser divididos em locais e sistêmicos; esses últimos são decorrentes da supressão do eixo hipotalâmico-hipofisário-adrenal. Os efeitos adversos locais incluem o desenvolvimento de estrias e atrofia cutânea. Os efeitos adversos sistêmicos são relacionados com a potência do corticosteroide tópico, o local de aplicação, a capacidade de oclusão da preparação, a porcentagem da área de superfície corporal coberta e o tempo de uso. A possibilidade de supressão adrenal por corticosteroides tópicos potentes é maior em lactentes e crianças pequenas com DA grave e com necessidade de terapia intensiva.

Inibidores Tópicos de Calcineurina

Os inibidores tópicos de calcineurina não esteroidais são eficazes na redução da inflamação cutânea relacionada à DA. O pimecrolimus em creme a 1% (Elidel®) é indicado na DA leve a moderada. O tacrolimus em pomada a 0,1 e 0,03% (Protopic®) é indicado na DA moderada a grave. Esses dois medicamentos são aprovados para o tratamento a curto prazo ou intermitente e longo prazo da DA em pacientes com idade igual ou superior a 2 anos cuja doença não respondem ou são intolerantes às outras terapias convencionais, ou ainda naqueles em que esses tratamentos não são aconselhados devido aos possíveis riscos. Os inibidores tópicos de calcineurina podem ser melhores do que os corticosteroides tópicos no tratamento de pacientes cuja DA responde mal aos corticosteroides tópicos, daqueles com corticofobia e de pessoas com dermatite em face e pescoço, em que os corticosteroides tópicos de baixa potência ineficazes são geralmente usados devido ao temor de atrofia cutânea induzida por esses fármacos.

Inibidor de fosfodiesterase

O crisaborol (Eucrisa®) é um anti-inflamatório tópico não esteroide aprovado que inibe a fosfodiesterase 4 (PDE-4) e é indicado para o tratamento da DA leve a moderada até os 2 anos de idade. Pode ser usado como uma alternativa aos corticosteroides tópicos ou inibidores da calcineurina.

Preparações com alcatrão

As preparações com alcatrão de carvão apresentam efeitos antipruriginosos e anti-inflamatórios na pele; no entanto, os efeitos anti-inflamatórios geralmente não são tão pronunciados como aqueles dos glicocorticoides ou inibidores de calcineurina tópicos. Assim, os preparados tópicos com alcatrão não são a abordagem preferida para tratamento da DA. Os xampus com alcatrão podem ser particularmente benéficos na dermatite do couro cabeludo. Os efeitos adversos associados às preparações com alcatrão incluem irritação cutânea, foliculite e fotossensibilidade.

Anti-histamínicos

Os anti-histamínicos sistêmicos atuam primariamente por bloqueio dos receptores H_1 de histamina na derme, o que reduz o prurido induzido por esse mediador. A histamina é somente um dos muitos mediadores que induzem o prurido cutâneo, de modo que a terapia anti-histamínica pode ter benefício mínimo. Uma vez que o prurido tende a ser pior à noite, os anti-histamínicos sedativos (hidroxizina, difenidramina) podem ser mais vantajosos quando administrados antes de dormir graças a seu efeito colateral de sonolência. O cloridrato de doxepina possui efeitos antidepressivos tricíclicos e de bloqueio de receptores H_1 e H_2. O uso a curto prazo de um sedativo para permitir o repouso adequado pode ser indicado em casos de prurido noturno grave. Estudos com novos anti-histamínicos não sedativos mostraram eficácia variável no controle do prurido da DA, embora esses medicamentos possam ser úteis no pequeno subgrupo de pacientes com DA e urticária concomitante. Em crianças, a melatonina pode ser eficaz na promoção do sono, já que sua produção é deficiente na DA.

Corticosteroides sistêmicos

Os corticosteroides sistêmicos são raramente indicados no tratamento da DA crônica. A melhora clínica dramática que pode ocorrer com a administração de corticosteroides sistêmicos é frequentemente associada a uma grave exacerbação de rebote da DA após a interrupção da terapia. Tratamentos curtos com corticosteroides orais podem ser adequados em caso de exacerbação aguda da DA, enquanto outras medidas terapêuticas são paralelamente instituídas. Em caso de administração de corticosteroides orais por um período curto, como durante a exacerbação da asma, é importante reduzir gradualmente a dose e começar a intensificar os cuidados com a pele, principalmente com corticosteroides tópicos e banhos frequentes, seguidos pela aplicação de emolientes ou corticosteroides tópicos proativos para prevenção da exacerbação de rebote da DA.

Ciclosporina

A ciclosporina é uma potente medicação imunossupressora que atua primariamente sobre os linfócitos T ao suprimir a transcrição gênica de citocinas e demonstrou ser eficaz no controle da DA grave. A ciclosporina forma um complexo com uma proteína intracelular, a ciclofilina, e esse complexo, por sua vez, inibe a calcineurina, uma fosfatase necessária para a ativação de NFAT (fator nuclear de células T ativadas), um fator de transcrição necessário para a transcrição de genes de citocinas. A administração de ciclosporina (5 mg/kg/dia) por curto e longo prazo (1 ano) foi benéfica em crianças com DA grave e refratária. Os possíveis efeitos adversos incluem disfunção renal e hipertensão.

Dupilumab

Um anticorpo monoclonal que se liga à subunidade α do receptor de IL-4, o dupilumab (Dupixent®), inibe a sinalização de IL-4 e IL-13, citocinas associadas à DA. Em adultos com DA moderada a grave, não controlada pela terapia tópica padrão, o dupilumab reduz o prurido e melhora a limpeza da pele.

Antimetabólitos

O micofenolato mofetila é um inibidor da biossíntese de purinas usado como imunossupressor em transplantes de órgão e também tem sido utilizado no tratamento da DA refratária. Além da imunossupressão, retinite por herpes simples e supressão medular dose-dependente foram relatadas com sua utilização. É importante notar que nem todos os pacientes são beneficiados pelo tratamento. Assim, a administração do micofenolato mofetila deve ser interrompida caso a doença não responda em 4 a 8 semanas.

O metotrexato é um antimetabólito com potentes efeitos inibidores sobre a síntese de citocinas inflamatórias e quimiotaxia. O metotrexato foi usado por pacientes com DA recalcitrante. Na DA, a administração do medicamento é feita com maior frequência do que a dose semanal usada na psoríase.

A azatioprina é um análogo de purina com efeitos anti-inflamatórios e antiproliferativos e tem sido usada na DA grave. A mielossupressão é um efeito adverso significativo e os níveis de tiopurina metil transferase podem identificar os indivíduos suscetíveis ao seu desenvolvimento.

Antes da administração de qualquer uma dessas medicações, os pacientes devem ser encaminhados a um especialista em DA que esteja familiarizado com o tratamento da forma grave da doença, de modo a considerar os benefícios de terapias alternativas.

Fototerapia

A luz solar natural é geralmente benéfica para pacientes com DA, desde que não haja queimaduras e sudorese excessiva. Muitas modalidades de fototerapia são eficazes na DA, incluindo a ultravioleta A-1, ultravioleta B, ultravioleta B de banda estreita e psoraleno mais ultravioleta A. A fototerapia é geralmente reservada aos pacientes que não responderam bem aos tratamentos padrão. Tratamentos de manutenção geralmente são necessários para a melhor eficácia da fototerapia. Os efeitos adversos a curto prazo da fototerapia incluem eritema, dor cutânea, prurido e pigmentação. Efeitos adversos a longo prazo incluem a predisposição ao desenvolvimento de tumores malignos cutâneos.

Terapias de eficácia não comprovada

Outras terapias podem ser consideradas em pacientes com DA refratária.

Interferona γ

O IFN-γ é conhecido por suprimir a função dos linfócitos Th2. Diversos estudos, incluindo um ensaio multicêntrico, duplo cego e controlado com placebo e diversos ensaios abertos, demonstraram que o tratamento com IFN-γ humano recombinante provoca a melhora clínica da DA. A redução da gravidade clínica da DA é correlacionada com a habilidade do IFN-γ para reduzir a contagem total de eosinófilos circulantes. Os efeitos colaterais comumente observados durante o tratamento são sintomas similares aos da influenza.

Omalizumabe

O tratamento da DA grave acompanhada por altos títulos séricos de IgE com anti-IgE monoclonal pode ser considerado em pacientes com exacerbações induzidas por alergênios. No entanto, não há dados publicados de seu uso em ensaios duplo-cegos e controlados com placebo. A maioria dos relatos é composta por estudos de caso e mostram respostas inconsistentes à anti-IgE.

Imunoterapia com alergênios

Embora aceita no tratamento da rinite alérgica e da asma extrínseca, a imunoterapia com alergênios aéreos no tratamento da DA é controversa. Há relatos tanto de exacerbação como de melhora da doença. Estudos sugerem que a imunoterapia específica em pacientes com DA sensibilizados à alergênio de ácaros de poeira melhora a gravidade da doença cutânea, bem como reduz a utilização de corticosteroide tópico.

Probióticos

A administração perinatal do probiótico *Lactobacillus rhamnosus* cepa GG reduziu a incidência de DA em crianças suscetíveis durante os 2 primeiros anos de vida. A resposta ao tratamento foi mais pronunciada em pacientes com resultados positivos ao teste cutâneo (ou teste de puntura) e títulos elevados de IgE. Outros estudos não demonstraram benefícios.

Ervas medicinais chinesas

Diversos ensaios clínicos controlados com placebo sugeriram que os pacientes com DA grave podem ser beneficiados pela fitoterapia chinesa tradicional. Os indivíduos apresentaram redução significativa da doença cutânea e do prurido. A resposta benéfica à fitoterapia chinesa geralmente é temporária e pode desaparecer apesar do tratamento contínuo. A possibilidade de toxicidade hepática, efeitos colaterais cardíacos ou reações idiossincráticas ainda é preocupante. Os ingredientes herbais específicos ainda não foram elucidados e algumas preparações estavam contaminadas por corticosteroides. No momento, a fitoterapia chinesa é considerada experimental.

Vitamina D

A deficiência de vitamina D geralmente acompanha a DA grave. A vitamina D melhora a função da barreira cutânea, reduz a necessidade de corticosteroide para controle da inflamação e aumenta a função antimicrobiana da pele. Diversos estudos clínicos de pequeno porte sugerem que vitamina D pode aumentar a expressão cutânea de peptídeo antimicrobiano e reduzir a gravidade da doença cutânea, especialmente em pacientes com baixa dosagem inicial da vitamina D, como durante o inverno, quando a exacerbação da DA é comum. Os pacientes com DA podem se beneficiar da suplementação de vitamina D, principalmente quando há documentação de baixas dosagens ou baixa ingestão dessa vitamina.

EVITANDO OS FATORES DESENCADEANTES

É essencial identificar e eliminar os fatores desencadeantes da DA, tanto no período de sintomas agudos quanto a longo prazo, para prevenção de recidivas (Tabela 170.4).

Irritantes

Os pacientes com DA apresentam baixo limiar de resposta aos irritantes que desencadeiam seu ciclo pruriginoso. Sabões ou detergentes, substâncias químicas, fumaça, roupas abrasivas e exposição a extremos de temperatura e umidade são desencadeantes comuns. *Os pacientes com DA devem usar sabonetes com propriedades desengordurantes mínimas e pH neutro.* Além disso, as roupas novas devem ser lavadas antes do uso para reduzir os níveis de formaldeído e outras substâncias químicas. Os resíduos de sabão nas roupas podem desencadear o ciclo pruriginoso; o uso de sabão líquido em vez de pó e a adição de um segundo ciclo de enxague facilita a remoção do sabão.

Todo o possível deve ser feito para permitir que as crianças com DA tenham atividades normais. Esportes como a natação podem ser mais bem tolerados do que outros que envolvem transpiração intensa, contato físico ou vestimentas e equipamentos pesados, mas o enxague imediato do cloro e a hidratação da pele após a prática são importantes. Embora a luz ultravioleta possa ser benéfica a alguns pacientes com DA, produtos com altos fatores de proteção solar (FPS) devem ser usados para evitar queimaduras.

Alimentos

A alergia alimentar é uma comorbidade em aproximadamente 40% dos lactentes e crianças pequenas com DA moderada a grave (ver Capítulo 176). As alergias alimentares não diagnosticadas em pacientes com DA podem induzir dermatite eczematosa em alguns pacientes e reações urticariformes, sibilos ou congestão nasal em outros. A maior gravidade dos sintomas da DA e a menor idade estão diretamente correlacionadas com a presença de alergia alimentar. A remoção de alergênios alimentares da dieta provoca melhora clínica significativa, mas requer muita educação, uma vez que os alergênios mais comuns (ovo, leite, amendoim, trigo, soja) contaminam muitos alimentos e são difíceis de evitar.

Os possíveis alergênios podem ser identificados pela anamnese cuidadosa e realização de testes de puntura seletivos ou exames de sangue *in vitro* para pesquisa de IgE específica. Os resultados negativos nos testes cutâneos e na pesquisa de IgE alergênio-específica no sangue têm alto valor preditivo para exclusão de alergênios suspeitos. Os resultados positivos para alimentos nesses exames geralmente não estão correlacionados com os sintomas clínicos e devem ser confirmados por meio de provocação controlada com alimentos e dietas de exclusão. Dietas de exclusão amplas, que podem ser nutricionalmente deficientes, são raramente necessárias. Mesmo com múltiplos resultados positivos em testes cutâneos, a maioria dos pacientes reage a menos de três alimentos em condições de provocação controlada.

Alergênios aéreos

Em crianças mais velhas, as exacerbações da DA podem ocorrer após a exposição intranasal ou epicutânea a alergênios aéreos, como fungos, epitélios de animais e pólen de gramíneas e erva-de-Santiago ou tasneira (plantas do gênero *Ambrosia*). Evitar os alergênios aéreos, principalmente os ácaros de poeira, pode promover a melhora clínica da DA. As medidas para evitar os ácaros de poeira em pacientes alérgicos incluem o uso de fronhas específicas em travesseiros e protetores em colchões, a lavagem semanal da roupa de cama em água quente, a remoção de carpetes do quarto e a redução da umidade interna com ar-condicionado.

Infecções

Os pacientes com DA têm maior suscetibilidade a infecções cutâneas bacterianas, virais e fúngicas. Os antibióticos antiestafilocóccicos são muito úteis no tratamento de pacientes que apresentam alta colonização ou infecção por *Staphylococcus aureus*. A eritromicina e a azitromicina geralmente são benéficas em pacientes não colonizados por uma cepa resistente de *S. aureus*; uma cefalosporina de primeira geração (cefalexina) é recomendada na infecção por *S. aureus* resistente a macrolídeos. A mupirocina tópica é eficaz no tratamento das lesões impetiginosas localizadas e a administração sistêmica de clindamicina ou trimetoprima/sulfametoxazol é necessária nas infecções por *S. aureus* resistente à meticilina (MRSA). A inflamação cutânea mediada por citocinas contribui para a colonização da pele por *S. aureus*. Esse fato demonstra a importância da combinação da terapia anti-inflamatória eficaz com antibióticos para o tratamento da DA moderada a grave, evitando a necessidade de repetição da antibioticoterapia, que pode levar ao aparecimento de cepas resistentes de *S. aureus*. Banhos com água sanitária diluída (1/2 xícara de água sanitária em 150 ℓ de água) 2 vezes/semana também podem ser usados para reduzir a colonização por *S. aureus*. Em um ensaio randomizado, o grupo que recebeu banhos de água sanitária mais mupirocina intranasal (5 dias/mês) apresentou redução significativa da gravidade da DA em 1 e 3 meses em comparação ao placebo. Os pacientes devem ser enxaguados após a imersão. Os banhos de água sanitária não apenas podem reduzir a abundância de *S. aureus* na pele, como também têm efeitos anti-inflamatórios.

O herpes-vírus simples (HSV) pode causar dermatite recorrente e ser confundido com a infecção por *S. aureus* (Figura 170.4). A presença de erosões puntiformes, vesículas e lesões cutâneas infectadas que não respondem à administração oral de antibióticos sugere a infecção por HSV, que pode ser diagnosticada por meio da coloração de Giemsa

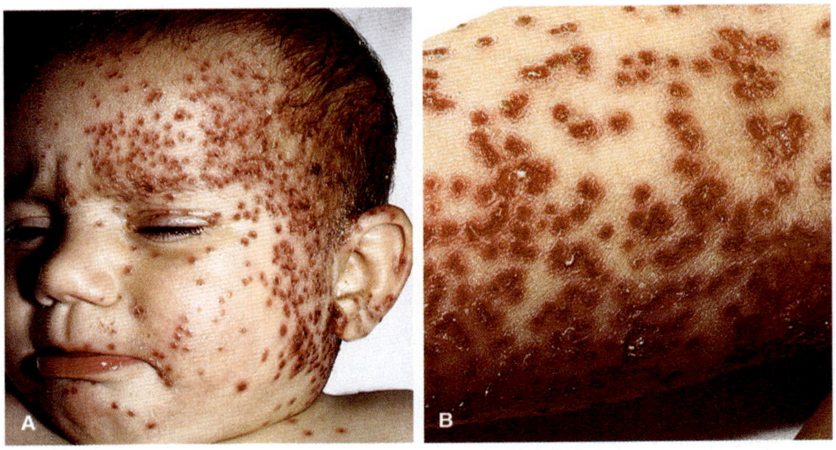

Figura 170.4 Infecção por eczema herpético em paciente com dermatite atópica. Há inúmeras vesículas perfuradas e erosões na face (**A**) e nos membros (**B**). (De Papulosquamous eruptions. In: Cohen BA, editor. Pediatric dermatology. Philadelphia: Saunders; 2013, pp. 68-103.)

de um esfregaço de Tzanck de células obtidas da base da vesícula ou reação em cadeia de polimerase ou cultura do vírus. O uso de corticosteroides tópicos deve ser temporariamente interrompido em caso de suspeita de infecção por HSV. Relatos de disseminação com risco de morte de infecções por HSV em pacientes com DA com doença extensa tornam mandatório o tratamento antiviral. As pessoas com DA são também suscetíveis ao desenvolvimento de **eczema vaccinatum**, de aparência similar ao eczema herpético e que ocorre após a vacinação contra a varíola (vírus da vaccinia).

As verrugas cutâneas, o vírus Coxsackie e o molusco contagioso são outras infecções virais que acometem crianças com DA.

As dermatofitoses também podem contribuir para a exacerbação da DA. Os pacientes com DA apresentam maior suscetibilidade às infecções fúngicas por *Trichophyton rubrum* do que os indivíduos controles não atópicos. Houve especial interesse no papel de *Malassezia furfur* (anteriormente denominado *Pityrosporum ovale*) na DA, uma vez que esta é uma levedura lipofílica comumente presente nas áreas seborreicas da pele. Anticorpos IgE contra *M. furfur* foram encontrados em pacientes com dermatite de cabeça e pescoço. A redução da gravidade da DA foi observada nesses pacientes após o tratamento com antifúngicos.

COMPLICAÇÕES

A **dermatite esfoliativa** pode ser observada em pacientes com extenso acometimento cutâneo. Essa dermatite é associada a eritema generalizado, descamação, exsudação, formação de crostas, toxicidade sistêmica, linfadenopatia e febre e geralmente é causada por uma superinfecção (p. ex., por *S. aureus* produtor de toxinas ou infecção por HSV) ou terapia inadequada. Em alguns casos, a interrupção da administração dos glicocorticoides sistêmicos usados no controle da DA grave precipita a eritrodermia esfoliativa.

A dermatite palpebral e a blefarite crônica podem prejudicar a visão por ulceração da córnea. A **ceratoconjuntivite atópica** é geralmente bilateral e pode causar sintomas debilitantes, incluindo prurido, queimação, lacrimejamento e secreções mucosas copiosas. A conjuntivite vernal é associada à hipertrofia papilar ou à formação em paralelepípedo da conjuntiva palpebral superior. Normalmente ocorre em pacientes mais jovens e tem grande incidência sazonal, com exacerbações durante a primavera. O **ceratocone** é uma deformidade cônica da córnea creditada ao ato crônico de esfregar os olhos que é observado nos pacientes com DA. A catarata pode ser uma manifestação primária da DA ou ser decorrente do uso excessivo de glicocorticoides sistêmicos e tópicos, principalmente ao redor dos olhos.

PROGNÓSTICO

A DA geralmente tende a ser mais grave e persistente em crianças pequenas, principalmente naquelas que apresentam mutações nulas nos genes de filagrina. Os períodos de remissão são mais frequentes com o crescimento do paciente. A resolução espontânea da DA foi relatada após os 5 anos de idade em 40 a 60% dos pacientes acometidos durante a infância, principalmente com doença leve. Os primeiros estudos sugeriam que aproximadamente 84% das crianças teriam superado a DA na adolescência; no entanto, estudos mais recentes relataram que a DA se resolve em aproximadamente 20% das crianças monitoradas da infância até a adolescência e apresenta menor gravidade em 65%. Dentre os adolescentes tratados com dermatite leve, mais de 50% podem apresentar uma recidiva da doença na vida adulta, que frequentemente se manifesta como *dermatite nas mãos*, especialmente se as atividades diárias estiverem relacionadas com molhá-las repetidamente. Os fatores preditivos do mau prognóstico da DA incluem a doença disseminada na infância, as mutações nulas em *FLG*, a rinite alérgica e a asma concomitantes, o histórico familiar de DA nos pais ou irmãos, a baixa idade ao aparecimento da DA, ser filho único e títulos de IgE séricos muito elevados.

PREVENÇÃO

O aleitamento materno pode ser benéfico. Os probióticos e os prebióticos podem também reduzir a incidência ou a gravidade da DA, mas essa abordagem não é comprovada. Caso um lactente com DA seja diagnosticado com alergia alimentar, a mãe que o amamenta pode precisar eliminar de sua dieta o alergênio alimentar implicado. Nos bebês com eczema grave, a introdução de formulações seguras para crianças à base de amendoim, já aos 4 a 6 meses, após a tolerância a outros sólidos, é recomendada após a consulta com o pediatra e/ou alergista da criança como teste de alergia. Esta abordagem pode prevenir o desenvolvimento de alergia a amendoim (ver Capítulo 176). A identificação e a eliminação dos fatores desencadeantes são o pilar da prevenção de exacerbações, bem como do tratamento a longo prazo da DA.

A terapia emoliente aplicada em todo o corpo nos primeiros meses de vida pode melhorar a barreira cutânea e reduzir o risco de desenvolvimento de eczema.

A bibliografia está disponível no GEN-io.

Capítulo 171

Alergia a Insetos

Julie Wang e Scott H. Sicherer

As respostas alérgicas a ferroadas ou, mais raramente, a picadas de insetos variam de reações cutâneas localizadas à anafilaxia. As **reações alérgicas** causadas por inalação de partículas aéreas originárias de insetos provocam sintomas respiratórios agudos e crônicos de rinite, conjuntivite e asma.

ETIOLOGIA

A maioria das reações a insetos que ferroam ou picam, como aquelas induzidas por marimbondos, mosquitos, moscas e pulgas, é limitada a uma lesão primária isolada na área da picada e não representa uma resposta alérgica. Ocasionalmente, as picadas e ferroadas de insetos induzem reações localizadas pronunciadas ou reações sistêmicas que podem ser baseadas em reações de hipersensibilidade imediata ou tardia. As respostas alérgicas sistêmicas a insetos são normalmente atribuídas às respostas mediadas por anticorpos IgE, causadas principalmente por picadas de insetos venenosos da ordem **Hymenoptera** e, mais raramente, carrapatos, aranhas, escorpiões e barbeiros (*Triatoma*). Os membros da ordem Hymenoptera incluem os apídeos (abelha, mamangaba), vespídeos (vespa de face amarela, marimbondo, vespão) e formicídeos (formigas lava-pés e colheitadeiras) (Figura 171.1). Entre os insetos alados que picam, as vespas de face amarela são as mais importantes, já que são agressivas e pairam próximas ao chão e circulam perto de atividades que envolvem alimentos. Os vespões fazem ninhos em árvores, enquanto marimbondos constroem colmeias em áreas escuras, como embaixo de varandas; ambos são agressivos quando provocados. As abelhas melíferas são menos agressivas e constroem colmeias em troncos ocos de árvores; diferentemente das picadas de outras espécies aladas da ordem Hymenoptera, as picadas de abelha quase sempre deixam um ferrão farpado com saco de veneno.

Nos EUA, as formigas-lava-pés são cada vez mais encontradas na região sudeste, vivendo em grandes montes de terra. Quando incomodadas, as formigas atacam em grande número, se fixam à pele usando as mandíbulas e picam várias vezes em padrão circular. Além disso, há formação de pseudopústulas estéreis nos locais das picadas. As reações sistêmicas à picada de insetos ocorrem em 0,4 a 0,8% das crianças e 3% dos adultos e são responsáveis por aproximadamente 40 mortes por ano nos EUA.

Embora as reações às picadas de inseto sejam comuns, as reações mediadas por IgE são pouco relatadas e anafilaxia é rara. A picada de barbeiro provoca uma placa eritematosa indolor. Já as picadas de mosquito geralmente causam reações locais que são pruriginosas. Reações locais extensas a picadas de mosquito podem ocorrer em algumas crianças pequenas; isso é conhecido como **síndrome *skeeter*** (urticária papular) e, geralmente, confundido com a celulite. As espécies de tabanídeos (mutucas e outros insetos do gênero *Chrysops*), comumente encontradas em áreas rurais e suburbanas, são moscas grandes que provocam picadas dolorosas.

As respostas alérgicas medidas por IgE ao material particulado carreado por revoadas de insetos contribuem para o desenvolvimento de sintomas sazonais e perenes que afetam as vias respiratórias superiores e inferiores. A alergia sazonal é atribuída às exposições a diversos insetos, principalmente os aquáticos, como as moscas-de-água (ordem *Trichoptera*) e mosquitos-palha (da subfamília *Phlebotominae*) e borrachudos (família *Simuliidae*), quando há pupas larvais e formas adultas. A **alergia perene** é atribuída à sensibilização a insetos como baratas e joaninhas, bem como aos ácaros da poeira doméstica, que são filogeneticamente relacionados com as aranhas, e não com os insetos, por terem oito em vez de seis patas.

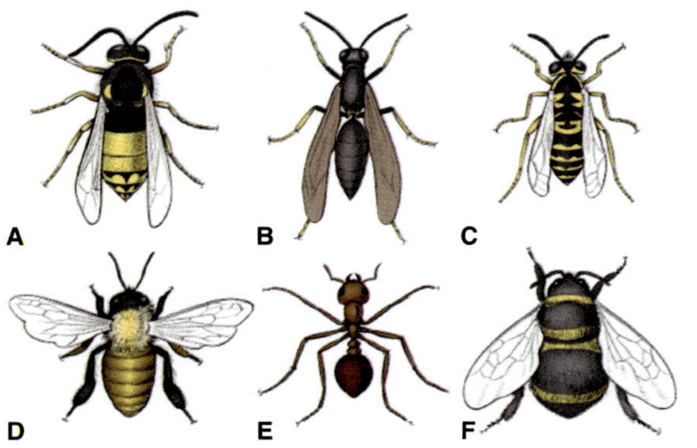

Figura 171.1 Hymenoptera venenosos representativos. **A.** Vespão (*Vespula maculata*). **B.** Vespa (*Chlorion ichneumerea*). **C.** Vespa americana (*Vespula maculiforma*). **D.** Abelha melífera (*Apis mellifera*). **E.** Formiga lava-pés (*Solenopsis invicta*). **F.** Abelhão ou mamangaba (Espécies de *Bombus*). (De Erickson TB, Marquez A. Arthropod envenomation and parasitism. In Auerbach PS, Cushing TA, Harris NS (eds.). Auerbach's wilderness medicine. 7th ed. Philadelphia: Elsevier; 2017, Figura 41.1, p. 937.)

PATOGÊNESE

Os venenos de Hymenoptera contêm numerosos componentes com atividade tóxica, farmacológica e com potencial alergênico. Esses constituintes incluem substâncias vasoativas, como histamina, acetilcolina e cininas; enzimas, como fosfolipase e hialuronidase; apamina; melitina; e ácido fórmico. A maioria dos pacientes que apresentam reações sistêmicas após picadas de Hymenoptera tem sensibilidade mediada por IgE às substâncias antigênicas do veneno. Alguns alergênios de venenos são homólogos entre os membros da ordem Hymenoptera; outros são específicos de famílias. Há uma reatividade cruzada substancial entre os venenos de vespídeos, mas essas alergias são diferentes daquelas induzidas por venenos de abelha.

As respostas cutâneas localizadas a picaduras de insetos são causadas primariamente por materiais vasoativos ou irritantes derivados da saliva; raramente são mediadas por IgE. As reações alérgicas sistêmicas mediadas por IgE a proteínas salivares de insetos sugadores, como mosquitos, são relatadas, mas são incomuns.

Diversas proteínas derivadas de insetos podem se disseminar pelo ar e induzir respostas respiratórias mediadas por IgE, causando alergias por inalação. O alergênio primário das moscas-de-água é uma proteína semelhante a hemocianina, enquanto o alergênio primário dos mosquitos-palha e borrachudos é derivado da hemoglobina. Os alergênios da barata são os mais bem estudados e são derivados de saliva, secreções, material fecal e detritos do exoesqueleto.

MANIFESTAÇÕES CLÍNICAS

As reações clínicas às ferroadas de insetos são categorizadas como locais, locais extensas, cutâneas generalizadas, sistêmicas, tóxicas e tardias. As **reações locais** simples são caracterizadas por edema e dor limitados, com duração geralmente inferior a 24 horas. As **reações locais extensas** se desenvolvem ao longo de horas e dias, com edema em áreas extensas (> 10 cm) contíguas ao local da ferroada e podem durar dias. As **reações cutâneas generalizadas** normalmente progridem em minutos e incluem sintomas cutâneos de urticária, angioedema e prurido além do local da ferroada. As **reações sistêmicas** são idênticas à anafilaxia causada por outros desencadeantes e podem incluir sintomas de urticária generalizada, edema laríngeo, broncospasmo e hipotensão. As ferroadas de um grande número de insetos em uma única ocasião podem causar **reações tóxicas** de febre, mal-estar, vômitos e náuseas, decorrentes das propriedades químicas das altas doses de veneno. A doença do soro, síndrome nefrótica, vasculite, neurite ou encefalopatia podem ocorrer como **reações tardias** às ferroadas.

As picadas de inseto geralmente são urticariformes, mas podem ser papulares ou vesiculares. A urticária papular que afeta os membros inferiores de crianças é geralmente causada por múltiplas picadas. Ocasionalmente, os indivíduos apresentam reações locais extensas. As respostas alérgicas às picadas de mosquito mediadas por IgE de fase imediata e tardia às vezes mimetizam a celulite.

A alergia inalatória causada por insetos provoca doença clínica similar à induzida por outros alergênios inalados, como pólens. Dependendo da sensibilidade individual e da exposição, as reações podem causar rinite sazonal ou perene, conjuntivite ou asma.

DIAGNÓSTICO

O diagnóstico da alergia às picadas e ferroadas de insetos é geralmente evidente a partir do histórico de exposição, sintomas típicos e achados do exame físico. O diagnóstico de alergia a Hymenoptera depende, em parte, da identificação de IgE específica ao veneno em teste cutâneo de puntura (*prick*) ou teste *in vitro*. Os motivos primários para realização do exame são a confirmação da reatividade ao considerar a instituição de imunoterapia com veneno (VIT) ou a necessidade clínica de ratificação da hipersensibilidade como causa de uma reação. Os venenos de cinco espécies da ordem Hymenoptera (abelha, vespa de face amarela, vespa bicolor, vespa de face branca e marimbondo), bem como a formiga *jack jumper* (*Myrmecia pilosula*) na Austrália e o extrato corpóreo total de formiga-lava-pés, estão disponíveis para teste cutâneo. Embora os testes cutâneos sejam considerados a modalidade mais sensível para a detecção de IgE específica ao veneno, a avaliação adicional com ensaio sérico *in vitro* é recomendada caso os resultados do teste cutâneo sejam negativos na presença de histórico convincente de uma grave reação sistêmica. Testes *in vitro* têm incidência de 20% de resultados falso-positivos e falso-negativos, de modo que não é adequado excluir a hipersensibilidade a venenos com base somente neste exame. Caso os resultados dos primeiros testes cutâneos de puntura e *in vitro* sejam negativos no contexto de um histórico convincente de reação grave, a repetição dos exames é recomendada antes de concluir que a presença de alergia é improvável. Os testes cutâneos geralmente são precisos dentro de 1 semana após uma reação à ferroada, mas, às vezes, há um período refratário que justifica sua repetição após 4 a 6 semanas, caso os primeiros resultados sejam negativos.

A elevação do nível de **triptase basal** é associada a reações mais graves às picadas. Assim, a triptase basal deve ser mensurada em caso de histórico de reação grave a uma picada, reação hipotensiva, ausência de urticária em uma reação sistêmica à picada ou ausência de IgE contra o veneno em paciente com histórico de reação sistêmica a uma picada. Até 40% dos indivíduos com resultados positivos nos testes cutâneos podem não apresentar anafilaxia após uma picada e, assim, a realização dos exames complementares sem histórico clínico adequado pode gerar confusão.

O diagnóstico de alergia inalatória a insetos pode ser evidente pelo histórico de sintomas típicos. Sintoma respiratório crônico pela exposição a longo prazo, como pode ocorrer na alergia a barata, é menos passível de identificação apenas pela anamnese. Os testes cutâneos de puntura ou imunoensaios *in vitro* para detecção de IgE específica ao inseto são usados para confirmar a alergia inalatória a insetos. A realização de testes de alergia pode ser bastante justificada em caso de possível alergia a baratas em pacientes com asma persistente e conhecida exposição ao inseto.

TRATAMENTO

Nas reações locais cutâneas causadas por ferroadas e picadas de insetos, o tratamento com compressas frias, medicações tópicas para alívio do prurido, e, ocasionalmente, um anti-histamínico sistêmico e analgésicos orais são adequados. Os ferrões devem ser imediatamente removidos, com cuidado para não apertar a bolsa de veneno, pois isso pode injetar ainda mais a substância. As ferroadas raramente são infectadas, talvez devido às ações antibacterianas dos constituintes do veneno. As vesículas deixadas por ferroadas de formigas-lava-pés quando arranhadas e abertas devem ser limpas para prevenção do desenvolvimento de infecções secundárias.

As **reações anafiláticas** após uma picada de Hymenoptera são tratadas exatamente como a anafilaxia por qualquer causa; a epinefrina é a substância de escolha. O tratamento adjuvante inclui anti-histamínicos, corticosteroides, fluidos intravenosos, oxigênio e transporte ao pronto-socorro (ver Capítulo 174). O encaminhamento a um alergista/imunologista deve ser considerado em pacientes que apresentaram reação cutânea generalizada ou sistêmica a uma picada de inseto, que precisam ser educados sobre as medidas de prevenção e o tratamento emergencial, que podem ser candidatados à VIT ou que têm uma doença capaz de complicar o tratamento da anafilaxia (p. ex., uso de betabloqueadores).

Imunoterapia com veneno

A VIT para Hymenoptera é altamente eficaz (95 a 97%) na redução do risco de desenvolvimento de anafilaxia grave. A escolha de pacientes para a VIT depende de diversos fatores (Tabela 171.1). Os indivíduos com reações locais independentemente da idade não são mais suscetíveis a reações sistêmicas graves em uma picada subsequente e não são candidatos à VIT. O risco de desenvolvimento de uma reação sistêmica por pessoas que apresentaram uma reação local extensa é de aproximadamente 7%; a realização de teste ou VIT geralmente não é recomendada e a prescrição de epinefrina autoinjetável é considerada opcional, mas tende a não ser necessária. Há cada vez mais evidências de que a VIT pode reduzir o tamanho e a duração das reações locais extensas e, assim, esta modalidade pode ser considerada em indivíduos com reações locais extensas frequentes ou inevitáveis. *Os pacientes que apresentam reações sistêmicas graves, como acometimento das vias respiratórias ou hipotensão, e IgE específica aos alergênios do veneno devem ser submetidos à imunoterapia.* A imunoterapia contra insetos alados da ordem Hymenoptera geralmente não é necessária quando as picadas causaram apenas urticária generalizada ou angioedema, já que o risco de uma reação sistêmica após uma picada subsequente é de aproximadamente 10% e a chance de desenvolvimento de uma reação mais grave é inferior a 3%. A VIT pode ser considerada na presença de possíveis cofatores de alto risco, como doença cardiovascular subjacente ou o uso de medicações cardiovasculares *específicas* (p. ex., inibidores da enzima conversora de angiotensina [ECA], betabloqueadores), alto nível de triptase basal ou alta probabilidade de futuras picadas. A VIT geralmente não é indicada na ausência de evidência da presença de IgE contra o veneno.

A incidência de efeitos adversos durante o tratamento não é trivial em adultos; 50% apresentam reações locais extensas e cerca de 10%, reações sistêmicas. A incidência de reações locais e sistêmicas é muito menor em crianças. Os pacientes tratados com veneno de abelhas são mais suscetíveis ao desenvolvimento de reações sistêmicas à VIT do que aqueles submetidos ao tratamento com veneno de vespídeos. Os indivíduos com doenças mastocitárias são mais suscetíveis à anafilaxia grave e apresentam reações sistêmicas à VIT com maior frequência; assim, alguns especialistas recomendam a determinação do nível de triptase basal para avaliação de risco.

Não se sabe qual deve ser a duração da imunoterapia com veneno de *Hymenoptera*. De modo geral, recomenda-se a realização do tratamento por 3 a 5 anos, uma vez que mais de 80% dos adultos que receberam a terapia por 5 anos toleram picadas sem reações sistêmicas por 5 a 10 anos após seu término. As respostas a longo prazo ao tratamento são ainda melhores em crianças. No acompanhamento de crianças com reações moderadas a graves a ferroadas de inseto, por um período médio de 18 anos, apenas 5% daquelas submetidas à VIT por uma média de 3 a 5 anos apresentaram reações ao serem novamente picadas; nas crianças não tratadas, essa taxa foi de 32% Embora a duração da VIT possa ser individualizada, está claro que um número significativo de crianças não tratadas continua a apresentar alergia. O tratamento prolongado ou vitalício pode ser considerado naqueles que tiveram anafilaxia grave com risco de morte às picadas de inseto naqueles com alergia a abelhas e nos casos de exposições ocupacionais a *Hymenoptera*. A VIT vitalícia deve também ser considerada nos pacientes com doenças mastocitárias, já que esses indivíduos tendem a apresentar maior taxa de falência do tratamento e recidiva após sua interrupção.

Tabela 171.1 Indicações da imunoterapia com veneno (VIT) contra espécies aladas de *Hymenoptera*.

SINTOMAS	TESTE CUTÂNEO/ TESTE *IN VITRO*	RISCO DE REAÇÃO SISTÊMICA NA AUSÊNCIA DE TRATAMENTO*	VIT RECOMENDADA
Reação local extensa	Geralmente não indicado	Cerca de 7%	Geralmente não indicada
Reação cutânea generalizada	Geralmente não indicado	10%	Geralmente não indicada
Reação sistêmica	Resultado positivo	Criança: 40% Adulto: 30 a 60%	Sim
	Resultado negativo	–	Geralmente não indicada

*Os riscos geralmente diminuem após os 10 anos.

Sabe-se menos sobre a história natural da hipersensibilidade às formigas lava-pés e a eficácia da imunoterapia nessa alergia. Os critérios para instituição da imunoterapia são similares àqueles para as hipersensibilidades a outros insetos da ordem *Hymenoptera*, mas há maior indicação para tratamento de pacientes que apresentam apenas reações sistêmicas cutâneas com VIT. Apenas o extrato corpóreo total da formiga lava-pés é comercializado para realização de teste cutâneo diagnóstico e imunoterapia.

Alergia inalatória

Os sintomas de alergia inalatória causada por insetos são tratados como os de outras causas de rinite sazonal e perene (ver Capítulo 168), conjuntivite (ver Capítulo 172) e asma (ver Capítulo 169).

PREVENÇÃO

Evitar as ferroadas e picadas é essencial. Para reduzir o risco de ferroadas, os indivíduos sensibilizados devem solicitar a remoção de ninhos conhecidos ou suspeitos perto de suas casas por profissionais treinados, usar luvas ao mexer no jardim, usar calças compridas, meias e sapatos ao andar na grama, ou em campos, e evitar ou ter cautela ao comer e beber em ambientes abertos. Os repelentes comuns de insetos não protegem contra Hymenoptera.

Indivíduos com alto risco de desenvolvimento de futuras reações graves a picadas de Hymenoptera devem ter acesso imediato à **epinefrina autoinjetável**. Os indivíduos de alto risco são aqueles com histórico de reações graves, em tratamento com inibidores da ECA ou bloqueadores beta-adrenérgicos, ou com nível elevado de triptase basal. Os adultos responsáveis por crianças e idosos alérgicos que podem fazer o autotratamento devem ser cuidadosamente ensinados quanto às indicações e técnicas de administração desse medicamento. Maior atenção deve ser dada a crianças em creches, escolas ou acampamentos, para assegurar a existência de um plano de ação emergencial. Um indivíduo suscetível ao desenvolvimento de anafilaxia por picada de inseto deve também usar um bracelete de identificação, indicando a alergia.

Evitar o contato com insetos é o tratamento preferido para a alergia inalatória. Isso pode ser difícil, principalmente para aqueles que vivem em apartamentos, onde a erradicação de baratas pode ser problemática. A imunoterapia para ácaros de poeira é eficaz e deve ser considerada em associação às medidas preventivas. Por outro lado, há dados limitados acerca da eficácia da imunoterapia da alergia a baratas.

A bibliografia está disponível no GEN-io.

Capítulo 172
Alergias Oculares

Christine B. Cho, Mark Boguniewicz e Scott H. Sicherer

O olho é um alvo comum de doenças alérgicas devido a sua grande vascularização e o seu contato direto com alergênios no ambiente. A conjuntiva é o tecido mais imunologicamente ativo da porção externa do olho. As alergias oculares podem ocorrer como doença isolada em órgão alvo ou, mais comumente, em associação a alergias nasais. Os sintomas oculares podem afetar a qualidade de vida de forma significativa.

MANIFESTAÇÕES CLÍNICAS

Há poucas doenças distintas que constituem a alergia ocular, todas com acometimento bilateral. A sensibilização é necessária para o desenvolvimento de todas essas doenças, à exceção da conjuntivite papilar gigante. A ceratoconjuntivite vernal e a ceratoconjuntivite atópica podem afetar a visão (ver Capítulo 652).

Conjuntivite alérgica

A conjuntivite alérgica é a resposta de hipersensibilidade mais comum do olho e afeta aproximadamente 25% da população geral e 30% das crianças com atopia. Ela é causada pela exposição direta das superfícies mucosas do olho a alergênios ambientais. Os pacientes se queixam de prurido ocular variável, indolor, com maior lacrimejamento. Os sinais clínicos incluem hiperemia bilateral das conjuntivas com congestão vascular que pode progredir para quemose ou edema conjuntival e exsudação aquosa (Figura 172.1).

A conjuntivite alérgica ocorre em forma sazonal ou, menos comumente, em forma perene. A **conjuntivite alérgica sazonal** está tipicamente associada à rinite alérgica (ver Capítulo 168) e é mais frequentemente desencadeada por pólens. Os principais grupos de pólen nas zonas temperadas incluem árvores (fim do inverno ao começo da primavera), gramíneas (fim da primavera ao começo do verão) e ervas daninhas (fim do verão ao começo do outono), mas as estações podem variar de forma significativa em diferentes partes dos EUA. Os esporos de fungos também podem causar sintomas sazonais de alergia, principalmente no verão e no outono. Os sintomas sazonais de alergia podem ser agravados pela exposição coincidente a alergênios perenes. A **conjuntivite alérgica perene** é desencadeada por alergênios como epitélios de animais ou ácaros da poeira presentes durante todo o ano. Os sintomas tendem a ser menos graves do que os da conjuntivite alérgica sazonal. Uma vez que os pólens e os fungos do solo podem estar presentes de maneira intermitente nas estações, e a exposição a alergênios, como animais com pelos, pode ser perene, a classificação como intermitente (sintomas presentes por menos de 4 dias/semanas ou por menos de 4 semanas) e persistente (sintomas presentes por mais de 4 dias/semanas e por mais de 4 semanas) foi proposta.

Ceratoconjuntivite vernal

A ceratoconjuntivite vernal é um grave processo inflamatório crônico bilateral da superfície superior da conjuntiva tarsal que ocorre de forma límbica ou palpebral, podendo prejudicar a visão em caso de acometimento da córnea. Embora a ceratoconjuntivite vernal não seja mediada por IgE, é mais frequente em crianças com alergias sazonais, asma ou dermatite atópica. A ceratoconjuntivite vernal afeta duas vezes mais meninos do que meninas e é mais comum em pessoas de ascendência asiática e africana. Acomete primariamente crianças em áreas temperadas, com exacerbações na primavera e no verão, mas pode ocorrer durante todo o ano. Os sintomas incluem prurido ocular grave exacerbado pela exposição a irritantes, luz ou transpiração. Além disso, os pacientes podem se queixar de fotofobia grave, sensação de corpo estranho e lacrimejamento. As papilas gigantes ocorrem predominantemente na placa tarsal superior e tendem a ser descritas como *formação em paralelepípedo* (Figura 172.2). Outros sinais incluem secreção viscosa espessa ou fibrosa, papilas em paralelepípedo, pontos de coloração amarelo-esbranquiçada transitórios no limbo (pontos de

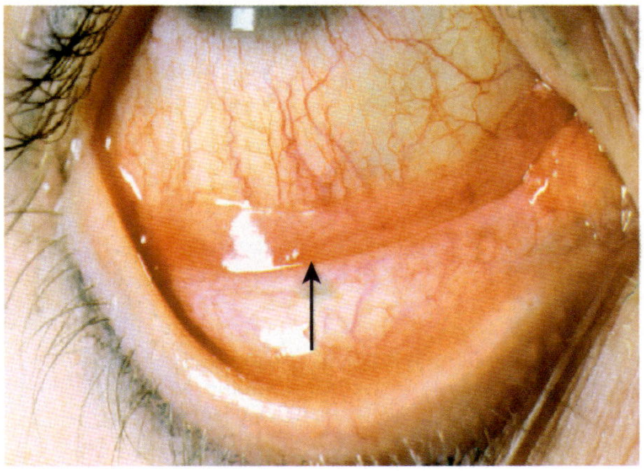

Figura 172.1 Conjuntivite alérgica. A seta indica a área de quemose na conjuntivite. (De Adkinson NF Jr, Bochner BS, Burks AW et al. editors. Middleton's allergy: principles & practice. 8th. ed. vol 1, St Louis, Mosby/Elsevier, 2014, p. 619.)

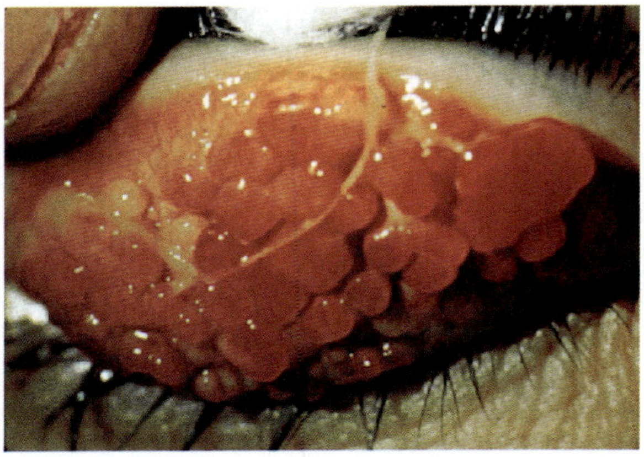

Figura 172. 2 Ceratoconjuntivite vernal. Papilas em paralelepípedo e secreção viscosa são observadas na porção inferior (conjuntiva tarsal) da pálpebra superior. (De Adkinson NF Jr, Bochner BS, Burks AW et al. editors. Middleton's allergy: principles & practice. 8th ed. vol 1, St Louis, Mosby/Elsevier, 2014, p. 627.)

Trantas) e na conjuntiva (pontos de Horner), úlceras córneas em "escudo" e linhas de Dennie (pregas de Dennie-Morgan), que são pregas cutâneas proeminentes simétricas que se estendem em arco a partir do canto interno, seguindo abaixo e paralelamente à margem palpebral inferior. As crianças com ceratoconjuntivite vernal apresentam cílios muito longos, o que pode representar uma reação à inflamação ocular.

Ceratoconjuntivite atópica

A ceratoconjuntivite atópica é uma doença inflamatória ocular **crônica** que mais comumente acomete a conjuntiva tarsal inferior. Pode comprometer a visão em caso de acometimento da córnea. Quase todos os pacientes apresentam dermatite atópica, e um número significativo apresenta asma. A ceratoconjuntivite atópica raramente surge antes do fim da adolescência. Os sintomas incluem grave prurido ocular bilateral, queimação, fotofobia e lacrimejamento com secreção mucoide muito mais grave do que a observada na conjuntivite alérgica, persistindo durante todo o ano. A conjuntiva bulbar é hiperemiada e quemótica. Além disso, pode haver catarata, pontos de Trantas ou papilas gigantes. O eczema palpebral pode se estender à pele periorbital e às bochechas com eritema e descamação espessa e seca. A blefarite secundária por *Staphylococcus* é comum devido à formação de edema firme e à maceração da pálpebra. O coçar crônico dos olhos associado à ceratoconjuntivite vernal e atópica pode levar ao desenvolvimento de **ceratocone**, uma ectasia córnea não inflamatória em formato cônico, que pode provocar adelgaçamento e perfuração de córnea.

Conjuntivite papilar gigante

A conjuntivite papilar gigante foi associada à exposição crônica a corpos estranhos, como lentes de contato rígidas e gelatinosas, próteses oculares e suturas. Os sintomas e os sinais incluem prurido ocular bilateral leve, lacrimejamento, sensação de corpo estranho e grande desconforto ocular com secreção mucoide leve e exsudato branco ou transparente ao acordar, que pode ficar espesso e fibroso. Pontos de Trantas, infiltração límbica, hiperemia da conjuntiva bulbar e edema podem ser observados.

Alergia de contato

A alergia de contato normalmente acomete as pálpebras, mas pode também atingir as conjuntivas. Está sendo reconhecida com maior frequência em associação à maior exposição às medicações tópicas, soluções para lentes de contato e conservantes.

DIAGNÓSTICO

A conjuntivite não alérgica pode ser causada por vírus, bactérias ou *Chlamydia*. Normalmente, é unilateral, mas pode ser bilateral com sintomas iniciais em um olho (ver Capítulo 644). Os sintomas incluem dor ou queimação em vez de prurido e, geralmente, sensação de corpo estranho. A secreção ocular pode ser aquosa, mucoide ou purulenta. Outras condições que simulam alergia ocular são obstrução do ducto nasolacrimal, corpo estranho, blefaroconjuntivite, olho seco, uveíte e traumatismos.

TRATAMENTO

O tratamento primário das alergias oculares inclui prevenção do contato com alergênios, compressas frias e lubrificação. Os esquemas para tratamento secundário incluem o uso de anti-histamínicos orais ou tópicos e, se necessário, descongestionantes tópicos, estabilizadores de mastócitos e anti-inflamatórios tópicos (Tabela 172.1). Medicamentos com atividades dupla anti-histamínica e bloqueadora de mastócitos são a abordagem mais vantajosa no tratamento da conjuntivite alérgica, produzindo tanto alívio sintomático rápido quanto ação modificadora da doença. As crianças geralmente se queixam de dor ou queimação com o uso de preparações tópicas oftálmicas e, com frequência, preferem os anti-histamínicos orais para tratamento da conjuntivite alérgica. É importante não contaminar as medicações oculares tópicas, impedindo que a ponta do aplicador entre em contato com o olho ou a pálpebra. O uso de medicações refrigeradas pode diminuir parte do desconforto associado à sua administração. Os descongestionantes tópicos atuam como vasoconstritores e reduzem o eritema, a congestão vascular e o edema palpebral, mas não diminuem a resposta alérgica. Os efeitos adversos dos vasoconstritores tópicos incluem queimação ou ardência e hiperemia ou conjuntivite medicamentosa de rebote com o uso crônico. A administração combinada de um anti-histamínico e um agente

Tabela 172.1 Medicações oftálmicas tópicas para tratamento da conjuntivite alérgica.

MEDICAMENTOS E NOMES COMERCIAIS	MECANISMO DE AÇÃO E DOSAGEM	PRECAUÇÕES E EVENTOS ADVERSOS
Cloridrato de azelastina 0,05% Optivar®	Anti-histamínico Crianças ≥ 3 anos: 1 gota, 2 vezes/dia	Não usar no tratamento da irritação relacionada a lentes de contato; o conservante pode ser absorvido pelas lentes de contato gelatinosas. Após a administração, esperar pelo menos 10 min antes da colocação de lentes de contato gelatinosas
Difumarato de emedastina 0,05% Emadine®	Anti-histamínico Crianças ≥ 3 anos: 1 gota, 4 vezes/dia	Lentes de contato gelatinosas não devem ser usadas caso os olhos estejam vermelhos. Após a administração, esperar pelo menos 10 min antes da colocação de lentes de contato gelatinosas
Cloridrato de levocabastina 0,05% Livostin®	Anti-histamínico Crianças ≥ 12 anos: 1 gota, 2 a 4 vezes/dia, por até 2 semanas	Os pacientes não devem usar lentes de contato durante o tratamento
Maleato de feniramina	Anti-histamínico/vasoconstritor	Evitar o uso prolongado (> 3 a 4 dias) para evitar sintomas de rebote. Não deve ser usado com lentes de contato
Cloridrato de nafazolina 0,3% Naphcon-A®, Opcon-A® 0,025%	Crianças > 6 anos: 1 a 2 gotas, 4 vezes/dia	

(continua)

Tabela 172.1 Medicações oftálmicas tópicas para tratamento da conjuntivite alérgica. *(continuação)*

MEDICAMENTOS E NOMES COMERCIAIS	MECANISMO DE AÇÃO E DOSAGEM	PRECAUÇÕES E EVENTOS ADVERSOS
Cromoglicato de sódio 4% Crolom®, Opticrom®	Estabilizador de mastócitos Crianças > 4 anos 1 a 2 gotas, a cada 4 a 6 h	Pode ser usado no tratamento da conjuntivite papilar gigante e ceratite vernal. Não deve ser usado com lentes de contato
Trometamina de lodoxamida 0,1% Alomide®	Estabilizador de mastócitos Crianças ≥ 2 anos: 1 a 2 gotas, 4 vezes/dia durante até 3 meses	Pode ser usado tratamento da ceratoconjuntivite vernal. Os pacientes não devem usar lentes de contato durante o tratamento
Nedocromila sódico 2% Alocril®	Estabilizador de mastócitos Crianças ≥ 3 anos 1 a 2 gotas, 2 vezes/dia	Evitar o uso de lentes de contato na presença de sinais e sintomas de conjuntivite alérgica
Pemirolaste potássico 0,1% Alamast®	Estabilizador de mastócitos Crianças > 3 anos: 1 a 2 gotas, 4 vezes/dia	Não usar no tratamento da irritação relacionada a lentes de contato; o conservante pode ser absorvido pelas lentes de contato gelatinosas. Após a administração, esperar pelo menos 10 min antes da colocação de lentes de contato gelatinosas
Cloridrato de epinastina 0,05% Elestat®	Anti-histamínico/estabilizador de mastócitos Crianças ≥ 3 anos 1 gota, 2 vezes/dia	As lentes de contato devem ser removidas antes do uso. Esperar pelo menos 15 min após a administração antes da colocação de lentes de contato gelatinosas. Não usar no tratamento da irritação causada pelas lentes de contato
Fumarato de cetotifeno 0,025% Zaditor®	Anti-histamínico/estabilizador de mastócitos Crianças ≥ 3 anos 1 gota, 2 vezes/dia, a cada 8 a 12 h	Não usar no tratamento da irritação relacionada a lentes de contato; o conservante pode ser absorvido pelas lentes de contato gelatinosas. Após a administração, esperar pelo menos 10 min antes da colocação de lentes de contato gelatinosas
Cloridrato de olopatadina 0,1%, 0,2%, 0,7% Patanol®, Pataday®, Pazeo®	Crianças ≥ 3 anos: 1 gota 2 vezes/dia (com 8 h de intervalo) Crianças ≥ 2 anos: 1 gota por dia	Não usar no tratamento da irritação relacionada a lentes de contato; o conservante pode ser absorvido pelas lentes de contato gelatinosas. Após a administração, esperar pelo menos 10 min antes da colocação de lentes de contato gelatinosas
Alcaftadina 0,25% Lastacaft	Anti-histamínico/estabilizador de mastócitos Crianças > 2 anos: 1 gota, 2 vezes/dia, a cada 8 a 12 h	As lentes de contato devem ser removidas antes da aplicação e podem ser colocadas após 10 min. Não usar no tratamento da irritação causada pelas lentes de contato
Besilato de bepotastina 1,5% Bepreve	Anti-histamínico/estabilizador de mastócitos Crianças > 2 anos: 1 gota, 2 vezes/dia, a cada 8 a 12 h	As lentes de contato devem ser removidas antes da aplicação e podem ser colocadas após 10 min. Não usar no tratamento da irritação causada pelas lentes de contato
Trometamina de cetorolaco 0,5% Acular®	AINE Crianças ≥ 3 anos: 1 gota, 4 vezes/dia	Evitar o uso em caso de sensibilidade o ácido acetilsalicílico ou AINE. O uso de produto ocular deve ser feito com cautela em pacientes submetidos a cirurgias oftálmicas complicadas ou repetidas em um curto espaço ou que apresentam denervação córnea ou defeitos epiteliais, doenças da superfície ocular (p. ex., síndrome do olho seco), diabetes melito ou artrite reumatoide; estes pacientes podem ser suscetíveis a eventos adversos córneos que podem comprometer a visão. Não usar com lentes de contato
Fluorometolona 0,1%, 0,25% suspensão (0,1%, 0,25%) e pomada (0,1%) FML®, FML Forte®, Flarex®	Corticosteroide fluorado Crianças ≥ 2 anos, 1 gota no saco conjuntival do(s) olho(s) afetado(s), 2 a 4 vezes/dia. Nas primeiras 24 a 48 h, a dose pode ser aumentada para 1 gota a cada 4 h. A pomada (aproximadamente 1,3 cm de comprimento) deve ser colocada no saco conjuntival do(s) olho(s) afetado(s) de 1 a 3 vezes/dia. Pode ser aplicada a cada 4 h nas primeiras 24 a 48 h de terapia	Em caso de ausência de melhora após 2 dias, o paciente deve ser reavaliado. O paciente deve remover as lentes de contato gelatinosas antes da administração (contém cloreto de benzalcônio) e apenas recolocá-las após ≥ 15 min. Monitoramento cuidadoso do desenvolvimento de glaucoma e catarata

AINE, anti-inflamatório não esteroide.

vasoconstritor é mais eficaz do que o uso de cada um desses medicamentos isoladamente. O uso de corticosteroides nasais tópicos para tratamento da rinoconjuntivite alérgica diminui os sintomas oculares, presumivelmente por meio do reflexo naso-ocular.

O tratamento terciário da alergia ocular inclui a administração tópica ou, raramente, oral de corticosteroides e deve ser conduzido junto com um oftalmologista. A administração local de corticosteroides tópicos pode ser associada à maior pressão intraocular, infecções virais e formação de catarata. Outras medicações imunomoduladoras, como tacrolimus ou ciclosporina tópicos, são usadas com agentes poupadores de corticosteroides por oftalmologistas. A imunoterapia com alergênios pode ser muito eficaz na conjuntivite alérgica sazonal e perene, especialmente quando associada à rinite, e pode diminuir a necessidade de administração de medicações orais ou tópicas para controle dos sintomas de alergia.

Uma vez que a ceratoconjuntivite vernal e atópica podem ser associadas à morbidade visual, em caso de suspeita desses diagnósticos, o paciente deve ser encaminhado a um oftalmologista. *Os sintomas que devem levar ao encaminhamento imediato a um oftalmologista são vermelhidão ocular unilateral com dor, fotofobia, alteração na visão, xeroftalmia refratária ou anomalias de córnea.*

A bibliografia está disponível no GEN-io.

Capítulo 173

Urticária e Angioedema

Amy P. Stallings, Stephen C. Dreskin, Michael M. Frank e Scott H. Sicherer

A urticária e o angioedema afetam 20% dos indivíduos em algum momento de suas vidas. Os episódios de urticária que duram menos de 6 semanas são considerados agudos, enquanto aqueles que ocorrem na maioria dos dias da semana por mais de 6 semanas são chamados crônicos. A distinção é importante, uma vez que as causas, os mecanismos da formação da urticária e as abordagens terapêuticas são diferentes em cada caso.

ETIOLOGIA E PATOGÊNESE

A urticária e o angioedema agudos são geralmente causados por uma reação alérgica mediada por IgE (Tabela 173.1). Dentre as causas comuns de urticária generalizada aguda, estão: alimentos, medicamentos (principalmente antibióticos) e venenos de picadas de insetos. Caso um alergênio (látex, epitélios de animais) penetre a pele localmente, a urticária geralmente se desenvolve no sítio de exposição. A urticária aguda pode também ser decorrente de estimulação de mastócitos não mediada por IgE, causada por radiocontrastes, agentes virais (incluindo o vírus da hepatite B e de Epstein-Barr), opiáceos e anti-inflamatórios não esteroidais (AINEs). O diagnóstico de urticária crônica é estabelecido pela ocorrência de lesões na maioria dos dias da semana por mais de 6 semanas, na ausência de urticária física ou urticária aguda recorrente com exposições repetidas a um agente específico (Tabelas 173.2 e 173.3). Em cerca de metade dos casos, a urticária crônica é acompanhada por angioedema. Raramente, o angioedema ocorre sem urticária e, quando ocorre, é geralmente causado por alergia, mas o angioedema recorrente sugere outros diagnósticos.

Tabela 173.1 Etiologia da urticária aguda.

Alimentos	Ovo, leite, trigo, amendoim, nozes, soja, frutos do mar, peixe (degranulação direta de mastócitos)
Medicamentos	Suspeite de todas as medicações, mesmo as de venda livre ou homeopáticas
Picadas de inseto	Hymenoptera (abelha, vespa de face amarela, vespão, marimbondo, formigas lava-pés), insetos mordedores (urticária papular)
Infecções	Bacterianas (faringite estreptocóccica, *Mycoplasma*, sinusite); virais (hepatite, mononucleose [vírus Epstein-Barr], vírus Coxsackie A e B); parasitárias (*Ascaris, Ancylostoma, Echinococcus, Fasciola, Filaria, Schistosoma, Strongyloides, Toxocara, Trichinella*); fúngicas (dermatófitos, *Candida*)
Alergia de contato	Látex, pólen, saliva de animais, urtigas, lagartas
Reações transfusionais	Sangue, hemoderivados ou administração por via intravenosa de imunoglobulina

De Lasley MV, Kennedy MS, Altman LC. Urticaria and angioedema. In: Altman LC, Becker JW, Williams PV, editors. *Allergy in primary care.* Philadelphia; Saunders; 2000, p. 232.

A urticária típica é uma placa eritematosa e pruriginosa que fica esbranquiçada à pressão. Ela é transitória e se resolve sem lesões residuais, a não ser que a área tenha sido intensamente arranhada. Por outro lado, a urticária associada às reações da doença do soro, lúpus eritematoso sistêmico (LES) ou outras vasculites, na qual a biopsia de pele revela a existência de vasculite de pequenos vasos, geralmente tem características clínicas distintas. Lesões que queimam mais do que coçam, duram mais de 24 horas, não ficam esbranquiçadas, formam bolhas e cicatrizes, ou são associadas a sangramento na pele (púrpura) sugerem o diagnóstico de vasculite urticariforme. Os aspectos atípicos da aparência macroscópica da urticária ou os sintomas associados devem ser levados em consideração, uma vez que a presença da urticária ou angioedema pode fazer parte do cortejo de uma doença sistêmica (Tabela 173.4).

URTICÁRIA FÍSICA

A urticária e o angioedema fisicamente induzidos compartilham a característica comum de serem provocados por um estímulo ambiental, como uma mudança de temperatura ou estimulação direta da pele por pressão, golpes, vibração ou luz (Tabela 173.2).

Distúrbios dependentes do frio

A urticária por frio é caracterizada pelo desenvolvimento de prurido, eritema e urticária/angioedema localizado após a exposição a um estímulo frio. A exposição corpórea total, como observada na natação em água fria, pode causar extensa liberação de mediadores vasoativos, provocando hipotensão, perda de consciência e até morte, caso não imediatamente tratada. O diagnóstico é confirmado pela provocação com reação isomórfica ao frio, por meio da colocação de um cubo de gelo na pele do paciente por 4 minutos. Em pacientes com urticária por frio, uma lesão urticariforme se desenvolve cerca de 10 minutos após a remoção do cubo de gelo, durante o reaquecimento da pele.

Tabela 173.2 Etiologia da urticária crônica.

Idiopática/autoimune	Aproximadamente 30% dos casos de urticária crônica são de urticária física e 60 a 70% são idiopáticos. Dos casos idiopáticos, aproximadamente 35 a 40% apresentam autoanticorpos anti-IgE ou anti-FcεRI (cadeia α do receptor de IgE de alta afinidade) (urticária autoimune crônica)
Física	Dermatografismo Urticária colinérgica Urticária por frio (Ver Tabela 173.5) Urticária de pressão tardia Urticária solar Urticária vibratória Urticária aquagênica
Doenças autoimunes	Lúpus eritematoso sistêmico Artrite idiopática juvenil Tireoidite (Graves, Hashimoto) Doença celíaca Doença intestinal inflamatória Vasculite leucocitoclástica
Síndromes autoinflamatórias/febris periódicas	Ver Tabelas 173.3 e 173.5
Neoplásica	Linfoma Mastocitose Leucemia
Angioedema	Angioedema hereditário (deficiência de herança autossômica dominante de inibidor de C1-esterase) Angioedema adquirido Inibidores da enzima conversora de angiotensina

De Lasley MV, Kennedy MS, Altman LC. Urticaria and angioedema. In: Altman LC, Becker JW, Williams PV, editors. *Allergy in primary care.* Philadelphia; Saunders; 2000, p. 234.

Tabela 173.3 Doenças autoinflamatórias febris que causam urticária em crianças.

DOENÇA	GENE (PROTEÍNA)	HERANÇA	DURAÇÃO DA CRISE	MOMENTO DE APARECIMENTO	CARACTERÍSTICAS CUTÂNEAS	CARACTERÍSTICAS CLÍNICAS EXTRACUTÂNEAS
FCAS	*NLRP3* (criopirina)	AD	Breve; minutos a 3 dias	Neonatal ou infantil	Urticária induzida por frio	Artralgia Conjuntivite Dor de cabeça
Síndrome de Muckle-Wells	*NLRP3* (criopirina)	AD	1 a 3 dias	Neonatal, primeira infância, infância (pode ser mais tardio)	Urticária disseminada	Artralgia/artrite Perda de audição neurossensorial Conjuntivite/episclerite Dor de cabeça Amiloidose
Síndrome articular cutânea neurológica infantil crônica; doença inflamatória multissistêmica de início neonatal	*NLRP3* (criopirina)	AD	Exacerbações contínuas	Neonatal ou infantil	Urticária disseminada	Osteoartropatia deformante, crescimento epifisário excessivo Perda de audição neurossensorial Fácies dismórficas Meningite asséptica crônica, dores de cabeça, papiledema, convulsões Conjuntivite/uveíte, atrofia óptica Retardo de crescimento Atraso no desenvolvimento Amiloidose
HIDS	*MVK* (mevalonato quinase)	AR	3 a 7 dias	Primeira infância (< 2 anos)	Erupção morbiforme ou urticária intermitente Úlceras mucosas aftosas Eritema nodoso	Artralgia/artrite Linfadenopatia cervical Dor abdominal grave Diarreia/vômito Dor de cabeça Níveis elevados de anticorpos IgD e IgA Aumento da concentração de ácido mevalônico na urina durante as crises
Síndrome periódica associada ao receptor de fator de necrose tumoral	*TNFRSF1A* (TNFR1)	AD	> 7 dias	Infância	Máculas eritematosas migratórias intermitentes e placas edematosas sobre áreas de mialgia, geralmente nos membros Edema periorbital	Mialgia migratória Conjuntivite Serosite Amiloidose
Artrite idiopática juvenil de início sistêmico (SoJIA)	Poligênico	Variável	Diária (cotidiana)	Pico de incidência entre 1 e 6 anos de idade	Erupção eritematosa não fixa; pode ser urticária Com ou sem dermatografismo Com ou sem edema periorbital	Poliartrite Mialgia Hepatoesplenomegalia Linfadenopatia Serosite
PLAID	*PLCG2*	AD	N/A	Primeira infância	Urticária induzida por resfriamento evaporativo Úlceras em áreas expostas ao frio	Alergias Doença autoimune Infecções sinopulmonares recorrentes Níveis elevados de anticorpos IgE Níveis reduzidos de anticorpos IgA e IgM Títulos frequentemente elevados de anticorpos antinucleares

AD, autossômica dominante; AR, autossômica recessiva; HIDS, síndrome de hiperimunoglobulinemia D; FCAS, síndrome autoinflamatória familiar induzida pelo frio; N/A, não disponível; PLAID, deficiência anticórpica e desregulação imune associada a PLCγ2. (De Youseff MJ, Chiu YE. Eczema and urticaria as manifestations of undiagnosed and rare diseases. *Pediatr Clin North Am.* 2017; 64:39-56 [Tabela 2, p. 49-50].)

Tabela 173.4 Características de diferenciação entre urticária e síndromes de urticária sistêmica.

URTICÁRIA COMUM	SÍNDROMES DE URTICÁRIA (≥ 1 DOS SEGUINTES)
Apenas lesões típicas: Lesões eritematosas edematosas Transitória (< 24 a 36 h) Distribuição assimétrica Resolução sem sinais Sem lesões elementares diferentes associadas (pápulas, vesículas, púrpura, crostas) Prurido (raramente ardor/ardência) Possível associação ao angioedema Sem sintomas sistêmicos associados	"Lesões" atípicas: Placas infiltradas Persistente (> 24 a 36 h) Distribuição simétrica Resolução com sinais (hipo/hiperpigmentação, hematomas ou cicatrizes) Lesões elementares diferentes associadas (pápulas, vesículas, púrpura, descamação, crostas) Não pruriginosas; bastante dolorosas ou com ardor De modo geral, não há angioedema associado Frequentemente associado a sintomas sistêmicos (febre, mal-estar, artralgia, dor abdominal, perda de peso, anomalias circulatórias acrais, sinais neurológicos

De Peroni A, Colato C, Zanoni G, Girolomoni G. Urticarial lesions: if not urticaria, what else? The differential diagnosis of urticaria. *J Am Acad Dermatol.* 2009; 62(4):559.

A urticária por frio pode ser associada à presença de crioproteínas, como aglutininas frias, crioglobulinas, criofibrinogênio e anticorpo de Donath-Landsteiner observado na sífilis secundária (hemoglobinúria paroxística pelo frio). Em pacientes com crioglobulinas, as proteínas isoladas parecem transferir a sensibilidade ao frio e ativar a cascata do sistema complemento à incubação *in vitro* com plasma normal. O termo **urticária idiopática por frio** geralmente se aplica a pacientes sem proteínas plasmáticas circulantes anormais, como as crioglobulinas. A urticária por frio foi também relatada após infecções virais. A urticária por frio deve ser diferenciada da **síndrome autoinflamatória familiar associada ao frio** (Diagnóstico, adiante) (Tabelas 173.3 e 173.5; ver Capítulo 188).

Urticária colinérgica

A urticária colinérgica é caracterizada pelo aparecimento de pequenas pápulas puntiformes pruriginosas cercadas por uma proeminente reação eritematosa que se associa a exercícios, banhos quentes e sudorese. Após o resfriamento do paciente, a erupção cutânea geralmente desaparece em 30 a 60 minutos. Ocasionalmente, os sintomas de maior estimulação colinérgica generalizada, como lacrimejamento, sibilos, salivação e síncope, são observados. Esses sintomas são mediados por fibras nervosas colinérgicas que inervam a musculatura via neurônios parassimpáticos e também pelas fibras que inervam as glândulas sudoríparas por fibras colinérgicas que trafegam com os nervos simpáticos. A elevação da concentração plasmática de histamina é paralela ao aparecimento de urticária desencadeada por alterações na temperatura corpórea.

Dermatografismo

A capacidade de escrever na pele, chamada dermatografismo (também denominada dermografismo ou urticária factícia), pode ocorrer como uma doença isolada ou acompanhar a urticária crônica (ou outra urticária física). Pode ser diagnosticado por observação da pele após o atrito com um abaixador de língua. Em pacientes com dermatografismo, uma resposta linear é secundária à vasoconstrição reflexa. Em seguida, há prurido, eritema e uma reação linear, que são causados por dilatação secundária dos vasos e extravasamento de plasma.

Urticária e angioedema induzidos por pressão

A urticária induzida por pressão difere dos demais tipos de urticária ou angioedema devido ao aparecimento de sintomas 4 a 6 horas após a pressão ter sido aplicada. A doença é clinicamente heterogênea e alguns pacientes podem se queixar de edema (com ou sem prurido) secundário à pressão com pele de aparência normal (sem urticária), de modo que o termo *angioedema* é mais adequado. Outras lesões são predominantemente urticariformes e podem ou não ser associadas a edema significativo. Na presença de urticária, há lesão cutânea infiltrativa caracterizada por um infiltrado perivascular de células mononucleares e edema da derme, semelhantes aos observados na urticária crônica idiopática. Os sintomas ocorrem em locais onde a roupa é mais apertada; o edema dos pés é comum após caminhadas; e o edema das nádegas pode ser proeminente depois que o paciente fica sentado por algumas horas. A doença pode coexistir com a urticária crônica idiopática ou ocorrer separadamente. O diagnóstico é confirmado por provocação, em que a pressão é aplicada perpendicularmente à pele. Em geral, isso é feito com uma alça conectada a um peso de 4,5 kg, colocada sobre o braço do paciente por 20 minutos.

Urticária solar

A urticária solar é uma doença rara em que há o desenvolvimento de urticária minutos após a exposição direta ao sol. Normalmente, primeiro há prurido, em aproximadamente 30 segundos, seguido por edema confinado à área exposta à luz e cercado por uma proeminente zona eritematosa. As lesões geralmente desaparecem em 1 a 3 horas após a interrupção da exposição ao sol. Em caso de exposição de grandes áreas do corpo, podem ocorrer sintomas sistêmicos, incluindo hipotensão e sibilos. A urticária solar foi classificada em seis tipos, dependendo do comprimento de onda da luz que induz as lesões cutâneas e da capacidade ou incapacidade de transferência passiva da doença por IgE sérica. Um raro erro inato do metabolismo, a **protoporfiria eritropoética** pode ser confundida com a urticária solar devido ao desenvolvimento de prurido e à queimação da pele exposta imediatamente após a exposição ao sol. Na protoporfiria eritropoética, a fluorescência das hemácias irradiadas com luz ultravioleta pode ser demonstrada e as protoporfirinas são encontradas na urina.

Tabela 173.5 Doenças hereditárias com urticária induzida por frio.

		SINTOMAS EPISÓDICOS	SINTOMAS CONTÍNUOS/PROGRESSIVOS
CAPS	FCAS	Erupção urticariforme, artralgia, mialgia, calafrios, febre, aumento de volume de membros	Amiloidose renal
	MWS	Erupção urticariforme, artralgia, calafrios, febre	Perda de audição neurossensorial, amiloidose renal
	CINCA	Febre	Erupção cutânea, artrite, meningite crônica, defeito visual, surdez, retardo de crescimento, amiloidose renal
NAPS12 (FCAS2)		Febre, artralgia, mialgia, urticária, dor abdominal, úlceras aftosas, linfadenopatia	Perda de audição neurossensorial
PLAID (FCAS3)		Urticária induzida por resfriamento evaporativo, infecções sinopulmonares	Níveis séricos baixos de IgM e IgA; altos níveis de IgE; diminuição de linfócitos B e células NK; granulomas; anticorpos antinucleares

CAPS, Síndromes periódicas associadas à criopirina; FCAS, síndrome autoinflamatória familiar induzida pelo frio; MWS, síndrome de Muckle-Wells; CINCA, síndrome articular cutânea neurológica infantil crônica; NAPS, síndrome periódica associada a NLRP-12; PLAID, deficiência anticórpica e desregulação imune associada a PLCγ2. (De Kanazawa N. Hereditary disorders presenting with urticaria. *Immunol Allergy Clin NORTH Am.* 2014; 34:169-179 [Tabela 4, p. 176].)

Urticária aquagênica

Os pacientes com urticária aquagênica apresentam pequenas pápulas após o contato com água, independentemente de sua temperatura e são, assim, diferenciados daqueles com urticária por frio ou urticária colinérgica. A aplicação direta de uma compressa de água na pele é usada para testar a presença de urticária aquagênica. Raramente, o cloro ou outros microelementos contaminantes podem ser responsáveis pela reação.

URTICÁRIA E ANGIOEDEMA IDIOPÁTICOS CRÔNICOS

Doenças comuns de origem desconhecida, a urticária e o angioedema crônicos idiopáticos são geralmente associados a resultados normais em exames laboratoriais de rotina e à ausência de evidências de doença sistêmica. A urticária crônica não parece ser decorrente de uma reação alérgica. Ela difere das reações cutâneas induzidas por alergênios e da urticária induzida por estímulos físicos por apresentar, à histologia, um infiltrado celular predominantemente ao redor das pequenas vênulas. O exame da pele revela a presença de urticária infiltrativa com bordas elevadas à palpação, às vezes com grande variação de tamanho e formato, mas geralmente arredondada.

A biopsia da lesão típica revela um infiltrado celular mononuclear, perivascular e não necrótico. Diversos processos histopatológicos podem ocorrer na pele e se manifestar como urticária. Os pacientes com **hipocomplementemia** e **vasculite cutânea** podem ter urticária e/ou angioedema. A biopsia dessas lesões em pacientes com urticária, artralgias, mialgias e velocidade de hemossedimentação eritrocitária (VHS) elevada, como manifestações de venulite necrosante, pode revelar a presença de necrose fibrinoide com um infiltrado predominantemente neutrofílico. Ainda assim, as lesões urticariformes podem ser clinicamente indistinguíveis daquelas observadas nos casos mais típicos e com ausência de vasculite.

A urticária crônica é cada vez mais associada à presença de anticorpos antitireoidianos. Os pacientes acometidos geralmente apresentam anticorpos contra tireoglobulina ou um antígeno derivado do microssoma (peroxidase), mesmo que sejam eutireóideos. A incidência de títulos elevados de anticorpos antitireoidianos em pacientes com urticária crônica é de aproximadamente 12%, mas de 3 a 6% na população geral. Embora alguns pacientes apresentem redução clínica da urticária com a terapia de reposição de hormônio tireoidiano, isso não ocorre em todos os indivíduos. O papel dos autoanticorpos tireoidianos na urticária crônica é incerto; sua presença pode refletir uma tendência ao desenvolvimento de autoanticorpos, mas estes não atuam diretamente sobre a urticária crônica. Dentre os pacientes, 35 a 40% apresentam resultado positivo no **teste cutâneo com soro autólogo**: Há desenvolvimento de uma pápula e reação eritematosa significativa após a injeção intradérmica do soro do próprio paciente na pele. Tais pacientes geralmente possuem um anticorpo IgG ativado pelo sistema complemento contra a subunidade α do receptor de IgE, que pode reagir de forma cruzada a esse receptor de IgE (subunidade α) e degranular mastócitos e basófilos. Entre 5 e 10% dos pacientes com urticária crônica apresentam anticorpos anti-IgE, e não anticorpos contra o receptor de IgE.

Diagnóstico

O diagnóstico da urticária aguda e crônica é primariamente clínico e requer que o médico conheça as várias formas da doença.

A **urticária** é composta por placas elevadas transitórias, pruriginosas, eritematosas, com superfície plana e edema, que podem ficar tensas e dolorosas. As lesões podem coalescer e formar lesões polimorfas, serpiginosas ou anulares (Figuras 173.1 e 173.2). As lesões individuais tendem a durar de 20 minutos a 3 horas e raramente mais de 24 horas. As lesões geralmente desaparecem apenas para ressurgir em outro local. O **angioedema** envolve os tecidos subcutâneos mais profundos em locais como pálpebras, lábios, língua, genitais, dorso das mãos ou pés ou a parede do trato gastrintestinal (GI).

Medicamentos e alimentos são as causas mais comuns de urticária aguda. Em crianças, as infecções virais também são frequentes desencadeadores de urticária. O teste cutâneo de alergia a alimentos pode ajudar a determinação das causas de urticária aguda, especialmente

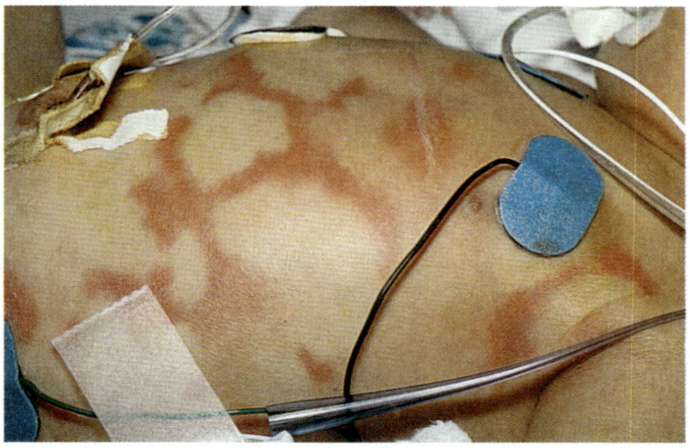

Figura 173.1 Lesões policíclicas da urticária associada à infusão de prostaglandina E2. (De Eichenfield LF, Friedan IJ, Esterly NB. Textbook of neonatal dermatology. Philadelphia: WB Saunders; 2001, p. 300.)

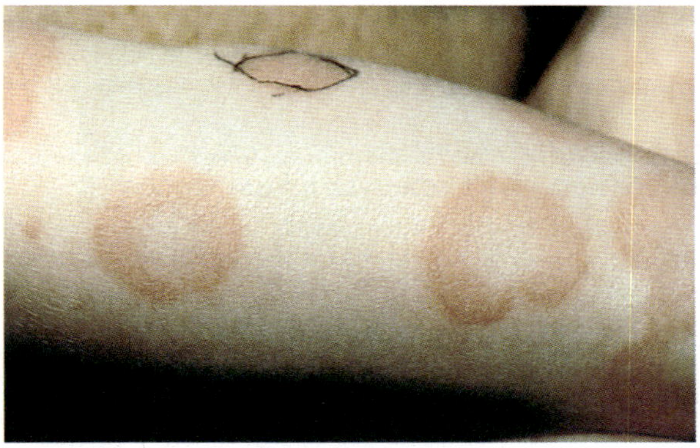

Figura 173.2 Urticária anular de etiologia desconhecida. (De Eichenfield LF, Friedan IJ, Esterly NB. Textbook of neonatal dermatology. Philadelphia: WB Saunders; 2001, p. 301.)

quando apoiado por evidências da anamnese. O papel de um alimento suspeito pode, então, ser comprovado por eliminação e provocação cuidadosa em ambiente controlado, quando necessário. Na ausência de informações implicando uma agente ingerida, o teste cutâneo para alimentos e a instituição de dietas de eliminação geralmente não têm utilidade na urticária aguda ou crônica. Os pacientes com urticária tardia, 3 a 6 horas após uma refeição composta por carne de mamífero, devem ser avaliados para detecção de IgE contra galactose-α-1,3-galactose ("alfagal"), um alergênio carboidrato. O alfagal foi identificado como desencadeante nessa circunstância, e a sensibilização é aparentemente associada a picadas de carrapato em regiões geográficas específicas, como a área Atlântica Média dos EUA. O teste cutâneo para aeroalergênios não é indicado a não ser que haja possibilidade de urticária de contato (epitélios de animais ou pólen de gramíneas). O dermatografismo é frequente em pacientes com urticária e pode complicar o teste cutâneo de alergia por causar reações falso-positivas, mas essa distinção é geralmente possível.

As doenças autoimunes são causas raras de urticária ou angioedema crônico. O teste *in vitro* da atividade sérica que ativa basófilos envolve a detecção da expressão dos marcadores de superfície CD63 ou CD203 c em basófilos de doador após a incubação com o soro do paciente. A aplicabilidade clínica e o significado clínico desses exames ainda são debatidos. O **diagnóstico diferencial** de urticária crônica inclui mastocitose cutânea ou sistêmica, degranulação mastocitária mediada por complemento, como pode ocorrer na presença de imunocomplexos circulantes, tumores malignos, doenças do tecido conjuntivo misto e doenças cutâneas bolhosas (p. ex., penfigoide bolhoso; Tabela 173.2). De modo geral, os exames laboratoriais devem ser limitados ao hemograma completo com contagem diferencial, determinação de VHS, urinálise, dosagem de autoanticorpos tireoidianos e provas de função hepática. A realização de outros estudos é justificada caso o paciente apresente febre, artralgias ou VHS elevada (Tabelas 173.4 e 173.6). A detecção de anticorpos contra o receptor de alta afinidade de IgE pode ser justificada em pacientes com urticária intratável. O angioedema hereditário é uma forma com risco de morte, geralmente associado à deficiência da atividade do inibidor de C1 e é a mais importante forma familiar de angioedema (ver Capítulo 160.3), mas não é associado à urticária típica. Em pacientes com eosinofilia, as fezes devem ser submetidas ao exame para detecção de ovos e parasitas, uma vez que a infecção com helmintos foi associada à urticária. Uma síndrome de angioedema/urticária episódica e febre com eosinofilia associada foi descrita em adultos e crianças. Diferentemente de outras síndromes hipereosinofílicas, essa doença é benigna.

A biopsia de pele para diagnóstico da possível **vasculite urticariforme** é recomendada em lesões urticariformes que persistem no mesmo local por mais de 24 horas, com componentes pigmentados ou purpúreos ou que mais queimam do que coçam. As doenças vasculares do colágeno, como o LES, podem se apresentar com vasculite urticariforme. A biopsia de pele na vasculite urticariforme tipicamente mostra edema de células endoteliais de vênulas pós-capilares com necrose da parede vascular, infiltrado neutrofílico perivenular, diapedese de hemácias e deposição de fibrina associada à deposição de imunocomplexos.

Tabela 173.6 Exames diagnósticos para urticária e angioedema.

DIAGNÓSTICO	EXAMES DIAGNÓSTICOS
Reações a alimentos e medicamentos	Eliminação do agente ofensor, teste cutâneo e provocação com alimentos suspeitos
Urticária autoimune	Teste cutâneo como soro autólogo; anticorpos antitireoidianos; anticorpos contra o receptor de IgE de alta afinidade
Tireoidite	Hormônio tireoestimulante; anticorpos antitireoidianos
Infecções	Culturas ou sorologias adequadas
Doenças vasculares do colágeno e vasculite cutânea	Biopsia de pele, CH_{50}, C1q, C4, C3, fator B, imunofluorescência de tecidos, anticorpos antinucleares, crioglobulinas
Tumor maligno com angioedema	Dosagens de CH_{50}, C1q, C4, C1-INH
Urticária por frio	O teste com cubo de gelo geralmente é positivo, mas pode ser negativo em alguns distúrbios autoinflamatórios familiares
Urticária solar	Exposição a determinados comprimentos de onda de luz, protoporfirina eritrocitária, protoporfirina fecal e coproporfirina
Dermatografismo	Atrito da pele com objeto estreito (p. ex., abaixador de língua, unha)
Urticária por pressão	Aplicação de pressão por tempo e intensidade definidos
Urticária vibratória	Vibração por 4 min
Urticária aquagênica	Teste com água da torneira a várias temperaturas
Urticária pigmentosa	Biopsia de pele, teste para dermatografismo
Angioedema hereditário	Dosagem de C4, C2, CH_{50}, C1-INH e avaliação de função de C1-INH
Urticária familiar por frio	Provocação com frio, medida de temperatura, leucograma, velocidade de hemossedimentação e biopsia de pele
Deficiência de inativador de C3b	Dosagens de C3, fator B e inativador de C3b
Urticária crônica idiopática	Biopsia de pele, imunofluorescência (resultado negativo), teste cutâneo com soro autólogo

A **mastocitose** é caracterizada por hiperplasia mastocitária na medula óssea, fígado, baço, linfonodos e pele. Os efeitos clínicos da ativação de mastócitos são comuns, incluindo prurido, rubor, urticária, dor abdominal, náuseas e vômito. O diagnóstico é confirmado por biopsia da medula óssea, que mostra maiores números de mastócitos fusiformes que expressam CD2 e CD25. A **urticária pigmentosa** é a mais comum manifestação cutânea da mastocitose e pode ocorrer como um achado cutâneo isolado. Aparece como pequenas máculas a pápulas amarelo-acastanhadas ou castanho-avermelhadas que são pruriginosas após arranhadura **(sinal de Darier)**. O sinal pode ser mascarado por anti-histamínicos. O diagnóstico é confirmado por uma biopsia de pele que mostra número aumentado de mastócitos na derme.

No que se refere ao diagnóstico de urticária física, ele deve ser considerado em qualquer paciente com urticária crônica e histórico sugestivo (Tabela 173.2). A urticária papular comumente ocorre em crianças pequenas, geralmente nos membros. A doença se manifesta como vergões ou pápulas agrupadas ou lineares, altamente pruriginosas, principalmente na pele exposta em locais de picadas de inseto.

A anafilaxia induzida por exercício se manifesta com combinações variáveis de prurido, urticária, angioedema, sibilos, obstrução laríngea ou hipotensão após esforços físicos (ver Capítulo 174). A urticária colinérgica é diferenciada pela presença de resultados positivos em testes de provocação com suor e a rara ocorrência de choque anafilático. A ingestão combinada de vários alergênios alimentares e o exercício pós-prandial foram associados à urticária/angioedema e à anafilaxia. Em pacientes com essa doença combinada, os alimentos ou os exercícios isoladamente não produzem a reação.

A síndrome de Muckle-Wells e a síndrome autoinflamatória familiar associada ao frio são doenças raras, de herança dominante e associadas a lesões recorrentes similares às da urticária. A **síndrome de Muckle-Wells** é caracterizada por artrite e dor articular que geralmente surgem na adolescência. É associada à surdez neurossensorial progressiva, febre recorrente, elevação da VHS (Tabelas 173.3 e 173.5), hipergamaglobulinemia, amiloidose renal e mau prognóstico. A **síndrome autoinflamatória familiar associada ao frio** é caracterizada por uma erupção cutânea induzida pelo frio que possui características urticariformes, mas raramente é pruriginosa. A exposição ao frio provoca outros sintomas, como conjuntivite, sudorese, cefaleia e náuseas. A longevidade do paciente é, de modo geral, normal.

TRATAMENTO

A urticária aguda é uma doença autolimitada com necessidade de pouco tratamento além de anti-histamínicos e prevenção do contato com qualquer desencadeante identificado. A hidroxizina e a difenidramina são sedativas, mas são eficazes e comumente usadas no tratamento da urticária. Loratadina, fexofenadina e cetirizina também são eficazes e preferíveis devido à menor frequência de sonolência e ação mais prolongada (Tabela 173.7). A epinefrina solução 1:1.000, em dose de 0,01 mℓ/kg (máximo: 0,3 mℓ) administrada por via intramuscular, geralmente produz o alívio rápido da urticária/angioedema agudo e grave, mas é raramente necessária. O tratamento com corticosteroides orais por curto período deve ser feito apenas em episódios muito graves de urticária e angioedema, que não respondem a anti-histamínicos.

O melhor tratamento para a urticária física é a prevenção do estímulo. Os anti-histamínicos também ajudam, e a cipro-heptadina em doses fracionadas é o medicamento de escolha para a urticária induzida pelo frio. O tratamento do dermografismo é composto pelo cuidado local da pele e pelo uso de anti-histamínicos; em caso de sintomas graves, altas doses podem ser necessárias. O objetivo inicial da terapia é a diminuição do prurido, de modo a reduzir o estímulo pela escoriação. A combinação de anti-histamínicos, protetores solares e não exposição à luz solar ajuda a maioria dos pacientes.

A urticária crônica raramente responde de forma favorável à manipulação dietética. O pilar da terapia é o uso de anti-histamínicos

Tabela 173.7 Tratamento da urticária e do angioedema.

CLASSE/MEDICAMENTO	DOSE	FREQUÊNCIA
ANTI-HISTAMÍNICOS, TIPO H_1 (SEGUNDA GERAÇÃO)		
Fexofenadina	6 a 11 anos: 30 mg > 12 anos: 60 mg	2 vezes/dia
	Adultos: 180 mg	1 vez/dia
Loratadina	2 a 5 anos: 5 mg > 6 anos: 10 mg	1 vez/dia
Desloratadina	6 a 11 meses: 1 mg 12 meses a 5 anos: 1,25 mg 6 a 11 anos: 2,5 mg > 12 anos: 5 mg	1 vez/dia
Cetirizina	6 a 23 meses: 2,5 mg 2 a 6 anos: 2,5 a 5 mg > 6 anos: 5 a 10 mg	1 vez/dia
Levocetirizina	6 meses a 5 anos: 1,25 mg	1 vez/dia
	6 a 11 anos: 2,5 mg	1 vez/dia
	> 12 anos: 5 mg	1 vez/dia
ANTI-HISTAMÍNICOS, TIPO H_2		
Cimetidina	Bebês: 10 a 20 mg/kg/dia Crianças: 20 a 40 mg/kg/dia	Divididos a cada 6 a 12 h
Ranitidina	1 mês a 16 anos: 5 a 10 mg/kg/dia	Divididos a cada 12 h
Famotidina	3 a 12 meses: 1 mg/kg/dia 1 a 16 anos: 1 a 2 mg/kg/dia	Divididos a cada 12 h
MODIFICADORES DA VIA DOS LEUCOTRIENOS		
Montelucaste	12 meses a 5 anos: 4 mg 6 a 14 anos: 5 mg > 14 anos: 10 mg	1 vez/dia
Zafirlucaste	5 a 11 anos: 10 mg	2 vezes/dia
MEDICAMENTOS IMUNOMODULADORES		
Omalizumabe (anti-IgE)	> 11 anos: 150 ou 300 mg	A cada 28 dias
Ciclosporina	3 a 4 mg/kg/dia	Divididos a cada 12 h*
Sulfassalazina	> 6 anos: 30 mg/kg/dia	Divididos a cada 6 h†
Imunoglobulina intravenosa (IVIG)	400 mg/kg/dia	5 dias consecutivos

*Monitorar a pressão arterial e a concentração sérica de creatinina, potássio e magnésio uma vez ao mês. †Monitorar o hemograma e a função hepática antes do início do tratamento, a cada 2 semanas por 3 meses e então a cada 1 a 3 meses.

H_1 com potencial sedativo baixo ou nulo. Nos pacientes que não respondem às doses padrão, uma abordagem comum é a tentativa de bloqueio H_1 com doses maiores do que as normalmente recomendadas. A combinação de três medicamentos, anti-histamínicos H_1 e H_2 com um antagonista do receptor de leucotrieno (montelucaste) ajuda muitos pacientes. Caso a urticária persista após a obtenção do bloqueio máximo de receptores H_1 e/ou H_2, um curso curto de corticosteroides orais pode ser considerado, mas a administração a longo prazo desses medicamentos deve ser evitada. O anticorpo monoclonal omalizumabe (anti-IgE) é aprovado pela Food and Drug Administration (FDA) dos EUA para o tratamento de urticária crônica em crianças a partir de 12 anos de idade. Outros agentes que foram usados para tratamento da urticária crônica, mas não são aprovados pela FDA para essa doença, incluem ciclosporina, hidroxicloroquina, sulfassalazina, colchicina, dapsona e micofenolato, além de imunoglobulina intravenosa (IVIG) e plasmaférese.

ANGIOEDEMA HEREDITÁRIO

O angioedema hereditário (HAE, tipos 1 e 2) é uma doença autossômica dominante causada por baixos níveis plasmáticos funcionais do inibidor de C1 (ver Capítulo 160.3). Os pacientes normalmente relatam crises episódicas de angioedema ou aumento de volume localizado e profundo, mais comumente na mão ou no pé, que começam durante a infância e ficam muito mais graves durante a adolescência. O edema cutâneo sem formação de cacifo, não pruriginoso e não associado à urticária é o sintoma mais comum. O edema geralmente se agrava em um dia e meio e, então, se resolve no mesmo período. No entanto, a duração das crises pode ser bastante variável. Em alguns pacientes, as crises são precedidas pelo desenvolvimento de uma erupção cutânea, o eritema marginatum, que é uma reação eritematosa, não elevada e não pruriginosa. O segundo complexo sintomático mais observado pelos pacientes é formado por crises de grave dor abdominal, causada por edema da mucosa de qualquer parte do trato GI. A intensidade da dor pode ser similar à do abdome agudo, podendo levar à realização de cirurgia desnecessariamente. Esses ataques podem ser acompanhados por constipação intestinal ou diarreia. O edema GI geralmente se resolve no mesmo período que as crises cutâneas e, em geral, não é simultâneo ao edema periférico. Os pacientes tendem a apresentar pródromos, com rigidez ou formigamento da área que ficará edemaciada, frequentemente por várias horas, seguido pelo desenvolvimento de angioedema.

O edema laríngeo, a complicação mais temida do HAE, pode causar obstrução respiratória completa. Embora crises com risco de morte sejam infrequentes, mais da metade dos pacientes com HAE apresenta acometimento laríngeo em algum momento da vida. Os procedimentos odontológicos com a injeção de cloridrato de procaína (Novocain®) nas gengivas é um desencadeante comum, mas o edema laríngeo pode ser espontâneo. A condição clínica pode se deteriorar rapidamente, progredindo de um desconforto leve à obstrução completa das vias respiratórias em horas. O edema de tecidos moles pode ser facilmente observado quando a doença acomete a garganta e a úvula. Caso esse edema progrida para a dificuldade de deglutição de secreções ou alteração do tom de voz, o paciente pode precisar de intubação emergencial ou mesmo traqueostomia para assegurar a adequação das vias respiratórias. Outras apresentações são menos comuns. Esses pacientes normalmente não respondem bem ao tratamento com epinefrina, anti-histamínicos ou glicocorticoides.

Na maioria dos casos, a causa da crise é desconhecida, mas, em alguns pacientes, traumas ou estresse emocional claramente precipitam os sintomas. Medicamentos como os inibidores da enzima conversora de angiotensina (ECA), que inibem a degradação de bradicinina, pioram muito a doença; além disso, os estrógenos também tornam as crises mais graves. Em algumas mulheres, a menstruação também induz as crises. A frequência das crises varia bastante entre os indivíduos acometidos e em diferentes momentos no mesmo paciente. Alguns indivíduos apresentam episódios semanais, enquanto outros podem passar anos sem sintomas. Os episódios podem começar em qualquer idade.

O C1-INH é um membro da família serpina de proteases, como a α-antitripsina, a antitrombina III e o angiotensinogênio. Essas proteínas inativam estequiometricamente as proteases alvo, formando complexos estáveis, em proporção 1:1, com a proteína a ser inibida. Sintetizado principalmente por hepatócitos, o C1-INH é também produzido por monócitos. A regulação da síntese da proteína não é completamente compreendida, mas acredita-se que os andrógenos podem estimular a produção de C1-INH, uma vez que os pacientes com a doença respondem clinicamente à terapia com andrógenos com elevação dos níveis séricos de C1-INH. A deficiência de C1-INH é uma doença autossômica dominante e até 25% dos pacientes não apresentam histórico familiar positivo. Uma vez que todos os pacientes com deficiência de C1-INH são heterozigotos para esse defeito gênico, acredita-se que a metade do nível normal de C1-INH não seja suficiente para prevenir as crises. A Figura 173.3 mostra a abordagem diagnóstica.

Embora denominado por sua ação no primeiro componente do sistema complemento (C1 esterase), o C1-INH também inibe componentes das vias fibrinolítica, da coagulação e das cininas. Especificamente, o C1-INH inativa o fator de Hageman ativado por

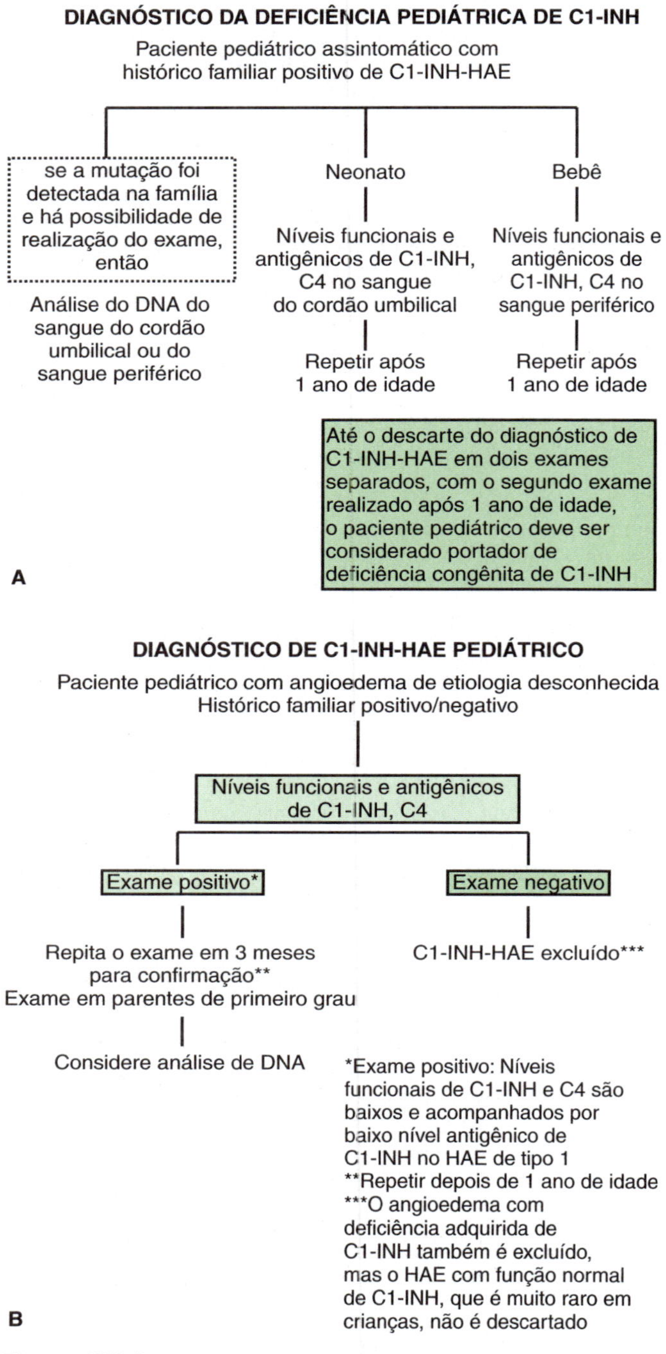

Figura 173.3 **A.** Diagnóstico de deficiência de C1-INH em famílias com C1-INH-HAE conhecida. **B.** Diagnóstico de C1-INH-HAE em pacientes pediátricos com angioedema de etiologia desconhecida. (De Farkas H, Martinez-Saguer I, Bork K et al. International consensus on the diagnosis and management of pediatric patients with hereditary angioedema with C1 inhibitor deficiency. Eur J Allergy Clin Immunol. 2017; 72:300-313, Figura 1, p. 304.)

plasmina (fator XII), o fator XI ativado, o antecedente plasmático da tromboplastina e a calicreína. No sistema complemento, o C1-INH bloqueia a ativação de C1 e o restante da via clássica por ligação a C1r e C1 s. Sem o nível adequado de C1-INH, a ativação descontrolada de C1 provoca a clivagem de C4 e C2, as proteínas seguintes na cascata do sistema complemento. Os níveis de C3 são normais. C1-INH também inibe as serina proteases associadas à ativação da via das lectinas. O principal fator responsável pela formação de edema é a bradicinina, um importante mediador não peptídico que pode induzir extravasamento nas vênulas pós-capilares. A bradicinina é derivada da clivagem da proteína circulante de alto peso molecular cininogênio pela enzima plasmática calicreína.

Dois principais tipos genéticos de deficiência de C1-INH são descritos e têm essencialmente a mesma expressão fenotípica. O gene C1-INH está localizado no cromossomo 11, na região p11-q13. A herança é autossômica dominante com penetrância incompleta e as pessoas que herdam o gene anormal podem apresentar espectro clínico que vai desde ausência de sintomas à doença grave. O HAE de tipo 1 é a forma mais comum, sendo responsável por aproximadamente 85% dos casos. A síntese de C1-INH é bloqueada no local do alelo defeituoso ou não há secreção normal da proteína devido a um defeito em seu processamento; por outro lado, há secreção pelo alelo normal. O resultado é a secreção da proteína normal, gerando concentrações séricas quantitativas de C1-INH que são aproximadamente 20 a 40% do normal. O HAE de tipo 2 é responsável por aproximadamente 15% dos casos. Mutações em um dos aminoácidos próximos ao sítio de ativação do inibidor provocam a síntese de C1-INH não funcional e, novamente, menos da metade da proteína funcionante normal. Os pacientes com HAE de tipo 2 apresentam concentrações normais ou maiores da proteína, mas baixos valores em ensaios da função de C1-INH.

Uma síndrome clínica similar ao HAE, denominada HAE **com C1-INH normal**, tem sido descrita e afeta principalmente mulheres, com tendência a causar menos crises abdominais e mais crises de vias respiratórias superiores. Nessa doença, não foram descritas anormalidades do sistema complemento ou de C1-INH. Aproximadamente 20% dos pacientes afetados apresentam uma anomalia com ganho de função no fator XII da coagulação, mas a causa fundamental dessa síndrome ainda é desconhecida.

A FDA aprovou o C1-INH purificado para a profilaxia e prevenção de crises. Andrógenos, como o inibidor de gonadotropina danazol, já foram usados para prevenir sintomas. Os andrógenos fracos têm muitos efeitos colaterais que impedem sua administração a alguns pacientes. O uso em crianças é problemático, pela possibilidade de fechamento prematuro das epífises; além disso, esses medicamentos não são administrados em gestantes. O inibidor de fibrinólise ácido ε-aminocaproico (**EACA**) também é eficaz na prevenção de crises e tem sido usado em crianças, mas sua administração foi interrompida devido ao desenvolvimento de grave fadiga e fraqueza muscular com o passar do tempo. Um análogo cíclico de EACA, o **ácido tranexâmico**, tem sido amplamente utilizado na Europa; devido à disponibilidade limitada, é usado com menor frequência nos EUA. Acredita-se que o ácido tranexâmico seja mais eficaz que o EACA e tenha menor toxicidade, mas poucos estudos diretos foram realizados. Seu mecanismo de ação não está claramente definido e nem todos os pacientes respondem a esse agente.

Em 2008, a FDA aprovou o uso do C1-INH purificado (Cinryze®) por pacientes adolescentes e mais velhos, preparado a partir do plasma humano e administrado por via intravenosa para a profilaxia dessa doença após estudos clínicos. A meia-vida dessa proteína plasmática é relativamente curta, cerca de 40 horas, e o esquema aprovado é de 1.000 unidades 2 vezes/semana. Em 2009, um C1-INH purificado similar, o Berinert®, administrado em 20 U/kg por via intravenosa, foi aprovado para o tratamento de crises. O C1-INH recombinante foi aprovado pela FDA (e na Europa) para o tratamento de crises. No mesmo ano, a FDA aprovou um inibidor de calicreína, o ecalantide, administrado por via subcutânea para tratamento agudo de pacientes com mais de 16 anos de idade. Esse peptídeo de 60 aminoácidos raramente provoca anafilaxia e está aprovado para administração apenas por equipe médica. Em 2010, um antagonista do receptor de tipo 2 da bradicinina, o icatibant, foi aprovado para o tratamento de sintomas agudos de pacientes com 18 anos de idade ou mais e, em meados de 2016, foi aprovado para tratamento de todas as crianças. Todos os tratamentos são mais eficazes quando instituídos no início de uma crise e começam a produzir efeitos notáveis em 1 a 4 horas após a administração.

A bibliografia está disponível no GEN-io.

Capítulo 174

Anafilaxia

Hugh A. Sampson, Julie Wang e Scott H. Sicherer

A **anafilaxia** é definida como uma reação alérgica grave de aparecimento rápido e que pode causar a morte. A anafilaxia em crianças, principalmente lactentes, é subdiagnosticada. A anafilaxia ocorre quando há uma súbita liberação de potentes mediadores biologicamente ativos por mastócitos e basófilos, provocando sintomas cutâneos (urticária, angioedema, rubor), respiratórios (broncospasmo, edema laríngeo), cardiovasculares (hipotensão, arritmias, isquemia miocárdica) e gastrintestinais (náuseas, dor abdominal em cólica, vômito, diarreia) (Tabela 174.1 e Figura 174.1).

ETIOLOGIA

As causas mais comuns de anafilaxia em crianças são diferentes em hospitais e ambientes comunitários. A anafilaxia que ocorre no hospital é provocada primariamente por reações alérgicas a medicamentos e látex. A **alergia alimentar** é a causa mais comum de anafilaxia fora do hospital, sendo responsável por cerca de metade das reações anafiláticas relatadas em pesquisas pediátricas nos EUA, na Itália e no sul da Austrália (Tabela 174.2). A **alergia a amendoim** é uma considerável causa de anafilaxia induzida por alimentos, sendo responsável pela maioria das reações fatais e quase fatais. No hospital, o látex é um problema especialmente em crianças submetidas a múltiplas cirurgias, como nos pacientes com espinha bífida e doenças urológicas, e fez com que muitas instituições passassem a usar produtos sem látex. Os pacientes com **alergia a látex** podem também apresentar reações alérgicas a proteínas homólogas em alimentos como banana, kiwi, abacate, castanha e maracujá. A anafilaxia a galactose-α-1,3-galactose foi relatada 3 a 6 horas após a ingestão de carne vermelha.

EPIDEMIOLOGIA

A incidência anual total de anafilaxia nos EUA é estimada em 42 casos/100.000 pessoas/ano, totalizando mais de 150.000 casos/ano. Os alergênios alimentares são os desencadeantes mais comuns em crianças, com incidência de aproximadamente 20 por pessoa/ano. Uma pesquisa com pais, realizada na Austrália, descobriu que 0,59% das crianças de 3 a 17 anos de idade apresentaram pelo menos um evento anafilático. A presença de asma e a gravidade da doença são consideráveis fatores de risco para a ocorrência de anafilaxia (Tabela 174.3). Além disso, pacientes com mastocitose sistêmica ou síndrome de ativação monoclonal de mastócitos apresentam maior risco de anafilaxia, assim como pacientes com nível basal elevado de triptase sérica.

PATOGÊNESE

As principais características patológicas da anafilaxia fatal incluem obstrução brônquica aguda com hiperinsuflação pulmonar, edema pulmonar, hemorragia intra-alveolar, congestão visceral, edema laríngeo, urticária e angioedema. A hipotensão aguda é atribuída à dilatação vasomotora e às arritmias cardíacas.

Acredita-se que a maioria dos casos de anafilaxia seja causada pela ativação de mastócitos e basófilos por moléculas de IgE alergênio-específicas ligadas à célula (Figura 174.1). Os pacientes devem ser inicialmente expostos ao alergênio responsável para gerar anticorpos específicos ao alergênio. Em muitos casos, a criança e seus pais desconhecem a primeira exposição, que pode ser decorrente da passagem de proteínas alimentares pelo leite materno ou exposição à pele

Tabela 174.1 Sintomas e sinais de anafilaxia em lactentes.

SINTOMAS DE ANAFILAXIA QUE OS LACTENTES NÃO PODEM DESCREVER	SINAIS DE ANAFILAXIA QUE PODEM SER DIFÍCEIS DE INTERPRETAR/NÃO SÃO IMPORTANTES E POR QUÊ	SINAIS DE ANAFILAXIA EM LACTENTES
GERAIS		
Aumento de temperatura, fraqueza, ansiedade, apreensão, colapso iminente	Não há alterações comportamentais específicas, como choro persistente, agitação, irritabilidade, medo, quietude súbita	
PELE/MUCOSAS		
Prurido em lábios, língua, palato, úvula, orelhas, garganta, nariz, olhos etc.; formigamento da boca ou gosto metálico	Rubor (também pode ocorrer com febre, hipertermia ou crises de choro)	Aparecimento rápido de urticária (pode ser difícil de diferenciar em lactentes com dermatite atópica aguda; arranhaduras e escoriações não são observadas em lactentes pequenos); angioedema (face, língua, orofaringe)
SISTEMA RESPIRATÓRIO		
Congestão nasal, aperto na garganta; rigidez torácica; dispneia	Rouquidão, disfonia (comum após uma crise de choro); salivação ou aumento de secreções (comum em lactentes)	Aparecimento rápido de tosse, engasgo, estridor, sibilos, dispneia, apneia, cianose
SISTEMA GASTRINTESTINAL		
Disfagia, náuseas, dor/cólica abdominal	Refluxo/regurgitação (comum após a alimentação), fezes amolecidas (normal em lactentes, especialmente se amamentados ao seio); dor abdominal com cólica	Vômito súbito e profuso
SISTEMA CARDIOVASCULAR		
Sensação de desmaio, pré-síncope, tontura, confusão, visão borrada, dificuldade de audição	Hipotensão (necessidade de equipamento de tamanho adequado; em crianças, a baixa pressão arterial sistólica é definida como < 70 mmHg de 1 mês a 1 ano e menos de 70 mmHg + [2 × idade em anos] de 1 a 10 anos); taquicardia, definida como > 140 bpm dos 3 meses a 2 anos, inclusive; perda de controle de evacuação e micção (característica de lactentes)	Pulso fraco, arritmia, diaforese/sudorese, colapso/perda de consciência
SISTEMA NERVOSO CENTRAL		
Cefaleia	Torpor, sonolência (comum em bebês após a alimentação)	Aparecimento rápido de ausência de resposta, letargia ou hipotonia; convulsões

Adaptada de Simons FER. Anaphylaxis in infants: can recognition and management be improved? *J Allergy Clin Immunol.* 2007; 120:537-540.

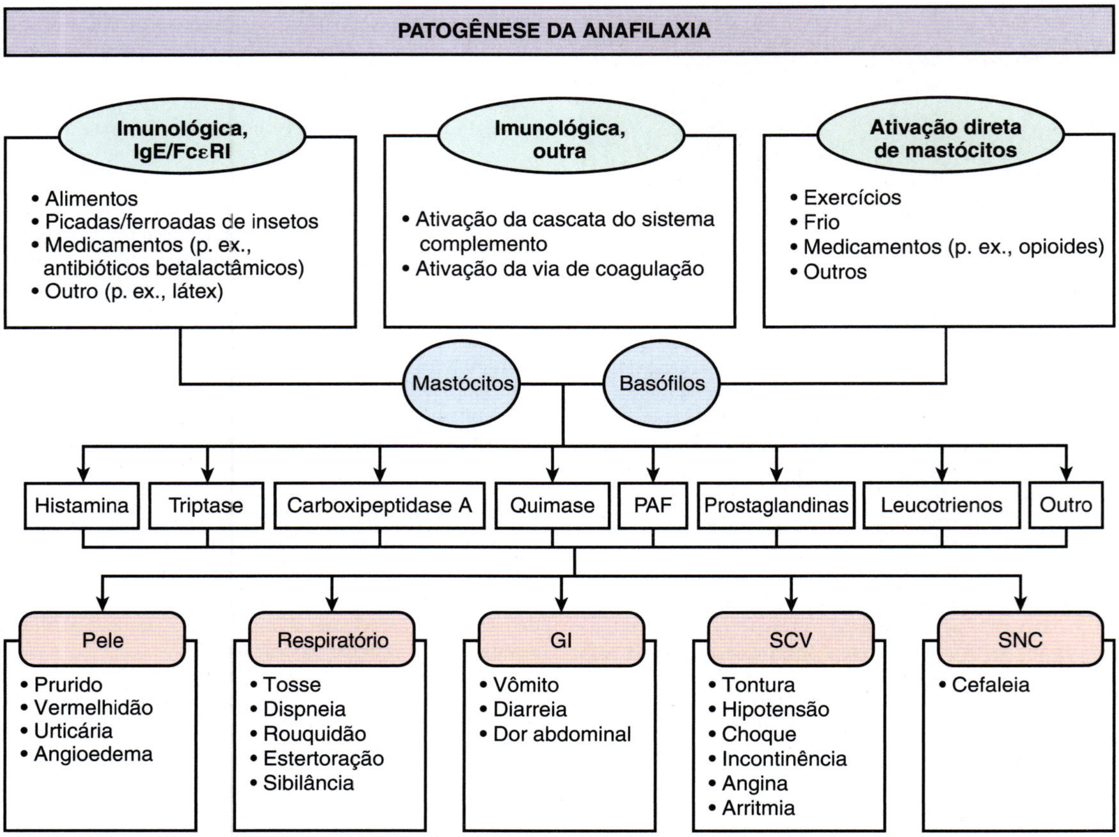

Figura 174.1 Resumo da patogênese da anafilaxia. Veja detalhes sobre mecanismos, desencadeantes, principais células e mediadores no texto. Dois ou mais órgãos-alvo geralmente estão envolvidos na anafilaxia. SNC, Sistema nervoso central; SCV, sistema cardiovascular; GI, gastrintestinal; PAF, fator ativador de plaquetas. (De Leung DYM, Szefler SJ, Bonilla FA Akdis CA, Sampson HA, editors. Pediatric allergy principles and practice. 3rd ed. Philadelphia: Elsevier; 2016, p. 525.)

Tabela 174.2 Desencadeantes de anafilaxia na comunidade.*

DESENCADEANTES ALERGÊNICOS (MECANISMO IMUNOLÓGICO DEPENDENTE DE IGE)* Alimentos (p. ex., amendoim, nozes, frutos do mar, peixes, leite, ovo, trigo, soja, gergelim, carne [galactose-α-1,3-galactose]) Aditivos alimentares (p. ex., temperos, corantes, gomas vegetais e contaminantes) Insetos sugadores: espécies de Hymenoptera (p. ex., abelhas, vespa de face amarela, marimbondos, vespões e formigas lava-pés) Medicações (p. ex., antibióticos betalactâmicos, ibuprofeno) Agentes biológicos (p. ex., anticorpos monoclonais [infliximabe, omalizumabe] e alergênios [testes de provocação, imunoterapia específica]) Látex de borracha natural Vacinas	Inalantes (raramente) (p. ex., epitélio de equinos e *hamsters*, pólen de gramíneas) Alergênios previamente não reconhecidos (alimentos, venenos, saliva de insetos mordedores, medicamentos, agentes biológicos) OUTROS MECANISMOS IMUNOLÓGICOS (INDEPENDENTES DE IgE) Mediados por IgG (infliximabe, dextranas de alto peso molecular) Agregados imunes (IVIG) Medicamentos (ácido acetilsalicílico, AINE, opiáceos, contrastes, óxido de etileno/cateter de diálise) Ativação do sistema complemento Fatores físicos (p. ex., exercício,† frio, suor, luz solar/radiação ultravioleta) Etanol Idiopático*

*Na população pediátrica, alguns desencadeantes da anafilaxia, como hormônios (progesterona), fluido seminal e alergênios ocupacionais, são incomuns, assim como a anafilaxia idiopática. †Exercício com ou sem outro desencadeante, como alimentos ou medicamentos, ar frio ou água fria. IVIG, imunoglobina intravenosa; AINE, anti-inflamatório não esteroide. (Adaptada de Leung DYM, Sampson HA, Geha RS *et al. Pediatric allergy principles and practice.* Philadelphia: Elsevier; 2010, p. 652.)

inflamada (p. ex., lesões eczematosas). Quando a criança é novamente exposta ao alergênio sensibilizante, os mastócitos e basófilos e, talvez, outras células, como macrófagos, liberam diversos mediadores (histamina, triptase) e citocinas que podem causar sintomas alérgicos em qualquer ou todos os órgãos alvos. A anafilaxia clínica pode também ser causada por mecanismos que não as reações mediadas por IgE, incluindo a liberação direta de mediadores de mastócitos por medicamentos e fatores físicos (morfina, exercício, frio), distúrbios do metabolismo do leucotrieno (ácido acetilsalicílico e medicamentos anti-inflamatórios não esteroidais), agregados imunes e ativação de sistema complemento (hemoderivados), provável ativação do sistema complemento (radiocontrastes, membranas de diálise) e reações mediadas por IgG (dextrana de alto peso molecular, anticorpos monoclonais quiméricos ou humanizados) (Tabela 174.2).

A **anafilaxia idiopática** é um diagnóstico de exclusão na ausência de identificação de um agente desencadeante e após a exclusão de outras doenças (ver Capítulo 678.1). Os sintomas são similares aos de outras causas de anafilaxia mediada por IgE; as recidivas dos episódios são comuns.

MANIFESTAÇÕES CLÍNICAS

O aparecimento de sintomas pode variar dependendo da causa da reação. As reações a alergênios ingeridos (alimentos, medicamentos) são de aparecimento tardio (minutos a 2 horas) em comparação àquelas

Tabela 174.3 Fatores de risco para o desenvolvimento de anafilaxia.

FATORES RELACIONADOS COM A IDADE
Lactentes: pode ser difícil reconhecer a anafilaxia, principalmente no primeiro episódio; os pacientes não podem descrever os sintomas
Adolescentes e adultos jovens: maiores comportamentos de risco, como não evitar desencadeantes conhecidos e não levar consigo o autoinjetor de epinefrina
Gestação: risco de anafilaxia iatrogênica – por exemplo, por antibióticos betalactâmicos para prevenção da infecção neonatal estreptocóccica do grupo B, agentes usados durante cesáreas e látex de borracha natural
Idosos: maior risco de morte por doenças concomitantes e medicamentos
DOENÇAS CONCOMITANTES
Asma e outras doenças respiratórias crônicas
Doenças cardiovasculares
Mastocitose
Rinite alérgica e eczema*
Depressão, disfunção cognitiva, abuso de substâncias
MEDICAMENTOS
Bloqueadores β-adrenérgicos[2†]
Inibidores da enzima conversora de angiotensina (ECA)[†]
Sedativos, antidepressivos, narcóticos, drogas recreacionais e álcool podem diminuir a capacidade de reconhecimento de desencadeantes e sintomas pelo paciente.
FATORES QUE PODEM AUMENTAR O RISCO DE ANAFILAXIA OU DIFICULTAR SEU TRATAMENTO
Idade
Asma
Atopia
Fármacos
Álcool
Outros cofatores, como exercício, infecção, menstruação

*As doenças atópicas são um fator de risco para o desenvolvimento de anafilaxia desencadeada por alimentos, látex e exercício, mas não para a anafilaxia desencadeada pela maioria dos medicamentos ou por picadas de inseto. †Os pacientes submetidos ao tratamento com bloqueadores β-adrenérgicos ou inibidores da ECA parecem ser mais suscetíveis à anafilaxia grave. Além disso, os indivíduos tratados com bloqueadores β-adrenérgicos podem não responder de forma ideal à epinefrina e precisarem da administração de glucagon, um polipeptídio com efeitos cardíacos inotópicos e cronotrópicos não dependentes de catecolamina, atropina para a bradicardia persistente ou ipatrópio para o broncospasmo persistente. (Adaptada de Lieberman P, Nicklas RA, Randolph C *et al.* Anaphylaxis–a practice parameter update 2015. *Ann Allergy Asthma Immunol.* 2015; 115(5):341-384, Tabela I-9.)

de alergênios inoculados (picadas de inseto, medicações) e tendem a provocar mais sintomas gastrintestinais (GI). Os primeiros sintomas podem incluir qualquer um dos seguintes: prurido na boca e face; rubor, urticária e angioedema, prurido oral ou cutâneo; sensação de calor, fraqueza e apreensão (medo de morrer); sensação de aperto na garganta, tosse seca intermitente e rouquidão, prurido periocular, congestão nasal, espirros, dispneia, tosse profunda e sibilos; náuseas, cólica abdominal e vômito, especialmente com alergênios ingeridos; contrações uterinas (que se manifestam como dor lombar); e debilidade e perda de consciência em casos graves. Algum grau de edema laríngeo obstrutivo é normalmente encontrado em reações graves. Os sintomas cutâneos podem estar ausentes em até 10% dos casos, e o aparecimento agudo de broncospasmo grave em uma pessoa asmática que previamente estava bem deve sugerir o diagnóstico de anafilaxia. O colapso súbito na ausência de sintomas cutâneos deve também levar a suspeita de colapso vasovagal, infarto do miocárdio, aspiração, embolia pulmonar ou distúrbio convulsivo. O edema laríngeo, especialmente com dor abdominal, pode também ser provocado pelo angioedema hereditário (ver Capítulo 173). A identificação dos sintomas em lactentes pode ser difícil (Tabela 174.1).

ACHADOS LABORATORIAIS

Os exames laboratoriais podem indicar a presença de IgE contra um agente causador suspeito, mas esse resultado não é definitivo. A concentração plasmática de histamina é elevada por um breve período, mas é instável e difícil de medir na prática clínica. A **triptase plasmática** é mais estável e continua elevada por várias horas, mas com frequência sua dosagem não está elevada, especialmente nas reações anafiláticas induzidas por alimentos.

DIAGNÓSTICO

Um painel de especialistas, patrocinado pelos National Institutes of Health (NIH) dos EUA, recomendou uma abordagem ao diagnóstico da anafilaxia (Tabela 174.4). O diagnóstico diferencial inclui outras formas de choque (hemorrágico, cardiogênico, séptico), reações vasopressoras, inclusive as síndromes de *flushing* (p. ex., síndrome carcinoide), a ingestão de glutamato monossódico, a escombroidose e o angioedema hereditário. Além disso, a síndrome do pânico, a disfunção das cordas vocais, o feocromocitoma e a síndrome do homem vermelho (causada por vancomicina) devem ser considerados.

TRATAMENTO

A anafilaxia é uma emergência médica com necessidade de tratamento agressivo com epinefrina intramuscular (IM, primeira linha) ou intravenosa (IV), anti-histamínicos antagonistas de H_1 e H_2 de administração por via intramuscular ou IV, oxigênio, fluidos IV, inalação de β-agonistas e corticosteroides (Tabela 174.5 e Figura 174.2). A avaliação inicial deve assegurar a adequação das vias respiratórias com boa respiração, circulação e perfusão. A epinefrina é o medicamento mais importante e deve ser rapidamente administrada. A epinefrina deve ser dada por via IM no vasto lateral da coxa (diluição 1:1.000, 0,01 mg/kg; máximo de 0,5 mg). Nas crianças a partir de 12 anos, muitos recomendam a dose IM de 0,5 mg. A administração por via intramuscular pode ser repetida em intervalos de 5 a 15 minutos em caso de persistência ou piora dos sintomas. Se não houver resposta a doses múltiplas de epinefrina, sua administração por via intravenosa com diluição 1:10.000 pode ser necessária. Na ausência de acesso IV imediato, a epinefrina pode ser administrada pelas vias endotraqueal ou intraóssea.

Tabela 174.4 Diagnóstico da anafilaxia.

O diagnóstico de anafilaxia é altamente provável quando *qualquer um dos três critérios seguintes* for atendido:

1. Aparecimento agudo de uma doença (minutos a várias horas) com acometimento de pele e/ou tecido mucoso (p. ex., urticária, prurido ou rubor *generalizado*, edema de lábios/língua/úvula)
   E *pelo menos um dos seguintes*:
   a. Comprometimento respiratório (p. ex., dispneia, sibilos/broncospasmo, estridor, menor PFE, hipoxia)
   b. Redução da PA ou sintomas associados de disfunção em órgão final (p. ex., hipotonia [colapso], síncope, incontinência)
2. *Dois ou mais dos seguintes* que ocorrem rapidamente após a exposição a um alergênio provável para o paciente (minutos a várias horas):
   a. Acometimento de pele/tecido mucoso (p. ex., urticária *generalizada*, prurido/rubor, edema de lábios/língua/úvula)
   b. Comprometimento respiratório (p. ex., dispneia, sibilos/broncospasmo, estridor, menor PFE, hipoxia)
   c. Redução da PA ou sintomas associados (p. ex., hipotonia [colapso], síncope, incontinência)
   d. Sintomas gastrintestinais persistentes (p. ex., dor abdominal com cólica, vômito)
3. Redução da PA após a exposição a um alergênio conhecido para o paciente (minutos a várias horas):
   a. Lactentes e crianças: baixa PA sistólica (conforme a idade) ou queda > 30% da PA sistólica
   b. Adultos: PA sistólica < 90 mmHg ou queda > 30% do valor basal do paciente

PA, Pressão arterial; PFE, pico de fluxo expiratório. (Adaptada de Sampson HA, Muñoz-Furlong A, Campbell RL *et al.* Second Symposium on the Definition and Management of Anaphylaxis: summary report, Second National Institute of Allergy and Infectious Disease/Food Allergy and Anaphylaxis Network Symposium. *J Allergy Clin Immunol.* 2006; 117:391-397.)

Tabela 174.5 Manejo de um paciente com anafilaxia.

TRATAMENTO	MECANISMO(S) DE EFEITO	DOSE(S)	COMENTÁRIOS; REAÇÕES ADVERSAS
MANEJO EMERGENCIAL DO PACIENTE (dependente da gravidade dos sintomas)			
Epinefrina (epinefrina)	Efeitos adrenérgicos α_1, β_1, β_2	0,01 mg/kg até 0,5 mg IM no vasto lateral da coxa Adrenaclick®, Auvi-Q®, EpiPen Jr®/EpiPen®: 0,15 mg IM para 8 a 25 kg 0,3 mg IM para 25 kg ou mais Autoinjetor de epinefrina: 0,1 mg para 7,5 a 15 kg 0,15 mg para 15 a 25 kg 0,3 mg para 25 kg ou mais	Taquicardia, hipertensão, nervosismo, cefaleia, náuseas, irritabilidade e tremor
Cetirizina (líquida)	Anti-histamínico (inibição competitiva do receptor H_1)	Cetirizina líquida – 5 mg/5 mℓ 0,25 mg/kg até 10 mg VO	Hipotensão, taquicardia e sonolência
Alternativa: Difenidramina	Anti-histamínico (inibição competitiva do receptor H_1)	1,25 mg/kg até 50 mg VO ou IM	Hipotensão, taquicardia, sonolência e excitação paradoxal
Transporte para o pronto-socorro			
MANEJO EM PRONTO-SOCORRO (dependente da gravidade dos sintomas)			
Epinefrina (epinefrina)	Efeitos adrenérgicos α_1, β_1, β_2	0,01 mg/kg até 0,5 mg IM no vasto lateral da coxa Autoinjetor de epinefrina: 0,1 mg para 7,5 a 15 kg 0,15 mg para 15 a 25 kg 0,3 mg para 25 kg ou mais 0,01 mℓ/kg/dose de solução de 1:1.000 (frasco), até 0,5 mℓ IM Pode repetir a cada 10 a 15 min Na hipotensão grave: 0,01 mℓ/kg/dose da solução 1:10.000 por administração por via intravenosa lenta	Taquicardia, hipertensão, nervosismo, cefaleia, náuseas, irritabilidade e tremor
Oxigênio suplementar e manejo das vias respiratórias			
Expansores de volume			
Cristaloides (soro fisiológico ou lactato de Ringer)		30 mℓ/kg na 1ª hora	Taxa titulada conforme a resposta da PA Se tolerado, colocar o paciente em posição supina com as pernas levantadas
Coloides (amido hidroxietílico)		10 mℓ/kg em infusão rápida e, a seguir, lenta	Taxa titulada conforme a resposta da PA Se tolerado, colocar o paciente em posição supina com as pernas levantadas
Anti-histamínicos			
Cetirizina (líquida)	Anti-histamínico (inibição competitiva do receptor H_1)	Cetirizina líquida: 5 mg/5 mℓ 0,25 mg/kg até 10 mg VO	Hipotensão, taquicardia e sonolência
Alternativa: Difenidramina	Anti-histamínico (inibição competitiva do receptor H_1)	1,25 mg/kg até 50 mg VO, IM ou IV	Hipotensão, taquicardia e sonolência
Ranitidina	Anti-histamínico (inibição competitiva do receptor H_2)	1 mg/kg até 50 mg IV Deve ser administrada de forma lenta	Cefaleia, confusão mental
Alternativa: Cimetidina	Anti-histamínico (inibição competitiva do receptor H_2)	4 mg/kg até 200 mg IV Deve ser administrada de forma lenta	Cefaleia, confusão mental
Corticosteroides			
Metilprednisolona	Anti-inflamatório	Solumedrol® (IV) 1 a 2 mg/kg até 125 mg IV Depo-Medrol® (IM) 1 mg/kg até 80 mg IM	Hipertensão, edema, nervosismo e agitação
Prednisona	Anti-inflamatório	1 mg/kg até 75 mg VO	Hipertensão, edema, nervosismo e agitação
Albuterol em nebulização	β-agonista	0,83 mg/mℓ (3 mℓ) via máscara com O_2	Palpitações, nervosismo, estimulação do SNC, taquicardia; uso para suplementação de epinefrina caso o broncospasmo pareça não responsivo; pode repetir
MANEJO PÓS-EMERGENCIAL			
Anti-histamínico		Cetirizina (5 a 10 mg 1 vez/dia) ou loratadina (5 a 10 mg 1 vez/dia) por 3 dias	

(continua)

Tabela 174.5 Manejo de um paciente com anafilaxia. *(continuação)*

TRATAMENTO	MECANISMO(S) DE EFEITO	DOSE(S)	COMENTÁRIOS; REAÇÕES ADVERSAS
Corticosteroides		*Opcional:* Prednisona oral (1 mg/kg até 75 mg) por dia por 3 dias	
Tratamento preventivo			
Prescrição de autoinjetor de epinefrina e anti-histamínico			
Dar plano por escrito descrevendo o tratamento emergencial do paciente (pode ser obtido em http://www.aap.org ou http://www.foodallergy.org)			
Avaliação de acompanhamento para determinação/confirmação da etiologia			
Imunoterapia para alergia a picadas de inseto			
Educação do paciente			
Instruções para evitar o agente causador			
Informações sobre o reconhecimento precoce dos sinais de anafilaxia			
Enfatizar o tratamento precoce dos sintomas alérgicos para evitar o desenvolvimento de anafilaxia sistêmica			
Encorajar o uso de pulseiras de identificação médica			

PA, pressão arterial; SNC, sistema nervoso central; IM, via intramuscular; IV, via intravenosa; VO, via oral.

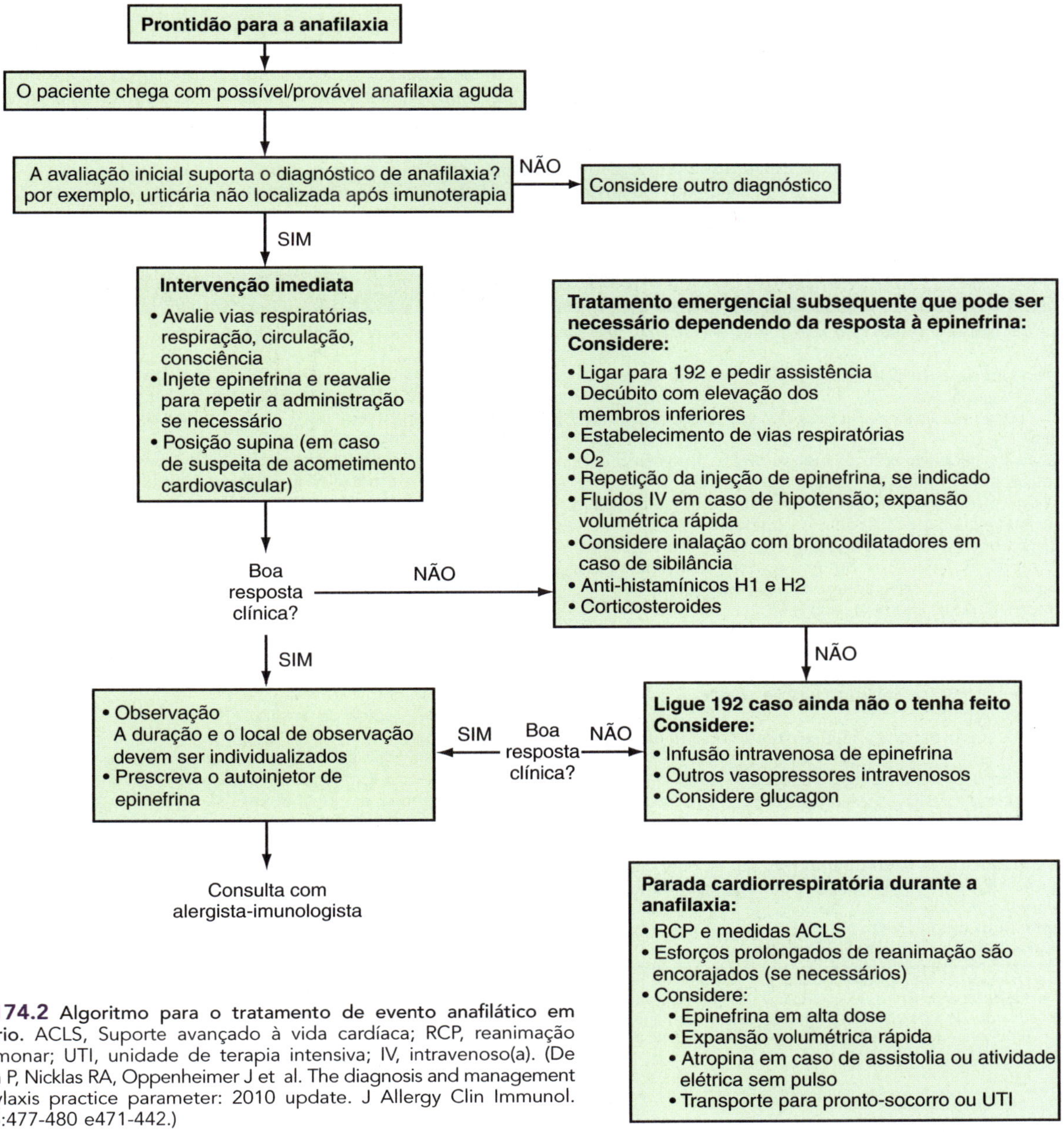

Figura 174.2 Algoritmo para o tratamento de evento anafilático em ambulatório. ACLS, Suporte avançado à vida cardíaca; RCP, reanimação cardiopulmonar; UTI, unidade de terapia intensiva; IV, intravenoso(a). (De Lieberman P, Nicklas RA, Oppenheimer J et al. The diagnosis and management of anaphylaxis practice parameter: 2010 update. J Allergy Clin Immunol. 2010; 126:477-480 e471-442.)

Na hipotensão refratária, outros vasopressores podem ser usados como agentes alternativos à epinefrina. A anafilaxia refratária a doses repetidas de epinefrina em um paciente tratado com betabloqueadores já foi empiricamente tratada com glucagon. O paciente deve ser colocado em posição supina com elevação dos membros inferiores caso haja possibilidade de comprometimento hemodinâmico. Os fluidos são também importantes em pacientes com choque. Outros medicamentos (anti-histamínicos, glicocorticosteroides) têm papel secundário no tratamento da anafilaxia.

Os pacientes podem apresentar **anafilaxia bifásica**, com recidiva dos sintomas anafiláticos após a aparente resolução. O mecanismo desse fenômeno é desconhecido, mas parece ser mais comum quando a instituição da terapia é tardia e os sintomas à apresentação são mais graves. Não parece ser afetado pela administração de corticosteroides durante a terapia inicial. Mais de 90% das respostas bifásicas ocorrem em 4 horas, de modo que os pacientes devem ser observados por pelo menos 4 horas antes de receberem alta do pronto-socorro. Eles devem ser encaminhados aos especialistas adequados para maior avaliação e acompanhamento.

PREVENÇÃO

Os pacientes com reações anafiláticas devem evitar o agente desencadeante e serem ensinados quanto ao reconhecimento precoce dos sintomas anafiláticos e a administração de medicações emergenciais. Os pacientes com alergias alimentares devem aprender a evitar o alergênio, incluindo a leitura ativa de rótulos e conhecimento da possível contaminação e das situações de alto risco. Qualquer criança com alergia alimentar e histórico de asma, alergia a amendoim, nozes, peixes ou frutos do mar, ou que já teve uma reação sistêmica, deve receber um autoinjetor de epinefrina. O painel de especialistas também indica que os autoinjetores de epinefrina devem ser considerados em qualquer paciente com alergia alimentar mediada por IgE. Além disso, a cetirizina líquida (ou, alternativamente, a difenidramina) e um plano de emergência, por escrito, devem ser dados para casos de ingestão acidental ou reação alérgica. Um formulário pode ser obtido no website da American Academy of Pediatrics (www.aap.org) ou Food Allergy Research & Education (www.foodallergy.org).

Nos casos de anafilaxia induzida por exercício e associada a alimentos, as crianças não devem fazer exercícios nas primeiras 2 a 3 horas após a ingestão dos alimentos desencadeantes e, como as crianças com anafilaxia induzida por exercício, devem fazer exercícios com um amigo, aprender a reconhecer os primeiros sinais de anafilaxia (sensação de calor, prurido facial), interromper a atividade e buscar ajuda imediatamente em caso de desenvolvimento de sintomas. As crianças que apresentam uma reação anafilática sistêmica, incluindo sintomas respiratórios a uma picada de inseto, devem ser avaliadas e submetidas à imunoterapia, que oferece proteção de mais de 90%. As reações a fármacos podem ser reduzidas e minimizadas pelo uso de medicamentos orais em vez de formas injetáveis e não administração de medicamentos com reatividade cruzada. Os radiocontrastes de baixa osmolaridade e o pré-tratamento podem ser usados em pacientes com suspeita de reações prévias a essas substâncias. Luvas e materiais sem látex devem ser usados em crianças submetidas a múltiplas cirurgias.

Qualquer criança suscetível à anafilaxia deve receber medicações emergenciais (inclusive o autoinjetor de epinefrina), educação sobre a identificação de sinais e sintomas de anafilaxia e administração dos medicamentos adequados (Tabela 174.6), além de um plano emergencial por escrito em caso de exposição acidental. Os pacientes devem ser encorajados a usar braceletes de identificação médica.

A bibliografia está disponível no Gen-io.

Tabela 174.6 Considerações sobre a injeção de epinefrina na anafilaxia.

Por que profissionais de saúde não fazem a administração imediata de epinefrina
• Falta de reconhecimento dos sintomas de anafilaxia; falha no diagnóstico da anafilaxia
• O episódio parece brando ou há histórico de episódio(s) brando(s) anterior(es)*
• Preocupação inadequada com os efeitos farmacológicos brandos transientes da epinefrina (p. ex., tremor)
• Desconhecimento de que os efeitos adversos graves são quase sempre atribuíveis à superdosagem de epinefrina ou à administração por via intravenosa, principalmente de *bolus* IV, infusão IV rápida ou infusão IV de uma solução de epinefrina de 1:1.000 em vez de uma solução em diluição adequada (concentração de 1:10.000 ou 1:100.000)
 	
Por que pacientes e cuidadores não fazem a administração imediata de epinefrina
• Falta de reconhecimento dos sintomas de anafilaxia; falha no diagnóstico da anafilaxia
• O episódio parece brando ou há histórico de episódio(s) brando(s) anterior(es)*
• O anti-histamínico H_1 ou a bomba de asma é usada antes, aliviando os primeiros sinais de alerta, como prurido ou tosse, respectivamente
• O médico não prescreveu um autoinjetor de epinefrina (EAI)
• O EAI foi prescrito, mas não adquirido (p. ex., por ser caro)
• Os pacientes não levam o EAI sempre consigo (devido ao tamanho e volume, ou por "não pensar que vão precisar")
• Os pacientes e os cuidadores têm medo de usar o EAI (medo de errar ao dar a injeção ou de ter resultado ruim)
	• Os pacientes e os cuidadores têm medo de causar uma lesão com o EAI
	• A competência no uso do EAI é associada às consultas regulares na clínica de alergia; diminui com o passar do tempo desde a primeira instrução sobre o EAI; há necessidade de repetição regular do treinamento
	• Dificuldade em entender como usar o EAI (15% das mães sem experiência em EAI não conseguem usá-lo imediatamente após uma demonstração individual)
	• Os erros no uso do EAI podem ocorrer apesar da instrução, talvez por problemas no projeto de alguns dispositivos
	
	Por que pacientes ocasionalmente não respondem à injeção de epinefrina
	• Reconhecimento tardio dos sintomas de anafilaxia; diagnóstico tardio
	• Erro diagnóstico: o problema sendo tratado (p. ex., inalação de corpo estranho) não é anafilaxia
	• Progressão rápida da anafilaxia†
	Epinefrina:†
	  • Injetada tarde demais; dose muito baixa em mg/kg; dose muito baixa por degradação da solução de epinefrina (p. ex., vencida, armazenada em local quente)
	  • Via ou sítio de injeção não ideal; a dose demorou demais a ser absorvida
	  • O paciente subitamente se levanta, anda ou corre, levando à síndrome do ventrículo vazio
	  • Uso concomitante de determinados medicamentos (p. ex., bloqueadores β-adrenérgicos)

*Os episódios subsequentes de anafilaxia podem ser mais graves, menos graves ou ter gravidade similar. †O tempo médio para parada respiratória ou cardíaca é de 5 minutos na anafilaxia iatrogênica, 15 minutos na anafilaxia por veneno de picada de inseto e 30 minutos na anafilaxia alimentar; no entanto, independentemente do fator desencadeante, uma parada respiratória ou cardíaca pode ocorrer dentro de 1 minuto na anafilaxia. (Adaptada de Leung DYM, Szefler SJ, Bonilla FA Akdis CA, Sampson HA, editors. *Pediatric allergy principles and practice*. Philadelphia: Elsevier; 2016, p. 531.)

Capítulo 175

Doença do Soro

Anna Nowak-Węgrzyn e Scott H. Sicherer

A doença do soro é uma vasculite causada por hipersensibilidade sistêmica e mediada por imunocomplexos, classicamente atribuída à administração terapêutica com proteínas de soro heterólogo ou outras medicações (Tabela 175.1).

ETIOLOGIA

Os imunocomplexos envolvendo proteínas séricas heterólogas (animais) e a ativação do sistema complemento são importantes mecanismos patogênicos na doença do soro. As terapias com anticorpos derivados de equinos, ovinos ou coelhos são usadas em caso de envenenamento por aranhas viúvas-negras e diversas serpentes, para tratamento do botulismo e para imunossupressão (**globulina antitimócito**, ATG). A disponibilidade de terapias médicas alternativas, anticorpos modificados ou obtidos por bioengenharia e produtos biológicos de origem humana suplantou o uso do antissoro não humano, reduzindo o risco de desenvolvimento de doença do soro. No entanto, as ATGs geradas em coelhos, que têm como alvos os linfócitos T humanos, continuam a ser bastante utilizadas como agentes imunossupressores durante o tratamento de receptores de aloenxertos de rim; a doença do soro é associada à perda tardia do enxerto em receptores de transplantes renais. Uma **reação similar à doença do soro** pode ser atribuída à alergia a medicamentos, desencadeada por antibióticos (sobretudo o cefaclor). Diferentemente da verdadeira doença do soro, as reações similares não apresentam imunocomplexos, hipocomplementemia, vasculite e lesões renais.

Tabela 175.1	Proteínas e medicações que causam doença do soro.*
PROTEÍNAS DE OUTRAS ESPÉCIES	
Globulina antibotulínica	
Globulina antitimócito	
Toxoide antitetânico	
Soro antiofídico (Crotalidae) polivalente (soro equino)	
Fab imune polivalente anti-Crotalidae (soro ovino)	
Globulina antirrábica	
Infliximabe	
Rituximabe	
Etanercepte	
Anticorpos anti-HIV ([PE]HRG214)	
Picadas de *Hymenoptera*	
Estreptoquinase	
Vacina contra influenza H1N1	
MEDICAMENTOS	
Antibióticos	
Cefaclor	
Penicilinas	
Sulfato de trimetoprima	
Minociclinas	
Meropeném	
Medicamentos de ação neurológica	
Bupropiona	
Carbamazepina	
Fenitoína	
Sulfonamidas	
Barbitúricos	

*Com base na revisão da literatura mais atual. Outras medicações que não são listadas também podem causar doença do soro. HIV, Vírus da imunodeficiência humana. (De Aceves SS. Serum sickness. In: Burg FD, Ingelfinger JR, Polin RA, Gershon AA, editors. *Current pediatric therapy*. 18th ed. Philadelphia: Elsevier; 2006; p. 1138.)

PATOGÊNESE

A doença do soro é um clássico exemplo de uma reação de hipersensibilidade do tipo III causada por complexos antígenos-anticorpos. Em um modelo com coelhos que utiliza a albumina sérica bovina como antígeno, os sintomas surgem com o aparecimento de anticorpos contra o antígeno inoculado. Com o passar dos dias, há redução da concentração de antígeno livre e aumento da produção de anticorpos, levando ao desenvolvimento de complexos antígenos-anticorpos de vários tamanhos, de maneira análoga a uma curva de precipitina. Enquanto os complexos pequenos geralmente circulam sem causar danos e os complexos grandes são depurados pelo sistema reticuloendotelial, os de tamanho intermediário que se desenvolvem no ponto de discreto excesso de antígeno podem se depositar nas paredes dos vasos sanguíneos e nos tecidos. Nesses locais, os microprecipitados imunológicos induzem dano vascular (vasculite leucocitoclástica com deposição de imunocomplexos) e tecidual, pela ativação do sistema complemento e de granulócitos.

A ativação do sistema complemento (C3a, C5a) promove a quimiotaxia e a adesão de neutrófilos ao local da deposição de imunocomplexos. Os processos de deposição de imunocomplexos e de acúmulo de neutrófilos podem ser facilitados pela maior permeabilidade vascular provocada pela liberação de aminas vasoativas por mastócitos teciduais. Os mastócitos podem ser ativados pela ligação de antígeno à IgE ou pelo contato com anafilatoxinas (C3a). A lesão tissular é decorrente da liberação de enzimas proteolíticas e radicais de oxigênio pelos neutrófilos.

MANIFESTAÇÕES CLÍNICAS

Os sintomas de doença do soro geralmente começam 7 a 12 dias após a injeção do material heterólogo, mas podem aparecer de forma mais tardia, depois de 3 semanas. O aparecimento dos sintomas pode ser acelerado em caso de exposição anterior ou reação alérgica prévia ao mesmo antígeno. Poucos dias antes do aparecimento de sintomas generalizados, o local de injeção pode apresentar edema e eritema. Os sintomas geralmente incluem febre, mal-estar e erupções cutâneas. A urticária e as erupções cutâneas morbiliformes são os tipos predominantes de lesão cutânea (Figura 175.1). Em um estudo prospectivo sobre a doença do soro induzida pela administração de ATG equina, uma erupção cutânea inicial foi observada na maioria dos pacientes. A lesão começou como uma delgada banda serpiginosa de eritema nas laterais de mãos, pés e dedos, na junção entre a pele palmar ou plantar e a pele da superfície dorsolateral. Na maioria dos pacientes, a banda de eritema foi substituída por petéquias ou púrpura, presumivelmente devido aos baixos números de plaquetas ou dano local aos pequenos vasos sanguíneos. Outros sintomas incluem edema, mialgia, linfadenopatia, artralgia simétrica ou artrite com acometimento de múltiplas articulações e queixas gastrintestinais, incluindo dor, náuseas, diarreia e melena. Os sintomas normalmente se resolvem em 2 semanas após a remoção do agente agressor, embora, em casos incomuns, possam persistir por até 2 a 3 meses.

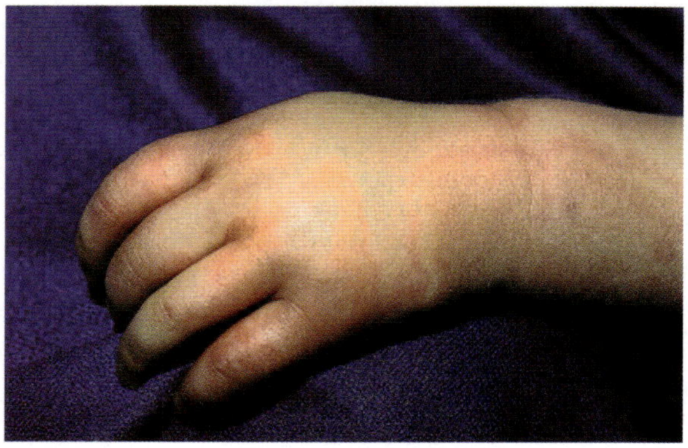

Figura 175.1 Reação similar à doença do soro (SSLR). Note o aumento de volume da mão e as grandes lesões urticariformes nessa menina com SSLR e artralgias. (De Paller AS, Mancini AJ, editors. Hurwitz clinical pediatric dermatology. 5th ed. Philadelphia: Elsevier; 2016, p. 476.)

Cardite, glomerulonefrite, síndrome de Guillain-Barré e neurite periférica são complicações raras. As reações similares à doença do soro provocadas por medicamentos são caracterizadas por febre, prurido, urticária e artralgias que geralmente começam 1 a 3 semanas depois da exposição ao medicamento. A erupção cutânea urticariforme se torna cada vez mais eritematosa com a progressão da reação e pode evoluir para centros escuros com placas arredondadas.

DIAGNÓSTICO DIFERENCIAL

O diagnóstico diferencial da doença do soro e das reações similares inclui doenças virais com exantemas, vasculite por hipersensibilidade, doença de Kawasaki, febre reumática aguda, infecção meningocóccica ou gonocóccica aguda, endocardite, artrite idiopática juvenil de forma sistêmica (doença de Still), doença de Lyme, hepatite e outros tipos de reações medicamentosas (ver Capítulo 177).

DIAGNÓSTICO

Na maioria dos pacientes, o diagnóstico da doença do soro é clínico e baseado no padrão característico de aparecimento agudo ou subagudo de uma erupção cutânea, febre, artralgia e mialgia graves desproporcionais ao grau de edema que ocorre após a exposição a um possível agente causador. Os pacientes com doença moderada a grave, ou que não estão recebendo um medicamento que possa ser facilmente identificado como agente causador, devem ser avaliados com os seguintes exames laboratoriais:

- Hemograma completo e com diferencial; a trombocitopenia geralmente é observada
- Velocidade de hemossedimentação (VHS) e concentração de proteína C reativa; a VHS geralmente está elevada
- Exame de urina; proteinúria, hemoglobinúria e hematúria microscópica leves podem ser observadas
- Bioquímica sérica, incluindo a determinação de ureia, creatinina e provas de função hepática
- Estudos do sistema complemento, incluindo CH_{50}, C3 e C4; os níveis séricos de componentes do sistema complemento (C3 e C4) estão geralmente reduzidos e atingem o menor valor em cerca de 10 dias. A concentração de anafilatoxina C3a pode estar aumentada
- Exames para detecção de doenças infecciosas específicas, caso indicado pela anamnese ou exame físico
- Culturas virais ou bacterianas adequadas em caso de suspeita de infecção.

As biopsias de pele geralmente não são necessárias para a confirmação do diagnóstico, uma vez que os achados são variáveis e não específicos para a doença do soro. Estudos de imunofluorescência direta de lesões cutâneas frequentemente revelam a presença de depósitos imunes de IgM, IgA, IgE ou C3.

TRATAMENTO

Não há orientações baseadas em evidências ou ensaios controlados para fundamentar as recomendações terapêuticas. O tratamento é primariamente de suporte, sendo composto pela interrupção do agente suspeito e administração de anti-histamínicos para resolução do prurido e anti-inflamatórios não esteroidais, além de analgésicos para a febre baixa e a artralgia leve. Quando os sintomas são especialmente graves, por exemplo, febre acima de 38,5 C, artralgia ou mialgia grave ou disfunção renal, os corticosteroides sistêmicos podem ser usados. Em geral, o uso de prednisona (1 a 2 mg/kg/dia, máximo de 60 mg/dia) por 1 a 2 semanas é suficiente. Após a interrupção da exposição ao agente suspeito, e dependendo de sua meia-vida, os sintomas se resolvem espontaneamente em 1 a 4 semanas. Os sintomas de maior duração sugerem outro diagnóstico.

PREVENÇÃO

A forma primária de prevenção da doença do soro é a busca por terapias alternativas. Em alguns casos, formulações não derivadas de animais podem existir (imunoglobulina botulínica derivada de humanos). As alternativas são os anticorpos parcialmente digeridos de origem animal e os anticorpos obtidos por engenharia (humanizados). Aparentemente, essas terapias têm baixo potencial de desencadear a doença do soro. Caso somente a antitoxina/antiveneno de origem animal esteja disponível, testes cutâneos devem ser realizados antes da administração do soro, mas esse procedimento indica apenas o risco de desenvolvimento de anafilaxia, não de doença do soro. Nos pacientes com evidências de sensibilidade anafilática ao soro equino, uma avaliação de risco *versus* benefício deve ser feita para determinar a necessidade de instituição do tratamento. Se necessário, o soro geralmente pode ser administrado com sucesso por um processo de dessensibilização rápida, usando os protocolos de administração gradual oferecidos pelos fabricantes. A doença do soro não é prevenida por dessensibilização ou pré-tratamento com corticosteroides.

A bibliografia está disponível no Gen-io.

Capítulo 176

Alergia Alimentar e Reações Adversas a Alimentos

Anna Nowak-Węgrzyn, Hugh A. Sampson e Scott H. Sicherer

Reações adversas a alimentos consistem em qualquer reação desfavorável após a ingestão de um alimento ou aditivo alimentar e são classicamente divididas em: **intolerâncias alimentares** (p. ex., **intolerância à lactose**), que são respostas *fisiológicas* adversas; e **alergias alimentares**, que são respostas *imunológicas* adversas e podem ser mediadas ou não mediadas por imunoglobulina E (IgE) (Tabelas 176.1 e 176.2). Assim como em outras doenças atópicas, as alergias alimentares parecem ter aumentado ao longo das últimas 3 décadas, sobretudo em países com estilo de vida ocidental. Em todo o mundo, as suas estimativas de prevalência variam de 1 a 10%; e afetam cerca de 3,5% da população nos EUA. Até 6% das crianças sofrem reações alérgicas a alimentos nos primeiros 3 anos de vida, incluindo quase 2,5% com alergia ao leite de vaca, 2% a ovos e 2 a 3% ao amendoim. A prevalência de **alergia ao amendoim** triplicou na última década. A maioria das crianças "supera" a alergia a leite e ovo, e isso acontece com cerca de 50% delas na idade escolar. Em contraste, 80 a 90% das crianças com alergia a amendoim, nozes ou frutos do mar permanecem alérgicas por toda a vida.

GENÉTICA

Fatores genéticos têm uma contribuição importante no desenvolvimento de alergia alimentar. Estudos realizados com famílias e gêmeos mostram que a história familiar confere um risco 2 a 10 vezes maior, dependendo do contexto do estudo, da população, da alimentação específica e do teste diagnóstico. Estudos de genes candidatos sugerem que as variantes genéticas no *locus* HLA-DQ (HLA-DQB1*02 e DQB1*06:03 P), filagrina, interleucina-10, *STAT6* e *FOXP3* estão associadas à alergia alimentar, embora os resultados sejam inconsistentes entre diferentes populações. Em um estudo de associação pangenômica, a metilação diferencial nas regiões HLA-DR e HLA-DQ foi associada a alergia alimentar. Estudos epigenéticos sugerem efeitos da metilação de DNA em genes das interleucinas 4, 5 e 10 e da interferona (IFN)-γ e na via da proteinoquinase ativada por mitógeno (MAPK; do inglês, ***mitogen-activated protein quinase***).

PATOGENIA

As intolerâncias alimentares são o resultado de uma variedade de mecanismos, ao passo que a alergia alimentar é causada predominantemente por mecanismos imunológicos mediados por IgE e/ou células.

Tabela 176.1 Reações adversas a alimentos.

INTOLERÂNCIA ALIMENTAR (não mediada pelo sistema imunológico, atóxica e não infecciosa)

Fatores do hospedeiro

Deficiências enzimáticas: lactase (primária ou secundária), sacarase/isomaltase, intolerância hereditária à frutose e galactosemia
Doenças gastrintestinais: doença inflamatória intestinal, síndrome do intestino irritável, pseudo-obstrução e cólica
Reações idiossincráticas: cafeína em refrigerantes ("hiperatividade")
Psicológicos: fobias alimentares e transtorno obsessivo-compulsivo
Enxaqueca (raro)

Fatores alimentares (tóxicos, infecciosos ou farmacológicos)

Organismos infecciosos: *Escherichia coli*, *Staphylococcus aureus*, *Clostridium perfringens*, *Shigella*, botulismo, *Salmonella*, *Yersinia* e *Campylobacter*
Toxinas: histamina (intoxicação escombroide) e saxitoxina (marisco)
Agentes farmacológicos: cafeína, teobromina (chocolate e chá), triptamina (tomates), tiramina (queijo), ácido benzoico em frutas cítricas (rubor perioral)
Contaminantes: metais pesados, pesticidas e antibióticos

ALERGIA ALIMENTAR

Mediada por IgE

Cutânea: urticária, angioedema, erupções morbiliformes, rubor e urticária de contato
Gastrintestinal: síndrome de alergia oral e anafilaxia gastrintestinal
Respiratório: rinoconjuntivite aguda e broncospasmo
Generalizada: choque anafilático e anafilaxia induzida por exercício

Mista com mecanismos mediados e não mediados por IgE

Cutânea: dermatite atópica e de contato
Gastrintestinal: esofagite eosinofílica alérgica e gastrenterite
Respiratória: asma

Não mediada por IgE

Cutânea: dermatite de contato e herpetiforme (doença celíaca)
Gastrintestinal: síndromes de enterocolite induzida por proteína alimentar, de proctocolite e de enteropatia, e doença celíaca
Respiratória: hemossiderose pulmonar induzida por alimentos (síndrome de Heiner)
Não classificadas

IgE, imunoglobulina E.

Em indivíduos suscetíveis expostos a determinados alergênios, são formados anticorpos IgE específicos para alimentos que se ligam aos receptores Fcε nos mastócitos, basófilos, macrófagos e células dendríticas. Quando os alergênios alimentares penetram nas barreiras das mucosas e atingem os anticorpos IgE ligados às células, são liberados mediadores que provocam vasodilatação, contração do músculo liso e secreção de muco, os quais resulta em sintomas de hipersensibilidade imediata (alergia). Mastócitos e macrófagos ativados podem liberar várias citocinas que atraem e ativam outras células, como eosinófilos e linfócitos, levando à inflamação prolongada. Sintomas desencadeados durante reações agudas mediadas por IgE podem afetar a pele (urticária, angioedema e rubor); o trato gastrintestinal (prurido oral, angioedema, náuseas, dor abdominal, vômitos e diarreia); o trato respiratório (congestão nasal, rinorreia, prurido nasal, espirros, edema de laringe, dispneia e sibilância); e o sistema cardiovascular (arritmias, hipotensão e perda de consciência). Em alergias alimentares não IgE, os linfócitos, sobretudo células T específicas do alergênio alimentar, secretam quantidades excessivas de diversas citocinas capazes de induzir um processo inflamatório "tardio" e mais crônico que afeta a pele (prurido e erupção eritematosa), o trato gastrintestinal (má progressão ponderal, saciedade precoce, dor abdominal, vômitos e diarreia) e o trato respiratório (hemossiderose pulmonar induzida por alimentos). As respostas mistas, compostas de IgE e imunidade celular, aos alergênios alimentares também podem levar a distúrbios crônicos, como dermatite atópica, asma, esofagite eosinofílica e gastrenterite.

Crianças que desenvolvem alergias alimentares mediadas por IgE podem ser sensibilizadas por alergênios alimentares que penetram na barreira gastrintestinal, conhecidos como **alergênios alimentares de classe 1**, ou por alergênios alimentares que são parcialmente homólogos aos polens de plantas que penetram no trato respiratório, conhecidos como **alergênios alimentares de classe 2**. Qualquer alimento pode servir como um alergênio alimentar de classe 1, mas *ovo*, *leite*, *amendoim*, *nozes*, *peixes*, *soja* e *trigo* são responsáveis por 90% das alergias alimentares durante a infância. Muitas das principais proteínas alergênicas desses alimentos têm sido descritas. Há reatividade cruzada variável, mas significativa, com outras proteínas dentro de um grupo alimentar específico. A exposição e a sensibilização a essas proteínas costumam ocorrer muito cedo na vida. Quase todas as alergias ao leite são desenvolvidas por volta de 1 ano de idade e todas as alergias a ovo têm início em torno de 18 meses de idade, e a idade média das primeiras reações alérgicas ao amendoim é de 14 meses de vida. Os alergênios alimentares classe 2 são em geral proteínas vegetais, frutas ou nozes, todas parcialmente homólogas às proteínas do pólen (Tabela 176.3). Com o desenvolvimento de rinite alérgica sazonal de pólen a partir de bétula, gramíneas ou erva-de-Santiago, a ingestão subsequente de determinadas frutas ou vegetais crus provoca a **síndrome alérgica oral**. A *ingestão intermitente* de alimentos alergênicos pode levar a sintomas agudos, como urticária ou anafilaxia, enquanto a *exposição prolongada* é capaz de conduzir a distúrbios crônicos, como dermatite atópica e asma. A sensibilidade mediada por células se desenvolve, caracteristicamente, com alergênios classe 1.

Tabela 176.2 Diagnóstico diferencial das reações adversas a alimentos.

DOENÇAS GASTRINTESTINAIS (com vômitos e/ou diarreia)

Anormalidades estruturais (estenose pilórica, doença de Hirschsprung e refluxo)
Deficiências enzimáticas (primárias ou secundárias):
Deficiência de dissacaridase: lactase, frutase e sacarase-isomaltase
Galactosemia
Malignidade com obstrução
Outras: insuficiência pancreática (fibrose cística) e doença péptica

CONTAMINANTES E ADITIVOS

Aromatizantes e conservantes (raramente causam sintomas):
- Metabissulfito de sódio, glutamato monossódico e nitritos

Tintas e corantes (muito raramente causam sintomas [urticária e eczema]):
- Tartrazina

Toxinas:
- Bacteriana, fúngica (aflatoxina), relacionada a peixes (escombroide e ciguatera)

Organismos infecciosos:
- Bactérias (*Salmonella*, *Escherichia coli* e *Shigella*)
- Vírus (rotavírus e enterovírus)
- Parasitas (*Giardia* e *Akis simplex* [em peixes])

Contaminantes acidentais:
- Metais pesados e pesticidas

Agentes farmacológicos:
- Cafeína, alcaloide glicosidal solanina (batata), histamina (peixe), serotonina (banana e tomate), triptamina (tomate) e tiramina (queijos)

REAÇÕES PSICOLÓGICAS

Fobias alimentares

MANIFESTAÇÕES CLÍNICAS

Do ponto de vista clínico e diagnóstico, é mais útil subdividir os distúrbios de hipersensibilidade alimentar de acordo com o órgão-alvo predominante (Tabela 176.4) e o mecanismo imunológico envolvido (Tabela 176.1).

Manifestações gastrintestinais

As alergias alimentares gastrintestinais são frequentemente a primeira forma de alergia a afetar lactentes e crianças mais novas e é comum se manifestarem como irritabilidade, vômito ou "regurgitação", diarreia e baixo ganho de peso. As hipersensibilidades mediadas por células

Tabela 176.3 História natural de alergia alimentar e reatividade cruzada entre alergias alimentares comuns.

ALIMENTO	IDADE HABITUAL NO INÍCIO DA ALERGIA	REATIVIDADE CRUZADA	IDADE HABITUAL NA RESOLUÇÃO
Clara de ovo de galinha	0 a 1 ano	Ovos de outras aves	7 anos (75% dos casos são solucionados)*
Leite de vaca	0 a 1 ano	Leites de cabra, ovelha e búfala	5 anos (76% dos casos são solucionados)*
Amendoim	1 a 2 anos	Outras leguminosas, ervilhas e lentilhas; correatividade com nozes e castanhas	Persistente (20% dos são solucionados)
Nozes e castanhas	1 a 2 anos; em adultos, a reação inicia após reatividade cruzada ao pólen de bétula	Outras nozes e castanhas; correatividade com amendoim	Persistente (9% dos casos são solucionados)
Peixes	Final da infância e na idade adulta	Outros peixes (baixa reatividade cruzada com atum e peixe-espada)	Persistente†
Mariscos	Idade adulta (em 60% dos pacientes com essa alergia)	Outros mariscos e moluscos	Persistente
Trigo*	6 a 24 meses	Outros grãos que contêm glúten (centeio e cevada)	5 anos (80% dos casos são solucionados)
Soja*	6 a 24 meses	Outras leguminosas	2 anos (67% dos casos são solucionados)
Kiwi	Qualquer idade	Banana, abacate e látex	Desconhecida
Maçãs, cenouras e pêssegos§	Final da infância e na vida adulta	Pólen de bétula, outras frutas e nozes	Desconhecida

*Estudos recentes sugerem que a resolução pode ocorrer em uma idade mais avançada, especialmente em crianças com múltiplas alergias alimentares e pico de imunoglulina E específica para alimentos > 50 kU_A/ℓ durante toda a vida. †A alergia a peixe que é adquirida na infância pode ser solucionada. §Na maioria dos casos, alergia a maçãs, cenouras e pêssegos frescos (*síndrome da alergia oral*) é provocada por proteínas termolábeis. Frutas frescas causam prurido oral, mas cozidas são toleradas. Em geral, não há risco de anafilaxia; embora em casos raros, as alergias à proteína de transferência de lipídios com reatividade cruzada possam ocasionar anafilaxia após a ingestão de frutas (p. ex., pêssego) e outros vegetais. (Adaptada de Lack G. Food allergy. *N Engl J Med.* 2008; 359:1252-1260.)

Tabela 176.4 Sintomas de reações alérgicas induzidas por alimentos.

ÓRGÃO-ALVO	SINTOMAS IMEDIATOS	SINTOMAS TARDIOS	ÓRGÃO-ALVO	SINTOMAS IMEDIATOS	SINTOMAS TARDIOS
Cutâneo	Eritema Prurido Urticária Erupção morbiliforme Angioedema	Eritema Rubor Prurido Erupção morbiliforme Angioedema Erupcão cutânea eczematosa	Gastrintestinal (oral)	Angioedema dos lábios, língua ou palato Prurido oral Edema de língua	
Ocular	Prurido Eritema conjuntival Lacrimejamento Edema periorbital	Prurido Eritema conjuntival Lacrimejamento Edema periorbital	Gastrintestinal (inferior)	Náuseas Cólica abdominal Refluxo Vômito Diarreia	Náuseas Dor abdominal Refluxo Vômito Diarreia Hematoquezia Irritabilidade e recusa alimentar com perda de peso (crianças pequenas)
Respiratório superior	Congestão nasal Prurido Rinorreia Espirros Edema laríngeo Rouquidão Acesso de tosse seca (*staccato*)		Cardiovascular	Taquicardia (às vezes, bradicardia em anafilaxia) Hipotensão Tontura Desmaio Perda de consciência	
Respiratório inferior	Tosse Aperto no peito Dispneia Sibilância Retrações intercostais Uso de musculatura acessória	Tosse, dispneia e sibilância	Variados	Contrações uterinas Sensação de "morte iminente"	

De Boyce JA, Assa'ad A, Burks AW *et al.* Guideline for the diagnosis and management of food allergy in the United States: report of the NIAID-sponsored expert panel. *J Allergy Clin Immunol.* 2010; 126(6):S1-S58 (Tabela IV, p S19.)

sem envolvimento de IgE predominam, tornando de pouco valor diagnóstico os testes convencionais de alergia, como testes cutâneos por puntura e *in vitro* para detecção de anticorpos IgE específicos para alimentos.

É comum a **síndrome de enterocolite induzida por proteína alimentar** (FPIES; do inglês, *food protein-induced enterocolitis syndrome*) se manifestar nos primeiros meses de vida como irritabilidade, vômitos intermitentes e diarreia prolongada, e pode resultar em desidratação (Tabela 176.5). Em geral, os vômitos ocorrem 1 a 4 h após alimentação, e a exposição contínua pode ocasionar distensão abdominal, diarreia sanguinolenta, anemia e dificuldade de ganho de peso. Na maioria das vezes, os sintomas são provocados pelo leite de vaca ou fórmulas à base de proteína de soja. Uma síndrome de enterocolite semelhante ocorre em bebês mais velhos e crianças por causa da ingestão de arroz,

Tabela 176.5 Síndromes gastrintestinais induzidas por proteínas alimentares.

	FPIES	PROCTOCOLITE	ENTEROPATIA	GASTROENTEROPATIAS EOSINOFÍLICAS*
Idade de início	1 dia a 1 ano	1 dia a 6 meses	Dependente da idade de exposição ao antígeno, leite de vaca e soja até 2 anos	Lactentes a adolescentes
Proteínas alimentares relacionadas				
Mais comuns	Leites de vaca e soja	Leite de vaca e soja	Leite de vaca e soja	Leite de vaca, soja, clara de ovo, trigo e amendoim
Menos comuns	Arroz, frango, peru, peixe e ervilha	Ovo, milho e chocolate	Trigo e ovo	Carnes, milho, arroz, frutas, vegetais e peixe
Hipersensibilidades alimentares múltiplas	> 50% a leite de vaca e soja	40% a leite de vaca e soja	Rara	Comum
Tipo de alimentação no momento do início	Fórmula	> 50% amamentação exclusivamente com leite materno	Fórmula	Fórmula
Antecedentes atópicos				
História familiar de atopia	40 a 70%	25%	Desconhecida	Cerca de 50% (com frequência, história de esofagite eosinofílica)
História pessoal de atopia	30%	22%	22%	cerca de 50%
Sintomas				
Êmese	Proeminente	Não	Intermitente	Intermitente
Diarreia	Grave	Não	Moderada	Moderada
Fezes sanguinolentas	Grave	Moderada	Rara	Moderada
Edema	Agudo e grave	Não	Moderado	Moderado
Choque	15%	Não	Não	Não
Má progressão ponderal	Moderada	Não	Moderada	Moderada
Achados laboratoriais				
Anemia	Moderada	Leve	Moderada	Leve a moderada
Hipoalbuminemia	Aguda	Rara	Moderada	Leve a grave
Metemoglobinemia	Pode estar presente	Não	Não	Não
Avaliação de alergia				
Teste cutâneo de puntura com alimento	Negativo†	Negativo	Negativo	Positivo em cerca de 50%
IgE sérica para alergênio alimentar	Negativo†	Negativo	Negativo	Positivo em cerca de 50%
IgE total	Normal	Negativo	Normal	Normal a elevada
Eosinofilia de sangue periférico	Não	Ocasional	Não	Presente em < 50%
Achados de biopsia				
Colite	Proeminente	Focal	Não	Pode estar presente
Hiperplasia de linfonodos	Não	Comum	Não	Sim
Eosinófilos	Proeminentes	Proeminentes	Poucos	Proeminentes; também infiltrados neutrofílicos, alongamento papilar e hiperplasia da zona basal
Provocação alimentar	Vômito em 1 a 4 h; diarreia em 5 a 8 h	Hemorragia retal em 6 a 72 h	Vômito, diarreia ou ambos em 40 a 72 h	Vômito e diarreia em horas a dias
Tratamento	Eliminação de proteína, 80% respondem a hidrolisado de caseína, e os sintomas desaparecem em 3 a 10 dias; nova provocação sob supervisão em 1,5 a 2 anos	Eliminação de proteína, sintomas desaparecem em 3 dias com hidrolisado de caseína, retomar/continuar a amamentação materna ou dieta restrita em antígeno materno; reintroduzir em casa após os 9 a 12 meses de idade	Eliminação de proteína, sintomas desaparecem em 1 a 3 semanas; nova provocação e biopsia em 1 a 2 anos	Eliminação de proteína, boa resposta a hidrolisado de caseína, excelente resposta a dieta elementar; sintomas desaparecem dentro de 2 a 3 semanas, excelente resposta aguda a esteroides; nova provocação por meio da reintrodução em casa e biopsia em 1 a 2 anos

(continua)

Tabela 176.5 Síndromes gastrintestinais induzidas por proteínas alimentares. *(continuação)*

	FPIES	PROCTOCOLITE	ENTEROPATIA	GASTROENTEROPATIAS EOSINOFÍLICAS*
História natural	Leite de vaca: 60% são solucionados por volta de 2 anos de idade Soja: 25% são solucionados por volta de 2 anos de idade	Solucionada entre os 9 e 12 meses de idade	Na maioria dos casos, é solucionado em 2 a 3 anos	Normalmente, um curso prolongado e recidivante
Reintrodução do alimento	Provocação alimentar em paciente internado	Em casa, avançar gradualmente a partir de 30 g até alimentações completas durante 2 semanas	Em casa, avançar gradualmente	Em casa, avançar gradualmente

*Gastroenteropatias eosinofílicas abrangem esofagite, gastrite e gastroenterocolite. †Se positivo, pode ser um fator de risco para doença persistente. FPIES: síndrome de enterocolite induzida por proteína alimentar. De Nowak-Węgrzyn A, Muraro A. Food protein-induced enterocolitis syndrome. *Curr Opin Allergy Immunol.* 2009; 9:371-377 (Tabela 1, p. 372).

aveia, trigo, ovo, amendoim, nozes, frango, peru ou peixe. A hipotensão se manifesta em cerca de 15% dos pacientes após a ingestão do alergênio e a suspeita inicial para sua causa pode ser sepse. De modo geral, a FPIES se resolve por volta dos 3 a 5 anos de idade.

A **proctocolite induzida por proteína alimentar** (FPIAP; do inglês, ***f****ood* ***p****rotein-****i****nduced* ***a****llergic* ***p****roctocolitis*) surge nos primeiros meses de vida como fezes com estrias de sangue em lactentes saudáveis (Tabela 176.5). Cerca de 60% dos casos ocorrem entre lactentes em aleitamento materno, e o restante, em grande parte, entre os bebês alimentados com leite de vaca ou fórmula à base de proteína de soja. Em geral, a perda de sangue é modesta, mas, às vezes, pode ocasionar anemia.

A **enteropatia induzida por proteína alimentar** (FPE; do inglês, ***f****ood* ***p****rotein-induced* ***e****nteropathy*) com frequência se manifesta nos primeiros meses de vida como diarreia, sempre com esteatorreia e baixo ganho de peso (Tabela 176.5). Os sintomas incluem diarreia prolongada, vômitos em até 65% dos casos, má progressão ponderal, distensão abdominal, saciedade precoce e má absorção. Ocasionalmente, há anemia, edema e hipoproteinemia. A **sensibilidade ao leite de vaca** é a causa mais comum de FPE em bebês mais novos, mas também foi associada à sensibilidade a soja, ovo, trigo, arroz, frango e peixe em crianças mais velhas. A **doença celíaca**, forma mais grave de FPE, acomete aproximadamente 1:100 indivíduos da população dos EUA, embora possa ser "silenciosa" em muitos pacientes (ver Capítulo 364.2). A forma desenvolvida é caracterizada por extensa perda de vilosidades absortivas e hiperplasia das criptas, ocasionando má absorção, diarreia crônica, esteatorreia, distensão abdominal, flatulência e perda de peso ou má progressão ponderal. A má absorção pode resultar em úlceras orais e outros sintomas extraintestinais. Indivíduos geneticamente suscetíveis (HLA-DQ2 ou HLA-DQ8) demonstram uma resposta mediada por células para a gliadina desaminada por transglutaminase tecidual (uma fração de glúten), a qual é encontrada em trigo, centeio e cevada.

A **esofagite eosinofílica** (EoE) pode aparecer desde a primeira infância até a adolescência, com mais frequência em meninos (ver Capítulo 350). Em crianças pequenas, a EoE é mediada sobretudo por células, manifestando-se como refluxo gastresofágico crônico (RGE), vômito intermitente, recusa alimentar, dor abdominal, disfagia, irritabilidade, distúrbios do sono e falta de resposta a medicamentos convencionais para RGE; ela é um diagnóstico clinicopatológico. O diagnóstico é confirmado quando 15 eosinófilos por campo de alta potência são observados na biopsia esofágica que se segue ao tratamento com inibidores de bomba de prótons. A gastrenterite eosinofílica ocorre em qualquer idade e causa sintomas semelhantes aos de EoE, bem como proeminente perda de peso ou má progressão ponderal, e ambas são as principais características desse distúrbio. Mais de 50% dos pacientes com esse distúrbio são atópicos; no entanto, reações mediadas por IgE induzidas por alimentos têm sido relacionadas apenas com uma minoria de pacientes. Em alguns lactentes com acentuada enteropatia associada à perda de proteínas pode ocorrer edema generalizado secundário à hipoalbuminemia.

A **síndrome de alergia oral** (síndrome de alergia alimentar associada ao pólen) é uma hipersensibilidade mediada por IgE que ocorre em muitas crianças mais velhas com rinite alérgica induzida por pólen de bétula e erva-de-Santiago. Os sintomas normalmente se limitam à orofaringe e abrangem o início rápido de prurido oral; formigamento e angioedema dos lábios, língua, palato e garganta; e, às vezes, uma sensação de prurido nos ouvidos e aperto na garganta. Os sintomas geralmente são de curta duração e ocasionados pela ativação de mastócitos locais após o contato com frutas frescas e proteínas vegetais que reagem de forma cruzada com polens de bétula (maçã, cenoura, batata, aipo, avelãs, kiwi, cereja e pera); de gramíneas (batata, tomate, melancia e kiwi) e de erva-de-Santiago (banana, melancia e melão).

A **alergia gastrintestinal aguda** quase sempre se manifesta como dor abdominal aguda, vômito ou diarreia que acompanha os sintomas alérgicos mediados por IgE em outros órgãos-alvo.

Manifestações cutâneas

Alergias alimentares cutâneas também são comuns em lactentes e em crianças mais novas.

A **dermatite atópica** é uma forma de eczema que, em geral, começa na primeira infância e é caracterizada por prurido, um curso de recidiva crônica e associação com asma e rinite alérgica (ver Capítulo 170). Embora nem sempre seja evidenciado pela história clínica, ao menos 30% das crianças com dermatite atópica moderada a grave têm alergias alimentares. Quanto mais jovem a criança e mais grave o eczema, maior a probabilidade de a alergia alimentar ter um papel patogênico na doença.

Urticária aguda e angioedema estão entre os sintomas mais comuns de reações alérgicas a alimentos (ver Capítulo 173). O início dos sintomas pode ser muito rápido, minutos após a ingestão do alergênio responsável. Esses resultam da ativação de mastócitos portadores de IgE por alergênios alimentares absorvidos e distribuídos rapidamente por todo o corpo. Os alimentos acusados com mais frequência em crianças são ovo, leite, amendoim e nozes, embora as reações a várias sementes (gergelim e papoula) e frutas (kiwi) estejam se tornando mais comuns. É muito raro urticária crônica e angioedema serem causadas por alergias alimentares.

A **dermatite perioral** costuma ser uma dermatite de contato provocada por substâncias contidas em creme dental, gomas, batom ou fármacos. O **rubor perioral** é frequentemente observado em lactentes alimentados com frutas cítricas e pode ser causado pelo ácido benzoico presente na comida; também ocorrer durante a amamentação. Em ambas as situações, o efeito é benigno. É possível que o rubor também seja ocasionado pela síndrome do nervo auriculotemporal (também conhecida como síndrome de Frey, com provável hereditariedade ou decorrência de complicações no parto), a qual se resolve de forma espontânea.

Manifestações respiratórias

Alergias alimentares respiratórias não são comuns como sintomas isolados. Embora muitos pais acreditem que a congestão nasal em lactentes seja geralmente causada por alergia ao leite, estudos mostram que não é esse o caso. Os sintomas de **rinoconjuntivite induzida por alimentos** acompanham os sintomas alérgicos em outros órgãos-alvo na maioria dos casos, como a pele, e abrangem manifestações típicas de rinite alérgica (prurido periocular e lacrimejamento, congestão e prurido nasal, espirros e rinorreia). Sibilância ocorre em cerca de 25% das reações alérgicas alimentares mediadas por IgE, mas apenas 10% dos pacientes asmáticos apresentam sintomas respiratórios induzidos por alimento.

Anafilaxia

A anafilaxia é definida como uma reação alérgica multissistêmica grave, de início rápido e potencialmente fatal. As reações alérgicas alimentares são a causa mais comum de anafilaxia observada em serviços de emergência hospitalar nos EUA. Além do início rápido de sintomas cutâneos, respiratórios e gastrintestinais, os pacientes podem apresentar sintomas cardiovasculares, incluindo hipotensão, colapso vascular e arritmias cardíacas, as quais são ao que parece provocadas pela liberação maciça de mediadores de mastócitos. A **anafilaxia induzida por exercício associada a alimentos** ocorre com mais frequência entre atletas adolescentes, sobretudo mulheres (ver Capítulo 149).

DIAGNÓSTICO

É necessária uma história clínica completa para determinar se a sintomatologia do paciente representa uma reação alimentar adversa (Tabela 176.2), se é uma manifestação de intolerância alimentar ou reação alérgica, e caso for a última, se é provável que seja uma resposta mediada por IgE ou células (Figura 176.1). Os seguintes fatos devem ser estabelecidos: (1) o alimento suspeito de provocar a reação e quantidade ingerida; (2) o intervalo entre a ingestão e o desenvolvimento de sintomas; (3) os tipos de sintomas induzidos pela ingestão; (4) se a ingestão do alimento suspeito produziu sintomas semelhantes em outras ocasiões; (5) se outros fatores desencadeantes, como exercício, são necessários; e (6) o intervalo desde a última reação ao alimento.

Testes cutâneos de puntura e laboratoriais *in vitro* são úteis para demonstrar a *sensibilização por IgE*, definida como a presença de anticorpos IgE específicos para alimentos. Muitas frutas e vegetais requerem teste cutâneo de puntura com produtos frescos porque as proteínas instáveis são destruídas durante a preparação comercial.

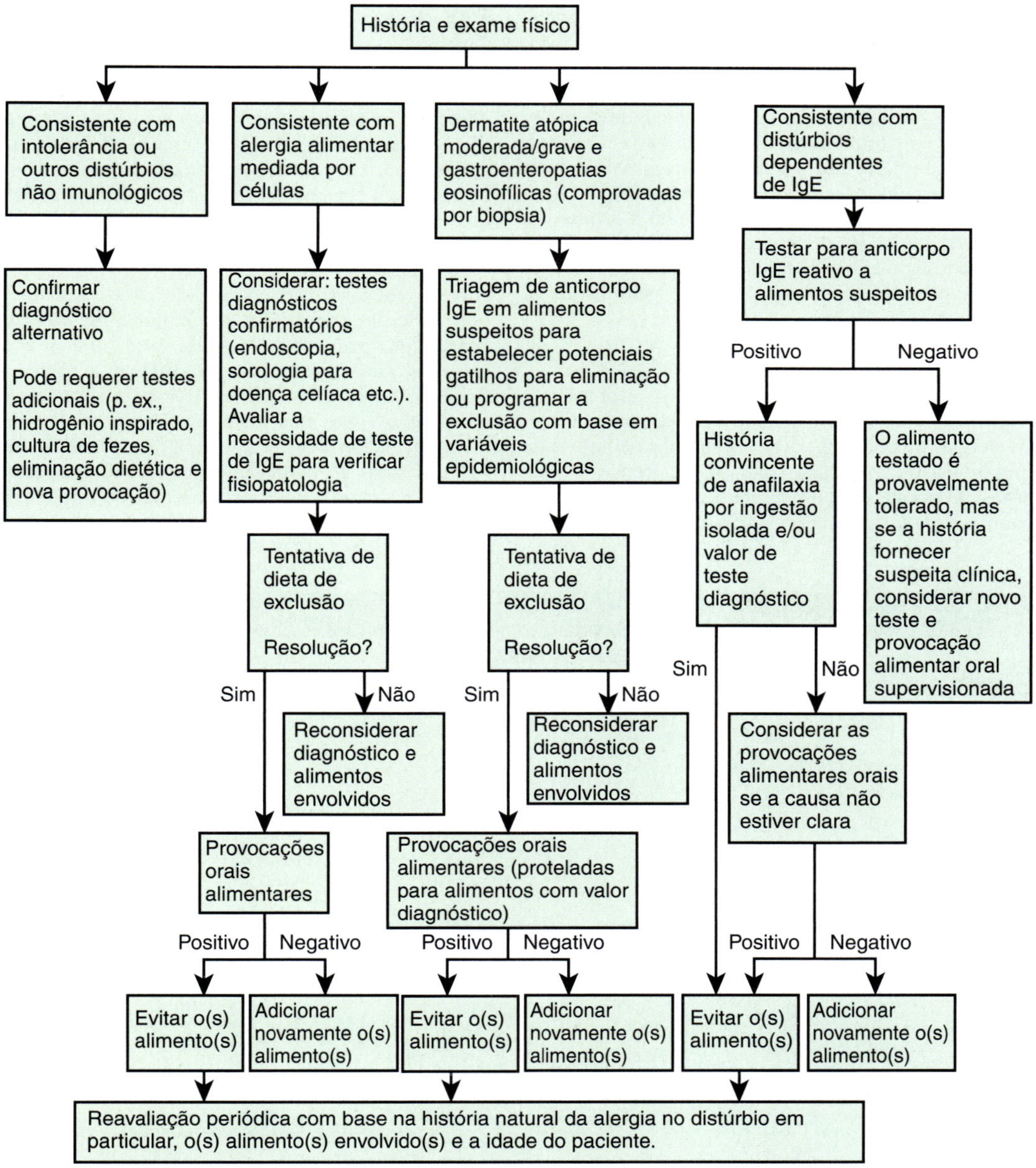

Figura 176.1 Esquema geral para diagnóstico de alergia alimentar. (De Sicherer SH. Food allergy. Lancet. 2002; 360:701-710.)

O resultado negativo praticamente exclui uma forma de alergia alimentar mediada por IgE; por outro lado, a maioria das crianças com respostas positivas a um alimento não reagem quando esse é ingerido, portanto, testes mais definitivos, como os quantitativos de IgE ou exclusão e provocação de alimentos, costumam ser necessários para estabelecer um diagnóstico de alergia alimentar. Os níveis séricos de IgE específica para alimentos (≥ 15 kU_A/ℓ para o leite [≥ 5 kU_A/ℓ para crianças ≤ 1 ano de idade], ≥ 7 kU_A/ℓ para ovo [≥ 2 kU_A/ℓ para crianças < 2 anos de idade] e ≥ 14 kU_A/ℓ para amendoim) estão associados a uma probabilidade > 95% de reatividade clínica a esses alimentos em crianças com suspeita de reatividade. Na ausência de uma história clara de reatividade a algum tipo de comida e evidência de anticorpos IgE específicos para alimentos, é preciso realizar estudos definitivos antes que as recomendações sejam feitas para exclusão ou utilização de dietas altamente restritivas que podem ser deficientes em nutrientes, logisticamente impraticáveis, desfavoráveis para a família, caras ou causa potencial de futuros distúrbios alimentares. De modo geral, reações alérgicas alimentares mediadas por IgE são muito específicas ao alimento, de modo que não há justificativa para a aplicação de dietas de exclusão amplas, como a restrição a todos os grãos de cereais, leguminosas ou produtos de origem animal (Tabelas 176.3 e 176.6).

Não há estudos laboratoriais para ajudar na identificação dos alimentos responsáveis pelas reações mediadas por células. Desse modo, *dietas de eliminação seguidas de provocações alimentares* são o único caminho para o estabelecimento do diagnóstico. Alergologistas peritos em lidar com reações alérgicas a alimentos e capazes de tratar a anafilaxia devem realizar provocações alimentares. Antes do início desse teste, o alimento suspeito deve ser eliminado da dieta por 10 a 14 dias para alergia alimentar mediada por IgE e até 8 semanas para alguns distúrbios mediados por células, como EoE. Algumas crianças com reações mediadas por células ao leite de vaca não toleram fórmulas hidrolisadas e devem receber aquelas derivadas de aminoácidos. Se os sintomas permanecerem inalterados apesar das dietas de eliminação adequadas, é improvável que a alergia alimentar seja responsável pelo distúrbio da criança.

TRATAMENTO

A identificação e a exclusão adequadas dos alimentos responsáveis pelas reações de hipersensibilidade alimentar são os únicos tratamentos validados para as alergias provenientes deles. A completa eliminação de alimentos comuns (leite, ovo, soja, trigo, arroz, frango, peixe, amendoim e nozes) é muito difícil por causa de sua utilização generalizada em uma variedade de alimentos processados. A organização leiga **Food Allergy Research and Education** (FARE, www.foodallergy.org) fornece ótimas informações para ajudar os pais a lidar com as questões práticas e emocionais que cercam essas dietas. Materiais educativos validados também são disponibilizados pelo **Consortium of Food Allergy Research** (www.cofargroup.org).

Crianças com asma e alergia alimentar mediada por IgE, alergia a amendoim ou nozes, ou história de reação anterior grave devem receber epinefrina autoinjetável e um plano de emergência por escrito em caso de ingestão acidental (ver Capítulo 174). Como muitas dessas alergias são superadas, as crianças devem ser reavaliadas periodicamente por um alergologista para determinar se elas perderam sua reatividade clínica. Inúmeros ensaios clínicos estão começando a avaliar a eficácia da imunoterapia por via oral, sublingual e epicutânea (adesivo) para o tratamento de alergias alimentares mediadas por IgE (leite, ovo e amendoim). A combinação de imunoterapia oral com tratamento anti-IgE (omalizumabe) pode ser ainda mais eficaz do que a feita de forma isolada. Além disso, leite extensivamente aquecido ou ovo em produtos assados são tolerados pela maioria das crianças alérgicas a esses dois alimentos. A ingestão regular de produtos assados com leite e ovos parece acelerar a resolução dessa alergia. A Tabela 176.7 fornece recomendações de vacinação para crianças alérgicas a ovo que necessitam de imunização.

PREVENÇÃO

Costumava-se pensar que a restrição completa de alimentos alergênicos e o atraso na introdução da dieta impediria a alergia, mas provavelmente o oposto é verdadeiro: a *introdução tardia desses alimentos pode aumentar o risco de alergia*, sobretudo em crianças com dermatite atópica. Um ensaio de introdução precoce de amendoim na dieta randomizou 640 lactentes de entre 4 e 11 meses de vida com eczema grave, alergia a ovo ou ambos para consumir ou evitar o amendoim até os 5 anos de idade. O estudo acompanhou lactentes até os 5 anos de idade. A introdução precoce do amendoim reduziu de forma drástica o desenvolvimento de alergia ao alimento entre crianças com risco elevado para desenvolvê-la. Uma teoria por trás dessa abordagem sugere que a introdução oral precoce de amendoim provoca tolerância oral que precede a potencial sensibilização ao amendoim por meio da barreira cutânea rompida. Bebês com doença atópica de início precoce (p. ex., eczema grave) ou alergia a ovo nos primeiros 4 a 6 meses de vida podem se beneficiar da avaliação realizada por um alergologista, ou médico especializado no manejo de doenças alérgicas, para diagnosticar qualquer alergia alimentar e auxiliar na implementação adequada da introdução precoce do amendoim. O médico pode realizar um

Tabela 176.6 Implicações clínicas de proteínas de reatividade cruzada na alergia mediada por IgE.

GRUPO ALIMENTAR	RISCO DE ALERGIA PARA ≥ 1 MEMBRO (APROXIMADO)	CARACTERÍSTICA(S)
Leguminosas	5%	As causas principais de reações são amendoim, grão de soja, lentilha, tremoço e grão-de-bico
Nozes (p. ex., amêndoas, castanha de caju, avelã, nozes e castanha-do-pará)	35%	As reações são frequentemente graves
Peixes	50%	As reações podem ser graves
Mariscos	75%	As reações podem ser graves
Grãos	20%	
Leites de mamíferos	90%	O leite de vaca tem alta reatividade cruzada com o leite de cabra ou ovelha (92%), mas não com o leite de égua (4%)
Rosáceas (frutas com caroço)	55%	O risco de reações > 3 alimentos relacionados é muito baixo (< 10%); os sintomas são normalmente leves (síndrome da alergia oral)
Látex-alimento	35%	Banana, kiwi, figo, castanha e abacate são as causas principais de reações para indivíduos alérgicos a látex
Alimento-látex	11%	Indivíduos alérgicos a banana, kiwi, figo, castanha e abacate podem estar em risco aumentado de reações ao látex

Adaptada de Sicherer SH. Food allergy. *Lancet.* 2002; 360:701-710.

Tabela 176.7 Recomendações do ACIP e da AAP para administração de vacinas em pacientes com alergia a ovo.

VACINA	ACIP e CDC, 2016	AAP, 2016
MMR/MMRV	Pode ser utilizada	Pode ser utilizada
Gripe	Receber sem nenhuma precaução especial*	Receber sem nenhuma precaução especial*
Raiva	Utilizar com precaução	Sem recomendação específica
Febre amarela	Contraindicada, mas protocolos de dessensibilização podem ser seguidos para administrar a vacina, se necessário (citar PI)	Contraindicada, mas protocolos de dessensibilização podem ser seguidos para administrar a vacina, se necessário (citar PI)

*Em 2016, as recomendações mudaram e passaram a sugerir que todas as crianças com alergia a ovo de qualquer gravidade recebam a vacina da gripe inativada injetável conforme o recomendado para a idade em um estabelecimento médico sem necessidade de nenhum exame especial e com as mesmas precauções já sugeridas para outras imunizações, incluindo um período de observação de 15 minutos em um ambiente onde há profissionais treinados e equipamento disponíveis para reconhecer e tratar as reações alérgicas e anafilaxia. ACIP, Advisory Committee on Immunization Practices, Centers for Disease Control and Prevention; AAP, American Academy of Pediatrics; MMR, vacina contra sarampo, caxumba e rubéola (tríplice viral); MMRV, vacina varicela combinada com a tríplice viral; PI, product insert. (De Boyce JA, Assa'ad A, Burks AW *et al.* Guideline for the diagnosis and management of food allergy in the United States: report of the NIAID-sponsored expert panel. *J Allergy Clin Immunol.* 2010; 126(6):S1-S58 [Tabela V, p. S31].)

teste monitorado de provocação a amendoim para aqueles com evidência de resposta positiva ao teste cutâneo ou concentração sérica de IgE específica de amendoim > 0,35 kU_A/ℓ para determinar se eles são clinicamente reativos antes de iniciar a introdução em casa de formas seguras de amendoim para crianças. Detalhes adicionais sobre introdução precoce do amendoim encontram-se disponíveis no *site* do National Institute of Allergy and Infectious Diseases (NIAID).[1]

Não há evidências comprobatórias suficientes para sustentar a prática de restringir a dieta materna durante a gestação ou amamentação, ou de retardar a introdução de diversos alimentos alergênicos para lactentes de famílias atópicas (Tabela 176.8). O aleitamento materno exclusivo nos primeiros 4 a 6 meses de vida pode reduzir os distúrbios alérgicos nos anos de vida iniciais em lactentes com alto risco para desenvolver doença alérgica. Alimentos potencialmente alergênicos (ovos, leite, trigo, soja, amendoim/nozes e peixe) devem ser introduzidos após esse período de amamentação exclusiva e podem prevenir o posterior desenvolvimento de alergias. O uso de fórmulas de soro de leite parcialmente hidrolisado pode ser benéfico se o aleitamento materno não puder ser continuado por 4 a 6 meses ou após o desmame, especialmente para prevenir eczema em famílias de alto risco, mas essa abordagem permanece controversa. Suplementos probióticos também podem reduzir a incidência e a gravidade do eczema. Como algumas preparações para a pele contêm óleo de amendoim, o qual pode sensibilizar crianças pequenas, sobretudo aquelas com inflamação cutânea, essas preparações devem ser evitadas. Uma vez que a barreira cutânea inflamada/rompida é um fator de risco para alergia alimentar, estudos estão em andamento para aumentar essa barreira desde o nascimento, com uso de emolientes e diminuição da frequência de banhos, a fim de reduzir a incidência de dermatite atópica em neonatos de alto risco.

A bibliografia está disponível no GEN-io.

[1]https://www.niaid.nih.gov/diseases-conditions/guidelines-clinicians-and-patients-food-allergy.

Tabela 176.8 Prevenção de alergia alimentar.

Aleitamento materno exclusivo por 4 a 6 meses
Introduzir alimentos sólidos (complementares) após 4 a 6 meses de aleitamento materno exclusivo
Introduzir alimentos complementares de baixo risco, um de cada vez
Introduzir alimentos com potencial altamente alergênico (peixe, ovos, amendoim, leite e trigo) logo após a introdução de alimentos de baixo risco (não há necessidade de evitar ou retardar)
Lactentes com doença atópica de início precoce (p. ex., eczema grave) ou alergia a ovo nos primeiros 4 a 6 meses de vida
Não evitar alimentos alergênicos durante a gestação ou amamentação
Fórmulas à base de soja não previnem doença alérgica

Capítulo 177

Reações Adversas a Medicamentos

Christine B. Cho, Mark Boguniewicz e Scott H. Sicherer

As reações adversas a medicamentos podem ser divididas em previsíveis (tipo A) e imprevisíveis (tipo B). As **reações previsíveis a medicamentos**, que incluem toxicidade, interações medicamentosas e efeitos adversos, são dependentes da dose, podem estar relacionadas com ações farmacológicas conhecidas e ocorrem nos pacientes sem nenhuma suscetibilidade. As **reações imprevisíveis a medicamentos** são independentes da dose, geralmente não estão relacionadas com as suas ações farmacológicas e ocorrem nos pacientes geneticamente predispostos. Elas incluem reações idiossincráticas, reações alérgicas (hipersensibilidade) e reações pseudoalérgicas. As **reações alérgicas** requerem sensibilização prévia, manifestam-se como sinais ou sintomas característicos de um mecanismo alérgico, como a anafilaxia ou a urticária, e ocorrem em indivíduos geneticamente suscetíveis. Tais reações podem ocorrer em doses significativamente abaixo da faixa terapêutica. As **reações pseudoalérgicas** assemelham-se às reações alérgicas, mas são causadas pela liberação de mediadores de mastócitos e basófilos não mediada pela IgE. Os antígenos que apresentam reatividade cruzada independente do fármaco podem induzir sensibilização manifestando-se como alergia a medicamentos. Os pacientes com anafilaxia induzida pelo cetuximabe possuem anticorpos IgE específicos para a galactose-α-1,3-galactose nas amostras pré-tratamento. Esse antígeno está presente na porção da cadeia pesada do cetuximabe que se liga a antígeno e é similar às estruturas do grupo sanguíneo ABO. A sensibilização à galactose-α-1,3-galactose pode ocorrer após picadas de carrapatos por causa da reatividade cruzada com os antígenos da saliva desse animal.

EPIDEMIOLOGIA

A incidência das reações adversas a medicamentos (RAMs) na população em geral e na população pediátrica permanece desconhecida. No entanto, dados hospitalares de pacientes internados mostram uma incidência de 6,7%, com uma ocorrência de RAMs fatais de 0,32%. Os bancos de dados, como o programa MedWatch da agência americana Food and Drug Administration (FDA) (http://www.fda.gov/medwatch/index.html), provavelmente têm problemas com a subnotificação. As reações cutâneas são a forma mais comum de RAM, e ampicilina, amoxicilina, penicilina e sulfametoxazol-trimetoprima (TMP/SMX) são os medicamentos mais frequentemente envolvidos (Tabelas 177.1 e 177.2). Apesar de a maioria das RAMs não parecer ser alérgica em sua natureza, 6% a 10% podem ser atribuídas a um mecanismo alérgico

Tabela 177.1 Heterogeneidade das reações alérgicas induzidas por medicamentos.

REAÇÕES ESPECÍFICAS A ÓRGÃOS	CARACTERÍSTICAS CLÍNICAS	EXEMPLOS DE AGENTES CAUSADORES
CUTÂNEAS		
Exantema	Máculas e pápulas pequenas e difusas que se desenvolvem dias após o início da administração do medicamento Hipersensibilidade do tipo tardio	Alopurinol, aminopenicilinas, cefalosporinas, agentes anticonvulsivantes e sulfonamidas antibacterianas
Urticária, angioedema	Começa minutos após o início da administração do medicamento Potencial para anafilaxia Geralmente mediada pela IgE	Mediada pela IgE: antibióticos betalactâmicos Mediada pela bradicinina: IECA
Erupção fixa por medicamentos	Placas hiperpigmentadas Recidiva afeta o mesmo local da pele ou mucosa	Tetraciclina, sulfonamidas, AINEs e carbamazepina
Pústulas	Acneiformes Pustulose exantemática generalizada aguda (PEGA)	Acneiformes: corticosteroides, sirolimo PEGA: antibióticos, bloqueadores dos canais de cálcio
Bolhas	Bolhas tensas Bolhas flácidas	Furosemida, vancomicina Captopril, penicilamina
SSJ	Febre, estomatite erosiva, envolvimento ocular, máculas purpúricas na face e no tronco com < 10% de descolamento epidérmico	Sulfonamidas antibacterianas, anticonvulsivantes, AINEs oxicam e alopurinol
NET	Características semelhantes à SSJ, mas > 30% de descolamento epidérmico Mortalidade de até 50%	Mesmos da SSJ
Lúpus cutâneo	Placas eritematosas ou descamativas em áreas expostas ao sol	Hidroclorotiazida, bloqueadores dos canais de cálcio, IECAs
Hematológicas	Anemia hemolítica, trombocitopenia, granulocitopenia	Penicilina, quinina, sulfonamidas
Hepáticas	Hepatite, icterícia colestática	Ácido para-aminossalicílico, sulfonamidas, fenotiazinas
Pulmonares	Pneumonite, fibrose	Nitrofurantoína, bleomicina, metotrexato
Renais	Nefrite intersticial, glomerulonefrite membranosa	Penicilina, sulfonamidas, ouro, penicilamina, alopurinol
REAÇÕES DE MÚLTIPLOS ÓRGÃOS		
Anafilaxia	Urticária/angioedema, broncospasmo, sintomas gastrintestinais, hipotensão Reações dependentes e não dependentes de IgE	Antibióticos betalactâmicos, anticorpos monoclonais
DRESS	Erupção cutânea, febre, eosinofilia, disfunção hepática, linfadenopatia	Anticonvulsivantes, sulfonamidas, minociclina, alopurinol
Doença do soro	Urticária, artralgia, febre	Anticorpos heterólogos, infliximabe
Lúpus eritematoso sistêmico	Artralgia, mialgia, febre, mal-estar	Hidralazina, procainamida, isoniazida
Vasculite	Vasculite cutânea ou visceral	Hidralazina, penicilamina, propiltiouracila

AINE, anti-inflamatório não esteroide; DRESS, exantema por medicamento com eosinofilia e sintomas sistêmicos (do inglês, *drug rash with eosinophilia and systemic symptoms*); IECA, inibidor da enzima de conversão da angiotensina; NET, necrólise epidérmica tóxica; SSJ, síndrome de Stevens-Johnson. (De Khan DA, Solensky R. Drug allergy. *J Allergy Clin Imunol.* 2010; 125:S126-S137 [Tabela 1, p. S127].)

ou imunológico. Dada a alta probabilidade de recorrência das reações alérgicas, elas devem ser prevenidas, e as intervenções baseadas na tecnologia de informação podem ser especialmente úteis para a redução do risco de reexposição.

PATOGÊNESE E MANIFESTAÇÕES CLÍNICAS

As RAMs imunologicamente mediadas foram categorizadas de acordo com a classificação de Gell e Coombs: reações de hipersensibilidade imediata (**tipo I**), reações citotóxicas dependentes de anticorpos (**tipo II**), reações por complexos imunes (**tipo III**) e reações de hipersensibilidade tardia (**tipo IV**). As **reações de hipersensibilidade imediata** ocorrem quando um medicamento ou metabólito interage com anticorpos IgE pré-formados específicos para o medicamento e ligados à superfície de mastócitos nos tecidos e/ou de basófilos circulantes. A ligação cruzada de um antígeno às moléculas adjacentes de IgE associadas ao receptor de superfície dessas células induz a liberação de mediadores pré-formados e neoformados, como a histamina e os leucotrienos, que contribuem para o desenvolvimento de urticária, broncospasmo ou anafilaxia observados clinicamente. As **reações citotóxicas dependentes de anticorpos** envolvem anticorpos IgG ou IgM, que reconhecem o antígeno na membrana da célula. Na presença de moléculas séricas do sistema complemento, a célula recoberta pelos anticorpos é eliminada pelo sistema fagocitário mononuclear ou é destruída. Exemplos desse tipo de reação incluem a anemia hemolítica e a trombocitopenia induzidas por medicamentos. As **reações por complexos imunes** são causadas por complexos solúveis do medicamento, ou de seu metabólito, em leve excesso de antígeno com anticorpos IgG ou IgM. Os complexos imunes são depositados nas paredes dos vasos sanguíneos, o que causa lesão por meio da ativação da cascata do complemento, como se observa na doença do soro. As manifestações clínicas incluem febre, urticária, exantema, linfadenopatia e artralgias. Tipicamente, os sintomas aparecem 1 a 3 semanas depois da última dose do agente responsável pela reação e desaparecem quando o medicamento e/ou metabólito é eliminado do organismo. As **reações de hipersensibilidade tardia** são mediadas por linfócitos T específicos para o medicamento. Geralmente, a sensibilização ocorre pela via tópica, resultando em dermatite de contato. Os medicamentos geralmente implicados em RAMs são a neomicina e os anestésicos locais em formulações tópicas.

Determinadas RAMs, incluindo a febre e o exantema morbiliforme vistos com o uso de ampicilina ou amoxicilina na presença de infecção com o vírus Epstein-Barr (EBV; do inglês, *Epstein-Barr virus*), não são facilmente classificadas. Os estudos indicam o papel das células T e de eosinófilos nas reações maculopapulares tardias a diversos antibióticos. Os mecanismos da hipersensibilidade a medicamentos mediada pelas células T não estão bem compreendidos. Uma hipótese nova, o **conceito p-i**, sugere que as interações farmacológicas dos medicamentos com os receptores imunológicos formam outra classe de hipersensibilidade a medicamentos. Nas reações alérgicas a medicamentos

Tabela 177.2 Lesões de hipersensibilidade tardia a medicamentos por categoria.

EXANTEMAS MACULOPAPULARES – QUALQUER MEDICAMENTO PODE PRODUZIR UM ERITEMA 7 A 10 DIAS APÓS A PRIMEIRA DOSE
Alopurinol
Antibióticos: penicilina, sulfonamidas
Anticonvulsivantes: fenitoína, fenobarbital
Anti-hipertensivos: captopril, diuréticos tiazídicos
Corante de contraste: iodo
Sais de ouro
Medicamentos hipoglicemiantes
Meprobamato
Fenotiazinas
Quinina
EXANTEMA POR MEDICAMENTO COM EOSINOFILIA E SINTOMAS SISTÊMICOS (DRESS)
Anticonvulsivantes: fenitoína, fenobarbital, valproato, lamotrigina
Antibióticos: sulfonamidas, minociclina, dapsona, ampicilina, etambutol, isoniazida, linezolida, metronidazol, rifampicina, estreptomicina, vancomicina
Anti-hipertensivos: anlodipino, captopril
Antidepressivos: bupropiona, fluoxetina
Alopurinol
Celecoxibe
Ibuprofeno
Fenotiazinas
ERITEMA MULTIFORME/SÍNDROME DE STEVENS-JOHNSON
Sulfonamidas, fenitoína, barbituratos, carbamazepina, alopurinol, amicacina, fenotiazinas
Necrólise epidérmica tóxica: o mesmo do eritema multiforme, mas também acetazolamida, ouro, nitrofurantoína, pentazocina, tetraciclina, quinidina
PUSTULOSE EXANTÊMICA GENERALIZADA AGUDA
Antibióticos: penicilinas, macrolídeos, cefalosporinas, clindamicina, imipeném, fluoroquinolonas, isoniazida, vancomicina, minociclina, doxiciclina, linezolida
Antimaláricos: cloroquina, hidroxicloroquina
Antifúngicos: terbinafina, nistatina
Anticonvulsivantes: carbamazepina
Bloqueadores dos canais de cálcio
Furosemida
Corticosteroides sistêmicos
Inibidores da protease
REAÇÕES DE COLÁGENO VASCULAR OU SIMILARES A LÚPUS
Procainamida, hidralazina, fenitoína, penicilamina, trimetadiona, metildopa, carbamazepina, griseofulvina, ácido nalidíxico, contraceptivos orais, propranolol
ERITEMA NODOSUM
Contraceptivos orais, penicilina, sulfonamidas, diuréticos, ouro, clonidina, propranolol, opiáceos
REAÇÕES FIXAS DE MEDICAMENTOS
Fenolftaleína, barbituratos, ouro, sulfonamidas, meprobamato, penicilina, tetraciclina, analgésicos

Ver Capítulo 664 e Tabela 664.3. (De Duvic M. Urticaria, drug hypersensitivity rashes, nodules and tumors, and atrophic diseases. In: Goldman L, Schafer AI, editors. Goldman-Cecil medicine. 25th ed. Philadelphia: Elsevier; 2016, Tabela 440.3.)

mediadas pelas células T, a especificidade do receptor de células T (TCR, do inglês *T-cell receptor*), que é estimulado pelo medicamento, pode ser direcionada a um composto peptídeo-complexo principal de histocompatibilidade (CPH) que apresenta reatividade cruzada. Essa informação sugere que mesmo medicamentos naturais pouco reativos são capazes de transmitir um sinal estimulatório por meio do TCR, ativando então as células T, o que resulta em proliferação, produção de citocinas e citotoxicidade. O contato prévio com o medicamento causador não é obrigatório, devendo-se considerar um mecanismo imunológico como a causa da hipersensibilidade, mesmo em reações que acontecem na primeira exposição. Tais reações foram descritas em meios de contraste e agentes de bloqueio neuromuscular.

Metabolismo do medicamento e reações adversas

A maioria dos medicamentos e seus metabólitos não são imunologicamente detectáveis até se ligarem covalentemente a uma macromolécula. Esse complexo multivalente hapteno-proteína forma um novo epítopo imunogênico, que pode desencadear respostas das células T e B. As penicilinas e os antibióticos betalactâmicos correlatos são altamente reativos com proteínas, podendo formar haptenos com proteínas carreadoras, possivelmente respondendo pela frequência das reações de hipersensibilidade imunomediadas com essa classe de antibióticos.

O metabolismo incompleto ou tardio de alguns medicamentos pode originar metabólitos tóxicos. A hidroxilamina, um metabólito reativo produzido pelo metabolismo oxidativo do citocromo P450, pode mediar reações adversas às sulfonamidas. Os pacientes que são *acetiladores lentos* parecem ter um risco aumentado (ver Capítulo 72). Além disso, as reações cutâneas em pacientes com AIDS tratados com TMP/SMX, rifampicina ou outros medicamentos podem ser causadas pela deficiência de glutationa, o que resulta em metabólitos tóxicos. As reações semelhantes à doença do soro nas quais não se documentaram complexos imunes, que ocorrem mais frequentemente com cefaclor, podem resultar de uma propensão hereditária para a biotransformação hepática de medicamentos a metabólitos tóxicos ou imunogênicos.

Fatores de risco para reações de hipersensibilidade

Os fatores de risco para as RAMs incluem exposição e reações prévias, idade (20 a 49 anos), via de administração (parenteral ou tópica), dose (alta) e esquema de administração (intermitente), assim como predisposição genética (acetilador lento). A atopia não parece predispor os pacientes a reações alérgicas a componentes de baixo peso molecular, mas pacientes atópicos que desenvolvem uma reação alérgica têm um risco bastante elevado de desenvolverem uma reação séria. Os pacientes atópicos também parecem apresentar risco aumentado para reações pseudoalérgicas induzidas por meios de contraste. A farmacogenômica tem um papel importante na identificação de indivíduos com risco de apresentar reações a determinados medicamentos (ver Capítulo 72).

DIAGNÓSTICO

Um histórico médico cuidadoso é o primeiro passo importante na avaliação de um paciente com uma possível RAM. Deve-se identificar os medicamentos suspeitos juntamente com a dose, via de administração, exposição prévia e datas de administração. Além disso, uma doença hepática ou renal subjacente pode influenciar no metabolismo do medicamento. Uma descrição detalhada das reações anteriores pode fornecer pistas para a natureza da RAM. A propensão para um determinado medicamento causar a reação que se suspeita pode ser verificada com informações do Physicians' Desk Reference, Drug Eruption Reference Manual ou diretamente com o fabricante responsável. No entanto, é importante lembrar que o histórico pode não ser confiável e muitos pacientes são inapropriadamente rotulados como "alérgicos a medicamentos". Esse conceito pode resultar na suspensão inapropriada do uso necessário de um medicamento ou classe de fármacos. Além disso, confiar apenas no histórico pode levar ao uso em excesso de medicamentos reservados para indicações especiais, como a vancomicina em pacientes com suspeita de alergia à penicilina. *Aproximadamente 90% dos pacientes com histórico de alergia à penicilina não apresentam em testes evidência de anticorpos IgE contra a penicilina.*

O teste cutâneo é o método mais rápido e sensível de demonstrar a presença de *anticorpos IgE* contra um alergênio específico. Ele pode ser realizado com compostos de alto peso molecular, como antissoro estranho, hormônios, enzimas e toxoides. Também é possível realizar um teste cutâneo confiável com a penicilina, mas não com a maioria dos outros antibióticos. A maioria das RAMs imunomediadas é causada pelos metabólitos e não pelo medicamento em si e, à exceção da penicilina, os metabólitos para a maioria dos medicamentos ainda não foram definidos. Além disso, muitos metabólitos são instáveis ou devem se combinar com proteínas maiores para serem úteis para o diagnóstico. O teste com reagentes não padronizados exige cuidado na interpretação dos resultados, sejam eles positivos ou negativos, pois alguns medicamentos podem induzir reações irritantes não específicas. Enquanto uma reação em forma de pápula e eritema é sugestiva da presença de anticorpos IgE específicos para o medicamento, um resultado negativo não exclui a presença de tais anticorpos porque o imunógeno relevante pode não ter sido usado como reagente.

Uma resposta positiva ao teste cutâneo com os determinantes principal ou secundários da penicilina possui um valor preditivo positivo (VPP) de 60% para uma reação de hipersensibilidade imediata à penicilina. Nos pacientes que apresentaram uma resposta negativa ao teste cutâneo com os determinantes principal e secundários da penicilina, 97 a 99% (dependendo dos reagentes utilizados) toleram o medicamento sem uma reação imediata. No momento, o reagente para o teste com o determinante principal da penicilina, o benzilpeniciloil polilisina (PrePen), está disponível nos EUA, mas a mistura com os determinantes secundários não foi aprovada pela FDA como um reagente para o teste. Estudos limitados utilizando testes séricos para IgE contra os betalactâmicos sugerem uma alta especificidade (97 a 100%), mas baixa sensibilidade (29 a 68%). Não há VPP e valor preditivo negativo (VPN) estabelecidos para testes cutâneos para outros antibióticos além da penicilina. Mesmo assim, respostas positivas em teste cutâneo de hipersensibilidade imediata para concentrações não irritantes de antibióticos não penicilínicos podem ser interpretadas como um risco presumido de reação imediata a tais agentes.

Os resultados dos testes direto e indireto de Coombs são frequentemente positivos na anemia hemolítica induzida por medicamentos. Os ensaios para IgG e IgM específicas demonstraram uma correlação com uma reação a um fármaco na citopenia imune; mas, na maioria das outras reações, esses ensaios não são diagnósticos. Em geral, há muito mais pacientes que expressam resposta imune humoral ou de células T para determinantes de medicamentos do que pacientes que expressam de fato doença clínica. A **triptase** sérica está elevada na degranulação sistêmica de mastócitos, podendo ser vista na ativação de mastócitos associada a medicamentos, apesar de não ser patognomônica de hipersensibilidade a medicamentos. Além disso, os níveis da triptase podem estar normais em um quadro de anafilaxia bem-estabelecido. O **teste de contato**, ou ***patch test***, é a técnica mais confiável para o diagnóstico da dermatite de contato causada por medicamentos de aplicação tópica. O **teste de provocação escalonada** consiste na administração de um medicamento sob supervisão médica em doses cada vez maiores e administradas de maneira mais rápida do que a utilizada para a dessensibilização (ver adiante) até que se alcance um nível terapêutico. Isso pode ser tentado quando se considera que o risco de reações é baixo e é um meio de se provar que o medicamento é tolerado ou de identificar uma reação adversa ou alérgica.

TRATAMENTO

A **dessensibilização** específica, que envolve a administração progressiva de um alergênio para tornar as células efetoras menos reativas, é reservada para os pacientes com anticorpos IgE para um determinado medicamento e que não possuem a opção de um medicamento alternativo disponível ou apropriado. Protocolos específicos foram desenvolvidos para diferentes medicamentos. A dessensibilização deve ser realizada em um ambiente hospitalar, geralmente com a presença de um alergista e com equipamento de reanimação disponível o tempo todo. Apesar das complicações leves, como prurido e eritema, serem comuns e geralmente responderem a ajustes na dose ou nos intervalos entre as doses do medicamento e a medicações para aliviar os sintomas, é possível que ocorram reações sistêmicas mais graves. A dessensibilização oral possui menor probabilidade de desencadear anafilaxia do que a administração parenteral. Também são usados protocolos de exposição gradual para as reações adversas a medicamentos que não são mediadas pela IgE, por exemplo, para pacientes intolerantes ao ácido acetilsalicílico ou a outros anti-inflamatórios não esteroidais (AINEs), particularmente para aqueles com reações respiratórias e os que apresentam eritemas leves com a administração de TMP/SMX. Geralmente, o pré-tratamento com anti-histamínicos ou corticosteroides não é recomendado. É importante reconhecer que a dessensibilização a um medicamento é eficaz apenas enquanto ele continua a ser administrado e que, depois de um período de interrupção ou descontinuação, a hipersensibilidade pode ocorrer novamente. Os pacientes com reações graves de hipersensibilidade não mediadas pela IgE não devem receber o agente responsável, nem mesmo na pequena quantidade usada nos testes cutâneos (Tabela 177.2).

Hipersensibilidade a betalactâmicos

A **penicilina** é uma causa frequente de anafilaxia, sendo responsável pela maioria das mortes por anafilaxia causadas por medicamentos nos EUA. Se um paciente precisa de penicilina e tem um sugestivo histórico de alergia a ela, é necessário realizar o teste cutâneo para determinar a presença de IgE específica para a penicilina, preferencialmente com os determinantes principal e secundários da penicilina. Os testes cutâneos para os determinantes secundários da penicilina são importantes porque aproximadamente 20% dos pacientes com anafilaxia documentada não apresentam reatividade cutânea para o determinante principal. O determinante principal está disponível comercialmente (Pre-Pen). No momento, a mistura de determinantes secundários não está licenciada, sendo sintetizada como um reagente não padronizado em determinados centros acadêmicos. Frequentemente, a penicilina G é utilizada como substituto da mistura de determinantes secundários, podendo apresentar VPN semelhante ao do teste que emprega ambos os determinantes principal e secundários. Os pacientes devem ser encaminhados para um alergista capaz de realizar os testes apropriados. Se o teste cutâneo for positivo para o determinante principal ou para os determinantes secundários da penicilina, o paciente deve receber um antibiótico alternativo que não apresente reação cruzada com a penicilina. Se a administração de penicilina for considerada necessária, pode ser realizada uma dessensibilização por um alergista em ambiente médico apropriado. O teste cutâneo para a IgE específica contra a penicilina não é preditivo de reações cutâneas bolhosas tardias ou de reações mediadas por complexos imunes. Além disso, o teste cutâneo para a penicilina não parece ressensibilizar o paciente.

Outros antibióticos betalactâmicos, entre os quais as penicilinas semissintéticas, as cefalosporinas, as carbacefemas e os carbapenêmicos, têm em comum o anel betalactâmico. Os pacientes com exantema morbiliforme de início tardio após o uso de amoxicilina não apresentam risco para reações mediadas por IgE contra a penicilina e não precisam de teste cutâneo antes da administração desse antibiótico. Muitos daqueles com infecção por EBV tratados com ampicilina ou amoxicilina podem apresentar um exantema não pruriginoso. Reações semelhantes podem ocorrer em pacientes que recebem alopurinol como tratamento para ácido úrico elevado ou que apresentam leucemia linfocítica crônica. Se o exantema com a ampicilina ou a amoxicilina for urticariforme ou sistêmico, ou se o histórico não estiver claro, deve-se fazer o teste cutâneo para penicilina caso esse antibiótico seja necessário. Houve relatos de anticorpos específicos para as cadeias laterais das penicilinas semissintéticas na ausência de anticorpos específicos para o anel betalactâmico, apesar de o significado clínico de tais anticorpos contra as cadeias laterais não estar claro.

Têm-se documentado variados graus de reatividade cruzada *in vitro* entre as *cefalosporinas* e as penicilinas. Apesar de o risco de reações alérgicas às cefalosporinas em pacientes com respostas positivas ao teste cutâneo para a penicilina parecer ser baixo (< 2%), ocorreram reações anafiláticas após a administração de cefalosporinas nos indivíduos com histórico de anafilaxia à penicilina. Se um paciente tiver um histórico de alergia à penicilina e precisar de uma cefalosporina, deve-se realizar o teste cutâneo para os determinantes principal e secundários da penicilina para verificar se existem anticorpos IgE específicos contra a penicilina. Se os resultados do teste cutâneo forem negativos, o paciente pode receber uma cefalosporina sem um risco aumentado em relação ao que se observa na população em geral. Se os resultados do teste cutâneo forem positivos para a penicilina, as recomendações podem incluir a administração de um antibiótico alternativo; o teste de provocação escalonada com monitoramento apropriado, reconhecendo-se que existe uma chance de 2% de indução de uma reação anafilática; e a dessensibilização para a cefalosporina necessária. É mais provável que a reação cruzada ocorra quando a cefalosporina tiver a mesma cadeia lateral da penicilina (Tabela 177.3).

Por outro lado, os pacientes que necessitam de penicilina e apresentam um histórico de uma reação mediada pela IgE a uma cefalosporina também devem ser submetidos ao teste cutâneo para a penicilina.

Tabela 177.3 Grupos de antibióticos betalactâmicos que possuem cadeias laterais R1 idênticas.*

Amoxicilina	Ampicilina	Ceftriaxona	Cefoxitina	Cefamandol	Ceftazidima
Cefadroxila	Cefaclor	Cefotaxima	Cefaloridina	Cefonicida	Aztreonam
Cefprozila	Cefalexina	Cefpodoxima	Cefalotina		
Cefatrizina	Cefradina	Cefditorem			
	Cefaloglicina	Ceftizoxima			
	Loracarbef	Cefmenoxima			

*Cada coluna representa um grupo com cadeias laterais R1 idênticas. (De Solensky R, Khan DA. Drug allergy: an updated practice parameter. *Ann Allergy Asthma Immunol.* 2010; 105:273e1-273e78 [Tabela 16, p. 273e49].)

Aqueles com um resultado negativo podem receber penicilina. Os indivíduos com um resultado positivo devem receber um medicamento alternativo ou serem submetidos à dessensibilização para a penicilina. Nos pacientes com histórico de reação alérgica a uma cefalosporina e que precisam de outra cefalosporina, pode-se realizar o teste cutâneo para a cefalosporina necessária sabendo-se que o VPN de tal teste é desconhecido. Se o teste cutâneo para cefalosporina for positivo, este resultado deve ser posteriormente verificado em indivíduos-controle para determinar se a resposta positiva é mediada pela IgE ou se é uma resposta à irritação. O medicamento pode ser administrado por teste de provocação escalonada ou por dessensibilização.

As *carbapenemas* (imipeném, meropeném) representam outra classe de antibióticos betalactâmicos com um núcleo bicíclico que demonstram um alto grau de reatividade cruzada com as penicilinas, apesar dos estudos prospectivos sugerirem uma incidência de reatividade cruzada nos testes cutâneos de aproximadamente 1% apenas. Em contraste com os antibióticos betalactâmicos, as *monobactamas* (aztreonam) têm um anel monocíclico. Foi demonstrado que anticorpos específicos para o aztreonam são predominantemente específicos para a cadeia lateral; os dados sugerem que o aztreonam pode ser administrado com segurança na maioria dos pacientes com alergia à penicilina. Por outro lado, a administração de aztreonam em um paciente com alergia à ceftazidima pode estar associada a um aumento do risco de reação alérgica devido à similaridade das cadeias laterais.

Sulfonamidas

O tipo mais comum de reação às sulfonamidas é uma erupção maculopapular, frequentemente associada a febre, que ocorre após 7 a 12 dias de tratamento. Sugeriu-se também a ocorrência de reações imediatas, incluindo a anafilaxia, assim como outras reações imunológicas. As reações de hipersensibilidade às sulfonamidas ocorrem com maior frequência em indivíduos com infecção pelo HIV. No caso daqueles que desenvolvem exantema maculopapular após a administração desses antibióticos, demonstrou-se que o teste de provocação escalonada e os protocolos de dessensibilização são eficazes. Esses esquemas não devem ser utilizados em indivíduos com histórico de síndrome de Stevens-Johnson (SSJ) ou necrólise epidérmica tóxica (NET). As reações de hipersensibilidade à *sulfassalazina*, que é usada no tratamento de doença inflamatória intestinal, parecem resultar da molécula de sulfapiridina. A dessensibilização lenta em um período de aproximadamente 1 mês permite que muitos pacientes desenvolvam tolerância ao medicamento. Além disso, o ácido 5-aminossalicílico administrado por via oral e por enema, considerado o agente farmacologicamente ativo na sulfassalazina, é uma terapia alternativa eficaz.

Síndrome de Stevens-Johnson e necrólise epidérmica tóxica

As desordens mucocutâneas bolhosas induzidas por medicamentos englobam um espectro de reações que incluem SSJ e NET (ver Capítulos 673.2 e 673.3). Apesar de sua fisiopatologia permanecer incompletamente compreendida, as associações de HLA, incluindo o HLA-B*1502 com a NET induzida por carbamazepina, foram reconhecidas e foram relatados os papéis patogênicos das células T citotóxicas específicas ao medicamento e da granulisina. Um descolamento epidérmico inferior a 10% é sugestivo de SSJ, um descolamento de 30% sugere NET e um descolamento de 10 a 30% sugere sobreposição das duas síndromes. As características da SSJ incluem máculas purpúricas confluentes na face e no tronco, assim como erosões mucosas graves e explosivas, geralmente em mais de uma superfície mucosa, acompanhadas de febre e sintomas constitucionais. O envolvimento ocular pode ser particularmente grave, e fígado, rins e pulmões também podem estar envolvidos. A NET, que parece estar relacionada com a apoptose de queratinócitos, manifesta-se como um eritema confluente em áreas grandes seguido de necrólise epidérmica e descolamento com envolvimento mucoso grave. A biopsia cutânea diferencia a clivagem subepidérmica característica da NET da clivagem intraepidérmica característica da síndrome da pele escaldada induzida por toxinas estafilocócicas. Os riscos de infecção e de morte permanecem altos, mas foram demonstrados melhores resultados pela retirada imediata do medicamento envolvido, pela transferência imediata para uma unidade de terapia intensiva ou para uma unidade de queimados, e pela implementação de um agressivo tratamento de suporte. O manejo adicional é revisado no Capítulo 673.3.

Hipersensibilidade a agentes antirretrovirais

Tem-se observado um número crescente de RAMs aos agentes antirretrovirais, incluindo os inibidores da transcriptase reversa, os inibidores da protease e os inibidores de fusão. A hipersensibilidade ao abacavir é uma reação bem reconhecida, envolve múltiplos órgãos e é potencialmente fatal nas crianças infectadas pelo HIV. A reação é independente da dose, geralmente iniciando-se 9 a 11 dias após o início da administração do medicamento. Uma nova provocação pode ser acompanhada de hipotensão significativa e potencial mortalidade (taxa de 0,03%) e, portanto, a hipersensibilidade ao abacavir é uma contraindicação absoluta para qualquer uso subsequente. A profilaxia com prednisolona não parece prevenir as reações de hipersensibilidade a esse medicamento. Vale ressaltar que a suscetibilidade genética parece ser conferida pelo alelo HLA-B*5701, com um valor preditivo positivo maior que 70% e um valor preditivo negativo de 95% a 98%. Uma triagem genética seria viável em termos de custo na população caucasiana, mas não em populações de ascendência africana ou asiática, nas quais a frequência do alelo HLA-B*5701 é inferior a 1%.

Agentes quimioterápicos

Tem-se descrito a ocorrência de hipersensibilidade a agentes quimioterápicos, incluindo os anticorpos monoclonais. Uma dessensibilização rápida a vários agentes não relacionados, tais como carboplatina, paclitaxel e rituximabe, pode ser seguramente obtida em um protocolo de 12 passos. É importante notar que essa abordagem parece ser bem-sucedida tanto nas reações mediadas quanto nas não mediadas pela IgE.

Agentes biológicos

Um número crescente de agentes biológicos tem sido disponibilizado para o tratamento de doenças autoimunes, alérgicas, cardiovasculares, infecciosas e neoplásicas. Seu uso pode estar associado a uma variedade de RAMs, incluindo as reações de hipersensibilidade. Dada as ocorrências de anafilaxia, entre as quais os casos de início tardio e de progressão protraída nos relatos espontâneos de eventos adversos após a comercialização, a FDA incluiu um aviso relativo ao risco de anafilaxia e à necessidade de monitoramento do paciente em uso de omalizumabe (ver Capítulo 169).

Vacinas

A alergia a vacinas pode ocorrer como consequência da reatividade a diversos componentes vacinais. Foi demonstrado que a vacina tríplice viral contra o sarampo-caxumba-rubéola (SCR) é segura para uso em pacientes alérgicos a ovos (apesar de poder ocorrer reações raras à gelatina ou à neomicina). O conteúdo de ovalbumina na vacina contra a influenza é extremamente baixo. Não se recomenda fazer o teste cutâneo com a vacina contra a influenza nos pacientes alérgicos a ovos, mas pode ser útil se houver suspeita de alergia à vacina propriamente dita. Os pacientes alérgicos a ovos não parecem estar sob risco aumentado de reagir à vacina contra influenza em relação àqueles que não apresentam alergia a ovos e, portanto, podem recebê-la de maneira usual com o mesmo período de 15 minutos para observação sugerido para outras vacinações e em um ambiente médico preparado para tratar casos de anafilaxia.

Agentes perioperatórios

As reações **anafilactoides** (anafilaxia não mediada pela IgE) que ocorrem durante a anestesia geral podem ser causadas por agentes de indução (tiopental) ou por relaxantes musculares (succinilcolina, pancurônio). Os relaxantes musculares do grupo amônio quaternário (succinilcolina) podem agir como antígenos bivalentes em reações mediadas pela IgE. Testes cutâneos negativos não necessariamente predizem que um medicamento será bem tolerado. Deve-se sempre considerar a possibilidade de alergia ao látex no diagnóstico diferencial de uma reação perioperatória.

Anestésicos locais

As RAMs associadas aos anestésicos locais são primariamente reações tóxicas resultantes da absorção rápida do fármaco, de inadvertida injeção intravenosa (IV) ou da superdosagem. Os anestésicos locais são classificados como ésteres do ácido benzoico (grupo I) ou amidas (grupo II). O grupo I inclui a benzocaína e a procaína; o grupo II inclui a lidocaína, a bupivacaína e a mepivacaína. Na suspeita de alergia a anestésicos locais, pode-se realizar o teste cutâneo seguido de um teste de provocação escalonada, ou optar pelo uso de um anestésico local de um grupo diferente.

Insulina

O uso de insulina esteve associado a um espectro de RAMs que inclui reações locais e sistêmicas mediadas pela IgE, anemia hemolítica, doença do soro e hipersensibilidade tardia. Em geral, a insulina humana é menos alergênica do que a insulina de porco, que por sua vez é menos alergênica do que a insulina bovina. Mas, em alguns pacientes, a insulina de porco ou bovina podem ser menos alergênicas. Os pacientes tratados com insulina não humana têm tido reações sistêmicas à insulina humana recombinante, até mesmo na primeira exposição. Apesar de não haver manifestações clínicas, mais de 50% dos pacientes tratados com insulina desenvolvem anticorpos contra a preparação deste hormônio. As reações cutâneas locais geralmente não precisam ser tratadas e se resolvem com a continuação da administração de insulina, possivelmente devido a anticorpos IgG bloqueadores. As reações locais mais graves podem ser tratadas com anti-histamínicos ou dividindo-se a dose de insulina para ser administrada em locais diferentes. Pode-se evitar as reações locais à protamina neutra de Hagedorn, um componente da insulina, trocando-se para a insulina de longa duração. As reações imediatas incluem urticária e choque anafilático, mas são raras e quase sempre ocorrem depois da reinstituição da insulinoterapia em pacientes sensibilizados.

Não se deve interromper a insulinoterapia se ocorrer uma reação sistêmica, sendo essencial a sua continuação. O teste cutâneo pode identificar uma preparação de insulina menos antigênica. Geralmente, a dose depois de uma reação sistêmica é reduzida para um terço, aumentando-se as porções subsequentes em 2 a 5 unidades até que o controle da glicemia seja alcançado. É preciso realizar testes cutâneos de insulina e a dessensibilização se o tratamento com insulina for interrompido por mais de 24 a 48 horas.

A **resistência imunológica** geralmente ocorre quando títulos elevados de anticorpos contra a insulina se desenvolvem, predominantemente os da classe IgG. Uma forma rara de resistência à insulina causada por anticorpos circulantes contra receptores de insulina nos tecidos está associada à acantose nigricans e à lipodistrofia. Pode haver a coexistência de alergia à insulina em até um terço dos pacientes com resistência a este hormônio. Aproximadamente metade dos indivíduos afetados beneficia-se da substituição por um preparado de insulina menos reativo baseado nos testes cutâneos.

Síndrome da hipersensibilidade induzida por medicamentos

A síndrome da hipersensibilidade induzida por medicamentos, ou **DRESS** (exantema por medicamento com eosinofilia e sintomas sistêmicos; em inglês, ***d**rug **r**ash with **e**osinophilia and **s**ystemic **s**ymptoms*), é uma síndrome potencialmente fatal, tendo sido descrita, primariamente, com medicamentos anticonvulsivantes, apesar de muitos outros fármacos terem sido implicados (ver Tabelas 177.1 e 177.2). Ela se caracteriza por febre, exantema maculopapular, edema facial, eosinofilia, linfadenopatia generalizada e dano potencialmente fatal a um ou mais órgãos, geralmente renal ou hepático. O início é tardio, na maioria das vezes semanas depois da instituição do medicamento. Essa síndrome esteve associada à reativação do herpes-vírus humano 6. O tratamento consiste na retirada do medicamento, na instituição de corticosteroides sistêmicos e nos cuidados de suporte, mas os sintomas podem piorar ou persistir por semanas a meses depois da descontinuação do medicamento.

Síndrome do homem vermelho

A síndrome do homem vermelho é causada pela liberação inespecífica de histamina, sendo comumente descrita com a administração IV de vancomicina. Ela pode ser evitada pela redução da velocidade de infusão da vancomicina ou pela administração prévia de bloqueadores do receptor H_1.

Meios de contraste

Podem ocorrer reações anafilactoides aos meios de radiocontraste ou corantes após uma administração intravascular e durante mielogramas ou pielografias retrógradas. Nem um único mecanismo patogênico foi definido, mas é provável que a ativação dos mastócitos seja responsável pela maioria dessas reações. Também foi descrita a participação da ativação da cascata do complemento. Não existe evidência de que a sensibilidade a frutos do mar ou ao iodo predisponha a reações aos meios de radiocontraste. Não há testes preditivos disponíveis. Os pacientes atópicos que estão usando betabloqueadores e que apresentam um histórico de reação anafilactoide estão sob maior risco. Deve-se considerar alternativas diagnósticas ou pode-se dar aos pacientes um meio de contraste de baixa osmolaridade implementando um pré-tratamento que inclui prednisona oral, difenidramina e albuterol, com ou sem cimetidina ou ranitidina.

Analgésicos narcóticos

Opioides como a morfina e os narcóticos relacionados podem induzir diretamente a degranulação dos mastócitos. Os pacientes podem apresentar prurido generalizado, urticária e, ocasionalmente, sibilos. Se houver um histórico sugestivo e a necessidade de analgesia, deve-se considerar o uso de um analgésico não narcótico. Se essa intervenção não controlar a dor, uma opção será o teste de provocação escalonada com outro opioide.

Ácido acetilsalicílico e anti-inflamatórios não esteroidais

O ácido acetilsalicílico e os AINEs podem causar reações anafilactoides ou urticária e angioedema em crianças e, muito ocasionalmente, asma com ou sem rinoconjuntivite em adolescentes. Não existe nenhum teste cutâneo ou teste *in vitro* para identificar os pacientes que podem reagir ao ácido acetilsalicílico ou a outros AINEs. Uma vez estabelecida a intolerância ao ácido acetilsalicílico ou aos AINEs, as opções incluem evitá-los ou fazer a dessensibilização farmacológica com subsequente tratamento continuado com esses medicamentos se for necessário. Diversos estudos sugerem que os inibidores da ciclo-oxigenase-2 são tolerados pela maioria dos pacientes com reações adversas induzidas pelos AINEs.

A bibliografia está disponível no GEN-io.

Doenças Reumáticas da Infância (Doença do Tecido Conjuntivo, Doenças Vasculares do Colágeno)

PARTE 15

Capítulo 178
Avaliação na Suspeita de Doenças Reumáticas

C. Egla Rabinovich

As doenças reumáticas são definidas pela constelação de resultados do exame físico, marcadores autoimunes e outros testes sorológicos, patologia tecidual e exames de imagem. Existem critérios diagnósticos definidos para a maioria das doenças reumáticas. O reconhecimento de padrões clínicos continua sendo essencial para o diagnóstico porque não há um teste diagnóstico único e os resultados podem ser positivos mesmo na ausência de doença. Para complicar ainda mais o diagnóstico, as crianças às vezes apresentam critérios parciais que evoluem ao longo do tempo ou características de mais de uma doença reumática (**síndromes de sobreposição**). As condições primárias que mimetizam doenças reumáticas são a **infecção** e as **neoplasias**, mas há também as condições metabólicas, ortopédicas, imunodeficientes, autoinflamatórias e de dor crônica. É essencial excluir possíveis distúrbios mimetizantes antes do início do tratamento para se realizar um diagnóstico presuntivo, sobretudo se o tratamento incluir corticosteroides. Depois de uma avaliação cuidadosa excluindo as causas não reumáticas, deve-se considerar o encaminhamento para um reumatologista pediátrico a fim de obter a confirmação do diagnóstico e do tratamento.

SINTOMAS SUGESTIVOS DE DOENÇA REUMÁTICA

Não há sintomas clássicos de uma doença reumática, mas as apresentações comuns incluem dor nas articulações, febre, fadiga e erupções cutâneas. Os sinais e os sintomas manifestados ajudam a direcionar a avaliação e limitar a realização de exames desnecessários. Uma vez desenvolvido um diagnóstico diferencial com base no histórico e nos achados do exame físico, uma avaliação dirigida auxilia na determinação do diagnóstico.

As **artralgias** são comuns na infância e são motivo frequente de encaminhamento para reumatologistas pediátricos. As artralgias sem achados físicos de artrite sugerem infecção, neoplasia, condições ortopédicas, síndromes benignas ou síndromes dolorosas como a fibromialgia (Tabela 178.1). Embora as doenças reumáticas possam se manifestar como artralgias, a **artrite** é um forte preditor da presença de doença reumática e uma razão para encaminhamento para um reumatologista pediátrico. O momento em que ocorre a dor nas articulações, juntamente com os sintomas associados, que incluem sono ruim e interferência nas atividades normais, fornece pistas importantes. Em um adolescente, o sono ruim, a dor articular generalizada debilitante que piora com a atividade, as faltas escolares e os achados normais no exame físico e nos testes laboratoriais sugerem uma **síndrome dolorosa** (p. ex., fibromialgia). Se a artralgia for acompanhada por histórico de pele seca, queda de cabelo, fadiga, distúrbios do crescimento ou intolerância ao frio, vale a pena realizar testes para **doenças da tireoide**. Os despertares noturnos por causa de dor intensa, juntamente com a diminuição na contagem de plaquetas ou de leucócitos, ou, alternativamente, uma contagem de leucócitos muito alta, pode levar ao diagnóstico de câncer, especialmente de lesões que invadem e afetam a medula, como a **leucemia linfocítica aguda** e o **neuroblastoma**. A dor que acontece com a atividade física sugere um problema mecânico, como uma síndrome do uso excessivo ou uma condição ortopédica. Um adolescente que apresenta dor no joelho que piora ao subir escadas e durante o teste de distração patelar provavelmente tem **síndrome femoropatelar**. As crianças de 3 a 10 anos com histórico de dor episódica que ocorre à noite após atividade física vigorosa durante o dia e que é aliviada com massagens, mas que não manifestam claudicação nem queixas na parte da manhã, provavelmente apresentam **dores de crescimento**. Frequentemente, há um histórico familiar positivo de dores de crescimento, o que pode ajudar nesse diagnóstico. A dor intermitente em uma criança, sobretudo em uma menina de 3 a 10 anos, que é intensificada com a atividade e está

Tabela 178.1 Sintomas sugestivos de doença reumática.

SINTOMA	DOENÇA(S) REUMÁTICA(S)	POSSÍVEIS DOENÇAS NÃO REUMÁTICAS CAUSADORAS DE SINTOMAS SEMELHANTES
Febre	AIJ sistêmica, LES, vasculite, febre reumática aguda, sarcoidose, DMTC	Neoplasias, síndromes infecciosas e pós-infecciosas, doença inflamatória intestinal, síndromes de febre periódica (autoinflamatórias), doença de Kawasaki, PHS
Artralgia	AIJ, LES, febre reumática, DMJ, vasculite, esclerodermia, sarcoidose	Hipotireoidismo, trauma, endocardite, outras infecções, síndromes dolorosas, dores de crescimento, neoplasias, síndromes do uso excessivo
Fraqueza	DMJ, miosite secundária a LES, DMTC e esclerodermia localizada profunda	Distrofias musculares, miopatias metabólicas e outras miopatias, hipotireoidismo
Dor torácica	Artrite idiopática juvenil, LES (com associadas pericardite ou costocondrite)	Costocondrite (isolada), fratura de costela, pericardite viral, crise de pânico, hiperventilação
Dor dorsal	Artrite relacionada com entesite, espondilite anquilosante juvenil	Fratura vertebral por compressão, discite, tumor intraespinal, espondilólise, espondilolistese, neoplasia invasora da medula óssea, síndromes dolorosas, osteomielite, espasmo muscular, trauma
Fadiga	LES, DMJ, DMTC, vasculite, AIJ	Síndromes dolorosas, infecções crônicas, síndrome da fadiga crônica, depressão

AIJ, Artrite idiopática juvenil; DMJ, dermatomiosite juvenil; DMTC, doença mista do tecido conjuntivo; LES, lúpus eritematoso sistêmico; PHS, púrpura de Henoch-Schönlein.

associada a articulações hiperextensíveis ao exame físico, provavelmente se trata de uma **síndrome de hipermobilidade benigna**. Muitas doenças febris causam artralgias, que melhoram quando a temperatura se normaliza, e as artralgias são parte dos critérios diagnósticos para a **febre reumática aguda** (**FRA**; ver Capítulo 210.1).

A artralgia também pode ser um sintoma de apresentação do **lúpus eritematoso sistêmico** (**LES**) pediátrico e de artrites crônicas da infância, como a **artrite idiopática juvenil** (**AIJ**). Curiosamente, muitas crianças com AIJ não se queixam de sintomas articulares na apresentação. Outros sintomas mais sugestivos de artrite incluem rigidez matinal, edema nas articulações, limitação na amplitude de movimento, dor ao movimento articular, distúrbios da marcha, febre e fadiga ou rigidez após a inatividade física (*fenômeno de congelamento*). Um diagnóstico de AIJ não pode ser feito sem o achado de artrite no exame físico (ver Capítulos 180 e 181). Não há exames laboratoriais diagnósticos de AIJ ou de nenhuma outra artrite inflamatória crônica da infância.

A **fadiga** é um sintoma inespecífico que pode indicar a presença de uma doença reumática, mas também é comum em causas não reumáticas, como infecções virais, síndromes dolorosas, depressão e neoplasias. Em vez das reclamações específicas de fraqueza muscular, a fadiga é uma queixa de apresentação comum na **dermatomiosite juvenil** (**DMJ**). Também está frequentemente presente no LES, na vasculite e nas artrites crônicas da infância. A fadiga avassaladora que gera incapacidade de frequentar a escola é mais sugestiva de síndrome da fadiga crônica, de fibromialgia pediátrica ou outra de síndrome de amplificação dolorosa.

SINAIS SUGESTIVOS DE DOENÇA REUMÁTICA

Um exame físico completo é mandatório em qualquer criança com suspeita de uma doença reumática porque muitas dessas desordens possuem achados físicos sutis associados que refinarão ainda mais o diagnóstico diferencial. Além disso, muitas doenças reumáticas têm efeitos sistêmicos e uma avaliação em etapas deve se concentrar em delinear a extensão do envolvimento de sistemas orgânicos (p. ex., cutâneo, articular, muscular, hepático, renal, cardiopulmonar).

A presença de um **eritema malar fotossensível** que poupa o sulco nasolabial é sugestiva de LES (Tabela 178.2; ver Figura 183.1A), especialmente em uma adolescente. Já as erupções cutâneas faciais difusas são mais indicativas de DMJ. Em uma adolescente afro-americana, a presença de uma erupção hiperqueratótica na face ou ao redor das orelhas pode representar um lúpus discoide (ver Figura 183.1D). Uma lesão purpúrica palpável sobre as superfícies extensoras dos membros inferiores sugere que se trata da **púrpura de Henoch-Schönlein** (ver Figura 192.2A). Erupções purpúricas menos localizadas e petéquias estão presentes nas vasculites sistêmicas ou nas discrasias sanguíneas, incluindo as coagulopatias. Em vasculites e no LES, bem como na endocardite, são observadas nas palmas das mãos pápulas eritematosas que não branqueiam. As pápulas de Gottron (ver Figura 184.2) e lesões cutâneas heliotrópicas (ver Figura 184.1), juntamente com as erupções eritematosas nos cotovelos e nos joelhos, são patognomônicas de DMJ. Alças capilares dilatadas nos leitos ungueais (telangiectasias periungueais; ver Figura 184.3) são comuns em pacientes com DMJ, esclerodermia e fenômeno de Raynaud secundário. Uma lesão macular evanescente associada com febre faz parte dos critérios diagnósticos da artrite de início sistêmico (ver Figura 180.12). Sensibilidade ao sol ou erupções cutâneas fotossensíveis são indicativas de LES ou DMJ, mas também podem ser causadas por antibióticos.

Úlceras na boca fazem parte dos critérios diagnósticos para o LES e para a doença de Behçet (ver Figura 183.1C); úlceras nasais indolores e máculas eritematosas no palato duro também são comuns no LES. A perda de cartilagem no nariz, que provoca a deformidade de nariz em sela, está classicamente presente na granulomatose com poliangiite (antigamente chamada de granulomatose de Wegener; ver Figura 192.8), mas é também observada na policondrite recidivante e na sífilis. A alopecia pode estar associada ao LES, mas também é encontrada na esclerodermia localizada (ver Figura 185.4) e na DMJ. O **fenômeno de Raynaud** pode ser um transtorno idiopático benigno primário ou uma queixa apresentada pela criança com esclerodermia, lúpus, doença mista do tecido conjuntivo (DMTC) ou uma síndrome de sobreposição. A linfadenopatia difusa está presente em muitas doenças reumáticas, incluindo o LES, a AIJ poliarticular e a AIJ sistêmica. Pupilas irregulares podem representar o início insidioso e não reconhecido de **uveíte** associada à AIJ. A conjuntiva eritematosa pode ser decorrente de uma uveíte ou de uma episclerite associada à AIJ, ao LES, à sarcoidose, às espondiloartropatias ou à vasculite.

O atrito pericárdico e a ortopneia são sugestivos de **pericardite**, frequentemente vista na AIJ sistêmica, no LES e na sarcoidose. A dilatação da artéria coronária é fortemente sugestiva de doença de Kawasaki, mas também pode ser um achado na artrite sistêmica e em outras modalidades de vasculite sistêmica. A doença pulmonar intersticial, que é sugerida pela dispneia durante os esforços ou pela descoberta de estertores basilares com diminuição na capacidade de difusão do monóxido de carbono, ocorre no LES, na DMTC e na esclerose sistêmica. Os sinais compatíveis com a hemorragia pulmonar apontam para a granulomatose com poliangiite, angiite microscópica ou LES. Os aneurismas vasculares pulmonares são indicativos de doença de Behçet.

A **artrite** é definida pela presença de edema intra-articular ou dois ou mais dos seguintes achados no exame articular: dor ao movimento, perda de movimento, eritema e calor. A artrite está presente em todas as síndromes de artrite crônica da infância, bem como no LES, na DMJ, na vasculite, na doença de Behçet, na sarcoidose, na doença de Kawasaki e na púrpura de Henoch-Schönlein. As causas não reumáticas de artrite incluem neoplasias, artrite séptica, doença de Lyme, osteomielite, infecções virais (p. ex., rubéola, hepatite B, parvovírus B19 e chikungunya) e etiologias pós-infecciosas, tais como o vírus Epstein-Barr, a FRA e a

Tabela 178.2 Sinais sugestivos de doença reumática.

SINAL	DOENÇAS REUMÁTICAS	COMENTÁRIOS	CAUSAS NÃO REUMÁTICAS
Eritema malar	LES, DMJ	Tradicionalmente, o LES poupa o sulco nasolabial	Queimadura solar, parvovírus B19 (quinta doença), doença de Kawasaki
Úlceras orais	LES, doença de Behçet	A doença de Behçet também está associada a úlceras genitais	Infecção por HSV, síndrome PFAPA
Lesão purpúrica	Vasculite, por exemplo, vasculite associada a ANCA, PHS	A PHS tipicamente começa como pequenas lesões nos membros inferiores e nas nádegas que coalescem	Meningococcemia, trombocitopenia, distúrbios de coagulação
Pápulas de Gottron	DMJ	Procurar por associação com eritema em lesões heliotrópicas, telangiectasias periungueais	Psoríase, eczema
Artrite	Artrite idiopática juvenil, LES, vasculite, PHS, DMTC, esclerodermia, febre reumática aguda, artrite reativa	O edema crônico das articulações (> 6 semanas) é necessário para o diagnóstico de artrites crônicas da infância; DMTC associada a edema difuso das mãos	Artrite pós-viral, artrite reativa, trauma, infecção, doença de Lyme, doença de Kawasaki, neoplasia, síndromes do uso excessivo

ANCA, Anticorpos anticitoplasma de neutrófilos; DMJ, dermatomiosite juvenil; DMTC, doença mista do tecido conjuntivo; HSV, herpes-vírus simples; LES, lúpus eritematoso sistêmico; PFAPA, febre periódica, estomatite aftosa, faringite e adenite; PHS, púrpura de Henoch-Schönlein.

artrite reativa. Tipicamente, a FRA envolve uma artrite dolorosa migratória (duração de horas a dias). A dor à palpação dos ossos longos é sugestiva de câncer. Deve-se realizar testes específicos à procura de fraqueza muscular em qualquer criança que é apresentada com fadiga ou dificuldade para realizar as tarefas diárias, visto que esses dois sintomas podem ser manifestações de inflamação muscular.

EXAMES LABORATORIAIS

Não há testes de rastreamento específicos para doenças reumatológicas. Uma vez determinado um diagnóstico diferencial, pode-se realizar exames apropriados (Tabelas 178.3 e 178.4). Geralmente, os exames iniciais são realizados em laboratórios locais convencionais. O rastreamento de autoanticorpos específicos pode ser realizado em laboratórios comerciais; porém, muitas vezes é necessária a confirmação dos resultados em um laboratório de imunologia de um centro de atendimento terciário.

Um exame laboratorial essencial para a avaliação de doenças reumáticas é o *hemograma completo* porque ele fornece muitas pistas diagnósticas. Uma contagem de leucócitos elevada é compatível com neoplasias, infecções, AIJ sistêmica e vasculite. A leucopenia pode ser observada após algumas infecções, especialmente as virais, ou causada por LES ou por câncer. A linfopenia é mais específica para o LES do que a leucopenia. As plaquetas são reagentes de fase aguda e, portanto, estão elevadas na presença de marcadores inflamatórios. As exceções são as neoplasias com invasão da medula óssea, como a leucemia ou o neuroblastoma, além de LES e doença de Kawasaki em fase inicial. A **anemia** é inespecífica e pode ser causada por qualquer doença crônica, mas a anemia hemolítica (teste de Coombs positivo) pode apontar para LES ou DMTC. O fator reumatoide (FR) está presente em menos de 10% das crianças com AIJ e, portanto, tem pouca sensibilidade como uma ferramenta diagnóstica; ele pode estar elevado na presença de infecções como endocardite, tuberculose, sífilis e as do tipo viral (parvovírus B19, hepatites B e C, micoplasma), bem como na existência de cirrose biliar primária e neoplasias. Em uma criança com artrite crônica, o FR serve como um indicador prognóstico.

Os marcadores inflamatórios (velocidade de hemossedimentação, nível de proteína C reativa) são inespecíficos e estão elevados em infecções e neoplasias, bem como em doenças reumáticas (Tabelas 178.5 e 178.6). Seus níveis também podem estar normais em doenças reumáticas como a artrite, a esclerodermia e a dermatomiosite. As medições de marcadores inflamatórios são mais úteis nas doenças reumáticas para acompanhar a resposta ao tratamento do que como testes diagnósticos. As enzimas musculares, tais como a aspartato aminotransferase (AST), a alanina aminotransferase (ALT), a creatinina fosfoquinase (CPK), a aldolase e a lactato desidrogenase (LDH), podem estar elevadas na DMJ, bem como em outras doenças que causam degradação muscular. Suplementos para aumento de massa muscular, medicamentos e atividade física extrema também podem causar ruptura muscular e elevação dessas enzimas. Como a AST, a ALT e a aldolase também estão elevadas em decorrência de doença hepática, uma medição da γ-glutamil transferase (GGT) pode ajudar a diferenciar se a fonte é muscular ou hepática.

Tabela 178.3 Especificidade de autoanticorpos e associações com doenças.

ANTICORPO	DOENÇA	PREVALÊNCIA (%)	ESPECIFICIDADE
Anticorpos antinucleares (ANA)	LES, artrite reumatoide juvenil, dermatomiosite, esclerodermia, artrite psoriática, DMTC	–	Associados a aumento no risco de uveíte na AIJ e na artrite psoriática Até 30% das crianças que apresentam teste positivo para ANA não apresentam nenhuma doença reumática subjacente
DNA de cadeia dupla (dsDNA)	LES	60 a 70	Alta especificidade para LES; associado à nefrite por lúpus
Smith (Sm)	LES	20 a 30	Altamente específico para LES; associado à nefrite por lúpus
Musculatura lisa (ML)	Hepatites autoimune	–	–
Pm-Scl (polimiosite-esclerodermia)	Esclerodermatomiosite	–	–
SSA (Ro)	LES, síndrome de Sjögren	25 a 30	Associado à síndrome lúpica neonatal, lúpus cutâneo subagudo, trombocitopenia
SSB (La)	LES, síndrome de Sjögren	25 a 30	Geralmente coexiste com o anticorpo anti-SSA
Proteína ribonuclease (RNP)	DMTC, LES	30 a 40	Sugestiva de DMTC, a menos que atenda aos critérios para LES
Histona	Lúpus induzido por fármacos, LES	–	–
Centrômero	Esclerose sistêmica cutânea limitada	70	Não específico para esclerose sistêmica
Topoisomerase I (Scl-70)	Esclerose sistêmica	–	Rara na infância
Anticorpos anticitoplasma de neutrófilos (ANCAs)	Vasculite	–	–
Citoplasmáticos (cANCAs)/ PR3-ANCA		–	cANCAs associados à granulomatose com poliangiite (Wegener), fibrose cística
Perinucleares (pANCAs)/ MPO-ANCA		–	pANCAs associados a poliangiite microscópica, poliarterite nodosa, LES, doença inflamatória intestinal, fibrose cística, colangite esclerosante primária, púrpura de Henoch-Schönlein, doença de Kawasaki, síndrome de Churg-Strauss
Anticorpo antiproteína citrulinada (ACPA), também chamado de anticorpo antipeptídeo citrulinado cíclico (anti-CCP)	AIJ positiva para FR	50 a 90	Específico para AIJ (FR+), pode ser positivo antes do FR

DMTC, doença mista do tecido conjuntivo; FR, fator reumatoide; LES, lúpus eritematoso sistêmico; MPO-ANCA, antimieloperoxidase; PR3-ANCA, antiproteinase 3.
(Adaptada de Aggerwal A. Clinical application of tests used in rheumatology. *Indian J Pediatr. 2002;* 69:889-892.)

Tabela 178.4 Avaliação baseada no diagnóstico de suspeição de doença reumática.

DOENÇA(S) REUMÁTICA(S) SUSPEITADAS(S)	AVALIAÇÃO INICIAL	AVALIAÇÃO ADICIONAL	AVALIAÇÃO DE SUBESPECIALIDADE
Lúpus eritematoso sistêmico (LES) Doença mista do tecido conjuntivo (DMTC)	HC, VHS, ANA, ALT, AST, CPK, creatinina, albumina, proteína total, urinálise, PA, perfil da tireoide	Se o resultado do teste de ANA for positivo: anticorpos anti-SSA (Ro), anti-SSB (La), anti-Smith e anti-RNP; anticorpo anti-dsDNA, C3, C4, Coombs, relação proteína/creatinina na urina aleatória, RTX	Anticorpos antifosfolipídios, anticoagulante lúpico, anti-β_2-glicoproteína, ecocardiograma; considerar uma biopsia renal, TFP, broncoscopia com lavagem, TCAR de tórax; considerar biopsia pulmonar
Dermatomiosite juvenil (DMJ)	HC, CPK, ALT, AST, LDH, aldolase, ANA; checar reflexo laríngeo	Considerar RM do músculo	Considerar eletromiografia e possível biopsia muscular, TFP, exames da deglutição, neopterina sérica
Artrite idiopática juvenil (AIJ)	HC, VHS, creatinina, ALT, AST, considerar antiestreptolisina O/ anti-DNAse B para a artrite induzida por estreptococos, títulos de vírus Epstein-Barr, título de Lyme, título de parvovírus B19, radiografia simples das articulações	Considerar títulos de Ac contra agentes infecciosos incomuns, derivado de proteína purificada, FR, ANA, HLA-B27, anti-CCP	RM
Granulomatose com poliangiite (granulomatose de Wegener)	HC, ANCA, AST, ALT, albumina, creatinina, VHS, urinálise, RTX, PA	Relação proteína/creatinina na urina aleatória, antimieloperoxidase e Ac antiproteinase-3, TFP	Broncoscopia com lavagem, TCAR de tórax; considerar biopsias pulmonar e renal
Sarcoidose	HC, eletrólitos, AST, ALT, albumina, creatinina, cálcio, fósforo, ECA, PA	RTX, TFPs	Considerar o teste para a síndrome de Blau em bebês (ver Capítulo 184); TCAR de tórax; considerar biopsias renal e pulmonar
Esclerodermia localizada	Biopsia cutânea, HC, VHS		IgG sérica, ANA, FR, Ac antisssDNA, Ac anti-histona, CPK
Esclerodermia sistêmica	ANA, HC, VHS, PA, AST, ALT, CPK, creatinina, RTX	Anti-Scl70, TFPs	TCAR de tórax, ecocardiograma, série radiográfica GI superior

Ac, anticorpo; Ac anti-dsDNA, anticorpo anti-DNA de cadeia dupla; ALT, alanina aminotransferase; ANA, anticorpos antinucleares; AST, aspartato aminotransferase; CCP, peptídeo citrulinado cíclico; CPK, creatina fosfoquinase; ECA, enzima conversora da angiotensina (normalmente elevada na infância; interpretar com cautela); FR, fator reumatoide; GI, gastrintestinal; HC, hemograma completo; LDH, lactato desidrogenase; PA, pressão arterial; RNP, proteína ribonuclease; RTX, radiografia de tórax; TCAR, TC de alta resolução; TFP, testes de função pulmonar; VHS, velocidade de hemossedimentação.

Tabela 178.5 Comparação entre a velocidade de hemossedimentação e a proteína C reativa.

	VELOCIDADE DE HEMOSSEDIMENTAÇÃO	PROTEÍNA C REATIVA
Vantagens	Muita informação clínica na literatura Pode refletir condição geral de saúde	Resposta rápida ao estímulo inflamatório Possível detecção de uma ampla variação de valores clinicamente relevantes Não afetada por idade ou gênero Reflete o valor de uma única proteína de fase aguda Pode ser determinada em soro armazenado Quantificação precisa e reprodutível
Desvantagens	Afetada pela morfologia do eritrócito Afetada pela anemia e pela policitemia Reflete os níveis de muitas proteínas plasmáticas, das quais nem todas são proteínas de fase aguda Responde lentamente a estímulos inflamatórios Requer amostra fresca Pode ser afetada por medicamentos (IGIV)	Não é sensível a alterações presentes na atividade da doença LES

IGIV, imunoglobulina intravenosa; LES, lúpus eritematoso sistêmico. (De Firestein GS, Budd RC, Gabriel SE *et al.* editors. *Kelley & Firestein's textbook of rheumatology*. 10th ed. Philadelphia: Elsevier; 2017, [Tabela 57.3, p. 849].)

Não se recomenda a mensuração de anticorpos antinucleares (ANA) como teste de rastreamento por causa da baixa especificidade que esse teste apresenta. Um resultado positivo no teste de ANA pode ser induzido por uma infecção, sobretudo EBV, por endocardite e infecção por parvovírus B19. O resultado desse teste também é positivo em até 30% das crianças normais e o nível de ANA é maior em pessoas que têm um parente de primeiro grau com uma doença reumática conhecida. Não há desenvolvimento de doenças autoimunes ao longo do tempo na maioria das crianças com resultado positivo no teste de ANA e sem sinais de doença reumática na avaliação inicial. Por essa razão, tal resultado não necessita da intervenção de um reumatologista pediátrico. Um resultado positivo no teste de ANA é encontrado em muitas doenças reumáticas, incluindo a AIJ, na qual ele exerce um papel de fator preditivo de risco para doença inflamatória do olho (Tabela 178.7). Quando um resultado positivo no teste de ANA é descoberto em uma criança, a necessidade de ensaios de autoanticorpos específicos é orientada pela presença de sinais e sintomas clínicos (Tabela 178.3).

Tabela 178.6 Condições associadas com níveis elevados de proteína C reativa.

NORMAL OU ELEVAÇÃO MÍNIMA (< 1 mg/dℓ)
1. Exercício vigoroso
2. Frio comum
3. Gestação
4. Gengivite
5. Convulsões
6. Depressão
7. Resistência à insulina e diabetes
8. Vários polimorfismos genéticos
9. Obesidade

ELEVAÇÃO MODERADA (1 a 10 mg/dℓ)
1. Infarto do miocárdio
2. Neoplasias
3. Pancreatite
4. Infecção de mucosa (bronquite, cistite)
5. Maioria das doenças autoimune sistêmicas
6. Artrite reumatoide

ELEVAÇÃO ACENTUADA (> 10 mg/dℓ)
1. Infecção bacteriana aguda (80 a 85%)
2. Trauma significativo, cirurgia
3. Vasculite sistêmica

De Firestein GS, Budd RC, Gabriel SE *et al.* editors. *Kelley & Firestein's textbook of rheumatology.* 10th ed. Philadelphia: Elsevier; 2017, (Tabela 57.4, p. 849).

Tabela 178.7 Outras condições não reumáticas com respostas de fase aguda elevadas.

ALTERAÇÕES NEUROENDÓCRINAS
Febre, sonolência e anorexia
Secreção aumentada de hormônio liberador de corticotrofina, corticotrofina e cortisol
Secreção aumentada de arginina vasopressina
Produção reduzida de fator de crescimento I semelhante à insulina
Secreção aumentada de catecolaminas pela adrenal

ALTERAÇÕES HEMATOPOÉTICAS
Anemia decorrente de doença crônica
Leucocitose
Trombocitose

ALTERAÇÕES METABÓLICAS
Perda de musculatura e balanço de nitrogênio negativo
Gliconeogênese diminuída
Osteoporose
Lipogênese hepática aumentada
Lipólise aumentada no tecido adiposo
Atividade de lipase da lipoproteína diminuída na musculatura e no tecido adiposo
Caquexia

ALTERAÇÕES HEPÁTICAS
Elevação da metalotioneína, sintase induzida de óxido nítrico, heme-oxigenase, manganês superóxido dismutase e inibidor tecidual de metaloproteinase 1
Atividade reduzida de fosfoenolpiruvato carboxiquinase

ALTERAÇÕES EM CONSTITUINTES PLASMÁTICOS NÃO PROTEICOS
Hipozincemia, hipoferremia e hipercupremia
Elevação das concentrações de retinol plasmático e de glutationa

De Gabay C, Kushner I. Acute-phase proteins and other systemic responses to inflammation. *N Engl J Med.* 1999; 340:448-454.

ESTUDOS DE IMAGEM

As radiografias simples são úteis na avaliação de artralgias e artrites, uma vez que este exame de imagem é tranquilizador em situações de síndromes dolorosas benignas e seus achados podem ser anormais em neoplasias, na osteomielite e na artrite juvenil crônica persistente. A cintilografia óssea ajuda a localizar áreas de anormalidade no paciente com dores difusas causadas por osteomielite, neuroblastoma, osteomielite multifocal crônica e artrite sistêmica. Os achados na RM são anormais na miosite inflamatória e sugerem o local ideal para a biopsia. *A RM é mais sensível que a radiografia simples para detectar a presença de artrite erosiva precoce e demonstra aumento no líquido articular, realce sinovial e sequela de trauma com desarranjo articular interno.* A RM também é útil para descartar suspeitas de infecções ou de neoplasias. Sugere-se a realização de uma avaliação cardiopulmonar para a procura de doenças que geralmente afetam o coração e os pulmões, o que inclui LES, esclerodermia sistêmica, DMTC, DMJ e sarcoidose, uma vez que as manifestações clínicas podem ser sutis. Essa avaliação, que pode incluir ecocardiograma, testes de função pulmonar e TC de alta resolução dos pulmões, considerando ainda a realização de um lavado broncoalveolar, geralmente é realizada por um reumatologista pediátrico para quem o paciente é encaminhado (ver Tabela 178.4).

A bibliografia está disponível no GEN-io.

Capítulo 179

Tratamento das Doenças Reumáticas

Jeffrey A. Dvergsten, Esi Morgan e C. Egla Rabinovich

Para alcançar os objetivos desejados no manejo das doenças, muitas vezes é preciso empregar tanto intervenções não farmacológicas, como farmacológicas. O manejo ideal das doenças requer cuidado centrado na família e prestado por uma equipe multiprofissional de profissionais de saúde que oferecem assistência médica, psicológica, social e apoio escolar. As condições reumatológicas mais frequentemente seguem um curso marcado por surtos e períodos de remissão, embora algumas crianças tenham doença persistente. Os objetivos do tratamento são controlar a doença, aliviar o desconforto, evitar ou limitar a toxicidade de fármacos, prevenir ou reduzir os danos a órgãos e maximizar a função física e a qualidade de vida das crianças afetadas. O tratamento não farmacológico é um complemento importante para o manejo clínico das doenças reumáticas (ver Capítulo 76). Um indicador-chave do desfecho a longo prazo consiste no reconhecimento precoce e encaminhamento a uma equipe de reumatologia com experiência no atendimento especializado a crianças com doenças reumáticas. Observam-se diferenças significativas no desfecho 10 anos após o início da doença em pacientes com **artrite idiopática juvenil** (**AIJ**) se o encaminhamento a um centro de reumatologia pediátrica tiver sido realizado até seis meses do início da doença.

EQUIPES DE REUMATOLOGIA PEDIÁTRICA E MÉDICOS GENERALISTAS

A **equipe multiprofissional de reumatologia pediátrica** oferece atendimento coordenado às crianças e suas famílias (**Tabela 179.1**). Os princípios gerais do tratamento incluem: reconhecimento precoce dos sinais e sintomas da doença reumática com encaminhamento oportuno à reumatologia para início imediato do tratamento; monitoramento de complicações da doença e efeitos adversos do tratamento; coordenação dos cuidados de subespecialidades e de serviços de reabilitação com comunicação das informações clínicas; e cuidados voltados à doença crônica, com foco na criança e na família, incluindo apoio ao automanejo, interligação com recursos da comunidade, parceria com escolas, recursos para lidar com o impacto financeiro da doença e interligação com grupos de defesa. O planejamento para a transição da pediatria para a clínica de adultos precisa começar na adolescência. Para o atendimento eficaz, é essencial que haja parceria com o médico

Tabela 179.1	Tratamento multidisciplinar de doenças reumáticas na infância.
Diagnóstico preciso e orientações à família	Reumatologista pediátrico Pediatra Enfermagem: • Orientações relacionadas com a doença • Administração de medicamentos (ensinar a aplicar injeções) • Monitoramento da segurança Assistente social: • Facilitação de serviços escolares • Identificação de recursos (comunidade, governo, grupos de defesa, financeiros, reabilitação profissional)
Medicina e reabilitação física	Fisioterapia: • Abordar déficits na mobilidade articular ou muscular, na discrepância de comprimento dos membros, nas anormalidades da marcha e fraqueza Terapia ocupacional: • Talas para reduzir contraturas articulares/deformidades e diminuir a pressão sobre as articulações; aparelhos adaptativos para as atividades de vida diária
Equipe de consultores	Oftalmologia: • Triagem dos olhos à procura de uveíte (Tabela 180.4) • Triagem à procura de toxicidade ocular relacionada com a medicação (hidroxicloroquina, glicocorticoides) Nefrologia Ortopedia Dermatologia Gastrenterologia
Crescimento e desenvolvimento físico e psicossocial	Nutrição: • Abordar a subnutrição decorrente de doença sistêmica e obesidade/excesso de alimentação por causa de glicocorticoides Integração escolar: • Plano educacional individualizado (PEI) ou plano 504 Relação com grupo de colegas Aconselhamento individual e familiar
Coordenação de cuidados	Envolvimento do paciente e da família como membros ativos da equipe Comunicação entre os profissionais de saúde Envolvimento de recursos da escola (enfermeiro escolar) e da comunidade (assistente social)

generalista, que ajuda a coordenar o cuidado, monitora a adesão aos planos de tratamento, garante as imunizações adequadas, monitora a toxicidade dos medicamentos e identifica exacerbações da doença e infecções concomitantes. A comunicação entre o médico generalista e a equipe de subespecialidade possibilita uma intervenção oportuna, quando necessário.

TRATAMENTO

Um princípio fundamental do tratamento farmacológico das doenças reumáticas é que o controle precoce da doença, com esforços para induzir a remissão, leva a um menor dano de tecidos e órgãos com melhores desfechos a curto e longo prazos. Os medicamentos são escolhidos a partir de grandes classes terapêuticas baseados no diagnóstico, na gravidade da doença, na antropometria e no perfil de efeitos adversos. Muitos tratamentos farmacológicos aplicados a doenças reumáticas não têm indicações corroboradas pela Food and Drug Administration (FDA) para uso na faixa etária pediátrica, dada a relativa raridade dessas enfermidades. A base de evidências pode ser limitada a séries de casos, estudos não controlados ou extrapolação do uso em adultos. A exceção é a AIJ, para a qual há um corpo crescente de evidências provenientes de ensaios clínicos randomizados (ECRs), particularmente para os tratamentos mais recentes. Os agentes terapêuticos usados no tratamento de doenças reumáticas na infância apresentam vários mecanismos de ação, mas todos suprimem a inflamação (**Tabela 179.2**). Os **medicamentos modificadores do curso da doença** (**MMCDs**), *biológicos e não biológicos, afetam diretamente o sistema imune*. Os MMCDs devem ser prescritos por especialistas. As vacinas de vírus vivos são contraindicadas a pacientes em uso de glicocorticoides imunossupressores ou MMCDs. Deve-se verificar um teste negativo para a tuberculose (derivado proteico purificado e/ou Quantiferon-TB Gold), e o *status* de imunização do paciente deve ser atualizado, se possível, antes do início do tratamento. As vacinas de vírus mortos não são contraindicadas, e recomenda-se a vacina contra a gripe anualmente.

Anti-inflamatórios não esteroidais

Os anti-inflamatórios não esteroidais (AINEs) são prescritos para diminuir tanto a dor quanto a inflamação aguda e crônica associada à artrite, pleurite, pericardite, uveíte e vasculite cutânea, mas não são modificadores da doença. Os efeitos anti-inflamatórios dos AINEs requerem a administração de doses adequadas, de acordo com o peso (mg/kg) ou a área de superfície corporal (mg/m^2), por períodos mais longos que o necessário somente para a analgesia. O tempo médio para se alcançar o efeito anti-inflamatório na AIJ é de 4 a 6 semanas de administração contínua. Os AINEs funcionam principalmente por meio da inibição da enzima ciclo-oxigenase (COX), que é fundamental para a produção de **prostaglandinas**, uma família de substâncias que promove a inflamação. Demonstraram-se dois tipos de receptores da COX; os inibidores **seletivos** da COX-2, como o *celecoxibe* e o *meloxicam*, inibem os receptores responsáveis por promover a inflamação, com menor potencial de efeitos adversos gastrintestinais (GI). Ensaios clínicos em crianças com AIJ mostraram que o celecoxibe e o meloxicam têm eficácia e tolerabilidade semelhantes às do *naproxeno*, um AINE **não seletivo**.

Os efeitos adversos mais frequentes dos AINEs em crianças são náuseas, diminuição do apetite e dor abdominal. Gastrite ou úlcera são menos frequentes em crianças. Efeitos adversos menos comuns (em menos de 5% das crianças submetidas a tratamento a longo prazo com AINE) incluem alterações do humor; dificuldade de concentração, que pode simular distúrbio de déficit de atenção; sonolência; irritabilidade; cefaleia; zumbido; alopecia; anemia; aumento das enzimas hepáticas; proteinúria; e hematúria. Determinados agentes (indometacina) apresentam maior risco de toxicidade que outros (ibuprofeno); o naproxeno possui um risco intermediário. Uma vez interrompida a medicação, esses efeitos adversos associados aos AINEs se revertem rapidamente. Também podem ocorrer reações adversas raras de AINEs específicos. Meningite asséptica tem sido associada ao ibuprofeno, principalmente em pacientes com lúpus. Em relação aos outros AINEs, o naproxeno tem maior probabilidade de provocar uma reação cutânea particular, denominada **pseudoporfiria**, que é caracterizada por pequenas cicatrizes hipopigmentadas e deprimidas, que ocorrem em áreas de pequenos traumas à pele, como arranhadura de unha. A pseudoporfiria tem maior probabilidade de ocorrer em indivíduos de pele clara e em áreas expostas ao sol. Em caso de desenvolvimento de pseudoporfiria, o AINE incitante deve ser interrompido, porque as cicatrizes podem persistir por anos ou se tornar permanentes. Os AINEs devem ser usados com precaução em pacientes com dermatomiosite ou vasculite sistêmica, em decorrência de um aumento na frequência de ulcerações gastrintestinais com esses distúrbios. *Os salicilatos foram suplantados por outros AINEs em razão da relativa frequência de hepatotoxicidade do salicilato e a associação com a síndrome de Reye.*

A resposta aos AINEs varia muito entre os pacientes; no entanto, geralmente 40 a 60% das crianças com AIJ experimentam melhora nos casos de artrite com o tratamento com AINE. Os pacientes podem experimentar vários AINEs diferentes em tentativas de 6 semanas antes de encontrar um que demonstre benefício clínico. Os AINEs com meias-vidas mais longas ou formulações de liberação prolongada possibilitam a administração 1 ou 2 vezes/dia e melhoram a adesão ao tratamento. O monitoramento laboratorial à procura de toxicidade inclui hemograma completo (HC), creatinina sérica, testes de função hepática e urinálise a cada 6 a 12 meses, embora não tenham sido estabelecidas diretrizes para a frequência dos testes.

Tabela 179.2 Tratamento de doenças reumáticas da infância.*

CLASSIFICAÇÃO	TRATAMENTO[†]	DOSE	INDICAÇÃO[†]	REAÇÕES ADVERSAS	MONITORAMENTO
Anti-inflamatórios não esteroidais (AINEs)[‡]	Etodolaco[a]	Dose única VO: 20 a 30 kg: 400 mg 31 a 45 kg: 600 mg 46 a 60 kg: 800 mg > 60 kg: 1.000 mg	AIJ Espondiloartropatia Dor Serosite Vasculite cutânea Uveíte	Intolerância GI (dor abdominal, náuseas), gastrite, hepatite, zumbido, anemia, pseudoporfiria, meningite asséptica, cefaleia, doença renal	HC, TFH, NUS, creatinina, urinálise no início do tratamento e a cada 6 a 12 meses
	Ibuprofeno[a]	40 mg/kg/dia VO divididos em 3 doses/dia Máximo 2.400 mg/dia			
	Naproxeno[a]	15 mg/kg/dia VO divididos em 2 doses/dia Máximo de 1.000 mg/dia			
	Celecoxibe[a]	10 a 25 kg: 50 mg VO 2 vezes/dia > 25 kg: 100 mg VO 2 vezes/dia			
	Meloxicam[a]	0,125 mg/kg VO 1 vez/dia Máx. 7,5 mg			
Medicamentos modificadores do curso da doença (MMCDs)	Metotrexato[a]	10 a 20 mg/m²/semana (0,35 a 0,65 mg/kg/semana) VO 20 a 30 mg/m²/semana (0,65 a 1 mg/kg/semana) SC; as doses superiores são mais bem absorvidas por injeção SC	AIJ Uveíte	Intolerância GI (náuseas, vômito), hepatite, mielossupressão, mucosite, teratogênese, linfoma, pneumonite intersticial	HC, TFH no início do tratamento, mensalmente por 3 meses e então a cada 8 a 12 semanas
	Leflunomida	VO 1 vez/dia: 10 a < 20 kg: 10 mg 20 a 40 kg: 15 mg > 40 kg: 20 mg	AIJ	Hepatite, necrose hepática, citopenias, mucosite, teratogênese, neuropatia periférica	HC, TFH no início do tratamento, mensalmente por 6 meses e então a cada 8 a 12 semanas
	Hidroxicloroquina	5 mg/kg VO 1 vez/dia; não exceder 5 mg/kg/dia Máx. de 400 mg/dia	LES DMJ Síndrome do anticorpo antifosfolipídio	Toxicidade retiniana, intolerância GI, erupções cutâneas, descoloração da pele, anemia, citopenias, miopatia, estimulação do SNC, morte (superdosagem)	Exame oftalmológico a cada 6 a 12 meses
	Sulfassalazina[a]	30 a 50 mg/kg/dia divididos em 2 doses Dose máxima no adulto: 3 g/dia	Espondiloartropatia, AIJ	Intolerância GI, erupções cutâneas, reações de hipersensibilidade, síndrome de Stevens-Johnson, citopenias, hepatite, cefaleia	HC, TFH, NUS, creatinina, urinálise no início do tratamento, a cada 2 semanas por 3 meses, mensalmente por 3 meses e depois a cada 3 meses
Antagonistas do fator de necrose tumoral (TNF)-α	Adalimumabe[a]	SC 1 dose a cada 2 semanas: 10 a < 15 kg: 10 mg 15 a < 30 kg: 20 mg ≥ 30 kg: 40 mg	AIJ Espondiloartropatia Artrite psoriática Uveíte	Reação no local da injeção, infecção, erupções cutâneas, citopenias, síndrome semelhante ao lúpus, potencial aumento do risco de neoplasias	Teste de tuberculose; anti-dsDNA, HC
	Etanercepte[a]	0,8 mg/kg SC 1 vez/semana (máximo de 50 mg/dose) ou 0,4 mg/kg SC 2 vezes/semana (máximo de 25 mg/dose)	AIJ	Reações no local de injeção, infecções, erupções cutâneas, doenças desmielinizantes, citopenias, potencial aumento do risco de neoplasia	Teste para tuberculose; HC
	Infliximabe	5 a 10 mg/kg IV a cada 4 a 8 semanas	AIJ Espondiloartropatia Uveíte Sarcoidose	Reações à infusão, hepatite, potencial aumento do risco de neoplasias	Teste para tuberculose; anti-dsDNA, TFH
Modulador da ativação da célula T	Abatacepte[a]	IV a cada 2 semanas × 3 doses, depois mensalmente para pacientes com ≥ 6 anos de idade: < 75 kg: 10 mg/kg 75 a 100 kg: 750 mg > 100 kg: 1.000 mg SC 1 vez/semana: 10 a < 25 kg: 50 mg ≥ 25 a < 50 kg: 87,5 mg ≥ 50 kg: 125 mg	AIJ	Infecção, cefaleia, potencial aumento do risco de neoplasias	

(continua)

Tabela 179.2 Tratamento de doenças reumáticas da infância.* (*continuação*)

CLASSIFICAÇÃO	TRATAMENTO[†]	DOSE	INDICAÇÃO[†]	REAÇÕES ADVERSAS	MONITORAMENTO
Anticorpo anti-CD20 (célula B)	Rituximabe	575 mg/m^2, máximo 1.000 mg IV nos dias 1 e 15	LES	Reações à infusão, linfopenia, reativação de hepatite B, erupções cutâneas, doença do soro, artrite, LMP	HC, PMB; considerar o monitoramento quantitativo de IgG
Anticorpo. Anti-BLys	Belimumabe[e]	10 mg/kg IV a cada 2 semanas por 3 doses, depois a cada 4 semanas	LES	Reações à infusão, infecções, depressão	
Antagonista da interleucina (IL)-1	Anacinra	1 a 2 mg/kg/dia Dose máxima no adulto: 100 mg	AIJS CAPS	Reações no local da injeção, infecção	HC
	Canaquinumabe[b]	SC a cada 8 semanas (CAPS), a cada 4 semanas (AIJS): 15 a 40 kg: 2 mg/kg (até 3 mg/kg, se necessário) > 40 kg: 150 mg IV: < 30 kg: 10 mg/kg/dose, a cada 4 semanas ≥ 30 kg: 8 mg/kg/dose, a cada 4 semanas; dose máxima: 800 mg SC: < 30 kg: 162 mg/dose, 1 vez a cada 3 semanas ≥ 30 kg: 162 mg/dose, 1 vez a cada 2 semanas	CAPS AIJS AIJ poliarticular	Reação no local da injeção, infecção, diarreia, náuseas, vertigem, cefaleia	
Antagonista da IL-6	Tocilizumabe[a]	≥ 2 anos e ≥ 30 kg, 8 mg/kg/dose a cada 2 semanas; ≥ 2 anos e ≤ 30 kg, 12 mg/kg/dose a cada 2 semanas	AIJS	Reações à infusão, elevação de enzimas hepáticas, lipídios elevados, trombocitopenia, infecções	HC, TFH contagem de plaquetas, perfil lipídico sérico
Imunoglobulina intravenosa	IGIV[c]	1.000 a 2.000 mg/kg, infusão IV Para DMJ, administrar mensalmente	Doença de Kawasaki DMJ LES	Reação à infusão, meningite asséptica, insuficiência renal	Creatinina sérica, NUS, nível de IgG
Citotóxico	Ciclofosfamida	0,5 a 1 g/m^2 IV (máximo 1,5 g) mensalmente para a indução de 6 meses, então a cada 2 a 3 meses Regime oral: 1 a 2 mg/kg/dia; máximo 150 mg/dia	LES Vasculite DMJ Hemorragia pulmonar	Náuseas, vômito, mielossupressão, mucosite, hiponatremia, alopecia, cistite hemorrágica, insuficiência gonadal, teratogênese, neoplasia secundária	HC
Imunossupressores	Micofenolato de mofetila	Suspensão oral: máximo 1.200 mg/m^2/dia VO (até 2 g/dia) divididos em 2 vezes/dia Cápsulas: máximo 1.500 mg/dia VO para ASC de 1,25 a 1,5 m^2/kg; 2 g/dia VO para ASC > 1,5 m^2, dividido em 2 vezes/dia	LES Uveíte	Intolerância GI (diarreia, náuseas, vômito), insuficiência renal, neutropenia, teratogênese, neoplasia secundária, LMP	HC, PMB
Glicocorticoides	Prednisona[a,d–f]	0,05 a 2 mg/kg/dia VO dividido em 1 a 4 doses; dose máxima varia individualmente (80 mg/dia) Efeitos adversos são dose-dependentes; deve-se usar a menor dose efetiva	LES DMJ Vasculite AIJ Uveíte Sarcoidose	Síndrome de Cushing, osteoporose, aumento do apetite, ganho de peso, estrias, hipertensão, supressão adrenal, hiperglicemia, infecção, necrose avascular	Glicose sanguínea, potássio Pressão sanguínea
	Metilprednisolona[a,d–g]	0,5 a 1,7 mg/kg/dia ou 5 a 25 mg/m^2/dia, IM/IV em doses divididas a cada 6 a 12 h Para manifestações graves: 30 mg/kg/dose (máximo 1 g), diariamente por 1 a 5 dias	LES DMJ Vasculite Sarcoidose Esclerodermia localizada		

(*continua*)

Tabela 179.2 Tratamento de doenças reumáticas da infância.* *(continuação)*

CLASSIFICAÇÃO	TRATAMENTO†	DOSE	INDICAÇÃO†	REAÇÕES ADVERSAS	MONITORAMENTO
	Intra-articular	Dose varia de acordo com a articulação e a formulação	AIJ	Atrofia subcutânea, hipopigmentação da pele, calcificação, infecção	
	Prednisolona-suspensão oftalmológica	1 a 2 gotas em cada olho de 1/1 h enquanto estiver acordado Necessita de acompanhamento oftalmológico	Uveíte	Hipertensão ocular, glaucoma, dano do nervo, catarata, infecção	Exame oftalmológico

*Consultar uma referência em farmacologia clínica para a dosagem e as diretrizes de monitoramento atuais, além da lista completa de efeitos adversos conhecidos. †A terapêutica utilizada na prática pode não ter uma indicação aprovada pela FDA. Terapêutica individual anotada com indicação aprovada pela FDA como se segue: a, AIJ; b, CAPS; c, doença de Kawasaki; d, sarcoidose; e, LES; f, uveíte; g, dermatomiosite. ‡Muitos outros produtos disponíveis nesta classe. AIJ, artrite idiopática juvenil; AIJs, artrite idiopática juvenil sistêmica; ASC, área de superfície corporal; Blys, estimulador de linfócitos B; CAPS, síndrome periódica associada à criopirina; DMJ, dermatomiosite juvenil; dsDNA, DNA de fita dupla; GI, gastrintestinal; HC, hemograma completo; IGIV, infusão intravenosa de imunoglobulinas; IM, via intramuscular; IV, via intravenosa; LES, lúpus eritematoso sistêmico; LMP, leucoencefalopatia multifocal progressiva; NUS, nitrogênio da ureia sanguínea; PMB, painel metabólico básico; SC, via subcutânea; SNC, sistema nervoso central; TB, tuberculose; TFH, testes de função hepática; VO, via oral.

Medicamentos modificadores do curso da doença (MMCDs) não biológicos

Metotrexato

O metotrexato (MTX), um antimetabólito, é a pedra angular do tratamento em reumatologia pediátrica por causa de sua eficácia sustentada e de relativa baixa toxicidade em períodos de tratamento prolongados. O mecanismo de ação do MTX em doses baixas na artrite é complexo; no entanto, acredita-se que resulte da inibição de processos dependentes do folato por poliglutamatos MTX, principalmente por seu efeito sobre o ribonucleotídio da enzima 5-aminoimidazol-4-carboxamida (AICAR) transformilase, que leva a um aumento na adenosina extracelular e, consequentemente, no monofosfato cíclico de adenosina (cAMP), que inibe a produção de citocinas pró-inflamatórias, incluindo o fator de necrose tumoral (TNF)-α e a interleucina (IL)-1β, e os seus efeitos subsequentes sobre a ativação e a proliferação de linfócitos.

O MTX tem papel central no tratamento da artrite, especialmente em crianças com AIJ poliarticular. A resposta ao MTX por via oral (10 mg/m^2, 1 vez/semana) é melhor do que a resposta ao placebo (63% *versus* 36%). As crianças que não apresentam nenhuma resposta às doses-padrão de MTX muitas vezes mostram resposta a doses mais elevadas (15 ou 30 mg/m^2/semana). A administração subcutânea (SC) de MTX é semelhante em absorção e propriedades farmacocinéticas à por via intramuscular (IM), com menos dor. O MTX normalmente é utilizado no tratamento da dermatomiosite juvenil como um agente poupador de esteroides, com eficácia em 70% dos pacientes. Também tem sido usado com sucesso a uma dosagem de 10 a 20 mg/m^2/semana em pacientes com lúpus eritematoso sistêmico (LES) para tratar artrite, serosite e erupções cutâneas.

Em razão da dose mais baixa utilizada no tratamento de doenças reumáticas, o MTX é bem tolerado por crianças, sendo a toxicidade mais leve e qualitativamente diferente da observada no tratamento de neoplasias. Os efeitos adversos incluem elevação das enzimas hepáticas (15%), toxicidade GI (13%), estomatite (3%), cefaleia (1 a 2%) e leucopenia, pneumonite intersticial, erupções cutâneas e alopecia (< 1%). A hepatotoxicidade observada entre os adultos com artrite reumatoide (AR) tratados com MTX aumentou a preocupação com problemas semelhantes em crianças. A análise das amostras de biopsia de fígado em crianças com AIJ sob tratamento prolongado com MTX ocasionalmente revelou fibrose leve, mas sem evidência de danos hepáticos, ainda que moderados. As crianças que recebem MTX devem ser aconselhadas a evitar álcool, tabagismo e gestação. Administra-se *ácido fólico* (1 mg/dia) como um suplemento para minimizar os efeitos adversos. Há relatos de ocorrência de doenças linfoproliferativas em adultos tratados com MTX, principalmente em associação à infecção pelo vírus Epstein-Barr (EBV). A regressão do linfoma pode se seguir à retirada do MTX.

O monitoramento dos exames laboratoriais para avaliar a toxicidade pelo MTX incluem HC e testes de função hepática em intervalos regulares, inicialmente a cada 4 semanas nos primeiros 3 meses de tratamento, e depois a cada 8 a 12 semanas, com intervalos mais frequentes após ajustes na dosagem ou em resposta a valores anormais.

Hidroxicloroquina

O sulfato de hidroxicloroquina é um fármaco antimalárico importante no tratamento do LES e da dermatomiosite, particularmente das manifestações cutâneas da doença, e para reduzir os surtos de lúpus. Em virtude da falta de eficácia, não é indicada para o tratamento de AIJ. O efeito adverso potencial mais significativo é a toxicidade da retina, que ocorre raramente, mas resulta em cegueira irreversível para cores ou perda da visão central. Exames oftalmológicos completos, incluindo a avaliação da visão periférica e dos campos de cores, são realizados no início do tratamento e a cada 6 a 12 meses para avaliar a toxicidade do fármaco sobre a retina. A toxicidade da retina é rara (1/5.000 pacientes) e está associada à dosagem superior a 6,5 mg/kg/dia; portanto, a dose recomendada é < 6,5 mg/kg/dia, não excedendo 400 mg/dia. Outros potenciais efeitos adversos incluem erupções cutâneas, despigmentação da pele, irritação gástrica, supressão da medula óssea, estimulação do sistema nervoso central (SNC) e miosite.

Leflunomida

A leflunomida é um MMCD aprovado para o tratamento de AR que oferece uma alternativa ao MTX no tratamento de AIJ. O MTX superou a leflunomida no tratamento de AIJ em um estudo randomizado (em 16 semanas, 89% dos pacientes que receberam MTX alcançaram uma taxa de resposta de 30% *versus* 68% dos que receberam leflunomida), embora ambos os fármacos tenham sido efetivos. A administração é oral, 1 vez/dia, de acordo com o peso: 10 mg para crianças entre 10 e 20 kg, 15 mg para crianças de 20 a 40 kg e 20 mg para crianças com mais de 40 kg. As reações adversas incluem parestesia e neuropatia periférica, intolerância GI, elevação das transaminases hepáticas e insuficiência hepática, citopenias, alopecia e teratogênese. A leflunomida tem meia-vida longa e, em casos em que é necessária a suspensão do medicamento, pode ser indicado o uso de um protocolo de eliminação do fármaco com colestiramina. Evitar a gestação é essencial. O monitoramento por meio de exames laboratoriais (HC e testes de função hepática) deve ser realizado a cada 4 semanas nos primeiros 6 meses de tratamento e depois a cada 8 a 12 semanas.

Sulfassalazina

A sulfassalazina é usada para tratar crianças com AIJ poliarticular, AIJ oligoarticular e artrite periférica e entesite associadas à **espondilite anquilosante juvenil**. Na AIJ, 50 mg/kg/dia (dose máxima em adultos: 3.000 mg/dia) de sulfassalazina levaram a melhora significativa na inflamação das articulações nos parâmetros de avaliação globais e nos parâmetros laboratoriais em comparação ao placebo. Mais de 30% dos pacientes tratados com sulfassalazina interrompem o tratamento por causa dos efeitos adversos, sobretudo a irritação gastrintestinal e as erupções cutâneas. A sulfassalazina está associada a reações de hipersensibilidade sistêmicas graves, incluindo síndrome de Stevens-Johnson. Esse fármaco geralmente é contraindicado a crianças com

AIJ sistêmica ativa por causa do aumento nas reações de hipersensibilidade. A sulfassalazina não deve ser utilizada em pacientes com hipersensibilidade a sulfas ou salicilato ou com porfiria.

O monitoramento dos exames laboratoriais em busca de sinais de toxicidade à sulfassalazina inclui HC, testes de função hepática, creatinina sérica, nitrogênio da ureia sanguínea (NUS) e urinálise a cada 2 semanas nos primeiros 3 meses de tratamento, mensalmente nos 3 meses seguintes, a cada 3 meses por 1 ano e, então, a cada 6 meses.

Micofenolato de mofetila

O micofenolato de mofetila (MMF) é um fármaco imunossupressor aprovado pela FDA para a rejeição de transplantes de órgãos. Na reumatologia, o MMF é utilizado principalmente no tratamento de lúpus, uveíte e manifestações cutâneas autoimunes. Em ensaios clínicos com adultos, o MMF não foi inferior à ciclofosfamida para terapia de indução da nefrite lúpica, com potencial de causar menos efeitos adversos (infecção, toxicidade gonadal). A dosagem é baseada na área de superfície corporal: 600 mg/m^2 VO, 2 vezes/dia; todavia, o limite da dose máxima varia de acordo com a formulação e a área de superfície corporal. A reação adversa mais comum é a intolerância GI; infecções, citopenias e neoplasias secundárias também foram notificadas.

Glicocorticoides

Os glicocorticoides são administrados por via oral, intravenosa (IV), ocular, tópica e intra-articular como parte do tratamento das doenças reumáticas. Os corticosteroides **orais** são a base do tratamento para lúpus moderado a grave, da dermatomiosite e da maioria das vasculites. Sua utilização a longo prazo está associada a uma extensa lista de complicações dose-dependentes bem descritas, incluindo supressão do crescimento linear, características cushingoides, osteoporose, necrose avascular, hipertensão arterial, intolerância à glicose, alteração do humor e risco aumentado de infecção. Os glicocorticoides devem ser reduzidos gradativamente à mais baixa dose eficaz ao longo do tempo, e os MMCDs devem ser introduzidos como agentes poupadores de esteroides.

Os corticosteroides **intravenosos** têm sido utilizados para tratar manifestações graves e agudas de doenças reumáticas sistêmicas, como LES, dermatomiosite e vasculite. A via IV possibilita a administração de doses mais elevadas para que se obtenha um efeito anti-inflamatório imediato e significativo. A *metilprednisolona*, 10 a 30 mg/kg/dose até um máximo de 1 g durante 1 hora administrada diariamente por 1 a 5 dias, tem sido a droga intravenosa de escolha. Embora geralmente associada a menos efeitos adversos do que os corticosteroides orais, os esteroides administrados por via IV podem ser associados a toxicidade importante e, ocasionalmente, fatal, como arritmias cardíacas, hipertensão aguda, hipotensão, hiperglicemia, choque, pancreatite e necrose avascular.

Os corticosteroides **oculares** são prescritos pelos oftalmologistas como colírios ou injeções nos tecidos moles ao redor do globo ocular (injeção subtenoniana) para **uveíte** ativa. O uso prolongado de corticosteroides oculares pode levar à formação de catarata e glaucoma. O manejo oftalmológico atual diminuiu significativamente a frequência de cegueira como uma complicação da uveíte associada à AIJ.

Os esteroides **intra-articulares** são prescritos com frequência crescente como terapia inicial para crianças com AIJ oligoarticular ou como terapia ponte, enquanto se aguarda a eficácia de um MMCD na doença poliarticular. A maior parte dos pacientes apresenta melhora clínica significativa no período de 3 dias. A duração da resposta depende do esteroide utilizado, da articulação afetada e do subtipo de artrite, com uma taxa de resposta esperada para a injeção de joelho entre 60 e 80% em 6 meses. A administração intra-articular pode resultar em atrofia subcutânea e hipopigmentação da pele no local da injeção, bem como em calcificações subcutâneas ao longo do trajeto da agulha.

Agentes biológicos

Os agentes biológicos são proteínas projetadas para marcar e modular componentes específicos do sistema imune, com o objetivo de diminuir a resposta inflamatória. Anticorpos foram desenvolvidos com alvo em citocinas específicas como IL-1 e IL-6 ou para interferir na função imune específica das células por meio da depleção de células B ou na supressão da ativação de células T (**Tabela 179.3**). A disponibilidade desses agentes aumentou drasticamente as opções terapêuticas para o tratamento da doença reumática recalcitrante a terapias não biológicas e, em alguns casos, eles estão se tornando as intervenções de primeira linha. A principal preocupação é o risco aumentado para neoplasias, quando a terapia biológica é combinada a outros imunossupressores.

Antagonistas do fator de necrose tumoral-α

Atualmente, dois antagonistas do TNF têm indicação da FDA para o tratamento de crianças com AIJ poliarticular moderada a grave (etanercepte e adalimumabe). O *etanercepte* é uma proteína de fusão geneticamente modificada que consiste em duas cadeias idênticas do monômero do receptor de TNF extracelular recombinante fusionado ao domínio Fc da imunoglobulina humana G1. O etanercepte se liga tanto ao TNF-α quanto à linfotoxina-α (anteriormente chamada de TNF-β) e inibe sua atividade. Três quartos das crianças com AIJ poliarticular que não respondem ao MTX demonstram resposta ao etanercepte após 3 meses de tratamento. A dosagem é 0,8 mg/kg semanalmente (máximo de 50 mg/dose) ou 0,4 mg/kg SC 2 vezes/semana (no máximo 25 mg/dose). O *adalimumabe* é um anticorpo monoclonal anti-TNF completamente humano utilizado isoladamente ou em combinação com MTX. Em um estudo controlado por placebo, as crianças que continuaram recebendo adalimumabe tinham menor propensão a experimentar surtos da doença (43% *versus* 71%), mesmo que também estivessem em uso de MTX (37% *versus* 65%). O adalimumabe é administrado por via subcutânea a cada 2 semanas em uma dose de 10 mg a crianças com peso entre 10 e 15 kg; 20 mg a crianças com 15 a 30 kg; e 40 mg àquelas com peso superior a 30 kg.

O *infliximabe*, um anticorpo monoclonal quimérico humano/camundongo, foi testado em um ECR para uso na AIJ, mas não alcançou as metas estabelecidas no estudo. No entanto, é aprovado pela FDA para a doença inflamatória intestinal pediátrica e tem sido usado *off label* no tratamento de AIJ poliarticular, uveíte, síndrome de Behçet e sarcoidose. Dois outros agentes anti-TNF foram aprovados pela FDA para AR em adultos e atualmente estão sendo submetidos a estudos em crianças: o *golimumabe*, um anticorpo monoclonal humano contra o TNF; e o *certolizumabe pegol*, um anticorpo peguilado humanizado contra o TNF.

Os efeitos adversos mais comuns são reações no local da injeção, que diminuem com o passar do tempo. O bloqueio do TNF está associado a um aumento na frequência de infecções sistêmicas graves,

Tabela 179.3 Método de ação das terapias biológicas estudadas na artrite idiopática juvenil.

FÁRMACO	MÉTODO DE AÇÃO
Etanercepte	Proteína de fusão solúvel do receptor p75 do TNF que se liga e inativa o TNF-α
Infliximabe	Anticorpo monoclonal quimérico humano/camundongo que se liga ao TNF-α solúvel e seu precursor ligado à membrana, neutralizando sua ação
Adalimumabe	Um anticorpo monoclonal IgG_1 humanizado que se liga ao TNF-α
Abatacepte	Proteína de fusão solúvel, totalmente humana, do domínio extracelular do CTLA-4, ligado à porção Fc modificada da IgG_1 humana. Atua como um inibidor do sinal coestimulatório, ligando-se competitivamente ao CD80 ou CD86 e, dessa forma, inibe seletivamente a ativação de células T
Tocilizumabe	Um anticorpo monoclonal humanizado contra o receptor da IL-6 humana
Anacinra	Um antagonista do receptor de IL-1 (IL-1RA)

CTLA, antígeno associado a linfócito T citotóxico; IL, interleucina; TNF, fator de necrose tumoral. (De Beresford MW, Baildam EM. New advances in the management of juvenile idiopathic arthritis. Part 2. The era of biologicals. *Arch Dis Child Educ Pract Ed.* 2009; 94:151-156.)

incluindo sepse, disseminação da tuberculose (TB) latente e infecções fúngicas invasivas em áreas endêmicas. O bloqueio do TNF não deve ser iniciado em pacientes com história de infecções recorrentes crônicas ou frequentes. Deve-se testar para tuberculose antes de iniciar tratamentos com antagonistas do TNF. Se os resultados do teste forem positivos, deve-se administrar tratamento antituberculínico antes de iniciar o tratamento com anti-TNF. Teoricamente, o risco de neoplasia aumenta com o uso de antagonistas do TNF-α. Foram notificados casos de desenvolvimento de síndromes semelhantes a lúpus, vasculite leucocitoclástica, doença intersticial pulmonar, síndromes desmielinizantes, formação de anticorpos contra o fármaco, erupções cutâneas, citopenias, anafilaxia, doença do soro e outras reações. O perfil benefício/risco parece favorável após uma década de experiência com essa classe terapêutica; a segurança da supressão da função do TNF a longo prazo é desconhecida.

Modulador da ativação da célula T

O *abatacepte* é um inibidor seletivo da coestimulação da célula T, resultando em anergia destas células. É aprovado pela FDA para o tratamento da AIJ poliarticular moderada a grave. Em um ECR duplo-cego de retirada em crianças cuja doença não respondeu a MMCDs, 53% dos pacientes tratados com placebo, em comparação com 20% dos pacientes tratados com abatacepte, experimentaram surtos da doença durante o período de retirada. A frequência de efeitos adversos não diferiu entre os grupos. O abatacepte é administrado por via IV a cada 2 semanas em três doses (< 75 kg: 10 mg/kg/dose; 75 a 100 kg: 750 mg/dose; > 100 kg: 1.000 mg/dose; máximo de 1.000 mg/dose nas semanas 0, 2 e 4) e, em seguida, mensalmente. O abatacepte administrado por injeção SC recebeu a aprovação da FDA em março de 2017 para crianças com idade superior a 4 anos para o tratamento da AIJ poliarticular, em doses administradas semanalmente: 50 mg para 10 a 25 kg; 87,5 mg para crianças com peso entre 25 e 50 kg; e 125 mg para peso acima de 50 kg.

Depleção de célula B

O *rituximabe* é um anticorpo monoclonal quimérico contra o antígeno CD20, uma proteína transmembrana que está na superfície de precursores de células B e linfócitos B maduros. Este anticorpo induz a apoptose de células B e causa depleção de células B circulantes e residentes. A produção de anticorpos não é completamente abolida, visto que os plasmócitos não são removidos. O rituximabe é licenciado para o tratamento do linfoma não Hodgkin de linfócitos B e é aprovado pela FDA para utilização em adultos com AR e púrpura trombocitopênica idiopática, mas não tem indicação pediátrica. Além disso, também atua no tratamento do LES, particularmente de suas manifestações hematológicas. Os efeitos adversos incluem reações de infusão graves, citopenias, reativação do vírus da hepatite B, hipogamaglobulinemia, infecções, doença do soro, vasculite e um efeito colateral raro, mas fatal, a **leucoencefalopatia multifocal progressiva**. Pode haver desenvolvimento de resistência ao rituximabe ao longo do tempo em pacientes em tratamento para linfoma.

O *belimumabe* é um anticorpo monoclonal humano contra o estimulador de linfócitos B que afeta negativamente a proliferação, a diferenciação e a sobrevida a longo prazo de células B. É aprovado para tratamento do LES em adultos, e estudos a longo prazo sobre segurança e eficácia estão em andamento. Belimumabe *não* é aprovado pela FDA para uso no LES pediátrico.

Antagonistas da interleucina-1

A *anacinra*, uma forma recombinante de antagonista do receptor de IL-1 humana, inibe competitivamente a ligação da IL-1α e da IL-1β com o receptor natural, interrompendo a cascata de citocinas pró-inflamatórias. A anacinra foi aprovada para o tratamento da AR em adultos. Em metanálises de tratamentos para AR, a anacinra foi superada por antagonistas do TNF-α, mas possui um nicho especial na reumatologia pediátrica para o tratamento de **AIJ sistêmica** (**AIJs**) e de outras síndromes autoinflamatórias, como a **síndrome periódica associada à criopirina (CAPS)**. O medicamento é administrado por via SC, na dose de 1 a 2 mg/kg, 1 vez/dia. Um anticorpo monoclonal contra a IL-1β, o *canaquinumabe*, é aprovado pela FDA para uso em CAPS em doses SC a cada 8 semanas e em AIJs a cada 4 semanas. As reações adversas incluem reações significativas no local da injeção e aumento de infecções bacterianas.

Antagonista do receptor de interleucina-6

O *tocilizumabe* é um anticorpo contra o receptor de IL-6 que se liga a receptores tanto solúveis quanto associados à membrana. O tocilizumabe tem aprovação da FDA para o tratamento da AIJs e da AIJ poliarticular. As reações adversas incluem elevação dos níveis de transaminases e de lipídios. O tocilizumabe é administrado em infusão IV a cada 2 semanas (AIJs) ou a 4 cada semanas (AIJ poliarticular). Também é utilizado por via SC para o tratamento da AIJ, com dose de 162 mg a cada 3 semanas em indivíduos com peso inferior a 30 kg e a cada 2 semanas para pacientes com peso ≥ 30 kg.

Imunoglobulina intravenosa

Acredita-se que a imunoglobulina intravenosa (IGIV) seja benéfica em várias condições clínicas. Melhora significativamente a história natural da **doença de Kawasaki** a curto e longo prazos. Estudos abertos sustentam um benefício na dermatomiosite juvenil, trombocitopenia associada ao lúpus e AIJ poliarticular. A IVIG é aplicada a 1 a 2 g/kg/dose, administrada uma vez ao mês. Tem sido ocasionalmente associada a reações sistêmicas graves semelhantes a reações alérgicas e meningite asséptica pós-infusão (cefaleia, rigidez da nuca).

Citotóxicos

Ciclofosfamida

A ciclofosfamida requer a conversão metabólica no fígado de seus metabólitos ativos, que alquilam a guanina no DNA, levando à imunossupressão pela inibição da fase S2 da mitose. A subsequente diminuição na quantidade de linfócitos T e B resulta em respostas imunes humorais e celulares deprimidas. As infusões de ciclofosfamida (500 a 1.000 mg/m^2), administradas mensalmente por 6 meses, e depois a cada 3 meses por 12 a 18 meses, mostraram-se capazes de reduzir a frequência de insuficiência renal em pacientes com lúpus e glomerulonefrite proliferativa difusa. Estudos abertos sugerem eficácia no lúpus grave que acomete o SNC. A ciclofosfamida oral (1 a 2 mg/kg/dia) é eficaz como tratamento de indução da vasculite grave associada ao anticorpo anticitoplasma de neutrófilos (ANCA) e outras formas de vasculite sistêmica, bem como da doença pulmonar intersticial ou hemorragia pulmonar associada à doença reumática.

A ciclofosfamida é um potente fármaco citotóxico associado a toxicidade significativa. Efeitos adversos potenciais a curto prazo incluem náuseas, vômito, anorexia, alopecia, mucosite, cistite hemorrágica e supressão da medula óssea. As complicações a longo prazo incluem aumento do risco de esterilidade e câncer, especialmente leucemia, linfoma e câncer de bexiga. Entre as mulheres adultas com lúpus tratadas com ciclofosfamida IV, 30 a 40% se tornam estéreis; o risco de falência ovariana parece ser significativamente menor em adolescentes e em meninas na pré-menarca. A supressão ovariana pelo uso de um inibidor do hormônio liberador de gonadotrofinas com o objetivo de preservar a fertilidade é, atualmente, foco de estudos em andamento.

Outros fármacos

A *azatioprina* é, às vezes, utilizada para tratar a vasculite associada ao ANCA após o tratamento de indução ou para tratar o LES. A *ciclosporina* tem sido usada ocasionalmente no tratamento da dermatomiosite, com base em estudos não controlados, e é útil no tratamento da síndrome de ativação macrofágica como complicação da AIJs (ver Capítulo 155). Há relatos de casos bem-sucedidos com a utilização de *talidomida*, ou seu análogo *lenalidomida*, como tratamento para AIJs, transtornos inflamatórios da pele e doença de Behçet.

Diversos medicamentos normalmente usados no passado para tratar a artrite já não fazem parte do tratamento padrão, incluindo salicilatos, compostos de ouro e D-penicilamina.

A bibliografia está disponível no GEN-io.

Capítulo 180

Artrite Idiopática Juvenil

Eveline Y. Wu e C. Egla Rabinovich

A **artrite idiopática juvenil** (**AIJ**) é a doença reumática mais comum da infância e uma das doenças crônicas mais frequentes desse período da vida. A AIJ representa um grupo heterogêneo de transtornos que compartilham a manifestação clínica de artrite. A etiologia e a patogênese da AIJ são pouco conhecidas e o componente genético é complexo, o que dificulta a distinção clara entre os vários subtipos. Como resultado, existem vários esquemas de classificação, cada um com suas próprias limitações. O antigo sistema de classificação do **American College of Rheumatology** (**ACR**) usa o termo *artrite reumatoide juvenil* e categoriza a doença em três tipos de início (Tabela 180.1). Na tentativa de padronizar a nomenclatura, a **International League of Associations for Rheumatology** (**ILAR**) propôs uma classificação diferente usando o termo *artrite idiopática juvenil* (Tabela 180.2), que inclui todos os subtipos de artrite juvenil crônica. Nós nos referimos aos critérios de classificação da ILAR; consulte o Capítulo 181 para obter informações sobre a artrite relacionada com a entesite (ARE) e sobre a AIJ psoriática (Tabelas 180.3 e 180.4).

EPIDEMIOLOGIA

A incidência mundial de AIJ varia de 0,8 a 22,6/100.000 crianças por ano, com a prevalência variando de 7 a 401/100.000. Essa ampla variação reflete as diferenças populacionais, particularmente em relação à exposição ao meio e suscetibilidade imunogenética, além das diferenças nos critérios diagnósticos, dificuldade na apuração de casos e falta de dados de base populacional. Estima-se que 300 mil crianças nos EUA tenham artrite, incluindo 100 mil com uma forma de AIJ. A **oligoartrite** é o subtipo mais comum (40 a 50%), seguida pela **poliartrite** (25 a 30%) e a **AIJ sistêmic**a (5 a 15%) (ver Tabela 180.4). Não há predominância de sexo na AIJ sistêmica (**AIJS**), mas há maior acometimento de meninas do que meninos na AIJ oligoarticular (3:1) e na AIJ poliarticular (5:1). O pico de idade de início situa-se entre 2 e 4 anos no caso da doença oligoarticular. Na poliartrite, a idade de início apresenta uma distribuição bimodal, com picos em 2 a 4 anos e em 10 a 14 anos. A AIJS ocorre durante toda a infância, com um pico entre 1 e 5 anos.

ETIOLOGIA

A etiologia e a patogênese da AIJ não estão completamente compreendidas, embora a suscetibilidade imunogenética e um gatilho externo sejam considerados necessários. Estudos realizados com famílias e irmãos gêmeos sugerem um papel substancial dos fatores **genéticos**. A AIJ é um traço genético complexo, no qual múltiplos genes podem afetar a suscetibilidade à doença. Variantes em regiões do complexo principal de histocompatibilidade (MHC, do inglês, m*ajor* h*istocompatibility complex*) de classe I e classe II indiscutivelmente estiveram associadas a diferentes subtipos de AIJ. Há candidatos de *loci* não HLA que também estão associados à AIJ, incluindo os polimorfismos nos genes que codificam a proteína tirosina fosfatase não receptora tipo 22 (PTPN22, do inglês, p*rotein* t*yrosine* p*hosphatase* n*onreceptor 22*), o fator de necrose tumoral (TNF)-α, o fator inibidor de macrófagos, a interleucina (IL)-6 e seu receptor, além da IL-1α. Os possíveis gatilhos **não genéticos** incluem infecções bacterianas e virais, anticorpos contra proteínas de choque térmico bacterianas ou micobacterianas, níveis anormais de hormônios reprodutivos e trauma articular.

Tabela 180.1	Critérios de classificação da artrite reumatoide juvenil.

Idade de início: < 16 anos
Artrite (edema ou derrame, ou a presença de dois ou mais dos seguintes sinais: limitação na amplitude de movimento, sensibilidade ou dor ao movimento, calor aumentado) em uma ou mais articulações
Duração da doença: ≥ 6 semanas
Forma de início definida pelo tipo de envolvimento articular nos primeiros 6 meses após o acometimento:
- Poliartrite: ≥ 5 articulações inflamadas
- Oligoartrite: ≤ 4 articulações inflamadas
- Doença de início sistêmico: artrite com erupções cutâneas e uma característica febre cotidiana

Exclusão de outras formas de artrite juvenil

Adaptada de Cassidy JT, Levison JE, Bass JC *et al.* A study of classification criteria for a diagnosis of juvenile rheumatoid arthritis. *Arthritis Rheum.* 1986; 29:174-181.

PATOGÊNESE

A AIJ é uma doença autoimune associada a alterações na imunidade humoral e mediada por células. Os linfócitos T desempenham um papel central liberando citocinas pró-inflamatórias que favorecem um tipo de resposta de linfócitos T auxiliares tipo 1. Os estudos da expressão do receptor de linfócitos T confirmam o recrutamento de linfócitos T específicos para antígenos sinoviais não próprios. A ativação de células B, a formação de imunocomplexos e a ativação do complemento também promovem a inflamação. A herança de alelos de citocinas específicas pode predispor à regulação positiva de redes inflamatórias, resultando em doença sistêmica ou em doença articular mais grave.

A AIJ sistêmica é caracterizada pela desregulação do sistema imune inato com uma falta de linfócitos T autorreativos e de autoanticorpos. Por conseguinte, pode ser mais precisamente classificada como uma **doença autoinflamatória**, mais semelhante à febre familial do Mediterrâneo do que a outros subtipos de AIJ. Essa teoria é sustentada também pelo estudo que demonstra padrões de expressão semelhantes de uma proteína fagocitária (S100A12) na AIJS e na febre familial do Mediterrâneo, bem como a mesma capacidade acentuada de resposta a inibidores da IL-1.

Todas essas anormalidades imunológicas causam sinovite inflamatória, que é caracterizada patologicamente por hipertrofia e hiperplasia das vilosidades com hiperemia e edema do tecido sinovial. A hiperplasia vascular endotelial é proeminente e é caracterizada por infiltração de células mononucleares e plasmócitos com uma predominância de linfócitos T (Figura 180.1). A doença avançada e não controlada leva à formação de *pannus* e à erosão progressiva da cartilagem articular e do osso adjacente (Figuras 180.2 e 180.3).

MANIFESTAÇÕES CLÍNICAS

A artrite deve estar presente por no mínimo 6 semanas para que se possa fazer o diagnóstico de qualquer subtipo de AIJ. Ela é definida pela presença de edema intra-articular ou de dois ou mais dos seguintes sinais: limitação na amplitude de movimento (ADM), sensibilidade ou dor ao movimento, e calor. Os sintomas iniciais podem ser sutis ou agudos e muitas vezes incluem rigidez matinal com claudicação ou congelamento após a inatividade. Podem estar presentes fatigabilidade fácil e qualidade do sono ruim. Frequentemente, as articulações envolvidas estão edemaciadas, quentes ao toque e desconfortáveis ao movimento ou palpação, e com redução na ADM, mas geralmente não são eritematosas. A artrite em grandes articulações, sobretudo nos joelhos, inicialmente acelera o crescimento linear e faz com que o membro afetado seja mais longo, resultando em discrepância no comprimento dos membros. A inflamação continuada estimula o fechamento rápido e precoce da placa de crescimento, resultando em ossos mais curtos.

A **oligoartrite** é definida como o envolvimento de até quatro articulações nos primeiros 6 meses após o início da doença; muitas vezes uma única articulação é envolvida (Tabela 180.4). Afeta predominantemente as grandes articulações dos membros inferiores, como os joelhos e os tornozelos (Figura 180.4). O envolvimento isolado de grandes articulações dos membros superiores é menos comum. Aqueles nos quais a doença nunca se desenvolve em mais de quatro articulações são considerados como tendo **AIJ oligoarticular persistente**, ao passo que a evolução da doença em mais de quatro articulações após 6 meses altera a classificação para **AIJ oligoarticular estendida** e está associada a um prognóstico pior. O envolvimento isolado do quadril *quase nunca*

Tabela 180.2 Classificação da artrite idiopática juvenil (AIJ) da International League of Associations for Rheumatology (ILAR).

CATEGORIA	DEFINIÇÃO	EXCLUSÕES
AIJ sistêmica	Artrite em 1 ou mais articulações com, ou precedida por, febre de duração de ao menos 2 semanas que é documentada como diária ("cotidiana"*) por pelo menos 3 dias e acompanhada por um ou mais dos seguintes: 1. Erupções cutâneas eritematosas evanescentes (não fixas) 2. Aumento generalizado dos linfonodos 3. Hepatomegalia ou esplenomegalia, ou ambos 4. Serosite†	a. Psoríase ou um histórico de psoríase no paciente ou em um parente de primeiro grau b. Artrite em um menino positivo para HLA-B27 que teve início após seu sexto aniversário c. Espondilite anquilosante, artrite relacionada com entesite, sacroileíte com DII, síndrome de Reiter ou uveíte anterior aguda, ou histórico de um desses distúrbios em um parente de primeiro grau d. Presença de FR-IgM em pelo menos duas ocasiões com pelo menos 3 meses de intervalo
Oligoartrite	Artrite que afeta de 1 a 4 articulações durante os primeiros 6 meses de doença. Duas subcategorias são reconhecidas: 1. Oligoartrite persistente – afeta ≤ 4 articulações ao longo do curso da doença 2. Oligoartrite estendida – afeta > 4 articulações após os primeiros 6 meses de doença	a, b, c, d (acima) *mais* e. Presença de AIJ sistêmica no paciente
Poliartrite (FR negativo)	Artrite que afeta ≥ 5 articulações durante os primeiros 6 meses da doença; teste para FR é negativo	a, b, c, d, e
Poliartrite (FR positivo)	Artrite que afeta ≥ 5 articulações durante os primeiros 6 meses da doença; ≥ 2 testes de FR com intervalo de pelo menos 3 meses durante os primeiros 6 meses da doença com resultado positivo	a, b, c, e
Artrite psoriática	Artrite e psoríase, ou artrite e pelo menos dois dos seguintes: 1. Dactilite‡ 2. Pequenas depressões nas unhas§ e onicólise 3. Psoríase em um parente de primeiro grau	b, c, d, e
Artrite relacionada com entesite	Artrite e entesite,‖ ou artrite ou entesite com pelo menos dois dos seguintes: 1. Existência de histórico de sensibilidade na articulação sacroilíaca ou dor inflamatória lombossacral, ou ambas¶ 2. Presença do antígeno HLA-B27 3. Aparecimento de artrite em um indivíduo do sexo masculino > 6 anos de idade 4. Uveíte anterior aguda (sintomática) 5. Histórico de espondilite anquilosante, artrite relacionada com entesite, DII com sacroileíte, síndrome de Reiter ou uveíte anterior aguda em um parente de primeiro grau	a, d, e
Artrite indiferenciada	Artrite que não atende aos critérios de nenhuma categoria ou que preenche critérios de ≥ 2 das categorias acima	

*A *febre cotidiana* é definida como uma febre que sobe para 39°C 1 vez/dia e retorna para 37°C entre os picos de hipertermia. †*Serosite* refere-se a pericardite, pleurite ou peritonite, ou alguma combinação das três. ‡*Dactilite* é o edema de um ou mais dígitos, geralmente em uma distribuição assimétrica, que se estende para além da margem articular. §Um mínimo de duas depressões em uma ou mais unhas em um dado momento. ‖A *entesite* é definida como a sensibilidade na inserção de um tendão, ligamento, cápsula articular ou fáscia no osso. ¶A *dor inflamatória lombossacral* refere-se à dor lombossacral em repouso com rigidez matinal que melhora ao movimento. DII, Doença inflamatória intestinal; FR, fator reumatoide. (De Firestein GS, Budd RC, Harris ED Jr *et al.* editors. *Kelley's textbook of rheumatology*. 8th ed. Philadelphia: Saunders; 2009.)

Tabela 180.3 Características das classificações da artrite crônica da infância de acordo com o ACR e a ILAR.

PARÂMETRO	ACR (1977)	ILAR (1997)
Termo	Artrite reumatoide juvenil (ARJ)	Artrite idiopática juvenil (AIJ)
Duração mínima	≥ 6 semanas	≥ 6 semanas
Idade de início	< 16 anos	< 16 anos
≤ 4 articulações nos primeiros 6 meses após a apresentação	Pauciarticular	Oligoartrite: Persistente: < 4 articulações no curso da doença Estendida: > 4 articulações após 6 meses
> 4 articulações nos primeiros 6 meses após a apresentação	Poliarticular	Poliartrite, FR negativo Poliartrite, FR positivo
Febre, erupções cutâneas, artrite	Início sistêmico	Sistêmica
Outras categorias incluídas	Exclusão de outros tipos	Artrite psoriática Artrite relacionada à entesite Artrite indiferenciada: Não se encaixa em nenhuma categoria Encaixa-se em mais de uma categoria
Inclusão da artrite psoriática, doença inflamatória intestinal, espondilite anquilosante	Não (ver Capítulo 181)	Sim

ACR, American College of Rheumatology; FR, fator reumatoide; ILAR, International League of Associations for Rheumatology.

Tabela 180.4 Aspectos gerais das principais características dos subtipos de artrite idiopática juvenil (AIJ).

SUBTIPO ILAR	PICO DA IDADE DE INÍCIO (ANOS)	PROPORÇÃO FEMININO:MASCULINO	% DE TODOS OS CASOS DE AIJ	PADRÃO DE ARTRITE	CARACTERÍSTICAS EXTRA-ARTICULARES	EXAMES LABORATORIAIS	OBSERVAÇÕES SOBRE O TRATAMENTO
Artrite sistêmica	1 a 5	1:1	5 a 15	Poliarticular, muitas vezes afetando joelhos, punhos e tornozelos; também afeta dedos, pescoço e quadris	Febre diária; erupção cutânea evanescente; pericardite; pleurite	Anemia; leucócitos ↑↑; VHS ↑↑; PCR ↑↑; ferritina ↑; plaquetas ↑↑ (normal ou ↓ na SAM)	Menos sensível ao tratamento padrão com MTX e agentes anti-TNF; considerar inibidores da IL-1 ou da IL-6 nos casos resistentes ou como tratamento de primeira linha
Oligoartrite	2 a 4	3:1	40 a 50 (mas com variação étnica)	Joelhos ++; tornozelos, dedos +	Uveíte em 30% dos casos	Positivo para ANA em 60% dos casos; outros resultados de testes geralmente normais; pode ter levemente VHS/PCR	AINEs e corticosteroides intra-articulares; MTX ocasionalmente necessário
Poliartrite:							
FR negativo	2 a 4 e 10 a 14	3:1 e 10:1	20 a 35	Simétrica ou assimétrica; pequenas e grandes articulações; coluna cervical; articulação temporomandibular	Uveíte em 10% dos casos	Positivo para ANA em 40% dos casos; FR negativo; VHS ↑ ou ↑↑; PCR ↑/normal; anemia leve	Tratamento padrão com MTX e AINEs; em seguida, se não responsivo, agentes anti-TNF ou outros agentes biológicos, incluindo abatacepte, indicado como tratamento de primeira linha
FR positivo	9 a 12	9:1	< 10	Poliartrite simétrica agressiva	Nódulos reumatoides em 10% dos casos; febre baixa	FR positivo; VHS ↑↑; PCR ↑/normal; anemia leve	Remissão a longo prazo é improvável; é necessário tratamento agressivo precoce
Artrite psoriática	2 a 4 e 9 a 11	2:1	5 a 10	Artrite assimétrica das pequenas ou médias articulações	Uveíte em 10% dos casos; psoríase em 50% dos casos	Positivo para ANA em 50% dos casos; VHS ↑; PCR ↑/normal; anemia leve	AINEs e corticosteroides intra-articulares; MTX, agentes anti-TNF
Artrite relacionada com entesite	9 a 12	1:7	5 a 10	As articulações dos membros inferiores são as predominantemente afetadas; às vezes as articulações do esqueleto axial (mas menos do que em adultos com espondilite anquilosante)	Uveíte anterior aguda; associação com artrite reativa e doença inflamatória intestinal	80% dos pacientes positivos para HLA-B27	AINEs e corticosteroides intra-articulares; considerar sulfassalazina como alternativa ao MTX; agentes anti-TNF

AINEs, Anti-inflamatórios não esteroidais; ANA, anticorpo antinuclear; FR, fator reumatoide; ILAR, International League of Associations for Rheumatology; MTX, metotrexato; PCR, proteína C reativa; SAM, síndrome de ativação macrofágica; TNF, fator de necrose tumoral; VHS, velocidade de hemossedimentação. (De Firestein GS, Budd RC, Harris ED Jr *et al.* editors. *Kelley's textbook of rheumatology*. 8th ed. Philadelphia: Saunders; 2009.)

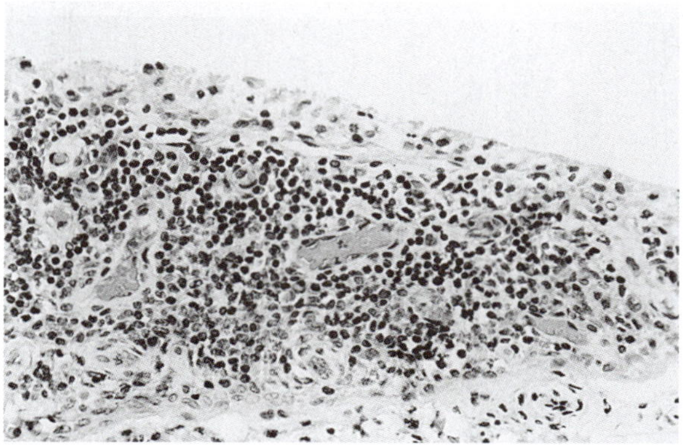

Figura 180.1 Biopsia sinovial de uma criança de 10 anos de idade com artrite idiopática juvenil oligoarticular. Observa-se infiltração densa de linfócitos e de plasmócitos na sinóvia.

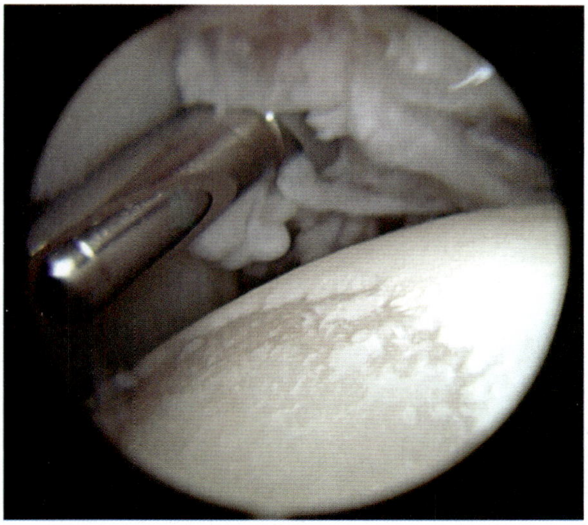

Figura 180.2 Artroscopia de ombro em uma criança com artrite idiopática juvenil mostrando formação de *pannus* e erosões na cartilagem. (Cortesia de Dr. Alison Toth.)

é um sinal de apresentação e sugere ARE (ver Capítulo 181) ou uma causa não reumática. A presença de um teste positivo para anticorpo antinuclear (ANA) confere maior risco de uveíte anterior assintomática, exigindo exames periódicos com lâmpada de fenda (Tabela 180.5). A positividade no teste de ANA também pode estar correlacionada com idade mais jovem no início da doença, sexo feminino, artrite assimétrica e menor quantidade de articulações envolvidas ao longo do tempo.

A **poliartrite** é caracterizada pela inflamação em cinco ou mais articulações tanto nos membros superiores quanto nos inferiores (Figuras 180.5 e 180.6). A poliartrite com fator reumatoide (FR) positivo se assemelha à apresentação simétrica característica da artrite reumatoide do adulto. **Nódulos reumatoides** nas superfícies extensoras dos cotovelos, da coluna vertebral e dos tendões de Aquiles, embora incomuns, estão associados a um curso mais grave e ocorrem quase exclusivamente em indivíduos FR positivos (Figura 180.7). A **micrognatia** reflete a doença crônica na articulação temporomandibular (Figura 180.8). O envolvimento da coluna cervical (Figura 180.9), manifestando-se como redução na extensão do pescoço, traz o risco de subluxação atlantoaxial e de sequelas neurológicas. A doença do quadril pode ser sutil, com achados de ADM reduzida ou dolorosa ao exame físico (Figura 180.10).

A **AIJS** é caracterizada por artrite, febre, erupções cutâneas e envolvimento visceral proeminente, incluindo hepatoesplenomegalia, linfadenopatia e serosite (pericardite). A febre característica, definida

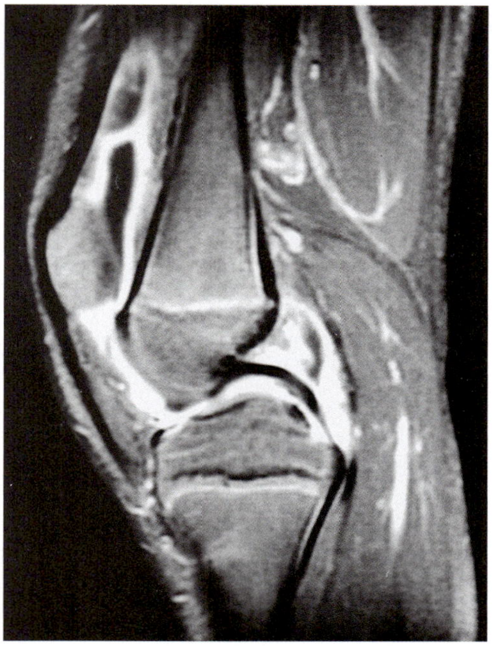

Figura 180.3 Ressonância magnética (RM) com gadolínio de uma criança de 10 anos de idade com artrite idiopática juvenil (mesmo paciente da Figura 180.1). O sinal branco denso na membrana sinovial próxima do fêmur distal, da tíbia proximal e da patela reflete a inflamação. A RM do joelho é útil para excluir lesões ligamentares, condromalácia da patela e tumores.

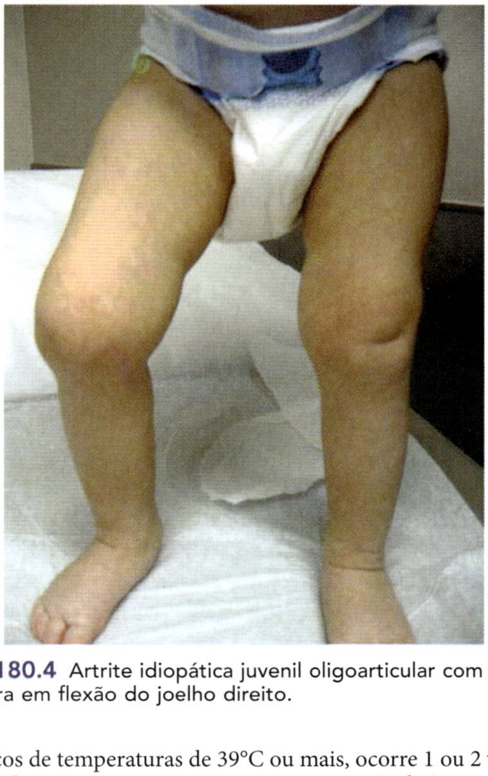

Figura 180.4 Artrite idiopática juvenil oligoarticular com edema e contratura em flexão do joelho direito.

como picos de temperaturas de 39°C ou mais, ocorre 1 ou 2 vezes/dia durante pelo menos 2 semanas, com um retorno rápido às temperaturas normais ou subnormais (Figura 180.11). Frequentemente, a febre ocorre à noite e muitas vezes é acompanhada por *rash* discreto eritematoso macular característico. As **lesões evanescentes de coloração salmão**, clássicas da AIJS, são lineares ou circulares e normalmente estão distribuídas ao longo do tronco e da região proximal dos membros (Figura 180.12). As erupções cutâneas clássicas não provocam prurido

Tabela 180.5 Frequências de exames oftalmológicos em pacientes com artrite idiopática juvenil.

ENCAMINHAMENTO DO PACIENTE

- Os pacientes devem ser encaminhados no momento do diagnóstico ou da suspeita de AIJ

EXAME DE AVALIAÇÃO INICIAL

- Deve ocorrer o mais rapidamente possível e não mais que 6 semanas após o encaminhamento inicial
- Os pacientes com sintomas oculares devem ser examinados até 1 semana após o encaminhamento inicial

ACOMPANHAMENTO

- Avaliação a cada 2 meses por 6 meses após o início da artrite
- Acompanhamento mensal por 3 a 4 meses para os casos delineados a seguir

AIJ OLIGOARTICULAR, ARTRITE PSORIÁTICA E ARTRITE RELACIONADA COM ENTESITE INDEPENDENTE DO RESULTADO DE ANA, DO INÍCIO ATÉ 11 ANOS

IDADE DE INÍCIO (ANOS)	VALIDADE DA AVALIAÇÃO (ANOS)
< 3	8
3 a 4	6
5 a 8	3
9 a 10	1

AIJ POLIARTICULAR, POSITIVO PARA ANA, INÍCIO ANTES DOS 10 ANOS DE IDADE

IDADE DE INÍCIO (ANOS)	VALIDADE DA AVALIAÇÃO (ANOS)
< 6	5
6 a 9	2

- AIJ poliarticular, negativo para ANA, início antes dos 7 anos de idade
- Avaliação aos 5 anos de idade para todas as crianças
- AIJ sistêmica poliarticular com fator reumatoide positivo
- Risco de uveíte muito baixo; no entanto, a incerteza diagnóstica nos primeiros estágios e a sobreposição de sintomas podem ser uma indicação para uma avaliação inicial
- Todas as categorias, início depois dos 11 anos de idade
- Avaliação anual para todas as crianças
- Após suspender a imunossupressão (p. ex., metotrexato)
- Avaliação a cada 2 meses por 6 meses e, então, reverter para a frequência prévia, como descrito anteriormente
- Após a alta das avaliações
  Os pacientes devem receber aconselhamento a respeito do automonitoramento regular por meio da verificação visual uniocular semanal e de quando buscar ajuda médica
  Pode ser necessário que a avaliação continue indefinidamente em situações nas quais um indivíduo jovem seja incapaz de detectar uma alteração na visão ou que não queira buscar novo encaminhamento
  Checagem anual por um optometrista como um complemento útil

De Clarke SLN, Sen ES, Ramanan AV. Juvenile idiopathic arthritis-associated uveitis. *Pediatr Rheumatol.* 2016; 14:27. p. 3.

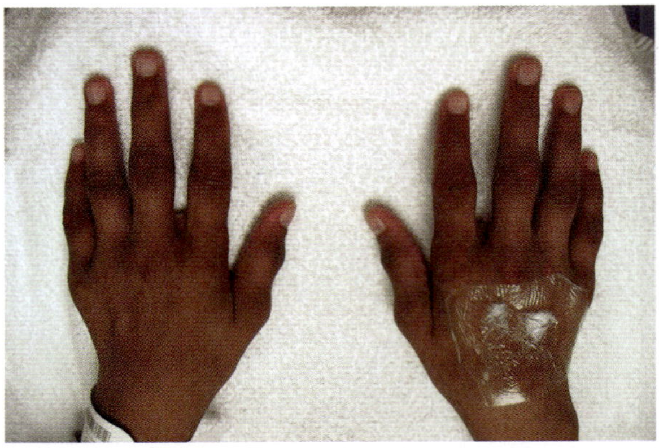

Figura 180.5 Mãos e punhos de uma menina com artrite idiopática juvenil poliarticular com fator reumatoide negativo. Observe o envolvimento simétrico dos punhos, das articulações metacarpofalangianas, e das articulações interfalangianas proximais e distais. Nesta fotografia, há creme com curativo oclusivo na mão direita da paciente em preparação para a colocação de um cateter intravenoso para administração de um agente biológico.

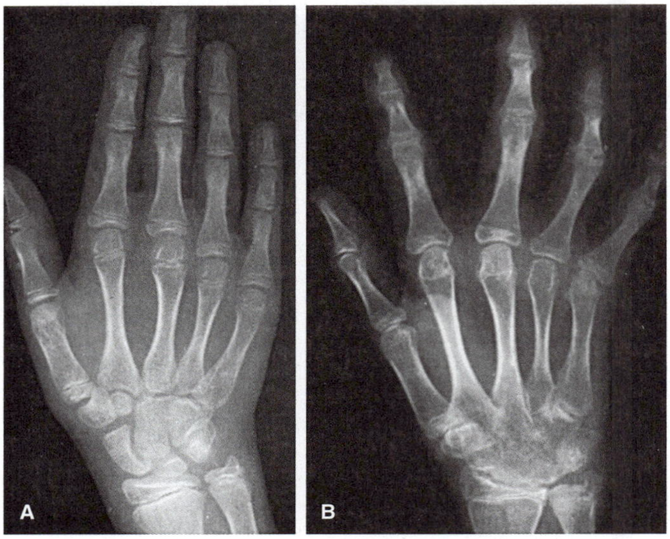

Figura 180.6 Progressão da destruição articular em uma menina com artrite idiopática juvenil poliarticular com fator reumatoide positivo, apesar das doses de corticosteroides suficientes para suprimir os sintomas no intervalo entre as radiografias mostradas em A e B. **A.** Radiografia da mão no início. **B.** Radiografia feita 4 anos depois mostrando perda na cartilagem articular e alterações destrutivas nas articulações interfalangianas proximais e distais e metacarpofalangianas, bem como destruição e fusão dos ossos do punho.

e são migratórias, com as lesões durando menos de 1 h. O **fenômeno de Koebner**, uma hipersensibilidade cutânea na qual as lesões clássicas são provocadas por um trauma superficial, frequentemente está presente. O calor também pode evocar as erupções. Estão presentes em mais de 70% das crianças afetadas debre, erupções cutâneas, hepatoesplenomegalia e linfadenopatia. Sem artrite, o **diagnóstico diferencial** inclui síndromes febris episódicas (autoinflamatórias) (ver Capítulo 188), infecção (endocardite, febre reumática, brucelose), outras doenças reumáticas (LES, síndromes de vasculite, doença do soro, doença de Kawasaki, sarcoidose, doença de Castleman), doença intestinal inflamatória, síndromes hemofagocitárias e neoplasias. Algumas crianças inicialmente apresentam apenas características sistêmicas e evoluem com o tempo, mas o diagnóstico definitivo requer a presença de artrite. A artrite pode afetar qualquer número de articulações, mas o curso é classicamente poliarticular; pode ser muito destrutiva e pode envolver o quadril, a coluna cervical e a articulação temporomandibular.

A **síndrome da ativação macrofágica (SAM)** é uma complicação rara, mas potencialmente fatal, da AIJS que pode ocorrer a qualquer momento (início, mudança de medicação, doença ativa ou remissão) durante o curso da doença. Também é conhecida como *síndrome hemofagocitária secundária* ou *linfo-histiocitose hemofagocítica* (LHH) (ver Capítulo 534.2). Há evidências crescentes de que a AIJS/SAM e a LHH apresentam defeitos funcionais semelhantes na atividade citotóxica de linfócitos dependentes de grânulo. Além disso, a SAM associada à AIJS e à LHH possui variações genéticas em comum em aproximadamente 35% dos pacientes com AIJS/SAM. Tradicionalmente, a SAM manifesta-se como picos de febre alta de início agudo, linfadenopatia, hepatoesplenomegalia e encefalopatia. A avaliação laboratorial mostra trombocitopenia e leucopenia com elevação das enzimas hepáticas, da desidrogenase láctica, da ferritina e dos triglicerídeos.

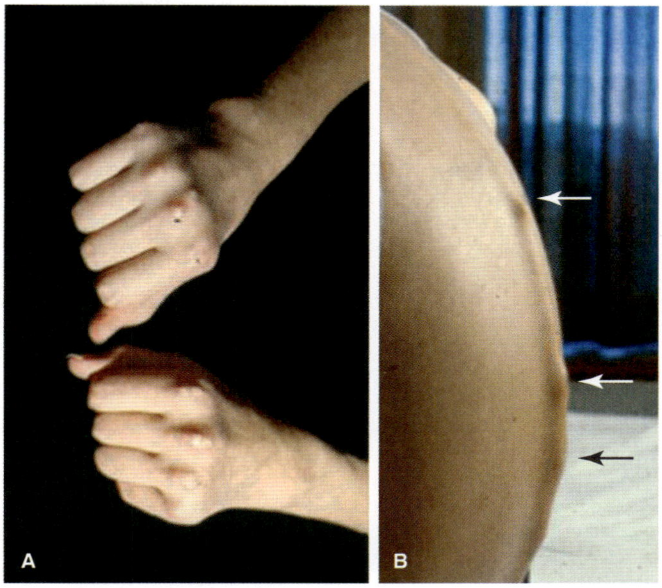

Figura 180.7 Nódulos reumatoides sobrepostos a proeminências ósseas em uma adolescente com poliartrite com fator reumatoide positivo. (De Rosenberg AM, Oen KG. Polyarthritis. In: Cassiday JT, Petty RE, Laxer RM et al. editors. Textbook of pediatric rheumatology. 6th ed. Philadelphia: Saunders Elsevier; 2011, Figura 15.5, p. 257.)

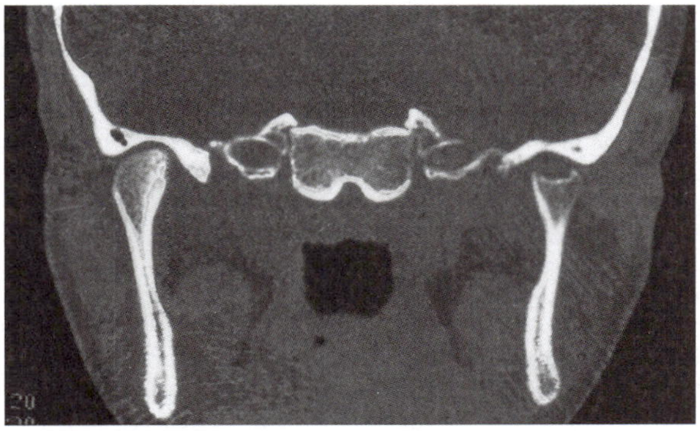

Figura 180.8 Tomografia computadorizada da articulação temporomandibular de um paciente com artrite idiopática juvenil mostrando destruição à direita.

Os pacientes podem ter púrpura e hemorragia de mucosa, bem como aumento dos produtos de degradação da fibrina e tempos parciais de protrombina e tromboplastina prolongados. A velocidade de hemossedimentação (VHS) cai por causa da hipofibrinogenemia e da disfunção hepática, uma característica útil para distinguir a SAM de um surto de doença sistêmica (Tabela 180.6). Um painel de consenso internacional desenvolveu um conjunto de critérios de classificação para a SAM associada à AIJS, o que inclui hiperferritinemia (> 684 ng/mℓ) e quaisquer dois dos seguintes indicadores: trombocitopenia (≤ 181 × 10^9/ℓ), elevação das enzimas hepáticas (aspartato aminotransferase > 48 U/ℓ), hipertrigliceridemia (> 156 mg/dℓ) e hipofibrinogemia (≤ 360 mg/dℓ) (Tabela 180.6). Esses critérios se aplicam a um paciente febril com suspeita de AIJS *e* com ausência de outros distúrbios como trombocitopenia imunomediada, hepatite infecciosa, hipertrigliceridemia familial ou leishmaniose visceral. *Uma mudança relativa nos valores laboratoriais provavelmente é mais relevante para o estabelecimento de um diagnóstico precoce do que os valores normais absolutos.* A realização de uma biopsia e de uma aspiração de medula óssea pode ser útil no diagnóstico, mas a presença de hemofagocitose não é sempre clara. O tratamento de emergência com altas doses de metilprednisolona, ciclosporina e anacinra intravenosas pode ser eficaz. Os casos graves

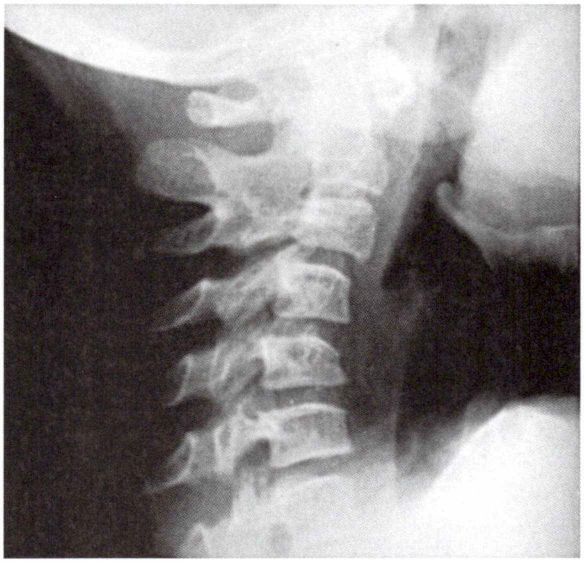

Figura 180.9 Radiografia da coluna cervical de um paciente com artrite idiopática juvenil ativa mostrando fusão do arco neural entre as articulações C2 e C3, estreitamento e erosão das articulações dos arcos neurais remanescentes, obliteração do espaço apofisário e perda da lordose normal.

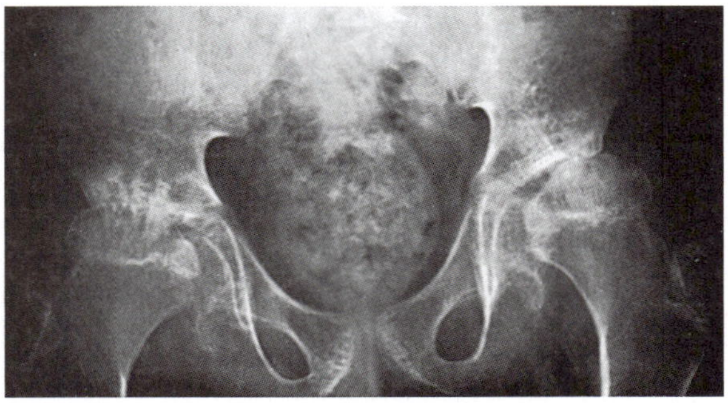

Figura 180.10 Doença grave do quadril em um menino de 13 anos com artrite idiopática juvenil sistêmica ativa. A radiografia mostra destruição da cabeça do fêmur e acetábulo, estreitamento do espaço articular e subluxação do quadril esquerdo. O paciente havia recebido corticosteroides sistemicamente por 9 anos.

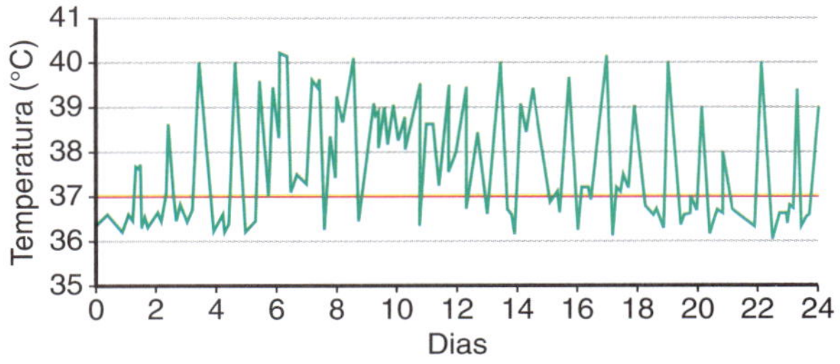

Figura 180.11 Picos de febre alta intermitente em um paciente de 3 anos com artrite idiopática juvenil sistêmica. (De Ravelli A, Martini A. Juvenile idiopathic arthritis. Lancet. 2007; 369:767-778.)

podem requerer terapia semelhante à utilizada para tratar a LHH primária (ver Capítulo 534.2).

O metabolismo mineral ósseo e a maturação esquelética são prejudicados nas crianças com AIJ, independentemente do seu subtipo. Elas têm uma diminuição na massa óssea (osteopenia), que parece estar associada ao aumento na atividade da doença. O aumento nos níveis de citocinas, como o TNF-α e a IL-6, ambos reguladores-chave do metabolismo ósseo, tem efeitos deletérios sobre o osso no interior

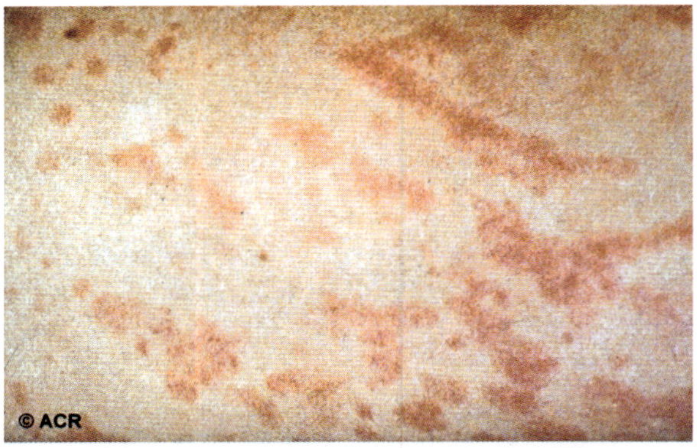

Figura 180.12 A erupção cutânea da artrite idiopática juvenil sistêmica é de coloração salmão, macular e não pruriginosa. As lesões individuais são transitórias e ocorrem em grupos nos troncos e nos membros. (Reproduzida do American College of Rheumatology: Clinical slide collection on the rheumatic diseases, Atlanta, copyright 1991, 1995, 1997, ACR. Usada com permissão do American College of Rheumatology.)

Tabela 180.6 Síndrome da ativação macrofágica (SAM).

CRITÉRIOS LABORATORIAIS*
1. Citopenias
2. Testes de função hepática anormais
3. Coagulopatia (hipofibrinogenemia)
4. Velocidade de hemossedimentação reduzida
5. Hipertrigliceridemia
6. Hiponatremia
7. Hipoalbuminemia
8. Hiperferritinemia
9. sCD25 e sCD163 elevados

CRITÉRIOS CLÍNICOS*
1. Febre que não regride
2. Hepatomegalia
3. Esplenomegalia
4. Linfadenopatia
5. Hemorragias
6. Disfunção do sistema nervoso central (cefaleia, convulsões, letargia, coma, desorientação)

CRITÉRIOS HISTOPATOLÓGICOS*
1. Hemofagocitose macrofágica no aspirado de medula óssea
2. Aumento na coloração para CD163 da medula óssea

CRITÉRIOS PROPOSTOS PARA A SAM NA AIJS†
- Ferritina sérica > 684 ng/mℓ e
- Quaisquer 2 dentre os seguintes:
  - Trombocitopenia (≤ 181 × 10^9/ℓ)
  - Enzimas hepáticas elevadas (aspartato transaminase > 48 U/ℓ)
  - Hipertrigliceridemia (> 156 mg/dℓ)
  - Hipofibrinogenemia (≤ 360 mg/dℓ)

*De Ravelli A, Grom A, Behrens E, Cron R. Macrophage activation syndrome as part of systemic juvenile idiopathic arthritis: diagnosis, genetics, pathophysiology and treatment. *Genes Immun.* 2012; 13:289-298. †De Ravelli A, Minoia F, Davì S *et al.* 2016 Classification criteria for macrophage activation syndrome complicating systemic juvenile idiopathic arthritis: a European League Against Rheumatism/American College of Rheumatology/Paediatric Rheumatology International Trials Organisation collaborative initiative. *Arthritis Rheumatol.* 2016; 68:566-576.

da articulação, bem como sistemicamente nos ossos axiais e apendiculares. As anormalidades na maturação esquelética tornam-se mais proeminentes durante o impulso de crescimento da puberdade.

DIAGNÓSTICO

A AIJ é um diagnóstico clínico que não exige quaisquer exames laboratoriais diagnósticos. Portanto, é essencial a exclusão clínica meticulosa de outras doenças e de muitas condições mimetizantes. Os exames laboratoriais, incluindo testes como ANA e FR, são apenas para sustentação diagnóstica ou prognóstico, e seus resultados podem ser normais em pacientes com AIJ (Tabelas 180.1, 180.3 e 180.4).

DIAGNÓSTICO DIFERENCIAL

O diagnóstico diferencial para a artrite é amplo e uma investigação cuidadosa e completa à procura de outras etiologias subjacentes é imperativa (Tabela 180.7). O histórico, o exame físico, os exames laboratoriais e as radiografias podem ajudar a excluir outras causas possíveis. A artrite pode ser uma manifestação de apresentação de qualquer uma das doenças reumáticas multissistêmicas da infância, incluindo o lúpus eritematoso sistêmico (ver Capítulo 183), a dermatomiosite juvenil (ver Capítulo 184), a sarcoidose (ver Capítulo 190) e as síndromes de vasculite (ver Capítulo 192). Na esclerodermia (ver Capítulo 185), a ADM limitada como consequência da pele esclerótica recobrindo uma articulação pode ser confundida com sequelas da artrite inflamatória crônica. A **febre reumática aguda** é caracterizada por dor e sensibilidade articular intensas, febre remitente e poliartrite migratória. A **hepatite autoimune** também pode estar associada a uma artrite aguda.

Muitas infecções estão associadas à artrite e um histórico recente de sintomas infecciosos pode ajudar a fazer a distinção. Vírus, incluindo o parvovírus B19, o vírus da rubéola, o vírus Epstein-Barr, o vírus da hepatite B e o HIV, podem induzir uma artrite transitória. A artrite pode acompanhar infecções entéricas (ver Capítulo 182). Deve-se considerar a **doença de Lyme** nas crianças com oligoartrite que vivem ou visitam áreas endêmicas (ver Capítulo 249). Nem sempre estão presentes um histórico de exposição ao carrapato, uma síndrome gripal prévia e um exantema subsequente. A artrite monoarticular sem resposta ao tratamento anti-inflamatório pode ser decorrente de micobactérias crônicas ou de outra infecção, como *Kingella kingae*, e o diagnóstico é estabelecido pela análise do líquido sinovial (PCR) ou por biopsia. O início agudo de febre e uma articulação eritematosa dolorosa e quente sugerem artrite séptica (ver Capítulo 705). Uma dor isolada no quadril com limitação de ADM insinua a possibilidade de artrite supurativa, osteomielite (ver Capítulo 704), sinovite tóxica, doença de Legg-Calvé-Perthes, escorregamento epifisário proximal do fêmur e condrólise do quadril (ver Capítulo 698).

A artrite de membros inferiores e a sensibilidade sobre a inserção de ligamentos e tendões, sobretudo em meninos, sugerem ARE (ver Capítulo 181). A **artrite psoriática** pode se manifestar como um envolvimento articular limitado em uma distribuição incomum (p. ex., pequenas articulações das mãos e do tornozelo) anos antes do início da doença cutânea. A **doença inflamatória intestinal** pode se manifestar como oligoartrite, geralmente afetando articulações dos membros inferiores, bem como sintomas gastrintestinais, elevações na VHS e anemia microcítica.

Muitas condições manifestam-se unicamente com artralgias (*i. e.*, dor nas articulações). A hipermobilidade pode produzir dor articular, especialmente nos membros inferiores. Deve-se suspeitar de dores do crescimento em uma criança com idade entre 4 e 12 anos com queixa de dor na perna durante a noite, com exames complementares normais e sem sintomas matinais. A dor noturna que acorda a criança também alerta para a possibilidade de neoplasia. Um adolescente que perde dias de aula pode sugerir um diagnóstico de fibromialgia (ver Capítulo 193).

As crianças com **leucemia** ou **neuroblastoma** podem ter dor óssea ou nas articulações em decorrência da infiltração maligna no osso, na membrana sinovial ou, mais frequentemente, na medula óssea, às vezes meses antes de demonstrarem linfoblastos no esfregaço de sangue periférico. O exame físico pode não revelar nenhuma sensibilidade, com a presença de dor mais profunda à palpação do osso ou dor desproporcional em relação aos achados do exame. Frequentemente, a dor advinda de malignidade desperta a criança do sono e pode causar citopenias. Como as plaquetas são um reagente de fase aguda, uma VHS elevada com leucopenia e contagem baixa de plaquetas dentro da faixa normal também podem ser pistas para a leucemia subjacente. Além disso, a febre cotidiana característica da AIJS está ausente na malignidade. É necessário um exame da medula óssea para o diagnóstico. Algumas doenças, tais como a fibrose cística, o diabetes melito e as doenças de armazenamento de glicogênio, têm artropatias associadas (ver Capítulo 194). O edema que se estende além da articulação pode ser um sinal de linfedema ou púrpura de Henoch-Schönlein (ver Capítulo 192.1). Uma artrite periférica indistinguível da AIJ ocorre nas imunodeficiências

Tabela 180.7 Condições que causam artrite ou dor em membros.

Condições que causam artrite ou dor em membros
DOENÇAS REUMÁTICAS E INFLAMATÓRIAS
Artrite idiopática juvenil
Lúpus eritematoso sistêmico
Dermatomiosite juvenil
Poliarterite nodosa
Esclerodermia
Síndrome de Sjögren
Doença de Behçet
Síndromes de sobreposição
Vasculite associada a anticorpo anticitoplasma de neutrófilo (ANCA)
Sarcoidose
Síndrome de Kawasaki
Púrpura de Henoch-Schönlein
Osteomielite multifocal crônica recorrente
ESPONDILOARTROPATIAS SORONEGATIVAS
Espondilite anquilosante juvenil
Doença inflamatória intestinal
Artrite psoriática
Artrite reativa associada à uretrite, à iridociclite e a lesões mucocutâneas
DOENÇAS INFECCIOSAS
Artrite bacteriana (artrite séptica, *Staphylococcus aureus*, *Kingella kingae*, pneumococos, gonococos, *Haemophilus influenzae*)
Doença de Lyme
Doença viral (parvovírus, rubéola, caxumba, Epstein-Barr, hepatite B, chikungunya)
Artrite fúngica
Infecção por micobactérias
Infecção por espiroquetas
Endocardite
ARTRITE REATIVA
Febre reumática aguda
Artrite reativa (pós-infecciosa causada por *Shigella*, *Salmonella*, *Yersinia*, *Chlamydia* ou meningococo)
Doença do soro
Sinovite tóxica do quadril
Pós-imunização
IMUNODEFICIÊNCIAS
Hipogamaglobulinemia
Deficiência de imunoglobulina A
Doença da imunodeficiência comum variável (CVID, do inglês, *commom variable immunodeficiency disease*)
Vírus da imunodeficiência humana (HIV)
DOENÇAS CONGÊNITAS E METABÓLICAS
Gota
Pseudogota
Mucopolissacaridoses
Doença da tireoide (hipotireoidismo, hipertireoidismo)
Hiperparatiroidismo
Deficiência de vitamina C (escorbuto)
Doença hereditária do tecido conjuntivo (síndrome de Marfan, síndrome de Ehlers-Danlos)
Doença de Fabry
Doença de Farber
Amiloidose (febre familial do Mediterrâneo)
DOENÇAS ÓSSEAS E CARTILAGINOSAS
Trauma
Síndrome patelofemoral
Síndromes da hipermobilidade
Osteocondrite dissecante
Necrose avascular (incluindo doença de Legg-Calvé-Perthes)
Osteoartropatia hipertrófica
Escorregamento epifisário da cabeça do fêmur
Osteólise
Tumores ósseos benignos (incluindo osteoma osteoide)
Histiocitose de células de Langerhans
Raquitismo
DOENÇAS NEUROPÁTICAS
Neuropatias periféricas
Síndrome do túnel do carpo
Articulações de Charcot
DOENÇAS NEOPLÁSICAS
Leucemia
Neuroblastoma
Linfoma
Tumores ósseos (osteossarcoma, sarcoma de Ewing)
Síndromes histiocíticas
Tumores sinoviais
DOENÇAS HEMATOLÓGICAS
Hemofilia
Hemoglobinopatias (incluindo doença falciforme)
TRANSTORNOS DIVERSOS
Doenças autoinflamatórias
Osteomielite multifocal recorrente
Sinovite vilonodular pigmentada
Sinovite por espinho de planta (artrite por corpo estranho)
Miosite ossificante
Fasciite eosinofílica
Tendinite (lesão por uso excessivo)
Fenômeno de Raynaud
Síndromes hemofagocitárias
SÍNDROMES DOLOROSAS
Fibromialgia
Dores do crescimento
Depressão (com somatização)
Síndrome dolorosa regional complexa

humorais (ver Capítulo 150), tais como a imunodeficiência comum variável e a agamaglobulinemia ligada ao cromossomo X. Displasias esqueléticas associadas a uma artropatia degenerativa são diagnosticadas por suas características anormalidades radiológicas.

O início da AIJS muitas vezes se manifesta como uma febre de origem desconhecida (ver Capítulo 204). As considerações importantes no diagnóstico diferencial incluem infecções (endocardite, brucelose, doença da arranhadura do gato, febre Q, mononucleose), doença autoinflamatória (ver Capítulo 188), neoplasias (leucemia, linfoma, neuroblastoma) e LHH (ver Capítulo 534.2).

ACHADOS LABORATORIAIS

Anormalidades hematológicas frequentemente refletem o grau de inflamação sistêmica ou articular, havendo aumento na contagem de leucócitos e de plaquetas, além de anemia microcítica. A inflamação também pode causar elevação na VHS e na proteína C reativa, embora não seja incomum que ambas estejam normais em crianças com AIJ.

Títulos de ANA elevados estão presentes em 40 a 85% das crianças com AIJ oligoarticular ou poliarticular, mas são raros na AIJS. A soropositividade nos ANA está associada a aumento no risco de **uveíte crônica** na AIJ. Aproximadamente 5 a 15% dos pacientes com AIJ poliarticular são soropositivos para FR. O anticorpo antipeptídeo citrulinado cíclico (anti-CCP), como o FR, é um marcador de doença mais agressiva. A soropositividade para ANA e para FR pode ocorrer em associação com eventos transitórios, como uma infecção viral.

As crianças com AIJS geralmente manifestam elevações acentuadas em marcadores inflamatórios e na contagem de leucócitos e de plaquetas. Os níveis de hemoglobina estão baixos, tipicamente no intervalo de 7 a 10 g/dℓ, com índices compatíveis com anemia por doença crônica. Geralmente, a VHS está alta, exceto na SAM. Embora os níveis de imunoglobulina tendam a estar elevados, ANA e FR são incomuns. Os valores de ferritina tipicamente são altos e podem estar significativamente aumentados na SAM (> 10.000 ng/mℓ). No caso desta síndrome, todas as linhagens celulares apresentam potencial para diminuir abruptamente em decorrência do processo de consumação. Uma contagem de leucócitos e/ou de plaquetas baixa ou normal em uma criança com AIJS ativa deve suscitar preocupações quanto à presença de SAM.

As alterações radiográficas iniciais da artrite incluem inchaço dos tecidos moles, osteopenia periarticular e aposição de osso novo periosteal em torno das articulações afetadas (Figura 180.13). A doença ativa continuada pode originar erosões subcondrais, perda de cartilagem com diferentes graus de destruição óssea e fusão. As características alterações radiográficas na coluna cervical, mais frequentemente nas articulações dos arcos neurais em C2-C3 (Figura 180.9), podem evoluir para subluxação atlantoaxial. A RM é mais sensível que a radiografia para a detecção de alterações precoces (Figura 180.14).

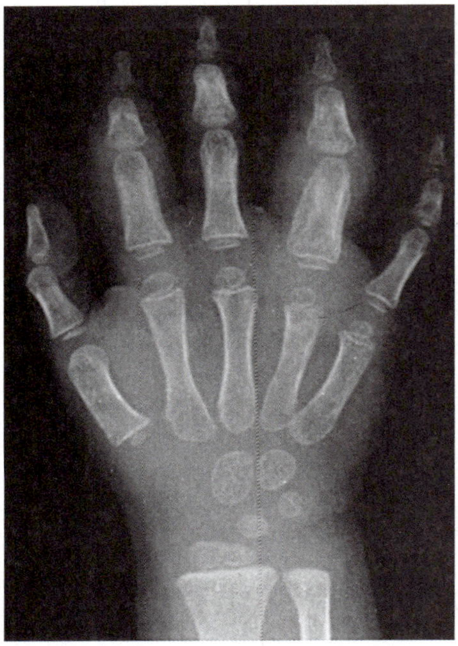

Figura 180.13 Alterações radiográficas precoces (6 meses de duração) da artrite idiopática juvenil. Um edema de tecidos moles e uma formação periosteal de osso novo aparecem ao lado da segunda e da quarta articulações interfalangianas proximais.

TRATAMENTO

Os objetivos do tratamento são alcançar a remissão da doença, impedir ou aliviar a lesão articular, e promover o crescimento e o desenvolvimento normais. Todas as crianças com AIJ precisam de planos de tratamento individualizado; o manejo é adaptado de acordo com o subtipo e a gravidade da doença, presença de maus indicadores de prognóstico e resposta aos medicamentos. O controle da doença também requer monitoramento da potencial toxicidade de fármacos (ver Capítulo 179).

As crianças com oligoartrite frequentemente mostram resposta parcial a anti-inflamatórios não esteroidais (AINEs) com melhora na inflamação e na dor (Tabela 180.8). Aquelas que apresentam resposta parcial ou ausente após 4 a 6 semanas de tratamento com AINEs ou que têm limitações funcionais, como contraturas articulares ou discrepância no comprimento de membros inferiores, beneficiam-se de injeções intra-articulares de corticosteroides. A *hexacetonida de triancinolona* é uma preparação de longa duração que fornece uma resposta prolongada. Uma fração substancial de pacientes com oligoartrite não mostra resposta a AINEs e a injeções e, por conseguinte, requer tratamento com medicamentos modificadores do curso da doença (MMCD), incluindo o metotrexato, e, se não houver resposta, com inibidores do TNF.

Os AINEs, por si só, raramente induzem remissão em crianças com poliartrite ou AIJS. O *metotrexato* é o mais antigo e menos tóxico dos MMCDs disponíveis para uma terapia adjuvante. Pode demorar de 6 a 12 semanas para que os efeitos do metotrexato possam ser visualizados. A falha do metotrexato em monoterapia exige a adição de um MMCD biológico. Os agentes biológicos que inibem as citocinas pró-inflamatórias, tais como o TNF-α, a IL-1 e a IL-6, demonstraram excelente controle da doença. Antagonistas do TNF-a (p. ex., *etanercepete, adalimumabe*) são usados para tratar crianças com uma resposta inadequada ao metotrexato, com fatores de mau prognóstico ou com o início de doença grave. A terapia agressiva precoce com uma combinação de metotrexato com um antagonista de TNF-α pode fazer com que se alcance mais cedo um *status* de doença clinicamente inativa. O *abatacepte*, um inibidor seletivo da ativação das células T, e o *tocilizumabe*, um antagonista do receptor de IL-6, demonstraram eficácia e foram aprovados para o tratamento da AIJ poliarticular (Tabela 180.8).

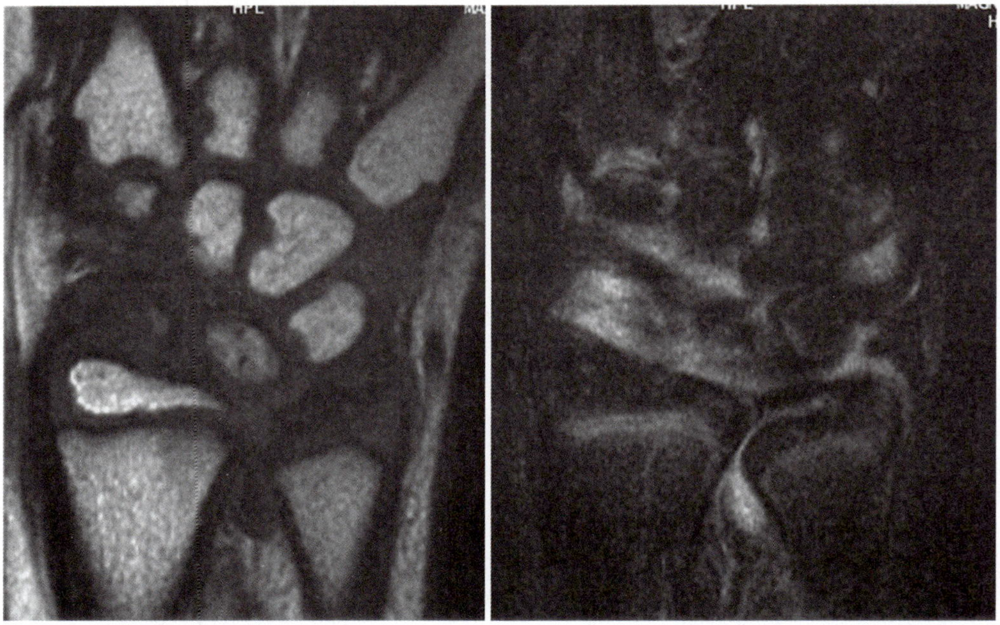

Figura 180.14 RM do punho de uma criança com artrite nesta articulação. *Esquerda*: a imagem mostra erosões múltiplas nos ossos do carpo. *Direita*: a imagem obtida após a administração do agente de contraste gadolínio revela uma absorção compatível com sinovite ativa.

Tabela 180.8 Tratamento farmacológico da artrite idiopática juvenil (AIJ).

MEDICAMENTOS TÍPICOS	DOSES TÍPICAS	SUBTIPO DE AIJ	EFEITOS COLATERAIS
ANTI-INFLAMATÓRIOS NÃO ESTEROIDAIS			
Naproxeno	15 mg/kg/dia VO divididos em 2 vezes/dia (dose máxima de 500 mg 2 vezes/dia)	Poliartrite Sistêmica Oligoartrite	Gastrite, toxicidades renal e hepática, pseudoporfiria
Ibuprofeno	40 mg/kg/dia VO divididos em 3 vezes/dia (dose máxima de 800 mg 3 vezes/dia)	O mesmo que o anterior	O mesmo que o anterior
Meloxicam	0,125 mg/kg VO 1 vez/dia (dose máxima de 15 mg/dia)	O mesmo que o anterior	O mesmo que o anterior
MEDICAMENTOS MODIFICADORES DO CURSO DA DOENÇA			
Metotrexato	0,5 a 1 mg/kg VO ou SC semanalmente (dose máxima de 25 mg/semana)	Poliartrite Sistêmica Oligoartrite persistente ou estendida	Náuseas, vômitos, ulcerações orais, toxicidade hepática, discrasias no hemograma, imunossupressão, teratogenicidade
Sulfassalazina	Inicial: 12,5 mg/kg VO diariamente; aumentar em 10 mg/kg/dia Manutenção: 40 a 50 mg/kg divididos em 2 vezes/dia (dose máxima de 2 g/dia)	Poliartrite	Desconforto GI, reação alérgica, pancitopenia, toxicidades renal e hepática, síndrome de Stevens-Johnson
Leflunomida*	10 a 20 mg/dia VO	Poliartrite	Desconforto GI, toxicidade hepática, erupções cutâneas alérgicas, alopecia (reversível), teratogenicidade (precisa de período de suspensão com colestiramina)
AGENTES BIOLÓGICOS			
Antifator de Necrose Tumoral-α			
Etanercepte	0,8 mg/kg SC semanalmente ou 0,4 mg/kg SC 2 vezes/semana (dose máxima de 50 mg/semana)	Poliartrite Sistêmica Oligoartrite persistente ou estendida	Imunossupressor, preocupação com malignidade, doença desmielinizante, reação semelhante ao lúpus, reação no local da injeção
Infliximabe*	3 a 10 mg/kg IV a cada 4 a 8 semanas	O mesmo que o anterior	O mesmo que o anterior, reação à infusão
Adalimumabe	10 a < 15 kg: 10 mg SC a cada 2 semanas 15 a < 30 kg: 20 mg SC a cada 2 semanas > 30 kg: 40 mg SC a cada 2 semanas	O mesmo que o anterior	O mesmo que o anterior
Imunoglobulina contra o antígeno 4 associado com linfócito T citotóxico (CTLA-4)			
Abatacepte	< 75 kg: 10 mg/kg/dose IV a cada 4 semanas 75 a 100 kg: 750 mg/dose IV a cada 4 semanas > 100 kg: 1.000 mg/dose IV a cada 4 semanas SC semanalmente: 10 a < 25 kg: 50 mg ≥ 25 a < 50 kg: 87,5 mg ≥ 50 kg: 125 mg	Poliartrite	Imunossupressor, preocupação com malignidade, reação à infusão
Anti-CD20			
Rituximabe*	750 mg/m^2 IV a cada 2 semanas, 2 vezes (dose máxima de 1.000 mg)	Poliartrite	Imunossupressor, reação à infusão, encefalopatia multifocal progressiva
Inibidores da Interleucina-1			
Anacinra*	1 a 2 mg/kg SC diariamente (dose máxima de 100 mg/dia)	Sistêmica	Imunossupressor, desconforto GI, reação no local da injeção
Canaquinumabe	15 a 40 kg: 2 mg/kg/dose SC a cada 8 semanas > 40 kg: 150 mg SC a cada 8 semanas	Sistêmica	Imunossupressor, cefaleia, desconforto GI, reação no local da injeção
Rilonacepte*	2,2 mg/kg/dose SC semanalmente (dose máxima de 160 mg)	Sistêmica	Imunossupressor, reação alérgica, dislipidemia, reação no local da injeção
Antagonista do Receptor de Interleucina-6			
Tocilizumabe	IV a cada 2 semanas: < 30 kg: 12 mg/kg/dose a cada 2 semanas > 30 kg: 8 mg/kg/dose a cada 2 semanas (dose máxima de 800 mg)	Poliartrite Sistêmica	Imunossupressor, toxicidade hepática, dislipidemia, citopenias, desconforto GI, reação à infusão
	SC: < 30 kg: 162 mg/dose a cada 3 semanas ≥ 30 kg: 162 mg/dose a cada 2 semanas	Poliartrite	

*Não indicado pela U.S. Food and Drug Administration para uso na AIJ como era em 2018. GI, gastrintestinal; IV, via intravenosa; SC, via subcutânea; VO, via oral.

A inibição do TNF não é tão eficaz para os sintomas sistêmicos encontrados na AIJS. Quando há a predominância de sintomas sistêmicos, administram-se corticosteroides sistêmicos seguidos do início de terapia com antagonistas da IL-1 ou da IL-6, que frequentemente induz uma resposta drástica e rápida. Os pacientes com atividade da doença grave podem ir diretamente para a anacinra. O *canaquinumabe*, um inibidor da IL-1β, e o tocilizumabe são tratamentos para a AIJS aprovados pela FDA para crianças com mais de 2 anos (Tabela 180.8). Os consensos padronizados para orientar a terapia da AIJS delineiam quatro planos de tratamento baseados em glicocorticoides, metotrexato, anacinra ou tocilizumabe, com o uso opcional de glicocorticoides nos últimos três planos de acordo com a indicação clínica.

Com o advento dos MMCDs mais modernos, frequentemente o uso de corticosteroides sistêmicos pode ser evitado ou minimizado. Os corticosteroides sistêmicos são recomendados apenas para o manejo da doença sistêmica grave, como uma *terapia ponte* durante a espera por resposta terapêutica de um MMCD, e para o controle da uveíte. Os esteroides geram riscos graves de toxicidade, incluindo a síndrome de Cushing, o retardo no crescimento e a osteopenia; além disso, eles não impedem a destruição articular.

Os inibidores orais da Janus quinase (JAK) (tofacitinibe, ruxolitinibe) vedam as vias de sinalização JAK envolvidas na ativação imune e na inflamação. O *tofacitinibe* foi aprovado pela FDA para adultos com artrite reumatoide.

O manejo da AIJ deve incluir exames oftalmológicos periódicos com lâmpada de fenda para monitorar a uveíte assintomática (Figuras 180.15 e 180.16; ver Tabela 180.4). O tratamento ideal da uveíte requer a colaboração entre o oftalmologista e o reumatologista. O manejo inicial da uveíte pode incluir midriáticos e corticosteroides usados topicamente, sistemicamente ou por injeção periocular. Os MMCDs possibilitam uma diminuição na exposição a esteroides. Assim, o metotrexato e os inibidores do TNF-α (adalimumabe e infliximabe) são eficazes no tratamento da uveíte grave.

A avaliação e o aconselhamento dietético para garantir uma ingestão adequada de cálcio, vitamina D, proteínas e calorias são importantes para as crianças com AIJ. A fisioterapia e a terapia ocupacional são adjuntos inestimáveis para qualquer programa de tratamento. A assistente social e o enfermeiro clínico podem ser importantes ajudantes para as famílias para reconhecer as tensões impostas por uma doença crônica, identificar recursos comunitários adequados e auxiliar na adesão ao protocolo de tratamento.

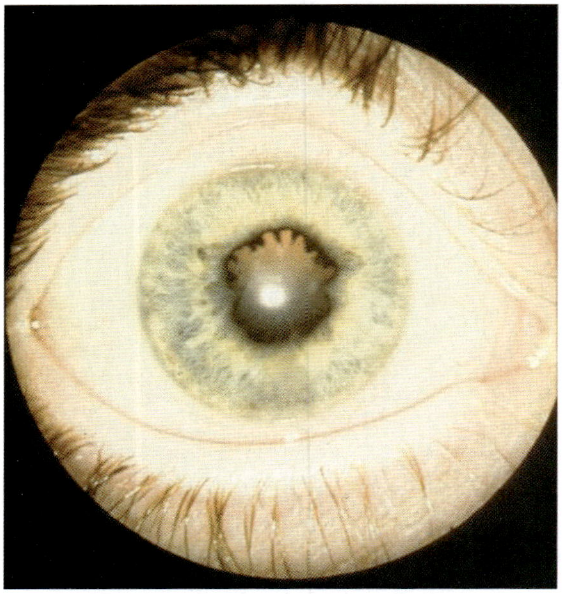

Figura 180.15 Uveíte anterior crônica demonstrando sinéquias posteriores e ausência de significativa inflamação escleral. (De Firestein GS, Budd RC, Gabriel SE et al. editors. Kelley & Firestein's textbook of rheumatology. 10th ed. Philadelphia: Elsevier; 2017, Figura 107.5, p. 1838.)

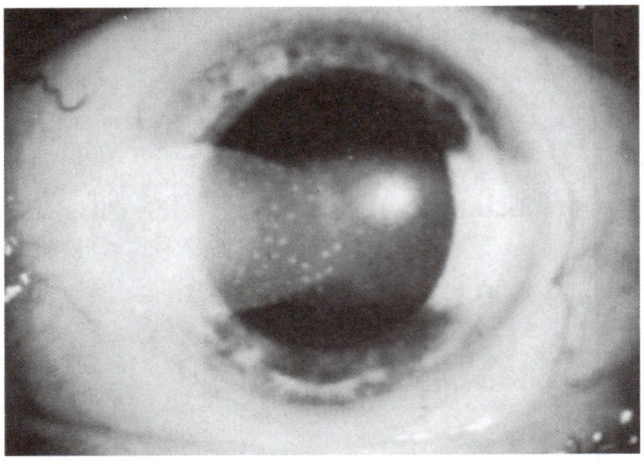

Figura 180.16 O exame com lâmpada de fenda mostra um "clarão" no líquido da câmara anterior (causado pelo aumento no teor de proteínas) e precipitados endoteliais na superfície posterior da córnea representando pequenas coleções de células inflamatórias. (Cortesia de Dr. H.J. Kaplan. De Petty RE, Rosenbaum JT. Uveitis in juvenile idiopathic arthritis. In: Cassidy JT, Petty RE, Laxer RM et al. editors. Textbook of pediatric rheumatology. 6th ed. Philadelphia: Saunders; 2011, Figura 20.3, p. 309.)

PROGNÓSTICO

Embora o curso da AIJ em cada criança individualmente seja imprevisível, é possível fazer algumas generalizações de prognóstico com base no tipo e no curso da doença. Os estudos que analisaram o manejo da AIJ na era pré-TNF-α indicam que até 50% dos pacientes com AIJ têm uma doença ativa que persiste no início da idade adulta, muitas vezes com limitações graves na capacidade física.

As crianças com doença oligoarticular persistente se saem bem, com a maioria delas alcançando a remissão da doença. Aquelas com doença oligoarticular estendida têm prognóstico pior. As que possuem oligoartrite, particularmente as meninas que são ANA-positivas e com aparecimento da artrite antes dos 6 anos de idade, estão em maior risco de desenvolverem uveíte crônica. Não há associação entre a atividade ou a gravidade da artrite e a uveíte. A uveíte anterior persistente e não controlada (Figura 180.15) pode causar sinéquias posteriores, catarata, glaucoma e ceratopatia em faixa com resultante cegueira. A morbidade pode ser evitada com o diagnóstico precoce e a implementação de tratamento sistêmico.

A criança com AIJ poliarticular frequentemente apresenta um curso mais prolongado de inflamação articular ativa e requer tratamento precoce e agressivo. Os preditores de doença grave e persistente incluem idade jovem no início da doença, soropositividade do FR ou nódulos reumatoides, presença de anticorpos antipeptídeo citrulinado cíclico e o grande número de articulações afetadas. A doença envolvendo o quadril e a mão/punho também está associada a um pior prognóstico e pode levar a uma significativa incapacidade funcional.

Frequentemente, a AIJS é mais difícil de controlar em termos de inflamação articular e de manifestações sistêmicas. O pior prognóstico está relacionado com a distribuição poliarticular da artrite, com a febre que perdura por mais de 3 meses e com o aumento nos marcadores inflamatórios, como a contagem de plaquetas e a VHS, por mais de 6 meses. O emprego de inibidores da IL-1 e da IL-6 tem alterado o manejo e melhorou os desfechos em crianças com doença sistêmica grave e prolongada.

As complicações ortopédicas incluem discrepância no comprimento das pernas e contraturas em flexão, sobretudo dos joelhos, quadris e punhos. As discrepâncias no comprimento dos membros inferiores podem ser controladas com um sapato com solado mais espesso na perna mais curta para prevenir uma escoliose secundária. As contraturas articulares requerem controle médico agressivo da artrite, muitas vezes em conjunto com injeções intra-articulares de corticosteroides, talas apropriadas e alongamento dos tendões afetados. Os cistos poplíteos podem não exigir nenhum tratamento se forem pequenos ou responderem à injeção intra-articular de corticosteroides na região anterior do joelho.

A adaptação psicossocial pode ser afetada pela AIJ. Os estudos indicam que, em comparação com indivíduos-controle, um número significativo de crianças com AIJ tem problemas com a adaptação na vida e no trabalho. Em até 20% dos pacientes, a deficiência não diretamente associada à artrite pode continuar na idade adulta jovem em conjunto com a continuação de síndromes dolorosas crônicas em uma frequência similar. As complicações psicológicas, incluindo problemas com a frequência escolar e com a socialização, podem responder ao aconselhamento com profissionais de saúde mental.

A bibliografia está disponível no GEN-io.

Capítulo **181**

Espondilite Anquilosante e Outras Espondiloartrites

Pamela F. Weiss e Robert A. Colbert

As doenças coletivamente chamadas de *espondiloartrites* são a **espondilite anquilosante** (**EA**), a artrite associada à doença inflamatória intestinal (DII) ou à psoríase, e a artrite reativa após infecções gastrintestinais (GI) ou geniturinárias (GU) (Tabelas 181.1 e 181.2). A **espondiloartrite** é mais comum nos adultos, mas todas as formas podem se manifestar na infância, e com sintomas e sinais variados. Muitas crianças com espondiloartrite são classificadas nas categorias da **artrite idiopática juvenil** (**AIJ**): **artrite relacionada à entesite** (**ARE**) ou artrite psoriática. As crianças e os adolescentes com espondiloartrites que podem não atender aos critérios de AIJ podem ter artrite associada com DII, espondilite anquilosante juvenil (EAJ) e artrite reativa.

EPIDEMIOLOGIA

A AIJ é diagnosticada em 90 por 100 mil crianças nos EUA a cada ano (ver Capítulo 180). A ARE é responsável por 10 a 20% dos casos de AIJ e apresenta idade média de início de 12 anos. Na Índia, a ARE é a categoria mais comum de AIJ, respondendo por 35% dos casos. Diferentemente de outras categorias da AIJ, o sexo masculino é afetado com mais frequência que o feminino, sendo responsável por 60% dos casos de ARE. A EA ocorre em 0,2 a 0,5% dos adultos, com aproximadamente 15% dos casos iniciando-se na infância. Em grande parte, esses distúrbios podem ser hereditários como resultado da influência do antígeno leucocitário humano (**HLA**)-**B27** (do inglês *human leucocyte antigen*), que é encontrado em 90% dos casos de EAJ e em 50% dos casos de ARE em comparação com 7% dos indivíduos saudáveis. Aproximadamente 20% das crianças com ARE têm histórico familiar de uma doença associada ao HLA-B27, como artrite reativa, EA ou DII com sacroileíte.

ETIOLOGIA E PATOGÊNESE

As espondiloartrites são doenças complexas nas quais a suscetibilidade é, em grande parte, determinada geneticamente. Apenas 30% do fator hereditário foi definido, com o HLA-B27 sendo responsável por dois terços desse total e mais de 100 *loci* genéticos adicionais pelo terço restante. Os genes que influenciam as respostas da interleucina (IL)-23 (p. ex., *CARD9*, *IL23R*, *JAK2*, *TYK2*, *STAT3*) e a função do HLA-B27 (*ERAP1*) são particularmente importantes. Pode haver também a influência de propriedades incomuns do HLA-B27, como a sua tendência de adquirir uma configuração não usual e formar estruturas de superfície celular anormais. A infecção GI ou GU por determinados patógenos podem desencadear a artrite reativa (ver Tabela 181.2 e Capítulo 182). A microbiota intestinal alterada e uma resposta imune anormal voltada contra a microbiota normal também podem exercer um papel na patogênese desta condição. Nas espondiloartrites, as articulações e as enteses inflamadas contêm células T e B, macrófagos, osteoclastos, fibroblastos em proliferação e osteoblastos, com ativação da via IL-23/IL-17. A perda óssea e a osteoproliferação nos corpos vertebrais, e em torno deles, e facetas articulares na EA de longa duração contribuem para a morbidade significativa.

MANIFESTAÇÕES CLÍNICAS E DIAGNÓSTICO

As manifestações clínicas que ajudam a distinguir a espondiloartrite de outras formas de artrite juvenil incluem a artrite do esqueleto axial (articulações sacroilíacas) e dos quadris, a entesite (inflamação no local de inserção de tendões, ligamentos ou cápsula articular ao osso), inflamação ocular sintomática (uveíte anterior aguda) e inflamação GI (mesmo na ausência de DII) (Tabelas 181.1 e 181.3).

Artrite relacionada com entesite

As crianças têm ARE se apresentarem artrite *ou* entesite *ou* ambas combinadas com pelo menos duas das seguintes características: (1) sensibilidade na articulação sacroilíaca ou dor lombossacral inflamatória, (2) presença de HLA-B27, (3) início de artrite em um indivíduo do sexo masculino com idade superior a 6 anos, (4) uveíte anterior aguda e (5) um histórico familiar de uma doença associada ao HLA-B27 (ARE, sacroileíte com DII, artrite reativa ou uveíte anterior aguda) em um parente de primeiro grau. Os pacientes com psoríase (ou histórico familiar de psoríase em um parente de primeiro grau), um resultado positivo no teste de fator reumatoide ou artrite sistêmica estão excluídos deste grupo. Durante os primeiros 6 meses da doença, a artrite geralmente é assimétrica e envolve quatro ou menos

Tabela 181.1 Características que se sobrepõem às espondiloartrites.*

CARACTERÍSTICA	ESPONDILITE ANQUILOSANTE JUVENIL	ARTRITE PSORIÁTICA JUVENIL	DOENÇA INFLAMATÓRIA INTESTINAL	ARTRITE REATIVA
Entesite	+++	+	+	++
Artrite axial	+++	++	++	+
Artrite periférica	+++	+++	+++	+++
HLA-B27 positivo	+++	+	++	+++
Anticorpo antinuclear positivo	–	++	–	–
Fator reumatoide positivo	–	–	–	–
DOENÇA SISTÊMICA				
Olhos	+	+	+	+
Pele	–	+++	+	+
Mucosas	–	–	+	+
Trato gastrintestinal	–	–	++++	+++

*Frequência das características: –, ausente; +, < 25%; ++, 25% a 50%; +++, 50% a 75%, ++++, ≥ 75% ou mais. (De Cassidy JT, Petty RE. *Textbook of pediatric rheumatology*. 6th ed. Philadelphia: Elsevier/Saunders; 2011.)

Tabela 181.2 Microrganismos etiológicos da artrite reativa.

PROVÁVEIS	POSSÍVEIS
Chlamydia trachomatis	*Neisseria gonorrhoeae*
Shigella flexneri	*Mycoplasma fermentans*
Salmonella enteritidis	*Mycoplasma genitalium*
Salmonella typhimurium	*Ureaplasma urealyticum*
Yersinia enterocolitica	*Escherichia coli*
Yersinia pseudotuberculosis	*Cryptosporidium*
Campylobacter jejuni e coli	*Entamoeba histolytica*
	Giardia lamblia
	Brucella abortus
	Clostridium difficile
	Streptococcus pyogenes
	Chlamydia pneumoniae
	Chlamydia psittaci

De Kim PS, Klausmeier TL, Orr DP. Reactive arthritis: a review. *J Adolesc Health.* 2009; 44:309-315 (Tabela 2, p. 311).

articulações, mais frequentemente os joelhos, os tornozelos e os quadris. A inflamação das pequenas articulações do pé, ou *tarsite*, é altamente sugestiva de ARE. A entesite é tipicamente simétrica e normalmente afeta os membros inferiores. Até 40% das crianças desenvolvem evidências clínicas ou radiográficas de artrite na articulação sacroilíaca como parte de sua doença; aproximadamente 20% delas apresentam artrite da articulação sacroilíaca no momento do diagnóstico. Quando a articulação sacroilíaca ou outras articulações axiais estão envolvidas, as crianças podem manifestar **dor lombar inflamatória** (Tabela 181.4), dor no quadril e dor intermitente na região glútea. Os pacientes também podem experimentar dor à palpação da parte dorsal inferior ou à compressão pélvica. O risco de artrite da articulação sacroilíaca é mais alto nas crianças que são positivas para HLA-B27 e têm elevação nos níveis de proteína C reativa (PCR). A sacroileíte não tratada pode, mas não sempre, evoluir para EA; os fatores de risco adicionais para a progressão não estão claros.

Artrite psoriática

A artrite psoriática é responsável por aproximadamente 5% das AIJ. As características clínicas comuns da artrite psoriática são pequenas depressões nas unhas (Figura 181.1), onicólise e dactilite (inchaço semelhante a uma salsicha nos dedos das mãos e dos pés).

As crianças têm artrite psoriática se manifestarem artrite e psoríase *ou* artrite e pelo menos duas das características a seguir: (1) dactilite, (2) pequenas depressões nas unhas ou onicólise e (3) psoríase em um parente de primeiro grau. A presença de psoríase ajuda no diagnóstico, mas não é necessária. O pico de início da doença ocorre durante os anos pré-escolares e nos primeiros anos da adolescência. As crianças com início da doença durante os anos pré-escolares são mais frequentemente do sexo feminino, positivas para o anticorpo antinuclear (ANA) e em risco de inflamação ocular assintomática. O início da doença durante a adolescência é igualmente comum entre os sexos masculino e feminino. Na maioria das crianças, a artrite é assimétrica e está afetando quatro ou menos articulações no momento da apresentação. Articulações grandes (joelhos e tornozelos) e pequenas (dedos das mãos e dos pés) podem estar envolvidas. Embora o envolvimento das articulações interfalangianas distais seja incomum, é altamente sugestivo do diagnóstico. A entesite é detectável em 20 a 60% dos pacientes e parece ser mais frequente entre aqueles que manifestam a doença em uma idade mais avançada. As articulações axiais (sacroilíacas) e proximais (quadril) podem ser afetadas em até 30% das crianças; o risco de artrite axial é maior naquelas que são positivas para HLA-B27.

Espondilite anquilosante juvenil

A EAJ frequentemente começa com oligoartrite e entesite. A artrite ocorre predominantemente nos membros inferiores e, muitas vezes, envolve os quadris. Em comparação com a EA de início na idade adulta, a doença axial e a dor lombar inflamatória são menos frequentes no início da doença, enquanto a entesite e a artrite periférica são mais comuns. A EA é diagnosticada de acordo com os critérios de Nova York (NY) modificados se houver evidências radiográficas suficientes de sacroileíte (sacroileíte de grau 2 ou superior bilateralmente ou, pelo menos, de grau 3 unilateralmente) e se o paciente atender a pelo menos um critério clínico envolvendo dor lombar inflamatória, limitação do movimento da coluna lombar (Figura 181.2) ou limitação da expansibilidade torácica. A EAJ está presente se a doença se manifestar quando o paciente tiver menos de 16 anos de idade. O termo EA de *início* juvenil frequentemente é usado para descrever a EA adulta quando os sintomas começaram antes dos 16 anos de idade, mas todos os critérios não foram preenchidos até posteriormente.

Para cumprir os critérios de NY modificados para EA, os pacientes devem ter alterações radiográficas nas articulações sacroilíacas, bem como sequelas clínicas de doença axial. Como a sacroileíte evidenciada radiograficamente pode levar muitos anos para se desenvolver em adultos, e mais ainda em crianças, e as sequelas clínicas podem demorar ainda mais, a **Assessment of SpondyloArthritis International Society**

Tabela 181.3 Critérios para a identificação de espondiloartrites (SpA) da Assessment in Spondyloarthritis International Society (ASAS).

SpA AXIAL	SpA PERIFÉRICA
Em pacientes com lombalgia ≥ 3 meses e idade de início < 45 anos	Em pacientes com sintomas APENAS periféricos
Sacroileíte nos exames de imagem* *mais* ≥ 1 característica(s) SpA *ou* **HLA-B27** *mais* ≥ 2 outras característica(s) SpA	**Artrite** *ou* **entesite** *ou* **dactilite** *mais*
Características SpA • Lombalgia inflamatória • Artrite • Entesite (calcanhar) • Uveíte • Dactilite • Psoríase • Doença de Crohn/colite ulcerativa • Boa resposta a AINEs • Histórico familiar de SpA • HLA-B27 • PCR elevada	≥ 1 características SpA • Uveíte • Psoríase • Doença de Crohn/colite ulcerativa • nfecção precedente • HLA-B27 • Imagem de sacroileíte* *ou* ≥ 2 outras características SpA • Artrite • Entesite • Dactilite • Lombalgia inflamatória persistente • Histórico familiar de SpA

*Inflamação ativa (aguda) na RM altamente sugestiva de sacroileíte associada com SpA. Sacroileíte definida radiograficamente de acordo com os critérios modificados de Nova York (NY). AINEs, anti-inflamatórios não esteroidais; PCR, Proteína C reativa. (Adaptada de Rudwaleit M, van der Heijde D, Landewé R *et al.* The development of Assessment of Spondyloarthritis International Society classification criteria for axial spondyloarthritis. Part II. Validation and final selection. Ann Rheum Dis. 2009; 68(6):777-783 e The Assessment of Spondyloarthritis International Society classification criteria for peripheral spondyloarthritis and for spondyloarthritis in general. *Ann Rheum Dis.* 2011; 70(1):25-31.)

Tabela 181.4	Sintomas característicos da dor lombar inflamatória.
Dor durante a noite com rigidez matinal (e melhora ao levantar)	
Ausência de melhora com o repouso	
Melhora com o exercício	
Início insidioso	
Boa resposta a anti-inflamatórios não esteroidais	

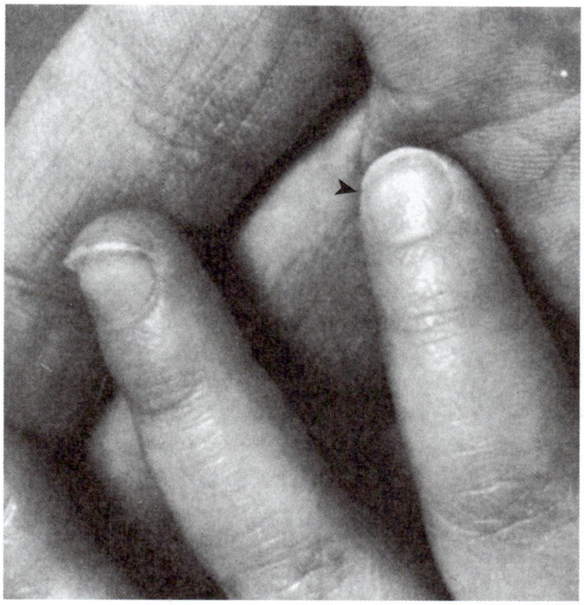

Figura 181.1 **Pequenas depressões na unha (*seta*) e "dedo em salsicha" (dactilite) do dedo indicador esquerdo de uma menina com artrite psoriática juvenil.** (De Petty RE, Malleson P. Spondyloarthropathies of childhood. Pediatr Clin North Am. 1986; 33:1079-1096.)

desenvolveu critérios para a identificação da espondiloartrite axial pré-radiográfica. Para atender aos critérios de espondiloartrite axial (SpA), os pacientes devem ter pelo menos 3 meses de dor lombar e sacroileíte nos exames de imagem (inflamação aguda na RM ou sacroileíte radiográfica definida pelos critérios de NY) mais uma característica da SpA (dor lombar inflamatória, artrite, entesite [calcanhar], uveíte, dactilite, psoríase, doença de Crohn/colite ulcerativa, boa resposta a anti-inflamatórios não esteroidais [AINEs], histórico familiar de SpA, HLA-B27 ou proteína C reativa elevada). Alternativamente, os pacientes podem atender aos critérios de SpA se forem positivos para HLA-B27 e tiverem pelo menos duas características da SpA. Esses critérios apresentam baixa sensibilidade e especificidade na população pediátrica; mas, na ausência de parâmetros pediátricos alternativos, podem ser úteis como um guia para avaliar a SpA pré-radiográfica.

Artrite com doença intestinal inflamatória

A presença de eritema nodoso, pioderma gangrenoso, ulcerações orais, dor abdominal, diarreia, febre, perda de peso ou anorexia em uma criança com artrite crônica deve levantar a suspeita de DII. Dois padrões de artrite complicam a DII. A **poliartrite** que afeta grandes e pequenas articulações é mais comum e muitas vezes reflete a atividade da inflamação intestinal. A **artrite do esqueleto axial** ocorre com menor frequência, incluindo as articulações sacroilíacas. Tal como acontece na artrite psoriática, a presença de HLA-B27 é um fator de risco para o desenvolvimento de doença axial. A gravidade do envolvimento axial é independente da atividade da inflamação GI.

ACHADOS LABORATORIAIS

As evidências laboratoriais de inflamação sistêmica com elevação na velocidade de hemossedimentação (VHS) e/ou valor de PCR são variáveis na maioria das espondiloartrites e podem ou não estar presentes no início da doença. O fator reumatoide e os ANAs estão ausentes, exceto nas crianças com artrite psoriática, dentre as quais até 50% são positivas para ANA. O HLA-B27 está presente em aproximadamente 90% das crianças com EAJ em comparação com 7% dos indivíduos saudáveis, mas é menos frequente na ARE e em outros tipos de SpA.

Exames de imagem

As radiografias convencionais detectam alterações ósseas crônicas e danos, mas não inflamação ativa. As alterações radiográficas precoces nas articulações sacroilíacas incluem margens indistintas e erosões que podem resultar em alargamento do espaço articular. Geralmente, a **esclerose** começa no lado ilíaco da articulação (Figura 181.3). As articulações periféricas podem apresentar **osteoporose** periarticular com perda das margens corticais definidas em áreas de entesites, que podem, por fim, mostrar erosões ou esporões ósseos (entesófitos). O formato quadrado dos cantos dos corpos vertebrais e a formação de sindesmófitos que resultam na clássica "coluna em bambu", característica da EA avançada, são raros no início da doença, principalmente nas

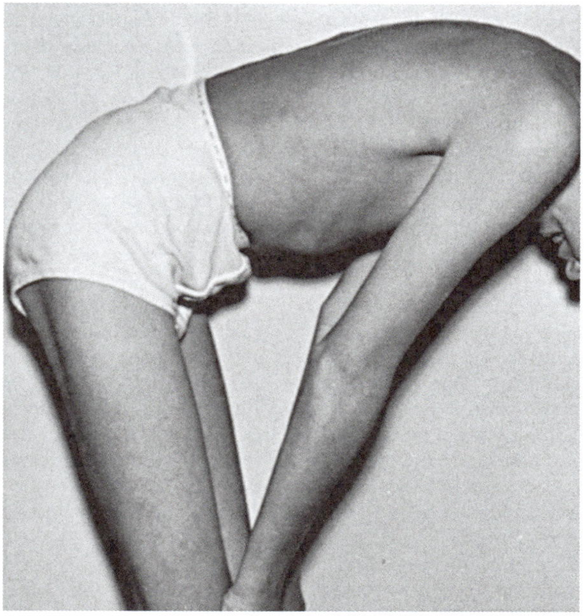

Figura 181.2 **Perda da mobilidade da coluna dorsolombar em um menino com espondilite anquilosante.** A parte inferior da coluna permanece ereta quando o paciente se inclina para a frente.

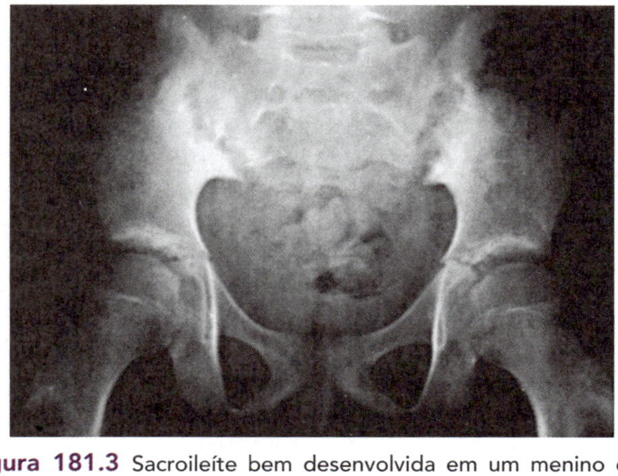

Figura 181.3 **Sacroileíte bem desenvolvida em um menino com espondilite anquilosante.** Ambas as articulações sacroilíacas mostram esclerose extensa, erosão das margens articulares e alargamento aparente do espaço articular.

crianças. Assim como as radiografias, a TC pode detectar alterações ósseas crônicas, mas não inflamação ativa, e tem a desvantagem da exposição adicional à radiação. O padrão-ouro para a visualização precoce da sacroileíte é a evidência de edema da medula óssea adjacente à articulação nas sequências de recuperação da inversão com T1 curto (STIR, do inglês, *short-T1 inversion recovery*) da RM. O gadolínio não agrega valor ao exame da articulação sacroilíaca se for utilizada a sequência STIR. A RM irá revelar anormalidades mais precocemente do que as radiografias simples. A RM de corpo inteiro também é utilizada para avaliar o esqueleto axial em adultos com doença em estágio inicial, uma vez que pode detectar lesões vertebrais além de alterações sacroilíacas.

DIAGNÓSTICO DIFERENCIAL

O aparecimento de artrite após um histórico recente de diarreia ou sintomas de uretrite ou conjuntivite pode sugerir **artrite reativa** (ver Capítulo 182). A lombalgia pode ser causada pela artrite supurativa da articulação sacroilíaca, pela osteomielite da pelve ou da coluna vertebral, pelo osteoma osteoide dos elementos posteriores da coluna, pela piomiosite de músculos pélvicos ou por neoplasias. Além disso, deve-se considerar as condições mecânicas, tais como a espondilólise, a espondilolistese e a doença de Scheuermann. A dor lombar secundária à **fibromialgia** geralmente afeta os tecidos moles da parte superior da região dorsal em um padrão simétrico e está associada a pontos dolorosos bem localizados e distúrbio do sono (ver Capítulo 193.3). A doença de Legg-Calvé-Perthes (necrose avascular da cabeça do fêmur), o escorregamento epifisário proximal do fêmur e a condrólise também podem se manifestar como dor ao longo do ligamento inguinal e perda da rotação interna da articulação do quadril, mas sem outras características da SpA, como o envolvimento de outras ênteses e/ou articulações. Radiografia ou RM são fundamentais para distinguir essas condições.

TRATAMENTO

Os objetivos do tratamento são controlar a inflamação, minimizar a dor, preservar a função e prevenir a anquilose (fusão de ossos adjacentes) usando uma combinação de medicamentos anti-inflamatórios, fisioterapia e orientações. Os regimes de tratamento para a SpA incluem monoterapia ou terapia combinada com AINEs, medicamentos modificadores do curso da doença (MMCD) ou agentes biológicos. Os AINEs, como o naproxeno (15 a 20 mg/kg/dia), são frequentemente utilizados inicialmente e podem reduzir o dano estrutural (formação e crescimento de sindesmófitos) caso seu uso seja contínuo. Na doença relativamente leve, os corticosteroides intra-articulares (p. ex., triancinolona acetonida/hexacetonida) também podem ajudar a controlar a inflamação das articulações periféricas. No entanto, para a doença moderada e a EAJ, geralmente é necessário adicionar um agente de segunda linha. Os MMCDs, como a sulfassalazina (até 50 mg/kg/dia; máximo de 3 g/dia) ou o metotrexato (10 mg/m^2), podem ser benéficos para a artrite periférica, mas esses medicamentos não se mostraram capazes de melhorar a doença axial em adultos. Os inibidores do fator de necrose tumoral (TNF, do inglês, *tumor necrosis factor*) (p. ex., etanercepte, infliximabe, adalimumabe) têm sido eficazes na redução dos sintomas e na melhora da função em adultos com EA, e há evidências de que respostas similares são observadas em crianças. Ainda não está claro se os inibidores do TNF têm impacto sobre os danos estruturais na EA estabelecida, o que ressalta a necessidade de reconhecimento precoce e melhores tratamentos. Os fármacos que têm como alvo a IL-17 e a IL-23/IL-12 (secuquinumabe e ustequinumabe, respectivamente) também reduzem a atividade da doença clínica em adultos com EA, mas não foram bem estudados em crianças.

A fisioterapia e os exercícios de baixo impacto devem ser incluídos no programa de tratamento de todas as crianças com espondiloartrite. Os exercícios para manter a amplitude de movimento dorsal, torácico e das articulações afetadas devem ser instituídos logo no início do curso da doença. Palmilhas personalizadas são particularmente úteis no manejo de ênteses dolorosas em torno dos pés; o uso de travesseiros para posicionar os membros inferiores enquanto a criança está na cama pode ser benéfico.

PROGNÓSTICO

Os estudos observacionais sugerem que a atividade da doença continuada por mais de 5 anos na espondiloartrite juvenil prediz a incapacidade. A remissão da doença ocorre em menos de 20% das crianças com espondiloartrite em 5 anos após o diagnóstico. Os fatores associados à progressão da doença incluem tarsite, positividade para HLA-B27, artrite de quadril nos primeiros 6 meses e início da doença após os 8 anos de idade. Questões importantes, como quais pacientes com ARE vão progredir para EAJ/EA, ainda precisam ser abordadas. Os desfechos para a EAJ em comparação à EA de início na idade adulta sugerem que a doença articular do quadril que requer artroplastia é mais comum em crianças, mas a doença axial é mais grave em adultos.

A bibliografia está disponível no GEN-io.

Capítulo 182
Artrite Reativa e Artrite Pós-Infecciosa

Pamela F. Weiss e Robert A. Colbert

Além de causar artrite por meio de uma infecção microbiana direta (ou seja, artrite séptica; ver Capítulo 705), microrganismos ativam as respostas imunes inata e adaptativa, que podem levar à produção e deposição de imunocomplexos, bem como à autorreatividade cruzada mediada por anticorpos ou linfócitos T. Além disso, os microrganismos podem influenciar o sistema imune de maneira que promovem doenças inflamatórias imunomediadas, como lúpus eritematoso sistêmico (LES), doença inflamatória intestinal (DII), artrite idiopática juvenil (AIJ) e espondiloartrite. A **artrite reativa** e a **artrite pós-infecciosa** são definidas como inflamação das articular causada por uma reação inflamatória estéril, que se segue a uma infecção recente. Empregamos o termo *artrite reativa* em referência à artrite que ocorre após infecções enteropáticas ou urogenitais, e *artrite pós-infecciosa* para descrever a artrite que ocorre após doenças infecciosas não classicamente consideradas dentro do grupo de artrite reativa, como a infecção por estreptococos do grupo A ou vírus. Em alguns pacientes, foram encontrados componentes não viáveis do organismo de iniciação nas articulações afetadas, e a presença de bactérias viáveis, ainda que não cultiváveis, dentro da articulação permanece uma área por pesquisar. O curso da artrite reativa é variável, podendo regredir ou progredir para uma espondiloartrite crônica que inclui a espondilite anquilosante (ver Capítulo 181). Na artrite pós-infecciosa, a dor ou edema das articulações geralmente são transitórios, duram menos de 6 semanas e não necessariamente apresentam o padrão típico da espondiloartrite de comprometimento articular. A distinção entre artrite pós-infecciosa e artrite reativa nem sempre é clara, tanto clinicamente quanto em termos de fisiopatologia.

Patogenia

A artrite reativa geralmente se manifesta após a infecção enteral por *Salmonella* sp., *Shigella flexneri*, *Yersinia enterocolitica*, *Campylobacter jejuni* ou infecção do trato geniturinário (GU) por *Chlamydia trachomatis*. *Escherichia coli* e *Clostridium difficile* também são agentes enterais causadores, embora menos comuns (ver Tabela 156.2). A febre reumática aguda causada por estreptococos do grupo A (ver Capítulos 182 e 210.1), a artrite associada à endocardite infecciosa (ver Capítulo 464) e a tenossinovite associada a *Neisseria gonorrhoeae* são similares à artrite reativa em alguns aspectos.

Aproximadamente 75% dos pacientes com artrite reativa são HLA-B27-positivos. A eliminação incompleta de bactérias e produtos bacterianos, como o DNA, foi proposta como fator que influencia na patogenia da artrite reativa. Não há relação com as características clínicas de doenças infecciosas específicas. Na artrite pós-infecciosa, isolaram-se vários vírus (rubéola, varicela-zóster, herpes simples, citomegalovírus) das articulações dos pacientes. Identificaram-se antígenos de outros vírus (p. ex., hepatite B, adenovírus) em imunocomplexos do tecido articular.

Os pacientes com artrite reativa que são HLA-B27-positivos apresentam maior frequência de uveíte aguda e sintomática e outras características extra-articulares. Além disso, o HLA-B27 é um fator de risco para a inflamação gastrintestinal (GI) persistente que se segue a infecções enterais, mesmo após a resolução da infecção inicial, e aumenta significativamente o risco de o indivíduo desenvolver espondiloartrite crônica. No entanto, a artrite reativa também ocorre em pacientes HLA-B27 negativos, enfatizando a importância de outros genes na suscetibilidade à doença.

MANIFESTAÇÕES CLÍNICAS E DIAGNÓSTICO DIFERENCIAL

Os sintomas da artrite reativa surgem aproximadamente 3 dias a 6 semanas após a infecção. A tríade clássica de artrite, uretrite e conjuntivite é relativamente incomum em crianças. A artrite normalmente é oligoarticular assimétrica, com uma predileção pelos membros inferiores. Pode ocorrer dactilite, e é comum que ocorra entesite, afetando até 90% dos pacientes (Figura 182.1). Podem ocorrer manifestações cutâneas, incluindo balanite circinada, vulvite ulcerativa, lesões maculosas e eritematosas orais ou placas ou erosões, eritema nodoso, paroníquia, erosões dolorosas ou pústulas nas pontas de dedos e ceratodermia blenorrágica, que é semelhante em aparência à psoríase pustulosa (Figura 182.2). Os sintomas sistêmicos podem incluir febre, mal-estar e fadiga. Sintomas menos comuns podem incluir conjuntivite, neurite óptica, envolvimento valvular aórtico, piúria estéril e polineuropatia. Logo no início do curso da doença, marcadores de inflamação – velocidade de hemossedimentação (VHS), proteína C reativa e plaquetas – podem estar acentuadamente elevados. As manifestações clínicas podem durar de semanas a meses.

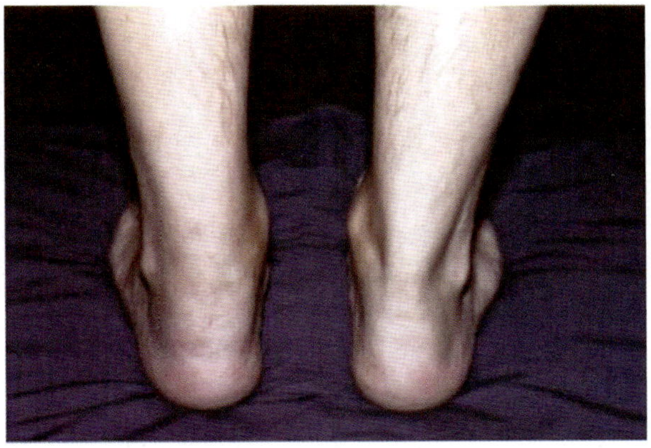

Figura 182.1 Entesite – edema da região posterior do calcâneo esquerdo e lateral do tornozelo. (Cortesia de Nora Singer, Case Western Reserve University and Rainbow Babies' Hospital.)

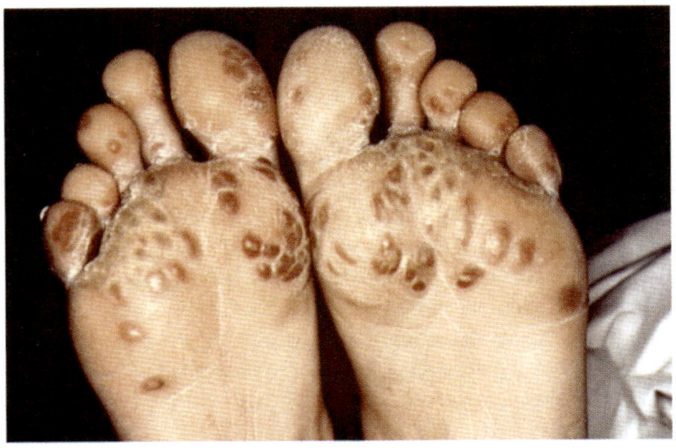

Figura 182.2 Ceratodermia blenorrágica. (Cortesia do Dr. M. F. Rein e The Centers for Disease Control and Prevention Public Health Image Library, 1976. Image #6950.)

A familiaridade com outras causas de artrite pós-infecciosa é vital quando o diagnóstico de artrite reativa está sendo considerado. Diversos vírus estão associados à artrite pós-infecciosa (Tabela 182.1) e podem resultar em padrões específicos de envolvimento articular.

Os vírus da rubéola e da hepatite B geralmente afetam as pequenas articulações, ao passo que a caxumba e a varicela muitas vezes envolvem grandes articulações, especialmente os joelhos. A **síndrome artrite-dermatite associada à hepatite B** é caracterizada por exantema urticariforme e uma poliartrite migratória simétrica semelhante à da doença do soro. A artropatia associada à rubéola pode seguir a infecção natural por rubéola e, raramente, à imunização contra a rubéola. Geralmente ocorre em mulheres jovens, com aumento na frequência com o avançar da idade, e é incomum em pré-adolescentes e no sexo masculino. A artralgia dos joelhos e das mãos normalmente começa no prazo de 7 dias do início da erupção cutânea ou 10 a 28 dias após a imunização. O parvovírus B19, que é responsável pelo eritema infeccioso (quinta doença), pode causar artralgia, edema articular simétrico e rigidez matinal, particularmente em mulheres adultas e menos frequentemente em crianças. A artrite ocasionalmente ocorre durante a infecção por citomegalovírus e pode ocorrer durante as infecções por varicela, mas é rara após uma infecção pelo vírus Epstein-Barr. A varicela também pode ser complicada pela artrite supurativa, geralmente secundária à infecção por estreptococos do grupo A. O HIV está associado à artrite, que se assemelha mais à artrite psoriática do que à AIJ (ver Capítulo 180).

A artrite **pós-estreptocócica** pode suceder à infecção por estreptococos do grupo A ou do grupo G. Em geral, é oligoarticular, afetando as articulações dos membros inferiores, e sintomas leves podem persistir por meses. A artrite pós-estreptocócica difere da febre reumática, que geralmente se manifesta com poliartrite migratória dolorosa de curta duração. Como as lesões valvares foram, ocasionalmente, documentadas pelo ecocardiograma após a doença aguda, alguns médicos consideram a artrite pós-estreptocócica uma forma incompleta de febre reumática aguda (ver Capítulo 210.1). Determinados tipos de HLA-DRB1 podem predispor as crianças ao desenvolvimento tanto de artrite pós-estreptocócica (HLA-DRB1*01) quanto de febre reumática aguda (HLA-DRB1*16).

A **sinovite transitória** (**sinovite tóxica**), outra forma de artrite pós-infecciosa, geralmente afeta o quadril, muitas vezes depois de uma infecção das vias respiratórias superiores (ver Capítulo 698.2). Meninos de 3 a 10 anos de idade são mais frequentemente afetados e têm início

Tabela 182.1 Vírus associados à artrite.

TOGAVÍRUS	HERPES-VÍRUS Epstein-Barr Citomegalovírus Varicela-zóster Herpes simples
RUBIVÍRUS Rubéola	
ALPHAVIRUS Do rio Ross *Chikungunya* O'nyong-nyong Mayaro Sindbis Ockelbo Pogosta	PARAMIXOVÍRUS Caxumba FLAVIVÍRUS Vírus zika HEPADNAVÍRUS Hepatite B
ORTOPOXVÍRUS Vírus da varíola Vírus *vacínia* Parvovírus	ENTEROVÍRUS *Ecovírus* *Coxsackie* B
ADENOVÍRUS Adenovírus 7	

Adaptada de Infectious arthritis and osteomyelitis. In: Petty RE, Laxer R, Lindsley CB *et al. Textbook of pediatric rheumatology.* 7th ed. Philadelphia: Saunders Elsevier; 2015.

agudo de dor intensa no quadril (virilha), com queixa de dor na coxa ou joelho, com duração de aproximadamente 1 semana. VHS e contagem de leucócitos geralmente são normais. O exame radiológico ou ultrassonográfico pode confirmar o alargamento do espaço articular secundário a um derrame. Com frequência, a aspiração do líquido articular é necessária para excluir uma artrite séptica e, geralmente, resulta em melhora clínica drástica. Presume-se que o gatilho seja viral, embora não se tenham identificado os microrganismos responsáveis.

Há relatos de **artrite não supurativa** em crianças, geralmente meninos adolescentes, em associação à acne grave do tronco. Os pacientes muitas vezes apresentam febre e infecção persistente das lesões pustulares. A **síndrome envolvendo artrite piogênica (estéril), pioderma gangrenoso e acne (cística)**, um transtorno autossômico dominante causado por uma mutação no gene *PSTPIP1*, é um distúrbio autoinflamatório difícil de tratar, mas raro, que tem respondido ao tratamento com anacinra ou anticorpos antifator de necrose tumoral em alguns pacientes. Episódios recorrentes de artrite erosiva começam na infância, enquanto a acne cística e as lesões ulcerosas dolorosas do pioderma gangrenoso surgem durante a adolescência. Episódios recorrentes também podem estar associados a uma miopatia estéril e podem perdurar por vários meses.

A **endocardite infecciosa** pode estar associada a artralgia, artrite ou sinais sugestivos de vasculite, como nódulos de Osler, lesões de Janeway e manchas de Roth. Talvez por causa de imunocomplexos, a artrite pós-infecciosa também ocorre em crianças com infecções por *N. gonorrhoeae*, *Neisseria meningitidis*, *Haemophilus influenzae* tipo b e *Mycoplasma pneumoniae*.

DIAGNÓSTICO

Uma infecção GU ou GI recente pode sugerir o diagnóstico de artrite reativa, mas não existe um exame diagnóstico. Hemograma completo, proteínas de fase aguda, painel metabólico completo e urinálise podem ser úteis para excluir outras etiologias. Apesar de ser possível realizar culturas de fezes ou do trato urogenital na tentativa de isolar o organismo desencadeante, o agente agressor geralmente não é encontrado no momento em que a artrite se manifesta. Os achados de imagem são inespecíficos ou normais. A documentação de infecção estreptocócica prévia com o teste de anticorpos (antiestreptolisina O e anti-DNAse B) pode ajudar a diagnosticar a artrite pós-infecciosa. Deve-se excluir a doença do soro associada ao tratamento antibiótico da infecção anterior.

Como a infecção anterior pode ser remota ou leve, e muitas vezes não ser recordada pelo paciente, também é importante descartar outras causas de artrite. A artrite aguda e dolorosa que afeta uma única articulação sugere artrite séptica, exigindo uma aspiração articular. A osteomielite pode provocar dor e efusão de uma articulação adjacente, mas está mais frequentemente associada à dor óssea focal e sensibilidade no local da infecção. A artrite que afeta uma única articulação, particularmente o joelho, também pode ser secundária à doença de Lyme em áreas endêmicas. O diagnóstico de artrite pós-infecciosa geralmente é estabelecido por exclusão e depois que a artrite já resolveu. A artrite associada a sintomas GI ou a resultados anormais nos testes de função hepática pode ser desencadeada pela hepatite infecciosa ou autoimune. Pode ocorrer artrite ou espondiloartrite em crianças com DII, como a doença de Crohn ou a colite ulcerativa (ver Capítulo 362.1). Quando duas ou mais linhagens de células sanguíneas estão baixas ou diminuindo progressivamente em uma criança com artrite, deve-se considerar fortemente a presença de parvovirose, síndrome de ativação macrofágica (hemofagocitária) e leucemia. A artrite persistente (> 6 semanas) sugere a possibilidade de uma doença reumática crônica, incluindo AIJ (ver Capítulo 180) e lúpus eritematoso sistêmico (ver Capítulo 183).

TRATAMENTO

Na maior parte dos casos de artrite reativa ou pós-infecciosa, não é necessário tratamento específico. Agentes anti-inflamatórios não esteroides (AINEs) são frequentemente usados para o manejo da dor e da limitação funcional. A menos que se suspeite de infecção por clamídia em curso, as tentativas de tratar o organismo agressor não são bem-sucedidas. Se houver recidiva de edema ou artralgia, pode ser necessária uma avaliação mais aprofundada para excluir uma infecção ativa ou evolução de doença reumática. Podem ser utilizadas infiltrações de corticosteroides intra-articulares para articulações refratárias ou gravemente afetadas, uma vez que a infecção aguda tiver sido descartada. Corticosteroides sistêmicos ou medicamentos modificadores do curso da doença (MMCD) raramente são indicados, mas podem ser considerados em doenças crônicas. A realização de atividade física deve ser incentivada; pode ser necessária fisioterapia para manter a função normal e prevenir a atrofia muscular. Para a artrite pós-infecciosa decorrente da doença estreptocócica, as recomendações atuais incluem profilaxia com penicilina durante pelo menos 1 ano. Frequentemente, recomenda-se profilaxia a longo prazo, mas a duração é controversa e pode ser individualizada.

COMPLICAÇÕES E PROGNÓSTICO

A artrite pós-infecciosa subsequente a infecções virais costuma se resolver sem complicações, a menos que esteja associada a envolvimento de outros órgãos, como na encefalomielite. As crianças com artrite reativa após infecções enterais ocasionalmente apresentam DII meses a anos após seu início. Uveíte e cardite foram ambas relatadas em crianças com diagnóstico de artrite reativa. A artrite reativa, sobretudo depois de infecção enteral bacteriana ou infecção GU por *C. trachomatis*, tem o potencial de evolução para artrite crônica, particularmente espondiloartrite (ver Capítulo 181). A presença de HLA-B27 ou achados sistêmicos significativos aumentam o risco de doenças crônicas.

A bibliografia está disponível em GEN-io.

Capítulo 183
Lúpus Eritematoso Sistêmico

Rebecca E. Sadun, Stacy P. Ardoin e Laura E. Schanberg

O lúpus eritematoso sistêmico (LES) é uma doença crônica autoimune caracterizada pela inflamação de múltiplos sistemas e pela presença de autoanticorpos circulantes dirigidos contra autoantígenos. O LES ocorre em crianças e adultos, acometendo de modo desproporcional as mulheres em idade reprodutiva. Embora quase todos os órgãos possam ser afetados, os mais comumente envolvidos são a pele, as articulações, os rins, as células progenitoras sanguíneas, os vasos sanguíneos e o sistema nervoso central. Também podem ser observados sinais sistêmicos de inflamação, como febre e linfadenopatia. Em comparação com os adultos, as crianças e adolescentes com LES apresentam doença mais grave e envolvimento mais generalizado de órgãos.

ETIOLOGIA

A patogênese do LES permanece em grande parte não elucidada, mas vários fatores de risco provavelmente influenciam o risco e a gravidade da doença, entre os quais a genética, o meio hormonal e exposições ambientais. A associação do LES a anormalidades genéticas específicas, incluindo as deficiências congênitas de C1q, C2 e C4, bem como vários polimorfismos (p. ex., fator regulador de interferona e proteína tirosina fosfatase N22) e a presença de histórico familiar de LES ou outra doença autoimune sugerem uma predisposição genética para essa doença. Além disso, determinados tipos de antígeno leucocitário humano (HLA, do inglês, *human leukocyte antigen*), incluindo o HLA-B8, o HLA-DR2 e o HLA-DR3, ocorrem com maior frequência em pacientes com LES. Embora o LES claramente tenha um componente genético, sua ocorrência é esporádica nas famílias e sua concordância é incompleta (estimada em 2 a 5% entre os gêmeos dizigóticos e 25 a 60% entre gêmeos monozigóticos), o que sugere um padrão **genético não mendeliano**, bem como o envolvimento de fatores epigenéticos e ambientais. Frequentemente, os pacientes com LES fazem parte de famílias cujos membros, sobretudo mães e irmãs, apresentam LES ou outras doenças autoimunes.

Como o LES acomete preferencialmente pessoas do sexo feminino, especialmente durante seus anos reprodutivos, suspeita-se que os fatores hormonais são importantes em sua patogênese. Dos indivíduos com LES, 90% são do **sexo feminino**, o que torna este gênero o fator de risco mais forte para a doença. Provavelmente, os estrógenos exercem um papel no LES e os estudos, tanto *in vitro* quanto em modelos animais, sugerem que a exposição ao estrógeno promove a autorreatividade dos linfócitos B. Os contraceptivos orais contendo estrógeno não parecem induzir crises no LES quiescente, embora este risco possa estar aumentado em mulheres na pós-menopausa que estão recebendo reposição hormonal.

As exposições ambientais que podem desencadear o desenvolvimento de LES permanecem em grande parte desconhecidas; determinadas infecções virais, incluindo o vírus Epstein-Barr (EBV, do inglês, *Epstein-Barr virus*), podem exercer influência em indivíduos suscetíveis e a exposição à luz ultravioleta sabidamente deflagra a atividade da doença. As influências ambientais também podem induzir modificações epigenéticas no DNA, o que aumenta o risco de LES e lúpus induzido por fármacos. Em modelos de camundongos, fármacos como a procainamida e a hidralazina podem promover a hipometilação dos linfócitos produzindo uma síndrome semelhante ao lúpus.

EPIDEMIOLOGIA

A prevalência de LES descrita entre crianças e adolescentes (1 a 6/100.000) é mais baixa do que a descrita entre adultos (20 a 70/100.000). A prevalência de LES é mais elevada entre os indivíduos afro-americanos, asiáticos, hispânicos, nativos americanos e aqueles provenientes das ilhas do Pacífico, tanto na população adulta quanto na pediátrica. O LES afeta predominantemente o sexo feminino em relatadas relações de 2 a 5:1 antes da puberdade e de 9:1 durante os anos reprodutivos, e há o retorno à relação observada nos períodos pré-púbere no período pós-menopausa. O LES na infância raramente ocorre antes dos 5 anos de idade e normalmente é diagnosticado na adolescência em uma média de idade de 11 a 12 anos no momento do diagnóstico. Até 20% de todos os indivíduos com LES são diagnosticados antes dos 16 anos de idade. Alguns definem o lúpus pediátrico quando o início dos sintomas ocorrem antes dos 16 anos e outros antes dos 18 anos.

PATOLOGIA

As características histológicas mais sugestivas de LES incluem achados renais e cutâneos. As manifestações renais do LES são histologicamente classificadas de acordo com os critérios da International Society of Nephrology (ver Capítulo 538.2). O achado de glomerulonefrite proliferativa difusa (classe IV) aumenta significativamente o risco de morbidade renal. As biopsias renais são úteis para estabelecer o diagnóstico de LES e o estágio da doença. Tipicamente se encontram imunocomplexos na deposição de imunoglobulina e complemento padrão *"full house"*.

A característica **lesão discoide** representada na Figura 183.1D é caracterizada na biopsia por hiperqueratose, tamponamento folicular e infiltração de células mononucleares na junção dermoepidérmica (JDE). A histopatologia das erupções cutâneas fotossensíveis pode ser inespecífica, mas o exame de imunofluorescência da pele afetada e da pele não afetada pode revelar deposição de imunocomplexos na JDE. Esse achado é denominado **teste da banda lúpica** e é específico para o LES.

PATOGÊNESE

Uma característica típica do LES é a produção de **autoanticorpos** dirigidos contra autoantígenos, particularmente os ácidos nucleicos. Esses antígenos intracelulares são ubiquamente expressos, mas normalmente estão inacessíveis e enclausurados no interior da célula. Durante a apoptose ou a necrose de células, os antígenos são liberados. No LES, as células da pele estão altamente suscetíveis a danos causados pela luz ultravioleta (UV) e a morte celular resultante leva à liberação do conteúdo celular, incluindo os antígenos nucleicos. Os indivíduos com LES podem ter níveis de apoptose bastante aumentados ou um significativo prejuízo na capacidade de eliminar os detritos celulares, o que produz uma exposição prolongada de antígenos nucleicos na corrente sanguínea e uma maior oportunidade para o reconhecimento desses antígenos pelas células do sistema imunológico, o que leva à estimulação de linfócitos B e à produção de autoanticorpos. Os autoanticorpos circulantes formam imunocomplexos e se depositam nos tecidos, causando então a ativação local do complemento, a iniciação de uma cascata pró-inflamatória e, por fim, dano tecidual. Os anticorpos contra o **DNA de dupla fita** (**dsDNA**, do inglês, *double-stranded* DNA) podem formar imunocomplexos, que se depositam em glomérulos e iniciam uma inflamação, levando à glomerulonefrite. No entanto, muitos indivíduos com LES têm anticorpos circulantes contra o dsDNA mas não apresentam nefrite, o que sugere que os autoanticorpos não são a única via que leva à lesão terminal do órgão no LES.

Tanto a via inata quanto a adaptativa do sistema imunológico foram implicadas na desregulação do sistema imune observada no LES. Altos níveis de produção de interferona (IFN)-α pelas células dendríticas (DCs, do inglês, *dendritic cells*) plasmocitoides promovem a expressão de outras citocinas e quimiocinas pró-inflamatórias, a maturação dos monócitos nas DCs mieloides, a promoção de células B e T autorreativas e a perda da autotolerância. Quase 85% dos pacientes com LES exibem esse perfil de citocinas, que é conhecido como **assinatura de interferona tipo I**. Outras citocinas com expressão aumentada no LES são a interleucina (IL)-1, IL-2, IL-6, IL-10, IL-12, IL-17, IL-21, o antifator de necrose tumoral-α e o IFN-γ, e o estimulador de linfócitos B (**BLyS**), também conhecido fator de ativação das células B (**BAFF**). Tanto as células B quanto T demonstram deficiências funcionais no LES. No LES ativo, as populações de células B têm tolerância prejudicada e

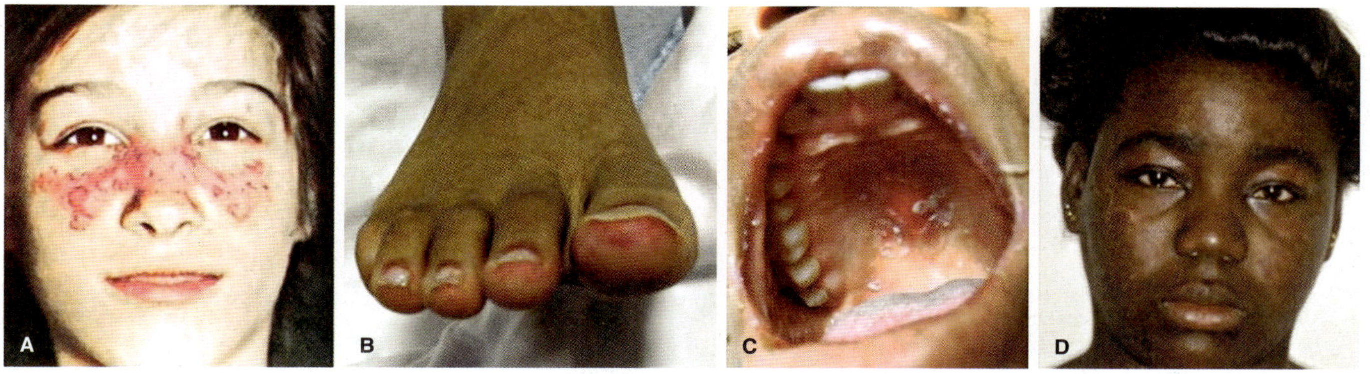

Figura 183.1 Manifestações mucocutâneas do LES. **A.** Eritema malar. **B.** Eritema vasculítico nos dedos dos pés. **C.** Úlceras na mucosa bucal. **D.** Lesões discoides em distribuição malar.

autorreatividade aumentada, reforçando sua capacidade de produzir autoanticorpos após a exposição a autoantígenos. Além disso, citocinas como o BLyS/BAFF podem promover células B anormais em número e em função. No LES, as anormalidades nas incluem uma quantidade aumentada de células T de memória e uma quantidade e função reduzidas de células T reguladoras. A células T no LES exibem sinalização aberrante e aumento de autorreatividade. Como resultado, são resistentes ao desgaste pelas vias normais de apoptose. Além disso, é possível identificar uma assinatura de neutrófilos em 65% dos pacientes adultos com LES, e isto foi recentemente reconhecido como um potencial biomarcador para a nefrite lúpica aguda.

MANIFESTAÇÕES CLÍNICAS

Qualquer sistema orgânico pode estar envolvido no LES, de modo que as potenciais manifestações clínicas são inumeráveis (Tabelas 183.1 e 183.2). A apresentação do LES na infância ou na adolescência difere da que é observada nos adultos. As queixas mais comuns na apresentação nas crianças com LES são febre, fadiga, alterações hematológicas, artralgia e artrite. Geralmente, a artrite está presente no primeiro ano de diagnóstico, podendo ser dolorosa ou se manifestar como um edema indolor, frequentemente com rigidez matinal, e geralmente é uma **poliartrite simétrica** que afeta articulações grandes e pequenas. Muitas vezes a tenossinovite está presente, mas as erosões articulares ou outras alterações radiográficas são muito raras.

A doença renal no LES muitas vezes é assintomática, ressaltando a necessidade de um monitoramento cuidadoso da pressão arterial e exames de urina; nos adolescentes, o LES pode se manifestar com uma **síndrome nefrótica** e/ou **insuficiência renal**, e os sintomas predominantes são edema, fadiga, alterações na cor da urina e náuseas/vômitos. Como no LES os sintomas e os achados podem se desenvolver em série ao longo de muitos anos e nem todos podem estar presentes simultaneamente, o diagnóstico pode exigir um acompanhamento longitudinal. Frequentemente, o LES é caracterizado por períodos de crise e quiescência da doença, ou pode seguir um curso de doença mais latente. As **complicações neuropsiquiátricas** do LES podem ocorrer com ou sem doença aparentemente ativa, o que representa um desafio diagnóstico particularmente difícil em adolescentes, que já estão em alto risco de transtornos de humor (Figura 183.2). As complicações a longo prazo do LES e de seu tratamento, o que inclui aterosclerose e osteoporose aceleradas, tornam-se clinicamente evidentes nos jovens até a metade da idade adulta. O LES é uma

Tabela 183.1 Potenciais manifestações clínicas do lúpus eritematoso sistêmico.

ÓRGÃO-ALVO	POTENCIAIS MANIFESTAÇÕES CLÍNICAS
Constitucional	Fadiga, anorexia, perda de peso, febre, linfadenopatia
Musculoesquelético	Artrite, miosite, tendinite, artralgias, mialgias, necrose avascular, osteoporose
Pele	Eritema malar, lesão discoide (anular) erupções fotossensíveis, vasculite cutânea (petéquias, púrpura palpável, úlceras nos dígitos, gangrena, urticária), livedo reticular, anormalidades nos capilares periungueais, fenômeno de Raynaud, úlceras orais e nasais, paniculite, eritema pérnio (frieira), alopecia
Renal	Hipertensão, proteinúria, hematúria, edema, síndrome nefrótica, insuficiência renal
Cardiovascular	Pericardite, miocardite, anormalidades no sistema de condução, endocardite de Libman-Sacks
Neuropsiquiátrico	Convulsões, psicose, cerebrite, acidente vascular encefálico, mielite transversa, depressão, déficit cognitivo, cefaleias, enxaquecas, pseudotumor, neuropatia periférica (mononeurite múltipla), polineuropatia, miastenia *gravis*, coreia, neurite óptica, paralisia de nervos cranianos, plexopatia, estados de confusão mental aguda, trombose do seio dural, meningite asséptica, transtorno de ansiedade
Pulmonar	Pleurite, doença pulmonar intersticial, hemorragia pulmonar, hipertensão pulmonar, embolia pulmonar
Hematológico	Citopenias imunomediadas (anemia hemolítica, trombocitopenia ou leucopenia), anemia da inflamação crônica, hipercoagulabilidade, microangiopatia trombótica trombocitopênica
Gastrintestinal	Hepatoesplenomegalia, pancreatite, vasculite que afeta o intestino, enteropatia perdedora de proteínas, peritonite
Ocular	Vasculite retiniana, esclerite, episclerite, papiledema, xeroftalmia, neurite óptica
Outros	Síndrome de ativação macrofágica

Tabela 183.2 Frequência das características clínicas de crianças e adolescentes com lúpus eritematoso sistêmico.

CARACTERÍSTICA CLÍNICA*	DIAGNÓSTICO NO PRIMEIRO ANO (%)	EM QUALQUER MOMENTO (%)
Febre	35 a 90	37 a 100
Linfadenopatia	11 a 45	13 a 45
Hepatoesplenomegalia	16 a 42	19 a 43
Perda de peso	20 a 30	21 a 32
Artrite	60 a 88	60 a 90
Miosite	< 5	< 5
Qualquer envolvimento cutâneo	60 a 80	60 a 90
Eritema malar	22 a 68	30 a 80
Lesão discoide	< 5	< 5
Fotossensibilidade	12 a 45	17 a 58
Ulceração de mucosa	25 a 32	30 a 40
Alopecia	10 a 30	15 a 35
Outras lesões	40 a 52	42 a 55
Nefrite	20 a 80	48 a 100
Doença neuropsiquiátrica	5 a 30†	15 a 95‡
Psicose	5 a 12	8 a 18
Convulsões	5 a 15	5 a 47
Cefaleia	5 a 22	10 a 95
Disfunção cognitiva	6 a 15	12 a 55
Confusão mental aguda	5 a 15	8 a 35
Envolvimento de nervo periférico	< 5	< 5
Doença cardiovascular	5 a 30	25 a 60
Pericardite	12 a 20	20 a 30

*Nem todos os relatos comentados a respeito de todas as características ou incidência no primeiro ano. †Prevalência mais alta de doença do sistema nervoso central, mas não descreve a incidência no primeiro ano. ‡Cefaleia relatada em 95% dos pacientes. (De Petty RE, Laxer RM, Lindsley CB, Wedderburn LR. editors. *Textbook of pediatric rheumatology*. 7th ed. Philadelphia: Elsevier; 2016 [Tabela 23.5, p. 291].)

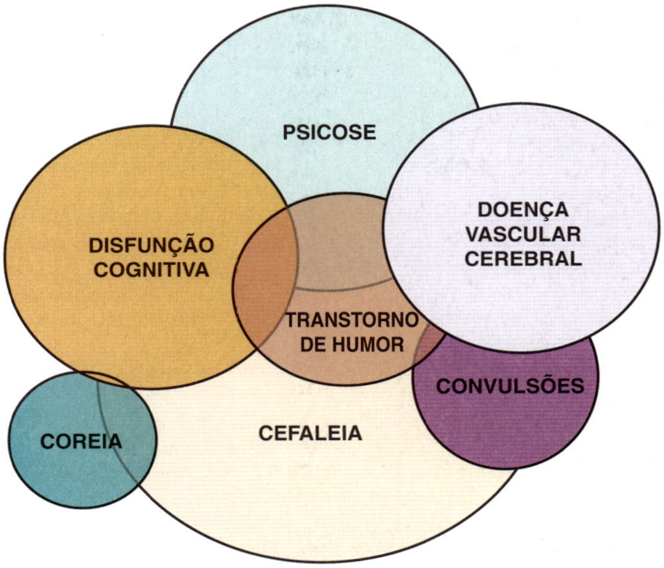

Figura 183.2 **Sintomas neuropsiquiátricos que se sobrepõem no LES pediátrico.** Os pacientes com LES pediátrico tipicamente têm mais de um sintoma neuropsiquiátrico – particularmente as convulsões. (De Silverman E, Eddy A. Systemic lupus erythematosus. In: Cassidy JT, Petty RE, Laxer RM et al. editors. Textbook of pediatric rheumatology. 6th ed. Philadelphia: Saunders/Elsevier; 2011 Figuras 21 a 17, p. 329.)

Tabela 183.3 Critérios de classificação revisados do lúpus eritematoso sistêmico de 1997 de acordo com o American College of Rheumatology (ACR).*

Eritema malar
Lesão discoide
Fotossensibilidade
Úlceras orais ou nasais
Artrite
Não erosiva, ≥ 2 articulações
Serosite
Pleurite, pericardite ou peritonite
Manifestações renais†
Biopsia renal consistente
Proteinúria ou cilindrúria persistentes
Convulsões ou psicose
Manifestações hematológicas†
Anemia hemolítica
Leucopenia (< 4.000 leucócitos/mm^3)
Linfopenia (< 1.500 leucócitos/mm^3)
Trombocitopenia (< 100.000 trombócitos/mm^3)
Anormalidades imunológicas†
Anticorpo anti-DNA de dupla fita positivo ou anticorpo anti-Smith positivo
Resultado falso-positivo no teste rápido da reagina plasmática, teste positivo para anticoagulante lúpico ou níveis elevados de anticorpo anticardiolipina IgG ou IgM
Resultado positivo no teste de anticorpos antinucleares

*A presença de 4 dos 11 critérios determina o diagnóstico de LES. Esses critérios foram desenvolvidos para a classificação em ensaios clínicos e não para o diagnóstico clínico. †Cada um desses critérios conta como um único critério se uma ou mais definições forem atendidas. (Adaptada de Hochberg MC. Updating the American College of Rheumatology revised criteria for the classification of systemic lupus erythematosus. *Arthritis Rheum.* 1997; 40:1725.)

doença que evolui ao longo do tempo em todos os indivíduos afetados e podem surgir novas manifestações até mesmo muitos anos após o diagnóstico.

DIAGNÓSTICO

O diagnóstico do LES requer uma avaliação clínica e laboratorial abrangente e capaz de revelar uma doença multissistêmica característica e de excluir outras etiologias, incluindo infecções e neoplasias. A presença simultaneamente ou cumulativamente ao longo do tempo de 4 dos 11 critérios de classificação para LES do **American College of Rheumatology** (**ACR**) revisados em 1997 determina o diagnóstico da doença (Tabela 183.3). É interessante notar que, embora não seja necessário um resultado positivo no teste de anticorpos antinucleares (ANA) para o diagnóstico de LES, o ANA negativo é extremamente raro no lúpus. O teste de ANA é muito sensível para LES (95 a 99%), mas não é muito específico (50%). O teste pode ser positivo muitos anos antes de se estabelecer um diagnóstico de LES. No entanto, os pacientes positivos para ANA, em sua maioria assintomáticos, não apresentam LES ou outra doença autoimune.

Os anticorpos contra o dsDNA e os anticorpos anti-Smith são específicos para o LES (98%), mas não tão sensíveis (40 a 65%). A **hipocomplementemia**, embora comum no LES, não está entre os critérios de classificação do ACR; no entanto, ela foi adicionada aos parâmetros atualizados validados pelo **Systemic Lupus International Collaborating Clinics** (**SLICC**) em 2012 (Tabela 183.4). Outras diferenças nos critérios do SLICC incluem a adição de alopecia não fibrótica, manifestações adicionais cutâneas e neurológicas de lúpus, e um teste de Coombs direto positivo na ausência de anemia hemolítica. Os critérios SLICC foram validados no LES pediátrico e têm-se mostrado mais sensíveis (93% contra 77%), mas com especificidade mais baixa (85% contra 99%), que os critérios do ACR.

DIAGNÓSTICO DIFERENCIAL

O LES é caracterizado por uma **doença de múltiplos órgãos**. Dada a sua ampla gama de potenciais manifestações clínicas, esse distúrbio é o diagnóstico diferencial de muitas situações clínicas, o que inclui febres inexplicáveis, dor articular ou artrite, erupções cutâneas, citopenias, nefrite, síndrome nefrótica, derrames pleurais ou pericárdicos, ou outras anormalidades cardiopulmonares, além de psicose de início recente, transtornos de movimento ou convulsões. No caso dos pacientes por fim diagnosticados com LES pediátrico, o diagnóstico diferencial inicial muitas vezes inclui infecções (sepse, EBV, parvovírus B19, endocardite), neoplasias (leucemia e linfoma), glomerulonefrite pós-estreptocócica, outras condições reumatológicas (artrite idiopática juvenil, vasculites) e lúpus induzido por fármacos.

O **lúpus induzido por fármacos** refere-se à presença de manifestações do LES provocadas pela exposição a medicamentos específicos, tais como hidralazina, minociclina, diversos anticonvulsivantes, sulfonamidas e agentes antiarrítmicos (Tabela 183.5). Nos indivíduos propensos ao LES, esses agentes podem agir como um gatilho para o LES verdadeiro, mas esses fármacos provocam mais frequentemente uma reversível síndrome similar ao lúpus. Diferentemente do LES, o lúpus induzido por fármacos afeta igualmente homens e mulheres. A predisposição genética para a acetilação lenta do fármaco pode aumentar o risco de lúpus induzido por fármacos. Os **anticorpos anti-histona** circulantes muitas vezes estão presentes no LES induzido por fármacos; esses anticorpos são detectados apenas em aproximadamente 20% dos indivíduos com LES. A hepatite, que é rara no LES, é mais comum no paciente com lúpus induzido por fármacos. Os indivíduos com lúpus induzido por fármacos têm menor probabilidade de demonstrar anticorpos contra o dsDNA, hipocomplementemia e doença renal ou neurológica significativa. Em contraste com o LES, as manifestações do lúpus induzido por fármacos em geral desaparecem após a suspensão da medicação agressora; no entanto, a recuperação completa pode levar vários meses a anos, requerendo tratamento com hidroxicloroquina, AINEs e/ou corticosteroides.

ACHADOS LABORATORIAIS

Um resultado positivo no teste de ANA está presente em 95 a 99% dos indivíduos com LES. No entanto, esse teste tem pouca especificidade para o LES, já que até 20% dos indivíduos normais também apresentam resultados positivos, fazendo com que o teste de ANA, se utilizado isoladamente, seja considerado um estudo de triagem ruim para o

LES. Os altos títulos são mais sugestivos de doença autoimune subjacente, mas os títulos de ANA não se correlacionam com a atividade da doença; portanto, repetir os títulos de ANA após o diagnóstico não é útil no manejo da doença. Os anticorpos contra dsDNA são específicos para LES e, em muitos indivíduos, os níveis de antidsDNA se correlacionam com a atividade da doença, particularmente naqueles com nefrite significativa. Os anticorpos anti-Smith, embora especificamente encontrados em pacientes com LES, não se correlacionam com a atividade da doença. Os níveis séricos totais do teste de fixação de complemento (CH_{50}) e das proteínas C3 e C4 tipicamente estão diminuídos na doença ativa e muitas vezes melhoram com o tratamento. A Tabela 183.6 lista os autoanticorpos encontrados no LES, juntamente com suas associações clínicas. A hipergamaglobulinemia é um achado comum, mas inespecífico. Com frequência, os marcadores inflamatórios, particularmente a velocidade de hemossedimentação, estão elevados na doença ativa. A proteína C reativa (PCR) não se correlaciona tão bem com a atividade da doença; valores de PCR significativamente elevados muitas vezes podem refletir uma infecção, ao passo que uma discreta elevação crônica pode indicar um aumento do risco cardiovascular.

Os **anticorpos antifosfolipídios**, que aumentam o risco de trombose, podem ser encontrados em até 66% das crianças e adolescentes com LES. Os achados laboratoriais antifosfolipídios incluem a presença de anticorpos anticardiolipina ou anti-β_2-glicoproteína, resultados prolongados nos testes de coagulação dependentes de fosfolipídios (tempo de tromboplastina parcial, tempo do veneno da víbora de Russel diluído) e um **anticoagulante lúpico** circulante (que confirma que um TTP prolongado não é corrigido com estudos combinados). Quando um evento de trombose arterial ou venosa ocorre na presença de um anticorpo antifosfolipídios, diagnostica-se a **síndrome do anticorpo antifosfolipídios**, que pode ocorrer no contexto de LES (secundária) ou independente do LES (primária) (ver Capítulo 479).

TRATAMENTO

O tratamento do LES é adaptado ao indivíduo e é baseado nas manifestações específicas da doença e na tolerabilidade à medicação. O uso de protetor solar e a prevenção à exposição direta prolongada ao sol e a outras luzes UV podem ajudar a controlar a doença e devem ser reforçados a cada consulta com o paciente. Se for tolerada, a *hidroxicloroquina* é recomendada a todos os indivíduos com LES. Além de tratar as manifestações leves do LES, como erupções cutâneas e artrite leve, a hidroxicloroquina previne crises de lúpus, melhora o perfil lipídico e pode ter um impacto benéfico sobre a mortalidade e os desfechos renais. As potenciais toxicidades incluem a deposição retiniana e o subsequente comprometimento da visão; portanto,

Tabela 183.4 Critérios de classificação do lúpus eritematoso sistêmico de acordo com o Systemic Lupus International Collaborating Clinics (SLICC).*

CRITÉRIOS CLÍNICOS

Lúpus cutâneo agudo
- Eritema malar, lúpus bolhoso, variante de necrólise epidérmica tóxica do LES, eritema maculopapular do lúpus, erupções fotossensíveis do lúpus ou lúpus cutâneo subagudo

Lúpus cutâneo crônico
- Lesão discoide clássica, paniculite lúpica, lúpus de mucosa, lúpus eritematoso túmido, eritema pérnio lúpico, sobreposição de lúpus discoide/líquen plano

Úlceras orais ou nasais
Alopecia não fibrótica
Sinovite (em duas ou mais articulações)

Serosite
- Pleurisia ou dor pericárdica por 1 dia ou mais, derrame ou atrito pleural, derrame ou atrito pericárdico, evidências eletrocardiográficas de pericardite

Renais
- Presença de cilindros hemáticos ou proporção proteína/creatinina na urina representando > 500 mg de proteína/24 h

Neurológicos
- Convulsões, psicose, mononeurite múltipla, mielite, neuropatia periférica ou craniana, ou estado de confusão mental aguda

Anemia hemolítica
Leucopenia (< 4.000/mm^3) ou linfopenia (< 1.000/mm^3)
Trombocitopenia (< 100.000/mm^3)

CRITÉRIOS IMUNOLÓGICOS

Fator antinuclear positivo
Anticorpo anti-DNA de dupla fita positivo
Anticorpo anti-Smith positivo

Anticorpo antifosfolipídios positivo
- Anticoagulante lúpico positivo, teste rápido da reagina plasmática falso-positivo, título médio a alto de anticorpos anticardiolipina (IgA, IgG, IgM) ou anticorpos anti-β_2-glicoproteína-1 (IgA, IgG, IgM) positivos

Baixo complemento
- Baixo nível de C3, C4 ou CH_{50}

Teste de Coombs direto positivo

*A presença de quatro critérios (incluindo pelo menos um critério clínico e um imunológico) determina o diagnóstico de LES. A nefrite lúpica comprovada por biopsia com ANA ou anticorpos anti-DNA de dupla fita positivos também atende aos critérios diagnósticos de LES. Esses parâmetros foram desenvolvidos para a classificação em estudos clínicos e não para o diagnóstico clínico. (Adaptada de Petri M. Derivation and validation of the Systemic Lupus International Collaborating Clinics classification criteria for systemic lupus erythematosus. *Arthritis Rheum.* 2012; 64(8):2677-2686.)

Tabela 183.5 Medicamentos associados ao lúpus induzido por fármacos.

ASSOCIAÇÃO DEFINIDA

Minociclina, procainamida, hidralazina, isoniazida, penicilamina, diltiazem, interferona-α, metildopa, clorpromazina, etanercepte, infliximabe, adalimumabe

ASSOCIAÇÃO PROVÁVEL

Fenitoína, etosuximida, carbamazepina, sulfassalazina, amiodarona, quinidina, rifampicina, nitrofurantoína, betabloqueadores, lítio, captopril, interferona-γ, hidroclorotiazida, gliburida, docetaxel, penicilina, tetraciclina, estatinas, ourc, valproato, griseofulvina, gemfibrozil, propiltiouracila

Tabela 183.6 Autoanticorpos tipicamente associados ao lúpus eritematoso sistêmico.

ANTICORPO	ASSOCIAÇÃO CLÍNICA
Anti-DNA de dupla fita	Específico para o diagnóstico de LES Em alguns indivíduos com LES, correlaciona-se com a atividade da doença, especialmente nefrite
Anticorpo anti-Smith	Específico para o diagnóstico de LES
Anticorpo antirribonucleoproteína (anti-RNP)	Risco aumentado para o fenômeno de Raynaud, doença pulmonar intersticial e hipertensão pulmonar
Anticorpo anti-Ro (anticorpo anti-SSA) Anticorpo anti-La (anticorpo anti-SSB)	Associado à síndrome sicca Pode sugerir o diagnóstico de síndrome de Sjögren Risco aumentado de lúpus neonatal nos descendentes (bloqueio cardíaco congênito) Pode estar associado a manifestações cutâneas e pulmonares do LES Pode estar associado a lúpus discoide isolado
Anticorpos antifosfolipídios (incluindo anticorpos anticardiolipina)	Risco aumentado de eventos trombóticos arteriais e venosos
Anticorpos anti-histona	Presentes na maioria dos pacientes com lúpus induzido por fármacos Podem estar presentes no LES

recomenda-se a realização de exames oftalmológicos anuais aos pacientes que estão tomando hidroxicloroquina, incluindo um teste automatizado de campo visual, bem como tomografia de coerência óptica de domínio espectral (SD-OCT, do inglês, *spectral-domain optical coherence tomography*). Considerando que os fatores de risco para a toxicidade ocular incluem a duração do uso e a dose de hidroxicloroquina, este fármaco nunca deve ser prescrito em pacientes com LES em doses superiores a 6,5 mg/kg (máximo de 400 mg/dia) e as orientações oftalmológicas mais recentes recomendam limitar a dose de manutenção em 4 a 5 mg/kg.

Os **corticosteroides** são o pilar do tratamento das manifestações significativas do LES e atuam rapidamente na melhora da deterioração aguda; os efeitos colaterais frequentemente limitam a adesão do paciente, principalmente na adolescência, e as potenciais toxicidades são preocupantes. É importante limitar a dose e a duração da exposição aos corticosteroides sempre que possível. As potenciais consequências da corticoterapia incluem distúrbios do crescimento, ganho de peso, estrias, acne, hiperglicemia, hipertensão, catarata, necrose avascular e osteoporose. Nas crianças e nos adolescentes com LES, a dose ideal de corticosteroides permanece desconhecida; muitas vezes a doença grave é tratada com doses intravenosas (IV) elevadas de metilprednisolona (p. ex., 30 mg/kg/dia durante 3 dias, com dose máxima de 1.000 mg/dia, algumas vezes seguidas por um período de pulsos semanais) e/ou doses elevadas de prednisona oral (1 a 2 mg/kg/dia). Conforme as manifestações da doença melhoram, a dosagem do corticosteroide é gradualmente reduzida ao longo de meses. Para a maioria dos pacientes, é necessário introduzir fármacos imunossupressores poupadores de esteroides a fim de limitar a exposição cumulativa a estes últimos medicamentos.

Os **agentes imunossupressores poupadores de esteroides** frequentemente usados no tratamento do LES pediátrico são o metotrexato, a leflunomida, a azatioprina, o micofenolato de mofetila (MMF), o tacrolimo, a ciclofosfamida, o rituximabe e o belimumabe. O metotrexato, a leflunomida e a azatioprina são utilizados com frequência para tratar a doença moderada persistente, incluindo a artrite, os envolvimentos hematológico e cutâneo significativos e a doença pleural. A ciclofosfamida, o MMF e a azatioprina são adequados para o tratamento da nefrite lúpica, enquanto o MMF e o rituximabe são muitas vezes usados para as manifestações hematológicas significativas, tais como leucopenia grave, anemia hemolítica ou trombocitopenia.

Geralmente administrada por via intravenosa, a *ciclofosfamida* é reservada às manifestações mais graves e potencialmente fatais do LES, como as doenças renais, neurológicas e cardiopulmonares. Embora este fármaco seja altamente eficaz no controle da doença, as potenciais toxicidades são significativas, o que inclui citopenias, infecção, cistite hemorrágica, insuficiência gonadal prematura e aumento do risco de uma neoplasia futura. A atenção à hidratação adequada pode atenuar o risco de cistite hemorrágica. Felizmente, as meninas estão em risco muito menor de insuficiência gonadal do que as mulheres mais velhas e o uso de agonistas do hormônio liberador de gonadotrofina, como o acetato de leuprolida, pode ajudar a prevenir a insuficiência gonadal.

O plano de tratamento do consenso da **Childhood Arthritis Rheumatology Research Alliance** (**CARRA**) para a terapia de indução de **nefrite lúpica proliferativa** (classe IV) recentemente diagnosticada é específico para a população pediátrica com LES. O tratamento é considerado necessário para a nefrite lúpica de classe IV, mas também é apropriada para determinados pacientes com nefrite lúpica das classes III, V ou VI. Os planos de tratamento da CARRA aconselham 6 meses de terapia de indução com ciclofosfamida (administrada de acordo com o protocolo do National Institutes of Health [NIH] de 500 a 1.000 mg/m^2 IV mensalmente) ou MMF (600 mg/m^2, até 1.500 mg, 2 vezes/dia), usados em combinação com um dos três regimes padronizados de administração de glicocorticoides. Para os pacientes que não alcançam uma resposta parcial em 6 meses, o ideal é trocar os fármacos. Para os adolescentes com peso de adulto, pode-se considerar o regime de ciclofosfamida usado no **Euro-Lupus Nephritis Trial**, em vez da terapia de 6 meses descrita anteriormente, a fim de se reduzir a toxicidade decorrente da exposição à ciclofosfamida. Por esse protocolo, administra-se uma dose fixa de 500 mg a cada 2 semanas por 3 meses; acredita-se que esse regime seja capaz de reduzir os efeitos colaterais ao mesmo tempo que mantém uma eficácia comparável para a nefrite lúpica em adultos, mas ele não tem sido estudado especificamente no lúpus pediátrico. A adesão à medicação oral é muito ruim no LES pediátrico, o que deve ser levado em consideração quando se pondera a respeito dos benefícios de uma infusão IV em relação à medicação oral, como o MMF dado 2 vezes/dia. O tratamento de manutenção da nefrite lúpica deve ser realizado com ciclofosfamida a cada 3 meses, ou MMF ou azatioprina, tipicamente por 36 meses após a conclusão da terapia de indução.

Os dados de ensaios clínicos sobre a utilização do *rituximabe* por pacientes com LES com glomerulonefrite resistente ao tratamento têm sido muito decepcionantes, mas os resultados do estudo LUNAR sugerem que ele pode ser benéfico para subpopulações de pacientes com LES. A Food and Drug Administration (FDA) dos EUA aprovou o uso do *belimumabe*, um anticorpo monoclonal contra BLyS/BAFF para o tratamento de lúpus em adultos; quando adicionado à terapia padrão para o LES, o belimumabe melhora vários marcadores da gravidade da doença. Outros esquemas em estudo para o tratamento de lúpus são o rigerimode (um polipeptídeo que corresponde à sequência da proteína snRNP) e o anifrolumabe (um anticorpo monoclonal para o receptor de IFN-α), ambos com resultados de fase II encorajadores.

Como o LES perdura pelo restante da vida do paciente, o atendimento ideal de crianças e adolescentes com esta doença também envolve práticas preventivas. Em decorrência do aumento do risco de aterosclerose no LES, deve-se atentar para os níveis de colesterol, tabagismo, índice de massa corporal, pressão arterial e outros fatores de risco cardiovasculares tradicionais. Mesmo que o estudo **Atherosclerosis Prevention in Pediatric Lupus Erythematosus** (**APPLE**) não tenha conseguido dar sustentação à prescrição de estatina a todas as crianças com LES, as análises *post hoc* sugerem que as estatinas devem ser consideradas para a prevenção primária da doença aterosclerótica em determinadas circunstâncias clínicas, sobretudo em pacientes na puberdade com uma PCR elevada.

Os pacientes com LES e síndrome do anticorpo antifosfolipídios (anticorpos antifosfolipídios *e* um histórico de trombose) são tratados com anticoagulantes de uso contínuo para prevenir eventos trombóticos. Para os pacientes com LES que são positivos para anticorpos antifosfolipídios sem um histórico de trombose, muitos reumatologistas pediátricos prescrevem ácido acetilsalicílico (81 mg/dia).

Para todos os pacientes com LES, a ingestão adequada de cálcio e vitamina D é necessária para prevenir uma futura osteoporose, particularmente se em pacientes pediátricos de LES os níveis de vitamina D estiverem mais baixos que aqueles encontrados em crianças saudáveis da mesma idade. Os estudos sugerem uma ligação entre hipovitaminose D e suscetibilidade ao LES, com um possível papel emergente da vitamina D na imunomodulação.

As infecções, particularmente a doença pneumocócica, frequentemente complicam o LES, de modo que a imunização de rotina é recomendada, incluindo a vacinação anual contra a gripe. Além disso, pacientes pediátricos de LES com idade superior a 6 anos devem receber uma vacinação adicional com a vacina antipneumocócica 13-valente, seguida pela vacina antipneumocócica 23-valente pelo menos 2 meses depois. É importante notar que muitos imunossupressores usados no tratamento do LES contraindicam o uso de vacinas vivas. A atenção imediata a episódios febris deve incluir uma investigação à procura de infecções graves. A avaliação para depressão é essencial em pacientes pediátricos de LES, uma vez que tais pacientes estão em alto risco de desenvolvimento de ansiedade e depressão. Intervenções por suporte por pessoas na mesma condição e terapia cognitivo-comportamental reduzem a dor e aumentam a resiliência no LES pediátrico.

Deve-se lembrar que a gestação pode piorar o LES e as complicações obstétricas também são comuns. Além disso, muitos medicamentos utilizados no tratamento do LES são teratogênicos. Assim, é importante aconselhar as meninas adolescentes sobre esses riscos e facilitar o acesso a opções de contraceptivos adequados. Recomenda-se a todas as pacientes com LES hidroxicloroquina durante toda a gestação, e outros medicamentos podem precisar de ajuste.

COMPLICAÇÕES

Nos primeiros muitos anos após o diagnóstico, as causas mais comuns de morte em pacientes com LES são as infecções e as complicações da glomerulonefrite e da doença neuropsiquiátrica (Tabela 183.7). A longo prazo, as causas mais comuns de mortalidade também incluem as complicações da aterosclerose e as neoplasias. O risco aumentado de aterosclerose precoce no LES não é explicado por fatores de risco tradicionais e é, em parte, resultado da desregulação imune crônica e da inflamação associadas ao LES. O aumento nas taxas de neoplasia pode ser causado pela desregulação imune, bem como pela exposição a medicamentos com potencial carcinogênico.

PROGNÓSTICO

A gravidade da doença no LES pediátrico é notavelmente pior do que o curso típico do LES de início na idade adulta. No entanto, em razão dos avanços no diagnóstico e no tratamento, a sobrevida melhorou drasticamente ao longo dos últimos 50 anos. Atualmente, a taxa de sobrevida em 5 anos para o LES pediátrico é de aproximadamente 95%, embora a taxa de sobrevivência em 10 anos permaneça em 80% a 90%. Em decorrência do seu agravamento ao longo da doença, as crianças e os adolescentes com LES enfrentam um alto risco de morbidade e mortalidade futuras por causa deste distúrbio e de suas complicações, bem como dos efeitos adversos dos medicamentos (ver Tabela 183.7). Considerando a natureza complexa e crônica do LES, é ideal que crianças e adolescentes com LES sejam tratados por reumatologistas pediátricos em uma clínica multidisciplinar com acesso a um serviço completo de subespecialidades pediátricas.

A bibliografia está disponível no GEN-io.

183.1 Lúpus Neonatal

Deborah M. Friedman, Jill P. Buyon, Rebecca E. Sadun, Stacy P. Ardoin e Laura E. Schanberg

O lúpus eritematoso neonatal (LEN), uma entidade clínica distinta do LES, é um dos poucos distúrbios reumáticos que se manifestam no recém-nascido. O LEN não é uma doença autoimune do feto, mas resulta de autoimunidade adquirida passivamente quando os autoanticorpos maternos anti-imunoglobulina G atravessam a placenta e entram na circulação fetal. Ao contrário do LES, o lúpus neonatal não é caracterizado por uma desregulação imune contínua, embora as crianças com esta doença possam apresentar um risco aumentado de desenvolver futuras doenças autoimunes. A grande maioria dos casos de LEN está associada a anticorpos maternos **anti-Ro** (também conhecidos como anti-SSA), **anti-La** (também conhecidos como anti-SSB) ou **anti-RNP** (antirribonucleoproteína). Apesar da clara associação com autoanticorpos maternos, sua presença isolada não é suficiente para causar a doença porque apenas 2% dos filhos de mães com anticorpos anti-Ro e anti-La desenvolvem o lúpus neonatal. Irmãos de crianças com LEN têm 15 a 20% de chance de desenvolver a mesma doença. O lúpus neonatal parece ser independente da saúde materna, uma vez que muitas mães são assintomáticas e só são identificadas como tendo anticorpos anti-Ro/anti-La após o diagnóstico de LEN. Metade dos bebês com LEN nasce de mães com uma doença reumática definida, como a síndrome de Sjögren ou o LES.

As manifestações clínicas do lúpus neonatal incluem um eritema circular ou macular que tipicamente afeta a face (especialmente a região periorbital), o tronco e o couro cabeludo (Figura 183.3). O eritema pode estar presente ao nascimento; contudo, mais frequentemente aparece nas primeiras 6 a 8 semanas de vida, após a exposição à luz ultravioleta e normalmente perdura por 3 a 4 meses. Os bebês também podem apresentar citopenias e hepatite, cada uma destas ocorrendo em aproximadamente 25% dos casos, mas a complicação mais temida é o **bloqueio cardíaco congênito**.

As anormalidades no sistema de condução variam desde prolongamento do intervalo PR a bloqueios cardíacos completos, e há desenvolvimento de cardiomiopatia progressiva nos casos mais graves. As manifestações não cardíacas do LEN geralmente são reversíveis, enquanto o bloqueio cardíaco congênito de terceiro grau é permanente. As anomalias no sistema de condução podem ser detectadas no útero pelo ecocardiograma fetal a partir da 16ª semana gestacional. A doença cardíaca do lúpus neonatal possui uma taxa de mortalidade de aproximadamente 20%. O LEN cardíaco pode se manifestar como bloqueio cardíaco, cardiomiopatia, disfunção valvular e fibroelastose endocárdica. A bradicardia fetal proveniente do bloqueio cardíaco pode resultar em **hidropisia fetal**.

Os estudos *in vitro* sugerem que, durante o desenvolvimento cardíaco via apoptose, os antígenos Ro e La podem estar expostos na superfície das células cardíacas, na proximidade do nódulo atrioventricular, fazendo com que eles se tornem acessíveis aos autoanticorpos maternos. Esta ligação incita uma resposta imune local, resultando então em fibrose no interior do sistema de condução, bem como doença mais extensa nos casos fatais. Na pele, a exposição à luz ultravioleta resulta

Tabela 183.7 Morbidade do lúpus na infância.

SISTEMA	MORBIDADE
Renal	Hipertensão, diálise, transplante
Sistema nervoso central	Síndrome encefálica orgânica, convulsões, psicose, disfunção neurocognitiva
Cardiovascular	Aterosclerose, infarto do miocárdio, cardiomiopatia, doença valvar
Imune	Infecção recorrente, asplenia funcional, neoplasia
Musculoesquelético	Osteopenia, fraturas por compressão, necrose avascular
Ocular	Catarata, glaucoma, descolamento de retina, cegueira
Endócrino	Diabetes, obesidade, falha no crescimento, infertilidade, perda fetal

De Cassidy JT, Petty RE. *Textbook of pediatric rheumatology*. 6th ed. Philadelphia: Elsevier/Saunders; 2017.

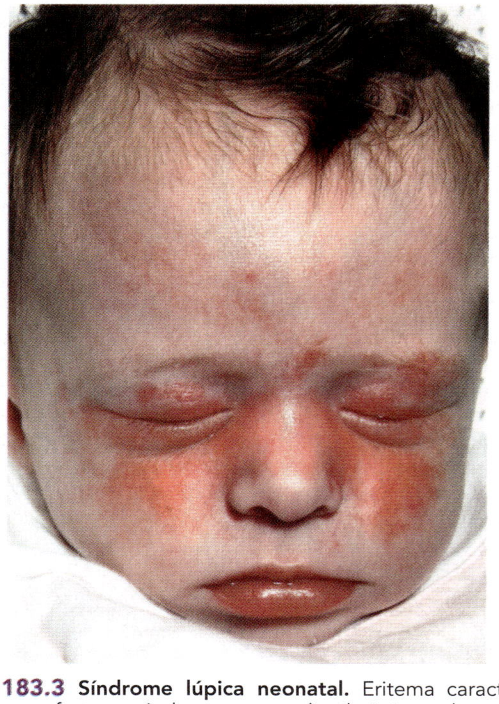

Figura 183.3 Síndrome lúpica neonatal. Eritema característico, muitas vezes fotossensível, com uma distribuição malar, e com a aparência de placas eritematosas e descamação. (Reproduzida, com permissão por escrito dos pais, de Pain C, Beresford MW. Neonatal lupus syndrome. Paediatr Child Health. 2007; 17:223-227).

em danos celulares e subsequente exposição a antígenos Ro e La, o que induz uma resposta inflamatória local semelhante que produz o eritema característico.

Apesar de os dados provenientes dos escassos estudos clínicos tenham sido dúbios, os corticosteroides fluorados (dexametasona ou betametasona) a 1 a 2 g/kg de peso materno de imunoglobulina intravenosa (IGIV), a plasmaférese, a hidroxicloroquina e a terbutalina (combinada com esteroides) são usados em mulheres grávidas com anticorpos anti-Ro ou anti-La para prevenir a ocorrência ou a progressão de anormalidades cardíacas fetais.

Mais encorajadores são os estudos de coorte retrospectivos que sugerem que o tratamento materno com *hidroxicloroquina* pode reduzir a frequência e a recorrência de bloqueio cardíaco congênito. Em um estudo de caso-controle com mulheres com lúpus e sabidamente positivas para autoanticorpos anti-Ro, o uso materno de hidroxicloroquina reduziu a taxa de doença cardíaca (*odds ratio* de 0,28). Isso foi confirmado em um estudo internacional expandido no qual a taxa de recorrência de doença cardíaca foi 64% mais baixa em uma mulher gestante que recebeu hidroxicloroquina em comparação aos controles (7,5% contra 21,2%). Todos os dados clínicos em relação ao uso da hidroxicloroquina na gestação indicam que ela é segura, e há estudos clínicos prospectivos em curso examinando a eficácia na prevenção do bloqueio cardíaco congênito recorrente em gestantes sabidamente anti-Ro e/ou anti-La positivas.

No útero, os corticosteroides fluorados parecem melhorar os casos de hidropisia fetal. Além disso, a adição de terapia β-agonista para aumentar a frequência cardíaca fetal, usada em combinação com corticosteroides ou IGIV, pode ajudar a prevenir a hidropisia nos casos de bloqueio cardíaco fetal grave. No entanto, dados recentes do **Research Registry for Neonatal Lupus** sugerem que a dexametasona não é eficaz na prevenção da progressão do bloqueio de terceiro grau isolado, o que leva à necessidade de estimulação após o nascimento ou influencia a sobrevida global.

As anormalidades significativas no sistema de condução após o nascimento são tratadas com estimulação cardíaca e, ocasionalmente, com IGIV e corticosteroides, enquanto a cardiomiopatia grave pode requerer transplante cardíaco. Se o defeito de condução não for abordado, as crianças afetadas estão em risco de intolerância ao exercício, arritmias e morte. Com a estimulação cardíaca, as crianças com doença do sistema de condução e sem cardiomiopatia apresentam um excelente prognóstico.

Tipicamente, as manifestações não cardíacas são transitórias e são tratadas de modo conservador, frequentemente apenas com uma terapia de suporte. Os corticosteroides tópicos podem ser usados para tratar o eritema do LEN moderado a grave. As citopenias podem melhorar com o passar do tempo, mas os casos graves ocasionalmente requerem IVIG. Em geral, o tratamento de suporte é apropriado para as manifestações hepática e neurológica. Conforme o neonato elimina os autoanticorpos maternos nos primeiros 6 meses de vida, essas manifestações inflamatórias se resolvem gradualmente.

Como os autoanticorpos maternos chegam ao feto pela placenta por meio do FcRn aproximadamente na 12ª semana de gestação, todas as mulheres grávidas com anticorpos anti-Ro e/ou anti-La circulantes, ou aquelas com descendentes com LEN ou histórico de bloqueio cardíaco congênito, são monitoradas por um cardiologista pediátrico e submetidas a uma ecocardiografia fetal semanalmente da 16ª semana até a 26ª semana de gestação e quinzenalmente a partir de então até a 34ª semana. Geralmente, o período de maior vulnerabilidade ocorre entre 18 e 24 semanas. Se for encontrada bradicardia fetal durante o monitoramento intrauterino e a ecocardiografia confirmar um defeito de condução, é necessário um rastreamento à procura de anticorpos anti-Ro e anti-La maternos. A Figura 183.4 apresenta o algoritmo proposto para o manejo da gestação nessa condição.

A bibliografia está disponível no GEN-io.

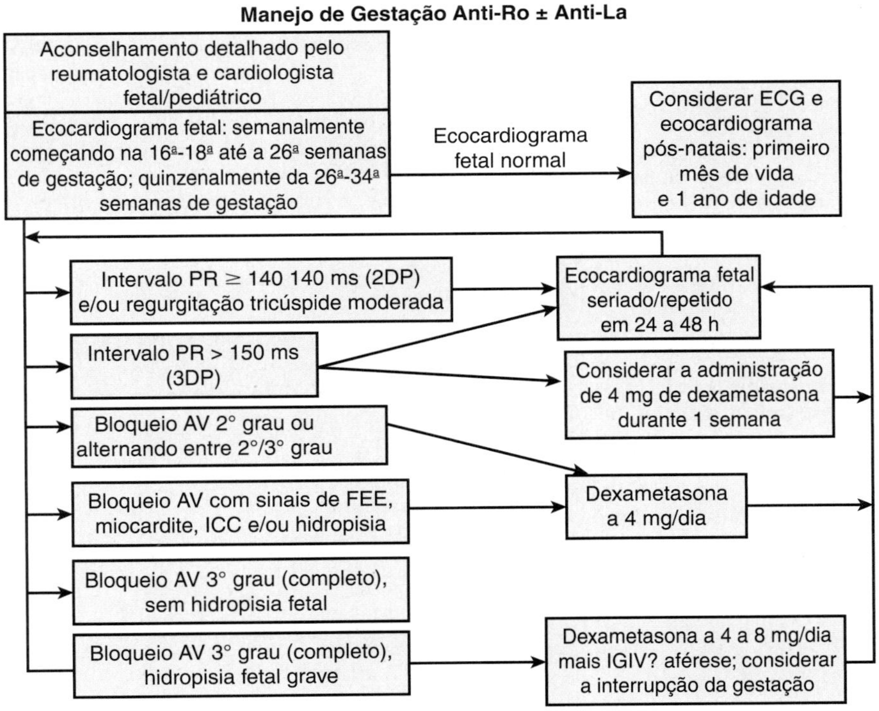

Figura 183.4 Algoritmo para o manejo da gestação anti-Ro ± anti-La. Todas essas gestações devem incluir aconselhamento e ecocardiogramas fetais seriados. AV, Atrioventricular; DP, desvios padrões; ECG, eletrocardiograma; FEE, fibroelastose endocárdica; ICC, insuficiência cardiocongestiva.

Capítulo 184

Dermatomiosite Juvenil

Angela Byun Robinson e Ann M. Reed

A dermatomiosite juvenil (DMJ) é a miosite inflamatória mais comum em crianças. Distingue-se por fraqueza muscular proximal e erupções cutâneas características. Os infiltrados inflamatórios celulares levam à *inflamação vascular*, a patologia básica deste distúrbio.

ETIOLOGIA

As evidências sugerem que a etiologia da DMJ é multifatorial, sendo baseada na predisposição genética e em um gatilho ambiental desconhecido. Alelos do antígeno leucocitário humano (HLA, do inglês, *human leukocyte antigen*) como o B8, o DRB1*0301, o DQA1*0501 e o DQA1*0301 estão associados ao aumento na suscetibilidade à DMJ em populações específicas. O microquimerismo materno pode atuar na etiologia da DMJ provocando a doença do enxerto-contra-hospedeiro (DECH) ou fenômenos autoimunes. Foram encontradas células maternas persistentes em amostras de sangue e de tecido de crianças com DMJ. Uma grande quantidade dessas células maternas é positiva para o HLA-DQA1*0501, o que pode contribuir para a transferência ou a persistência das células quiméricas. Polimorfismos de citocinas específicas no promotor do fator de necrose tumoral-α (TNF-alfa, do inglês, *tumor necrosis factor*) e repetições *in tandem* de número variável do antagonista do receptor de interleucina (IL)-1 podem aumentar a suscetibilidade genética. Tais polimorfismos são comuns na população em geral. Geralmente, há relato de um histórico de infecção nos 3 meses anteriores ao início da doença; vários estudos não conseguiram relevar um organismo causador. Os sinais constitucionais e os sintomas do trato respiratório superior são as manifestações predominantes, mas um terço dos pacientes relata sintomas gastrintestinais (GI) prévios. Estreptococos do grupo A, infecções do trato respiratório superior, infecções GI, vírus de coxsackie B, *Toxoplasma*, enterovírus, parvovírus B19 e vários outros organismos têm sido postulados como possíveis agentes patogênicos na etiologia da DMJ. Apesar dessas questões, os resultados dos testes séricos de anticorpos e dos ensaios de amplificação por reação em cadeia de polimerase a partir de amostras de sangue e de tecido muscular para várias doenças infecciosas não foram reveladores. Os fatores ambientais também podem contribuir, já que foram relatados em agrupamentos geográficos e sazonais. Também há relatos de aumento da exposição à radiação UV antes do início da doença; no entanto, ainda não há uma teoria clara a respeito da etiologia.

EPIDEMIOLOGIA

A incidência de DMJ é de aproximadamente 3 casos/1 milhão de crianças/ano, e sem predileção racial. A média de idade no início situa-se entre 4 e 10 anos. Há um segundo pico de início da dermatomiosite na idade adulta avançada (45 a 64 anos), mas esta parece ser uma entidade nitidamente diferente em relação ao prognóstico e à etiologia. Nos EUA, a proporção entre meninas e meninos com DMJ é de 2:1. Vários casos de miosite em uma única família são raros, mas a doença autoimune familiar pode ser mais comum em famílias com crianças com DMJ do que em famílias com crianças saudáveis. Os relatos de associação sazonal não foram confirmados, embora possam ocorrer conjuntos de casos.

PATOGÊNESE

A interferona (IFN) faz a regulação positiva dos genes essenciais para a imunorregulação e a expressão do complexo de histocompatibilidade principal (MHC, do inglês, *major histocompatibility complex*) de classe I, ativa as células *natural killer* (NK), e sustenta a maturação das células dendríticas (DC, do inglês, *dendritic cells*). A regulação positiva de produtos de genes controlados pelos IFNs do tipo I ocorre em pacientes com dermatomiosite e está potencialmente correlacionada com a atividade da doença e com a possibilidade desses genes serem biomarcadores clínicos.

Ao que parece, as crianças com suscetibilidade genética à DMJ (HLA-DQA1*0501, HLA-DRB*0301) podem ter uma exposição prolongada às células quiméricas maternas e/ou a algum gatilho ambiental desconhecido. Uma vez acionado, uma cascata inflamatória com resposta do IFN tipo I leva à regulação positiva da expressão do MHC de classe I e à maturação das DCs. A superexpressão do MHC de classe I regula positivamente as moléculas de adesão, que influenciam a migração de linfócitos, levando então à infiltração inflamatória no músculo. Em uma alça de retroalimentação autorregulatória, a inflamação muscular aumenta a resposta do IFN tipo I, o que regenera o ciclo de inflamação. As células envolvidas na cascata inflamatória são as NK (CD56), subpopulações de células T (CD4, CD8, Th17), monócitos/macrófagos (CD14) e as DCs plasmocitoides. A neopterina, a proteína 10 induzida pelo IFN, a proteína quimiotática dos monócitos, a proteína de resistência a myxovírus e os produtos do fator de von Willebrand, bem como outros marcadores de inflamação vascular, podem estar elevados em pacientes com DMJ que apresentam inflamação ativa.

MANIFESTAÇÕES CLÍNICAS

As crianças com DMJ apresentam erupções cutâneas, um início insidioso de fraqueza, ou ambos. No momento do diagnóstico, geralmente há também relatos de febre, disfagia ou disfonia, artrite, sensibilidade muscular e fadiga (Tabelas 184.1 e 184.2).

As erupções cutâneas desenvolvem-se como o primeiro sintoma em 50% dos pacientes e aparecem concomitantemente à fraqueza em apenas 25% das vezes. Frequentemente, as crianças exibem uma fotossensibilidade extrema à exposição à luz ultravioleta (UV), com eritema generalizado nas áreas expostas ao sol. Se localizado sobre o tórax e o pescoço, este eritema é conhecido como "**sinal de xale**". Ele também é comumente observado nos joelhos e nos cotovelos. O **eritema heliotrópico** característico é uma descoloração azul-violeta das pálpebras que pode estar associada à edema periorbital (Figura 184.1). Também é comum o eritema facial que ultrapassa as pregas nasolabiais, em contraste com o eritema malar sem envolvimento nasolabial, que é típico do lúpus eritematoso sistêmico (LES). As **pápulas de Gottron** tradicionais são placas rosa-brilhante ou pálidas, claras, espessadas ou atróficas sobre as articulações interfalangianas proximais e distais e, ocasionalmente, sobre joelhos, cotovelos, pequenas articulações dos dedos dos pés e maléolo (Figura 184.2). A lesão da DMJ às vezes é confundida com eczema ou psoríase. Nas crianças, muito ocasionalmente se observa o desenvolvimento de uma erupção eritematosa, descamativa e espessa sobre as palmas das mãos (conhecida como **mãos de mecânico**) e plantas dos pés ao longo dos tendões flexores. Essa lesão está associada aos anticorpos anti-Jo-1.

Tabela 184.1 Critérios diagnósticos para a dermatomiosite juvenil.

Lesão tradicional	Eritema heliotrópico das pálpebras Pápulas de Gottron
Mais 3 dos seguintes:	
Fraqueza	Simétrica Proximal
Elevação de enzimas musculares (≥ 1)	Creatinoquinase Aspartato aminotransferase Lactato desidrogenase Aldolase
Alterações eletromiográficas	Potenciais pequenos e de curta duração das unidades motoras polifásicas Fibrilações Ondas agudas positivas Irritabilidade insercional Descargas repetitivas atípicas e de alta frequência
Biopsia muscular	Necrose Inflamação

Dados de Bohan A, Peter JB. Polymyositis and dermatomyositis (2nd of 2 parts). *N Engl J Med.* 1975; 292:403-407.

Tabela 184.2	Características clínicas da dermatomiosite juvenil durante o curso da doença.
CARACTERÍSTICA	**%**
Fraqueza muscular	90 a 100
Disfagia ou disfonia	13 a 40
Atrofia muscular	10
Dores e sensibilidade musculares	30 a 75
Lesões cutâneas	85 a 100
Eritema heliotrópico das pálpebras	66 a 95
Pápulas de Gottron	57 a 95
Exantema eritematoso da área malar/facial	42 a 100
Alterações capilares periungueais (dobra ungueal)	80 a 90
Erupções fotossensíveis	5 a 42
Ulcerações	22 a 30
Calcinose	12 a 30
Lipodistrofia	11 a 14
Fenômeno de Raynaud	2 a 15
Artrite e artralgia	22 a 58
Contraturas articulares	26 a 27
Febre	16 a 65
Sinais e sintomas gastrintestinais	8 a 37
Doença pulmonar restritiva	4 a 32
Doença pulmonar intersticial	1 a 7
Envolvimento cardíaco	0 a 3

De Rider LG, Lindsley CB, Cassidy JT. Juvenile dermatomyositis. In: Cassidy JT, Petty RE, Laxer RM *et al.* editors. *Textbook of pediatric rheumatology.* 6th ed. Philadelphia: Saunders; 2011 (Tabela 24.20, p. 410).

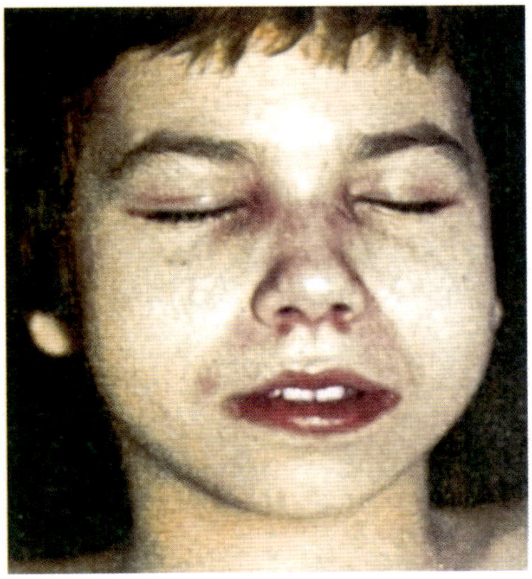

Figura 184.1 ***Rash*** **facial da dermatomiosite juvenil.** Há eritema sobre a ponte nasal e áreas malares com descolorações violáceas das pálpebras superiores (heliotrópicas).

Frequentemente é possível visualizar nas pregas ungueais e nas gengivas evidências de inflamação em pequenos vasos como alças capilares espessadas, tortuosas ou ausentes (Figura 184.3C). As telangiectasias podem ser visíveis a olho nu, mas são mais facilmente visualizadas sob capilaroscopia ou com o uso de uma lupa (p. ex., o oftalmoscópio). A inflamação vascular grave provoca úlceras cutâneas nos dedos dos pés, dígitos, axilas ou dobras epicantais.

A fraqueza associada à DMJ muitas vezes é insidiosa e difícil de diferenciar da fadiga em seu início. Normalmente é simétrica e afeta

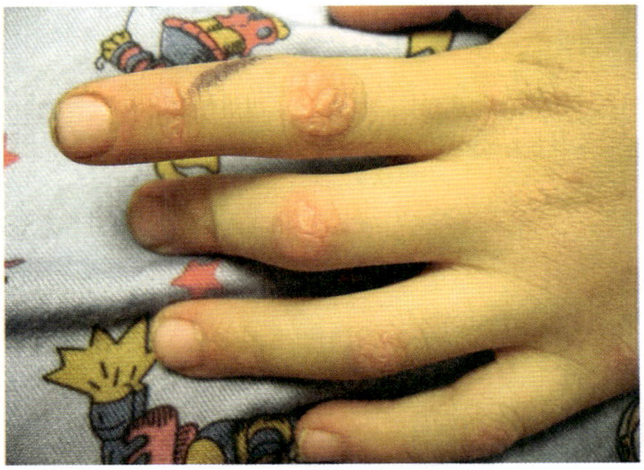

Figura 184.2 ***Rash*** **da dermatomiosite juvenil.** A pele sobre as articulações metacarpianas e interfalangianas proximais pode estar hipertrófica e vermelho-claro (pápulas de Gottron).

os músculos proximais, como os flexores do pescoço, a cintura escapular e os flexores do quadril. Os pais podem relatar dificuldades para subir escadas, pentear os cabelos e se levantar da cama. O exame revela incapacidade de se sentar a partir da posição deitada, dificuldade na sustentação da cabeça em uma criança após a primeira infância e **sinal de Gower** (uso das mãos sobre as coxas para ficar na posição sentada). Os pacientes com DMJ podem rolar para o lado, em vez de se sentar eretamente a partir da posição deitada, a fim de compensar a fraqueza do tronco. Aproximadamente metade das crianças exibe sensibilidade muscular como resultado da inflamação muscular.

Os músculos esofágicos e respiratórios também são afetados, o que resulta em aspiração ou insuficiência respiratória. É essencial avaliar a disfonia ou a voz anasalada, a elevação palatal com engasgos, a disfagia e o refluxo gastresofágico por meio do histórico, do exame físico e do estudo da deglutição se estes sintomas estiverem presentes. A fraqueza dos músculos respiratórios pode ser uma emergência médica e levar à insuficiência respiratória. As crianças com fraqueza muscular respiratória *não* manifestam os sintomas típicos de insuficiência respiratória iminente com aumento no trabalho respiratório, demonstrando **hipercarbia** em vez de hipoxemia.

DIAGNÓSTICO

O diagnóstico de dermatomiosite requer a presença do eritema característico, bem como de pelo menos três sinais de inflamação muscular e fraqueza (Tabela 184.1). Os critérios diagnósticos desenvolvidos em 1975 antecedem o uso da RM e não foram validados em crianças. Frequentemente, o diagnóstico é tardio em razão da natureza insidiosa do início da doença.

A eletromiografia (EMG) mostra sinais de miopatia (aumento na atividade de inserção, fibrilações e ondas agudas), bem como necrose das fibras musculares (diminuição da amplitude e da duração do potencial de ação). Os exames da condução nervosa tipicamente estão normais, a menos que haja necrose e atrofia musculares graves. É importante que a EMG seja realizada em um centro com experiência em EMG pediátrica e em sua interpretação. Geralmente, a biopsia muscular é indicada quando há dúvida em relação ao diagnóstico ou para a classificação da gravidade da doença (ver Figura 184.3A). A biopsia do músculo envolvido revela necrose focal e fagocitose das fibras musculares, regeneração de fibras, proliferação endomisial, infiltrados de células inflamatórias e vasculite, e corpos de inclusão tubulorreticulares no interior das células endoteliais. Os achados de estruturas linfoides e de vasculopatia podem pressagiar uma doença mais grave.

Algumas crianças manifestam as lesões tradicionais, mas sem fraqueza muscular ou inflamação aparentes; essa variação é chamada de **DMJ amiopática** ou **dermatomiosite sem miosite**. Não está claro se essas crianças têm uma doença cutânea isolada ou uma inflamação muscular leve não detectável e levando ao risco de progressão para um envolvimento muscular mais grave com sequelas a longo prazo, tais como calcinose e lipodistrofia, se não for tratada.

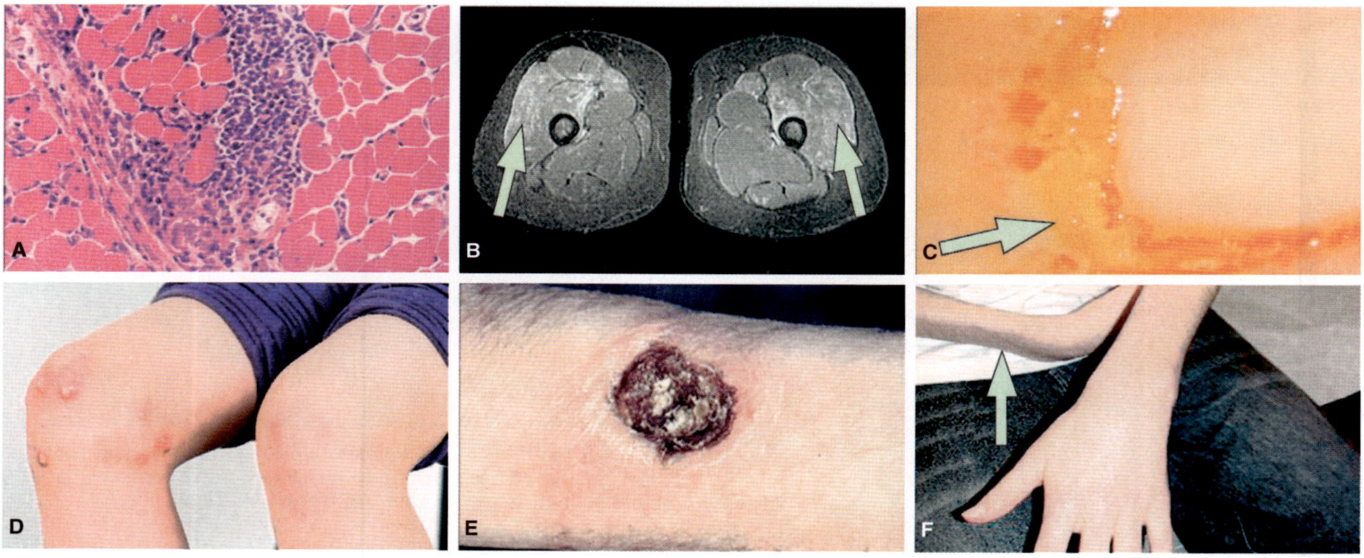

Figura 184.3 Características da dermatomiosite juvenil. **A.** Infiltrados inflamatórios perivasculares e perifasciculares com fibras necróticas, atrofia perifascicular e regeneração em uma biopsia muscular. **B.** A RM é um indicador sensível de miosite. As áreas inflamadas parecem brilhantes nas imagens ponderadas de recuperação de tau curta invertida (*setas*). **C.** Os capilares anormais são vistos mais frequentemente na dobra ungueal. Observam-se as alterações características de dilatação com eliminação adjacente (*setas*). **D.** Aproximadamente 30% dos pacientes com dermatomiosite juvenil (DMJ) apresentam calcinose distrófica. **E.** Ulceração cutânea com necrose central, crosta e eritema circundante no cotovelo de um menino de 10 anos de idade com DMJ grave. **F.** Lipoatrofia do antebraço (*seta*) em um menino com DMJ. (De Feldman BM, Rider LG, Reed AM, Pachman LM. Juvenile dermatomyositis and other idiopathic inflammatory myopathies of childhood. Lancet. 2008; 371:2201-2212. Fig. 3, p. 2205.

DIAGNÓSTICO DIFERENCIAL

O diagnóstico diferencial depende dos sintomas apresentados. Se a fraqueza sem erupções cutâneas ou doença atípica for a única queixa de apresentação, outras causas de miopatia devem ser consideradas, o que inclui a polimiosite, a miosite relacionada com infecção (influenza A e B, vírus Coxsackie B e outras doenças virais), distrofias musculares (p. ex., Duchenne, Becker), a *miastenia gravis*, a síndrome de Guillain-Barré, endocrinopatias (hipertireoidismo, hipotireoidismo, síndrome de Cushing, doença de Addison, distúrbios paratireóideos), as miopatias mitocondriais, a síndrome periódica associada ao receptor do TNF (TRAPS, do inglês, *TNF receptor-associated periodic syndrome*) e doenças metabólicas (doenças do armazenamento de glicogênio e de lipídios). As infecções associadas a sintomas musculares proeminentes incluem a triquinose, a infecção por *Bartonella*, a toxoplasmose e a piomiosite estafilocócica. As lesões provenientes de traumas sem corte e por esmagamento podem levar à rabdomiólise transitória com mioglobinúria. Nas crianças, a miosite também pode estar associada a vacinas, fármacos, hormônio do crescimento e DECH. A erupção da DMJ pode ser confundida com eczema, desidrose, psoríase, eritema nodoso, eritema malar do LES, telangiectasias capilares do fenômeno de Raynaud, e outras doenças reumáticas. A inflamação muscular também é observada em crianças com LES, artrite juvenil idiopática, doença mista do tecido conjuntivo, doença inflamatória intestinal e vasculites positivas para o anticorpo antineutrófilos citoplasmático. As miopatias necrosantes imunomediadas são caracterizadas por necrose muscular sem infiltração linfocitária. A distinção das diferentes miopatias entre si e da DMJ é feita por meio dos anticorpos contra a partícula de reconhecimento de sinal (SPR, do inglês, *signal recognition particle*) ou da coenzima A 3-hidroxi-3-metilglutaril (HGM-CoA, do inglês, *3-hydroxy-3-methylglutaryl-coenzyme A*). A Tabela 184.3 apresenta uma comparação entre os outros transtornos que envolvem a miosite inflamatória idiopática juvenil: DMJ, polimiosite juvenil e miosite do tecido conjuntivo juvenil.

ACHADOS LABORATORIAIS

Níveis séricos elevados de enzimas derivadas de músculos (creatinoquinase [CK], aldolase, aspartato aminotransferase [AST], alanina aminotransferase [ALT] e lactato desidrogenase) refletem uma inflamação muscular. Em um indivíduo específico, nem todos os níveis de enzimas aumentam com a inflamação; geralmente, a ALT está mais elevada na apresentação inicial, enquanto o nível de CK pode estar normal. A velocidade de hemossedimentação (VHS) frequentemente está normal e o resultado do teste de fator reumatoide geralmente é negativo. Pode haver uma anemia compatível com doença crônica. O anticorpo antinuclear (ANA) está presente em mais de 80% das crianças com DMJ. Os resultados dos testes sorológicos são divididos em dois grupos: os **anticorpos associados à miosite** (**AAMs**) e os **anticorpos específicos para a miosite** (**AEMs**). Os AAMs estão associados à DMJ, mas não são específicos, e podem ser encontrados em condições de sobreposição e em outras doenças reumáticas. Os AEMs são específicos para a miosite. A presença de AAMs, como SSA, SSB, Sm, ribonucleoproteína (RNP) e DNA de dupla fita (dsDNA), pode aumentar a probabilidade de sobreposição de outras doenças ou de miosite do tecido conjuntivo. Anticorpos contra Pm/Scl identificam um pequeno e distinto subgrupo de miopatia com um curso de doença prolongado, muitas vezes complicado pela fibrose pulmonar intersticial e por envolvimento cardíaco. Semelhante ao que é visto em adultos, a presença de AEMs na DMJ, como o anti-Jo-1, o anti-Mi-2, o antip155/140 e o anti-NXP2, e outros autoanticorpos específicos da miosite ajudam a definir subgrupos clínicos distintos e podem predizer o desenvolvimento de complicações, embora haja diferenças entre adultos e crianças em determinados aspectos, como as neoplasias. Os anticorpos antip155/140, também conhecidos como TIF-1-γ, são relatados em 23 a 30% das crianças com DMJ e estão associados a erupções fotossensíveis, ulceração e lipodistrofia. Ao contrário do que se observa nos adultos, esses anticorpos não estão associados com neoplasias nas crianças com DMJ. Os anticorpos anti-MJ, também conhecidos como NXP2, são relatados em 12 a 23% das crianças com DMJ e estão associados a cãibras, atrofia muscular, contraturas e disfonia. Há relatos recentes da presença de anticorpos anti-MDA5 em 7 a 33% das crianças com DMJ, e eles estão envolvidos no desenvolvimento da doença pulmonar intersticial.

Os exames radiográficos auxiliam no diagnóstico e no tratamento médico. A RM com utilização de imagens ponderadas em T2 e supressão de gordura (Figura 184.3B) identifica os locais ativos da doença, reduzindo o erro de amostragem e aumentando a sensibilidade da biopsia muscular e da EMG, cujos resultados são não diagnósticos

Tabela 184.3 Frequência das manifestações da dermatomiosite juvenil, da polimiosite juvenil e da miosite de sobreposição.

Manifestação	FREQUÊNCIA DE INÍCIO (%) DMJ	PMJ	Miosite de Sobreposição
Fraqueza muscular proximal progressiva	82 a 100	100	100
Fadiga fácil	80 a 100	85	84
Pápulas de Gottron	57 a 91	0	74 a 80
Eritema heliotrópico	66 a 87	0	40 a 59
Exantema eritematoso da área malar/facial	42 a 100	0 a 6	20 a 51
Alterações capilares da dobra periungueal	35 a 91	33	67 a 80
Dor ou sensibilidade muscular	25 a 83	61 a 66	55
Perda de peso	33 a 36	52	53
Episódios de queda	40	59	29
Artrite	10 a 65	0 a 45	69 a 80
Febre	16 a 65	0 a 41	0 a 49
Linfadenopatia	8 a 75	0 a 12	20 a 22
Disfagia ou disfonia	15 a 44	39	40
Contraturas articulares	9 a 55	17 a 42	57 a 60
Lesões em V ou "sinal de xale"	19 a 29	3 a 6	8 a 14
Dispneia de esforço	5 a 43	17 a 42	40
Sintomas gastrintestinais	5 a 37	9 a 33	6 a 53
Erupções fotossensíveis	5 a 51	0 a 6	22 a 40
Fenômeno de Raynaud	9 a 28	0 a 24	41 a 60
Edema	11 a 34	15	20
Gengivite	6 a 30	9	0 a 37
Ulceração cutânea	5 a 30	3	20 a 22
Calcinose	3 a 34	6	24
Envolvimento cardíaco	2 a 13	36	19
Doença pulmonar intersticial	5	15	26
Lipodistrofia	4 a 14	3	0 a 6
Sangramento ou úlcera gastrintestinal	3 a 4	3	4 a 10

DMJ, Dermatomiosite juvenil; PMJ, polimiosite juvenil. (De Rider LG, Lindsley CB, Miller FW. Juvenile Dermatomyositis. In: Petty RE, Laxer RM, Lindsley CB, Wedderburn L. editors. *Textbook of pediatric rheumatology.* 7th ed. Philadelphia: Elsevier; 2016 Tabela 26.4.)

em 20% dos casos se os procedimentos não forem guiados pela RM. Apesar dos níveis séricos normais de enzimas derivadas de músculos, podem ser apresentadas na RM lesões extensas e resultados anormais. A biopsia muscular frequentemente mostra evidências de atividade da doença e sua cronicidade, cuja suspeita não é levantada quando se considera somente os níveis séricos das enzimas.

Um deglutograma com contraste pode documentar uma disfunção palatal e o risco de aspiração. O teste de função pulmonar detecta um defeito restritivo compatível com fraqueza respiratória e redução na capacidade de difusão de monóxido de carbono pela fibrose alveolar associada a outras doenças do tecido conjuntivo. A medição seriada da capacidade vital ou da força inspiratória negativa pode detectar alterações na fraqueza respiratória, especialmente em ambiente hospitalar. Nas radiografias, a **calcinose** é facilmente observada nos planos das fáscias musculares e no interior dos músculos (Figuras 184.3D, E e 184.4).

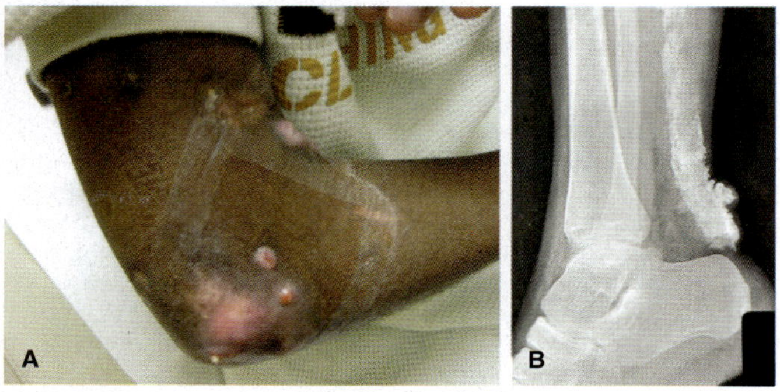

Figura 184.4 Calcificações na dermatomiosite. **A.** Efeitos cutâneos da calcificação. **B.** Evidência radiográfica da calcificação.

TRATAMENTO

A ajuda de um reumatologista pediátrico experiente é inestimável para delinear um curso de tratamento apropriado para uma criança com DMJ. Antes do advento dos corticosteroides, um terço dos pacientes melhorava espontaneamente, um terço tinha um curso crônico e prolongado, e um terço morria em decorrência da doença. Os corticosteroides alteraram o curso da doença, reduzindo então sua morbidade e sua mortalidade. O *metotrexato* diminui a duração do tratamento com corticosteroides, reduzindo, assim, a morbidade pela toxicidade a esteroides. A gamaglobulina intravenosa (IV) é frequentemente utilizada como um adjuvante ao tratamento da doença grave e pode ser administrada em um regime de três doses a 2 g/kg (máximo de 70 g) fornecidas quinzenalmente; depois disso, uma dose a cada 4 semanas conforme a necessidade. As orientações consensuais para o tratamento das crianças norte-americanas com DMJ estão disponíveis na **Childhood Arthritis and Rheumatology Research Alliance** *on-line* por meio do PubMed.

Os corticosteroides ainda são a base do tratamento. Em uma criança clinicamente estável sem fraqueza debilitante, geralmente se inicia a terapia com prednisona por via oral a 2 mg/kg/dia (máximo de 60 mg/dia). As crianças com envolvimento GI têm diminuição na absorção de corticosteroides orais e requerem uma administração IV. Nos casos mais graves com fraqueza respiratória ou orofaríngea, utiliza-se uma dose pulsada elevada de metilprednisolona (30 mg/kg/dia durante 3 dias, dose máxima de 1 g/dia) com dosagem IV semanal ou mensal contínua juntamente com corticosteroides orais diários conforme necessário. A dosagem de corticosteroides é progressiva e lentamente reduzida ao longo de um período de 12 meses após os indicadores de inflamação (enzimas musculares) se normalizarem e a resistência melhorar.

Administrado semanalmente por via oral, IV ou subcutânea (no mínimo, 1 mg/kg ou 15 mg/m^2; no máximo, 40 mg), o metotrexato é frequentemente utilizado como um agente poupador de esteroides na DMJ. O uso concomitante deste agente diminui pela metade a dose cumulativa de esteroides necessária para o controle da doença. Os riscos do metotrexato incluem a imunossupressão, as discrasias observáveis no hemograma, a hepatite química, a toxicidade pulmonar, náuseas/vômitos e a teratogenicidade. Tipicamente, o ácido fólico é administrado com o metotrexato a partir de uma dose de 1 mg/dia para reduzir a toxicidade e os efeitos colaterais da inibição do folato (úlceras orais, náuseas, anemia). As crianças que estão tomando fármacos imunossupressores como o metotrexato devem evitar a vacinação com vírus vivos, embora a vacinação anual contra a gripe com vírus inativado seja recomendada. Um estudo internacional concluiu que a combinação de metotrexato e corticosteroides funciona melhor do que a terapia isolada com corticosteroides e apresenta menos efeitos colaterais do que a combinação de corticosteroides e ciclosporina A.

A *hidroxicloroquina* tem pouco risco de toxicidade e é utilizada como um agente modificador secundário da doença para reduzir o eritema e manter a remissão. Tipicamente, é administrada em doses entre 4 e 6 mg/kg/dia por via oral na forma de comprimidos ou suspensão. Recomenda-se o acompanhamento oftalmológico uma a duas vezes ao ano para monitorar a rara ocorrência de toxicidade na retina. Outros efeitos colaterais são a hemólise em pacientes com deficiência de glicose-6-fosfato, a intolerância GI e a descoloração da pele/pelos.

O uso de *rituximabe* em um estudo clínico com pacientes dependentes de esteroides com miopatias inflamatórias resistentes, incluindo a DMJ, não atendeu ao desfecho primário da pesquisa, que objetivava mostrar uma diferença no tempo de melhora entre indivíduos que receberam rituximabe no início do tratamento ou em 8 semanas; contudo, de maneira geral, 83% de todos os indivíduos atenderam à definição de melhora do estudo. Os relatos do uso de outros agentes biológicos são baseados em informes de casos com resultados mistos.

Outros medicamentos para a doença grave que não responde ao tratamento são a imunoglobulina intravenosa, o micofenolato de mofetila, a ciclosporina e a ciclofosfamida. As crianças com fraqueza faríngea podem necessitar de alimentação nasogástrica ou gastrostomia para evitar a aspiração, enquanto aquelas com vasculite GI requerem repouso intestinal total. Em casos raros, as crianças com fraqueza respiratória grave necessitam de suporte ventilatório e ainda de traqueostomia até que a fraqueza respiratória melhore.

A **fisioterapia** e a **terapia ocupacional** são partes integrantes do programa de tratamento, inicialmente para alongamento passivo no início do curso da doença e, em seguida, para recondicionamento direto dos músculos para recuperar a força e a amplitude de movimento. O tratamento pode melhorar as medidas de força muscular e o condicionamento cardiovascular. O repouso no leito não é indicado, pois a sustentação de peso melhora a densidade óssea e previne contraturas. Os atendimentos de ação social e psicologia podem facilitar o ajustamento à frustração da deficiência física em uma criança previamente ativa e ajudar com os distúrbios do sono associados à doença reumática.

Todas as crianças com DMJ devem evitar a exposição ao sol e aplicar diariamente protetor solar com fator de proteção elevado, mesmo no inverno e em dias nublados. Em uma tentativa de reduzir a osteopenia e a osteoporose induzidas pela medicação, os suplementos de vitamina D e de cálcio são indicados a todas as crianças submetidas a tratamento a longo prazo com corticosteroides.

COMPLICAÇÕES

A maioria das complicações da DMJ está relacionada com a fraqueza prolongada e grave advinda da atrofia muscular, com as calcificações ou cicatrizes cutâneas e com a atrofia advinda da lipodistrofia. As complicações secundárias a tratamentos clínicos também são comuns. As crianças com fraqueza aguda e grave estão em risco de pneumonia por aspiração e insuficiência respiratória e, ocasionalmente, requerem alimentação por sonda nasogástrica e ventilação mecânica até que a fraqueza melhore. Muito ocasionalmente, há desenvolvimento de **vasculite** do trato GI em crianças com DMJ grave. Cólicas abdominais e sangramento GI oculto podem indicar vasculite da parede intestinal e levar a isquemia, hemorragia GI e perfuração se não forem tratados com repouso intestinal completo e tratamento agressivo da inflamação subjacente. Se possível, deve-se evitar a cirurgia porque a vasculite GI é difusa e não é facilmente passível de intervenções cirúrgicas. A TC com contraste pode mostrar dilatação ou espessamento da parede do intestino, ar intraluminal ou evidências de necrose intestinal.

Há relatos de envolvimento da musculatura cardíaca com pericardite, miocardite e defeitos de condução com arritmias, bem como funções diastólica e sistólica reduzidas e relacionadas com o curso da atividade da doença.

Acredita-se que a **lipodistrofia** e a **calcinose** estão associadas com a doença de longo termo não tratada (ver Figura 184.3, D-F). A deposição distrófica de fosfato de cálcio, hidroxiapatita ou cristais de fluoroapatita ocorre nas placas ou nódulos subcutâneos, resultando então em ulceração cutânea dolorosa com extrusão de cristais ou líquido calcificado. A calcificação é encontrada em até 40% dos estudos de grandes coortes de crianças com DMJ. As calcificações patológicas podem estar relacionadas com a gravidade da doença e com o atraso prolongado no tratamento, e, potencialmente, com polimorfismos genéticos do TNF-α-308. No tecido subcutâneo e ao longo do músculo, tendem a se formar depósitos de cálcio. Alguns ulceram através da pele e drenam um líquido calcificado pastoso e outros se manifestam como nódulos rígidos ao longo das superfícies extensoras ou incorporados ao longo do músculo. As lesões drenantes servem como um receptáculo para a celulite ou a osteomielite. Os nódulos causam inflamação da pele que pode mimetizar uma celulite. Pode ocorrer regressão espontânea dos depósitos de cálcio, mas não há nenhuma recomendação baseada em evidências para o tratamento da calcinose. Alguns especialistas recomendam o tratamento agressivo da miosite subjacente. Outros têm recomendado bifosfonatos, inibidores de TNF e tiossulfato de sódio, mas nenhum estudo baseado em evidência foi realizado para esta condição.

A lipodistrofia se manifesta em 10% a 40% dos pacientes com DMJ e pode ser difícil de reconhecer. Esta condição resulta em perda progressiva de gorduras subcutânea e visceral, geralmente na face e na parte superior do corpo, e pode estar associada com uma síndrome metabólica similar à síndrome do ovário policístico com resistência à insulina, hirsutismo, acantose, hipertrigliceridemia e tolerância anormal à glicose. A lipodistrofia pode ser generalizada ou localizada.

As crianças que estão recebendo corticoterapia prolongada são propensas a complicações como a interrupção do crescimento linear, ganho de peso, hirsutismo, supressão adrenal, imunossupressão, estrias, deposição cushingoide de gordura, alterações de humor, osteoporose, catarata, necrose avascular e miopatia esteroide. As famílias devem ser orientadas em relação aos efeitos dos corticosteroides e aconselhadas a usar uma identificação de alerta médico e a consultar um nutricionista para uma dieta com baixo teor de sal e gorduras e com quantidades adequadas de vitamina D e suplementação de cálcio.

Observa-se uma associação com neoplasias no início da doença em adultos com dermatomiosite, mas raramente em crianças.

PROGNÓSTICO

Desde o advento dos corticosteroides, a taxa de mortalidade da DMJ diminuiu de 33% para os atuais cerca de 1%; pouco se sabe sobre as consequências a longo prazo da inflamação vascular persistente. O período de sintomas ativos diminuiu de cerca de 3,5 anos para menos de 1,5 ano com a terapia imunossupressora mais agressiva; os sintomas vasculares, cutâneos e musculares das crianças com DMJ geralmente respondem bem ao tratamento. Em 7 anos de acompanhamento, 75% dos pacientes tiveram pouca ou nenhuma incapacidade residual, mas 25% continuaram apresentando fraqueza crônica e 40% tinham erupções crônicas. Até um terço pode precisar de medicamentos a longo prazo para controlar a doença. As crianças com DMJ parecem ser capazes de reparar os danos inflamatórios nos vasos e nos músculos, mas existe alguma preocupação emergente acerca dos efeitos a longo prazo sobre o risco cardiovascular.

A bibliografia está disponível no GEN-io.

Capítulo 185
Esclerodermia e Fenômeno de Raynaud

Heather A. Van Mater e
C. Egla Rabinovich

A esclerodermia juvenil engloba uma gama de condições unificadas pela presença de fibrose da pele. A esclerodermia juvenil é dividida em duas categorias principais: a **esclerodermia juvenil localizada** (**EJL**, também conhecida como **morfeia**), que é em grande parte limitada à pele, e a **esclerose juvenil sistêmica** (**EJS**), com envolvimento de múltiplos órgãos. A doença localizada é o tipo predominante observado em populações pediátricas (> 95%), mas a esclerose sistêmica está associada a mortalidade e morbidade grave de múltiplos órgãos.

ETIOLOGIA E PATOGENIA

A etiologia da esclerodermia é desconhecida, mas o mecanismo da doença parece ser uma combinação de vasculopatia, autoimunidade, ativação imune e fibrose. Gatilhos, incluindo trauma, infecções e, possivelmente, uma reação subclínica enxerto-*versus*-hospedeiro de células maternas persistentes (*microquimerismo*), lesam as células endoteliais vasculares, resultando em um aumento na expressão de moléculas de adesão. Essas moléculas aprisionam plaquetas e células inflamatórias, resultando em alterações vasculares com manifestações como o fenômeno de Raynaud e a hipertensão pulmonar. As células inflamatórias se infiltram na área do dano vascular inicial, causando danos vasculares adicionais e resultando em espessamento das paredes das artérias e redução na quantidade de capilares. Macrófagos e outras células inflamatórias então migram para os tecidos afetados e secretam citocinas, que induzem os fibroblastos a se reproduzir e a sintetizar quantidades excessivas de colágeno, resultando em fibrose e subsequente lipoatrofia e fibrose dérmica, com perda das glândulas sudoríparas e folículos pilosos. Em estágios tardios, toda a derme pode ser substituída por fibras colágenas compactas.

Acredita-se que a **autoimunidade** seja um processo essencial na patogenia tanto da esclerodermia localizada quanto sistêmica, dada a elevada porcentagem de crianças afetadas com autoanticorpos. Crianças com doença localizada frequentemente têm um resultado positivo no teste de anticorpos antinucleares (ANA) (42%), e 47% desse subgrupo têm anticorpos anti-histona. As crianças com EJS têm taxas mais altas de positividade no teste de ANA (80,7%) e podem ter anticorpos anti-Scl-70 (34%, antitopoisomerase I). A relação entre autoanticorpos específicos e os vários tipos de esclerodermia não é bem compreendida, e todos os resultados de testes de anticorpos podem ser negativos, especialmente na EJL.

CLASSIFICAÇÃO

A esclerodermia localizada é distinta da esclerodermia sistêmica e raramente progride para doença sistêmica. A categoria de EJL inclui vários subtipos que são diferenciados tanto pela distribuição das lesões quanto pela profundidade do envolvimento (Tabelas 185.1 e 185.2). Até 15% das crianças têm uma combinação de dois ou mais subtipos.

EPIDEMIOLOGIA

A esclerodermia juvenil é rara, com uma prevalência estimada de 1 em 100.000 crianças. A EL é muito mais comum do que a EJS em crianças, em uma proporção de 10:1, sendo a **esclerodermia linear** o subtipo mais comum. A EL é predominantemente uma doença pediátrica, com 65% dos pacientes diagnosticados antes dos 18 anos de idade. Após os 8 anos, a proporção feminino:masculino tanto para a EL quanto para a EJS é de cerca de 3:1, enquanto em pacientes com menos de 8 anos não há predileção por sexo.

MANIFESTAÇÕES CLÍNICAS

Esclerodermia localizada

O início da esclerodermia geralmente é insidioso, e as manifestações variam de acordo com o subtipo da doença. As manifestações cutâneas iniciais da doença localizada geralmente incluem eritema ou um tom azulado em torno de uma área de endurecimento com aspecto brilhante; um eritema sutil pode ser o único sinal de apresentação (Figura 185.1). O edema e o eritema são seguidos por lesões atróficas endurecidas, hipopigmentadas ou hiperpigmentadas (Figura 185.2). A EL varia em tamanho de poucos centímetros a todo o comprimento do membro, com profundidade variável. Os pacientes podem manifestar artralgias, sinovite ou contraturas em flexão (Figura 185.3). Nas crianças também se observam discrepâncias no comprimento dos membros; como músculos e ossos se encontram envolvidos, o crescimento é afetado. Crianças com lesão **em golpe de sabre** podem ter de sintomas únicos a envolvimento do sistema nervoso central (SNC), com convulsões, atrofia hemifacial, uveíte ipsilateral e alterações na aprendizagem/comportamento (Figura 185.4). Até 25% das crianças com EL têm manifestações extracutâneas, mais frequentemente artrite (47%) e sintomas neurológicos (17%), associadas ao golpe de sabre.

Esclerodermia sistêmica

A EJS também tem início insidioso com um curso prolongado caracterizado por períodos de remissão e exacerbação, que termina em remissão ou, mais frequentemente, deficiência crônica e morte.

Tabela 185.1 Classificação da esclerodermia pediátrica (morfeia).

ESCLERODERMIA LOCALIZADA *Morfeia em placas* Restrita à derme, ocasionalmente ao panículo superficial Área circular de endurecimento bem-circunscrito, muitas vezes uma área central brilhante cor de marfim circundada por um halo violáceo; unilateral *Morfeia generalizada* Envolve principalmente a derme, ocasionalmente o panículo Definida como a confluência de placas de morfeia individuais ou ≥ 3 áreas anatômicas; mais suscetível de ser bilateral *Morfeia bolhosa* Lesões bolhosas que podem ocorrer em qualquer um dos subtipos de morfeia *Esclerodermia linear* Lesões lineares podem se estender através da derme, tecido subcutâneo e músculo até o osso subjacente; mais provavelmente unilateral Membros/tronco: Uma ou mais estrias lineares dos membros ou tronco A contratura em flexão ocorre quando a lesão cruza uma articulação; discrepâncias de comprimento dos membros Em golpe de sabre: Envolve o couro cabeludo e/ou face; as lesões podem se estender ao sistema nervoso central, resultando em sequelas neurológicas, mais comumente convulsões e cefaleias Síndrome de Parry-Romberg: Atrofia hemifacial sem uma lesão em golpe de sabre claramente definida; também pode ter envolvimento neurológico	*Morfeia profunda* Envolve camadas mais profundas, incluindo o panículo, a fáscia e o músculo; maior probabilidade de ser bilateral Morfeia subcutânea: Envolve principalmente o panículo ou tecido subcutâneo As placas são hiperpigmentadas e simétricas Fasciite eosinofílica: Fasciite com eosinofilia acentuada A fáscia é o principal local de envolvimento; normalmente envolve os membros A descrição clássica é uma textura em *peau d'orange*, ou em casca de laranja, mas a doença precoce se manifesta como edema (ver Figura 185.2) Morfeia profunda: Lesão profunda que se estende até a fáscia e, às vezes, até o músculo, mas pode ser limitada a uma única placa, muitas vezes no tronco *Morfeia panesclerótica incapacitante da infância:* Envolvimento generalizado de toda a espessura da pele do tronco, face e membros, poupando as pontas dos dígitos e artelhos ESCLEROSE SISTÊMICA *Difusa* Tipo mais comum na infância Espessamento e endurecimento simétrico da pele (esclerose), com fibrose e alterações degenerativas das vísceras *Limitada* Rara na infância Anteriormente conhecida como síndrome CREST (calcinose cutânea, fenômeno de Raynaud, disfunção esofágica, esclerodactilia e telangiectasia)

Tabela 185.2	Critérios provisórios para classificação de esclerose juvenil sistêmica (EJS).
CRITÉRIO PRINCIPAL (EXIGIDO)*	
Esclerose da pele proximal/endurecimento da pele proximal à articulação metacarpofalângica ou metatarsofalângica	
CRITÉRIOS SECUNDÁRIOS (PELO MENOS DOIS EXIGIDOS)	
Cutâneos: esclerodactilia	
Vasculares periféricos: fenômeno de Raynaud, anormalidades capilares nas pregas ungueais (telangiectasias), ulcerações na ponta de dedos	
Gastrintestinais: disfagia, refluxo gastresofágico	
Cardíacos: arritmias, insuficiência cardíaca	
Renais: crise renal, hipertensão arterial de início recente	
Respiratórios: fibrose pulmonar (radiografia/TC de alta resolução), diminuição da capacidade de difusão do monóxido de carbono, hipertensão arterial pulmonar	
Neurológicos: neuropatia, síndrome do túnel do carpo	
Musculoesqueléticos: crepitações tendíneas, artrite, miosite	
Sorológicos: anticorpos antinucleares – autoanticorpos seletivos da esclerose sistêmica (anticentrômero, antitopoisomerase I [Scl-70], antifibrilarina, anti-PM/Scl, antifibrilina ou anti-RNA polimerase I ou III	

*O diagnóstico exige pelo menos um critério principal e pelo menos dois critérios secundários. (De Zulian F, Woo P, Athreya BH *et al.* The Pediatric Rheumatology European Society/American College of Rheumatology/European League against Rheumatism provisional classification criteria for juvenile systemic sclerosis. *Arthritis Rheum.* 2007; 57:203-212.)

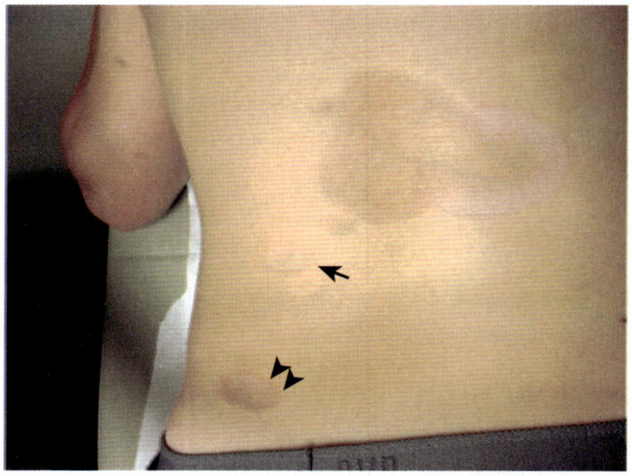

Figura 185.1 Menino com morfeia generalizada. Observe a lesão circular ativa (*pontas de seta*) com uma borda circundante de eritema. A lesão maior tem áreas de hiperpigmentação pós-inflamatória e depressão com uma área de eritema à direita. A lesão pequena (*seta*) mostra depressão causada pela lipoatrofia.

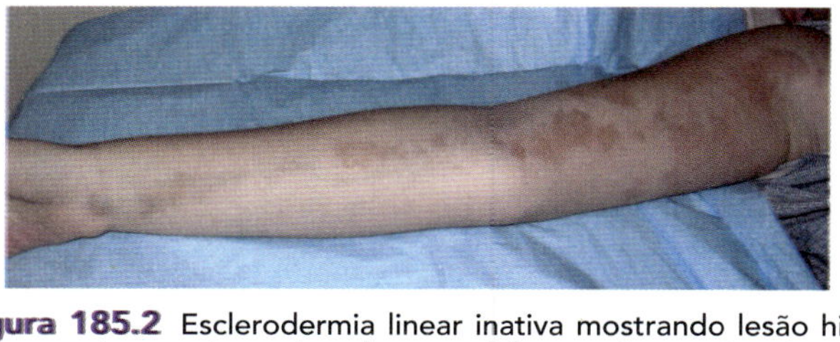

Figura 185.2 Esclerodermia linear inativa mostrando lesão hiperpigmentada com áreas de pele normal (lesões descontínuas).

As **manifestações cutâneas** da EJS incluem uma fase inicial de edema que se espalha proximalmente a partir do dorso das mãos e dedos e inclui a face. Uma eventual redução no edema é seguida por endurecimento e fibrose da pele, resultando em perda de gordura subcutânea, glândulas sudoríparas e folículos pilosos. Mais tarde, a pele atrófica adquire uma aparência semelhante a cera brilhante. Conforme as lesões se espalham proximalmente, desenvolvem-se contraturas em flexão

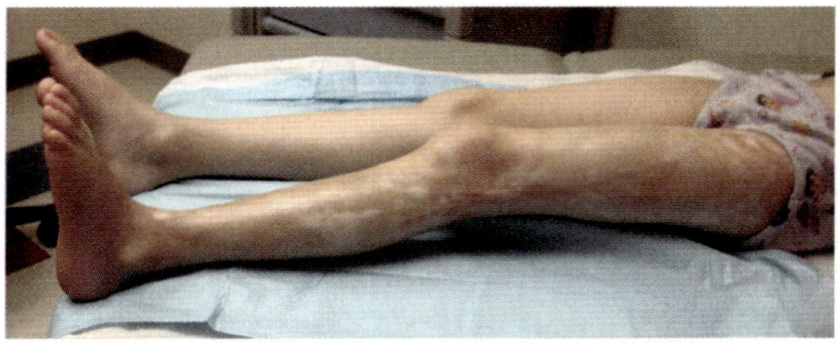

Figura 185.3 Criança com esclerodermia linear não tratada que resultou em contratura do joelho, imobilidade do tornozelo, ruptura e ulceração crônica da pele da cicatriz na lateral do joelho, e áreas de hipopigmentação e hiperpigmentação. A perna afetada é 1 cm mais curta do que a contralateral.

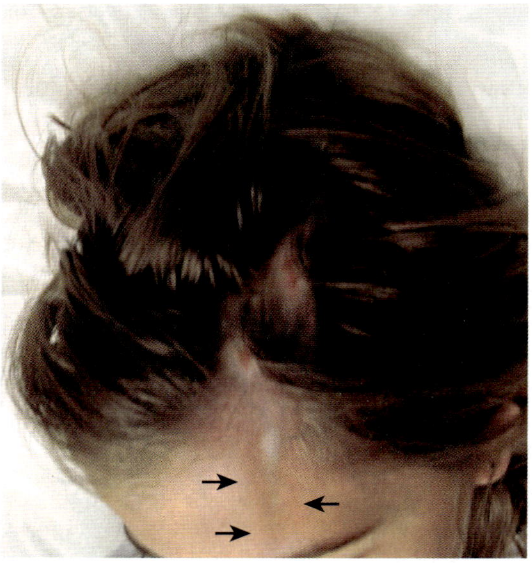

Figura 185.4 Criança com lesão em golpe de sabre no couro cabeludo que se estende até a testa. Antes do tratamento, a pele do couro cabeludo estava aderida com ruptura e ulceração crônica da pele. Observe a área de hipopigmentação que se estende sobre a testa (*setas*).

nos cotovelos, quadris e joelhos, associadas à fraqueza muscular e atrofia secundária. Na face, esse processo resulta em um pequeno estoma oral com diminuição da abertura da boca. A ulceração da pele ao longo de pontos de pressão, como os cotovelos, pode estar associada a calcificações subcutâneas. O **fenômeno de Raynaud** grave provoca ulceração das pontas dos dedos com subsequente perda de tecido da polpa dos dedos e afilamento dos dedos (**esclerodactilia**) (Figura 185.5). Pode ocorrer reabsorção das áreas distais das falanges distais (**acrosteólise**). Alterações pós-inflamatórias hiperpigmentadas circundadas por despigmentação atrófica conferem à pele uma aparência de sal e pimenta. Ao longo dos anos, a remodelação das lesões às vezes resulta em melhoria focal no espessamento da pele.

A **doença pulmonar** é a manifestação visceral mais comum da esclerodermia sistêmica e inclui um comprometimento tanto arterial quanto intersticial (alveolite). Os sintomas variam de doença assintomática a intolerância ao exercício, dispneia em repouso e insuficiência cardíaca direita. A **hipertensão arterial pulmonar** é um sinal de mau prognóstico, desenvolvendo-se em virtude da doença pulmonar ou de modo independente, como parte da vasculopatia. As manifestações clínicas da hipertensão arterial pulmonar em crianças aparecem mais tarde no curso da doença, são sutis, e incluem tosse e dispneia ao esforço. A avaliação pulmonar deve incluir testes de função pulmonar (TFPs), como capacidade de difusão do monóxido de carbono (CDco), lavado broncoalveolar (LBA) e tomografia computadorizada de alta resolução (TCAR) de tórax. Os TFPs revelam uma diminuição na capacidade vital e na CDco, enquanto a presença de neutrofilia ou eosinofilia no LBA sugere alveolite

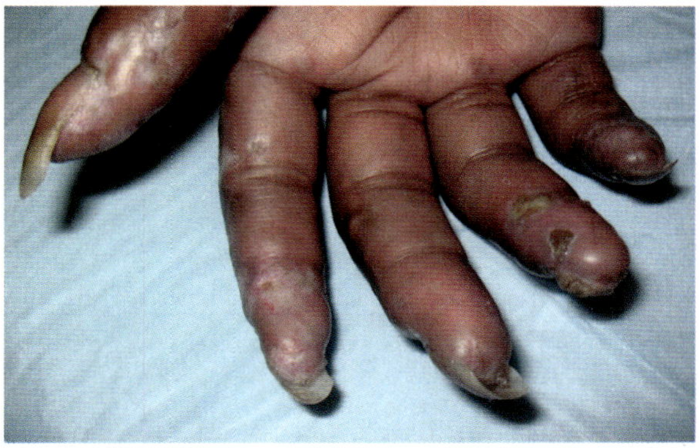

Figura 185.5 Esclerodactilia e ulcerações de dedo em um paciente com esclerose sistêmica que tem má adesão ao tratamento.

ativa. A TC de tórax é muito mais sensível do que as radiografias de tórax, que muitas vezes são normais, mostrando anormalidades basilares típicas em vidro fosco, opacidades lineares reticulares, nódulos, faveolamento e adenopatia mediastinal.

Doença do trato gastrintestinal é observada em 25% das crianças com EJS. Manifestações comuns incluem dismotilidade esofágica e intestinal que resulta em disfagia, refluxo, dispepsia, gastroparesia, supercrescimento bacteriano, alças intestinais dilatadas e pseudo-obstrução, cáries dentárias, bem como má absorção e retardo no crescimento. A doença arterial **renal** pode causar hipertensão episódica ou crônica grave; ao contrário da doença em adultos, a crise renal é rara. A fibrose **cardíaca** está associada a arritmias, hipertrofia ventricular e diminuição da função cardíaca. A mortalidade por EJS é mais comumente decorrente da doença cardiopulmonar. Um sistema de pontuação ajuda a identificar a gravidade do envolvimento de múltiplos órgãos (Tabela 185.3).

Fenômeno de Raynaud

O fenômeno de Raynaud (FR) é o sintoma inicial mais frequente na esclerose sistêmica pediátrica, presente em 70% das crianças afetadas meses a anos antes de outras manifestações. O FR se refere à sequência trifásica clássica de branqueamento, cianose e eritema dos dedos induzida pela exposição ao frio e/ou estresse emocional. O FR pode ser característica independente de uma doença reumática subjacente (doença de Raynaud), mas pode ser resultante de doenças reumáticas como a esclerodermia, o lúpus eritematoso sistêmico e a doença mista do tecido conjuntivo (Figura 185.6). As mudanças de cor são causadas por (1) inicialmente vasoconstrição arterial, resultando em hipoperfusão e palidez (branqueamento), (2) estase venosa (cianose) e (3) vasodilatação reflexa causada por fatores liberados na fase isquêmica (eritema). A mudança de cor é classicamente reproduzida pela imersão das mãos em água gelada e revertida por aquecimento. Durante a fase de branqueamento, ocorre perfusão tissular inadequada na área afetada, associada a dor e parestesias e resultando em danos isquêmicos apenas quando associada a uma doença reumática. O branqueamento geralmente afeta a região distal dos dedos, mas pode envolver também os polegares, artelhos, orelhas e ponta do nariz. A área afetada geralmente é bem demarcada e uniformemente branca. *Úlceras digitais* associadas ao FR são indicativas de doença reumática subjacente.

A **doença de Raynaud** muitas vezes começa na adolescência e é caracterizada pela ocorrência simétrica, ausência de necrose e gangrena dos tecidos, e ausência de manifestações de uma doença reumática subjacente. As crianças têm capilares normais nas pregas ungueais

Tabela 185.3 Escala de gravidade de Medsger para esclerose sistêmica.*

SISTEMA DE ÓRGÃOS	0 (NORMAL)	1 (LEVE)	2 (MODERADA)	3 (GRAVE)	4 (ESTÁGIO TERMINAL)
Geral	Perda de peso < 5% Hct 37%+ Hb 12,3+ g/dℓ	Perda de peso 5 a 10% Hct 33 a 37% Hb 11,0 a 12,2 g/dℓ	Perda de peso 10 a 15% Hct 29 a 33% Hb 9,7 a 10,9 g/dℓ	Perda de peso 15 a 20% Hct 25 a 29% Hb 8,3 a 9,6 g/dℓ	Perda de peso 20%+ Hct 25% Hb < 8,3 g/dℓ
Vascular periférico	Sem FR; FR não necessita de vasodilatadores	FR que necessita de vasodilatadores	Cicatrizes digitais estelares	Ulcerações na ponta de dedos	Gangrena de dedos
Pele	ECT 0	ECT 1 a 14	ECT 15 a 29	ECT 30 a 39	ECT 40+
Articulação/ tendão	FTP 0 a 0,9 cm	FTP 1,0 a 1,9 cm	FTP 2,0 a 3,9 cm	FTP 4,0 a 4,9 cm	FTP 5,0+ cm
Músculo	Força muscular proximal normal	Fraqueza proximal, leve	Fraqueza proximal, moderada	Fraqueza proximal, grave	Necessária ajuda na deambulação
Trato gastrintestinal	Esofagograma normal; exames do intestino delgado normais	Hipoperistaltismo esofágico distal; exames do intestino delgado anormais	Necessários antibióticos para supercrescimento bacteriano	Síndrome da má absorção; episódios de pseudo-obstrução	Necessária hiperalimentação
Pulmão	CDCO 80%+ CVF 80%+ Sem fibrose na radiografia PSAP < 35 mmHg	CDCO 70 a 79% CVF 70 a 79% Estertores basais; fibrose na radiografia PSAP 35 a 49 mmHg	CDCO 50 a 69% CVF 50 a 69% PSAP 50 a 64 mmHg	CDCO < 50% CVF < 50% PSAP 65+ mmHg	Necessário oxigênio
Coração	ECG normal FE VE 50%+	ECG – defeito na condução FE VE 45 a 49%	ECG – arritmia FE VE 40 a 44%	ECG – arritmia necessitando de terapia FE VE 30 a 40%	ICC FE VE < 30%
Rim	Sem histórico de CRE com creatinina sérica < 1,3 mg/dℓ	Histórico de CRE com creatinina sérica < 1,5 mg/dℓ	Histórico de CRE com creatinina sérica 1,5 a 2,4 mg/dℓ	Histórico de CRE com creatinina sérica 2,5 a 5,0 mg/dℓ	Histórico de CRE com creatinina sérica > 5,0 mg/dℓ ou diálise necessária

*Se dois itens forem incluídos para um grau de gravidade, somente um é necessário para o paciente ser classificado como tendo doença nesse grau de gravidade. Modificada de Medsger TA Jr, Bombardieri S, Czirjak L *et al.* Assessment of disease severity and prognosis. *Clin Exp Rheumatol.* 2003; 21(3 Suppl 29):S51 (Table 1, p S-43). CDCO, capacidade de difusão do monóxido de carbono, percentual previsto; CRE, crise renal esclerodérmica; CVF, capacidade vital forçada, percentual previsto; ECG, eletrocardiograma; ECT, escore cutâneo total; FE VE, fração de ejeção do ventrículo esquerdo; FR, fenômeno de Raynaud; FTP, distância em flexão da ponta da falange distal à palma da mão; Hb, hemoglobina; Hct, hematócrito; ICC, insuficiência cardíaca congestiva; PSAP, pressão sistólica arterial pulmonar por eco-Doppler.

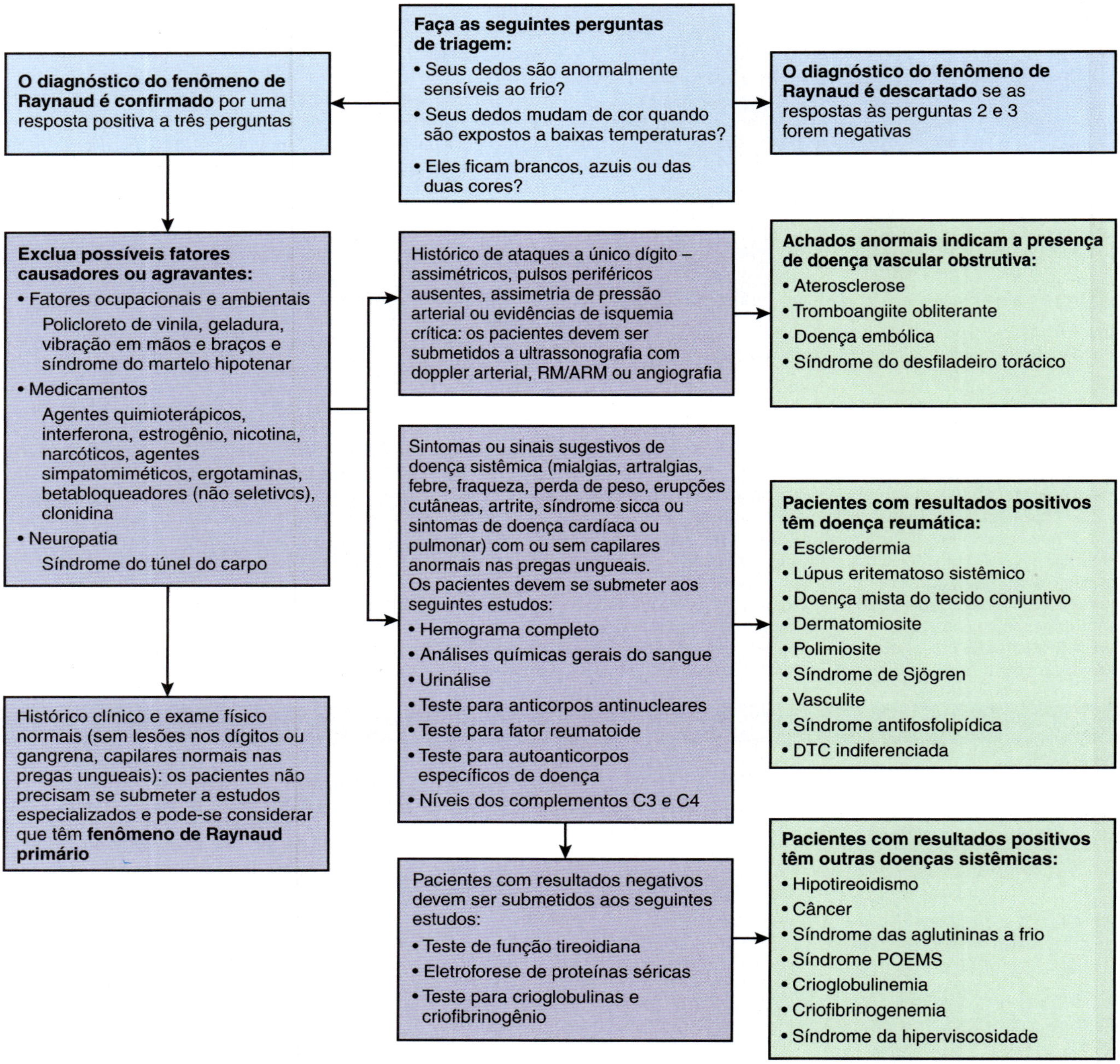

Figura 185.6 Algoritmo de diagnósticos para o fenômeno de Raynaud. DTC, doença do tecido conjuntivo; ARM, angiografia por ressonância magnética; POEMS, polineuropatia, organomegalia, endocrinopatia, gamopatia monoclonal e alterações cutâneas. (De Firestein GS, Budd, RC, Gabriel SE et al. editors. Kelley & Firestein's textbook of rheumatology. 10th ed. Philadelphia: Elsevier; 2016 Figura 84.3.)

(ausência de telangiectasias periungueais). O FR deve ser distinguido da acrocianose e da frieira. A **acrocianose** é uma doença vasoespástica que resulta em descoloração fria, indolor e azulada nas mãos e, às vezes, dos pés, apesar da perfusão tecidual normal. Pode ser exacerbada por medicamentos estimulantes utilizados no tratamento do transtorno de déficit de atenção. A **frieira** é uma condição com alterações de cor episódicas e desenvolvimento de nódulos relacionados com a exposição ao frio intenso e danos em tecidos e vasos induzidos pelo espasmo; tem sido associada ao LES.

DIAGNÓSTICO

O diagnóstico de EJL se baseia na profundidade e distribuição das lesões características. A biopsia é útil para confirmar o diagnóstico. O diagnóstico de EJS requer esclerose/endurecimento da pele proximal, bem como a presença de 2 de 20 critérios secundários (Tabela 185.2).

DIAGNÓSTICO DIFERENCIAL

A condição mais importante a ser diferenciada da esclerodermia juvenil localizada é a esclerodermia juvenil sistêmica. As contraturas e a sinovite da artrite juvenil podem ser diferenciadas das causadas por esclerodermia linear pela ausência de alterações na pele. Outras condições a considerar incluem a doença semelhante à esclerodermia induzida quimicamente, a quiroartropatia diabética, a pseudoesclerodermia e o escleredema. A **pseudoesclerodermia** engloba um grupo de doenças não relacionadas caracterizadas por fibrose cutânea irregular ou difusa sem outras manifestações da esclerodermia. Estão incluídas neste grupo a fenilcetonúria, síndromes de envelhecimento precoce e a fibrose idiopática localizada. O **escleredema** é uma doença autolimitada transitória que acomete crianças e adultos, tem início repentino após uma doença febril (sobretudo infecções por estreptococos) e é caracterizada por lesões esclerodermiformes irregulares no pescoço e ombros e estendendo-se à face, tronco e braços.

ACHADOS LABORATORIAIS

Não existem exames laboratoriais diagnósticos para a esclerodermia localizada ou sistêmica. Embora os resultados do hemograma completo, análise química do soro e urinálise sejam normais, as crianças podem ter uma velocidade de hemossedimentação elevada, eosinofilia ou hipergamaglobulinemia que se normalizam com o tratamento. Elevações das enzimas musculares, particularmente a aldolase, podem ser observadas no envolvimento muscular. Os pacientes com EJS podem ter anemia, leucocitose, eosinofilia e autoanticorpos (ANA, anti-Scl-70). Os exames de imagem delineiam a área afetada e podem ser utilizados para acompanhar a progressão da doença. A ressonância magnética é útil no golpe de sabre e na síndrome de Parry-Romberg (hemiatrofia facial) para determinar o envolvimento orbital ou do SNC. A termografia por infravermelho usa a variação de temperatura entre as áreas de doença ativa e inativa para ajudar a diferenciar a doença ativa dos danos. O papel da ultrassonografia em analisar a atividade das lesões está evoluindo. A TCAR, os TFPs, o ecocardiograma e a manometria são ferramentas úteis para diagnosticar e monitorar o envolvimento visceral na EJS.

TRATAMENTO

O tratamento da esclerodermia varia de acordo com o subtipo e gravidade da doença. A morfeia superficial pode se beneficiar de corticosteroides tópicos ou terapia ultravioleta. Para lesões envolvendo estruturas mais profundas, recomenda-se terapia sistêmica. Uma combinação de *metotrexato* e *corticosteroides* é eficaz no tratamento da **EJL**, impedindo a extensão da lesão e resultando em amolecimento significativo da pele e melhora na amplitude de movimento das articulações afetadas. O plano de tratamento para a EJL inclui (1) metotrexato subcutâneo (SC) semanalmente a 1 mg/kg (dose máxima: 25 mg); (2) metotrexato SC semanalmente (1 mg/kg; máximo: 25 mg) *associado a* 3 meses de doses elevadas de corticosteroides por via intravenosa (IV) (30 mg/kg, máximo 1.000 mg) durante 3 dias consecutivos por mês *ou* corticosteroides semanalmente na mesma dose por 3 meses; ou (3) corticosteroides orais em altas doses diariamente (2 mg/kg/dia, máximo 60 mg) com redução gradual ao longo de 48 semanas. O *micofenolato de mofetila* (MMF) é um agente de segunda linha para a doença recalcitrante. A fisioterapia e a terapia ocupacional são adjuvantes importantes ao tratamento farmacológico. A fasciite eosinofílica muitas vezes responde bem aos corticosteroides e ao metotrexato.

O tratamento para a EJS é direcionado a manifestações específicas da doença. O FR é tratado evitando-se o frio, e as intervenções farmacológicas são reservadas à doença grave. Bloqueadores do canal de cálcio (nifedipino de liberação prolongada 30 a 60 mg/dia, anlodipino 2,5 a 10 mg/dia) são as intervenções farmacológicas mais comuns. Potenciais terapias adicionais para o FR incluem losartana, prazosina, bosentana e sildenafila. Inibidores da enzima de conversão da angiotensina (IECA) (captopril, enalapril) são recomendados para a hipertensão associada à doença renal. O metotrexato ou o MMF pode ser benéfico para manifestações cutâneas. A ciclofosfamida e o MMF são utilizados para tratar a alveolite pulmonar e prevenir a fibrose. Os corticosteroides devem ser usados com cautela na esclerose sistêmica em decorrência de uma associação com crises renais. Os adultos com esclerose sistêmica têm sido tratados com sucesso com doses elevadas de ciclofosfamida, globulina antitimócito e transplante autólogo de células-tronco.

O tratamento do **FR** começa evitando-se estímulos frios, usando aquecedores de mãos e pés e evitando o carregamento de sacolas por suas alças (prejudica a circulação). O nifedipino (10 a 20 mg 3 vezes/dia, dose diária para adultos) reduz, mas não elimina a quantidade e a gravidade dos episódios. Os efeitos colaterais incluem cefaleia, rubor e hipotensão. Nitratos tópicos podem resultar em vasodilatação digital e podem reduzir a gravidade de um episódio.

PROGNÓSTICO

A EJL geralmente é autolimitada, com estágio inflamatório inicial, seguido de um período de estabilização e, após, atenuação ao longo de, média, 3 a 5 anos de doença, embora existam relatos de doença ativa com duração de até 20 anos. A atividade prolongada da doença está associada principalmente aos subtipos linear e profundo. A EJL, sobretudo os subtipos linear e profundo, pode resultar em morbidade significativa, desfiguração e incapacidade, em decorrência das contraturas articulares, atrofia muscular, encurtamento do membro, assimetria facial e hiperpigmentação/hipopigmentação. Foi relatada morte por declínio neurológico progressivo na lesão em golpe de sabre.

A EJS tem um prognóstico mais variável. Embora muitas crianças tenham um curso lento e insidioso, outras apresentam uma forma rapidamente progressiva, com falência de órgão precoce e morte. As manifestações cutâneas supostamente se suavizam anos após o início da doença. Em geral, o prognóstico da EJS é melhor do que a da forma adulta, com taxas de sobrevivência em crianças em 5, 10 e 15 anos de 89%, 80 a 87% e 74 a 87%, respectivamente. A causa de morte mais comum é a insuficiência cardíaca causada por fibrose miocárdica e pulmonar.

A bibliografia está disponível no GEN-io.

Capítulo 186

Doença de Behçet

Seza Özen

A doença de Behçet (DB) é classificada como uma *vasculite primária de vasos variáveis*, com ênfase no envolvimento de vasos de qualquer calibre e tipo (arterial, venoso). A DB também é reconhecida como uma doença autoinflamatória. Foi originalmente descrita por ulcerações orais recorrentes, uveíte e anormalidades na pele, mas seu espectro é muito mais amplo.

EPIDEMIOLOGIA

A DB tem uma alta prevalência em países ao longo da *Rota da Seda*, que se estende do Japão ao Mediterrâneo oriental. É cada vez mais reconhecida entre pessoas de ascendência europeia. A DB tem uma prevalência de 5 a 7 por 100 mil adultos, o que a torna mais frequente do que as outras vasculites, como a poliangiite granulomatosa (doença de Wegener). O aumento no reconhecimento da doença, bem como as imigrações do século XX, pode ter influenciado a elevação de sua prevalência. A prevalência em crianças provavelmente não representa mais do que 10% da dos adultos com DB nos países do Mediterrâneo oriental. Entre as crianças, meninos e meninas são igualmente afetados. Há presença de uma história familiar de DB em aproximadamente 20% dos casos. O surgimento em crianças ocorre dos 8 aos 12 anos de idade. Recém-nascidos de mães afetadas demonstraram sintomas de DB.

ETIOLOGIA E PATOGENIA

A DB é um transtorno poligênico autoinflamatório. A contribuição genética para a DB é evidente por meio da conhecida associação ao HLA-B5101, dos casos familiares, da taxa de recorrência entre irmãos, sobretudo gêmeos, da frequência específica da doença entre pessoas ao longo da Rota da Seda, de evidências de antecipação genética e de análise amplificada do genoma. Os estudos de análise amplificada do genoma dos pacientes com DB turcos e japoneses confirmaram uma importante associação com o HLA-B5101. Outras associações significativas incluem a interleucina (IL)-10 e os genes IL-23R/IL-12Rβ_2. Outros possíveis *loci* de suscetibilidade de um estudo de coorte turco mostram associações no *STAT4* (um fator de transcrição em uma via de sinalização relacionada com citocinas, como IL-12, interferons do tipo I e IL-23), e *ERAP1* (uma aminopeptidase expressa no retículo endoplasmático que atua no processamento de peptídeos no complexo de histocompatibilidade principal de classe I).

A natureza autoinflamatória da doença é sugerida pela sua natureza episódica, pela proeminente ativação do sistema imune inato, pela ausência de autoanticorpos identificáveis e pela associação com o gene *MEFV* (Febre do Mediterrâneo). Um agente infeccioso pode ser responsável por induzir ataques ao sistema imune inato aberrantes no hospedeiro geneticamente predisposto. Uma determinada quantidade de agentes infecciosos tem sido implicada e incluem os estreptococos, herpes-vírus simples tipo 1 e parvovírus B19.

MANIFESTAÇÕES CLÍNICAS E DIAGNÓSTICO

O curso da DB é caracterizado por exacerbações e remissões. Há também heterogeneidade acentuada nas manifestações da doença (Tabela 186.1).

A idade média de ocorrência do primeiro sintoma está entre os 8 e os 12 anos. O sintoma inicial mais frequente é uma **úlcera oral** dolorosa (Figura 186.1). As úlceras orais muitas vezes são recorrentes, podem ser simples ou múltiplas, variando de 2 a 10 mm, e podem ocorrer em qualquer local da cavidade oral. Frequentemente são muito dolorosas. As úlceras orais perduram por 3 a 10 dias e se curam sem deixar cicatrizes. Em contraste, as úlceras genitais se curam e formam cicatrizes. Observam-se cicatrizes genitais em 60 a 85% dos pacientes, normalmente ocorrendo após a puberdade; elas são encontradas nos lábios da vulva, escroto, pênis ou na área anal.

Outra característica chave da DB que tem morbidade significativa é o envolvimento ocular bilateral, encontrado em 30 a 60% dos pacientes pediátricos. Os principais sintomas da **uveíte anterior** são visão borrada, vermelhidão, dor periorbital ou global e fotofobia. Embora frequentemente esteja sob a forma de uma panuveíte, a uveíte anterior pode ser encontrada em mulheres. Em geral, a uveíte é mais comum em homens. A vitreíte e a vasculite da retina são as características mais importantes do envolvimento posterior. As complicações da uveíte incluem a cegueira (rara com tratamento), o glaucoma e a catarata.

Tabela 186.1 Classificação de consenso da doença de Behçet pediátrica.

ITEM	DESCRIÇÃO
Aftose oral recorrente	Pelo menos três ataques/ano
Úlcera ou aftose genital	Tipicamente com cicatrizes
Envolvimento cutâneo	Foliculite necrótica, lesões acneiformes, eritema nodoso
Envolvimento ocular	Uveíte anterior, uveíte posterior, vasculite retiniana
Sinais neurológicos	Com a exceção de cefaleias isoladas
Sinais vasculares	Trombose venosa, trombose arterial, aneurisma arterial

De Koné-Paut I, Shahram F, Darce-Bello M *et al.* for PEDBD group: Consensus classification criteria for paediatric Behçet's disease from a prospective observational cohort: PEDBD. *Ann Rheum Dis.* 2016; 75:958-964.

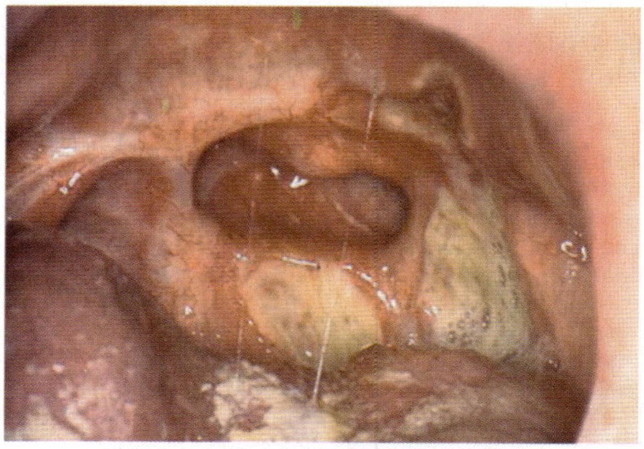

Figura 186.1 Úlcera aftosa em paciente com doença de Behçet. (De Summers SA, Tilakaratne WM, Fortune F, Ashman N. Renal disease and the mouth. Am J Med. 2007; 20:568-573.)

A vasculite retiniana, o descolamento de retina e a neurite retrobulbar (neurite óptica) são as manifestações oculares menos comuns da DB.

As **lesões de pele** da DB variam entre eritema nodoso (observado em aproximadamente 50% dos pacientes), lesões acneiformes papulopustulosas (85%), foliculite, púrpura e úlceras. A **patergia** (observada em 50% dos pacientes) também é uma manifestação da pele associada à DB que consiste em uma reação pustulosa que ocorre 24 a 48 horas após uma punção com agulha estéril ou injeção de solução salina; não é patognomônica da DB.

A **vasculite** da DB envolve tanto artérias e veias, formação de trombos e aneurisma, oclusões, quanto estenoses de artérias de qualquer tamanho. Em crianças, a trombose venosa profunda dos membros inferiores é a vasculite mais frequente. Se a veia hepática estiver trombosada, poderá ocorrer síndrome de Budd-Chiari. Os aneurismas pulmonares são as características mais graves da DB pediátrica, associadas a maior mortalidade. O aneurisma da artéria coronária pode confundir a DB com a doença de Kawasaki. Pode-se observar envolvimento microvascular nos capilares do leito ungueal.

As manifestações do sistema nervoso central (SNC) (aproximadamente 10% dos pacientes) em crianças incluem meningoencefalite (cefaleia, meningismo, pleocitose no líquido cerebrospinal), encefalomielite, pseudotumor cerebral, trombose do seio dural e transtornos psiquiátricos orgânicos (psicose, depressão, demência). A **trombose do seio dural** é a manifestação do SNC mais comum em crianças.

O envolvimento gastrintestinal (GI) (visto em 10 a 30%) se manifesta por dor abdominal, diarreia e úlceras intestinais, na maior parte das vezes na região ileocecal. A DB GI pode ser difícil de distinguir da doença inflamatória intestinal. **Artrite/artralgia** oligoarticular está presente em mais de 50% dos pacientes e pode ser recorrente, mas não é deformante. Outras manifestações raras incluem orquite, vasculite renal, glomerulonefrite ou amiloidose e comprometimento cardíaco.

Os critérios do **International Study Group for Behçet Disease** (ISG) são os mais amplamente utilizados e exigem a presença de úlceras orais (pelo menos três vezes ao ano), juntamente com outros dois critérios maiores, incluindo úlceras genitais, teste de patergia positivo, uveíte e lesões de pele características (Tabela 186.1). Se apenas um dos critérios estiver presente juntamente com as ulcerações orais, aplica-se o termo *doença de Behçet incompleta* ou *parcial*.

Foram sugeridos critérios de classificação para pediatria pelo uso de uma coorte internacional observacional prospectiva. Segundo esse estudo, a DB é diagnosticada quando três dos critérios a seguir estão presentes: aftose oral recorrente, úlceras genitais, envolvimento cutâneo (foliculite necrótica, lesões acneiformes, eritema nodoso), envolvimento ocular, envolvimento neurológico e envolvimento vascular (trombose venosa, trombose arterial, aneurisma arterial). Esses critérios apresentaram resultados melhores do que os critérios do ISG na coorte pediátrica.

Não há exames laboratoriais específicos. Com frequência, os reagentes de fase aguda estão ligeiramente elevados. O diagnóstico se baseia no conjunto de sintomas e na exclusão de outras causas.

TRATAMENTO E PROGNÓSTICO

A *azatioprina* é altamente recomendada para tratar a doença inflamatória ocular. Deve-se considerar o tratamento com antagonistas do fator de necrose tumoral (TNF) e interferona (IFN)-α para doença ocular de difícil tratamento. Para úlceras orais e genitais, recomenda-se tratamento tópico (sucralfato, corticosteroides). Um estudo controlado por placebo demonstrou que o *apremilaste*, inibidor oral da fosfodiesterase-4, é eficaz no tratamento das úlceras orais da doença de Behçet. A *colchicina* é recomendada para o eritema nodoso ou artrite em homens e mulheres e para as úlceras genitais em mulheres. Não há tratamento baseado em evidências para doenças gastrintestinais, mas a talidomida, a sulfassalazina, os corticosteroides, a azatioprina e os anti-TNFs têm sido recomendados. Para doenças do SNC e vasculite, recomendam-se esteroides, azatioprina, ciclofosfamida e IFN-α; na doença do SNC não responsiva, sugerem-se agentes anti-TNF. Não há consenso sobre o benefício do tratamento anticoagulante no manejo da trombose venosa na DB.

Em pacientes sem envolvimento de órgãos principais, a colchicina melhora significativamente as úlceras orais e genitais, as características da pele e a atividade da doença. Em pacientes pediátricos com envolvimento vascular que apresentam trombose venosa, têm sido utilizados esteroides e azatioprina. Em pacientes com envolvimento de artérias pulmonares ou cardíacas, a ciclofosfamida normalmente é usada no início. Os pacientes tratados com fármacos anti-TNF tiveram respostas sustentadas em 90, 89, 100 e 91% dos pacientes com envolvimento refratário mucocutâneo, ocular, gastrintestinal e do SNC, respectivamente.

A mortalidade em crianças com DB é baixa, exceto em casos de aneurismas pulmonares. No entanto, a DB é uma doença crônica associada a morbidade significativa. O diagnóstico precoce e o tratamento eficaz melhoram o desfecho dessa doença.

A bibliografia está disponível no GEN-io.

Capítulo 187
Síndrome de Sjögren

C. Egla Rabinovich

A síndrome de Sjögren é uma doença inflamatória crônica autoimune caracterizada por infiltração progressiva das glândulas exócrinas (principalmente salivar e lacrimal) por linfócitos e células plasmáticas, com potencial de causar manifestações sistêmicas. É rara em crianças e afeta predominantemente mulheres de meia-idade, com sintomas clássicos de olhos secos (**ceratoconjuntivite seca**) e boca seca (**xerostomia**).

EPIDEMIOLOGIA

A síndrome de Sjögren tipicamente se manifesta entre os 35 e os 45 anos de idade, e 90% dos casos ocorre entre as mulheres; contudo, é sub-reconhecida em crianças, já que os sintomas geralmente começam na infância. A média de idade no momento do diagnóstico em crianças é de 9 a 10 anos; 75% são meninas. A doença pode ocorrer como um distúrbio isolado, chamado de síndrome de Sjögren **primária** (**complexo seco**), ou síndrome de Sjögren **secundária**, em associação com outras doenças reumáticas, como o lúpus eritematoso sistêmico (LES), a esclerodermia ou a doença mista do tecido conjuntivo, e, geralmente, precedem em anos a doença autoimune associada.

ETIOLOGIA E PATOGÊNESE

A etiologia da síndrome de Sjögren é complexa e inclui uma predisposição genética e, possivelmente, um gatilho infeccioso. Linfócitos e células plasmáticas infiltram as glândulas salivares, formando focos periductais e periacinares distintos que se tornam confluentes e podem substituir a estrutura epitelial. Vários genes que regulam a apoptose influenciam a cronicidade da infiltração linfocítica.

MANIFESTAÇÕES CLÍNICAS

Foram desenvolvidos critérios internacionais de classificação para o diagnóstico da síndrome de Sjögren em pacientes adultos, mas estes critérios não se aplicam satisfatoriamente às crianças. Embora tenham sido propostos critérios diagnósticos para crianças, eles não foram validados (Tabela 187.1). O aumento recorrente das parótidas e a parotidite são as manifestações mais comuns em crianças (> 70%), ao passo que a **síndrome seca** (boca seca, mucosa dolorida, sensibilidade a alimentos picantes, halitose, cáries dentárias generalizadas) predomina em adultos. Em um estudo transversal de crianças com síndrome de Sjögren, as manifestações incluíam parotidite recorrente (72%), sintomas da síndrome seca (38%), poliartrite (18%), vulvovaginite (12%), hepatite (10%), fenômeno de Raynaud (10%), febre (8%), acidose tubular renal (9%), linfadenopatia (8%) e envolvimento do sistema nervoso central (SNC) (5%).

Queixas de sintomas subjetivos de xerostomia são relativamente raras em casos juvenis, talvez indicando que a síndrome de Sjögren seja uma doença de progressão lenta; porém, observa-se clinicamente um aumento nas cáries dentárias em crianças. Marcadores sorológicos (anticorpos antinucleares [ANAs] e anticorpos contra o Ro [SSA] e SSB [La]) e manifestações articulares são significativamente mais frequentes em adultos. A frequência de anticorpos antinucleares e anticorpos anti-SSA e anti-SSB em crianças corresponde a 78, 75 e 65%, respectivamente, com presença de fator reumatoide em 67% dos casos. Manifestações clínicas adicionais incluem diminuição do olfato, rouquidão, otite média crônica, vasculite leucocitoclástica (púrpura) e doença de órgãos exócrinos internos envolvendo os pulmões (linfocitose intersticial difusa), pâncreas, sistema hepatobiliar, trato gastrintestinal, rins (acidose tubular renal), sistema musculoesquelético (artrite e artralgia), sistema hematológico (citopenias), sistema nervoso periférico (neuropatia sensorial e autonômica) e sistema nervoso central (neurite óptica, mielite transversa, meningoencefalite).

Manifestações não exócrinas da síndrome de Sjögren podem estar relacionadas com doenças inflamatórias vasculares (na pele, músculos e articulações, superfícies serosas e sistemas nervosos central e periférico), doença vascular não inflamatória (fenômeno de Raynaud), doença induzida por mediador (citopenias hematológicas, fadiga e febre) e endocrinopatia autoimune (tireoidite).

Tabela 187.1 Critérios propostos para a síndrome de Sjögren pediátrica.*

I. SINTOMAS CLÍNICOS
1. Orais: parotidite recorrente ou aumento da glândula parótida, boca seca (xerostomia)
2. Oculares: olhos secos (xeroftalmia), conjuntivite recorrente sem etiologia infecciosa ou alérgica óbvia, ceratoconjuntivite seca
3. Em outras mucosas: vaginite recorrente
4. Sistêmicos: febre, artralgias não inflamatórias, paralisia hipopotassêmica, dor abdominal

II. ANORMALIDADES IMUNOLÓGICAS

Presença de pelo menos um dos seguintes anticorpos: anti-SSA, anti-SSB, título elevado de anticorpos antinucleares, fator reumatoide

III. OUTRAS ANORMALIDADES OU INVESTIGAÇÕES
1. Bioquímicas: elevação na amilase sérica
2. Hematológicas: leucopenia, velocidade de hemossedimentação aumentada
3. Imunológicas: hiperimunoglobulinemia policlonal
4. Renais: acidose tubular renal
5. Evidências histológicas de infiltração linfocítica das glândulas salivares ou de outros órgãos (como o fígado)
6. Documentação objetiva de ressecamento ocular (coloração com rosa bengala ou teste de Schirmer)
7. Achados positivos na cintilografia da glândula parótida

IV. Exclusão de todas as outras doenças autoimunes

*O diagnóstico requer ≥ 4 critérios. (De Bartunkova J. Primary Sjögren syndrome in children and adolescents: proposal for diagnostic criteria. *Clin Exp Rheumatol*. 1999;17:381-386.)

DIAGNÓSTICO

A manifestação clínica de **parotidite** recorrente e/ou aumento recorrente da glândula parótida em uma criança ou adolescente é característica e deve fazer com que se suspeite de síndrome de Sjögren. O diagnóstico se baseia em características clínicas apoiadas por uma biopsia das glândulas salivares ou parótidas demonstrando focos de infiltração linfocítica, o atual padrão-ouro para o diagnóstico. Crianças têm maior propensão a glândulas salivares menores normais, mas biopsias das glândulas parótidas anormais. Alterações laboratoriais que apoiam o diagnóstico da doença incluem crioglobulinemia, velocidade de hemossedimentação elevada, hipergamaglobulinemia, fator reumatoide positivo e detecção de anticorpos anti-SSA e SSB. Autoanticorpos anti-β-fodrina, dirigidos contra um produto de clivagem apoptótica da α-fodrina, são marcadores úteis para o diagnóstico de síndrome de Sjögren juvenil. O teste de **Schirmer** detecta produção lacrimal anormal (umedecimento ≤ 5 mm da tira de papel absorvente em 5 min). A **coloração com rosa bengala** detecta células oculares epiteliais conjuntivais e córneas danificadas. Exames de imagem, incluindo ressonância magnética, cintilografia com tecnécio (^{99m}Tc) e sialografia, são úteis na avaliação diagnóstica da síndrome de Sjögren (Figura 187.1).

DIAGNÓSTICO DIFERENCIAL

O diagnóstico diferencial da síndrome de Sjögren em crianças inclui a **parotidite juvenil recorrente**, caracterizada por edema intermitente da parótida unilateralmente que em geral tem duração de apenas alguns dias. Está frequentemente associada a febre e pode remitir com a puberdade. Ao contrário da síndrome de Sjögren, a parotidite juvenil recorrente é encontrada em crianças mais novas (3 a 6 anos de idade), há predomínio do sexo masculino e ausência de infiltrados linfocíticos focais na biopsia. Outras condições do diagnóstico diferencial incluem distúrbios alimentares, parotidite infecciosa (caxumba, infecções estreptocócicas e estafilocócicas, vírus Epstein-Barr, citomegalovírus, HIV, parainfluenza, enterovírus influenza) e trauma local na mucosa bucal. Em casos raros pode haver presença de doença parotídea policística, tumores e sarcoidose, com edema recorrente da parótida. Nessas condições, síndrome sicca, erupções cutâneas, artralgia e anticorpos antinucleares normalmente estão ausentes.

TRATAMENTO

O tratamento sintomático da síndrome de Sjögren inclui uso de lágrimas artificiais, massagem das parótidas, pastilhas orais e líquidos para limitar os efeitos prejudiciais da diminuição das secreções. Corticosteroides, anti-inflamatórios não esteroides e hidroxicloroquina estão entre os agentes mais comumente usados no tratamento, com relatos de utilização de metotrexato e etanercepte para o tratamento da artrite. Agentes imunossupressores mais potentes, como a ciclosporina e a ciclofosfamida, são reservados a distúrbios funcionais graves e às complicações com risco de vida.

COMPLICAÇÕES E PROGNÓSTICO

Os sintomas da síndrome de Sjögren se desenvolvem e progridem lentamente. O fluxo salivar diminuído normalmente permanece constante durante anos. Como a doença monoclonal de linfócitos B se origina principalmente de focos linfocíticos no interior de glândulas salivares ou de parênquima de órgãos internos, existe um risco elevado de linfoma do tecido linfoide associado à mucosa. A síndrome de Sjögren materna pode anteceder a síndrome do lúpus neonatal (ver Capítulo 183.1).

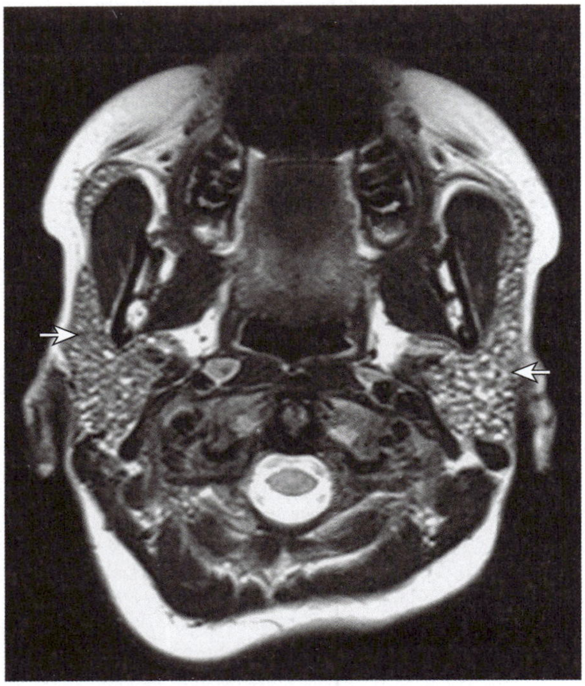

Figura 187.1 Ressonância magnética (RM) ponderada em T2 de criança com síndrome de Sjögren mostrando parotidite (*setas*).

A bibliografia está disponível no GEN-io.

Capítulo 188

Síndromes Febris Periódicas Hereditárias e Outras Doenças Sistêmicas Autoinflamatórias

James W. Verbsky

As síndromes febris periódicas hereditárias são um grupo de doenças monogênicas que se manifestam por crises de febre recorrente e associação de inflamação pleural e/ou peritoneal, artrite e vários tipos de exantemas. Inúmeros distúrbios identificáveis manifestam-se por episódios recorrentes de inflamação, embora a febre pode não ser uma característica comum. Assim, o termo **doenças autoinflamatórias sistêmicas** é usado para incluir todas as doenças que se apresentam com episódios de inflamação aparentemente sem motivo, com ausência de altos títulos de autoanticorpos ou células T antígeno-específicas normalmente observados nas doenças autoimunes. Enquanto as doenças autoimunes são perturbações do sistema imune *adaptativo*, com suas células B e T efetoras, as doenças autoinflamatórias representam, em grande parte, distúrbios do sistema imune *inato* filogeneticamente mais primitivo, mediado por células efetoras mieloides e receptores codificados pela linha germinativa. As doenças autoinflamatórias exibem inflamação persistente ou episódica, caracterizada por uma resposta de fase aguda, com elevação na velocidade de hemossedimentação (VHS), proteína C reativa (PCR) e amiloide sérico A (AA). Em alguns pacientes, os distúrbios autoinflamatórios não tratados, com o passar do tempo, levam à amiloidose AA (ver Capítulo 189).

É importante notar que os distúrbios autoinflamatórios são raros, enquanto a febre na infância causada por enfermidades inócuas é bastante comum. A abordagem de uma criança com febre deve incluir história detalhada, exame físico e testes laboratoriais para descartar outras condições que levam a febre, como distúrbios autoimunes e neoplasias (Tabela 188.1). Se houver evidência de infecções recorrentes com estados febris, deve-se considerar e avaliar uma imunodeficiência. Se os exames forem tranquilizadores, os episódios inflamatórios resolvem-se e a criança está bem, sem apresentar nenhuma outra enfermidade e sem achados físicos incomuns, a observância é frequentemente justificada porque esses episódios tendem a se resolver conforme o sistema imune da criança amadurece.

CLASSIFICAÇÃO DE DOENÇAS AUTOINFLAMATÓRIAS

Devido ao rápido aumento do número de distúrbios autoinflamatórios e sua apresentação clínica variada, pode ser difícil agrupar esses distúrbios de maneira significativa. Alguns distúrbios autoinflamatórios apresentam febres proeminentes e são conhecidos como **síndromes febris periódicas hereditárias**. Essas síndromes envolvem dois

Tabela 188.1 Diagnóstico diferencial da febre periódica.

HEREDITÁRIO
Tabela 188.2

NÃO HEREDITÁRIO

A. Infeccioso
   1. Foco infeccioso oculto (p. ex., fístula aortoentérica, sequestro pulmonar)
   2. Infecção/reinfecção recorrente (p. ex., meningococcemia crônica, imunodeficiência)
   3. Infecção específica (p. ex., doença de Whipple, malária)
B. Transtornos inflamatórios não infecciosos, por exemplo:
   1. Doença de Still de início na idade adulta
   2. Artrite idiopática juvenil de início sistêmico
   3. Febre periódica, estomatite aftosa, faringite e adenite
   4. Síndrome de Schnitzler
   5. Síndrome de Behçet
   6. Doença de Crohn
   7. Sarcoidose
C. Neoplásicos
   1. Linfoma (p. ex., doença de Hodgkin, linfoma angioimunoblástico)
   2. Tumor sólido (p. ex., feocromocitoma, mixoma, carcinoma do cólon)
   3. Distúrbios histiocitários
D. Vasculares (p. ex., embolia pulmonar recorrente)
E. Hipotalâmicos
F. Febre psicogênica periódica
G. Factícios ou fraudulentos

Adaptada de Simon A, van der Meer JWM, Drenth JPH. Familial autoinflammatory syndromes. In: Firestein GS, Budd RC, Gabriel SE *et al.* (Eds.) *Kelley's textbook of rheumatology*. 9th ed. Philadelphia: Saunders; 2012 (Tabela 97.2).

distúrbios com um modo de herança *autossômica recessiva*, a febre familiar do Mediterrâneo (FFM; MIM249100) e a síndrome hiperimunoglobulinemia D (hiper-IgD) com febre periódica (SHID; MIM260920). As síndromes febris periódicas hereditárias com um modo de herança *autossômico dominante* são a síndrome periódica associada ao receptor do fator de necrose tumoral (TNF) (TRAPS; MIM191190) e um espectro de distúrbios conhecidos como síndromes periódicas associadas à criopirina (CAPS) ou criopirinopatias. Da mais leve à mais grave, as CAPS contemplam a síndrome autoinflamatória familiar ao frio (FCAS1; MIM120100), a síndrome de Muckle-Wells (MWS; MIM191100) e a doença inflamatória multissistêmica de início neonatal (NOMID; MIM607115) (também conhecida como síndrome crônica infantil neurológica cutânea e articular ou CINCA) (Tabela 188.2).

Há uma série de outras *doenças autoinflamatórias* mendelianas que podem ou não apresentar febres intensas e não são consideradas síndromes febris periódicas, mas apresentam episódios contínuos ou repetidos de inflamação espontânea com características clínicas singulares. Estas são a síndrome de artrite piogênica com pioderma gangrenoso e acne (**PAPA**; MIM604416); a deficiência do antagonista do receptor de interleucina-1 (IL-1) (**DIRA**; MIM612852); a **síndrome de Blau** (também conhecida como *sarcoidose de início precoce*; MIM186580), causada por mutações em *NOD2*; a autoinflamação com deficiência no anticorpo associado à fosfolipase Cγ2 e desregulação imune (**APLAID**; MIM614878); e a deficiência de adenosina deaminase-2 (**DADA2**). Outros distúrbios são a anemia sideroblástica congênita com imunodeficiência de células B, febres periódicas e déficit no desenvolvimento (**SIFD**) em decorrência de mutações bialélicas do gene *TRNT1* (MIM616084); a autoinflamação com enterocolite infantil causada por mutações no *NLRC4* (**AIFEC**; MIM616060); a síndrome autoinflamatória familiar ao frio tipo 2 causada por mutações em *NLRP12* (**FCAS2**; MIM611762); **CARD14** (MIM607211); e a deficiência no antagonista do receptor de IL-36 (**DITRA**; 614204).

Além dos distúrbios autoinflamatórios prévios, vários distúrbios caracterizam-se pela inadequada *expressão de interferona*, as **interferonopatias**. Os interferons do tipo 1 (p. ex., IFN-α, IFN-β) são citocinas expressas por muitas células em resposta a infecções virais. São distúrbios que resultam na produção espontânea de interferons e manifestações inflamatórias a vasculopatia associada ao STING de início na infância (**SAVI**; MIM615934) e as dermatoses neutrofílicas atípicas crônicas com lipodistrofia e temperatura elevada (**CANDLE**; MIM256040).

Há também diversos distúrbios autoinflamatórios com um modo de herança complexo. Estes são a síndrome de febre periódica com estomatite aftosa, faringite e adenite (**PFAPA**) e a osteomielite multifocal recorrente crônica (**OMCR**; MIM259680). Outros distúrbios de herança genética complexa às vezes considerados autoinflamatórios são a **artrite idiopática juvenil de início sistêmico** (ver Capítulo 180), a **doença de Behçet** (ver Capítulo 186) e a **doença de Crohn** (ver Capítulo 362.2).

Pode ser difícil distinguir um distúrbio autoinflamatório do outro porque suas formas de apresentação podem variar, e muitos exibem similaridades. Alguns distúrbios manifestam padrões febris característicos (Figura 188.1), enquanto outros apresentam achados cutâneos típicos que podem auxiliar no diagnóstico (Tabela 188.3). Outras podem ter achados do exame físico ou envolvimento de órgãos característicos. Alguns desses distúrbios apresentam envolvimento ósseo (Tabela 188.4). Outros achados clínicos também podem ser úteis, como etnia, idade de início, gatilhos, exames laboratoriais e resposta a terapias (Tabela 188.5). Os painéis genéticos estão cada vez mais sendo utilizados para triar a maior parte dos defeitos, senão todos, em um único teste, em vez de uma avaliação genética individual baseada em achados clínicos.

DOENÇAS AUTOINFLAMATÓRIAS COM FEBRES PROEMINENTES OU PERIÓDICAS

As primeiras descrições de distúrbios autoinflamatórios enfocavam doenças genéticas que apresentavam febres acentuadas, as síndromes febris periódicas. Conforme novas doenças autoinflamatórias foram descobertas, ficou claro que vários distúrbios inflamatórios podem ocorrer na ausência de febre.

Febre familiar do Mediterrâneo

A febre familiar do Mediterrâneo (FFM) é uma doença autoinflamatória hereditária recessiva geralmente caracterizada por episódios de febre autolimitados, recorrentes, de curta duração (1 a 3 dias), serosite, artrite monoarticular ou pauciarticular, ou uma erupção erisipeloide, às vezes complicada pela amiloidose AA. A maior parte dos pacientes com FFM manifesta os sintomas na infância, com 90% apresentando a doença antes dos 20 anos de idade. As manifestações clínicas da FFM podem ser febre, serosite com manifestação de dor torácica pleurítica ou grave dor abdominal, artrite e erupções cutâneas. A dor pleural é caracteristicamente unilateral, enquanto a dor abdominal (peritonite estéril) pode ser generalizada ou localizada em um quadrante, de maneira similar ao que ocorre em outras formas de peritonite. A artrite associada à FFM ocorre principalmente nas grandes articulações, pode estar acompanhada por grandes derrames com rico conteúdo neutrofílico e geralmente é não erosiva e não provoca destruição. O achado cutâneo característico consiste em uma lesão eritematosa erisipeloide que recobre o tornozelo e o dorso do pé (Figura 188.2). Outros achados clínicos são dor escrotal causada por inflamação da túnica vaginal testicular, mialgia febril, mialgia induzida por exercício (particularmente comum em crianças) e uma associação a diversas formas de vasculite, como a púrpura de Henoch-Schönlein, em até 5% de pacientes pediátricos. Os episódios de FFM podem ser desencadeados por estresse, menstruação ou infecções. Entre as crises, os pacientes ficam geralmente assintomáticos, mas podem apresentar elevação persistente dos níveis dos marcadores inflamatórios. A frequência de ataque pode variar de semanalmente a 1 a 2 crises por ano. A Tabela 188.6 lista os critérios diagnósticos para FFM.

A FFM é causada por mutações autossômicas recessivas no *MEFV*, um gene que codifica uma proteína de 781 aminoácidos denominada *pirina* (do grego, febre). A pirina é expressa nos granulócitos, monócitos e células dendríticas (DCs) e nos fibroblastos peritoneais, sinoviais e dérmicos. Os cerca de 90 aminoácidos N-terminais da pirina são o protótipo de um motivo (o domínio PIRINA) que medeia interações proteína-proteína e é encontrado em mais de 20 proteínas humanas diferentes que regulam a inflamação e a apoptose. Muitas das mutações associadas à FFM na pirina são encontradas no domínio B30.2 C-terminal da pirina, codificado pelo éxon 10 do gene *MEFV*. Mais de 50 dessas

Tabela 188.2 Distúrbios autoinflamatórios.

DOENÇA	DEFEITO GENÉTICO/ PATOGENIA PRESUMIDA	HEREDITARIEDADE	CÉLULAS AFETADAS	DEFEITOS FUNCIONAIS	CARACTERÍSTICAS ASSOCIADAS
Febre familiar do Mediterrâneo	Mutações do *MEFV* (leva ao ganho de função de pirina, o que resulta em liberação inadequada de IL-1 β)	AR	Granulócitos maduros, monócitos ativados por citocinas	Produção reduzida de pirina possibilita o processamento de IL-1 induzido por ASC e a inflamação posterior de lesão serosa subclínica; apoptose reduzida de macrófagos	Febre recorrente, serosite e inflamação responsiva a colchicina. Predispõe a vasculite e doença inflamatória intestinal
Deficiência de Mevalonato-quinase (síndrome da hiper IgD)	Mutações no *MVK* (leva ao bloqueio da via do mevalonato). Interleucina-1β medeia o fenótipo inflamatório	AR		Afeta a síntese de colesterol; patogenia da doença é obscura	Febre periódica e leucocitose com altos níveis de IgD
Síndrome de Muckle-Wells	Mutações no *NLRP3* (também chamado de *PYPAF1* ou *NALP3*) leva à ativação constitutiva de inflamassoma NLRP3	AD	PMNs, monócitos	Defeito na criopirina, envolvida na apoptose de leucócito e sinalização de NF-κB e processamento de IL-1	Urticária, PANS, amiloidose
Síndrome autoinflamatória familiar ao frio	Mutações de *NLRP3* (ver anteriormente) Mutações de *NLRP12*	AD	PMNs, monócitos	Idem acima	Urticária, não pruriginosa, artrite, calafrios, febre e leucocitose após a exposição ao frio
Doença inflamatória multissistêmica de início neonatal (NOMID) ou síndrome crônica infantil neurológica cutânea e articular (CINCA)	Mutações de *NLRP3* (ver anteriormente)		PMNs, condrócitos	Idem acima	Lesões de início neonatal, meningite crônica e artropatia com febre e inflamação
Síndrome periódica associada ao receptor de TNF (TRAPS)	Mutações de *TNFRSF1A* (que resultam em sinalização inflamatória por TNF aumentado)	AD	PMNs, monócitos	Mutações do receptor de TNF de 55-kDa, levando à retenção intracelular do receptor ou diminuição do receptor de citocina solúvel disponível para ligar ao TNF	Febre recorrente, serosite, erupções e inflamação ocular ou articular
Síndrome da artrite piogênica estéril, pioderma gangrenosa, acne (PAPA)	Mutações de *PSTPIP1* (também chamado de *C2BP1*) (afeta a proteína pirina e a proteína tirosina fosfatase para regular as respostas imunes inata e adaptativa)	AD	Tecidos hematopoéticos, regulados positivamente em células T ativadas	Reorganização desordenada da actina, levando ao comprometimento da sinalização fisiológica durante a resposta inflamatória	Artrite destrutiva, erupção cutânea inflamatória, miosite
Síndrome de Blau	Mutações de *NOD2* (também chamado *CARD15*) (envolvido em diversos processos inflamatórios)	AD	Monócitos	Mutações no sítio de ligação a nucleotídio da CARD15, possivelmente por disruptura da interação com lipopolissacarídeos e sinalização de NF-κB	Uveíte, sinovite granulomatose, campodactilia, erupções e neuropatias craniais, 30% desenvolvem doença de Crohn
Osteomielite multifocal recorrente crônica e anemia diseritropoética congênita (síndrome de Majeed)	Mutações de *LPIN2* (expressão aumentada de genes pro-inflamatórios)	AR	Neutrófilos, células da medula óssea	Indefinido	Osteomielite multifocal recorrente crônica, anemia dependente de transfusão, distúrbios cutâneos inflamatórios
Doença inflamatória intestinal de início precoce	Mutações no *IL-10* (resulta em aumento de muitas citocinas pro-inflamatórias)	AR	Monócito/ macrófago, células T ativadas	Deficiência de IL-10 leva a aumento de TNF-γ e outras citocinas pro-inflamatórias	Enterocolite, fístulas entéricas, abscessos perianais, foliculite crônica
Doença inflamatória intestinal de início precoce	Mutações no *IL-10RA* (ver anteriormente)	AR	Monócito/ macrófago, células T ativadas	Mutação no receptor alfa de IL-10 leva ao aumento de TNF-γ e outras citocinas pro-inflamatórias	Enterocolite, fístulas entéricas, abscessos perianais, foliculite crônica
Doença inflamatória intestinal de início precoce	Mutações no *IL-10RB* (ver anteriormente)	AR	Monócito/ macrófago, células T ativadas	Mutação no receptor beta de IL-10 leva ao aumento de TNF-γ e outras citocinas pro-inflamatórias	Enterocolite, fístulas entéricas, abscessos perianais, foliculite crônica

AD, autossômica dominante; AR, autossômica recessiva; Ig, imunoglobulina; IL, interleucina; NF-κB, fator nuclear-κB; PANS, perda auditiva neurossensorial; PMN, polimorfonucleares neutrófilos; TNF, fator de necrose tumoral. (De Verbsky JW, Routes JR. Recurrent fever, infections, immune disorders, and autoinflammatory diseases. In: Kliegman RM, Lyse PS, Bordini BJ *et al.* editors. Nelson pediatric symptom-based diagnosis. Philadelphia: Elsevier; 2018.)

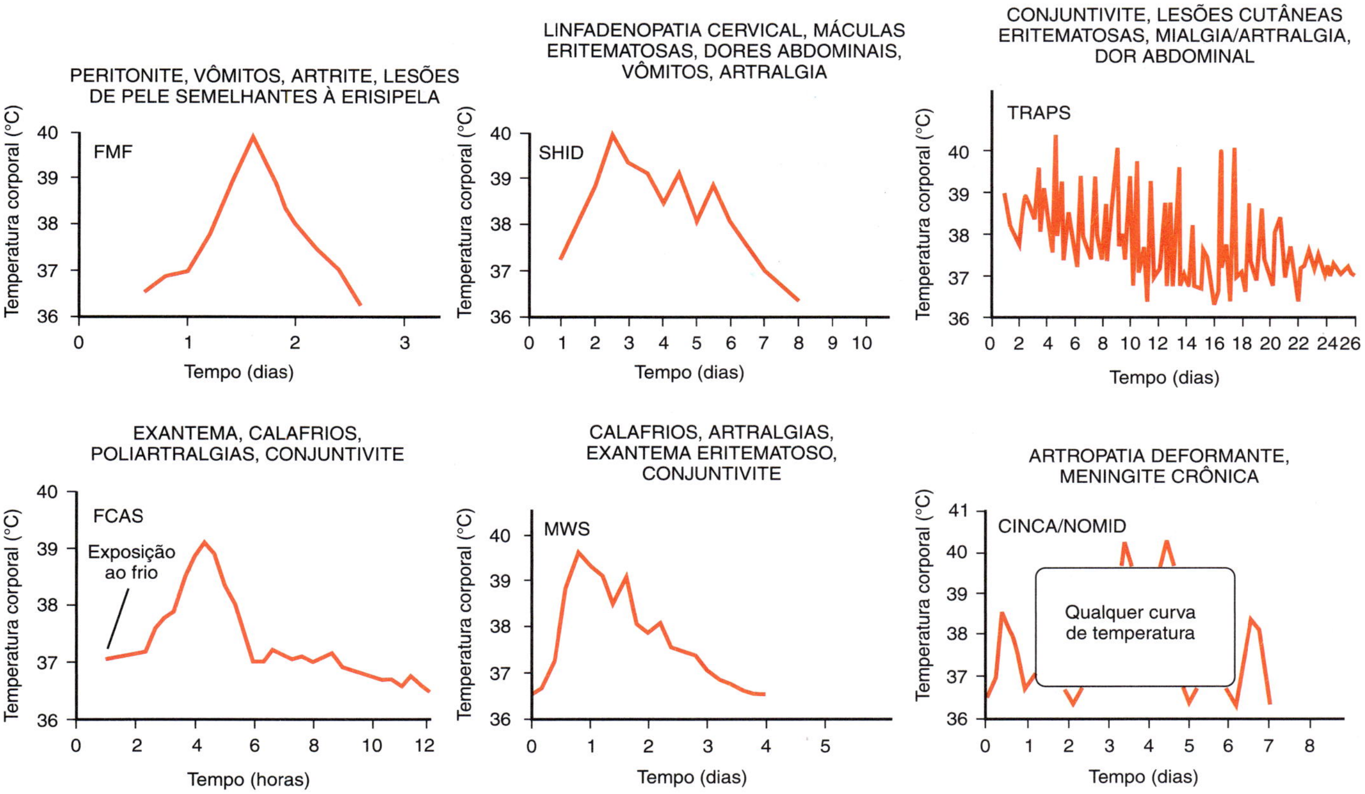

Figura 188.1 **Padrões característicos de temperatura corporal durante as crises inflamatórias nas síndromes autoinflamatórias familiares.** A variabilidade interindividual em cada síndrome é considerável; e, mesmo para um determinado paciente, o padrão de febre pode variar muito de um episódio para outro. Observe as diferentes escalas de tempo nos eixos x. CINCA/NOMID: síndrome crônica infantil neurológica cutânea e articular/doença inflamatória multissistêmica de início neonatal; FCAS, síndrome autoinflamatória familiar ao frio; SHID, síndrome de hiperimunoglobulinemia D; MWS, síndrome de Muckle-Wells; TRAPS, síndrome periódica associada ao receptor do fator de necrose tumoral. (De Simon A, van der Meer JWM, Drenth JPH. Familial autoinflammatory syndromes. In: Firestein GS, Budd RC, Gabriel SE et al. editors. Kelley's textbook of rheumatology. 9th ed., Philadelphia: Saunders; 2012.)

Tabela 188.3 Agrupamento clínico das doenças autoinflamatórias por manifestações cutâneas.

1. Urticária neutrofílica (as criopirinopatias) **Crises de febre recorrente de curta duração (normalmente < 24 h)** • CAPS/FCAS: síndrome autoinflamatória familiar ao frio • CAPS/MWS: síndrome de Muckle-Wells • FCAS2/NLRP12 **Febre baixa contínua** • CAPS/NOMID: doença inflamatória multissistêmica de início neonatal (NOMID)/síndrome crônica infantil neurológica cutânea e articular (CINCA) 2. Lesões cutâneas granulomatosas e crises de febre mínima ou de baixo grau • Síndrome de Blau/sarcoidose de início precoce (artrite granulomatosa pediátrica) 3. Erupções cutâneas pustulosas e febre **Com doença óssea inflamatória** • DIRA: deficiência do antagonista do receptor de interleucina-1 • Síndrome de Majeed	**Com artrite piogênica** • PAPA: síndrome de artrite piogênica, pioderma gangrenoso e acne **Sem envolvimento de outros órgãos** • DITRA: deficiência do antagonista do receptor da interleucina-36 • CAMPS: psoríase mediada pelo CARD14 4. Dermatose neutrofílica atípica com infiltrado semelhante a histiócitos • CANDLE: síndromes autoinflamatórias associadas a proteassoma 5. Livedo reticular, vasculopatia com ulcerações • SAVI; vasculopatia associada a STING, de início infantil 6. Livedo racemoso, vasculite com ulcerações • ADA2; deficiência da adenosina deaminase-2

CAPS, síndromes periódicas associadas a criopirina. (Adaptada de Almeida de Jesus A, Goldbach-Mansky R. Monogenic autoinflammatory diseases: concept and clinical manifestations. *Clin Immunol.* 2013; 147:155-174 [Tabela 1].)

mutações da FFM estão listadas em uma base de dados *on-line* (http://fmf.igh.cnrs.fr/ISSAID/infevers/), quase todas sendo substituições *missense*. A homozigose para a mutação M694V pode estar associada a uma idade precoce de aparecimento, artrite e um maior risco de amiloidose. A substituição da glutamina por ácido glutâmico no resíduo 148 (E148Q) é considerada uma mutação leve ou um polimorfismo funcional na proteína pirina. A frequência de portadores de mutações na FFM entre várias populações mediterrânicas é muito elevada, o que sugere a possibilidade de uma vantagem heterozigótica.

A FFM ocorre principalmente entre os grupos étnicos de ancestralidade mediterrânea, mais frequentemente judeus, turcos, armênios, árabes e italianos. Em decorrência da maior frequência da mutação M694V, a FFM é mais grave e mais facilmente reconhecida na população judaica sefardita (norte da África) do que asquenazi (leste europeu). Com o advento dos testes genéticos, a presença de mutação para FFM foi registrada em todo o mundo, embora com uma frequência inferior da que ocorre na bacia do Mediterrâneo e no Oriente Médio.

Tabela 188.4 Distúrbios ósseos autoinflamatórios.

	OMCR	SÍNDROME DE MAJEED	DIRA	QUERUBISMO	CMO E LÚPUS EM CAMUNDONGOS
Etnia	Em todo o mundo, mas principalmente em europeus	Árabe	Europeus, porto-riquenhos, árabes	Em todo o mundo	Ocorre em várias origens
Febre	Incomum	Comum	Incomum	Não	Não avaliada
Locais de envolvimento ósseo	Metáfises de ossos longos > vértebras, clavícula, esterno, pelve, outros	Semelhante à OMCR	Extremidades anteriores das costelas, metáfises dos ossos longos, vértebras, outros	Mandíbula > maxila Costelas raramente	Vértebras dianteiras > patas dianteiras
Manifestações extraósseas	PPP, psoríase, DII, outros	Anemia diseritropoética, síndrome de Sweet, HEM, déficit de crescimento	Pustulose generalizada, alterações nas unhas, doença pulmonar, vasculite	Linfadenopatia cervical	Dermatite, hematopoese extramedular, esplenomegalia
História familiar de doenças inflamatórias	Psoríase, PPP, artrite, DII, outros	Psoríase em alguns portadores obrigatórios	Nenhuma associação conhecida	Nenhuma associação conhecida	Heterozigotos normais
Herança	Não clara	Autossômica recessiva	Autossômica recessiva	Autossômica dominante; penetrância incompleta	Autossômica recessiva
Gene defeituoso	Desconhecido	*LPIN2*	*IL1RN*	*SH3BP2 >>PTPN11*	*Pstpip2*
Nome da proteína	?	Lipin2	IL-1Ra	SH3BP2	PSTPIP2 (MAYP)
Função da proteína	?	Metabolismo da gordura: (atividade da enzima PAP), ↑ mensagem ao estresse oxidativo, papel na mitose	Antagonista do receptor de IL-1	↑ Resposta das células mieloides ao M-CSF e RANKL, ↑ expressão de TNF-α nos macrófagos	Proliferação de macrófagos, recrutamento de macrófagos aos locais de inflamação, função de citoesqueleto
Anomalias de citocinas	↑ TNF-α sérico	Não testado	↑ IL-1α, IL-1β, MIP-1α, TNF-α, IL-8, IL-6 em monócitos no teste *ex vivo*; pele revela ↑ coloração com IL-17	↑ TNF-α sérico no modelo de camundongo	CMO: ↑ IL-6, MIP-1α, TNF-α, CSF-1, IP-10 séricos Lúpus: ↑ MIP-1α, IL-4, RANTES, TGF-β séricos

CSF, fator estimulador de colônia; DII, doença inflamatória intestinal; DIRA, deficiência do antagonista do receptor de interleucina-1; HEM, hepatosplenomegalia; IL, interleucina; IL-1Ra, antagonista do receptor de interleucina-1; IP-10, proteína-10 induzível por interferona; M-CSF, fator estimulador de colônias de macrófagos; MIP-1α, proteína inflamatória de macrófagos-1α; OMCR, osteomielite multifocal crônica recorrente; PAP, fosfatase fosfatidato; PPP, pustulose palmar-plantar; PSTPIP2, proteína interativa-2 prolina-serina-treonina com fosfatase; RANKL, ligante do receptor do fator nuclear kappa B; RANTES, regulado sob ativação, expresso e secretado por células T normais; SH3BP2, proteína de ligação 2 do domínio SH3; TGF, fator de transformação do crescimento; TNF-α, fator de necrose tumoral-α. (De Ferguson PJ, Laxer RM. Autoinflammatory bone disorders. In: Cassidy JT, Petty RE, Laxer RM *et al.* (Eds.). Textbook of pediatric rheumatology. 6th ed. Philadelphia: Saunders; 2010 [Tabela 44.2].)

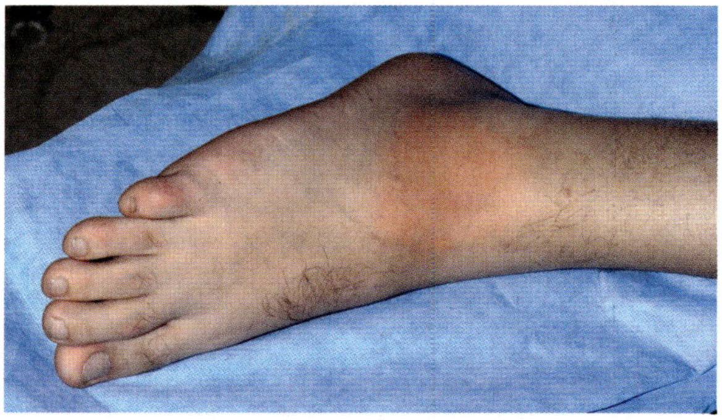

Figura 188.2 Eritema erisipeloide característico associado à febre familiar do Mediterrâneo. Essas erupções cutâneas aparecem durante uma crise e cobrem a região do tornozelo ou do dorso do pé.

Por meio das interações dos domínios PIRINA, a pirina pode ativar a **caspase-1**, a enzima que converte a molécula pro-IL-1β de 31 kDa em uma IL-1β de 17 kDa biologicamente ativa, um importante mediador da febre e da inflamação. As mutações da FFM levam ao ganho de função de ativação da caspase-1 e inflamação dependente da IL-1β, com um efeito da dosagem gênica. Esses resultados podem explicar por que até 30% dos portadores heterozigotos de mutações para FFM apresentam evidências bioquímicas de inflamação.

A colchicina oral profilática diária diminui a frequência, a duração e a intensidade das crises na FFM. Esse regime também evita o desenvolvimento de amiloidose AA sistêmica. A colchicina costuma ser bem tolerada e segura para uso em crianças e os efeitos colaterais mais comuns são a diarreia e outras queixas gastrintestinais (GI). Alguns pacientes desenvolvem intolerância à lactose durante o uso da colchicina. Os efeitos colaterais GI podem ser minimizados ao se iniciar o tratamento em doses baixas (para crianças pequenas, 0,3 mg/dia) e aumentá-las lentamente. Também pode ser observado a elevação das transaminases séricas relacionada com a dose; a supressão da medula óssea raramente é vista nas dosagens prescritas para FFM. Os pacientes pediátricos podem requerer doses de colchicina semelhantes às que são necessárias em adultos (1 a 2 mg/dia), o que reflete o fato de que as crianças metabolizam o fármaco mais rapidamente do que os adultos. Nem sempre é possível encontrar uma dose máxima tolerada de colchicina em que todos os sintomas são suprimidos, mas aproximadamente 90% dos pacientes apresentam uma melhora acentuada nos sintomas relacionados com a doença. Uma pequena porcentagem de pacientes com FFM não é responsiva ou mostra-se intolerante às doses terapêuticas de colchicina. Com base na função da pirina na ativação da IL-1β, um estudo clínico

Tabela 188.5 Indícios que podem auxiliar no diagnóstico das síndromes autoinflamatórias.

IDADE DE INÍCIO	
Ao nascimento	NOMID, DIRA, MWS
Infância e primeiro ano de vida	SHID, FCAS, NLRP12
Criança de 1 a 3 anos	PFAPA
Infância tardia	PAPA
Síndromes autoinflamatórias mais comuns com início na idade adulta	TRAPS, DITRA
Variável (principalmente na infância)	Todos as outras
ETNIA E GEOGRAFIA	
Armênios, turcos, italianos, judeus sefarditas	FFM
Árabes	FFM, DITRA (Tunísia árabe)
Holandeses, franceses, alemães, Europa Ocidental	SHID, MWS, NLRP12
EUA	FCAS
Pode ocorrer em negros (oriundos da África Ocidental)	TRAPS
Oriundos da região oriental do Canadá, Porto Rico	DIRA
Em todo o mundo	Todos as outras
GATILHOS	
Vacinas	SHID
Exposição ao frio	FCAS, NLRP12
Estresse, menstruação	FFM, TRAPS, MWS, PAPA, DITRA
Traumatismo leve	PAPA, MWS, TRAPS, SHID
Exercício	FFM, TRAPS
Gestação	DITRA
Infecções	Todos, especialmente DITRA
DURAÇÃO DA CRISE	
< 24 h	FCAS, FFM
1 a 3 dias	FFM, MWS, DITRA (febre)
3 a 7 dias	SHID, PFAPA
> 7 dias	TRAPS, PAPA
Quase sempre "em crise"	NOMID, DIRA
INTERVALO ENTRE AS CRISES	
3 a 6 semanas	PFAPA, SHID
> 6 semanas	TRAPS
Na maior parte das vezes imprevisível	Todos os outros
Efetivamente periódica	PFAPA, neutropenia cíclica
EXAMES LABORATORIAIS ÚTEIS	
Proteínas de fase aguda devem estar normais entre as crises	PFAPA
Ácido mevalônico urinário na crise	SHID
IgD > 100 mg/dℓ	SHID
Proteinúria (amiloidose)	FFM, TRAPS, MWS, NOMID
RESPOSTA AO TRATAMENTO	
Corticosteroides drásticos	PFAPA
Corticosteroides parciais	TRAPS, FCAS, MWS, NOMID, PAPA*
Colchicina	FFM, PFAPA (30% de eficácia)
Cimetidina	PFAPA (30% de eficácia)
Etanercepte	TRAPS, artrite da FFM
Anti-IL-1 drástico	DIRA (anacinra), FCAS, MWS, NOMID, PFAPA
Anti-IL-1 na maior parte das vezes	TRAPS, FFM
Anti-IL-1 parcial	SHID, PAPA

DIRA, deficiência no antagonista do receptor de interleucina-1; DITRA, deficiência do antagonista do receptor da interleucina-36 (psoríase pustulosa generalizada); FCAS, síndrome autoinflamatória familiar ao frio; FFM, febre familiar do Mediterrâneo; IL, interleucina; MWS, síndrome de Muckle-Wells; NLRP, família de receptores de domínio de oligomerização ligado a nucleotídio, domínio pirina; NOMID, doença inflamatória multissistêmica de início neonatal; PAPA, síndrome de artrite piogênica, pioderma gangrenoso e acne; PFAPA, síndrome de febre periódica com estomatite aftosa, faringite e adenite; SHID, síndrome da hiper-IgD; TRAPS, síndrome periódica associada ao receptor do fator de necrose tumoral. *Para esteroides intra-articulares. (De Hashkes PJ, Toker O. *Autoinflammatory syndromes. Pediatr Clin North Am.* 2012; 59:447-470.)

Tabela 188.6 Critérios diagnósticos para febre do mediterrâneo familiar (FFM).*

CRITÉRIOS PRINCIPAIS

1. Crises típicas† com peritonite (generalizada)
2. Crises típicas com pleurite (unilateral) ou pericardite
3. Crises típicas com monoartrite (quadril, joelho, tornozelo)
4. Crises típicas com febre isolada
5. Crise abdominal incompleta

CRITÉRIOS MENORES

1. Crises incompletas‡ envolvendo dor torácica
2. Crises incompletas envolvendo monoartrite
3. Dor na perna por exercício
4. Resposta favorável à colchicina

*Requerimentos para diagnóstico de FFM são ≥ 1 critério principal ou ≥ 2 critérios menores. †As crises típicas são definidas como recorrentes (≥ 3 do mesmo tipo), febris (≥ 38°C) e curtas (duração entre 12 horas e 3 dias). ‡As crises incompletas são definidas como dolorosas e recorrentes e não preenchem os critérios para uma crise típica. (De Livneh A, Langevitz P, Zemer D *et al.* Criteria for the diagnosis of familial Mediterranean fever. *Arthritis Rheum.* 1997;40:1879-85.)

demonstrou a segurança e a eficácia do *rilonacepte*, um inibidor da IL-1, na FFM. Há relatos de casos da eficácia da *anacinra*, um antagonista do receptor da IL-1 (IL-1R) recombinante.

A **amiloidose** é a complicação mais séria da FFM e, em sua ausência, os pacientes com FFM podem viver uma vida normal. A amiloidose pode se desenvolver quando a AA sérica, uma proteína de fase aguda encontrada em níveis extremamente elevados no sangue durante as crises de FFM, é clivada para produzir um fragmento de 76 aminoácidos que se configura erroneamente e se deposita ectopicamente, mais comumente em rins, trato GI, baço, pulmões, testículos, tireoide e glândulas adrenais. Raramente, pode-se desenvolver amiloidose cardíaca. A macroglossia e a neuropatia amiloide geralmente não são observadas na amiloidose da FFM. O sinal clínico mais comum da amiloidose AA é a proteinúria. O diagnóstico costuma ser confirmado por biopsia retal ou renal. Há um pequeno número de relatos de casos, a maior parte proveniente do Oriente Médio, em que a amiloidose pode efetivamente preceder crises evidentes de FFM, presumivelmente por causa da inflamação subclínica. Os fatores de risco para o desenvolvimento de amiloidose na FFM são homozigose para a mutação M694V no gene *MEFV*, polimorfismos do gene do AA sérico (que codifica a AA), abandono do tratamento com colchicina, sexo masculino e história familiar positiva de amiloide AA. Por motivos não claros, o país de origem também é um importante fator de risco para a amiloidose na FFM; pacientes provenientes do Oriente Médio têm um risco muito maior do que pacientes genotipicamente idênticos que cresceram no Ocidente. A supressão agressiva ao longo de toda a vida das proteínas de fase aguda deve ser o objetivo em pacientes com amiloidose na FFM; há casos registrados que mostram que isso pode resultar em reabsorção dos depósitos amiloides. A história natural da amiloidose não tratada na FFM é a progressão inexorável para insuficiência renal, frequentemente em 3 a 5 anos.

Síndrome da hiperimunoglobulinemia D com febre periódica

A síndrome da hiperimunoglobulinemia D com febre periódica (SHID), também conhecida como **deficiência da mevalonato quinase**, foi inicialmente descrita em uma coorte de pacientes holandeses e ocorre, sobretudo, em indivíduos de ascendência do norte da Europa. A SHID é herdada recessivamente e causada por mutações no *MVK*, um gene que codifica a mevalonato quinase (MK). As características clínicas da SHID geralmente aparecem nos primeiros 6 meses de vida. As crises febris duram entre 3 e 7 dias, com dor abdominal que muitas vezes é acompanhada de diarreia, náuseas e vômitos. Outras manifestações clínicas são linfadenopatia cervical, erupções cutâneas maculares difusas, úlceras aftosas, cefaleias e esplenomegalia ocasional (Figuras 188.3 a 188.5). Artrite ou artralgia pode estar presente em um padrão oligoarticular ou poliarticular. Também têm sido relatadas doença semelhante à doença inflamatória e apresentação semelhante à doença de Kawasaki. Muitas vezes, as crises são precipitadas por doenças intercorrentes, imunizações e cirurgias. As famílias frequentemente relatam crises por volta de datas de aniversários, feriados e férias em família. Os sintomas de SHID podem persistir por anos, mas tendem a se tornar menos proeminentes na vida adulta. Pacientes com SHID geralmente têm uma expectativa de vida normal. Ao contrário da FFM e de TRAPS, a incidência de amiloidose AA é bastante baixa. A deficiência completa de MK resulta em acidúria mevalônica, que se apresenta como déficit intelectual grave, ataxia, miopatia, catarata e atraso do crescimento ponderoestatural (Capítulo 103)

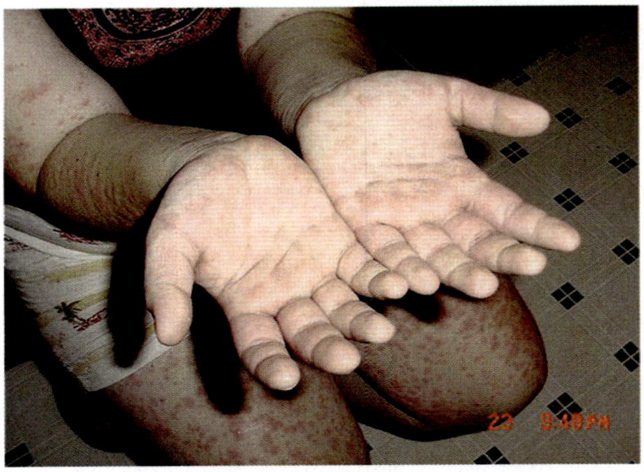

Figura 188.3 **Erupção polimórfica das mãos, braços e pernas de um paciente com síndrome de hiperimunoglobulinemia D (SHID).** (De Takada K, Aksentijevich I, Mahadevan V et al. Favorable preliminary experience with etanercept in two patients with the hyperimmunoglobulinemia D and periodic fever syndrome. Arthritis Rheum. 2003;48:2646.)

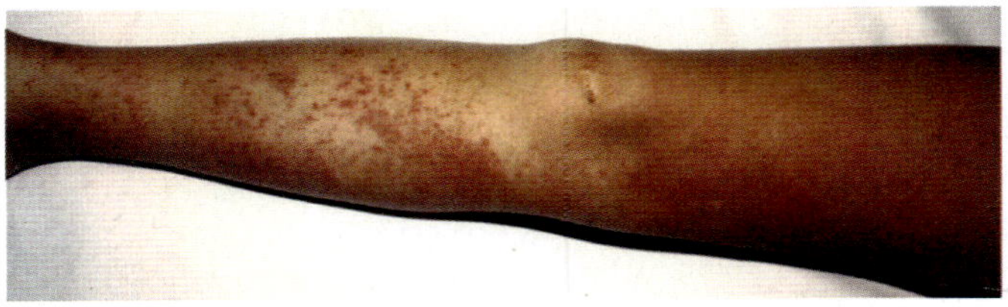

Figura 188.4 **Petéquias na perna de um paciente com síndrome de hiperimunoglobulinemia D durante uma crise febril.** (De Simon A, van der Meer JWM, Drenth JPH. Familial autoinflammatory syndromes. In: Firestein GS, Budd RC, Gabriel SE et al. editors. Kelley's textbook of rheumatology. 9th ed. Philadelphia: Saunders; 2012.)

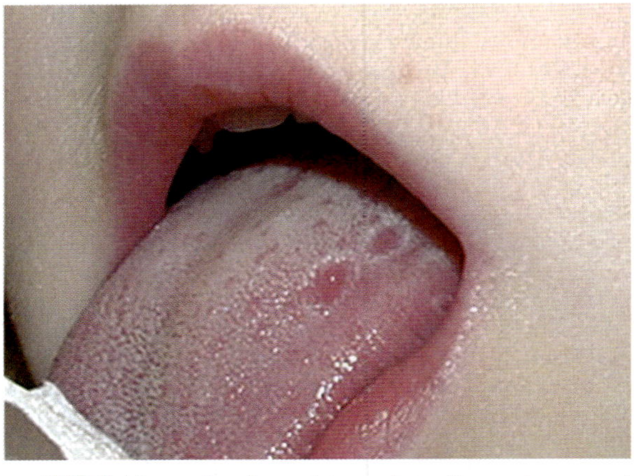

Figura 188.5 **Ulceração aftosa detectada na língua de um paciente com síndrome de hiperimunoglobulinemia D.** (Cortesia do Dr. K. Antila, North Carelian Central Hospital, Joensuu, Finland; de Simon A, van der Meer JWM, Drenth JPH. Familial autoinflammatory syndromes. In: Firestein GS, Budd RC, Gabriel SE et al. editors. Kelley's textbook of rheumatology. 9th ed. Philadelphia: Saunders; 2012.)

A MK é expressa em vários tecidos e catalisa a conversão do ácido mevalônico em ácido 5-fosfomevalônico na biossíntese do colesterol e de isoprenoides não esterois. Os pacientes com mutações associadas à SHID apresentam atividade enzimática da MK acentuadamente reduzida, mas não ausente. Em geral, os indivíduos com SHID apresentam níveis séricos de colesterol baixos a normais, mas a deficiência de isoprenoides pode causar aumento na produção de IL-1β pela ativação aberrante da pequena guanosina trifosfatase Rac1. A elevação na temperatura pode exacerbar ainda mais esse processo pela inibição mais completa da atividade da MK, levando a uma possível alça de retroalimentação positiva.

O diagnóstico de SHID pode ser confirmado pela presença de duas mutações no *MVK* (cerca de 10% dos pacientes com doença aparentemente típica tem apenas uma única mutação identificável) ou níveis elevados de mevalonato na urina durante as crises agudas. As mutações associadas à SHID estão distribuídas ao longo da proteína MK, mas as duas mutações mais comuns são a substituição da isoleucina por valina no resíduo 377 (V377I), uma variante bastante comum na população holandesa, e a substituição da treonina por isoleucina no resíduo 268 (I268T). A elevação epônima nos níveis séricos de IgD não é universalmente presente, sobretudo em crianças pequenas; os níveis de IgA também podem estar elevados. Por outro lado, os níveis séricos de IgD podem estar aumentados em outras doenças autoinflamatórias, bem como em algumas infecções crônicas. Durante as crises, a leucocitose e os níveis séricos aumentados de proteínas de fase aguda e de citocinas pró-inflamatórias estão frequentemente presentes. A Tabela 188.7 lista os critérios diagnósticos para SHID.

Os padrões para o tratamento da SHID estão evoluindo. Bem poucos pacientes respondem à colchicina e a doença mais branda podem responder a anti-inflamatórios não esteroides (AINEs). Os corticosteroides são de utilidade limitada. Há pequenos estudos clínicos realizados com etanercepte e anacinra, intermitente ou diariamente, na SHID com resultados promissores.

Síndrome periódica associada ao receptor do fator de necrose tumoral

A TRAPS caracteriza-se por febres recorrentes e inflamação localizada e é herdada de modo autossômico dominante. A TRAPS apresenta uma série de características clínicas e imunológicas distintas. A TRAPS foi reconhecida pela primeira vez em pacientes de ascendência irlandesa e chamada de *febre hiberniana familiar* para contrastar com a FFM, mas a nomenclatura atual foi proposta quando se descobriram as mutações no *TNFRSF1A* não apenas em famílias de origem irlandesa, mas em famílias de uma grande variedade de origens étnicas. O *TNFRSF1A* codifica o receptor de 55 kDa (chamado p55, TNFR1 ou CD120a) para

Tabela 188.7	Indicadores diagnósticos da síndrome de hiper-IgD.
NO MOMENTO DAS CRISES	
1.	Velocidade de hemossedimentação e leucocitose
2.	Início abrupto da febre (≥ 38,5°C)
3.	Crises recorrentes
4.	Linfadenopatia (especialmente cervical)
5.	Angústia abdominal (p. ex., vômitos, diarreia, dor)
6.	Manifestações cutâneas (p. ex., máculas eritematosas e pápulas)
7.	Artralgias e artrite
8.	Esplenomegalia
CONSTANTEMENTE PRESENTE	
1.	IgD elevada (acima do limite superior normal) determinada em duas ocasiões com, no mínimo, 1 mês de intervalo*
2.	IgA elevada (≥ 2,6 g/ℓ)
CARACTERÍSTICAS ESPECÍFICAS	
1.	Mutações no gene da mevalonato quinase
2.	Atividade reduzida da enzima mevalonato quinase

*Concentrações séricas extremamente altas de IgD são características, mas não obrigatórias. (De Firestein GS, Budd RC, Gabriel SE *et al.* (Eds.) *Kelly & Firestein's textbook of rheumatology.* 10th ed. Philadelphia, 2016, Elsevier [Tabela 97.4, p. 1674].)

o TNF-α, amplamente expresso em vários tipos de células. Um segundo receptor de 75 kDa é amplamente restrito a leucócitos.

Os pacientes com TRAPS normalmente manifestam a doença na primeira década de vida, com crises que podem ocorrer com frequência variável, mas a duração muitas vezes é substancialmente maior quando comparadas com as crises de FFM ou de SHID. Os episódios febris de TRAPS duram pelo menos 3 dias e podem persistir por semanas. Pode haver envolvimento pleural e peritoneal. Às vezes, os pacientes manifestam sinais de abdome agudo; na exploração, esses pacientes apresentam *peritonite estéril*, eventualmente com aderências de episódios anteriores. Os pacientes também podem ter náuseas e frequentemente relatam constipação intestinal no início das crises, que evolui para diarreia por fim. Os sinais oculares são edema periorbital e conjuntivite. Os pacientes com TRAPS também podem experimentar mialgia grave e, nos exames de imagem, os grupos musculares podem ter áreas focais de edema. Há diversas erupções cutâneas que podem ser encontradas nos pacientes com TRAPS, porém a mais comum é uma erupção eritematosa macular que apresenta infiltrados perivasculares superficiais e profundos de células mononucleares na biopsia. Os pacientes frequentemente relatam que a erupção migra distalmente em um membro durante seu curso com uma mialgia subjacente e pode se assemelhar à celulite. Outras erupções são manchas eritematosas circulares, bem como uma erupção serpiginosa (Figura 188.6). Aproximadamente 10 a 15% dos pacientes com TRAPS podem desenvolver amiloidose AA. A presença de mutações cisteínicas e uma história familiar positiva são fatores de risco para essa complicação. Caso não se desenvolva amiloidose, os pacientes com TRAPS têm uma expectativa de vida normal. A Tabela 188.8 lista os critérios diagnósticos.

Quase todas as mutações associadas à TRAPS estão no domínio extracelular da proteína TNFR1, com cerca de um terço envolvendo a substituição de outro aminoácido por resíduos altamente conservados de cisteína, interrompendo as pontes dissulfeto e levando à configuração incorreta das proteínas. Diversas outras mutações missense não envolvendo resíduos de cisteína mostraram um efeito similar sobre o enovelamento de proteínas TNFR1. A TNFR1 com enovelamento incorreto forma agregados intracelularmente e leva à sinalização constitutiva por meio de proteínas quinases ativadas por mitógenos ou do fator de transcrição nuclear (NF)-κB, o que resulta na liberação de citocinas pró-inflamatórias, como a IL-6, a IL-1β e a TNF-α. A substituição de arginina por glutamina no resíduo 92 (R92Q) e a de leucina por prolina no resíduo 46 (P46L) são encontradas em mais de 1% das populações branca e afrodescendente, respectivamente. Essas variantes não levam às mesmas anormalidades bioquímicas ou de sinalização encontradas nas mutações para TRAPS mais graves e, como com a E148Q na FFM, há um debate sobre se trata de mutações leves ou de polimorfismos funcionais.

A colchicina geralmente não é eficaz na TRAPS. Para a doença relativamente leve, os AINEs podem ser suficientes. Para a doença mais grave com crises pouco frequentes, os corticosteroides no momento de uma crise podem ser eficazes, mas não é incomum que a necessidade de esteroides aumente ao longo do tempo. O etanercepte muitas vezes é eficaz na redução da gravidade e da frequência das crises, mas o acompanhamento longitudinal dos pacientes com TRAPS tratados com etanercepte indica perda de eficácia com o tempo. É importante notar que o tratamento da TRAPS com anticorpos monoclonais anti-TNF-α, às vezes, leva a um agravamento paradoxal da doença. As respostas clínicas com anacinra, canakinumabe, um anticorpo monoclonal anti-IL-1β, e tocilizumabe, um anticorpo monoclonal anti-IL-6, têm sido favoráveis em pacientes com TRAPS.

Tabela 188.8 Indicadores diagnósticos da síndrome periódica associada ao receptor do fator de necrose tumoral (TRAPS).

1. Episódios recorrentes de sintomas inflamatórios com duração superior a 6 meses (muitos sintomas geralmente ocorrem simultaneamente)
   a. Febre
   b. Dor abdominal
   c. Mialgia (migratória)
   d. Erupções (a lesão macular eritematosa ocorre com a mialgia)
   e. Conjuntivite ou edema periorbital
   f. Dor torácica
   g. Artralgia ou sinovite monoarticular
2. Episódios duram mais de 5 dias, em média (embora variável)
3. Responsivo a glicocorticoides, mas não a colchicina
4. Membros da família afetados em um padrão autossômico dominante (embora possa não estar sempre presente)
5. Qualquer etnicidade pode ser afetada

De Hull KM, Drewe E, Aksentijevich I *et al.* The TNF receptor-associated periodic syndrome (TRAPS): emerging concepts of an autoinflammatory disorder. *Medicine (Baltimore)*. 2002;81:349-368.

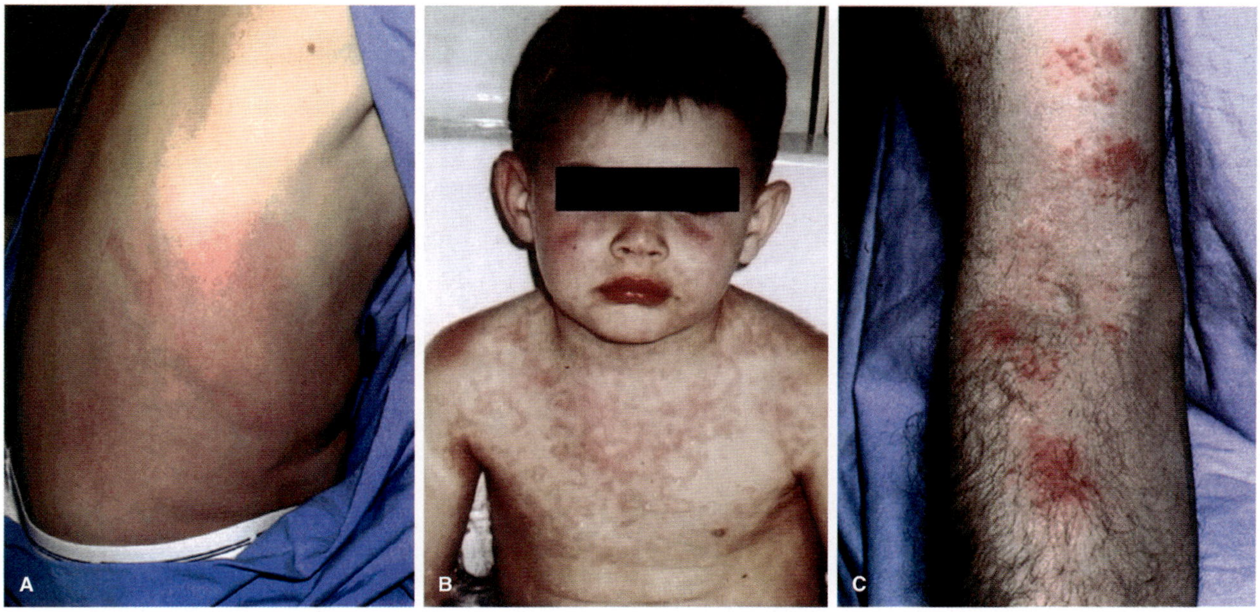

Figura 188.6 Manifestações cutâneas da síndrome periódica associada ao receptor do fator de necrose tumoral. **A.** Flanco direito de um paciente com a mutação T50 M. **B.** Exantema serpiginoso envolvendo a face, o pescoço, o tronco e os membros superiores de uma criança com a mutação C30S. **C.** Exantema macular eritematoso com crostas na superfície flexora do braço direito de um paciente com a mutação T50 M. (De Hull KM, Drewe, Aksentijevich I et al. The TNF receptor-associated periodic syndrome [TRAPS]: emerging concepts of an autoinflammatory syndrome. Medicine (Baltimore). 2002;81:349-368.)

Síndromes febris periódicas associadas a criopirina

A CAPS representa um espectro de distúrbios clínicos, como a **síndrome autoinflamatória familiar ao frio** (FCAS), a **síndrome de Muckle-Wells** (MWS) e o **distúrbio inflamatório multissistêmico de início neonatal** (NOMID). Embora tenham sido definidos três diagnósticos clínicos separados, deve-se enfatizar que as **criopirinopatias** efetivamente representam um *continuum* de gravidade da doença. Tal espectro de doença é causado por mutações na *NLRP3* (anteriormente conhecida como *CIAS1*), que codifica uma proteína chamada criopirina. Mais de 100 mutações no gene *NLRP3* associadas a doenças já foram enumeradas no banco de dados digital *Infevers*. Avanços técnicos de sequenciamento NGS também possibilitam a identificação de indivíduos sintomáticos com mosaicismo somático no *NLRP3*.

A NLRP3 é uma proteína contendo domínio PIRINA fortemente expressa nas células mieloides e, em menor grau, em outros tecidos. É parte de um complexo macromolecular chamado de *inflamassoma NLRP3*, que ativa a pró-IL-1β em sua forma madura em resposta a vários padrões moleculares associados a riscos endógenos e padrões moleculares associados a patógenos. Os pacientes com criopirinopatias têm *mutações de ganho de função* na *NLRP3* que resultam em ativação constitutiva ou de fácil acionamento do inflamassoma NLRP3.

As criopirinopatias caracterizam-se por febres recorrentes e erupções cutâneas semelhantes a urticária que se desenvolvem precocemente na infância (Figura 188.7).

O exame histopatológico revela um infiltrado perivascular neutrofílico sem mastócitos ou degranulação dos mastócitos, observados na urticária verdadeira. Nos pacientes com FCAS, as crises febris geralmente começam 1 a 3 horas após a exposição ao frio generalizado. Os pacientes com FCAS também experimentam poliartralgia de mãos, joelhos e tornozelos e também podem desenvolver conjuntivite durante as crises. Os episódios de FCAS são autolimitados e geralmente desaparecem dentro de 24 horas. A amiloidose AA raramente ocorre na FCAS. A Tabela 188.9 lista os critérios diagnósticos para FCAS.

Ao contrário da FCAS, os episódios febris da MWS não são induzidos pelo frio, mas se caracterizam pela mesma urticária observada na FCAS (Figura 188.8). Muitos pacientes com MWS também desenvolvem perda auditiva neurossensorial progressiva; sem tratamento, aproximadamente 30% dos pacientes com MWS desenvolvem amiloidose AA. Os pacientes com NOMID manifestam no período neonatal uma lesão urticariforme e difusa, febre diária e características dismórficas (Figura 188.9). Deformidades articulares significativas, sobretudo dos joelhos, podem se desenvolver por causa do supercrescimento ósseo das epífises dos ossos longos (Figura 188.10). Os pacientes com NOMID também desenvolvem meningite asséptica crônica, o que leva a aumento na pressão intracraniana, edema do disco óptico, deficiência visual, perda auditiva neurossensorial progressiva e deficiência intelectual (Figura 188.11).

A terapia-alvo com anacinra (antagonista do receptor de IL-1 recombinante) *mudou a vida dos pacientes com NOMID*, não só por controlar a febre e o exantema, mas também pela prevenção de danos a órgãos-alvo. Anacinra, rilonocepte e canaquinumabe são eficazes tanto na FCAS quanto na MWS e foram aprovados pela *Food and Drug Administration* (FDA) dos EUA para ambas as condições. O bloqueio agressivo da IL-1 resultou na atenuação da amiloidose nas criopirinopatias.

Tabela 188.9 Critérios diagnósticos para a síndrome autoinflamatória familiar ao frio (FCAS).

1. Episódios intermitentes recorrente da febre e da erupção cutânea que se seguem principalmente a exposições generalizadas ao frio
2. Padrão autossômico dominante de herança da doença
3. Idade de início inferior a 6 meses
4. Duração da maior parte das crises inferior a 24 h
5. Presença de conjuntivite associada a crises
6. Ausência de surdez, edema periorbital, linfadenopatia e serosite

De Hoffman HM, Wanderer AA, Broide DH. Familial cold autoinflammatory syndrome: phenotype and genotype of an autosomal dominant periodic fever. *J Allergy Clin Immunol*. 2001;108:615-620.

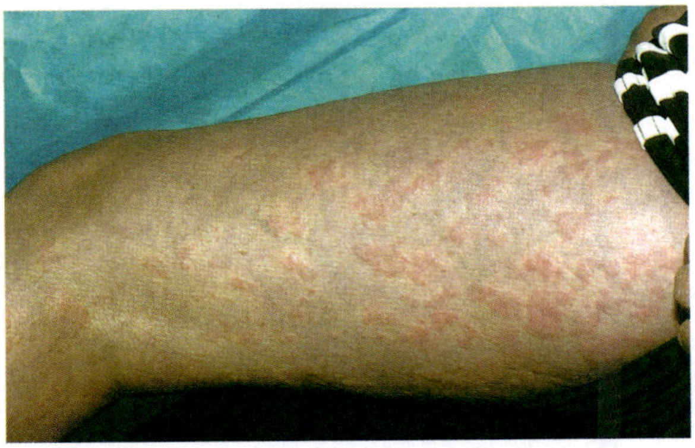

Figura 188.8 Erupções cutâneas urticariformes em uma paciente com síndrome de Muckle-Wells. (Cortesia do Dr. D. L. Kastner, National Institutes of Health, Bethesda, Maryland; de Simon A, van der Meer JWM, Drenth JPH. Familial autoinflammatory syndromes. In: Firestein GS, Budd RC, Gabriel SE et al. editors. *Kelley's textbook of rheumatology*. 9th ed. Philadelphia: Saunders; 2012.)

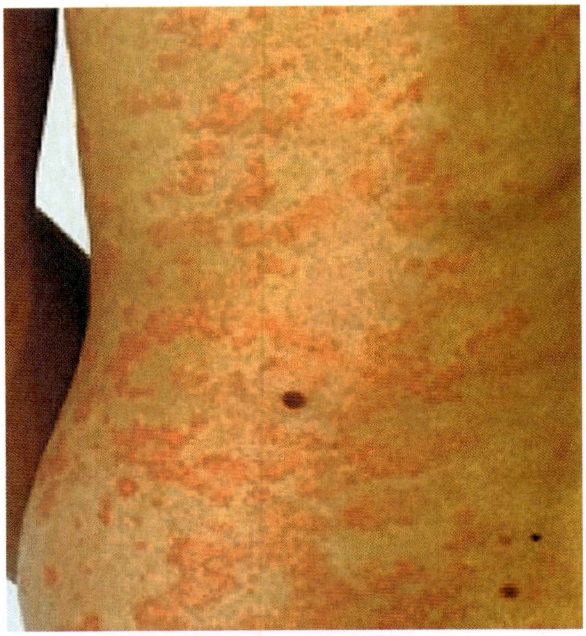

Figura 188.7 Erupções cutâneas similares à urticária. Manifestações clínicas inflamatórias e danos em órgãos nas doenças mediadas pela IL-1; na doença inflamatória multissistêmica de início neonatal (NOMID), que é uma forma grave de síndrome periódica associada à criopirina (CAPS); e na deficiência no antagonista do receptor de IL-1 (DIRA). Essas erupções não são verdadeiramente urticariformes e ocorrem por causa dos infiltrados neutrofílicos na pele. (De Jesus AA, Goldbach-Mansky R. IL-1 blockade in autoinflammatory syndromes. Annu Rev Med. 2014;65:223-244.)

OUTRAS DOENÇAS AUTOINFLAMATÓRIAS MENDELIANAS

Síndrome da artrite piogênica com pioderma gangrenoso e acne

A síndrome PAPA é um distúrbio autossômico dominante raro causado por mutações no *PSTPIP1*, um gene que codifica a proteína de interação com a fosfatase prolina-serina-treonina (PSTPIP)-1 do citoesqueleto. A proteína PSTPIP1 interage com diversas moléculas imunologicamente importantes, como a CD2, a proteína da síndrome de Wiskott-Aldrich (WASP) e a pirina. As mutações *PSTPIP1* associadas à PAPA aumentam acentuadamente sua afinidade pela pirina e provocam elevação na produção de IL-1β.

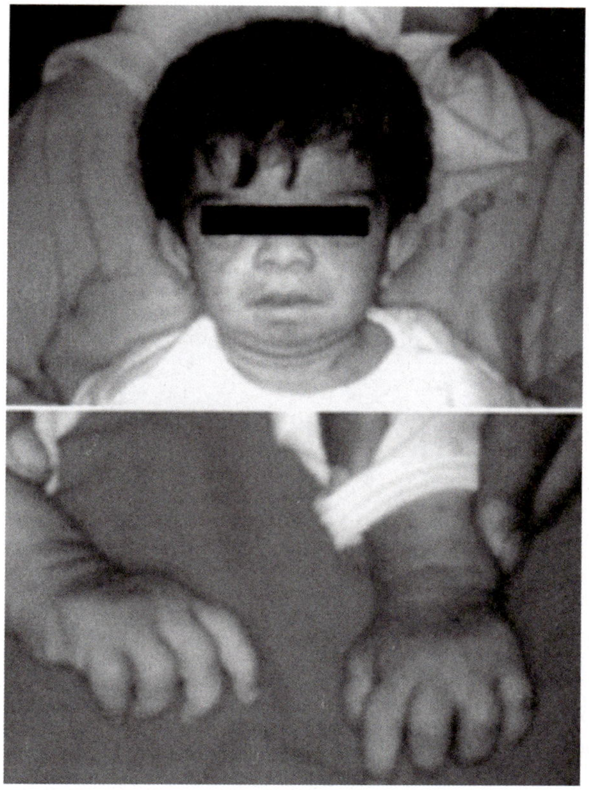

Figura 188.9 Menina de 3 anos com NOMID/CINCA. Observe as mãos acentuadamente deformadas, além de erupções cutâneas, bossa frontal e cabeça grande. (De Padeh S. Periodic fever syndromes. *Pediatr Clin North Am.* 2005;52:577-560.)

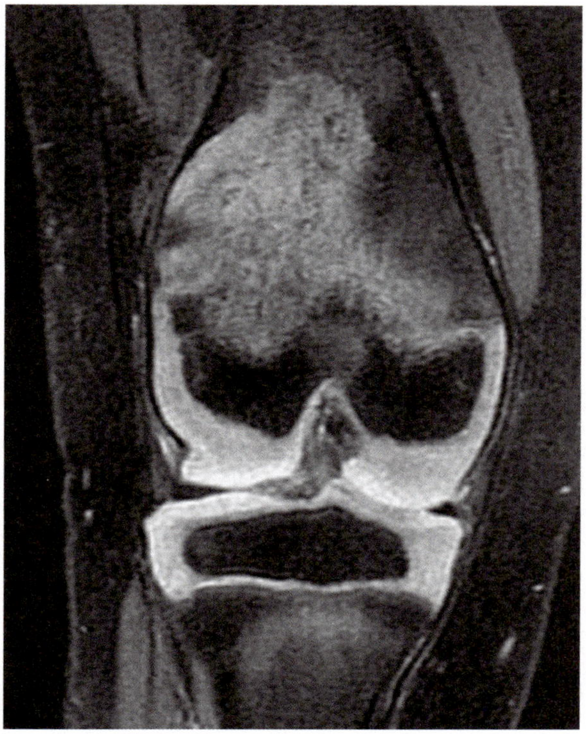

Figura 188.10 Crescimento excessivo do osso metafisário. Manifestações clínicas inflamatórias e danos aos órgãos nas doenças mediadas pela IL-1; na NOMID, que é a forma grave de CAPS; e DIRA. (De Jesus AA, Goldbach-Mansky R. IL-1 blockade in autoinflammatory syndromes. *Annu Rev Med.* 2014;65:223-244.)

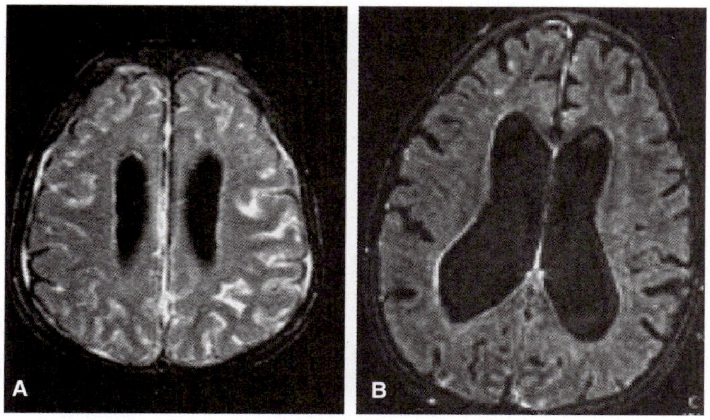

Figura 188.11 **A.** Realce leptomeníngeo. **B.** Hidrocefalia e atrofia cerebral. Manifestações clínicas inflamatórias e danos a órgãos nas doenças mediadas pela IL-1; na NOMID (forma grave de CAPS); e DIRA. (De Jesus AA, Goldbach-Mansky R: IL-1 blockade in autoinflammatory syndromes. *Annu Rev Med.* 2014;65:223-244.)

As manifestações clínicas da síndrome PAPA iniciam-se na primeira infância com episódios recorrentes de artrite piogênica estéril que levam a erosões e destruição articular e parecem se desenvolver espontaneamente ou após um traumatismo leve. A febre não é a característica predominante. As manifestações cutâneas tendem a se desenvolver na adolescência, no momento em que os pacientes são propensos a desenvolver acne cística grave. Além disso, os pacientes com PAPA comumente desenvolvem lesões ulceradas de pioderma gangrenoso (Figura 188.12), e alguns desenvolvem reações de patergia.

O tratamento da síndrome PAPA pode envolver a utilização de corticosteroides, antagonistas da IL-1, inibidores do TNF-α e, às vezes, uma combinação desses tratamentos. As manifestações articulares da PAPA parecem responder ao bloqueio da IL-1, enquanto as manifestações cutâneas parecem responder de modo mais favorável ao bloqueio do TNF-α. As medidas locais, como a aspiração articular e a drenagem e tratamento intensivos das feridas, também são importantes no cuidado de pacientes com PAPA, bem como o manejo da dor decorrente da doença cutânea. Deve-se ter cuidado ao prescrever sulfonamidas, pois alguns pacientes com PAPA desenvolvem pancitopenia.

Deficiência do antagonista do receptor da interleucina-1

A DIRA é uma doença autoinflamatória autossômica recessiva distinta das criopirinopatias. A DIRA normalmente se manifesta no período neonatal com inflamação sistêmica e uma osteomielite multifocal pustulosa neutrofílica estéril, alargamento das extremidades anteriores das costelas, periostite e osteopenia (Figuras 188.13 e 188.14). Embora a febre não seja uma característica clínica proeminente, os pacientes

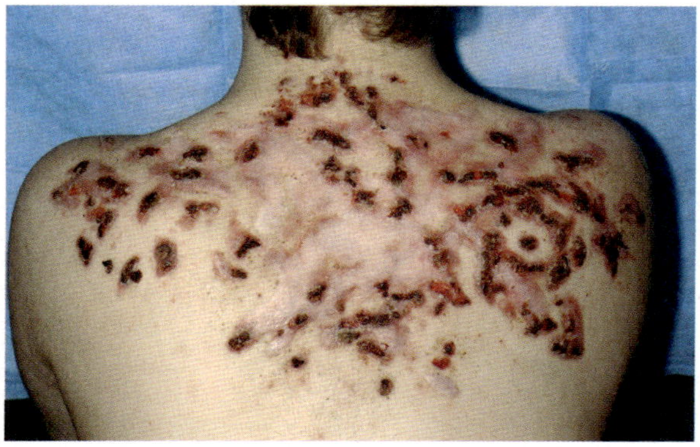

Figura 188.12 Lesões de pioderma gangrenoso em um paciente com síndrome PAPA e mutação A230T no *PSTPIP1*. Observe a cicatrização difusa, indicativa de lesões prévias, na parte superior das costas.

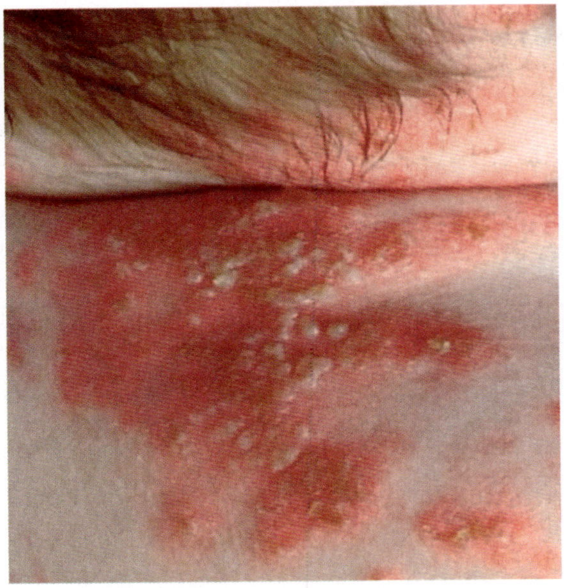

Figura 188.13 Erupção pustulosa. Manifestações clínicas inflamatórias e danos a órgãos nas doenças mediadas pela IL-1, NOMID (forma grave de CAPS) e DIRA. Isso também pode ser observado na deficiência de antagonista do receptor de IL-36 (DITRA). (De Jesus AA, Goldbach-Mansky R. IL-1 blockade in autoinflammatory syndromes. Annu Rev Med. 2014;65:223-244.)

apresentam proteínas de fase aguda acentuadamente elevadas. A insuficiência múltipla de órgãos e a fibrose pulmonar intersticial pode ocorrer e ser fatal.

A DIRA é causada por mutações de perda de função em *IL1RN*, que codifica o antagonista de IL-1R. Por causa da falta de atividade antagônica, as células ficam hiper-responsivas à estimulação de IL-1β. Inúmeros tratamentos para DIRA foram experimentados, com AINEs, glicocorticoides, imunoglobulina intravenosa (IVIG), metotrexato, ciclosporina e etanercepte. No entanto, a *anacinra é o tratamento de escolha*, o que essencialmente substitui a proteína perdida e resulta em uma resposta clínica rápida. A anacinra é administrada diariamente, com a dose titulada para alcançar uma PCR normal. Atualmente, existem agentes anti-IL-1 de ação mais prolongada, o canaquinumabe e o rilonacepte, que são eficazes e requerem uma dosagem menos frequente do que anacinra.

Síndrome de Blau

A síndrome de Blau é um distúrbio autossômico dominante raro que se manifesta como artrite granulomatosa de início precoce (< 5 anos de idade), uveíte e erupções cutâneas. A artrite pode afetar os punhos e os tornozelos e levar a contraturas em flexão nos dedos das mãos e dos pés (camptodactilia). A **sarcoidose de início precoce** manifesta-se com um quadro clínico semelhante, às vezes com envolvimento visceral, e ambas as condições são causadas por mutações na proteína 15 de domínio de recrutamento de caspase (CARD15), também conhecida como proteína 2 de domínio de oligomerização de ligação de nucleotídios (NOD2). A NOD2 é um sensor intracelular de produtos bacterianos em DCs, células mielomonocíticas e células de Paneth. Mutações no domínio de oligomerização NACHT dessa proteína causam a síndrome de Blau/sarcoidose de início precoce, enquanto variantes principalmente no domínio de repetição rico em leucina estão associadas à suscetibilidade à **doença de Crohn**. Os corticosteroides têm sido a terapia de base para a síndrome de Blau. Há inúmeros relatos de caso relatando os efeitos benéficos dos inibidores do TNF-α na síndrome de Blau.

Autoinflamação com deficiência de anticorpo associado à fosfolipase Cγ2 e desregulação imunológica

A APLAID é uma doença de herança dominante, caracterizada por lesões bolhosas recorrentes em pele, bronquiolite, artralgia, inflamação ocular, enterocolite, ausência de autoanticorpos e imunodeficiência

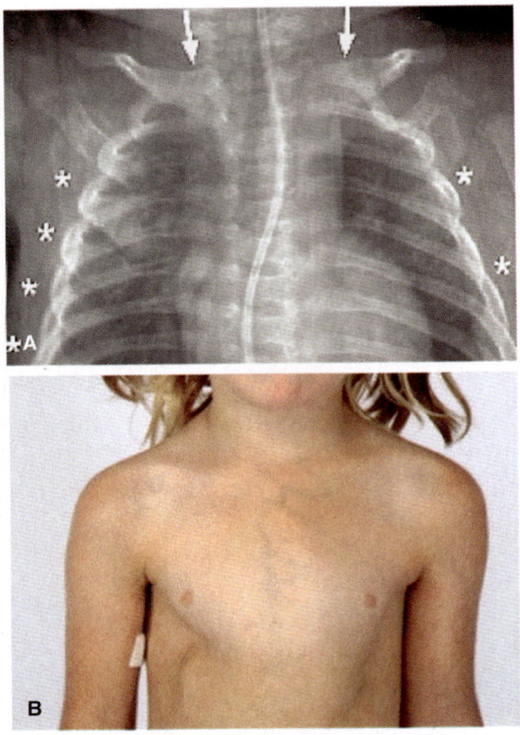

Figura 188.14 **A.** Alargamento de múltiplas costelas (*asterisco*) e das clavículas (*setas*) na osteomielite da DIRA; **B.** Deformidade torácica. Manifestações clínicas inflamatórias e danos a órgãos nas doenças mediadas pela IL-1; na NOMID e na DIRA. (De Jesus AA, Goldbach-Mansky R. IL-1 blockade in autoinflammatory syndromes. Annu Rev Med. 2014;65:223-244.)

leve. A lesão cutânea é a primeira manifestação de APLAID, descrita como uma erupção semelhante à epidermólise bolhosa de corpo inteiro. Com o tempo, essa erupção muda para placas recorrentes e lesões vesicopustulosas desencadeadas pelo calor e pela luz solar. A colite também se apresenta na infância antes dos 5 anos de idade. As manifestações oculares começam antes de 1 ano de idade. São exemplos ulcerações e erosões da córnea, bem como cataratas. As manifestações imunológicas são células B de memória com troca de isótipo acentuadamente reduzidas, o que resulta em baixa IgM e IgA.

Pacientes com APLAID mostram uma mutação *missense* com ganho de função na região autoinibitória da fosfolipase Cγ2 (PLCγ2), a qual leva a um aumento na atividade de mediadores posteriores e na estimulação de linfócitos. Apesar da sinalização aumentada, as populações resultantes de células imunes apresentam uma função deficiente. Curiosamente, uma mutação diferente no complexo PLCγ2 leva a uma síndrome conhecida como **deficiência de anticorpos associados a PLCγ2 e desregulação imunológica** (**PLAID**), caracterizada por urticária induzida pelo frio, hipogamaglobulinemia com suscetibilidade resultante à infecção e autoimunidade.

Em razão do baixo número de pacientes afetados descritos, não existem regimes de tratamento indiscutíveis para APLAID. Os pacientes são tratados com AINEs, mas os corticosteroides podem ser eficazes, embora apresentem efeitos colaterais que limitam seu uso a longo prazo. Os inibidores de TNF-α e os inibidores de IL-1 têm sido utilizados com algum sucesso.

Deficiência da adenosina deaminase 2

A deficiência da adenosina deaminase 2 (DADA2) é um distúrbio autoinflamatório causado por mutações de perda de função no CECR1, que codifica a adenosina deaminase 2. A DADA2 manifesta-se com febres recorrentes e um espectro de manifestações vasculares como livedo racemoso, acidentes vasculares isquêmicos lacunares de início precoce e vasculite sistêmica de vasos de calibre médio similar à **poliarterite nodosa**. Os derrames lacunares, que normalmente afetam os núcleos encefálicos profundos e o tronco cerebral, ocorrem antes dos 5 anos de idade e, geralmente, acontecem durante episódios inflamatórios. A erupção de livedo também é uma característica importante durante os episódios inflamatórios, e as biopsias demonstram uma predominância de neutrófilos e macrófagos, bem como vasculite em vasos de calibre médio. Os reagentes de fase-aguda geralmente estão elevados. Outras características são envolvimento oftalmológico, vários graus de linfopenia, hipogamaglobulinemia (geralmente IgM), hepatosplenomegalia, hipertensão portal e neutropenia. Os pacientes podem preencher os critérios para poliarterite nodosa e exibir necrose de dígitos e fenômeno de Raynaud.

A ADA2 é produzida principalmente por monócitos e macrófagos e encontrada no plasma e parece atuar como um fator de crescimento e diferenciação para uma subpopulação de macrófagos inflamatórios. Inúmeros anti-inflamatórios foram testados em pacientes com DAD2, como glicocorticoides e ciclofosfamida. Os inibidores de TNF-α (etanercepte ou adalimumabe) são a base do tratamento, e relatos informais mostraram um benefício da anacinra. Macrófagos e monócitos são as principais fontes de ADA2, os quais aumentam a possibilidade do transplante de medula óssea para alcançar uma cura permanente.

Anemia sideroblástica com imunodeficiência, febres e déficit de desenvolvimento

A anemia sideroblástica com imunodeficiência, febres e déficit de desenvolvimento (SIFD) é uma síndrome caracterizada por inflamação sistêmica, febres, enterite e anemia sideroblástica e causada por mutações bialélicas no *TRNT1*. A SIFD manifesta-se na infância com febre, marcadores inflamatórios elevados, gastrenterite e anemia. Biopsias da medula óssea demonstram sideroblastos em anel. Outras características são hipogamaglobulinemia, linfopenia de células B, déficit no desenvolvimento e degeneração do neurodesenvolvimento variável, convulsões e perda auditiva neurossensorial. O exame de imagem cerebral demonstra atrofia cerebelar, déficit na mielinização da substância branca e diminuição da perfusão. Outras características clínicas isoladas são nefrocalcinose, aminoacidúria, pele ictiótica, cardiomiopatia e retinite pigmentosa. O TRNT1 é uma RNA polimerase necessária para a maturação de RNAs de transferência mitocondrial e citosólica, pela adição de duas citosinas e uma adenosina nas extremidades do tRNA.

O tratamento sintomático com transfusões de sangue regulares e terapia de reposição de imunoglobulina é a base da terapia para SIFD. A sobrecarga de ferro proveniente da transfusão geralmente requer terapia de quelação. A anacinra aliviou os episódios febris em um paciente, mas não alterou as outras manifestações clínicas. Pacientes com SIFD apresentam alta taxa de mortalidade. Um paciente foi submetido a transplante de medula óssea hematopoética aos 9 meses de idade, e isso resultou na correção das anormalidades hematológicas e imunológicas.

Deficiência do antagonista do receptor de interleucina-36 (DITRA)

A DITRA caracteriza-se por episódios de lesões pustulares eritematosas difusas (psoríase pustular generalizada), febre, mal-estar geral e inflamação sistêmica. Os ataques podem ser desencadeados por eventos como infecções, gestação ou menstruação ou ocorrer aleatoriamente. A etiologia genética subjacente foi determinada como mutações autossômicas recessivas no gene *IL36RN*, que codifica um antagonista de IL-36R. A IL-36 está relacionada e age de modo semelhante ao antagonista de IL1R, impedindo a produção de citocinas inflamatórias, como a IL-8. Curiosamente, a lesão de DITRA assemelha-se à lesão de DIRA (deficiência de IL-1R; veja anteriormente), mas a DITRA é amplamente limitada à pele. A DITRA foi tratada com várias modalidades, com análogos da vitamina A, ciclosporina, metotrexato e inibidores do TNF-α. O uso de anacinra foi descrito em relatos de casos e resulta no alívio dos sintomas.

Síndrome autoinflamatória familiar ao frio tipo 2

As mutações no *NLRP12* levam a uma síndrome de febre periódica caracterizada por febres superiores a 40°C, artralgias e mialgias com duração de 2 a 10 dias. Esse distúrbio é denominado FCAS2 porque esses episódios podem ser precipitados pelo frio. Os achados clínicos podem ser erupção tipo urticária, dor abdominal e vômitos, úlceras aftosas e linfadenopatia. Assim como na síndrome de Muckle-Wells, a perda auditiva neurossensorial e a neurite óptica foram descritas. O NALP12 é um membro da família CATERPILLAR de proteínas, importantes na imunidade inata. Semelhante aos receptores do tipo *Toll* (TLRs) que atuam no reconhecimento de padrões moleculares associados ao patógeno (PAMPs), o NLRP12 também detecta PAMPs e pode levar à ativação do inflamassoma e à geração de IL-1β. O tratamento de mutações de *NALP12* foi difícil até o advento de agentes anti-IL-1 (p. ex., anacinra), que são o tratamento preferido para FCAS2 e resultam em uma resolução extraordinária dos sintomas. A colchicina pode ser parcialmente eficaz, e os glicocorticoides sistêmicos podem reduzir a duração dos ataques.

Autoinflamação com enterocolite

Um distúrbio causado por mutações no *NLRC4* foi descrito com enterocolite de início neonatal, febre e episódios autoinflamatórios. Os marcadores inflamatórios são caracteristicamente elevados, como o PCR e a ferritina. A **síndrome de ativação macrofágica**, caracterizada por pancitopenia, hipertrigliceridemia e coagulopatias, é comum durante crises agudas, que podem ser precipitadas por estresse emocional e físico. Também ocorrem mialgias recorrentes com episódios febris frequentemente. Este distúrbio é causado por mutações *missense* de ganho de função no receptor C4 do tipo NOD (*NLRC4*), que normalmente auxiliam na ativação do inflamassoma. A proteína resultante leva à produção constitutiva de IL-1. A base do tratamento são os agentes anti-IL-1, como anacinra, canaquinumabe e rilonacepte. Antes do diagnóstico, os pacientes com mutações *NLRC4* foram tratados com colchicina e glicocorticoides orais, com sucesso variável.

Síndrome de Majeed

A síndrome de Majeed é uma doença autossômica recessiva causada por mutações no gene *LPIN2* (Tabela 188.4). A manifestação clínica da síndrome de Majeed começa na infância com febres recorrentes, osteomielite estéril, anemia diseritropoética congênita (CDA), dermatose neutrofílica, déficit de crescimento e hepatomegalia. O tratamento da síndrome de Majeed envolve AINEs, corticosteroides e antagonista de IL-1R. Não se sabe como as mutações no *LPIN2* levam a um distúrbio autoinflamatório.

Interferonopatias

Os interferons do tipo 1 (IFN-α e IFN-β) são a primeira linha de defesa contra infecções virais e são produzidos por vários tipos de células. Durante infecções virais, diversos produtos são produzidos pelo vírus, como ssRNA, dsRNA e DNA contendo CpG, e todos reconhecidos por sensores intracelulares. Assim, esses sensores induzem a produção de IFN tipo 1, que ativa os receptores de IFN e os genes responsivos a IFNs para ajudar a controlar a disseminação do vírus até o sistema imune adaptativo poder ser ativado para eliminar o vírus. A ativação inadequada dessas vias leva à produção de IFN e interferonopatias.

Dermatose neutrofílica atípica crônica com lipodistrofia e temperatura elevada

A síndrome CANDLE (do inglês, **C**hronic **A**typical **N**eutrophilic **D**ermatosis with **L**ipodystrophy and **E**levated temperature), também conhecida como **síndrome autoinflamatória associada ao proteassomo** (**PRAAS**; do inglês, proteasome-associated autoinflammatory syndrome) ou **síndrome de contraturas articulares, atrofia muscular, lipodistrofia induzida por paniculite** (**JMP**; do inglês, joint contractures, muscular atrophy, panniculitis-induced lipodystrophy), é uma doença autossômica recessiva. Os pacientes manifestam precocemente febre recorrente e inflamação sistêmica; envolvimento da pele, com eritema circular, paniculite do tipo eritema nodoso ou dermatose neutrofílica; contraturas de pequenas articulações; lipodistrofia; atrofia muscular ou miosite; edema da pálpebra violácea; e anemia. Conjuntivite, meningite asséptica e organomegalia são comuns. As proteínas de fase aguda e contagem de plaquetas estão elevadas. Pode ocorrer autoimunidade, com anemia hemolítica Coombs-positiva e hipotireoidismo. A inteligência e o desenvolvimento são normalmente poupados, embora tenham sido relatados déficits brandos no desenvolvimento. A CANDLE é causada por mutações de perda de função no PSMB8, o gene que codifica a subunidade β5i do proteassoma. Os proteossomas são importantes na degradação de proteínas ubiquinadas para garantir a homeostase adequada da proteína, e os defeitos nos proteassomas resultam em estresse celular e liberação de citocinas inflamatórias, como os interferons tipo 1.

Não há tratamento estabelecido para CANDLE, embora diversas modalidades de tratamento tenham sido testadas, como colchicina, dapsona, ciclosporina, infliximabe e etanercepte, todas com mínimo sucesso. Os glicocorticoides e o metotrexato proporcionaram uma leve melhora nos sintomas. A anacinra não se mostrou bem-sucedida, enquanto os agentes bloqueadores de IL-6 mostraram algum benefício. Como os receptores de interferona usam a via JAK/STAT para sinalizar, os inibidores de JAK (tofacitinibe, ruxolitinibe e baricitinibe) são promissores.

Vasculopatia associada a STING com início na infância

SAVI (*sting-associated vasculopathy with onset in infancy*) é um distúrbio raro que se apresenta na infância. É causado por mutações no gene *TMEM173*, que codifica o estimulador dos genes de interferona (STING). A inflamação sistêmica tem uma manifestação precoce, com febre e marcadores inflamatórios elevados. O envolvimento cutâneo inclui uma lesão neutrofílica, bem como lesões violáceas em dedos das mãos e dos pés, nariz, bochechas e orelhas. Essas lesões pioram com o tempo e podem se tornar necróticas com oclusão vascular. A histologia das lesões revela inflamação dérmica com vasculite leucocitoclástica e angiopatia microtrombótica. Como o STING também é expresso no epitélio pulmonar, os pacientes com SAVI também desenvolvem complicações pulmonares, como adenopatia paratraqueal, doença pulmonar intersticial e fibrose.

O STING é uma proteína adaptadora da maquinaria de detecção de DNA intracelular e medeia a produção de interferona-β (IFN-β). O IFN-β, então, sinaliza por meio do receptor de IFN ativando a via de sinalização JAK/STAT e posteriores genes responsivos à esta citocina, como IL-6 e TNF-α. As mutações no STING que causam SAVI são mutações de ganho de função *de novo*, que ativam a produção espontânea de IFN-β.

Até o momento, as opções de tratamento para pacientes com SAVI são limitados embora dados recentes com inibidores de JAK (tofacitinibe, ruxolitinibe e baricitinibe) tenham se mostrado promissores no bloqueio da sinalização do receptor de IFN-β e na ativação de genes de resposta à IFN.

DOENÇAS AUTOINFLAMATÓRIAS GENETICAMENTE COMPLEXAS

Febre periódica, estomatite aftosa, faringite e adenite

A PFAPA é a síndrome de febre recorrente mais comum em crianças. Geralmente se manifesta entre 2 e 5 anos de idade com episódios recorrentes de febre, mal-estar, tonsilite de aparência exsudativa com culturas negativas de orofaringe, linfadenopatia cervical, aftas orais e, menos frequentemente, cefaleia, dor abdominal e artralgia. Os episódios duram de 4 a 6 dias, independentemente do tratamento com antitérmicos ou antibióticos e, com frequência, ocorrem com regularidade precisa em ciclos de 3 a 6 semanas. Os achados durante os episódios podem ser hepatosplenomegalia leve, leucocitose leve e elevação de proteínas de fase aguda. Tanto a frequência quanto a intensidade dos episódios diminuem com o aumento da idade. A etiologia e a patogenia da PFAPA permanecem desconhecidas.

A maior parte dos pacientes apresenta uma resposta significativa a uma dose oral única de prednisona (0,6 a 2,0 mg/kg), embora tal abordagem não evite a recorrência e possa efetivamente encurtar o intervalo entre as crises. A cimetidina, administrada em doses de 20 a 40 mg/kg/dia, é eficaz na prevenção de recidivas em aproximadamente um terço dos casos. Pequenas séries de casos demonstram que a anacinra pode ser eficaz durante uma crise; porém, considerando a eficácia dos corticosteroides, tal abordagem pode não ser vantajosa em termos de custo-benefício. A colchicina pode estender o intervalo entre as crises. Relatou-se resolução completa após a tonsilectomia, embora o tratamento clínico deva ser a primeira abordagem.

Osteomielite multifocal crônica recorrente

A osteomielite multifocal crônica recorrente (OMCR) é uma forma de doença óssea inflamatória mais frequentemente vista em crianças (Tabela 188.4). Histológica e radiologicamente, a OMCR é teoricamente indistinguível da osteomielite infecciosa (Figura 188.15). Os pacientes geralmente manifestam dor óssea e também podem apresentar febre, edema dos tecidos moles e proteínas de fase aguda elevadas. As culturas são estéreis.

Normalmente, os ossos envolvidos são o fêmur distal, a tíbia proximal ou a fíbula, a coluna vertebral e a pelve. Podem ocorrer lesões metafisárias e epifisárias. Também pode haver fechamento precoce de disco epifisário. Menos frequentemente, os ossos envolvidos são a clavícula e a mandíbula. O diagnóstico diferencial envolve osteomielite infecciosa, histiocitose e neoplasias (neuroblastoma, linfoma, leucemia, sarcoma de Ewing). A síndrome **SAPHO** (sinovite, acne, pustulose, hiperostose e osteíte) pode ser o equivalente adulto a OMCR. A etiologia da OMCR esporádica é desconhecida. Observa-se OMCR na síndrome de Majeed (descrita anteriormente), em associação a doença inflamatória intestinal e doença cutânea inflamatória, como a pustulose palmoplantar. A terapia inclui AINEs. Os tratamentos de segunda linha são corticosteroides, inibidores de TNF e bifosfonados.

A bibliografia está disponível em GEN-io.

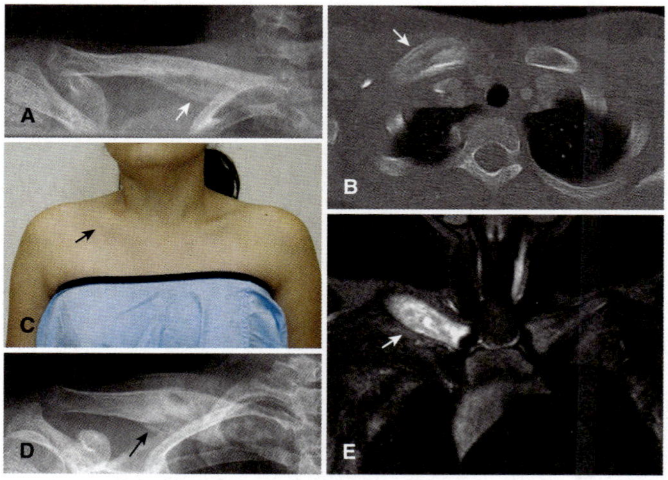

Figura 188.15 Envolvimento clavicular na osteomielite multifocal crônica recorrente. Menina adolescente com envolvimento clavicular unilateral. **A.** Radiografia simples da clavícula direita na apresentação inicial revela ampliação medial de dois terços, com reação perióstea associada. **B.** A imagem de TC correspondente da clavícula direita demonstra expansão da clavícula direita medial com áreas de esclerose aumentada, acompanhada por reação perióstea ao redor (*seta*). **C.** Crise da doença 18 meses depois, mostrando alargamento ainda maior na clavícula (fotografia clínica). **D.** Radiografia simples realizada no momento de C da clavícula direita demonstra esclerose de intervalo acentuado e espessamento. **E.** RM do mesmo momento em C mostra intensidade de sinal aumentado nas imagens ponderadas em T1 de contraste aumentado e supressão de gordura da clavícula medial direita consistente com inflamação continuada. (Cortesia de imagens do Dr. Paul Babyn, University of Saskatchewan e da Saskatchewan Health Authority, Saskatchewan, Canada).

Capítulo 189

Amiloidose

Karyl S. Barron e Amanda K. Ombrello

A amiloidose compreende um grupo de doenças caracterizadas pela deposição extracelular de proteínas amiloides fibrosas insolúveis em vários tecidos do corpo.

ETIOLOGIA

A amiloidose é uma doença causada pelo enovelamento incorreto de proteínas. Essas proteínas com enovelamento incorreto se infiltram, agregam e formam fibrilas insolúveis que podem afetar a função normal de diversos órgãos vitais.

Na nomenclatura da amiloidose, há uma distinção entre a amiloidose que se desenvolve de mutações nas *proteínas fibrilares amiloides propriamente ditas* e a amiloidose associada a uma mutação genética em proteínas não amiloides. As primeiras são chamadas de **amiloidoses hereditárias**; por exemplo, as mutações nos genes para transtirretina e apolipoproteína A, ambas pouco comuns em crianças. Isso contrasta com a **amiloidose amiloide A (AA)**, que se desenvolve em pacientes com condições inflamatórias crônicas. Em todo o mundo, estima-se que cerca de 45% de todos os casos de amiloidose sejam de amiloidose AA. No passado, doenças infecciosas crônicas, como a tuberculose, a malária, a hanseníase e a osteomielite crônica, eram responsáveis pela maior parte dos casos de amiloidose AA. Com o tratamento eficaz dessas infecções, outras causas de AA se tornaram mais comuns. Diversas doenças reumáticas inflamatórias crônicas como a **artrite reumatoide (AR)**, a **artrite idiopática juvenil (AIJ)**, a **espondilite anquilosante**, bem como doenças hereditárias autoinflamatórias, têm um risco aumentado de desenvolver amiloidose AA. A amiloidose AA também tem sido associada a doenças granulomatosas – como a sarcoidose, a fibrose cística, a doença de Crohn – a doenças malignas, como o mesotelioma e a doença de Hodgkin – ao consumo abusivo de drogas intravenosas e a outras infecções, como as bronquiectasias e a infecção pelo HIV. Cerca de 6% dos casos de amiloidose AA não têm doença associada identificada. A **amiloidose AL** (anteriormente conhecida como *amiloidose idiopática* ou *amiloidose associada a mieloma*) é extremamente rara em crianças, ocorrendo em indivíduos de meia-idade ou mais velhos.

EPIDEMIOLOGIA

Apenas a amiloidose AA afeta crianças em frequência considerável. Os fatores que determinam o risco de amiloidose como uma complicação da inflamação não são claros, porque muitas pessoas com doença inflamatória de longa data não demonstram deposição de tecido amiloide, enquanto algumas crianças com aparecimento de doença relativamente recente podem desenvolver amiloidose. Nos países desenvolvidos, antes do início da terapia com medicamentos modificadores do curso da doença (MMCDs) e agentes biológicos, a AR era a doença inflamatória mais comumente associada à amiloidose AA. Os pacientes que tinham longo histórico de doença grave mal controlada com manifestações extra-articulares apresentavam maior risco de desenvolver amiloidose; e o período médio entre os primeiros sintomas de sua doença reumática e o diagnóstico de amiloidose era de 212 meses. Ainda não se conhece o efeito completo dos MMCDs e da terapia imunobiológica na amiloidose associada à AR, mas os estudos estão mostrando um declínio mantido na frequência de novos casos.

A AIJ é outra doença reumática que está associada ao desenvolvimento de amiloidose AA, com maior prevalência em pacientes com AIJ sistêmica seguidos por aqueles com doença poliarticular (ver Capítulo 180). Na era pré-MMCD e biológicos, a prevalência de amiloidose AA em pacientes com AIJ variava de 1 a 10%. A maior prevalência era observada em pacientes do norte da Europa, especialmente poloneses, que tinham uma prevalência de 10,6%; a menor prevalência era observada na América do Norte. Os motivos para tal discrepância não são completamente compreendidos, embora se especule que o viés de seleção, a origem genética e a tendência para a terapia agressiva mais precoce em norte-americanos possam influenciar. A amiloidose AA tem sido observada cedo em pacientes com AIJ, cerca de 1 ano após o diagnóstico. De forma semelhante à AR, a ocorrência de novos casos de amiloidose diminuiu significativamente nos últimos 20 anos devido ao aumento da eficácia do tratamento com MMCDs e agentes biológicos.

As **doenças autoinflamatórias hereditárias** definem um grupo de doenças caracterizadas por crises recorrentes de inflamação aparentemente não provocada, sem níveis significativos de autoanticorpos ou linfócitos T específicos de um antígeno, e que são tipicamente encontrados em pacientes com doenças autoimunes (ver Capítulo 188). Embora aparentemente não provocadas, essas crises muitas vezes são desencadeadas por estresse, imunização ou trauma, o que sugere que interações entre a genética do indivíduo e o ambiente desempenhem um papel importante na patogenia. Embora haja alguma variabilidade entre as doenças autoinflamatórias, achados comuns incluem febre, erupções cutâneas, artrite, serosite e envolvimento ocular. As crises inflamatórias são acompanhadas por respostas de fase aguda intensas (velocidade de hemossedimentação e proteína C reativa) e altos níveis séricos de amiloide A (AA). A amiloidose AA está associada a algumas, mas não todas, as doenças hereditárias autoinflamatórias.

A **febre familiar do mediterrâneo (FFM)** é a mais comum das doenças mendelianas autoinflamatórias e é mais frequentemente encontrada nas populações armênias, árabes, turcas e judaicas sefarditas. A FFM é uma doença autossômica recessiva que resulta de mutações no gene *MEFV*, que codifica a proteína pirina/marenostrina. Mutações no *MEFV* que afetam os resíduos de aminoácidos M680 e M694 estão associadas ao aparecimento precoce da FFM, com uma apresentação mais grave de doença e um risco aumentado de amiloidose AA. Pacientes que residem na Armênia, na Turquia e nos países árabes têm risco aumentado de desenvolver amiloidose AA em comparação com pacientes com as mesmas mutações no *MEFV* que vivem na América do Norte. Embora se possa supor que pacientes com FFM que apresentem crises graves frequentes teriam um risco mais elevado de desenvolver amiloidose AA, nem sempre este é o caso. Alguns pacientes com histórico de crises frequentes nunca desenvolvem amiloidose, enquanto outros desenvolvem amiloidose em idade precoce. Existe também um subgrupo de pacientes com FFM denominado **fenótipo II**. Esses pacientes apresentam amiloidose AA antes mesmo da primeira crise de FFM. Nesse grupo, a distribuição da mutação comum no *MEFV* é similar à encontrada em pacientes com FFM que apresentam sintomas típicos.

A **síndrome periódica associada ao receptor do fator de necrose tumoral (TRAPS)** está associada a mutações no gene *TNFRSF1A*, que codifica o receptor de 55 kDa para a proteína do fator de necrose tumoral (TNF) (TNFR1). Estima-se que 14 a 25% dos pacientes com TRAPS desenvolvem amiloidose AA. Os pacientes com mutações no *TNFRSF1A* que afetam resíduos de cisteína têm maior risco de desenvolver amiloidose AA. Acredita-se que esses resíduos de cisteína participam da montagem de ligações dissulfureto importantes para o enovelamento de *TNFR1*, e a ruptura dessas ligações afeta o enovelamento de proteínas.

Mutações no gene *NLRP3* (também conhecido como *CIAS1* ou síndromes autoinflamatórias induzidas pelo frio 1) causam três doenças clinicamente distintas: **síndrome autoinflamatória familiar associada ao frio (FCAS)**, **síndrome de Muckle-Wells (MWS)** e **doença inflamatória multissistêmica de início neonatal (NOMID)**, também conhecida como **síndrome crônica infantil neurológica cutânea e articular (CINCA)**. Mutações no *NLRP3* são herdadas de modo autossômico dominante ou como mutações *de novo* em pacientes com a doença mais grave. Foi constatado que uma menor parcela de pacientes apresenta mutações somáticas no *NLRP3*.

A FCAS geralmente é a apresentação menos grave das criopirinopatias e raramente está associada à amiloidose AA. A MWS manifesta-se com febre, mialgias, artralgias, exantema urticariforme e perda auditiva neurossensorial progressiva. A amiloidose AA é bastante comum na MWS, afetando até um terço dos pacientes. A NOMID/CINCA é a criopirinopatia mais grave. Historicamente, 20%

dos pacientes morreram antes de alcançar a idade adulta; porém, com os tratamentos atuais, muitos estão vivendo por mais tempo. Alguns pacientes com NOMID desenvolveram amiloidose AA à medida que envelheceram, embora os casos não tenham sido tão frequentes quanto aqueles com MWS, possivelmente em decorrência de uma menor sobrevida nestes pacientes.

A **síndrome de hiper-IgD (HIDS)** é outra doença autoinflamatória que ocorre na infância, com presença de calafrios, febre alta, dor abdominal, linfadenopatia e erupções cutâneas ocasionais. A HIDS é uma doença autossômica recessiva que envolve mutações de perda de função no gene *MVK* que codifica a enzima mevalonatoquinase. Graves mutações no *MVK* que eliminam por completo a atividade enzimática são identificadas em pacientes com **acidúria mevalônica**, que apresentam febre recorrente, características dismórficas e retardo no desenvolvimento. Mutações associadas à HIDS são mutações mais leves de perda de função. Marcadores inflamatórios, incluindo o SAA, estão elevados durante as crises e podem permanecer elevados no período intercrise. A amiloidose AA é rara na HIDS, mas foi relatada.

Embora observado com menos frequência que nas síndromes febris periódicas hereditárias, o risco de amiloidose AA foi bem estabelecido em pacientes com doença de Crohn. Estima-se que a amiloidose AA ocorra em cerca de 1% dos pacientes nos EUA e em até 3% dos pacientes do norte da Europa. Por outro lado, a amiloidose AA que se manifesta em pacientes com colite ulcerativa é extremamente rara, com prevalência estimada de 0,07%. Os pacientes têm longo histórico de doença agressiva e mal controlada. No entanto, há relatos de amiloidose em pacientes com marcadores inflamatórios bem controlados.

A **amiloidose hereditária relacionada com a transtirretina** é uma doença autossômica dominante com penetrância variável e início entre a 2ª e a 3ª década de vida. Mais de 120 mutações simples ou duplas no gene *TTR* são responsáveis pela doença. As manifestações incluem neuropatia (polineuropatia amiloidótica familiar: motora, sensorial, autonômica), cardiomiopatia amiloidótica familiar, nefropatia e doença ocular.

PATOGENIA

A deposição de fibrilas amiloides AA é decorrente de uma condição inflamatória prolongada que leva ao enovelamento incorreto da proteína amiloide AA e à deposição nos tecidos. A proteína precursora das fibrilas na amiloidose AA é uma apolipoproteína denominada *amiloide A sérica* (SAA). A SAA é expressa por três diferentes genes que estão localizados no cromossomo p15.1. SAA1 e SAA2 são duas isoformas reagentes de fase aguda sintetizados pelo fígado que podem formar amiloide. A SAA é produzida em resposta a citocinas pró-inflamatórias, como a interleucina (IL)-1, a IL-6 e o TNF-α, e pode aumentar mais de 1.000 vezes durante a inflamação. Especula-se que a SAA atue como um quimiotático e no metabolismo de lipídios. Em apoio a essa teoria está o achado de que a deposição de amiloide ocorre inicialmente em órgãos que são os principais locais de metabolismo de lipídios e colesterol, como rim, fígado e baço. Aproximadamente 80% da SAA1 e da SAA2 são ligadas a lipoproteínas.

Sob circunstâncias normais, a SAA é secretada pelo fígado e completamente degradada pelos macrófagos. A proteína SAA secretada tem 104 aminoácidos e é excretada principalmente em uma estrutura α-hélice. Por motivos ainda não totalmente compreendidos, os pacientes com amiloidose AA têm uma falha, resultando em degradação incompleta e acúmulo de produtos intermediários da SAA. Nesses pacientes, a SAA é transferida para o lisossomo, em que a porção C-terminal da proteína SAA é clivada, possibilitando que a proteína restante se dobre em uma configuração em folha β-pregueada. O amiloide depositado contém apenas 66 a 76 aminoácidos, em comparação com os 104 da SAA secretada. Esses fragmentos clivados polimerizam e formam fibrilas que são depositadas no espaço extracelular e se ligam a proteoglicanas e outras proteínas, como a amiloide P sérica. Essas fibrilas em seguida se tornam resistentes à proteólise e se depositam nos tecidos dos órgãos.

O desenvolvimento de amiloidose AA pode estar associado a vários fatores de risco. O gene que codifica SAA1 possui polimorfismos que, quando presentes, acarretam um risco 3 a 7 vezes maior do desenvolvimento de amiloidose AA. Pacientes brancos com AR, AIJ ou doenças autoinflamatórias que têm o genótipo SAAα/α (alfa/alfa) apresentam risco elevado de amiloidose. Nesse grupo de pacientes, o alelo SAA1γ (gama) está associado a um risco mais baixo de amiloidose. É interessante observar que o risco em pacientes japoneses é o oposto, estando o genótipo SAAα/α associado a menor suscetibilidade ao desenvolvimento de amiloidose, mas o genótipo SAA1γ apresenta risco elevado.

MANIFESTAÇÕES CLÍNICAS

Embora o envolvimento de órgãos possa variar, a amiloidose AA mais comumente afeta os rins; 90% dos pacientes apresentam algum grau de envolvimento renal. Uma proteinúria inexplicável pode ser a apresentação inicial em alguns pacientes. A síndrome nefrótica e a insuficiência renal podem se desenvolver se a condição inflamatória subjacente não for controlada ou se o diagnóstico for tardio. Relata-se uma sobrevida média após o diagnóstico de 133 meses; os pacientes com níveis elevados de SAA têm risco de morte significativamente maior que os com níveis mais baixos de SAA. Observa-se envolvimento gastrintestinal em cerca de 20% dos pacientes, que geralmente se manifesta como diarreia crônica, sangramento gastrintestinal, dor abdominal e má absorção. Observa-se que os testículos estão frequentemente envolvidos (87%), quando biopsiados. Achados relativamente raros associados à amiloidose AA incluem anemia, bócio amiloide, hepatomegalia, esplenomegalia, envolvimento adrenal e acometimento pulmonar. Tecidos raramente envolvidos são coração, língua e pele.

DIAGNÓSTICO

O diagnóstico de amiloidose é determinado por uma biopsia mostrando proteínas fibrilares amiloides nos tecidos afetados. Os tecidos testados incluem rim, reto, gordura abdominal e gengiva. Os depósitos amiloides são compostos por material eosinofílico aparentemente homogêneo que se cora com corante vermelho congo e mostra "birrefringência verde-maçã" patognomônica à luz polarizada. Testes genéticos e em tecidos são úteis para a detecção de amiloidose hereditária relacionada com a transtirretina.

ACHADOS LABORATORIAIS

Os pacientes com amiloidose AA geralmente mostram proteínas de fase aguda elevadas e níveis aumentados de imunoglobulinas. Nos EUA, não estão comercialmente disponíveis testes laboratoriais específicos para amiloidose AA, mas em outros países, os níveis de SAA podem ser monitorados e usados para orientar a resposta ao tratamento.

TRATAMENTO

Não há tratamento estabelecido para a amiloidose AA. Assim, os principais métodos de tratamento da amiloidose AA envolvem o manejo agressivo da doença inflamatória ou infecciosa subjacente, que leva à diminuição dos níveis de proteína SAA. À medida que foram desenvolvidos tratamentos mais modernos para a doença subjacente, há evidências mostrando que a incidência de amiloidose AA está diminuindo. A *colchicina* é eficaz não apenas no controle das crises de FFM, mas também na prevenção do desenvolvimento de amiloidose associada a FFM. As crianças com FFM que são homozigotas para a mutação M694V no gene *MEFV* estão em maior risco de desenvolver amiloidose e devem ser monitoradas atentamente.

Ao contrário da amiloidose AA associada à FFM, a amiloidose AA associada a outras doenças autoinflamatórias (incluindo TRAPS, síndromes periódicas associadas à criopirina e, raramente, HIDS) e doenças reumáticas crônicas (AIJ, AR e espondilite anquilosante) não responde à colchicina. Embora a amiloidose AA associada à AIJ possa responder ao *clorambucil*, este fármaco está relacionado com quebras cromossômicas e um subsequente risco de malignidade.

O aumento no uso de medicamentos biológicos contra citocinas pró-inflamatórias para tratar a AR, AIJ, espondiloartropatias e doenças autoinflamatórias hereditárias parece ter um impacto sobre os fatores de risco para o desenvolvimento de amiloidose AA. A classe de medicamentos conhecida como *fármacos anti-TNF-α* tem sido primordial no tratamento da AR e de outras doenças autoimunes. Tanto nas condições autoimunes quanto nas autoinflamatórias com associação de amiloidose AA, há relatos que documentam a eficácia de agentes anti-TNF na interrupção da progressão da amiloidose. As reações adversas dos medicamentos anti-TNF incluem a reativação da tuberculose e da hepatite B, de modo que se deve realizar um rastreamento cuidadoso antes da instituição do tratamento. Além disso, foi observado desenvolvimento de vários autoanticorpos, anticorpos e doenças autoimunes em pacientes que fazem uso de agentes anti-TNF. Deve-se ter extrema cautela na prescrição de agentes anti-TNF a pacientes com histórico de insuficiência cardíaca ou doença desmielinizante, já que seu uso pode causar exacerbações nas doenças cardíacas e neurológicas subjacentes.

A via da IL-1 é alvo de vários medicamentos biológicos utilizados em doenças autoimunes e autoinflamatórias. Os três antagonistas da IL-1 disponíveis são a *anacinra* (antagonista do receptor de IL-1), o *rilonacepte* (liga-se ao receptor de IL-1 β solúvel) e o *canaquinumabe* (anticorpo monoclonal IgG_1 anti-IL-1β de ação prolongada completamente humanizado). Os vários inibidores da IL-1 têm sido bem-sucedidos na desaceleração da progressão da amiloidose AA, e em alguns casos o tratamento resulta em regressão da proteinúria associada a amiloide.

O *tocilizumabe*, um anticorpo antirreceptor da IL-6, mostrou atenuar experimentalmente o amiloide AA e reverter a amiloidose AA que complica a AIJ e a AR. Um recente ensaio clínico usando o *eprodisato dissódico* em pacientes com amiloidose AA não atingiu o *endpoint* primário de reduzir a progressão para doença renal em estágio terminal.

A amiloidose hereditária relacionada com a transtirretina tem sido tratada com transplante hepático e com agentes estabilizadores da transtirretina.

PROGNÓSTICO

A insuficiência renal em estágio terminal é a causa de morte em 40 a 60% dos pacientes com amiloidose, com um tempo médio de sobrevida de 2 a 10 anos a contar do diagnóstico. De acordo com um estudo em grande escala com 374 pacientes com amiloidose AA, os fatores associados a um mau prognóstico incluem idade avançada, baixo nível sérico de albumina, presença de doença renal em estágio terminal no início do tratamento e elevação prolongada dos níveis séricos de SAA. Um valor elevado de SAA foi o mais importante fator de risco para a doença renal em estágio terminal e morte por amiloidose AA.

PREVENÇÃO

O principal meio para evitar a amiloidose AA é o tratamento da doença inflamatória ou infecciosa subjacente, resultando em diminuição no nível de proteína SAA e no risco de deposição de amiloide. Embora o período de latência entre o início da inflamação (da doença subjacente) e os sinais clínicos iniciais da amiloidose AA possam variar e muitas vezes ser prolongados, a progressão da deposição de amiloide pode ser rápida.

A bibliografia está disponível no GEN-io.

Capítulo 190
Sarcoidose

Eveline Y. Wu

A sarcoidose é uma doença granulomatosa multissistêmica rara, de etiologia desconhecida. O nome é derivado de uma palavra grega que significa "condição que lembra carne", em referência às lesões cutâneas características. Parece haver dois padrões distintos da doença dependentes da idade entre as crianças com sarcoidose. As características clínicas em crianças mais velhas são semelhantes às dos adultos (sarcoidose adulta de início pediátrico), frequentemente com características sistêmicas (febre, perda de peso, mal-estar), envolvimento pulmonar e linfadenopatia. Por outro lado, a sarcoidose de início precoce que se manifesta em crianças com menos de 4 anos de idade é caracterizada pela tríade de exantema, uveíte e poliartrite.

ETIOLOGIA

A etiologia da sarcoidose permanece obscura, mas provavelmente é decorrente da exposição de um indivíduo geneticamente suscetível a um ou mais antígenos não identificados. Essa exposição desencadeia uma resposta imunológica exagerada, que, por fim, leva à formação de granulomas. O complexo de histocompatibilidade principal humano está localizado no cromossomo 6, e alelos específicos do antígeno leucocitário humano (HLA) de classe I e classe II estão associados ao fenótipo da doença. Os polimorfismos genéticos que envolvem várias citocinas e quimiocinas também podem atuar no desenvolvimento da sarcoidose. A ocorrência de casos na mesma família reforça a contribuição dos fatores genéticos para a suscetibilidade à sarcoidose. Exposições ambientais e ocupacionais também estão relacionadas com um risco de doença. Há associações positivas entre a sarcoidose e o emprego na área agrícola, a exposição ocupacional a inseticidas e ambientes com fungos normalmente associados a bioaerossóis microbianos.

A **síndrome de Blau** é uma forma de sarcoidose familiar, autossômica dominante, que é caracterizada pelo aparecimento precoce de inflamação granulomatosa envolvendo pele, olhos e articulações. Foram encontradas mutações missense no gene *CARD15/NOD2* do cromossomo 16 em familiares afetados, e parecem estar associadas ao desenvolvimento da sarcoidose. As duas substituições de aminoácidos mais comuns são a R334W (arginina por glutamina) e a R334Q (arginina por triptofano). Também foram encontradas mutações genéticas similares em indivíduos com **sarcoidose de início precoce (SIP)** esporádica (erupções cutâneas, uveíte, artrite), sugerindo que essa forma não familiar e a síndrome de Blau são genética e fenotipicamente idênticas (ver Capítulo 188).

EPIDEMIOLOGIA

Um registro de pacientes com sarcoidose na infância realizado em toda a Dinamarca estimou uma incidência anual de 0,22 a 0,27 por 100 mil crianças. A incidência aumenta com a idade, e o pico de início ocorre na faixa etária entre 20 e 39 anos. A idade mais comum de casos relatados na infância é de 13 a 15 anos. A incidência anual é de cerca de 11 por 100 mil em adultos brancos norte-americanos e é três vezes maior em afro-americanos. Não há uma clara predominância por sexo na sarcoidose na infância. Nos EUA, a maior parte dos casos de sarcoidose na infância é relatada nas regiões sudeste e centro-sul.

Um registro internacional de dados (coorte espanhola) da síndrome de Blau e da SIP relatou a idade média de início da doença como 30 meses e 36 meses, respectivamente. Todos, exceto três desses pacientes jovens, manifestaram a doença antes dos 5 anos de idade. Não parece haver preferência por sexo em nenhuma das condições.

PATOLOGIA E PATOGENIA

Lesões granulomatosas epitelioides não caseosas são uma característica patognomônica da sarcoidose. Macrófagos ativados, células epitelioides e células gigantes multinucleadas, assim como linfócitos T $CD4^+$, se acumulam e comprimem no centro do granuloma. O agente causador que desencadeia o processo inflamatório não é conhecido. A periferia do granuloma contém um conjunto disperso de monócitos, linfócitos T $CD4^+$ e $CD8^+$ e fibroblastos. A interação entre os macrófagos e os linfócitos T $CD4^+$ é importante na formação e manutenção do granuloma. Os macrófagos ativados secretam níveis elevados de fator de necrose tumoral-α (TNF-α) e outros mediadores pró-inflamatórios. Os linfócitos T $CD4^+$ se diferenciam em linfócitos T auxiliares 1 e liberam interleucina (IL)-2 e interferona (IFN)-γ, promovendo a proliferação de linfócitos. Os granulomas podem regredir com a preservação completa do parênquima. Em aproximadamente 20% das lesões, os fibroblastos na periferia proliferam e produzem tecido cicatricial fibroso, levando à disfunção significativa e irreversível do órgão.

O macrófago da sarcoidose é capaz de produzir e secretar 1,25-$(OH)_2$-vitamina D ou *calcitriol*, uma apresentação ativa da vitamina D, normalmente produzida nos rins. As funções naturais do hormônio são aumentar a absorção intestinal de cálcio e a reabsorção óssea e diminuir a excreção renal de cálcio e fosfato. Um excesso de calcitriol pode resultar em hipercalcemia e hipercalciúria nos pacientes com sarcoidose.

MANIFESTAÇÕES CLÍNICAS

A sarcoidose é uma doença multissistêmica, e as lesões granulomatosas podem ocorrer em qualquer órgão do corpo. As manifestações clínicas dependem da extensão e do grau de inflamação granulomatosa e são extremamente variáveis. As crianças podem apresentar sintomas inespecíficos, como febre, perda de peso e mal-estar geral. Em adultos e em crianças mais velhas, o acometimento pulmonar é mais frequente, com infiltração dos linfonodos torácicos e parênquima pulmonar. A adenopatia hilar bilateral isolada na radiografia do tórax é o achado mais comum (Figura 190.1), mas também podem ser observados infiltrados no parênquima e nódulos miliares (Figuras 190.2 e 190.3). Geralmente, observam-se alterações restritivas no teste de função pulmonar de pacientes com envolvimento pulmonar. Os sintomas da doença pulmonar raramente são graves e geralmente são constituídos por uma tosse seca e persistente.

Linfadenopatia extratorácica e infiltração do fígado, baço e medula óssea (Tabela 190.1) também ocorrem frequentemente. A infiltração do fígado e do baço normalmente leva a hepatomegalia e esplenomegalia isolada, respectivamente, mas a disfunção destes órgãos é rara. Doença cutânea – como placas, nódulos, eritema nodoso na doença aguda, ou lúpus pérnio na sarcoidose crônica – aparece em um quarto dos casos e geralmente está presente em seu início. Lesões maculopapulares vermelho-amarronzadas a roxas menores que 1 cm na face, no pescoço, no dorso e em membros são os achados cutâneos mais comuns (Figura 190.4). O envolvimento ocular é frequente e tem manifestações variáveis, incluindo uveíte anterior ou posterior, granulomas conjuntivais, inflamação da pálpebra e infiltração da glândula orbital ou lacrimal. A artrite na sarcoidose pode ser confundida com **artrite idiopática juvenil** (AIJ). O envolvimento do sistema nervoso central (SNC) é raro na infância, mas pode se manifestar por convulsões, envolvimento de nervos cranianos, lesões de massa intracraniana e disfunção hipotalâmica (Figura 190.5). A doença renal também é rara em crianças, mas geralmente se manifesta como insuficiência renal, proteinúria, piúria transitória ou hematúria microscópica, como resultado de uma infiltração mononuclear precoce ou da formação de granulomas no tecido renal. Apenas uma pequena fração das crianças tem hipercalcemia ou hipercalciúria, o que é, então, uma causa rara de doença renal. Os granulomas sarcoides também podem infiltrar-se no coração e levar a arritmias cardíacas e, raramente, a morte súbita. Outros locais raros de envolvimento da doença incluem vasos sanguíneos de qualquer tamanho, trato gastrintestinal, glândula parótida, músculos, ossos e testículos.

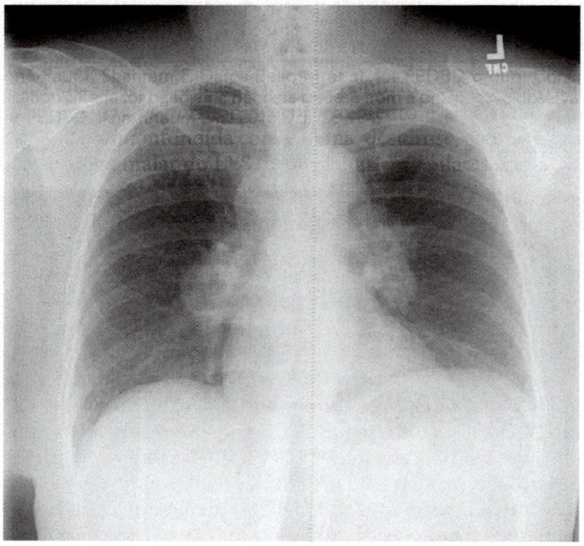

Figura 190.1 Sarcoidose. Radiografia de tórax mostrando doença em estágio I com mediastino e linfonodos hilares aumentados. (De Iannuzzi M. Sarcoidosis. In: Goldman L, Schafer AI. editors. Goldman's Cecil medicine. 24th ed. Philadelphia: Saunders; 2012 Figura 95.1, p. 582.)

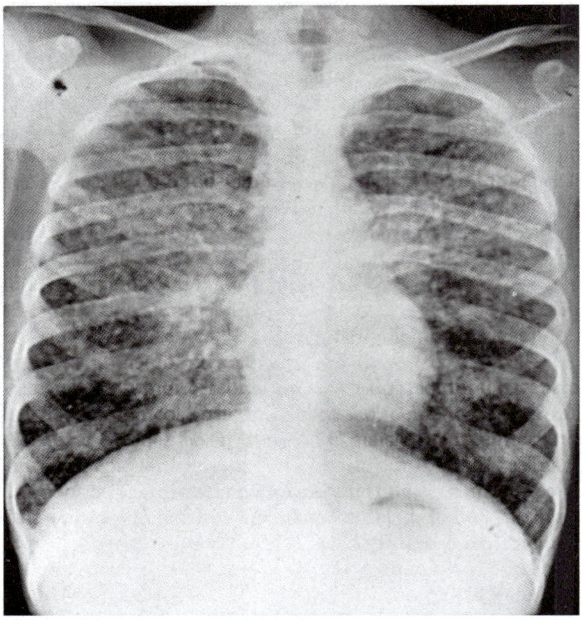

Figura 190.2 Sarcoidose. Radiografia de tórax de uma menina de 10 anos de idade com sarcoidose mostrando infiltrados peribrônquicos amplamente disseminados, densidade de nódulos pequenos e múltiplos, hiperinsuflação dos pulmões e linfadenopatia hilar.

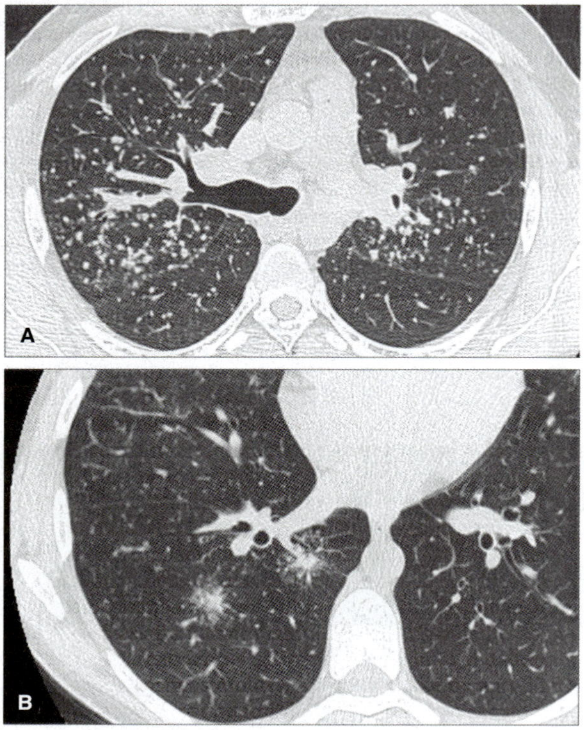

Figura 190.3 Características típicas de sarcoidose pulmonar na TC. **A.** Distribuição usual de micronódulos perilinfática com disseminação de fissuras. **B.** Nódulos típicos com margens irregulares e micronódulos satélites conhecidos como o *sinal da galáxia*. (De Valerye D, Prasse A, Nunes H et al. Sarcoidosis. Lancet. 2014; 383:1155–1167, Figura 2, p. 1158.)

Ao contrário da apresentação clínica variável da sarcoidose em crianças mais velhas, a **síndrome de Blau e a SIP** (sarcoidose associada à NOD2) tradicionalmente se manifestam como uma tríade que inclui uveíte, artrite e erupções cutâneas. Essas manifestações clássicas nem sempre ocorrem simultaneamente. A doença cutânea geralmente se desenvolve antes de 1 ano de idade, a artrite entre os 2 e os 4 anos e a uveíte antes dos 4 anos. A doença pulmonar e a linfadenopatia são menos comuns. A artrite é poliarticular e simétrica, com grandes derrames articulares. Há envolvimento de grandes e pequenas articulações. A tenossinovite é um achado associado. As articulações são rígidas e moderadamente dolorosas. As erupções podem aumentar e diminuir e são difusas (acometendo principalmente o tronco), eritematosas ou escurecidas, maculopapulares, e muitas vezes descamam, às vezes sendo confundidas com eczema ou ictiose vulgar. Encontram-se nódulos subcutâneos dolorosos nas pernas que se assemelham a eritema nodoso. Observam-se granulomas não caseosos na biopsia da pele ou na membrana sinovial das articulações. A iridociclite granulomatosa e a uveíte posterior geralmente são bilaterais, insidiosas, e podem progredir para **pan-uveíte**, que impõe um alto risco de perda da visão. Nódulos na íris, fotofobia, eritema, catarata ou glaucoma podem estar presentes ou se desenvolver ao longo do tempo.

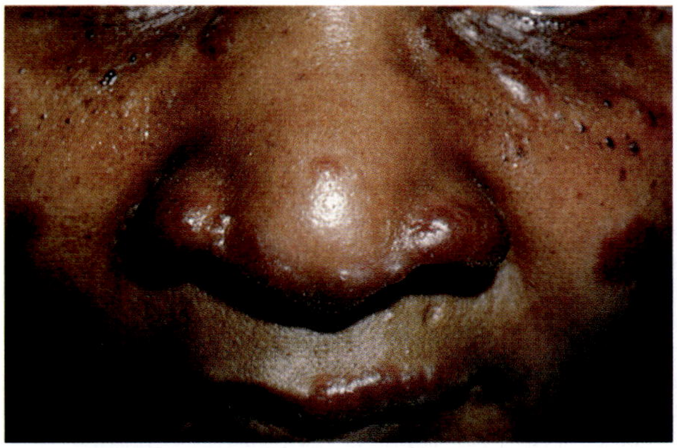

Figura 190.4 **Nódulos de sarcoidose na face.** (De Shah BR, Laude TA. Atlas of pediatric clinical diagnosis. Philadelphia: Saunders; 2000.)

A maioria dos pacientes com síndrome de Blau e SIP apresentam esse fenótipo mais restrito e desenvolvem todas ou alguma combinação de erupção cutânea, artrite e uveíte. Muitos deles, contudo, também têm um fenótipo estendido. Manifestações adicionais da doença incluem febre, hepatoesplenomegalia, linfadenopatia e envolvimento pulmonar, renal e do SNC.

A paniculite de início na infância com uveíte e granulomatose sistêmica é uma manifestação rara da sarcoidose. Também tem sido relatada sarcoidose em adultos tratados com interferona tipo 1 para hepatite ou esclerose múltipla.

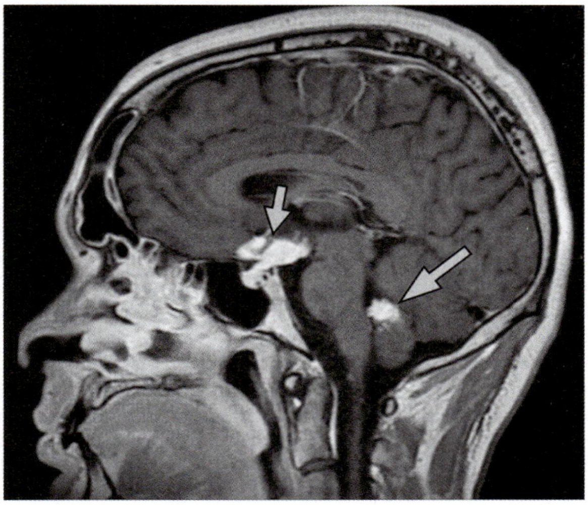

Figura 190.5 **Envolvimento neurológico na sarcoidose.** Envolvimento típico do hipotálamo, da hipófise e do quiasma óptico observado em uma sequência de RM ponderada em T1 com realce de gadolínio (*seta pequena*). Observa-se realce nodular anormal do 4º ventrículo (*seta grande*). (Modificado de Valerye D, Prasse A, Nunes H et al. Sarcoidosis. Lancet. 2014; 383:1155-1167, Figura 3 D, p. 1160.)

Tabela 190.1	Sarcoidose: localizações extrapulmonares.
	SINTOMAS
Pele	Pápulas, nódulos, placas, sarcoidose em cicatriz, lúpus pérnio, sarcoidose subcutânea
Linfadenopatia periférica	Na maioria, cervicais ou supraclaviculares; inguinais, axilares, epitrocleares ou submandibulares também possíveis; indolores e móveis
Olhos	Uveíte anterior, intermediária ou posterior; alterações vasculares retinianas; nódulos conjuntivais; aumento da glândula lacrimal
Fígado	Frequentemente não há sintomas; testes da função hepática anormais em 20 a 30% dos pacientes; hepatomegalia; raramente insuficiência hepática, colestase intra-hepática crônica ou hipertensão portal
Baço	Esplenomegalia; raramente, dor ou pancitopenia; muito raramente, ruptura esplênica
Coração	Bloqueio atrioventricular ou de ramo; taquicardia ou fibrilação ventricular; insuficiência cardíaca congestiva; pericardite; comprometimento da atividade do nervo simpático; morte súbita
Sistema nervoso	Paralisia do nervo facial, neurite óptica, leptomeningite, diabetes insípido, hipopituitarismo, convulsões, disfunção cognitiva, déficits, hidrocefalia, manifestações psiquiátricas, doença na medula espinal, polineuropatia, neuropatia de pequenas fibras
Rins	Sintomas raros; aumento da creatinina às vezes associado a hipercalcemia; nefrocalcinose; cálculos renais
Parotidite	Edema simétrico da parótida; síndrome de Heerfordt quando associada a uveíte, febre e paralisia facial
Nariz	Obstrução nasal, sangramento nasal, crostas, anosmia
Laringe	Rouquidão, dispneia, estridor, disfagia
Ossos	Geralmente assintomáticos; classicamente envolve mãos e pés, tanto de ossos longos quanto do esqueleto axial
Músculos esqueléticos	Fraqueza muscular proximal, amiotrofia, mialgia, nódulos intramusculares
Trato geniturinário	Todos os órgãos podem ser envolvidos, incluindo seios, útero, epidídimo e testículo
Trato gastrintestinal	Na maioria das vezes, livre de sintomas, mas pode haver envolvimento do esôfago, estômago, intestino delgado e cólon

Adaptada de Valerye D, Prasse A, Nunes H et al. Sarcoidosis. *Lancet*. 2014; 383:1155-1167 (Tabela 1, p. 1159).

ACHADOS LABORATORIAIS

Não há um exame laboratorial padrão para diagnosticar a sarcoidose. É possível encontrar anemia, leucopenia e eosinofilia. Outros achados inespecíficos incluem hipergamaglobulinemia e elevações nos reagentes de fase aguda, incluindo velocidade de hemossedimentação e valor da proteína C reativa. Há presença de hipercalcemia e/ou hipercalciúria em apenas uma pequena proporção de crianças com sarcoidose. A enzima conversora da angiotensina (ECA) é produzida pelas células epiteliais do granuloma, e seu valor sérico pode estar elevado, mas este achado não tem sensibilidade nem especificidade diagnóstica. Estima-se que os níveis de ECA estão elevados em mais de 50% das crianças com sarcoidose. Além disso, os valores da ECA podem ser difíceis de interpretar, porque os valores de referência para a ECA sérica são dependentes da idade. A tomografia por emissão de pósitrons com F 18 fluorodesoxiglicose pode ajudar a identificar locais não pulmonares para uma biopsia diagnóstica.

DIAGNÓSTICO

O diagnóstico definitivo em última análise exige a demonstração das lesões granulomatosas não caseosas características em um espécime de biopsia (geralmente extraído do órgão afetado mais facilmente disponível) e a exclusão de outras causas conhecidas de inflamação granulomatosa. Biopsias transbrônquicas, da pele e do pulmão rendem os melhores resultados, têm maior especificidade e menos eventos adversos associados que a biopsia dos linfonodos mediastinais ou do fígado. Exames diagnósticos adicionais devem incluir radiografias de tórax, testes de função pulmonar com a medição da capacidade de difusão, medições das enzimas hepáticas e avaliação da função renal. O exame oftalmológico com lâmpada de fenda é essencial, já que uma inflamação ocular frequentemente está presente e pode ser assintomática na sarcoidose, e a perda da visão é uma sequela da doença não tratada.

O lavado broncoalvelolar pode ser usado para avaliar a atividade da doença, e o líquido geralmente revela um excesso de linfócitos com um aumento na razão entre linfócitos $CD4^+/CD8^+$ de 2 a 13:1. Além da broncoscopia flexível com biopsia transbrônquica, a aspiração de linfonodos intratorácicos guiada por ultrassonografia endoscópica tem sido valiosa na coleta de tecido para avaliar granulomas não caseosos.

DIAGNÓSTICO DIFERENCIAL

Por causa de suas manifestações multiformes, o diagnóstico diferencial da sarcoidose é extremamente amplo e depende em grande parte das manifestações clínicas iniciais. Devem ser excluídas **infecções granulomatosas**, incluindo tuberculose, criptococose, micoses pulmonares (histoplasmose, blastomicose, coccidioidomicose), brucelose, tularemia e toxoplasmose. Outras causas de inflamação granulomatosa são granulomatose com poliangiite (anteriormente chamada de granulomatose de Wegener), pneumonia por hipersensibilidade, beriliose crônica e outras exposições ocupacionais a metais. Lesões granulomatosas localizadas da cabeça e do pescoço podem ser decorrentes de **granulomatose orofacial**. As imunodeficiências que podem se manifestar com lesões granulomatosas incluem imunodeficiência comum variável, deficiência seletiva de IgA, doença granulomatosa crônica, ataxia-telangiectasia e imunodeficiência combinada grave. Foram relatados granulomas de pulmão, pele ou linfonodos em pacientes tratados com agentes anti-TNF. O linfoma deve ser descartado nos casos de linfadenopatia hilar ou outras. A artrite por sarcoidose pode mimetizar uma AIJ. É necessária a avaliação de distúrbios endócrinos em caso de hipercalcemia ou hipercalciúria.

TRATAMENTO

O tratamento deve se basear na gravidade da doença, bem como na quantidade e no tipo de órgãos envolvidos. *Os corticosteroides são o pilar do tratamento para a maior parte das manifestações agudas e crônicas da doença.* A dose ideal e a duração da corticoterapia em crianças não foram estabelecidas. O tratamento de indução normalmente começa com prednisona ou prednisolona oral (1 a 2 mg/kg/dia até 40 mg/dia) por 8 a 12 semanas até as manifestações melhorarem. A dosagem de corticosteroides é, então, gradualmente reduzida ao longo de 6 a 12 meses à mínima dose de manutenção eficaz em controlar os sintomas (p. ex., 5 a 10 mg/dia), ou é descontinuada se os sintomas desaparecerem. O *metotrexato* ou a *leflunomida* pode ser eficaz como agente poupador de corticoides. Com base no papel do TNF-α na formação dos granulomas, há motivos para a utilização de antagonistas do TNF-α. Resultados de pequenos ensaios clínicos mostraram efeitos modestos com o tratamento de manifestações específicas da doença (do SNC, do lúpus pérnio, pulmonares, oculares) com *infliximabe* e *adalimumabe*, ao passo que o etanercepte não parece ser particularmente eficaz. Outros agentes terapêuticos utilizados para as manifestações da sarcoidose incluem os corticosteroides tópicos (olho), corticosteroides inalados (pulmão), azatioprina (SNC), ciclofosfamida (acometimento cardíaco, do SNC), hidroxicloroquina (pele), micofenolato de mofetila (SNC, pele), talidomida ou seus análogos (pele) e anti-inflamatórios não esteroides (articulações).

No que diz respeito ao tratamento da síndrome de Blau e SIP, também há poucos relatos de casos sobre o uso bem-sucedido de corticosteroides, do metotrexato, da talidomida e dos antagonistas do TNF-α adalimumabe e infliximabe. Achados de níveis elevados de IL-1 e resposta ao antagonista do receptor de IL-1 (anacinra) na SIP, no entanto, têm sido inconsistentes.

PROGNÓSTICO

O prognóstico da sarcoidose na infância não é bem definido. A doença pode ser autolimitada, com recuperação completa, ou pode persistir com um curso progressivo ou reincidente. O desfecho é pior em caso de envolvimento de múltiplos órgãos ou do SNC. A maioria das crianças que necessitam de tratamento com corticosteroides experimenta melhora considerável, embora uma quantidade significativa tenha sequelas mórbidas, envolvendo principalmente pulmões e olhos. As crianças com SIP têm prognóstico pior e geralmente têm um curso de doença mais crônico, progressivo. A maior morbidade está associada ao envolvimento ocular, incluindo a formação de catarata, o desenvolvimento de sinéquias e a perda da acuidade visual ou cegueira. Pode ser necessário tratamento sistêmico a longo prazo para a doença ocular. A poliartrite progressiva pode resultar em destruição das articulações. A taxa de mortalidade global da sarcoidose na infância é baixa.

Os testes de função pulmonar e as radiografias de tórax de série são úteis para acompanhar o curso do envolvimento pulmonar. O monitoramento do envolvimento de outros órgãos também deve incluir eletrocardiograma levando em consideração um ecocardiograma, urinálise, testes de função renal e análise das enzimas hepáticas e níveis séricos de cálcio. Outros potenciais indicadores da atividade da doença incluem marcadores inflamatórios e ECA séricos, embora as alterações no nível de ECA nem sempre tenham relação com outros indicadores de *status* da doença. Dada a frequência de doença ocular assintomática e a morbidade ocular associada à sarcoidose pediátrica, todos os pacientes devem passar por um exame oftalmológico no início do tratamento, com monitoramento em intervalos regulares, talvez a cada 3 a 6 meses, como recomendado para crianças com AIJ.

A bibliografia está disponível no GEN-io.

Capítulo 191
Doença de Kawasaki

Mary Beth F. Son e Jane W. Newburger

A **doença de Kawasaki (DK)**, antigamente conhecida como *síndrome do linfonodo mucocutâneo e poliarterite nodosa infantil*, é uma doença febril aguda da infância encontrada no mundo todo, com maior incidência entre crianças asiáticas. A DK é uma doença inflamatória sistêmica que se manifesta como uma vasculite com predileção pelas artérias coronárias. Aproximadamente 20 a 25% das crianças não tratadas desenvolvem **anomalias da artéria coronária (AAC)** que incluem aneurismas, enquanto menos de 5% das crianças tratadas com gamaglobulina intravenosa (IGIV) desenvolvem AAC. No entanto, a DK é a principal causa de doença cardíaca adquirida em crianças na maior parte dos países desenvolvidos, incluindo os EUA e o Japão.

ETIOLOGIA

A causa da DK permanece desconhecida, mas determinadas características epidemiológicas e clínicas sustentam uma origem infecciosa. Essas características incluem o acometimento de uma faixa etária jovem, epidemias com propagação geográfica da doença, natureza autolimitada da doença febril aguda e características clínicas de febre, exantema, enantema, hiperemia conjuntival e linfadenopatia cervical. Outras evidências de gatilho infeccioso incluem a incidência frequente da doença em lactentes com menos de 3 meses de vida, provavelmente decorrente de anticorpos maternos, e a raridade de casos em adultos, possivelmente resultante de exposições prévias com subsequente imunidade. No entanto, há características que não são condizentes com uma origem infecciosa. Por exemplo, é rara a ocorrência de vários casos ao mesmo tempo dentro de um núcleo familiar ou creche. Além disso, nenhum agente etiológico infeccioso foi identificado com sucesso, apesar de pesquisas exaustivas.

Parece provável que haja um papel genético na patogênese da DK, como evidenciado pelo maior risco de DK em crianças asiáticas, independentemente do país de residência, e em irmãos e filhos de indivíduos com histórico de DK. Além disso, estudos de ligação e de associação genômica ampla identificaram associações significativas entre polimorfismos no gene *ITPKC*, um regulador de linfócitos T, e um aumento na suscetibilidade para DK e doença mais grave. Outros genes candidatos identificados nos estudos de associação genômica com a DK incluem os genes *CASP3, BLK* e *FCGR2A*. Finalmente, associações de polimorfismos de único nucleotídio (SNPs) na região do antígeno leucocitário humano de classe II (HLA-DQB2 e HLA-DOB) com a DK foram relatadas. A taxa de concordância entre gêmeos idênticos, no entanto, é de aproximadamente 13%.

EPIDEMIOLOGIA

Para a maioria dos pacientes, a DK é uma doença da primeira infância e quase todos os estudos epidemiológicos mostram suscetibilidade maior em meninos. Dados do Kids Inpatient Database (banco de dados de crianças internadas), utilizados para estudar as tendências nas hospitalizações por DK em 2003, 2006, 2009 e 2012, apontaram que as hospitalizações por DK nos EUA pareciam diminuir significativamente durante o período do estudo, com 6,68 por 100 mil crianças hospitalizadas por DK em 2006 contra 6,11 por 100 mil em 2012. Crianças menores que 5 anos tiveram as maiores taxas anuais de hospitalização e filhos de ascendentes asiáticos e das ilhas do Pacífico tiveram as maiores taxas entre todos os grupos raciais. Em outros países como o Reino Unido, a Coreia do Sul e o Japão, as taxas de DK parecem estar aumentando.

No Japão, a cada 2 anos são realizadas pesquisas nacionais para monitorar as tendências na incidência de DK. Em 2012, foi descrita a taxa mais alta registrada até agora: de 264,8 por 100 mil crianças com idades entre 0 e 4 anos, sendo a maior taxa de crianças muito pequenas, com idades de 9 a 11 meses. Felizmente, a proporção de pacientes japoneses com aneurisma coronariano e infarto do miocárdio diminuiu com o tempo, em 2,8% na pesquisa mais recente.

Foram elaborados diversos modelos de estratificação de risco para determinar quais pacientes com DK estão em maior risco de AAC. Preditores de mau desfecho em todos os estudos incluem baixa idade, gênero masculino, febre persistente, má resposta a IGIV, e alterações laboratoriais incluindo neutrofilia, trombocitopenia, transaminite, hiponatremia, hipoalbuminemia, níveis elevados do fragmento N-Terminal do pró-peptídeo natriurético cerebral e níveis elevados de proteína C reativa (PCR). Os asiáticos e provenientes das ilhas do Pacífico, bem como a etnia hispânica, também são fatores de risco para a AAC. Pesquisadores japoneses desenvolveram três escores de risco específicos, dos quais o **escore de Kobayashi** é o mais amplamente utilizado e tem elevadas sensibilidade e especificidade. Infelizmente, a aplicação desses escores de risco em populações não japonesas não parece identificar com precisão todas as crianças em risco de resistência a IGIV e AAC. A área de superfície corporal (ASC) ajustada às dimensões da artéria coronária na ecocardiografia basal nos primeiros 10 dias de doença parecem ser bons preditores de comprometimento durante o acompanhamento. Assim, os escores z da linha de base podem fornecer um útil biomarcador de imagem.

PATOLOGIA

A DK é uma vasculite que afeta predominantemente as artérias de médio calibre. As artérias coronárias são as mais comumente envolvidas, embora outras artérias (p. ex., axilar, subclávia, femoral, poplítea e a braquial) também possam desenvolver dilatação. Foi descrito um processo de três fases para a arteriopatia da DK. A primeira fase consiste em uma arterite necrosante neutrofílica que ocorre nas primeiras 2 semanas da doença, começando no endotélio e indo em direção à parede coronariana. Aneurismas saculares podem se formar desta arterite. A segunda fase consiste em uma vasculite subaguda/crônica impulsionada por linfócitos, células plasmáticas e eosinófilos, que pode durar de semanas a anos e resultar em aneurismas fusiformes. Os vasos afetados pela vasculite subaguda/crônica desenvolvem, então, miofibroblastos de células musculares lisas, que causam estenose progressiva na terceira fase. Pode haver formação de trombos no lúmen e obstrução do fluxo sanguíneo (Figura 191.1).

MANIFESTAÇÕES CLÍNICAS

A febre é caracteristicamente alta (maior ou igual a 38,3°C [101°F]), incessante e não responde a antipiréticos. Sem tratamento, sua duração geralmente é de 1 a 2 semanas, mas pode ser tão curta quanto até 5 dias ou persistir por 3 a 4 semanas. Além da febre, **os cinco principais critérios clínicos** da DK são: (1) conjuntivite *não exsudativa* bilateral com preservação do limbo; (2) eritema da mucosa oral e faríngea com língua em morango e lábios vermelhos e rachados; (3) edema (endurecimento) e eritema das mãos e dos pés; (4) erupções de várias formas (maculopapulares, eritema multiforme, escarlatiniformes ou menos psoriático, urticária ou micropustular); e (5) linfadenopatia cervical não supurativa, geralmente unilateral, com tamanho do linfonodo superior a 1,5 cm (Tabela 191.1 e Figuras 191.2 a 191.5). A descamação perineal é comum na fase aguda. A descamação periungueal dos dígitos e artelhos começa 2 a 3 semanas após o início da doença e pode progredir até envolver toda a mão e o pé (Figura 191.6).

Sintomas além dos critérios clínicos são comuns nos 10 dias anteriores ao diagnóstico de DK, que podem ser explicados em parte pelo achado de que até um terço dos pacientes com DK tem infecções simultâneas confirmadas. Os sintomas gastrintestinais (vômitos, diarreia ou dor abdominal) acometem mais de 60% dos pacientes, e pelo menos um sintoma respiratório (tosse ou coriza) ocorre em 35% deles. Outros achados clínicos incluem irritabilidade significativa, que é proeminente em especial em crianças e provavelmente uma consequência da meningite asséptica, hepatite branda, hidropisia da vesícula biliar, uretrite e meatite com piúria estéril e artrite. A artrite pode se manifestar no início da doença ou pode se desenvolver na segunda ou na terceira semana. Pequenas ou grandes articulações podem ser afetadas, e as artralgias podem persistir por várias semanas. As características clínicas que *não são consistentes* com a DK incluem conjuntivite exsudativa, faringite exsudativa, linfadenopatia generalizada, lesões orais discretas (ulceração ou faringite exsudativa), esplenomegalia, erupções bolhosas, petequiais ou vesiculares.

O envolvimento cardíaco é a manifestação mais importante da DK. A miocardite ocorre na maior parte dos pacientes com DK aguda e se manifesta como taquicardia desproporcional à febre, junto com a diminuição da função sistólica ventricular esquerda. Ocasionalmente, os pacientes com DK apresentam choque cardiogênico (**síndrome de choque da DK**), com acentuada diminuição da função ventricular esquerda. Séries de casos de síndrome de choque da DK indicam que esses pacientes podem estar em maior risco de dilatação da artéria coronária. Também pode ocorrer pericardite com um pequeno derrame pericárdio durante a doença aguda. A regurgitação mitral de gravidade pelo menos leve é evidente na ecocardiografia em 10% a 25% dos pacientes na apresentação, mas diminui de incidência com o tempo, exceto entre os raros pacientes com aneurismas coronarianos e doença cardíaca isquêmica. A AAC se desenvolve entre a segunda e a terceira semana da doença em até 25% dos pacientes não tratados; inicialmente estes são, em geral,

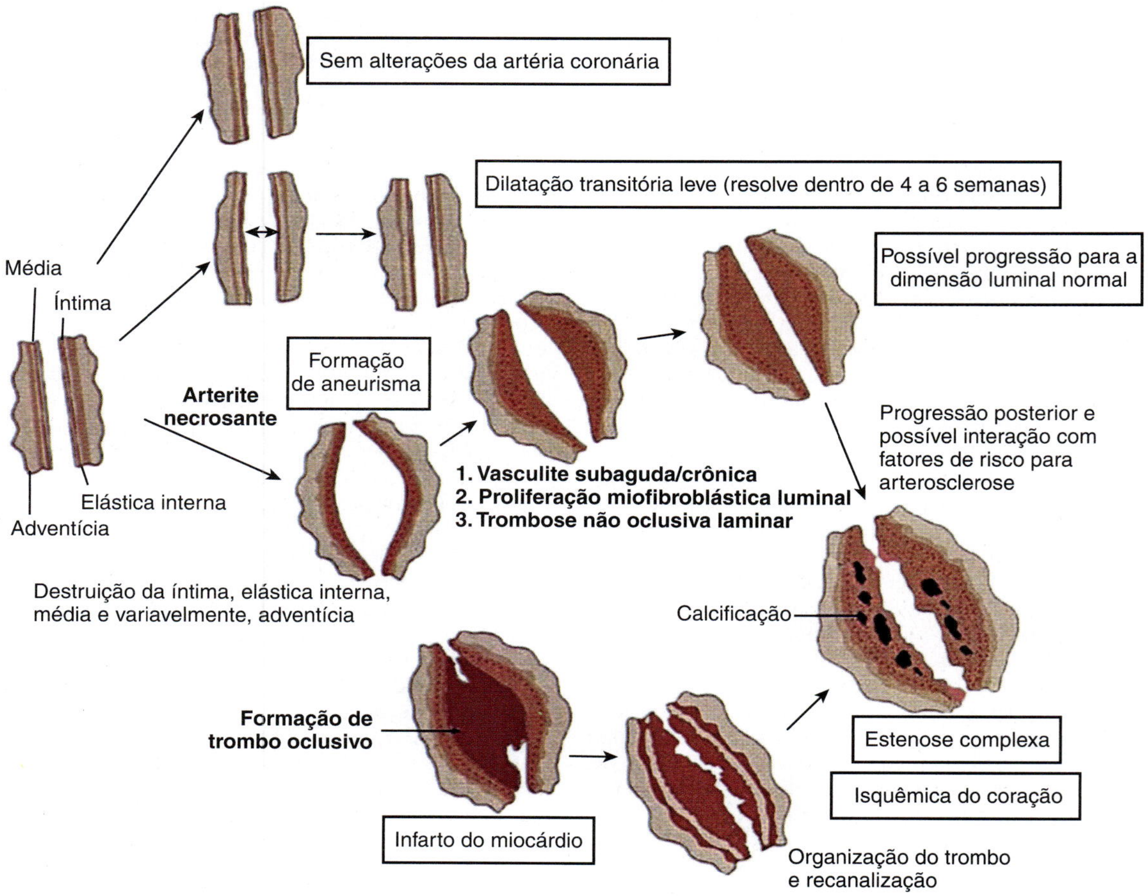

Figura 191.1 História natural de anormalidades nas artérias coronárias. (Adaptada de Kato H. Complicações cardiovasculares na doença de Kawasaki: luz arterial coronariana e consequências a longo prazo. Prog Pediatr Cardiol. 2004; 19:137-145.)

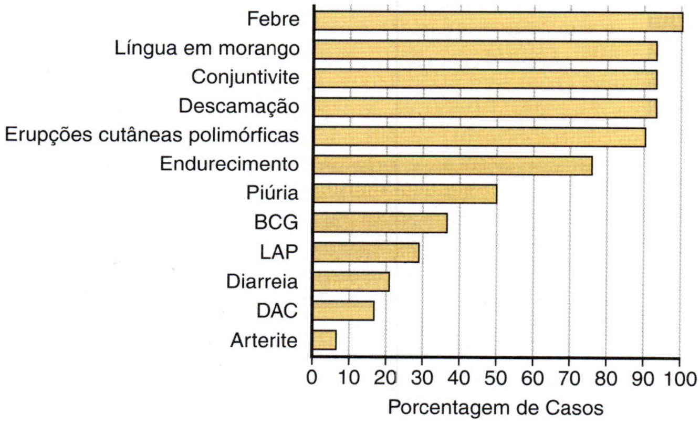

Figura 191.2 Sintomas e sinais clínicos da doença de Kawasaki. Um resumo das características clínicas de 110 casos da doença de Kawasaki vistos em Kaohsiung, Taiwan. LAP, linfadenopatia na área da cabeça e do pescoço; BCG, reativação no ponto de inoculação do bacilo de Calmette-Guérin; DAC, dilatação da artéria coronária, definida por um diâmetro interno superior a 3 mm. (De Wang CL, Wu YT, Liu CA et al. Kawasaki disease: infection, immunity and genetics. Pediatr Infect Dis. 2005; J 24:998-1004.)

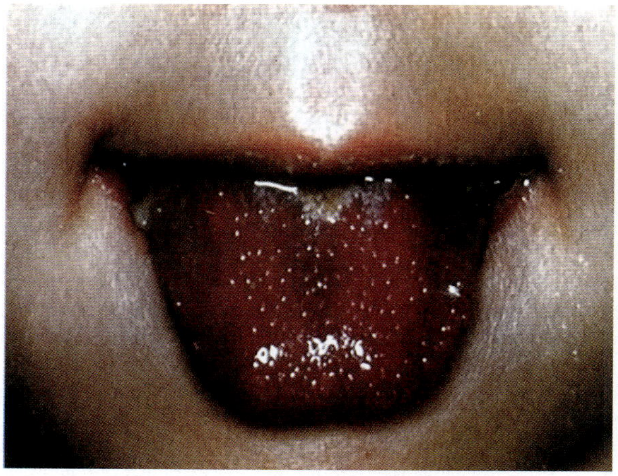

Figura 191.3 Doença de Kawasaki. Língua em morango paciente com a síndrome dos linfonodos mucocutâneos. (Cortesia de Tomisaku Kawasaki, MD. De Hurwitz S. Clinical pediatric dermatology. 2nd ed. Philadelphia: Saunders; 1993.)

assintomáticos e detectados pela ecocardiografia. Quase toda a morbidade e mortalidade na DK ocorrem em pacientes com **aneurismas coronarianos grandes ou gigantes**, definidos pela declaração científica da American Heart Association (AHA) de 2017 sobre o diagnóstico e tratamento de DK como tendo escore z ≥ 10 ou uma dimensão absoluta ≥ 8 mm. Especificamente os aneurismas grandes ou gigantes da artéria coronária estão associados ao maior risco de trombose ou estenose, angina e infarto agudo do miocárdio (Figura 191.7 e 191.8A). A ruptura de um aneurisma gigante é uma complicação rara que geralmente ocorre nos primeiros meses após o início da doença e pode se apresentar como hemopericárdio com tamponamento. As artérias axilar, poplítea, ilíaca ou outras artérias também podem se tornar aneurismas, mas sempre no cenário de aneurismas coronarianos gigantes (Figura 191.8B).

Tabela 191.1 Características clínicas e laboratoriais da doença de Kawasaki.

DEFINIÇÃO DE CASO EPIDEMIOLÓGICO (CRITÉRIOS CLÍNICOS CLÁSSICOS)*

Febre que persiste por pelo menos 5 dias†

Presença de pelo menos quatro características principais:

- Alterações em extremidades
  - Agudas: eritema de palmas e plantas; edema das mãos e pés
  - Subagudas: descamação periungueal dos dígitos e artelhos na 2ª e na 3ª semana
- Exantema polimorfo
- Hiperemia conjuntival bulbar bilateral sem exsudato
- Eritema, lábios rachados, língua em morango, hiperemia difusa da mucosa bucal e faríngea
- Linfadenopatia cervical (> 1,5 cm de diâmetro), geralmente unilateral

Exclusão de outras doenças com achados semelhantes‡

Essas características não precisam ocorrer simultaneamente.

OUTROS ACHADOS CLÍNICOS E LABORATORIAIS

Sistema cardiovascular

Miocardite, pericardite, regurgitação valvar, choque
Anomalias das artérias coronárias
Aneurismas em artérias de médio calibre não coronarianas
Gangrena periférica
Aumento da raiz aórtica

Sistema respiratório

Infiltrado peribrônquico e intersticial na radiografia torácica
Nódulos pulmonares

Sistema musculoesquelético

Artrite, artralgia (pleocitose de líquido sinovial)

Trato gastrintestinal

Diarreia, vômitos, dor abdominal
Hepatites, icterícia
Hidropisia da vesícula biliar
Pancreatite

Sistema nervoso central

Irritabilidade extrema
Meningite asséptica (pleocitose de fluido cerebrospinal)
Paralisia de nervo facial
Perda auditiva neurossensorial

Aparelho geniturinário

Uretrite/meatite, hidrocele

Outros achados

Descamação na virilha
Fleimão retrofaríngeo
Uveíte anterior por exame com lâmpada de fenda
Eritema, endurecimento no local da inoculação do bacilo de Calmette-Guérin

ACHADOS LABORATORIAIS NA DOENÇA DE KAWASAKI AGUDA

Leucocitose com neutrofilia e formas imaturas
Velocidade de hemossedimentação elevada
Proteína C reativa elevada
Anemia
Lipídios plasmáticos anormais
Hipoalbuminemia
Hiponatremia
Trombocitose após a 1ª semana§
Piúria estéril
Transaminases séricas elevadas
Elevação na gama glutamil transpeptidaseferase sérica
Pleocitose do líquido cefalorraquidiano
Leucocitose no fluido sinovial

*Pacientes com febre por pelo menos 5 dias e < 4 critérios principais podem ser diagnosticados com a DK quando forem detectadas anomalias nas artérias coronárias pelo ecocardiograma bidimensional ou angiografia. †Na presença de quatro ou mais critérios principais, particularmente quando houver vermelhidão e edema das mãos e dos pés, o diagnóstico da DK pode ser feito no quarto dia. Em casos raros, clínicos experientes que trataram muitos pacientes com a DK podem confirmar o diagnóstico antes do quarto dia. §Algumas crianças apresentam trombocitopenia e coagulação intravascular disseminada. ‡Veja o diagnóstico diferencial (Tabela 191.2). (De McCrindle BW, Rowley A, Newburger JW et al. Diagnosis, treatment, and long-term management of Kawasaki disease: a scientific statement for health professionals from the American Heart Association. Circulation. 2017; 135(17):e927-e999.)

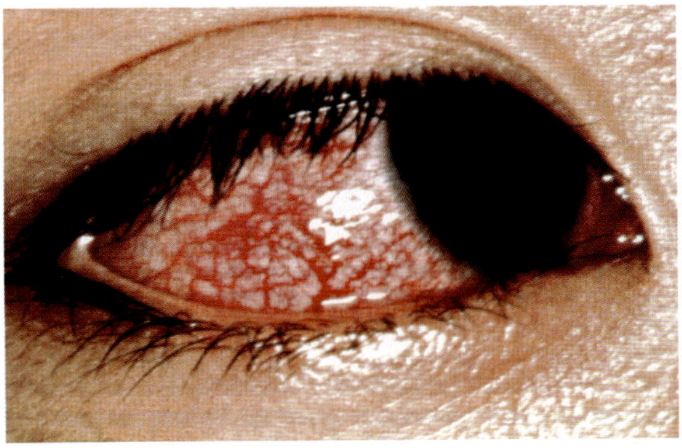

Figura 191.4 Doença de Kawasaki. Congestionamento da conjuntiva bulbar em um paciente com a síndrome dos linfonodos mucocutâneos. (Cortesia de Tomisaku Kawasaki, MD. De Hurwitz S. Clinical pediatric dermatology. 2nd ed. Philadelphia: Saunders; 1993.)

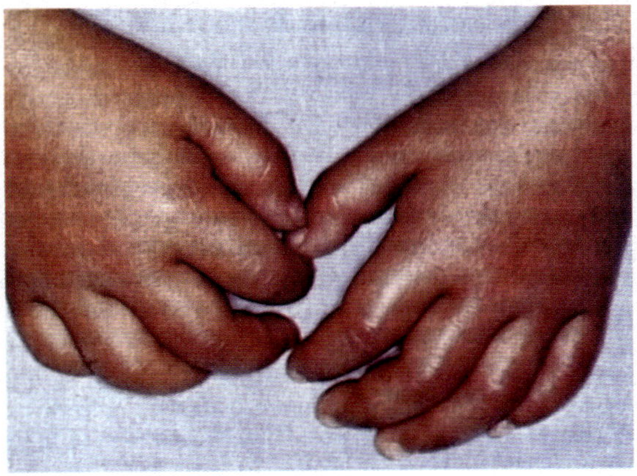

Figura 191.5 Doença de Kawasaki. Edema indurado das mãos em um paciente com a síndrome dos linfonodos mucocutâneos. (Cortesia de Tomisaku Kawasaki, MD. De Hurwitz S. Clinical pediatric dermatology. 2nd ed. Philadelphia: Saunders; 1993.)

De maneira ocasional, a DK apresenta inicialmente apenas febre e linfadenopatia (**DK *node-first***). Essa apresentação pode ser confundida com uma linfadenopatia/linfadenite cervical bacteriana ou viral e pode atrasar o diagnóstico de DK. A persistência de febre alta que não responde a antibióticos e o eventual desenvolvimento de outros sinais de DK resultam no diagnóstico. As crianças com DK que acomete primeiro os linfonodos tendem a ser mais velhas (4 *vs.* 2 anos) e a ter mais dias de febre e níveis de proteína C reativa mais elevados. Além da adenopatia cervical, muitas crianças apresentam inflamação retrofaríngea e periamigdaliana nos exames de tomografia computadorizada (TC) (Figura 191.9).

A DK pode ser dividida em três fases clínicas. A **fase febril aguda** é caracterizada por febre e outros sinais de doença aguda e normalmente dura entre 1 e 2 semanas. A **fase subaguda** está associada a descamação, trombocitose, desenvolvimento de AAC, risco mais elevado de morte

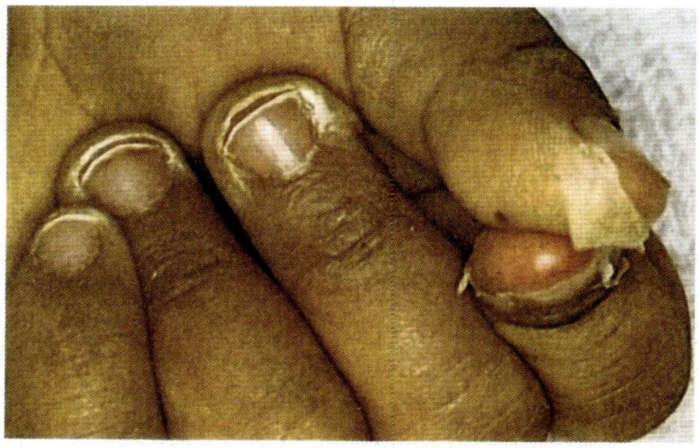

Figura 191.6 **Doença de Kawasaki.** Descamação dos dedos em um paciente com a síndrome dos linfonodos mucocutâneos. (Cortesia de Tomisaku Kawasaki, MD. De Hurwitz S. Clinical pediatric dermatology. 2nd ed. Philadelphia: Saunders; 1993.)

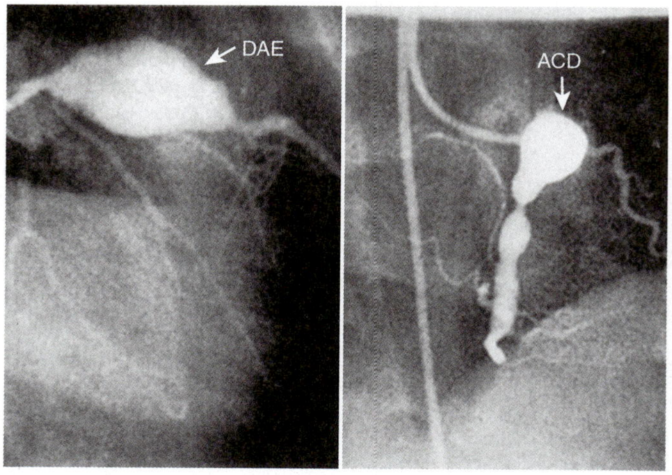

Figura 191.7 **Angiografia coronariana em um menino de 6 anos de idade com a doença de Kawasaki.** Na esquerda, um aneurisma gigante da artéria coronária descendente anterior esquerda (DAE). Na direita, um aneurisma gigante da artéria coronária direita (ACD) com uma área de estreitamento grave. (De Newburger JW, Takahashi M, Gerber MA et al. Diagnosis, treatment, and long-term management of Kawasaki disease. Pediatrics. 2004; 114:1708-1733.)

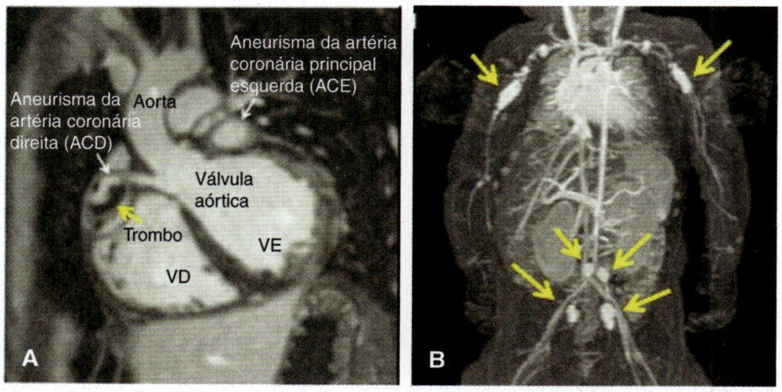

Figura 191.8 **RM de aneurismas da artéria coronária e periférica na doença de Kawasaki. A.** Imagem da via de saída do ventrículo esquerdo mostrando um aneurisma gigante na artéria coronária direita (ACD) com um trombo não oclusivo (*seta amarela*) e um aneurisma gigantesco da artéria coronária principal esquerda (ACE). Ao, aorta; AoV, válvula aórtica; VE, ventrículo esquerdo; VD, ventrículo direito. **B.** Aneurismas nas artérias axilares e subclávias e nas artérias ilíacas e femorais (*setas amarelas*). (De McCrindle BW, Rowley A, Newburger JW et al. Diagnosis, treatment, and long-term management of Kawasaki disease: a scientific statement for health professionals from the American Heart Association. Circulation. 2017; 135(17):e927-e999, Fig. 2 GH, p. e935.)

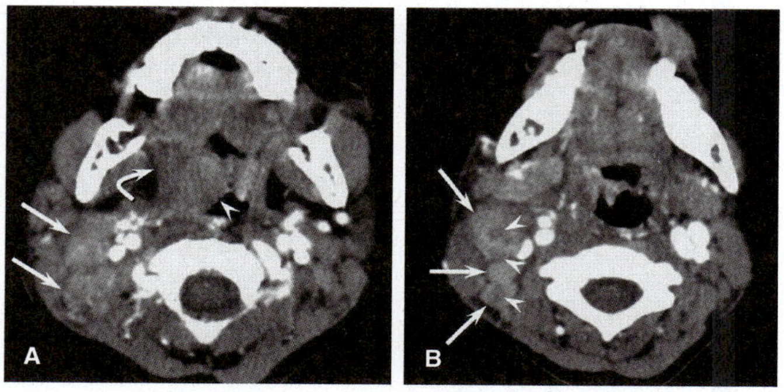

Figura 191.9 **Tomografia computadorizada (TC) com contraste em um menino de 3 anos de idade com a doença de Kawasaki. A.** linfadenopatia cervical direita (*setas*), área peritonsiliar hipodensa (*setas curvas*) e aumento da tonsila palatina direita (*ponta de seta*). **B.** linfadenopatia cervical direita com infiltração perinodal (*setas*) e baixa atenuação intranodal focal (*pontas de seta*). (De Kato H, Kanematsu M, Kato Z et al. Computed tomographic findings of Kawasaki disease with cervical lymphadenopathy. J Comput Assist Tomogr. 2012; 36(1):138-142, Figura 1, p. 139.)

súbita em pacientes que desenvolveram aneurismas e geralmente dura cerca de 3 semanas. A **fase de convalescença** começa quando todos os sinais clínicos da doença desapareceram e continua até que a velocidade de hemossedimentação (VHS) retorne ao normal, normalmente cerca de 6 a 8 semanas após o início da doença.

ACHADOS LABORATORIAIS E RADIOLÓGICOS

Não existe um teste diagnóstico para a DK, mas os pacientes geralmente têm achados laboratoriais característicos. A contagem de leucócitos muitas vezes é elevada, com predomínio de neutrófilos e formas imaturas. A anemia normocítica normocrômica é comum. A contagem de plaquetas geralmente é normal na primeira semana da doença e aumenta rapidamente entre a segunda e a terceira semanas, às vezes acima de $1.000.000/mm^3$. Um valor elevado de VHS e/ou de proteína C reativa está universalmente presente na fase aguda da doença. A VHS pode permanecer elevada por semanas, em parte pelo efeito da IGIV. Também pode haver presença de piúria estéril, pequenas elevações nas transaminases hepáticas, hiperbilirrubinemia e pleocitose no liquor. A DK é improvável se as contagens de VHS, de PCR e de plaquetas forem normais após 7 dias de febre.

A ecocardiografia bidimensional é o exame mais útil para monitorar o desenvolvimento de AAC. Embora aneurismas francos raramente sejam detectados na primeira semana da doença, as artérias coronárias são comumente ectasiadas. Além disso, as dimensões das artérias coronárias, ajustadas à área de superfície corporal (escore z), podem estar aumentadas nas primeiras 5 semanas após a apresentação, e, como descrito anteriormente, os escores z da linha de base podem oferecer informações prognósticas em relação às dimensões definitivas das artérias coronárias. Crianças com doenças febris não DK também apresentam escores z levemente aumentados em comparação com controles não febris, mas não no mesmo grau que pacientes com DK. Os aneurismas foram definidos com o uso de dimensões absolutas pelo Ministério da Saúde do Japão e são classificados como pequenos (≤ 4 mm de diâmetro interno), médios (> 4 até ≤ 8 mm de diâmetro interno) ou gigantes (> 8 mm de diâmetro interno). Alguns especialistas acreditam que um sistema baseado no escore z para a classificação do tamanho do aneurisma pode ser mais discriminador, porque ajusta a dimensão coronariana para a área de superfície corporal. O sistema de classificação da pontuação z da AHA é o seguinte:

1. Sem envolvimento: sempre < 2.
2. Apenas dilatação: 2 a < 2,5; ou se inicialmente < 2, uma diminuição na pontuação z durante o acompanhamento ≥ 1.
3. Aneurisma pequeno: ≥ 2,5 a < 5.
4. Aneurisma mediano: ≥ 5 a < 10, e dimensão absoluta < 8 mm.
5. Aneurisma grande ou gigante: ≥ 10, ou dimensão absoluta ≥ 8 mm.

O **ecocardiograma** deve ser realizado no momento do diagnóstico, novamente após 2 a 3 semanas de doença, e outra repetição 6 a 8 semanas após o início da doença. Se os resultados de um dos exames iniciais forem anormais ou se o paciente tiver febre ou sintomas recorrentes, pode ser necessário um ecocardiograma com mais frequência ou outros exames. Em pacientes sem anormalidades coronarianas em qualquer momento durante a doença, recomenda-se a realização de um ecocardiograma e de um perfil lipídico 1 ano mais tarde. Após esse período, a avaliação periódica para aconselhamento cardiológico preventivo não se justifica, e alguns especialistas recomendam acompanhamento cardiológico a cada 5 anos. Para pacientes com anomalias coronarianas, o tipo de exame e a frequência de consultas de acompanhamento ao cardiologista são adaptadas à condição de cada paciente.

DIAGNÓSTICO

O diagnóstico da DK se baseia na presença de sinais clínicos característicos. Para a **DK clássica**, os critérios diagnósticos requerem a presença de febre por pelo menos 4 dias, e no mínimo 4 de 5 critérios principais da doença (Tabela 191.1). O diagnóstico de DK deve ser feito dentro de 10 dias (idealmente dentro de 7 dias) do início da febre para melhorar os desfechos das artérias coronárias. Na **DK atípica ou incompleta**, os pacientes têm febre persistente, mas menos de 4 dos 5 critérios. Nesses pacientes, dados laboratoriais e ecocardiográficos podem auxiliar no diagnóstico (Figura 191.10). Casos incompletos são mais frequentes em crianças; infelizmente estas também têm maior probabilidade de desenvolver AAC. Casos ambíguos devem ser encaminhados a um centro com experiência no diagnóstico de DK. Estabelecer o diagnóstico com a pronta instituição do tratamento é essencial para a prevenção de doença arterial coronariana potencialmente devastadora. Por essa razão, *recomenda-se que qualquer criança com idade ≤ 6 meses com febre por ≥ 7 dias sem explicação seja submetida a ecocardiograma para avaliação das artérias coronárias.*

DIAGNÓSTICO DIFERENCIAL

O adenovírus, o sarampo e a escarlatina lideram a lista de infecções comuns da infância que mimetizam uma DK (Tabela 191.2). Crianças com adenovírus normalmente têm faringite e conjuntivite exsudativa, possibilitando a diferenciação da DK. Um problema clínico comum é a diferenciação da escarlatina da DK em uma criança que é portadora de estreptococos do grupo A. Os pacientes com escarlatina normalmente têm uma resposta clínica rápida à antibioticoterapia adequada. Esse tratamento realizado por 24 a 48 horas, com reavaliação clínica geral, determina o diagnóstico. Além disso, achados oculares são bastante raros na faringite estreptocócica do grupo A e podem auxiliar no diagnóstico da DK.

As características do **sarampo** que o distingue da DK incluem conjuntivite exsudativa, manchas de Koplik, exantema que começa no rosto, couro cabeludo e atrás das orelhas, bem como leucopenia. A **linfadenite cervical** pode ser o diagnóstico inicial em crianças que por fim são diagnosticadas com DK. Infecções menos comuns, como febre maculosa e leptospirose, são ocasionalmente confundidas com DK. A **febre maculosa** é uma infecção bacteriana potencialmente letal, e os antibióticos apropriados não devem ser suspensos se o diagnóstico estiver sob consideração. Suas características que podem distinguir incluem mialgias pronunciadas e cefaleia logo no início, erupções cutâneas centrípetas e petéquias palmoplantares. A **leptospirose** também pode ser uma doença de gravidade considerável. Os fatores de risco incluem a exposição à água contaminada com urina de animais infectados. A descrição clássica da leptospirose é uma doença bifásica com alguns dias assintomáticos entre um período inicial de febre e cefaleia e uma fase final com insuficiência renal e hepática. Por outro

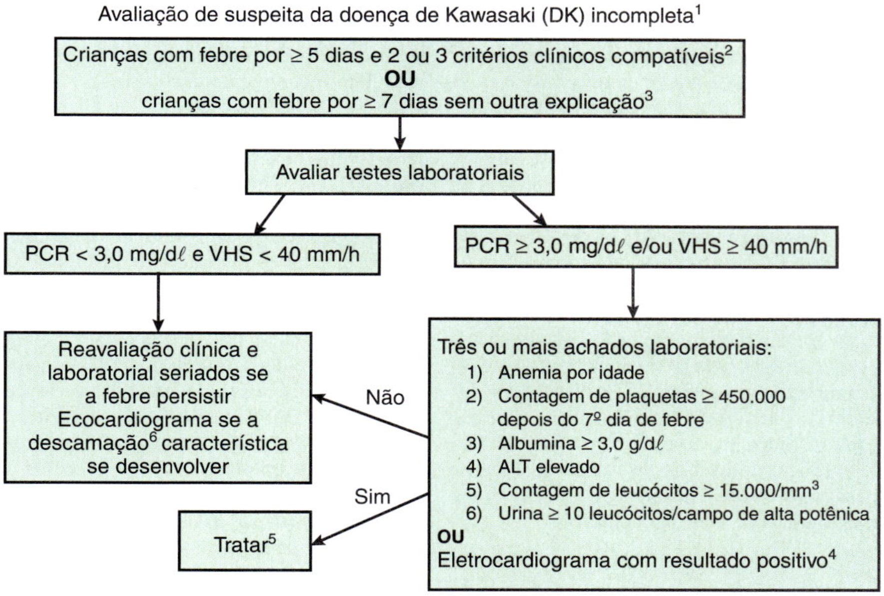

Figura 191.10 Avaliação da suspeita da doença de Kawasaki incompleta (DK). [1]Na ausência de um padrão-ouro para o diagnóstico, esse algoritmo não pode ser baseado em evidências, mas representa a opinião informada de comitês de especialistas. A consulta com um especialista deve ser solicitada sempre que a assistência for necessária. [2]Os achados clínicos da DK estão listados na Tabela 191.1. As características que sugerem que outro diagnóstico deve ser considerado incluem conjuntivite exsudativa, faringite exsudativa, lesões intraorais ulcerativas, *rash* bolhoso ou vesicular, adenopatia generalizada e esplenomegalia. [3]Crianças menores de 6 meses têm maior probabilidade de desenvolver febre prolongada sem outros critérios clínicos para DK; esses bebês correm risco particularmente alto de desenvolver anormalidades nas artérias coronárias. [4]O ecocardiograma é considerado positivo para fins deste algoritmo se qualquer uma das três condições for atendida: escore z de artéria coronária descendente anterior esquerda ou artéria coronária direita ≥ 2,5; aneurisma de artéria coronária é observado; ou ≥ 3 outras características sugestivas existirem, incluindo diminuição da função ventricular esquerda, regurgitação mitral, derrame pericárdico ou escores z na artéria coronária descendente anterior esquerda ou artéria coronária direita de 2,0 a 2,5. [5]Se o ecocardiograma for positivo, o tratamento deve ser administrado dentro de 10 dias após o início da febre ou após o décimo dia de febre na presença de sinais clínicos e laboratoriais (proteína C reativa [PCR], velocidade de hemossedimentação [VHS]) da inflamação em curso. [6]A descamação típica começa sob os leitos ungueais dos dedos das mãos e dos pés. ALT, Alanina transaminase; Leucócitos, glóbulos brancos. (De McCrindle BW, Rowley A, Newburger JW et al. Diagnosis, treatment, and long-term management of Kawasaki disease: a scientific statement for health professionals from the American Heart Association. Circulation. 2017; 135(17):e927-e999 Figura 2, p. e937.)

Tabela 191.2 Diagnóstico diferencial da doença de Kawasaki.

INFECÇÕES VIRAIS
Adenovírus
Enterovírus
Sarampo
Vírus Epstein-Barr
Citomegalovírus

INFECÇÕES BACTERIANAS
Escarlatina
Febre maculosa
Leptospirose
Linfadenite cervical bacteriana ± fleimão retrofaríngeo
Meningococcemia
Infecções do trato urinário

DOENÇA REUMATOLÓGICA
Artrite idiopática juvenil de início sistêmico
Doença de Behçet
Febre reumática

OUTROS
Síndromes de choque tóxico
Doença do soro
Síndrome da pele escaldada estafilocócica
Síndrome de ativação macrofágica
Reações de hipersensibilidade a fármaco
Síndrome de Stevens-Johnson
Meningite asséptica

*A detecção de um vírus não exclui a doença de Kawasaki na presença das suas principais características clínicas (Tabela 191.1).

lado, os pacientes com DK têm dias consecutivos de febre no momento do diagnóstico e raramente insuficiência renal ou hepática.

As crianças com DK e miocardite pronunciada podem demonstrar hipotensão com um quadro clínico semelhante ao da **síndrome de choque tóxico**. As características da síndrome de choque tóxico que não são comumente observadas na DK incluem insuficiência renal, coagulopatia, pancitopenia e miosite. As reações de hipersensibilidade a fármacos, incluindo a síndrome de Stevens-Johnson, compartilham algumas características com a DK. As características das reações a fármacos como a presença de edema periorbital, ulcerações orais e VHS normal ou minimamente elevado não são vistas na DK. A **artrite idiopática juvenil** (AIJ) de início sistêmico também é caracterizada por febre e exantema, mas os achados físicos incluem linfadenopatia difusa e hepatoesplenomegalia. É necessário o desenvolvimento de artrite em algum momento da doença para que se faça o diagnóstico, mas esta pode não estar presente logo nas primeiras semanas. Os achados laboratoriais podem incluir coagulopatia, valores elevados de produtos de degradação da fibrina e hiperferritinemia. Curiosamente, há relatos de crianças com artrite idiopática juvenil de início sistêmico que têm evidências ecocardiográficas de artérias coronárias anormais. Também foram relatados aneurismas coronarianos na doença de Behçet, infecção por citomegalovírus primária e meningococcemia.

TRATAMENTO

Os pacientes com DK aguda devem ser tratados com 2 g/kg de IGIV em infusão única, geralmente administrados por 10 a 12 h dentro de 10 dias do início da doença e, de modo ideal, o mais rapidamente possível após o diagnóstico (Tabela 191.3). Além disso, deve-se administrar de moderadas (30 a 50 mg/kg/dia divididos a cada 6 h) a altas doses de ácido acetilsalicílico (80 a 100 mg/kg/dia divididos a cada 6 h) até que o paciente esteja afebril e, depois, reduzir as doses do antiagregante plaquetário. Outros AINEs não devem ser administrados durante o tratamento com ácido acetilsalicílico, pois podem bloquear sua ação. O mecanismo de ação da IGIV na DK é desconhecido, mas o tratamento resulta em defervescência e resolução dos sinais clínicos da doença em aproximadamente 85% dos pacientes. A prevalência de doença coronariana, de 20 a 25% em crianças tratadas somente com ácido acetilsalicílico, é menor que 5% nas tratadas com IGIV e ácido acetilsalicílico nos primeiros 10 dias da doença. Deve-se considerar fortemente a realização de tratamento em pacientes com febre persistente, dimensões anormais das artérias coronárias e/ou sinais de inflamação sistêmica que são diagnosticados após o décimo dia de febre. A dosagem de ácido acetilsalicílico geralmente é diminuída de doses anti-inflamatórias para doses antitrombóticas (3 a 5 mg/kg/dia em dose única) após o paciente ter permanecido afebril durante 48 h. O ácido acetilsalicílico é continuada por seu efeito antitrombótico até 6 a 8 semanas após o início da doença e é, então, interrompida em pacientes que tiveram resultados normais na ecocardiografia durante todo o curso de sua doença. Os pacientes com AAC continuam seu tratamento com ácido acetilsalicílico e podem necessitar de anticoagulação, dependendo do grau de dilatação coronariana (ver adiante).

Tabela 191.3 Tratamento da doença de Kawasaki.

FASE AGUDA
Imunoglobulina intravenosa 2 g/kg por 10 a 12 h
e
Ácido acetilsalicílico 30 a 50 mg/kg/dia ou 80 a 100 mg/kg/dia VO, divididos a cada 6 h até que o paciente esteja afebril por pelo menos 48 h

FASE DE CONVALESCENÇA
Ácido acetilsalicílico 3 a 5 mg/kg 1 vez/dia VO até 6 a 8 semanas após o início da doença se os achados coronarianos forem normais ao longo do curso

TRATAMENTO A LONGO PRAZO PARA PACIENTES COM ANORMALIDADES CORONARIANAS
Ácido acetilsalicílico 3 a 5 mg/kg 1 vez/dia VO
Clopidogrel 1 mg/kg/dia (máximo: 75 mg/dia)
A maior parte dos especialistas adiciona varfarina ou heparina de baixo peso molecular aos pacientes em risco particularmente elevado de trombose

TROMBOSE CORONARIANA AGUDA
Terapia fibrinolítica com ativador do plasminogênio tecidual ou outro trombolítico sob a supervisão de um cardiologista pediátrico

Na esperança de melhorar os desfechos coronarianos, os *corticosteroides* foram testados como terapia primária com a primeira dose de IGIV. Um estudo norte-americano usou uma pulsoterapia única de metilprednisolona intravenosa (30 mg/kg) com IGIV como terapia primária e não obteve melhora nos desfechos coronarianos. No entanto, um ensaio clínico realizado no Japão utilizando o escore de Kobayashi para identificar crianças de alto risco mostrou melhora com um regime de prednisolona (2 mg/kg) mais IGIV como tratamento primário. Além disso, uma revisão sistemática e meta-análise de 16 estudos comparativos demonstrou que o tratamento precoce com corticosteroides melhorou os desfechos das artérias coronárias em crianças com DK. Apesar desses resultados promissores, a administração de corticosteroides como tratamento primário a todas as crianças com DK aguarda o desenvolvimento de um escore que identifique as crianças de alto risco em uma população multirracial.

A **DK resistente à IGIV** ocorre em aproximadamente 15% dos pacientes e é definida por febre recrudescente ou persistente 36 h após a conclusão da infusão inicial de IGIV. Os pacientes com resistência a IGIV estão em risco aumentado de AAC. As opções terapêuticas para crianças com resistência a IGIV incluem uma segunda dose de IGIV (2 g/kg), um curso de corticosteroides com redução gradual, e/ou infliximabe (Tabela 191.4). Para os pacientes mais gravemente afetados com aneurismas coronarianos aumentados, podem ser administradas terapias adicionais como a ciclosporina ou a ciclofosfamida, com consultas de especialistas em reumatologia pediátrica e cardiologia.

COMPLICAÇÕES

Pacientes com DK e aneurismas podem apresentar infarto do miocárdio, angina e morte súbita. Por esse motivo, os medicamentos antitrombóticos são a base da terapia para a criança com a doença coronariana. O ácido acetilsalicílico é indefinidamente continuado em crianças com

Tabela 191.4 Opções de tratamento para pacientes com doença de Kawasaki resistentes a IGIV.*

AGENTE	DESCRIÇÃO	DOSE
MAIS FREQUENTEMENTE ADMINISTRADO		
IGIV: 2ª infusão	IG policlonal agrupada	2 g/kg IV
IGIV + prednisolona	IGIV + corticosteroides	IGIV: 2 g/kg IV + prednisolona 2 mg/kg/d IV divididos a cada 8 h até estado afebril, depois prednisolona oral até que a PCR normalize, então diminuir por 2 a 3 semanas
Infliximabe	Anticorpo monoclonal contra o TNF-α	Infusão única: 5 mg/kg IV administrada por mais de 2 h
TRATAMENTOS ALTERNATIVOS		
Ciclosporina	Inibidor da via calcineurina-NFAT	IV: 3 mg/kg/d a cada 12 h VO: 4 a 8 mg/kg/d a cada 12 h Ajuste da dose para atingir o intervalo 50 a 150 ng/mℓ; Nível de pico de 2 h 300 a 600 ng/mℓ
Anacinra	Antagonista do receptor de IL-1β recombinante	2 a 6 mg/kg/d administrado por injeção subcutânea
Ciclofosfamida	Agente alquilante bloqueia a replicação de DNA	2 mg/kg/d IV
Troca de plasma	Substitui o plasma por albumina	Não aplicável

*A resistência a IGIV é definida como a febre persistente ou recrudescente por pelo menos 36 h e menor que 7 dias após a conclusão da primeira infusão da IGIV. Os três tratamentos principais têm sido usados com mais frequência, embora nenhum ensaio de eficácia comparativa tenha sido realizado. A pulsoterapia com corticosteroides em altas doses não é recomendada. Os tratamentos alternativos foram utilizados em um número limitado de pacientes com DK. PCR, proteína C reativa; IG, imunoglobulina; IL, interleucina; IV, intravenoso; IGIV, imunoglobulina intravenosa; NFAT, fator nuclear de células T ativadas; VO, oral; TNF, fator de necrose tumoral.

aneurismas coronários. Quando os aneurismas são de tamanho moderado, às vezes é administrada terapia antiplaquetária dupla. Para aqueles com aneurismas grandes ou gigantes, é adicionada a anticoagulação com varfarina ou heparina de baixo peso molecular ao ácido acetilsalicílico. Para trombose aguda que ocasionalmente ocorre em uma artéria coronária aneurismática ou estenótica, a terapia trombolítica pode salvar a vida.

O acompanhamento a longo prazo de pacientes com aneurismas de artéria coronária é feito sob medida para o estado coronariano passado (o pior de todos) e para o atual, com um cronograma de testes recomendado na declaração científica de 2017 da AHA sobre DK. Os exames podem incluir ecocardiograma, avaliação da isquemia induzida, imagens avançadas (tomografia computadorizada, ressonância magnética ou angiografia invasiva), aconselhamento sobre atividade física e avaliação e gerenciamento dos fatores de risco cardiovascular. Os pacientes com estenose da artéria coronária e isquemia induzível podem ser tratados com cirurgia de revascularização do miocárdio (CRM) ou intervenções por cateter, incluindo ablação percutânea transluminal por rotavas, aterectomia direcional coronariana e implante de *stents*.

Os pacientes submetidos a tratamento com ácido acetilsalicílico a longo prazo devem receber vacinação anual contra a gripe para reduzir o risco de síndrome de Reye. Após a vacinação contra a varicela, um agente antiplaquetário diferente pode ser substituído pelo ácido acetilsalicílico durante 6 semanas. Como a IGIV pode interferir na resposta imune a vacinas de vírus vivo como resultado de um anticorpo antiviral específico, as vacinas contra o sarampo, caxumba e rubéola geralmente devem ser adiadas até 11 meses após a administração de IGIV. As vacinas de vírus não vivo não precisam ser adiadas.

PROGNÓSTICO

Uma vez que o tratamento oportuno reduz o risco de aneurismas coronarianos para menos de 5%, a grande maioria dos pacientes com DK retorna à saúde normal. A DK aguda recorre em 1 a 3% dos casos. O prognóstico para os pacientes com anomalias coronarianas depende da gravidade da doença coronariana. Portanto, as recomendações para acompanhamento e manejo são estratificadas de acordo com a condição da artéria coronária. As taxas de mortalidade publicadas são muito baixas, geralmente inferiores a 1,0%. Em geral, 50% dos aneurismas da artéria coronária regridem ao diâmetro luminal normal em 1 a 2 anos após a doença. Os aneurismas menores são mais propensos a regredir, e a ultrassonografia intravascular tem demonstrado que eles estão associados ao espessamento miointimal acentuado e ao comportamento funcional anormal da parede do vaso. Os aneurismas gigantes são menos propensos a regredir ao diâmetro do lúmen normal e a levar a trombose ou estenose. A cirurgia de revascularização miocárdica pode ser necessária se houver isquemia indutível; é mais bem realizada com o uso de enxertos arteriais, que crescem com a criança e são mais propensos do que os enxertos venosos para permanecerem patentes a longo prazo. O transplante cardíaco tem sido necessário nos casos raros em que a revascularização não é viável por causa de estenoses coronarianas distais, aneurismas distais ou cardiomiopatia isquêmica grave. Um estudo realizado no Japão relatou desfechos em pacientes adultos com histórico de DK e aneurismas gigantes. Esses pacientes necessitaram de vários procedimentos cardíacos e cirúrgicos, mas a taxa de sobrevivência em 30 anos se aproximou de 90%.

Ainda não está claro se as crianças que tiveram achados de DK e ecocardiografia normal durante todo o seu curso correm maior risco para o desenvolvimento de doença cardíaca arteriosclerótica na vida adulta. Estudos de disfunção endotelial em crianças com história de DK e dimensões coronarianas normais produziram resultados conflitantes. No entanto, dados tranquilizadores sugerem que a taxa de mortalidade padronizada no Japão entre adultos que tiveram DK na infância sem aneurismas é indistinguível da população geral. Todas as crianças com história de DK devem ser aconselhadas a uma dieta saudável para o coração, quantidades adequadas de exercício, prevenção do tabagismo e monitoramento intermitente de lipídios. Entre as crianças com aneurismas coronarianos, a AHA recomenda limiares de tratamento para fatores de risco para doença cardíaca aterosclerótica mais baixos que os limiares da população normal.

A bibliografia está disponível no GEN-io.

Capítulo 192
Síndromes Vasculíticas

Vidya Sivaraman, Edward C. Fels e Stacy P. Ardoin

A vasculite da infância abrange um largo espectro de doenças que têm em comum a inflamação dos vasos sanguíneos como fisiopatologia central. A patogênese das vasculites costuma ser idiopática. Algumas apresentações de vasculites estão associadas a agentes infecciosos e medicamentos. Outras podem ocorrer em caso de doença autoimune preexistente. O padrão de lesão vascular fornece informações sobre a apresentação da vasculite e serve como base para delinear as diferentes síndromes vasculíticas. A distribuição da lesão vascular inclui *vasos de pequeno calibre* (capilares, arteríolas e vênulas pós-capilares), *vasos de médio calibre* (artérias renais, vasos mesentéricos e artérias coronárias) e *grandes vasos* (aorta e seus ramos proximais) (Figura 192.1). Além disso, algumas apresentações de vasculite de pequenos vasos caracterizam-se pela presença de **anticorpos citoplasmáticos de neutrófilos (ANCAs)**, enquanto outras estão associadas à deposição de **imunocomplexos** nos tecidos afetados. Utiliza-se uma combinação de manifestações clínicas, característica histológica dos vasos envolvidos e dados laboratoriais para classificar a vasculite (Tabelas 191.1 a 192.3). Um sistema de nomenclatura da International Chapel Hill Consensus Conference (CHCC), em 2012, propôs o uso do diagnóstico patológico em vez de epônimos para a nomenclatura da vasculite. Por exemplo, a púrpura de Henoch-Schönlein seria denominada vasculite por IgA. Além disso, os critérios de classificação endossados pela Liga Europeia contra o Reumatismo (European League Against Rheumatism [Eular]), pela Organização Internacional de Ensaios Clínicos de Reumatologia Pediátrica (Pediatric Rheumatology International Trial Organization [Printo]) e pela Sociedade Europeia de Reumatologia Pediátrica (Pediatric Rheumatology European Society [Pres]) (Eular/Printo/Pres) foram validados na vasculite infantil (Tabela 192.1).

A vasculite da infância varia de uma doença relativamente benigna e autolimitada, como a púrpura de Henoch-Schönlein, a uma doença catastrófica com danos a órgãos-alvo, como pode ser observada na granulomatose com poliangiite (anteriormente chamada de granulomatose de Wegener). A vasculite geralmente se manifesta como uma doença multissistêmica heterogênea. Embora algumas características, como a púrpura, sejam facilmente identificáveis, outras, como a hipertensão arterial secundária à oclusão da artéria renal ou glomerulonefrite, podem ser mais sutis. Por fim, o fundamental para reconhecer

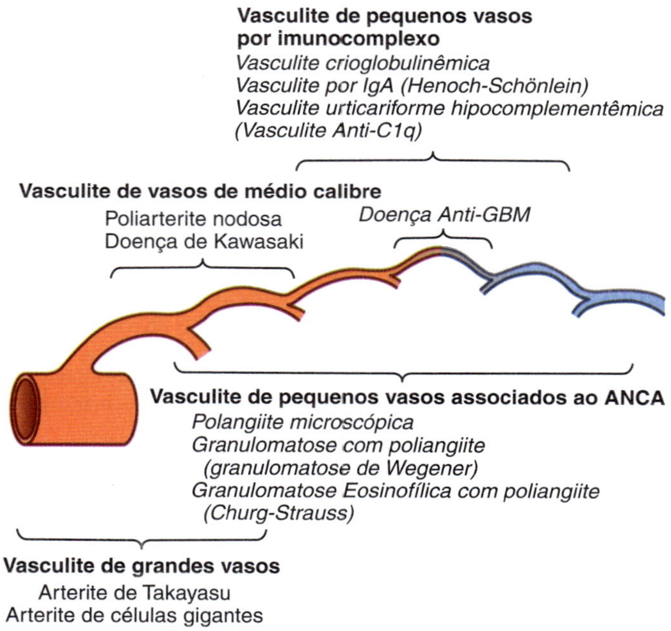

Figura 192.1 Distribuição do envolvimento dos vasos na vasculite de grandes, médios e pequenos vasos. Há uma sobreposição substancial com relação ao envolvimento arterial, e as três principais categorias de vasculite podem afetar uma artéria de qualquer tamanho. A vasculite de grandes vasos afeta as artérias grandes com mais frequência do que outras vasculites. A vasculite dos vasos médios afeta, predominantemente, as artérias médias. A vasculite de pequenos vasos afeta predominantemente vasos pequenos, mas as artérias e as veias médias podem ser atingidas, embora a vasculite de pequenos vasos com imunocomplexos raramente envolva as artérias. Não se mostra a vasculite de vasos variados, que pode afetar qualquer tipo de vaso, da aorta às veias. O diagrama apresenta (*da esquerda para a direita*) aorta, artéria grande, artéria média, artéria pequena/arteríola, capilar, vênula e veia. ANCA, anticorpo citoplasmático de neutrófilo; GBM, membrana basal glomerular. (De Jennette JC, Falk RJ, Bacon PA et al. 2012 Revised International Chapel Hill Consensus Conference Nomenclature of Vasculitides. Arthritis Rheum. 2013;65(1):1-11:4.)

Tabela 192.1 Classificação das vasculites da infância.

2012 CHAPEL HILL CONSENSUS CONFERENCE NOMENCLATURE OF VASCULITIDES

I. Vasculite de grandes vasos
   Arterite de Takayasu
   Arterite de células gigantes
II. Vasculite de vasos de médio calibre
   Poliarterite nodosa
   Doença de Kawasaki
III. Vasculite de pequenos vasos
   Vasculite associada ao anticorpo anticitoplasmático de neutrófilo (ANCA)
   • Polangiite microscópica
   • Granulomatose com poliangiite
   • Granulomatose eosinofílica com poliangiite
   Vasculite de pequenos vasos por imunocomplexos
   • Doença da membrana basal antiglomerular (anti-GBM)
   • Vasculite por IgA (púrpura de Henoch-Schönlein)
   • Vasculite urticariforme hipocomplementêmica
IV. Vasculite de vasos variáveis
   Doença de Behçet
   Síndrome de Cogan
V. Vasculite de órgão único
   Vasculite leucocitoclástica cutânea
   Arterite cutânea
   Vasculite primária do sistema nervoso central
   Aortite isolada
   Outras
VI. Vasculite associada à doença sistêmica
   Vasculite lúpica
   Vasculite reumatoide
   Vasculite sarcoide
   Outras
VII. Vasculite associada à etiologia provável
   Vasculite crioglulinulinêmica associada ao vírus da hepatite C
   Vasculite associada ao vírus da hepatite B
   Aortite associada à sífilis
   Vasculite por imunocomplexo associada a medicamentos
   Vasculite associada a ANCA associada a medicamentos
   Vasculite associada ao câncer
   Outras

EUROPEAN LEAGUE AGAINST RHEUMATISM/PEDIATRIC RHEUMATOLOGY EUROPEAN SOCIETY CLASSIFICATION OF CHILDHOOD VASCULITIS

Vasculite predominantemente de grandes vasos
   Arterite de Takayasu
Vasculite predominantemente de vasos médios
   Poliarterite nodosa infantil
   Poliarterite nodosa cutânea
   Doença de Kawasaki
Vasculite predominantemente de pequenos vasos
   Granulomatoso:
   • Granulomatose com poliangiite (granulomatose de Wegener)
   • Granulomatose eosinofílica com poliangiite (síndrome de Churg-Strauss)*
   Não granulomatoso:
   • Polangiite microscópica*
   • Púrpura de Henoch-Schönlein (vasculite por IgA)
   • Vasculite leucocitoclástica cutânea isolada
   • Vasculite urticariforme hipocomplementêmica
Outras vasculites
   Doença de Behçet
   Vasculite secundária à infecção (como poliarterite nodosa associada à hepatite B), doenças malignas e medicamentos (como vasculite por hipersensibilidade)
   Vasculite associada à doença do tecido conjuntivo
   Vasculite isolada do sistema nervoso central
   Síndrome de Cogan
   Não classificados

*Associado a anticorpo anticitoplasma de neutrófilo. (Adaptada de Jennette JC, Falk RJ, Bacon PA et al. 2012 Revised International Chapel Hill Consensus Conference nomenclature of vasculitides. *Arthritis Rheum*. 2013;65:1-11; e Ozen S, Pistorio A, Iusan SM et al. Eular/Printo/Pres criteria for Henoch-Schönlein purpura, childhood polyarteritis nodosa, childhood Wegener granulomatosis and childhood Takayasu arteritis: Ankara 2008. Part II. Final classification criteria. *Ann Rheum Dis*. 2010;69:798-806.)

Tabela 192.2 Características clínicas que sugerem uma síndrome vasculítica.

CARACTERÍSTICAS CLÍNICAS	CARACTERÍSTICAS LABORATORIAIS
Febre, perda de peso, fadiga de origem desconhecida	Aumento velocidade de hemossedimentação ou nível de proteína C reativa
Lesões cutâneas (púrpura palpável, urticária fixa, livedo reticular, nódulos, úlceras)	Leucocitose, anemia, trombocitose
Lesões neurológicas (cefaleia, mononeurite múltipla, lesões focais do sistema nervoso central)	Eosinofilia
Artralgia ou artrite, mialgia ou miosite, serosite	Anticorpo citoplasmático de neutrófilo
Hipertensão, hematúria, insuficiência renal	Antígeno relacionado com o fator VIII elevado (fator de von Willebrand)
Infiltrados pulmonares ou hemorragia	Crioglobulinemia
Isquemia do miocárdio, arritmias	Imunocomplexos circulantes
	Hematúria

De Petty RE, Laxer RM, Lindsley CB, Wedderburn LR. Textbook of pediatric rheumatology. 7th ed. Philadelphia: Elsevier Saunders; 2016.

Tabela 192.3 Características clinicopatológicas de vasculites da infância.

SÍNDROME	FREQUÊNCIA	VASOS AFETADOS	PATOLOGIA CARACTERÍSTICA
POLIARTERITES			
Poliarterite nodosa	Rara	Artérias musculares de médio e pequeno calibres e, às vezes, arteríolas	Segmentar e focal (muitas vezes perto de bifurcações); necrose fibrinoide; microaneurismas gastrintestinais, renais; lesões em vários estágios de evolução
Doença de Kawasaki	Comum	Artérias coronárias e outras artérias musculares	Trombose, fibrose e aneurismas, especialmente dos vasos coronários
VASCULITES LEUCOCITOCLÁSTICAS			
Púrpura de Henoch-Schönlein (vasculite por IgA)	Comum	Arteríolas e vênulas, frequentemente pequenas artérias e veias	Leucocitoclasia; depósitos mistos de células, eosinófilos e imunoglobulina A nos vasos afetados
Vasculite de hipersensibilidade	Rara	Arteríolas e vênulas	Leucocitoclástica ou linfocítica, variadamente eosinofílica, ocasionalmente granulomatosa; lesões generalizadas no mesmo estágio de evolução
VASCULITES GRANULOMATOSAS			
Granulomatose com poliangiite (granulomatose de Wegener)	Rara	Pequenas artérias e veias, ocasionalmente vasos maiores	Tratos respiratórios superior e inferior, glomerulonefrite granulomatosa necrosante
Granulomatose eosinofílica com poliangiite (síndrome de Churg-Strauss)	Rara	Pequenas artérias e veias, muitas vezes arteríolas e vênulas	Granuloma necrosante extravascular; envolvimento pulmonar
ARTERITE DE CÉLULAS GIGANTES			
Arterite de Takayasu	Incomum	Grandes artérias	Inflamação granulomatosa, células gigantes; aneurismas, dissecção
Arterite temporal	Rara	Artérias grandes e médias	Inflamação granulomatosa, arterite de células gigantes

Adaptada de Cassidy JT, Petty RE. *Textbook of pediatric rheumatology.* 6th ed. Philadelphia: Elsevier Saunders; 2011.

a vasculite depende fortemente do *reconhecimento de padrões.* Convém a demonstração de lesão e da inflamação vascular na biopsia ou no exame de imagem para confirmar um diagnóstico de vasculite.

A bibliografia está disponível no GEN-io.

192.1 Púrpura de Henoch-Schönlein

Vidya Sivaraman, Edward C. Fels e Stacy P. Ardoin

A púrpura de Henoch-Schönlein (**PHS**) é a vasculite mais comum da infância e caracterizada por vasculite leucocitoclástica e deposição de imunoglobulina (Ig) A nos pequenos vasos da pele, articulações, trato gastrintestinal e rins. De acordo com a *International Chapel Hill Consensus Conference*, em 2012, a PHS é tambem denominada vasculite por IgA, com base na presença de vasculite com predominância de depósitos de IgA que afetam pequenos vasos.

EPIDEMIOLOGIA

A PHS ocorre em todo o mundo e afeta todos os grupos étnicos, porém é mais comum em populações brancas e asiáticas. Estima-se sua incidência em 14 a 20/100.000 crianças por ano e afeta mais meninos que meninas, em uma proporção de 1,2 a 1,8:1. Cerca de 90% dos casos de PHS ocorrem em crianças, em geral entre as idades de 3 e 10 anos. É nitidamente menos comum em adultos, nos quais são frequentemente encontradas complicações graves e crônicas. A PHS mostra-se mais comum no inverno e na primavera e rara nos meses de verão. Muitos casos seguem uma infecção do trato respiratório superior.

PATOLOGIA

As biopsias de pele demonstram **vasculite leucocitoclástica** dos capilares e vênulas pós-capilares da derme. O infiltrado inflamatório inclui neutrófilos e monócitos. A histopatologia renal normalmente mostra glomerulonefrite proliferativa endocapilar, que vai de um processo focal e segmentar a um envolvimento crescêntico extenso. Em todos os tecidos, a imunofluorescência identifica a deposição de IgA nas paredes dos pequenos vasos (Figura 192.2), acompanhada em menor extensão por deposição de C3, fibrina e IgM.

PATOGÊNESE

A patogênese exata da PHS permanece desconhecida. Dadas a sazonalidade da PHS e a frequência de infecções prévias do trato respiratório superior, suspeita-se de gatilhos infecciosos, como estreptococos beta-hemolíticos do grupo A, *Staphylococcus aureus*, micoplasma e

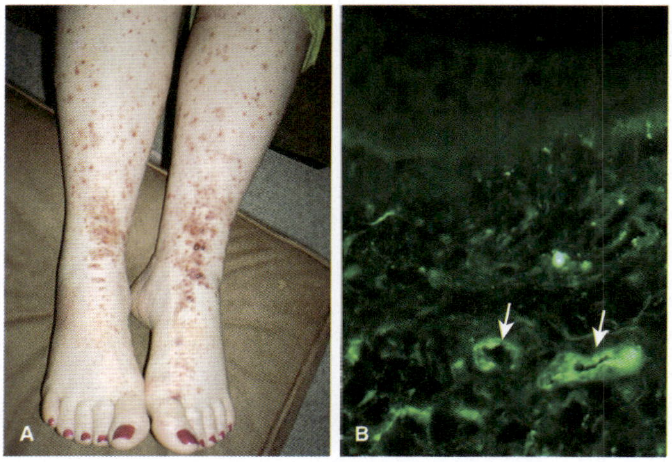

Figura 192.2 Menina com púrpura de Henoch-Schönlein. **A.** Púrpura palpável típica nas extremidades inferiores. **B.** A biopsia cutânea da lesão revela imunofluorescência direta de IgA (*setas*) dentro das paredes dos capilares dérmicos.

adenovírus. O achado comum de deposição de IgA, especificamente IgA_1, sugere que a PHS é uma doença mediada pela IgA e por imunocomplexos IgA. Às vezes, ocorre em agrupamentos familiares, o que sugere um componente genético. Os alelos HLA-B34 e HLA-DRB1*01 têm sido associados à nefrite da PHS. Os pacientes com febre familiar do mediterrâneo, síndromes febris periódicas hereditárias e deficiências do complemento estão em maior risco de desenvolver PHS, sugerindo que pode haver contribuição de uma disfunção imune determinada geneticamente.

MANIFESTAÇÕES CLÍNICAS

A característica típica da PHS são as **erupções cutâneas**: púrpuras palpáveis que começam com máculas ou pápulas rosadas e evoluem para petéquias, púrpuras elevadas ou equimoses maiores. Ocasionalmente, desenvolvem-se bolhas e ulcerações. Em geral, as lesões cutâneas são simétricas e ocorrem em áreas que dependem da gravidade (membros inferiores) ou em pontos de pressão (nádegas) (Figuras 192.2 e 192.3). Muitas vezes, tais lesões de pele evoluem em grupos, geralmente com duração de 3 a 10 dias, e podem reaparecer até 4 meses após a apresentação inicial. Edema subcutâneo localizado no dorso das mãos e pés, região periorbital, lábios, escroto ou couro cabeludo também são comuns.

O envolvimento musculoesquelético, incluindo artrite e artralgias, é comum, ocorrendo em até 75% das crianças com PHS. A artrite tende a ser autolimitada e oligoarticular, com predileção pelos membros inferiores, e não leva a deformidades. Edema periarticular e sensibilidade sem eritema ou derrame são comuns. A artrite geralmente se resolve dentro de 2 semanas, mas pode ter recorrência.

As manifestações gastrintestinais (GI) ocorrem em até 80% das crianças acometidas com PHS, como dor abdominal, vômitos, diarreia, íleo paralítico e melena. Intussuscepção, isquemia mesentérica e perfuração intestinal são complicações raras, mas sérias. A endoscopia digestiva não costuma ser necessária, mas pode identificar a púrpura do trato intestinal.

O envolvimento renal ocorre em até 30% das crianças com PHS, manifestando-se como hematúria microscópica, proteinúria, hipertensão, nefrite franca, síndrome nefrótica e insuficiência renal aguda ou crônica. Contudo, a progressão para doença renal em estágio terminal (Dret) é rara em crianças (1 a 2%) (ver Capítulo 538.3). As manifestações renais podem ocorrer vários meses após a doença inicial. Por isso, é necessário um acompanhamento próximo com exames de urina e monitoramento da pressão arterial.

Também podem ocorrer manifestações neurológicas da PHS, causadas pela hipertensão (síndrome de encefalopatia posterior reversível) ou vasculite do sistema nervoso central (SNC), como: hemorragia intracerebral, convulsões, cefaleias, redução do nível de consciência, neuropatias cranianas ou periféricas e mudanças de

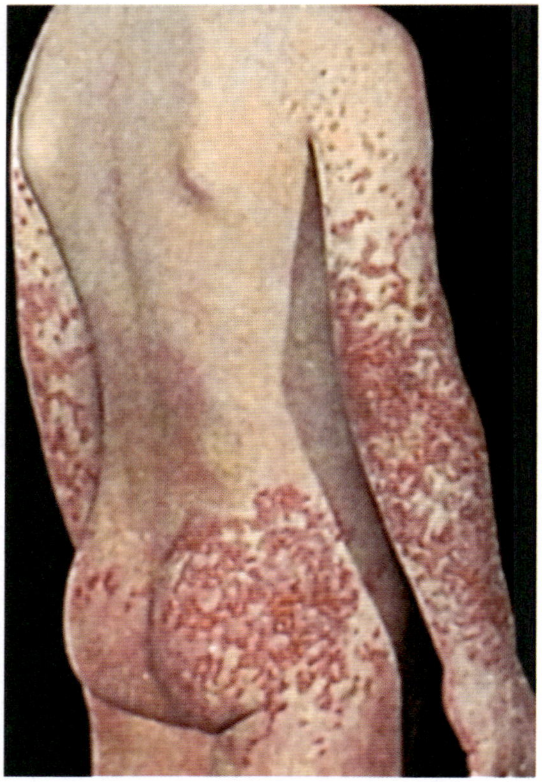

Figura 192.3 Púrpura de Henoch-Schönlein (De Korting GW. Hautkrankheiten bei Kindern und Jungendlichen. 3rd ed. Stuttgart: FK Schattaur Verlag; 1982.)

comportamento. Outras possíveis manifestações menos comuns da PHS são doença inflamatória ocular, cardite, hemorragia pulmonar, orquite e torção testicular.

DIAGNÓSTICO

O diagnóstico da PHS é clínico e muitas vezes simples quando há erupção típica. No entanto, em pelo menos 25% dos casos, a erupção aparece após outras manifestações, dificultando o diagnóstico. A Tabela 192.4 resume os critérios de classificação Eular/Pres para a PHS. A maioria dos pacientes é afebril.

O **diagnóstico diferencial** para PHS depende do envolvimento de órgão específico, mas geralmente inclui outras vasculites de pequenos vasos, infecções, glomerulonefrite pós-estreptocócica aguda, síndrome hemolítico-urêmica, coagulopatias e outros processos intra-abdominais agudos. Outroa distúrbios no diagnóstico diferencial são síndrome

Tabela 192.4 Critérios de classificação para púrpura de Henoch-Schönlein.*

EUROPEAN LEAGUE AGAINST RHEUMATISM/PEDIATRIC RHEUMATOLOGY EUROPEAN CRITERIA†

Púrpura palpável (na ausência de coagulopatia ou trombocitopenia) e 1 ou mais dos seguintes critérios devem estar presentes:

- Dor abdominal (dor aguda, difusa e com cólica)
- Artrite ou artralgia
- Biopsia do tecido afetado que demonstra deposição predominante de IgA
- Envolvimento renal (proteinúria > 3 g/24 h), hematúria ou lançamentos de glóbulos vermelhos

*Os critérios de classificação são desenvolvidos para uso em pesquisa e não validados para diagnóstico clínico. †Desenvolvido para uso apenas em população pediátrica. (Adaptada de Ozen S, Pistorio A, Iusan SM et al. Eular/Printo/Pres criteria for Henoch-Schönlein purpura, childhood polyarteritis nodosa, childhood Wegener granulomatosis and childhood Takayasu arteritis: Ankara 2008. Part II. Final classification criteria. *Ann Rheum Dis.* 2010;69:798-806.)

purpúrico-papular em "luvas e meias", lúpus eritematoso sistêmico (LES), outras vasculites (urticariforme, por hipersensibilidade) e trombocitopenia.

O **edema agudo hemorrágico infantil (EAH)**, uma vasculite leucocitoclástica cutânea isolada que afeta crianças com menos de 2 anos de idade, assemelha-se clinicamente à PHS. O EAH manifesta-se com febre, edema doloroso de face, escroto, mãos e pés e equimoses (geralmente maiores que a púrpura da PHS) na face e nos membros (Figura 192.4). O tronco é poupado, mas podem ser observadas petéquias nas mucosas. O paciente geralmente parece bem, exceto pelas erupções. A contagem de plaquetas é normal ou elevada, e os resultados de exame de urina são normais. A idade mais jovem, a natureza das lesões, a ausência de envolvimento de outros órgãos e uma biopsia podem ajudar a distinguir o EAH da PHS.

ACHADOS LABORATORIAIS

Nenhum achado laboratorial é diagnóstico de PHS. São achados comuns, mas não específicos, a leucocitose, a trombocitose, a anemia leve e as elevações na velocidade de hemossedimentação (VHS) e proteína C reativa (PCR). *A contagem de plaquetas revela-se normal na PHS.* Frequentemente é encontrado sangue oculto nas amostras de fezes. Os níveis de albumina sérica podem estar baixos em razão da perda de proteína renal ou intestinal. Autoanticorpos, como o anticorpo antinuclear (ANA), não são úteis para o diagnóstico, exceto para excluir outras doenças. Os valores séricos de IgA muitas vezes estão elevados, mas não são rotineiramente mensurados. É necessária a avaliação do envolvimento renal com verificação da pressão arterial, exames de urina e creatinina sérica.

A ultrassonografia é usada frequentemente em caso de queixas gastrintestinais para pesquisar edema da parede intestinal ou pela rara ocorrência de intussuscepção associada. O enema baritado também pode ser utilizado tanto para diagnosticar quanto para tratar a intussuscepção. Embora muitas vezes desnecessárias na PHS típica, as biopsias de pele e rim podem fornecer informações diagnósticas importantes, sobretudo em casos atípicos ou graves, e caracteristicamente demonstram vasculite leucocitoclástica com deposição de IgA nos tecidos afetados.

TRATAMENTO

O tratamento para a PHS leve e autolimitada é de *suporte* com ênfase em assegurar a hidratação, a nutrição e a analgesia adequadas. Os corticosteroides são mais frequentemente utilizados para tratar envolvimento gastrintestinal significativo ou outras manifestações com risco de vida. Glicocorticoides, como prednisona oral (1 a 2 mg/kg/dia) ou, em casos graves, metilprednisolona intravenosa (IV) por 1 a 2 semanas, reduzem a dor abdominal e articular, mas não alteram o prognóstico geral. Os corticosteroides não são rotineiramente recomendados para a prevenção de complicações como nefrite. A redução rápida dos corticosteroides pode levar a um surto de sintomas de PHS. Embora poucos dados estejam disponíveis para demonstrar eficácia, a imunoglobulina intravenosa (IGIV) e a troca plasmática, às vezes, são usadas para doenças graves. Em alguns pacientes, a doença renal crônica por PHS é conduzida com vários imunossupressores, como azatioprina, ciclofosfamida, ciclosporina e micofenolato de mofetila. A Dret desenvolve-se em < 5% das crianças com nefrite por PHS.

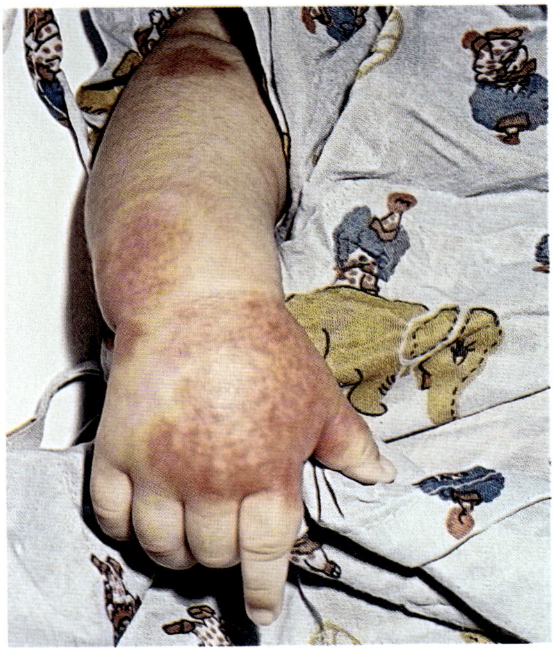

Figura 192.4 Edema hemorrágico agudo infantil. Lesões típicas sobre o braço de um bebê. (De Eichenfield LF, Frieden IJ, Esterly NB. Textbook of neonatal dermatology. Philadelphia: WB Saunders; 2001.)

COMPLICAÇÕES

O envolvimento gastrintestinal agudo e grave, com a perfuração intestinal e a intussuscepção, confere significativa morbidade e mortalidade. A doença renal é a principal complicação a longo prazo, ocorrendo em 1 a 2% das crianças com PHS. A doença renal pode se desenvolver até 6 meses após o diagnóstico, mas raramente ocorre se os exames de urina iniciais forem normais. Portanto, recomenda-se que as crianças com PHS recebam monitoramento seriado da pressão arterial e exames de urina, por pelo menos 6 meses após o diagnóstico, para monitorar o desenvolvimento de nefrite.

PROGNÓSTICO

No geral, o prognóstico para a PHS da infância é excelente, e a maioria das crianças experimenta um curso autolimitado agudo com duração em média de 4 semanas. Entretanto, de 15 a 60% das crianças com PHS experimentam uma ou mais recidivas, normalmente dentro de 4 a 6 meses do diagnóstico. A cada recidiva, os sintomas costumam ser mais leves do que os iniciais. As crianças com curso inicial mais grave têm maior risco de recidiva. O prognóstico a longo prazo geralmente depende da gravidade e da duração do envolvimento gastrintestinal ou renal. A doença renal crônica desenvolve-se em 1 a 2% das crianças com PHS, e < 5% destas com nefrite da PHS passam a ter doença renal em estágio terminal. O risco de recorrência da PHS e perda do enxerto após o transplante renal é estimado em 7,5% após 10 anos.

A bibliografia está disponível no GEN-io.

192.2 Arterite de Takayasu

Vidya Sivaraman, Edward C. Fels e Stacy P. Ardoin

A **arterite de Takayasu** (AT), também conhecida como **doença sem pulso**, é uma vasculite crônica de grandes vasos de etiologia desconhecida, que envolve predominantemente a aorta e seus ramos principais.

EPIDEMIOLOGIA

Embora a AT ocorra em todo o mundo e possa afetar todos os grupos étnicos, a doença é mais comum em asiáticos. A idade de início normalmente surge entre 10 e 40 anos. A maioria das crianças é diagnosticada quando adolescente, em média aos 13 anos de idade. Até 20% dos indivíduos com AT são diagnosticados antes dos 19 anos. As crianças mais novas podem ser afetadas, mas o diagnóstico na infância é raro. A AT afeta preferencialmente o gênero feminino, com o relato de uma proporção feminino:masculino de 2 a 4:1 entre crianças e adolescentes, e de 9:1 entre adultos. As complicações oclusivas são mais comuns nos EUA, na Europa Ocidental e no Japão, enquanto os aneurismas predominam no Sudeste Asiático e na África.

PATOLOGIA

A AT caracteriza-se por inflamação da parede do vaso que se inicia nos *vasa vasorum*. Os vasos envolvidos são infiltrados por linfócitos T, células *natural killer*, células plasmáticas e macrófagos. Células gigantes e inflamação granulomatosa desenvolvem-se na camada média.

A inflamação persistente danifica a lâmina elástica e a muscular média, levando à dilatação dos vasos sanguíneos e à formação de aneurismas. A cicatrização progressiva e a proliferação da íntima podem resultar em vasos estenóticos ou obstruídos. As artérias subclávias, renais e carótidas são os ramos da aorta mais comumente envolvidas; as artérias pulmonares, coronárias e vertebrais também podem ser afetadas.

PATOGÊNESE

A etiologia da AT permanece desconhecida. Os linfócitos T abundantes com um repertório limitado de receptores de linfócitos T nas lesões vasculares da AT apontam para a importância da imunidade celular e sugerem a existência de um antígeno específico, mas desconhecido, no tecido aórtico. Diz-se que a expressão da interleucina (IL)-1, da IL-6 e do fator de necrose tumoral-alfa (TNF-α) é em pacientes com AT ativa maior que naqueles com AT inativa e em controles saudáveis. Em algumas populações de pacientes, os polimorfismos genéticos na IL-1 estão ligados à AT. Alguns indivíduos com AT têm valores séricos elevados de anticorpos antiendoteliais. O aumento na prevalência de AT em determinadas populações étnicas e sua ocorrência ocasional em gêmeos monozigóticos e famílias sugerem uma predisposição genética para a doença.

MANIFESTAÇÕES CLÍNICAS

O diagnóstico de AT é desafiador, pois as manifestações precoces da doença frequentemente são inespecíficas. Como resultado, o diagnóstico pode ser retardado por vários meses, e o tempo de diagnóstico geralmente é mais longo em crianças que em adultos. Febre, mal-estar, perda de peso, cefaleia, hipertensão, mialgias, artralgias, tonturas e dores abdominais são queixas comuns iniciais antes do estágio *sem pulso da doença*. Entre as crianças, a hipertensão e a cefaleia são manifestações de apresentação particularmente comum e o AT deve ser levado em consideração quando tais sintomas estão presentes, sem explicação alternativa. Alguns indivíduos com AT não relatam sintomas sistêmicos e, em vez disso, apresentam complicações vasculares. É somente depois da ocorrência de lesão vascular substancial que as evidências de hipoperfusão se tornam clinicamente evidentes. São manifestações posteriores da doença pulso diminuído, pressão arterial assimétrica, claudicação, fenômeno de Raynaud, insuficiência renal e sintomas de isquemia pulmonar ou cardíaca. A inflamação pode se estender à valva aórtica, o que resulta em insuficiência valvar. Outros achados podem ser derrame pericárdico, pericardite, pleurite, esplenomegalia e artrite.

A doença **supradiafragmática** (arco da aorta) geralmente se manifesta com sintomas relacionados com o SNC (acidente vascular encefálico [AVE], ataque isquêmico transitório) e cardíacos (insuficiência cardíaca, palpitações), enquanto a doença **infradiafragmática** (síndrome da aorta média) pode produzir hipertensão, sopros abdominais e dor. A maioria dos pacientes tem envolvimento em ambas as áreas.

DIAGNÓSTICO

Foram propostos critérios específicos à população pediátrica para a AT (Tabela 192.5). *É necessária demonstração radiográfica de vasculite de grandes vasos.* Deve-se realizar um exame físico completo para a detecção de sopro aórtico, pulsos diminuídos ou assimétricos e ruídos vasculares. A pressão sanguínea deve ser medida nas quatro extremidades; a assimetria > 10 mmHg na pressão sistólica é indicativa de doença.

DIAGNÓSTICO DIFERENCIAL

Na fase inicial da AT, quando predominam sintomas não específicos, o diagnóstico diferencial inclui uma grande variedade de infecções sistêmicas, condições autoimunes e doenças malignas. Embora a **arterite de células gigantes**, também conhecida como *arterite temporal*, seja uma vasculite de grandes vasos comum em idosos, tal entidade é rara na infância. São condições não inflamatórias que podem causar comprometimento de grandes vasos a displasia fibromuscular, a síndrome de Marfan e a síndrome de Ehlers-Danlos.

ACHADOS LABORATORIAIS

Os achados laboratoriais na AT são inespecíficos, e não há um teste laboratorial diagnóstico específico. Os valores de VHS e PCR normalmente estão elevados, e outros marcadores inespecíficos da inflamação crônica podem ser leucocitose, trombocitose, anemia de inflamação crônica e hipergamaglobulinemia. Os autoanticorpos, como o ANA e o ANCA, não são úteis no diagnóstico de AT, exceto para ajudar a excluir outras doenças autoimunes.

A avaliação radiográfica é essencial para determinar o envolvimento de vasos arteriais. A arteriografia convencional da aorta e ramos principais, incluindo os ramos da carótida, subclávia, pulmonar, renal e mesentérica, pode identificar defeitos luminais, como dilatações, aneurismas e estenoses, mesmo em vasos menores, como as artérias mesentéricas. A Figura 192.5 demonstra uma arteriografia convencional em uma criança com AT. Apesar de ainda não totalmente validada na AT, a angiorressonância magnética (ARM) e a angiotomografia computadorizada (ATC) também fornecem informações importantes sobre espessura da parede do vaso e o realce, embora não possam produzir imagens de vasos menores, como o faz a angiografia convencional. A tomografia por emissão de pósitrons (PET) pode

Tabela 192.5	Critérios de classificação propostos para a arterite de Takayasu de início pediátrico.

Anormalidades angiográficas (convencional, TC ou angiografia por ressonância magnética) da aorta ou de seus principais ramos e pelo menos 1 dos seguintes critérios:
- Diminuição do(s) pulso(s) da artéria periférica e/ou claudicação das extremidades
- Diferença da pressão arterial entre braços ou pernas maior que 10 mmHg
- Sopro sobre a aorta e/ou seus principais ramos
- Hipertensão (definida pelos dados normativos da infância)
- Reagente de fase aguda elevado (velocidade de hemossedimentação ou proteína C reativa)

Adaptada de Ozen S, Pistorio A, Iusan SM et al. Eular/Printo/Pres criteria for Henoch-Schönlein purpura, childhood polyarteritis nodosa, childhood Wegener granulomatosis and childhood Takayasu arteritis: Ankara 2008. Part II. Final classification criteria. *Ann Rheum Dis.* 2010;69:798-806.

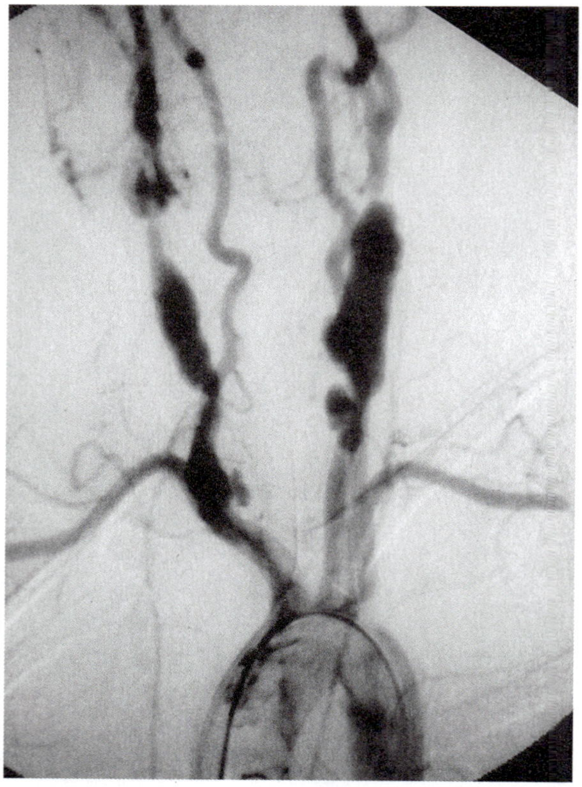

Figura 192.5 Criança com arterite de Takayasu. O angiograma convencional mostra dilatação carotídea bilateral maciça, estenose e dilatação pós-estenótica.

detectar inflamação da parede do vaso, mas não tem sido extensivamente estudada. A ultrassonografia com Doppler também identifica espessamentos na parede do vaso e avalia o fluxo arterial. Recomenda-se o ecocardiograma para avaliar o envolvimento da válvula aórtica. Geralmente são necessárias imagens vasculares em série para avaliar a resposta ao tratamento e para detectar danos vasculares progressivos.

TRATAMENTO

Os glicocorticoides são a base do tratamento, normalmente começando com doses elevadas (1 a 2 mg/kg/dia de prednisona ou metilprednisona IV), seguidas por redução gradual na dosagem. Quando a AT progride ou é recorrente, o tratamento com agentes poupadores de esteroides muitas vezes se mostra necessário, geralmente envolvendo metotrexato ou azatioprina. Reserva-se a *ciclofosfamida* à doença grave ou refratária. Os resultados de pequenas séries de casos também sugerem que o tratamento com *micofenolato de mofetila* ou anti-TNF-α pode ser benéfico para pacientes específicos. A terapia anti-IL-6 com tocilizumabe demonstrou resultados promissores em uma pequena série de casos de crianças com AT. Medicamentos anti-hipertensivos são frequentemente necessários para controlar a pressão arterial causada por doença renovascular.

COMPLICAÇÕES

O dano vascular progressivo pode resultar em estenoses arteriais, aneurismas e oclusões, que produzem sintomas isquêmicos e podem ameaçar órgãos e a vida. São complicações isquêmicas potenciais o AVE, a insuficiência renal, o infarto agudo do miocárdio (IAM), a isquemia mesentérica e a doença arterial que acomete um membro. Quando essas complicações ocorrem ou são iminentes, intervenções como o enxerto vascular cirúrgico ou angioplastia por cateter e a colocação de *stent* podem ser necessárias para restaurar o fluxo sanguíneo adequado. Uma alta taxa de estenose recorrente foi relatada após a angioplastia e a colocação de *stent*. A substituição da válvula aórtica pode ser necessária em caso de desenvolvimento de insuficiência aórtica importante.

PROGNÓSTICO

Embora até 20% dos indivíduos com AT tenham um curso monofásico e alcancem a remissão sustentada, a maior parte dos indivíduos sofre recaídas. A sobrevivência dos indivíduos com AT melhorou consideravelmente ao longo das últimas décadas, embora sejam relatadas maior taxa de mortalidade em crianças e adolescentes. A sobrevida global estimada para as pessoas com AT é de 93% em 5 anos e 87% em 10 anos. No entanto, a morbidade por complicações vasculares permanece elevada, sobretudo quando há evidências de inflamação ativa em curso, como detectado pela PCR ou VHS elevada. Devido ao dano endotelial e à inflamação crônica, as crianças e os adolescentes com AT provavelmente estão em alto risco de aterosclerose acelerada. A detecção e o tratamento precoces são fundamentais para otimizar o desfecho na AT.

A bibliografia está disponível no GEN-io.

192.3 Poliarterite Nodosa e Poliarterite Nodosa Cutânea

Vidya Sivaraman, Edward C. Fels e Stacy P. Ardoin

A poliarterite nodosa (**PAN**) é uma vasculite necrosante sistêmica que afeta pequenas e médias artérias. Aneurismas e estenoses irregulares formam-se em intervalos ao longo das artérias afetadas. A PAN cutânea é limitada à pele.

EPIDEMIOLOGIA

A PAN é rara na infância. Meninos e meninas são igualmente afetados, e a idade média de apresentação é aos 9 anos. A causa mostra-se desconhecida, mas o desenvolvimento de PAN após infecções, inclusive por estreptococos do grupo A e hepatite B crônica, sugere que a PAN pode representar uma resposta autoimune pós-infecciosa. As infecções por outros organismos, como o vírus Epstein-Barr, a *Mycobacterium tuberculosis*, o citomegalovírus, o parvovírus B19 e o vírus da hepatite C, também têm sido associados à PAN. Há uma possível associação entre a PAN e a febre familiar do mediterrâneo.

PATOLOGIA

As biopsias mostram **vasculite necrosante** com granulócitos e monócitos que se infiltram nas paredes das artérias de pequeno e médio calibres (Figura 192.6). O envolvimento geralmente é segmentar e tende a ocorrer em bifurcações dos vasos. Não há presença de inflamação granulomatosa, e raramente observa-se deposição de complemento e imunocomplexos. Encontram-se diferentes fases de inflamação, variando de alterações inflamatórias leves a necrose fibrinoide de toda a parede vascular associada à formação de aneurisma, trombose e oclusão vascular.

PATOGÊNESE

Acredita-se que os imunocomplexos sejam patogênicos, mas o mecanismo não é bem compreendido. Não se sabe o porquê de a PAN ter predileção por vasos sanguíneos de pequeno e médio calibres. A parede do vaso inflamada torna-se espessa e estreita, impedindo o fluxo sanguíneo e contribuindo para os danos de órgãos-alvo característicos dessa doença. Embora não exista uma associação genética clara à PAN, a vasculite do tipo PAN é um componente de três condições autoinflamatórias monogênicas recentemente descritas.

A deficiência de **adenosina desaminase 2 (DADA2)**, causada por mutações no gene *CECR1*, causa uma forma familiar de vasculite em pacientes judeus georgianos com uma herança autossômica recessiva (ver Capítulo 188).

MANIFESTAÇÕES CLÍNICAS

As manifestações clínicas da PAN são variáveis, mas geralmente refletem a distribuição dos vasos inflamados. Os sintomas constitucionais estão presentes na maioria das crianças no início da doença. A perda de peso e a dor abdominal grave sugerem inflamação da artéria mesentérica e isquemia. A arterite renovascular pode causar hipertensão, hematúria ou proteinúria, embora a glomerulonefrite não seja típica. As manifestações cutâneas são púrpura, livedo reticular, ulcerações, isquemia digital e nódulos dolorosos. A arterite que afeta o sistema nervoso pode resultar em AVEs, ataques isquêmicos transitórios, psicose e isquemia motora ou neuropatia sensorial periférica (**mononeurite múltipla**). A miocardite ou a arterite coronariana podem levar a insuficiência cardíaca e a isquemia miocárdica; também foram relatadas pericardite e arritmias. Artralgias, artrites ou mialgias estão frequentemente presentes. Os sintomas menos comuns são dor testicular que

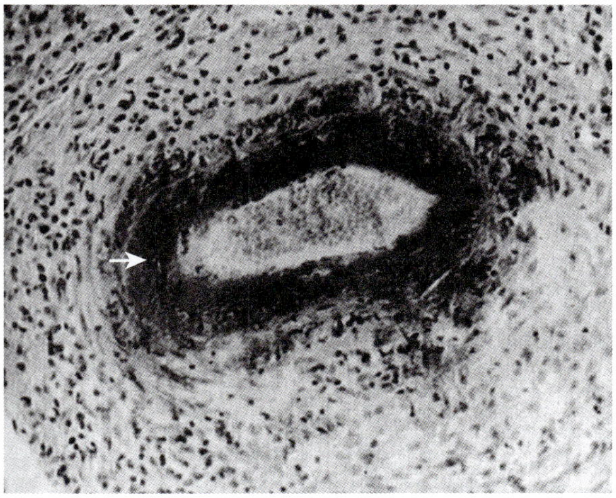

Figura 192.6 **Poliarterite nodosa.** Amostra de biopsia de uma artéria muscular de médio calibre que exibe necrose fibrinoide acentuada da parede do vaso (*seta*) (De Cassidy JT, Petty RE. Polyarteritis and related vasculitides. In: Textbook of pediatric rheumatology. 5th ed. Philadelphia: Elsevier/Saunders; 2005.)

mimetiza uma torção testicular, dor óssea e perda de visão em consequência da arterite retiniana. A vasculatura pulmonar geralmente é poupada na PAN.

DIAGNÓSTICO

O diagnóstico de PAN exige a demonstração de envolvimento do vaso na biopsia ou na angiografia (Tabela 192.6). A biopsia das lesões cutâneas mostra vasculite de vasos de pequeno ou médio calibres (Figura 192.6). A biopsia renal em pacientes com manifestações renais pode mostrar arterite necrosante. A eletromiografia em crianças com neuropatia periférica identifica os nervos afetados, e a biopsia do nervo sural pode revelar vasculite. A arteriografia convencional é o exame diagnóstico por imagem padrão-ouro para a PAN e revela áreas de dilatação aneurismática e estenose segmentar, a clássica aparência de "colar de contas" (Figura 192.7). A ARM e a ATC, alternativas menos invasivas de exames de imagem, estão ganhando aceitação, mas podem não ser tão eficazes na identificação da doença em pequenos vasos ou em crianças mais jovens.

DIAGNÓSTICO DIFERENCIAL

As lesões cutâneas iniciais podem se assemelhar às da PHS, embora os achados de lesões nodulares e a presença de características sistêmicas ajudem a distinguir a PAN. Como o envolvimento vascular pulmonar é muito raro na PAN, a presença de lesões pulmonares sugere uma vasculite associada a ANCA ou doença de Goodpasture. Outras doenças reumáticas, como o lúpus eritematoso sistêmico, têm a característica de envolvimento de órgãos-alvo e autoanticorpos associados que as distinguem da PAN. A febre prolongada e a perda de peso também merecem a pronta consideração de doença inflamatória intestinal ou malignidade.

ACHADOS LABORATORIAIS

São achados laboratoriais inespecíficos elevações na VHS e na PCR, anemia, leucocitose e hipergamaglobulinemia. Sedimento urinário anormal, proteinúria e hematúria indicam doença renal. Os achados laboratoriais podem ser normais na PAN cutânea ou semelhantes aos da PAN sistêmica. A elevação nos valores de enzimas hepáticas pode sugerir uma infecção por hepatite B ou C. Devem-se realizar testes sorológicos para hepatite (anticorpo contra antígeno de superfície da hepatite B e contra a hepatite C) em todos os pacientes.

Tabela 192.6 Critérios de classificação propostos para a poliarterite nodosa de início pediátrico.*

CRITÉRIOS	ACHADOS
Histopatologia	Vasculite necrosante em artérias de pequeno ou médio calibres
Anormalidades angiográficas	Angiografia mostrando um aneurisma, estenose ou oclusão de uma artéria de pequeno ou médio calibres, não atribuível a causa não inflamatória
Achados cutâneos	Livedo reticular, nódulos subcutâneos dolorosos, úlceras de pele superficiais, úlceras de pele profundas, necrose digital, infartos do leito ungueal ou hemorragia em lascas
Envolvimento muscular	Mialgia ou músculos sensíveis
Hipertensão	Pressão arterial sistólica ou diastólica > 95% para altura
Neuropatia periférica	Neuropatia sensorial periférica, mononeurite múltipla motora
Envolvimento renal	Proteinúria (equivalente a > 300 mg/24 h), hematúria ou cilindros hemáticos, função renal diminuída (taxa de filtração glomerular < 50% normal)

*A presença de todos os cinco critérios fornece 89,6% de sensibilidade e 99,6% de especificidade para o diagnóstico de poliarterite nodosa de início na infância. (Adaptada de Ozen S, Pistorio A, Iusan SM et al. Eular/Printo/Pres criteria for Henoch-Schönlein purpura, childhood polyarteritis nodosa, childhood Wegener granulomatosis and childhood Takayasu arteritis: Ankara 2008. Part II. Final classification criteria. *Ann Rheum Dis.* 2010;69:798-806.)

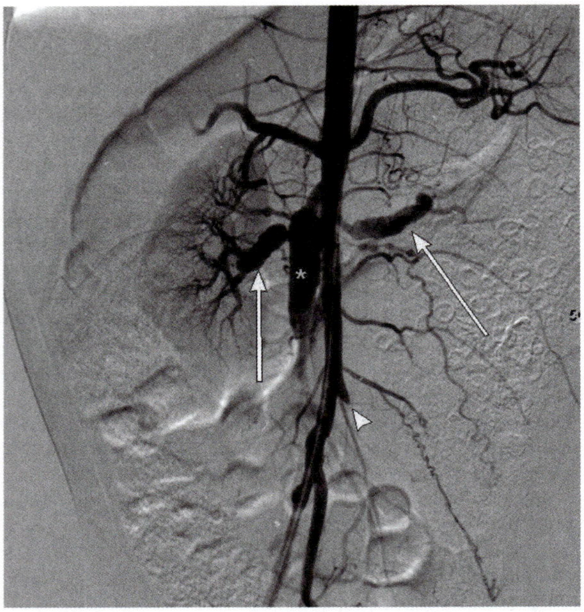

Figura 192.7 Criança com poliarterite nodosa. O aortograma abdominal mostra aneurismas bilaterais da artéria renal (*setas*), aneurisma da artéria mesentérica superior (*asterisco*) e oclusão da artéria ilíaca comum esquerda (*ponta de seta*). (Cortesia de Dr. M. Hogan.)

TRATAMENTO

A prednisona por via oral (1 a 2 mg/kg/dia) ou a pulsoterapia com metilprednisona IV (30 mg/kg/dia) são a base do tratamento. A ciclofosfamida, oral ou IV, muitas vezes é utilizada como terapia adjuvante, e a plasmaférese pode ser necessária na doença com risco de vida. Se for identificada a hepatite B, deve-se iniciar terapia antiviral adequada (ver Capítulo 385). A maioria dos casos de PAN cutânea pode ser tratada com terapia menos intensa, como corticosteroides isoladamente, anti-inflamatórios não esteroides e metotrexato. Os tratamentos com azatioprina, micofenolato de mofetila, IGIV, talidomida, ciclosporina e anti-TNF têm sido relatados como bem-sucedidos no tratamento da PAN cutânea ou sistêmica refratárias, embora faltem ensaios clínicos comprobatórios. Se for identificado um gatilho infeccioso para a PAN, pode-se considerar a profilaxia com antibióticos.

COMPLICAÇÕES

Os nódulos cutâneos podem ulcerar e tornar-se infectados. Pode haver desenvolvimento de hipertensão e doença renal crônica pelo envolvimento renovascular na PAN. O envolvimento cardíaco pode levar a diminuição na função cardíaca ou doença arterial coronariana. A vasculite mesentérica pode predispor a infarto, ruptura e má absorção intestinais. O AVE e a ruptura de aneurisma da artéria hepática são complicações raras desse transtorno.

PROGNÓSTICO

O curso da PAN varia de doença leve com poucas complicações a uma doença grave envolvendo múltiplos órgãos, com alta morbidade e mortalidade. Os fatores de mau prognóstico na PAN são a elevação na creatinina sérica, proteinúria, envolvimento gastrintestinal grave, cardiomiopatia e envolvimento do SNC. A terapia imunossupressora precoce e agressiva aumenta a probabilidade de remissão clínica. Comparada com a doença em adultos, a PAN na infância está associada a menor mortalidade. A PAN cutânea tem pouca probabilidade de se tornar sistêmica. O reconhecimento e o tratamento da doença precoce são importantes para minimizar potenciais complicações vasculares a longo prazo.

A bibliografia está disponível no GEN-io.

192.4 Vasculite Associada a Anticorpos Anticitoplasma de Neutrófilos

Vidya Sivaraman, Edward C. Fels e Stacy P. Ardoin

As vasculites associadas a ANCA caracterizam-se por envolvimento de pequenos vasos, ANCAs circulantes e escassez de deposição de imunocomplexos nos tecidos afetados – por essa razão o termo **vasculite pauci-imune**. A vasculite associada ao ANCA é classificada em três formas distintas: **granulomatose com poliangiite (GPA)**, anteriormente chamada de granulomatose de Wegener; **poliangiite microscópica (MPA)**; e **granulomatose eosinofílica com poliangiite**, anteriormente chamada de síndrome de Churg-Strauss (**SCS**) (Tabela 192.1).

EPIDEMIOLOGIA

A **GPA** é uma vasculite granulomatosa necrosante de vasos de pequeno e médio calibres que ocorre em todas as idades e tem como alvo os tratos respiratórios superior e inferior e os rins. Embora a maior parte dos casos de GPA ocorra em adultos, a doença também surge em crianças com idade média de 14 anos no momento do diagnóstico. Há predomínio no gênero feminino de 3 a 4:1, e a GPA pediátrica é mais prevalente em brancos.

A **MPA** é uma vasculite necrosante de pequenos vasos com características clínicas semelhantes às da GPA, porém sem granuloma e sem envolvimento do trato respiratório superior. A **SCS** consiste em uma vasculite granulomatosa de pequenos vasos (granulomatose alérgica) associada a uma história de asma refratária e eosinofilia periférica. A MPA e a SCS são raras em crianças, e não parece haver predileção por gênero em nenhuma dessas doenças.

PATOLOGIA

A **vasculite necrosante** é uma característica histológica essencial tanto na GPA quanto na MPA. Biopsias de rim normalmente mostram glomerulonefrite crescente com pouca ou nenhuma deposição de imunocomplexo ("pauci-imune"), em contraste com as biopsias de pacientes com lúpus eritematoso sistêmico. Embora seja comum na GPA e na SCS, normalmente a inflamação granulomatosa não está presente na MPA. Biopsias mostrando infiltrados eosinofílicos perivasculares distinguem a síndrome SCS tanto da MPA quanto da GPA (Tabela 192.7).

PATOGÊNESE

A etiologia das vasculites associadas a ANCA permanece desconhecida, embora se saiba que neutrófilos, monócitos e células endoteliais estão envolvidos na patogênese da doença. Os neutrófilos e monócitos são ativados pelos ANCAs, especificamente pelos antígenos proteinase-3 (PR3) e mieloperoxidase (MPO) associados a ANCA, e pela liberação de citocinas pró-inflamatórias como o TNF-α e a IL-8. A localização dessas células inflamatórias no endotélio resulta nos danos vasculares característicos das vasculites associadas a ANCA. Não se sabe porquê de o trato respiratório e os rins serem os alvos preferenciais na GPA e na MPA.

MANIFESTAÇÕES CLÍNICAS

O curso inicial da doença caracteriza-se por sintomas constitucionais inespecíficos, como febre, mal-estar, perda de peso, mialgias e artralgias. Na GPA, o envolvimento das vias respiratórias superiores pode se manifestar como sinusite, ulceração nasal, epistaxe, otite média e perda de audição. Os sintomas do trato respiratório inferior na GPA são tosse, sibilos, dispneia e hemoptise. A hemorragia pulmonar pode causar rapidamente insuficiência respiratória. Em comparação com os adultos, a GPA na infância é mais frequentemente complicada pela estenose subglótica (Figura 192.8). Os danos induzidos pela inflamação da cartilagem nasal podem produzir deformidade de nariz em sela (ver Figura 167.7). O envolvimento oftálmico inclui conjuntivite, esclerite, uveíte, neurite ótica e pseudotumor orbital invasivo (que causa proptose). A vasculite perineural ou a compressão direta dos nervos por lesões granulomatosas podem causar neuropatias cranianas e periféricas.

Hematúria, proteinúria e hipertensão na GPA indicam doença renal. As lesões cutâneas envolvem púrpura palpável e úlceras. O tromboembolismo venoso é uma complicação rara da GPA, mas potencialmente fatal. As frequências de envolvimento de sistemas de órgãos ao longo do curso da doença na GPA são: trato respiratório, 74%; rins, 83%; articulações, 65%; olhos, 43%; pele, 47%; seios da face, 70%; e sistema nervoso, 20%. A Tabela 192.8 descreve os critérios de classificação para a GPA de início pediátrico.

As manifestações clínicas da MPA assemelham-se às da GPA, embora a doença sinusal seja menos comum; características sistêmicas de febre, mal-estar, perda de peso, mialgias e artralgias podem ser dominantes. A MPA afeta predominantemente o rim e os pulmões; outros sistemas de órgãos afetados são a pele, o sistema nervoso central (SNC), os músculos, o coração e os olhos.

A SCS frequentemente causa inflamação dos tratos respiratórios superior e inferior, mas a destruição da cartilagem é rara. A SCS pode inicialmente apresentar rinite/sinusite crônica ou recorrente, polipose nasal, lesões pulmonares não fixadas e asma difícil de tratar. A eosinofilia (> 10% dos leucócitos) com infiltrados pulmonares pode preceder uma fase vasculítica. Outros órgãos envolvidos são pele, coração, neuropatia periférica, trato GI e músculo. O envolvimento renal no SCS é incomum.

DIAGNÓSTICO

Deve-se considerar a GPA em crianças que têm sinusite recalcitrante, infiltrações pulmonares e evidências de nefrite. Muitas vezes, a radiografia de tórax não consegue detectar lesões pulmonares, e a tomografia computadorizada (TC) do tórax pode mostrar nódulos, opacidades em vidro fosco, linfadenopatia mediastinal e lesões cavitárias (Figura 192.9). O diagnóstico é confirmado pela presença de c-ANCA específicos anti-PR3 (PR3-ANCAs) e o achado de vasculite granulomatosa necrosante na biopsia dos pulmões, dos seios paranasais ou dos rins. O resultado do teste de ANCA é positivo em aproximadamente 90% das crianças com GPA, e a presença de anti-PR3 aumenta a especificidade do teste.

Tabela 192.7 Características do diagnóstico diferencial das vasculites de pequenos vasos.

CARACTERÍSTICA	PÚRPURA DE HENOCH-SCHÖNLEIN	GRANULOMATOSE COM POLIANGIITE	SÍNDROME DE CHURG-STRAUSS	POLIANGIITE MICROSCÓPICA
Sinais e sintomas de vasculite de pequenos vasos*	+	+	+	+
Depósitos imunes de imunoglobulina A dominantes	+	–	–	–
Anticorpos anticitoplasma de neutrófilos circulantes	–	+ (PR3)	+ (MPO > PR3)	+ (MPO)
Vasculite necrosante	–	+	+	+
Inflamação granulomatosa	–	+	+	–
Asma e eosinofilia	–	–	+	–

*Granulomatose eosinofílica com poliangiite. †Os sinais e sintomas de vasculite de pequenos vasos são púrpura, outras erupções cutâneas, artralgias, artrite e sintomas constitucionais. MPO, anticorpos reativos à mieloperoxidase; PR3, anticorpos reativos à proteinase-3; +, presente; –, ausente. (Adaptada de Jeannett JC, Falk RJ. Small-vessel vasculitis. *N Engl J Med*. 1999;337:1512-1523.)

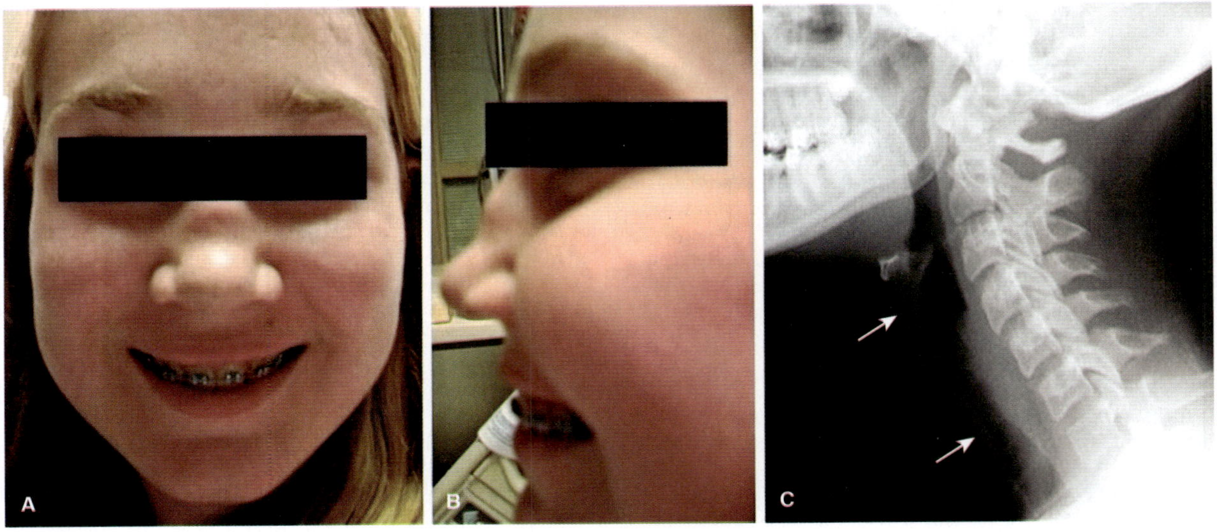

Figura 192.8 Adolescente com granulomatose com poliangiite. **A** e **B.** Vistas anterior e lateral da deformidade do nariz em sela. **C.** Segmento de irregularidade traqueal posterior subglótica (*entre setas*) na radiografia lateral do pescoço.

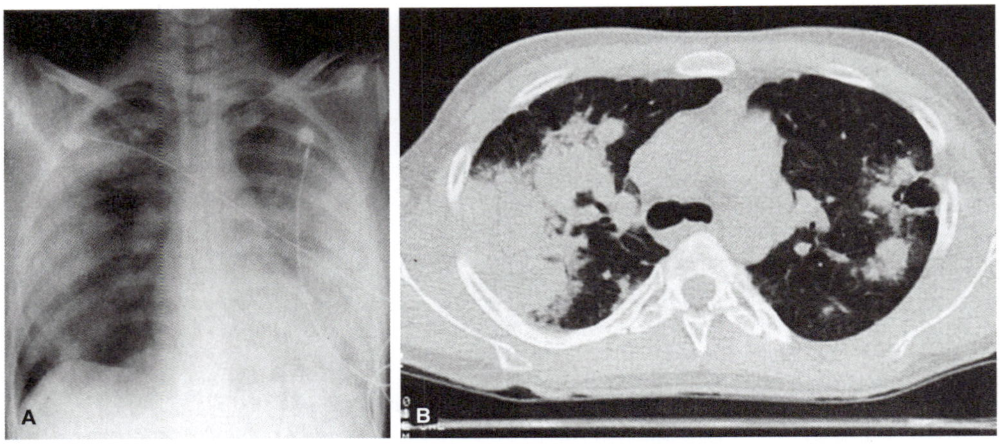

Figura 192.9 Radiografias de doenças do trato respiratório inferior em granulomatose com poliangiite (GPA). **A.** Radiografia de tórax de uma menina de 14 anos com GPA e hemorragia pulmonar. Visualizam-se infiltrados bilaterais extensos e macios. **B.** Tomografia computadorizada de tórax em menino de 17 anos com GPA. Consolidação do espaço aéreo, espessamento septal e lesão única cavitária estão presentes. (**A.** De Cassidy JT, Petty RE. Granulomatous vasculitis, giant cell arteritis and sarcoidosis. In: Textbook of pediatric rheumatology. 3rd ed., Philadelphia: Saunders; 1995; **B.** De Kuhn JP, Slovis TL, Haller JO. Caffey's pediatric diagnostic imaging. 10th ed., v. 1, Philadelphia; Mosby; 2004.)

Tabela 192.8	Critérios de classificação Eular/Pres para granulomatose com poliangiite de início pediátrico.*
Histopatologia mostrando inflamação granulomatosa	
Envolvimento das vias respiratórias superiores	
Envolvimento laríngeo, traqueal ou brônquico	
Positividade do anticorpo anticitoplasmático de neutrófilo (ANCA)	
Envolvimento renal	
Proteinúria, hematúria, cilindros hemáticos, glomerulonefrite pauci-imune	

*Diagnóstico requer de 3 a 6 critérios. Adaptada de Ozen S, Pistorio A, Iusan SM *et al.* Eular/Printo/Pres criteria for Henoch-Schönlein purpura, childhood polyarteritis nodosa, childhood Wegener granulomatosis and childhood Takayasu arteritis: Ankara 2008. Part II. Final classification criteria. *Ann Rheum Dis.* 2010; 69:798-806.

Na MPA, os ANCAs também costumam estar surgir (70% dos pacientes), mas geralmente são p-ANCA com reatividade ao MPO (MPO-ANCAs). A MPA pode ser distinguida da PAN pela presença de ANCA e pela tendência ao envolvimento de vasos de pequeno calibre. O resultado do teste de ANCA é positivo em aproximadamente 50 a 70% dos casos de SCS, e os MPO-ANCAs são mais comuns que os PR3-ANCAs. Além disso, a existência de asma crônica e eosinofilia periférica sugere o diagnóstico de SCS.

DIAGNÓSTICO DIFERENCIAL

Os ANCAs estão ausentes em outras doenças granulomatosas, como a sarcoidose e a tuberculose. A **síndrome de Goodpasture** caracteriza-se por anticorpos contra a membrana basal glomerular. Fármacos como propiltiouracila, hidralazina e minociclina estão associados à vasculite por ANCA induzida por fármacos (geralmente ANCA perinucleares). O LES e o PHS podem se manifestar como hemorragia pulmonar e nefrite.

ACHADOS LABORATORIAIS

Estão presentes na maioria dos pacientes com vasculite associada a ANCA anormalidades laboratoriais inespecíficas, como valores elevados de VHS e PCR, leucocitose e trombocitose, mas são inespecíficos. A anemia pode ser causada por inflamação crônica ou hemorragia pulmonar. Os anticorpos ANCA mostram dois padrões distintos de imunofluorescência: *perinuclear* (p-ANCA) e *citoplasmático* (c-ANCA). Além disso, os ANCAs também podem ser definidos por sua especificidade para os antígenos PR3 ou MPO. O GPA está fortemente associado aos anticorpos c-ANCAs/anti-PR3, enquanto 75% dos pacientes com MPA apresentam p-ANCA positivo (Tabela 192.7). Não existe uma correlação clara entre os títulos do ANCA e a atividade ou recidiva da doença.

TRATAMENTO

Quando o trato respiratório inferior ou os rins são significativamente afetados, a terapia de indução inicial geralmente consiste em prednisona (2 mg/kg/dia VO, ou metilprednisona IV 30 mg/kg/dia, por 3 dias), em conjugação com ciclofosfamida oral diária ou mensal intravenosa (IV). O *rituximabe*, um anticorpo monoclonal contra o CD20 em células B ativadas, é uma opção para a terapia de indução em vasculites positivas para ANCA, embora tenha sido estudado principalmente em adultos. A *plasmaférese*, em conjunto com a metilprednisolona, atua na terapia de pacientes com manifestações graves da doença, como hemorragia pulmonar ou DRET, com potencial para reduzir a dependência de diálise. Os pacientes são transferidos para um medicamento de manutenção menos tóxico (geralmente metotrexato, azatioprina ou micofenolato de mofetila) dentro de 3 a 6 meses após a remissão. O sulfametoxazol-trimetoprima (um comprimido de 800 mg/180 mg, 3 dias por semana) é frequentemente prescrito para profilaxia contra a infecção por *Pneumocystis jirovecii* e, para reduzir a colonização bacteriana do trato respiratório superior por *S. aureus*, que pode desencadear atividade de doença. Se a doença estiver limitada ao trato respiratório superior, corticosteroides (1 a 2 mg/kg/dia) e metotrexato (0,5 a 1,0 mg/kg/semana) podem ser o tratamento de primeira linha.

O *mepolizumabe*, um anticorpo monoclonal anti-IL-5, pode ter um papel no tratamento da granulomatose eosinofílica com poliangiite (SCS).

COMPLICAÇÕES

As lesões do trato respiratório superior podem invadir a órbita e ameaçar o nervo ótico, e lesões na orelha podem causar perda permanente da audição. As complicações respiratórias são a hemorragia pulmonar potencialmente ameaçadora à vida e a obstrução das vias respiratórias superiores em decorrência da estenose subglótica com risco de vida. A doença pulmonar crônica secundária à inflamação granulomatosa, as lesões cavitárias e as cicatrizes podem predispor a complicações infecciosas. A glomerulonefrite crônica pode evoluir para doença renal em estágio terminal em um subgrupo de pacientes com doença avançada ou subtratada.

PROGNÓSTICO

O curso é variável, mas a recidiva da doença ocorre em até 60% dos pacientes. A mortalidade foi reduzida com a introdução da ciclofosfamida e de outros agentes imunossupressores. Em comparação com os adultos, as crianças são mais propensas a desenvolver envolvimento de múltiplos órgãos, envolvimento renal e estenose subglótica.

A bibliografia está disponível no GEN-io.

192.5 Outras Síndromes Vasculíticas

Vidya Sivaraman, Edward C. Fels e Stacy P. Ardoin

Outras condições vasculíticas podem ocorrer na infância; o mais comum é a **doença de Kawasaki** (ver Capítulo 191). A **doença de Behçet** é uma forma rara de vasculite observada em crianças de descendência turca e mediterrânea, caracterizada por tríade de estomatite aftosa recorrente, úlceras genitais e uveíte (ver Capítulo 186).

A **vasculite de hipersensibilidade** é uma vasculite cutânea desencadeada por medicação ou exposição a uma toxina. A erupção é constituída por púrpura palpável ou outro exantema inespecífico. As biopsias de pele revelam alterações características de **vasculite leucocitoclástica** (pequenos vasos com infiltração neutrofílica perivascular ou extravascular) (Tabela 192.9). A **vasculite urticariforme hipocomplementêmica** envolve pequenos vasos e manifesta-se como uma urticária recorrente que se resolve ao longo de alguns dias, mas deixa uma hiperpigmentação residual. Essa condição está associada a baixos níveis do componente C1q do complemento, e os achados sistêmicos são febre, sintomas gastrintestinais, artrite e glomerulonefrite. Alguns pacientes com vasculite urticariforme apresentam níveis normais de complemento. A **vasculite crioglobulinêmica** pode complicar a crioglobulinemia mista essencial e é uma vasculite de pequenos vasos que afeta a pele, as articulações, os rins e os pulmões.

Tabela 192.9 Critérios para diagnóstico de vasculite por hipersensibilidade.*

CRITÉRIO	DEFINIÇÃO
Idade de início > 16 anos	Desenvolvimento de sintomas após os 16 anos de idade
Medicação no início da doença	Medicação que pode ter sido um fator precipitante, tomada no início dos sintomas
Púrpura palpável	Erupção purpúrica levemente elevada em uma ou mais áreas; não empalidece com a pressão e não está relacionada com a trombocitopenia
Erupção maculopapular	Lesões planas e elevadas de vários tamanhos em uma ou mais áreas da pele
Biopsia, incluindo arteríola e vênula	Alterações histológicas mostrando granulócitos em localização perivascular ou extravascular

*Para fins de classificação, diz-se que um paciente tem vasculite por hipersensibilidade se, pelo menos, três desses critérios estiverem presentes. A presença de três ou mais critérios apresenta sensibilidade diagnóstica de 71% e especificidade de 83,9%. O critério de idade não é aplicável a crianças. (Adaptada de Calabrese LH, Michel BA, Bloch DA et al. The American College of Rheumatology 1990 criteria for the classification of hypersensitivity vasculitis. Arthritis Rheum. 1990;33:1108-1113 [Tabela 2, p. 1110]; e *Textbook of pediatric rheumatology*, 7. ed., Philadelphia, 2016, Elsevier; 2016 [Tabela 38.2, p. 511].)

A **angiite primária do sistema nervoso central** representa uma vasculite restrita ao SNC e exige a exclusão de outras vasculites sistêmicas. **A doença dos grandes vasos** (angiografia positiva) pode ser progressiva ou não progressiva e manifestar-se com déficits focais semelhantes a um AVE oclusivo com hemiparesia, déficits focais na motricidade grossa ou fina, transtornos de linguagem ou déficits de nervos cranianos. Em 30 a 40% dos casos observam-se déficits difusos na cognição, memória e concentração, além de transtornos comportamentais. Mais frequentemente, a **doença de pequenos vasos** (angiografia negativa, biopsia positiva) mostra problemas de linguagem e défices difusos, como problemas cognitivos, de memória, de comportamento e de concentração, bem como crises focais. Nos dois tipos de angiite cerebral, os pacientes podem apresentar uma VHS ou PCR elevada e achados anormais no LCR (aumento de proteínas, pleocitose), embora esses não sejam achados consistentes em todos os pacientes. O diagnóstico continua sendo um desafio, e a biopsia cerebral costuma ser indicada para confirmar o diagnóstico e excluir imitações de vasculite, como infecções que podem piorar com a terapia imunossupressora (Tabela 192.10).

A **vasculite no SNC não progressiva positiva para angiografia**, também conhecida como *angiopatia transitória no SNC*, representa uma variante mais benigna e pode ser vista após a infecção por varicela. A **síndrome de Cogan** é rara em crianças; suas potenciais manifestações clínicas são sintomas constitucionais; doença inflamatória ocular, como uveíte, episclerite ou queratite intersticial; disfunção vestibuloauditiva (vertigem, perda auditiva, zumbido); artrite; e vasculite de grandes vasos ou aortite. A arteriopatia autossômica **dominante** cerebral com infartos subcorticais e leucoencefalopatia (CADASIL) é causada por mutações no gene *NOTCH3* e manifesta-se com AVE, alterações de humor, declínio cognitivo e enxaquecas; é um imitador de vasculite e demonstra grânulos osmofílicos nas artérias cerebrais. A CARASIL (arteriopatia autossômica **recessiva** cerebral com infartos subcorticais e leucoencefalopatia) é outro imitador de angiite causada por mutações no gene *HTRA1*. Manifesta-se com perda precoce de cabelo, espasticidade, AVE, perda de memória e alterações de personalidade.

Tabela 192.10 Diagnóstico diferencial de vasculite primária do sistema nervoso central (SNC) de pequenos vasos em crianças.

VASCULITE DO SNC QUE COMPLICA OUTRAS DOENÇAS	DOENÇAS CEREBRAIS INFLAMATÓRIAS NÃO VASCULITES
Infecções • Bacterianas: *Mycobacterium tuberculosis, Mycoplasma pneumoniae, Streptococcus pneumoniae* • Virais: vírus do Epstein-Barr, citomegalovírus, enterovírus, vírus da varicela-zóster, vírus da hepatite C, parvovírus B19, vírus West Nile • Fungos: *Candida albicans, Actinomyces, Aspergillus* • Espiroquetas: *Borrelia burgdorferi, Treponema pallidum* ***Doenças reumáticas e inflamatórias*** • Vasculite sistêmica, como granulomatose com poliangiite, poliangiite microscópica, púrpura de Henoch-Schönlein, doença de Kawasaki, poliarterite nodosa, doença de Behçet • Lúpus eritematoso sistêmico, dermatomiosite juvenil, morfeia • Doença inflamatória intestinal • Síndromes autoinflamatórias • Linfo-histiocitose hemofagocítica • Neurossarcoidose • Deficiência de adenosina desaminase-2 ***Outros*** • *Vasculite induzida por fármacos* • *Vasculite associada à malignidade*	***Doenças desmielinizantes*** • Esclerose múltipla, encefalomielite desmielinizante aguda (ADEM), neurite óptica, mielite transversa ***Doença cerebral inflamatória mediada por anticorpos*** • Encefalite anti-NMDA do receptor, neuromielite óptica (NMO), encefalite límbica associada a anticorpos (anticorpos contra LGI, AMP, proteína de ligação a AMP), encefalopatia por Hashimoto, doença celíaca, transtornos neuropsiquiátricos autoimunes pediátricos associados a infecções estreptocócicas (PANDAS) ***Doença cerebral inflamatória associada a células T*** • Encefalite de Rasmussen ***Outros*** • Síndrome da epilepsia relacionada com a infecção febril (FIRES) **VASCULOPATIAS NÃO INFLAMATÓRIAS** • Hemoglobinopatias (doença falciforme), doença trombembólica • Vasculopatia por radiação, doença do enxerto contra o hospedeiro • Doenças metabólicas e genéticas, como arteriopatia cerebral autossômica dominante com infarto subcortical e leucoencefalopatia (CADASIL), encefalopatia mitocondrial acidose láctica e episódios semelhantes a AVE (MELAS), CARASIL (arteriopatia autossômica recessiva cerebral com infarto subcortical e leucoencefalopatia), doença de *moyamoya*, doença de Fabray • Malignidade (linfoma)

Adaptada de Gowdie P, Twilt M, Benseler SM. Primary and secondary central nervous system vasculitis. *J Child Neurol*. 2012;27:1448-1459.

A identificação dessas síndromes de vasculite requer uma história abrangente e exame físico. A Tabela 192.11 descreve outras considerações de diagnóstico. Embora adaptado à gravidade da doença, o tratamento geralmente inclui prednisona (até 2 mg/kg/dia). Medicamentos imunossupressores potentes, como a ciclofosfamida, são frequentemente indicados, sobretudo na angiite primária do SNC, para evitar um rápido declínio neurológico. Para a vasculite de hipersensibilidade, indica-se a retirada do medicamento ou toxina desencadeante, se possível.

Tabela 192.11 Considerações diagnósticas para outras síndromes vasculíticas.

SÍNDROME VASCULÍTICA	ABORDAGEM DIAGNÓSTICA
Vasculite por hipersensibilidade	Biopsia de pele mostrando vasculite leucocitoclástica
Vasculite urticariforme hipocomplementêmica	Biopsia do tecido afetado mostrando vasculite de pequenos vasos
	Baixos níveis circulantes de C1q
Vasculite crioglobulinêmica	Biopsia do tecido afetado mostrando vasculite de pequenos vasos
	Mensuração das crioglobulinas séricas
	Exclusão de infecções por hepatites B e C
Vasculite primária do SNC	TC ou ARM com evidência de vasculite no SNC Considerar biopsia de dura-máter ou cerebral
Vasculite no SNC não progressiva positiva para angiografia	TC ou ARM com evidência de vasculite no SNC
Síndrome de Cogan	Avaliação oftalmológica e audiológica CT ou ARM com evidência de vasculite de SNC ou vasculite aórtica

SNC, sistema nervoso central; TC, tomografia computadorizada; ARM, angiografia por ressonância magnética.

A bibliografia está disponível no GEN-io.

Capítulo 193

Síndromes Dolorosas Musculoesqueléticas

Kelly K. Anthony e Laura E. Schanberg

A dor musculoesquelética é uma queixa frequente das crianças que chegam ao pediatra e o problema mais comumente apresentado por crianças encaminhadas para clínicas de reumatologia pediátrica. As estimativas de prevalência de dor musculoesquelética persistente em amostras da comunidade variam entre cerca de 10 a 30%. Embora doenças como a artrite idiopática juvenil (AIJ) e o lúpus eritematoso sistêmico (LES) possam se manifestar como dor musculoesquelética persistente, a maior parte das queixas acaba sendo de natureza benigna e atribuível a traumatismo, uso excessivo e variações normais no crescimento do esqueleto. Em um subgrupo de crianças, as queixas de dor crônica se desenvolvem na ausência de alterações físicas e laboratoriais. As crianças com síndromes de dor musculoesqueléticas idiopáticas também desenvolvem tipicamente um acentuado sofrimento subjetivo e comprometimento funcional. Portanto, o tratamento das crianças com síndromes dolorosas musculoesqueléticas inclui otimamente intervenções farmacológicas e não farmacológicas.

MANIFESTAÇÕES CLÍNICAS

As síndromes dolorosas musculoesqueléticas crônicas envolvem queixas de dor de pelo menos 3 meses de duração na ausência de anormalidades objetivas no exame físico e na avaliação laboratorial. Além disso, crianças e adolescentes com essas síndromes muitas vezes se queixam de dor persistente apesar de tratamento prévio com fármacos anti-inflamatórios não esteroides (AINEs) e analgésicos. A localização varia, com queixas de dor localizada em uma única extremidade ou mais difusa e envolvendo múltiplas extremidades. A dor pode começar em uma única região do corpo antes de se intensificar e irradiar para outras ao longo do tempo. A prevalência de síndromes dolorosas musculoesqueléticas aumenta com a idade e é maior no sexo feminino, com maior risco para as meninas adolescentes.

As queixas somáticas de crianças e adolescentes com síndromes dolorosas musculoesqueléticas são comumente acompanhadas de sofrimento psíquico, distúrbio do sono e prejuízo funcional em domínios doméstico, escolar e de pares. O **sofrimento psicológico** pode incluir sintomas de ansiedade e depressão, como períodos frequentes de choro, fadiga, distúrbios do sono, sentimentos de inutilidade, falta de concentração e preocupação frequente. De fato, um número substancial de crianças com síndromes de dor musculoesqueléticas exibe a gama completa de sintomas psicológicos que justificam um diagnóstico adicional de transtorno de humor ou de ansiedade (p. ex., episódio depressivo maior, transtorno de ansiedade generalizada). O **distúrbio do sono** pode incluir dificuldade para adormecer, múltiplos despertares noturnos, ciclos de sono-vigília interrompidos com aumento do sono durante o dia, sono não reparador e fadiga.

Para crianças e adolescentes com síndromes de dor musculoesquelética, a constelação de dor, distúrbios psicológicos e distúrbios do sono muitas vezes leva ao alto grau de comprometimento funcional. A diminuição da frequência escolar é comum, e as crianças podem lutar para completar outras atividades diárias relativas ao autocuidado e participação nas tarefas domésticas. A diminuição na aptidão física também pode ocorrer, assim como alterações na marcha e na postura, conforme as crianças evitam o contato ou o uso da região do corpo afetada pela dor. As relações entre pares também poderão ser interrompidas pela diminuição das oportunidades de interação social em decorrência da dor. Assim, crianças e adolescentes com síndromes dolorosas musculoesqueléticas relatam frequentemente solidão e isolamento social, caracterizados por poucos amigos e falta de participação em atividades extracurriculares.

DIAGNÓSTICO E DIAGNÓSTICO DIFERENCIAL

O diagnóstico de uma síndrome dolorosa musculoesquelética normalmente é de exclusão, quando exames físicos e laboratoriais cuidadosos e repetidos não revelam uma etiologia. Na avaliação inicial, as crianças com queixas de dor exigem histórico clínico e exame físico completos para procurar uma etiologia óbvia (p. ex., entorses, distensões ou fraturas), características da dor (localizada ou difusa) e evidências de envolvimento sistêmico. Uma história abrangente pode ser particularmente útil para fornecer pistas quanto à possibilidade de uma doença subjacente ou de uma doença sistêmica. A presença de febre atual ou recente pode ser indicativa de um processo inflamatório ou neoplásico se a dor também for acompanhada por perda de peso ou agravamento dos sintomas ao longo do tempo.

Exames físicos subsequentes e repetidos de crianças com queixas de dor musculoesquelética podem revelar eventual desenvolvimento e manifestações de doenças reumáticas ou de outras doenças. A necessidade de testes adicionais deve ser individualizada, dependendo dos sintomas específicos e dos achados físicos. A triagem laboratorial e a radiografia devem ser investigadas se houver suspeita de certos processos de doença subjacentes. Possíveis indicadores de uma causa grave de dor musculoesquelética, em vez de uma causa benigna, incluem dor presente em repouso e dor que pode ser aliviada pela atividade, edema articular objetivo no exame físico, rigidez ou amplitude de movimento limitada nas articulações, sensibilidade óssea, fraqueza muscular, crescimento deficiente e/ou perda de peso e sintomas constitucionais (p. ex., febre, mal-estar) (Tabela 193.1). No caso dos exames laboratoriais, o hemograma completo (HC) e a taxa de hemossedimentação de eritrócitos (VHS) provavelmente são anormais em crianças cuja dor é secundária a uma infecção óssea ou articular, lúpus eritematoso sistêmico (LES), ou malignidade. Tumores ósseos, fraturas e outras patologias focais resultantes da infecção, malignidade ou trauma podem ser frequentemente identificados por meio de exames de imagem, incluindo radiografias simples, ressonância magnética e, com menor frequência, cintilografia óssea com tecnécio-99m.

A presença de dor persistente, acompanhada de sofrimento psíquico, distúrbios do sono e/ou comprometimento funcional, na ausência de anormalidades objetivas no exame físico e na avaliação laboratorial, sugere o diagnóstico de uma síndrome de dor musculoesquelética **idiopática**. Todas as síndromes dolorosas musculoesqueléticas pediátricas compartilham, na apresentação, essa constelação geral de sintomas. Várias síndromes dolorosas mais específicas rotineiramente atendidas por profissionais pediátricos podem ser diferenciadas pela região anatômica e por sintomas associados. As síndromes dolorosas musculoesqueléticas pediátricas estão reunidas na Tabela 193.2 e incluem dores de crescimento (ver Capítulo 193.1), fibromialgia (ver Capítulo 193.3), síndrome de dor regional complexa (ver Capítulo 193.4), síndromes de dor localizadas, lombalgias e síndromes dolorosas crônicas relacionadas com esporte (p. ex., doença de Osgood-Schlatter).

Tabela 193.1 Potenciais indicadores de causas benignas *versus* causas graves de dor musculoesquelética.

ACHADO CLÍNICO	CAUSA BENIGNA	CAUSA GRAVE
Efeitos na dor pelo repouso *versus* atividade	Aliviada pelo repouso e agravada pela atividade	Presente em repouso e aliviada pela atividade
Momento do dia em que a dor ocorre	Final do dia e noites	Manhã*
Edema articular objetivo	Não	Sim
Características articulares	Hipermobilidade/normal	Rigidez, amplitude de movimento limitada
Sensibilidade óssea	Não	Sim
Força muscular	Normal	Fraqueza muscular
Marcha	Normal	Manca ou recusa a andar
Crescimento	Padrão normal de crescimento ou ganho de peso	Crescimento deficiente/ou perda de peso
Sintomas constitucionais (p. ex., febre, mal-estar)	Fadiga, sem outros sintomas constitucionais	Sim
Achados laboratoriais	HC, VHS e PCR normais	HC anormal, VHS e PCR elevados
Achados radiológicos	Normais	Derrame, osteopenia, linhas metafisárias radioluzentes, perda do espaço articular, destruição óssea

*A dor do câncer muitas vezes é mais grave e pior à noite. HC, hemograma completo; PCR, proteína C reativa; VHS, velocidade de hemossedimentação. (Adaptada de Malleson PN, Beauchamp RD. Diagnosing musculoskeletal pain in children. *CMAJ*. 2001; 165:183-188.)

Tabela 193.2 Síndromes dolorosas musculoesqueléticas comuns em crianças por região anatômica.

REGIÃO ANATÔMICA	SÍNDROMES DOLOROSAS	
Ombro	Síndrome do impacto	
Cotovelo	Síndrome do cotovelo do jogador de beisebol da liga juvenil (*little league elbow*) Fraturas por avulsão Osteocondrite dissecante	Cotovelo de tenista Doença de Panner
Braço	Síndrome de hipermobilidade localizada Síndrome dolorosa regional complexa	
Pelve e quadril	Lesões por avulsão Síndrome de Legg-Calvé-Perthes	Epifisiólise femoral Displasia congênita do quadril
Joelho	Osteocondrite dissecante Doença de Osgood-Schlatter Síndrome de Sinding-Larsen	Disfunção femoropatelar Síndromes de mau alinhamento
Perna	Dores de crescimento Síndrome dolorosa regional complexa Síndrome de hipermobilidade localizada	Síndrome do estresse tibial medial Fraturas por estresse Síndromes compartimentais
Pé	Fascite plantar Coalizão tarsal Fraturas por estresse	Tendinite calcânea Joanete juvenil
Coluna vertebral	Estiramento musculoesquelético Espondilolistese Espondilólise	Escoliose Doença de Scheuermann (cifose) Dor lombar
Generalizado	Síndrome de hipermobilidade Fibromialgia juvenil Síndrome dolorosa generalizada	

Adaptada de Anthony KK, Schanberg LE. Assessment and management of pain syndromes and arthritis pain in children and adolescents. *Rheum Dis Clin North Am.* 2007; 33:625-660 (Box 1).

TRATAMENTO

O principal objetivo do tratamento das síndromes dolorosas musculoesqueléticas é melhorar a função em vez de aliviar a dor, e estes dois desfechos desejáveis podem não ocorrer simultaneamente. De fato, é comum que as crianças com síndromes dolorosas musculoesqueléticas continuem com queixa de dor, mesmo quando retomam a função normal (p. ex., aumento na frequência escolar e na participação em atividades extracurriculares). Para todas as crianças e adolescentes com síndromes dolorosas musculoesqueléticas pediátricas, a frequência escolar regular é crucial, já que esta é uma característica da capacidade funcional normal nessa faixa etária. A natureza dual do tratamento, visando a função e a dor, precisa ser claramente explicada às crianças e às famílias para delinear melhor os objetivos pelos quais o sucesso do tratamento será medido. De fato, as crianças e as famílias precisam ser apoiadas em adotar metas mais amplas do tratamento na melhora da capacidade funcional, em vez de buscar unicamente o alívio da dor.

As modalidades de tratamento recomendadas normalmente incluem terapia física e/ou terapia ocupacional, intervenções farmacológicas e intervenções psicoterapêuticas cognitivo-comportamentais e/ou outras. O objetivo maior da **fisioterapia** é melhorar a função física da criança e enfatizar a participação em exercícios aeróbios agressivos, mas graduados. As intervenções **farmacológicas** devem ser usadas criteriosamente. Antidepressivos tricíclicos em baixas doses (amitriptilina, 10 a 50 mg, por via oral, 30 minutos antes de dormir) são indicados para o tratamento de distúrbios do sono; inibidores seletivos da recaptação de serotonina (sertralina,10 a 20 mg/dia) podem ser úteis no tratamento de sintomas de depressão e ansiedade, se presentes. O encaminhamento para avaliação psicológica é garantido se esses sintomas não forem resolvidos com os esforços iniciais de tratamento ou se houver ideação suicida. A terapia **cognitivo-comportamental** (TCC) e/ou outras intervenções **psicoterapêuticas** normalmente são projetadas para ensinar às crianças e adolescentes habilidades de enfrentamento capazes de controlar as respostas comportamentais, cognitivas e fisiológicas à dor. Componentes específicos frequentemente incluem reestruturação cognitiva, relaxamento, distração e habilidades para resolver problemas; alvos adicionais da terapia incluem a higiene do sono e o agendamento de atividades, todos com o objetivo de restaurar os padrões de sono normais e as atividades da vida diária.

A educação dos pais e o envolvimento na intervenção psicológica são importantes para garantir a manutenção do progresso. Se forem identificadas barreiras ao sucesso do tratamento no nível familiar, serão necessárias abordagens mais intensivas. Estas podem incluir estratégias parentais ou dinâmicas familiares que servem para manter as queixas de dor das crianças, tais como reações excessivamente solícitas à dor e modelos mal adaptativos para lidar com ela.

COMPLICAÇÕES E PROGNÓSTICO

As síndromes dolorosas musculoesqueléticas podem afetar negativamente o desenvolvimento da criança e a capacidade funcional futura. A piora na dor e nos sintomas associados à depressão e ansiedade podem levar a ausências escolares substanciais, isolamento dos pares e atraso de desenvolvimento na adolescência e no início da idade adulta. Especificamente, os adolescentes com síndromes dolorosas musculoesqueléticas podem não alcançar o nível de autonomia e independência necessários para as atividades apropriadas à idade, como ir ao colégio, morar longe de casa e manter um emprego. Felizmente, nem todas as crianças e os adolescentes enfrentam esse grau de comprometimento, mas muitas crianças experimentam dor que persiste por 1 ano ou mais. Fatores que contribuem para essa persistência são cada vez mais compreendidos e incluem o sexo feminino, estágio puberal ou idade mais avançada no início da dor, aumento do sofrimento psicológico, hipermobilidade articular e maior comprometimento funcional. A probabilidade de resultados positivos na saúde aumenta com o tratamento multidisciplinar.

A bibliografia está disponível no GEN-io.

193.1 Dores de Crescimento

Kelly K. Anthony e Laura E. Schanberg

Mais apropriadamente denominadas **dores noturnas benignas da infância,** as dores de crescimento afetam 10 a 20% das crianças, com pico de incidência entre os 4 e os 12 anos. A dor não ocorre durante períodos de rápido crescimento ou nos locais de crescimento ósseo.

As dores de crescimento intermitentes e bilaterais são a causa mais comum de dor musculoesquelética recorrente em crianças e afetam predominantemente a coxa anterior, a porção anterior da perna e a panturrilha, mas não as articulações. Ocasionalmente, a dor bilateral na extremidade superior pode estar associada à dor nas pernas; não ocorre dor isolada na extremidade superior. As crianças costumam descrever câibras ou dores que ocorrem no final da tarde ou à noite. A dor pode acordar a criança e durar de alguns minutos a horas, mas é rapidamente resolvida com massagem ou analgésicos; a dor nunca está presente na manhã seguinte (Tabela 193.3). A dor muitas vezes segue um dia com exercícios ou outras atividades físicas. Os achados físicos são normais, e a marcha não é prejudicada.

Embora as dores de crescimento sejam geralmente consideradas uma condição benigna, e limitada no tempo; as evidências sugerem que elas representam uma **síndrome de amplificação da dor**. Na verdade, as dores de crescimento persistem em uma porcentagem significativa de crianças, com algumas delas desenvolvendo outras síndromes dolorosas, como dores abdominais e dores de cabeça. É mais provável que a dor do crescimento persista em crianças com histórico familiar de um dos pais com síndrome de dor e em crianças que tenham um limiar de dor mais baixo, não apenas no local da dor, mas em todo o corpo. Testes somatossensoriais desordenados, menor resistência óssea e menor consumo de cálcio também foram mostrados em crianças com dores de crescimento.

O **tratamento** também deve se concentrar sobre a tranquilidade, a educação e a higiene do sono saudável. A massagem durante o episódio é muito eficaz, e a fisioterapia e o alongamento muscular também podem ser parte importante do tratamento, assim como agentes AINEs para episódios frequentes, e a TCC, se a dor persistir.

A **síndrome das pernas inquietas** (SPI, doença de Willis-Ekbom), observada mais frequentemente em adolescentes e adultos, é uma perturbação sensorimotora que pode ser confundida com as dores do crescimento (ver Capítulo 31). Frequentemente familiar, a SPI é um *impulso* de se mover a perna, difícil de controlar, exacerbado durante o repouso e à noite, e aliviado pelo movimento (Tabela 193.3). Existe sobreposição significativa nas características das dores do crescimento e da SPI, levando à confusão diagnóstica. Além disso, essas condições podem ser coexistentes, e há uma alta incidência de SPI nos pais de crianças com dores de crescimento. A SPI parece ser mais bem diferenciada das dores do crescimento pelo desejo de mover as pernas, associado a sensações desconfortáveis que podem não ser descritas como dolorosas; agravamento com períodos de descanso; e alívio por meio do movimento. A suplementação de ferro pode beneficiar pacientes pediátricos com SPI.

A bibliografia está disponível no GEN-io.

193.2 Polineuropatia de Fibras Finas

Kelly K. Anthony e Laura E. Schanberg

Muitos pacientes com síndromes de dor generalizada de início juvenil, bem como pacientes com fibromialgia pediátrica (ver Capítulo 193.3), síndrome dolorosa regional complexa do tipo I (ver Capítulo 193.4) e eritromelalgia (ver Capítulo 193.5) têm evidências de uma polineuropatia de fibras finas causando uma disfunção ou degeneração das fibras C não mielinizadas de diâmetro fino e fibras A-delta pouco mielinizadas que intermedeiam a nocicepção e o sistema nervoso autônomo. A fibromialgia inclui **dor crônica generalizada** definida como uma dor axial de duração de 3 meses ou mais que muitas vezes é bilateral e afeta as extremidades superiores e inferiores. Além disso, muitos pacientes têm sintomas cardiovasculares crônicos associados (tontura, síndrome ortostática postural), bem como dor abdominal crônica e íleo paralítico, cefaleia, fadiga e eritromelalgia, sugestivos de **disautonomia.**

Não há achados típicos no exame físico ou nos exames laboratoriais convencionais. O diagnóstico de polineuropatia de fibras finas requer biopsia da região superficial da pele da perna imunomarcada para identificar fibras epidérmicas nociceptivas e testes de função autonômica para examinar a função de fibras finas cardiovagais, adrenérgicas e sudomotoras.

O **tratamento** do paciente com polineuropatia de fibras finas e síndrome de dor generalizada de início juvenil isolada, ou aqueles subgrupos de pacientes com polineuropatia de fibras finas e fibromialgia, síndrome dor complexa regional ou eritromelalgia, está evoluindo e inclui prednisona ou imunoglobulina intravenosa.

A bibliografia está disponível no GEN-io.

Tabela 193.3 Critérios de inclusão e de exclusão para as dores de crescimento incluindo as características da síndrome das pernas inquietas (SPI).

	INCLUSÕES	EXCLUSÕES	CARACTERÍSTICAS DA SPI
Natureza da dor	Intermitente; alguns dias e noites sem dor, dor profunda, cólicas	Persistente; intensidade crescente, dor durante o dia	Desejo de mover as pernas, muitas vezes acompanhada de sensações desagradáveis nas pernas, mas pode não ser doloroso
Unilateral ou bilateral	Bilateral	Unilateral	
Localização da dor	Face anterior da coxa, panturrilha e posterior do joelho – nos músculos, não nas articulações	Dores articulares, nas costas ou na virilha	Desejo de movimento e desconforto em toda a perna
Início da dor	No final da tarde ou à noite	Dor ainda presente na manhã seguinte	Pior no final do dia ou à noite, mas também presente em períodos de descanso ou inatividade ao longo do dia
Achados físicos	Normais	Edema, eritema, sensibilidade; trauma ou infecção local; redução na amplitude de movimento articular; claudicação, febre, perda de peso, massa	
Achados laboratoriais	Normais	Evidências objetivas de anormalidades; aumento na velocidade de hemossedimentação, proteína C reativa, anormalidades no hemograma completo, radiografia, cintilografia óssea ou ressonância magnética	

Adaptada de Evans AM, Scutter SD. Prevalence of "growing pains" in young children. *J Pediatr.* 2004; 145:255-258; and Walters AS, Gabelia D, Frauscher B. Restless legs syndrome (Willis-Ekbom disease) and growing pains: are they the same thing? A side-by-side comparison of the diagnostic criteria for both and recommendations for future research. *Sleep Med.* 2013; 14:1247-1252.

193.3 Fibromialgia

Kelly K. Anthony e Laura E. Schanberg

A **síndrome de fibromialgia juvenil primária (SFJP)** é uma síndrome de dor musculoesquelética pediátrica comum. Aproximadamente 25 a 40% das crianças com síndromes de dor crônica podem ser diagnosticadas com SFJP. Embora os critérios diagnósticos específicos para a SFJP não tenham sido determinados, os critérios para adultos estabelecidos pelo American College of Rheumatology (ACR) em 2010 demonstraram ter alto grau de sensibilidade e especificidade no diagnóstico de SFJP (Figura 193.1 e Tabela 193.4). Estudos prévios descrevendo crianças e adolescentes com SFJP notaram dor musculoesquelética difusa, multifocal, crescente e minguante, e, às vezes, migratória em, pelo menos, três regiões do corpo que persistem por, no mínimo, 3 meses, na ausência de uma condição subjacente. Os resultados dos exames laboratoriais eram normais, e o exame físico revelou, pelo menos, cinco pontos sensíveis (Figura 193.2). Existe uma sobreposição considerável entre os sintomas associados à SFJP e as queixas associadas a outros **distúrbios funcionais** (p. ex., síndrome do cólon irritável, enxaquecas, disfunção da articulação temporomandibular, síndrome pré-menstrual, transtornos de humor e ansiedade e síndrome da fadiga crônica), sugerindo que esses transtornos podem ser um espectro maior de síndromes relacionadas.

Embora a etiologia precisa da SFJP seja desconhecida, há uma compreensão emergente de que o desenvolvimento e a manutenção da SFJP estão relacionados tanto a fatores biológicos quanto a psicológicos. A SFJP é uma anomalia no processamento central da dor caracterizada pela desordem da fisiologia do sono, percepção da dor aumentada com níveis anormais de substância P no líquido cerebrospinal, alteração do humor e desregulação do eixo hipotálamo-hipófise-adrenal e outros eixos neuroendócrinos, resultando em menor limiar de dor e no aumento da sensibilidade à dor. A evolução de evidências também

ÍNDICE DE DOR GENERALIZADA (IDG)

A. Você teve dor no(s) seguinte(s) local(is) na última semana?

Ombro, direito	Ombro, esquerdo	Braço, direito	Braço, esquerdo
Antebraço, direito	Antebraço, esquerdo	Quadril (nádega), direita	Quadril (nádega), esquerda
Coxa, direita	Coxa, esquerda	Perna, direita	Perna, esquerda
Mandíbula, direita	Mandíbula, esquerda	Peito	Abdome
Parte superior das costas	Parte inferior das costas	Pescoço	

Escore da Parte A: Número total de áreas marcadas com sim.

GRAVIDADE DOS SINTOMAS (SS)

B. Quão problemático têm sido para você durante a semana passada?

	Sem problemas	Leve/ problema leve, geralmente leve ou intermitente	Moderado, considerável, problema muitas vezes presente	Grave, penetrante, contínuo, problema perturbador
Fadiga	0	1	2	3
Acordar sentindo-se cansado	0	1	2	3
Concentração ou problemas de memória	0	1	2	3

Escore da Parte B: Total de todos os domínios.

C. Você teve problemas com algum dos itens seguintes durante os últimos 3 meses?

Dor muscular	Dor de Cabeça	Sensibilidade ao sol	Dor no peito
Fraqueza muscular	Tontura	Visão embaçada	Queda de cabelo
Dormência/ Formigamento	Falta de ar	Perda/alterações de paladar	Febre
SCI	Nervosismo	Dificuldade de ouvir	Preocupação
Dor abdominal/ cólicas	Depressão	Zumbido nos ouvidos	Boca seca
Diarreia	Fadiga/cansaço	Facilidade de contusões	Olhos secos
Constipação intestinal	Insônia	Micção frequente	Coceira
Azia	Perda de apetite	Espasmos da bexiga	Chiado no peito
Vômito	Erupção cutânea	Dor ao urinar	Úlceras orais
Náuseas	Urticária/ vermelhidão	Convulsões	Fenômeno de Raynaud

Escore da Parte C: 0 = Sem sintomas, 1 = Poucos sintomas, 2 = Sintomas moderados, 3 = Uma grande quantidade de sintomas

IDG = Escore em A; SS = Escore em B + Escore em C

Fibromialgia se: IDG ≥ 7 *e* SS ≥ 5 OU IDG = 3 a 6 e SS ≥ 9

Figura 193.1 Questionário de fibromialgia. Critérios do American College of Rheumatology. SCI, síndrome do cólon irritável. (Adaptada de Wolfe F, Clauw DJ, Fitzcharles MA et al. The American College of Rheumatology preliminary diagnostic criteria for fibromyalgia and measurement of symptom severity. Arthritis Care Res. 2010; 62:600-610.)

Tabela 193.4 Critérios diagnósticos da fibromialgia do American College of Rheumatology.

As três condições abaixo devem ser atendidas:

1. Índice de dor generalizada (IDG) ≥ 7 e escore de gravidade dos sintomas (SS) ≥ 5 ou IDG = 3 a 6 e escore da escala SS ≥ 9.
2. Os sintomas estão presentes em um nível semelhante há pelo menos 3 meses.
3. O paciente não tem um distúrbio que, de outro modo, explicaria a dor.

Determinação do IDG:

O IDG é o número de áreas em que um paciente teve dor na última semana. O escore será entre 0 e 19: cintura escapular esquerda, cintura escapular direita, braço esquerdo, braço direito, antebraço esquerdo, antebraço direito, quadril esquerdo (nádega, trocanter), quadril direito (nádega, trocanter), perna esquerda, perna direita, coxa esquerda, coxa direita, mandíbula esquerda, mandíbula direita, peito, abdome, parte superior das costas, região lombar e pescoço.

Determinação da Escala SS:

O escore da escala SS é a soma da gravidade de 3 sintomas (fadiga, acordar cansado e sintomas cognitivos) mais a gravidade dos sintomas somáticos em geral. A pontuação final é entre 0 e 12.

- Para cada um dos 3 sintomas, o nível de gravidade durante a semana passada é classificado usando a seguinte escala:
  0 = sem problemas
  1 = problemas leves, geralmente intermitentes ou leves
  2 = Problemas moderados, consideráveis, frequentemente presentes e/ou em um nível moderado
  3 = Grave: problemas persistentes, contínuos e perturbadores da vida
- Considerando sintomas somáticos em geral, a escala a seguir é usada para indicar o número de sintomas:
  0 = sem sintomas
  1 = Poucos sintomas
  2 = número moderado de sintomas
  3 = Grande quantidade de sintomas
- Sintomas somáticos que podem ser considerados incluem dor muscular, síndrome do cólon irritável, fadiga, problemas de raciocínio, fraqueza muscular, dor de cabeça, dor abdominal, dormência/formigamento, tontura, insônia, depressão, constipação intestinal, dor no abdome superior, náuseas, nervosismo, dor torácica, visão turva, febre, diarreia, boca seca, coceira, respiração ofegante, fenômeno de Raynaud, urticária/ vermelhidão, zumbido nos ouvidos, vómitos, azia, úlceras orais, perda de paladar, convulsões, olhos secos, falta de ar, perda de apetite, erupção cutânea, sensibilidade ao sol, dificuldades auditivas, hematomas, perda de cabelo, micção frequente, micção dolorosa e espasmos da bexiga.

Adaptada de Wolfe F, Clauw DJ, Fitzcharles MA et al. The American College of Rheumatology preliminary diagnostic criteria for fibromyalgia and measurement of symptom severity. *Arthritis Care Res.* 2010; 62: 600-610.

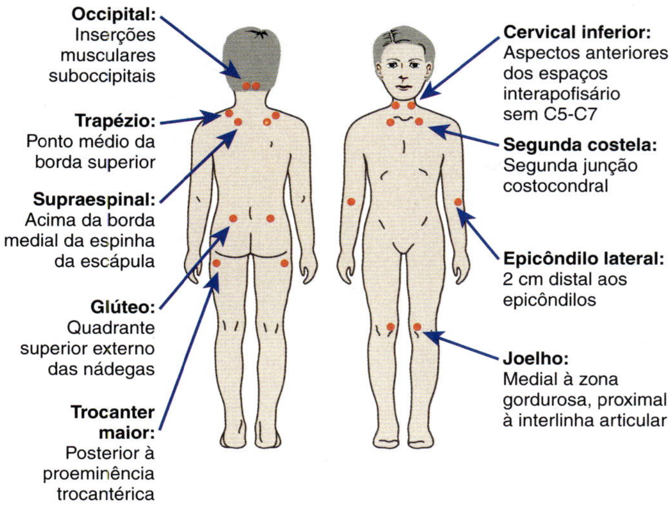

Figura 193.2 Pontos sensíveis (*tender points*) da fibromialgia.

sugere que até 50% dos pacientes com fibromialgia podem ter uma polineuropatia de fibra fina (ver Capítulo 193.2), e que pacientes com JPFS também podem ter incompetência cronotrópica (incapacidade de aumentar a frequência cardíaca proporcional à atividade) e disfunção autonômica no momento do diagnóstico. Crianças e adolescentes com fibromialgia frequentemente se encontram em um ciclo vicioso de dor, o que contribui para o surgimento e manutenção de novos sintomas (Figura 193.3)

A SFJP tem um curso crônico que pode prejudicar a saúde e o desenvolvimento da criança. Os adolescentes com SFJP que não recebem tratamento ou que são inadequadamente tratados podem desistir da escola e do meio social, dificultando sua transição para a vida adulta. O **tratamento** da SFJP geralmente segue as declarações de consenso da Sociedade Americana de Dor. Os principais objetivos são restaurar a função e aliviar a dor, bem como melhorar as comorbidades como transtornos de humor e de sono. As estratégias de tratamento incluem promover orientações aos pais e à criança, intervenções farmacológicas, psicológicas e baseadas em exercícios. O exercício aeróbio gradual é a intervenção baseada em exercícios recomendada, enquanto as intervenções psicológicas devem incluir o treinamento de habilidades de enfrentamento da dor, habilidades de gerenciamento do estresse, apoio emocional e higiene do sono. As intervenções cognitivo-comportamentais são particularmente eficazes na redução dos sintomas de depressão em crianças e adolescentes com SFJP e ajudam a reduzir a incapacidade funcional.

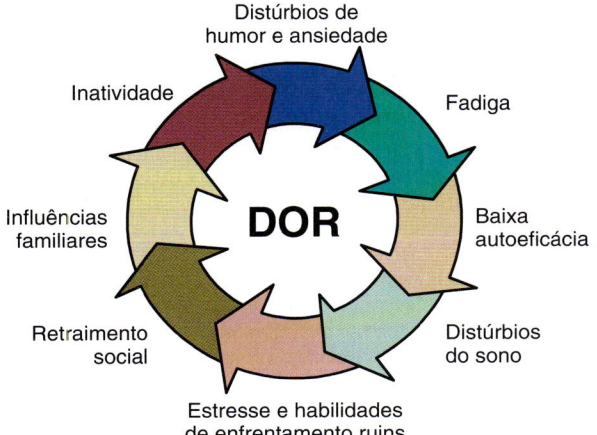

Figura 193.3 Círculo vicioso que promove a manutenção da síndrome de fibromialgia juvenil primária. (Adaptada de Anthony KK, Schanberg LE. Juvenile primary fibromyalgia syndrome. Curr Rheumatol Rep. 2001; 3:167-171, Figura 1.)

As terapias medicamentosas, embora em grande parte malsucedidas se de forma isolada, podem incluir antidepressivos tricíclicos (10 a 50 mg de amitriptilina, por via oral, 30 minutos antes de dormir), inibidores seletivos da recaptação da serotonina (sertralina, 10 a 20 mg/dia) e anticonvulsivantes. A pregabalina e o cloridrato de duloxetina foram aprovados pelo órgão norte-americano Food and Drug Administration (FDA) para o tratamento da fibromialgia em adultos (18 anos de idade ou mais). A segurança e a eficácia da *pregabalina* em adolescentes de 12 a 17 anos foram recentemente demonstradas em um estudo controlado randomizado de quinze semanas e em um estudo aberto de 6 meses. A segurança foi consistente com a apresentada em adultos, com evidências preliminares de alívio nos desfechos de dor secundária, impressões de mudança e melhor sono. A duloxetina não foi estudada em crianças, e os relaxantes musculares geralmente não são usados na infância, pois afetam o desempenho escolar.

A bibliografia está disponível no GEN-io.

193.4 Síndrome Dolorosa Regional Complexa

Kelly K. Anthony e Laura E. Schanberg

A **síndrome dolorosa regional complexa (SDRC)** é caracterizada pela ocorrência de dor contínua com sensação de queimação em membros, após uma lesão, imobilização ou outro evento nocivo que afeta a extremidade. A **SDRC1**, anteriormente chamada de distrofia simpático-reflexa, não apresenta evidência de lesão de nervo, enquanto a **SDRC2**, anteriormente chamada de causalgia, acompanha uma lesão prévia de nervo. As principais características associadas são a dor desproporcional ao evento incitante, **alodinia** persistente (resposta dolorosa intensificada a estímulos normalmente não nocivos), **hiperalgesia** (reatividade dolorosa exagerada a estímulos nocivos), edema das extremidades distais e indicadores de **disfunção autonômica** (ou seja, cianose, manchas e hiperidrose).

Atualmente, não existem critérios diagnósticos padrão-ouro para a SDRC pediátrica, embora os **critérios de Budapeste** em adultos tenham se mostrado mais sensíveis e específicos do que as diretrizes diagnósticas anteriores (Tabela 193.5). O diagnóstico requer um evento ou imobilização nociva inicial; dor continuada, alodinia e hiperalgesia desproporcional ao evento incitante; evidências de edema, anormalidades no fluxo sanguíneo da pele ou na atividade sudomotora; e exclusão de outros transtornos. As características associadas incluem atrofia dos cabelos ou unhas; alteração do crescimento dos cabelos; perda da mobilidade articular; fraqueza, tremor, distonia; e dor simpaticamente mantida.

Embora a maior parte dos pacientes pediátricos com SDRC apresente histórico de traumatismos leves ou lesões por esforço repetido (p. ex., causada por esportes competitivos), uma proporção considerável é incapaz de identificar um fator precipitante. A idade normal de início é entre 8 e 16 anos, e as meninas superam os meninos com a doença em até 6:1. A SDRC da infância difere da apresentação adulta, em que as extremidades inferiores são mais comumente afetadas do que as extremidades superiores. A incidência de SDRC em crianças é desconhecida, em grande parte porque, muitas vezes, é subdiagnosticada ou diagnosticada tardiamente, com atraso de quase 1 ano. Não tratada, a SDRC pode ter consequências graves para a criança, incluindo desmineralização óssea, perda de massa muscular e contraturas nas articulações.

Uma abordagem baseada em evidências para o **tratamento** da SDRC continua a sugerir o tratamento em múltiplos estágios. A *fisioterapia agressiva* (FT) deve ser iniciada assim que o diagnóstico é feito e intervenções cognitivo-comportamentais (TCC) são adicionadas conforme necessário. Recomenda-se a realização de fisioterapia 3 a 4 vezes/semana, e as crianças podem necessitar de medicação analgésica prévia no início, em particular antes das sessões de FT. A FT limita-se inicialmente à dessensibilização; em seguida, prossegue-se para atividades de suporte de peso, amplitude de movimento e outras atividades funcionais. A TCC é usada como terapia adjuvante e visa remover os

Tabela 193.5 Critérios de diagnóstico clínico de Budapeste para síndrome da dor regional complexa.

Todos os critérios a seguir devem ser atendidos:
1. Dor contínua, que é desproporcional a qualquer evento incitante
2. Deve relatar pelo menos 1 sintoma em cada uma das 4 categorias seguintes:
   - *Sensorial*: hiperestesia e/ou alodinia
   - *Vasomotor*: assimetria da temperatura, alterações da cor da pele e/ou assimetria da cor da pele
   - *Sudomotor/edema*: edema, alterações da transpiração e/ou assimetria da transpiração
   - *Motor/trófico*: diminuição da amplitude de movimento, disfunção motora (tremor, fraqueza, distonia) e/ou alterações tróficas (cabelo, unha, pele)
3. Deve exibir pelo menos um sinal no momento da avaliação em mais de duas das quatro categorias seguintes:
   - *Sensorial*: evidência de hiperestesia (picada de agulha) e/ou alodinia (toque leve, sensação de temperatura, pressão somática profunda e/ou movimento articular)
   - *Vasomotor*: evidência de assimetria de temperatura (> 1°C), alterações da cor da pele e/ou assimetria da cor da pele
   - *Sudomotor/edema*: edema, alterações da transpiração e/ou assimetria da transpiração
   - *Motor/trófico*: diminuição da amplitude de movimento, disfunção motora (tremor, fraqueza, distonia) e/ou alterações tróficas (cabelo, unha, pele)
4. Não há outro diagnóstico que explique melhor os sinais e sintomas

Adaptada de Harden RN, Bruel S, Stanton-Hicks et al. Proposed new diagnostic criteria for complex regional pain syndrome. Pain Med. 2007; 8:326-331.

obstáculos psicossociais que inibiam a plena participação na FT, fornecendo treinamento de habilidades para o enfrentamento da dor. Apenas um pediatra especialista em dor deve tentar o *bloqueio do nervo* simpático e epidural. O objetivo dos tratamentos farmacológicos e adjuvantes na SDRC é fornecer alívio suficiente da dor que possibilite a criança participar da reabilitação física agressiva. Se a SDRC for identificada e tratada precocemente, a maior parte das crianças e dos adolescentes com a doença pode ser tratada, com sucesso, com baixas doses de *amitriptilina* (10 a 50 mg, por via oral, 30 minutos antes da hora de dormir), FT agressiva e intervenções de TCC. Opioides e anticonvulsivantes como a gabapentina também podem ser úteis. Notavelmente, vários estudos têm mostrado que os tratamentos não invasivos, particularmente a FT e a TCC, são pelo menos tão eficazes quanto os bloqueios nervosos em ajudar as crianças com SDRC na resolução de seus sintomas.

Há evidências crescentes de que alguns pacientes com SDRC1 apresentam polineuropatia de fibras finas (ver Capítulo 193.2).

A bibliografia está disponível no GEN-io.

193.5 Eritromelalgia

Laura E. Schanberg

Crianças com **eritromelalgia** experimentam episódios de dor intensa, eritema e calor nas mãos e nos pés (Figura 193.4). O rosto, as orelhas e os joelhos são menos frequentemente envolvidos. Os sintomas podem ser provocados por exercícios e exposição ao calor, durando horas e, ocasionalmente, dias. É mais comum em meninas e na adolescência, e o diagnóstico costuma demorar anos. Embora a maior parte dos casos seja esporádica, uma forma hereditária autossômica dominante resulta de mutações no gene *SCN9A* do cromossomo 2q31-32, causando canalopatia dolorosa. A eritromelalgia **secundária** está associada a uma variedade de distúrbios, incluindo doenças mieloproliferativas, neuropatia periférica, queimaduras por frio, hipertensão e doenças reumáticas. O tratamento inclui a utilização de técnicas de resfriamento que não causam danos aos tecidos durante as crises, além de evitar exposição ao calor, bem como outras situações precipitantes.

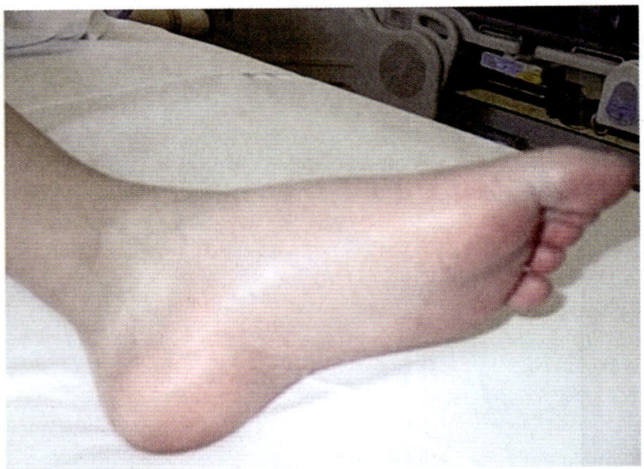

Figura 193.4 Eritromelalgia. Típica vermelhidão e edema no pé. (De Pfund Z, Stankovics J, Decsi T, Illes Z. Childhood steroidresponsive acute erythromelalgia with axonal neuropathy of large myelinated fibers: a dysimmune neuropathy? Neuromuscul Disord. 2009;19:49-52, Figura 1A, p. 50.)

Anti-inflamatórios não esteroides, narcóticos, agentes anestésicos (adesivo de lidocaína), anticonvulsivantes (oxcarbazepina, carbamazepina, gabapentina) e antidepressivos, bem como *biofeedback* e hipnose, podem ser úteis para ajudar a controlar a dor. Os medicamentos que atuam no sistema vascular (ácido acetilsalicílico, nitroprussiato de sódio, magnésio, misoprostol) também podem ser eficazes. No entanto, um tratamento confiável e eficaz não está disponível, resultando em um impacto negativo substancial sobre a saúde física e mental.

Há crescentes evidências de que alguns pacientes com eritromelalgia apresentam polineuropatia de fibras finas (ver Capítulo 193.2).

A bibliografia está disponível no GEN-io.

Capítulo 194 Condições Diversas Associadas com a Artrite

Angela Byun Robinson e C. Egla Rabinovich

POLICONDRITE RECIDIVANTE

A policondrite recidivante (PR) é uma condição rara caracterizada por uma condrite episódica que causa a destruição da cartilagem e deformação das orelhas (poupando os lóbulos), nariz, laringe e árvore traqueobrônquica. Em aproximadamente 60% dos pacientes com PR, há a presença de anticorpos contra matrilina-1 e colágeno (tipos II, IX e XI), o que sugere uma patogênese autoimune. Os pacientes podem ser acometidos por artrite, uveíte e perda auditiva em razão da inflamação próxima de nervos auditivos e vestibulares. As crianças inicialmente podem relatar episódios de eritema intenso sobre as orelhas externas. É possível observar outras manifestações dermatológicas, tais como eritema nodoso, exantema maculopapular e púrpura. Foi relatado envolvimento cardíaco, incluindo defeitos de condução e vasculite coronariana. A doença grave, progressiva e potencialmente fatal resultante da destruição da árvore traqueobrônquica e da obstrução das vias respiratórias é rara na infância. Os **critérios diagnósticos** estabelecidos para os adultos são diretrizes úteis para a avaliação de crianças com sintomas sugestivos (Tabela 194.1). O curso clínico da PR é variável; frequentemente, as crises da doença estão associadas a elevações nas proteínas de fase aguda, podendo cessar espontaneamente. Embora seja observada mais comumente na população adulta, a PR pode coexistir com outras doenças reumáticas (p. ex., lúpus eritematoso sistêmico, síndrome de Sjögren e púrpura de Henoch-Schönlein) em até 30% dos pacientes. O diagnóstico diferencial inclui a **vasculite associada a ANCA** (granulomatose com poliangiite) (ver Capítulo 192.4) e a **síndrome de Cogan**, que é caracterizada pela inflamação do nervo auditivo e ceratite, mas não condrite. Como relatado em pequenas séries de caso e relatos de caso, muitas crianças respondem aos fármacos anti-inflamatórios não esteroides mas algumas requerem corticosteroides ou outros agentes imunossupressores (azatioprina, metotrexato, hidroxicloroquina, colchicina, ciclofosfamida, ciclosporina e agentes antifator de necrose tumoral).

DOENÇA DE MUCHA-HABERMANN/PITIRÍASE LIQUENOIDE VARIOLIFORME AGUDA

A pitiríase liquenoide varioliforme aguda (**PLEVA**) é uma vasculite benigna, cutânea e autolimitante caracterizada por episódios de máculas, pápulas e lesões papulovesiculares que podem desenvolver ulceração central, necrose, e formação de crostas (Figura 194.1). Geralmente, observam-se diferentes estágios de desenvolvimento de uma só vez. A **PLEVA fulminante**, ou doença de Mucha-Habermann ulceronecrótica febril (**FUMHD,** do inglês, *febrile ulceronecrotic Mucha-Habermann disease*), é uma apresentação grave e potencialmente fatal da PLEVA. Observam-se grandes lesões ulceronecróticas coalescentes, que são acompanhadas por febre alta e uma velocidade de hemossedimentação (VHS) elevada. As manifestações sistêmicas podem incluir pneumonite intersticial, dor abdominal, má absorção, artrite e manifestações neurológicas. A PLEVA manifesta predominância no gênero masculino e ocorre com mais frequência na infância. O diagnóstico é confirmado pela biopsia das lesões cutâneas, que revela inflamação linfocítica, perivascular e intramural afetando capilares e vênulas na derme superior que podem levar à necrose dos queratinócitos. Quando a doença é grave, os corticosteroides são utilizados com efeito questionável e relata-se que o metotrexato induz a remissão rápida nos casos resistentes. Segundo relatos de casos, a ciclosporina e o anti-TNF têm sido eficazes.

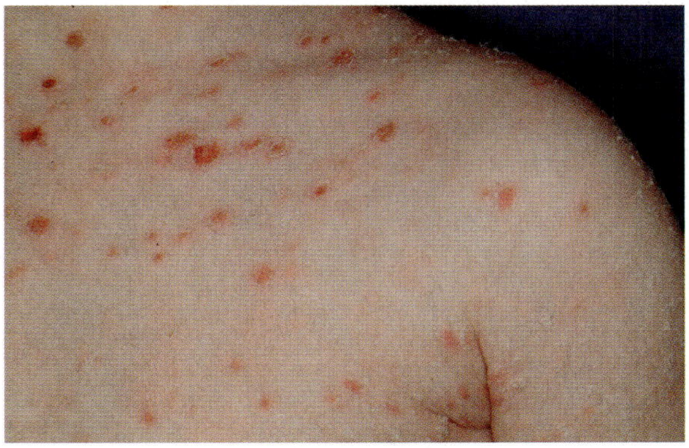

Figura 194.1 **Pitiríase liquenoide varioliforme aguda (PLEVA).** Lesões maculares, papulares, necróticas e crostosas, ovaladas e redondas, castanho-avermelhadas, simétricas sobre o peito de um menino de 9 anos de idade. (De Paller AS, Mancini AJ, editors. Hurwitz clinical pediatric dermatology. 5th ed. Philadelphia: Elsevier; 2016 Figura 4.33, p. 87.)

SÍNDROME DE SWEET

A síndrome de Sweet, ou **dermatose neutrofílica febril aguda**, é uma entidade rara em crianças. É caracterizada por febre, contagem elevada de neutrófilos e placas eritematosas sensíveis e elevadas, bem como nódulos sobre a face, os membros e o tronco. A biopsia da pele revela infiltração perivascular de neutrófilos na derme superior. Observa-se predominância no gênero feminino na população adulta, enquanto em crianças a distribuição por gênero é igual. Os critérios estabelecidos são úteis para o diagnóstico (Tabela 194.2). As crianças também podem ter artrite, osteomielite estéril, miosite e outras manifestações extracutâneas. A síndrome de Sweet pode ser idiopática ou secundária a neoplasia maligna (particularmente, a leucemia mieloide aguda), a fármacos (fator estimulador de colônias de granulócitos, tretinoína ou sulfametoxazol-trimetropima) ou a doenças reumáticas (doença de Behçet, síndrome do anticorpo antifosfolípidios, lúpus eritematoso sistêmico). Geralmente, a condição responde à terapia com corticosteroides, ao tratamento da doença subjacente ou à remoção da medicação associada.

OSTEOARTROPATIA HIPERTRÓFICA

As crianças com doença crônica, especialmente a doença pulmonar ou cardíaca, podem apresentar baqueteamento das falanges distais, e têm reação perióstea e artrite associadas. Esses achados caracterizam a apresentação clássica da osteoartropatia hipertrófica (OAH). A OAH pode ser **primária** (idiopática) ou secundária. Embora rara, a OAH **secundária** é mais comum nas crianças, e é observada naquelas com doença pulmonar crônica (fibrose cística), doença cardíaca congênita, doença gastrintestinal (síndromes de má absorção, atresia biliar, doença intestinal inflamatória) e neoplasias malignas (sarcoma de nasofaringe, osteossarcoma, doença de Hodgkin). A OAH pode preceder o diagnóstico de doença ou malignidade cardiopulmonar. A patogênese da OAH secundária é desconhecida; frequentemente, os sintomas melhoram se a condição subjacente for tratada com sucesso. A dor relacionada com a OAH pode ser incapacitante; em adultos, foi relatado tratamento com bifosfonatos. A avaliação de crianças que apresentam OAH deve incluir uma radiografia torácica para avaliar se há doença pulmonar ou uma massa intratorácica.

Tabela 194.1	Critérios sugeridos para a policondrite recidivante.*
CRITÉRIOS PRINCIPAIS	
Episódios inflamatórios típicos da cartilagem auricular	
Episódios inflamatórios típicos da cartilagem nasal	
Episódios inflamatórios típicos da cartilagem laringotraqueal	
CRITÉRIOS SECUNDÁRIOS	
Inflamação ocular (conjuntivite, ceratite, episclerite, uveíte)	
Perda auditiva	
Disfunção vestibular	
Artrite inflamatória soronegativa	

*O diagnóstico é estabelecido pela presença de dois critérios principais ou de um critério principal e dois secundários. O exame histológico da cartilagem afetada é necessário quando a apresentação é atípica. (De Michet CJ Jr, McKenna CH, Luthra HS et al. Relapsing polychondritis: survival and predictive role of early disease manifestations. *Ann Intern Med.*1986;104:74-78.)

Tabela 194.2	Critérios diagnósticos para a síndrome de Sweet clássica.*
CRITÉRIOS PRINCIPAIS	
Aparecimento abrupto de placas eritematosas dolorosas ou nódulos	
Evidências histopatológicas de infiltrado neutrofílico denso sem evidência de vasculite leucocitoclástica	
CRITÉRIOS SECUNDÁRIOS	
Febre > 38°C	
Associação com doença subjacente de natureza maligna hematológica ou visceral, inflamatória ou de gestação, ou precedida por uma infecção das vias respiratórias superiores ou gastrintestinal ou vacinação	
Excelente resposta a corticosteroides sistêmicos ou ao iodeto de potássio	
Valores laboratoriais anormais na apresentação (3 de 4):	
Velocidade de hemossedimentação > 20 mm/h	
Resultado positivo para proteína C reativa	
> 8.000 leucócitos/mm^3	
> 70% de neutrófilos/mm^3	

*O diagnóstico é estabelecido pela presença de dois critérios principais *mais* dois de quatro critérios secundários. (Adaptada de Walker DC, Cohen PR. Trimethoprim-sulfamethoxazole-associated acute febrile neutrophilic dermatosis: case report and review of drug induced Sweet's syndrome. *J Am Acad Dermatol.* 1996; 34:918-923.)

Recentemente, foram descritas mutações autossômicas recessivas nos genes da via da prostaglandina na OAH primária, também chamada de **paquidermoperiostose**.

SINOVITE POR ESPINHO DE PLANTA

Deve-se considerar um diagnóstico de sinovite por espinho de planta nas crianças com artrite monoarticular que não responde à terapia anti-inflamatória. Pode ocorrer artrite aguda ou crônica após a penetração de um espinho de planta ou outro objeto estranho em uma articulação. Ao contrário do que ocorre na artrite séptica, as crianças com sinovite por espinho de planta geralmente são afebris. O organismo mais comumente encontrado é o *Pantoea agglomerans*, embora as culturas muitas vezes sejam negativas. A lesão inicial pode ser desconhecida ou esquecida, o que dificulta o diagnóstico. As imagens de ultrassonografia ou de RM podem ser úteis na identificação do corpo estranho. Sua remoção por meio de artroscopia seguida de um curso de antibióticos é o tratamento indicado.

SINOVITE VILONODULAR PIGMENTADA

Observa-se proliferação de tecido sinovial na sinovite vilonodular pigmentada (SVNP). Essa proliferação é localizada ou difusa e pode afetar a articulação, a bainha ou a bolsa tendíneas. Histologicamente, há a presença de macrófagos e células gigantes multinucleadas com hemossiderina acastanhada. Não está claro se a etiologia da SVNP é de natureza inflamatória ou neoplásica. Embora os achados não sejam patognomônicos, a RM com contraste é uma ferramenta útil para diagnosticar a SVNP ao revelar uma massa ou erosão ósseas. Observa-se também um líquido sinovial marrom ou sanguinolento na artrocentese, mas o diagnóstico é realizado por biopsia tecidual. A remoção cirúrgica do tecido afetado é a modalidade terapêutica indicada. Recomenda-se uma sinovectomia total para os casos de doença difusa.

A bibliografia está disponível no GEN-io.

Seção 1

Considerações Gerais

Capítulo 195
Diagnóstico Microbiológico

Carey-Ann D. Burnham e Gregory A. Storch

As evidências laboratoriais que sugerem o diagnóstico de uma doença infecciosa podem se basear em um ou mais dos seguintes achados: exame direto de amostras clínicas utilizando microscopia ou técnicas para detecção de antígenos, isolamento de microrganismos em cultura, testes sorológicos, padrões de expressão genética do hospedeiro, detecção molecular de um organismo, um determinante da resistência ou um fator de virulência. Outras funções do laboratório de microbiologia clínica incluem a realização de testes de suscetibilidade a medicamentos antimicrobianos e a identificação dos patógenos associados a infecções nosocomiais, de modo a auxiliar o controle e prevenção de infecções hospitalares.

COLETA DE AMOSTRAS

O sucesso de um ensaio em microbiologia clínica – isto é, a detecção de um patógeno caso este esteja presente – está diretamente ligado às técnicas de coleta dos materiais. De maneira geral, isso significa coletar o tipo de material adequado para a doença ou a condição em questão e transportar a amostra imediatamente ao laboratório para análise. Embora em algumas condições possa ser necessário usar **materiais coletados com auxílio de *swab***, em geral essa não é uma técnica considerada adequada. Em geral, um *swab* absorve uma quantidade muito pequena do espécime (cerca de 100 μℓ) e, ao usar um "*swab*" tradicional, somente uma pequena fração dos organismos que são absorvidos será identificada na cultura. ***Swabs* flocados** (*flocked swabs*) com meio de transporte favorecem a identificação dos organismos. Entretanto, sempre que possível, deve-se enviar, para o laboratório de microbiologia, fluidos ou tecidos para serem analisados. Caso haja suspeita de uma infecção por anaeróbios, a amostra deve ser transportada em um meio apropriado para preservar a viabilidade das bactérias anaeróbicas. Meios de transporte específicos podem ser necessários para identificar alguns tipos de organismos, como vírus e *Neisseria gonorrhoeae*. As considerações específicas para coleta de hemoculturas serão abordadas na seção referente a hemoculturas.

DIAGNÓSTICO LABORATORIAL DE INFECÇÕES BACTERIANAS E FÚNGICAS

Embora o alcance e a disponibilidade dos métodos moleculares para a detecção de patógenos bacterianos e fúngicos tenham aumentado rapidamente, o diagnóstico de muitas dessas infecções depende da detecção desses patógenos por exame microscópico ou do seu cultivo em **meios de cultura**.

Microscopia

A **coloração pelo método de Gram** é uma técnica diagnóstica extremamente valiosa para fornecer informações rápidas e baratas quanto à ausência ou presença de células inflamatórias e de organismos em amostras clínicas. No caso de alguns tipos de materiais, a presença de células inflamatórias e epiteliais é utilizada para avaliar a adequação da amostra para cultura. Por exemplo, a presença de mais de 10 células epiteliais por campo de pequeno aumento em amostra de escarro é um forte indício de que a amostra esteja contaminada por secreções orais. Além disso, pode-se fazer uma avaliação preliminar do agente etiológico tendo como base a morfologia (p. ex., cocos *vs.* bastonetes) e a reação à coloração dos microrganismos (p. ex., isolados gram-positivos têm cor púrpura e os gram-negativos têm cor vermelha). Contudo, a ausência de microrganismos identificados pela coloração de Gram não afasta o diagnóstico de uma infecção, pois esse método requer para a detecção a presença de 10^4 a 10^5 microrganismos por mililitro (mℓ).

Além da coloração pelo Gram, muitas outras colorações são empregadas em microbiologia, tanto para a detecção de organismos como para facilitar a sua identificação (Tabela 195.1).

Isolamento e identificação

A abordagem para o isolamento de microrganismos em um material clínico depende do local acometido e do possível patógeno envolvido. Em sítios do organismo que se mostram habitualmente estéreis, como o líquido cefalorraquidiano, **meios ricos em nutrientes** como ágar-sangue de carneiro e ágar chocolate são empregados para auxiliar a identificação de organismos fastidiosos. Amostras fecais, entretanto, apresentam uma quantidade abundante de bactérias comensais e, em decorrência disso, é preciso usar meios seletivos e diferenciais para o isolamento de patógenos. Os **meios seletivos** inibirão o crescimento de alguns organismos para auxiliar o isolamento dos patógenos suspeitos; os **meios diferenciais** se baseiam em características de crescimento ou em características de assimilação de carboidratos para transmitir um padrão de crescimento que diferencie os organismos. O ágar MacConkey favorece o crescimento de bastonetes gram-negativos e suprime simultaneamente o crescimento de organismos gram-positivos; e uma mudança de cor no meio, de claro para rosado, distingue os organismos que fermentam lactose (bactérias gram-negativas fermentadoras) de outros bastonetes gram-negativos. Meios especiais, como o ágar dextrose de Sabouraud e outros meios seletivos para cultivo de fungos de importância clínica, são usados para recuperar fungos em amostras clínicas. Muitos patógenos – incluindo *Bartonella, Bordetella pertussis, Legionella, Mycoplasma,* algumas espécies de *Vibrio* e alguns fungos, como *Malassezia furfur* – necessitam de meios de crescimento ou de condições de incubação específicos. Aconselha-se uma consulta ao laboratório caso se suspeite desses patógenos.

Depois do isolamento de um organismo na cultura, testes adicionais serão necessários para identificá-lo. A confirmação da identificação do microrganismo tem sido realizada por meio de testes fenotípicos que se baseiam nas propriedades fenotípicas do agente isolado. Alguns exemplos incluem a atividade de coagulase, os padrões de assimilação de carboidratos, a produção de indol e a motilidade. Entretanto, muitas vezes os métodos fenotípicos não são capazes de identificar algumas espécies de microrganismos e métodos moleculares são indicados. Em alguns casos, a análise de sequência (genotípica) pode ser necessária. Geralmente para bactérias, essa análise envolve a avaliação do gene 16S rRNA bacteriano. Esse gene é um segmento molecular muito encontrado em uma mesma espécie, mas muito variável entre espécies diferentes e, por isso, constitui um recurso excelente para identificar organismos.

A espectrometria de massa a *laser* assistida por matrizes de dessorção e ionização e de tempo de voo (**MALDI-TOF MS**) é uma técnica rápida e precisa que se baseia em gerar uma impressão digital proteica de um organismo e compará-la a uma biblioteca de organismos conhecidos, facilitando a identificação. Esse método consegue identificar bactérias ou fungos isolados em meios de culturas em questão de minutos e seus custos de consumo são mínimos. Contudo, no presente

Tabela 195.1 Colorações utilizadas no exame microscópico.

TIPO DE COLORAÇÃO	USO CLÍNICO
Coloração de Gram	Cora bactérias (com diferenciação de organismos gram-positivos e gram-negativos), fungos, leucócitos e células epiteliais
Hidróxido de potássio (KOH)	Uma solução a 10% dissolve detritos celulares e orgânicos e facilita a detecção de fungos em espécimes clínicos
Coloração calcoflúor branco	Fluorocromo inespecífico que se liga à celulose e à quitina na parede celular dos fungos e pode ser combinado a KOH 10% para dissolver material celular
Colorações Ziehl-Nielsen e Kinyoun	Colorações ácido-resistentes, utilizando carboflucsina básica, seguida de descoloração por álcool-ácido e contracoloração com azul de metileno Os organismos acidófilos (p. ex., *Mycobacterium*) resistem à descoloração e são corados em rosa Um composto descolorizante mais fraco é utilizado no caso de organismos parcialmente ácido-resistentes (p. ex., *Nocardia, Cryptosporidium, Cyclospora, Isospora*)
Coloração auramina-rodamina	Coloração acidófila empregando fluorocromos que se ligam ao ácido micólico nas paredes celulares das micobactérias e resistem à descoloração por ácido-álcool; em geral, é realizada diretamente em espécimes clínicos Os organismos ácido-resistentes são corados em laranja-amarelo contra um fundo negro
Coloração acridina laranja	Corante fluorescente que se intercala ao DNA, empregado para auxiliar a diferenciação de organismos e detritos durante o exame direto de amostras e também para a detecção de organismos que não sejam visíveis à coloração de Gram Bactérias e fungos se coram em laranja e o material celular de fundo é corado em verde.
Coloração iodo Lugol	Adicionado a preparações a fresco de espécimes fecais para pesquisa de ovos e parasitas; intensifica o contraste das estruturas internas (núcleos, vacúolos de glicogênio)
Colorações Wright e Giemsa	Utilizadas principalmente para detectar parasitas no sangue (*Plasmodium, Babesia* e *Leishmania*), amebas em preparações de líquido cefalorraquidiano e fungos em tecidos (leveduras, *Histoplasma*)
Coloração tricromo	Cora espécimes de fezes para a identificação de protozoários
Coloração direta com anticorpo fluorescente	Utilizada para a detecção direta de vários organismos em amostras clínicas pelo uso de anticorpos específicos marcados com fluoresceína (p. ex., *Pneumocystis jiroveci*, muitos vírus)

momento, esta metodologia não tem capacidade de identificar amostras polimicrobianas, e a quantidade necessária de biomassa para uma análise efetiva por MALDI-TOF MS em geral impede uma análise direta a partir de algumas amostras.

Hemocultura

A detecção de microrganismos em espécimes de hemocultura de pacientes com infecções na corrente sanguínea é uma das funções mais importantes do laboratório de microbiologia clínica. A maioria das hemoculturas é realizada coletando sangue em frascos com conteúdo líquido rico em nutrientes para facilitar o crescimento de bactérias ou fungos. Muitas vezes as hemoculturas são armazenadas e enviadas em frascos para organismos aeróbicos e anaeróbicos, embora em crianças, sobretudo recém-nascidos, apenas um frasco para aeróbicos costume ser usado. Alguns meios de cultura têm em seu conteúdo resinas ou outros materiais que ajudam a neutralizar antibióticos que possam estar presentes no sangue do paciente. Os frascos de hemocultura são, então, colocados em uma câmara incubadora de hemocultura automatizada que vai monitorar o frasco a intervalos regulares, buscando evidências de crescimento. Assim que o instrumento detecta evidências de crescimento microbiano, um alarme é acionado para alertar o laboratório. Cerca de 80% das hemoculturas positivas são identificadas nas primeiras 24 h de incubação. Parte do conteúdo de um frasco de hemocultura que sinalizou positivamente é então corada pelo Gram e, em seguida, inoculada no meio de crescimento apropriado, para que se possa isolar e identificar o organismo. Inúmeras variáveis pré-analíticas podem influenciar a precisão dos resultados desse exame. Para facilitar a interpretação correta de uma hemocultura positiva deve-se colher, sempre que possível, no mínimo duas amostras obtidas de locais diferentes. O crescimento de um organismo que faça parte da microbiota normal da pele em uma única hemocultura gera a preocupação de que o germe isolado seja resultado de contaminação da cultura.

Para aumentar ao máximo a detecção de uma infecção da corrente sanguínea, devem ser colhidas até quatro hemoculturas em um período de 24 h. Antes de colher o sangue, é essencial efetuar a antissepsia correta da pele. A clorexedina é frequentemente usada para esse fim, e o álcool também. Se o sangue para cultura for coletado de um acesso vascular, a antissepsia correta antes da coleta é igualmente importante. A coleta de sangue para cultura de cateteres intravasculares sem a coleta de hemoculturas venosas periféricas associadas deve ser desencorajada. O isolamento de estafilococo coagulase negativo e outros organismos da microbiota da pele apenas nos acessos vasculares são de difícil interpretação. O intervalo de tempo de positividade entre as hemoculturas pareadas de 2 horas ou mais, obtidas simultaneamente de um cateter vascular e de uma veia periférica, foi citado como um indicador útil para diagnóstico de infecção da corrente sanguínea relacionada com o cateter.

O volume de sangue colhido também é um fator importante para a identificação de patógenos da corrente sanguínea, especialmente porque o número de organismos por mililitro de sangue na sepse pode ser baixo (menos de 10 unidades formadoras de colônia/mℓ). A quantidade de sangue ideal a ser colhida de um paciente pediátrico varia de acordo com o peso da criança. O **Clinical and Laboratory Standards Institute** (CLSI) e o Cumitech fornecem orientações quanto à quantidade de sangue que se pode colher com segurança em crianças de diferentes tamanhos. Para crianças de 3 até 12 kg, uma quantidade de 3 a 5 mℓ é sugerida; de 12 até 36 kg, 5 a 10 mℓ; de 36 até 50 kg, 10 a 15 mℓ; e mais de 50 kg, 20 mℓ.

Várias **análises diagnósticas rápidas** podem ser usadas diretamente em um frasco de hemocultura positivo para identificar os patógenos em geral associados a bacteriemia e alguns determinantes da resistência antimicrobiana. A maioria dessas análises diagnósticas rápidas se baseia em técnicas de detecção de ácidos nucleicos. Por exemplo, o sistema Verigene consegue identificar, em um líquido de hemocultura positivo, espécies de estafilococos, estreptococos e enterococos, assim como os genes *mecA* e *vanA*, após cerca de 2 horas usando o painel de hemocultura gram-positiva. Após a preparação da amostra para concentrar os microrganismos e remover o líquido e o sangue residuais do material de hemocultura, MALDI-TOF MS também pode ser realizada em um líquido de hemocultura que seja positivo para o crescimento de microrganismos. Essas análises podem ajudar a encurtar o intervalo entre uma hemocultura positiva e a identificação definitiva do organismo, com o objetivo de direcionar precocemente a terapia antimicrobiana.

A detecção de micobactérias e de alguns fungos filamentosos (p. ex., *Histoplasma capsulatum*) a partir da corrente sanguínea é potencializada com técnicas de lise-centrifugação, como o sistema Isolator (Wampole, Cranbury, NJ, EUA).

Culturas do líquido cefalorraquidiano

O líquido cefalorraquidiano (LCR) deve ser transportado rapidamente até o laboratório e então citocentrifugado para concentrar os organismos para o exame microscópico. O LCR é cultivado rotineiramente em ágar-sangue e em ágar chocolate, que permitem o crescimento dos patógenos que costumam causar meningite. Culturas para micobactérias devem ser especificamente solicitadas caso haja suspeita de tuberculose. A cultura de volumes maiores de LCR (mais de 10 mℓ) melhora de forma significativa o isolamento de micobactérias.

Historicamente, testes de detecção rápida de antígenos para patógenos bacterianos, como *Haemophilus influenzae* do tipo b e *Streptococcus pneumoniae*, eram utilizados na tentativa de detectar organismos no LCR sem a necessidade de cultura. Essas técnicas têm baixa sensibilidade e, em alguns casos, baixa especificidade. A coloração pelo Gram em cytospin é tão sensível quanto os testes de antígenos bacterianos na detecção de microrganismos no LCR. O teste do antígeno criptocócico, em contraste, pode ser útil em casos de suspeita da meningite criptocócica. No passado, preparações de tinta da Índia eram empregadas para detectar *Cryptococcus* no LCR, mas o método é pouco sensível em comparação à análise de detecção de antígenos.

A epidemiologia da meningite infecciosa está mudando rapidamente na era pós-vacina e a meningite bacteriana aguda é, hoje em dia, um evento pouco frequente na América do Norte. Muitas infecções do LCR estão associadas a derivações ou outros equipamentos, e os organismos mais frequentemente isolados de infecções de derivações são *Propionibacterium* e estafilococos coagulase negativos. O laboratório deve incluir meios que facilitem o crescimento de *Propionibacterium* em amostras de LCR recebidas de pacientes que foram submetidos a neurocirurgia.

Culturas de urina

A urina para cultura (incluindo a contagem de colônias) pode ser obtida pela coleta de urina do jato médio, por cateterismo vesical ou por aspiração suprapúbica. As amostras de urina colhidas com saco coletor na região perineal não são aceitáveis para cultura porque as amostras são frequentemente contaminadas. O transporte rápido da urina até o laboratório sem conservantes (menos de 2 horas) é imperativo e atrasos no transporte das amostras ou na transferência destas para as placas torna as contagens de colônias pouco fidedignas. Quando o transporte não puder ser feito no tempo adequado, pode-se recorrer à refrigeração ou a dispositivos para transporte de urina contendo um conservante de ácido bórico.

As contagens de colônias específicas utilizadas para definir o crescimento como *significativo* em uma cultura de urina suscitam alguma controvérsia e variam um pouco de um laboratório para outro. A urina obtida por aspiração suprapúbica é normalmente estéril e, por essa razão, todo e qualquer crescimento de organismos é considerado significativo. A urina colhida por cateterismo pode refletir uma infecção caso haja entre 10^3 e 10^4 organismos/mℓ. Em geral, a urina coletada de jato médio é considerada anormal caso estejam presentes entre 10^4 e 10^5 organismos/mℓ, embora a interpretação da cultura possa variar dependendo da idade do paciente e da situação clínica.

Culturas genitais

N. gonorrhoeae é um organismo frágil e sua coleta e transporte em um meio especial é essencial para uma identificação eficiente. Deve-se usar um ágar seletivo, como o meio Thayer-Martin modificado, para aumentar a recuperação de *N. gonorrhoeae* em amostras clínicas, tais como esfregaços genitais, anorretais e faríngeos. A resistência antimicrobiana de *N. gonorrhoeae* vem aumentando e é citada como Ameaça Urgente pelos Centros para Controle e Prevenção de Doenças (CDC) nos EUA, embora poucos laboratórios clínicos tenham a capacidade de realizar testes de suscetibilidade antimicrobiana para esse organismo. Em pacientes pediátricos, a identificação de um organismo como *N. gonorrhoeae* deve ser confirmada com o uso de dois métodos independentes.

Os espécimes para a cultura de ***Chlamydia trachomatis*** são obtidos por meio de *swabs* uretrais com haste de alumínio e ponta de algodão. Os espécimes endocervicais devem ser colhidos esfregando o *swab* vigorosamente contra a parede endocervical para obter a maior quantidade possível de material cervical. *C. trachomatis* é exclusivamente intracelular, devendo ser cultivada por inoculação em sistemas de culturas celulares e, em seguida, corada por anticorpos monoclonais imunofluorescentes. Métodos que não envolvem cultura, como amplificação de DNA, são largamente utilizados e têm melhor relação custo-benefício do que a cultura.

Embora não tenham sido aprovadas pela Food and Drug Administration (FDA) norte-americana para uso em crianças, as **análises de amplificação de ácidos nucleicos (análises NAAT)** para *N. gonorrhoeae* e *C. trachomatis* são empregadas com frequência nessa população para detectar esses organismos em espécimes de urina, esfregaços endocervicais e vaginais e esfregaços penianos. As análises NAAT apresentam sensibilidade superior em comparação às técnicas baseadas em culturas. Alguns laboratórios optaram pela abordagem de confirmar todos os espécimes positivos à NAAT por um teste NAAT alternativo que detecta um alvo genético alternativo.

Culturas de garganta e respiratórias

A **faringite e a amidalite estreptocócicas** são diagnósticos comuns em pacientes pediátricos; *swabs* vigorosos da área tonsilar e da faringe posterior podem ser efetuados para obter uma amostra para a detecção de estreptococos grupo A (*Streptococcus pyogenes*). Testes rápidos detectar antígenos ou ácidos nucleicos são frequentemente utilizados em casos de suspeita de faringite por estreptococos do grupo A. Testes rápidos negativos devem ser confirmados pelo uso de técnicas baseadas em culturas. As análises NAAT também estão sendo cada vez mais utilizadas para detectar estreptococos do grupo A. Essas análises exibem maior sensibilidade, mas a experiência clínica com seu uso ainda é limitada e não há recomendações sobre a necessidade ou não de confirmação por exame de cultura. A maioria dos laboratórios avalia as culturas da garganta exclusivamente quanto à presença de estreptococos do grupo A. Todavia, variantes de grandes colônias de estreptococos do grupo C e do grupo G (*Streptococcus dysgalactiae*) também estão associadas à faringite, porém não se associam às mesmas sequelas pós-infecciosas atribuídas aos estreptococos do grupo A; as práticas laboratoriais para a detecção e o relato de estreptococos do grupo C e do grupo G são variáveis e ainda controversas.

Além de detectar estreptococos patogênicos, o laboratório clínico pode investigar difteria, faringite gonocócica ou infecções por *Arcanobacterium haemolyticum* em materiais da faringe. O laboratório deve ser notificado caso exista a suspeita de algum desses patógenos, para assegurar que sejam utilizados os métodos apropriados para a identificação desses organismos, quando presentes.

Culturas para *Bordetella pertussis* podem ser obtidas pela aspiração ou o esfregaço da nasofaringe utilizando um *swab* de Dacron ou de alginato de cálcio. Inocula-se o aspirado ou o esfregaço em meios especiais de carvão-sangue (Regan-Lowe) ou de Bordet-Gengou, porém, atualmente as análises moleculares estão sendo empregadas com frequência para detectar *B. pertussis* nesses espécimes.

A confirmação microbiológica das doenças do trato respiratório inferior em crianças é complexa, devido ao desafio de obter amostras de escarro adequadas. Esfregaços corados pelo Gram dos espécimes devem ser efetuados para avaliar a adequação das amostras de escarro; espécimes contendo um grande número de células epiteliais (mais de 10 por campo de grande aumento) ou poucos neutrófilos não são adequados para cultura, pois não há correlação entre a microbiota do trato respiratório superior e os organismos causadores de doença do trato respiratório inferior. Em pacientes portadores de **fibrose cística** deve-se recorrer a meios especiais para detectar os patógenos importantes na fibrose cística, como o complexo de *Burkholderia cepacia*.

Aspirados endotraqueais de pacientes intubados podem ser úteis se a coloração pelo Gram apresentar neutrófilos e bactérias em abundância, porém os patógenos identificados dessas amostras ainda podem refletir apenas a contaminação pelo tubo endotraqueal ou pela via respiratória superior. Culturas quantitativas do líquido de aspirado broncoalveolar podem ser úteis para distinguir a contaminação do trato respiratório superior de patologias do trato inferior.

O laboratório deve ser alertado caso haja suspeita de uma infecção por *Legionella*, de modo que o espécime possa ser inoculado em meios especiais (como ágar com extrato de levedura e carvão tamponado) para facilitar a recuperação desse patógeno. O teste do antígeno de *Legionella* urinário é um método não invasivo sensível e específico para a detecção rápida de *Legionella pneumophila* do sorogrupo 1.

A melhor forma de diagnosticar a **tuberculose** pulmonar em crianças pequenas é por meio da cultura de aspirados gástricos matinais, obtidos em 3 dias consecutivos. A indução de escarro para obter amostras para cultura para micobactérias também se mostrou útil em crianças pequenas, porém exige equipe especializada e locais de isolamento para evitar a exposição dos profissionais de saúde. As culturas para *Mycobacterium tuberculosis* devem ser processadas apenas em laboratórios equipados com cabines de segurança biológica apropriadas e instalações para contenção. NAATs estão se tornando amplamente disponíveis para a detecção de *M. tuberculosis* em amostras respiratórias (p. ex., teste Cepheid Xpert MTB) e apresentam uma sensibilidade muito alta quando realizados em esfregaços de amostras de escarro positivas.

Detecção de patógenos entéricos

Em pacientes pediátricos com doenças diarreicas pode-se solicitar a cultura das fezes para pesquisa de patógenos entéricos. Dá-se preferência a uma amostra de fezes a fresco, mas nem sempre é possível obtê-la. Caso haja uma demora inevitável no transporte, os materiais devem ser colocados em um meio de transporte apropriado, como o de Cary-Blair. O uso de *swabs* retais também é aceitável para cultura entérica se o esfregaço tiver um conteúdo fecal visível. De modo geral, as culturas entéricas devem ser realizadas com materiais de pacientes ambulatoriais ou de pacientes que tenham sido hospitalizados há menos de 3 dias, pois a aquisição nosocomial de um patógeno entérico é extremamente incomum.

Os espécimes fecais são tipicamente colocados em placas com uma série de meios seletivos para reduzir o crescimento dos microrganismos da microbiota normal e facilitar o isolamento dos possíveis microrganismos patogênicos envolvidos. Os patógenos especificamente investigados variam de acordo com o laboratório. Muitos laboratórios da América do Norte efetuam com frequência a cultura de *Salmonella, Shigella, Campylobacter* e das cepas de *Escherichia coli* produtoras da toxina Shiga. O CDC recomenda que todos os laboratórios usem um meio à base de ágar para a recuperação de *E. coli* O157, além de uma análise quanto à produção da toxina Shiga (p. ex., imunoensaio para detecção de toxina(s) Shiga, ensaio para detecção de ácido nucleico para stx1/stx2). As práticas relativas à cultura de rotina de *Yersinia enterocolitica, Vibrio cholerae, Edwardsiella, Aeromonas* e *Plesiomonas* vão variar de acordo com a epidemiologia local, e o laboratório deve ser sempre notificado caso haja a suspeita específica de um desses patógenos.

Clostridium difficile é uma causa importante de diarreia associada a antibióticos. Esse organismo vinha sendo detectado como um patógeno nosocomial de adultos de idade mais avançada, mas a doença adquirida na comunidade vem crescendo e a incidência e a gravidade da infecção em crianças está aumentando. Há muitas controvérsias sobre o método ideal para detecção de *C. difficile* em amostras fecais, mas em geral a detecção da toxina em amostras fecais tem maior especificidade clínica que os métodos de cultura toxigênica ou detecção de ácidos nucleicos. A testagem para *C. difficile* em crianças com idade inferior a 1 ano deve ser desencorajada por causa da incidência elevada de colonização por esse agente nessa faixa etária.

Os vírus são uma causa importante de **gastrenterite** em pacientes pediátricos. Os métodos para a detecção de vírus variam, mas podem incluir métodos de detecção de antígenos (p. ex., para rotavírus ou para adenovírus 40/41) ou detecção de ácidos nucleicos (p. ex., para norovírus). A carga de gastrenterites *parasitárias* na América do Norte é baixa. Exames microscópicos completos para a detecção de ovos e de parasitas em amostras fecais geralmente têm produtividade baixa e as análises para a detecção de antígenos de *Cryptosporidium* e de *Giardia*, os parasitas mais comumente encontrados, constituem um método sensível e de boa relação custo-benefício na detecção desses patógenos.

Testes de detecção de ácidos nucleicos multiplex visando a detecção simultânea de uma dúzia ou mais dos patógenos entéricos, incluindo bactérias, vírus e parasitas, foram aprovados pela FDA e estão disponíveis para uso clínico. Seu emprego nos laboratórios clínicos é variável e pode ser difícil interpretar os resultados desses testes, especialmente quando múltiplos alvos são detectados em uma amostra (p. ex., detecção simultânea de *C. difficile* e um patógeno bacteriano entérico na mesma criança). Diagnósticos independentes da cultura também podem dificultar o sistema de saúde pública se as bactérias isoladas não estiverem disponíveis para análise epidemiológica. Embora essas análises sejam promissoras para acelerar a detecção do agente causador de uma diarreia em crianças, os laboratórios e os médicos ainda estão aprendendo qual é a melhor maneira de empregar esse teste.

Cultura de outros líquidos e tecidos

Abscessos, feridas, líquido pleural, líquido peritoneal, líquido articular e outros líquidos purulentos são cultivados em ágar sólido e, em alguns casos, em meios líquidos. Sempre que possível deve-se enviar ao laboratório o líquido e/ou tecido a ser analisado, em vez de *swabs* dos locais infectados, porque a cultura de um volume maior de líquido pode detectar organismos presentes em concentração baixa. Microrganismos **anaeróbicos** estão envolvidos em muitos abscessos abdominais e de feridas. Essas amostras devem ser colhidas e transportadas rapidamente até o laboratório em meio de transporte para anaeróbios.

Embora *Staphylococcus aureus* seja a causa mais comum de infecções ósseas e articulares, *Kingella kingae* constitui uma causa importante de **artrite séptica** em crianças, sobretudo aquelas com menos de 4 anos. A detecção de *K. kingae* é aumentada quando o líquido sinovial é inoculado em frascos de hemocultura, além da colocação em placas com meio sólido. Vários estudos sugerem que a detecção molecular de *K. kingae* em amostras de pacientes jovens com suspeita de artrite séptica possa representar o método mais sensível para estabelecer esse diagnóstico.

Culturas de triagem/vigilância

Os laboratórios clínicos podem realizar culturas de vigilância para patógenos específicos, seja para auxiliar o controle de infecções para identificar pacientes que requerem precaução de contato, seja para a investigação de um surto. Culturas de vigilância para a detecção de *S. aureus* resistente a meticilina (MRSA) nas narinas anteriores ou enterococos resistentes à vancomicina em amostras fecais ou esfregaços retais podem ser realizadas como rotina em determinadas populações de pacientes. Além disso, hospitais com *Enterobacteriaceae* resistentes a carbapenêmicos ou uma alta prevalência de *Enterobacteriaceae* produtoras de betalactamase de espectro estendido (ESBLs) podem realizar testes em pacientes para detectar carreadores fecais desses microrganismos. Meios cromogênicos frequentemente são usados para esse fim. Esses meios contêm compostos específicos para seleção de organismos resistentes e promovem o crescimento de colônias coloridas que ajudam a identificar o microrganismo de interesse.

TESTES DE SUSCETIBILIDADE ANTIMICROBIANA

Os testes de suscetibilidade antimicrobiana são geralmente realizados em organismos de significância clínica para os quais existam padrões e critérios de interpretação em relação a esses testes. Na América do Norte, a maioria dos laboratórios emprega sistemas comerciais automatizados para o teste de suscetibilidade. A produção desses sistemas é um valor da *concentração inibitória mínima* (MIC) e a interpretação desse valor como suscetível, intermediário ou resistente. A técnica mais comum depois dessa é a da **difusão em disco** de Kirby-Bauer, em que uma colônia do organismo é semeada em uma placa de ágar. Discos de papel de filtro impregnados de antibiótico são colocados então sobre a superfície do ágar. Depois da incubação por uma noite, a zona de inibição do crescimento bacteriano em torno de cada disco é medida e comparada a padrões determinados nacionalmente para definir a suscetibilidade ou a resistência.

Uma técnica raramente usada é a do teste de **diluição ou microdiluição em caldo**. Uma concentração padrão de um microrganismo é inoculada em diluições seriadas do antibiótico e a MIC é determinada em µg/mℓ, a concentração mais baixa do antibiótico necessária para inibir o crescimento do microrganismo. Um método de **difusão de gradiente**, como o E-test®, constitui um híbrido da difusão em disco e da diluição em caldo e pode ser utilizado para determinar a MIC de antibióticos individuais em uma placa de ágar. Ele emprega uma tira de papel impregnada de um gradiente de concentração contínuo conhecido do antibiótico, que se difunde pela superfície do ágar, inibindo o crescimento bacteriano em uma zona elíptica. A MIC é lida na tira impressa no ponto em que a zona faz interseção com a tira. As principais vantagens do método de difusão de gradiente são a interpretação confiável, a reprodutibilidade e a aplicabilidade a organismos que requerem meios ou condições de crescimento especiais.

Além de fornecer dados para orientar o tratamento de cada paciente, os laboratórios utilizam dados de testes de suscetibilidade agregados para gerar relatórios de **antibiograma** específicos para a instituição. Esses relatórios resumem as tendências de suscetibilidade de organismos comuns e podem ser usados para orientar o tratamento empírico antes da disponibilidade de resultados específicos desse.

Os padrões de suscetibilidade antimicrobiana estão se modificando rapidamente à medida que os micróbios desenvolvem novos mecanismos de resistência. As recomendações quanto a testes de suscetibilidade antimicrobiana e sua interpretação são atualizadas regularmente por grupos como o (CLSI) e o **Comitê Europeu para Teste de Suscetibilidade Antimicrobiana** (European Committee on Antimicrobial Susceptibility Testing – EUCAST).

Culturas de fungos

Meios de crescimento especiais são empregados para o isolamento de fungos, tanto leveduras quanto os filamentosos, em espécimes clínicos. Como muitos fungos preferem temperaturas de crescimento reduzidas e algumas espécies crescem lentamente, as culturas de fungos são incubadas a 30°C por 4 semanas. Todas as manipulações de fungos filamentosos devem ocorrer em um gabinete de segurança biológica para evitar a infecção dos funcionários e prevenir a contaminação laboratorial.

A maioria das leveduras é identificada usando métodos semelhantes àqueles utilizados para bactérias. Por outro lado, o método padrão para identificar fungos filamentosos não se modificou em quase um século. O laboratório leva em consideração a velocidade de crescimento, a cor e as características da colônia isolada e prepara então a amostra em lactofenol alanina azul para a avaliação microscópica. Essas características observadas são empregadas para identificar o fungo. Em alguns casos, o sequenciamento do DNA é usado para identificar fungos, e o procedimento MALDI-TOF MS também está emergindo para identificar fungos filamentosos. As análises para detecção de antígenos estão igualmente disponíveis para alguns fungos patogênicos, como *Cryptococcus neoformans* e *Histoplasma capsulatum*. Análises para a detecção de galactomanana, uma molécula encontrada na parede celular de *Aspergillus* (e também em alguns outros fungos filamentosos), já estão disponíveis no mercado e são cada vez mais utilizadas para ajudar a estabelecer o diagnóstico de aspergilose invasiva em populações imunocomprometidas.

DIAGNÓSTICO NO LOCAL DE CUIDADO

Algumas análises para a detecção de infecções podem ser realizadas em consultório, desde que seja certificado que o local segue as normas de garantia de qualidade apropriadas, especificadas pelas **Clinical Laboratory Improvement Amendments** (CLIA) de 1988. Essas análises incluem procedimentos relacionados sob a categoria de *microscopia realizada pelo provedor*, como exames a fresco, preparações de hidróxido de potássio, exames de oxiúros e exames de urina.

Muitos consultórios pediátricos executam testes rápidos de antígenos e métodos de detecção de ácidos nucleicos, de acordo com as CLIA, para pesquisa de faringite por estreptococos do grupo A e vírus respiratórios comuns, como o vírus Influenza. A sensibilidade dos testes realizados nos consultórios depende da técnica de coleta das amostras, do tipo de *kit* empregado e da concentração do antígeno pesquisado presente na amostra. Além disso, alguns testes para detecção de antígenos para influenza apresentam baixa sensibilidade. Os profissionais que utilizam o diagnóstico no local de atendimento devem estar familiarizados com as características de desempenho analítico desses exames e buscar métodos de teste alternativos, quando houver indicação clínica.

Os laboratórios de consultórios licenciados para a realização de testes aprovados limitam-se a fazer esses testes e evitam a necessidade de se submeter a inspeções e testes de proficiência, embora ainda estejam sujeitos aos requisitos de certificação CLIA específicos desses testes. A coloração pelo Gram, a inoculação em cultura e o isolamento de bactérias são considerados testes de complexidade moderada a alta segundo as especificações CLIA. Todo e qualquer laboratório de consultório que realize colorações pelo Gram ou culturas deve preencher os mesmos requisitos e as mesmas inspeções de garantia de qualidade, teste de proficiência e equipe capacitada que os laboratórios de microbiologia integralmente licenciados.

DETECÇÃO LABORATORIAL DE INFEÇÕES PARASITÁRIAS

A maioria dos parasitas é detectada pelo exame microscópico de espécimes clínicos. Os microrganismos *Plasmodium* e *Babesia* podem ser detectados em esfregaços sanguíneos corados. Já a *Leishmania* pode ser detectada em esfregaços corados da medula óssea e ovos de helmintos; *Entamoeba histolytica* e *Giardia lamblia* podem ser detectados em esfregaços fecais corados (Tabela 195.1). Os testes sorológicos são importantes para documentar a exposição a determinados parasitas que não são comumente encontrados nas fezes ou no sangue e, por essa razão, é difícil que sejam demonstrados em espécimes clínicos, como *Trichinella*.

A **oxiuríase** é uma infestação parasitária relativamente comum em pacientes pediátricos. Um diagnóstico de oxiuríase pode ser feito avaliando-se uma "preparação para oxiúros". O melhor momento obter esse espécime é logo pela manhã, antes que o paciente tenha tomado banho ou evacuado. Um pedaço de fita adesiva transparente é pressionado sobre a região perianal do paciente e em seguida aplicado a uma lâmina de microscópio limpa. Examina-se então a lâmina para a identificação de oxiúros ou seus ovos.

As amostras fecais não devem ser contaminadas por água ou urina, porque a água pode conter organismos de vida livre que podem ser confundidos com parasitas humanos e a urina pode destruir organismos móveis. Óleo mineral, bário e bismuto interferem na detecção de parasitas e a coleta de amostras deve ser adiada por 7 a 10 dias após a ingestão dessas substâncias. Como *Giardia* e os ovos de muitos parasitas são eliminados intermitentemente pelas fezes, no mínimo três amostras em dias não consecutivos são necessárias para excluir o diagnóstico de um parasita entérico. Muitos protozoários parasitas são destruídos com facilidade, e por isso deve-se recorrer a *kits* de coleta com recipientes fecais apropriados caso seja prevista uma demora entre o momento de coleta do espécime e seu transporte até o laboratório.

O exame de **ovos e parasitas** em espécimes fecais inclui um a fresco (para se detectar organismos móveis, caso tenham sido recebidas fezes frescas), concentração (para melhorar a eficiência) e um corante permanente (p. ex., tricromo) para o exame microscópico. *Cryptosporidium, Cyclospora* e *Isospora* são detectados por corantes ácido-resistentes modificados e microsporídia por uma modificação do corante tricromo. Além disso, *Cyclospora* e *Isospora* apresentam autofluorescência à microscopia de luz ultravioleta (UV). O laboratório deve ser alertado caso se suspeite desses organismos. A detecção de alguns parasitas intestinais, especialmente *Giardia* e *Cryptosporidium* pode ser simplificada pelo uso de testes de detecção de antígenos (imunoensaios ou pesquisas de anticorpos por fluorescência direta). Além disso, *Giardia* e *Cryptosporidium* spp. podem ser alvos do painel molecular multiplex para detectar patógenos que causam diarreia.

A **encefalite amebiana**, causada por *Acanthamoeba, Balamuthia* ou *Naegleria*, é uma doença rara, porém devastadora e rapidamente progressiva. Corantes e procedimentos laboratoriais especiais são necessários para detectar esses organismos. O laboratório deve ser notificado caso haja suspeita desse tipo de infecção.

Testes rápidos de detecção de antígenos estão disponíveis para *Plasmodium* spp. A sensibilidade e a especificidade desses testes variam dependendo da carga de parasitas na amostra e da espécie de *Plasmodium*. De modo geral, esses testes são mais sensíveis para a detecção de *P. falciparum* e menos sensíveis para a detecção de *P. malariae*. Tais testes são particularmente úteis para laboratórios carentes de pessoal treinado na avaliação de gota espessa e esfregaço fino para malária ou para fornecer um resultado preliminar rápido enquanto se aguarda a microscopia. Todas as análises rápidas para malária positivas e negativas devem ser confirmadas pela análise de esfregaços de sangue.

Trichomonas vaginalis é um protozoário transmitido sexualmente e por fômites domésticos. Os indivíduos infectados podem ser assintomáticos ou apresentar inflamação leve ou uma inflamação e desconforto mais intensos. *Trichomonas* pode ser detectado por exame a fresco, mas esse método é pouco sensível. Existem análises rápidas de antígenos e métodos baseados em cultura disponíveis. NAATs representam um modo rápido e sensível para detecção de *Trichomonas*.

DIAGNÓSTICO SOROLÓGICO

Os testes sorológicos são usados principalmente no diagnóstico de organismos infecciosos que são difíceis de cultivar *in vitro* ou de detectar por exame direto, como *Bartonella*, *Francisella*, *Legionella*, *Borrelia* (doença de Lyme), *Treponema pallidum*, *Mycoplasma*, *Rickettsia*, alguns vírus (HIV, vírus Epstein-Barr, vírus da hepatite A) e parasitas (*Toxoplasma, Trichinella)*.

Os testes de anticorpos podem ser específicos para as imunoglobulinas (Ig) G ou M ou podem medir a resposta de anticorpos independentemente da classe de imunoglobulina. Em termos muito gerais, a resposta de IgM ocorre no início da evolução da doença, geralmente atinge um pico entre 7 e 10 dias após a infecção e costuma desaparecer em algumas semanas, mas em algumas infecções (p. ex., hepatite A, vírus da Febre do Nilo Ocidental) pode persistir por meses. A resposta de IgG atinge o pico entre 4 e 6 semanas e, frequentemente, persiste por toda a vida. Como a resposta de IgM é transitória, com presença de anticorpos IgM em muitos casos está relacionada a uma infecção recente. Entretanto, a padronização dos métodos para detectar anticorpos IgM é difícil e geralmente ocorrem resultados falso-positivos em alguns testes de IgM. A presença de anticorpos IgG pode indicar uma soroconversão recente ou a exposição anterior ao patógeno. Para confirmar uma nova infecção com o uso de testes de IgG, é essencial demonstrar a soroconversão ou um título de IgG em elevação. Um aumento de quatro vezes no título de IgG na fase de convalescença, obtido de 3 a 4 semanas após o título de IgG na fase aguda, é considerado diagnóstico na maioria das situações. Em neonatos, a interpretação dos testes sorológicos é difícil em razão da transferência passiva da IgG materna, que pode persistir por 6 a 18 meses após o nascimento.

O *contexto* é extremamente importante na interpretação dos achados sorológicos. São considerações importantes: a capacidade do hospedeiro de elaborar uma resposta imune, a taxa basal de soropositividade (sobretudo em análises de detecção de IgG) e, no caso de algumas doenças, o título de anticorpos. Além disso, a interpretação de algumas análises sorológicas, como aquelas empregadas no diagnóstico da **doença de Lyme**, é problemática devido à falta de especificidade dos imunoensaios. Um teste de tipo imunoblot confirmatório (*Western blot*) é necessário nos casos de resultados positivos e indeterminados no imunoensaio enzimático (EIA) para doença de Lyme.

DIAGNÓSTICO LABORATORIAL DE INFECÇÕES VIRAIS

As doenças virais são extremamente importantes na pediatria e a **virologia diagnóstica** é importante na prática pediátrica, sobretudo no contexto hospitalar.

Espécimes

Os espécimes para o diagnóstico viral são selecionados com base no conhecimento do local com maior probabilidade de identificação do patógeno suspeito. Para a avaliação de pacientes com infecções virais agudas, os espécimes devem ser colhidos no início da evolução da infecção, quando a eliminação de vírus tende a ser máxima. Os *swabs* devem ser esfregados vigorosamente contra a superfície da mucosa ou da pele para obter a maior quantidade possível de material celular, e devem ser enviados em meios de transporte viral contendo antibióticos para inibir o crescimento bacteriano. *Swabs* retais devem conter material fecal visível. Foi demonstrado que os *swabs* flocados fornecem mais material para o laboratório, com consequente melhora na realização dos testes diagnósticos. Secreções e fluidos respiratórios devem ser colhidos em recipientes estéreis e levados prontamente ao laboratório. Todos os espécimes devem ser transportados em gelo se houver previsão de alguma demora. O congelamento de espécimes, sobretudo a -20°C, pode levar a uma redução significativa da sensibilidade da cultura. Recomenda-se consultar o laboratório, porque alguns *kits* diagnósticos comerciais utilizados pelos laboratórios podem requerer dispositivos de coleta especiais.

O diagnóstico laboratorial de infecções virais pode ser feito por microscopia eletrônica, detecção de antígenos, isolamento do vírus em cultura, testes sorológicos ou técnicas moleculares para detecção de ácidos nucleicos virais. Nos últimos anos, os **testes moleculares** emergiram como o principal meio de detecção de infecções virais, com alguns laboratórios de virologia abandonando totalmente o uso da cultura de vírus. Um desenvolvimento empolgante é a disponibilidade de testes multiplex liberados pela FDA, que detectam múltiplos vírus simultaneamente, além de agentes não virais. Os testes sorológicos ainda têm um papel importante, sobretudo em infecções por arbovírus como a Febre do Nilo Ocidental, Zika, chikungunya e dengue, infecções agudas pelo vírus Epstein-Barr (EBV), HIV, hepatites A a E e doenças comuns da infância, como sarampo, rubéola e caxumba. A sorologia também é especialmente útil para determinar imunidade a infecções virais específicas.

Testes para detecção de antígenos

Técnicas de anticorpos imunofluorescentes (IFA) ou outros métodos, como EIA, eram o pilar do diagnóstico das infecções virais respiratórias, mas estão sendo substituídos atualmente por testes moleculares. Testes por IFA do material celular de secreções respiratórias são capazes de identificar os antígenos do vírus sincicial respiratório (RSV), adenovírus, vírus influenza A e B, vírus parainfluenza tipos 1 a 3 e metapneumovírus dentro de 2 a 3 h após o recebimento do espécime. A sensibilidade da coloração por IFA para RSV é superior à da cultura em muitos laboratórios, porém é menor que a dos testes moleculares. Técnicas de coloração IFA sensíveis também estão disponíveis comercialmente para identificação do vírus varicela-zóster e do herpes-vírus simples. Também está disponível um método para a detecção do antígeno pp65 de citomegalovírus (CMV) no sangue de pacientes imunocomprometidos, porém ele vem sendo substituído por testes moleculares. A IFA não funciona para a detecção de vírus em espécimes que não contenham um número adequado de células infectadas.

Testes rápidos para pesquisa de antígenos geralmente são baseados na imunocromatografia de fluxo lateral (de modo semelhante aos testes rápidos para estreptococos do grupo A) e foram aprovados pela FDA para detectar vírus influenza A e B e de RSV. Modificações recentes que aumentaram a sensibilidade incluem marcadores fluorescentes e leitura por instrumentos. Alguns testes rápidos para pesquisa de antígenos receberam o *status* de isenção conforme as diretrizes CLIA; isso significa que podem ser realizados por profissionais que não sejam técnicos de laboratório treinados, com relativamente pouco controle de qualidade formal, além dos controles que foram incorporados aos dispositivos teste. Alguns deles são feitos em apenas 10 minutos. Em consequência disso, esses testes podem ser realizados no consultório médico ou em uma unidade de emergência. A sensibilidade em crianças corresponde a 50 a 80% e, em geral, é maior em crianças que em adultos. Os testes rápidos de antígenos podem ser úteis ao tratar pacientes com infecções respiratórias agudas, desde que o profissional de saúde tenha em mente que um teste negativo não descarta o diagnóstico de influenza ou de RSV. Testes positivos que sejam interpretados de maneira apropriada tendem a ser confiáveis, mas a presença de um vírus como influenza ou RSV não descarta a presença de uma infecção bacteriana concomitante.

Além de seu papel nas infecções respiratórias virais, os testes EIA para a detecção de antígenos são comumente empregados no diagnóstico de vírus de cultivo difícil, como rotavírus, adenovírus entéricos e vírus de hepatite B. A detecção do antígeno p24 do HIV juntamente com anticorpos contra o HIV foi incluída nos testes EIA de quarta geração usados no algoritmo diagnóstico para o HIV.

Cultura viral

Os vírus necessitam de células vivas para sua propagação; as células mais frequentemente utilizadas são monocamadas de cultura de tecido derivadas de seres humanos ou de animais, como fibroblastos pulmonares embrionários humanos ou células renais de macacos. Historicamente também eram empregados métodos *in vivo*, como a inoculação de camundongos em amamentação, mas esses métodos raramente são utilizados hoje em dia. Em geral, o crescimento de vírus em culturas de células suscetíveis é efetuado pela detecção do efeito citopático característico, que é visível à microscopia ótica no menor aumento nas células em cultura. O método confirmatório mais confiável para a detecção de vírus em culturas de células envolve a coloração por fluoresceína ou por anticorpos monoclonais marcados por enzimas em monocamadas de células infectadas. Um aperfeiçoamento técnico importante das culturas de vírus respiratórios foi o desenvolvimento de sistemas de cultura de células que incluem mais de um tipo de célula (R-Mix, Diagnostic Hybrids/Quidel, San Diego, CA, EUA) e empregam a coloração IFA para a detecção dos vírus. Esse sistema fornece resultados em 16 a 40 horas a partir do momento em que o espécime é recebido no laboratório, em comparação a 2 a 10 dias para as culturas convencionais. Os métodos de cultura de células estão sendo progressivamente substituídos pelos testes moleculares, que são mais rápidos, podem ser mais sensíveis e têm o potencial de detectar vírus que não crescem com facilidade em culturas de células.

Diagnóstico molecular

Os testes moleculares para a detecção de vírus fazem uso da reação da cadeia de polimerase (PCR) e outros métodos de amplificação de ácidos nucleicos. Testes multiplex aprovados pela FDA agora estão disponíveis para o diagnóstico de infecções respiratórias, gastrintestinais e do sistema nervoso central (SNC). Alguns desses testes detectam 20 agentes diferentes ou mais ao mesmo tempo e podem exigir apenas cerca de 65 minutos para sua realização. Os agentes infeciosos detectados pelos painéis multiplex podem incluir bactérias, fungos e parasitas, assim como vírus (Tabela 195.2).

A PCR para o **herpes-vírus simples** (HSV) no LCR foi o primeiro teste baseado em PCR a se tornar amplamente aceito, já na metade da década de 1990. O primeiro teste liberado pela FDA para essa finalidade foi aprovado em 2014. Alguns laboratórios ainda utilizam testes desenvolvidos no laboratório, cujas características de desempenho precisam ser validadas conforme as especificações das CLIA, o que resulta em testes não padronizados com características de desempenho (sensibilidade e especificidade) que podem variar de um laboratório para outro. Uma análise de PCR com bom desempenho para a detecção de HSV no LCR tem sensibilidade e especificidade acima de 95% para diagnóstico de encefalite por HSV. A PCR também está sendo cada vez mais usada para o diagnóstico de infecções mucocutâneas por HSV e infecções pelo vírus varicela-zóster. Uma vez que os testes moleculares detectam vírus não viáveis, além dos viáveis, eles conseguem detectar vírus na fase de convalescença da doença, quando as culturas seriam negativas.

Um teste com liberação pela FDA para pesquisa de enterovírus no LCR (GeneXpert, Cepheid, Sunnyvale, CA, EUA) permite a detecção de enterovírus em aproximadamente 3 horas. Como esse teste é simples, alguns laboratórios de hospitais podem realizá-lo o tempo todo, aumentando assim ao máximo sua utilidade clínica. Os **parechovírus**, que podem causar doenças semelhantes àquelas causadas por enterovírus, sobretudo em lactentes com idade inferior a 6 meses, devem ser detectados por análises moleculares distintas.

Os vírus respiratórios detectados por painéis multiplex incluem influenza A e B, RSV, parainfluenza 1 a 4, metapneumovírus humano, rinovírus/enterovírus, coronavírus OC43, 229E, NL63 e HKU1 e adenovírus (Tabela 195.2). Os vírus (e agentes não virais) específicos incluídos diferem entre os testes produzidos por diferentes fabricantes. Além disso, testes moleculares rápidos aprovados conforme as CLIA estão disponíveis para a detecção simultânea de influenza A e B e do trio de vírus influenza A/B e RSV. Esses testes são semelhantes aos moleculares com isenção de CLIA liberados para estreptococos do grupo A e têm o potencial de disponibilizar um diagnóstico molecular sensível em prontos-socorros, serviços de atendimento de urgência e consultórios médicos. Os testes moleculares são mais caros que os baseados em antígenos e ainda não há estudos disponíveis sobre sua utilidade clínica e relação custo-benefício.

Painéis multiplex gastrintestinais recentemente aprovados pela FDA podem incluir testes para rotavírus do grupo A, norovírus GI e GII,

Tabela 195.2 Análises moleculares multiplex para o diagnóstico de vírus.

TESTE	FABRICANTE	VÍRUS DETECTADOS *
RESPIRATÓRIOS		
NxTag	Luminex, Austin, TX	Flu A, AH1, AH3, Flu B, RSV A/B, PIV 1 a 4, HMPV, RV/IV,† HCoV OC43/229E/NL63/HKU1, AdV, bocavírus humano, *Mycoplasma pneumoniae, Chlamydophila pneumoniae*
Verigene	Luminex, Austin, TX	Flu A, AH1, AH3, Flu B, RSV A/B, PIV 1 a 4, HMPV, RV, AdV, *Bordetella pertussis, B. parapertussis/bronchiseptica, B. holmesii*
FilmArray	BioFire, Salt Lake City, UT	Flu A, AH1, AH1(2009), AH3, Flu B, RSV, PIV 1 a 4, HMPV, RV/IV,† CoV OC43/229E/NL63/HKU1, AdV, *Mycoplasma pneumoniae, Chlamydophila pneumoniae, Bordetella pertussis*
ePlex	GenMark	Flu A, AH1, AH1(2009), AH3, Flu B, RSV, PIV 1 a 4, HMPV, RV, AdV B/C/E
GASTRINTESTINAIS		
NxTag	Luminex, Austin, TX	Rotavírus A, norovírus GI/GII, AdV 40/41, *Campylobacter*, toxina de *Clostridium difficile* A/B, *Escherichia coli* O157, *E. coli* enterotoxigênica, LT/ST, *E. coli* produtora de toxina Shiga (stx1/2), *Salmonella, Shigella, Vibrio cholerae, Yersinia enterocolitica, Cryptosporidium, Entamoeba histolytica, Giardia*
Verigene	Luminex, Austin, TX	Rotavírus, norovírus, *Campylobacter, Salmonella, Shigella, Vibrio, Yersinia, stx1/2*
FilmArray	BioFire, Salt Lake City, UT	Rotavírus A, norovírus GI/GII, AdV 40/41, astrovírus, sapovírus I, II IV, V, *Campylobacter*, toxina de *C. difficile* A/B, *Plesiomonas shigelloides, Salmonella, Y. enterocolitica, Vibrio, E. coli* enteroagregativa, *E. coli* enteropatogênica, *E. coli* enterotoxigênica, *E. coli* produtora de toxina Shiga (stx1/2)/*E. coli* O157, *Shigella/E. coli* enteroinvasiva, *Cryptosporidium, Cyclospora cayetanensis, E. histolytica, Giardia lamblia*
SISTEMA NERVOSO CENTRAL		
FilmArray	BioFire, Salt Lake City, UT	HSV-1, HSV-2, VZV, CMV, HHV-6, enterovírus, parechovírus, *E. coli* K1, *Haemophilus influenzae, Listeria monocytogenes, Neisseria meningitidis, Streptococcus agalactiae, Streptococcus pneumoniae, Cryptococcus neoformans/gattii*

*Liberados pela Food and Drug Administration (FDA) nos EUA até março de 2017. Outras versões, que detectam vírus adicionais, estão disponíveis fora dos EUA.
†Detecta rinovírus e enterovírus, mas não distingue entre eles. AdV, adenovírus; AH1, influenza A, hemaglutinina tipo 1; AH3, influenza A, hemaglutinina tipo 3; CMV, citomegalovírus; CoV, coronavírus; IV, enterovírus; flu A, influenza A; flu B, influenza B; HHV, herpes-vírus humano; HMPV, metapneumovírus humano; HSV, herpes-vírus simples; LT/ST, toxinas termolábeis, termoestáveis; PIV, vírus parainfluenza; RSV, vírus sincicial respiratório; RV, rinovírus; VZV, vírus varicela-zóster.

enterovírus entéricos (grupo F, sorotipos 40 e 41), astrovírus e sapovírus, mas nem todos estão incluídos nos testes de cada fabricante. Testes para causas bacterianas e parasitárias também estão incluídos. Estes fornecem informações aos médicos sobre a presença de possíveis agentes etiológicos não disponíveis no passado. Foram levantadas questões para definir se os patógenos detectados têm importância clínica real e como interpretar a detecção de mais de um patógeno na mesma amostra. Para os laboratórios, tais testes levantam questões sobre a possibilidade de que substituam técnicas usadas anteriormente, como a cultura bacteriana. A utilidade clínica e a relação custo-benefício desses testes não foram determinadas.

Um painel multiplex para infecção do SNC por vírus, bactérias e um agente fúngico foi liberado pela FDA. Esse teste fornece informações sobre a presença de diversos agentes etiológicos que representaram um desafio para muitos laboratórios no passado. Como ocorre com outros painéis moleculares multiplex, a utilidade clínica e a relação custo-benefício ainda precisam ser determinadas. A suscetibilidade a contaminação durante a análise constitui uma preocupação que ainda não foi totalmente resolvida.

Outra importante área de aplicação dos testes moleculares é a detecção de vírus no sangue. As análises aprovadas pela FDA para a detecção do RNA do HIV e do vírus da hepatite C são essenciais para o tratamento dessas infecções, incluindo a prevenção da transmissão vertical. Os testes moleculares também estão sendo cada vez mais utilizados para hepatite B. Além disso, hoje em dia eles são muito utilizados para vírus que causam doença sistêmica em pacientes imunocomprometidos, especialmente CMV, EBV, HSV, BK, poliomavírus e adenovírus. O vírus BK em geral é testado em amostras de urina, assim como no sangue. Para esses vírus, assim como para HIV e para os vírus de hepatite, são necessários testes quantitativos. Já se encontra disponível uma análise PCR aprovada pela FDA para a medida quantitativa do DNA de CMV no plasma. Além disso, foram elaborados padrões internacionais para CMV, EBV e vírus BK. Isso é importante porque sua utilização possibilita uma comparabilidade melhor entre os níveis virais medidos em diferentes laboratórios.

Análises de PCR desenvolvidas no laboratório e outras análises moleculares são empregadas por alguns laboratórios para inúmeros outros vírus, incluindo parvovírus B19, herpesvírus humano 6, papilomavírus humano, vírus de caxumba, sarampo e rubéola e o poliomavírus JC.

Os padrões de **expressão gênica do hospedeiro** no sangue total têm sido empregados para tentar diferenciar as infecções virais das bacterianas. Essa abordagem pode identificar rapidamente um perfil viral ou bacteriano na expressão de genes no hospedeiro, reduzindo assim em muito o tempo até o diagnóstico e possivelmente evitando um tratamento inadequado, ao mesmo tempo em que sugere as terapias indicadas. Sua implementação na clínica aguarda o desenvolvimento de testes rápidos que incorporem essas informações.

A bibliografia está disponível no GEN-io.

Capítulo 196

Microbioma e Saúde Pediátrica

Patrick C. Seed

Desde o momento em que nasce, o lactente é exposto a inúmeros micróbios presentes na mãe e no ambiente ao seu redor. Os micróbios rapidamente formam aglomerados em áreas expostas do corpo, incluindo a pele e o trato entérico. As comunidades microbianas são designadas como **microbiota** e produzem um impacto substancial na fisiologia a curto e longo prazos, incluindo o desenvolvimento e a função do sistema imunológico e do sistema metabólico. No total, o número de células bacterianas associadas ao corpo foi estimado como 10 vezes maior do que o número de células do corpo humano. Os micróbios totais, incluindo seus genes microbianos e suas interações com o ambiente, constituem o **microbioma**; e os genes microbianos no microbioma humano foram estimados como maiores que o número de genes humanos em pelo menos 100 vezes, formando conjuntamente um macrorganismo com fisiologia coletiva inseparável. As evidências atuais indicam que o microbioma evolui durante a vida do indivíduo e influencia a saúde e a doença.

MEDIÇÃO DO MICROBIOMA

O conhecimento anterior sobre micróbios no corpo humano e em torno dele se baseava em métodos específicos para a cultura de organismos. As tecnologias moleculares revolucionaram a identificação de micróbios de difícil cultivo, de micróbios raros e de micróbios em comunidades complexas, como aquelas associadas ao corpo humano (Figura 196.1). O desenvolvimento da reação da cadeia de polimerase (PCR) e a disponibilidade do sequenciamento moderno de ácidos nucleicos melhoraram a sensibilidade de detecção de muitos organismos e acarretaram igualmente a descoberta de novos organismos. As modernas tecnologias de sequenciamento, chamadas de plataformas de **sequenciamento de última geração**, possibilitam que esse processo ocorra em volume e profundidade elevados, sendo obtidas, de uma única amostra biológica, milhões de sequências. Três abordagens principais empregam o sequenciamento de última geração para esclarecer a composição, a diversidade e a atividade do microbioma: (1) sequenciamento de regiões do genoma de espécies específicas – como faixas de codificação do RNA ribossômico – de regiões intergênicas, chamado de **metagenômica**; (2) sequenciamento do DNA total em uma amostra (p. ex., fezes, saliva) e montagem dos fragmentos da sequência em grandes pedaços do genoma, o que foi designado como **metagenômica shotgun**; e (3) sequenciamento de transcritos de RNA para decifrar a composição e, como substituto da atividade funcional, a atividade transcricional de um microbioma, a chamada **metatranscritômica**. O enorme poder computacional e os novos recursos de bioinformática permitiram a análise e a comparação dos grandes conjuntos de dados provenientes do uso desses métodos.

Duas outras abordagens para medir o fenótipo do microbioma também se desenvolveram de maneira acelerada. Em primeiro lugar, medidas em larga escala da composição peptídica da microbiota, designadas como **proteômicas**, estão sendo cada vez mais utilizadas na descrição de uma amostra do microbioma, já que os peptídeos fornecem informações a respeito da composição e da função de um microbioma. Segundo, em uma abordagem complementar designada

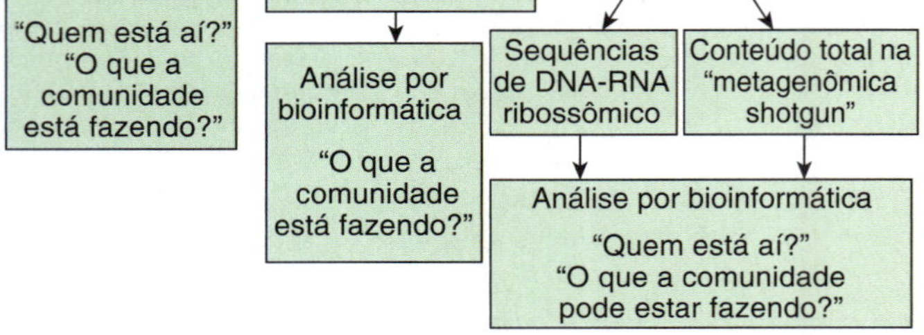

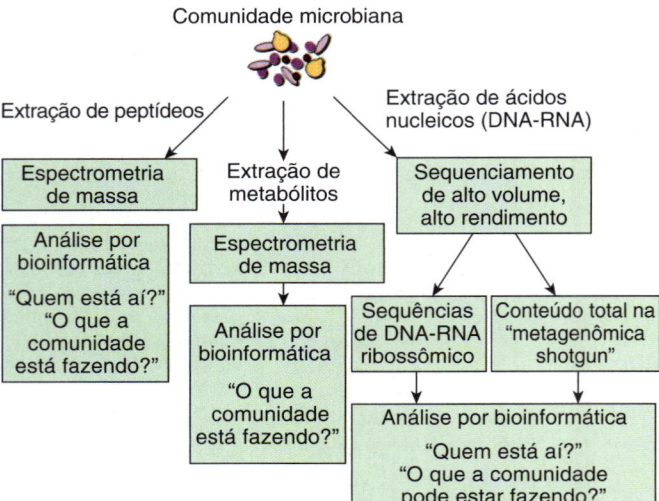

Figura 196.1 Metodologias moleculares comumente empregadas para a identificação dos componentes e das funções de comunidades microbianas complexas.

como **metabolômica**, metabólitos derivados do microbioma são medidos com o uso de técnicas avançadas de cromatografia gasosa e espectrometria de massa. Conjuntamente, a proteômica e a metabolômica descrevem melhor a atividade de um microbioma do que as abordagens de sequenciamento de nucleotídios; no momento atual, porém, elas proporcionam menor capacidade de resolução e especificidade em relação à composição e ao fenótipo de um microbioma.

Apesar de seu poder de investigação do microbioma, essas novas metodologias ainda não substituem o cultivo de micróbios em muitas circunstâncias clínicas. *O cultivo de organismos ainda constitui o meio mais prático de diferenciar espécies potencialmente patogênicas de espécies mais benignas* e de fornecer informações que permitam uma abordagem clínica, como a suscetibilidade a uma variedade de medicamentos antimicrobianos.

DESENVOLVIMENTO DO MICROBIOMA NO INÍCIO DA INFÂNCIA

Estudos emergentes sugerem que a placenta e os fetos sejam expostos a micróbios no útero, porém o efeito dessa exposição ainda precisa ser avaliado por completo. A **prematuridade** como complicação de uma infecção das membranas fetais e de **corioamnionite** subclínica ou clínica pode alterar a exposição intrauterina aos micróbios. A ruptura das membranas fetais e o parto subsequente promovem uma exposição substancial a novos micróbios maternos e ambientais que assumirão postos comuns na microbiota em desenvolvimento. A via de parto tem uma grande influência sobre o microbioma no início da vida: os lactentes nascidos por via vaginal se tornam agudamente colonizados por organismos intestinais que refletem o trato vaginal da mãe e os lactentes nascidos por cesariana são colonizados por organismos que refletem a pele e a cavidade oral materna, incluindo estafilococos e estreptococos, assim como o ambiente ao redor.

Em lactentes a termo nascidos por via vaginal, os primeiros micróbios intestinais, os assim chamados organismos pioneiros, são *Escherichia* e outras Enterobacteriaceae, *Bacteroides* e *Parabacteroides*. Foi relatado que o aleitamento materno exclusivo produz níveis elevados de bifidobactérias e *Lactobacillus* na semana subsequente ao início da amamentação. Esses organismos probióticos têm a capacidade única de eliminar patógenos em potencial da colonização ao sequestrar nutrientes e produzir fatores antimicrobianos, ao mesmo tempo em que estimulam o epitélio intestinal a estreitar as junções celulares e expressar peptídeos antimicrobianos. Entretanto, esses gêneros têm se mostrado notavelmente deficientes em alguns grupos de lactentes em aleitamento materno, em especial nos EUA.

Os lactentes prematuros têm maior probabilidade de nascer por cesariana e, como consequência, são colonizados de modo mais abundante por organismos relacionados à pele, como os estafilococos coagulase negativos, assim como os lactentes a termo nascidos por incisão cesariana. Os lactentes prematuros; porém, podem não conseguir evoluir pelos mesmos estágios de expansão e diversificação do microbioma ao longo da primeira semana até o primeiro mês de vida, como os lactentes a termo. Os fatores relacionados com a maturação tardia não foram plenamente esclarecidos, mas estão previsivelmente relacionados à alimentação entérica retardada ou limitada, à exposição normal ao ambiente domiciliar e à exposição a intervenções médicas, como medicamentos antimicrobianos.

A mudança mais significativa na microbiota intestinal parece ocorrer após o desmame e a introdução de alimentos sólidos. Quando o lactente efetua a transição do leite materno para uma dieta de alimentos sólidos contendo polissacarídeos complexos de origem vegetal, a microbiota começa a se reformular progressivamente em uma composição mais madura e assemelha-se mais e mais à microbiota adulta. Ao mesmo tempo, o potencial metabólico do microbioma do recém-nascido sofre alterações para acomodar as mudanças da dieta – ele é enriquecido com genes do sistema fosfotransferase (PTS) e, em seguida, passa a exibir maior abundância de genes do transportador de lactose até os 4 meses de idade, refletindo a ingestão de leite, e sofre um desvio subsequente para uma grande abundância de genes, como transportadores de β-glicosídeos e enzimas necessárias para degradar carboidratos complexos até os 12 meses de idade. A maturação do microbioma infantil após os primeiros anos da infância até a vida adulta é bem menos compreendida e são necessários mais estudos com maior número de participantes para entendermos completamente os estágios da maturação durante o desenvolvimento e as semelhanças com o estado adulto maduro saudável.

A microbiota oral do recém-nascido tem origem materna, os lactentes nascidos por parto vaginal apresentam predominantemente *Lactobacillus*, *Prevotella* e *Sneathia*, enquanto os nascidos por cesariana apresentam mais organismos da pele materna, incluindo *Staphylococcus*, *Corynebacterium* e *Propionobacterium*. No primeiro dia de vida, Firmicutes predominam na cavidade oral, incluindo *Streptococcus* e *Staphylococcus*. Bebês alimentados com fórmula adquirem mais Bacteroidetes, enquanto bebês amamentados exibem mais bactérias dos filos Proteobacteria e Actinobacteria. Com a erupção dos primeiros dentes, são formados novos nichos para abrigar comunidades microbianas. Embora no passado se acreditasse que bactérias cariogênicas como *Streptococcus mutans* fossem adquiridas após a dentição, dados recentes demonstram a presença desses organismos antes da erupção dos dentes em um reservatório de tecido mole, destacando a importância de higiene oral em lactentes mesmo antes da dentição primária.

Até a idade de 3 anos, o microbioma oral e salivar é complexo, mas menos diversificado que o microbioma adulto. A composição da microbiota na cavidade oral na presença da dentição adulta completa conta com um número estimado de mil espécies bacterianas. Mesmo na saúde oral, a diversidade na gengiva dos diferentes tipos de dentes (**geodiversidade**) é importante, e ela muda drasticamente com o desenvolvimento de doenças orais, como a periodontite. O modo como a microbiota evolui entre a idade pré-escolar e a adulta constitui um tópico para futuros estudos. Além disso, a colocação e a remoção de aparelhos nos dentes para a ortodontia são comuns na infância e podem produzir alterações importantes no microbioma da cavidade oral.

Durante o primeiro ano de vida, o microbioma cutâneo do lactente aumenta em termos de diversidade, incluindo riqueza e estabilidade de espécies. A pele de lactentes mais novo tem relativamente poucas diferenças entre as regiões corporais, com mais espécies compartilhadas entre diferentes locais do corpo – como os braços, a testa e as nádegas – que nos lactentes mais velhos, nos quais as comunidades microbianas sofrem diferenciação em cada local. Como ocorre com a microbiota oral no início da infância, a pele do lactente jovem é colonizada predominantemente por Firmicutes, incluindo Streptococcaceae e Staphylococcaceae, e com a adição de bactérias de outros filos – como Actinobacteria, Proteobacteria e Bacteroidetes – conforme a pele amadurece. O microbioma da pele adulta evidencia um alto grau de geodiversidade – as diferenças na composição dependem da região e da fisiologia local, com variações importantes nos locais de pele seca e úmida. Todavia, a relação entre o desenvolvimento da pele na infância e a maturação do microbioma cutâneo continua a ser um tópico de estudos futuros.

A estrutura social e as interações familiares têm provavelmente um grande papel no desenvolvimento do microbioma no início da vida. O aleitamento materno proporciona uma ligação microbiológica entre mães e lactentes, incluindo a transmissão de organismos do tipo probiótico, como lactobacilos e bifidobactérias, cada um dos quais podendo ter alguns efeitos protetores, incluindo a proteção contra doenças diarreicas e atopia. Em relação a doenças infecciosas, os pediatras estão há muito tempo cientes dos riscos e dos benefícios de as crianças frequentarem creches, com exemplos de cepas pneumocócicas compartilhadas produzindo otite média e surtos de infecção pelo vírus sincicial respiratório e associação com uma redução de atopia, alergia e possivelmente asma. Os contatos familiares constituem riscos para a aquisição de *Staphylococcus aureus* resistentes a meticilina e uma doença subsequente. Estudos também demonstram a transmissão de partes do microbioma humano entre indivíduos do domicílio e animais de estimação, como cães e gatos. Por exemplo, membros da família compartilham as mesmas cepas de *Escherichia coli*, conhecida por produzir infecções do trato urinário em um dos moradores no domicílio. Pode haver diferenças na microbiota oral entre lactentes cujos pais utilizem ou não a prática de sugar a chupeta para limpá-la. Em áreas rurais, o compartilhamento do microbioma estende-se aos animais de criação, superfícies da residência e moradores. Portanto, o desenvolvimento do microbioma com interações ambientais durante a infância é um processo complexo que continua a ser explorado.

MICROBIOMA E DESENVOLVIMENTO FISIOLÓGICO

Estão sendo identificadas funções cada vez mais complexas do microbioma no desenvolvimento da fisiologia de mamíferos (Figura 196.2). Esses papéis incluem o desenvolvimento dos tratos entérico e respiratório e dos sistemas imunológico, hematológico, metabólico-endócrino e neurológico. Os detalhes de como o microbioma contribui para esses processos do desenvolvimento em seres humanos ainda estão sob intensa investigação; todavia, o uso de modelos baseados em outros sistemas mamíferos prediz que o microbioma terá um papel essencial entre as espécies.

Microbioma e metabolismo

O *trato entérico* dos mamíferos é colonizado logo após a passagem para o mundo físico, e a interação dos primeiros micróbios pioneiros com o trato entérico estimula o desenvolvimento da mucosa intestinal. Em modelos animais recém-nascidos e jovens o retardo ou a ausência da colonização intestinal acarreta o desenvolvimento incompleto do epitélio, o achatamento das criptas intestinais, a perda da vasculatura e uma grande redução da função enzimática, incluindo a fosfatase alcalina e as glicosidases.

A microbiota entérica tem um grande número de papéis na fisiologia do *trato intestinal*. Ela estimula o desenvolvimento imunológico mucoso e sistêmico, o desenvolvimento e a regeneração do epitélio e endotélio e a maturação e manutenção do metabolismo. Esse último aspecto inclui (1) a digestão de polissacarídeos vegetais indigeríveis; (2) a produção de vitaminas e cofatores; (3) o metabolismo de compostos xenobióticos, incluindo medicamentos clinicamente relevantes; e (4) a estimulação do metabolismo local e sistêmico, incluindo o armazenamento de lipídios. Animais livres de germes que necessitam da microbiota entérica têm uma extração de nutrientes limitada e apresentam um fenótipo de atraso no desenvolvimento.

Camundongos livres de germes, nascidos em ambiente estéril, servem como um modelo para entender o papel do microbioma na saúde. Esses camundongos são humanizados por meio de uma colonização seletiva por comunidades microbianas fecais humanas. De modo semelhante à transição do desmame para alimentos sólidos, a administração de dietas com e sem polissacarídeos a camundongos humanizados acarreta alterações dramáticas nos metabólitos centrais. Os camundongos humanizados submetidos à transição de uma dieta rica em polissacarídeos com baixo teor de lipídios para uma dieta mais ocidentalizada, rica em lipídios e monossacarídeos, apresentam uma proliferação dos filos Actinobacteria e Firmicutes na microbiota entérica, com uma redução proporcional de Bacteroidetes, de maneira semelhante às observações de aumento de Firmicutes e redução dos Bacteroidetes na obesidade humana.

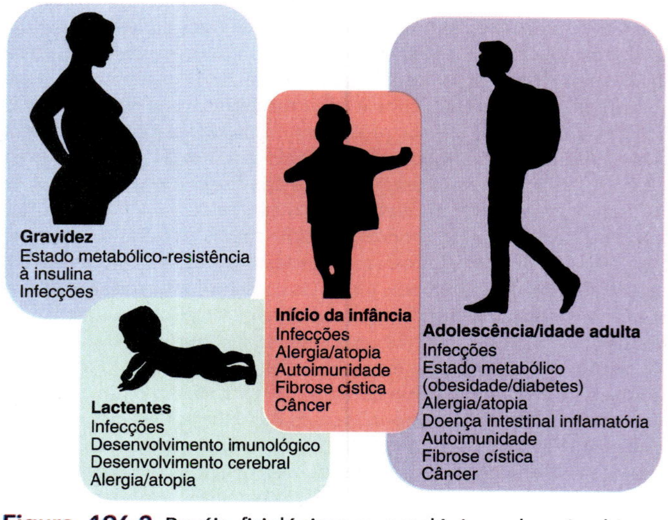

Figura 196.2 **Papéis fisiológicos e patológicos do microbioma relevantes para a pediatria.** O microbioma humano tem um impacto sobre a saúde e o desenvolvimento desde a gravidez até a idade adulta, incluindo processos relacionados ou não com infecções.

Pode haver, em seres humanos, padrões comuns de composição e função prevista da comunidade microbiota entérica madura. O sequenciamento dos micróbios fecais de adultos de múltiplas nações revelou três padrões comuns de composição da comunidade microbiana, designados como **biotipos**. Altas proporções de *Bacteroides*, *Prevotella* e *Ruminococcus* em biotipos específicos servem como sentinelas para cada biotipo diferente, e estes variam em indivíduos de diferentes continentes, incluindo a América do Norte, a Europa e a Ásia, em grande parte refletindo variações culturais e dietéticas. O microbioma de lactentes varia de modo considerável; biotipos maduros e estáveis são formados no período pós-desmame imediato e após a fase lactente. Alguns biotipos foram associados à alimentação com leite materno e fórmulas, com um enriquecimento notável de bactérias gram-negativas entéricas como *E. coli* e espécies anaeróbicas de *Clostridia* spp. entre crianças alimentadas com fórmula. Os biotipos vaginais de mulheres jovens e mais velhas são bem descritos e variam conforme a idade, a raça e a etnia.

Microbioma, inflamação e imunidade

Os organismos que compõem o microbioma são fundamentais para a programação imune inicial, para o desenvolvimento da tolerância imune e para a manutenção geral dos níveis imunes estabelecidos. As células produzem diversos receptores para o reconhecimento de ligantes microbianos, em um processo denominado **reconhecimento de padrões**. Os micróbios, por sua vez, ocasionam a estimulação intencional e não intencional desses receptores celulares para ativar e reprimir as vias inflamatórias. Os exemplos clássicos dessas interações reguladoras incluem a ligação do peptidoglicano de bactérias ao receptor Toll-like 2 (TLR-2, em complexo com TLR-3 e TLR-6), a ligação do lipopolissacarídeo de bactérias gram-negativas a TLR-4 e a ligação dos glicanos de fungos ao receptor para dectina. Os resultados dessas interações com os receptores incluem a produção de quimiocinas e citocinas, a diferenciação e o desenvolvimento de células, alterações no metabolismo e a estimulação de métodos de sobrevivência e de morte celular, todos eles dependentes do tipo de célula, do estado da célula e da magnitude da estimulação.

A estimulação microbiana desses sistemas de reconhecimento microbianos é tão fundamental para o desenvolvimento que animais criados na ausência de micróbios apresentam respostas imunológicas inatas diminuídas, como peptídeos antimicrobianos nas superfícies mucosas, desregulação das respostas pró-inflamatórias e de tolerância imunológica e redução das populações celulares T e B. Com a restauração da colonização normal do trato entérico semanas após a permanência da esterilidade, os animais mantêm respostas de citocinas desordenadas por um período prolongado, com hiperatividade das respostas pró-inflamatórias a estímulos, demonstrando as consequências persistentes da alteração da aquisição microbiana inicial. Os diferentes padrões de colonização no início da vida também estão correlacionados com o desenvolvimento imunológico a longo prazo. Em um estudo escandinavo, crianças com colonização persistente por *E. coli* no início da vida apresentaram níveis mais elevados e duradouros de células B de memória ($CD3^{+}CD20^{+}CD27^{+}$) com 1,5 ano de idade do que crianças com níveis mais baixos de colonização por *E. coli*, apesar da colonização abundante pela bactéria probiótica prototípica *Lactobacillus*.

Conexões microbioma-neurobiologia

Estão surgindo estudos demonstrando um eixo digestivo-cerebral, que pode ser alterado pela composição e pela atividade do microbioma entérico. Investigações em modelos animais demonstraram que o microbioma altera o sistema hipotalâmico-hipofisário-suprarrenal. Camundongos livres de germes apresentam um comportamento exagerado de ansiedade e estresse, acompanhado de níveis elevados de corticosterona e de hormônio adrenocorticotrófico, em comparação a camundongos colonizados convencionalmente e livres de patógenos. A *neuroplasticidade*, incluindo a neurogênese e ativação da micróglia, é regulada pela microbiota. A RM funcional demonstrou que a ingestão de cinco cepas de bactérias do tipo probiótico altera a atividade cerebral em seres humanos, acarretando respostas cerebrais diminuídas a tarefas de atenção emocional em regiões de estimulação sensorial e emocional do cérebro. Embora o mecanismo subjacente a essas alterações possa apenas ser inferido, o trato solitário e, portanto, o nervo vago parecem mediar a conexão entérico-cerebral.

Outro mecanismo pelo qual o microbioma entérico pode alterar a atividade cerebral é a produção de metabólitos. A administração de leite fermentado com organismos do tipo probiótico, notadamente *Bifidobacterium animalis* subespécie *lactis*, a gêmeos monozigóticos humanos e camundongos não alterou de forma drástica a composição do microbioma intestinal, mas alterou seu perfil transcricional, com um aumento da fermentação de carboidratos em ácidos graxos, que supostamente atenuam o comportamento emocional de tristeza em seres humanos.

CONTRIBUIÇÕES DO MICROBIOMA PARA AS DOENÇAS

Estudos demonstraram que algumas comunidades microbianas podem agir de forma combinada, exercendo efeitos negativos sobre a saúde, enquanto outras comunidades podem ser restauradoras ou resistentes a doenças. Alguns exemplos desse conceito de comunidades microbianas, também designado como **disbiose**, são apresentados nas seções subsequentes.

Microbioma de partos prematuros

Embora a etiologia do parto prematuro seja multifatorial, condições inflamatórias, como infecções subclínicas e clinicamente aparentes da mãe e do feto, estimulam partos prematuros. A determinação dos perfis de biomarcadores inflamatórios ressalta esse aspecto, pois as mulheres que evoluem para o parto pré-termo apresentam um aumento de angiotensina, interleucina 8 e receptor para o fator de necrose tumoral 1, juntamente com alterações específicas da raça em outras citocinas e quimiocinas. Estudos anteriores relataram que mulheres que fizeram parto pré-termo têm colonização vaginal aumentada por espécies de *Gardnerella* spp. e por *Lactobacillus crispatus*. A diversidade da microbiota no fórnice vaginal posterior de mulheres que fizeram parto pré-termo é menor em comparação a mulheres cujo parto ocorre a termo. Uma metanálise do tratamento precoce da vaginose com uso de clindamicina antes da 22ª semana de gravidez demonstrou uma redução nos partos pré-termo espontâneos inferiores a 37 semanas, de maneira coerente com uma associação entre a disbiose da microbiota associada à gravidez e ao parto pré-termo.

Antigamente, supunha-se que a cavidade amniótica e o feto eram estéreis antes da ruptura das membranas fetais e do nascimento. Entretanto, diversos estudos identificaram evidências de DNA bacteriano no mecônio, com dois tipos predominantes de mecônio independentemente do modo de parto: (1) aquele dominado por Enterobacteriaceae e (2) aquele dominado por Leuconostocaceae, Enterococcaceae e Streptococcaceae. Além disso, os dados indicaram que o líquido amniótico na corioamnionite subclínica e clinicamente aparente apresenta evidências da presença de micróbios de origem vaginal, incluindo organismos de cultura difícil ou impossível, como *Mycoplasma* spp., *Ureaplasma* spp., *Bacteroides* spp., *Fusobacterium*, *Sneathia sanguinegens* e *Leptotrichia amnionii*. Há uma correlação entre a carga de organismos intramnióticos e o grau de prematuridade. A invasão microbiana do espaço amniótico pode levar à indução de vias inflamatórias por meio de receptores para reconhecimento de padrões microbianos imunes inatos como os TLRs. A consequência disso pode ser a indução do trabalho de parto e um estresse fisiológico sobre o feto e a mãe. A exposição a fatores microbianos pode ter consequências no desenvolvimento pulmonar e intestinal, preparando o organismo para patologias pós-natais que incluem a enterocolite necrosante. Além da ameaça aguda ao binômio materno-fetal, a corioamnionite pode não produzir as consequências a longo prazo no neurodesenvolvimento que antes se acreditava causar – há lactentes prematuros nascidos de mulheres portadoras de corioamnionite que apresentam evolução cognitiva e neuropsiquiátrica semelhante à de lactentes não expostos à corioamnionite, inclusive até 18 anos de idade.

Mudanças no microbioma com a enterocolite necrosante

A enterocolite necrosante (ECN) é uma doença devastadora do intestino neonatal, que afeta de maneira desproporcional lactentes gravemente prematuros com peso abaixo de 1.500 g ao nascimento. As etapas patológicas na ECN incluem uma inflamação intestinal com perda da função de barreira, invasão microbiana do intestino e eventual morte das alças intestinais afetadas. Anos de pesquisa implicaram organismos específicos como causadores da ECN em diversos casos; no entanto, nenhuma das etiologias específicas propostas mostrou-se comum a todos os casos de ECN e, em vez disso, pareceram constituir organismos que surgiram após a manifestação da patologia intestinal grave.

Atualmente, um modelo de disbiose do microbioma intestinal é favorecido na patogênese da ECN. Estudos epidemiológicos em lactentes de peso muito baixo ao nascimento demonstraram uma associação de cefalosporinas e duração da exposição a antibióticos com o desenvolvimento da ECN, de maneira coerente com a noção de que alterações na microbiota predispõem ou estimulam a ECN. A microbiota da ECN durante os sintomas clínicos se assemelha àquela presente 72 horas antes do início dos sintomas, mas não àquela observada uma semana antes disso, sugerindo que a alteração na microbiota intestinal tem início bem antes do aparecimento da ECN. Algumas diferenças na colonização inicial após o nascimento podem acarretar um risco aumentado de ECN.

Microbioma e transtornos alérgicos

Devido ao papel do microbioma no desenvolvimento e na modulação das respostas imunes inatas e adaptativas, há um interesse considerável envolvendo sua participação no desenvolvimento e na exacerbação de condições alérgicas como a **dermatite atópica**. O microbioma da pele foi estudado antes, durante e depois do tratamento de exacerbações da dermatite atópica. As exacerbações acarretam a perda de diversidade de bactérias na área afetada e o tratamento introduz uma nova diversidade. Há um aumento de *Staphylococcus aureus* e *S. epidermidis* antes e durante as exacerbações de atopia, enquanto espécies de *Streptococcus* e *Corynebacterium* spp. aumentam imediatamente antes e durante a melhora clínica. Em camundongos, o tratamento oral de animais lactentes com antibióticos não absorvíveis aumenta a imunoglobulina (Ig) E sérica, intensifica sintomas clínicos como o prurido e produz características semelhantes às da atopia. Esses dados sugerem que a dermatite atópica é influenciada pelo microbioma local da pele e por microbiomas mais distantes, como o do trato intestinal; além de indicar por que administração de probióticos orais como espécies de *Lactobacillus* spp. pode aliviar a dermatite atópica, com uma alteração associada no equilíbrio de células T auxiliares (Th1/Th2) e aumento de interferona-γ, que fazem parte da tolerância imune.

O trato respiratório constitui um local comum de doenças alérgicas, e as infecções há muito são associadas a exacerbações alérgicas nessa área. A concepção tradicional é de que a árvore respiratória inferior é estéril; todavia, estudos do microbioma das vias respiratórias em crianças e em adultos sadios e asmáticos indicaram que essa concepção não está correta. Medidas por meio de amostragem broncoscópica cuidadosa e lavados citológicos, as vias respiratórias apresentam uma microbiota diversificada em pessoas saudáveis.

A medição da microbiota do trato respiratório inferior de crianças sadias e asmáticas indicou diferenças significativas. Estudos anteriores com base em culturas indicaram que a colonização da árvore respiratória neonatal no início da vida por *Haemophilus influenzae*, *Moraxella catarrhalis* e *Streptococcus pneumoniae* está associada a um risco aumentado de asma na infância. Esses mesmos organismos também estão intimamente associados às exacerbações de asma. Em um modelo de camundongos, a colonização da nasofaringe neonatal por *H. influenzae* no início da vida provoca uma redução das células T reguladoras associadas às vias respiratórias, e os animais colonizados exibem maior hiper-responsividade nas vias respiratórias após sensibilização a um alergênio e provocação inalatória. *Mycoplasma pneumoniae* foi proposto como um importante indutor bacteriano de exacerbações da asma na infância nos casos em que uma infecção é identificada. A utilização de medidas não baseadas em meios de cultura na composição da microbiota das vias respiratórias inferiores (Figura 196.1) indicou que crianças com asma tendem a apresentar níveis mais altos de Proteobacteria, incluindo *H. influenzae*, bem como Firmicutes, como as espécies *Staphylococcus* e *Streptococcus* spp. É notável que as crianças sadias têm maior probabilidade de apresentar menor número de Bacteroidetes nas vias respiratórias inferiores que crianças asmáticas de idade comparável, especialmente espécies *Prevotella* spp., um grupo de bactérias anaeróbicas. A associação de vias respiratórias sadias a uma população bacteriana anaeróbica nas inferiores é inesperada porque, antigamente, o ambiente de elevada tensão de oxigênio era considerado tóxico para organismos anaeróbicos. Esse estudo indicou que o ambiente das vias respiratórias é muito diferente do que se pensava antes e que é preciso estudar as propriedades com potencial protetor de uma microbiota nativa associada à saúde para determinar se essas associações são também causais.

Microbioma das vias respiratórias na fibrose cística

A fibrose cística (FC) se caracteriza por doença e inflamação progressivas das vias respiratórias, com exacerbações agudas acompanhadas de perda da função pulmonar. Em pacientes com FC, ocorre uma alteração dependente da idade na colonização das vias respiratórias inferiores, que começa no início da infância com *S. aureus* e *H. influenzae* e passa de forma progressiva a organismos mais intrinsecamente resistentes a múltiplos medicamentos, incluindo as bactérias *Pseudomonas aeruginosa* e o complexo de *Burkholderia cepacia*, notoriamente persistentes e refratários a tratamentos. A análise molecular, não realizada por meio de cultura, da microbiota associada ao pulmão na FC revelou comunidades microbianas bem mais complexas do que as esperadas antes e demonstrou uma associação entre a idade do paciente e a gravidade da doença. Além da presença de vários organismos não esperados anteriormente nas vias respiratórias, como organismos anaeróbicos e micobactérias, a gravidade da doença é inversamente relacionada com a menor diversidade da comunidade microbiana das vias respiratórias inferiores, com a doença menos avançada associada a maior riqueza e uniformidade de espécies. Em contraste, a perda de diversidade – incluindo a mudança de comunidades microbianas para aquelas dominadas por *P. aeruginosa* – está fortemente correlacionada à gravidade da doença, e os níveis de *H. influenzae*, a colonizadora do início da infância, têm uma correlação negativa com a gravidade da doença. Embora os antibióticos diminuam a velocidade de deterioração progressiva da função pulmonar, também diminuem a diversidade da comunidade microbiana, sugerindo assim um equilíbrio entre uma microbiota diversificada e a redução da dominância de determinados organismos, como *P. aeruginosa*.

Microbioma durante a diarreia associada a antibióticos e a colite por *Clostridium difficile*

O tratamento com antibióticos orais e parenterais acarreta uma alteração rápida e significativa na microbiota intestinal. Indivíduos normais que receberam **ciprofloxacino** durante estudos apresentaram alterações drásticas, porém individualizadas, do microbioma em resposta ao antibiótico, com reduções significativas de bactérias fora do espectro esperado para o antibiótico, enfatizando a interdependência dos membros da comunidade microbiana para a estabilidade da comunidade como um todo. Além disso, a resposta à ciprofloxacino entre os participantes variou de acordo com o indivíduo, sugerindo graus diferentes de estabilidade da microbiota e de resiliência sob estresses, assim como os antibióticos. De modo geral, com exceção de alguns raros membros, a comunidade em grande parte foi restaurada dentro de 4 semanas após o término da administração do antibiótico.

Alguns antibióticos, como amoxicilina-clavulanato, em que a diarreia associada ao antibiótico constitui um evento adverso bem conhecido, produzem uma perda de *Clostridium* e *Bacteroides*, que são sabidamente importantes para a produção de ácidos graxos de cadeia curta (AGCC) e para o metabolismo de carboidratos indigeríveis de outros modos. Em conjunto, sua perda pode diminuir a integridade metabólica do epitélio intestinal, que utiliza os AGCC para obter energia, ao mesmo tempo produzindo um ambiente altamente osmótico em que os líquidos são transferidos para a luz intestinal. A diarreia associada a antibióticos pode ocorrer como consequência desses efeitos combinados.

Uma das complicações mais graves da exposição a antibióticos consiste na ocorrência da **diarreia associada ao *Clostridium difficile* (DACD)**, que tem elevada morbidade e até mesmo mortalidade associada. Levantamentos microbiológicos sugeriram que *C. difficile* é um componente comum da microbiota em desenvolvimento no início da vida, com prevalência menor ao longo do tempo. Mais de 30% dos lactentes são colonizados por *C. difficile* no primeiro mês de vida, continuando até cerca de 6 meses de idade. Por volta de 1 ano, a colonização varia entre aproximadamente 15% a 70% e então declina até a idade adulta, quando a condição de portador estimada é menor que 3%. Embora *C. difficile* tenha sido encontrado na microbiota vaginal de gestantes, o parto vaginal não foi associado a maiores taxas de colonização neonatal por essa bactéria, com os partos vaginais e por cesariana apresentando taxas de colonização de 30 e 37%, respectivamente. Foi constatado que a DACD causa de 35 a 45 hospitalizações em cada 10 mil internações pediátricas em crianças de 1 a 9 anos de idade.

Embora as pesquisas ainda não tenham determinado a história natural do microbioma intestinal antes, durante e após a resolução de DACD em crianças, estudos moleculares da microbiota intestinal em adultos fornecem alguns detalhes em relação às consequências da DACD sobre a microbiota intestinal. Estudos que empregaram o sequenciamento de alto desempenho das fezes de indivíduos com DACD e com colonização por *C. difficile* sem doença revelaram a depleção de alguns gêneros de bactérias que acompanham a presença da colonização por *C. difficile*. Esses gêneros incluem *Blautia, Pseudobutyrivibrio, Roseburia, Faecalibacterium, Anaerostipes, Subdoligranulum, Ruminococcus, Streptococcus, Dorea* e *Coprococcus*. A relação causal entre as alterações do microbioma e os eventos que desencadeiam a transição da colonização para a doença sintomática ainda é desconhecida, mas parece estar relacionada à depleção de espécies que competem com o *C. difficile*. De maneira semelhante aos estudos da diarreia associada a antibióticos, esses estudos também demonstraram uma redução nas espécies de *Clostridium* spp. produtoras de butirato, cuja importância foi proposta pela produção de butirato como fonte de energia para o epitélio intestinal e para a manutenção de sua integridade.

Embora antibióticos como metronidazol e vancomicina sejam empregados para tratar a DACD, o tratamento convencional não elimina a DACD na medida que se poderia esperar. Para abordar esse problema, o **transplante fecal** ou a administração de fezes de doadores sadios a receptores com DACD representa um tratamento com boa relação custo-benefício, e superior aos antibióticos para reduzir a probabilidade de doença recorrente. A reposição de Bacteroidetes e *Clostridium* dos grupos IV e XIVa, com uma redução correspondente de Proteobacteria, associa-se à resolução clínica. Um estudo recente em crianças com DACD demonstrou 94%, 75% e 54% de resolução efetiva após um transplante fecal derivado de um banco de fezes de doadores, administrado por via intragástrica a crianças previamente saudáveis, com complicações clínicas e com DII, respectivamente.

Microbioma e associação a doença intestinal inflamatória

A **doença de Crohn** e a **colite ulcerativa** são doenças inflamatórias crônicas do trato entérico e são consideradas decorrentes da interseção entre a suscetibilidade do hospedeiro e sua disbiose, e uma alteração da microbiota intestinal. Estudos gêmeo-gêmeo indicaram taxas de concordância em gêmeos monozigóticos de 10 a 15% na colite ulcerativa e de 30 a 35% na doença de Crohn, demonstrando assim um componente genético em cada uma dessas doenças e destacando ao mesmo tempo fatores ambientais que podem induzir e impulsionar a progressão da doença. Mais de 150 polimorfismos de nucleotídios únicos (SNPs) foram associados às doenças, revelando possíveis defeitos no manejo dos micróbios, inclusive aqueles envolvidos na função de barreira, imunidade inata, autofagia, imunidade adaptativa além de metabolismo e homeostase celular.

Na doença intestinal inflamatória (DII), a microbiota apresenta mudanças associadas à doença em toda a extensão do trato intestinal. Embora tenha sido descrita uma heterogeneidade considerável, frequentemente é demonstrado que a doença intestinal inflamatória está acompanhada por uma redução de organismos bacteroides, clostrídios, bifidobactérias e Firmicutes. Reciprocamente, foram descritos surtos de *E. coli* e outras Enterobacteriaceae. Foram igualmente descritos, na doença intestinal inflamatória, aumentos de organismos metabolizadores de enxofre. Antibióticos são empregados para tratar a disbiose e a reação inflamatória na DII, além de terapias biológicas como anticorpos voltados para a neutralização do fator de necrose tumoral. Estudos clínicos sobre transplante fecal estão em andamento para determinar se uma microbiota não inflamatória de um doador saudável poderia aliviar os sintomas e a progressão da DII.

Microbioma da obesidade

A obesidade e a síndrome metabólica estão associadas a alterações notáveis no microbioma intestinal em termos de composição e função metabólica, acarretando por fim uma extração maior de energia da dieta. Embora um estudo inicial sobre o microbioma na obesidade muito citado tenha observado um aumento na proporção dos filos Firmicutes:Bacteroidetes, ainda há discussões sobre as alterações do microbioma específicas da obesidade. Vários estudos demonstraram uma diminuição das proporções de Firmicutes:Bacteroidetes na microbiota fecal de indivíduos obesos em comparação a controles magros. Outros estudos mostraram que as proporções dos grupos no nível de filo podem ser menos importantes que as alterações em subgrupos de Firmicutes que produzem **butirato**, um substrato de ácido graxo conhecido que é adquirido e utilizado com facilidade pelo epitélio intestinal e, portanto, representa calorias disponíveis para o hospedeiro.

O microbioma intestinal beneficia o hospedeiro de maneiras importantes, incluindo uma intensificação da extração calórica a partir de substratos indigeríveis, como os polissacarídeos da dieta. O microbioma produz enzimas degradativas para decompor esses substratos, em situações em que enzimas de função comparável, como algumas glicosil hidrolases, não estão codificadas no genoma humano. Estudos moleculares indicam que o microbioma intestinal também pode interagir com o epitélio intestinal de modo a alterar a homeostase calórica geral e o armazenamento de lipídios. Por exemplo, o microbioma intestinal pode produzir ácidos graxos de cadeia curta que, por sua vez, alteram a expressão de peptídeos endócrinos como o peptídeo semelhante ao glucagon 1 e o peptídeo YY, que alteram a homeostase da glicose e a saciedade, respectivamente. Além disso, a microbiota pode alterar o tônus simpático pela produção de ácidos graxos de cadeia curta e de cetonas. Microbiomas específicos sabidamente suprimem outros e induzem o **fator adiposo** gerado pelo jejum (também designado como proteína semelhante à angiopoietina 4), um inibidor da lipoproteína lipase de origem intestinal, hepática e adiposa. A colonização por uma microbiota diversificada suprime a expressão do fator adiposo induzido pelo jejum, e a suplementação de uma dieta ocidental com *Lactobacillus paracasei* suprime ainda mais a expressão elevada do fator adiposo induzido pelo jejum. Camundongos alimentados com uma dieta ocidental desenvolveram adiposidade, que foi transferível a camundongos magros receptores após o transplante da microbiota dos obesos. Reciprocamente, camundongos obesos tratados com antibióticos apresentaram menor resistência à insulina, índices glicêmicos em jejum mais baixos e melhor tolerância à glicose em comparação aos correspondentes não tratados, implicando ainda mais o microbioma nessas alterações fisiológicas.

Microbioma durante a desnutrição

A desnutrição é uma causa importante de morbidade e mortalidade em todo o mundo. Na mais grave de suas formas, a desnutrição pode acarretar o **kwashiorkor**, que se caracteriza por edema generalizado, anorexia, hepatomegalia e esteatose hepática, ulcerações cutâneas e irritabilidade. Alimentos prontos para o consumo são distribuídos para restaurar a nutrição em áreas com restrições alimentares graves. Gêmeos monozigóticos e dizigóticos em Malawi foram estudados quanto às alterações no microbioma em associação à desnutrição moderada a grave, incluindo o kwashiorkor. Entre os gêmeos com graus discordantes de desnutrição fazendo uso de suplementos alimentares, a microbiota intestinal dos gêmeos com desnutrição leve preexistente se alterou significativamente no decorrer da suplementação. Em contraste, a microbiota intestinal dos gêmeos com kwashiorkor preexistente apresentou pouca ou nenhuma alteração em resposta à suplementação nutricional. Esses achados foram revistos após o transplante da microbiota dos gêmeos para camundongos antes estéreis. Camundongos que receberam a microbiota dos gêmeos de Malawi com kwashiorkor apresentaram perda de peso mais drástica com o uso de uma dieta do tipo Malawi e uma perda mais rápida de seu ganho de peso com a suspensão dos suplementos alimentares prontos para consumo do que os camundongos que foram submetidos ao transplante fecal com as fezes dos gêmeos mais sadios. Os camundongos nos quais foi transplantada a microbiota de kwashiokor tiveram problemas crônicos com o metabolismo de carboidratos, lipídios e aminoácidos, apesar da suplementação nutricional da dieta de Malawi. Em conjunto, esses dados indicam que a desnutrição grave é o resultado da combinação de déficits nutricionais e um microbioma com capacidade metabólica alterada, que não é restaurada prontamente pelos tratamentos contemporâneos de suplementação nutricional.

MANIPULAÇÃO TERAPÊUTICA DO MICROBIOMA

A manipulação terapêutica do microbioma é distribuída em seis categorias gerais: antimicrobianos, prebióticos, probióticos, simbióticos, pós-bióticos e transplante fecal (ver a discussão anterior sobre DACD e DII). Os **pós-bióticos** são componentes ou metabólitos microbianos não viáveis que podem alterar a microbiota ou produzir alterações fisiológicas no hospedeiro. Não há dados suficientes para justificar uma discussão da terapêutica com pós-bióticos neste tratado.

Prebióticos

Os *prebióticos* são definidos como "componentes alimentares não digeríveis que afetam de maneira benéfica o hospedeiro ao estimular seletivamente o crescimento e/ou a atividade de uma bactéria ou de um número limitado de bactérias no cólon, melhorando assim a saúde do hospedeiro". Enquanto os antimicrobianos ocasionam a depleção de partes da microbiota, os prebióticos visam promover o crescimento de organismos benéficos como bifidobactérias e lactobactérias. Em geral, os prebióticos são carboidratos, como os oligossacarídeos, que podem ser metabolizados seletivamente por componentes da microbiota. Eles podem não apenas estimular o crescimento de organismos desejáveis, como também podem ser catabolizados até produtos finais benéficos como os AGCCs que, por sua vez, podem ser utilizados pelo epitélio intestinal como substrato energético. Oligossacarídeos prebióticos são encontrados naturalmente no leite materno e têm sido usados como suplementos ao leite materno humano e fórmulas.

A administração de prebióticos a lactentes de termo acarretou o crescimento esperado de bactérias; todavia, benefícios clinicamente significativos não foram estabelecidos de modo claro com a suplementação de prebióticos. O tratamento de lactentes a termos com fruto-oligossacarídeos aumenta as bifidobactérias fecais; porém, não há alterações no crescimento do lactente, apesar de alguns lactentes apresentarem um aumento dos AGCCs na massa fecal. Uma revisão sistemática do tema chegou a uma conclusão semelhante.

Os lactentes pré-termo têm níveis baixos a ausentes de bifidobactérias e lactobacilos em seu trato intestinal, apesar da nutrição integral por leite materno. A suplementação com prebióticos foi proposta como um meio de aumentar essas populações bacterianas no trato intestinal de lactentes pré-termo. Entre os benefícios propostos pode estar uma diminuição na ECN. Todavia, não foram realizados ensaios clínicos randomizados apropriados para demonstrar a validade dessa hipótese.

Probióticos

Probióticos são organismos viáveis cuja administração apresenta benefícios à saúde. Praticamente todos os probióticos são isolados da microbiota humana, ainda que possam não residir necessariamente no indivíduo que os está tomando para fins terapêuticos. Como alternativa, os probióticos podem ser administrados para aumentar os níveis de um organismo já presente na microbiota. Em geral, os probióticos são administrados por via oral ou de supositórios vaginais.

Múltiplos gêneros e espécies de bactérias e fungos foram estudados quanto a seus efeitos probióticos. Os gêneros bacterianos comuns incluem bifidobactérias, lactobacilos, estreptococos, enterococos e *E. coli*. Um número menor de organismos não bacterianos foi estudado quanto a efeitos probióticos. O organismo *Saccharomyces boulardii* está relacionado com o fermento biológico (*Saccharomyces cerevisiae*), mas foi isolado por causa dos efeitos benéficos específicos.

Esses organismos probióticos não devem ser confundidos com cepas mais patogênicas em seus gêneros e espécies. A maioria dos probióticos foi isolada com base em sua associação a estados de saúde. Bifidobactérias e lactobacilos são comuns no leite materno e nas fezes de lactentes com baixa frequência de doenças diarreicas e alergia. Com exceção dos indivíduos que apresentam imunodeficiência grave, comprometimento grave da barreira mucosa e cateter de inserção central – em que muitos desses organismos podem aderir ao plástico –, a translocação transitória e benigna ocorre sob todos os demais aspectos a partir do trato intestinal. Esses probióticos bacterianos se mostraram relativamente seguros mesmo com a administração de bilhões de unidades formadoras de colônias. Os eventos adversos mais comuns associados aos probióticos incluem cólicas abdominais, náuseas, febre, fezes amolecidas, flatulência e alteração do paladar.

Embora os probióticos bacterianos tenham sido largamente administrados a seres humanos, as evidências de sua eficácia são limitadas a um pequeno número de condições. Eles demonstraram eficácia constante em condições específicas, incluindo a diarreia associada a antibióticos, a prevenção e a redução da atopia em crianças de alto risco e reduções na duração e recorrência da infecção por *C. difficile*. Estudos clínicos indicaram uma redução de ECN em lactentes pré-termo. Os probióticos podem reduzir o risco de infecções respiratórias e infecções do trato urinário recorrentes, ao mesmo tempo em que reduzem os sintomas e a frequência das exacerbações na doença inflamatória intestinal.

A diarreia associada a antibióticos é reduzida em termos de frequência e duração. A metanálise indicou um risco relativo (RR) de diarreia associada a antibióticos com a administração de probióticos de 0,58 (intervalo de confiança [IC] de 95%, 0,05 a 0,68) em estudos combinados empregando *Lactobacillus*, *Bifidobacterium*, *Saccharomyces*, *Streptococcus*, *Enterococcus* e/ou *Bacillus*. A administração de combinações de organismos em geral não produziu maior eficácia.

Metanálises visando especificamente a eficácia dos probióticos na diminuição da incidência da diarreia associada a *C. difficile* demonstraram evidências moderadas em relação a essa prática. Em uma análise de mais de 1.800 ensaios clínicos, incluindo muitos na população pediátrica, os probióticos reduziram a DACD em 64%, com RR de 0,36 (IC 95%: 0,26 a 0,51). Um subgrupo pediátrico foi analisado nos estudos relevantes, revelando benefícios nos pacientes pediátricos e em um subgrupo de crianças saudáveis (risco relativo de 0,37, IC 95%: 0,23 a 0,60). Foram usados vários probióticos, incluindo diferentes cepas de *Lactobacillus* e *S. boulardii*.

Já foram realizados mais de 15 ensaios clínicos visando estudar o efeito da administração de probióticos a gestantes e lactentes para a prevenção da dermatite atópica. A metanálise sugeriu um benefício modesto da administração de probióticos na prevenção do desenvolvimento de dermatites atópicas. Os ensaios clínicos envolveram predominantemente a administração de *Lactobacillus rhamnosus*. Os estudos incluíram a administração à gestante, ao lactente ou a ambos. Em geral, o RR global de 0,79 (IC 95%: 0,71 a 0,88) foi constante, independentemente do tratamento da mãe, da criança ou de ambos. Em geral, a duração foi superior a 6 meses; todavia, ela não pareceu alterar o efeito de forma significativa. O RR foi semelhante para a prevenção da dermatite atópica associada ou não à IgE.

Simbióticos são combinações de um probiótico e um prebiótico usado especificamente pelo probiótico. Um grande estudo duplo-cego controlado com placebo em mais de 4.500 lactentes na Índia demonstrou que uma preparação simbiótica oral diária de *Lactobacillus plantarum* e fruto-oligossacarídeos, administrada durante o período neonatal, produziu reduções significativas de sepse, pneumonia, infecções cutâneas e mortalidade de todas as causas.

A bibliografia está disponível no GEN-io.

Seção **2**

Medidas Preventivas

Capítulo **197**

Práticas de Imunização

Henry H. Bernstein, Alexandra Kilinsky e Walter A. Orenstein

A imunização é uma das medidas disponíveis mais benéficas e com melhor relação custo-benefício para a prevenção de doenças. Por causa de vacinas eficazes e seguras, a varíola foi erradicada, a pólio está próxima da erradicação em escala mundial e o sarampo e a rubéola não são mais endêmicos nos EUA. Contudo, casos de doenças passíveis de prevenção por vacinas, incluindo sarampo, caxumba e coqueluche, continuam a ocorrer nos EUA. A incidência de muitas doenças da infância que podem ser prevenidas por vacina foi reduzida em 99% ou mais em relação à morbidade anual representativa do século XX, em geral antes do desenvolvimento da vacina correspondente (Tabela 197.1a), com a maioria das vacinas mais recentes não obtendo exatamente a mesma redução percentual (Tabela 197.1b). Uma análise das medidas de prevenção efetivas recomendadas para uso generalizado pela U.S. Preventive Services Task Force (USPSTF) relatou que a imunização na infância recebeu um escore perfeito, com base na carga de doenças passíveis de prevenção clínica e na relação custo-benefício.

A **imunização** é o processo de indução de imunidade em relação a uma doença específica. Isso pode ser feito de modo passivo ou ativo. A **imunidade passiva** é gerada por meio da administração de uma preparação contendo anticorpos. A **imunidade ativa** é obtida pela administração de uma vacina ou de um toxoide para estimular o sistema imunológico a produzir uma resposta imunológica humoral e/ou celular prolongada. Em 2019, nos EUA, foi indicada a imunização de rotina

Tabela 197.1a Comparação da morbidade anual no século XX e atualmente: doenças passíveis de prevenção por vacinas.

DOENÇA	MORBIDADE ANUAL NO SÉCULO XX*	CASOS RELATADOS EM 2016†	REDUÇÃO PERCENTUAL
Varíola	29.005	0	100%
Difteria	21.053	0	100%
Sarampo	530.217	122	> 99%
Caxumba	162.344	5.629	96%
Coqueluche	200.752	15.808	92%
Poliomielite (paralítica)	16.316	0	100%
Rubéola	47.745	9	> 99%
Síndrome de rubéola congênita	152	2	99%
Tétano	580	31	95%
Haemophilus influenzae tipo b (Hib)	20.000	22‡	> 99%

*Dados de Roush, SW, Murphy TV, Vaccine-Preventable Disease Table Working Group: Historical comparison of morbidity and mortality for vaccine-preventable diseases in the United States. *JAMA*. 2007; 298(18):2155-2163. †Dados dos Centers for Disease Control and Prevention: Notifiable diseases and mortality tables. *MMWR* 66(52):ND-924–ND-941, 2018. ‡Hib à idade menor que 5 anos. Outros 237 casos de *Haemophilus influenzae* (idade menor que 5 anos) foram relatados com sorotipo não conhecido.

Tabela 197.1b Comparação entre a morbidade anual estimada na era pré-vacina e atualmente: doenças passíveis de prevenção por vacinas.

DOENÇA	ESTIMATIVA ANUAL NA ERA PRÉ-VACINA*	ESTIMATIVA EM 2016 (EXCETO QUANDO ESPECIFICADO DE OUTRO MODO)	REDUÇÃO PERCENTUAL
Hepatite A	117.333*	4.000†	97%
Hepatite B (aguda)	66.232*	20.900†	68%
Pneumococos (invasivos)			
Todas as idades	63.067*	30.400§	52%
Idade menor que 5 anos	16.069*	1.700§	89%
Rotavírus (hospitalizações, idade menor que 3 anos)	62.500‡	30.625‖	51%
Varicela	4.085.120*	102.128¶	98%

*Dados de Roush SW, Murphy TV. Vaccine-Preventable Disease Table Working Group: Historical comparison of morbidity and mortality for vaccine-preventable diseases in the United States. *JAMA*. 2007; 298(18):2155-2163. †Dados dos Centers for Disease Control and Prevention: Viral Hepatitis Surveillance-United States, 2016. ‡Dados dos Centers for Disease Control and Prevention: Prevention of rotavirus gastroenteritis among infants and children: recommendations of the Advisory Committee on Immunization Practices. *MMWR Recomm Rep*. 2009; 58(RR-2):1-25. §Dados dos Centers for Disease Control and Prevention: Active bacterial core surveillance, 2016 (não publicado). ‖Dados da New Vaccine Surveillance Network 2017: U.S. rotavirus disease now has biennial pattern (não publicado). ¶Dados dos Centers for Disease Control and Prevention: Varicella Program 2017 (não publicado).

de lactentes, crianças e adolescentes contra **16 patógenos**: *Corynebacterium diphtheriae, Clostridium tetani, Bordetella pertusis*, poliovírus, *Haemophilus influenzae* tipo b (**Hib**), hepatite A, hepatite B, vírus do sarampo, vírus da caxumba, vírus da rubéola, rotavírus, vírus varicela-zóster, pneumococos, meningococos, vírus influenza e papilomavírus humano (**HPV**).

IMUNIDADE PASSIVA

Em vez da produção de anticorpos pelo sistema imunológico do próprio organismo, a imunidade passiva é obtida pela administração de anticorpos pré-formados. A proteção é imediata, porém transitória, com duração de semanas a meses. Os produtos empregados são:

- Imunoglobulinas administradas por via intramuscular (**IGIM**), intravenosa (**IGIV**) ou subcutânea (**SC**)
- Preparações de imunoglobulinas específicas ou hiperimunes administradas por via IM ou IV
- Anticorpos de origem animal
- Anticorpos monoclonais.

A imunidade passiva também pode ser induzida naturalmente pela transferência transplacentária de anticorpos maternos (IgG) durante a gestação. Essa transferência pode proporcionar proteção durante os primeiros meses de vida de um lactente; outros anticorpos (IgA) são transferidos ao lactente durante a amamentação. A proteção contra algumas doenças pode persistir por até 1 ano após o nascimento, dependendo da quantidade de anticorpos transferidos e o tempo até que os níveis reduzam abaixo daqueles considerados como protetores.

As principais indicações para indução de imunidade passiva são imunodeficiências em crianças com defeitos dos linfócitos B que tenham dificuldade para produzir anticorpos (p. ex., hipogamaglobulinemia, imunodeficiências secundárias), que tenham sido expostas a doenças infecciosas ou que estejam em risco iminente de exposição quando não houver tempo adequado para o desenvolvimento de uma resposta imune ativa a uma vacina (p. ex., um recém-nascido exposto a hepatite B materna) e portadoras de doenças infecciosas que exijam a administração de anticorpo como parte do tratamento específico (Tabela 197.2).

Imunoglobulina intramuscular

A imunoglobulina é uma solução estéril que contém anticorpos, geralmente obtidos pelo fracionamento por etanol a frio de grandes aglomerados de plasma humano de adultos. As concentrações de

Tabela 197.2 Preparações de imunoglobulinas e de antissoros animais.

PRODUTO	INDICAÇÕES PRINCIPAIS
Imunoglobulina para injeção intramuscular (IGIM)	Terapia de reposição em transtornos primários com deficiência de anticorpos Profilaxia da hepatite A Profilaxia do sarampo Profilaxia da rubéola (gestantes)
Imunoglobulina intravenosa (IGIV)	Terapia de reposição em transtornos primários com deficiência de anticorpos Doença de Kawasaki Infecção pelo HIV pediátrica Hipogamaglobulinemia na leucemia linfocítica de linfócitos B crônica Profilaxia pós-exposição de varicela Síndrome de Guillain-Barré, polineuropatia desmielinizante inflamatória crônica e neuropatia motora multifocal Síndrome do choque tóxico Pode ser útil em diversas outras condições
Imunoglobulina subcutânea (IGSC)	Tratamento de pacientes com imunodeficiências primárias
Imunoglobulina para hepatite B (IM)	Profilaxia pós-exposição Prevenção da infecção perinatal em lactentes nascidos de mães positivas para o antígeno de superfície da hepatite B
Imunoglobulina para raiva (IM)	Profilaxia pós-exposição
Imunoglobulina para tétano (IM)	Profilaxia de feridas Tratamento do tétano
Imunoglobulina para varicela-zóster (VariZIG, IM)	Profilaxia pós-exposição de pessoas suscetíveis em alto risco de complicações pela varicela
Citomegalovírus (IV)	Profilaxia da doença em receptores de transplantes soronegativos
Imunoglobulina para vaccínia (IV)	Reservada a determinadas complicações da imunização contra varíola e não tem papel no tratamento da varíola
Botulismo humano (IV), BabyBIG	Tratamento do botulismo em lactentes
Antitoxina para difteria, equina	Tratamento da difteria
Antitoxina botulínica heptavalente contra todos os 7 (A-G) tipos de toxina botulínica (BAT)	Tratamento do botulismo alimentar e de feridas em não lactentes
Palivizumabe (anticorpo monoclonal), murino humanizado (IM)	Profilaxia para lactentes contra o vírus sincicial respiratório (ver Capítulo 287)

Dados da American Academy of Pediatrics, Passive Immunization. In: Kimberlin DW, Brady MT, Jackson MA, Long SS, editors. *Red Book 2018: Report of the Committee on Infectious Diseases*. 31th ed. Elk Grove Village, IL, 2018, American Academy of Pediatrics. (As recomendações de uso para imunoglobulinas específicas estão nas seções de doenças específicas, na seção 3 do *Red Book*.)

anticorpos refletem a exposição a doenças infecciosas e a experiência de imunização dos doadores de plasma. A imunoglobulina intramuscular (IGIM) contém 15 a 18% de proteínas e é constituída predominantemente de IgG. O uso intravenoso da IGIM humana é contraindicado. Até onde se sabe, a imunoglobulina não transmite organismos infecciosos, incluindo hepatites virais e HIV. As principais indicações da imunoglobulina são:

- Terapia de reposição em crianças com transtornos de deficiência de anticorpos
- Profilaxia do sarampo
- Profilaxia da hepatite A.

A dose habitual de IGIM para **terapia de reposição** é de 100 mg/kg (equivalente a 0,66 mℓ/kg) por mês. O intervalo comum entre as doses é de 2 a 4 semanas, dependendo da concentração sérica mínima de IgG e da resposta clínica. Na prática, a IGIV tomou o lugar da IGIM na terapia de reposição.

A IGIM pode ser utilizada para prevenir ou atenuar o **sarampo**, se administrada a crianças suscetíveis dentro de 6 dias após a exposição (dose habitual: 0,5 mℓ/kg de peso corporal; dose máxima: 15 mℓ). A dose recomendada para a IGIV é de 400 mg/kg. Os dados sugerem que a vacina para sarampo proporciona proteção em alguns casos, quando administrada dentro de 72 horas após a exposição ao sarampo. Não se deve administrar ao mesmo tempo a vacina contra sarampo e a imunoglobulina.

Dispõe-se de dois métodos para a **profilaxia pós-exposição** contra a **hepatite A**, dependendo da idade do paciente: imunização contra hepatite A ou imunoglobulina. Em pessoas com idade de 12 meses a 40 anos, a imunização contra hepatite A é preferível em relação à imunoglobulina para a profilaxia pós-exposição e para a proteção de pessoas que viajam para áreas em que a hepatite A é endêmica. Crianças de 6 a 11 meses de idade devem receber uma dose da vacina contra hepatite A antes de uma viagem internacional. Contudo, a dose da vacina contra hepatite A recebida antes da idade de 12 meses não deve ser contada para determinar a aderência ao esquema recomendado de duas doses. Em adultos acima de 40 anos, a imunoglobulina pode ser administrada para profilaxia pré e pós-exposição em pessoas que realizem uma viagem internacional para áreas onde a hepatite A é endêmica (0,06 mℓ/kg). Se houver uma imunodeficiência subjacente ou uma hepatopatia crônica, a imunoglobulina é preferível em relação à imunização contra hepatite A.

As reações adversas às imunoglobulinas mais comuns são a dor e o desconforto no local de injeção e, mais raramente, rubor, cefaleia, calafrios e náuseas. Os eventos adversos graves são raros e incluem dor torácica, dispneia, anafilaxia e colapso sistêmico. A imunoglobulina *não* deve ser administrada a pessoas com deficiência seletiva de IgA, que podem produzir anticorpos contra as quantidades mínimas de IgA presentes nas preparações de imunoglobulinas e desenvolver reações após repetidas doses. Essas reações podem incluir febre, calafrios e uma síndrome semelhante ao choque. Como essas reações são raras, não é recomendado o teste quanto a deficiências seletivas de IgA.

Imunoglobulina intravenosa

A IGIV é uma preparação altamente purificada de anticorpos imunoglobulínicos, feita a partir de plasma de doadores adultos com o fracionamento a álcool, ela é modificada para possibilitar o uso intravenoso (IV). A IGIV consiste em mais de 95% de IgG e é testada para garantir títulos mínimos de anticorpos contra *Corynebacterium diphteriae,* vírus da hepatite B, vírus do sarampo e poliovírus. As concentrações de anticorpos contra outros patógenos variam amplamente entre os produtos e até mesmo entre lotes do mesmo fabricante. Estão disponíveis preparações líquidas e em pó liofilizado. A IGIV não contém timerosal.

Nem todos os produtos de IGIV foram aprovados pela Food and Drug Administration (FDA) nos EUA para todas as indicações. As principais indicações para uso da IGIV que foram aprovadas pela FDA são:

- Terapia de reposição para transtornos de imunodeficiência primária
- Doença de Kawasaki para prevenir anormalidades arteriais coronarianas e reduzir as manifestações clínicas
- Terapia de reposição para a prevenção de infecções bacterianas graves em crianças infectadas pelo HIV
- Prevenção de infecções bacterianas graves em pessoas apresentando hipogamaglobulinemia na leucemia linfocítica B crônica
- Trombocitopenia mediada pelo sistema imunológico para aumentar a contagem de plaquetas.

A IGIV pode ser útil para pacientes com síndrome de choque tóxico grave, síndrome de Guillain-Barré e anemia causada pelo parvovírus B19. Ela também é usada em muitas outras condições com base na experiência clínica; assim como pode ser usada na pós-exposição à varicela caso a imunoglobulina para varicela-zóster não esteja disponível.

Reações à IGIV podem ocorrer em até 25% dos pacientes. Algumas dessas reações parecem estar relacionadas com a velocidade de infusão e podem ser aliviadas por uma redução da velocidade. Essas reações incluem febre, cefaleia, mialgia, calafrios, náuseas e vômitos. Relatos de reações mais graves são raros, incluindo eventos anafilactoides, transtornos tromboembólicos, meningite asséptica e insuficiência renal. A insuficiência renal ocorre principalmente em pacientes com disfunção renal preexistente.

As preparações de imunoglobulinas específicas ou hiperimunes são obtidas de doadores com títulos elevados de anticorpos para agentes específicos e visam proporcionar proteção contra esses agentes (Tabela 197.2).

Imunoglobulina subcutânea

A administração subcutânea de imunoglobulina (IGSC) é segura e eficaz em crianças e adultos com distúrbios de imunodeficiência primária. Doses mais baixas administradas com uma frequência semanal acarretam menor flutuação das concentrações séricas de IgG ao longo do tempo. As reações sistêmicas são menos frequentes que aquelas associadas à IGIV e os efeitos adversos mais comuns da IGSC são reações no local de injeção. Não há dados sobre a administração de IGIM pela via subcutânea.

Preparações de antissoros animais hiperimunes

As preparações de antissoros animais são obtidas de cavalos. A fração imunoglobulínica é concentrada com o uso de sulfato de amônio e alguns produtos são tratados adicionalmente por enzimas para reduzir as reações a proteínas estranhas. As duas preparações de antissoros equinos a seguir estão disponíveis para seres humanos (até 2018):

- **Antitoxina diftérica**, que nos EUA pode ser obtida dos Centers for Disease Control and Prevention (http://www.cdc.gov/diphteria/dat.html), é utilizada para o tratamento da difteria.
- **Antitoxina botulínica heptavalente**, que pode ser obtida do CDC para uso em adultos com botulismo. Nos EUA, é possível solicitá-la para o CDC. Esse produto contém antitoxina contra todos os sete tipos (A-G) de toxina botulínica.

Deve-se tomar muito cuidado antes de administrar soros de origem animal devido ao potencial de reações alérgicas graves. O cuidado necessário inclui: testes quanto à sensibilidade antes da administração; dessensibilização, se necessário; e tratamento de possíveis reações, incluindo eventos febris, doença do soro e anafilaxia. *Para botulismo em lactentes IVIG (BabyBIG), uma antitoxina de origem humana, foi licenciada e deve ser utilizada.*

Anticorpos monoclonais

Os anticorpos monoclonais (mAbs) são preparações de anticorpos produzidos contra um único antígeno. Eles são produzidos em massa a partir de um hibridoma, uma célula híbrida usada como base para a produção de grandes quantidades de anticorpos. Um hibridoma é criado pela fusão de um linfócito B produtor de anticorpos com uma célula imortal de crescimento rápido, como uma célula cancerosa. **Palivizumabe** é utilizado para a prevenção de doença grave decorrente do vírus sincicial respiratório (RSV) em crianças de 24 meses de idade ou menos com displasia broncopulmonar (DBP, uma forma de doença pulmonar crônica), história de parto prematuro ou portadoras de lesões cardíacas congênitas ou doenças neuromusculares. A American Academy of Pediatrics (AAP) elaborou recomendações específicas para o uso do palivizumabe (ver Capítulo 287). Os anticorpos monoclonais também são usados para prevenir a rejeição a transplantes e tratar alguns tipos de câncer, doenças autoimunes e asma. Anticorpos monoclonais contra interleucina (IL) 2 e contra o fator de necrose tumoral (TNF) α estão sendo empregados como parte da abordagem terapêutica a pacientes com diversas doenças malignas e autoimunes.

Os eventos adversos graves associados a palivizumabe são raros e incluem principalmente casos de anafilaxia e reações de hipersensibilidade. As reações adversas a mAbs direcionados à modificação da resposta imunológica, como os anticorpos contra IL-2 ou TNF-α, podem ser mais graves e incluem a síndrome de liberação de citocinas, febre, calafrios, tremores, dor torácica, imunossupressão e infecções por vários organismos, incluindo micobactérias.

IMUNIZAÇÃO ATIVA

As **vacinas** são definidas como o todo ou partes de microrganismos administrados para prevenir uma doença infecciosa. Elas podem consistir em microrganismos íntegros inativados (p. ex., pólio, hepatite A), partes do organismo (p. ex., *pertussis* acelular, HPV e hepatite B), cápsulas polissacarídeas (p. ex., vacinas polissacarídeas pneumocócicas e meningocócicas), cápsulas polissacarídeas conjugadas a transportadores proteicos (p. ex., Hib, vacinas conjugadas pneumocócicas e meningocócicas), microrganismos vivos atenuados (p. ex., vacinas para sarampo, caxumba, rubéola, varicela, rotavírus e vacinas para influenza com vírus vivos atenuados) e toxoides (p. ex., tétano, difteria) (Tabela 197.3). Um **toxoide** é uma toxina bacteriana modificada que se torna atóxica mas ainda é capaz de induzir uma resposta imunológica ativa contra a toxina.

As vacinas podem conter vários outros componentes além do antígeno imunizante. Os *líquidos de suspensão* podem consistir em água estéril ou soro fisiológico, mas podem constituir um líquido complexo contendo pequenas quantidades de proteínas ou outros componentes utilizados para o crescimento da cultura imunobiológica. *Conservantes, estabilizadores* e *agentes antimicrobianos* são utilizados para inibir o crescimento bacteriano e impedir a degradação do antígeno. Esses componentes podem incluir gelatina, 2-fenoxietanol e agentes antimicrobianos específicos. Os conservantes são adicionados a frascos de vacinas com múltiplas doses, basicamente para impedir a contaminação bacteriana à manipulação repetida no frasco. No passado, muitas vacinas para crianças continham **timerosal**, um conservante que tem etilmercúrio. A remoção do timerosal como conservante de vacinas para crianças começou em 1999 como medida de precaução, na ausência de quaisquer dados relativos a danos pelo conservante. Esse objetivo foi alcançado passando-se a usar frascos com dose única. Entre as vacinas recomendadas para lactentes, apenas algumas preparações da vacina para influenza contêm timerosal como conservante.*

Os *adjuvantes* são utilizados em algumas vacinas para intensificar a resposta imune. Nos EUA, os únicos adjuvantes atualmente licenciados pela FDA para uso em vacinais são **sais de alumínio**; AsO_4, composto de 3-O-desacil-4'-monofosforil 301 lipídio A (MPL) adsorvido em alumínio (na forma de hidróxido de alumínio); e adjuvante MF59 e 1018. **AsO_4** é encontrado em um tipo de vacina contra o HPV, já não disponível nos EUA, mas usado na Europa. **MF59** é uma emulsão de óleo em água encontrada em um tipo de vacina contra influenza aprovada para indivíduos com 65 anos ou mais. 1018 é um adjuvante de sequência imunoestimuladora usada em HepB-CpG, uma vacina contra hepatite B aprovada para pessoas acima de 18 anos de idade. HepB-CpG contém HBsAg recombinante derivado de levedura e é preparado pela combinação de HBsAg purificado com pequenos *motifs* imunoestimulantes sintéticos de oligodesoxinucleotídios citidina-fosfato-guanosina. O adjuvante 1018 liga-se ao receptor Toll-like 9 para simular uma resposta imunológica dirigida ao HBsAg. As vacinas que contêm adjuvantes devem ser aplicadas IM profunda para evitar a irritação local, a formação de granulomas e a necrose associada à administração por via subcutânea ou intracutânea.

*O conteúdo de timerosal nas vacinas licenciadas nos EUA que são fabricadas atualmente é apresentado em http://www.fda.gov/BiologicsBloodVaccines/SafetyAvailability/VaccineSafety/ucm096228.htm#pres.

As vacinas podem induzir imunidade por meio da estimulação na formação de anticorpos, na imunidade celular ou em ambas. Acredita-se que a proteção induzida por muitas vacinas seja mediada predominantemente por linfócitos B, que produzem anticorpos. Esses anticorpos podem inativar toxinas, neutralizar vírus e impedir sua fixação aos receptores celulares, facilitar a fagocitose e a destruição bacteriana, interagir com o complemento para realizar a lise de bactérias e impedir a aderência à superfície das mucosas por interação com a superfície celular bacteriana.

A maioria das respostas de linfócitos B requer a assistência dos linfócitos T CD4 auxiliares. Essas respostas de linfócitos T dependentes tendem a induzir altos níveis de anticorpos funcionantes com alta avidez. As respostas dependentes de células T amadurecem ao longo do tempo, de uma resposta basicamente constituída por IgM para uma resposta de IgG persistente por um longo período, e induzem uma memória imunológica que produz respostas aumentadas após doses de reforço. As **vacinas dependentes de linfócitos T**, que incluem componentes proteicos, induzem boas respostas imunológicas mesmo em lactentes. Em contraste, os antígenos polissacarídeos induzem respostas de linfócitos B na ausência de linfócitos T auxiliares. Essas **vacinas independentes dos linfócitos T** estão associadas a respostas imunológicas insuficientes em crianças com menos de 2 anos, imunidade de curta duração e ausência de uma resposta aumentada ou reforçada com a exposição repetida ao antígeno. No caso de algumas vacinas polissacarídeas, as doses repetidas na verdade estão associadas a respostas reduzidas, medidas pelas concentrações de anticorpos, em comparação às primeiras doses (ou seja, *hiporresponsivas*). Para superar os problemas das vacinas polissacarídeas simples, os polissacarídeos foram **conjugados**, ou ligados de forma covalente, a transportadores proteicos, convertendo a vacina em vacina dependente de linfócitos T. Em contraste com as vacinas polissacarídeas simples, as conjugadas induzem anticorpos de avidez mais alta, memória imunológica com resposta após repetidas exposições ao antígeno, imunidade prolongada e proteção de rebanho ao diminuir a condição de carreador. (Tabela 197.4). Em 2018 havia, nos EUA, vacinas conjugadas licenciadas para a prevenção de Hib, doença pneumocócica e doença meningocócica.

Anticorpos séricos podem ser detectados a partir de 7 a 10 dias após a inoculação do antígeno. Os primeiros anticorpos geralmente são da classe IgM, que conseguem fixar o complemento. Os anticorpos IgM tendem a declinar, enquanto os IgG aumentam. Os anticorpos IgG tendem a atingir um pico cerca de 1 mês após a vacinação e, para a maioria das vacinas, persistem por longo tempo após um ciclo de vacinação primária. As respostas secundárias ou de reforço ocorrem mais rapidamente e decorrem da proliferação rápida de linfócitos B de memória e T.

A avaliação da resposta imune à maioria das vacinas é efetuada pela medida dos anticorpos séricos. Enquanto a detecção de anticorpos séricos em níveis considerados protetores após a vacinação pode indicar imunidade, a perda de anticorpos detectáveis com o tempo não significa necessariamente uma suscetibilidade à doença. Algumas vacinas induzem uma memória imunológica, levando a uma resposta reforçada ou anamnéstica à exposição ao microrganismo, com a consequente proteção contra a doença. Em alguns casos, a resposta imune celular é usada para avaliar o estado do sistema imunológico. Algumas vacinas (p. ex., *pertussis* acelular) não têm um padrão sorológico correlacionado com a proteção.

Algumas das vacinas de organismos vivos atenuados recomendadas para crianças e adolescentes são sarampo, caxumba e rubéola (**MMR**), MMR e varicela (**MMRV**), rotavírus e varicela. Além disso, uma vacina de influenza tetravalente com organismos vivos atenuados adaptada ao frio (**LAIV**) está disponível para pessoas com idade de 2 a 49 anos que não apresentem condições que as coloquem em alto risco para complicações de Influenza. A eficácia notavelmente menor da vacina durante as temporadas de influenza de 2013–2016 fez com que a LAIV não fosse recomendada nos EUA para as temporadas de 2016–2017 e 2017–2018; LAI foi recomendada para a temporada de 2018–2019. As **vacinas de organismos vivos atenuados** tendem a induzir respostas imunológicas de longa duração. Eles se replicam, com frequência, de maneira semelhante às infecções naturais, até que uma resposta

Tabela 197.3 Vacinas disponíveis atualmente* nos EUA por tipo.

PRODUTO	TIPO
Adenovírus	Vacina de vírus vivo, oral, indicada para imunização ativa para prevenção de doença respiratória aguda febril causada pelos adenovírus tipos 4 e 7, para uso em populações militares de 17 a 50 anos de idade
Vacina para antraz adsorvida	Filtrado de componentes desprovido de células e incluindo o antígeno protetor
Vacina do bacilo Calmette-Guérin (BCG)	Cepa viva atenuada de micobactéria utilizada para a prevenção da tuberculose em circunstâncias muito limitadas
Vacina contra cólera	Vacina oral contendo a cepa CVD 103-HgR de *Vibrio cholerae* viva atenuada para proteção contra o sorogrupo O1 em adultos de 18 a 64 anos de idade que viajam para áreas afetados por cólera
Toxoides diftérico e tetânico adsorvidos	Toxoides diftérico e tetânico
Vacina de toxoides diftérico e tetânico e coqueluche (*pertussis*) acelular (DTaP)	Toxoides diftérico e tetânico e componentes purificados e sem toxinas de *Bordetella pertussis*
Vacina de DTaP-hepatite B-pólio inativada (DTaP-HepB-IPV)	DTaP em associação ao antígeno de superfície da hepatite B (HBsAg) produzida por técnicas recombinantes em leveduras e com poliovírus integrais inativados
DTaP com IPV e *Haemophilus influenzae* tipo B (Hib) (DTaP-IPV/Hib)	DTaP em associação a poliovírus íntegros inativados e polissacarídeo de Hib conjugado a toxoide tetânico
DTaP com vacina contra pólio inativada (DTaP-IPV)	DTaP com poliovírus íntegros inativados
Vacina conjugada contra Hib (Hib)	Polissacarídeo conjugado a toxoide tetânico ou à proteína da membrana externa do meningococo do grupo B
Vacina contra Hepatite A (HepA)	Vírus inativados
Vacina contra hepatite A-hepatite B (HepA-HepB)	Vacina combinada contra hepatite A e hepatite B
Vacina contra hepatite B (HepB)	HBsAg produzido por técnicas recombinantes em leveduras
Vacina contra papilomavírus humano 9-valente [[HPV9])	A proteína L1 do capsídio do HPV dos tipos 6 e 11 para prevenção de verrugas genitais e dos tipos 16, 18, 31, 33, 45, 52 e 58 para prevenção de câncer cervical (9vHPV)
Vacina de vírus influenza inativado (IIV [†])	Disponível como as vacinas trivalentes ($A/H_3/N_2$, $A/H_1/N_1$ e B) inativadas e purificadas contendo a hemaglutinina (H) e a neuraminidase (N) de cada tipo ou como preparações tetravalentes (que incluem cepas representativas de duas cepas B além das duas cepas de influenza A da vacina para influenza inativada trivalente)
Vacina de vírus influenza vivos atenuados, intranasal (LAIV)	Vacina tetravalente de vírus vivos atenuados sensíveis à temperatura e adaptados ao frio contendo os genes H e N das cepas selvagens, reagrupados de modo a ter os seis outros genes da matriz original adaptada ao frio
Vacina contra encefalite japonesa	Vírus íntegro inativado e purificado
Vacina contra sarampo, caxumba, rubéola (MMR)	Vírus vivos atenuados
Vacina contra sarampo, caxumba, rubéola e varicela (MMRV)	Vírus vivos atenuados
Vacina conjugada meningocócica contra os sorogrupos A, C, W135 e Y (MCV4)	Polissacarídeo de cada um dos sorogrupos conjugado ao toxoide diftérico ou à proteína CRM_{197}
Vacina de polissacarídeo meningocócico contra sorogrupos A, C, W135 e Y (MPSV4)	Polissacarídeos de cada um dos sorogrupos conjugados ao toxoide tetânico
Meningocócica B (MenB)	Proteínas recombinantes do sorogrupo B desenvolvidas em *Escherichia coli*
Vacina conjugada pneumocócica (13 valente) (PCV13)	Polissacarídeos pneumocócicos conjugados à toxina diftérica CRM_{197}; contém 13 sorotipos que eram responsáveis por mais de 80% da doença invasiva em crianças pequenas antes do licenciamento da vacina
Vacina polissacarídea pneumocócica (23-valente) (PPSV23)	Polissacarídeos pneumocócicos de 23 sorotipos responsáveis por 85 a 90% da doença bacterêmica nos EUA
Poliomielite (inativada, potência aumentada) (IPV)	Vírus íntegros inativados e altamente purificados de células de rins de macacos, trivalente para os tipos 1, 2 e 3
Vacina contra raiva (célula diploide humana e fibroblastos de galinha purificados)	Vírus íntegros inativados
Vacinas contra rotavírus (RV5 e RV1)	Vacina de rotavírus bovino pentavalente (RV5), vírus vivos atenuados reagrupados e vírus humanos vivos atenuados (RV1)
Vacina contra varíola	Vírus vaccínia, um poxvírus atenuado que proporciona proteção cruzada contra a varíola
Toxoides tetânicos e diftéricos, adsorvidos (Td, uso adulto)	Toxoide tetânico mais uma quantidade reduzida de toxoide diftérico em comparação ao toxoide diftérico empregado para crianças com menos de 7 anos
Vacina de toxoides tetânicos e diftéricos adsorvidos mais coqueluche (*pertussis*) acelular (Tdap)	Toxoide tetânico mais uma quantidade reduzida de toxoide diftérico mais vacina *pertussis* acelular para uso em adolescentes e adultos e em crianças com 7 a 10 anos que não foram apropriadamente imunizadas por DTaP
Vacina tifoide (polissacarídea)	Polissacarídeo capsular Vi da cepa Ty2 de *Salmonella typhi*
Vacina tifoide (oral)	Cepa Ty21a viva atenuada de *S. typhi*
Vacina contra varicela	Cepa Oka/Merck viva atenuada
Vacina contra febre amarela	Cepa 17D-204 viva atenuada
Vacina contra herpes-zóster (cobreiro)	Cepa Oka/Merck viva atenuada para uso em adultos de 60 anos ou mais (Zostavax) Vacina recombinante contra zóster, com adjuvante (Shingrix) para uso em adultos a partir de 50 anos

*Até novembro de 2018. [†] Há vários tipos de vacinas inativadas contra gripe – IIV3, IIV4, RIV4, ccIIV4, aIIV3. Dados da US Food and Drug Administration: Vaccines licensed for use in the United States. http://www.fda.gov/BiologicsBloodVaccines/Vaccines/ApprovedProducts/ucm093833.htm.

Tabela 197.4 Características das vacinas polissacarídeas e conjugadas.

CARACTERÍSTICA	CONJUGADA	POLISSACARÍDEA
Resposta imunológica dependente de linfócitos T	Sim	Não
Memória imune	Sim	Não
Persistência da proteção	Sim	Não
Efeito de reforço	Sim	Não
Redução dos portadores	Sim	Não
Imunidade de rebanho	Sim	Não
Ausência de hiporresponsividade	Sim	Não

imunológica inibe a reprodução. A maioria das vacinas de organismos vivos é administrada em esquemas de 1 ou 2 doses. O propósito das doses repetidas, como uma segunda dose da vacina MMR ou MMRV, é induzir uma resposta imunológica inicial em pessoas que não tenham respondido à primeira dose. Uma vez que os vírus influenza tendem a sofrer mutações para evitar a imunidade preexistente a cepas anteriores, pelo menos uma das cepas das vacinas de influenza a cada ano costuma ser diferente das utilizadas no ano anterior. Por isso recomenda-se que as vacinas para influenza sejam administradas anualmente.

As demais vacinas no esquema recomendado para crianças e adolescentes são inativadas. As **vacinas inativadas** tendem a requerer múltiplas doses para induzir uma resposta imunológica adequada e têm maior probabilidade de necessitar de doses de reforço para a manutenção dessa imunidade do que as vacinas de organismos vivos atenuados. Algumas vacinas inativadas; porém, parecem induzir uma imunidade prolongada ou talvez vitalícia após uma série primária, incluindo a vacina para hepatite B e a vacina de pólio inativada (IPV).

SISTEMA DE VACINAÇÃO NOS EUA

Produção de vacinas

A produção de vacinas é basicamente uma responsabilidade da iniciativa privada. Muitas das vacinas recomendadas rotineiramente para crianças são produzidas por apenas um dos fabricantes. Vacinas com múltiplos fabricantes incluem Hib, hepatite B, rotavírus, **MCV4** (vacina meningocócica conjugada contra os sorogrupos A, C, W135 e Y), toxoides diftérico e tetânico e *pertussis* acelular (**DTaP**) e toxoides tetânico e diftérico e *pertussis* acelular (**Tdap**) para adolescentes e adultos. A vacina de poliovírus inativado (**IPV**) como uma vacina contendo apenas IPV tem apenas um fabricante, mas a IPV está igualmente disponível em produtos combinados (DTaP-hepatite B-IPV, DTaP-IPV/Hib e DTaP-IPV) de fabricantes diferentes. A vacina contra influenza para crianças de 6 a 35 meses idade é produzida por um número menor de fabricantes (ver http://www.cdc.gov/flu/protect/vaccine/vaccines.htm quanto às vacinas para influenza disponíveis). As vacinas MMR, MMRV, varicela, vacina conjugada pneumocócica (13 valente, **PCV13**) e as vacinas para tétano e difteria (**Td**) também são produzidas por um único fabricante.[1]

Políticas de vacinação

Nos EUA, dois comitês principais fazem recomendações quanto às políticas de vacinação para crianças: o Committee on Infectious Diseases (COID) da AAP (o *R ed Book* Committee) e o Advisory Committee on Immunization Practices (ACIP) do CDC. Anualmente a AAP, o ACIP, a American Academy of Family Physicians (AAFP) e o American College of Obstetricians and Gynecologists (ACOG) publicam um esquema alinhado para a imunização de crianças e adolescentes (http://www.cdc.gov/vaccines/schedules/index.html). As recomendações do ACIP (http://www.cdc.gov/vaccines/acip/recs/index.html) são oficiais somente após a aprovação pelo diretor do CDC, o que leva à publicação no *Morbidity and Mortality Weekly Report (MMWR Morb Mortal Wkly Rep)*. As recomendações da AAP são publicadas no *Pediatrics* e no *Red Book*, que inclui sua versão on-line atualizada continuamente (aapredbook.org).

[1]N.R.T.: No Brasil, também estão disponíveis as vacinas antimeningocócicas conjugadas para o sorogrupo B e C individualmente.

Financiamento das vacinas

Cerca de 50% das vacinas rotineiramente administradas a crianças e a adolescentes com idade inferior a 19 anos nos EUA são adquiridas por um contrato negociado pelo governo desse país com fabricantes de vacinas licenciadas. Três fontes principais de fundos estão disponíveis para adquirir vacinas por meio desse contrato. A maior parte é proveniente do programa **Vaccines for Children (VFC)** (http://www.cdc.gov/vaccines/programs/vfc/index.html), um programa federal de benefícios estabelecido nos EUA em 1993. O programa VFC cobre crianças atendidas pelo Medicaid, crianças sem nenhum seguro-saúde (não seguradas) e indígenas nativos norte-americanos e do Alasca. Além disso, crianças que tenham seguro-saúde com cobertura insuficiente, cujo seguro não cubra a imunização, podem ser cobertas pelo VFC, mas apenas se comparecerem a um centro de saúde federal qualificado (http://www.cms.gov/center/fqhc.asp). Em contraste com outras fontes de fundos públicos que requerem a aprovação da liberação de fundos eletivos por parte de órgãos legislativos, os fundos do VFC se tornam disponíveis imediatamente para novas recomendações. Esses fundos serão disponibilizados apenas se o ACIP votar pela inclusão da vacina e recomendação de uso no programa VFC, o governo dos EUA negociar um contrato e o Gabinete de Gestão e Orçamento repartir os fundos. O programa VFC pode fornecer vacinas gratuitas aos fornecedores particulares participantes do programa para a administração em crianças elegíveis para cobertura. A segunda fonte importante de fundos federais é o programa Section 317 **Discretionary Federal Grant Program** para estados e localidades selecionados nos EUA. Esses fundos precisam ser aprovados anualmente pelo Congresso norte-americano e, ao contrário daqueles do VFC, não têm requisitos de elegibilidade para uso. A terceira fonte importante de fundos públicos é constituída de **apropriações de estados** dos EUA.

O programa VFC em si não cobre os custos da administração de vacinas. O programa Medicaid cobre as taxas de administração para as crianças matriculadas nesse programa. Os pais de outras crianças elegíveis para o VFC devem pagar as taxas administrativas de seu próprio bolso, embora a lei estipule que não se pode negar vacinas a nenhuma pessoa elegível ao programa por causa da incapacidade de pagar as taxas administrativas. O Affordable Care Act (ACA) declara que todas as vacinas recomendadas pelo ACIP e aquelas incluídas nos calendários anuais de imunização devem ser fornecidas por programas de seguro qualificados sem coparticipação e sem custo dedutível.

Monitoramento da segurança de vacinas

Nos EUA, o monitoramento da segurança de vacinas é de responsabilidade da FDA, do CDC e dos fabricantes de vacinas. Uma parte essencial do monitoramento depende de relatórios enviados ao **Vaccine Adverse Event Reporting System (VAERS)**. Os eventos adversos após a imunização podem ser relatados pelo preenchimento de um formulário do VAERS, que pode ser obtido em http://www.vaers.hhs.gov, ou ligando dentro dos EUA para 1-800-822 a 7967. Relatórios de casos individuais no VAERS podem ser úteis para gerar hipóteses sobre riscos de que as vacinas causem determinadas síndromes clínicas. Porém, de modo geral, os relatórios não são úteis para avaliar o papel causal das vacinas no evento adverso, porque muitas síndromes clínicas que se seguem à vacinação são semelhantes às síndromes que ocorrem na ausência de vacinação, que constituem taxas basais. Estudos epidemiológicos são frequentemente necessários para avaliar a causalidade, comparando a taxa de incidência do evento adverso após a vacinação à taxa nas pessoas não vacinadas. Uma taxa mais alta estatisticamente significativa nas pessoas vacinadas seria compatível com a causalidade.

O **Vaccine Safety Datalink** consiste em registros hospitalares e ambulatoriais de algumas das maiores organizações de gerenciamento de cuidado nos EUA e facilita a avaliação da causalidade. Além disso, a rede **Clinical Immunization Safety Assessment (CISA)** foi estabelecida para orientar médicos de atenção primária sobre a avaliação e o tratamento de eventos adversos (http://www.cdc.gov/vaccinesafety/Activities/CISA.html). A CISA facilita a colaboração do CDC com especialistas em segurança de vacinas nos principais centros médicos acadêmicos e fortalece a capacidade nacional de monitoramento da segurança das vacinas. (Para mais informações, veja: https://www.cdc.gov/vaccinesafety/ensuringsafety/monitoring/cisa/index.html.)

Nos EUA, a Health and Medicine Division (HMD) da National Academies of Sciences, Engineering and Medicine, anteriormente conhecida como Institute of Medicine (IOM), reviu de maneira independente várias preocupações relativas à segurança de vacinas e relatórios publicados, resumindo seus achados.* De 2001 a 2004, o IOM publicou oito relatórios, concluindo que o conjunto das evidências epidemiológicas não demonstrava uma associação entre vacinas e **autismo**. Em 2011, relatório do IOM, intitulado *Adverse Effects of Vaccines: Evidence and Causality***, examinou uma lista de efeitos adversos relatados em associação a oito vacinas para avaliar as evidências científicas porventura existentes quanto a um evento relacionado com a vacina. O comitê IOM elaborou 158 conclusões quanto à causalidade e designou cada relação entre uma vacina e um problema de saúde adverso de uma a quatro categorias de causalidade. O comitê concluiu que as evidências disponíveis apoiavam de maneira convincente uma relação causal entre **anafilaxia** e as vacinas de MMR, varicela-zóster, influenza, hepatite B, meningocócica e vacinas que contém tétano. Além disso, as evidências foram favoráveis à rejeição de cinco eventos adversos relacionados a vacina, incluindo a vacina MMR com o autismo, vacinas contra influenza de vírus inativados com episódios de asma, além de paralisia de Bell e MMR e DTaP com diabetes melito do tipo 1. Na maioria dos casos (135 pares de eventos adversos a vacina) as evidências não foram adequadas para se aceitar ou rejeitar uma relação causal, devido à raridade dos eventos. De modo geral, o comitê concluiu que poucos problemas de saúde são causados por vacinas ou se associam claramente a elas.

Em 2013, o HMD publicou o relatório intitulado *Childhood Immunization Schedule and Safety: Stakeholder Concerns, Scientific Evidence, and Future Studies.*[†] O HMD não encontrou nenhuma evidência de problemas de segurança importantes associados à aderência ao esquema de imunização recomendado para a infância. Especificamente, o HMD não encontrou uma ligação entre o esquema de imunização e doenças autoimunes, asma, hipersensibilidade, convulsões, transtornos de desenvolvimento infantil, transtornos da aprendizagem ou do desenvolvimento, transtornos de déficit de atenção ou comportamentos disruptivos. Além disso, o uso de esquemas não padronizados é prejudicial porque aumenta o período de risco de aquisição de doenças que podem ser prevenidas por vacinas e aumenta o risco de uma imunização incompleta.[‡] A Agency for Healthcare Research and Quality (AHRQ) firmou um contrato com a Rand Corporation para uma análise sistemática independente do esquema de imunização. Essa análise concluiu que, embora algumas vacinas estejam associadas a eventos adversos graves, esses eventos são extremamente raros e devem ser ponderados, quando comparados aos benefícios protetores proporcionados pelas vacinas. A AAP resumiu as informações sobre uma variedade de questões de segurança e diferentes vacinas.[§]

Estabelecido nos EUA em 1988, o **National Vaccine Injury Compensation Program (VICP)** visa compensar as pessoas lesadas por vacinas no programa de imunização de crianças e adolescentes. O programa recebe fundos de uma taxa fiscal de US$ 0,75 por doença evitada por dose das vacinas recomendadas pelo CDC (p. ex., a vacina influenza de trivalente é taxada em US$ 0,75 porque previne uma doença; a vacina contra sarampo-caxumba-rubéola é taxada em US$ 2,25 porque previne três doenças). Até 2018, esse programa cobria todas as vacinas recomendadas como rotina, que protegem crianças contra 16 doenças. O VICP foi estabelecido para proporcionar um sistema sem falhas, com uma tabela de lesões relacionadas e uma escala temporal. Em abril de 2018, a tabela foi modificada para refletir as alterações na lei conhecida como *21 st Century Cures Act*, que exige que o VICP forneça as vacinas recomendadas de rotina para as gestantes. Todas as pessoas alegando uma lesão relacionada a vacina têm inicialmente que se registrar no programa. Se a lesão for condizente com os requisitos da tabela, a compensação é automática. Caso contrário, é responsabilidade do solicitante comprovar a causalidade. Se a compensação for aceita, o solicitante não pode mover uma ação legal contra o fabricante ou o médico que administrou a vacina. Ele pode apelar para o sistema de responsabilidade civil caso rejeite o julgamento do sistema de compensação, mas isso é incomum. As informações sobre o VICP estão disponíveis em http://www.hrsa.gov/vaccinecompensation ou ligando, dentro dos EUA para 1-800-338 a 2382. A lei exige que todos os médicos que administrem uma vacina coberta pelo programa forneçam aos pais ou guardiões da criança o **Vaccine Information Statement (VIS)** aprovado em cada consulta, antes de administrar a vacina. Informações sobre o VIS podem ser obtidas em http://www.cdc.gov/vaccines/hcp/vis/index.html.

Entrega de vacinas

As vacinas devem ser armazenadas à temperatura recomendada antes e depois da reconstituição, para garantir sua eficácia. Um protocolo abrangente está disponível para fornecedores sobre as recomendações quanto ao armazenamento e manejo de vacinas e às estratégias de melhores práticas (https://www.cdc.gov/vaccines/hcp/admin/storage/index.html). As datas de término da validade devem ser anotadas e as vacinas vencidas devem ser descartadas. As vacinas liofilizadas frequentemente têm uma longa vida de armazenamento. A vida útil de vacinas reconstituídas, porém, é curta, variando de 30 min para a da varicela a 8 horas para a MMR.

Todas as vacinas têm uma via de administração preferencial, que é especificada nas bulas dos produtos e nas recomendações do ACIP e da AAP. Muitas vacinas inativadas, incluindo DTaP, hepatite A, hepatite B, Hib, a vacina de influenza inativada (**IIV**), HPV, PCV13, MCV4 e Tdap, são administradas por via IM. Em contraste, MPVS4 e as vacinas de vírus vivos atenuados de uso mais comum (MMR, MMRV e varicela) devem ser administradas pela via SC. A vacina para rotavírus é administrada por via oral. IPV e **PPS23** (vacina pneumocócica polissacarídea) podem ser administradas por via IM ou SC. Uma das vacinas para influenza, LAIV, é administrada por via intranasal e outra, por via intradérmica. No caso de injeções IM, o músculo vastolateral da coxa é o local preferido em lactentes e crianças pequenas. O comprimento de agulha recomendado varia dependendo da idade e do tamanho: 1,5 cm para lactentes recém-nascidos, 2,5 cm para lactentes com idade de 2 a 12 meses e 2,5 a 3 cm para crianças maiores. Em adolescentes e adultos, o músculo deltoide do braço é o melhor local para a administração por via intramuscular, com comprimentos de agulha de 2,5 a 3 cm, dependendo do tamanho do paciente. A maioria das injeções IM pode ser efetuada com agulhas calibre 23 a 25. Nas injeções SC, os comprimentos de agulha variam geralmente de 1,5 a 2 cm se usar agulhas de calibre 23 a 25.

Outros aspectos da imunização importantes para pediatras e outros profissionais de saúde estão detalhados nos sites indicados na Tabela 197.5.

ESQUEMA DE IMUNIZAÇÃO RECOMENDADO

Todas as crianças nos EUA devem ser vacinadas contra 16 doenças (Figuras 197.1 e 197.2) (esquema atualizado anualmente disponível em http://www.cdc.gov/vaccines/schedules/index.html).

A vacina para hepatite B (**HepB**) é recomendada em um esquema de três doses, começando ao nascimento. A aplicação da dose ao nascimento, assim como da imunoglobulina para hepatite B, tem fundamental importância em lactentes cujas mães sejam positivas para o antígeno de superfície da hepatite B (HbsAg) ou cujo estado imunológico em relação à hepatite B seja conhecido. A recomendação consiste em administrar a primeira vacina contra hepatite B a todos os recém-nascidos dentro de 24 horas após o nascimento; a segunda dose, aos 1 a 2 meses de idade, com um intervalo mínimo de 4 semanas entre a primeira e a segunda dose; e a terceira dose, a partir de 6 a 18 meses de idade, garantindo que 8 semanas tenham transcorrido entre a segunda e a terceira dose. Se a vacina combinada DTaP-HepB-IPV for usada, um esquema de quatro doses é permissível, incluindo a vacina contra hepatite B isolada ao nascimento e a vacina combinada nas três doses seguintes.

---

*http://nationalacademies.org/hmd/Reports.aspx?filters=inmeta:activity=Immunization+Safety+Review.

**https://www.nap.edu/catalog/13164/adverse-effects-of-vaccines-evidence-and-causality.

†https://www.nap.edu/catalog/13563/the-childhood-immunization-schedule-and-safety-stakeholder-concerns-scientific-evidence.

‡Para mais informações sobre os relatórios, ver http://nationalacademies.org/hmd/Reports.aspx.

§https://www.healthychildren.org/English/safety–prevention/immunizations/Pages/Vaccine–Studies–Examine–the–Evidence.aspx.

Tabela 197.5 Sites e recursos na internet referentes a vacinas.

ORGANIZAÇÃO	SITE
ASSOCIAÇÕES PROFISSIONAIS DE SAÚDE	
American Academy of Family Physicians (AAFP)	http://www.familydoctor.org/online/famdocen/home.html
American Academy of Pediatrics (AAP)	http://www.aap.org/
AAP Childhood Immunization Support Program (Programa de Apoio à Imunização de Crianças da AAP)	http://www.aap.org/immunization/
American Association of Occupational Health Nurses (AAOHN)	http://www.aaohn.org/
American College Health Association (ACHA)	http://www.acha.org/
American College of Obstetricians and Gynecologists (ACOG) – Immunization for Women	http://www.immunizationforwomen.org/
American Medical Association (AMA)	http://www.ama-assn.org/
American Nurses Association (ANA)	http://www.nursingworld.org/
American Pharmacists Association (APhA)	http://www.pharmacist.com/
American School Health Association (ASHA)	http://www.ashaweb.org/
American Travel Health Nurses Association (ATHNA)	http://www.athna.org/
Association for Professionals in Infection Control and Epidemiology (APIC)	http://www.apic.org/
Association of State and Territorial Health Officials (ASTHO)	http://www.astho.org/
Association of Teachers of Preventive Medicine (ATPM)	http://www.atpm.org/
National Medical Association (NMA)	http://www.nmanet.org/
Society of Teachers of Family Medicine – Group on Immunization Education (Grupo de Orientação sobre Imunização)	http://www.immunizationed.org/
GRUPOS SEM FINS LUCRATIVOS E UNIVERSIDADES	
Albert B. Sabin Vaccine Institute	http://www.sabin.org/
Brighton Collaboration	https://brightoncollaboration.org/public
Center for Vaccine Awareness and Research – Texas Children's Center	http://www.texaschildrens.org/departments/immunization-project
Children's Vaccine Program	http://www.path.org/vaccineresources/
Every Child by Two (ECBT)	http://www.ecbt.org/
Families Fighting Flu	http://www.familiesfightingflu.org/
GAVI, the Vaccine Alliance	http://www.gavialliance.org/
Health on the Net Foundation (HON)	http://www.hon.ch/
Immunization Action Coalition (IAC)	http://www.immunize.org/
Infectious Diseases Society of America (IDSA)	http://www.idsociety.org/Index.aspx
Institute for Vaccine Safety (IVS), Johns Hopkins Bloomberg School of Public Health	http://www.vaccinesafety.edu/
National Academies: Health and Medicine Division	http://www.nationalacademies.org/hmd/
National Alliance for Hispanic Health	http://www.hispanichealth.org/
National Foundation for Infectious Diseases (NFID)	http://www.nfid.org
National Foundation for Infectious Diseases (NFID) – Childhood Influenza Immunization Coalition (CIIC)	http://www.preventchildhoodinfluenza.com/
National Network for Immunization Information (NNii)	http://www.immunizationinfo.net/
Parents of Kids with Infectious Diseases (PKIDS)	http://www.pkids.org/
PATH Vaccine Resource Library	http://www.path.org/vaccineresources/
Vaccine Education Center at the Children's Hospital of Philadelphia	http://www.chop.edu/service/vaccine-education-center/home.html
Vaccinate Your Baby	http://www.vaccinateyourbaby.org/
ORGANIZAÇÕES GOVERNAMENTAIS	
Centers for Disease Control and Prevention (CDC)	
Advisory Committee on Immunization Practices (ACIP)	http://www.cdc.gov/vaccines/acip/index.html
ACIP Vaccine Recommendations	http://www.cdc.gov/vaccines/hcp/acip-recs/index.html
Current Vaccine Delays and Shortages	http://www.cdc.gov/vaccines/vac-gene/shortages/
Epidemiology and Prevention of Vaccine-Preventable Diseases (também conhecido como *Pink Book*)	https://www.cdc.gov/vaccines/pubs/pinkbook/index.html
Manual for the Surveillance of Vaccine-Preventable Diseases	www.cdc.gov/vaccines/pubs/surv-manual/index.html
Public Health Image Library	https://phil.cdc.gov/phil/home.asp
Travelers' Health	http://www.cdc.gov/travel/
CDC Health Information for International Travel (também conhecido como *Yellow Book*)	https://wwwnc.cdc.gov/travel/yellowbook/2016/table-of-contents
Vaccine Adverse Events Reporting System (VAERS)	http://www.cdc.gov/vaccinesafety/Activities/vaers.html
Vaccine Administration: Recommendations and Guidelines	http://www.cdc.gov/vaccines/recs/vac-admin/default.htm
Vaccines and Immunizations	http://www.cdc.gov/vaccines/
Vaccines for Children Program	http://www.cdc.gov/vaccines/programs/vfc/index.html
Vaccines for Children – Vaccine Price List	http://www.cdc.gov/vaccines/programs/vfc/awardees/vaccine-management/price-list/index.html
Vaccine Information Statements	www.cdc.gov/vaccines/hcp/vis/index.html
Vaccine Safety	http://www.cdc.gov/vaccinesafety/index.html
Vaccine Storage and Handling	http://www.cdc.gov/vaccines/recs/storage/default.htm
Department of Health and Human Services (HHS)	
National Vaccine Program Office (NVPO)	http://www.hhs.gov/nvpo/
Health Resources and Services Administration	
National Vaccine Injury Compensation Program	http://www.hrsa.gov/vaccinecompensation/
National Institute of Allergy and Infectious Diseases (NIAID)	
Vaccines	https://www.niaid.nih.gov/about/vrc
Organização Mundial da Saúde (OMS)	
Immunization, Vaccines, and Biologicals	http://www.who.int/immunization/en/

Esquema de imunização recomendado para crianças e adolescentes de 18 anos ou menos EUA, 2019

Essas recomendações devem ser lidas com as notas de rodapé que se seguem. Para aqueles que estiverem atrasados ou começaram tardiamente, colocar em dia a vacinação o mais rápido possível, conforme indicado nas barras verdes. Para determinar os intervalos mínimos entre as doses, veja o esquema para colocar as vacinações em dia (Figura 197.2). As vacinas para grupos etários que estão iniciando a vida escolar e adolescentes estão sombreadas.

Vacina	Nascimento	1 mês	2 meses	4 meses	6 meses	9 meses	12 meses	15 meses	18 meses	19 a 23 meses	2 a 3 anos	4 a 6 anos	7 a 10 anos	11 a 12 anos	13 a 15 anos	16 anos	17 a 18 anos
Hepatite B (HepB)	1ª dose	2ª dose			← 3ª dose →												
Rotavírus (RV) RV1 (série de 2 doses); RV5 (série de 3 doses)			1ª dose	2ª dose	Ver notas de rodapé												
Difteria, tétano e *pertussis* acelular (DTaP: < 7 anos)			1ª dose	2ª dose	3ª dose			← 4ª dose →				5ª dose					
Haemophilus influenzae tipo b (Hib)			1ª dose	2ª dose	Ver notas de rodapé		← 3ª ou 4ª dose, Ver notas de rodapé →										
Pneumocócica conjugada (PCV13)			1ª dose	2ª dose	3ª dose		← 4ª dose →										
Poliovírus inativado (IPV: < 18 anos)			1ª dose	2ª dose	← 3ª dose →							4ª dose					
Influenza (IIV)					Vacinação anual 1 ou 2 doses								Vacinação anual 1 dose apenas				
ou																	
Influenza (LAIV)											Vacinação anual 1 ou 2 doses		Vacinação anual 1 dose apenas				
Sarampo, caxumba, rubéola (MMR)					Ver notas de rodapé		← 1ª dose →					2ª dose					
Varicela (VAR)							← 1ª dose →					2ª dose					
Hepatite A (HepA)					Ver notas de rodapé		Série de 2 doses. Ver notas de rodapé										
Meningocócica (MenACWY-D ≥ 9 meses; MenACWY-CRM ≥ 2 meses)			Ver notas de rodapé											1ª dose		2ª dose	
Tétano, difteria e *pertussis* acelular (Tdap: ≥ 7 anos)														Tdap			
Papilomavírus humano (HPV)														Ver notas de rodapé			
Meningocócica B																Ver notas de rodapé	
Pneumocócica polissacarídea (PPSV23)											Ver notas de rodapé						

■ Limites de variação das idades recomendadas para todas as crianças ■ Limites de variação das idades recomendadas para colocar a imunização em dia ■ Limites de variação das idades recomendadas para alguns grupos de alto risco ■ Limites de variação das idades recomendadas para grupos sem alto risco que possam receber a vacina, de acordo com a tomada de decisão clínica individual ■ Nenhuma recomendação

Notas de rodapé Esquema de imunização recomendado para crianças e adolescentes de 18 anos ou menos, EUA, 2019

Veja o Esquema de Imunização Recomendado para Adultos para recomendações de vacinas para pessoas com 19 anos ou mais

Informações adicionais:

- Consultar as recomendações detalhadas na declaração relevante do ACIP em www.cdc.gov/vaccines/hcp/acip-recs/index.html.
- Para informações sobre contraindicações e precauções ao uso de uma vacina, consultar as Diretrizes de Melhores Práticas Gerais para Imunização e a declaração ACIP relevante em www.cdc.gov/vaccines/hcp/acip-recs/index.html.
- Para cálculo do intervalo entre as doses, 4 semanas = 28 dias. Intervalos de 4 meses ou mais são determinados pelos meses do calendário.
- Em uma faixa numérica (p. ex., 12 a 18), um meio-traço (–) deve ser interpretado como "a".
- Doses de vacina administradas 4 dias ou menos antes da idade ou intervalo mínimo são consideradas válidas. Doses de qualquer vacina administradas 5 dias ou mais antes da idade mínima ou do intervalo mínimo não devem ser contadas como válidas e devem ser repetidas na idade apropriada. A dose repetida deve ser espaçada após a inválida pelo intervalo mínimo recomendado. Para maiores detalhes, ver a Tabela 3.1, *"Recommended and minimum ages and intervals between vaccine doses"* (Idades e intervalos recomendados e mínimos entre as doses das vacinas), nas Diretrizes de Melhores Práticas Gerais para Imunização em www.cdc.gov/vaccines/hcp/acip-recs/general-recs/timing.html.
- Informações sobre requisitos e recomendações quanto a vacinas para viagens estão disponíveis em wwwnc.cdc.gov/travel/.
- Para a vacinação de pessoas portadoras de imunodeficiências, ver a Tabela 8.1, *"Vaccination of persons with primary and secondary immunodeficiencies"* (Vacinação de pessoas com imunodeficiências primárias e secundárias) nas Diretrizes de Melhores Práticas Gerais para Imunização em www.cdc.gov/vaccines/hcp/acip-recs/general-recs/immunocompetence.html e Immunization in Special Clinical Circumstances (In: Kimberlin DW, Brady MT; Jackson MA, Long SS, eds. *Red Book: 2018 Report of the Committee on Infectious Diseases*, 31st ed., Itasca, IL; American Academy of Pediatrics. 2018;67-111).
- Para informações relativas à vacinação no contexto de um surto de doença passível de prevenção por vacina, entre em contato com o departamento de saúde local ou estadual.
- O National Vaccine Injury Compensation Program (VICP) é uma alternativa ao sistema legal tradicional, isenta de culpa, para resolução de queixas relativas a danos por vacinas. Todas as vacinas de rotina na infância e adolescência estão cobertas pelo VICP, com exceção da vacina pneumocócica polissacarídea (PPSV23). Para mais informações, veja www.hrsa.gov/vaccinecompensation/index.html.

Vacinação contra difteria, tétano e coqueluche (DTaP) (idade mínima: 6 semanas [4 anos para Kinrix ou Quadracel])

Vacinação de rotina:

- Série de 5 doses nas idades de 2, 4, 6, 15 a 18 meses, 4 a 6 anos
  - **Prospectivamente:** A quarta dose pode ser administrada já aos 12 meses, desde que tenham transcorrido pelo menos 6 meses desde a terceira dose
  - **Retrospectivamente:** A quarta dose que tenha sido administrada aos 12 meses pode ser contada se pelo menos 4 meses tiverem transcorrido após a terceira dose.

Vacinação de recuperação (doses atrasadas):

- A quinta dose é necessária caso a quarta dose tenha sido administrada à idade de 4 anos ou mais
- Veja a Figura 197.2 quanto a outras orientações para colocar em dia a imunização.

Vacinação contra *Haemophilus influenzae* tipo b (Hib) (Idade mínima: 6 semanas)

Vacinação de rotina:

- **ActHIB, Hiberix ou Pentacel:** Série de 4 doses aos 2, 4, 6, 12 a 15 meses.
- **PedvaxHIB:** Série de 3 doses aos 2, 4, 12 a 15 meses.

Vacinação de recuperação (doses atrasadas):

- **Dose 1 aos 7 a 11 meses:** Administrar a dose 2 pelo menos 4 semanas depois e a dose 3 (dose final) aos 12 a 15 meses ou 8 semanas após a dose 2 (o que for posterior)
- **Dose 1 aos 12 a 14 meses:** Administrar a dose 2 (dose final) pelo menos 8 semanas após a dose 1
- **Dose 1 antes de 12 meses e dose 2 antes de 15 meses:** Administrar a dose 3 (dose final) 8 semanas após a dose 2
- **Duas doses de PedvaxHIB antes dos 12 meses:** Administrar a dose 3 (dose final) aos 12 a 59 meses e pelo menos 8 semanas após a dose 2
- **Crianças não vacinadas com idade de 15 a 59 meses:** 1 dose
- Veja a Figura 197.2 quanto a outras orientações para colocar em dia a imunização.

Situações especiais:

- **Quimioterapia ou radioterapia:**
  12 a 59 meses
  - Crianças não vacinadas ou apenas 1 dose antes dos 12 meses: 2 doses com 8 semanas de intervalo
  - Duas ou mais doses antes dos 12 meses: 1 dose pelo menos 8 semanas após a dose anterior

  Doses administradas dentro de 14 dias após o início ou durante a terapia devem ser repetidas no mínimo 3 meses após a conclusão dela
- **Transplante de células-tronco hematopoéticas (HSCT):**
  - Série de 3 doses com intervalo de 4 semanas, começando 6 a 12 meses após um transplante bem-sucedido, independentemente da história de vacinação contra Hib
- **Asplenia funcional ou anatômica (incluindo doença falciforme):**
  12 a 59 meses
  - Crianças não vacinadas ou apenas 1 dose antes dos 12 meses: 2 doses, 8 semanas de intervalo
  - Duas ou mais doses antes dos 12 meses: 1 dose pelo menos 8 semanas após a dose anterior

  Pessoas não vacinadas de 5 anos de idade ou mais*
  - 1 dose
- **Esplenectomia eletiva:**
  Pessoas não vacinadas de 15 meses de idade ou mais*
  - 1 dose (de preferência pelo menos 14 dias antes do procedimento)
- **Infecção pelo HIV:**
  12 a 59 meses
  - Crianças não vacinadas ou apenas 1 dose antes dos 12 meses: 2 doses, 8 semanas de intervalo
  - Duas ou mais doses antes dos 12 meses: 1 dose pelo menos 8 semanas após a dose anterior

  Pessoas não vacinadas de 5 a 18 anos de idade*
  - 1 dose
- **Deficiência de imunoglobulinas, deficiência precoce de componentes do complemento:**
  12 a 59 meses
  - Crianças não vacinadas ou apenas 1 dose antes dos 12 meses: 2 doses, 8 semanas de intervalo
  - Duas ou mais doses antes dos 12 meses: 1 dose pelo menos 8 semanas após a dose anterior

**Não vacinadas* = Série menor que a de rotina (até 14 meses) OU nenhuma dose (14 meses ou mais).

Vacinação contra hepatite A (idade mínima: 12 meses para vacinação de rotina)

Vacinação de rotina:

- Série de 2 doses (**Havrix** 6 a 12 meses de intervalo ou **Vaqta** 6 a 18 meses intervalo; intervalo mínimo de 6 meses); uma série iniciada antes do segundo aniversário deve ser concluída mesmo que a criança complete 2 anos de idade antes da administração da segunda dose.

Vacinação de recuperação (doses atrasadas):

- Qualquer pessoa de 2 anos de idade ou mais pode receber a vacina HepA, se desejar. Intervalo mínimo entre as doses: 6 meses
- Adolescentes de 18 anos ou mais podem receber a vacina combinada de HepA e HepB, **Twinrix**, como uma série de 3 doses (0, 1 e 6 meses) ou uma série de 4 doses (0, 7 e 21 a 30 dias, seguidas por uma dose em 12 meses).

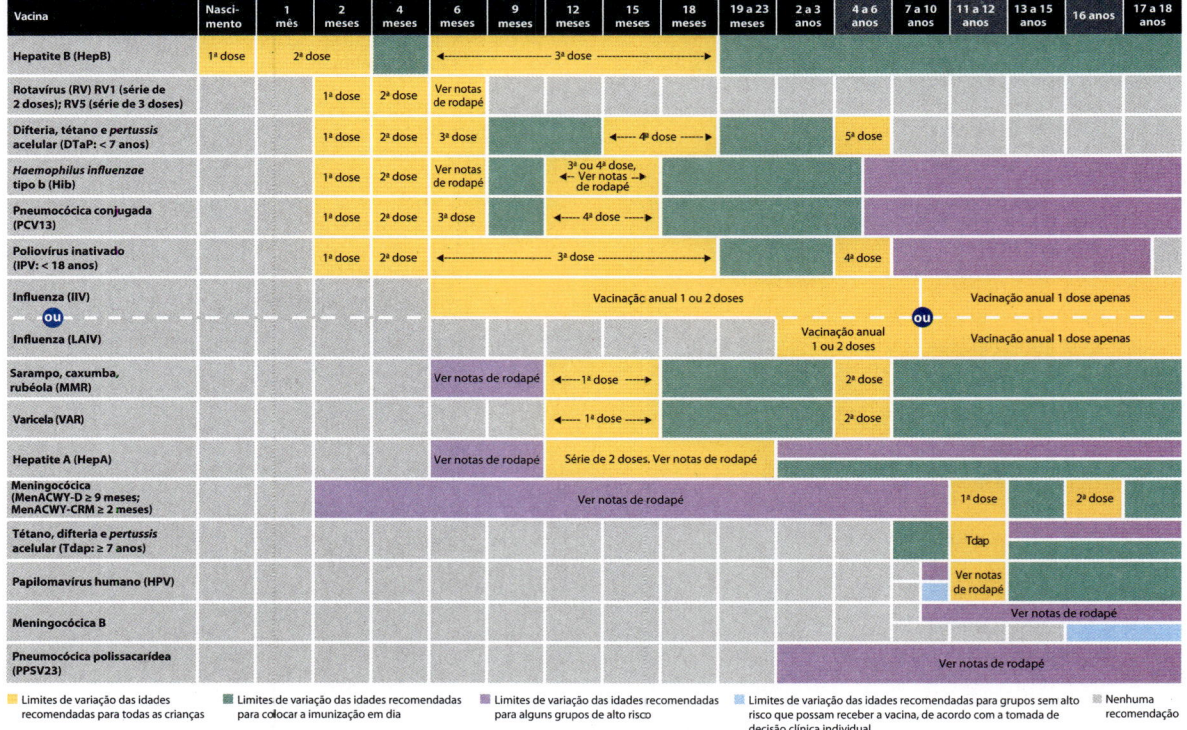

Figura 197.1 Esquema de imunização recomendado para crianças ou adolescentes com 18 anos de idade ou menos – EUA, 2019. (*Cortesia de US Centers for Disease Control and Prevention, Atlanta, 2019.* https://www.cdc.gov/vaccines/schedules/hcp/imz/child-adolescent.html.) (*continua*)

Viagens internacionais:

- Pessoas que viajam ou trabalham em países com taxas elevadas ou intermediárias de hepatite A endêmica (wwwnc.cdc.gov/travel/):
  - **Lactentes de 6 a 11 meses de idade:** 1 dose antes da partida; repetir a vacina com 2 doses, separadas por 6 a 18 meses, entre 12 e 23 meses de idade
  - **Crianças não vacinadas de 12 meses ou mais:** Primeira dose assim que a viagem for planejada.

Situações especiais:

Risco de infecção por hepatite A: série de 2 doses, como descrito anteriormente

- **Doença hepática crônica**
- **Distúrbios dos fatores de coagulação**
- **Homens que tenham relações sexuais com homens**
- **Usuários de drogas injetáveis ou não injetáveis**
- **Moradores de rua**
- **Trabalho com o vírus da hepatite A** em laboratórios de pesquisa ou trabalho com primatas não humanos infectados por hepatite A
- **Viagem** para países com taxas endêmicas de hepatite A altas ou intermediárias
- **Contato pessoal íntimo com uma criança adotada internacionalmente** (p. ex., no domicílio ou durante atuação regular como babá) durante os primeiros 60 dias após a chegada de um país com taxa endêmica elevada ou intermediária de hepatite A (administrar a dose 1 assim que a adoção for planejada, no mínimo 2 semanas antes da chegada do adotado).

Vacinação contra hepatite B
(idade mínima: nascimento)

Dose ao nascimento (apenas vacina HepB monovalente):

- **Mãe negativa para HbsAg:** Uma dose dentro de 24 horas após o nascimento para todos os lactentes clinicamente estáveis pesando 2 kg ou mais. Para lactentes com menos de 2 kg, administrar uma dose na idade de 1 mês ou no momento da alta hospitalar
- **Mãe positiva para HbsAg:**
  - Administrar a **vacina HepB e 0,5 mℓ da imunoglobulina da hepatite B (HBIG)** (em regiões anatômicas separadas) dentro de 12 horas após o nascimento, independentemente do peso ao nascimento. Para lactentes com menos de 2 kg, administrar três doses adicionais da vacina (total de quatro doses) começando com 1 mês de idade
  - Testar HBsAg e anticorpos anti-HBs aos 9 a 12 meses de idade. Se a série de HepB for adiada, testar 1 a 2 meses após a dose final
- **Estado de HBsAg da mãe desconhecido:**
  - Administrar a **vacina HepB** dentro de 12 horas após o nascimento, independentemente do peso ao nascimento
  - Em lactentes pesando menos de 2 kg, administrar **0,5 mℓ de HBIG** além da vacina HepB dentro de 12 horas após o nascimento. Administrar mais três doses da vacina (total de quatro doses) a partir de 1 mês de idade
  - Determinar o estado de HBsAg da mãe assim que possível. Se ela for positiva para HbsAg, administrar **0,5 mℓ de HBIG** ao lactente pesando 2 kg ou mais assim que possível, mas no máximo até 7 dias de idade.

Série de rotina:

- Série de três doses aos 0, 1 a 2, 6 a 18 meses (usar a vacina HepB monovalente para doses administradas antes de 6 semanas de idade)
- Lactentes que não tenham recebido uma dose ao nascimento devem iniciar a série assim que viável (Figura 197.2)
- A administração de **quatro doses** é permitida quando uma vacina combinada contendo HepB for usada após a dose ao nascimento
- **Idade mínima** para a dose final (3ª ou 4ª): 24 semanas
- **Intervalos mínimos:** entre dose 1 e 2: 4 semanas/entre dose 2 e 3: 8 semanas/entre dose 1 e 3: 16 semanas (quando quatro doses forem administradas, substituir "dose 3" por "dose 4" nesses cálculos).

Vacinação de recuperação (doses atrasadas):

- Pessoas não vacinadas devem completar uma série de três doses aos 0, 1 a 2 e 6 meses
- Adolescentes de 11 a 15 anos podem usar um esquema alternativo de 2 doses, com pelo menos 4 meses entre as doses (apenas para a formulação adulta **Recombivax HB**)
- Adolescentes de 18 anos ou mais podem receber uma série de duas doses da HepB (**Heplisav-B**) com pelo menos 4 semanas de intervalo
- Adolescentes de 18 anos ou mais podem receber a vacina combinada contra HepA e HepB, **Twinrix**, como uma série de três doses (0, 1 e 6 meses) ou uma série de quatro doses (0, 7 e 21 a 30 dias, seguidas por uma dose em 12 meses)
- Veja a Figura 197.3 quanto a outras orientações para proceder ao resgate da imunização.

Vacinação contra o papilomavírus humano
(idade mínima: 9 anos)

Vacinação de rotina e para atualização:

- Vacinação contra HPV recomendada como rotina para todos os adolescentes de **11 a 12 anos de idade (pode ser iniciada aos 9 anos de idade)** e até 18 anos, se não vacinados adequadamente
- Séries de duas ou três doses conforme a idade na vacinação inicial:
  - **Idade de 9 a 14 anos na vacinação inicial:** Série de duas doses em 0, 6 a 12 meses (intervalo mínimo: 5 meses; repetir a dose se administrada muito cedo)
  - **Idade de 15 anos ou mais na vacinação inicial:** Série de três doses em 0, 1 a 2 meses, 6 meses (intervalos mínimos: entre dose 1 e 2: 4 semanas/entre dose 2 e 3: 12 semanas/entre dose 1 e 3: 5 meses; repetir a dose se administrada muito cedo)
- Se uma série de vacinação válida com qualquer vacina contra HPV estiver completa, não há necessidade de doses adicionais.

Situações especiais:

- **Condições de comprometimento imunológico, incluindo infecção pelo HIV:** Série de 3 doses, como descrito acima
- **História de abuso ou agressão sexual:** Início aos 9 anos
- **Gravidez:** A vacinação contra HPV não é recomendada até depois da gravidez; nenhuma intervenção é necessária se a vacinação ocorrer durante a gravidez; não há necessidade de testes de gravidez antes da vacinação.

Vacinação com poliovírus inativado
(idade mínima: 6 semanas)

Vacinação de rotina:

- Série de quatro doses às idades de 2, 4, 6 a 18 meses e 4 a 6 anos; administrar a dose final ao quarto aniversário ou depois disso e pelo menos 6 meses após a dose anterior
- Quatro ou mais doses de IPV podem ser administradas antes do 4º aniversário quando uma vacina contendo IPV for usada. Contudo, ainda é recomendada uma dose após o 4o aniversário e pelo menos 6 meses após a dose anterior.

Vacinação de recuperação (doses atrasadas):

- Nos 6 primeiros meses de vida, usar as idades e intervalos mínimos apenas no caso de viagem para uma região endêmica de poliomielite ou durante um surto
- IPV não é recomendada como rotina a pessoas de 18 anos de idade ou mais residentes nos EUA.

Séries contendo vacina de poliovírus oral (OPV), tanto séries mistas de OPV-IPV quanto séries exclusivas de IPV:

- O número total de doses necessárias para completar a série é o mesmo recomendado para o esquema de IPV nos EUA. Ver www.cdc.gov/mmwr/volumes/66/wr/mm6601a6.htm?s_cid=mm6601a6_w
- Apenas a vacina OPV trivalente (tOPV) conta para as exigências de vacinação nos EUA. Para orientações sobre como avaliar doses documentadas como "OPV", ver www.cdc.gov/mmwr/volumes/66/wr/mm6606a76.htm?s_cid=mm6606a7_w
- Veja a Figura 197.2 quanto a outras orientações para colocar em dia a imunização.

Vacinação contra influenza
(idade mínima: 6 meses [IIV], 2 anos [LAIV], 10 anos [RIV])

Vacinação de rotina:

- Uma dose anual da vacina contra influenza apropriada para a idade e o estado de saúde (duas doses separadas por no mínimo 4 semanas em **crianças de 6 meses–8 anos** que não tenham recebido pelo menos duas doses de vacina contra influenza antes de 1 de julho de 2018).

Situações especiais:

- **Alergia a ovo, apenas com urticária:** Qualquer vacina contra influenza apropriada para a idade e o estado de saúde anualmente
- **Alergia a ovo mais grave que urticária** (p. ex., angioedema, angústia respiratória): Qualquer vacina contra influenza apropriada para a idade e o estado de saúde anualmente em ambiente médico, sob a supervisão de um profissional de saúde que possa reconhecer e tratar condições alérgicas graves
- **LAIV não deve ser usada em** pessoas com história de reação alérgica grave a qualquer componente da vacina (exceto o ovo) ou a uma dose anterior de qualquer vacina contra influenza, crianças e adolescentes que estejam recebendo ácido acetilsalicílico ou medicamentos contendo salicilatos concomitantes, crianças de 2 a 4 anos com história de asma ou sibilos, pessoas imunocomprometidas por qualquer causa (incluindo imunossupressão causada por medicamentos e infecção pelo HIV), asplenia anatômica e funcional, implantes cocleares, comunicação de líquido cefalorraquidiano com a orofaringe, contatos próximos e cuidadores de pessoas com imunossupressão grave que exijam um ambiente protegido, gravidez e pessoas que tenham recebido medicações antivirais para influenza nas últimas 48 h.

Vacinação contra sarampo, caxumba e rubéola
(idade mínima: 12 meses para a vacinação de rotina)

Vacinação de rotina:

- Série de duas doses aos 12 a 15 meses, 4 a 6 anos
- A segunda dose já pode ser administrada 4 semanas após a dose 1.

Vacinação de recuperação (doses atrasadas):

- Crianças e adolescentes não vacinados: duas doses com intervalo mínimo de 4 semanas
- A idade máxima para uso da *MMRV* corresponde a 12 anos.

Situações especiais

Viagens internacionais

- **Lactentes de 6 a 11 meses:** Uma dose antes da partida; repetir a vacinação com duas doses aos 12 a 15 meses (12 meses para crianças em áreas de alto risco) com a segunda dose já 4 semanas mais tarde
- **Crianças não vacinadas de 12 meses de idade ou mais:** Série de duas doses com intervalo de no mínimo de 4 semanas antes da partida.

Vacinação meningocócica para os sorogrupos A, C, W, Y (idade mínima: 2 meses [MenACWY-CRM, Menveo], 9 meses [MenACWY-D, Menactra])

Vacinação de rotina:

- Série de duas doses: 11 a 12 anos, 16 anos.

Vacinação de recuperação (doses atrasadas):

- Idade de 13 a 15 anos: uma dose agora e reforço aos 16 a 18 anos de idade (intervalo mínimo: 8 semanas)
- Idade de 16 a 18 anos: uma dose.

Situações especiais

Asplenia anatômica ou funcional (incluindo doença falciforme), infecção pelo HIV, deficiência persistente de componentes do complemento, uso de eculizumabe:

- **Menveo**
  - Dose 1 à idade de 8 semanas: série de quatro doses aos 2, 4, 6 e 12 meses
  - Dose 1 à idade de 7 a 23 meses: série de duas doses (dose 2 no mínimo 12 semanas após a dose 1 e após o primeiro aniversário)
  - Dose 1 à idade de 24 meses ou mais: série de duas doses com pelo menos 8 semanas de intervalo.
- **Menactra**
  - **Deficiência persistente de componentes do complemento:**
    - Idade de 9 a 23 meses: duas doses com pelo menos 12 semanas de intervalo
    - Idade de 24 meses ou mais: duas doses com pelo menos 8 semanas de intervalo.
  - **Asplenia anatômica ou funcional, doença falciforme ou infecção pelo HIV:**
    - **Idade de 9 a 23 meses:** Não recomendada
    - **Idade de 24 meses ou mais:** duas doses com pelo menos 8 semanas de intervalo
    - **Menactra** deve ser administrada no mínimo 4 semanas após a conclusão da série de PCV13.

Viagens para países com doença meningocócica hiperendêmica ou epidêmica, incluindo países no cinturão africano de meningite ou durante o Hajj (wwwnc.cdc.gov/travel/):

- Crianças com menos de 24 meses:
  - **Menveo (2 a 23 meses de idade):**
    - Dose 1 com 8 semanas: série de quatro doses aos 2, 4, 6 e 12 meses
    - Dose 1 com 7 a 23 meses: série de duas doses (dose 2 pelo menos 12 semanas após a dose 1 e depois do primeiro aniversário)
  - **Menactra (9 a 23 meses de idade):**
    - Série de duas doses (dose 2 pelo menos 12 semanas após a dose 1; a dose 2 pode ser administrada já 8 semanas após a dose 1 em viajantes)
- Crianças com 2 anos ou mais: uma dose de **Menveo** ou **Menactra**

Estudantes universitários durante o primeiro ano em alojamento residencial ou república (se não vacinados aos 16 anos de idade ou mais tarde) ou recrutas das forças armadas:

- Uma dose de **Menveo** ou **Menactra**

Observação: *Menactra* deve ser administrada antes ou ao mesmo tempo que DTaP. Para recomendações sobre doses de reforço nos grupos relacionados em "Situações especiais" acima e para mais informações sobre a vacinação meningocócica, ver publicações sobre vacina meningocócica MMWR em www.cdc.gov/vaccines/hcp/acip-recs/vacc-specific/mening.html.

Vacinação meningocócica para o sorogrupo B
(idade mínima: 10 anos [MenB-4C, Bexsero; MenB-FHbp, Trumenba)

Critério clínico:

- A vacina MenB pode ser administrada com base na decisão clínica individual a **adolescentes que não apresentam maior risco** de 16 a 23 anos de idade (idade preferida: 17 a 18 anos):
- **Bexsero:** série de duas doses com intervalo de pelo menos 1 mês
- **Trumenba:** série de duas doses com intervalo de pelo menos 6 meses; se a dose 2 for administrada antes de 6 meses, administrar uma terceira dose no mínimo 4 meses após a dose 2.

Situações especiais:

Asplenia anatômica ou funcional (incluindo doença falciforme), deficiência persistente de componentes do complemento, uso de eculizumabe:

- **Bexsero:** série de duas doses com intervalo de pelo menos 1 mês
- **Trumenba:** série de três doses em 0, 1 a 2 e 6 meses.

Bexsero e **Trumenba** não são intercambiáveis; o mesmo produto deve ser usado para todas as doses em uma série. Para mais informações sobre a vacinação meningocócica, ver publicações sobre vacina meningocócica *MMWR* em www.cdc.gov/vaccines/hcp/acip-recs/vacc-specific/mening.html.

Vacinação pneumocócica
(idade mínima: 6 semanas [PCV13], 2 anos [PPSV23])

Vacinação de rotina com PCV13:

- Série de quatro doses aos 2, 4, 6 meses e 12 a 15 meses.

Vacinação de recuperação com PCV13 (doses atrasadas):

- 1 dose para crianças sadias com idade de 24 a 59 meses com qualquer série de PCV13 incompleta*
- Veja a Figura 197.2 quanto a outras orientações para colocar em dia a imunização.

Situações especiais

Condições de alto risco a seguir: quando houver indicação tanto de PCV13 quanto PPSV23, administrar PCV13 primeiro. PCV13 e PPSV23 não devem ser administradas na mesma visita.

Cardiopatia crônica (especialmente cardiopatias congênitas cianóticas e insuficiência cardíaca); patologias pulmonares crônicas (incluindo asma tratada com corticosteroides orais em altas doses); diabetes melito:

2 a 5 anos de idade

- Qualquer série incompleta* com:
  - Três doses de PCV13: uma dose de PCV13 (pelo menos 8 semanas após qualquer dose anterior de PCV13)
  - Menos de três doses de PCV13: duas doses de PCV13 (8 semanas após a dose mais recente e administração com 8 semanas de intervalo)
- Sem história de PPSV23: uma dose de PPSV23 (pelo menos 8 semanas após qualquer dose anterior de PCV13)

6 a 18 anos de idade

- Sem história de PPSV23: uma dose de PPSV23 (pelo menos 8 semanas após qualquer dose anterior de PCV13)

Vazamento de líquido cefalorraquidiano; implantes cocleares:

2 a 5 anos de idade

- Qualquer série incompleta* com:
  - Três doses de PCV13: uma dose de PCV13 (pelo menos 8 semanas após qualquer dose anterior de PCV13)
  - Menos de três doses de PCV13: duas doses de PCV13, 8 semanas após a dose mais recente e administração com 8 semanas de intervalo
- Sem história de PPSV23: uma dose de PPSV23 (pelo menos 8 semanas após qualquer dose anterior de PCV13)

6 a 18 anos de idade

- Sem história de PCV13 ou PPSV23: uma dose de PCV13, uma dose de PPSV23 pelo menos 8 semanas mais tarde
- Qualquer PCV13, mas sem PPSV23: uma dose de PPSV23 pelo menos 8 semanas após a dose mais recente de PCV13
- PPSV23, mas sem PCV13: uma dose de PCV13 pelo menos 8 semanas após a dose mais recente de PPSV23.

Figura 197.1 (*continua*) Esquema de imunização recomendado para crianças ou adolescentes com 18 anos de idade ou menos – EUA, 2019. (*Cortesia de US Centers for Disease Control and Prevention, Atlanta, 2019.* https://www.cdc.gov/vaccines/schedules/hcp/imz/child-adolescent.html.) (*continuação*)

Doença falciforme e outras hemoglobinopatias; asplenia anatômica ou funcional; imunodeficiência congênita ou adquirida; infecção pelo HIV; insuficiência renal crônica; síndrome nefrótica; neoplasias malignas, leucemias, linfomas, doença de Hodgkin e outras doenças associadas a tratamento com medicamentos imunossupressores ou radioterapia; transplante de órgãos sólidos; mieloma múltiplo:

2 a 5 anos de idade

- Qualquer série incompleta* com:
  - Três doses de PCV13: uma dose de PCV13 (pelo menos 8 semanas após qualquer dose anterior de PCV13)
  - Menos de três doses de PCV13: duas doses de PCV13 (8 semanas após a dose mais recente e administração com 8 semanas de intervalo)
- Sem história de PPSV23: uma dose de PPSV23 (pelo menos 8 semanas após qualquer dose anterior de PCV13) e uma segunda dose de PPSV23 5 anos mais tarde.

6 a 18 anos de idade

- Sem história de PCV13 ou PPSV23: uma dose de PCV13, duas doses de PPSV23 (dose 1 de PPSV23 administrada 8 semanas após PCV13 e dose 2 de PPSV23 administrada pelo menos 5 anos após a dose 1 de PPSV23)
- Qualquer PCV13, mas sem PPSV23: duas doses de PPSV23 (dose 1 de PPSV23 administrada 8 semanas após a dose mais recente de PCV13 e dose 2 de PPSV23 administrada pelo menos 5 anos após a dose 1 de PPSV23)
- PPSV23, mas sem PCV13: uma dose de PCV13 pelo menos 8 semanas após a dose mais recente de PPSV23 e uma segunda dose de PPSV23 administrada 5 anos após a dose 1 de PPSV23 e pelo menos 8 semanas após a dose de PCV13.

Doença hepática crônica, alcoolismo:

6 a 18 anos de idade

- Sem história de PPSV23: uma dose de PPSV23 (pelo menos 8 semanas após qualquer dose anterior de PCV13)

*Uma série incompleta é definida como a ausência de administração de todas as doses da série recomendada ou de uma série de recuperação apropriada para a idade. Ver as Tabelas 8, 9 e 11 das recomendações do ACIP para vacinas pneumocócicas (www.cdc.gov/mmwr/pdf/rr/rr5911.pdf) para detalhes sobre o esquema completo.

Vacinação contra rotavírus
(idade mínima: 6 semanas)

Vacinação de rotina:

- **Rotarix:** Série de duas doses aos 2 e 4 meses
- **RotaTeq:** Série de três doses aos 2, 4 e 6 meses.

Se qualquer uma das doses na série consistir em **RotaTeq** ou o produto for desconhecido, deve-se usar uma série de três doses como padrão.

Vacinação de recuperação (doses atrasadas):

- Não iniciar a série a uma idade de 15 semanas e 0 dia ou mais
- A idade máxima para a última dose na série é de 8 meses e 0 dia
- Veja a Figura 197.2 para outras orientações para colocar em dia a imunização.

Vacinação contra tétano, difteria e coqueluche (Tdap)
(idade mínima: 11 anos para vacinação de rotina, 7 anos para vacinação de recuperação)

Vacinação de rotina:

- **Adolescentes de 11 a 12 anos de idade:** uma dose de Tdap
- **Gravidez:** uma dose de Tdap durante cada gravidez, de preferência no início do período de gestação, das semanas 27 a 36
- Tdap pode ser administrada independentemente do intervalo desde a última aplicação de uma vacina contendo toxoides tetânico e diftérico.

Vacinação de recuperação (doses atrasadas):

- **Adolescentes de 13 a 18 anos que não receberam Tdap:** uma dose de Tdap e então reforço de Td a cada 10 anos
- **Pessoas de 7 a 18 anos que não tenham sido totalmente imunizadas com DTaP:** uma dose de Tdap como parte da série de recuperação (de preferência a primeira); se houver necessidades de doses adicionais, usar Td
- **Crianças de 7 a 10 anos** que recebam Tdap inadvertidamente ou como parte de uma série de recuperação devem receber a dose de Tdap de rotina aos 11 a 12 anos
- **Administração inadvertida da vacina DTaP após o 7º aniversário:**
  - **Crianças de 7 a 10 anos:** DTaP pode contar como parte da série de recuperação. A dose de rotina de Tdap deve ser administrada aos 11 a 12 anos
  - **Adolescentes 11 a 18 anos de idade:** Contar a dose de DTaP como reforço de Tdap na adolescência

- Veja a Figura 197.3 quanto a outras orientações para colocar em dia a imunização
- Para informações sobre o uso de Tdap ou Td para profilaxia de tétano no manejo de feridas, ver www.cdc.gov/mmwr/volumes/67/rr/rr6702a1.htm.

Vacinação contra varicela
(idade mínima: 12 meses)

Vacinação de rotina:

- Série de duas doses: 12 a 15 meses, 4 a 6 anos
- A dose 2 já pode ser administrada 3 meses após a dose 1 (uma dose administrada após um intervalo de 4 semanas pode ser contada.

Vacinação de recuperação (doses atrasadas):

- Assegurar que todas as pessoas com idade de 7 a 18 anos sem evidências de imunidade (ver *MMWR* em www.cdc.gov/mmwr/pdf/rr/rr5604.pdf) recebam uma série de duas doses:
  - **Idade de 7 a 12 anos:** intervalo de rotina: 3 meses (intervalo mínimo: 4 semanas)
  - **Idade de 13 anos ou mais:** intervalo de rotina: 4 a 8 semanas (intervalo mínimo: 4 semanas)
  - A idade máxima para uso de *MMRV* é de 12 anos.

Figura 197.1 Esquema de imunização recomendado para crianças ou adolescentes com 18 anos de idade ou menos – EUA, 2019. (*Cortesia de US Centers for Disease Control and Prevention, Atlanta, 2019.* https://www.cdc.gov/vaccines/schedules/hcp/imz/child-adolescent.html.) (*continuação*)

A série de **DTaP** consiste em cinco doses administradas aos 2, 4, 6 e 15 a 18 meses de idade, e de 4 a 6 anos de idade. A quarta dose de DTaP pode ser administrada já aos 12 meses, desde que tenham transcorrido 6 meses desde a terceira dose. A quinta dose (reforço) da vacina DTaP não é necessária se a quarta tiver sido administrada em crianças com 4 anos ou mais. Uma dose da preparação adulta de Tdap é recomendada para todos os adolescentes entre 11 e 12 anos, mesmo que uma dose de Tdap ou DTaP tenha sido administrada inadvertidamente ou como parte de um esquema de recuperação aos 7 a 10 anos. Adolescentes com idade de 13 a 18 anos, que não tenham recebido a dose de reforço de Tdap entre 11 e 12 anos, devem receber uma dose única de Tdap caso tenham completado o esquema de difteria, tétano e *pertussis* (DTP)/DTaP. Tdap pode ser administrada em qualquer intervalo após a última aplicação de Td. A Tabela 197.6 apresenta as preparações em que a vacina DTaP está combinada a outras vacinas. Uma dose da vacina Tdap é recomendada para adolescentes grávidas em cada gestação, de preferência entre 27 e 36 semanas de gestação, independentemente do tempo transcorrido desde a última aplicação de Tdap ou Td. Os dados disponíveis hoje em dia sugerem que a vacinação anterior ao período entre 27 e 36 semanas de gestação aumenta ao máximo a transferência passiva de anticorpo ao lactente. Essa recomendação foi efetuada em resposta a dados que mostraram ausência de proteção do lactente quando a vacinação Tdap foi aplicada na mãe, antes da gravidez.

Há três preparações licenciadas de vacinas **Hib** contendo um único antígeno. A vacina conjugada ao toxoide tetânico (PRP-T) é administrada em um esquema de quatro doses aos 2, 4, 6 e 12 a 15 meses de idade e a vacina Hib conjugada à proteína da membrana externa meningocócica (PRP-OMP) é recomendada em esquema de três doses aos 2, 4 e 12 a 15 meses de idade. A terceira vacina Hib foi licenciada como reforço para crianças com idade entre 15 meses e 4 anos. Há diversas vacinas em que Hib é um dos componentes, além das conjugadas a um único antígeno Hib (ver as Tabelas 197.6 e 197.7).

A vacina para **influenza** é recomendada para todas as crianças a partir de 6 meses, com idade mínima de 6 meses para a IIV e de 24 meses para as LAIV. Várias preparações de vacinas para influenza foram licenciadas pela FDA norte-americana para uso em diferentes grupos etários.* Crianças com 6 meses a 8 anos que estejam sendo vacinadas pela primeira vez devem receber duas doses com intervalo mínimo de 4 semanas. Se essas crianças tiverem recebido uma dose única de IIV na temporada anterior, precisarão de duas doses na temporada seguinte. Para diretrizes adicionais, deve-se seguir as instruções de administração da declaração de influenza, que é atualizada anualmente pelo CDC (https://www.cdc.gov/flu/professionals/acip/index.htm) e pelo AAP (aapredbook.org). Em geral, a vacina para influenza é administrada nos EUA em outubro ou novembro, embora sejam observados benefícios mesmo quando ela é administrada mais tardiamente, em fevereiro ou março, porque o pico de incidência de influenza se dá com mais frequência em fevereiro.[2] Pessoas com idade de 9 anos ou mais devem receber uma dose da vacina para influenza anualmente. Para a temporada de gripe de 2016–2017, o ACIP votou que LAIV não deveria ser usada devido à baixa eficácia da vacina durante as três temporadas anteriores de gripe.

A **IPV** deve ser administrada aos 2, 4 e 6 a 18 meses de idade, com uma dose de reforço entre 4 e 6 anos. A última dose do esquema deve ser administrada aos 4 anos ou mais e no mínimo 6 meses após a dose prévia. Deve-se administrar a última dose da série IPV aos 4 anos ou mais, independentemente do número de doses anteriores, sendo de 6 meses o intervalo mínimo entre a terceira e a quarta doses. Em séries que contenham a vacina contra poliomielite oral (OPV), o número total de doses necessárias para conclusão é o mesmo recomendado para o esquema de IPV nos EUA. Apenas uma documentação que especifique a administração de OPV trivalente constitui um comprovante de vacinação de acordo com as recomendações para vacinação contra poliomielite nos EUA. Isto é importante porque, desde abril de 2016, a OPV trivalente (tOPV) já não está disponível, com a remoção do sorotipo 2. Portanto, as crianças vacinadas a partir daquele momento receberam apenas os componentes de tipo 1 e 3 e não são imunes ao

*Ver http://www.cdc.gov/flu/protect/vaccine/vaccines.htm e http://aapredbook.aappublications.org/site/news/vaccstatus.xhtml#flu.

[2]N.R.T.: No Brasil, a vacina contra influenza é administrada habitualmente entre os meses de maio a junho.

Esquema de recuperação da imunização para pessoas com idade de 4 meses a 18 anos que começaram tardiamente ou que estejam atrasadas em mais de 1 mês, EUA, 2019.

A figura a seguir apresenta esquemas de recuperação da vacinação e intervalos mínimos entre as doses para crianças cujas vacinações estejam atrasadas. Não é necessário reiniciar uma série de vacinas, qualquer que tenha sido o tempo transcorrido entre as doses. Empregar a seção apropriada para a idade da criança. Utilizar sempre essa tabela com a Figura 197.1 e as notas de rodapé subsequentes.

Crianças com idade de 4 meses a 6 anos					
Vacina	**Idade Mínima para a Dose 1**	**Intervalo Mínimo Entre as Doses**			
		Entre Dose 1 e Dose 2	**Entre Dose 2 e Dose 3**	**Entre Dose 3 e Dose 4**	**Entre Dose 4 e Dose 5**
Hepatite B	Nascimento	**4 semanas**	**8 semanas e pelo menos 16 semanas após a primeira dose** A idade mínima para a última dose é de 24 semanas		
Rotavírus	6 semanas A idade máxima para a primeira dose é de 14 semanas e 6 dias	**4 semanas**	**4 semanas** A idade máxima para a dose final é de 8 meses e 0 dia		
Difteria, tétano e *pertussis* acelular	6 semanas	**4 semanas**	**4 semanas**	**6 meses**	**6 meses**
Haemophilus influenzae tipo b	6 semanas	**Não são necessárias doses adicionais** se a primeira tiver sido administrada aos 15 meses ou mais. **4 semanas** se a primeira dose tiver sido administrada antes do 1º aniversário. **8 semanas (como a última dose)** se a primeira dose tiver sido administrada aos 12 a 14 meses.	**Não são necessárias doses adicionais** se a anterior tiver sido administrada aos 15 meses ou mais. **4 semanas** se a idade atual for inferior a 12 meses ***e*** a primeira dose tiver sido administrada antes de 7 meses e pelo menos 1 dose prévia tiver sido de PRP-T (ActHib, Pentacel, Hiberix) ou não seja conhecida. **8 semanas e idade de 12 a 59 meses (como a última dose)** se a idade atual for inferior a 12 meses ***e*** a primeira dose tiver sido administrada entre 7 e 11 meses; OU se a idade atual for de 12 a 59 meses ***e*** a primeira dose tiver sido administrada antes do 1º aniversário e a segunda dose tiver sido administrada antes dos 15 meses; OU caso ambas as doses tenham sido de PRP-OMP (PedvaxHIB; Convax) ***e*** tenham sido administradas antes do 1º aniversário.	**8 semanas (como a última dose)** Esta dose só é necessária em crianças com idade de 12 a 59 meses que tenham recebido três doses antes do 1º aniversário.	
Pneumocócica conjugada	6 semanas	**Não são necessárias doses adicionais** em crianças sadias se a primeira dose tiver sido administrada aos 24 meses ou mais. **4 semanas** se a primeira dose tiver sido administrada antes do 1º aniversário. **8 semanas (como a última dose em crianças sadias)** se a primeira dose tiver sido administrada ao 1º aniversário ou depois.	**Não são necessárias doses adicionais** em crianças sadias se a dose anterior tiver sido administrada aos 24 meses ou mais. **4 semanas** se a idade no momento for inferior a 12 meses e uma dose anterior tiver sido aplicada antes dos 7 meses. **8 semanas (como a última dose em crianças sadias)** se a dose anterior tiver sido aplicada entre 7 e 11 meses (aguardar até pelo menos 12 meses); OU se a idade atual for de 12 meses ou mais e pelo menos uma dose tiver sido aplicada antes de 12 meses.	**8 semanas (como a última dose)** Essa **dose** é necessária unicamente em crianças com idade de 12 a 59 meses que tenham recebido três doses antes de 12 meses ou em crianças de alto risco que tenham recebido três doses em qualquer idade.	
Poliovírus inativado	6 semanas	**4 semanas**	4 semanas se a idade atual for inferior a 4 anos. 6 meses (como última dose) se a idade atual for de 4 anos ou mais.	**6 meses** (idade mínima para a última dose de 4 anos).	
Sarampo, caxumba, rubéola	12 meses	**4 semanas**			
Varicela	12 meses	**3 meses**			
Hepatite A	12 meses	**6 meses**			
Meningocócica	2 meses para MenACWY-CRM 9 meses para MenACWY-D	**8 semanas**	Veja nota de rodapé	Veja nota de rodapé	
Crianças e adolescentes com idade de 7 a 18 anos					
Meningocócica	Não aplicável (N/A)	**8 semanas**			
Tétano, difteria; tétano, difteria e *pertussis* acelular	7 anos	**4 semanas**	**4 semanas** se a primeira dose de DTaP/DT tiver sido administrada antes do 1º aniversário. **6 meses (como a última dose)** se a primeira dose de DTaP/DT ou Tdap/Td tiver sido administrada no 1º aniversário ou depois.	**6 meses** se a primeira dose de DTaP/DT tiver sido administrada antes do 1º aniversário.	
Papilomavírus humano	9 anos	**São recomendados intervalos de administração de rotina.**			
Hepatite A	N/A	**6 meses**			
Hepatite B	N/A	**4 semanas**	**8 semanas e** pelo menos 16 semanas após a primeira dose.		
Poliovírus inativado	N/A	**4 semanas**	**6 meses** Uma quarta dose não é necessária se a terceira tiver sido administrada aos 4 anos de idade ou depois e pelo menos 6 meses após a dose anterior.	Uma quarta dose de IPV está indicada se todas as doses anteriores tiverem sido administradas antes dos 4 anos ou se a terceira tiver sido administrada menos 6 meses após a segunda dose.	
Varicela	N/A	**4 semanas**			
Sarampo, caxumba, rubéola	N/A	**3 meses** caso idade seja inferior a 13 anos. **4 semanas** caso idade seja de 13 anos ou mais.			

Figura 197.2 Esquema de recuperação da imunização para pessoas com idade de 4 meses a 18 anos que começaram tardiamente ou que estão atrasadas em mais de 1 mês – EUA, 2019. (*Cortesia de US Centers for Disease Control and Prevention, Atlanta, 2019.* https://www.cdc.gov/vaccines/schedules/hcp/imz/child-adolescent.html.)

Tabela 197.6 Vacinas combinadas licenciadas e disponíveis nos EUA.

PRODUTO DE VACINA (FABRICANTE)*	NOME COMERCIAL (ANO DE LICENÇA)	COMPONENTES	IDADES RECOMENDADAS	
			Série primária	**Dose de reforço**
DTaP-IPV/Hib (Sanofi Pasteur)	Pentacel (2008)	DTaP-IPV + PRP-T	2, 4 e 6 meses	15 a 18 meses
DTaP-HepB-IPV (GlaxoSmithKline)	Pediarix (2002)	DTaP + HepB + IPV	2, 4 e 6 meses	
DTaP-IPV (GlaxoSmithKline)	Kinrix (2008), Quadracel (2015)	DTaP + IPV		4 a 6 anos Reforço para a 5ª dose de DTaP Reforço para a 4ª dose de IPV
HepA-HepB (GlaxoSmithKline)	Twinrix (2001)	HepA + HepB	Mais de 18 anos de idade; esquema de 0, 1 e 6 meses	
MMRV (Merck & Co)	ProQuad (2005)	MMR + varicela	†	4 a 6 anos

*O traço (-) indica que os produtos são supridos na forma final pelo fabricante e não precisam ser misturados ou reconstituídos pelo usuário; a barra (/) indica que os produtos devem ser misturados ou reconstituídos pelo usuário. †Embora ProQuad esteja disponível para a 1ª dose (entre 12 e 15 meses de idade), o CDC recomenda que a vacina MMR e a de varicela sejam administradas como 1ª dose nesse grupo etário, a não ser que os pais ou cuidadores expressem uma preferência pela MMRV. DTaP, vacina de toxoides diftérico e tetânico e *pertussis* acelular; HepA, vacina contra hepatite A; HepB, vacina contra hepatite B; IPV/Hib, vacina de poliovírus inativado trivalente e vacina contra *Haemophilus influenzae* tipo b; MMRV, vacina contra sarampo-caxumba-rubéola e varicela; PRP-T, polissacarídeo capsular de *H. influenzae* tipo b (polirribosil-ribitol279 fosfato [PRP]) ligado de modo covalente ao toxoide tetânico (PRP-T). Adaptada de Cohn AC, MacNeil JR, Clark TA et al. Prevention and control of meningococcal disease: recommendations of the Advisory Committee on Immunization Practices. *MMWR*. 2013; 62(2):1-28.

tipo 2. Em contraste, a IPV contém todos os três sorotipos do poliovírus. Para recomendações quanto a vacinas atrasadas, veja o esquema de imunização recomendado para a infância em http://www.cdc.gov/vaccines/schedules/hcp/imz/catchup.html.

A vacina **MMR** deve ser administrada entre 12 e 15 meses de idade, seguida por uma segunda dose entre 4 e 6 anos. Antes de todas as viagens internacionais, lactentes de 6 a 11 meses devem receber uma dose da vacina MMR. Essas crianças devem ser revacinadas com as duas doses da MMR recomendadas como rotina a partir dos 12 meses de idade. Para crianças com 12 meses ou mais, administrar duas doses antes de uma viagem internacional; a segunda deve ser administrada pelo menos 4 semanas após a primeira.

Tabela 197.7 Vacinas recomendadas para crianças e adolescentes portadores de condições subjacentes ou em alto risco.

VACINAS	SITUAÇÕES ESPECIAIS
PCV13 (e PPSV23 em algumas condições)	Doença cardíaca crônica (particularmente cardiopatia congênita cianótica e insuficiência cardíaca), doença pulmonar crônica (incluindo asma, se tratada com corticosteroide oral em alta dose), doença hepática crônica, insuficiência renal crônica Diabetes melito Vazamento de líquido cefalorraquidiano Implante coclear Doença falciforme e outras hemoglobinopatias Asplenia anatômica ou funcional Infecção pelo HIV Síndrome nefrótica Doenças associadas ao tratamento com medicamentos imunossupressores ou radioterapia, incluindo neoplasias malignas, leucemias, linfomas e doença de Hodgkin Malignidade generalizada Transplante de órgão sólido Imunodeficiências congênitas ou adquiridas Mieloma múltiplo
Hep A	Doença hepática crônica Distúrbios dos fatores de coagulação Homens que têm relações sexuais com outros homens Uso de drogas injetáveis ou não injetáveis Indivíduos em situação de rua Trabalho com o vírus da hepatite A Viagem para países com taxas altas ou intermediárias de hepatite A endêmica Contato pessoal íntimo com criança adotada internacionalmente (p. ex., no domicílio ou durante atuação regular como babá)
Influenza	Alergia a ovos mais grave que urticária
MCV4	Asplenia anatômica ou funcional (incluindo doença falciforme) Deficiência persistente de componentes do complemento Residentes ou viajantes para países do cinturão africano de meningite ou peregrinos no Hajj Durante surtos causados por um sorogrupo da vacina Infecção pelo HIV
MenB	Asplenia anatômica ou funcional (incluindo doença falciforme) Crianças com deficiência persistente de componentes do complemento Durante surtos do sorotipo B
Hib	Pessoas com maior risco de doença por Hib, incluindo pacientes tratados com quimioterapia e aqueles com asplenia anatômica ou funcional (incluindo doença falciforme), infecção pelo vírus da imunodeficiência humana (HIV), deficiência de imunoglobulina ou deficiência inicial de componentes do complemento Receptores de transplante de células-tronco hematopoéticas (HSCT) Esplenectomia eletiva
Hep B	Lactentes nascidos de mães positivas para HBsAg ou mães cujo estado de HBsAg seja desconhecido (administrar a vacina dentro de 12 h após o nascimento)
HPV	Condições com imunocomprometimento, incluindo infecção pelo HIV História de abuso ou agressão sexual

De Centers for Disease Control and Prevention: Child and adolescent schedule. https://www.cdc.gov/vaccines/schedules/hcp/imz/child-adolescent.html.

Devem ser administradas duas doses de vacina para **varicela**, a primeira entre 12 e 15 meses e a segunda entre 4 e 6 anos. A segunda dose pode ser administrada antes de 4 anos de idade, desde que tenha transcorrido no mínimo 3 meses desde a primeira dose. Estão disponíveis preparações de MMR e de MMRV. A vacina **MMRV tetravalente** tem preferência em relação às vacinas de MMR e varicela separadas para crianças de 4 a 6 anos. Devido ao discreto aumento de convulsões febris associadas à MMRV combinada em comparação à administração simultânea dos produtos separados, a MMRV não é preferível ao uso das vacinas de MMR e varicela separadas para a dose inicial entre 12 e 15 meses de idade.

A proteção contra doença pneumocócica e meningocócica pode ser alcançada tanto com as vacinas conjugadas quanto com as polissacarídeas. As vacinas conjugadas apresentam vários benefícios em relação às polissacarídeas (Tabela 197.4). A **PCV13** é recomendada como uma série de quatro doses aos 2, 4, 6 e 12 a 15 meses de idade. No esquema de imunização mais recente, a PCV13 é a única vacina pneumocócica incluída; as referências à vacina conjugada pneumocócica heptavalente (PCV7), que estavam disponíveis anteriormente, foram removidas. Todas as crianças saudáveis que possam ter recebido a PCV7 como parte de um esquema primário de vacinação agora estão mais velhas e fora da faixa etária recomendada para receber a pneumocócica. A vacina PCV23 é recomendada para crianças selecionadas apresentando condições que as coloquem em risco da doença pneumocócica.

Um esquema de duas doses da MCV4 inclui uma dose recomendada para todos os adolescentes entre 11 e 12 anos de idade e uma dose de reforço aos de 16 anos. Se a primeira dose tiver sido administrada entre 13 e 15 anos de idade, uma dose de reforço deve ser administrada entre 16 e 18 anos. Não há necessidade de uma dose de reforço caso a primeira seja administrada aos 16 anos. Além disso, a vacina MCV4 deve ser administrada a pessoas portadoras de condições subjacentes que as coloquem em alto risco de doença meningocócica, com idade entre 2 meses e 55 anos. Além disso, 2 a 3 doses da vacina **meningocócica B (MenB)** são recomendadas para pessoas com 10 anos ou mais que apresentem um risco aumentado de doença meningocócica.

Licenciada nos EUA para a administração em crianças com 12 meses de idade ou mais, a vacina contra **hepatite A** é recomendada para a administração universal a todas as crianças com idades entre 12 e 23 meses e a alguns grupos de alto risco. As duas doses da série devem ter intervalo mínimo 6 meses. As crianças que tenham recebido uma dose da vacina contra hepatite A antes de 24 meses de idade devem receber uma segunda dose 6 a 18 meses após a primeira. Em qualquer pessoa de 2 anos de idade ou mais que ainda não tenha recebido a série de duas doses da vacina contra hepatite A, é possível administrar duas doses da vacina com intervalo de 6 a 18 meses se a imunidade à hepatite A for desejada. Isso é particularmente importante em pessoas com doença hepática crônica, distúrbios dos fatores de coagulação, homens que tenham relações sexuais com outros homens, uso de drogas injetáveis ou não injetáveis, desabrigados, pessoas expostas ao vírus da hepatite no trabalho, viagem e pessoas que tenham contato próximo com crianças adotadas internacionalmente. Antes de todas as viagens internacionais, lactentes de 6 a 11 meses de idade devem receber uma dose da vacina contra hepatite A. Essas crianças devem ser revacinadas com as duas doses da vacina contra hepatite A recomendadas como rotina a partir dos 12 meses de idade. Para crianças não vacinadas com 12 meses ou mais, deve-se administrar duas doses antes de uma viagem internacional para países com taxas endêmicas de hepatite A altas ou intermediárias; a segunda dose deve ser administrada pelo menos 6 meses após a primeira.

A vacina **9vHPV** é recomenda aos 11 ou 12 anos de idade, mas pode ser iniciada já aos 9 anos para meninos e meninas. Quando a série for iniciada antes do 15º aniversário, o esquema recomendado consiste em duas doses da vacina 9vHPV. O intervalo mínimo é de 5 meses entre a primeira e a segunda dose. Se a segunda for administrada com um intervalo mais curto, uma terceira dose deve ser administrada no mínimo 12 semanas após a segunda e no mínimo 5 meses após a primeira. Quando a série for iniciada no 15º aniversário ou mais tarde, o esquema recomendado consiste em três doses da vacina 9vHPV. Os intervalos mínimos correspondem a 4 semanas entre a primeira e a segunda dose, 12 semanas entre a segunda e a terceira e 5 meses entre a primeira e a terceira. Para crianças com história de abuso ou agressão sexual, o ACIP recomenda a vacinação contra HPV de rotina a partir dos 9 anos de idade. Para meninos e meninas que apresentem condições primárias ou secundárias que comprometam a imunidade, como deficiências de linfócitos B, defeitos completos ou parciais de linfócitos T, HIV, malignidade, transplante, doença autoimune ou terapia imunossupressora, o ACIP recomenda a vacinação com três doses de 9vHPV (0, 1 a 2 e 6 meses) porque a resposta imunológica à vacinação pode ser atenuada. A 9vHPV pode ser usada para continuar ou completar uma série de vacinação em pacientes que tenham começado com 4vHPV ou 2vHPV.

Estão disponíveis duas vacinas para **rotavírus**, RotaTeq (RV5) e Rotarix (RV1). No caso de ambas as vacinas, a primeira dose pode ser administrada a partir de 6 semanas de idade e deve ser administrada até 14 semanas e 6 dias de idade. A última dose da série deve ser administrada no máximo aos 8 meses. A vacina RV5 é administrada em três doses com um intervalo mínimo de 4 semanas. A RV1 é administrada em duas doses com um intervalo mínimo de 4 semanas. Não se deve iniciar a imunização em crianças com 15 semanas de idade ou mais, de acordo com o calendário de imunização.

O calendário atual, com exceção da vacina para influenza, pode requerer até 34 doses, incluindo 31 que devem ser administradas por injeção. Dessas doses, 25 são recomendadas antes de 2 anos, incluindo 22 injeções. A vacinação contra influenza, iniciada aos 6 meses de idade, pode acrescentar mais 20 injeções até 18 anos. Diversas vacinas combinadas estão disponíveis (Tabela 197.6) para reduzir o número de injeções.

O esquema de imunização recomendado para a infância e a adolescência estabelece uma consulta de rotina para adolescentes entre 11 e 12 anos. Durante essa consulta deve-se administrar MCV4, um reforço de Tdap e a vacina 9vHPV. A vacina contra influenza deve ser administrada anualmente. Além disso, a consulta realizada aos 11 a 12 anos de idade é um momento oportuno para rever todas as imunizações que o adolescente tenha recebido antes, aplicar quaisquer doses que não tenham sido dadas e rever outros serviços de prevenção apropriados para a idade. A consulta aos 11 a 12 anos estabelece uma plataforma importante para a incorporação de outras vacinas. Informações sobre a situação corrente do licenciamento de novas vacinas e recomendações quanto ao uso nos EUA estão disponíveis.*

Para crianças que estejam com atraso do calendário vacinal por 1 mês ou mais, esquemas de atualização estão disponíveis de 4 meses a 18 anos de idade (http://www.cdc.gov/vaccines/schedules/hcp/imz/catchup.html). Esquemas de imunização interativos também estão disponíveis para crianças com idade inferior a 6 anos em https://www.vacscheduler.org. Apenas registros autênticos por escrito/eletrônicos, datados, devem ser aceitos como evidência de imunização. Em geral, em caso de dúvida, uma pessoa com um estado de imunização desconhecido ou incerto deve ser considerada "suscetível a doenças" e as imunizações recomendadas devem ser iniciadas sem demora em um esquema adequado à idade atual. Nenhuma evidência sugere que a administração de vacinas a receptores já imunes seja nociva.

VACINAS RECOMENDADAS EM SITUAÇÕES ESPECIAIS

São 8 vacinas – PCV13, PPSV23, MCV4, MenB, Influenza, Hib, HepA e HepB – recomendadas para crianças e adolescentes com risco aumentado de complicações por doenças passíveis de prevenção por vacinas ou para crianças que tenham um risco maior de exposição a essas doenças, que estejam fora das faixas etárias em que essas vacinas são normalmente recomendadas (PPSV23 e MenB não são recomendadas rotineiramente para crianças em qualquer faixa etária e são empregadas apenas em crianças apresentando condições de alto risco; ver a Tabela 197.7). Recomendações específicas para o uso dessas vacinas em crianças portadoras de condições subjacentes podem ser encontradas no calendário de imunização recomendado.

A vacina **PCV13** é recomendada para crianças entre 24 meses e 5 anos de idade portadoras de determinadas condições médicas que as coloquem em alto risco para doença pneumocócica. Essa recomendação inclui crianças portadoras de doença falciforme e outras hemoglobinopatias, incluindo hemoglobinas SS, S-C ou S-β-talassemia ou crianças que apresentem asplenia funcional ou anatômica, crianças com infecção pelo HIV e crianças portadoras de doenças crônicas (Tabela 197.7). (Para mais informações sobre as recomendações da vacina pneumocócica, ver https://www.cdc.gov/vaccines/vpd/pneumo/hcp/who-when-to-vaccinate.html.)

Crianças com alto risco de doença pneumocócica também devem receber a vacina **PPSV23** para proporcionar imunidade aos sorotipos não contidos na vacina conjugada 13-valente. A vacina PPSV23 deve ser administrada ao segundo aniversário ou depois disso e deve ser aplicada pelo menos 6 a 8 semanas após completar a série de PCV13. São recomendadas duas doses de PPSV23, com um intervalo de 5 anos entre elas. A imunização de crianças portadoras de condições de alto risco com idade superior a 5 anos pode ser efetuada usando PCV13 e/ou PPS23, dependendo da condição e do histórico de vacinação. Quando houver indicação tanto de PCV13 quanto de PPSV23, PCV13 deve ser administrada primeiro. As duas vacinas não devem ser administradas durante a mesma visita.

A vacina **MCV4** é recomendada para pessoas infectadas pelo HIV a partir dos 2 meses de idade, crianças com asplenia funcional ou anatômica (incluindo doença falciforme) e crianças com deficiências persistentes de componentes do complemento (incluindo deficiências hereditárias ou crônicas de C3, C5–9, properdina, fator D ou fator H ou que estejam recebendo eculizumabe).

A vacina meningocócica B (**MenB**) é recomendada para pessoas a partir de 10 anos de idade que apresentem um risco aumentado de doença meningocócica. Isso inclui pessoas com deficiências do complemento ou asplenia anatômica ou funcional, pessoas com maior risco decorrente de surtos de doença meningocócica do sorogrupo B e microbiologistas que são expostos rotineiramente a *Neisseria meningitidis* isoladas. Adultos jovens de 16 a 23 anos (faixa preferida: 16 a 18 anos) que não apresentem maior risco de doença meningocócica podem ser vacinados com qualquer uma das duas vacinas MenB, que não são intercambiáveis, para proporcionar proteção a curto prazo contra a maioria das cepas de doença meningocócica do sorogrupo B.

A vacina **Hib** e a vacina HepA são recomendadas para crianças portadoras de algumas condições de alto risco. **HepB** é recomendada para lactentes nascidos de mães positivas para HBsAg ou mães cujo estado de HBsAg seja desconhecido (administrar a vacina até 12 horas após o nascimento) (Tabela 197.7).

*http://aapredbook.aappublications.org/site/news/vaccstatus.xhtml e http://www.fda.gov/BiologicsBloodVaccines/Vaccines/ApprovedProducts/UCM093833

Dispõe-se de diversas vacinas para crianças que vão **viajar** para áreas do mundo em que sejam comuns determinadas doenças infecciosas, além das vacinas no esquema recomendado para a infância e a adolescência (Tabela 197.8). Algumas das vacinas para viajantes são: febre tifoide, hepatite A, hepatite B, encefalite japonesa, MCV4 ou MPS4, cólera, raiva e febre amarela, dependendo da localização e das circunstâncias da viagem. O **sarampo** é endêmico em muitas partes do mundo. Crianças com idade de 6 a 11 meses devem receber uma dose das vacinas MMR e de hepatite A antes de viagens internacionais. Todavia, doses das vacinas MMR e de hepatite A recebidas antes dos 12 meses de idade não devem ser contabilizadas para o esquema de duas doses da MMR. Para crianças não vacinadas com 12 meses ou mais, administrar duas doses antes de viagens internacionais de acordo com o esquema recomendado. (Informações adicionais sobre vacinas em viagens internacionais podem ser encontradas em http://wwwnc.cdc.gov/travel/.)

As recomendações de vacinas para crianças que apresentam **condições de comprometimento imunológico**, primárias (hereditárias) ou secundárias (adquiridas), variam de acordo com a condição subjacente, o grau de déficit imunológico, o risco de exposição à doença e a vacina (Tabela 197.9 e Figura 197.3). A imunização de crianças com comprometimento imunológico acarreta as seguintes preocupações potenciais: a incidência ou a gravidade de algumas doenças passíveis de prevenção por vacinas é maior e por isso determinadas vacinas são recomendadas especificamente para algumas condições; as vacinas podem ser menos eficazes durante o período em que a imunocompetência está alterada e podem precisar ser repetidas depois que a imunocompetência for restaurada; devido à alteração da imunocompetência, algumas crianças e alguns adolescentes podem estar em risco aumentado de um evento adverso após receber uma vacina de vírus vivos. As vacinas de vírus vivos atenuados estão geralmente contraindicadas para pessoas imunocomprometidas. As exceções incluem a vacina **MMR**, que pode ser administrada a uma criança com infecção pelo HIV desde que ela esteja assintomática, ou sintomática sem evidências de imunossupressão grave, e a vacina contra **varicela**, que pode ser administrada a crianças infectadas pelo HIV se a contagem de linfócitos $CD4^+$ corresponder no mínimo a 15%. A vacina MMRV não é recomendada nessas situações.

A alteração do estado imunológico é considerada como uma precaução para a vacina contra rotavírus; porém, em crianças com imunodeficiência combinada grave a vacina está contraindicada. Vacinas inativadas podem ser administradas a crianças imunocomprometidas, embora sua eficácia possa não ser ótima, dependendo do déficit imunológico. Crianças portadoras de transtornos de deficiência do complemento podem receber todas as vacinas, incluindo de vírus vivos atenuados. As crianças portadoras de transtornos fagocitários, por outro lado, podem receber vacinas de vírus inativados e de vírus vivos atenuados; porém, não de bactérias vivas atenuadas.[3]

Os corticosteroides podem suprimir o sistema imunológico. Crianças fazendo uso de corticosteroides (2 ou mais mg/kg/dia ou 20 ou mais mg/dia de prednisona ou equivalente) por 14 dias ou mais não devem receber vacinas atenuadas antes de 1 mês após a suspensão do tratamento. Crianças que utilizem o mesmo nível posológico; porém, por menos de 2 semanas, podem receber vacinas de vírus vivos logo que o tratamento for suspenso, porém alguns especialistas recomendam esperar 2 semanas após a suspensão do tratamento. Crianças que recebem doses mais baixas de corticosteroides podem ser vacinadas durante a administração do tratamento.

Crianças e adolescentes portadores de malignidades e aqueles submetidos a um transplante de órgãos sólidos ou de células-tronco hematopoéticas e a um tratamento imunossupressor ou radioterapia não devem receber vacinas de vírus vivos e de bactérias vivas, dependendo de seu estado imunológico. Crianças que foram submetidas

[3]https://www.cdc.gov/vaccines/pubs/pinkbook/downloads/appendices/a/immuno-table.pdf

Tabela 197.8 Imunizações recomendadas para viagens internacionais.*.

IMUNIZAÇÕES	DURAÇÃO DA VIAGEM: Breve, menos de 1 mês	DURAÇÃO DA VIAGEM: Longa/Permanente, mais de 1 mês
Rever e completar esquema apropriado à idade para crianças e adolescentes (ver o texto quanto aos detalhes) • As vacinas DTaP, poliovírus, pneumocócica e contra *Haemophilus influenzae* tipo b (Hib) podem ser administradas em intervalos de 4 semanas, se necessário, para completar o esquema recomendado antes da partida • Influenza • MMR: duas doses adicionais administradas caso a idade seja menor que 12 meses na 1ª dose • Doença meningocócica (MenACWY)† • Rotavírus • Varicela • Papilomavírus humano (HPV) • Hepatite A: duas doses adicionais administradas caso a idade seja menor que 12 meses na 1ª dose‡§ • Hepatite B§ • Tdap	+	+
Febre amarela‖	+	+
Febre tifoide¶	±	+
Raiva**	±	±
Encefalite japonesa††	±	+
Cólera‡‡	±	±

*Veja capítulos referentes a doenças específicas no *Yellow Book* do Centers for Disease Control and Prevention quanto aos detalhes. Veja o texto quanto a outras fontes de informação. †Recomendada para regiões da África com infecção endêmica e durante epidemias locais, e exigida para viagens à Arábia Saudita para o Hajj. ‡Para lactentes de 6 a 11 meses de idade, a primeira dose é recomendada antes da partida para todas as viagens internacionais. Para crianças não vacinadas de 12 meses de idade ou mais, essa vacina está indicada para viajantes que se dirijam a áreas com taxas endêmicas intermediárias ou elevadas de infecção pelo vírus da hepatite A. §Uma série acelerada pode ser administrada caso não haja tempo suficiente para completar a série primária de 6 meses. ‖No caso de regiões com infecção endêmica, veja Health Information for International Travel (http://www.cdc.gov/travel). Devido ao risco de eventos adversos graves após a vacinação contra a febre amarela, os médicos devem vacinar somente pessoas que (1) corram risco de exposição ao vírus da febre amarela (YFV) ou (2) necessitem de prova de vacinação para entrar em um país. ¶Indicada a viajantes que consumirão alimentos sólidos e líquidos em áreas de saneamento básico deficiente. **Indicada a pessoas em alto risco de exposição a animais (especialmente a cães) e a viajantes para países com infecção endêmica. ††Para regiões com infecção endêmica (ver Health Information for International Travel). A vacina é recomendada no caso de atividades de alto risco em áreas apresentando surtos da doença, até mesmo para viagens de curta duração. ‡‡A vacina contra cólera (CVD 103-HgR, Vaxchora) é recomendada para adultos (18 a 64 anos) que viajem para uma área de transmissão ativa de *V. cholerae* O1 toxigênico. +, recomendada; ±, considerar; DTaP, toxoides diftérico e tetânico e *pertussis* acelular. Dados de Centers for Disease Control and Prevention: Travelers' health. https://wwwnc.cdc.gov/travel.

Tabela 197.9 Vacinação de pessoas portadoras de imunodeficiências primárias e secundárias.

PRIMÁRIAS

CATEGORIA	IMUNODEFICIÊNCIA ESPECÍFICA	VACINAS CONTRAINDICADAS*	VACINAS RECOMENDADAS PARA UM RISCO ESPECÍFICO*	EFICÁCIA E COMENTÁRIOS
Linfócitos B (humoral)	Deficiências graves de anticorpos (p. ex., agamaglobulinemia ligada ao X e imunodeficiência variável comum)	OPV[a] Varíola[b] LAIV BCG Vacinas contra o vírus da febre amarela (YFV) e de bactérias vivas[e] Nenhum dado relativo a vacinas contra rotavírus	IIV anual é a única vacina administrada a pacientes que estejam recebendo terapia com IG; vacinas inativadas de rotina podem ser administradas se não estiver recebendo IGIV	A eficácia de toda e qualquer vacina será incerta se depender unicamente da resposta humoral (p. ex., PPSV23) A terapia com IGIV interfere na resposta imunológica às vacinas vivas MMR e VAR
	Deficiências de anticorpos de menor gravidade (p. ex., deficiência seletiva de IgA e deficiência de subclasses de IgG)	OPV[a] BCG Vacina YFV Outras vacinas vivas[d] parecem ser seguras	As vacinas devem ser administradas conforme o esquema de imunização anual para pessoas imunocompetentes[e] PPSV23 deve ser administrada a partir de 2 anos de idade[f]	Todas as vacinas provavelmente são eficazes A resposta imunológica pode ser atenuada
Linfócitos T (celular e humoral)	Defeitos completos (p. ex., SCID, síndrome de DiGeorge completa)	Todas as vacinas vivas[c,d,g]	A única vacina que deve ser administrada se o paciente estiver recebendo IG é a IIV anual, se houver alguma proteção residual por anticorpos	Todas as vacinas inativadas provavelmente serão ineficazes
	Defeitos parciais (p. ex., muitos pacientes portadores da síndrome de DiGeorge, síndrome de hiper-IgM, síndrome de Wiskott-Aldrich, ataxia-telangiectasia)	Todas as vacinas vivas[c,d,g]	Vacinas inativadas de rotina devem ser administradas[e] PPSV23 deve ser administrada a partir de 2 anos de idade[f]	A eficácia de qualquer vacina depende do grau de imunossupressão
	Interferências no eixa interferona (IFN)-γ-interleucina (IL)-12	Todas as vacinas vivas para deficiências de IL-12/IL-12R, deficiências de IFN-γ, IFN-α ou STAT1	Nenhuma	Nenhuma
Complemento	Deficiência persistente do complemento, properdina, MBL ou fator B; deficiência secundária pelo uso de eculizumabe (Solaris)	Nenhuma	PPSV23 deve ser administrada a partir de 2 anos de idade[f] Série de MCV começando em lactentes[h] Série de MenB a partir dos 10 anos de idade	Todas as vacinas de rotina provavelmente serão eficazes
Função fagocitária	Doença granulomatosa crônica	Vacinas de bactérias vivas[c]	Nenhuma	Todas as vacinas inativadas são seguras e provavelmente eficazes Vacinas de vírus vivos provavelmente são seguras e eficazes
	Deficiências fagocitárias indefinidas ou acompanhadas por defeito de células T e disfunção de células NK (p. ex., síndrome de Chédiak-Higashi, defeitos da adesão leucocitária, deficiência de mieloperoxidase)	MMR, MMRV, OPV,[a] varíola, LAIV, YF, todas as vacinas bacterianas	PPSV23 deve ser administrada a partir de 2 anos de idade[f] Série de MCV começando em lactentes[h]	Todas as vacinas inativadas são seguras e provavelmente eficazes

SECUNDÁRIAS

IMUNODEFICIÊNCIA ESPECÍFICA	VACINAS CONTRAINDICADAS*	VACINAS RECOMENDADAS PARA UM RISCO ESPECÍFICO*	EFICÁCIA E COMENTÁRIOS
HIV/AIDS	OPV[a] Varíola BCG MMRV combinada LAIV Suspender MMR, varicela e zóster em pessoas com imunocomprometimento grave A vacina YF pode ter uma contraindicação ou precaução, dependendo dos indicadores da função imunológica[j]	PPSV23 deve ser administrada a partir de 2 anos de idade[f] Série de MCV começando em lactentes[h] Considerar Hib (se não tiver sido administrada quando lactente)[i]	A vacina contra o rotavírus é recomendada no esquema padrão MMR e VAR são recomendadas para crianças infectadas pelo HIV que estejam assintomáticas ou tenham apenas um baixo nível de imunocomprometimento[k] Todas as vacinas inativadas podem ser eficazes

(continua)

Tabela 197.9 Vacinação de pessoas portadoras de imunodeficiências primárias e secundárias. *(continuação)*

SECUNDÁRIAS

IMUNODEFICIÊNCIA ESPECÍFICA	VACINAS CONTRAINDICADAS*	VACINAS RECOMENDADAS PARA UM RISCO ESPECÍFICO*	EFICÁCIA E COMENTÁRIOS
Neoplasia maligna generalizada, transplante, doença autoimune, tratamento imunossupressor ou radioterapia	Vacinas de vírus vivos e bactérias vivas, dependendo do estado imunológico[c,d,m]	PPSV23 deve ser administrada a partir de 2 anos de idade[f] IIV anual (exceto se estiver recebendo quimioterapia intensiva ou anticorpos contra as células B) A vacina contra Hib pode estar indicada[n]	A eficácia de toda e qualquer vacina depende do grau de imunossupressão; vacinas inativadas padrão estão indicadas se a imunossupressão não for muito intensa, mas as doses devem ser repetidas após o fim da quimioterapia
Asplenia (funcional, anatômica congênita, cirúrgica)	LAIV	PPSV23 deve ser administrada a partir de 2 anos de idade[f] Série de MCV começando em lactentes[h] Série de MenB a partir dos 10 anos de idade Hib (se não administrada quando lactente)[o]	Todas as vacinas de rotina provavelmente são eficazes
Doença renal crônica	LAIV	PPSV23 deve ser administrada a partir de 2 anos de idade[f] HepB está indicada se não houver imunização prévia	Todas as vacinas de rotina provavelmente são eficazes
Defeito da barreira anatômica do SNC (implante coclear, displasia congênita da orelha interna, comunicação persistente de LCR com naso/orofaringe)	Nenhuma	PPSV23 deve ser administrada a partir de 2 anos de idade[f]	Todas as vacinas padrão estão indicadas

*Outras vacinas que sejam recomendadas universal ou rotineiramente devem ser administradas caso não estejam contraindicadas. [a]OPV não está mais disponível nos EUA. [b]Esta tabela refere-se às contraindicações para vacinação sem caráter de emergência (ou seja, recomendações do ACIP). [c]Vacinas bacterianas vivas: BCG e vacina para *Salmonella typhi* Ty21a oral. [d]Vacinas de vírus vivos: MMR, MMRV, VAR, OPV, LAIV, YF, zóster, rotavírus e vaccínia (varíola). A vacina contra varíola não é recomendada para crianças ou para a população geral. [e]Crianças que apresentem imunização atrasada ou insuficiente devem ser imunizadas com as vacinas recomendadas rotineiramente, de acordo com a idade e esquema de recuperação. [f]PPSV23 é iniciada aos 2 anos de idade ou depois. Se PCV13 for necessária, as doses de PCV13 devem ser administradas primeiro, seguidas por PPSV23 no mínimo 8 semanas mais tarde; uma segunda dose de PPSV23 é administrada 5 anos após a primeira. [g]Em relação à imunodeficiência de linfócitos T como contraindicação à vacina para rotavírus, existem dados unicamente para a SCID. [h]A idade e o esquema das doses dependem do produto; doses repetidas são necessárias. [i]A vacina pneumocócica não é indicada para crianças portadoras de doenças granulomatosas crônicas depois das recomendações universais baseadas na idade para PCV13. Crianças portadoras de doenças granulomatosas crônicas não estão em risco aumentado de doença pneumocócica. [j]A vacina YF está contraindicada para crianças infectadas pelo HIV menores de 6 anos de idade que apresentam imunossupressão intensa. Existe uma precaução para o uso da vacina YF em crianças infectadas pelo HIV assintomáticas de idade menor que 6 anos com porcentagem total de linfócitos de 15 a 24%, e mais de 6 anos com contagens de linfócitos T $CD4^+$ de 200 a 499 células/mm^3. (Dados de Centers for Disease Control and Prevention: Yellow fever vaccine: recommendations of the Advisory Committee on Immunization Practices. *MMWR Recomm Rep.* 2010; 59[RR-07]; 1-27.) [k]Crianças infectadas pelo HIV devem receber imunoglobulina após a exposição ao sarampo e podem receber a vacina contra varicela se a porcentagem de linfócitos T $CD4^+$ for 15% ou mais para aquelas com menos de 6 anos ou uma contagem de linfócitos T $CD4^+$ maior ou igual a 200 células/mm^3 para aquelas com 6 anos ou mais. Pessoas com infecção perinatal pelo HIV que tenham sido vacinadas com uma vacina contendo sarampo, rubéola ou caxumba antes do estabelecimento da terapia antirretroviral combinada (cART) devem ser consideradas não vacinadas e devem receber duas doses em intervalos apropriados da vacina MMR assim que uma cART efetiva for estabelecida (no mínimo 6 meses com linfócitos T $CD4^+$ de 15% ou mais para crianças com menos de 6 anos ou contagem de linfócitos T $CD4^+$ maior ou igual a 200 células/mm^3 para crianças com 6 anos ou mais). [l]Para pacientes de 5 a 18 anos que não tenham recebido uma série primária de Hib e uma dose de reforço ou pelo menos uma dose de Hib após os 14 meses de idade. [m]A suspensão de vacinas inativadas também é recomendada com algumas formas de terapia imunossupressoras, como anticorpo anti-CD20, quimioterapia de indução ou consolidação ou pacientes com deficiências de anticorpos importantes que estejam recebendo imunoglobulinas. A vacina de influenza inativado é uma exceção, mas deve-se considerar a repetição das doses de qualquer vacina inativada administrada durante essas terapias. [n]Para pessoas com menos de 60 meses submetidas a quimioterapia ou radioterapia que não tenham recebido uma série primária de Hib mais uma dose de reforço ou pelo menos uma dose de Hib após os 14 meses de idade. [o]Para pessoas com mais de 59 meses de idade com asplenia e pessoas com 15 meses ou mais submetidas a uma esplenectomia eletiva que não tenham recebido uma série primária de Hib e uma dose de reforço ou pelo menos uma dose de Hib após os 14 meses de idade. BCG, vacina de bacilo Calmette-Guérin; SNC, sistema nervoso central; Hib, vacina contra *Haemophilus influenzae* tipo b; HIV/AIDS, vírus de imunodeficiência humana/síndrome de imunodeficiência adquirida; IG, imunoglobulina; IIV, vacina de influenza inativada; LAIV, vacina contra influenza com vírus vivos atenuados; MMR, vacina contra sarampo, caxumba e rubéola; MMRV, sarampo-caxumba-rubéola-varicela; MCV, vacina de polissacarídeo meningocócico tetravalente; MenB, vacina meningocócica do sorogrupo B; OPV, vacina de poliovírus (vivos) oral; PPSV23, vacina de polissacarídeo pneumocócico; SCID, doença de imunodeficiência combinada grave; VAR, varicela; YF, febre amarela. Adaptada de Immunization in special circumstances. In: Kimberlin DW, Brady MT, Jackson MA, Long SS, editors. *Red Book 2018: Report of the Committee on Infectious Diseases*. 31th ed. Elk Grove Village, IL, 2018, American Academy of Pediatrics.

à quimioterapia para leucemia podem precisar ser imunizadas de novo com doses únicas apropriadas à idade de vacinas administradas anteriormente. Os lactentes pré-termos em geral podem ser vacinados na mesma idade cronológica que os lactentes atermos, de acordo com o esquema de imunização recomendado para a infância. Uma exceção é a dose ao nascimento da vacina para hepatite B. Lactentes com 2 kg ou mais que estejam estáveis podem receber uma dose ao nascimento dentro das primeiras 24 horas de vida. A vacinação com HepB, porém, deve ser adiada em lactentes com peso inferior a 2 kg ao nascimento até 1 mês de idade, caso tenham nascido de uma mãe negativa para HBsAg. Todos os lactentes pré-termo com baixo peso ao nascimento cujas mães são positivas para HBsAg devem receber a imunoglobulina para hepatite B (HBIG) e a vacina contra hepatite B (em regiões anatômicas separadas) dentro de 12 horas após o nascimento. Todavia, esses lactentes devem receber mais três doses de vacina a partir de 30 dias de idade (Figura 197.2). Lactentes nascidos de mães positivas para o HBsAg devem ser submetidos a testes de HBsAg e anticorpos aos 9 a 12 meses de idade, ou 1 a 2 meses após a conclusão da série de HepB, se a série tiver sido adiada. Se o teste for negativo para anticorpo contra o antígeno de superfície (anti-HBs), uma dose adicional de HepB é recomendada, com teste 1 a 2 meses após a dose. Se a criança ainda for negativa para anticorpos, deve-se administrar mais duas doses.

Se o estado de HBsAg da mãe for desconhecido dentro de 12 horas após o nascimento, administrar a vacina HepB independentemente do peso ao nascimento. Para lactentes com peso inferior a 2 kg,

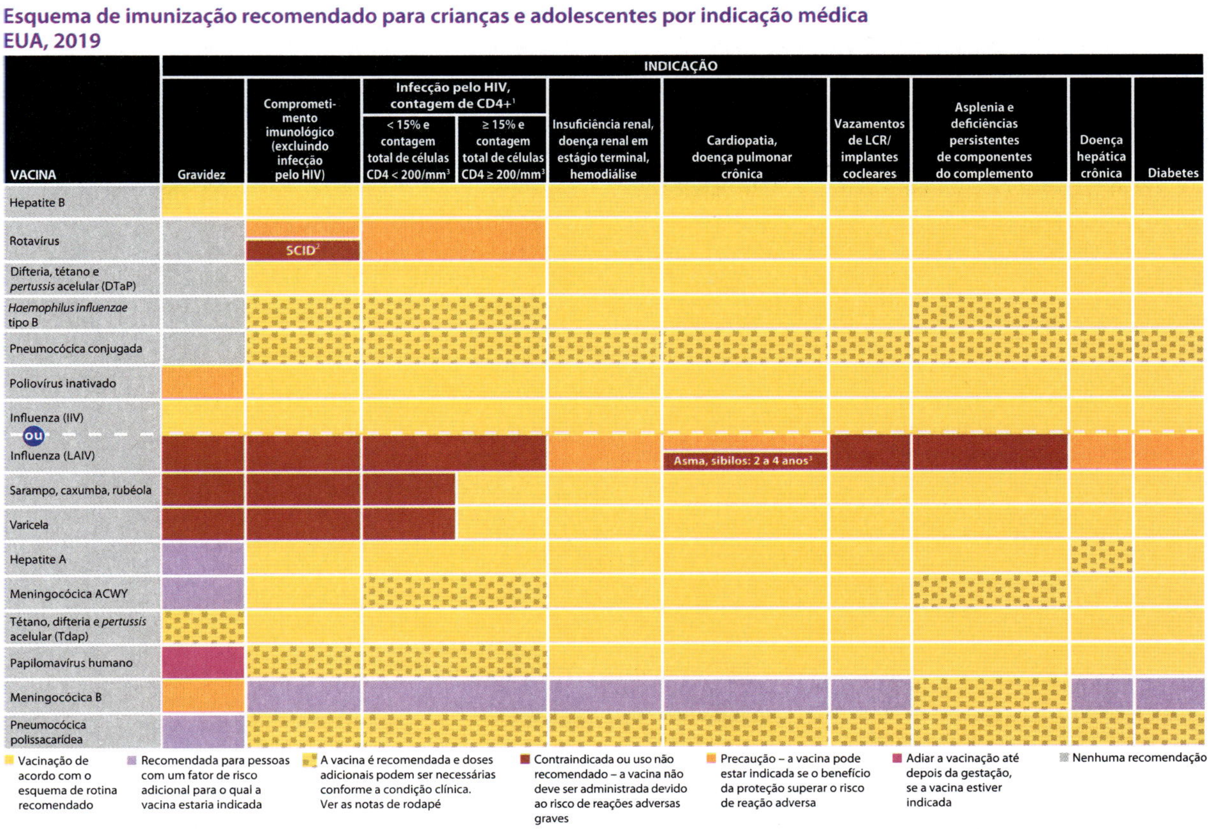

Esquema de imunização recomendado para crianças e adolescentes por indicação médica
EUA, 2019
INDICAÇÃO
VACINA
Gravidez
Comprometimento imunológico (excluindo infecção pelo HIV)
Infecção pelo HIV, contagem de CD4+1
< 15% e contagem total de células CD4 < 200/mm³
≥ 15% e contagem total de células CD4 ≥ 200/mm³
Insuficiência renal, doença renal em estágio terminal, hemodiálise
Cardiopatia, doença pulmonar crônica
Vazamentos de LCR/ implantes cocleares
Asplenia e deficiências persistentes de componentes do complemento
Doença hepática crônica
Diabetes
Hepatite B
Rotavírus
SCID2
Difteria, tétano e pertussis acelular (DTaP)
Haemophilus influenzae tipo B
Pneumocócica conjugada
Poliovírus inativado
Influenza (IIV)
ou
Influenza (LAIV)
Asma, sibilos: 2 a 4 anos3
Sarampo, caxumba, rubéola
Varicela
Hepatite A
Meningocócica ACWY
Tétano, difteria e pertussis acelular (Tdap)
Papilomavírus humano
Meningocócica B
Pneumocócica polissacarídea
Vacinação de acordo com o esquema de rotina recomendado
Recomendada para pessoas com um fator de risco adicional para o qual a vacina estaria indicada
A vacina é recomendada e doses adicionais podem ser necessárias conforme a condição clínica. Ver as notas de rodapé
Contraindicada ou uso não recomendado – a vacina não deve ser administrada devido ao risco de reações adversas graves
Precaução – a vacina pode estar indicada se o benefício da proteção superar o risco de reação adversa
Adiar a vacinação até depois da gestação, se a vacina estiver indicada
Nenhuma recomendação

1 Para mais informações sobre os parâmetros laboratoriais de HIV e uso de vacinas vivas, ver as Diretrizes de Melhores Práticas Gerais para Imunização, "Alteração da Imunocompetência", em www.cdc.gov/vaccines/hcp/acip-recs/general-recs/immunocompetence.html, e a Tabela 4.1 (nota de rodapé D) em www.cdc.gov/vaccines/hcp/acip-recs/general-recs/contraindications.html.
2 Imunodeficiência combinada grave.
3 LAIV está contraindicada para crianças de 2 a 4 anos de idade com asma ou sibilos durante os 12 meses anteriores.

Figura 197.3 Esquema de imunização recomendado para crianças e adolescentes por indicação médica – EUA, 2019. (*Cortesia de US Centers for Disease Control and Prevention, Atlanta, Georgia. 2019.* https://www.cdc.gov/vaccines/schedules/hcp/imz/child-indications.html.)

administrar HBIG além da HepB dentro de 12 horas após o nascimento. Determinar o estado de HBsAg da mãe assim que possível e, se ela for positiva para HBsAg, administrar HBIG também a lactentes com peso maior ou igual a 2 kg assim que possível, mas no máximo até 7 dias de idade.

A imunoglobulina para varicela-zóster (**VariZIG**) é recomendada para pacientes sem evidência de imunidade a varicela que apresentem alto risco de varicela grave e complicações, que tenham sido expostos a varicela ou herpes-zóster e aqueles nos quais a vacina esteja contraindicada. Isso inclui pacientes imunocomprometidos sem evidência de imunidade, recém-nascidos cujas mães apresentem sinais e sintomas de varicela próximos ao momento do parto (ou seja, 5 dias antes a 2 dias depois), lactentes prematuros hospitalizados nascidos com 28 semanas de gestação ou mais cujas mães não apresentem evidência de imunidade à varicela, lactentes prematuros hospitalizados nascidos com menos de 28 semanas de gestação ou com peso de 1 kg ou menos ao nascimento, independentemente de evidência de imunidade à varicela da mãe e gestantes sem evidência de imunidade.

Algumas crianças apresentam situações que não são abordadas diretamente nos atuais protocolos de imunização. Em geral, os médicos recorrem a regras gerais para orientar as decisões relativas à imunização nesses casos. De modo geral, as vacinas podem ser administradas simultaneamente no mesmo dia, quer inativadas, quer vivas. Diferentes vacinas inativadas podem ser administradas a qualquer intervalo entre as doses. Entretanto, devido a preocupações teóricas em relação à interferência viral, vacinas de vírus vivos atenuados diferentes (MMR, varicela) que não sejam administradas no mesmo dia devem ser aplicadas com um intervalo mínimo de 1 mês. Uma vacina de vírus inativado e uma vacina de vírus vivos podem ser aplicadas com qualquer intervalo entre elas.

A imunoglobulina não interfere nas vacinas de vírus inativados. Ela pode interferir; porém, na resposta imunológica à vacina contra o sarampo e, por inferência, à vacina contra varicela. De modo geral, quando necessária, a imunoglobulina deve ser administrada pelo menos 2 semanas após a vacina do sarampo. Dependendo da dose de imunoglobulina recebida, a vacina MMR deve ser adiada por 3 a 11 meses. Não se espera que a imunoglobulina interfira na resposta imunológica às vacinas LAIV ou de rotavírus.

Algumas imunizações são recomendadas em adultos (inclusive na gravidez) para diminuir o risco de infecção nos seus filhos; estas incluem vírus influenza e *pertussis* (Tdap).

PRECAUÇÕES E CONTRAINDICAÇÕES

A observação das precauções e contraindicações válidas é fundamental para se assegurar que as vacinas sejam usadas da maneira mais segura possível e para obter a imunogenicidade ideal. Quando uma criança comparece para a imunização com uma condição clínica que é considerada uma **precaução**, o médico deve pesar os benefícios e os riscos para aquela criança individualmente. Se for considerado que os benefícios superam os riscos, a vacina ou as vacinas em questão podem ser administradas. Uma **contraindicação** significa que a vacina não pode ser administrada em nenhuma circunstância.

Uma contraindicação geral a todas as vacinas é uma **reação anafilática** a uma dose anterior. A hipersensibilidade anafilática a componentes da vacina também constitui uma contraindicação. No caso de uma vacina essencial; porém, existem protocolos de dessensibilização. Os principais componentes preocupantes são *proteínas do ovo* para as vacinas cultivadas em ovos; *gelatina*, um estabilizante em muitas vacinas; e medicamentos antimicrobianos. As recomendações para pessoas com alergia ao ovo sofreram as seguintes modificações: pessoas com uma história de alergia a ovo que tenham apresentado apenas urticária após a exposição a ovo devem receber a vacina contra gripe. Pessoas que tenham apresentado reações como angioedema ou desconforto respiratório ou que tenham precisado de epinefrina também podem receber qualquer vacina contra gripe recomendada. A vacina deve ser administrada em um ambiente médico hospitalar ou ambulatorial na presença de um profissional de saúde que seja capaz de reconhecer e tratar condições alérgicas graves. A vacina LAIV não deve ser usada para pessoas com uma história de reação alérgica grave a qualquer componente da vacina (excluindo ovo) ou a uma dose anterior de qualquer vacina contra influenza. Os componentes de sarampo e caxumba da MMR são cultivados em culturas de tecidos de fibroblastos de embriões de galinha. A quantidade de proteínas do ovo na vacina MMR; porém, é tão pequena que não existem procedimentos especiais para a administração da vacina a alguém com história de anafilaxia após a ingestão de ovos.

Em geral, as vacinas devem ser adiadas em crianças que apresentem doenças agudas moderadas a graves, independentemente da presença de febre, até que a criança se recupere. *Entretanto, crianças com doenças leves podem ser vacinadas*. Os estudos de crianças vacinadas de forma incompleta documentaram oportunidades que foram perdidas porque uma doença leve foi usada como uma contraindicação inválida. Tabelas completas de contraindicações e falsas contraindicações podem ser encontradas em http://www.cdc.gov/vaccines/recs/vac-admin/contraindications.html.

LIBERAÇÕES MÉDICAS

Nos EUA, todos os 50 estados, o Distrito de Columbia e Porto Rico contam com regulamentos que exigem a verificação da imunização e frequência escolar das crianças. Essa medida proporciona uma proteção direta da população imunizada e proteção indireta àqueles que não podem ser imunizados. Isso também serve para ofertar a imunização das crianças no momento correto. Os regulamentos também permitem uma liberação médica da obrigatoriedade de imunização em todos os 50 estados e a maioria dos estados também conta com regulamentações variadas que permitem liberações não médicas. É importante observar contraindicações raras, mas clinicamente reconhecidas. As liberações não médicas às exigências de imunização incluem liberações decorrentes de crenças religiosas ou filosóficas. Pessoas com liberação apresentam um maior risco de doenças passíveis de prevenção por vacinas que a população geral. Quando crianças com liberação vivem em grupos, como pode acontecer nos casos de liberação não médica, a comunidade pode correr o risco de surtos que provocam a exposição das crianças que não podem ser protegidas pela vacinação – como as muito jovens para vacinação e aquelas que apresentam contraindicações médicas – a doenças que poderiam ser prevenidas pelas vacinas. (Para mais informações, ver: http://pediatrics.aappublications.org/content/early/2016/08/25/peds.2016-2145.)

MELHORANDO A COBERTURA DE IMUNIZAÇÃO

Foram desenvolvidas normas para as práticas de imunização de crianças e adolescentes para apoiar a obtenção de altos níveis de cobertura pela imunização, ao mesmo tempo em que se fornece as vacinas de maneira segura e eficiente e se orienta os pais quanto aos riscos e os benefícios das vacinas (Tabela 197.10).

Apesar dos benefícios que as vacinas têm a oferecer, muitas crianças são insuficientemente imunizadas porque não recebem as vacinas recomendadas ou não as recebem na idade recomendada. Grande parte dos problemas de imunização insuficiente pode ser resolvida por ações médicas. A maioria das crianças tem uma fonte regular de cuidados de saúde. Entretanto, as oportunidades perdidas de proporcionar imunizações em consultas a profissionais de saúde incluem, entre outras: deixar de fornecer todas as vacinas recomendadas que poderiam ser administradas no mesmo dia durante uma consulta, não fornecer imunizações a crianças em atendimentos não relacionados com a puericultura na ausência de contraindicações e o encaminhamento de crianças a clínicas de saúde pública devido à impossibilidade de pagar pelas vacinas. A administração simultânea de múltiplas vacinas em geral é segura e eficaz. Quando os benefícios da vacinação simultânea são explicados, muitos pais preferem essa imunização a ter de fazer uma consulta extra. O padrão de atendimento deve consistir na administração simultânea de todas as vacinas necessárias.

Devem ser observadas unicamente contraindicações e precauções válidas à administração das vacinas. O ideal é que as imunizações sejam aplicadas durante consultas de puericultura; contudo, é importante administrar as vacinas em outras consultas se não houver contraindicações, especialmente se essa criança estiver atrasada em seu esquema. Não há evidências sólidas de que a administração de vacinas fora das consultas de puericultura diminua o número dessas consultas.

As barreiras financeiras à imunização devem ser minimizadas. A participação no programa **Vaccines for Children (VFC)** possibilita aos médicos receber vacinas sem nenhum custo para os pacientes elegíveis, o que os ajuda a serem imunizados em sua unidade médica.

Várias intervenções ajudam os médicos a aumentar a cobertura de imunização em sua prática. Foi demonstrado repetidamente que sistemas de lembretes para as crianças antes de uma consulta ou sistemas de convocação de crianças que faltam às consultas marcadas melhoram a cobertura. A avaliação e o *feedback* também constituem intervenções importantes. Muitos médicos superestimam a cobertura de imunização entre os pacientes que atendem e, por isso, não se sentem motivados a fazer nenhuma alteração em sua prática para melhorar seu desempenho. A avaliação da cobertura de imunização dos pacientes atendidos por um médico individual e o *feedback* dos resultados podem ser grandes motivadores de melhora. Com frequência, é possível entrar em contato com os serviços de saúde pública para fornecer avaliações e *feedback*. Alternativamente, os médicos podem efetuar autoavaliações. Um exame de cerca de 60 prontuários consecutivos de crianças de 2 anos pode fornecer uma estimativa razoável da cobertura na prática. Outra abordagem consiste em fazer um funcionário rever o prontuário de todos os pacientes que chegam para uma consulta e colocar no prontuário lembretes para o médico quanto à necessidade de imunizações. Os prontuários médicos eletrônicos podem ser planejados para atingir esse objetivo.

HESITAÇÃO VACINAL

A OMS caracteriza a *hesitação vacinal* como uma demora na aceitação ou rejeição de vacinas, apesar da disponibilidade de serviços de vacinação. Os fatores implicados na hesitação vacinal incluem complacência, conveniência e confiança. Em uma pesquisa nacional realizada por telefone nos EUA entre pais de crianças de 6 a 23 meses de idade, aproximadamente 3% dos pais recusaram todas as vacinas e 20% recusaram ou adiaram pelo menos uma vacina do esquema recomendado. Preocupações com a segurança da vacina e questões sobre a necessidade das vacinas são citadas com frequência como motivos para a recusa. As pessoas que manifestam uma hesitação vacinal constituem um grupo heterogêneo e suas preocupações individuais devem ser respeitadas e abordadas. Vários estudos mostraram que o fator mais importante para convencer os pais a aceitar as vacinas ainda é o *contato pessoal individualizado* com um pediatra informado, solícito e interessado. Deve-se garantir aos pais que as vacinas são completamente testadas antes de serem licenciadas, que existem mecanismos de monitoramento contínuo da segurança após a licença e que o esquema de vacinação atual é o único recomendado. É importante destacar que podem ocorrer doenças graves se a criança e a família não forem imunizadas porque crianças não vacinadas colocam em risco crianças com liberação médica que vivam na mesma área de risco, assim como algumas que foram vacinadas (embora a maioria das vacinas apresente eficácia elevada, nenhuma é 100% eficaz). A orientação aos pais pode ser oferecida por meio de fontes conceituadas de informações sobre vacinas (ver Tabela 197.6). (Para mais informações, ver http://pediatrics.aappublications.org/content/early/2016/08/25/peds.2016-2146.) Recursos para auxiliar os profissionais durante conversas sobre vacinas com os pais estão disponíveis em http://www.cdc.gov/vaccines/hcp/patient-ed/conversations/index.html.

As preocupações dos médicos em relação à responsabilidade legal devem ser abordadas com documentação apropriada e no prontuário. O Comitê de Bioética da AAP publicou diretrizes para lidar com a recusa de imunizações por parte dos pais. Os médicos podem preferir fazer os pais assinarem uma **declaração de recusa**. Um modelo de uma declaração de recusa de vacinas pode ser encontrado em http://www2.aap.org/immunization/pediatricians/pdf/refusaltovaccinate.pdf.

Tabela 197.10 Padrões para práticas de imunização de crianças e adolescentes.

DISPONIBILIDADE DE VACINAS Os serviços de vacinação estão prontamente disponíveis. As vacinações são coordenadas com outros serviços de cuidado de saúde e aplicadas em um ambiente médico quando possível. As barreiras à vacinação são identificadas e reduzidas ao máximo. Os custos aos pacientes são reduzidos a um mínimo. **AVALIAÇÃO DO ESTADO DE VACINAÇÃO** Profissionais de saúde efetuam a revisão do estado de vacinação e de saúde dos pacientes em todos os encontros para determinar as vacinas que estão indicadas. Profissionais de saúde avaliam as contraindicações medicamente aceitas e seguem apenas estas. **COMUNICAÇÃO EFETIVA SOBRE OS BENEFÍCIOS E OS RISCOS DAS VACINAS** Pais ou guardiães e pacientes são orientados em relação aos benefícios e aos riscos da vacinação de maneira culturalmente apropriada e em uma linguagem de fácil compreensão.* Os profissionais de saúde oferecem recomendações robustas e coerentes para todas as vacinas recomendadas universalmente de acordo com o esquema de imunização atual. Utilizam uma linguagem especulativa (p. ex., estas são vacinas de rotina) e comunicam essas recomendações do mesmo modo para todas as vacinas. Os profissionais de saúde respondem integralmente às perguntas de pais ou guardiões e dos pacientes e enfatizam um comprometimento inabalável com a recomendação. Se os pais ou guardiões e os pacientes hesitarem ou recusarem a vacina, os profissionais de saúde persistem e oferecem a vacina novamente no próximo momento apropriado.	**ARMAZENAMENTO CORRETO E ADMINISTRAÇÃO APROPRIADA DAS VACINAS E DOCUMENTAÇÃO ADEQUADA DAS VACINAÇÕES** Os profissionais de saúde utilizam os procedimentos apropriados para o armazenamento e o manejo das vacinas. Protocolos de vacinação por escrito atualizados estão acessíveis em todos os locais em que são administradas vacinas. As pessoas que administram as vacinas e o pessoal que controla ou apoia a administração de vacinas têm conhecimento e recebem educação continuada. Os profissionais de saúde administram simultaneamente tantas doses de vacinas indicadas quanto possível. Os registros de vacinação dos pacientes são precisos e completos e estão facilmente acessíveis. Os profissionais de saúde relatam eventos adversos após a vacinação com presteza e precisão ao Vaccine Adverse Events Reporting System (VAERS) e estão cientes de um programa distinto, o National Vaccine Injury Compensation Program (VICP). Os profissionais de saúde e os membros da equipe examinam o cronograma de imunização com os pais ou guardiões e os pacientes e agendam visitas de acompanhamento da imunização antes que a família deixe o serviço de atendimento. Todos os membros da equipe de profissionais que tenham contato com pacientes são apropriadamente vacinados e comunicam mensagens coerentes sobre as vacinas. **IMPLEMENTAÇÃO DE ESTRATÉGIAS PARA MELHORAR A COBERTURA DE VACINAÇÃO** São empregados sistemas para lembrar aos pais e guardiões, pacientes e profissionais de saúde quando está na época de vacinações e convocar aqueles que não estejam em dia. Revisões dos prontuários de pacientes com base em um consultório ou uma clínica e avaliações da cobertura de vacinações são efetuadas anualmente. Os profissionais de saúde praticam abordagens baseadas na comunidade. Os profissionais de saúde compreendem as necessidades culturais e as disparidades de diferentes populações e utilizam as estratégias mais eficientes para essas populações. A maioria das consultas de saúde (incluindo tratamento agudo ou consultas por doença) é vista como uma oportunidade de rever os registros de imunização, fornecer as devidas vacinas e atualizar vacinações perdidas.

*Outros recursos para ajudar a melhorar as taxas de imunização são os seguintes:

- Recursos para conversas dos profissionais de saúde com os pais sobre vacinas (Provider Resources for Vaccine Conversations with Parents) do CDC, AAP e American Academy of Family Physicians (www.cdc.gov/vaccines/hcp/conversations/index.html)
- Guia de Treinamento da American Academy of Pediatrics (AAP) (https://shar.es/1JRNmJ)
- Centers for Disease Control and Prevention (CDC): *Pink Book*, Capítulo 6: Vaccine administration (https://www.cdc.gov/vaccines/pubs/pinkbook/vac-admin.html); e projetos de melhoria de qualidade e materiais educativos (https://www.cdc.gov/vaccines/ed/index.html)
- Immunization Action Coalition: *Suggestions to improve your immunization services* (http://www.immunize.org/catg.d/p2045.pdf)

Adaptada de National Vaccine Advisory Committee. Standards for child and adolescent immunization practices. *Pediatrics*. 2003; 112:958-963; e Bernstein HH, Bocchini JA; AAP Committee on Infectious Diseases. The need to optimize adolescent immunization. *Pediatrics*. 2017; 139(3):e20164186 e Practical approaches to optimize adolescent immunization. *Pediatrics*. 2017; 139(3):e20164187.

A bibliografia está disponível no GEN-io.

197.1 Práticas Internacionais de Imunização

Jean-Marie Okwo-Bele, Tracey S. Goodman e John David Clemens

As vacinas são empregadas para a prevenção de doenças infecciosas no mundo inteiro. No entanto, os tipos de vacinas em uso, as indicações e contraindicações e os esquemas de imunização variam consideravelmente. Muitos países em desenvolvimento seguem os esquemas de imunização propostos pelo Programa de Imunização da Organização Mundial de Saúde; a última atualização desse programa está disponível em http://www.who.int/immunization/policy/Immunization_routine_table2.pdf.

De acordo com esse esquema, todas as crianças devem ser vacinadas ao nascimento contra tuberculose com a vacina do bacilo Calmette-Guérin (BCG). Muitas crianças também recebem nessa ocasião uma dose da vacina oral para pólio (OPV) com vírus vivos atenuados. As consultas para imunização são marcadas aos 6, 10 e 14 semanas de idade, sendo administradas as vacinas que contém DTP e OPV. Pelo menos uma dose da vacina injetável para pólio (IPV) com vírus inativados é recomendada com 14 semanas de idade ou mais em todos os países que utilizam a OPV. São recomendadas duas doses da vacina contra o sarampo, sendo a primeira dose administrada entre 9 e 12 meses e a segunda dose entre 15 e 18 meses. Quase todos os países em desenvolvimento implementaram a vacinação contra hepatite B. Pode-se usar duas opções de esquema, dependendo de considerações epidemiológicas e programáticas. A vacina contra hepatite B pode ser administrada ao mesmo tempo que as doses da vacina DTP, aos 6, 9 e 14 semanas de idade, geralmente em vacinas combinadas. Para prevenir a transmissão perinatal, a dose de HepB ao nascimento deve ser administrada assim que possível após o nascimento (menos de 24 h) e seguida por duas ou três doses subsequentes. Vacinas contra febre amarela e encefalite japonesa são recomendadas para lactentes com 9 meses de idade que vivam em áreas endêmicas. Têm sido feitos esforços consideráveis no sentido de incorporar as vacinas contra o *Haemophilus influenzae* tipo b (Hib) em todos os países, com exceção de um, geralmente em uma vacina combinada que contenha DTP.

Nos últimos anos o suporte da GAVI, a **Vaccine Alliance**, tem facilitado a introdução de vacinas para rotavírus e vacinas pneumocócicas conjugadas em programas de imunização de países em desenvolvimento. A cobertura aumentada para essas vacinas adicionais reduzirá consideravelmente a morbidade e a mortalidade infantil global causadas por pneumonias, meningites e doenças diarreicas.

Em 1988, a World Health Assembly endossou o objetivo de erradicar a poliomielite do mundo até o final de 2000. Embora esse objetivo ainda não tenha sido atingido, a transmissão endêmica da pólio estava restrita a três países em todo o mundo (Afeganistão, Nigéria e Paquistão) ao final de 2016. A principal estratégia consiste no uso da OPV para a imunização de rotina e em campanhas de massa em áreas de baixa cobertura, onde todas as crianças com idade inferior a 5 anos devem receber a vacina, independentemente do estado anterior de imunização.[2] Depois de conseguir a interrupção da transmissão do poliovírus selvagem, o objetivo é suspender o uso da vacina OPV, que em raras ocasiões pode causar poliomielite associada à vacina, sendo capaz de sofrer mutações e assumir as características fenotípicas dos vírus selvagens.

Os países da **América Latina** têm mantido a eliminação da circulação nativa do sarampo desde 2002. A estratégia exigia a obtenção de uma elevada cobertura de imunização rotineira dos lactentes com uma dose aos 9 meses de idade, uma campanha em massa visando de uma só vez todas as pessoas com idade de 9 meses a 15 anos, independentemente do estado anterior de imunização, e campanhas de seguimento das crianças nascidas desde a campanha anterior, em geral a cada 3 a 5 anos. Embora a mortalidade global por sarampo tenha diminuído em 79% no mundo todo nos últimos anos – de 651.600 mortes em 2000 para 134.200 em 2015 –, o sarampo ainda é comum em muitos países em desenvolvimento, especialmente em partes da África e da Ásia. Os países da América Latina conseguiram eliminar a rubéola nativa e a síndrome de rubéola congênita por meio de estratégias consistindo tanto em imunização de rotina quanto em campanhas de massa.

Os esquemas de imunização no mundo industrializado são consideravelmente mais variáveis que nos países em desenvolvimento. As recomendações quanto à imunização no **Canadá** são elaboradas pelo Canadian National Advisory Committee on Immunization, mas são implementadas de maneira um pouco diferente em cada província. Com algumas exceções, o esquema canadense é semelhante ao esquema de imunização dos EUA.* Não há uma recomendação específica, como nos EUA, quanto a uma dose ao nascimento da vacina contra hepatite B, embora algumas províncias na região norte do Canadá forneçam uma dose ao nascimento. A vacina conjugada meningocócica C é recomendada em um esquema de uma ou duas doses, dependendo da idade no momento da administração (uma dose se a criança tiver 12 meses ou mais). Em contraste com a situação nos EUA, a vacina contra hepatite A não é recomendada no Canadá como imunização pediátrica de rotina.

Há uma variação enorme nas vacinas utilizadas e nos esquemas de imunização recomendados na Europa.† Por exemplo, o **Reino Unido** elaborou, no final da década de 1980, um esquema de imunização que inclui consultas com 2, 3 e 4 meses de idade, quando é administrada a vacina DTaP-Hib-IPV combinada. Após evidências de que um esquema de três doses da vacina Hib nessas idades não era suficiente para assegurar uma proteção em alto grau por um período prolongado, foi adicionada uma dose de reforço aos 12 meses de idade. A vacina MMR é recomendada em um esquema de duas doses aos 12 e aos 40 meses de idade. Durante a visita para administração da segunda dose de MMR é fornecido um reforço de DTaP e de IPV. Um reforço de Td/IPV é recomendado aos 14 anos de idade. A vacina PCV13 é recomendada aos 2, 4 e 12 meses de idade. O Reino Unido foi o primeiro país a usar a vacina meningocócica C conjugada (**MCV-C**) durante uma campanha maciça em crianças, adolescentes e adultos jovens. A eficácia da vacina no primeiro ano foi de 88% ou mais e a imunidade de rebanho foi induzida com uma redução de cerca de dois terços na incidência da doença em crianças não vacinadas. Devido ao sucesso dessa estratégia, a vacinação com MenC com 3 semanas de idade foi descontinuada em julho de 2016. Atualmente, a vacina MenC é administrada em combinação com a quarta dose de Hib aos 12 meses. MenB é administrada aos 2, 4 e 12 meses de idade. Em setembro de 2008, a vacina contra HPV foi recomendada para meninas de 12 a 13 anos de idade. Até abril de 2013, o esquema do Reino Unido não incluía na imunização universal de crianças a vacina para hepatite B, a vacina para varicela e nem a vacina para influenza, embora a vacinação anual contra influenza seja recomendada para pessoas de 65 anos ou mais (ver http://www.nhs.uk/conditions/vaccinations/pages/vaccination-schedule-age-checklist.aspx).

O esquema de imunização **japonês** em 2016 é substancialmente diferente daquele dos EUA.‡ Os japoneses não utilizam a vacina MMR e, em vez disso, oferecem a opção da vacina MR (preferível em princípio) ou a vacinação contra sarampo e rubéola usando antígeno único. A vacina contra caxumba está disponível em caráter voluntário. As crianças japonesas também recebem vacinação de rotina contra difteria, tétano e coqueluche e poliomielite com a DTaP em combinação com IPV; contra a encefalite japonesa e contra tuberculose com o BCG. As vacinas contra Hib, PCV, HepB, varicela e HPV também estão incluídas no esquema de vacinação de rotina e são disponibilizadas sem custos de acordo com a **Lei de Vacinações Preventivas**. Adultos com 65 anos ou mais recebem vacinações anuais contra influenza. Vacinas contra rotavírus, HepA (a partir de 1 ano de idade ou mais), meningococos (ACWY) (a partir de 2 anos ou mais) e febre amarela estão disponíveis em caráter voluntário.

Algumas crianças chegam aos EUA tendo iniciado ou completado esquemas internacionais de imunização com vacinas produzidas fora dos EUA. De modo geral, as doses administradas em outros países devem ser consideradas como válidas quando administradas nas mesmas faixas etárias recomendadas nos EUA. Em casos de doses perdidas, doses inadequadas à idade, perda dos registros de imunização ou outras preocupações, os pediatras têm duas opções: administrar ou repetir doses perdidas ou inadequadas ou realizar testes sorológicos e, caso sejam negativos, administrar as vacinas.

A bibliografia está disponível no GEN-io.

[2]N.R.T.: No Brasil, a vacinação contra poliomielite é realizada com doses de vacina inativada (IPV) e vacina pólio oral (OPV) de acordo com Calendário Vacinal proposto pelo Ministério da Saúde do Brasil.

*https://www.canada.ca/en/public-health/services/provincial-territorial-immunization-information/provincial-territorial-routine-vaccination-programs-infants-children.html.

†http://apps.who.int/immunization_monitoring/globalsummary.

‡https://www.niid.go.jp/niid/images/vaccine/schedule/2016/EN20161001.pdf.

Capítulo 198
Prevenção e Controle de Infecções

Michael J. Chusid e Joan P. Moran

A prevenção e o controle de infecções (**PCI**) têm um papel importante na medicina pediátrica. Para serem plenamente eficazes, os programas de PCI requerem uma infraestrutura funcional com colaboração do sistema público de saúde, imunizações amplamente disponíveis e o uso de técnicas apropriadas para impedir a transmissão de infecções na população geral e em instituições médicas. Nos EUA, o foco na prevenção de **infecções relacionadas com a assistência a saúde (IRAS)** é exemplificado pelo fato de que cinco dos 16 elementos da Joint Commission 2017 National Patient Safety Goals estavam relacionados com a redução e com a prevenção de IRAS. Órgãos governamentais e seguros-saúde reduziram ou eliminaram o pagamento a instituições por despesas associadas a algumas dessas infecções, e várias organizações nacionais foram criadas para monitorar e relatar as taxas de IRAS em instituições de cuidados de saúde.

IRAS ou **infecções nosocomiais** são aquelas adquiridas durante a hospitalização ou em outras unidades de cuidados de saúde, como berçários ou unidades para realização de cirurgias ambulatoriais. Estima-se que 3 a 5% das crianças admitidas a hospitais venham a adquirir uma IRAS. As taxas são mais altas em pacientes submetidos a procedimentos invasivos. Infecções também podem ser adquiridas em serviços de emergência, consultórios médicos, serviços do tipo hospital-dia e de cuidados de pacientes crônicos. As **infecções associadas a dispositivos médicos** ocorrem tanto em hospitais como no domicílio dos pacientes. A orientação adequada dos profissionais que atuam em *homecare* e também dos familiares é essencial para prevenir ou ao menos minimizar a taxa de infecções associadas ao uso de dispositivos, pois um número cada vez maior de crianças recebem alta do hospital para casa com cateteres intravenosos (IV) e outros dispositivos médicos.

A suscetibilidade a IRAS inclui fatores do hospedeiro, procedimentos invasivos recentes, presença de cateteres ou outros dispositivos, uso prolongado de antibióticos, contaminação do ambiente e a exposição a outros pacientes, visitantes ou profissionais de saúde com doenças contagiosas em atividade ou colonizados por microrganismos invasivos. Alguns dos fatores do hospedeiro que aumentam o risco de IRAS são: anormalidades anatômicas (fístulas, fenda palatina, uropatia obstrutiva), pele anormal, disfunção de órgãos, desnutrição e doenças subjacentes ou comorbidades. Procedimentos invasivos podem introduzir patógenos potenciais pela ruptura de barreiras anatômicas normais do hospedeiro. Cateteres intravenosos e de outros tipos permitem o acesso direto de microrganismos em geral minimamente patogênicos em sítios anatômicos estéreis, assim como superfícies aderentes para ligação microbiana, podendo desorganizar os padrões de fluxo de muco normalmente protetor (p. ex., tubos nasotraqueais e óstios dos seios faciais). O uso de antibióticos pode alterar a composição da microbiota intestinal e estimular a multiplicação e a proliferação de microrganismos toxigênicos ou invasivos já presentes em número reduzido no trato intestinal, como *Clostridium difficile* e *Salmonella* spp.

A transmissão de microrganismos ocorre por diversas vias, porém não existe dúvida que a mais comum e mais importante é a **mão**. Equipamentos médicos, brinquedos e o mobiliário do hospital e dos consultórios podem apresentar contaminação microbiana e contribuir assim para a transmissão de potenciais patógenos. *Pagers*, telefones, teclados de computador e até mesmo gravatas se contaminam com facilidade. Esses objetos inanimados servem como **fômites** para as bactérias. Vem crescendo progressivamente o reconhecimento da importância do ambiente na aquisição de organismos como *Staphylococcus aureus* resistente à meticilina (MRSA), enterococos resistentes à vancomicina (VRE), bacilos gram-negativos resistentes a múltiplos fármacos (MDR-GNB), *C. difficile* e vírus sincicial respiratório (RSV). Termômetros e outros equipamentos que entram em contato com membranas mucosas acarretam riscos especiais. Alguns organismos se disseminam facilmente por transmissão aérea, como o vírus da varicela, o vírus do sarampo e o *Mycobacterium tuberculosis*. Os alimentos podem estar contaminados e relacionados a surtos hospitalares de infecção nosocomial. O ambiente físico do hospital também pode servir como um fator de risco para infecções, especialmente em pacientes imunocomprometidos. Vazamentos de calhas para escoamento de águas pluviais ou de encanamentos estão associados a infecções fúngicas ou bacterianas; construções novas ou ampliações estão associadas a infecções fúngicas transmitidas pelo ar; e contaminação do suprimento de água potável de uma instituição está associada a infecções nosocomiais por bactérias, fungos e micobactérias atípicas. Surtos disseminados de infecção foram associados à contaminação de equipamentos por micobactérias durante o processo de fabricação.

Vírus sazonais, como rotavírus e viroses respiratórias, estafilococos e bacilos gram-negativos, são causas comuns de IRAS em crianças. Fungos e microrganismos resistentes a múltiplos fármacos são causas comuns de infecção em crianças imunocomprometidas, assim como naquelas que necessitam de cuidados intensivos e hospitalização prolongada. São locais comuns de infecção o trato respiratório, o trato gastrintestinal (GI), a corrente sanguínea, a pele e o trato urinário.

A liberalização das diretrizes referentes às visitas hospitalares e à possibilidade da visita de animais aumentou a probabilidade de aquisição de IRAS. O uso generalizado de produtos farmacêuticos contaminados, tais como corticosteroides injetáveis de depósito, levou a surtos de IRAS fúngicas fatais.

As IRAS causam uma considerável morbidade e, ocasionalmente, mortalidade em crianças hospitalizadas. As infecções prolongam as estadias hospitalares e aumentam os custos da hospitalização. A **vigilância**, etapa inicial na identificação dessas infecções e na formulação de métodos para sua prevenção, é de responsabilidade **dos profissionais que atuam na prevenção das IRAS**. Nos hospitais, a responsabilidade pela supervisão dessa vigilância cabe geralmente aos profissionais do **Comitê de Controle de Infecção Hospitalar (CCIH)**, um grupo multidisciplinar que coleta e analisa dados relativos à vigilância, estabelece diretrizes institucionais e investiga surtos de infecções dentro da instituição. O presidente do comitê geralmente é um especialista em doenças infecciosas. A vigilância em áreas ambulatoriais e durante cuidados domiciliares muitas vezes não é tão bem definida. Os serviços de saúde locais, estaduais e federais têm papéis importantes na identificação e no controle de surtos e no estabelecimento de diretrizes de saúde pública.

HIGIENE DAS MÃOS

A principal ferramenta de qualquer programa de PCI é uma boa higiene das mãos. Embora se dedique muita atenção ao tipo de antisséptico empregado, o aspecto mais importante da lavagem das mãos consiste em *colocar as mãos sob a água e friccioná-las adequadamente, com ou sem sabão*. Diferentes estudos sugerem que esfregar as mãos por 15 s remove a maior parte da microbiota superficial transitória, sem alterar a microbiota permanente, mais profunda, das mãos. Alguns antissépticos em gel, líquido ou espuma utilizados para fricção das mãos podem ser empregados em vez da lavagem das mãos. Os antissépticos utilizados para **higiene das mãos sem água** aumentam a adesão à higienização das mãos e poupam tempo; esses produtos são os agentes preferidos para a higienização de rotina das mãos quando estas não se encontram visivelmente sujas. Eles são eficazes para matar muitos microrganismos das mãos, mas não removem sujeiras ou resíduos. Contudo, são pouco eficazes contra vírus não envelopados, como o norovírus e esporos de *C. difficile*, desse modo, deve-se utilizar outros produtos de limpeza durante surtos hospitalares de *C. difficile*. As mãos devem ser higienizadas adequadamente antes e após o manuseio de todos os pacientes. Em estudos de adesão à higienização das mãos em hospitais, os médicos geralmente são o grupo de menor adesão, de modo que os programas educacionais precisam dedicar uma atenção especial a esse grupo de profissionais.

PRECAUÇÕES PADRÃO

As precauções padrão, anteriormente chamadas de *precauções universais*, visam proteger os profissionais de saúde contra os patógenos e devem ser utilizadas sempre que houver um contato direto com um paciente. Pacientes infectados podem ser transmissores mesmo antes da presença de sintomas da doença, ainda no período de incubação. Infectados assintomáticos são capazes de transmitir agentes infecciosos. As precauções padrão envolvem o uso de barreiras – luvas, capotes, máscaras, óculos e protetores faciais – conforme o necessário, para impedir a transmissão de microrganismos pelo contato com sangue e outros fluidos corporais (Tabela 198.1).

ISOLAMENTO

O isolamento de pacientes infectados por patógenos transmissíveis diminui o risco de transmissão nosocomial de organismos para os profissionais de saúde e outros pacientes. O tipo de isolamento indicado depende do agente infeccioso e da via potencial de transmissão. A **transmissão por contato** é a forma mais comum de transmitir patógenos e envolve o contato direto com o paciente ou com um objeto intermediário contaminado. O **isolamento de contato** requer o uso de avental e de luvas de procedimento quando em contato com o paciente ou com o ambiente a sua volta. A **transmissão por gotículas** envolve a propulsão de grandes partículas infecciosas por uma distância curta (menos de 90 cm), com o depósito sobre membranas mucosas ou a pele de outra pessoa. O **isolamento de gotículas** requer o uso de avental, luvas, máscara e óculos quando o profissional estiver menos de 90 cm de distância do paciente. A **transmissão pelo ar** se

Tabela 198.1 Recomendações aplicar as precauções padrão ao cuidado de todos os pacientes em todas as áreas de cuidados de saúde.

COMPONENTE	RECOMENDAÇÕES
Higienização das mãos	Antes e depois de cada contato com um paciente, independentemente de serem usadas luvas. Após o contato com sangue, líquidos corporais, secreções, excreções ou itens contaminados; imediatamente após remoção das luvas; antes e depois de entrar no quarto de um paciente. Preferencialmente, friccionar as mãos com um antisséptico contendo álcool, exceto quando as mãos estiverem visivelmente sujas de sangue ou outros materiais, ou caso possa ter havido a exposição a esporos (p. ex., *Clostridium difficile, Bacillus anthracis*) ou vírus não envelopados (norovírus); nesses casos há necessidade de lavagem com água e sabão.
EQUIPAMENTO DE PROTEÇÃO INDIVIDUAL (EPI)	
Luvas	Para contato com sangue, líquidos corporais, secreções, excreções ou itens contaminados; assim como membranas mucosas e pele não intacta. Realizar a higiene das mãos antes e depois do uso de luvas.
Capote	Durante procedimentos e atividades de cuidado de pacientes em que haja a possibilidade de contato com roupas ou pele exposta com sangue, líquidos corporais, secreções ou excreções.
Máscara, proteção para os olhos (óculos), proteção facial	Durante procedimentos e atividades de cuidado de pacientes passíveis de gerar respingos ou aerossóis de sangue, líquidos corporais ou secreções – como na aspiração e intubação endotraqueal, para garantir a proteção dos profissionais de saúde. Para a proteção do paciente, o profissional deve usar máscara ao inserir uma agulha para anestesia epidural ou realizar mielogramas quando houver a possibilidade de exposição prolongada do local de punção.
Equipamentos sujos no atendimento ao paciente	Manipular de maneira que se evite a transferência de microrganismos para outras pessoas e para o ambiente. Usar luvas caso o equipamento esteja visivelmente contaminado. Higienizar as mãos.
AMBIENTE	
Controle do ambiente	Elaborar procedimentos para cuidados de rotina, limpeza e desinfecção de superfícies, em especial superfícies frequentemente tocadas em áreas de cuidado de pacientes.
Artigos têxteis (roupa de cama) e lavanderia	Manipular de maneira que evite a transferência de microrganismos para outras pessoas e para o ambiente.
CUIDADOS AO PACIENTE	
Práticas de injeção (uso de agulhas e outros itens pontiagudos)	Não recolocar a tampa, dobrar, quebrar nem manipular agulhas usadas; caso seja necessário recolocar a tampa, utilizar a técnica de contenção com apenas uma das mãos. Utilizar dispositivos de segurança desprovidos de agulhas, caso disponíveis, colocando os itens pontiagudos utilizados em um recipiente resistente a punções. Utilizar agulhas e seringas estéreis, descartáveis, de uso único. Ampolas de medicação de dose única são preferidas em casos em que as medicações possam ser administradas a mais de um paciente.
Reanimação de pacientes	Usar bocal, ambu ou outros dispositivos de ventilação para evitar o contato com a boca e com as secreções orais.
Posicionamento do paciente	Priorizar um quarto individual para o paciente caso este tenha um risco aumentado de transmissão, possa contaminar o ambiente, não seja capaz de manter uma higiene apropriada ou tenha um risco aumentado de adquirir uma infecção ou de apresentar uma evolução adversa após uma infecção.
Higiene respiratória/etiqueta da tosse (contenção de secreções respiratórias em pacientes sintomáticos) começando no ponto de encontro inicial, como em áreas de triagem ou de recepção em um serviço de emergência ou em consultórios médicos	Instruir os pacientes sintomáticos a cobrir nariz/boca ao espirrar ou tossir; usar lenços de papel e descartá-los em recipientes sem contato manual. Higienizar as mãos após o contato com secreções respiratórias. Usar uma máscara cirúrgica caso tolerada ou manter distância adequada (mais de 90 cm, se possível).

Adaptada de Kimberlin DW, Brady MT, Jackson MA *et al.* editors. *Red Book 2018–2021: Report of the Committee on Infectious Diseases.* 31th ed. Elk Grove Village, IL, 2018, American Academy of Pediatrics, pp. 148-150.

dá pela disseminação de gotas evaporadas (5 µm ou menos) ou de partículas de poeira carreando um agente infeccioso. O **isolamento de infecção transmitida pelo ar (IITA)** requer o uso de máscaras e um sistema de manejo do ar com pressão negativa para impedir a disseminação do agente infeccioso. No caso da tuberculose pulmonar ativa em crianças maiores e em adultos, da síndrome respiratória aguda grave (SARS) ou da gripe aviária, recomenda-se o uso de máscaras especiais de alta densidade (N95) ou de sistemas respiratórios autocontrolados, como um respirador purificador de ar motorizado (**PAPR**) ou um respirador purificador de ar controlado (**CAPR**). Sistemas para o manejo do ar com pressão positiva que utilizam filtro HEPA são empregados em algumas instituições para manutenção de pacientes gravemente imunocomprometidos e sistemas de pressão negativa para o cuidado de pacientes com infecções respiratórias altamente contagiosas, como o Ebola vírus.

As precauções padrão são indicadas para todos os pacientes e seu uso é apropriado tanto em hospitais como em clínicas. Além disso, no caso de pacientes hospitalizados, **precauções baseadas na transmissão** do agente infeccioso estão indicadas para algumas infecções (Tabela 198.2). Para precaução de contato e de gotículas, quartos individuais são preferíveis, porém não são obrigatórios. Agrupar crianças infectadas pelo mesmo patógeno é aceitável, mas o diagnóstico etiológico precisa ser confirmado por métodos laboratoriais antes de expor crianças infectadas umas às outras. As precauções de isolamento baseadas na transmissão devem ser mantidas enquanto o paciente for considerado contagioso.

Tabela 198.2 Síndromes clínicas ou condições que requerem precauções empíricas baseadas na transmissão além das precauções padrão enquanto se aguarda a confirmação do diagnóstico.*

SÍNDROME OU CONDIÇÃO CLÍNICA†	PATÓGENOS POTENCIAIS‡	PRECAUÇÕES EMPÍRICAS (SEMPRE INCLUEM PRECAUÇÕES PADRÃO)
DIARREIA		
Diarreia aguda de provável causa infecciosa em um paciente com incontinência ou em uso de fraldas	Patógenos entéricos§	Precauções de contato (pediátricas e adultas)
Meningite	*Neisseria meningitidis*	Precauções de gotículas nas primeiras 24 h da terapia antimicrobiana; máscara e proteção facial para intubação
	Enterovírus	Precauções de contato para lactentes e crianças
	Mycobacterium tuberculosis	Precauções aéreas em caso de infiltrado pulmonar Precauções aéreas mais precauções de contato na presença de drenagem de líquido corporal potencialmente infeccioso
ERUPÇÃO CUTÂNEA OU EXANTEMAS GENERALIZADOS, ETIOLOGIA DESCONHECIDA		
Petequial/equimótica com febre (geral)	*Neisseria meningitidis*	Precauções de gotículas nas primeiras 24 h da terapia antimicrobiana
Em caso de história positiva de viagem a uma área com um surto corrente de febre hemorrágica (VHF) nos 10 dias anteriores ao aparecimento da febre	Vírus Ebola, Lassa e Marburg	Precauções de gotículas mais precauções de contato, com proteção facial/ocular, enfatizando precauções de segurança quanto a objetos pontiagudos e precauções de barreira caso haja a possibilidade de exposição ao sangue. Usar máscara N95 ou outras precauções respiratórias se estiver indicada a realização de procedimentos que possam gerar aerossóis.
Vesicular	Vírus varicela-zóster, herpes simples, varíola, vaccínia	Precauções aéreas mais precauções de contato
	Vírus vaccínia	Precauções de contato em caso de probabilidade de herpes-vírus simples, zóster localizado em um hospedeiro imunocompetente ou vaccínia
Maculopapular com tosse, coriza e febre	Vírus de rubéola (sarampo)	Precauções aéreas
INFECÇÕES RESPIRATÓRIAS		
Tosse/febre/infiltrado em um lobo pulmonar superior em um paciente HIV negativo ou em um paciente com baixo risco de infecção pelo HIV	*M. tuberculosis*, vírus respiratórios, *Streptococcus pneumoniae, Staphylococcus aureus* (MSSA ou MRSA)	Precauções aéreas mais precauções de contato
Tosse/febre/infiltrado pulmonar em qualquer área do pulmão em um paciente infectado pelo HIV ou em um paciente com alto risco de infecção pelo HIV	*M. tuberculosis*, vírus respiratórios, *S. pneumoniae, S. aureus* (MSSA ou MRSA)	Precauções aéreas mais precauções de contato Usar proteção facial/ocular no caso de realização de procedimentos geradores de aerossóis ou de expectativa de contato com secreções respiratórias Caso a tuberculose seja improvável e não se disponha de AIIR e/ou de respiradores, utilizar precauções de gotículas em vez de precauções aéreas Tuberculose é mais provável em indivíduos infectados pelo HIV do que em indivíduos HIV negativos
Tosse/febre/infiltrado pulmonar em qualquer área do pulmão em um paciente com história de viagem recente (10 a 21 dias) a países com surtos ativos de SARS, gripe aviária	*M. tuberculosis*, síndrome respiratória aguda grave por vírus (SARS-CoV), gripe aviária	Precauções aéreas mais precauções de contato mais proteção ocular Caso SARS e tuberculose sejam improváveis, utilizar precauções de gotículas em vez de precauções aéreas
Infecções respiratórias, sobretudo bronquiolites e pneumonias, em lactentes e em crianças pequenas	Vírus sincicial respiratório, vírus parainfluenza, adenovírus, vírus influenza, metapneumovírus humano	Precauções de contato mais precauções de gotículas. As precauções de gotículas podem ser suspensas depois que adenovírus e influenza forem descartados
INFECÇÕES DE PELE OU DE FERIDAS		
Abscessos ou feridas drenando secreções que não possam ser cobertas	*S. aureus* (MSSA ou MRSA), estreptococos do grupo A	Precauções de contato Adicionar precauções de gotículas nas primeiras 24 h da terapia antimicrobiana apropriada caso haja suspeita de doença invasiva por estreptococos do grupo A

*Os profissionais responsáveis pelo controle de infecções devem modificar ou adaptar a tabela de acordo com as condições locais. Para assegurar que sejam sempre implementadas precauções empíricas apropriadas, os hospitais devem dispor de sistemas efetivos para avaliar rotineiramente os pacientes, de acordo com esses critérios, como parte de seu cuidado pré-admissão e durante a admissão. †Pacientes que apresentam as síndromes e as condições citadas na tabela podem manifestar inicialmente sinais ou sintomas atípicos (p. ex., recém-nascidos e adultos com coqueluche podem não apresentar tosse paroxística ou intensa). O grau de suspeita do médico deve ser guiado pela presença de condições específicas na comunidade, assim como pelo julgamento clínico. ‡Os organismos mencionados não pretendem representar o diagnóstico completo, nem mesmo o mais provável, mas sim agentes etiológicos possíveis que requerem precauções adicionais além das precauções padrão até que possam ser afastados. §Esses patógenos incluem *Escherichia coli* O157:H7 entero-hemorrágica, *Shigella* spp., vírus de hepatite A, norovírus, rotavírus, *Clostridium difficile*. AIIR, quartos para isolamento de infecções transmitidas por via respiratória; HIV, vírus da imunodeficiência humana; MRSA, *Staphylococcus aureus* resistentes a meticilina; MSSA, *Staphylococcus aureus* suscetíveis a meticilina; VHF, febre hemorrágica viral. *Adaptada do site dos Centers for Disease Control and Prevention http://www.cdc.gov/hicpac/2007ip/2007ip_table2.html.*

O uso de técnicas de isolamento em setores ambulatoriais não foi bem estudado. Os consultórios de profissionais de saúde devem estabelecer procedimentos para assegurar que sejam empregados métodos apropriados de limpeza, desinfecção e esterilização. Muitos consultórios e clínicas oferecem salas de espera separadas para crianças doentes e para crianças saudáveis. A **triagem** dos pacientes é essencial para assegurar que não estejam presentes na mesma sala de espera crianças ou adultos com doenças contagiosas. Já foram relatados surtos de sarampo e de varicela em pacientes em salas de espera nas quais o ar oriundo de salas de exame podia passar para a área de espera. A limpeza do ambiente clínico é importante, sobretudo em áreas de grande manuseio. Brinquedos e itens que são compartilhados entre os pacientes devem ser limpos entre os usos; e sempre que possível deve-se usar brinquedos descartáveis. Brinquedos contaminados por sangue ou outros líquidos corporais devem ser tratados em autoclave ou descartados.

OUTRAS MEDIDAS

Outras medidas preventivas incluem uso de técnica asséptica, cuidado com os cateteres, uso prudente de antibióticos por meio de um **programa de gerenciamento para uso racional antibióticos** eficaz, isolamento dos pacientes com doenças contagiosas, limpeza periódica do ambiente, desinfecção e esterilização dos equipamentos médicos, relato de infecções, manuseio seguro de agulhas e outros instrumentos pontiagudos e serviço de assistência à saúde dos funcionários bem estabelecido. Uma técnica estéril deve ser utilizada em todos os procedimentos invasivos, incluindo a colocação ou manipulação de cateteres. O uso de medidas de barreira durante a inserção de cateteres intravenosos reduziu à metade a frequência de infecções da corrente sanguínea relacionadas a cateteres. O uso apropriado dos cateteres também inclui limitar a duração e o número de cateteres empregados, esfregar periodicamente as capas dos cateteres em cada acesso e remover os cateteres assim que se tornarem desnecessários.

PROFILAXIA CIRÚRGICA

A profilaxia antibiótica cirúrgica deve ser empregada em situações em que haja um alto risco de infecção pós-operatória ou naquelas em que as consequências de uma infecção desse tipo seriam catastróficas. A escolha do antibiótico profilático depende do local cirúrgico e do tipo de cirurgia. Uma classificação útil dos procedimentos cirúrgicos com base no risco infeccioso reconhece quatro categorias de feridas pré-operatórias: feridas limpas, feridas limpas-contaminadas, feridas contaminadas e feridas sujas e infectadas (Tabela 198.3). O American College of Surgeons, a Surgical Infection Society e a American Academy of Pediatrics fazem recomendações clínicas em relação à profilaxia antibiótica.

As **feridas limpas** são feridas operatórias não infectadas em que não é notada nenhuma inflamação no local operatório e não há comunicação com os tratos respiratório, digestivo e geniturinário e com a orofaringe. Com frequência, essas feridas decorrem de procedimentos não emergenciais, com fechamento primário ou drenagem por meio de um sistema fechado. Feridas incisionais operatórias após traumas não penetrantes são incluídas nessa categoria. A terapia antimicrobiana profilática *não* é recomendada no caso de feridas limpas, exceto em pacientes com alto risco de infecção e em circunstâncias em que as consequências de uma infecção teriam o potencial de colocar em risco a vida do paciente, como no implante de um corpo estranho – como uma prótese valvar cardíaca ou uma derivação do líquido cefalorraquidiano –, uma cirurgia cardíaca aberta para o reparo de defeitos estruturais e uma cirurgia em pacientes imunocomprometidos ou em lactentes jovens.

As **feridas limpas-contaminadas** são feridas operatórias em que há a comunicação com os tratos respiratório, digestivo ou geniturinário sob condições controladas e que não apresentam uma contaminação bacteriana fora do comum no período pré-operatório. Essas feridas ocorrem em operações que envolvem o trato biliar, o apêndice, a vagina e a orofaringe nas quais não é encontrada nenhuma evidência de infecção ou uma violação grave na técnica, bem como em cirurgias de urgência ou emergenciais em um procedimento limpo sob todos os demais aspectos. O risco de contaminação bacteriana e de infecção em procedimentos envolvendo feridas limpas-contaminadas é variável. As recomendações para pacientes pediátricos, derivadas de dados de cirurgias em adultos, sugerem que a profilaxia antibiótica em procedimentos seja indicada em crianças portadoras de icterícia obstrutiva,

Tabela 198.3 Procedimentos cirúrgicos comuns para os quais são recomendados antibióticos profiláticos no perioperatório.

PROCEDIMENTO CIRÚRGICO	PATÓGENOS PROVÁVEIS	MEDICAMENTOS RECOMENDADOS	ALTERNATIVAS NÃO β-LACTÂMICAS
FERIDAS LIMPAS			
Cirurgias cardíacas (p. ex., cirurgias cardíacas abertas) Cirurgias vasculares Neurocirurgias Cirurgias ortopédicas (p. ex., substituição articular)	Microbiota cutânea, bacilos entéricos gram-negativos	Cefazolina ou cefuroxima	Clindamicina ou vancomicina
FERIDAS LIMPAS-CONTAMINADAS			
Cirurgias da cabeça e pescoço envolvendo a cavidade oral ou a faringe	Microbiota cutânea, microrganismos anaeróbicos orais, estreptococos orais	Cefazolina + metronidazol, ampicilina-sulbactam	Clindamicina
Cirurgias gastrintestinais e geniturinárias	Bacilos entéricos gram-negativos, microrganismos anaeróbicos, cocos gram-positivos	Cefazolina + metronidazol, cefotetana ou piperacilina-sulbactam Se o cólon estiver envolvido, considerar a redução bacteriana utilizando também neomicina e eritromicina VO	Clindamicina
FERIDAS CONTAMINADAS			
Feridas traumáticas (p. ex., fraturas compostas)	Microbiota cutânea	Cefazolina	Clindamicina ou vancomicina
FERIDAS SUJAS			
Apendicectomia, feridas abdominais penetrantes, cirurgias colorretais	Bacilos entéricos gram-negativos, microrganismos anaeróbicos, cocos gram-positivos	Cefazolina + metronidazol, cefoxitina, cefotetana ou ampicilina-sulbactam	Clindamicina + aminoglicosídeo

Adaptada de Bratzler DW, Dellinger PD, Olsen KM et al. Clinical practice guidelines from antimicrobial prophylaxis in surgery. *Am J Health Syst Pharm.* 2013; 70:195-283.

em alguns procedimentos no trato digestivo e em cirurgias ou instrumentações do trato urinário na presença de bacteriúria ou de uma uropatia obstrutiva.

As **feridas contaminadas** incluem feridas abertas, recentes e acidentais, violações graves de uma técnica operatória que seria estéril em outras circunstâncias, vazamentos evidentes a partir do trato gastrintestinal, traumas penetrantes ocorridos há menos de 4 horas e incisões em que seja encontrada uma inflamação não purulenta aguda.

As **feridas sujas e infectadas** incluem feridas traumáticas penetrantes ocorridas mais de 4 horas antes da cirurgia, feridas com tecido desvitalizado retido e aquelas em que há uma infecção clínica evidente ou ocorreu a perfuração de vísceras. Em procedimentos com feridas contaminadas e sujas ou infectadas, a terapia antimicrobiana é indicada e pode ser mantida por vários dias. Nesses casos, a terapia antibiótica é considerada como terapêutica e não de fato como profilática.

Os antibióticos profiláticos devem ser administrados, de preferência por via intravenosa, dentro de 1 hora antes da incisão cutânea, com o objetivo de obter concentrações séricas máximas do medicamento presentes no sangue e nos tecidos no momento da incisão. Concentrações plasmáticas e teciduais adequadas do antibiótico devem ser mantidas até que a incisão seja fechada. A administração intraoperatória de antibióticos pode ser necessária se a cirurgia se prolongar e/ou o antibiótico que estiver sendo empregado tiver meia-vida intravascular curta. Não é recomendada a continuação da terapia profilática após o procedimento. Nos procedimentos contaminados ou infectados, os antibióticos são mantidos como tratamento para a infecção. Antibióticos orais adicionais podem ser empregados em pacientes submetidos a procedimentos no intestino e devem ser administrados também no dia anterior ao da cirurgia.

A escolha do regime antibiótico para a profilaxia se baseia no procedimento, nos possíveis organismos envolvidos e no espectro de ação do antibiótico. Devido à variedade de antibióticos disponíveis, há muitos regimes aceitáveis (Tabela 198.3).

SAÚDE DOS PROFISSIONAIS DE SAÚDE

A saúde dos profissionais de saúde é importante para o controle das infecções nosocomiais porque eles estão em risco de adquirir a infecção dos pacientes e, se infectados, acarretam um risco potencial para os pacientes. Esse risco é reduzido a um mínimo pelo uso de precauções padrão e da higienização das mãos antes e após o contato com pacientes. Em hospitais, os departamentos de saúde para funcionários ou os departamentos de segurança e saúde ocupacional administram as questões de saúde dos profissionais. Funcionários novos devem ser avaliados quanto à presença de doenças infecciosas. Deve-se anotar seu histórico de imunizações e deve-se oferecer as imunizações que se fizerem necessárias.

Todos os profissionais de saúde (médicos e não médicos, funcionários ou voluntários, em tempo integral ou em tempo parcial, estudantes ou não estudantes, com ou sem responsabilidades de cuidado de pacientes) que trabalhem em instituições proporcionando cuidados de saúde, hospitalares ou ambulatoriais, devem estar imunes ao **sarampo**, à **rubéola** e à **varicela**. Todos os profissionais que estejam em risco de exposição ao sangue ou a fluidos corporais devem ser imunizados contra **hepatite B**. Funcionários de instituições pediátricas que entrem em contato com pacientes devem ser encorajados a receber a vacina de **reforço para coqueluche**. A imunização anual contra **influenza** é fortemente recomendada para todos os profissionais de saúde e as instituições estão sendo avaliadas publicamente, utilizando as taxas de imunização dos funcionários como medida de qualidade do cuidado. Muitas instituições de cuidados de saúde nos EUA tornaram obrigatória a vacinação anual contra influenza para os funcionários, a não ser que haja razões médicas legítimas para a não imunização. Esse programa reduz o adoecimento e o absenteísmo do pessoal e diminui IRAS. As imunizações devem ser encorajadas e devem ser fornecidas gratuitamente sempre que possível para se aumentar a aderência. Todos os profissionais de saúde que exerçam atividades envolvendo o contato face a face com pacientes com **tuberculose** suspeita ou confirmada (incluindo as equipes de transporte) devem ser incluídos em um programa de avaliação de triagem para tuberculose no momento de sua contratação e podem necessitar de testes periódicos caso o local de trabalho tenha uma elevada prevalência de tuberculose.

Todos os consultórios médicos e todos os hospitais devem obedecer às regras elaboradas pela Occupational Safety and Health Administration (OSHA) dos EUA. Todos os consultórios e hospitais devem ter diretrizes por escrito a respeito da exclusão de funcionários infectados e doentes do cuidado direto de pacientes. Os profissionais devem ser encorajados a não comparecer ao trabalho se estiver em doentes. Sessões regulares de orientação devem ser realizadas para assegurar que os funcionários conheçam os métodos de prevenção e de controle e que sigam essas diretrizes.

A bibliografia está disponível no GEN-io.

Capítulo 199
Cuidado Infantil e Doenças Contagiosas

Ana M. Vaughan e Susan E. Coffin

Mais de 20 milhões de crianças menores de 5 anos frequentam instituições de cuidado infantil nos EUA, incluindo pré-escola, creches e lares, em período integral ou meio período. Independentemente da idade de admissão, as crianças que frequentam esses ambientes têm maior propensão a infecções, em grande parte por causa da exposição a um grupo maior de crianças.

As instituições de cuidado infantil podem ser classificadas quanto ao número de crianças registradas, à idade dos frequentadores, ao estado de saúde das crianças admitidas e ao tipo de estabelecimento. Nos EUA, as **instituições de cuidado infantil** consistem em creches, creches domiciliares e instituições para crianças doentes ou com necessidades especiais. As creches tradicionais são licenciadas e reguladas pelos governos estaduais e cuidam de mais crianças do que as **creches domiciliares**. Estas, por sua vez, podem ser pequenas (1 a 6 crianças) ou de grande porte (7 a 12 crianças) e atender em período integral ou meio período, diária ou esporadicamente; em geral, não são licenciadas nem registradas, dependendo da legislação estadual.

Embora a maioria das crianças que frequentam esses estabelecimentos seja atendida em ambiente domiciliar, a maior parte dos estudos sobre doenças pediátricas foi conduzida em creches não domiciliares. Quase todos os microrganismos têm o potencial de se disseminar e causar doenças em um local destinado à assistência infantil. Estudos epidemiológicos estabeleceram que crianças que frequentam esses locais têm probabilidade 2 a 18 vezes maior de adquirir doenças infecciosas diversas (Tabela 199.1). Essas crianças tendem a receber mais tratamentos com antimicrobianos por mais tempo e contrair infecções por microrganismos resistentes a antibióticos. A transmissão de agentes infecciosos nesses estabelecimentos depende da idade e do estado imunológico das crianças, da estação do ano, das práticas de higiene, da aglomeração e das características do ambiente e do patógeno, incluindo sua infectividade, sua capacidade de sobrevivência no ambiente e sua virulência. Após os 6 primeiros meses frequentando instituições de cuidado infantil, as taxas de infecção, a duração da doença e o risco de hospitalização tendem a diminuir nessas crianças, igualando-se aos níveis observados em crianças maiores de 3 anos cuidadas em casa. Os cuidadores profissionais também têm risco aumentado de contrair e transmitir doenças infecciosas, sobretudo no primeiro ano de trabalho.

EPIDEMIOLOGIA

Infecções do sistema respiratório e **gastrenterites** são as doenças mais comuns associadas ao cuidado infantil. Essas infecções ocorrem nas crianças e nos contatos intradomiciliares, assim como em cuidadores profissionais, e podem se disseminar na comunidade. A gravidade da doença causada por determinado patógeno respiratório e entérico

Tabela 199.1 Doenças infecciosas em instituições de cuidado infantil.

DOENÇA	INCIDÊNCIA AUMENTADA
INFECÇÕES DO SISTEMA RESPIRATÓRIO	
Otite média	Sim
Sinusite	Provavelmente
Faringite	Provavelmente
Pneumonia	Sim
INFECÇÕES DO SISTEMA DIGESTÓRIO	
Diarreia (rotavírus, calicivírus, astrovírus, adenovírus entérico, *Giardia lamblia*, *Cryptosporidium*, *Shigella*, *Escherichia coli* O157:H7 e *Clostridium difficile*)	Sim
Hepatite A	Sim
DOENÇAS CUTÂNEAS	
Impetigo	Provavelmente
Escabiose	Provavelmente
Pediculose	Provavelmente
Tinea	Provavelmente
INFECÇÕES BACTERIANAS INVASIVAS	
Haemophilus influenzae tipo b	Não*
Neisseria meningitidis	Provavelmente
Streptococcus pneumoniae	Sim
MENINGITE ASSÉPTICA	
Enterovírus	Provavelmente
INFECÇÕES POR HERPES-VÍRUS	
Citomegalovírus	Sim
Vírus varicela-zóster	Sim
Herpes-vírus simples	Provavelmente
INFECÇÕES TRANSMITIDAS PELO SANGUE	
Hepatite B	Poucos casos relatados
Vírus da imunodeficiência humana (HIV)	Nenhum caso relatado
Hepatite C	Nenhum caso relatado
DOENÇAS PASSÍVEIS DE PREVENÇÃO POR VACINA	
Sarampo, caxumba, rubéola, difteria, coqueluche, tétano	Não estabelecida
Pólio	Não
H. influenzae tipo b	Não*
Varicela	Sim
Rotavírus	Sim

*Não na era pós-vacina; *sim* antes disso.

depende do estado de saúde da pessoa, do inóculo e das exposições anteriores ao patógeno, seja por infecção ou por imunização. A transmissão do vírus da hepatite B (HBV) foi relatada raramente em ambientes de cuidado infantil, não sendo relatada a transmissão dos vírus da hepatite C (HCV), hepatite D (HCD) e vírus da imunodeficiência humana (HIV). Alguns organismos, como o vírus da hepatite A (HAV), podem causar doença subclínica em crianças pequenas e doença evidente, e às vezes grave, em crianças maiores e adultos. Outras doenças, tais como otite média e varicela, geralmente afetam crianças, e não adultos. Vários agentes, como citomegalovírus e parvovírus B19, podem ter consequências graves em fetos ou pessoas imunocomprometidas. Uma vez que muitas funcionárias de creches são mulheres em idade fértil, elas devem ser orientadas a discutir os possíveis riscos com seu médico, se engravidarem. Tanto infecções como infestações da pele e dos cabelos podem ser contraídas pelo contato com tecidos contaminados ou por contato físico, inevitável no contexto de cuidado infantil.

INFECÇÕES DO SISTEMA RESPIRATÓRIO

As infecções do sistema respiratório correspondem à maioria das doenças relacionadas com o cuidado infantil. As crianças menores de 2 anos que frequentam creche apresentam mais infecções respiratórias que outras crianças de mesma idade que não frequentam esse ambiente. Os agentes responsáveis por essas doenças são semelhantes aos que circulam na comunidade e incluem vírus sincicial respiratório (RSV), vírus parainfluenza, vírus influenza, metapneumovírus humano, adenovírus, rinovírus, coronavírus, parvovírus B19 e *S. pneumoniae*.

Infecções do trato respiratório superior, incluindo **otite média**, estão entre as manifestações mais comuns dessas infecções. O risco de desenvolvimento de otite média é 2 a 3 vezes maior em crianças que frequentam creches do que naquelas que não frequentam. A maioria das prescrições de antibióticos para crianças menores de 3 anos que frequentam creche é realizada para tratamento de otite média. Essas crianças também têm risco elevado de otites médias recorrentes, o que aumenta ainda mais o uso de antimicrobianos nessa população. Estudos demonstraram reduções nas taxas de otite média e no uso de antibióticos após vacinação pneumocócica. Crianças em creches se tornam precocemente carreadoras dos estreptococos do grupo A na faringe; porém, os surtos de infecção clínica por esse organismo não são comuns. A vacinação de lactentes mais jovens contra **influenza** reduz a incidência dessa infecção e suas sequelas, tanto em crianças quanto nos adultos que cuidam delas em casa ou em creches. Após a adoção da vacina contra coqueluche acelular, aumentos de aglomerações e surtos de infecção causada por *Bordetella pertussis* levaram ao reconhecimento de uma imunidade menos duradoura, com crianças mais velhas e adultos servindo como reservatórios de infecção.

A transmissão desses organismos ocorre tipicamente pelo contato direto ou indireto com gotículas respiratórias de uma criança infectada. Em ambientes de cuidado infantil, a contaminação das superfícies costuma ocorrer quando as crianças põem brinquedos na boca, babam, tossem ou espirram. Além disso, alguns patógenos respiratórios são transmitidos por grandes gotículas que podem percorrer 1 a 2 metros. Também é comum que haja contato físico direto nas brincadeiras infantis e no cuidado de crianças pequenas, o que facilita a transmissão. As superfícies mais comuns pelas quais as gotículas transmitidas pelo ar podem se disseminar são as mãos, por isso a maneira mais eficiente de controlar infecções nos ambientes de cuidado infantil consiste em lavar as mãos com frequência.

INFECÇÕES DO SISTEMA DIGESTÓRIO

A **diarreia** infecciosa aguda é 2 a 3 vezes mais comum em crianças cuidadas fora de casa. Os surtos de diarreia, que ocorrem frequentemente em creches, costumam ser causados por vírus entéricos, tais como calicivírus, adenovírus entéricos e astrovírus, ou por parasitas entéricos, como *Giardia lamblia* ou *Cryptosporidium*. Demonstrou-se declínio acentuado e duradouro da carga de infecção por rotavírus desde a introdução do programa de vacinação contra rotavírus em 2006, e essa tendência provavelmente também é refletida na população que frequenta creches. **Enteropatógenos** bacterianos, como *Shigella* e *Escherichia coli* O157:H7 e, com menos frequência, *Campylobacter*, *Clostridium difficile* e *Bacillus cereus*, também têm causado surtos de diarreia em ambientes de cuidado infantil. A *Salmonella* raramente está associada a surtos de diarreia em creches, por não ser comum sua disseminação de pessoa para pessoa.

Surtos de **hepatite A** em crianças que frequentam instituições de cuidado infantil acarretaram surtos em toda a comunidade. A hepatite A é geralmente leve e assintomática em crianças pequenas e muitas vezes é identificada somente depois que a doença sintomática se torna evidente em crianças maiores ou em adultos contactantes de crianças frequentadoras de creches. Enteropatógenos e HAV são transmitidos em instituições de cuidado infantil pela via fecal-oral e também podem ser transmitidos por alimentos ou líquidos contaminados. As crianças que usam fraldas constituem um grupo de alto risco para a disseminação de infecções gastrintestinais pela via fecal-oral. Com isso, doenças entéricas e infecção por HAV são mais comuns em estabelecimentos que cuidam de crianças que ainda não estão treinadas para usar o banheiro e onde práticas apropriadas de higiene não são seguidas. Os enteropatógenos mais comuns, como norovírus e *G. lamblia*, são caracterizados por baixa infectividade e altas taxas de excreção assintomática entre crianças em creches, características que facilitam a transmissão e os surtos.

DOENÇAS CUTÂNEAS

As infecções ou infestações de pele mais comumente identificadas em crianças em creches são o impetigo causado por *S. aureus* ou por estreptococos do grupo A, pediculose, escabiose, *tinea capitis*, *tinea corporis* e molusco. Muitas dessas doenças são disseminadas por contato com roupas de cama, vestimentas, escovas e acessórios de cabelo infectados, além de contato físico; afetam mais comumente crianças com mais de 2 anos de idade. Não se conhece a magnitude dessas infecções e infestações em crianças que frequentam creche.

O **parvovírus B19**, que causa eritema infeccioso (também conhecido como quinta doença), é disseminado pelas vias respiratórias e foi associado a surtos em creches. A erupção cutânea do eritema infeccioso constitui uma manifestação sistêmica da infecção por parvovírus B19; quando a erupção cutânea se manifesta, a criança já não transmite mais o vírus (ver Capítulo 278). O maior risco à saúde é para gestantes e pacientes imunocomprometidos, devido ao risco de perda fetal e crises aplásicas, respectivamente.

ORGANISMOS INVASIVOS

Antes da imunização universal, a doença invasiva primária por *H. influenzae* tipo b era mais comum em crianças em creches que naquelas cuidadas em casa. Embora a maior carga de infecção invasiva por *H. influenzae* na população pediátrica ainda ocorra em crianças com idade inferior a 5 anos, a infecção agora é causada principalmente por *H. influenza* não tipável; não houve relatos de surtos causados por *H. influenza* não tipável ou de tipo b por mais de 5 anos nos EUA.

Dados sugerem que o risco de doença primária causada por *Neisseria meningitidis* seja maior em crianças que frequentam instituições de cuidado infantil do que naquelas cuidadas em casa. Crianças em creches carreiam *S. pneumoniae* resistentes à penicilina na nasofaringe e contraem doença pneumocócica invasiva com mais frequência, especialmente crianças com história de otite média recorrente e uso de antibióticos. Já foi relatada a disseminação secundária de *S. pneumoniae* e *N. meningitidis*, indicando o potencial de ocorrência de surtos nesses ambientes. O uso rotineiro da vacina conjugada pneumocócica diminuiu a incidência da doença invasiva e reduziu a condição de portador de sorotipos de *S. pneumoniae* contidos na vacina, tanto na criança vacinada quanto em seus irmãos mais novos. O uso universal da vacina conjugada meningocócica em crianças menores de 2 anos é esperado em um futuro próximo e vai alterar a epidemiologia da doença meningocócica nesse grupo etário. Surtos de meningite asséptica foram relatados em crianças em instituições de cuidado infantil, assim como em seus pais e professores.

HERPES-VÍRUS

Até 70% das crianças que usam fraldas e são infectadas pelo **citomegalovírus** (CMV) eliminam o vírus na urina e na saliva por longos períodos. As crianças infectadas por CMV costumam transmitir o vírus a outras crianças com as quais tenham contato, assim como a seus cuidadores e suas mães, a uma taxa de 8 a 20% por ano. A transmissão se dá em consequência do contato com saliva ou urina. A grande maioria dos casos de infecção primária e reativação de CMV em crianças saudáveis resulta na eliminação assintomática de CMV; essa eliminação, entretanto, pode acarretar um risco à saúde em cuidadoras grávidas previamente não infectadas ou em pessoas imunocomprometidas. Ainda não há uma vacina licenciada contra o CMV, mas as pesquisas estão em andamento, com estudos recentes demonstrando tolerabilidade e imunogenicidade das vacinas candidatas contra CMV (ver Capítulo 282).

A **varicela** é frequentemente transmitida em creches, mas a vacinação reduziu esse risco. As crianças vacinadas que contraem varicela costumam apresentar sinais e sintomas atípicos e brandos da doença, o que pode resultar no reconhecimento tardio e na disseminação da infecção a contatos suscetíveis. O papel das instituições de cuidado infantil na disseminação do **herpes-vírus simples**, sobretudo durante episódios de gengivoestomatite, requer mais esclarecimentos.

PATÓGENOS TRANSMITIDOS PELO SANGUE

Como é impossível identificar todas as crianças que possam ter uma infecção transmitida por via hematogênica, como as hepatites B, C ou D ou o HIV, é fundamental que padrões de prevenção sejam seguidos rotineiramente para reduzir o risco de transmissão desses vírus e outros patógenos. A transmissão da hepatite B em crianças em instituições de cuidado infantil foi documentada em alguns casos, mas é rara, em parte por influência da implementação da imunização universal de lactentes pela vacina contra hepatite B. Não foi relatada a transmissão das hepatites C ou D nesses ambientes.

No passado, manifestaram-se preocupações relativas ao risco de transmissão do HIV e aquisição de infecções oportunistas em crianças soropositivas que frequentam creches. É importante destacar que não foram relatados casos de transmissão do HIV em crianças durante o cuidado fora de seu domicílio. As crianças soropositivas matriculadas em instituições infantis devem manter sua vacinação atualizada e ser monitoradas quanto à exposição a doenças infecciosas.

Teoricamente pode ocorrer transmissão de patógenos pelo sangue quando houver contato entre sangue ou fluidos corporais e uma membrana mucosa ou ferida aberta. Embora esta seja uma preocupação comum, é pouco provável que patógenos transmitidos pelo sangue sejam disseminados pela **mordida** de uma criança pequena. A maioria das mordidas não rompe a pele, e a boca do mordedor não fica em contato com a vítima por tempo suficiente para que haja a transferência de sangue da vítima para a criança que a mordeu. Caso haja suspeita de transmissão de infecções por HBV, HCV ou HIV, recomenda-se verificar, como parte do processo inicial de avaliação, o histórico de saúde do mordedor, e não da vítima da mordida.

USO DE ANTIBIÓTICOS E RESISTÊNCIA BACTERIANA

A resistência a antibióticos se tornou um grande problema global e ameaça a saúde das crianças que frequentam instituições de cuidado infantil, em razão do aumento drástico na incidência de infecções por organismos resistentes aos medicamentos antimicrobianos frequentemente empregados. Estima-se que crianças cuidadas em creches tenham probabilidade 2 a 4 vezes maior de receber tratamento com antibiótico, por tempo mais prolongado, em comparação com crianças de mesma idade cuidadas em seu domicílio. Combinada à propensão à transmissão de patógenos de pessoa a pessoa em um ambiente superlotado, essa frequência de uso de antibióticos aumentou a prevalência de bactérias resistentes a antibióticos nos sistemas respiratório e digestório, incluindo *S. pneumoniae*, *H. influenzae*, *Moraxella catarrhalis*, *E. coli* O157:H7 e espécies de *Shigella*.

Historicamente mais encontrado em ambientes de cuidado infantil, o *Staphylococcus aureus* resistente a meticilina (**MRSA**) agora é prevalente em toda a comunidade. Frequentar creche é citado como fator de risco para colonização por MRSA, e o estado de portador está associado a maior risco de infecção e transmissão. Um levantamento populacional demonstrou aumento dos casos de infecção invasiva e não invasiva por MRSA na comunidade nas últimas duas décadas. Atualmente, são limitados os estudos em larga escala que investigam a epidemiologia do *S. aureus* em creches.

PREVENÇÃO

Diretrizes para prevenção ou controle da disseminação de agentes infecciosos em instituições de cuidado infantil devem estar disponíveis e ser revistas regularmente. Todos os programas devem recorrer a um consultor em saúde para ajudar no desenvolvimento e na implementação de diretrizes para prevenção e controle de infecção (ver Capítulo 198). Os padrões de higiene ambiental e pessoal devem incluir manutenção dos comprovantes de imunização tanto das crianças quanto dos funcionários; diretrizes apropriadas para o afastamento de crianças e cuidadores doentes; limpeza frequente das áreas potencialmente contaminadas; adesão a procedimentos apropriados para a troca de fraldas; manipulação apropriada dos alimentos; tratamento de animais de estimação; vigilância e relato de doenças de notificação compulsória. Membros da equipe cuja função primária seja a preparação de alimentos não devem trocar fraldas. A **higiene das mãos** apropriada e meticulosa constitui o fator mais importante para reduzir as doenças infecciosas nas instituições de cuidado infantil. Devem ser implementadas estratégias para melhorar a adesão a esses padrões. As crianças em risco de introduzir no ambiente uma doença infecciosa não devem frequentar a creche até que não sejam mais consideradas transmissoras (Tabelas 199.2 e 199.3).

Tabela 199.2 Recomendações específicas para o afastamento de crianças em instituições de cuidado infantil de acordo com a doença ou condição clínica.

CONDIÇÃO CLÍNICA	MANEJO DO CASO	MANEJO DOS CONTATOS
Clostridium difficile	Afastamento até que as fezes possam ser contidas na fralda ou a criança esteja continente, com não mais que 2 evacuações acima da frequência normal da criança. A consistência das fezes não precisa voltar ao normal para permitir o retorno à instituição. Não devem ser realizados testes de cura nem testes repetidos em crianças assintomáticas nas quais *C. difficile* tenha sido diagnosticado previamente.	Os contatos sintomáticos devem ser afastados até que as fezes possam ser contidas na fralda ou a criança esteja continente, com não mais que 2 evacuações acima da frequência normal da criança. Não há necessidade de teste para contatos assintomáticos.
Infecção pelo vírus da hepatite A (HAV)	Testes sorológicos para confirmar a infecção por HAV em casos suspeitos. Afastamento de até 1 semana após a manifestação da doença.	Em instituições que aceitem crianças com fraldas, caso se confirme 1 ou mais casos em crianças ou funcionários ou 2 ou mais casos no domicílio dos funcionários ou da criança, deve-se administrar a vacina contra hepatite A ou imunoglobulina intramuscular (IGIM) em todos os funcionários e frequentadores não imunizados previamente em até 14 dias após a exposição. Se a instituição não atender crianças com fraldas, deve-se administrar vacina contra hepatite A ou IGIM a todos os contatos da mesma turma não imunizados previamente. Receptores assintomáticos de IGIM podem retornar após receberem essa medicação.
Impetigo	Não demanda afastamento se o tratamento tiver sido iniciado e as lesões sobre a pele exposta forem cobertas.	Não demanda intervenção, a não ser que se evidenciem lesões adicionais.
Sarampo	Afastamento de até 4 dias após o início da erupção cutânea e quando a criança for capaz de participar das atividades.	Imunizar as crianças expostas sem comprovante de vacinação em até 72 h após a exposição. Crianças que não recebam a vacina em 72 h ou que permaneçam não imunizadas após a exposição devem ser afastadas até pelo menos 2 semanas após o início da erupção cutânea do último caso de sarampo.
Caxumba	Afastamento de até 5 dias após o início da tumefação da glândula parótida.	Em caso de surto, pessoas sem comprovante de vacinação devem ser imunizadas ou afastadas. A readmissão imediata pode ocorrer após a imunização. Pessoas não imunizadas devem ser afastadas por, no mínimo, 26 dias após o início do último caso de parotidite. Uma segunda dose da vacina tríplice viral (ou tetravalente, se apropriada para a idade) deve ser oferecida a todos os estudantes (incluindo aqueles após o ensino médio) e todos os profissionais de saúde nascidos a partir de 1957 que tenham recebido apenas uma dose da vacina tríplice viral. Uma segunda dose da vacina tríplice viral pode ser considerada durante surtos em crianças pré-escolares que tenham recebido a primeira dose. Pessoas vacinadas previamente com 2 doses de uma vacina contra caxumba que sejam identificadas pela saúde pública como grupo de risco para caxumba devido a um surto devem receber uma terceira dose para melhorar a proteção contra parotidite e complicações relacionadas.
Pediculose (infestação por piolhos)	Tratamento ao final do dia e readmissão após concluído o primeiro tratamento. As crianças não devem ser afastadas ou liberadas mais cedo por causa de pediculose, uma vez que a infestação apresenta baixo contágio na sala de aula.	Contatos próximos e familiares devem ser examinados e tratados, caso infestados. Não há necessidade de afastamento.
Coqueluche (pertússis)	Afastamento de até 5 dias após o término da terapia antimicrobiana recomendada, se houver suspeita de coqueluche. Crianças e profissionais que recusarem o tratamento devem ser afastados por 21 dias após o início da tosse.	Imunização e quimioprofilaxia devem ser administradas aos familiares, quando recomendado. Crianças e funcionários sintomáticos devem ser afastados até que completem 5 dias de terapia antimicrobiana. Adultos não tratados devem ser afastados por 21 dias após o início da tosse.
Rubéola	Afastamento por 7 dias após o aparecimento da erupção cutânea em casos de infecção pós-natal.	Em caso de surto, crianças sem comprovante de vacinação devem ser imunizadas ou afastadas por 21 dias após o início da erupção do último caso no surto. Gestantes que tiverem contato devem ser avaliadas.
Infecção por *Salmonella* dos sorotipos Typhi ou Paratyphi	Afastamento até que 3 culturas de fezes consecutivas obtidas até 48 h após o término da antibioticoterapia sejam negativas; e até que as fezes possam ser contidas na fralda ou a criança esteja continente, com não mais que 2 evacuações acima da frequência normal da criança.	Quando uma infecção por *Salmonella* de sorotipo Typhi for identificada em um profissional da instituição, os departamentos de saúde locais ou estaduais podem ser consultados quanto aos procedimentos de afastamento e exames, que podem variar conforme a jurisdição.

(continua)

Tabela 199.2 Recomendações específicas para o afastamento de crianças em instituições de cuidado infantil de acordo com a doença ou condição clínica. (*continuação*)

CONDIÇÃO CLÍNICA	MANEJO DO CASO	MANEJO DOS CONTATOS
Infecção por *Salmonella* spp. não tifoide, *Salmonella* de sorotipo desconhecido	Afastamento até que as fezes possam ser contidas na fralda ou a criança esteja continente, com não mais que 2 evacuações acima da frequência normal da criança. A consistência das fezes não precisa voltar ao normal para permitir o retorno à instituição. Resultados negativos da cultura de fezes não são necessários para espécies de *Salmonela* não Typhi e não Paratyphi.	Os contatos sintomáticos devem ser afastados até que as fezes possam ser contidas na fralda ou a criança esteja continente, com não mais que 2 evacuações acima da frequência normal da criança. Não há necessidade de culturas de fezes para contatos assintomáticos.
Escabiose	Afastamento até se administrar o tratamento.	Pessoas próximas com contato físico prolongado devem ser submetidas à terapia profilática. Roupas de cama e vestimentas de pessoas infectadas devem ser lavadas.
Infecção por *Escherichia coli* produtora da toxina Shiga (STEC), incluindo *E. coli* O157:H7	Afastamento até que 2 culturas de fezes sejam negativas (obtidas, no mínimo, 48 h após a descontinuação de qualquer terapia antimicrobiana, se administrada), e as fezes possam ser contidas na fralda ou a criança esteja continente, com não mais que 2 evacuações acima da frequência normal da criança. Alguns departamentos estaduais de saúde têm políticas de afastamento menos restritivas para crianças que tenham se recuperado de uma infecção por STEC menos virulenta.	Higiene meticulosa das mãos. Culturas de fezes devem ser realizadas para quaisquer contatos sintomáticos.
Shigelose	Afastamento até que o tratamento esteja concluído e uma ou mais culturas de fezes pós-tratamento sejam negativas para *Shigella* spp., as fezes possam ser contidas na fralda ou a criança esteja continente, com não mais que 2 evacuações acima da frequência normal da criança. Alguns estados exigem mais de uma cultura de fezes negativa.	Higiene meticulosa das mãos. Culturas de fezes não são recomendadas.
Infecções de pele por *Staphylococcus aureus*	Afastamento somente se as lesões de pele estiverem drenando secreções e não possam ser cobertas por um curativo impermeável.	Higiene meticulosa das mãos. Culturas não são recomendadas.
Faringite estreptocócica	Afastamento até, no mínimo, 12 h após o início do tratamento.	Contatos sintomáticos de casos documentados de infecções por estreptococos do grupo A devem ser testados e tratados caso os resultados sejam positivos.
Tuberculose	A maioria das crianças menores de 10 anos não é considerada transmissora. No caso de doença ativa, recomenda-se afastamento até que um médico ou uma autoridade do serviço de saúde determine que o paciente não é mais transmissor. Não é necessário o afastamento em caso de tuberculose latente.	O serviço de saúde local deve ser informado para proceder à investigação dos contatos.
Varicela	Afastamento até que todas as lesões tenham secado e apresentem crosta ou, em pessoas sem crostas, até que nenhuma nova lesão apareça em 24 h.	Para pessoas sem comprovante de imunidade, deve-se administrar vacina contra varicela até 5 dias após a exposição (de preferência, em até 3 dias). Quando indicada, a imunoglobulina para varicela-zóster (VariZIG) deve ser administrada até 10 dias após a exposição; se VariZIG não estiver disponível, a IGIV deve ser considerada como alternativa. Se a vacina não puder ser administrada e não houver indicação de VariZIG/IGIV, pode-se considerar aciclovir ou valaciclovir preventivos VO.

De Kimberlin DW, Brady MT, Jackson MA, Long SS. editors. *Red Book 2018–2021: Report of the Committee on Infectious Diseases.* 31th ed. Elk Grove Village, IL, 2018, American Academy of Pediatrics (Tabela 2.3, pp. 130-135).

A vacinação de rotina beneficiou significativamente a saúde das crianças em ambientes de cuidado infantil. Nos EUA, há 16 doenças e patógenos contra os quais todas as crianças devem ser imunizadas, a não ser que haja contraindicações: difteria, coqueluche (pertússis), tétano, sarampo, caxumba, rubéola, pólio, hepatites A e B, varicela, *H. influenzae* tipo b, *S. pneumoniae*, rotavírus, *N. meningitidis*, influenza e papilomavírus humano. A taxa de imunização em crianças em instituições licenciadas de cuidado infantil é alta, em parte por causa das leis em quase todos os estados norte-americanos, que exigem imunizações apropriadas à idade para as crianças que frequentam esses programas. As vacinas contra influenza, *H. influenzae* tipo b, hepatite B, rotavírus, varicela, *S. pneumoniae* e hepatite A são particularmente benéficas para as crianças nesses ambientes.

Os cuidadores devem receber todas as imunizações que são recomendadas rotineiramente para adultos, incluindo um reforço da tríplice bacteriana (tétano, difteria e coqueluche acelular), e devem ser submetidos a uma avaliação de saúde pré-contratação, com um teste cutâneo tuberculínico ou um ensaio de liberação de interferona-γ no sangue. As autoridades locais de saúde pública devem ser informadas sobre os casos de doenças de notificação compulsória que ocorram em crianças ou em cuidadores em instituições de cuidado infantil.

NORMAS

Todos os estados norte-americanos têm normas específicas para licenciamento e fiscalização de instituições de cuidado infantil. A American Academy of Pediatrics, a American Public Health Association e o National Resource Center publicam conjuntamente parâmetros de saúde e segurança que podem ser utilizados por pediatras e outros profissionais de saúde para orientar as decisões relativas ao tratamento de doenças infecciosas nesses estabelecimentos (disponíveis em http://nrckids.org/CFOC). Além disso, a **National Association for the Education of Young Children (NAEYC)**, organização profissional que apoia iniciativas de educação infantil e certifica voluntários, vem se tornando referência em normas de saúde e segurança nessas

Tabela 199.3 Recomendações gerais para o afastamento de crianças em instituições de cuidado de infantil.

MANIFESTAÇÕES CLÍNICAS	TRATAMENTO
Doença que impeça a participação em atividades, de acordo com a instituição de cuidado infantil	Afastamento até que a doença se resolva e a criança possa participar das atividades
Doença que exija um cuidado maior do que a instituição é capaz de prestar sem comprometer a saúde e a segurança das outras crianças	Afastamento ou isolamento em um ambiente de cuidado apropriado sem comprometer as outras crianças
Doença grave, sugerida por febre com alterações de comportamento, letargia, irritabilidade, choro persistente, dificuldade de respirar, erupção cutânea progressiva	Avaliação médica e afastamento até a resolução dos sintomas
Dor abdominal persistente (≥ 2 h) ou intermitente associada a febre, desidratação ou outros sinais e sintomas sistêmicos	Avaliação médica e exclusão até a resolução dos sintomas
Dois ou mais episódios de vômito nas 24 h anteriores	Afastamento até a resolução dos sintomas, a não ser que se determine que os vômitos são causados por uma condição não contagiosa e a criança possa permanecer hidratada e participar das atividades
Diarreia não contida pela fralda ou incontinência fora do esperado para a criança; 2 ou mais evacuações acima do normal para a criança ou fezes com sangue ou muco	Avaliação médica para fezes com sangue ou muco; afastamento até que as fezes possam ser contidas na fralda ou não haja mais incontinência em crianças que já saibam usar o banheiro, e até que não haja 2 ou mais evacuações acima do normal para a criança em 24 h
Lesões orais	Afastamento se a criança não for capaz de conter a salivação ou não conseguir participar de atividades por causa de outros sintomas, ou até que a criança ou o profissional não seja mais considerado transmissor (lesões menores ou resolução)
Lesões cutâneas	Afastamento se as lesões apresentarem secreção e não puderem ser totalmente cobertas com curativo impermeável

De Kimberlin DW, Brady MT, Jackson MA, Long SS. editors. *Red Book 2018–2021: Report of the Committee on Infectious Diseases.* 31th ed. Elk Grove Village, IL, 2018, American Academy of Pediatrics (Tabela 2.2, p. 129).

instituições (www.naeyc.org). As normas específicas estabelecidas por todos os estados norte-americanos podem ser encontradas no *site* do **National Center on Early Childhood Quality Assurance**, do Department of Health and Human Services dos EUA (https://childcareta.acf.hhs.gov/licensing).

A bibliografia está disponível no GEN-io.

Capítulo 200
Recomendações de Saúde para Crianças em Viagem Internacional

John C. Christenson e Chandy C. John

Crianças estão fazendo cada vez mais viagens internacionais e os destinos podem ser exóticos, o que acarreta riscos específicos de lesões e doenças. Em comparação aos adultos, as crianças têm *menor* probabilidade de receber orientações antes da viagem e *maior* probabilidade de receber atendimento médico ou ser hospitalizadas ao retornar, em razão de uma doença relacionada com a viagem. Os profissionais de atenção primária se defrontam com o desafio de tentar garantir uma viagem segura e saudável para seu paciente, independentemente de ele estar viajando a passeio, para estudar no exterior, para visitar amigos e familiares ou para fazer trabalhos voluntários. Sempre que possível, os profissionais de saúde devem consultar **especialistas em medicina do viajante**, sobretudo se não tiverem certeza quanto ao aconselhamento pré-viagem, às vacinas específicas indicadas para cada destino (p. ex., febre amarela, encefalite japonesa, febre tifoide, raiva) e às recomendações sobre medicações para malária.

A **medicina do viajante** é uma especialidade singular, e seus profissionais experientes podem fornecer orientações especializadas sobre os riscos infecciosos e não infecciosos de uma viagem com base em critérios como idade, itinerário, duração, estação do ano, propósito da viagem e características subjacentes do viajante (estado de saúde e de vacinação). Uma **consulta pré-viagem** inclui essencialmente (1) aconselhamento preventivo e de segurança contra lesões e doenças; (2) vacinações de rotina, recomendadas e exigidas, com base na avaliação de risco individual; (3) recomendações e medicações para o autotratamento da chamada diarreia dos viajantes; e (4) quimioprofilaxia da malária, quando indicada pelo itinerário.

Nos EUA, as recomendações e os requisitos de vacinação para viagens internacionais são fornecidos pelos Centers for Disease Control and Prevention (CDC) e estão disponíveis em wwwnc.cdc.gov/travel/page/yellowbook-home. Algumas vacinas e medicações podem não ser recomendadas com base no itinerário, na duração da viagem ou nas características do paciente. Além disso, algumas vacinas não foram aprovadas para crianças menores por apresentarem dados insuficientes ou resposta imunológica limitada, mas a administração de vacinas fora das recomendações-padrão pode ser benéfica para jovens viajantes. Em ambos os contextos, encoraja-se a consulta ou o encaminhamento a um profissional experiente em medicina do viajante, especialmente se houver incertezas quanto às recomendações pré-viagem.

CONSULTA PEDIÁTRICA A UM ESPECIALISTA EM MEDICINA DO VIAJANTE

Os pais de crianças que vão viajar devem agendar uma consulta médica pelo menos 1 mês antes da partida para estudar o itinerário da viagem, obter aconselhamento preventivo e de segurança, assegurar vacinações adequadas (de rotina, recomendadas e exigidas), receber as prescrições necessárias para condições de saúde crônicas e obter medicações importantes para o autotratamento da diarreia dos viajantes e, quando indicado, para a quimioprofilaxia da malária, com orientações. O preparo de uma criança para uma viagem internacional deve começar com ênfase nos aspectos positivos, em vez de focar apenas nos riscos e nas doenças que se associam à viagem. Na orientação subsequente, as vacinas e as medicações devem ser enfatizadas como medidas importantes, com o objetivo de manter a criança sadia durante a viagem, e não de desencorajá-la.

Crianças em visita a amigos e familiares

Em comparação à maioria das crianças que realizam viagens internacionais, aquelas que viajam em **visita a amigos e familiares (VAF)** constituem a população mais vulnerável, com risco específico de doenças relacionadas com as viagens. Os viajantes VAF podem incluir imigrantes, refugiados, estudantes ou pessoas que estejam viajando de volta para seu país de origem com o propósito de visitar entes queridos. As crianças em viagem VAF costumam estar acompanhando seus pais ou familiares de volta a sua terra natal, onde ainda há laços afetivos, sociais e culturais. Em comparação aos viajantes turísticos, os viajantes VAF tendem a fazer viagens mais longas, a visitar destinos mais remotos, a utilizar meios de transporte locais de maior risco, a ter contato mais próximo com a população local e a utilizar menos as medidas de precaução e cuidado em relação a insetos, alimentos e água. Os viajantes adultos e pediátricos VAF também têm menor tendência a perceber um risco de doença relacionada com a viagem, solicitar aconselhamento pré-viagem, receber imunizações para a viagem ou usar uma profilaxia efetiva contra a malária ao chegar ao país de destino. Nos EUA, as viagens VAF são responsáveis por 50 a 84% dos casos de malária importada em crianças (*i. e.*, malária contraída fora do país), e relatou-se que os viajantes pediátricos VAF têm probabilidade 4 vezes maior de contrair malária do que os viajantes turísticos. Entre todos os viajantes, as crianças em viagem VAF não vacinadas têm maior risco de contrair hepatite A e de apresentar doença sintomática. Vários estudos sugerem que os viajantes VAF têm um risco desproporcional de adquirir febre tifoide e possivelmente tuberculose. Os profissionais de saúde devem indagar se seus pacientes estrangeiros pretendem efetuar viagens internacionais para visitar amigos e familiares e, se for o caso, orientá-los a agendar uma consulta pré-viagem.

TÓPICOS DE PREVENÇÃO E SEGURANÇA

Seguros de saúde e repatriação, condições de saúde subjacentes e medicações

Os pais devem ser informados de que seu plano de saúde pode não oferecer cobertura para hospitalizações ou emergências médicas em países estrangeiros e têm pouca probabilidade de cobrir o elevado custo de uma repatriação médica de emergência. Podem-se adquirir **seguros de saúde suplementares para viagens** e **seguros para repatriação**, os quais são particularmente recomendados no caso de itinerários de viagem mais longos, destinos mais remotos e crianças com patologias preexistentes de maior risco que se dirijam para países cujo sistema de saúde talvez não seja compatível com o do país onde moram. As empresas que oferecem seguros de saúde e repatriação nos EUA estão listadas no *site* do U.S. Department of State (https://travel.state.gov/content/travel/en/international-travel/emergencies.html).

Pais de crianças com alguma patologia devem levar consigo um breve relatório médico e uma quantidade suficiente de medicamentos com receita médica para seu filho, com frascos que sejam claramente identificados pelos rótulos de prescrição. No caso de crianças que necessitem de cuidado de um especialista, pode-se consultar um catálogo internacional para essa especialidade. A **International Association for Medical Assistance to Travelers** (www.iamat.org) oferece um catálogo com o contato de médicos especialistas que falam inglês e atendem em diversos países. Caso haja necessidade urgente de cuidados médicos no exterior, as fontes de informação incluem a embaixada ou o consulado dos EUA, gerentes de hotel, agentes de viagem que prestam serviços a turistas estrangeiros e hospitais missionários.

Um *kit* de saúde para viagens é altamente recomendado para todas as crianças, incluindo medicações prescritas e itens vendidos sem receita, como paracetamol, anti-histamínico, envelopes de solução oral para reidratação, antibióticos tópicos, curativos adesivos, repelente de insetos (DEET ou icaridina) e protetor solar. Crianças que apresentem asma persistente devem ter uma prescrição de broncodilatadores e corticosteroides orais para o tratamento de quaisquer exacerbações agudas de asma que ocorram durante viagens internacionais. Crianças com histórico de angioedema, anafilaxia ou alergias graves a alimentos ou insetos devem ter um autoinjetor de epinefrina e anti-histamínicos disponíveis para uso durante a viagem.

Pais e familiares devem estar cientes da prevalência de medicamentos falsificados e da falta de controle de qualidade em muitas áreas do mundo, especialmente em países de baixa e média rendas. Medicamentos críticos, incluindo insulina e antimaláricos recentemente prescritos, devem ser adquiridos antes de uma viagem internacional e levados na embalagem original, com a receita.

Segurança e prevenção de lesões

Acidentes com veículos automotores são uma causa importante de lesões traumáticas, hospitalizações e mortes em viajantes pediátricos e adultos. As diferenças nos padrões de tráfego devem ser enfatizadas para as crianças, e deve-se reforçar a importância dos cintos de segurança. Sempre que possível, os assentos infantis devem ser levados na viagem. Os pais também devem estar informados quanto aos riscos adicionais para crianças pequenas que possam existir em países estrangeiros, como varandas abertas, janelas sem telas ou grades, tomadas e fios elétricos expostos, lascas de tinta, animais de rua e venenos para ratos e insetos. As **atividades aquáticas** também estão associadas a lesões significativas em viajantes pediátricos. Muitas vezes, piscinas e praias não contam com supervisão e salva-vidas em países estrangeiros.

Contato com animais

Em viajantes, os ataques de animais domésticos ou de rua ocorrem com frequência muito maior do que os ataques de animais selvagens. As feridas por mordedura de animais acarretam risco de infecções bacterianas, tétano e raiva. Os **cães** são responsáveis por mais de 95% de toda a transmissão de raiva na Ásia, na África e na América Latina. A Organização Mundial da Saúde (OMS) estima que ocorram aproximadamente 55.000 mortes humanas por raiva a cada ano em todo o mundo, com a grande maioria dos casos ocorrendo no Sul e Sudeste Asiáticos e na África. A transmissão da raiva é relatada com menos frequência após mordeduras de gatos e outros carnívoros, macacos e morcegos. Macacos nativos da Ásia e do norte da África podem ser encontrados em centros urbanos e em pontos turísticos e representam risco de raiva e de infecção por herpes-vírus B após mordeduras e arranhaduras.

As crianças pequenas têm maior probabilidade de ser mordidas e apresentar feridas faciais mais graves, devido a sua baixa estatura. Com isso, elas têm risco mais alto de exposição à raiva transmitida por cães e outros animais durante a viagem e necessitam de maior supervisão. Os pais devem sempre orientar seus filhos a relatar lesões por mordedura e evitar tocar ou alimentar cães, macacos e animais de rua. A vacinação contra o **tétano** precisa estar atualizada em todos os viajantes antes da viagem. Crianças, pessoas em viagem prolongada, expatriados e todos os indivíduos passíveis de entrar em contato com animais em uma região endêmica de raiva (basicamente África e Sul e Sudeste Asiáticos) devem considerar a **vacinação pré-exposição** contra raiva antes de viagens internacionais (ver "Raiva", mais adiante). Feridas por mordedura ou arranhadura devem ser lavadas meticulosamente por 15 minutos com água e sabão em abundância. O cuidado local da ferida reduz substancialmente o risco de transmissão da raiva por cães e outros mamíferos. Deve-se considerar a **vacinação pós-exposição** e a imunoglobulina para raiva. Pode ser necessário administrar antibióticos (amoxicilina + clavulanato de potássio) a uma criança para evitar infecções secundárias, especialmente no caso de mordeduras de animais envolvendo mãos, cabeça e pescoço.

VACINAÇÕES INFANTIS DE ROTINA EXIGIDAS EM VIAGENS

Os pais devem administrar as vacinas a seus filhos no mínimo 4 semanas antes da viagem. Todas as crianças que vão viajar devem ser imunizadas de acordo com o calendário de imunização com todas as vacinas apropriadas para sua idade. Pode-se acelerar o calendário para aumentar ao máximo a proteção a crianças viajantes, sobretudo no caso de crianças não vacinadas ou não completamente vacinadas (ver Figura 197.2 no Capítulo 197). Esquemas de rotina e para a adequação do calendário vacinal na infância estão disponíveis para os profissionais de saúde dos EUA e podem ser encontrados no *site* do CDC (www.cdc.gov/vaccines/schedules).

As vacinas de vírus vivos atenuados devem ser administradas concomitantemente ou em intervalos de 4 semanas ou mais para minimizar a interferência imunológica. A imunoglobulina intramuscular interfere na resposta imune à vacina contra sarampo e possivelmente também contra varicela. Caso a criança necessite de imunização contra sarampo ou varicela, as vacinas devem ser administradas 2 semanas antes ou 3 meses depois da administração da imunoglobulina (mais tempo no caso de doses mais altas de imunoglobulina intravenosa). A imunoglobulina não interfere na resposta imune às vacinas orais contra febre tifoide e vírus da pólio ou para a vacina contra febre amarela.

As vacinas que contêm derivados de ovos (febre amarela, influenza) podem estar associadas a reações de hipersensibilidade, incluindo anafilaxia em pessoas com **hipersensibilidade grave a ovos**. Uma triagem quanto a efeitos adversos ao se ingerir ovos é um meio adequado de identificar pessoas em risco de anafilaxia ao receber vacinas contra influenza ou febre amarela. Embora as vacinas contra sarampo e caxumba sejam produzidas em cultura de células de embrião de galinha, as crianças com alergia a ovos têm risco muito baixo de anafilaxia como reação a essas vacinas.

Difteria, tétano e coqueluche

As crianças em viagem internacional devem estar integralmente vacinadas com os toxoides diftérico e tetânico e pertússis (coqueluche) acelular (tríplice bacteriana acelular infantil ou DTPa), tendo completado a 4ª ou 5ª dose de reforço antes dos 4 aos 6 anos de idade. Uma dose única da tríplice bacteriana acelular para adolescentes e adultos (dTpa) é recomendada dos 11 aos 12 anos para aqueles que completaram a série primária recomendada de DTPa (ou DTP).

Adolescentes e adultos devem receber um único reforço de dTpa caso tenham transcorrido 5 anos ou mais desde a última dose, uma vez que um reforço contendo tétano (dT ou dTpa) pode não estar prontamente disponível para feridas propensas ao tétano durante viagens internacionais ou em locais remotos (viagens de aventura, regiões selvagens etc.).

Haemophilus influenzae tipo b

Haemophilus influenzae tipo b (Hib) continua a ser uma causa importante de meningite em crianças entre 6 meses e 3 anos de idade em muitos países de baixa e média rendas. Todas as crianças não imunizadas com idade inferior a 5 anos devem ser vacinadas antes de viajar (ver Capítulo 197). Uma dose única de vacina contra Hib também deve ser administrada em crianças não vacinadas ou parcialmente vacinadas a partir de 5 anos de idade que apresentem asplenia anatômica ou funcional, doença falciforme, infecção pelo HIV, leucemia, malignidade ou outra condição imunossupressora. Crianças não vacinadas maiores de 5 anos não necessitam de vacinação, a não ser que sejam portadoras de uma condição de alto risco.

Hepatite A

A vacina contra hepatite A faz parte do calendário infantil de vacinação nos EUA, mas requer consideração especial no caso de crianças que estejam viajando; em determinadas crianças, a proteção contra hepatite A pode envolver também o uso de imunoglobulina. Por essa razão, a vacina contra hepatite A é discutida adiante em "Vacinação infantil específica para viagens".

Hepatite B

Infecção associada a viagens, a hepatite B tem elevada prevalência em grande parte do mundo, incluindo áreas da América do Sul, África Subsaariana, Leste e Sudeste Asiáticos e a maior parte da Bacia do Pacífico. Em alguns países, 8 a 15% da população pode estar cronicamente infectada. A doença pode ser transmitida por transfusões de sangue não submetidas à avaliação de triagem quanto ao antígeno de superfície da hepatite B, pela exposição a agulhas não esterilizadas, pelo contato físico com crianças nativas apresentando lesões cutâneas abertas e por relação sexual. A exposição à hepatite B é mais provável no caso de viajantes que residam por longos períodos em áreas endêmicas. Uma proteção parcial pode ser adquirida por 1 ou 2 doses, mas o ideal é que sejam administradas 3 doses antes da viagem. No caso de adolescentes não vacinados, as 2 primeiras doses devem ser aplicadas em um intervalo de 4 semanas, seguidas por uma terceira dose 8 semanas depois (pelo menos 16 semanas após a primeira dose).

Todas as crianças e adolescentes não vacinados devem acelerar o esquema vacinal para hepatite B antes da viagem. Como 1 ou 2 doses proporcionam alguma proteção, a vacinação contra hepatite B deve ser iniciada ainda que não se possa completar todo o esquema antes da viagem.

Influenza e gripe aviária

A gripe (influenza) é a doença imunoprevenível mais comum em viajantes pediátricos e adultos. O risco de exposição à gripe durante viagens internacionais varia dependendo da época do ano, do destino e do contato com pessoas de diferentes partes do mundo onde o vírus possa estar circulando. Em áreas tropicais, a gripe pode ocorrer durante o ano inteiro, enquanto nas regiões temperadas do hemisfério sul a maior incidência ocorre de abril a setembro. No hemisfério norte, a gripe ocorre geralmente de novembro a março. A vacinação sazonal contra influenza é fortemente recomendada para todos os viajantes pediátricos e adolescentes que não apresentem contraindicação ou alergia grave a ovos.

Atualmente, não há nenhuma vacina eficaz disponível contra cepas da gripe aviária, como influenza H5N1 e H7N9, que se tornaram uma grande preocupação no mundo inteiro. Uma vez que essas cepas são disseminadas pelo contato com aves infectadas, as precauções incluem evitar o contato direto com esses animais ou com superfícies contaminadas com suas fezes, evitar fazendas de avicultura ou mercados para venda de pássaros, ingerir apenas carne ou produtos aviários bem cozidos e lavar as mãos com frequência. O **oseltamivir** é o antiviral de escolha para tratar infecções causadas por esses vírus.

Sarampo, caxumba e rubéola

O sarampo ainda é endêmico em muitos países de baixa e média rendas e em algumas nações industrializadas. Continua a ser uma causa importante de mortes passíveis de prevenção por vacina em grande parte do mundo. Estar em dia com a vacinação contra sarampo é importante para todas as crianças que vão viajar, especialmente se elas forem para países de baixa e média rendas ou para áreas com surtos de sarampo. Deve-se administrar a vacina contra sarampo, de preferência em combinação com vacinas contra caxumba e rubéola (tríplice viral), a todas as crianças com idade de 12 a 15 meses e 4 a 6 anos, a não ser que haja contraindicação (ver Capítulo 197.2). Em crianças em viagem internacional, a segunda dose da tríplice viral pode ser aplicada 4 semanas após a primeira dose, para induzir imunidade em quem não tenha respondido à dose inicial.

Crianças com idade entre 6 e 12 meses que estejam viajando para países de baixa e média rendas devem ser vacinadas. A vacina monovalente contra sarampo não está disponível nos EUA. A vacinação precoce (ou seja, dos 6 aos 12 meses de idade) proporciona alguma imunidade ao sarampo, mas a resposta de anticorpos pode não ser prolongada nem duradoura. Qualquer vacina tríplice viral em menores de 12 meses não conta para o esquema de vacinação de rotina; as crianças vacinadas precocemente para fins de viagem internacional devem ser revacinadas em seu primeiro aniversário ou depois disso com 2 doses, com intervalo mínimo de 4 semanas. Lactentes com menos de 6 meses de idade geralmente estão protegidos pelos anticorpos maternos e não precisam receber a vacina tríplice viral precoce antes de viajar.

Vacinas pneumocócicas

Streptococcus pneumoniae é a principal causa de **pneumonia bacteriana** na infância e está entre as maiores causas de bacteriemia e meningite bacteriana em crianças em países de baixa e média rendas e em nações industrializadas. A preparação de uma criança para uma viagem internacional inclui a vacinação de rotina ou a atualização do calendário vacinal com a vacina conjugada pneumocócica 13-valente (PCV13); no caso de crianças com condições clínicas de alto risco, recomenda-se a vacina polissacarídea pneumocócica 23-valente (PPSV23). Uma dose única da vacina PCV13 deve ser administrada a crianças não vacinadas anteriormente com idade entre 6 e 18 anos que tenham condições clínicas subjacentes de alto risco: asplenia anatômica ou funcional (incluindo doença falciforme), infecção pelo HIV, imunodeficiência congênita ou condição causadora de comprometimento imunológico, patologias cardíacas ou pulmonares crônicas, insuficiência renal crônica ou síndrome nefrótica, diabetes melito, fístula liquórica ou implante coclear. O Advisory Committee on Immunization Practices (ACIP) dos EUA recomenda igualmente que crianças de alto risco com idade a partir de 2 anos recebam a vacina PPSV23, no mínimo 8 semanas após sua última dose de PCV13. As recomendações do ACIP para prevenção da doença pneumocócica em lactentes e crianças pelas vacinas PCV13 e PPSV23 podem ser encontradas em www.cdc.gov/vaccines/hcp/acip-recs/vacc-specific/pneumo.html.

Vacina contra poliomielite

A poliomielite foi erradicada do Ocidente em 1991, mas permanece endêmica em três países – Afeganistão, Nigéria e Paquistão –, com países circunvizinhos em risco de importá-la. O esquema de vacinação nos EUA consiste atualmente em um regime de vacina totalmente inativada contra poliovírus (VIP) em 4 doses (ver Capítulo 197).[3] Os lactentes que vão viajar devem começar o esquema de VIP com 6 semanas de idade (a Figura 197.2 apresenta um esquema de administração acelerada em crianças). Não se conhece a duração da imunidade conferida pela vacina VIP; por essa razão, uma única dose de reforço é recomendada para adolescentes e adultos já vacinados anteriormente e que estejam viajando para áreas endêmicas de poliomielite, caso tenham transcorrido aproximadamente 10 anos desde que completaram seu esquema primário. A vacina oral contra poliovírus não está mais disponível nos EUA.

Varicela

Todas as crianças a partir de 12 meses de idade que não tenham histórico de vacinação ou quadro clínico de varicela devem ser vacinadas, a não ser que haja contraindicação (ver Capítulo 197). Lactentes menores de 6 meses estão geralmente protegidos pelos anticorpos maternos. Todas as crianças necessitam atualmente de 2 doses, a primeira aos 12 meses e a segunda entre 4 e 6 anos de idade. A segunda dose pode ser administrada 3 meses após a primeira. Primeira e segunda doses podem ter intervalo mínimo de 4 semanas no caso de crianças não vacinadas com 13 anos de idade ou mais.

VACINAÇÃO INFANTIL ESPECÍFICA PARA VIAGENS

A Tabela 200.1 resume as doses e as restrições etárias das vacinas específicas para crianças em viagem internacional.

Cólera

A cólera está presente em muitos países de baixa e média rendas, mas o risco de infecção de pessoas que viajam para esses países é extremamente baixo. Não há atualmente nenhuma vacina contra cólera disponível para viajantes nos EUA, porém uma vacina efetiva está disponível em outros países. Viajantes que passem por países com relatos de surtos de cólera têm um risco muito pequeno de adquirir essa doença, desde que tomem precauções adequadas de segurança alimentar e hídrica e higienizem as mãos com frequência. Não há nenhum país ou território que exija atualmente a vacinação contra cólera como condição para a entrada.

Vacina contra hepatite A e imunoglobulina pré-exposição

O vírus da hepatite A (HAV) é endêmico na maior parte do mundo, e os viajantes correm risco ainda que sua viagem se restrinja aos roteiros turísticos habituais. A infecção por HAV pode ocorrer em consequência da ingestão de mariscos provenientes de águas contaminadas por esgoto; verduras ou frutas não lavadas; ou alimentos preparados por um portador assintomático do HAV. Crianças pequenas infectadas pela hepatite A costumam permanecer assintomáticas, porém podem transmitir a infecção a crianças maiores e adultos não vacinados, que têm maior propensão a apresentar a hepatite clínica. Poucas áreas não acarretam nenhum risco de infecção por HAV, por isso a imunização é recomendada para todos os viajantes. A vacina contra hepatite A (HepA) é recomendada nos EUA para a imunização universal de todas as crianças a partir de 12 meses de idade, sendo administrada em 2 doses com um intervalo de 6 meses. Uma dose única da vacina HepA administrada a viajantes proporciona uma proteção adequada. A imunidade protetora se evidencia em até 2 semanas após a dose inicial da vacina. Uma vacina combinada para hepatites A e B em 3 doses (Twinrix®, GlaxoSmithKline) está disponível nos EUA, mas foi licenciada para uso unicamente em pessoas maiores de 18 anos. Uma vacina pediátrica combinada para hepatites A e B (HepA-HepB) (Twinrix® Junior, GlaxoSmithKline) já foi licenciada para uso em crianças com idade entre 1 e 18 anos no Canadá e na Europa.

Crianças menores de 1 ano têm risco menor de infecção clínica por HAV, especialmente se estiverem em aleitamento materno ou residirem em áreas com água potável para a reconstituição de fórmulas infantis. Alguns especialistas recomendam o uso da imunoglobulina intramuscular pré-exposição para crianças menores de 6 meses que vão fazer uma viagem internacional para destinos de risco mais alto, sobretudo países de baixa renda ou regiões em que as condições higiênicas ou sanitárias sejam insuficientes. A administração da imunoglobulina, porém, diminui a imunogenicidade de vacinas de vírus vivos, especialmente a vacina contra sarampo, que podem ser necessárias para lactentes viajantes. A vacinação contra sarampo deve ocorrer no mínimo duas semanas antes de qualquer administração de imunoglobulinas, e sugere-se um intervalo de 3 meses entre a administração da imunoglobulina e a imunização subsequente contra sarampo.

Uma vez que países com sarampo endêmico frequentemente se sobrepõem a destinos de viagem de maior risco para a infecção pelo HAV, a vacina contra hepatite A é recomendada para viajantes lactentes com idade entre 6 e 11 meses. Vários estudos demonstraram que lactentes de apenas 6 meses de idade desenvolverão anticorpos após a vacina HepA, especialmente se não houver a interferência de anticorpos maternos por vacinação ou doença materna anterior. Há potencial de resposta imunológica mais duradoura à vacinação contra hepatite A, especialmente em lactentes tardios em que as concentrações de anticorpos maternos potencialmente capazes de interferir são mais baixas. Caso se administre apenas a vacinação para hepatite A, e não a imunoglobulina para viajantes lactentes (idade de 6 a 11 meses), isso não deve contar para o esquema de 2 doses de rotina da vacina. De maneira semelhante à vacinação tríplice viral, deve ser tomada uma decisão consciente com os pais, pesando o risco de doença associada à viagem e os eventos adversos da vacina em relação ao possível benefício protetor ao lactente.

Encefalite japonesa

A encefalite japonesa é uma doença transmitida por mosquitos em muitas regiões da Ásia, especialmente em áreas agrícolas rurais. Embora esta seja uma causa importante de encefalite passível de prevenção por vacina em crianças em muitos países asiáticos e em parte dos países do Pacífico Ocidental, o risco de doença em viajantes não imunes é baixo.

Muitas das infecções pelo **vírus da encefalite japonesa (VEJ)** em seres humanos são assintomáticas, e menos de 1% dos indivíduos vêm a apresentar a manifestação clínica. Nos casos de doença sintomática, a taxa de mortalidade é de 20 a 30%, e a incidência de sequelas neurológicas ou psiquiátricas nos sobreviventes é de 30 a 50%. O risco de doença por VEJ em viajantes pediátricos não foi determinado, mas, entre todos os viajantes, estima-se que esse risco seja menor que 1 caso para cada 1 milhão de viajantes à Ásia. Contudo, se a pessoa residir em uma área rural com transmissão ativa de VEJ na estação chuvosa, o risco pode aumentar para 5 a 50 casos por 100.000 pessoas por ano. O risco de acometimento neurológico por encefalite japonesa após a transmissão por picada de mosquito é considerado mais alto em crianças do que em adultos. A doença ocorre principalmente de junho a setembro nas zonas temperadas e durante o ano inteiro nas zonas tropicais. A vacinação é recomendada para viajantes que planejem visitas por um período superior a 1 mês a regiões rurais asiáticas onde a doença seja endêmica, especialmente áreas agrícolas de cultivo de arroz ou criação de porcos. É recomendada a vacinação no caso de visitas mais curtas a essas regiões se o viajante for permanecer muito tempo ao ar livre

[3]N.R.T.: No Brasil, a vacinação contra poliomielite é realizada com doses de vacina inativada (VIP) e vacina oral (VOP) de acordo com o Calendário Nacional de Vacinação proposto pelo Ministério da Saúde.

Tabela 200.1 Vacinações específicas para crianças em viagem internacional.

VACINA	FORMULAÇÃO	VIA E DOSE	ESQUEMA	INDICAÇÕES	COMENTÁRIOS
Hepatite A	Pediátrica: Havrix™ (GlaxoSmithKline); 720 EU VAQTA® (Merck); 25 U	IM; 0,5 mℓ	Série primária: 2 doses, 6 a 18 meses de intervalo Reforço: atualmente não recomendado	Crianças com idade > 6 meses	Vacina inativada. A proteção por toda a vida é provável.
	Adulta: Havrix™ (GlaxoSmithKline); 1440 EU VAQTA® (Merck); 50 U	IM; 1,0 mℓ	Série primária: 2 doses, 6 a 18 meses de intervalo Reforço: atualmente não recomendado	Adultos com idade ≥ 19 anos	Vacina inativada. A proteção por toda a vida é provável.
Hepatites A e B	Twinrix® (GlaxoSmithKline)	IM; 1,0 mℓ	Série primária: 3 doses em 0, 1 e 6 meses Esquema acelerado: 0, 7 e 21 dias; 4ª dose 12 meses mais tarde Reforço: não necessário	Adultos com idade ≥ 18 anos	Vacina inativada. A proteção por toda a vida é provável. O esquema acelerado é igualmente eficaz.
Imunoglobulina humana	Injetável	IM	Viagem de até 1 mês de duração: 0,1 mℓ/kg Viagem de até 2 meses de duração: 0,2 mℓ/kg Viagem de 2 meses ou mais de duração: 0,2 mℓ/kg (repetir a cada 2 meses)	Lactentes com idade < 1 ano	Imunização passiva contra hepatite A. Seu uso requer o adiamento da vacinação contra sarampo e varicela (pelo menos 3 meses).
Vírus da encefalite japonesa (VEJ)	Inativada: Ixiaro® (Intercell EUA)	IM 2 meses a < 3 anos de idade: 0,25 mℓ ≥ 3 anos de idade: 0,5 mℓ	Série primária: 2 doses nos dias 0 e 28 Reforço: 1 dose 1 ano mais tarde se a exposição ao VEJ for esperada	Viagem para regiões de alto risco; estadias prolongadas	A recomendação de reforço é extrapolada a partir da recomendação para indivíduos com idade ≥ 17 anos.
Meningocócica polissacarídea	Tetravalente: A, C, Y, W135	SC; 0,5 mℓ	Série primária: dose única Reforço: 5 anos em pessoas com idade ≥ 4 anos; 2 a 3 anos em crianças entre 2 e 4 anos de idade	Idade ≥ 2 anos	Necessária para entrada na Arábia Saudita durante o Hajj. Recomendada para viajantes que visitam o "cinturão de meningite" na África Subsaariana durante os meses secos. Esta vacina raramente é usada nos EUA, uma vez que as vacinas conjugadas são mais imunogênicas.
Meningocócica conjugada	Tetravalente: ACWY-D – Menactra® (Sanofi Pasteur)	IM: 0,5 mℓ	Crianças com idade entre 9 e 23 meses: 2 doses, 3 meses de intervalo Idade entre 2 e 55 anos: 1 dose	Vacinação de rotina nos EUA até os 12 anos de idade com um reforço recomendado 5 anos mais tarde	Recomendada para viajantes que visitam o "cinturão de meningite" na África Subsaariana durante os meses secos. Esta vacina não deve ser usada em lactentes com idade < 9 meses, pois pode interferir na produção de anticorpos pela vacina pneumocócica conjugada.
	Tetravalente: ACWY-CRM – Menveo® (Novartis)	IM; 0,5 mℓ	Crianças que iniciam a vacinação aos 2 meses: doses aos 2, 4, 6 e 12 meses Crianças que iniciam a vacinação dos 7 aos 23 meses de idade: 2 doses, com a 2ª dose após os 2 anos de idade e pelo menos 3 meses após a 1ª dose	Vacinação de rotina nos EUA até os 12 anos de idade com um reforço recomendado 5 anos mais tarde	Recomendada para viajantes que visitam o "cinturão de meningite" na África Subsaariana durante os meses secos.
Raiva	Inativada	IM; 1,0 mℓ	Série pré-exposição: 3 doses nos dias 0, 7 e 21 ou 28 Reforço: depende da categoria de risco e dos testes sorológicos Pós-exposição: imunoglobulina para raiva; dia 0; vacinas nos dias 0, 3, 7 e 14; uma 5ª dose no dia 28 é recomendada se o hospedeiro for imunocomprometido	–	Considerar o planejamento para estadias prolongadas em viajantes jovens; especialmente para lugares longe de grandes centros urbanos com centros de atendimento médico adequados e aeroporto.

(continua)

Tabela 200.1 Vacinações específicas para crianças em viagem internacional. *(continuação)*

VACINA	FORMULAÇÃO	VIA E DOSE	ESQUEMA	INDICAÇÕES	COMENTÁRIOS
Febre tifoide	Vírus vivos atenuados Ty21a1	VO	1 cápsula em dias alternados, totalizando 4 doses Reforço: a cada 5 anos	Pessoas com idade ≥ 6 anos	Se a sequência da série não for concluída, todas as 4 doses devem ser repetidas. Contraindicada em hospedeiros imunocomprometidos. Não pode ser ingerida com bebidas quentes. A pessoa não deve estar recebendo antibióticos.
	Injetável Antígeno polissacarídeo Vi	IM; 0,5 mℓ	Série primária: 1 dose Reforço: a cada 2 anos	Pessoas com idade ≥ 2 anos	–
Febre amarela	Vírus vivos, injetável	SC; 0,5 mℓ	Série primária: 1 dose A dose deve ser administrada no mínimo 10 dias antes da chegada a uma área de risco Reforço: já não é exigido pela OMS Viajantes dos EUA: recomendada a cada 10 anos para viajantes de alto risco	Idade ≥ 9 meses	Contraindicada em hospedeiros imunocomprometidos. Evitar durante gravidez e aleitamento, exceto quando uma viagem de alto risco não puder ser evitada. Contraindicada em lactentes com idade < 4 meses. Evitar em pessoas com distúrbios do timo. Lactentes de 6 a 8 meses de idade: considerar a vacinação com cuidado se o risco ou a viagem não puderem ser evitados; consultar um especialista em medicina do viajante. Cuidado em pessoas com idade ≥ 60 anos (alto risco de infecção relacionada com a vacina). Requer um certificado oficial de vacinação.

IM, via intramuscular; SC, via subcutânea; VO, via oral; OMS, Organização Mundial da Saúde.

(p. ex., acampando ou fazendo caminhadas). O risco de infecção pode ser muito reduzido seguindo-se as precauções-padrão para evitar picadas de mosquito.

A vacina contra encefalite japonesa derivada da cultura de células Vero inativadas (Ixiaro®) substituiu a vacina mais antiga derivada de cérebro de camundongo inativada (JE-VAX®), que não é mais fabricada. A eficácia da vacina contra encefalite japonesa é superior a 95% em adultos que recebam 2 doses com um intervalo de 28 dias. A faixa etária licenciada para a vacina para encefalite japonesa foi ampliada de modo a incluir crianças a partir de 2 meses de idade, com uma dose administrada nos dias 0 e 28.

Vacinas meningocócicas

Atualmente, três formas de vacina meningocócica estão disponíveis nos EUA: uma vacina polissacarídea tetravalente de A/C/Y/W-135 (Menomune®); duas vacinas conjugadas tetravalentes de A/C/Y/W-135, MenACWY-CRM (Menveo®) e MenACWY-D (Menactra®); e duas vacinas meningocócicas B (Bexsero®, Trumenba®).[4]

Crianças em viagem a países equatoriais da África Subsaariana, onde a incidência de doença meningocócica (especialmente do grupo A) é mais alta, devem receber uma vacina tetravalente contra *Neisseria meningitidis*, principalmente se a viagem for prolongada ou ocorrer durante a estação seca, de dezembro a junho. O risco é maior no "cinturão de meningite" da África Subsaariana,[5] com taxas de doença meningocócica nas regiões endêmicas chegando a 1.000 casos por 100 mil habitantes por ano. Programas de vacinação contínua para as populações residentes com vacina monovalente do grupo A em áreas altamente endêmicas diminuíram os casos de doença invasiva. Crianças de 9 a 23 meses de idade que estejam viajando para esses países da África equatorial, onde a doença meningocócica é hiperendêmica ou endêmica, devem receber um esquema de 2 doses de MenACWY-D, com um intervalo de 8 a 12 semanas. Lactentes podem receber a vacina MenACWY-CRM já aos 2 meses de idade, com as doses administradas aos 2, 4, 6 e 12 meses. Para crianças entre 7 e 23 meses de idade, 2 doses da vacina são administradas com 8 semanas de intervalo. As vacinas conjugadas são preferidas em comparação à vacina polissacarídea, que é menos eficaz. Doses de reforço da vacina conjugada A/C/Y/W-135 devem ser aplicadas a cada 3 a 5 anos a viajantes que retornem a regiões endêmicas, dependendo da idade do viajante pediátrico. Os profissionais de saúde podem optar por considerar igualmente a vacina meningocócica no caso de outros viajantes pediátricos, especialmente se a viagem for para regiões remotas ou rurais de países de baixa renda, com acesso limitado a cuidados de saúde, uma vez que surtos de doença meningocócica podem ocorrer em qualquer lugar do mundo. O comprovante de vacinação meningocócica tetravalente é também necessário para indivíduos em viagem à Arábia Saudita para a peregrinação anual do Hajj ou Umrah.

Os sorogrupos A e C são os que mais comumente se associam a epidemias de meningite na África Subsaariana, sobretudo no "cinturão de meningite" da África equatorial durante os meses da estação da seca (dezembro a junho). Os sorogrupos Y e W-135 também foram isolados em surtos de meningococos. O sorogrupo B está associado a casos mais esporádicos de doença meningocócica invasiva em países industrializados, incluindo os EUA. A vacinação de rotina de viajantes com a vacina meningocócica B não é recomendada no momento. Outras informações referentes a imunizações, especificamente sobre regimes de vacinação meningocócica e intervalos de reforço, podem ser encontradas no *site* do CDC.

[4]N.R.T.: No Brasil, também estão disponíveis as vacinas antimeningocócicas conjugadas para os sorogrupos B e C individualmente.

[5]Ver o mapa em wwwnc.cdc.gov/travel/yellowbook/2016/chapter-3-infectious-diseases-related-to-travel/meningococcal-disease.

Raiva

A raiva é endêmica em muitos países da África, da Ásia e da América Latina. As crianças estão particularmente em risco, porque tendem menos a relatar mordidas e porque são mais vulneráveis a mordidas faciais. A raiva tem potencialmente um período de latência prolongado (meses) e é totalmente fatal depois que os sintomas clínicos se manifestam. A **profilaxia pré-exposição** é recomendada em crianças que viajem por um longo período para regiões de alto risco, especialmente crianças expatriadas e crianças menores que viajem para áreas rurais onde a raiva canina enzoótica seja endêmica ou que vão residir nessas áreas. A vacinação pré-exposição à raiva também deve ser considerada em indivíduos que farão viagens de aventura (andarilhos, ciclistas), em indivíduos passíveis de contato com vetores da raiva (p. ex., estudantes trabalhando com preservação de morcegos ou outros animais) ou viajantes com itinerários que passem por regiões com raiva endêmica, onde a **profilaxia pós-exposição** adequada pode não estar disponível após a mordida de um animal. Mordidas da maioria dos animais em uma área com raiva endêmica devem ser consideradas emergências médicas, especialmente mordidas de cães de rua, outros carnívoros e morcegos. O cuidado imediato com a lavagem da ferida deve ser seguido pela pronta administração da profilaxia apropriada para a raiva em uma instituição médica. A profilaxia pós-exposição é necessária até mesmo para pessoas que receberam a vacinação pré-exposição. Os algoritmos para a vacinação pré e pós-exposição são os mesmos independentemente da idade do paciente.

Há inúmeras formulações da vacina contra raiva no mundo. Estão disponíveis nos EUA duas vacinas antirrábicas: a vacina de células diploides humanas (HDCV; Imovax®, Sanofi Pasteur) e a vacina de células de embrião de galinha purificada (PCEC; RabAvert®, Novartis). A profilaxia pré-exposição é administrada por via intramuscular (HDCV ou PCEC) em 3 doses (1 mℓ) nos dias 0, 7 e 21 ou 28.

A profilaxia pós-exposição é administrada em 4 doses (1 mℓ) de vacina HDCV ou PCEC IM nos dias 0, 3, 7 e 14. Uma quinta dose é recomendada no dia 28 para indivíduos imunocomprometidos. Duas doses (1 mℓ) IM nos dias 0 e 3 são recomendadas para indivíduos já vacinados anteriormente. As pessoas não vacinadas previamente devem receber também a **imunoglobulina antirrábica** (RIG), 20 UI/kg, com a maior proporção possível da dose infiltrada em torno do local da ferida, junto com a profilaxia pós-exposição. Pessoas já vacinadas anteriormente não precisam receber RIG. Preparações de RIG equina purificada ou não purificada ainda estão em uso em alguns países de baixa e média rendas e estão associadas a risco mais alto de reações graves, incluindo doença do soro e anafilaxia. Vacinas derivadas de cultura de células purificadas nem sempre estão disponíveis em países estrangeiros; os viajantes devem estar cientes de que qualquer vacina antirrábica derivada de tecidos neurais acarreta maior risco de reações adversas, associando-se em muitos casos a sequelas neurológicas. Caso a profilaxia da raiva seja iniciada em um país estrangeiro, deve-se verificar os títulos neutralizantes ao retornar aos EUA e completar a imunização com uma vacina derivada de cultura de células. Caso a profilaxia da raiva não possa ser efetuada no exterior, crianças com mordidas de alto risco (p. ex., cães de rua) devem ser transportadas imediatamente para um local onde possam receber a profilaxia, pois as vacinações devem ser iniciadas o mais cedo possível após a mordida, de preferência em até 24 h. Lactentes e crianças pequenas respondem bem à vacina antirrábica, e tanto a vacinação pré quanto a pós-exposição podem ser administradas em qualquer idade, utilizando-se a mesma dose e o mesmo esquema dos adultos. Viajantes em uso de **mefloquina** ou **cloroquina** podem ter reações imunológicas limitadas à vacina antirrábica intradérmica e receber a vacina IM. A via de administração intradérmica não é recomendada atualmente nos EUA.

Tuberculose

O risco de tuberculose em viajantes típicos é baixo. A realização de exame para tuberculose antes e depois de uma viagem é controversa e deve ser avaliada caso a caso, dependendo da duração e das atividades da viagem (p. ex., serviço em ambiente hospitalar). A imunização pelo bacilo Calmette-Guérin (BCG) é ainda mais controversa. A vacina BCG tem eficácia variável na redução da doença tuberculosa grave em lactentes e em crianças pequenas, não está disponível nos EUA e, em geral, não é recomendada para viajantes pediátricos. Pode-se prevenir a infecção por *Mycobacterium bovis* evitando-se o consumo de laticínios não pasteurizados.

Febre tifoide

A infecção por *Salmonela typhi*, ou **febre tifoide**, é comum em muitos países de baixa e média rendas na Ásia, na África e na América Latina (ver Capítulo 225). A vacinação contra febre tifoide é recomendada para a maioria das crianças a partir de 2 anos de idade que estejam viajando para o subcontinente indiano, uma vez que, nessa região, a incidência de febre tifoide em viajantes é 10 a 100 vezes maior do que em outros destinos. A vacinação deve ser fortemente considerada no caso de viagens para outros países de baixa e média rendas, sobretudo no caso de viajantes VAF, sem acesso a água potável e alimentos próprios para consumo, se a viagem tiver duração prolongada ou se os viajantes pretenderem consumir alimentos exóticos.

Duas vacinas contra tifo (a vacina Vi-polissacarídea intramuscular e a vacina oral com organismos vivos atenuados da cepa Ty21a) são recomendadas para uso em crianças nos EUA. Ambas produzem uma resposta protetora em 50 a 80% dos indivíduos vacinados. A vacina Ty21a pode oferecer proteção parcial contra *Salmonella paratyphi*, outra causa de febre entérica. Viajantes que já tenham recebido diagnóstico anterior de febre tifoide devem se vacinar assim mesmo, pois uma infecção prévia não confere imunidade duradoura.

A vacina Vi-polissacarídea intramuscular foi licenciada para uso em crianças a partir de 2 anos de idade. Pode ser administrada em qualquer ocasião antes da partida, de preferência 2 semanas antes da viagem, com necessidade de um reforço 2 a 3 semanas depois. A vacina oral Ty21a só pode ser usada em crianças a partir de 6 anos de idade e é aplicada em 4 doses durante 1 semana. As cápsulas com revestimento entérico devem ser engolidas com um líquido frio ou à temperatura ambiente, pelo menos 1 hora antes de uma refeição, em dias alternados, até se completarem as 4 doses. As cápsulas de vacina tifoide oral devem ser refrigeradas (não congeladas). As cápsulas jamais devem ser abertas, pois a eficácia da vacina depende da ingestão das cápsulas inteiras, que devem passar pelo ácido gástrico do estômago. A vacina oral está associada a uma resposta imunológica com duração de 5 a 7 anos (dependendo da bula nacional). Os antibióticos inibem a resposta imunológica à vacina oral Ty21a; a vacina não deve ser administrada nas 72 horas posteriores a um tratamento antibiótico, e deve-se evitar o uso de antibióticos até 7 dias após se completar o esquema da vacina. Estudos demonstraram que mefloquina, cloroquina e atovaquona-proguanil podem ser administradas concomitantemente à vacina oral Ty21a sem afetar a imunogenicidade da vacina. A vacina oral Ty21a não deve ser administrada a crianças imunocomprometidas; estas devem receber a vacina Vi-polissacarídea intramuscular.

Febre amarela

A febre amarela (ver Capítulo 296), doença viral transmitida por mosquitos, assemelha-se a outras febres hemorrágicas (ver Capítulo 297), mas apresenta um envolvimento hepático mais proeminente. A febre amarela está presente em áreas tropicais da América do Sul e da África.

A vacinação contra a febre amarela está indicada em crianças maiores de 9 meses que viajem para uma área endêmica. Muitos países exigem por lei a vacinação contra febre amarela de viajantes oriundos de áreas endêmicas, e alguns países africanos exigem comprovantes de vacinação de todos os viajantes que cheguem ao país. Pode-se obter as recomendações atuais nos EUA entrando-se em contato com serviços de saúde estaduais ou locais ou com a Division of Vector-Borne Infectious Diseases do CDC. A maioria dos países aceita uma declaração de isenção para crianças que sejam pequenas demais para serem vacinadas (idade inferior a 6 meses) ou para pessoas com contraindicação à vacinação. Crianças com infecção assintomática pelo HIV podem ser vacinadas, se não for possível evitar a exposição ao vírus da febre amarela.

A vacina contra febre amarela (0,5 mℓ por via subcutânea), uma vacina de vírus vivos atenuados (cepa 17D) desenvolvida em embriões de galinhas, é segura e altamente eficaz em crianças maiores de 9 meses; porém, em lactentes mais novos, está associada a risco acentuado de encefalite (0,5 a 4 por 1.000) e outras reações graves. A vacina contra febre amarela *nunca* deve ser administrada a lactentes menores de 6 meses de; lactentes entre 6 e 8 meses de idade devem ser vacinados unicamente após consulta ao CDC ou a um especialista em medicina do viajante para avaliar a epidemiologia no momento, o itinerário e a duração da viagem e se a exposição ao vírus da febre amarela é maior do que os riscos da vacina. Em crianças maiores de 9 meses, os efeitos adversos são raros, mas já foi relatado acometimento neurotrópico e viscerotrópico associado à vacina. O risco dessas reações é maior em pessoas com doenças do timo, alterações do sistema imunológico, idade acima de 60 anos ou esclerose múltipla, e em lactentes menores de 9 meses (doença neurotrópica). A vacinação contra febre amarela está geralmente contraindicada para gestantes e lactantes, a não ser que uma viagem prolongada a uma região com febre amarela endêmica seja inevitável.

Crianças com imunodeficiência ou imunossupressão, transtorno ou disfunção do timo (p. ex., síndrome de DiGeorge) ou história de reações anafiláticas a ovos não devem receber a vacina contra febre amarela. Uma imunidade duradoura se desenvolve com o uso dessa vacina, talvez pela vida inteira. A partir de julho de 2016, a OMS e os países que seguem as diretrizes de saúde internacionais já não exigem a revacinação a cada 10 anos. Contudo, pessoas que viajam para áreas de alto risco, com transmissão ativa da febre amarela, com previsão de estadias frequentes ou prolongadas, devem ser novamente imunizadas a cada 10 anos.

DIARREIA DOS VIAJANTES

A ingestão de alimentos ou líquidos contaminados faz da diarreia a queixa de saúde mais comum em viajantes internacionais. Caracterizada por evacuação de fezes não formadas, em frequência no mínimo 2 vezes maior, a diarreia dos viajantes ocorre em até 40% de todos os viajantes no exterior (ver Capítulo 366.1). As crianças, especialmente menores de 3 anos, apresentam incidência maior de diarreia, sintomas mais graves e mais prolongados que os adultos, com frequência relatada de 60% de acometimento em um estudo para menores de 3 anos.

Um importante fator de risco de diarreia dos viajantes é o país de destino. As áreas de alto risco (frequência de acometimento de 25 a 50%) incluem países de baixa e média rendas da América Latina, da África, do Oriente Médio e da Ásia. Há risco intermediário na China, em Israel e países do Mediterrâneo. As áreas de baixo risco incluem a América do Norte, o Norte da Europa, a Austrália e a Nova Zelândia. Os patógenos diarreicos com transmissão fecal-oral que as crianças adquirem durante uma viagem são semelhantes àqueles adquiridos por adultos e incluem *Campylobacter*, *Salmonella* (predominam os sorotipos não tifoides) e *Shigella* spp. Os protozoários entéricos são uma causa bem menos frequente de diarreia dos viajantes que os patógenos bacterianos – *Giardia lamblia* é o protozoário que mais causa diarreia persistente. Protozoários mais raramente associados incluem espécies de *Cryptosporidium*, *Entamoeba histolytica* e *Cyclospora*. Infecções virais, especialmente infecções por rotavírus e norovírus, também podem causar diarreia associada a viagens em crianças. Os médicos devem estar cientes de que nem todas as doenças diarreicas em crianças são transmitidas por alimentos ou pela água – crianças febris com malária podem apresentar igualmente um quadro inicial de vômitos e/ou diarreia não sanguinolenta e podem ser erroneamente diagnosticadas com diarreia dos viajantes.

Orientações para prevenção da diarreia dos viajantes

A higiene dos alimentos e da água continua a ser uma medida importante para reduzir a incidência da diarreia dos viajantes em crianças. Todavia, criar longas listas de alimentos a serem evitados ou seguir a máxima "Ferva, descasque e cozinhe" em geral não é um método eficaz para preveni-la. A maioria dos estudos sugere que esse tipo de orientação alimentar é difícil de se manter e tem pouco impacto na incidência da diarreia dos viajantes. Em estudos em adultos, o risco de desenvolvimento da diarreia dos viajantes parece estar mais associado a *onde se come* do que *ao que se come*. Alimentar-se na casa de um familiar ou amigo geralmente é mais seguro do que comer em um restaurante cuja higiene da cozinha e cuja refrigeração podem deixar a desejar e no qual a lavagem das mãos pelos empregados possa ser esporádica.

De modo geral, os especialistas em medicina do viajante podem fornecer orientações em relação a alimentos e à água. Geralmente é seguro consumir água fervida ou mineral, bebidas quentes ou industrializadas. Deve-se evitar o gelo. Em países de baixa e média rendas, a água da torneira não costuma ser segura para beber ou escovar os dentes. Ferver a água por 1 minuto ou mais (ou 3 minutos a altitudes > 2.000 metros) continua a ser um método confiável para desinfetar a água. Quase sempre é seguro ingerir alimentos bem-cozidos e servidos quentes. Deve-se sempre evitar o consumo de leite e outros laticínios (queijos) não pasteurizados. Deve-se encorajar o aleitamento materno de crianças pequenas, especialmente lactentes menores de 6 meses, para reduzir a exposição a água ou fórmulas contaminadas. Deve-se orientar todas as crianças a lavar as mãos antes de comer e depois de brincar no solo ou com animais. Medicamentos quimioprofiláticos para a diarreia dos viajantes não são recomendados para crianças.

Manejo da diarreia dos viajantes

A **desidratação** é a maior ameaça associada a uma doença diarreica em uma criança pequena. Os pais devem ser informados quanto aos sinais e sintomas da desidratação e devem receber instruções sobre como administrar as soluções para reidratação. Envelopes de **solução para reidratação oral** recomendados pela OMS, que estão disponíveis em lojas ou farmácias de quase todos os países de baixa e média rendas, devem fazer parte do *kit* de viagem de uma criança. A solução para reidratação oral deve ser diluída conforme as instruções, usando-se água mineral ou fervida, e deve ser administrada à criança lentamente, conforme o tolerado, enquanto persistirem os sintomas.

Agentes antimotilidade, como difenoxilato e loperamida, devem ser evitados em lactentes e crianças pequenas. A American Academy of Pediatrics (AAP) não recomenda seu uso de rotina na gastrenterite aguda. O uso dos agentes antimotilidade pode ser benéfico em crianças maiores e adolescentes que apresentem uma diarreia dos viajantes afebril e não sanguinolenta. De modo geral, os agentes antimotilidade não devem distrair os pais sobre a necessidade da administração frequente da solução para reidratação oral, pois as perdas de líquidos intestinais provavelmente continuam, apesar da diminuição das evacuações. Deve-se evitar o subsalicilato de bismuto na gastrenterite aguda, devido a preocupações quanto à toxicidade e à síndrome de Reye.

Tratamento antibiótico empírico

A **reidratação oral** é o pilar de sustentação do tratamento da diarreia dos viajantes pediátricos. Todavia, devem ser prescritos antibióticos para viajantes pediátricos, com instruções aos pais no sentido de iniciar o tratamento empírico logo ao início da doença diarreica. Antibióticos sistêmicos podem reduzir a duração e a gravidade da doença diarreica, especialmente se os antibióticos empíricos forem iniciados imediatamente após a manifestação da diarreia dos viajantes. Em crianças, a medicação de escolha é a **azitromicina** (10 mg/kg, 1 vez/dia, por 3 a 5 dias, com dose máxima diária de 500 mg). O **ciprofloxacino** (10 mg/kg/dose, 2 vezes/dia, por até 3 dias, com dose máxima de 500 mg, 2 vezes/dia) é uma alternativa em crianças maiores de 1 ano, mas não deve ser prescrito para indivíduos que viajem para o subcontinente indiano ou o Sudeste Asiático, onde é comum a resistência a fluoroquinolonas. *E. coli* produtora de toxina Shiga, como *E. coli* O157-H7, é uma causa extremamente rara de diarreia dos viajantes em crianças em países não industrializados, e o benefício da terapia antibiótica empírica nessas crianças, até mesmo com uma diarreia sanguinolenta, tipicamente supera o baixo risco de desenvolvimento da síndrome hemolítico-urêmica. Os pais devem estar cientes de que o uso de antibióticos no tratamento da diarreia dos viajantes está associado à colonização por organismos altamente resistentes, como Enterobacteriaceae produtores de betalactamase de espectro estendido. Esses organismos podem causar infecções posteriores, após a retorno ao domicílio.

A azitromicina é altamente eficaz contra muitos patógenos bacterianos que causam diarreia dos viajantes e constitui o antibiótico preferido de muitos especialistas em viagens. Ela pode ser prescrita em forma de pó diluível em água potável, quando necessário. *Não* se deve prescrever amoxicilina, sulfametoxazol-trimetoprima (cotrimoxazol) e eritromicina para o autotratamento da diarreia dos viajantes, por causa da resistência generalizada entre os patógenos diarreicos. Um quadro de diarreia dos viajantes com fezes sanguinolentas, febre persistentemente alta, calafrios e tremores sistêmicos, dores abdominais intensas ou localizadas ou perdas líquidas contínuas demanda avaliação médica adicional.

INFECÇÕES TRANSMITIDAS POR INSETOS

As infecções transmitidas por insetos a que crianças viajantes estão mais suscetíveis incluem malária, dengue, chikungunya, febre amarela, Zika e encefalite japonesa, dependendo do destino da viagem. A **malária** é transmitida pelos mosquitos *Anopheles*, de atividade noturna, enquanto a **dengue** se transmite por espécies de mosquitos (*Culex*, *Aedes*) de atividade predominantemente diurna. Deve-se orientar as famílias a proteger as crianças contra mosquitos que agem tanto durante o dia quanto à noite, pois muitas regiões do mundo onde a malária é encontrada também têm doenças transmitidas por mosquitos de atividade diurna (dengue, Zika, chikungunya). Adolescentes e adultos jovens sexualmente ativos devem ser orientados sobre os riscos de viagens a áreas endêmicas de Zika no pico da estação. Além da prevenção de picadas de insetos usando repelentes, métodos contraceptivos devem ser discutidos com o viajante.

A exposição à picada de insetos pode ser reduzida pelo uso de vestimentas apropriadas e repelentes com *N,N*-dietil-*m*-toluamida (**DEET**) ou icaridina. A AAP recomenda que repelentes com DEET sejam evitados em crianças menores de 2 meses. Alguns raros casos de eventos neurológicos foram relatados em crianças muito pequenas expostas a aplicações inadequadas e frequentes de repelentes com DEET (> 10 vezes/dia) ou que levaram o produto à boca. Concentrações de DEET a 25 a 30% precisam ser aplicadas a cada 5 a 6 horas conforme o necessário, enquanto o DEET a 5 a 7% proporciona apenas 1 a 2 horas de proteção. Concentrações de DEET acima de 40 a 50% não conferem uma proteção significativamente mais prolongada em crianças e não são recomendadas.

A **icaridina** é inodora, eficaz e geralmente bem tolerada em áreas de pele e face expostas. Sua eficácia é semelhante à do DEET, mas apresenta menos irritação dérmica ou por inalação. A uma concentração de 20% ou mais, a icaridina proporciona proteção adequada em relação aos mosquitos *Anopheles*, que têm o potencial de transmitir malária. Caso se queira usar um protetor solar e um repelente de insetos ao mesmo tempo, deve-se aplicar primeiramente o protetor solar, seguido de DEET ou icaridina.

Aplicar **permetrina**, um piretroide sintético, nas roupas é um método seguro e eficaz de se reduzir ainda mais picadas de insetos em crianças. A permetrina pode ser aplicada diretamente em roupas, mosquiteiros, sapatos e chapéus, que devem secar completamente antes do uso. Como inseticida, a permetrina nunca deve ser aplicada sobre a pele. As roupas tratadas com permetrina conservam tanto a atividade repelente como a inseticida, mesmo após diversas lavagens. A aplicação nas roupas deve ser repetida para manter a atividade do repelente, de acordo com a bula do produto. O uso de mosquiteiros sobre o leito, sobretudo mosquiteiros impregnados de permetrina, também diminui o risco de picadas de insetos, e seu uso é altamente recomendado em áreas com relatos de malária.

QUIMIOPROFILAXIA DA MALÁRIA

A malária, infecção transmitida por mosquitos, é a principal causa parasitária de morte em crianças no mundo inteiro (ver Capítulo 314). Das 5 espécies de *Plasmodium* que infectam seres humanos, a que causa maior morbimortalidade é *Plasmodium falciparum*. A cada ano, mais de 8 milhões de cidadãos norte-americanos visitam partes do mundo em que a malária é endêmica (África Subsaariana, América Latina, Índia, Sudeste Asiático e Oceania). Na Europa, as crianças corresponderam a 15 a 20% dos casos de malária importada em um estudo da OMS. Devido ao ressurgimento da malária e ao aumento das viagens por parte de famílias com crianças pequenas, os médicos em países industrializados estão sendo cada vez mais requisitados a orientar sobre prevenção, diagnóstico e tratamento da malária. Os **fatores de risco** de doença grave e morte incluem adesão inadequada à quimioprofilaxia, demora em procurar cuidados médicos, diagnóstico tardio e estado não imune, mas a taxa de mortalidade dos casos de malária importada ainda é inferior a 1% em crianças de países não endêmicos. O CDC fornece informações atualizadas em www.cdc.gov/malaria/travelers/index.html. É importante verificar essas informações atualizadas, porque as recomendações quanto à profilaxia e ao tratamento são modificadas com frequência devido a alterações no risco de desenvolvimento de malária em diferentes partes do mundo, alterações nos padrões de resistência do *Plasmodium* e disponibilidade de novas medicações antimaláricas.

Evitar a exposição e usar **proteções de barreira** contra mosquitos são uma parte importante da prevenção da malária para viajantes em áreas endêmicas. O mosquito *Anopheles* se alimenta no período entre o crepúsculo e o alvorecer. Os viajantes devem permanecer em áreas bem protegidas por telas, usar roupas que cubram a maior parte do corpo, dormir em um leito provido de mosquiteiro (de preferência, impregnado de permetrina) e utilizar repelentes de insetos com DEET durante esse período. Os pais devem ser desencorajados a levar uma criança pequena a uma excursão que acarrete exposição ao fim da tarde ou à noite em áreas endêmicas de *P. falciparum*.

A quimioprofilaxia é o pilar de sustentação da prevenção da malária em crianças e adultos não imunes que viajam para áreas endêmicas de malária, *mas não substitui outras medidas protetoras*. Os viajantes muitas vezes não tomam a profilaxia para malária conforme prescrito ou de maneira alguma. Eles tendem mais a fazer uso dos medicamentos antimaláricos profiláticos quando seu médico fornece recomendações e orientações apropriadas antes da partida. Em um estudo, porém, apenas 14% das pessoas que procuraram orientação médica receberam informações corretas a respeito da prevenção e da profilaxia da malária. Famílias com crianças em visita a amigos ou familiares têm probabilidade particularmente menor de tomar a profilaxia da malária ou de procurar orientação médica antes da viagem.

A resistência do *P. falciparum* ao medicamento quimioprofilático tradicional, **cloroquina**, é generalizada, e outras medicações precisam ser utilizadas em muitas áreas do mundo (Tabela 200.2). Os fatores que devem ser levados em consideração ao se escolherem medicações quimioprofiláticas e esquemas de administração apropriados incluem idade da criança, itinerário da viagem (incluindo se a criança vai percorrer áreas de risco em um país específico e se *P. falciparum* resistente à cloroquina está presente nesse país), vacinações que estão sendo aplicadas, alergias ou outras reações adversas conhecidas aos medicamentos antimaláricos, e disponibilidade de cuidados médicos durante a viagem.

Crianças em viagem a áreas com *P. falciparum* resistente à cloroquina podem receber, como profilaxia da malária, mefloquina, atovaquona-proguanil ou doxiciclina (caso tenham mais de 8 anos de idade). Atovaquona-proguanil é a medicação de preferência no caso de viagens de duração menor que 4 semanas, por ser administrada por apenas um curto período antes e depois da viagem. O uso de atovaquona-proguanil ou de doxiciclina é também indicado em viagens de qualquer duração ao oeste do Camboja e às fronteiras Tailândia-Camboja e Tailândia-Mianmar, em decorrência da resistência à mefloquina nessas áreas. Mefloquina é a medicação preferida no caso de viagens por períodos superiores a 4 semanas a todas as outras regiões com *P. falciparum* resistente à cloroquina, porque pode ser ingerida 1 vez/semana.

Mefloquina foi aprovada pela Food and Drug Administration (FDA) unicamente para crianças que pesem mais de 15 kg, mas o CDC recomenda a profilaxia com mefloquina para todas as crianças independentemente do peso, porque o risco de contrair malária grave supera o risco da possível toxicidade da mefloquina. Adultos em uso de profilaxia por mefloquina têm incidência de 10 a 25% de distúrbio do sono e disforia e, mais raramente, sintomas neuropsiquiátricos graves. Esses efeitos colaterais não parecem ser tão comuns em crianças. Outros possíveis efeitos colaterais da mefloquina incluem náuseas e vômitos.

A ausência de formulações líquidas ou em suspensão para todos os agentes antimaláricos pode dificultar sua administração. No caso de crianças que não consigam tomar comprimidos, os pais devem levar uma prescrição de cloroquina ou mefloquina a uma farmácia de manipulação, que pode pulverizar os comprimidos e colocar doses exatas em cápsulas gelatinosas. Os pais podem, então, abrir

Tabela 200.2 Quimioprofilaxia para malária em crianças.

ÁREA	MEDICAMENTO	DOSE ADULTA	DOSE PEDIÁTRICA	VANTAGENS	DESVANTAGENS	COMENTÁRIOS
Área resistente à cloroquina	Mefloquina*†	Comprimidos de 250 mg de sal (228 mg de base) 1 comprimido/semana	Peso < 10 kg: 5 mg de sal (4,6 mg de base)/kg/semana Peso entre 10 e 19 kg: ¼ comprimido/semana Peso entre 20 e 30 kg: ½ comprimido/semana Peso entre 31 e 45 kg: ¾ comprimido/semana Peso > 45 kg: 1 comprimido/semana	Administração 1 vez/semana	Gosto amargo Nenhuma formulação pediátrica Efeitos colaterais de distúrbio do sono, sonhos vívidos	Crianças em viagem a área endêmica de malária por 4 semanas ou mais Crianças com pouca probabilidade de tomar medicação diariamente
	Doxiciclina‡	Comprimido de 100 mg 1 comprimido/dia	2 mg/kg/dia (máx.: 100 mg)	Perfil de segurança conhecido Facilmente encontrada na maioria das farmácias	Não pode ser administrada a crianças com idade < 8 anos Administração diária Deve ser tomada com alimento para evitar distúrbios gástricos Fotossensibilidade Superinfecção por leveduras	Crianças a partir de 8 anos de idade em viagem com duração < 4 semanas que não possam tomar ou não consigam obter atovaquona-proguanil
	Atovaquona-proguanil§	Comprimido adulto de 250/100 1 comprimido/dia	Comprimido pediátrico: 62,5 mg de atovaquona/25 mg de proguanil Peso entre 5 e 8 kg: ½ comprimido pediátrico, 1 vez/dia Peso > 8 a 10 kg: ¾ comprimido pediátrico, 1 vez/dia Peso > 10 a 20 kg: 1 comprimido pediátrico, 1 vez/dia Peso > 20 a 30 kg: 2 comprimidos pediátricos, 1 vez/dia Peso > 30 a 40 kg: 3 comprimidos pediátricos, 1 vez/dia Peso > 40 kg: 1 comprimido adulto, 1 vez/dia	Formulação de comprimido pediátrico disponível Em geral, bem tolerada	Administração diária Custo elevado Pode causar distúrbios gástricos	Crianças em viagem a área endêmica de malária por menos de 4 semanas
Área suscetível à cloroquina	Fosfato de cloroquina	500 mg de sal (300 mg de base) 1 comprimido/semana	8,3 mg/kg de sal (5 mg/kg de base) por semana	Administração 1 vez/semana Em geral, bem tolerada Segura para gestantes	Gosto amargo Nenhuma formulação pediátrica	Melhor medicação para crianças em viagem a áreas com *Plasmodium falciparum* ou *P. vivax* que sejam suscetíveis à cloroquina

Os medicamentos usados em áreas resistentes à cloroquina também podem ser usados em áreas suscetíveis à cloroquina. *Cloroquina e mefloquina devem ser iniciadas 1 a 2 semanas antes da partida e mantidas por 4 semanas após a última exposição. †Há resistência à mefloquina no Camboja Ocidental e ao longo das fronteiras Tailândia-Camboja e Tailândia-Mianmar. Quem viaja para essas regiões deve tomar doxiciclina ou atovaquona-proguanil. Veja o texto quanto às precauções relativas ao uso de mefloquina. ‡Doxiciclina deve ser iniciada 1 a 2 dias antes da partida e mantida por 4 semanas após a última exposição. Não utilizar em crianças menores de 8 anos ou em gestantes. §Atovaquona-proguanil deve ser iniciada 1 a 2 dias antes da partida e mantida por 7 dias após a última exposição. Deve ser ingerida com alimento ou bebida láctea. Não recomendada para gestantes, crianças com peso < 5 kg e mulheres que amamentem lactentes com peso < 5 kg. Contraindicada para pacientes com insuficiência renal grave (depuração de creatinina < 30 mℓ/min).

as cápsulas e misturar o pó aos alimentos. É importante disfarçar essas medicações, que têm gosto amargo, em outros alimentos, como calda de chocolate. Pessoas com depressão, transtornos neuropsiquiátricos, transtornos convulsivos ou distúrbios de condução cardíaca não devem tomar mefloquina.

Atovaquona-proguanil em associação fixa constitui uma quimioprofilaxia eficaz e segura para viajantes a áreas endêmicas de malária resistente à cloroquina. Os efeitos adversos são pouco frequentes e leves (dores abdominais, vômitos e cefaleia) e raramente acarretam a suspensão do uso da medicação. A profilaxia com atovaquona-proguanil deve ser realizada diariamente junto com alimento, de modo que seu uso está mais indicado durante períodos curtos de exposição. Dados recentes possibilitam a administração a crianças com peso corporal de até 5 kg, embora o uso de atovaquona-proguanil em crianças com peso entre 5 e 10 kg seja considerado *off-label*.

A **doxiciclina** diária é um regime quimioprofilático alternativo para a malária por *P. falciparum* resistente à cloroquina. A doxiciclina tem sido amplamente utilizada e é muito eficaz, mas não pode ser administrada em crianças com idade inferior a 8 anos devido ao risco de manchar permanentemente os dentes. Efeitos adversos (náuseas, vômitos, fotossensibilidade, candidíase vaginal) são relativamente comuns. Pessoas em uso de quimioprofilaxia por doxiciclina devem ser alertadas a diminuir o tempo de exposição à luz solar direta para reduzir ao máximo a possibilidade de fotossensibilidade.

A **primaquina** também tem sido utilizada com sucesso como quimioprofilaxia, especialmente em áreas de prevalência elevada de *Plasmodium vivax* e de *Plasmodium ovale*, mas são limitados os dados relativos ao seu uso em crianças não imunes. A profilaxia com primaquina nos EUA deve ser administrada unicamente após consulta ao CDC ou a um especialista em medicina do viajante.

Cloroquina, cloroquina-proguanil e azitromicina não proporcionam proteção adequada a crianças em viagem a áreas endêmicas de malária resistente à cloroquina.

Cloroquina administrada 1 vez/semana é o medicamento de escolha para a quimioprofilaxia da malária em regiões onde o *P. falciparum* permaneça integralmente sensível à cloroquina (Haiti, República Dominicana, América Central a oeste do Canal do Panamá e alguns países do Oriente Médio). Informações atualizadas sobre a suscetibilidade à cloroquina e à profilaxia recomendada para a malária estão disponíveis no site do CDC.[6]

Ao sair de uma área endêmica para *P. vivax* ou *P. ovale* após uma permanência prolongada (geralmente mais de 3 meses), os viajantes devem considerar uma profilaxia final com primaquina (0,5 mg/kg de base) diariamente, até uma dose máxima de 30 mg de base ou 52,6 mg de sal, durante 14 dias, para eliminação das formas extraeritrocitárias de *P. vivax* e *P. ovale* e para a prevenção de recidivas. A avaliação quanto à deficiência de glicose-6-fosfato-desidrogenase (G6 PD) é obrigatória antes do tratamento com primaquina, já que ela está contraindicada em pessoas com deficiência de G6 PD porque pode causar hemólise grave.

Pequenas quantidades de medicamentos antimaláricos são secretadas no leite materno. A quantidade de medicamento transferida não é considerada prejudicial nem suficiente para proporcionar uma profilaxia adequada para a malária. Não é aconselhável expor um lactente à doxiciclina por um período prolongado através do leite materno.

O **autotratamento** de malária presuntiva durante a viagem ainda é controverso. Isso nunca deve substituir a procura de cuidados médicos apropriados, mas pode ser considerado em circunstâncias especiais, como viagem a áreas remotas, intolerância à profilaxia ou recusa da quimioprofilaxia por parte do viajante. A medicação do autotratamento deve ser diferente da quimioprofilaxia prescrita. Deve-se consultar o CDC ou um especialista em medicina do viajante caso a automedicação esteja sendo considerada.

VIAJANTES EM RETORNO

Avaliações após uma viagem fazem parte da medicina do viajante e do cuidado continuado. Médicos não familiarizados com as doenças que ocorrem em países de baixa e média rendas frequentemente diagnosticam incorretamente a causa da doença em uma criança que esteja retornando de uma viagem ao exterior. Nos pacientes que regressaram e estavam doentes, segundo *sites* da GeoSentinel Surveillance Network, foram identificadas as seguintes doenças, por ordem decrescente de frequência: malária, giardíase, dengue, campilobacteriose, larva *migrans* cutânea, febre entérica, febre maculosa (riquetsiose), chikungunya, hepatite A e gripe. Crianças gravemente doentes ou com febre contínua ao retornar de viagem internacional devem ser examinadas por um especialista em medicina do viajante pediátrico ou doenças infecciosas. A causa da febre pode ser sugerida pela região geográfica (Tabela 200.3) e pelo período de incubação (Tabela 200.4).

Três padrões principais de doença foram observados entre todas as pessoas que retornam de viagens (crianças e adultos) (Tabela 200.5). A etiologia de cada um desses quadros clínicos de doença depende em parte do país ou da região geográfica visitada (ver Tabela 200.3). A Tabela 200.6 apresenta indicações para o diagnóstico.

A **febre** é um sintoma particularmente preocupante. Crianças que apresentem doença febril/sistêmica após uma viagem recente a um destino com malária devem ser prontamente avaliadas quanto a essa doença, especialmente se tiverem viajado para a África Subsaariana ou para Papua-Nova Guiné. A malária por *P. falciparum* se manifesta geralmente em até 1 a 2 meses após o retorno de uma viagem a uma área com malária endêmica, mas pode ocorrer no primeiro ano após o retorno. Os sintomas da malária por *P. vivax* ou *P. ovale*, por sua vez, costumam ter início mais tardio após a viagem (alguns meses), são de menor gravidade e podem ocorrer em padrão recidivante caso não diagnosticados ou incorretamente tratados. Outros sintomas de malária podem ser inespecíficos e incluem calafrios, mal-estar, cefaleia, mialgias, vômitos, diarreia, tosse e possíveis crises convulsivas. As crianças tendem mais que os adultos a apresentar quadros de febre alta e também sintomas gastrintestinais, hepatomegalia, esplenomegalia e anemia grave. Trombocitopenia (sem eventos hemorrágicos) e febre em uma criança que retorna de área endêmica são manifestações muito sugestivas de malária.

Esfregaços sanguíneos espessos (gota espessa) e finos precisam ser realizados para o diagnóstico *se* houver suspeita clínica de malária. Se os resultados forem negativos inicialmente, dois ou mais esfregaços precisam ser realizados 12 a 24 horas após o primeiro. Testes rápidos para o antígeno da malária (BinaxNOW® Malaria) já foram aprovados pela FDA e são sensíveis para o diagnóstico da malária por *P. falciparum*. O tratamento deve ser iniciado imediatamente após a confirmação do diagnóstico ou empiricamente quando houver manifestações iniciais graves e suspeita de malária. O tratamento deve ser definido após consulta a um especialista em doenças infecciosas pediátricas e/ou ao CDC para obter informações atualizadas sobre os medicamentos de escolha, que são semelhantes aos indicados para adultos (ver Capítulo 314). Deve-se ter muita cautela com crianças pequenas, pacientes não imunes e gestantes com malária por *P. falciparum*, e a hospitalização desses pacientes deve ser fortemente considerada até que seja observada melhora significativa.

A **febre entérica (tifoide)** deve ser considerada em crianças com febre persistente ou recorrente após o retorno do subcontinente indiano. A realização de múltiplas hemoculturas e de uma cultura de fezes pode ser necessária para o diagnóstico da febre tifoide.

[6]N.R.T.: Para o Brasil, consultar o *site* do Ministério da Saúde.

Tabela 200.3 Causas comuns de febre por região geográfica.

REGIÃO GEOGRÁFICA	DOENÇA TROPICAL COMUM CAUSADORA DE FEBRE	OUTRAS INFECÇÕES QUE CAUSAM SURTOS EM VIAJANTES
Caribe	Chikungunya, dengue, malária (Haiti), Zika	Histoplasmose aguda, leptospirose
América Central	Chikungunya, dengue, malária (principalmente *Plasmodium vivax*), Zika	Leptospirose, histoplasmose, coccidioidomicose
América do Sul	Chikungunya, dengue, malária (principalmente *P. vivax*), Zika	Bartonelose, leptospirose, febre entérica, histoplasmose
Centro-Sul Asiático	Dengue, febre entérica, malária (principalmente não falcípara)	Chikungunya
Sudeste Asiático	Dengue, malária (principalmente não falcípara)	Chikungunya, leptospirose
África Subsaariana	Malária (principalmente *P. falciparum*), riquetsioses transmitidas por carrapatos (principal causa de febre no sul da África), esquistossomose aguda, dengue	–

De Wilson ME: Post-travel evaluation. In: CDC *Yellow Book*, Capítulo 5 (Tabela 5.2). wwwnc.cdc.gov/travel/yellowbook/2018/post-travel-evaluation/fever-in-returned-travelers.

Tabela 200.4 Infecções comuns por período de incubação.

DOENÇA	PERÍODO DE INCUBAÇÃO USUAL (VARIAÇÃO)	DISTRIBUIÇÃO
INCUBAÇÃO < 14 DIAS		
Chikungunya	2 a 4 dias (1 a 14 dias)	Tropical, subtropical
Dengue	4 a 8 dias (3 a 14 dias)	Tropical, subtropical
Encefalite por arbovírus (encefalite japonesa, encefalite transmitida por carrapato, vírus do Nilo Ocidental, entre outras)	3 a 14 dias (1 a 20 dias)	Os agentes específicos variam por região
Febre entérica	7 a 18 dias (3 a 60 dias)	Especialmente no subcontinente indiano
HIV agudo	10 a 28 dias (10 dias a 6 semanas)	Global
Influenza	1 a 3 dias	Global; também pode ser contraída durante viagens
Legionelose	5 a 6 dias (2 a 10 dias)	Disseminada
Leptospirose	7 a 12 dias (2 a 26 dias)	Disseminada; mais comum em áreas tropicais
Malária, *Plasmodium falciparum*	6 a 30 dias (98% se iniciam em até 3 meses após a viagem)	Tropical, subtropical
Malária, *Plasmodium vivax*	8 dias a 12 meses (quase metade terá início após 30 dias do fim da viagem)	Disseminada em áreas tropicais e subtropicais
Febre maculosa por rickéttsia	Poucos dias até 2 a 3 semanas	As espécies causadoras variam por região
Infecção pelo vírus Zika	3 a 14 dias	Disseminada na América Latina e endêmica em grande parte da África, do Sudeste Asiático e da Ilhas do Pacífico
INCUBAÇÃO DE 14 DIAS A 6 SEMANAS		
Encefalite por arbovírus; febre entérica; HIV agudo; leptospirose; malária	Ver períodos de incubação para as doenças relevantes	Ver distribuição para as doenças relevantes
Abscesso hepático amebiano	Semanas a meses	Mais comum em países com poucos recursos
Hepatite A	28 a 30 dias (15 a 50 dias)	Mais comum em países com poucos recursos
Hepatite E	26 a 42 dias (2 a 9 semanas)	Disseminada
Esquistossomose aguda (síndrome de Katayama)	4 a 8 semanas	Mais comum na África Subsaariana
INCUBAÇÃO > 6 SEMANAS		
Abscesso hepático amebiano, hepatite E, malária, esquistossomose aguda	Ver períodos de incubação para as doenças relevantes	Ver distribuição para as doenças relevantes
Hepatite B	90 dias (60 a 150 dias)	Disseminada
Leishmaniose visceral	2 a 10 meses (10 dias a anos)	Ásia, África, América Latina, Europa Meridional e Oriente Médio
Tuberculose	Primária: semanas; reativação: anos	A distribuição global, as taxas e os níveis de resistência variam muito

De Wilson ME: Post-travel evaluation. In: CDC Yellow Book, Capítulo 5 (Tabela 5.3). wwwnc.cdc.gov/travel/yellowbook/2018/post-travel-evaluation/fever-in-returned-travelers.

Tabela 200.5 Padrões de doença em pessoas que retornam de viagens internacionais.

DOENÇAS FEBRIS SISTÊMICAS Malária Dengue Zika Febre entérica (tifoide/paratifoide) Vírus chikungunya Febre maculosa por rickéttsia Hepatite A Infecção aguda pelo HIV Leptospirose Sarampo Mononucleose infecciosa Causas respiratórias (pneumonia, gripe) Febre de origem indeterminada	Giardíase (aguda, persistente ou recorrente) *Entamoeba histolytica* *Cryptosporidium* spp. *Cyclospora cayetanensis* Enterite viral presumida
DIARREIA AGUDA *Campylobacter* *Shigella* spp. *Salmonela* spp. *Escherichia coli* diarreiogênica (*E. coli* enterotoxigênica, *E. coli* enteroaderente não passível de teste por métodos rotineiros de cultura de fezes)	**MANIFESTAÇÕES DERMATOLÓGICAS** Erupção cutânea com febre (dengue) Dermatites relacionadas com artrópodes (picadas de insetos) Larva *migrans* cutânea (*Ancylostoma brasiliensis*) Infecções bacterianas da pele (pioderma, impetigo, ectima, erisipelas) Miíase (tumbu e berne) Escabiose Tunguíase Micoses superficiais Mordeduras de animais Leishmaniose Doenças causadas por rickéttsia Envenenamento/dermatite por animais marinhos Dermatite fotoalérgica e fitofotodermatose

Tabela 200.6 Achados clínicos comuns e infecções associadas.

ACHADOS CLÍNICOS COMUNS	INFECÇÕES QUE DEVEM SER CONSIDERADAS APÓS VIAGEM PARA REGIÕES TROPICAIS
Febre e erupção cutânea	Dengue, chikungunya, Zika, infecções por rickéttsia, febre entérica (lesões cutâneas podem ser escassas ou ausentes), infecção aguda pelo HIV, sarampo
Febre e dor abdominal	Febre entérica, abscesso hepático amebiano
Febre não diferenciada e contagem de leucócitos baixa ou normal	Dengue, malária, infecções por rickéttsia, febre entérica, chikungunya, Zika
Febre e hemorragia	Febres hemorrágicas virais (dengue e outras), meningococcemia, leptospirose, infecções por rickéttsia
Febre e artralgia ou mialgia, às vezes persistente	Chikungunya, dengue, Zika
Febre e eosinofilia	Esquistossomose aguda, reação de hipersensibilidade a fármacos, fasciolíase e outras infecções parasitárias (raras)
Febre e infiltrados pulmonares	Patógenos bacterianos e virais comuns, legionelose, esquistossomose aguda, febre Q, leptospirose
Febre e alteração do estado mental	Malária cerebral, meningoencefalite viral ou bacteriana, tripanossomíase africana, tifo rural
Síndrome de mononucleose	Infecção pelo vírus Epstein-Barr (EBV), infecção por citomegalovírus (CMV), toxoplasmose, infecção aguda pelo HIV
Febre persistente por mais de 2 semanas	Malária, febre entérica, infecção por EBV, infecção por CMV, toxoplasmose, infecção aguda pelo HIV, esquistossomose aguda, brucelose, tuberculose, febre Q, leishmaniose visceral (rara)
Febre com início após 6 semanas do retorno da viagem	Malária por *Plasmodium vivax* ou *P. ovale*, hepatite aguda (B, C ou E), tuberculose, abscesso hepático amebiano

De Wilson ME. Post-travel evaluation. In: CDC *Yellow Book*, Capítulo 5 (Tabela 5.6). wwwnc.cdc.gov/travel/yellowbook/2018/post-travel-evaluation/fever-in-returned-travelers.

A **dengue** é outra causa de febre e doença sistêmica em viajantes doentes, sobretudo aqueles que retornam do Sudeste Asiático, do Caribe, da América Central e do Sul e do subcontinente indiano. Muitas bactérias e protozoários causadores de diarreia dos viajantes podem igualmente acarretar febre e sintomas sistêmicos em crianças. Há outras doenças febris, diarreicas e dermatológicas associadas a viagens, cujas etiologias mais comuns podem ser encontradas nas Tabelas 200.5 e 200.6.

VIAJANTE ADOLESCENTE

A preparação de um adolescente interessado em viajar para o exterior pode ser um desafio para a maioria dos médicos. Estudo, ano sabático, trabalho humanitário, aventura e turismo são alguns dos diversos motivos que levam uma pessoa a viajar para países com recursos limitados. Embora muitos problemas relacionados a viagens discutidos neste capítulo sejam relevantes para esse grupo, outras atividades de alto risco, como relações sexuais, consumo de bebidas alcoólicas, direção de veículos, uso de drogas ilícitas e esportes radicais (alpinismo, *rafting*, caiaque, ciclismo), requerem atenção especial e discussão com o viajante e seus responsáveis. Tópicos como exposição ao HIV, infecções sexualmente transmissíveis, agressão sexual e gravidez não planejada podem exigir estratégias de prevenção específicas, como uso de preservativos, contracepção e profilaxia pós-exposição ao HIV.

A bibliografia está disponível no GEN-io.

Capítulo 201
Febre

Linda S. Nield e Deepak Kamat

Febre é definida como uma temperatura retal ≥ 38°C, e um valor > 40°C é chamado de **hiperpirexia**. Tradicionalmente, a temperatura corporal flutua em uma faixa normal definida (36,6 a 37,9°C na região retal), de tal maneira que o ponto mais alto é atingido no início da noite e o ponto mais baixo é observado ao amanhecer. Toda e qualquer elevação anormal na temperatura corporal deve ser considerada como sintoma de uma condição subjacente. A variação da temperatura corporal é grande, de 35,5 a 37,7°C; se 37°C for considerada normal, muitas pessoas estão ao redor dessa temperatura (36,1 a 37,5°C).

PATOGENIA

A temperatura corporal é regulada por neurônios termossensíveis localizados no hipotálamo pré-óptico ou anterior que respondem a alterações na temperatura sanguínea, e também por receptores para frio e calor localizados na pele e nos músculos. As respostas termorreguladoras incluem o redirecionamento do sangue para leitos vasculares cutâneos ou a partir deles, sudorese aumentada ou diminuída, regulação do volume líquido extracelular (LEC) por meio da arginina vasopressina e respostas comportamentais, como procurar um ambiente com temperatura mais alta ou mais amena.

Três mecanismos diferentes podem produzir febre: pirógenos, produção de calor superando a perda de calor e perda de calor defeituosa. O primeiro mecanismo envolve pirógenos endógenos e exógenos que elevam o ponto de ajuste da temperatura hipotalâmica. Os **pirógenos endógenos** incluem as citocinas interleucina (IL)-1 e IL-6, o fator de necrose tumoral (TNF)-α, a interferona (IFN)-β e o IFN-γ. Leucócitos ativados e outras células produzem lipídios que atuam como pirógenos endógenos. O mediador lipídico mais bem estudado é a prostaglandina E_2, que se fixa aos receptores para prostaglandinas no hipotálamo e produz o novo ponto de ajuste da temperatura. Doenças infecciosas e medicamentos, malignidades e doenças inflamatórias podem causar febre pela produção de pirógenos endógenos. Algumas das substâncias produzidas no corpo não são pirogênicas, porém são capazes de induzir complexos antígeno-anticorpo na presença de complemento, de componentes do complemento, de produtos linfocitários, ácidos biliares e metabólitos de esteroides androgênicos. Os **pirógenos exógenos** são provenientes de fora do corpo e consistem principalmente em patógenos infecciosos e fármacos. Micróbios, toxinas microbianas ou outros produtos microbianos são os pirógenos exógenos mais comuns, que estimulam macrófagos e outras células a produzir pirógenos endógenos. A **endotoxina** é uma das poucas substâncias que podem afetar diretamente a termorregulação no hipotálamo e estimular igualmente a liberação de pirógenos endógenos. Muitos medicamentos causam febre, e o mecanismo de aumento da temperatura corporal varia de acordo com a classe do medicamento. Fármacos que reconhecidamente causam febre incluem vancomicina, anfotericina B e alopurinol.

Uma **produção de calor que supera a perda** é o segundo mecanismo que leva à febre; exemplos incluem a intoxicação por salicilatos e a hipertermia maligna. Uma **perda de calor defeituosa**, o terceiro mecanismo, pode ocorrer em crianças com displasia ectodérmica ou em vítimas de exposição grave ao calor.

ETIOLOGIA

As causas de febre podem ser divididas em quatro categorias principais: *infecciosas*, *inflamatórias*, *neoplásicas* e *diversas*. As causas mais comuns de febre aguda são infecções virais autolimitadas (resfriado comum, gripe, gastrenterites) e infecções bacterianas não complicadas (otite média, faringite, sinusite). A temperatura corporal raramente se eleva acima de níveis potencialmente letais (42°C) em crianças neurologicamente normais, a não ser que estejam presentes condições ambientais hipertérmicas extremas ou outras circunstâncias extenuantes, como uma hipertermia maligna ou tireotoxicose subjacente.

O padrão da febre pode fornecer indicações sobre a etiologia subjacente. As infecções virais tipicamente estão associadas a um declínio lento da febre durante a primeira semana, enquanto as infecções bacterianas se associam com frequência à resolução rápida da febre após o tratamento antimicrobiano eficaz. Embora os medicamentos antimicrobianos possam promover uma rápida eliminação das bactérias, na presença de lesões teciduais extensas, a resposta inflamatória e a febre podem continuar por alguns dias após a erradicação de todos os patógenos.

A **febre intermitente** representa um ritmo circadiano exagerado que inclui um período de temperatura normal na maioria dos dias; flutuações extremamente amplas podem ser designadas como **febre séptica** ou **héctica**. A **febre prolongada** é persistente e não varia mais do que 0,5°C/dia. A **febre remitente** é persistente e varia mais de 0,5°C/dia. A **febre recidivante** se caracteriza por períodos febris que são separados por intervalos de temperatura normal; a **febre terçã** ocorre no 1º e no 3º dia (malária causada por *Plasmodium vivax*) e a **febre quartã** ocorre no 1º e no 4º dia (malária causada por *Plasmodium malariae*). As doenças caracterizadas por febres recidivantes devem ser distinguidas de doenças infecciosas que têm tendência à recidiva **(Tabela 201.1)**. Uma **febre bifásica** indica uma doença única com dois períodos distintos (padrão de **febre em dorso de camelo**); o exemplo clássico é a poliomielite. Uma evolução bifásica é também característica de outras infecções causadas por enterovírus, leptospirose, dengue, febre amarela, febre do carrapato do Colorado, febre espiralar por mordida de rato (*Spirillum minus*) e febres hemorrágicas africanas (febre Marburg, Ebola e Lassa). O termo **febre periódica** é empregado de maneira restrita para descrever síndromes febris com periodicidade regular (neutropenia cíclica e febre periódica, estomatite aftosa, faringite e adenopatia) ou mais amplamente para incluir transtornos caracterizados por episódios recorrentes de febre que não sigam um padrão periódico restrito (febre familiar do Mediterrâneo, síndrome periódica associada ao receptor de TNF [febre hiberniana], síndrome de hiper-IgD, síndrome de Muckle-Wells) (ver Capítulo 188). A **febre factícia**, ou febre autoinduzida, pode ser causada pela manipulação intencional do termômetro ou pela injeção de material pirogênico.

A **febre cotidiana dupla** (ou febre que tem picos duas vezes em 24 h) está classicamente associada à artrite inflamatória. Em geral, um único pico febril isolado não está associado a uma doença infecciosa. Um pico desses pode ser atribuído à infusão de derivados sanguíneos e de algumas medicações, assim como a alguns procedimentos ou à manipulação de um cateter sobre superfícies corporais colonizadas ou infectadas. Do mesmo modo, temperaturas acima de 41°C se associam mais comumente a uma causa não infecciosa. As causas de temperaturas muito altas (> 41°C) incluem a febre de origem central (decorrente de uma disfunção do sistema nervoso central envolvendo o hipotálamo ou lesão da medula espinal), a hipertermia maligna, a síndrome neuroléptica maligna, a febre por drogas ou a insolação. Temperaturas que são mais baixas que o normal (< 36°C) podem estar associadas a uma sepse avassaladora, mas com mais frequência estão relacionadas com a exposição com o frio, ao hipotireoidismo ou com o uso excessivo de antipiréticos.

Tabela 201.1 Febres propensas a recidivas.
CAUSAS INFECCIOSAS
Febre recidivante (*Borrelia recurrentis*)
Febre Q (*Coxiella burnetti*)
Febre tifoide (*Salmonella typhi*)
Sífilis (*Treponema pallidum*)
Tuberculose
Histoplasmose
Coccidiodomicose
Blastomicose
Melioidose (*Pseudomonas pseudomallei*)
Coriomeningite linfocitária (CML)
Dengue
Febre amarela
Meningococemia crônica
Febre do carrapato do Colorado
Leptospirose
Brucelose
Febre Oroya (*Bartonella bacilliformis*)
Febre reumática aguda
Febre por mordedura de rato (*Spirillum minus*)
Leishmaniose visceral
Doença de Lyme (*Borrelia burgdorferi*)
Malária
Babesiose
Infecção viral respiratória não relacionada com influenza
Infecção por vírus Epstein-Barr
CAUSAS NÃO INFECCIOSAS
Doença de Behçet
Doença de Crohn
Doença de Weber-Christian (paniculite)
Síndromes de angiite leucoclástica
Síndrome de Sweet
Lúpus eritematoso sistêmico e outras doenças autoimunes
SÍNDROMES FEBRIS PERIÓDICAS (ver Capítulo 188)
Febre familiar do Mediterrâneo
Neutropenia cíclica
Febre periódica, estomatite aftosa, faringite, adenopatia (PFAPA)
Síndrome de hiperimunoglobulina D
Febre hiberniana (síndrome associada à imunoglobulina A da superfamília do fator de necrose tumoral [TRAPS])
Síndrome de Muckle-Wells
Outras

CARACTERÍSTICAS CLÍNICAS

As características clínicas da febre podem variar de absolutamente nenhum sintoma a um mal-estar extremo. As crianças podem se queixar de sensação de calor ou frio, apresentar rubor facial e calafrios. Podem ocorrer fadiga e irritabilidade. Os pais relatam com frequência que a criança parece doente ou pálida, com diminuição do apetite. A etiologia subjacente também produz sintomas associados. Embora as etiologias subjacentes possam se manifestar clinicamente de formas variadas, há algumas características que podem ser sugestivas. Por exemplo, febre acompanhada de petéquias em um paciente de aparência toxêmica indica uma elevada probabilidade de condições acarretando risco de vida para o paciente, como meningococemia, febre maculosa das Montanhas Rochosas ou endocardite bacteriana aguda.

Alterações na frequência cardíaca, mais comumente taquicardia, acompanham a febre. Normalmente a frequência cardíaca se eleva em 10 bpm por cada 1°C de elevação na temperatura em crianças com mais de 2 meses de idade. Uma taquicardia relativa, em que a frequência do pulso se eleva desproporcionalmente em relação à temperatura, é causada habitualmente por doenças não infecciosas ou por doenças infecciosas nas quais uma toxina é responsável pelas manifestações clínicas. Uma **bradicardia relativa** (dissociação temperatura-pulso), em que a frequência do pulso permanece baixa na presença de febre, pode acompanhar febre tifoide, brucelose, leptospirose ou febre por medicamentos. Bradicardia na presença de febre também pode ser consequência de um defeito da condução em decorrência do envolvimento cardíaco por febre reumática aguda, doença de Lyme, endocardite viral ou endocardite infecciosa.

AVALIAÇÃO

A maioria dos episódios febris agudos em um indivíduo normal pode ser diagnosticada por uma anamnese e um exame físico cuidadosos e requer poucos testes laboratoriais, se tanto. Como uma infecção é a etiologia mais provável da febre aguda, a avaliação deve ser dirigida inicialmente à descoberta de uma causa infecciosa subjacente (**Tabela 201.2**). Os detalhes da anamnese devem incluir o início e o padrão da febre e quaisquer sinais e sintomas associados. O paciente com frequência apresenta sinais ou sintomas que fornecem indicações quanto à causa da febre. Devem ser questionadas exposições a outras pessoas doentes no domicílio, na creche e na escola, além de qualquer viagem ou medicação recente. A história médica pregressa deve incluir informações a respeito da presença de deficiências imunológicas ou outras doenças importantes e das vacinas recebidas.

O exame físico deve começar por uma avaliação completa dos sinais vitais, que deve incluir a oximetria de pulso porque a hipoxia pode indicar uma infecção respiratória inferior. Em crianças agudamente febris o exame físico deve centrar-se em toda e qualquer queixa localizada, mas se recomenda uma avaliação completa, da cabeça aos pés, porque podem ser encontradas indicações quanto ao possível diagnóstico pelo exame físico completo. Por exemplo, podem-se descobrir lesões na palma das mãos e na sola dos pés durante um exame meticuloso da pele, que podem constituir indicação de uma infecção pelo **vírus Coxsackie**.

Se houver uma causa óbvia para a febre, avaliações laboratoriais podem não ser necessárias, e o tratamento é dirigido à causa subjacente, com reavaliação posterior caso necessário. Se a causa da febre não for evidente, uma avaliação diagnóstica deve ser considerada, avaliando-se caso a caso. A história das manifestações clínicas iniciais e os achados anormais do exame físico orientam a avaliação. Uma criança com sintomas respiratórios e hipoxia pode precisar de uma radiografia de tórax ou de um teste rápido para antígenos do **vírus sincicial respiratório** ou **influenza**. A criança com faringite pode se beneficiar de testes para a detecção rápida de antígenos de **estreptococos do grupo A** e de uma cultura de orofaringe. Disúria, dores lombares ou uma história de refluxo vesicoureteral indicam a necessidade de realizar urinálise e cultura de urina; e uma diarreia sanguinolenta exige cultura de fezes. Deve-se considerar um hemograma completo e hemocultura em uma criança com aparência toxêmica, juntamente com estudos do líquido cefalorraquidiano caso a criança apresente rigidez de nuca ou haja a possibilidade de meningite. Grupos de alto risco bem definidos requerem uma avaliação mais extensa com base na idade, doença associada ou presença de imunodeficiência, e podem justificar tratamento antimicrobiano empírico imediato, antes de se identificar um patógeno. Febre em recém-nascidos e lactentes jovens (0 a 3 meses de idade), febre em crianças maiores e febre de origem desconhecida são discutidas nos Capítulos 202, 203 e 204, respectivamente.

Tabela 201.2 Avaliação da febre aguda.

Anamnese meticulosa: início, outros sintomas, exposições (creche, escola, família, animais de estimação, companheiros de brincadeiras), viagens, medicações, outras doenças de base, imunizações
Exame físico: completo, com foco em sintomas localizados
Estudos laboratoriais avaliados caso a caso
- Teste rápido de antígenos
- Nasofaringe: vírus respiratórios por reação em cadeia da polimerase
- Garganta: estreptococos do grupo A
- Fezes: NAAT* para patógenos entéricos, calprotectina
- Sangue: hemograma completo, hemocultura, proteína C reativa, velocidade de hemossedimentação, procalcitonina
- Urina: urinálise, cultura
- Líquido cefalorraquidiano: celularidade, glicose, proteínas, coloração de Gram, cultura
- Radiografia de tórax ou outros estudos de imagem avaliados caso a caso

*NAAT, teste de amplificação de ácido nucleico.

TRATAMENTO

Embora a febre seja uma preocupação comum dos pais, nenhuma evidência confirma a crença de que uma febre alta possa acarretar danos cerebrais ou outros prejuízos corporais, exceto em raros casos de *status epilepticus* febril e de insolação. *Tratar a febre em doenças autolimitadas pela única razão de se trazer a temperatura corporal de volta ao normal não é necessário em crianças sadias em outros aspectos.* A maioria das evidências sugere que a febre é uma resposta adaptativa e deve ser tratada apenas em circunstâncias selecionadas. Temperaturas aumentadas em seres humanos estão associadas a uma replicação microbiana diminuída e a resposta inflamatória aumentada. Embora possa ter efeitos benéficos, a febre também aumenta o consumo de oxigênio, a produção de dióxido de carbono e o débito cardíaco e pode exacerbar uma insuficiência cardíaca em pacientes portadores de cardiopatia ou de anemia crônica (p. ex., doença falciforme), a insuficiência pulmonar em pacientes portadores de pneumopatia crônica e a instabilidade metabólica em pacientes com diabetes melito ou erros inatos do metabolismo. Crianças com idade entre 6 meses e 5 anos têm um risco aumentado de convulsões febris simples. *O foco da avaliação e do tratamento das convulsões febris visa à determinação da causa subjacente da febre.* Crianças portadoras de epilepsia idiopática geralmente também apresentam maior frequência de convulsões em associação a uma febre. Febre alta durante a gravidez pode ser teratogênica.

Febre com temperaturas inferiores a 39°C em crianças sadias geralmente não requer tratamento. Todavia, os pacientes tendem a apresentar maior desconforto à medida que a temperatura se eleva; o tratamento é então aceitável. No caso de uma criança que esteja incluída em um dos grupos de alto risco já discutidos ou caso o seu responsável esteja preocupado porque a febre está afetando o comportamento da criança e causando desconforto, pode-se administrar um tratamento para acelerar a resolução da febre. Fora o alívio sintomático, a terapia antipirética não modifica a evolução de doenças infecciosas. Encorajar uma boa hidratação constitui o primeiro passo no sentido de repor líquidos perdidos em relação às demandas metabólicas aumentadas e perdas insensíveis da febre. O uso de antitérmicos é benéfico em pacientes de alto risco e pacientes com desconforto. A **hiperpirexia** (> 41°C) indica uma probabilidade elevada de transtornos hipotalâmicos ou hemorragia do sistema nervoso central e deve ser tratada com antipiréticos. Alguns estudos mostraram que a hiperpirexia pode estar associada a um risco significativamente maior de infecção bacteriana grave, mas outros estudos não confirmaram essa relação. Os antipiréticos mais comuns são o paracetamol em uma dose de 10 a 15 mg/kg/dose a cada 4 horas, e o ibuprofeno em crianças com mais de 6 meses em uma dose de 5 a 10 mg/kg/dose a cada 8 horas. Os antipiréticos reduzem a febre por reduzir a produção de prostaglandinas. Os antipiréticos são seguros quando usados de forma apropriada; os possíveis efeitos adversos incluem danos hepáticos (paracetamol) e distúrbios gastrintestinais ou renais (ibuprofeno).[7] Para reduzir a febre com maior segurança, o responsável/cuidador deve escolher um tipo de medicação e registrar claramente a dose e o horário da administração, para que uma dose excessiva não seja administrada, especialmente se diferentes cuidadores estiverem envolvidos no tratamento. Medidas físicas como banhos mornos e cobertores para resfriamento não são consideradas eficazes na redução da febre. São igualmente escassas as evidências relativas ao uso de outras intervenções médicas complementares e alternativas.

A febre causada por etiologias específicas remite quando a condição é tratada de maneira apropriada. Os exemplos incluem a administração de imunoglobulina intravenosa para o tratamento da doença de Kawasaki ou a administração de antibióticos para o tratamento de infecções bacterianas.

A bibliografia está disponível no GEN-io.

[7]No Brasil, além do paracetamol e do ibuprofeno, a dipirona também é usada como antitérmico, em apresentação oral e intravenosa.

Capítulo 202

Febre sem Foco em Recém-Nascidos e Lactentes Jovens

Laura Brower e Samir S. Shah

Febre é um motivo comum para avaliação clínica de recém-nascidos e lactentes jovens no contexto hospitalar ou ambulatorial. Neste grupo etário (0 a 3 meses), **febre sem foco** refere-se a uma temperatura retal de 38°C ou mais, sem outros sinais ou sintomas de apresentação. A avaliação desses pacientes pode constituir um desafio por causa da dificuldade para distinguir uma infecção séria (bacteriana ou viral) de uma doença viral autolimitada. A etiologia e a avaliação da febre sem foco dependem da idade da criança. Três grupos etários costumam ser considerados: recém-nascidos de 0 a 28 dias, lactentes jovens de 29 a 90 dias e crianças de 3 a 36 meses. Este capítulo enfoca os recém-nascidos e lactentes jovens.

ETIOLOGIA E EPIDEMIOLOGIA

Uma **infecção bacteriana grave (IBG)** ocorre em 7 a 13% dos recém-nascidos e lactentes jovens com febre. Neste grupo, as IBGs mais comuns são infecção do trato urinário (ITU; 5 a 13%), bacteriemia (1 a 2%) e meningite (0,2 a 0,5%). *Escherichia coli* é o organismo causador de IBG mais comum, seguido por estreptococos do grupo B (SGB). A diminuição de infecções por SGB está relacionada com a maior triagem de gestantes e ao uso de profilaxia antibiótica intraparto. Outros organismos menos comuns incluem *Klebsiella* spp., *Enterococcus* spp., *Streptococcus pneumoniae*, *Neisseria meningitidis* e *Staphylococcus aureus* **(Tabela 202.1)**. *Listeria monocytogenes* é uma causa rara de infecções neonatais, o que possivelmente está relacionado às mudanças na educação para saúde pública e melhorias de segurança alimentar. Outros detalhes sobre bactérias específicas estão disponíveis nos seguintes capítulos: *Escherichia coli* (Capítulo 227), SGB (Capítulo 211), *Streptococcus pneumoniae* (Capítulo 209), *Neisseria meningitidis* (Capítulo 218), *Staphylococcus aureus* (Capítulo 208.1) e *Listeria monocytogenes* (Capítulo 215). Infecções bacterianas específicas que se manifestam com febre neste grupo etário, embora muitas vezes com outros sintomas além da febre isolada, incluem pneumonia (Capítulo 428), gastrenterite (Capítulo 366), osteomielite (Capítulo 704), artrite séptica (Capítulo 705), onfalite (Capítulo 125), celulite e outras infecções da pele e tecido mole (Capítulo 685).

Infecções pelo herpes-vírus simples (**HSV**) (ver Capítulo 279) também devem ser consideradas em recém-nascidos febris com menos de 28 dias de idade, particularmente devido à elevada taxa de mortalidade e à morbidade significativa entre os sobreviventes. HSV neonatal é raro, com uma prevalência de 0,2 a 0,3% entre recém-nascidos febris. A maioria destas infecções é causada pelo HSV tipo 2, embora o HSV tipo 1 também possa causar infecção neonatal. Recém-nascidos com doença disseminada e doença da pele, olhos e boca (POB) tipicamente se manifestam aos 5 a 12 dias de vida. Recém-nascidos com doença do sistema nervoso central (SNC) em geral exibem os sintomas aos 16 a 19 dias. HSV de aquisição perinatal pode se manifestar ocasionalmente após 28 dias de idade, embora alguns destes casos de início mais tardio possam representar uma aquisição pós-natal.

Em lactentes febris que parecem bem, doenças virais são muito mais comuns que infecções bacterianas ou virais graves. Os vírus mais comuns incluem vírus sincicial respiratório (**RSV**; ver Capítulo 287), enterovírus (ver Capítulo 277), vírus influenza (ver Capítulo 285), vírus parainfluenza (ver Capítulo 286), metapneumovírus humano (ver Capítulo 288), adenovírus (ver Capítulo 289), parechovírus (ver Capítulo 277) e rinovírus (ver Capítulo 290).

Tabela 202.1 Patógenos bacterianos em recém-nascidos e lactentes jovens com infecção do trato urinário, bacteriemia ou meningite.

FREQUÊNCIA	INFECÇÃO DO TRATO URINÁRIO	BACTERIEMIA E MENINGITE
Comum	*Escherichia coli*	*Escherichia coli* Estreptococos do grupo B
Menos comum	*Klebsiella* spp. *Enterococcus* spp.	*Streptococcus pneumoniae* *Staphylococcus aureus* *Klebsiella* spp.
Rara	Estreptococos do grupo B *Staphylococcus aureus* *Pseudomonas aeruginosa* *Enterobacter* spp. *Citrobacter* spp. *Proteus mirabilis*	*Listeria monocytogenes* *Neisseria meningitidis* *Salmonella* spp. *Enterobacter* spp. *Enterococcus* spp. *Cronobacter sakazakii*

MANIFESTAÇÕES CLÍNICAS

Em recém-nascidos e lactentes jovens, infecções bacterianas e virais podem se manifestar com febre isolada ou sintomas inespecíficos, dificultando o diagnóstico de doenças graves. Alguns recém-nascidos e lactentes jovens exibem sinais de doença sistêmica no momento da apresentação, incluindo temperatura anormal (hipotermia < 36°C, febre ≥ 38°C, exame respiratório anormal (taquipneia > 60 respirações/min, angústia respiratória, apneia), exame circulatório anormal (taquicardia > 180 bpm, retardo do enchimento capilar > 3 segundos, pulso fraco ou em martelo), exame abdominal anormal, exame neurológico anormal (letargia, irritabilidade, alterações do tônus) ou exame anormal da pele (erupção cutânea, petéquia, cianose). Lactentes com **artrite séptica** ou **osteomielite** podem parecer bem, com exceção de sinais ao redor da articulação ou osso envolvido, ou podem manifestar apenas pseudoparalisia (por não utilização) e irritabilidade paradoxal (dor quando se tenta confortar a criança).

DIAGNÓSTICO

Não existe um consenso sobre o diagnóstico e o tratamento empírico de recém-nascidos e lactentes jovens com febre. Tradicionalmente, todos os recém-nascidos com menos de 60 ou menos de 90 dias de idade eram hospitalizados, submetidos a avaliação laboratorial do sangue, urina e líquido cefalorraquidiano (LCR) e recebiam antibióticos empíricos. Além disso, alguns pacientes realizavam culturas de fezes, radiografias torácicas, avaliação para HSV e/ou recebiam agentes antivirais empíricos. Sob essa abordagem, muitos lactentes sem IBG ou infecção viral grave recebiam avaliação, tratamento e hospitalização. Mais tarde foram desenvolvidos protocolos para identificar lactentes com menor risco de IBG, que poderiam ser tratados fora do contexto hospitalar. Os três mais amplamente usados são os critérios de Rochester, Filadélfia e Boston **(Tabela 202.2)**. As regras de previsão clínica também são discutidas mais adiante na seção "Outros estudos diagnósticos". Apesar desses protocolos, ainda existe uma variação substancial na abordagem e no tratamento do lactente febril. *Deve-se enfatizar que estes critérios são aplicáveis a crianças com bom aspecto; aquelas que parecem estar criticamente doentes (sépticas) exigem avaliação imediata, reanimação e antibioticoterapia empírica (dentro de 1 h).*

Muitos especialistas preconizam que todos os recém-nascidos de até 28 dias de idade sejam submetidos a uma avaliação completa para infecção grave, recebam antimicrobianos empíricos e sejam hospitalizados. Entre os três critérios mais usados, apenas os critérios de Rochester permitem que recém-nascidos com idade de até 28 dias sejam designados como "de baixo risco" e tratados fora do hospital sem antimicrobianos. Em um estudo, menos de 1% dos lactentes de baixo risco com 28 dias de idade ou menos apresentaram IBG; contudo, em outro estudo que aplicou os critérios de Boston e Philadelphia a recém-nascidos, 3 a 4% daqueles classificados como de baixo risco apresentavam IBG.

Tabela 202.2 Protocolos para identificação de lactentes febris com baixo risco de infecção bacteriana grave (IBG).

CRITÉRIOS DE BOSTON

Lactentes febris de 0 a 27 dias
1. Antimicrobianos empíricos
2. Internação hospitalar

Lactentes febris de 28 a 89 dias: sem baixo risco
1. Antimicrobianos empíricos
2. Internação hospitalar

Lactentes febris de 28 a 89 dias: baixo risco
1. Uma dose de ceftriaxona intravenosa
2. Alta para o domicílio com acompanhamento em 24 h
3. Risco de IBG de 5,4%

Critérios de baixo risco
1. Exame normal e bom aspecto
2. Cuidador disponível por telefone
3. Sem antimicrobianos, sem vacina DTaP nas 48 h anteriores
4. Satisfaz a todos os critérios laboratoriais/radiográficos
   a. Sangue periférico: contagem de leucócitos < 20.000 por mm^3
   b. Urina
      i. Urinálise com < 10 leucócitos por cap
      ii. Fita indicadora negativa para leucócito esterase
   c. LCR: contagem de leucócitos < 10 por mm^3
   d. Radiografia de tórax: ausência de infiltrado na radiografia de tórax (obtida apenas se houver sinais de doença respiratória)

CRITÉRIOS DE FILADÉLFIA

Lactentes febris de 0 a 28 dias
1. Antimicrobianos empíricos
2. Internação hospitalar

Lactentes febris de 29 a 56 dias: risco não baixo
1. Antimicrobianos empíricos
2. Internação hospitalar

Lactentes febris de 29 a 56 dias: risco não baixo
1. Sem antibióticos
2. Alta para o domicílio com acompanhamento em 24 h
3. Risco de IBG < 1%

Critérios de baixo risco
1. Exame normal e bom aspecto
2. Cuidador disponível para contato
3. Satisfaz a todos os critérios laboratoriais/radiográficos
   a. Sangue periférico
      i. contagem de leucócitos < 15.000 por mm^3
      ii. razão bastonetes-neutrófilos < 0,2
   b. Urina
      i. < 10 leucócitos por cap
      ii. Ausência de bactérias na coloração de Gram
   c. LCR
      i. Contagem de leucócitos < 8 por mm^3
      ii. Coloração de gram-negativa
      iii. Amostra não sanguínea
   d. Radiografia de tórax: sem infiltrados
   e. Fezes: (obtidas apenas em caso de fezes soltas ou aquosas)
      i. Ausência de sangue
      ii. Pouco ou nenhum leucócito no esfregaço

CRITÉRIOS DE ROCHESTER

Lactentes febris de 0 a 60 dias: risco não baixo
1. Antimicrobianos empíricos
2. Internação hospitalar

Lactentes febris de 0 a 60 dias: baixo risco
1. Sem antimicrobianos
2. Alta para o domicílio com acompanhamento em 24 h
3. Risco de IBG 1%

Critérios de baixo risco
1. Exame normal e bom aspecto
2. Saúde anterior, gestação a termo, ausência de tratamento antimicrobiano perinatal/recente, ausência de hiperbilirrubinemia inexplicada
3. Satisfaz a todos os critérios laboratoriais/radiográficos
   a. Sangue periférico
      i. Contagem de leucócitos de 5 a 15.000 por mm^3
      ii. Contagem absoluta de bastonetes ≤ 1.500 por mm^3
   b. Urina
      i. ≤ 10 leucócitos por cap
      ii. Ausência de bactérias na coloração de Gram
   c. LCR: não incluído
   d. Radiografia de tórax: ausência de infiltrados (obtida apenas se houver sinais de doença respiratória)
   e. Fezes (obtidas apenas se houver fezes soltas ou aquosas)
      i. ≤ 5 leucócitos por cap

DTaP, difteria-tétano-pertússis; LCR, líquido cefalorraquidiano; IBG, infecção bacteriana grave; cap, campo de alta potência.

Lactentes jovens febris com idade igual ou superior a 29 dias que pareçam estar doentes (com sinais de doença sistêmica) requerem uma avaliação completa para IBG, incluindo antimicrobianos e hospitalização; contudo, lactentes de bom aspecto podem ser tratados com segurança em caráter ambulatorial sob os critérios de baixo risco indicados na **Tabela 202.2**. Em cada uma destas abordagens, os lactentes devem apresentar um exame físico normal, devem poder ser acompanhados com atenção de modo confiável e devem satisfazer alguns critérios laboratoriais e/ou radiográficos. Com base nesses protocolos, todos os lactentes seriam submetidos a punção lombar (PL) de acordo com os critérios de Boston ou Filadélfia, ao passo que este não é o caso de lactentes de baixo risco conforme os critérios de Rochester. Existe uma variação substancial na prática clínica quanto à realização de PLs em lactentes de idade superior a 28 dias com bom aspecto clínico. Os médicos devem considerar múltiplos fatores, incluindo a situação domiciliar e a possibilidade de contato com a família, ao decidir sobre uma PL neste grupo etário.

Além disso, aproximadamente 35% dos lactentes com **meningite bacteriana** não apresentam uma hemocultura positiva.

Os protocolos discutidos na **Tabela 202.2** foram desenvolvidos inicialmente para uso no pronto-socorro (PS). Lactentes avaliados em consultório podem justificar uma abordagem diferente quando já existir uma relação entre o médico e a família que facilite a comunicação clara e o acompanhamento oportuno. Em um grande estudo em lactentes febris com menos de 3 meses de idade avaliados inicialmente para febre no consultório, os médicos hospitalizaram apenas 36% dos lactentes, mas introduziram antibióticos em 61 dos 63 lactentes com bacteriemia ou meningite bacteriana. Esses achados sugerem que, com acompanhamento muito próximo (incluindo múltiplas visitas presenciais ou contatos frequentes por telefone), alguns lactentes febris considerados de baixo risco para **infecção bacteriana invasiva** (**IBI**; bacteriemia e meningite), com base na história, exame físico e exames laboratoriais limitados normais, podem ser tratados em um contexto ambulatorial. É importante observar que 3% dos lactentes com IBG não receberam antibióticos empíricos inicialmente, exigindo consideração cuidadosa dos riscos e benefícios do teste seletivo em vez do teste universal e do tratamento empírico com antibióticos para lactentes febris avaliados no consultório.

Doença respiratória viral

Vários estudos demonstraram uma diminuição do risco de IBG em lactentes com teste positivo para influenza ou RSV, embora o risco de ITU ainda seja significativo. Em um estudo prospectivo, o risco de IBG em recém-nascidos antes de 28 dias de idade não foi alterado pelo estado de RSV. Considerando estes dados, lactentes jovens febris com bronquiolite podem não precisar de uma PL, particularmente se puderem ser observados atentamente ou receber um acompanhamento próximo.

Infecção do trato urinário e meningite bacteriana

Tradicionalmente, lactentes com achados anormais na análise de urina (AU) seriam submetidos a uma avaliação completa para infecção, incluindo PL. Em lactentes acima de 28 dias de idade com bom aspecto e AU anormal, algumas evidências sugerem que o risco de meningite bacteriana seja extremamente baixo, < 0,5%. Para recém-nascidos com 0 a 28 dias, o risco de meningite bacteriana concomitante com ITU corresponde a 1 a 2%.

Pleocitose no LCR na ausência de meningite bacteriana (ou seja, **pleocitose estéril**) foi relatada em lactentes com ITU. A causa é incerta, com alguns estudos atribuindo este fenômeno a PLs traumáticas ou infecção viral não detectada em vez de inflamação no contexto de doença sistêmica.

DIAGNÓSTICO LABORATORIAL

Hemograma completo

O hemograma completo (HC) periférico e contagens diferenciais costumam ser obtidos pelos profissionais que avaliam recém-nascidos e lactentes febris. A contagem de leucócitos isolada não é capaz de prever com exatidão o risco de IBG. Em uma série, o uso isolado de pontos de corte de leucócitos nos critérios de Rochester, fora de 5 a 15.000 leucócitos/mm^3, excluiria pelo menos 33% dos lactentes com bacteriemia e 40% daqueles com meningite. Um estudo prospectivo não encontrou maior risco de IBG em lactentes febris com bom aspecto que apresentavam leucopenia (contagem de leucócitos < 5.000/mm^3). A contagem de leucócitos combinada com outros fatores pode ajudar a determinar o risco de IBG de um lactente, mas não deve ser usada isoladamente para prever o risco de infecção.

Hemocultura

A capacidade de identificar patógenos no sangue depende do volume de sangue, do momento da hemocultura em relação à administração de antimicrobianos e, em menor grau, do número de hemoculturas obtidas. Uma hemocultura negativa não elimina o risco de meningite bacteriana; em um estudo, 38% dos lactentes com meningite bacteriana comprovada por cultura apresentaram hemoculturas negativas. Para mais informações sobre o tempo até positividade de hemoculturas em recém-nascidos e lactentes jovens, ver "Alta hospitalar" adiante.

Urinálise

Diferentes métodos podem ajudar a fazer um diagnóstico presumível de ITU enquanto se aguardam os resultados de uma cultura de urina. A urinálise *tradicional* consiste em uma análise bioquímica da urina com fita indicadora para detectar nitritos ou leucócito esterase (LE) e exame microscópico da urina para leucócitos e bactérias. Um estudo constatou que a urinálise tradicional apresentava maior valor preditivo negativo (VPN) que a fita indicadora isolada (99,2% *versus* 98,7%); porém, a fita indicadora isolada apresentava o maior valor preditivo positivo (VPP, 66,8% para a fita indicadora isolada *versus* 51,2% para urinálise tradicional). A urinálise *avançada* inclui a contagem de células por hemocitometria (para diminuir a variabilidade das contagens de células urinárias) e coloração de Gram na urina não centrifugada. A urinálise avançada apresenta maior sensibilidade, porém especificidade comparável à urinálise tradicional. Contudo, a urinálise avançada não foi estudada nos protocolos mais comuns para avaliação de lactentes febris, e muitas instituições/consultórios não realizam este teste.

Líquido cefalorraquidiano

A avaliação do LCR consiste em cultura e coloração de Gram, contagem de células, glicose e proteína. O teste de reação em cadeia da polimerase (PCR) também pode ser enviado com base no cenário clínico, geralmente para pesquisa de enterovírus ou HSV. Os parâmetros normais para LCR variam com a idade do lactente e devem ser interpretados em combinação com outros fatores de risco clínicos e históricos, uma vez que alguns lactentes com parâmetros normais no LCR podem apresentar infecções do SNC (**Tabela 202.3**). A coloração de Gram do LCR pode ser um critério útil quando analisado junto com outros parâmetros do LCR por causa da alta especificidade do teste (99,3 a 99,9%, ou seja, relativamente poucos resultados falso-positivos), embora a variação da sensibilidade relatada seja muito maior (67 a 94,1%).

A interpretação do LCR pode ser difícil no contexto de uma PL traumática, quando o LCR é contaminado por sangue periférico. Alguns médicos supõem uma razão de leucócitos para eritrócitos de 1:500 no LCR. Outros preconizam o cálculo dos leucócitos esperados no LCR com base nos leucócitos e eritrócitos do sangue periférico, usando então a razão de leucócitos observados-previstos no LCR para ajudar a identificar uma meningite bacteriana. Este cálculo supõe que a razão de leucócitos para hemácias no sangue periférico permaneça constante após a introdução no LCR. A fórmula é:

$$\text{Leucócitos previstos no LCR} = \text{eritrócitos no LCR} \times (\text{leucócitos no sangue periférico/eritrócitos no sangue periférico})$$

Um estudo de coorte retrospectivo concluiu que uma razão de leucócitos ≤ 0,01 observada/prevista no LCR era útil para prever a ausência de meningite bacteriana; contudo, outro estudo de coorte retrospectivo e uma série de casos de PLs traumáticas concluíram que ajustes da contagem de leucócitos no LCR não melhoram a exatidão do diagnóstico de meningite em pacientes com PLs traumáticas. Os médicos podem considerar a hospitalização e antimicrobianos empíricos em pacientes com PLs traumáticas (de acordo com os critérios de Filadélfia) em razão da dificuldade de interpretar a contagem de leucócitos no LCR quando houver contaminação da amostra por sangue.

Tabela 202.3 Valores dos estudos em líquido cefalorraquidiano (LCR) em recém-nascidos e lactentes por idade.

CONTAGENS DE LEUCÓCITOS NO LCR	CÉLULAS/mm^3
Limite superior da faixa normal por idade*	
1 a 28 dias	18
29 a 60 dias	8,5
61 a 90 dias	8,5
90º percentil por idade†	
0 a 7 dias	26
8 a 28 dias	8 a 9
29 a 56 dias	6 a 8
95º percentil por idade‡	
0 a 28 dias	19
29 a 56 dias	9
Proteína no LCR	**mg/dℓ**
Limite superior da faixa normal por idade*	
1 a 28 dias	131
29 a 60 dias	105,5
61 a 90 dias	71
90º percentil por idade†	
0 a 7 dias	153
8 a 28 dias	84 a 106
29 a 56 dias	84 a 105
95º percentil por idade§	
0 a 14 dias	132
15 a 28 dias	100
29 a 42 dias	89
43 a 56 dias	83
Glicose no LCR	**mg/dℓ**
Limite inferior da faixa normal por idade*	
1 a 28 dias	30
29 a 60 dias	30,5
61 a 90 dias	33,5
10º percentil para lactentes de 0 a 56 dias†	38 a 43

*Dados de Byington CL, Kendrick J, Sheng X. Normative cerebrospinal fluid profiles in febrile infants. *J Pediatr.* 2011; 158(1):130-134. Todos os lactentes foram submetidos a punção lombar (PL) não traumática e não apresentavam evidência de infecção bacteriana ou viral. †Dados de Chadwick SL, Wilson JW, Levin JE, Martin JM. Cerebrospinal fluid characteristics of infants who present to the emergency department with fever: establishing normal values by week of age. *Pediatr Infect Dis J.* 2011; 30(4):e63–e67. Todos os lactentes foram excluídos se apresentassem meningite viral ou bacteriana identificada, hemocultura ou cultura de urina positivas, *shunt* ventriculoperitoneal, neurocirurgia recente/antibióticos/convulsão ou uma PL traumática. ‡Dados de Kestenbaum LA, Ebberson J, Zorc JJ et al. Defining cerebrospinal fluid white blood cell count reference values in neonates and young infants. *Pediatrics.* 2010; 125(2):257-264. Os lactentes foram excluídos por PL traumática, infecção bacteriana grave, infecção congênita, convulsão, presença de *shunt* ventricular ou teste positivo para enterovírus no LCR. §Dados de Shah SS, Ebberson J, Kestenbaum LA et al. Age-specific reference values for cerebrospinal fluid protein concentration in neonates and young infants. *J Hosp Med.* 2011; 6(1):22-27. Os lactentes foram excluídos for PL traumática, infecção bacteriana grave, infecção congênita, convulsão, presença de *shunt* ventricular, teste positivo para enterovírus no LCR ou elevação da bilirrubina sérica.

O tratamento com antibióticos antes da PL pode complicar a interpretação dos parâmetros no LCR. As culturas de LCR mostram-se negativas de um modo relativamente rápido após a administração de antibióticos, dentro de 2 horas para *N. meningitidis* e 4 a 24 horas para *S. pneumoniae*. Em pacientes com meningite bacteriana, a glicose no LCR aumenta até a faixa normal, geralmente dentro de 4 a 24 horas após a administração do antibiótico, enquanto as concentrações de proteína no LCR, apesar de diminuírem, permanecem anormais por mais de 24 horas após a administração de antibiótico. As alterações da contagem de leucócitos no LCR e da contagem absoluta de neutrófilos (CAN) são mínimas nas primeiras 24 horas de antibioticoterapia. Portanto, os achados no LCR podem fornecer informações relevantes para a conduta, mesmo no contexto de administração de antibióticos antes de PL. O teste para patógenos bacterianos comuns por PCR multiplex não deve ser afetado pela antibioticoterapia prévia.

Teste para herpes-vírus simples

Não existe consenso sobre quais recém-nascidos devem ser testados e tratados empiricamente para infecção por HSV. Aspectos históricos e clínicos que devem levantar a preocupação com HSV incluem exposição a indivíduos infectados por HSV, particularmente mães com infecções primárias por HSV ou primeira infecção genital, convulsão ou exame neurológico anormal, erupção cutânea vesicular, aspecto doente, apneia, hipotermia, erupção cutânea petequial/sangramento excessivo ou história de um eletrodo no couro cabeludo. Contudo, recém-nascidos com HSV podem se apresentar sem nenhum aspecto clínico ou histórico de alto risco, em particular no início de uma doença isolada no SNC. As abordagens publicadas sobre HSV neonatal incluem (1) teste e tratamento empírico de todos os recém-nascidos com menos de 21 dias de idade que sejam avaliados para infecção; (2) teste e tratamento empírico de recém-nascidos que apresentem aspectos de HSV de alto risco clínico; (3) teste e tratamento empírico de todos os recém-nascidos com aspectos de alto risco mais teste do LCR de todos os recém-nascidos com idade inferior a 21 dias, enquanto o uso empírico de aciclovir é adiado naqueles sem aspectos de alto risco, a não ser que o teste de HSV por PCR no LCR seja positivo.O American Academy of Pediatrics (AAP) Committee on Infectious Diseases recomenda que os recém-nascidos submetidos a avaliação para HSV realizem os seguintes estudos laboratoriais: culturas de superfície da boca, conjuntiva, nasofaringe, reto e vesículas; PCR no LCR (sensibilidade: 75 a 100%); PCR no sangue total; níveis séricos de alanina transaminase (ALT). O teste de PCR para HSV da boca, conjuntiva, nasofaringe, reto e vesículas mostrou-se mais sensível que a cultura, com especificidade comparável, embora nenhuma comparação direta tenha sido realizada em recém-nascidos.

Teste para enterovírus

Enterovírus é uma causa comum e tipicamente benigna de febre em lactentes febris, embora possa ser difícil diferenciá-la de IBG na apresentação inicial. O teste de enterovírus no LCR por PCR constitui um método rápido e sensível para diagnosticar infecção. Um estudo retrospectivo de pacientes com teste de enterovírus no LCR não encontrou casos de meningite bacteriana em pacientes com PCR positiva para enterovírus; este estudo não incluiu recém-nascidos com 28 dias de idade ou menos. Vários estudos demonstraram menor tempo de permanência, menos antibióticos e menor custo entre lactentes com resultados positivos no teste de enterovírus no LCR. Estes resultados sugerem que, durante a temporada local de enterovírus e se o teste de PCR estiver disponível, o teste de enterovírus pode ser benéfico na avaliação de lactentes e recém-nascidos febris. Alguns centros implementaram painéis de PCR multiplex, que permitem o teste para múltiplos vírus simultaneamente, incluindo enterovírus e HSV (e bactérias).

Outros estudos diagnósticos

As investigações examinaram a utilidade de marcadores inflamatórios como proteína C reativa e a procalcitonina sérica no diagnóstico de IBG e, mais especificamente, IBI (bacteriemia e meningite). Uma metanálise relatou que a procalcitonina sérica é superior à contagem de leucócitos e a proteína C reativa para a detecção de IBI em crianças abaixo de 3 anos de idade, enquanto outro constatou que a procalcitonina sérica foi inferior às regras de previsão para identificar IBG em lactentes jovens. Um estudo prospectivo multicêntrico de coorte de lactentes febris de 7 a 91 dias de idade determinou que a procalcitonina sérica foi melhor para identificar pacientes com IBI que a proteína C reativa, contagem de leucócitos ou CAN. Com base nestes resultados, regras de previsão clínica para lactentes febris, como a abordagem **Passo a Passo**, incorporaram PCT ($\geq$ 0,5 ng/mℓ) e PCR (> 20 mg/ℓ), juntamente com uma idade $\leq$ 21 dias, aspecto doente, CAN > 10.000/mm^3 e piúria de modo gradual para determinar quais pacientes apresentam alto risco de IBI; apenas 0,7% dos lactentes que não satisfizeram nenhum destes critérios apresentaram IBI.

Como descrito anteriormente, lactentes mais velhos com teste positivo para RSV e influenza apresentam um risco muito baixo de IBG além de ITU. Um grande levantamento baseado em casos demonstrou uma diminuição das taxas de internação e uso de antibiótico em lactentes com testes positivos para vírus respiratórios e outro estudo demonstrou que a implementação de um algoritmo de cuidados que incorporava testes virais promoveu uma duração da permanência e ciclos de antibióticos mais curtos.

É pouco provável que radiografias de tórax tenham utilidade clínica na avaliação de um lactente febril sem sintomas respiratórios. Estudos que examinaram o uso rotineiro de radiografias constataram utilidade limitada porque, em lactentes sem sintomas respiratórios, a maioria dos resultados será normal e pode ser difícil interpretar resultados anormais.

TRATAMENTO

Antimicrobianos

Recém-nascidos e lactentes hospitalizados para avaliação de IBG devem receber terapia antimicrobiana. Os regimes rotineiramente usados incluem (1) uma cefalosporina de terceira geração, (2) uma cefalosporina de terceira geração e ampicilina ou (3) um aminoglicosídeo e ampicilina.

Ampicilina é o tratamento preferido para SGB e cobre *L. monocytogenes* e grande número de *Enterococcus* spp. Para recém-nascidos de 0 a 28 dias, as opções 2 ou 3 são recomendadas, devido ao risco de *L. monocytogenes*. Para lactentes jovens com idade superior a 28 dias, a opção 1 (cefalosporinas de terceira geração: ceftriaxona) pode ser uma escolha razoável. Para lactentes toxêmicos ou aqueles com colorações gram-positivas no LCR, antibióticos adicionais podem incluir **vancomicina** ou antibióticos de largo espectro como carbapenêmicos. Os padrões locais de epidemiologia e resistência podem ajudar estas escolhas. Recém-nascidos com preocupação de HSV devem ser tratados empiricamente com altas doses de aciclovir (60 mg/kg/dia).

A duração do tratamento e a via de administração do agente antimicrobiano dependem da infecção. Outros detalhes relativos a infecções e organismos específicos estão disponíveis nos seguintes capítulos: meningite (Capítulo 129), infecção do trato urinário (Capítulo 553), *Escherichia coli* (Capítulo 227), SGB (Capítulo 211) e HSV (Capítulo 279).

Alta hospitalar

Tradicionalmente, os lactentes permaneciam no hospital enquanto recebiam terapia antimicrobiana até que as culturas bacterianas fossem negativas por 48 horas ou até mais. Múltiplos estudos sugeriram que períodos de observação de cultura mais curtos (ou seja, 24 ou 36 horas) podem ser razoáveis, uma vez que a maioria dos patógenos no sangue cresce dentro deste prazo quando sistemas de monitoramento de hemocultura automatizado são usados. Em um estudo transversal retrospectivo multicêntrico, 91% das hemoculturas foram positivas após 24 horas, e 96% após 36 horas. Menos estudos avaliaram o **tempo até a positividade** das culturas de LCR e urina, porém em um grande estudo em lactentes febris de 28 a 90 dias de idade, todas as culturas de LCR positivas cresceram dentro de 24 horas (tempo mediano para positividade, 18 horas). Para hemoculturas, 1,3% cresceram após 24 horas (tempo mediano até a positividade, 16 horas) e para culturas de urina, 0,9% cresceram após 24 horas (tempo mediano até a positividade, 16 horas). Para recém-nascidos submetidos a uma avaliação para HSV, é razoável aguardar os resultados do teste para HSV antes alta para o domicílio. Para pacientes com infecções bacterianas identificadas ou infecções por HSV, a permanência hospitalar será determinada pelo patógeno específico e o local da infecção.

PROGNÓSTICO

A maioria dos recém-nascidos e lactentes jovens com bom aspecto clínico que apresentam febre recupera-se de modo completo e relativamente rápido, dependendo da etiologia da febre. A maior parte da mortalidade relacionada com a infecção e da morbidade a longo prazo é resultante de infecções por HSV e meningite bacteriana. Para HSV, as taxas de mortalidade relatadas variam de 27 a 31% para doença disseminada e 4 a 6% para doença no SNC. Entre os sobreviventes, 83% dos pacientes com doença disseminada e 31% daqueles com doença no SNC apresentaram desenvolvimento normal após 12 meses de idade. A mortalidade na meningite bacteriana varia conforme o patógeno, mas situa-se entre 4 e 15%. Em um estudo com crianças que tiveram meningite quando lactentes, 84% apresentavam desenvolvimento normal aos 5 anos de idade.

A bibliografia está disponível no GEN-io.

Capítulo 203

Febre na Criança Mais Velha

Paul L. Aronson e Mark I. Neuman

Febre é o motivo mais comum para que uma criança seja levada para atendimento médico. Embora a maioria dos lactentes e crianças apresente causas virais benignas de febre, uma pequena porcentagem apresentará infecções mais graves. Ao contrário da situação em lactentes abaixo de 2 meses de idade, em crianças mais velhas com febre, os pediatras podem depender de modo mais estável dos sintomas e de achados no exame físico para estabelecer um diagnóstico. Exames diagnósticos, incluindo exames laboratoriais e estudos radiográficos, não estão indicados como rotina, a não ser que exista Incerteza Diagnóstica após o exame ou se o paciente parecer criticamente doente. Infecções ocultas, como infecção do trato urinário, podem estar presentes, e a pesquisa destas infecções deve ser orientada pela idade do paciente, sexo do paciente e grau de febre.

DIAGNÓSTICO

As muitas possíveis causas de febre em lactentes mais velhos e crianças podem ser classificadas de modo amplo em infecções virais e bacterianas, adicionalmente organizadas por região corporal, assim como as causas inflamatórias, oncológicas, endócrinas e induzidas por medicação, que são menos comuns **(Tabela 203.1)**.

Infecções virais

As infecções virais representam a causa mais comum de febre, e a prevalência de infecções virais específicas varia por estação. No verão e início do outono, enterovírus (p. ex., vírus Coxsackie) predominam, geralmente se apresentando como doença mão-pé-boca, herpangina, meningite asséptica ou uma variedade de outras manifestações. No fim do outono e inverno, as infecções virais do trato respiratório superior e inferior como vírus sincicial respiratório (RSV) e influenza e vírus gastrintestinais (GI) como norovírus e rotavírus são comuns. O vírus parainfluenza é uma causa comum de **laringotraqueobronquite (crupe)** e ocorre basicamente no outono e primavera, afetando principalmente lactentes e pré-escolares jovens. A varicela é uma causa menos comum de febre do que no passado, devido à vacinação na infância, mas ainda ocorre, com a maior incidência no inverno e início da primavera.

Infecções bacterianas

Embora as infecções virais representem a causa de febre mais comum em lactentes mais velhos e pré-escolares e muitas vezes sejam diagnosticadas com base nos sintomas e achados do exame físico, também ocorrem infecções bacterianas. As infecções bacterianas comuns incluem **otite média aguda** e **faringite estreptocócica (dor de garganta)**. A otite média aguda é diagnosticada pela presença de uma membrana timpânica abaulada, eritematosa e com mobilidade reduzida após a insuflação. A dor de garganta estreptocócica ocorre com mais frequência no fim do outono e inverno e é pouco comum antes dos 3 anos de idade. A presença de achados auscultatórios focais, incluindo crepitação, sugere uma infecção das vias respiratórias inferiores, como pneumonia bacteriana, mas também pode estar presente em crianças com **bronquiolite**. A **pneumonia** atípica causada por micoplasma tipicamente ocorre em crianças em idade escolar e costuma estar associada a cefaleia, mal-estar e febre de baixo grau. A presença de dor no pescoço ou salivação excessiva pode indicar uma infecção profunda no pescoço como um **abscesso retrofaríngeo**, que ocorre em lactentes e crianças jovens, ou um **abscesso peritonsilar**, que tipicamente afeta crianças mais velhas. Infecções de pele e tecido mole como celulite e abscessos também podem se manifestar com febre, e as nádegas representam uma área comum para abscessos em crianças jovens. Infecções ósseas e articulares como **osteomielite** e **artrite séptica** podem apresentar febre e recusa a apoiar o peso ou claudicação em crianças jovens. Infecções bacterianas invasivas, incluindo **sepse** e **meningite bacteriana**, devem ser consideradas em crianças jovens que apresentam febre. Embora incomuns, estas infecções apresentam um possível risco à vida e exigem reconhecimento e tratamento imediatos. Um aspecto doente, letargia e taquicardia tipicamente estão presentes entre crianças com sepse grave, e petéquias podem constituir um achado precoce em crianças com meningococemia ou outras doenças bacterianas invasivas. As Figuras 203.1 e 203.2 mostram diagnósticos relacionados à idade e organismos que produzem sepse bacteriana em lactentes e crianças. Crianças com febre que apresentam imunossupressão, como as que estejam recebendo quimioterapia ou aquelas com doença falciforme, apresentam maior risco de infecção bacteriana invasiva.

Lactentes e crianças de 2 a 24 meses de idade merecem consideração especial porque têm habilidade verbal limitada, apresentam risco de infecções bacterianas ocultas e podem não apresentar outros sintomas, exceto febre (ver Capítulo 202).

Infecção do trato urinário oculta

Entre crianças de 2 a 24 meses de idade sem sintomas ou achados em exame físico que identifiquem outra fonte de infecção focal, a prevalência de infecção do trato urinário (ITU) pode chegar a 5 a 10%. O maior risco de ITU ocorre no sexo feminino e em meninos não circuncidados, com uma taxa muito baixa de infecção (menos de 0,5%) em meninos circuncidados. A Tabela 203.2 apresenta os fatores de risco para ITU.

Bacteriemia oculta

Bacteriemia oculta é definida como uma hemocultura positiva para um patógeno em uma criança de bom aspecto sem uma fonte de infecção óbvia. Na década de 1990, antes dos programas de vacinação contra *Haemophilus influenzae* tipo b (Hib) e *Streptococcus pneumoniae*, até 5% das crianças jovens de 2 a 24 (e até 36) meses de idade com febre ≥ 39°C apresentavam bacteriemia oculta, com mais frequência causada por *S. pneumoniae*. Atualmente, a prevalência de bacteriemia oculta é menor que 1% em crianças jovens febris com bom aspecto clínico. A vasta maioria dos casos de bacteriemia pneumocócica oculta é transitória, com uma minoria dessas crianças desenvolvendo novas infecções focais, sepse ou outras sequelas. Crianças jovens não imunizadas e imunizadas de modo incompleto continuam a apresentar maior risco de bacteriemia oculta decorrente de pneumococo (ver Capítulo 209). A bacteriemia causada por Hib ou meningococo não deve ser considerada benigna, porque uma infecção invasiva séria subsequente pode seguir-se à bacteriemia rapidamente.

Tabela 203.1 Etiologias da febre em crianças com mais de 2 meses de idade.

INFECCIOSAS

Do sistema nervoso central

Meningite bacteriana
Meningite viral
Encefalite viral
Abscesso epidural
Abscesso cerebral

Do ouvido, nariz e garganta

Otite média aguda
Mastoidite
Infecção respiratória superior viral (ou seja, resfriado comum)
Sinusite bacteriana aguda
Faringite estreptocócica aguda
Faringite viral aguda
Abscesso retrofaríngeo
Angina de Ludwig
Abscesso peritonsilar
Herpangina
Gengivoestomatite por herpes-vírus simples
Linfadenite bacteriana aguda
Laringotraqueobronquite viral (ou seja, crupe)
Traqueíte bacteriana
Epiglotite
Síndrome de Lemierre

De face e olhos

Parotidite (viral e bacteriana)
Erisipela
Celulite pré-septal
Celulite orbital

Do trato respiratório inferior

Bronquiolite viral aguda
Pneumonia (viral e bacteriana)
Pneumonia complicada (p. ex., empiema, derrame pleural)
Tuberculose

Cardíacas

Pericardite
Miocardite
Endocardite

Gastrintestinais

Gastrenterite (viral e bacteriana)
Adenite mesentérica
Apendicite aguda
Hepatite
Pancreatite
Doença da vesícula biliar (p. ex., colecistite, colangite)
Abscesso intra-abdominal

Geniturinárias

Infecção do trato urinário/pielonefrite
Abscesso renal
Epididimite
Doença inflamatória pélvica
Abscesso tubo-ovariano

Da pele, tecidos moles e músculos

Exantemas virais (p. ex., varicela, vírus Coxsackie, roséola, sarampo)
Escarlatina
Sífilis
Celulite
Abscesso
Fasciite necrosante
Miosite (viral e bacteriana)

Dos ossos e articulações

Osteomielite
Artrite séptica
Sinovite transitória
Discite

Mediadas por toxina

Síndrome do choque tóxico
Síndrome da pele escaldada estafilocócica

Por infecções bacterianas invasivas

Bacteriemia oculta
Sepse bacteriana
Meningite bacteriana
Infecção gonocócica disseminada

Transmitidas por vetores (carrapatos, mosquitos)

Doença de Lyme
Riquétsias (p. ex., febre maculosa das Montanhas Rochosas, erliquiose)
Arbovírus (p. ex., vírus do Nilo ocidental)
Dengue

INFLAMATÓRIAS

Doença de Kawasaki
Febre reumática aguda
Lúpus eritematoso sistêmico
Doença intestinal inflamatória
Artrite idiopática juvenil
Púrpura de Henoch-Schönlein
Outras doenças reumatológicas (p. ex., dermatomiosite)
Síndrome de febre periódica
Síndrome semelhante à doença do soro

ONCOLÓGICAS

Leucemia
Linfoma
Tumores sólidos (p. ex., neuroblastoma)

ENDÓCRINAS

Tireotoxicose/tempestade tireoidiana

INDUZIDAS POR MEDICAMENTOS

Síndrome serotoninérgica
Síndrome tóxica anticolinérgica (p. ex., anti-histamínicos)
Síndrome tóxica simpatomimética (p. ex., cocaína)
Toxicidade por salicilatos

OUTRAS

Linfo-histiocitose hemofagocítica
Síndrome da ativação macrofágica
Displasia ectodérmica
Disautonomia

ABORDAGEM GERAL

A abordagem geral da febre na criança mais velha começa com uma avaliação do aspecto geral da criança e dos sinais vitais. Um histórico detalhado da doença atual e um exame físico completo devem ser realizados para identificar a causa da febre.

Aspecto geral e sinais vitais

Crianças que estejam doentes, com aspecto toxêmico ou que apresentem sinais vitais anormais (p. ex., taquicardia, taquipneia, hipotensão) requerem avaliação rápida, incluindo um exame físico focado para avaliar a presença de uma infecção bacteriana invasiva. Um histórico mais detalhado e exame físico podem ser realizados em uma criança com bom aspecto clínico.

Sintomas

Um histórico completo deve ser obtido do cuidador (e do paciente, quando apropriado), incluindo a caracterização da febre e qualquer outro sintoma associado. O grau e a duração da febre devem ser avaliados, e o método para medida da temperatura deve ser verificado (p. ex., retal, oral, axilar). Para crianças com febre prolongada, é importante determinar se a febre é episódica ou persistente. Pacientes com febre prolongada podem ser portadoras de infecções ocultas, ITU, infecções em ossos ou tecido mole ou apresentar uma condição inflamatória ou oncológica. Além disso, a **doença de Kawasaki** deve ser considerada em crianças com febre prolongada e uma avaliação cuidadosa de outros sinais associados a esta condição é justificada (ver Capítulo 191).

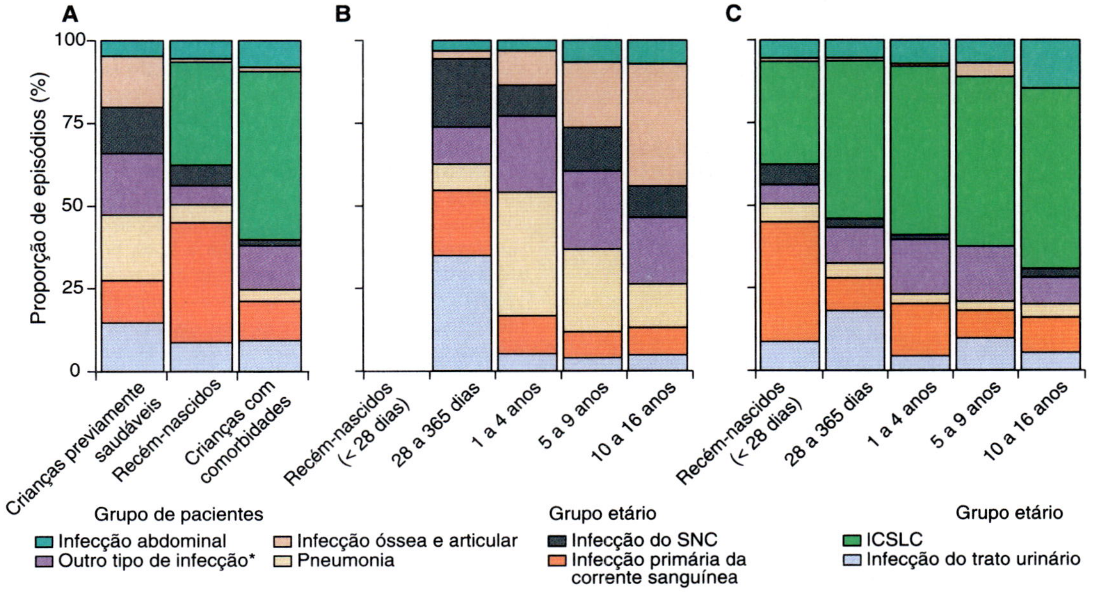

Figura 203.1 Distribuição etária dos locais de infecção que causam sepse bacteriana comprovada por hemocultura em crianças. Os locais de infecção são mostrados para **A,** os três grupos de paciente juntos, assim como separadamente em **B,** para crianças previamente saudáveis com idade de 28 dias ou mais, e **C,** recém-nascidos e crianças com comorbidades com idade de 28 dias ou mais. ICSLC, infecção da corrente sanguínea associada à linha central; SNC, sistema nervoso central. *Infecção cutânea, infecção de ferida, endocardite, síndrome do choque tóxico; infecção de ouvido, nariz e garganta; outras, infecção focal não especificada. (De Agyeman PKA, Schlapbach LJ, Giannoni E et al. *Epidemiology of blood culture-proven bacterial sepse in children in Switzerland: a population-based cohort study.* Lancet Child Adolesc. 2017; *1:124-133, Fig. 3.)*

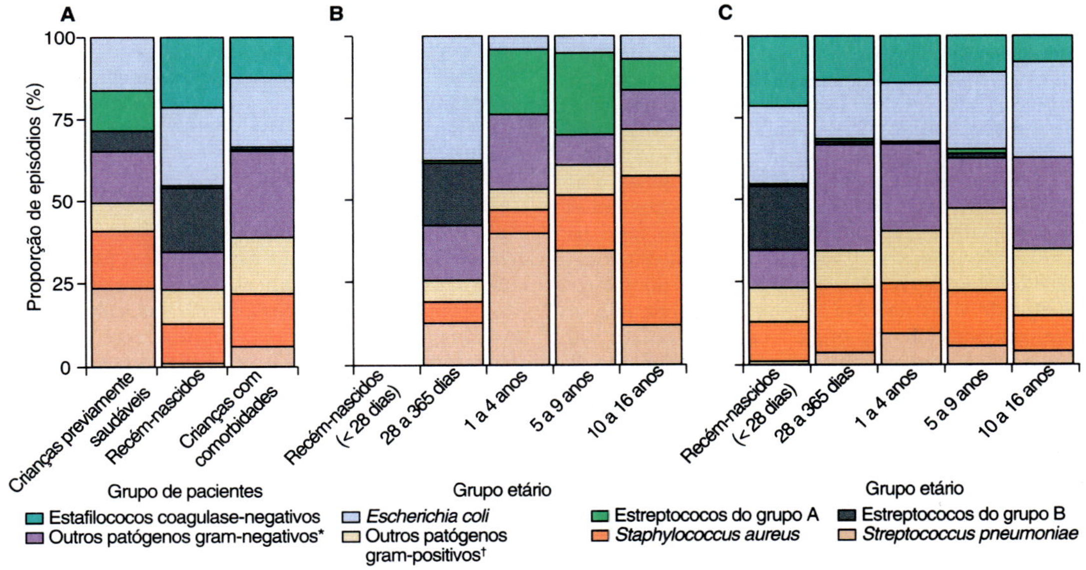

Figura 203.2 Distribuição etária de patógenos que causam sepse bacteriana comprovada por hemocultura em crianças. Os patógenos isolados na hemocultura são mostrados para **A.** os três grupos de pacientes juntos, assim como separadamente em **B.** para crianças previamente saudáveis com idade de 28 dias ou mais, e **C.** recém-nascidos e crianças com comorbidades com idade de 28 dias ou mais. **Pseudomonas aeruginosa*, *Klebsiella* spp., *Neisseria meningitidis*, *Haemophilus influenzae*, outros patógenos gram-negativos. †*Enterococcus* spp., estreptococos do grupo *viridans*, outros patógenos gram-positivos. (De Agyeman PKA, Schlapbach LJ, Giannoni E et al. *Epidemiology of blood culture-proven bacterial sepse in children in Switzerland: a population-based cohort study.* Lancet Child Adolesc. 2017; *1:124-133, Fig. 4.)*

Após a caracterização da febre, é importante perguntar sistematicamente sobre a presença de sintomas que podem indicar a etiologia da febre, incluindo sintomas de infecções virais comuns como rinorreia, tosse, vômito e diarreia. Além disso, devem ser pesquisados sintomas para cada sistema corporal: cefaleia, otalgia, odinofagia, dor ou edema no pescoço, dificuldade para respirar, dor torácica, dor abdominal, erupção cutânea ou alterações da cor da pele, dor em extremidade ou dificuldade para caminhar (incluindo recusa em apoiar o peso em uma criança jovem) ou nível de atividade geral. Em uma criança mais velha, a presença de disúria, frequência urinária ou dor lombar pode ser indicativa de ITU. A avaliação da ingestão oral e do débito urinário também é essencial, porque uma desidratação pode acompanhar infecções comuns na infância e está associada a maiores taxas de morbidade. A presença de perda de peso ou suores noturnos pode indicar leucemia, linfoma ou tuberculose. Além disso, um histórico social abrangente deve ser obtido, com questões sobre a frequência à creche, qualquer viagem e qualquer contato com pessoas doentes na creche, escola ou no domicílio.

Tabela 203.2 Fatores de risco para infecção do trato urinário em crianças de 2 a 24 meses de idade.

SEXO FEMININO	SEXO MASCULINO
Raça branca Idade < 1 ano Temperatura ≥ 39°C Duração da febre ≥ 2 dias Ausência de fonte de infecção óbvia	*Meninos não circuncidados apresentam maior risco* Raça não negra Temperatura ≥ 39°C Duração da febre > 1 dia Ausência de fonte de infecção óbvia

Adaptada de Subcommittee on Urinary Tract Infection et al. Urinary tract infection: clinical practice guideline for the diagnosis and management of the initial UTI in febrile infants and children 2 to 24 months. *Pediatrics.* 2011; 128(3): 595-610.

Exame físico

Após uma avaliação do aspecto geral, devem-se medir os sinais vitais, um histórico completo da doença atual deve ser pesquisado e um exame físico completo deve ser realizado, dando atenção particular aos sistemas corporais com sintomas associados (p. ex., um exame completo da orofaringe em uma criança com dor de garganta). O exame físico completo é particularmente importante em crianças jovens com menos de 24 meses de idade, que apresentam habilidade verbal limitada para comunicar uma dor localizada. Em crianças mais velhas, o exame físico pode prosseguir de modo sistemático da cabeça aos pés, mas em crianças mais jovens, que podem ter medo do exame, é importante auscultar o coração e os pulmões primeiro antes de prosseguir para aspectos possivelmente dolorosos do exame (p. ex., a inspeção das orelhas ou da orofaringe). Além de uma avaliação cuidadosa de cada sistema corporal, o exame completo deve incluir uma avaliação de dor e mobilidade do pescoço, que pode estar limitada em crianças com **meningite**. Além disso, o examinador deve palpar cuidadosamente para pesquisar a existência de **linfadenopatia**, que pode estar presente com causas infecciosas e oncológicas de febre. Eritema e exsudato nas tonsilas com petéquias no palato sugerem faringite estreptocócica. Eritema, abaulamento e diminuição da mobilidade da membrana timpânica são os sinais centrais de otite média aguda. Crepitação difusa e sibilos à auscultação dos pulmões ocorre na bronquiolite viral aguda, enquanto crepitação focal ou diminuição dos ruídos respiratórios são mais compatíveis com pneumonia. Uma sensibilidade focal no quadrante inferior direito do abdome é sugestiva de **apendicite**, e sensibilidade suprapúbica pode indicar ITU (**cistite**). Qualquer sensibilidade óssea focal pode refletir um diagnóstico de osteomielite, enquanto eritema, edema e limitação da amplitude do movimento sugerem um diagnóstico de artrite séptica. Marcha anormal ou dor com a deambulação sem achados focais também podem refletir uma infecção óssea ou articular. Um exame cuidadoso da pele também deve ser realizado. A presença de petéquias pode sugerir infecção meningocócica ou outra infecção bacteriana invasiva, enquanto exantemas virais tipicamente estão associados a erupção cutânea macular ou maculopapular que embranquece.

AVALIAÇÃO

Exames laboratoriais

Exames laboratoriais não estão indicados como rotina em uma criança com bom aspecto clínico sem um foco de infecção ao exame. Exames de urina devem ser considerados com base na idade da criança e na duração da febre. Em geral, a decisão de realizar exames laboratoriais deve ser orientada pelo aspecto geral e sinais vitais da criança, presença de sintomas específicos ou achados no exame físico e a idade da criança.

Para crianças que estejam doentes ou tenham um aspecto toxêmico ou que apresentem anormalidades de sinais vitais indicativas de uma infecção bacteriana invasiva (taquicardia, hipotensão), deve-se proceder a uma avaliação laboratorial rápida. Os testes devem incluir um hemograma completo (HC), hemocultura e possivelmente culturas de urina e líquido cefalorraquidiano (LCR), dependendo da idade da criança e da presença ou ausência de achados no exame físico indicativos de ITU ou meningite bacteriana. Crianças imunossuprimidas ou que tenham um cateter venoso central também devem ser submetidas a testes diagnósticos e receber terapia antimicrobiana imediata, por causa do maior risco de infecção bacteriana invasiva.

Para crianças que apresentam um bom aspecto clínico, com sintomas ou sinais indicativos de infecção viral respiratória superior ou GI, testes virais de rotina em geral não estão indicados. Teste para **influenza** podem estar indicados dentro de 48 horas após o aparecimento dos sintomas em algumas populações de maior risco, com imunossupressão, doença respiratória ou cardíaca crônica, doença falciforme, internação hospitalar e idade inferior a 2 anos de idade influenciando a decisão de tratar com um agente antiviral. O teste viral também pode ser útil nos casos de febre prolongada para identificar a fonte da febre e evitar uma avaliação extensa de condições inflamatórias como a doença de Kawasaki.

O **teste estreptocócico rápido** da orofaringe está indicado para crianças com 3 anos de idade ou mais que apresentem sinais de faringite estreptocócica ao exame. Embora a dor de garganta estreptocócica seja menos comum em crianças abaixo dos 3 anos de idade, este grupo deve ser submetido ao teste estreptocócico rápido se apresentar sinais de infecções de garganta por estreptococos ao exame e um contato domiciliar com faringite estreptocócica (ver Capítulo 210).

Crianças febris de 2 a 24 meses de idade que apresentem dois ou três dos fatores de risco para ITU apresentados na Tabela 203.2, particularmente meninas e meninos não circuncidados, devem ser submetidas à avaliação por fita indicadora urinária, microscopia urinária e cultura de urina. Meninas e meninos não circuncidados de 2 a 6 meses de idade com febre alta ou febre que dure 2 dias ou mais podem realizar exames de urina mesmo na presença de infecção das vias respiratórias, devido ao maior risco de ITU nesse grupo mais jovem (ver Capítulo 553).

Devido ao risco muito baixo de bacteriemia oculta, a realização de exames de sangue de rotina (p. ex., hemograma, hemocultura) não está indicada na vasta maioria de crianças imunizadas com febre. Crianças não imunizadas e imunizadas de modo inadequado com idade inferior a 2 anos ainda apresentam maior risco de bacteriemia pneumocócica oculta e um hemograma e hemocultura podem ser considerados nessa população na ausência de outra fonte de infecção.

Imagens

A presença de crepitações focais ou diminuição dos ruídos respiratórios à ausculta em uma criança febril sugerem **pneumonia**. As diretrizes atuais recomendam tratamentos conjecturais com antibióticos para pneumonia, de acordo com a fundamentação clínica, e reserva o uso de radiografias de tórax para crianças com hipoxemia ou angústia respiratória importante e para aquelas que não responderem ao tratamento ambulatorial. Radiografia de tórax está indicada em crianças hospitalizadas para avaliar complicações de pneumonia, incluindo **empiema**. A realização de outros exames de imagem deve ser determinada pelos achados de exame físico. A presença de salivação excessiva e dor no pescoço ou garganta em um lactente ou criança jovem podem ser sugestivos de um abscesso retrofaríngeo, em geral confirmado por imagens que podem incluir uma radiografia lateral do tecido mole do pescoço ou tomografia computadorizada (TC) se a suspeita clínica for elevada. A ultrassonografia (US) pode ser realizada para avaliar **apendicite** em crianças com febre e dor focal no quadrante inferior direito ou dor abdominal intensa. Contudo, exames de imagem definitivos, incluindo TC ou RM, podem ser necessários se a US não estabelecer o diagnóstico ou se o grau de suspeita clínica for elevado.

TRATAMENTO

Princípios gerais do tratamento

O tratamento deve ser orientado pela presença de sintomas específicos no histórico ou sinais ao exame físico. Com base na idade da criança e duração da febre, o tratamento também pode ser orientado por exames diagnósticos individualizados, como análise de urina e cultura de urina seletiva em crianças jovens com febre **(ver Tabela 203.2 e Figura 203.3)**. Cuidados de suporte, incluindo o uso de antipiréticos e hidratação adequada, devem ser revisados com o paciente e o cuidador para todas as crianças com febre. Crianças com infecções virais em geral requerem apenas cuidados de suporte, exceto crianças com maior risco de doença grave ou complicações portadoras do **vírus influenza** (ver Capítulo 285). Os antibióticos devem ser reservados a crianças com evidências de infecção bacteriana ao exame físico. Uma conduta expectante pode ser considerada em crianças com **otite média** aguda, em que a prescrição de um antibiótico pode ser fornecida à família, porém com instruções de não adquirir o medicamento se não surgirem sintomas graves ou não houver piora (ver Capítulo 658). Antibióticos orais podem ser prescritos a crianças jovens acima de 2 meses de idade com ITU, embora crianças que não consigam tolerar a ingestão oral, estejam vomitando ou desidratadas ou tenham um aspecto toxêmico exijam antibióticos parenterais e internação hospitalar.

Exames de sangue, incluindo hemograma e hemocultura, devem ser considerados para avaliar bacteriemia oculta em uma criança não imunizada ou com aspecto toxêmico. Uma estratégia terapêutica nestas crianças consiste em administrar um antibiótico parenteral (p. ex., ceftriaxona) se leucocitose estiver presente (contagem de leucócitos igual ou superior a 15.000/μℓ), enquanto se aguardam os resultados da hemocultura. Crianças que tenham um aspecto toxêmico ou que apresentem sinais de sepse ou meningite bacteriana requerem tratamento de emergência com antibióticos parenterais, além de tratamentos adjuntos para suporte hemodinâmico da criança (ver Capítulo 88).

É importante observar que diretrizes antecipatórias devem ser fornecidas a todas as famílias de crianças com febre, incluindo os critérios para retornar ao serviço médico e a importância do controle da febre e hidratação adequada.

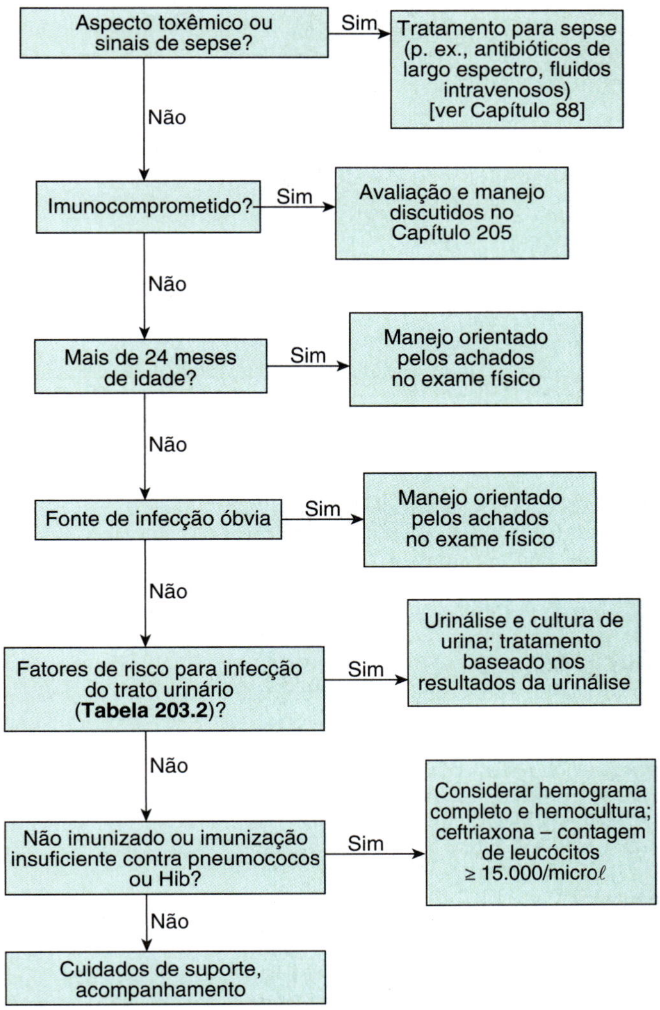

Figura 203.3 Algoritmo para avaliação e manejo da febre em lactentes e crianças com mais de 2 meses de idade. Hib, *Haemophilus influenzae* tipo b.

Outras considerações

Crianças não imunizadas ou imunizadas de modo inadequado apresentam maior risco de infecção bacteriana invasiva, assim como crianças imunocomprometidas. O manejo da febre nestas crianças é descrito com mais detalhes no Capítulo 205. Além disso, a abordagem da febre em um viajante que retorna deve enfocar a identificação de infecções que costumam ser encontradas conforme a região da viagem (ver Capítulo 200).

A bibliografia está disponível no GEN-io.

Capítulo 204

Febre de Origem Desconhecida

Andrew P. Steenhoff

A febre de origem desconhecida (**FOD**) é um dilema diagnóstico para os pediatras porque, muitas vezes, é difícil distinguir clinicamente causas benignas daquelas com possível risco à vida. Os pediatras enfrentam um importante desafio para não deixar de estabelecer o diagnóstico de uma doença grave ou uma condição facilmente tratável que poderia produzir maior morbidade. Felizmente, a FOD em geral é uma apresentação não rotineira para uma causa de doença comum e a maioria destas doenças comuns mostra-se facilmente tratável.

A classificação de FOD é mais reservada a crianças com temperatura > 38°C registrada por um profissional de saúde e cuja causa não possa ser identificada após no mínimo 8 dias de avaliação (Tabela 204.1). É importante diferenciar a FOD da **febre sem foco (FSF)**; a **FSF** é a febre em que a fonte ainda não foi identificada e diferencia-se da FOD pela duração. A FSF pode progredir para FOD se nenhuma causa for obtida após 7 dias de avaliação.

ETIOLOGIA

As muitas causas de FOD em crianças são infecciosas, reumatológicas (tecido conjuntivo ou autoimune), autoinflamatórias, oncológicas, neurológicas, genéticas, factícias e processos iatrogênicos (Tabela 204.2). Embora os distúrbios oncológicos devam ser considerados com seriedade, a maioria das crianças com malignidades não apresenta febre isolada. A possibilidade de **febre medicamentosa** deve ser considerada se o paciente estiver recebendo qualquer fármaco. A febre medicamentosa costuma ser mantida e não está associada a outros sintomas. A descontinuação do medicamento está associada à resolução da febre, em geral dentro de 72 horas, embora alguns medicamentos, como iodetos, sejam excretados por um período prolongado, com febre que pode persistir por até 1 mês após descontinuação do fármaco.

A maioria das febres de origem desconhecida resulta de apresentações atípicas de doenças comuns. Em alguns casos, a manifestação como FOD é característica da doença (p. ex., AIJ), mas o diagnóstico definitivo só pode ser estabelecido após observação prolongada, pois inicialmente não existem achados associados ou específicos ao exame físico e todos os resultados laboratoriais são negativos ou normais.

Nos EUA, as doenças infecciosas sistêmicas implicadas com mais frequência em crianças com FOD são salmonelose, tuberculose, doenças por riquétsias, sífilis, doença de Lyme, doença da arranhadura do gato, apresentações prolongadas atípicas de doenças virais comuns, infecção pelo vírus Epstein-Barr (EBV), infecção por citomegalovírus (CMV), hepatite viral, coccidioidomicose, histoplasmose, malária e toxoplasmose. São causas infecciosas menos comuns de FOD tularemia, brucelose, leptospirose e febre da mordedura do rato. A síndrome da imunodeficiência adquirida isoladamente em geral não é responsável por FOD, embora doenças febris muitas vezes possam ocorrer em pacientes com AIDS como resultado de infecções oportunistas (ver Tabela 204.1).

Tabela 204.1 Resumo das definições e principais características de quatro subtipos de febre de origem desconhecida (FOD).

ASPECTO	FOD CLÁSSICA	FOD ASSOCIADA A CUIDADOS DE SAÚDE	FOD IMUNODEFICIENTE	FOD RELACIONADA COM O HIV
Definição	> 38°C, > 3 sem., > 2 visitas ou 1 sem. em hospital	≥ 38°C, > 1 sem., não presente ou incubação na internação	≥ 38°C, > 1 sem., culturas negativas após 48 h	≥ 38°C (100,4°F), > 3 sem. em caráter ambulatorial, > 1 sem. para pacientes internados, infecção pelo HIV confirmada
Localização do paciente	Comunidade, clínica ou hospital	Hospital de cuidados agudos	Hospital ou clínica	Comunidade, clínica ou hospital
Principais causas	Câncer, infecções, condições inflamatórias, não diagnosticadas, hipertermia habitual	Infecções associadas a cuidados de saúde, complicações pós-operatórias, febre medicamentosa	Maioria causada por infecções, mas a causa é registrada em apenas 40 a 60%	O próprio HIV, micobactérias típicas e atípicas, CMV, linfomas, toxoplasmose, criptococose, síndrome inflamatória de reconstituição imune (IRIS)
Ênfase na história	Viagem, contatos, exposição a animais e insetos, medicamentos, imunizações, história familiar, distúrbio de valva cardíaca	Cirurgias e procedimentos, dispositivos, considerações anatômicas, tratamento medicamentoso	Estágio da quimioterapia, medicamentos administrados, distúrbio imunossupressor subjacente	Medicamentos, exposição, fatores de risco, viagem, contatos, estágio de infecção pelo HIV
Ênfase no exame	Fundo de olho, orofaringe, artéria temporal, abdome, linfonodos, baço, articulações, pele, unhas, genitália, reto ou próstata, veias profundas do membro inferior	Feridas, drenagens, dispositivos, seios da face, urina	Pregas cutâneas, locais de administração por via intravenosa, pulmões, área perianal	Boca, seios da face, pele, linfonodos, olhos, pulmões, área perianal
Ênfase na investigação	Imagens, biopsias, velocidade de hemossedimentação, testes cutâneos	Imagens, culturas bacterianas	RXT, culturas bacterianas	Contagem de sangue e linfócitos; exames sorológicos; RXT; exame de fezes; biopsias de pulmão, medula óssea e fígado para culturas e exames citológicos; exames de imagens cerebrais
Tratamento	Observação, gráfico de temperatura ambulatorial, investigações, evitar tratamentos medicamentosos empíricos	Depende da situação	Protocolos de tratamento antimicrobiano	Protocolos antivirais e antimicrobianos, vacinas, revisão dos regimes de tratamento, boa nutrição
Evolução da doença	Meses	Semanas	Dias	Semanas a meses
Tempo de investigação	Semanas	Dias	Horas	Dias a semanas

CMV, citomegalovírus; RXT, radiografia de tórax; HIV, vírus da imunodeficiência humano; IV, linha intravenosa. Adaptada de Mackowak PA, Durack DT. Fever of unknown origin. In: Mandell GL, Bennett, JE, Dolin R (Eds.). *Mandell, Douglas, and Bennett's principles and practice of infectious diseases*. 7. ed. Philadelphia: Elsevier, 2010.

A **artrite idiopática juvenil** (AIJ) e o **lúpus eritematoso sistêmico** (LES) são as doenças do tecido conjuntivo mais frequentemente associadas a FOD. A **doença intestinal inflamatória** (DII) e a **doença de Kawasaki** também são relatadas com frequência como causas de FOD. Se houver suspeita de **febre factícia** (inoculação de material pirogênico ou manipulação do termômetro pelo paciente ou um dos pais), a presença e o padrão da febre devem ser registrados no hospital. Uma observação prolongada e contínua do paciente, que pode incluir vigilância eletrônica ou por vídeo, é fundamental. A FOD que dure mais de 6 meses é pouco comum em crianças e sugere doença granulomatosa, autoinflamatória ou autoimune. Uma avaliação em intervalos repetidos é necessária, com história, exame físico, avaliação laboratorial e estudos de imagens.

Historicamente, 90% dos casos de FOD pediátrica nos EUA tinham uma causa identificável: aproximadamente 50% de infecções, 10 a 20% de doenças vasculares do colágeno e 10% de doenças oncológicas. Estudos posteriores a partir da década de 1990 apresentaram resultados variáveis: 20 a 44% de causas infecciosas, 0 a 7% vasculares do colágeno, 2 a 3% oncológicos e até 67% sem diagnóstico. O motivo para o aumento paradoxal dos casos não diagnosticados de FOD por ironia é causado, provavelmente, pelas melhores técnicas diagnósticas infecciosas e autoimunes. O advento da reação em cadeia da polimerase (PCR), de melhores técnicas de cultura e da melhor compreensão da patogênese viral e bacteriana atípica e dos processos autoimunes provavelmente contribuiu para um diagnóstico mais precoce e menos crianças em tais condições progridem para a categoria de FOD. Por outro lado, as causas de FOD continuam sendo principalmente infecciosas em ambientes em desenvolvimento, onde existe maior carga de doenças infecciosas e as técnicas diagnósticas avançadas são mais limitadas.

DIAGNÓSTICO

A avaliação de FOD requer uma história completa e um exame físico suplementado por alguns exames laboratoriais de triagem, avaliação laboratorial e outras imagens determinadas por história ou anormalidades no exame ou testes de triagem iniciais (ver Tabela 204.2). Às vezes, o **padrão da febre** ajuda a estabelecer o diagnóstico (Figura 204.1). Entretanto, a maioria das doenças que causa FOD não apresenta um padrão típico de febre.

História

Uma história detalhada da febre deve ser obtida, com início, frequência, duração, resposta ou ausência de resposta ao tratamento, recorrência e sintomas associados. Calafrios repetitivos e picos de temperatura são comuns em crianças com **sepse** (independentemente da causa), sobretudo quando associada a doença renal, doença hepática ou biliar, endocardite infecciosa, malária, brucelose, febre da mordedura do rato ou coleção loculada de pus.

Tabela 204.2 Considerações diagnósticas para febre de origem desconhecida em crianças.

ABSCESSOS
Abdominal
Encefálico
Dentário
Hepático
Paraespinal
Pélvico
Perinéfrico
Retal
Subfrênico
Psoas

DOENÇAS BACTERIANAS
Actinomicose
Bartonella henselae (doença da arranhadura do gato)
Brucelose
Campylobacter
Chlamydia
Francisella tularensis (tularemia)
Listeria monocytogenes (listeriose)
Meningococcemia (crônica)
Mycoplasma pneumoniae
Febre da mordedura do rato (*Streptobacillus moniliformis*; forma estreptobacilar da febre da mordedura do rato)
Salmonella
Tuberculose
Doença de Whipple
Yersiniose

INFECÇÕES LOCALIZADAS
Colangite
Endocardite infecciosa
Linfogranuloma venéreo
Mastoidite
Osteomielite
Pneumonia
Pielonefrite
Psitacose
Sinusite

ESPIROQUETAS
Borrelia burgdorferi (doença de Lyme)
Febre recorrente (*Borrelia recorrentis*)
Leptospirose
Febre da mordedura do rato (*Spirillum minus*; forma espirilar da febre da mordedura do rato)
Sífilis

DOENÇAS FÚNGICAS
Blastomicose (extrapulmonar)
Coccidioidomicose (disseminada)
Histoplasmose (disseminada)

RIQUÉTSIAS
Febre africana da picada de carrapato
Erlichia canis
Febre Q
Febre maculosa das Montanhas Rochosas
Tifo transmitido por carrapato

VÍRUS
Citomegalovírus
Vírus da hepatite
HIV
Vírus Epstein-Barr

DOENÇAS PARASITÁRIAS
Amebíase
Babesiose
Giardíase
Malária
Toxoplasmose
Triquinose
Tripanossomíase
Larva *migrans* visceral (*Toxocara*)

DOENÇAS REUMATOLÓGICAS
Doença de Behçet
Dermatomiosite juvenil
Artrite idiopática juvenil
Febre reumática
Lúpus eritematoso sistêmico

DOENÇAS DE HIPERSENSIBILIDADE
Febre medicamentosa
Pneumonite por hipersensibilidade
Doença do soro
Doença de Weber-Christian

NEOPLASIAS
Mixoma atrial
Granuloma de colesterol
Doença de Hodgkin
Pseudotumor inflamatório
Leucemia
Linfoma
Feocromocitoma
Neuroblastoma
Tumor de Wilms

DOENÇAS GRANULOMATOSAS
Granulomatose com poliangiite
Doença de Crohn
Hepatite granulomatosa
Sarcoidose

DOENÇAS FAMILIARES E HEREDITÁRIAS
Displasia ectodérmica anidrótica
Neuropatias autonômicas
Doença de Fabry
Disautonomia familiar
Febre familiar da Hibérnia
Febre familiar do Mediterrâneo, muitas outras doenças autoinflamatórias (Capítulo 188)
Hipertrigliceridemia
Ictiose
Crise falciforme
Lesão da medula espinal/encéfalo

DIVERSOS
Doença de Addison
Doença de Castleman
Hepatite crônica ativa
Neutropenia cíclica
Diabetes insípido (central e nefrogênico)
Febre medicamentosa
Febre factícia
Síndromes hemofagocíticas
Febre central hipotalâmica
Hiperostose cortical infantil
Doença intestinal inflamatória
Doença de Kawasaki
Doença de Kikuchi-Fujimoto
Febre dos fumos metálicos
Pancreatite
Síndromes de febre periódica
Envenenamento
Embolia pulmonar
Tromboflebite
Tireotoxicose, tireoidite

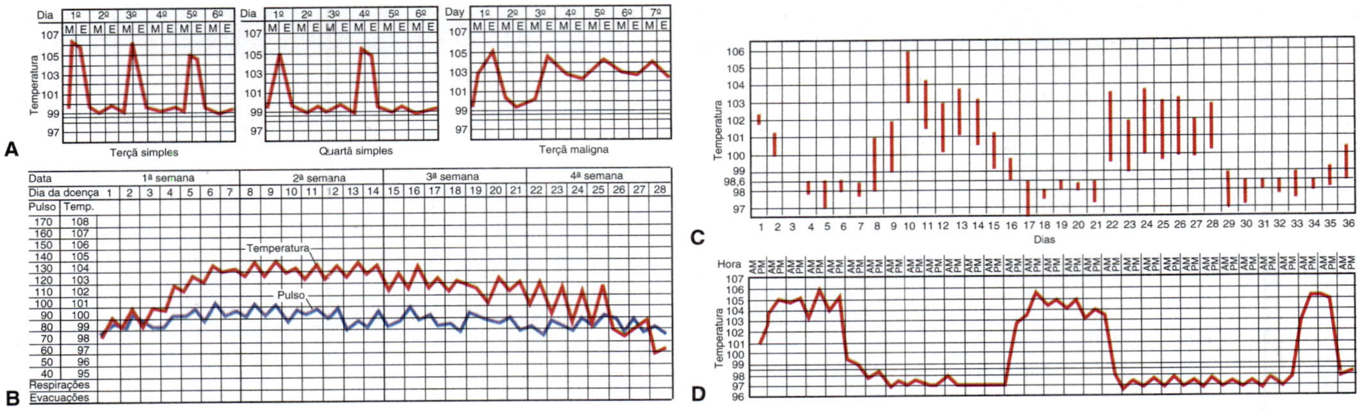

Figura 204.1 Padrões distintos de febre. **A.** Malária. **B.** Febre tifoide (demonstrando bradicardia relativa). **C.** Doença de Hodgkin (padrão de febre de Pel-Ebstein). **D.** Borreliose (padrão de febre recorrente). (De Woodward TE. The fever pattern as a clinical diagnostic aid. In: Mackowiak PA (Ed.). *Fever: basic mechanisms and management*. 2. ed. Philadelphia: Lippincott-Raven, 1997. p. 215-236.)

A idade do paciente é útil ao avaliar a FOD. Crianças acima de 6 anos de idade costumam apresentar infecção respiratória ou geniturinária, infecção localizada (abscesso, osteomielite), AIJ ou, raramente, leucemia. Pacientes adolescentes têm maior probabilidade de apresentar DII, processos autoimunes, linfoma ou tuberculose, além das causas de FOD encontradas em crianças mais jovens.

Deve ser pesquisada história de exposição a **animais** selvagens ou domésticos. A incidência de **infecções zoonóticas** nos EUA está aumentando, e tais infecções costumam ser adquiridas de animais de estimação que não apresentam doença evidente. A imunização de cães contra distúrbios específicos como **leptospirose** pode evitar a doença canina, mas nem sempre impede que o animal seja portador e elimine leptospiras, que podem ser transmitidas aos contatos domésticos. Uma história de ingestão de carne de coelhos ou esquilos pode fornecer uma indicação do diagnóstico de **tularemia** orofaríngea, glandular ou tifoide. Uma história de picada de carrapato ou viagem a áreas infestadas por carrapatos ou parasitas deve ser obtida.

Qualquer história de **pica** (alotriofagia) deve ser pesquisada. A ingestão de terra é uma indicação particularmente importante para infecção por *Toxocara canis* (larva *migrans* visceral) ou *Toxoplasma gondii* (toxoplasmose).

Uma história de hábitos dietéticos incomuns ou viagem logo após o nascimento da criança deve ser pesquisada. Tuberculose, malária, histoplasmose e coccidioidomicose podem reemergir anos após a visita ou a permanência em uma área endêmica. É importante identificar imunizações profiláticas e precauções tomadas pelo paciente contra ingestão de água e alimentos contaminados durante viagens ao exterior. Pedras, terra e artefatos de regiões geográficas distantes que tenham sido coletados e trazidos para o lar como lembranças podem servir como vetores de doença.

Uma história de **medicação** deve ser pesquisada rigorosamente. Tal história deve buscar informações sobre preparações e agentes tópicos vendidos sem prescrição, como colírios, que podem estar associados à febre induzida por atropina.

A base genética de um paciente também é importante. Descendentes dos Scots de Ulster podem apresentar FOD, pois são afetados por diabetes insípido nefrogênico. A **disautonomia familiar** (síndrome de Riley-Day), um distúrbio em que a hipertermia é recorrente, revela-se mais comum entre judeus que entre outros grupos populacionais. Ancestrais da região do Mediterrâneo devem sugerir **febre familiar do Mediterrâneo**. Tanto a febre familiar do Mediterrâneo quanto a síndrome de hiper-IgD são herdadas como distúrbios autossômicos recessivos. A síndrome periódica associada ao receptor do fator de necrose tumoral e a síndrome de Muckle-Wells são herdadas como traços autossômicos dominantes.

Define-se a **pseudo-FOD** como episódios sucessivos de infecções autolimitadas benignas com febre, que os pais percebem como um episódio de febre prolongado. Isso deve ser descartado cuidadosamente antes que seja realizada uma avaliação desnecessária. Em geral, a pseudo-FOD começa com uma infecção bem definida (frequentemente viral) que exibe resolução, mas é seguida por outras doenças virais febris que podem ser menos bem definidas. O diagnóstico da pseudo-FOD geralmente requer uma história cuidadosa, focalizada na identificação de períodos afebris entre os episódios de febre. Se houver suspeita de pseudo-FOD e o paciente não parecer doente, manter um *diário da febre* pode ser útil.

Exame físico

Um exame físico completo é essencial para avaliar qualquer indicação de diagnóstico subjacente, e muitas vezes se mostra interessante repetir um exame detalhado em dias diferentes para detectar sinais que possam ter mudado ou deixado de ser detectados (Tabelas 204.3 e 204.4). O aspecto geral da criança, inclusive **sudorese** durante a febre, deve ser observado. A ausência contínua de sudorese com uma temperatura corporal elevada ou variável sugere desidratação causada por vômito, diarreia ou diabetes insípido central ou nefrogênico. Também deve sugerir displasia ectodérmica anidrótica, disautonomia familiar ou exposição a atropina. A atividade geral do paciente e a presença ou ausência de erupções cutâneas também devem ser observadas.

Um exame oftalmológico cuidadoso é importante. Olhos vermelhos e lacrimejantes podem ser um sinal de doença do tecido conjuntivo, sobretudo poliartrite nodosa. A **conjuntivite** palpebral em um paciente febril pode indicar sarampo, infecção por vírus Coxsackie, tuberculose, mononucleose infecciosa, linfogranuloma venéreo ou doença da arranhadura do gato. Por outro lado, conjuntivite bulbar em uma criança com FOD sugere doença de Kawasaki ou leptospirose. **Hemorragias** petequiais na conjuntiva sugerem endocardite infecciosa. Uveíte sugere sarcoidose, AIJ, LES, doença de Kawasaki, doença de Behçet e vasculite. **Coriorretinite** sugere CMV, toxoplasmose e sífilis. **Proptose** sugere um tumor orbital, tireotoxicose, metástases (neuroblastoma), infecção orbital, granulomatose de Wegener (granulomatose com poliangite) ou pseudotumor.

O oftalmoscópio também deve ser usado para examinar anormalidades capilares na prega ungueal que estejam associadas a doenças do tecido conjuntivo, como dermatomiosite juvenil e esclerodermia sistêmica. Colocam-se óleo de imersão ou um gel lubrificante na pele adjacente ao leito ungueal, e observa-se o padrão capilar com o oftalmoscópio ajustado em +40.

Às vezes, a FOD é causada por **disfunção hipotalâmica**. Uma indicação deste distúrbio é a ausência de contração pupilar, devido à ausência do músculo constritor do esfíncter do olho. Este músculo desenvolve-se embriologicamente quando a estrutura e a função do hipotálamo também estão sofrendo diferenciação.

A febre resultante da disautonomia familiar pode ser sugerida pela ausência de lágrimas, reflexo corneano ausente ou língua lisa com ausência de papilas fungiformes. A sensibilidade a pequenas batidas sobre os seios nasais ou os dentes superiores sugere sinusite. Uma candidíase oral recorrente pode indicar vários distúrbios do sistema

Tabela 204.3 Achados físicos sutis com significado especial em pacientes com febre de origem desconhecida.

LOCAL DO CORPO	ACHADO FÍSICO	DIAGNÓSTICO
Cabeça	Sensibilidade dos seios nasais	Sinusite
Artéria temporal	Nódulos, redução das pulsações	Arterite temporal
Orofaringe	Ulceração	Histoplasmose disseminada, LES, DII, síndrome de Behçet, síndromes de febre periódica
	Sensibilidade nos dentes	Abscesso periapical, dor sinusal referida
Fundo de olho ou conjuntiva	Tubérculo coroide	Granulomatose disseminada*
	Petéquia, manchas de Roth	Endocardite
Tireoide	Aumento, sensibilidade	Tireoidite
Coração	Sopro	Endocardite infecciosa ou marasmática
	Bradicardia relativa	Febre tifoide, malária, leptospirose, psitacose, febre central, febre medicamentosa
Abdome	Aumento de linfonodos na crista ilíaca, esplenomegalia	Linfoma, endocardite, granulomatose disseminada*
	Sopro vascular audível na aorta abdominal ou na artéria renal	Vasculite de grandes vasos como a arterite de Takayasu
	Sensibilidade costovertebral	Pielonefrite crônica, abscesso perinéfrico
Reto	Flutuação perirretal, sensibilidade	Abscesso
	Sensibilidade prostática, flutuação	Abscesso
Genitália	Nódulo testicular	Periarterite nodosa, câncer
	Nódulo epididimário	Granulomatose disseminada
Coluna	Sensibilidade da coluna	Osteomielite vertebral
	Sensibilidade paraespinal	Coleção paraespinal
Extremidades inferiores	Sensibilidade venosa profunda	Trombose ou tromboflebite
Extremidades superiores ou inferiores	Pseudoparesia	Doença óssea sifilítica
Pele e unhas	Petéquia, hemorragias pontilhadas, nódulos subcutâneos, baqueteamento	Vasculite, endocardite

*Inclui tuberculose, histoplasmose, coccidioidomicose, sarcoidose, granulomatose com poliangite e sífilis. (Adaptada de Mackowak PA, Durack DT. Fever of unknown origin. In: Mandell GL, Bennett, JE, Dolin R (Eds.). *Mandell, Douglas, and Bennett's principles and practice of infectious diseases.* 7. ed. Philadelphia: Elsevier, 2010.)

Tabela 204.4 Exemplos de possíveis indicações diagnósticas para infecções que se apresentam como febre de origem desconhecida.

ETIOLOGIA	INDICAÇÕES HISTÓRICAS	INDICAÇÕES FÍSICAS
Anaplasmose	Transmitida pela picada do carrapato *Ixodes* em associação a atividade em ambientes externos nas regiões setentrionais centrais e do leste dos EUA	Febre, cefaleia, artralgia, mialgia, pneumonite, trombocitopenia, linfopenia, elevação de enzimas hepáticas
Babesiose	Transmitida pela picada de carrapato *Ixodes* em associação em atividade em ambiente externo no nordeste dos EUA	Artralgias, mialgias, bradicardia relativa, hepatosplenomegalia, anemia, trombocitopenia, elevação de enzimas hepáticas
Bartonelose	Viagem recente para os Andes (febre de Oroya; *Bartonella bacilliformis*), associação a situação de morador de rua em ambientes urbanos (*Bartonella quintana*) ou arranhadura por gato doméstico infectado ou gato feral (*Bartonella henselae*)	Conjuntivite, dor retro-orbital, dor óssea na região anterior da tíbia, erupção cutânea macular, lesões em placa nodulares, linfadenopatia regional
Blastomicose	Contato com solo adjacente aos vales dos rios Mississippi e Ohio; rio São Lourenço em Nova York e Canadá; e Grandes Lagos na América do Norte; ou exposição a cães infectados	Artrite, pneumonia atípica, nódulos pulmonares e/ou síndrome da angústia respiratória adulta fulminante; lesões cutâneas verrucosas, nodulares ou ulcerativas; prostatite
Brucelose	Associada ao contato ou ao consumo de produtos derivados de cabras, porcos, camelos, iaques, búfalos ou vacas infectados e trabalho em abatedouros	Artralgias, hepatosplenomegalia, lesões musculoesqueléticas supurativas, sacroleíte, espondilite, uveíte, hepatite, pancitopenia
Coccidioidomicose	Exposição ao solo ou terra no sudoeste dos EUA	Artralgias, pneumonia, cavitação pulmonar, nódulos pulmonares, eritema multiforme, eritema nodoso
Erliquiose	Transmitida pela picada do carrapato *Amblyomma*, *Dermacentor* ou *Ixodes* em associação a atividade em ambiente externo no centro-oeste e no sudeste dos EUA	Pneumonite, hepatite, trombocitopenia, linfopenia

(*continua*)

Tabela 204.4 Exemplos de possíveis indicações diagnósticas para infecções que se apresentam como febre de origem desconhecida. *(continuação)*

ETIOLOGIA	INDICAÇÕES HISTÓRICAS	INDICAÇÕES FÍSICAS
Febre entérica (*Salmonella enterica* sorotipo *typhi*)	Viagem recente a um país de renda baixa ou média (LMIC) com consumo de alimentos ou água possivelmente contaminados	Cefaleia, artrite, dor abdominal, bradicardia relativa, hepatosplenomegalia, leucopenia
Histoplasmose	Exposição a excreta de morcegos ou pássaros em telhados, galinheiros ou cavernas na região ao redor dos vales dos rios Ohio e Mississippi	Cefaleia, pneumonia, cavitação pulmonar, úlceras mucosas, adenopatia, eritema nodoso, eritema multiforme, hepatite, anemia, leucopenia, trombocitopenia
Leptospirose	Exposição ocupacional em trabalhadores de esgoto, plantações de arroz e cana de açúcar e abatedouros; esportes aquáticos recreativos e exposição a águas contaminadas ou cães infectados	Cefaleia bitemporal e frontal, sensibilidade nos músculos da panturrilha e lombares, sufusão conjuntival, insuficiência hepática e renal, pneumonite hemorrágica
Leishmaniose (doença visceral)	Associada a viagem recente a áreas endêmicas de flebótomos	Hepatosplenomegalia, linfadenopatia e hiperpigmentação da face, mãos, pés e pele abdominal (calazar)
Malária	Viagem recente a áreas endêmicas na Ásia, África e América Central/do Sul	Febre, cefaleias, náuseas, êmese, diarreia, hepatomegalia, esplenomegalia, anemia
Psitacose (*Chlamydia psittaci*)	Associada a contato com pássaros, em especial aves psitacídeas	Febre, faringite, hepatosplenomegalia, pneumonia, erupções maculopapulares com branqueamento; eritema multiforme, marginado e nodoso
Febre Q (*Coxiella burnetii*)	Associada a trabalho em fazendas, veterinários ou abatedouros; consumo de leite não pasteurizado; contato com ovelhas, cabras ou gado infectados	Pneumonia atípica, hepatite, hepatomegalia, bradicardia relativa, esplenomegalia
Febre da mordedura do rato (*Streptobacillus moniliformis*)	Mordida ou arranhadura recente por rato, camundongo ou esquilo; ingestão de alimentos ou água contaminados por excremento de ratos	Cefaleias, mialgias, poliartrite e erupção cutânea maculopapular, morbiliforme, petequial, vesicular ou pustulosa nas palmas das mãos, solas dos pés e extremidades
Febre recorrente (*Borrelia recorrentis*)	Associada a pobreza, aglomeração de pessoas e saneamento inadequado (transmitida por piolhos) ou *camping* (transmitida por carrapatos), sobretudo na região do Grande Canyon	Febre alta com calafrios, cefaleia, *delirium*, artralgias, mialgias e hepatosplenomegalia
Febre maculosa da Montanhas Rochosas	Associada a atividade em ambiente externo na região do Atlântico Sul ou sudeste dos EUA e exposição a picadas do carrapato *Dermacentor*	Cefaleia, erupção cutânea petequial envolvendo extremidades, palmas das mãos e solas dos pés
Tuberculose	Contato recente com tuberculose; imigração recente de países endêmicos; trabalho ou residência em abrigos para indivíduos sem teto, facilidades correcionais ou serviços de saúde	Suores noturnos, perda de peso, pneumonia atípica, lesões de cavitação pulmonar
Tularemia	Associada a picadas por carrapatos *Amblyomma* ou *Dermacentor*, moscas-de-cervo e mosquitos ou contato direto com tecidos de animais infectados como coelhos, esquilos, veados, guaxinins, gado, coelhos e suínos	Lesões ulcerativas na pele no local da picada, pneumonia, bradicardia relativa, linfadenopatia, conjuntivite
Doença de Whipple (*Tropheryma whipplei*)	Possível associação a exposição a esgotos	Diarreia crônica, artralgia, perda de peso, má absorção, má nutrição

Adaptada de Wright WF, Mackowiak PA. Fever of unknown origin. In: Bennett JF, Dolin R, Blaser MJ (Eds.). *Mandell, Douglas, and Bennett's principles and practice of infectious diseases*. 8. ed. Philadelphia: Elsevier, 2015.

imunológico, especialmente envolvendo os linfócitos T. Reflexos tendinosos profundos hiperativos podem sugerir tireotoxicose como causa da FOD.

A **hiperemia** da faringe, com ou sem exsudato, sugere infecção estreptocócica, infecção pelo vírus Epstein-Barr, infecção por CMV, toxoplasmose, salmonelose, tularemia, doença de Kawasaki, infecção gonocócica ou leptospirose.

Os músculos e ossos devem ser palpados cuidadosamente. Pontos sensíveis sobre o osso podem sugerir osteomielite oculta ou invasão da medula óssea por doença neoplástica. A sensibilidade sobre o músculo trapézio pode indicar um abscesso subdiafragmático. A sensibilidade muscular generalizada sugere dermatomiosite, triquinose, poliartrite, doença de Kawasaki ou infecção por *Mycoplasma* ou arbovírus.

O exame retal pode revelar linfadenopatia ou sensibilidade perirretal, sugerindo um abscesso pélvico profundo, adenite ilíaca ou osteomielite pélvica. Um teste de guaiaco deve ser obtido; a perda de sangue oculto pode sugerir colite granulomatosa ou colite ulcerativa como causa de FOD.

Avaliação laboratorial

A avaliação laboratorial da criança com FOD, tanto durante uma internação quanto em nível ambulatorial, é determinada individualmente. A internação hospitalar pode ser necessária para estudos laboratoriais ou de imagem que não estejam disponíveis ou não sejam práticos em um contexto ambulatorial, para uma observação mais cuidadosa ou para alívio temporário da ansiedade dos pais. O **ritmo** da avaliação diagnóstica deve ser ajustado ao ritmo da doença; a pressa é fundamental em um paciente em estado crítico, mas, se a doença for mais crônica, a avaliação pode prosseguir de modo sistemático e ser conduzida no contexto ambulatorial. Se não houver indicações na história do paciente ou no exame físico sugestivas de infecção específica ou uma área de suspeita, é improvável que estudos diagnósticos sejam úteis. Nesse cenário comum, devem ser empregadas vigilância contínua e reavaliações repetidas da criança para detectar qualquer novo achado clínico.

Embora a solicitação de um grande número de exames diagnóstico em toda criança com FOD de acordo com uma lista predeterminada seja desencorajada, alguns estudos devem ser considerados na avaliação.

Um hemograma completo (HC) com contagem diferencial de leucócitos e uma análise de urina devem fazer parte da avaliação laboratorial inicial. Uma contagem absoluta de neutrófilos (CAN) < 5.000/μℓ é uma evidência contra infecção bacteriana indolente, com exceção de febre tifoide. Inversamente, em pacientes com uma contagem de leucócitos polimorfonucleares (PMN) acima de 10.000/μℓ ou uma contagem de PMNs não segmentados acima de 500/μℓ, uma infecção bacteriana grave é muito provável. O exame direto de esfregaços de sangue com coloração de Giemsa ou Wright pode revelar organismos de malária, tripanossomíase, babesiose ou febre recorrente.

Uma taxa de hemossedimentação (VHS) acima de 30 mm/h indica inflamação e a necessidade de avaliação subsequente de doenças infecciosas, autoimunes, autoinflamatórias ou malignas, tuberculose, doença de Kawasaki ou doença autoimune. Uma VHS baixa não elimina a possibilidade de infecção ou AIJ. A proteína C reativa (PCR) é outro reagente de fase aguda que sofre elevação e volta ao normal com mais rapidez que a VHS. Especialistas recomendam a verificação de VHS ou PCR, pois não existem evidências de que a mensuração das duas no mesmo paciente com FOD seja clinicamente útil.

As **hemoculturas** devem ser obtidas aerobicamente. As hemoculturas anaeróbicas apresentam rendimento extremamente baixo e devem ser obtidas apenas se houver um motivo específico para suspeitar de uma infecção anaeróbica. Hemoculturas múltiplas ou repetidas podem ser necessárias para detectar bacteriemia associada a endocardite infecciosa, osteomielite ou abscessos localizados profundamente. A bacteriemia polimicrobiana sugere infecção factícia ou autoinduzida ou patologia GI. O isolamento de leptospiras, *Francisella* ou *Yersinia* requer meios seletivos ou condições específicas que não são usados como rotina. Portanto, é importante informar ao laboratório que organismos são suspeitos em um caso específico. Uma cultura de urina deve ser obtida em todos os casos.

O teste cutâneo de tuberculina (TST) deve ser realizado com a aplicação intradérmica de 5 unidades de derivado proteico purificado que tenha sido mantido adequadamente refrigerado. Em crianças acima de 2 anos de idade, é razoável testar tuberculose usando um ensaio de liberação interferona-gama (IGRA).

Estudos de imagem do tórax, seios da face, mastoides ou trato GI podem ser indicados pelos achados específicos da história ou físicos. A avaliação radiográfica do trato GI para detectar DII pode ser útil ao avaliar crianças selecionadas com FOD e nenhum outro sinal ou sintoma localizador.

O exame da medula óssea pode revelar leucemia, neoplasia metastática, infecções por micobactérias, fungos ou parasitas, histiocitose, hemofagocitose ou doenças de depósito. Se um aspirado de medula óssea for realizado, devem ser obtidas culturas de bactérias, micobactérias e fungos.

Testes sorológicos podem ajudar no diagnóstico de infecção por EBV, infecção por CMV, toxoplasmose, salmonelose, tularemia, brucelose, leptospirose, doença da arranhadura do gato, doença de Lyme, doença por riquétsias e, às vezes, AIJ. O médico deve estar ciente de que a confiabilidade, a sensibilidade e a especificidade destes testes variam; por exemplo, testes sorológicos para doença de Lyme fora dos laboratórios de referência em geral não são confiáveis.

Varreduras por radionucleotídios podem ser úteis para detectar abscessos abdominais, assim como osteomielite, especialmente se o foco não puder ser localizado em um membro específico ou se houver suspeita de doença multifocal. O citrato de gálio localiza tecidos inflamatórios (leucócitos) associados a tumores ou abscessos. O fosfato de tecnécio-99m é útil para detectar osteomielite antes que radiografias planas demonstrem lesões ósseas. Granulócitos marcados com índio ou IgG iodada podem ser úteis em detectar processos pirogênicos localizados. A tomografia de emissão de pósitrons (PET) usando ^{18}F-fluorodesoxiglicose é uma modalidade de imagem útil em adultos com FOD e pode contribuir para o diagnóstico final em 30 a 60% dos pacientes. Os ecocardiogramas podem demonstrar vegetações nos folhetos das valvas cardíacas, sugerindo endocardite infecciosa. A ultrassonografia (US) pode identificar abscessos intra-abdominais do fígado, do espaço subfrênico, da pelve ou do baço.

A TC ou a RM do corpo total (ambas com contraste) costumam ser os primeiros estudos de imagem de escolha; ambas possibilitam a detecção de neoplasias e coleções de material purulento sem o uso de exploração cirúrgica ou radioisótopos. Elas são úteis para identificar lesões de cabeça, pescoço, tórax, espaços retroperitoneais, fígado, baço, linfonodos intra-abdominais e intratorácicos, rins, pelve e mediastino. A aspiração ou a biopsia de lesões suspeitas orientada por TC ou US reduziram a necessidade de laparotomia ou toracotomia exploratória. A RM é particularmente útil para detectar osteomielite ou miosite se houver preocupação com um membro específico. A imagem diagnóstica pode ser muito útil para confirmar ou avaliar um diagnóstico suspeito. Contudo, na TC, a criança é exposta a grandes quantidades de radiação. A PET-TC ou a RM podem ajudar a localizar um tumor oculto.

Ocasionalmente, a biopsia é útil para estabelecer um diagnóstico de FOD. Broncoscopia, laparoscopia, mediastinoscopia e endoscopia GI podem fornecer visualização direta e material de biopsia quando houver manifestação em órgãos específicos. Ao empregar qualquer procedimento de teste mais invasivo, a relação risco-benefício para o paciente sempre deve ser considerada antes de se prosseguir.

MANEJO

O tratamento final da FOD é personalizado para o diagnóstico subjacente. Febre e infecção em crianças não são sinônimos, e **agentes antimicrobianos** devem ser usados apenas quando houver evidência de infecção, evitando-se tentativas empíricas de medicação. Uma exceção pode ser o uso de tratamento antituberculose em crianças em estado crítico com suspeita de tuberculose disseminada. Tentativas empíricas com outros agentes antimicrobianos podem ser perigosas e ocultar o diagnóstico de endocardite infecciosa, meningite, infecção parameníngea ou osteomielite. Após uma avaliação completa, **antipiréticos** podem estar indicados para controlar a febre associada a sintomas adversos.

PROGNÓSTICO

As crianças com FOD apresentam melhor prognóstico que adultos. A evolução de uma criança depende do processo primário de doença. Em muitos casos, não é possível estabelecer um diagnóstico e a febre cede espontaneamente. Em até 25% das crianças nas quais a febre persiste, a causa da febre permanece incerta, mesmo após a avaliação completa.

Em uma série de 69 pacientes encaminhados por febre "prolongada" não explicada, 10 não apesentavam febre realmente e 11 tinham diagnósticos facilmente aparentes na visita inicial. Os 48 restantes foram classificados como portadores de FOD. A duração mediana a febre relatada para tais pacientes correspondeu a 30 dias. Quinze receberam um diagnóstico e 10 (67%) apresentavam infecções confirmadas: infecção aguda por EBV ou CMV (n = 5; com 1 paciente desenvolvendo linfo-histiocitose hemofagocítica); doença da arranhadura do gato (3); e histoplasmose (2). Os outros 5 pacientes apresentavam condições inflamatórias (AIJ sistêmica, 2; DII, 1), febre central (1) ou malignidade (leucemia linfoblástica aguda, 1).

A bibliografia está disponível no GEN-io.

Capítulo 205 Infecções em Indivíduos Imunocomprometidos

Marian G. Michaels, Hey Jin Chong e Michael Green

As infecções e as doenças desenvolvem-se quando o sistema imunológico do hospedeiro não consegue protegê-lo adequadamente de patógenos potenciais. Em indivíduos com um sistema imunológico intacto, a infecção ocorre no contexto de ausência de exposição anterior ao micróbio e imunidade preexistente ausente ou inadequada ao microrganismo específico ou ainda quando há a ruptura de barreiras protetoras do corpo como a pele. Crianças saudáveis conseguem enfrentar a maioria dos agentes infecciosos por meio de um arsenal imunológico que consegue evitar doenças significativas. Depois que uma infecção começa a se desenvolver, várias respostas imunológicas são colocadas em ação para controlar a doença e impedir que ela venha a reaparecer. Crianças imunocomprometidas, ao contrário, podem não ter essa mesma capacidade. Dependendo do nível e do tipo de defeito imune, a criança afetada pode não conseguir conter o patógeno ou desenvolver uma resposta imune apropriada para impedir a recorrência.

Os pediatras podem atender crianças com sistema imunológico anormal em sua prática porque um número cada vez maior de crianças sobrevive com imunodeficiências primárias ou recebe terapia imunossupressora para o tratamento de neoplasias, de distúrbios autoimunes ou de um transplante.

As **imunodeficiências primárias** geralmente decorrem de defeitos genéticos que afetam um ou mais braços do sistema imunológico. As **imunodeficiências adquiridas**, ou **secundárias**, podem decorrer de uma infecção (p. ex., infecção pelo HIV), de malignidades ou de um efeito adverso de medicações imunomoduladoras ou imunossupressoras. Estas últimas são fármacos que afetam as células T (esteroides, inibidores da calcineurina, inibidores do fator de necrose tumoral [TNF] e quimioterápicos), neutrófilos (medicamentos mielossupressores, neutropenia idiossincrática ou mediada pelo sistema imunológico), células reguladoras imunes específicas (bloqueadores do TNF, inibidores da interleucina-2) ou todas as células imunológicas (quimioterapia). Alterações das barreiras mucosas e cutâneas ou da microbiota normal também podem ser caracterizadas como imunodeficiências secundárias, tornando o hospedeiro suscetível a infecções, ainda que por um período temporário.

Os principais patógenos causadores de infecção em hospedeiros imunocompetentes são também os principais patógenos responsáveis por infecções em crianças portadoras de imunodeficiências. Além disso, organismos de menor virulência, como a microbiota normal da pele, as bactérias comensais da orofaringe ou do trato gastrintestinal (GI), os fungos ambientais e os vírus comuns na comunidade de patogenicidade baixa, podem causar doenças graves, colocando em risco a vida de pacientes imunocomprometidos (Tabela 205.1). Por essa razão, a comunicação estreita com o laboratório diagnóstico é fundamental para garantir que o laboratório não considere sem importância os agentes que fazem parte da microbiota normal e organismos normalmente considerados como contaminantes.

Tabela 205.1	Causas mais comuns de infecções em crianças imunocomprometidas.
BACTÉRIAS AERÓBICAS	
Acinetobacter	
Bacillus	
Burkholderia cepacia	
Citrobacter	
Corynebacterium	
Enterobacter spp.	
Enterococcus faecalis	
Enterococcus faecium	
Escherichia coli	
Klebsiella spp.	
Listeria monocytogenes	
Mycobacterium spp.	
Neisseria meningitidis	
Nocardia	
Pseudomonas aeruginosa	
Staphylococcus aureus	
Staphylococcus, coagulase negativos	
Streptococcus pneumoniae	
Streptococcus, grupo *viridans*	
BACTÉRIAS ANAERÓBICAS	
Bacillus	
Clostridium	
Fusobacterium	
Peptococcus	
Peptostreptococcus	
Propionibacterium	
Veillonella	
FUNGOS	
Aspergillus	
Candida albicans	
Cryptococcus neoformans	
Fusarium spp.	
Outras espécies de *Candida* spp.	
Pneumocystis jirovecii	
Zigomicoses (*Mucor, Rhizopus, Rhizomucor*)	
VÍRUS	
Adenovírus	
Citomegalovírus	
Herpesvírus humano 6	
Poliomavírus (BK)	
Vírus Epstein-Barr	
Herpes-vírus simples	
Vírus respiratórios e entéricos adquiridos na comunidade	
Vírus varicela-zóster	
PROTOZOÁRIOS	
Cryptosporidium parvum	
Giardia lamblia	
Toxoplasma gondii	

205.1 Infecções Ocorrendo em Associação a Imunodeficiências Primárias

Marian G. Michaels, Hey Jin Chong e Michael Green

Atualmente, já foram identificados mais de 300 genes envolvidos em erros inatos da imunidade, que representam uma grande variedade de doenças que se manifestam com suscetibilidade a infecções, alergia, autoimunidade e autoinflamação, assim como malignidade.

ANORMALIDADES DO SISTEMA FAGOCITÁRIO

Crianças com anormalidades do sistema fagocitário e dos neutrófilos têm problemas tanto com bactérias quanto com fungos ambientais. A doença manifesta-se por infecções recorrentes da pele, das membranas mucosas, dos pulmões, do fígado e dos ossos. A disfunção desse braço do sistema imunológico pode ser resultado de números inadequados, propriedades de movimento anormais ou função aberrante dos neutrófilos (Capítulo 153).

Define-se **neutropenia** como uma contagem absoluta de neutrófilos (CAN) menor que 1.000 células/mm^3 que pode se associar a um risco significativo de desenvolvimento de doenças bacterianas e fúngicas graves, especialmente quando a CAN for menor que 500 células/mm^3. Embora a neutropenia adquirida secundariamente à supressão da medula óssea por um vírus ou por medicações seja comum, também existem causas genéticas de neutropenia. A neutropenia congênita primária geralmente se manifesta durante o primeiro ano de vida na forma de celulite, abscessos perirretais ou estomatite por *Staphylococcus aureus* ou *Pseudomonas aeruginosa*. São também possíveis episódios de doença grave, como bacteriemia ou meningite. A avaliação da medula óssea demonstra uma insuficiência da maturação de precursores mieloides. Muitas formas de neutropenia congênita são autossômicas dominantes, porém algumas, como a síndrome de Kostmann (Capítulo 153) e a síndrome de Shwachman-Diamond, se revelam causadas por mutações autossômicas recessivas. A neutropenia cíclica pode se associar à herança autossômica dominante ou a mutações esporádicas novas e manifesta-se por ciclos fixos de neutropenia grave entre períodos de números normais de granulócitos. Com frequência, a CAN já se normalizou até o paciente procurar cuidados clínicos com sintomas, o que dificulta o diagnóstico. Os ciclos ocorrem classicamente a cada 21 dias (limites de variação: 14 a 36 dias), com a neutropenia durando de 3 a 6 dias. A doença caracteriza-se mais comumente por úlceras aftosas recorrentes e estomatite durante os períodos de neutropenia. Todavia, pode haver uma miosite ou uma celulite necrosante com risco de vida para o paciente, além de doença sistêmica, especialmente por *Clostridium septicum* ou *Clostridium perfringens*. Muitas das síndromes de neutropenia respondem ao fator de estimulação de colônias.

Os **defeitos da adesão leucocitária** são causados por defeitos na cadeia beta da integrina (CD18), necessária para o processo normal de agregação dos neutrófilos e de fixação dos mesmos a superfícies endoteliais (Capítulo 153). Na forma mais grave, há uma ausência total de CD18. As crianças portadoras desse defeito podem ter uma história de queda tardia do coto umbilical e de infecções recorrentes de pele, da mucosa oral e do trato genital logo ao início da vida. Ocorre também um ectima gangrenoso. Como o defeito envolve a migração e a adesão dos leucócitos, a CAN no sangue periférico em geral se mostra extremamente elevada, mas não se encontra pus no local da infecção. A sobrevida é comumente de menos de 10 anos na ausência de um **transplante de células-tronco hematopoéticas (HSCT)**.

A **doença granulomatosa crônica (DGC)** é uma síndrome de disfunção de neutrófilos hereditária, que pode estar ligada ao cromossomo X ou ser autossômica recessiva (Capítulo 156). Além disso, a DGC pode se manifestar em resposta a mutações espontâneas nos genes associados à doença granulomatosa crônica passível de transmissão hereditária. Neutrófilos e outras células mieloides apresentam defeitos em sua função de nicotinamida-adenina dinucleotídio fosfato oxidase, tornando-as incapazes de gerar superóxido e comprometendo a destruição intracelular. Desse modo, micróbios que destroem seu próprio peróxido de hidrogênio (*S. aureus, Serratia marcescens, Burkholderia cepacia, Nocardia* sp., *Aspergillus*) causam infecções recorrentes nessas crianças. Menos comuns, mas consideradas patognomônicas, são as infecções por *Granulibacter bethesdensis, Francisella philomiragia, Chromobacterium violaceum* e *Paecilomyces*. As infecções têm predileção pelo envolvimento de pulmões, fígado e ossos. A **pneumonite por exposição a fungos (*mulch pneumonitis*)** pode ser observada em pacientes com DGC conhecida, mas também pode ser uma característica de apresentação específica em adultos com DGC recessiva. Esse tipo de pneumonite pode lembrar a pneumonite por hipersensibilidade, e a broncoscopia pode revelar *Aspergillus*, mas muitas vezes pode não identificar um organismo definitivo. Recomenda-se o tratamento com antifúngicos e corticosteroides para inflamação. Abscessos por *S. aureus* podem ocorrer no fígado, apesar da profilaxia. Além disso, essas crianças podem apresentar abscessos recorrentes, o que afeta a pele, a região perirretal ou os linfonodos. Pode ocorrer sepse, mas ela é mais comum com alguns organismos gram-negativos como o *C. violaceum* e a *F. philomiragia*.

A profilaxia com sulfametoxazol-trimetoprima, interferona-gama humano recombinante e medicamentos antifúngicos orais que tenham atividade contra *Aspergillus* sp., como itraconazol ou novos compostos azólicos, reduz substancialmente a incidência de infecções graves. Pacientes com infecções com risco à vida também podem se beneficiar do tratamento agressivo com transfusões de leucócitos, além de agentes antimicrobianos dirigidos ao patógeno específico. É importante lembrar que pacientes com DGC não produzem pus e, portanto, a colocação de um dreno para abscessos hepáticos pode não ser eficaz. Além disso, o HSCT pode ser curativo, e tentativas de terapia gênica também devem ser consideradas.

FUNÇÃO ESPLÊNICA, OPSONIZAÇÃO OU ATIVIDADE DO COMPLEMENTO DEFEITUOSA

As crianças que apresentam asplenia congênita ou uma disfunção esplênica associada a poliesplenia ou a hemoglobinopatias, como a doença falciforme, assim como aquelas que foram submetidas à esplenectomia, estão em risco de infecções graves por bactérias encapsuladas e por protozoários transmitidos pelo sangue, como *Plasmodium* e *Babesia*. A profilaxia de infecções bacterianas com penicilina deve ser considerada nesses pacientes, especialmente crianças com idade inferior a 5 anos. Os agentes causadores mais comuns são *S. pneumoniae, H. influenzae* tipo b e *Salmonella*, que podem causar sepse, pneumonia, meningite e osteomielite. Os defeitos nos componentes iniciais do complemento, especialmente C2 e C3, também podem se associar a infecções graves por essas bactérias. Os **defeitos terminais do complemento** (C5, C6, C7, C8 e C9) associam-se a infecções recorrentes por *Neisseria*. Os pacientes com deficiência do complemento apresentam igualmente uma incidência aumentada de distúrbios autoimunes. Vacinas contra *S. pneumoniae*, Hib e *N. meningitidis* devem ser administradas a todas as crianças com anormalidades na opsonização ou nas vias do complemento (Capítulos 159 e 160).

DEFEITOS DAS CÉLULAS B (IMUNODEFICIÊNCIAS HUMORAIS)

As **deficiências de anticorpos** constituem a maioria das imunodeficiências primárias em seres humanos (Capítulos 149 e 150). Os pacientes que apresentam defeitos no braço de células B do sistema imunológico não elaboram respostas de anticorpos apropriadas, com anormalidades que variam da agamaglobulinemia total à insuficiência isolada de produção de anticorpos contra um antígeno ou um agente específico. As deficiências de anticorpos encontradas em crianças portadoras de doenças como a **agamaglobulinemia ligada ao cromossomo X (ALX)** ou a imunodeficiência variável comum predispõem a infecções por organismos encapsulados como o *S. pneumoniae* e a *H. influenzae* tipo b. Outras bactérias também podem se mostrar problemáticas nessas crianças (Tabela 205.1). Pacientes com ALX também podem apresentar neutropenia, com uma série de casos mostrando 12 de 13 pacientes com ALX que manifestaram neutropenia como parte da apresentação inicial. Devido à neutropenia, os pacientes com ALX podem apresentar sepse por *Pseudomonas*. Também ocorrem infecções virais, com o rotavírus causando diarreia crônica. Os enterovírus podem se disseminar e causar uma síndrome de meningoencefalite crônica. A poliomielite paralítica ocorreu após a imunização com a vacina de poliovírus vivos atenuados. Infecções por protozoários, como a giardíase, podem ser graves e persistentes. As crianças portadoras de defeitos das células B podem desenvolver bronquiectasia com o tempo, após infecções pulmonares crônicas ou recorrentes.

As crianças com deficiências de anticorpos geralmente se mostram assintomáticas até 5 a 6 meses de idade, quando os níveis de anticorpos de origem materna começam a se dissipar. Essas crianças começam a apresentar episódios recorrentes de otite média, bronquite, pneumonia, bacteriemia e meningite. Muitas dessas infecções respondem rapidamente a antibióticos, retardando o reconhecimento da deficiência de anticorpos.

A **deficiência seletiva de IgA** leva a uma ausência de produção de anticorpos secretores nas membranas mucosas (Capítulo 150). Embora muitos pacientes não apresentem um risco aumentado de infecções, alguns apresentam um acometimento leve a moderado em locais de barreiras mucosas. Coerentemente, as manifestações clínicas principais são infecções sinopulmonares e doença GI. Esses pacientes também apresentam uma incidência aumentada de alergia e de distúrbios autoimunes em comparação com a população normal.

A **síndrome de hiper-IgM** engloba um grupo de defeitos genéticos na recombinação de comutação de classe de imunoglobulina. O tipo mais comum é causado por um defeito no ligando CD40 sobre as células T, provocando a incapacidade de comutação de classe na célula B (Capítulo 150). Como ocorre em outros pacientes com defeitos humorais, tais pacientes estão em risco de infecções bacterianas sinopulmonares. Contudo, ao contrário de um verdadeiro defeito de anticorpos puro, além de sua importância nas interações entre células T e B, o ligando CD40 também é importante na interação entre células T e macrófagos/monócitos, o que influencia em infecções oportunistas, como pneumonia por *Pneumocystis jirovecii* (PCP) e infecções intestinais por *Cryptosporidium*.

DEFEITOS DAS CÉLULAS T (IMUNODEFICIÊNCIAS MEDIADAS POR MECANISMO CELULAR)

As crianças portadoras de imunodeficiências celulares primárias, isoladas ou na maioria das vezes em combinação com defeitos das células B, requerem cuidados médicos ao início da vida e são suscetíveis a infecções virais, fúngicas e por protozoários. As manifestações clínicas são diarreia crônica, candidíase mucocutânea e pneumonias, rinites e otites médias recorrentes. Na hipoplasia do timo (**síndrome de DiGeorge**), a hipoplasia ou a aplasia do timo e das glândulas paratireoides ocorrem durante o desenvolvimento fetal, com outras anormalidades congênitas. Hipocalcemia e anomalias cardíacas costumam ser as características iniciais da síndrome de DiGeorge, devendo levar à avaliação do sistema de células T.

A **candidíase mucocutânea crônica (CMC)** consiste em um grupo de imunodeficiências que provocam a suscetibilidade a infecções fúngicas da pele, unhas, cavidade oral e genitais. São causadas com mais frequência por *Candida* spp., mas também foram descritas infecções por dermatófitos como *Microsporum*, *Epidermophyton* e *Trichophyton*. Curiosamente, os pacientes com CMC não apresentam um maior risco de histoplasmose, blastomicose ou coccidioidomicose. Apesar da infecção crônica da pele e mucosas por espécies de *Candida*, tais pacientes muitas vezes não demonstram sensibilidade tardia em testes cutâneos para antígenos de *Candida*. Vários defeitos gênicos compõem esse grupo de distúrbios, como mutações com ganho de função em *STAT1*, defeitos de *IL17R*, deficiência de *CARD9* e deficiência de *ACT1*. Embora os pacientes com CMC em geral não desenvolvam candidíase invasiva, isso difere dependendo do defeito gênico. Enteropatias e autoimunidade também podem ser encontradas nos indivíduos afetados, sobretudo em indivíduos com mutações de ganho de função em *STAT1*.

DEFEITOS COMBINADOS DE CÉLULAS B E DE CÉLULAS T

Os pacientes com defeitos tanto no componente de células T quanto no de células B do sistema imunológico apresentam manifestações variáveis, dependendo da extensão do defeito (Capítulos 149 a 152). Uma imunodeficiência completa ou praticamente completa é encontrada no **distúrbio de imunodeficiência combinada grave (SCID)**, embora defeitos parciais possam estar presentes em condições como ataxia-telangiectasia, síndrome de Wiskott-Aldrich, síndrome de hiper-IgE e doença linfoproliferativa ligada ao cromossomo X. Em vez de um distúrbio único, reconhece-se atualmente que SCID constitui um grupo heterogêneo de defeitos genéticos que deixam o lactente globalmente imunodeficiente, os quais se manifestam nos 6 primeiros meses de vida por infecções recorrentes e tipicamente graves causadas por uma grande variedade de bactérias, fungos e vírus. Atraso no desenvolvimento, diarreia crônica, candidíase mucocutânea ou sistêmica, PCP ou infecções por citomegalovírus (CMV) são comuns ao início da vida. Os anticorpos maternos passivos conferem uma proteção relativa contra os patógenos bacterianos durante os primeiros meses de vida, mas daí em diante os pacientes se mostram suscetíveis tanto a organismos gram-positivos quanto a gram-negativos. A exposição a vacinas de vírus vivos também pode levar a uma doença disseminada; portanto, o uso de vacinas de organismos vivos (incluindo a vacina contra rotavírus) é contraindicado em pacientes com casos suspeitos ou comprovados de SCID. Sem um transplante de células-tronco ou a terapia genética, muitas das crianças afetadas sucumbem a infecções oportunistas no primeiro ano de vida.

As crianças com **ataxia-telangiectasia** apresentam mais tardiamente infecções sinopulmonares recorrentes tanto por bactérias quanto por vírus respiratórios. Além disso, essas crianças apresentam uma maior incidência de malignidades. A **síndrome de Wiskott-Aldrich** é uma doença recessiva ligada ao cromossomo X associada a eczema, trombocitopenia, um número reduzido de linfócitos CD3, supressão moderada das respostas mitogênicas e alteração das respostas de anticorpos a antígenos polissacarídeos. Em consequência, são comuns as infecções por *S. pneumoniae* ou *H. influenzae* tipo b e a PCP. As crianças com síndrome de hiper-IgE exibem níveis acentuadamente elevados de IgE e apresentam episódios recorrentes de abscessos por *S. aureus* da pele, dos pulmões e do sistema musculoesquelético. Embora a anormalidade de anticorpos seja notável, esses pacientes também apresentam uma eosinofilia acentuada e respostas celulares deficientes a novos antígenos e também estão sob maior risco de infecções por fungos.

A bibliografia está disponível no GEN-io.

205.2 Infecções Associadas a Imunodeficiências Adquiridas

Marian G. Michaels, Hey Jin Chong e Michael Green

As imunodeficiências podem ser adquiridas secundariamente em consequência de infecções ou em decorrência de outros distúrbios subjacentes, como malignidades, fibrose cística, diabetes melito, doença falciforme ou desnutrição. As medicações imunossupressoras utilizadas para se evitar a rejeição após um transplante de órgãos, para se impedir a **doença enxerto *versus* hospedeiro** (DEVH) após um transplante de células-tronco ou para tratar neoplasias, também podem deixar o hospedeiro vulnerável a infecções. Assim, também medicações utilizadas para o controle de doenças reumatológicas ou outras doenças autoimunes podem estar associadas a um maior risco de desenvolvimento de infecções. Do mesmo modo, a remoção cirúrgica do baço coloca a pessoa em maior risco de infecções. Além disso, qualquer processo que perturbe as barreiras mucosas e cutâneas normais (p. ex., queimaduras, cirurgia, cateteres de demora) pode ocasionar um maior risco de infecção.

IMUNODEFICIÊNCIA ADQUIRIDA POR AGENTES INFECCIOSOS

A infecção pelo HIV, o agente causador da AIDS, ainda é uma causa infecciosa global importante de imunodeficiência adquirida (Capítulo 302). Se não tratada, a infecção pelo HIV tem efeitos profundos sobre muitas partes do sistema imunológico, sobretudo sobre a imunidade mediada por células T, o que leva à suscetibilidade aos mesmos tipos de infecções das imunodeficiências primárias de células T.

Outros organismos também podem ocasionar alterações temporárias no sistema imunológico. Muito raramente uma neutropenia transitória associada a vírus adquiridos na comunidade pode ocasionar um acometimento significativo por infecções bacterianas. As infecções secundárias podem ocorrer devido à imunidade alterada ou à ruptura da imunidade mucosa normal, conforme exemplificado pelo risco aumentado de pneumonia por *S. pneumoniae* ou *S. aureus* após a infecção por influenza e de celulite e fascite por estreptococos do grupo A após a varicela.

MALIGNIDADES

O sistema imunológico de crianças portadoras de condições malignas é comprometido pelas terapias utilizadas no tratamento do câncer e, por vezes, pelos efeitos diretos do próprio câncer. O tipo, a duração e a intensidade da terapia anticâncer continuam sendo os principais fatores de risco de infecções nessas crianças e afetam com frequência múltiplos braços do sistema imunológico. A presença de anormalidades das membranas mucosas, cateteres intravasculares, desnutrição, exposição prolongada a antibióticos e hospitalizações frequentes aumenta o risco de infecção nessas crianças.

Embora diversos braços do sistema imunológico possam ser afetados, a principal anormalidade que predispõe as crianças com câncer a infecções é a **neutropenia**. A gravidade e a duração da neutropenia são os principais fatores de predição do risco de infecções em crianças em tratamento de câncer. Os pacientes estão particularmente em risco de infecções bacterianas e fúngicas se a CAN for menor que 500 células/mm^3 e o risco é mais alto naqueles com contagens menores que 100 células/mm^3. Contagens maiores que 500 células/mm^3, porém menores que 1.000 células/mm^3, acarretam algum aumento do risco de infecção, ainda que de menor magnitude. A falta de neutrófilos pode levar a uma diminuição da resposta inflamatória, o que limita a capacidade de se localizar pontos de infecção e deixa potencialmente a febre como manifestação única da infecção. Por essa razão, a ausência de sinais e sintomas físicos não afasta a presença de uma infecção, o que leva à necessidade de utilização de antibióticos empíricos (Figura 205.1). Como os pacientes com **febre e neutropenia** podem ter apenas sinais e sintomas sutis de infecção, a presença de febre justifica uma investigação intensa, em um exame físico meticuloso com uma atenção cuidadosa à orofaringe, aos pulmões, ao períneo e ao ânus, à pele, aos leitos ungueais e a locais de inserção de cateteres intravasculares (Tabela 205.2).

Deve ser realizada uma avaliação laboratorial abrangente, com hemograma completo, creatinina sérica, ureia e transaminases séricas. Hemoculturas devem ser obtidas de todas as linhas de qualquer **cateter venoso central** (CVC) e de uma veia periférica. Embora essa última amostragem muitas vezes seja omitida nos casos de febre contínua e neutropenia, ela deve ser obtida antes da administração inicial de antibióticos e reconsiderada em crianças com uma ou mais culturas positivas a partir de um CVC, facilitando a localização da origem da infecção. Outros estudos microbiológicos devem ser efetuados na presença de sintomas clínicos associados, como um aspirado nasal

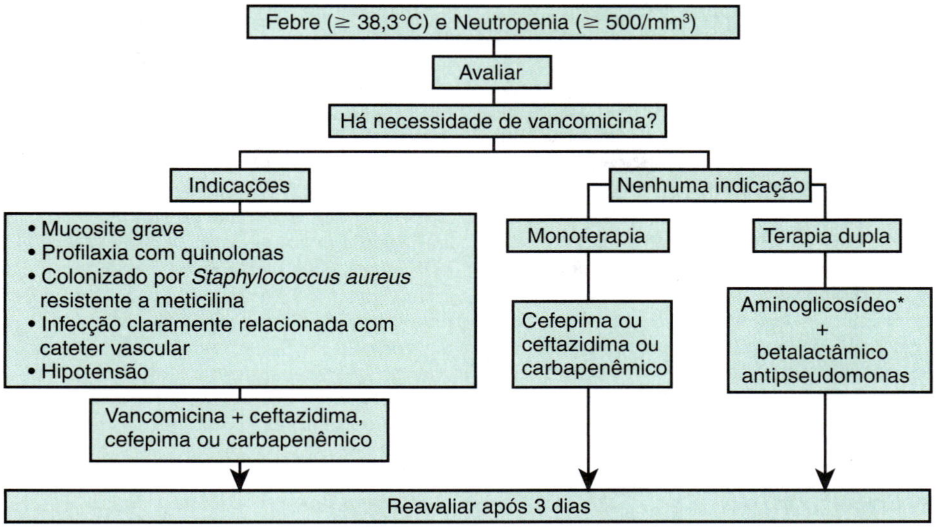

Figura 205.1 Guia para o manejo inicial de pacientes febris com neutropenia. Pode-se considerar a monoterapia com cefepima, imipeném-cilastatina, meropeném, piperacilina-tazobactam ou ticarcilina-ácido clavulânico. *Os aminoglicosídeos devem ser evitados caso o paciente esteja recebendo medicamentos nefrotóxicos, ototóxicos ou bloqueadores neuromusculares; apresente uma disfunção renal ou uma grave disfunção eletrolítica; ou tenha a suspeita de ter meningite (por causa de uma perfusão hematencefálica deficiente). (Adaptada de Freifeld AG, Bow EJ, Sepkowitz KA et al. Clinical practice guidelines for the use of antimicrobial agents in neutropenic patients with cancer: 2010 update by the Infectious Diseases Society of America. *Clin Infect Dis. 2011*;52:e56-e93.)

Tabela 205.2 Defeitos da defesa do hospedeiro e patógenos comuns por tempo após transplante de medula óssea/transplante de células-tronco hematopoéticas.

PERÍODO DE TEMPO	DEFEITOS DA DEFESA DO HOSPEDEIRO	CAUSAS	PATÓGENOS COMUNS
Pré-transplante	Neutropenia Barreiras anatômicas anormais	Doença de base Quimioterapia prévia	Bacilos aeróbicos gram-negativos
Pré-pega do enxerto	Neutropenia Barreiras anatômicas anormais	Quimioterapia Radiação Cateteres vasculares centrais	Cocos aeróbicos gram-positivos Bacilos aeróbicos gram-negativos *Candida* *Aspergillus* Herpes-vírus simples (em pacientes previamente infectados) Patógenos virais adquiridos na comunidade
Pós-pega do enxerto	Anormalidade da imunidade mediada por células Barreiras anatômicas anormais	Quimioterapia Medicações imunossupressoras Radiação Cateteres vasculares centrais Doador de sangue do coto umbilical não aparentado	Cocos gram-positivos Bacilos aeróbicos gram-negativos Citomegalovírus Adenovírus Patógenos virais adquiridos na comunidade *Pneumocystis jirovecii*
Pós-transplante tardio	Recuperação tardia da função imune (celular, humoral e barreiras anatômicas anormais)	Tempo necessário para o desenvolvimento da função imune relacionada com o doador Doença enxerto *versus* hospedeiro	Vírus varicela-zóster *Streptococcus pneumoniae*

para vírus em pacientes com achados respiratórios superiores; exame de fezes para pesquisa de rotavírus e norovírus e pesquisa de toxina de *C. difficile* em pacientes com diarreia; exame de urina e cultura de urina em crianças pequenas ou em pacientes mais velhos com sintomas de urgência urinária, frequência, disúria ou hematúria; e biopsia e cultura de lesões cutâneas. Devem ser obtidas radiografias de tórax em todo e qualquer paciente com sintomas do trato respiratório inferior, embora infiltrados pulmonares possam estar ausentes em crianças com neutropenia grave. Devem ser obtidas radiografias dos seios da face em crianças com idade superior a 2 anos em caso de uma rinorreia prolongada. A tomografia (TC) abdominal deve ser também considerada em crianças com neutropenia profunda e dores abdominais para se avaliar a possibilidade de tiflite. TC de tórax e testes de biomarcadores fúngicos (p. ex., galactomanana, beta-D-glicana) devem ser considerados no caso de crianças que não estejam respondendo a antibióticos de amplo espectro e que apresentem febre e neutropenia contínuas por mais de 96 horas. Biopsias para citologia, coloração pelo Gram e uma cultura devem ser consideradas caso sejam encontradas anormalidades durante procedimentos endoscópicos ou sejam identificados nódulos pulmonares em exames de imagem.

Os estudos clássicos de Pizzo *et al.* demonstraram que, antes da instituição rotineira da terapia antimicrobiana empírica em casos de febre e neutropenia, 75% das crianças com essas condições apresentavam um sítio de infecção. Isso sugere que muitas das crianças com febre e neutropenia irão ter uma infecção subjacente (Tabela 205.2). Atualmente, os patógenos mais comumente identificados nesses pacientes são **cocos gram-positivos**; entretanto, gram-negativos como *Pseudomonas aeruginosa*, *Escherichia coli* e *Klebsiella* podem causar infecções, o que acarreta risco à vida desses pacientes e deve ser considerado no regime de tratamento empírico. Outras enterobactérias resistentes a múltiplos medicamentos estão sendo cada vez mais isoladas nessas crianças. Embora estafilococos coagulase negativos frequentemente causem infecções nessas crianças em presença de CVCs, essas infecções são tipicamente indolentes e um pequeno adiamento do tratamento não leva a uma evolução final prejudicial. Outras bactérias gram-positivas, como *S. aureus* e *S. pneumoniae*, podem causar uma doença mais fulminante e requerem o início imediato do tratamento. Os estreptococos *viridans* são possíveis patógenos particularmente importantes em pacientes que apresentam a mucosite oral frequentemente associada ao uso de citarabina e naqueles que apresentam uma pressão seletiva pelo tratamento com determinados antibióticos, como as quinolonas. A infecção causada por esse grupo de organismos pode se manifestar inicialmente por uma síndrome de choque séptico agudo. Além disso, pacientes com neutropenia prolongada têm maior risco de infecções oportunistas por fungos, e os fungos mais frequentemente identificados são as espécies de *Candida* e *Aspergillus*. Outros fungos que podem causar doença grave nessas crianças são espécies de *Mucor* e *Fusarium* e fungos dematiáceos.

FEBRE E NEUTROPENIA

O tratamento antimicrobiano empírico como parte do manejo da febre e da neutropenia diminui o risco de evolução para sepse, choque séptico, síndrome de angústia respiratória aguda, disfunção de órgãos e morte. Em 2010, a Infectious Diseases Society of America (IDSA) atualizou uma diretriz abrangente para o uso de antimicrobianos em crianças e adultos portadores de neutropenia com câncer (Figura 205.1).

A terapia antimicrobiana de primeira linha deve levar em consideração os tipos de agentes esperados e os padrões de resistência locais encontrados em cada instituição, bem como o nível de risco de infecção grave associado a um determinado paciente. Além disso, as opções de antibióticos podem ser limitadas por circunstâncias específicas, como a presença de alergia a medicamentos e de disfunção renal ou hepática. Demonstrou-se que o uso empírico de antibióticos orais é seguro em adultos de baixo risco que não apresentam evidências de um foco bacteriano nem sinais de uma doença grave (calafrios, hipotensão, alterações do estado mental) e nos quais se espera uma recuperação rápida da medula óssea. As orientações para o tratamento da febre e neutropenia em crianças com câncer e/ou submetidas a HSCT (2012) concluíram que o uso da terapia antimicrobiana oral como terapia inicial ou subsequente pode ser considerado em crianças de risco baixo que consigam tolerar antibióticos orais e nas quais se possa assegurar um monitoramento cuidadoso. Todavia, a orientação enfatiza que o uso de medicações orais pode acarretar grandes desafios em crianças, como a disponibilidade de formulações líquidas de antibióticos apropriados, a cooperação de crianças pequenas e a presença de uma mucosite interferindo na absorção. Em vista disso, as decisões quanto à implementação dessa abordagem devem ser reservadas para um subgrupo selecionado dessas crianças apresentando febre e neutropenia.

A decisão de se usar inicialmente a monoterapia intravenosa *vs.* um regime ampliado de antibióticos depende da gravidade da doença do paciente, da história de colonização anterior por microrganismos resistentes e da presença clara de uma infecção relacionada com um cateter vascular. Deve-se adicionar **vancomicina** ao regime empírico inicial caso o paciente apresente hipotensão ou outras evidências de choque séptico, uma infecção claramente relacionada com um cateter vascular ou uma história de colonização por *S. aureus* resistente a meticilina (MRSA) ou se o paciente tiver alto risco de infecção por estreptococos *viridans* (mucosite grave, leucemia mieloide aguda ou uso anterior de profilaxia com quinolonas). Em outros casos, pode-se considerar o uso de monoterapia com um antibiótico como cefepima ou piperacilina-tazobactam. Não se deve usar ceftazidima como monoterapia se houver preocupação com organismos gram-positivos ou bactérias gram-negativas resistentes. Carbapenêmicos como imipeném/cilastatina e meropeném não devem constituir a primeira linha, com o objetivo de evitar a pressão sobre *Enterobacteriaceae* resistentes carbapenêmicos. A adição de um segundo agente para bactérias gram-negativas (p. ex., um aminoglicosídeo) como terapia empírica pode ser considerada em pacientes que se mostrem clinicamente instáveis e nos quais se suspeite de organismos resistentes a múltiplos medicamentos.

Qualquer que seja o regime escolhido inicialmente, é fundamental avaliar cuidadosa e continuamente o paciente quanto à resposta ao tratamento, ao desenvolvimento de infecções secundárias e a efeitos adversos. As recomendações quanto ao tratamento dessas crianças estão evoluindo. Com base nas diretrizes publicadas em 2012, pacientes que tenham hemoculturas negativas após 48 horas da coleta, que estejam afebris há pelo menos 24 horas e que tenham evidências de recuperação da medula óssea (CAN > 100 células/mm^3) podem ter os antibióticos suspensos. Entretanto, se os sintomas persistirem ou evoluírem, os antibióticos intravenosos devem ser mantidos. É ainda controversa a manutenção dos antibióticos em crianças cuja febre remitiu e que estão clinicamente bem, mas que continuam a apresentar neutropenia importante. As diretrizes pediátricas de 2012 recomendam a suspensão dos antibióticos em pacientes de baixo risco após 72 horas no caso de crianças que tenham hemoculturas negativas e estejam afebris há pelo menos 24 horas, independentemente da recuperação da medula óssea, desde que esteja assegurado um acompanhamento cuidadoso. Outros autores, por outro lado, continuam a recomendar a manutenção dos antibióticos nessa circunstância para evitar a recorrência da febre.

Pacientes sem uma etiologia identificada, porém com **febre persistente**, devem ser reavaliados diariamente. No 3º ao 5º dia de febre persistente e neutropenia, aqueles que permaneçam clinicamente bem podem continuar com o mesmo regime, embora se possa considerar a suspensão da vancomicina, ou a dupla cobertura bacteriana para gram-negativos, caso elas tenham sido incluídas inicialmente. Nos pacientes que permaneçam febris e apresentem progressão clínica, deve ser feita a adição de vancomicina, caso ela não tenha sido incluída inicialmente e haja alguns fatores de risco; os médicos devem considerar também modificar o regime antimicrobiano empírico para cobrir possíveis microrganismos multirresistentes. Se a febre persistir por mais de 96 horas, deve-se considerar a adição de um **medicamento antifúngico** com atividade contra fungos filamentosos também, sobretudo naqueles com alto risco de infecção fúngicas invasiva (aqueles com leucemia mieloide aguda ou leucemia linfocítica aguda em recidiva ou que estejam recebendo quimioterapias altamente mielossupressoras para outros cânceres ou se submeteram a um HSCT alogênico). Alguns fármacos foram estudados em crianças, como **anfotericina lipossomal** e **equinocandinas**. Voriconazol, itraconazol e posaconazol foram usados com sucesso em adultos, com experiência cada vez maior em crianças. Estudos comparando caspofungina à anfotericina lipossomal em crianças com malignidades, febre e neutropenia mostraram que caspofungina não foi inferior.

O uso de **medicamentos antivirais** em casos de febre e neutropenia não se justifica sem evidências específicas de uma doença viral. Lesões ativas por herpes simples ou varicela-zóster merecem tratamento para se reduzir o tempo até a cura; ainda que não sejam a origem da febre, essas lesões são portas de entrada potenciais para bactérias e fungos. O CMV raramente causa febre em crianças com câncer e neutropenia. Caso se suspeite de uma infecção por CMV, a avaliação da carga viral no sangue e aquela em órgãos específicos devem ser obtidas. Pode-se considerar o uso de ganciclovir, foscarnete ou cidofovir enquanto se aguarda a avaliação, embora o ganciclovir possa causar a supressão da medula óssea e o foscarnete e o cidofovir possam ser nefrotóxicos. Se o vírus Influenza for identificado, o tratamento específico com medicamentos antivirais deve ser administrado. A escolha do tratamento (oseltamivir, zanamivir) deve se basear na suscetibilidade prevista da cepa de influenza circulante.

O uso de **fatores de crescimento hematopoéticos** abrevia a duração da neutropenia, mas não foi comprovado que reduza a morbidade ou a mortalidade. Assim, as recomendações de 2010 da IDSA não endossam o uso rotineiro de fatores de crescimento hematopoéticos em pacientes com um quadro estabelecido de febre e neutropenia, embora as recomendações observem efetivamente que os fatores de crescimento hematopoéticos possam ser considerados como profilaxia em indivíduos com neutropenia que tenham um alto risco de febre.

FEBRE SEM NEUTROPENIA

As infecções ocorrem em crianças com câncer mesmo sem neutropenia. Essas infecções são mais comumente de etiologia viral. Todavia, o *P. jirovecii* pode causar pneumonia independentemente da contagem de neutrófilos. A administração de profilaxia contra *Pneumocystis* constitui uma estratégia preventiva eficaz e deve ser aplicada a todas as crianças submetendo-se a um tratamento ativo para uma malignidade. O tratamento de primeira linha ainda é TMP-SMX, com alternativas de segunda linha, como pentamidina, atovaquona, dapsona ou dapsona-pirimetamina. Fungos ambientais como *Cryptococcus*, *Histoplasma* e *Coccidioides* também podem causar doenças. O *Toxoplasma gondii* é um patógeno incomum, mas ocasionalmente presente, em crianças com câncer. As infecções causadas por patógenos encontradas em crianças sadias (*S. pneumoniae*, estreptococos do grupo A) podem ocorrer em crianças com câncer, independentemente da contagem de granulócitos.

TRANSPLANTES

O transplante de células-tronco hematopoéticas e de órgãos sólidos (como coração, fígado, rins, pulmões, pâncreas e intestinos) está sendo cada vez mais empregado como terapia para diversas doenças. Crianças que se submetem a um transplante têm risco de infecções causadas pelos mesmos agentes que causam doenças em crianças com imunodeficiências primárias. Embora os tipos de infecções após o transplante sejam de modo geral semelhantes em todos os receptores desses procedimentos, há algumas diferenças entre os pacientes dependendo do tipo de transplante realizado, do tipo e da quantidade da imunossupressão administrada e da imunidade preexistente da criança a patógenos específicos.

Transplante de células-tronco

As infecções após um HSCT podem ser classificadas como ocorrendo durante o **período pré-transplante**, o **período pré-pega do enxerto** (0 a 30 dias após o transplante), o **período pós-pega do enxerto** (30 a 100 dias) ou o **período pós-transplante tardio** (> 100 dias). Os defeitos específicos nas defesas do hospedeiro que predispõem a infecções variam em cada um desses períodos (Tabela 205.2). A neutropenia e as anormalidades da função imune celular e humoral ocorrem de modo previsível em períodos de tempo específicos após o transplante. Entretanto, rupturas nas barreiras anatômicas causadas por cateteres fixos e mucosite secundária à radiação ou à quimioterapia ocasionam defeitos nas defesas do hospedeiro que podem se evidenciar a qualquer momento após o transplante.

Período pré-transplante

As crianças chegam para HSCT com uma história heterogênea de doenças subjacentes, exposição à quimioterapia, grau de imunossupressão e infecções anteriores. Aproximadamente 12% de todas as infecções em receptores adultos de HSCT ocorrem durante o período pré-transplante. Essas infecções são frequentemente causadas por bacilos aeróbicos gram-negativos e se manifestam por infecções localizadas da pele, dos tecidos moles e do trato urinário. A ocorrência de uma infecção durante esse período não retarda nem afeta adversamente o sucesso da pega do enxerto.

Período pré-pega do enxerto

As **infecções bacterianas** predominam no período até a pega do enxerto (0 a 30 dias). A **bacteriemia** é a infecção mais comumente registrada e ocorre em até 50% de todos os receptores de HSCT durante os 30 primeiros dias após o transplante. A bacteriemia associa-se tipicamente à presença de mucosite ou de um cateter fixo, mas também pode ocorrer com pneumonia. Do mesmo modo, mais de 40% das crianças submetidas a um HSCT apresentaram uma ou mais infecções no período até a pega do enxerto. Cocos gram-positivos, bacilos gram-negativos, leveduras e, mais raramente, outros fungos causam infecções durante esse período. Identificou-se *Aspergillus* em 4 a 20% dos receptores de HSCT, mais comumente após 3 semanas de neutropenia. As infecções associadas aos patógenos fúngicos emergentes *Fusarium* e *Pseudallescheria boydii* associam-se a uma neutropenia prolongada durante o período até a pega do enxerto.

As **infecções virais** também ocorrem durante o período até a pega do enxerto. Entre os adultos, a reativação do herpes-vírus simples é a doença viral mais comumente observada, mas isso não é tão comum em crianças. Uma história de infecção por herpes simples (HSV) ou soropositividade a ele indica a necessidade de profilaxia. A exposição nosocomial a patógenos virais adquiridos na comunidade, como vírus sincicial respiratório (RSV), vírus influenza, adenovírus, rotavírus e norovírus, constitui outra fonte importante de infecções durante esse período. Crescem as evidências de que vírus adquiridos na comunidade podem causar morbidade e mortalidade aumentadas em receptores de HSCT durante esse período. O adenovírus é um patógeno viral particularmente importante, que pode ocorrer precocemente, embora se manifeste tipicamente após a pega do enxerto.

Período pós-pega do enxerto

O defeito predominante nas defesas do hospedeiro no período após a pega do enxerto é a alteração da imunidade celular. Em consequência disso, organismos categorizados historicamente como "patógenos oportunistas" predominam durante esse período. O risco acentua-se especificamente de 50 a 100 dias após o transplante, quando a imunidade do hospedeiro é perdida e a imunidade do doador ainda não se estabeleceu. O *P. jirovecii* manifesta-se durante esse período caso os pacientes não sejam mantidos em profilaxia apropriada. A reativação de *T. gondii*, uma causa rara de doença em receptores de HSCT, pode ocorrer após a pega do enxerto. A candidíase hepatoesplênica manifesta-se frequentemente durante o período pós-pega, embora a semeadura tenha ocorrido provavelmente durante a fase de neutropenia.

O **citomegalovírus** constitui uma causa importante de morbidade e de mortalidade em receptores de HSCT. Ao contrário dos pacientes submetidos a um transplante de órgãos sólidos, em que a infecção primária do doador causa o maior dano, a reativação de CMV em um receptor de HSCT cujo doador não havia sido exposto ao vírus pode causar uma doença grave. O risco de doença por CMV após HSCT também se encontra aumentado em receptores de transplantes de sangue do cordão ou transplantes compatíveis não aparentados com depleção de células T e em receptores que apresentam a DEVH. O **adenovírus**, outro patógeno viral importante, foi recuperado de até 5% dos adultos e crianças receptores de HSCT e causa doença invasiva em aproximadamente 20% dos casos. Crianças recebendo órgãos doadores não aparentados compatíveis ou transplantes de células do sangue do coto umbilical de indivíduos não aparentados têm uma incidência de infecção por adenovírus de até 14% durante esse período inicial pós-pega. O **poliomavírus** como o vírus BK tem sido cada vez mais reconhecido como causa de disfunção renal e cistite hemorrágica após transplante de medula óssea. Infecções por outros herpes-vírus (vírus Epstein-Barr [EBV] e herpes-vírus humano 6) e por patógenos adquiridos na comunidade estão associados a alta morbidade e mortalidade durante esse período, de maneira semelhante ao período até a pega do enxerto.

Período pós-transplante tardio

São raras as infecções após 100 dias na ausência de DRVH crônica. A presença da DEVH crônica, porém, afeta significativamente as barreiras anatômicas e está associada a defeitos na função imune humoral, esplênica e celular. Infecções virais, como a infecção primária ou reativação do vírus varicela-zóster (VZV), são responsáveis por mais de 40% das infecções durante esse período. Tal número pode diminuir com o tempo, uma vez que a cepa Oka da vacina contra varicela apresenta menor taxa de reativação que a varicela de tipo selvagem. Infecções bacterianas, especialmente do trato respiratório superior e inferior, constituem aproximadamente 30% das infecções. Essas infecções podem se associar a deficiências na produção de imunoglobulinas, especialmente IgG_2. As infecções fúngicas correspondem a menos de 20% das infecções confirmadas durante o período tardio pós-transplante.

Transplantes de órgãos sólidos

Os fatores que predispõem a uma infecção após um transplante de órgãos são aqueles que existiam antes do transplante ou são secundários a eventos intraoperatórios ou a terapias pós-transplante (Tabela 205.3). Alguns desses outros riscos não podem ser evitados e alguns riscos adquiridos durante a operação ou após a mesma dependem de decisões ou ações de membros da equipe de transplante. Os receptores de órgãos correm o risco de infecção decorrente da possível exposição a patógenos no órgão doador. Embora algumas infecções derivadas do doador possam ser previstas por meio da triagem dos doadores, muitos patógenos não são pesquisados como rotina; e estratégias para definir quando e como pesquisar todos os possíveis patógenos, com exceção de um pequeno grupo, não foram identificadas nem implementadas. Assim como outras crianças submetidas a procedimentos cirúrgicos, as infecções no local cirúrgico são uma causa frequente de infecção logo após o transplante. Depois disso, a necessidade de imunossupressores para se evitar a rejeição é o principal fator predisponente para a infecção após o transplante. Apesar dos esforços para otimizar regimes imunossupressores para a prevenção ou o tratamento da rejeição com um mínimo de alteração da imunidade, todos os regimes atuais interferem na capacidade do sistema imunológico em evitar infecções. O alvo primário da maioria dos imunossupressores é o sistema imunológico celular, mas os regimes podem alterar também muitos outros aspectos do sistema imunológico do receptor do transplante e o fazem efetivamente.

Escala temporal

A escala temporal dos tipos de infecções que podem ocorrer costuma ser previsível, independentemente do órgão que seja transplantado. Ocorrem tipicamente complicações infecciosas em um de três períodos: imediato (0 a 30 dias após o transplante), intermediário (30 a 180 dias) e tardio (> 180 dias); a maioria das infecções manifesta-se nos primeiros 180 dias após o transplante. A Tabela 205.4 deve ser usada como uma orientação geral quanto aos tipos de infecção encontrados, mas pode ser modificada pela introdução de novas terapias imunossupressoras e pelo uso da profilaxia.

As infecções precoces costumam ser consequências de uma complicação da própria cirurgia do transplante, da aquisição inesperada de um patógeno bacteriano ou fúngico a partir do doador ou da presença de um cateter vascular central. As infecções durante o período intermediário decorrem tipicamente de uma complicação da imunossupressão, que tende a ter sua maior intensidade durante os 6 primeiros meses após o transplante. Este é o período de maior risco de infecções causadas por patógenos oportunistas como CMV, EBV e *P. jiroveci*. Anormalidades anatômicas que se desenvolvam em consequência da cirurgia do transplante, como estenose brônquica e estenose biliar, também podem predispor a infecções recorrentes nesse período.

As infecções que se evidenciam tardiamente após o transplante ocorrem tipicamente em consequência de anormalidades anatômicas não corrigidas, da rejeição crônica ou da exposição a patógenos adquiridos na comunidade. A intensificação da imunossupressão, como tratamento para rejeição celular aguda tardia ou rejeição crônica, pode aumentar o risco de manifestações tardias de CMV, EBV e outras possíveis infecções oportunistas. A aquisição de uma infecção por patógenos adquiridos na comunidade, como RSV, pode ocasionar infecções graves devido ao grau de imunossupressão do receptor do transplante durante os períodos imediato e intermediário. Em comparação com os períodos anteriores, as infecções adquiridas na comunidade no período tardio costumam ser benignas, pois a imunossupressão é mantida tipicamente a níveis significativamente mais baixos. Todavia, alguns patógenos, como o VZV e o EBV, podem se associar a uma doença grave mesmo nesse período tardio.

Tabela 205.3 Fatores de risco para infecções após transplante de órgãos sólidos em crianças.

FATORES PRÉ-TRANSPLANTE
Idade do paciente
Doença de base, desnutrição
Órgão específico transplantado
Exposições prévias a agentes infecciosos
Imunizações prévias
Presença de infecção no doador
FATORES INTRAOPERATÓRIOS
Duração da cirurgia de transplante
Exposição a derivados de sangue
Problemas técnicos
Organismos transmitidos com o órgão do doador
FATORES PÓS-TRANSPLANTE
Imunossupressão
Imunossupressão de indução
Imunossupressão de manutenção
Tratamento intensificado para rejeição
Cateteres vasculares centrais
Exposições nosocomiais
Exposições na comunidade

Tabela 205.4 Escala temporal das complicações infecciosas após transplante de órgãos sólidos.

PERÍODO PRECOCE (0 A 30 DIAS)
Infecções bacterianas
Bacilos entéricos gram-negativos
• Intestino delgado, fígado, coração em neonatos
Pseudomonas, Burkholderia, Stenotrophomonas, Alcaligenes
• Pulmão na fibrose cística
Organismos gram-positivos
• Todos os tipos de transplante
Infecções fúngicas
Todos os tipos de transplante
Infecções virais
Herpes-vírus simples
• Todos os tipos de transplante
Vírus respiratórios nosocomiais
• Todos os tipos de transplante
PERÍODO MÉDIO (1 A 6 MESES)
Infecções virais
Citomegalovírus
• Todos os tipos de transplante
• Receptor soronegativo de doador soropositivo
Vírus Epstein-Barr
• Todos os tipos de transplante (o intestino delgado é o grupo de maior risco)
• Receptor soronegativo
Vírus varicela-zóster
• Todos os tipos de transplante
• Infecções oportunistas
Pneumocystis jirovecii
• Todos os tipos de transplante
Toxoplasma gondii
• Receptor soronegativo de transplante cardíaco de um doador soropositivo
Infecções bacterianas
Pseudomonas, Burkholderia, Stenotrophomonas, Alcaligenes
• Pulmão na fibrose cística
Bacilos entéricos gram-negativos
• Intestino delgado
PERÍODO TARDIO (> 6 MESES)
Infecções virais
Vírus Epstein-Barr
• Todos os tipos de transplante, porém com risco menor que no período médio
Vírus varicela-zóster
• Todos os tipos de transplante
Infecções virais adquiridas na comunidade
• Todos os tipos de transplante
Infecções bacterianas
Pseudomonas, Burkholderia, Stenotrophomonas, Alcaligenes
• Pulmão na fibrose cística
• Transplantes de pulmão com rejeição crônica
Bacteriemia bacilar por gram-negativo
• Intestino delgado
Infecções por fungos
Aspergillus
• Transplantes de pulmão com rejeição crônica

Adaptada de Green M, Michaels MG. Infections in solid organ transplant recipients. In: Long SS, Prober C, Fisher M (Eds.). *Principles and practice of pediatric infectious disease. 5th* ed. Philadelphia: Elsevier, 2018.

Infecções bacterianas e fúngicas

Embora haja importantes considerações específicas do enxerto com relação às infecções bacterianas e fúngicas após um transplante, alguns princípios aplicam-se de modo geral a todos os receptores de transplantes. As infecções bacterianas e fúngicas após o transplante de órgãos são habitualmente uma consequência direta da cirurgia, de uma ruptura em uma barreira anatômica, da presença de um corpo estranho ou de um estreitamento anatômico ou uma obstrução anormal. Com exceção das infecções relacionadas com o uso de cateteres vasculares centrais, os locais de infecção bacteriana tendem a ocorrer no órgão transplantado ou nas proximidades deste. As infecções após um transplante abdominal (hepático, intestinal ou renal) ocorrem comumente no abdome ou na ferida cirúrgica. Os patógenos são tipicamente bactérias entéricas gram-negativas, *Enterococcus* e, às vezes, *Candida*. As infecções após um transplante torácico (coração, pulmão) ocorrem habitualmente no trato respiratório inferior ou na ferida cirúrgica. Os patógenos associados a essas infecções são *S. aureus* e bactérias gram-negativas. Os pacientes submetidos a transplante de pulmão devido a uma fibrose cística apresentam uma frequência particularmente alta de complicações infecciosas, por terem sido frequentemente colonizados por *P. aeruginosa* ou por *Aspergillus* antes do transplante. Ainda que os pulmões infectados sejam removidos, os seios faciais e as vias respiratórias superiores permanecem colonizados por esses patógenos, e pode haver a reinfecção subsequente dos pulmões transplantados. Crianças recebendo transplantes de órgãos são com frequência hospitalizadas por um período longo e recebem múltiplos antibióticos; por isso a recuperação de bactérias com padrões de resistência a diversos antibióticos é comum após todos os tipos de transplante de órgãos. As infecções causadas por *Aspergillus* não são tão comuns, mas ocorrem após todos os tipos de transplante de órgãos e se associam a taxas elevadas de morbidade e mortalidade.

Infecções virais

Os patógenos virais, especialmente os herpesvírus, são uma fonte importante de morbidade e mortalidade após um transplante de órgãos sólidos. Além disso, o vírus BK é uma causa importante de doença renal após transplantes de rim. Os padrões de doença associados a patógenos virais individuais são de modo geral semelhantes em todos os receptores de transplantes de órgãos. Todavia, a incidência, o modo de apresentação e a gravidade diferem de acordo com o tipo de órgão transplantado e, para muitos patógenos virais, o estado sorológico do paciente pré-transplante.

Os patógenos virais podem ser categorizados de maneira geral como patógenos latentes, que causam infecção por reativação no hospedeiro ou por aquisição a partir do doador (p. ex., CMV e EBV) ou como vírus adquiridos na comunidade (p. ex., RSV). No caso de CMV e EBV, a infecção primária ocorrendo após o transplante associa-se ao maior grau de morbidade e de mortalidade. O risco mais alto ocorre em um hospedeiro que não tenha sido exposto a esses patógenos e que receba um órgão de um doador infectado anteriormente por um desses vírus. Esse estado "discrepante" associa-se frequentemente a uma doença grave. Todavia, ainda que o doador seja negativo para CMV e EBV, a infecção pode ser adquirida de um contato íntimo ou por meio de produtos sanguíneos. As infecções secundárias (reativação de uma cepa latente no hospedeiro ou superinfecção por uma cepa nova) tendem a ocasionar uma doença mais leve, a não ser que o paciente esteja muito imunossuprimido. Isso pode ocorrer se o tratamento de uma rejeição significativa estiver em curso.

O CMV é um dos patógenos virais mais comumente reconhecidos em transplantes. A doença por CMV tem diminuído com o uso das estratégias preventivas, como a profilaxia antiviral e o monitoramento da carga viral para indicar uma terapia antiviral preventiva. Alguns centros implementaram uma abordagem híbrida na qual o monitoramento de vigilância da carga viral segue um período relativamente curto (2 a 4 semanas) de quimioprofilaxia. As manifestações clínicas da doença por CMV podem variar de uma síndrome de fadiga e febre a uma doença tissular invasiva que afeta mais comumente o fígado, os pulmões e o trato GI.

A infecção causada por EBV é outra complicação importante do transplante de órgãos sólidos. Os sintomas clínicos variam de uma síndrome de mononucleose leve a um **distúrbio linfoproliferativo pós-transplante** disseminado. O distúrbio linfoproliferativo pós-transplante é mais comum em crianças do que em adultos, pois a infecção primária por EBV em um hospedeiro imunossuprimido tende a levar a distúrbios proliferativos não controlados, como o linfoma pós-transplante.

Outros vírus, como o adenovírus, têm a capacidade de se associar ao doador, mas parecem não ser tão comuns. O desenvolvimento inesperado de patógenos virais associados ao doador, como vírus de hepatite B, vírus de hepatite C e HIV, é raro, devido à avaliação de triagem intensiva dos doadores. Contudo, as mudanças na epidemiologia de alguns vírus (p. ex., dengue, chikungunya, Zika) trazem preocupações relativas à transmissão derivada do doador desses patógenos virais emergentes.

Vírus adquiridos na comunidade, como aqueles associados a infecções do trato respiratório (RSV, vírus influenza, adenovírus e parainfluenza) e a infecções GI (enterovírus, rotavírus), podem causar doenças importantes em crianças após um transplante de órgãos. De modo geral, os fatores de risco de uma infecção mais grave são pouca idade, aquisição da infecção logo após o transplante e imunossupressão aumentada. Uma infecção sem esses fatores de risco acarreta tipicamente uma doença clínica comparável com aquela vista em crianças imunocompetentes. Todavia, alguns vírus adquiridos na comunidade, como os adenovírus, podem estar associados à disfunção do enxerto mesmo quando adquiridos tardiamente após o transplante.

Patógenos oportunistas

As crianças submetidas a um transplante de órgãos sólidos estão igualmente em risco de infecções sintomáticas por patógenos que não costumam causar doença em hospedeiros imunocompetentes. Embora tipicamente se manifestem no período intermediário, tais infecções também podem ocorrer tardiamente em pacientes necessitando de imunossupressão prolongada e em níveis altos. O *P. jirovecii* é uma causa bem reconhecida de pneumonia após um transplante de órgãos sólidos, porém a profilaxia de rotina praticamente eliminou esse problema. O *T. gondii* pode complicar transplantes cardíacos, devido ao tropismo desse organismo pelo músculo cardíaco e ao risco de transmissão pelo doador; ele complica mais raramente outros tipos de transplante de órgãos.

A bibliografia está disponível no GEN-io.

205.3 Prevenção de Infecções em Indivíduos Imunocomprometidos

Marian G. Michaels, Hey Jin Chong e Michael Green

Embora não seja possível evitar completamente as infecções em crianças que apresentem defeitos em um ou mais braços do sistema imunológico, algumas medidas podem diminuir os riscos de infecção. A reposição de imunoglobulina é benéfica para crianças com deficiência primária de células B. A interferona (IFN)-gama, o TMP-SMX e os antifúngicos orais reduzem o número de infecções em crianças com DGC, embora o benefício relativo da IFN-gama tenha sido questionado. As crianças que apresentam uma depressão da imunidade celular em consequência de doenças primárias, infecção pelo HIV avançada ou medicações imunossupressoras se beneficiam da profilaxia para *P. jirovecii*. As imunizações evitam muitas infecções e são particularmente importantes em crianças com o sistema imunológico comprometido que não apresentem uma contraindicação ou uma incapacidade de resposta. Para crianças imunocomprometidas em decorrência de medicamentos ou esplenectomia, as imunizações devem ser administradas antes do tratamento. Esse cronograma possibilita uma resposta superior aos antígenos da vacina, evita o risco das vacinas vivas, que podem estar contraindicadas dependendo da imunossupressão, e acima de tudo fornece proteção antes que o sistema imunológico seja comprometido.

Mesmo as crianças imunodeficientes sendo um grupo heterogêneo, geralmente alguns princípios de prevenção mostram-se aplicáveis. O uso de vacinas inativadas não acarreta maior risco de efeitos adversos; porém, sua eficácia pode estar reduzida, devido a uma resposta imune alterada. Em muitos casos, as crianças portadoras de imunodeficiências devem receber todas as vacinas inativadas recomendadas. As vacinações por vírus vivos atenuados podem causar doença em algumas crianças com defeitos imunológicos e, por essa razão, convém recorrer a imunizações alternativas sempre que possível, como uma vacina para influenza inativada, em vez da vacina de vírus vivos atenuados para influenza, ou uma vacina tifoide inativada em vez da vacina tifoide oral de vírus vivos para viajantes. De modo geral, não se deve usar vacinas de vírus vivos em crianças portadoras de anormalidades primárias das células T. Convém assegurar que os contatos íntimos sejam todos imunizados para se diminuir o risco de exposição. Em alguns pacientes nos quais uma infecção viral do tipo selvagem possa ser grave, justificam-se as imunizações, até mesmo por uma vacina de vírus vivos, em crianças em imunossupressão. Por exemplo, crianças com infecção pelo HIV e um nível de CD4 maior que 15% devem receber vacinações contra sarampo e varicela. Algumas vacinas, além das vacinações de rotina, devem ser aplicadas a crianças com imunodeficiências. Como exemplo, as crianças portadoras de asplenia ou disfunção esplênica devem receber tanto a vacina meningocócica conjugada quanto a polissacarídea. A vacinação contra influenza é recomendada para todos os indivíduos acima de 6 meses de idade e deve ser enfatizada para crianças imunocomprometidas, assim como em todos os contatos domiciliares, para reduzir ao máximo o risco de transmissão à criança imunocomprometida.

A bibliografia está disponível no GEN-io.

Capítulo 206

Infecções Associadas a Dispositivos Médicos

Joshua Wolf e Patricia M. Flynn

O uso de dispositivos sintéticos e protéticos implantados revolucionou a prática pediátrica por proporcionar o acesso venoso por um período prolongado, cirurgias para a recuperação de membros e o tratamento com sucesso da hidrocefalia, da retenção urinária e da insuficiência renal. As complicações infecciosas desses dispositivos; porém, continuam a ser uma preocupação importante. Essas infecções estão relacionadas com a formação de **biofilmes**, comunidades organizadas de microrganismos na superfície do dispositivo, protegidas do sistema imune e da terapia antimicrobiana. Alguns fatores são importantes para o desenvolvimento de infecções, incluindo a suscetibilidade do hospedeiro, a composição do dispositivo, a duração do implante e a exposição à colonização por microrganismos.

DISPOSITIVOS PARA ACESSO INTRAVASCULAR

Os dispositivos para acesso intravascular variam de agulhas curtas de aço inoxidável ou cânulas plásticas inseridas por um período curto a cateteres plásticos sintéticos implantados com múltiplas luzes, que podem permanecer em uso por anos. As complicações infecciosas incluem infecções locais da pele e de partes moles, como infecções do local de saída, do túnel-trato e da bolsa do dispositivo, e **infecções da corrente sanguínea relacionadas com o cateter (ICSRC)**. O uso de cateteres venosos centrais tem melhorado a qualidade de vida de pacientes de alto risco, mas aumentou igualmente o risco de infecções.

Tipos de cateteres

As cânulas periféricas de curta permanência são usadas com grande frequência em pacientes pediátricos e é rara a ocorrência de complicações infecciosas. A taxa de ICSRC em crianças é menor que 0,15%. Pacientes com menos de 1 ano de idade, uso de duração superior a 144 horas e alguns tipos de substâncias infundidas estão associados a um risco aumentado de infecção relacionada com cateteres. A flebite associada a cateteres é mais comum (1 a 6%), mas raramente é infecciosa e pode ser tratada de forma conservadora pela remoção da cânula.

Os **cateteres venosos centrais** (CVC), que terminam em uma veia central como a veia cava superior ou a veia cava inferior, são largamente utilizados tanto em pacientes adultos como em crianças e são responsáveis pela maioria das infecções relacionadas com cateteres. Esses cateteres são usados comumente em pacientes em estado crítico, incluindo recém-nascidos, que apresentam muitos outros fatores de risco para infecção nosocomial. Os pacientes em uma unidade de tratamento intensivo (UTI) com um CVC instalado têm um risco cinco vezes maior de vir a apresentar uma infecção da corrente sanguínea nosocomial do que aqueles sem um cateter.

O uso de cateteres centrais inseridos perifericamente (PICC), que são inseridos em uma veia periférica e terminam em uma veia central, tem aumentado em pacientes pediátricos. As taxas de infecção parecem ser semelhantes às de CVC tunelizados por um período longo (aproximadamente dois a cada mil cateter-dias); porém, outras complicações, como fratura, deslocamento e oclusão, são mais comuns.

Um cateter de silicone (Silastic) ou de poliuretano provido de manguito pode ser inserido até a veia cava superior através da veia subclávia, a cefálica ou a jugular em casos em que se faz necessário um acesso intravenoso (IV) por um período prolongado. O segmento extravascular do cateter passa por um túnel subcutâneo (SC) antes de sair na pele, em geral na parte superior do tórax (p. ex., cateter semi-implantado de Broviac ou Hickman). Um manguito em torno do cateter próximo ao ponto de saída induz uma reação fibrótica que fecha o túnel. Os cateteres totalmente implantados compreendem um cateter central tunelizado, fixado a um reservatório SC ou uma porta com um septo de silicone autosselante imediatamente sob a pele, que permite acessos percutâneos repetidos com agulha.

A incidência de infecções locais (ponto de saída, túnel e bolsa) com o uso de cateteres por um período prolongado é de 0,2 a 2,8/1.000 cateter-dias. A incidência de ICSRC em cateteres Broviac ou Hickman é de 0,5 a 11,0/1.000 cateter-dias. A incidência de ICSRC em dispositivos totalmente implantados é muito menor, de 0,3 a 1,8/1.000 cateter-dias; porém, o tratamento com nutrição parenteral total (NPT) elimina essa redução do risco devido a um aumento relativo muito maior da taxa de infecção nas portas. O risco de ICSRC é maior em lactentes prematuros, em crianças pequenas e em pacientes recebendo NPT.

Infecções da pele e dos tecidos moles associadas a cateteres

Diversas infecções locais podem ocorrer na presença de um CVC. As manifestações clínicas de infecções incluem eritema, hipersensibilidade e secreção purulenta no local de saída ou ao longo do túnel subcutâneo do cateter. A **infecção do sítio de saída** denota uma infecção localizada no sítio de saída, sem extensão significativa pelo túnel, acompanhada frequentemente de secreção purulenta. A **infecção do túnel-trato** indica uma infecção nos tecidos subcutâneos circunvizinhos a um cateter tunelizado, que pode incluir também uma secreção serosa ou serossanguinolenta por um trato fistuloso drenando ao longo do trajeto. A **infecção da bolsa** indica uma infecção supurativa de uma bolsa subcutânea que contém um dispositivo totalmente implantado. A infecção da corrente sanguínea pode coexistir com a infecção local.

O diagnóstico da infecção local é estabelecido clinicamente, mas deve-se obter um esfregaço corado pelo Gram e a cultura de qualquer secreção do local de saída para identificar a causa microbiológica. Em geral, a origem é a contaminação pela microbiota cutânea ou gastrintestinal e os organismos mais envolvidos são *Staphylococcus aureus*, estafilococos coagulase-negativos. *Pseudomonas aeruginosa, Candida* spp. e micobactérias. Uma secreção esverdeada é fortemente sugestiva de uma infecção por micobactéria e deve-se obter colorações e culturas apropriadas.

O tratamento da infecção local relacionada com um CVC por um período curto deve incluir a retirada do dispositivo. A infecção do local de saída pode ser controlada apenas com a retirada do dispositivo, mas sintomas sistêmicos devem ser tratados com terapia antimicrobiana, como recomendado mais adiante em relação ao tratamento de ICSRC. A infecção local do sítio de saída do CVC de longa permanência geralmente responde ao cuidado local e ao uso de antibióticos tópicos ou sistêmicos. Infecções do túnel ou da bolsa; porém, requerem a remoção do cateter e o uso de terapia antibiótica sistêmica em quase todos os casos. Ao se remover um CVC em consequência de uma infecção do túnel, deve-se remover também o manguito e enviá-lo para cultura se possível. O desbridamento cirúrgico amplo dos tecidos é geralmente necessário para a cura em casos de infecção por micobactéria.

Infecções da corrente sanguínea relacionadas com cateteres

As ICSRC ocorrem quando microrganismos aderidos ao CVC se disseminam para a corrente sanguínea, levando à bacteriemia. O termo **infecção da corrente sanguínea relacionada com o cateter** é reservado a uma infecção da corrente sanguínea quando a cultura da ponta de um CVC ou outras técnicas demonstrarem que foi causada pela colonização do dispositivo. Em contraste, o termo mais geral **infecção da corrente sanguínea associada a linha central** (**ICSALC**) normalmente é usado para vigilância e pode se referir a qualquer infecção da corrente sanguínea que ocorra em um paciente com CVC, a não ser que exista uma fonte alternativa identificada. Os microrganismos aderem aos cateteres em forma de comunidades organizadas como biofilmes. A colonização pode estar presente mesmo na ausência de sintomas ou de culturas positivas.

Os microrganismos podem contaminar a superfície externa do CVC durante a inserção, ou a superfície intraluminal pelo manuseio do canhão do cateter ou por uma infusão contaminada. A maioria dos casos de ICSRC parecem ser causados pela colonização intraluminal, mas a colonização externa pode ter um importante papel nas infecções relacionadas a um cateter inserido recentemente (menos de 30 dias). Predominam os cocos gram-positivos, com cerca de metade das infecções sendo causadas por estafilococos coagulase negativos. Bactérias entéricas gram-negativas são isoladas em aproximadamente 20 a 30% dos episódios e fungos são responsáveis por 5 a 10% dos episódios.

A febre sem um foco identificável é a manifestação clínica inicial mais comum das ICSRC; sinais e sintomas dos tecidos moles locais estão em geral ausentes. O aparecimento de febre e calafrios durante a infusão de um cateter ou logo depois disso é um forte indício de ICSRC. Podem estar igualmente presentes sinais e sintomas de uma infecção complicada, como tromboflebite séptica, endocardite ou ectima gangrenoso.

Hemoculturas colhidas antes do início da terapia antibiótica, tanto do CVC como do sangue periférico, são geralmente positivas. A coleta de hemoculturas só deve ocorrer mediante suspeita clínica de infecção, pois pode haver a contaminação da hemocultura, levando a uma terapia inadequada. Para ajudar na interpretação de culturas positivas com contaminantes cutâneos comuns, as hemoculturas devem ser colhidas de pelo menos dois locais, incluindo de preferência todas as luzes de um CVC *e* o sangue periférico, antes de iniciar a terapia com antibiótico.

Os testes para diferenciar a ICSRC de outras fontes de bacteriemia na presença de um CVC devem incluir a cultura da extremidade do cateter, hemoculturas quantitativas ou o **tempo diferencial até a positividade** de hemoculturas colhidas de diferentes sítios. O diagnóstico definitivo da ICSRC é importante para identificar aqueles pacientes que poderiam se beneficiar da retirada do cateter ou da terapia adjuvante. Embora possa identificar a ICSRC, a cultura da extremidade do CVC impede a recuperação do cateter. A técnica mais prontamente disponível para confirmar a ICSRC sem a remoção do cateter é o cálculo do tempo diferencial de positividade entre hemoculturas colhidas por um cateter e de uma veia periférica ou de uma luz separada. Durante a ICSRC, o sangue obtido através da luz responsável vai indicar geralmente um crescimento pelo menos 2 a 3 horas antes do sangue periférico ou de luzes não colonizadas, devido a uma carga mais alta de microrganismos intraluminares. Devem ser colhidos volumes idênticos de sangue de maneira simultânea de cada local e há necessidade de um sistema de hemocultura monitorado continuamente. A especificidade desse teste é boa (94 a 100%) e a sensibilidade é boa quando se dispõe de uma cultura do sangue periférico (cerca de 90%), mas ruim ao comparar duas luzes de um CVC (64%). Quando disponível, uma hemocultura mostrando um número pelo menos três vezes maior de microrganismos do sangue central em comparação ao periférico é igualmente diagnóstica.

O tratamento de uma ICSRC relacionada a **dispositivos de acesso vascular de uso prolongado** (Hickman, Broviac, cateteres totalmente implantados) com antibióticos sistêmicos é bem-sucedido em muitas infecções bacterianas sem a retirada do cateter. A terapia antibiótica deve ser dirigida ao patógeno isolado e administrada por um total de 10 a 14 dias a partir da data da liberação da hemocultura. Até que estejam disponíveis a identificação e os testes de suscetibilidade, em geral está indicada uma terapia empírica inicial baseada nos dados de suscetibilidade antimicrobiana local e inclui habitualmente **vancomicina** mais um aminoglicosídeo antipseudomonas (p. ex., gentamicina), uma penicilina (p. ex., piperacilina-tazobactam) ou uma cefalosporina (p. ex., ceftazidima ou cefepima). Uma equinocandina ou um antifúngico azólico devem ser iniciados caso se suspeite de uma fungemia. Pacientes que tenham uma história pregressa de ICSRC por um organismo resistente tratada com remoção do CVC em geral devem receber uma terapia empírica inicial dirigida contra o organismo, uma vez que a recidiva é comum.

Uma **terapia de trancamento ("*antibiotic lock*") ou permanência do antibiótico,** com a administração de soluções de concentração elevada de antibióticos ou de etanol que permaneçam no cateter por até 24 horas, foi proposta para melhorar a evolução final quando empregada como adjuvante à terapia sistêmica. Os "*antibiotic locks*" são recomendados para pacientes em diálise que podem não receber antibióticos fornecidos pelo CVC com frequência, mas as evidências não sugerem que o uso de rotina da terapia de trancamento seja benéfico em outras populações de pacientes, e ela pode causar danos. A terapia de trancamento com etanol aumenta o risco de oclusão do CVC e ambas podem levar a adiamentos na remoção necessária do CVC.

Deve-se remover o dispositivo se as hemoculturas permanecerem positivas após 72 horas de terapia apropriada ou se o paciente apresentar deterioração clínica. A falha da terapia de resgate de uma ICSRC é comum e pode ser grave em infecções causadas por *S. aureus* (aproximadamente 50%), *Candida* spp. (mais de 70%) e *Mycobacterium* spp. (mais de 70%), porém alguns relatos de casos de cura que utilizam a técnica de "*antibiotic lock*" parecem promissores. Outras indicações de retirada de um cateter de uso prolongado incluem sepse grave, tromboflebite supurativa e endocardite. Uma terapia prolongada (4 a 6 semanas) é indicada em casos de bacteriemia ou fungemia persistente apesar da retirada do cateter, uma vez que isso pode representar uma endocardite infecciosa ou tromboflebite não reconhecida. A decisão de tentar a recuperação do cateter deve pesar o risco e o impacto clínico da infecção persistente ou sua recidiva em relação ao risco da intervenção cirúrgica.

A ICSRC pode ser complicada por outras infecções intravasculares, como a tromboflebite séptica ou a endocardite. A presença dessas condições pode ser indicada por fatores de risco preexistentes (como uma cardiopatia congênita), por sinais e sintomas de bacteriemia ou fungemia persistente 72 horas após a retirada do cateter e por uma terapia apropriada. A avaliação de triagem quanto a essas condições em crianças que sejam consideradas de baixo risco, até mesmo naquelas com uma infecção por *S. aureus*, não é recomendada porque a frequência geral é baixa e porque os testes podem ser de difícil interpretação e podem levar a uma terapia inadequada.

Prevenção de infecções

Os cateteres devem ser removidos rotineiramente assim que não sejam mais necessários. Embora a prevalência de infecções aumente com a duração prolongada do uso do cateter, a substituição rotineira de um CVC necessário, seja em um novo local, seja ao longo de um fio-guia, acarreta uma significativa morbidade e não é recomendada. A prevenção adequada de infecções relacionadas com cateteres vasculares de longa permanência inclui um pacote de intervenções "bundle", incluindo uma técnica de inserção cirúrgica asséptica meticulosa em um ambiente estéril semelhante ao de uma sala de operação, evitar tomar banho ou nadar (exceto com cateteres totalmente implantados) e um cuidado atento ao cateter. O uso de antibióticos, taurolidina ou de etanol com a técnica "*lock*", de heparina com preservativos e capas impregnadas de álcool, assim como o uso de cateteres impregnados ou revestidos de antibióticos, reduz o risco de ICSRC e pode ser apropriado em populações de alto risco. Não há evidências de que a substituição de rotina de cateteres periféricos de curta permanência previna flebite ou outras complicações em crianças, por isso eles devem ser substituídos quando houver indicação clínica (p. ex., flebite, disfunção, deslocamento).

DERIVAÇÕES LIQUÓRICAS

A derivação do líquido cefalorraquidiano (LCR) é necessária para o tratamento de muitas crianças com **hidrocefalia**. O procedimento habitual utiliza um dispositivo de silicone com a parte proximal inserida no ventrículo, uma válvula unidirecional e um segmento distal que desvia o LCR dos ventrículos para a cavidade peritoneal (derivação **ventriculoperitoneal** [DVP]) ou para o átrio direito (derivação **ventriculoatrial** [DVA]). A incidência de infecção da derivação varia de 1 a 20% (média: 10%). As frequências mais altas são relatadas em lactentes pequenos, em pacientes com infecções prévias da derivação e em determinadas etiologias de hidrocefalia. Muitas infecções são consequentes da contaminação intraoperatória da ferida cirúrgica pela microbiota cutânea. Assim, estafilococos coagulase negativos são isolados em mais da metade dos casos, *S. aureus* são isolados em aproximadamente 20% e bacilos gram-negativos em 15% dos casos.

Já foram descritas quatro síndromes clínicas distintas: colonização da derivação, infecção associada à infecção da ferida, infecção distal com peritonite e infecção associada à meningite. O tipo mais comum de infecção é o da **colonização da derivação**, com sintomas inespecíficos que refletem a disfunção da derivação em oposição a uma infecção franca. Os sintomas associados à colonização de uma DVP incluem: letargia, cefaleia, vômitos, uma fontanela abaulada e dores abdominais. A febre é comum, mas pode ficar abaixo de 39°C. Os sintomas ocorrem comumente dentro de alguns meses do procedimento cirúrgico. A colonização de uma DVA acarreta sintomas sistêmicos mais graves e sintomas específicos de disfunção da derivação estão com frequência ausentes. Embolias pulmonares sépticas, hipertensão pulmonar e endocardite infecciosa são complicações frequentemente associadas a colonização de uma DVA. A colonização crônica de uma derivação VA pode causar uma glomerulonefrite hipocomplementêmica secundária a deposição de complexos antígeno-anticorpo nos glomérulos, designada comumente como "nefrite de derivação"; os achados clínicos incluem hipertensão, hematúria microscópica, elevação da ureia sanguínea e dos níveis séricos de creatinina e anemia.

O diagnóstico é estabelecido por coloração pelo Gram, microscopia, bioquímica e cultura do LCR. Este deve ser obtido por aspiração direta da derivação antes da administração de antibióticos, pois o LCR obtido por uma punção lombar ou ventricular se mostra, com frequência, estéril. Não é comum observar sinais de ventriculite e os achados do LCR podem estar apenas minimamente anormais. Os resultados da hemocultura em geral são positivos em casos de colonização de DVA, mas negativos naqueles de colonização de DVP.

As **infecções da ferida** se manifestam inicialmente por um eritema óbvio, tumefação, secreção ou deiscência ao longo da derivação e ocorrem com mais frequência dentro de dias a semanas do procedimento cirúrgico. O microrganismo mais comumente isolado é *S. aureus*. Além dos achados físicos, a febre é comum e sinais de disfunção da derivação acabam por sobrevir em muitos casos.

A infecção distal de uma DVP acompanhada de **peritonite** se manifesta inicialmente por sintomas abdominais, em geral sem evidências de disfunção da derivação. A patogênese está possivelmente relacionada com a perfuração de uma alça intestinal no momento de inserção da DVP ou com a translocação de bactérias pela parede intestinal. Por isso predominam os gram-negativos e é comum a infecção mista. Os agentes infecciosos são frequentemente isolados apenas da parte distal da derivação.

Os patógenos que em geral causam **meningites** adquiridas na comunidade, incluindo *Streptococcus pneumoniae, Neisseria meningitidis* e *Haemophilus influenzae* tipo b, raramente também causam meningites bacterianas em pacientes com derivações. O quadro clínico inicial é semelhante ao da meningite bacteriana aguda em outras crianças (Capítulo 621.1).

O **tratamento** da colonização da derivação inclui a sua retirada e a terapia antibiótica sistêmica dirigida aos microrganismos isolados. O tratamento sem remoção da derivação raramente tem sucesso e não deve ser tentado como rotina. Após a coleta de amostras apropriadas para cultura, a terapia empírica em geral é à base de vancomicina com um medicamento antipseudomonas com penetração relativamente boa no LCR, como ceftazidima ou meropeném. A terapia definitiva deve ser dirigida ao agente isolado e deve levar em conta a penetração insuficiente da maioria dos antibióticos no LCR por meio de meninges não inflamadas. Por causa disso, podem ser indicados antibióticos intraventriculares, mas eles são comumente reservados, a não ser que haja evidências de insucesso do tratamento. Caso o agente isolado seja suscetível, o tratamento de escolha é uma penicilina antiestafilocócica parenteral, com ou sem vancomicina intraventricular. Vancomicina sistêmica e possivelmente vancomicina intraventricular são recomendadas caso o organismo seja resistente a penicilinas. Em infecções por gram-negativos o tratamento ideal consiste em uma cefalosporina de terceira geração com ou sem um aminoglicosídeo intraventricular. O monitoramento dos níveis liquóricos se faz necessário ao usar antibióticos intraventriculares para evitar a toxicidade.

A **retirada** do dispositivo colonizado é requerida para a cura e a substituição final deve ser postergada até que sejam documentadas culturas de LCR livres de microrganismos. Muitos neurocirurgiões removem a derivação imediatamente e inserem um dreno ventricular externo para aliviar a pressão intracraniana (PIC), com um segundo estágio de substituição da derivação depois de se confirmar a esterilização do LCR. Outros optam por exteriorizar inicialmente a extremidade distal da derivação e efetuar a substituição da derivação em um procedimento em um único estágio assim que as culturas do LCR permanecerem estéreis por 48 a 72 horas. Diariamente devem ser colhidas culturas do LCR até que seja documentada a resolução da infecção em dois a três espécimes consecutivos e os antibióticos devem ser mantidos por pelo menos 10 dias após a esterilização documentada do LCR. Microrganismos gram-negativos podem requerer uma duração maior da terapia (por até 21 dias). A contagem de leucócitos do LCR geralmente aumenta nos primeiros 3 a 5 dias de terapia apropriada e por si só não deve suscitar a preocupação de insucesso do tratamento. As infecções distais da derivação com peritonite e as infecções da ferida são tratadas de maneira semelhante.

O tratamento da **meningite bacteriana** por patógenos típicos adquiridos na comunidade, como meningococos ou pneumococos, requer habitualmente apenas a terapia sistêmica. A substituição da derivação não se faz necessária na ausência de disfunção do dispositivo, resposta clínica insuficiente, positividade persistente das culturas do LCR ou recidiva da infecção após a terapia antibiótica.

Prevenção de infecções

A prevenção de infecções da derivação inclui um preparo cuidadoso da pele e uma cuidadosa técnica cirúrgica. Antibióticos sistêmicos e intraventriculares, derivações impregnadas de antibióticos e tubo da derivação embebido em antibióticos são utilizados para reduzir a incidência de infecções, com sucesso variável. Antibióticos sistêmicos profiláticos administrados antes e durante a inserção da derivação podem reduzir o risco de infecções e devem ser empregados rotineiramente, mas não devem ser mantidos por mais de 24 horas no pós-operatório. Os cateteres impregnados de antibióticos também parecem reduzir o risco de infecção e podem ser utilizados em pacientes de alto risco caso esses dispositivos estejam disponíveis.

CATETERES URINÁRIOS

Os cateteres urinários são uma causa frequente de infecções nosocomiais, com cerca de 14 infecções por mil admissões. Assim como ocorre com outros dispositivos, os microrganismos se aderem à superfície do cateter e estabelecem um biofilme que possibilita a proliferação. A presença física do cateter reduz as defesas normais do hospedeiro, por impedir o esvaziamento completo da bexiga, proporcionando assim um meio para crescimento, distendendo a uretra e bloqueando as glândulas periuretrais. Praticamente todos os pacientes cateterizados por mais de 30 dias vêm a apresentar bacteriúria. A carga de microrganismos nas infecções do trato urinário (ITU) associadas a cateteres é normalmente 10 mil ou mais unidades formadoras de colônias/mℓ. Pode-se usar limiares mais baixos em casos em que haja um alto grau de suspeita, mas esses episódios podem constituir colonização e não uma infecção.

A cultura de urina deve ser realizada em pacientes cateterizados apenas quando se suspeitar de uma infecção, porque a colonização assintomática é ubíqua e pode levar ao tratamento excessivo e ao desenvolvimento subsequente de uma resistência bacteriana. Os microrganismos predominantemente isolados em infecções do trato urinário relacionadas com cateteres vesicais são bacilos gram-negativos e *Enterococcus* spp.; estafilococos coagulase negativos estão implicados em cerca de 15% dos casos. Infecções do trato urinário sintomáticas devem ser tratadas com antibióticos e remoção do cateter. A colonização do cateter por *Candida* spp. é comum, mas raramente leva a uma infecção invasiva e o tratamento não tem um impacto duradouro sobre a colonização. O tratamento da candidúria ou bacteriúria assintomática não é recomendado, exceto em neonatos, em pacientes imunocomprometidos e naqueles com obstrução do trato urinário.

Prevenção de infecções

Todos os cateteres urinários carreiam um risco de infecção e deve-se evitar a banalização de seu uso. Caso eles sejam colocados, deve-se reduzir ao máximo a duração de seu uso. Avanços tecnológicos levaram ao desenvolvimento de cateteres urinários impregnados de prata ou de antibióticos, que se associam a uma frequência mais baixa de infecções. Os antibióticos profiláticos não reduzem de forma significativa a frequência de infecções em cateteres de uso prolongado, mas aumentam claramente o risco de infecções por microrganismos resistentes a antibióticos.

CATETERES PARA DIÁLISE PERITONEAL

Durante o primeiro ano de diálise peritoneal para uma doença renal em estágio terminal, 65% das crianças vêm a apresentar um ou mais episódios de peritonite. A penetração de bactérias se dá por contaminação luminar ou periluminar do cateter ou por translocação por meio da parede intestinal. A infecção por via hematogênica é rara. As infecções podem ocorrer no sítio de saída do cateter ou estarem associadas à peritonite ou ambas. Os microrganismos responsáveis pela peritonite incluem estafilococos coagulase negativos (30 a 40%), *Staphylococcus aureus* (10 a 20%), estreptococos (10 a 15%), *Escherichia coli* (5 a 10%), *Pseudomonas* spp. (5 a 10%), outras bactérias gram-negativas (5 a 15%), *Enterococcus* spp. (3 a 6%) e fungos (2 a 10%). *S. aureus* são os organismos mais comuns em infecções localizadas do sítio de saída ou naquelas do túnel-trato (42%). A maioria dos episódios infecciosos são causados pela microbiota do próprio paciente e os portadores de *S. aureus* têm uma frequência maior de infecção em comparação aos não portadores.

As manifestações clínicas da peritonite podem ser sutis e incluem uma febre baixa com dores abdominais leves ou hipersensibilidade abdominal. Um líquido de diálise peritoneal turvo pode ser o sinal inicial e predominante. Na presença de peritonite, a celularidade do líquido peritoneal apresenta geralmente mais de 100 leucócitos/$\mu\ell$. Nos casos de suspeita de peritonite deve-se enviar o dialisado do efluente para celularidade, coloração pelo Gram e cultura. A coloração pelo Gram é positiva em até 40% dos casos de peritonite.

Pacientes que apresentam líquido turvo e sintomas devem receber terapia empírica, de preferência guiada pelos resultados de uma coloração pelo Gram. Caso não sejam visualizados organismos, deve-se administrar por via intraperitoneal vancomicina e um aminoglicosídeo ou uma cefalosporina de terceira ou de quarta geração com atividade antipseudomonas. Devem ser medidos os níveis sanguíneos de glicopeptídeos e de aminoglicosídeos. Pacientes sem líquido turvo e com sintomas mínimos podem ter a terapia suspensa enquanto se aguarda os resultados da cultura. Podem ser necessárias alterações no regime terapêutico depois do isolamento do agente. Pode-se adicionar **rifampicina** oral como terapia adjunta no caso de infecções por *S. aureus*, mas deve-se considerar as interações medicamentosas. A peritonite por *Candida* deve ser tratada por remoção do cateter e **fluconazol** intraperitoneal ou oral ou uma **equinocandina** como caspofungina ou micafungina, dependendo da espécie de *Candida*. A retenção do cateter foi associada a uma recidiva quase inevitável e a um maior risco de mortalidade nos estudos em adultos. A duração da terapia é de no mínimo 14 dias, com um tratamento mais prolongado (21 a 28 dias) se forem isolados *S. aureus, Pseudomonas* spp. e bactérias gram-negativas resistentes; e por 28 a 42 dias para fungos. Na presença de episódios repetidos de peritonite causados pelo mesmo organismo dentro de 4 semanas após a terapia anterior, deve-se considerar a remoção do cateter ou tentar o resgate com a administração de um agente fibrinolítico e um longo ciclo de antibioticoterapia, de até 6 semanas.

Em todos os casos, o cateter deve ser retirado se a infecção não remitir após a terapia apropriada ou se a condição do paciente estiver se deteriorando. Infecções do ponto de saída e do túnel-trato podem ocorrer independentemente da peritonite ou podem precedê-la. Deve-se administrar antibióticos apropriados com base na coloração pelo Gram e nos achados da cultura, os quais são normalmente administrados apenas por via sistêmica, a não ser que uma peritonite esteja igualmente presente. Alguns especialistas recomendam que o cateter peritoneal seja removido caso sejam isolados *Pseudomonas* spp. ou fungos.

Prevenção de infecções

Além das práticas higiênicas habituais, a aplicação regular de **mupirocina** ou de **gentamicina** creme no sítio de saída do cateter reduz a infecção do sítio de saída e as peritonites. Alguns clínicos são contrários ao uso de gentamicina creme, devido ao risco de infecções por bactérias resistentes a gentamicina. A profilaxia com antibióticos sistêmicos deve ser considerada em casos de inserção do cateter, se houver uma contaminação acidental e em casos de procedimentos dentários. A profilaxia antifúngica oral com nistatina ou fluconazol deve ser considerada durante a terapia antibiótica para evitar as infecções por fungos.

PRÓTESES ORTOPÉDICAS

Próteses ortopédicas são raramente utilizadas em crianças. É mais comum que a infecção ocorra pela inoculação de microrganismos em uma cirurgia, por contaminação por via respiratória ou inoculação direta; por disseminação hematogênica; ou por disseminação contígua de uma infecção adjacente. A infecção no pós-operatório imediato ocorre dentro de 2 a 4 semanas da cirurgia, com manifestações típicas que incluem febre, dor e sintomas locais de infecção da ferida. Uma avaliação rápida, incluindo o isolamento do agente infeccioso por aspiração articular ou cultura intraoperatória, desbridamento operatório e tratamento antimicrobiano, pode permitir a recuperação do implante se a duração dos sintomas for inferior a 1 mês, a prótese estiver estável e o patógeno for suscetível a antibióticos. A infecção crônica ocorre mais de 1 mês após a cirurgia e é frequentemente causada por microrganismos de baixa virulência que contaminaram o implante no momento da cirurgia ou por deficiência na cicatrização da ferida. As manifestações típicas incluem dor e deterioração da função. Podem ocorrer também sintomas locais como eritema, tumefação ou drenagem de secreções. Essas infecções respondem mal ao tratamento antibiótico e geralmente requerem a retirada do implante com o uso de um procedimento em um ou em dois estágios. Pode-se considerar a irrigação ou desbridamento cirúrgico do local com retenção da prótese, juntamente com uma terapia antibiótica supressiva prolongada, mas a erradicação da infecção parece ser incomum. As infecções hematogênicas são observadas mais frequentemente 2 anos ou mais após a cirurgia. Por vezes, há uma tentativa de manutenção da prótese, mas os dados a longo prazo não são adequados para determinar a frequência de êxito. O pronto desbridamento e uma terapia antibiótica apropriada são recomendados caso se vá tentar a terapia de recuperação. Tal como ocorre com outros dispositivos implantados por um período prolongado, os microrganismos mais comuns são estafilococos coagulase negativos e *S. aureus*. A cultura da prótese pode ser negativa se houver uso prévio de antibiótico; nessas situações, existem técnicas moleculares para identificar o organismo, porém sua sensibilidade e especificidade são pouco compreendidas.

Foi proposto que a profilaxia antibiótica sistêmica, o cimento ósseo que contém antibióticos e as salas de operação providas de um fluxo de ar laminar reduzem as infecções. Até o momento os resultados dos estudos clínicos são conflitantes.

A bibliografia está disponível no GEN-io.

Seção 3
Antibioticoterapia

Capítulo 207
Princípios da Terapia Antimicrobiana

Mark R. Schleiss

A antibioticoterapia em lactentes e crianças apresenta vários desafios. Um problema assustador é a escassez de dados pediátricos relacionados com a farmacocinética e com as doses ideais; como consequência, as recomendações pediátricas são comumente extrapoladas a partir de estudos em adultos. Um segundo desafio é a necessidade de o médico considerar importantes diferenças entre grupos etários pediátricos em relação às espécies patogênicas mais frequentemente responsáveis por infecções bacterianas. A dosagem e as toxicidades antibióticas apropriadas para a idade devem ser consideradas, levando em consideração o estado de desenvolvimento e a fisiologia de lactentes e crianças. Finalmente, o estilo de como um pediatra usa antibióticos em crianças, sobretudo crianças pequenas, apresenta algumas diferenças importantes em comparação com a forma como os antibióticos são usados em pacientes adultos.

A antibioticoterapia específica é conduzida de maneira ideal por um **diagnóstico microbiológico**, baseado no isolamento do organismo patogênico de um local do corpo estéril e apoiado por testes de suscetibilidade antimicrobiana. No entanto, dadas as dificuldades inerentes que podem surgir na coleta de amostras de pacientes pediátricos e devido ao alto risco de mortalidade e morbidade associadas a infecções bacterianas graves em lactentes muito jovens, grande parte da prática de doenças infecciosas pediátricas é baseada em um diagnóstico clínico com uso **empírico**, de agentes antibacterianos, administrados antes ou mesmo sem a eventual identificação do patógeno específico. Embora exista uma ênfase crescente na importância de utilizar a terapia empírica com moderação (para não selecionar os organismos resistentes), existem algumas configurações nas quais os antimicrobianos devem ser administrados antes que a presença de um patógeno bacteriano específico seja comprovada. Isso é particularmente relevante para o cuidado do recém-nascido febril ou com queda do estado geral.

Diversas considerações importantes influenciam a tomada de decisão sobre o uso empírico apropriado de agentes antibacterianos em lactentes e crianças. É importante conhecer o diagnóstico diferencial apropriado para a idade em relação a possíveis patógenos. Essa informação afeta a escolha do agente antimicrobiano e também a dose, intervalo de dosagem e via de administração (oral *versus* parenteral). Uma história completa e exame físico, combinados com estudos laboratoriais e radiográficos apropriados, são necessários para identificar diagnósticos específicos, informações que, por sua vez, afetam a escolha, a dosagem e o grau de urgência da administração de agentes antimicrobianos. A história de vacinação pode reduzir o risco para algumas infecções invasivas (ou seja, *Haemophilus influenzae* tipo b, *Streptococcus pneumoniae*, *Neisseria meningitidis*), mas não necessariamente o elimina. O risco de infecção bacteriana grave na prática pediátrica também é afetado pelo estado imunológico da criança, que pode estar comprometido por imaturidade (neonatos), doença subjacente e tratamentos associados (Capítulo 205). Infecções em crianças imunocomprometidas podem resultar de bactérias que não são consideradas patogênicas em crianças imunocompetentes. A presença de corpos estranhos (dispositivos médicos) também aumenta o risco de infecções bacterianas (Capítulo 206). A probabilidade de comprometimento do sistema nervoso central (SNC) deve ser considerada em todos os pacientes pediátricos com infecções bacterianas graves, porque muitos casos de bacteriemia na infância acarretam um risco significativo de disseminação hematogênica para o SNC.

Para realizar a escolha mais acertada da antibioticoterapia empírica para cada caso, idealmente devemos conhecer os padrões dos principais agentes etiológicos e seus respectivos padrões de resistência antimicrobiana na comunidade. Resistência à penicilina e cefalosporinas é comum entre as cepas de *S. pneumoniae*, muitas vezes necessitando do uso de outras classes de antibióticos. Da mesma forma, o notável aparecimento de infecções por *Staphylococcus aureus* resistentes à meticilina (**MRSA**) adquiridas na comunidade complicou as escolhas de antibióticos para este patógeno. Bactérias gram-negativas produtoras de betalactamases de espectro estendido (**ESBL**) (Enterobacteriaceae) reduziram a eficácia das penicilinas e cefalosporinas. Além disso, as Enterobacteriaceae resistentes aos carbapenêmicos são um problema crescente entre os pacientes hospitalizados, sobretudo em crianças com uma conexão epidemiológica com regiões do mundo, como a Índia, onde essas cepas são frequentemente encontradas.

A **resistência antimicrobiana** ocorre por meio de várias modificações do genoma bacteriano (Tabelas 207.1 e 207.2). Os mecanismos incluem inativação enzimática do antibiótico, diminuição da permeabilidade da membrana celular a antibióticos intracelularmente ativos, efluxo de antibióticos para fora da bactéria, proteção ou alteração do local-alvo do antibiótico, produção excessiva do sítio-alvo e desvio do local de ação do antimicrobiano.

A resistência antimicrobiana alcançou *proporções de crise*, direcionada pelo surgimento de novos mecanismos de resistência (p. ex., carbapenemases, incluindo carbapenemases associadas à *Klebsiella pneumoniae* ou **KPCs**) e pelo uso excessivo de antibióticos, tanto na área da saúde quanto em outros locais, como agroindústria e pecuária. Este aumento na resistência a antibióticos tornou algumas infecções bacterianas encontradas na prática clínica praticamente intratáveis. Como consequência, há uma necessidade urgente de desenvolver novos agentes antimicrobianos, assim como redescobrir alguns antibióticos mais antigos que estiveram fora de uso nas últimas décadas, mas ainda retêm atividade contra organismos resistentes. É vital que os profissionais usem antibióticos somente quando necessário, com o menor espectro

Tabela 207.1 Mecanismos de resistência aos antibióticos betalactâmicos.

I. Alteração do sítio de ligação (PBP)
    A. Diminuição da afinidade da PBP por antibióticos betalactâmicos
        1. Modificação da PBP existente
            a. Criação de PBP em mosaico
                (1) Inserção de nucleotídios obtidos de bactérias vizinhas (p. ex., *Streptococcus pneumoniae* resistentes a penicilinas)
                (2) Mutação estrutural do gene da PBP(s) (p. ex., *Haemophilus influenzae* β–lactamase-negativos resistentes a ampicilinas)
        2. Importação de novo PBP (p. ex., mecA nos *Staphylococcus aureus* resistentes a meticilina)
II. Destruição do antibiótico betalactâmico
    A. Aumento da produção de betalactamases, carbapenemases
        1. Obtenção de promotores mais eficientes
            a. Mutação do promotor existente
            b. Importação de um novo promotor
        2. Desregulação do controle da produção de betalactamases
            a. Mutação dos genes reguladores (p. ex., ampD em *Enterobacter cloacae* "estavelmente desreprimidos"
    B. Modificação da estrutura da betalactamase residente
        1. Mutação da estrutura do gene (p. ex., betalactamase de espectro estendido em *Klebsiella pneumoniae*)
    C. Importação de nova(s) betalactamase(s) com diferentes espectros de ação
III. Diminuição da concentração de antibiótico betalactâmico dentro da célula
    A. Restrição da sua entrada (perda de porinas)
    B. Remoção para fora (mecanismos de efluxo)

ESBLs: betalactamases de espectro estendido; PBP: proteína de ligação à penicilina.
Adaptada de Opal SM, Pop-Vicas A. Molecular mechanisms of antibiotic resistance in bacteria. In: Bennett JF, Dolin R, Blaser MJ, editors. *Mandell, Douglas, and Bennett's principles and practice of infectious diseases*. 8th ed. Philadelphia, 2015, Elsevier (Table 18 a 4).

Tabela 207.2 Enzimas modificadoras de aminoglicosídeos.*

ENZIMAS	ANTIBIÓTICOS USUAIS MODIFICADOS	GÊNEROS COMUNS
FOSFORILAÇÃO		
APH (2″)	K, T, G	SA, SR
APH (3′)-I	K	E, PS, SA, SR
APH (3′)-III	K ± A	E, PS, SA, SR
ACETILAÇÃO		
AAC (2′)	G	PR
AAC (3)-I	± T, G	E, PS
AAC (3)-III, -IV ou -V	K, T, G	E, PS
AAC (6′)	K, T, A	E, PS, SA
ADENILAÇÃO		
ANT (2″)	K, T, G	E, PS
ANT (4′)	K, T, A	SA
ENZIMAS BIFUNCIONAIS		
AAC(6′)-APH(2″)	G, Ar	AS, Ent
AAC(6′)-Ibcr	G, K, T, FQ*	E

*As enzimas modificadoras de aminoglicosídeos conferem resistência a antibióticos por meio de três reações gerais: N-acetilação, O-nucleotidilação e O-fosforilação. Para cada uma dessas reações gerais, existem várias enzimas diferentes que atacam um grupo amino ou hidroxila específico. A: amicacina; AAC: aminoglicosido acetiltransferase; ANT: nucleotidiltransferase de aminoglicosido; APH: aminoglicosido fosfotransferase; cr: resistência a ciprofloxacino; Ar: arbekacin, E: Enterobacteriaceae; Ent: enterococos, FQ: fluoroquinolona (acetila o anel de piperazina em algumas fluoroquinolonas), G: gentamicina; K: canamicina; PR: Providencia-Proteus; PS: pseudomonads; SA: estafilococos; SR: estreptococos; T: tobramicina. Adaptada de Opal SM, Pop-Vicas A. Molecular mechanisms of antibiotic resistance in bacteria. In: Bennett JF, Dolin R, Blaser MJ, editors. *Mandell, Douglas, and Bennett's principles and practice of infectious diseases.* 8th ed. Philadelphia, 2015, Elsevier (Table 18-5).

antimicrobiano possível, para ajudar a impedir o surgimento de resistência. Além disso, a defesa de **vacinas**, sobretudo a vacina pneumocócica conjugada, também pode diminuir a pressão seletiva que o uso excessivo de antimicrobianos exerce na resistência.

A ação antibiótica efetiva requer a obtenção de níveis terapêuticos do fármaco no local da infecção. Embora a medição do nível de antibiótico no local da infecção nem sempre seja possível, pode-se medir o nível sérico e usar esse nível como um marcador substituto para obter o efeito desejado no nível tecidual. Vários níveis séricos-alvo são apropriados para diferentes agentes antibióticos e são avaliados pelos níveis séricos máximos e mínimos e pela área sob a curva do nível terapêutico do fármaco (Figura 207.1). Esses níveis, por sua vez, são um reflexo da via de administração, absorção do fármaco (IM, VO), volume de distribuição e meia-vida de eliminação do fármaco, bem como de interações medicamentosas que podem aumentar ou impedir a inativação enzimática de um antibiótico ou resultar em sinergismo ou antagonismo antimicrobiano (Figura 207.2).

IDADE E RISCOS ESPECÍFICOS PARA UTILIZAÇÃO DE ANTIBIÓTICOS EM CRIANÇAS

Neonatos

Os patógenos causadores associados a infecções neonatais são normalmente adquiridos na época do parto. Assim, a seleção empírica de antibióticos deve levar em conta a importância desses organismos (Capítulo 129). Entre as causas da sepse neonatal em lactentes, o **estreptococo do grupo B** (GBS) é o mais comum. Embora a profilaxia antibiótica intraparto administrada a mulheres com risco aumentado de transmissão de GBS ao lactente tenha diminuído muito a incidência dessa infecção em recém-nascidos, sobretudo com relação à doença de início precoce, as infecções por GBS ainda são frequentemente encontradas na prática clínica (Capítulo 211). Organismos entéricos gram-negativos adquiridos do canal de parto materno, em particular *Escherichia coli*, também são causas comuns de sepse neonatal. Embora menos comum, a *Listeria monocytogenes* é um importante patógeno a ser considerado, na medida em que o organismo é intrinsecamente resistente aos antibióticos de cefalosporina, que são frequentemente usados como terapia empírica para infecções bacterianas graves em crianças pequenas. Bacteriemia e **meningite** por *Salmonella* em uma base global são infecções bem reconhecidas em lactentes. Todos esses organismos podem estar associados à meningite no neonato; portanto, a punção lombar deve sempre ser considerada com infecções bacterêmicas neste grupo etário, e, se a meningite não puder ser excluída, o manejo de antibióticos deve incluir agentes capazes de atravessar a barreira hematencefálica.

Crianças mais velhas

Escolhas antibióticas em lactentes e crianças pequenas já foram motivadas pelo alto risco desse grupo etário à doença invasiva causada por *H. influenzae* tipo b (**Hib**; Capítulo 221). Com o advento das vacinas conjugadas contra o Hib, a doença invasiva diminuiu drasticamente. No entanto, surtos ainda ocorrem e foram observados no contexto de recusa parental de vacinas. Portanto, ainda é importante usar antimicrobianos que são ativos contra o Hib em muitos contextos clínicos, sobretudo se a meningite for uma consideração. Outros patógenos importantes a serem considerados nesse grupo etário são: *E. coli*, *S. pneumoniae*, *N. meningitidis* e *S. aureus*. As cepas de *S. pneumoniae* resistentes aos antibióticos de penicilina e cefalosporina são frequentemente encontradas na prática clínica. Da mesma forma, o MRSA é muito prevalente em crianças em ambiente ambulatorial. A resistência do *S. pneumoniae*, bem como do MRSA, é o resultado de mutações que conferem alterações nas proteínas de ligação à penicilina (Penicilin Binding Proteins = PBPs), os alvos moleculares da penicilina e da atividade da cefalosporina (Tabela 207.1).

Dependendo do diagnóstico clínico específico, outros patógenos encontrados em crianças mais velhas incluem *Moraxella catarrhalis*, cepas não identificáveis (não encapsuladas) de *H. influenzae* e *Mycoplasma pneumoniae*, que causam infecções do trato respiratório superior e pneumonia; estreptococo do grupo A, que provoca faringite, infecções da pele e tecidos moles, osteomielite, artrite séptica e, raramente, bacteriemia com síndrome do choque tóxico; *Kingella kingae*, que causa infecções ósseas e articulares; estreptococos do grupo dos viridians e *Enterococcus*, que causam endocardite; e *Salmonella* spp., que causa enterite, bacteriemia, osteomielite e artrite séptica. Infecções bacterianas transmitidas por vetores, incluindo *Borrelia burgdorferi*, *Rickettsia rickettsii* e *Anaplasma phagocytophilum*, são cada vez mais reconhecidas em certas regiões, com uma epidemiologia em evolução desencadeada pela mudança climática. Essas complexidades ressaltam a importância da formulação de um diagnóstico diferencial completo em crianças com suspeita de infecções bacterianas graves, incluindo uma avaliação da gravidade da infecção realizada paralelamente à consideração de tendências de doenças epidemiológicas locais, incluindo o conhecimento dos padrões de suscetibilidade antimicrobiana na comunidade.

Pacientes imunocomprometidos e hospitalizados

É importante considerar os riscos associados a condições imunocomprometedoras (malignidade, transplante de células tronco ou hematopoéticas de órgãos sólidos) e os riscos conferidos por condições que levam à hospitalização prolongada (terapia intensiva, trauma, queimaduras). Infecções virais graves, particularmente influenza, também podem predispor a infecções bacterianas invasivas, sobretudo aquelas causadas por *S. aureus*. Crianças imunocomprometidas estão predispostas a desenvolver uma ampla gama de infecções bacterianas, virais, fúngicas ou parasitárias. A hospitalização prolongada pode levar a infecções nosocomiais, frequentemente associadas a acesso venoso e cateteres internos e causados por organismos entéricos gram-negativos muito resistentes a antibióticos. Além dos patógenos bacterianos já discutidos, *Pseudomonas aeruginosa* e organismos entéricos – incluindo *E. coli*, *K. pneumoniae*, *Enterobacter* e *Serratia* –, são importantes agentes patogênicos oportunistas nesses ambientes. A seleção de antimicrobianos apropriados é um desafio, devido por causa das diversas causas e do escopo da resistência antimicrobiana exibida por esses organismos. Muitas cepas de organismos entéricos têm resistência devido às ESBLs (Tabela 207.1). As metalo-betalactamases de classe B (também conhecidas como metalo-betalactamases de Nova Délhi) que hidrolisam todos os antibióticos betalactâmicos, exceto o aztreonam, estão sendo cada vez mais descritas, bem como as KPCs que conferem resistência aos carbapenêmicos. Relatos de **carbapenemases** estão sendo cada vez mais descritos para Enterobacteriaceae. As Enterobacteriaceae produtoras de carbapenemases são diferentes de outros microrganismos resistentes a diversos fármacos, na medida em que são suscetíveis a poucos (ou nenhum) agentes antibacterianos.

Outros modos de resistência antimicrobiana estão sendo cada vez mais reconhecidos. *P. aeruginosa* codifica proteínas que funcionam como bombas de efluxo para eliminar diversas classes de antimicrobianos do citoplasma ou do espaço periplasmático. Além desses patógenos gram-negativos, infecções causadas por *Enterococcus faecalis* e *E. faecium* são inerentemente difíceis de tratar. Esses organismos podem causar infecção do trato urinário (ITU) ou endocardite infecciosa em crianças imunocompetentes e podem ser responsáveis por uma variedade de síndromes em pacientes imunocomprometidos, sobretudo no contexto de terapia intensiva prolongada. O surgimento de infecções causadas por **enterococos resistentes à vancomicina** (**VRE**) complicou ainda mais a seleção de antimicrobianos em pacientes de alto risco e exigiu o desenvolvimento de novos antimicrobianos que visam essas bactérias gram-positivas altamente resistentes.

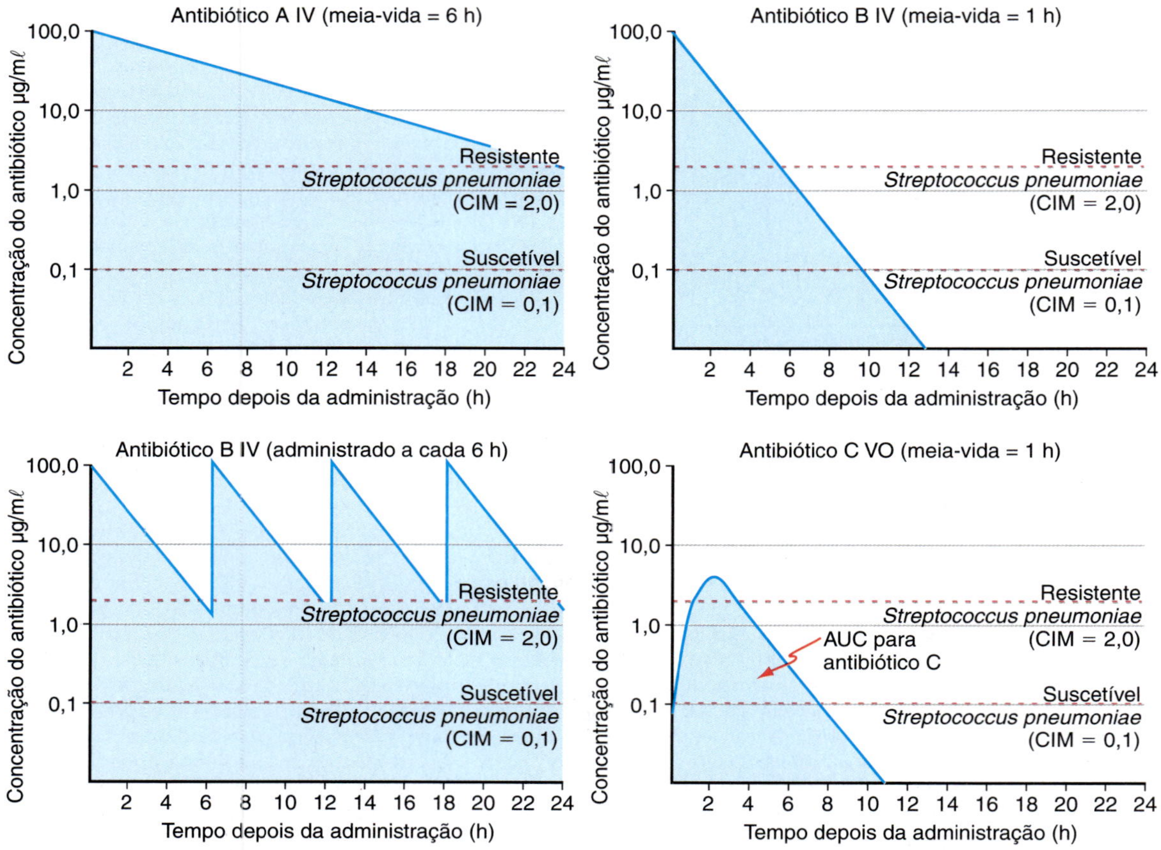

Figura 207.1 **Área sob a curva (AUC; *área sombreada*) para diferentes antibióticos.** A AUC fornece uma medida da exposição a antibióticos para patógenos bacterianos. A maior exposição vem com antibióticos que têm uma meia-vida longa no soro e são administrados por via parenteral (*painel superior esquerdo*, antibiótico A). A menor exposição ocorre com a administração oral (*painel inferior direito*, antibiótico C). A dosagem do antibiótico B 1 vez/dia (*painel superior direito*) fornece muito menos exposição do que o mesmo antibiótico a cada 6 horas (*painel inferior esquerdo*). CIM: Concentração Inibitória Mínima. (*De Pong AL, Bradley JS. Guidelines for the selection of antibacterial therapy in children.* Pediatr Clin North Am. *2005; 52:869-894.*)

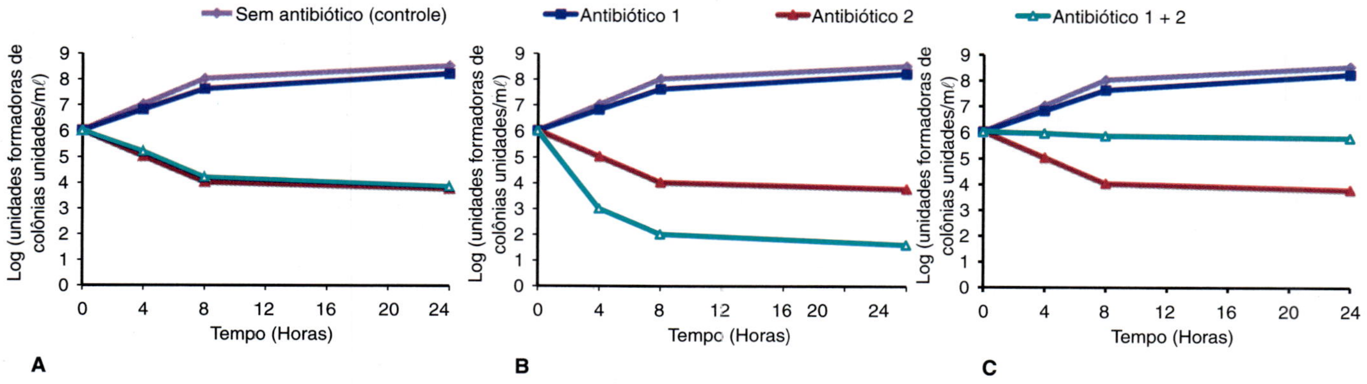

Figura 207.2 **Efeitos antibacterianos de combinações de antibióticos. A.** A combinação de antibióticos 1 e 2 é *indiferente*; a morte por antibiótico 2 não é alterada quando o antibiótico 1 é adicionado. **B.** Combinação de antibióticos 1 e 2 resulta em *sinergia*; a morte por antibiótico 2 é significativamente aumentada quando o antibiótico 1 é adicionado em uma concentração subinibitória. **C.** Combinação de antibióticos 1 e 2 é *antagônica*; a morte por antibiótico 2 é diminuída na presença de antibiótico 1. (*De Eliopoulos GM, Moellering RC Jr. Principles of anti-infective therapy. In: Bennett JF, Dolin R, Blaser MJ, editors.* Mandell, Douglas, and Bennett's principles and practice of infectious diseases. *8th ed. Philadelphia, 2015, Elsevier, Fig 17 a 1.*)

Tabela 207.3 Medicamentos antibacterianos selecionados (antibióticos).*

MEDICAMENTO (NOMES COMERCIAIS, FORMULAÇÕES)	INDICAÇÕES (MECANISMO DE AÇÃO) E POSOLOGIA	COMENTÁRIOS
Sulfato de amicacina Amikin Injetável: 50 mg/mℓ, 250 mg/mℓ	**Antibiótico aminoglicosídeo ativo contra bacilos gram-negativos, sobretudo *Escherichia coli, Klebsiella, Proteus, Enterobacter, Serratia e Pseudomonas*** Neonatos: idade pós-natal ≤ 7 dias: peso 1.200 a 2.000 g: 7,5 mg/kg a cada 12 a 18 h IV ou IM; peso > 2.000 g: 10 mg/kg a cada 12 h IV ou IM; idade pós-natal > 7 dias: peso 1.200 a 2.000 g: 7,5 mg/kg a cada 8 a 12 h IV ou IM; peso > 2.000 g: 10 mg/kg a cada 8 h IV ou IM Crianças: 15 a 25 mg/kg/dia a cada 8 a 12 h IV ou IM Adultos: 15 mg/kg/dia a cada 8 a 12 h IV ou IM	*Advertências*: Anaeróbios, *Streptococcus* (incluindo *S. pneumoniae*) são resistentes. Pode causar ototoxicidade e nefrotoxicidade. Monitorar função renal Medicamento eliminado por via renal Administrado IV durante 30 a 60 min *Interações medicamentosas*: Pode potencializar outros fármacos ototóxicos e nefrotóxicos *Concentrações séricas desejadas*: Pico 25 a 40 mg/ℓ; Limite < 10 mg/ℓ
Amoxicilina Amoxil, Polylmox Cápsula: 250, 500 mg Comprimido, mastigável: 125, 250 mg Suspensão: 125 mg/5 mℓ, 250 mg/5 mℓ Gotas: 50 mg/mℓ	**Betalactâmico suscetível à penicilinase: patógenos gram-positivos, exceto *Staphylococcus, Salmonella, Shigella, Neisseria, E. coli* e *Proteus mirabilis*** Crianças: 20 a 50 mg/kg/dia a cada 8 a 12 h VO Dose maior que 80 a 90 mg/kg/dia VO para otite média Adultos: 250 a 500 mg a cada 8 a 12 h VO Gonorreia não complicada: 3 g com 1 g de probenecida VO	*Advertências*: Urticária, diarreia, cólicas abdominais. Medicamento eliminado por via renal *Interações medicamentosas*: Probenecida
Amoxicilina-clavulanato Augmentin Comprimido: 250, 500, 875 mg Comprimido, mastigável: 125, 200, 250, 400 mg Suspensão: 125 mg/5 mℓ, 200 mg/5 mℓ, 250 mg/5 mℓ, 400 mg/5 mℓ	**Betalactâmico (amoxicilina) combinado a inibidor da β-lactamase (clavulanato) melhora a atividade da amoxicilina contra bactérias produtoras de penicilinase. S. aureus (organismo não resistente à meticilina), *Streptococcus, Haemophilus influenzae, Moraxella catarrhalis, E. coli, Klebsiella* e *Bacteroides fragilis*** Neonatos: 30 mg/kg/dia a cada 12 h VO Crianças: 20 a 45 mg/kg/dia a cada 8 a 12 h VO. Dose maior de 80 a 90 mg/kg/dia VO para otite média	*Advertências*: Dose deve ser calculada com base no componente amoxicilina Pode causar diarreia, urticária Medicamento eliminado por via renal *Interações medicamentosas*: Probenecida *Comentário*: Doses maiores podem ser ativas contra *S. pneumoniae* tolerante/resistente a penicilinas
Ampicilina Polycillin, Ominipen Cápsula: 250, 500 mg Suspensão: 125 mg/5 mℓ, 250 mg/5 mℓ, 500 mg/5 mℓ Injetável	**Betalactâmico com o mesmo espectro de ação que a amoxicilina** Neonatos: idade pós-natal ≤ 7 dias peso ≤ 2.000 g: 50 mg/kg/dia IV ou IM a cada 12 h (meningite: 100 mg/kg/dia a cada 12 h IV ou IM); peso > 2.000 g: 75 mg/kg/dia a cada 8 h IV ou IM (meningite: 150 mg/kg/dia a cada 8 h IV ou IM). Idade pós-natal > 7 dias peso < 1.200 g: 50 mg/kg/dia a cada 12 h IV ou IM (meningite: 100 mg/kg/dia a cada 12 h IV ou IM); peso 1.200 a 2.000 g: 75 mg/kg/dia a cada 8 h IV ou IM (meningite: 150 mg/kg/dia a cada 8 h IV ou IM); peso > 2.000 g: 100 mg/kg/dia a cada 6 h IV ou IM (meningite: 200 mg/kg/dia a cada 6 h IV ou IM) Crianças: 100 a 200 mg/kg/dia a cada 6 h IV ou IM (meningite: 200 a 400 mg/kg/dia a cada 4 a 6 h IV ou IM) Adultos: 250 a 500 mg a cada 4 a 8 h IV ou IM	*Advertências*: Menor biodisponibilidade do que a amoxicilina, causando maior diarreia *Interações medicamentosas*: Probenecida
Ampicilina-sulbactam Unasin Injetável	**Betalactâmico (ampicilina) e inibidor da β-lactamase (sulbactam) melhora a atividade da ampicilina contra bactérias produtoras de penicilinase. *S. aureus, H. influenzae, M. catarrhalis, E. coli, Klebsiella* e *B. fragilis*** Crianças: 100 a 200 mg/kg/dia a cada 4 a 8 h IV ou IM Adultos: 1 a 2 g a cada 6 a 8 h IV ou IM (dose máxima diária: 8 g)	*Advertências*: Dose deve ser calculada com base no componente ampicilina Pode causar diarreia, urticária Medicamento eliminado por via renal *Nota*: Doses maiores podem ser ativas contra *S. pneumoniae* tolerante/resistente a penicilinas Interações medicamentosas: Probenecida
Azitromicina Zithromax Comprimido: 250 mg Suspensão: 100 mg/5 mℓ, 200 mg/5 mℓ	**Antibiótico com atividade contra *S. aureus, Streptococcus, H. influenzae, Mycoplasma, Legionella, Chlamydia trachomatis, Babesia microti*** Crianças: 10 mg/kg VO no dia 1 (dose máxima: 500 mg) seguido por 5 mg/kg VO a cada 24 h durante 4 dias Faringite por estreptococos grupo A: 12 mg/kg/dia VO (dose máxima: 500 mg) durante 5 dias Adultos: 500 mg VO no dia 1 seguido por 250 mg durante 4 dias Infecção por *C. trachomatis* não complicada: dose única de 1 g VO	*Nota*: Meia-vida muito longa que permite uma única administração diária. Sem interações entre medicamentos baseados em metabolismo (ao contrário da eritromicina e claritromicina), desconforto gastrintestinal. Regimes de cursos mais curtos (p. ex., 1 a 3 dias) sob investigação 3º dia, terapia (10 mg/kg/dia durante 3 dias) e terapia de dose única (30 mg/kg): utilizada com frequência crescente (não para faringite estreptocócica)

(*continua*)

Tabela 207.3 Medicamentos antibacterianos selecionados (antibióticos).* *(continuação)*

MEDICAMENTO (NOMES COMERCIAIS, FORMULAÇÕES)	INDICAÇÕES (MECANISMO DE AÇÃO) E POSOLOGIA	COMENTÁRIOS
Aztreonam Azactam Injetável	**Betalactâmico (monobactâmico) com atividade contra bactérias aeróbicas gram-negativas, *Enterobacteriaceae* e *Pseudomonas aeruginosa*** Neonatos: idade pós-natal ≤ 7 dias peso ≤ 2.000 g: 60 mg/kg/dia IV ou IM a cada 12 h; peso > 2.000 g: 90 mg/kg/dia a cada 8 h IV ou IM; idade pós-natal > 7 dias peso < 1.200 g: 60 mg/kg/dia a cada 12 h IV ou IM; peso 1.200 a 2.000 g: 90 mg/kg/dia a cada 8 h IV ou IM; peso > 2.000 g: 120 mg/kg/dia a cada 6 a 8 h IV ou IM Crianças: 90 a 120 mg/kg/dia a cada 6 a 8 h IV ou IM Para fibrose cística até 200 mg/kg/dia IV Adultos: 1 a 2 g IV ou IM a cada 8 a 12 h (dose máxima: 8 g/dia)	*Advertências*: urticária, tromboflebite, eosinofilia. Eliminada por via renal *Interações medicamentosas*: Probenecida
Cefadroxila Genérico Capsula: 500 mg Comprimido: 1.000 mg Suspensão: 125 mg/5 mℓ, 250 mg/5 mℓ, 500 mg/5 mℓ	**Cefalosporina de primeira geração ativa contra *S. aureus, Streptococcus, E. coli, Klebsiella* e *Proteus*** Crianças: 30 mg/kg/dia divididos a cada 12 h VO (dose máxima: 2 g) Adultos: 250 a 500 mg a cada 8 a 12 h VO	*Advertências*: Perfil de segurança dos betalactâmicos (urticária, eosinofilia) Eliminada por via renal. Longa meia-vida que permite administrações a cada 12 a 24 h *Interações medicamentosas*: Probenecida
Cefazolina Ancef, Kefzol Injetável	**Cefalosporina de primeira geração ativa contra *S. aureus, Streptococcus, E. coli, Klebsiella* e *Proteus*** Neonatos: Idade pós-natal ≤ 7 dias 40 mg/kg/dia a cada 12 h IV ou IM; > 7 dias 40 a 60 mg/kg/dia a cada 8 h IV ou IM Crianças: 50 a 100 mg/kg/dia a cada 8 h IV ou IM Adultos: 0,5 a 2 g a cada 8 h IV ou IM (dose máxima: 12 g/dia)	*Advertências*: perfil de segurança dos betalactamicos ("rash", eosinofilia) Eliminada por via renal. Não penetra adequadamente no SNC *Interações medicamentosas*: Probenecida
Cefdinir Omincef Cápsula: 300 mg Suspensão oral: 125 mg/5 mℓ	**Cefalosporina semissintética de espectro estendido** Crianças de 6 meses a 12 anos: 14 mg/kg/dia em 1 a 2 doses VO (dose máxima: 600 mg) Adultos: 600 mg a cada 24 h VO	*Advertências*: reduzir a dose em casos de insuficiência renal (*clearance* de creatinina < 60 mℓ/min). Evitar administração concomitante com produtos que contenham ferro e antiácidos, pois a absorção será diminuída de forma marcante; tomar com pelo menos duas horas de diferença *Interações medicamentosas*: Probenecida
Cefepima Maxipime Injetável	**Cefalosporina de quarta geração de espectro estendido, ativa contra vários patógenos gram-positivos e gram-negativos, incluindo *P. aeruginosa* e vários patógenos resistentes a diversos medicamentos** Crianças: 100 a 150 mg/kg/dia a cada 8 a 12 h IV ou IM Adultos: 2 a 4 g/dia a cada 12 h IV ou IM	*Eventos adversos:* diarreia, náuseas, candidíase vaginal *Precauções*: perfil de segurança dos betalactâmicos ("rash", eosinofilia) Eliminada por via renal *Interações medicamentosas*: Probenecida
Cefixima Suprax Comprimidos: 200, 400 mg Suspensão: 100 mg/5 mℓ	**Cefalosporina de terceira geração ativa contra estreptococos, *H. influenzae, M. catarrhalis, Neisseria gonorrhoeae, Serratia marcescens* e *Proteus vulgaris*. Não possui ação contra *Staphylococcus* ou contra *Pseudomonas*** Crianças: 8 mg/kg/dia a cada 12 a 24 h VO Adultos: 400 mg/dia a cada 12 a 24 h VO	*Advertências*: perfil de segurança dos betalactâmicos ("rash", eosinofilia) Eliminada por via renal. Não penetra adequadamente o SNC *Interações medicamentosas*: Probenecida
Cefoperazona sódica Cefobid Injetável	**Cefalosporina de terceira geração ativa contra muitos patógenos gram-positivos e gram-negativos** Neonatos: 100 mg/kg/dia a cada 12 h IV ou IM Crianças: 100 a 150 mg/kg/dia a cada 8 a 12 h IV ou IM Adultos: 2 a 4 g/dia a cada 8 a 12 h IV ou IM (dose máxima: 12 g/dia)	*Advertências*: cefalosporina de alta ligação a proteínas com potência limitada refletida pela fraca atividade antipseudomonas. Atividade variável contra gram-positivos. Eliminada principalmente na bile *Interações medicamentosas*: Reação semelhante ao dissulfiram após consumo de álcool
Cefotaxima sódica Claforan Injetável	**Cefalosporina de terceira geração ativa contra vários patógenos gram-positivos e gram-negativos. Não possui ação contra *Pseudomonas*** Neonatos: ≤ 7 dias: 100 mg/kg/dia a cada 12 h IV ou IM; > 7 dias: peso < 1.200 g 100 mg/kg/dia a cada 12 h IV ou IM; peso > 1.200 g: 150 mg/kg/dia a cada 8 h IV ou IM Crianças: 150 mg/kg/dia a cada 6 a 8 h IV ou IM (meningite: 200 mg/kg/dia a cada 6 a 8 h IV) Adultos: 1 a 2 g a cada 8 a 12 h IV ou IM (dose máxima: 12 g/dia)	*Advertências*: perfil de segurança dos betalactâmicos ("rash", eosinofilia) Eliminada por via renal. Cada grama da droga contém 2,2 mEq de sódio Metabólito ativo *Interações medicamentosas*: Probenecida

(continua)

Tabela 207.3 Medicamentos antibacterianos selecionados (antibióticos).* (*continuação*)

MEDICAMENTO (NOMES COMERCIAIS, FORMULAÇÕES)	INDICAÇÕES (MECANISMO DE AÇÃO) E POSOLOGIA	COMENTÁRIOS
Cefotetana dissódico Cefotan Injetável	**Cefalosporina de segunda geração ativa contra *S. aureus, Streptococcus, H. influenzae, E. coli, Klebsiella, Proteus* e *Bacteroides*. Inativa contra *Enterobacter*** Crianças: 40 a 80 mg/kg/dia a cada 12 h IV ou IM Adultos: 2 a 4 g/dia a cada 12 h IV ou IM (dose máxima: 6 g/dia)	*Advertências*: Cefalosporina de alta ligação a proteínas, baixa penetração no SNC; perfil de segurança dos betalactâmicos ("*rash*", eosinofilia), reação semelhante ao dissulfiram após consumo de álcool. Eliminada por via renal (cerca de 20% pela bile)
Cefoxitina sódica Mefoxin Injetável	**Cefalosporina de segunda geração ativa contra *S. aureus, Streptococcus, H. influenzae, E. coli, Klebsiella, Proteus* e *Bacteroides*. Inativa contra *Enterobacter*** Neonatos: 70 a 100 mg/kg/dia a cada 8 a 12 h IV ou IM Crianças: 80 a 160 mg/kg/dia a cada 6 a 8 h IV ou IM Adultos: 1 a 2 g a cada 6 a 8 h IV ou IM (dose máxima: 12 g/dia)	*Advertências*: Baixa penetração no SNC; perfil de segurança dos β-lactâmicos ("rash", eosinofilia). Eliminada por via renal. Dolorosa quando administrada por via intramuscular *Interações medicamentosas*: Probenecida
Cefpodoxima proxetila Vantin Comprimidos: 100, 200 mg Suspensão: 50 mg/5 mℓ, 100 mg/5 mℓ	**Cefalosporina de terceira geração ativa contra *S. aureus, Streptococcus, H. influenzae, M. catarrhalis, N. gonorrhoeae, E. coli, Klebsiella* e *Proteus*. Não possui ação contra *Pseudomonas*** Crianças: 10 mg/kg/dia a cada 12 h VO Adultos: 200 a 800 mg/dia a cada 12 h VO (dose máxima: 800 mg/dia) Gonorreia não complicada: 200 mg VO em dose única	*Advertências*: perfil de segurança dos betalactâmicos ("rash", eosinofilia). Eliminada por via renal. Não penetra adequadamente o SNC. Aumento da biodisponibilidade quando administrada com alimentos *Interações medicamentosas*: Probenecida; antiácidos e antagonistas de receptores H-2 podem diminuir a absorção
Ceftarolina fosamil Teflaro Injetável	**Cefalosporina de quinta geração ativa contra *S. aureus* (incluindo MRSA quando utilizada para infecções cutâneas e departes moles), *Streptococcus pyogenes, Streptococcus agalactiae, Klebsiella pneumoniae, H. influenzae* e *Klebsiella oxytoca*** *Crianças: Infecções de pele ou estrutura de pele ou pneumonia adquirida na comunidade, 24 mg/kg/dia a cada 8 h IV (2 a 23 meses de idade) × 5 a 14 dias; 36 mg/kg/dia a cada 8 h IV (peso ≤ 33 kg) × 5 a 14 dias; 400 mg a cada 8 h IV (peso > 33 kg) Adultos: 600 mg a cada 12 h IV *Dose sugerida; segurança e eficácia em pacientes pediátricos ainda não foram estabelecidas	*Advertências*: perfil de segurança dos betalactâmicos ("*rash*", eosinofilia) *Interações medicamentosas*: Probenecida
Cefprozila Cefzil Comprimidos: 250, 500 mg Suspensão: 125 mg/5 mℓ, 250 mg/5 mℓ	**Cefalosporina de segunda geração ativa contra *S. aureus, Streptococcus, H. influenzae, E. coli, M. catarrhalis, Klebsiella* e *Proteus* spp.** Crianças: 30 mg/kg/dia a cada 8 a 12 h VO Adultos: 500 a 1.000 mg/dia a cada 12 h VO (dose máxima: 1,5 g/dia)	*Advertências*: perfil de segurança dos betalactamicos ("rash", eosinofilia) Eliminada por via renal Boa disponibilidade; alimentos não alteram biodisponibilidade *Interações medicamentosas*: Probenecida
Ceftazidima Fortaz, Ceptaz, Tazicef, Tazidime Injetável	**Cefalosporina de terceira geração ativa contra patógenos gram-positivos e gram-negativos, incluindo *P. aeruginosa*** Neonatos: idade pós-natal ≤ 7 dias: 100 mg/kg/dia a cada 12 h IV ou IM; > 7 dias: peso ≤ 1.200 g: 100 mg/kg/dia a cada 12 h IV ou IM; peso > 1.200 g: 150 mg/kg/dia a cada 8 h IV ou IM Crianças: 150 mg/kg/dia a cada 8 h IV ou IM (meningite: 150 mg/kg/dia a cada 8 h IV) Adultos: 1 a 2 g a cada 8 a 12 h IV ou IM (dose máxima: 8 a 12 g/dia)	*Advertências*: perfil de segurança dos betalactamicos ("rash", eosinofilia) Eliminada por via renal. Aumento da resistência de patógenos ocorrendo por utilização disseminada e indiscriminada a longo prazo *Interações medicamentosas*: Probenecida
Ceftizoxima Cefizox Injetável	**Cefalosporina de terceira geração ativa contra patógenos gram-positivos e gram-negativos. Não possui ação contra *Pseudomonas*** Crianças: 150 mg/kg/dia a cada 6 a 8 h IV ou IM Adultos: 1 a 2 g a cada 6 a 8 h IV ou IM (dose máxima: 12 g/dia)	*Advertências*: perfil de segurança dos betalactâmicos ("rash", eosinofilia) Eliminada por via renal *Interações medicamentosas*: Probenecida
Ceftriaxona sódica Rocephin Injetável	**Cefalosporina de terceira geração ativa contra patógenos gram-positivos e gram-negativos. Não possui ação contra *Pseudomonas*** Neonatos: 50 a 75 mg/kg/dia a cada 24 h IV ou IM Crianças: 50 a 75 mg/kg/dia a cada 24 h IV ou IM (meningite: 75 mg/kg na dose 1, então 80 a 100 mg/kg/dia a cada 12 a 24 h IV ou IM) Adultos: 1 a 2 g a cada 24 h IV ou IM (dose máxima: 4 g/dia)	*Advertências*: Perfil de segurança dos betalactâmicos ("rash", eosinofilia) Eliminação renal (33 a 65%) e biliar; pode ocasionar lama biliar. Longa meia-vida e ligação a proteínas dose-dependentes favorece a administração a cada 24 h em vez de intervalos de 12 h. Pode-se adicionar lidocaína 1% para injeção IM *Interações medicamentosas*: Probenecida Em neonatos, a coadministração com produtos que contenham cálcio pode resultar em precipitação grave e concomitantes complicações embólicas

(*continua*)

Tabela 207.3 Medicamentos antibacterianos selecionados (antibióticos).* (*continuação*)

MEDICAMENTO (NOMES COMERCIAIS, FORMULAÇÕES)	INDICAÇÕES (MECANISMO DE AÇÃO) E POSOLOGIA	COMENTÁRIOS
Cefuroxima (cefuroxima axetil para administração oral) Ceftin, Kefurox, Zinacef Injetável Suspensão: 125 mg/5 mℓ Comprimidos: 125, 250, 500 mg	Cefalosporina de segunda geração ativa contra *S. aureus, Streptococcus, H. influenzae, E. coli, M. catarrhalis, Klebsiella* e *Proteus* Neonatos: 40 a 100 mg/kg/dia a cada 12 h IV ou IM Crianças: 200 a 240 mg/kg/dia a cada 8 h IV ou IM; administração por via oral: 20 a 30 mg/kg/dia a cada 8 h VO Adultos: 750 a 1.500 mg a cada 8 h IV ou IM (dose máxima: 6 g/dia)	*Advertências*: Perfil de segurança dos betalactâmicos ("rash", eosinofilia) Eliminada por via renal. Alimentos aumentam a biodisponibilidade por VO *Interações medicamentosas*: Probenecida
Cefalexina Keflex, Keftab Cápsula: 250, 500 mg Comprimido: 500 mg, 1 g Suspensão: 125 mg/5 mℓ, 250 mg/5 mℓ, 100 mg/mℓ em gotas	Cefalosporina de primeira geração ativa contra *S. aureus, Streptococcus, E. coli, Klebsiella* e *Proteus* Crianças: 25 a 100 mg/kg/dia a cada 6 a 8 h VO Adultos: 250 a 500 mg a cada 6 h VO (dose máxima: 4 g/dia)	*Advertências*: Perfil de segurança dos betalactâmicos ("rash", eosinofilia) Eliminada por via renal *Interações medicamentosas*: Probenecida
Cefradina Velosef Cápsula: 250, 500 mg Suspensão: 125 mg/5 mℓ, 250 mg/5 mℓ	Cefalosporina de primeira geração ativa contra *S. aureus, Streptococcus, E. coli, Klebsiella* e *Proteus* Crianças: 50 a 100 mg/kg/dia a cada 6 a 12 h VO Adultos: 250 a 500 mg a cada 6 a 12 h VO (dose máxima: 4 g/dia)	*Advertências*: perfil de segurança dos betalactâmicos ("rash", eosinofilia) Eliminada por via renal *Interações medicamentosas*: Probenecida
Ciprofloxacino Cipro Comprimidos: 100, 250, 500, 750 mg Injetável Solução oftálmica e unguento Suspensão ótica Suspensão oral: 250 e 500 mg/5 mℓ	Antibiótico do grupo das quinolonas ativo contra *Pseudomonas aeruginosa, Serratia, Enterobacter, Shigella, Salmonella, Campylobacter, N. gonorrhoeae, H. influenzae, M. catarrhalis*, alguns *S. aureus* e alguns *Streptococcus* Neonatos: 10 mg/kg a cada 12 h VO ou IV Crianças: 15 a 30 mg/kg/dia a cada 12 h IV ou VO; fibrose cística 20 a 40 mg/kg/dia a cada 8 a 12 h VO ou IV Adultos: 250 a 750 mg a cada 12 h; 200-400 mg IV a cada 12 h VO (dose máxima: 1,5 g/dia)	*Advertências*: Problemas de destruição articular em animais jovens não observados em humanos; tendinite, superinfecção, tontura, confusão, cristalúria, alguma fotossensibilidade *Interações medicamentosas*: teofilina, antiácidos que contenham magnésio, alumínio ou cálcio; sucralfato; probenecida; varfarina; ciclosporina
Claritromicina Biaxin Comprimidos: 250, 500 mg Suspensão: 125 mg/5 mℓ, 250 mg/5 mℓ	Antibiótico macrolídeo com atividade contra *S. aureus, Streptococcus, H. influenzae, Legionella, Mycoplasma* e *C. trachomatis* Crianças: 15 mg/kg/dia a cada 12 h VO Adultos: 250 a 500 mg a cada 12 h VO (dose máxima: 1 g/dia)	*Advertências*: Menos eventos adversos do que a eritromicina; distúrbios gastrintestinais, dispepsia, náuseas, cólicas. *Interações medicamentosas*: mesmas que as da eritromicina – astemizol carbamazepina, terfenadina, ciclosporina, teofilina, digoxina, tacrolimus
Clindamicina Cleocin Cápsula: 75, 150, 300 mg Suspensão: 75 mg/5 mℓ Injetável Solução tópica, loção e gel Creme vaginal	Inibidor da síntese proteica de amplo espectro ativa contra a maioria dos aeróbicos gram-positivos e cocos anaeróbicos, exceto *Enterococcus* Neonatos: idade pós-natal ≤ 7 dias < 2.000 g; 10 mg/kg/dia IV ou IM a cada 12 h; peso > 2.000 g: 15 mg/kg/dia a cada 8 h IV ou IM; > 7 dias: peso < 1.200 g: 10 mg/kg/dia IV ou IM a cada 12 h; peso 1.200 a 2.000 g: 15 mg/kg/dia a cada 8 h IV ou IM; peso > 2.000 g: 20 mg/kg/dia a cada 8 h IV ou IM Crianças: 10 a 40 mg/kg/dia a cada 6 a 8 h IV IM ou VO Adultos: 150 a 600 mg a cada 6 a 8 h IV IM ou VO (dose máxima: 5 g/dia IV ou IM ou 2 g/dia VO)	*Advertências*: Diarreia, náuseas, colite associada à *Clostridium difficile*, "rash" Administre lentamente IV durante 30 a 60 min Tratamento tópico ativo para acne
Cloxacilina sódica Tegopen Cápsula: 250, 500 mg Suspensão: 125 mg/5 mℓ	Penicilina resistente à penicilinase ativa contra *S. aureus* e outros cocos gram-positivos, exceto *Enterococcus* e estafilococos coagulase-negativos Crianças: 50 a 100 mg/kg/dia a cada 6 h VO Adultos: 250 a 500 mg a cada 6 h VO (dose máxima: 4 g/dia)	*Advertências*: Perfil de segurança dos betalactâmicos ("rash", eosinofilia) Eliminada principalmente pelo fígado; requer redução da dose em nefropatias Alimentos diminuem biodisponibilidade *Interações medicamentosas*: Probenecida
Colistina (Colistimetato sódico; polimixina E) Injetável Inalável	Tratamento de organismos gram-negativos resistentes a diversos medicamentos (*Enterobacteriaceae* incluindo cepas produtoras de betalactamases de espectro estendido e carbapenemases) Crianças: 2,5 a 5 mg/kg/dia em 2 a 4 doses IV Adultos: 300 mg/dia em 2 a 4 doses divididas IV	*Advertências*: Nefrotoxicidade (cerca de 3% em crianças jovens; taxas maiores em adolescentes e adultos); ajustar a dose em casos de insuficiência renal; neurotoxicidade (cefaleias, parestesia, ataxia) *Interações medicamentosas*: não deve ser administrada concomitantemente com polimixinas ou aminoglicosídeos

(*continua*)

Tabela 207.3 Medicamentos antibacterianos selecionados (antibióticos).* *(continuação)*

MEDICAMENTO (NOMES COMERCIAIS, FORMULAÇÕES)	INDICAÇÕES (MECANISMO DE AÇÃO) E POSOLOGIA	COMENTÁRIOS
Cotrimoxazole (sulfametoxazol-trimetoprima; TMP-SMX) Bactrim, Cotrim, Septra, Sulfatrim Comprimido: SMZ 400 mg e TMP 80 mg Comprimido DS: SMZ 800 mg e TMP 160 mg Suspensão: SMZ 200 mg e TMP 40 mg/5 mℓ Injetável	**Combinação de antibióticos com antagonismo sequencial da síntese do folato bacteriano com ampla ação antibacteriana: *Shigella, Legionella, Nocardia, Chlamydia, Pneumocystis jiroveci*. Dose baseada no componente TMP** Crianças: 6 a 20 mg/kg/dia TMP VO ou IV a cada 12 h Pneumonia por *Pneumocystis carinii*: 15 a 20 mg/kg/dia a cada 12 h VO ou IV Profilaxia de *P. carinii*: 5 mg/kg/dia a cada 12 h diariamente ou 3 vezes/semana VO Adultos: 160 mg TMP a cada 12 h VO	*Advertências*: droga dosada com base no componente TMP (trimetoprima). Reações cutâneas a sulfonamidas: "rash", eritema multiforme, síndrome de Stevens-Johnson, náuseas, leucopenia. Eliminação renal e hepática; reduzir dose em casos de insuficiência renal *Interações medicamentosas*: Deslocamento de proteínas com varfarina, possivelmente fenitoína, ciclosporina
Daptomicina Cubicin	**Leva a transtorno da função da membrana celular bacteriana, causando despolarização e levando à inibição da síntese de proteínas, DNA e RNA, o que resulta em morte celular bacteriana. Ativa contra enterococos (incluindo cepas resistentes a glicopeptídeos), estafilococos (incluindo MRSA), estreptococos e corinebactérias. Aprovada para infecções cutâneas e de partes moles. Aceitável para bacteriemia e endocardite do lado direito com cepas suscetíveis.** Adultos: em infecções cutâneas e de tecidos moles, 4 mg/kg de daptomicina são administrados 1 vez/dia. Para bacteriemia por *S. aureus* ou endocardite do lado direito, a dose aprovada é de 6 mg/kg IV 1 vez/dia. Crianças: Para infecções da pele ou estruturas da pele, 12 a 23 meses, 10 mg/kg/dia IV; 2 a 6 anos, 9 mg/kg/dia; 7 a 11 anos, 7 mg/kg/dia; 12 a 17 anos, 5 mg/kg/dia, todos por até 14 dias. Para bacteriemia estafilocócica, 1 a 6 anos, 12 mg/kg/dia; 7 a 11 anos, 9 mg/kg/dia; 12 a 17 anos, 7 mg/kg/dia; tudo por até 42 dias. Para endocardite estafilocócica, 1 a 5 anos, 10 mg/kg/dia IV por pelo menos 6 semanas; ≥ 6 anos, 6 mg/kg/dia IV por pelo menos 6 semanas	*Advertências*: Não deve ser utilizada em casos de pneumonia, já que é inativada por surfactantes. Associada à "rash", insuficiência renal, anemia, cefaleia. Relatos de miopatia, rabdomiólise e pneumonia eosinofílica *Interações medicamentosas*: não deve ser administrada com estatinas
Demeclociclina Declomycin Comprimido: 150, 300 mg Cápsula: 150 mg	**Tetraciclina ativa contra a maioria dos cocos gram-positivos, exceto *Enterococcus*, vários bacilos gram-negativos, anaeróbios, *Borrelia burgdorferi* (doença de Lyme), *Mycoplasma* e *Chlamydia*** Crianças: 8 a 12 mg/kg/dia a cada 6 a 12 h VO Adultos: 150 mg VO a cada 6 a 8 h Síndrome da secreção inadequada de hormônio antidiurético: 900 a 1.200 mg/dia ou 13 a 15 mg/kg/dia a cada 6 a 8 h VO com redução da dose baseada na resposta até 600 a 900 mg/dia	*Advertências*: Escurecimento dos dentes, possivelmente permanente (se administrados a crianças < 8 anos de idade) após uso prolongado; fotossensibilidade, diabetes insípido, náuseas, êmese, diarreia, superinfecções *Interações medicamentosas*: Alimentos que contenham alumínio, cálcio, magnésio, zinco e ferro, leite, produtos cotidianos podem diminuir a absorção
Dicloxacilina Dynapen, Pathocil Cápsula: 125, 250, 500 mg Suspensão: 62,5 mg/5 mℓ	**Penicilina resistente à penicilinase, ativa contra *S. aureus* e outros cocos gram-positivos, exceto *Enterococcus* e estafilococos coagulase-negativos** Crianças: 12,5 a 100 mg/kg/dia a cada 6 h VO Adultos: 125 a 500 mg a cada 6 a 8 h VO	*Advertências*: Perfil de segurança dos betalactâmicos ("rash", eosinofilia). Eliminação principalmente renal (65%) e biliar (30%). Alimentos podem diminuir a biodisponibilidade *Interações medicamentosas*: Probenecida
Doripeném Doribax Injetável	**Carbapenêmico com amplo espectro de ação contra cocos gram-positivos e bacilos gram-negativos, incluindo *P. aeruginosa* e anaeróbicos** Crianças: dose desconhecida. Adultos: 500 mg a cada 8 h IV	*Advertências*: Perfil de segurança dos betalactâmicos; não sofre metabolismo hepático. Eliminação renal (70 a 75%); ajuste de dose em casos de insuficiência renal *Interações medicamentosas*: Ácido valproico, probenecida
Doxicilina Vibramycin, Doxy Injetável Cápsula: 50, 100 mg Comprimido: 50, 100 mg Suspensão: 25 mg/5 mℓ Xarope: 50 mg/5 mℓ	**Tetraciclina ativa contra a maioria dos cocos gram-positivos, exceto *Enterococcus*, vários bacilos gram-negativos, anaeróbios, *Borrelia burgdorferi* (doença de Lyme), *Mycoplasma* e *Chlamydia*** Crianças: 2 a 5 mg/kg/dia a cada 12 a 24 h VO ou IV (dose máxima: 200 mg/dia) Adultos: 100 a 200 mg/dia a cada 12 a 24 h VO ou IV	*Advertências*: Escurecimento dos dentes, possivelmente permanente (se administrados a crianças < 8 anos de idade) após uso prolongado; fotossensibilidade, náuseas, vômitos, diarreia, superinfecções *Interações medicamentosas*: Produtos que contenham alumínio, cálcio, magnésio, zinco, ferro, caolina e pectina, leite e derivados podem diminuir a absorção Carbamazepina, rifampicina, barbitúricos podem diminuir a meia-vida

(continua)

Tabela 207.3 Medicamentos antibacterianos selecionados (antibióticos).* (*continuação*)

MEDICAMENTO (NOMES COMERCIAIS, FORMULAÇÕES)	INDICAÇÕES (MECANISMO DE AÇÃO) E POSOLOGIA	COMENTÁRIOS
Eritromicina E-Mycin, Ery-Tab, Eryc, Ilosone Estolato 125, 500 mg Comprimido EES: 200 mg Comprimido base: 250, 333, 500 mg Suspensão: estolato 125 mg/5 mℓ, 250 mg/5 mℓ, EES 200 mg/5 mℓ, 400 mg/5 mℓ Estolato gotas: 100 mg/mℓ. EES gotas: 100 mg/2,5 mℓ. Disponível em combinação com sulfisoxazol (Pediazole), dosado com base no conteúdo de eritromicina	**Antibiótico macrolídeo bacteriostático mais ativo contra organismos gram-positivos, *Coynebacterium diphtheriae* e *Mycoplasma pneumoniae*** Neonatos: idade pós-natal ≤ 7 dias: 20 mg/kg/dia a cada 12 h VO; > 7 dias peso < 1.200 g: 20 mg/kg/dia a cada 12 h VO; peso > 1.200 g: 30 mg/kg/dia a cada 8 h VO (administre 5 mg/kg/dose a cada 6 h para melhorar a intolerância alimentar) Crianças: dose usual máxima 2 g/dia Base: 30 a 50 mg/kg/dia a cada 6 a 8 h VO Estolato: 30 a 50 mg/kg/dia a cada 8 a 12 h VO Estearato: 20 a 40 mg/kg/dia a cada 6 h VO Lactobionato: 20 a 40 mg/kg/dia a cada 6 a 8 h VO Gliceptato: 20 a 50 mg/kg/dia a cada 6 h IV; dose máxima usual 4 g/dia IV Adultos: Base: 333 mg VO a cada 8 h; estolato/estearato/base: 250 a 500 mg a cada 6 h VO	*Advertências*: Agonista da motilina levando a cólicas abdominais graves, náuseas, vômitos, diarreia. Associada à estenose hipertrófica pilórica em lactentes jovens. Muitos sais diferentes com moderação questionável de eventos adversos gastrintestinais. Rara toxicidade cardíaca após utilização IV. Dose dos sais difere. Formulação tópica para tratamento da acne *Interações medicamentosas*: Antagonistas da atividade da CYP 3A4 hepática: astemizol, carbamazepina, terfenadina, ciclosporina, teofilina, digoxina, tacrolimus, carbamazepina
Gentamicina Garamycin Injetável Solução oftálmica, unguento, creme tópico	**Aminoglicosídeo ativo contra bacilos gram-negativos, especialmente *Escherichia coli, Klebsiella, Proteus, Enterobacter, Serratia* e *Pseudomonas*** Neonatos: idade pós-natal ≤ 7 dias: peso 1.200 a 2.000 g: 2,5 mg/kg a cada 12 a 18 h IV ou IM; peso > 2.000 g: 2,5 mg/kg 12 h IV ou IM; idade pós-natal > 7 dias: peso 1.200 a 2.000 g: 2,5 mg/kg a cada 8 a 12 h IV ou IM; peso > 2.000 g: 2,5 mg/kg a cada 8 h IV ou IM Crianças: 2,5 mg/kg/dia divididas a cada 8 a 12 h IV ou IM. De forma alternativa, pode administrar 5 a 7,5 mg/kg/dia IV 1 vez/dia Intratecal: preparação livre de conservantes para utilização intraventricular ou intratecal: neonato 1 mg/dia; crianças: 1 a 2 mg/dia intratecal; adultos: 4 a 8 mg/dia Adultos: 3 a 6 mg/kg/dia a cada 8 h IV ou IM	*Advertências*: Anaeróbios, *S. pneumoniae* e outros *Streptococcus* são resistentes Pode causar ototoxicidade e nefrotoxicidade. Monitorar função renal Medicamento eliminado por via renal Administrado IV durante 30 a 60 min *Interações medicamentosas*: Pode potencializar outros fármacos ototóxicos e nefrotóxicos *Concentrações séricas desejadas*: Pico 6 a 12 mg/ℓ; Limite inferior > 2 mg/ℓ com apenas regimes de doses diárias intermitentes
Imipeném-cilastatina Primaxin Injetável	**Carbapenêmico com amplo espectro de ação contra cocos gram-positivos e bacilos gram-negativos, incluindo *P. aeruginosa* e anaeróbios. Não possui atividade contra *Stenotrophomonas maltophilia*** Neonatos: idade pós-natal ≤ 7 dias: peso < 1.200 g: 20 mg/kg a cada 18 a 24 h IV ou IM; peso > 1.200 g: 40 mg/kg a cada 12 h IV ou IM; idade pós-natal > 7 dias: peso 1.200 a 2.000 g: 40 mg/kg a cada 12 h IV ou IM; peso > 2.000 g: 60 mg/kg/dia a cada 8 h IV ou IM Crianças: 60 a 100 mg/kg/dia a cada 6 a 8 h IV ou IM Adultos: 2 a 4 g/dia a cada 6 a 8 h IV ou IM (dose máxima: 4 g/dia)	*Advertências*: Perfil de segurança dos betalactâmicos ("rash", eosinofilia), náuseas, convulsões. A cilastatina não possui nenhuma atividade antibacteriana; reduz o metabolismo renal do imipeném Eliminada principalmente via renal *Interações medicamentosas*: possivelmente ganciclovir
Linezolida Zyvox Comprimido: 400, 600 mg Suspensão oral: 100 mg/5 mℓ Injetável: 100 mg/5 mℓ	**Antibiótico do grupo das oxazolidinonas ativo contra cocos gram-positivos (sobretudo organismos resistentes a medicamentos), incluindo *Staphylococcus, Streptococcus, E. faecium* e *Enterococcus faecalis*. Interfere na síntese proteica por meio de ligação à subunidade 50S do ribossomo** Crianças: 10 mg/kg a cada 12 h IV ou VO Adultos: Pneumonia: 600 mg a cada 12 h IV ou VO; infecções cutâneas: 400 mg a cada 12 h IV ou VO	*Efeitos adversos*: mielossupressão, colite pseudomembranosa, náuseas, diarreia, cefaleia *Interações medicamentosas*: Probenecida
Loracarbef Lorabid Cápsula: 200 mg Suspensão: 100 mg/5 mℓ, 200 mg/5 mℓ	**Carbacefem proximamente relacionada com o cefaclor (cefalosporina de segunda geração) ativa contra *S. aureus, Streptococcus, H. influenzae, M. catarrhalis, E. coli, Klebsiella* e *Proteus*** Crianças: 30 mg/kg/dia a cada 12 h VO (dose máxima: 2 g) Adultos: 200 a 400 mg a cada 12 h VO (dose máxima: 800 mg/dia)	*Advertências*: Perfil de segurança dos betalactâmicos ("rash", eosinofilia) Eliminação renal *Interações medicamentosas*: Probenecida
Meropeném Merrem Injetável	**Carbapenêmico com amplo espectro de ação contra cocos gram-positivos e bacilos gram-negativos, incluindo *P. aeruginosa* e anaeróbios. Não possui atividade contra *Stenotrophomonas maltophilia*** Crianças: 60 mg/kg/dia a cada 8 h IV; meningite 120 mg/kg/dia a cada 8 h IV (dose máxima: 6 g/dia) Adultos: 1,5 a 3 g a cada 8 h IV	*Advertências*: perfil de segurança dos betalactâmicos; parece causar menor excitação do SNC do que o imipeném; 80% da eliminação é renal *Interações medicamentosas*: Probenecida

(*continua*)

Tabela 207.3 Medicamentos antibacterianos selecionados (antibióticos).* (*continuação*)

MEDICAMENTO (NOMES COMERCIAIS, FORMULAÇÕES)	INDICAÇÕES (MECANISMO DE AÇÃO) E POSOLOGIA	COMENTÁRIOS
Metronidazol Flagyl, Metro IV, Gel tópico, gel vaginal Injetável Comprimido: 250, 500 mg	**Altamente efetivo no tratamento de infecções causadas por anaeróbios. Terapia oral de colite por *C. difficile*** Neonatos: peso < 1.200: 7,5 mg/kg a cada 48 h VO ou IV; idade pós-natal ≤ 7 dias: peso 1.200 a 2.000 g: 7,5 mg/kg/dia a cada 24 h VO ou IV; peso > 2.000 g: 15 mg/kg/dia a cada 12 h VO ou IV; idade pós-natal > 7 dias; peso 1.200 a 2.000 g: 15 mg/kg/dia a cada 12 h VO ou IV; peso > 2.000 g: 30 mg/kg/dia a cada 12 h VO ou IV Crianças: 30 mg/kg/dia a cada 6 a 8 h VO ou IV Adultos: 30 mg/kg/dia a cada 6 h VO ou IV (dose máxima: 4 g/dia)	*Advertências*: Tontura, convulsões, gosto metálico, náuseas, reação semelhante ao dissulfiram após administração de álcool Administre IV lentamente durante 30 a 60 min. Ajustar a dose em casos de transtorno hepático *Interações medicamentosas*: Carbamazepina, rifampicina, fenobarbital podem acelerar o metabolismo; pode aumentar os níveis de varfarina, fenitoína, lítio
Mezlocilina sódica Mezlin Injetável	**Penicilina de espectro estendido ativa contra bacilos gram-negativos, especialmente *E. coli, Enterobacter, Serratia* e *Bacteroides*; limitada ação contra *Pseudomonas*** Neonatos: idade pós-natal ≤ 7 dias: 150 mg/kg/dia a cada 12 h IV; > 7 dias: 225 mg/kg/dia a cada 8 h IV Crianças: 200 a 300 mg/kg/dia a cada 4 a 6 h IV; fibrose cística 300 a 450 mg/kg/dia IV Adultos: 2 a 4 g/dose a cada 4 a 6 h IV (dose máxima: 12 g/dia)	*Advertências*: Perfil de segurança dos betalactâmicos ("rash", eosinofilia); dolorosa se administrada por via intramuscular; cada grama contém 1,8 mEq de sódio. Interfere na agregação plaquetária em altas doses; aumenta os resultados dos testes de função hepática Eliminada por via renal. Inativada pela enzima betalactamase *Interações medicamentosas*: Probenecida
Mupirocina Bactroban Unguento	**Antibiótico tópico ativo contra *Staphylococcus* e *Streptococcus*** Aplicação tópica: Nasal (eliminar secreção nasal) e na pele 2 a 4 vezes/dia	*Advertências*: Mínima absorção sistêmica já que o medicamento é metabolizado na pele
Nafcilina sódica Nafcil, Unipen Injetável Cápsula: 250 mg Comprimido: 500 mg	**Penicilina resistente à penicilinase ativa contra *S. aureus* e outros cocos gram-positivos, exceto *Enterococcus* e estafilococos coagulase-negativos** Neonatos: idade pós-natal ≤ 7 dias peso 1.200 a 2.000 g: 50 mg/kg/dia a cada 12 h IV ou IM; peso > 2.000 g: 75 mg/kg/dia a cada 8 h IV ou IM; idade pós-natal > 7 dias peso 1.200 a 2.000 g: 75 mg/kg/dia a cada 8 h; peso > 2.000 g: 100 mg/kg/dia a cada 6 a 8 h IV (meningite: 200 mg/kg/dia a cada 6 h) Crianças: 100 a 200 mg/kg/dia a cada 4 a 6 h IV Adultos: 4 a 12 g/dia a cada 4 a 6 h IV (dose máxima: 12 g/dia)	*Advertências*: Perfil de segurança dos betalactâmicos ("rash", eosinofilia), flebite; dolorosa se administrada por via intramuscular; absorção oral altamente variável e errática (não recomendada) *Efeito adverso:* Neutropenia
Ácido nalidíxico NegGram Comprimido: 250, 500, 1.000 mg Suspensão: 250 mg/5 mℓ	**Quinolona de primeira geração efetiva para terapia a curto prazo de infecções do trato urinário inferior causadas por *E. coli, Enterobacter, Klebsiella* e *Proteus*** Crianças: 50 a 55 mg/kg/dia a cada 6 h VO; terapia supressiva 25 a 33 mg/kg/dia a cada 6 a 8 h VO Adultos: 1 g a cada 6 h VO; terapia supressiva: 500 mg a cada 6 h VO	*Advertências*: Vertigem, tontura, "rash" Não deve ser utilizada em infecções sistêmicas *Interações medicamentosas*: Antiácidos líquidos
Sulfato de neomicina Mycifradin Comprimido: 500 mg Creme tópico, unguento Suspensão: 125 mg/5 mℓ	**Aminoglicosídeo utilizado para aplicação tópica ou VO antes da cirurgia a fim de diminuir a microbiota gastrintestinal (não absorvível) e hiperamonemia** Lactente: 50 mg/kg/dia a cada 6 h VO Crianças: 50 a 100 mg/kg/dia a cada 6 a 8 h VO Adultos: 500 a 2.000 mg/dose a cada 6 a 8 h VO	*Advertências*: Em pacientes com disfunção renal, pois pequenas quantidades absorvidas podem se acumular *Eventos adversos*: relacionados principalmente com a aplicação tópica, cólicas abdominais, diarreia, "rash" Ototoxicidade e nefrotoxicidade se absorvida
Nitrofurantoína Furadantin, Furan, Macrodantin Cápsula: 50, 100 mg Cápsula de liberação prolongada: 100 mg Macrocristal: 50, 100 mg Suspensão: 25 mg/5 mℓ	**Efetiva no tratamento de infecções do trato urinário inferior causadas por patógenos gram-positivos e gram-negativos** Crianças: 5 a 7 mg/kg/dia a cada 6 h VO (dose máxima: 400 mg/dia); terapia supressiva 1 a 2,5 mg/kg/dia a cada 12 a 24 h VO (dose máxima: 100 mg/dia) Adultos: 50 a 100 mg/dia a cada 6 h	*Advertências*: Vertigem, tontura, "rash", icterícia, pneumonite intersticial Não utilizar em casos de disfunção renal moderada a grave *Interações medicamentosas*: Antiácidos líquidos

(*continua*)

Tabela 207.3 Medicamentos antibacterianos selecionados (antibióticos).* *(continuação)*

MEDICAMENTO (NOMES COMERCIAIS, FORMULAÇÕES)	INDICAÇÕES (MECANISMO DE AÇÃO) E POSOLOGIA	COMENTÁRIOS
Ofloxacino Ocuflox 0,3% solução oftálmica: 1, 5, 10 mℓ Floxin 0,3% solução ótica: 5, 10 mℓ	**Quinolona utilizada para o tratamento de conjuntivite ou úlceras de córnea (solução oftálmica) e otite externa ou otite média crônica supurativa (solução ótica) causada por bactérias gram-positivas, gram-negativas e anaeróbicas, ou *C. trachomatis*** *Criança 1 a 12 anos*: Conjuntivite: 1 a 2 gotas no(s) olho(s) afetado(s) a cada 2 a 4 h por 2 dias, então 1 a 2 gotas a cada 6 h durante 5 dias Úlceras de córnea: 1 a 2 gotas a cada 30 min enquanto acordado e em intervalos de 4 h durante a noite por 2 dias, então 1 a 2 gotas a cada hora durante 5 dias enquanto acordado, então 1 a 2 gotas a cada 6 h durante 2 dias Otite externa (solução ótica): 5 gotas na orelha afetada a cada 12 h durante 10 dias Otite média supurativa crônica: tratar por 14 dias *Crianças > 12 anos e adultos*: Doses da solução oftálmica são as mesmas usadas para crianças mais jovens. Otite externa (solução ótica): utilize 10 gotas a cada 12 h durante 10 a 14 dias, do mesmo modo que para crianças mais jovens	*Eventos adversos:* Ardência, queimação, hiperemia ocular (solução oftálmica), tontura após utilização de solução ótica se esta não for aquecida
Oxacilina sódica Prostaphlin Injetável Cápsula: 250, 500 mg Suspensão: 250 mg/5 mℓ	**Penicilina resistente à penicilinase ativa contra *S. aureus* e outros cocos gram-positivos, exceto *Enterococcus* e estafilococos coagulase-negativos** Neonatos: idade pós-natal ≤ 7 dias peso 1.200 a 2.000 g: 50 mg/kg/dia a cada 12 h IV; peso > 2.000 g: 75 mg/kg/dia a cada 8 h IV; idade pós-natal > 7 dias peso < 1.200 g: 50 mg/kg/dia a cada 12 h IV; peso 1.200 a 2.000 g: 75 mg/kg/dia a cada 8 h IV; peso > 2.000 g: 100 mg/kg/dia a cada 6 h IV Lactentes: 100 a 200 mg/kg/dia a cada 4 a 6 h IV Crianças: VO 50 a 100 mg/kg/dia a cada 4 a 6 h IV Adultos: 2 a 12 g/dia a cada 4 a 6 h IV (dose máxima: 12 g/dia)	*Advertências*: Perfil de segurança dos betalactâmicos ("rash", eosinofilia) Moderada biodisponibilidade oral (35 a 65%) Eliminação principalmente renal *Interações medicamentosas*: Probenecida *Efeito adverso:* Neutropenia
Penicilina G Injetável Comprimidos	**Penicilina ativa contra a maioria dos cocos gram-positivos; *S. pneumoniae* (resistência está aumentando), *Streptococcus* grupo A e algumas bactérias gram-negativas (p. ex., *N. gonorrhoeae, N. meningitidis*)** Neonatos: idade pós-natal ≤ 7 dias peso 1.200 a 2.000 g: 50.000 UI/kg/dia a cada 12 h IV ou IM (meningite: 100.000 UI/kg/dia a cada 12 h IV ou IM); peso > 2.000 g: 75.000 UI/kg/dia a cada 8 h IV ou IM (meningite: 150.000 UI/kg/dia a cada 8 h IV ou IM); idade pós-natal > 7 dias peso ≤ 1.200 g: 50.000 UI/kg/dia a cada 12 h IV (meningite 100.000 UI/kg/dia a cada 12 h IV); peso 1.200 a 2.000 g: 75.000 UI/kg/dia a cada 8 h IV (meningite: 225.000 UI/kg/dia a cada 8 h IV); peso > 2.000 g: 100.000 UI/kg/dia a cada 6 h IV (meningite: 200.000 UI/kg/dia a cada 6 h IV) Crianças: 100.000 a 250.000 UI/kg/dia a cada 4 a 6 h IV ou IM (dose máxima: 400.000 UI/kg/dia) Adultos: 2 a 24 milhões de UI/dia divididas a cada 4 a 6 h IV ou IM	*Advertências*: Perfil de segurança dos betalactâmicos ("rash", eosinofilia), alergia, convulsões após doses excessivas particularmente em pacientes com nefropatia grave. Resistência substancial de patógenos. Eliminação principalmente renal *Interações medicamentosas*: Probenecida
Penicilina G, benzatina Bicillin Injetável	**Penicilina de longa ação efetiva no tratamento de infecções responsivas às concentrações baixas e persistentes de penicilina (1 a 4 semanas), por exemplo, faringite por *Streptococcus* do grupo A, profilaxia da febre reumática** Neonatos: peso > 1.200 g: 50.000 UI/kg IM dose única Crianças: 300.000 a 1,2 milhão UI a cada 3 a 4 semanas IM (dose máxima: 1,2 a 2,4 milhões UI/dose) Adultos: 1,2 milhão de UI IM a cada 3 a 4 semanas	*Advertências*: Perfil de segurança dos betalactâmicos ("*rash*", eosinofilia), alergia Administrar somente por via IM Substancial resistência de patógenos Eliminação principalmente renal *Interações medicamentosas*: Probenecida

(continua)

Tabela 207.3 Medicamentos antibacterianos selecionados (antibióticos).* (*continuação*)

MEDICAMENTO (NOMES COMERCIAIS, FORMULAÇÕES)	INDICAÇÕES (MECANISMO DE AÇÃO) E POSOLOGIA	COMENTÁRIOS
Penicilina G, procaína Crysticillin Injetável	**Penicilina fornecendo baixas concentrações de penicilina durante 12 h** Neonatos: peso > 1.200 g: 50.000 UI/kg/dia IM Crianças: 25.000 a 50.000 UI/kg/dia IM durante 10 dias (dose máxima: 4,8 milhões UI/dose) Gonorreia: 100.000 UI/kg (dose máxima: 4,8 milhões UI/dia) IM uma vez com a probenecida na dose de 25 mg/kg (dose máxima: 1 g) Adultos: 0,6 a 4,8 milhões UI IM a cada 12 a 24 h	*Advertências*: Perfil de segurança dos betalactâmicos ("rash", eosinofilia), alergia Administrar somente por via IM Substancial resistência de patógenos Eliminação principalmente renal *Interações medicamentosas*: Probenecida
Penicilina V Pen-VK, V-Cillin K Comprimido: 125, 250, 500 mg Suspensão: 125 mg/5 mℓ, 250 mg/5 mℓ	**Forma de administração oral preferida de penicilina, ativa contra a maioria dos cocos gram-positivos; *S. pneumoniae* (resistência está aumentando), outros estreptococos e algumas bactérias gram-negativas (p. ex., *N. gonorrhoeae, N. meningitidis*)** Crianças: 25 a 50 mg/kg/dia a cada 4 a 8 h VO Adultos: 125 a 500 mg a cada 6 a 8 h VO (dose máxima: 3 g/dia)	*Advertências*: Perfil de segurança dos betalactâmicos ("rash", eosinofilia), alergia, convulsões após doses excessivas particularmente em pacientes nefropatas Substancial resistência de patógenos Eliminação principalmente renal. Inativada por penicilinase *Interações medicamentosas*: Probenecida
Piperacilina Pipracil Injetável	**Penicilina de espectro estendido ativa contra *E. coli, Enterobacter, Serratia, P. aeruginosa* e *Bacteroides*** Neonatos: idade pós-natal ≤ 7 dias 150 mg/kg/dia a cada 8 a 12 h IV; > 7 dias; 200 mg/kg/dia a cada 6 a 8 h IV Crianças: 200 a 300 mg/kg/dia a cada 4 a 6 h IV; fibrose cística: 350 a 500 mg/kg/dia IV Adultos: 2 a 4 g/dose a cada 4 a 6 h (dose máxima: 24 g/dia) IV	*Advertências*: Perfil de segurança dos betalactâmicos ("rash", eosinofilia); dolorosa se administrada por via intramuscular; cada grama contém 1,9 mEq de sódio. Interfere na agregação plaquetária/reação semelhante à enfermidade sérica após altas doses; incrementos nos testes de função hepática. Eliminação renal. Inativada por penicilinases *Interações medicamentosas*: Probenecida
Piperacilina-tazobactam Zosyn Injetável	**Penicilina de espectro estendido (piperacilina) combinada com um inibidor de betalactamase (tazobactam) ativa contra *S. aureus, H. influenzae, E. coli, Enterobacter, Serratia, Acinetobacter, P. aeruginosa* e *Bacteroides*** Crianças: 300 a 400 mg/kg/dia a cada 6 a 8 h IV ou IM Adultos: 3,375 g a cada 6 a 8 h IV ou IM	*Advertências*: Perfil de segurança dos betalactâmicos ("rash", eosinofilia); dolorosa se administrada por via intramuscular; cada grama contém 1,9 mEq de sódio. Interfere na agregação plaquetária/reação semelhante à doença do soro após altas doses; incrementos nos testes de função hepática. Eliminação renal *Interações medicamentosas*: Probenecida
Quinupristina/dalfopristina Synercid Injetável IV: pó para reconstituição, 10 mℓ contém 150 mg de quinupristina, 350 mg de dalfopristina	**Antibiótico do grupo das estreptograminas (quinupristina) ativo contra *E. faecium* resistente à vancomicina (VRE) e *S. aureus* resistente à meticilina (MRSA). Não possui ação contra *E. faecalis*** Crianças e adultos: VRE: 7,5 mg/kg a cada 8 h IV; infecções cutâneas: 7,5 mg/kg a cada 12 h IV	*Eventos adversos*: Dor, edema ou flebite no local da injeção, náuseas, diarreia *Interações medicamentosas*: é um potente inibidor da CYP 3A4
Sulfadiazina Comprimido: 500 mg	**Sulfonamida indicada para o tratamento de infecções do trato urinário inferior causadas por *E. coli, P. mirabilis* e *Klebsiella*** Toxoplasmose: Neonatos: 100 mg/kg/dia a cada 12 h VO com pirimetamina 1 mg/kg/dia VO (com ácido folínico) Crianças: 120 a 200 mg/kg/dia a cada 6 h VO com pirimetamina 2 mg/kg/dia a cada 12 h VO ≥ 3 dias ou mais, então 1 mg/kg/dia (dose máxima: 25 mg/dia) com ácido folínico Profilaxia da febre reumática: peso ≤ 30 kg: 500 mg/dia a cada 24 h VO; peso ≥ 30 kg: 1 g/dia a cada 24 h VO	*Advertências*: "rash", síndrome de Stevens-Johnson, náuseas, leucopenia, cristalúria. Eliminação renal e hepática; evitar utilização em nefropatas. Meia-vida cerca de 10 h *Interações medicamentosas*: deslocamento de proteínas com varfarina, fenitoína, metotrexato
Sulfametoxazol Gantanol Comprimido: 500 mg Suspensão: 500 mg/5 mℓ	**Sulfonamida utilizada para o tratamento de otite média, bronquite crônica e infecções do trato urinário inferior devido a bactérias suscetíveis** Crianças: 50 a 60 mg/kg/dia a cada 12 h VO Adultos: 1 g/dose a cada 12 h VO (dose máxima: 3 g/dia)	*Advertências*: "Rash", síndrome de Stevens-Johnson, náuseas, leucopenia, cristalúria. Eliminação renal e hepática; evitar utilização em nefropatas. Meia-vida de 12 h. Geralmente a dose inicial é uma dose de ataque (dobrada) *Interações medicamentosas*: Deslocamento de proteínas com varfarina, fenitoína, metotrexato

(*continua*)

Tabela 207.3 Medicamentos antibacterianos selecionados (antibióticos).* *(continuação)*

MEDICAMENTO (NOMES COMERCIAIS, FORMULAÇÕES)	INDICAÇÕES (MECANISMO DE AÇÃO) E POSOLOGIA	COMENTÁRIOS
Sulfisoxazol Gantrisin Comprimido: 500 mg Suspensão: 500 mg/5 mℓ Solução oftálmica, unguento	**Sulfonamida utilizada para o tratamento de otite média, bronquite crônica e infecções do trato urinário inferior devido a bactérias suscetíveis** Crianças: 120 a 150 mg/kg/dia a cada 4 a 6 h VO (dose máxima: 6 g/dia) Adultos: 4 a 8 g/dia a cada 4 a 6 h VO	*Advertências*: "Rash", síndrome de Stevens-Johnson, náuseas, leucopenia, cristalúria. Eliminação renal e hepática; evitar utilização em nefropatas. Meia-vida de cerca de 7 a 12 h. Geralmente a dose inicial é uma dose de ataque (dobrada) *Interações medicamentosas*: Deslocamento de proteínas com varfarina, fenitoína, metotrexato
Tigeciclina Tigacyl Injetável	**Antibiótico da classe das tetraciclinas (glicilciclina) ativa contra *Enterobacteriaceae*, incluindo produtores de betalactamase de espectro estendido; estreptococos (incluindo VRE); estafilococos (incluindo MRSA); e anaeróbios** Crianças: desconhecida Adultos: dose de ataque de 100 mg seguida por 50 mg a cada 12 h IV	*Advertências*: Gravidez; crianças < 8 anos de idade; fotossensibilidade; hipersensibilidade a tetraciclinas; distúrbio hepático (cerca de 60% de *clearance* hepático) *Interações medicamentosas*: Varfarina; mofetila micofenolato
Tobramicina Nebcin, Tobrex Injetável Solução oftálmica, unguento	**Aminoglicosídeo ativo contra bacilos gram-negativos, especialmente *E. coli, Klebsiella, Proteus, Enterobacter, Serratia* e *Pseudomonas*** Neonatos: Idade pós-natal ≤ 7 dias: peso 1.200 a 2.000 g: 2,5 mg/kg a cada 12 a 18 h IV ou IM; peso > 2.000 g: 2,5 mg/kg a cada 12 h IV ou IM; idade pós-natal > 7 dias: peso 1.200 a 2.000 g: 2,5 mg/kg a cada 8 a 12 h IV ou IM; peso > 2.000 g: 2,5 mg/kg a cada 8 h IV ou IM Crianças: 2,5 mg/kg/dia a cada 8 a 12 h IV ou IM De forma alternativa, pode-se administrar 5 a 7,5 mg/kg/dia IV Preparação livre de conservantes para uso intraventricular e intratecal: neonato, 1 mg/dia; crianças, 1 a 2 mg/dia; adultos, 4 a 8 mg/dia Adultos: 3 a 6 mg/kg/dia a cada 8 h IV ou IM	*Advertências*: *S. pneumoniae*, outros *Streptococcus* e anaeróbicos são resistentes. Pode ocasionar ototoxicidade e nefrotoxicidade. Monitorar função renal Medicamento eliminado por via renal Administrada IV durante 30 a 60 min *Interações medicamentosas*: Pode potencializar outros medicamentos ototóxicos e nefrotóxicos *Concentrações séricas desejadas*: Pico 6 a 12 mg/ℓ; Limite inferior < 2 mg/ℓ
Trimetoprima Proloprim, Trimpex Comprimido: 100, 200 mg	**Antagonista do ácido fólico efetivo na profilaxia e tratamento de infecções do trato urinário (ITU) por *E. coli, Klebsiella, P. mirabilis* e *Enterobacter* ITUs; pneumonia por *P. carinii*** Crianças: para ITU: 4 a 6 mg/kg/dia a cada 12 h VO Crianças > 12 anos e adultos: 100 a 200 mg a cada 12 h VO Pneumonia por *P. carinii* (com dapsona): 15 a 20 a cada 6 h durante 21 dias VO	*Advertências*: Anemia megaloblástica, supressão da medula óssea, náuseas, desconforto epigástrico, "rash" *Interações medicamentosas*: Possíveis interações com fenitoína, ciclosporina, rifampicina, varfarina
Vancomicina Vancocin, Lyphocin Injetável Cápsula: 125 mg, 250 mg Suspensão	**Glicopeptídeo ativo contra a maioria dos patógenos gram-positivos (incluindo MRSA e estafilococos coagulase-negativos), *S. pneumoniae* incluindo cepas resistentes a penicilinas, *Enterococcus* (resistência está aumentando) e colite associada ao *C. difficile*** Neonatos: idade pós-natal ≤ 7 dias: peso < 1.200 g: 15 mg/kg/dia a cada 24 h IV; peso 1.200 a 2.000 g: 15 mg/kg/dia a cada 12 a 18 h IV; peso > 2.000 g: 30 mg/kg/dia a cada 12 h IV; idade pós-natal > 7 dias: peso < 1.200 g: 15 mg/kg/dia a cada 24 h IV; peso 1.200 a 2.000 g: 15 mg/kg/dia a cada 8 a 12 h IV; peso > 2.000 g: 45 mg/kg/dia a cada 8 h IV Crianças: 45 a 60 mg/kg/dia a cada 8 a 12 h IV; colite associada ao *C. difficile*; 40 a 50 mg/kg/dia a cada 6 a 8 h VO	*Precauções*: Ototoxicidade e nefrotoxicidade particularmente quando coadministrada com outros medicamentos ototóxicos e nefrotóxicos Infundir IV durante 45 a 60 min. Rubor cutâneo (síndrome do homem vermelho) associado a rápidas infusões IV, febre, tremores, flebite (acesso central é preferível). Eliminado por via renal *Concentrações séricas desejadas*: Pico (1 h após 1 h de infusão) 30 a 40 mg/ℓ; limite inferior 5 a 10 mg/ℓ

*Na coluna "Medicamentos", o nome do genérico está em **negrito**. Na coluna "Indicações", **negrito** indica os principais organismos visados e mecanismos de ação.
SNC: sistema nervoso central; GI: gastrintestinal; IM: intramuscular/mente; IV: intravenosa/mente; PO: oral/mente; ITUs: infecções do trato urinário.[8]

[8]N.R.T: Não há, no Brasil, até o momento, cefalosporina de 3ª geração com apresentação oral. Somente as de 1ª (cefalexina e cefadroxila) e as de 2ª geração (cefaclor e cefuroxime).

Infecções associadas a dispositivos médicos

Uma situação especial que afeta o uso de antibióticos é a presença de um dispositivo médico de demora, como cateter venoso, derivações ventriculoperitoneais, *stents* ou outros cateteres (Capítulo 206). Além do *S. aureus*, os estafilococos coagulase-negativos também são uma consideração importante, eles raramente causam doença grave na ausência de fatores de risco, como cateteres de demora ou nos pacientes internados na UTI neonatal. Os regimes antibióticos empíricos devem levar esse risco em consideração. Além da antibioticoterapia adequada, a remoção ou substituição do material protético colonizado é geralmente necessária para a cura.

ANTIBIÓTICOS COMUMENTE UTILIZADOS NA PRÁTICA PEDIÁTRICA

A Tabela 207.3 lista os antibióticos e indicações pediátricas.

Penicilinas

Embora tenha havido um aumento crescente da resistência às penicilinas, esses agentes permanecem valiosos e são comumente usados para o manejo de muitas doenças infecciosas pediátricas.

As penicilinas continuam sendo os fármacos de escolha para infecções pediátricas causadas por estreptococos do grupo A e do grupo B, *Treponema pallidum* (sífilis), *L. monocytogenes* e *N. meningitidis*. As **penicilinas semissintéticas** (oxacilina, nafcilina, cloxacilina, dicloxacilina) são úteis para o manejo de infecções estafilocócicas suscetíveis (não MRSA). As **aminopenicilinas** (ampicilina, amoxicilina) foram desenvolvidas para fornecer atividade de amplo espectro contra organismos gram-negativos, incluindo *E. coli* e *H. influenzae*, mas o surgimento de resistência (geralmente mediada por uma betalactamase) limitou sua utilidade em muitos condições clínicas. Dados brasileiros apontam que cerca de 30% das E. coli isoladas de amostras de urina ambulatoriais apresentam resistência antimicrobiana à ampicilina e amoxicilina. As **carboxipenilinas** (ticarcilina) e **ureidopenicilinas** (piperacilina, mezlocilina, azlocilina) também têm atividade bactericida contra a maioria das cepas de *P. aeruginosa*.

A resistência à penicilina é mediada por uma variedade de mecanismos (Tabela 207.1). A produção de betalactamase é um mecanismo comum exibido por muitos organismos que pode ser superado, com sucesso variável, incluindo um inibidor de betalactamases na formulação terapêutica com a penicilina. Tais produtos combinados (ampicilina-sulbactam, amoxicilina-clavulanato, ácido ticarcilina-clavulânico [não mais disponível nos EUA], piperacilina-tazobactam) são potencialmente muito úteis para o manejo de isolados resistentes, mas apenas se a resistência for mediada por betalactamases. Notavelmente, MRSA e *S. pneumoniae* medeiam a resistência às penicilinas por meio de outros mecanismos além da produção de betalactamase, tornando esses agentes de combinação de pouco valor para o manejo dessas infecções.

A Tabela 207.4 lista as reações adversas às penicilinas.

Tabela 207.4 Reações adversas a penicilinas.*

TIPO DE REAÇÃO	FREQUÊNCIA (%)	OCORRE MAIS FREQUENTEMENTE COM*
ALÉRGICA		
Anticorpo IgE	0,04 a 0,015	Penicilina G
Anafilaxia*		
Urticária precoce* (< 72 h)		
Anticorpo citotóxico	Rara	Penicilina G
Anemia hemolítica*		
Doença do complexo antígeno-anticorpo	Rara	Penicilina G
Doença do soro*		
Hipersensibilidade tardia	2 a 5	Ampicilina, amoxicilina
Dermatite de contato*		
IDIOPÁTICA	2 a 5	Ampicilina
"Rash" cutâneo		
Febre		
Urticária de início tardio		
GASTRINTESTINAL		
Diarreia	3 a 11	Ampicilina
Enterocolite associada a *C. difficile*	Rara	Ampicilina
HEMATOLÓGICA		
Anemia hemolítica	Rara	Penicilina G
Neutropenia	10 a 17	Penicilina G, nafcilina, oxacilina,† piperacilina
Disfunção plaquetária	43 a 73	Piperaciclina
HEPÁTICA		
Elevação dos níveis da aspartatoaminotransferase (TGO)	0,01 a 22	Flucloxacilina, oxacilina
DISTÚRBIOS ELETROLÍTICOS		
Hipopotassemia	Rara	Nafcilina, oxacilina
Hiperpotassemia, aguda	Rara	Penicilina G
NEUROLÓGICA		
Convulsões	Rara	Penicilina G
Sensações bizarras	Rara	Penicilina procaína
RENAL		
Nefrite intersticial*	Variável	Qualquer penicilina

*Todas as reações podem ocorrer com qualquer uma das penicilinas. †Com terapia prolongada. Adaptada de Doi Y, Chambers HF. Penicillins and β-lactamase inhibitors. In: Bennett JF, Dolin R, Blaser MJ, editors. *Mandell, Douglas, and Bennett's principles and practice of infectious diseases.* 8th ed. Philadelphia, 2015, Elsevier (Table 20-7).

Cefalosporinas

As cefalosporinas diferem estruturalmente das penicilinas na medida em que o anel betalactâmico existe como um anel de seis membros, em comparação com a estrutura em anel de cinco membros das penicilinas. Esses agentes são amplamente utilizados na prática pediátrica, tanto em formulações orais quanto parenterais (Tabela 207.5). As **cefalosporinas de primeira geração** (p. ex., cefazolina, uma formulação parenteral e cefalexina, um equivalente oral) são comumente usadas para o tratamento de infecções da pele e dos tecidos moles causadas por cepas sensíveis de *S. aureus* e estreptococos do grupo A. As **cefalosporinas de segunda geração** (p. ex., cefuroxima, cefoxitina) têm melhor atividade contra infecções bacterianas gram-negativas do que as cefalosporinas de primeira geração e são usadas para tratar infecções do trato respiratório, ITUs e infecções da pele e dos tecidos moles. Uma variedade de agentes de segunda geração administrados por via oral (cefaclor, cefprozila, loracarbef, cefpodoxime) são comumente usados no tratamento ambulatorial de infecções sinopulmonares e otite média. As **cefalosporinas de terceira geração** (cefotaxima [não está mais disponível], ceftriaxona e ceftazidima) são normalmente usadas para infecções pediátricas graves, incluindo meningite e sepse. A ceftazidima é muito ativa contra a maioria das cepas de *P. aeruginosa*, tornando-a um agente útil para pacientes oncológicos neutropênicos febris. A Food and Drug Administration (FDA) dos EUA aprovou a combinação de ceftazidima e o novo inibidor de betalactamase *avibactam* em 2015. As indicações atuais incluem infecções intra-abdominais complicadas e ITUs. A combinação também pode ser útil para o tratamento de infecções causadas por KPCs. A experiência pediátrica é limitada. A ceftriaxona não deve ser misturada ou reconstituída com um produto que contenha cálcio, como solução de Ringer ou Hartmann ou nutrição parenteral com cálcio, pois pode ocorrer formação de partículas. Foram notificados casos de reações fatais com precipitados de ceftriaxona-cálcio nos pulmões e rins em recém-nascidos. A **cefalosporina de quarta geração,** chamada *cefepima,* tem atividade contra *P. aeruginosa* e retém boa atividade contra infecções estafilocócicas sensíveis à meticilina. A **cefalosporina de quinta geração,** chamada *ceftarolina,* foi licenciada. A ceftarolina é o metabólito ativo do profármaco ceftarolina fosamil (que é o agente administrado ao paciente). A ceftarolina é uma cefalosporina de amplo espectro com atividade bactericida contra organismos gram-positivos resistentes, incluindo MRSA e patógenos gram-negativos comuns. Tem aprovação da FDA e é licenciado para uso em crianças. A ceftarolina é indicada para MRSA no tratamento de infecções da pele e dos tecidos moles. Ele também é licenciado para tratamento de pneumonia adquirida na

Tabela 207.5 Classificação de cefalosporinas parenterais e orais.

CEFALOSPORINAS	PRIMEIRA GERAÇÃO	SEGUNDA GERAÇÃO	CEFAMICINAS	TERCEIRA GERAÇÃO	QUARTA GERAÇÃO	QUINTA GERAÇÃO	MRSA ATIVA
Parenteral	Cefazolina (Ancef, Kefzol) Cefalotina (Keflin, Seffin)* Cefapirina (Cefadyl)* Cefradina (Velosef)*	Cefamandole (Mandol)* Cefonicida (Monocida)* Cefuroxima (Kefurox, Zinacef)	Cefmetazol (Zefazona)* Cefotetana (Cefotan) Cefoxitina (Mefoxin)	Cefoperazona (Cefobid)* Cefotaxima* (Clarofan) Ceftazidima (Fortaz) Ceftizoxima (Cefizox)* Ceftriaxona (Rocefin) Moxalactama*	Cefepima (Maxipime) Cefpiroma (Cefrom)* Ceftolozane (combinado com tazobactam; CXA-101)	Ceftarolina (Teflaro) Ceftobiprol (Zeftera)*	Ceftarolina (Teflaro) Ceftobiprol (Zevtera)*
Oral	Cefadroxila (Duricef, Ultracef) Cefalexina (Keflex, Biocef, Keftab) Cefradina (Velosef)*	Cefaclor (Ceclor)* Cefprozila (Cefzil) Cefuroxima-axetil (Ceftin) Loracarbef (Lorabid)*		Cefdinir (Ominicef) Cefditoreno (Spectracef) Cefixima (Suprax) Cefpodoxima (Vantin) Ceftibuteno (Cedax)			

*Indisponível atualmente nos EUA. Adaptada de Craig WA, Andes DR. Cephalosporins. In: Bennett JF, Dolin R, Blaser MJ, editors. *Mandell, Douglas, and Bennett's principles and practice of infectious diseases*. 8th ed. Philadelphia, 2015, Elsevier (Table 21-1).

comunidade, mas não é indicado para pneumonia por MRSA. A atividade da ceftarolina é atribuída à sua capacidade de se ligar à proteína 2ª de ligação à penicilina com maior afinidade que outras betalactamas. Outra cefalosporina de quinta geração com um espectro similar de atividade, o *ceftobiprol*, foi aprovada para uso no Canadá e na União Europeia.

Outra cefalosporina de quinta geração, o **ceftolozano** é um derivado da ceftazidima com atividade melhorada contra *Pseudomonas* spp. Não é estável contra a maioria das ESBLs ou carbapenemases. É comercializado em combinação com o inibidor de betalactama tazobactam, para melhorar a sua atividade contra as Enterobacteriaceae produtoras de betalactamase. A experiência com crianças é limitada.

A Tabela 207.6 lista reações adversas às cefalosporinas.

Carbapenêmicos

Os carbapenêmicos incluem imipeném (formulado em combinação com cilastatina), meropeném, ertapeném e doripeném. A estrutura básica desses agentes é semelhante à dos antibióticos betalactâmicos, e esses fármacos têm um mecanismo de ação semelhante. Os carbapenêmicos fornecem o espectro mais amplo de atividade antibacteriana de qualquer classe licenciada de antibióticos e são ativos contra organismos gram-positivos, gram-negativos e anaeróbicos. Entre os carbapenêmicos, o **meropeném** é o único agente licenciado para tratamento de meningite pediátrica. Neste momento, ertapeném e doripeném não são aprovados para uso pediátrico. Importante, MRSA e *E. faecium não* são suscetíveis a carbapenêmicos. Os carbapenêmicos também tendem a ser pouco ativos contra a *Stenotrophomonas maltophilia*, tornando problemática a sua utilização em pacientes com fibrose cística infectados com este organismo. O ertapeném é pouco ativo contra as espécies *P. aeruginosa* e *Acinetobacter*, e deve ser evitado quando esses patógenos são encontrados. Embora o imipeném-cilastatina seja o primeiro carbapenem aprovado para uso clínico e o com a maior experiência clínica, esse antibiótico tem, infelizmente, uma propensão a causar convulsões em crianças, sobretudo no contexto de meningite intercorrente. Portanto, em geral o meropeném é mais adequado para uso pediátrico, em que a meningite é comumente considerada. Um novo agente chamado **meropeném-vaborbactam** foi licenciado. A adição do betalactamase inibidor vaborbactam estende o espectro de atividade de meropeném para incluir algumas bactérias produtoras de ESBL e carbapenemase. Ainda não existem recomendações de dosagem para uso pediátrico.

Outros carbapenêmicos em vários estágios de ensaios clínicos incluem panipenem, biapenem, razupenem, tomopenem e tebipenem/pivoxila (o primeiro carbapenem oral). Panipenem e biapenem são licenciados no Japão, mas há pouca experiência com dosagem pediátrica.

Tabela 207.6 Potenciais efeitos adversos de cefalosporinas.*

TIPO	ESPECIFICAÇÃO	FREQUÊNCIA
Hipersensibilidade	Erupção cutânea Urticária Doença do soro Anafilaxia	1 a 3% < 1% < 1% 0,01%
Gastrintestinal	Diarreia Náuseas, vômitos Elevação transitória das transaminases Lama biliar	1 a 19% 1 a 6% 1 a 7% 20 a 46%*
Hematológico	Eosinofilia Neutropenia Trombocitopenia Hipoprotrombinemia Comprometimento da agregação plaquetária Anemia hemolítica	1 a 10% < 1% < 1 a 3% < 1% < 1% < 1%
Renal	Nefrite intersticial	< 1%
Sistema nervoso central	Convulsões Encefalopatia	< 1% < 1%
Falso-positivo laboratorial	Coombs positivo Glicosúria Creatinina sérica	3% Rara Rara
Outro	Febre por medicamento Reação semelhante ao dissulfiram† Superinfecção Flebite Precipitação do antibiótico com cálcio (ceftriaxona)*	Rara Rara Rara Rara Desconhecida; está associada a eventos embólicos

* Ceftriaxona. †Cefalosporinas com cadeia lateral de anel de tiometil tetrazol (MTT). Adaptada de Craig WA, Andes DR. Cephalosporins. In: Bennett JF, Dolin R, Blaser MJ, editors. *Mandell, Douglas, and Bennett's principles and practice of infectious diseases*. 8th ed. Philadelphia, 2015, Elsevier (Table 21-6).

Glicopeptídeos

Os antibióticos glicopeptídicos incluem **vancomicina** e **teicoplanina**, o análogo pouco disponível. Esses agentes são bactericidas e atuam por inibição da biossíntese da parede celular. A atividade antimicrobiana dos glicopeptídeos é limitada a organismos gram-positivos, incluindo

S. aureus, estafilococos coagulase-negativos, pneumococos, enterococos, *Bacillus* e *Corynebacterium*. A vancomicina é frequentemente empregada na prática pediátrica e é de particular valor para infecções graves, incluindo meningite, causada por MRSA e *S. pneumoniae* resistente à penicilina e à cefalosporina. A vancomicina também é comumente usada para infecções no quadro de febre e neutropenia em pacientes oncológicos, em combinação com outros antibióticos (Capítulo 205), e para infecções associadas a dispositivos médicos internos (Capítulo 206). As formulações orais de vancomicina são ocasionalmente usadas para tratar colite pseudomembranosa causada por infecções por *Clostridium difficile*; a terapia intratecal pode também ser utilizada para infecções selecionadas do SNC. A vancomicina deve ser administrada com cuidado devido à sua propensão a produzir a **síndrome do homem vermelho**, que é um efeito adverso reversível que é raro em crianças pequenas e pode ser prontamente controlado ao retardar a taxa de infusão da droga.

Novos antibióticos glicopeptídicos aprovados pela FDA incluem televancina, dalbavancina e oritavancina; a experiência pediátrica é limitada. A **televancina** é indicada para infecções da pele e da estruturas da pele causadas por *S. aureus* (incluindo MRSA), estreptococos do grupo A e *E. faecalis* (isolados sensíveis à vancomicina). Também é aprovado para pneumonia adquirida em hospital (incluindo associada a ventilação mecânica) causada por *S. aureus*. A dose recomendada para adultos é de 10 mg/kg por via intravenosa (IV) a cada 24 h por 7 a 21 dias. A televancina parece ser mais nefrotóxica do que a vancomicina, e tem sido associada ao prolongamento do intervalo QT. A característica única da **dalbavancina** é sua longa meia-vida, 150 a 250 horas. Em adultos com função renal normal, a dose é de 1.000 mg IV, seguida de, 1 semana mais tarde, 500 mg IV. Esse agente pode ser considerado quando o MRSA é confirmado ou fortemente sugerido. A dalbavancina não é ativa contra o *S. aureus* resistente à vancomicina. É aprovada pela FDA para infecções bacterianas da pele e dos tecidos moles. A **oritavancina** é um derivado da vancomicina com indicações semelhantes às da dalbavancina. Tem uma meia-vida de aproximadamente 250 horas. A dose para adultos é uma dose única de 1.200 mg, administrada por via intravenosa durante 3 horas. A FDA aprovou dalbavancina e oritavancina para o tratamento de infecções bacterianas agudas na pele e estrutura da pele causadas por bactérias gram-positivas, incluindo MRSA.

Aminoglicosídeos

Antibióticos aminoglicosídeos incluem estreptomicina, canamicina, gentamicina, tobramicina, netilmicina e amicacina. Os aminoglicosídeos mais utilizados na prática pediátrica são **gentamicina** e **tobramicina**. Eles exercem seu mecanismo de ação pela inibição da síntese proteica bacteriana. Embora sejam mais frequentemente utilizados para tratar infecções gram-negativas, os aminoglicosídeos são agentes de amplo espectro que, quando coadministrados com um agente betalactâmico, apresentam atividade contra *S. aureus* e atividade sinérgica contra GBS, *L. monocytogenes*, estreptococos *viridans*, corinebactérias JK, *Pseudomonas*, *Staphylococcus epidermidis* e *Enterococcus*. O uso de aminoglicosídeos diminuiu com o desenvolvimento de alternativas, mas eles ainda desempenham um papel fundamental na prática pediátrica no manejo da sepse neonatal, ITUs, sepse bacteriana gram-negativa e infecções intra-abdominais complicadas; infecções em pacientes com fibrose cística (incluindo formas parenterais e aerossolizadas de terapia); e em pacientes oncológicos com febre e neutropenia. Os aminoglicosídeos, em particular a estreptomicina, também são importantes no manejo das infecções por micobactéria *Francisella tularensis*, *Mycobacterium tuberculosis* e micobactérias atípicas.

As toxicidades da terapia com aminoglicosídeos incluem nefrotoxicidade e ototoxicidade (coclear e/ou vestibular), e os níveis séricos, bem como a função renal e a audição, devem ser monitorados em pacientes em terapia a longo prazo. As toxicidades dos aminoglicosídeos podem ser reduzidas pelo uso de esquemas posológicos com uma dose única diária com monitoramento adequado dos níveis séricos. Hipopotassemia, depleção de volume, hipomagnesemia e outros fármacos nefrotóxicos podem aumentar a toxicidade renal dos aminoglicosídeos. Uma complicação rara dos aminoglicosídeos é o **bloqueio neuromuscular**, que pode ocorrer na presença de outros agentes bloqueadores neuromusculares e no contexto do botulismo infantil.

Tetraciclinas

As tetraciclinas (cloridrato de tetraciclina, doxiciclina, demeclociclina e minociclina) são antibióticos bacteriostáticos que exibem o seu efeito antimicrobiano ligando-se à subunidade ribossômica 30S bacteriana, inibindo a tradução proteica. Esses agentes têm um amplo espectro de atividade antimicrobiana contra bactérias gram-positivas e gram-negativas, riquétsias e alguns parasitas. A biodisponibilidade oral desses agentes facilita a dosagem oral para muitas infecções, incluindo febre maculosa, anaplasmose, erliquiose, doença de Lyme e malária. As tetraciclinas devem ser prescritas criteriosamente para crianças com menos de 9 anos, pois podem causar manchas nos dentes, hipoplasia do esmalte dentário e crescimento ósseo anormal nessa faixa etária.[9]

A **tigeciclina**, um derivado semissintético da minociclina, é um agente parenteral de uma nova classe de antibióticos (**glicilciclinas**) e é licenciada nos EUA. Tem um espectro mais amplo de atividade (bacteriostático) do que as tetraciclinas tradicionais, mas mantém o perfil de efeitos colaterais das tetraciclinas. A tigeciclina é ativa contra patógenos gram-positivos e gram-negativos resistentes à tetraciclina, incluindo MRSA e possivelmente VRE, mas não *Pseudomonas*. Um novo derivado de tetraciclina, a **eravaciclina** (uma fluorociclina), completou estudos de fase 3, mas ainda não está licenciado para uso.

As complicações das tetraciclinas incluem eosinofilia, leucopenia e trombocitopenia (tetraciclina), pseudotumor cerebral, anorexia, êmese e náuseas, superinfecção por cândida, hepatite, fotossensibilidade e reação de hipersensibilidade (urticária, exacerbação da asma, edema facial, dermatite), assim como lúpus eritematoso sistêmico (minociclina). A FDA emitiu um alerta de "caixa preta" sobre a tigeciclina em 2013 com base em uma metanálise de 10 estudos que mostraram aumento da mortalidade entre os pacientes que receberam o medicamento.

Um efeito colateral salutar da **demeclociclina** foi identificado; é ocasionalmente usado como um tratamento *off-label* de hiponatremia resultante da síndrome do hormônio antidiurético inadequado.

Sulfonamidas

O trimetoprima e as sulfonamidas são agentes bacteriostáticos que inibem a via de síntese do folato bacteriano, no processo prejudicando tanto a síntese de ácidos nucleicos como de proteínas. As sulfonamidas interferem na síntese do ácido di-hidropteroico a partir do ácido para-aminobenzoico, enquanto o trimetoprima atua em um local mais a jusante, interferindo na síntese do ácido tetra-hidrofólico do ácido di-hidrofólico. As sulfonamidas estão disponíveis em formulações parenterais e orais. Embora tenha havido historicamente um grande número de antibióticos sulfonamida desenvolvidos para uso clínico, relativamente poucos permanecem disponíveis para a prática pediátrica. O agente mais importante é a combinação de **sulfametoxazol-trimetoprima** (TMP-SMX), usado no tratamento de ITUs. O TMP-SMX também surgiu como um agente comumente prescrito para infecções estafilocócicas da pele e dos tecidos moles, uma vez que esse antibiótico retém a atividade contra MRSA. O TMP-SMX também desempenha um papel único em pacientes imunocomprometidos, como agente profilático e terapêutico para a infecção por *Pneumocystis jiroveci*. Outras sulfonamidas comuns incluem o **sulfisoxazol**, que é útil no tratamento de infecções do trato urinário, e a **sulfadiazina**, que é uma droga de escolha no tratamento da toxoplasmose.

Macrolídeos

Os macrolídeos mais utilizados na prática pediátrica incluem **eritromicina**, **claritromicina** e **azitromicina**. Essa classe de antimicrobianos exerce o seu efeito antibiótico por meio da ligação à subunidade 50S do ribossomo bacteriano, produzindo um bloqueio no alongamento dos polipéptidos bacterianos. A claritromicina é metabolizada em 14-hidroxiclaritromicina e, curiosamente, esse metabólito ativo também possui atividade antimicrobiana potente. O espectro da atividade antibiótica inclui muitas bactérias gram-positivas. Infelizmente, a

[9]N.R.T.: No mercado brasileiro não encontramos a doxiciclina em apresentação venosa, o que limita a utilização desse antimicrobiano em quadros graves de sepse, como na Febre Maculosa Grave, em que a má perfusão esplâncnica prejudica a absorção intestinal do fármaco caso administrado por via oral.

resistência a esses agentes entre *S. aureus* e estreptococos do grupo A é bastante disseminada, limitando a utilidade dos macrolídeos para muitas infecções da pele e dos tecidos moles e para a faringite estreptocócica. A azitromicina e a claritromicina demonstraram eficácia para otite média. Todos os membros de macrólidos têm um papel importante no tratamento de infecções respiratórias pediátricas, incluindo pneumonia atípica causada por *M. pneumoniae*, *Chlamydophila pneumoniae* e *Legionella pneumophila*, bem como infecções causadas por *Bordetella pertussis*.

A **telitromicina**, um antibiótico cetolídeo derivado da eritromicina, foi inicialmente aprovada pela FDA para o tratamento em adultos de pneumonia comunitária leve a moderada, exacerbações agudas de bronquite crônica e sinusite aguda, tendo boa atividade contra os agentes causadores dessas infecções (*S. pneumoniae*, *M. pneumoniae*, *C. pneumoniae* e *L. pneumophila* para pneumonia adquirida na comunidade, *M. catarrhalis* e *H. influenzae* para sinusite). Relatos de insuficiência hepática e miastenia gravis da telitromicina, em particular, levaram à retirada do medicamento do mercado. A **solitromicina** é um fluorocetolídeo oral e intravenoso de próxima geração, relacionado, na fase três do desenvolvimento clínico para o tratamento da pneumonia adquirida na comunidade.

Interações medicamentosas são comuns com a eritromicina e, em menor grau, com a claritromicina. Esses agentes podem inibir o sistema enzimático CYP 3A4, resultando no aumento dos níveis de certos medicamentos, como astemizol, cisaprida, estatinas, pimozida e teofilina. O itraconazol pode aumentar os níveis de macrolídeos, enquanto a rifampicina, a carbamazepina e a fenitoína podem diminuir os níveis de macrolídeos. Existem poucas interações medicamentosas adversas relatadas com a azitromicina. A resistência cruzada pode desenvolver-se entre um macrólido e o uso subsequente de clindamicina.

Lincosamidas

O protótipo da classe de antibióticos da lincosamida é a **clindamicina**, que atua no nível ribossômico para exercer seu efeito antimicrobiano. A subunidade 50S do ribossomo bacteriano é o alvo molecular desse agente. Seu espectro de atividade inclui aeróbios gram-positivos e anaeróbios. A clindamicina não tem atividade significativa contra organismos gram-negativos. Um papel importante para a clindamicina surgiu no tratamento de infecções por MRSA. Em razão da sua notável penetração nos fluidos corporais (excluindo o SNC) e tecidos e osso, a clindamicina pode ser usada para a terapia de infecções graves causadas por MRSA. Ela também é útil no manejo de infecções invasivas por estreptococos do grupo A e no manejo de muitas infecções anaeróbias, frequentemente em combinação com um betalactâmico. Uma forma **indutível de resistência à clindamicina** é exibida por algumas cepas de MRSA; portanto, é necessário consultar o laboratório de microbiologia clínica antes de tratar uma infecção grave por MRSA com clindamicina. A colite pseudomembranosa, uma complicação comum da terapia com clindamicina em adultos, é raramente observada em pacientes pediátricos. Esse fármaco também desempenha um papel importante no tratamento da malária e da babesiose (quando coadministrada com quinina), da pneumonia por *P. jiroveci* (quando coadministrada com primaquina) e da toxoplasmose.

Quinolonas

As **fluoroquinolonas** (ciprofloxacino, levofloxacino, moxifloxacino, gemifloxacino, besifloxacina [suspensão oftálmica] e delafloxacina) são antimicrobianos que inibem a replicação bacteriana do DNA por ligação às topoisomerases do patógeno-alvo, inibindo a enzima bacteriana girase do DNA. Essa classe tem atividade de amplo espectro contra organismos gram-positivos e gram-negativos. Algumas fluoroquinolonas exibem atividade contra *S. pneumoniae* resistente à penicilina, bem como MRSA. Esses agentes exibem, uniformemente, excelente atividade contra patógenos gram-negativos, incluindo as Enterobacteriaceae e patógenos do trato respiratório como *M. catarrhalis* e *H. influenzae*. As quinolonas também são muito ativas contra patógenos associados à pneumonia atípica, particularmente *M. pneumoniae* e *L. pneumophila*.

Embora esses agentes não sejam aprovados para uso em crianças, há evidências razoáveis de que as fluoroquinolonas são geralmente seguras, bem toleradas e eficazes contra uma variedade de infecções bacterianas frequentemente encontradas na prática pediátrica. Quinolonas parenterais são apropriadas para pacientes gravemente enfermos com infecções gram-negativas. O uso de quinolonas orais em pacientes ambulatoriais estáveis também pode ser razoável para o tratamento de infecções que de outra forma exigiriam antibióticos parenterais (p. ex., infecções de tecidos moles por *P. aeruginosa* como osteocondrite) ou infecções selecionadas do trato geniturinário. No entanto, esses agentes devem ser reservados para situações em que nenhuma outra alternativa antibiótica oral seja viável. Em 2013, a FDA alterou os rótulos de advertência das fluoroquinolonas para melhor descrever o risco associado de neuropatia periférica permanente. Riscos adicionais incluem tendinites, arritmias e descolamento de retina. Além disso, em situações de uso excessivo (p. ex., febre tifoide, infecção gonocócica), foi demonstrado que os organismos desenvolvem resistência rapidamente. A FDA desaconselhou o uso de quinolonas para infecções sem complicações, como sinusite e bronquite. Assim, o uso de fluoroquinolonas na prática pediátrica ainda deve ser abordado com cautela contínua, e recomenda-se a consulta com um especialista.

Estreptograminas e oxazolidinonas

O surgimento de organismos gram-positivos altamente resistentes, em particular VRE, exigiu o desenvolvimento de novas classes de antibióticos. Uma dessas classes especialmente útil para infecções gram-positivas resistentes é a das estreptograminas. O agente atualmente licenciado nessa categoria é a **dalfopristina-quinupristina**, que está disponível em uma formulação parenteral. É apropriado para o tratamento de MRSA, estafilococos coagulase-negativos, *S. pneumoniae* sensíveis à penicilina e resistentes à penicilina e *E. faecium* resistente à vancomicina, mas não *E. faecalis*.

Outra classe licenciada de antibióticos para infecções gram-positivas altamente resistentes é a classe das oxazolidinonas. O protótipo desse grupo é o **linezolide**, disponível em formulações orais e parenterais e aprovado para uso em pacientes pediátricos. Seu mecanismo de ação envolve a inibição da síntese proteica ribossômica. É indicado para MRSA VRE, estafilococos coagulase-negativos e *S. pneumoniae* resistentes à penicilina. Um fármaco relacionado, o **fosfato de tedizolida**, também é aprovado pela FDA para infecções bacterianas agudas na pele e na estrutura da pele. É mais potente *in vitro* do que o linezolide contra MRSA e pode estar associado a menos mielossupressão. Está disponível em formulações intravenosas e orais.

Há pouca informação sobre estreptograminas e oxazolidinonas no tratamento de infecções do SNC, e nenhuma dessas classes é aprovada para meningite pediátrica. A linezolida pode causar anemia e trombocitopenia significativas e é um inibidor da monoamina oxidase.

Daptomicina

A daptomicina é um novo membro da classe de antibióticos lipopeptídicos cíclicos. Seu espectro de atividade inclui praticamente todos os organismos gram-positivos, incluindo *E. faecalis* e *E. faecium* (incluindo VRE) e *S. aureus* (incluindo MRSA). A estrutura da daptomicina é um peptídeo de 13 aminoácidos ligado a uma cauda lipofílica de 10 carbonos, que resulta em um novo mecanismo de ação de rompimento da membrana bacteriana a partir da formação de canais transmembrana. Esses canais causam o vazamento de íons intracelulares, levando à despolarização da membrana celular e à inibição da síntese macromolecular. Uma vantagem teórica da daptomicina para infecções graves é a sua atividade bactericida contra MRSA e enterococos. É administrado por via intravenosa; a experiência em crianças é limitada. Miopatia e elevações na creatina fosfoquinase foram descritas. Um alerta da FDA foi emitido ligando alguns casos de pneumonite eosinofílica ao uso da daptomicina. Esta é inativada pelo surfactante e não deve ser usada para tratar a pneumonia.

Agentes diversos

O **metronidazol**, que funciona pela ruptura da síntese de DNA, tem um papel único como agente antianaeróbico e também possui atividade antiparasitária e anti-helmíntica. Em 2017, um fármaco relacionado, o **benznidazol**, foi aprovado por meio da Via Acelerada de Aprovação de Medicamentos (Drug Accelerated Approval Pathway) da FDA. Estes agente antiprotozoário inibe a síntese de DNA, RNA e proteínas do *Trypanosoma cruzi* e é aprovado para uso adulto e pediátrico na doença de Chagas. A **rifampicina** é um antibiótico de rifamicina que inibe a RNA polimerase bacteriana e tem um papel importante no manejo da tuberculose. Também tem valor no manejo de outras infecções bacterianas em pacientes pediátricos, geralmente usado como um segundo agente (sinérgico) no tratamento de infecções por *S. aureus* ou para eliminar a colonização nasofaríngea de *H. influenzae* tipo b ou *N. meningitidis*. A **rifabutina** é um fármaco relacionado que tem uma indicação off label para o tratamento da tuberculose, uma indicação de medicamento órfão para a doença de Crohn e uma indicação para a prevenção ou tratamento da doença disseminada do complexo *Mycobacterium avium* em pacientes com HIV ou deficiência imunológica. A **rifaximina** é uma *rifamicina não absorvida* que tem sido usada como um agente adjunto para tratar pacientes com diversas recorrências de infecção por *C. difficile*. A **fidaxomicina** é um membro de primeira classe de uma nova categoria de antibióticos macrocíclicos de espectro estreito. É um inibidor da RNA polimerase com atividade contra a infecção por *C. difficile*.

A crise emergente na resistência antimicrobiana também exigiu a redescoberta de agentes antimicrobianos raramente usados na prática clínica nas últimas décadas, como a **colistina** (colistimetato de sódio), um membro da família das polimixinas de antibióticos (polimixina E). A estrutura geral das polimixinas consiste em um peptídeo cíclico com caudas hidrofóbicas. Após a ligação ao lipopolissacarídeo na membrana externa das bactérias gram-negativas, as polimixinas interrompem as membranas externa e interna, levando à morte celular. A colistina é amplamente ativa contra a família Enterobacteriaceae, incluindo *P. aeruginosa*. Também é ativa contra cepas produtoras de ESBL e carbapenemases. As toxicidades são principalmente renais e neurológicas.

A bibliografia está disponível no GEN-io.

Seção **4**

Infecções por Bactérias Gram-Positivas

Capítulo **208**

Estafilococos

James T. Gaensbauer e James K. Todd

Estafilococos são bactérias resistentes, aeróbicas e gram-positivas que crescem em pares ou em agrupamentos e estão presentes na microbiota normal de seres humanos, em objetos e na poeira. Eles são resistentes ao calor e ressecamento, e podem ser recuperados de ambientes não biológicos semanas a meses após a contaminação. As cepas são classificadas como *Staphylococcus aureus* caso sejam coagulase-positivos ou como uma das várias espécies de **estafilococos coagulase-negativos** (p. ex., *Staphylococcus epidermidis, Staphylococcus saprophyticus, Staphylococcus haemolyticus* etc.). O *S. aureus* possui vários fatores de virulência que são responsáveis por diversas doenças graves, enquanto os estafilococos coagulase-negativos tendem a ser menos patogênicos do que a presença de um corpo estranho permanente (p. ex., cateter intravascular). As cepas de *S. aureus* resistentes a antibióticos betalactâmicos, geralmente denominadas como ***S. aureus* resistentes à meticilina (MRSA)**, se tornaram um problema significativo tanto no ambiente da comunidade (CA-MRSA) como no ambiente hospitalar (HA-MRSA).

208.1 *Staphylococcus aureus*

James T. Gaensbauer e James K. Todd

Staphylococcus aureus é a causa mais comum de infecção piogênica da pele e tecidos moles. A **bacteriemia** (primária ou secundária) é comum e pode estar associada com ou resultar de osteomielite, artrite supurativa, piomiosite, abscessos profundos, pneumonia, empiema, endocardite, pericardite e, raramente, meningite. **Doenças mediadas por toxinas** – incluindo intoxicação alimentar, febre escarlatina estafilocócica, síndrome da pele escaldada e síndrome do choque tóxico (SCT) – são causadas por determinadas cepas de *S. aureus*.

ETIOLOGIA

Cepas de *S. aureus* podem ser identificadas e caracterizadas pelos fatores de virulência que produzem. Esses fatores tendem a ter uma ou mais de quatro funções patogênicas na doença humana: *S. aureus* protegendo o organismo das defesas do hospedeiro, localizando a infecção, causando lesão tecidual local e afetando locais não infectados por meio de elaboração de toxinas.

A maioria das cepas de *S. aureus* possui fatores que protegem o organismo de defesa do hospedeiro. Vários estafilococos produzem uma cápsula frouxa de polissacarídeos, ou **biofilme**, que pode interferir no processo de opsonização e fagocitose. A produção do fator de agregação de coagulase diferencia o *S. aureus* de estafilococos coagulase-negativos. O **fator de agregação** interage com o fibrinogênio criando grandes aglomerados de organismos, interferindo na fagocitose eficaz. A **coagulase** faz com que o plasma coagule pela interação com fibrinogênio, e pode ter um papel importante na formação do abscesso. A **proteína A** localiza-se na camada mais externa da parede celular e pode absorver imunoglobulinas séricas, prevenindo que anticorpos antibacterianos atuem como opsoninas, também inibindo assim a fagocitose. A enzima estafilocócica **catalase** inativa o peróxido de hidrogênio, promovendo sobrevivência intracelular.

Várias cepas de *S. aureus* produzem substâncias que causam destruição tecidual local. Uma série de **hemolisinas** imunologicamente distintas que atuam nas membranas celulares e causam necrose tecidual foram identificadas (α-toxina, β-hemolisina, δ-hemolisina). Tem sido dada bastante atenção à **leucocidina de Panton-Valentine**, uma proteína que o *S. aureus* combina com fosfolipídios na membrana celular leucocítica, causando aumento da permeabilidade e eventual morte celular. Cepas de *S. aureus* que produzem leucocidina de Panton-Valentine são mais virulentas e estão associadas a doenças cutâneas, pneumonia e osteomielite mais graves e invasivas. Várias cepas de *S. aureus* liberam uma ou mais exotoxinas. As **esfoliatinas A e B** são proteínas sorologicamente distintas que causam manifestações dermatológicas localizadas (impetigo bolhoso) ou generalizadas (síndrome da pele escaldada, escarlatina estafilocócica) (Capítulo 685).

O *S. aureus* pode produzir mais de 20 enterotoxinas distintas (tipos A-V). A ingestão da enterotoxina pré-formada, particularmente os tipos A ou B, podem resultar em **intoxicação alimentar**, resultando em êmese e diarreia e, em alguns casos, hipotensão profunda.

A **síndrome do choque tóxico pela toxina-1 (TSST-1)** está associada à **síndrome do choque tóxico (SCT)** relacionada com a menstruação e com a infecção estafilocócica focal (ver Capítulo 208.2). A TSST-1 é um superantígeno que induz produção de IL-1 e fator de necrose tumoral (FNT), resultando em hipotensão, febre e envolvimento multissistêmico. Infecções focais associadas às enterotoxinas A e B também podem estar associadas à SCT não menstrual.

O *S. aureus* também possui fatores intrínsecos que podem contribuir para a patogênese, proteínas que promovem adesão ao fibrinogênio, fibronectina, colágeno e outras proteínas humanas. A expressão de proteínas que medeiam resistência antibiótica é também de importância crítica. Apesar de historicamente sensíveis à penicilina, isolados de *S. aureus* agora quase que universalmente produzem **penicilinase** ou **betalactamase**, que inativa muitas betalactamases em nível molecular e representa o principal mecanismo de resistência contra muitos antibióticos à base de penicilina e cefalosporina. Assim, o tratamento para *S. aureus* com antibióticos betalactâmicos requer um anel betalactâmico resistente à penicilinase ou a combinação com um inibidor da betalactamase. A produção de **proteínas de ligação à penicilina (PBPs)** alteradas na parede celular bacteriana medeia a resistência a antibióticos resistentes à penicilinase: uma **PBP-2A alterada,** codificada pelo gene *MECA*, é responsável pela resistência à meticilina (e oxacilina) e cefalosporina de isolados de MRSA.

EPIDEMIOLOGIA

Aproximadamente 20 a 40% de indivíduos normais são portadores de pelo menos uma cepa de *S. aureus* nas narinas anteriores em qualquer dado momento, com carreamento intermitente ocorrendo em até 70% dos indivíduos. Os organismos podem ser transmitidos a partir das narinas para a pele, onde a colonização é mais transitória. O carreamento umbilical, vaginal e perianal persistente também pode ocorrer. Muitos neonatos são colonizados dentro da primeira semana de vida, em geral pela cepa materna. As taxas de colonização por MRSA na população geral normalmente são menos de 2%, mas podem ser mais altas em alguns locais e em crianças com significativa exposição aos cuidados de saúde e com condições médicas crônicas.

A exposição ao *S. aureus* geralmente ocorre por autoinoculação ou contato direto com as mãos de outros indivíduos colonizados. Portadores com colonização nasal maciça (em geral agravados por uma infecção viral do trato respiratório superior) são, particularmente, disseminadores eficazes. A disseminação por fômites é rara, embora um surto ocorrido em uma equipe de futebol de uma escola de ensino médio tenha sido atribuído ao hábito de compartilhar toalhas. Políticas de controle de infecção em instituições de saúde, particularmente aquelas que enfatizam a boa higiene das mãos, mostraram diminuição nas taxas de infecção estafilocócica nosocomial.

Fora do ambiente hospitalar, surtos de doença estafilocócica, em particular enfermidades causadas por cepas resistentes à meticilina, foram relatados entre atletas, militares, crianças pequenas, veterinários, usuários de substâncias psicoativas e internos em centros de detenção. O aumento da frequência da doença é observado entre contatos intradomiciliares de um indivíduo colonizado ou infectado por MRSA. As infecções cutâneas causadas por *S. aureus* são consideravelmente mais prevalentes entre pessoas que vivem em baixas condições socioeconômicas e, em particular, naquelas que residem em locais de climas tropicais.

O impacto da doença estafilocócica é significativo. O mais importante é a função do *S. aureus*, incluindo MRSA, em **infecções adquiridas no hospital**, incluindo infecções de corrente sanguínea, infecções de sítios cirúrgicos e pneumonia associada à ventilação mecânica. O *S. aureus* é uma causa significativa de morbidade e mortalidade nas unidades de terapia intensiva neonatais (NICUs). Estima-se que as infecções estafilocócicas adquiridas na comunidade resultem em 14 milhões de consultas ambulatoriais em centros médicos. Em 2005, uma estimativa de 478 mil internações foi associada à infecção por *S. aureus* nos EUA, e mais da metade foi causada por MRSA. Evidências recentes mostram um declínio nas taxas de infecção invasiva por MRSA em adultos, mas uma tendência oposta na população pediátrica dos EUA foi observada em 2013.

PATOGÊNESE

Exceto no caso de intoxicação alimentar resultante de ingestão de enterotoxinas pré-formadas, a doença associada ao *S. aureus* normalmente começa com a colonização, conforme previamente descrito. As manifestações subsequentes da doença em indivíduos suscetíveis resultam diretamente em invasão tecidual ou em lesão causada por várias toxinas e enzimas produzidas pelo organismo (Figura 208.1).

O fator de risco mais significativo para o desenvolvimento da infecção é a **quebra de integridade da pele**, incluindo falhas oriundas de feridas, doenças cutâneas como eczema, epidermólise bolhosa ou queimaduras, *shunts* ventriculoperitoneais e cateteres intravasculares ou intratecais.[10] Outros fatores de risco incluem corticoterapia, desnutrição e azotemia. Antibioticoterapia com um medicamento ao qual o *S. aureus* seja

[10]N. R. T: Lesões cutâneas causadas por ectoparasitas (p. ex., pediculose e escabiose), xerodermia, dermatite atópica e micoses cutâneas superficiais associadas a prurido costumam ser causas comuns de perda da integridade da pele e predispõem a infecção estafilocóccica no nosso país.

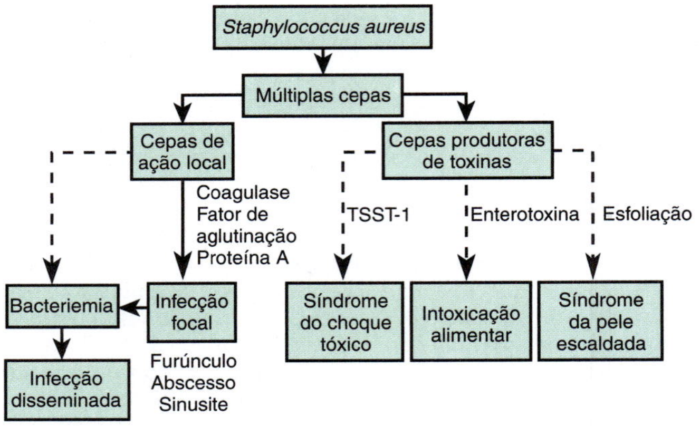

Figura 208.1 Relação dos fatores de virulência e doenças associadas ao *Staphylococcus aureus*. TSST-1, toxina-1 da síndrome do choque tóxico.

resistente favorece a colonização e o desenvolvimento da infecção. As infecções virais do trato respiratório, especialmente pelo vírus influenza, podem predispor a infecções bacterianas secundárias por estafilococos em alguns indivíduos.

Defeitos congênitos na quimiotaxia (p. ex., as síndromes de Job, de Chediak-Higashi, de Wiskott-Aldrich), fagocitose e eliminação defeituosas (p. ex., neutropenia, doença granulomatosa crônica) aumentam o risco de infecções estafilocócicas. Os pacientes infectados pelo HIV possuem neutrófilos com defeitos na capacidade de eliminar o *S. aureus in vitro*. Indivíduos com infecções estafilocócicas recorrentes devem ser avaliados para a possibilidade de defeitos imunológicos, sobretudo aqueles que envolvem disfunção de neutrófilos. A eliminação deficiente na mucosa em crianças com fibrose cística frequentemente leva à colonização crônica estafilocócica e inflamação persistente nesses pacientes.

Lactentes podem adquirir imunidade humoral específica para estafilococos por via transplacentária. As crianças mais velhas e adultos desenvolvem anticorpos contra estafilococos como resultado de colonização ou infecções menores. Os anticorpos contra as várias toxinas do *S. aureus* parecem proteger contra essas doenças específicas mediadas por toxinas, mas a imunidade humoral não necessariamente protege contra a infecção focal ou disseminada por *S. aureus*.

MANIFESTAÇÕES CLÍNICAS

Sinais e sintomas variam de acordo com a localização da infecção, que geralmente ocorre na pele, embora possa acometer qualquer tecido. Estados mórbidos de vários graus de gravidade são geralmente resultados de supuração local, disseminação sistêmica com infecção metastática ou efeitos sistêmicos da produção de toxinas.

Neonato

S. aureus é uma causa importante de infecções neonatais (ver Capítulo 129).

Pele

S. aureus é uma causa importante de infecções cutâneas **piogênicas**, incluindo impetigo contagioso, ectima, impetigo bolhoso, foliculite, hidradrenite, furúnculos (abscessos), carbúnculos (múltiplos abscessos coalescentes) e paroníquia. A infecção **toxigênica** com manifestações cutâneas inclui a síndrome da pele escaldada estafilocócica e febre escarlatina estafilocócica. O *S. aureus* é uma causa frequente de superinfecção de outras doenças dermatológicas, como o eczema ou picadas de insetos. As infecções da pele e de partes moles são os sítios mais comuns de infecção relacionada com a MRSA associado à comunidade e afetam os membros inferiores e nádegas. *S. aureus* é também uma causa importante de infecções de feridas traumáticas ou cirúrgicas e podem causar infecções de tecidos moles profundos, incluindo celulite e, raramente, fasciite necrosante.

Trato respiratório

Infecções do trato respiratório superior (otite média, sinusite) causadas por *S. aureus* são raras, em particular considerando a frequência com a qual as narinas anteriores são colonizadas. A sinusite por *S. aureus* é relativamente comum em crianças com fibrose cística ou defeitos na função leucocitária e pode ser o único foco de infecção em algumas crianças com SCT. A **parotidite** supurativa é uma infecção rara, porém o *S. aureus* é a causa mais comum. Uma **traqueíte** membranosa que complica uma infecção viral do trato respiratório superior pode ser resultado de infecção por *S. aureus*, embora outros microrganismos também possam ser os agentes etiológicos. Os pacientes normalmente apresentam febre alta, leucocitose e evidências de obstrução grave das vias respiratórias superiores. A laringoscopia ou broncoscopia direta mostra uma epiglote normal com estreitamento subglótico e secreções purulentas espessas dentro da traqueia. O tratamento requer cuidadoso manejo das vias respiratórias e antibioticoterapia apropriada.

A **pneumonia** causada por *S. aureus* pode ser primária (hematogênica) ou secundária após uma infecção viral, como Influenza (ver Capítulo 428). A pneumonia hematogênica pode ser secundária a embolia séptica de endocardite de câmaras direitas ou tromboflebite séptica, com ou sem dispositivos intravasculares. A pneumonia por inalação é causada por alteração da eliminação mucociliar, disfunção leucocitária ou aderência bacteriana iniciada por infecção viral. Sintomas e sinais comuns incluem febre alta, dor abdominal, taquipneia, dispneia e broncopneumonia localizada ou difusa ou doença lobar. O *S. aureus* frequentemente causa uma **pneumonite necrosante** que pode estar associada ao desenvolvimento precoce de empiema, pneumatoceles, piopneumotórax e fístulas broncopleurais. A infecção pulmonar crônica por *S. aureus* contribui para a disfunção pulmonar progressiva em crianças com fibrose cística (ver Capítulo 432).

Sepse

A bacteriemia e a sepse por *S. aureus* podem ser primárias ou estar associadas a qualquer infecção localizada. O início pode ser agudo e marcado por náuseas, êmese, mialgia, febre e tremores. Os microrganismos podem se localizar subsequentemente em qualquer local (de forma geral, um único foco profundo), mas são observados sobretudo nas valvas cardíacas, pulmões, articulações, ossos, músculos e abscessos em tecidos profundos.

Em algumas situações, especialmente em adolescentes jovens do sexo masculino, a doença disseminada por *S. aureus* caracteriza-se por febre, bacteriemia persistente apesar da utilização de antibióticos e envolvimento focal de dois ou mais sítios teciduais separados (pele, osso, articulação, rim, pulmão, fígado, coração). Esses pacientes frequentemente possuem um nicho endovascular infeccioso, como uma trombose venosa infectada.

Músculo

Abscessos estafilocócicos localizados no músculo algumas vezes sem septicemia são chamados de **piomiosite**. Esse distúrbio é relatado mais frequentemente em áreas quentes e por isso é chamado de *piomiosite tropical*, mas também ocorre com frequência nos EUA em crianças previamente saudáveis. Múltiplos abscessos ocorrem em 30 a 40% dos casos. A anamnese pode identificar traumas prévios no local do abscesso. A drenagem cirúrgica e a antibioticoterapia apropriada são essenciais.

Ossos e articulações

S. aureus é a causa mais comum de osteomielite e artrite séptica em crianças (ver Capítulos 704 e 705).

Sistema nervoso central

A meningite causada por *S. aureus* é incomum; está associada a trauma craniano penetrante e a procedimentos neurocirúrgicos (craniotomia, implantação de derivações do líquido cerebrospinal [LCE]); além de, menos frequentemente, endocardite, focos para meníngeos (abscessos epidurais ou cerebrais), sinusite complicada, diabetes melito ou neoplasias. O perfil do LCE da meningite por *S. aureus* é indistinguível daquele de outras formas de meningite bacteriana (ver Capítulo 621.1).

Coração

S. aureus é uma causa frequente de endocardite aguda em valvas nativas, e resulta em altas taxas de morbidade e mortalidade. Podem ocorrer perfuração de valvas cardíacas, abscessos miocárdicos, insuficiência cardíaca, distúrbios de condução, hemopericárdio agudo, pericardite purulenta e morte súbita (ver Capítulo 464).

Rim

S. aureus é uma causa habitual de abscessos renais e perirrenais, geralmente de origem hematogênica. A pielonefrite e cistite causadas por *S. aureus* são incomuns (ver Capítulo 553).

Síndrome do choque tóxico

S. aureus é a principal causa de SCT, que deve ser suspeitada em qualquer indivíduo com febre, choque e/ou exantema escarlatiniforme (ver Capítulo 208.2).

Trato intestinal

A enterocolite estafilocócica pode raramente acompanhar o crescimento excessivo da microbiota normal intestinal por *S. aureus*, que pode ocorrer como resultado de antibioticoterapia oral de amplo espectro. A diarreia está associada a sangue e muco. A peritonite associada a *S. aureus* em pacientes submetidos à diálise peritoneal ambulatorial a longo prazo geralmente envolve o cateter tunelado.

A **intoxicação alimentar** pode ser causada por ingestão de enterotoxinas *pré-formadas* produzidas por estafilococos presentes em alimentos contaminados (ver Capítulo 366). Frequentemente, a fonte de contaminação são os profissionais que manuseiam alimentos colonizados ou infectados. Cerca de 2 a 7 horas após a ingestão das toxinas começam os episódios súbitos e graves de vômitos. Pode ocorrer diarreia aquosa, mas a febre é baixa ou ausente. Os sintomas raramente persistem por mais de 12 a 24 horas. Em casos raros, pode ocorrer choque e morte.

DIAGNÓSTICO

O diagnóstico da infecção por *S. aureus* depende do isolamento do microrganismo em cultura a partir de locais não permissivos, como aspirados de celulite, cavidades de abscessos, sangue, aspirados ósseos ou articulares, ou outros locais de infecção. Culturas por *swab* de superfícies não são úteis, porque podem refletir a contaminação da superfície em vez da verdadeira causa da infecção. Amostras teciduais ou aspirados de líquidos em uma seringa fornecem o melhor material para cultura. Lesões de celulite podem ser cultivadas utilizando punção aspirativa por seringa a partir da área mais inflamada após uma limpeza da pele, inoculando o líquido diretamente em um frasco de hemocultura; a utilização de salina injetada e a priorização da margem proximal da lesão são medidas menos eficazes. O isolamento do microrganismo a partir do nariz ou pele não necessariamente implica a obtenção do agente causal, pois esses locais podem ser sítios normalmente colonizados. Em razão da alta prevalência do MRSA, da crescente gravidade das infecções por *S. aureus* e do fato de que a bacteriemia não está universalmente presente mesmo em infecções por *S. aureus* mais graves, é importante obter material para cultura de qualquer foco potencial de infecção, assim como hemocultura, antes do início da antibioticoterapia. O organismo pode crescer rapidamente em meios líquidos ou sólidos. Após o isolamento, a identificação é feita com base na coloração de Gram e coagulase, fator de aglutinação e reatividade da proteína A. Cada vez mais, técnicas moleculares como a reação em cadeia da polimerase são usadas para auxiliar e melhorar os métodos tradicionais de cultura. Os sistemas automatizados de PCR podem permitir a identificação rápida de espécies a partir de hemoculturas positivas e simultaneamente identificar padrões genéticos associados à resistência à meticilina, como a expressão do gene *MECA* produzido por MRSA. A determinação por PCR da colonização nasal por MRSA no momento da admissão em hospitais ou UTIs auxilia o controle de infecção e identifica pacientes com maior risco de infecção

O diagnóstico da intoxicação alimentar por *S. aureus* é geralmente feito com base nos achados epidemiológicos e clínicos. Alimentos suspeitos de contaminação podem ser cultivados e testados para enterotoxina.

Diagnóstico diferencial

Muitas das condições clínicas discutidas previamente também podem ser causadas por outros patógenos bacterianos, e a consideração dos diagnósticos diferenciais é de particular importância no momento da escolha empírica dos antibióticos antes da identificação definitiva do patógeno agressor. Lesões cutâneas causadas por *S. aureus* podem ser indistinguíveis daquelas causadas por estreptococos do grupo A, embora aquelas em geral se expandam de forma lenta, enquanto é mais provável que estas se disseminem de forma mais rápida, podendo ser muito agressivas. Lesões cutâneas e de tecidos com flutuação também podem ser causadas por outros microrganismos, incluindo *Mycobacterium tuberculosis*, micobactérias atípicas, *Bartonella henselae* (doença da arranhadura do gato), *Franciella tularensis* e vários fungos. Suspeita-se de pneumonia por *S. aureus* em crianças toxêmicas ou com queda do estado geral e após a ausência de melhora com terapia padrão que não inclua o *Staphylococcus*, ou com base em radiografias torácicas que revelem pneumatoceles, piopneumotórax ou abscessos pulmonares (Figura. 208.2). Outras etiologias de pneumonias cavitárias incluem *Klebsiella pneumoniae* e *M. tuberculosis*. Em infecções ósseas e articulares, a cultura é o único modo confiável de diferenciar o *S. aureus* de outras etiologias menos comuns – incluindo estreptococos do grupo A e, em crianças jovens, *Kingella kingae*.

TRATAMENTO

Apenas a antibioticoterapia raramente é eficaz em indivíduos acometidos por abscessos não drenados ou com corpos estranhos infectados. Coleções segmentadas com material purulento devem ser retiradas por incisão e drenagem. Corpos estranhos devem ser removidos, se possível. O tratamento sempre deve ser iniciado com um antibiótico coerente com os padrões de sensibilidade estafilocócica locais, e de acordo com a gravidade da infecção. Para a maioria dos pacientes com infecções graves por *S. aureus*, a terapia intravenosa (IV) é recomendada até que o paciente não apresente mais febre ou outros sinais de infecção. A terapia oral é frequentemente continuada durante um tempo, sobretudo em pacientes com infecção crônica ou problemas de defesa do hospedeiro subjacentes. Infecções sérias por *S. aureus*, com ou sem abscessos, tendem a persistir e recidivar, necessitando de terapia prolongada.

O tratamento da osteomielite (Capítulo 704), meningite (Capítulo 621.1) e endocardite (Capítulos 464) causadas por *S. aureus* é discutido nos respectivos capítulos sobre esses diagnósticos.

Quando há infecções graves em que considera-se serem causadas por ***S. aureus* sensíveis à meticilina (MSSA)**, o tratamento inicial deve incluir penicilinas semissintéticas (p. ex., nafcilina ou oxacilina) ou uma cefalosporina de primeira geração (p. ex., cefazolina). A penicilina e a ampicilina não são apropriadas, pois mais de 90% de todos os estafilococos isolados, independentemente da fonte, são resistentes a esses agentes. A adição de um inibidor de betalactamase (ácido clavulânico, sulbactam, tazobactam) a um medicamento derivado da penicilina também confere atividade antiestafilocócica, mas sem efeito sobre MRSA. O espectro desses agentes (que inclui bactérias gram-negativas) pode ser uma vantagem quando uma cobertura empírica ampla é necessária, mas um fármaco com espectro de ação mais restrito deve ser selecionado assim que o *S. aureus* for identificado. *Penicilinas antiestafilocócicas e a maioria das cefalosporinas não fornecem atividade contra MRSA.*

Para o tratamento inicial para indivíduos alérgicos à penicilina e aqueles com suspeitas de infecções sérias causadas por MRSA, a **vancomicina** é preferida. Os níveis séricos de vancomicina devem ser monitorados, com concentrações de 10 a 20 μ/mℓ, dependendo da localização e gravidade da infecção. Foram também relatadas raras cepas de *S. aureus* resistentes e com resistência intermediária à vancomicina, principalmente em pacientes tratados com vancomicina. Para pacientes gravemente doentes com suspeita de *S. aureus*, a terapia empírica com vancomicina e nafcilina deve ser considerada até que os resultados das culturas estejam disponíveis. *A terapia inicial com* ***clindamicina*** *IV, seguida por uma transição para clindamicina oral é eficaz em infecções ósseas, articulares e de tecidos moles, no entanto, nem todas as cepas de MSSA ou MRSA são suscetíveis à clindamicina.* A resistência induzível à clindamicina em isolados inicialmente relatados como sensíveis deve ser descartada pelo teste-D ou métodos moleculares. A clindamicina é bacteriostática e não deve ser utilizada para o tratamento da endocardite, bacteriemia persistente ou infecção do SNC causada por *S. aureus*. Dado que o mecanismo de ação da clindamicina envolve a inibição ou síntese proteica, vários especialistas utilizam a clindamicina para tratar doenças mediadas por toxinas do *S. aureus* (p. ex. SCT) para inibição da produção de toxinas.[11]

Embora os carbapenêmicos de espectro muito amplo (meropeném, ertapeném e imipeném) tenham atividade contra MSSA, eles não apresentam atividade contra MRSA. Assim, os carbapenêmicos raramente são usados para terapia empírica de possível infecção

[11]N.R.T.: A justificativa para a associação da clindamicina ao esquema de antibioticoterapia com outro fármaco bactericida (p. ex., Oxacilina) para o tratamento de infecção estafilocóccica baseia-se nos estudos *in vitro* que demonstram o chamado "Eagle effect". Enquanto a penicilina semissintética age na membrana celular com efeito bactericida, a clindamicina age inibindo a síntese proteica impedindo a confecção das toxinas (elementos proteicos) associadas aos fatores de patogênese, como nos casos da síndrome do choque tóxico ou febre escarlatiniforme estafilocóccica.

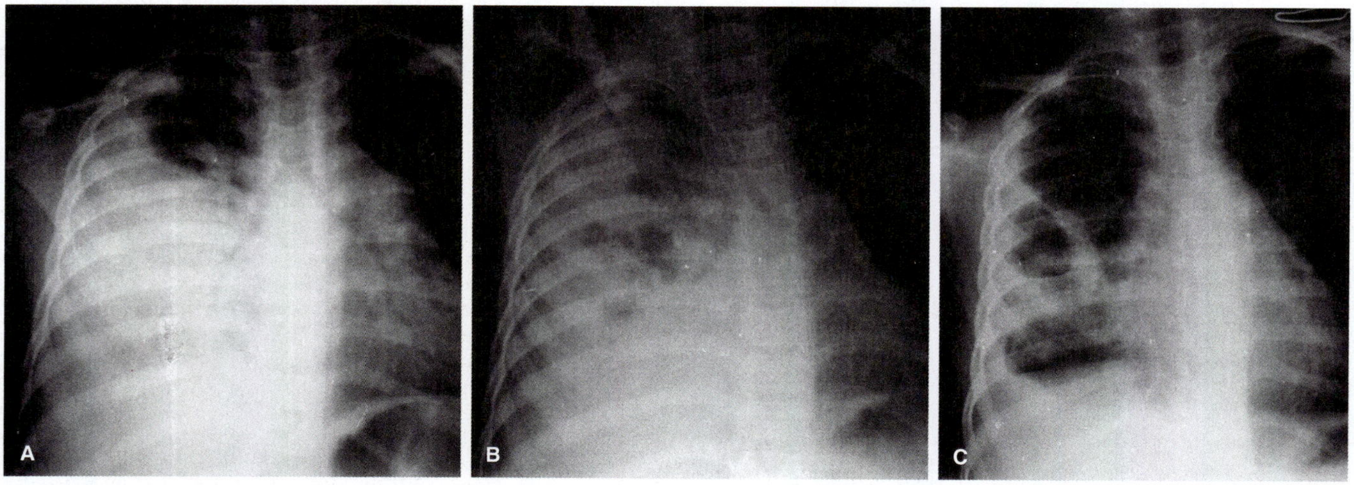

Figura 208.2 Formação de pneumatocele. **A.** Pneumonia por *Staphylococcus aureus* em uma criança de 5 anos que inicialmente demonstrou consolidação da região média e inferior direita. **B.** Sete dias depois, várias áreas radiolucentes são notadas conforme as pneumatoceles se desenvolvem. **C.** Duas semanas depois, é evidente uma significativa resolução, com uma pneumatocele de parede bastante espessa persistindo na região média direita associada ao espessamento pleural residual significativo. (De Kuhn JP, Slovis TL, Haller JO. *Caffey's pediatric diagnostic imaging.* 10th ed. Philadelphia; 2004, Mosby, pp. 1003-1004.)

estafilocócica e são muito amplos na maioria dos casos para uso em infecções identificadas por MSSA. Os antibióticos quinolona desempenham uma atividade imprevisível contra o MSSA e nenhuma atividade contra o MRSA. A **linezolida** e a **daptomicina** são úteis para infecções graves por *S. aureus*, particularmente aquelas causadas por MRSA, quando o tratamento com vancomicina é ineficaz ou não é tolerado (Tabela 208.1). Inúmeros novos antibióticos antiestafilocócicos surgiram para uso em infecções por MSSA e MRSA resistentes ou refratárias em adultos, que podem ser necessários para terapia pediátrica em pacientes selecionados, sob a orientação de um especialista em doenças infecciosas pediátricas. Estes incluem **ceftarolina**, uma cefalosporina antiestafilocócica de amplo espectro, e **oritavancina** e **dalbavancina**, lipoglicopeptídeos estruturalmente relacionados à vancomicina com meia-vida muito longa e ampla atividade contra organismos gram-positivos. A **rifampicina** ou a **gentamicina** podem ser adicionadas a um betalactâmico ou à vancomicina em infecções graves, como endocardite, particularmente quando materiais valvares protéticos estiverem envolvidos.

Em muitas infecções, antimicrobianos orais podem ser substituídos para concluir o curso do tratamento após um período inicial de terapia parenteral tendo como base a determinação da suscetibilidade antimicrobiana, ou podem ser usados como terapia inicial em infecções menos graves. A **dicloxacilina** (50 a 100 mg/kg/dia dividida 4 vezes/dia VO) e **cefalexina** (25 a 100 mg/kg/dia dividida 3 a 4 vezes/dia VO) são bem absorvidas por via oral (VO) e são eficazes contra MSSA. A **amoxicilina-clavulanato** (40 a 80 mg de amoxicilina/kg/dia 3 vezes/dia VO) também é efetiva, assim como a clindamicina (30 a 40 mg/kg/dia 3 a 4 vezes/dia VO) também é efetiva quando uma cobertura de amplo espectro é necessária. A clindamicina (30 a 40 mg/kg/dia dividida 3 a 4 vezes/dia) é altamente absorvida pelo trato intestinal e é frequentemente usada para cobertura empírica quando tanto o MRSA quanto o MSSA são possíveis, bem como para infecções suscetíveis por MRSA ou para MSSA em pacientes alérgicos à penicilina/cefalosporina. A adesão à clindamicina VO pode ser limitada em crianças pequenas devido à fraca palatabilidade das formulações orais VO. O **sulfametoxazol-trimetoprima** (TMP-SMX) pode ser um antibiótico oral eficaz para várias cepas MSSA e MRSA. A linezolida oral é uma opção para infecções graves por MRSA que melhoraram, mas requerem tratamento contínuo quando as opções mais comuns não são toleradas ou são ineficazes devido aos padrões de resistência. Apesar da sensibilidade *in vitro* do *S. aureus* à ciprofloxacino e outros antibióticos do grupo das quinolonas, esses agentes *não* devem ser utilizados em infecções estafilocócicas sérias, pois seu uso está associado ao rápido desenvolvimento de resistência.

A **duração** da terapia oral depende da resposta, conforme determinada pela resposta clínica e, em alguns casos, achados radiológicos e laboratoriais.

PROGNÓSTICO

A septicemia por *S. aureus* não tratada está associada à alta taxa de letalidade que tem sido reduzida de forma significativa por antibioticoterapia apropriada. A pneumonia por *S. aureus* pode ser fatal em qualquer idade, mas está mais provavelmente associada a elevadas morbidade e mortalidade em lactentes jovens ou em pacientes com início tardio de terapia adequada. O prognóstico também pode ser influenciado por numerosos fatores do hospedeiro, incluindo nutrição, competência imunológica e a presença ou ausência de outras doenças debilitantes. Na maioria dos casos com formação de abscessos, a drenagem cirúrgica é necessária.

PREVENÇÃO

A infecção por *S. aureus* é transmitida principalmente por contato direto. A atenção rigorosa às técnicas de **higiene das mãos** é a medida mais eficaz para a prevenção da disseminação de estafilococos entre

Tabela 208.1 Agente(s) antimicrobiano(s) parenterais para tratamento de infecções graves por *Staphylococcus aureus*.

SUSCETIBILIDADE	ANTIMICROBIANOS	COMENTÁRIOS
I. TERAPIA EMPÍRICA INICIAL (ORGANISMOS DE SENSIBILIDADE DESCONHECIDA)		
Medicamentos de escolha:	Vancomicina (+ nafcilina ou oxacilina)	Para infecções potencialmente fatais (p. ex., septicemia, endocardite, infecção do SNC); linezolida poderia ser introduzida se o paciente já foi submetido a vários tratamentos recentes de vancomicina
	Vancomicina	Para infecções não potencialmente fatais (p. ex., infecção cutânea, celulite, osteomielite, pioartrose) quando as taxas de colonização e infecção por MRSA na comunidade forem consideráveis
	Cefazolina ou nafcillina	Para infecções não fatais, quando houver suspeita de baixa probabilidade de MRSA
	Clindamicina	Para infecções com baixo potencial fatal sem sinais graves de sepse, quando as taxas de colonização e infecção por MRSA na comunidade forem consideráveis e a prevalência de resistência à clindamicina for baixa
II. *S. AUREUS* SENSÍVEL À METICILINA, RESISTENTE À PENICILINA		
Medicamentos de escolha:	Nafcilina*	
Alternativas (dependendo dos resultados de sensibilidade)	Cefazolina	
	Clindamicina	Somente para pacientes alérgicos graves a penicilinas e cepas suscetíveis à clindamicina
	Vancomicina	Somente para pacientes alérgicos à penicilina e à cefalosporina
	Ampicilina+sulbactam	Quando for necessária uma cobertura mais ampla, incluindo organismos gram-negativos
III. *S. AUREUS* RESISTENTE À METICILINA (MRSA)		
Medicamentos de escolha:	Vancomicina*	
Alternativas: resultados dos testes de sensibilidade disponíveis antes da utilização dos medicamentos alternativos	Clindamicina (se suscetível)	
	Daptomicina†	
	Linezolida†	
	Sulfametoxazol-trimetoprima	

*Um dos agentes adjuntos, gentamicina ou rifampicina, deve ser adicionado ao regime terapêutico para infecções potencialmente fatais, como endocardite ou infecção do sistema nervoso central. A consulta com um infectologista deve ser considerada a fim de determinar quais agentes utilizar e a duração de uso. †Linezolida e daptomicina são agentes com atividade *in vitro* e eficácia contra microrganismos gram-positivos resistentes a múltiplos medicamentos, incluindo *S. aureus*. Como a experiência com esses agentes em crianças é limitada, a consulta com um infectologista deve ser considerada para antes da administração. A daptomicina é ineficaz para tratamento da pneumonia.

indivíduos (ver Capítulo 198). A utilização de um sabonete para a higienização das mãos que tenha clorexidina ou álcool é recomendada. Em hospitais ou outros ambientes institucionais, todas as pessoas com infecção aguda por *S. aureus* devem ser isoladas até que tenham sido tratadas adequadamente. Deve haver vigilância permanente para infecções nosocomiais por *S. aureus* dentro de hospitais. Diante do isolamento de uma cepa MRSA, o isolamento rigoroso de pacientes afetados mostrou ser o método mais eficaz para a prevenção da disseminação nosocomial da infecção. Quando ocorre uma infecção adquirida em um hospital, os grupos de casos nosocomiais podem ser definidos por tipificação molecular e, se forem associados a uma cepa molecular única, também pode ser necessário identificar funcionários colonizados do hospital e tentar a erradicação do estado de portador em indivíduos afetados.

Uma série de protocolos existem objetivando a **descolonização** em pacientes com infecções cutâneas recorrentes por *S. aureus*, sobretudo em indivíduos colonizados por MRSA. Frequentemente, esses protocolos envolvem várias combinações de soluções para banhos de descontaminação (hipoclorito, uma colher de chá de solução alvejante comum por galão de água ou sabonete de clorexidina a 4% usado semanalmente), um antibiótico oral apropriado, mupirocina nasal 2 vezes/dia usada por 1 semana e limpeza de roupa de casa em água quente. Embora o sucesso não seja universal, infecções recorrentes podem ser reduzidas, sobretudo quando a erradicação for realizada tanto no paciente quanto nos contatos intradomiciliares. A maioria dos casos de doenças leves e recorrentes se resolverão sem essas medidas.

Em decorrência da potencial gravidade das infecções por *S. aureus* e das preocupações com a resistência emergente, muito trabalho se concentrou no desenvolvimento de uma vacina estafilocócica para uso em pacientes de alto risco, mas até hoje os estudos clínicos têm sido decepcionantes. Como *S. aureus* é frequentemente uma coinfecção em infecções graves por influenza, um impacto preventivo indireto contra a pneumonia estafilocócica e traqueíte pode ser alcançado por meio da vacinação anual contra Influenza.

A intoxicação alimentar pode ser prevenida pela exclusão de indivíduos com infecções cutâneas por *S. aureus* da preparação e manuseio de alimentos. Alimentos preparados devem ser consumidos imediatamente ou refrigerados de forma apropriada a fim de prevenir a multiplicação do *S. aureus* que pode contaminá-los (Capítulo 366).

A bibliografia está disponível no GEN-io.

208.2 Síndrome do Choque Tóxico

James T. Gaensbauer e James K. Todd

A síndrome do choque tóxico (SCT) é uma doença aguda e potencialmente grave caracterizada por febre; hipotensão; exantema eritematoso com subsequente descamação das mãos e pés; e envolvimento multissistêmico, incluindo vômito, diarreia, mialgias, anormalidades neurológicas não focais, hiperemia conjuntival e língua em morango.

ETIOLOGIA

A SCT é causada por cepas de *S. aureus* produtoras de TSST-1 e algumas produtoras de enterotoxinas, que podem colonizar a vagina e causar focos locais de infecção estafilocócica.

EPIDEMIOLOGIA

A SCT continua a ocorrer nos EUA em homens, mulheres e crianças, e acomete principalmente mulheres entre 15 e 25 anos durante a menstruação. A **SCT não menstrual** está associada a curativos nasais e feridas infectadas por *S. aureus*, sinusite, traqueíte, pneumonia, empiema, abscessos, queimaduras, osteomielite e bacteriemia primária. A maioria das cepas de *S. aureus* associada à SCT é sensível à meticilina porque a linhagem USA300, que compreende os isolados predominantes de MRSA adquiridos na comunidade nos EUA, não contém genes que expressam os superantígenos.

PATOGÊNESE

A principal toxina associada à SCT é a TSST-1, embora uma proporção significativa da SCT não menstrual seja causada por uma ou mais enterotoxinas estafilocócicas. Essas toxinas atuam como **superantígenos**, que desencadeiam a liberação de citocinas, causando perda massiva de líquido a partir do espaço intravascular e lesão celular do órgão-alvo. Estudos epidemiológicos e *in vitro* sugerem que essas toxinas são produzidas seletivamente em um ambiente clínico que consiste em um pH neutro, alta P_{CO_2}, e P_{O_2} "aeróbica", que são condições encontradas em abscessos e na vagina pela utilização de absorventes durante a menstruação. Os fatores de risco para a doença sintomática incluem um hospedeiro não imunizado colonizado por um organismo produtor de toxinas que é exposto a condições de crescimento focal (abscesso ou menstruação associada ao uso de absorvente interno) que induzem a produção de toxinas. Alguns hospedeiros podem ter uma resposta variada de citocinas à exposição ao TSST-1, o que ajuda a explicar um espectro de gravidade da SCT que pode incluir a febre escarlatina estafilocócica. A taxa de mortalidade geral dos pacientes tratados é de 3 a 5% com terapia precoce.

Aproximadamente 90% dos adultos possuem anticorpos contra TSST-1 sem um histórico de SCT clínica, sugerindo que a maioria dos indivíduos são colonizados em algum momento por um organismo produtor de toxinas em algum local (narinas anteriores) onde a exposição a toxinas de baixo grau ou inativas resulta em uma resposta imune sem doença.

MANIFESTAÇÕES CLÍNICAS

O diagnóstico de SCT se baseia nas manifestações clínicas (Tabela 208.2). Casos mais leves e aqueles com características clínicas incompletas podem ser comuns, sobretudo se o nicho da infecção for tratado rapidamente (p. ex., remoção de um tampão). O início da SCT clássica é abrupto, com febre alta, vômitos e diarreia, e é acompanhado por dor de garganta, cefaleia e mialgias. Um exantema macular eritematoso difuso (semelhante à queimadura solar ou escarlatiforme) surge dentro de 24 horas e pode estar associado à hiperemia das membranas mucosas faríngea, conjuntival e vaginal. A língua em morango é comum. Os sintomas podem incluir alterações no nível de consciência, oligúria e hipotensão que, em casos graves, podem progredir para choque e coagulação intravascular disseminada. Complicações, incluindo síndrome do desconforto respiratório agudo (ARDS), disfunção miocárdica e insuficiência renal, são proporcionais ao grau do choque. A recuperação ocorre dentro de 7 a 10 dias e está associada à descamação, particularmente das regiões palmo-plantares; perda de cabelo e unhas também foram observadas após 1 a 2 meses. A imunidade às toxinas demora a se desenvolver, fazendo com que recidivas possam ocorrer, especialmente se houver tratamento antibiótico inadequado e/ou recorrência de utilização de absorventes. Vários casos de escarlatina aparente sem choque podem ser causados por cepas de *S. aureus* produtoras de TSST-1.

DIAGNÓSTICO

Não existem testes laboratoriais específicos e o diagnóstico depende da presença de certos critérios clínicos e laboratoriais na ausência de um diagnóstico alternativo (ver Figura 208.2). Testes apropriados revelam comprometimento de vários órgãos sistêmicos, incluindo os sistemas hepático, renal, muscular, gastrintestinal, cardiopulmonar e nervoso central. Culturas bacterianas do foco associado (vagina, abscesso) antes da administração de antibióticos geralmente revelam *S. aureus*, embora isso não seja um elemento necessário para a definição.

Diagnóstico diferencial

Streptococcus grupo A podem causar uma doença semelhante à SCT, chamada **SCT estreptocócica** (ver Capítulo 210) que está frequentemente associada à sepse estreptocócica grave ou a uma infecção estreptocócica focal, como celulite, fasciite necrosante ou pneumonia.

Clinicamente, a **doença de Kawasaki** se assemelha muito à SCT, mas, em geral, não é tão grave ou de progressão tão rápida. Ambas

Tabela 208.2	Critérios diagnósticos da síndrome do choque tóxico estafilocócico.
CRITÉRIOS MAIORES (TODOS NECESSÁRIOS)	
Febre aguda; temperatura > 38,8°C	
Hipotensão (ortostática, choque; pressão sanguínea abaixo dos valores apropriados para a idade)	
"Rash" (eritema cutâneo com descamação convalescente)	
CRITÉRIOS MENORES (TRÊS OU MAIS)	
Inflamação de membranas mucosas (hiperemia vaginal, orofaríngea ou conjuntival, língua em morango)	
Vômito, diarreia	
Anormalidades hepáticas (bilirrubina ou transaminase maiores do que 2 vezes o limite superior normal)	
Anormalidades renais (ureia nitrogenada do sangue ou creatinina maiores do que 2 vezes o limite superior normal, ou mais de 5 leucócitos por campo de observação)	
Anormalidades musculares (mialgia ou creatinina fosfoquinase maior do que 2 vezes o limite superior normal)	
Anormalidade do sistema nervoso central (alteração na consciência sem sinais neurológicos focais)	
Trombocitopenia (< 100 mil/mm^3)	
CRITÉRIOS EXCLUSIONAIS	
Ausência de outras explicações	
Hemoculturas negativas (exceto ocasionalmente para *Staphylococcus aureus*)	

Dados de Kimberlin DW, Brady MT, Jackson MA, Long SS, editors. Red book: 2015 report of the Committee on Infectious Diseases. 30th ed. Elk Grove Village, IL, 2015, American Academy of Pediatrics.

as condições estão associadas à febre não responsiva a antibióticos, hiperemia das membranas mucosas e um exantema eritematoso com descamação subsequente. Entretanto, muitas das características clínicas da SCT são raras na doença de Kawasaki, incluindo mialgia difusa, vômitos, dor abdominal, diarreia, azotemia, hipotensão, ARDS e choque (ver Capítulo 191). A doença de Kawasaki normalmente ocorre em crianças com menos de 5 anos de idade. Febre escarlatina, febre maculosa das Montanhas Rochosas, leptospirose, necrólise epidérmica tóxica, sepse e sarampo também devem ser considerados nos diagnósticos diferenciais.

TRATAMENTO

A identificação e drenagem/remoção de qualquer fonte focal de infecção (p. ex., abscesso, tampão, tamponamento nasal), quando presente, é essencial. A antibioticoterapia recomendada para a SCT deve incluir a combinação de um antibiótico antiestafilocócico resistente à betalactamase (nafcilina, oxacilina ou uma cefazolina) mais clindamicina a fim de reduzir a produção de toxinas. Embora a SCT seja mais comumente causada por MSSA, os médicos devem considerar a utilização de vancomicina em vez de betalactâmicos em áreas onde a prevalência de MRSA seja muito alta, quando houver suspeita de MRSA adquirido no hospital e quando o quadro clínico está sobreposto à sepse estafilocócica.

A SCT frequentemente requer cuidados de terapia intensiva, incluindo **reposição volêmica** agressiva a fim de prevenir ou tratar a hipotensão, insuficiência renal e colapso cardiovascular. Agentes inotrópicos podem ser necessários para tratar o choque; corticosteroides e imunoglobulinas intravenosas podem ser úteis em casos graves.

PREVENÇÃO

O risco de ocorrência da SCT menstrual é baixo (1 a 2 casos/100 mil mulheres durante a menstruação). A troca de absorventes a cada 8 horas pelo menos é recomendada. Se ocorrer febre, "*rash*" ou tontura durante a menstruação, o absorvente deve ser removido imediatamente e atendimento médico deve ser procurado. A terapia antistafilocócica e a prevenção do uso de absorventes com ciclos menstruais subsequentes também podem reduzir o risco de SCT menstrual recorrente.

A bibliografia está disponível no GEN-io.

208.3 Estafilococos Coagulase-Negativos

James T. Gaensbauer e James K. Todd

No momento, existem aproximadamente 30 espécies de estafilococos coagulase-negativos (**CoNS**) afetando ou colonizando seres humanos. *Staphylococcus epidermidis* e, com menos frequência, *Staphylococcus hominis*, *S. haemolyticus* e outros estão amplamente distribuídos na pele e são causas importantes de infecções nosocomiais, sobretudo na corrente sanguínea de hospedeiros imunocomprometidos e neonatos, em pacientes cirúrgicos e naqueles com cateteres e outros dispositivos médicos permanentes. O *Staphylococcus saprophyticus* é uma causa comum de infecção do trato urinário (ITU). O *Staphylococcus lugdunensis* vem sendo cada vez mais reconhecido por causar infecção potencialmente grave.

EPIDEMIOLOGIA

Nos EUA, os CoNS são a causa mais comum de infecção hospitalar, particularmente em UTINs. Em várias situações, o crescimento de CoNS a partir de espécimes clínicos representa contaminação da pele, em vez de ser a real causa da doença, apontando desafios significativos para médicos e especialistas no controle de infecções. Os CoNS são habitantes normais da pele humana, garganta, boca, vagina e uretra. O *S. epidermidis* é a espécie mais comum e persistente, representando 65 a 90% dos estafilococos presentes na pele e membranas mucosas. A colonização, algumas vezes com cepas adquiridas a partir da equipe hospitalar, precede a infecção. Como alternativa, a inoculação direta durante a cirurgia pode iniciar a infecção de *shunts* do LCE, valvas protéticas ou acessos vasculares permanentes. Para propósitos epidemiológicos, os CoNS podem ser identificados com base nos métodos moleculares de DNA.

PATOGÊNESE

Os CoNS produzem um biofilme protetor de exopolissacarídeo, particularmente em dispositivos médicos implantados, que circunda o organismo e pode aumentar a adesão a superfícies estranhas, resistir à fagocitose e prejudicar a penetração de antibióticos. Entretanto, a baixa virulência de ECoNs normalmente requer a presença de outro fator para o desenvolvimento da doença clínica. Destes, a mais significativa é a presença de um cateter permanente ou outro dispositivo, incluindo cateter venoso central (CVC), *shunts* e enxertos de hemodiálise, *shunts* do LCE (meningite), cateteres de diálise peritoneal (peritonite), fios de marca-passo e eletrodos (infecção local), valvas cardíacas protéticas (endocardite) e articulações protéticas (artrite). Outros fatores de risco para o desenvolvimento da infecção incluem imunidade imatura ou comprometida e exposição significativa a antibióticos.

MANIFESTAÇÕES CLÍNICAS

Bacteriemia

Os CoNS, sobretudo o *S. epidermidis*, são a causa mais comum de bacteriemia nosocomial, comumente em associação com cateteres vasculares centrais. Em neonatos, a bacteriemia por CoNS, com ou sem CVC, pode se manifestar com apneia, bradicardia, instabilidade da temperatura, distensão abdominal, hematoquesia, meningite na ausência de pleocitose no LCE e abscessos cutâneos. A persistência de hemoculturas positivas apesar de terapia antimicrobiana adequada é comum, particularmente quando cateteres não são removidos. Em crianças mais velhas, a bacteriemia por CoNS é indolente e em geral não está associada ao choque séptico grave.

Endocardite

A infecção de valvas cardíacas nativas ou da parede atrial direita secundária a um trombo infectado na ponta de um acesso central pode causar endocardite. Raramente *S. epidermidis* e outros CoNS podem ocasionar endocardite subaguda de valvas nativas em pacientes previamente normais sem um CVC. Os CoNS são uma causa comum de endocardite de valvas protéticas, presumivelmente como resultado da inoculação no momento da cirurgia. A infecção da sutura do anel valvar, com formação de abscesso e dissecção, ocasiona disfunção valvar, deiscência, arritmias ou obstrução da valva (ver Capítulo 464). *S. lugdunensis* vem sendo cada vez mais associado à infecção endocárdica grave em adultos, mas seu papel como um patógeno pediátrico significativo é incerto.

Infecção do cateter venoso central

Os CVCs se tornam infectados pelo local de inserção e pelo túnel subcutâneo, o que fornece uma via direta para a circulação sanguínea. O *S. epidermidis* é o patógeno mais frequente, em parte devido a sua alta taxa de colonização cutânea. A sepse de cateter vascular geralmente se manifesta por febre e leucocitose; sensibilidade dolorosa e eritema podem estar presentes no local de saída ou ao longo do túnel subcutâneo. A trombose do cateter pode complicar a sepse de linha vascular. A gravidade da doença pelos CoNS é frequentemente menor do que a de outras etiologias responsáveis pela infecção de acessos.

Derivações do líquido cerebrospinal

Os CoNS, introduzidos no procedimento cirúrgico, são os patógenos mais comumente associados à meningite por derivações de LCE. A maioria das infecções (70 a 80%) ocorre dentro de 2 meses após a cirurgia e se manifestam por sinais de irritação meníngea, febre, aumento da pressão intracraniana (cefaleia) ou peritonite pela posição intra-abdominal da ponta distal do tubo da derivação.

Infecção do trato urinário

O *S. saprophyticus* é uma causa comum de ITUs primárias em mulheres sexualmente ativas. As manifestações são semelhantes àquelas características de ITU causadas por *Escherichia coli* (ver Capítulo553). CoNS também causam ITU assintomática em pacientes hospitalizados com cateteres vesicais e após cirurgia ou transplante do trato urinário.

DIAGNÓSTICO

A diferenciação de bacteriemia e contaminação frequentemente é difícil, pois o *S. epidermidis* é comum na pele e pode contaminar hemoculturas coletadas de forma inadequada. Deve haver suspeita de bacteriemia verdadeira se as hemoculturas crescerem rapidamente (dentro de 2 horas), se uma hemocultura ou mais for positiva com a mesma cepa de CoNS, se houver culturas positivas tanto dos locais de acesso quanto periféricos e se existirem sinais e sintomas clínicos e laboratoriais compatíveis com sepse por CoNS que subsequentemente melhoram após terapia apropriada. Nenhuma hemocultura que seja positiva para CoNS em um neonato ou paciente com cateter intravascular deve ser considerada contaminada sem avaliação cuidadosa dos critérios supramencionados e o exame do paciente. Antes do início da terapia antimicrobiana presuntiva em tais pacientes, é sempre prudente coletar duas hemoculturas separadas a fim de facilitar a interpretação subsequente, se houver crescimento do CoNS. Cada vez mais, as técnicas de PCR podem permitir a rápida identificação de CoNS em hemoculturas positivas; o uso de tais métodos pode impedir a exposição desnecessária a antibióticos.

TRATAMENTO

Como a maioria das cepas de CoNSs é resistente à meticilina, a **vancomicina** *é o fármaco de escolha* inicial. A adição de rifampicina à vancomicina pode aumentar a eficácia em decorrência da boa penetração desse antibiótico nos biofilmes de cateteres médicos implantados. Outros antibióticos com boa capacidade *in vitro* contra ECoNs podem ser considerados em determinadas circunstâncias. Estes incluem a linezolida, quinupristina-dalfopristina e daptomicina. Antibióticos com atividade potencial incluem teicoplanina, clindamicina, levofloxacino e TMP-SMX. A remoção de um cateter infectado é o ideal. No entanto, isso nem sempre é possível devido às necessidades terapêuticas da doença subjacente (p. ex., nutrição para a síndrome do intestino curto, quimioterapia para neoplasias). Um teste com vancomicina IV (potencialmente com adição de rifampicina) é indicado a fim de tentar preservar a utilização de um acesso central assim que as manifestações sistêmicas da infecção não sejam graves. A antibioticoterapia administrada por meio de um CVC infectado (alternando lúmens se existirem vários) e a utilização de antibióticos por técnica de *lock* em conjunto com terapia sistêmica podem aumentar a probabilidade da cura da sepse do acesso por CoNS, sem a remoção do dispositivo. Valvas cardíacas protéticas e *shunts* de LCE geralmente devem ser removidos para tratar a infecção de maneira adequada.

A **peritonite** causada por *S. epidermidis* em pacientes submetidos à diálise peritoneal ambulatorial contínua é uma infecção que pode ser tratada com antibióticos IV ou intraperitoneais sem a remoção do cateter de diálise. Se o organismo for resistente à meticilina, a terapia apropriada envolve a utilização de vancomicina ajustada de acordo com a função renal. Ao contrário da maioria dos CoNS, o *S. saprophyticus* é comumente sensível à meticilina, e a ITU pode normalmente ser tratada com uma cefalosporina de primeira geração (cefalexina), amoxicilina com ácido clavulânico ou TMP-SMX.

PROGNÓSTICO

A maioria dos episódios de bacteriemia por CoNS respondem de forma eficaz a antibióticos e à remoção de qualquer corpo estranho que esteja presente. O prognóstico reservado está associado a neoplasias, neutropenia e valvas cardíacas nativas ou protéticas infectadas. As CoNS aumentam a morbidade, a duração da hospitalização e as taxas de mortalidade entre pacientes com doenças complicadas subjacentes.

PREVENÇÃO

A morbidade iatrogênica e a utilização de recursos causada por hemoculturas contaminadas podem ser reduzidas pelo uso de luvas, boas técnicas para assepsia de preparo cutânea e pela coleta de hemoculturas por uma equipe treinada e dedicada. A prevenção da infecção por CoNS de dispositivos vasculares permanentes inclui técnicas básicas, como "feixes" de cuidado dos cateteres de acesso central incorporados à boa higiene das mãos, descontaminação dos conectores e portas antes do acesso, minimização do manuseio do acesso e substituição frequente de conexões externas e materiais de infusão. Em um recente estudo randomizado controlado em crianças, cateteres impregnados com antibióticos reduziram significativamente os índices de infecções associadas ao cateter.

A bibliografia está disponível no GEN-io.

Capítulo 209
Streptococcus pneumoniae (Pneumococo)

Kacy A. Ramirez e Timothy R. Peters

O *Streptococcus pneumoniae* (pneumococo) é um importante patógeno que mata mais de 1 milhão de crianças a cada ano. A doença pneumocócica na infância é prevalente e normalmente grave, provoca numerosas síndromes clínicas e constitui uma importante causa de pneumonia com potencial fatal, bacteriemia e meningite. A resistência do pneumococo a agentes antimicrobianos constitui um importante problema de saúde pública, e 15 a 30% dos isolados no mundo inteiro são classificados como **multirresistentes** (**MDR**; resistentes a três ou mais classes de antibióticos). As vacinas pneumocócicas conjugadas de polissacarídio-proteína (**PCV**), que foram desenvolvidas para lactentes, têm sido altamente bem-sucedidas no controle da doença causada por sorotipos virulentos específicos da vacina. A vigilância epidemiológica revela uma ecologia dinâmica dos pneumococos, com emergência de sorotipos MDR muito virulentos. O desenvolvimento continuado de vacinas e os esforços na sua distribuição continuam sendo a melhor abordagem para o controle dessa ameaça à saúde infantil.

ETIOLOGIA

O *Streptococcus pneumoniae* é um diplococo gram-positivo encapsulado de polissacarídio com formato de lanceta que, em certas ocasiões, ocorre na forma de cocos individuais ou em cadeias. Foram identificados mais de 90 sorotipos por meio de polissacarídios capsulares de tipo específico. Os antissoros contra alguns polissacarídios pneumocócicos apresentam reação cruzada com outros tipos de pneumococos, definindo os sorogrupos (p. ex., 6A e 6B). As cepas encapsuladas causam doença mais grave nos seres humanos. Os polissacarídios capsulares impedem a fagocitose. A virulência está relacionada, em parte, com o tamanho da cápsula; porém, os tipos de pneumococos com cápsulas do mesmo tamanho podem variar amplamente na sua virulência.

Em meios sólidos, o *S. pneumoniae* forma colônias umbilicadas não pigmentadas, que são circundadas por uma zona de hemólise (α) incompleta. O *S. pneumoniae* é solúvel na bile (*i. e.*, desoxicolato a 10%) e sensível à optoquina. O *S. pneumoniae* está estreitamente relacionado com os grupos *viridans* do *Streptococcus mitis*, que em geral se sobrepõem aos pneumococos quanto ao fenótipo. A definição laboratorial convencional dos pneumococos continua se baseando na sensibilidade à bile e à optoquina, embora ainda haja considerável confusão na diferenciação dos pneumococos e de outros estreptococos α-hemolíticos. No exame microscópico, as cápsulas dos pneumococos podem ser visualizadas e classificadas pela exposição dos microrganismos a antissoros de tipos específicos, que se combinam com o seu polissacarídio capsular específico, tornando a cápsula refringente (reação de Quellung). Os anticorpos específicos contra polissacarídios capsulares conferem proteção ao hospedeiro, promovendo a opsonização e a fagocitose. Além disso, as células T $CD4^+$ desempenham um papel direto na imunidade independente de anticorpos na colonização nasofaríngea pelo pneumococo. A PCV conjugada promove imunidade pelas células T e protege contra a colonização pneumocócica, diferentemente da vacina pneumocócica de polissacarídio (PPSV23), que é utilizada em adultos e em certas populações pediátricas de alto risco e não afeta a colonização nasofaríngea.

EPIDEMOLOGIA

Os indivíduos saudáveis são, em sua maioria, portadores de vários sorotipos de *S. pneumoniae* nas vias respiratórias superiores; mais de 90% das crianças entre 6 meses e 5 anos de idade abrigam, em algum momento, o *S. pneumoniae* na nasofaringe. Em geral, um único sorotipo é transportado por determinado indivíduo durante um longo período de tempo (45 dias a 6 meses). O estado de portador não induz consistentemente uma imunidade local ou sistêmica suficiente para impedir a reaquisição subsequente do mesmo sorotipo. As taxas do estado portador do pneumococo alcançam o seu pico durante o primeiro e o segundo anos de vida e, em seguida, passam a declinar de modo gradual. As taxas do estado de portador são maiores em ambientes institucionais e durante o inverno, enquanto são menores no verão. A colonização nasofaríngea pelo pneumococo é comum em crianças pequenas que frequentam a creche, com taxas de 21 a 59% em estudos de prevalência pontual.

Antes da introdução da vacina pneumocócica heptavalente conjugada (**PCV7**), em 2000, os sorotipos 4, 6B, 9V, 14, 18C, 19F e 23F causavam infecções pneumocócicas infantis invasivas nos EUA. A introdução das PCV resultou em acentuada diminuição das **infecções pneumocócicas invasivas (IPI)** em crianças. Entretanto, em 2005, as IPIs começaram a aumentar ligeiramente, em consequência de um aumento de sorotipos não incluídos na PCV7, sobretudo o sorotipo 19A. A substituição de sorotipos pode resultar da expansão dos sorotipos existentes não incluídos na vacina, bem como de pneumococos incluídos na vacina que adquirem a cápsula polissacarídica de um sorotipo não incluído (**mudança de sorotipo**). Desde a introdução da PCV13 nos EUA, em 2010, houve um declínio das IPIs causadas por novos sorotipos de vacina, incluindo o sorotipo 19A. Entretanto, o 19A continua sendo uma importante causa de meningite. Uma proteção indireta de indivíduos não vacinados ocorreu desde a introdução da PCV, e essa *proteção de grupo* provavelmente resulta de uma diminuição do estado de portador nasofaríngeo por sorotipos de pneumococos virulentos da vacina.

O *S. pneumoniae* constitui a causa mais frequente de bacteriemia, pneumonia bacteriana, otite média e meningite bacteriana em crianças. A capacidade reduzida das crianças com menos de 2 anos de idade de produzir anticorpos contra os antígenos polissacarídicos independentes de células T e a alta prevalência de colonização podem explicar o aumento da suscetibilidade à infecção pneumocócica e a eficiência diminuída das vacinas polissacarídicas. As crianças com risco aumentado de infecção pneumocócica incluem as que apresentam doença falciforme; asplenia; deficiências na imunidade humoral (de células B) e mediada pelo complemento; infecção pelo HIV; certas neoplasias malignas (p. ex., leucemia, linfoma); doença cardíaca, pulmonar ou renal crônica (particularmente síndrome nefrótica); fístula do líquido cerebrospinal (LCS); e implantes cocleares. A Tabela 209.1 fornece uma lista de outros grupos de alto risco. Algumas crianças afrodescendentes e de povos nativos dos EUA e do Alasca também podem correr risco aumentado. As crianças com menos de 5 anos que frequentam creches correm risco aumentado (aproximadamente duas vezes mais) de IPI do que outras. Os indivíduos do sexo masculino são mais comumente afetados do que os do sexo feminino. Como as crianças vacinadas e imunocompetentes tiveram menos episódios de IPI, a proporção de crianças infectadas com fatores de risco imunológicos aumentou (estimativa de 20%).

Em geral, a doença pneumocócica ocorre de modo esporádico, mas pode se disseminar de uma pessoa para outra por meio de transmissão por gotículas respiratórias. O *S. pneumoniae* constitui uma importante causa de pneumonia bacteriana secundária em pacientes com influenza. Durante as epidemias e pandemias de influenza, a maior parte das mortes resulta de pneumonia bacteriana, e o *Pneumococcus* constitui o patógeno bacteriano predominante isolado nesse contexto. A copatogenicidade dos pneumococos também pode ser importante na doença causada por outros vírus respiratórios.

PATOGÊNESE

A invasão do hospedeiro é afetada por diversos fatores. Os mecanismos de defesa inespecíficos, incluindo a presença de outras bactérias na nasofaringe, podem limitar a multiplicação dos pneumococos. A aspiração de secreções que contêm pneumococos é impedida pelo

Tabela 209.1 Crianças com risco aumentado de infecção pneumocócica invasiva.

GRUPO DE RISCO	CONDIÇÃO
Crianças imunocompetentes	Doença cardíaca crônica* Doença pulmonar crônica† Diabetes melito Fístula do líquido cerebrospinal Implante coclear
Crianças com asplenia funcional ou anatômica	Doença falciforme e outras hemoglobinopatias Asplenia congênita ou adquirida ou disfunção esplênica
Crianças com condições de imunocomprometimento	Infecção pelo HIV Insuficiência renal crônica e síndrome nefrótica Doenças associadas ao tratamento com fármacos imunossupressores ou radioterapia, incluindo neoplasias malignas, leucemia, linfoma e doença de Hodgkin, ou transplante de células-tronco e órgãos sólidos Imunodeficiência congênita‡ Defeitos de sinalização dos receptores semelhantes a Toll (IRAK-4, IKBKG, MyD88) Defeitos do gene *NEMO*

*Particularmente cardiopatia congênita cianótica e insuficiência cardíaca. †Incluindo asma, se for tratada com corticosteroides orais em altas doses. ‡Inclui deficiência de linfócitos B (humoral) ou de linfócitos T; deficiências do complemento, particularmente de C1, C2, C3 e C4; e distúrbios fagocitários, excluindo a doença granulomatosa crônica. Adaptada dos Centers for Disease Control and Prevention: Licensure of a 13-valent pneumococcal conjugate vaccine (PCV13) and recommendations for use among children: Advisory Committee on Immunization Practices. *MMWR*. 2010; 59(RR-11):1-18 (Tabela 2).

reflexo da epiglote e pelos cílios das células epiteliais respiratórias, que movimentam o muco infectado em direção à faringe. De modo semelhante, o fluxo ciliar normal de líquido da orelha média pela tuba auditiva e seios paranasais em direção à nasofaringe habitualmente previne a infecção pela flora nasofaríngea, incluindo os pneumococos. A interferência nesses mecanismos normais de depuração por alergia, infecção viral ou irritantes (p. ex., fumaça) pode possibilitar a colonização e infecção subsequente por esses microrganismos em locais normalmente estéreis.

Os pneumococos virulentos exibem resistência intrínseca à fagocitose pelos macrófagos alveolares. Com frequência, a doença pneumocócica é facilitada pela presença de infecção viral do trato respiratório, que pode produzir lesão da mucosa, diminuir a atividade ciliar das células epiteliais e deprimir a função dos macrófagos alveolares e neutrófilos. A fagocitose pode ser impedida pelas secreções respiratórias e pelo exsudato alveolar. Nos pulmões e em outros tecidos, a disseminação da infecção é facilitada pelas propriedades antifagocitárias da cápsula do pneumococo. Os líquidos superficiais do trato respiratório contêm apenas pequenas quantidades de imunoglobulina G e são deficientes em complemento. Durante a inflamação, ocorre um influxo limitado de IgG, complemento e neutrófilos. Pode ocorrer fagocitose das bactérias pelos neutrófilos, porém o soro humano normal pode não opsonizar os pneumococos e facilitar a fagocitose pelos macrófagos alveolares. Nos tecidos, os pneumococos se multiplicam e disseminam por meio dos linfáticos ou da corrente sanguínea ou, com menos frequência, por contiguidade a partir de um local de infecção (p. ex., seios paranasais). Na presença de bacteriemia, a gravidade da doença está relacionada com o número de microrganismos na corrente sanguínea e com a integridade das defesas específicas do hospedeiro. Um prognóstico sombrio está correlacionado com números muito altos de pneumococos e com concentrações elevadas de polissacarídio capsular no sangue e no liquor.

A doença pneumocócica invasiva é 30 a 100 vezes mais prevalente em crianças com doença falciforme e outras hemoglobinopatias, bem como em crianças com asplenia congênita ou cirúrgica, em comparação com a população geral. Esse risco é maior em lactentes com menos de 2 anos, visto que, nessa idade, a produção de anticorpos contra a maioria dos sorotipos é baixa. A frequência aumentada de doença pneumocócica em pacientes com asplenia está relacionada com a opsonização deficiente dos pneumococos e com a ausência de depuração das bactérias circulantes pelo baço. As crianças com doença falciforme também apresentam déficits na via de ativação do complemento da properdina independente de anticorpos (via alternativa), além da asplenia funcional. Ambas as vias do complemento contribuem para a **opsonofagocitose** dos pneumococos dependente e independente de anticorpos. Com o avanço da idade (p. ex., mais de 5 anos), as crianças com doença falciforme produzem anticorpo anticapsular, aumentando a opsonofagocitose dependente de anticorpos e reduzindo acentuadamente o risco de doença pneumocócica grave; porém, sem eliminá-lo. A deficiência de muitos dos componentes do complemento (p. ex., C2 e C3) está associada a infecção piogênica recorrente, incluindo infecção por *S. pneumoniae*. A eficácia da fagocitose também é diminuída em pacientes com síndromes de imunodeficiência de células B e células T (p. ex., agamaglobulinemia, imunodeficiência combinada grave) ou perda de imunoglobulina (p. ex., síndrome nefrótica); e é causada, em grande parte, por uma deficiência de anticorpos opsônicos anticapsulares. Essas observações sugerem que a opsonização dos pneumococos depende da via alternativa do complemento em indivíduos com deficiência de anticorpos, e que a recuperação da doença pneumocócica depende do desenvolvimento de anticorpos anticapsulares que atuam como opsoninas, intensificando a fagocitose e levando à morte dos pneumococos. As crianças com infecção pelo HIV também apresentam altas taxas de IPI, semelhantes ou maiores do que as taxas observadas em crianças com doença falciforme, embora as taxas de doença pneumocócica invasiva tenham diminuído após a introdução da terapia antirretroviral altamente ativa (HAART).

MANIFESTAÇÕES CLÍNICAS

Os sinais e sintomas de infecção pneumocócica estão relacionados com o local anatômico da doença. As síndromes clínicas comuns incluem otite média (Capítulo 658), sinusite (Capítulo 408), pneumonia (Figura 209.1 e Capítulo 428) e sepse (Capítulo 88). Antes do uso rotineiro das PCVs, os pneumococos causavam mais de 80% dos episódios de bacteriemia em lactentes de 3 a 36 meses de idade com febre, sem nenhuma fonte identificável (*i. e.*, bacteriemia oculta). A bacteriemia pode ser seguida de meningite (Capítulo 621), osteomielite (Capítulo 704), artrite supurativa (séptica, Capítulo 705), endocardite (Capítulo 464) e, raramente, abscesso cerebral (Capítulo 622). Pode ocorrer peritonite primária (Capítulo 398.1) em crianças com derrames peritoneais, devido à síndrome nefrótica e outras condições produtoras de ascite. Podem ocorrer complicações locais da infecção, causando empiema, pericardite, mastoidite, abscesso epidural, celulite periorbitária ou meningite. A síndrome hemolítico-urêmica (Capítulo 511.4) e a coagulação intravascular disseminada também ocorrem como complicações raras de infecções pneumocócicas. Ocorre também conjuntivite epidêmica causada por pneumococos encapsulados ou não encapsulados.

DIAGNÓSTICO

O diagnóstico de infecção pneumocócica é estabelecido pelo isolamento do *S. pneumoniae* a partir do local de infecção ou do sangue/líquido corporal estéril. Embora os pneumococos possam ser encontrados no nariz ou na garganta de pacientes com otite média, pneumonia, septicemia ou meningite, as culturas desses locais geralmente não são úteis para estabelecer o diagnóstico, visto que não indicam a causa. Deve-se obter hemoculturas em crianças com pneumonia, meningite, artrite, osteomielite, peritonite, pericardite ou lesões cutâneas gangrenosas. Com a implementação da vacinação universal com PCV, houve uma redução substancial na incidência de bacteriemia oculta; porém, a obtenção de hemoculturas ainda precisa ser considerada em pacientes febris com toxicidade clínica ou leucocitose significativa. Com frequência, a leucocitose é pronunciada, com contagem total de leucócitos frequentemente maior que 15.000/$\mu\ell$. Nos casos graves de doença pneumocócica, a contagem de leucócitos pode estar baixa.

Os pneumococos podem ser identificados nos líquidos corporais como diplococos gram-positivos em formato de lanceta. No início da evolução da meningite pneumocócica, muitas bactérias podem ser observadas no liquor relativamente acelular. Com o uso de métodos atuais de monitoramento contínuo dos sistemas de hemoculturas, o tempo médio de isolamento dos pneumococos é de 14 a 15 horas. Os testes de aglutinação em látex para pneumococo em amostras de urina ou de outros líquidos corporais têm baixa sensibilidade e acrescentam pouco às culturas padrões e amostras de líquido coradas pelo método de Gram. Os ensaios de reação em cadeia da polimerase (PCR) multiplex em tempo real são específicos e mais sensíveis do que a cultura de amostras de líquido pleural, liquor e sangue, sobretudo em pacientes que receberam terapia antimicrobiana recentemente. Outros ensaios investigacionais, incluindo detecção de antígeno urinário específico de sorotipo, não foram validados.

TRATAMENTO

A resistência do *S. pneumoniae* aos antimicrobianos continua sendo um sério problema de saúde, sobretudo no caso dos betalactâmicos, macrolídios e fluoroquinolonas amplamente utilizados. Os sorotipos

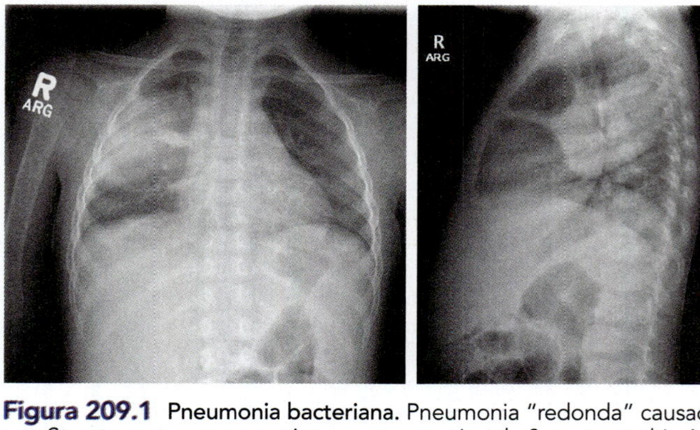

Figura 209.1 **Pneumonia bacteriana.** Pneumonia "redonda" causada por *Streptococcus pneumoniae* em uma menina de 2 anos com história de dois dias de tosse, febre alta, leucocitose e dor lombar.

6A, 6B, 9V, 14, 19A, 19F e 23F são os mais comuns associados à resistência à penicilina. Em consequência, a introdução das vacinas pneumocócicas 7-valente e 13-valente (**PCV7** e **PCV13**), conjugadas, modificou os padrões de resistência aos antimicrobianos.

A resistência dos pneumococos à penicilina e às cefalosporinas de espectro estendido – a cefotaxima e a ceftriaxona – é definida pela concentração inibitória mínima (CIM), bem como pela síndrome clínica. Os pneumococos são considerados *sensíveis, intermediários ou resistentes* a vários agentes antibacterianos, com base nos pontos de quebra da CIM específica. Para pacientes com meningite pneumocócica, as cepas sensíveis à penicilina apresentam uma CIM de até 0,06 μg/mℓ, enquanto as cepas resistentes à penicilina têm uma CIM de 0,12 μg/mℓ ou mais. Para pacientes com infecções pneumocócicas não meníngeas, os pontos de quebra são mais altos; em particular, as cepas sensíveis à penicilina apresentam uma CIM de até 2 μg/mℓ, enquanto aquelas resistentes à penicilina têm uma CIM de 8 μg/mℓ ou mais. Para pacientes com meningite, as cepas sensíveis à cefotaxima e à ceftriaxona possuem uma CIM de até 0,5 μg/mℓ, enquanto aquelas resistentes têm uma CIM de 2,0 μg/mℓ ou mais. Para pacientes com doença pneumocócica não meníngea, os pontos de quebra são mais altos, e as cepas sensíveis à cefotaxima e à ceftriaxona têm uma CIM de até 1 μg/mℓ, enquanto as cepas resistentes apresentam uma CIM de 4 μg/mℓ ou mais. Nos casos em que o pneumococo é resistente à eritromicina, porém sensível à clindamicina, *deve-se realizar um teste D* para determinar se pode ocorrer desenvolvimento de resistência à clindamicina; se o teste D for positivo, a clindamicina não deve ser utilizada para completar o tratamento do paciente. Mais de 30% dos isolados de pneumococos mostram-se resistentes ao sulfametoxazol-trimetoprima (SMX-TMP); a resistência ao levofloxacino é baixa, mas também tem sido relatada. Todos os isolados de crianças com infecções graves devem ser testados quanto à sensibilidade aos antibióticos, tendo em vista a disseminação das cepas de pneumococos MDR. A resistência à vancomicina ainda não foi observada até o momento, porém foram descritos pneumococos tolerantes à vancomicina, que foram destruídos em uma taxa mais lenta, e esses pneumococos tolerantes podem estar associados a um resultado clínico mais grave. A linezolida é uma oxazolidinona antibacteriana, com atividade contra microrganismos gram-positivos MDR, incluindo *Pneumococcus*, e tem sido utilizada no tratamento da pneumonia pneumocócica MDR, meningite e otite grave. Apesar dos estudos iniciais favoráveis, o uso desse fármaco é limitado pela mielossupressão e pelo seu alto custo, e foi relatada a ocorrência de resistência do *Pneumococcus* à linezolida.

As crianças com 1 mês de idade ou mais com suspeita de meningite pneumocócica devem ser tratadas com terapia de combinação com **vancomicina** (60 mg/kg/dia, divididos a cada 6 h IV) e altas doses de **cefotaxima** (300 mg/kg/dia, divididos a cada 8 h IV) ou **ceftriaxona** (100 mg/kg/dia, divididos a cada 12 h IV). A meningite pneumocócica comprovada pode ser tratada com penicilina apenas, ou com cefotaxima ou ceftriaxona isoladamente, se o isolado for sensível à penicilina. Se o microrganismo não for sensível (*i. e.*, se apresentar resistência intermediária ou total) à penicilina; porém, sensível à cefotaxima e ceftriaxona, a meningite pneumocócica pode ser tratada com cefotaxima ou ceftriaxona isoladamente. Entretanto, se o microrganismo não for sensível à penicilina e à cefotaxima ou ceftriaxona, a meningite pneumocócica deve ser tratada com uma combinação de vancomicina mais cefotaxima ou ceftriaxona, mas não com vancomicina apenas, e deve-se considerar a adição de **rifampicina**. Alguns especialistas recomendam o uso de corticosteroides na meningite pneumocócica no início da evolução da doença, porém faltam dados para demonstrar um benefício bem definido em crianças.

As diretrizes da Infectious Diseases Society of America de 2011 recomendam a **amoxicilina** como terapia de primeira linha para lactentes e crianças de idade pré-escolar adequadamente vacinadas e previamente saudáveis com pneumonia adquirida na comunidade, leve a moderada e sem complicações. Pode-se administrar **ampicilina** ou **penicilina G** ao lactente ou à criança de idade escolar com vacinação completa, admitidos em uma enfermaria hospitalar com pneumonia não complicada adquirida na comunidade, nos casos em que os dados epidemiológicos locais documentam uma falta de resistência substancial de alto nível do *S. pneumoniae* invasivo à penicilina. A terapia empírica com uma **cefalosporina de terceira geração** por via parenteral (ceftriaxona ou cefotaxima) deve ser prescrita a lactentes e crianças internados que não têm vacinação completa, em regiões onde a epidemiologia local de cepas pneumocócicas invasivas documentam uma resistência disseminada à penicilina, ou a lactentes e crianças com infecção que comporta risco de vida, incluindo pacientes com empiema. Considerando o grau de resistência aos fármacos visto nos EUA atualmente, agentes não betalactâmicos, como a vacominica, não apresentaram maior eficácia do que a cefalosporina de terceira geração no tratamento da pneumonia pneumocócica.

Doses mais altas de amoxicilina (80 a 100 mg/kg/dia) foram bem-sucedidas no tratamento da otite média causada por cepas não sensíveis à penicilina. Se o paciente não responde à antibioticoterapia inicial, agentes alternativos devem ser ativos contra pneumococos não sensíveis à penicilina, bem como contra *Haemophilus influenzae* e *Moraxella catarrhalis* produtores de betalactamase. Esses agentes incluem amoxicilina-clavulanato VO em altas doses (na formulação 14:1 para reduzir o risco de diarreia), cefdinir oral, cefpodoxima ou cefuroxima; ou um ciclo de três dias de ceftriaxona por via intramuscular (IM) se o paciente não responde à terapia oral. O tratamento empírico da doença pneumocócica deve se basear no conhecimento dos padrões de sensibilidade em comunidades específicas.[12]

Para indivíduos com reação alérgica à penicilina que não seja de tipo I, pode-se administrar cefalosporinas (na dosagem padrão). Para reações alérgicas do tipo I (imediatas, anafiláticas) a antibióticos betalactâmicos, a clindamicina e o levofloxacino constituem alternativas preferidas, dependendo do local da infecção (p. ex., a clindamicina pode ser efetiva para infecções pneumocócicas, sem ser meningite). O SMX-TMP também pode ser considerado para cepas sensíveis, porém deve-se evitar o uso de eritromicina (ou macrolídios relacionados; por exemplo, azitromicina, claritromicina), devido às altas taxas de resistência.[13]

PROGNÓSTICO

O prognóstico depende da integridade das defesas do hospedeiro, da virulência e do número de microrganismos infectantes, da idade do hospedeiro, do local e da extensão da infecção e da adequação do tratamento. A taxa de mortalidade para a meningite pneumocócica é de aproximadamente 10% na maioria dos estudos. A meningite pneumocócica resulta em perda auditiva neurossensorial em 20 a 30% dos pacientes e pode causar outras sequelas neurológicas graves, incluindo paralisia, epilepsia, cegueira e déficits intelectuais.

PREVENÇÃO

As PCVs bem-sucedidas resultaram em uma acentuada redução das IPI em crianças. As PCVs provocam respostas humorais protetoras em 90% dos lactentes que recebem essas vacinas aos 2, 4 e 6 meses de idade, e respostas acentuadamente maiores (p. ex., memória imunológica) são aparentes após doses da vacina administradas aos 12 a 15 meses de idade (Tabela 209.2). Em um ensaio clínico de grande porte, foi constatado que a PCV7 diminui a doença invasiva causada por sorotipos da vacina em até 97% e também

[12]N.R.T.: O uso de solução oral padrão de amoxicilina + clavulanato nas apresentações de 250 mg + 42,5 mg/5 mℓ ou 400 mg + 42,5 mg/5 mℓ para o tratamento com dose elevada de amoxicilina (80 a 90 mg/kg/dia) leva ao aumento direto da dose de clavulanato por consequência. Esse fato faz com que muitas terapias tenham que ser revistas e, por vezes, substituídas pelo desencadeamento de diarreia nos pacientes ainda no início do tratamento. Há disponível no mercado brasileiro uma marca com a apresentação de 600 mg de amoxicilina + 42,5 mg de clavulanato/5 mℓ, própria para a utilização da dose elevada que apresenta a proporção citada acima de 14:1, ou seja, 14 mg de amoxicilina para cada 1 mg de clavulanato.

[13]N.R.T.: Não há apresentação de solução oral de clindamicina nem de levofloxacino disponível no mercado brasileiro, o que dificulta o uso em pediatria.

Tabela 209.2 Comparação das vacinas pneumocócicas licenciadas nos EUA.*

PROTEÍNA CARREADORA	POLISSACARÍDIOS CAPSULARES PNEUMOCÓCICOS	FABRICANTE
Proteína diftérica CRM_{197}	**4, 6B, 9V, 14, 18C, 19F, 23F**	Wyeth Lederle (PCV7, Prevnar)
Proteína diftérica CRM_{197}	1, 3, **4**, 5, 6A, **6B**, 7F, **9V**, **14**, **18C**, 19A, **19F**, **23F**	Wyeth Lederle (PCV13, Prevnar 13)
Nenhuma	1, 2, 3, **4**, 5, **6B**, 7F, 8, 9N, **9V**, 10A, 11A, 12F, **14**, 15B, 17F, **18C**, 19A, **19F**, 20, 22F, **23F**, 33F	Sanofi Pasteur MSD (PPSV23, Pneumovax II)

*Sorotipos PCV7 em **negrito**.

reduz a doença invasiva causada por todos os sorotipos, incluindo sorotipos não incluídos na vacina, em 89%. As crianças que receberam a PCV7 tiveram uma redução de 7% nos episódios de otite média aguda, e houve uma diminuição de 20% na colocação de tubos de timpanostomia, em comparação com crianças não vacinadas. Após a administração de PCV13, foi constatada uma redução de 64% das IPI causadas por sorotipos da vacina, particularmente em crianças com menos 5 anos de idade. O número de pneumococos isolados e a porcentagem de isolados com alta resistência à penicilina em culturas obtidas de crianças com otite média ou mastoidite para indicações clínicas diminuíram, em grande parte devido a uma redução do sorotipo 19A. As taxas de hospitalização por pneumonia pneumocócica entre crianças nos EUA diminuíram após a introdução da PCV13. O número de casos de meningite pneumocócica em crianças permaneceu inalterado, porém a proporção de sorotipos da PCV13 diminuiu de modo significativo. Além disso, as vacinas pneumocócicas conjugadas reduzem significativamente o estado de portador nasofaríngeo com sorotipos da vacina. As PCV diminuíram significativamente as taxas de doença pneumocócica invasiva em crianças com doença falciforme, e os estudos realizados sugerem uma proteção substancial para crianças infectadas pelo HIV e adultos esplenectomizados. Os efeitos adversos após a administração da PCV incluíram edema e hiperemia localizados e incidência ligeiramente aumentada de febre, quando administrada com outras vacinas infantis.

A resposta imunológica e a eficácia após a administração de vacinas pneumocócicas polissacarídicas (PPSV23) são imprevisíveis em crianças com menos de 2 anos de idade. A PPSV23 contém polissacarídio purificado de 23 sorotipos de pneumococo, responsáveis por mais de 95% dos casos de doença invasiva. A eficácia clínica da PPSV23 é controversa, e os estudos têm fornecido resultados divergentes.

A imunização com PCV13 é recomendada para todos os lactentes no calendário de imunização primária, para lactentes não vacinados previamente e para a transição daqueles parcialmente vacinados com PCV7 (Tabela 209.3). As crianças de alto risco a partir de 2 anos de idade – como aquelas com asplenia, doença falciforme, alguns tipos de deficiência imunológica (p. ex., deficiência de anticorpos), infecção pelo HIV, implante coclear, extravasamento do liquor, diabetes melito e doenças pulmonares, cardíacas ou renais crônicas (incluindo síndrome nefrótica) – também podem se beneficiar da PPSV23 administrada depois de 2 anos, após iniciar com as doses programadas de PCV13. Por conseguinte, recomenda-se que as crianças a partir dessa idade que apresentem essas condições subjacentes recebam vacinação suplementar com PPSV23. Recomenda-se uma segunda dose de PPSV23 dentro de 5 anos após a primeira dose para crianças a partir de 2 anos de idade que apresentam imunocomprometimento, doença falciforme ou asplenia funcional ou anatômica. Foram feitas recomendações adicionais para crianças de risco entre 6 e 18 anos (Tabela 209.4).

A imunização com vacinas pneumocócicas também pode prevenir a doença pneumocócica causada por sorotipos não vacinais, que estão relacionados com os sorotipos de uma cepa vacinal. Entretanto, tendo em vista que as vacinas atuais não eliminam todas as infecções pneumocócicas invasivas, recomenda-se a profilaxia com penicilina para crianças que correm alto risco de doença pneumocócica invasiva, incluindo crianças com asplenia ou com doença falciforme. A penicilina V potássica oral (125 mg 2 vezes/dia para crianças com menos de 3 anos; 250 mg 2 vezes/dia para crianças com 3 anos ou mais) diminui a incidência de sepse pneumocócica em crianças com doença falciforme. A penicilina G benzatina IM uma vez por mês (600 mil unidades a cada 3 a 4 semanas para crianças com peso abaixo de 27 kg; 1.200.000 unidades a cada 3 a 4 semanas para crianças com 27 kg ou mais) também pode fornecer profilaxia. A eritromicina pode ser utilizada em crianças com alergia à penicilina; porém, a sua eficácia não está comprovada. A profilaxia na doença falciforme tem sido suspensa com segurança depois do quinto aniversário em crianças que receberam todas as doses recomendadas de vacina pneumocócica e que não apresentaram doença pneumocócica invasiva. Com frequência, a profilaxia é administrada durante pelo menos 2 anos após a esplenectomia ou até 5 anos de idade. A eficácia em crianças com mais de 5 anos de idade e em adolescentes não está provada. Se a profilaxia antibiótica oral for utilizada, é preciso incentivar uma adesão rigorosa ao fármaco.

Tabela 209.3 Calendário de vacinação de rotina recomendado para vacina pneumocócica conjugada 13-valente (PCV13) entre lactentes e crianças que não receberam doses anteriores da vacina 7-valente (PCV7) ou PCV13, com base na idade na primeira dose – EUA, 2010.

IDADE NA PRIMEIRA DOSE (meses)	SÉRIE PRIMÁRIA DE PCV13*	DOSE DE REFORÇO DE PCV13†
2 a 6	3 doses	1 dose aos 12 a 15 meses
7 a 11	2 doses	1 dose aos 12 a 15 meses
12 a 23	2 doses	–
24 a 59 (crianças saudáveis)	1 dose	–
24 a 71 (crianças que apresentam determinadas doenças crônicas ou condições de imunocomprometimento)‡	2 doses	–

*O intervalo mínimo entre as doses é de 8 semanas, exceto para crianças vacinadas com menos de 12 meses de idade, para as quais o intervalo mínimo entre as doses é de 4 semanas. A idade mínima para a administração da primeira dose é de 6 semanas. †Administrada pelo menos 8 semanas após a dose anterior. ‡Ver Tabela 209.1. De Centers for Disease Control and Prevention. Licensure of a 13-valent pneumococcal conjugate vaccine (PCV13) and recommendations for use among children: Advisory Committee on Immunization Practices. *MMWR*. 2010; 59(RR-11):1-18 (Tabela 8); 59:258-261 (Tabela 3).

Tendo em vista a rápida emergência de pneumococos resistentes à penicilina, particularmente em crianças que recebem terapia de longa duração em baixas doses, não se pode confiar na profilaxia para a prevenção da doença. As crianças de alto risco com febre devem ser imediatamente avaliadas e tratadas, independentemente da história de vacinação ou de profilaxia com penicilina.

A bibliografia está disponível no GEN-io.

Tabela 209.4 Condições clínicas e outras indicações para a administração da PCV13* e indicações para administração de PPSV23[†] e revacinação para crianças de 6 a 18 anos de idade.[‡]

GRUPO DE RISCO	CONDIÇÃO CLÍNICA SUBJACENTE	PCV13 RECOMENDADA	PPSV23 RECOMENDADA	REVACINAÇÃO 5 ANOS APÓS A PRIMEIRA DOSE
Indivíduos imunocompetentes	Doença cardíaca crônica[§]		✓	
	Doença pulmonar crônica[‖]		✓	
	Diabetes melito		✓	
	Fístula de líquido cerebrospinal	✓	✓	
	Implantes cocleares	✓	✓	
	Alcoolismo		✓	
	Doença hepática crônica		✓	
	Tabagismo		✓	
Indivíduos com asplenia funcional ou anatômica	Doença falciforme, outras hemoglobinopatias	✓	✓	✓
	Asplenia congênita ou adquirida	✓	✓	✓
Indivíduos imunocomprometidos	Imunodeficiências congênitas ou adquiridas[¶]	✓	✓	✓
	Infecção pelo HIV	✓	✓	✓
	Insuficiência renal crônica	✓	✓	✓
	Síndrome nefrótica	✓	✓	✓
	Leucemia	✓	✓	✓
	Linfoma	✓	✓	✓
	Doença de Hodgkin	✓	✓	✓
	Neoplasia maligna generalizada	✓	✓	✓
	Imunossupressão iatrogênica**	✓	✓	✓
	Transplante de órgãos sólidos	✓	✓	✓
	Mieloma múltiplo	✓	✓	✓

*Vacina pneumocócica 13-valente conjugada. †Vacina pneumocócica polissacarídica 23-valente. ‡Desde 2010, foi recomendada a administração da PCV13 a crianças de 2 a 5 anos com condições crônicas (p. ex., doença cardíaca, diabetes), condições de imunocomprometimento (p. ex., HIV), asplenia funcional ou anatômica (incluindo doença falciforme), extravasamento de líquido cerebrospinal ou implantes cocleares e que não receberam anteriormente a PCV13. §Incluindo insuficiência cardíaca congestiva e miocardiopatias. ‖Incluindo doença pulmonar obstrutiva crônica, enfisema e asma. ¶Inclui deficiência de linfócitos B (humoral) ou de linfócitos T, deficiências do complemento (particularmente deficiências de C1, C2, C3 e C4) e distúrbios da fagocitose (excluindo a doença granulomatosa crônica). **Doenças que exigem tratamento com fármacos imunossupressores, incluindo corticosteroides sistêmicos a longo prazo e radioterapia. De Centers for Disease Control and Prevention: Use of 13-valent pneumococcal conjugate vaccine and 23-valent pneumococcal polysaccharide vaccine among children aged 6 a 18 years with immunocompromising conditions: recommendations of the Advisory Committee on Immunization Practices. *MMWR*. 2013; 62:521-524.

Capítulo 210
Estreptococo do Grupo A

Stanford T. Shulman e Caroline H. Reuter

O estreptococo do grupo A (**EGA**), também conhecido como *Streptococcus pyogenes*, constitui uma causa comum de infecções das vias respiratórias superiores (faringite) e da pele (impetigo, piodermite) em crianças. Com menos frequência, o EGA causa celulite perianal, vaginite, septicemia, pneumonia, endocardite, pericardite, osteomielite, artrite supurativa, miosite, celulite, onfalite e outras infecções. Esse microrganismo também provoca entidades clínicas distintas (escarlatina e erisipela), bem como a síndrome do choque tóxico estreptocócico e a fasciite necrosante monomicrobiana. O EGA também é responsável por duas complicações não supurativas potencialmente graves: a febre reumática (Capítulos 210.1 e 465) e a glomerulonefrite aguda (Capítulo 537.4).

ETIOLOGIA

Os estreptococos do grupo A são bactérias gram-positivas em forma de coco, que tendem a crescer em cadeias. Esses microrganismos são amplamente classificados com base na sua atividade hemolítica nos eritrócitos de mamíferos (em geral de carneiro). A zona de hemólise completa que circunda as colônias que crescem em ágar-sangue distingue as espécies beta-hemolíticas (hemólise completa) das espécies α-hemolíticas (hemólise parcial ou verde) e γ (não hemolíticas). Os estreptococos beta-hemolíticos podem ser divididos em grupos, de acordo com um polissacarídio específico de grupo (**carboidrato de Lancefield C**) localizado na parede celular da bactéria. Mais de 20 grupos sorológicos foram identificados, designados da letra A a V. O agrupamento sorológico pelo método de Lancefield é necessário; porém, os microrganismos do grupo A podem ser identificados mais prontamente por qualquer um de vários procedimentos de aglutinação do látex, coaglutinação ou enzimaimunoensaio. As cepas do grupo A também podem ser distinguidas de outros grupos por diferenças na sua sensibilidade à bacitracina. Um disco com 0,04 unidade de bacitracina inibe o crescimento da maioria das cepas do grupo A, enquanto em geral outros grupos são resistentes a esse antibiótico. Esse método tem uma acurácia de aproximadamente 95%. Os EGA podem ser subdivididos em mais de 220 sorotipos, com base na **proteína M,** um antígeno que está localizado na superfície celular e nas fímbrias que se projetam a partir da superfície externa da célula. Atualmente, uma abordagem molecular para a tipagem M de isolados de EGA, que utiliza a reação em cadeia da polimerase (PCR), baseia-se no sequenciamento da porção terminal do gene *emm* do EGA, que codifica a proteína M. Foram identificados mais de 220 tipos distintos de proteína M utilizando a tipagem *emm*, e existe uma excelente correlação entre os sorotipos conhecidos e os tipos de *emm*. Os tipos *emm* podem ser reunidos em grupos *emm* que compartilham propriedades estruturais e de ligação. A imunidade baseia-se, em grande parte, em anticorpos específicos anti-M opsônicos.

A tipagem M/*emm* é valiosa para estudos epidemiológicos; as doenças específicas causadas por EGA tendem a estar associadas a determinados tipos de proteína M. Os tipos 1, 12, 28, 4, 3 e 2 (nessa sequência) constituem as causas mais comuns de faringite estreptocócica não complicada nos EUA. Em geral, os tipos M associados à faringite raramente causam infecções cutâneas, enquanto os tipos M que costumam ser associados a infecções cutâneas raramente provocam faringite. Algumas cepas **faríngeas** (p. ex., tipo M 12) estão associadas à glomerulonefrite, porém muito mais cepas **cutâneas** (p. ex., tipos M 49, 55, 57 e 60) são consideradas nefritogênicas. Vários sorotipos faríngeos (p. ex., tipos M 1, 3, 5, 6, 18 e 29), mas nenhuma cepa cutânea, estão associados à **febre reumática aguda** na América do Norte. O potencial reumatogênico não depende exclusivamente do sorotipo, mas tende a ser uma característica de cepas específicas dentro de vários sorotipos.

EPIDEMIOLOGIA

Os seres humanos constituem o reservatório natural para o EGA. Essas bactérias são altamente transmissíveis e podem causar doença em indivíduos normais de todas as idades que não apresentam imunidade específica contra o sorotipo particular envolvido. A doença em recém-nascidos é incomum nos países desenvolvidos, provavelmente devido à aquisição de anticorpos maternos. A incidência de infecções faríngeas é mais alta em crianças de 5 a 15 anos, sobretudo em crianças pequenas de idade escolar. Essas infecções são mais comuns nas regiões setentrionais dos EUA, sobretudo durante o inverno e no início da primavera. As crianças com faringite aguda não tratada disseminam o EGA por meio de gotículas de saliva e secreções nasais carreadas no ar. A transmissão é favorecida pelo contato íntimo; por conseguinte, as escolas, os acampamentos militares e os domicílios representam ambientes importantes para a disseminação do microrganismo. O período de incubação para a faringite é habitualmente de 2 a 5 dias. O EGA tem o potencial de ser um importante patógeno das vias respiratórias superiores e de produzir surtos de doença em creches. Alimentos contaminados com EGA provocam, em certas ocasiões, surtos explosivos de faringotonsilite. Em geral, as crianças deixam de ser infecciosas 24 h após o início da antibioticoterapia apropriada. Os portadores faríngeos crônicos de EGA raramente transmitem o microrganismo para outros indivíduos.

A **piodermite estreptocócica (impetigo, pioderma)** ocorre com mais frequência durante o verão nos climas temperados ou ao longo de todo o ano em climas mais quentes, quando a pele fica exposta e tem mais tendência a sofrer escoriações e picadas de insetos (Capítulo 685). A colonização da pele sadia por EGA habitualmente precede o desenvolvimento do impetigo. Como os EGA não são capazes de penetrar na pele intacta, em geral o impetigo ocorre no local de lesões abertas (picadas de insetos, feridas traumáticas, queimaduras). Embora os sorotipos do impetigo possam colonizar a garganta, a disseminação ocorre normalmente da pele para a pele, e não pelas vias respiratórias. As unhas dos dedos das mãos e a região perianal podem abrigar o EGA e podem desempenhar um papel na disseminação do impetigo. É comum a ocorrência de vários casos de impetigo na mesma família. Tanto o impetigo quanto a faringite têm mais tendência a ocorrer entre crianças que vivem em casas aglomeradas e em situações de pouca higiene.

A incidência de infecções **invasivas graves** por EGA, incluindo bacteriemia, síndrome do choque tóxico estreptocócico e fasciite necrosante, aumentou nessas últimas décadas. A incidência parece ser maior nos indivíduos muito jovens e nos idosos. Antes do uso rotineiro da vacina varicela, essa doença representava o fator de risco mais comumente identificado para infecção invasiva por EGA em crianças. Outros fatores de risco incluem o diabetes melito, a infecção pelo HIV, o uso de substâncias intravenosas e doenças pulmonares ou cardíacas crônicas. A porta de entrada não é conhecida em quase 50% dos casos de infecção invasiva grave pelo EGA; na maioria desses casos, acredita-se que seja a pele ou, com menos frequência, as mucosas. É raro que ocorra doença invasiva grave após faringite clinicamente aparente por EGA.[14]

PATOGÊNESE

A virulência do EGA depende principalmente da proteína M, e as cepas ricas em proteína M resistem à fagocitose no sangue humano fresco, o que não ocorre com as cepas negativas para a proteína M. Esta estimula a produção de anticorpos opsonofagocíticos protetores, que são específicos e protegem contra a infecção por um tipo M homólogo, porém muito menos contra outros tipos M. Por conseguinte, várias infecções por EGA atribuíveis a diversos tipos M são comuns durante a infância e a adolescência. Ao chegar à idade adulta, os indivíduos provavelmente são imunes a muitos dos tipos M comuns no ambiente.

O EGA produz uma grande variedade de enzimas e toxinas extracelulares, incluindo toxinas eritrogênicas, conhecidas como **exotoxinas pirogênicas estreptocócicas**. As exotoxinas pirogênicas estreptocócicas A, C e SSA, isoladamente ou em combinação, são responsáveis pelo **exantema da escarlatina** e são produzidas por estreptococos que contêm um determinado bacteriófago. Essas exotoxinas estimulam a formação de anticorpos antitoxina específicos, que fornecem imunidade contra o exantema escarlatiniforme, mas não contra outras infecções estreptocócicas. O EGA tem a capacidade de produzir até 12 exotoxinas pirogênicas diferentes, e repetidos ataques de escarlatina são possíveis. As mutações em genes que promovem diversos genes de virulência, incluindo exotoxinas pirogênicas, bem como várias exotoxinas recém-descobertas, parecem estar envolvidas na patogenia da doença invasiva pelo EGA, incluindo a síndrome do choque tóxico estreptocócico.

A importância de outras toxinas e enzimas estreptocócicas na doença humana ainda não foi estabelecida. Muitas dessas substâncias extracelulares são antigênicas e estimulam a produção de anticorpos após a ocorrência de infecção. Todavia, esses anticorpos não conferem imunidade. A sua determinação é útil para estabelecer evidências de uma infecção estreptocócica recente para auxiliar o diagnóstico de doenças pós-infecciosas. Os testes para anticorpos contra a estreptolisina O (antiestreptolisina O) e DNAse B (anti-DNAse B) constituem as determinações de anticorpos mais comumente usadas. Como a resposta imune aos antígenos extracelulares varia entre indivíduos, bem como de acordo com o local de infecção, às vezes é necessário determinar outros anticorpos antiestreptocócicos.

MANIFESTAÇÕES CLÍNICAS

As infecções mais comuns causadas por EGA envolvem o trato respiratório, a pele e os tecidos moles.

Infecções do trato respiratório

O EGA constitui importante causa de **faringite** aguda (Capítulo 409) e de pneumonia (Capítulo 428).

Escarlatina

A escarlatina é uma faringite por EGA associada a um exantema característico, que é causada por uma infecção por EGA produtor de **exotoxina pirogênica** (toxina eritrogênica) em indivíduos que não apresentam anticorpos antitoxina. Hoje em dia, é encontrada com menos frequência e é menos virulenta do que no passado, porém a sua incidência é cíclica, dependendo da prevalência de cepas produtoras de toxina e do estado de imunidade da população. Os modos de transmissão, a distribuição etária da doença e outras características epidemiológicas são, nos demais aspectos, semelhantes aos da faringite pelo EGA.

O exantema aparece nas primeiras 24 a 48 horas após o início dos sintomas, embora possa aparecer juntamente com os primeiros sinais da doença (Figura 210.1A). Com frequência, começa na região cervical e propaga-se pelo tronco e pelos membros. O exantema consiste em uma erupção eritematosa difusa e finamente papular, que produz uma coloração vermelho-brilhante na pele, que clareia à pressão. Com frequência, a erupção é acentuada nas dobras dos cotovelos, axilas e virilha. A pele tem uma aparência de "pele de galinha" e é áspera. As bochechas frequentemente são eritematosas, com palidez ao redor da boca. Depois de 3 a 4 dias, o exantema começa a desaparecer e é seguido de **descamação**, inicialmente na face, progredindo para baixo; com frequência, assemelha-se a uma queimadura solar leve. Em certas ocasiões, pode ocorrer descamação semelhante a lâminas ao redor das bordas livres das unhas dos dedos das mãos, palmas e plantas dos pés. O exame da faringe de um paciente com escarlatina revela essencialmente os mesmos achados da faringite por EGA. Além disso, em geral, a língua fica saburrosa e as papilas ficam edemaciadas (Figura 210.1B). Após a descamação, as papilas avermelhadas tornam-se proeminentes, conferindo à língua uma aparência de morango (Figura 210.1C).

---

[14]N. R. T.: A imunização contra a varicela passou a fazer parte do calendário vacinal público brasileiro em setembro de 2013. Por meio do Programa Nacional de Imunização (PNI) houve a implementação da 1ª dose da vacina tetraviral em substituição à vacina Tríplice viral aos 15 meses. A expectativa é que ocorra no Brasil também uma redução dos casos de doença invasiva por EGA.

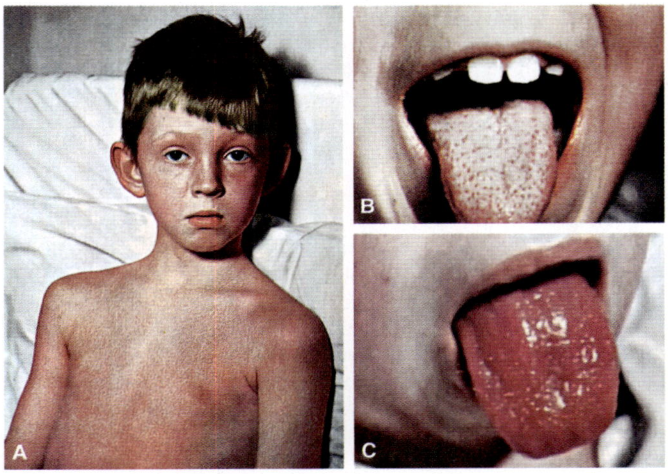

Figura 210.1 Escarlatina. **A.** Exantema eritematoso puntiforme (segundo dia). **B.** Língua em morango branco (primeiro dia). **C.** Língua em morango vermelho (terceiro dia). *(Cortesia do Dr. Franklin H. Top, Professor and Head of the Department of Hygiene and Preventive Medicine, State University of Iowa, College of Medicine, Iowa City, IA; e Preventive Medicine, State University of Iowa, College of Medicine, Iowa City, IA; and Parke, Davis & Company's Therapeutic Notes. De Gershon AA, Hotez PJ, Katz SL: Krugman's infectious diseases of children. 11th ed. Philadelphia, 2004, Mosby, Plate 53.)*

Não é difícil estabelecer o diagnóstico de escarlatina típica; a forma mais leve com achados faríngeos equívocos pode ser confundida com exantemas virais, doença de Kawasaki e erupções farmacogênicas. Em certas ocasiões, as infecções estafilocócicas estão associadas a um exantema escarlatiniforme. Uma história de exposição recente a uma infecção por EGA é útil. O diagnóstico é confirmado pela identificação do EGA na faringe.

Impetigo

O impetigo (ou pioderma) tem sido tradicionalmente classificado em duas formas clínicas: o bolhoso e o não bolhoso (Capítulo 685). O **impetigo não bolhoso**, que constitui a forma mais comum, é uma infecção superficial da pele que aparece inicialmente como uma lesão papulovesiculosa distinta, circundada por uma área localizada de eritema. As vesículas logo tornam-se purulentas e cobertas por uma crosta espessa, confluente e de coloração âmbar, que aparenta ter sido colada sobre a pele. As lesões podem ocorrer em qualquer parte do corpo; porém, são mais comuns na face e nos membros. Sem tratamento, o impetigo não bolhoso é uma doença leve, porém crônica, que frequentemente se dissemina para outras partes do corpo; todavia, em certas ocasiões, é autolimitado. É comum a ocorrência de **linfadenite** regional. Em geral, o impetigo não bolhoso não é acompanhado de febre ou outros sinais ou sintomas sistêmicos. São observadas escoriações impetiginizadas em torno das narinas na presença de infecções ativas da nasofaringe por EGA, sobretudo em crianças pequenas. Todavia, o impetigo raramente está associado a uma infecção estreptocócica evidente das vias respiratórias superiores.

O **impetigo bolhoso** é menos comum e ocorre com mais frequência em recém-nascidos e lactentes. Caracteriza-se por bolhas transparentes e flácidas, em geral de menos de 3 cm de diâmetro, na pele em que não ocorreu trauma. A distribuição habitual envolve a face, as nádegas, o tronco e o períneo.

Embora o *Staphylococcus aureus* seja tradicionalmente aceito como único patógeno responsável pelo impetigo bolhoso, tem havido uma certa confusão acerca dos microrganismos responsáveis pelo impetigo não bolhoso. Na maioria dos episódios de impetigo não bolhoso, são isolados o EGA ou o *S. aureus* (ou ambos). As pesquisas iniciais sugeriram que o EGA era o agente etiológico na maioria dos casos de impetigo não bolhoso, enquanto o *S. aureus* era apenas um invasor secundário. Entretanto, o *S. aureus* emergiu recentemente como agente etiológico na maioria dos casos de impetigo não bolhoso. A cultura das lesões constitui a única maneira de distinguir o impetigo não bolhoso causado pelo *S. aureus* daquele causado pelo EGA.

Erisipela

A erisipela é uma infecção por EGA aguda relativamente rara nos dias atuais, que acomete as camadas mais profundas da pele e o tecido conjuntivo subjacente. A pele na área afetada fica edemaciada, vermelha e hipersensível. Pode-se observar a presença de bolhas superficiais. O achado mais característico consiste em uma borda ligeiramente elevada e bem definida. Algumas vezes, estrias avermelhadas de linfangite projetam-se para fora das margens da lesão. O início é abrupto, e observa-se com frequência a presença de sinais e sintomas de infecção sistêmica, como febre alta. As culturas obtidas por meio de aspiração com agulha da margem em expansão da área inflamada frequentemente revelam o agente etiológico.

Dermatite perianal

A dermatite perianal, também denominada celulite perianal ou **doença estreptocócica perianal,** é uma entidade clínica distinta, caracterizada por edema perianal bem demarcado, associado a prurido anal, defecação dolorosa e, em certas ocasiões, fezes com raias de sangue. A maioria das crianças tem 2 a 7 anos de idade (faixa de 18 dias a 12 anos). O exame físico revela eritema perianal plano, de cor rosada a vermelho-brilhante, com margens bem delimitadas que se estendem até 2 cm a partir do ânus. O eritema pode acometer a vulva e a vagina. As lesões podem ser hipersensíveis e, sobretudo quando crônicas, podem fissurar e sangrar. Os sintomas sistêmicos e a febre são incomuns. A cultura ou um teste estreptocócico rápido com um *swab* perianal revelam a presença de estreptococos do grupo A ou detecção do antígeno.

Vaginite

O EGA constitui uma causa comum de vaginite em meninas pré-puberais (Capítulo 549). Em geral, as pacientes apresentam corrimento seroso, com eritema acentuado e irritação da área vulvar, acompanhados de desconforto ao deambular e urinar.

Doença invasiva grave

A infecção invasiva por EGA é definida pelo isolamento do microrganismo de um local normalmente estéril do corpo e inclui três síndromes clínicas que se sobrepõem. A **síndrome do choque tóxico (SCT) por EGA** diferencia-se de outros tipos de infecções invasivas por EGA pela presença de choque e falência de múltiplos órgãos no início da evolução da infecção (Tabela 210.1). A segunda síndrome é a **fasciite necrosante por EGA,** que se caracteriza por extensa necrose local da pele e dos tecidos moles subcutâneos. A terceira síndrome é constituída pelo grupo de **infecções focais e sistêmicas** que não preenche os critérios da SCT nem da fasciite necrosante; inclui bacteriemia sem foco identificado, meningite, pneumonia, peritonite, sepse puerperal, osteomielite, artrite supurativa, miosite e infecções de feridas cirúrgicas. A SCT por EGA, a fasciite necrosante e as infecções focais e sistêmicas podem ocorrer em qualquer combinação.

Os mecanismos patogênicos responsáveis pelas infecções invasivas graves por EGA, incluindo a SCT estreptocócica e a fasciite necrosante,

Tabela 210.1	Definição da síndrome do choque tóxico estreptocócico.
CRITÉRIOS CLÍNICOS	
Hipotensão *mais* 2 ou mais dos seguintes achados:	
Comprometimento renal	
Coagulopatia	
Comprometimento hepático	
Síndrome de angústia respiratória do adulto	
Exantema macular eritematoso generalizado	
Necrose dos tecidos moles	
CASO DEFINIDO	
Critérios clínicos *mais* estreptococos do grupo A de um local normalmente estéril	
CASO PROVÁVEL	
Critérios clínicos *mais* estreptococos do grupo A de um local não estéril	

ainda não foram definidos por completo, porém há forte suspeita de uma associação com toxinas pirogênicas estreptocócicas. Pelo menos duas das três exotoxinas pirogênicas estreptocócicas originais (A e C), as exotoxinas pirogênicas estreptocócicas recém-descobertas e outras toxinas potenciais ainda não identificadas produzidas pelo EGA, atuam como **superantígenos**, os quais estimulam uma intensa ativação e proliferação dos linfócitos T e dos macrófagos, resultando na produção de grandes quantidades de citocinas pró-inflamatórias. Essas citocinas são capazes de induzir choque e lesão tecidual e parecem mediar muitas das manifestações clínicas das infecções invasivas graves por EGA.

DIAGNÓSTICO

Quando se decide realizar um exame complementar em um paciente com faringite aguda, deve-se considerar os achados clínicos e epidemiológicos. Uma história de contato íntimo com um caso bem documentado de faringite por EGA é útil, assim como o reconhecimento de uma alta prevalência de infecções por EGA na comunidade. Os sinais e sintomas da faringite estreptocócica e não estreptocócica se sobrepõem excessivamente para possibilitar uma precisão diagnóstica necessária em bases clínicas apenas. O diagnóstico clínico de faringite por EGA não pode ser estabelecido com razoável acurácia, mesmo pelos médicos mais experientes, e é necessário obter uma confirmação bacteriológica, exceto em pacientes com sinais e sintomas virais evidentes (p. ex., rinorreia, tosse, úlceras da boca e rouquidão), que geralmente não necessitam da realização de exame complementar.

A cultura de um *swab* de garganta em uma placa de ágar-sangue de carneiro é efetiva para documentar a presença de EGA e para confirmar o diagnóstico clínico de faringite aguda por EGA. Quando realizado de maneira correta, um único *swab* de garganta tem uma sensibilidade de 90 a 95% para detectar a presença de EGA na faringe.

Uma desvantagem significativa da cultura de um *swab* de garganta em placa de ágar-sangue é a demora (uma noite ou mais) para obter o resultado da cultura. Dispõe-se de testes de **detecção rápida de antígeno estreptocócico** para a identificação do EGA diretamente a partir de *swabs* de garganta. A vantagem que eles oferecem sobre a cultura é a velocidade da obtenção dos resultados, frequentemente em menos de 10 a 15 minutos. A rápida identificação e o tratamento dos pacientes com faringite estreptocócica podem reduzir o risco de disseminação do EGA, permitindo que o paciente possa retornar mais cedo à escola ou ao trabalho e podendo reduzir a morbidade aguda dessa doença.

Quase todos os testes de detecção rápida de antígeno atualmente disponíveis apresentam uma excelente especificidade de mais de 95%, em comparação com as culturas em placa de ágar-sangue. Os resultados falso-positivos são muito raros, e, portanto, decisões terapêuticas podem ser tomadas com segurança baseando-se no resultado positivo do teste. Infelizmente, a sensibilidade da maior parte desses testes é de 80 a 90%, algumas vezes menor, em comparação com a cultura em placa de ágar-sangue. Por conseguinte, a obtenção de um teste rápido negativo não descarta por completo a possível presença de EGA, e uma cultura confirmatória de garganta deve ser realizada em crianças e adolescentes, mas não necessariamente em adultos, que correm risco muito baixo de desenvolver febre reumática aguda. Não foram realizados estudos definitivos para determinar se alguns testes de detecção rápida de antígeno são significativamente mais sensíveis do que outros, ou se algum desses testes é sensível o suficiente para ser usado rotineiramente em crianças e adolescentes, sem a necessidade de confirmação dos resultados negativos por meio de cultura de garganta. Alguns especialistas acreditam que os médicos que utilizam um teste rápido de detecção de antígeno sem confirmação por cultura devem comparar os resultados desse teste específico com aqueles de uma cultura de garganta para confirmar a sensibilidade adequada em sua prática.

Alguns laboratórios de microbiologia substituíram os métodos de cultura por ensaios moleculares rápidos, muito sensíveis e específicos para o EGA. Esses ensaios moleculares incluem métodos de PCR e testes de amplificação de ácido nucleico, utilizando a amplificação isotérmica mediada por alça. Foi relatado que os métodos de **amplificação isotérmica mediada por alça** apresentam uma sensibilidade de até 100% e uma especificidade de mais de 96%, em comparação com cultura ou PCR. Essa sensibilidade muito alta pode possibilitar a obtenção de um maior número de resultados positivos, que, por sua vez, podem contribuir para a identificação de mais pacientes apenas colonizados por EGA e assintomáticos, o que não configura indicação de tratamento, aumentando desnecessariamente o uso de antibioticoterapia. Entretanto, os benefícios de resultados mais rápidos, algumas vezes obtidos em menos de 10 minutos, garantem o início mais imediato de antibioticoterapia apropriada para pacientes com faringite por EGA.

A infecção pelo EGA pode ser diagnosticada de modo retrospectivo com base nos títulos elevados ou crescentes de anticorpos antiestreptocócicos. O ensaio da **antiestreptolisina O** é o teste de anticorpo antiestreptocócico utilizado com mais frequência. Como a estreptolisina O também é produzida por estreptococos dos grupos C e G, o teste não é específico para a infecção pelo grupo A. A resposta da antiestreptolisina O pode ser fraca após infecção cutânea estreptocócica. Por outro lado, obtém-se geralmente uma resposta do anti-DNase B após infecções de pele ou de garganta. Um aumento significativo dos anticorpos é habitualmente definido como um aumento nos títulos de duas ou mais diluições (elevação de 4 vezes ou mais) entre amostras coletadas na fase aguda e na fase convalescente, independentemente do valor efetivo dos títulos de anticorpos. Os médicos interpretam, com frequência, de modo incorreto os títulos de anticorpos antiestreptococos, devido a um não reconhecimento de que os níveis normais desses anticorpos são substancialmente mais altos entre crianças de idade escolar em comparação com adultos. Ambos os testes tradicionais de antiestreptolisina O e de anti-DNase B são ensaios de neutralização. Exames mais recentes utilizam a **aglutinação do látex** ou ensaios nefelométricos. Infelizmente, esses exames mais novos em geral não foram bem padronizados em relação aos ensaios de neutralização tradicionais. Os médicos devem estar cientes desses problemas potenciais quando interpretam os resultados dos testes sorológicos estreptocócicos.

Um **teste de aglutinação em lâmina** comercialmente disponível para a detecção de anticorpos contra vários antígenos estreptocócicos é o teste da estreptozima (Wampole Laboratories, Stamford, CT). Esse teste é menos bem padronizado e menos reproduzível do que outros testes de anticorpos e não deve ser utilizado como teste para evidência de infecção precedente por EGA.

Diagnóstico diferencial

Os vírus constituem a causa mais comum de faringite aguda em crianças. Os vírus respiratórios, como influenza, parainfluenza, rinovírus, coronavírus, adenovírus e sincicial respiratório, constituem causas frequentes de faringite aguda. Outras causas virais de faringite aguda incluem enterovírus e herpes-vírus simples. O vírus Epstein-Barr é uma causa frequente de faringite aguda, que costuma ser acompanhada de outros achados clínicos de mononucleose infecciosa (p. ex., esplenomegalia, linfadenopatia generalizada). Infecções sistêmicas por outros agentes virais, incluindo citomegalovírus, vírus da rubéola, vírus do sarampo e HIV, podem estar associadas à faringite aguda.

O EGA constitui, de longe, a causa mais comum de faringite bacteriana, sendo responsável por 15 a 30% dos casos de faringite aguda em crianças e por uma proporção menor em adultos. Os estreptococos beta-hemolíticos dos grupos C e G também provocam faringite aguda, normalmente em adolescentes e adultos jovens (ver Capítulo 212). O *Arcanobacterium haemolyticum* e o *Fusobacterium necrophorum* são causas adicionais menos comuns. Em certas ocasiões, a *Neisseria gonorrhoeae* pode causar faringite aguda em adolescentes sexualmente ativos. Outras bactérias, como *Francisella tularensis* e *Yersinia enterocolitica*, bem como infecções mistas por bactérias anaeróbicas (angina de Vincent), constituem causas raras de faringite aguda. A *Chlamydia pneumoniae* e o *Mycoplasma pneumoniae* foram implicados como causas de faringite aguda, sobretudo em adultos. O *Corynebacterium diphtheriae* é uma causa grave de faringite, porém ocorre raramente em virtude da imunização universal (ver Capítulo 214). Embora outras bactérias (p. ex., *S. aureus, Haemophilus influenzae* e *Streptococcus pneumoniae)* sejam cultivadas com frequência a partir de amostras de garganta de crianças com faringite aguda, seu papel etiológico na faringite ainda não foi estabelecido, visto que são frequentemente isoladas em crianças saudáveis.

A faringite por EGA representa a única forma comum de faringite aguda para a qual a antibioticoterapia está definitivamente indicada. Por conseguinte, quando um paciente apresenta faringite aguda, a decisão clínica que em geral precisa ser feita é estabelecer se a faringite é atribuível ou não ao EGA.

TRATAMENTO

A antibioticoterapia para pacientes com faringite por EGA pode evitar a ocorrência de **febre reumática (FR) aguda**, diminuir a evolução clínica da doença, reduzir a transmissão da infecção para outras pessoas e impedir complicações supurativas. *Para o paciente com escarlatina clássica, a antibioticoterapia deve ser iniciada imediatamente; entretanto, para a grande maioria dos pacientes que apresentam achados muito menos distintos, o tratamento deve aguardar até que seja obtida alguma forma de confirmação bacteriológica por meio de cultura de garganta, ensaio molecular ou pelo teste rápido de detecção de antígeno.* Em virtude de seu alto grau de especificidade, os testes rápidos de detecção de antígeno permitem iniciar imediatamente a antibioticoterapia para o paciente com resultado positivo.

O EGA é notavelmente sensível à **penicilina** e às **cefalosporinas**, e nunca foram encontradas cepas resistentes. Por conseguinte, a penicilina ou a amoxicilina constituem os fármacos de escolha (exceto em pacientes alérgicos às penicilinas) para as infecções faríngeas, bem como para as complicações supurativas. A penicilina V oral (250 mg/dose, 2 a 3 vezes/dia, para crianças com até 27 kg e 500 mg/dose, duas a três vezes, ao dia para crianças com mais de 27 kg) é recomendada, porém precisa ser tomada de modo ininterrupto durante **10 dias**, mesmo se houver uma melhora sintomática em 3 a 4 dias. A penicilina V (fenoxietilpenicilina) é preferida em relação à penicilina G, visto que pode ser administrada sem seguir as horas das refeições. O principal problema com todas as formas de terapia oral é o risco de interrupção do fármaco antes de completar o ciclo de 10 dias. Por conseguinte, quando se prescreve um tratamento oral, é preciso ressaltar a necessidade de completar todo o ciclo da terapia. Caso os pais pareçam ter pouca tendência a aderir à terapia oral, devido à desorganização familiar, dificuldades de compreensão ou outros motivos, a terapia parenteral com injeção intramuscular (IM) única de penicilina G benzatina (600 mil UI para crianças com até 27 kg e 1,2 milhão de UI para crianças com mais de 27 kg) constitui o método de tratamento mais eficaz e, com frequência, o mais prático. As desvantagens incluem dor ao redor do local de injeção, que pode durar vários dias, e possibilidade de injeção em nervos ou vasos sanguíneos se não for administrada de modo correto. A reação local é diminuída quando a penicilina G benzatina é combinada em uma única injeção com penicilina G procaína, embora seja necessário assegurar a administração de uma dose adequada de penicilina G benzatina.

Em vários ensaios clínicos comparativos, a amoxicilina 1 vez/dia (50 mg/kg, máximo de 1.000 mg) durante 10 dias demonstrou ser efetiva no tratamento da faringite por EGA. Esse agente de espectro ligeiramente mais amplo tem a vantagem da administração de dose única ao dia, o que pode aumentar a adesão ao tratamento. Além disso, a amoxicilina é relativamente barata e muito mais palatável do que a suspensão de penicilina V.

Para a maioria dos indivíduos **alérgicos à penicilina**, recomenda-se um ciclo de 10 dias de uma cefalosporina oral de espectro estreito. Foi sugerido que um ciclo de 10 dias de uma cefalosporina oral é superior a 10 dias de penicilina oral para a erradicação do EGA da faringe. A análise desses dados sugere que a diferença na erradicação resulta principalmente de uma maior taxa de erradicação de portadores incluídos de modo acidental nesses ensaios clínicos. Alguns indivíduos alérgicos à penicilina (até 10%) também são alérgicos às cefalosporinas, e esses fármacos devem ser evitados em pacientes com hipersensibilidade imediata (do tipo anafilático) à penicilina. As cefalosporinas orais de amplo espectro são, em sua maioria, consideravelmente mais caras do que a penicilina ou a amoxicilina e têm mais tendência a levar à seleção de flora resistente a antibióticos.

A clindamicina oral é um agente adequado para o tratamento de pacientes alérgicos à penicilina, e atualmente, nos EUA, a resistência dos isolados de EGA à clindamicina é de apenas cerca de 1%. Um **macrolídio** oral (eritromicina ou claritromicina) ou **azalida** (azitromicina) também constitui fármacos adequados para o tratamento de pacientes alérgicos às penicilinas. Dez dias de terapia estão indicados, exceto para a azitromicina, que é administrada na dose de 12 mg/kg 1 vez/dia, por 5 dias. A eritromicina está associada a taxas substancialmente mais altas de efeitos colaterais gastrintestinais do que os outros agentes. Nos últimos anos, na maioria das áreas dos EUA, as taxas de resistência aos macrolídios entre isolados de EGA da faringe têm sido de aproximadamente 5 a 8%. As sulfonamidas e as tetraciclinas não são recomendadas para o tratamento da faringite por EGA. Entretanto, estudos mostraram que o sulfametoxazol-trimetoprima (SMX-TMP) é altamente ativo *in vitro* contra o EGA e, em ensaios clínicos, foi comparável à penicilina IM para o impetigo por EGA.

A maioria dos antibióticos orais precisa ser administrada durante o período convencional de 10 dias para alcançar taxas máximas de erradicação do EGA da faringe e para prevenção da FR; todavia, foi relatado que certos fármacos mais recentes produzem taxas de cura bacteriológica e clínica comparáveis quando administrados por até 5 dias. Entretanto, ainda não se dispõe dos resultados definitivos de estudos abrangentes para possibilitar uma avaliação completa desses ciclos mais curtos propostos de antibioticoterapia oral. Por conseguinte, neste momento, o seu uso não pode ser recomendado. Além disso, esses antibióticos apresentam um espectro muito mais amplo do que a penicilina e geralmente são de custo mais elevado, mesmo quando administrados por curta duração.

A maioria dos pacientes com faringite por EGA responde clinicamente à terapia antimicrobiana, com erradicação do EGA da faringe. A realização de culturas de garganta após o tratamento só está indicada para o número relativamente pequeno de pacientes que continuam sintomáticos, para aqueles cujos sintomas sofrem recidiva ou que tiveram FR ou cardiopatia reumática e que, portanto, correm risco notavelmente alto de recidiva.

A antibioticoterapia para um paciente com impetigo não bolhoso pode prevenir a extensão local das lesões, a disseminação para focos infecciosos a distância e a transmissão da infecção a outros indivíduos. Entretanto, a capacidade da antibioticoterapia de prevenir a glomerulonefrite pós-estreptocócica não foi demonstrada de maneira definitiva. Os pacientes com poucas lesões superficiais isoladas e que não apresentam sinais sistêmicos podem ser tratados com antibióticos tópicos. A **mupirocina** é um agente seguro e efetivo, que se tornou o tratamento tópico de escolha. Se houver lesões disseminadas ou sinais sistêmicos, é necessário um tratamento oral com cobertura tanto para o EGA quanto para *S. aureus*. Com o rápido aparecimento do *S. aureus* resistente à meticilina em muitas comunidades, é preciso considerar o uso de clindamicina isoladamente ou em associação com SMX-TMP e amoxicilina como terapia de primeira linha. A cefuroxima oral constitui um tratamento efetivo para a doença estreptocócica perianal.

Considerações teóricas e dados experimentais sugerem que a **clindamicina** intravenosa constitui o agente mais efetivo no tratamento das infecções invasivas graves por EGA, em comparação com a penicilina IV. Entretanto, tendo em vista que cerca de 1% dos isolados de EGA nos EUA mostra-se resistente à clindamicina, esse fármaco deve ser inicialmente usado em associação com penicilina nessas infecções até estabelecer a sensibilidade do microrganismo à clindamicina. Se houver suspeita de **fasciite necrosante,** é necessário proceder a uma exploração cirúrgica ou biopsia imediata para identificar a presença de infecção profunda de tecidos moles, que devem ser submetidos a desbridamento imediato. Os pacientes com **SCT estreptocócico** necessitam de reposição hídrica rápida e agressiva, manejo da insuficiência respiratória ou cardíaca, quando presente, e manejo na antecipação de falência de múltiplos órgãos. Dados limitados sugerem que a imunoglobulina intravenosa (IGIV) mostra-se efetiva como terapia adjuvante no tratamento da SCT estreptocócico.

COMPLICAÇÕES

As complicações supurativas em consequência da disseminação do EGA para estruturas adjacentes eram extremamente comuns antes da disponibilidade de antibióticos. A linfadenite cervical, o abscesso peritonsilar, o abscesso retrofaríngeo, a otite média, a mastoidite e a sinusite ainda ocorrem em crianças nas quais a doença primária não foi identificada ou naquelas cujo tratamento da faringite não foi adequado. Além disso, pode ocorrer pneumonia por EGA.

A febre reumática aguda (Capítulo 210.1) e a **glomerulonefrite** pós-estreptocócica aguda (Capítulo 537.4) são sequelas não supurativas de infecções por EGA que ocorrem depois de um período latente assintomático. Ambas se caracterizam por doença distante do local de infecção primária pelo EGA. A FR aguda e a glomerulonefrite aguda diferem nas suas manifestações clínicas, epidemiologia e morbidade potencial. Além disso, ocorre glomerulonefrite aguda após infecção das vias respiratórias superiores ou da pele por EGA, enquanto a FR aguda só ocorre após infecção das vias respiratórias superiores.

Artrite reativa pós-estreptocócica

O termo artrite reativa pós-estreptocócica (**ARPE**) tem sido empregado para descrever uma síndrome caracterizada pelo início de artrite aguda depois de um episódio de faringite por EGA em um paciente cuja doença não preenche os critérios de Jones para o diagnóstico de FR aguda. Ainda não se sabe ao certo se essa entidade representa uma síndrome distinta ou constitui uma variante da FR aguda. Embora a ARPE acometa normalmente as grandes articulações como a artrite da febre reumática aguda, ela também pode afetar as pequenas articulações periféricas, bem como o esqueleto axial, e em geral não é migratória, uma característica que a distingue da artrite da FR aguda. O período latente entre o episódio antecedente de faringite por EGA e a ARPE pode ser consideravelmente mais curto (em geral menos de 10 dias) do que aquele que costuma ser observado na febre reumática aguda (em geral 14 a 21 dias). Ao contrário da artrite da FR aguda, a ARPE não responde de maneira notável à terapia com ácido acetilsalicílico ou outros anti-inflamatórios não esteroides (AINE). Além disso, um menor número de pacientes com ARPE apresenta febre de mais de 38°C em comparação com os que apresentam FR. Embora até 50% dos pacientes com ARPE tenham EGA em cultura de garganta, todos apresentam evidências sorológicas de infecção recente por EGA. Tendo em vista o relato de desenvolvimento subsequente de cardiopatia valvar em uma proporção muito pequena de pacientes com ARPE, esses pacientes devem ser cuidadosamente observados por vários meses à procura de evidências clínicas de **cardite**. Alguns especialistas recomendam que esses pacientes recebam profilaxia antiestreptocócica secundária por até 1 ano. Se não for observada nenhuma evidência clínica de cardite, a profilaxia pode ser então interrompida. Se for detectada a presença de doença valvar, o paciente deve ser classificado como portador de FR aguda e deve continuar recebendo profilaxia secundária apropriada para pacientes com FR.

Transtornos neuropsiquiátricos autoimunes pediátricos associados a *Streptococcus pyogenes*

Transtornos neuropsiquiátricos autoimunes pediátricos associados a *Streptococcus pyogenes* (**PANDAS** – em inglês, *Pediatric autoimmune neuropsychiatric disorders associated with Streptococcus pyogenes*) é um termo proposto para um grupo de transtornos neuropsiquiátricos (sobretudo transtorno obsessivo-compulsivo, conhecido como TOC, transtorno de tique e síndrome de Tourette ou apenas transtorno alimentar) para os quais foi aventada a hipótese de uma possível relação com infecções por EGA (Capítulo 37). *Essa relação não foi comprovada.* Foi sugerido que esse subgrupo de pacientes com TOC podem produzir anticorpos autoimunes em resposta a uma infecção pelo EGA que apresentam reação cruzada com o tecido cerebral, semelhante à resposta autoimune que se acredita ser responsável pelas manifestações da **coreia de Sydenham**. Foi também sugerido que a profilaxia secundária para prevenção de recidivas de febre reumática, incluindo coreia de Sydenham, também poderia ser efetiva na prevenção de exacerbações do TOC nesses pacientes, porém isso não foi confirmado por ensaios clínicos. Foi também proposto que esses pacientes podem beneficiar-se da terapia imunorreguladora, como plasmaférese ou terapia com IGIV, porém essas modalidades de eficácia não comprovada só devem ser utilizadas em um ensaio clínico de pesquisa. É interessante considerar a possibilidade de que os PANDAS possam representar uma extensão do espectro da FR aguda, porém isso só deve ser considerado como uma hipótese ainda não provada. Até que estudos cuidadosamente planejados e bem controlados estabeleçam uma relação causal entre as anormalidades neurocomportamentais e as infecções por EGA, a realização de exames laboratoriais de rotina para o EGA e anticorpos antiestreptocócicos, a administração de profilaxia antiestreptocócica a longo prazo ou a terapia imunorreguladora (p. ex., IGIV, plasmaférese) para o tratamento das exacerbações desse distúrbio claramente não são recomendados (Capítulo 37). Foi também sugerido que uma ampla variedade de agentes infecciosos pode ter a capacidade de desencadear exacerbações em crianças com esses transtornos neurocomportamentais.

PROGNÓSTICO

O prognóstico para a faringite por EGA adequadamente tratada é excelente, e a recuperação completa é a regra. Quando a terapia é instituída dentro de 9 dias após o início dos sintomas e mantida durante todo o ciclo estabelecido, a FR aguda quase sempre é evitada. Não há evidências comparáveis de que a glomerulonefrite pós-estreptocócica aguda possa ser evitada após a ocorrência de faringite ou piodermite por uma cepa nefritogênica de EGA. Em raros casos, sobretudo em recém-nascidos ou em crianças cuja resposta à infecção esteja comprometida, podem ocorrer pneumonia fulminante, septicemia e morte, apesar da terapia normalmente adequada.

PREVENÇÃO

A única indicação específica para o uso prolongado de um antibiótico na prevenção de infecções por EGA consiste em pacientes com história de FR aguda e/ou cardiopatia reumática. Em geral, a profilaxia em massa não é viável, exceto para reduzir o número de infecções durante epidemias de impetigo e para controlar epidemias de faringite em populações militares e em escolas. Como a capacidade dos agentes antimicrobianos de prevenir infecções por EGA é limitada, uma vacina estreptocócica do grupo A oferece a possibilidade de uma abordagem mais efetiva.

Várias vacinas candidatas estão em desenvolvimento, incluindo uma vacina recombinante à base de proteína M 30-valente; outra vacina recombinante que inclui vários epítopos conservados que não são de proteína M, que induzem a produção de anticorpos protetores; e uma vacina de proteína M que inclui um epítopo em uma região muito conservada da proteína M para proporcionar uma ampla imunidade. Todas essas vacinas encontram-se em fases relativamente iniciais de desenvolvimento.

A bibliografia está disponível no GEN-io.

210.1 Febre Reumática

Stanford T. Shulman e Caroline H. Reuter

ETIOLOGIA

Há evidências consideráveis que sustentam uma ligação entre a ocorrência anterior de faringite pelo EGA e a **febre reumática (FR) aguda** e a **cardiopatia reumática**. Até dois terços dos pacientes com episódio agudo de FR apresentam uma história de infecção das vias respiratórias superiores várias semanas antes, e o pico de idade e a incidência sazonal da FR aguda acompanham paralelamente os da faringite pelo EGA. Os pacientes com FR aguda quase sempre exibem evidências sorológicas de infecção recente por EGA. Em geral, seus títulos de anticorpos estão *consideravelmente mais altos* do que aqueles observados em pacientes com infecções por EGA não complicadas. Surtos de faringite por EGA em comunidades fechadas, como internatos ou bases militares, podem ser seguidos de surtos de FR aguda. A terapia antimicrobiana que elimina o EGA da faringe também evita episódios iniciais de FR aguda, e a profilaxia contínua e a longo prazo com antibióticos que previne a faringite por EGA também evita recidivas da FR aguda.

Nem todos os sorotipos de EGA podem causar febre reumática. Quando algumas cepas de EGA (p. ex., tipo M 4) causaram faringite aguda em uma população reumática muito suscetível, não houve nenhuma recidiva da FR. Por outro lado, os episódios de faringite causados por outros sorotipos na mesma população levaram a recidivas frequentes da FR aguda, sugerindo que estes últimos microrganismos eram reumatogênicos. O conceito de *reumatogenicidade* é ainda mais sustentado pela observação de que, embora sorotipos de EGA frequentemente associados a infecção de pele também possam ser isolados das vias respiratórias superiores, é raro que causem recidivas da FR em indivíduos com história pregressa de FR ou episódios iniciais de FR. Além disso, certos sorotipos de EGA (tipos M 1, 3, 5, 6, 18, 29) são isolados com mais frequência de pacientes com FR aguda do que outros sorotipos.

EPIDEMIOLOGIA

A incidência anual da febre reumática aguda em alguns países em desenvolvimento ultrapassa 50 por 100 mil crianças, e taxas muito altas também são observadas em populações de minorias étnicas na Austrália e na Nova Zelândia. No mundo inteiro, a **cardiopatia reumática** continua sendo a forma mais comum de cardiopatia adquirida em todas as faixas etárias, respondendo por até 50% de todas as doenças cardiovasculares e por até 50% de todas as internações de causa cardiológica em muitos países em desenvolvimento. Com frequência, diferenças notáveis são evidentes na incidência da FR aguda e da cardiopatia reumática entre diferentes grupos étnicos dentro de um mesmo país; essas diferenças estão relacionadas, em parte, com diferenças de nível socioeconômico, e existe uma base genética para o aumento de suscetibilidade.

Nos EUA, no início do século XX, a FR aguda era importante causa de morte entre crianças e adolescentes, com taxas de incidência anual de 100 a 200 por 100 mil habitantes. Além disso, a cardiopatia reumática era importante causa de cardiopatia entre adultos com menos de 40 anos de idade. Naquela época, até 25% dos leitos hospitalares nos EUA eram ocupados por pacientes com FR aguda ou suas complicações. Na década de 1940, a incidência anual de FR aguda havia diminuído para 50 por 100 mil habitantes, e, no decorrer das quatro décadas seguintes, o declínio na incidência teve uma rápida aceleração. No início da década de 1980, a incidência anual em algumas áreas dos EUA era de apenas 0,5 por 100 mil habitantes. Esse acentuado declínio na incidência da FR aguda também foi observado em outros países industrializados.

A explicação para esse notável declínio na incidência da FR aguda e da cardiopatia reumática nos EUA e em outros países industrializados não está clara, porém é provável que esteja relacionada, em grande parte, com um *declínio das cepas reumatogênicas circulantes que causam faringite aguda*. Historicamente, a FR aguda estava associada à pobreza e à superpopulação, sobretudo nas áreas urbanas. Grande parte do declínio na incidência da FR aguda nos países industrializados antes da descoberta dos antibióticos provavelmente resulta de melhorias nas condições de vida. Dentre as várias manifestações da pobreza, a **aglomeração de pessoas**, que facilita a disseminação das infecções por EGA, está mais estreitamente associada à incidência da FR aguda. O declínio na incidência da FR aguda nos países industrializados nessas últimas quatro décadas também é atribuível à maior disponibilidade de assistência médica e ao uso disseminado dos antibióticos. A antibioticoterapia da faringite por EGA é importante na prevenção dos ataques iniciais e, particularmente, das recidivas da doença. Além disso, o declínio ocorrido nos EUA é atribuído a uma mudança das cepas prevalentes de EGA causadoras de faringite, que passaram de reumatogênicas para cepas não reumatogênicas.

Um surto dramático de FR aguda na área de Salt Lake City, UT, começou no início de 1985, e foram notificados 198 casos até o final de 1989. Outros surtos foram relatados entre 1984 e 1988 em Columbus e Akron, OH; Pittsburgh, PA; Nashville e Memphis, TN; Nova York, NY; Cidade do Kansas, MO; Dallas, TX; e entre recrutas da marinha, na Califórnia, e recrutas do exército, em Missouri. Em quase todas as áreas dos EUA as taxas declinaram substancialmente.

Certos sorotipos reumatogênicos (tipos 1, 3, 5, 6 e 18), que eram isolados com menos frequência durante a década de 1970 e início da década de 1980, reapareceram dramaticamente durante surtos de febre reumática, e é provável que seu aparecimento em determinadas comunidades tenha representado um importante fator. Os EGA associados à reumatogenicidade com frequência formam colônias altamente mucoides em placas de cultura de amostras de garganta.

Além das características específicas da cepa infectante de EGA, o risco de desenvolver FR aguda também depende de vários fatores do hospedeiro. A incidência tanto de ataques iniciais quanto de recidivas da FR aguda torna-se máxima em crianças de 5 a 15 anos de idade, que é a idade de maior risco para a faringite por EGA. Os pacientes que tiveram um ataque de FR aguda tendem a sofrer recidivas, e as características clínicas das recidivas tendem a simular as do ataque inicial. Além disso, parece existir uma predisposição genética à FR aguda. Estudos realizados em gêmeos mostraram uma maior taxa de concordância de febre reumática aguda em gêmeos monozigóticos do que nos dizigóticos.

PATOGÊNESE

A **teoria da citotoxicidade** sugere que uma toxina do EGA possa estar envolvida na patogênese da febre reumática aguda e da cardiopatia reumática. O EGA produz diversas enzimas que são citotóxicas para as células cardíacas de mamíferos, como a estreptolisina O, que possui efeito citotóxico direto sobre as células de mamíferos em cultura de tecidos. A maioria dos autores que propõem a teoria da citotoxicidade concentrou o seu foco nessa enzima. Entretanto, um dos principais problemas da teoria da citotoxicidade é a sua incapacidade de explicar o período latente substancial (habitualmente 10 a 21 dias) entre a faringite por EGA e o início da FR aguda.

Foi sugerida uma **patogenia imunomediada** para a FR aguda e a cardiopatia reumática, em virtude de sua semelhança clínica com outras doenças imunopatogênicas e em virtude do período latente entre a infecção pelo EGA e a FR aguda. A antigenicidade de vários epítopos celulares e extracelulares do EGA e sua reatividade cruzada imunológica com epítopos antigênicos cardíacos também sustentam a hipótese do mimetismo molecular. Epítopos comuns são compartilhados entre certos componentes do EGA (p. ex., proteína M, membrana celular, carboidrato da parede celular do grupo A, hialuronato capsular) e tecidos específicos de mamíferos (p. ex., valva cardíaca, sarcolema, cérebro, articulações). Por exemplo, certas proteínas M reumatogênicas (M1, M5, M6 e M19) compartilham epítopos com proteínas miocárdicas humanas, como a tropomiosina e a miosina. Além disso, foi proposta a atuação de superantígenos do EGA, como exotoxinas pirogênicas, na patogenia da FR aguda.

Outra hipótese patogênica proposta é a de que a ligação de um domínio N-terminal da proteína M a uma região do colágeno tipo IV possa desencadear uma **resposta humoral ao colágeno**, resultando em inflamação da substância fundamental, particularmente em áreas subendoteliais, como as valvas cardíacas e o miocárdio.

MANIFESTAÇÕES CLÍNICAS E DIAGNÓSTICO

Como não existe nenhum achado clínico ou laboratorial patognomônico da febre reumática aguda, T. Duckett Jones, em 1944, propôs diretrizes para ajudar a estabelecer o diagnóstico e limitar o excesso de diagnóstico. Os **critérios de Jones**, de acordo com a revisão de 2015 da American Heart Association (AHA), destinam-se atualmente ao diagnóstico do ataque inicial de FR aguda e ataques recorrentes (Tabela 210.2). Existem **cinco critérios maiores** e **quatro critérios menores** e a necessidade de evidência de infecção recente por EGA. A revisão de 2015 inclui critérios separados para **populações de baixo risco** (definidas como aquelas com incidência de até 2 por 100 mil crianças em idade escolar por ano ou uma prevalência de cardiopatia reumática em todas as idades de até 1 por mil habitantes) e **populações de risco moderado/alto** (definidas como aquelas com maiores taxas de incidência ou de prevalência). Praticamente todos os EUA, o Canadá e a Europa Ocidental são de baixo risco, enquanto as populações de risco moderado/alto incluem maoris na Nova Zelândia, aborígenes na Austrália, nativos das Ilhas do Pacífico e a maioria dos países em desenvolvimento. O diagnóstico de um primeiro ataque ou de um ataque recorrente de FR pode ser estabelecido quando um paciente preenche dois critérios maiores ou um critério maior e dois critérios menores e apresenta evidências de infecção precedente por EGA. O diagnóstico de FR aguda recorrente também pode ser estabelecido apenas na população de risco moderado/alto pela presença de três critérios menores, com evidência de infecção precedente por EGA. Na revisão de 2015 dos critérios de Jones, uma importante modificação das versões anteriores amplia a definição do critério maior, **cardite,** para incluir *evidências subclínicas* (*i. e.*, na ausência de sopro, evidência ecocardiográfica de regurgitação mitral [RM] preenchendo critérios específicos para distinguir a RM fisiológica da patológica) (Tabela 465.1). As áreas em que os critérios de Jones diferem nas populações de baixo risco das populações de risco moderado/alto relacionam-se com o critério maior de **artrite** e critérios menores de artralgia, definição de febre e marcadores inflamatórios elevados (Tabela 210.2 e texto adiante). Essas mudanças pretendem tornar mais fácil o preenchimento dos critérios de Jones em pacientes de populações de risco moderado/alto. Mesmo com a aplicação estrita desses critérios, pode ocorrer excesso de diagnóstico, bem como subdiagnóstico de FR aguda. Existem três circunstâncias nas quais o diagnóstico de FR aguda pode ser estabelecido sem aderência estrita aos critérios de Jones: (1) quando a coreia ocorre como única manifestação importante da FR aguda, (2) quando a cardite indolente constitui a única manifestação em pacientes que procuram pela primeira vez atendimento médico dentro de meses após o início aparente de FR aguda e (3) em um número limitado de pacientes com recidivas da FR aguda em populações particularmente de alto risco.

Os cinco critérios maiores

Poliartrite migratória

A artrite, que ocorre em cerca de 75% dos pacientes com FR aguda, acomete normalmente as grandes articulações, sobretudo as articulações do joelho, do tornozelo, do punho e do cotovelo. O comprometimento da coluna vertebral, das pequenas articulações das mãos e dos pés ou da articulação do quadril é incomum. As articulações reumáticas são quentes, vermelhas, edemaciadas e hipersensíveis, e até mesmo o atrito das roupas de cama é desconfortável. A dor pode preceder e pode parecer desproporcional aos achados objetivos. O comprometimento articular caracteriza-se pela sua natureza migratória, isto é, uma articulação intensamente inflamada pode tornar-se normal dentro de 1 a 3 dias sem tratamento, mesmo quando uma ou mais de outras articulações grandes tornam-se afetadas. A artrite grave pode persistir por várias semanas em pacientes não tratados. A artrite monoarticular é incomum, a não ser que a terapia com anti-inflamatórios seja iniciada de forma prematura, abortando a progressão da poliartrite migratória. Se houver suspeita de que uma criança com febre e artrite tenha FR aguda, é frequentemente útil suspender os salicilatos e observar a progressão migratória. Uma resposta notável até mesmo a doses pequenas de salicilatos constitui outro aspecto característico da artrite, e a ausência dessa resposta deve sugerir um diagnóstico alternativo.

A artrite reumática quase nunca é deformante. Na FR aguda, o líquido sinovial habitualmente apresenta 10 mil a 100 mil leucócitos/$\mu\ell$, com predomínio de neutrófilos, nível de proteína de cerca de 4 g/dℓ, nível normal de glicose e formação de um bom coágulo de mucina. Com frequência, a artrite constitui a manifestação mais precoce da FR aguda e pode estar correlacionada temporalmente com os títulos máximos de anticorpos antiestreptocócicos. Com frequência, existe uma relação inversa entre a gravidade da artrite e a do comprometimento cardíaco. Em populações com risco moderado/alto apenas, a monoartrite na ausência de terapia prévia com anti-inflamatórios ou até mesmo a poliartralgia sem sinais objetivos evidentes de artrite podem preencher esse critério maior. Antes que se considere a **poliartralgia** como critério maior na população de risco moderado/alto, outras causas potenciais devem ser excluídas.

Cardite

Uma importante mudança na revisão de 2015 dos critérios de Jones é a inclusão da **cardite subclínica** (definida como a ausência de um sopro de valvulite; porém, com evidência ecocardiográfica de valvulite) ou da **cardite clínica** (com sopro de valvulite) como critério maior de cardite em todas as populações. As características ecocardiográficas da cardite subclínica devem preencher aquelas incluídas na Tabela 465.1 para distinguir graus patológicos dos graus fisiológicos de regurgitação valvar. A evidência subclínica (*i. e.*, ecocardiográfica) de regurgitação mitral patológica requer a observação de um jato em pelo menos duas visualizações, extensão do jato de 2 cm ou mais em pelo menos uma visualização, velocidade máxima do jato de mais de 3 metros/segundo e jato sistólico pico em pelo menos um envelope. A evidência patológica subclínica da regurgitação aórtica é semelhante, exceto que a extensão do jato é de 1 cm ou mais em pelo menos uma visualização.

A cardite e a cardiopatia reumática crônica resultante constituem as manifestações mais graves da FR aguda e são responsáveis essencialmente por toda a morbidade e mortalidade associadas. A cardite reumática caracteriza-se por **pancardite**, com inflamação ativa do miocárdio, pericárdio e endocárdio (Capítulo 465). O comprometimento cardíaco durante a FR aguda varia quanto à sua gravidade, de pancardite exsudativa fulminante e potencialmente fatal até comprometimento cardíaco transitório leve. A **endocardite** (valvulite) é um achado universal na cardite reumática, enquanto a presença de pericardite ou de miocardite é variável. A miocardite e/ou a pericardite sem evidências clínicas de endocardite quase nunca consiste em cardite reumática; é necessário investigar outras etiologias (particularmente virais). A maioria dos casos de cardiopatia reumática consiste em doença isolada da valva mitral ou em doença combinada das valvas aórtica e mitral. É muito raro haver comprometimento isolado da valva aórtica ou de valvas do coração direito. A doença grave e prolongada está inteiramente relacionada com a gravidade da cardiopatia valvar em consequência de um único ataque ou de ataques recorrentes de FR aguda. A insuficiência valvar é uma característica dos estágios tanto agudo quanto convalescente da FR aguda, enquanto a estenose da valva mitral e/ou aórtica habitualmente aparece dentro de vários anos ou até mesmo

Tabela 210.2 Diretrizes para o diagnóstico de ataque inicial ou recorrente de febre reumática (critérios de Jones, atualizados em 2015).[1-5]

MANIFESTAÇÕES MAIORES	MANIFESTAÇÕES MENORES	EVIDÊNCIAS DE SUPORTE DE INFECÇÃO ANTECEDENTE POR ESTREPTOCOCO DO GRUPO A
Cardite Poliartrite Eritema marginado Nódulos subcutâneos Coreia	**Características clínicas:** Artralgia Febre **Características laboratoriais:** Elevação dos reagentes da fase aguda: Velocidade de hemossedimentação Proteína C reativa Prolongamento do intervalo P-R	Cultura de garganta positiva ou teste de antígeno estreptocócico rápido Títulos elevados ou crescentes de anticorpos contra estreptococos

1. **Ataque inicial**: 2 manifestações graves; ou 1 manifestação grave e 2 manifestações brandas, juntamente com evidências de infecção recente por EGA. **Ataque recorrente**: 2 manifestações graves; ou 1 manifestação grave e 2 manifestações brandas; ou 3 manifestações brandas (estas apenas na população de risco moderado/alto), juntamente com evidências de infecção recente por EGA (consultar o texto). 2. **Uma população de baixo risco** é definida como uma incidência de febre reumática aguda (FRA) de até dois por 100 mil crianças em idade escolar por ano ou prevalência de cardiopatia reumática (CR) em todas as idades de até um por mil indivíduos. **Uma população de risco moderado/alto** é definida como uma incidência de FRA de até dois por 100 mil crianças em idade escolar por ano ou uma prevalência de CR em todas as idades de até um por mil indivíduos. 3. A cardite é agora definida como clínica e/ou subclínica (valvulite ecocardiográfica). Ver Tabela 210.3. 4. Artrite (grave) refere-se apenas à poliartrite em populações de baixo risco, mas também à monoartrite ou poliartralgia em populações de risco moderado/alto. 5. Os critérios menores para populações de risco moderado/alto incluem apenas a monoartralgia (poliartralgia para populações de baixo risco), febre de mais de 38°C (mais de 38,5°C nas populações de baixo risco), VHS mais de 30 mm/h (mais de 60 mm/h populações de baixo risco). De Gewitz MH, Baltimore RS, Tani LY et al. Revision of the Jones Criteria for the diagnosis of acute rheumatic fever in the era of Doppler echocardiography: a scientific statement from the American Heart Association. *Circulation.* 2015; 131(20):1806–1818.

décadas após a doença aguda. Entretanto, nos países em desenvolvimento onde a FR aguda frequentemente ocorre em uma idade mais precoce, a estenose mitral e a estenose aórtica podem desenvolver-se mais cedo após a FR aguda, em comparação com os países desenvolvidos, e podem ocorrer em crianças pequenas.

A **cardite reumática aguda** apresenta-se normalmente na forma de taquicardia e sopros cardíacos, com ou sem evidências de comprometimento miocárdico ou pericárdico. A cardite reumática moderada a grave pode resultar em cardiomegalia e insuficiência cardíaca, com hepatomegalia e edema periférico e pulmonar. Os achados ecocardiográficos incluem derrame pericárdico, contratilidade ventricular diminuída e regurgitação aórtica e/ou mitral. A **regurgitação mitral** caracteriza-se normalmente por um sopro holossistólico apical de som agudo, que se irradia para a axila. Nos pacientes com RM significativa, isso pode estar associado a um sopro mesodiastólico apical de estenose mitral relativa. A insuficiência aórtica caracteriza-se por um sopro diastólico em decrescendo de som agudo na margem esquerda do esterno.

A cardite ocorre em cerca de 50 a 60% de todos os casos de FR aguda. Os ataques recorrentes de FR aguda em pacientes que apresentaram cardite no ataque inicial estão associados a altas taxas de cardite, com gravidade crescente de doença cardíaca. A principal consequência da cardite reumática aguda consiste em doença valvar progressiva crônica, particularmente estenose valvar, que pode exigir substituição de valva.

Coreia

A **coreia de Sydenham** ocorre em cerca de 10 a 15% dos pacientes com FR aguda e apresenta-se habitualmente como distúrbio do movimento isolado e, com frequência, sutil. Caracteriza-se por labilidade emocional, falta de coordenação, desempenho escolar precário, movimentos incontroláveis e caretas, todos exacerbados pelo estresse e que desaparecem com o sono. Em certas ocasiões, a coreia é unilateral (hemicoreia). O período latente desde a infecção aguda por EGA até o aparecimento da coreia é, em geral, substancialmente mais longo do que para a artrite ou cardite e pode levar meses. O início pode ser insidioso, com presença de sintomas por vários meses antes de seu reconhecimento. As manobras clínicas realizadas para evidenciar as características da coreia incluem (1) demonstração do *movimento do ordenhador* (contrações e relaxamento irregulares dos músculos dos dedos das mãos enquanto o paciente aperta os dedos do examinador); (2) sinal da colher e pronação das mãos quando os braços do paciente estão estendidos; (3) movimentos vermiformes da língua com a sua protrusão; e (4) exame da caligrafia para avaliar os movimentos motores finos. O diagnóstico baseia-se nos achados clínicos, com evidência confirmatória de anticorpos anti-EGA. Entretanto, no paciente habitual com período latente prolongado desde a infecção estreptocócica desencadeante até o início da coreia, os níveis de anticorpos frequentemente declinam para valores normais. Embora a doença aguda seja angustiante, a coreia raramente ou nunca leva a sequelas neurológicas permanentes.

Eritema marginado

O eritema marginado é um exantema raro (cerca de 1% dos pacientes com FR aguda) porém característico da FR aguda. Consiste em lesões maculares eritematosas e serpiginosas, com centros pálidos, que não são pruriginosas (Figura 210.2). Ocorre principalmente no tronco e nos membros, porém não acomete a face, e pode ser acentuado pelo aquecimento da pele.

Nódulos subcutâneos

Os nódulos subcutâneos constituem um achado raro (até 1% dos pacientes com FR aguda) e consistem em nódulos firmes de aproximadamente 0,5 a 1 cm de diâmetro ao longo das faces extensoras dos tendões, próximo a proeminências ósseas. Existe uma correlação entre a presença desses nódulos e a cardiopatia reumática significativa.

Critérios menores

Os critérios menores são mais *inespecíficos* do que os maiores, e os critérios de Jones revisados de 2015 incluíram algumas mudanças em relação aos critérios prévios. O primeiro dos dois critérios clínicos envolve manifestações articulares (apenas se a artrite não for usada como critério maior) e é definido como *poliartralgia* nas populações de baixo risco e *monoartralgia* nas populações de risco moderado/alto. A segunda manifestação clínica menor é a febre, definida como *pelo menos 38,5°C* em populações de baixo risco e *pelo menos 38,0°C* em populações de risco moderado/alto. Os dois critérios menores laboratoriais consistem em (1) reagentes de fase aguda elevados, definidos como uma velocidade de hemossedimentação (VHS) de pelo menos 60 mm/h e/ou proteína C reativa (PCR) de pelo menos 3,0 mg/dℓ (30 mg/ℓ) em populações de baixo risco e VHS de pelo menos 30 mm/h e/ou PCR de pelo menos 3,0 mg/dℓ (30 mg/ℓ) em populações de risco moderado/alto, e (2) prolongamento do intervalo P-R no ECG (a não ser que a cardite constitua um critério maior). Todavia, um intervalo P-R prolongado por si só não constitui uma evidência de cardite nem é capaz de prever a ocorrência de sequelas cardíacas a longo prazo.

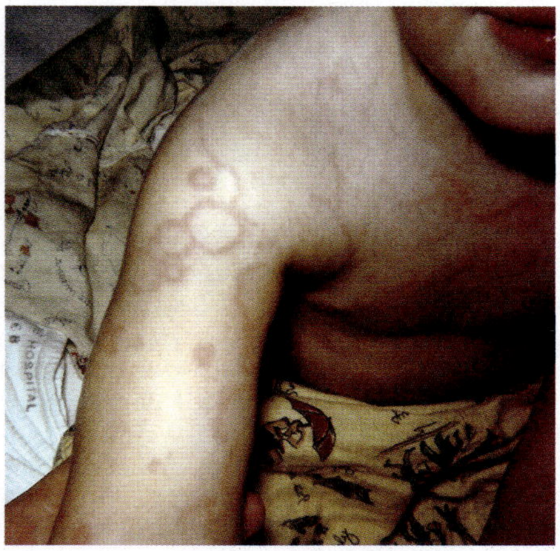

Figura 210.2 Margens vermelhas policíclicas do eritema marginado em uma criança febril com febre reumática aguda. (De Schachner LA, Hansen RC, editors. Pediatric dermatology. 3rd ed. Philadelphia, 2003, Mosby, p. 808.)

Infecção recente por estreptococo do grupo A

Uma exigência absoluta para o estabelecimento do diagnóstico de FR aguda é obter uma evidência de infecção recente por EGA. Normalmente, a FR aguda desenvolve-se nas primeiras 2 a 4 semanas após um episódio agudo de faringite por EGA, em um momento em que os achados clínicos de faringite não estão mais presentes, e quando apenas 10 a 20% dos pacientes ainda são portadores de EGA na garganta. Um terço dos pacientes com FR não apresenta história de faringite antecedente. Por conseguinte, as evidências de infecção antecedente por EGA baseiam-se habitualmente em títulos elevados ou crescentes de anticorpos antiestreptocócicos séricos. Um teste de aglutinação em lâmina (estreptozima) tem por finalidade detectar anticorpos contra cinco antígenos diferentes do EGA. Embora esse teste seja rápido, de execução relativamente simples e amplamente disponível, é menos padronizado e menos reproduzível do que outros testes e não é recomendado como exame complementar para fornecer uma evidência de infecção antecedente por EGA. Se apenas um único anticorpo for medido (em geral antiestreptolisina O), apenas 80 a 85% dos pacientes com FR aguda apresentam títulos elevados; entretanto, 95 a 100% exibem elevações se três anticorpos diferentes (antiestreptolisina O, anti-DNase B, anti-hialuronidase) forem medidos. Por conseguinte, quando há suspeita clínica de FR aguda, deve-se efetuar múltiplos testes de anticorpos. Com exceção da coreia, achados clínicos da FR aguda geralmente coincidem com o pico de resposta dos anticorpos antiestreptocócicos. A maioria dos pacientes com coreia apresenta uma elevação dos anticorpos contra pelo menos um antígeno do EGA. Todavia, em pacientes que apresentam um longo período latente desde a infecção pelo EGA desencadeante, os níveis de anticorpos podem declinar para a faixa normal. O diagnóstico de FR aguda *não* deve ser estabelecido em pacientes com títulos elevados ou crescentes de anticorpos antiestreptocócicos que não preenchem os critérios de Jones.

Diagnóstico diferencial

O diagnóstico diferencial da febre reumática inclui muitas doenças infecciosas, bem como não infecciosas (Tabela 210.3). Quando crianças apresentam artrite, deve-se considerar a possibilidade de doença vascular do colágeno. A **artrite idiopática juvenil** (AIJ) precisa ser distinguida da FR aguda. As crianças com AIJ tendem a ser mais jovens e habitualmente apresentam menos dor articular em relação aos outros achados clínicos, em comparação com aquelas que apresentam FR aguda. A ocorrência de picos febris, artrite não migratória, linfadenopatia e esplenomegalia é mais sugestiva de AIJ do que de FR aguda. A resposta à terapia com salicilatos também é muito menos notável na AIJ do que na FR aguda. O **lúpus eritematoso sistêmico** (LES) em geral pode ser distinguido da FR aguda pela presença de anticorpos antinucleares no LES. Outras causas de artrite também devem ser consideradas, como artrite piogênica, neoplasias malignas, doença do soro, doença de Lyme, doença falciforme e artrite reativa relacionada com infecções gastrintestinais (p. ex., *Shigella, Salmonella, Yersinia*). A artrite reativa pós-estreptocócica já foi discutida anteriormente (Capítulo 210).

Quando a **cardite** constitui a única manifestação maior de FR aguda suspeita, deve-se considerar também a possibilidade de miocardite viral, pericardite viral, doença de Kawasaki e endocardite infecciosa. Os pacientes com endocardite infecciosa podem apresentar manifestações tanto articulares quanto cardíacas. Em geral, esses pacientes podem ser distinguidos daqueles com FR aguda por meio de hemoculturas e presença de achados extracardíacos (p. ex., hematúria, esplenomegalia, hemorragias nos leitos ungueais). Quando a **coreia** constitui a única manifestação maior de suspeita de FR aguda, deve-se considerar também a possibilidade de coreia de Huntington, doença de Wilson, LES e várias encefalites.

TRATAMENTO

Todos os pacientes com febre reumática aguda devem ser mantidos em repouso no leito e rigorosamente monitorados à procura de qualquer evidência de cardite. Podem deambular assim que houver melhora dos sinais de inflamação aguda. Entretanto, os pacientes com cardite necessitam de períodos mais longos de repouso ao leito.

Antibioticoterapia

Uma vez estabelecido o diagnóstico de FR aguda, e independentemente dos resultados das culturas de amostras de garganta, o paciente deve receber 10 dias de penicilina ou amoxicilina VO ou uma única injeção intramuscular de penicilina benzatina para garantir a erradicação do EGA das vias respiratórias superiores. Se o paciente for alérgico à penicilina, indica-se um ciclo de 10 dias de eritromicina, 5 dias de azitromicina ou 10 dias de clindamicina. Depois desse curso inicial de antibioticoterapia, deve-se iniciar a profilaxia antibiótica para prevenção secundária (ver adiante).

Tabela 210.3 Diagnóstico diferencial da febre reumática aguda.

ARTRITE	CARDITE	COREIA
Artrite idiopática juvenil	Miocardite viral	Coreia de Huntington
Artrite reativa (p. ex., *Shigella, Salmonella, Yersinia*)	Pericardite viral	Doença de Wilson
Doença do soro	Endocardite infecciosa	Lúpus eritematoso sistêmico
Doença falciforme	Doença de Kawasaki	Transtorno de tiques
Neoplasia maligna	Cardiopatia congênita	Hiperatividade
Lúpus eritematoso sistêmico	Prolapso de valva mitral	Encefalite
Doença de Lyme (*Borrelia burgdorferi*)	Sopro inocente	
Artrite piogênica		
Artrite reativa pós-estreptocócica		

Terapia anti-inflamatória

Os agentes anti-inflamatórios (p. ex., salicilatos, corticosteroides) devem ser suspensos se a artralgia ou a artrite atípica forem a única manifestação clínica da suspeita de FR aguda. O tratamento prematuro com um desses agentes pode interferir no desenvolvimento da poliartrite migratória característica e, desse modo, obscurecer o diagnóstico de FR aguda. Pode-se administrar paracetamol para controlar a dor e a febre enquanto o paciente está sendo observado à procura de sinais mais definitivos de FR aguda ou evidências de outra doença.

Os pacientes com poliartrite migratória típica e aqueles com cardite sem cardiomegalia ou insuficiência cardíaca congestiva devem ser tratados com salicilatos VO. A dose habitual de ácido acetilsalicílico é de 50 a 70 mg/kg/dia, em quatro doses fracionadas por via oral (VO), por 3 a 5 dias, seguida de 50 mg/kg/dia VO em quatro doses fracionadas por 2 a 3 semanas e metade dessa dose por mais 2 a 4 semanas. Não há necessidade de determinar os níveis séricos de salicilato, a não ser que a artrite não responda, ou que apareçam sinais de toxicidade dos salicilatos (zumbido, hiperventilação). Não há evidências de que os AINE sejam mais efetivos do que os salicilatos.

Os pacientes com cardite e cardiomegalia mais do que mínima e/ou insuficiência cardíaca congestiva devem receber **corticosteroides**. A dose habitual de prednisona é de 2 mg/kg/dia, em quatro doses fracionadas durante 2 a 3 semanas, seguida de metade da dose por 2 a 3 semanas, com redução gradual da dose em 5 mg/dia a cada 2 a 3 dias. Quando a dose de prednisona está sendo gradualmente reduzida, deve-se iniciar o ácido acetilsalicílico na dose de 50 mg/kg/dia, em quatro doses fracionadas, durante 6 semanas, a fim de evitar o rebote da inflamação. As terapias de suporte para pacientes com cardite moderada a grave incluem digoxina, restrição de sal e de líquidos, diuréticos e oxigênio. A cardiotoxicidade da digoxina aumenta na presença de miocardite.

O término da terapia anti-inflamatória pode ser seguido de reaparecimento das manifestações clínicas ou elevação da VHS e da PCR (rebote). Pode ser prudente aumentar os salicilatos ou os corticosteroides até obter uma normalização praticamente completa.

Coreia de Sydenham

Como a coreia frequentemente ocorre como manifestação isolada após a resolução da fase aguda da doença, em geral os anti-inflamatórios não estão indicados. Os sedativos podem ser úteis no início da evolução da coreia; o **fenobarbital** (16 a 32 mg VO a cada 6 a 8 horas) constitui o fármaco de escolha. Se o fenobarbital não for efetivo, deve-se iniciar o **haloperidol** (0,01 a 0,03 mg/kg/dia VO 2 vezes/dia) ou a **clorpromazina** (0,5 mg/kg VO a cada 4 a 6 horas). Alguns pacientes podem beneficiar-se de um ciclo de corticosteroides de algumas semanas.

COMPLICAÇÕES

A artrite e a coreia da FR aguda desaparecem por completo, sem deixar sequelas. Por conseguinte, as sequelas da FR a longo prazo limitam-se, essencialmente, ao coração (Capítulo 465).

A AHA publicou recomendações atualizadas sobre o uso de antibióticos profiláticos para a prevenção da endocardite infecciosa (Capítulo 464). As recomendações da AHA não sugerem mais uma profilaxia de rotina da endocardite para pacientes com cardiopatia reumática que estão sendo submetidos a procedimentos odontológicos ou outras intervenções. Entretanto, a manutenção de cuidados de saúde oral ideais continua sendo um importante componente de um programa global de cuidados da saúde. Para o número relativamente pequeno de pacientes com cardiopatia reumática nos quais a profilaxia para a endocardite infecciosa continua sendo recomendada, como aqueles com próteses valvares ou material protético utilizado no reparo de valva, deve-se seguir as recomendações atuais da AHA (Capítulo 464). Essas recomendações aconselham o uso de um agente diferente da penicilina para a prevenção da endocardite infecciosa naqueles que recebem profilaxia com penicilina para FR, visto que os estreptococos α-hemolíticos orais tendem a desenvolver resistência à penicilina.

PROGNÓSTICO

O prognóstico para pacientes com febre reumática aguda depende das manifestações clínicas presentes no momento do episódio inicial, da gravidade do episódio inicial e da presença de recorrências. Cerca de 50 a 70% dos pacientes com cardite durante o episódio inicial de FR aguda recuperam-se sem doença cardíaca residual; quanto mais grave o comprometimento cardíaco inicial, maior o risco de doença cardíaca residual. Os pacientes sem cardite durante o episódio inicial têm menor probabilidade de apresentar cardite com ataques recorrentes, porém observa-se um aumento gradual do comprometimento cardíaco à medida que aumenta o número de episódios. Por outro lado, os pacientes com cardite durante o episódio inicial têm mais tendência a apresentar cardite com recorrências, e o risco de lesão cardíaca permanente aumenta a cada recidiva. Os pacientes que tiveram FR aguda mostram-se suscetíveis a ataques recorrentes após uma reinfecção das vias respiratórias superiores por EGA, com um risco de aproximadamente 50% a cada episódio de faringite por EGA. Por conseguinte, esses pacientes necessitam de quimioprofilaxia contínua a longo prazo.

Antes da disponibilidade da profilaxia com antibióticos, 75% dos pacientes com episódio inicial de FR aguda sofriam uma ou mais recidivas durante a vida. Essas recorrências constituíam uma importante fonte de morbidade e de mortalidade. O risco de recorrência é máximo nos primeiros 5 anos após o episódio inicial e diminui com o passar do tempo.

Cerca de 20% dos pacientes que apresentam coreia "pura" e não recebem profilaxia secundária desenvolvem cardiopatia reumática no decorrer de 20 anos. Por conseguinte, os pacientes com coreia, mesmo na ausência de outras manifestações de FR, necessitam de profilaxia com antibióticos a longo prazo (Tabela 210.4).

PREVENÇÃO

A prevenção dos episódios tanto iniciais quanto recorrentes de febre reumática aguda depende do controle das infecções das vias respiratórias superiores pelo EGA. A prevenção de ataques iniciais (prevenção primária) depende da identificação e da erradicação do EGA que provoca faringite aguda. Um estudo conduzido na Nova Zelândia em uma população com taxas muito altas de FR aguda mostrou que um rastreamento da faringite por EGA em escolas e um programa de manejo com administração oral de amoxicilina diminuíram de modo substancial a prevalência do EGA faríngeo e as taxas de FR aguda. Os indivíduos que já sofreram um ataque de FR aguda são particularmente suscetíveis a recorrências da FR com qualquer infecção subsequente das vias respiratórias superiores por EGA, independentemente de serem sintomáticos ou não. Por conseguinte, esses pacientes devem receber profilaxia contínua com antibióticos, de modo a prevenir as recorrências (prevenção secundária).

Prevenção primária

A antibioticoterapia apropriada, instituída antes do nono dia de sintomas de faringite aguda por EGA, mostra-se altamente efetiva na prevenção dos primeiros ataques de FR aguda. Entretanto, cerca de 30% dos pacientes com FR aguda não se lembram de um episódio precedente de faringite e não procuraram tratamento.

Prevenção secundária

A prevenção secundária é direcionada para a prevenção da faringite aguda por EGA em pacientes com risco substancial de FR aguda recorrente. A prevenção secundária exige profilaxia antibiótica contínua, que deve ser iniciada tão logo se estabeleça o diagnóstico de FR aguda e imediatamente após concluir um ciclo completo de antibioticoterapia. Como os pacientes que tiveram cardite durante o episódio inicial de FR aguda correm maior risco de apresentar cardite com recidivas e sofrer lesão cardíaca adicional, eles devem receber profilaxia prolongada com antibióticos até alcançar a idade adulta e, talvez, por toda a vida (Tabelas 210.4 e 210.5).

Os pacientes que não tiveram cardite no episódio inicial de FR aguda apresentam um risco relativamente baixo de cardite nas recidivas. A profilaxia antibiótica deve continuar nesses pacientes até alcançar 21 anos de idade ou até que 5 anos tenham transcorrido desde o último ataque de febre reumática, o que for maior. A decisão de suspender os antibióticos profiláticos deve ser tomada somente depois de uma cuidadosa consideração dos riscos e benefícios potenciais e dos fatores epidemiológicos, como risco de exposição a infecções por EGA.

O esquema de escolha para prevenção secundária consiste em uma única injeção intramuscular de penicilina G benzatina (600.000 UI para crianças com até 27 kg e 1,2 milhão de UI para aquelas com mais de 27 kg) a cada 4 semanas (Tabela 210.4). Em certos pacientes de alto risco, e em determinadas áreas do mundo onde a incidência da febre reumática é particularmente alta, pode ser necessário o uso de penicilina G benzatina a cada 3 semanas, visto que as concentrações séricas de penicilina podem diminuir para níveis marginalmente efetivos depois de 3 semanas. Nos EUA, a administração de penicilina G benzatina a cada 3 semanas só é recomendada para aqueles que apresentam FR aguda recorrente, apesar de sua adesão a um esquema de 4 semanas. Nos pacientes que aderem ao esquema recomendado, pode-se utilizar uma profilaxia contínua com antimicrobianos orais. A penicilina V (250 mg 2 vezes/dia) e a sulfadiazina ou o sulfisoxazol (500 mg para crianças com até 27 kg ou 1.000 mg para aquelas com

Tabela 210.4 Quimioprofilaxia para recorrências da febre reumática aguda (profilaxia secundária).

FÁRMACO	DOSE	VIA DE ADMINISTRAÇÃO
Penicilina G benzatina	600.000 UI para crianças com peso ≤ 27 kg e 1,2 milhão UI para crianças com peso de > 27 kg a cada 4 semanas*	Intramuscular
Ou		
Penicilina V	250 mg, 2 vezes/dia	Oral
Ou		
Sulfadiazina ou sulfisoxazol	0,5 g, 1 vez/dia para pacientes com peso ≤ 27 kg 1,0 g, 1 vez/dia para pacientes com peso > 27 kg	Oral
Para Indivíduos Alérgicos à Penicilina e às Sulfonamidas		
Macrolídio ou azalida	Variável	Oral

*Em situações de alto risco, recomenda-se uma administração a cada 3 semanas. Adaptada de Gerber MA, Baltimore RS, Eaton CB et al. Prevention of rheumatic fever and diagnosis and treatment of acute streptococcal pharyngitis: a scientific statement from the American Heart Association Rheumatic Fever, Endocarditis, and Kawasaki Disease Committee of the Council on Cardiovascular Disease in the Young. *Circulation*. 2009; 119:1541–1551.

Tabela 210.5 Duração da profilaxia para indivíduos que tiveram febre reumática aguda: recomendações da AHA.

CATEGORIA	DURAÇÃO
Febre reumática sem cardite	5 anos ou até 21 anos de idade, o que for maior
Febre reumática com cardite, porém sem doença cardíaca residual (sem doença valvar*)	10 anos ou até 21 anos de idade, o que for maior
Febre reumática com cardite e doença cardíaca residual (doença valvar persistente*)	10 anos ou até 40 anos de idade, o que for maior; algumas vezes, profilaxia durante toda a vida

*Evidências clínicas ou ecocardiográficas. Adaptada de Gerber MA, Baltimore RS, Eaton CB et al. Prevention of rheumatic fever and diagnosis and treatment of acute streptococcal pharyngitis: a scientific statement from the American Heart Association (AHA) Rheumatic Fever, Endocarditis, and Kawasaki Disease Committee of the Council on Cardiovascular Disease in the Young. *Circulation*. 2009; 119:1541–1551.

mais de 27 kg, administrados 1 vez/dia) são igualmente efetivos quando utilizados nesses pacientes. Para o raro paciente alérgico, tanto à penicilina quanto às sulfonamidas, pode-se utilizar um macrolídio (eritromicina ou claritromicina) ou azalida (azitromicina). A Tabela 210.5 fornece a duração da profilaxia secundária.

A bibliografia está disponível no GEN-io.

Capítulo 211

Estreptococo do Grupo B

Catherine S. Lachenauer e Michael R. Wessels

O estreptococo do grupo B (**EGB**), ou *Streptococcus agalactiae*, constitui importante causa de **sepse bacteriana neonatal** nos EUA. Embora novas estratégias de prevenção tenham reduzido a incidência da doença neonatal, o EGB continua sendo um importante patógeno para recém-nascidos, gestantes e adultas não grávidas.

ETIOLOGIA

Os estreptococos do grupo B são cocos gram-positivos anaeróbios facultativos, que formam cadeias ou diplococos em cultura em caldo e pequenas colônias branco-acinzentadas em meio sólido. O EGB é identificado definitivamente pela demonstração do antígeno de carboidrato do grupo B de Lancefield por meio de técnicas como a aglutinação em látex, que é amplamente utilizada nos laboratórios clínicos. Pode-se fazer a identificação presuntiva com base em uma zona estreita de hemólise β em ágar-sangue, na resistência a bacitracina e sulfametoxazol-trimetoprima (SMZ-TMP), na ausência de hidrólise em esculina e bile e na elaboração do fator CAMP (nome dado em homenagem a seus descobridores, Christie, Atkins e Munch-Petersen), uma proteína extracelular que, na presença de toxina β do *Staphylococcus aureus*, produz uma zona de hemólise aumentada em ágar-sangue de carneiro. As cepas do EGB são classificadas sorologicamente de acordo com a presença de um dos polissacarídios capsulares estruturalmente distintos, que constituem importantes fatores de virulência e estimuladores da imunidade humoral. Foram identificados 10 tipos capsulares de EGB: os tipos Ia, Ib, II, III, IV, V, VI, VII, VIII e IX.

EPIDEMIOLOGIA

O EGB emergiu como patógeno neonatal proeminente no final da década de 1960. Durante as duas décadas seguintes, a incidência de doença neonatal por EGB permaneceu bastante constante, afetando, nos EUA, 1 a 5,4 por 1.000 recém-nascidos vivos. Foram observados dois padrões da doença: a **doença de início precoce**, que se apresenta antes de 7 dias de vida, e a **doença de início tardio**, que se apresenta a partir de 7 dias de vida. Desde o início da década de 1990, a implementação disseminada da **quimioprofilaxia materna intraparto** reduziu consideravelmente a incidência de doença neonatal de início precoce por EGB nos EUA, declinando de 1,7 para 0,25 por 1.000 nascidos vivos nesses últimos anos. Essa estratégia *não* teve efeito significativo sobre a incidência da doença de início tardio, que permaneceu estável em aproximadamente 0,3 a 0,4 por 1.000 nascidos vivos (Figura 211.1). A incidência de doença neonatal por EGB é maior em prematuros e lactentes com baixo peso ao nascer, embora a maioria dos casos ocorra em lactentes a termo. As taxas da doença, tanto de início precoce quanto de início tardio, são mais altas em lactentes negros.

A colonização por EGB é comum em adultos sadios. A colonização vaginal ou retal, observada em até aproximadamente 30% das gestantes, constitui a fonte habitual para transmissão do EGB aos recém-nascidos. Quando não há quimioprofilaxia materna, cerca de 50% dos lactentes nascidos de mães colonizadas adquirem colonização por EGB, e 1 a 2% dos lactentes nascidos de mães colonizadas desenvolvem doença

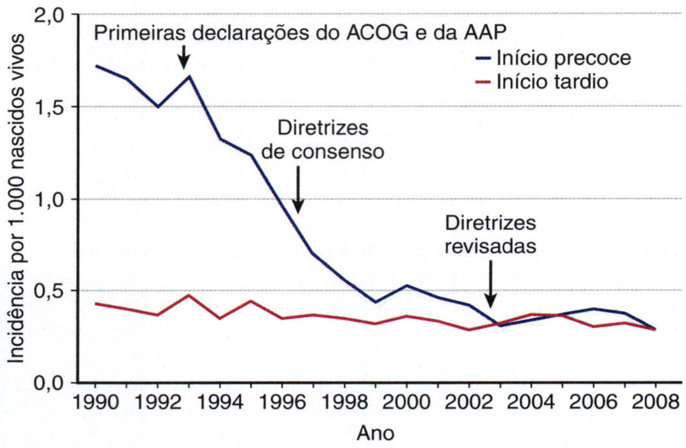

Figura 211.1 Incidência da doença invasiva por estreptococo do grupo B (EGB) de início precoce e tardio: áreas ativas de vigilância central bacteriana, de 1990 a 2008, e atividades para prevenção da doença por EGB. AAP, American Academy of Pediatrics; ACOG, American College of Obstetricians and Gynecologists. (Adaptada de Jordan HT, Farley MM, Craig A et al. Revisiting the need for vaccine prevention of late-onset neonatal group B streptococcal disease. Pediatr Infect Dis J. 2008; 27:1057-1064.)

de início precoce. A colonização materna intensa aumenta o risco de colonização do lactente e o desenvolvimento de doença de início precoce. Outros fatores de risco para a doença de início precoce não estão tão bem definidos. Embora a doença de início tardio possa ocorrer por transmissão vertical, foi também descrita uma aquisição horizontal no berçário ou em outras fontes da comunidade (família, profissionais de saúde, cápsulas de placenta).

O EGB também constitui importante causa de doença invasiva nos adultos. O EGB pode causar infecções do sistema urinário, bacteriemia, endometrite, corioamnionite e infecção de feridas em gestantes e parturientes. Em adultas não grávidas, particularmente aquelas com condições clínicas subjacentes, como diabetes melito, cirrose ou neoplasia maligna, o EGB pode causar infecções graves, como bacteriemia, infecções de pele e de tecidos moles, infecções ósseas e articulares, endocardite, pneumonia e meningite. Na era da quimioprofilaxia materna, a maioria das infecções invasivas por EGB ocorre em adultas não grávidas. Diferentemente da doença neonatal, a incidência de doença invasiva por EGB em adultos aumentou de modo substancial, duplicando entre 1990 e 2007.

Os sorotipos mais frequentemente associados à doença neonatal por EGB são os tipos Ia, III e V; os tipos Ib e II são menos comuns. São isoladas cepas do sorotipo III em mais de 50% dos casos de doença de início tardio e de meningite associada à doença de início precoce ou tardio. A distribuição dos isolados colonizadores e invasores de acordo com o sorotipo em gestantes assemelha-se àquela dos recém-nascidos infectados. No Japão, os sorotipos VI e VIII foram relatados como colonizadores maternos comuns, e os relatos de casos indicam que as cepas do tipo VIII podem causar doença neonatal indistinguível daquela provocada por outros sorotipos.

PATOGÊNESE

A colonização vaginal ou retal materna pelo EGB constitui um importante fator de risco para o desenvolvimento da infecção neonatal por EGB de início precoce. Os lactentes adquirem o EGB por infecção ascendente ou durante a sua passagem pelo canal do parto. Pode ocorrer aspiração fetal do líquido amniótico infectado. A incidência da infecção por EGB de início precoce aumenta com o tempo de duração da ruptura das membranas. Pode ocorrer também infecção por meio de membranas aparentemente intactas. Nos casos de infecção de início tardio, o EGB pode ser transmitido de modo vertical ou adquirido posteriormente, de fontes maternas ou não.

Vários fatores bacterianos estão implicados na fisiopatologia da doença invasiva pelo EGB, principalmente o **polissacarídio capsular** tipo-específico. Nos seres humanos, as cepas que estão associadas à doença invasiva elaboram mais polissacarídio capsular do que os isolados colonizadores. Todos os polissacarídios capsulares do EGB são polímeros de alto peso molecular, constituídos por subunidades repetidas de oligossacarídios, que incluem uma cadeia lateral curta terminando no ácido *N*-acetilneuramínico (**ácido siálico**). Estudos realizados sobre o EGB do tipo III mostraram que o componente de ácido siálico do polissacarídio capsular impede a ativação da via alternativa do complemento na ausência de anticorpo tipo-específico. O polissacarídio capsular sialilado na superfície do EGB também interage com lectinas ou *siglecs* de ligação do ácido siálico nos leucócitos humanos, diminuindo a ativação dos genes inflamatórios. Por conseguinte, o polissacarídio capsular parece exercer um efeito de virulência ao proteger o microrganismo da opsonofagocitose no hospedeiro não imune e ao infrarregular a ativação dos leucócitos. Além disso, atributos de virulência tipo-específicos são sugeridos pelo fato de que as cepas tipo III estão implicadas na maioria dos casos de doença neonatal de início tardio e meningite por EGB. As cepas do tipo III são captadas por células endoteliais do cérebro de modo mais eficiente *in vitro* do que as cepas de outros sorotipos, embora estudos que utilizaram cepas mutantes sem cápsula tenham demonstrado que não é a cápsula em si que facilita a invasão celular. Um único clone de EGB do tipo III está altamente associado à doença de início tardio e à meningite. Esse grupo clonal, o ST-17, produz uma proteína ancorada à superfície, denominada adesina hipervirulenta do EGB (**HvgA**, na sigla em inglês), que não está presente em outros isolados do EGB. A HvgA contribui para a adesão do EGB às células intestinais e endoteliais e medeia a invasão no sistema nervoso central (SNC) em um modelo de infecção experimental em camundongos. Outros supostos fatores de virulência do EGB incluem proteínas de superfície do EGB, que podem atuar na adesão às células do hospedeiro; a C5a peptidase, que se acredita poder inibir o recrutamento de células polimorfonucleares para os locais de infecção; a β-hemolisina, que foi associada à lesão celular *in vitro*; e a hialuronidase, que se supõe ter a capacidade de atuar como fator de disseminação nos tecidos do hospedeiro.

Em um estudo clássico conduzido entre gestantes colonizadas com EGB do tipo III, as que deram à luz lactentes sadios tiveram níveis mais elevados de anticorpo específico contra o polissacarídio capsular do que aquelas que deram à luz lactentes que desenvolveram doença invasiva. Além disso, existe alta correlação dos títulos de anticorpos contra o EGB tipo III em amostras de soros da mãe e do filho. Essas observações indicam que a transferência transplacentária dos anticorpos maternos está criticamente envolvida na imunidade neonatal ao EGB. Uma imunidade ótima ao EGB também exige um sistema complemento intacto. A via clássica do complemento é um importante componente da imunidade contra o EGB na ausência de anticorpos específicos; além disso, a opsonofagocitose mediada por anticorpos pode ocorrer pela via alternativa do complemento. Esses e outros resultados indicam que os anticorpos anticapsulares podem sobrepujar a capacidade do componente de ácido siálico da cápsula do tipo III de impedir a deposição de C3 na superfície bacteriana.

As etapas precisas entre a colonização pelo EGB e a doença invasiva permanecem incertas. Os estudos *in vitro* que mostram a entrada do EGB nas células epiteliais alveolares e nas células endoteliais da vascularização pulmonar sugerem que o EGB pode ter acesso à corrente sanguínea por invasão a partir do espaço alveolar, talvez após aspiração de líquido infectado durante o parto. A β-hemolisina/citolisina pode facilitar a entrada do EGB na corrente sanguínea após inoculação nos pulmões. Todavia, as cepas de EGB altamente encapsuladas que entram de modo precário nas células eucarióticas *in vitro*, em comparação com microrganismos deficientes em cápsula, estão associadas à virulência em modelos de infecção tanto clínica quanto experimental.

O EGB induz a liberação de citocinas pró-inflamatórias. O antígeno do grupo B e o componente de peptidoglicano da parede celular do EGB constituem potentes indutores da liberação do fator de necrose tumoral α *in vitro*, o que não ocorre com o polissacarídio capsular do tipo III purificado. Embora a cápsula possa desempenhar um papel central na virulência ao evitar a depuração imunológica, ela não contribui diretamente para a liberação de citocinas e a resposta inflamatória resultante.

Foram relatadas as sequências completas do genoma de centenas de cepas de EGB, ressaltando uma abordagem genômica para a melhor compreensão do EGB. A análise dessas sequências mostra que o EGB está estreitamente relacionado com o *Streptococcus pyogenes* e o *Streptococcus pneumoniae*. Muitos genes de virulência conhecidos e presumidos do EGB estão agrupados em ilhas de patogenicidade, que também contêm elementos genéticos móveis, sugerindo que a aquisição interespécie de material genético desempenha um importante papel na diversidade genética.

MANIFESTAÇÕES CLÍNICAS

Duas síndromes de doença neonatal pelo EGB podem ser distinguidas com base na idade de apresentação, nas características epidemiológicas e nas manifestações clínicas (Tabela 211.1). A **doença neonatal por EGB de início precoce** apresenta-se nos primeiros 6 dias de vida e, com frequência, está associada a complicações obstétricas maternas, incluindo corioamnionite, ruptura prolongada das membranas e parto prematuro. Os lactentes podem parecer enfermos por ocasião do parto, e a maior parte fica doente nas primeiras 24 horas de vida. A infecção *in utero* pode resultar em aborto séptico ou sofrimento imediato após o nascimento. Mais de 80% dos casos de doença por EGB de início precoce manifestam-se na forma de sepse; outras manifestações comuns são pneumonia e meningite. A bacteriemia assintomática é incomum, mas pode ocorrer. Em pacientes sintomáticos, podem-se observar sinais inespecíficos, como hipotermia ou febre, irritabilidade, letargia, apneia e bradicardia. Os sinais respiratórios são proeminentes, independentemente de haver pneumonia, e consistem em cianose, apneia, taquicardia, roncos, batimentos das asas do nariz e retrações. Pode-se observar uma evolução fulminante, com anormalidades hemodinâmicas, incluindo taquicardia, acidose e choque. Pode haver desenvolvimento de circulação fetal persistente. Do ponto de vista clínico e radiológico, a pneumonia associada à doença por EGB de início precoce é difícil de diferenciar da **síndrome de desconforto respiratório**. Os pacientes com meningite costumam apresentar achados inespecíficos, conforme descrito para a sepse ou pneumonia, inicialmente sem sinais mais específicos de comprometimento do SNC.

A **doença neonatal por EGB de início tardio** ocorre com 7 dias ou mais de vida (pode ser observada nos primeiros 2 a 3 meses) e manifesta-se habitualmente na forma de bacteriemia (45 a 65%) e meningite (25 a 35%). Além disso, podem-se observar infecções focais que acometem o osso e as articulações, a pele e os tecidos moles, o sistema urinário ou os pulmões. Com frequência, a celulite e a adenite localizam-se nas regiões submandibular ou das parótidas. Diferentemente da doença de início precoce, as complicações obstétricas maternas não representam fatores de risco para o desenvolvimento da doença por EGB de início tardio. Em geral, a doença de início tardio apresenta-se com menos gravidade e é menos fulminante do que a doença de início precoce.

A doença invasiva por EGB é incomum após a primeira infância. Em crianças mais velhas, a bacteriemia sem foco constitui a síndrome

Tabela 211.1 Características da doença por estreptococo do grupo B de início precoce e tardio.

	DOENÇA DE INÍCIO PRECOCE	DOENÇA DE INÍCIO TARDIO
Idade de início	0 a 6 dias	7 a 90 dias
Risco aumentado após complicações obstétricas	Sim	Não
Manifestações clínicas comuns	Sepse, pneumonia, meningite	Bacteriemia, meningite, osteomielite, outras infecções focais
Sorotipos comuns	Ia, Ib, II, III, V	Predomina o III
Taxa de casos fatais	4,7%	2,8%

Adaptada de Schrag SJ, Zywicki S, Farley MM et al. Group B streptococcal disease in the era of intrapartum antibiotic prophylaxis. *N Engl J Med.* 2000; 342:15-20.

mais comum associada à doença infantil por EGB. As infecções focais podem incluir meningite, pneumonia, endocardite e infecções dos ossos e das articulações.

DIAGNÓSTICO

Um importante desafio é distinguir a síndrome de desconforto respiratório da infecção neonatal invasiva por EGB em lactentes pré-termo, visto que ambas as doenças compartilham características clínicas e radiológicas. Apneia grave, início precoce de choque, anormalidades na contagem de leucócitos periféricos e maior complacência pulmonar podem ter mais tendência a ocorrer em lactentes com doença por EGB. Outros patógenos neonatais, incluindo *Escherichia coli* e *Listeria monocytogenes*, podem causar doença clinicamente indistinguível daquela provocada pelo EGB.

O diagnóstico de doença invasiva por EGB é estabelecido com base no isolamento e na identificação do microrganismo de um local normalmente estéril, como sangue, urina ou líquido cefalorraquidiano (LCR). O isolamento do EGB de aspirados gástricos ou traqueais ou da pele ou das mucosas indica colonização e não é diagnóstico de doença invasiva. Deve-se examinar o LCR em todos os recém-nascidos com suspeita de sepse, visto que, em caso de meningite, geralmente não há sinais específicos de comprometimento do SNC, particularmente na doença de início precoce. Dispõe-se de métodos de detecção de antígenos que utilizam antissoro polissacarídio específico do grupo B, como aglutinação de partículas de látex, para exame em amostras de urina, sangue e LCR, porém esses testes são menos sensíveis do que a cultura. Além disso, detecta-se frequentemente o antígeno em amostras de urina coletadas por meio de bolsas em recém-nascidos que apresentam colonização do períneo e do reto pelo EGB, embora estejam sadios sob outros aspectos.

ACHADOS LABORATORIAIS

Com frequência, são observadas anormalidades na contagem de leucócitos do sangue periférico, incluindo aumento ou diminuição na contagem absoluta de neutrófilos, contagem elevada de bastões e relação elevada entre bastões e neutrófilos totais ou leucopenia. A elevação do nível de proteína C reativa tem sido investigada como possível marcador precoce de sepse por EGB, porém esse exame não é confiável. Os achados na radiografia de tórax frequentemente são indistinguíveis daqueles da síndrome de desconforto respiratório e podem incluir padrões reticulogranulares, infiltrados focais, opacificação generalizada, derrames pleurais ou aumento das tramas intersticiais.

TRATAMENTO

A penicilina G constitui o tratamento de escolha na infecção por EGB confirmada. A terapia empírica da sepse neonatal que pode ser causada pelo EGB inclui, em geral, ampicilina e um aminoglicosídio, ambos devido à necessidade de ampla cobertura enquanto se aguarda a identificação do microrganismo e para atividade bactericida sinérgica. Uma vez identificado o EGB e obtida uma boa resposta clínica, o tratamento pode ser completado com penicilina isoladamente. Nos casos de meningite, em particular, são recomendadas altas doses de penicilina (450.000 a 500.000 unidades/kg/dia) ou ampicilina (300 mg/kg/dia), por causa da concentração inibitória média relativamente alta da penicilina para o EGB, bem como ao potencial de um alto inóculo inicial do LCR. A duração do tratamento varia de acordo com o local da infecção e deve ser orientada pelas circunstâncias clínicas (Tabela 211.2). Os pacientes quase a termo e extremamente enfermos com insuficiência respiratória têm sido tratados de modo bem-sucedido com oxigenação por membrana extracorpórea.

Em pacientes com meningite por EGB, alguns especialistas recomendam a obtenção de amostras adicionais de LCR em 24 a 48 horas para determinar se foi obtida uma esterilidade. O crescimento persistente de EGB pode indicar um foco intracraniano não suspeitado ou uma dose insuficiente de antibiótico.

Para a **doença neonatal por EGB recorrente**, foi sugerida a antibioticoterapia intravenosa padrão, seguida de tentativa de erradicação da colonização da mucosa pelo EGB. Essa sugestão baseia-se nos achados de vários estudos, em que os microrganismos invasivos isolados de episódios recorrentes são habitualmente idênticos entre si e às cepas colonizadoras obtidas do lactente afetado. Com mais frequência, a rifampicina tem sido utilizada para esse propósito; porém, um relato demonstrou que a erradicação da colonização pelo EGB em lactentes não é obtida de modo confiável por meio de tratamento com rifampicina. O manejo ideal para essa situação incomum ainda não foi definido.

Tabela 211.2 Duração recomendada da terapia para as manifestações da doença por estreptococo do grupo B.

TRATAMENTO	DURAÇÃO
Bacteriemia sem foco	10 dias
Meningite não complicada	14 dias
Ventriculite	Pelo menos 4 semanas
Artrite séptica ou osteomielite	3 a 4 semanas

Dados da American Academy of Pediatrics: Group B streptococcal infections. In Kimberlin DW, Brady MT, Jackson MA, Long SS, editors. *Red book: 2015 report of the Committee on Infectious Diseases*. 30th ed. Elk Grove Village, IL, 2015, American Academy of Pediatrics, pp. 746-747.

PROGNÓSTICO

Os estudos conduzidos entre as décadas de 1970 e 1980 mostraram que até 30% dos lactentes que sobreviveram à meningite pelo EGB apresentaram sequelas neurológicas significativas a longo prazo, incluindo atraso do desenvolvimento, tetraplegia espástica, microcefalia, distúrbio convulsivo, cegueira cortical ou surdez; podem-se observar complicações neurológicas menos graves em outros sobreviventes. Em um estudo de lactentes que sobreviveram à meningite pelo EGB diagnosticados no período de 1998 a 2006, foi constatado que 19% apresentaram **comprometimento neurológico** grave, enquanto 25% tiveram comprometimento leve a moderado no acompanhamento a longo prazo. A leucomalácia periventricular e o grave atraso do desenvolvimento podem resultar da doença pelo EGB e do choque que acompanha a doença em lactentes prematuros, mesmo se não ocorrer meningite. O resultado das infecções focais pelo EGB fora do SNC, como infecções do osso ou dos tecidos moles, é geralmente favorável.

Na década de 1990, as taxas de casos fatais associadas à doença neonatal por EGB de início precoce e tardio foram, respectivamente, de 4,7% e 2,8%. A taxa de mortalidade é maior em lactentes prematuros; um estudo relatou uma taxa de casos fatais de 30% em lactentes com idade gestacional < 33 semanas e em 2% dos lactentes com idade gestacional ≥ 37 semanas. A taxa de casos fatais em crianças de 3 meses a 14 anos de idade foi de 9% e, em adultas não grávidas, de 11,5%.

PREVENÇÃO

A morbimortalidade persistente da doença perinatal por EGB, apesar dos avanços nos cuidados neonatais, estimulou uma intensa pesquisa nos modos de prevenção. Foram investigadas duas abordagens básicas para a prevenção do EGB: a eliminação da colonização da mãe ou do lactente (quimioprofilaxia) e a indução de imunidade protetora (imunoprofilaxia).

Quimioprofilaxia

A administração de antibióticos a gestantes *antes* do início do trabalho de parto não erradica de modo confiável a colonização materna pelo EGB e não constitui um meio efetivo de prevenção de doença neonatal por EGB. Pode-se interromper a colonização neonatal por meio da administração de antibióticos à mãe durante o **trabalho de parto**. Lactentes nascidos de mulheres colonizadas pelo EGB, que tiveram parto prematuro ou ruptura prolongada das membranas e receberam **quimioprofilaxia intraparto**, apresentaram taxa substancialmente menor de colonização pelo EGB (9% *versus* 51%) e de doença de início precoce (0% *versus* 6%), em comparação com lactentes nascidos de mães que não receberam tratamento. A doença febril puerperal materna também diminuiu no grupo que recebeu tratamento.

Em meados da década de 1990, foram publicadas diretrizes para quimioprofilaxia, que especificaram a administração de antibióticos durante o parto a mulheres identificadas como de *alto risco*, com base nos resultados de cultura ou fatores de risco. Essas diretrizes foram revisadas em 2002 após a obtenção de dados epidemiológicos, indicando o efeito protetor superior da abordagem **com base na obtenção de cultura** para a prevenção da doença neonatal por EGB, e diretrizes adicionais revisadas foram publicadas em 2010. De acordo com as recomendações atuais, devem-se efetuar culturas de rastreamento a partir de amostras vaginais e retais para o EGB em todas as mulheres com 35 a 37 semanas de gestação, exceto naquelas com bacteriúria por EGB durante a gravidez ou que anteriormente tiveram um recém-nascido com doença invasiva por EGB. As mulheres com culturas positivas na triagem pré-natal, bacteriúria por EGB durante a gestação ou recém-nascido anterior com doença invasiva por EGB devem receber antibióticos durante o parto. As mulheres cujos resultados de cultura não são conhecidos (a cultura não foi realizada, é incompleta, ou os resultados não são conhecidos) e que apresentam parto prematuro (< 37 semanas de gestação), que apresentam ruptura prolongada das membranas (≥ 18 horas), febre intraparto (≥ 38°C) ou cujo teste de amplificação de ácido nucleico para o EGB é positivo também devem receber quimioprofilaxia intraparto (Figuras 211.2 e 211.3). Não se

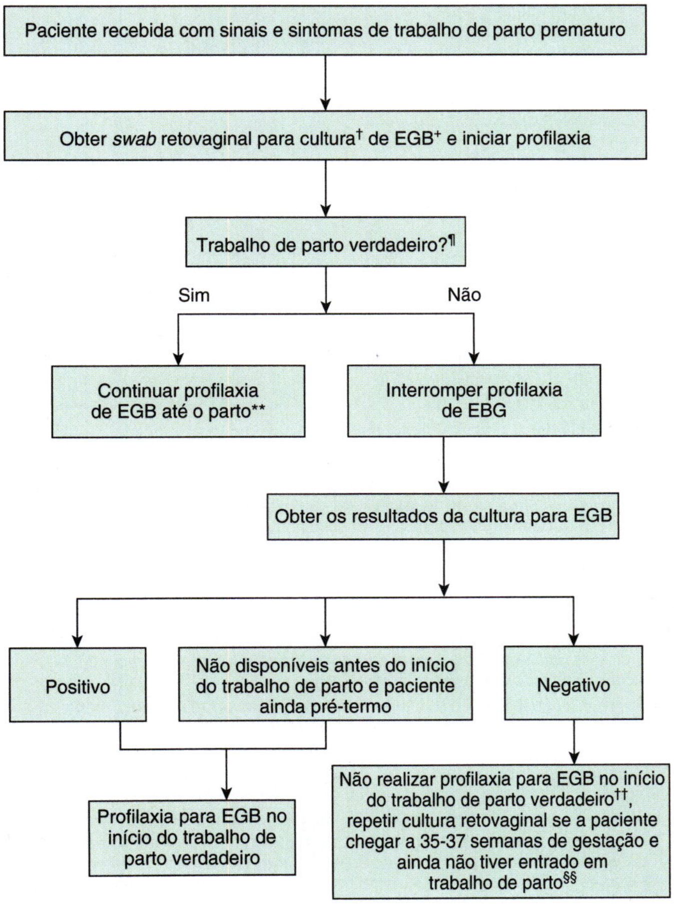

* Com menos de 37 semanas e 0 dia de gestação.

† Se a paciente foi submetida a exame de cultura retovaginal nas últimas 5 semanas, os resultados dessa cultura devem orientar o manejo. Gestantes colonizadas por EGB devem receber profilaxia antibiótica intraparto. Não há indicação de antibióticos para profilaxia de EGB se o rastreamento retovaginal realizado há 5 semanas for negativo.

¶ A paciente deve ser regularmente monitorada para verificar se houver progressão para trabalho de parto verdadeiro. Se não houver trabalho de parto verdadeiro, suspender a profilaxia para EGB.

** Se o resultado da cultura ficar pronto antes do parto e for negativo, suspender profilaxia.

†† A não ser que a cultura para EGB subsequente (anterior ao parto) for positiva.

§§ Um rastreamento para EGB negative é considerado válido por 5 semanas. Se uma paciente com história pregressa de TPPT for reinternado com sinais e sintomas de TPPT e tiver um rastreamento para EGB negative há mais de 5 semanas, ela deve ser rastreada de novo e o manejo deve seguir o estabelecido por esse algoritmo.

Figura 211.2 Algoritmo para profilaxia intraparto de EGB para mulheres com trabalho de parto pré-termo (TPPT). (De Verani JR, McGee L, Schrag SJ, Division of Bacterial Diseases, National Center for Immunization and Respiratory Diseases, Centers for Disease Control and Prevention (CDC). Prevention of perinatal group B streptococcal disease – revised guidelines from CDC 2010, MMWR Recomm Rep. 2010; 59[RR-10]:22.)

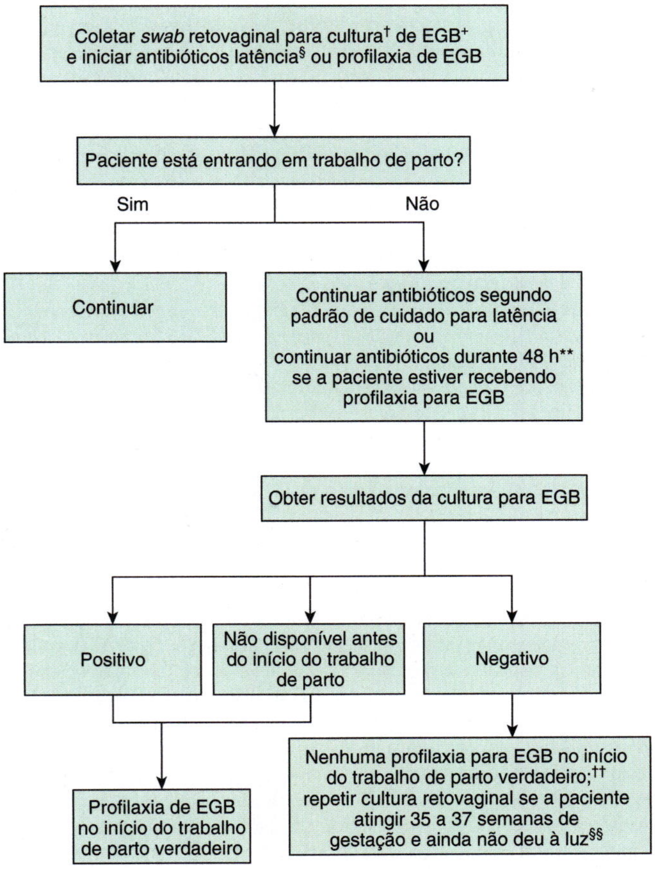

* Com < 37 semanas e 0 dia de gestação.

† Se a paciente foi submetida a exame de cultura retovaginal nas últimas 5 semanas, os resultados dessa cultura devem orientar o manejo. Gestantes colonizadas por EGB devem receber profilaxia antibiótica intraparto. Não há indicação de antibióticos para profilaxia de EGB se o rastreamento retovaginal realizado há 5 semanas for negativo.

§ Antibióticos administrados para latência em casos de pPROM, que incluem ampicilina, 2 g IV uma vez, seguido por 1 g IV 6/6 h durante pelo menos 48 horas. são adequados para profilaxia de EGB. Se outros esquemas forem utilizados, a profilaxia de EGB deve ser acrescentada.

** A profilaxia de EGB deve ser interrompida em 48 horas no caso de mulheres com pPROM que não estejam em trabalho de parto. Se os resultados do rastreamento de EGB se tornarem disponíveis durante esse período de 48 horas e forem negativos, a profilaxia de EGB deve ser suspensa nesse momento.

†† A menos que a cultura para EGB subsequente (antes do parto) seja positiva.

§§ Um rastreamento para EGB negative é considerado válido por 5 semanas. Se uma paciente com história pregressa de TPPT for reinternado com sinais e sintomas de TPPT e tiver um rastreamento para EGB negative há mais de 5 semanas, ela deve ser rastreada de novo e o manejo deve seguir o estabelecido por esse algoritmo.

Figura 211.3 Algoritmo para rastreamento de colonização por estreptococos do grupo B (EGB) e uso de profilaxia intraparto de mulheres com ruptura prematura de membranas pré-termo (pPROM). (De Verani JR, McGee L, Schrag SJ, Division of Bacterial Diseases, National Center for Immunization and Respiratory Diseases, Centers for Disease Control and Prevention. Prevention of perinatal group B streptococcal disease – revised guidelines from CDC 2010. MMWR Recomm Rep. 2010; 59[RR-10]:22.)

recomenda a profilaxia intraparto de rotina para mulheres com colonização pelo EGB que estão se submetendo a uma cesariana planejada, que não iniciaram o trabalho de parto e que não apresentam ruptura das membranas.

A penicilina continua sendo o agente preferido para **quimioprofilaxia materna**, em virtude de seu espectro reduzido e da sensibilidade universal à penicilina dos isolados de EGB associados à infecção humana. A ampicilina constitui uma alternativa aceitável. Se houver suspeita de amnionite, a profilaxia para EGB deve ser substituída por antibioticoterapia de amplo espectro, incluindo um agente ativo contra o EGB. Os isolados ocasionais de EGB demonstraram uma sensibilidade *in vitro* reduzida à penicilina e a outros antibióticos betalactâmicos em associação a mutações em proteínas de ligação à penicilina. Entretanto, a importância clínica desses valores mais altos de concentração inibitória média não está bem esclarecida. Devido à resistência frequente do EGB à clindamicina (até 38%), a cefazolina deve ser utilizada na maioria dos casos de quimioprofilaxia intraparto para mulheres que não toleram a penicilina. Para as mulheres alérgicas à penicilina com alto risco de anafilaxia, deve-se utilizar a clindamicina se for demonstrada a sensibilidade dos microrganismos isolados. Deve-se administrar vancomicina se os isolados forem resistentes à clindamicina, se demonstrarem resistência induzível à clindamicina, ou se a sensibilidade a esse fármaco não for conhecida.

As diretrizes do CDC dos EUA também fornecem recomendações para prevenção secundária da doença por EGB de início precoce em recém-nascidos (Figura 211.4). O grau de avaliação do recém-nascido e a decisão quanto à instituição de antibióticos empíricos são orientados pela avaliação clínica do lactente, bem como por idade gestacional, fatores de risco maternos e uso de profilaxia intraparto. Na era da quimioprofilaxia materna, os casos de doença de início precoce são observados, em sua maior parte, em lactentes nascidos de mulheres com culturas negativas na triagem pré-natal. Dados obtidos de um grande estudo epidemiológico indicam que a administração de antibióticos intraparto à mãe não modifica o espectro clínico, nem retarda o início dos sinais clínicos em lactentes que desenvolveram doença por EGB apesar da profilaxia materna.

Uma importante preocupação relacionada com a quimioprofilaxia materna intraparto tem sido o fato de que o uso de antibióticos em larga escala em parturientes pode levar a taxas aumentadas de resistência antimicrobiana ou de infecção em lactentes por outros microrganismos, além do EGB, porém isso não foi confirmado. Em um estudo populacional de infecção neonatal de início precoce, conduzido no período de 2005 a 2014, a incidência de sepse de início precoce, tanto global quanto causada por *E. coli*, permaneceu estável. Atualmente, o declínio substancial da doença neonatal por EGB de início precoce favorece a continuação da quimioprofilaxia intraparto em larga escala; porém, é necessária uma vigilância contínua.

Uma limitação na estratégia da quimioprofilaxia materna é o fato de que o uso intraparto de antibióticos tem pouca probabilidade de ter qualquer impacto sobre a doença neonatal de início tardio, abortos ou natimortos atribuídos ao EGB, e tampouco sobre a doença por EGB no adulto. Além disso, com a implementação mais ampla da quimioprofilaxia materna, uma porcentagem crescente de doença neonatal de início precoce tem sido observada em pacientes nascidos de mulheres com culturas negativas, isto é, triagens falso-negativas.

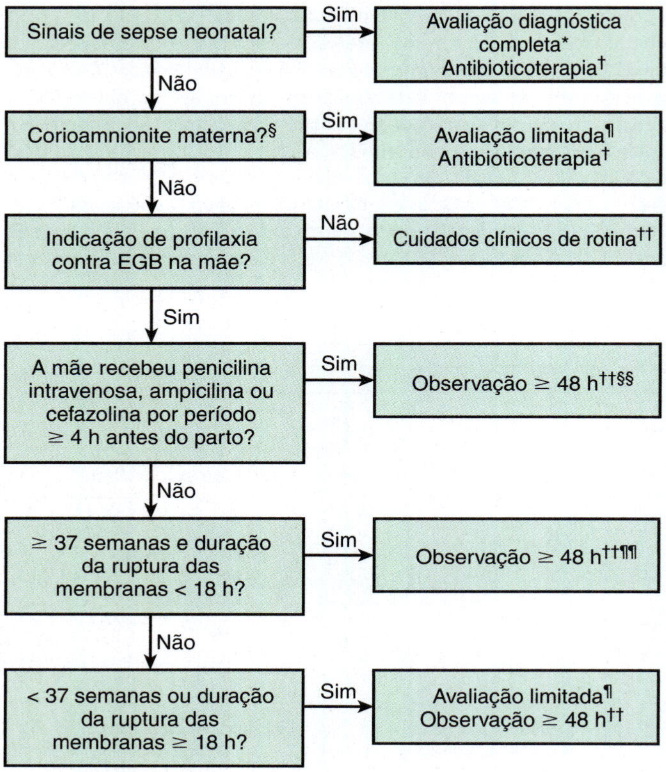

* Uma avaliação diagnóstica completa consiste em hemocultura, hemograma completo, incluindo contagens diferencial e das plaquetas, radiografia de tórax (se houver anormalidades respiratórias) e punção lombar (se a paciente estiver estável o suficiente para tolerar o procedimento e se houver suspeita de sepse).

† A antibioticoterapia deve ser direcionada para as causas mais comuns de sepse neonatal, incluindo ampicilina intravenosa para o EGB e cobertura para outros microrganismos (incluindo *Escherichia coli* e outros patógenos gram-negativos) e deve levar em consideração os padrões locais de resistência a antibióticos.

§ Uma consulta com obstetra é importante para determinar o nível de suspeita clínica de corioamnionite. A corioamnionite é diagnosticada clinicamente, e alguns dos sinais são inespecíficos.

¶ Uma avaliação limitada consiste em hemocultura (realizada ao nascimento) e hemograma completo com contagens diferencial e das plaquetas (por ocasião do nascimento e/ou com 6 a 12 horas de vida).

†† Se houver desenvolvimento de sinais de sepse, deve-se efetuar uma avaliação diagnóstica completa, e deve-se iniciar a antibioticoterapia.

§§ Com ≥ 37 semanas de gestação, pode-se efetuar uma observação em casa depois de 24 horas se forem preenchidos outros critérios de alta, se o acesso aos cuidados médicos for prontamente disponível e se existir uma pessoa disponível capaz de seguir totalmente as instruções para observação domiciliar. Se qualquer um desses critérios não for preenchido, o lactente deve ser observado no hospital durante pelo menos 48 horas e até preencher os critérios de alta.

¶¶ Alguns especialistas recomendam hemograma completo com contagens diferencial e das plaquetas com 6 a 12 horas de vida.

Figura 211.4 Algoritmo para prevenção secundária da doença por estreptococo do grupo B de início precoce entre recém-nascidos. (De Verani JR, McGee L, Schrag SJ, Division of Bacterial Diseases, National Center for Immunization and Respiratory Diseases, Centers for Disease Control and Prevention. Prevention of perinatal group B streptococcal disease – revised guidelines from CDC 2010. *MMWR Recomm Rep.* 2010; 59[RR-10]:22.)

Imunização materna

Estudos realizados em seres humanos demonstraram que a transferência transplacentária de anticorpos maternos adquiridos naturalmente contra o polissacarídio capsular do EGB protege os recém-nascidos da infecção invasiva pelo EGB, e que ocorre passagem transplacentária eficiente de anticorpos anti-EGB induzidos por vacina. As vacinas conjugadas compostas de polissacarídios capsulares do EGB acopladas a proteínas carreadoras têm sido produzidas para uso humano. Em ensaios clínicos iniciais, as vacinas EGB conjugadas foram bem toleradas e induziram níveis de anticorpos funcionais bem acima da faixa considerada protetora em mais de 90% dos indivíduos vacinados. Uma vacina contendo polissacarídio do tipo III acoplado a toxoide tetânico foi administrada a gestantes de maneira segura e induziu a produção de anticorpos tipo-específicos funcionalmente ativos, que foram transportados de modo eficiente para o feto. Vacinas contendo proteínas de superfície do EGB foram consideradas uma forma de proteção contra cepas de múltiplos sorotipos, e a disponibilidade de sequenciamento de genoma completo possibilitou a identificação de possíveis proteínas para vacinas.

A administração bem-sucedida de uma vacina EGB para a mãe antes ou no decorrer da gravidez deve levar à passagem transplacentária de anticorpos induzidos pela vacina, capazes de proteger o feto e o recém-nascido contra a infecção por vários sorotipos de EGB. Esse tipo de vacina eliminaria a necessidade de culturas de realização complicada durante a gravidez, evitaria os vários riscos associados à profilaxia antibiótica em larga escala, provavelmente teria impacto na doença tanto de início precoce quanto de início tardio e forneceria uma estratégia de prevenção para países de baixa e média rendas. A quimioprofilaxia intraparto provavelmente irá permanecer como um importante aspecto da prevenção, particularmente para as mulheres cujas oportunidades de imunização contra o EGB tenham sido perdidas e para os lactentes nascidos prematuramente, nos quais os níveis de anticorpos adquiridos por via transplacentária podem não ser altos o suficiente para serem protetores.

A bibliografia está disponível no GEN-io.

Capítulo 212

Estreptococos que Não Pertencem ao Grupo A ou B

David B. Haslam

O gênero Streptococcus é excepcionalmente diverso e inclui os principais patógenos humanos: o *Streptococcus pyogenes* (estreptococo do grupo A), o *Streptococcus agalactiae* (estreptococo do grupo B) e o *Streptococcus pneumoniae*. Outros patógenos importantes incluem espécies formadas por grandes colônias – contendo os grupos C e G de antígenos de Lancefield e inúmeras variantes de pequenas colônias que podem ou não expressar o antígeno carboidrato de Lancefield entre os estreptococos viridianos (Tabela 212.1). Este capítulo foca a **subespécie *equisimilis Streptococcus dysgalactiae***, mais conhecida como "estreptococos do grupo C e G"; já o Capítulo 209 aborda o *S. pneumoniae*, e o Capítulo 213 trata dos enterococos.

Todos os membros do gênero *Streptococcus* são organismos gram-positivos, catalase-negativos. O antígeno carboidrato de Lancefield, a atividade hemolítica e a morfologia da colônia têm sido classicamente utilizados para uma melhor distinção e classificação dos estreptococos. Essas características proporcionam uma estrutura de grande utilidade para os médicos e continuam sendo o esquema de classificação mais usado. Entretanto, o agrupamento baseado nessas características fenotípicas não se correlaciona de forma precisa com a relação genética, e está se tornando mais claro que a propensão à doença se correlaciona melhor com a homologia sequencial do que com o agrupamento de Lancefield ou com a atividade hemolítica.

Neste capítulo, os estreptococos dos grupos C e G se referem exclusivamente aos organismos formadores de grandes colônias, em geral chamados de "*S. pyogenes-like*", porque suas características microscópicas e clínicas tendem a imitar os estreptococos do grupo A. Apesar de seus diferentes antígenos de Lancefield, os estreptococos dos grupos C e G são quase idênticos geneticamente e são classificados como *S. dysgalactiae*, subespécie *equisimilis* (**SDSE**). As suas sequências genômicas são aproximadamente equidistantes entre o *S. pyogenes* e os patógenos animais que contêm o antígeno do grupo C, os quais são classificados como *S. dysgalactiae*, subespécie *dysgalactiae*. É provável que essas duas subespécies de *S. dysgalactiae* sejam divididas em espécies distintas no futuro, quando seus agrupamentos sequenciais refletirão suas tendências para causar infecções humanas (representadas pelas subespécies *equisimilis*) e animais (representadas pelas subespécies *dysgalactiae*).

Os estreptococos dos grupos C e G compartilham uma significativa quantidade de fatores virulentos com o *S. pyogenes*, incluindo a produção de estreptolisina O, proteína M, exotoxina B estreptocócica pirogênica e hialuronidase. A proteína M é similar à da *S. pyogenes* e pode ser responsável pela **glomerulonefrite** pós-infecciosa que surge ocasionalmente após a infecção por esses organismos. A síndrome do choque tóxico associada com a infecção estreptocócica dos grupos C e G tem sido relacionada com o tipo de proteína M e com a produção de uma exotoxina pirogênica por SDSE.

Organismos SDSE fazem parte da microbiota normal da orofaringe, são detectados em até 5% de crianças assintomáticas. Outras regiões de colonização incluem a pele e o trato gastrintestinal. Há relatos de colonização na vagina, podendo ser a fonte de SDSE isolados no umbigo de neonatos saudáveis.

As **manifestações clínicas** da doença causada por SDSE se assemelham àquelas do *S. pyogenes*. Em crianças, estão envolvidos mais comumente com a **faringite**. O verdadeiro papel desses organismos como causadores de faringite é difícil de determinar porque a sua colonização assintomática é comum. No entanto, foram relatadas várias epidemias de faringite por

Tabela 212.1 Relação de estreptococos identificados por hemólise e agrupamento de Lancefield a sítios de colonização e doença.

	***Streptococcus* do grupo A (*S. pyogenes*)**	***Streptococcus* do grupo B (*S. agalactiae*)**	**Outros estreptococos virais de beta-hemolítico *streptococci***	***Streptococcus viridans***
Hemólise	β	β	β	α
Grupo Lancefield	A	B	C-H, K-V Especialmente C e G	
Espécies ou estirpes	Tipos M (> 180)	Serótipos (Ia, Ib, II, III, IV, V, VI, VII e VIII)		*Streptococcus bovis* *Streptococcus mitis* *Streptococcus mutans* *Streptococcus sanguis* Muitos outros
Flora normal	Faringe, pele, ânus	Trato gastrintestinal e geniturinário	Faringe, pele, trato gastrintestinal e geniturinário	Faringe, nariz, pele, trato geniturinário
Doenças humanas comuns	Faringite, tonsilite, erisipelas, impetigo, septicemia, infecção de ferida, fasciite necrosante, celulite, meningite, pneumonia, escarlatina, síndrome do choque tóxico, febre reumática, glomerulonefrite aguda	Sepse puerperal corioamnionite, endocardite, sepse neonatal, meningite, osteomielite, pneumonia	Infecções de feridas, sepse puerperal, sinusite, endocardite, abscesso cerebral, sepse, infecções nosocomiais, infecções oportunistas	Endocardite, infecções humanas de picadas

α: hemólise parcial; β: hemólise completa; γ: sem hemólise (não hemolítico).

SDSE, incluindo surtos de origem alimentar. Um grande estudo no Japão relatou a detecção de *S. pyogenes* em 15% e SDSE em 2% das crianças com faringite. A apresentação clínica do SDSE é indistinguível da faringite associada ao *S. pyogenes*. Foram relatados casos isolados de **pneumonia** por SDSE em crianças, comumente complicada pela formação de abscessos, empiema e bacteriemia. Infecções respiratórias adicionais incluem raros relatos de epiglotite e sinusite.

SDSE são uma causa significativa de infecções cutâneas e tecidos moles. Assim como o *S. pyogenes*, a **linfangite** pode complicar as infecções superficiais causadas pelo SDSE. As infecções musculoesqueléticas, sobretudo a artrite piogênica, são ocasionalmente causadas por SDSE. Os casos pediátricos são raros, mas sua incidência pode estar aumentando.

A **artrite reativa** foi descrita após infecção por SDSE; entretanto, diferentemente do *S. pyogenes*, não há evidência convincente de febre reumática aguda após infecção por SDSE, e a profilaxia com antibiótico não é recomendada após a artrite reativa causada por SDSE.

Endocardite, bacteriemia, abscesso cerebral e choque tóxico causados por SDSE foram descritos, mas são incomuns em crianças. Essas infecções geralmente ocorrem em crianças com déficits imunológicos ou em adolescentes após o reconhecimento tardio da sinusite.

Esses organismos podem causar **septicemia** neonatal similar a doença estreptocócica do grupo B de início precoce. Os fatores de risco incluem prematuridade e ruptura prolongada de membranas. Desconforto respiratório, hipotensão, apneia, bradicardia e coagulação intravascular disseminada podem ser observados, e a infecção materna associada é muito comum. A síndrome do choque tóxico neonatal associado ao SDSE também foi descrita.

O **tratamento** das infecções por SDSE é semelhante ao de *S. pyogenes*. Esses organismos mantêm a suscetibilidade à penicilina e outros betalactâmicos. Outros agentes com atividades confiáveis incluem linezolida, quinupristina-dalfopristina e vancomicina, embora isolados ocasionais demonstrem tolerância à vancomicina. A clindamicina e os macrolídeos apresentam fraca atividade bactericida contra esses organismos e estão associados a taxas de resistência significativas. Há relatos de resistência às quinolonas, e até 70% dos casos de SDSE são resistentes à tetraciclina.

A bibliografia está disponível no GEN-io.

Capítulo 213

Enterococos

David B. Haslam

Nas últimas duas décadas, o *Enterococcus*, há muito reconhecido como um patógeno em populações específicas, tem se tornado uma causa comum e particularmente preocupante de infecção nosocomial. Antes, os enterococos eram classificados com o *Streptococcus bovis* e o *Streptococcus equinus* no grupo D de estreptococos de Lancefield, mas agora foram colocados em um gênero separado e são conhecidos por sua frequente resistência a antibióticos.

ETIOLOGIA

Os enterococos são anaeróbios facultativos, gram-positivos e catalase-negativos que crescem em pares ou em cadeias curtas. A maioria é não hemolítica (também chamado de γ-hemolítico) no ágar-sangue de carneiro, embora alguns isolados manifestem atividade α-hemolítica ou beta-hemolítica. Os enterococos se distinguem da maioria dos estreptococos agrupados de Lancefield por sua capacidade de crescer em ágar bile-esculina. Os enterococos são capazes de crescer em NaCl a 6,5% e hidrolisar L-pirrolidonil-β-naftilamida, características usadas por laboratórios clínicos para distinguir os enterococos dos estreptococos do grupo D. A identificação no nível de espécies é obtida devido a padrões diferentes de fermentação de carboidrato.

EPIDEMIOLOGIA

Os enterococos são habitantes normais do trato gastrintestinal (GI) de humanos e organismos em todo o reino animal, sugerindo que eles são altamente evoluídos para ocupar esse nicho. *Enterococcus* também podem ser colonizar as secreções orais e a placa dentária, o trato respiratório superior, a pele e a vagina. *Enterococcus faecalis* é o organismo predominante, com colonização geralmente ocorrendo na primeira semana de vida. Na fase adulta, a colonização de *E. faecalis* é quase onipresente, mas representa uma fração menor da microbiota intestinal no hospedeiro normal. A colonização de *Enterococcus faecium* é menos consistente, embora cerca de 25% dos adultos tenham este organismo, em geral com baixíssima abundância. A ruptura da microbiota intestinal normal por exposição a antibióticos ou transplante de células-tronco hematopoéticas enriquece muito a abundância enterocócica fecal e aumenta drasticamente o risco de infecção subsequente da corrente sanguínea.

O *E. faecalis* é responsável por cerca de 80% das infecções enterocócicas, e quase todas as infecções restantes são causadas pelo *E. faecium*. É raro que outras espécies, como o *Enterococcus gallinarum* e o *Enterococcus casseliflavus*, estejam associadas à infecção invasiva, mas esses organismos são notáveis por sua resistência intrínseca de baixo nível à vancomicina. O sequenciamento do genoma inteiro sugere que a flora endógena é a fonte de infecção enterocócica na maioria dos casos. Entretanto, pode ocorrer o contágio direto de pessoa a pessoa ou de aparelhos médicos contaminados, especialmente nos berçários de recém-nascidos e nas unidades de tratamento intensivo (UTIs), onde a proliferação nosocomial resultou em surtos hospitalares.

PATOGÊNESE

Os enterococos não são organismos agressivamente invasivos e costumam causar doença apenas em crianças que perderam integridade de mucosas ou que apresentam resposta imunológica debilitada. Seu surgimento drástico como causa de infecção nosocomial se deve sobretudo à sua resistência aos antibióticos geralmente administrados no ambiente hospitalar. Em geral, os **enterococos hospitalares** carecem de elementos CRISPR (repetições palindrômicas curtas agrupadas e regularmente interespaçadas). Seu amplo repertório de resistência antimicrobiana está provavelmente relacionado à deficiência de defesa mediada pela CRISPR contra a transferência genética horizontal mediada por fagos. Moléculas secretadas e de superfície celular estão implicadas na patogênese. Os fatores que promovem a aderência, como as proteínas EPS de superfície, são provavelmente os responsáveis pela propensão desses organismos a causar endocardite e infecções do trato urinário (ITU). A capacidade de formar biofilmes possivelmente facilita a colonização nos cateteres urinários e vasculares. Outros fatores virulentos propostos incluem citolisina, agregação de sustância, gelatinase e superóxido extracelular.

Resistência antimicrobiana

Os enterococos são *altamente resistentes* a cefalosporinas e penicilinas semissintéticas, como nafcilina, oxacilina e meticilina. Eles são moderadamente resistentes às penicilinas de espectro estendido, como a ticarcilina e a carbenicilina. Ampicilina, imipeném e penicilina são os betalactâmicos mais ativos contra esses organismos. Algumas cepas de *E. faecalis* e *E. faecium* demonstram resistência diminuída a antibióticos betalactâmicos em razão de mutações na proteína de ligação à penicilina 5. Além disso, cepas ocasionais de *E. faecalis* produzem uma betalactamase codificada por plasmídeos semelhantes à encontrada em *Staphylococcus*. Esses isolados são completamente resistentes às penicilinas, necessitando da combinação de uma penicilina associada a um inibidor de betalactamase ou do uso de imipeném ou de vancomicina. Qualquer medicação ativa pode não ser suficiente caso seja usada como fármaco único em casos de infecções graves em que se deseja obter uma elevada atividade bactericida (Tabelas 213.1 e 213.2).

Todos os enterococos apresentam intrinsecamente um *baixo nível de resistência* aos aminoglicosídeos, porque esses antibióticos são transportados de forma precária pela parede celular do *Enterococcus*. O uso concomitante de um agente ativo na parede celular, como antibiótico betalactâmico ou glicopéptido, melhora a permeabilidade da parede celular dos aminoglicosídeos, resultando em morte sinérgica.

Tabela 213.1 Mecanismos de resistência intrínseca entre os enterococos.

ANTIMICROBIANO	MECANISMO
Ampicilina, penicilina	Proteína de ligação alterada
Aminoglicosídeo (nível baixo)	Permeabilidade reduzida, ligação ribossômica alterada
Clindamicina	Ligação ribossômica alterada
Eritromicina	Ligação ribossômica alterada
Tetraciclinas	Bomba de efluxo
Sulfametoxazol-trimetoprima	Utiliza folato exógeno

Tabela 213.2 Mecanismos de resistência adquiridos entre enterococos.

ANTIMICROBIANO	MECANISMO
Ampicilina, penicilina (alto nível)	Mutação do PBP5
Aminoglicosídeo (alto nível)	Modificação enzimática
Quinolonas	Mutação de DNA girase
Cloranfenicol	Bomba de efluxo
Glicopeptídeo	Ligação de parede celular alterada
Quinupristina-Dalfopristina	Modificação ribossômica, bomba de efluxo
Linezolida	Mutação pontual
Daptomicina	Desconhecido

No entanto, alguns isolados demonstram resistência de alto nível, definida como concentração inibitória média (CIM) maior que 2.000 mg/ml, um resultado da modificação ou inativação de agentes aminoglicosídeos. As cepas que demonstram resistência de alto nível e até mesmo alguns isolados moderadamente resistentes não são afetados de forma sinérgica por aminoglicosídeos e antibióticos de parede celular.

A resistência a quase todas as outras classes de antibióticos, incluindo tetraciclinas, macrolídeos e cloranfenicol, tem sido descrita entre os enterococos, necessitando de testes de sensibilidade individual para esses antibióticos quando seu uso é considerado. Apesar da suscetibilidade aparente *in vitro*, o sulfametoxazol-trimetoprima (TMP-SMX) tem baixa atividade *in vitro* e não deve ser usado como o principal agente contra infecções por *Enterococcus*.

Considerando que ampicilina e vancomicina continuam a ter atividade confiável contra *E. faecalis*, a resistência a ambos os antibióticos é prevalente entre *E. faecium*. A resistência à vancomicina, definida como CIM maior que 32 μg/mℓ, e outros glicopeptídeos, incluindo a teicoplanina, ocorre em mais de 30% das infecções invasivas por *E. faecium*. As taxas de *Enterococcus* resistentes à vancomicina (**VRE**) aumentaram mais de duas vezes desde 2000 e têm se tornado um grande desafio no cuidado de pacientes hospitalizados. Em particular, a mortalidade em pacientes com infecções de corrente sanguínea por VRE é considerável, e o tratamento é complicado devido à resistência frequente dos VRE na maioria das outras classes de antibióticos. Ambas as resistências de nível alto e moderado estão relacionadas com *E. faecalis* e *E. faecium*. A resistência de alto nível (CIM de 64 μ/mℓ ou mais) pode ser transferida por meio de conjugação e geralmente resulta da transferência mediada por plasmídeos do gene *vanA*. A resistência de alto nível é mais comum entre o *E. faecium*, mas é cada vez mais observada entre *E. faecalis* isolados. A resistência de nível moderado (CIM 8 a 256 μ/mℓ) resulta do cromossomo homólogo do *vanA*, conhecido como *vanB*. Os isolados que abrigam o gene *vanB* são apenas moderadamente resistentes à vancomicina e no início demonstram suscetibilidade à teicoplanina, embora a resistência possa se manifestar durante a terapia. A resistência a novos agentes, incluindo a linezolida e a daptomicina, por enquanto é rara. A resistência à **linezolida** é o resultado de mutações na subunidade 26S ribossômico, enquanto a resistência à **daptomicina** está associada a mutações nos genes necessários para a síntese e reparo da membrana.

MANIFESTAÇÕES CLÍNICAS

As infecções por *Enterococcus* tradicionalmente ocorreram, em sua maioria, em recém-nascidos; no entanto, a infecção em crianças mais velhas é cada vez mais comum. A maioria das infecções por *enterococcus* ocorre em pacientes com perda da integridade das barreiras físicas normais, tais como o trato gastrintestinal, a pele ou o trato urinário. Outros fatores de risco para infecção por *enterococcus* incluem hospitalização prolongada, cateteres vasculares inseridos, uso recente de antibióticos e imunidade comprometida.

Infecções neonatais

O *Enterococcus* é responsável por até 15% de todas as bacteriemias e septicemias neonatais. Similar às infecções por estreptococo do grupo B, as infecções por *Enterococcus* são observadas em dois ambientes distintos em pacientes neonatais. A infecção de manifestação precoce (menos de 7 dias de idade) pode imitar a septicemia por estreptococo do grupo B de início precoce, mas tende a ser mais leve. A manifestação precoce de septicemia por *Enterococcus* em geral ocorre em crianças nascidas a termo que se encontram normalmente saudáveis. O surgimento tardio da infecção (7 dias de idade ou mais) está associado a fatores de risco, como prematuridade extrema, presença de cateter intravascular ou **enterocolite necrosante**, ou após um procedimento cirúrgico intra-abdominal. Os sintomas da doença de manifestação tardia são mais graves do que os da doença de manifestação precoce e incluem apneia, bradicardia e deterioração da função respiratória. Infecções focais, como abscesso do couro cabeludo e infecção relacionada com o cateter, são muito comuns. As taxas de mortalidade variam de 6% no caso de septicemia de manifestação precoce a 15% no caso de infecções tardias associadas a enterocolite necrosante (ECN).

Os enterococos são uma causa ocasional de **meningite**. Em neonatos, em particular, a meningite geralmente ocorre como uma complicação da septicemia. Por outro lado, o organismo pode ter acesso ao sistema nervoso central por meio de propagação contígua, como a partir de um defeito no tubo neural ou por meio de um *shunt* intraventricular. A meningite por *Enterococcus* pode estar associada a uma anomalia mínima do líquido cefalorraquidiano.

Infecções em crianças maiores

O *Enterococcus* raramente causa infecção do trato urinário (ITU) em crianças saudáveis, mas é responsável por cerca de 15% dos casos de ITU adquirida de forma nosocomial tanto em crianças como em adultos. A presença de um cateter urinário é o principal fator de risco para ITU nosocomial. O *Enterococcus* é frequentemente isolado nas infecções intra-abdominais após perfuração intestinal ou cirurgia. A relevância dos enterococos em infecções polimicrobianas tem sido questionada, embora haja relatos de que as taxas de mortalidade sejam maiores quando enterococos estão envolvidos em infecções intra-abdominais. O *Enterococcus* é cada vez mais comum como causa de bacteriemia nosocomial; incluindo infecções da corrente sanguínea associadas a cateteres (ICSACs); esses organismos são responsáveis por aproximadamente 10% dos casos de infecção de corrente sanguínea nosocomial ICSACs em crianças, ficando em terceiro lugar, atrás dos estafilococos coagulase-negativos e os *Staphylococcus aureus*. Os fatores predisponentes à bacteriemia e à endocardite enterocócica incluem cateter venoso central, cirurgia gastrintestinal, imunodeficiência e anomalias cardíacas. Os fatores de risco para bacteriemia enterocócica resistente incluem permanência em unidade de hematologia/oncologia, ventilação mecânica prolongada, imunossupressão e exposição recente a antibióticos de amplo espectro.

TRATAMENTO

O tratamento de infecções enterocócicas invasivas deve levar em conta que esses organismos são resistentes a agentes antimicrobianos frequentemente usados em terapia empírica. Em particular, não se recomenda o uso de **cefalosporinas** em situações nas quais o *Enterococcus* esteja envolvido ou que haja suspeita do seu envolvimento. Em geral, em hospedeiros imunocompetentes, infecções localizadas mínimas causadas por *Enterococcus* suscetíveis podem ser tratadas apenas com ampicilina. Antibióticos que contêm inibidores de betalactamases (clavulanato ou sulbactam) oferecem vantagens somente para os poucos organismos cuja resistência se deve à produção de betalactamase. Em ITU sem complicações, a nitrofurantoína se torna eficaz quando sabe-se que o organismo é sensível a esse antibiótico.

Infecções invasivas – tais como sepse, meningite e endocardite – são geralmente tratadas com uma combinação de penicilina ou ampicilina se o organismo for suscetível. A adição de um aminoglicosídeo tem sido sugerida com frequência, mas está associada à nefrotoxicidade e pode não ser rotineiramente indicada na infecção da corrente sanguínea enterocócica não complicada. A vancomicina pode ser substituída pelas penicilinas em pacientes alérgicos, mas deve ser usada com um aminoglicosídeo, pois a vancomicina sozinha não é bactericida. A endocardite de cepas com resistência a aminoglicosídeos de alto nível pode recair mesmo após terapia prolongada. Altas doses ou infusão contínua de penicilina foram propostas para o tratamento dessas infecções em adultos, contudo, é possível que mesmo assim haja necessidade futura de substituição da válvula. Em pacientes com bacteriemia enterocócica associada ao cateter, este deve ser removido imediatamente na maioria dos casos, embora a recuperação do material infectado tenha ocorrido com o uso combinado de ampicilina ou vancomicina com aminoglicosídeo.

Enterococos resistentes à vancomicina

O tratamento de infecções graves causadas por cepas multirresistentes e resistentes à vancomicina tem sido um desafio em particular. A **linezolida**, uma oxazolidinona que inibe a síntese proteica, é bacteriostática contra a maioria dos isolados *E. faecium* e *E. faecalis*, incluindo os isolados VRE. As taxas de respostas são geralmente acima de 90%, incluindo os casos de bacteriemia e sepse, e esse antibiótico tem se tornado o agente preferido no tratamento de infecções por VRE em muitas instituições. Relatos episódicos revelam o êxito da linezolida no tratamento de meningite causada por VRE. Infelizmente, como observado com outros antibióticos, foi registrada resistência à linezolida, podendo ocorrer a disseminação nosocomial desses organismos. A linezolida frequentemente causa supressão reversível da medula óssea marrom após o uso prolongado e está associada a ocorrências raras de acidose láctica e neuropatia periférica irreversível. A **síndrome serotoninérgica** pode ser observada em pacientes que tomam antidepressivos inibidores seletivos de captação de serotonina concomitantemente. As oxazolidinonas em desenvolvimento incluem a **tedizolida**, que apresenta melhor atividade *in vitro* contra os enterococos e parece demonstrar perfis farmacocinéticos e de toxicidade favoráveis quando comparada à linezolida.

A **daptomicina** é um lipopeptídeo cíclico que age rapidamente como bactericida contra uma ampla gama de organismos gram-positivos. O antibiótico se insere na parede celular bacteriana, causando depolarização da membrana e a morte da célula. Foi aprovado para o tratamento de adultos com graves infecções cutâneas e de partes moles, endocardite do lado direito e bacteriemia devido aos organismos suscetíveis. A maioria das cepas de VRE (tanto *E. faecium* como *E. faecalis*) são suscetíveis à daptomicina *in vitro*, e sua eficácia em pacientes adultos com VRE parece similar à da linezolida. A experiência com daptomicina em crianças é limitada, especialmente no caso de infecções enterocócicas. Entretanto, com base na experiência com pacientes adultos, a daptomicina pode ser uma alternativa à linezolida quando a resistência ou os efeitos colaterais limitarem a utilidade desse antibiótico. Talvez as dosagens de daptomicina devam ser mais elevadas em crianças quando comparadas com adultos devido à depuração renal mais rápida. O antibiótico apresenta atividade pouco confiável no pulmão e, portanto, não deve ser usado como agente único para tratar pneumonia. A resistência do *Staphylococcus aureus* e do *Enterococcus* à daptomicina foi relatada em raras ocasiões, às vezes surgindo durante a terapia.

Quinupristina/dalfopristina é um antibiótico combinado de estreptogramina que inibe a síntese proteica bacteriana em dois estágios diferentes. Possui atividade contra a maioria das cepas de *E. faecium*, incluindo aqueles com alto nível de resistência à vancomicina. Cerca de 90% das cepas de *E. faecium* são suscetíveis à quinupristina/dalfopristina *in vitro*. Notavelmente, é inativa contra o *E. faecalis* e, portanto, não deve ser usada como um agente único contra organismos gram-positivos até que o resultado da cultura exclua a presença de *E. faecalis*. Estudos em crianças sugerem que esse antibiótico é eficaz e geralmente bem tolerado, embora haja relatos de episódios de artralgia e mialgia durante a terapia. O surgimento de resistência à quinupristina/dalfopristina é raro, mas já foi demonstrado

A **tigeciclina** é o primeiro antibiótico de glicilciclina clinicamente disponível, um derivativo de espectro prolongado da família da tetraciclina. O agente inibe a síntese proteica ao se ligar ao ribossomo 30S e é bacteriostático contra organismos suscetíveis. A tigeciclina apresenta ampla atividade contra organismos gram-positivos, gram-negativos e anaeróbicos – incluindo o VRE e o *S. aureus* resistente à meticilina –, e foi aprovada para o tratamento de adultos com infecções cutâneas e de partes moles e infecções intra-abdominais causadas por organismos suscetíveis. Sua eficácia contra infecções por VRE ainda não foi demonstrada em testes clínicos, e há poucas experiências publicadas com o uso de tigeciclina em crianças até o presente momento. Como outros antibióticos derivados da tetraciclina, o uso da tigeciclina pode causar descoloração dos dentes, e o seu uso em crianças menores de 8 anos de idade deve, geralmente, ser evitado. Efeitos colaterais gastrintestinais são comuns e podem ser intoleráveis.

A **ceftarolina**, uma cefalosporina de quinta geração com atividade contra MRSA, tem atividade contra muitas cepas de *E. faecalis* e pode ser altamente sinérgica com a daptomicina contra cepas não sensíveis à daptomicina. A ceftarolina tem fraca atividade contra *E. faecium* e não deve ser considerada como o único agente para tratar infecções causadas por esse organismo.

PREVENÇÃO

As estratégias para prevenir contra as infecções enterocócicas incluem a retirada imediata dos cateteres urinários e intravenosos e desbridamento do tecido necrosado. Estratégias de controle de infecção, incluindo culturas de vigilância, coorte de paciente e equipe médica e isolamento com luvas e capotes, são eficazes para diminuir as taxas de colonização por VRE. Infelizmente, esses microrganismos conseguem persistir em objetos inanimados, tais como estetoscópios, complicando os esforços para limitar sua propagação nosocomial. Para prevenir o surgimento e a proliferação de organismos resistentes à vancomicina, os Centros de Controle e Prevenção de Doença (CCPD) dos EUA desenvolveram uma série de diretrizes para o uso racional da vancomicina. Acredita-se que os antibióticos com ampla atividade contra organismos anaeróbicos contribuam para a colonização por VRE, isso indica que o uso prudente de tais antibióticos serve também para ajudar a limitar a disseminação do VRE. Estratégias de descolonização têm sido testadas, mas geralmente são ineficazes em erradicar o VRE presente na pele e no trato gastrintestinal de VRE. Em particular, a terapia antimicrobiana não é indicada para esse propósito. A função dos agentes probióticos na eliminação da colonização por VRE ainda não é clara, mas pode ser um adjuvante útil ao uso racional de antimicrobiano e a outras intervenções de controle de infecção para limitar a disseminação nosocomial do VRE.

A bibliografia está disponível no GEN-io.

Capítulo 214
Difteria (*Corynebacterium diphtheriae*)

Amruta Padhye e Stephanie A. Fritz

A difteria é uma infecção tóxica aguda causada por espécies de *Corynebacterium*, normalmente *Corynebacterium diphtheriae* e, com frequência, cepas toxigênicas de *Corynebacterium ulcerans*. Embora o óbito infantil causado pela difteria tenha se reduzido drasticamente e essa doença tenha passado a ser uma raridade médica no hemisfério ocidental no início do século XX, lembretes recorrentes da fragilidade desse sucesso, particularmente em zonas de conflito, ressaltam a necessidade de manter uma vigorosa promoção dos mesmos princípios de controle em todas as comunidades mundiais.

ETIOLOGIA

As corinebactérias são bacilos gram-positivos aeróbios, não encapsulados, não formadores de esporos, principalmente imóveis e pleomórficos. *C. diphtheriae* é, sem dúvida alguma, o agente da difteria mais comumente isolado. *C. ulcerans* é a espécie mais frequentemente isolada de fontes animais e pode causar doença em seres humanos semelhante à da *C. diphtheriae.* O uso de um meio seletivo (p. ex., ágar-sangue cistina-telurita ou ágar Tinsdale) que iniba o crescimento dos microrganismos competidores é necessário para o isolamento das corinebactérias e, quando reduzido pela *C. diphtheriae*, torna as colônias preto-acinzentadas. A diferenciação entre *C. diphtheriae* e *C. ulcerans* baseia-se na atividade da urease, visto que a *C. ulcerans* é positiva para urease. Quatro biotipos de *C. diphtheriae* (*mitis, intermedius, belfanti* e *gravis*) são capazes de causar difteria e são diferenciados pela morfologia das colônias, pela hemólise e pelas reações de fermentação. A capacidade de produzir a toxina diftérica resulta da aquisição de um corinebacteriófago lisogênico pela *C. diphtheriae* ou *C. ulcerans*, que codifica o gene da toxina diftérica e confere a essas cepas o potencial de produzir difteria. Por conseguinte, *C. diphtheriae* nativa não toxigênica pode tornar-se toxigênica e produtora de doença após a importação de *C. diphtheriae* toxigênica. A demonstração da produção de toxina diftérica pelo teste de Elek modificado, uma técnica de imunoprecipitina em ágar, isoladamente ou em associação com o teste da reação em cadeia da polimerase (PCR) para identificar a presença do gene da toxina, é necessária para confirmar a doença. As cepas toxigênicas e não toxigênicas são indistinguíveis com base no tipo de colônia, nas características microscópicas ou nos resultados dos exames bioquímicos.

EPIDEMIOLOGIA

Diferentemente de outros difteroides (bactérias corineformes), que são onipresentes na natureza, a *C. diphtheriae* é um habitante exclusivo das mucosas e da pele dos seres humanos. A disseminação ocorre principalmente por gotículas respiratórias transportadas pelo ar, pelo contato direto com secreções respiratórias de indivíduos sintomáticos ou pelo exsudato de lesões cutâneas infectadas. O portador assintomático no sistema respiratório é importante na transmissão. Nos locais onde a difteria é endêmica, 3 a 5% das pessoas saudáveis podem ser portadoras de microrganismos toxigênicos, porém a condição de portador é extremamente rara se a difteria também for rara. A infecção cutânea e a condição de portador na pele constituem reservatórios silenciosos de *C. diphtheriae*, e os microrganismos podem permanecer viáveis na poeira ou em fômites por até 6 meses. A transmissão por leite contaminado ou por um manipulador de alimentos que esteja infectado foi comprovada ou suspeita.

Na década de 1920, mais de 125.000 casos de difteria, com 10.000 mortes, eram notificados anualmente nos EUA, sendo mais altas as taxas de mortalidade observadas entre pessoas muito jovens e idosos. Em seguida, a incidência começou a diminuir e, com o uso difundido do toxoide diftérico nos EUA depois da Segunda Guerra Mundial, declinou de modo contínuo até o final da década de 1970. Desde então, 5 casos ou menos têm ocorrido anualmente nos EUA, sem nenhuma epidemia de difteria do sistema respiratório. Reduções semelhantes foram observadas na Europa. Apesar de sua incidência ter diminuído mundialmente, a difteria continua sendo endêmica em muitos países em desenvolvimento com baixas taxas de imunização contra a doença.

Quando era endêmica, a difteria afetava principalmente crianças e adolescentes com menos de 15 anos de idade. Desde a introdução da imunização com toxoide, a doença passou a acometer adultos que careciam de exposição natural à *C. diphtheriae* toxigênica na era da vacina e que tinham baixas taxas de imunização de reforço. Nos 27 casos esporádicos de difteria do sistema respiratório notificados nos EUA na década de 1980, 70% ocorreram em adultos com mais de 25 anos de idade. O maior surto de difteria no mundo desenvolvido, desde a década de 1960, ocorreu entre 1990 e 1996 nos países recém-independentes da antiga União Soviética, envolvendo mais de 150.000 casos em 14 países. Desses casos, mais de 60% acometeram indivíduos com mais de 14 anos de idade. As taxas de mortalidade variaram de 3 a 23% por país. Os fatores que contribuíram para a epidemia consistiram em uma grande população de adultos inadequadamente imunizados, taxas diminuídas de imunização infantil, migração populacional, aglomerações e falta de estratégias enérgicas de combate durante as fases iniciais da epidemia. Os casos de difteria entre pessoas que viajaram para essas áreas endêmicas foram transferidos para muitos países da Europa.

A maioria dos casos comprovados de difteria respiratória nos EUA, na década de 1990, foi associada à **importação** de *C. diphtheriae* toxigênica, embora a *C. diphtheriae* toxigênica clonalmente relacionada tenha persistido naquele país e no Canadá durante pelo menos 25 anos. Os relatos de vigilância da Organização Mundial da Saúde (OMS) indicam que a maioria dos casos de difteria no mundo ocorre em regiões do Sudeste Asiático e da África. Na Europa, notificações crescentes de casos de infecções respiratórias e sistêmicas foram atribuídas a *C. ulcerans*, sendo o contato com animais o fator de risco predominante.

A **difteria cutânea**, uma curiosidade quando a difteria era comum, respondeu por mais de 50% dos isolados de *C. diphtheriae* relatados nos EUA em 1975. Essa infecção local indolente, em comparação com a infecção da mucosa, está associada a eliminação mais prolongada das bactérias, maior contaminação do ambiente e aumento da transmissão para faringe e pele de contatos íntimos. Os surtos estão associados a falta de moradia, aglomeração, pobreza, alcoolismo, higiene precária, fômites contaminados, dermatose subjacente e introdução de novas cepas provenientes de fontes exógenas. Não se trata mais de uma doença tropical ou subtropical; foram documentadas 1.100 infecções por *C. diphtheriae* nas vizinhanças de Seattle (local do último grande surto nos EUA), de 1971 a 1982; 86% dos casos foram cutâneos, e 40% envolveram cepas toxigênicas. A difteria cutânea constitui uma importante fonte de *C. diphtheriae* toxigênica nos EUA, e a sua importação constitui frequentemente a fonte de casos esporádicos subsequentes de difteria do sistema respiratório. A difteria cutânea causada por *C. ulcerans*, em consequência de viagens para países tropicais ou contato com animais, tem sido cada vez mais relatada.

PATOGÊNESE

Tanto a *C. diphtheriae* toxigênica quanto a não toxigênica provocam infecção da pele e da mucosa e, raramente, podem causar infecção focal após bacteriemia. Em geral, o microrganismo permanece nas camadas superficiais das lesões cutâneas ou da mucosa do sistema respiratório, induzindo uma reação inflamatória local. A principal virulência do microrganismo reside na sua capacidade de produzir a potente exotoxina polipeptídica, que inibe a síntese de proteínas e provoca necrose tecidual local, resultando em resposta inflamatória local. Nos primeiros dias de infecção do sistema respiratório (habitualmente na faringe), forma-se um denso coágulo necrótico de microrganismos, células epiteliais, fibrina, leucócitos e eritrócitos, inicialmente branco, que se transforma gradativamente em uma **pseudomembrana** aderente, coriácea, de coloração marrom-acinzentada (do grego *diphtheria*, que significa couro). A sua remoção é difícil e revela uma submucosa edematosa sanguinolenta. A paralisia do palato e da hipofaringe constitui um efeito local precoce da toxina diftérica. A absorção da toxina pode levar a manifestações sistêmicas: necrose tubular renal, trombocitopenia, miocardiopatia e desmielinização dos nervos. Como estas últimas duas complicações podem ocorrer em 2 a 10 semanas após a infecção mucocutânea, suspeita-se que a fisiopatologia, em alguns casos, seja imunomediada.

MANIFESTAÇÕES CLÍNICAS

As manifestações da infecção por *C. diphtheriae* são influenciadas pelo local anatômico da infecção, pelo estado imune do hospedeiro e pela produção e distribuição sistêmica da toxina.

Difteria do sistema respiratório

Em uma descrição clássica de 1.400 casos de difteria na Califórnia (1954), o principal foco de infecção foram as tonsilas ou a faringe (94%), seguidas do nariz e da laringe como próximos dois locais mais comuns. Depois de um período de incubação de 2 a 4 dias (faixa de 1 a 10 dias), observa-se o desenvolvimento de sinais e sintomas locais de inflamação. A infecção das narinas anteriores é mais comum entre lactentes e provoca rinite erosiva, serossanguinolenta e purulenta, com formação de membrana. A ulceração superficial das narinas externas e do lábio superior é característica. Na difteria tonsilar e na **difteria faríngea**, a faringite constitui o sintoma inicial universal. Apenas metade dos pacientes apresenta febre, e poucos têm disfagia, rouquidão, mal-estar ou cefaleia. A congestão leve da faringe é seguida de formação unilateral ou bilateral de membrana tonsilar, que pode se estender e acometer a úvula (podendo causar paralisia mediada pela toxina), o palato mole, a parte posterior da orofaringe, a hipofaringe ou as áreas glóticas (Figura 214.1). O edema subjacente do tecido mole e o aumento dos linfonodos podem produzir uma aparência de pescoço de touro. O grau de extensão local correlaciona-se diretamente com prostração profunda, aparência de pescoço de touro e óbito, em decorrência do comprometimento das vias respiratórias ou das complicações mediadas pela toxina (Figura 214.2).

A membrana aderente característica, a extensão além da área das fauces, a disfagia e a ausência relativa de febre ajudam a diferenciar a difteria da **faringite exsudativa** causada por *Streptococcus pyogenes* ou pelo vírus Epstein-Barr. A angina de Vincent, a flebite infecciosa com trombose das veias jugulares (doença de Lemierre) e a mucosite em pacientes submetidos a quimioterapia para o câncer são habitualmente diferenciadas pelo quadro clínico. A infecção da laringe, da traqueia e dos brônquios pode constituir uma extensão primária ou secundária da infecção faríngea. Rouquidão, estridor, dispneia e tosse ladrante são indícios. A diferenciação da epiglotite bacteriana, da laringotraqueobronquite viral grave e da traqueíte estafilocócica ou estreptocócica depende, em parte, da escassez relativa de outros sinais e sintomas em pacientes com difteria e, principalmente, da visualização da pseudomembrana aderente por ocasião da laringoscopia e intubação.

Os pacientes com difteria laríngea correm risco significativo de sufocamento, devido ao edema local dos tecidos moles e à obstrução das vias respiratórias pela membrana diftérica, um denso molde de epitélio respiratório e coágulo necrótico. O estabelecimento de uma via respiratória artificial e a ressecção da pseudomembrana podem salvar a vida do paciente; entretanto, outras complicações obstrutivas são comuns, e as complicações tóxicas sistêmicas são inevitáveis.

Difteria cutânea

A difteria cutânea clássica é uma infecção indolente e não progressiva, caracterizada por úlcera superficial, semelhante ao ectima, que não cicatriza, com membrana marrom-acinzentada. As infecções cutâneas diftéricas nem sempre podem ser diferenciadas do impetigo estreptocócico ou estafilocócico, e, com frequência, essas condições são coexistentes. Na maioria dos casos, um processo primário, como dermatose, laceração, queimadura, mordida ou impetigo, torna-se secundariamente infectado por *C. diphtheriae*. Os membros são mais frequentemente acometidos do que o tronco ou a cabeça. Normalmente, ocorrem dor, hipersensibilidade, eritema e exsudato. Hiperestesia ou hipoestesia locais são incomuns. Ocorrem colonização do sistema respiratório ou infecção sintomática com complicações tóxicas em uma minoria de pacientes com difteria cutânea. Entre os adultos infectados no surto de Seattle, 3% com infecções cutâneas e 21% com infecção nasofaríngea sintomática, com ou sem comprometimento da pele, demonstraram miocardite tóxica, neuropatia ou complicações obstrutivas do sistema respiratório. Todos receberam, pelo menos, 20.000 unidades de antitoxina equina por ocasião da hospitalização.

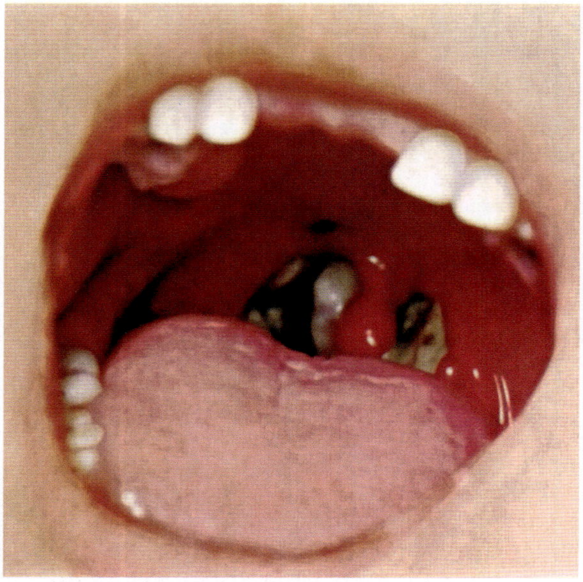

Figura 214.1 Difteria tonsilar. *(Cortesia do Dr. Franklin H. Top, Professor e Chefe do Departamento de Higiene e Medicina Preventiva, State University of Iowa, College of Medicine, Iowa City, IA; e Parke, Davis & Company's Therapeutic Notes.)*

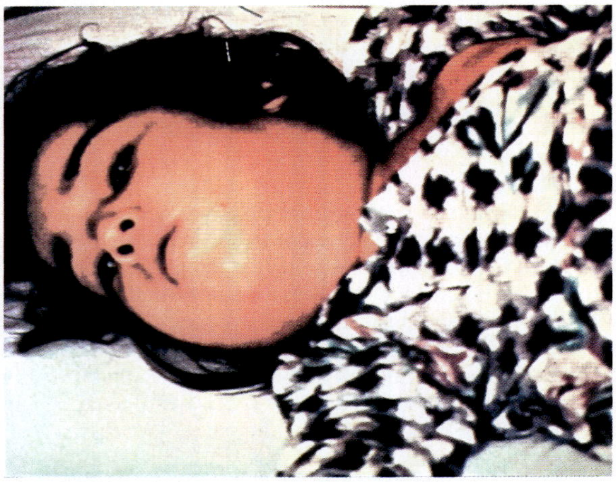

Figura 214.2 Difteria. Aparência de pescoço de touro provocada pela linfadenopatia cervical diftérica. *(Cortesia dos Centers for Disease Control and Prevention.)*

Infecção em outros locais

Em certas ocasiões, *C. diphtheriae* provoca infecções mucocutâneas em outros locais, como orelhas (otite externa), olhos (conjuntivite purulenta e ulcerativa) e sistema genital (vulvovaginite purulenta e ulcerativa). O quadro clínico, a ulceração, a formação de membrana e a ocorrência de sangramento submucoso ajudam a diferenciar a difteria de outras causas bacterianas e virais. Casos raros de septicemia são descritos e são universalmente fatais. Ocorrem casos esporádicos de endocardite, e foram relatados agrupamentos de casos entre usuários de drogas intravenosas em vários países; a pele foi a provável porta de entrada, e quase todas as cepas não eram toxigênicas. Em adultos e crianças, foram relatados casos esporádicos de artrite piogênica, principalmente por cepas não toxigênicas. Os difteroides isolados de locais anatômicos estéreis não devem ser descartados rotineiramente como contaminantes sem uma cuidadosa consideração do quadro clínico.

DIAGNÓSTICO

Devem-se obter amostras para cultura a partir do nariz e da garganta e de qualquer outra lesão mucocutânea. Parte da membrana deve ser removida e submetida a cultura, juntamente com o exsudato subjacente. O laboratório precisa ser notificado para o uso de meio seletivo. A *C. diphtheriae* sobrevive ao ressecamento. Se for obtida a partir de uma área distante, uma amostra de *swab* seca pode ser colocada em sílica-gel e enviada ao laboratório. A avaliação de um esfregaço direto utilizando coloração de Gram ou anticorpo fluorescente específico não é confiável. Os microrganismos corineformes isolados em cultura devem ser identificados até o nível de espécie, e devem-se realizar testes de toxigenicidade e de sensibilidade a antimicrobianos para os isolados de *C. diphtheriae*. Recomenda-se que todos os microrganismos isolados sejam enviados a um laboratório de referência. Nos EUA, o Pertussis and Diphtheria Laboratory, dos Centers for Disease Control and

Prevention (CDC), fornece suporte aos departamentos de saúde locais e estaduais que necessitam de assistência para o isolamento, a identificação e a subtipagem de *C. diphtheriae* e *C. ulcerans*.

COMPLICAÇÕES

A obstrução do sistema respiratório por pseudomembranas pode exigir broncoscopia ou intubação e ventilação mecânica. Dois outros tecidos habitualmente distantes dos locais de infecção por *C. diphtheriae* podem ser afetados significativamente pela **toxina diftérica**: o coração e o sistema nervoso.

Miocardiopatia tóxica

A miocardiopatia tóxica, que ocorre em 10 a 25% dos pacientes com difteria respiratória, é responsável por 50 a 60% das mortes. Podem-se detectar sinais sutis de miocardite na maioria dos pacientes, sobretudo em idosos, porém o risco de complicações significativas correlaciona-se diretamente com a extensão e a gravidade da doença orofaríngea exsudativa local, bem como com a demora na administração da antitoxina. A primeira evidência de cardiotoxicidade é observada caracteristicamente durante a segunda e a terceira semanas da doença, quando a doença faríngea melhora; entretanto, pode aparecer de forma aguda já na primeira semana da doença, constituindo um sinal de mau prognóstico, ou de modo insidioso, tardiamente na sexta semana. A ocorrência de taquicardia desproporcional à febre é comum e pode constituir uma evidência de toxicidade cardíaca ou de disfunção do sistema nervoso autônomo. Um intervalo P-R prolongado e alterações na onda ST-T no traçado eletrocardiográfico constituem achados relativamente frequentes; foi descrita a ocorrência de miocardiopatia dilatada e hipertrófica detectada no ecocardiograma. Podem ocorrer **arritmias** cardíacas isoladas ou progressivas, incluindo bloqueio cardíaco de primeiro, segundo e terceiro graus. O marca-passo transvenoso temporário pode melhorar os resultados. Foi também descrita a ocorrência de dissociação atrioventricular e taquicardia ventricular, tendo esta última uma elevada taxa de mortalidade associada. A insuficiência cardíaca pode aparecer de modo insidioso ou agudo. A elevação da concentração sérica de aspartato transaminase acompanha estreitamente a gravidade da mionecrose. A arritmia grave anuncia o óbito. Os achados histológicos *post mortem* são variáveis: pouca mionecrose ou mionecrose difusa com resposta inflamatória aguda. A recuperação da miocardiopatia tóxica é habitualmente completa, embora os sobreviventes com arritmias mais graves possam apresentar defeitos de condução permanentes.

Neuropatia tóxica

As complicações neurológicas acompanham paralelamente a gravidade da infecção primária e são inicialmente multifásicas. Com início agudo ou nas primeiras 2 a 3 semanas após o aparecimento da inflamação orofaríngea, é comum a ocorrência de hipoestesia e **paralisia** local do palato mole. Em seguida, pode ocorrer fraqueza dos nervos faríngeo posterior, laríngeo e facial, deixando a voz anasalada e causando dificuldade na deglutição e risco de aspiração. As **neuropatias cranianas** ocorrem caracteristicamente na quinta semana, provocando paralisias oculomotora e ciliar, que podem causar estrabismo, visão turva ou dificuldade na acomodação. A **polineuropatia** desmielinizante simétrica tem o seu início em 10 dias a 3 meses após a infecção orofaríngea e causa principalmente déficits motores, com diminuição dos reflexos tendíneos profundos. Os estudos de velocidade de condução nervosa e os achados em amostras de líquido cefalorraquidiano na polineuropatia diftérica são indistinguíveis daqueles da síndrome de Guillain-Barré. Em consequência, pode ocorrer paralisia do diafragma. A recuperação neurológica completa é provável, porém raramente a disfunção do centro vasomotor nas primeiras 2 a 3 semanas após o início da doença pode causar hipotensão e insuficiência cardíaca.

A recuperação da miocardite e da neurite costuma ser lenta, porém completa. Os corticosteroides não diminuem essas complicações, e o seu uso não é recomendado.

TRATAMENTO

A **antitoxina** específica, que constitui a base da terapia, deve ser administrada de acordo com o diagnóstico clínico. Como ela só neutraliza a toxina livre, a eficácia da antitoxina diminui com o passar do tempo após o início dos sintomas mucocutâneos. Nos EUA, a antitoxina diftérica equina está disponível apenas nos CDC. Os médicos que estão tratando um caso suspeito de difteria devem entrar em contato com o CDC Emergency Operations Center. A antitoxina é administrada em uma única dose empírica de 20.000 a 100.000 unidades, com base no grau de toxicidade, na localização e tamanho da membrana e na duração da doença. Deve-se efetuar um teste cutâneo antes da administração da antitoxina. Deve-se proceder à dessensibilização dos pacientes com teste de sensibilidade positivo ou com história de reação de hipersensibilidade à proteína equina. A antitoxina provavelmente não tem nenhum valor para as manifestações locais da difteria cutânea, porém o seu uso é prudente, visto que podem ocorrer sequelas tóxicas. As preparações de imunoglobulina IV disponíveis no comércio contêm baixos títulos de anticorpos contra a toxina diftérica; o seu uso na terapia da difteria não está comprovado nem aprovado. Não se recomenda a administração de antitoxina a portadores assintomáticos.

O papel da **terapia antimicrobiana** consiste em deter a produção de toxina, tratar a infecção localizada e prevenir a transmissão dos microrganismos a contatos. A *C. diphtheriae* é habitualmente sensível a vários agentes *in vitro*, incluindo penicilinas, eritromicina, clindamicina, rifampicina e tetraciclina. A resistência à eritromicina é comum nas populações nas quais o fármaco foi amplamente utilizado, e foi também relatado o desenvolvimento de resistência à penicilina. Apenas a eritromicina ou a penicilina são recomendadas; a eritromicina é marginalmente superior à penicilina para erradicar a condição de portador nasofaríngeo. A terapia adequada consiste em **eritromicina** (dose de 40 a 50 mg/kg/dia, fracionada a cada 6 h por via oral [VO] ou intravenosa [IV]; dose máxima de 2 g/dia), **penicilina G cristalina aquosa** (100.000 a 150.000 unidades/kg/dia, fracionadas a cada 6 h, por via IV ou intramuscular [IM]) ou **penicilina procaína** (300.000 unidades a cada 12 h por via IM para indivíduos com peso corporal $\leq$ 10 kg; 600.000 unidades a cada 12 h por via IM para indivíduos com peso corporal > 10 kg), durante 14 dias. Quando as medicações orais são toleradas, pode-se utilizar a penicilina V oral (250 mg, 4 vezes/dia). *A antibioticoterapia não é um substituto da terapia com antitoxina.* Alguns pacientes com difteria cutânea foram tratados durante 7 a 10 dias. A eliminação dos microrganismos deve ser documentada por resultados negativos em pelo menos duas culturas sucessivas de amostras do nariz e da garganta (ou da pele) obtidas com intervalo de 24 h após o término da terapia. O tratamento com eritromicina deve ser repetido se as culturas forem positivas para *C. diphtheriae*.

CUIDADOS DE SUPORTE

Devem-se instituir **precauções contra gotículas** em pacientes com difteria faríngea. Para pacientes com difteria cutânea, são observadas **precauções de contato** até que os resultados das culturas de amostras coletadas após a interrupção da terapia sejam negativos. Deve-se efetuar a limpeza completa das feridas cutâneas com água e sabão. O repouso ao leito é essencial durante a fase aguda da doença, habitualmente por 2 semanas ou mais, até passar o risco de dano cardíaco sintomático, com retorno à atividade física de acordo com o grau de toxicidade e o comprometimento cardíaco.

PROGNÓSTICO

O prognóstico para pacientes com difteria depende da virulência dos microrganismos (a subespécie *gravis* é a que apresenta maior taxa de mortalidade), da idade do paciente, do estado de imunização, do local da infecção e da velocidade de administração da antitoxina. A obstrução mecânica causada pela difteria laríngea ou difteria com pescoço de touro e as complicações da miocardite são responsáveis pela maior parte das mortes relacionadas com a difteria. A taxa de fatalidade de quase 10% para a difteria do sistema respiratório não se modificou em 50 anos; a taxa foi de 8% em uma série vietnamita descrita em 2004. Na recuperação, indica-se a administração de toxoide diftérico para completar a série primária ou as doses de reforço de imunização, visto que nem todos os pacientes desenvolvem anticorpos contra a toxina diftérica após a infecção.

PREVENÇÃO

A proteção contra a doença grave causada por *C. diphtheriae* importada ou adquirida naturalmente depende da imunização. Na ausência de um nível protetor mínimo precisamente determinado de antitoxina diftérica, o mínimo pressuposto é de 0,01 a 0,10 UI/mℓ. Nos surtos, 90% dos indivíduos com doença clínica apresentaram valores de anticorpos < 0,01 UI/mℓ, enquanto 92% dos portadores assintomáticos tiveram valores > 0,1 UI/mℓ. Em pesquisas sorológicas realizadas nos EUA e na Europa Ocidental, onde foi alcançada uma imunização quase universal durante a infância, 25 a 60%, ou mais, dos adultos carecem de níveis protetores de antitoxina, e é comum o achado de níveis muito baixos em idosos.

Todos os casos suspeitos de difteria devem ser notificados aos serviços de saúde locais e estaduais. A investigação tem por objetivo a prevenção de casos secundários em indivíduos expostos e a determinação da fonte e dos portadores, de modo a interromper a disseminação para pessoas não expostas. As taxas relatadas de condição de portador em contatos domiciliares de pacientes são de 0 a 25%. O risco de desenvolvimento de difteria após exposição familiar a um caso de doença é de cerca de 2%, enquanto o risco é de 0,3% após exposição semelhante a um portador.

Contatos com casos assintomáticos

Todos os contatos familiares e os indivíduos que tiveram contato respiratório íntimo ou físico habitual com um paciente devem ser rigorosamente monitorados quanto à doença durante 7 dias. Devem ser realizadas culturas de amostras do nariz, da garganta e de quaisquer lesões cutâneas. Acredita-se que a profilaxia antimicrobiana seja efetiva, e ela é administrada independentemente do estado de imunização. Trata-se de uma injeção única de penicilina G benzatina (600.000 unidades IM para pacientes menores de 6 anos ou 1.200.000 unidades IM para pacientes maiores de 6 anos) ou eritromicina (40 a 50 mg/kg/dia VO, 4 vezes/dia, durante 10 dias; dose máxima de 2 g/dia). A vacina com toxoide diftérico, na modalidade apropriada para a idade, é administrada a indivíduos imunizados que não receberam uma dose de reforço em 5 anos. As crianças que não receberam sua quarta dose devem ser vacinadas. Os indivíduos que receberam menos de 3 doses de toxoide diftérico ou cujo estado de imunização seja incerto são imunizados com uma preparação apropriada para a idade seguindo um calendário primário.

Portadores assintomáticos

Quando um portador assintomático é identificado, administra-se profilaxia antimicrobiana por 10 a 14 dias, e administra-se imediatamente uma preparação de toxoide diftérico apropriada para a idade se o paciente não tiver recebido uma dose de reforço em 1 ano. As precauções contra gotículas (colonização do sistema respiratório) ou as precauções de contato (apenas colonização cutânea) são observadas até a obtenção de resultados negativos em pelo menos duas culturas subsequentes obtidas com intervalo de 24 horas depois da cessação da terapia.

São realizadas culturas repetidas em cerca de 2 semanas após o término da terapia para os casos clínicos e os portadores; se os resultados forem positivos, deve-se administrar um ciclo adicional de 10 dias de eritromicina oral, e devem-se efetuar culturas de acompanhamento. Deve-se realizar um antibiograma dos microrganismos isolados, visto que há relatos de resistência à eritromicina. Nenhum agente antimicrobiano erradica a condição de portador em 100% dos indivíduos. Em um relato, um único ciclo de terapia não teve sucesso em 21% dos portadores. A transmissão da difteria é rara nos hospitais modernos. Somente pessoas com contato incomum com secreções respiratórias ou orais devem ser tratadas como contatos. A investigação dos contatos casuais de pacientes e dos portadores ou de pessoas na comunidade sem exposição conhecida produziu taxas extremamente baixas de condição de portador e não é recomendada como rotina.

Vacina

A única medida de controle efetiva consiste na imunização universal com toxoide diftérico durante toda a vida, de modo a fornecer níveis protetores constantes de antitoxina e reduzir a gravidade da doença causada por *C. diphtheriae*. Embora a imunização não impeça a condição de portador respiratório ou cutâneo subsequente de *C. diphtheriae* toxigênica, ela diminui a disseminação tecidual local, impede as complicações tóxicas, reduz a transmissão do microrganismo e proporciona imunidade de grupo quando pelo menos 70 a 80% de uma população são imunizados.

O toxoide diftérico é preparado por meio de tratamento da toxina com formaldeído, padronizado quanto à potência e adsorvido a sais de alumínio, aumentando assim a imunogenicidade. Duas preparações de toxoides diftéricos são formuladas de acordo com o *limite de floculação* (Lf), que é uma medida da quantidade de toxoide. As preparações pediátricas (6 meses a 6 anos) (*i. e.*, **DTaP** [toxoides diftérico e tetânico com vacina pertússis acelular] e **DT** [vacina com toxoides diftérico e tetânico]) contêm 6,7 a 25 unidades Lf de toxoide diftérico por dose de 0,5 mℓ; a preparação para adultos (dT; 10% da dose de toxoide diftérico pediátrico, Tdap [toxoides diftérico e tetânico com vacina pertússis acelular]) não contém mais do que 2 a 2,5 unidades Lf de toxoide por dose de 0,5 mℓ. A formulação de *maior potência* (D) de toxoide é utilizada para a série primária e para as doses de reforço para crianças até 6 anos de idade, devido à imunogenicidade superior e à reatogenicidade mínima. Para indivíduos a partir de 7 anos de idade, recomenda-se a dT para a série primária e para as doses de reforço, visto que a menor concentração de toxoide diftérico é adequadamente imunogênica, e o conteúdo crescente de toxoide diftérico aumenta a reatogenicidade com o avanço da idade.

Para crianças de 6 meses a 6 anos de idade, são administradas cinco doses de 0,5 mℓ de vacina contendo difteria (D) (DTaP preferida) na série primária, incluindo doses aos 2, 4 e 6 meses de idade, e uma quarta dose, parte integrante da série primária, em 15 a 18 meses após a terceira dose. Uma dose de reforço é administrada aos 4 a 6 anos de idade (a não ser que a quarta dose da série primária tenha sido administrada aos 4 anos de idade ou mais). Para indivíduos a partir de 7 anos de idade previamente imunizados contra difteria, são administradas três doses de 0,5 mℓ de vacina contendo difteria (d) em *nível mais baixo*, em uma série primária de duas doses com intervalo de pelo menos 4 semanas, e uma terceira dose em até 6 meses após a segunda dose. A primeira dose deve ser de Tdap, e as doses subsequentes, Td. A única contraindicação para o toxoide tetânico e o toxoide diftérico consiste em uma história de reação neurológica ou de hipersensibilidade grave após uma dose anterior. Para crianças menores de 7 anos, para as quais a imunização contra coqueluche está contraindicada, utiliza-se a vacina DT. Aquelas cuja imunização foi iniciada com DTaP ou DT antes de 1 ano de idade devem receber um total de cinco doses de 0,5 mℓ de vacinas contendo difteria (D) aos 6 anos de idade. Para aquelas cuja imunização foi iniciada em torno de 1 ano de idade, a série primária consiste em três doses de 0,5 mℓ da vacina contendo difteria (D), com administração de um reforço aos 4 a 6 anos de idade, a não ser que a terceira dose tenha sido administrada depois de 4 anos de idade.

Uma dose de reforço, que consiste na preparação para adulto de Tdap, é recomendada aos 11 a 12 anos de idade. Os adolescentes de 13 a 18 anos de idade que perderam a dose de reforço de Td ou Tdap aos 11 a 12 anos de idade, ou nos quais transcorreram 5 anos ou mais desde a dose de reforço de Td, devem receber uma dose única de Tdap caso tenham completado a série DTP/DTaP.

Não existe nenhuma associação da DT ou dT com convulsões. Os efeitos adversos locais isoladamente não impedem o seu uso continuado. O paciente que apresenta reação de hipersensibilidade do tipo Arthus ou febre > 39,4°C após uma dose de dT costuma ter níveis séricos elevados de antitoxina tetânica e não deve receber dT com frequência superior a cada 10 anos, mesmo se sofrer uma lesão significativa com propensão ao tétano. A preparação DT ou dT pode ser administrada concomitantemente a outras vacinas. As vacinas *Haemophilus influenzae* tipo b (Hib), meningocócica ou pneumocócica conjugadas que contêm toxoide diftérico (PRP-D) ou a variante da toxina diftérica, a proteína CRM197, não substituem a imunização com toxoide diftérico e não afetam a reatogenicidade

A bibliografia está disponível no GEN-io.

Capítulo 215

Listeria monocytogenes

Thomas S. Murray e Robert S. Baltimore

A **listeriose** nos seres humanos é causada principalmente por *Listeria monocytogenes*, uma das seis espécies do gênero *Listeria*, que estão amplamente distribuídas no ambiente e por toda a cadeia alimentar. As infecções humanas frequentemente se originam de um reservatório animal. A infecção costuma ocorrer nos extremos de idade. Na população pediátrica, as infecções perinatais predominam e geralmente ocorrem em consequência de infecção ou colonização materna. Fora do período neonatal, a doença é mais encontrada em crianças, adultos *imunossuprimidos* (em geral, com deficiência de células T) e idosos. Para a maioria das pessoas, a **transmissão por alimentos** constitui o principal risco para a infecção por *Listeria*. Nos EUA, os surtos de origem alimentar, causados por laticínios inadequadamente processados e vegetais contaminados, afetam principalmente os mesmos indivíduos que correm risco de doença esporádica.

ETIOLOGIA

Os membros do gênero *Listeria* são bacilos gram-positivos, anaeróbios facultativos, não formadores de esporos e móveis, que são positivos para catalase. No laboratório, *Listeria* pode diferenciar-se de outros bacilos gram-positivos pela sua motilidade característica em cambalhotas e pelo seu crescimento em baixa temperatura (4 a 10°C). As seis espécies de *Listeria* são divididas em dois grupos genomicamente distintos, com base em estudos de hibridização de DNA-DNA. Um grupo contém a espécie *Listeria grayi*, considerada não patogênica. O segundo grupo contém cinco espécies: as espécies não hemolíticas (*Listeria innocua* e *L. welshimeri*) e as espécies hemolíticas (*Listeria monocytogenes*, *L. seeligeri* e *L. ivanovii*). A *Listeria ivanovii* é patogênica principalmente em animais, e a grande maioria dos casos de doença tanto humana quanto animal é causada por *L. monocytogenes*.

A subtipagem de isolados de *L. monocytogenes* para fins epidemiológicos foi tentada com o uso de: antígeno somático O termoestável e antígeno H flagelar termolábil; tipagem de fagos; eletroforese em gel de campo pulsado; ribotipagem; e eletroforese enzimática de *multilocus*. A tipagem eletroforética demonstra a estrutura clonal de populações de *L. monocytogenes*, bem como populações compartilhadas entre fontes humanas e animais. A **subtipagem** constitui um importante componente para determinar se os casos são conectados ou esporádicos; porém, a sua realização costuma exigir a colaboração de um laboratório especializado.

Em geral, os exames bioquímicos selecionados, juntamente com demonstração da *motilidade em cambalhotas*, formação semelhante a guarda-chuva abaixo da superfície em meio semissólido, hemólise e teste típico de monofosfato de adenosina cíclico, são suficientes para efetuar a identificação presuntiva de *L. monocytogenes*.

EPIDEMIOLOGIA

Difundida na natureza, a *Listeria monocytogenes* tem sido isolada em todo o meio ambiente e está associada a doença epizoótica e à condição de portador assintomático em mais de 42 espécies de animais silvestres e domésticos e em 22 espécies de aves. A doença epizoótica em animais de grande porte (p. ex., ovinos e bovinos) está associada a aborto e "doença de andar em círculos", uma forma de meningite bacilar. A *L. monocytogenes* é isolada de esgotos, silagens e solo, onde sobrevive por mais de 295 dias. A transmissão entre seres humanos ocorre raramente, exceto na transmissão materno-fetal. A incidência anual da listeriose diminuiu em 36% entre 1996 e 2004 e, desde então, se manteve nesse nível. Todavia, **surtos de transmissão por alimentos** continuam ocorrendo. Em 2011, 84 casos e 15 mortes em 19 estados dos EUA foram atribuídos ao melão-cantalupo de uma única fonte. Os casos foram associados por meio do uso de eletroforese em gel de campo pulsado, que demonstrou que quatro cepas diferentes eram provenientes da mesma fonte. Nos EUA, a taxa de infecções por *Listeria* varia entre os estados. Em vários surtos significativos, a listeriose humana epidêmica esteve associada à transmissão por alimentos, sobretudo queijos envelhecidos; leite e laticínios inadequadamente pasteurizados; carnes de boi, porco e frango cruas e prontas para consumo; carnes embaladas; saladas contaminadas; e vegetais frescos ou congelados produzidos em fazendas onde o solo é contaminado com fezes de animais colonizados. Em 2016, surtos de transmissão por alimentos foram causados pelo consumo de leite cru, saladas embaladas e vegetais congelados. A capacidade da *L. monocytogenes* de crescer em temperaturas tão baixas quanto 4°C aumenta o risco de transmissão por queijos envelhecidos e alimentos contaminados armazenados. Apesar de incomum, a listeriose é reconhecidamente uma etiologia importante em casos de sepse neonatal e meningite. Ocorreram pequenos grupos de casos de transmissão hospitalar interpessoal em enfermarias hospitalares e quartos obstétricos. A listeriose endêmica esporádica não está tão bem caracterizada. As prováveis vias incluem transmissão por alimentos e disseminação zoonótica. A **transmissão zoonótica** com infecções cutâneas ocorre em veterinários e fazendeiros que lidam com animais doentes.

Os casos relatados de listeriose agrupam-se nos extremos de idade. Alguns estudos mostraram taxas mais altas em pessoas do sexo masculino e predominância sazonal no fim do verão e no outono no hemisfério Norte. Com exceção do período neonatal e durante a gravidez, a doença é habitualmente descrita em pacientes com imunossupressão subjacente, com risco aumentado de 100 a 300 vezes em idosos e pessoas infectadas pelo HIV (Tabela 215.1). Em um recente estudo de vigilância na Inglaterra, as neoplasias malignas responderam por um terço dos casos, e foi observado risco especial associado ao câncer em idosos.

O período de incubação, definido apenas para a doença transmitida por alimentos de fonte comum, é de 21 a 30 dias, embora possa ser mais prolongado em alguns casos. A condição de portador assintomático e a excreção fecal dos microrganismos são relatadas em 1 a 5% dos indivíduos saudáveis e em 5% dos trabalhadores em abatedouros, porém a duração da excreção, quando estudada, é curta (< 1 mês).

PATOLOGIA

Um dos principais conceitos da patologia e da patogênese do gênero *Listeria* é a sua capacidade de sobreviver como patógeno intracelular. *Listeria* desencadeia uma resposta mononuclear e a elaboração de citocinas, produzindo doença multissistêmica, particularmente meningite piogênica. Ocorrem reações granulomatosas e formação de microabscessos em muitos órgãos, incluindo fígado, pulmões, glândulas suprarrenais, rins, sistema nervoso central (SNC) e, notavelmente, placenta. Os modelos animais demonstram *translocação*, isto é, a transferência de microrganismos intraluminais através da mucosa intestinal intacta. O exame histológico dos tecidos, incluindo a placenta, revela inflamação granulomatosa e formação de microabscessos. Com frequência, os microrganismos intracelulares podem ser demonstrados com colorações especiais.

Tabela 215.1 Tipos de infecção por *Listeria monocytogenes*.

Listeriose na gravidez
Listeriose neonatal
Início precoce
Início tardio
Surtos de transmissão por alimentos, gastrenterite febril
Listeriose em crianças e adultos saudáveis (rara)
Infecções focais por *Listeria* (p. ex., meningite, endocardite, pneumonia, abscesso hepático, osteomielite, artrite séptica)
Listeriose em pessoas imunocomprometidas
Neoplasias malignas linfo-hematogênicas
Doenças vasculares do colágeno
Diabetes melito
Infecção pelo HIV
Transplante
Insuficiência renal com diálise peritoneal
Listeriose no idoso

PATOGÊNESE

Listeria penetra habitualmente no hospedeiro através do sistema digestório. A acidez gástrica proporciona alguma proteção, e os fármacos que elevam o pH gástrico podem promover a infecção. Estudos sobre a disseminação intracelular e intercelular da *L. monocytogenes* revelaram uma patogênese complexa. São descritas quatro etapas patogênicas: internalização por fagocitose, escape do vacúolo fagocitário, nucleação dos filamentos de actina e disseminação intercelular. A **listeriolisina**, uma hemolisina, é o fator de virulência mais bem caracterizado, que provavelmente medeia a destruição dos vacúolos e é responsável pela zona de hemólise ao redor das colônias em meios sólidos contendo sangue. Na disseminação intercelular, a locomoção prossegue por meio de polimerização sensível à citocalasina dos filamentos de actina, que expulsam as bactérias por meio de pseudópodes, que, por sua vez, são fagocitados por células adjacentes, exigindo o escape de um vacúolo com dupla membrana. Esse mecanismo protege as bactérias intracelulares do braço humoral da imunidade e é responsável pela necessidade bem conhecida de ativação mediada por células T dos monócitos pelas linfocinas para a eliminação da infecção e o estabelecimento de imunidade. Parece que a secreção de monofosfato de adenosina cíclico pelas bactérias induz o hospedeiro a produzir interferona, que ativa o sistema imune a combater o microrganismo. O risco significativo de listeriose em pacientes com depressão da imunidade mediada pelas células T sustenta o papel desse braço do sistema imune. O papel dos anticorpos opsonizantes na proteção contra a infecção não está bem definido. Além disso, sideróforos retiram o ferro do hospedeiro, intensificando o crescimento do microrganismo e fornecendo uma explicação provável para o risco relativamente alto de listeriose nas síndromes de sobrecarga de ferro.

MANIFESTAÇÕES CLÍNICAS

A apresentação clínica da listeriose depende, em grande parte, da idade do paciente e das circunstâncias da infecção.

Listeriose na gravidez

As gestantes são mais suscetíveis à infecção por *Listeria* (cerca de 20 vezes mais do que não grávidas), provavelmente devido a um comprometimento relativo da imunidade celular. A *L. monocytogenes* desenvolveu-se em culturas de placenta e feto de gestações que terminaram em aborto espontâneo. A apresentação habitual no segundo e terceiro trimestres consiste em uma doença de tipo gripal, que pode resultar em colonização dos conteúdos uterinos por bacteriemia. A listeriose materna raramente é grave, porém foi relatada a ocorrência de meningite durante a gravidez. O reconhecimento e o tratamento nesse estágio estão associados a desfecho normal da gestação; porém, o feto pode não ser infectado mesmo se a listeriose da mãe não for tratada. Em outras circunstâncias, observa-se o desenvolvimento de listeriose placentária com infecção do feto, que pode estar associada a natimorto ou parto prematuro. O parto de um feto prematuro infectado está associado a mortalidade neonatal muito alta. A doença disseminada é aparente por ocasião do nascimento, frequentemente com exantema pustuloso difuso. A infecção na mãe habitualmente regride sem tratamento específico após o parto, porém podem ocorrer febre puerperal e lóquios infectados.

Listeriose neonatal

São identificadas duas apresentações clínicas na listeriose neonatal: a doença neonatal de início precoce (< 5 dias, geralmente 1 ou 2 dias após o parto), predominantemente **septicêmica**, e a doença neonatal de início tardio (≥ 5 dias, com média de 14 dias de vida), predominantemente **meningítica** (Tabela 215.2). As principais características das duas apresentações assemelham-se às síndromes descritas para os estreptococos do grupo B (ver Capítulo 211).

A **doença de início precoce** ocorre por meio de infecções transplacentárias ou ascendentes mais leves a partir do sistema genital feminino. Existe forte associação entre recuperação de *L. monocytogenes* do sistema genital materno, complicações obstétricas, prematuridade e sepse neonatal com comprometimento de múltiplos órgãos, incluindo exantema, porém sem localização no SNC (Figura 215.1). A taxa de mortalidade é de aproximadamente 20 a 30%.

Tabela 215.2 Aspectos característicos da listeriose neonatal de início precoce e de início tardio.

INÍCIO PRECOCE (< 5 DIAS)	INÍCIO TARDIO (≥ 5 DIAS)
Resultado positivo da cultura materna para *Listeria*	Resultado negativo da cultura materna para *Listeria*
Complicações obstétricas	Gravidez sem complicações
Parto prematuro	Parto a termo
Baixo peso ao nascer	Peso normal ao nascer
Sepse neonatal	Meningite neonatal
Idade média de 1,5 dia no início	Idade média de 14,2 dias no início
Taxa de mortalidade > 30%	Taxa de mortalidade < 10%
–	Surtos hospitalares

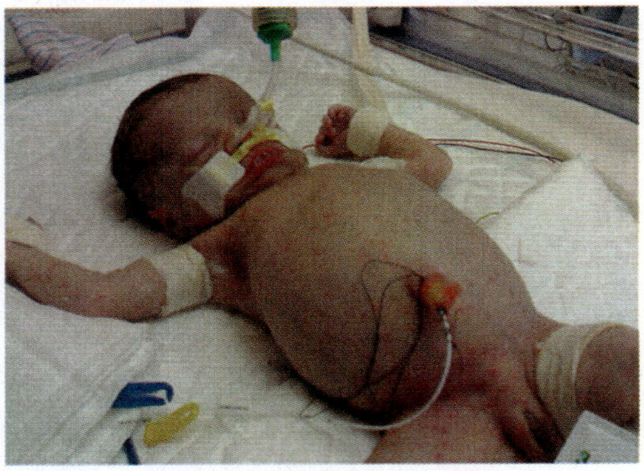

Figura 215.1 *Listeria monocytogenes.* O exantema maculopapular generalizado que se observava por ocasião do nascimento desapareceu nas primeiras horas de vida. *(De Benitez-Segura I, Fiol-Jaume M, Balliu PR, Tejedor M.* Listeria monocytogenes: *generalized maculopapular rash may be the clue.* Arch Dis Child Fetal Neonatal. 2013; *98(1):F64 Figura 1.)*

A epidemiologia da **doença de início tardio** é pouco compreendida. O início costuma ser observado entre 5 e 30 dias de idade. Com frequência, os lactentes afetados são a termo, e as mães apresentam culturas negativas e são assintomáticas. Em geral, a síndrome de apresentação consiste em meningite purulenta com comprometimento do parênquima cerebral, que, se adequadamente tratada, tem taxa de mortalidade < 20%.

Infecções pós-natais

A listeriose depois do período neonatal pode raramente ocorrer em crianças saudáveis nos demais aspectos; todavia, com mais frequência, é encontrada em associação a neoplasias malignas subjacentes (sobretudo linfomas) ou imunossupressão. Quando associada a surtos de transmissão por alimentos, a doença pode provocar sintomas gastrintestinais (GI) ou qualquer uma das síndromes por *Listeria*. Em geral, a apresentação clínica consiste em meningite, menos comumente em sepse e, raramente, em outro comprometimento do SNC, como cerebrite, meningoencefalite, abscesso cerebral, abscesso da medula espinal ou outro foco que não o SNC, como artrite supurativa, osteomielite, endocardite, peritonite (associada à diálise peritoneal) ou abscesso hepático. Não se sabe se os sinais e sintomas GI frequentes resultam da infecção entérica, visto que geralmente não se conhece o modo de aquisição.

DIAGNÓSTICO

A listeriose deve ser incluída no diagnóstico diferencial de infecções durante a gravidez; sepse e meningite neonatais; e sepse e meningite em crianças de mais idade que apresentem neoplasias malignas subjacentes (linfomas), que estejam recebendo terapia imunossupressora ou que tenham sido submetidas a transplante. O diagnóstico é estabelecido pela cultura da *L. monocytogenes* a partir do sangue ou do líquido cefalorraquidiano (LCR). Devem-se obter culturas de amostras do colo do útero, da vagina, dos lóquios e da placenta, se possível, quando as infecções intrauterinas levarem ao parto prematuro ou à ocorrência de sepse neonatal de início precoce. As culturas de infecções em espaços fechados também podem ser úteis. É interessante alertar o laboratório sobre casos suspeitos, de modo que os isolados de *Listeria* não sejam descartados como difteroides contaminantes.

O exame histológico da placenta também é útil. Dispõe-se atualmente de ensaios moleculares no comércio para a detecção de *L. monocytogenes* a partir de amostras do SNC. Os testes para diagnóstico sorológico não devem ser utilizados.

Diagnóstico diferencial

A listeriose é clinicamente indistinguível da sepse neonatal e da meningite causadas por outros microrganismos. Quantidade aumentada de monócitos no sangue periférico sugere a possibilidade de listeriose. A monocitose ou a linfocitose podem ser moderadas ou significativas. Depois do período neonatal, a infecção do SNC por *L. monocytogenes* está associada a febre, cefaleia, convulsões e sinais de irritação meníngea. O tronco encefálico pode estar tipicamente afetado. A contagem de leucócitos pode variar de normal a ligeiramente elevada, e os achados laboratoriais do LCR são variáveis e menos notáveis do que nas causas mais comuns de meningite bacteriana. Os leucócitos polimorfonucleares ou as células mononucleares podem predominar, com desvio das células polimorfonucleares para células mononucleares em amostras sequenciais de punção lombar. A concentração de glicose do LCR pode estar normal; porém, nível reduzido reflete a gravidade da doença. A concentração de proteínas do LCR está moderadamente elevada. A *L. monocytogenes* é isolada do sangue em 40 a 75% dos casos de meningite causada por esse microrganismo. As infecções focais profundas causadas pela *L. monocytogenes*, como endocardite, osteomielite e abscesso hepático, também são clinicamente indistinguíveis de infecções causadas por microrganismos mais comuns. Deve-se suspeitar de infecções cutâneas em pacientes com história de contato com animais, particularmente com produtos da concepção.

TRATAMENTO

A emergência de resistência a múltiplos antibióticos exige a realização rotineira de antibiograma com todos os microrganismos isolados. A terapia recomendada consiste em **ampicilina** (dose de 100 a 200 mg/kg/dia, dividida a cada 6 horas, por via intravenosa [IV]; dose de 200 a 400 mg/kg/dia IV, dividida a cada 6 horas, em caso de meningite), isoladamente ou em associação com um **aminoglicosídio** (dose de 5,0 a 7,5 mg/kg/dia IV, dividida a cada 8 horas). O aminoglicosídio aumenta a atividade bactericida e, em geral, é recomendado nos casos de endocardite ou meningite. A dose de ampicilina para adultos é de 4 a 6 g/dia, dividida a cada 6 horas, juntamente com um aminoglicosídio. A dose de ampicilina é dobrada se houver meningite. É necessário atenção especial à posologia em neonatos, que necessitam de intervalos mais longos entre as doses, em razão da meia-vida mais longa dos antibióticos em seus organismos. A *L. monocytogenes* não é sensível às cefalosporinas, incluindo as de terceira geração. Se esses agentes forem usados no tratamento empírico da sepse neonatal ou da meningite em um recém-nascido, deve-se acrescentar ampicilina, devido à possibilidade de infecção por *L. monocytogenes*. As alternativas para a ampicilina incluem vancomicina, vancomicina com um aminoglicosídio, sulfametoxazol-trimetoprima e eritromicina. A duração da terapia é habitualmente de 2 a 3 semanas, e recomenda-se um tratamento de 3 semanas para pacientes imunocomprometidos ou com meningite. É necessário um ciclo mais longo para endocardite, abscesso cerebral e osteomielite. Não há necessidade de tratamento antibiótico para gastrenterite sem doença invasiva.

PROGNÓSTICO

A listeriose gestacional precoce pode estar associada a aborto ou natimorto, embora se tenha relatado a ocorrência de infecção materna sem acometimento do feto. Não há evidências convincentes de que a *L. monocytogenes* esteja associada a abortos espontâneos repetidos em seres humanos. A taxa de mortalidade é superior a 50% para lactentes prematuros infectados *in utero*, 30% para a sepse neonatal de início precoce, 15% para a meningite neonatal de início tardio e inferior a 10% em crianças de mais idade com início precoce da terapia antimicrobiana adequada. Foi relatada a ocorrência de deficiência intelectual, hidrocefalia e outras sequelas do SNC em sobreviventes da meningite por *Listeria*.

PREVENÇÃO

A listeriose pode ser prevenida por meio de pasteurização e cozimento completo dos alimentos. A irradiação dos produtos à base de carnes também pode ser benéfica. Deve-se evitar o consumo de laticínios não pasteurizados ou inadequadamente processados, particularmente queijos envelhecidos, produtos à base de carne não cozidos ou pré-cozidos que foram armazenados a 4°C por períodos prolongados e vegetais não lavados (Tabela 215.3). É particularmente importante evitar esses produtos durante a gestação e em caso de imunossupressão. Os animais domésticos infectados devem ser evitados, quando possível. A orientação sobre a redução dos riscos destina-se, em particular, a gestantes e pacientes em tratamento de câncer.

A lavagem cuidadosa das mãos é essencial para prevenir a disseminação hospitalar dentro das unidades obstétrica e neonatal.

Tabela 215.3 Prevenção da listeriose transmitida por alimentos.

RECOMENDAÇÕES GERAIS PARA PREVENÇÃO DE INFECÇÃO POR *LISTERIA*

Recomendações da FDA para lavagem e manipulação dos alimentos:
- Lave os alimentos crus, como frutas e verduras, em água corrente antes de consumi-los, cortá-los ou cozinhá-los. Mesmo se o alimento for descascado, ele ainda precisa ser lavado antes
- Escove os alimentos de consistência firme, como melões e pepinos, com uma escova limpa e apropriada para esse uso
- Seque o alimento com pano limpo ou toalha de papel
- Separe as carnes e aves não cozidas dos vegetais, dos alimentos cozidos e dos alimentos prontos para consumo.

Mantenha a cozinha e o ambiente limpos e seguros:
- Lave as mãos, as facas, as bancadas e as tábuas de corte depois de manipular e preparar alimentos não cozidos
- Atente-se ao fato de que a *Listeria monocytogenes* pode se desenvolver em alimentos refrigerados. Utilize um termômetro de cozinha para verificar a temperatura dentro da geladeira. A geladeira deve estar a uma temperatura máxima de 4,5°C, e o congelador, a uma temperatura máxima de −17,8°C
- Limpe imediatamente qualquer alimento ou líquido que tenha derramado na geladeira, sobretudo molhos de cachorro-quente, alimentos processados, carne vermelha e aves cruas
- Limpe as paredes internas e as prateleiras da geladeira com sabão líquido e água quente e, em seguida, enxágue.

Cozinhe completamente aves e carnes vermelhas:
- Cozinhe completamente os alimentos crus de origem animal, como carne de boi, porco ou aves, até uma temperatura interna segura. Para checar as temperaturas recomendadas para carne vermelha e aves, consulte a tabela de temperaturas mínimas para cozimento seguro em http://www.FoodSafety.gov.

Conserve os alimentos de maneira segura:

(continua)

Tabela 215.3 Prevenção da listeriose transmitida por alimentos. *(continuação)*

- Consuma os alimentos pré-cozidos ou para consumo imediato logo que possível. Não conserve o produto na geladeira além de sua data de vencimento; siga as diretrizes do USDA acerca do tempo de conservação em geladeira:
  - Salsichas: conserve embalagens abertas por no máximo 1 semana e embalagens fechadas por no máximo 2 semanas na geladeira
  - Presunto, salame e outros frios: conserve embalagens fechadas por no máximo 2 semanas. Conserve embalagens abertas e fatias por no máximo 3 a 5 dias na geladeira
- Guarde as sobras em potes rasos para promover o seu resfriamento rápido e uniforme. Cubra com tampas herméticas ou envolva em filme de PVC ou papel-alumínio. Consuma as sobras em até 3 a 4 dias.

Escolha alimentos seguros:

- Não consuma leite não pasteurizado nem alimentos que contenham leite não pasteurizado.

RECOMENDAÇÕES PARA GRUPOS DE MAIOR RISCO*

Além das recomendações listadas anteriormente, inclua as seguintes:

Carnes

- Não coma salsichas, carnes processadas, frios ou outros embutidos (p. ex., mortadela), a não ser que sejam reaquecidos até uma temperatura interna de 73,9°C ou até que estejam fumegantes imediatamente antes de servi-los
- Evite colocar o líquido das embalagens de carne em outros alimentos, utensílios e superfícies da cozinha e lave as mãos após manipular carnes cruas, embutidos e frios
- Preste atenção aos rótulos. Não coma carnes refrigeradas diretamente do açougue ou balcão do mercado. Alimentos que não necessitem de refrigeração, como patês e carne enlatada, são de consumo seguro, mas devem ser refrigerados após abertos.

Queijos

- Não coma queijos como feta, queijo branco, *brie*, *camembert* e queijos azuis a não ser que tenham rótulos declarando que foram feitos com leite pasteurizado. Certifique-se de que o rótulo declare: "PRODUZIDO COM LEITE PASTEURIZADO".

Frutos do mar

- Não consuma frutos do mar defumados refrigerados, a não ser que tenham sido cozidos ou sejam enlatados
- Os frutos do mar defumados refrigerados, como salmão, bacalhau e atum, são tipicamente encontrados na seção de produtos refrigerados ou vendidos em mercearias
- O atum, o salmão e outros peixes enlatados ou de longa durabilidade são de consumo seguro.

Siga estes conselhos gerais da FDA quanto à segurança dos melões:

- Os consumidores e as pessoas que preparam alimentos devem lavar as mãos com sabão e água morna durante pelo menos 20 s antes e depois da manipulação de frutas como melão e melancia
- Esfregue a superfície do melão com uma escova limpa e própria para alimentos sob água corrente e seque-o com pano limpo ou toalha de papel antes de cortá-lo. Certifique-se de que a escova seja higienizada depois de cada uso, de modo a evitar a transferência de bactérias entre melões
- Consuma imediatamente o melão cortado ou refrigere-o imediatamente. Mantenha o melão cortado refrigerado a no máximo 4,5°C (de preferência, entre 0 e 1,1°C) por não mais que 7 dias
- Descarte os melões cortados mantidos em temperatura ambiente por mais de 4 h.

*Incluindo gestantes, pacientes imunossuprimidos e idosos. FDA, Food and Drug Administration; USDA, U.S. Department of Agriculture. Adaptada dos Centers for Disease Control and Prevention: *Listeria* (listeriose): prevenção. http://www.cdc.gov/listeria/prevention.html.

Os pacientes imunocomprometidos que recebem profilaxia com sulfametoxazol-trimetoprima estão protegidos das infecções por *Listeria*. Os casos e, em particular, os surtos devem ser imediatamente notificados às autoridades de saúde pública, de modo que possa ser iniciada uma investigação oportuna com o objetivo de interromper a transmissão a partir da fonte contaminada.

A bibliografia está disponível no GEN-io.

Capítulo 216
Actinomyces

Brian T. Fisher

As espécies de *Actinomyces* são bactérias gram-positivas anaeróbias ou microaerofílicas, não formadoras de esporos e imóveis, que possuem estrutura filamentosa e ramificada. A infecção causada por essas bactérias é denominada **actinomicose**, que frequentemente se manifesta como doença granulomatosa supurativa e indolente, com potencial de extensão direta para o tecido adjacente por meio de barreiras anatômicas naturais, com formação de fístulas de drenagem e trajetos fistulosos. Os microrganismos do gênero *Actinomyces* podem fazer parte da flora endógena da orofaringe, do sistema digestório ou do sistema urogenital de seres humanos, de modo que o local de infecção consiste habitualmente em um processo localizado, que acomete a pele ou as regiões cervicofacial, abdominal, pélvica ou torácica. Entretanto, a infecção pode se disseminar para outras áreas, incluindo o sistema nervoso central (SNC).

ETIOLOGIA E EPIDEMIOLOGIA

Foram identificadas aproximadamente 50 espécies de *Actinomyces* por meio do sequenciamento do RNA ribossômico 16S, das quais mais da metade está associada a infecção humana. O *Actinomyces israelii* é a espécie predominante que provoca actinomicose humana. Outras espécies associadas à infecção incluem *Actinomyces odontolyticus*, *A. meyeri*, *A. naeslundii*, *A. gerencseriae* e *A. viscosus*.

Embora a actinomicose ocorra no mundo inteiro, trata-se de uma infecção rara. Em consequência, os dados sobre a epidemiologia da actinomicose limitam-se a relatos e a séries de casos. Com base nesse conhecimento, a infecção parece afetar indivíduos de todas as idades, sem nenhuma predileção por uma etnia particular, estação do ano ou ocupação. A taxa de infecção pode ser mais alta nos homens, possivelmente devido a maior incidência de traumatismo ou higiene dental mais precária. Em uma revisão de 85 casos de actinomicose, 27% foram observados em indivíduos com menos de 20 anos de idade, com 7% entre crianças menores de 10 anos. O paciente mais jovem nessa série tinha 28 dias de vida. Os fatores de risco em crianças incluem traumatismo, cáries dentais, debilitação e diabetes melito inadequadamente controlado. Embora a actinomicose não seja uma infecção oportunista comum, a doença tem sido associada a uso de corticosteroides, leucemia, insuficiência renal, doenças por imunodeficiência congênita e infecção pelo HIV.

PATOGÊNESE

Os três locais mais comuns de infecção por *Actinomyces* são, por ordem de frequência, as regiões cervicofacial, abdominal e pélvica, e pulmonar, embora a infecção possa acometer qualquer órgão do corpo. Normalmente, a actinomicose ocorre após ruptura da barreira cutânea ou mucosa local, como após lesão traumática ou cirurgia. Outras intervenções médicas podem resultar em lesões da barreira mucosa, predispondo à infecção, como é o caso da relação entre o uso de dispositivos intrauterinos e a actinomicose pélvica. Observa-se ocorrência de comprometimento da região torácica após aspiração em pacientes com dentição precária ou procedimento dentário recente, ou após a aspiração de um corpo estranho. Destaca-se que mais de um terço dos pacientes não apresenta nenhum evento antecedente identificável que possa explicar o início da actinomicose.

A característica fundamental da actinomicose é a sua capacidade de disseminação contígua, que não respeita os planos teciduais ou fasciais. Os locais de infecção apresentam infiltrados celulares densos e supuração, formando numerosos abscessos interconectados e trajetos fistulosos. Esses abscessos e trajetos fistulosos podem ser seguidos de formação de cicatrizes, a partir das quais os microrganismos se disseminam escavando ao longo dos planos fasciais, produzindo trajetos fistulosos cicatriciais profundos, que se comunicam entre si.

DIAGNÓSTICO

A presença de **grânulos de enxofre** no exame macroscópico ou microscópico do tecido acometido é altamente sugestiva de diagnóstico de actinomicose. Ao exame macroscópico, os grânulos de enxofre são tipicamente amarelados, o que explica o seu nome, porém podem ser brancos, acinzentados ou castanhos. Microscopicamente, na coloração pela hematoxilina e eosina ou pela prata metenamina de Gomori, esses grânulos aparecem como massa de bastonetes gram-positivos filamentosos e ramificados, circundados pela resposta imune do hospedeiro, incluindo neutrófilos polimorfonucleares, e em material inerte de coloração eosinofílica, frequentemente designado como **fenômeno de Splendore-Hoeppli**. Existe uma espécie não ramificada, *A. meyeri*. A *Nocardia* é indistinguível do *Actinomyces* na coloração pelo método de Gram, porém *Nocardia* cora-se por meio de coloração álcool-ácido-resistente modificada, contrastando com *Actinomyces*.

Embora sejam altamente sugestivos de actinomicose, os grânulos de enxofre não costumam ser observados, de modo que o estabelecimento do diagnóstico exige testes adicionais. Os pacientes com actinomicose sem grânulos de enxofre são normalmente diagnosticados por meio de cultura do microrganismo a partir de amostra de tecido obtida do local acometido. As culturas em ágar de infusão de cérebro-coração, incubadas a 37°C em condições anaeróbicas (95% de nitrogênio e 5% de dióxido de carbono) e em um conjunto separado incubado em condições aeróbicas, revelam os microrganismos nas linhas de semeadura em estrias nas primeiras 24 a 48 horas. As colônias de *A. israelii* aparecem como massas frouxas de filamentos delicados e ramificados, com um crescimento característico semelhante a uma teia de aranha. As colônias de outras espécies, como *A. naeslundii* e *A. viscosus*, podem exibir características de crescimento semelhantes. Infelizmente, mesmo nessas condições, a cultura de *Actinomyces* pode representar um desafio, e o rendimento de diferentes técnicas de cultura pode variar de acordo com a espécie. Além disso, o teste bioquímico convencional para determinação da espécie é complexo e pode levar a uma classificação incorreta dos microrganismos. A evolução dos instrumentos diagnósticos, como análise de sequência do rRNA 16S e a espectrometria de massa por ionização/dessorção a *laser* assistida por matriz (MALDI)-tempo de voo (TOF), melhorou a acurácia da determinação das espécies dos microrganismos cultivados e ressaltou o potencial de detecção direta do *Actinomyces* a partir do tecido afetado, sem a necessidade de terapia.

É importante ressaltar que em muitos casos, se não em todos, a actinomicose tem natureza **polimicrobiana**. Em um estudo de grande porte de mais de 650 casos, a infecção por *Actinomyces* foi identificada em cultura pura em apenas um caso, porém foi habitualmente identificada com outros microrganismos da flora endógena, mais notavelmente membros do **grupo HACEK**, que inclui *Aggregatibacter* (anteriormente *Haemophilus*) *aphrophilus*, *Aggregatibacter* (anteriormente *Actinobacillus*) *actinomycetemcomitans*, *Cardiobacterium hominis*, *Eikenella corrodens* e *Kingella kingae*. O *A. actinomycetemcomitans* é um bacilo gram-negativo fastidioso, que faz parte da flora oral e que foi implicado como patógeno na doença periodontal. Outras espécies de bactérias que com frequência são isoladas concomitantemente na actinomicose humana incluem *Fusobacterium*, *Bacteroides*, *Capnocytophaga* e estreptococos aeróbios e anaeróbios.

A tomografia computadorizada ou a ressonância magnética da região acometida são frequentemente utilizadas na avaliação inicial dos pacientes. Não existe nenhum achado radiológico patognomônico na actinomicose, porém a identificação de um processo que invade os planos teciduais e ignora os limites anatômicos pode ser altamente sugestiva de actinomicose. Além disso, os exames de imagem podem ser úteis para estabelecer a extensão do processo infeccioso, orientar as intervenções diagnósticas e terapêuticas subsequentes e monitorar a resolução da infecção.

MANIFESTAÇÕES CLÍNICAS

Actinomicose cervicofacial

A actinomicose cervicofacial no paciente pediátrico manifesta-se frequentemente como uma massa no pescoço ou na região submandibular, que persiste por várias semanas a meses. Menos da metade dos pacientes apresenta dor associada, e ocorre febre em menos de um terço dos casos. Em uma minoria de pacientes, ocorrem disfagia e fístulas com drenagem (Figura 216.1). Com menos frequência, a actinomicose cervicofacial manifesta-se clinicamente como infecção piogênica aguda, com massa flutuante e hipersensível com trismo, edema de consistência firme e fístulas com drenagem contendo os grânulos de enxofre característicos. O osso não é acometido precocemente na doença, porém pode haver desenvolvimento de periostite, osteomielite mandibular ou abscesso perimandibular. A infecção pode se disseminar por meio dos trajetos fistulosos até os ossos do crânio, possivelmente resultando em meningite. A capacidade do *Actinomyces* de escavar através dos planos teciduais, incluindo o periósteo, constitui uma diferença fundamental entre a actinomicose e a nocardiose. Embora os fatores predisponentes para a actinomicose cervicofacial não estejam bem definidos para crianças, os casos em adultos são frequentemente precedidos de história de traumatismo oral, cirurgia oral, procedimentos odontológicos ou cáries, facilitando a entrada dos microrganismos nos tecidos cervicofaciais.

Actinomicose abdominal e pélvica

De todas as formas de actinomicose, o diagnóstico tardio é mais típico da infecção abdominal e pélvica. A ruptura da mucosa do sistema digestório (p. ex., perfuração gastrintestinal aguda, traumatismo abdominal) é frequentemente considerada como evento desencadeante da actinomicose abdominopélvica de início no adulto. Entretanto, em pacientes pediátricos, a história clínica frequentemente não identifica nenhuma evidência precedente de lesão da barreira mucosa. Em uma série recente de casos pediátricos de actinomicose abdominal e pélvica, foi relatada uma cirurgia abdominal prévia (apendicectomia em todos os casos) em apenas 21% dos pacientes, enquanto foram relatadas cáries dentárias em 11%. Com mais frequência, a criança apresenta

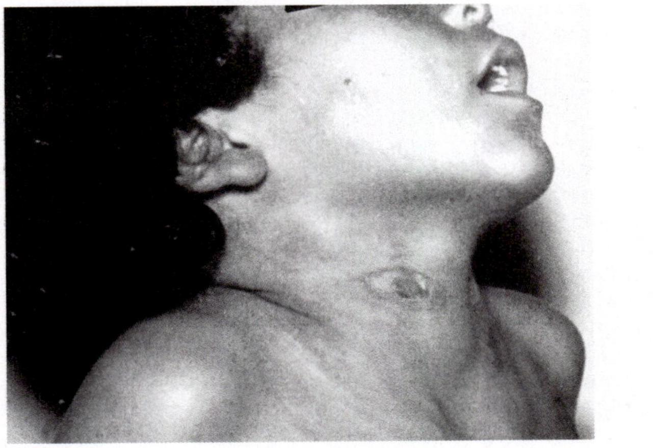

Figura 216.1 Actinomicose cervicofacial e fístula de drenagem em menino de 2 anos de idade com infecção pelo HIV.

dor abdominal com nódulo palpável ou massa no exame do abdome. A dor abdominal é acompanhada de febre em mais da metade dos casos, com perda ponderal em quase um terço dos pacientes. À semelhança de outras formas de actinomicose, a infecção abdominopélvica pode se disseminar pelos planos teciduais por meio de extensão contígua, afetando qualquer tecido ou órgão, incluindo músculos, vísceras abdominopélvicas sólidas e parede do trato intestinal. Provavelmente devido ao estabelecimento tardio do diagnóstico, observa-se a presença de fístula com drenagem em mais de um terço dos casos pediátricos.

Actinomicose torácica

A actinomicose torácica pode se manifestar como infecção endobrônquica, lesão semelhante a tumor, pneumonia difusa ou derrame pleural. Em uma revisão retrospectiva de casos pediátricos relatados de infecção torácica, quase metade apresentou massa na parede torácica. Foram relatados sintomas adicionais, como tosse, febre, dor torácica e perda de peso em menos de 40% dos pacientes. É importante ressaltar que a actinomicose torácica pode ser detectada de modo incidental em radiografias solicitadas para problemas não infecciosos. A variação na apresentação e a natureza indolente da actinomicose torácica frequentemente retardam o estabelecimento do diagnóstico. Quando não tratado, o processo infeccioso pode se disseminar ao longo dos planos teciduais e pode se estender através da parede torácica ou do diafragma, produzindo tipicamente numerosos trajetos fistulosos, que contêm pequenos abscessos e drenagem purulenta. Outras complicações incluem destruição óssea de costelas adjacentes, do esterno e de corpos vertebrais. Em certas ocasiões, observa-se o comprometimento de múltiplos lobos dos pulmões.

Actinomicose cerebral e outras formas de actinomicose

O comprometimento do SNC por *Actinomyces* resulta, com frequência, de disseminação hematogênica para o parênquima cerebral a partir de um local distante; entretanto, também pode resultar de disseminação contígua de uma lesão cervicofacial. No primeiro caso, é frequente a ocorrência de múltiplos abscessos cerebrais. A actinomicose **laríngea** raramente foi relatada em adolescentes de mais idade. A colonização orofaríngea por *Actinomyces* pode estar envolvida no desenvolvimento de hipertrofia tonsilar obstrutiva. As formas graves de **periodontite**, particularmente a periodontite juvenil localizada, estão associadas ao *Actinomyces*, especialmente em crianças e jovens de 10 a 19 anos de idade. O *Actinomyces* tem propensão a infectar valvas cardíacas, um processo que resulta em endocardite de apresentação insidiosa, com febre em menos da metade dos casos.

DIAGNÓSTICO DIFERENCIAL

A actinomicose tem sido descrita como um "grande imitador", com manifestações que simulam apendicite, pseudoapendicite causada por *Yersinia enterocolitica*, amebíase, neoplasia maligna e doença inflamatória intestinal. A actinomicose precisa ser diferenciada de outras infecções inflamatórias crônicas, incluindo tuberculose, nocardiose, infecções bacterianas polimicrobianas e infecções fúngicas.

TRATAMENTO

À semelhança de qualquer infecção, o início imediato dos antibióticos é importante para a sua resolução. O antibiograma de rotina não é normalmente realizado; entretanto, a maioria das espécies de *Actinomyces* é sensível à penicilina G, que é considerada o fármaco de escolha. Como a actinomicose é, com frequência, de natureza polimicrobiana, pode-se justificar o uso de um agente com inibidor da betalactamase, como ampicilina/sulbactam ou amoxicilina-clavulanato, particularmente se for obtida uma resposta precária inicial. Em particular, o *A. actinomycetemcomitans* é um **copatógeno** em pelo menos 30% das infecções actinomicóticas. A incapacidade de reconhecer esse microrganismo e de tratá-lo de modo adequado tem resultado em recidiva clínica e deterioração em pacientes com actinomicose. O *A. actinomycetemcomitans* é sensível à penicilina e ampicilina *in vitro*, porém o antibiograma nem sempre se correlaciona com o resultado clínico. Nesses pacientes, pode ser necessária a transição para uma cefalosporina, ampicilina-sulbactam ou amoxicilina-clavulanato. O tratamento da actinomicose no paciente com alergia à penicilina pode ser um desafio, visto que há uma variação na sensibilidade das espécies de *Actinomyces* a outras classes de antibióticos. Nota-se que, apesar de ser um microrganismo anaeróbio, grande porcentagem de espécies de *Actinomyces* não é sensível ao metronidazol. Recomenda-se uma consulta com especialista em doenças infecciosas para ajudar na orientação da escolha dos antibióticos em pacientes com alergia à penicilina ou naqueles com infecções profundas, como abscessos cerebrais, endocardite ou osteomielite. Há métodos de testes de sensibilidade comercialmente disponíveis, que podem ser utilizados em pacientes com doença grave ou com resposta inadequada ao tratamento inicial.

Não se dispõe de dados definitivos de eficiência comparativa para orientar a via de administração e a duração ideais do tratamento. A maioria dos especialistas recomenda a administração parenteral inicial de antibióticos, com oportunidade de transição para a terapia oral após melhora clínica. A exceção é a ocorrência de endocardite ou doença do SNC, para as quais a administração parenteral deve ser continuada durante toda a duração do tratamento. Para evitar recidiva da infecção, os antibióticos são frequentemente continuados por 3 a 12 meses. A duração final costuma ser determinada pela localização da infecção e pelo acompanhamento dos exames clínicos e de imagem. Ciclos de antibioticoterapia de menos de 3 meses têm sido utilizados em casos de doença local com ressecção cirúrgica bem-sucedida.

Tradicionalmente, a intervenção cirúrgica adjuvante era considerada necessária para um bom resultado. Entretanto, em algumas séries de casos, um subgrupo de pacientes respondeu de modo satisfatório ao tratamento apenas clínico. Quando há abscessos e/ou trajetos fistulosos significativos, a abordagem cirúrgica para obter controle da fonte e, se possível, proceder à ressecção completa do tecido afetado pode acelerar a melhora clínica. Entretanto, a morbidade do procedimento cirúrgico precisa ser ponderada contra os benefícios potenciais para cada paciente.

PROGNÓSTICO

O prognóstico é excelente quando há estabelecimento precoce do diagnóstico, início imediato da antibioticoterapia e, se necessário, desbridamento cirúrgico adequado. A actinomicose ocorre frequentemente em crianças sem estado de imunodeficiência subjacente conhecida. Entretanto, a actinomicose disseminada ou recalcitrante deve levantar a suspeita de imunodeficiência.

A bibliografia está disponível no GEN-io.

Capítulo 217
Nocardia
Brian T. Fisher

Foram identificadas diversas espécies de *Nocardia* como fonte de doença tanto localizada quanto disseminada em crianças e adultos. Esses microrganismos são patógenos principalmente oportunistas, que infectam indivíduos imunocomprometidos. A infecção causada por essas bactérias é denominada **nocardiose** e consiste em infecções supurativas agudas, subagudas ou crônicas, com tendência a remissões e exacerbações.

ETIOLOGIA

As espécies de *Nocardia* são aeróbios obrigatórios, que se desenvolvem em uma variedade de meios de cultura, incluindo ágar-sangue, ágar infusão de cérebro-coração e meio de Lowenstein-Jensen. As colônias podem aparecer nas primeiras 48 horas, porém normalmente o crescimento de *Nocardia* é mais lento que o de outras bactérias e pode levar 1 a 2 semanas. O crescimento aparece como colônias céreas, pregueadas ou empilhadas nas bordas, e o crescimento é mais favorecido em condições que incluem uma temperatura de 37°C com 10% de dióxido de carbono. Entretanto, muitos isolados de *Nocardia* são termofílicos e crescem em temperaturas de até 50°C. Ao exame microscópico, as espécies de *Nocardia* são bactérias fracamente gram-positivas, filamentosas e em forma de bastonetes. No caso de alguns isolados, podem-se observar áreas alternadas de coloração gram-positiva e gram-negativa, conferindo uma aparência em esferas, que é frequentemente descrita para *Nocardia*. Esses microrganismos também são fracamente álcool-acidorresistentes, e a técnica de coloração álcool-acidorresistente de Kinyoun modificada pode ser útil para identificar microrganismos em amostras clínicas, como biopsia de tecido ou lavado broncoalveolar (LBA).

Foram identificadas aproximadamente 100 espécies do gênero *Nocardia*, das quais cerca de 20 foram associadas a infecções humanas. A distribuição das espécies de *Nocardia* que causam doença varia entre os estudos observacionais, em parte devido à variação na classificação taxonômica com o passar do tempo. Atualmente, as espécies predominantes que causam doença são *Nocardia farcinica*, *N. cyriacigeorgica*, *N. abscessus* e *N. nova*. A identificação da espécie pode ter importância crucial para a obtenção de resultados clínicos ótimos, devido à variabilidade nas estratégias de virulência e perfis de resistência a antibióticos (ver "Tratamento", mais adiante). As abordagens tradicionais para o estabelecimento da espécie exigem processamento bioquímico, que pode ser trabalhoso e ineficiente. Técnicas como a reação em cadeia da polimerase (PCR) do rDNA 16S ou a espectrometria de massa por ionização/dessorção a *laser* assistida por matriz (MALDI)-tempo de voo (TOF) podem ser mais eficientes para a identificação das espécies de *Nocardia*. Entre essas técnicas, a tecnologia MALDI-TOF provavelmente irá se tornar mais disponível nos laboratórios de microbiologia clínica no futuro próximo.

EPIDEMIOLOGIA

Outrora considerada como uma doença humana rara, a nocardiose está sendo reconhecida com mais frequência e tem sido diagnosticada em indivíduos de todas as idades. Os pacientes pediátricos com comprometimento da imunidade celular correm risco particular, incluindo crianças que recebem terapia imunossupressora após transplante de órgãos sólidos ou de células-tronco, quimioterapia para neoplasia maligna, terapia prolongada com corticosteroides, crianças com infecção pelo HIV inadequadamente controlada ou aquelas que apresentam imunodeficiência primária, particularmente **doença granulomatosa crônica** (ver Capítulo 156). Destaca-se que a nocardiose tem sido descrita em pacientes sem defeito imune identificado, embora, nesses cenários clínicos, sejam frequentes outros fatores predisponentes, como bronquiectasia.

Foram realizados múltiplos estudos retrospectivos recentes na Austrália, na França e na Espanha para definir melhor a epidemiologia da nocardiose em crianças e adultos. A incidência da nocardiose foi estimada em 6 casos por 100.000 internações. Essa taxa é muito mais alta em hospedeiros suscetíveis, como receptores de transplantes de órgãos sólidos, nos quais a taxa alcança até 20 por 1.000 transplantes.

PATOGÊNESE

Os microrganismos do gênero *Nocardia* são saprófitas ambientais, que são onipresentes no solo e na matéria vegetal em decomposição. Essas bactérias foram isoladas do solo no mundo inteiro. A infecção, que não é transmitida de um ser humano para outro, ocorre normalmente pela inalação dos microrganismos, presumivelmente a partir de poeira aerossolizada. A infecção também pode ser adquirida por inoculação cutânea direta, como após picadas de artrópodes e mordidas de gatos. Cerca de 70 a 80% das infecções causadas por *Nocardia* originam-se no parênquima pulmonar, enquanto 10 a 25% consistem em doença cutânea primária.

A *Nocardia* pode disseminar-se do sítio de infecção primária para qualquer órgão ou qualquer local musculoesquelético. A disseminação depois da infecção pulmonar primária é comum, ocorrendo em 15 a 50% dos pacientes; os que apresentam condição de imunocomprometimento subjacente têm mais tendência a apresentar doença disseminada. O sistema nervoso central (SNC) constitui o local de infecção secundária mais preocupante e mais comum, complicando até 25% dos casos de doença pulmonar. Embora seja rara, foi descrita a ocorrência de doença isolada do SNC. Embora os casos sejam, em sua maioria, resultado de exposição ambiental, a descrição de infecções de ferida esternal por *N. farcinica* entre pacientes submetidos a cirurgia cardíaca a céu aberto ressalta a possibilidade de uma fonte hospitalar.

MANIFESTAÇÕES CLÍNICAS E RADIOLÓGICAS

A apresentação clínica pode ser inespecífica, com ocorrência de febre em aproximadamente 60% dos pacientes, tosse em 30% e dispneia em 25%. Os sinais e sintomas extrapulmonares podem corresponder ao local de infecção. Em particular, foi relatada a ocorrência de déficit neurológico em até 25% de todos os casos e em mais da metade dos pacientes com comprometimento do SNC. As queixas neurológicas podem incluir cefaleia, confusão ou alteração do estado mental, fraqueza e comprometimento da fala. A nocardiose renal pode causar disúria, hematúria ou piúria, e o comprometimento gastrintestinal pode estar associado a náuseas, vômito, diarreia, distensão abdominal ou melena. A infecção da pele manifesta-se na forma de **nocardiose esporotricoide** ou úlceras superficiais (Figura 217.1). O **micetoma** é uma infecção progressiva crônica, que se desenvolve vários dias a meses após a inoculação, sendo habitualmente de localização distal nos membros.

Tendo em vista os sinais e sintomas inespecíficos da nocardiose (com exceção das lesões cutâneas), é frequentemente necessário realizar exame radiográfico para definir a localização e a extensão da doença. A infecção pulmonar pode aparecer na forma de consolidação, consistente com pneumonia bacteriana típica ou até mesmo como pneumonia necrosante, com ou sem derrame pleural. Foram também descritos nódulos solitários ou múltiplos e lesões cavitárias. As lesões cavitárias são mais comuns em pacientes com condição de imunocomprometimento subjacente. A doença do SNC pode se manifestar na forma de meningite ou lesões focais. A meningite manifesta-se na forma de pleocitose com predomínio de neutrófilos ou linfócitos, nível elevado de proteínas do líquido cefalorraquidiano e hipoglicorraquia. Para as lesões focais, a tomografia computadorizada (TC) ou a ressonância magnética (RM) do cérebro frequentemente revela lesões em realce com único ou múltiplos anéis. À semelhança do cérebro, quando outros órgãos ou tecidos moles são acometidos, a TC ou a RM também revelam normalmente lesões com realce em anel solitário ou múltiplo, sugerindo um ou vários abscessos.

DIAGNÓSTICO

É necessário obter evidências microbiológicas para confirmar o diagnóstico de nocardiose. O diagnóstico é estabelecido por hemocultura de rotina em aproximadamente 25% dos pacientes com nocardiose. Nos demais pacientes, é necessário realizar um procedimento invasivo, como broncoscopia, biopsia tecidual ou aspiração do abscesso para a obtenção de amostras para exame diagnóstico. A coloração histopatológica desse material pode revelar bactérias filamentosas fracamente gram-positivas ou álcool-acidorresistentes modificadas e em padrão

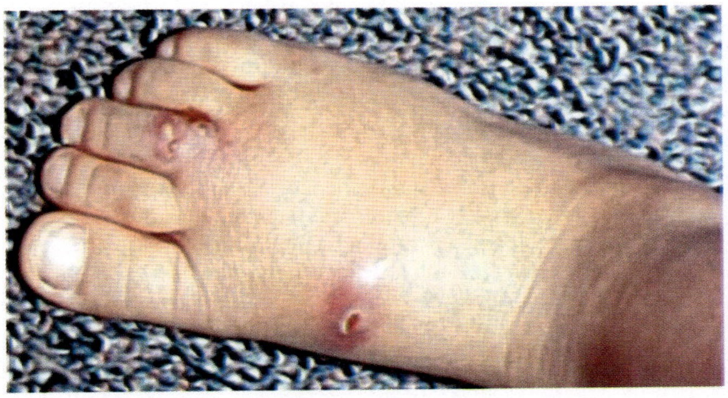

Figura 217.1 Múltiplas pústulas no dorso do pé direito, causadas por *Nocardia brasiliensis*, em menina de 2 anos de idade. (Cortesia do Dr. Jaime E. Fergie.)

de esferas. O exame histopatológico também pode revelar bactérias delicadamente ramificadas, que tendem a sofrer fragmentação. A determinação da espécie de *Nocardia* está se baseando cada vez mais nas tecnologias de PCR do rDNA 16S ou MALDI-TOF. Como as espécies de *Nocardia* podem colonizar as vias respiratórias, uma cultura de amostra de escarro ou de LBA na qual se desenvolve uma espécie de *Nocardia* não é por si só confirmatória de nocardiose. Entretanto, um teste microbiológico positivo para uma espécie de *Nocardia* a partir de uma dessas amostras, associado aos achados clínicos e radiográficos, sustenta fortemente o diagnóstico de nocardiose.

Uma vez estabelecido o diagnóstico de nocardiose, deve-se considerar a avaliação de doença disseminada, mesmo se não houver sinais ou sintomas, particularmente no hospedeiro imunocomprometido. Embora os dados sejam limitados, a maioria dos especialistas concorda que seja necessário, no mínimo, obter uma RM do cérebro no hospedeiro imunocomprometido com nocardiose.

TRATAMENTO

A escolha, a dose e a duração do tratamento antimicrobiano dependem do local e da extensão da infecção, do estado imunológico do paciente, da resposta clínica inicial e da espécie e antibiograma da *Nocardia* isolada. Existem várias opções terapêuticas para o tratamento da nocardiose; entretanto, não foram conduzidos estudos comparativos de efetividade para estabelecer o esquema terapêutico ideal. O **sulfametoxazol-trimetoprima** (SMX-TMP) é a formulação recomendada de sulfonamida, embora a sulfadiazina e o sulfisoxazol tenham sido utilizados. O reconhecimento crescente de resistência ao SMX-TMP entre espécies de *Nocardia* ressalta a importância de identificar a espécie de *Nocardia* isolada e efetuar um antibiograma em um laboratório de microbiologia certificado. As taxas de resistência ao SMX-TMP variam de 3 a 10%, com taxas mais altas para espécies específicas. Em particular, alguns estudos identificaram taxas de resistência que se aproximam de 20% para as espécies comumente identificadas, *N. cyriacigeorgica* e *N. farcinica*. É interessante assinalar que a administração de SMX-TMP como profilaxia contra a pneumonia por *Pneumocystis jirovecii* nem sempre é protetora contra a nocardiose, de modo que os médicos não devem descartar a possibilidade desse diagnóstico no diagnóstico diferencial em pacientes que recebem profilaxia com SMX-TMP.

Outros agentes antibacterianos com atividade *in vitro* contra *Nocardia* spp. incluem: amicacina, amoxicilina-clavulanato, ceftriaxona, ciprofloxacino, claritromicina, imipeném, linezolida e minociclina. Estudos de grande porte sobre a resistência *in vitro* de isolados clínicos sugerem que a **linezolida** está associada ao menor grau de resistência entre todas as espécies. Por conseguinte, enquanto se aguardam os resultados do antibiograma em pacientes com *Nocardia* isolada de amostra clínica, pode ser razoável administrar empiricamente linezolida. As decisões terapêuticas subsequentes devem ser guiadas pelos resultados finais do antibiograma, bem como pelo local de infecção e pela farmacocinética dos agentes disponíveis. Não se sabe ao certo se a administração parenteral é superior a formulações enterais. Entretanto, a maioria dos especialistas apoia o uso da terapia parenteral para a doença mais grave, incluindo endocardite ou doença do SNC.

Modelos de animais *in vitro* e *in vivo* sugeriram o benefício de esquemas de combinação para o tratamento da nocardiose. Não existem dados clínicos que confirmem a necessidade de terapia de combinação; entretanto, com base nos dados pré-clínicos, sustenta-se o uso da terapia de combinação na doença disseminada e em crianças com condição de imunocomprometimento subjacente. Foi sugerida uma variedade de terapias de combinação em relatos de casos, como amicacina mais ceftriaxona ou amicacina mais imipeném. Como os dados sobre a terapia de combinação são limitados, a escolha dos antibióticos deve ser basicamente guiada pelo antibiograma da *Nocardia* isolada.

A **drenagem cirúrgica** dos abscessos pode ser útil para acelerar a resolução da nocardiose. Entretanto, nenhum dado comparativo documentou alguma melhora nos resultados globais com a intervenção cirúrgica adjuvante, e foi relatada a obtenção de sucesso com tratamento clínico apenas na resolução de abscessos de localização profunda, mesmo no SNC. Por conseguinte, a decisão quanto a uma intervenção cirúrgica precisa ser ponderada com as consequências potenciais de um procedimento cirúrgico para drenagem de um abscesso.

A duração necessária do tratamento para a nocardiose varia de acordo com a apresentação clínica e o estado do paciente. Em geral, a infecção cutânea superficial necessita de pelo menos 6 a 12 semanas; a nocardiose p ulmonar ou sistêmica é tratada durante 6 a 12 meses; e a infecção do SNC, durante pelo menos 12 meses. Esses intervalos só devem ser considerados como guia para a duração esperada do tratamento. A duração efetiva deve ser determinada pela resolução clínica e radiológica da doença.

PROGNÓSTICO

Historicamente, a nocardiose tem sido associada a uma taxa de mortalidade significativa. Felizmente, relatos mais recentes documentaram melhora na taxa de cura completa de aproximadamente 80%. Previsivelmente, as taxas de mortalidade atribuível variam de acordo com a entidade patológica. Não existe nenhuma mortalidade atribuível associada à doença cutânea, porém uma taxa de 10 a 20% tem sido observada na doença disseminada e visceral. A doença do SNC apresenta as maiores taxas de mortalidade atribuível, alcançando 25%. De modo significativo, grande parte dos dados sobre taxas de mortalidade é fornecida por coortes predominantemente de adultos, e, por conseguinte, pode haver menos resultados fatais em crianças. Entretanto, o diagnóstico e a intervenção precoces são importantes para reduzir tanto a morbidade quanto a mortalidade da nocardiose, particularmente em pacientes imunocomprometidos com risco aumentado de doença disseminada.

A bibliografia está disponível em no GEN-io.

Seção 5
Infecções Bacterianas Gram-Negativas

Capítulo 218
Neisseria meningitidis (Meningococos)

Andrew J. Pollard e Manish Sadarangani

A *Neisseria meningitidis* (o meningococo) é uma comensal da nasofaringe humana em cerca de 10% da população, raramente entrando na corrente sanguínea para causar uma doença invasiva devastadora, como a meningite e a septicemia meningocócica (meningococcemia). Apesar de ser uma doença endêmica rara na maioria dos países, a epidemiologia da doença meningocócica varia amplamente com o tempo e em diferentes regiões geográficas, ocorrendo padrões hiperendêmico e epidêmico. O início da doença em indivíduos suscetíveis é muito rápido, em horas, e a taxa de mortalidade é alta, sobretudo naqueles que se apresentam com choque séptico, a despeito do acesso à terapia intensiva moderna. Sabe-se que a suscetibilidade individual envolve uma relação complexa entre fatores individuais, do hospedeiro e bacterianos; e a prevenção da doença por meio da modificação de hábitos (p. ex., evitar a fumaça do cigarro) e da vacinação[1] oferecem a melhor perspectiva de controle.

ETIOLOGIA

A *N. meningitidis* é um diplococo aeróbio gram-negativo, fastidioso, encapsulado e oxidase positivo. Diferenças na química da cápsula de polissacarídeo permitem a definição de 12 (antes eram 13) grupos capsulares diferentes, dos quais 6 – designados como A, B, C, W (anteriormente chamado de W135), X e Y – são responsáveis por quase todos os casos de doença. As cepas meningocócicas podem ser subclassificadas com base na variação antigênica em duas proteínas encontradas na membrana externa, **PorB** (sorotipo) e **PorA** (sorosubtipo), e **lipopolissacarídeo** (imunotipo), usando sorologia. A tipagem sorológica está sendo substituída por métodos de tipagem molecular, que detectam genes por seleção imunológica para fornecer **a tipagem de sequência antigênica** (baseada em variações de aminoácidos em diversas proteínas de superfície, incluindo PorA e FetA). O sequenciamento dos genes antigênicos (p. ex., *PorA, fHbp, NadA, NHBA*) é uma forma importante de monitoramento da pressão nas populações de meningococos incluídos nas vacinas proteicas. Como os meningococos prontamente trocam seu material genético, a tipagem baseada em poucos antígenos não fornece um quadro preciso da relação entre as cepas, um objetivo importante do monitoramento epidemiológico. A **tipagem de sequência de multilócus**, que faz a tipagem dos meningococos usando a variação em sete genes domésticos, é usada amplamente para mapear a distribuição de suas linhagens genéticas (http://pubmlst.org/neisseria/), fornecendo um quadro mais claro da relação genética e epidemiológica das cepas. Para fornecer ainda uma melhor definição da variação genética, em alguns países, incluindo o Reino Unido, o **sequenciamento de todo o genoma** está sendo usado para fazer a tipagem dos meningococos, e parece que substituirá o sequenciamento de múltiplos *locus* e de antígenos, conforme os custos continuem a cair. A aplicação das abordagens moleculares à epidemiologia demonstrou que (1) a doença meningocócica endêmica é causada por cepas geneticamente heterogêneas, apesar de apenas um pequeno número de linhagens genéticas estarem associadas à maioria das doenças invasivas e (2) os surtos em geral são clonais, causados por uma única cepa.

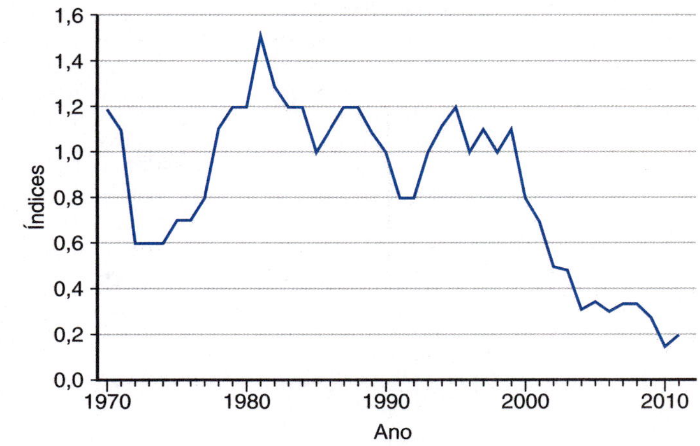

Fonte: CDC, Unpublished data, National Notifiable Diseases Surveillance system (NNDSS) for 1970-1996 and Active Bacterial Core surveillance (ABCs) system for 1997-2001.

* Por 100 mil habitantes.

† Casos do ABCs de 1997–2011 estimados na população dos EUA. Em 2010, os casos estimados do ABCs foram menores do que os casos relatados pelo NNDSS e podem não ser representativos.

Figura 218.1 Índice de doença meningocócica, por ano – EUA, 1970-2011. (*De Cohn AC, MacNeil JR, Clark TA et al. Centers for Disease Control and Prevention: Prevention and control of meningoccocal disease: recommendations of the Advisory Committee on Immunization Practices.* MMWR Recomm Rep. *2013; 62(RR-2):1-28.)*

EPIDEMIOLOGIA

Os meningococos são transmitidos por contato próximo por meio de gotículas de aerossol ou exposição às secreções respiratórias, como o beijo. O organismo não sobrevive no meio ambiente por períodos longos. O aumento da taxa de colonização da mucosa e o aumento do risco da doença são associados com atividades que aumentam as chances de exposição a uma nova cepa ou aumentam a proximidade a um carreador, facilitando, assim, a transmissão – incluindo o beijo, frequentar bares e clubes, homens que fazem sexo com homens, libação alcoólica e viver em dormitório de universidades. Fatores que danificam a mucosa nasofaríngea, como o fumo e a infecção respiratória viral (principalmente Influenza), estão associados a um aumento na taxa de carreador e de doença, talvez estimulando o aumento da regulação das moléculas de adesão do hospedeiro, que são receptores para os meningococos. O estado de portador é incomum na infância, atingindo um pico na adolescência e no início da vida adulta.

A doença meningocócica é um problema global, mas as taxas de doença variam por um fator de 10 a 100 vezes no tempo em diferentes regiões geográficas ou na mesma região em momentos diferentes. A maioria dos casos de doença meningocócica é esporádica, mas pequenos surtos (geralmente em escolas ou universidades, representando menos de 3% dos casos nos EUA), doença **hiperendêmica** (taxas aumentadas da doença que persistem durante uma década ou mais, resultante de um único clone) e doença epidêmica representam padrões reconhecidos. No entanto, na última década, as taxas de doença meningocócica apresentaram um declínio na maior parte dos países industrializados, em parte devido à introdução de programas de vacinação, e possivelmente auxiliada pela legislação generalizada contra o fumo nos locais públicos. O surgimento de linhagens hiperinvasivas e seu eventual declínio a partir do desenvolvimento da imunidade natural são reconhecidos como um importante fator de alteração nas taxas de doenças ao longo do tempo. Nos EUA, o índice da doença era de 1,1 caso por 100 mil habitantes em 1999, mas caiu para 0,1 caso por 100 mil habitantes em 2014 (Figura 218.1). Em contraste, a taxa da doença na Irlanda em 1999 era superior a 12 por 100 mil habitantes, e os índices de mil por 100 mil habitantes foram descritos durante epidemias na África Subsaariana. Reconheceu-se a doença causada por clones hiperendêmicos dominantes na última década em Oregon, EUA, Quebec, Canadá, Normandia, França e Nova Zelândia. Dados laboratoriais subnotificam a doença meningocócica porque até 50% dos casos não são confirmados pela cultura, particularmente quando antibióticos pré-hospitalares são recomendados para casos suspeitos. No Reino Unido, métodos de reação em cadeia da polimerase (PCR) são usados rotineiramente para o diagnóstico de casos suspeitos, dobrando o número de casos confirmados.

A maior taxa de doença meningocócica ocorre em lactentes com menos de 1 ano de idade, provavelmente resultante da *inexperiência imunológica* (anticorpos que reconheçam os antígenos meningocócicos são adquiridos de forma natural durante a infância mais tardia), imaturidade das vias do complemento alternativa e da lecitina e, talvez, da resposta ineficiente dos lactentes aos polissacarídeos bacterianos. Na ausência de vacinação, a incidência cai durante a infância, com exceção de um pico entre os adolescentes e adultos jovens, que pode estar relacionado com o aumento na oportunidade de exposição devido às atividades sociais.

Nos EUA, a maioria dos casos no primeiro ano de vida é causada por cepas do **grupo B**. Após 1 ano de idade, 85% dos casos da doença estão igualmente distribuídos entre cepas dos grupos B e C, sendo o restante causado por cepas do **grupo Y**. Na maioria dos outros países industrializados, as cepas capsulares do grupo B predominam em todas as idades, em parte devido à introdução da vacina conjugada meningocócica do **grupo C** capsular de rotina entre lactentes e/ou crianças pequenas. Por motivos não compreendidos, a doença em crianças causada por cepas do grupo Y era incomum nos EUA antes da década de 1990 e então começou a aumentar. As taxas de doenças causadas por esse grupo capsular também aumentaram em vários outros países, mas estão diminuindo nos EUA. A doença causada por cepas capsulares do **grupo W** aumentou no Reino Unido como resultado de um clone hiperinvasivo, que parece ter se originado na América Latina.

Ocorreram grandes surtos de doença meningocócica do **grupo A** capsular durante e imediatamente após a Primeira e Segunda Guerras Mundiais na Europa e nos EUA, mas desde os anos 1990 quase todos os casos causados pelo grupo A ocorreram no leste europeu, Rússia e países em desenvolvimento. A maior incidência da doença causada pelo grupo A ocorreu em uma faixa na região subsaariana da África, o "*cinturão da meningite*", com uma taxa endêmica anual de 10 a 25 por 100 mil habitantes. Por mais de um século, essa região teve grandes epidemias com o grupo A a cada 7 a 10 anos, com taxas anuais de até mil por 100 mil habitantes. O início de casos na região subsaariana em geral ocorre durante a seca, possivelmente relacionado ao ressecamento e dano da mucosa nasofaríngea, diminuindo na estação chuvosa, e podendo reemergir na estação seguinte. Hoje em dia, as taxas de doença meningocócica do grupo A estão caindo nessa região devido à implementação da vacinação em massa contra cepas contendo o polissacarídeo A. No entanto, a doença epidêmica e endêmica nessa região também é causada pelos grupos C, W e X. Essas cepas do grupo A e do **grupo X** são causas raras de doença em outras áreas do mundo, apesar de as cepas A e W terem sido relacionadas com surtos em peregrinos que retornam do Haje.

PATOGÊNESE E FISIOPATOLOGIA

A colonização da nasofaringe pela *N. meningitidis* é o primeiro passo para ser o carreador ou para a doença invasiva. A doença geralmente ocorre de 1 a 14 dias após adquirir o patógeno. O contato inicial dos meningococos com as células epiteliais do hospedeiro é mediado pelos pili, que podem interagir com a molécula CD46 ou uma integrina do hospedeiro. A adesão é mediada por Opa e Opc, que se ligam respectivamente aos receptores da molécula de adesão de antígenos carcinoembrionários (CEA) e integrinas. A subsequente internalização dos meningococos pelas células epiteliais é seguida pela transcitose por meio dos tecidos basolaterais e da disseminação para o sangue. A protease imunoglobulina A_1 secretada pela bactéria invasiva degrada a Ig A secretora na superfície da mucosa, contornando essa primeira linha de defesa do hospedeiro.

Uma vez na corrente sanguínea, os meningococos se multiplicam rapidamente a altos níveis, causando septicemia (**meningococcemia**). Pacientes com uma maior carga de bactérias apresentam uma deterioração clínica mais rápida e uma hospitalização mais longa, assim como um risco maior de morte e sequela permanente. Resistência à lise mediada pelo complemento e fagocitose é mediada, principalmente, pela cápsula polissacarídica e pelo **lipopolissacarídeo (LPS)**. Vesículas da membrana externa liberadas da superfície do microrganismo contêm LPS, proteínas da membrana externa, proteínas periplasmáticas e fosfolipídio, desempenhando um papel importante na cascata inflamatória que leva à doença grave.

A maior parte do dano tissular é causada pelos mecanismos imunológicos do hospedeiro ativados pelos componentes meningocócicos, especialmente o LPS. Durante a doença invasiva, o LPS é ligado a proteínas plasmáticas circulantes, conhecidas como proteínas ligantes de LPS. O complexo receptor do hospedeiro para o LPS consiste no receptor *toll-like* (TLR)-4, no CD14 e na proteína de diferenciação mieloide 2. A ligação do LPS ao TLR, que é suprarregulada nos leucócitos circulantes durante a septicemia, resulta na ativação de diferentes tipos de células. Isso resulta em uma reação inflamatória intensa devido à secreção de citocinas pró-inflamatórias, como o fator de necrose tumoral (TNF)-α, interleucina (IL)-1β, IL-6, IL-8 e fator estimulante de colônia de granulócitos-macrófagos, cujos níveis apresentam uma correlação com os níveis plasmáticos de LPS. As principais citocinas inflamatórias – IL-1Rα, IL-1, IL-4 e IL-12 – e o fator de transformação do crescimento-β estão presentes em níveis muito baixos. Observaram-se níveis altos e baixos de IL-10 e interferona-γ.

Os eventos patológicos que ocorrem durante a septicemia meningocócica estão relacionados principalmente à lesão microvascular. Isso leva ao aumento da permeabilidade vascular e à síndrome de extravasamento capilar, vasoconstrição e vasodilatação patológicas; à coagulação intravascular disseminada (CID); e à disfunção miocárdica acentuada. O aumento da permeabilidade vascular leva à perda acentuada de fluidos e hipovolemia grave. A **síndrome de extravasamento capilar**, com ou sem reanimação hídrica agressiva (que é essencial em casos graves), leva ao edema pulmonar e insuficiência respiratória. A vasoconstrição inicial é um mecanismo compensatório em resposta à hipovolemia, resultando nas características clínicas de palidez e extremidades frias. Após a reanimação, alguns pacientes podem ter um "**choque quente**", que é uma vasodilatação intensa com pulsos fortes e extremidades quentes a despeito da hipotensão persistente e acidose metabólica. Quase todos os mecanismos antitrombóticos parecem estar alterados durante a septicemia meningocócica, levando a um estado pró-coagulante e CID. Todos esses fatores contribuem para deprimir a função miocárdica, mas também existe um efeito negativo direto das citocinas na contratilidade miocárdica, que se imagina ser mediado por IL-6. Hipoxia, acidose, hipoglicemia, hipopotassemia, hipocalcemia e hipofosfatemia são comuns nos episódios graves, deprimindo ainda mais a função cardíaca. Alguns pacientes não respondem aos efeitos inotrópicos positivos das catecolaminas, requerendo níveis elevados de suporte inotrópico durante o tratamento intensivo. Esses processos resultam em deficiência do fluxo sanguíneo microvascular pelo corpo, levando à **falência múltipla dos órgãos**, que é responsável pela grande parte da mortalidade.

Após a invasão da circulação, os meningococos também podem atravessar a barreira hematencefálica, entrando no líquido cefalorraquidiano (LCR), facilitado pelos pili e, possivelmente, pela Opc. Uma vez no LCR, as bactérias continuam a se proliferar e o LPS e outros produtos da membrana externa estimulam uma cascata inflamatória semelhante à observada no sangue. Isso leva à suprarregulação de moléculas de adesão específicas e recrutamento de leucócitos para o LCR. O dano ao SNC ocorre diretamente pela inflamação meníngea e indiretamente pelo colapso circulatório, causando uma taxa elevada de sequelas nos pacientes afetados. A morte pode ocorrer em decorrência de edema cerebral que leva ao **aumento da pressão intracraniana (PIC)** e à herniação cerebral ou cerebelar.

Imunidade

Existe uma relação inversa entre a incidência da doença e a prevalência de **anticorpo bactericida sérico** dependente do complemento (SBA). O nível de SBA é maior ao nascimento e nos adultos e menor nas crianças com idade entre 6 meses e 2 anos, quando ocorre a maior incidência da doença. Tais anticorpos são obtidos naturalmente pelo carreamento assintomático de Neisseria patogênica e não patogênica, como a Neisseria lactâmica e outras bactérias gram-negativas antigenicamente relacionadas. Uma relação semelhante foi descrita para os grupos capsulares A, B e C. Os estudos de vacinas confirmam esses achados anteriores. Para a vacina conjugada do grupo C, capsular um título de SBA de 1:8 ou mais apresentou uma forte correlação com a eficácia da vacina. Para a doença do grupo capsular B, os dados não são conclusivos, mas as proporções de receptores da vacina do grupo capsular B que apresentaram um aumento de quatro vezes ou mais nos títulos de SBA após a vacinação ou títulos de SBA de 1:4 ou mais se correlacionaram com a eficácia clínica nos estudos de vacinas de vesículas da membrana externa. Esses pontos de corte são, portanto, usados atualmente para a aprovação de novas vacinas meningocócicas. A forte associação entre risco de doença e variação genética no fator H do complemento humano apoia ainda mais a importância da proteção mediada pelo complemento contra a doença.

Existem evidências de que outros mecanismos, além dos anticorpos bactericidas dependentes de complemento, podem ser importantes na proteção contra a doença meningocócica. A doença em indivíduos com deficiência do complemento apresenta uma distribuição etária diferente, com características clínicas menos graves e frequentemente envolvendo grupos capsulares incomuns. Em particular, a deficiência do complemento não parece ter uma relação forte com um aumento do risco de doença para o sorogrupo B. Marcadores substitutos alternativos de proteção incluem o ensaio opsonofagocítico e a avidez de anticorpos, mas, diferentemente do que ocorreu com o SBA, não existem estudos que tenham associado resultados desses exames laboratoriais com a eficácia da vacina ou mesmo a proteção da população.

Fatores do hospedeiro

A suscetibilidade do hospedeiro apresenta uma forte correlação com a idade, conforme descrito anteriormente, indicando que a responsividade imunológica e/ou a imaturidade da infância deve ser um determinante crucial do risco. O **complemento** é um fator importante na proteção contra a doença meningocócica. Indivíduos com deficiência hereditária da properdina, fator D ou componentes terminais do complemento apresentam um risco até mil vezes maior para o desenvolvimento de doença meningocócica do que as pessoas com níveis normais de complemento. O risco da doença também está aumentado nos pacientes com deficiência adquirida do complemento associada a doenças como a síndrome nefrótica, lúpus eritematoso sistêmico (LES) e insuficiência hepática e em pacientes tratados com eculizumab, um anticorpo monoclonal contra a proteína C5 do complemento.

Entre aqueles com deficiência do complemento, a doença meningocócica é mais prevalente durante a infância tardia e a adolescência quando as taxas de carreadores são maiores do que nas crianças com menos de 10 anos; as infecções meningocócicas nesses pacientes podem ser recorrentes. Embora essa doença possa ser, ocasionalmente, catastrófica em pacientes com deficiência dos componentes tardios do complemento, em geral os casos são mais descritos como menos graves do que nas pessoas com níveis normais de complemento (exceto a deficiência de properdina), talvez refletindo o fato de que esses casos são frequentemente causados por grupos capsulares incomuns. Em um estudo, um terço dos indivíduos com doença meningocócica causada pelos grupos capsulares X, Y e W tinha deficiência do complemento. Apesar de proteger contra a infecção inicial, uma vez que a invasão bacteriana tenha ocorrido, a ativação extensa do complemento e a bacteriólise podem contribuir para a patogênese da doença grave.

A razão de risco de irmãos para a doença meningocócica é semelhante à de outras doenças em que a suscetibilidade demonstra herança poligênica, e existem vários fatores genéticos do hospedeiro identificados que afetam a suscetibilidade ou a gravidade da doença meningocócica. As moléculas envolvidas incluem proteínas das superfícies epiteliais, a cascata do complemento, receptores de reconhecimento de padrões, fatores da coagulação ou mediadores inflamatórios. Deficiências nas vias do complemento estão associadas consistentemente a um aumento do risco de desenvolver doença meningocócica, com polimorfismos específicos na lecitina ligante de manose, e o fator H associado à suscetibilidade à doença. Um estudo sobre a associação de todo o genoma com 7.522 indivíduos na Europa identificou polimorfismos de um único nucleotídio (SNPs) em genes que codificam o fator H do complemento (*CFH*) e proteína 3 relacionada ao CFH (*CFHR3*), que estão associados à suscetibilidade à doença meningocócica. Sabe-se que a bacteriólise associada ao complemento é extremamente importante para a proteção contra essa doença, demonstrando que essas associações são biologicamente plausíveis. Em particular, o fator H se liga a diversas proteínas de ligação expressas na superfície bacteriana, reduzindo a ativação do complemento e permitido, assim, que o microrganismo escape das respostas do hospedeiro.

Em termos de gravidade da doença, os dados de uma metanálise coletados a partir de estudos menores revelaram SNPs nos genes que codificam o inibidor-1 do ativador do plasminogênio (*SERPINE1*), o antagonista do receptor de IL-1 (*IL1RN*) e o IL-1β (*IL1B*). Esses SNPs estão associados a um aumento da mortalidade da doença meningocócica, como reflete-se nas alterações fisiopatológicas conhecidas que ocorrem durante a doença invasora.

MANIFESTAÇÕES CLÍNICAS

A forma clínica mais comum da infecção meningocócica é o carreador assintomático do microrganismo na nasofaringe. Nos casos raros em que a doença invasora ocorre, seu espectro clínico varia muito, mas a maioria dos casos se apresenta com meningite meningocócica (30% a 50%). Outras apresentações reconhecidas incluem bacteriemia sem septicemia, septicemia meningocócica com ou sem meningite, pneumonia, meningococcemia crônica e bacteriemia oculta. Infecções focais em diversos locais (p. ex., miocárdio, articulações, pericárdio, osso, olho, peritônio, seios da face, orelha média) são bem reconhecidas e todas podem progredir para doença disseminada. Também pode ocorrer uretrite, cervicite, vulvovaginite, orquite e proctite.

A **septicemia meningocócica aguda** não pode ser distinguida de outras infecções virais ou bacterianas na fase inicial dos sintomas (Tabela 218.1). Sintomas iniciais típicos incluem febre, irritabilidade, letargia, sintomas respiratórios, vômitos e recusa a beber líquidos. Com menor frequência, relatou-se a presença de diarreia, odinofagia e frio/calafrio. Um exantema maculopapular fino, que não pode ser distinguido dos exantemas vistos após infecções virais, é evidente em cerca de 10% dos casos no início da infecção (Figura 218.2). Dor nos membros, mialgia ou recusa para caminhar podem constituir o sintoma primário em 7% dos casos não suspeitos. Conforme a doença progride, mãos e pés frios e coloração anormal da pele representam sinais importantes, o tempo de enchimento capilar se torna prolongado e um exantema que não desaparece ao ser pressionado ou um petequial se desenvolve em mais de 80% dos casos. Na septicemia meningocócica fulminante, a doença progride rapidamente no decorrer de várias horas de febre com sinais inespecíficos para o choque séptico caracterizado por petéquias e púrpura (**púrpura fulminante**) proeminentes com perfusão periférica diminuída, taquicardia (para compensar a redução do volume de sangue resultante do extravasamento capilar), aumento da frequência respiratória (para compensar o edema pulmonar), hipotensão (um sinal tardio de choque em crianças pequenas), confusão e coma (resultante da redução da perfusão cerebral). Pode haver desenvolvimento de coagulopatia, distúrbios eletrolíticos (sobretudo hipopotassemia), acidose, hemorragia da adrenal, insuficiência renal e insuficiência miocárdica (Figura 218.3). É possível que ocorra meningite.

A **meningite meningocócica** é indistinguível da meningite causada por outras bactérias. Sintomas e sinais inespecíficos (ver Tabela 218.1), incluindo febre e cefaleia, predominam sobretudo nos jovens no início da doença. Crianças com menos de 5 anos raramente relatam a presença de cefaleia. Pode haver o desenvolvimento de sintomas mais específicos, como fotofobia, rigidez da nuca, abaulamento da fontanela e sinais clínicos de irritação das meninges, mas são raros em bebês. Convulsões

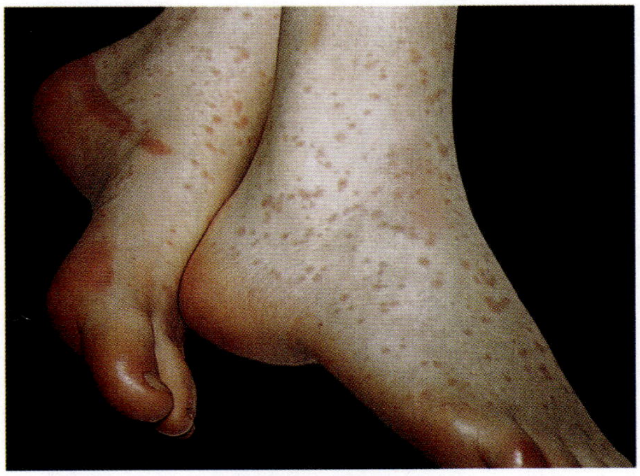

Figura 218.2 Meningococcemia. Exantema maculopapular não hemorrágico que subsequentemente se torna petequial. (*De Habif TP.* Clinical dermatology. 6th ed. Philadelphia, 2016, Elsevier, Fig. 9-59.)

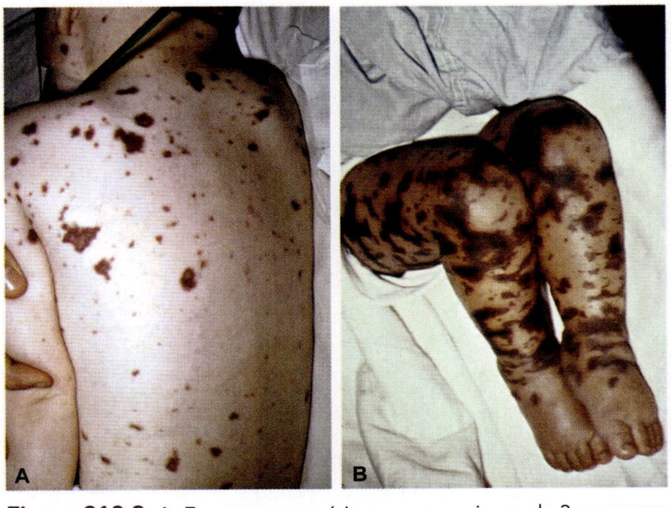

Figura 218.3 **A.** Exantema purpúrico em uma criança de 3 anos com meningococcemia. **B.** Púrpura fulminante em uma criança com 11 meses de idade com meningococcemia. (*De Thompson ED, Herzog KD. Fever and rash. In: Zaoutis L, Chiang V, editors.* Comprehensive pediatric hospital medicine, *Philadelphia, 2007, Mosby, Fig. 62-6 e 62-7.*)

Tabela 218.1 Prevalência de sinais e sintomas em crianças e jovens com septicemia meningocócica, doença meningocócica e meningite bacteriana.

	VARIAÇÃO DA PREVALÊNCIA (NÚMERO DE ESTUDOS)		
SINAL OU SINTOMA	**Meningite bacteriana**	**Doença meningocócica**	**Septicemia meningocócica**
Febre	66% a 97% (10)	58% a 97% (7)	98% (1)
Náuseas ou vômitos	18% a 70% (10)	44% a 76% (6)	
Exantema	9% a 62% (6)	59% a 100% (9)	70% (1)
Cefaleia	3% a 59% (7)	16% a 49% (5)	40% (1)
Letargia	13% a 87% (6)	36% a 65% (3)	59% (1)
Tosse	N/A (0)	15% a 27% (2)	33% (1)
Irritação ou agitação	21% a 79% (8)	36% a 67% (3)	32% (1)
Rinorreia	N/A (0)	24% (1)	31% (1)
Mialgia ou dor articular	23% (1)	7% a 65% (3)	30% (1)
Recusa a beber ou comer	26% a 76% (4)	13% a 60% (3)	27% (1)
Alteração do estado mental*	26% a 93% (6)	45% a 81% (3)	N/A (0)
Rigidez na nuca	13% a 74% (13	5% a 71% (6)	N/A (0)
Comprometimento da consciência	60% a 87% (4)	10% a 72% (2)	N/A (0)
Inconsciente	4% a 18% (4)	N/A (0)	N/A (0)
Com frio ou tremendo	N/A (0)	39% (1)	N/A (0)
Fotofobia	5% a 16% (2)	2% a 31% (5)	N/A (0)
Sintomas respiratórios	25% a 49% (4)	16% a 23% (2)	NA (0)
Dificuldade de respirar	13% a 34% (4)	11% (1)	N/A (0)
Mãos ou pés frios	N/A (0)	43% (1)	N/A (0)
Choque	8% a 16% (2)	27% a 29% (2)	N/A (0)
Convulsões	14% a 38% (12)	7% a 17% (3)	N/A (0)
Diarreia	21% a 29% (2)	7% a 9% (2)	N/A/(0)
Dor abdominal	17% (1)	4% (1)	N/A (0)
Dor na perna	N/A (0)	11% a 37% (2)	N/A (0)
Sede	N/A (0)	8% (1)	N/A (0)
Dor de garganta, coriza ou infecção da garganta	18% (1)	24% (1)	N/A (0)
Aparência de doente	N/A (0)	79% (1)	N/A (0)
Tempo de enchimento capilar > 2 s	N/A (0)	83% (1)	N/A (0)
Hipotensão	N/A (0)	28% (1)	N/A (0)
Coloração anormal da pele	N/A (0)	19% (1)	N/A (0)
Fontanela abaulada†	13% a 45% (4)	N/A (0)	N/A (0)
Infecção de ouvido ou do ouvido, nariz e garganta‡	18% a 49% (5)	N/A (0)	N/A (0)
Infecção torácica	14% (1)	N/A (0)	N/A (0)
Sinal de Brudzinski	11% a 66% (2)	N/A (0)	N/A (0)
Sinal de Kernig	10% a 53% (3)	N/A (0)	N/A (0)
Pupilas anormais	10% (1)	N/A (0)	N/A (0)
Envolvimento de pares de nervos cranianos	4% (1)	N/A (0)	N/A (0)
Estado tóxico ou grave	3% a 49% (2)	N/A (0)	N/A (0)
Rigidez de nuca	46% (1)	N/A (0)	N/A (0)
Paresia	6% (1)	N/A (0)	N/A (0)
Déficit neurológico focal	6% a 47% (3)	N/A (0)	N/A (0)

A classificação das condições apresentadas na tabela reflete a terminologia usada nas evidências. *Isso inclui confusão, delírio e sonolência. †A variação da idade nos quatro estudos é 0 a 14 anos, 0 a 12 meses e 0 a 13 semanas. ‡Um estudo relatou o número de crianças e jovens com infecções de ouvido, nariz e garganta; os outros quatro estudos relataram apenas o número de infecções de ouvido. N/A, não aplicável. Adaptada do National Collaborating Center for Women's and Children's Health (UK). Bacterial meningitis and meningococcal septicaemia: management of bacterial meningitis and meningoccocal septicaemia in children and young people younger than 16 years in primary and secondary care. *NICE clinical guidelines. No. 102.* London, 2010, RCOG Press.

e sinais neurológicos focais são menos frequentes do que em pacientes com meningite causada pelo *Streptococcus pneumoniae* ou *Haemophilus influenzae* do tipo b. Pode ocorrer um quadro semelhante à meningoencefalite associada a edema cerebral rapidamente progressivo e morte devido a pressão intracraniana (PIC), que pode ser mais comum com infecção pelo grupo capsular A.

A **bacteriemia meningocócica oculta** se manifesta como febre com ou sem sintomas associados que sugerem uma infecção viral. A resolução da bacteriemia pode ocorrer sem antibióticos, mas bacteriemia sustentada leva à meningite em aproximadamente 60% dos casos além de infecções à distância em outros tecidos.

A **meningococcemia crônica**, que raramente ocorre, é caracterizada por febre, aparência não tóxica, artralgia, cefaleia, esplenomegalia e exantema maculopapular ou petequial (Figura 218.4). Os sintomas são intermitentes com uma duração média de 6 a 8 semanas. Em geral, os resultados da cultura do sangue são positivos, mas as culturas podem ser estéreis inicialmente. A meningococcemia crônica pode se resolver de forma espontânea, mas os casos não tratados podem desenvolver meningite. Alguns casos estão associados à deficiência do complemento e outros, à terapia com sulfonamida. Um relato indica que até 47% dos isolados de pacientes com meningococcemia crônica (em relação a menos de 10% nos casos agudos) apresentam uma mutação no *lpxl* 1, levando a uma resposta inflamatória reduzida e um curso mais brando da infecção.

DIAGNÓSTICO

O diagnóstico inicial da doença meningocócica deve ser baseado na avaliação clínica para evitar demora na implementação do tratamento apropriado. Os achados laboratoriais são variáveis, mas podem incluir leucopenia ou leucocitose, geralmente com porcentagens aumentadas de neutrófilos e bastonetes, anemia, trombocitopenia, proteinúria e hematúria. Pode ocorrer elevação da velocidade de hemossedimentação (VHS) e da proteína C reativa (PCR), mas, nos pacientes com início rápido da doença, esses valores podem estar normais no momento da apresentação. Por outro lado, a elevação da PCR na presença de febre e petéquias torna o diagnóstico muito provável. Hipoalbuminemia, hipocalcemia, hipopotassemia, hipomagnesemia, hipofosfatemia, hipoglicemia e acidose metabólica, geralmente com níveis aumentados de lactato, são comuns em pacientes com septicemia meningocócica. Pacientes com coagulopatia apresentam concentrações reduzidas de protrombina e fibrinogênio e tempo de coagulação prolongado.

Um diagnóstico confirmado de doença meningocócica é estabelecido pelo isolamento da *N. meningitidis* de um fluido corporal normalmente estéril, como sangue, LCR ou líquido sinovial. Os meningococos podem ser identificados na coloração de Gram e/ou na cultura de lesões cutâneas petequiais ou purpúricas, apesar de ser raro o uso desse procedimento, além disso, às vezes são vistos na coloração de Gram da camada de leucócitos de uma amostra de sangue centrifugado. Apesar de a hemocultura ser positiva em mais de dois terços dos casos antes do uso de antibióticos, os resultados da cultura podem ser negativos se o paciente tiver sido tratado com antibióticos antes da coleta do espécime para cultura; dados sugerem que menos de 50% dos casos apresentam uma hemocultura positiva. O isolamento do organismo na nasofaringe não é diagnóstico de doença invasiva porque ele é um comensal comum.

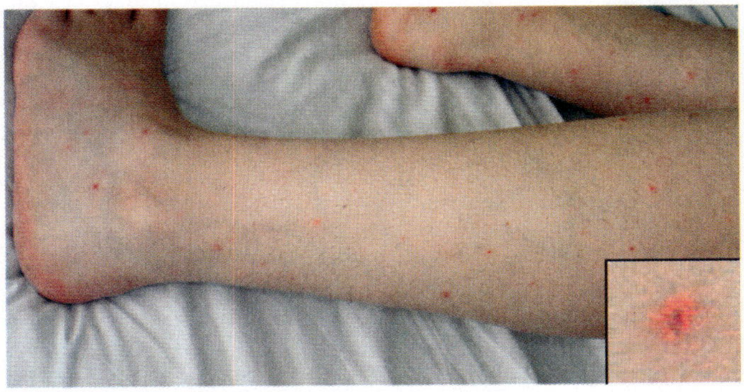

Figura 218.4 Exantema da meningococcemia crônica. (*De Persa OD, Jazmati N, Robinson N et al. A pregnant woman with chronic meningococcaemia from* Neisseria meningitidis *with lpxL1-mutations.* Lancet. *2014; 384:1900.*)

A PCR que utiliza sondas específicas para os genes meningocócicos (p. ex., *ctrA*) apresenta uma alta sensibilidade e especificidade para detectar meningococos usando amostras de sangue, aumentando a confirmação dos casos suspeitos em mais de 40% no Reino Unido.

Deve-se realizar a punção lombar para diagnosticar meningite meningocócica nos pacientes sem contraindicações (incluindo a presença de choque séptico, coagulopatia, trombocitopenia, angústia respiratória, convulsões, aumento da PIC ou infecção local). Nos pacientes com meningite meningocócica, as características celular e bioquímica do LCR são as da meningite bacteriana aguda, mostrando diplococos gram-negativos em até 75% dos casos. Os resultados da cultura do LCR podem ser positivos nos pacientes com meningococcemia na ausência de pleocitose do LCR ou evidência clínica de meningite; por outro lado, espécimes de LCR positivos que apresentam uma coloração de gram-positiva às vezes apresentam cultura negativa. Pneumococos muito descoloridos na coloração de Gram podem ser confundidos com meningococos e, portanto, a terapia empírica não deve ser focada na infecção pela *N. meningitidis* baseada apenas na coloração de Gram.

A detecção dos antígenos capsulares polissacarídeos usando testes rápidos de aglutinação de látex no LCR pode apoiar o diagnóstico nos casos clinicamente consistentes com doença meningocócica, mas esses exames não apresentaram um desempenho adequado na prática (pouca sensibilidade e reação cruzada dos exames do grupo capsular B com o antígeno K1 da *Escherichia coli*), tendo sido substituídos pelos métodos diagnósticos moleculares. O teste do antígeno na urina não é sensível, não devendo ser utilizado. Desenvolveram-se ensaios baseados na PCR para detectar os meningococos no sangue e LCR; e ensaios de PCR multiplex que detectam várias bactérias associadas à meningite, incluindo os meningococos, são utilizados em alguns laboratórios.

Diagnóstico diferencial

A doença meningocócica parece ser semelhante à septicemia ou meningite causada por outras bactérias gram-negativas, *S. pneumoniae*, *Staphylococcus aureus* ou estreptococo do grupo A; até a febre maculosa das Montanhas Rochosas, erliquiose ou tifo epidêmico; e endocardite bacteriana. Em alguns casos, deve-se considerar a meningoencefalite viral e outras etiologias infecciosas.

O **exantema** petequial é comum nas infecções virais (enterovírus, influenza e outros vírus respiratórios; vírus do sarampo; vírus Epstein-Barr; citomegalovírus; parvovírus), podendo ser confundido com doença meningocócica. Os exantemas petequiais ou purpúricos também estão associados à deficiência de proteína C e S, desordens plaquetárias (incluindo púrpura trombocitopênica idiopática), púrpura de Henoch-Schönlein, desordens do tecido conjuntivo, erupções por fármacos e trauma, incluindo lesão não acidental. O exantema maculopapular não petequial que desaparece quando pressionado, ao ser observado em alguns casos de doença meningocócica, sobretudo no início do curso, pode ser confundido, inicialmente, com um exantema viral.

TRATAMENTO

Antibióticos

Deve-se iniciar a antibioticoterapia empírica imediatamente após a suspeita de infecção meningocócica invasiva ter sido diagnosticada e as culturas terem sido coletadas, usando uma **cefalosporina de terceira geração** para cobrir os patógenos bacterianos mais prováveis até a confirmação do diagnóstico. Nas regiões com uma prevalência elevada de *S. pneumoniae* resistente aos antibióticos betalactâmicos, recomenda-se a *adição* empírica de **vancomicina** intravenosa (IV) (ver Capítulo 621.1), enquanto se espera o resultado da identificação e sensibilidade bacterianas; mas isso é desnecessário em outros cenários em que a resistência dos pneumococos às cefalosporinas é rara (nesse caso, deve-se fazer uma avaliação de risco de cada caso). Uma vez confirmado o diagnóstico de doença meningocócica sensível aos betalactâmicos, algumas autoridades recomendam trocar o esquema para a penicilina. Mesmo não havendo evidências de que a sobrevivência

Tabela 218.2 Tratamento das infecções invasivas por *Neisseria meningitidis*.

FÁRMACO	VIA	DOSE	INTERVALO DA DOSE (H)	DOSE MÁXIMA DIÁRIA	NOTAS
Penicilina G	IM ou IV	300.000 unidades/kg/d	4 a 6	12 a 24 milhões de unidades	Não elimina o estado de carreador e a "profilaxia" é necessária ao final do tratamento
Ampicilina	IM ou IV	200 a 400 mg/kg/d	6	6 a 12 g	Não elimina o estado de carreador e a "profilaxia" é necessária ao final do tratamento
Cefotaxima	IM ou IV	200 a 300 mg/kg/d	6 a 8	8 a 12 g	Recomendada no recém-nascido
Ceftriaxona	IM ou IV	100 mg/kg/d	12 a 24	2 a 4 g	Tratamento preferencial com dose única ou 2 vezes/dia, pode reduzir as complicações cutâneas
TERAPIA ALTERNATIVA DIANTE DE ALERGIA POTENCIALMENTE FATAL AOS BETALACTÂMICOS					
Cloranfenicol*	IV	50 a 100 mg/kg/d	6	2 a 4 g	
Meropeném‡	IV	60 a 120 mg/kg/d	8	1,5 a 6 g	

*Monitorar os níveis sanguíneos para evitar a toxicidade. ‡A taxa de reatividade cruzada nos adultos alérgicos à penicilina é de 2 a 3%. IM, intramuscular; IV, intravenoso.

seja diferente, no entanto, existe evidência limitada a partir de um estudo que indica que, na púrpura meningocócica, as lesões cutâneas necróticas são menos frequentes em crianças tratadas com ceftriaxona do que com penicilina. Além disso, pode haver um bom custo-benefício em tratar crianças pequenas com uma única dose ao dia de ceftriaxona, e esta é a prática recomendada no Reino Unido (Tabela 218.2). Nenhum estudo investigou a duração ideal da terapia nas crianças, mas geralmente mantém-se por 5 a 7 dias.

O tratamento precoce de infecções meningocócicas pode evitar sequelas graves, mas o diagnóstico precoce geralmente é difícil na ausência de lesões cutâneas petequiais ou purpúricas. Entre as crianças com exantemas petequiais, 1 a 10% apresentam infecção meningocócica, e estabeleceram-se protocolos para garantir que esses pacientes sejam identificados sem expor mais de 90% dos casos sem doença meningocócica a antibióticos parenterais desnecessariamente (Figura 218.5).

Relatou-se o isolamento de *N. meningitidis* com suscetibilidade reduzida à penicilina (concentração inibidora mínima de 0,1 a 1,0 mg/mℓ) na Europa, na África, no Canadá e nos EUA (4% dos isolados em 2006). A redução na suscetibilidade é causada, pelo menos em parte, pela alteração na proteína ligadora de penicilina 2, e não parece alterar a resposta ao tratamento. Isolados com suscetibilidade reduzida a cefalosporinas de terceira geração foram descritos na França, mas o nível de suscetibilidade reduzida provavelmente não afeta os resultados terapêuticos em que esses agentes são usados para tratamento.

Tratamento de apoio

A maioria das crianças com doença meningocócica pode ser tratada com antibióticos e tratamento de suporte simples, melhorando rapidamente. Entretanto, com uma taxa de mortalidade de 5 a 10%, a prioridade no tratamento das crianças que apresentam essa infecção é a identificação das características que podem ser fatais: choque e aumento da PIC. A demora em iniciar o tratamento de suporte está associada a um resultado sombrio e, portanto, estabeleceram-se protocolos para auxiliar os médicos com uma abordagem passo a passo (http://www.meningitis.org). Deve-se fazer a avaliação das vias respiratórias em todas as crianças com doença meningocócica, pois elas podem estar comprometidas como resultado da depressão da consciência (PIC elevada, na meningite, ou redução da perfusão cerebral, no choque). Nos pacientes com septicemia meningocócica, deve-se usar oxigênio suplementar para tratar a hipoxia, que é causada pelo edema pulmonar (secundário ao extravasamento capilar) e alguns pacientes requerem intubação endotraqueal. A hipovolemia exige a administração de fluidos e apoio inotrópico para manter o débito cardíaco. Como a administração continuada de fluidos pode levar ao edema pulmonar, deve-se intubar o paciente que permanece em choque compensado e iniciar a ventilação mecânica depois que for administrado 40 mℓ/kg de fluido para melhorar a oxigenação e reduzir o trabalho respiratório. Anormalidades bioquímicas e hematológicas são comuns na septicemia meningocócica e os protocolos recomendam a antecipação, avaliação e correção de glicose, potássio, cálcio, magnésio, fosfato, fatores da coagulação e anemia.

As crianças com meningite meningocócica devem ser mantidas cuidadosamente com reposição de fluidos (a restrição não é recomendada, podendo ser danosa), e naquelas com PIC aumentada deve-se fazer manobras para manter a perfusão cerebral normal. Se houver choque na presença de pressão intracraniana aumentada, deve-se corrigir o choque com cuidado para garantir que a perfusão cerebral seja mantida.

Diversas terapias adjuntas foram testadas em pacientes com septicemia meningocócica grave, mas poucas foram sujeitas a estudos randomizados controlados (RTCs). Os dados são insuficientes para recomendar o uso de anticoagulantes ou agentes fibrinolíticos, oxigenação extracorpórea por membrana, plasmaférese ou oxigênio hiperbárico. Em estudos clínicos bem desenhados, um anticorpo contra a endotoxina (HA1A) não mostrou nenhum benefício em crianças com doença meningocócica e, apesar de ser inicialmente promissora na septicemia dos adultos, a proteína C ativada não foi útil na septicemia pediátrica e foi associada a um aumento do risco de sangramento. A proteína bactericida recombinante que aumenta a permeabilidade foi investigada em um estudo (sem poder para demonstrar o aumento da sobrevida e o fator final), demonstrando algum benefício ante os objetivos finais secundários (amputações, transfusões, resultado final funcional), requerendo mais investigação.

Apesar do benefício dos **corticosteroides** na terapia adjunta da meningite bacteriana pediátrica causada pelo *H. influenzae* do tipo b (Hib) ser aceito, não há dados específicos demonstrando benefícios na meningite *meningocócica*. Entretanto, algumas autoridades extrapolam de dados com animais, a partir de sua experiência com Hib, e de dados convincentes da meningite adulta; elas recomendam o uso de corticosteroides como terapia adjunta nessa doença, que são aplicados com a primeira dose de antibióticos ou logo após. Não se deve usar doses terapêuticas de corticosteroides de forma rotineira na meningite meningocócica. Alguns intensivistas recomendam doses de reposição de corticosteroides nos pacientes com choque séptico grave, já que a septicemia grave causada pelo meningococo está associada à insuficiência suprarrenal causada pela necrose ou hemorragia (síndrome de Waterhouse-Friderichsen).

COMPLICAÇÕES

Hemorragia adrenal, endoftalmite, artrite, endocardite, pericardite, miocardite, pneumonia, abscesso pulmonar, peritonite e infartos renais podem ocorrer durante a infecção aguda. Insuficiência pré-renal pode levar à diálise. A reativação da infecção latente pelo herpes simples é comum durante a infecção meningocócica.

Tratamento do Exantema Petequial

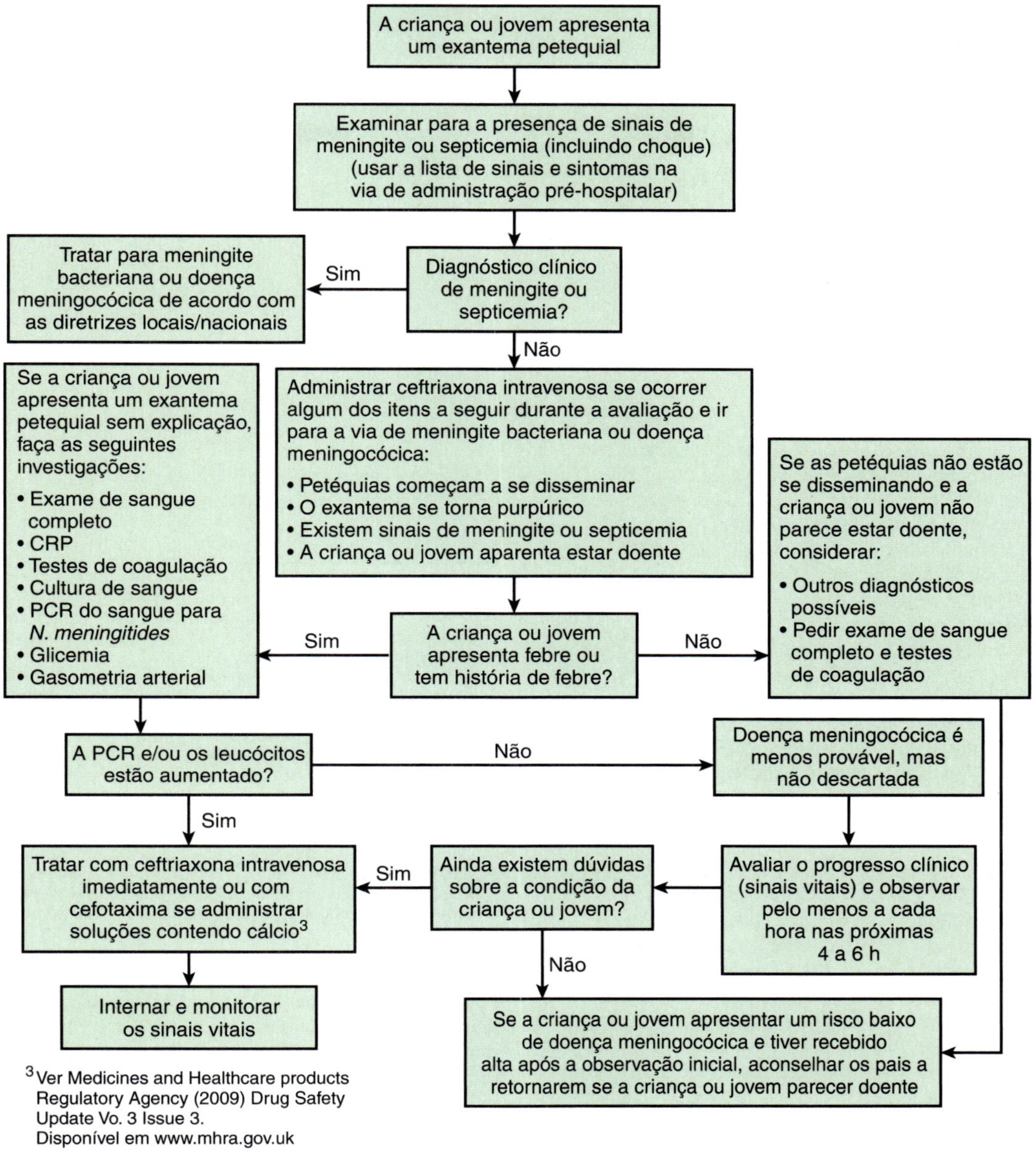

Figura 218.5 Algoritmo de tratamento para exantema petequial. CRP, proteína C reativa; PCR, reação em cadeia da polimerase. (*De National Collaborating Center for Women's and Children's Health (UK). Bacterial meningitis and meningococcal septicaemia: management of bacterial meningitis and meningococcal septicaemia in children and young people younger than 16 years in primary and secondary care,* NICE clinical guidelines, *N° 102, London, 2010, RCOG Press.*)

Pode ocorrer uma vasculite complexa autolimitada, em geral nos primeiros 10 dias após o início da doença, resultando em diversas manifestações, incluindo febre, exantema, artrite e, raramente, irite, pericardite ou cardite. A **artrite** é monoarticular ou oligoarticular, envolvendo grandes articulações, e está associada a derrames estéreis que respondem a fármacos anti-inflamatórios não esteroidais. Como a maioria dos pacientes com meningite meningocócica se torna afebril por volta do 7º dia de hospitalização, a persistência ou recrudescimento da febre depois de 5 dias de antibióticos justifica a avaliação para complicações mediadas por imunocomplexos.

A complicação mais comum da septicemia meningocócica aguda grave é a necrose cutânea focal, que geralmente afeta os membros inferiores, podendo levar à cicatrização substancial e requerer enxertos. A necrose tissular distal na púrpura fulminante pode necessitar de amputação (que deve ser retardada para permitir a demarcação) em cerca de 2% dos sobreviventes. É possível que a necrose avascular das epífises e os defeitos epifisários-metaepifisários resultem da CID, podendo levar a distúrbios do crescimento e deformidades esqueléticas tardias.

A surdez é a sequela neurológica mais frequente da meningite, ocorrendo em 5 a 10% das crianças. Trombose arterial ou venosa cerebral com resultante infarto cerebral ocorre em casos graves. Raramente, a meningite meningocócica é complicada por derrame, empiema subdural ou abscesso cerebral. Outras sequelas neurológicas raras incluem ataxia, convulsões, cegueira, paralisia de nervos cranianos, hemiparesia ou quadriparesia e hidrocefalia obstrutiva (manifesta-se 3 a 4 semanas depois do início da doença). Complicações comportamentais e psicossociais da doença são relatadas com frequência.

PROGNÓSTICO

A taxa de mortalidade para a doença meningocócica invasiva é de 5 a 10%, com diferenças claras relacionadas à idade do paciente e genótipo do meningococo. A maioria das mortes ocorre nas primeiras 48 horas de internação das crianças com meningococcemia. Fatores prognósticos sombrios na apresentação incluem hipotermia ou hiperpirexia extrema, hipotensão ou choque, púrpura fulminante, convulsões, leucopenia, trombocitopenia (incluindo CID), acidose e níveis elevados de endotoxina circulante e TNF-α. A presença de petéquias por menos de 12 horas antes da hospitalização, a ausência de meningite e a VHS baixa ou normal indicam progressão rápida e fulminante e um prognóstico mais sombrio.

Como a deficiência do complemento é rara depois da infecção pelo grupo B, é pouco provável que a triagem seja útil na detecção de casos causados por esse grupo, mas alguns autores recomendam a triagem de rotina nesses casos. Entretanto, 1/3 ou mais casos da doença causada pelos grupos X, Y e W são aparentemente associados à deficiência de complemento, sendo claramente apropriado rastrear essa deficiência após infecções pelos grupos capsulares não B.

PREVENÇÃO

Prevenção secundária

Os contatos próximos dos pacientes com doença meningocócica apresentam um risco aumentado de infecção, pois tais indivíduos muito provavelmente apresentam colonização pela cepa do caso índice (hiperinvasiva). Deve-se oferecer profilaxia com antibiótico aos indivíduos que foram expostos às secreções orais do paciente o quanto antes, pois seu risco é mil vezes maior do que o da população em geral. Isso inclui os que vivem na mesma casa, os que beijaram e contatos familiares próximos, assim como os contatos da creche e da pré-escola, nos EUA. Até 30% dos casos ocorrem na primeira semana, mas o risco persiste por até 1 ano após a apresentação do caso índice. Apesar de a profilaxia ser eficaz na prevenção de casos secundários, casos coprimários podem ocorrer nos dias seguintes da apresentação do caso índice, devendo-se avaliar cuidadosamente os contatos, se desenvolverem sintomas. O conselho sobre como abordar os contatos não próximos, como aqueles na creche, em berçários e escola e outras instituições varia conforme o país, pois o risco de um caso secundário nessa situação é baixo e a avaliação de risco varia. **Ceftriaxona** e **ciprofloxacino** são os agentes mais eficazes para a profilaxia, sendo a ciprofloxacino o fármaco de escolha em alguns países. A **rifampicina** é mais amplamente utilizada, mas não erradica a colonização em 15% dos casos (Tabela 218.3). Não se recomenda a profilaxia rotineiramente para os profissionais de saúde, exceto para aqueles expostos às secreções respiratórias aerossolizadas, como por meio da respiração boca a boca, intubação ou sucção antes ou em até 24 horas depois do início de antibióticos no caso índice.

Nem a penicilina nem a ampicilina erradicam o meningococo da nasofaringe, não devendo ser usadas rotineiramente para a profilaxia. Portanto, os pacientes com infecção meningocócica tratados exclusivamente com a penicilina ou ampicilina apresentam risco de recaída ou transmissão para um contato próximo e devem receber profilaxia com antibióticos com um dos agentes relacionados na Tabela 218.3 antes da alta hospitalar. A preferência é usar ceftriaxona para o *tratamento* do caso índice e, nesse caso, a profilaxia não é necessária. Deve-se observar as precauções respiratórias nos pacientes hospitalizados por 24 horas após o início da terapia efetiva. Todos os casos confirmados ou prováveis de infecção meningocócica devem ser notificados ao departamento de saúde local de acordo com as regulações do registro nacional ou regional.

Os contatos próximos também devem ser vacinados para reduzir mais ainda o risco de infecção secundária, conforme descrito mais adiante.

Tabela 218.3 Profilaxia com antibióticos para prevenir a infecção pela *Neisseria meningitides*.*

GRUPO DE IDADE	DOSE	DURAÇÃO	EFICÁCIA
Rifampicina†			
Bebês < 1 mês	5 mg/kg VO de 12/12 h	2 dias (4 doses)	
Crianças ≥ 1 mês	10 mg/kg VO de 12/12 h (máximo de 600 mg)	2 dias (4 doses)	90 a 95%
Adultos	600 mg VO de 12/12 h	2 dias (4 doses)	90 a 95%
Ceftriaxona			
Crianças < 15 anos	125 mg IM	1 dose	90 a 95%
Crianças ≥ 15 anos	250 mg	1 dose	90 a 95%
Ciprofloxacino			
Crianças ≥ 1 mês‡	20 mg/kg (máximo de 500 mg) VO	1 dose	90 a 95%
Azitromicina (não recomendado como rotina)			
Todas as idades	10 mg/kg (máximo de 500 g) VO	1 dose	90%

*Recomendada para os contatos domésticos e que beijaram o paciente. Nos EUA, a profilaxia química é recomendada para:

- Contatos domésticos, especialmente crianças < 2 anos de idade
- Contatos da creche ou pré-escola a qualquer momento nos 7 dias que antecederam o início da doença
- Exposição direta às secreções do paciente índice por meio de beijo, uso da mesma escova de dentes ou utensílios usados para comer a qualquer momento nos 7 dias que antecederam o início dos sintomas
- Respiração boca a boca, contato desprotegido durante a intubação traqueal nos 7 dias antes do início da doença
- Dormia frequentemente no mesmo local que o paciente índice nos 7 dias antes do início dos sintomas
- Passageiros sentados próximo ao paciente índice nas viagens de avião com > 8 h de duração.

†Não recomendado para gestantes (ceftriaxona é o agente de escolha nessa situação). ‡Não recomendado rotineiramente para pessoas com < 18 anos; usar apenas se não foram identificadas cepas de *N. meningitidis* resistentes às fluoroquinolonas na comunidade. IM, intramuscular; VO, via oral.

Vacinação

As vacinas meningocócicas de *polissacarídeos* contendo polissacarídeos capsulares dos grupos A + C ou A, C, W, Y estão disponíveis desde os anos 1960 e são usadas para controlar surtos e epidemias e para os grupos de risco. No entanto, as vacinas polissacarídicas são pouco imunogênicas em lactentes, não induzem memória imunológica e estão associadas à *hiper-responsividade imunológica* (resposta reduzida a doses posteriores de polissacarídeo). Essas vacinas foram suplantadas pelas *vacinas conjugadas* de proteína-polissacarídeo que, geralmente, são mais imunogênicas do que as de polissacarídeo; elas são imunogênicas na primeira infância, induzem memória imunológica e não estão associadas à hiporresponsividade. As vacinas conjugadas contêm polissacarídeos meningocócicos que são conjugados quimicamente a uma proteína carreadora. Três proteínas carreadoras são utilizadas em várias vacinas meningocócicas conjugadas: toxoide tetânico, toxoide diftérico e toxina mutante da difteria, CRM197. Entretanto, apesar de não devermos considerar a vacina de polissacarídeo redundante na maioria dos países industrializados onde as vacinas conjugadas de nova geração estão disponíveis, elas ainda podem desempenhar um papel importante em algumas regiões onde as conjugadas não estão disponíveis.

A primeira vacina meningocócica conjugada usada foi uma vacina monovalente meningocócica conjugada do grupo C (**MenC**), introduzida no Reino Unido em 1999, tendo sido administrada em crianças e jovens com menos de 19 anos de idade em uma campanha de vacinação em massa antes do estabelecimento do programa de vacinação rotineira. A vacina MenC se mostrou altamente eficaz (mais de 95%) no controle da doença a partir da proteção direta da população vacinada e indução de uma imunidade de rebanho, protegendo a população em geral. A *imunidade de rebanho* é induzida por meio do impacto das vacinas conjugadas na colonização, reduzindo os carreadores e bloqueando a transmissão dos meningococos entre os adolescentes e adultos jovens. As vacinas MenC monovalentes são usadas de forma ampla nos países industrializados do oeste da Europa, Canadá e Austrália, onde a doença causada pelos meningococos do grupo capsular C praticamente desapareceu. Entretanto, as pesquisas sorológicas mostram que os níveis de anticorpos decrescem, sobretudo após a vacinação de lactentes, sendo, hoje em dia, recomendadas doses de reforço na adolescência para manter a imunidade individual e da população.[15]

[15]N.R.T.: A vacina MenC foi introduzida no Brasil no calendário nacional de imunização em outubro de 2010 e, desde então, é aplicada seguindo o esquema de duas doses (aos 3 e 5 meses) e com reforço entre 12 e 15 meses.

A vacina meningocócica conjugada quadrivalente (A, C, Y, W) (**MenACWY**) está disponível desde 2005, sendo usada comumente para os adolescentes nos EUA e em dose única de reforço para esse grupo em alguns países que estabeleceram a MenC para os lactentes há mais de uma década. A MenACWY foi inicialmente introduzida como dose única aos 11 anos de idade nos EUA, mas a preocupação sobre a queda da imunidade levou à adoção da segunda dose. Os relatos iniciais de eficácia (mais de 80%) da MenACWY no programa dos EUA indicam que essa vacina provavelmente controla a doença causada pelos grupos capsulares C, W e Y (hoje em dia, o grupo capsular A não é importante), apesar de ter levado algum tempo para que o programa fosse estabelecido. Conforme a população de adolescentes e jovens adultos cresce nos EUA, é provável que os efeitos dessas vacinas nos carreadores de meningococos reduzam a doença em outros segmentos da população a partir da imunidade de rebanho, supondo que a dinâmica da transmissão dos meningococos Y e W é a mesma do grupo C. Embora as vacinas MenACWY não sejam atualmente recomendadas nos EUA para o uso rotineiro nos grupos etários mais jovens por causa da baixa incidência da doença causada por esses grupos na infância, ela pode fornecer uma proteção mais ampla nos países que já estão usando essa vacina nos programas de vacinação de lactentes. Outras vacinas combinadas usando vários componentes, incluindo a Hib-MenC (usada no Reino Unido como um reforço aos 12 meses) e Hib-MenCY, podem desempenhar um papel importante na ampliação da proteção, além da MenC, no início da vida. A Tabela 218.4 resume as recomendações atuais do programa dos EUA.

Os indivíduos com risco de desenvolver doença meningocócica – como aqueles com deficiência do complemento e pessoas que viajam para regiões onde existe o risco de doença meningocócica epidêmica causada pelos grupos A ou W – devem receber a MenACWY (ver Tabela 218.4). O risco de doença entre os contatos próximos de casos da doença causada por grupos da vacina pode ser reduzido mais ainda se for oferecida a eles a MenACWY, além da profilaxia antimicrobiana. Uma possível associação entre a MenACWY-difteria e a síndrome de Guillain-Barré, que causou preocupação logo que a vacina foi introduzida nos EUA, não se confirmou.

Desenvolveu-se uma vacina conjugada do grupo capsular A (**MenA**) para ser usada no cinturão da meningite na África Subsaariana, e a implementação da vacinação em massa em 2010 parece ter interrompido a doença causada por esse grupo capsular. Mais de 235 milhões de pessoas foram imunizadas desde a sua introdução.

A maior parte da doença nos lactentes e na maioria dos países industrializados é causada pelos *meningococos do grupo capsular B que contém polissacarídeos*. A cápsula de polissacarídeos possui identidade química semelhante à dos antígenos proteicos glicosilados do feto humano e, como um autoantígeno, não é imunogênica nos seres humanos, levando ao risco teórico de indução de autoimunidade. Portanto, o foco do desenvolvimento das vacinas tem sido os antígenos proteicos subcapsulares. Diversos países (p. ex., Cuba, Noruega, Nova Zelândia) tiveram sucesso no controle de epidemias causadas pelo grupo capsular B usando vacinas sob medida com vesículas da membrana externa preparadas a partir de vesículas da membrana externa colhidas das cepas epidêmicas. A principal limitação desse tipo de vacina é que a resposta de anticorpos bactericidas induzida pela vacinação é limitada à cepa da vacina, pois a resposta é direcionada contra a proteína PorA homóloga e, portanto, não é considerada para uso em cenários endêmicos, incluindo os EUA ou a maioria dos países industrializados.

Na última década, desenvolveram-se abordagens promissoras para a prevenção da doença causada pelo grupo capsular B. Uma vacina desenvolvida para a imunização de adolescentes foi licenciada nos EUA em 2014 e contém duas variações da proteína H (**2 fHbp**; vacinas Pfizer); ela parece ser altamente imunogênica na população-alvo, induzindo anticorpos bactericidas direcionados contra um painel de

Tabela 218.4 Recomendações para a vacinação meningocócica (EUA, 2017).

POPULAÇÃO EM GERAL			
< 2 ANOS	**2 A 10 ANOS**	**11 A 18 ANOS**	**19 A 55 ANOS**
Não recomendada	Não recomendada	Uma única dose de MenACWY-D ou MenACWY-CRM aos 11 a 12 anos com uma dose de reforço aos 16 anos	Não recomendada
POPULAÇÕES ESPECIAIS COM RISCO AUMENTADO DE DESENVOLVER DOENÇA MENINGOCÓCICA‡			
FATOR DE RISCO	**2 A 18 MESES**	**7 A 23 MESES**	**2 A 55 ANOS†**
Deficiências persistentes do complemento, asplenia funcional ou anatômica	4 doses de MenACWY-CRM aos 2, 4, 6 e 12.15 meses*	2 doses de MenACWY-CRM, com a 2ª dose administrada com ≥ 12 meses e ≥ 3 meses após a 1ª dose, ou 2 doses de MenACWY-D (não indicada para asplenia funcional ou anatômica‡) aos 9 e 12 meses*†	2 doses de MenACWY-CRM ou MenACWY-D 8 a 12 semanas de distância*§ e vacina MenB (2 doses de 4CMenB ou 3 doses de 2 fHbp)†‖
Com risco durante um surto na comunidade com cobertura por vacina de grupo capsular relevante	4 doses de MenACWY-CRM aos 2, 4, 6 e 12.15 meses	2 doses de MenACWY-CRM, sendo a 2ª dose administrada aos ≥ 12 meses e ≥ 3 meses após a 1ª dose, ou 2 doses de MenACWY-D aos 9 e 12 meses†	1 dose da vacina MenACWY-CRM ou MenACWY-D MenB (2 doses de 4CMenB ou 3 doses de 2 fHbp) dependendo do grupo capsular associado ao surto†
Viagem para ou residente de países onde a doença meningocócica é hiperendêmica ou epidêmica¶	4 doses de MenACWY-CRM aos 2, 4, 6 e 12.15 meses*	2 doses de MenACWY-CRM, sendo a 2ª dose administrada aos ≥ 12 meses e ≥ 3 meses após a 1ª dose, ou 2 doses de MenACWY-D aos 9 e 12 meses de idade (pode ser reduzido para 8 semanas se necessário para viagens)*†	1 dose de MenACWY-CRM ou MenACWY-D*†
HIV	4 doses de MenACWY-CRM aos 2, 4, 6 e 12.15 meses*	2 doses de MenACWY-CRM ou 2 doses de MenACWY-D aos 9 a 23 meses, 12 de distância*†	2 doses de MenACWY-CRM ou MenACWY-D 8 a 12 semanas de distância*†‖
Outros fatores de risco	–	–	1 dose de MenACWY

*Dose de reforço a cada 5 anos se houver risco (após 3 anos se < 7 anos de idade).†Deduzindo que não foi vacinado previamente. ‡Devido ao alto risco de doença pneumocócica invasiva, crianças com asplenia funcional ou anatômica não devem ser vacinadas com a MenACWY-D antes dos 2 anos de idade, para evitar interferência com a reposta imunológica à vacina pneumocócica conjugada (PCV).

§Se for usada a MenACWY-D, ela deve ser administrada pelo menos 4 semanas depois que todas as doses da PCV tiverem sido dadas. ‖Por exemplo, visitantes ao "cinturão da meningite" na África Subsaariana. A vacinação também é exigida pelo governo da Arábia Saudita para todos os viajantes à Meca durante o Haji anual. Adaptada de https://www.cdc.gov/vaccines/hcp/acip-recs/vacc-specific/mening.html.[16]

[16]N.R.T: No Brasil, a Sociedade Brasileira de Pediatria (SBP) e a Sociedade Brasileira de Imunizações (SBIm) recomendam o uso rotineiro da vacina ACWY com duas doses no primeiro ano de vida e reforços entre 12 e 15 meses, entre 5 e 6 anos e aos 11 anos.

cepas que contém variantes de fHbp. Hoje em dia é recomendada para o uso em grupos de alto risco e durante surtos (ver Tabela 218.4). A proteína ligante do fator H parece ser importante na virulência, ajudando na sobrevivência do meningococo no sangue e sendo expresso por quase todas as cepas.

Outra vacina meningocócica com quatro componentes, a **4CMenB** (Bexsero, GSK vaccines), licenciada na Europa e na América do Norte, está disponível em outras regiões. Essa vacina contém uma vesícula da membrana externa (derivada da cepa do surto da Nova Zelândia) e três proteínas recombinantes: uma variante da proteína ligadora do fator H, a adesina A da *Neisseria* e o antígeno ligador de heparina da *Neisseria*. Nos estudos clínicos, o antígeno da vacina 4CMenB induziu anticorpos bactericidas contra as cepas que tinham os antígenos da vacina em bebês e adolescentes. A vacina parece ter um perfil de segurança favorável, apesar de ser comum febre nos bebês e dor no local da injeção nos outros grupos etários. Essa vacina tem sido utilizada para controlar surtos da doença meningocócica do grupo B em universidades, nos EUA e no Canadá, e doença hiperepidêmica, no Quebec, Canadá. A atual recomendação de uso nos EUA está descrita na Tabela 218.4. A recomendação para seu uso de rotina no programa de vacinação infantil no Reino Unido foi feita em 2014 e implantada a partir de setembro de 2015. Os dados iniciais indicam uma efetividade da vacina de 82,9% contra todas as doenças meningocócicas do grupo B capsular após duas doses aos 2 e 4 meses de idade, mas a eficácia da vacina é maior contra cepas-alvo dos antígenos vacinais.

A bibliografia está disponível no GEN-io.

Capítulo 219

Neisseria gonorhoeae (Gonococo)

Katherine Hsu, Sanjay Ram e Toni Darville

A *Neisseria gonorhoeae* é o agente causador da **gonorreia**, uma infecção da membrana mucosa do trato geniturinário e das mucosas do reto, da orofaringe e da conjuntiva. Ela é transmitida pelo contato sexual ou perinatal, ficando atrás apenas das infecções por *Clamídia* em número de casos relatados ao Centro de Controle e Prevenção de Doenças (CDC) nos EUA. Essa prevalência elevada e o desenvolvimento de cepas resistentes a antibióticos desencadeiam morbidade significativa em adolescentes.

ETIOLOGIA

A *Neisseria gonorrhoeae* é um diplococo aeróbio, gram-negativo, intracelular, imóvel, que não forma esporos e com superfícies adjacentes achatadas. Ele cresce a uma temperatura de 35 a 37°C e com pH de 7,2 a 7,6 em uma atmosfera com 3 a 5% de dióxido de carbono. Deve-se inocular o espécime imediatamente em um meio de Thayer-Martin modificado fresco e úmido ou em um meio de transporte especializado, pois o gonococo não tolera o ressecamento. O meio de Thayer-Martin contém agentes antimicrobianos que inibem a flora normal presente no espécime clínico das membranas mucosas que poderia, de outra maneira, crescer mais do que o gonococo. Presume-se a identificação com base na aparência da colônia, na aparência da coloração de Gram e na produção de citocromo oxidase. Diferencia-se o gonococo de outras espécies de *Neisseria* pela fermentação de glicose, mas não maltose, sacarose ou lactose. Diplococos gram-negativos são encontrados no material infectado, frequentemente em conjunto com leucócitos polimorfonucleares (PMNs).

Assim como todas as bactérias gram-negativas, a *N. gonorhoeae* possui um envelope celular composto de uma membrana citoplasmática interna, uma camada média de peptidoglicano e uma membrana externa. A membrana externa contém **lipo-oligossacarídeos** (**LOS**, também denominados como **endotoxina**), fosfolipídio e uma variedade de proteínas que contribuem para aderência celular, invasão tecidual e resistência às defesas do hospedeiro. Os dois sistemas usados para caracterizar as cepas de gonococos são auxotipagem e sorotipagem. A **auxotipagem** é baseada nos requerimentos geneticamente estáveis das cepas para nutrientes específicos ou cofatores definidos pela habilidade do isolado de crescer em meios definidos quimicamente. Os sistemas de **sorotipagem** foram baseados em anticorpos monoclonais específicos dirigidos contra uma proteína porina chamada **PorB** (antes Proteína I ou PorI), uma proteína de membrana externa trimérica que constitui uma parte substancial da estrutura do envelope gonocócico. Acredita-se que as alterações nas proteínas PorB presentes em uma comunidade resultam, pelo menos em parte, da pressão imunológica seletiva. Atualmente, métodos de tipagem baseados no DNA substituíram a auxo e a sorotipagem. Os métodos mais antigos de tipagem baseados em DNA eram executados em um gel e incluíam análise de polimorfismo de comprimento de fragmentos de restrição (RFLP) de DNA genômico ou rRNA (ribotipagem), ou tipagem de genes codificadores da proteína de opacidade (*opa*), que eram trabalhosos e às vezes não tinham a capacidade de discriminar com precisão as cepas. Hoje em dia, os métodos utilizados incluem a tipagem da sequência multigênica da *Neisseria gonorrhoeae* (**NG-MAST**), que examina as sequências dos fragmentos internos variáveis de dois genes altamente polimórficos (*porB*, que codifica PorB, e *tbpB*, que codifica a proteína de ligação à transferrina da subunidade B) e tipagem de sequência multilócus (**MLST**), que analisa as sequências de sete genes de controle cromossômico.

EPIDEMIOLOGIA

Desde que a gonorreia se tornou uma doença nacionalmente notificável em 1944, os índices dos EUA variaram entre uma alta histórica de 467,7 casos por 100 mil habitantes em 1975 e uma baixa histórica de 98,1 por 100 mil em 2009. No entanto, as taxas elevaram-se quase todos os anos desde 2009, com um total de 555.608 casos e um índice de 171,9/100 mil relatados em 2017. Os índices de gonorreia relatada também são mais altos no Sul (194,0/100 mil); entre adultos jovens com idade entre 20 e 24 anos (684,8 casos por 100 mil mulheres entre 20 e 24 anos; 705,2 casos por 100 mil homens com idade entre 20 e 24 anos); entre homens (169,7/100 mil homens *versus* 120,4/100 mil mulheres); e entre afrodescendentes (548,1/100 mil *versus* 66,4/100 mil entre caucasianos). Durante 2013–2017, a taxa entre homens aumentou 86,3% e entre mulheres houve um aumento de 39,4%, sugerindo mais casos de transmissão ou aumento do número de casos (p. ex., por meio da melhora da triagem extragenital) entre gays, bissexuais e outros homens que fazem sexo com homens (HSH).

Os métodos de tipagem molecular (p. ex., NG-MAST, MLST) são utilizados para analisar a disseminação das cepas individuais de *N. gonorrhoeae* dentro de uma comunidade. A manutenção e subsequente disseminação de infecções gonocócicas em uma comunidade são sustentadas pela transmissão continuada por pessoas assintomáticas e também por requerer um grupo central **hiperendêmico** e de **alto risco**, como profissionais do sexo, HSH ou adolescentes com diversos parceiros sexuais. Esta última observação se refere ao fato de que a maioria das pessoas que têm gonorreia interrompe a atividade sexual e busca cuidados, a menos que a necessidade econômica ou outros fatores (p. ex., dependência de drogas) impulsionem a atividade sexual persistente. Assim, muitos transmissores centrais pertencem a um subconjunto de pessoas infectadas que não apresentam sintomas ou ignoram e continuam sendo sexualmente ativos, ressaltando a importância de procurar e tratar os contatos sexuais de pessoas infectadas que se apresentam para tratamento. O **sexo oral** apresenta um papel na manutenção da gonorreia em HSH, fornecendo um *pool* de infecções faríngeas assintomáticas não tratadas, e pode representar até um terço da uretrite gonocócica sintomática em HSH.

A infecção gonocócica neonatal geralmente resulta da exposição periparto ao exsudato infectado do colo do útero materno. Uma infecção aguda se inicia de 2 a 5 dias depois do nascimento. A incidência da infecção neonatal depende da prevalência da infecção gonocócica nas gestantes, triagem pré-natal de gonorreia e profilaxia oftalmológica neonatal.

PATOGÊNESE E PATOLOGIA

A *N. gonorhoeae* infecta, primariamente, o epitélio colunar porque o epitélio escamoso estratificado é relativamente resistente à invasão. A invasão da mucosa pelo gonococo resulta em uma resposta inflamatória local que produz um exsudato purulento que contém leucócitos PMNs, soro e epitélio descamado. O LOS gonocócico (endotoxina) exibe toxicidade direta, causando ciliostase e necrose das células do epitélio ciliado. Acredita-se que a citotoxicidade das infecções gonocócicas seja mediada pelo fator de necrose tumoral e outras citocinas. O LOS ativa o complemento, que também contribui para a resposta inflamatória aguda.

Os gonococos ascendem no trato geniturinário causando uretrite ou epididimite nos homens pós-puberais e endometrite, salpingite e peritonite aguda (coletivamente chamados de **doença inflamatória pélvica aguda,** ou **DIP**) nas mulheres pós-puberais. A disseminação a partir das tubas uterinas, por meio do peritônio para a cápsula do fígado, resulta em **peri-hepatite** (síndrome de Fitz-Hugh-Curtis). Os gonococos que invadem os vasos linfáticos e sanguíneos podem causar linfadenopatia inguinal, perineal, perianal, isquiorretal e abscesso periprostático, assim como **infecção gonocócica disseminada** (IGD).

Vários fatores de virulência gonocócica e imunológica do hospedeiro estão envolvidos na penetração da barreira mucosa e subsequente manifestação de infecção local e sistêmica. A pressão seletiva de diferentes ambientes mucosos provavelmente leva a alterações na membrana externa do organismo, incluindo variantes dos pili (fímbrias) bacterianos, proteínas da opacidade ou Opa (anteriormente proteína II) e LOS. Essas alterações podem aumentar a ligação, invasão, replicação e evasão gonocócica da resposta inflamatória do hospedeiro.

Para que a infecção ocorra, o gonococo deve primeiro se ligar às células do hospedeiro. Os gonococos se ligam às microvilosidades das células epiteliais não ciliadas por estruturas semelhantes a pelos (pili ou fímbrias) que se estendem a partir da parede celular. Os pili (fímbrias) sofrem uma alta variação antigênica que pode ajudar os organismos a escaparem da resposta imunológica do hospedeiro, fornecendo ligantes específicos para receptores celulares diferentes. Acredita-se que as proteínas da opacidade, a maioria das quais confere uma aparência opaca às colônias, também funcionem como ligantes para membros da família de proteínas de molécula de adesão celular relacionada ao antígeno carcinoembrionário (**CEACAM**) ou proteoglicanos de sulfato de heparina (HSPGs) para facilitar a ligação a células humanas. As interações entre o receptor de complemento 3 (CR3) nas células epiteliais cervicais e iC3b, pili (fímbrias) e PorB na superfície gonocócica facilitam a entrada celular de gonococos em mulheres. Em contraste, a interação entre o LOS e o receptor de asialoglicoproteína (ASGP-R) permite a entrada gonocócica em células epiteliais uretrais masculinas. Os gonococos que expressam certas proteínas Opa aderem ao CEACAM3 e são fagocitados pelos neutrófilos humanos na ausência de soro. A interação de Opa com CEACAM1 em linfócitos T $CD4^+$ pode suprimir sua ativação e proliferação e contribuir para a imunossupressão associada à gonorreia. Uma protease IgA gonocócica inativa a IgA_1 por clivagem da molécula na região charneira[17] poderia contribuir para a colonização ou invasão das superfícies mucosas do hospedeiro.

Outras alterações fenotípicas que ocorrem em resposta aos estresses ambientais permitem que os gonococos estabeleçam a infecção. Exemplos incluem proteínas reprimíveis de ferro, que se ligam à transferrina ou à lactoferrina; proteínas que se expressam de forma anaeróbica; e proteínas que são sintetizadas em resposta ao contato com as células epiteliais. *In vivo*, os gonococos crescem sob condições anaeróbias ou em um ambiente com uma relativa falta de ferro.

Cerca de 24 horas depois de se ligarem ao epitélio, a superfície epitelial se invagina e cerca os gonococos em um vacúolo fagocitário. Acredita-se que esse fenômeno seja mediado pela inserção da PorB da membrana externa dos gonococos na célula do hospedeiro, causando alterações na permeabilidade da membrana. Subsequentemente, os vacúolos fagocitários começam a liberar os gonococos no espaço subepitelial pela exocitose. Os organismos viáveis podem, então, causar doença local (ou seja, salpingite) ou se disseminar através da corrente sanguínea ou linfática.

IgG e IgM séricas direcionadas contra proteínas gonocócicas e LOS ativam o complemento em gonococos. Os gonococos desenvolveram vários mecanismos para driblar a ativação do complemento. A eliminação do ácido neuramínico monofosfoico *N*-acetilcitidina (CMP-Neu5Ac, a molécula doadora de ácido siálico) para sialilar LOS é um exemplo de mecanismos que reduz a ligação de anticorpos bactericidas e simultaneamente melhora a ligação de um inibidor do complemento chamado **fator H** (FH). Essa propriedade muitas vezes é perdida na subcultura dos gonococos em meios que não possuem CMP-Neu5Ac, e é então denominada "resistência sérica instável". Em contraste, a "resistência sérica estável" (resistência do complemento independente da sialilação de LOS) frequentemente é observada em gonococos que expressam determinadas proteínas do tipo porina (a maioria PorB.1As e PorB.1Bs seletas), o que lhes permite a ligação a inibidores do complemento, como a proteína de ligação a FH e C4b (C4BP). Essas cepas frequentemente estão associadas à doença disseminada. A *N. gonorrhoeae* subverte, de forma diferente, a eficiência do complemento e altera as respostas inflamatórias desencadeadas na infecção humana. Os isolados de casos de IDG em geral são "estáveis" e inativam C3b com mais rapidez, geram menos C5a e resultam em menos inflamação local. Os isolados DIP são sorossensíveis, depositam mais C3b na sua superfície, inativam C3b de forma relativamente mais lenta, geram mais C5a e resultam em mais inflamação local. O anticorpo IgG dirigido contra a proteína modificável por redução gonocócica (**Rmp**) bloqueia a morte de *N. gonorrhoeae* mediada pelo complemento. Anticorpos anti-Rmp bloqueadores podem abrigar especificidade para sequências de proteína de membrana externa (p. ex., OmpA) compartilhadas com outras *Neisseria* spp. ou *Enterobacteriaceae*, podem ser direcionadas contra uma sequência Rmp única a montante da região compartilhada de OmpA que inclui um ciclo de cisteína ou ambos. Anticorpos preexistentes dirigidos contra RMP facilitam a transmissão da infecção gonocócica para mulheres expostas; o Rmp é altamente conservado em *N. gonorrhoeae* e o bloqueio das defesas da mucosa pode ser uma das suas funções. A adaptação gonocócica também parece ser importante na evasão da morte por neutrófilos. Exemplos incluem sialilação de LOS, aumento na produção de catalase e mudanças na expressão de proteínas de superfície.

Fatores do hospedeiro podem influenciar a incidência e manifestações da infecção gonocócica. Meninas em fase pré-puberal são suscetíveis à vulvovaginite e, raramente, apresentam salpingite. A *N. gonorrhoeae* infecta o epitélio não cornificado; e o epitélio vaginal fino e não cornificado e o pH alcalino da mucina vaginal predispõem esse grupo etário à infecção do trato genital baixo. Em contrapartida, a cornificação do epitélio vaginal induzida pelo estrogênio nos recém-nascidos e nas mulheres maduras resiste à infecção. As mulheres pós-puberais são mais suscetíveis à salpingite, especialmente durante a menstruação, quando a redução da atividade bactericida do muco cervical e o refluxo de sangue da cavidade uterina para as tubas uterinas facilitam a passagem dos gonococos para o trato reprodutor superior.

Populações com risco de IGD incluem carreadores assintomáticos; recém-nascidos; mulheres em idade fértil, grávidas e puérperas; HSH; e indivíduos com defeitos na via do complemento. O estado "carreador assintomático" resume-se na falha do sistema imunológico do hospedeiro de reconhecer o gonococo como patogênico, a capacidade do gonococo de evitar sua destruição ou ambos. A **colonização faríngea** foi proposta como um fator de risco para IGD. A alta taxa de infecção assintomática na gonorreia faríngea pode ser responsável por esse fenômeno. As mulheres apresentam um risco mais alto de desenvolver IGD durante a menstruação, a gestação e o puerpério, possivelmente devido à maior descamação endocervical e redução da atividade bactericida da peroxidase. Presume-se que a ausência neonatal de IgM bactericida seja responsável pelo aumento da suscetibilidade neonatal à IGD. Pessoas com deficiência terminal de componentes do complemento (C5-C9) apresentam um risco considerável de desenvolver episódios recorrentes de IGD.

MANIFESTAÇÕES CLÍNICAS

A gonorreia se manifesta por meio de um espectro de apresentações clínicas que variam desde o portador assintomático à infecção mucosa localizada até uma infecção sistêmica disseminada (Capítulo 146).

[17]N.R.T.: Região descrita como a junção entre os braços com a cauda Y da imunoglobulina.

Gonorreia assintomática

A incidência de gonorreia assintomática em crianças ainda não foi determinada. Foram isolados gonococos da orofaringe de crianças pequenas que foram abusadas sexualmente por contatos masculinos; os sintomas orofaríngeos em geral estão ausentes. A maioria das infecções do trato genital produz sintomas em crianças. Entretanto, até 80% das mulheres sexualmente maduras com gonorreia urogenital são assintomáticas em um cenário em que a maioria das infecções é detectada por meio da triagem ou outros esforços para a identificação dos casos. Essa situação contrasta com a dos homens, em que apenas 10% são assintomáticos. Portadoras retais assintomáticas de *N. gonorrhoeae* foram documentadas em 26 a 68% das mulheres com infecção urogenital. A maioria das pessoas com cultura retal positiva é assintomática. A maioria das infecções gonocócicas da faringe é assintomática, embora raramente possa ocorrer **tonsilofaringite aguda** ou **linfadenopatia cervical**. A gonorreia faríngea é adquirida com facilidade por meio de felação, e pode ser responsável por uma proporção significativa da gonorreia uretral nos HSH. A gonorreia faríngea é cada vez mais prevalente, sobretudo entre adolescentes e adultos jovens, e associada ao aumento global da prevalência de comportamentos sexuais orais.

Gonorreia não complicada, localizada

A gonorreia genital possui um período de incubação de 2 a 5 dias nos homens e de 5 a 10 dias nas mulheres. A infecção primária se desenvolve na uretra masculina; na vulva e na vagina feminina em pré-púberes; e no colo do útero de mulheres pós-púberes. A oftalmia neonatal afeta ambos os sexos.

Em geral, a **uretrite** é caracterizada por um corrimento purulento e disúria sem urgência ou frequência. A uretrite não tratada nos homens se resolve espontaneamente em várias semanas ou pode ser complicada por epididimite, edema peniano, linfangite, prostatite ou vesiculite seminal. São encontrados diplococos intracelulares gram-negativos no corrimento. Em HSH, a mucosa retal pode ser infectada após a relação sexual anal receptiva. Os sintomas variam desde um corrimento mucopurulento indolor até sangramento retal e uma proctite associada a dor retal e tenesmo.

Nas mulheres pré-púberes, a **vulvovaginite** geralmente se caracterizada por um corrimento vaginal purulento e uma vulva escoriada, edematosa, eritematosa e dolorida. Pode ocorrer disúria. A infecção gonocócica deve ser considerada uma possibilidade no diagnóstico em qualquer menina com corrimento vaginal, mesmo quando não se suspeita de abuso sexual; este deve ser considerado fortemente quando uma infecção gonocócica é diagnosticada em crianças na fase pré-puberal após o período neonatal. Nas mulheres pós-puberais, a **cervicite** gonocócica sintomática e a uretrite são caracterizadas por corrimento purulento, dor suprapúbica, sangramento entre as menstruações e dispareunia. O colo do útero pode estar inflamado e doloroso. Na gonorreia urogenital limitada ao trato genital inferior, não ocorre aumento de dor em relação à mobilização do colo do útero e os anexos não são dolorosos à palpação. Pode haver exteriorização de material purulento da uretra ou ductos da glândula de Bartholin. A gonorreia retal geralmente é assintomática, mas pode causar proctite com sintomas como corrimento retal, prurido, sangramento, dor, tenesmo e constipação intestinal. A gonorreia retal assintomática pode não ser resultado de relação sexual anal, pois em mulheres pode representar uma translocação de secreções infectadas em função de uma infecção cervicovaginal.

A **oftalmia** gonocócica pode ser unilateral ou bilateral e ocorrer em qualquer faixa etária após a inoculação do olho com secreções infectadas. A **oftalmia neonatal** causada pela *N. gonorrhoeae* geralmente aparece 1 a 4 dias após o nascimento (ver Capítulo 652). A infecção ocular em pacientes mais velhos resulta da inoculação ou autoinoculação de um sítio genital. A infecção começa com inflamação leve e um corrimento sorossanguinolento. Em 24 horas, o corrimento se torna espesso e purulento com edema tenso das pálpebras com quemose acentuada. Se a doença não for tratada imediatamente, pode ocorrer ulceração da córnea, ruptura e cegueira.

Infecção gonocócica disseminada

A disseminação hematogênica ocorre em 1 a 3% de todas as infecções gonocócicas, mais frequentemente após infecções assintomáticas primárias do que após as sintomáticas. Antes as mulheres representavam a maioria dos casos, com os sintomas iniciando 7 a 30 dias após a infecção e até 7 dias após a menstruação em cerca de metade dos casos, mas estudos mais recentes têm descrito que há mais casos masculinos do que femininos. As manifestações mais comuns são artralgia assimétrica, lesões cutâneas acrais petequiais ou pustulares, tenossinovite, artrite supurativa e, raramente, cardite, meningite e osteomielite. O sintoma inicial mais comum é o início de **poliartralgia aguda com febre**. Apenas 25% dos pacientes têm queixa de lesões cutâneas. A maioria nega sintomas geniturinários; entretanto, a infecção primária da mucosa é documentada pelas culturas geniturinárias. Cerca de 80 a 90% das culturas cervicais são positivas em mulheres com IGD. Nos homens, a cultura uretral é positiva em 50 a 60%, a cultura faríngea é positiva em 10 a 20%, e culturas retais são positivas em 15% dos casos.

A IGD é classificada entre duas síndromes clínicas que apresentam características clínicas que se sobrepõem. A mais comum é a **síndrome de tenossinovite-dermatite**, caracterizada por febre, calafrios, lesões cutâneas e poliartralgias envolvendo, primariamente, os punhos, mãos e dedos. A cultura de sangue é positiva em cerca de 30 a 40% dos casos, e os resultados da cultura do líquido sinovial são uniformemente negativos. Na **síndrome da artrite supurativa**, os sinais e sintomas sistêmicos são menos proeminentes e a artrite monoarticular é mais comum, e frequentemente envolvem o joelho. Uma fase de poliartralgia pode preceder a infecção monoarticular. Nos casos de envolvimento monoarticular, a cultura do fluido sinovial é positiva em 45 a 55% dos casos, e os achados no líquido sinovial são consistentes com artrite séptica. Em geral, a cultura de sangue é negativa e a IGD neonatal ocorre como uma artrite poliarticular supurativa.

As lesões dermatológicas geralmente se iniciam com máculas rosas ou vermelhas, dolorosas, discretas e com 1 a 20 mm, que progridem para lesões maculopapulares, vesiculares, bolhosas, pustulares ou petequiais. A pústula necrótica em uma base eritematosa típica está distribuída de forma desigual nas extremidades, incluindo as superfícies palmar e plantar, em geral poupando o rosto e o couro cabeludo. Os indivíduos apresentam entre cinco e 40 lesões, e 20 a 30% contêm gonococos. Apesar de complexos imunes estarem presentes na IGD, os níveis de complemento são normais e o papel dos complexos imunes na patogênese é desconhecido.

A **endocardite aguda** é rara (1 a 3%), mas é frequentemente uma manifestação fatal da IGD, que em geral leva à rápida destruição da valva aórtica. **Pericardite aguda** é uma entidade raramente descrita em pacientes com gonorreia disseminada. Foi descrita **meningite** por *N. gonorrhoeae*, sendo os sinais e sintomas semelhantes aos de qualquer meningite bacteriana aguda.

DIAGNÓSTICO

A confirmação laboratorial da infecção gonocócica é essencial, dadas as implicações legais do potencial abuso sexual em crianças e a necessidade de encaminhar parceiros sexuais de adolescentes e adultos para tratamento. Em virtude do advento de testes de amplificação de ácidos nucleicos altamente sensíveis e específicos (NAATs), o uso de tecnologias de teste não sensíveis e menos amplificadas não se justifica mais, como testes de hibridação/sonda de ácido nucleico, testes de transformação genética de ácido nucleico ou imunoensaios enzimáticos. A capacidade de testar cultura e suscetibilidade ainda precisa ser mantida, porque os dados são insuficientes para recomendar testes de não cultura em casos de agressão sexual em meninos pré-púberes e exposição anatômica extragenital em meninas pré-púberes e porque a cultura é necessária para avaliar casos suspeitos de falha no tratamento da gonorreia e monitorar o desenvolvimento de resistência aos regimes de tratamento atuais.

Coloração de Gram e cultura

As colorações de Gram podem ser úteis na avaliação inicial de pacientes com suspeita de infecção gonocócica. Nos homens com uretrite sintomática, pode-se fazer um diagnóstico provável de gonorreia pela identificação de diplococos intracelulares gram-negativos (com leucócitos) no corrimento uretral. Um achado semelhante nas mulheres não é suficiente porque *Mima polymorpha* e *Moraxella*, que fazem parte da flora vaginal normal, possuem um aspecto semelhante. A sensibilidade da coloração de Gram para diagnosticar a cervicite gonocócica e infecção assintomática também é baixa. A presença de espécies comensais de *Neisseria* spp. na orofaringe impede o uso da coloração de Gram para o diagnóstico de gonorreia faríngea.

A cultura pode ser realizada a partir da coleta em qualquer local, incluindo locais não genitais. As vantagens da cultura incluem a disponibilidade de um isolado para estudos adicionais, incluindo o teste de sensibilidade aos antibióticos. As desvantagens da cultura incluem requisitos de transporte e crescimento mais rigorosos, menor sensibilidade do que os NAATs e a demora para disponibilização de resultados. O material para culturas de colo do útero é obtido da seguinte forma: após a exocervice ser limpa, um *swab* é colocado no orifício cervical e girado suavemente por vários segundos. Os espécimes uretrais masculinos são obtidos pela colocação de um pequeno cotonete de 2 a 3 cm na uretra. Os *swabs* retais são melhor obtidos pela passagem de um *swab* de 2 a 4 cm no canal anal; os espécimes que estão fortemente contaminados por fezes devem ser descartados. Para resultados ótimos de cultura, as amostras devem ser obtidas com *swabs* de algodão (p. ex., um *swab* com ponta de alginato de cálcio uretrogenital [Calgiswab, Puritan Medical Products, Guilford, ME]), inoculados diretamente em placas de cultura e incubados imediatamente. A escolha dos locais anatômicos para a cultura depende dos locais expostos e das manifestações clínicas. Se os sintomas estiverem presentes, amostras da uretra e do reto podem ser cultivadas para homens, e amostras endocervicais e retais podem ser cultivadas para todas as mulheres, independentemente de história de sexo anal. Uma amostra de cultura faríngea deve ser obtida de homens e mulheres se os sintomas de faringite estiverem presentes com uma história de exposição oral recente ou exposição oral a uma pessoa conhecida por ter gonorreia genital. Em um caso suspeito de **abuso sexual infantil**, a cultura continua sendo o método de detecção recomendado para *N. gonorrhoeae* em espécimes uretrais de meninos e para locais extragenitais (conjuntiva, faringe e reto) de todas as crianças porque os NAATs ainda não foram suficientemente avaliados para esses casos, populações e locais de amostragem. A cultura de amostras endocervicais não deve ser tentada antes da puberdade.

Espécimes de locais que normalmente são colonizados por outros organismos (p. ex., colo do útero, reto, faringe) devem ser inoculados em um meio de cultura seletivo, como o meio de Thayer-Martin modificado (fortificado com vancomicina, colistina, nistatina e trimetoprima para inibir o crescimento da flora endógena). Espécimes provenientes de locais que em geral são estéreis ou minimamente contaminados (ou seja, líquido sinovial, sangue, líquido cerebrospinal) devem ser inoculados em um meio de cultura não seletivo de ágar chocolate. Se houver suspeita de IGD, deve-se fazer cultura do sangue, faringe, reto, uretra, colo do útero e fluido sinovial (se houver envolvimento). Os espécimes devem ser incubados entre 35º e 37°C em dióxido de carbono entre 3 e 5%. Quando os espécimes devem ser transportados para um laboratório central, um meio não nutriente reduzido (ou seja, meio Amies-modificado Stuart) preserva os espécimes com perda mínima da viabilidade por até 6 horas. Quando o transporte pode atrasar o plaqueamento da cultura por mais de 6 horas, é preferível inocular o espécime em um meio de cultura e transportá-lo em temperatura ambiente em atmosfera enriquecida por CO_2. Os sistemas Transgrow e JEMBEC (John E. Martin Biological Environmental Chamber) modificado do meio de Thayer-Martin são sistemas de transporte alternativos.

Testes de amplificação de ácido nucleico

A Food and Drug Administration (FDA) dos EUA aprovou NAATs para uso a partir de esfregaços endocervicais, *swabs* vaginais, *swabs* uretrais masculinos e urina feminina e masculina de primeira captação. As vantagens de usar NAATs incluem condições de transporte menos rigorosas, tempo de resposta mais rápido, flexibilidade na fonte de amostragem (proporcionando viabilidade adicional de testes em locais onde o exame físico não é realizado) e preferência do paciente por amostragem menos invasiva. No entanto, os NAATs não podem fornecer resultados de suscetibilidade antimicrobiana, assim, nos casos de infecção gonocócica persistente após o tratamento, os médicos devem realizar testes de cultura e de sensibilidade antimicrobiana. Embora as amostras de urina sejam aceitáveis para as mulheres, a sensibilidade para o rastreamento parece ser menor do que com as amostras de esfregaço vaginal ou endocervical. Por outro lado, a sensibilidade e a especificidade das amostras de urina e esfregaço uretral dos homens são semelhantes, portanto, a urina de primeira coleta é o tipo de amostra recomendada para a triagem uretral em homens. Insertos de produto para cada fornecedor de NAAT devem ser cuidadosamente examinados para avaliar as indicações atuais e as amostras permitidas. Os NAATs não são liberados pela FDA para uso com espécimes do reto, da faringe, da conjuntiva, do fluido articular, do sangue ou do líquido cefalorraquidiano. No entanto, nos EUA, a maioria dos laboratórios comerciais e de saúde pública estabeleceu especificações de desempenho para satisfazer os regulamentos do Centers for Medicare e Medicaid Services (CLMI) para a conformidade com o Clinical Laboratory Improvement Amendments (CLIA) em testes e relatórios de amostras de *swab* retal e faríngeo, facilitando seu uso para manejo clínico (a triagem de gonorreia de sítios retais e faríngeos com NAATs é recomendada pelo menos anualmente em HSH que relata relação sexual retal ou faríngea).

Os dados sobre o uso de NAATs são limitados a crianças. Em um estudo multicêntrico de NAATs que usa amplificação por deslocamento de fita ou amplificação mediada por transcrição em crianças avaliadas por abuso sexual, a urina de meninas pré-púberes foi uma alternativa confiável à cultura vaginal para detecção de *N. gonorrhoeae*. No entanto, a cultura ainda continua sendo o método recomendado para testar todos os outros locais de amostra entre crianças pré-púberes. Devido às implicações legais de um diagnóstico de infecção por *N. gonorrhoeae* em uma criança, todas as amostras positivas devem ser retidas para testes adicionais de confirmação.

TRATAMENTO

Todos os pacientes com gonorreia presumida ou provada também devem ser avaliados para infecção concomitante pela sífilis, HIV e *C. trachomatis*. A incidência de coinfecção por *Chlamydia* é de 15 a 20%, nos homens e de 35 a 50% nas mulheres. Pacientes além do período neonatal devem ser tratados para *Chlamydia trachomatis*, a não ser que haja documentação de um teste NAAT negativo para clamídia quando o tratamento de gonorreia for iniciado. Entretanto, se não houver um resultado disponível ou se um teste não NAAT para clamídia for negativo, deve-se tratar os pacientes para gonorreia e clamídia (ver Capítulo 253.2). As pessoas que receberem um diagnóstico de gonorreia devem ser instruídas a absterem-se da atividade sexual por 7 dias após o tratamento e até que todos os parceiros sexuais sejam adequadamente tratados (7 dias após o tratamento e resolução dos sintomas, se presentes). Parceiros sexuais expostos nos 60 dias anteriores devem ser examinados, devendo-se coletar espécimes para culturas e iniciar o tratamento empírico.

A *N. gonorrhoeae* desenvolveu, progressivamente, resistência aos antibióticos usados no tratamento. A resistência antimicrobiana da *N. gonorrhoeae* ocorre como a resistência à penicilina e à tetraciclina, mediada por plasmídeos, e a resistência às penicilinas, tetraciclinas, espectinomicinas, fluoroquinolonas, cefalosporinas e azitromicinas. O surgimento da resistência à eritromicina em todo o mundo levou à designação da resistência *N. gonorrhoeae* como resistência antibiótica de nível "urgente" pelo CDC. Dados de vigilância do CDC's Gonoccocal Isolate Surveillance Project revelaram flutuações na concentração inibitória mínima (MIC) para a cefalosporina **cefixizima** orais e a cefalosporina **ceftriaxona** injetável de terceira geração, levando o CDC a revisar suas diretrizes para o tratamento da gonorreia em 2012 nos EUA para uma terapia dupla na tentativa de preservar o último tratamento eficaz comercialmente disponível. Existe uma base teórica para usar dois antimicrobianos com alvos moleculares diferentes para melhorar a eficácia do tratamento e retardar, potencialmente, a emergência e disseminação de resistência às cefalosporinas.

A Tabela 219.1 resume os regimes de primeira linha no tratamento de gonococos para neonatos, crianças (com peso de 45 kg ou mais), adolescentes e adultos. Infecções mucosas localizadas são tratáveis com doses únicas; infecções disseminadas são tratadas por no mínimo 1 semana. Embora a terapia dupla não seja recomendada para infecções neonatais e infantis, é recomendada para todas as infecções de adultos e adolescentes (incluindo criança com mais de 45 kg). O uso de **azitromicina** como antimicrobiano de segunda escolha à doxiciclina está associado às vantagens de conveniência e complacência da terapia de dose única e à maior prevalência de resistência gonocócica à tetraciclina comparada à azitromicina entre os isolados de vigilância gonocócica, sobretudo nas cepas com MIC elevada à cefixima.

Regimes alternativos existem para adolescentes e adultos, mas são extremamente limitados. Para pacientes com alergia à cefalosporina, a combinação de gentamicina (240 mg IM) e azitromicina (2 g VO) curou 100% dos casos urogenitais não complicados em um estudo de pacientes dos EUA entre 15 e 60 anos; a combinação de gemifloxacino (320 mg VO) (não licenciada para uso em crianças com menos de 18 anos) mais azitromicina (2 g VO) curou mais de 99% dos casos urogenitais não complicados no mesmo ensaio, mas foi limitada por 8% dos pacientes que vomitaram após 1 hora de administração de droga oral dupla. Para pacientes com alergia à azitromicina, a doxiciclina (100 mg VO 2 vezes/dia durante 7 dias) pode ser usada como antimicrobiano de segunda escolha. Se a ceftriaxona não estiver disponível, as cefalosporinas podem ser usadas em combinação com azitromicina ou doxiciclina para infecção anorretal e urogenital não complicada, elas incluem cefixima oral (400 mg VO), que não fornece níveis sanguíneos bactericidas tão altos ou sustentados quanto uma dose de 250 mg IM de ceftriaxona e tem eficácia limitada para gonorreia faríngea e outros esquemas de cefalosporina injetável de dose única, como ceftizoxima (500 mg IM), cefoxitina (2 g IM) com probenecida (1 g VO) ou cefotaxima (500 mg IM), mas nenhum dos quais oferece alguma vantagem em relação à ceftriaxona para a infecção urogenital, e a sua eficácia contra a infecção faríngea é menos certa.

Gestantes com infecção gonocócica devem ser tratadas com terapia dupla adulta padrão. Se a alergia impedir o tratamento padrão, recomenda-se consultar um especialista em doenças infecciosas. Os pacientes coinfectados pelo HIV com infecção gonocócica são tratados da mesma forma que os pacientes HIV-negativos.

O teste de cura de acompanhamento não é recomendado para pessoas diagnosticadas com gonorreia urogenital ou retal não complicada, eles recebem regimes recomendados ou alternativos. No entanto, qualquer pessoa com gonorreia faríngea que é tratada com um regime alternativo

Tabela 219.1 Tratamento recomendado para infecções gonocócicas.

	INFECÇÃO	REGIME DE TRATAMENTO	DURAÇÃO DA TERAPIA
Neonatos	Oftalmia neonatal	Ceftriaxona,* 25 a 50 mg/kg IV ou IM (max 250 mg), mais lavagem frequente do olho infectado até a secreção ser eliminada	1 vez
	Infecção disseminada Abscesso do couro cabeludo Artrite séptica	Ceftriaxona,* 25 a 50 mg/kg IV ou IM, todo dia *ou* Cefotaxima, 25 a 50 mg/kg IV ou IM a cada 8 a 12 h†	7 dias
	Meningite	Ceftriaxona,* 25 a 50 mg/kg IV ou IM, todo dia *ou* Cefotaxima, 25 a 50 mg/kg IV ou IM, a cada 8 a 12 h†	10 a 14 dias
	Endocardite	Ceftriaxona,* 25 a 50 mg/kg IV ou IM qd *ou* Cefotaxima, 25 a 50 mg/kg IV ou IM a cada 8 a 12 h†	Mínimo 28 dias
Crianças ≤ 45 kg	Infecção faríngea Infecção anorretal Infecção urogenital	Ceftriaxona, 25 a 50 mg/kg IV ou IM (máx. 250 mg)	Uma vez
	Conjuntivite	Ceftriaxona, 50 mg/kg IM (máx. 1 g)‡	Uma vez
	Infecção disseminada Artrite séptica	Ceftriaxona, 50 mg/kg IV ou IM qd (máx. 1 g diária)	7 dias
	Meningite	Ceftriaxona, 50 mg/kg IV ou IM, a cada 12 a 24 h (máx. 4 g diária)	10 a 14 dias
	Endocardite	Ceftriaxona, 50 mg/kg IV ou IM, a cada 12 a 24 h (máx. 4 g diária)	Mínimo 28 dias
Adultos, adolescentes e crianças > 45 kg	Infecção faríngea Infecção anorretal Infecção urogenital	Ceftriaxona, 250 mg IM *mais* Azitromicina, 1 g VO	Uma vez
	Conjuntivite	Ceftriaxona, 1 g IM *mais* Azitromicina, 1 g VO‡	Uma vez
	Infecção disseminada Artrite séptica	Ceftriaxona, 1 g IV ou IM todo dia§ *mais*	7 dias
		Azitromicina, 1 g VO	Uma vez
	Meningite	Ceftriaxona, 1 a 2 g IV, a cada 12 a 24 h	10 a 14 dias
		mais Azitromicina, 1 g VO	Uma vez
	Endocardite	Ceftriaxona, 1 a 2 g IV, a cada 12 a 24 h *mais*	Mínimo 28 dias
		Azitromicina, 1 g VO	Uma vez

*Quando disponível, a cefotaxima deve ser substituída por ceftriaxona em neonatos com hiperbilirrubinemia (sobretudo os prematuros) e naqueles < 28 dias, se receberam fluidos intravenosos contendo cálcio. Consulte um neonatologista para referências de dosagem neonatal. †Dose e/ou a mudança da frequência após idade pós-natal > 7 dias. Consulte um neonatologista para referências de dosagem neonatal. ‡Lavagem adicional do olho infectado com solução salina (uma vez). §A ceftriaxona deve ser continuada por 24 a 48 horas após o início da melhora clínica, momento em que uma alteração pode ser realizada para um agente oral (p. ex., cefixima ou uma quinolona) se a suscetibilidade antimicrobiana tiver sido registrada por cultura. O tratamento com ceftriaxona deve ser continuado por pelo menos 7 dias. IM, Intramuscularmente; IV, intravenosamente; VO, via oral. De Hsu KK, Wangu Z. *Neisseria gonorrhoeae.* In: Long SS, Prober CG, Fischer M, editors. *Principles and practice of pediatric infectious diseases.* 5th ed. Philadelphia, 2018, Elsevier, Tabela 126.1.

deve retornar 14 dias após o tratamento para um teste de cura usando cultura, NAAT ou ambos, porque a gonorreia faríngea é mais difícil de erradicar. Os sintomas que persistem após o tratamento devem ser avaliados por cultura para *N. gonorrhoeae* (com ou sem NAAT simultâneo) e qualquer gonococo isolado deve ser testado quanto à suscetibilidade antimicrobiana. A **falha do tratamento** deve ser considerada em (1) pessoas cujos sintomas não regridem dentro de 3 a 5 dias após o tratamento apropriado e que não relatam nenhum contato sexual durante o acompanhamento pós-tratamento e (2) pessoas com um teste de cura positivo (*i. e.*, cultura positiva com mais de 72 horas ou NAAT positivo com 7 dias ou mais após receber o tratamento recomendado) que não relatam nenhum contato sexual durante o acompanhamento pós-tratamento.

COMPLICAÇÕES

O diagnóstico imediato e a terapia correta garantem a recuperação completa da doença gonocócica não complicada. Complicações da gonorreia resultam da disseminação de gonococos a partir de uma invasão local. Complicações e sequelas permanentes podem estar associadas a retardo no início do tratamento, infecção recorrente, locais metastáticos de infecção (meninges, valva aórtica) e terapia tardia ou tópica de oftalmia gonocócica.

O intervalo entre a infecção primária e o desenvolvimento de uma complicação geralmente é de dias a semanas. Nas mulheres pós-puberais, pode ocorrer endometrite, sobretudo durante a menstruação, podendo progredir para salpingite, abscesso tubo-ovariano e peritonite com Doença Inflamatória Pélvica (DIP). As manifestações de DIP incluem sinais de infecção do trato genital inferior (p. ex., corrimento vaginal, dor suprapúbica, dor cervical) e infecção do trato genital superior (p. ex., febre, leucocitose, velocidade de hemossedimentação elevada e dor ou massa nos anexos). O diagnóstico diferencial inclui doenças ginecológicas (cisto ovariano, tumor ovariano, gravidez ectópica) e desordens intra-abdominais (apendicite, infecção do trato urinário, doença inflamatória intestinal). Embora *N. gonorrhoeae* e *C. trachomatis* estejam implicadas em muitos casos de DIP, essa síndrome abrange um espectro de doenças infecciosas do trato genital superior causadas por *N. gonorrhoeae, C. trachomatis* e flora endógena (estreptococos, anaeróbios, bacilos gram-negativos). O tratamento deve, portanto, ser amplo. Para mulheres com sintomas mais graves (incapacidade de excluir emergência cirúrgica, presença de abscesso tubo-ovariano, doença grave, náuseas, vômito ou febre alta), gestação ou falta de resposta à terapia ambulatorial dentro de 72 h, a terapia parenteral deve ser iniciada no hospital. A decisão de internar adolescentes com DIP aguda deve se basear nos mesmos critérios utilizados para mulheres idosas, porque a resposta clínica ao tratamento ambulatorial é semelhante entre mulheres mais jovens e mais velhas.

Os regimes parenterais recomendados são cefotetana (2 g IV, a cada 12 h) ou cefoxitina (2 g IV, a cada 6 h) mais doxiciclina (100 mg VO ou IV, a cada 12 h) ou clindamicina (900 mg IV, a cada 8 h) mais dose de carga de gentamicina (2 mg/kg IV ou IM) seguida de gentamicina de manutenção (1,5 mg/kg, a cada 8 h). Um regime parenteral alternativo é ampicilina-sulbactam (3 g IV, a cada 6 h) mais doxiciclina (100 mg VO ou IV, a cada 12 h). A experiência clínica deve guiar a transição para a terapia oral, que geralmente pode ser iniciada após 24 horas de melhora. Depois, clindamicina oral (450 mg VO, 4 vezes/dia) ou doxiciclina (100 mg VO, 2 vezes/dia) é administrada para completar 14 dias de terapia total, a menos que haja abscesso tubo-ovariano, caso em que clindamicina (450 mg VO, 4 vezes/dia) ou metronidazol (500 mg, VO) devem ser adicionados à doxiciclina para completar 14 dias de terapia com cobertura anaeróbica mais efetiva. A terapia parenteral e a terapia intramuscular/oral parecem ter eficácia clínica semelhante em mulheres jovens e mais velhas com DIP de gravidade leve a moderada. Os regimes recomendados são: uma dose única de ceftriaxona (250 mg IM) mais doxiciclina (100 mg VO) com ou sem metronidazol (500 mg VO) durante 14 dias; e doses únicas de cefoxitina (2 g IM) e probenecida (1 g VO) mais doxiciclina (100 mg VO) com ou sem metronidazol (500 mg VO) por 14 dias.

Uma vez na cavidade peritoneal, os gonococos podem se instalar na cápsula do fígado, causando uma peri-hepatite com dor no quadrante superior direito (**síndrome de Fitz-Hugh-Curtis**) com ou sem sinais de salpingite. A peri-hepatite também pode ser causada pela *C. trachomatis*. A progressão para DIP ocorre em aproximadamente 20% dos casos de cervicite gonocócica e a *N. gonorrhoeae* é isolada em cerca de 40% dos casos de DIP nos EUA. Casos não tratados podem levar a hidrossalpingite, piossalpingite, abscesso tubo-ovariano e esterilidade. Mesmo com tratamento adequado da DIP, o risco de esterilidade devido à oclusão tubária bilateral se aproxima de 20% depois de um episódio de salpingite, excedendo 60% depois de três ou mais episódios. O risco de gravidez ectópica está aumentado em aproximadamente 7 a 10 vezes depois de um episódio ou mais de salpingite. Sequelas adicionais de DIP incluem dor crônica, dispareunia e risco aumentado de recorrência de DIP.

A infecção gonocócica urogenital adquirida no primeiro trimestre gestacional apresenta um risco elevado de aborto séptico. Após 16 semanas de gestação, a infecção leva à **corioamnionite**, a principal causa de ruptura prematura das membranas e parto prematuro.

Nos homens, sem tratamento, a uretrite gonocócica em geral se resolve espontaneamente ao longo de semanas a meses. Epididimite e prostatite aguda ou crônica são complicações incomuns; a maioria dos homens com epididimite gonocócica também apresenta uretrite clínica. Complicações ainda mais incomuns incluem edema peniano associado à linfangite dorsal do pênis ou tromboflebite, abscesso periuretral ou fístulas, vesiculite seminal e balanite em homens não circuncidados.

PREVENÇÃO

Esforços para desenvolver vacinas gonocócicas que conferem ampla proteção cruzada têm sido malsucedidos até o momento. Uma vacina pilus provocou uma resposta de anticorpos e conferiu proteção contra o desafio com a cepa homóloga, mas não protegeu contra a doença em um estudo envolvendo 3.250 voluntários. O alto grau de variabilidade antigênica intercepas e intracepas de pili (fímbrias) representa uma barreira formidável para o desenvolvimento de uma única vacina pilus eficaz. Uma vacina de membrana externa que foi enriquecida em PorB também provocou resposta de anticorpos, mas não conseguiu proteger os voluntários do sexo masculino contra o desafio com a cepa homóloga, provavelmente porque pequenas quantidades de Rmp presentes na preparação da vacina provocaram anticorpos subversivos. Sessenta e dois voluntários de uma população Inuvik no Canadá participaram de um ensaio de vacina de célula inteira morta com formalina, que também não forneceu nenhuma proteção. Estruturas de superfície gonocócica, como a proteína porina (isolada sem Rmp contaminante) – proteínas expressas sob várias condições de estresse que podem ser encontradas *in vivo* e identificadas por abordagens proteômicas e transcriptômicas – e lipo-oligossacarídeos, podem se mostrar mais promissoras como vacinas candidatas.

Na ausência de uma vacina, a prevenção da gonorreia em adolescentes e adultos pode ser alcançada a partir da **educação**; do uso de **proteção de barreira** (especialmente preservativos); da **triagem** de populações de alto risco conforme recomendado pela Força Tarefa de Serviços Preventivos dos EUA (PSTF) e pelo CDC (p. ex., mulheres com vida sexual ativa com 24 anos ou mais, HSH, indivíduos previamente infectados com gonorreia); e da **identificação precoce e tratamento** de contatos – devem ser examinados e tratados presuntivamente todos os parceiros sexuais com quem houve relação nos 60 dias anteriores ao início dos sintomas ou diagnóstico de gonorreia ou, se não houver, o parceiro mais recente. Para pacientes heterossexuais, a terapia de parceiro acelerada (EPT) com cefixima (400 mg) e azitromicina (1 g) pode ser entregue aos parceiros pelo paciente, especialista em investigação da doença ou farmácia colaborativa, conforme permitido por lei (https://www.cdc.gov/std/ept/legal/). O EPT demonstrou ser seguro e eficaz na prevenção da reinfecção por gonorreia e é endossado pela American Academy of Pediatrics, pela American Academy of Family Physicians e pela Society of Adolescent Health and Medicine (Academia Americana de Pediatria; Academia Americana de Médicos de Família; e Sociedade de Saúde e Medicina do Adolescente), bem como outras organizações clínicas, para quando o uso do tratamento do paciente e do parceiro é impraticável ou malsucedido. (Por causa do alto risco de coexistência de infecções sexualmente transmissíveis não diagnosticadas, como o HIV, o EPT não é considerado uma estratégia rotineira de manejo de parceiros para HSH.)

Uma criança nascida de uma mulher com infecção gonocócica cervical apresenta um risco de aproximadamente 30% de adquirir infecção oftálmica, em comparação com um risco de menos de 5% se a profilaxia ocular for administrada. A **oftalmia gonocócica neonatal** pode ser prevenida pela instilação de pomada oftálmica com eritromicina (0,5%) no saco conjuntival (ver Capítulo 652). Se a pomada de eritromicina não estiver disponível, os lactentes com risco de gonorreia (especialmente aqueles nascidos de mãe com infecção gonocócica não tratada ou sem cuidados pré-natais) podem receber ceftriaxona 25 a 50 mg/kg IV ou IM, não excedendo 250 mg, em dose única.

A bibliografia está disponível no GEN-io.

Capítulo 220
Kingella kingae
Pablo Yagupsky

Kingella kingae está sendo cada vez mais reconhecida como a etiologia da artrite séptica, osteomielite e espondilodiscite em crianças pequenas.

ETIOLOGIA

Kingella kingae é um membro beta-hemolítico da família *Neisseriaceae* e fastidioso anaeróbico facultativo, que se apresenta em pares ou como cadeias curtas de cocobacilos gram-negativos com extremidades afiladas (Figura 220.1).

EPIDEMIOLOGIA

Kingella kingae é carreada de forma assintomática na parte posterior da faringe. A **colonização** geralmente começa após de 6 meses de idade, atinge uma prevalência de 10% entre 12 e 24 meses e diminui nas crianças mais velhas. A colonização faríngea desempenha um papel crucial na **transmissão** do organismo por meio do contato íntimo entre irmãos e companheiros. Crianças que frequentam creche têm risco aumentado de colonização e transmissão, e grupos de infecção invasiva foram relatados nesses estabelecimentos.

A espécie elabora quatro diferentes cápsulas polissacarídicas (a-d), que parecem representar importantes fatores de virulência. As cepas colonizadoras de *K. kingae* diferem em seu potencial invasivo. Considerando que certos clones são encontrados como colonizadores respiratórios com frequência, mas raramente isolados a partir dos locais de doença, outros clones, em geral expressando a cápsula polissacarídica a ou b, penetram na corrente sanguínea e se disseminam para o sistema esquelético ou endocárdio, locais para os quais o organismo possui um tropismo particular.

A doença invasiva por *K. kingae* é mais frequentemente diagnosticada em crianças saudáveis com idades entre 6 meses e 3 anos, coincidindo com o pico de prevalência da **colonização faríngea** (Figura 220.2). Em contrapartida, crianças mais velhas e adultos com infecções pela *K. kingae*, muitas vezes, apresentam doenças crônicas subjacentes, condições que envolvem algum tipo de imunossupressão, malignidade ou doença valvar cardíaca. Uma incidência anual de 9,4 por 100 mil infecções invasivas comprovadas por culturas foi estimada entre crianças israelenses com menos de 5 anos, mas, por causa da recuperação de culturas subótimas de organismos de *K. kingae*, esta figura pode ser considerada apenas uma estimativa mínima.

PATOGÊNESE

A patogênese da doença por *K. kingae* começa com a adesão do microrganismo ao epitélio da faringe, mediada por pili e fatores não relacionados às fímbrias (pili). A *K. kingae* secreta uma potente toxina denominada *Repeat-in-Toxin* (RTX), que apresenta atividade deletéria para as células epiteliais respiratórias, macrófagos e sinoviócitos e pode desempenhar um importante papel na quebra de integridade da mucosa respiratória, promovendo a sobrevivência da bactéria na corrente sanguínea e facilitando a invasão dos tecidos do sistema esquelético. Crianças com doença por *K. kingae* frequentemente apresentam sintomas de uma infecção de trato respiratório superior, síndrome mão-pé-boca, estomatite herpética ou úlceras aftosas bucais, sugerindo que os danos induzidos por vírus na mucosa colonizada facilitam a invasão da corrente sanguínea.

DOENÇA CLÍNICA

A artrite séptica é a infecção invasiva da *K. kingae* mais comum em crianças, seguida por bacteriemia, osteomielite e endocardite (Tabela 220.1). A *K. kingae* é o agente etiológico mais frequente de infecções do sistema esquelético em crianças de 6 meses a 3 anos de idade em alguns países. Com exceção dos pacientes com endocardite, a apresentação de infecções invasivas por *K. kingae* é, frequentemente, branda; uma temperatura corporal inferior a 38°C, uma concentração normal da proteína C reativa (PCR), além de uma contagem normal de leucócitos (WBC), são comuns, exigindo um alto índice de suspeita clínica.

Artrite séptica

Embora a artrite associada com *K. kingae* acometa, especialmente as grandes articulações, não é raro o envolvimento de articulações, como as pequenas metacarpofalângicas, as esternoclaviculares e as tarsais

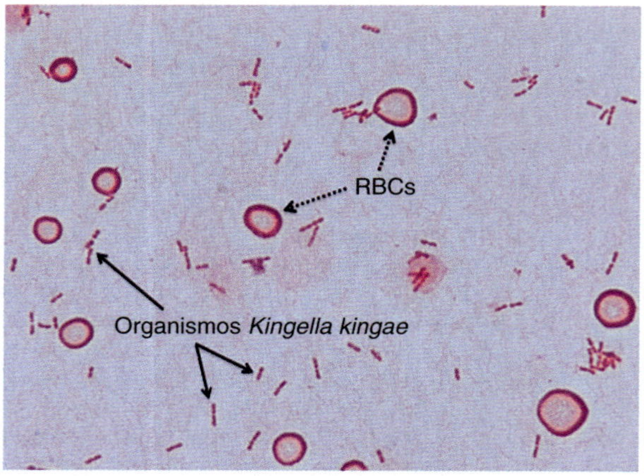

Figura 220.1 Coloração de Gram típica de um frasco de hemocultura positivo de uma criança com bacteriemia por *K. kingae* mostrando pares e cadeias curtas de cocobacilos gram-negativos arredondados. RBCs, hemácias.

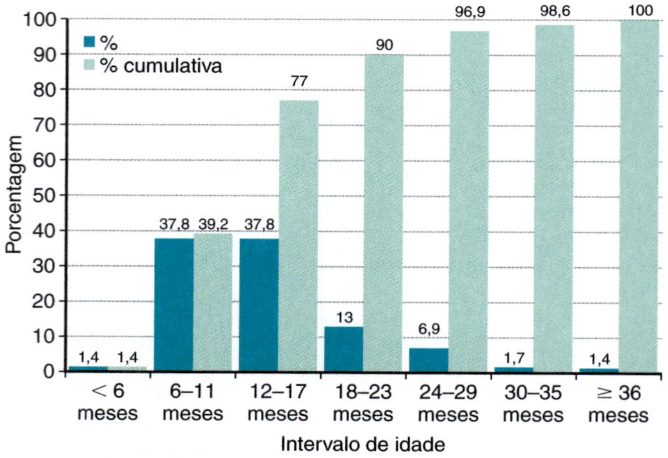

Figura 220.2 Distribuição etária de 291 crianças previamente saudáveis com infecção invasiva por *K. kingae*. (Dados de *Dubnov-Raz G, Ephros M, Garty BZ, et al. Invasive pediatric Kingella kingae infections: a nationwide collaborative study.* Pediatr Infect Dis, 2010; J *29:639-643.*)

Tabela 220.1 Espectro clínico e frequência relativa de infecções por *Kingella kingae*.

DOENÇA CLÍNICA	FREQUÊNCIA
SISTEMA ESQUELÉTICO	+++
Artrite séptica	+++
Osteomielite	++
Espondilodiscite	+
Tenossinovite	±
Dactilite	±
Bursite	±
Bacteriemia sem foco	+++
CARDÍACA	+
Endocardite	+
Pericardite	±
Meningite	±
Peritonite	±
Celulite	±
Abscessos dos tecidos moles	+
TRATO RESPIRATÓRIO INFERIOR	+
Laringotraqueobronquite	+
Pneumonia	+
Empiema pleural	+
OCULAR	+
Ceratite	+
Abscesso na córnea	+
Endoftalmite	+
Abscesso palpebral	+

+++, muito comum; ++, comum; +, pouco frequente; ±, excepcional.

(ver Capítulo 704). A doença apresenta uma evolução aguda e as crianças são trazidas para o atendimento médico, em média, após 3 dias do início do quadro. A contagem de leucócitos no líquido sinovial é inferior a 50.000 WBC/μℓ, em quase 25% dos pacientes, e a coloração do Gram do líquido sinovial é positiva em apenas uma pequena porcentagem de casos. O envolvimento da articulação do quadril assemelha-se a sinovite tóxica, e a possibilidade de uma infecção por *K. kingae* deve sempre ser suspeitada em crianças com menos de 4 anos de idade que apresentam dor no quadril ou claudicação.

Osteomielite

Osteomielite por *K. kingae*, em geral, envolve as extremidades dos ossos longos (ver Capítulo 704). O calcâneo, o tálus, o esterno e a clavícula são também frequentemente afetados (e é raro que sejam infectados por outros agentes bacterianos patogênicos). O curso da osteomielite por *K. kingae* é insidioso, e a doença é diagnosticada após 1 semana ou mais em 70% dos pacientes. A ressonância magnética exibe leves alterações no osso e nos tecidos moles. O envolvimento da cartilagem epifisária parece estar especificamente associado ao organismo. Apesar do atraso frequente no diagnóstico, a osteomielite crônica e a incapacidade ortopédica funcional são incomuns.

ESPONDILODISCITITE

K. kingae é, hoje em dia, a segunda bactéria mais frequentemente isolada nas crianças com menos de 4 anos com o diagnóstico de espondilodiscite. Presume-se que o organismo penetre na rica rede de vasos sanguíneos que atravessam as placas epifisárias cartilaginosas e penetram no anel fibroso, em crianças pequenas, durante um episódio de bacteriemia. É comum que a espondilodiscite por *K. kingae* envolva os espaços intervertebrais lombares e, em ordem decrescente de frequência, os discos toracolombares, torácicos, lombossacrais e cervicais. O envolvimento muitos de discos é raro. Os pacientes apresentam claudicação, dor lombar, rigidez do dorso, recusa para sentar ou caminhar, sintomas neurológicos e queixas abdominais. A radiografia ou exames de ressonância magnética demonstram um estreitamento do espaço intervertebral. Os pacientes respondem bem ao tratamento antibiótico apropriado e se recuperam sem complicações, embora um estreitamento residual do espaço intervertebral possa permanecer.

Bacteriemia oculta

Pacientes com bacteriemia por *K. kingae* e nenhuma infecção focal (bacteriemia oculta), geralmente, se apresentam com febre baixa ou moderada, sintomas sugestivos de uma infecção respiratória viral de trato superior, um nível de PCR, em média, de 2,2 mg/dℓ, e uma contagem de WBC em média de 12.700/μℓ. As crianças com bacteriemia por *K. kingae* respondem favoravelmente a um curto regime antibiótico.

Endocardite

Em contraste com outras infecções por *K. kingae*, a endocardite é diagnosticada em crianças em idade escolar, adolescentes e pacientes adultos. A doença pode acometer tanto as valvas naturais quanto as valvas protéticas. Fatores predisponentes incluem malformações cardíacas congênitas ou doença valvar reumática, mas alguns pacientes não apresentam anormalidades. Normalmente, o lado esquerdo do coração é envolvido, em geral a valva mitral. A febre e os reagentes de fase aguda estão mais elevados em pacientes com endocardite, em comparação com aqueles com bacteriemia não complicada; não foi determinado nenhum valor de corte que permita distinguir com precisão as duas condições. Apesar da extraordinária suscetibilidade da *K. kingae* aos antibióticos, insuficiência cardíaca, choque séptico, acidentes vasculares encefálicos e outras complicações que ameaçam a vida são comuns e a taxa de mortalidade é elevada (mais de 10%). Em razão da potencial gravidade da endocardite por *K. kingae*, indica-se a avaliação ecocardiográfica de rotina em crianças com bacteriemia isolada.

DIAGNÓSTICO

O diagnóstico da doença por *K. kingae* é estabelecido pelo isolamento da bactéria ou por um ensaio de amplificação do ácido nucleico positivo (NAAT, reação em cadeia da polimerase) de um sítio normalmente estéril, tal como o sangue, o líquido sinovial ou o tecido ósseo. Embora a *K. kingae* cresça em meios bacteriológicos de rotina, a sua recuperação a partir de exsudatos é, em geral, malsucedida. A detecção é melhorada pela inoculação de espécimes do líquido sinovial em frascos de hemocultura, sugerindo que a diluição de amostras purulentas em um grande volume de líquido nutriente reduz a concentração dos fatores prejudiciais ao crescimento, melhorando o isolamento dessa bactéria fastidiosa.

Testes realizados com espécimes ósseos e articulares que utilizam NAAT e têm como alvo os genes específicos da *K. kingae*, como *cpn* ou os que codificam a toxina RTX da bactéria, resultam em uma melhora de quatro vezes na detecção do organismo e reduzem a fração de *artrite séptica com cultura negativa* em crianças pequenas.

TRATAMENTO

Em geral, a *K. kingae* é muito suscetível à penicilina e às cefalosporinas, mas apresenta baixa suscetibilidade à oxacilina. Embora a produção da betalactamase seja frequentemente detectada em cepas colonizadoras da *K. kingae*, a sua prevalência entre os organismos invasivos é baixa e mostra uma ampla variação geográfica. A testagem para detectar a produção de betalactamase deve ser realizada rotineiramente em todos os isolados obtidos a partir de líquidos ou sítios estéreis.

Devido à falta de diretrizes específicas para o tratamento da doença causada pela *K. kingae*, os pacientes têm sido tratados com uma variedade de regimes antibióticos, de acordo com protocolos desenvolvidos para infecções causadas por agentes patogênicos bacterianos tradicionais. A terapia de primeira linha para infecções ósseas em crianças muito jovens geralmente consiste na administração intravenosa (IV) de uma **cefalosporina** de segunda ou de terceira geração, dependendo dos resultados da cultura. A *K. kingae* é sempre *resistente* a antibióticos glicopeptídicos e a maioria dos isolados também são *resistentes* à clindamicina, configurando uma grave preocupação em áreas onde as infecções esqueléticas causadas por *S. aureus* meticilina-resistente e associadas à comunidade são comuns, e a **vancomicina** ou a **clindamicina** configuram os medicamentos empíricos iniciais administrados a crianças com artrite séptica ou osteomielite presuntiva. O regime antibiótico inicial é frequentemente modificado para cefalosporina (p. ex., ceftriaxona), uma vez que a *K. kingae* seja identificada ou para ampicilina após a produção betalactamase seja excluída. A resposta clínica favorável e a diminuição dos níveis de PCR para 20 μg/mℓ ou menos são usadas para descalonar antibióticos para a VO e definir a duração da terapia. O tratamento com antibióticos variou de 2 a 3 semanas para artrite por *K. kingae*, de 3 a 6 semanas para osteomielite por *K. kingae* e de 3 a 12 semanas para espondilodiscite por *K. kingae*. Embora algumas crianças com artrite séptica tenham sido tratadas com artrocenteses e lavagens articulares seriadas, a maioria dos pacientes responde rapidamente ao tratamento conservador com antibióticos adequados e não necessitam de procedimentos cirúrgicos invasivos.

Crianças com bacteriemia por *K. kingae* sem infecção focal são inicialmente tratadas com antibiótico betalactâmico intravenoso, que é depois sequenciado por uma medicação oral assim que a condição clínica melhora. Na maioria dos casos, a duração total do tratamento é de 1 a 2 semanas.

Pacientes com endocardite por *K. kingae* são, geralmente, tratadas com antibiótico betalactâmico IV isolado ou em combinação com um aminoglicosídeo, por 4 a 7 semanas. A intervenção cirúrgica precoce faz-se necessária para complicações com risco de vida que não respondem à terapia clínica.

PREVENÇÃO

Considerando que o risco de um carreador faríngeo assintomático desenvolver uma infecção invasiva por *K. kingae* é baixo (menos de 1% por ano), na ausência de doença clínica, não há nenhuma indicação de erradicar o organismo de superfícies mucosas colonizadas. No entanto, nos surtos notificados de infecções por *K. kingae* em creches, 31 das 199 (15,6%) crianças desenvolveram uma infecção comprovada ou suspeita, incluindo endocardite fatal, dentro de 1 mês, o que indica que as cepas causadoras combinaram transmissibilidade incomum e virulência. Sob essas circunstâncias, tem sido preconizada a profilaxia antibiótica, com o objetivo de erradicar a colonização nos contatos e evitar novos casos de doença. Pode-se utilizar rifampicina com doses de 10 mg/kg ou 20 mg/kg, 2 vezes/dia, durante 2 dias, ou rifampicina combinada à amoxicilina (80 mg/kg dia) durante 2 ou 4 dias. A eficácia desses regimes variou entre 47 e 80%, indicando que a erradicação de *K. kingae* da mucosa colonizada é difícil de obter, nessa fase, recomendando o uso rotineiro de antibióticos profiláticos nesse quadro. No entanto, após a administração de profilaxia antibiótica, não foram detectados mais casos de doença, sugerindo que a redução da densidade bacteriana pelos antibióticos e/ou a indução de uma resposta imune efetiva por transporte prolongado é suficiente para diminuir a transmissibilidade e prevenir casos adicionais.

A bibliografia está disponível no GEN-io.

Capítulo 221
Haemophilus infuenzae

Robert S. Daum

Uma vacina eficaz para prevenir a doença causada pelo ***Haemophilus influenzae* do tipo b** (**Hib**), introduzida nos EUA e na maioria dos demais países, resultou em uma redução acentuada na incidência de infecções causadas por esse organismo. Entretanto, a mortalidade e morbidade causadas pelo Hib permanecem sendo um problema no mundo todo, principalmente nos países em desenvolvimento.[18] Casos esporádicos de doença invasiva causada por cepas não b continuam a ocorrer, mas não são frequentes. Os organismos não tipáveis dessa espécie são uma causa importante de otite média, sinusite e bronquite crônica.

ETIOLOGIA

O *H. influenzae* é um cocobacilo gram-negativo, pleomórfico, fastidioso e que necessita do fator X (hematina) e do fator V (nucleotídio fosfopiridina) para crescer. Alguns isolados de *H. influenzae* são envolvidos por uma cápsula polissacarídica, podendo ser sorotipados em seis tipos distintos (tipáveis), antigênica e bioquimicamente, designados *a*, *b*, *c*, *d*, *e* e *f*.

EPIDEMIOLOGIA

Antes do advento de uma vacina conjugada Hib eficaz em 1988, o *H. influenzae* do tipo b era a principal causa de doença grave em crianças. Havia uma impressionante distribuição dos casos de acordo com a faixa etária, com mais de 90% afetando crianças abaixo dos 5 anos de idade, e a maioria afetando crianças com menos de 2 anos. O índice anual de doença invasiva era de 64 a 129 casos por 100 mil crianças com menos de 5 anos. A doença invasiva causada por outros sorotipos capsulares tem sido bem menos frequente, mas continua a ocorrer. Estima-se que a incidência anual de doença invasiva causada pelo tipo b e pelos tipos não b seja de cerca de 0,08 e 1,02 casos em 100 mil crianças com menos de 5 anos, respectivamente, nos EUA. Às vezes, as cepas não encapsuladas (não tipáveis) do *H. influenzae* também causam doença invasiva, sobretudo em recém-nascidos, crianças imunocomprometidas e crianças em países em desenvolvimento. Estima-se que a incidência de doença invasiva causada por cepas não tipáveis do *H. influenzae* nos EUA seja de 1,88 casos por 100 mil crianças com menos de 5 anos. Os isolados não tipáveis são agentes etiológicos comuns na otite média, sinusite e bronquite crônica.

Os seres humanos são os únicos hospedeiros naturais do *H. influenzae*, que faz parte da microbiota respiratória normal em 60 a 90% das crianças saudáveis. A maior parte dos isolados é não tipável. Antes do advento da vacina conjugada, o *H. influenzae* do tipo b podia ser isolado da faringe de 2 a 5% das crianças saudáveis em idade pré-escolar e escolar, com taxas menores entre os lactentes e os adultos. A colonização assintomática pelo Hib ocorre em uma taxa bem menor nas populações vacinadas.

A circulação mantida do organismo do tipo b, apesar dos níveis atuais de cobertura vacinal, sugere que a eliminação do Hib deve ser uma tarefa monumental. Os poucos casos de doença invasiva com o tipo b nos EUA ocorrem, atualmente, em crianças não vacinadas, mas também naquelas com vacinação completa. Cerca de 50% dos casos ocorrem em lactentes cuja idade não permite concluir o esquema completo vacinal. Entre os casos em pacientes com idade suficiente para terem recebido uma série completa de vacinas, a maioria não apresenta esquema completo. Para destacar esse ponto, durante uma recente escassez de disponibilidade da vacina contra Hib, cinco crianças em Minnesota desenvolveram a doença invasiva; todas apresentavam imunização incompleta. Esforços contínuos são necessários para fornecer as vacinas conjugadas Hib, atualmente disponíveis para as crianças nos países em desenvolvimento, onde a acessibilidade permanece sendo uma questão importante.

Na era pré-vacinal, determinados grupos e indivíduos apresentavam uma incidência aumentada de Hib, incluindo povos nativos do Alasca, povos indígenas norte-americanos (Apache, Navajo) e afrodescendentes. Pessoas com determinadas condições clínicas crônicas também apresentavam um risco aumentado de desenvolver doença invasiva, incluindo aqueles com anemia falciforme, asplenia, imunodeficiências congênitas e adquiridas e tumores malignos. Lactentes não vacinados e que apresentaram infecção invasiva pelo *Hib* também apresentam um maior risco de recorrência, demonstrando que, caracteristicamente, não desenvolvem uma resposta imune protetora ao *H. influenzae*.

Fatores de risco socioeconômicos para a doença invasiva causada pelo Hib incluem creche, presença de irmãos no ensino fundamental ou mais novos, curto período de amamentação e tabagismo dos pais. Uma história de otite média está associada a um risco aumentado de doença invasiva. A epidemiologia da doença invasiva causada por cepas não b é muito menos compreendida e não está claro se as características epidemiológicas da doença Hib se aplicam à doença causada por outras cepas.

Entre os contatos intradomiciliares suscetíveis pela idade que tenham sido expostos a um caso de doença invasiva causada por Hib, há um

[18]N.R.T: A vacina contra o Hib foi inserida no Programa Nacional de Imunização brasileiro em 1996 e, desde então, observou-se queda na prevalência de doença invasiva pelo agente, semelhante à ocorrida no EUA

risco aumentado de casos secundários de doença invasiva nos primeiros 30 dias, especialmente entre crianças suscetíveis com menos de 24 meses de idade. Não se sabe se o risco é semelhante para os contatos de indivíduos com doença invasiva causada por cepas não Hib.

O modo de transmissão geralmente é o contato direto ou inalação de gotículas do trato respiratório quem contenham o *H. influenzae*. O período de incubação da doença invasiva varia, desconhecendo-se o período de transmissibilidade. A maior parte das crianças com doença invasiva por Hib apresenta colonização na nasofaringe antes do início do tratamento antimicrobiano e 25 a 40% podem permanecer colonizadas durante as primeiras 24 h de tratamento.

Com o declínio da doença causada por cepas do tipo b, a doença causada por outros sorotipos (a, c-f) e organismos não tipáveis tem sido reconhecida com mais clareza. Não existem evidências de que essas infecções têm aumentado de frequência. Entretanto, ocorreram casos aglomerados de infecções do tipo a e, menos frequentemente, do tipo f e tipo e. Dados de Israel sugerem que o *H. influenzae* não tipável é, hoje em dia, a causa mais comum de doença invasiva naquele país.

PATOGÊNESE

A patogênese do Hib começa com a adesão ao epitélio respiratório e a colonização da nasofaringe, que é mediada pelos fatores de adesão por pili (fímbrias) e não pili. O mecanismo de entrada no compartimento intravascular não é claro, mas parece ser influenciado por fatores citotóxicos. Uma vez na corrente sanguínea, o *H. influenzae* do tipo b, e talvez outras cepas encapsuladas, resistem aos mecanismos de eliminação intravascular, pelo menos em parte devido à presença de uma cápsula de polissacarídeo. No caso do Hib, a magnitude e a duração da bacteriemia influenciam a possibilidade de disseminação da bactéria para locais como as meninges e articulações.

Infecções não invasivas causadas pelo *H. influenzae*, como otite média, sinusite e bronquite, geralmente são causadas por cepas não tipáveis. Esses organismos atingem os locais, como o orelha média e os seios da face, por extensão direta da nasofaringe. Fatores que facilitam a disseminação a partir da faringe incluem disfunção da tuba auditiva e infecções virais prévias do trato respiratório superior.

Resistência aos antibióticos

A maior parte das cepas isoladas de *H. influenzae* é suscetível à ampicilina ou à amoxicilina, mas cerca de um terço produz uma betalactamase, sendo, portanto, resistente a esses antibióticos. Foram identificados isolados resistentes à ampicilina e que não produzem betalactamase; eles manifestam resistência pela produção de uma enzima de síntese da parede celular insensível aos betalactâmicos chamada PBP3.

A **amoxicilina associada ao ácido clavulânico** é uniformemente ativa contra isolados clínicos de *H. influenzae,* exceto para os raros resistentes à ampicilina e betalactamase negativos. Entre os macrolídeos, a azitromicina apresenta atividade *in vitro* contra uma alta porcentagem de isolados desse organismo; por outro lado, a atividade da eritromicina e da claritromicina contra isolados clínicos é baixa. Resistência do *H. influenzae* para as cefalosporinas de terceira geração não foi identificada. Resistência ao sulfametoxazol-trimetoprima (TMP-SMX) é pouco frequente (10%), e acredita-se que a resistência às quinolonas seja rara.

Imunidade

Na era pré-vacinal, o elemento mais importante das defesas do hospedeiro conhecido era o anticorpo contra o polirribosil ribitol fosfato (**PRP**) dos polissacarídeos capsulares do tipo b. A aquisição do anticorpo anti-PRP se relaciona com a idade, ele facilita a eliminação do Hib do sangue, em parte devido à atividade de opsonização. Anticorpos direcionados contra antígenos, como os lipopolissacarídeos (LPS) ou as proteínas da membrana externa, também podem desempenhar um papel na opsonização. A via clássica e a via alternativa do complemento também são importantes na defesa contra o Hib.

Antes da introdução da vacina, presumia-se que a proteção contra a infecção pelo Hib se correlacionava com a concentração de anticorpos anti-PRP circulantes na época da exposição. Uma concentração sérica de anticorpos de 0,15 a 1,0 μg/mℓ era considerada protetora contra a infecção invasiva. Lactentes não imunizados com mais de 6 meses de idade e pré-escolares geralmente não possuíam concentrações de anticorpos anti-PRP dessa magnitude, sendo suscetíveis à doença após o contato com esse organismo. A ausência de anticorpos em nível protetor nessas crianças pode refletir o atraso na maturação da resposta imunológica a antígenos do tipo 2 timo-independentes, como os PRP não conjugados, presumivelmente explicando a alta incidência de infecções por Hib nessa faixa etária na era pré-vacinal.

As vacinas conjugadas atuam como antígenos timo-dependentes, desencadeando respostas de anticorpos em lactentes e crianças pequenas (Tabela 221.1). Acredita-se que essas vacinas induzem uma memória imunológica de resposta de anticorpos anti-PRP que serão produzidos na reexposição ao agente. A concentração de anticorpos anti-PRP circulantes medida em uma criança que recebeu a vacina pode não corresponder diretamente a um nível de proteção, ao que parece porque a resposta de memória pode ocorrer logo quando houver nova exposição ao PRP, fornecendo proteção.

Sabe-se muito menos sobre a imunidade para os outros sorotipos de *H. influenzae* ou isolados não tipáveis. Para os isolados não tipáveis, as evidências sugerem que os anticorpos contra uma ou mais proteínas da membrana sejam bactericidas, e protegem em experimentos de provocação. Uma variedade de antígenos foi avaliada em uma tentativa de identificar candidatos à vacina para os organismos não tipáveis, incluindo proteínas da membrana externa (P1, P2, P4, P5, P6, D15 e Tpb A/B), LPS, diversas adesinas e lipoproteína D.

DIAGNÓSTICO

A identificação presumível de *H. influenzae* é estabelecida a partir do exame direto do espécime coletado após coloração pelo Gram. Às vezes há dificuldade na visualização desse organismo, já que apresenta pequeno tamanho, pleomorfismo e eventual dificuldade de captação do corante, bem como uma tendência de que os fluidos ricos em proteínas adquiram uma coloração avermelhada. Além disso, já que a identificação dos organismos em um esfregaço por qualquer técnica requer pelo menos 10^5 bactérias/mℓ, uma falha na visualização do organismo não exclui a sua presença.

A cultura do *H. influenzae* requer o transporte e processamento imediatos dos espécimes devido à sua dificuldade de crescimento. Não se deve expor os espécimes ao ressecamento ou a extremos de temperatura. O isolamento primário do *H. influenzae* pode ser realizado nos meios de ágar chocolate ou ágar-sangue, usando a técnica de semeadura de estafilococos.

A sorotipagem do *H. Infuenzae* é feita com aglutinação com antissoro tipo-específico. A sorotipagem precisa é essencial para monitorar o progresso da eliminação da doença invasiva do tipo b. Deve-se assegurar a notificação oportuna dos casos às autoridades de saúde.

Tabela 221.1 Vacinas conjugadas contra o *Haemophilus influenzae* do tipo b (Hib) disponíveis nos EUA.

VACINA	NOME COMERCIAL	COMPONENTES	FABRICANTE
PRP-T*	ActHib*	PRP conjugado ao toxoide tetânico	Sanofi
PRP-T	Hibrix	PRP conjugado com a OMP	GlaxoSmithKline Biologicals
PRP-OMP	PedvaxHIB	PRP conjugado à OMP	Merck
PRP-T/DTaP-IPV	Pentacel	PRP-T + vacinas DTaP-IPV	Sanofi Pasteur

DTaP, difteria, toxoide tetânico e *pertussis* acelular; HepB, vacina contra a hepatite B; Hib, *H. influenzae* do tipo b; IPV, vacina trivalente inativada contra a poliomielite; OMP, complexo da proteína da membrana externa da *Neisseria meningitidis*; PRP, pclirribosil fosfato.

MANIFESTAÇÕES CLÍNICAS E TRATAMENTO

A antibioticoterapia inicial das infecções invasivas possivelmente causadas pelo *H. influenzae* deve ser feita com um agente antimicrobiano parenteral eficaz na esterilização de todos os focos de infecção e contra as cepas resistentes à ampicilina, em geral uma **cefalosporina de amplo espectro**, como a ceftriaxona. Esses antibióticos são populares devido à relativa ausência de efeitos adversos graves e à facilidade de administração. Depois da determinação da suscetibilidade antimicrobiana do isolado, pode-se selecionar um agente apropriado para a conclusão do tratamento. A **ampicilina** continua sendo o agente de escolha para as infecções causadas por cepas suscetíveis. Se o isolado for resistente à ampicilina, pode-se administrar ceftriaxona 1 vez/dia em ambiente ambulatorial e circunstâncias selecionadas.[19]

Os agentes antimicrobianos orais são às vezes utilizados para completar o tratamento iniciado pela via parenteral; eles constituem a terapia inicial para as infecções não invasivas, como a otite média e a sinusite. Se o organismo é suscetível, a amoxicilina é o fármaco de escolha. Pode-se usar uma cefalosporina de segunda ou terceira geração ou amoxicilina-ácido clavulânico se o isolado for resistente à ampicilina.

Meningite

Na era pré-vacinal, a meningite era responsável por mais da metade de todos os casos de doença invasiva causada pelo *H. influenzae*. Clinicamente, não se pode diferenciar a meningite causada pelo tipo b daquela causada pela *Neisseria meningitidis* ou *Streptoccocus pneumoniae* (ver Capítulo 621). Ela pode ser complicada por outro foco de infecção, como nos pulmões, articulações, ossos e pericárdio.

Deve-se administrar a terapia antimicrobiana IV por 7 a 14 dias, para os casos não complicados. Ceftriaxona e ampicilina penetram a barreira hematencefálica durante a inflamação aguda em concentrações adequadas para adequado tratamento da meningite por esse microrganismo. A terapia intramuscular com ceftriaxona pode ser uma alternativa adequada aos pacientes com perfusão normal dos órgãos.

O prognóstico da meningite causada por Hib depende da idade na apresentação, da duração da doença antes da instituição do tratamento apropriado, da concentração do polissacarídeo capsular no líquido cerebrospinal (CSF) e da rapidez com que se dá a eliminação dos organismos do CSF, sangue e urina. A secreção inapropriada de hormônio antidiurético e a evidência de déficits neurológicos focais na apresentação da doença são achados de mau prognóstico. Cerca de 6% dos pacientes com meningite causada pelo Hib se recuperam com algum déficit de audição, provavelmente devido à inflamação da cóclea e do labirinto. **Dexametasona** (0,6 mg/kg/d dividida em doses a cada 6 h durante 2 dias), em especial se for administrada um pouco antes ou concomitante ao início do tratamento antimicrobiano, reduz a incidência de perda auditiva. Sequelas importantes da meningite causada por Hib incluem: problemas comportamentais, desordens de linguagem, alterações visuais, retardo mental, anormalidades motoras, ataxia, convulsões e hidrocefalia.

Celulite

Crianças com celulite por Hib frequentemente apresentam uma história de infecção do trato respiratório superior antecedente. Em geral, elas não têm uma história prévia de trauma, e acredita-se que a infecção seja consequência da adesão do organismo aos tecidos moles durante uma bacteriemia. A cabeça e o pescoço, sobretudo as regiões genianas e pré-septal do olho, são os locais mais comumente envolvidos. A região acometida em geral apresenta margens não uniformes, sendo dolorosa e endurecida. Em geral, a **celulite bucal** é eritematosa com uma coloração violácea, apesar de esse sinal nem sempre estar presente. É comum recuperar o *H. influenzae* diretamente de um aspirado da borda da lesão, apesar de ser raro realizar esse procedimento. A hemocultura também pode revelar o agente causador. Outros focos concomitantes de infecção também podem estar presentes, sobretudo em crianças com menos de 18 meses. Deve-se considerar a realização de uma punção lombar diagnóstica nessas crianças.

A terapia antimicrobiana parenteral é indicada até que os pacientes se tornem afebris, depois disso ela pode ser substituída por um agente antimicrobiano oral apropriado, que é comumente prescrito para um período de 7 a 10 dias.

Celulite pré-septal

A infecção que envolve as camadas superficiais do tecido anterior do septo orbital é chamada de celulite pré-septal, que pode ser causada pelo *H. influenzae*. A celulite pré-septal não complicada não representa um risco para a visão ou para a extensão direta para o sistema nervoso central (SNC). Entretanto, a bacteriemia concomitante pode estar associada ao desenvolvimento de meningite. Essa afecção é caracterizada por febre, edema, dor, calor nas pálpebras e, às vezes, coloração purpúrea. Evidência de quebra de integridade da pele geralmente não está presente. A doença pode estar associada a uma secreção conjuntival. *S. pneumoniae*, *Staphylococcus aureus* e estreptococo do grupo A causam uma celulite pré-septal que é clinicamente indistinguível. Esses dois últimos organismos são os agentes mais prováveis quando a febre está ausente e há quebra de integridade do tegumento (p. ex., picada de inseto ou trauma).

Em crianças com celulite pré-septal nas quais o *H. influenzae* e o *S. pneumoniae* sejam considerações etiológicas (idade tenra, febre alta, pele intacta), deve-se coletar hemocultura e considerar uma punção lombar diagnóstica.[20]

Antibióticos parenterais estão indicados na celulite pré-septal. Como *S. aureus*, *S. pneumoniae* e estreptococo beta-hemolítico do grupo A suscetíveis e resistentes à meticilina representam outros possíveis agentes causadores, o tratamento empírico deve incluir agentes ativos contra esses patógenos. Os pacientes com essa afecção sem meningite associada devem ser tratados com terapia parenteral por cerca de 5 dias até que a febre e o eritema tenham diminuído. Nos casos sem complicações, a terapia antimicrobiana deve ser administrada por 10 dias.

Celulite orbital

Infecções da órbita são raras e geralmente se desenvolvem como complicações de sinusite etmoidal ou esfenoidal aguda. A celulite orbital pode se manifestar como edema da pálpebra, mas é distinguida pela presença de proptose, quemose, redução da visão, limitação do movimento extraocular ou dor ao movimentar o globo ocular. A diferenciação entre a celulite pré-septal e a orbital pode ser difícil, sendo melhor determinada com auxílio de uma tomografia computadorizada de órbita.

Infecções orbitais são tratadas com terapia parenteral por pelo menos 14 dias. Sinusite ou abscesso orbital adjacente podem necessitar de drenagem cirúrgica e terapia antimicrobiana mais prolongada.

Supraglotite ou epiglotite aguda

A supraglotite é uma celulite dos tecidos que compreendem a entrada da laringe (ver Capítulo 412). Ela se tornou extremamente rara desde a introdução das vacinas conjugadas contra o Hib. A invasão bacteriana direta dos tecidos é provavelmente o evento fisiopatológico inicial. Essa condição dramática e com potencial letal pode ocorrer em qualquer idade. Devido ao risco agudo de obstrução das vias respiratórias, a supraglotite é uma emergência médica. Outros focos de infecção, como a meningite, são raros. Deve-se administrar a terapia antimicrobiana contra o *H. influenzae* e outros agentes etiológicos pela via parenteral, mas apenas após assegurar a permeabilidade das vias respiratórias, e o tratamento precisa continuar até que os pacientes sejam capazes de aceitar líquidos VO. Normalmente, a duração da terapia antimicrobiana é de 7 dias.

Pneumonia

A incidência real da pneumonia por *H. influenzae* em crianças é desconhecida porque os procedimentos invasivos necessários para a obter espécimes para cultura raramente são realizados (ver Capítulo 428).

[19]N.R.T: Para este uso, existem formulações específicas no mercado brasileiro para a aplicação ambulatorial via intramuscular, essas formulações são associadas a lidocaína a 1% como diluente próprio.

[20]N.R.T: Em resumo, a presença de celulite pré-septal sem quebra de barreira cutânea existe e nos obriga a pensar em ocorrência prévia de bacteriemia por Pneumococo e no *Haemphilus influenzae*.

Na era pré-vacinal, acreditava-se que as bactérias do tipo b fossem os agentes mais comuns. Os sinais e sintomas da pneumonia causada pelo *H. influenzae* não podem ser diferenciados de pneumonias causadas por outros microrganismos. Outros focos de infecção podem ser concomitantes à pneumonia.

Crianças com menos de 12 meses de idade que apresentam suspeita de pneumonia causada pelo *H. influenzae* devem receber inicialmente terapia antimicrobiana parenteral devido ao risco de bacteriemia e suas complicações. Crianças mais velhas que não aparentem enfermidade grave podem ser tratadas com antibióticos orais. O tratamento deve ser mantido por 7 a 10 dias. O derrame pleural não complicado associado à pneumonia causada pelo *H. influenzae* não requer intervenção especial. Entretanto, se o paciente desenvolver empiema, a drenagem cirúrgica está indicada.

Artrite supurativa

As grandes articulações, como joelho, quadril, tornozelo e cotovelo, são frequentemente as mais afetadas (ver Capítulo 705). Outros focos de infecção podem estar presentes ao mesmo tempo. Apesar do envolvimento de uma única articulação ser a regra, em cerca de 6% dos casos ocorre o acometimento poliarticular. Os sinais e sintomas da artrite séptica causada pelo *H. influenzae* são os mesmos da artrite causada por outras bactérias.

A artrite séptica sem complicações deve ser tratada com um antimicrobiano parental apropriado, administrado por pelo menos 5 a 7 dias. Se a resposta clínica for satisfatória, o restante do tratamento pode ser administrado por via oral. A terapia para a artrite sem complicações geralmente é mantida por 3 semanas, mas pode ser prolongada por mais tempo, até que a concentração da proteína C reativa se normalize.

Pericardite

O *H. influenzae* é uma causa rara de pericardite (ver Capítulo 467). É comum que as crianças afetadas tenham uma história de infecção prévia do trato respiratório superior. Febre, dificuldade respiratória e taquicardia são consistentemente encontradas. Outros focos de infecção também podem estar presentes.

Pode-se estabelecer o diagnóstico pela recuperação do organismo no sangue ou no líquido pericárdico. A coloração de Gram ou detecção do PRP no líquido pericárdico, sangue ou urina (quando causada por organismos do grupo b) podem auxiliar o diagnóstico. Deve-se administrar a antibioticoterapia parenteral em um regime semelhante ao usado para a meningite (ver Capítulo 621.1). A pericardiectomia é útil na drenagem do material purulento, prevenindo o tamponamento cardíaco e a pericardite constritiva.

Bacteriemia sem um foco associado

A bacteriemia causada pelo *H. influenzae* pode estar associada a febre sem foco de infecção aparente (ver Capítulo 202). Nessa situação, os fatores de risco para a bacteriemia "oculta" incluem a intensidade da febre (39°C ou mais) e a presença de leucocitose (15.000 células/μℓ ou mais). Na era pré-vacinal, cerca de 25% das crianças com bacteriemia pelo Hib desenvolviam meningite se não fossem tratadas. Na era pós-vacina, essa infecção se tornou extremamente rara. Quando ocorre, deve-se reavaliar a criança em busca de um foco infeccioso e realizar uma segunda hemocultura. Essa criança deve ser internada e tratada com antibiótico parenteral após a realização de uma punção lombar diagnóstica e de radiografia de tórax.

Outras infecções

Em casos raros, o *H. influenzae* causa infecção do trato urinário, orquiepididimite, adenite cervical, glossite aguda, cistos infectados do ducto tireoglosso, uvulite, endocardite, endoftalmite, peritonite primária, osteomielite e abscesso periapendicular.

Doença invasiva em neonatos

Os recém-nascidos raramente apresentam infecção invasiva causada pelo *H. influenzae*. No lactente com doença que se inicia nas primeiras 24 h de vida, sobretudo associada à corioamnionite materna ou à ruptura prolongada das membranas, é provável que tenha ocorrido transmissão do organismo para o feto por meio do trato genital materno, que pode estar colonizado (menos de 1%) com *H. influenzae* não tipável. As manifestações da infecção neonatal invasiva incluem bacteriemia com septicemia, pneumonia, síndrome de angústia respiratória com choque, conjuntivite, abscesso ou celulite em couro cabeludo e meningite. Com menor frequência, mastoidite, artrite séptica e erupção vesicular congênita podem ocorrer.

Otite média

A otite média aguda é uma das doenças infecciosas mais comuns (ver Capítulo 658). Ela resulta da disseminação da bactéria a partir da nasofaringe, através da tuba auditiva, até a cavidade do ouvido médio. Geralmente, devido a uma infecção viral prévia do trato respiratório superior, a mucosa na área torna-se hiperemiada e edemaciada, resultando em obstrução e oportunidade para a multiplicação bacteriana no ouvido médio.

Os patógenos mais comuns são *H. influenzae, S. pneumoniae* e *Moraxella catarrhalis*. A maioria dos isolados de *H. influenzae* que causam a otite média é não tipável. Uma conjuntivite homolateral também pode estar presente. A amoxicilina (80 a 90 mg/kg/d) é o agente antimicrobiano de primeira linha adequado, pois a probabilidade do agente etiológico ser resistente à amoxicilina e o risco do potencial invasivo são baixos o suficiente para justificar essa abordagem. Por outro lado, em determinados casos, uma dose única de ceftriaxona constitui tratamento adequado.

No caso de falha do tratamento ou se for obtido um isolado produtor de betalactamase pela timpanocentese ou drenagem de líquido, a amoxicilina-ácido clavulânico é uma alternativa apropriada.

Conjuntivite

A infecção aguda das conjuntivas é comum na infância (ver Capítulo 644). Nos recém-nascidos, o *H. influenzae* é uma causa rara. Entretanto, é um patógeno importante nas crianças mais velhas. A maior parte dos isolados desse organismo associados à conjuntivite são não tipáveis, apesar de cepas do grupo b e outros sorotipos serem ocasionalmente encontrados. Em geral, o tratamento empírico da conjuntivite após o período neonatal consiste na terapia tópica com sulfacetamida. Deve-se evitar o tratamento com fluoroquinolonas tópicas devido a seu amplo espectro, alto custo e taxa elevada de indução de resistência em várias espécies de bactérias. Otite média ipsilateral causada pelo mesmo organismo pode estar presente e requer tratamento com antibiótico oral.

Sinusite

O *H. influenzae* é uma causa importante de sinusite em crianças, o segundo em frequência, ficando atrás apenas do *S. pneumoniae* (ver Capítulo 408). Sinusite crônica com duração de mais de 1 ano ou sinusite grave que requer internação geralmente é causada pelo *S. aureus* ou anaeróbios como os *Peptoccocus, Peptostreptoccocus* e *Bacteroides. H. influenzae* não tipável e estreptococos *viridans* também são frequentemente recuperados.

Na sinusite sem complicações, a amoxicilina como escolha inicial é aceitável. Entretanto, se não ocorrer a melhora clínica, um agente de espectro mais amplo, como a amoxicilina-ácido clavulânico, pode ser apropriado. Um curso de 10 dias é suficiente para o tratamento da sinusite sem complicações. A internação para tratamento parenteral raramente é necessária, ocorrendo em geral quando há suspeita de progressão para celulite orbital.

PREVENÇÃO

Recomenda-se a imunização com a vacina conjugada contra Hib para todos os lactentes. A profilaxia é indicada se os contatos próximos ao paciente índice com doença do tipo b não forem vacinados. Não se sabe quão contagiosas são as infecções causadas por não Hib e a profilaxia não é recomendada.

Vacina

Estão disponíveis, nos EUA, diversas vacinas conjugadas contra o Hib que contêm a proteína da membrana externa, PRP (**PRP-OMP**) ou PRP-toxoide tetânico (**PRP-TT**), e que diferem na proteína carreadora e no método de conjugação do polissacarídeo à proteína (Tabela 221.1 e Capítulo 197). Uma das vacinas combinadas consiste do PRP-OMP combinado à vacina da hepatite B (Comvax, Merck, Whitehouse Station, NJ), podendo ser recomendada para aplicação aos 2, 4 e 12.15 meses de idade. Outra vacina consiste do PRP-TT combinado à vacina DTaP (difteria, toxoide tetânico e *pertussis* acelular) e à vacina IPV (vacina inativada contra a poliomielite trivalente) (Pentacel, Sanofi Pasteur, Swiftwater, PA), podendo ser usada nas doses recomendadas aos 2, 4, 6 e 12.15 meses. Uma terceira vacina consiste do PRP-T combinado aos grupos C e Y da *N. meningitidis* (Glaxo-SmithKline Biologicals), podendo ser usada nas doses recomendadas aos 2, 4, 6 e 12.15 meses para as crianças com risco de doença causada pela *N. meningitidis*. A PRP-T está licenciada para as doses em crianças com mais de 15 meses.

As vacinas conjugadas contra Hib estimulam o anticorpo anticapsular circulante e fornecem imunidade a longo prazo por meio das células B de memória.

Profilaxia

Crianças com menos de 48 meses de idade que não foram vacinadas e que estão em contato próximo com um caso índice de infecção invasiva com Hib apresentam um risco elevado de infecção invasiva. O risco de doença secundária em crianças com mais de 3 anos de idade apresenta uma relação inversa com a idade. Cerca de metade dos casos secundários entre contatos domésticos suscetíveis ocorre na primeira semana após a internação do caso índice. Como muitas crianças atualmente estão protegidas contra esse organismo pela vacinação, a necessidade de profilaxia diminuiu de forma acentuada. Quando ela é usada, a **rifampicina** é indicada para todos os membros do grupo de contato, incluindo o paciente índice, se o grupo incluir uma ou mais crianças com menos de 48 meses com imunização incompleta.

Os pais de crianças internadas por doença invasiva por Hib devem ser informados sobre o risco aumentado de infecção secundária em outras crianças novas na mesma casa, se elas não forem completamente imunizadas. Os pais de crianças expostas a um único caso de doença invasiva pelo mesmo organismo em uma creche também devem ser informados, apesar de não haver consenso sobre a necessidade de profilaxia com rifampicina nessas crianças.

Para a profilaxia, deve-se dar rifampicina oral (0 a 1 mês, 10 mg/kg/dose: mais de 1 mês, 20 mg/kg/dose, não excedendo 600 mg/dose) 1 vez/dia durante 4 dias consecutivos. A dose para os adultos é 600 mg 1 vez/dia. A profilaxia com rifampicina não é recomendada para gestantes.

A bibliografia está disponível no GEN-io.

Capítulo 222
Cancroide ou Cancro Mole (*Haemophilus ducreyi*)

H. Dele Davies

O cancroide ou cancro mole é uma doença sexualmente transmissível caracterizada por ulceração genital dolorosa e linfadenopatia inguinal.

ETIOLOGIA E EPIDEMIOLOGIA

O cancroide ou cancro mole é causado pelo *Haemophilus ducreyi*, um bacilo gram-negativo fastidioso. É prevalente em muitos países em desenvolvimento, mas ocorre, esporadicamente, em países desenvolvidos. A maioria dos casos no Ocidente ocorre com o retorno dos viajantes (90% são do sexo masculino) de áreas endêmicas; às vezes estão associados a surtos urbanos em locais onde ocorre alta frequência de prostituição. A doença é em um fator de risco para a transmissão do HIV. O diagnóstico de cancroide em lactentes e crianças é uma forte evidência de abuso sexual. A circuncisão reduz o risco do cancro mole, e a incidência deste tem diminuído significativamente desde 1981, e permanece baixa nos EUA.

MANIFESTAÇÕES CLÍNICAS

O período de incubação é de 4 a 7 dias, com uma pequena pápula inflamatória no orifício do prepúcio ou no freio do pênis nos homens e nos pequenos lábios, na fúrcula dos pequenos lábios ou na região perineal nas mulheres. A lesão se torna pustulosa, erosiva e ulcerada dentro de 2 a 3 dias. A margem da úlcera é classicamente rugosa e irregular. Sem tratamento, as úlceras podem persistir por semanas a meses. A linfadenite inguinal dolorosa ocorre em mais de 50% dos casos, sendo mais frequente entre os homens. A linfadenopatia pode se tornar flutuante para formar os **bubões**, que podem sofrer ruptura espontânea.

DIAGNÓSTICO

O diagnóstico é, geralmente, estabelecido pela apresentação clínica e pela exclusão da sífilis (*Treponema pallidum*) e infecções pelo herpes-vírus *simples*. A coloração do material de secreção da úlcera pelo método de Gram pode mostrar cocobacilos gram-negativos em grupos paralelos ("cardume"). A cultura requer suportes especiais de alto custo e tem uma sensibilidade de apenas 80%. Noa EUA, as técnicas de reação em cadeia da polimerase (PCR) ou de imunofluorescência indireta que usa anticorpos monoclonais estão disponíveis como ferramentas de investigação e são realizadas por alguns laboratórios clínicos que utilizam os seus próprios kits aprovados pelo Clinical Laboratory Improvement Amendments (CLIA). Hoje em dia existem testes por PCR não aprovados pela U.S. Food and Drug Administration (FDA) para *H. ducreyi*. A úlcera do cancro mole é acompanhada por **linfadenopatia** que, comumente, é unilateral, ao contrário do linfogranuloma venéreo (ver Capítulo 253). O herpes genital é caracterizado por lesões vesiculares com uma história de recorrência (ver Capítulo 279).

TRATAMENTO

A maioria dos microrganismos *H. ducreyi* é resistente à penicilina e à ampicilina, devido à produção de betalactamase mediada por plasmídeo. A propagação da resistência mediada por plasmídeo entre os *H. ducreyi* resultou na perda de eficácia das medicações que antes eram úteis, como as sulfonamidas e as tetraciclinas. O cancro mole é de fácil tratamento, se reconhecido precocemente. A recomendação atual para tratamento é a **azitromicina** (1 g em dose única VO) ou a **ceftriaxona** (250 mg em dose única IM). Os esquemas alternativos incluem a **eritromicina** (500 mg 3 vezes/dia durante 7 dias VO), que é mais utilizada com mais frequência nos países em desenvolvimento, e o ciprofloxacino (500 mg 2 vezes/dia durante 3 dias VO, para pessoas com 18 anos ou mais). A drenagem dos linfonodos que apresentam flutuação pode ser necessária. Em geral, os sintomas desaparecem dentro de 3 a 7 dias. As recaídas normalmente podem ser tratadas, com sucesso, com o regime original de tratamento. Uma maior duração do tratamento pode ser necessária para os pacientes com infecção pelo HIV. A persistência da úlcera e do microrganismo após a terapia deve levantar a suspeita de resistência ao antibiótico prescrito.

Os pacientes com cancro mole devem ser avaliados em relação a outras doenças sexualmente transmissíveis, incluindo a sífilis, o vírus da hepatite B, o HIV, a clamídia e a gonorreia; estima-se que 10% apresentem infecção concomitante com sífilis ou herpes genital. Se a testagem inicial para HIV e sífilis for negativa, os pacientes devem ser testados novamente após 3 meses, por causa das altas taxas de coinfecções. Em países em desenvolvimento, os pacientes com uma úlcera genital compatível devem ser tratados para cancro mole e sífilis. Todos os contatos sexuais de pacientes com cancro mole devem ser avaliados e tratados.

COMPLICAÇÕES

As complicações incluem a **fimose** em homens e infecção bacteriana secundária. A formação do bubão pode ocorrer nos casos não tratados. A ulceração genital, como uma síndrome, aumenta o risco de transmissão do HIV.

A bibliografia está disponível no GEN-io.

Capítulo 223
Moraxella catarrhalis

Timothy F. Murphy

Moraxella catarrhalis é um diplococo gram-negativo não encapsulado e é um **patógeno específico de humanos** que coloniza o trato respiratório a partir da infância. Os padrões de colonização e de infecção por *M. catarrhalis* estão aumentando nos países nos quais as vacinas conjugadas pneumocócicas são amplamente utilizadas. A manifestação clínica mais importante da infecção por *M. catarrhalis* em crianças é a **otite média**.

ETIOLOGIA

Moraxella catarrhalis tem sido, há muito tempo, considerada como um comensal do trato respiratório superior. Há substancial heterogeneidade genética entre as cepas de *M. catarrhalis*. Várias proteínas da membrana externa exibem diferenças de sequência entre as cepas, sobretudo nas regiões das proteínas que estão expostas na superfície bacteriana. A endotoxina de *M. catarrhalis* não possui cadeias laterais polissacarídicas de repetição e, portanto, é constituída em um lipo-oligossacarídeo (LOS). Ao contrário de outros patógenos respiratórios gram-negativos, como *Haemophilus influenzae* e *Neisseria meningitidis*, o LOS da *M. catarrhalis* é relativamente conservado entre as cepas; apenas três sorotipos (A, B e C) baseados na estrutura do oligossacarídeo foram identificados. As diferenças genéticas e antigênicas entre as cepas explicam a observação de que a resolução de uma infecção por uma cepa não induz imunidade protetora contra as demais cepas. *M. catarrhalis* provoca infecções recorrentes, que geralmente representam reinfecção por novas cepas.

EPIDEMIOLOGIA

O nicho ecológico da *M. catarrhalis* é o trato respiratório humano. A bactéria não foi recuperada a partir de animais ou de fontes ambientais. A **idade** é o determinante mais importante na prevalência da colonização do trato respiratório superior. Comum em toda a infância, a colonização da nasofaringe é um processo dinâmico, com renovação ativa como resultado da aquisição e eliminação de cepas de *M. catarrhalis*. É possível observar certa variação geográfica nas taxas de colonização. Com base em culturas mensais ou bimestrais, a colonização durante o primeiro ano de vida pode variar de 33 a 100%. Vários fatores de suscetibilidade contam para essa variabilidade entre os estudos, incluindo as condições de vida, frequência em creches, condições de higiene, fatores ambientais (p. ex., tabagismo intradomicilliar) e genética da população. A prevalência de colonização diminui progressivamente à medida que a idade aumenta. Compreender os padrões de colonização da nasofaringe é importante, porque a patogênese da otite média envolve a migração da bactéria da nasofaringe para a orelha média por meio da tuba auditiva.

O uso disseminado de vacinas de polissacarídeos pneumocócicos em muitos países resultou na alteração dos padrões de colonização da nasofaringe na população. Ocorreu um aumento relativo da colonização por sorotipos pneumocócicos não vacinais, *H. influenzae* não tipável e *M. catarrhalis*. É necessário haver contínua vigilância para que seja comprovado que alterações nos padrões de colonização podem resultar em um aumento verdadeiro de novos episódios de otite média e sinusite causadas por *H. influenzae* não tipável e *M. catarrhalis*.

PATOGÊNESE DA INFECÇÃO

Cepas de *M. catarrhalis* diferem em suas propriedades de virulência. A espécie é composta de linhagens genéticas sensíveis e resistentes ao complemento, e que as cepas **resistentes ao complemento** estão mais fortemente associadas à virulência. As cepas que causam infecções em crianças apresentam várias características fenotípicas diferentes de cepas que causam infecções em adultos, nos quais a manifestação clínica mais comum é a infecção do trato respiratório inferior em um quadro de doença pulmonar obstrutiva crônica.

A presença de várias moléculas de **adesina** com especificidades distintas para diferentes receptores de células hospedeiras reflete a importância da aderência à superfície do epitélio respiratório humano na patogênese da infecção. *M. catarrhalis* tem sido observada como um patógeno exclusivamente extracelular. No entanto, hoje em dia, sabe-se que a bactéria invade vários tipos de células, incluindo células epiteliais brônquicas, células das vias respiratórias, células das pequenas vias respiratórias e células alveolares tipo 2. Além disso, a *M. catarrhalis* reside de forma intracelular no tecido linfoide, que propicia um reservatório para a sua persistência no trato respiratório humano. Assim como muitas bactérias gram-negativas, a *M. catarrhalis* excreta vesículas a partir da sua superfície durante o crescimento. Essas vesículas são internalizadas pelas células epiteliais respiratórias e medeiam vários mecanismos de virulência, incluindo a ativação das células B, a indução de inflamação e a liberação de betalactamases. A análise de genomas revela uma discreta heterogeneidade genética entre as cepas.

A *M. catarrhalis* forma biofilme *in vitro* e nos ouvidos médios de crianças com otite média crônica e recorrente. **Biofilmes** são comunidades de bactérias embebidas em uma matriz aderida a uma superfície. As bactérias que compõem os biofilmes são mais resistentes aos antibióticos e à resposta imune do hospedeiro do que as bactérias que crescem individualmente de forma planctônica.

MANIFESTAÇÕES CLÍNICAS

A *M. catarrhalis* causa predominantemente infecções de mucosas em crianças. O mecanismo de infecção é a **migração** das cepas infectantes da nasofaringe para o ouvido médio, no caso de otite média, ou para os seios da face, no caso de sinusite. Com frequência, o evento desencadeador tanto para otite média como para sinusite é uma infecção viral prévia de vias respiratórias superiores.

Otite média aguda

Aproximadamente 80% das crianças apresentam um ou mais episódios de otite média até os 3 anos de idade. A otite média é a causa mais comum de indicação de antibióticos para crianças. Com base em cultura de fluido da orelha média obtido por timpanocentese, as principais causas de otite média aguda são *Streptococcus pneumoniae, H. influenzae* e *M. catarrhalis*. Esta é cultivada a partir do fluido do ouvido médio em 15 a 20% dos pacientes com otite média aguda. Quando são utilizados métodos mais sensíveis (p. ex., PCR), o número de amostras de fluido do ouvido médio de crianças com otite média nas quais *M. catarrhalis* é detectada é substancialmente maior do que apenas por cultura. A distribuição dos agentes causadores de otite média está em transição como resultado da ampla administração de vacinas pneumocócicas conjugadas, com aumento relativo de *H. influenzae* e *M. catarrhalis*.

A otite média aguda causada por *M. catarrhalis* é clinicamente mais branda do que a otite média causada por *H. influenzae* ou *S. pneumoniae*, com menos febre e menor prevalência de abaulamento da membrana timpânica e hiperemia. No entanto, observa-se uma sobreposição substancial nos sintomas, tornando impossível reconhecer a etiologia em uma criança com base nas características clínicas. A timpanocentese é necessária para realizar um diagnóstico etiológico, mas não é executada com frequência e, dessa forma, o tratamento da otite média geralmente é empírico.

Otite média recorrente e com efusão

A *otite média com efusão* refere-se à presença de fluidos no ouvido médio na ausência de sinais e sintomas de infecção aguda. Crianças que apresentaram quatro ou mais episódios de otite média aguda em 1 ano ou que apresentem, pelo menos, 8 meses de efusão do ouvido médio em 1 ano são definidas como ***otite prone*** (propensa à otite). Essas crianças sofrem de perda auditiva condutiva, que pode levar a atrasos no desenvolvimento da fala e da linguagem. Análise do líquido do ouvido médio de crianças com otite média com efusão, utilizando técnicas moleculares sensíveis (p. ex., PCR), indicam que o DNA bacteriano está presente em até 80% das amostras dessas crianças. Assim, o DNA da *M. catarrhalis* está presente, de forma única ou como coinfecção, em uma proporção maior de casos de otite média com efusão do que naqueles de otite média aguda. Os biofilmes podem ser responsáveis por essas observações, embora evidências definitivas ainda não tenham sido alcançadas.

Sinusite

Uma pequena parte das infecções virais do trato respiratório superior é complicada pela sinusite bacteriana. De acordo com resultados de estudos que usam punção do seio, a *M. catarrhalis* é responsável por cerca de 20% dos casos de sinusite bacteriana aguda em crianças, e por uma parcela menor em adultos. A sinusite causada por *M. catarrhalis* é clinicamente indistinguível daquela causada por *S. pneumoniae* ou *H. influenzae*.

Bacteriemia

M. catarrhalis raramente causa bacteriemia ou infecções invasivas em crianças. Quando ocorre bacteriemia, a fonte mais comum é o trato respiratório. Algumas crianças apresentam condições imunossupressoras subjacentes, mas nenhuma imunodeficiência particular está associada a infecções invasivas por *M. catarrhalis*.

DIAGNÓSTICO

O diagnóstico clínico de otite média é realizado por meio de demonstração de líquido no ouvido médio por otoscopia pneumática. A timpanocentese é necessária para estabelecer um diagnóstico etiológico, mas esse procedimento não é realizado rotineiramente. Assim, a escolha do antibiótico para otite média é empírica e, em geral, se baseia em diretrizes. O tratamento da sinusite bacteriana também é empírico, porque determinar a etiologia da sinusite requer **punção do seio**, um processo que também não é realizado com frequência.

A chave para realizar um diagnóstico microbiológico é distinguir *M. catarrhalis* de organismos *Neisseria* comensal, que fazem parte da flora normal do trato respiratório superior. Na verdade, a dificuldade em distinguir as colônias de *M. catarrhalis* de *Neisseria* spp. explica em parte porque a *M. catarrhalis* foi negligenciada no passado como um patógeno do trato respiratório. Ela produz colônias opacas arredondadas, que podem ser facilmente deslizadas sem ruptura ao longo da superfície de ágar, o "sinal do disco de hóquei". Além disso, após 48 horas, as colônias de *M. catarrhalis* tendem a ser maiores do que as de *Neisseria* e assumem uma cor rosada. Vários testes bioquímicos distinguem *M. catarrhalis* de *Neisseria* spp., e *kits* desses testes estão disponíveis comercialmente.

Testes sensíveis com base na PCR para detectar agentes patogênicos bacterianos do trato respiratório em secreções das vias respiratórias humanas estão em desenvolvimento. A aplicação de tais ensaios provavelmente contribuirá com novas informações sobre os padrões epidemiológicos e doenças causadas por *M. catarrhalis*.

TRATAMENTO

Uma parcela dos casos de otite média por *M. catarrhalis* se resolvem espontaneamente. Nos EUA, o tratamento da otite média é empírico e os médicos são aconselhados a seguir as orientações da American Academy of Pediatrics (Academia Americana de Pediatria) (ver Capítulo 658).

Cepas de *M. catarrhalis* logo adquiriram betalactamase em todo o mundo na década de 1970 e 1980, tornando, essencialmente, todas as cepas resistentes à amoxicilina. Quando *M. catarrhalis* está presente como um copatógeno na otite média, sua betalactamase reduz a suscetibilidade de *H. influenzae* e *S. pneumoniae* não tipáveis à amoxicilina. Os padrões de suscetibilidade antimicrobiana permaneceram relativamente estáveis por décadas. No entanto, cepas de *M. catarrhalis* que são resistentes a macrolídeos e fluoroquinolonas foram isoladas em vários centros na Ásia. A vigilância cuidadosa será importante para rastrear, de forma mais ampla, o potencial surgimento de cepas resistentes. Os padrões de suscetibilidade antimicrobiana mantiveram-se relativamente estáveis desde então. A maioria das cepas de *M. catarrhalis* são suscetíveis à amoxicilina/ácido clavulânico, cefalosporinas de amplo espectro, macrolídeos (azitromicina, claritromicina), sulfametoxazol-trimetoprima e fluoroquinolonas.

PREVENÇÃO

Vacinas para prevenir a otite média e outras infecções causadas por *M. catarrhalis* estão em desenvolvimento, mas nenhuma está disponível ainda.

A bibliografia está disponível no GEN-io.

Capítulo 224

Coqueluche (*Bordetella pertussis* e *Bordetella parapertussis*)

Emily Souder e Sarah S. Long

A coqueluche é uma infecção aguda do trato respiratório. O termo *coqueluche* significa "tosse intensa", que é preferível a *tosse comprida* ou *tosse com guincho*, porque a maioria dos indivíduos infectados não "guincha".

ETIOLOGIA

Bordetella pertussis é a causa da coqueluche epidêmica e a causa habitual de coqueluche esporádica. *Bordetella parapertussis* é uma causa ocasional de coqueluche esporádica que contribui significativamente para o total de casos da doença no leste e oeste da Europa, mas cada vez mais tem sido detectada durante surtos regionais de coqueluche nos EUA. *B. pertussis* e *B. parapertussis* são patógenos exclusivamente humanos e de alguns primatas. *Bordetella holmesii*, identificada pela primeira vez como uma causa de bacteriemia em hospedeiros imunocomprometidos sem tosse, também é descrita como causa de uma tosse semelhante à da coqueluche em pequenos surtos em pessoas saudáveis. *Bordetella bronchiseptica* é um agente patogênico animal comum. Relatos ocasionais em seres humanos descrevem o envolvimento de vários locais do corpo e os casos, em geral, ocorrem em pessoas imunocomprometidas ou crianças pequenas com intensa exposição aos animais. Tosse prolongada (que em alguns casos é paroxística) é esporadicamente atribuída a *Mycoplasma*, vírus Parainfluenza, vírus Influenza, Enterovírus, vírus Sincicial respiratório (RSV) ou Adenovírus.

EPIDEMIOLOGIA

Estimativas da Organização Mundial de Saúde (OMS) indicam que, em 2008, ocorreram 16 milhões de casos de coqueluche com 195 mil mortes infantis em todo o mundo, sendo 95% delas em países em desenvolvimento. A OMS também estimou que cerca de 82% das crianças em todo o mundo recebeu três doses de vacina contra coqueluche e que a vacinação global contra coqueluche evitou 687 mil mortes em 2008. Antes da vacinação estar disponível, a coqueluche era a principal causa de morte por doença passível de notificação em crianças com menos de 14 anos nos EUA, com 10 mil mortes por ano. O uso generalizado da vacina contra coqueluche (DTP) levou a um declínio de mais de 99% nos casos. Após o relato de apenas 1.010 casos nos EUA em 1976, houve um aumento na incidência de coqueluche anual para 1,2 casos por 100 mil habitantes de 1980 a 1989, com coqueluche epidêmica em muitos estados entre 1989 e 1990, 1993 e 1996. Desde então, a coqueluche tornou-se cada vez mais endêmica, deslocando a carga da doença para crianças pequenas, adolescentes e adultos. Em 2004, a incidência de coqueluche relatada nos EUA foi de 8,9 casos por 100 mil na população em geral e cerca de 150 por 100 mil em crianças com menos de 2 meses, resultando em um total de 25.827 casos relatados, o mais alto desde 1959. Um total de 40 mortes relacionadas à coqueluche foram relatadas em 2005 e 16 foram relatadas em 2006; mais de 90% desses casos ocorreram em lactentes.

Estudos prospectivos e sorológicos sugeriram que a coqueluche é *subidentificada*, sobretudo entre adolescentes e adultos, nos quais o número real de casos é estimado em cerca de 600 mil por ano nos EUA. Uma série de estudos documentou a coqueluche em 13 a 32% dos adolescentes e adultos com tosse prolongada por mais de 7 dias. Respondendo a essas mudanças na epidemiologia, a vacina de toxoide tetânico, toxoide diftérico de conteúdo reduzido e antígenos acelulares de coqueluche (**Tdap**) foi recomendada em 2006 para crianças de 11 a 12 anos e teve como objetivo melhorar o controle. Com mais de 70%

de Tdap em adolescentes, a carga de doenças em adolescentes diminuiu proporcionalmente, mas sem evidências de proteção da comunidade ("rebanho") de lactentes, adolescentes mais velhos e adultos. Uma alteração epidemiológica ocorreu por causa do substancial e rápido declínio da proteção de DTaP e Tdap após o envelhecimento da coorte de crianças e adolescentes que não foram imunizados com vacina DTP (célula inteira), que não era mais usada nos EUA após 1997. Os 42 mil casos de coqueluche e 20 óbitos relatados em 2012 foram os maiores números em mais de 50 anos. Uma mudança na carga da doença foi observada entre as crianças entre 7 e 10 anos em 2010, 13 a 14 anos em 2012 e 14 a 16 anos de idade em 2014, com a coorte apenas vacinada com DTaP.

A doença natural e a vacinação não proporcionam imunidade completa ou por toda a vida contra a reinfecção da coqueluche. A reinfecção subclínica, sem dúvida, contribui significativamente para a imunidade contra a doença, antes atribuída tanto às vacinas como à infecção prévia. O ressurgimento da coqueluche pode ser atribuído a diversos fatores, incluindo o controle parcial da coqueluche levando a uma menor exposição contínua, bem como maior conscientização e melhor diagnóstico. A imunidade induzida pela vacina e a adaptação de patógenos rapidamente em declínio são as mais importantes hoje em dia. Embora a série DTaP seja protetora a curto prazo, a eficácia da vacina diminui logo, com estimativas de apenas 10% de proteção em 8,5 anos após a quinta dose. A proteção de Tdap também é de curta duração, com eficácia diminuindo de mais de 70% inicialmente para 34% em 2 a 4 anos. A divergência de cepas circulantes de cepas vacinais começou com a introdução de DTP, mas com o uso exclusivo de vacinas acelulares contra coqueluche, **cepas deficientes em pertactina** emergiram e se tornaram dominantes nos países onde essas vacinas são usadas. A *B. pertussis* deficiente em pertactina foi relatada pela primeira vez nos EUA a partir de uma coleção de casos de crianças na Filadélfia de 2008 a 2011. O Centro de Controle e Prevenção de Doenças (CDC) relatou, em seguida, o primeiro isolado dos EUA em 1994 e rápida dominância de cepas deficientes em pertactina nos EUA desde 2010. Apesar do papel da pertactina como fator de virulência bacteriana, a gravidade da doença em lactentes com *B. pertussis* deficiente em pertactina é similar à das cepas produtoras de pertactina. Até o desenvolvimento de novas vacinas contra coqueluche, a coqueluche continuará sendo endêmica, com epidemias cíclicas.

PATOGÊNESE

Os organismos *Bordetella* são cocobacilos e gram-negativos pequenos e fastidiosos que colonizam unicamente o epitélio ciliado. O mecanismo exato da sintomatologia da doença permanece desconhecido. Espécies de *Bordetella* partilham um elevado grau de homologia de DNA entre os genes de virulência. Apenas a *B. pertussis* expressa a **toxina *pertussis*** (PT), a principal proteína de virulência. A PT apresenta inúmeras atividades biológicas comprovadas (p. ex., sensibilidade à histamina, secreção de insulina, disfunção de leucócitos). A injeção da PT em animais experimentais provoca linfocitose imediatamente, por linfócitos redirecionados para permanecer em *pool* no sangue circulante, mas não provoca tosse. A PT parece desempenhar papel central na patogênese, mas não é a única. A *B. pertussis* produz uma série de outras substâncias biologicamente ativas, muitas das quais são candidatas a desempenhar algum papel na doença e na imunidade. Após a aquisição por aerossol, **hemaglutinina filamentosa**, alguns **aglutinogênios** (sobretudo fímbrias [Fim] tipo 2 e 3) e proteína de 69 kDa chamada de **pertactina** (Prn) são importantes para a ligação às células epiteliais do aparelho respiratório ciliado. **Citotoxina traqueal**, guanilato ciclase e PT parecem inibir a eliminação dos organismos. Citotoxina traqueal, fator dermonecrótico e guanilato ciclase são descritos como predominantemente responsáveis pelas lesões epiteliais locais que produzem os sintomas respiratórios e facilitam a absorção da PT. A infecção e a imunização induzem resposta imune celular e também por anticorpos. Anticorpos contra a PT neutralizam a toxina e anticorpos contra Prn aumentam a opsonofagocitose. Tanto a doença como a DTP parecem conduzir a uma resposta imune celular e de anticorpos (Th1) mista, enquanto a DTaP e a Tdap conduzem uma resposta estreita de anticorpo dominante (Th2).

A coqueluche é *extremamente contagiosa*, com taxas de ataque de até 100% em indivíduos suscetíveis expostos a gotículas de aerossol. As altas taxas de transmissão pelo ar foram descritas em um modelo de coqueluche em babuínos apesar da vacinação com a vacina acelular. *B. pertussis* não sobrevive por períodos prolongados no ambiente. Portadores crônicos humanos não foram documentados. Após exposição intensa, como no ambiente intradomiciliar, a taxa de infecção subclínica pode chegar a 80% em indivíduos totalmente imunizados ou previamente infectados. Quando procurado com cuidado, um caso fonte sintomático pode ser encontrado na maioria dos pacientes; em geral um irmão ou um adulto próximo.

MANIFESTAÇÕES CLÍNICAS

Classicamente, a coqueluche é uma doença prolongada, dividida nas fases catarral, paroxística e convalescença. O **estágio catarral** (1 a 2 semanas) inicia-se de forma insidiosa após um período de incubação que varia de 3 a 12 dias com sintomas inespecíficos de congestão nasal e rinorreia acompanhados de forma variável por febre baixa, espirros, lacrimejamento e hiperemia conjuntival. À medida que os sintomas iniciais diminuem, a tosse marca o início da **fase paroxística** (2 a 6 semanas). A tosse começa de forma seca, intermitente e irritativa e evolui para os paroxismos inexoráveis, que são a marca da coqueluche. Uma criança brincalhona e aparentemente bem disposta, com provocação insignificante, de repente expressa uma aura ansiosa e pode agarrar um dos pais ou um adulto de confiança antes de iniciar uma sessão de tosse ininterrupta em uma única expiração, com o mento e o tórax inclinados para a frente, língua projetada ao máximo para fora, olhos arregalados e lacrimejantes e rosto cianótico, até que a tosse cesse e um som semelhante a um guincho alto venha a seguir, à medida que o ar inspirado percorre as vias respiratórias ainda parcialmente fechadas. **Vômito pós-tosse** é comum e exaustão é universal. O número e a gravidade dos paroxismos aumentam ao longo de dias a 1 semana e permanecem nesse patamar durante dias ou semanas. No pico da fase paroxística, os pacientes podem apresentar mais de um episódio por hora. O estágio paroxístico desaparece dando lugar ao **estágio de convalescença** (2 semanas ou mais), em que o número, a gravidade e a duração dos episódios diminuem.

Lactentes com menos de 3 meses não apresentam as fases clássicas. A fase catarral dura apenas alguns dias ou não é percebida e, em seguida, após um sobressalto insignificante resultante de corrente de ar, luz, som, mamada ou espreguiçamento, um lactente que aparentava estar bem começa a engasgar, suspirar e agitar as extremidades, com a face avermelhada. A tosse pode não ser importante, sobretudo na fase inicial, e o guincho pode ser pouco frequente. Apneia e cianose podem surgir após um paroxismo de tosse, ou a apneia pode ocorrer somente como sintoma (sem tosse). Ambos os sintomas são mais comuns na coqueluche do que em infecções neonatais virais, incluindo o vírus sincicial respiratório. Os estágios de paroxismo e de convalescença são prolongados em lactentes jovens. Paradoxalmente, em lactentes, a tosse e o "guincho" podem se tornar mais intensos, configurando a apresentação mais clássica no período de convalescença. "Exacerbações" da tosse paroxística podem ocorrer durante todo o primeiro ano de vida, com doenças respiratórias subsequentes; estas não constituem resultado de infecção recorrente ou reativação de *B. pertussis*.

Adolescentes e crianças previamente imunizadas apresentam as fases da coqueluche mais curtas. Adultos não apresentam as fases distintas. Classicamente, adolescentes e adultos descrevem uma repentina sensação de estrangulamento seguida de tosse ininterrupta, sensação de asfixia, cefaleia intensa, diminuição da consciência e, em seguida, uma respiração ofegante, em geral sem o "guincho". Vômitos pós-tosse e intermitência dos paroxismos separados por horas de bem-estar são achados específicos para o diagnóstico em adolescentes e adultos. Pelo menos 30% dos indivíduos mais velhos com coqueluche desenvolvem uma doença inespecífica com tosse, que se distingue apenas pela duração, que em geral é de mais de 21 dias.

Achados no exame físico geral são inespecíficos. Não são esperados sinais de doença do trato respiratório inferior a menos que haja complicação por pneumonia bacteriana secundária. Hemorragias da conjuntiva e petéquias na parte superior do corpo são comuns.

DIAGNÓSTICO

Deve-se suspeitar de coqueluche em qualquer indivíduo que tenha uma queixa única ou predominante de tosse, sobretudo se as seguintes características estiverem *ausentes*: febre, mal-estar ou mialgia, exantema ou enantema, dor de garganta, rouquidão, taquipneia, sibilos e estertores. Para os casos esporádicos, a definição de caso clínico de tosse com duração de 14 dias ou mais, ou com pelo menos um sintoma associado a paroxismos, "guincho" ou vômitos pós-tosse, apresenta uma sensibilidade de 81% e uma especificidade de 58% para confirmação da coqueluche. Deve-se suspeitar de coqueluche em crianças mais velhas cuja síndrome tussígena é crescente por cerca de 7 a 10 dias e cuja tosse *não é* contínua, mas ocorre em "rajadas". Deve-se também suspeitar de coqueluche em crianças com menos de 3 meses de idade que apresentem engasgos, apneia, cianose ou um evento com risco de vida aparente. A morte súbita do lactente, às vezes, é causada por *B. pertussis*.

Doenças causadas por Adenovírus geralmente são distinguíveis em função de características associadas, como febre, dor de garganta e conjuntivite. O *Mycoplasma* causa tosse episódica prolongada, mas os pacientes em geral apresentam uma história de febre, cefaleia e sintomas sistêmicos no início da doença, bem como tosse mais contínua e frequente, sendo encontrados estertores na ausculta torácica. Epidemias por *Mycoplasma* e *B. pertussis* em adultos jovens podem ser difíceis de diferenciar clinicamente. Embora a coqueluche, com frequência, esteja incluída no diagnóstico diferencial de lactentes jovens com pneumonia afebril, a *B. pertussis* não está associada à tosse interrompida "em staccato" (respiração a cada tosse), conjuntivite purulenta, taquipneia, estertores ou sibilos que tipificam a infecção por *Chlamydia trachomatis*, ou predominantes sinais do trato respiratório inferior que tipificam a infecção pelo RSV. A menos que uma criança com coqueluche desenvolva pneumonia secundária (e, em seguida, apareça doente), os achados no exame físico entre paroxismos, incluindo frequência respiratória, são inteiramente normais. A aspiração de corpo estranho deve ser considerada no diagnóstico diferencial.

Leucocitose (15 mil a 100 mil células/mℓ) atribuída à *linfocitose absoluta* é característica na fase catarral. Os linfócitos originam-se de pequenas células normais, em vez dos grandes linfócitos atípicos observados nas infecções virais. Adultos, crianças parcialmente imunes e, às vezes, lactentes podem apresentar linfocitose menos expressiva. O aumento absoluto dos neutrófilos sugere um diagnóstico diferente ou uma infecção bacteriana secundária. A eosinofilia não é uma manifestação da coqueluche. A evolução grave e a morte estão correlacionadas à leucocitose extrema de rápida ascensão (pico médio de contagem de leucócitos em casos fatais *vs.* não fatais, 94 mil *vs.* 18 mil/μℓ, respectivamente) e trombocitose (pico médio de contagem de plaquetas em casos fatais *vs.* não fatais, 782 mil *vs.* 556 mil/μℓ, respectivamente). Os achados radiográficos torácicos são apenas um pouco anormais na maioria dos lactentes hospitalizados, mostrando infiltrado peri-hilar ou edema (algumas vezes, com aparência em "asa de borboleta") e atelectasia variável. Consolidação parenquimatosa sugere infecção bacteriana secundária. Pneumotórax, pneumomediastino e enfisema subcutâneo podem ser observados em alguns casos.

Métodos para confirmação de infecção por *B. pertussis* (cultura, PCR e sorologia) apresentam limitações de sensibilidade, especificidade ou praticidade e seu valor relativo depende do quadro, da fase da doença e da finalidade de utilização (p. ex., como ferramenta de ensaio clínico de diagnóstico *vs.* ferramenta epidemiológica). O teste de reação em cadeia da polimerase (PCR) em amostras de lavado nasofaríngeo é o teste laboratorial de escolha para a identificação de *B. pertussis*. Ambos os ensaios, autônomo e multiplex, são aprovados pela Food and Drug Administration (FDA) dos EUA e estão disponíveis comercialmente. Os ensaios de PCR que usam apenas *primers* únicos (IS*481*) não podem diferenciar entre algumas *Bordetella* spp. Ensaios multiplexados usando diversos alvos podem distinguir espécies. Todos os ensaios detectam cepas deficientes em pertactina. Para isolamento em **cultura**, a amostra deve ser obtida por aspiração nasofaríngea profunda ou com o uso de um *swab* flexível, de preferência de Dacron, ou *swab* com ponta de alginato de cálcio, e realizada na nasofaringe posterior durante 15 a 30 s (ou até que ocorra tosse). Imersão em ácido casamino líquido 1% é aceitável para armazenar uma amostra por até duas horas; caldo de Stainer-Scholte ou meio de transporte semissólido de Regan-Lowe são usados por períodos mais longos de transporte, por até 4 dias. O meio de isolamento preferencial é o ágar com carvão de Regan-Lowe com 10% de sangue de cavalo e 5 a 40 μg/mℓ de cefalexina e o meio de Stainer-Scholte com resinas de ciclodextrina. As culturas são incubadas em 35 a 37°C em um ambiente úmido e examinadas diariamente, durante 7 dias, para observar se há colônias minúsculas e brilhantes de crescimento lento. Teste com anticorpos por fluorescência direta de um isolado utilizando anticorpos específicos para *B. pertussis* e *B. parapertussis* maximiza as taxas de recuperação.

Espera-se que os resultados da cultura e da PCR sejam positivos em crianças não imunizadas e não tratadas durante os estágios catarral e paroxístico da doença. *No entanto, menos de 20% dos testes de cultura ou de PCR apresentam resultados positivos em indivíduos parcial ou remotamente imunizados quando utilizados na fase paroxística.* Testes sorológicos para detecção de alteração de anticorpos para os antígenos da *B. pertussis* entre as amostras coletadas na fase aguda e de convalescência são os testes mais sensíveis para indivíduos imunizados e são úteis epidemiologicamente. Uma única amostra de soro exibindo anticorpo imunoglobulina IgG para PT maior que 90 UI/mℓ (mais de 2 DP) acima da média da população imunizada indica infecção sintomática recente e, em geral, é positivo no meio da fase paroxística. Os testes de anticorpos de IgA e IgM para coqueluche, ou anticorpos para outros antígenos diferentes da PT, não são métodos confiáveis para o diagnóstico sorológico da coqueluche.

TRATAMENTO

Crianças com menos de 3 meses com suspeita de coqueluche geralmente são hospitalizadas, assim como muitas crianças entre 3 e 6 meses, a menos que os paroxismos observados não sejam graves, bem como os pacientes de qualquer idade que apresentarem complicações significativas. Lactentes nascidos prematuros apresentam alto risco de desenvolver doença grave e potencialmente fatal e crianças com distúrbios cardíacos, pulmonares, musculares ou neurológicos subjacentes apresentam um risco elevado de desenvolver doença mais grave com sequelas. A Tabela 224.1 lista sinais de alerta na avaliação e nos cuidados de crianças com coqueluche. Os objetivos específicos e limitados da hospitalização são: (1) avaliar a progressão da doença e a probabilidade de desenvolver complicações potencialmente fatais no decorrer da doença; (2) maximizar a nutrição; (3) prevenir ou tratar complicações; e (4) orientar os pais sobre a história natural da doença e os cuidados a serem proporcionados em casa. A frequência cardíaca, a frequência respiratória e a oximetria de pulso são monitoradas continuamente com sistemas de alarmes para que os paroxismos possam ser presenciados e registrados pela equipe de saúde. Registros detalhados da tosse e documentação da alimentação, vômitos e alteração de peso são dados que ajudam a avaliar a gravidade. Paroxismos típicos que não levam a risco de vida apresentam as seguintes características: duração inferior a 45 s; alteração para coloração avermelhada, mas não azulada (cianose); taquicardia, bradicardia (não inferior a 60 bpm em lactentes) ou queda de saturação de oxigênio que se resolve espontaneamente no final do paroxismo; tosse convulsa ou inspiração profunda com autorrecuperação rápida no final do paroxismo; expectoração espontânea de tampões de muco; e exaustão pós-tosse,

Tabela 224.1 Advertências na avaliação e no cuidado de lactentes com coqueluche.

- Lactentes com coqueluche potencialmente fatal podem parecer bem entre os episódios.
- Um paroxismo deve ser testemunhado antes de ser tomada uma decisão entre cuidados hospitalares e domiciliares.
- Só a análise cuidadosa do registro compilado da tosse permite avaliar a gravidade e a progressão da doença.
- A aspiração do nariz, da orofaringe ou da traqueia não deve ser realizada em uma consulta "preventiva".
- A alimentação no período após um paroxismo pode ser mais bem-sucedida do que após um período de sono da criança.
- O suporte à família começa no momento da internação com apoio à criança e à família desde a sua experiência inicial até aquele momento, transferindo o ônus da responsabilidade pela segurança da criança para a equipe de saúde e programando as avaliações e os tratamentos a serem realizados.
- A orientação familiar, o seu recrutamento como parte da equipe e o apoio contínuo à família após a alta são essenciais.

mas sem perda de consciência. A avaliação da necessidade de oxigenoterapia, estimulação ou aspiração requer pessoal qualificado que possa observar a capacidade infantil de autorrecuperação, mas que pode intervir rápida e habilmente quando necessário. O benefício de um ambiente confortável, silencioso, pouco iluminado e sem perturbações não pode ser perdido ou superestimado ante o desejo de monitorar e intervir. A alimentação de crianças com tosse paroxística é um desafio. O risco de precipitar a tosse pela amamentação não justifica o emprego de alimentação nasogástrica, nasojejunal ou parenteral na maioria das crianças. A composição e a espessura da fórmula não afetam a qualidade das secreções, a tosse ou a retenção. A oferta de grandes volumes de alimentos deve ser evitada.

Dentro de 48 a 72 h, com base na análise das informações registradas, é possível conhecer a evolução e a gravidade da doença. A alta hospitalar é indicada se, ao longo do período de 48 h, a gravidade da doença permanecer inalterada ou diminuir, se não houver necessidade de intervenção durante paroxismos, se a nutrição estiver adequada, se nenhuma complicação ocorreu e se os pais estiverem adequadamente preparados para os cuidados domiciliares. Apneia e convulsões ocorrem na fase aguda da doença e em pacientes com doença complicada. Oxigênio portátil, monitoramento ou aparelho de sucção não são necessários em casa.

Crianças que apresentam paroxismos que levam a eventos potencialmente fatais, apneia ou insuficiência respiratória precisam de suporte respiratório escalonado e frequentemente necessitam de intubação e paralisia induzida por fármacos (por meio de bloqueadores neuromusculares).

Antibioticoterapia

Um agente antimicrobiano é sempre administrado quando houver suspeita ou confirmação de coqueluche, para diminuir o contágio e proporcionar possível benefício clínico. *A **azitromicina** é o fármaco de escolha em todas as faixas etárias, para tratamento ou profilaxia pós-exposição* (Tabela 224.2). A resistência a macrolídeos raramente foi descrita e os isolados recentes mantiveram a suscetibilidade apesar das adaptações da pressão seletiva genética. A **estenose hipertrófica do piloro (EHPI)** está associada ao uso de macrolídeos em lactentes jovens, especialmente aqueles com menos de 14 dias de idade, com maior risco para aqueles que recebem eritromicina *versus* azitromicina. Os benefícios da profilaxia pós-exposição ou tratamento de lactentes superam em muito o risco de EHPI. Os lactentes jovens podem ser tratados de forma expectante caso apresentem vômito "em jato". A FDA também alerta sobre o risco de arritimias cardíacas fatais com o uso de azitromicina em pacientes já em risco de eventos cardiovasculares, especialmente aqueles com prolongamento do intervalo QT. O sulfametoxazol-trimetoprima (TMP-SMX) é uma alternativa à azitromicina em crianças com mais de 2 meses e crianças incapazes de receber azitromicina. Devido à eficácia limitada, o tratamento de *B. parapertussis* baseia-se no julgamento clínico e é considerado em populações de alto risco. Os agentes são os mesmos que para *B. pertussis*. Tratamento de infecções causadas por outras espécies de *Bordetella* deve ser realizado sob a consulta com um subespecialista.

Terapias auxiliares

Nenhum estudo clínico rigoroso demonstrou efeito benéfico do uso de estimulantes β_2-adrenérgicos, como salbutamol e albuterol. A agitação associada ao tratamento com aerossol provoca paroxismos. Nenhum estudo clínico cego, randomizado e de tamanho suficiente foi realizado para avaliar a utilidade dos corticosteroides no tratamento da coqueluche; seu uso clínico não se justifica. Um estudo randomizado, duplo cego, controlado por placebo de uso de imunoglobulina intravenosa (IGIV) na coqueluche foi interrompido prematuramente em decorrência da expiração/falta de oferta adicional do produto em estudo; não houve nenhuma indicação de benefício clínico. A imunoglobulina padrão não foi estudada e não deve ser utilizada para o tratamento ou profilaxia da coqueluche.

Isolamento

Pacientes com suspeita de coqueluche são colocados em isolamento com **precauções para gotículas**, para reduzir o contato respiratório ou das membranas mucosas com secreções respiratórias. Todos os profissionais de saúde devem usar máscara comum ao entrar no quarto. A triagem para a tosse deve ser realizada no momento da entrada dos pacientes nos serviços de emergência, hospitais e clínicas para começar o isolamento imediatamente e deve se estender até 5 dias após o início do tratamento com azitromicina. Crianças e funcionários com coqueluche que frequentam creches ou escolas devem ser excluídos até que a terapia com azitromicina seja realizada por 5 dias.

Tabela 224.2 Tratamento antimicrobiano recomendado e profilaxia pós-exposição para coqueluche.

	AGENTES PRIMÁRIOS		AGENTES ALTERNATIVOS*	
GRUPO POR IDADE	**Azitromicina**	**Eritromicina**	**Claritromicina**	**TMP-SMX**
< 1 mês	Agente recomendado 10 mg/kg/dia em dose única por 5 dias (disponíveis somente dados limitados de segurança)	Não preferível Eritromicina está substancialmente associada à estenose hipertrófica pilórica infantil Usar se a azitromicina não estiver disponível; 40 a 50 mg/kg/dia divididos em 4 doses por 14 dias	Não recomendado (dados de segurança indisponíveis)	Contraindicado para lactentes < 2 meses de idade (risco de kernicterus)
1 a 5 meses	10 mg/kg/dia em dose única por 5 dias	40 a 50 mg/kg/dia divididos em 4 doses por 14 dias	15 mg/kg/dia divididos em 2 doses por 7 dias	Contraindicado para lactentes com < 2 meses Para lactentes com ≥ 2 meses: TMP 8 mg/kg/dia com SMX 40 mg/kg/dia divididos em 2 doses por 14 dias
Lactentes com ≥ 6 meses e crianças	10 mg/kg/dia em dose única por 1 dia (500 mg), e então 5 mg/kg/dia (250 mg) por 2 a 5 dias	40 a 50 mg/kg/dia (2 g/dia) divididos em 4 doses por 14 dias	15 mg/kg/dia divididos em 2 doses (1 g/dia) por 7 dias	TMP 8 mg/kg/dia com SMX 40 mg/kg/dia divididos em 2 doses (máximo TMP: 320 mg/dia) por 14 dias
Adultos	500 mg em dose única por 1 dia, e então 250 mg/dia por 2 a 5 dias	2 g/dia divididos em 4 tomadas por 14 dias	1 g/dia dividido em 2 doses por 7 dias	TMP 320 mg/dia, SMX 1.600 mg/dia divididos em 2 doses por 14 dias

*Sulfametoxazol-trimetoprima (TMP-SMX) pode ser usado como um agente alternativo aos macrolídeos em pacientes com ≥ 2 meses que são alérgicos a macrolídeos, que não toleram macrolídeos ou que estão infectados por uma rara cepa de *Bordetella pertussis* resistente aos macrolídeos. Adaptada de Centers for Disease Control and Prevention (CDC): Recommended antimicrobial agents for treatment and postexposure prophylaxis of *pertussis*: 2005 CDC guidelines. *MMWR*. 2005. 54:1-16.

Cuidado domiciliar e outros contatos próximos

A azitromicina deve ser administrada imediatamente a todos os contatos domiciliares e outros contatos próximos, como os de creche ou escola, independentemente da idade, história de imunização ou sintomas (ver Tabela 224.2). As mesmas medicações e doses relacionadas à idade utilizadas no tratamento devem ser utilizadas para a profilaxia. A visitação e o movimento de familiares com tosse no hospital devem ser rigorosamente controlados até que a azitromicina tenha sido administrada por 5 dias. Para contatos próximos de crianças com menos de 7 anos que receberam menos de quatro doses de DTaP, esta deve ser administrada para completar o esquema vacinal recomendado. Crianças com menos de 7 anos que receberam uma terceira dose de DTaP mais de 6 meses antes da exposição, ou uma quarta dose 3 anos ou mais antes da exposição, devem receber uma dose de reforço. Indivíduos com 9 anos ou mais devem receber Tdap. Profissionais de saúde que não utilizaram máscaras e foram expostos a casos não tratados devem ser avaliados para a necessidade de profilaxia pós-exposição e acompanhamento. Profissionais de saúde com ou sem exposição sabidamente conhecida à coqueluche e que apresentem tosse devem ser imediatamente avaliados para coqueluche.

COMPLICAÇÕES

Crianças com menos de 6 meses apresentam morbidade e mortalidade excessivas; crianças com menos de 2 meses de idade apresentam índices mais altos de hospitalização associados à coqueluche (82%), pneumonia (25%), convulsões (4%), encefalopatia (1%) e morte (1%). Crianças com menos de 4 meses representam 90% dos casos de coqueluche fatal. A prematuridade e a baixa idade materna estão significativamente associadas à coqueluche fatal. Os recém-nascidos com coqueluche apresentam períodos de hospitalizações substancialmente mais longos, maior necessidade de oxigênio e maior necessidade de ventilação mecânica do que os recém-nascidos com infecção viral do trato respiratório.

As principais complicações da coqueluche são **apneia**, **infecções secundárias** (p. ex., otite média e pneumonia) e **sequelas físicas** relacionadas com tosse forte. Febre, taquipneia ou desconforto respiratório entre os paroxismos e neutrofilia absoluta são achados sugestivos de pneumonia. Os patógenos relacionados esperados incluem *Staphylococcus aureus*, *Streptococcus pneumoniae* e bactérias da flora orofaríngea. O aumento da pressão intratorácica e da intra-abdominal durante a tosse pode resultar em hemorragias conjuntivais e da esclera, petéquias na parte superior do corpo, epistaxe, pneumotórax e enfisema subcutâneo, além de hérnia umbilical e inguinal e, raramente, hemorragia no sistema nervoso central e retina. Às vezes ocorre laceração do frênulo lingual.

A necessidade de cuidados intensivos e ventilação mecânica geralmente está limitada a crianças com menos de 3 meses e crianças com distúrbios subjacentes. A insuficiência respiratória devido à apneia pode requisitar a necessidade de intubação e ventilação nos piores dias da doença; o prognóstico é bom. A **hipertensão pulmonar** progressiva em crianças muito jovens e a **pneumonia bacteriana** secundária são complicações graves da coqueluche e são as causas mais comuns de morte. Hipertensão pulmonar e choque cardiogênico com resultado fatal estão associados a grandes aumentos de contagem de linfócitos e plaquetas. As necropsias em casos fatais mostram agregados luminais de leucócitos na vasculatura pulmonar. A oxigenação por membrana extracorpórea de crianças com coqueluche nas quais a ventilação mecânica falhou tem sido associada a mais de 80% de letalidade (questionando a conveniência desse procedimento). A exsanguineotransfusão ou leucoférese está associada à redução na contagem de linfócitos e de plaquetas. Embora a recuperação tenha sido relatada em casos graves, os benefícios não foram comprovados. A ecocardiografia deve ser executada em crianças criticamente doentes com coqueluche para detectar a presença de hipertensão pulmonar e para intervir de forma eficiente.

Eventos neurológicos agudos durante a coqueluche quase sempre são resultado da **hipoxemia** ou da **hemorragia** associada à tosse ou à apneia em lactentes jovens. Apneia ou bradicardia, ou ambas, podem ocorrer como resultado de laringospasmo aparente ou estimulação vagal imediatamente antes de um episódio de tosse; a partir de obstrução durante o episódio ou a partir de hipoxemia após um episódio de tosse. As convulsões geralmente são decorrentes de hipoxemia, mas hiponatremia por secreção inapropriada de hormônio antidiurético no curso de pneumonia pode ocorrer. Os únicos achados neuropatológicos documentados na coqueluche são hemorragia parenquimatosa e necrose isquêmica.

Bronquiectasia foi documentada em casos raros. As crianças que desenvolvem coqueluche antes dos 2 anos de idade podem apresentar uma função pulmonar anormal na idade adulta.

PREVENÇÃO

Vacinação universal das crianças com a vacina contra coqueluche, começando na infância e com doses de reforço na adolescência e idade adulta, é fundamental para o *controle* da coqueluche. A *prevenção* da mortalidade por coqueluche em lactentes jovens depende de imunização materna universal durante cada gestação e imunização completa de contatos, crianças e adultos de todas as idades.

Vacinas DTaP

Atualmente, várias vacinas combinadas de toxoides de tétano, difteria e coqueluche acelular (**DTaP**) ou produtos combinados estão licenciados nos EUA para crianças com menos de 7 anos. Todas as vacinas acelulares para coqueluche contêm PT inativada e outros dois ou mais componentes antígenos adicionais (hemaglutinina filamentosa, Prn e Fim 2 e 3). A eficácia clínica imediata ao completar o esquema vacinal de cinco doses é de aproximadamente 80% para a coqueluche, definida como tosse paroxística por mais de 21 dias. Eventos adversos leves locais e sistêmicos não são incomuns, mas eventos mais graves (choro persistente por 3 h ou mais, episódios hiporresponsivos hipotônicos e convulsões) são raros. As vacinas DTaP podem ser administradas simultaneamente com quaisquer outras vacinas utilizadas nos esquemas padrão para crianças.

Quatro doses da DTaP devem ser administradas durante o 1º e 2º anos de vida, em geral, aos 2, 4, 6, 15 e 18 meses. Em situações de alto risco, os lactentes podem receber DTaP até com 6 semanas de idade, com doses mensais até a terceira dose. A quarta dose pode ser administrada já com 12 meses de idade, desde que tenham decorridos 6 meses desde a terceira dose. Quando viável, o mesmo produto DTaP é recomendado para todas as doses da série de vacinação primária. A quinta dose de DTaP é recomendada para crianças de 4 a 6 anos de idade; a quinta dose não é necessária se a quarta foi administrada até os 4 anos.

As reações locais aumentam levemente em frequência e a gravidade com doses sucessivas de DTaP. Edema de toda a coxa ou no braço, por vezes acompanhado por dor, eritema e febre, tem sido relatado em 2 a 3% dos vacinados após a quarta ou quinta doses de uma variedade de vacinas de DTaP. A limitação da atividade é menor do que se poderia esperar. O edema desaparece espontaneamente sem sequelas. A patogênese é desconhecida. O edema extenso do membro após a quarta dose de DTaP, em geral, não está associado a uma reação similar na quinta dose e não é uma contraindicação para a(s) dose(s) subsequente(s) de vacinas *pertussis*.

Excluir crianças de vacinação contra a coqueluche deve ser considerado apenas dentro dos estreitos limites de recomendação. Os pacientes excluídos apresentam maior risco para coqueluche e para desempenhar um papel em surtos de coqueluche nas populações imunizadas. Embora seja bem documentado que a vacina para coqueluche confere proteção a curto prazo, a duração da proteção é desconhecida; a imunização deve ser concluída dentro do cronograma em crianças com diagnóstico de coqueluche.

Vacinas Tdap

Em 2005, foram licenciadas duas vacinas acelulares de toxoide tetânico, toxoide reduzido de difteria e antígeno *pertussis* (Tdap) e foram recomendadas universalmente em 2006 para uso em adolescentes. A idade preferida para a vacinação com Tdap é 11 a 12 anos. Todos os adolescentes e adultos de qualquer idade (incluindo pessoas de 65 anos ou mais) que não receberam Tdap devem receber uma única dose independentemente do intervalo da dT, ou pelo menos no lugar de um reforço Td no intervalo de 10 anos, ou quando indicado durante o tratamento de feridas.

As gestantes devem fazer a Tdap durante cada gestação para fornecer proteção passiva de anticorpos para a criança até a administração da DTaP. Embora a Tdap possa ser administrada em qualquer momento durante a gestação, o ideal é que seja administrada no período entre 27 e 36 semanas de gestação, para maximizar a concentração de anticorpos ao nascimento. A segurança da Tdap durante a gravidez e eficiência na redução da coqueluche fatal em neonatos foi comprovada. Um esforço especial deve ser realizado para garantir que os contatos das crianças recebam a DTaP ou a Tdap conforme recomendado. Não existe recomendação de revacinação com Tdap de outras pessoas além das mulheres gestantes. Embora não haja problemas de segurança associados à revacinação por Tdap, a proteção em rápido declínio após o recebimento das vacinas atualmente disponíveis não suporta o custo-efetividade da revacinação universal.

Não há contraindicação para a administração concomitante de qualquer outra vacina indicada. Quando Td é indicada e apenas Tdap está disponível, uma pessoa previamente imunizada com Tdap pode recebê-la. Uma dose única de Tdap é recomendada para crianças de 7 a 10 anos que tiveram a vacina DTaP incompleta antes dos 7 anos. Outra dose de Tdap pode ser administrada na adolescência.

A bibliografia está disponível no GEN-io.

Capítulo 225
Salmonela
Jeffrey S. McKinney

A **salmonelose** é uma doença transmitida por alimentos, de ocorrência comum e amplamente distribuída, que constitui um importante problema de saúde pública no mundo inteiro, afetando milhões de indivíduos, e com significativa taxa de mortalidade. As **salmonelas** vivem no trato intestinal de animais de sangue quente e de sangue frio. Algumas espécies são ubíquas, enquanto outras se adaptam especificamente a determinado hospedeiro.

O sequenciamento dos genomas da *Salmonella enterica* sorovar Typhi (anteriormente denominada *Salmonella typhi*) e da *Salmonella Typhimurium* indica uma homologia genética de aproximadamente 95% entre os microrganismos. Entretanto, as doenças clínicas causadas pelos dois microrganismos diferem de modo considerável. As salmonelas ingeridas sobrevivem ao baixo pH do estômago e escapam das múltiplas defesas do intestino delgado para ter acesso ao epitélio. As salmonelas entram preferencialmente nas células M, que as transportam até as células linfoides (células T e B) nas placas de Peyer subjacentes. Após atravessar o epitélio, os sorotipos de *Salmonella* que estão associados à doença sistêmica entram nos macrófagos intestinais e se disseminam por todo o sistema reticuloendotelial (SRE). Em contrapartida, os sorovares de ***Salmonella* não tifoide (NTS,** do inglês *nontyphoidal Salmonella*) induzem uma resposta inflamatória local precoce que resulta em infiltração de leucócitos polimorfonucleares (PMNs) no lúmen intestinal e em diarreia. Esses sorovares NTS causam uma gastrenterite de início rápido e curta duração, diferentemente da **febre tifoide**, que apresenta um período de incubação e uma duração da doença consideravelmente mais longos e na qual a doença sistêmica predomina, e apenas uma pequena proporção de crianças apresenta diarreia.

Essas diferenças nas manifestações da infecção pelos dois grupos de patógenos, um que provoca predominantemente inflamação intestinal e o outro que leva à doença sistêmica, podem estar relacionadas com ilhas de patogenicidade genéticas específicas nos microrganismos. Os sorovares de NTS são incapazes de superar os mecanismos de defesa que limitam a disseminação bacteriana do intestino para a circulação sistêmica nos indivíduos imunocompetentes e produzem apenas uma **gastrenterite** autolimitante. Em contrapartida, a *S. typhi* e a *S. paratyphi* (*i. e.*, cepas tifoides de *Salmonella*) podem exibir traços de virulência singulares que possibilitam aos microrganismos vencer as funções da barreira da mucosa nos hospedeiros imunocompetentes, resultando então em doença sistêmica grave. Curiosamente, as frequências de febre tifoide em indivíduos imunocompetentes e imunocomprometidos não diferem. Entretanto, foram observadas algumas cepas de NTS invasivas na África, particularmente entre adultos HIV-positivos e entre crianças com HIV, malária ou desnutrição (ver Capítulo 225.1). A apresentação pode assemelhar-se mais à febre tifoide do que à gastrenterite.

Dentro de uma perspectiva taxonômica de Lineu, o gênero *Salmonella* pertence à família Enterobacteriaceae. Existem duas espécies de *Salmonella*: *Salmonella enterica* e *Salmonella bongori*. A espécie clinicamente relevante é a *Salmonella enterica*, que é ainda dividida em sorotipos, que são frequentemente designados com base nas supostas síndromes que causam ou nos locais geográficos onde foram descobertos.

De acordo com uma perspectiva clínica, entre as salmonelas que causam doença humana, os sorotipos também são clinicamente divididos em **tifoides** ou **não tifoides.** Existem apenas alguns sorotipos de *Salmonella* tifoides, incluindo a *Salmonella enterica* var. Typhi, também conhecida como *S.* Typhi, e *Salmonella enterica* var. Paratyphi A. Em contrapartida, existem 1.000 sorotipos de *Salmonella* não tifoide, coletivamente denominados **sorotipos de NTS.** Os sorotipos de NTS possuem uma ampla gama de hospedeiros, enquanto a *S.* Typhi e a *S.* Paratyphi A são restritas a hospedeiros humanos.

225.1 Salmonelose Não Tifoide
Jeffrey S. McKinney

ETIOLOGIA

As salmonelas são bacilos gram-negativos móveis, não encapsulados e sem esporulação, que crescem de modo aeróbico e que são capazes de obter crescimento anaeróbico facultativo. Mostram-se resistentes a numerosos agentes físicos, mas podem ser destruídas por meio de aquecimento a 54,4°C durante 1 hora ou a 60°C durante 15 minutos. Permanecem viáveis em temperaturas ambientes ou reduzidas por vários dias e podem sobreviver por semanas em esgotos, alimentos secos, agentes farmacêuticos e material fecal. À semelhança de outros membros da família Enterobacteriaceae, a *Salmonella* possui antígenos O somáticos e antígenos H flagelares.

Com a exceção de alguns sorotipos que só afetam uma ou algumas espécies animais, como a *Salmonella dublin* no gado e a *S. choleraesuis* em suínos, a maioria dos sorotipos apresenta um amplo espectro de hospedeiros. Tipicamente, essas cepas causam uma gastrenterite que frequentemente não é complicada e não necessita de tratamento, mas que pode ser grave nos indivíduos jovens, nos idosos e em pacientes com imunidade enfraquecida. Tipicamente, as causas incluem a ***Salmonella* Enteritidis** (*Salmonella enterica* var. Enteritidis) e a ***Salmonella Typhimurium*** (*S. enterica* var. *Typhimurium*), os dois sorotipos mais importantes da salmonelose transmitida de animais para seres humanos. As salmonelas não tifoides revelaram-se como importante causa de **bacteriemia** na África, particularmente entre populações com alta incidência de infecção pelo HIV.

EPIDEMIOLOGIA

A salmonelose constitui uma importante carga para a saúde pública e está associada a um custo significativo para a sociedade em muitos países. A febre tifoide causada por esse microrganismo é um problema de âmbito mundial, com mais de 27 milhões de casos no mundo inteiro a cada ano, culminando com 217 mil mortes, segundo estimativas. Embora se disponha de poucas informações sobre a epidemiologia e a carga da gastrenterite por *Salmonella* nos países em desenvolvimento, as infecções por esse microrganismo são reconhecidas como causas importantes de doença diarreica infantil. Com a carga da infecção pelo HIV e a desnutrição na África, as infecções bacterêmicas por NTS mostraram ser uma importante causa de morbidade e de mortalidade entre crianças e adultos.

As infecções por NTS têm uma distribuição mundial, com incidência proporcional aos padrões de higiene, saneamento, disponibilidade de água tratada e práticas de preparo dos alimentos. No mundo desenvolvido, a incidência de infecções e surtos por *Salmonella* aumentou em várias vezes no decorrer das últimas décadas, o que pode estar relacionado com as modernas práticas de produção em massa de alimentos, que aumentam o potencial de epidemias. As infecções por sorovares de NTS, como *S. Typhimurium* e *S.* Enteritidis, causam uma significativa carga de doença, com incidência estimada de 93,8 milhões de casos no mundo inteiro e 155 mil mortes por ano. Tradicionalmente, a gastrenterite por *Salmonella* é responsável por mais da metade de todos os episódios de diarreia bacteriana nos EUA, com picos de incidência nos extremos de idade, entre lactentes pequenos e indivíduos idosos. A maioria das infecções humanas tem sido causada pela *S.* Enteritidis, porém em alguns países foi ultrapassada na sua incidência pela *S. Typhimurium.* Entretanto, recentemente, um programa de vigilância que examinou amostras de fezes humanas de 10 locais nos EUA mostrou um declínio relativo na incidência de *S. Typhimurium versus* outras salmonelas, talvez em consequência do uso de uma vacina de *S. Typhimurium* viva atenuada em aves domésticas e dos padrões de desempenho mais rigorosos em relação à contaminação de carcaças de aves por *Salmonella*.

Em muitas partes do mundo, as infecções por *Salmonella* também podem estar relacionadas com **práticas de pecuária** intensivas, o que promove seletivamente o aumento de determinadas cepas, particularmente de variedades resistentes a fármacos que surgem em resposta ao uso de antimicrobianos em animais para abate. Os produtos derivados de aves foram tradicionalmente considerados como uma fonte comum de salmonelose, porém o consumo de uma variedade de alimentos também está atualmente associado a surtos, incluindo frutas e vegetais, bem como alimentos processados, como pasta de amendoim e *cookies*. Parece que as cepas de *Salmonella* **multirresistentes (MDR,** do inglês *multidrug-resistant*) são mais virulentas do que as cepas sensíveis, e que os resultados mais sombrios não estão simplesmente relacionados com a demora da resposta ao tratamento devido à escolha empírica de um antibiótico ineficaz. As cepas de *Salmonella* MDR, como a *S. Typhimurium* fago tipo DT104, possuem uma ilha genômica que contém muitos dos genes de resistência a fármacos. Esses *integrons* também contêm genes que codificam fatores de virulência.

Vários fatores de risco estão associados a surtos de infecções por *Salmonella*. Os animais constituem a principal fonte de doença humana por NTS, e ocorreram casos em que indivíduos tiveram contato com animais infectados, inclusive animais domésticos, como gatos, cães, répteis, roedores de estimação e anfíbios; os **animais de estimação de alto risco** são tartarugas, iguanas, dragões-barbudos, lagartos, serpentes venenosas, salamandras e geckos. Sorotipos específicos podem estar associados a determinados hospedeiros animais; as crianças com *S. enterica* var. Marina tipicamente têm uma exposição a lagartos de estimação. Habitualmente, os sorovares de NTS causam uma diarreia autolimitante, ocorrendo bacteriemia secundária em menos de 10% dos pacientes. Os sorovares de NTS possuem uma ampla gama de hospedeiros, o que inclui aves domésticas e gado, e em países desenvolvidos a infecção por NTS é comumente adquirida em consequência de intoxicação alimentar.

Provavelmente, os animais domésticos adquirem a infecção da mesma maneira do que os seres humanos, ou seja, por meio ingestão oral. As rações contaminadas com *Salmonella* representam uma importante fonte de infecção para os animais. Além disso, concentrações subterapêuticas de antibióticos frequentemente são acrescentadas às rações animais para promover o crescimento. Essas práticas favorecem o surgimento de **bactérias resistentes a antibióticos**, incluindo a *Salmonella,* na flora intestinal dos animais, com subsequente contaminação de sua carne. Há fortes evidências para ligar a resistência da *S. Typhimurium* às fluoroquinolonas com o uso desse grupo de agentes antimicrobianos na alimentação animal. Pode ocorrer transmissão entre animais, porém aqueles infectados são, em sua maioria, assintomáticos.

Embora aproximadamente 80% das infecções por *Salmonella* consistam em casos isolados, os surtos podem representar uma carga excessiva para os sistemas de saúde pública. Entre 1998 e 2008, foram relatados ao Foodborne Disease Outbreak Surveillance System 1.491 surtos de infecções por *Salmonella*, e 80% deles foram causados por um único sorotipo. Entre os surtos causados por um único sorotipo, 50% tiveram um alimento implicado, e 34% foram atribuídos a um único produto alimentar. Dos 47 sorotipos relatados, os quatro mais comuns, que responderam por mais de dois terços dos surtos, foram Enteritidis, *Typhimurium*, Newport e Heidelberg. De modo geral, os ovos foram o alimento mais frequentemente implicado, seguidos de carne de frango, porco, carne de vaca, frutas e peru. As infecções por *Salmonella* em frangos aumentam o risco de contaminação dos ovos, e tanto as aves quanto os ovos são considerados como uma causa dominante de surtos de fonte comum. Entretanto, uma proporção crescente de surtos de *Salmonella* também está associada a outras fontes alimentares. Estas incluem muitas frutas e vegetais, como tomates, brotos, melancia, melão, alface e mangas. As infecções geograficamente distribuídas são cada vez mais possíveis a partir de alimentos processados (p. ex., pasta de amendoim) em uma "fonte pontual" e, em seguida, distribuem-se amplamente. As atuais redes de vigilância e notificação (p. ex., ProMED, FoodNet) podem ajudar a alertar médicos e microbiologistas sobre esses eventos.

Além do efeito do uso de antibióticos nas rações para animais, está bem reconhecida a relação das infecções por *Salmonella* com o uso prévio de antibióticos entre crianças no mês anterior. Esse risco aumentado de infecção em indivíduos que receberam antibióticos por alguma razão não relatada pode estar associado a alterações na ecologia microbiana do intestino, predispondo esses pacientes à colonização e infecção por isolados de *Salmonella* resistentes a antibióticos. Essas cepas resistentes de *Salmonella* também podem ser mais virulentas. Os Centers for Disease Control and Prevention (CDC) relatam uma resistência à **ceftriaxona** em aproximadamente 3% das NTS testadas e algum nível de resistência ao **ciprofloxacino** em cerca de 3% dos isolados. Aproximadamente 5% das NTS testadas pelos CDC mostraram-se resistentes a cinco ou mais tipos de fármacos. Em consequência, a expectativa é a de que os custos também sejam mais elevados para as infecções resistentes do que para aquelas sensíveis devido à maior gravidade das primeiras. Esses pacientes têm mais tendência a ser hospitalizados, e o tratamento torna-se menos efetivo. Os CDC estão observando algum nível de resistência ao ciprofloxacino em dois terços das *Salmonella* Typhi testadas. A resistência à ceftriaxona ou à **azitromicina** tem sido observada em outras partes do mundo. *A variação observada na resistência entre diferentes cepas torna muito importante a realização de uma cultura microbiológica para* Salmonella *e de um antibiograma.*

Tendo em vista a natureza ubíqua do microrganismo, podem ocorrer também infecções hospitalares por cepas de NTS por meio de equipamento contaminado e preparações diagnósticas ou farmacológicas, particularmente as de origem animal (extratos pancreáticos, extratos hipofisários, sais biliares, cauda de cascavel). As crianças hospitalizadas correm risco aumentado de infecções graves e complicadas por *Salmonella*, particularmente pelos microrganismos resistentes a fármacos.

PATOGÊNESE

O número estimado de bactérias que precisa ser ingerido para causar doença sintomática em adultos saudáveis é de 10^6 a 10^8 de *Salmonella*. A acidez gástrica inibe a multiplicação das salmonelas, e os microrganismos são, em sua maioria, rapidamente destruídos no pH gástrico de até 2,0. A acloridria, os medicamentos com capacidade de tamponamento, o esvaziamento gástrico rápido após gastrectomia ou gastroenterostomia e um grande inóculo permitem que os microrganismos viáveis alcancem o intestino delgado. Os recém-nascidos e os lactentes têm hipocloridria e rápido esvaziamento gástrico, o que contribui para a sua maior vulnerabilidade à salmonelose sintomática. Nos lactentes que normalmente tomam líquidos, o tamanho do inóculo necessário para produzir doença também é comparativamente menor devido ao trânsito mais rápido através do estômago.

Após alcançar o intestino delgado e o intestino grosso, a capacidade da *Salmonella* de se multiplicar e de causar infecção depende tanto da dose infectante quanto do enfrentamento com a flora normal. A antibioticoterapia prévia pode alterar essa relação, assim como determinados fatores, como a coadministração de agentes antimotilidade. A resposta típica da mucosa intestinal à infecção por NTS consiste na **enterocolite** com inflamação e edema difusos da mucosa, algumas vezes com erosões e microabscessos. As salmonelas são capazes de penetrar na mucosa intestinal, embora geralmente não se observe uma destruição das células epiteliais e nem úlceras. A inflamação intestinal com leucócitos PMN e macrófagos habitualmente compromete a lâmina própria. O tecido linfoide intestinal subjacente e os linfonodos mesentéricos aumentam de tamanho e podem demonstrar pequenas áreas de necrose. Essa hipertrofia linfoide pode causar interferência no suprimento sanguíneo para a mucosa intestinal. Além disso, ocorre hiperplasia do SRE no fígado e no baço. Se houver desenvolvimento de bacteriemia, pode levar à infecção localizada e supuração em quase qualquer órgão.

Tanto a *S.* Typhi quanto a NTS possuem sistemas de virulência superpostos e distintos (Figura 225.1). Embora a *S. Typhimurium* possa causar doença sistêmica em seres humanos, habitualmente a infecção intestinal resulta em enterite localizada, que está associada a uma resposta secretora no epitélio intestinal. A infecção intestinal também induz a secreção de interleucina (IL)-8 da superfície basolateral e outros quimiocinas a partir da superfície apical, direcionando então o recrutamento e a transmigração dos neutrófilos para o lúmen intestinal e evitando, assim, a disseminação sistêmica das bactérias (Figura 225.2).

Na patogênese da *S. Typhimurium*, estão envolvidos essencialmente dois sistemas de **secreção tipo III** codificados dentro das ilhas de patogenicidade **SPI-1** e **SPI-2**, que são responsáveis pela secreção e pela translocação de um conjunto de proteínas bacterianas, denominadas **efetores**, nas células hospedeiras; esses efetores são capazes de alterar a fisiologia da célula hospedeira para a entrada e a sobrevida das bactérias. Uma vez liberados pelos sistemas de secreção tipo III, os efetores secretados desempenham um papel de importância crucial na manipulação da célula hospedeira para possibilitar a invasão das bactérias, a indução de respostas inflamatórias e a montagem de um nicho protetor intracelular criado para a sobrevida e a replicação das bactérias. O sistema de secreção tipo III codificado na SPI-1 medeia a invasão do epitélio intestinal, enquanto o sistema de secreção tipo III codificado na SPI-2 é necessário para a sobrevida dos microrganismos dentro dos macrófagos. Além disso, a expressão de agonistas fortes de receptores de reconhecimento de padrões inatos (lipopolissacarídio e flagelina) é importante para desencadear uma resposta inflamatória mediada por receptores *Toll-like* (TLR).

As espécies de *Salmonella* invadem as células epiteliais *in vitro* por um processo de endocitose mediada por bactérias e envolvendo rearranjo do citoesqueleto, ruptura da borda em escova das células epiteliais e subsequente formação de ondulações da membrana (Figura 225.3). Um fenótipo aderente e invasivo de *S.* Enterica é ativado em condições semelhantes àquelas observadas no intestino delgado humano (alta osmolaridade, baixo nível de oxigênio). O fenótipo invasivo é mediado em parte pela SPI-1, uma região de 40 kb que codifica proteínas reguladoras e uma variedade de outros produtos.

Pouco depois da invasão do epitélio intestinal, as salmonelas invasivas encontram macrófagos dentro do tecido linfoide associado ao intestino (GALT, do inglês, *gut-associated lymphoid tissue*). A interação entre *Salmonella* e macrófagos resulta em alteração na expressão de diversos genes do hospedeiro, incluindo aqueles que codificam mediadores pró-inflamatórios (óxido nítrico sintase induzível, quimiocinas, IL-1β), receptores ou moléculas de adesão (receptor do fator de necrose tumoral [TNF]-α [do inglês, *tumor necrosis factor*], CD40, molécula de adesão intercelular 1) e mediadores anti-inflamatórios (fator de crescimento transformador β1, TGF-β2 [do inglês, *transforming growth factor*]). Outros genes suprarregulados incluem aqueles envolvidos na morte celular ou apoptose (protease das células epiteliais intestinais, TNF-R1, Fas) e fatores de transcrição (resposta de crescimento precoce 1, fator regulador 1 da interferona [IFN]). A *S. Typhimurium* pode induzir morte rápida dos macrófagos *in vitro*, que depende da proteína da célula hospedeira caspase-1 e que é mediada pela proteína efetora **SipB** (proteína de invasão da *Salmonella* B). A *S. Typhimurium* intracelular é encontrada em vacúolos especializados que divergiram da via endocítica normal. Essa capacidade de sobreviver dentro dos monócitos/macrófagos é essencial para que a *S. Typhimurium* possa estabelecer uma infecção sistêmica no camundongo. A resposta pró-inflamatória da mucosa à infecção por *S. Typhimurium* e o subsequente recrutamento das células fagocitárias até o local também podem facilitar a disseminação sistêmica das bactérias.

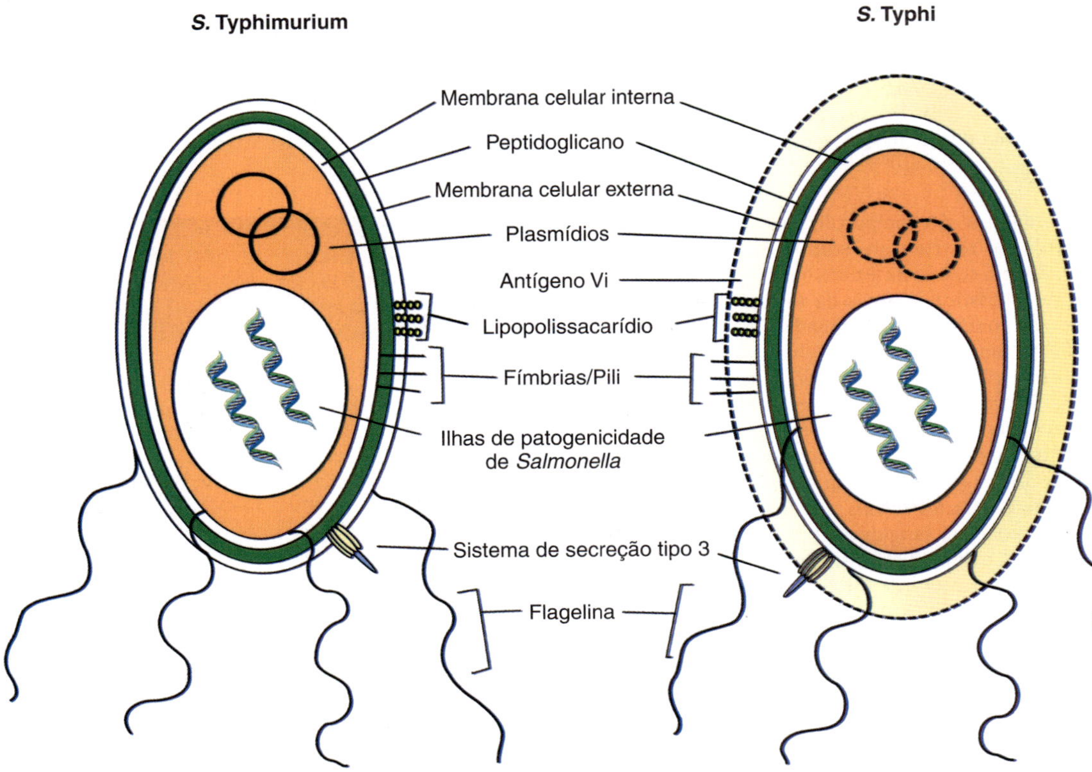

Figura 225.1 Sistemas de virulência sobrepostos e distintos da *Salmonella typhi* e da *Salmonella* não tifoide. (*De Jong HK, Parry CM, van der Poll T, Wiersinga WJ. Host-pathogen interaction in invasive Salmonellosis.* PLoSPathog. *2012;8(10):e1002933.*)

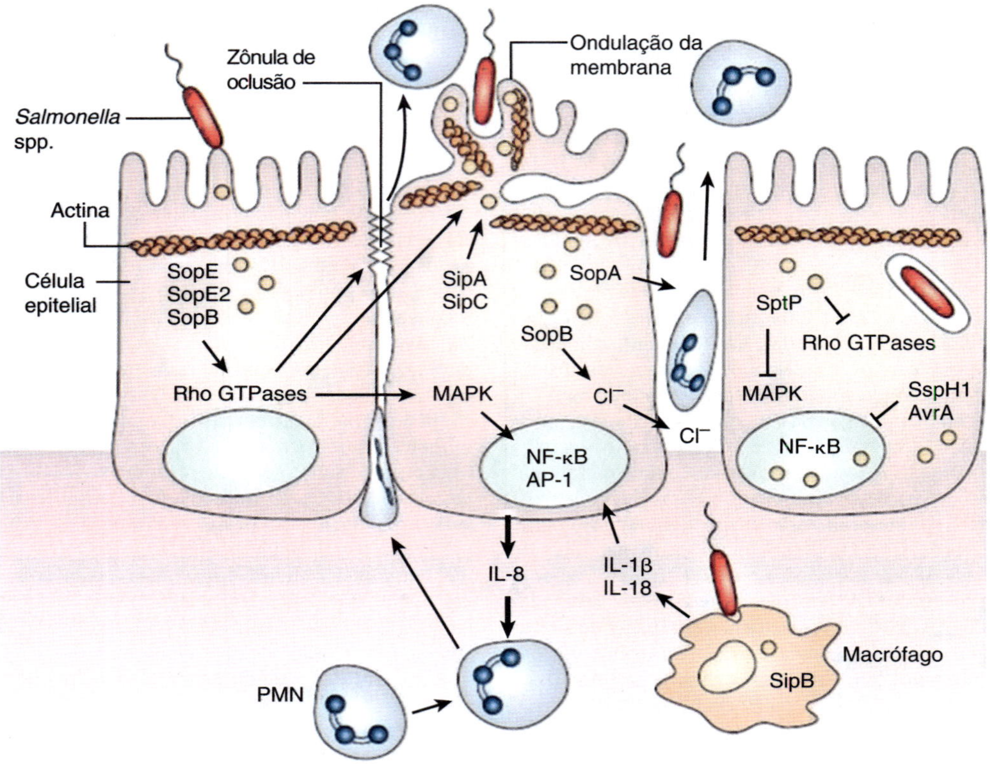

Figura 225.2 **Em contato com a célula epitelial, as salmonelas montam o sistema de secreção tipo III (TTSS-1, do inglês, *type* III *secretion system*) codificado pela ilha de patogenicidade de *Salmonella* 1 e translocam efetores (*esferas amarelas*) para dentro do citoplasma eucariótico.** Em seguida, os efetores, como SopE, Sop2 e SopB, ativam a Rho guanosina trifosfatase (GTPase) do hospedeiro, o que resulta no rearranjo do citoesqueleto de actina nas ondulações da membrana, na indução das vias da proteinoquinase ativada por mitógeno (MAPK, do inglês, *mitogen-activated protein kinase*) e em desestabilização das zônulas de oclusão. As mudanças no citoesqueleto de actina, que são ainda moduladas pelas proteínas de ligação da actina SipA e SipC levam à captação das bactérias. A sinalização da MAPK, a proteína ativadora-1 (AP-1, do inglês, *activator protein-1*) dos fatores de transcrição e o fator nuclear κB (NF-κB, do inglês, nuclear fator-κB), o que, por sua vez, inicia a produção da quimiocina pró-inflamatória dos leucócitos PMN, a interleucina (IL)-8. A SipB induz a ativação da caspase-1 nos macrófagos, com liberação de IL-1β *e IL-18, aumentando, assim, a resposta inflamatória. Além disso, a SopB estimula a secreção de Cl− por meio de sua atividade de inositol fosfatase. A desestabilização das zônulas de oclusão possibilita a transmigração dos leucócitos polimorfonucleares (PMNs) da superfície basolateral para a superfície apical, o extravasamento de líquido paracelular e o acesso das bactérias à superfície basolateral. Entretanto, a transmigração dos PMNs também ocorre na ausência de ruptura das zônulas de oclusão e é ainda mais promovida pela SopA. O citoesqueleto de actina é restaurado, e a sinalização da MAPK é desativada pelas atividades enzimáticas da SptP. Isso também resulta na inframodulação das respostas inflamatórias, para as quais SspH1 e AvrA também contribuem inibindo a ativação do NF-κB. (De Haraga A, Ohlson MB, Miller SI. Salmonellae interplay with host cells.* Nat Rev Microbiol. 2008; *6:53-66.)*

Alguns traços de virulência são compartilhados por todas as salmonelas; porém, outros são restritos aos sorotipos. Esses traços de virulência foram definidos em cultura de tecidos e em modelos murinos, e é provável que as características clínicas da infecção humana por *Salmonella* estejam eventualmente relacionadas com sequências específicas do DNA. Na maioria dos casos de salmonelose não tifoide associada a diarreia, a infecção não se estende além da lâmina própria e dos linfáticos locais. Os genes de virulência específicos estão relacionados com a capacidade de causar bacteriemia. Esses genes são encontrados significativamente e com mais frequência em cepas de *S. Typhimurium* isoladas do sangue do que em cepas recuperadas das fezes. Embora a *S. dublin* e a *S. choleraesuis* tenham maior propensão a invadir rapidamente a corrente sanguínea com pouco ou nenhum comprometimento intestinal, o desenvolvimento de doença após infecção por *Salmonella* depende do número de microrganismos infectantes, de seus traços de virulência e de vários fatores de defesa do hospedeiro. Diversos fatores do hospedeiro também podem afetar o desenvolvimento de complicações específicas ou de síndromes clínicas (Tabela 225.1); entre esses fatores, as infecções pelo HIV estão assumindo maior importância em todas as faixas etárias na África.

É possível a ocorrência de **bacteriemia** com qualquer sorotipo de *Salmonella*, particularmente nos indivíduos com redução das defesas do hospedeiro, e sobretudo naqueles com alteração da função reticuloendotelial ou da imunidade celular. Por conseguinte, as crianças com infecção pelo HIV, doença granulomatosa crônica e leucemia têm mais tendência a desenvolver bacteriemia após infecção por *Salmonella*, embora a maioria daquelas com bacteriemia por *Salmonella* seja HIV-negativa. As crianças com infecção por *Schistosoma mansoni* e

Tabela 225.1 Fatores e condições do hospedeiro que predispõem ao desenvolvimento de doença sistêmica por cepas de *Salmonella* não tifoide (NTS).
Recém-nascidos e lactentes de pouca idade (≤ 3 meses de idade)
HIV/AIDS
Outras imunodeficiências e doença granulomatosa crônica
Defeitos na produção ou na ação da interferona γ
Terapias imunossupressoras e com corticosteroides
Neoplasias malignas, particularmente leucemia e linfoma
Anemia hemolítica, incluindo doença falciforme, malária e bartonelose
Doença vascular do colágeno
Doença inflamatória intestinal
Acloridria ou uso de medicamentos antiácidos
Comprometimento da motilidade intestinal
Esquistossomose, malária
Desnutrição

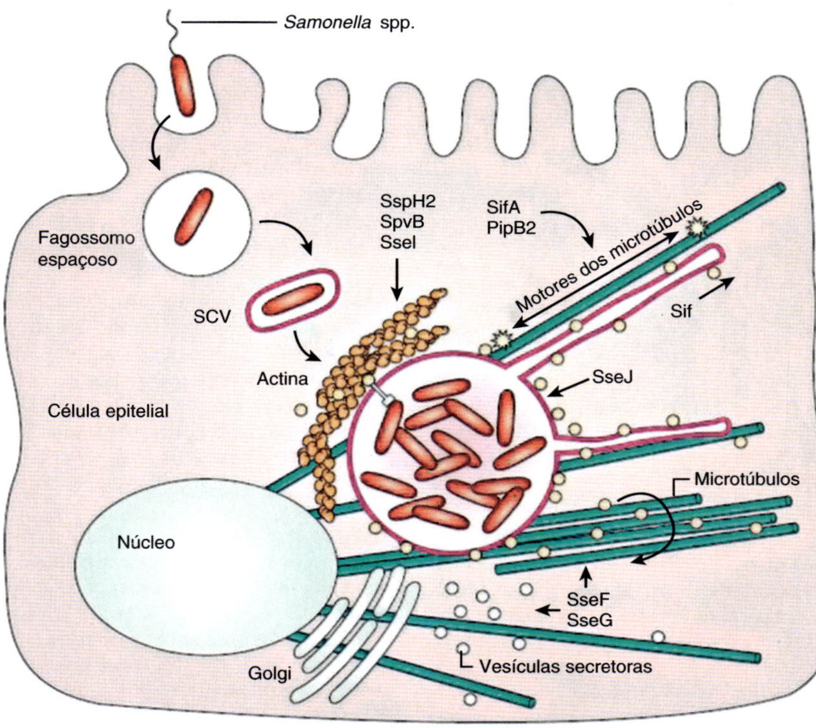

Figura 225.3 Formação do vacúolo contendo *Salmonella* (SCV, do inglês, *Salmonella-containing vacuole*) e indução do sistema de secreção tipo III (TTSS) da ilha de patogenicidade de *Salmonella* 2 (SPI-2, do inglês, *Salmonella pathogenicity island*) dentro da célula hospedeira. Pouco depois da internalização por macropinocitose, as salmonelas são envolvidas em um fagossomo espaçoso, que é formado pelas ondulações da membrana. Mais tarde, o fagossomo funde-se com os lisossomos, acidifica-se e se contrai, tornando-se aderente ao redor da bactéria, constituindo o denominado SCV. Ele contém o marcador endocítico, a proteína de membrana associada ao lisossomo 1 (LAMP-1, do inglês, *lysosomal-associated membrane protein*; *em roxo*). A SPI-2 de *Salmonella* é induzida dentro do SCV e transloca proteínas efetoras (*esferas amarelas*) através da membrana do fagossomo dentro de várias horas após a fagocitose. Os efetores da SPI-2, SifA e PipB2 contribuem para a formação do filamento induzido por *Salmonella* ao longo dos microtúbulos (*em verde*) e regulam o acúmulo do motor dos microtúbulos (*em forma de estrela amarela*) na Sif e no SCV. SseJ é uma desacilase que está ativa na membrana do fagossomo. SseF e SseG causam o adjacente agrupamento dos microtúbulos ao SCV e direcionam o trânsito das vesículas derivadas do aparelho de Golgi para o SCV. A actina acumula-se ao redor do SCV de maneira dependente de SPI-2, no qual se acredita que SspH2, SpvB e SseI possam desempenhar um papel. (*De Haraga A, Ohlson MB, Miller SI. Salmonellae interplay with host cells.* Nat Rev Microbiol. 2008; *6:53-66.*)

comprometimento hepatoesplênico, bem como com a anemia crônica da malária, também correm maior risco de desenvolver salmonelose crônica. As que têm doença falciforme correm risco aumentado de septicemia e osteomielite por *Salmonella*. Esse risco pode estar relacionado com a presença de numerosas áreas infartadas no trato gastrintestinal (GI), nos ossos e no SRE, bem como com a redução da capacidade fagocitária e de opsonização dos pacientes.

MANIFESTAÇÕES CLÍNICAS

Enterite aguda

A apresentação clínica mais comum da salmonelose consiste na enterite aguda. Depois de um período de incubação de 6 a 72 horas (média de 24 horas), ocorre um início abrupto de náuseas, vômitos e dor abdominal em cólica, esta localizada principalmente na área periumbilical e no quadrante direito inferior, seguida de diarreia aquosa leve a intensa e, algumas vezes, diarreia contendo sangue e muco. Uma grande proporção de crianças com enterite aguda apresenta febre, embora os lactentes de poucos meses possam exibir temperatura normal ou subnormal. Habitualmente, os sintomas desaparecem em 2 a 7 dias nas crianças saudáveis, e os casos fatais são raros. Entretanto, algumas desenvolvem doença grave com um quadro semelhante à septicemia (febre alta, cefaleia, sonolência, confusão, meningismo, crises convulsivas, distensão abdominal). Tipicamente, as fezes contêm um número moderado de leucócitos PMN e sangue oculto. Pode-se detectar a presença de uma discreta leucocitose.

Bacteriemia

Embora a incidência precisa da bacteriemia após a gastrenterite por *Salmonella* não esteja bem definida, pode ocorrer bacteriemia transitória em 1% a 5% das crianças com diarreia por *Salmonella*. Em recém-nascidos e lactentes de poucos meses, a bacteriemia pode apresentar sintomas associados mínimos; todavia, em lactentes de mais idade, ela normalmente surge após a gastrenterite e pode estar associada a febre, calafrios e choque séptico. Em pacientes com AIDS, observa-se o aparecimento de septicemia recorrente, apesar da antibioticoterapia, frequentemente com resultado negativo de coprocultura para *Salmonella* e, algumas vezes, sem foco identificável de infecção. Nos países em desenvolvimento, as infecções GI por NTS comumente causam bacteriemia.

Bacteriemia por *Salmonella* não tifoide como doença emergente na África

Na África, em particular a subsaariana, a NTS tem sido cada vez mais reconhecida como uma das causas mais comuns de *todos* os casos de bacteriemia em crianças e adultos febris. Neste continente, a bacteriemia por NTS tem sido associada a uma taxa de casos fatais de 20% a 25%. As crianças com 6 a 36 meses de vida e os adultos com 30 a 50 anos notavelmente correm maior risco.

As manifestações clínicas nas crianças com infecções por NTS invasiva podem ser confusas, visto que a diarreia frequentemente *não* constitui uma manifestação proeminente. Além disso, 60% das crianças apresentam um foco aparente de infecção das vias respiratórias inferiores (talvez devido a coinfecção ou comorbidade). Observa-se a presença de febre em 95% dos casos, embora possa não ter nenhum foco aparente. A Figura 225.4 fornece um resumo de outras características clínicas. É importante assinalar que a falta de especificidade dessas manifestações clínicas compromete seriamente a capacidade dos atuais algoritmos clínicos de identificar infecções invasivas por NTS. Por conseguinte, hemoculturas e sistemas de microbiologia clínica para crescimento, isolamento e determinação da espécie das bactérias e antibiogramas

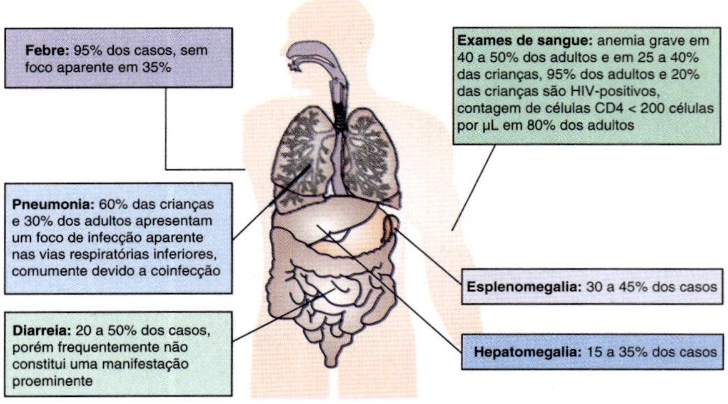

Figura 225.4 Manifestações clínicas da doença invasiva por *Salmonella* não tifoide (NTS) em adultos e crianças na África. (*De Feasey NA, Dougan G, Kingsley RA et al. Invasive non-typhoidal Salmonella disease: an emerging and neglected tropical disease in Africa.* Lancet. 2012; *379: 2489–2499.*)

são necessários para o estabelecimento do diagnóstico e a tomada de uma decisão bem informada para o tratamento. Entre as NTS isoladas que causam doença sistêmica invasiva, os sorotipos *S. Typhimurium* e *S.* Enteritidis têm sido relatados com frequência, porém vários outros sorotipos também podem causar doença invasiva.

Não foi esclarecido exatamente por que as infecções invasivas por NTS parecem ser muito mais frequentes na África em comparação com a dominância da *Salmonella* tifoide na Ásia. A infecção pelo HIV constitui um fator de risco do hospedeiro identificado para a infecção por NTS. Com efeito, de acordo com os CDC, a infecção recorrente por NTS fazia parte das definições de casos precoces para a AIDS. Entretanto, apenas 20% das crianças africanas com doença causada por NTS são HIV-positivas. Outros fatores de risco para NTS pediátrica podem incluir infecções recentes ou graves da malária, anemia falciforme, esquistossomose ativa e desnutrição.

Os padrões epidemiológicos identificados até o momento para as infecções invasivas por NTS na África sugerem que podem ocorrer epidemias ao longo de vários anos, com pico na estação das chuvas. Entretanto, ainda não foi esclarecido até que ponto as infecções invasivas por NTS estão relacionadas com a doença diarreica humana ou com a condição de portador GI. De modo semelhante, fontes óbvias de alimentos ou animais para a NTS invasiva em seres humanos não foram identificadas de maneira conclusiva e o papel relativo da transmissão zoonótica e/ou antroponótica é incerto. Em consequência, as estratégias ideais para interromper a transmissão das infecções invasivas por NTS não estão bem definidas. Isso é particularmente problemático, tendo em vista o surgimento da resistência a fármacos antibacterianos que também tem sido observada entre as NTS, incluindo a cepa multirresistente designada como ST313 ("sequência tipo" de multilócus DNA).

No caso das infecções invasivas por NTS na África, a resistência à ampicilina, ao cloranfenicol e ao cotrimoxazol pode reforçar a necessidade crescente de opções de tratamento de maior custo. Dependendo dos padrões locais de resistência, da disponibilidade de fármacos e do estado do paciente, o tratamento empírico pode exigir o uso de cefalosporinas de terceira geração (p. ex., ceftriaxona), fluoroquinolonas (p. ex., ciprofloxacino) ou macrolídios/azalídios (p. ex., azitromicina). É importante assinalar que, embora cepas de *Salmonella* possam ser destruídas em cultura *in vitro* por aminoglicosídios, essa classe de fármacos não é apropriada para o tratamento das salmonelas invasivas, visto que esses medicamentos não são capazes de penetrar nos nichos intracelulares que as salmonelas exploram de modo tão efetivo como parte de seu ciclo de vida nos hospedeiros.

Bacteriemia por *Salmonella* não tifoide em outras regiões geográficas

O surgimento na África Subsaariana de infecções invasivas por NTS com alta taxa de mortalidade sugere que as divisões clínicas históricas das infecções por *Salmonella* em tifoide e não tifoide podem representar uma problemática simplificação excessiva. Entretanto, atualmente em locais fora da África Subsaariana, as infecções por NTS ainda tendem a ser autolimitantes e não invasivas, e apresentam baixa taxa de mortalidade na maioria das crianças que são imunocompetentes. Os fatores de risco para a disseminação sistêmica da NTS incluem infecção pelo HIV, diabetes melito, doença falciforme, uso de corticosteroides sistêmicos, neoplasia maligna, doença hepática ou renal crônica, doença granulomatosa crônica, deficiência de células B e disfunção das vias de citocinas pró-inflamatórias. Os recém-nascidos e os lactentes também correm risco particular de infecção disseminada e, portanto, necessitam de avaliação e tratamento mais agressivos.

Infecções focais extraintestinais

Após a bacteriemia, as salmonelas têm a propensão a se instalar e causar infecção supurativa focal em muitos órgãos. As infecções focais mais comuns acometem o sistema esquelético, as meninges, locais intravasculares e locais com anormalidades preexistentes. O pico de incidência da meningite por *Salmonella* é observado em lactentes, e a infecção pode estar associada a uma evolução clínica grave, a uma alta taxa de mortalidade e a sequelas neurológicas nos sobreviventes.

Estado de portador crônico de *Salmonella*

Embora em grande parte seja tradicionalmente considerado como uma complicação da infecção por *Salmonella* entre adultos, o estado de portador crônico de *Salmonella* possui importantes implicações médicas e epidemiológicas, e pode ocorrer em crianças. A colonização da vesicular biliar pela *Salmonella typhi* é reconhecida há muito tempo, porém os relatos sugerem que algumas salmonelas não tifoides (p. ex., a NTS invasiva atualmente na África) também possam estabelecer um estado de portador assintomático a longo prazo.

Os tratamentos antibacterianos das infecções por *Salmonella* são paradoxais, visto que se acredita que a probabilidade de se tornar um portador crônico seja aumentada pela exposição a agentes antibacterianos. Contudo, a eliminação de um estado de portador crônico estabelecido exige um tratamento clínico prolongado utilizando agentes antibacterianos aos quais a cepa de *Salmonella* envolvida seja sensível, e algumas vezes também requer a retirada de cálculos biliares ou da vesícula biliar. Os portadores crônicos de *Salmonella* podem apresentar coproculturas apenas intermitentemente positivas e com frequência são assintomáticos, o que torna as abordagens para o diagnóstico e o tratamento particularmente complexas.

COMPLICAÇÕES

A gastrenterite por *Salmonella* pode estar associada à desidratação aguda e a complicações que resultam de uma apresentação tardia e um tratamento inadequado. Em lactentes de poucos meses e em indivíduos imunocomprometidos, a bacteriemia pode ter graves consequências e resultados potencialmente fatais. As salmonelas podem se estabelecer em muitos sistemas orgânicos, levando então à osteomielite em crianças, particularmente naquelas que apresentam doença falciforme. A gastrenterite por *Salmonella* pode ser seguida de artrite reativa, sobretudo em adolescentes com o antígeno HLA-B27.

Em certos grupos de alto risco, particularmente naqueles com comprometimento da imunidade, a evolução da gastrenterite por *Salmonella* pode ser mais complicada. Os recém-nascidos, os lactentes com menos de 6 meses de vida e as crianças com imunodeficiência primária ou secundária podem apresentar sintomas que persistem por várias semanas. A evolução da doença e as complicações também podem ser afetadas por patologias coexistentes. Nas crianças com AIDS, frequentemente a infecção por *Salmonella* torna-se generalizada e massiva, causando então um comprometimento multissistêmico, choque séptico e morte. Nos pacientes com uma doença inflamatória intestinal, particularmente a retocolite ulcerativa ativa, a gastrenterite por *Salmonella* pode levar ao rápido desenvolvimento de megacólon tóxico, translocação bacteriana e sepse. Nas crianças com esquistossomose, a *Salmonella* pode persistir e se multiplicar dentro dos esquistossomos, o que resulta em infecção crônica, a não ser que a esquistossomose seja efetivamente tratada. A bacteriemia prolongada ou intermitente está associada a febre baixa, anorexia, perda de peso, diaforese e mialgias, e pode ocorrer nas crianças com disfunção do SRE, que pode estar associada a problemas subjacentes como anemia hemolítica ou malária.

DIAGNÓSTICO

Existem poucas características clínicas que sejam específicas da gastrenterite por *Salmonella* de modo a possibilitar a diferenciação de outras causas bacterianas de diarreia. O diagnóstico definitivo de infecção por *Salmonella* baseia-se na correlação clínica da apresentação, na cultura e na subsequente identificação das salmonelas nas fezes ou em outros líquidos corporais. Nas crianças com gastrenterite, as coproculturas têm um rendimento mais alto do que os *swabs* retais. Naquelas com gastrenterite por NTS, a febre prolongada de 5 ou mais dias de duração e a pouca idade do paciente devem ser reconhecidas como fatores associados ao desenvolvimento de bacteriemia. Nos pacientes com áreas de supuração local, as amostras aspiradas devem ser coradas pelo método de Gram e cultivadas. As salmonelas crescem bem em meios de cultura não seletivos ou enriquecidos, como ágar-sangue, ágar chocolate ou caldo com nutrientes; entretanto, as amostras de fezes que contêm uma flora bacteriana mista exigem um meio seletivo, como o MacConkey, o xilose-lisina-desoxicolato, o sulfito de bismuto ou o ágar *Salmonella-Shigella* (SS), para o isolamento da *Salmonella*.

Os exames complementares independentes de culturas possuem alguma utilidade para o rastreamento ou a pesquisa epidemiológica; entretanto, *sem os resultados do antibiograma*, esses exames não mostram quais são os fármacos efetivos para determinado paciente.

TRATAMENTO

A terapia apropriada está relacionada com a apresentação clínica específica da infecção por *Salmonella*. Nas crianças com gastrenterite, a avaliação clínica rápida, a correção da desidratação e dos distúrbios eletrolíticos, e os cuidados de suporte são fundamentais. Em geral, não se recomenda o uso de antibióticos para o tratamento da gastrenterite por *Salmonella* isolada não complicada, visto que esses fármacos podem suprimir a flora intestinal normal e prolongar tanto a excreção da *Salmonella* quanto aumentar o risco de criar um estado de portador crônico. Entretanto, tendo em vista o risco de bacteriemia em lactentes (menos de 3 meses de vida) e o risco de infecção disseminada em grupos vulneráveis com imunocomprometimento (HIV, neoplasias malignas, terapia imunossupressora, anemia falciforme, estados de imunodeficiência), essas crianças precisam receber um antibiótico apropriado selecionado empiricamente até a disponibilidade dos resultados da cultura (Tabela 225.2). Habitualmente, a cepa de *S. Typhimurium* fago tipo DT104 é resistente aos cinco fármacos seguintes: ampicilina, cloranfenicol, estreptomicina, sulfonamidas e tetraciclina. Uma proporção crescente de isolados de *S. Typhimurium* fago tipo DT104 também apresenta uma sensibilidade reduzida às fluoroquinolonas. *Tendo em vista a mortalidade mais alta associada às infecções por* Salmonella *multirresistentes, é necessário realizar antibiogramas em todos os isolados humanos. As infecções com suspeita de Salmonella resistente a fármacos devem ser rigorosamente monitoradas e tratadas com uma apropriada terapia antimicrobiana.*

Tabela 225.2 Tratamento da gastrenterite por *Salmonella*.

MICRORGANISMO E INDICAÇÃO
Infecções por *Salmonella* em lactentes com < 3 meses de vida ou em indivíduos imunocomprometidos (além do tratamento adequado para o distúrbio subjacente)
DOSE E DURAÇÃO DO TRATAMENTO
Cefotaxima,† 100 a 200 mg/kg/dia, a cada 6 a 8 h, durante 5 a 14 dias*
ou
Ceftriaxona, 75 mg/kg/dia, 1 vez/dia, durante 7 dias*
ou
Ampicilina, 100 mg/kg/dia, a cada 6 a 8 h, durante 7 dias*
ou
Cefixima, 15 mg/kg/dia durante 7 a 10 dias*

*Deve-se obter uma hemocultura antes da antibioticoterapia. Em uma criança aparentemente imunocompetente e sem nenhuma evidência de doença disseminada, pode-se administrar uma dose única de ceftriaxona seguida de azitromicina oral; uma vez detectada a sensibilidade do microrganismo, estes fármacos podem ser substituídos por ampicilina, sulfametoxazol-trimetoprima ou uma fluoroquinolona. †Quando disponível.

PROGNÓSTICO

A maioria das crianças saudáveis com gastrenterite por *Salmonella* recupera-se por completo. Entretanto, as que estão desnutridas e aquelas que não estão recebendo o tratamento ideal de suporte correm risco de desenvolver complicações e uma diarreia prolongada. Os lactentes de pouca idade e os pacientes imunocomprometidos frequentemente apresentam comprometimento sistêmico, evolução prolongada e focos extraintestinais. Em particular, as crianças com infecção pelo HIV e infecções por *Salmonella* podem ter uma evolução exacerbada.

Depois da infecção, as NTS são excretadas nas fezes por um período mediano de 5 semanas. É raro haver um estado de portador prolongado depois da salmonelose não tifoide; todavia, tal condição pode ser observada em crianças, particularmente naquelas com doença do trato biliar e colelitíase após hemólise crônica. Durante o período de excreção da *Salmonella,* o indivíduo pode infectar outras pessoas diretamente por via fecal-oral ou indiretamente pela contaminação dos alimentos.

PREVENÇÃO

O controle da transmissão de infecções por *Salmonella* a seres humanos exige o controle da infecção no reservatório animal, o uso criterioso de antibióticos no gado leiteiro e na criação de gado, a prevenção da contaminação de alimentos preparados a partir de animais, e o uso de padrões apropriados no processamento dos alimentos em cozinhas comerciais e particulares. Como os grandes surtos frequentemente estão relacionados com a produção de alimentos em massa, é preciso reconhecer que a contaminação de apenas uma peça do maquinário utilizado no processamento dos alimentos pode causar um surto; a limpeza meticulosa do equipamento é, portanto, fundamental. O abastecimento de água limpa e as instruções sobre a lavagem das mãos e o preparo e armazenamento dos alimentos são de importância crucial para reduzir a transmissão interpessoal. A *Salmonella* pode permanecer viável quando as práticas de culinária não alcançam uma temperatura acima de 65,5°C por mais de 12 min. Os pais devem ser aconselhados sobre os riscos de vários tipos de animais de estimação (normalmente incluindo répteis e anfíbios, mas também roedores) e devem receber recomendações para a prevenção da transmissão a partir desses hospedeiros frequentemente infectados (Tabela 225.3).

Diferentemente da situação observada nos países desenvolvidos, sabe-se relativamente pouco sobre a transmissão das infecções por NTS nos países em desenvolvimento, e é provável que a transmissão interpessoal possa ser relativamente mais significativa em alguns contextos. Embora algumas vacinas tenham sido utilizadas em animais, não se dispõe atualmente de nenhuma vacina humana contra as infecções por NTS. Estas devem ser notificadas às autoridades de saúde pública de modo que os surtos possam ser reconhecidos e investigados. Tendo em vista o rápido aumento da resistência aos agentes antimicrobianos entre isolados de *Salmonella*, é obrigatório que haja uma rigorosa regulação do uso desses fármacos nas rações para animais.

A bibliografia está disponível no GEN-io.

225.2 Febre Entérica (Febre Tifoide)

Jeffrey S. McKinney

A febre entérica (mais chamada de *febre tifoide*) continua sendo endêmica em muitos países em desenvolvimento. Tendo em vista a facilidade das viagens modernas, regularmente são notificados casos na maioria dos países desenvolvidos, habitualmente de viajantes que retornam.

ETIOLOGIA

A febre tifoide é causada pela *S. enterica* sorovar Typhi (*S.* Typhi), uma bactéria gram-negativa. A *Salmonella* Paratyphi A e, muito ocasionalmente, a *S.* Paratyphi B (Schotmulleri) e a *S.* Paratyphi C (Hirschfeldii) podem causar uma doença muito semelhante à febre tifoide, porém com um quadro clínico de menor gravidade. A proporção entre a doença causada por *S.* Tyhpi e aquela causada por *S.* Paratyphi é de cerca de 10:1, embora a proporção de infecções por *S.* Paratyphi A

Tabela 225.3 Recomendações para a prevenção da transmissão de *Salmonella* de répteis e anfíbios para os seres humanos.

Donos de *pet shops*, profissionais de saúde e veterinários devem fornecer informações aos proprietários e possíveis compradores de répteis e anfíbios sobre os riscos e a prevenção de salmonelose em seus animais de estimação.
Os indivíduos com risco aumentado de infecção ou de complicações graves por salmonelose (p. ex., crianças de < 5 anos de idade, indivíduos imunocomprometidos) devem evitar todo contato com répteis e anfíbios, bem como com quaisquer itens que tenham entrado em contato com esses animais.
Os répteis e os anfíbios devem ser mantidos fora das casas que tenham crianças com < 5 anos de idade ou indivíduos imunocomprometidos. Uma família que esteja esperando um bebê deve remover qualquer réptil ou anfíbio de estimação da casa antes da chegada do recém-nascido.
Não se deve permitir a presença de répteis e anfíbios em creches.
Os indivíduos devem sempre lavar cuidadosamente as mãos com água e sabão após manipular répteis e anfíbios ou suas gaiolas.
Não se deve permitir que répteis e anfíbios passeiem livremente pela casa ou em uma área de estar.
Os répteis e anfíbios de estimação devem ser mantidos fora das cozinhas e de outras áreas de preparo de alimentos. As pias de cozinha não devem ser utilizadas para dar banho a répteis e anfíbios, nem para lavar os utensílios, as gaiolas ou os aquários utilizados por esses animais. Se forem utilizadas banheiras para esse propósito, elas devem ser cuidadosamente limpas e desinfetadas com água sanitária.
Os répteis e anfíbios em ambientes públicos (p. ex., zoológicos, feiras) devem ser mantidos longe do contato direto ou indireto com os clientes, exceto em áreas especiais de contato com os animais equipadas com instalações adequadas para a lavagem das mãos. Não se deve permitir a presença de alimentos e bebidas nas áreas de contato com os animais.

Dos Centers for Disease Control and Prevention. Reptile-associated salmonellosis–selected states, 1998-2002. *MMWR*. 2003; 52:1206–1210.

esteja aumentando em algumas partes do mundo por motivos que ainda não foram esclarecidos. Apesar da *S.* Typhi compartilhar muitos genes com a *Escherichia coli* e pelo menos 95% dos genes com a *S. Typhimurium*, vários agrupamentos singulares de genes, conhecidos como *ilhas de patogenicidade*, e outros genes foram adquiridos durante a evolução. A inativação de genes isolados, bem como a aquisição ou a perda de genes isolados ou de grandes ilhas de DNA, pode ter contribuído para a adaptação do hospedeiro e a contenção da *S.* Typhi.

EPIDEMIOLOGIA

Estima-se que ocorrem mais de 26,9 milhões de casos de febre tifoide por ano, dos quais 1% resulta em morte. A grande maioria da carga dessa doença é observada na Ásia. Além disso, estima-se que ocorrem por ano 5,4 milhões de casos devido à febre paratifoide. Em 2010, foram notificados 13,5 milhões de casos de febre tifoide, e tanto esta quanto a paratifoide responderam por mais de 12 milhões de anos de vida ajustados para incapacidade. No mesmo ano, a taxa de mortalidade da febre tifoide foi de 7,2 por 100 mil habitantes na região subsaariana da África. Tendo em vista a escassez de serviços de microbiologia nos países em desenvolvimento, esses números podem ser mais representativos da síndrome clínica do que da doença comprovada por cultura. Na maioria dos países desenvolvidos, a incidência de febre tifoide é de menos de cinco casos por 100 mil habitantes, sendo a maioria deles observada em viajantes. Por outro lado, a incidência pode variar de modo considerável no mundo em desenvolvimento, com taxas estimadas que variam de 100 a 1.000 casos por 100 mil habitantes. Existem diferenças significativas na distribuição etária e na população de risco. Os estudos baseados em populações realizados no Sul da Ásia também indicaram que a incidência da febre tifoide específica para a idade pode ser mais alta nas crianças com menos de 5 anos, havendo associação com taxas comparativamente mais altas de complicações e hospitalização.

A febre tifoide é notável pelo surgimento de resistência a fármacos. Após surtos esporádicos de infecções por *S.* Typhi resistente ao cloranfenicol, muitas cepas deste microrganismo desenvolveram uma resistência mediada por plasmídios a todos os três agentes antimicrobianos principais: a ampicilina, o cloranfenicol e sulfametoxazol-trimetoprima. Há também um considerável aumento nas cepas de *S.* Typhi resistentes ao ácido nalidíxico e até mesmo à ceftriaxona, bem como o surgimento de isolados resistentes às fluoroquinolonas. As cepas resistentes ao ácido nalidíxico apareceram inicialmente no Sudeste Asiático e na Índia, e nos EUA atualmente são responsáveis pela maioria dos casos de febre tifoide associados a viagens. Tendo em vista o movimento global contínuo da *S.* Typhi resistente, é necessário ter um conhecimento internacional dos padrões de resistência para uma assistência efetiva aos pacientes.

A *S.* Typhi está altamente adaptada à infecção de seres humanos a ponto de ter perdido a capacidade de causar doença transmissível em outros animais. A descoberta do grande número de pseudogenes na *S.* Typhi sugere que o genoma desse patógeno sofreu degeneração para facilitar uma associação especializada com o hospedeiro humano. Assim, o contato direto ou indireto com uma pessoa infectada (portador doente ou crônico) constitui um pré-requisito para a infecção. A ingestão de alimentos ou de água contaminados com *S.* Typhi a partir de fezes humanas constitui o modo mais comum de transmissão, embora nos países em desenvolvimento tenham sido descritos surtos transmitidos pela água em consequência de saneamento precário ou contaminação. Em outras partes do mundo, as ostras e outros frutos do mar cultivados em água contaminada por esgotos e uso de fezes humanas como fertilizante também podem causar infecção.

PATOGÊNESE

A febre entérica ocorre por meio da ingestão do microrganismo, e foram relatadas diversas fontes de contaminação fecal, incluindo alimentos vendidos na rua e contaminação de reservatórios de água.

Experimentos realizados em voluntários humanos estabeleceram uma dose infectante de cerca de 10^5 a 10^9 microrganismos, com um período de incubação que varia de 4 a 14 dias, dependendo da dose de inoculação de bactérias viáveis. Após a sua ingestão, acredita-se que a *S.* Typhi possa invadir o corpo por meio da mucosa intestinal no íleo terminal, possivelmente através de células especializadas de amostragem de antígenos, conhecidas como *células M*, que cobrem o GALT por meio dos enterócitos ou através de uma via paracelular. A *S.* Typhi atravessa a barreira da mucosa intestinal após fixação às microvilosidades por meio de um mecanismo complexo que envolve ondulações da membrana, rearranjo da actina e internalização em um vacúolo intracelular. Diferentemente da NTS, a *S.* Typhi expressa fatores de virulência que possibilitam a infrarregulação da resposta inflamatória do hospedeiro mediada pelo receptor de reconhecimento de patógenos. Dentro das placas de Peyer no íleo terminal, a *S.* Typhi pode atravessar a barreira intestinal por meio de vários mecanismos, o que inclui as células M no epitélio associado aos folículos, as células epiteliais e as células dendríticas. Nas vilosidades, a *Salmonella* pode entrar através das células M ou pela sua passagem através das células epiteliais comprometidas, ou entre ambas.

Em contato com a célula epitelial, a *S.* Typhi procede à montagem do sistema de secreção tipo III, codificado na SPI-1, e transloca efetores para dentro do citoplasma. Esses efetores ativam as Rho guanosina trifosfatases do hospedeiro, resultando em rearranjo do citoesqueleto de actina nas ondulações da membrana, indução das vias da proteinoquinase ativada por mitógeno (MAPK) e desestabilização das zônulas de oclusão. As mudanças no citoesqueleto de actina são ainda mais moduladas pelas proteínas de ligação da actina, SipA e SipC, e levam à captação das bactérias. A sinalização da MAPK ativa os fatores de transcrição, a proteína ativadora (AP) 1 e o fator nuclear (NF)-κB, que, por sua vez, ativa a produção de IL-8. A desestabilização das zônulas de oclusão possibilita a transmigração de leucócitos PMN da superfície basolateral para a superfície apical, o extravasamento de líquido paracelular e o acesso das bactérias à superfície basolateral. Pouco depois da internalização da *S.* Typhi por macropinocitose, as salmonelas são envolvidas dentro de um fagossomo espaçoso formado pelas ondulações da membrana. Em seguida, o fagossomo funde-se com lisossomos, acidifica-se e se contrai para ficar aderente em torno da bactéria, formando então o vacúolo que contém a *Salmonella*. Um segundo sistema de secreção tipo III codificado na SPI-2 é induzido dentro do vacúolo contendo *Salmonella* e transloca as proteínas efetoras SifA e PipB2, que contribuem para a formação de filamentos induzida pela *Salmonella* ao longo dos microtúbulos.

Após atravessar a mucosa intestinal, a *S.* Typhi entra no sistema linfoide mesentérico e, em seguida, alcança a corrente sanguínea por meio dos linfáticos. Habitualmente, essa bacteriemia primária é assintomática, e os resultados de hemocultura frequentemente são negativos nesse estágio da doença. As bactérias transportadas por via hematogênica disseminam-se por todo o corpo, e se acredita que elas colonizem os órgãos do SRE, onde podem se replicar dentro dos macrófagos. Depois de um período de replicação bacteriana, a *S.* Typhi retorna ao sangue, causando então uma bacteriemia secundária que coincide com o início dos sintomas clínicos e marca o final do período de incubação (Figura 225.5).

Os estudos *in vitro* com linhagens celulares humanas mostraram a existência de diferenças qualitativas e quantitativas na resposta das células epiteliais à *S.* Typhi e à *S. Typhimurium* no que concerne à secreção de citocinas e quimiocinas. Por conseguinte, talvez ao evitar o desencadeamento de uma resposta inflamatória precoce no intestino, a *S.* Typhi pode, na verdade, colonizar os tecidos mais profundos e outros órgãos. A infecção por *S.* Typhi produz uma resposta inflamatória nas camadas mais profundas da mucosa e no tecido linfoide subjacente, havendo então hiperplasia das placas de Peyer, e subsequentes necrose e desprendimento do epitélio sobrejacente. As úlceras resultantes podem sangrar, porém costumam cicatrizar sem deixar marcas nem formação de estenose. Em certas ocasiões, a lesão inflamatória pode penetrar na muscular e na serosa do intestino, e produzir perfuração. Os linfonodos mesentéricos, o fígado e o baço apresentam hiperemia e, em geral, também exibem áreas de necrose focal. Pode-se observar uma resposta mononuclear na medula óssea em associação a áreas de necrose focal. As alterações morfológicas da infecção por *S.* Typhi são menos proeminentes nos lactentes do que nas crianças de mais idade e nos adultos.

Vários fatores de virulência, incluindo o sistema de secreção tipo III codificado na SPI-2, podem ser necessários para as propriedades de virulência e a capacidade de causar infecção sistêmica. O antígeno capsular polissacarídico Vi (virulência) de superfície, que é encontrado na *S.* Typhi, interfere na fagocitose impedindo a ligação de C3 à superfície da bactéria. A capacidade dos microrganismos de sobreviver dentro dos macrófagos após a fagocitose constitui um importante traço de virulência codificado pelo regulon PhoP e pode estar relacionada com efeitos metabólicos nas células do hospedeiro. A ocorrência ocasional de diarreia pode ser explicada pela presença de uma toxina relacionada com a toxina da cólera e da enterotoxina termolábil da *E. coli. A síndrome clínica de febre e sintomas sistêmicos é produzida pela liberação de citocinas pró-inflamatórias* (*IL-6, IL-1β e TNF-α*) *das células infectadas.*

A caracterização de uma toxina, designada como **toxina tifoide**, representa um grande avanço na compreensão da biologia da *Salmonella*, com implicações para as observações de longa data das características da doença tifoide *versus* não tifoide e do restringimento da infecção tifoide ao hospedeiro humano. Embora o papel exato da toxina tifoide na fisiopatologia da doença ainda esteja sendo elucidado, as subunidades enzimaticamente ativas da toxina tifoide são CdtB e PltA, que são, respectivamente, uma toxina citoletal distensiva (uma DNase que provoca quebras no DNA de dupla fita na célula hospedeira) e uma toxina semelhante à *pertussis* (com atividade de ADP-ribosiltransferase). Essas duas subunidades "A" ativas formam uma arquitetura A_2B_5 singular com um conjunto heptomérico de subunidades "B" de PltB. O tráfego da toxina tifoide A_2B_5 utiliza um elegante mecanismo de transporte autócrino/parácrino que passa pelo ambiente da vesícula contendo *Salmonella*, onde depende de efetores liberados pelo sistema de secreção tipo III codificado pela ilha de patogenicidade 2 de *Salmonella*. Após montagem nesse nicho intracelular do hospedeiro, tão característico da biologia da *Salmonella*, a exotoxina tifoide é exportada para o espaço *extracelular*. A toxina tifoide liga-se a uma variedade de diferentes glicanas, porém tem preferência por aquelas que apresentam ácidos siálicos terminais, notavelmente sialoglicanas terminadas em Neu5Ac. De modo surpreendente, os seres humanos apresentam um predomínio dessas glicanas em comparação com outras espécies. Assim, as preferências de ligação da toxina tifoide podem ajudar a explicar o restringimento das infecções tifoides ao ser humano e sua fisiopatologia em nível molecular.

É importante ressaltar que tanto a *S.* Typhi quanto a *S.* Paratyphi expressam a toxina tifoide, enquanto as espécies *Salmonella* "não tifoides" não o fazem. Isso não apenas oferece a probabilidade de que a toxina tifoide possa ajudar a explicar importantes distinções clínicas entre

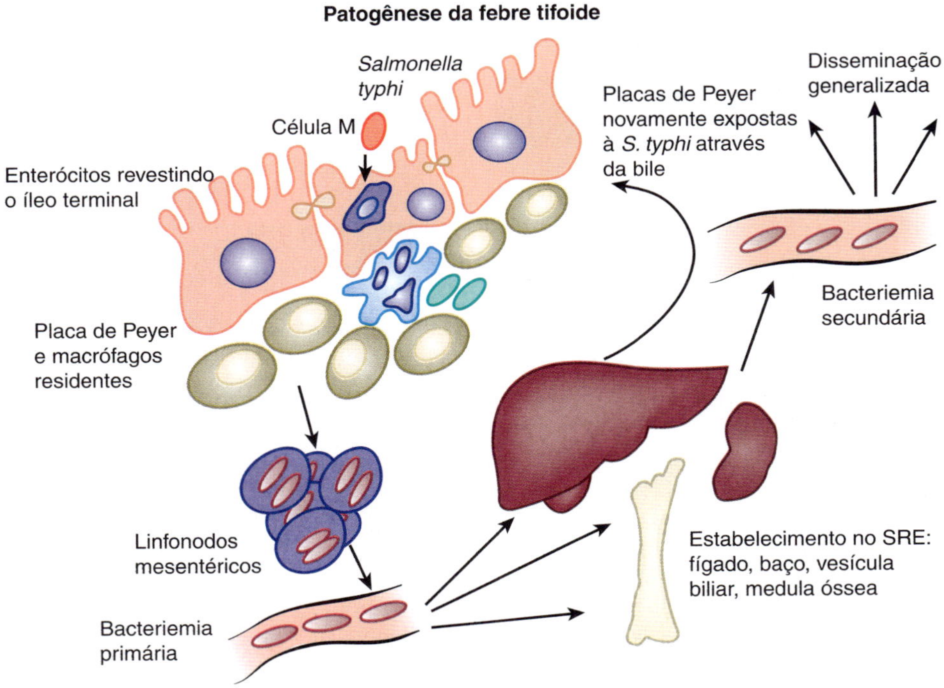

Figura 225.5 Patogênese da febre tifoide. *SRE*, Sistema reticuloendotelial. (*Adaptada de Richens J. Typhoid fever. In: Cohen J, Powderly WG, Opal SM, editors.* Infectious diseases. 2nd ed. *London, 2004, Mosby, pp. 1561–1566.*)

infecções *Salmonella* tifoide e não tifoide, como também dá a esperança do desenvolvimento de novas abordagens para o diagnóstico e o tratamento da doença. Por exemplo, vacinas, agentes terapêuticos ou exames complementares com base em antitoxinas poderiam finalmente abordar todo o espectro microbiológico da febre tifoide, visto que a toxina tifoide é conservada não apenas na *S.* Typhi, mas também nos isolados de *S.* Paratyphi.

Além da virulência dos microrganismos infectantes, os fatores do hospedeiro e a imunidade também podem desempenhar um importante papel na predisposição à infecção. Os pacientes infectados pelo HIV correm risco significativamente maior de infecção clínica por *S.* Typhi e *S.* Paratyphi. De modo semelhante, os pacientes infectados por *Helicobacter pylori* correm risco aumentado de adquirir febre tifoide.

MANIFESTAÇÕES CLÍNICAS

Habitualmente, o período de incubação da febre tifoide é de 7 a 14 dias, porém depende da dose infectante e varia de 3 a 30 dias. A apresentação clínica inclui desde uma doença leve com febre baixa, mal-estar e tosse seca e discreta até um quadro clínico grave com desconforto abdominal e múltiplas complicações.

Numerosos fatores influenciam a gravidade e o prognóstico clínico global da infecção. Eles incluem a duração da doença antes do início da terapia apropriada, a escolha do tratamento antimicrobiano, a idade do paciente, a exposição prévia ou o histórico de vacinação, a virulência da cepa bacteriana, a quantidade de inóculo ingerido e vários fatores do hospedeiro que afetam o estado imunológico.

A apresentação da febre tifoide também pode diferir de acordo com a idade. Embora os dados da América do Sul e de partes da África tenham sugerido que a febre tifoide pode se manifestar como doença leve em crianças pequenas, a apresentação pode variar em diferentes partes do mundo. Há evidências recentes do Sul da Ásia de que a apresentação da febre tifoide pode ser mais drástica nas crianças com menos de 5 anos de idade, com taxas comparativamente mais altas de complicações e hospitalização. A diarreia, a toxicidade e as complicações, como a coagulação intravascular disseminada (CID), também são mais comuns em lactentes, resultando então em uma taxa mais alta de casos fatais. Entretanto, algumas das outras características e complicações da febre tifoide observadas em adultos, como manifestações neurológicas e sangramento GI, são raras em crianças.

Em geral, a febre tifoide manifesta-se na forma de febre alta com uma ampla variedade de características associadas, tais como mialgia generalizada, dor abdominal, hepatoesplenomegalia e anorexia (Tabela 225.4). Nas crianças, pode ocorrer diarreia nos estágios iniciais da doença, que pode ser seguida de constipação intestinal. Na ausência de sinais aparentes de infecção local, pode ser difícil diferenciar o estágio inicial da doença de outras doenças endêmicas, como a malária e a dengue. Em cerca de 25% dos casos, pode-se observar um exantema macular ou maculopapular ("manchas róseas") em aproximadamente 7 a 10 dias após o início da doença, e as lesões podem aparecer em grupos de 10 a 15 na parte inferior do tórax e no abdome, com duração de 2 a 3 dias (Figura 225.6). Pode ser difícil visualizar essas lesões nas crianças de pele escura. Os pacientes tratados de modo ambulatorial apresentam febre (99%), porém têm menos vômitos, diarreia, hepatomegalia, esplenomegalia e mialgias do que os pacientes que necessitam de hospitalização.

A apresentação da febre tifoide pode ser modificada pelas morbidades coexistentes, como também pelo diagnóstico e administração de antibióticos precoces. Nas áreas endêmicas de malária e em partes do mundo onde a esquistossomose é comum, a apresentação da febre tifoide também pode ser atípica. *Além disso, sabe-se que a infecção por S. Typhi multirresistente (MDR) é uma doença clínica mais grave, com taxas mais elevadas de toxicidade, complicações e casos fatais, o que pode estar relacionado com a maior virulência e com números mais altos de bactérias circulantes.* O surgimento de casos de infecção tifoide resistente ao ácido nalidíxico e às fluoroquinolonas está associado a taxas mais elevadas de morbidade e fracasso do tratamento. Esses achados podem ter implicações para os algoritmos de tratamento, particularmente nas áreas endêmicas com alta taxa de febre tifoide MDR e resistente ao ácido nalidíxico ou às fluoroquinolonas.

Se não houver nenhuma complicação, os sintomas e os achados físicos desaparecem gradualmente no decorrer de 2 a 4 semanas; entretanto, a doença pode estar associada à desnutrição em várias crianças afetadas. Embora a febre entérica causada por *S.* Paratyphi tenha sido tradicionalmente considerada como uma doença mais leve, ocorreram vários surtos de infecção por *S.* Paratyphi A resistente a fármacos, o que sugere que a febre paratifoide também pode ser grave, e com morbidade e complicações significativas.

Tabela 225.4 Manifestações clínicas comuns da febre tifoide em crianças.*

MANIFESTAÇÃO	TAXA (%)
Febre alta	95
Língua saburrosa	76
Anorexia	70
Vômitos	39
Hepatomegalia	37
Diarreia	36
Toxicidade	29
Dor abdominal	21
Palidez	20
Esplenomegalia	17
Constipação intestinal	7
Cefaleia	4
Icterícia	2
Obnubilação	2
Íleo	1
Perfuração intestinal	0,5

*Dados coletados em Karachi, Paquistão, de 2.000 crianças.

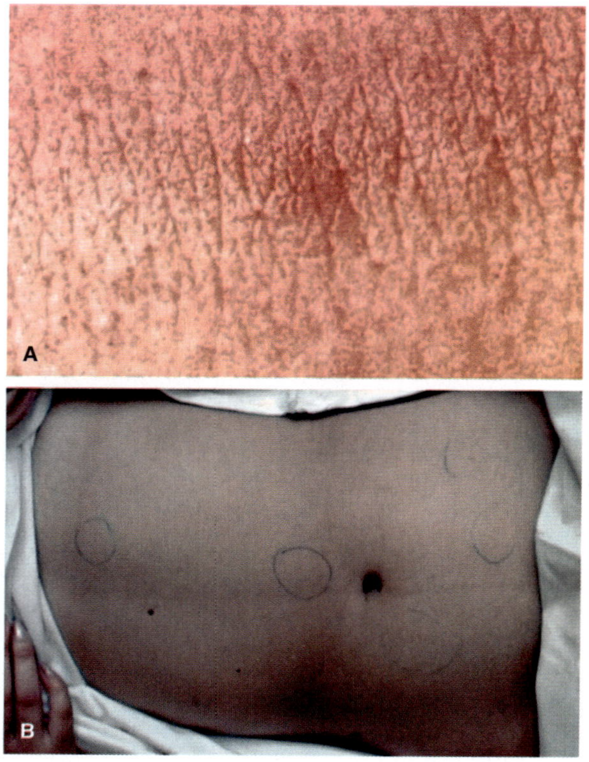

Figura 225.6 **A.** "Mancha rósea" em voluntário com febre tifoide experimental. **B.** Pequeno conjunto de manchas róseas habitualmente localizado no abdome. Essas lesões podem ser difíceis de identificar, particularmente nas pessoas de pele escura. (*De Huang DB, DuPont HL. Problem pathogens: extraintestinal complications of* Salmonella enterica *serotype Typhi infection.* Lancet Infect Dis. 2005; 5:341-348.)

COMPLICAÇÕES

Embora em muitos pacientes com febre entérica seja observada uma alteração da função hepática, a hepatite, a icterícia e a colecistite clinicamente significativas são relativamente raras e podem estar associadas a taxas mais elevadas de resultados adversos. A hemorragia (< 1%) e a perfuração (0,5 a 1%) intestinais são infrequentes entre crianças. A perfuração intestinal pode ser precedida de acentuado aumento da dor abdominal (habitualmente no quadrante inferior direito), de hipersensibilidade à palpação, de vômitos e de características da peritonite. A perfuração intestinal e a peritonite podem ser acompanhadas de súbita elevação do pulso, hipotensão, hipersensibilidade à palpação e defesas abdominais acentuadas com subsequente rigidez abdominal. Nesses casos, pode-se observar uma contagem elevada de leucócitos, com desvio para a esquerda e presença de ar livre nas radiografias de abdome.

As complicações raras incluem miocardite tóxica, que pode se manifestar na forma de arritmias, bloqueio sinoatrial ou choque cardiogênico (Tabela 225.5). As complicações neurológicas também são relativamente incomuns entre crianças; incluem delírio, psicose, hipertensão intracraniana, ataxia cerebelar aguda, coreia, surdez e síndrome de Guillain-Barré. Embora a taxa de casos fatais possa ser mais alta com manifestações neurológicas, habitualmente ocorre recuperação sem nenhuma sequela. Outras complicações relatadas são necrose fatal da medula óssea, CID, síndrome hemolítico-urêmica, pielonefrite, síndrome nefrótica, meningite, endocardite, parotidite, orquite e linfadenite supurativa.

A propensão a se tornar um portador acompanha a epidemiologia da doença da vesícula biliar, aumentando com a idade do paciente e a resistência das cepas prevalentes aos antibióticos. Embora se disponha de dados limitados, as taxas de estado de portador crônico são geralmente mais baixas em crianças do que em adultos.

DIAGNÓSTICO

A base para o diagnóstico de febre tifoide consiste na obtenção de um resultado positivo de hemocultura ou de cultura de outro local anatômico. Os resultados das hemoculturas são positivos em 40% a 60% dos pacientes no início da evolução da doença, e podem ser necessárias hemoculturas seriadas para identificar a bacteriemia por *Salomonella*. Os resultados das culturas de fezes e urina podem tornar-se positivos depois da primeira semana. Em certas ocasiões, o resultado da coprocultura também é positivo durante o período de incubação. Todavia, em muitas partes do mundo em desenvolvimento a sensibilidade das hemoculturas para o diagnóstico de febre tifoide é limitada. O uso liberal e disseminado de antibióticos pode dificultar ainda mais a confirmação bacteriológica. As culturas de medula óssea podem aumentar a probabilidade de confirmação bacteriológica da febre tifoide e podem estabelecer um diagnóstico para os pacientes com a tradicional febre de origem indeterminada causada por *Salmonella*. Contudo, a coleta de amostras da medula óssea é difícil e relativamente invasiva.

Os resultados de outros exames laboratoriais são inespecíficos. Embora as contagens de leucócitos frequentemente estejam baixas em relação à febre e à toxicidade, observa-se uma ampla variação; nas crianças de menos idade, a leucocitose é comum e pode alcançar 20.000 a 25.000 células/μℓ. A trombocitopenia pode constituir um marcador de doença grave e pode acompanhar a CID. Os resultados das provas de função hepática podem estar alterados, porém é rara a ocorrência de uma significativa disfunção hepática.

A **reação de Widal** clássica mede os anticorpos contra os antígenos O e H de *S.* Typhi, porém carece de sensibilidade e de especificidade nas áreas endêmicas. Devido à ocorrência de muitos resultados falso-positivos e falso-negativos, o diagnóstico de febre tifoide baseando-se apenas no teste de Widal está sujeito a erro. Foram desenvolvidos outros testes diagnósticos relativamente mais recentes, os quais utilizam anticorpos monoclonais que detectam diretamente os antígenos específicos de *S.* Typhi no soro ou o antígeno Vi de *S.* Typhi na urina. Todavia, poucos demonstraram ser robustos o suficiente nas avaliações em larga escala. Uma análise pela técnica da reação em cadeia da polimerase (PCR, do inglês, *polymerase chain reaction*) aninhada usando *primers H1-d* foi utilizada para amplificar genes específicos de *S.* Typhi no sangue de pacientes; trata-se de um método

Tabela 225.5 Complicações infecciosas extraintestinais da febre tifoide causada por *Salmonella enterica* sorotipo Typhi.

SISTEMA ORGÂNICO	PREVALÊNCIA (%)	FATORES DE RISCO	COMPLICAÇÕES
Sistema nervoso central	3 a 35	Residência em região endêmica, neoplasia maligna, endocardite, cardiopatia congênita, infecções dos seios paranasais, infecções pulmonares, meningite, traumatismo, cirurgia, osteomielite do crânio	Encefalopatia, edema cerebral, empiema subdural, abscesso cerebral, meningite, ventriculite, parkinsonismo transitório, distúrbios do neurônio motor, ataxia, convulsões, síndrome de Guillain-Barré, psicose
Sistema cardiovascular	1 a 5	Anormalidades cardíacas – por exemplo, anormalidades valvares existentes, doença cardíaca reumática, defeitos cardíacos congênitos	Endocardite, miocardite, pericardite, arterite, insuficiência cardíaca congestiva
Sistema pulmonar	1 a 6	Residência em região endêmica, infecção pulmonar pregressa, anemia falciforme, abuso de álcool, diabetes melito, infecção pelo HIV	Pneumonia, empiema, fístula broncopleural
Ossos e articulações	< 1	Anemia falciforme, diabetes melito, lúpus eritematoso sistêmico, linfoma, doença hepática, cirurgia ou traumatismo prévios, idade avançada, uso de corticosteroides	Osteomielite, artrite séptica
Sistema hepatobiliar	1 a 26	Residência em região endêmica, infecções piogênicas, uso de drogas intravenosas, traumatismo esplênico, HIV, hemoglobinopatia	Colecistite, hepatite, abscessos hepáticos, abscesso esplênico, peritonite, íleo paralítico
Sistema geniturinário	< 1	Anormalidades do trato urinário, patologia pélvica, anormalidades sistêmicas	Infecção do trato urinário, abscesso renal, infecções pélvicas, abscesso testicular, prostatite, epididimite
Infecções dos tecidos moles	Pelo menos 17 casos relatados na literatura de língua inglesa	Diabetes melito	Abscesso do psoas, abscesso glúteo, vasculite cutânea
Hematológico	Pelo menos 5 casos relatados na literatura de língua inglesa		Síndrome da hemofagocitose

De Huang DB, DuPont HL. Problem pathogens: extraintestinal complications of *Salmonella enterica* serotype Typhi infection. *Lancet Infect Dis.* 2005; 5:341–348.

promissor para o estabelecimento de um diagnóstico rápido, particularmente tendo em vista o baixo nível de bacteriemia na febre entérica. Apesar dessas inovações, a base para o diagnóstico da febre tifoide continua sendo clínica em grande parte do mundo em desenvolvimento, e vários algoritmos para diagnóstico foram avaliados em áreas endêmicas.

DIAGNÓSTICO DIFERENCIAL

Nas áreas endêmicas, a febre tifoide pode mimetizar muitas doenças febris comuns sem foco aparente. Nas crianças com manifestações multissistêmicas, porém sem focos aparentes, os estágios iniciais da febre entérica podem ser confundidos com condições alternativas, tais como gastrenterite aguda, bronquite e broncopneumonia. Subsequentemente, o diagnóstico diferencial inclui malária; sepse por outros patógenos bacterianos; infecções causadas por microrganismos intracelulares, como tuberculose, brucelose, tularemia, leptospirose e doenças por riquétsias; bem como infecções virais, como dengue, hepatite aguda e mononucleose infecciosa.

A infecção por *Salmonella*, em geral, e a febre tifoide ou paratifoide, em particular, devem ser devidamente consideradas no diagnóstico diferencial e na investigação de febre em um paciente que retorna de uma viagem.

TRATAMENTO

O diagnóstico precoce de febre tifoide e a instituição do tratamento apropriado são essenciais. Na grande maioria das crianças com febre tifoide, o tratamento pode ser realizado em casa com antibióticos orais e rigoroso acompanhamento médico para complicações ou ausência de resposta à terapia. Os pacientes com vômitos persistentes, diarreia intensa e distensão abdominal podem exigir hospitalização e antibioticoterapia parenteral.

Existem alguns princípios gerais no tratamento da febre tifoide. O repouso adequado, a hidratação e a atenção são importantes para corrigir o desequilíbrio hidreletrolítico. Quando necessário, deve ser oferecida a terapia antipirética (paracetamol, 10 a 15 mg/kg a cada 4 a 6 h VO). Deve-se manter uma dieta branda e facilmente digerível, a não ser que o paciente tenha distensão abdominal ou íleo paralítico. A antibioticoterapia é de importância crucial para minimizar as complicações (Tabela 225.6). Foi sugerido que a terapia tradicional com cloranfenicol ou amoxicilina está associada a taxas de recidiva de 5% a 15% e de 4% a 8%, respectivamente, enquanto o uso de azitromicina, das quinolonas e das cefalosporinas de terceira geração está associado a taxas mais altas de cura. Nas crianças, o tratamento da febre tifoide com antibióticos também é influenciado pela prevalência de resistência aos antimicrobianos. Nessas últimas duas décadas, o surgimento de cepas de *S.* Typhi MDR (*i. e.*, isolados totalmente resistentes à amoxicilina, ao sulfametoxazol-trimetoprima e ao cloranfenicol) exigiu tratamento com **fluoroquinolonas**, que constituem os antimicrobianos de escolha para a cura da salmonelose em adultos, com cefalosporinas como alternativa. Algumas regiões também relatam a ocorrência da *S.* Typhi que produz betalactamases de espectro estendido. A Figura 225.7 mostra os padrões de resistência de distribuição mundial conhecidos entre isolados de *S.* Typhi aos agentes antimicrobianos.

Tendo em vista o movimento global dos seres humanos, de alimentos e bactéria, o rastreamento atual da resistência é um empreendimento internacional e altamente dinâmico. Por esse motivo, os pediatras devem procurar utilizar os importantes dados atualizados de redes como a **Global Foodborne Infections Network** da Organização Mundial da Saúde (WHO-GFN, anteriormente WHO Salmonella Surveillance Network), a PulseNet e a ProMED.

Contudo, mais uma vez é importante dispor de uma sólida infraestrutura de laboratórios de microbiologia para a tomada de decisão médica ideal, visto que a sensibilidade da *Salmonella* e as opções viáveis de tratamento são, com frequência, altamente dependentes das dinâmicas condições locais. As cepas de *Salmonella* que se mostram altamente resistentes aos fármacos listados para tratamento na Tabela 225.6 ainda podem demonstrar sensibilidade *in vitro* (notavelmente dispendiosa) a agentes terapêuticos mais recentes, como os fármacos da classe dos carbapenéns e a tigeciclina. Em algumas localidades, foi observado um reaparecimento da sensibilidade desses microrganismos a fármacos convencionais entre alguns isolados clínicos de *S.* Typhi.

Embora alguns pesquisadores tenham sugerido que, à semelhança dos adultos, as crianças com febre tifoide também devem ser tratadas com fluoroquinolonas, outros questionaram essa abordagem com base no potencial desenvolvimento de posterior resistência às fluoroquinolonas e no fato de que as quinolonas ainda não foram aprovadas para uso disseminado em crianças. Uma revisão de Cochrane do tratamento da febre tifoide também indica que há poucas evidências sustentando a administração padrão de fluoroquinolonas em todos os casos de

Tabela 225.6 Tratamento da febre tifoide em crianças.

	TRATAMENTO IDEAL			FÁRMACOS ALTERNATIVOS EFETIVOS		
SUSCETIBILIDADE	**Antibiótico**	**Dose Diária (mg/kg/dia)**	**Dias**	**Antibiótico**	**Dose Diária (mg/kg/dia)**	**Dias**
FEBRE TIFOIDE SEM COMPLICAÇÕES						
Totalmente sensível	Cloranfenicol	50 a 75	14 a 21	Fluoroquinolonas, por exemplo, ofloxacino ou ciprofloxacino	15	5 a 7*
	Amoxicilina	75 a 100	14			
Multirresistente	Fluoroquinolona ou	15	5 a 7	Azitromicina	8 a 10	7
	Cefixima	15 a 20	7 a 14	Cefixima	15 a 20	7 a 14
Resistente às quinolonas †	Azitromicina ou	8 a 10	7	Cefixima	20	7 a 14
	Ceftriaxona	75	10 a 14			
FEBRE TIFOIDE GRAVE						
Totalmente sensível	Fluoroquinolonas (p. ex., ofloxacino)	15	10 a 14	Cloranfenicol	100	14 a 21
				Amoxicilina	100	
Multirresistente	Fluoroquinolona	15	10 a 14	Ceftriaxona ou	60	10 a 14
				Cefotaxima‡	80	10 a 14
Resistente às quinolonas	Ceftriaxona	60	10 a 14	Azitromicina	10 a 20	7
	Cefotaxima‡	80	10 a 14	Fluoroquinolona	20	7 a 14

*Um ciclo de 3 dias também é efetivo, particularmente para contenção epidêmica. †O tratamento ideal para a febre tifoide resistente às quinolonas ainda não foi determinado. A azitromicina, as cefalosporinas de terceira geração ou as fluoroquinolonas em alta dose por 10 a 14 dias são efetivas. ‡Quando disponível. Adaptada da Organização Mundial da Saúde. Treatment of typhoid fever. In: *Background document: the diagnosis, prevention and treatment of typhoid fever.* Communicable disease surveillance and response: vaccines and biologicals, Geneva, 2003, WHO, pp. 19-23. http://whqlibdoc.who.int/hq/2003/WHO_V&B_03.07.pdf

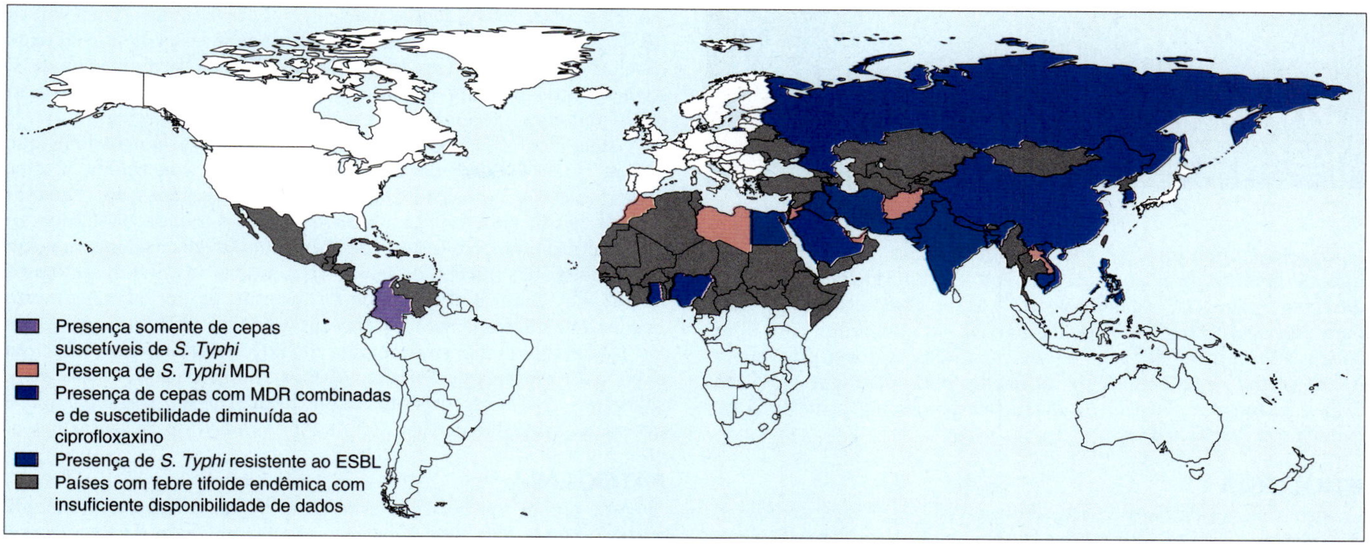

Figura 225.7 Distribuição mundial da resistência da *Salmonella enterica* sorovar Typhi a agentes antimicrobianos. Multirresistente (MDR) é definido como uma resistência aos fármacos antimicrobianos de primeira linha: ampicilina, cotrimoxazol e cloranfenicol. ESBL (do inglês, *extended-spectrum* betalact*amase producer*), Produtor de betalactamase de espectro estendido. (*De Wain J, Hendriksen RS, Mikoleit ML et al. Typhoid fever.* Lancet. 2015; *385(9973):1136–1145.*)

febre tifoide. *A* ***azitromicina*** *pode constituir um antibiótico alternativo para as crianças com febre tifoide sem complicações.* O European Committee on Antibiotic Susceptibility Testing caracterizou os isolados de *S.* typhi sensíveis à azitromicina como os que apresentam uma concentração inibitória mínima de até 6 mg/ℓ.

Além dos antibióticos, é preciso ressaltar a importância do tratamento de suporte e da manutenção de um equilíbrio hidreletrolítico apropriado. Embora se tenha recomendado um tratamento adicional com dexametasona (3 mg/kg como dose inicial, seguida de 1 mg/kg a cada 6 h durante 48 h) para pacientes gravemente enfermos com choque, obnubilação, estupor ou coma, os corticosteroides só devem ser administrados sob supervisão e em condições estritamente controladas, visto que o seu uso pode mascarar os sinais de complicações abdominais.

PROGNÓSTICO

O prognóstico para um paciente com febre entérica depende da rapidez do diagnóstico e da instituição da antibioticoterapia apropriada. Outros fatores incluem idade, estado geral de saúde e nutrição do paciente, sorotipo da *Salmonella* e aparecimento de complicações. Os lactentes e as crianças com desnutrição subjacente, assim como os pacientes infectados por cepas MDR, correm maior risco de resultados adversos.

Apesar da terapia apropriada, 2% a 4% das crianças infectadas podem sofrer recidiva depois da resposta clínica inicial ao tratamento. Os indivíduos que excretam *S.* Typhi por 3 meses ou mais após a infecção são considerados como portadores crônicos. O risco de se tornar um portador é baixo nas crianças (< 2% de todas as crianças infectadas) e aumenta com a idade. Pode-se observar o desenvolvimento de um estado de portador urinário crônico em crianças com esquistossomose.

PREVENÇÃO

Entre os principais fatores de risco para surtos de febre tifoide, o mais importante é a **contaminação do abastecimento de água** pelo esgoto. Outros fatores de risco para o desenvolvimento de febre tifoide são congestão, contato com outro indivíduo com infecção aguda ou portador crônico, e a falta de serviços de água e saneamento. Durante os surtos, a cloração central é importante, assim como a purificação doméstica da água. Em situações endêmicas, o consumo de alimentos vendidos nas ruas, particularmente sorvetes e frutas cortadas, é reconhecido como importante fator de risco. A disseminação entre seres humanos por portadores crônicos também é importante, e se deve procurar identificar os que manipulam alimentos, bem como os grupos de alto risco, para o rastreamento de portadores de *S.* Typhi. Uma vez identificados, os portadores crônicos precisam ser aconselhados quanto ao risco de transmissão da doença e a importância de lavar as mãos.

Existe uma variedade de vacinas contra a febre tifoide; entretanto, trata-se de uma doença para a qual a proteção das crianças por meio de vacinação continua defasada, embora os fatores de risco da doença, os padrões de transmissão e a resistência das salmonelas aos fármacos antibacterianos façam com que a imunização efetiva seja um importante elemento para seu controle efetivo.

A tradicional vacina de células integrais inativadas pelo calor para febre tifoide está associada a uma taxa inaceitavelmente alta de efeitos colaterais e em grande parte foi retirada do uso para a saúde pública.

Uma preparação oral viva atenuada da **cepa Ty21a** da *S.* Typhi tem uma eficácia de 67% a 82% em regiões endêmicas por um período de até 5 anos. Os efeitos adversos significativos são raros; entretanto, por ser uma vacina viva atenuada, a Ty21a não deveria ser utilizada por indivíduos imunocomprometidos. O proguanil, a mefloquina e os antibióticos devem ser interrompidos 3 dias antes até 3 dias depois da administração da Ty21a. A duração da proteção após a imunização com Ty21a pode variar de acordo com a dose da vacina, e provavelmente com exposições subsequentes "semelhantes a reforço" à *S.* typhi. Com efeito, os calendários recomendados de vacinação com Ty21a variam em diferentes países.

O polissacarídio capsular Vi pode ser usado nos indivíduos com 2 anos de idade ou mais. É administrado em dose intramuscular única, com reforço a cada 2 anos, e apresenta uma eficácia protetora de 70% a 80%. Atualmente, as vacinas são recomendadas para qualquer viagem a áreas endêmicas; entretanto, alguns países introduziram estratégias de vacinação em larga escala. Na Ásia, vários projetos em larga escala que utilizam a vacina polissacarídica Vi demonstraram uma eficácia protetora contra a febre tifoide em indivíduos de todas as faixas etárias; todavia, os dados sobre proteção entre crianças pequenas (< 5 anos de idade) mostraram diferenças desconcertantes entre os estudos.

As vacinas de polissacarídio Vi conjugadas demonstraram ter alta eficácia em crianças pequenas e, assim, podem oferecer proteção em partes do mundo onde uma grande proporção das crianças de idade pré-escolar corre risco de febre tifoide. Essas vacinas conjugadas foram licenciadas em alguns países, porém não estão atualmente licenciadas nem disponíveis nos EUA.

A bibliografia está disponível no GEN-io.

Capítulo 226
Shigella

Patrick C. Seed

A **shigelose**, uma infecção causada por espécies de *Shigella,* é uma infecção entérica invasiva aguda, manifestada clinicamente por diarreia que, com frequência, é sanguinolenta. O termo **disenteria** é empregado para descrever uma síndrome de diarreia sanguinolenta com febre, cólicas abdominais, dor retal e fezes mucoides. A **disenteria bacilar** é um termo frequentemente utilizado para distinguir a disenteria causada por *Shigella* da disenteria amebiana, provocada por *Entamoeba histolytica.*

ETIOLOGIA

Quatro espécies de *Shigella* são responsáveis pela shigelose: *Shigella dysenteriae* (grupo A), *Shigella flexneri* (grupo B), *Shigella boydii* (grupo C) e *Shigella sonnei* (grupo D). Os sorotipos são utilizados para distinguir membros de cada grupo: 15, 19, 19 e 1 nos grupos A a D, respectivamente. As distribuições quanto às espécies e grupos variam geograficamente e possuem importantes implicações terapêuticas, devido a variações na sensibilidade das espécies aos agentes antimicrobianos.

EPIDEMIOLOGIA

Segundo estimativas da Organização Mundial da Saúde (OMS), ocorrem 80 a 165 milhões de casos de shigelose a cada ano no mundo inteiro, resultando em 600.000 mortes anualmente. As espécies de *Shigella* são endêmicas em climas temperados e tropicais. A maioria desses casos e mortes ocorre em países em desenvolvimento, nos quais as condições de saneamento e higiene são inadequadas. De acordo com a Foodborne Disease Active Surveillance Network (FoodNet), *Shigella* continua sendo o terceiro patógeno mais importante. Em 2016, os três principais patógenos – *Salmonella, Campylobacter* e *Shigella* – apresentaram taxas de incidência confirmados pelos laboratórios (casos por 100.000 habitantes) de 15,74, 12,82 e 5,39, respectivamente. Embora a infecção possa ocorrer em qualquer idade, as crianças com menos de 10 anos apresentam as maiores taxas de incidência, e aproximadamente 1,3 vez maior nos indivíduos do sexo masculino do que nos do sexo feminino. E ainda, aproximadamente 70% de todos os episódios e 60% de todas as mortes relacionadas com *Shigella* envolvem crianças com menos de 5 anos de idade. A infecção nos primeiros 6 meses de vida é rara por motivos que ainda não estão bem esclarecidas. O leite materno de mulheres que vivem em áreas endêmicas contém anticorpos contra antígenos de virulência codificados por plasmídeos e contra lipopolissacarídeos, e o aleitamento materno pode explicar, em parte, a incidência relacionada com a idade.

A infecção assintomática em crianças e adultos ocorre comumente em áreas endêmicas. Nos casos de disenteria por *Shigella*, até 75% dos contatos familiares podem apresentar infecção assintomática. A infecção por *Shigella* ocorre com mais frequência durante os meses quentes nas regiões de clima temperado e durante a estação chuvosa nos climas tropicais. Nas sociedades industrializadas, até 50% dos casos diagnosticados localmente estão associados a viagens internacionais; a viagem de maior risco é com destino para a África, seguida da América Central, América do Sul e partes da Ásia. Nos EUA, nesses últimos anos, viagens para o Haiti, à República Dominicana e à Índia, em particular, têm sido associadas a infecções por *S. sonnei* resistentes a antibióticos (fluoroquinolonas). Outros fatores de risco incluem homens que fazem sexo com homens (HSH), incluindo surtos recentes nos EUA de infecções por *S. sonnei* resistentes à azitromicina entre indivíduos afetados no Meio-Oeste.

Nos países desenvolvidos, *S. sonnei* constitui a causa mais comum de disenteria bacilar, enquanto *S. flexneri* ocupa o segundo lugar em frequência; nas sociedades pré-industrializadas, *S. flexneri* é mais comum, com *S. sonnei* em segundo lugar quanto à sua frequência. *S. boydii* é encontrada principalmente na Índia. *S. dysenteriae* do sorotipo 1 tende a ocorrer em epidemias maciças, embora também seja endêmica na Ásia e na África, onde está associada a altas taxas de mortalidade (5 a 15%). A transição epidemiológica favoreceu a emergência de *S. sonnei* como sorogrupo dominante em alguns países, embora a razão dessa mudança epidemiológica não esteja bem esclarecida.

A água e os alimentos contaminados (salada ou outros itens que exijam extensa manipulação dos ingredientes) constituem vetores importantes. A exposição à água contaminada, tanto doce quanto salgada, é um fator de risco para infecção. A rápida disseminação dentro das famílias, nas instituições de custódia e em creches demonstra a capacidade das shigelas de serem transmitidas de um indivíduo para outro, bem como a necessidade de ingestão de um número muito pequeno de microrganismos para causar doença. Estudos com voluntários humanos demonstraram uma alta infectividade e dose infecciosa baixa para espécies de *Shigella*. Apenas 10 bactérias das espécies *S. sonnei* e *S. dysenteriae* podem causar disenteria. Em contrapartida, é necessária a ingestão de 10^8 a 10^{10} de *Vibrio cholerae* para causar cólera.

PATOGENIA

Shigella possui mecanismos especializados para sobreviver ao pH gástrico baixo. *Shigella* sobrevive no ambiente ácido do estômago e desloca-se pelo intestino até alcançar o cólon, o seu órgão-alvo. A característica básica da virulência compartilhada por todas as shigelas é a capacidade de invadir as células epiteliais colônicas por meio de ativação de uma série de proteínas dependentes do hospedeiro e reguladas pela temperatura. Esse mecanismo de invasão é codificado por um grande plasmídeo (220 kb) que, na temperatura corporal, sintetiza um grupo de polipeptídios envolvidos na invasão e destruição das células. As shigelas que perdem o plasmídeo de virulência não são mais patogênicas. A *Escherichia coli* **enteroinvasiva** (EIEC), que abriga um plasmídeo estreitamente relacionado que contém esses genes de invasão, comporta-se clinicamente como as shigelas (ver Capítulo 227). O plasmídeo de virulência codifica um sistema de secreção tipo III necessário para desencadear a entrada nas células epiteliais e a apoptose dos macrófagos. Esse sistema de secreção transloca moléculas efetoras do citoplasma bacteriano para a membrana e o citoplasma das células-alvo do hospedeiro por meio de um apêndice semelhante a uma agulha. O **sistema de secreção tipo III** é composto de aproximadamente 50 proteínas, incluindo as proteínas Mxi e Spa envolvidas na montagem e na regulação do sistema de secreção tipo III, chaperonas (IpgA, IpgC, IpgE e Spa 15), ativadores da transcrição (VirF, VirB e MxiE), translocadores (IpaB, IpaC e IpaD) e cerca de 30 proteínas efetoras. Além dos principais traços de virulência codificados por plasmídeos, são também necessários fatores codificados por cromossomos para a virulência completa.

As alterações patológicas produzidas pela shigelose ocorrem principalmente no cólon. As alterações são mais intensas no cólon distal, embora possa ocorrer pancolite. As shigelas atravessam o epitélio colônico por meio das células M do epitélio associado aos folículos situado acima das placas de Peyer. Macroscopicamente, pode-se observar a presença de edema localizado ou difuso da mucosa, ulcerações, mucosa friável, sangramento e exsudato. Ao exame microscópico, observam-se ulcerações, pseudomembranas, morte de células epiteliais, infiltração que se estende da mucosa até a muscular da mucosa por PMN e células mononucleares e edema da submucosa.

Após transcitose através das células M, *Shigella* encontra macrófagos residentes e subverte a destruição por essas células por meio de ativação do inflamassomo e indução de piroptose, apoptose e sinalização pró-inflamatória. As bactérias livres invadem as células epiteliais pelo lado basolateral, movem-se para dentro do citoplasma por meio de polimerização da actina e disseminam-se para as células adjacentes. A sinalização pro-inflamatória por macrófagos e células epiteliais ativa ainda mais a resposta imune inata, que envolve as células natural killer e atrai os leucócitos polimorfonucleares (PMN). O influxo de PMN desintegra o revestimento de células epiteliais, o que inicialmente exacerba a infecção e a destruição tecidual, facilitando a invasão por mais bactérias. Por fim, os PMN fagocitam e matam a *Shigella*, contribuindo, assim, para a resolução da infecção.

Algumas shigelas produzem toxinas, incluindo a toxina Shiga e enterotoxinas. A **toxina Shiga** é uma potente exotoxina, que inibe a síntese proteica. É produzida em quantidades significativas pela *S. dysenteriae* sorotipo 1, por um subgrupo de *E. coli*, conhecida como *E. coli* **êntero-hemorrágica** (EHEC) ou *E. coli* produtora de toxina Shiga, e, em certas ocasiões, por outras espécies de *Shigella*. A toxina Shiga inibe a síntese de proteínas e provoca lesão das células endoteliais vasculares, desencadeando a grave complicação da síndrome hemolítico-urêmica (ver Capítulo 227). A deleção seletiva dos genes que codificam outras enterotoxinas (*ShET1* e *ShET2*) diminuiu a incidência de febre e disenteria em estudos com voluntários humanos. Os lipopolissacarídeos são fatores de virulência para todas as shigelas; outros traços são importantes apenas para alguns sorotipos (p. ex., síntese da toxina Shiga por *S. dysenteriae* sorotipo 1 e *ShET1* por *S. flexneri 2ª*).

IMUNIDADE

Na infecção sintomática, a *Shigella* ativa uma intensa resposta imune inata, desencadeando sistemas de reconhecimento do patógeno extra e intracelulares. A indução da inflamação aguda com recrutamento maciço de PMN provoca destruição tecidual local intensa. Em biopsias retais de pacientes infectados, as citocinas pró-inflamatórias de fase aguda são induzidas, incluindo interleucina (IL)-1β, IL-6, IL-8, fator de necrose tumoral α e TNF-β. Concomitantemente, genes anti-inflamatórios que codificam a IL-10 e o fator transformador do crescimento β também são suprarregulados para reduzir a inflamação descontrolada. Além disso, a expressão da interferona-γ é induzida durante a infecção humana e é necessária para limitar a invasão das células epiteliais intestinais e dos macrófagos por *Shigella*. A imunidade específica contra *Shigella*, induzida com a infecção natural, caracteriza-se pela indução de uma resposta humoral. Ocorre produção de imunoglobulina A (IgA) secretora local e IgG sérica contra o lipopolissacarídeo e alguns efetores proteicos (Ipas). Acredita-se que a proteção seja específica do sorotipo. A imunidade protetora natural surge apenas depois de vários episódios de infecção, é de curta duração e parece ser efetiva para limitar a reinfecção, particularmente em crianças pequenas. Entretanto, as crianças apresentam células secretoras de anticorpos específicos contra antígenos tardias e reduzidas, com produção também tardia e reduzida de IgA da mucosa contra *Shigella*. Devido à imunidade adaptativa menos efetiva, as crianças podem correr mais risco de aumento da gravidade da doença, mortalidade e recidivas.

MANIFESTAÇÕES CLÍNICAS E COMPLICAÇÕES

As shigelas produzem sintomas intra e extraintestinais. *A disenteria bacilar é clinicamente semelhante, independente do sorotipo infectante.* Entretanto, diferentes espécies provocam doenças com gravidade e risco de mortalidade diferentes, e *S. dysenteriae* do tipo 1 tem mais tendência a produzir qualquer manifestação isolada de maior gravidade. A ingestão de shigelas é seguida de um período de incubação de 12 horas a vários dias antes do aparecimento dos sintomas. Normalmente, ocorrem dor abdominal intensa, vômitos, anorexia, toxicidade generalizada, urgência para defecar e defecação dolorosa (Tabela 226.1). A **febre** habitualmente alta na shigelose a diferencia da EHEC. A **diarreia** pode ser aquosa e inicialmente de grande volume, evoluindo para evacuações frequentes, de pequeno volume e com fezes mucoides sanguinolentas. A maioria das crianças nunca evolui para o estágio de diarreia sanguinolenta, porém algumas apresentam fezes sanguinolentas desde o início. A ocorrência de desidratação significativa está relacionada com as perdas de líquido e eletrólitos nas fezes e nos vômitos. Sem tratamento, a diarreia pode ter uma duração de 7 a 10 dias; apenas cerca de 10% dos pacientes apresentam diarreia que persiste por mais de 10 dias. Ocorre diarreia persistente em lactentes desnutridos, crianças com AIDS e, em certas ocasiões, crianças previamente normais. Até mesmo a doença não disentérica pode ser complicada em pacientes com outra doença de base.

Tabela 226.1 Manifestações clínicas agudas da shigelose em crianças de < 5 anos de idade.

MANIFESTAÇÃO	DISENTERIA (*n* = 757)	DIARREIA AQUOSA (*n* = 288)
Febre	607 (80%)	207 (72%)
Cólicas abdominais	616 (81%)	137 (48%)
Vômitos	136 (18%)	89 (31%)
Desidratação definida pela OMS	95 (13%)	134 (47%)
Tenesmo	511 (68%)	32 (11%)
Prolapso retal	19 (3%)	4 (1%)

De Kotloff KL, Riddle MS, Platts-Mills JA et al. Shigellosis. *Lancet*. 2018; 391:801-810.

O exame físico inicialmente revela distensão abdominal e hipersensibilidade à palpação, sons intestinais hiperativos e sensibilidade do reto ao toque retal. Pode haver **prolapso retal**, particularmente em crianças desnutridas. Os achados neurológicos estão entre as manifestações extraintestinais mais comuns da disenteria bacilar e ocorrem em até 40% das crianças hospitalizadas. A EIEC pode causar toxicidade neurológica semelhante. Pode-se observar a presença de convulsões, cefaleia, letargia, confusão, rigidez de nuca ou alucinações antes ou depois do início da diarreia. A causa desses achados neurológicos não está bem elucidada. As infecções por cepas positivas e negativas para a toxina Shiga podem resultar em manifestações neurológicas. Algumas vezes, ocorrem **convulsões** na presença de febre baixa, sugerindo que o seu aparecimento não é explicado simplesmente pelas convulsões febris. Em um pequeno número de pacientes, as convulsões podem estar associadas à hipocalcemia ou hiponatremia. Embora os sintomas frequentemente possam sugerir infecção do sistema nervoso central, e possa ocorrer pleocitose do líquido cerebrospinal com elevação mínima dos níveis de proteínas, a meningite causada por shigelas é rara. Com base em estudos realizados em animais, foi sugerido que os mediadores pro-inflamatórios, incluindo o TNF-α e a IL-1β, o óxido nítrico e o hormônio de liberação da corticotropina desempenham um papel na suscetibilidade aumentada a convulsões causadas por *Shigella* e encefalopatia.

A complicação mais comum da shigelose é a **desidratação** (Tabela 226.2). A secreção inapropriada de hormônio antidiurético, com hiponatremia profunda, pode complicar a disenteria, particularmente quando *S. dysenteriae* é o agente etiológico. A hipoglicemia e a enteropatia perdedora de proteína são comuns e são reduzidas pela instituição precoce de antibioticoterapia apropriada. A enteropatia perdedora de proteína grave está associada à doença prolongada e a um déficit de crescimento linear. A **bacteriemia** é rara, exceto em meninas e mulheres infectadas pelo HIV, crianças desnutridas, lactentes de poucos meses e crianças com infecção por *S. dysenteriae* sorotipo 1. Quando a bacteriemia ocorre com disenteria (< 5%), tende a ser causada por outras bactérias entéricas, bem como pela própria *Shigella*. A presença de *E. coli*, de *Klebsiella* e de outras bactérias entéricas nas hemoculturas de crianças com shigelose pode refletir a perda da função de barreira durante a colite grave. A taxa de mortalidade é alta (cerca de 20%) quando ocorre sepse, com maior probabilidade de ocorrência em pacientes com HIV. Outras complicações importantes incluem **coagulação intravascular disseminada** (CID), particularmente em crianças de pouca idade e desnutridas. Apesar da perda da barreira epitelial intestinal, a bacteriemia e a CID são incomuns.

A shigelose neonatal é rara, particularmente entre recém-nascidos exclusivamente amamentados. Os recém-nascidos podem apresentar apenas febre baixa, com diarreia leve não sanguinolenta. Todavia, as complicações ocorrem mais frequentemente em recém-nascidos do que em crianças de mais idade e incluem septicemia, meningite, desidratação, perfuração do cólon e megacólon tóxico.

A infecção por *S. dysenteriae* sorotipo 1 é frequentemente complicada por hemólise, anemia e **síndrome hemolítico-urêmica**. A SHU é causada pela lesão endotelial vascular mediada pela toxina Shiga. *Shigella* não *dysenteriae* e *E. coli* produtoras de toxina Shiga (p. ex., *E. coli* O157:H7, *E. coli* O111:NM, *E. coli* O26:H11 e, menos comumente, muitos outros sorotipos) também provocam síndrome hemolítico-urêmica (ver Capítulo 538.5).

Os eventos incomuns consistem em prolapso retal, megacólon tóxico ou colite pseudomembranosa (habitualmente associada à *S. dysenteriae*), hepatite colestática, conjuntivite, irite, úlceras de córnea,

Tabela 226.2 Complicações clínicas da Shigelose.

COMPLICAÇÕES INTESTINAIS
Prolapso retal*
Megacólon tóxico
Perfuração intestinal
Obstrução intestinal
Apendicite
Diarreia persistente
COMPLICAÇÕES EXTRAINTESTINAIS
Desidratação
Hiponatremia grave (sódio sérico < 126 mmol/ℓ)*
Hipoglicemia
Infecções focais (p. ex., meningite, osteomielite, artrite, abscessos esplênicos, vaginite)
Sepse, habitualmente em indivíduos desnutridos ou imunocomprometidos
Crises convulsivas ou encefalopatia
Reação leucemoide (leucócitos periféricos > 40.000/μℓ)*
MANIFESTAÇÕES PÓS-INFECCIOSAS
Síndrome hemolítico-urêmica (SHU)*
Artrite reativa†
Síndrome do intestino irritável (SII)‡
Desnutrição

*Significativamente mais comum em episódios por *Shigella dysenteriae* do tipo 1 do que por todas as outras espécies de *Shigella* entre crianças de Bangladesh com menos de 15 anos de idade na década de 1990 (prolapso retal [52% *vs.* 15%], hiponatremia grave [58% *vs.* 26%], reação leucemoide [22% *vs.* 2%] e SHU [8% *vs.* 1%]). †Os sintomas agudos típicos incluem oligoartrite assimétrica (habitualmente dos membros inferiores), entesite, dactilite e dor lombar. As manifestações extra-articulares incluem conjuntivite e uveíte; uretrite e outras manifestações do trato geniturinário; lesões orais, cutâneas e ungueais; e, raramente, anormalidades cardíacas. ‡Ocorre SII após aproximadamente 4% dos episódios de *Shigella* em estudos de contextos de autorrecurso. Adaptada de Kotloff KL, Riddle MS, Platts-Mills JA et al. Shigellosis. Lancet. 2018; 391:801-810.

pneumonia, artrite (habitualmente nas primeiras 2 a 5 semanas após a enterite), artrite reativa, cistite, miocardite e vaginite (normalmente com corrimento sanguinolento associado à *S. flexneri*). Embora sejam raras, as complicações cirúrgicas da shigelose podem ser graves; as mais comuns consistem em obstrução intestinal e apendicite, com e sem perfuração.

Em média, a gravidade da doença e o risco de morte são menores na doença causada por *S. sonnei* e maiores na infecção por *S. dysenteriae* tipo 1. Os grupos de risco para doença grave e resultados precários incluem lactentes; crianças que não são amamentadas ao seio; crianças com HIV ou que estão se recuperando do sarampo; crianças e adultos desnutridos; adultos com mais de 50 anos de idade e pacientes que desenvolvem desidratação, inconsciência, hipo ou hipertermia, hiponatremia, menor frequência de evacuações e que apresentam história de convulsão quando examinados pela primeira vez. A morte constitui um resultado raro em crianças de mais idade. Múltiplos fatores contribuem para a morte de crianças desnutridas com shigelose, incluindo a ocorrência de doença no primeiro ano de vida, alteração da consciência, desidratação, hipotermia, trombocitopenia, anemia, hiponatremia, insuficiência renal, hiperpotassemia, hipoglicemia, broncopneumonia e bacteriemia.

A síndrome rara de toxicidade grave, convulsões, hiperpirexia extrema e cefaleia seguida de edema cerebral e evolução rapidamente fatal sem sepse ou desidratação significativa (síndrome de Ekiri ou "encefalopatia tóxica letal") não está bem elucidada.

DIAGNÓSTICO DIFERENCIAL

Embora as características clínicas possam sugerir shigelose, eles não são específicos o suficiente para possibilitar um diagnóstico confiável. As infecções por *Campylobacter jejuni*, *Salmonella* spp., EIEC, *E. coli* produtora de toxina Shiga (p. ex., *E. coli* O157:H7), *Yersinia enterocolitica*, *Clostridium difficile* e *Entamoeba. histolytica*, bem como a doença inflamatória intestinal, produzem manifestações que se sobrepõem e podem representar um desafio para o médico.

DIAGNÓSTICO

Os dados presuntivos que sustentam um diagnóstico de disenteria bacilar incluem a presença de leucócitos nas fezes (habitualmente > 50 ou 100 PMN por campo de grande aumento, confirmando a presença de colite), sangue nas fezes e demonstração de leucocitose no sangue periférico com acentuado desvio para a esquerda (frequentemente com mais bastões do que neutrófilos segmentados). A contagem total de leucócitos do sangue periférico é habitualmente de 5.000 a 15.000 células/μℓ, embora ocorram leucopenia e reações leucemoides.

A cultura tanto de amostras de fezes quanto de *swab* retal otimiza a probabilidade de estabelecer um diagnóstico de infecção por *Shigella*. Os meios de cultura devem incluir ágar de MacConkey, bem como meios seletivos, como xilose-lisina-desoxicolato e ágar *Salmonella-Shigella*. Devem-se usar meios de transporte quando as amostras não podem ser cultivadas imediatamente. Devem-se utilizar meios de cultura apropriados para excluir espécies de *Campylobacter* e *Salmonella*, bem como outros agentes. Os estudos de surtos e da doença em voluntários mostram que o laboratório frequentemente não é capaz de confirmar a suspeita clínica de shigelose, mesmo na presença do patógeno. Múltiplas culturas de fezes aumentam o isolamento de *Shigella*.

O diagnóstico de infecção por *Shigella* com base nos resultados de cultura, à semelhança de outras infecções entéricas, está sendo substituído por métodos moleculares, frequentemente multiplexados, permitindo a avaliação de um painel de agentes potenciais em um único ensaio. Estudos utilizando métodos moleculares, como a reação em cadeia da polimerase (PCR), sugerem que a cultura subestima significativamente a verdadeira frequência da infecção. A PCR quantitativa melhora a definição da carga de *Shigella* em crianças com diarreia moderada a intensa em países de baixa renda. Devido ao **valor preditivo negativo** (VPN) geralmente alto de muitos testes moleculares para *Shigella* (em geral > 95 a 97%), esses testes mostram-se úteis para a tomada de decisão sobre a suspensão dos antibióticos e a necessidade de pesquisar outras etiologias da diarreia. A inadequação das culturas para o diagnóstico faz com que o médico deva usar seu julgamento no manejo das síndromes clínicas compatíveis com shigelose. Nas crianças que parecem apresentar toxemia, devem-se obter hemoculturas, particularmente em lactentes de poucos meses ou desnutridos, devido ao risco aumentado de bacteriemia.

TRATAMENTO

À semelhança da gastrenterite e de outras causas, a primeira preocupação em uma criança com suspeita de shigelose deve ser a correção do distúrbio hidreletrolítico e a manutenção de seu equilíbrio (ver Capítulo 366). Os fármacos que retardam a motilidade intestinal (p. ex., cloridrato de difenoxilato com atropina [Lomotil] ou loperamida [Imodium]) não devem ser utilizados, devido ao risco de prolongar a doença.

A **nutrição** é uma questão fundamental nas áreas onde a desnutrição é comum.

Uma dieta rica em proteínas e calorias durante a convalescença melhora o crescimento nos 6 meses após a infecção. Estudos controlados mostram que as bananas verdes cozidas, uma fonte rica em amidos resistentes à amilase, melhoram significativamente os resultados na doença grave. Uma grande dose única de **vitamina A** (200.000 UI) diminui a gravidade da shigelose nos locais onde a deficiência dessa vitamina é comum. A suplementação de **zinco** (20 mg de zinco elementar durante 14 dias) diminui significativamente a duração da diarreia, melhora o ganho de peso durante a recuperação, aumenta a imunidade adaptativa à *Shiguella* e diminui a ocorrência de doença diarreica em crianças desnutridas.

A decisão quanto ao uso de **antibióticos** continua sendo um desafio (Figura 226.1). Muitas autoridades recomendam não utilizar a terapia antibacteriana, devido à natureza autolimitada da infecção, ao custo dos fármacos, ao risco de emergência de microrganismos resistentes, ao risco de prolongar o estado de portador (na presença de *Salmonella*) ou aumentar o risco de SHU (EHEC). Entretanto, um contra-argumento para o tratamento empírico de todas as crianças com suspeita de shigelose é válido. A doença sem tratamento em crianças pode resultar em doença prolongada; pode ocorrer diarreia crônica ou recorrente. A desnutrição pode surgir ou agravar-se durante a doença prolongada, particularmente em crianças de países em desenvolvimento. O risco de excreção contínua e infecção subsequente dos contatos familiares argumenta ainda mais contra a estratégia de não fazer uso de antibióticos.

A sensibilidade de *Shigella* aos agentes antimicrobianos varia de acordo com a espécie e a região geográfica. Nos EUA, as cepas são frequentemente resistentes à ampicilina (74%) e ao sulfametoxazol-trimetoprima (SMX-TMP) (36%). Em geral, a proporção de cepas isoladas resistentes a antibióticos é menor na América do Norte e na Europa do que na Ásia ou na África. Anteriormente, *Shigella* era amplamente considerada sensível *in vitro* à azitromicina, ceftriaxona, cefotaxima, cefixima, ácido nalidíxico e quinolonas. Entretanto, os CDC relatam que, nos EUA, 87% dos casos relacionados com *S. sonnei* são sensíveis ao ciprofloxacino, dos quais apenas cerca da metade ocorreu após viagens internacionais. Entre HSH, foram relatados casos de shigelose causada por *S. sonnei* e, em menor grau, por *S. flexnerii*, com resistência à azitromicina em até 87%. A viagem internacional aumenta o risco de infecção resistente a antibióticos. Por exemplo, na China, *S. sonnei* é frequentemente resistente ao SMX-TMP (94,5%), à ampicilina (40,3%), à piperacilina (36,5%) e à ceftriaxona (12,8%).

Hoje em dia, na maioria dos países desenvolvidos e em desenvolvimento, as cepas de *Shigella* são frequentemente resistentes à ampicilina e ao SMX-TMP. Por conseguinte, esses fármacos não devem ser usados para o tratamento empírico nos casos de suspeita de shigelose; podem ser administrados apenas se a cepa for reconhecidamente sensível (p. ex., em um surto causado por uma cepa específica). A terapia empírica para crianças com disenteria deve ser administrada baseando-se em considerações sobre dados de infecções regionais e história de viagens internacionais. A terapia pode incluir azitromicina, uma cefalosporina de terceira geração ou ciprofloxacino. A **ceftriaxona** (50 a 100 mg/kg/24 h em dose única diária IV ou intramuscular) pode ser usada para tratamento empírico, particularmente em lactentes de poucos meses. A **cefixima**, uma cefalosporina de terceira geração oral, também pode ser usada (8 mg/kg/24 h a cada 12 a 24 h); entretanto, as cefalosporinas orais de primeira e de segunda gerações não são adequadas como fármacos alternativos, apesar de sua sensibilidade *in vitro*. A **azitromicina** (12 mg/kg/24 h VO no primeiro dia, seguida de 6 mg/kg/24 h nos 4 dias seguintes) demonstrou ser um fármaco alternativo efetivo para a shigelose. O **ciprofloxacino** (20 a 30 mg/kg/24 h em duas doses) constitui o fármaco de escolha recomendado pela OMS para todos os pacientes com diarreia sanguinolenta, independentemente de sua idade. Recomenda-se uma suplementação concomitante de zinco com a antibioticoterapia.

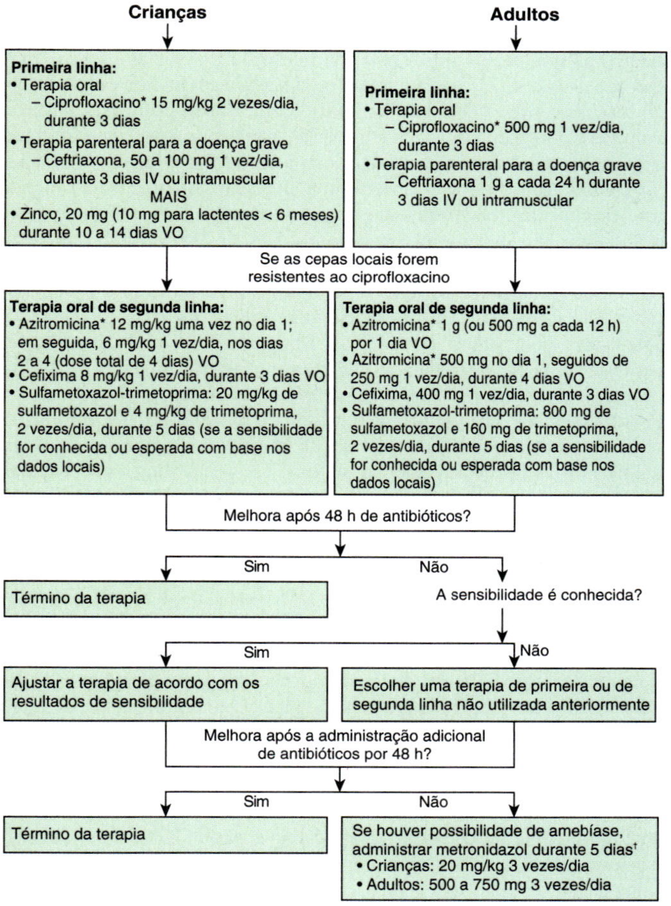

Figura 226.1 **Algoritmo para manejo: diretrizes para o tratamento da shigelose.** A terapia empírica deve ser orientada por antibiogramas de hospitais, laboratórios clínicos ou saúde pública, sempre que possível. Concentrações inibitórias mínimas de 0,12 a 1,0 μg/mℓ para o ciprofloxacino podem ser consideradas sensíveis pelos padrões laboratoriais, porém o microrganismo pode abrigar genes de resistência, que conferem uma sensibilidade reduzida. *A azitromicina e as fluoroquinolonas devem ser utilizadas com cautela em pacientes em uso do antimalárico artemisina, visto que esses fármacos podem prolongar o intervalo QT no eletrocardiograma e podem desencadear arritmias. †De acordo com recomendações da OMS. Outro esquema aceitável é um ciclo de 7 a 10 dias de metronidazol, seguido de agente luminal, como paromomicina ou di-iodo-hidroxiquinolina. (*De Organização Mundial da Saúde. The selection and use of essential medicines, March, 2017. http://www.who.int/medicines/publications/essentialmedicines/en/.*)

Embora se tenha relatado que as **quinolonas** provocam artropatia em animais imaturos e estejam associadas ao desenvolvimento de neuropatia, esses riscos são baixos em crianças e são superados pelo valor desses fármacos no tratamento dessa doença potencialmente fatal. Todavia, alguns especialistas recomendam que esses agentes sejam reservados para crianças gravemente doentes com disenteria bacilar causada por microrganismo com suspeita ou comprovadamente resistente a outros fármacos, visto que o uso excessivo das quinolonas promove o desenvolvimento de resistência a esses medicamentos.

Em pacientes com suspeita de infecção por *Shigella* em bases clínicas, o tratamento deve ser iniciado quando avaliados pela primeira vez. Um teste molecular em amostra de fezes e uma coprocultura são obtidos para excluir outros patógenos e, no caso da cultura, ajudar na mudança dos antibióticos se uma criança não responder à terapia empírica. A criança com disenteria típica e que responde ao tratamento antibiótico empírico inicial deve continuar com esse fármaco por um ciclo completo de 5 dias, mesmo se a coprocultura for negativa, devido ao baixo VPN do método. A lógica dessa recomendação baseia-se na dificuldade comprovada de efetuar uma cultura de fezes para *Shigella* em pacientes doentes durante estudos da infecção em adultos voluntários. Na criança que não responde ao tratamento de uma síndrome disentérica, na presença de coprocultura inicialmente negativa, devem-se obter outras culturas, ou deve-se efetuar um teste molecular, quando disponível e de custo acessível, e a criança deve ser reavaliada quanto a outros diagnósticos possíveis. Na criança com teste molecular negativo em amostra de fezes para shigelas, um VPN alto torna o diagnóstico menos provável, e deve-se considerar um diagnóstico alternativo.

PREVENÇÃO

Numerosas medidas têm sido recomendadas para diminuir o risco de transmissão de *Shigella* às crianças. As mães devem ser incentivadas a *prolongar a amamentação* do lactente. As famílias e os funcionários de creches devem ser orientados nas *técnicas corretas de lavagem das mãos* e incentivados a lavá-las após usar o banheiro, trocar fraldas ou iniciar o preparo de alimentos. Devem também ser ensinados a manipular materiais potencialmente contaminados, como vegetais crus, fraldas sujas e áreas de troca de fraldas. As crianças com diarreia devem ser afastadas das creches. As crianças devem ser supervisionadas quando lavam as mãos após usar o banheiro. Os cuidadores devem ser informados sobre o risco de transmissão se prepararem alimentos quando estiverem com diarreia. As famílias devem ser instruídas quanto ao risco de ingestão de água contaminada de tanques, lagos ou piscinas não tratadas. Nos países em desenvolvimento, um suprimento de água seguro e sistemas de saneamento apropriados constituem medidas importantes para reduzir o risco de shigelose. Ainda não existe uma vacina efetiva para prevenção da infecção por *Shigella*. A **vacina contra sarampo** pode diminuir substancialmente a incidência e a gravidade das doenças diarreicas, incluindo a shigelose. Todo lactente deve ser vacinado contra sarampo na idade recomendada.

A bibliografia está disponível no GEN-io.

Capítulo 227

Escherichia coli

Patrick C. Seed

A *Escherichia coli* é uma causa importante de infecções intra e extraintestinais. As **infecções intraintestinais** se apresentam como diferentes doenças diarreicas. As **infecções extraintestinais** incluem doença do trato urinário (Capítulo 553) e da corrente sanguínea (Capítulos 129, 202 e 203). A *E. coli* **patogênica** intraintestinal, também denominada *E. coli* **entérica**, produz doenças diarreicas. As bactérias *E. coli* que causam infecções extraintestinais e intraintestinais são altamente especializadas, com atributos genéticos peculiares que codificam diferentes conjuntos de fatores de virulência e programas genéticos. A *E. coli* patogênica extraintestinal desenvolve, cada vez mais, resistência a múltiplos medicamentos, inclusive plasmídeos transferíveis, o que resulta na produção de betalactamase de espectro estendido (BLEE). Isso ocasiona resistência às penicilinas, às cefalosporinas e ao aztreonam. Também têm surgido bactérias *E. coli* portadoras de carbapenemase, em geral também resistentes a vários antibióticos, resultando em cepas altamente resistentes a medicamentos.

As bactérias da espécie *Escherichia coli* são membros da família Enterobacteriaceae. Elas são bacilos gram-negativos anaeróbicos facultativos que geralmente fermentam lactose. A maioria dos organismos *E. coli* fecais é onipresente nos seres humanos a partir do primeiro dia de vida e não causa diarreia. Foram caracterizados seis grupos principais de patotipos de *E. coli* **causadoras de diarreia**, com base em critérios clínicos, bioquímicos e molecular-genéticos: *E. coli* enterotoxigênica (ETEC); *E. coli* enteroinvasiva (EIEC); *E. coli* enteropatogênica (EPEC); *E. coli* produtora de toxina *Shiga* (STEC), também conhecida como *E. coli* entero-hemorrágica (EHEC) ou *E. coli* produtora de verotoxina (VTEC); *E. coli* enteroagregativa (EAEC ou EggEC); e *E. coli* de adesão difusa (DAEC).

As cepas de *E. coli* também podem ser categorizadas por sorogrupo, em que *O* se refere ao antígeno O ou sorogrupo do lipopolissacarídeo (LPS) e *H* se refere ao antígeno flagelar; por exemplo, *E. coli* O157:H7. Entretanto, como cada patotipo contém muitos sorotipos (p. ex., foram identificados 117 sorotipos de ETEC) e alguns sorotipos podem pertencer a mais de um patotipo (p. ex., O26:H11 pode ser EPEC ou EHEC, dependendo de quais genes de virulência estão presentes), a sorotipagem frequentemente não fornece a identificação definitiva dos patotipos.

Como a *E. coli* faz parte da flora fecal normal, a patogenicidade é definida pela demonstração das características de virulência e pela associação desses traços com a doença (Tabela 227.1). O mecanismo pelo qual a *E. coli* produz **diarreia** normalmente envolve a adesão de organismos a um receptor de glicoproteína ou glicolipídio em uma célula intestinal alvo, seguida pela produção de um fator que prejudica ou altera a função das células intestinais. Os genes das propriedades de virulência e resistência a antibióticos geralmente estão presentes em plasmídeos transferíveis, ilhas de patogenicidade ou bacteriófagos. Nas regiões do mundo em desenvolvimento, as diversas cepas diarreiogênicas de *E. coli* causam infecções frequentes nos primeiros anos de vida; as bactérias *E. coli* diarreiogênicas, como grupo, são responsáveis por 30% a 40% de todos os casos de diarreia em crianças, no mundo inteiro. Os casos de diarreia ocorrem com mais frequência durante os meses quentes nos climas temperados e durante os meses de estação chuvosa nos climas tropicais. A maioria das cepas diarreiogênicas de *E. coli* (exceto STEC) requer um grande inóculo de organismos para induzir doença, sendo, consequentemente, necessária a exposição a materiais ingeríveis muito contaminados. É mais provável que a infecção ocorra quando o manuseio dos alimentos ou a prática de descarte de detritos é abaixo da ideal. Os patotipos diarreiogênicos da *E. coli* também são importantes na América do Norte e na Europa, embora sua epidemiologia não seja tão bem definida nessas áreas quanto nas regiões do mundo em desenvolvimento. Na América do Norte, as diversas cepas diarreiogênicas da *E. coli* podem causar cerca de 30% dos casos de diarreia infecciosa em crianças com menos de 5 anos.

Muitos estudos encontraram patotipos diarreiogênicos da *E. coli* em uma proporção significativa de crianças saudáveis assintomáticas que vivem em países em desenvolvimento. A **contaminação fecal** (humana e animal), que é comum nos ambientes de baixa renda em que muitas crianças pequenas vivem, facilita a transmissão dos patógenos. Além disso, com os modernos métodos microbiológicos altamente sensíveis, pequenos volumes de bactérias podem ser encontrados nas amostras de fezes. Portanto, é importante avaliar a prevalência de diversos enteropatógenos em crianças com e sem diarreia para interpretar os resultados. A excreção de enteropatógenos por crianças sem diarreia pode ser explicada pelas características dos patógenos (heterogeneidade da virulência), pelo hospedeiro (suscetibilidade, idade, condição nutricional, amamentação, imunidade do hospedeiro) e fatores ambientais (tamanho do inóculo).

ESCHERICHIA COLI ENTEROTOXIGÊNICA

A ETEC é responsável por uma fração considerável de diarreia infantil com desidratação nas regiões do mundo em desenvolvimento (10 a 30%) e da **diarreia do viajante** (20 a 60% dos casos), da qual é a causa mais comum. No Global Enteric Multicenter Study (GEMS) conduzido na Ásia e na África, a ETEC com expressão de enterotoxina *termoestável* (ST) (com ou sem a coexpressão de enterotoxina *termolábil* [LT]) figurou como uma das causas mais importantes de diarreia em crianças pequenas nos países em desenvolvimento e foi associada a um risco elevado de morte. Os sinais e sintomas típicos incluem diarreia explosiva aquosa, não mucoide e não sanguinolenta, dor abdominal, náuseas, vômitos e pouca ou nenhuma febre. A doença geralmente é autolimitada e apresenta resolução em 3 a 5 dias, mas às vezes dura mais de 1 semana.

A ETEC causa pouca ou nenhuma alteração estrutural na mucosa intestinal. A diarreia é subsequente à colonização do intestino delgado e à elaboração de enterotoxinas. As cepas de ETEC secretam uma enterotoxina LT e/ou uma ST. A LT, grande molécula que consiste em cinco subunidades de ligação ao receptor e uma subunidade enzimaticamente ativa, é física e funcionalmente semelhante à toxina da cólera produzida pela *Vibrio cholerae*. A LT estimula a adenilato ciclase, resultando na elevação da adenosina monofosfato cíclica. A ST é uma molécula pequena não associada à toxina da cólera. A ST estimula a guanilato ciclase, resultando na elevação de monofosfato de guanosina cíclico. Cada toxina induz a secreção de íons e água no lúmen intestinal, resultando em profusa diarreia aquosa. Os genes para essas toxinas são codificados nos plasmídeos.

A colonização do intestino requer **antígenos do fator de colonização (CFAs)** fimbriais, que promovem adesão ao epitélio intestinal. Existem mais de 25 tipos de CFA, que podem ser expressos isoladamente ou em combinações. Os fatores de colonização prevalentes incluem CFA/I, CS1-CS7, CS14 e CS17. Entretanto, não foram detectados CFAs em todas as cepas de ETEC. Embora 30 a 50% dos isolados de ETEC não tenham qualquer CFA caracterizado por triagem fenotípica, novos CFAs continuam a ser identificados, eles são altamente imunogênicos. Entretanto, os diversos CFAs e suas variantes alélicas dificultaram a definição de imunidade e o desenvolvimento de vacinas úteis. Uma grande proporção de cepas produz um pilus tipo IV denominado *longus*, que atua como um fator de colonização e que é encontrado em diversos outros patógenos bacterianos gram-negativos. As cepas de ETEC também têm o pilus comum, produzido por cepas de *E. coli* comensais e patogênicas. Entre as adesões não fimbriais, a TibA é uma adesina bacteriana potente que medeia a adesão bacteriana e a invasão de células. Por muitos anos, o sorogrupo O foi usado para diferenciar bactérias *E. coli* patogênicas de comensais. Como as *E. coli* patogênicas agora são definidas e classificadas com o uso de sondas e *primers* para genes de virulência específicos, a determinação do sorogrupo O passou a ser menos importante. Dos mais de 180 sorogrupos de *E. coli*, em geral apenas um número relativamente pequeno é de ETEC. Os grupos O mais comuns são O6, O8, O128 e O153 e, com base em alguns grandes estudos retrospectivos, esses sorogrupos são responsáveis por apenas metade das cepas de ETEC.

ESCHERICHIA COLI ENTEROINVASIVA

Clinicamente, as infecções por EIEC apresentam diarreia aquosa ou uma síndrome de disenteria com sangue, muco e leucócitos nas fezes, além de febre, toxicidade sistêmica, cólicas abdominais, tenesmo e

Tabela 227.1 Características clínicas, patogênese e diagnóstico de *E coli* diarreiogênica.

PATÓGENO	POPULAÇÕES EM RISCO	CARACTERÍSTICAS DA DIARREIA			PRINCIPAIS FATORES DE VIRULÊNCIA		DIAGNÓSTICO
		Aquosa	Sanguinolenta	Duração	Fatores de adesão	Toxinas	
ETEC	> 1 ano de idade e viajantes	+++	–	Aguda	Antígenos do fator de colonização (CFs ou CFAs); ECP	Enterotoxina termolábil (LT) Enterotoxina termoestável (ST)	Detecção de enterotoxinas (LT e ST) por imunoensaios enzimáticos ou PCR (*lt, st*)
EIEC	> 1 ano de idade	+	++	Aguda	Antígeno plasmidial de invasão (IpaABCD)		Detecção de antígeno plasmidial de invasão de *Shigella* (*ipaH*) por PCR
EPEC	< 2 anos de idade	+++	+	Aguda, prolongada ou persistente	Lesão A/E, intimina/Tir, EspABD, Bfp	EspF, Map, EAST1, SPATEs (*EspC*)	Detecção do gene que codifica a intimina (gene *eae*) ± pili formadores de feixes (*bfpA*) por PCR e ausência de toxinas *Shiga*; ensaio de adesão às células HEp-2 (LA, LLA)
STEC (EHEC/ VTEC)	6 meses-10 anos e idosos	+	+++	Aguda	Lesão A/E, intimina/Tir, EspABD	Toxinas *Shiga* (Stx1, Stx2 e variantes de Stx2)	Detecção de toxinas *Shiga* por imunoensaios enzimáticos ou PCR (*Stx* 1, *Stx* 2); cultura de fezes em meio de MacConkey-sorbitol para detectar *E. coli* O157. Cultura simultânea para O157 e ensaios sem cultura para detectar toxinas *Shiga*
EAEC	< 2 anos de idade, pacientes infectados por HIV e viajantes	+++	+	Aguda, prolongada ou persistente	Fímbrias de adesão agregativa (AAF)	SPATEs (Pic, Pet), ShET1, EAST1	Detecção de *AggR*, plasmídeo AA e outros genes de virulência: *aap, aatA, astA, set1A* por PCR; ensaio de adesão às células HEp-2 (AA)
DAEC	> 1 ano de idade e viajantes	++	–	Aguda	Afa/Dr, AIDA-I	SPATEs (Sat)	Detecção de adesinas Dr (daaC ou daaD) e genes associados à família Dr por PCR; ensaio de adesão às células HEp-2 (DA)

–, Não presente; +, presente; ++, comum; +++, muito comum; lesão A/E, adesão e desvanecimento (*attaching and effacing*); AA, adesão agregativa; Bfp, pili formadores de feixes; DA, adesão difusa; DAEC, *E. coli* de adesão difusa; EAEC, *E. coli* enteroagregativa; EAST1, toxina termoestável enteroagregativa; ECP, *E. coli* pilus comum; EHEC, *E. coli* entero-hemorrágica; EIEC, *E. coli* enteroinvasiva; EPEC, *E. coli* enteropatogênica; EspABD, proteínas A, B e D secretadas por *E. coli*; ETEC, *E. coli* enterotoxigênica; LA, adesão localizada; LLA, adesão semelhante à localizada; PCR, reação em cadeia da polimerase; ShET1, Enterotoxina 1 de *Shigella*; SPATEs, serino-protease autotransportadora de Enterobacteriaceae; STEC, *E. coli* produtora de toxina *Shiga*; Tir, receptor translocado de intimina; VTEC, *E. coli* produtora de verotoxina.

urgência intestinal. A doença é semelhante à **disenteria bacilar**, pois a EIEC compartilha os genes de virulência com espécies de *Shigella*. O sequenciamento de múltiplos genes de referência indica que a EIEC está mais relacionada com a *Shigella* do que com uma *E. coli* não invasiva. A diarreia por EIEC ocorre principalmente em surtos; entretanto, a doença endêmica ocorre nos países em desenvolvimento. Em algumas regiões do mundo em desenvolvimento, cerca de 5% dos episódios esporádicos de diarreia e 20% dos casos de diarreia sanguinolenta são causados por EIEC (Capítulo 226).

A doença por EIEC é semelhante à **shigelose**. A EIEC causa lesões no cólon com ulcerações, hemorragia, edema na mucosa e na submucosa e infiltração por leucócitos polimorfonucleares (LPMNs). As cepas de EIEC se comportam como a *Shigella* na sua capacidade de invadir o epitélio intestinal e produzir doença semelhante à disenteria. O processo invasivo envolve a entrada inicial nas células, multiplicação celular, disseminação intracelular e intercelular e morte de células hospedeiras. Todos os genes bacterianos necessários para a entrada na célula hospedeira são agrupados em uma região de 30 kb de um grande plasmídeo de virulência; esses genes estão intimamente relacionados aos encontrados no plasmídeo de invasão das espécies de *Shigella*. Essa região contém genes que codificam as proteínas mediadoras de entrada, inclusive proteínas que formam um sistema de injeção semelhante a uma agulha, denominado secreção tipo III, necessário para a secreção das invasinas (IpaA-D e IpgD). Os Ipas são as principais proteínas efetoras da invasão das células epiteliais. O sistema de secreção tipo III é acionado pelo contato com as células hospedeiras; as bactérias usam o sistema para transportar proteínas para o interior da membrana plasmática da célula hospedeira e injetar toxinas no citoplasma da célula hospedeira.

A EIEC engloba um pequeno número de sorogrupos (O28ac, O29, O112ac, O124, O136, O143, O144, O152, O159, O164, O167 e algumas cepas não tipáveis). Esses sorogrupos possuem antígenos LPS relacionados com a LPS de *Shigella* e, como nas shigellas, não são móveis (carecem dos antígenos H ou flagelares) e, geralmente, não são fermentadores de lactose.

ESCHERICHIA COLI ENTEROPATOGÊNICA

A EPEC causa diarreia aguda, prolongada e persistente, sobretudo em crianças com menos de 2 anos em países em desenvolvimento, onde o organismo pode ser responsável por 20% dos casos de diarreia infantil. Nos países desenvolvidos, a EPEC causa surtos ocasionais em creches e enfermarias infantis. Os sintomas comuns são diarreia aquosa intensa não sanguinolenta com muco, vômitos e febre baixa. Diarreia prolongada (mais de 7 dias) e persistente (mais de 14 dias) podem causar

desnutrição, desfecho potencialmente associado à mortalidade por infecção por EPEC nas crianças dos países em desenvolvimento. Os estudos mostram que a amamentação oferece proteção contra diarreia causada por EPEC.

A colonização da EPEC causa enfraquecimento das vilosidades intestinais, alterações inflamatórias locais e esfolamento das células superficiais da mucosa; as lesões induzidas por EPEC se estendem do duodeno ao cólon. A EPEC induz uma lesão A/E (*attaching and effacing* – adesão e desvanecimento) característica, que é definida pela adesão íntima das bactérias à superfície do epitélio e à destruição das microvilosidades das células hospedeiras. Os fatores responsáveis pela formação de lesão de adesão e desvanecimento são codificados pelo *locus of enterocyte effacement* (LEE), ilha de patogenicidade com genes para um sistema de secreção tipo III, o receptor translocado de intimina (Tir) e diversas proteínas efetoras, como proteínas secretadas por *E. coli* (EspA-B-D). Algumas cepas aderem ao epitélio intestinal hospedeiro em um padrão conhecido como *adesão localizada*, traço que é, em parte, mediado pelo pilus formador de feixe (Bfp) tipo IV, codificado por um plasmídeo (plasmídeo EAF). Após o contato inicial, as proteínas são translocadas através de apêndices filamentosos, formando uma ponte física entre as bactérias e a célula hospedeira; efetores bacterianos (EspB, EspD, Tir) são translocados através dessas passagens. O Tir se movimenta para a superfície das células hospedeiras, onde é ligado à intimina, proteína de membrana externa bacteriana (codificada pelo gene *eae*). A ligação intimina-Tir deflagra a polimerização de actina e de outros componentes citoesqueléticos no local da adesão. Essas alterações citoesqueléticas resultam na adesão íntima da bactéria à célula hospedeira, na destruição de enterócitos e na formação de pedestais.

Outros efetores codificados pelo LEE incluem Map, EspF, EspG, EspH e SepZ. Diversas outras proteínas efetoras são codificadas fora do LEE e secretadas pelo sistema de secreção tipo III (as proteínas não codificadas pelo LEE, ou Nle). A contribuição desses efetores putativos (NleA/EspI, NleB, NleC, NleD etc.) para a virulência ainda está sendo investigada. A presença e a expressão dos genes de virulência variam entre as cepas da EPEC.

Os genes *eae* (intimina) e *bfp*A são úteis para identificar a EPEC e para subdividir esse grupo de bactérias em cepas típicas e atípicas. Cepas de *E. coli* que são $eae^+/bfpA^+$ são classificadas como EPECs "típicas"; a maioria dessas cepas pertence a sorotipos O:H comuns. Cepas de *E. coli* que são $eae^+/bfpA^-$ são classificadas como EPECs "atípicas". A EPEC típica por muitos anos foi considerada uma das principais causas de diarreia infantil nos países em desenvolvimento e era considerada rara em países industrializados. Entretanto, os dados atuais indicam que as EPECs atípicas são mais prevalentes do que a EPEC típica em países desenvolvidos e em desenvolvimento, mesmo em casos de diarreia persistente. A determinação de quais dessas cepas heterogêneas são patógenos verdadeiros constitui um trabalho ainda em andamento. No estudo GEMS, a EPEC típica foi o principal patógeno associado ao risco elevado de mortalidade, particularmente em lactentes da África.

Os sorogrupos clássicos de EPEC incluem as cepas de 12 sorogrupos: O26, O55, O86, O111, O114, O119, O125, O126, O127, O128, O142 e O158. Entretanto, diversas cepas de *E. coli* definidas como EPEC com base na presença do gene da intimina pertencem a sorogrupos de EPECs não clássicas, principalmente as cepas atípicas.

ESCHERICHIA COLI PRODUTORA DE TOXINA SHIGA

A STEC causa um amplo espectro de doenças. As infecções por STEC podem ser assintomáticas. Os pacientes que desenvolvem sintomas intestinais podem ter diarreia leve ou colite hemorrágica grave. Dor abdominal, inicialmente com diarreia aquosa que pode se tornar sanguinolenta depois de vários dias, caracteriza doença por STEC. A febre infrequente diferencia a doença por STEC de outra doença com aparência semelhante causada por shigelose ou EIEC. A maioria dos pacientes com STEC se recupera da infecção sem maiores complicações. Entretanto, 5 a 10% das crianças com colite hemorrágica por STEC desenvolvem, em alguns dias, complicações sistêmicas, como **síndrome hemolítica-urêmica** (SHU), caracterizada por insuficiência renal aguda, trombocitopenia e anemia hemolítica microangiopática (Capítulo 538). A doença grave ocorre principalmente nas crianças de 6 meses a 10 anos de idade. Crianças pequenas com diarreia sanguinolenta associada à STEC e com leucocitose neutrofílica no início da diarreia apresentam risco de evoluir para SHU. Indivíduos mais velhos também podem desenvolver SHU ou púrpura trombocitopênica trombótica.

A STEC é transmitida de pessoa para pessoa (p. ex., nas famílias e creches), pelos alimentos e pela água; a ingestão de um pequeno número de organismos é suficiente para causar doença com algumas cepas. Hambúrgueres malpassados constituem uma causa comum de surtos de origem alimentar, embora muitos outros alimentos (cidra de maçã, alface, espinafre, maionese, salame, salsicha fermentada e laticínios não pasteurizados) também tenham sido responsabilizados pela transmissão de STEC.

A STEC afeta com mais gravidade o cólon. Esses organismos aderem às células do intestino; e a maioria das cepas que afeta os seres humanos produz lesões de adesão e desvanecimento, como as observadas com EPEC, e contêm genes relacionados (p. ex., *intimin, Tir, EspA-D*). Ao contrário da EPEC, a STEC produz **toxinas Shiga** (Stx; anteriormente denominadas verotoxinas e semelhantes à Shiga) como principais fatores de virulência. Existem duas principais famílias de toxinas Shiga, Stx1 e Stx2, com vários subtipos identificados por letras (p. ex., Stx2a, Stx2 c). Algumas STECs produzem apenas Stx1 e outras produzem apenas uma das variantes de Stx2; muitas STECs têm genes para várias toxinas. A **Stx1** é essencialmente idêntica à toxina Shiga, a exotoxina da *Shigella dysenteriae* sorotipo 1 inibidora da síntese proteica. A **Stx2** e variantes de Stx2 são mais distantemente relacionadas à toxina Shiga, embora compartilhem sequências conservadas.

Essas toxinas Shiga das ETECs são compostas de uma única subunidade A não covalentemente associada a um pentâmero composto de subunidades B idênticas.

As subunidades B se ligam à globotriaosilceramida (Gb_3), receptor de glicoesfingolipídios nas células hospedeiras. A subunidade A é absorvida por endocitose. O alvo da toxina é o rRNA 28S, que é depurado pela toxina em um resíduo específico de adenina, causando a interrupção da síntese proteica e a morte das células afetadas. Essas toxinas são transportadas em bacteriófagos que normalmente são inativos (lisogênicos) no cromossomo da bactéria; quando os bacteriófagos são induzidos a se replicar (p. ex., pelo estresse induzido por muitos antibióticos), eles provocam a lise das bactérias e liberam altas quantidades de toxina. A translocação de toxinas pelo epitélio do intestino para a circulação sistêmica pode causar danos às células do endotélio vascular, resultando em ativação da cascata de coagulação, formação de microtrombos, hemólise intravascular e isquemia.

O desfecho clínico de uma infecção por STEC depende de uma combinação, específica da cepa, entre a adesão epitelial e os fatores da toxina. A família de toxinas Stx2 está associada a um maior risco de ocorrência de SHU. As cepas que só produzem Stx1 muitas vezes causam apenas diarreia aquosa e são, com pouca frequência, associadas à SHU.

Os sorotipos mais comuns de STEC são *E. coli* O157:H7, *E. coli* O111:NM e *E. coli* O26:H11, embora várias outras centenas de STECs também tenham sido descritas. O sorotipo *E. coli* **O157:H7** é o mais virulento e o mais frequentemente associado à SHU; entretanto, outros sorotipos diferentes do O157 também causam essa doença.

ESCHERICHIA COLI ENTEROAGREGATIVA

A EAEC está associada a (1) diarreia pediátrica aguda, prolongada e persistente nos países em desenvolvimento, mais predominantemente em crianças com menos de 2 anos e em crianças desnutridas: (2) diarreia aguda e persistente em adultos e crianças infectados pelo HIV; e (3) diarreia aguda do viajante – ela é a segunda causa mais comum de diarreia do viajante, depois da ETEC. A doença típica por EAEC é manifestada por diarreia aquosa, mucoide e secretora com febre baixa e pouco ou nenhum vômito. A diarreia aquosa pode persistir por 14 dias ou mais. Em alguns estudos, muitos pacientes apresentam fezes sanguinolentas, indicando que a EAEC não pode ser descartada nas características das fezes. As cepas de EAEC estão associadas ao retardo do crescimento e à desnutrição em crianças de países em desenvolvimento.

Os organismos EAEC formam uma biopelícula na mucosa do intestino e induzem o encurtamento das vilosidades, necrose hemorrágica e respostas inflamatórias. O modelo de patogênese proposto para infecção por EAEC envolve três fases: adesão à mucosa intestinal por meio das fímbrias de adesão agregativa ou adesinas relacionadas; produção elevada de muco; e produção de toxinas e inflamação, que resultam em lesões na mucosa e secreção intestinal. A diarreia causada por EAEC é predominantemente secretora. A resposta inflamatória do intestino (lactoferrina fecal elevada, interleucina [IL]-8 e IL-1 β) pode estar relacionada com deficiência no crescimento e com desnutrição.

As cepas de EAEC são reconhecidas pela adesão às células HEp-2 em um padrão agregativo de pilha de tijolos, denominado *adesão agregativa* (AA). Os fatores de virulência da EAEC incluem as fímbrias AA (AAF-I, -II e -III), que conferem o fenótipo AA. Algumas cepas produzem toxinas, inclusive a enterotoxina codificada por plasmídeo EAST1 (codificada por *ast* A); um homólogo da ETEC ST; uma toxina autotransportadora denominada Pet; outras toxinas STATE; e a enterotoxina cromossomicamente codificada ShET1 (codificada por *setA* e *setB*). Outros fatores de virulência incluem proteínas da membrana externa e secretadas, como a dispersina (*aap*) e o complexo de transporte da dispersina (aatPABCD). A EAEC faz parte de um grupo heterogêneo da *E. coli*. Os critérios de diagnóstico originais (padrão de adesão às células HEp-2) identificaram muitas cepas que provavelmente não são patógenos verdadeiros; critérios genéticos parecem identificar com maior confiança os patógenos verdadeiros. Um ativador transcricional denominado **AggR** controla a expressão dos fatores de virulência cromossômicos e os transmitidos por plasmídeos. A identificação do AggR parece identificar, de maneira confiável, cepas de EAEC patogênicas associadas a doença (EAECs "típicas"). Cepas de EAEC positivas para *agg*R que transportam de um a três dos genes *aap*, *ast*A e *set1A* estão significativamente associadas à diarreia em comparação com isolados de EAEC que não transportam esses genes. Além dos fatores AAF e AggR, as cepas de EAEC são geneticamente diferentes e, portanto, apresentam virulência variável. As cepas de EAEC pertencem a diversos sorogrupos, incluindo O3, O7, O15, O44, O77, O86, O126 e O127.

ESCHERICHIA COLI DE ADESÃO DIFUSA

Embora a condição das cepas de DAEC como patógenos verdadeiros tenha sido uma dúvida, diversos estudos em países desenvolvidos e em desenvolvimento associaram esses organismos à diarreia, sobretudo em crianças após o primeiro ou segundo ano de vida. As cepas de DAEC isoladas de crianças e adultos parecem representar duas populações bacterianas diferentes. A **suscetibilidade dependente da idade** pode explicar discrepâncias entre os estudos epidemiológicos com relação à diarreia ou o uso de métodos de detecção inadequados. Os dados sugerem que esses organismos também causam a diarreia do viajante em adultos. A DAEC produz diarreia aquosa aguda que em geral não é disentérica, mas frequentemente é prolongada.

As cepas de DAEC produzem adesão difusa em células epiteliais cultivadas. Elas expressam fímbrias superficiais (designadas como F1845) que são responsáveis pelo fenótipo de **adesão difusa** em uma cepa protótipo. Essas fímbrias são homólogas a membros da família Afa/Dr de adesinas, que são identificadas por hibridização com uma sonda específica, *daaC*, comum aos operons que codificam adesões Afa/Dr. Uma segunda adesina putativa associada ao fenótipo do padrão de adesão difusa é uma proteína da membrana externa, denominada AIDA-I. A contribuição de outros efetores putativos (*icuA, fimH, afa, agg-3A, pap, astA, shET1)* para a virulência ainda está sob investigação. O único fator secretado documentado associado à infecção por DAEC é a citotoxina Sat serino-protease autotransportadora de Enterobacteriaceae (SPATE). As adesinas Afa/Dr que expressam bactérias interagem com receptores ligados à membrana, incluindo o fator acelerador de decaimento (DAF). As lesões estruturais e funcionais induzidas pela DAEC incluem perda de microvilosidades e diminuição da expressão e das atividades enzimáticas das proteínas associadas à borda em escova. Isolados de DAEC com Afa/Dr produzem uma toxina autotransportadora secretada que induz um intenso acúmulo de fluido no intestino. As cepas de DAEC normalmente induzem a produção de IL-8 *in vitro*. Os sorogrupos de cepas de DAEC não são tão bem definidos quanto os de outras *E. coli* diarreiogênicas.

ESCHERICHIA COLI HEMORRÁGICA ENTEROAGREGATIVA

Em 2011, foi deflagrado um surto maciço de uma cepa O104:H4 incomum de *E. coli* diarreiogênica na Alemanha. Mais de 4 mil indivíduos foram acometidos por colite hemorrágica; o surto envolveu principalmente adultos (foi relatado que menos de 100 crianças foram afetadas). Mais de 800 pessoas desenvolveram SHU, e mais de 50 desses indivíduos vieram a óbito. A análise genômica indicou que a cepa do surto estava mais intimamente relacionada à EAEC e tinha adquirido um bacteriófago lambdoide com genes para toxina Shiga Stx2a. Tratava-se, então, de um patógeno **híbrido** com mecanismos de colonização semelhantes a uma cepa de EAEC típica e produção de toxinas típicas de uma cepa de STEC. A cepa desse surto contém genes Pic no cromossomo e um plasmídeo semelhante a pAA que codifica AAF, AggR, Pet, ShET1 e dispersina. Um segundo plasmídeo de virulência codifica várias resistências a antibióticos. As altas taxas de morbidade e mortalidade associadas a essa cepa podem refletir a maior adesão da EAEC comparada com a da STEC, depositando mais Stx nas células de destino. A terminologia alternativa para essa cepa inclui ***E. coli* hemorrágica enteroagregativa** e **EAEC produtora de toxinas Shiga**. Não está claro se a produção de toxina Shiga em uma base de EAEC merece uma classificação separada. Organismos com genes da toxina Shiga em uma base de EPEC atípica foram designados como um grupo separado (denominado **STEC**, **EHEC** ou ***E. coli* produtora de verotoxina**) antes que a importância relativa dos diversos genes fosse clara. As cepas de EPEC constituem um grupo heterogêneo. A questão importante não é a nomenclatura, e sim o conceito de que os genes de virulência podem se mover entre as bactérias *E. coli*, originando novas variantes.

DIAGNÓSTICO

As características da doença raramente são particulares o bastante para permitir um diagnóstico confiável baseado apenas em observações clínicas; além disso, estudos laboratoriais de rotina, como hemogramas, raramente demonstram eficácia no diagnóstico. Métodos práticos que não dependem de DNA para o diagnóstico de rotina de *E. coli* diarreiogênica foram desenvolvidos, sobretudo para STEC. O sorotipo O157:H7 é sugerido pelo isolamento de uma *E. coli* que não fermenta sorbitol em meio de MacConkey-sorbitol; a aglutinação de látex confirma que o organismo contém LPS O157. Outras cepas de STEC podem ser detectadas em laboratórios hospitalares de rotina por meio de imunoensaios enzimáticos disponíveis comercialmente ou por ensaios de aglutinação de látex para detectar toxinas Shiga, embora a sensibilidade variável dos imunoensaios comerciais tenha limitado seu valor.

Embora algumas STECs (cepas O157:H7) possam ser detectadas em laboratórios de microbiologia de rotina usando meios seletivos e antissoros adequados, o diagnóstico de infecção por outras *E. coli* diarreiogênicas tradicionalmente é feito com base em ensaios de cultura de tecidos (p. ex., ensaio de células HEp-2 para EPEC, EAEC, DAEC) ou pela identificação de fatores de virulência específicos das bactérias por fenótipo (p. ex., toxinas) ou genótipo. Pode ser usada reação em cadeia da polimerase (PCR) multiplex, em tempo real ou convencional para o diagnóstico presuntivo de colônias isoladas de *E. coli*. Os genes comumente usados para a PCR diagnóstica são *lt* e *st* para ETEC; *IpaH* ou *iaL* para EIEC; *eae* e *bfp*A para EPEC; *eae, Stx1* e *Stx2* para STEC; *AggR* ou o plasmídeo AA para EAEC; e *daaC* ou *daaD* para DAEC. Ensaios comerciais, como o Painel Gastrintestinal FilArray e o Painel Eurofins Diatherix, hoje em dia detectam em algumas horas marcadores genéticos para EPEC, EAEC, ETEC, STEC e EIEC, entre outros genes patogênicos, diretamente de uma amostra de fezes.

A sorotipagem não fornece a identificação definitiva de patotipos (exceto para casos selecionados, como O157:H7) porque cada patotipo contém muitos sorotipos e alguns sorotipos podem pertencer a mais de um patotipo. Como consequência, a sorotipagem não deve ser usada rotineiramente para a identificação de *E. coli* diarreiogênicas em laboratórios clínicos (p. ex., para diagnosticar EPEC em diarreia infantil), exceto durante a investigação de um surto.

Outros dados laboratoriais são, na melhor hipótese, indicadores *inespecíficos* de etiologia. O exame de leucócitos fecais é frequentemente positivo nos casos de EIEC ou ocasionalmente positivo nos outros tipos de *E. coli* diarreiogênicas. Com EIEC e STEC, pode haver uma elevada contagem de leucócitos polimorfonucleares (PMN) com desvio à esquerda. A determinação dos níveis sanguíneos de *Stx2* no período logo após a diarreia sanguinolenta pode ser útil para identificar crianças com risco de SHU; entretanto, esse método requer uma avaliação mais profunda. Lactoferrina fecal, IL-8 e IL-1β podem ser usadas como marcadores inflamatórios. As alterações eletrolíticas são inespecíficas, refletindo apenas perda de fluido.

TRATAMENTO

A base do tratamento consiste em fluidoterapia e reposição eletrolítica adequadas. Em geral, essa terapia deve incluir reidratação oral e manutenção com soluções de reidratação, como as especificadas pela Organização Mundial da Saúde. Pedialyte e outras soluções de reidratação oral prontamente disponíveis são alternativas aceitáveis. Após a reintrodução da alimentação, a suplementação contínua com líquidos de reidratação oral é adequada para prevenir a recorrência de desidratação. A reintrodução precoce da alimentação (seis a oito horas após o início da reidratação) com leite materno ou fórmula infantil ou alimentos sólidos deve ser incentivada. A suspensão prolongada da alimentação pode causar diarreia crônica e desnutrição. Se a criança estiver desnutrida, deverá ser administrado zinco VO para acelerar a recuperação e diminuir o risco de futuros episódios de diarreia.

A terapia antimicrobiana específica para *E. coli* diarreiogênica está sendo aperfeiçoada por meio de painéis diagnósticos moleculares rápidos com amostras fecais diretas. Entretanto, a imprevisibilidade das suscetibilidades aos antibióticos continua a ser problemática. O tratamento é complicado pois esses organismos muitas vezes são resistentes aos antibióticos devido à exposição prévia a antibioticoterapias inadequadas. Diversos estudos em países em desenvolvimento descobriram que cepas de *E. coli* diarreiogênicas normalmente são resistentes a antibióticos, como sulfametoxazol-trimetoprima (TMP-SMX) e ampicilina (60 a 70%). A maioria dos dados é originária de séries de casos ou ensaios clínicos em adultos com diarreia do viajante. A ETEC responde a agentes antimicrobianos, como TMP-SMX, quando as cepas de *E. coli* são suscetíveis. Os casos dos ensaios clínicos de diarreia do viajante causados por ETEC responderam a ciprofloxacino, azitromicina e rifaximina. Entretanto, exceto no caso de uma criança que retornou recentemente de uma viagem por uma região do mundo em desenvolvimento, o tratamento empírico para *diarreia aquosa* intensa com antibióticos raramente é adequado.

Em ambientes com poucos recursos, em que baterias de testes moleculares rápidos não estão disponíveis, as infecções por EIEC podem ser tratadas antes da obtenção dos resultados da cultura, pois o médico, tendo suspeitado de shigelose, já iniciou uma terapia empírica. Se é demonstrado que os organismos são suscetíveis, TMP-SMX é uma escolha apropriada. Embora o tratamento de infecção por EPEC com TMP-SMX IV ou oral por 5 dias possa ser eficaz em acelerar a resolução, a falta de um teste diagnóstico rápido em ambiente com poucos recursos dificulta as decisões de tratamento. O tratamento com ciprofloxacino ou rifaximina é útil para diarreia do viajante por EAEC, mas os dados pediátricos são raros. Uma terapia específica para DAEC ainda não foi identificada.

As cepas de STEC representam um dilema terapêutico particularmente difícil; muitos antibióticos podem induzir estresse bacteriano, produção de toxinas e lise bacteriana mediada por bacteriófagos com liberação de toxinas. Não devem ser usados antibióticos em casos de infecção por STEC, pois eles podem aumentar o risco de SHU (Capítulo 538). Em ambientes providos de diagnóstico molecular rápido, o atraso na administração de antibióticos raramente é importante e pode permitir que o clínico recomende ou exclua os antibióticos do plano terapêutico com maior segurança.

PREVENÇÃO DA DOENÇA

Nos países em desenvolvimento, a melhor forma de prevenir doença causada por *E. coli* diarreiogênica pediátrica provavelmente é com amamentação prolongada, atenção especial à higiene pessoal e adoção de procedimentos alimentares e de manuseio da água adequados. As pessoas que viajam para esses lugares podem ter uma melhor proteção lavando as mãos, consumindo somente água processada, bebidas engarrafadas, pães, sucos de frutas, frutas que podem ser descascadas ou alimentos que são servidos bem quentes.

A antibioticoterapia profilática é eficiente em viajantes adultos, mas não foi estudada em crianças, não sendo, por esse motivo, recomendada. Medidas de saúde pública, como práticas de descarte de detritos ou de manuseio dos alimentos, fizeram com que os patógenos que requerem um grande inóculo para produzir doença fossem relativamente incomuns nos países industrializados. Surtos de STEC de origem alimentar são um problema para o qual não foi encontrada qualquer solução adequada. Durante um surto hospitalar ocasional de doença por EPEC, a atenção às precauções de isolamento entérico e à análise de coorte pode ser crucial.

A imunidade protetora contra *E. coli* diarreiogênica continua a ser uma área de pesquisa ativa, não estando disponíveis vacinas para uso clínico em crianças. Diversas candidatas a vacina com base em toxinas bacterianas e fatores de colonização têm se mostrado promissoras para a prevenção de ETEC em viajantes adultos, mas a proteção a longo prazo com essas vacinas ainda não é ideal, particularmente em crianças.

A bibliografia está disponível no GEN-io.

Capítulo 228
Cólera
Anna Lena Lopez

A cólera é uma doença diarreica desidratante que leva rapidamente à morte se o tratamento apropriado não for iniciado imediatamente. No mundo inteiro, 1,3 bilhão de pessoas correm risco de cólera, resultando em uma estimativa de 1 a 4 milhões de casos e 95.000 mortes por ano. É uma doença com alta propensão a produzir surtos, e os casos contínuos no Iêmen e no Haiti ressaltam como a cólera e outras doenças infecciosas podem facilmente reaparecer após um desastre natural ou conflitos relacionados à guerra em áreas que há muito foram consideradas livres das doenças.

ETIOLOGIA

A cólera é causada pelo *Vibrio cholerae,* um bacilo gram-negativo em forma de vírgula, subdividido em sorogrupos com base no seu antígeno O somático. Dos mais de 200 sorogrupos, apenas os sorogrupos O1 e O139 foram associados a epidemias, embora algumas cepas não O1 não O139 de *V. cholerae* (p. ex., O75 e O141) sejam patogênicas e possam causar pequenos surtos. Existe um antígeno H flagelar, no entanto, ele não é utilizado para a identificação da espécie. O sorogrupo O1 é ainda dividido em biotipos clássicos e biotipos El Tor, com base nas suas características bioquímicas. Desde o início do século XXI, apenas **O1 El Tor** tem sido notificado; híbridos e variantes do *V. cholerae* O1 El Tor apresentando genes clássicos foram notificados no mundo inteiro. Essas cepas híbridas e variantes têm sido associadas à ocorrência de doenças mais graves.

Cada biotipo de *V. cholerae* pode ser ainda subdividido nos sorotipos Inaba, Ogawa e Hikojima, com base nos determinantes antigênicos no antígeno O. As cepas **Inaba** apresentam determinantes antigênicos A e C, enquanto as cepas **Ogawa** têm determinantes antigênicos A e B. As cepas **Hikojima** produzem todos os três determinantes antigênicos, porém são instáveis e raras. Estudos recentes revelam que a mudança de sorotipo resulta de um processo de seleção que ainda não foi identificado.

EPIDEMIOLOGIA

As primeiras seis pandemias de cólera originaram-se no subcontinente indiano e foram causadas pelo *V. cholerae* O1 clássico. A sétima pandemia é a mais extensa de todas e é causada pelo *V. cholerae* O1

El Tor. Começou em 1961 em Sulawesi, na Indonésia, e disseminou-se pelo subcontinente Indiano, Sudeste Asiático, África, Oceania, Sul da Europa e Américas. Em 1991, o *V. cholerae* O1 El Tor apareceu pela primeira vez no Peru antes de se propagar rapidamente pelas Américas. A cólera torna-se **endêmica** em áreas após a ocorrência de surtos, quando um grande segmento da população desenvolve imunidade à doença após exposição recorrente. A doença é atualmente endêmica em partes da África e da Ásia e no Haiti.

Em 1992, o primeiro *V. cholerae* não O1 que resultou em epidemia foi identificado na Índia e em Bangladesh e foi designado como *V. cholerae* **O139**. De 1992 a 1994, esse microrganismo substituiu o O1 como causa predominante de cólera no Sul da Ásia, porém tem sido um agente etiológico incomum.

As cepas El Tor híbridas foram identificadas pela primeira vez de modo esporádico em Bangladesh. Em 2004, durante a vigilância de rotina em Moçambique, foram identificados casos isolados de *V. cholerae* O1 El Tor apresentando genes clássicos. Desde então, foram relatadas cepas El Tor híbridas e variantes em outras partes da Ásia e da África, que causaram surtos na Índia e no Vietnã. Embora o biotipo clássico tenha praticamente desaparecido, seus genes permanecem dentro do biotipo El Tor. A cepa atual circulante no Haiti está estreitamente relacionada com a cepa do Sul da Ásia. Os seres humanos são os únicos hospedeiros conhecidos do *V. cholerae*, porém existe o *V. cholerae* de vida livre e associado ao plâncton no ambiente marinho. O microrganismo desenvolve-se melhor em água moderadamente salgada, mas pode sobreviver em rios e na água doce se os níveis de nutrientes forem altos, como ocorre quando existe poluição orgânica, como fezes humanas. A formação de um biofilme sobre superfícies abióticas e a capacidade de entrar em um estado viável, porém não passível de cultura, foram consideradas como fatores que possibilitam a persistência do *V. cholerae* no ambiente. A temperatura da superfície do mar, o pH, o conteúdo de clorofila, a presença de compostos de ferro e quitina e as condições climáticas, como quantidade de chuva e elevação do nível do mar, constituem fatores ambientais importantes que influenciam a sobrevida do *V. cholerae* no ambiente e a expressão da toxina da cólera, um importante determinante de virulência.

O consumo de **água contaminada** e a ingestão de **frutos do mar inadequadamente cozidos** constituem os principais modos de transmissão, sendo este último observado com mais frequência nos países desenvolvidos. Nas áreas endêmicas para cólera, a incidência é maior entre crianças com menos de 2 anos de idade; no entanto, nas epidemias, todas as faixas etárias são comumente afetadas. Os indivíduos de grupo sanguíneo O, acidez gástrica diminuída, desnutrição, estado imunocomprometido e ausência de imunidade intestinal local (exposição prévia a infecção ou vacinação) correm risco aumentado de desenvolver doença grave. Os contatos domiciliares de pacientes infectados por cólera correm alto risco de adquirir a doença, visto que as fezes de pacientes infectados contêm altas concentrações de *V. cholerae.* Além disso, à medida que os microrganismos são eliminados, eles entram em um estado hiperinfeccioso, exigindo uma dose infecciosa 10 a 100 vezes menor em comparação com microrganismos que não foram eliminados por humanos.

PATOGENIA

São necessários grandes inóculos de bactérias (> 10^8 unidades formadoras de colônias) para que possa ocorrer cólera grave; entretanto, nos indivíduos cuja barreira gástrica está comprometida, uma dose muito menor (10^5 UFC) é suficiente. Após a ingestão do *V. cholerae* a partir do ambiente, ocorrem várias alterações no vibrião à medida que ele atravessa o intestino humano: aumento da expressão dos genes necessários para a aquisição de nutrientes, infrarregulação da resposta quimiotática e expressão de fatores de motilidade. Em seu conjunto, essas alterações permitem que o vibrião alcance um estado hiperinfeccioso, levando à necessidade de doses infecciosas menores para causar infecção secundária em outras pessoas. Essa hiperinfecção pode permanecer por 5 a 24 horas após a excreção, e acredita-se que seja a via predominante para a transmissão de uma pessoa para outra durante epidemias.

Se os vibriões sobreviverem à acidez gástrica, eles então colonizarão o intestino delgado por meio de vários fatores, como *pili* corregulados por toxina e motilidade, com consequente liberação eficiente de toxina da cólera (Figura 228.1). A toxina da cólera consiste em cinco subunidades B de ligação e em uma subunidade A ativa. As subunidades B são responsáveis pela ligação aos receptores de gangliosídeo GM_1, que estão localizados nas células epiteliais do intestino delgado. Após a sua ligação, a subunidade A é liberada na célula, onde estimula a adenilato ciclase e desencadeia uma cascata de eventos. O aumento do monofosfato de adenosina cíclico leva a um aumento na secreção de cloreto pelas células da cripta, o que, em seguida, leva à inibição da absorção de sódio e cloreto pelas microvilosidades. Esses eventos finalmente levam à evacuação maciça de líquido isotônico rico em eletrólitos no intestino delgado, que ultrapassa a capacidade de absorção do cólon, resultando em rápida desidratação e depleção de eletrólitos, incluindo sódio, cloreto, bicarbonato e potássio. Em seguida, pode ocorrer desenvolvimento de acidose metabólica e hipopotassemia.

MANIFESTAÇÕES CLÍNICAS

Os casos de cólera são, em sua maioria, leves ou inaparentes. Entre os indivíduos sintomáticos, cerca de 20% desenvolvem **desidratação** grave, que rapidamente pode levar à morte. Depois de um período de incubação de 1 a 3 dias (faixa: várias horas a 5 dias), aparecem **diarreia** aguda e **vômitos**. O início pode ser súbito, com diarreia aquosa profusa, porém alguns pacientes apresentam um pródromo de anorexia e desconforto abdominal, e as fezes inicialmente podem ser de cor marrom. A diarreia pode progredir para a evacuação indolor e profusa de *fezes semelhantes a água de arroz* (salpicos de muco suspensos) com odor fétido de peixe, que constitui a característica da doença (Figuras 228.2 e 228.3). Em geral, ocorrem vômitos com líquido aquoso claro no início da doença.

A **cólera grave**, que constitui a forma mais grave da doença, surge quando são observadas taxas de evacuação de 500 a 1.000 mℓ/h. Essas evacuações levam à desidratação, que se manifesta por diminuição da diurese, fontanela afundada (em lactentes), olhos fundos, ausência de lágrimas, mucosa oral seca, mãos e pés enrugados ("mãos de lavadeira"), turgor da pele deficiente, pulso filiforme, taquicardia, hipotensão e colapso vascular (Figura 228.3). Os pacientes com acidose metabólica podem apresentar respiração de Kussmaul típica. Embora o paciente possa estar inicialmente com sede e desperto, ele rapidamente evolui para a obnubilação e coma. Se as perdas de líquidos não forem rapidamente corrigidas, pode ocorrer morte dentro de algumas horas.

ACHADOS LABORATORIAIS

Os achados associados à desidratação são evidentes, como elevação da densidade específica da urina e hemoconcentração. A **hipoglicemia** é um achado comum e é causada pela diminuição da ingestão de alimento durante a doença aguda. O nível sérico de potássio pode estar inicialmente normal ou até mesmo elevado na presença de acidose metabólica; todavia, quando a acidose é corrigida, a hipopotassemia pode se tornar evidente. A acidose metabólica causada pela perda de bicarbonato constitui um achado proeminente na cólera grave. Os níveis séricos de sódio e de cloreto podem estar normais ou diminuídos, dependendo da gravidade da doença.

DIAGNÓSTICO E DIAGNÓSTICO DIFERENCIAL

Nas crianças que apresentam diarreia aquosa aguda com desidratação grave, que residem em uma área endêmica de cólera ou que recentemente viajaram para uma área onde ocorre cólera, pode-se suspeitar da doença enquanto se aguarda a confirmação laboratorial. A cólera difere de outras doenças diarreicas, visto que ela frequentemente ocorre em *grandes surtos que afetam tanto adultos quanto crianças.* O tratamento da desidratação deve ser iniciado o mais cedo possível. Pode ser difícil distinguir clinicamente a diarreia causada por outras etiologias (p. ex., *Escherichia coli* enterotoxigênica ou rotavírus) da cólera. O isolamento microbiológico de *V. cholerae* continua sendo o padrão-ouro para o estabelecimento do diagnóstico. Embora o diagnóstico definitivo não seja necessário para iniciar o tratamento, a confirmação laboratorial é necessária para a vigilância epidemiológica. O *V. cholerae* pode ser isolado das fezes, dos vômitos ou de *swabs* retais. As amostras podem ser transportadas em meios de Cary-Blair, se o seu processamento imediato não for possível. Devem-se utilizar meios seletivos, como ágar sacarose de tiossulfato-citrato-sais biliares, que inibem a flora normal. Como a maioria dos laboratórios nos países industrializados

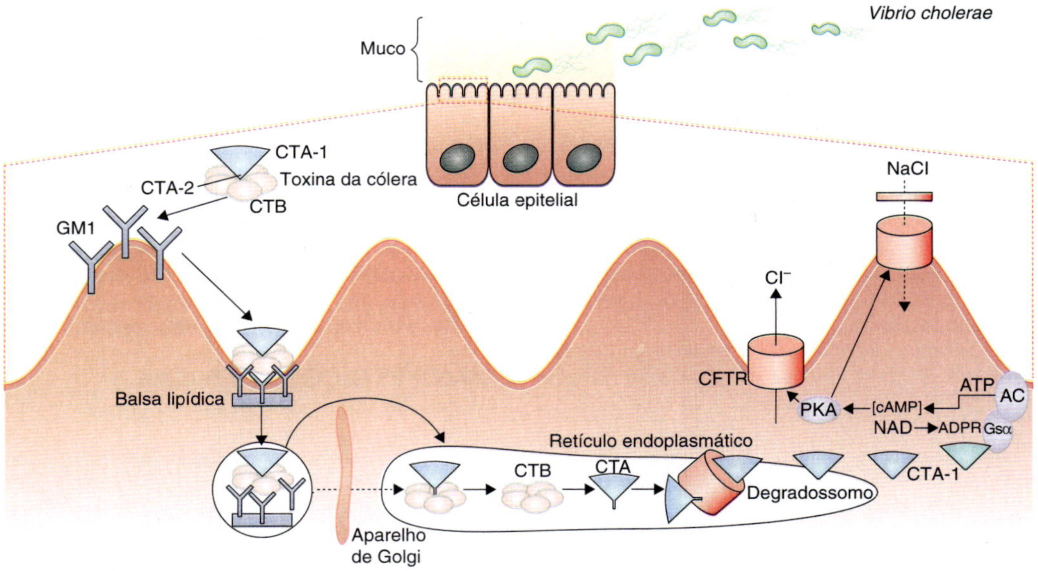

Figura 228.1 **Patogenia da cólera e ação da toxina da cólera.** Após a sua ingestão, o *Vibrio cholerae* coloniza o intestino delgado e secreta a toxina da cólera, que possui uma estrutura semelhante a uma rosca, com uma subunidade A central ativa tóxica enzimática (CTA-1 + CTA-2), associada a uma subunidade B pentamérica (CTB). Após a sua ligação a receptores de gangliosídeos GM_1 nas células epiteliais do intestino delgado, que estão principalmente localizados em balsas lipídicas na superfície celular, a toxina da cólera sofre endocitose e é transportada até o degradossomo pelo retículo endoplasmático (RE) por uma via retrógrada, que, dependendo do tipo celular, pode ou não envolver a sua passagem pelo aparelho de Golgi. No RE, a CTA diferencia-se da CTB, permitindo que a CTA-1 alcance o citosol por meio de translocação pela via do degradossomo. No citosol, as subunidades de CTA-1 reorganizam-se rapidamente e ligam-se à subunidade Gsα da adenilato ciclase (AC) na membrana celular; após a sua ligação, a adenosina difosfato (ADP) CTA-1 ribosila a subunidade Gsα, que estimula a atividade AC, resultando em aumento da concentração intracelular de monofosfato de adenosina cíclico (cAMP), ativação da proteinoquinase A (PKA), fosforilação do regulador de condutância transmembrana da fibrose cística (CFTR), um importante canal de cloreto, e secreção extracelular de íons cloreto (Cl^-) e água. A secreção de Cl^- (e de íons bicarbonato) induzida pela toxina da cólera é particularmente pronunciada nas células das criptas intestinais, enquanto as concentrações intracelulares aumentadas de cAMP nas células das vilosidades inibem principalmente a captação de cloreto de sódio (NaCl) e água. (Adaptada de Clemens J, Shin S, Sur D et al. New-generation vaccines against cholera. *Nat Rev Gastroenterol Hepatol.* 2011; 8:701-710, by permission of Nature Publishing Group.)

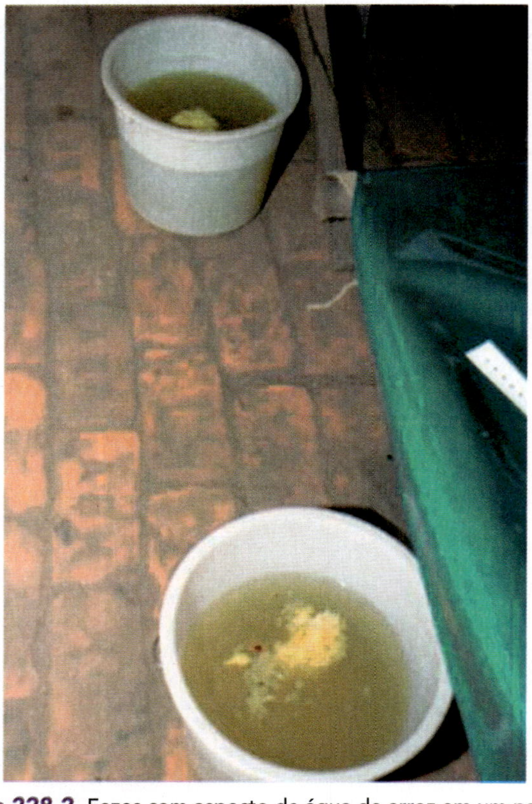

Figura 228.2 **Fezes com aspecto de água de arroz em um paciente com cólera.** (Modificada de Harris JB, LaRocque, Quadri F. Cholera. *Lancet.* 2012; 379:2466-2474.)

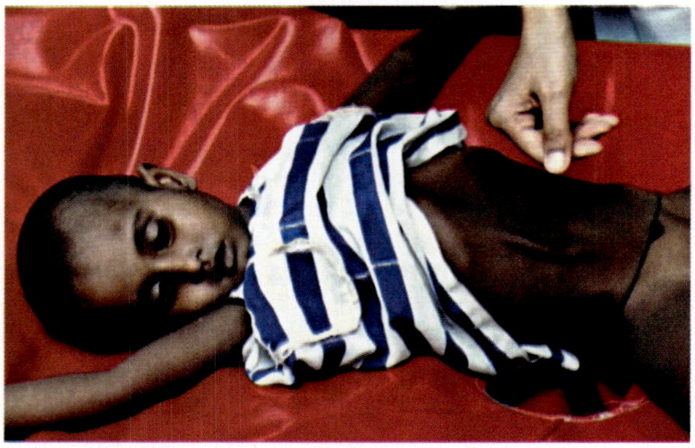

Figura 228.3 **Criança deitada em um berço para cólera, mostrando os sinais típicos de grave desidratação em consequência da cólera.** O paciente apresenta olhos fundos, aparência letárgica e diminuição do turgor da pele; todavia, depois de 2 horas, estava sentando, alerta e alimentando-se normalmente. (De Sack DA, Sack RB, Nair GB et al. Cholera. *Lancet.* 2004; 363:223-233.)

não realiza rotineiramente a cultura de *V. cholerae*, os médicos devem solicitar culturas apropriadas para os casos clinicamente suspeitos.

O exame de fezes revela poucos leucócitos e hemácias fecais, visto que a cólera não provoca inflamação. A microscopia de campo escuro pode ser utilizada para a rápida identificação de “motilidade em arremesso de dardo” típica em preparações a fresco de fezes semelhantes a água de arroz, que desaparece quando são adicionados anticorpos específicos contra *V. cholerae* O1 ou O139. Na atualidade, dispõe-se de exames complementares rápidos que, no futuro, poderão ser utilizados em áreas com capacidade laboratorial limitada, possibilitando a identificação precoce de casos no início de um surto e facilitando uma resposta no momento apropriado. A identificação molecular com o uso da reação em cadeia da polimerase e sondas de DNA está disponível, porém frequentemente não é usada em áreas onde existe cólera.

COMPLICAÇÕES

O atraso no início da terapia de reidratação ou uma reidratação inadequada frequentemente levam a complicações. Pode ocorrer insuficiência renal em consequência da hipotensão prolongada. A não ser que seja fornecida uma suplementação de potássio, a **hipopotassemia** pode levar à nefropatia e necrose miocárdica focal. A hipoglicemia é comum entre crianças e pode levar a convulsões, a não ser que seja adequadamente corrigida.

TRATAMENTO

A **reidratação** constitui a base da terapia (ver Capítulo 69). O manejo efetivo e no momento oportuno diminui consideravelmente a mortalidade. As crianças com desidratação leve ou moderada podem ser tratadas com solução de reidratação oral (SRO), a não ser que o paciente esteja em choque, obnubilado ou com íleo paralítico. Os vômitos não constituem uma contraindicação para SRO. Os pacientes gravemente desidratados necessitam de líquido intravenoso, idealmente com solução de Lactato de Ringer. Quando disponível, a SRO à base de arroz deve ser utilizada durante a reidratação, visto que esse líquido demonstrou ser superior à SRO padrão em crianças e adultos com cólera. É necessário proceder a um rigoroso monitoramento, particularmente nas primeiras 24 horas da doença, quando podem ser eliminadas grandes quantidades de fezes. Após a reidratação, os pacientes precisam ser reavaliados a cada 1 a 2 horas ou com mais frequência se a diarreia profusa continuar. A alimentação deve ser suspensa durante a diarreia. Refeições pequenas e frequentes são mais bem toleradas do que refeições grandes e menos frequentes.

Os **antibióticos** só devem ser administrados em pacientes com desidratação moderadamente grave a grave (Tabela 228.1). Tão logo o vômito cesse (habitualmente dentro de 4 a 6 horas após o início da terapia de reidratação), deve-se administrar um antibiótico ao qual as cepas locais de *V. cholerae* sejam sensíveis. Os antibióticos reduzem a duração da doença, diminuem a excreção fecal dos vibriões, diminuem o volume da diarreia e a necessidade de líquidos durante a reidratação. Os antibióticos em dose única aumentam a adesão do paciente ao tratamento; a doxiciclina, o ciprofloxacino e a azitromicina são efetivos contra a cólera. Existem relatos crescentes de resistência às tetraciclinas, ao sulfametoxazol-trimetoprima e a outros fármacos. Devido a essas cepas multirresistentes, o tratamento antibiótico precisa ser individualizado, com base nos resultados disponíveis do antibiograma da região. As diretrizes da OMS de 2013 recomendam o cotrimoxazol (20 mg/kg de sulfametoxazol/kg e 4 mg de trimetoprima, 2 vezes/dia) e o cloranfenicol (20 mg/kg IM, a cada 6 h, por 3 dias) como possíveis antibióticos alternativos para o tratamento. Entretanto, uma revisão sistemática recente recomenda o uso da azitromicina em dose única (20 mg/kg), devido à resistência disseminada aos antibióticos. As cefalosporinas e os aminoglicosídeos não são clinicamente efetivos contra a cólera e, portanto, não devem ser utilizados, mesmo quando os testes *in vitro* demonstram que as cepas são sensíveis.

Deve-se administrar zinco assim que os vômitos cessarem. A deficiência de zinco é comum entre crianças em muitos países em desenvolvimento. A suplementação de zinco em crianças com menos de 5 anos de idade diminui a duração da diarreia e reduz os episódios subsequentes de diarreia quando administrada diariamente por 14 dias durante a doença. As crianças com menos de 6 meses de idade devem receber 10 mg de zinco oral diariamente, durante 2 semanas; para crianças com mais de 6 meses de idade, devem-se administrar 20 mg de zinco oral por dia.

PREVENÇÃO

A melhora da higiene pessoal, o acesso à água limpa e o saneamento constituem as bases para o controle da cólera. O manejo apropriado dos casos diminui substancialmente o número de casos fatais para < 1%. Os viajantes provenientes de países desenvolvidos frequentemente não tiveram exposição anterior à cólera e, portanto, correm risco de desenvolver a doença. As crianças que viajam para áreas afetadas com cólera devem evitar beber água potencialmente contaminada e ingerir alimentos de alto risco, como peixe e frutos do mar crus ou malcozidos. Nenhum país ou território exige a vacinação contra a cólera como condição para a entrada.

Em 2016, uma vacina oral contra a cólera de microrganismos vivos, CVD 103 Hg-R (Vaxchora, PaxVax), foi licenciada nos EUA para uso em adultos de 18 a 64 anos de idade que viajam para áreas afetadas pela cólera.

Alarmada com a crescente prevalência da cólera, em 2011, a World Health Assembly recomendou o uso de vacinas contra a cólera orais para complementar as iniciativas existentes de água, saneamento e higiene para o controle da cólera. As vacinas contra a cólera parenterais de geração mais antiga não foram recomendadas pela Organização Mundial da Saúde (OMS), devido à proteção limitada que elas conferem e à sua elevada reatogenicidade. As vacinas contra a cólera orais são seguras, fornecem proteção durante aproximadamente 2 a 5 anos e conferem proteção de grupo moderada. Na atualidade, dispõe-se de duas vacinas cólera orais internacionalmente, que são reconhecidas pela OMS (Tabela 228.2). Uma vacina cólera oral de células integrais

Tabela 228.1 Agentes antimicrobianos recomendados para a cólera*.

ORGANIZAÇÃO QUE RECOMENDA	ANTIBIÓTICO DE ESCOLHA	ALTERNATIVA
OMS⁺ (antibióticos recomendados para os casos com desidratação grave)	**Adultos** Doxiciclina, 300 mg administrados em dose única (VO) *ou* Tetraciclina, 500 mg, 4 vezes/dia × 3 dias VO **Crianças** Tetraciclina, 12,5 mg/kg/dose 4 vezes/dia × 3 dias (até 500 mg por dose × 3 dias) VO	**Adultos** Eritromicina, 250 mg 4 vezes/dia × 3 dias VO **Crianças** Eritromicina 12,5 mg/kg/dose 4 vezes/dia × 3 dias (até 250 mg 4 vezes/dia × 3 dias) VO
PAHO‡ (antibióticos recomendados para os casos com desidratação moderada a grave)	**Adultos** Doxiciclina, 300 mg VO administrada em dose única **Crianças** Eritromicina, 12,5 mg/kg/dose 4 vezes/dia × 3 dias (até 500 mg/dose × 3 dias) *ou* Azitromicina, 20 mg/kg em dose única (até 1 g)	**Adultos** Ciprofloxacino, 1 g VO em dose única *ou* Azitromicina 1 g VO em dose única (fármaco de primeira linha para gestantes **Crianças** Ciprofloxacino, 20 mg/kg VO em dose única *ou* Doxiciclina 2 a 4 mg/kg VO em dose única

*A escolha do antibiótico deve se basear nos padrões de sensibilidade das cepas de *Vibrio cholerae* O1 ou O139 na região. ⁺Adaptada da Organização Mundial da Saúde: *The Treatment of diarrhea: a manual for physicians and other senior health workers*, 4th revision, Geneva, 2005, WHO. ‡Adaptada da Pan American Health Organization. *Recommendations for clinical management of cholera*. Washington, DC, 2010. Disponível em: http://new.paho.org/hq/index.php?option=com_docman&task=doc_download&gid=10813&Itemid=.

Tabela 228.2 Vacinas contra cólera orais disponíveis.*

NOME COMERCIAL DA VACINA	CONTEÚDO	ESQUEMA DE DOSAGEM
Dukoral (Crucell)	1 mg da subunidade B recombinante da toxina colérica mais 2,5 × 10^{10} unidades formadoras de colônias das seguintes cepas de *V. cholerae:* El Tor Inaba morto por formol (Phil 6973) Inaba clássico morto por calor (Cairo 48) Ogawa clássico morto por calor (Cairo 50) Ogawa clássico morto por formol (Cairo 50)	Crianças de 2 a 6 anos de idade: 3 doses, com intervalo de 1 a 6 semanas Adultos e crianças > 6 anos de idade: 2 doses com intervalo de 1 a 6 semanas
Shanchol (Shantha Biotech) Euvichol (Eubiologics)	*V. cholerae* O1: 600 EU de El Tor Inaba morto por formol (Phil 6973) 300 EU de Inaba clássico morto por calor (Cairo 48) 300 EU de Ogawa clássico morto por calor (Cairo 50) 300 EU de Ogawa clássico morto por formol (Cairo 50) *V. cholerae* O139-600 EU de cepa 4260B morta por formol	Adultos e crianças ≥ 1 ano de idade: 2 doses, com intervalo de 2 semanas

*Vacinas pré-qualificadas pela OMS.

mortas com subunidade B recombinante internacionalmente licenciada (Dukoral, Crucell) está disponível em mais de 60 países, incluindo União Europeia, e fornece proteção contra cólera em áreas endêmicas, bem como proteção cruzada contra determinadas cepas de *E. coli* enterotoxigênica. As outras duas vacinas (Shanchol, Shantha Biotech e Euvichol Eubiologics) são variantes da primeira vacina e contêm antígenos do *V. cholerae* O1 e O139, mas não contêm a subunidade B. Devido à ausência da subunidade B, essas vacinas não exigem tamponamento para a sua administração, reduzindo, assim, os custos e recursos de administração e facilitando a sua distribuição.

As vacinas contra a cólera orais estão disponíveis há mais de duas décadas, e, com a declaração da OMS, os países atualmente estão usando vacinas cólera orais em campanhas de vacinação em massa onde a cólera continua sendo um problema substancial. Hoje em dia, dispõe-se de um estoque de vacinas cólera estabelecido pela OMS, que pode ser acessado por países com risco de cólera, suplementando os esforços para reduzir o impacto desse flagelo contínuo representado pela cólera.

A bibliografia está disponível no GEN-io.

Capítulo 229
Campylobacter

Ericka V. Hayes

Campylobacter, normalmente *Campylobacter jejuni* e *Campylobacter coli*, são encontrados no mundo inteiro e estão entre as causas mais comuns de infecções intestinais humanas. A apresentação clínica varia de acordo com a idade e as condições subjacentes.

ETIOLOGIA

São reconhecidas 26 espécies e 9 subespécies de *Campylobacter* (dezembro de 2014). A maior parte foi isolada de seres humanos, e muitas são consideradas patogênicas. As espécies mais significativas incluem *C. jejuni* e *C. coli*, que se acredita possam responder pela maioria dos casos de enterite humana. Foram identificados mais de 100 sorotipos de *C. jejuni*. O *C. jejuni* foi subdividido em *C. jejuni* subespécie *jejuni* e *C. jejuni* subespécie *doylei*. Embora o *C. jejuni* subespécie *doylei* tenha sido isolado de seres humanos, ele é muito menos comum, menos resistente e mais difícil de isolar. Outras espécies, incluindo *Campylobacter fetus, Campylobacter lari* e *Campylobacter upsaliensis*, foram isoladas de pacientes com diarreia, embora com muito menos frequência (Tabela 229.1). Espécies de *Campylobacter* emergentes foram implicadas na gastrenterite aguda, na doença inflamatória intestinal e na peritonite, incluindo *C. concisus* e *C. ureolyticus*. Outras espécies de *Campylobacter* foram isoladas de amostras clínicas, porém o papel delas como patógenos não foi estabelecido.

Os microrganismos do gênero *Campylobacter* são bastonetes (0,5 a 5 μm de comprimento) gram-negativos, curvos, finos (0,2 a 0,8 μm de largura) e não formadores de esporos, que habitualmente apresentam extremidades pontiagudas. São menores do que a maioria dos outros patógenos bacterianos entéricos e exibem uma morfologia variável, incluindo microrganismos curtos em formato de vírgula ou de S e microrganismos longos, multiespiralados, filamentosos e em forma de gaivota. Os microrganismos individuais são habitualmente móveis, com um flagelo em um ou em ambos os polos, dependendo da espécie. Em virtude dessa morfologia, essas bactérias têm a capacidade de colonizar as mucosas dos tratos gastrintestinal (GI) e respiratório e de se mover através dessas superfícies em movimento espiralado. Os microrganismos do gênero *Campylobacter* são, em sua maioria, microaerófilos, em certas ocasiões parcialmente anaeróbicos e oxidase-positivos. A maioria pode se transformar em formas cocoides em condições adversas, particularmente com oxidação.

EPIDEMIOLOGIA

A nível mundial, a enterite por *Campylobacter* constitui uma importante causa de diarreia aguda. Esforços para reduzir a contaminação por *Campylobacter* e a implementação de práticas seguras de manipulação levaram a uma diminuição da incidência. As infecções por *Campylobacter* podem ser transmitidas por alimentos e pela água e resultam, mais comumente, da ingestão de **carnes aves** (frango, peru) contaminadas ou de **leite cru**. Com menos frequência, as bactérias provêm do consumo de água, de animais de estimação (gatos, cães, *hamsters*) e de animais de fazenda. As infecções são mais comuns em ambientes com recursos limitados, são prevalentes durante o ano inteiro em áreas tropicais e podem exibir picos sazonais em regiões temperadas (final da primavera, com um pico no meio do verão na maior parte dos EUA, com um segundo pico menor no final do outono). Nos países industrializados, as infecções por *Campylobacter* alcançam um pico no início da infância e, novamente, no adulto jovem (15 a 44 anos de idade). Esse segundo pico não é observado nas infecções por *Salmonella* e *Shigella*. Nos países em desenvolvimento, as infecções repetidas são comuns na infância, resultando em aumento da imunidade e ocorrência rara da doença na vida adulta. Nos EUA, a cada ano, ocorre um número estimado de 2,5 milhões de casos de infecção por *Campylobacter*. Entre esses casos, a ocorrência de morte é rara, com 50 a 150 registros anualmente. Nos Países Baixos, uma análise dos registros médicos mostra que, em média, cada residente adquire colonização assintomática por *Campylobacter* a cada 2 anos, evoluindo para a infecção sintomática em cerca de 1% dos indivíduos colonizados.

A **infecção transmitida por alimentos** é mais comum e pode ser observada com o consumo de carne crua ou inadequadamente cozida, assim como a contaminação cruzada de outros alimentos. Embora os **frangos** constituam a fonte clássica de *Campylobacter*, muitos animais que servem de fonte de alimento para os seres humanos também podem abrigar *Campylobacter*, incluindo frutos do mar. *C. coli* tem sido associado

Tabela 229.1 Espécies de *campylobacter* associadas a doença em seres humanos.

ESPÉCIE	DOENÇA EM SERES HUMANOS	FONTES COMUNS
C. jejuni	Gastrenterite, bacteriemia, síndrome de Guillain-Barré	Aves domésticas, leite cru, gatos, cães, gado, suínos, macacos, água
C. coli	Gastrenterite, bacteriemia	Aves domésticas, leite cru, gatos, cães, gado, suínos, macacos, água
C. fetus	Bacteriemia, meningite, endocardite, aneurisma micótico, diarreia	Ovinos, gado, aves, cães
C. hyointestinalis	Diarreia, bacteriemia, proctite	Suínos, gado, cervos, *hamsters*, leite cru, ostras
C. lari	Diarreia, colite, apendicite, bacteriemia, ITU	Gaivotas, água, aves domésticas, gado, cães, gatos, macacos, ostras, mexilhões
C. upsaliensis	Diarreia, bacteriemia, abscessos, enterite, colite, síndrome hemolítico-urêmica	Gatos, cães, outros animais domésticos de estimação
C. concisus	Diarreia, gastrite, enterite, periodontite	Cavidade oral humana, cães
C. sputorum	Diarreia, escaras, abscessos, periodontite	Cavidade oral humana, gado, suínos, cães
C. rectus	Periodontite	
C. mucosalis	Enterite	Suínos, cães
C. jejuni subespécie doylei	Diarreia, colite, apendicite, bacteriemia, ITU	Suínos
C. curvus	Gengivite, abscesso alveolar	Aves domésticas, leite cru, gatos, cães, gado, suínos, macacos, água, cavidade oral humana
C. gracilis	Abscessos da cabeça e pescoço, abscessos abdominais, empiema	Cães
C. cryaerophila	Diarreia	Suínos

ITU, infecção do trato urinário.

a suínos. As aves domésticas têm mais tendência a ser intensamente contaminadas, enquanto as carnes vermelhas frequentemente têm um menor número de microrganismos. Os laticínios não pasteurizados também constituem uma fonte documentada. Além disso, muitos animais de estimação podem ser portadores do *Campylobacter*, e as moscas que habitam ambientes contaminados podem adquirir o microrganismo. A eliminação do microrganismo pelos animais pode contaminar fontes de água. Os seres humanos podem adquirir a infecção a partir da água, embora com muito menos frequência do que a partir do alimento contaminado. Ocorreu **transmissão** de *Campylobacter* **pelo ar** (gotículas) em avicultores. O uso de agentes antimicrobianos em alimentos de origem animal pode aumentar a prevalência de *Campylobacter* resistente a antibióticos isolados de seres humanos.

Pode ocorrer infecção humana em consequência da exposição de apenas 500 bactérias, embora seja frequentemente necessária uma dose mais alta (> 9.000 bactérias) para causar doença. A eficiência do inóculo depende de fatores do hospedeiro, incluindo o estado imunológico e a acidificação do estômago. *C. jejuni* e *C. coli* são transmitidos de uma pessoa para outra, no período perinatal e em creches onde crianças de idade pré-escolar usam fraldas. Os indivíduos infectados por *C. jejuni* habitualmente eliminam o microrganismo durante várias semanas, mas podem fazê-lo por vários meses, enquanto as crianças tendem a apresentar uma eliminação mais prolongada. A **lavagem das mãos** é essencial para prevenir a disseminação nesses ambientes.

PATOGENIA

Os isolados de *Campylobacter* são, em sua maioria, sensíveis ao ácido e, teoricamente, deveriam ser erradicados no estômago. Por conseguinte, os modelos para explicar a patogenia da enterite por *C. jejuni* incluem mecanismos para o microrganismo transitar pelo estômago, aderir às células da mucosa intestinal e iniciar o acúmulo de líquido no lúmen intestinal. Determinadas condições do hospedeiro associadas à redução da acidez gástrica, como uso de inibidores da bomba de prótons, e alimentos capazes de proteger os microrganismos em trânsito pelo estômago podem ajudar o *Campylobacter* a alcançar o intestino. Uma vez no intestino, o *Campylobacter* é capaz de aderir às células da mucosa intestinal e invadi-las por meio de sua motilidade, incluindo o uso de flagelos, bem como pelo uso de proteínas de superfície (p. ex., PEB1 e CadF), grandes plasmídeos (p. ex., pVir), adesinas de superfície (p. ex., JIpA) e fatores quimiotáticos. O acúmulo de líquido no lúmen está associado à lesão direta das células da mucosa em consequência da invasão bacteriana e, potencialmente, de uma enterotoxina e outras citotoxinas. Além disso, *C. jejuni* possui mecanismos que possibilitam o seu trânsito para longe da superfície da mucosa. Os fatores utilizados dependem da espécie envolvida.

Campylobacter difere de outros patógenos bacterianos entéricos, visto que ele possui capacidade de glicosilação tanto *N*-ligada quanto *O*-ligada. A glicosilação *N*-ligada está associada a moléculas expressas na superfície bacteriana, enquanto a glicosilação *O*-ligada parece estar limitada aos flagelos. O emparelhamento incorreto de fitas deslizadas nos *loci* de glicosilação resulta em estruturas de superfície modificadas e antigenicamente distintas. Foi aventada a hipótese de que a variação antigênica fornece um mecanismo para a evasão imune.

O *C. fetus* possui uma proteína de camada S de alto peso molecular, que medeia a resistência de alto nível à morte mediada pelo soro e fagocitose; por conseguinte, acredita-se que seja responsável pela propensão a produzir bacteriemia. Em geral, *C. jejuni* e *C. coli* são sensíveis à destruição mediada pelo soro, porém existem variantes resistentes ao soro. Foi sugerido que essas variantes de resistência ao soro podem ter mais capacidade de disseminação sistêmica.

As infecções por *Campylobacter* podem ser seguidas de **síndrome de Guillain-Barré, artrite reativa** e **eritema nodoso**. Acredita-se que essas complicações sejam devido ao mimetismo molecular observado entre o tecido nervoso, o tecido articular e a derme e os antígenos de superfície de *Campylobacter*. A maioria das infecções por *Campylobacter* não é seguida de complicações imunorreativas, indicando que determinadas condições do hospedeiro, bem como outros fatores, além do mimetismo molecular, são necessárias para a ocorrência dessas complicações. Foi sugerido que a inflamação de baixo grau causada pelo *Campylobacter*, abaixo do limiar que pode ser detectado por endoscopia, resulta em interação cruzada com os nervos intestinais, resultando em sintomas.

MANIFESTAÇÕES CLÍNICAS

Existe uma variedade de apresentações clínicas das infecções por *Campylobacter*, dependendo dos fatores do hospedeiro, como idade, imunocompetência e condições subjacentes. A infecção ocorre mais frequentemente na forma de gastrenterite, mas também como bacteriemia, infecções neonatais e, em certas ocasiões, infecções extraintestinais.

Gastrenterite aguda

A gastrenterite aguda com diarreia é habitualmente causada por *C. jejuni* (90 a 95%) ou por *C. coli* e, raramente, por *C. lari, Campylobacter hyointestinalis* ou *C. upsaliensis*. As infecções por *C. jejuni* e *C. coli* são indistinguíveis com base na sua apresentação clínica. O período de incubação médio é de 3 dias (com faixa de 1 a 7 dias). Um terço dos pacientes sintomáticos pode apresentar um pródromo que consiste em febre, cefaleia, tontura e mialgias; dentro de 1 a 3 dias, esses pacientes desenvolvem dor abdominal em cólica e evacuações de fezes amolecidas e aquosas ou, menos com menos frequência, fezes sanguinolentas e contendo muco. Nos casos graves (aproximadamente 15%), aparece sangue nas fezes dentro de 2 a 4 dias após o início dos sintomas. Nas crianças de menos idade, pode ocorrer sangue nas fezes em mais de 50% dos casos. Alguns pacientes não apresentam diarreia, incluindo mais comumente crianças de 6 a 15 anos de idade. A febre pode constituir a única manifestação inicial e é mais pronunciada em pacientes com mais de 1 ano de idade. Sessenta a 90% das crianças de mais idade também se queixam de dor abdominal. A dor abdominal é mais frequentemente periumbilical e, algumas vezes, persiste após a normalização das evacuações. A dor abdominal pode simular uma apendicite, colite ou intussuscepção. A náuseas é comum, e até 25% dos adultos apresentam vômitos. Os vômitos tendem a ser mais comuns no paciente mais jovem e são mais frequentes em lactentes. A infecção por espécies diferentes de *C. jejuni* e *C. coli* pode apresentar sintomas mais leves.

A diarreia tem duração aproximada de 7 dias e sofre resolução espontânea. A doença mais leve pode durar de 1 a 2 dias; 20 a 30% dos pacientes apresentam sintomas durante 2 semanas, enquanto 5 a 10% permanecem sintomáticos por mais de 2 semanas. Pode ocorrer recidiva em 5 a 10% dos pacientes. Foi relatada a ocorrência de gastrenterite persistente ou recorrente por *Campylobacter* em pacientes imunocompetentes, em pacientes com hipogamaglobulinemia (tanto congênita quanto adquirida) e em pacientes com AIDS. A infecção persistente pode simular a **doença inflamatória intestinal** (DII) crônica; por conseguinte, a infecção por *Campylobacter* também deve ser considerada quando se realiza uma avaliação para DII. Algumas evidências sustentam que a infecção por *Campylobacter* também pode deflagrar o desenvolvimento de DII. A eliminação fecal dos microrganismos em pacientes não tratados dura habitualmente 2 a 3 semanas, com uma variação de poucos dias a vários meses. A eliminação dos microrganismos tende a ocorrer por mais tempo em crianças pequenas. Foi relatada a ocorrência de apendicite aguda, linfadenite mesentérica e ileocolite em pacientes submetidos a apendicectomia durante a infecção por *C. jejuni*.

Bacteriemia

Foi constatada a ocorrência de bacteriemia transitória na infecção aguda inicial em 0,1 a 1% dos pacientes. Com exceção da bacteriemia causada por *C. fetus*, aquela causada por *Campylobacter* ocorre com mais frequência entre pacientes com doenças crônicas ou com imunodeficiência (p. ex., HIV), desnutrição grave e nos extremos de idade. Entretanto, a bacteriemia também foi descrita em pacientes sem doença subjacente. Os casos de bacteriemia são, em sua maioria, assintomáticos. *C. fetus* provoca bacteriemia em adultos, com ou sem infecção focal identificável, habitualmente em situações de doenças subjacentes, como neoplasia maligna, imunodeficiência ou diabetes melito. Quando sintomática, a bacteriemia por *C. jejuni* está associada à febre, cefaleia, mal-estar e dor abdominal. A febre recorrente ou intermitente está associada a sudorese noturna, calafrios e perda de peso quando a doença é prolongada. Podem ocorrer letargia e confusão mental, porém os sinais neurológicos focais são incomuns na ausência de doença vascular encefálica ou meningite. Pode haver leucocitose moderada, com desvio para a esquerda. Foram descritas apresentações variáveis, incluindo bacteriemia assintomática transitória, septicemia rapidamente fatal e bacteriemia prolongada de 8 a 13 semanas.

Infecções focais extraintestinais

As infecções focais causadas por *C. jejuni* são raras e ocorrem principalmente em recém-nascidos e em pacientes imunocomprometidos. Foram relatados múltiplos locais de acometimento, incluindo meningite, pneumonia, tromboflebite, pancreatite, colecistite, ileocecite, infecção do trato urinário, artrite, peritonite, miocardite, pericardite e endocardite. O *C. fetus* demonstra predileção pelo endotélio vascular, resultando em endocardite, pericardite, tromboflebite e aneurismas micóticos. *C. hyointestinalis* tem sido associado a proctite, *C. upsaliensis*, a abscessos da mama, e *Campylobacter rectus*, a periodontite.

Infecções perinatais

As infecções perinatais são mais frequentemente adquiridas ao nascimento de uma mãe infectada por *Campylobacter* ou que está eliminando o microrganismo. As infecções maternas por *C. fetus* e por *C. jejuni* podem ser assintomáticas e resultar em aborto, natimorto, parto prematuro ou infecção neonatal com sepse e meningite. As infecções perinatais graves são incomuns e são causadas, com mais frequência, por *C. fetus* e, raramente, por *C. jejuni*. A infecção neonatal por *C. jejuni* está associada a diarreia, que pode ser sanguinolenta. Foram também descritas infecções hospitalares em berçários.

DIAGNÓSTICO

A apresentação clínica da enterite por *Campylobacter* pode ser semelhante àquela da enterite causada por outros patógenos bacterianos. O diagnóstico diferencial inclui *Shigella, Salmonella, Escherichia coli, Yersinia enterocolitica, Aeromonas, Vibrio parahaemolyticus* e amebíase. São encontrados leucócitos fecais em até 75% dos casos, e observa-se a presença de sangue nas fezes em 50% (e em maior porcentagem em pacientes pediátricos). Deve-se considerar a possibilidade de *Campylobacter* em pacientes com fezes sanguinolentas, febre e dor abdominal.

O diagnóstico de enterite por *Campylobacter* é habitualmente confirmado pela identificação do microrganismo em culturas de fezes ou *swabs* retais. O isolamento do microrganismo é mais provável em meios de cultura seletivos, como ágar-CAMPY em condições microaerófilas (5 a 10% de oxigênio), 1 a 10% de dióxido de carbono com algum hidrogênio. Algumas cepas de *C. jejuni* crescem melhor a 42°C. O crescimento em meios sólidos resulta em pequenas colônias (0,5 a 1,0 mm) lisas e ligeiramente elevadas. Os microrganismos podem ser identificados em amostras de fezes ao exame microscópico em aproximadamente 50% dos casos comprovados de *Campylobacter*. A coloração de Gram é ainda menos sensível. A coprocultura tem uma sensibilidade de mais de 90% e constitui o método padrão de diagnóstico. Com mais frequência, observa-se um crescimento visível na coprocultura em 1 a 2 dias. O crescimento visível em hemoculturas frequentemente só se torna aparente dentro de 5 a 14 dias após a inoculação.

A cultura de rotina pode ser adequada para o isolamento do *C. jejuni*, devido à presença frequente de grandes números de bactérias. Entretanto, como as espécies de *Campylobacter* crescem mais lentamente em condições de rotina do que outras bactérias entéricas, a cultura de rotina pode ser negativa, devido à proliferação excessiva de outras bactérias entéricas. Pode-se melhorar a cultura para *Campylobacter*, quando necessário, com o uso de meios de cultura seletivos. Entretanto, os meios de cultura seletivos desenvolvidos para melhorar o isolamento do *C. jejuni* podem inibir o crescimento de outras espécies de *Campylobacter*. Dispõe-se de métodos de filtração, que podem ser preferencialmente enriquecidos para *Campylobacter*, selecionados para o seu pequeno tamanho. Esses métodos possibilitam a cultura subsequente da amostra enriquecida em meios desprovidos de antibióticos, melhorando as taxas de isolamento de espécies de *Campylobacter* inibidas pelos antibióticos incluídos nos meios seletivos padronizados. O isolamento de *Campylobacter* de locais normalmente estéreis não exige procedimentos de melhoria. Clinicamente, não há necessidade de estabelecer a espécie de *Campylobacter*, visto que a doença clínica é a mesma. Pode-se realizar a determinação da espécie, quando necessário, e laboratórios especializados podem efetuar a tipagem das cepas para fins epidemiológicos.

Para o diagnóstico rápido da enterite por *Campylobacter*, o esfregaço de fezes com coloração direta pela carbolfucsina, o teste de anticorpo com fluorescência indireto, a microscopia de campo escuro ou a aglutinação em látex foram utilizados historicamente. A reação em cadeia da polimerase é mais específica e sensível e está se tornando amplamente disponível para teste rápido, frequentemente associada a testes para outros patógenos bacterianos, virais e parasitários fecais em um ensaio multiplex. No momento, a recomendação consiste em confirmar todos os testes rápidos positivos com cultura, o que também possibilita a realização de antibiograma e pesquisas epidemiológicas.

O diagnóstico sorológico também é possível e é mais importante em pacientes com artrite reativa de início tardio ou com síndrome de Guillain-Barré, visto que esses pacientes podem apresentar coproculturas negativas por ocasião do aparecimento dessas complicações tardias.

COMPLICAÇÕES

Pode ocorrer infecção grave e prolongada por *C. jejuni* em pacientes com imunodeficiências, incluindo hipogamaglobulinemia, desnutrição e síndrome da imunodeficiência adquirida (AIDS). Em pacientes com AIDS, foi relatado um aumento na frequência e gravidade da infecção por *C. jejuni*; a gravidade correlaciona-se inversamente com a contagem de células CD4. As complicações podem incluir complicações agudas, conforme já descrito, e complicações de início tardio, que podem surgir após a resolução da infecção aguda. As complicações de início tardio mais comuns consistem em artrite reativa e síndrome de Guillain-Barré.

Artrite reativa

A enterite por *Campylobacter* pode ser acompanhada de artrite reativa em adolescentes e adultos, particularmente nos pacientes que são positivos para HLA-B27 (ver Capítulo 182). Ocorre artrite reativa em até 3% dos pacientes, embora até 13% possam apresentar sintomas articulares. Essa manifestação aparece habitualmente 1 a 2 semanas após o início da diarreia, porém tem sido observada de 5 a 40 dias depois. Acomete principalmente as grandes articulações e desaparece sem nenhuma sequela. Normalmente, a artrite é migratória e ocorre sem febre. O líquido sinovial é estéril, sem a presença de bactérias. A artrite responde bem aos anti-inflamatórios não esteroides e, normalmente, sofre resolução depois de 1 semana a vários meses. Ocorre também artrite reativa com conjuntivite, uretrite e exantema (incluindo eritema nodoso), embora seja menos comum.

Síndrome de Guillain-Barré

A síndrome de Guillain-Barré (SGB) é uma doença desmielinizante aguda do sistema nervoso periférico, que se caracteriza clinicamente por paralisia flácida aguda. Constitui a causa mais comum de paralisia neuromuscular no mundo inteiro (ver Capítulo 634). A SGB apresenta uma taxa de mortalidade de aproximadamente 2%, e cerca de 20% dos pacientes com essa doença desenvolvem sequelas neurológicas importantes. O *C. jejuni* tem sido identificado como agente desencadeante em até 45% dos pacientes com SGB e está mais estreitamente ligado aos sorotipos Penner O19 e O14. A sua ocorrência tem sido relatada 1 a 12 semanas após a gastrenterite por *C. jejuni*, em uma de cada 1.000 infecções por *C. jejuni*. As coproculturas obtidas de pacientes com SGB no início dos sintomas neurológicos apresentaram crescimento do *C. jejuni* em mais de 25% dos casos. Os testes sorológicos sugerem que 20 a 45% dos pacientes com SGB apresentam evidências de infecção recente por *C. jejuni*. O mimetismo molecular entre o gangliosídeo GM_1 do tecido nervoso e antígenos de superfície do *Campylobacter* pode ser o fator desencadeante na SGB associada a *Campylobacter*. A variante Miller-Fisher, que afeta mais frequentemente os nervos cranianos, caracteriza-se por ataxia, arreflexia e oftalmoplegia e está associada a anticorpos de reação cruzada contra o gangliosídeo GQ1b encontrado na mielina dos nervos cranianos. O sorotipo mais comum para essa variante é o Penner O2. Quando associada ao *Campylobacter*, a SGB tem mais tendência a ser a forma axonal e apresenta um prognóstico mais sombrio, com recuperação mais lenta e maior incapacidade neurológica. O tratamento da SGB inclui cuidados de suporte, imunoglobulina intravenosa e plasmaférese.

Outras complicações

Foi relatada a ocorrência de nefropatia por imunoglobulina A e glomerulonefrite por imunocomplexos com antígenos de *C. jejuni* nos rins. A infecção por *Campylobacter* também foi associada ao desenvolvimento de anemia hemolítica e síndrome hemolítico-urêmica.

Tratamento

A reposição hídrica, a correção do desequilíbrio eletrolítico e o cuidado de suporte constituem a base do tratamento de crianças com gastrenterite por *Campylobacter*. Os agentes antimotilidade estão contraindicados, visto que podem causar doença prolongada ou fatal. A necessidade de antibioticoterapia em pacientes saudáveis com gastrenterite não complicada é controversa. Os dados disponíveis sugerem uma menor duração dos sintomas (para 1,3 dia, em média) e da eliminação intestinal dos microrganismos quando os antibióticos são administrados no estágio inicial da doença. Os antibióticos são recomendados para pacientes com fezes sanguinolentas, febre alta ou evolução grave, bem como para crianças imunossuprimidas ou que apresentam doença subjacente e indivíduos com alto risco de desenvolver doença grave (p. ex., gravidez). As infecções extraintestinais (p. ex., bacteriemia) também devem ser tratadas com antibióticos.

Os isolados de *Campylobacter* são, em sua maioria, sensíveis aos macrolídeos, às fluoroquinolonas, aminoglicosídeos, cloranfenicol, tetraciclinas e clindamicina (embora não se disponha de dados de eficácia clínica para esses últimos três agentes, mas apenas dados *in vitro*) e mostram-se resistentes às cefalosporinas, penicilinas e trimetoprima. Foi descrita uma resistência às tetraciclinas, aos macrolídeos e, com mais frequência, às fluoroquinolonas. A **resistência aos antibióticos** entre *C. jejuni* tornou-se um grave problema no mundo inteiro. A resistência aos macrolídeos está aumentada em determinadas áreas, como Tailândia e Irlanda, enquanto a resistência às fluoroquinolonas foi relatada na Espanha, Hungria e em vários países em desenvolvimento em mais de 50% das culturas de *Campylobacter*. A resistência às fluoroquinolonas continua aumentando nos EUA e está relacionada com o uso de quinolonas em medicina veterinária e em produtos alimentares, bem como com a aquisição de viajantes. Os isolados de *Campylobacter* resistentes à eritromicina são raros nos EUA; por conseguinte, a **azitromicina** constitui o fármaco de escolha se houver necessidade de tratamento, particularmente em pacientes pediátricos. A sensibilidade a fármacos deve ser determinada em pacientes que não respondem à terapia ou em qualquer paciente com infecção invasiva ou extraintestinal. A sepse é tratada com antibióticos parenterais, como meropeném ou imipeném, com ou sem aminoglicosídeo. Para a infecção extraintestinal causada por *C. fetus*, aconselha-se a terapia prolongada. Foram relatados isolados de *C. fetus* resistentes à eritromicina e às fluoroquinolonas; por conseguinte, a terapia empírica para a infecção grave por *C. fetus* deve evitar o uso desses fármacos enquanto se aguarda o resultado do antibiograma.

PROGNÓSTICO

Embora a gastrenterite por *Campylobacter* seja habitualmente autolimitada, as crianças imunossuprimidas (incluindo aquelas com AIDS) podem apresentar uma evolução prolongada ou grave. A septicemia em recém-nascidos e em hospedeiros imunocomprometidos apresenta prognóstico sombrio, com uma taxa de mortalidade estimada de 30 a 40%. O prognóstico adicional baseia-se nas sequelas secundárias que podem se desenvolver.

PREVENÇÃO

As infecções humanas por *Campylobacter* são, em sua maioria, esporádicas e adquiridas de animais infectados ou de água ou alimentos contaminados. As intervenções para reduzir ao máximo a transmissão incluem cozinhar as carnes por completo, evitar nova contaminação após o cozimento não usando as mesmas superfícies, utensílios ou recipientes para alimentos crus e cozidos e evitar laticínios não pasteurizados. Além disso, é importante assegurar que as fontes de água não sejam contaminadas, e que a água seja mantida em recipientes limpos. Deve-se evitar o contato com animais infectados. Não há necessidade de nenhum isolamento específico; as **precauções padrões** são suficientes, embora as **precauções de contato** sejam indicadas em ambiente hospitalar ou clínico com uma criança incontinente. Entretanto, as crianças com fraldas devem ser mantidas longe das creches até a resolução da diarreia. A amamentação parece diminuir a doença sintomática por *Campylobacter*, porém não diminui a colonização.

Foram estudadas várias abordagens para imunização, incluindo o uso de microrganismos vivos atenuados, vacinas com subunidades e vacinas com células inteiras mortas. Na atualidade, não se dispõe de nenhuma vacina.

A bibliografia está disponível no GEN-io.

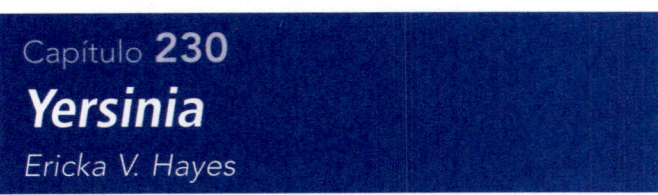

Capítulo 230
Yersinia
Ericka V. Hayes

O gênero *Yersinia* é um membro da família Enterobacteriaceae, que compreende mais de 14 espécies identificadas, três das quais foram estabelecidas como patógenos humanos. A *Yersinia enterocolitica* é, de longe, a espécie de *Yersinia* mais comum que causa doença humana e provoca: febre dor abdominal (que pode simular a apendicite) e diarreia. A *Yersinia pseudotuberculosis* está mais frequentemente associada à linfadenite mesentérica. *Yersinia pestis* é o agente etiológico da **peste** e normalmente provoca linfadenite febril aguda (peste bubônica) e, com menos frequência, ocorre na forma de peste septicêmica, pneumônica, faríngea ou meníngea. Outras espécies de *Yersinia* constituem causas incomuns de infecções humanas, e a sua identificação frequentemente constitui um indicador de imunodeficiência.

Yersinia é enzoótica e pode colonizar animais de estimação. As infecções nos seres humanos são incidentais e, com mais frequência, resultam do contato com animais infectados ou seus tecidos; da ingestão de água, leite ou carne contaminados; ou, no caso da *Y. pestis*, da picada de pulgas infectadas ou da inalação de gotículas respiratórias (seres humanos, cães, gatos). A associação com doença humana está menos clara no caso de *Yersinia frederiksenii, Yersinia intermedia, Yersinia kristensenii, Yersinia aldovae, Yersinia bercivieri, Yersinia mollaretti, Yersinia rohdey* e *Yersinia ruckeri*. Alguns isolados de *Yersinia* multiplicam-se em temperaturas baixas (1 a 4°C) ou sobrevivem em altas temperaturas (50 a 60°C). Por conseguinte, o preparo e o armazenamento comuns dos alimentos e os métodos comuns de pasteurização podem não limitar o número de bactérias. A maioria mostra-se sensível a agentes oxidantes.

230.1 *Yersinia enterocolitica*
Ericka V. Hayes

ETIOLOGIA
A *Yersinia enterocolitica* é um cocobacilo gram-negativo grande, que exibe pouca ou nenhuma bipolaridade quando corado pelo azul de metileno e carbolfucsina. Essa espécie fermenta a glicose e a sacarose, mas não a lactose, é oxidase negativa e reduz o nitrato a nitrito. Esses anaeróbios facultativos crescem bem em meios de cultura comuns e exibem motilidade a 22°C, mas não a 37°C. A temperatura ideal para o crescimento é de 25 a 28°C; entretanto, o microrganismo pode crescer em temperaturas do refrigerador. A *Y. enterocolitica* inclui membros tanto patogênicos quanto não patogênicos. Apresenta seis biotipos diferentes (1A, 1B e 2 a 5). A *Y. enterocolitica* depende de outras bactérias para a captação de ferro, e as condições associadas a uma sobrecarga de ferro aumentam o risco de infecção.

EPIDEMIOLOGIA
Esse agente é transmitido aos seres humanos por meio dos alimentos, da água, do contato com animais e de hemoderivados contaminados. Pode ocorrer transmissão da mãe para o recém-nascido. A *Y. enterocolitica* parece ter uma distribuição mundial, porém raramente constitui uma causa de diarreia tropical. Em 2014, a incidência de infecção por *Y. enterocolitica* confirmada por cultura nos EUA foi de 0,28 por 100.000 habitantes (uma diminuição de 52% em relação à incidência em 1996-1998). A infecção pode ser mais comum na Europa setentrional. A maioria das infecções ocorre em crianças com menos de 5 anos de idade (incidência: 1,6 a 1,9 por 100.000), sendo a maioria dos casos observada entre crianças com menos de 1 ano de idade. Estima-se que a *Y. enterocolitica* seja responsável por 5% das doenças secundárias a patógenos entéricos bacterianos importantes em crianças com menos de 5 anos de idade nos EUA. Os casos são mais comuns nos meses mais frios e em indivíduos do sexo masculino.

Os reservatórios naturais de *Y. enterocolitica* incluem suínos, roedores, coelhos, ovinos, bovinos, equinos, cães e gatos, constituindo os **suínos** o principal reservatório animal. O contato direto ou indireto com animais, incluindo animais de estimação, outros animais domesticados, bem como animais selvagens, é responsável por < 1% dos casos de doenças entéricas causadas por *Y. enterocolitica*. As técnicas de cultura e moleculares identificaram o microrganismo em uma variedade de alimentos e bebidas, incluindo suco vegetal, leite pasteurizado, cenouras e água. O consumo de água ou alimentos contaminados, particularmente carne de porco mal cozida, constitui a forma mais comum de transmissão para os seres humanos. O **intestino do porco** (*chitterlings*), um prato tradicional do sudeste dos EUA, bem como da América Latina, preparado frequentemente para celebrar os feriados de inverno, constitui uma fonte de infecções esporádicas por *Y. enterocolitica*. A infecção é observada com frequência em lactentes de pouca idade na casa, devido à contaminação durante o preparo da mamadeira e do alimento quando o intestino do porco é preparado. Em um estudo, 71% dos microrganismos isolados de seres humanos foram indistinguíveis das cepas isoladas de suínos. A *Y. enterocolitica* constitui um risco ocupacional para açougueiros.

Devido à capacidade de multiplicação em temperaturas de refrigeração, a *Y. enterocolitica* pode ser transmitida por injeção intravenosa de líquidos contaminados, incluindo hemocomponentes.

Os pacientes com condições que levam à sobrecarga de ferro correm maior risco de desenvolver infecções por *Yersinia*.

PATOGENIA
Os microrganismos mais frequentemente entram no trato alimentar e causam ulcerações na mucosa do íleo. Ocorrem lesões necróticas nas placas de Peyer e **linfadenite mesentérica**. Se houver desenvolvimento de septicemia, lesões supurativas podem ser encontradas nos órgãos infectados. A infecção pode desencadear **artrite reativa** e **eritema nodoso**, particularmente em indivíduos HLA-B27 positivos.

Os traços de virulência dos biotipos patogênicos (1B e 2 a 5) são codificados por genes cromossômicos e por um plasmídeo de virulência de 70 kb altamente conservado (pYV/pCD). Os genes cromossômicos controlam a produção de enterotoxinas termoestáveis, e o plasmídeo possibilita a penetração através da parede intestinal. A aderência, a invasão e a produção de toxinas constituem os mecanismos essenciais da patogenia. As bactérias invadem principalmente o epitélio intestinal nas placas de Peyer do íleo. Após a invasão, a secreção tipo III codificada por plasmídeo de três proteínas antifagocitárias protege *Yersinia* contra a resposta imunológica dos macrófagos locais. A partir das placas de Peyer, as bactérias podem se disseminar, causando doença local ou sistêmica. A motilidade parece ser necessária para a patogenia da *Y. enterocolitica*. Os sorogrupos que predominam na doença humana são O:3, O:8, O:9 e O:5,27. *Yersinia* não produz sideróforos e utiliza sideróforos análogos de outras bactérias ou reservas de ferro quelado ao hospedeiro para se desenvolver, de modo que os pacientes com sobrecarga de ferro, como na hemocromatose, talassemia e doença falciforme, correm maior risco de infecção.

MANIFESTAÇÕES CLÍNICAS
A doença ocorre mais frequentemente na forma de enterocolite, com diarreia, febre e dor abdominal. A enterite aguda é mais comum entre crianças de menor idade, enquanto a linfadenite mesentérica, que pode simular a apendicite, pode ser observada em crianças de mais idade e adolescentes. O período de incubação é habitualmente de 4 a 6 dias após a exposição (faixa de 1 a 14 dias). As fezes podem ser aquosas ou podem conter leucócitos e, com menos frequência, sangue vivo e muco. A duração da diarreia é, com frequência, maior para *Y. enterocolitica* do que para outras causas de gastrenterite aguda e, em vários estudos, varia de 12 a 22 dias. A febre é comum. É possível observar claramente a ocorrência de faringite proeminente em 20% dos pacientes na apresentação, o que pode ajudar a diferenciá-la de outras causas de gastrenterite. A *Y. enterocolitica* é excretada nas fezes durante 1 a 4 semanas. Contatos familiares de um paciente frequentemente apresentam colonização assintomática com *Y. enterocolitica*. A septicemia por *Y. enterocolitica*, que é menos comum, é encontrada com mais frequência em crianças muito pequenas (< 3 meses de idade) e em

indivíduos imunocomprometidos. A infecção sistêmica pode estar associada a abscessos esplênicos e hepáticos, osteomielite, artrite séptica, meningite, endocardite e aneurismas micóticos. Raramente, ocorrem faringite exsudativa, pneumonia, empiema, abscesso pulmonar e síndrome de desconforto respiratório aguda.

As complicações reativas incluem eritema nodoso, artrite reativa e, raramente, uveíte. Essas manifestações podem ser mais comuns em populações selecionadas (Europa setentrional), em associação ao HLA-B27 e no sexo feminino.

DIAGNÓSTICO

O diagnóstico é estabelecido habitualmente por meio do isolamento do microrganismo, em geral a partir das fezes. A *Y. enterocolitica* é facilmente cultivada de locais normalmente estéreis, porém exige o uso de procedimentos especiais para o seu isolamento das fezes, nas quais outras bactérias podem crescer mais do que ela. *Yersinia* deve ser cultivada em ágar seletivo (CIN, cefsulodina-irgasan-novobiocina) a 25 a 28°C para aumentar o rendimento. Se houver suspeita de sorogrupo O:3, deve-se utilizar ágar MacConkey a 25 a 28°C. Dispõe-se também de um teste com reação em cadeia da polimerase (PCR) multiplex. Muitos laboratórios não utilizam rotineiramente os testes necessários para a detecção de *Y. enterocolitica*; os procedimentos específicos para esse microrganismo precisam ser especificamente solicitados. A obtenção de uma história indicando um contato com fontes ambientais de *Yersinia* e a detecção de leucócitos fecais constituem indicadores úteis da necessidade de avaliação para a possibilidade de *Y. enterocolitica*. O isolamento de *Yersinia* de amostras de fezes deve ser seguido de testes para confirmação de que o microrganismo isolado é um patógeno. O diagnóstico sorológico não é prontamente disponível, e a sua utilidade é limitada em virtude de reatividade cruzada.

Diagnóstico diferencial

A apresentação clínica assemelha-se àquela de outras formas de enterocolite bacteriana. As considerações mais comuns incluem *Shigella, Salmonella, Campylobacter, Clostridium difficile, Escherichia coli* enteroinvasiva, *Y. pseudotuberculosis* e, em certas ocasiões, doença diarreica por *Vibrio*. Além disso, deve-se considerar a possibilidade de amebíase, apendicite, doença de Crohn, retocolite ulcerativa, diverticulite e colite pseudomembranosa.

TRATAMENTO

A enterocolite no paciente imunocompetente é uma doença autolimitada, e a antibioticoterapia não tem nenhum benefício estabelecido. Os pacientes com infecção sistêmica e as crianças muito pequenas (nas quais a septicemia é comum) devem ser tratados. Normalmente, *Yersinia* é sensível ao sulfametoxazol-trimetoprima (SMX-TMP), aminoglicosídeos, cefalosporinas de terceira geração e quinolonas, embora tenha sido relatada a ocorrência de cepas resistentes às quinolonas. A *Y. enterocolitica* produz betalactamases, que são responsáveis pela resistência às penicilinas e cefalosporinas de primeira geração. O SMX-TMP constitui o tratamento empírico recomendado para crianças com **enterocolite** (em geral, um ciclo de 5 dias), em virtude de sua atividade contra a maioria das cepas e de sua boa tolerância. Nas **infecções graves**, como a bacteriemia, as cefalosporinas de terceira geração, com ou sem aminoglicosídeos, mostram-se efetivas, e administra-se habitualmente um ciclo de terapia de 3 semanas, com possível transição para a terapia oral. Os pacientes em uso de desferroxamina devem suspender a terapia de quelação do ferro durante o tratamento da *Y. enterocolitica*, particularmente se tiverem infecção gastrintestinal (GI) complicada ou infecção extraintestinal.

COMPLICAÇÕES

Foi relatada a ocorrência de artrite reativa, eritema nodoso, eritema multiforme, anemia hemolítica, trombocitopenia e disseminação sistêmica das bactérias em associação à infecção por *Y. enterocolitica*. A septicemia é mais comum em crianças mais novas, enquanto a artrite reativa é mais frequente em pacientes de mais idade. A artrite parece ser mediada por imunocomplexos, que se formam em consequência de mimetismo antigênico, e não se observa a presença de microrganismos viáveis nas articulações acometidas.

PREVENÇÃO

A prevenção visa a redução do contato com fontes ambientais de *Yersinia*. As famílias devem ser alertadas sobre o alto risco de preparação do intestino do porco (*chitterlings*), particularmente na presença de lactentes de pouca idade e crianças. A quebra ou a esterilização da cadeia entre os reservatórios animais e os seres humanos representam o maior potencial para a redução das infecções, e as técnicas aplicadas devem ser adaptadas aos reservatórios em cada área geográfica. Não existe nenhuma vacina aprovada.

A bibliografia está disponível no GEN-io.

230.2 *Yersinia pseudotuberculosis*

Ericka V. Hayes

A *Y. pseudotuberculosis* possui distribuição mundial; a doença causada por *Y. pseudotuberculosis* é menos comum do que a doença por *Y. enterocolitica*. A forma mais comum de doença consiste em **linfadenite mesentérica**, que produz uma síndrome semelhante à apendicite. A *Y. pseudotuberculosis* está associada a uma doença semelhante à doença de Kawasaki em aproximadamente 8% dos casos.

ETIOLOGIA

A *Y. pseudotuberculosis* é um pequeno cocobacilo gram-negativo, aeróbico e anaeróbico facultativo. À semelhança de *Y. enterocolitica*, fermenta a glicose, mas não a lactose, é oxidase negativa, produz catalase, desdobra a ureia e compartilha diversas características morfológicas e de cultura. Diferencia-se bioquimicamente da *Y. enterocolitica* com base na atividade da ornitina descarboxilase, fermentação da sacarose, do sorbitol e da celobiose e outros testes, embora seja observada alguma sobreposição entre as espécies. Além disso, podem ser usados antissoros contra os antígenos O somáticos e sensibilidade da *Yersinia* a fagos para diferenciar as duas espécies. Foram descritas sequências de DNA específicas de subespécies que possibilitam a diferenciação direta por sonda e *primer* de *Y. pestis, Y. pseudotuberculosis* e *Y. enterocolitica*. Do ponto de vista filogenético, a *Y. pseudotuberculosis* está mais estreitamente relacionada com a *Y. pestis* do que à *Y. enterocolitica*.

EPIDEMIOLOGIA

A *Y. pseudotuberculosis* é zoonótica, com reservatórios em roedores selvagens, coelhos, veados, animais de fazenda, várias aves e animais domésticos, inclusive gatos e canários. A transmissão para os seres humanos ocorre por meio do consumo de animais contaminados ou do contato com esses animais ou com uma fonte ambiental contaminada por animais (frequentemente água). Foram relatadas evidências diretas de transmissão da *Y. pseudotuberculosis* a seres humanos por meio do consumo de alface e cenouras cruas. Essa espécie tem distribuição mundial; entretanto, as infecções são mais comumente relatadas na Europa, em meninos e no inverno, especificamente. No período de 1996 a 2014, a FoodNet notificou 224 casos de infecções secundárias a *Y. pseudotuberculosis* nos EUA, com uma incidência média anual de 0,03 por 100.000 habitantes. Quando comparadas com as infecções por *Y. enterocolitica*, aquelas causadas por *Y. pseudotuberculosis* têm mais tendência a ser invasivas e a ocorrer em adolescentes e adultos. As condições associadas a uma sobrecarga de ferro, a AIDS, outras imunodeficiências e outras doenças debilitantes (incluindo cirrose hepática) podem predispor à infecção invasiva por *Y. pseudotuberculosis*.

PATOGENIA

A infecção caracteriza-se essencialmente por ulceração das mucosas ileal e colônica e por linfadenite mesentérica. Podem ser observados granulomas epitelioides necrosantes nos linfonodos mesentéricos; todavia, com frequência, o apêndice está normal macroscopicamente e ao exame microscópico. Os linfonodos mesentéricos frequentemente constituem a única fonte de isolamento dos microrganismos. Os antígenos de *Y. pseudotuberculosis* ligam-se diretamente a moléculas dos antígenos leucocitários humanos (HLA) da classe II e podem atuar como **superantígenos**, o que pode explicar a doença clínica que se assemelha à **doença de Kawasaki**.

MANIFESTAÇÕES CLÍNICAS

A apresentação clínica mais comum consiste em **pseudoapendicite** e linfadenite mesentérica, com dor abdominal, hipersensibilidade à palpação no quadrante inferior direito, febre e leucocitose. A enterocolite e a disseminação extraintestinal são comuns. A sobrecarga de ferro, o diabetes melito e a doença hepática crônica com frequência são encontrados concomitantemente com a infecção extraintestinal por *Y. pseudotuberculosis*. Pode ocorrer comprometimento renal, com nefrite tubulointersticial, azotemia, piúria e glicosúria. A *Y. pseudotuberculosis* pode se manifestar como uma doença semelhante à doença de Kawasaki, com febre de 1 a 16 dias de duração, língua em morango, eritema da faringe, exantema escarlatiniforme, lábios rachados, vermelhos e intumescidos, conjuntivite, piuria estéril, descamação periungueal e trombocitose. Algumas dessas crianças apresentam alterações coronarianas. Outras manifestações incomuns incluem artrite séptica, sangramento GI inferior maciço, infecção vascular de próteses pós-aneurisma e encefalopatia aguda.

DIAGNÓSTICO

A PCR do tecido acometido pode ser utilizada para a identificação de *Y. pseudotuberculosis*, e o isolamento por cultura pode exigir um longo intervalo de tempo. Os linfonodos mesentéricos acometidos, que foram removidos na apendicectomia, podem revelar o microrganismo por meio de cultura. A TC do abdome ou a ultrassonografia em crianças com febre inexplicada e dor abdominal podem revelar um quadro característico de aumento dos linfonodos mesentéricos e espessamento do íleo terminal, com ou sem achados peritoneais, incluindo inflamação do apêndice e líquido periapendicular. A *Y. pseudotuberculosis* raramente é isolada das fezes. Dispõe-se de testes sorológicos em laboratórios especializados.

Diagnóstico diferencial

Deve-se considerar a possibilidade de apendicite (mais comumente), doença inflamatória intestinal e outras infecções intra-abdominais. A doença de Kawasaki, a doença estafilocócica ou estreptocócica, a leptospirose, a síndrome de Stevens-Johnson e as doenças vasculares do colágeno, incluindo a artrite reumatoide juvenil de início agudo, podem simular a síndrome, com febre prolongada e exantema. Além disso, deve-se também considerar a possibilidade de colite por *C. difficile*, meningite, encefalite, artropatias enteropáticas, pancreatite aguda, sarcoidose, síndrome do choque tóxico, febre tifoide e retocolite ulcerativa.

TRATAMENTO

A linfadenite mesentérica não complicada causada por *Y. pseudotuberculosis* é uma doença autolimitada, e não há necessidade de terapia antimicrobiana. Existem poucos dados acerca do tratamento ideal e sua duração. Em geral, as infecções por *Y. pseudotuberculosis* podem ser tratadas da mesma maneira do que aquelas causadas por *Y. enterocolitica*. A bacteriemia confirmada por cultura deve ser tratada com uma cefalosporina de terceira geração, com ou sem aminoglicosídeo, SMX-TMP, fluoroquinolonas ou cloranfenicol.

COMPLICAÇÕES

A infecção pode ser acompanhada de eritema nodoso e artrite reativa. Foi descrita a formação de aneurisma de coronária na doença que se apresenta de modo semelhante à doença de Kawasaki. As complicações locais raras da doença GI incluem perfuração, obstrução e intussuscepção.

PREVENÇÃO

Evitar a exposição a animais potencialmente infectados e seguir boas práticas de manipulação dos alimentos podem prevenir a infecção. Em virtude da natureza esporádica da doença, é difícil aplicar medidas preventivas direcionadas para esses casos.

A bibliografia está disponível no GEN-io.

230.3 Peste (*Yersinia pestis*)

Ericka V. Hayes

ETIOLOGIA

A *Yersinia pestis* é um cocobacilo gram-negativo, anaeróbio facultativo, pleomorfo, imóvel e não formador de esporos. Trata-se de um agente potencial de bioterrorismo. Evoluiu a partir da *Y. tuberculosis* por meio da aquisição de alterações cromossômicas e fatores associados a plasmídeos, que são essenciais para a sua virulência e sobrevivência em hospedeiros mamíferos e pulgas. A *Y. pestis* compartilha a aparência bipolar na coloração com a *Y. pseudotuberculosis* e pode ser diferenciada por meio de reações bioquímicas, sorologia, sensibilidade a fagos e técnicas moleculares. A *Y. pestis* existe em três biovariantes: Antigua (África), Medievalis (Ásia central) e Orientalis (disseminada).

EPIDEMIOLOGIA

A peste é endêmica em pelo menos 24 países. Cerca de 3.000 casos são notificados anualmente no mundo inteiro, com 100 a 200 mortes. A peste é incomum nos EUA (0 a 40 casos notificados/ano); a maioria desses casos ocorre a oeste de uma linha que se estende do leste do Texas até o leste de Montana, com 80% dos casos na Califórnia, Novo México, Arizona e Colorado. Houve um grupo de 11 casos (com 3 mortes) em 4 meses, relacionados com a exposição ao Yosemite National Park nas Montanhas de Sierra Nevada da Califórnia. A forma epidêmica da doença matou aproximadamente 25% da população da Europa na Idade Média em uma das várias epidemias e pandemias. A epidemiologia da peste **epidêmica** envolve a extensão da infecção dos reservatórios zoonóticos para os ratos urbanos, *Rattusrattus* e *Rattusnorvegicus*, e das pulgas dos ratos urbanos para os seres humanos. Não se observam mais epidemias. Foi formulada a hipótese de que a pressão seletiva exercida pelas pandemias na Europa medieval propiciou uma mutação com deleção no gene que codifica CCR5 (CCR5-Δ32). O aumento da frequência dessa mutação em populações europeias confere uma resistência relativa ao HIV-1 em aproximadamente 10% dos descendentes europeus.

As **picadas de pulgas** constituem o modo mais comum de transmissão da *Y. pestis* aos seres humanos. Historicamente, acredita-se que a maioria das infecções humanas tenha resultado de picadas de pulgas que adquiriram a infecção ao alimentar-se em ratos urbanos infectados. Com menos frequência, a infecção é causada por contato com líquidos corporais ou tecidos infectantes ou pela inalação de secreções respiratórias de animais infectados. Hoje em dia, a maioria dos casos de peste secundária ao contato direto com animais ou à inalação de secreções de animais está relacionada a **gatos** ou **cães**. A transmissão direta entre seres humanos por meio de inalação de gotículas é possível; porém, é extremamente rara. Foi também descrita a transmissão laboratorial de *Y. pestis*. A **peste silvestre** pode existir como infecção enzoótica estável ou como doença epizoótica, com alta taxa de mortalidade dos hospedeiros. Os esquilos da terra e das rochas, o cão-da-pradaria, os ratos, camundongos, linces, gatos, coelhos e tâmias podem ser infectados. A transmissão entre animais ocorre habitualmente pela picada de pulga ou pela ingestão de tecido contaminado. A *Xenopsylla cheopis* é a pulga habitualmente associada à transmissão nos seres humanos, porém mais de 30 espécies de pulgas foram demonstradas como vetores competentes, e a *Pulex irritans*, a pulga humana, pode transmitir a peste e pode ter sido um importante vetor em algumas epidemias históricas. Ambos os sexos são afetados de modo semelhante pela peste, a transmissão é mais comum em regiões e estações mais frias, possivelmente em virtude dos efeitos da temperatura sobre as infecções das pulgas por *Y. pestis*.

PATOGENIA

Na forma mais comum de peste, as pulgas infectadas regurgitam os microrganismos na pele do paciente durante a alimentação. As bactérias são transferidas por meio dos linfáticos até os linfonodos regionais, onde a *Y. pestis* se multiplica, resultando em peste bubônica. Na ausência de terapia específica rapidamente administrada, pode ocorrer bacteriemia, resultando em lesões purulentas, necróticas e hemorrágicas em muitos órgãos. São necessários genes tanto plasmídeos quanto cromossômicos para a virulência completa. A peste pneumônica pode ser secundária à bacteriemia, ou pode ser primária quando o indivíduo inala material infectado. O microrganismo é altamente transmissível por indivíduos com peste pneumônica e gatos domésticos com infecção pulmonar. Essa alta transmissibilidade e a elevada taxa de morbidade e de mortalidade deram impulso às tentativas de utilizar a *Y. pestis* como arma biológica.

MANIFESTAÇÕES CLÍNICAS

A infecção por *Y. pestis* pode se manifestar na forma de várias síndromes clínicas; a infecção também pode ser subclínica. As três principais manifestações clínicas da peste são bubônica, septicêmica e pneumônica. A **peste bubônica** constitui a forma mais comum e é responsável por 80 a 90% dos casos nos EUA. Dentro de 2 a 8 dias após uma picada de pulga, observa-se o desenvolvimento de linfadenite nos linfonodos mais próximos do local de inoculação, incluindo a região inguinal (mais comum), axilar ou cervical. Esses bubões são notáveis pela sua hipersensibilidade. É comum a ocorrência de febre, calafrios, fraqueza, prostração, cefaleia e desenvolvimento de septicemia. A pele pode exibir picadas de inseto ou marcas de arranhadura. Pode haver desenvolvimento de púrpura e gangrena das extremidades em consequência da coagulação intravascular disseminada (CID). Essas lesões podem estar na origem do nome Peste Negra. A peste sem tratamento leva à morte em mais de 50% dos pacientes sintomáticos. A morte pode ocorrer dentro de 2 a 4 dias após o início dos sintomas.

Em certas ocasiões, a *Y. pestis* estabelece uma infecção sistêmica e provoca os sintomas sistêmicos observados na peste bubônica, sem causar um bubão (**peste septicêmica primária**). Devido ao atraso do diagnóstico em decorrência da ausência do bubão, a peste septicêmica está associada a uma maior taxa de mortalidade do que a peste bubônica. Em algumas regiões, a peste septicêmica sem bubão é responsável por 25% dos casos.

A **peste pneumônica** é a forma da doença menos comum, porém mais perigosa e letal. A peste pneumônica pode resultar de disseminação hematogênica ou, raramente, pode ocorrer como peste pneumônica primária após a inalação do microrganismo de um ser humano ou animal com pneumonia por peste ou potencialmente de um ataque biológico. Os sinais da peste pneumônica consistem em pneumonia grave com febre alta, dispneia e hemoptise.

Podem ocorrer meningite, tonsilite ou gastrenterite. A meningite tende a ser uma complicação tardia após tratamento inadequado. A tonsilite e a gastrenterite podem ocorrer com ou sem formação de bubão aparente ou linfadenopatia.

DIAGNÓSTICO

Deve-se suspeitar de peste em pacientes que apresentam febre e história de exposição a pequenos animais em áreas endêmicas. Por conseguinte, deve-se suspeitar de peste bubônica em um paciente com linfadenomegalia dolorosa, febre e prostração, que possivelmente foi exposto a pulgas ou a roedores no oeste dos EUA. Um histórico de acampamento ou a presença de picadas de pulga aumentam o índice de suspeita.

A *Y. pestis* é rapidamente transmitida aos seres humanos por algumas manipulações laboratoriais de rotina. Por conseguinte, é obrigatório notificar claramente o laboratório quando for entregue uma amostra com suspeita de conter *Y. pestis*. O diagnóstico laboratorial baseia-se em cultura bacteriológica ou na visualização direta por meio de colorações de Gram, Giemsa ou de Wayson de aspirados de linfonodos, amostras de sangue, escarro ou exsudatos. Pode-se utilizar também a coloração com anticorpo fluorescente. A *Y. pestis* cresce lentamente em condições de cultura de rotina e exibe melhor crescimento em temperaturas que diferem daquelas usadas para culturas de rotina em muitos laboratórios de análises clínicas. Deve-se observar que alguns sistemas automatizados de identificação em hemoculturas podem cometer erros na identificação de *Y. pestis*. Existe um teste de antígeno rápido para a detecção do antígeno F1 da *Y. pestis* em amostras de escarro e de soro. Os microrganismos isolados suspeitos de *Y. pestis* devem ser encaminhados a um laboratório de referência para confirmação. São necessárias precauções especiais de contenção para o transporte. Os casos de peste devem ser notificados às autoridades de saúde locais e estaduais e aos Centers for Disease Control and Prevention (CDC). Dispõe-se também de um teste sorológico.

Diagnóstico diferencial

A *Y. pestis* pode ser confundida com *Enterobacter agglomerans* na coloração pelo Gram. As formas leves e subagudas de peste bubônica podem ser confundidas com outros distúrbios que provocam linfadenite localizada e linfadenopatia, incluindo tularemia e adenite da arranhadura do gato. A peste septicêmica pode ser indistinguível de outras formas de sepse bacteriana fulminante.

As manifestações pulmonares da peste assemelham-se àquelas do antraz, da febre Q e da tularemia, todos eles com potencial de **bioterrorismo** e **guerra biológica**. Por conseguinte, a apresentação de um caso suspeito e, em particular, qualquer agrupamento de casos exigem notificação compulsória imediata. Outras informações sobre esse aspecto da peste e procedimentos podem ser encontradas acessando o site http://www.bt.cdc.gov/agent/plague.

TRATAMENTO

Os pacientes com suspeita de peste devem ser colocados em **isolamento para gotículas** até descartar a possibilidade de pneumonia, a obtenção de culturas de escarro negativas e a administração de tratamento antibiótico por 48 h. O tratamento de escolha para a peste bubônica tem sido historicamente o uso de **estreptomicina** (30 mg/kg/dia, com dose máxima de 2 g/dia, fracionada a cada 12 h por via intramuscular [IM], durante 10 dias). A estreptomicina intramuscular é inadequada para a septicemia, visto que a absorção pode ser errática quando a perfusão está deficiente. Em virtude de sua pouca penetração no sistema nervoso central, a estreptomicina é um fármaco inapropriado para a meningite. Além disso, a estreptomicina pode não estar ampla e imediatamente disponível. A **gentamicina** (crianças, 7,5 mg/kg IM ou por via intravenosa [IV], divididos a cada 8 horas; adultos, 5 mg/kg IM ou IV 1 vez/dia) demonstrou ser tão eficaz quanto a estreptomicina; em pacientes com abscessos, pode ser necessário um fármaco adicional além de um aminoglicosídeo, devido à pouca penetração no abscesso. Os tratamentos alternativos incluem **doxiciclina** (em crianças com peso < 45 kg: 4,4 mg/kg/dia a cada 12 horas IV, com dose máxima de 200 mg/dia; não recomendada para crianças de < 8 anos de idade; em crianças com peso ≥ 45 kg, 100 mg a cada 12 horas por via oral [VO]), **ciprofloxacino** (30 mg/kg/dia divididos a cada 12 horas, com dose máxima de 400 mg a cada 12 horas IV) e **cloranfenicol** (100 mg/kg/dia IV divididos a cada 6 horas, para crianças > 2 anos de idade; dose máxima de 4 g/dia; não amplamente disponível nos EUA). A meningite é habitualmente tratada com cloranfenicol ou com uma fluoroquinolona. A resistência a esses fármacos e a ocorrência de recidivas são raras. A *Y. pestis* é sensível às **fluoroquinolonas** *in vitro*, que são efetivas no tratamento experimental da peste em animais. A *Y. pestis* mostra-se sensível à penicilina *in vitro*, porém é ineficaz no tratamento da doença humana. A doença leve pode ser tratada com cloranfenicol oral ou tetraciclina em crianças com mais de 8 anos de idade. Observa-se uma melhora clínica dentro de 48 horas após o início do tratamento. A duração típica da terapia é de 10 a 14 dias, com mudança para a terapia oral 2 dias após a defervescência e melhora clínica. Pode ser necessária a drenagem dos bubões supurativos; o material é infeccioso, e devem ser tomadas precauções apropriadas no intraoperatório.

Deve-se administrar **profilaxia pós-exposição** aos contatos íntimos de pacientes com peste pneumônica. Recomenda-se a profilaxia com antimicrobianos dentro de 7 dias após a exposição em indivíduos com contato direto e íntimo com um paciente com peste pneumônica ou para aqueles expostos a aerossóis acidentais ou provocados por terrorismo. Os esquemas recomendados para crianças com mais de 8 anos de idade incluem doxiciclina ou ciprofloxacino; para crianças com menos de 8 anos de idade, a doxiciclina, o cloranfenicol e o ciprofloxacino constituem opções para um ciclo de 7 dias, nas doses anteriormente citadas. Os contatos com casos de peste bubônica não complicada não necessitam de profilaxia. A *Y. pestis* constitui um agente potencial de bioterrorismo, que pode exigir profilaxia em massa.

PREVENÇÃO

O melhor método de prevenção da infecção consiste em evitar a exposição a animais e a pulgas infectados. Nos EUA, é necessário um cuidado especial nos ambientes habitados por roedores reservatórios da *Y. pestis* e seus ectoparasitas. Os pacientes com peste devem ser isolados se tiverem sintomas pulmonares, e os materiais infectados devem ser manipulados com extrema cautela. Atualmente, não se dispõe de nenhuma vacina aprovada para *Y. pestis* nos EUA. Vários ensaios clínicos para o desenvolvimento de vacina estão em andamento, e as vacinas de subunidades recombinantes, com base nos antígenos rF1 e rV, parecem ser mais promissoras. O uso de iscas contendo vacinas vivas para imunização oral de animais selvagens pode constituir uma alternativa útil para o controle de epidemias.

A bibliografia está disponível no GEN-io.

Capítulo 231 Aeromonas e Plesiomonas

Ameneh Khatami e Adam J. Ratner

Aeromonas e *Plesiomonas* são bacilos gram-negativos que incluem espécies capazes de causar enterite e, menos frequentemente, causar infecções da pele, dos tecidos moles e doença invasiva. Eles são comuns em água doce e salobra e colonizam animais e plantas desses ambientes.

231.1 *Aeromonas*

Ameneh Khatami e Adam J. Ratner

ETIOLOGIA

Os microrganismos *Aeromonas* são membros da família *Aeromonadaceae* e incluem dois grandes grupos de isolados: os organismos *psicrófilos* não móveis que infectam animais de sangue frio, na maioria das vezes peixes, e os organismos mesófilos móveis que infectam humanos e outros animais de sangue quente. As espécies de *Aeromonas* são bacilos gram-negativos, oxidase e catalase-positivos, anaeróbios facultativos, que fermentam a glicose. *Aeromonas* é um gênero diverso com taxonomia difícil e diferenciação de espécies devido à alta variabilidade de nucleotídios e sofreu múltiplas reclassificações de espécies e taxa nos últimos anos. Onze espécies são reconhecidas como patógenos humanos clinicamente significativos, sendo *Aeromonas hydrophila*, *Aeromonas veronii* biotipo *sobria* e *Aeromonas caviae* mais frequentemente associadas à infecção humana. *Aeromonas dhakensis*, isolada pela primeira vez de crianças com diarreia em Dhaka, Bangladesh, e inicialmente classificada como uma subespécie de *A. hydrophila*, foi reconhecida como uma espécie distinta e uma importante causa de infecção humana.

EPIDEMIOLOGIA

Aeromonas são microrganismos encontrados em fontes aquáticas doces e salobras, incluindo rios e córregos, água de poço, água potável tratada e engarrafada e esgoto. Os organismos são mais frequentemente detectados em fontes aquáticas durante os meses de calor, quando são capazes de atingir grandes densidades populacionais. A prevalência da infecção humana pode apresentar sazonalidade, dependendo das condições locais. Por exemplo, os microrganismos *Aeromonas* são isolados com maior frequência de maio a outubro no hemisfério norte. Algumas espécies resistem à cloração da água e exibem tolerância às altas concentrações de sal. Os microrganismos *Aeromonas* foram isolados a partir de leite, carnes, peixe, algas e vegetais consumidos pelos seres humanos. A colonização assintomática ocorre em humanos e é mais comum em habitantes das regiões tropicais. A maioria das infecções humanas por *Aeromonas* está associada à exposição à água contaminada, mas pode ser contraída por outras vias, incluindo a ingestão de alimentos contaminados. Uma revisão sistemática de casos de diarreia do viajante em todo o mundo encontrou *Aeromonas* como causa em 0,8 a 3,3% dessas infecções, com frequências mais elevadas naqueles que viajavam para o Sudeste Asiático e África. Em um estudo em Bangladesh, de > 56.000 amostras de fezes de pacientes com diarreia, encontrou-se um índice de aproximadamente 25% de etiologia bacteriana, 13% deles eram por *Aeromonas*. As infecções por *Aeromonas* também são adquiridas em locais onde ocorreram desastres naturais. Por exemplo, após o *tsunami* de 2004 na Tailândia, 305 sobreviventes apresentaram infecções cutâneas e de partes moles por *Aeromonas*.

PATOGÊNESE

Dados clínicos e epidemiológicos parecem apoiar a hipótese de que os microrganismos *Aeromonas* são patógenos **entéricos**, embora isto não seja universalmente aceito. As razões para essa incerteza incluem a ausência de surtos com isolados por clones distintos, a transmissão pessoa a pessoa pouco frequente, a ausência de um modelo animal robusto e a prevalência sobreposta em indivíduos sintomáticos e assintomáticos. Além disso, existem dados conflitantes quando são comparados o modelo de desafio humano com características de surtos suspeitos de enterite por *Aeromonas*, complicando ainda mais a interpretação da doença.

Os isolados de *Aeromonas* possuem vários fatores de virulência potenciais, incluindo: flagelos *laterais* induzíveis e *polares* constitutivos, fímbrias, proteínas da membrana externa, endotoxina (lipopolissacarídeo), cápsulas, enzimas hidrolíticas extracelulares, enterotoxinas, hemolisinas e vários sistemas de secreção. A função do mecanismo de muitos desses fatores na patogênese em humanos ainda carece de esclarecimentos. Os flagelos polares proporcionam motilidade em meio líquido e os flagelos laterais agem como adesinas. Existem várias hemolisinas e enterotoxinas termolábeis e termoestáveis. A enterotoxina citotóxica de *Aeromonas* (**aerolisina**) é secretada por meio de um sistema de secreção de tipo II e é capaz de provocar lise nos eritrócitos, inibir a fagocitose e induzir citotoxicidade em células eucarióticas. Os microrganismos *Aeromonas* também apresentam um sistema de secreção tipo III com uma proteína efetora que provoca a reorganização de actina e eventual apoptose *in vitro*. Um sistema de secreção tipo VI foi descrito e funciona de forma análoga à cauda dos fagos, com atividade antimicrobiana.

Aeromonas sobria é o microrganismo mais enterotóxico entre os isolados clínicos, apresentando atividade citotóxica com efeitos citopáticos e intracelulares em 89% dos isolados. Algumas cepas produzem a toxina *Shiga*. Algumas espécies clinicamente importantes também mostraram abrigar uma toxina semelhante ao cólera (**toxina *Asao***). Os microrganismos *Aeromonas* contêm serina-proteases que podem deflagrar uma cascata de mediadores inflamatórios resultando em um extravasamento vascular, e estudos *in vitro* mostram a indução de apoptose em macrófagos murinos induzida por isolados de *Aeromonas* em humanos. Existem dados limitados sobre as moléculas de *quorum sensing*, que coordenam a expressão do gene de acordo com a densidade local e podem estar envolvidas na produção de biofilme ou controle populacional.

MANIFESTAÇÕES CLÍNICAS

Os microrganismos *Aeromonas* podem colonizar de forma assintomática ou desencadear doença, como enterite, infecção invasiva focal e septicemia. Embora indivíduos com função imunológica aparentemente normal possam apresentar qualquer manifestação clínica, a doença invasiva é mais comum entre pessoas imunocomprometidas.

Enterite

A manifestação clínica mais comum da infecção por *Aeromonas* é a enterite, que ocorre principalmente em crianças < 3 anos. Os microrganismos *Aeromonas* são a 3ª ou 4ª causa mais comum de diarreia bacteriana na infância e é isolada em 2 a 10% dos pacientes com diarreia e 1 a 5% dos controles assintomáticos. Um estudo mostrou índices de 0 a 19% entre recém-nascidos internados com diarreia, dependendo da estação sazonal. O isolamento a partir das fezes humanas também varia geograficamente com base em hábitos alimentares, nível de saneamento, demografia populacional, aquicultura, práticas agrícolas e métodos de isolamento de laboratório usados. A diarreia por *Aeromonas*, frequentemente, é líquida e autolimitada, embora uma síndrome semelhante à disenteria com sangue e muco nas fezes também tenha sido descrita. Febre, dor abdominal e vômitos são comuns em crianças. A diarreia provocada por *A. hydrophila* e *A. sobria* tende a ser aguda e autolimitada, ao passo que 30% dos pacientes com enterite por *A. caviae* apresentam diarreia crônica ou intermitente, que pode durar de 4 a 6 semanas. As espécies *A. sobria* e *A. caviae* são as mais frequentemente associadas à diarreia do viajante. As complicações da enterite de *Aeromonas* incluem intussuscepção, déficit de crescimento, síndrome hemolítico-urêmica, bacteriemia e colite crônica pós-infecciosa. A infecção por *Aeromonas* também pode se manifestar como colite segmentar aguda, mimetizando doença inflamatória intestinal ou colite isquêmica.

Infecções da pele e de partes moles

As infecções da pele e de partes moles constituem a segunda apresentação mais comum de infecção por *Aeromonas*. Os fatores predisponentes incluem trauma local e exposição à água potável contaminada. Infecções teciduais leves por *Aeromonas* foram relatadas após mordidas de inúmeras espécies animais, incluindo jacaré, tigre, urso, serpentes, bem como picadas de carrapatos. Essas infecções também foram relatadas após traumas esportivos e terapia medicinal com sanguessugas. Geralmente, utiliza-se a profilaxia antibiótica em conjunto com a terapia com sanguessugas devido à presença de *A. hydrophila* no trato gastrintestinal (GI) de sanguessugas, que auxiliam na degradação das hemácias. O espectro de infecções da pele e partes moles é amplo, variando de um nódulo de pele localizado à fasciite necrosante com risco de vida, mionecrose e gangrena gasosa. As infecções de partes moles ocorrem com mais frequência nas extremidades, geralmente são polimicrobianas e três vezes mais comuns nos homens do que nas mulheres. **Celulite** por *Aeromonas*, a manifestação de pele mais comum, apresenta-se clinicamente como qualquer outra celulite bacteriana, mas deve ser suspeitada em feridas após o contato com uma fonte de água, sobretudo durante o verão.

Septicemia

Septicemia é a terceira apresentação mais comum da infecção por *Aeromonas* e está associada a uma taxa de mortalidade de 27 a 73%, com maior incidência durante os meses de verão ou durante a estação chuvosa nos trópicos. Os pacientes frequentemente apresentam febre e sintomas gastrintestinais, incluindo dor abdominal, náuseas, vômitos e diarreia. De 2 a 4% dos pacientes podem apresentar lesões semelhantes a ectima gangrenoso. *Aeromonas* podem ser o único organismo isolado ou podem fazer parte de uma doença bacterêmica polimicrobiana. A maioria dos casos (aproximadamente 80%) ocorre em adultos imunocomprometidos ou com doença hepatobiliar e em crianças pequenas, nas quais a origem da infecção provavelmente é a presença dos microrganismos *Aeromonas* do trato gastrintestinal. Menos frequentemente, a bacteriemia pode ser secundária à mionecrose relacionada ao trauma ou a queimaduras infectadas. Nesses pacientes, a mortalidade geralmente é maior do que naqueles pacientes com bacteriemia primária, devido ao trauma subjacente. Raramente, a bacteriemia por *Aeromonas* ocorre em adultos saudáveis expostos à água doce.

Outras infecções

Os microrganismos *Aeromonas* são uma causa rara de outras infecções GI, como gastrenterite necrosante, peritonite, colecistite, apendicite e formação de abscessos hepáticos e pancreáticos; infecções cardiovasculares, incluindo endocardite e embolia séptica; e infecções pulmonares, incluindo traqueobronquite, pneumonia, empiema e formação de abscessos pulmonares. Esse microrganismo também está associado a infecções musculoesqueléticas, incluindo osteomielite, artrite piogênica, piomiosite e fasciite necrosante, bem como infecções de ouvido, nariz e garganta, incluindo endoftalmite, ceratite, celulite orbitária, otite média e epiglotite. Outras infecções incluem meningite, infecção do trato urinário, doença inflamatória pélvica, linfadenite, foliculite da banheira quente e infecções em feridas operatórias. Os microrganismos *Aeromonas* estão associados à traqueobronquite e pneumonia por aspiração secundárias a afogamento.

DIAGNÓSTICO

O diagnóstico é estabelecido pelo isolamento de *Aeromonas* em cultura. O microrganismo geralmente é cultivado em meios de cultura padronizados, quando o material fonte normalmente é estéril. O isolamento e a identificação do microrganismo a partir de amostras de locais não estéreis é mais difícil. Frequentemente, os microrganismos *Aeromonas* não são identificados pelos protocolos comuns de rotina laboratorial de análise de amostras de fezes. Se houver suspeita da presença de *Aeromonas*, o rendimento pode aumentar se o laboratório for notificado antes do teste, porque o enriquecimento noturno em água peptonada alcalina e a cultura em ágares seletivos podem ser úteis. A maioria das cepas (aproximadamente 90%) produzem β-hemólise no ágar-sangue. Cepas de *Aeromonas* fermentadoras de lactose podem não ser identificadas se o laboratório não realizar rotineiramente testes de oxidase em isolados fermentadores de lactose em meio de ágar MacConkey. Os microrganismos *Aeromonas* são resistentes ao agente vibriostático O129; entretanto, a diferenciação de *Aeromonas* e *Vibrio* spp. e a identificação de *Aeromonas* spp. e subspp. não são confiáveis usando testes bioquímicos, particularmente quando sistemas de identificação comercial são usados. Da mesma forma, a classificação de cepas de *Aeromonas* ao nível de espécies e subespécies é difícil de conseguir por meio do sequenciamento de regiões do gene 16S rRNA. O sequenciamento de genes de manutenção, como *gyrB* e *rpoD*, e a tipagem de sequência multilócus são precisos para a identificação de espécies, mas são intensivos em termos de tempo, custo e trabalho. Cada vez mais, os laboratórios usam espectrometria de massa de dessorção a *laser*/tempo de voo de ionização assistida por matriz (MALDI-TOF) para identificar rapidamente os organismos, porque este método é preciso para os microrganismos *Aeromonas* como um gênero e para muitas das espécies clinicamente importantes.

TRATAMENTO

A **enterite** por *Aeromonas* geralmente é autolimitada e a terapia antimicrobiana não deve ser indicada, embora alguns estudos sugiram que a terapia antimicrobiana reduz a duração da doença. É razoável considerar a indicação de terapia antimicrobiana em pacientes com diarreia prolongada, doença semelhante à disenteria ou com condições subjacentes, como doença hepatobiliar ou algum tipo de imunocomprometimento. A sensibilidade aos antibióticos varia entre as espécies e, também, pela geografia; portanto, é importante realizar testes de suscetibilidade. As betalactamases de classe B, C e D, mediadas por cromossomos, são encontradas na maioria das espécies e podem ser difíceis de identificar, pois muitas são indutíveis. Estes incluem as betalactamases metalo e AmpC, que podem levar à falha clínica se carbapenêmicos ou cefalosporinas de terceira geração forem usados como monoterapia em infecções de alta carga de organismos. Existe uma resistência quase uniforme às penicilinas. A **septicemia** pode ser tratada com uma cefalosporina de quarta geração (p. ex., cefepima) ou ciprofloxacino, com ou sem um aminoglicosídeo, embora a terapia específica deva ser guiada por dados de suscetibilidade. Outra opção para infecções menos graves inclui sulfametoxazol-trimetoprima (TMP-SMX). Não existem recomendações baseadas em evidências para a duração do tratamento, que, portanto, normalmente é guiado pela resposta clínica. Em geral, a diarreia é tratada por 3 dias, infecções da ferida por 7 a 10 dias e bacteriemia por 14 a 21 dias, dependendo da resposta clínica e das características do hospedeiro.

PREVENÇÃO

Reduzir o contato com água fresca e salobra em ambientes contaminados e com alimentos contaminados diminui o risco de infecções por *Aeromonas*. Algumas proteínas da membrana externa são fortemente imunogênicas e são candidatos antigênicos para o desenvolvimento pré-clínico de vacinas.

A bibliografia está disponível no GEN-io.

231.2 *Plesiomonas shigelloides*

Ameneh Khatami e Adam J. Ratner

ETIOLOGIA

Plesiomonas shigelloides é um bacilo facultativamente anaeróbio, gram-negativo, não formador de esporos que fermenta glicose. É um organismo móvel catalase, oxidase e indol-positivo com flagelos polares. Um alto nível de diversidade genética foi reconhecido entre as cepas de *P. shigelloides*, o que reflete recombinação homóloga frequente.

EPIDEMIOLOGIA

O microrganismo *P. shigelloides* é onipresente em água doce e, uma vez que pode tolerar salinidade de até 4%, pode ser encontrado em águas estuarinas ou salobras, bem como em habitantes de animais desses ecossistemas, incluindo peixes, moluscos, crustáceos, mamíferos aquáticos, anfíbios, répteis e outros vertebrados. O microrganismo *P. shigelloides* foi recuperado de animais saudáveis (colonizados) e doentes, incluindo gatos. Pode causar infecções esporádicas e surtos em vários animais. Como mesófilo com temperatura de crescimento ótima de 35 a 39°C, o microrganismo *P. shigelloides* foi encontrado mais frequentemente em águas tropicais ou durante os meses mais quentes, embora haja relatos crescentes de isolamento da água superficial em climas mais frios. Da mesma forma, a maioria dos casos de infecção ocorre durante os meses mais quentes do ano. *P. shigelloides* não é um organismo comensal usual no trato gastrintestinal humano, e acredita-se que a infecção humana seja o resultado do consumo de água contaminada ou frutos do mar crus ou possivelmente pelo contato com animais colonizados. A frequência de isolamento de *P. shigelloides* de fezes diarreicas nessas circunstâncias tem sido relatada para variar de 2 a > 10%. Infecção mista com *Salmonella, Aeromonas*, rotavírus ou outros patógenos entéricos pode ocorrer em quase um terço dos pacientes. A maioria dos pacientes sintomáticos na América do Norte tem uma exposição conhecida a água potencialmente contaminada ou frutos do mar (sobretudo ostras) ou viajaram para o exterior. Foi relatado que os microrganismos *Plesiomonas* estão associados a 1,3 a 5,4% dos episódios de diarreia do viajante, com as maiores taxas associadas às viagens para o sul e o Sudeste Asiático. Outros fatores de risco incluem imunodeficiências (particularmente, infecção pelo HIV), discrasias sanguíneas (incluindo doença falciforme) e idade jovem. As maiores taxas de enterite por *Plesiomonas* ocorrem em crianças < 2 anos de idade. Embora *P. shigelloides* apresente distribuição mundial, existe uma variabilidade geográfica inexplicável na incidência de enterite, o que pode estar relacionado com as temperaturas da água, bem como falta de higiene e saneamento.

PATOGÊNESE

Evidências epidemiológicas e microbiológicas a partir de uma série de surtos de origem alimentar atribuíveis a *P. shigelloides* indicam que esse organismo é um **enteropatógeno**. No entanto, a capacidade patogênica de *P. shigelloides* não foi confirmada por meio de estudos de desafio oral, e esses organismos foram isolados a partir de fezes de indivíduos saudáveis em uma pequena taxa. O mecanismo da enterite não é conhecido, mas foram descritos fatores de virulência, incluindo toxina semelhante ao cólera, enterotoxinas termolábeis e termoestáveis e lipopolissacarídeo. A maioria das cepas de *P. shigelloides* também secreta uma β-hemolisina, que é considerada um importante fator de virulência. Estudos *in vitro* mostram que isolados de *P. shigelloides* podem invadir e induzir apoptose em células de origem entérica, além de exibir evidências de modulação das defesas do hospedeiro por inibição de catepsinas envolvidas no processamento e apresentação de antígenos.

MANIFESTAÇÕES CLÍNICAS

Em geral, a doença clínica em seres humanos inicia-se 24 a 48 horas após a exposição ao microrganismo, embora períodos de incubação que excedem 4 dias tenham sido descritos. Diarreia, tipicamente secretora, pode ocorrer em todas as faixas etárias, incluindo recém-nascidos, e, menos frequentemente, apresenta-se como disenteria invasiva. A enterite secretora geralmente manifesta-se como uma doença autolimitada leve com diarreia aquosa e dor abdominal, mas em 13% dos casos a diarreia pode persistir por > 2 semanas. Desidratação, hipopotassemia e peritonite são complicações incomuns; no entanto, tem havido vários relatos de uma apresentação semelhante ao cólera com diarreia secretora grave. A frequência de apresentação secretora *versus* disentérica parece se agrupar por surto individual, sugerindo que tanto as populações humanas quanto as populações bacterianas envolvidas estão associadas a cada apresentação em particular. A **disenteria** se apresenta com sangue macroscópico e/ou muco nas fezes, dor abdominal significativa e vômitos, com casos mais graves também associados à febre. Os desfechos fatais foram descritos associados a casos graves de disenteria por *Plesiomonas*, embora na maioria desses casos o papel exato de *P. shigelloides* não esteja claro.

As infecções extraintestinais, geralmente bacterêmicas, são raras e geralmente ocorrem em pacientes com imunodeficiência subjacente. Cerca de 90% destes casos são monomicrobianos e, em quase metade, o microrganismo *P. shigelloides* também é isolado de um local que não o sangue. Raramente, a bacteriemia que acompanha a enterite foi documentada em crianças aparentemente normais. A septicemia também parece resultar da ingestão de água contaminada ou frutos do mar e tem uma alta taxa de mortalidade em adultos. Outras doenças extraintestinais incluem pneumonia, meningite, osteomielite, artrite séptica, artrite reativa, abscessos e infecções focais do trato gastrintestinal ou reprodutivo. Quase um terço de todas as bacteriemias ocorrem em recém-nascidos que apresentam sepse e meningite de início precoce e, embora raras, compõem a maioria dos casos relatados de meningite por *P. shigelloides* e apresenta uma taxa de mortalidade muito alta (80%). Em vários casos de doença neonatal, os microrganismos *Plesiomonas* também foram isolados a partir das fezes maternas, o que sugee transmissão vertical intraparto. Em comparação com *Aeromonas* e *Vibrio* spp., feridas traumáticas desencadeadas em ambientes aquáticos contêm menos *P. shigelloides*.

DIAGNÓSTICO

P. shigelloides é um organismo não fermentador de lactose e cresce bem em meios entéricos tradicionais com temperatura ideal de 30°C, embora técnicas seletivas possam ser necessárias para isolar o organismo em culturas mistas e diferenciar *P. shigelloides* de espécies de *Shigella*. Se o enriquecimento for necessário, pode utilizar-se água peptonada alcalina ou caldo de peptona biliar. As colônias são não hemolíticas em ágar de sangue a 5%. Muitas cepas reagem de forma cruzada com *Shigella* em testes sorológicos, mas podem ser facilmente diferenciadas como organismos positivos à oxidase. O microrganismo *P. shigelloides* tem um perfil bioquímico único e geralmente pode ser identificado usando *kits* comerciais. Sistemas de identificação rápida, incluindo MALDI-TOF, também podem ser usados para identificar *P. shigelloides*. O microrganismo *P. shigelloides* está incluído em pelo menos um painel comercial aprovado pela Food and Drug Administration (FDA) dos EUA que detecta uma variedade de enteropatógenos diretamente de fezes diarreicas (independente de cultura) pela reação em cadeia da polimerase.

TRATAMENTO

A enterite causada por *P. shigelloides* geralmente é leve e autolimitada. Nos casos associados à desidratação ou com doença semelhante ao cólera, os pacientes respondem favoravelmente à **solução de reidratação oral**. A consideração para uso de **antimicrobianos** é reservada para aqueles pacientes com diarreia prolongada ou sanguinolenta, aqueles que são imunocomprometidos e para pacientes idosos ou muito jovens. Dados de estudos não controlados sugerem que a terapia antimicrobiana diminui a duração dos sintomas, embora nenhuma diferença tenha sido encontrada em um estudo exclusivamente pediátrico.

O microrganismo *P. shigelloides* produz uma betalactamase não induzível, codificada cromossomicamente, que geralmente produz cepas resistentes às penicilinas, incluindo penicilinas de amplo espectro. *P. shigelloides* geralmente também é resistente a aminoglicosídeos e tetraciclinas. A maioria das cepas de *P. shigelloides* é suscetível a combinações de inibidores betalactâmicos/betalactamases, bem como a TMP-SMX, algumas cefalosporinas, carbapenêmicos e fluoroquinolonas; entretanto, a terapia deve ser guiada pelo teste de sensibilidade aos antimicrobianos, uma vez que a resistência a TMP-SMX, fluoroquinolonas e outros agentes foi descrita.

Casos graves de disenteria por *P. shigelloides* devem ser tratados de forma empírica semelhante à shigelose (com azitromicina ou cefalosporina de terceira geração para crianças e ciprofloxacino ou azitromicina para adultos). Os antibióticos são essenciais para o tratamento da doença extraintestinal. A terapêutica empírica com uma cefalosporina de terceira geração é geralmente o tratamento de primeira escolha porque a maioria dos isolados são suscetíveis *in vitro*. Os fármacos alternativos incluem imipeném, aztreonam, combinações de betalactâmicos/inibidores de betalactamase e quinolonas. A terapia definitiva deve ser guiada pela suscetibilidade do isolado em cultura. A duração do tratamento varia de 1 a 2 semanas, mas pode ser prolongada dependendo das condições crônicas subjacentes e da resposta clínica.

A bibliografia está disponível no GEN-io.

Capítulo 232 *Pseudomonas, Burkholderia* e *Stenotrophomonas*

232.1 *Pseudomonas aeruginosa*

Thomas S. Murray e Robert S. Baltimore

ETIOLOGIA

Pseudomonas aeruginosa é um bacilo gram-negativo aeróbio restrito. Ele é capaz de se proliferar em uma grande variedade de ambientes que contêm quantidades mínimas de compostos orgânicos. Cepas isoladas de amostras clínicas não fermentam a lactose, são oxidase positivas e podem produzir β-hemólise em ágar-sangue. Muitas cepas produzem pigmentos, incluindo piocianina, pioverdina e piorubina, que se difundem e colorem o meio circundante. Cepas de *P. aeruginosa* são diferenciadas para fins epidemiológicos por vários métodos de genotipagem, incluindo polimorfismo de comprimento de fragmentos de restrição (RFLP) em eletroforese em gel de campo pulsada, tipagem de sequência *multilocus* e, mais recentemente, sequenciamento genômico total.

EPIDEMIOLOGIA

P. aeruginosa é um "oportunista" clássico. Raramente causa doença em pessoas que não apresentam um fator de risco predisponente. Os mecanismos de defesa comprometidos do hospedeiro devido a trauma, neutropenia, mucosite, imunossupressão ou transporte mucociliar ineficiente explicam o papel predominante desse microrganismo na produção de infecções oportunistas. Em ambientes pediátricos, apresenta-se de forma mais frequente nas secreções respiratórias de crianças com **fibrose cística** (FC). *P. aeruginosa* foi encontrada em 1% dos neonatos com febre e bacteriemia em um estudo de revisão de seis centros norte-americanos. Em um estudo sobre infecções em unidade de cuidado intensivo neonatal (NICU) identificou-se que 3,8% dos episódios de bacteriemia neonatal entre 1989 e 2003 foram causados por *P. aeruginosa*. Outro hospital infantil relatou 232 episódios de bacteriemia associada à *P. aeruginosa* durante um período de 10 anos, com metade das crianças infectadas apresentando diagnóstico de uma doença maligna subjacente.

P. aeruginosa e outras *Pseudomonas* frequentemente entram no ambiente hospitalar por meio de roupas, pele ou calçados de pacientes ou da equipe hospitalar, por plantas ou vegetais trazidos para o hospital e no trato gastrintestinal (GI) de pacientes. A colonização de qualquer substância úmida ou líquida pode ocorrer; os microrganismos podem ser encontrados em crescimento em qualquer reservatório de água, incluindo água destilada, pias de cozinha, lavanderias hospitalares, em algumas soluções antissépticas e equipamentos utilizados para a terapia respiratória e procedimentos urinários. A colonização da pele, orofaringe, fezes e mucosa nasal é baixa no momento da internação hospitalar, mas aumenta para até 50 a 70% durante a hospitalização prolongada e com o uso de antibióticos de amplo espectro, quimioterapia, ventilação mecânica e cateteres urinários. A flora microbiana intestinal do paciente pode ser alterada pelo uso de antibióticos de amplo espectro, o que reduz a resistência à colonização e permite que a *P. aeruginosa* do ambiente cresça no trato GI. Quebras na barreira da mucosa intestinal associadas a medicamentos, especialmente a agentes citotóxicos e à enterite nosocomial, podem proporcionar uma via pela qual a *P. aeruginosa* se dissemina para os vasos linfáticos ou corrente sanguínea.

PATOLOGIA

As manifestações patológicas de infecções por *P. aeruginosa* dependem do local e do tipo de infecção. Devido à sua elaboração de toxinas e fatores invasivos, o microrganismo pode ser observado com frequência invadindo os vasos sanguíneos e causando necrose vascular. Em algumas infecções há disseminação pelos tecidos com formação de necrose e de microabscessos. Nos pacientes com FC, já foi descrita bronquite/bronquiolite focal e difusa levando a bronquiolite obliterante.

Patogênese

A invasividade de *P. aeruginosa* é mediada por uma série de fatores de virulência. A fixação bacteriana é facilitada por fímbrias (pili) que se aderem ao epitélio danificado previamente por uma lesão ou uma infecção. As proteínas extracelulares, proteases, elastases e citotoxinas rompem as membranas celulares e, em resposta, o hospedeiro produz citocinas que aumentam a permeabilidade vascular capilar e induzem resposta inflamatória. Disseminação e invasão da corrente sanguínea ocorrem após a extensão do dano tecidual local e são facilitadas pelas propriedades antifagocitárias da endotoxina, o exopolissacarídeo, e pela protease de clivagem de imunoglobulina G. *P. aeruginosa* também produz numerosas exotoxinas, incluindo **exotoxina A**, que causa necrose local e facilita a invasão bacteriana sistêmica. *P. aeruginosa* possui um sistema de secreção do tipo III, composto de estrutura em forma de agulha que se insere nas membranas das células hospedeiras e permite a secreção de exotoxinas diretamente dentro dessas células. Cepas de *P. aeruginosa* que possuem o gene que codifica ExoU fosfolipase dependente do sistema de secreção tipo III estão associadas à mortalidade aumentada quando comparadas a cepas ExoU-negativos, em estudos retrospectivos de pacientes com **pneumonia associada à ventilação mecânica** e a *P. aeruginosa*. O hospedeiro responde à infecção por meio de uma resposta inflamatória intensa, recrutando neutrófilos para o local da infecção e produzindo anticorpos contra proteínas de *P. aeruginosa*, como a exotoxina A e a endotoxina. Não há dados convincentes que comprovem que esses anticorpos sejam protetores contra a instalação da infecção.

Além da infecção aguda, acredita-se que *P. aeruginosa* também seja capaz de persistir cronicamente em parte por causa da formação de **biofilmes**, comunidades organizadas de bactérias envolvidas em uma matriz extracelular que protege os organismos da resposta imune do hospedeiro e dos efeitos de antibióticos. Para a formação do biofilme é necessário que haja fixação a uma superfície mediada pelo *pilus*, proliferação do organismo e produção do exopolissacarídeo como principal componente da matriz extracelular. Um biofilme maduro pode persistir apesar da intensa resposta imune do hospedeiro, é resistente a muitos antibióticos e é difícil de erradicar com as terapias atuais.

MANIFESTAÇÕES CLÍNICAS

A maioria dos padrões clínicos está relacionada com infecções oportunistas em pacientes imunocomprometidos (Capítulo 205) ou está associada a *shunts* e cateteres venosos (Capítulo 206). A *P. aeruginosa* pode atuar como um invasor secundário ao ser introduzida a partir de uma pequena ferida em uma pessoa saudável, podendo acarretar o surgimento de celulite e de um abscesso localizado que drena pus verde ou azul. A lesão cutânea característica associada a *P. aeruginosa*, **ectima gangrenoso**, independentemente de ser causada por inoculação direta ou por foco metastático secundário à septicemia, inicia-se como máculas róseas e progride para nódulos hemorrágicos e, por fim, para úlceras com centros equimóticos e gangrenosos com formação de escaras, circundados por um intenso halo hiperemiado (Tabela 232.1 e Figura 232.1).

Surtos de dermatite e infecções do trato urinário (ITU) causadas por *P. aeruginosa* têm sido relatados em pessoas saudáveis após o uso de piscinas ou banheiras de hidromassagem. Após um período que varia entre algumas horas e 2 dias depois do contato com essas fontes de água, surgem lesões cutâneas de foliculite. As lesões cutâneas podem ser eritematosas, maculares, papulares ou pustulosas. A doença pode variar de algumas lesões esparsas até o extenso envolvimento do tronco. Em algumas crianças, mal-estar, febre, vômitos, dor de garganta, conjuntivite, rinite e seios edemaciados podem estar associados às lesões dérmicas. Infecções do trato urinário causadas por *P. aeruginosa* são mais frequentemente nosocomiais e costumam ser associadas à presença de um cateter urinário, a malformações do trato urinário e ao uso prévio de antibióticos. Infecções do trato urinário podem ser minimizadas ou evitadas por meio da rápida remoção do cateter e da identificação precoce seguida de cirurgia corretiva de lesões obstrutivas quando estas estão presentes.

Queimaduras e infecção da ferida

As superfícies das feridas ou queimaduras frequentemente estão colonizadas por *P. aeruginosa* e outros organismos gram-negativos. Essa colonização inicial com um baixo número de microrganismos aderentes é um pré-requisito para a doença invasiva. A *P. aeruginosa* presente em um local de queimadura pode evoluir para **sepse secundária à queimadura**, que apresenta uma elevada taxa de mortalidade quando a densidade de microrganismos atinge uma concentração crítica. A administração de antibióticos pode diminuir a flora microbiana sensível, permitindo que cepas relativamente resistentes de *P. aeruginosa* se multipliquem. A multiplicação de microrganismos em tecidos desvitalizados ou associados ao uso prolongado de cateteres intravenosos ou urinários aumenta o risco de septicemia por *P. aeruginosa*, um grande problema em pacientes queimados (ver Capítulo 92).

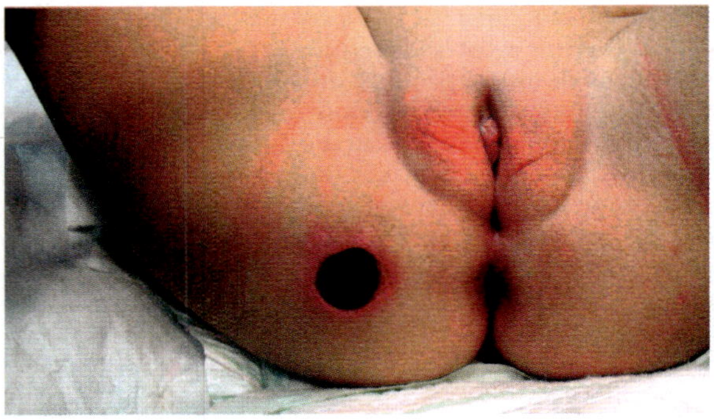

Figura 232.1 **Lesão cutânea redonda não dolorosa na nádega de uma criança do sexo feminino de 2 anos de idade.** Observe o centro ulcerado enegrecido da lesão e sua margem eritematosa. *(De Ghanaiem H, Engelhard D. A healthy 2-year-old child with a round black skin lesion.* J Pediatr. 2013; *163:1225.)*

Fibrose cística

P. aeruginosa é comum em crianças com FC, com uma prevalência que aumenta conforme o aumento da idade e da gravidade da doença pulmonar (ver Capítulo 432). A infecção inicial é causada por **cepas ambientais não mucoides** de *P. aeruginosa*, mas, após um período de tempo variável, as **cepas mucoides** de *P. aeruginosa*, que produzem o alginato exopolissacarídeo antifagocitário e que raramente são encontradas em outras condições passam a predominar. O isolamento repetido de *P. aeruginosa* mucoide a partir do escarro está associado ao aumento da morbidade e mortalidade. A infecção inicia-se de forma insidiosa ou até mesmo assintomática e a progressão tem um ritmo muito variável. Em crianças com FC, o anticorpo não erradica o microrganismo e os antibióticos são apenas parcialmente eficazes. Dessa forma, após a infecção tornar-se crônica, ela não pode ser erradicada por completo. Regimes repetidos de antibióticos selecionam cepas de *P. aeruginosa* resistentes a diversos antibióticos.

Tabela 232.1 Infecções por *Pseudomonas aeruginosa*.

INFECÇÃO	CARACTERÍSTICAS CLÍNICAS COMUNS
Endocardite	Doença valvar nativa do lado direito do coração (valva atrioventricular direita) com uso abusivo de substâncias intravenosas
Pneumonia	Mecanismos de defesa locais (pulmão) ou sistêmicos comprometidos do hospedeiro; eliminação mucociliar anormal (fibrose cística) bacterêmico (neoplasia) ou nosocomial (respiratório) pode ser patogênica; fibrose cística está associada à *P. aeruginosa* mucoide produtora de lama capsular
Infecção do sistema nervoso central	Meningite, abscesso cerebral; disseminação contígua (mastoidite, fístula dérmica, sinusite); bacteriemia ou inoculação direta (trauma, cirurgia)
Otite externa	Ouvido de nadador; climas quentes e úmidos; contaminação de piscinas
Otite externa maligna	Lesão invasiva, indolente, tóxica febril e necrosante destrutiva em lactentes com poucos meses; pacientes imunocomprometidos neutropênicos ou diabéticos; associa-se à paralisia do nervo VII e mastoidite
Mastoidite crônica	Drenagem do ouvido, edema, eritema na orelha; perfuração da membrana timpânica
Ceratite	Ulceração da córnea; ceratite por lente de contato
Endoftalmite	Trauma penetrante, cirurgia, ulceração penetrante de córnea, progressão fulminante
Osteomielite/Artrite séptica	Feridas por punção penetrante no pé e osteocondrite; uso abusivo de substâncias intravenosas; articulações fibrocartilaginosas, esterno, vértebras, pelve; osteomielite em fraturas expostas; pielonefrite indolente e osteomielite vertebral
Infecção do trato urinário	Iatrogênica, nosocomial; UTIs em crianças; pacientes submetidos a procedimentos e aqueles com obstrução ou cálculo renal
Infecção do trato intestinal	Imunocomprometidos, neutropenia, tifilite, abscesso retal, ulceração, raramente diarreia e peritonite na diálise peritoneal
Ectima gangrenoso	Disseminação metastática; hemorragia, necrose, eritema, escara, lesões discretas com invasão bacteriana dos vasos sanguíneos; também nódulos subcutâneos, celulite, pústulas e abscessos profundos
Infecções cutâneas primárias e secundárias	Infecção local; queimaduras, trauma, úlceras de decúbito, infecção do espaço interdigital, unhas verdes (paroníquia); dermatite em redemoinho; foliculite difusa pruriginosa, lesões vesiculopustulares ou maculopapulares e eritematosas

Pessoas imunocomprometidas

Crianças com leucemia ou outras doenças malignas, sobretudo aquelas que fazem uso de terapia imunossupressora e que estão neutropênicas, normalmente com cateteres intravasculares, são muito suscetíveis à septicemia causada pela invasão de *P. aeruginosa* na corrente sanguínea a partir da colonização do próprio trato respiratório ou GI. Sinais de sepse são frequentemente acompanhados por vasculite generalizada, e lesões necróticas hemorrágicas podem ser encontradas em todos os órgãos, incluindo a pele (ectima gangrenoso) (ver Figura 232.1). Celulites perirretais hemorrágicas ou gangrenosas ou abscessos podem ocorrer associados a íleo paralítico e hipotensão profunda.

Pneumonia nosocomial

Embora não seja uma causa frequente de pneumonia adquirida na comunidade em crianças, a *P. aeruginosa* é uma causa de pneumonia nosocomial, sobretudo de pneumonia associada à ventilação, em pacientes de todas as idades. A *P. aeruginosa* tem sido historicamente encontrada como contaminante de ventiladores, tubos e umidificadores. Hoje em dia, essa contaminação é incomum, devido a práticas de desinfecção e mudança de rotina do equipamento. No entanto, a colonização do trato respiratório superior e do trato GI pode acontecer após aspiração de secreções contaminadas por *P. aeruginosa*, o que resulta em pneumonia grave. O uso prévio de antibióticos de amplo espectro é um fator de risco para a colonização com cepas de *P. aeruginosa* resistentes aos antibióticos. Uma das situações mais difíceis é distinguir entre a colonização e a pneumonia em pacientes entubados. A diferenciação frequentemente só pode ser resolvida usando técnicas de cultura invasivas, como lavagem broncoalveolar quantitativa.

Lactentes

P. aeruginosa é uma causa ocasional de **bacteriemia nosocomial** em recém-nascidos e é responsável por 2 a 5% dos resultados positivos de hemocultura em unidades de cuidados intensivos neonatais. Um foco frequente que precede a bacteriemia é a **conjuntivite**. Lactentes com mais idade raramente apresentam sepse adquirida na comunidade devido a *P. aeruginosa*. Nos poucos relatos que descrevem sepse adquirida na comunidade, as condições que a precederam incluíram lesões cutâneas semelhantes a ectima, neutropenia transitória associada a vírus e contato prolongado com água do banho contaminada ou banheira de hidromassagem.

DIAGNÓSTICO

Em raras ocasiões, a infecção por *P. aeruginosa* pode ser distinguida clinicamente de outras etiologias. O diagnóstico depende do isolamento do microrganismo a partir de sangue, líquido cerebrospinal (LCR), urina ou aspirado pulmonar guiado por agulha, ou a partir de material purulento obtido por aspiração de abscessos subcutâneos ou áreas de celulite. Em um quadro clínico apropriado, o isolamento de *P. aeruginosa* a partir de uma expectoração ou aspirado pulmonar pode representar infecção; mas também pode representar apenas colonização, por isso deve-se fazer um julgamento clínico. Raramente, lesões cutâneas que se assemelham à infecção por *P. aeruginosa* podem ocorrer após septicemia causada por *Aeromonas hydrophila*, outros bacilos gram-negativos e *Aspergillus*. Quando *P. aeruginosa* é isolada a partir de locais não estéreis, como pele, membranas mucosas e jato médio de urina, culturas quantitativas são úteis para diferenciar a colonização da infecção invasiva. Em geral, 100 mil ou mais unidades formadoras de colônias/mℓ de líquido ou grama de tecido representam uma evidência sugestiva de infecção invasiva. As culturas quantitativas de tecido e pele não são procedimentos de rotina e podem exigir consulta prévia com o laboratório de microbiologia clínica para sua realização.

TRATAMENTO

As infecções sistêmicas por *P. aeruginosa* devem ser tratadas rapidamente com um antibiótico ao qual o organismo seja suscetível *in vitro*. A resposta ao tratamento pode ser limitada e o tratamento prolongado pode ser necessário para a infecção sistêmica em hospedeiros imunocomprometidos.

Septicemia e outras infecções agressivas devem ser tratadas com um ou dois agentes bactericidas. Embora o número de fármacos necessários seja controverso, algumas evidências sugerem que os benefícios da adição de um segundo agente são questionáveis, mesmo quando os estudos incluem pacientes imunocomprometidos. Também é controverso se o uso de dois agentes retarda o desenvolvimento de resistência, com evidências a favor e contra. Antibióticos apropriados para a terapia com agente único incluem ceftazidima, cefepima, ticarcilina-clavulanato e piperacilina-tazobactam. A gentamicina ou outro aminoglicosídeo podem ser utilizados concomitantemente para obtenção de um efeito sinérgico.

A **ceftazidima** provou ser extremamente eficaz em pacientes com FC (150 a 250 mg/kg/dia, a cada 6 a 8 horas, por via intravenosa [IV], com um máximo de 6 g/dia). A piperacilina ou piperacilina-tazobactam (300 a 450 mg/kg/dia, a cada 6 a 8 horas, IV, a um máximo de 12 g/dia) também provou ser uma terapia eficiente para as cepas de *P. aeruginosa* sensíveis quando combinados a um aminoglicosídeo. Estudos de infecção aguda por *Pseudomonas* em UTI mostram que infusões contínuas de piperacilina-tazobactam são mais efetivas que a mesma dose diária administrada em infusões pulsadas.

Antibióticos eficazes adicionais incluem imipeném-cilastatina, meropeném e aztreonam. Ciprofloxacino é uma terapia ambulatorial eficaz e utilizada em crianças com FC, mas não é aprovada nos EUA para pessoas com menos de 18 anos, exceto para tratamento oral de infecções do trato urinário ou quando não há outros agentes aos quais o organismo seja suscetível. A terapia inalatória com tobramicina ou aztreonam também é usada para a infecção pulmonar crônica e a colistina inalatória é reservada para o tratamento de *Pseudomonas* resistentes. É importante basear a continuidade do tratamento em resultados de testes de sensibilidade porque a **resistência** da *P. aeruginosa* a um ou mais antibióticos está aumentando. O tratamento com macrolídeos reduz as exacerbações pulmonares em pacientes com doença pulmonar crônica e infecção por *P. aeruginosa*. O mecanismo provavelmente está associado à alteração das propriedades de virulência da *P. aeruginosa* em vez da morte bacteriana direta.

P. aeruginosa exibe resistência intrínseca e adquirida aos antibióticos. Apresenta diversos mecanismos de resistência a diversas classes de antibióticos, incluindo – mas não se limitando a – mutação genética, produção de betalactamases e bombas de efluxo de fármacos. Unidades de cuidados intensivos pelos EUA têm documentado um aumento da taxa de resistência de *P. aeruginosa* a todas as principais classes de antibióticos. Nos EUA, houve um aumento alarmante de isolados de *P. aeruginosa* multirresistentes (MDR) recuperados de crianças, com resistência a pelo menos três classes de antibióticos. A taxa de *P. aeruginosa* MDR aumentou para 26% em 2012, de 15,9% em 1999. Além disso, o índice de *P. aeruginosa* resistente a carbapenem aumentou de 12% para 20% durante o mesmo período. Um novo agente com eficácia contra muitos isolados de *P. aeruginosa* MDR é a ceftazidima/avibactam, um medicamento que combina a ceftazidima com um inibidor da betalactamase.

A **meningite** pode ocorrer por disseminação a partir de um foco contíguo, como um foco secundário quando há bacteriemia ou após procedimentos invasivos. A meningite por *P. aeruginosa* é mais bem tratada com ceftazidima em combinação com um aminoglicosídeo, como gentamicina, ambas administradas por via intravenosa. O tratamento IV ou intratecal concomitante com gentamicina pode ser necessário quando a terapia intravenosa falha, mas não é recomendado para uso rotineiro.

CUIDADOS DE SUPORTE

As infecções por *P. aeruginosa* variam em gravidade, desde apresentação de sepse *superficial* a *intensa*. Nas infecções graves frequentemente há o comprometimento de vários sistemas e uma resposta inflamatória sistêmica. O tratamento de suporte é semelhante ao dispensado nos cuidados de uma sepse grave causada por outros bacilos gram-negativos e exige monitoramento da pressão arterial, oxigenação e manejo apropriado da hidratação.

PROGNÓSTICO

O prognóstico depende principalmente da natureza dos fatores que predispõem o paciente à infecção por *P. aeruginosa*. Em pacientes gravemente imunocomprometidos, o prognóstico para pacientes com sepse por *P. aeruginosa* é sombrio, a menos que os fatores de suscetibilidade, como neutropenia ou hipogamaglobulinemia, possam ser revertidos. Em um estudo realizado, a taxa de mortalidade foi de 12,3% em uma série de 232 crianças com bacteriemia devido a *P. aeruginosa*, com 3% morrendo dentro de 48 h após admissão. A resistência do microrganismo aos antibióticos de primeira linha também diminui a chance de sobrevivência. O desfecho pode melhorar quando há uma porta de entrada no trato urinário, ausência de neutropenia ou recuperação de uma neutropenia e drenagem de locais de infecção.

P. aeruginosa é isolada dos pulmões da maioria das crianças que morrem por FC e contribui para a deterioração lenta desses pacientes. O prognóstico para um desenvolvimento normal nas poucas crianças que sobrevivem à meningite por *P. aeruginosa* é ruim.

PREVENÇÃO

A prevenção das infecções depende de reduzir a contaminação do ambiente de cuidado e prevenir a transmissão para os pacientes. Programas de controle de infecção hospitalar eficazes são necessários para identificar e erradicar as fontes dos microrganismos o mais rapidamente possível. Nos hospitais, a infecção pode ser transmitida às crianças pelas mãos dos profissionais a partir de superfícies de lavatórios, cateteres e outros equipamentos hospitalares e a partir de soluções usadas para enxaguar cateteres de sucção.

A atenção à higiene das mãos antes e entre os contatos com os pacientes pode prevenir ou interromper a transmissão da doença epidêmica. O cuidado meticuloso e procedimentos de esterilização em tubos de aspiração endotraqueal, inserção e manutenção de cateteres intravasculares, além de remoção do cateter assim que possível, reduzem muito o risco de contaminação extrínseca por *P. aeruginosa* e outros organismos gram-negativos. Prevenção da dermatite folicular causada por *P. aeruginosa* a partir de contaminação de banheiras de hidromassagem é possível a partir da manutenção de água a um pH de 7,2 a 7,8. Os programas de administração antimicrobiana que promovem o uso apropriado de antibióticos no ambiente hospitalar são fundamentais para reduzir os índices de *P. aeruginosa* MDR, limitando o uso desnecessário de antibióticos.

As infecções em pacientes queimados podem ser minimizadas por meio de isolamento protetor, desbridamento dos tecidos desvitalizados e aplicações tópicas de creme bactericida. Pode ser usada a administração intravenosa de imunoglobulina. Abordagens sob investigação para prevenir a infecção incluem o desenvolvimento de uma vacina contra *P. aeruginosa*. Nenhuma vacina está atualmente licenciada nos EUA.

A bibliografia está disponível no GEN-io.

232.2 Complexo *Burkholderia cepacia*

Thomas S. Murray e Robert S. Baltimore

Burkholderia cepacia é um bacilo gram-negativo filamentoso, atualmente reconhecido como um grupo de espécies relacionadas ou **genomovars** (*B. cepacia, B. cenocepacia, B. multivorans*). É onipresente no ambiente, mas pode ser difícil de isolar a partir de amostras respiratórias em laboratório, exigindo meios enriquecidos e seletivos à base de fermentação e oxidação suplementada com ágar polimixina B-bacitracina-lactose (OFPBL) e um tempo de incubação de pelo menos 3 dias.

B. cepacia é um oportunista clássico que raramente infecta o tecido normal, mas pode ser um agente patogênico para os indivíduos com lesão preexistente do epitélio respiratório, especialmente pessoas com FC ou com disfunção imunológica, como uma doença granulomatosa crônica. A *B. cepacia* apresenta muitos fatores de virulência, incluindo um lipopolissacarídeo, flagelos e um sistema de secreção do tipo III que promove a invasão das células epiteliais respiratórias. A resistência a muitos antibióticos e desinfetantes parece ser um fator importante na emergência da *B. cepacia* como um agente patogênico nosocomial. Nas unidades de cuidados intensivos pode colonizar os circuitos usados para ventilar os pacientes com insuficiência respiratória. Em alguns pacientes, essa colonização pode levar a pneumonia invasiva e choque séptico. Embora a *B. cepacia* seja encontrada por todo o ambiente, dissemina-se de pessoa para pessoa entre os pacientes com FC, seja diretamente por inalação de aerossóis, seja indiretamente por equipamentos ou superfícies contaminadas, responsável pelas rigorosas medidas de controle de infecção para crianças com FC colonizadas por *B. cepacia*. Por exemplo, os pacientes com FC colonizados por *B. cepacia* são aconselhados a não participar de eventos em que outras pessoas com FC estarão presentes. Em alguns pacientes com FC a *B. cepacia* pode representar apenas uma infecção crônica, mas para outros, especialmente aqueles com *Burkholderia cenocepacia*, genomovar III pode levar ao desenvolvimento de uma síndrome respiratória aguda com febre, leucocitose e insuficiência respiratória progressiva com declínio mais rápido da função pulmonar e menor sobrevida.

O tratamento hospitalar deve incluir precauções padrão e evitar a acomodação de pacientes colonizados e não colonizados no mesmo ambiente. O uso dos antibióticos deve ser orientado por testes de suscetibilidade dos isolados do paciente, pois o padrão de sensibilidade dessa espécie é bastante variável e cepas multirresistentes são comuns. Sulfametoxazol-trimetoprima (TMP-SMX) e doxiciclina ou minociclina são potenciais terapias orais para o *complexo B. cepacia*. Para administração intravenosa, a terapia com meropeném, juntamente com um segundo agente – como sulfametoxazol-trimetoprima, doxiciclina, minociclina, ceftazidima ou amicacina –, é uma possível opção. Mesmo que haja resistência primária aos aminoglicosídeos, esses agentes podem ser úteis quando combinados a outros antibióticos. O tratamento com dois ou mais agentes pode ser necessário para controlar a infecção e evitar o desenvolvimento de resistência. Nenhuma vacina está disponível atualmente.

BURKHOLDERIA MALLEI (MORMO)

Mormo é uma doença infecciosa grave de cavalos e outros animais domésticos e de fazendas, causada por *Burkholderia mallei*, um bacilo gram-negativo não móvel que eventualmente é transmitido aos seres humanos. É adquirido por inoculação cutânea, em geral na área de uma abrasão prévia, ou por inalação de aerossóis. Os profissionais que trabalham em laboratório podem adquiri-lo a partir de amostras clínicas. A doença é relativamente comum na Ásia, na África e no Oriente Médio. As manifestações clínicas incluem septicemia, pneumonia aguda ou crônica e lesões necróticas hemorrágicas na pele, membranas mucosas nasais e gânglios linfáticos. Em geral, o diagnóstico é realizado por isolamento do microrganismo em culturas do tecido afetado. O mormo é tratado com sulfadiazina, tetraciclinas ou cloranfenicol e estreptomicina por um período de vários meses. A doença foi eliminada dos EUA, mas o interesse nesse microrganismo tem aumentado em razão da possibilidade de seu uso como um agente de bioterrorismo (ver Capítulo 741). Apesar de as precauções normais serem adequadas ao cuidar de pacientes infectados hospitalizados, precauções de nível de biossegurança 3 são necessárias para a equipe do laboratório que trabalha com *B. mallei*. Nenhuma vacina está disponível atualmente.

BURKHOLDERIA PSEUDOMALLEI (MELIOIDOSE)

Melioidose é uma importante doença do Sudeste Asiático e norte da Austrália e ocorre nos EUA principalmente em pessoas que retornam de áreas endêmicas. O agente causador é a *Burkholderia pseudomallei*, um habitante do solo e da água nos trópicos. É onipresente em áreas endêmicas e a infecção ocorre após inalação de poeira ou ingestão ou contaminação direta de abrasões ou feridas. Raros casos de transmissão de pessoa a pessoa foram relatados. Estudos sorológicos demonstram que a infecção assintomática ocorre em áreas endêmicas. A doença pode permanecer latente e aparecer quando a resistência do hospedeiro é reduzida, às vezes anos após a exposição inicial. Diabetes melito é um fator de risco para melioidose grave.

A melioidose pode se apresentar como uma **lesão cutânea primária** (vesícula, bolha ou urticária) (ver Figura 232.2). A infecção pulmonar pode ser subaguda e mimetizar a tuberculose ou pode se apresentar como uma pneumonia necrosante aguda. Ocasionalmente, ocorre septicemia e numerosos abscessos são observados em vários órgãos do corpo. Miocardite, pericardite, endocardite, abscesso intestinal, colecistite, gastrenterite aguda, UTI, artrite séptica, abscesso paravertebral, osteomielite, aneurisma micótico e linfadenopatia generalizada foram observados. Melioidose também pode se apresentar como uma doença encefalítica com febre e convulsões. É também um agente de

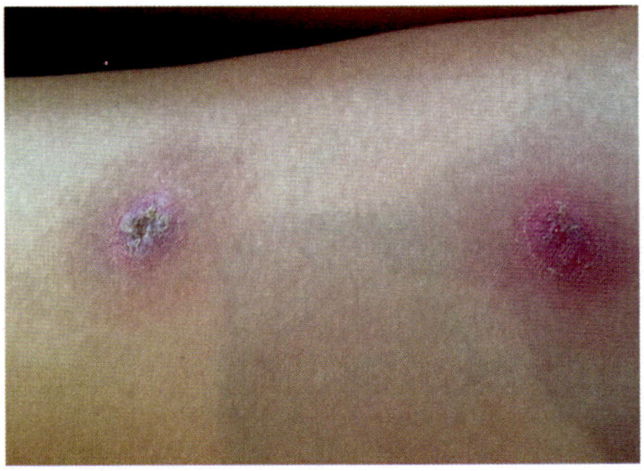

Figura 232.2 Abscessos na coxa nos locais de picada de mosquito em um residente da Pensilvânia de 15 anos que havia retornado recentemente da Tailândia em julho de 2016. A foto foi tirada 7 semanas após o início. (*De Mitchell PK, Campbell C, Montgomery MP* et al. *Notes from the field: travel–associated melioidosis and resulting laboratory exposures–United States, 2016* MMWR. *2017; 66(37):1001–1002.*)

infecções graves de ferida após contato com água contaminada na sequência de um tsunami. O diagnóstico é baseado na visualização de pequenos bacilos gram-negativos característicos no exsudato ou no crescimento dos microrganismos em meios de laboratório, como ágar de MacConkey ou azul de eosina-metileno. Os testes sorológicos estão disponíveis e o diagnóstico pode ser estabelecido pelo aumento de quatro vezes ou mais no título de anticorpos em um indivíduo com uma síndrome característica. Foi reconhecido como um possível agente de bioterrorismo (ver Capítulo 741).

Como o *B. pseudomallei* é suscetível a muitos agentes antimicrobianos, o CDC recomenda terapia intravenosa com meropeném ou ceftazidima e terapia oral com TMP-SMX ou doxiciclina. Outras opções incluem aminoglicosídeos, tetraciclina, cloranfenicol e amoxicilina-clavulanato. O tratamento deve ser orientado por testes de suscetibilidade aos antimicrobianos; dois ou três agentes, como ceftazidima ou meropeném, mais TMP-SMX, sulfisoxazol ou um aminoglicosídeo geralmente são escolhidos para doença grave ou septicêmica. Na doença grave, recomenda-se tratamento prolongado por 2 a 6 meses para evitar recidivas. Antibioticoterapia adequada geralmente resulta em recuperação.

A bibliografia está disponível no GEN-io.

232.3 *Stenotrophomonas*

Thomas S. Murray e Robert S. Baltimore

Stenotrophomonas maltophilia (anteriormente *Xanthomonas maltophilia* ou *Pseudomonas maltophilia*) é um bacilo gram-negativo reto de tamanho curto a médio. É onipresente na natureza e pode ser encontrado no ambiente hospitalar, especialmente em água da torneira ou parada, podendo contaminar pias e equipamentos hospitalares, como os nebulizadores. As cepas isoladas em laboratório podem contaminar, podendo ser um comensal a partir da superfície colonizada de um paciente ou representar um agente patogênico invasor. A espécie é oportunista e muitas vezes é isolada de pacientes imunocomprometidos e pacientes com FC após vários regimes de terapia antimicrobiana. Em geral, infecções graves ocorrem entre aqueles que necessitam de cuidados intensivos, incluindo terapia intensiva neonatal, normalmente pacientes com pneumonia associada à ventilação mecânica ou infecções associadas ao uso de cateter. A exposição prolongada aos antibióticos parece ser um fator comum nas infecções nosocomiais por *S. maltophilia*, provavelmente devido ao seu padrão de resistência endógena aos antibióticos. Os tipos mais comuns de infecção incluem pneumonia após colonização das vias respiratórias e aspiração, bacteriemia, infecções de partes moles, endocardite e osteomielite. A bacteriemia por *S. maltophilia* é uma **infecção nosocomial** associada à presença de um cateter venoso central.

As cepas variam quanto à sensibilidade aos antibióticos, e o tratamento para *S. maltophilia* pode ser difícil devido à resistência antimicrobiana inerente. Faltam dados sobre os benefícios clínicos do tratamento para *S. maltophilia* isolada a partir do trato respiratório de um paciente com FC. Para infecções invasivas, **TMP-SMX** é o tratamento de escolha e é o único antimicrobiano para o qual a suscetibilidade é rotineiramente descrita. A monoterapia com **monociclina** se mostrou recentemente uma alternativa viável ao TMP-SMX com poucos efeitos adversos e resultados clínicos similares. Testes de concentração inibitória média estão disponíveis para outros antibióticos, como ticarcilina-clavulanato, e são reservados para os isolados resistentes ao TMP-SMX. Para os microrganismos resistentes ou para os pacientes que não conseguem tolerar as sulfamidas, outras opções com base no resultado clínico incluem ciprofloxacino ou ceftazidima isolada ou combinada a outros agentes, como aminoglicosídeos. Descreveu-se atualmente a eficácia da **tigeciclina**, um agente mais novo, para o tratamento de um isolado muito resistente.

A bibliografia está disponível no GEN-io.

Capítulo 233
Tularemia (*Francisella tularensis*)

Kevin J. Downes

A tularemia é uma **zoonose** causada pela bactéria gram-negativa *Francisella tularensis* (*F. tularensis*). Essencialmente, é uma doença de animais selvagens. A condição nos seres humanos é incidental; em geral, decorrente da picada de carrapato ou moscas do cervo, ou do contato com animais selvagens infectados vivos ou mortos. A doença causada pela *F. tularensis* se manifesta por diferentes síndromes clínicas, a mais comum é a lesão ulcerativa no local da inoculação com linfadenite ou linfadenopatia regional. *F. tularensis* também é um agente potencial de bioterrorismo (ver Capítulo 741).

ETIOLOGIA

A *F. tularensis* é um cocobacilo gram-negativo pequeno, sem motilidade, pleomórfico e catalase-positivo, que pode ser classificado em 4 subespécies principais: *F. tularensis* (tipo A); *F. tularensis holarctica* (tipo B); *F. Tularensis mediasiatica*; e *F. tularensis novicida*. O tipo A ainda pode ser subdividido dentro de 4 genótipos distintos designados A1a, A1b, A2a e A2b, com o tipo A1b se apresentando como o desencadeador de doenças mais graves em seres humanos. Embora todas as subespécies de *F. tularensis* possam causar infecções humanas, os tipos A e B são mais comuns; o tipo A é o mais virulento. Essa bactéria é um organismo intracelular que pode infectar vários tipos de células hospedeiras, incluindo macrófagos, hepatócitos e células epiteliais. É um dos patógenos bacterianos mais virulentos conhecidos, com apenas 10 microrganismos ocasionando infecções em seres humanos e animais.

EPIDEMIOLOGIA

A tularemia é detectada principalmente no Hemisfério Norte. o tipo A é predominante na América do Norte, enquanto o tipo B é identificado na América do Norte, na Europa e na Ásia. Infecções humanas com o tipo B costumam ser mais leves e apresentam índices de mortalidade mais baixos em comparação com as do tipo A. A *F. tularensis mediasiatica* ssp. aparentemente encontra-se restrita à Ásia Central, enquanto a *F. tularensis novicida* ssp. ainda permanece isolada na América do Norte, Austrália e Sudeste Asiático.

De acordo com o CDC, o número de casos anuais relatados de tularemia nos EUA de 2005 a 2015 variou de 93 a 315 por ano. Em 2015, o número de casos registrados no país foi o mais alto dos últimos 50 anos. A tularemia ocorre em todo o território norte-americano, e a maioria dos casos relatados ocorre nos estados centrais (Figura 233.1). A incidência geral da doença em 2015 foi de 0,10/100 mil habitantes; Wyoming (3,58/100 mil), Dakota do Sul (2,91/100 mil), Nebraska (1,32/100 mil), Kansas (1,17/100 mil) e Colorado (0,95/100 mil) foram os estados com a maior incidência.

Embora os casos de tularemia ocorram durante todo o ano, a maior parte dos casos e surtos surge nos meses quentes de verão (maio a agosto). É mais comum em homens, e há uma distribuição bimodal baseada na idade, com picos na infância (5 a 9 anos de idade) e mais tarde na idade adulta (65 a 69 anos de idade), provavelmente em razão das maiores chances de exposição ambiental e animal nessas idades. A Figura 233.2 mostra a distribuição da tularemia por idade e sexo de 2001 a 2010 nos EUA.

PATOGÊNESE

De todas as doenças zoonóticas, a tularemia permanece incomum por causa dos modos de transmissão distintos da doença. Um número grande de animais serve de depósito para esse organismo. Nos EUA, **coelhos** e **carrapatos** são os principais reservatórios; cães representam um possível vetor intermediário. *Amblyomma americanum* (carrapato estrela solitária), *Dermacentor variabilis* (carrapato de cachorro) e *Dermacentor andersoni* (carrapato de madeira) são os vetores de carrapatos mais comuns encontrados nesses países. Esses carrapatos costumam se alimentar de pequenos roedores infectados e, posteriormente, de seres humanos. As **moscas do cervo** (*Chrysops* spp.) também podem transmitir tularemia e estão presentes no oeste dos EUA. *F.* A tularemia do tipo A é transportada por coelhos, carrapatos e moscas tabanídeos (p. ex., moscas dos cervos), enquanto a tipo B está associada a hábitats aquáticos e é transmitida principalmente através de mosquitos, mas também por roedores aquáticos (castores e ratos almiscarados), lebres, ratazanas, carrapatos, moscas tabânidas (mutucas) e pela ingestão de água contaminada (p. ex., lagos e rios).

O organismo consegue penetrar tanto a pele intacta como as membranas mucosas (olhos, boca, trato gastrintestinal ou pulmões). A transmissão pode ocorrer pelos seguintes meios: picada de carrapatos infectados ou outros insetos que picam; contato com animais infectados ou suas carcaças; consumo de alimentos ou água contaminados; ou inalação, como é possível que ocorra em laboratórios ou caso uma máquina (p. ex., cortador de grama) passe por cima de carcaças de animais infectados. Contudo, esse organismo não é transmitido de pessoa para pessoa. A via de entrada mais comum com relação à infecção humana é através de pele ou membrana mucosa. A caça ou esfola de roedores selvagens infectados, como coelhos ou cães da pradaria, tem sido a fonte de infecção descrita em inúmeros relatos. Animais domesticados, como gatos e *hamsters*, também podem transmitir tularemia.

Normalmente, mais de 10^8 organismos são necessários para produzir infecção se a bactéria *F. tularensis* for ingerida, mas somente 10 organismos são necessários para ocasionar doença se inalados ou injetados na pele (ou seja, picada de inseto). A infecção por essa bactéria estimula o hospedeiro a produzir anticorpos, os quais apenas recentemente vêm sendo reconhecidos como fundamentais na resposta imune a esse organismo. O envelope da *F. tularensis* é, em grande parte, responsável pela virulência e contribui bastante para a habilidade do organismo em se evadir do sistema imunológico, incorporar-se e infectar células, provocando a doença grave. O corpo é mais dependente da imunidade mediada por células com o intuito de conter e erradicar a *F. tularensis*. Em geral, a tularemia tem proteção específica subsequente; portanto, a infecção crônica ou reinfecção é improvável.

MANIFESTAÇÕES CLÍNICAS

Os sintomas de tularemia variam de acordo com o modo de transmissão. O período médio de incubação entre a infecção até o surgimento dos sintomas clínicos é de 3 dias (variação: 1 a 21 dias). Em geral, os primeiros sintomas da infecção são inespecíficos: febre, calafrios, mialgias, artralgias, cefaleia e fadiga. A bacteriemia pode ser comum nos estágios iniciais da infecção. Um início súbito de febre é frequente, e talvez haja dissociação da temperatura de pulso. Os achados de exame físico podem incluir: linfadenopatia, hepatoesplenomegalia ou lesões cutâneas. A Tabela 233.1 mostra a frequência de vários sintomas e achados do exame.

As manifestações clínicas de tularemia foram divididas em 6 principais síndromes clínicas (Tabela 233.2). A **doença ulceroglandular e glandular** são as duas formas mais comuns diagnosticadas em crianças. Infecções após picadas de carrapatos ou moscas de cervo podem desencadear essas formas. A mortalidade associada a elas é rara, sobretudo com a implementação de um tratamento eficaz. A doença glandular, a qual está associada à linfadenopatia sem ulceração cutânea, também pode se originar de escoriações secundárias na pele. Dentro de 48 a 72 horas após a inoculação da pele, é possível que uma pápula eritematosa, sensível ou pruriginosa apareça no porta de entrada. Essa pápula pode se dilatar e formar uma úlcera

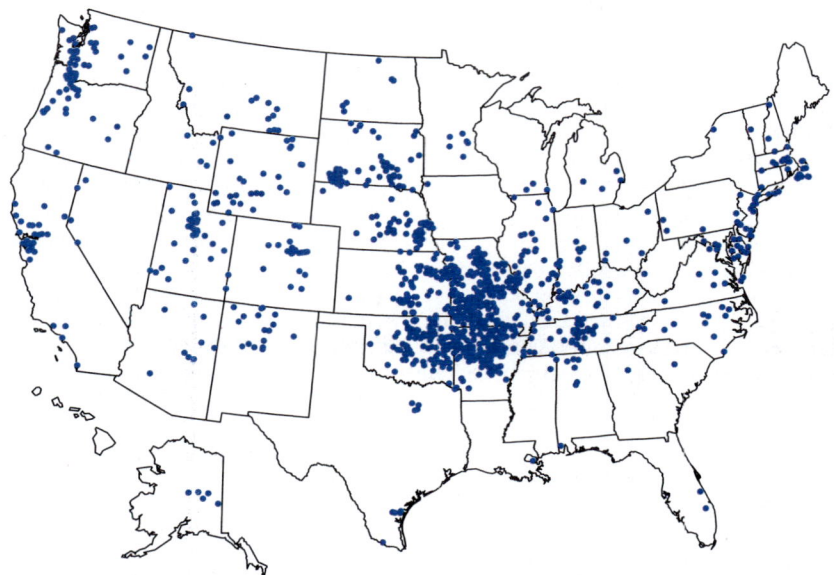

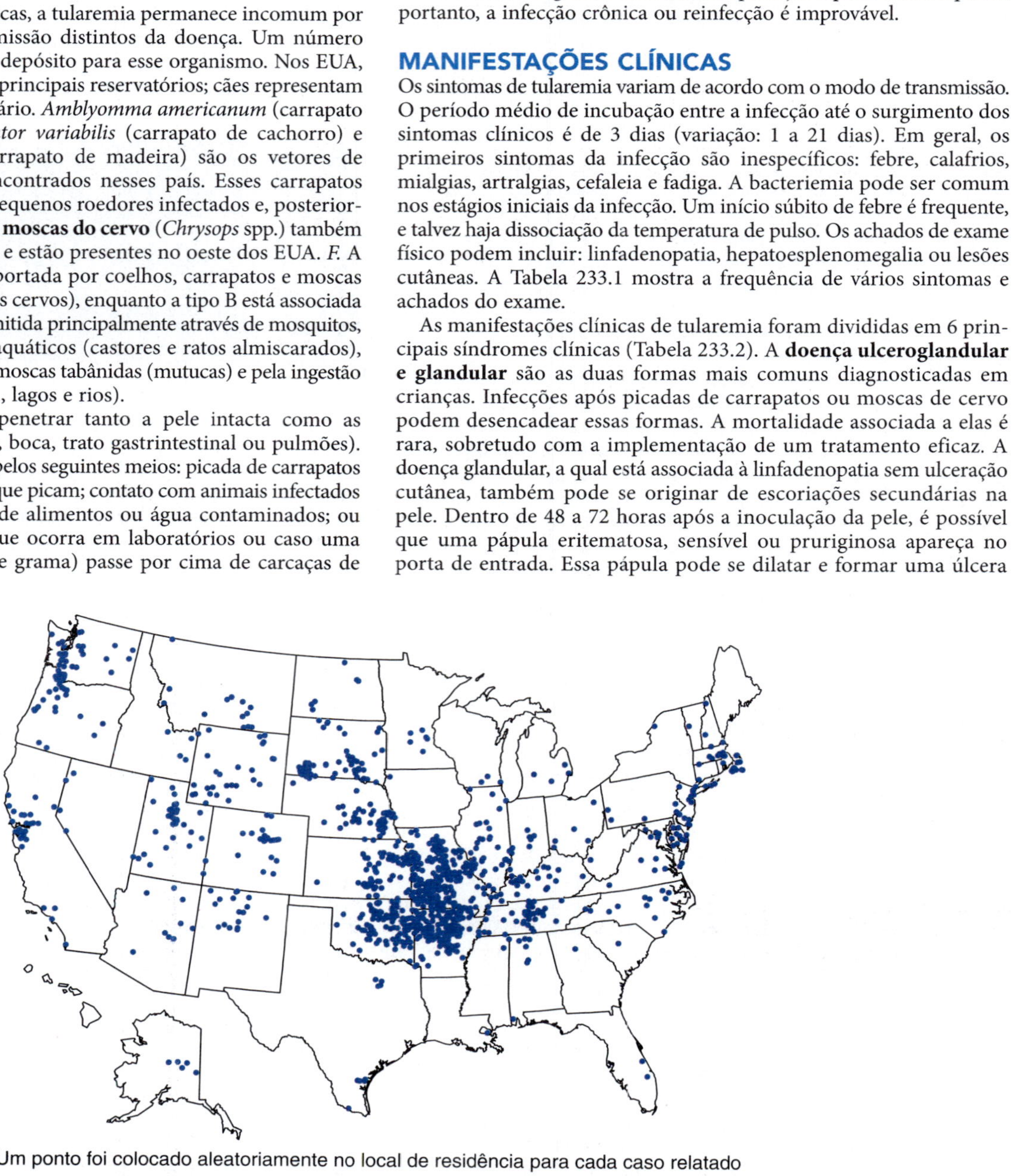

Figura 233.1 Casos notificados de tularemia nos EUA entre 2001 e 2010. (*De Centers for Disease Control and Prevention (CDC): Tularemia – United States, 2001-2010.* MMWR. 2013; *62(47):963-966.*)

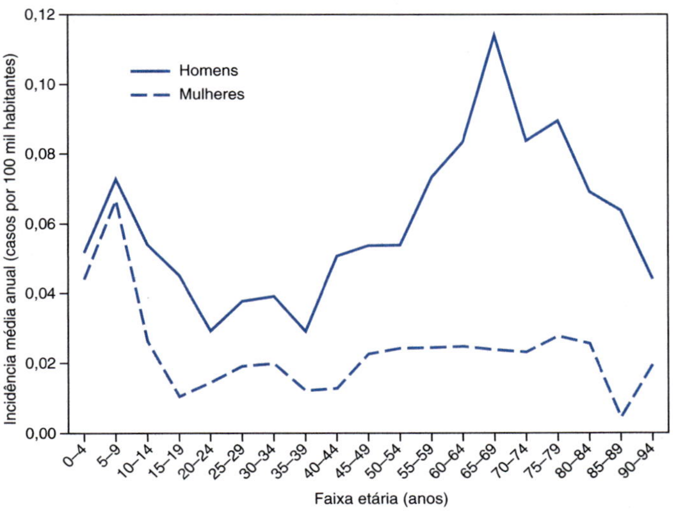

Figura 233.2 Incidência de tularemia de acordo com idade e gênero – EUA entre 2001 e 2010. (*De CDC: Tularemia – United States, 2001-2010.* MMWR. 2013; *62:(47):963-966.*)

Tabela 233.1	Manifestações clínicas comuns de tularemia em crianças.
SINAL OU SINTOMA	**FREQUÊNCIA**
Linfadenopatia	96%
Febre (> 38,3°C [100,9°F])	87%
Úlcera/escara/pápula	45%
Faringite	43%
Mialgias/artralgias	39%
Náuseas/êmese	35%
Hepatoesplenomegalia	35%

com base preta. Em geral, a ulceração é eritematosa e dolorosa com bordas elevadas e pode durar algumas semanas, especialmente se não tratadas. Várias outras lesões cutâneas já foram descritas, inclusive eritemas multiforme e nodoso. Cerca de 20% dos pacientes tendem a desenvolver uma erupção maculopapular generalizada que, de vez em quando, evolui para pustular.

A manifestação unificadora das formas glandular e ulceroglandular da tularemia é a **linfadenopatia** regional dolorosa. A adenopatia pode se desenvolver antes, concomitante ou depois da ulceração da pele na doença ulceroglandular. Linfonodos auriculares cervicais ou posteriores são formados próximos a picadas na cabeça ou pescoço, ao passo que linfonodos axilares ou epitrocleares aumentados sinalizam exposição nos braços. Há a probabilidade de que os gânglios linfáticos apresentem variação de 0,5 a 10 cm no tamanho e surjam de forma individual ou em grupos. Os linfonodos afetados podem ficar instáveis, esvaziando-se de forma espontânea; eles costumam estar associados a alterações cutâneas sobrejacentes. A supuração tardia dos nódulos envolvidos já foi descrita em 25 a 30% dos pacientes, apesar da terapia efetiva. O exame da substância desses linfonodos geralmente revela material necrótico estéril.

A **tularemia orofaríngea** é consequência do consumo de carnes mal cozidas ou água contaminada. Essa síndrome se caracteriza por faringite aguda, com ou sem tonsilite, e linfadenite cervical. As tonsilas infectadas podem se tornar grandes e desenvolver uma película branco-amarelada semelhante às membranas associadas com difteria. Há a probabilidade de doença GI também, em geral, acompanhada de diarreia ou êmese leve e inexplicável; no entanto, pode evoluir muito rápido para doença fulminante e fatal. A hemorragia GI tende a se desenvolver em formas mais graves quando associadas a úlceras intestinais.

A **tularemia oculoglandular** não é comum; porém, quando ocorre, a via de entrada é a conjuntiva. O contato com dedos contaminados ou restos de insetos esmagados é o mecanismo de transmissão mais comum dessa forma de tularemia. A doença costuma ser unilateral, e a conjuntiva fica dolorosa e inflamada, com nódulos amarelados e ulcerações puntiformes. Há a possibilidade de uma conjuntivite purulenta com linfadenopatia pré-auricular ipsilateral ou submandibular se desenvolver, denominada *síndrome oculoglandular de Parinaud*. Ulceração e perfuração da córnea são complicações raras, mas graves, dessa forma de doença.

É comum a **tularemia tifoide** estar associada a um grande inóculo de microrganismos, um termo utilizado para descrever doença bacterêmica grave, não importa o modo de transmissão ou a via de entrada. Os pacientes ficam em estado crítico, de modo que os sintomas mimetizam aqueles de outras formas de sepse: febre alta, confusão, rigidez, mialgias, vômitos e diarreia. Médicos atuantes em regiões endêmicas de tularemia devem sempre levar em consideração esse diagnóstico nas crianças acometidas de forma grave. As complicações da bacteriemia com *F. tularensis* podem incluir o desenvolvimento de meningite, pericardite, hepatite, peritonite, endocardite, abscessos cutâneos/tecidos moles e osteomielite. Por causa de sua alta virulência, a subespécie *tularensis* (tipo A), muitas vezes, está associada à tularemia tifoide. Pacientes com meningite por tularemia geralmente desenvolvem líquido cefalorraquidiano (LCR) acentuado com predominância monocítica. Assim como acontece com outras causas de meningite bacteriana, a glicose no liquor é baixa; e a proteína, elevada.

A **pneumonia** causada por *F. tularensis* (**tularemia pneumônica**) pode se desenvolver após inalação (infecção pulmonar primária) ou secundária à disseminação hematogênica em outras formas de tularemia, particularmente a tifoide. A infecção relacionada à inalação tem sido descrita em funcionários de laboratório que lidam com o organismo e culmina em uma taxa de mortalidade relativamente alta. Aerossóis de atividades agrícolas envolvidos em contaminação de roedores (ceifa do feno e debulha) ou destruição de carcaças de animais com cortadores de grama também já foram relatados como causa de pneumonia. As queixas comuns são: tosse não produtiva, dispneia ou dor torácica pleurítica. Radiografias de tórax de pacientes com tularemia pneumônica normalmente revelam infiltrados difusos e irregulares, em vez de áreas focais de consolidação. Derrames pleurais também podem estar presentes. Em casos de infecções pulmonares, há a possibilidade de se desenvolver

Tabela 233.2	Síndromes clínicas de tularemia em crianças.	
SÍNDROME CLÍNICA	**CARCATERÍSTICAS DA SÍNDROME**	**FREQUÊNCIA**
Ulceroglandular	Úlcera cutânea/escara e adenopatia regional dolorosa	45%
Glandular	Adenopatia regional sem ulceração cutânea detectável	25%
Pneumonia	Tosse não produtiva, dispneia e dor torácica pleurítica; infiltrados multilobares/difusos > infiltrados lobares na radiografia de tórax	14%
Orofaríngea	Faringite, úlceras da mucosa e adenopatia cervical	4%
Oculoglandular	Conjuntivite unilateral, dolorosa e, com frequência, purulenta; quemose; úlceras conjuntivais; e adenopatia pré-auricular	2%
Tifoide	Doença sistêmica grave (síndrome semelhante à sepse): febre alta, cefaleias, mialgias, artralgias e sintomas neurológicos	2%

adenopatias hilares ou mediastinais e, nas formas graves, pneumonite necrosante ou hemorrágica. A taxa de mortalidade relacionada com tularemia pneumônica é alta, se a doença não for tratada.

DIAGNÓSTICO

O diagnóstico pode ser tardio porque os sintomas costumam ser semelhantes ao de outras infecções mais comuns. A história e o exame físico do paciente podem sugerir o diagnóstico de tularemia, sobretudo se houver relato de exposição a animais ou carrapatos. Os exames hematológicos de rotina não são determinantes. O diagnóstico definitivo é realizado por meio do crescimento de *F. tularensis* em cultura, a partir de amostras de biopsias ou aspirados de linfonodos, sangue, feridas, esfregaços faríngeos, líquido pleural ou espécimes de expectoração, embora as culturas sejam positivas em apenas 10% dos casos, aproximadamente. A *F. tularensis* pode ser cultivada no laboratório de microbiologia em meio ágar-sangue com cisteína-glicose, mas é preciso ter o cuidado em alertar a equipe de profissionais do laboratório sobre o procedimento, a fim de que eles possam tomar as precauções necessárias para prevenir o risco de infecção; a contenção do nível de biossegurança 3 é necessária para evitar a exposição ocupacional. Os achados histopatológicos dos linfonodos comprometidos demonstram granulomas com necrose central (precoce) e caseamento (tardia). Infelizmente, esses achados não são capazes de distinguir a tularemia de outras causas de linfadenite granulomatosa, como a tuberculose, a doença da arranhadura do gato (infecção por *Bartonella henselae*) ou a sarcoidose. A reação em cadeia da polimerase (PCR) de amostras de tecido pode ser mais sensível do que a cultura; contudo, hoje em dia, é utilizada apenas para se estabelecer um diagnóstico presuntivo.

Em geral, o diagnóstico da tularemia é estabelecido com o emprego de um teste de aglutinação sérica padrão e altamente confiável. Nesse teste em tubo, um único título de ≥ 1:160 em um paciente com história e achados físicos compatíveis possibilita o estabelecimento do diagnóstico. Há também um teste de microaglutinação disponível, e um título de ≥ 1:128 é considerado positivo. O aumento de quatro vezes no título de amostras séricas pareadas coletadas com mais de 2 semanas de intervalo (fase aguda para convalescente) também é diagnóstico. As respostas sorológicas falso-negativas podem ser obtidas no início da infecção ou se as amostras séricas pareadas forem coletadas muito próximas umas das outras; até 30% dos indivíduos, levam mais de 3 semanas para apresentar testes positivos. Uma vez infectado, o paciente é capaz de apresentar um resultado positivo (1:20-1:80) que persiste por toda a vida. Outras técnicas de ensaios disponíveis incluem: teste de microaglutinação, ensaio de imunoabsorção enzimática (ELISA), análise de urina para antígeno tularemia e PCR. No momento, esses estudos têm um papel limitado no estabelecimento do diagnóstico de tularemia.

Diagnóstico diferencial

O diagnóstico diferencial de tularemia **ulceroglandular** ou **glandular** é amplo e inclui a infestação com patógenos que causam linfadenite aguda ou subaguda: doença da arranhadura do gato (*Bartonella henselae*); mononucleose infecciosa; patógenos bacterianos típicos (*Staphylococcus aureus* e estreptococos do grupo A); *Mycobacterium tuberculosis*; micobactérias não tuberculosas; *Toxoplasma gondii*; *Sporothrix schenckii*; praga (*Yersinia pestis*); antraz (*Bacillus anthracis*); melioidose (*Burkholderia pseudomallei*); e febre da mordida de rato (*Streptobacillus moniliformis* e *Spirillum minus*). Processos não infecciosos, como a sarcoidose e a doença de Kawasaki, também podem se apresentar de forma semelhante. É possível que a doença **oculoglandular** ocorra por outros agentes infecciosos também, como *B. henselae*, *Treponema pallidum*, *Coccidioides immitis*, herpes-vírus simples (VHS), adenovírus e agentes bacterianos responsáveis pela conjuntivite purulenta. A tularemia orofaríngea deve ser diferenciada das mesmas doenças que provocam a doença ulceroglandular/glandular e do citomegalovírus, VHS, adenovírus e outras etiologias virais ou bacterianas. A tularemia **pneumônica** deve ser diferenciada de outros microrganismos não responsivos aos betalactâmicos que ocasionam pneumonia adquirida na comunidade, como *Mycoplasma* e *Chlamydophila*, bem como micobactérias, fungos e riquétsias. Praga por inalação, antraz e febre Q se manifestam de forma similar. A tularemia **tifoide** tem de ser diferenciada de outras formas de sepse, bem como de febre entérica (tifoide e paratifoide) e brucelose.

TRATAMENTO

Os **aminoglicosídeos** são a base do tratamento da tularemia: a gentamicina é o fármaco de escolha para a terapia em crianças; e a estreptomicina, em adultos. A Tabela 233.3 apresenta opções terapêuticas para o tratamento da doença, bem como para a profilaxia pós-exposição. Cloranfenicol e tetraciclinas têm sido utilizados, mas a taxa de recidiva elevada limita a administração em crianças; costumam ser empregados como terapia adjuvante no tratamento da meningite por tularemia. As fluoroquinolonas (ciprofloxacino) têm se mostrado eficazes em casos de doença leve a moderada, sobretudo aqueles causados por *holarctica* ssp. Agentes betalactâmicos se revelaram pouco ativos contra *F. tularensis* e não devem ser utilizados.

A terapia com aminoglicosídeos contínua por 7 a 10 dias é comum, mas um curso prolongado é necessário em doença mais grave. Em casos leves, 5 a 7 dias podem ser suficientes. O tratamento com cloranfenicol ou doxiciclina deve ser ininterrupto durante 14 a 21 dias, em atenção a um risco aumentado de recidiva, provavelmente por causa de sua natureza bacteriostática. Em geral, recomenda-se profilaxia pós-exposição por 14 dias.

PROGNÓSTICO

Resultados insatisfatórios estão relacionados a uma demora para se chegar ao tratamento adequado; no entanto, com identificação e tratamento precoces, os desfechos fatais são muito raros. O índice de mortalidade para a doença grave e não tratada (p. ex., pneumonia e doença tifoide) pode chegar a 30% nessas situações; porém, em geral, a taxa de mortalidade global é < 1%. A *tularensis* spp. está associada a doenças mais agressivas e com resultados piores do que a *holarctica* ssp.

As recidivas são raras quando se utiliza gentamicina ou estreptomicina. É normal que os pacientes fiquem afebris dentro de 24 a 48 h após o início da terapia, embora a linfadenopatia possa levar várias semanas para remitir completamente. Mesmo com a terapia adequada, há a possibilidade de ocorrer supuração tardia dos linfonodos envolvidos. Pacientes que não tiveram início precoce do tratamento adequado talvez respondam de forma mais lenta à terapia antimicrobiana.

PREVENÇÃO

A prevenção de tularemia baseia-se em *evitar a exposição*. Crianças que vivem em regiões endêmicas de carrapatos devem ser ensinadas a evitar áreas infestadas por eles. As famílias precisam ter um plano

Tabela 233.3 Tratamento recomendado para os pacientes com tularemia.

INDICAÇÃO	FÁRMACO E DOSAGEM
Doença moderada a grave	Gentamicina: 5 mg/kg/dia IV ou IM, dividida a cada 8 a 12 h; ou Estreptomicina: 15 mg/kg/dose, IM, a cada 12 h (máximo: 1 g/dose)
Doença leve	Gentamicina: 5 mg/kg/dia IV ou IM, dividida a cada 8 a 12 h; ou Ciprofloxacino: 15 mg/kg/dose a cada 12 h (máximo: 500 mg/dose)
Meningite	Estreptomicina ou gentamicina: doses administradas para doença moderada a grave, acrescida de cloranfenicol de 50 a 100 mg/kg/dia IV, dividida a cada 6 h (máximo: 1000 mg/dose); ou Doxiciclina: 2,2 mg/kg/dose IV, a cada 12 h (máximo: 100 mg/dose)
Profilaxia pós-exposição	Doxiciclina: 2,2 mg/kg/dose a cada 12 h (máximo: 100 mg/dose); ou Ciprofloxacino: 15 mg/kg/dose a cada 12 h (máximo: 500 mg/dose)

IM, via intramuscular; IV, via intravenosa.

de controle de carrapatos para o ambiente domiciliar e seus animais de estimação. Roupas adequadas para proteção devem ser utilizadas ao entrar em uma área infestada. Repelentes podem ser aplicados de forma segura em lactentes e crianças. As crianças precisam ser checadas com frequência durante e após sua permanência em áreas infestadas por carrapatos. Caso estes sejam encontrados, deve-se utilizar uma **pinça** para retirá-los imediatamente. A pele tem de ser limpa antes e depois desse procedimento.

As crianças também devem ser orientadas a não tocar em animais doentes e mortos; cães e gatos costumam chamar mais a atenção delas. Aquelas em ambientes de caça selvagem, devem ser encorajadas a utilizar luvas, máscaras e proteção para os olhos durante a limpeza desses animais. As famílias devem cozinhar bem a caça selvagem antes de comer.

Os agentes antimicrobianos profiláticos não são eficazes na prevenção da tularemia, de modo que não é recomendável sua utilização após a exposição. No momento, não há vacina contra tularemia disponível para o público em geral. As **precauções-padrão** são adequadas para crianças hospitalizadas com tularemia, uma vez que ainda nenhum caso de transmissão pessoa a pessoa foi identificado.

A bibliografia está disponível no GEN-io.

Capítulo 234
Brucella
Kevin J. Downes

A **brucelose** humana é causada por microrganismos do gênero *Brucella* e continua sendo um importante problema de saúde pública no mundo inteiro. Os seres humanos são hospedeiros acidentais e adquirem essa zoonose por meio de contato direto com um animal infectado (gado bovino, ovinos, camelos, caprinos e suínos) ou por meio do consumo de produtos de um animal infectado. Embora a brucelose seja amplamente reconhecida como risco ocupacional entre adultos que trabalham na pecuária, grande parte dos casos de brucelose em crianças é transmitida por alimentos e está associada ao consumo de produtos lácteos não pasteurizados. As espécies de *Brucella* também constituem agentes potenciais de bioterrorismo (ver Capítulo 741).

ETIOLOGIA
Brucella abortus (gado bovino), *Brucella melitensis* (caprinos e ovinos), *Brucella suis* (suínos) e *Brucella canis* (cão) constituem os microrganismos mais comuns responsáveis pela doença humana. Trata-se de bactérias cocobacilares gram-negativas aeróbicas não formadoras de esporos e pequenas. As espécies de *Brucella* são fastidiosas no seu crescimento, mas podem ser cultivadas em vários meios de laboratório, inclusive ágar-sangue e ágar-chocolate.

EPIDEMIOLOGIA
A brucelose é endêmica em muitas partes do mundo e é particularmente prevalente na bacia do Mediterrâneo, no golfo Pérsico, no subcontinente indiano e em partes do México e Américas Central e do Sul. São relatados aproximadamente 500.000 novos casos por ano no mundo inteiro, embora não se disponha de estimativas acuradas da prevalência da doença, devido à subnotificação e subdiagnóstico. A brucelose infantil é responsável por 10 a 30% dos casos. *B. melitensis* é a espécie mais prevalente que causa brucelose humana e, com mais frequência, é transmitida por ovinos, caprinos, camelos e búfalos. Devido à melhoria do saneamento e à vacinação dos animais, a brucelose tornou-se rara nos países industrializados, onde a exposição recreativa ou ocupacional a animais infectados constitui um importante fator de risco para o desenvolvimento da doença. Uma história de viagem para regiões endêmicas ou o consumo de alimentos exóticos ou laticínios ou produtos lácteos não pasteurizados podem fornecer uma pista importante para o diagnóstico de brucelose humana. Nos EUA, mais de 50% dos casos ocorrem na Califórnia, Flórida e Texas, e a caça de **suínos selvagens** nesses estados constitui um fator de risco recentemente conhecido. Todas as faixas etárias podem ser infectadas por *Brucella*, e as infecções são mais comuns em indivíduos do sexo masculino, provavelmente devido a exposições ocupacionais e ambientais mais frequentes.

PATOGENIA
Os modos de transmissão desses microrganismos incluem *inoculação* através de cortes ou abrasões da pele, inoculação da conjuntiva do olho, *inalação* de aerossóis infecciosos ou *ingestão* de carne ou produtos lácteos contaminados. O **gado infectado** constitui a fonte mais comum de infecção nos seres humanos. Em crianças, a principal forma de aquisição de infecção consiste na ingestão de produtos derivados do leite não pasteurizados ou crus. Os indivíduos em áreas endêmicas com exposição ocupacional a animais, como fazendeiros e veterinários, correm maior risco. Os técnicos de laboratório são mais frequentemente expostos a aerossóis infectados. O risco de infecção depende do estado nutricional e imunológico do hospedeiro, da via de inoculação e da espécie de *Brucella*. Por motivos que ainda não foram esclarecidos, foi sugerido que *B. melitensis* e *B. suis* são mais virulentas do que *B. abortus* ou *B. canis*.

O principal fator de virulência para *Brucella* parece ser o **lipopolissacarídeo** (LPS) da parede celular. Foi demonstrado que as cepas que contêm LPS liso possuem maior virulência e são mais resistentes à destruição pelos leucócitos polimorfonucleares. Esses microrganismos são patógenos intracelulares facultativos, que podem sobreviver e replicar-se dentro das células mononucleares fagocitárias (monócitos, macrófagos) do sistema reticuloendotelial. Embora as espécies de *Brucella* sejam quimiotáticas para a entrada de leucócitos no corpo, os leucócitos são menos eficientes na destruição desses microrganismos em comparação com outras bactérias, apesar do auxílio de fatores séricos, como o complemento. As espécies de *Brucella* possuem múltiplas estratégias para escapar das respostas imunes e estabelecer e manter uma infecção crônica. Especificamente, durante os estágios crônicos da infecção, os microrganismos persistem dentro do fígado, baço, linfonodos e medula óssea, resultando na formação de granulomas.

Os anticorpos produzidos contra o LPS e outros antígenos da parede celular proporcionam uma maneira de estabelecer o diagnóstico e, provavelmente, desempenham um papel na imunidade a longo prazo. O principal fator na recuperação da infecção parece ser o desenvolvimento de uma resposta mediada por células, resultando em ativação dos macrófagos e aumento da morte intracelular dos microrganismos. Especificamente, os linfócitos T sensibilizados liberam citocinas (p. ex., interferona γ e fator de necrose tumoral α), que ativam os macrófagos e aumentam a sua capacidade de destruição intracelular.

MANIFESTAÇÕES CLÍNICAS
A brucelose é uma doença sistêmica, cujo diagnóstico pode ser muito difícil em crianças. Os sintomas podem ser agudos ou de natureza insidiosa e, em geral, são inespecíficos. O período de incubação é, em geral, de 2 a 4 semanas, porém pode ser mais curto no caso da *B. melitensis*. Ocorre febre em mais de 75% dos casos, e o seu padrão pode variar amplamente. As queixas físicas mais comuns consistem em artralgia, mialgias e dor lombar. Sintomas sistêmicos, como fadiga, sudorese, calafrios, anorexia, cefaleia, perda de peso e mal-estar, são relatados na maioria dos casos em adultos, porém são menos frequentes em crianças. Outros sintomas associados incluem dor abdominal, diarreia, exantema, vômitos, tosse e faringite.

A manifestação física mais comum da brucelose consiste em hepatoesplenomegalia, que ocorre em aproximadamente metade dos casos. Enquanto a artralgia é comum, a artrite é observada em uma minoria de casos. A artrite é normalmente monoarticular e, com mais frequência, acomete o joelho ou o quadril em crianças e a articulação sacroilíaca em adolescentes e adultos. Foram descritas várias lesões cutâneas na brucelose, porém essa infecção não está associada a nenhum exantema típico. A orquiepididimite é mais comum em adolescentes e adultos.

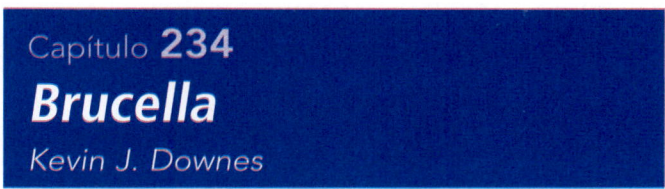

Nos países endêmicos, as espécies de *Brucella* constituem importante causa de bacteriemia oculta em crianças pequenas. Devido à capacidade do microrganismo de estabelecer uma infecção crônica, pode haver desenvolvimento de abscessos hepáticos e esplênicos. As manifestações graves da brucelose incluem endocardite, meningite, osteomielite e espondilite. Embora possa ocorrer cefaleia, falta de atenção mental e depressão em pacientes com brucelose não complicada, a invasão do sistema nervoso é observada em apenas cerca de 1 a 4% dos casos. Foram também descritas infecções neonatais e congênitas por esses microrganismos, em consequência de transmissão transplacentária, aleitamento materno e transfusões de sangue. Os sinais e sintomas associados à brucelose congênita/neonatal são inespecíficos.

As anormalidades hematológicas são comuns na brucelose; podem ocorrer trombocitopenia, leucopenia, anemia ou pancitopenia. As complicações hemolíticas podem incluir anemia hemolítica microangiopática, microangiopatia trombótica e anemia hemolítica autoimune. Ocorrem elevações das enzimas hepáticas em aproximadamente metade dos casos.

DIAGNÓSTICO

O diagnóstico definitivo é estabelecido pelo isolamento dos microrganismos em amostras de sangue, medula óssea ou outros tecidos. Infelizmente, as culturas não são sensíveis e são apenas positivas em uma minoria de casos. O isolamento do microrganismo pode exigir um período de até 4 semanas em hemoculturas, a não ser que o laboratório utilize um sistema de cultura automatizado, como o método de lise-centrifugação, em que o microrganismo pode ser recuperado em 5 a 7 dias. Por conseguinte, é prudente alertar o laboratório de microbiologia clínica sobre a suspeita de brucelose, de modo que as culturas possam ser mantidas por mais tempo. As culturas de medula óssea podem ser superiores às hemoculturas na avaliação de pacientes com terapia antimicrobiana prévia.

Devido ao baixo rendimento das culturas, vários testes sorológicos têm sido aplicados para o diagnóstico de brucelose. O teste de soroaglutinação é o mais amplamente usado e detecta anticorpos dirigidos contra *B. abortus*, *B. melitensis* e *B. suis*. Esse método não detecta anticorpos contra *B. canis*, visto que esse microrganismo carece do LPS liso; é necessária a presença do antígeno específico de *B. canis* para o diagnóstico dessa espécie. Nenhum título isolado é diagnosticado; porém, a maioria dos pacientes com infecções agudas apresenta títulos de ≥ 1:160. Em geral, podem ser detectados anticorpos nas primeiras 2 a 4 semanas após a infecção. Podem ser obtidos títulos baixos no início da evolução da doença, exigindo o uso de testes sorológicos nas fases aguda e convalescente para confirmar o diagnóstico: um aumento de 4 vezes nos títulos com intervalo de ≥ 2 semanas. Tendo em vista que os pacientes com infecção ativa apresentam uma resposta das imunoglobulinas M (IgM) e IgG, e que o teste de soroaglutinação mede a quantidade total de anticorpos aglutinadores, a quantidade total de IgG é medida mediante tratamento do soro com 2-mercaptoetanol. Esse fracionamento é importante para determinar o significado do título de anticorpos, visto que a IgM em baixos níveis pode permanecer no soro por várias semanas a meses após o tratamento da infecção. Os títulos de IgG diminuem com o tratamento efetivo, e um teste negativo do 2-mercaptoetanol após o tratamento indica uma resposta favorável.

É importante lembrar que todos os resultados sorológicos precisam ser interpretados levando em conta a história e o exame físico do paciente. Podem ser obtidos resultados falso-positivos, devido a uma reação cruzada dos anticorpos contra outros microrganismos gram-negativos, como *Yersinia enterocolitica*, *Francisella tularensis* e *Vibrio cholerae*. Além disso, o efeito de prozona pode fornecer resultados falso-negativos na presença de títulos elevados de anticorpos. Para evitar esse problema, o soro que está sendo testado deve ser diluído para ≥ 1:320.

O imunoensaio enzimático só deve ser utilizado para os casos suspeitos com teste de soroaglutinação negativo ou para a avaliação de pacientes nas seguintes situações: (1) casos complicados, (2) suspeita de brucelose crônica, ou (3) reinfecção. Foram desenvolvidos ensaios com reação da cadeia em polimerase; todavia, não estão disponíveis na maioria dos laboratórios clínicos.

Diagnóstico diferencial

A brucelose deve ser considerada no diagnóstico diferencial da febre de origem indeterminada em áreas endêmicas. Pode ter uma apresentação semelhante a outras infecções, como tularemia, doença da arranhadura do gato, malária, febre tifoide, histoplasmose, blastomicose e coccidioidomicose. As infecções causadas por *Mycobacterium tuberculosis*, micobactérias atípicas, riquétsias e *Yersinia* também podem se manifestar de modo semelhante à brucelose.

TRATAMENTO

Muitos agentes antimicrobianos mostram-se ativos *in vitro* contra as espécies de *Brucella*; todavia, a eficiência clínica nem sempre se correlaciona com esses resultados. São necessários fármacos com capacidade de boa destruição intracelular de microrganismos para a eliminação das infecções causadas por *Brucella*. Devido ao risco de recidiva com monoterapia, recomenda-se geralmente a terapia de combinação. Nas crianças, a **doxiciclina** ou o sulfametoxazol-trimetoprima (SMX-TMP), em combinação com **rifampicina**, são utilizados com mais frequência para as infecções não complicadas (p. ex., não focais) (Tabela 234.1). Embora os dados sustentem que a combinação de doxiciclina mais um aminoglicosídeo (estreptomicina, gentamicina) é superior às terapias de combinação orais já citadas, com menos fracassos do tratamento e recidivas, a inconveniência da terapia parenteral pode limitar essa abordagem nos casos não complicados, particularmente em ambientes com recursos limitados. As fluoroquinolonas podem constituir uma alternativa viável para a doxiciclina ou o SMX-TMP, porém não foram estudadas em crianças. Para as infecções não complicadas, recomenda-se um ciclo de 6 semanas de terapia.

Nas infecções mais graves (p. ex., endocardite, meningite, osteoarticular), aconselha-se uma terapia tríplice. Deve-se administrar um aminoglicosídeo (estreptomicina, gentamicina) nos primeiros 7 a 14 dias, juntamente com doxiciclina ou SMX-TMP mais rifampicina, que, em seguida, são continuados por 4 a 6 meses. Pode ser necessário manter o tratamento por um período de até 1 ano nos casos graves de doença do sistema nervoso central (SNC).

Embora ocorra **recidiva** em aproximadamente 5 a 15% dos casos, a resistência aos fármacos antimicrobianos é rara. A recidiva é confirmada pelo isolamento de *Brucella* dentro de várias semanas a meses após o término da terapia. O tratamento prolongado é fundamental para a prevenção da recidiva da doença, e medidas devem ser tomadas para assegurar a adesão do paciente ao tratamento quando são necessários ciclos prolongados de terapia para obter uma erradicação.

PROGNÓSTICO

A resolução dos sintomas, que pode ser lenta, constitui a principal indicação de uma resposta clínica; o tempo médio para defervescência é de 4 a 5 dias. O prognóstico após terapia é excelente quando os pacientes aderem à terapia prolongada. Os pacientes devem ser acompanhados clínica e sorologicamente por 1 a 2 anos. Antes do uso de agentes antimicrobianos, a evolução da brucelose era, com frequência, prolongada e associada à morte. Desde a instituição de terapia específica, a maioria dos casos fatais resulta de comprometimento de sistemas orgânicos específicos (p. ex., endocardite) nos casos complicados. A instituição da terapia antimicrobiana pode precipitar uma reação semelhante à Jarisch-Herxheimer, presumivelmente em decorrência da grande carga de antígenos; porém, essas reações raramente estão associadas a complicações graves.

PREVENÇÃO

A prevenção da brucelose depende da erradicação efetiva do microrganismo do gado. A **pasteurização** do leite e dos produtos lácteos para consumo humano continua sendo um importante aspecto da prevenção. Convém assinalar que a certificação do leite cru não elimina o risco de aquisição da brucelose. Atualmente, não existe nenhuma vacina para uso em crianças, de modo que a orientação do público continua desempenhando um papel proeminente na prevenção dessa doença.

A bibliografia está disponível no GEN-io.

Tabela 234.1 Terapia recomendada para o tratamento da brucelose.

IDADE/ CONDIÇÕES	AGENTE ANTIMICROBIANO	DOSE	VIA DE ADMINISTRAÇÃO*	DURAÇÃO†
≥ 8 anos	Doxiciclina	4,4 mg/kg/dia fracionada 2 vezes/dia; máx. 200 mg/dia	VO	≥ 6 semanas
	Mais			
	Rifampicina	15 a 20 mg/kg/dia em 1 ou 2 doses fracionadas; máx. 600 a 900 mg/dia	VO	≥ 6 semanas
	Alternativa:			
	Doxiciclina	4,4 mg/kg/dia fracionada 2 vezes/dia; máx. 200 mg/dia	VO	≥ 6 semanas
	Mais			
	Estreptomicina	20 a 40 mg/kg/dia em 2 a 4 doses fracionadas; máx. 1 g/dia	IM	2 a 3 semanas
	Ou			
	Gentamicina	6 a 7,5 mg/kg/dia em 3 doses fracionadas	IM/IV	1 a 2 semanas
< 8 anos	Sulfametoxazol-trimetoprima (SMX-TMP)	SMX (50 mg/kg/dia; máx. 2,4 g/dia) e TMP (10 mg/kg/dia; máx. 480 mg/dia)	VO	≥ 6 semanas
	Mais			
	Rifampicina	15 a 20 mg/kg/dia em 1 ou 2 doses fracionadas; máx. 600 a 900 mg/dia	VO	≥ 6 semanas
Meningite, osteomielite/ espondilite endocardite	Doxiciclina	4,4 mg/kg/dia fracionada 2 vezes/dia; máx. 200 mg/dia	VO	≥ 4 a 6 meses
	Mais			
	Gentamicina	6 a 7,5 mg/kg/dia em 3 doses fracionadas	IV	1 a 2 semanas
	Mais			
	Rifampicina	15 a 20 mg/kg/dia em 1 ou 2 doses fracionadas; máx. 600 a 900 mg/dia	VO	≥ 4 a 6 meses

*VO, via oral; IM, intramuscular; IV, intravenosa. †Podem ser necessários ciclos mais longos de terapia para os casos mais graves ou complicados.

Capítulo 235

Legionella

Jeffrey S. Gerber

A **legionelose** abrange a **doença dos legionários** (pneumonia por *Legionella*), outras infecções extrapulmonares invasivas por *Legionella* e uma doença aguda semelhante à gripe, conhecida como **febre de Pontiac**. Diferentemente das síndromes associadas à doença invasiva, a febre de Pontiac é uma doença autolimitada, que se desenvolve após exposição a aerossóis e que pode representar uma resposta tóxica ou de hipersensibilidade à *Legionella*.

ETIOLOGIA

As Legionellaceae são bacilos gram-negativos aeróbicos, não encapsulados e não formadores de esporos, que ligeiramente se coram pela coloração de Gram quando realizada em esfregaço de amostras clínicas. Os esfregaços corados de *Legionella pneumophila*, obtidos de culturas de colônias, assemelham-se aos de *Pseudomonas*. Diferentemente de outras espécies de *Legionella*, a *Legionella micdadei* cora-se com coloração ácido-álcool resistente. Embora mais de 58 espécies do gênero tenham sido atualmente identificadas, a maioria (90%) das infecções clínicas é causada por *L. pneumophila*, enquanto a maior parte do restante é provocada por *L. micdadei, Legionella bozemanii, Legionella dumoffii* e *Legionella longbeachae*.

Os microrganismos são fastidiosos e necessitam de L-cisteína, íon férrico e α-cetoácidos para o seu crescimento. As colônias desenvolvem-se dentro de 3 a 5 dias em ágar com extrato de levedura e carvão tamponado, que pode conter antibióticos selecionados para inibir a proliferação excessiva de outros microrganismos; a *Legionella* raramente cresce em meios laboratoriais de rotina.

EPIDEMIOLOGIA

O reservatório ambiental da *Legionella* na natureza é a água doce (lagos, córregos, águas termais poluídas, água potável), e a pneumonia invasiva (doença dos legionários) está relacionada com exposição à água potável ou a aerossóis contendo as bactérias. O crescimento da *Legionella* ocorre mais prontamente em água morna, e a exposição a fontes de água nesse estado constitui um importante fator de risco para a doença. Os microrganismos do gênero *Legionella* são parasitas intracelulares facultativos, que crescem no interior de protozoários presentes em biofilmes constituídos de material orgânico e inorgânico, encontrados em encanamentos e tanques de armazenamento de água, bem como de várias outras espécies de bactérias. As epidemias e os casos esporádicos de doença dos legionários adquirida na comunidade podem ser atribuídos à água potável no ambiente local do paciente. Os fatores de risco para a aquisição da pneumonia esporádica adquiridos na comunidade incluem exposição a torres de resfriamento, abastecimento de água não municipal, reparos de encanamentos residenciais e temperaturas mais baixas dos aquecedores de água, que facilitam o crescimento das bactérias ou levam à liberação de um *bolus* de biofilme contendo *Legionella* na água potável. O modo de transmissão pode ocorrer por meio de inalação de aerossóis ou por microaspiração. Os surtos de doença dos legionários têm sido associados a protozoários na fonte de água implicada; a replicação no interior dessas células eucarióticas presumivelmente amplifica e mantém a *Legionella* dentro do sistema de distribuição de água potável ou nas torres de resfriamento. Os surtos de pneumonia adquirida na comunidade e alguns surtos hospitalares foram ligados a fontes comuns, incluindo aquecedores de água potável, condensadores evaporativos, torres de resfriamento, banheiras de hidromassagem, parto na água, umidificadores e nebulizadores. A doença dos legionários e a febre de Pontiac associadas a viagens são cada vez mais identificadas em grandes surtos. Embora a transmissão de pessoa para pessoa tenha sido relatada, se ela de fato ocorre, é extremamente rara.

As infecções hospitalares estão mais frequentemente associadas à água potável. A exposição pode ocorrer por meio de três mecanismos gerais: (1) inalação de vapor de água contaminada por meio de ventilação artificial; (2) aspiração de microrganismos ingeridos, incluindo aqueles em alimentações gástricas que são misturadas com água de torneira contaminada; e (3) inalação de aerossóis provenientes de chuveiros, pias e chafarizes. A legionelose extrapulmonar pode ocorrer por meio da aplicação tópica de água de torneira contaminada em feridas cirúrgicas ou traumáticas. Diferentemente da doença dos legionários, os surtos de febre de Pontiac têm ocorrido por meio de exposição a aerossóis provenientes de banheiras de hidromassagem e sistemas de ventilação.

Nos EUA, a incidência da legionelose aumentou de 1.100 casos em 2000 para mais de 6.000 casos em 2015, com taxa de incidência nacional de 1,9 por 100.000 indivíduos, com base em relatos aos Centers for Disease Control and Prevention (CDC) por intermédio do National Notifiable Disease Surveillance System. Por se tratar de um sistema de notificação passiva, esses números provavelmente subestimam a incidência da doença. Recentemente, um sistema de vigilância ativa baseado nos laboratórios e na população para rastreamento das infecções por *Legionella* foi divulgado pelos CDC e deverá ajudar a avaliar melhor a sua verdadeira incidência e epidemiologia. (Para informações atualizadas, ver https://www.cdc.gov/legionella/.)

A legionelose exibe diferenças geográficas, e a grande maioria dos casos é classificada como doença dos legionários (99,5%), com uma pequena fração de casos de febre de Pontiac (0,5%). As infecções por *Legionella* são descritas com mais frequência no outono e no verão, e estudos recentes demonstraram uma associação com a pluviosidade mensal total e a umidade. Cerca de 0,5 a 5,0% dos indivíduos expostos a uma fonte comum desenvolvem pneumonia, enquanto a taxa de ataque em surtos de febre de Pontiac é muito elevada (85 a 100%). Embora a *Legionella* esteja associada a 0,5 a 10% dos casos de pneumonia em adultos, trata-se de uma causa rara de pneumonia em crianças, sendo responsável por menos de 1% dos casos; entretanto, a realização infrequente de teste para *Legionella* pode subestimar a sua prevalência. A aquisição de anticorpos dirigidos contra *L. pneumophila* em crianças saudáveis ocorre progressivamente com o passar do tempo, embora esses anticorpos presumivelmente possam refletir uma infecção subclínica ou doença respiratória leve, ou anticorpos que apresentam reação cruzada com outras espécies de bactérias. A doença dos legionários adquirida na comunidade em crianças está sendo cada vez mais relatada (1,7% dos casos notificados), e a maior parte dos casos é observada em crianças de 15 a 19 anos de idade, seguidas de lactentes. A incidência nos lactentes é relatada em 0,11 por 100.000. A doença dos legionários é particularmente grave em recém-nascidos. A epidemiologia da doença dos legionários hospitalar em crianças deriva quase exclusivamente de relatos de casos, de modo que a verdadeira incidência desta entidade não é conhecida.

PATOGENIA

Embora a *Legionella* possa crescer em meios artificiais, esses microrganismos são parasitas intracelulares facultativos das células eucarióticas, e o ambiente intracelular das células eucarióticas proporciona o local definitivo de crescimento. Na natureza, a *Legionella* replica-se dentro de protozoários encontrados na água doce. Nos seres humanos, a principal célula-alvo da *Legionella* é o macrófago alveolar, embora outros tipos de células também possam ser invadidos. Após a sua entrada, as cepas virulentas de *L. pneumophila* estimulam a formação de um fagossomo especial, que possibilita a replicação bacteriana. O fagossomo consiste em componentes do retículo endoplasmático e escapa da via lisossômica de degradação. O crescimento nos macrófagos prossegue até a ocorrência de morte celular, seguida de reinfecção de novas células, até que essas células sejam ativadas e, subsequentemente, possam eliminar os microrganismos intracelulares. A infecção aguda e grave dos pulmões provoca uma resposta inflamatória aguda e necrose; no início, um maior número de bactérias é encontrado nos espaços extracelulares, em consequência da replicação extracelular, lise e liberação de bactérias. Subsequentemente, a ativação dos macrófagos e outras respostas imunes produzem intensa infiltração dos tecidos com macrófagos que contêm bactérias intracelulares, levando finalmente ao controle da replicação das bactérias e sua destruição.

A **terapia com corticosteroides** está associada a um alto risco de infecção, uma vez que interfere na função das células T e dos macrófagos. Embora a doença dos legionários adquirida na comunidade possa ocorrer em pacientes saudáveis e imunocompetentes, sem outras doenças de base ou comorbidades, aqueles que apresentam defeitos na imunidade celular correm maior risco de infecção. À semelhança de outras doenças causadas por microrganismos intracelulares facultativos, o resultado depende criticamente das respostas imunes específicas e inespecíficas do hospedeiro, particularmente das respostas dos macrófagos e das células T.

MANIFESTAÇÕES CLÍNICAS

A princípio, acreditava-se que a doença dos legionários causava pneumonia atípica associada a sinais e sintomas extrapulmonares, incluindo diarreia, confusão, hiponatremia, hipofosfatemia, resultados anormais das provas de função hepática e disfunção renal. Embora um subgrupo de pacientes possa exibir essas manifestações clássicas, a infecção por *Legionella* normalmente provoca pneumonia que é indistinguível da doença produzida por outros agentes infecciosos. Os sintomas de apresentação comuns consistem em febre, tosse e dor torácica; a tosse pode não ser produtiva ou ser produtiva com escarro purulento. Embora o aspecto clássico da radiografia de tórax demonstre infiltrados alveolares rapidamente progressivos, o aspecto na radiografia de tórax é amplamente variável, aparecendo como hipotransparências semelhantes a tumores, evidência de infiltrados nodulares, infiltrados unilaterais ou bilaterais ou cavitação, embora esta última raramente seja observada em pacientes imunocompetentes. Esse quadro se sobrepõe substancialmente à doença causada por *Streptococcus pneumoniae*. Embora o derrame pleural esteja menos frequentemente associado à doença dos legionários, a sua frequência varia tão amplamente que nem a presença nem a ausência de derrame são úteis no diagnóstico diferencial.

A maioria dos relatos de pneumonia hospitalar por *Legionella* em crianças demonstra as seguintes manifestações clínicas: início rápido, temperatura superior a 38,5°C, tosse, dor torácica pleurítica, taquipneia e dispneia. É também comum a ocorrência de dor abdominal, cefaleia e diarreia. As radiografias de tórax revelam consolidações lobares ou infiltrados bilaterais difusos, e é possível observar derrames pleurais. Em geral, não há resposta clínica aos betalactâmicos de amplo espectro (penicilinas e cefalosporinas) ou aos antibióticos aminoglicosídeos. A infecção concomitante por outros patógenos, incluindo *M. pneumoniae* e *C. pneumoniae*, ocorre em 5 a 10% dos casos de doença dos legionários; por conseguinte, a detecção de outro patógeno pulmonar potencial não descarta a possibilidade do diagnóstico de legionelose.

Os fatores de risco para a doença dos legionários em adultos incluem doenças pulmonares crônicas (tabagismo, bronquite), idade avançada, diabetes melito e insuficiência renal, imunossupressão associada a transplante de órgãos, terapia com corticosteroides e episódios de aspiração. Em levantamentos de infecções adquiridas na comunidade, um número significativo de adultos não apresenta nenhum dos fatores de risco identificados. O número de casos relatados de doença dos legionários adquirida na comunidade é pequeno em crianças. Entre esses casos, o estado de imunossupressão, particularmente o tratamento com corticosteroides, juntamente com exposição à água potável contaminada, constitui o principal fator de risco. Foi também relatada a ocorrência de infecção de algumas crianças com doença pulmonar crônica sem imunodeficiência; porém, a infecção em crianças que não apresentam nenhum fator de risco é incomum. Os modos de transmissão da doença adquirida na comunidade em crianças incluem exposição à névoa, água doce, resfriadores de água e outros aparelhos geradores de aerossóis. A infecção hospitalar por *Legionella* ocorre mais frequentemente do que a doença adquirida na comunidade em crianças e é observada mais comumente em indivíduos que estão imunocomprometidos (p. ex., transplante de células-tronco, transplante de órgãos sólidos), em pacientes com doença pulmonar estrutural ou em recém-nascidos recebendo ventilação mecânica. Os modos de aquisição incluem **microaspiração**, que frequentemente está associada a sondas nasogástricas, e **inalação de aerossóis**. Infecções broncopulmonares por *Legionella* são relatadas em pacientes com fibrose cística e têm sido associadas ao tratamento com aerossóis ou tendas de oxigênio. A doença dos legionários também foi relatada em crianças com asma e estenose traqueal. A terapia crônica com corticosteroides para a asma constitui um fator de risco relatado para a infecção por *Legionella* em crianças. O *fingerprinting* molecular de cepas demonstrou que a água potável atua como principal reservatório e fonte de infecção hospitalar.

Febre de Pontiac

A febre de Pontiac em adultos e crianças caracteriza-se por febre alta, mialgia, cefaleia e extrema debilitação, com duração de 3 a 5 dias. Podem ocorrer tosse, dispneia, diarreia, confusão e dor torácica, porém não há evidências de infecção invasiva. A doença é autolimitada, sem sequelas. Praticamente todos os indivíduos expostos sofrem soroconversão para antígenos de *Legionella*. Um surto muito grande ocorrido na Escócia, que afetou 35 crianças, foi atribuído à *L. micdadei*, que foi isolada de uma piscina com hidromassagem. O início da doença foi observado dentro de 1 a 7 dias (tempo mediano: 3 dias), e todas as crianças expostas desenvolveram títulos significativos de anticorpos específicos contra *L. micdadei*. A patogenia da febre de Pontiac não é conhecida. Na ausência de evidências de infecção verdadeira, a hipótese mais provável é a de que essa síndrome seja causada por uma reação tóxica ou de hipersensibilidade a antígenos microbianos ou de protozoários.

DIAGNÓSTICO

A cultura de *Legionella* a partir de amostras de escarro, de outras amostras do trato respiratório, do sangue ou de tecido constitui o padrão contra o qual os métodos indiretos de detecção devem ser comparados. Quando presente, deve-se obter uma amostra de líquido pleural para cultura. As amostras obtidas a partir do trato respiratório que estão contaminadas com flora oral devem ser tratadas e processadas para reduzir os contaminantes e semeadas em meios seletivos. Como esses métodos são de alto custo e exigem tempo para sua realização, muitos laboratórios não processam amostras para cultura.

O ensaio para o antígeno urinário que detecta a *L. pneumophila* do sorogrupo I revolucionou o diagnóstico de infecção por *Legionella* e apresenta uma sensibilidade de 80% e uma especificidade de 99%. O ensaio é um método útil para o diagnóstico imediato da doença dos legionários causada por esse sorogrupo, que é responsável pela maior parte das infecções sintomáticas. Nos EUA, esse teste é utilizado com frequência, em virtude de sua ampla disponibilidade nos laboratórios de referência. Quando disponível, a reação em cadeia da polimerase é usada para identificar a *L. pneumophila* do lavado broncoscópico e de outras amostras clínicas, a fim de descartar a possibilidade de outros patógenos respiratórios. Outros métodos, incluindo a imunofluorescência direta, apresentam baixa sensibilidade e, em geral, não são empregados. O diagnóstico retrospectivo pode ser estabelecido sorologicamente utilizando um enzimaimunoensaio para detectar a produção de anticorpos específicos. A soroconversão pode não ocorrer por várias semanas após o início da infecção, e os ensaios sorológicos disponíveis não detectam todas as cepas de *L. pneumophila* nem todas as espécies.

Tendo em vista a baixa sensibilidade da detecção direta e o crescimento lento do microrganismo em cultura, o diagnóstico de legionelose deve ser investigado ativamente quando houver evidências clínicas sugestivas, incluindo a falta de resposta aos antibióticos habituais, até mesmo quando os resultados de outros exames laboratoriais são negativos.

TRATAMENTO

Na pneumonia adquirida na comunidade em adultos hospitalizados, as diretrizes recomendam o tratamento empírico com uma cefalosporina de amplo espectro mais um macrolídio ou quinolona, de modo a tratar os microrganismos atípicos (*Legionella, Chlamydophila pneumoniae, Mycoplasma pneumoniae*). As diretrizes baseadas em evidências para o tratamento da pneumonia adquirida na comunidade em crianças ainda não incluem a *Legionella* no diagnóstico diferencial ou recomendações para tratamento empírico. O tratamento efetivo da doença dos legionários baseia-se, em parte, na concentração intracelular dos antibióticos. A **azitromicina**, a **claritromicina** ou as **quinolonas** (ciprofloxacino e levofloxacino) substituíram, em geral, a eritromicina como tratamento para pacientes com infecção por *Legionella* diagnosticada. A **doxiciclina** constitui uma alternativa aceitável. Nas infecções graves ou em pacientes de alto risco, recomenda-se inicialmente a terapia parenteral, embora a conversão oral seja preferida, quando tolerada, sobretudo em razão da biodisponibilidade geralmente alta dos macrolídios orais, das quinolonas e das tetraciclinas. A duração da antibioticoterapia para a doença dos legionários em adultos é normalmente de 5 dias, no mínimo, embora a terapia possa ser continuada por 10 a 14 dias em pacientes com doença mais grave ou imunocomprometidos. O tratamento das infecções extrapulmonares, incluindo endocardite de próteses valvares e infecções de feridas esternais, pode exigir terapia prolongada. Dados *in vitro* e relatos de casos sugerem que o sulfametoxazol-trimetoprima (75 mg de SMX/kg/dia e 15 mg de TMP/kg/dia) também pode ser efetivo. Em um estudo retrospectivo de grande porte de adultos hospitalizados com pneumonia por *Legionella*, não foi constatada nenhuma diferença na taxa de mortalidade entre pacientes tratados com azitromicina e aqueles tratados com quinolonas. O papel da terapia de combinação não é conhecido.

PROGNÓSTICO

A taxa de mortalidade para a doença dos legionários adquirida na comunidade em adultos que estão internados é de aproximadamente 15%, mas pode ultrapassar 50% nos pacientes imunocomprometidos; porém, o viés de relato pode aumentar essas estimativas. O prognóstico depende dos fatores subjacentes do hospedeiro e, possivelmente, da duração da enfermidade antes que seja instituída a terapia apropriada. Apesar da antibioticoterapia adequada, os pacientes podem sucumbir a complicações respiratórias, como síndrome de angústia respiratória aguda. Observa-se uma alta taxa de mortalidade em relatos de casos de lactentes prematuros e crianças, em que praticamente todos apresentavam imunocomprometimento. O atraso no estabelecimento do diagnóstico também está associado a um aumento da mortalidade. Por conseguinte, deve-se considerar a possibilidade de *Legionella* no diagnóstico diferencial da pneumonia tanto hospitalar quanto adquirida na comunidade em crianças, particularmente aquelas refratárias à terapia empírica ou com fatores de risco epidemiológicos para legionelose.

A bibliografia está disponível no GEN-io.

Capítulo 236
Bartonella

Rachel C. Orscheln

O espectro da doença que resulta da infecção humana por espécies de *Bartonella* inclui a associação da **angiomatose bacilar** e **doença da arranhadura do gato** com *Bartonella henselae*. Existem mais de 30 espécies validadas de *Bartonella*; entretanto, seis espécies principais são patogênicas para os seres humanos: *B. henselae, B. quintana, B. bacilliformis, B. elizabethae, B. vinsonii* e *B. clarridgeiae* (Tabela 236.1). Várias outras espécies de *Bartonella* foram encontradas principalmente em animais, em particular roedores e toupeiras. Entretanto, foram relatadas infecções zoonóticas por cepas de *Bartonella* spp. associadas a animais. Em 2013, uma nova espécie de *Bartonella*, com o nome proposto de *Candidatus* Bartonella ancashi (*Bartonella ancashensis*), foi descrita como a causa da **verruga peruana**.

Os membros do gênero *Bartonella* são bacilos gram-negativos aeróbicos, fastidiosos e oxidase-negativos, que não fermentam carboidratos. *B. bacilliformis* é a única espécie móvel, cuja motilidade é obtida por meio de flagelos polares. O crescimento ótimo do microrganismo é alcançado em meio de cultura fresco contendo 5% ou mais de sangue de carneiro ou de cavalo, na presença de dióxido de carbono a 5%. O uso da técnica de lise-centrifugação para amostras de sangue em ágar-chocolate por períodos extensos (2 a 6 semanas) aumenta a recuperação desse microrganismo.

A bibliografia está disponível no GEN-io.

Tabela 236.1 Espécies de *Bartonella* que causam doença humana.

DOENÇA	MICRORGANISMO	VETOR	FATOR DE RISCO PRIMÁRIO
Bartonelose (doença de Carrión)	*B. bacilliformis*	Mosquito-palha (*Lutzomyia verrucarum*)	Residência em áreas endêmicas (Montanhas dos Andes)
Doença da arranhadura do gato	*B. henselae* *B. clarridgeiae*	Gato	Arranhadura ou mordedura de gato
Febre das trincheiras	*B. quintana*	Piolho-do-corpo humano	Infestação por Piolho-do-corpo durante um surto
Bacteriemia, endocardite	*B. henselae* *B. elizabethae* *B. vinsonii* *B. quintana*	Gato para *B. henselae* Rato para *B. elizabethae* Ratazana para *B. vinsonii* Piolho-do-corpo humano para *B. quintana*	Imunossupressão grave
Angiomatose bacilar	*B. henselae* *B. quintana*	Gato para *B. henselae* Piolho-do-corpo humano para *B. quintana*	Imunossupressão grave
Peliose hepática	*B. henselae* *B. quintana*	Gato para *B. henselae* Piolho-do-corpo humano para *B. quintana*	Imunossupressão grave

236.1 Doença da Arranhadura do Gato (*Bartonella henselae*)

Rachel C. Orscheln

A apresentação mais comum da infecção por *Bartonella* é a doença da arranhadura do gato (**DAG**), que é uma linfadenite regional subaguda causada mais frequentemente por *B. henselae*. Trata-se da causa mais comum de linfadenite crônica que persiste por mais de 3 semanas.

ETIOLOGIA

A *Bartonella henselae* pode ser cultivada a partir do sangue de gatos sadios. Esses microrganismos são pequenos bacilos gram-negativos pleomorfos, visualizados pela coloração de Warthin-Starry em amostras de linfonodos afetados de pacientes com DAG. O desenvolvimento de exames sorológicos que mostram uma prevalência de anticorpos em 84 a 100% dos casos de DAG, a cultura de *B. henselae* a partir de linfonodos de pacientes com DAG e a detecção da *B. henselae* pela reação da cadeia em polimerase (PCR) na maioria das amostras de linfonodos e pus obtidos de pacientes com DAG confirmam o microrganismo como causa da DAG. Casos esporádicos de DAG podem ser produzidos por outros microrganismos, incluindo *Bartonella clarridgeiae, B. grahamii, B. alsatica e B. quintana.*

EPIDEMIOLOGIA

A DAG é comum, com estimativa de mais de 24.000 casos por ano nos EUA. A doença é transmitida, com mais frequência, por meio de inoculação cutânea através de mordida ou arranhadura de gato. Entretanto, a transmissão pode ocorrer por outras vias, como picadas de pulgas. A maioria dos pacientes (87 a 99%) tem uma história de contato com gatos, muitos dos quais são filhotes com menos de 6 meses de idade, e mais de 50% dos pacientes apresentam uma história definida de arranhadura ou mordedura por gato. Os gatos apresentam um alto nível de bacteriemia por *Bartonella* durante meses sem nenhum sintoma clínico; os filhotes de gato têm a bacteriemia com mais frequência do que os gatos adultos. A transmissão entre gatos ocorre por meio da pulga dos gatos, *Ctenocephalides felis*. Nas zonas temperadas, a maioria dos casos ocorre entre setembro e março, talvez em relação com a reprodução sazonal dos gatos domésticos ou a estreita proximidade dos animais de estimação com a família nos meses de outono e inverno. Nas zonas tropicais, não se observa nenhuma prevalência sazonal. A distribuição é mundial, e a infecção é observada em todas as raças.

As arranhaduras de gato parecem ser mais comuns entre crianças, e os meninos são afetados mais frequentemente do que as meninas. A DAG é uma doença esporádica; em geral, apenas um membro da família é afetado, embora muitos irmãos possam brincar com o mesmo filhote de gato. Todavia, ocorrem grupos de casos dentro da mesma família com intervalo de algumas semanas entre um e outro. Relatos não científicos implicaram outras fontes de infecção, como arranhadura de cães, farpas de madeira, anzóis de pesca, espinhos de cactos e espinhos de porco-espinho.

PATOGENIA

Os achados patológicos na **pápula** de inoculação primária e nos linfonodos afetados são semelhantes. Ambos apresentam uma área necrótica avascular central, circundada por linfócitos, células gigantes e histiócitos. São observados três estágios de comprometimento dos linfonodos afetados, algumas vezes de modo simultâneo no mesmo linfonodo. O primeiro estágio consiste em aumento generalizado, com espessamento do córtex e hipertrofia do centro germinativo e predomínio de linfócitos. Granulomas epitelioides com células gigantes de Langerhans estão dispersos em todo o linfonodo. O segundo estágio caracteriza-se por granulomas que aumentam de densidade, fundem-se e são infiltrados por leucócitos polimorfonucleares, com início de necrose central. No terceiro estágio, a necrose progride, com formação de grandes seios preenchidos de pus. Esse material purulento pode sofrer ruptura no tecido circundante. Foram observados granulomas semelhantes no fígado, no baço e lesões osteolíticas quando esses órgãos estão acometidos.

MANIFESTAÇÕES CLÍNICAS

Depois de um período de incubação de 7 a 12 dias (faixa de 3 a 30 dias), observa-se o aparecimento de uma ou mais pápulas vermelhas de 3 a 5 mm no local de inoculação cutânea, refletindo, com frequência, uma arranhadura linear de gato. Essas lesões frequentemente passam despercebidas, em virtude de seu pequeno tamanho, porém são encontradas em pelo menos 65% dos pacientes quando se realiza um exame cuidadoso (Figura 236.1). Em geral, a linfadenopatia torna-se evidente dentro um período de 1 a 4 semanas (Figura 236.2). A **linfadenite regional crônica** constitui a característica essencial da doença, afetando o primeiro ou o segundo conjunto de linfonodos que drenam o local de entrada. Os linfonodos afetados incluem, por ordem de frequência, os linfonodos axilares, cervicais, submandibulares, pré-auriculares, epitrocleares, femorais e inguinais. O comprometimento de mais de um grupo de linfonodos é observado em 10 a 20% dos pacientes, embora em determinado local, metade dos casos envolva diversos linfonodos.

Os linfonodos acometidos são habitualmente hipersensíveis à palpação e apresentam eritema sobrejacente; porém, sem celulite. Em geral, variam de tamanho, de 1 a 5 cm, embora possam se tornar muito maiores. Cerca de 10 a 40% acabam supurando. A duração do aumento dos linfonodos é habitualmente de 1 a 2 meses, com persistência por até 1 ano em casos raros. Ocorre febre em cerca de 30% dos pacientes, habitualmente de 38 a 39°C. Outros sintomas inespecíficos, incluindo mal-estar, anorexia, fadiga e cefaleia, afetam menos de um terço dos pacientes. Os exantemas transitórios, que podem acometer cerca de

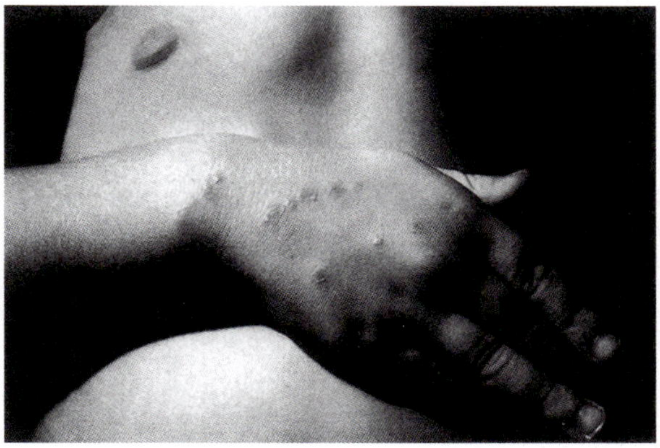

Figura 236.1 Criança com doença da arranhadura do gato típica, apresentando as lesões originais de arranhadura e a pápula primária que surge em seguida proximal ao dedo médio. (*Cortesia do Dr. V.H. San Joaquin, University of Oklahoma Health Sciences Center, Oklahoma City.*)

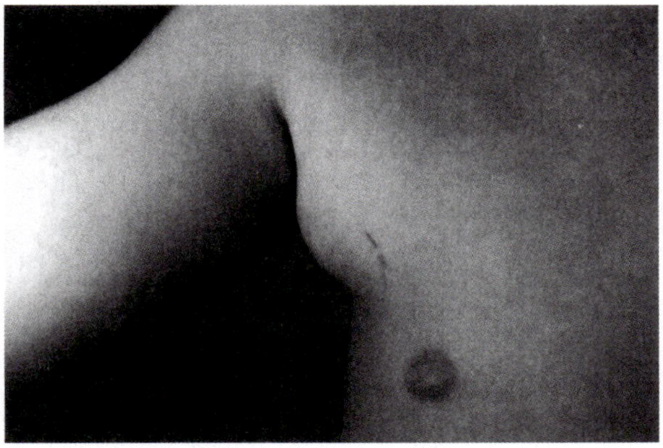

Figura 236.2 Ocorrência de linfadenopatia axilar direita após arranhadura e desenvolvimento de uma pápula primária nessa criança com doença da arranhadura do gato típica. (*De Mandell GL, Bennett JE, Dolin R, editors.* Principles and practice of infectious diseases. 6th ed. *Philadelphia, 2006, Elsevier, p. 2737.*)

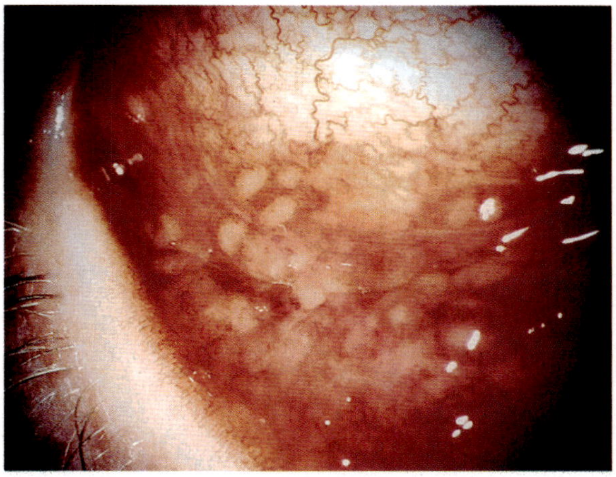

Figura 236.3 A conjuntivite granulomatosa da síndrome oculoglandular de Parinaud está associada à linfadenopatia local ipsilateral, geralmente pré-auricular ou, menos frequente, submandibular. (De Mandell GL, Bennett JE, Dolin R, editors. *Principles and practice of infectious diseases.* 6th ed. Philadelphia, 2006, Elsevier, p. 2739.)

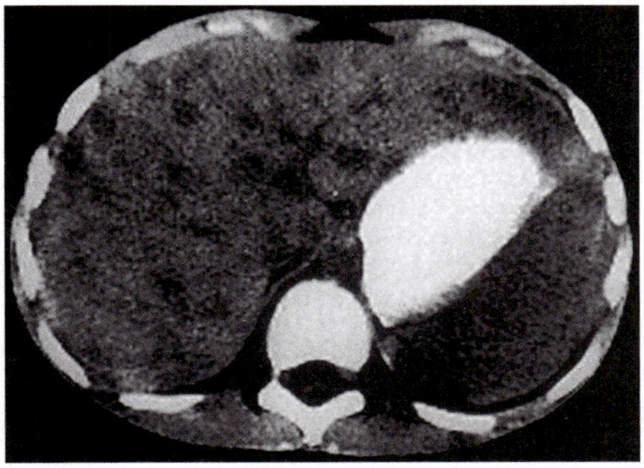

Figura 236.4 Nessa TC de paciente com comprometimento hepático da doença da arranhadura do gato, a ausência de realce das múltiplas lesões após a infusão de contraste é condizente com a inflamação granulomatosa dessa entidade. O paciente, tratado empiricamente com vários antibióticos sem melhora antes do estabelecimento desse diagnóstico, recuperou-se subsequentemente por completo, sem terapia antimicrobiana adicional. (*Cortesia do Dr. V.H. San Joaquin, University of Oklahoma Health Sciences Center, Oklahoma City.*)

5% dos pacientes, são principalmente maculopapulares e localizados no tronco. Foi também relatada a ocorrência de eritema nodoso, eritema multiforme e eritema anular.

A DAG é habitualmente uma infecção autolimitada, com resolução espontânea dentro de algumas semanas a meses. A apresentação ocular mais comum é a **síndrome oculoglandular de Parinaud**, que consiste em conjuntivite unilateral, seguida de linfadenopatia pré-auricular; ocorre em 2 a 17% dos pacientes com DAG (Figura 236.3). O suposto modo de disseminação consiste em inoculação direta dos olhos, que resulta do hábito de esfregá-los com as mãos após ter tido contato com um gato. Pode-se observar a presença de granuloma conjuntival no local de inoculação. O olho acometido habitualmente é indolor e apresenta pouca ou nenhuma secreção, mas pode ser muito avermelhado e edemaciado. Além disso, pode ocorrer linfadenopatia submandibular ou cervical.

A doença disseminada mais grave, que ocorre em até 14% dos pacientes, caracteriza-se pela sua apresentação com febre alta, que frequentemente persiste por várias semanas. Outros sintomas proeminentes incluem dor abdominal significativa e perda de peso. Pode ocorrer **hepatoesplenomegalia**, embora a disfunção hepática seja rara (Figura 236.4). Podem-se observar alterações granulomatosas no fígado e no baço. Outro local comum de disseminação é o osso, com desenvolvimento de **lesões osteolíticas granulomatosas** multifocais, que estão associadas a dor localizada; porém, sem eritema, hipersensibilidade ou edema. Outras manifestações incomuns incluem neurorretinite com papiledema e exsudatos maculares estrelados, encefalite, endocardite e pneumonia atípica.

DIAGNÓSTICO

Na maioria dos casos, pode-se suspeitar fortemente do diagnóstico em bases clínicas em um paciente com história de exposição a gato. A maioria dos pacientes apresenta títulos elevados de anticorpos IgG na apresentação clínica. Entretanto, a resposta da IgM à *B. henselae* com frequência já ocorreu por ocasião em que se considera a realização do teste. Existe reatividade cruzada entre as espécies de *Bartonella*, particularmente entre *B. henselae* e *B. quintana*.

Quando se obtêm amostras de tecido, os bacilos podem ser visualizados com corantes histológicos de Warthin-Starry e Brown-Hopps. O DNA de *Bartonella* pode ser identificado por meio de análise de amostras de tecido com PCR. A cultura do microrganismo geralmente não é prática para o diagnóstico clínico.

Diagnóstico diferencial

O diagnóstico diferencial da DAG inclui praticamente todas as causas de linfadenopatia (ver Capítulo 517). As entidades mais comuns incluem linfadenite piogênica (supurativa), principalmente por infecções estafilocócicas ou estreptocócicas, infecções por micobactérias atípicas e neoplasia maligna. As entidades menos comuns consistem em tularemia, brucelose e esporotricose. O vírus Epstein-Barr, o citomegalovírus e as infecções por *Toxoplasma gondii* habitualmente causam linfadenopatia mais generalizada.

ACHADOS LABORATORIAIS

Os exames laboratoriais de rotina não são úteis. Com frequência, a velocidade de hemossedimentação está elevada. A contagem de leucócitos pode estar normal ou ligeiramente elevada. As transaminases hepáticas frequentemente estão normais, mas podem estar elevadas na presença de doença sistêmica. A ultrassonografia ou a TC podem revelar numerosos nódulos granulomatosos no fígado e no baço; os nódulos aparecem como lesões hipodensas irregulares, arredondadas e são habitualmente múltiplas. Entretanto, foi relatada a apresentação da DAG como lesão esplênica solitária.

TRATAMENTO

O tratamento antibiótico da DAG nem sempre é necessário e não é claramente benéfico. Para a maioria dos pacientes, o tratamento consiste em alívio sintomático conservador e observação. Os estudos realizados mostram uma discordância significativa entre a atividade *in vitro* dos antibióticos e a sua eficácia clínica. Para muitos pacientes, o diagnóstico é considerado no contexto da ausência de resposta ao tratamento com antibióticos betalactâmicos para suposta linfadenite estafilocócica.

Um pequeno estudo prospectivo com azitromicina oral (500 mg no dia 1 e, em seguida, 250 mg nos dias 2 a 5; para crianças menores, 10 mg/kg/24 h no dia 1 e 5 mg/kg/24 h nos dias 2 a 5) mostrou uma redução no volume inicial dos linfonodos em 50% dos pacientes durante os primeiros 30 dias; entretanto, depois desse período, não houve mais nenhuma diferença no volume dos linfonodos. Não foi encontrado nenhum outro benefício clínico. Para a maioria dos pacientes, a DAG é autolimitada, e ocorre resolução no decorrer de semanas a meses sem tratamento antibiótico. A azitromicina, a claritromicina, o sulfametoxazol-trimetoprima (SMX-TMP), a rifampicina, o ciprofloxacino e a gentamicina parecem ser os melhores agentes quando se considera o tratamento.

Os linfonodos supurativos que se tornam tensos e extremamente dolorosos devem ser drenados por **aspiração com agulha**, que pode ser repetida, quando necessário. A incisão e a drenagem dos linfonodos não supurativos devem ser evitadas, visto que podem resultar em seios de drenagem crônica. A excisão cirúrgica do linfonodo raramente é necessária.

As crianças com DAG hepatoesplênica parecem responder bem a uma dose de rifampicina de 20 mg/kg durante 14 dias, isoladamente ou em associação com azitromicina, gentamicina ou SMX-TMP.

COMPLICAÇÕES

A **encefalopatia**, que pode ocorrer em até 5% dos pacientes com DAG, normalmente se manifesta nas primeiras 3 semanas após o início da linfadenite, com início súbito de sintomas neurológicos, que frequentemente incluem convulsões, comportamento agressivo ou bizarro e alteração do nível de consciência. Em geral, os exames de imagem são normais. O líquido cerebrospinal apresenta-se normal ou revela pleocitose mínima e elevação da proteína. A recuperação ocorre sem sequelas em quase todos os pacientes; porém, pode ser lenta, estendendo-se por muitos meses.

Outras manifestações neurológicas incluem paralisia de nervo facial periférica, mielite, radiculite, neuropatia por compressão e ataxia cerebelar. Foi relatado um paciente com encefalopatia que apresentou comprometimento cognitivo persistente e perda da memória.

A **retinopatia macular estrelada** está associada a várias infecções, incluindo DAG. As crianças e os adultos jovens apresentam perda unilateral ou, raramente, bilateral da visão com escotoma central, edema do disco óptico e formação macular estrelada a partir de exsudatos que se irradiam para fora da mácula. Em geral, os achados regridem por completo, com recuperação da visão, geralmente dentro de 2 a 3 meses. O tratamento ideal para a neurorretinite não é conhecido, embora o tratamento de adultos com doxiciclina e rifampicina por 4 a 6 semanas tenha produzido bons resultados.

As **manifestações hematológicas** incluem anemia hemolítica, púrpura trombocitopênica, púrpura não trombocitopênica e eosinofilia. A **vasculite leucocitoclástica**, semelhante à púrpura de Henoch-Schönlein, foi relatada em associação com DAG em uma criança. Foi também relatada uma apresentação sistêmica da DAG com pleurite, artralgia ou artrite, massas mediastinais, aumento dos linfonodos na cabeça do pâncreas e pneumonia atípica.

PROGNÓSTICO

O prognóstico da DAG no hospedeiro normal é geralmente excelente, com resolução dos achados clínicos no decorrer de várias semanas a meses. Em certas ocasiões, a recuperação é mais lenta e pode levar até 1 ano.

PREVENÇÃO

A transmissão interpessoal das infecções por *Bartonella* não é conhecida. O isolamento do paciente afetado não é necessário. A prevenção exigiria a eliminação dos gatos dos domicílios, o que não é prático nem necessariamente desejável. Os pais devem ser informados sobre o risco das arranhaduras de gato (e particularmente dos filhotes). As arranhaduras ou mordidas de gato devem ser lavadas imediatamente. O controle das pulgas de gato é útil.

A bibliografia está disponível no GEN-io.

236.2 Bartonelose (*Bartonella bacilliformis*)

Rachel C. Orscheln

A primeira infecção humana por *Bartonella* descrita foi a **bartonelose**, uma doença geograficamente distinta, causada por *B. bacilliformis*. Existem duas formas predominantes de doença causada pela *B. bacilliformis*: **febre de Oroya**, uma anemia hemolítica febril grave, e a **verruga peruana**, uma erupção de lesões semelhantes a hemangiomas. A *B. bacilliformis* também provoca infecção assintomática. A bartonelose é também denominada **doença de Carrión**.

ETIOLOGIA

A *Bartonella bacilliformis* é um pequeno microrganismo gram-negativo móvel com um "pincel" de 10 ou mais flagelos unipolares, que parecem ser importantes componentes para a capacidade de invasão do microrganismo. Por ser um microrganismo aeróbio obrigatório, cresce melhor a 28°C em ágar nutriente semissólido contendo soro de coelho e hemoglobina.

EPIDEMIOLOGIA

A bartonelose é uma zoonose encontrada apenas nos vales montanhosos da Cordilheira dos Andes no Peru, Equador, Colômbia, Chile e Bolívia, em altitudes e condições ambientais favoráveis para o vetor, o **mosquito-palha** *Lutzomyia verrucarum*.

PATOGENIA

Após a picada do mosquito-palha, *Bartonella* entra nas células endoteliais dos vasos sanguíneos, onde prolifera. Esses microrganismos, que são encontrados em todo sistema reticuloendotelial, entram novamente na corrente sanguínea e parasitam os eritrócitos. Ligam-se às células, deformam as membranas e, em seguida, entram em vacúolos intracelulares. A anemia hemolítica resultante pode envolver até 90% dos eritrócitos circulantes. Os pacientes que sobrevivem a essa fase aguda podem ou não apresentar as manifestações cutâneas, que consistem em lesões hemangiomatosas nodulares ou verrugas, cujo tamanho varia de alguns milímetros até vários centímetros.

MANIFESTAÇÕES CLÍNICAS

O período de incubação é de 2 a 14 semanas. Os pacientes podem estar totalmente assintomáticos, ou podem apresentar sintomas inespecíficos, como cefaleia e mal-estar, sem anemia.

A **febre de Oroya** caracteriza-se por febre, com rápido desenvolvimento de anemia. O embotamento do sensório e o delírio são sintomas comuns e podem evoluir para a psicose franca. O exame físico revela sinais de anemia hemolítica grave, incluindo icterícia e palidez, algumas vezes em associação com linfadenopatia generalizada.

No estágio pré-eruptivo da **verruga peruana** (Figura 236.5), os pacientes podem se queixar de artralgias, mialgias e parestesias. Pode-se observar o desenvolvimento de reações inflamatórias, como flebite, pleurite, eritema nodoso e encefalite. O aparecimento das verrugas é patognomônico da fase eruptiva. As lesões variam acentuadamente quanto ao tamanho e número.

DIAGNÓSTICO

O diagnóstico de bartonelose é estabelecido em bases clínicas, juntamente com um esfregaço sanguíneo demonstrando a presença dos microrganismos ou com hemocultura. A anemia é macrocítica e hipocrômica, com contagem de reticulócitos de até 50%. A *B. bacilliformis* pode ser identificada em preparações coradas pelo Giemsa na forma de bastonetes vermelho-arroxeados dentro dos eritrócitos. Na fase de recuperação, os microrganismos assumem uma forma mais cocoide e desaparecem do sangue. Na ausência de anemia, o diagnóstico depende das hemoculturas. Na fase eruptiva, as verrugas típicas confirmam o diagnóstico. Os testes com anticorpos têm sido usados para documentar a infecção.

TRATAMENTO

A *B. bacilliformis* é sensível a muitos antibióticos, incluindo rifampicina, tetraciclina e cloranfenicol. O tratamento é muito efetivo, diminuindo rapidamente a febre e erradicando o microrganismo do sangue. O **cloranfenicol** (50 a 75 mg/kg/dia) é considerado o fármaco de escolha, visto que também é útil no tratamento de infecções concomitantes, como aquelas causadas por *Salmonella*. As fluoroquinolonas também são utilizadas com sucesso. As transfusões de sangue e os cuidados de suporte são de importância crítica em pacientes com anemia grave. O tratamento antimicrobiano para a verruga peruana é considerado quando há mais de 10 lesões cutâneas, quando as lesões são eritematosas ou violáceas, ou se o início das lesões ocorreu até 1 mês antes da apresentação. A rifampicina oral mostra-se efetiva na cicatrização das lesões. Pode ser necessária a excisão cirúrgica das lesões grandes e desfigurantes ou daquelas que interferem na função.

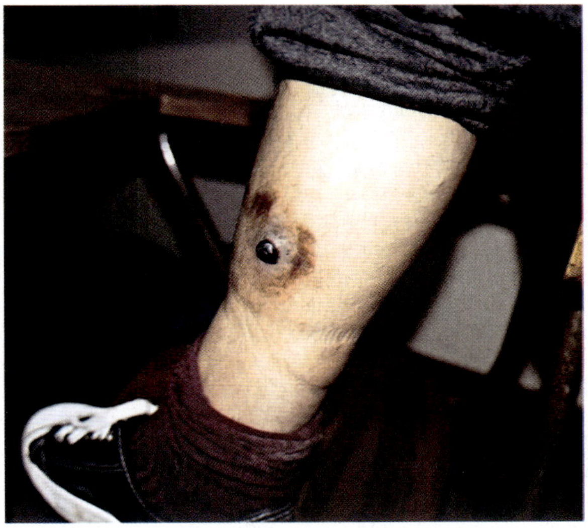

Figura 236.5 **Lesão grande e única de verruga peruana na perna de um habitante dos Andes peruanos.** Essas lesões têm propensão à ulceração superficial e a sua natureza vascular pode levar a sangramento volumoso. A equimose da pele ao redor da lesão também é evidente. (*Cortesia do Dr. J.M. Crutcher, Oklahoma State Department of Health, Oklahoma City.*)

PREVENÇÃO

A prevenção consiste em evitar o vetor, particularmente à noite, com o uso de roupas protetoras e repelentes contra insetos (ver Capítulo 200).

A bibliografia está disponível no GEN-io.

236.3 Febre das Trincheiras (*Bartonella quintana*)

Rachel C. Orscheln

ETIOLOGIA

O agente etiológico da febre das trincheiras foi inicialmente designado como *Rickettsia quintana*; posteriormente, foi classificado no gênero *Rochalimaea*, e atualmente recebeu a nova designação de *Bartonella quintana*.

EPIDEMIOLOGIA

A febre das trincheiras foi inicialmente reconhecida como entidade clínica distinta durante a Primeira Guerra Mundial, quando mais de um milhão de soldados nas trincheiras foram infectados. A infecção por *B. quintana* é atualmente rara nos EUA e ocorre principalmente em condições favoráveis para infestação por piolhos-do-corpo, como moradores de rua, aglomerações e higiene precária. Quando amostras de piolhos da cabeça e piolhos-do-corpo foram obtidas de populações de moradores de rua, até 33% dos indivíduos apresentaram piolhos positivos para *B. quintana*.

Os seres humanos são os únicos reservatórios conhecidos. Nenhum outro animal é naturalmente infectado, e os animais de laboratório habituais tampouco são suscetíveis. O **piolho-do-corpo humano**, *Pediculus humanus* var. *corporis*, é o vetor capaz de transmitir a doença para um novo hospedeiro dentro de 5 a 6 dias após alimentar-se em uma pessoa infectada. Os piolhos excretam o microrganismo durante a sua vida; não ocorre passagem transovariana. Os seres humanos podem apresentar bacteriemia assintomática prolongada durante anos.

MANIFESTAÇÕES CLÍNICAS

O período de incubação da febre das trincheiras é, em média, de cerca de 20 dias (faixa de 4 a 35 dias). A apresentação clínica é altamente variável. Os sintomas podem ser muito leves e breves. Cerca de 50% dos indivíduos infectados apresentam um único episódio de doença febril com início abrupto, de 3 a 6 dias de duração. Em outros pacientes, pode ocorrer febre prolongada e sustentada. Com mais frequência, os pacientes apresentam doença febril periódica, com três a oito episódios, cada um deles de 4 a 5 dias de duração, ocorrendo algumas vezes durante um período de 1 ano ou mais. Essa forma lembra a malária ou a **febre recorrente** (*Borrelia recurrentis*). Pode ocorrer bacteriemia afebril.

Em geral, os achados clínicos consistem em febre (normalmente com temperatura de 38,5 a 40°C), mal-estar, calafrios, sudorese, anorexia e cefaleia intensa. Os achados comuns incluem congestão conjuntival acentuada, taquicardia, mialgias, artralgias e dor intensa no pescoço, nas costas e nas pernas. Podem ocorrer grupos de máculas ou pápulas eritematosas no tronco em até 80% dos pacientes. Pode-se observar a presença de esplenomegalia e aumento discreto do fígado.

DIAGNÓSTICO

Em situações não epidêmicas, não é possível estabelecer o diagnóstico de febre das trincheiras em bases clínicas, visto que os achados não são distintos. Uma história de infecção por piolho-do-corpo ou de viagem para uma área com doença epidêmica deve aumentar a suspeita. A *B. quintana* pode ser cultivada a partir de uma amostra de sangue com modificação para incluir cultura em células epiteliais. Dispõe-se de exames sorológicos para *B. quintana*, porém ocorre reação cruzada com *B. henselae*.

TRATAMENTO

Não foram realizados ensaios clínicos controlados sobre o tratamento; porém, a bacteriemia por *Bartonella* tratada com uma combinação de gentamicina e doxiciclina aumenta a taxa de cura, em comparação com outros esquemas, como doxiciclina ou antibióticos betalactâmicos isoladamente.

A bibliografia está disponível no GEN-io.

236.4 Angiomatose Bacilar e Peliose Hepática Bacilar (*Bartonella henselae* e *Bartonella quintana*)

Rachel C. Orscheln

Tanto a *B. henselae* quanto a *B. quintana* causam doenças vasculares proliferativas, denominadas angiomatose bacilar e peliose bacilar, em indivíduos com grave imunocomprometimento, principalmente pacientes adultos com síndrome da imunodeficiência adquirida (AIDS), câncer e receptores de transplante de órgãos. As lesões subcutâneas e lesões ósseas líticas estão fortemente associadas à *B. quintana*, enquanto a peliose hepática está associada exclusivamente à *B. henselae*.

ANGIOMATOSE BACILAR

As lesões da angiomatose bacilar cutânea, também conhecida como **angiomatose epitelioide**, constituem a forma mais facilmente identificada e reconhecida de infecção por *Bartonella* em hospedeiros imunocomprometidos. São encontradas principalmente em pacientes com AIDS que apresentam contagens muito baixas de células CD4. A aparência clínica pode ser muito diversa. As lesões vasoproliferativas da angiomatose bacilar podem ser cutâneas ou subcutâneas e podem assemelhar-se às lesões vasculares (verruga peruana) da *B. bacilliformis* em indivíduos imunocompetentes, que se caracterizam por pápulas eritematosas sobre uma base eritematosa com colarinho de escamas. Podem crescer para formar grandes lesões pedunculadas e podem ulcerar. O traumatismo pode resultar em sangramento profuso.

A angiomatose bacilar pode ser clinicamente indistinguível do sarcoma de Kaposi. Outras considerações no diagnóstico diferencial são o granuloma piogênico e a verruga peruana (*B. bacilliformis*). As massas profundas de tecido mole causadas pela angiomatose bacilar podem simular uma neoplasia maligna.

As lesões da **angiomatose bacilar óssea** acometem comumente os ossos longos. Essas lesões líticas são muito dolorosas e altamente vascularizadas e, em certas ocasiões, estão associadas a uma placa eritematosa que as recobre. O alto grau de vascularização produz um resultado muito positivo na cintilografia óssea com difosfonato de metileno tecnécio-Tc 99m, lembrando uma lesão maligna.

As lesões podem ser encontradas em praticamente qualquer órgão, produzindo lesões proliferativas vasculares semelhantes. Podem aparecer elevadas, nodulares ou ulcerativas quando examinadas na endoscopia ou na broncoscopia. Podem estar associadas a linfonodos aumentados, com ou sem lesão cutânea local óbvia. Foi descrita a ocorrência de lesões no parênquima cerebral.

PELIOSE BACILAR

A peliose bacilar afeta o sistema reticuloendotelial, principalmente o fígado (**peliose hepática**) e, com menos frequência, o baço e os linfonodos. Trata-se de um distúrbio vasoproliferativo, caracterizado pela proliferação aleatória de lagos venosos circundados por estroma fibromixoide que abriga numerosos microrganismos bacilares. Os achados clínicos incluem febre e dor abdominal em associação a resultados anormais das provas de função hepática, particularmente elevação acentuada dos níveis de fosfatase alcalina. A angiomatose bacilar cutânea com esplenomegalia pode estar associada a trombocitopenia ou pancitopenia. As lesões vasculares proliferativas no fígado e no baço aparecem na TC como lesões hipodensas espalhadas por todo parênquima. O diagnóstico diferencial inclui o sarcoma de Kaposi hepático, linfoma e a infecção disseminada por *Pneumocystis jirovecii* ou pelo complexo *Mycobacterium avium*.

BACTERIEMIA E ENDOCARDITE

Foi relatado que *Bartonella henselae, B. quintana, B. vinsonii* e *B. elizabethae* causam bacteriemia ou endocardite. Essas espécies estão associadas a sintomas como febre prolongada, sudorese noturna e perda de peso acentuada. Em 1993, ocorreu um grupo de casos em Seattle em uma população de rua com alcoolismo crônico. Acredita-se que esses pacientes com febre alta ou hipotermia tenham sido representantes da *febre das trincheiras urbanas*; porém, não foi encontrada nenhuma infestação pelo piolho-do-corpo associada. Alguns casos de endocardite com cultura negativa podem consistir em endocardite por *Bartonella*. Em um relato, foi descrito o comprometimento do sistema nervoso central com infecção por *B. quintana* em duas crianças.

DIAGNÓSTICO

O diagnóstico de angiomatose bacilar é estabelecido inicialmente por biopsia. A proliferação característica de pequenos vasos com resposta inflamatória mista e a coloração dos bacilos pela prata de Warthin-Starry diferenciam a angiomatose bacilar do granuloma piogênico ou do sarcoma de Kaposi (ver Capítulo 284). Uma história de viagem habitualmente pode descartar a possibilidade de verruga peruana.

A cultura não é viável para a DAG, porém constitui o procedimento diagnóstico para a suspeita de bacteriemia ou endocardite. O uso da técnica de lise-centrifugação ou ágar chocolate fresco ou ágar com infusão de coração com 5% de sangue de coelho, com incubação prolongada, pode aumentar o rendimento da cultura. A PCR em amostra de tecido também pode constituir uma ferramenta útil, e um teste sorológico positivo pode fornecer uma confirmação para o diagnóstico.

TRATAMENTO

As infecções por *Bartonella* em hospedeiros imunocomprometidos, causadas por *B. henselae* e *B. quintana*, têm sido tratadas com sucesso com agentes antimicrobianos. A angiomatose bacilar responde rapidamente à eritromicina, azitromicina e claritromicina, que constituem os fármacos de escolha. As alternativas incluem doxiciclina ou tetraciclina. Os pacientes gravemente enfermos com peliose hepática ou aqueles com osteomielite podem ser inicialmente tratados com um macrolídeo ou doxiciclina, com adição de rifampicina ou gentamicina. O uso de doxiciclina por 6 semanas com a adição de um aminoglicosídeo por um período mínimo de 2 semanas está associado a uma melhora do prognóstico na endocardite. Pode ocorrer reação de Jarisch-Herxheimer. Podem ocorrer recidivas, e pode haver necessidade de tratamento prolongado durante vários meses.

PREVENÇÃO

Os pacientes imunocomprometidos devem considerar os riscos potenciais de ter um gato, devido ao risco de infecções por *Bartonella*, bem como de toxoplasmose e infecções entéricas. Os indivíduos que decidem adquirir um gato devem adotar ou comprar um gato com mais de 1 ano de idade e em boa saúde. É essencial lavar rapidamente quaisquer ferimentos causados por mordidas ou arranhaduras de gato.

A bibliografia está disponível no GEN-io.

Seção 6
Infecções Bacterianas Anaeróbias

Capítulo 237
Botulismo (*Clostridium botulinum*)

Laura E. Norton e Mark R. Schleiss

São conhecidas três formas naturais do botulismo humano, caracterizadas de acordo com a via de aquisição: **botulismo infantil** (toxemia intestinal), **botulismo de origem alimentar** (clássico) e **botulismo de ferida**. O botulismo infantil é a forma mais comum nos EUA. Sob circunstâncias raras de anatomia intestinal alterada, fisiologia e microflora, crianças mais velhas e adultos podem contrair botulismo do tipo infantil (**toxemia intestinal em adultos**). Também ocorrem outras duas formas, ambas criadas pelos seres humanos: **botulismo inalatório**, secundário à inalação de toxina acidentalmente aerossolizada, e **botulismo iatrogênico**, por sobredose de uso terapêutico ou cosmético da toxina botulínica.

ETIOLOGIA

O botulismo é uma paralisia flácida aguda causada pela neurotoxina produzida pelo *Clostridium botulinum* ou, raramente, por uma neurotoxina equivalente produzida por cepas raras do *Clostridium butyricum* e do *Clostridium baratii*. O *C. botulinum* é uma bactéria gram-positiva, obrigatoriamente anaeróbia, que forma esporos e cujo hábitat natural no mundo todo é o solo, poeira e sedimentos marinhos. O organismo é encontrado em uma ampla variedade de produtos agrícolas frescos e cozidos. Os esporos de algumas cepas do *C. botulinum* suportam a fervura por várias horas, permitindo que o organismo sobreviva a esforços de preservação de comida. Em contraste, a toxina botulínica é termolábil e facilmente destruída pelo aquecimento a 85°C ou mais por 5 minutos. O *C. butyricum* **neurotoxigênico** foi isolado a partir de solos próximos ao lago Weishan, na China, o local de surtos de botulismo alimentar associados a esse organismo, bem como a partir de vegetais, coalhada e queijos. Embora primeiramente reconhecido na China, casos de botulismo infantil por *C. butyricum* têm sido, atualmente, identificados no Japão, na Europa e nos EUA. Pouco se sabe sobre a ecologia do *C. baratii* neurotoxigênico.

A **toxina botulínica** é uma proteína precursora sintetizada com 150 kDa que entra na circulação e é transportada para a junção neuromuscular. A toxina é liberada apenas pela ativação das bactérias (vegetativas) e não pela forma de esporos. Na junção neuromuscular, a toxina liga-se à membrana neuronal no lado pré-sináptico da sinapse neural. Sofre autoproteólise para uma cadeia pesada de 100 kDa e uma cadeia leve de 50 kDa. Essas cadeias são unidas por meio da formação de ligações dissulfureto. A cadeia pesada contém os locais de ligação neuronal que medeiam a ligação aos terminais nervosos pré-sinápticos. Também medeia a translocação da cadeia leve para o citoplasma da célula após a ligação. A cadeia leve, um componente-chave da toxina, é um membro da família das metaloproteases de zinco e medeia a clivagem do membro da família de proteínas SNARE fusogênicas, SNAP-25. A clivagem dessa proteína impede a liberação de acetilcolina do axônio no terminal pré-sináptico, anulando a sinalização nervosa e produzindo paralisia. A toxina botulínica está entre os venenos mais potentes conhecidos pela humanidade; na verdade, a dose letal humana parenteral é estimada na ordem de 10^{-6} mg/kg. A toxina bloqueia a transmissão neuromuscular, causando a morte por meio da paralisia dos músculos das vias respiratórias e da respiração. São distinguidos pelo menos sete tipos antigênicos de toxina, designados pelas letras de A a G, de acordo com a habilidade de neutralizar o anticorpo contra um tipo de toxina para proteger contra um tipo diferente de toxina. Os tipos de toxina são diferenciados ainda em subtipos pelas diferenças nas sequências de nucleotídios dos seus genes. Assim como o gene da toxina tetânica, para alguns tipos e subtipos de toxinas, o gene da toxina botulínica reside em um plasmídeo.

Os diferentes tipos de toxina são marcadores clínicos e epidemiológicos convenientes. As toxinas dos tipos A, B, E e F são causas bem estabelecidas de botulismo humano, enquanto os tipos C e D causam doença em outros animais. As toxinas do tipo A e B causam a maioria dos casos de botulismo infantil nos EUA. As cepas neurotoxigênicas de *C. butyricum* produzem uma toxina do tipo E enquanto cepas neurotoxigênicas do *C. baratii* produzem uma toxina do tipo F. A toxina do tipo G não foi estabelecida como uma causa de doença humana ou animal.

EPIDEMIOLOGIA

O **botulismo infantil** tem sido relatado em todos os continentes habitados, exceto na África. Em particular, o lactente é o único membro da família que fica doente. A característica epidemiológica mais surpreendente do botulismo infantil é a sua distribuição por idade, em que 95% dos casos envolvem lactentes entre 3 semanas e 6 meses, com um pico de incidência entre os 2 a 4 meses de idade. Foram identificados casos em neonatos com 1 dia e meio de vida e até em lactentes com 382 dias de vida. A correlação homem:mulher dos casos hospitalizados é de aproximadamente 1:1 e ocorrem casos em quase todos os grupos raciais e étnicos. Os fatores de risco identificados para a doença incluem amamentação, ingestão de mel, tempo de trânsito intestinal lento (menos de uma evacuação por dia) e ingestão de água de poço não tratada. Embora a amamentação pareça oferecer proteção contra a morte súbita fulminante pelo botulismo infantil, podem ocorrer casos em lactentes amamentados no momento da introdução do leite não humano na alimentação.

Embora o botulismo infantil seja uma doença incomum e muitas vezes não reconhecida, é a forma mais comum de botulismo humano nos EUA, com aproximadamente 80 a 140 casos hospitalizados e diagnosticados todos os anos. O Conselho de Epidemiologistas Estaduais e Territoriais (CSTE) mantém um ***National Botulism Surveillance System*** (Sistema Nacional de Vigilância para Botulismo) para vigilância intensiva de casos de botulismo nos EUA (https://www.cdc.gov/botulism/surveillance.html). Em 2015, 141 casos confirmados de botulismo infantil foram notificados aos Centros de Controle e Prevenção de Doenças (CDC). Não houve mortes. Cerca de 56% dos casos de botulismo infantil foram causados pelo tipo B; 43%, pelo tipo A; e o restante, por outros tipos. Casos foram identificados em 33 estados e no Distrito de Columbia, com a Califórnia relatando o maior número de casos. Consistente com a distribuição de solo assimétrica conhecida dos tipos de toxina de *C. botulinum*, a maioria dos casos a oeste do rio Mississippi tem sido causada por cepas do tipo A, enquanto a maioria dos casos a leste do rio Mississippi tem sido causada por cepas do tipo B.

O **botulismo alimentar** resulta da ingestão de um alimento no qual o *C. botulinum* se multiplicou e acabou produzindo a toxina. Embora a visão tradicional do botulismo transmitido por alimentos tenha sido considerada como resultado principalmente da ingestão de alimentos enlatados em casa, na verdade, os surtos na América do Norte foram associados com mais frequência a alimentos preparados em restaurantes, incluindo batatas, cebolas salteadas e alho picado. Ocorreram outros surtos nos EUA relacionados a alimentos embalados em sacos plásticos que contavam apenas com a refrigeração para prevenir o crescimento dos esporos dessa bactéria. Alimentos não enlatados responsáveis por casos de botulismo alimentar incluem chá de peiote, aromatizante de avelã adicionado a iogurtes, queijo cremoso doce, cebolas *"sautées"* adicionadas a hambúrgueres, salada de batata e peixe fresco e seco.

Muitos tipos de alimentos preservados foram associados ao botulismo alimentar, mas os mais comuns constituem os alimentos enlatados com "baixa acidez" (pH 6,0 ou mais), como as pimentas tipo *jalapeños*, aspargos, azeitonas e feijões. Existe o potencial para o botulismo alimentar no mundo todo, mas os surtos ocorrem mais frequentemente nas zonas temperadas e não nos trópicos, onde a conservação de frutas, vegetais e outros alimentos é menos comum.

Cerca de 5 a 10 surtos e 15 a 25 casos de botulismo alimentar ocorrem anualmente nos EUA. Houve 39 casos confirmados de botulismo transmitido por alimentos nesse país em 2015, incluindo um grande surto de 27 casos associados a uma refeição compartilhada em Ohio. A maior parte dos surtos nos EUA continental resultam de cepas proteolíticas dos tipos A e B que produzem um forte odor de putrefação no alimento, o que leva algumas pessoas a acharem necessário provar para verificar o sabor, expondo a si mesmas durante esse processo. Em contraste, no Alasca e no Canadá, a maior parte dos surtos resultou de cepas não proteolíticas do tipo E na comida de povos nativos, como ovas de salmão fermentadas e nadadeiras de foca, que não exibia sinais de estar estragada. Outro perigo das cepas do tipo E é sua habilidade de crescer nas temperaturas mantidas nos refrigeradores domésticos (5°C).

O **botulismo de ferida** é uma doença excepcionalmente rara, com menos de 400 casos relatados em todo o mundo, mas é importante para a pediatria porque pode afetar crianças e adolescentes. Apesar de muitos casos terem ocorrido em homens jovens e ativos que apresentam um risco maior de lesão traumática, ele também ocorre nas lesões por esmagamento nas quais não existe perda de continuidade evidente na pele. Nos últimos 15 anos, esse tipo de botulismo secundário a injeções se tornou bastante comum em adultos viciados em heroína no oeste dos EUA e na Europa, nem sempre associado a abscesso ou celulite evidente.

Um único surto de **botulismo inalatório** foi relatado em 1962, no qual três trabalhadores de um laboratório na Alemanha foram expostos acidentalmente à toxina botulínica aerossolizada. Alguns pacientes nos EUA foram internados pela sobredose de toxina botulínica terapêutica ou cosmética.

PATOGÊNESE

Todas as formas de botulismo desencadeiam a doença por meio de uma via comum. A toxina botulínica é carregada pela corrente sanguínea para as sinapses colinérgicas periféricas em que ela se liga irreversivelmente, bloqueando a liberação de acetilcolina e dificultando a transmissão neuromuscular e autônoma. O **botulismo infantil** é uma doença infecciosa resultante da ingestão dos esporos de cepas produtoras de toxina botulínica, com consequente germinação e multiplicação dos esporos e produção de toxina no intestino grosso. Essa sequência é diferente no **botulismo alimentar**, cuja intoxicação decorre da ingestão da toxina pré-formada em um alimento que não foi adequadamente preservado ou cozido. O **botulismo de ferida** é resultante da germinação dos esporos e da colonização do tecido traumatizado pelo *C. botulinum*; é análogo ao tétano. O **botulismo inalatório** ocorre quando a toxina botulínica aerossolizada é inalada. Um ataque terrorista poderia resultar em surtos pequenos ou grandes de botulismo inalatório ou alimentar (Capítulo 741).

Uma vez que a toxina botulínica não é uma *citotoxina*, ela não causa uma clara patologia macroscópica ou microscópica. Alterações patológicas secundárias (pneumonia, petéquias em órgãos intratorácicos) podem ser encontradas em necropsias, mas essas alterações são secundárias e não atribuídas de forma primária à toxina botulínica. Não existe uma técnica diagnóstica disponível para identificar a toxina botulínica ligada à junção neuromuscular. Em geral, estudos sobre a velocidade da condução nervosa são normais. Os achados na eletromiografia frequentemente são inespecíficos e não diagnósticos (ver mais adiante). O processo de cicatrização no botulismo consiste no aparecimento de novas sinapses não mielinizadas nos neurônios motores. Em resumo, essa alteração ocorre quando essas novas sinapses encontram as fibras musculares que não estão contraindo, reinervando-as e induzindo a formação de uma nova placa motora. Em animais experimentais, esse processo leva cerca de 4 semanas.

MANIFESTAÇÕES CLÍNICAS

O espectro clínico completo do botulismo infantil varia de leve a morte súbita fulminante. A toxina botulínica apresenta distribuição hematogênica. Como o fluxo sanguíneo e a densidade de inervação são maiores na musculatura bulbar, todas as formas de botulismo se manifestam neurologicamente como uma paralisia flácida, descendente e simétrica que se inicia com a musculatura dos nervos cranianos e progride ao longo de horas a dias. A **paralisia bulbar** pode manifestar sintomas como recusa alimentar, sucção débil, choro fraco, sialorreia e até mesmo apneia obstrutiva. Esses achados clínicos infelizmente podem não ser reconhecidos como de origem bulbar (Figura 237.1). Os pacientes com doença em evolução já podem demonstrar fraqueza generalizada e hipotonia, além das paralisias bulbares, quando são inicialmente examinados. O próprio cérebro é poupado no botulismo infantil, uma vez que a toxina botulínica não atravessa a barreira hematencefálica.

Em contraste ao botulismo causado pelo *C. botulinum*, a maior parte dos casos raros causados pela colonização intestinal por *C. butyricum* está associada ao divertículo de Meckel acompanhando a distensão abdominal, frequentemente levando a um diagnóstico errôneo de abdome agudo. Os casos raros de botulismo infantil causados pelo *C. baratii* tipo F foram caracterizados por idade muito precoce, rapidez da apresentação e grau de gravidade e menor duração da paralisia.

Nas crianças mais velhas com **botulismo alimentar** ou **botulismo de ferida**, o início dos sintomas neurológicos segue um padrão característico de diplopia, ptose, boca seca, disfagia, disfonia e disartria, com redução dos reflexos de deglutição e corneal. Como a toxina age nos nervos motores, parestesias não são observadas no botulismo, exceto quando um paciente hiperventila por ansiedade. O estado sensorial do paciente continua preservado, mas esse fato é difícil de verificar por causa da fala indistinta.

O **botulismo alimentar** inicia-se com sintomas gastrintestinais (GI) de náuseas, vômitos ou diarreia em aproximadamente 30% dos casos. Esses sintomas são resultantes dos produtos do metabolismo do crescimento do *C. botulinum* ou da presença de outros contaminantes tóxicos no alimento porque o desconforto abdominal raramente é visto no botulismo de ferida. Pode ocorrer constipação intestinal quando a paralisia flácida se torna evidente. A doença geralmente se inicia de 12 a 36 horas após a ingestão do alimento contaminado, mas pode variar de 2 horas a 8 dias. O período de incubação no **botulismo de ferida** é de 4 a 14 dias. Pode haver febre no botulismo de ferida, mas não no botulismo alimentar, a não ser que uma infecção secundária (geralmente pneumonia) esteja presente. Todas as formas de botulismo

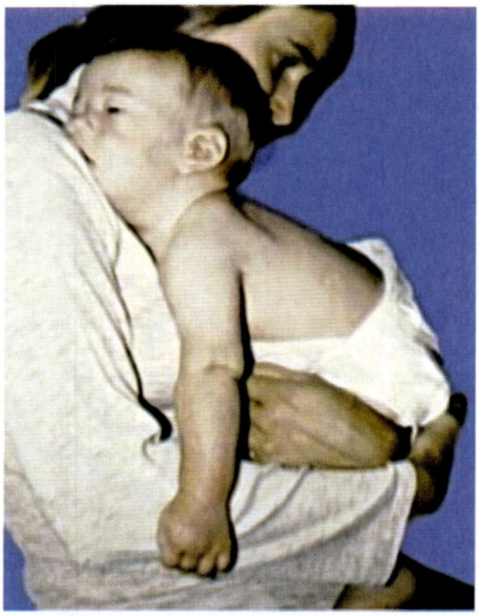

Figura 237.1 Um lactente de 3 meses com botulismo infantil leve mostrando sinais de ptose, face sem expressão e hipotonia do pescoço, tronco e membros. As paralisias bulbares adicionais – oftalmoplegia, choro fraco, sugar fraco e disfagia – não são aparentes na fotografia. (*De Arnon SS, Schechter R, Maslanka SE et al. Human botulism immunoglobulin for the treatment of infant botulism.* N Engl J Med. 2006; *354: 462 a 471.*)

apresentam um amplo espectro de gravidade clínica, desde muito leve – com ptose mínima, pouca expressividade facial, pouca disfagia e disfonia – a fulminante – com o início rápido de paralisia de extensão, apneia evidente e pupilas fixas e dilatadas. A *fadiga com atividade muscular repetitiva* é a principal característica do botulismo.

O **botulismo infantil** aparentemente difere em seus sintomas iniciais, pois o lactente não pode verbalizá-los. A progressão clínica pode ser mais rápida e mais grave em muitas crianças menores. O período de incubação no botulismo infantil está estimado entre 3 e 30 dias. Em geral, a primeira indicação da doença é uma redução ou até mesmo ausência da evacuação, e de fato a constipação intestinal pode constituir a queixa principal (embora esse sinal também seja frequentemente ignorado). Os pais notam irritabilidade à alimentação, letargia, choro fraco e redução dos movimentos espontâneos. A disfagia pode ser evidente e mais intensa com a sialorreia do lactente. Os reflexos de deglutição, sucção e corneais diminuem conforme a paralisia avança. A paralisia oculomotora se torna evidente. Paradoxalmente, o reflexo pupilar pode não ser afetado até que a criança apresente uma paralisia grave ou pode ser inicialmente lento. A perda do controle da cabeça é, em geral, um sinal marcante. Opistótono pode ser observado. Parada respiratória pode ocorrer de forma súbita devido à oclusão das vias respiratórias pelas secreções que não foram engolidas ou devido à musculatura faríngea flácida. A morte por botulismo resulta de obstrução das vias respiratórias ou paralisia dos músculos respiratórios. Eventualmente, o diagnóstico de botulismo infantil é sugerido por uma parada respiratória que ocorre após o lactente ter sido colocado em posição para a punção lombar ou após a administração de um antibiótico aminoglicosídeo por suspeita de sepse (ver adiante).

Nos casos leves ou nos estágios iniciais da doença, os sinais físicos podem ser sutis e facilmente perdidos. Verificar a paralisia dos nervos cranianos e a fadiga da função muscular exige um exame cuidadoso. A ptose palpebral pode passar despercebida a não ser que se mantenha a cabeça da criança ereta.

DIAGNÓSTICO

O diagnóstico definitivo de botulismo é realizado por meio de testes laboratoriais especializados que requerem de horas a dias para serem completados. Portanto, o diagnóstico clínico é fundamental para o reconhecimento precoce e resposta a todas as formas de botulismo. Exames laboratoriais de rotina, incluindo o do líquido cerebrospinal (CSF), são normais, a não ser que haja desidratação, desnutrição (acidose metabólica e cetose) ou infecção secundária.

A **tríade clássica** do botulismo inclui o início agudo de paralisia flácida descendente simétrica associada a preservação do estado sensorial, sem febre e sem parestesia. A suspeita de botulismo representa uma emergência médica e de saúde pública que deve ser relatada imediatamente à maioria das jurisdições de saúde dos EUA.

O diagnóstico de botulismo é estabelecido, inequivocamente, pela demonstração da presença da toxina botulínica no soro ou a toxina ou organismos de *C. botulinum* na ferida, líquido de enema ou fezes. Esse organismo não faz parte da flora intestinal humana normal e sua presença associada a paralisia flácida aguda é diagnóstica. Pode-se estabelecer um diagnóstico epidemiológico de botulismo alimentar quando organismos e toxina de *C. botulinum* são encontrados no alimento que os pacientes comeram.

Às vezes, a **eletromiografia** pode distinguir entre as causas de paralisia flácida, apesar de os resultados serem variáveis, inclusive normais, em pacientes com botulismo. O achado eletromiográfico diferencial no botulismo é a facilitação (potenciação) do potencial evocado a uma frequência elevada (50 Hz) de estimulação. No botulismo infantil, um padrão característico, conhecido como **BSAP** (breves, pequenos e abundantes potenciais de ação da unidade motora), está presente apenas em músculos clinicamente fracos. A velocidade de condução nervosa nos nervos motores e sensoriais é normal.

O botulismo infantil requer um alto índice de suspeição para se fazer o diagnóstico precoce (Tabela 237.1). "Descartar possibilidade de septicemia" permanece sendo o diagnóstico de internação mais comum. Se um lactente previamente saudável (em geral de 2 a 4 meses) apresenta fraqueza com dificuldade para mamar, engolir, chorar ou respirar, deve-se considerar o diagnóstico de botulismo infantil. Um exame cuidadoso dos nervos cranianos é bastante útil. Foram descritas raras ocorrências de coinfecção por *Clostridium dificile*, vírus sincicial respiratório ou vírus Influenza.

Tabela 237.1 Diagnósticos considerados nos casos de botulismo infantil confirmados laboratorialmente.

DIAGNÓSTICO NA HOSPITALIZAÇÃO	DIAGNÓSTICOS CONSIDERADOS SUBSEQUENTEMENTE
Suspeita de septicemia, meningite	Síndrome de Guillain-Barré
Pneumonia	Miastenia *gravis*
Desidratação	Desordens do metabolismo dos aminoácidos
Síndrome viral	Hipotireoidismo
Hipotonia de etiologia desconhecida	Ingestão de fármacos Envenenamento com organofosfato
Constipação intestinal	Encefalite do tronco cerebral
Atraso no crescimento	Envenenamento com metais pesados (Pb, Mg, As)
Atrofia muscular espinal do tipo 1 (doença de Werdnig-Hoffman)	Poliomielite Polineurite viral Doença de Hirschisprung Encefalopatia metabólica Deficiência de acetil-coenzima A desidrogenase de cadeia média

Diagnóstico diferencial

É comum a ocorrência de diagnóstico errôneo para o botulismo, mais frequentemente como uma **polirradiculoneuropatia** (síndrome de Guillain-Barré ou de Miller Fisher), miastenia *gravis* ou uma doença do SNC (Tabela 237.2). Nos EUA, o botulismo é mais frequente do que a **síndrome de Guillain-Barré**, intoxicação ou poliomielite na causa de um grupo de casos de paralisia flácida. O botulismo difere de outras paralisias flácidas por componentes das suas acentuadas paralisias de nervos cranianos desproporcionalmente à leve fraqueza e hipotonia que ocorre abaixo do pescoço, por sua simetria ou pela ausência de lesão aos nervos sensoriais. Clinicamente, a atrofia muscular espinal pode mimetizar o quadro de botulismo infantil.

Procedimentos diagnósticos adicionais podem ser úteis para excluir rapidamente o botulismo como a causa da paralisia. O liquor não está alterado no botulismo, mas é normal em várias desordens do SNC,

Tabela 237.2 Condições consideradas no diagnóstico diferencial de botulismo alimentar e de ferida.

Gastrenterite aguda
Miastenia *gravis*
Síndrome de Guillain-Barré
Envenenamento por organofosforados
Meningite
Encefalite
Doença psiquiátrica
Acidente vascular encefálico
Poliomielite
Hipotireoidismo
Paralisia associada aos aminoglicosídeos
Paralisia do carrapato
Hipocalcemia
Hipermagnesemia
Envenenamento por dióxido de carbono
Hiperêmese gravídica
Trauma laríngeo
Complicações do diabetes
Miopatia inflamatória
Esforço excessivo

apesar da concentração de proteína no liquor estar elevada na síndrome de Guillain-Barré, ela pode estar normal no início da doença. Exames de imagem do cérebro, coluna e tórax podem revelar hemorragia, inflamação ou neoplasia. Uma dose teste de cloreto de edrofônio reverte os sintomas paralíticos brevemente em muitos pacientes com miastenia *gravis* e em alguns com botulismo, embora isso raramente seja realizado em crianças. Uma inspeção cuidadosa da pele, sobretudo do escalpo, pode revelar um carrapato que está causando a paralisia. Deve-se investigar de forma intensa a possibilidade de intoxicação por organofosforados porque antídotos específicos (oximas) estão disponíveis e porque o paciente pode fazer parte de um grupo comumente exposto, alguns dos quais ainda não demonstraram sintomas. Outros exames que requerem dias se obter os resultados incluem a cultura de fezes para o *Campylobacter jejuni* como um fator precipitante da síndrome de Guillain-Barré, atrofia muscular espinal e outras desordens genéticas (incluindo mitocondriais), e ensaio para os autoanticorpos que causam miastenia *gravis*, síndrome de Lamber-Easton e síndrome de Guillain-Barré.

TRATAMENTO

A imunoglobulina botulínica humana, administrada intravenosamente (BIG-IV, também chamado de BabyBIG) é licenciada para o tratamento do botulismo infantil causado pela toxina botulínica dos tipos A ou B. O tratamento consiste em uma única infusão intravenosa de 50 a 100 mg/kg (ler a bula), que deve ser dada assim que possível após a suspeita de botulismo infantil, para que a toxemia, que é a causa da doença, interrompa a progressão da paralisia. *Quando há suspeita de botulismo infantil, o tratamento não deve ser adiado à espera da confirmação laboratorial.* Nos EUA, pode-se obter a **BIG-IV** com o California Department of Public Health (http://www.infantbotulism.org). O uso dessa BIG-IV encurta a internação hospitalar média de aproximadamente 6 semanas para 2 semanas. A maior parte da diminuição da internação resulta da redução do tempo de ventilação mecânica e reduz o número de dias de cuidados intensivos (UTI). Os custos hospitalares são reduzidos em mais de US$100.000 por caso (em dólares americanos de 2012).

Pacientes mais velhos com suspeita de botulismo alimentar, da ferida ou inalatório podem ser tratados com um frasco de antitoxina botulínica equina heptavalente (A-G) (HBAT; https://www.cdc.gov/mmwr/preview/mmwrhtml/mm5910a4.htm), disponível nos EUA pelo CDC por meio dos departamentos de saúde estaduais e locais.

A *antibioticoterapia não faz parte do tratamento do botulismo infantil ou alimentar sem complicações*, pois a toxina é, primariamente, uma molécula intracelular que é liberada na luz intestinal com a morte e lise da célula bacteriana. De fato, existe a preocupação teórica de que os antibióticos com atividade clostridiocida possam aumentar a quantidade de toxina livre no intestino grosso e, na verdade, piorar o estado clínico de um lactente. O uso de antibióticos em pacientes com botulismo infantil é indicado apenas para o tratamento de infecções secundárias. Nesses pacientes, os aminoglicosídeos devem ser evitados, pois essa classe de antibióticos pode potencializar a ação da toxina botulínica na junção neuromuscular. O botulismo da ferida requer tratamento agressivo com antibióticos e antitoxina de maneira análoga à do tétano (ver Capítulo 238) e pode exigir desbridamento da ferida para remover a fonte da toxina.

MEDIDAS DE SUPORTE

O tratamento do botulismo está apoiado em três princípios: (1) fadiga com movimentos repetitivos é a característica clínica dessa doença; (2) evita-se as complicações antecipando-as; e (3) medidas de suporte apropriadas são necessárias. O primeiro princípio se aplica, principalmente, à alimentação e à respiração. O posicionamento correto da criança é essencial para proteger as vias respiratórias e melhorar a mecânica respiratória. O paciente deve ser posicionado em um berço ou cama rígida em decúbito dorsal com a cabeceira elevada em 30°. Coloca-se um pequeno rolo de pano sob as vértebras cervicais para inclinar a cabeça para trás para que as secreções drenem para a região posterior da faringe, para longe das vias respiratórias. Nessa posição, as vísceras abdominais puxam o diafragma para baixo, melhorando a mecânica respiratória. A cabeça e o torso do paciente não devem ser elevados curvando o meio da cama; nessa posição, o tórax hipotônico simplesmente desabaria no abdome, comprometendo a respiração.

Cerca de metade dos pacientes com botulismo infantil requerem intubação endotraqueal, que deve ser feita de maneira profilática. As indicações incluem reflexos de engasgar e de tossir diminuídos e obstrução progressiva das vias respiratórias por secreções.

Deve-se alimentar o paciente por sonda nasogástrica até que força nasofaríngea e coordenação suficientes permita a alimentação no seio ou na mamadeira. O leite materno coletado dos seios é o alimento mais desejável para os lactentes, em parte devido aos componentes imunológicos (p. ex., IgA secretora, lactoferrina, leucócitos). A alimentação através da sonda também auxilia na restauração da peristalse, uma parte não específica, mas essencial na eliminação do *C. botulinum* da flora intestinal. A alimentação intravenosa (hiperalimentação) é desencorajada em decorrência do potencial de infecção e das vantagens da alimentação enteral.

Como a sensação e a função cognitiva permanece intacta, proporcionar estímulos auditivos, táteis e visuais é benéfico. Manter um impulso respiratório forte é essencial, consequentemente, sedativos e depressores do SNC devem ser evitados. Hidratação e laxantes, como a lactulose, podem mitigar a constipação intestinal prolongada. Os catárticos devem ser evitados. Pacientes com botulismo alimentar e infantil excretam a toxina botulínica e organismos nas suas fezes, frequentemente durante várias semanas, devendo-se ter cuidado ao manuseá-las, com total envolvimento da equipe de controle de infecção hospitalar. Quando ocorre paralisia da bexiga nos casos graves, pressão suave na região suprapúbica com o paciente sentado com apoio para a sua cabeça pode ajudá-lo a obter uma micção completa, reduzindo o risco de ITU. Os familiares dos pacientes afetados podem requerer apoio emocional e financeiro, especialmente quando a paralisia causada pelo botulismo é prolongada.

COMPLICAÇÕES

Quase todas as complicações do botulismo são hospitalares, com poucas iatrogênicas (Tabela 237.3). Alguns pacientes críticos, paralisados, que devem permanecer semanas a meses no ventilador na unidade intensiva inevitavelmente apresentam algumas dessas complicações. A suspeita de "recaída" do botulismo infantil reflete alta prematura ou uma complicação não aparente, como pneumonia, ITU ou otite média.

PROGNÓSTICO

Quando as terminações nervosas em regeneração induzem a formação de uma nova placa motora, a transmissão neuromuscular fica restaurada. Na ausência de complicações, especialmente as relacionadas com hipoxia, o prognóstico do botulismo infantil é a recuperação total e completa. A internação de lactentes não tratados é, em média, de 5,7 semanas, mas difere significativamente de acordo com o tipo de toxina, com os pacientes com a doença do tipo B não tratada permanecendo internados por uma média de 4,2 semanas, enquanto os com o tipo A permanecem em média 6,7 semanas.

Tabela 237.3 Complicações do botulismo infantil.
Síndrome de angústia respiratória aguda
Aspiração
Enterocolite pelo *Clostridium dificile*
Hipotensão
Secreção inapropriada do hormônio diurético
Fraturas dos ossos longos
Tubo endotraqueal no local errado ou entupido
Anemia
Otite média
Pneumonia
Pneumotórax
Atelectasia recorrente
Convulsões secundárias à hiponatremia
Septicemia
Estenose subglótica
Granuloma traqueal
Traqueíte
Reação hemotransfusional
Infecção do trato urinário

Nos EUA, a taxa de mortalidade para os casos hospitalizados é de menos de 1%. Após a recuperação, os pacientes não tratados parecem ter uma incidência aumentada de estrabismo que requer triagem e tratamento.

A fatalidade do botulismo alimentar e de ferida varia de acordo com a idade, com os pacientes mais novos apresentando o melhor prognóstico. Alguns adultos com botulismo relataram fraqueza e fadiga crônica por mais de 1 ano como sequela.

PREVENÇÃO

O botulismo alimentar é prevenido pela aderência a métodos seguros de preservação caseira de alimentos (panela de pressão e acidificação), evitando alimentos suspeitos e aquecendo todos os alimentos preservados em casa a 85°C por 5 minutos ou mais. A prevenção do botulismo de ferida é: não usar substâncias ilícitas e tratar feridas contaminadas com limpeza cuidadosa, desbridamento cirúrgico e antibioticoterapia apropriada.

É provável que muitos pacientes com botulismo infantil tenham inalado e consequentemente engolido esporos de *Clostridium*; esses casos não podem ser prevenidos. No entanto, a única fonte identificável de esporos na infância é o **mel**. *O mel é um alimento perigoso para qualquer criança com menos de 1 ano*. Achava-se que o xarope de milho fosse uma fonte possível de esporos, mas as evidências indicam o contrário. A amamentação parece retardar o início do botulismo infantil e diminuir o risco de morte súbita em lactentes com essa doença.

A bibliografia está disponível no GEN-io.

Capítulo 238
Tétano (*Clostridium tetani*)

Mark R. Schleiss

ETIOLOGIA

O tétano é uma doença paralítica espástica aguda causada pela neurotoxina produzida pelo *Clostridium tetani*. Assim, o tétano pode ser considerado mais como um processo mediado por toxinas do que um processo infeccioso agudo, uma vez que existem poucos (se algum) sintomas provocados pela presença de microrganismos replicantes ou resposta inflamatória do hospedeiro. Ao contrário de outras espécies de clostrídios patogênicos, *C. tetani* não é um organismo invasor de tecidos e, em vez disso, causa doenças por meio da toxina **tetanospasmina**, mais comumente chamada de **toxina tetânica**. A tetanospasmina é a segunda substância mais venenosa conhecida, superada em potência apenas pela toxina botulínica. Estima-se que a dose letal humana da toxina do tétano seja de 10^{-5} mg/kg.

Clostridium tetani é um anaeróbio obrigatório, móvel, gram-positivo, formador de esporos. O organismo tem como hábitat natural no mundo todo o solo, poeira e o trato alimentar de diversos animais. O *C. tetani* forma esporos terminais, com uma aparência morfológica clássica que se assemelha a uma baqueta de tambor ou raquete de tênis, microscopicamente. Seus esporos sobrevivem à fervura, mas não à autoclave, enquanto as células são mortas pelos antibióticos, calor e desinfetantes comuns.

EPIDEMIOLOGIA

O tétano ocorre no mundo todo, sendo endêmico em muitos países em desenvolvimento, apesar de sua incidência variar consideravelmente. Esforços de saúde pública nos últimos anos obtiveram um impacto impressionante sobre a mortalidade associada ao tétano, embora muitos desafios permaneçam. Aproximadamente 57 mil mortes foram causadas pelo tétano em todo o mundo em 2015. Destas, cerca de 20 mil ocorreram em recém-nascidos e 37 mil em crianças mais velhas e adultos. A maior parte da mortalidade por **tétano neonatal (ou umbilical)** ocorre no sul da Ásia e na África Subsaariana (Figura 238.1).[21] A mortalidade em adultos é largamente causada por **tétano materno**, que resulta de infecção de ferida pós-parto, pós-aborto ou pós-cirurgia com *C. tetani*. Os casos notificados de tétano nos EUA diminuíram mais de 95% desde 1947, e as mortes pela doença diminuíram mais de 99% no mesmo período. De 2009 a 2015, um total de 197 casos e 16 mortes por tétano foram registrados nos EUA. A maioria dos casos de tétano na infância dos EUA ocorreu em crianças não imunizadas cujos pais se opuseram à vacinação.

A maioria dos casos não neonatais de tétano está associada a uma lesão traumática, frequentemente uma ferida penetrante feita por um objeto sujo como prego, farpa, fragmento de vidro ou injeção não estéril. O tétano também pode ocorrer após a injeção de substâncias ilícitas. A doença também já foi associada ao uso de material de sutura contaminado e após a injeção intramuscular de remédios, principalmente a quinina para tratamento do *P. falciparum* resistente à cloroquina. A doença também ocorre em associação à mordida de animais, abscessos (incluindo abscesso dentário), *piercing* na orelha ou outra parte do corpo, ulceração cutânea crônica, queimaduras, fraturas múltiplas, lesão por congelamento, gangrena, cirurgia intestinal, ritual de sacrifício, picadas de insetos infectadas e circuncisão feminina. Raramente, os casos podem ocorrer sem uma história antecedente de trauma.

PATOGÊNESE

O tétano normalmente ocorre após a germinação e multiplicação dos esporos (introduzidos por lesão traumática) e a produção da toxina tetânica. Um plasmídeo transporta o gene da toxina. A toxina é produzida apenas pela célula vegetativa, não pelo esporo. É liberada após a fase vegetativa de replicação, que ocorre sob condições anaeróbicas. O baixo potencial de oxidação-redução no local da lesão infectada, portanto, fornece um ambiente ideal para a transição do esporo para o estágio vegetativo de crescimento. Após a morte e lise das células bacterianas, a tetanospasmina é produzida. A toxina não apresenta função conhecida para clostrídios no ambiente do solo onde eles normalmente residem. A toxina é liberada após a morte e lise da célula vegetativa. A toxina tetânica é uma proteína simples de 150 kDa formada por uma cadeia pesada (100 kDa) e uma leve (50 kDa) unidas por uma única ligação de dissulfeto. Essa toxina se liga a uma junção neuromuscular e alcança o nervo motor por meio de endocitose e, depois disso, sofre transporte axonal retrógrado, facilitado por dineínas, até o citoplasma de um neurônio motor-α. No nervo ciático, descobriu-se que a taxa de transporte era de 3,4 mm/h. A toxina sai do neurônio motor na medula e depois entra nos interneurônios medulares inibidores adjacentes, onde impede a liberação dos neurotransmissores glicina e ácido gama-aminobutírico (GABA). Assim, a toxina tetânica bloqueia a inibição normal dos músculos antagônicos da qual a coordenação voluntária dos movimentos depende; consequentemente, os músculos afetados exibem contração máxima e não conseguem relaxar. Esse aspecto da patogênese levou ao termo **trismo** (*lockjaw*), classicamente aplicado à manifestação clínica do tétano no indivíduo afetado. O tétano deixa o sistema nervoso autônomo instável.

A potência fenomenal da toxina tetânica é enzimática. A sua cadeia leve de 50 kD (cadeia A) é uma endoprotease que contém zinco, cujo substrato é uma sinaptobrevina, uma proteína constituinte do complexo de ligação que permite a fusão das vesículas sinápticas com a membrana celular neuronal terminal. A cadeia pesada da toxina contém seus domínios de ligação e internalização. A clivagem da sinaptobrevina é o alvo final da toxina do tétano e, mesmo em baixas doses, a neurotoxina inibirá a exocitose do neurotransmissor nos interneurônios inibitórios. O bloqueio do GABA e da glicina causa os efeitos fisiológicos da toxina do tétano. A cadeia pesada de 100 kDa (cadeia B) da toxina contém os seus domínios de ligação e internalização. Ele se liga a disialogangliosídeos (GD2 e GD1b) na membrana neuronal. O domínio de translocação auxilia o movimento da proteína através dessa membrana e dentro do neurônio.

[21]N.R.T.: No Brasil, a incidência de tétano neonatal reduziu significativamente após a implantação do Plano de Eliminação do Tétano Neonatal (PETNN) em 1992. Segundo dados do Ministério da Saúde, entre os anos de 2017 e 2019, não foram registrados casos.

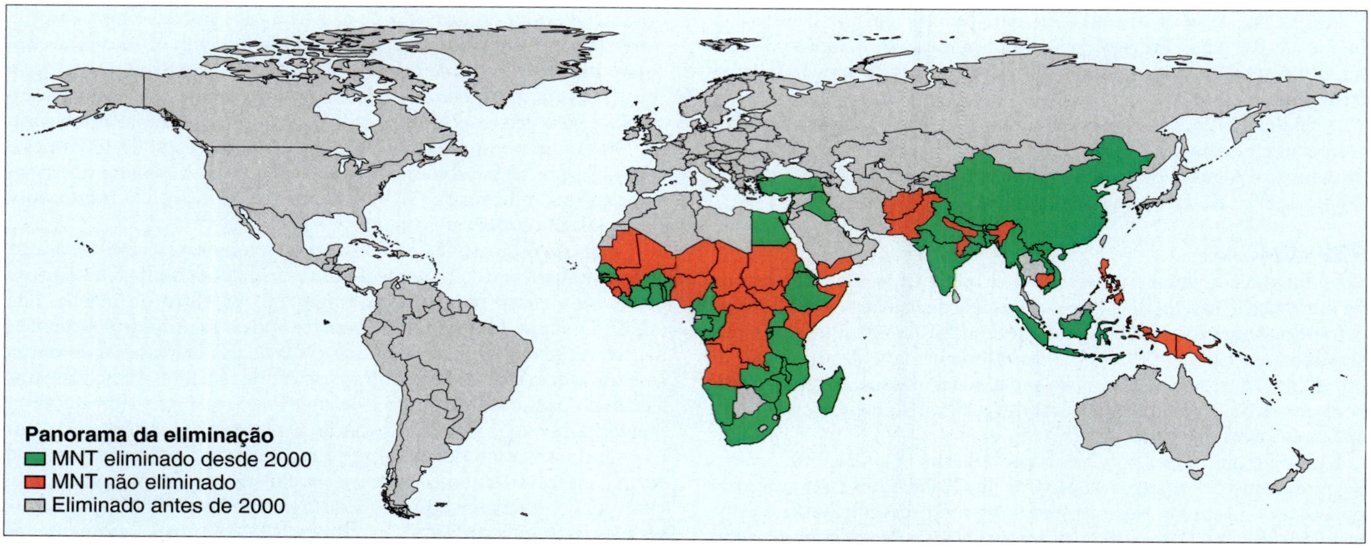

Figura 238.1 Panorama global de eliminação do tétano materno e neonatal (MNT). (*De World Health Organization: Maternal and neonatal tetanus [MNT] elimination.*) (De http://www.who.int/immunization/diseases/MNTE_initiative/en.)

Como o *C. tetani* não é um organismo invasor, suas células vegetativas produtoras de toxina permanecem no local onde foram introduzidas e a ferida pode apresentar alterações inflamatórias e uma flora bacteriana mista.

MANIFESTAÇÕES CLÍNICAS

Geralmente, o tétano é generalizado, mas também pode ser localizado. O período de incubação é de 2 a 14 dias, mas pode ser de até 1 mês após a ocorrência da lesão. No **tétano generalizado**, o sintoma de apresentação em cerca de metade dos casos é o **trismo** (espasmo do músculo masseter). Cefaleia, agitação e irritabilidade são os sintomas iniciais, frequentemente seguidos de rigidez, dificuldade de mastigar, disfagia e espasmo da musculatura do pescoço. O chamado riso sardônico do tétano (***risus sardonicus***) resulta de espasmo intratável dos músculos faciais e bucais. Quando a paralisia se estende para os músculos abdominais, lombares, do quadril e das coxas, o paciente pode apresentar uma postura arqueada de extrema hiperextensão do corpo ou **opistótono**, com a cabeça e os calcanhares curvados para trás e o corpo para a frente, em que apenas a cabeça e os calcanhares tocam a superfície de apoio. O opistótono é uma posição de equilíbrio resultante da contração total inexorável dos músculos opositores que apresentam a típica rigidez pétrea do tétano. O espasmo dos músculos laríngeos e respiratórios pode levar à obstrução das vias respiratórias e à asfixia. Como a toxina tetânica não afeta os nervos sensoriais ou a função cortical, infelizmente o paciente permanece lúcido, com dor extrema e receoso da próxima convulsão tetânica. As convulsões são caracterizadas por contrações tônicas súbitas e graves da musculatura com cerramento dos punhos e adução dos braços e hiperextensão das pernas. Sem tratamento, a duração dessas convulsões pode variar de alguns segundos até alguns minutos, com períodos de repouso, mas à medida que a doença progride, os espasmos se tornam sustentados e exaustivos. A menor perturbação pela visão, sons ou toque pode desencadear um espasmo tônico. A disúria e a retenção urinária são resultantes do espasmo do esfíncter da bexiga; pode ocorrer evacuação forçada. A febre, eventualmente chegando a 40°C, é comum em razão da quantidade excepcional de energia metabólica consumida pela espasticidade muscular. Efeitos autônomos incluem taquicardia, arritmias, hipertensão lábil, diaforese e vasoconstrição cutânea. A paralisia tetânica em geral se torna mais grave na primeira semana, estabiliza na segunda semana e melhora gradualmente nas próximas 1 a 4 semanas.

O **tétano neonatal**, a forma infantil do tétano generalizado, se manifesta, normalmente, 3 a 12 dias após o nascimento. Apresenta-se como uma dificuldade progressiva na alimentação (sugar e deglutir) associada à fome e choro. Paralisia ou redução nos movimentos, rigidez ao toque e espasmos, com ou sem opistótono, são característicos. O coto umbilical, que normalmente é a via de entrada para o microrganismo, pode reter sujeira, fezes, sangue coagulado ou pode ter mesmo uma aparência relativamente benigna.

O **tétano localizado** resulta em espasmos dolorosos dos músculos adjacentes à ferida, podendo preceder o tétano generalizado. O **tétano cefálico** é uma forma rara de tétano localizado envolvendo a musculatura bulbar que ocorre com feridas ou corpos estranhos na cabeça, narinas ou face e também pode ocorrer em associação com otite média crônica. O tétano cefálico é caracterizado por retração das pálpebras, desvio do olhar, trismo, riso sardônico e paralisia espástica da língua e musculatura faríngea.

DIAGNÓSTICO

O quadro clínico do tétano é o mais dramático na medicina e seu diagnóstico pode ser estabelecido clinicamente. O quadro típico é de um paciente não vacinado (e/ou mãe) que se feriu ou nasceu nas 2 semanas anteriores, e manifesta trismo, disfagia, rigidez muscular generalizada e espasmo, mantendo o estado sensorial preservado.

Os resultados dos exames laboratoriais de rotina geralmente são normais. Uma leucocitose periférica pode resultar de infecção bacteriana secundária na ferida ou pode ser induzida pelo estresse devido aos espasmos tetânicos sustentados. O liquor apresenta-se normal, apesar de as intensas contrações musculares poderem aumentar a pressão intracraniana. O eletroencefalograma e a eletromiografia não mostram um padrão característico. As enzimas musculares séricas (creatinoquinase, aldolase) podem estar elevadas. Nem o eletroencefalograma nem o eletromiograma mostram um padrão característico, embora a EMG possa demonstrar a descarga contínua de subunidades e encurtamentos motores, ou a ausência do intervalo silencioso normalmente observado após um potencial de ação. Um ensaio para os níveis de antitoxina não está prontamente disponível, embora em geral um nível de antitoxina sérica de 0,01 UI/mℓ ou mais seja considerado protetor e torne o diagnóstico de tétano menos provável. O *C. tetani* nem sempre é visível em material coletado da ferida e pela coloração de Gram, sendo isolado em apenas 30% dos casos. O **teste de espátula** é um teste de diagnóstico simples que envolve tocar a orofaringe com uma espátula ou lâmina da língua. Normalmente, essa manobra provocará um reflexo de vômito, quando o paciente tentar expelir a espátula (teste negativo). Se o tétano estiver presente, os pacientes desenvolvem um espasmo reflexo dos músculos masseteres e picam a espátula (teste positivo). Diz-se que esta manobra de diagnóstico à beira do leito tem uma alta sensibilidade e especificidade.

Diagnóstico diferencial

O tétano generalizado estabelecido geralmente não é confundido com nenhuma outra doença. Entretanto, o trismo pode resultar de abscesso parafaríngeo, retrofaríngeo ou dentário ou, raramente, da encefalite aguda envolvendo o tronco encefálico. A raiva ou o tétano podem ocorrer após a mordida de um animal e a raiva se manifesta com trismo e convulsões. Pode-se distinguir a **raiva** do tétano pela presença de hidrofobia, disfagia acentuada, convulsões predominantemente clônicas e pleiocitose (ver Capítulo 300). Apesar de o **envenenamento por estricnina** poder resultar em espasmos musculares tônicos e convulsões generalizadas, raramente desencadeia trismo e, ao contrário do tétano, ocorre um relaxamento geral entre os espasmos. A hipocalcemia pode produzir tetania caracterizada por espasmo laríngeo e espasmo do carpo podálico, mas com ausência de trismo. Eventualmente, convulsões epilépticas, abstinência de narcóticos ou outra reação aos fármacos podem sugerir tétano.

TRATAMENTO

O tratamento do tétano requer a erradicação do *C. tetani*, a correção das condições do ambiente da ferida condizente com sua multiplicação anaeróbia, a neutralização de toda a toxina tetânica acessível, o controle das convulsões e da respiração, o tratamento paliativo, o fornecimento de cuidado de suporte meticuloso e a prevenção das recorrências.

Excisão e desbridamento cirúrgicos da ferida são frequentemente necessários para remover o corpo estranho ou o tecido desvitalizado que criou as condições necessárias para a replicação vegetativa. Deve-se realizar cirurgia imediata após a administração da **imunoglobulina antitetânica (IGT) humana** e antibióticos. A excisão do coto umbilical no recém-nascido com tétano não é mais recomendada.

A toxina tetânica não pode ser neutralizada pela IGT depois de ter começado sua ascensão neuronal até a medula. No entanto, deve-se administrar a IGT o quanto antes para neutralizar a toxina que se difunde da ferida até a circulação, antes que ela possa se ligar aos grupos musculares distantes. A dose ideal de IGT não foi determinada. Alguns especialistas recomendam uma única injeção intramuscular de 500 unidades de IGT para neutralizar a toxina do tétano sistêmico, mas doses de até 3 mil a 6 mil U também são recomendadas. Atualmente, o Red Book Committee of the American Academy of Pediatrics recomenda a infiltração de parte da dose da IGT na ferida, embora a eficácia dessa abordagem não tenha sido provada. Se a IGT não estiver disponível, pode ser necessário utilizar a imunoglobulina humana intravenosa. A IVIG contém 4 a 90 U/mℓ de IGT; a dose ótima de IVIG para tratamento do tétano é desconhecida e seu uso não é aprovado para essa indicação. Em algumas partes do mundo há a disponibilidade de outra alternativa, a antitoxina tetânica (ATT) bovina. Este produto não está disponível nos EUA. Recomenda-se uma dose de 1.500 a 3 mil U e deve ser administrada após testes adequados de sensibilidade e dessensibilização, uma vez que até 15% dos pacientes que receberam a dose habitual de ATT desenvolverão doença do soro. As imunoglobulinas derivadas de humanos são preferidas devido à sua meia-vida mais longa (30 dias) e à virtual ausência de efeitos adversos alérgicos e da doença do soro. Os resultados dos estudos que examinam o benefício da administração intratecal de IGT são conflitantes. A preparação de IGT disponível para uso nos EUA não é licenciada nem formulada para uso intratecal ou intravenoso.

O **metronidazol** oral (ou intravenoso) (30 mg/kg/dia, administrado em intervalos de 6 horas; dose máxima, 4 g/dia) diminui o número de formas vegetativas de *C. tetani* e atualmente é considerado o antibiótico de escolha. A penicilina parenteral G (100 mil U/kg/dia, administrada em intervalos de 4 a 6 horas, com um máximo diário de 12 milhões de U) é um tratamento alternativo. Recomenda-se a terapia antimicrobiana por um período total de 7 a 10 dias.

Tratamentos de suporte e intervenções farmacológicas para controlar os espasmos tetânicos são cuidados críticos importantes no manejo do tétano. Portanto, os pacientes com tétano generalizado devem receber **relaxantes musculares**. O diazepam fornece relaxamento e controle das convulsões. A dose inicial de 0,1 a 0,2 mg/kg a cada 3 a 6 horas via intravenosa deve ser subsequentemente ajustada para controlar os espasmos tetânicos, e então essa dose efetiva é mantida por 2 a 6 semanas antes de ser reduzida. O sulfato de magnésio, outros benzodiazepínicos (midazolam), clorpromazina, dantroleno e baclofeno também são usados. A administração intratecal de baclofeno produz um relaxamento tão completo que apneia ocorre frequentemente; e, dessa forma, como a maioria dos outros agentes mencionados, o baclofeno só deve ser usado em uma unidade de terapia intensiva. As taxas mais elevadas de sobrevivência no tétano generalizado são alcançadas com bloqueadores neuromusculares como o vencurônio e pancurônio, que produzem uma paralisia flácida generalizada, necessitando de ventilação mecânica. A instabilidade autônoma é regulada com agentes bloqueadores alfa (α) ou beta (β) (ou ambos), tendo sido também demonstrada a utilidade da morfina.

TRATAMENTO DE SUPORTE

É desejável que um tratamento de suporte meticuloso seja feito em ambiente quieto, escuro e isolado. Como os espasmos tetânicos podem ser desencadeados por estímulos leves, deve-se sedar os pacientes e protegê-los de todos os sons, estímulos visuais e toques desnecessários, e quaisquer outras manipulações terapêuticas devem ser marcadas e coordenadas cuidadosamente. A intubação endotraqueal pode não ser necessária, mas deve ser feita para prevenir a aspiração de secreções antes que o laringospasmo se desenvolva. Deve estar sempre disponível um *kit* de traqueostomia para os pacientes que não estão intubados. A intubação endotraqueal e a aspiração provocam convulsões e espasmos tetânicos reflexos e, portanto, deve-se considerar a traqueostomia precoce nos casos graves que não são controlados pela paralisia flácida induzida farmacologicamente. A toxina botulínica tem sido utilizada de forma terapêutica para superar o trismo.

Monitoramento cardiorrespiratório, aspiração frequente a manutenção das consideráveis necessidades de líquido, eletrólitos e calorias do paciente são fundamentais. É necessária a atenção da enfermagem a boca, pele e funcionamento da bexiga e dos intestinos para evitar ulceração, infecção e constipação intestinal. O uso profilático da heparina subcutânea pode ter algum valor, mas o risco de hemorragia deve ser considerado. A enoxaparina seria uma alternativa para o paciente para quem a profilaxia da trombose venosa profunda é necessária.

COMPLICAÇÕES

As convulsões e a paralisia grave, rígida e sustentada predispõem o paciente a diversas complicações. A aspiração de secreções com cuidado para pneumonia é uma complicação importante a ser considerada e pode estar presente no diagnóstico inicial. Manter as vias respiratórias desobstruídas geralmente exige intubação traqueal e ventilação mecânica com os seus riscos, incluindo pneumotórax e enfisema do mediastino. As convulsões podem causar laceração na boca ou língua, hematomas intramusculares ou **rabdomiólise** com mioglobinúria e insuficiência renal ou fraturas nos ossos longos e na coluna. Trombose venosa, embolia pulmonar, ulceração gástrica com ou sem hemorragia, íleo paralítico e úlceras de decúbito descrevem as complicações. O uso excessivo de relaxantes musculares, que representa uma parte integral do tratamento, pode produzir apneia iatrogênica. Arritmias cardíacas, incluindo assistolia, pressão sanguínea instável e labilidade da temperatura refletem desordens de controle do sistema nervoso autônomo que podem ser agravadas pela falta de atenção na manutenção do volume intravascular.

PROGNÓSTICO

A recuperação no tétano ocorre por meio da regeneração das sinapses na medula que resulta da consequente restauração do relaxamento muscular. A propósito, um episódio de tétano não determina a produção de anticorpos neutralizadores da toxina, presumivelmente porque as quantidades infinitamente pequenas de toxina necessárias para causar a doença não são suficientes para provocar uma resposta imune. Portanto, a imunização ativa com o toxoide tetânico durante a convalescença e/ou na alta, com previsão para a conclusão da série vacinal primária, é obrigatória.

O fator mais importante que influencia o resultado final é a qualidade do tratamento de suporte. A mortalidade é maior nos pacientes muito jovens e muito idosos. O prognóstico favorável está associado a um período de incubação longo, ausência de febre e doença localizada. Um prognóstico desfavorável está associado ao início de trismo antes de

7 dias após a lesão e início de espasmos tetânicos generalizados antes de 3 dias após o início do trismo. Sequelas da lesão cerebral hipóxica, sobretudo em lactentes, incluem paralisia cerebral, redução da capacidade mental e dificuldades comportamentais. A maior parte das fatalidades ocorre na primeira semana da doença. A taxa de letalidade declarada para o tétano generalizado é 5 a 35%, e para o tétano neonatal ela varia de menos de 10%, com terapia intensiva, para mais de 75%, sem ela. O tétano cefálico apresenta um prognóstico especialmente sombrio por causa das dificuldades respiratórias e alimentares.

PREVENÇÃO

O tétano é uma doença total e facilmente evitável. Um título sérico de anticorpo de 0,01 U/mℓ ou mais é considerado protetor. Deve-se iniciar a imunização na primeira infância com a vacina combinada contra a difteria, o tétano e a coqueluche acelular (DTaP) aos 2, 4, 6 e 15 a 18 meses de idade com doses de reforço aos 4 e 6 anos (DTaP) e aos 11 e 12 anos (Tdap) e a cada 10 anos durante a vida adulta e com o tétano e o toxoide diftérico reduzido (Td). A vacinação de mulheres previne o tétano neonatal e as grávidas devem receber uma dose do toxoide diftérico reduzido e tetânico (Tdap) em cada gestação, preferencialmente na 27° a 36° semana de gestação. Os esquemas de vacinação são atualizados regularmente; a versão atualizada pode ser encontrada no Calendário do Programa Nacional de Imunizações (http://www.cdc.gov/vaccines/schedules).

Raramente, após a vacinação contra o tétano, são relatados casos **da reação de Arthus** (hipersensibilidade do tipo III), uma vasculite localizada associada a depósitos de complexos imunes a ativação do complemento. Campanhas de imunização em massa em países em desenvolvimento têm eventualmente provocado uma reação generalizada descontrolada.

Tratamento da ferida

Medidas de prevenção do tétano depois de traumas consistem em induzir a imunidade ativa contra a toxina tetânica e fornecer o anticorpo antitoxina passivamente (Tabela 238.1). A profilaxia do tétano é item essencial no manejo da ferida, mas medidas específicas dependem da natureza da lesão e do estado de imunização do paciente. A prevenção do tétano deve ser incluída no planejamento para as consequências de bombas, desastres naturais e outros possíveis eventos com vítimas em massa.

Deve-se sempre administrar o toxoide tetânico após uma mordida de cachorro ou de outro animal, apesar serem raros os casos de *C. tetani* encontrado na microbiota bucal canina. Feridas maiores requerem a IGT humana, exceto em pacientes completamente imunizados (ou seja, 3 doses ou mais de toxoide tetânico absorvido). Em qualquer outra circunstância (p. ex., pacientes com história desconhecida de vacinação ou com vacinação incompleta; feridas por esmagamento, penetrante ou por projétil; feridas contaminadas por saliva, solo ou fezes; lesão por dilaceração ou avulsão; fraturas compostas; ou lesão por congelamento), deve-se administrar 250 unidades de IGT intramuscular, independentemente da idade ou peso do paciente. Se a IGT não estiver disponível, o uso de IVIG humana pode ser considerado. Se nenhum desses produtos estiver disponível, 3 mil a 5 mil unidades de ATT derivado de equinos (em regiões do mundo onde estiver disponível) podem ser administradas por via intramuscular após o teste de hipersensibilidade. A doença do soro pode ocorrer com esse agente.

Deve-se realizar de imediato, nas feridas, a limpeza e o desbridamento cirúrgico para remover corpo estranho e qualquer tecido necrótico que possa favorecer o desenvolvimento de condições anaeróbias. O toxoide tetânico deve ser administrado para estimular a imunidade ativa, podendo ser administrado junto com a IGT (ou ATT) se for em seringas separadas em locais bastante separados. Uma dose de reforço do toxoide tetânico (Tdap) é administrada a todas as pessoas com qualquer tipo de ferida se o *status* da imunização antitetânica for desconhecido ou incompleto. Uma dose de reforço deve ser administrada a quem completou a série primária de vacinação se (1) a ferida é menor (acidente leve), mas se houver 10 anos ou mais desde o último reforço ou (2) a ferida é mais séria (acidente grave) e 5 anos ou mais se passaram desde o último reforço (Tabela 238.1). Pessoas que tiveram a reação de Arthus depois de uma dose de vacina com toxoide tetânico não devem receber a Td com mais frequência do que a cada 10 anos, mesmo com profilaxia como parte do tratamento do tétano. Em caso de demora no cuidado da ferida, deve-se iniciar a imunização ativa imediatamente.

A bibliografia está disponível no GEN-io.

Capítulo 239

Infecção por *Clostridium difficile*

Osman Z. Ahmad e Mitchell B. Cohen

A infecção por *Clostridium difficile* (**ICD**), também conhecida como colite pseudomembranosa ou diarreia associada a *C. difficile*, refere-se à colonização gastrintestinal (GI) por *C. difficile*, resultando em uma doença diarreica. Trata-se de uma causa comum de **diarreia associada a antibióticos** e a causa mais comum de infecções associadas aos cuidados de saúde nos EUA, respondendo por 12% dessas infecções. Foi observado um aumento na aquisição de ICD tanto ambulatorial quanto em pacientes hospitalizados, e foram identificados novos fatores de risco, incentivando o desenvolvimento de novas opções terapêuticas.

ETIOLOGIA

C. difficile (que recebeu o novo nome de *Costridioides difficile*) é um bacilo gram-positivo anaeróbio, formador de esporos, que é resistente à destruição pelo álcool. É adquirido a partir do ambiente ou por via

Tabela 238.1 Vacinação e uso de imunoglobulina no manejo da ferida.

HISTÓRIA DE TOXOIDE TETÂNICO ABSORVIDO	FERIDAS LIMPAS, MENORES, SUPERFICIAIS		TODAS AS OUTRAS FERIDAS*	
	DTaP, Tdap *ou* Td[†]	IGT[‡]	DTaP, Tdap *ou* TD[†]	IGT[‡]
Incerta ou < 3 doses	Sim	Não	Sim	Sim
≥ 3 doses	Não se < 10 anos desde a última dose da vacina com tétano	Não	Não se < 5 anos desde a última vacina com tétano[§]	Não
	Sim se ≥ 10 anos desde a última dose da vacina com tétano	Não	Sim se ≥ 5 anos desde a última dose da vacina com tétano	Não

*Tal como (mas não limitado a) feridas contaminadas com sujeira, fezes e saliva; feridas penetrantes; avulsão; feridas resultantes de míssil; esmagamento; queimadura; e lesão por congelamento. [†]DTaP é usada para crianças com < 7 anos. Tdap é preferível a Td para crianças subimunizadas com ≥ 7 anos que não receberam Tdap previamente. [‡]Imunoglobulina intravenosa deve ser usada quando IGT não estiver disponível. [§]Doses de reforço mais frequentes não são necessárias e podem acentuar efeitos adversos. DT, vacina para difteria e toxoide tetânico; DTaP, vacina combinada para difteria tétano e coqueluche; Td, vacina toxoide tetânico e difteria reduzidos; Tdap, vacina para toxoide tetânico, toxoide diftérico reduzido e coqueluche acelular; IGT, imunoglobulina tetânica. Dados de Tetanus (lockjaw). In: Kimberlin DW, Brady MT, Jackson MA, Long SS, editors. *Red book: 2015 report of the Committee on Infectious Diseases.* 30th ed. Elk Grove Village, IL, 2015, American Academy of Pediatrics.

fecal-oral. Os microrganismos que causam doença intestinal sintomática produzem uma ou ambas as seguintes toxinas: a **toxina A** e a **toxina B**. Essas toxinas afetam as vias de sinalização intracelulares, resultando em inflamação e morte celular. A **toxina binária** citotóxica, uma toxina AB, não é encontrada na maioria das cepas, porém foi detectada em cepas epidêmicas.

EPIDEMIOLOGIA

Outrora considerada como uma infecção infrequente de pacientes cronicamente doentes e hospitalizados, a incidência de ICD está aumentando em pacientes pediátricos, e o ambiente de sua aquisição está mudando. A incidência em pacientes pediátricos aumentou 48%, de 2,5 a 3,7 casos por 1.000 internações entre 2001 e 2006. Um estudo de coorte baseado em população durante um período de tempo semelhante constatou que 75% dos casos foram adquiridos na comunidade, enquanto 16% não tinham hospitalização precedente nem exposição a antibióticos. Dados nacionais semelhantes dos CDC, de 2011, fornecem uma estimativa de 3 casos de ICD adquirida na comunidade em crianças para cada caso associado aos cuidados de saúde. Além de um aumento global em todas as cepas, uma *cepa hipervirulenta*, denominada NAP1/BI/027 (também designada como **BI**), emergiu e é considerada como causa de aproximadamente 10 a 20% das infecções pediátricas. Essa cepa produz toxina binária e apresenta aumentos de 16 e 23 vezes na produção das toxinas A e B, respectivamente. O papel específico dessa cepa hipervirulenta na mudança da epidemiologia da ICD não está totalmente elucidado.

Ocorre estado de portador assintomático com cepas potencialmente patogênicas; isso é comum em recém-nascidos e em lactentes com 1 ano ou menos de idade. Pode-se observar uma taxa de frequência de estado de portador de 50% em crianças com menos de 1 ano de idade; porém, a taxa declina aos 3 anos. Os portadores podem infectar outros indivíduos suscetíveis.

Os fatores de risco para ICD incluem uso de antibióticos de amplo espectro, hospitalização (particularmente se o último ocupante do quarto estava infectado), cirurgia GI, doença inflamatória intestinal (DII), quimioterapia, alimentação com sonda enteral, uso de inibidores da bomba de prótons (IBP) e doença crônica.

PATOGENIA

A doença é causada por infecção GI por uma cepa produtora de toxina. Qualquer processo capaz de alterar a flora normal, comprometer a defesa da barreira ácida, alterar a resposta imune GI normal (p. ex., DII) ou inibir a motilidade intestinal pode levar à infecção. A flora intestinal normal parece ser protetora, conferindo uma resistência à colonização.

Ao afetar as vias de sinalização intracelulares e a organização do citoesqueleto, as toxinas induzem uma resposta inflamatória e morte celular, levando à diarreia e formação de pseudomembrana. Foi constatado que os anticorpos contra a toxina A conferem proteção contra a doença sintomática, e foi observada a ocorrência de falha na produção de anticorpos em pacientes com doença recorrente.

MANIFESTAÇÕES CLÍNICAS

A infecção por cepas de *C. difficile* produtoras de toxina leva a um espectro de doença, que abrange desde diarreia autolimitada leve, diarreia aquosa explosiva com sangue oculto ou muco até colite pseudomembranosa, podendo até mesmo resultar em morte. A **colite pseudomembranosa** descreve uma diarreia sanguinolenta acompanhada de febre, dor/cólicas abdominais, náuseas e vômitos. Raramente, podem ocorrer comprometimento do intestino delgado, megacólon tóxico, bacteriemia, formação de abscessos, perfuração intestinal e até mesmo morte.

Em geral, os sintomas de ICD surgem dentro de menos de 1 semana após a colonização e podem desenvolver-se durante a exposição a antibióticos ou várias semanas depois. Em geral, são mais graves em determinadas populações, incluindo pacientes submetidos a quimioterapia, pacientes com doença GI crônica (p. ex., DII) e alguns pacientes com fibrose cística (FC). A artrite reativa pode começar 10,5 dias, em média, após os sintomas GI iniciais e, com frequência, é acompanhada de febre ou exantema. O comprometimento articular pode ser migratório ou poliarticular e pode assemelhar-se à artrite séptica.

DIAGNÓSTICO

A avaliação para ICD deve ser reservada para crianças que apresentam **diarreia**, definida como a ocorrência de pelo menos três evacuações com fezes de consistência mole dentro de um período de 24 horas ou diarreia sanguinolenta (Figura 239.1). A ICD é diagnosticada pela detecção da **toxina** de *C. difficile* nas fezes de um paciente sintomático. Os pacientes apresentam, em sua maioria, uma história de uso recente de antibióticos, porém a ausência de exposição a antibióticos não deve dissuadir o médico de considerar a possibilidade desse diagnóstico e solicitar os exames apropriados. Por outro lado, uma elevada taxa de estado de portador na ausência de doença em lactentes deve levar a uma cuidadosa consideração quando se realizam exames e se institui o tratamento em crianças com menos de 3 anos de idade.

O ensaio de citotoxicidade em cultura de células como teste padrão foi substituído pela detecção de toxina por **enzimaimunoensaio** (EIA), um teste realizado no mesmo dia para a toxina A e/ou toxina B, com especificidade suficiente (94 a 100%), porém com sensibilidade menor que a ideal (88 a 93%). Muitos laboratórios utilizam **testes de amplificação de ácido nucleico** (NAAT) para complementar ou superar o EIA com o objetivo de melhorar a sensibilidade. As sensibilidades do ensaio da reação em cadeia da polimerase (PCR) em tempo real para as toxinas A/B foram superiores em comparação com o EIA para as toxinas A/B (95% *versus* 35%, respectivamente); porém, a especificidade foi igual (100%). Entretanto, alguns questionaram a importância clínica de testes positivos com baixo número de cópias. Por exemplo, são obtidos resultados positivos de PCR para *C. difficile* com frequência semelhante em pacientes com DII, com ou sem exacerbação da DII. A obtenção de um resultado positivo em um ensaio de PCR altamente sensível que detecta baixos números de cópias de um gene da toxina em *C. difficile* pode refletir uma colonização em um subgrupo de pacientes com DII, complicando a tomada de decisão clínica no manejo das exacerbações da doença. Para resolver isso, os testes NAAT positivos podem ser "confirmados" com ensaios para toxinas. Além disso, a eliminação do teste em certas populações com alta incidência de portadores (p. ex., crianças com menos de 1 ano de idade) aumentará o valor preditivo positivo do teste laboratorial. A cultura para isolamento do microrganismo é um teste sensível, porém trabalhoso, que leva vários dias. A cultura por si só não é específica, visto que não diferencia as cepas produtoras de toxinas daquelas que não produzem toxinas.

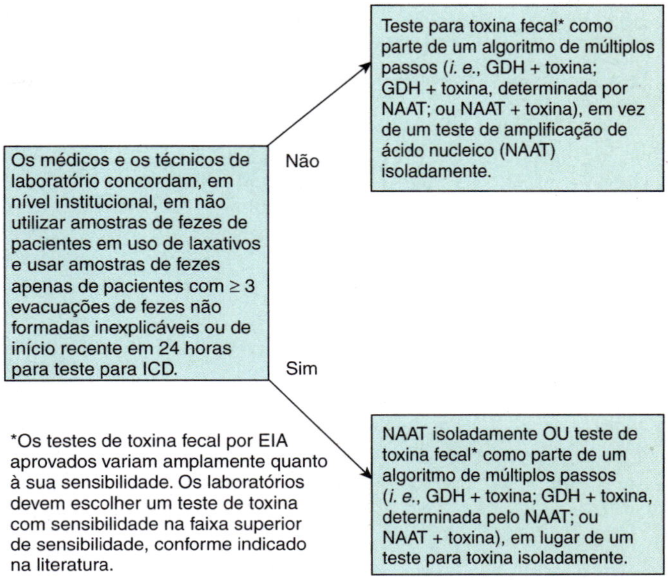

Figura 239.1 Recomendações de exames laboratoriais para a infecção por *Clostridium difficile* (ICD) com base em critérios institucionais aceitos para amostras de fezes de pacientes. EIA, enzimaimunoensaio; GDH, glutamato desidrogenase. (*De McDonald LC, Gerding DN, Johnson S et al. Clinical practice guidelines for* Clostridium difficile *infection in adults and children: 2017 update by the Infectious Diseases Society of America [IDSA] and Society for Healthcare Epidemiology of America [SHEA].* Clin Infect Dis. 2018; *66(7):e1–e48, Figura 2.)*

Podem ser observados nódulos pseudomembranosos e placas características na colonoscopia ou sigmoidoscopia.

TRATAMENTO

O tratamento inicial da ICD envolve a interrupção de qualquer terapia antibiótica não vital e a administração de líquidos/eletrólitos de reposição. Para os casos leves, esse tratamento pode ser curativo. Os sintomas persistentes ou a doença moderada a grave exigem terapia antimicrobiana direcionada contra *C. difficile*.

O **metronidazol** continua sendo a terapia de primeira linha para a ICD leve a moderada em crianças (Tabela 239.1). Para a infecção mais grave, a **vancomicina** oral foi aprovada pela U.S. Food and Drug Administration para a ICD. A vancomicina apresenta propriedades farmacológicas ideais para o tratamento desse patógeno entérico, visto que não é absorvida no intestino. Esse agente é sugerido como fármaco de primeira linha para a doença grave, que se manifesta com hipotensão, leucocitose periférica ou colite pseudomembranosa. A preocupação quanto à emergência de enterococos resistentes à vancomicina e quanto ao custo limitam o seu uso como terapia de primeira linha na doença leve a moderada. A **fidaxomicina**, um agente de segunda linha ainda não aprovado para uso pediátrico, é um antibiótico macrolídeo de espectro estreito, com eficácia não inferior à da vancomicina, porém superior para prevenção de recidiva. O custo de um ciclo de fidaxomicina pode ser duas vezes maior que o da vancomicina e 125 vezes maior que o do metronidazol. Os relatos demonstraram uma alta eficácia do tratamento com terapia (transplante) fecal de doador (não afetado).

O tratamento dos adultos é diferente (Tabela 239.2). Como o tratamento da ICD continua sendo aprimorado, os protocolos para adultos podem ser relevantes para crianças de mais idade e adolescentes.

PROGNÓSTICO

A taxa de resposta ao tratamento inicial da ICD é superior a 95%; todavia, tanto a taxa de fracasso do tratamento quanto a da recidiva aumentaram desde o final da década de 1990. Além disso, o risco de ressurgimento subsequente aumenta a cada recidiva.

As taxas iniciais de recidiva são de 5 a 20%, são diagnosticadas clinicamente e, em geral, ocorrem dentro de 4 semanas de tratamento. Algumas recidivas resultam da erradicação incompleta da cepa original, enquanto outras decorrem de reinfecção por uma cepa diferente. O tratamento para a recidiva inicial envolve tratamento repetido com o ciclo do antibiótico original.

As **recidivas** da ICD podem representar a consequência de uma resposta imune abaixo do ideal, incapacidade de eliminar os microrganismos que esporularam ou falha no transporte do antibiótico até o local de infecção no caso de íleo ou megacólon tóxico. O tratamento subsequente com vancomicina pulsada ou titulada diminui as taxas de recidiva. Além dessa abordagem, outros antibióticos (rifaximina ou nitazoxanida), polímeros de ligação das toxinas (Tolevamer) e probióticos (*Saccharomyces boulardii* ou *Lactobacillus* GG) têm sido usados como terapia adjuvante. Embora ainda não tenha sido bem estudado em crianças, o *S. boulardii* diminui significativamente as taxas de recidiva quando utilizado como adjuvante na terapia com vancomicina em adultos. Como a incapacidade de manifestar uma resposta imune antitoxina adequada está associada a uma maior frequência de ICD recorrente, a imunoglobulina intravenosa tem sido usada no tratamento da doença recorrente. No caso de íleo ou megacólon tóxico, pode-se utilizar um enema de vancomicina para aplicar o antibiótico diretamente no local da infecção, embora, com mais frequência, a terapia intravenosa seja a primeira tentativa nessa circunstância.

O **transplante de microbiota fecal** (TMF) tem sido utilizado para tratar a ruptura da flora intestinal normal, que se acredita possa possibilitar a colonização por *C. difficile* (Tabela 239.2). O TMF envolve a instilação de material fecal de um doador sadio no trato GI do paciente por sonda nasoentérica, enema, cápsulas ou colonoscopia. Os resultados publicados de TMF em crianças com ICD recorrente limitam-se a relatos de casos e a pequenas séries de casos. Dispõe-se de poucos dados para orientar os médicos sobre as indicações, a via de administração, a eficácia e a segurança do TMF em crianças; porém, as pesquisas prosseguem. Os relatos iniciais indicam uma taxa de sucesso global de aproximadamente 90% em pacientes com ICD recorrente. As abordagens atuais para TMF não são específicas e

Tabela 239.1 Recomendações para o tratamento das infecções por *Clostridium difficile* em crianças.

DEFINIÇÃO CLÍNICA	TRATAMENTO RECOMENDADO	DOSE PEDIÁTRICA	DOSE MÁXIMA	FORÇA DA RECOMENDAÇÃO/ QUALIDADE DAS EVIDÊNCIAS
Episódio inicial, sem gravidade	Metronidazol × 10 dias VO *ou*	7,5 mg/kg/dose, 3 ou 4 vezes/dia	500 mg, 3 ou 4 vezes/dia	Fraca/Baixa
	Vancomicina × 10 dias VO	10 mg/kg/dose, 4 vezes/dia	125 mg, 4 vezes/dia	Fraca/Baixa
Episódio inicial, grave/fulminante	Vancomicina × 10 dias VO ou PR *com ou sem*	10 mg/kg/dose, 4 vezes/dia	500 mg, 4 vezes/dia	Forte/Moderada
	Metronidazol × 10 dias IV*	10 mg/kg/dose, 3 vezes/dia	500 mg, 3 vezes/dia	Fraca/Baixa
Primeira recidiva, sem gravidade	Metronidazol × 10 dias PO *Ou*	7,5 mg/kg/dose, 3 ou 4 vezes/dia	500 mg, 3 ou 4 vezes/dia	Fraca/Baixa
	Vancomicina × 10 dias VO	10 mg/kg/dose, 4 vezes/dia	125 mg, 4 vezes/dia	Fraca/Baixa
Segunda recidiva ou recidiva subsequente	Vancomicina em esquema de redução gradual da dose e esquema pulsado† *Ou*	10 mg/kg/dose, 4 vezes/dia	125 mg, 4 vezes/dia	Fraca/Baixa
	Vancomicina × 10 dias, seguida de rifaximina‡ × 20 dias *Ou*	Vancomicina, 10 mg/kg/dose, 4 vezes/dia; rifaximina: nenhuma dose pediátrica	Vancomicina, 500 mg, 4 vezes/dia; rifaximina, 400 mg, 3 vezes/dia	Fraca/Baixas
	Transplante de microbiota fecal			Fraca/Muito baixa

*Nos casos de infecção grave ou fulminante por *Clostridium difficile* associada a doença crítica, considerar a adição de metronidazol por via intravenosa à vancomicina oral. †Esquema de redução gradual da dose e pulsado; vancomicina, 10 mg/kg com dose máxima de 125 mg, 4 vezes/dia, por 10 a 14 dias; em seguida, 10 mg/kg com dose máxima de 125 mg, 2 vezes/dia, por 1 semana; em seguida, 10 mg/kg com dose máxima de 125 mg 1 vez/dia, por 1 semana; e, em seguida, 10 mg/kg com dose máxima de 125 mg a cada 2 ou 3 dias, por 2 a 8 semanas. ‡Nenhuma dose pediátrica para a rifaximina; esse fármaco não está aprovado pela U.S. Food and Drug Administration para uso em crianças < 12 anos de idade. IV, intravenosa; VO, via oral; PR, via retal. Adaptada de McDonald LC, Gerding DN, Johnson S *et al.* Clinical practice guidelines for *Clostridium difficile* infection in adults and children: 2017 update by the Infectious Diseases Society of America (IDSA) and Society for Healthcare Epidemiology of America (SHEA). *Clin Infect Dis.* 2018; 66(7):e1–e48 (Table 2).

Tabela 239.2 Recomendações para o tratamento da infecção por *Clostridium difficile* em adultos.

DEFINIÇÃO CLÍNICA	DADOS CLÍNICOS DE SUPORTE	TRATAMENTOL RECOMENDADO*	FORÇA DA RECOMENDAÇÃO/ QUALIDADE DAS EVIDÊNCIAS
Episódio inicial, sem gravidade	Leucocitose com contagem de leucócitos de ≤ 15,000 células/mℓ e nível sérico de creatinina < 1,5 mg/dℓ	VAN, 125 mg 4 vezes/dia × 10 dias *ou* FDX, 200 mg 2 vezes/dia × 10 dias Alternativa, se os fármacos acima não estiverem disponíveis: metronidazol, 500 mg 3 vezes/dia VO × 10 dias	Forte/Alta Forte/Alta Fraca/Alta
Episódio inicial, grave†	Leucocitose com contagem de leucócitos de ≥ 15.000 células/mℓ ou nível sérico de creatinina > 1,5 mg/dℓ	VAN, 125 mg 4 vezes/dia VO × 10 dias *ou* FDX, 200 mg 2 vezes/dia × 10 dias	Forte/Alta Forte/Alta
Episódio inicial, fulminante	Hipotensão ou choque, íleo, megacólon	VAN, 500 mg 4 vezes/dia VO ou por sonda nasogástrica. Na presença de íleo, considerar a adição de instilação retal de VNA. O metronidazol IV (500 mg a cada 8 h) deve ser administrado com VAN oral ou retal, particularmente na presença de íleo.	Forte/Moderada (VAN oral VAN) Fraca/Baixa (VAN VR) Forte/Moderada (metronidazol intravenoso)
Primeira recidiva		VAN, 125 mg 4 vezes/dia × 10 dias, se o metronidazol foi utilizado para o episódio inicial *ou* Utilizar um esquema prolongado de VAN com redução da dose e pulsado se o esquema padrão tiver sido utilizado para o episódio inicial (p. ex., 125 mg 4 vezes/dia, durante 10 a 14 dias, 2 vezes/dia durante 1 semana, diariamente por 1 semana e, em seguida, a cada 2 ou 3 dias, por 2 a 8 semanas) *ou* FDX, 200 mg 2 vezes/dia × 10 dias se a VAN tiver sido utilizada para o episódio inicial	Fraca/Baixa Fraca/Baixa Fraca/Moderada
Segunda recidiva ou recidiva subsequente		VAN em esquema com dose gradualmente reduzida ou pulsado *ou* VAN, 125 mg 4 vezes/dia VO × 10 dias, seguida de rifaximina, 400 mg 3 vezes/dia × 20 dias *ou* FDX, 200 mg 2 vezes/dia × 10 dias *ou* Transplante de microbiota fecal‡	Fraca/Baixa Fraca/Baixa Fraca/Baixa Forte/Moderada

*Todos os ensaios clínicos randomizados compararam ciclos de 10 dias de tratamento; entretanto, alguns pacientes (particularmente aqueles tratados com metronidazol) podem ter uma resposta tardia ao tratamento, e, nessas circunstâncias, o médico deve considerar a necessidade de aumentar a duração do tratamento para 14 dias. †Os critérios propostos para a definição de infecção por *Clostridium difficile* (ICD) grave ou fulminante baseiam-se na opinião de especialistas. Poderá ser necessário rever esses critérios no futuro, com a publicação de escores de gravidade prospectivamente validados para pacientes com ICD. ‡A opinião da equipe de especialistas é a de que é necessário tentar um tratamento antibiótico apropriado para pelo menos duas recidivas (*i. e.*, três episódios de ICDI) antes de oferecer o transplante de microbiota fecal. FDX, fidaxomicina; VAN, vancomicina; VO, via oral. Adaptada de McDonald LC, Gerding DN, Johnson S *et al.* Clinical practice guidelines for *Clostridium difficile* infection in adults and children: 2017 update by the Infectious Diseases Society of America (IDSA) and Society for Healthcare Epidemiology of America (SHEA). *Clin Infect Dis.* 2018; 66(7):e1–e48 (Table 1).

envolvem a reconstituição completa do microbioma intestinal. A microbiota intestinal demonstrou influenciar a suscetibilidade a condições genéticas e adquiridas do ambiente. O transplante de material fecal de doador sadio a pacientes com ICD pode restabelecer a composição "normal" da microbiota intestinal, porém tem a preocupação teórica de acrescentar novas suscetibilidades baseadas no microbioma do doador.

É importante reconhecer que a diarreia pós-infecciosa pode resultar de outras causas, como a síndrome do intestino irritável pós-infecciosa, a colite microscópica e a DII. Não se recomenda um teste de cura no paciente assintomático, e a obtenção de um resultado positivo para recidiva não é útil até pelo menos 4 semanas após o teste inicial.

PREVENÇÃO

As estratégias atuais para a prevenção da ICD incluem o reconhecimento dos locais comuns de aquisição (hospitais, creches, instituições de cuidados ampliados); limpeza ambiental efetiva (*i. e.*, uso de soluções de limpeza cloradas); práticas de prescrição de antibióticos e IBP adequados; agrupamento de pacientes infectados; **precauções de contato** e lavagem correta das mãos com água e sabão. Há evidências moderadas de que os probióticos podem reduzir a incidência de diarreia associada ao *C. difficile*.

Por fim, com a incidência crescente, a morbidade, a mortalidade e o aumento dos custos relacionados com os cuidados de saúde em consequência da ICD, a **imunização** para prevenção da própria doença pode se tornar um paradigma efetivo. Embora uma forte resposta imune às toxinas A e B possa impedir o desenvolvimento da ICD, ela não impede a colonização do hospedeiro pelas bactérias. Em consequência, as proteínas de superfície envolvidas na aderência das bactérias passaram a ser estudadas como possíveis vacinas em animais. Vacinas dirigidas contra antígenos diferentes das toxinas provavelmente serão necessárias para impedir a colonização, reduzir a produção de esporos e interromper a transmissão da doença, sobretudo em populações de alto risco.

A bibliografia está disponível no GEN-io.

Capítulo 240

Outras Infecções Anaeróbicas

Sindhu Mohandas e Michael J. Chusid

As bactérias anaeróbicas estão entre os microrganismos mais numerosos que colonizam os seres humanos. Os anaeróbios são encontrados no solo e são habitantes normais de todos os animais vivos; porém, as infecções causadas por anaeróbios são relativamente incomuns. Os **anaeróbios obrigatórios** são acentuada ou totalmente intolerantes à exposição ao oxigênio. Os **anaeróbios facultativos** são capazes de sobreviver na presença de oxigênio do ambiente, porém crescem melhor na presença de pressão de oxigênio reduzida. Este capítulo concentra-se na descrição de condições associadas a infecções por bactérias anaeróbicas obrigatórias.

As infecções por anaeróbios ocorrem comumente em superfícies adjacentes às mucosas, com frequência na forma de **infecções mistas** com aeróbios. As condições de pressão de oxigênio reduzida fornecem a condição ideal para a proliferação dos anaeróbios. As áreas traumatizadas, as áreas desvascularizadas e as áreas de lesão por esmagamento constituem os locais ideais para a infecção anaeróbica. Com frequência, microrganismos tanto aeróbicos quanto anaeróbicos invadem áreas desvitalizadas, sendo a extensão local e a bacteriemia mais frequentemente causadas pelos aeróbios mais virulentos. A formação de abscessos evolui ao longo de dias a semanas e, em geral, envolve tanto aeróbios quanto anaeróbios. Exemplos dessas infecções incluem apendicite e abscessos periapendiculares, pélvicos, perirretais, peritonsilares, retrofaríngeos, parafaríngeos, pulmonares e dentários. A **tromboflebite séptica**, como consequência de apendicite, sinusite crônica, faringite e otite média, proporciona uma via para a disseminação hematogênica da infecção anaeróbica para órgãos parenquimatosos, como o fígado, o cérebro e os pulmões.

A infecção anaeróbica é habitualmente causada pela flora endógena. As combinações de comprometimento das barreiras físicas à infecção, comprometimento da viabilidade tecidual, alterações ecológicas da flora normal, comprometimento da imunidade do hospedeiro e fatores de virulência das bactérias anaeróbicas contribuem para a infecção por aquelas que colonizam normalmente as mucosas. Os fatores de virulência bacterianos incluem cápsulas, toxinas, enzimas e ácidos graxos.

MANIFESTAÇÕES CLÍNICAS

As infecções anaeróbicas ocorrem em uma variedade de locais em todo o corpo (Tabela 240.1). Com frequência, os anaeróbios coexistem de modo sinérgico com aeróbios. As infecções por anaeróbios são habitualmente polimicrobianas e também incluem aeróbios.

Bacteriemia

Os anaeróbios são responsáveis por cerca de 5% das bactérias isoladas da corrente sanguínea em adultos, porém a taxa é mais baixa em crianças. As bactérias anaeróbicas isoladas mais comuns do sangue

Tabela 240.1 Infecções associadas a bactérias anaeróbicas.

LOCAL E INFECÇÃO	PRINCIPAIS FATORES DE RISCO	BACTÉRIAS ANAERÓBICAS*
SISTEMA NERVOSO CENTRAL		
Abscesso cerebral	Cardiopatia cianótica Fibrose cística Traumatismo penetrante	Polimicrobiana *Prevotella* *Porphyromonas* *Bacteroides* *Fusobacterium* *Peptostreptococcus*
Empiemas epidurais e subdurais, meningite	Extensão direta a partir de sinusite, otite média, mastoidite contíguas ou defeito anatômico envolvendo a dura-máter	*Bacteroides fragilis*[†] *Fusobacterium* *Peptostreptococcus* *Veillonella*
VIAS RESPIRATÓRIAS SUPERIORES		
Abscesso dentário Angina de Ludwig (celulite do espaço sublingual-submandibular)	Higiene periodontal precária Fármacos que provocam hipertrofia gengival	*Peptostreptococcus* *Fusobacterium*
Gengivite necrosante (estomatite de Vincent)		*Prevotella melaninogenica* *Fusobacterium*
Otite-mastoidite-sinusite crônicas	Perfuração do tímpano Tubos de timpanostomia	*Prevotella* *Bacteroides* *Fusobacterium* *Peptostreptococcus*
Abscesso peritonsilar Abscesso retrofaríngeo	Faringite estreptocócica Lesão penetrante	*Fusobacterium* *Prevotella* *Porphyromonas*
Síndrome de Lemierre	Faringite viral ou bacteriana preexistente	*Fusobacterium*
VIAS RESPIRATÓRIAS INFERIORES		
Pneumonia por aspiração	Doença periodontal	Polimicrobiana *Prevotella* *Porphyromonas* *Fusobacterium* *Peptostreptococcus*
Pneumonite necrosante Abscesso pulmonar	Obstrução brônquica Alteração da deglutição ou da consciência Aspiração de corpo estranho Lobo sequestrado Anomalia vascular	*P. melaninogenica* *Bacteroides intermedius* *Fusobacterium* *Peptostreptococcus* *Eubacterium* *B. fragilis* *Veillonella*
Embolia pulmonar séptica		*Fusobacterium*

(continua)

Tabela 240.1 Infecções associadas a bactérias anaeróbicas. *(continuação)*

LOCAL E INFECÇÃO	PRINCIPAIS FATORES DE RISCO	BACTÉRIAS ANAERÓBICAS*
INTRA-ABDOMINAL		
Abscesso	Apendicite	Polimicrobiana *B. fragilis* *Bilophila wadsworthia* *Peptostreptococcus* *Clostridium* spp.
Peritonite secundária	Traumatismo penetrante (particularmente do cólon)	*Bacteroides* *Clostridium* *Peptostreptococcus* *Eubacterium* *Fusobacterium*
TRATO GENITAL FEMININO		
Abscesso de Bartholin Abscesso tubo-ovariano Endometrite Tromboflebite pélvica Salpingite Corioamnionite Aborto séptico	Vaginose Dispositivo intrauterino	*B. fragilis* *Bacteroides bivius* *Peptostreptococcus* *Clostridium* *Mobiluncus* *Actinomyces* *Clostridium*
PELE E TECIDO MOLE		
Celulite	Úlceras de decúbito	Varia de acordo com o local e a contaminação com flora oral ou entérica
Celulite perirretal Mionecrose (gangrena gasosa)	Feridas abdominais Seio pilonidal	*Clostridium perfringens* (mionecrose) *Bacteroides* *Clostridium*
Fasciite necrosante e gangrena sinérgica	Traumatismo Mordeduras humanas e de animais Pacientes imunossuprimidos ou neutropênicos Varicela	*Fusobacterium* *Clostridium tertium* *Clostridium septicum* Estreptococos anaeróbicos
SANGUE		
Bacteriemia	Infecção intra-abdominal, abscessos, mionecrose, fasciite necrosante	*B. fragilis* *Clostridium* *Peptostreptococcus* *Fusobacterium*

*As infecções também podem ser causadas ou envolver bactérias aeróbicas como único agente ou como parte de uma infecção mista; o abscesso cerebral pode conter estreptococos microaerófilos; as infecções intra-abdominais podem conter microrganismos gram-negativos entéricos e enterococos; e a salpingite pode conter *Neisseria gonorrhoeae* e *Chlamydia trachomatis*. †*Bacteroides fragilis* é habitualmente isolado de infecções abaixo do diafragma, com exceção dos abscessos cerebrais.

em crianças são *Bacteroides fragilis, Peptostreptococcus, Clostridium* e *Fusobacterium* spp.

O isolamento de anaeróbios do sangue frequentemente constitui uma indicação de infecção anaeróbica primária grave. O trato gastrintestinal (GI) inferior e as infecções de feridas constituem as duas fontes mais comuns de bacteriemia. Os fatores de risco para bacteriemia anaeróbica incluem neoplasia maligna, distúrbios hematológicos, transplante de órgãos sólidos, cirurgia recente (GI, obstétrica, ginecológica), obstrução intestinal, decúbito, extração dentária, início da lactância, doença falciforme, diabetes melito, esplenectomia e quimioterapia ou uso de outros agentes imunossupressores.

À semelhança de certos aeróbios, a parede celular dos anaeróbios gram-negativos pode conter **endotoxinas,** que podem estar associadas ao desenvolvimento de hipotensão e choque quando presentes no sistema circulatório. Os clostrídios produzem **hemolisinas,** e a presença desses microrganismos no sangue pode resultar em hemólise maciça e colapso cardiovascular.

Sistema nervoso central

A **meningite** anaeróbica é rara, mas pode ocorrer em recém-nascidos como complicação de infecções da orelha ou do pescoço, ou devido a defeitos anatômicos das meninges (tratos sinusais da dura-máter). Podem ocorrer infecções anaeróbicas de derivação liquórica quando a extremidade distal da derivação ventriculoperitoneal perfura o trato intestinal.

O **abscesso cerebral** e o empiema subdural são habitualmente polimicrobianos, e os anaeróbios estão normalmente envolvidos (ver Capítulo 622). Em geral, ocorre abscesso cerebral em consequência de disseminação a partir de seios da face, orelha média ou pulmões infectados e, raramente, de endocardite. O *Clostridium perfringens* pode causar abscesso cerebral e meningite após traumatismo cranioencefálico ou após cirurgia intracraniana. Os abscessos cerebrais podem exigir drenagem cirúrgica, combinada com um ciclo prolongado de antibioticoterapia.

Vias respiratórias superiores

O trato respiratório é colonizado tanto por aeróbios quanto por anaeróbios. As bactérias anaeróbicas estão envolvidas na sinusite crônica, otite média crônica, infecções peritonsilares, abscessos parafaríngeos e retrofaríngeos e infecções periodontais. Os microrganismos predominantes envolvidos são *Prevotella, Porphyromonas, Bacteroides, Fusobacterium* e *Peptostreptococcus* spp.

A doença periodontal anaeróbica é mais comum em pacientes que apresentam higiene dentária deficiente ou que estão em uso de fármacos que induzem hipertrofia das gengivas. A **angina de Vincent**, também conhecida como **gengivite ulcerativa necrosante aguda** ou **boca de trincheira**, é uma infecção mista aguda e fulminante da borda gengival e do assoalho da boca por bactérias anaeróbicas e espiroquetas. Caracterizam-se por dor gengival, hálito fétido e formação de pseudomembranas. A **angina de Ludwig** é uma celulite aguda potencialmente fatal, de origem dentária dos espaços sublingual e submandibular. A infecção dissemina-se rapidamente no pescoço e pode provocar obstrução súbita das vias respiratórias.

A **síndrome de Lemierre** ou **sepse pós-angina** é uma infecção supurativa do espaço faríngeo lateral, de prevalência crescente, que frequentemente começa na forma de faringite (ver Capítulo 409). Pode complicar infecções pelo vírus Epstein-Barr ou outras infecções virais e bacterianas da faringe. Em geral, manifesta-se como tromboflebite séptica unilateral do sistema venoso jugular, com embolização pulmonar séptica. Os pacientes apresentam faringite prolongada, dor cervical e febre. Os sinais clínicos consistem em edema unilateral doloroso do pescoço, trismo e disfagia, culminando com sinais de sepse e angústia respiratória. O *Fusobacterium necrophorum* é o microrganismo mais comumente isolado, embora possa ocorrer infecção polimicrobiana. Podem ocorrer infecções metastáticas que acometem músculos, ossos e órgãos internos (frequentemente os pulmões) como complicação da síndrome de Lemierre.

Vias respiratórias inferiores

O abscesso pulmonar anaeróbico, o empiema e a pneumonia anaeróbica são mais frequentemente observados em crianças que apresentam distúrbios da deglutição ou convulsões, ou nas quais um corpo estranho inalado está ocluindo um brônquio. As infecções são habitualmente polimicrobianas. As crianças e os adultos podem aspirar conteúdos orais ou gástricos durante o sono, convulsões ou períodos de inconsciência. Na maioria dos casos, os cílios pulmonares e os fagócitos removem a matéria particulada e os micróbios. Se a aspiração for de maior volume ou frequência, ou se um corpo estranho bloquear a depuração ciliar normal, os mecanismos normais de depuração pulmonar são superados, e ocorre infecção. São necessárias culturas apropriadas para evitar a contaminação das amostras com flora oral por meio do uso de lavado broncoalveolar, biopsia pulmonar ou toracocentese.

Em casos raros, particularmente em pacientes com higiene dentária deficiente, os conteúdos bucais aspirados podem conter o anaeróbio *Actinomyces israelii*, resultando em actinomicose pulmonar (ver Capítulo 216). Essa pneumonite anaeróbica associada a esse microrganismo é notável pela sua capacidade de atravessar planos teciduais. Os pacientes afetados frequentemente desenvolvem fístulas na parede torácica, sobrejacentes a áreas de infecção intratorácica. Essas fístulas podem expelir partículas patognomônicas distintas compostas de colônias de bactérias, denominadas "grânulos de enxofre".

Infecção intra-abdominal

Todo o trato digestório é intensamente colonizado por anaeróbios. A densidade dos microrganismos é mais alta no cólon, onde os anaeróbios superam os aeróbios em 1.000:1. A perfuração do intestino leva ao extravasamento da flora intestinal no peritônio, resultando em peritonite envolvendo tanto aeróbios quanto anaeróbios. Com frequência, a sepse secundária causada por aeróbios ocorre precocemente. À medida que a infecção peritoneal é detida, observa-se frequentemente a formação de um abscesso contendo tanto aeróbios quanto anaeróbios. Os microrganismos aeróbicos predominantes consistem em *Escherichia coli* e *Streptococcus* spp. (incluindo *Enterococcus* spp.), e os anaeróbicos consistem no grupo *B. fragilis*, *Peptostreptococcus*, *Clostridium* e *Fusobacterium* spp.

Em seguida, pode haver desenvolvimento de abscessos hepáticos secundários como complicação da apendicite, perfuração intestinal, doença inflamatória intestinal ou doença do trato biliar. Em crianças com neoplasias malignas que estão recebendo quimioterapia, a mucosa intestinal frequentemente está lesionada, levando à translocação de bactérias e à invasão focal da flora intestinal. A **tiflite** é uma infecção mista da parede intestinal, que habitualmente se localiza no íleo e ceco e que se caracteriza por dor abdominal, diarreia, febre e distensão abdominal em pacientes com neutropenia. De modo semelhante, pode ocorrer uma infecção mista da parede intestinal e peritônio por aeróbios e anaeróbios em um lactente pequeno como complicação da **enterocolite necrosante**, que se acredita seja o resultado da insuficiência vascular relativa do intestino e da hipoxia (ver Capítulo 123.2).

Trato genital

A doença inflamatória pélvica e os abscessos tubo-ovarianos são frequentemente causados por infecção mista aeróbica e anaeróbica. A vaginite pode ser provocada pela proliferação excessiva da flora anaeróbica. Os anaeróbios frequentemente contribuem para a corioamnionite e para o trabalho de parto prematuro e podem resultar em bacteriemia anaeróbica do recém-nascido. Embora essas bacteriemias sejam, com frequência, transitórias, os anaeróbios provocam, em certas ocasiões, doença invasiva no recém-nascido, incluindo infecção do sistema nervoso central (SNC).

Pele e tecidos moles

As infecções anaeróbicas da pele ocorrem no contexto de mordeduras, corpos estranhos e ulceração da pele e tecidos, devido à necrose por pressão ou falta de suprimento sanguíneo adequado. As mordeduras de animais e humanos inoculam flora oral e cutânea no tecido cutâneo lesionado e hipóxico. A extensão da infecção depende da profundidade da mordida e da lesão tecidual por esmagamento associada. Em pacientes imunocomprometidos, os anaeróbios orais incomuns, como *Capnocytophaga canimorsus*, podem causar infecção potencialmente fatal.

A **mionecrose por clostrídios** ou **gangrena gasosa** é uma infecção rapidamente progressiva dos tecidos moles profundos, principalmente músculos, associada ao *Clostridium perfringens*. A **fasciite necrosante** é uma infecção polimicrobiana mais superficial do espaço subcutâneo, com início agudo e rápida progressão, que apresenta morbidade e mortalidade significativas (ver Capítulo 685.2). O estreptococo do grupo A, conhecido na imprensa popular como "bactéria comedora de carne", e o *Staphylococcus aureus* constituem, em certas ocasiões, os patógenos causais. Em geral, a fasciite necrosante é produzida por infecção combinada de *S. aureus* ou bacilos gram-negativos e estreptococos anaeróbicos, denominada **gangrena sinérgica**. Com frequência, essa infecção é considerada como complicação da varicela após infecção secundária das vesículas cutâneas. Os pacientes diabéticos podem apresentar gangrena sinérgica particularmente agressiva e destrutiva da área inguinal e escroto ou vulva adjacentes, conhecida como **gangrena de Fournier**. A identificação precoce, com desbridamento cirúrgico agressivo e terapia antimicrobiana, é necessária para limitar a morbidade desfigurante e a mortalidade.

Outros locais

Em certas ocasiões, o osso adjacente a uma infecção anaeróbica torna-se infectado por extensão direta a partir de uma infecção contígua dos ossos do crânio e da face ou por inoculação direta associada a traumatismo de ossos tubulares. A artrite séptica por anaeróbios é rara, e os fatores de risco incluem traumatismo e próteses articulares. As infecções são, em sua maioria, monomicrobianas, e o microrganismo isolado está relacionado com a via de infecção. *Peptostreptococcus* e *P. acnes* são isolados em infecções de próteses articulares, *B. fragilis* e fusobactérias, em infecções hematogênicas, e os clostrídios, após a ocorrência de traumatismo.

As infecções anaeróbicas dos rins (abscessos renais e perirrenais) e cardíacas (pericardite) são raras. A **enterite necrótica ("*pigbel*")** é uma infecção GI rara, porém frequentemente fatal, que ocorre mais comumente após a ingestão de uma grande refeição em uma criança ou adulto com inanição crônica. Está associada ao consumo de carne de porco, e acredita-se que seja causada por *Clostridium welchii* tipo C (um microrganismo que habitualmente não é encontrado no intestino humano), que é transmitido por carne de porco contaminada. A **osteomielite** anaeróbica, particularmente dos dedos das mãos e dos pés, pode complicar qualquer processo capaz de produzir necrose hipóxica, incluindo diabetes melito, neuropatias, vasculopatias e coagulopatias.

DIAGNÓSTICO

O diagnóstico de infecção anaeróbica exige um alto índice de suspeita e a coleta de amostras apropriadas e adequadas para cultura anaeróbica (Tabela 240.2). As amostras para cultura devem ser obtidas de modo a protegê-las da contaminação por bactérias da mucosa e da exposição ao oxigênio ambiente. As amostras de *swab* de superfícies mucosas, secreções nasais, amostras das vias respiratórias e fezes *não* devem ser enviadas para cultura anaeróbica, visto que esses locais normalmente abrigam uma flora anaeróbica. Os aspirados de locais infectados, o material de abscesso e as amostras de biopsia são apropriados para cultura anaeróbica. As amostras precisam ser protegidas do oxigênio e transportadas imediatamente ao laboratório. Utiliza-se um meio de transporte anaeróbico para aumentar a probabilidade de recuperação de anaeróbios obrigatórios. A coloração pelo método de Gram do líquido de abscesso de infecções anaeróbicas suspeitas é útil, visto que, até mesmo se não houver crescimento de microrganismos em cultura, eles podem ser observados no esfregaço.

Tabela 240.2 Indícios para o diagnóstico presuntivo das infecções anaeróbicas.*

Infecção contígua ou próxima de uma superfície mucosa colonizada por bactérias anaeróbicas (orofaringe, trato intestinal-geniturinário)
Odor fétido
Necrose tecidual grave, abscessos, gangrena ou fasciite
Formação de gás nos tecidos (crepitação ao exame ou visível em radiografia simples)
Incapacidade de recuperação de microrganismos com o uso de métodos microbiológicos aeróbicos convencionais, apesar da presença de microrganismos pleomórficos mistos nos esfregaços
Incapacidade dos microrganismos de crescer após pré-tratamento com antibióticos efetivos contra anaeróbios
Ausência de resposta clínica à antibioticoterapia pouco efetiva contra bactérias anaeróbicas (p. ex., aminoglicosídeos)
"Grânulos de enxofre" em drenagens causadas por actinomicose
Síndromes mediadas por toxinas: botulismo, tétano, gangrena gasosa, intoxicação alimentar, colite pseudomembranosa
Infecções associadas a bactérias anaeróbicas (Tabela 240.1)
Tromboflebite séptica
Síndrome septicêmica com icterícia e hemólise intravascular
Aparência típica na coloração de Gram:
Espécies de *Bacteroides* – pequenos bacilos gram-negativos delicados, pleomórficos e pálidos
Fusobacterium nucleatum – bacilos gram-negativos finos com formato fusiforme e extremidades pontiagudas
Fusobacterium necrophorum – bacilos gram-negativos pleomórficos com extremidades arredondadas
Peptostreptococcus – corpos gram-positivos em cadeia, semelhantes a cocos aeróbicos
Clostridium perfringens – grandes bacilos gram-positivos, curtos e grossos (formato em vagão)

*A suspeita de infecção anaeróbica é de importância crítica antes da obtenção de amostras para cultura, de modo a assegurar o uso de técnicas microbiológicas ótimas e um tratamento adequado e imediato.

A **resistência aos agentes antimicrobianos** entre anaeróbios tem aumentado consistentemente com o passar do tempo, e a sensibilidade de microrganismos anaeróbicos aos agentes antimicrobianos tornou-se menos previsível. Pode-se utilizar um teste de rastreamento rápido e simples para sensibilidade a antibióticos, com o objetivo de detectar a produção de betalactamase e resistência presuntiva à penicilina. Um antibiograma mais detalhado, disponível em laboratórios de referência, é recomendado para microrganismos isolados de regiões estéreis do corpo ou para microrganismos clinicamente importantes, que apresentam sensibilidade variável ou singular.

Os avanços recentes na detecção direta de anaeróbios em amostras clínicas incluem métodos com base em genes de RNA ribossômico 16S (rRNA 16S), hibridização do DNA, espectrometria de massa de ionização/dessorção a *laser* assistida por matriz, tempo de voo (MALDI-TOF), PCR multiplex e tecnologias de *array* de oligonucleotídios. A espectrometria de massa MALDI-TOF tem sido utilizada como método rápido para a identificação de agentes infecciosos, incluindo numerosos anaeróbios. O sequenciamento do gene rRNA 16S pode ser utilizado para microrganismos isolados, cuja identificação por espectrometria de massa não é confiável.

TRATAMENTO

O tratamento das infecções anaeróbicas exige habitualmente drenagem adequada e terapia antimicrobiana apropriada. A antibioticoterapia varia, dependendo do anaeróbio suspeito ou comprovado. Muitas espécies de bactérias anaeróbicas orais são sensíveis às penicilinas, embora algumas cepas possam produzir uma betalactamase. Os fármacos que são ativos contra essas cepas incluem metronidazol, penicilinas combinadas com inibidores da betalactamase (ampicilina-sulbactam, ticarcilina-clavulanato, piperacilina-tazobactam), carbapenéns (imipeném, meropeném, doripeném, ertapeném), clindamicina, tigiciclina, linezolia e cefoxitina. A penicilina e a vancomicina mostram-se ativas contra anaeróbios gram-positivos.

Foi observada uma resistência crescente a fármacos antimicrobianos entre anaeróbios, particularmente o *Bacteroides* spp. A clindamicina não é mais recomendada no tratamento empírico de infecções abdominais, devido à resistência crescente observada entre *Bacteroides*. Os aeróbios estão habitualmente presentes com os anaeróbios, exigindo combinações de antibióticos de amplo espectro para o tratamento empírico. O tratamento específico baseia-se nos resultados das culturas e na evolução clínica.

Nas **infecções de tecidos moles**, é de suma importância proporcionar uma perfusão adequada da área. Algumas vezes, é necessário um procedimento de retalho muscular ou cutâneo para assegurar que os nutrientes e agentes antimicrobianos sejam transportados até a área afetada, e que uma tensão adequada de oxigênio seja mantida. A drenagem das áreas infectadas frequentemente é necessária para obter a cura. As bactérias podem sobreviver nos abscessos, devido ao grande inóculo bacteriano, ausência de atividade bactericida e condições locais que facilitam a proliferação bacteriana. Algumas vezes, a aspiração é efetiva no caso de pequenas coleções, enquanto a incisão e a drenagem podem ser necessárias para os abscessos maiores. O desbridamento extenso e a ressecção de todo o tecido desvitalizado são necessários para controlar a fasciite e a mionecrose. A terapia adjuvante com **oxigênio hiperbárico** (OHB) demonstrou ser benéfica em alguns estudos não controlados. Entretanto, é preciso reconhecer que o tratamento cirúrgico é de importância crítica e nunca deve ser adiado para administrar terapia com OHB.

Em geral, as infecções não complicadas causadas por microrganismos anaeróbicos são tratadas por 2 a 4 semanas. Algumas infecções, incluindo osteomielite e abscesso cerebral, podem necessitar de um tratamento mais prolongado, de 6 a 8 semanas.

PATÓGENOS ANAERÓBICOS COMUNS

Clostridium

As cepas de *Clostridium* provocam doença por meio de proliferação e, com frequência, produção de toxinas. Das mais de 60 espécies que foram identificadas, apenas algumas causam infecções humanas. As espécies implicadas com mais frequência são *Clostridium difficile* (ver Capítulo 239), *C. perfringens, C. botulinum* (ver Capítulo 237), *C. tetani* (ver Capítulo 238), *C. butyricum, C. septicum, C. sordellii, C. tertium* e *C. histolyticum*.

Os clostrídios podem causar síndromes histotóxicas singulares, produzidas por toxinas específicas (p. ex., gangrena gasosa, envenenamento alimentar), bem como infecções não sindrômicas (p. ex., abscessos, infecções locais, sepse). Com base na síndrome clínica produzida, as espécies de clostrídios são classificadas em três grupos: os grupos **histotóxico** (*C. perfringens, C. ramosum, C. novyi, C. septicum, C. bifermentans* e *C. sordellii*), **enterotoxigênico** (*C. perfringens* e *C. difficile*) e **neurotóxico** (*C. tetani* e *C. botulinum*).

O *C. perfringens* produz uma variedade de toxinas e fatores de virulência. As cepas de *C. perfringens* são designadas por A até E. A **toxina alfa**, que é produzida por todas as cepas, é uma fosfolipase que hidrolisa a esfingomielina e a lecitina. Essa toxina provoca hemólise, lise das plaquetas, aumento da permeabilidade capilar e hepatotoxicidade. A **toxina beta**, que é produzida pelas cepas B e C, provoca necrose hemorrágica do intestino delgado. A **toxina épsilon** é produzida pelas cepas B e D e causa lesão das células endoteliais vasculares, levando a um aumento da permeabilidade vascular, edema e disfunção orgânica. A **toxina iota**, que é produzida pelas cepas E, causa edema da derme. Uma enterotoxina é produzida pelas cepas do tipo A e por algumas cepas do tipo C e D. Muitas cepas de *C. perfringens* produzem hemolisinas e uma variedade de enzimas.

Os clostrídos podem estar envolvidos em várias outras infecções polimicrobianas pediátricas: artrite, osteomielite, infecções da pele e dos tecidos moles (frequentemente após traumatismo ou penetração de corpo estranho), infecções intra-abdominais, pulmonares, intracranianas, pélvicas e, abscessos e panoftalmite.

As espécies de *Clostridium* invadem comumente a corrente sanguínea pouco antes, no decorrer ou imediatamente depois da morte, levando à contaminação de tecidos que podem ser doados para transplante. Foi relatado um grande surto de infecções por *Clostridium* em receptores de enxertos de tecidos em 14 pacientes que receberam enxertos musculoesqueléticos processados em um único banco de tecidos. Em consequência desse surto, as recomendações atuais para o processamento de tecidos incluem um método de processamento capaz de destruir os esporos bacterianos.

Mionecrose (gangrena gasosa)

O *C. perfringens* constitui o principal agente etiológico da mionecrose, uma infecção anaeróbica dos tecidos moles rapidamente progressiva. Em geral, a gangrena gasosa afeta músculos comprometidos por cirurgia, traumatismo ou insuficiência vascular, que se tornaram contaminados por esporos de *C. perfringens*, habitualmente a partir de material estranho ou dispositivo médico. As feridas podem ser contaminadas por esporos de *C. perfringens* da pele, sujeira, solo e roupas, particularmente no caso de feridas na parte inferior do tronco.

Nos indivíduos imunocomprometidos, particularmente em pacientes submetidos à quimioterapia para o câncer, o *C. septicum* constitui uma causa clássica de gangrena gasosa rapidamente fatal. Um indício para o diagnóstico é a ocorrência de dor de intensidade desproporcional em relação ao aspecto clínico da ferida. A infecção progride rapidamente, com edema, intumescimento, mionecrose e, algumas vezes, crepitação dos tecidos moles. É comum a ocorrência de hipotensão, confusão mental, choque e insuficiência renal. Um odor adocicado característico está presente na drenagem serossanguinolenta. O exsudato revela bacilos gram-positivos, porém com poucos leucócitos. O desbridamento precoce e completo com excisão do tecido necrótico é fundamental para controlar a infecção. É necessária uma avaliação repetida e frequente da viabilidade do tecido no centro cirúrgico. Nas infecções por clostrídios exclusivamente, podem-se administrar penicilina em altas doses (250.000 unidades/kg/dia fracionadas a cada 4 a 6 horas por via intravenosa [IV]) ou clindamicina (25 a 40 mg/kg/dia a cada 6 a 8 horas IV). Se houver suspeita de infecção bacteriana mista, fato este frequente, justifica-se uma cobertura antibiótica mais ampla, com um agente como piperacilina-tazobactam (300 mg/kg/dia, dose fracionada a cada 6 horas IV) ou meropeném (60 mg/kg/dia, dose fracionada a cada 8 horas IV). Justifica-se a adição de clindamicina ou de vancomicina se houver suspeita de coinfecção estafilocócica ou estreptocócica.

Os cuidados de suporte agressivos são essenciais, e, com frequência, há necessidade de amputação dos membros afetados. A terapia com OHB pode reduzir a perda tecidual e, portanto, a extensão do desbridamento e demonstrou ser benéfica em alguns estudos. Entretanto, o OHB não deve ser utilizado como terapia adjuvante do tratamento cirúrgico, que é primário.

O prognóstico para pacientes com mionecrose é sombrio, até mesmo com tratamento precoce e agressivo.

Intoxicação alimentar

O *Clostridium perfringens* tipo A produz uma enterotoxina que provoca intoxicação alimentar. Essa intoxicação resulta em diarreia aquosa de início agudo e dor abdominal em cólicas. Os alimentos habituais que contêm a toxina consistem em carnes e molhos inadequadamente preparados ou conservados. Um diagnóstico etiológico específico raramente é estabelecido em crianças com intoxicação alimentar. O tratamento consiste em reidratação e reposição eletrolítica, se necessário. A doença regride de modo espontâneo dentro de 24 horas após o seu início. A prevenção exige a manutenção do alimento quente a uma temperatura de ≥ 74°C.

Bacteroides e *Prevotella*

O *Bacteroides fragilis* é um dos patógenos anaeróbicos mais virulentos, que é mais frequentemente recuperado de hemoculturas e culturas de tecido ou pus. A infecção mais comum por *B. fragilis* em crianças ocorre como complicação da **apendicite**. O microrganismo faz parte da flora colônica normal; porém, não é comum na boca nem no trato respiratório. O *B. fragilis* é habitualmente encontrado como parte de abscessos apendiculares polimicrobianos e outros abscessos intra-abdominais e, com frequência, está envolvido em infecções do trato genital, como doença inflamatória pélvica e abscesso tubo-ovariano. As espécies de *Prevotella* fazem parte da flora oral normal, e a infecção causada por esses microrganismos normalmente afeta as gengivas, os dentes, as tonsilas e espaços parafaríngeos. Tanto *B. fragilis* quanto *Prevotella* podem estar envolvidos na pneumonite por aspiração e no abscesso pulmonar.

As cepas de *B. fragilis* e de *Prevotella melaninogenica* produzem betalactamase e são resistentes às penicilinas. O tratamento recomendado consiste em ticarcilina-clavulanato, piperacilina-tazobactam, cefoxitina, metronidazol, clindamicina, imipeném ou meropeném. Foram observadas taxas crescentes de resistência das espécies de *Bacteroides* a fármacos antimicrobianos no decorrer dessas últimas décadas. A resistência de *B. fragilis* à clindamicina está aumentando no mundo inteiro e, em algumas localidades, alcançou 40%. Por essa razão, a clindamicina não é mais recomendada como terapia empírica para infecções intra-abdominais.

Como as infecções que envolvem *B. fragilis* e *P. melaninogenica* são habitualmente polimicrobianas, a terapia deve incluir agentes antimicrobianos ativos contra prováveis patógenos aeróbicos contaminantes. A drenagem de quaisquer abscessos e o desbridamento do tecido necrótico frequentemente são necessários para o controle dessas infecções.

Fusobacterium

Fusobacterium habita o intestino, o trato respiratório e o trato genital feminino. Esses microrganismos, que são mais virulentos do que a maior parte da flora anaeróbica normal, causam bacteriemia e uma variedade de infecções rapidamente progressivas. A **síndrome de Lemierre**, as infecções ósseas e articulares, infecções abdominais e do trato genital são as mais comuns. Algumas cepas produzem uma betalactamase e mostram-se resistentes às penicilinas, exigindo terapia com fármacos como ampicilina-sulbactam e clindamicina.

Veillonella

Os microrganismos do gênero *Veillonella* fazem parte da flora normal da boca, das vias respiratórias superiores, do intestino e da vagina. Esses anaeróbios raramente causam infecção. As cepas são recuperadas como parte da flora polimicrobiana que provoca abscessos, sinusite crônica, empiema, peritonite e infecção de feridas. *Veillonella* mostra-se sensível às penicilinas, cefalosporinas, clindamicina, metronidazol e carbapenéns.

Cocos anaeróbicos

As espécies de *Peptostreptococcus* fazem parte da flora normal da pele, do trato respiratório e do intestino. Esses microrganismos frequentemente estão presentes em abscessos cerebrais, na sinusite crônica, otite crônica e abscessos pulmonares. Com frequência, essas infecções são polimicrobianas, e o tratamento é direcionado para os aeróbios acompanhantes, bem como para os anaeróbios. Os corpos gram-positivos são, em sua maior parte, sensíveis à penicilina, cefalosporinas, carbapenéns e vancomicina.

A bibliografia está disponível no GEN-io.

Seção 7
Infecções Micobacterianas

Capítulo 241
Princípios de Terapia Antimicobacteriana

Stacene R. Maroushek

O tratamento da infecção e da doença por micobactérias pode representar um desafio. Os pacientes necessitam de terapia com múltiplos agentes, os patógenos agressores costumam exibir padrões complexos de resistência a fármacos, e os pacientes frequentemente apresentam condições subjacentes que afetam a escolha e o monitoramento dos fármacos. Vários dos fármacos utilizados não foram adequadamente estudados em crianças, e as recomendações atuais constituem extrapolações da experiência adquirida em adultos.

A monoterapia para *Mycobacterium tuberculosis* e para as micobactérias que não causam tuberculose não é recomendada, em virtude da alta probabilidade de desenvolvimento de resistência aos agentes antimicrobianos. O antibiograma das micobactérias isoladas frequentemente pode ajudar na tomada de decisão terapêutica.

AGENTES USADOS CONTRA O *MYCOBACTERIUM TUBERCULOSIS*

Agentes comumente utilizados

Isoniazida

A isoniazida (**INH**) é uma forma hidrazida do ácido isonicotínico, que é bactericida para o *M. tuberculosis* de crescimento rápido. O principal alvo da INH envolve o gene *INHA*, que codifica a enoil ACP (proteína carreadora de acila) redutase, que é necessária para a última etapa da via de biossíntese do ácido micólico utilizado na produção da parede celular. Ocorre resistência à INH após mutações do gene *INHA* ou de outros genes que codificam enzimas que ativam a INH, como *katG*.

A INH está indicada para o tratamento de *M. tuberculosis, M. kansasii* e *M. bovis*. A dose pediátrica é de 10 a 15 mg/kg/dia por via oral (VO) em dose única, que não deve ultrapassar 300 mg/dia. A dose no adulto é de 5 mg/kg/dia VO em dose única, que não deve ultrapassar 300 mg/dia. A dose pediátrica alternativa é de 20 a 30 mg/kg VO em dose única, sem ultrapassar 900 mg/dose, administrada 2 vezes/semana com **tratamento diretamente observado (TDO)**, em que se observa o paciente ingerir cada dose de medicamento antituberculose para maximizar a probabilidade de concluir o tratamento. A duração do tratamento depende da doença que está sendo tratada (Tabela 241.1). A INH precisa ser tomada 1 hora antes ou 2 horas depois das refeições, visto que os alimentos diminuem a sua absorção. A INH está disponível em preparações líquidas, comprimidos, por via intravenosa (IV; não aprovada pela FDA) e intramuscular (IM).

Os principais **efeitos adversos** consistem em hepatotoxicidade em 1% das crianças e em cerca de 3% dos adultos (que aumenta com a idade) e neuropatia periférica relacionada com a dose. A piridoxina pode evitar a neuropatia periférica e está indicada para lactentes amamentados ao seio materno e suas mães, para crianças e jovens com dietas deficientes em leite ou carne, adolescentes grávidas e crianças sintomáticas infectadas pelo HIV. Os efeitos adversos menores incluem exantema, agravamento da acne, dor epigástrica com náuseas e vômitos ocasionais, níveis diminuídos de vitamina D e vertigem. A formulação líquida de INH contém sorbitol, que frequentemente provoca diarreia e desconforto gástrico.

A INH está associada a interações medicamentosas significativas (Tabela 241.2). O metabolismo da INH ocorre por acetilação. As taxas de acetilação têm efeito mínimo sobre a eficácia, porém os **acetiladores lentos** correm risco aumentado de hepatotoxicidade, particularmente quando o fármaco é utilizado em associação com a rifampicina. As provas de função hepática basais de rotina ou o monitoramento mensal estão apenas indicados para indivíduos com doença hepática subjacente ou em uso concomitante de substâncias ou fármacos hepatotóxicos, incluindo outros agentes antimicobacterianos, paracetamol ou álcool.

Tabela 241.1 Esquemas terapêuticos habituais recomendados para a tuberculose sensível a fármacos em lactentes, crianças e adolescentes.

INFECÇÃO/CATEGORIA DE DOENÇA	ESQUEMA	COMENTÁRIOS
INFECÇÃO LATENTE POR *MYCOBACTERIUM TUBERCULOSIS*[a]		
Sensível à isoniazida	12 semanas de isoniazida, mais rifapentina, 1 vez/semana *ou* 4 meses de rifampicina, 1 vez/dia *ou* 9 meses de isoniazida, 1 vez/dia	Há necessidade de terapia diária contínua. Não se recomenda a terapia intermitente, até mesmo com TDO. Se a terapia diária não for possível, pode-se utilizar o TDO 2 vezes/semana, por 9 meses.
Resistente à isoniazida	4 meses de rifampicina, 1 vez/dia	Há necessidade de terapia diária contínua. Não se recomenda a terapia intermitente, até mesmo com TDO.
Resistente à isoniazida-rifampicina	Consultar um especialista em tuberculose.	Moxifloxacino ou levofloxacino, com ou sem etambutol ou pirazinamida.
INFECÇÃO PULMONAR E EXTRAPULMONAR		
Exceto meningite[b]	2 meses de isoniazida, rifampicina, pirazinamida e etambutol, diariamente ou 2 vezes/semana, seguidos de 4 meses de isoniazida e rifampicina[c] por TDO[d] para *M. tuberculosis* sensível a fármacos. 9 a 12 meses de isoniazida e rifampicina para *Mycobacterium bovis* sensível a fármacos	Alguns especialistas recomendam um esquema inicial com 3 fármacos (isoniazida, rifampicina e pirazinamida) se o risco de resistência a fármacos for baixo. O TDO é altamente desejável. Se houver apenas adenopatia hilar, e o risco de resistência a fármacos for baixo, um ciclo de 6 meses de isoniazida e rifampicina é suficiente. Os fármacos podem ser administrados 2 ou 3 vezes/semana com TDO.
Meningite	2 meses de isoniazida, rifampicina, pirazinamida e um aminoglicosídeo[e] ou etionamida, 1 vez/dia, seguidos de 7 a 10 meses de isoniazida e rifampicina, 1 vez/dia ou 2 vezes/semana (9 a 12 meses no total) para *M. tuberculosis sensível a fármacos.* Pelo menos 12 meses de terapia sem pirazinamida para *M. bovis* sensível a fármacos	Para pacientes que podem ter adquirido tuberculose em áreas geográficas onde a resistência à estreptomicina é comum, a canamicina, a amicacina ou a capreomicina podem ser utilizadas, em vez de estreptomicina.

[a]Resultado positivo de TCT ou IGRA, ausência de doença. Ver o texto para comentários e esquemas aceitáveis/alternativos adicionais. [b]A duração da terapia pode ser mais longa para indivíduos infectados pelo vírus da imunodeficiência humana (HIV), e pode-se indicar o uso de fármacos adicionais e intervalos entre as doses. [c]Os medicamentos devem ser administrados diariamente nas primeiras 2 semanas a 2 meses de tratamento e, em seguida, podem ser administrados 2 a 3 vezes/semana com TDO. (Não se recomenda a terapia 2 vezes/semana para indivíduos infectados pelo HIV.) [d]Se a radiografia de tórax inicial revelar lesões cavitárias, e a cultura de escarro permanecer positive depois de 2 meses de tratamento, a fase de continuação deve se estender para 7 meses, com duração total do tratamento de 9 meses. [e]Estreptomicina, canamicina, amicacina ou capreomicina. TDO, Tratamento diretamente observado; IGRA, ensaio de liberação de interferona-γ; TCT, teste cutâneo com tuberculina. Adaptada da American Academy of Pediatrics: *Red book: 2018–2021 report of the Committee on Infectious Diseases. 31th ed.* Elk Grove Village, IL, 2018, AAP (Table 3.85).

Tabela 241.2 Interações medicamentosas da isoniazida.

FÁRMACOS UTILIZADOS COM ISONIAZIDA	EFEITOS
Paracetamol, álcool, rifampicina	Aumento da hepatotoxicidade da isoniazida ou dos fármacos listados
Sais de alumínio (antiácidos)	Absorção diminuída da isoniazida
Carbamazepina, fenitoína, teofilina, diazepam, varfarina	Aumento dos níveis, do efeito ou da toxicidade dos fármacos listados, devido a uma diminuição do metabolismo
Itraconazol, cetoconazol, agentes hipoglicemiantes orais	Diminuição do nível ou do efeito dos fármacos listados, devido a um aumento do metabolismo
Ciclosserina, etionamida	Aumento dos efeitos adversos da ciclosserina e da etionamida no sistema nervoso central
Prednisolona	Aumento do metabolismo da isoniazida

O paciente é incentivado a realizar consultas clínicas mensais enquanto estiver tomando INH isoladamente para monitorar a adesão ao tratamento, a ocorrência de efeitos adversos e o agravamento da infecção.

Rifamicinas

As rifamicinas (rifampicina, rifabutina, rifapentina) constituem uma classe de antibióticos macrolídeos desenvolvidos a partir do *Streptomyces mediterranei*. A rifampicina é um derivado sintético da rifamicina B, enquanto a rifabutina é um derivado da rifamicina S. A rifapentina é um derivado ciclopentil. As rifamicinas inibem a RNA polimerase dependente de DNA das micobactérias, resultando em diminuição da síntese de RNA. Em geral, esses agentes são bactericidas em doses terapêuticas, mas podem ser bacteriostáticos em doses mais baixas. A resistência decorre de uma mutação do gene da RNA polimerase dependente de DNA (*RpoB*), que é frequentemente induzida por tratamento anterior incompleto. Foi demonstrada uma resistência cruzada entre a rifampicina e a rifabutina.

A **rifampicina** mostra-se ativa contra *M. tuberculosis, M. leprae, M. kansasii* e contra o complexo do *M. avium*. A rifampicina é um fármaco integral no tratamento de combinação padrão da doença ativa por *M. tuberculosis* e pode ser utilizada como alternativa da INH no tratamento da tuberculose latente em crianças que não conseguem tolerar a INH. A **rifabutina** exibe um espectro semelhante, com atividade aumentada contra o complexo do *M. avium*. A **rifapentina** está sendo submetida a ensaios clínicos pediátricos e parece ter atividade semelhante àquela da rifampicina. A dose pediátrica de rifampicina é de 10 a 15 mg/kg/dia VO, em dose única, sem ultrapassar 600 mg/dia. A dose de rifampicina para adultos é de 5 a 10 mg/kg/dia VO, em dose única, sem ultrapassar 600 mg/dia. As preparações comumente utilizadas de rifampicina incluem cápsulas de 150 e 300 mg e suspensão que habitualmente é formulada em uma concentração de 10 mg/mℓ. O prazo de validade da rifampicina em suspensão é curto (cerca de 4 semanas), de modo que ela não deve ser misturada com outros agentes antimicobacterianos. Dispõe-se também de uma forma IV de rifampicina para o tratamento inicial de pacientes que não podem ingerir preparações orais. É necessário um ajuste da dose para pacientes com insuficiência hepática. Outras rifamicinas (rifabutina e rifapentina) foram pouco estudadas em crianças e não são recomendadas para uso pediátrico.

A rifampicina pode estar associada a **efeitos adversos**, como elevações transitórias das enzimas hepáticas; desconforto gastrintestinal (GI) com cólicas, náuseas, vômitos e anorexia; cefaleia; vertigem; e sintomas gripais e de febre imunologicamente mediados. Além disso, podem ocorrer trombocitopenia e anemia hemolítica. A rifabutina possui um espectro semelhante de toxicidade, exceto por uma incidência aumentada de exantema (4%) e neutropenia (2%). A rifapentina apresenta menos efeitos adversos, porém está associada à hiperuricemia e citopenias, particularmente linfopenia e neutropenia. Todas as rifamicinas podem conferir à urina e a outras secreções (lágrimas, saliva, fezes, escarro) uma coloração alaranjada, que pode corar as lentes de contato. Os pacientes e suas famílias devem ser avisados sobre esse efeito adverso comum; porém, inócuo nos demais aspectos.

As rifamicinas induzem o sistema hepático de isoenzimas do citocromo P450 e estão associadas a um aumento do metabolismo e diminuição dos níveis de vários fármacos quando administrados concomitantemente. Esses fármacos incluem digoxina, corticosteroides, como a prednisona e a dexametasona, dapsona, fluconazol, fenitoína, contraceptivos orais, varfarina e muitos agentes antirretrovirais, particularmente inibidores de protease e inibidores não nucleotídios da transcriptase reversa. A rifabutina tem um menor efeito sobre a redução dos níveis de inibidores de protease.

O uso da pirazinamida em associação com rifampicina para tratamento a curto prazo da tuberculose latente foi associado a disfunção hepática grave e morte. Essa associação nunca foi estudada adequadamente nem recomendada para pacientes pediátricos e, portanto, não deve ser utilizada.

Nenhum monitoramento laboratorial de rotina para as rifamicinas está indicado, a não ser que o paciente seja sintomático. Nos pacientes com sinais de toxicidade, um hemograma completo e provas de função renal e hepática são indicados.

Pirazinamida

A pirazinamida (**PZA**) é um análogo da pirazina sintético da nicotinamida, que é bactericida contra *M. tuberculosis* intracelular em ambientes ácidos, como no interior dos macrófagos ou em lesões inflamatórias. Uma enzima bacteriana específica (pirazinamidase) converte a PZA em ácido pirazinoico, que leva a baixos níveis de pH que não são tolerados pelo *M. tuberculosis*. A resistência não está bem elucidada, mas pode surgir de alterações da pirazinamidase bacteriana.

A PZA está indicada para a fase inicial do tratamento da tuberculose ativa, em associação com outros agentes antimicobacterianos. A dose pediátrica é de 15 a 30 mg/kg/dia VO, em dose única, sem ultrapassar 2.000 mg/dia. A dose administrada 2 vezes/semana com tratamento diretamente observado é apenas de 50 mg/kg/dia VO, em dose única, sem ultrapassar 4.000 mg/dia. O fármaco está disponível em comprimidos de 500 mg e pode ser produzido em uma suspensão de 100 mg/mℓ.

Os **efeitos adversos** consistem em desconforto GI (p. ex., náuseas, vômitos, perda do apetite) em cerca de 4% das crianças, hepatotoxicidade dependente da dose e níveis séricos elevados de ácido úrico, que podem precipitar gota em adultos suscetíveis. Cerca de 10% dos pacientes pediátricos apresentam níveis elevados de ácido úrico, porém sem nenhuma sequela clínica associada. As reações menores consistem em artralgias, fadiga e, raramente, febre.

O uso de PZA em associação com rifampicina para tratamento a curto prazo da tuberculose latente está associado a disfunção hepática grave e morte, de modo que essa combinação deve ser evitada. Não há necessidade de monitoramento laboratorial de rotina para a PZA; entretanto, aconselham-se consultas mensais para reforçar a importância do tratamento.

Etambutol

O etambutol é uma forma sintética do dicloridrato de etilenodi-imino-di-1-butanol, que inibe a síntese do RNA necessária para a formação da parede celular. Em doses convencionais, o etambutol é bacteriostático; entretanto, em doses de > 25 mg/kg, possui atividade bactericida. O mecanismo de resistência ao etambutol não é conhecido, porém observa-se o rápido desenvolvimento de resistência e quando o etambutol é utilizado como único agente contra *M. tuberculosis*.

O etambutol está indicado para o tratamento de infecções provocadas por *M. tuberculosis, M. kansasii, M. bovis* e pelo complexo do *M. avium*. O etambutol só deve ser usado como parte de um esquema de tratamento combinado para *M. tuberculosis*. A posologia diária é de 15 a 20 mg/kg VO, em dose única, sem ultrapassar 2.500 mg/dia. A administração 2 vezes/semana é feita com 50 mg/kg VO, em dose única, sem exceder 2.500 mg/dia. É necessário um ajuste da dose na presença de insuficiência renal. O etambutol está disponível em comprimidos de 100 e 400 mg.

O principal efeito adverso do etambutol consiste em **neurite óptica**; por conseguinte, esse fármaco deve ser geralmente reservado para crianças com idade suficiente para monitoramento confiável da acuidade visual e discriminação das cores. As alterações visuais habitualmente dependem da dose e são reversíveis. Outros eventos adversos incluem cefaleia, vertigem, confusão, hiperuricemia, desconforto GI, neuropatia periférica, hepatotoxicidade e citopenias, particularmente neutropenia e trombocitopenia.

O monitoramento laboratorial de rotina inclui testes basais e periódicos de acuidade visual e discriminação das cores, hemograma completo, níveis séricos de ácido úrico e provas de função renal e hepática.

Agentes menos comumente usados

Aminoglicosídeos

Os aminoglicosídeos utilizados nas infecções micobacterianas incluem a estreptomicina, a amicacina, a canamicina e a capreomicina. A **estreptomicina** é isolada do *Streptomyces griseus* e foi o primeiro fármaco usado no tratamento do *M. tuberculosis*. A **capreomicina**, um polipeptídio cíclico obtido de *Streptomyces capreolus*, e a **amicacina**, um derivado semissintético da canamicina, são agentes mais recentes, que são recomendados quando a estreptomicina não está disponível. Os aminoglicosídeos atuam por meio de sua ligação irreversível à subunidade 30S dos ribossomos e inibição subsequente da síntese de proteínas. A estreptomicina exibe atividade bactericida dependente da concentração, enquanto a capreomicina é bacteriostática. A resistência resulta de mutação no sítio de ligação do ribossomo 30S, por meio de redução do transporte no interior das células ou inativação pelas enzimas bacterianas. Foi demonstrada uma resistência cruzada entre os aminoglicosídeos.

Os aminoglicosídeos estão indicados para o tratamento do *M. tuberculosis* e do complexo *M. avium*. Todos são considerados como fármacos de segunda linha no tratamento do *M. tuberculosis* e só devem ser utilizados quando os padrões de resistência forem reconhecidos. Os aminoglicosídeos são pouco absorvidos VO e são administrados por injeção IM. As faixas de doses pediátricas da estreptomicina são de 20 mg/kg/dia, quando administrada diariamente, e de 20 a 40 mg/kg/dia, quando administrada 2 vezes/semana; a administração é por via IM em dose única diária. As doses de capreomicina, amicacina e canamicina são de 15 a 30 mg/kg/dia IM em dose única, sem ultrapassar 1 g/dia. É necessário um ajuste da dose na presença de insuficiência renal.

Os aminoglicosídeos têm **efeitos adversos** nos túbulos renais proximais, na cóclea e no aparelho vestibular da orelha. A nefrotoxicidade e a ototoxicidade são responsáveis pela maior parte dos efeitos adversos significativos. Raramente, os pacientes apresentam febre ou exantemas com a administração de aminoglicosídeos. O uso concomitante de outros agentes nefrotóxicos ou ototóxicos deve ser evitado, visto que os efeitos adversos podem ser aditivos. Um efeito sinérgico e dependente da dose raro, porém grave dos aminoglicosídeos com agentes bloqueadores neuromusculares não despolarizantes pode resultar em depressão ou paralisia respiratória.

A audição e a função renal devem ser monitoradas em condições basais e periodicamente. Os sinais precoces de ototoxicidade incluem zumbido, vertigem e perda da audição. A ototoxicidade parece ser irreversível, porém a lesão renal precoce pode ser reversível. À semelhança de outros aminoglicosídeos, os níveis máximos e mínimos são úteis na dosagem e no controle das toxicidades precoces.

Ciclosserina

A ciclosserina, que deriva do *Streptomyces orchidaceus* ou *Streptomyces garyphalus*, é um análogo sintético do aminoácido D-alanina, que interfere na síntese da parede celular bacteriana por meio de inibição competitiva dos componentes de D-alanina a serem incorporados na parede celular. A ciclosserina é bacteriostática, e o mecanismo de resistência não é conhecido.

A ciclosserina é utilizada no tratamento do *M. tuberculosis* e *M. bovis*. A dose é de 10 a 20 mg/kg/dia VO, em duas doses fracionadas, sem ultrapassar 1 g/dia. Está disponível em cápsulas de 250 mg.

O principal efeito adverso consiste em **neurotoxicidade**, com transtorno psicológico significativo, incluindo convulsões, psicose aguda, cefaleia, confusão, depressão e alterações da personalidade. Os efeitos neurotóxicos são aditivos com a etionamida e a INH. A ciclosserina também foi associada à anemia megaloblástica. É preciso ajustar a dose na presença de comprometimento renal. A ciclosserina deve ser utilizada com cautela em pacientes com doença psiquiátrica subjacente.

O monitoramento laboratorial de rotina inclui avaliação da função renal e hepática, hemograma completo e níveis de ciclosserina. Os sintomas psiquiátricos são menos comuns com níveis sanguíneos de < 30 μg/mℓ.

Etionamida

A etionamida está estruturalmente relacionada com a INH e é um derivado etil da tioisonicotinamida, que inibe a síntese peptídica por meio de um mecanismo não esclarecido que, se acredita, envolve rupturas da nicotinamida adenina dinucleotídio e NAD fosfato desidrogenase. A etionamida é bacteriostática na maioria dos níveis terapêuticos. Observa-se o rápido desenvolvimento de resistência se a etionamida for utilizada como monoterapia, embora o mecanismo envolvido não seja conhecido.

A etionamida é utilizada como alternativa da estreptomicina ou do etambutol no tratamento de *M. tuberculosis* e possui alguma atividade contra *M. kansasii* e contra o complexo *M. avium*. Um metabólito, o sulfóxido de etionamida, é bactericida contra *M. leprae*. A etionamida demonstrou ter boa penetração no sistema nervoso central (SNC) e tem sido utilizada como quarto fármaco em associação com rifampicina, INH e PZA. A dose pediátrica é de 15 a 20 mg/kg/dia VO, em duas doses fracionadas, sem ultrapassar 1 g/dia. Está disponível em comprimidos de 250 mg.

O desconforto GI é comum, e outros **efeitos adversos** consistem em distúrbios neurológicos (ansiedade, vertigem, neuropatia periférica, convulsões, psicose aguda), elevação das enzimas hepáticas, hipotireoidismo, hipoglicemia e reação de hipersensibilidade com exantema e febre. A etionamida deve ser utilizada com cautela em pacientes com doença psiquiátrica ou tireoidiana subjacente. Os efeitos adversos psiquiátricos podem ser potencializados com o uso concomitante de ciclosserina.

Além da avaliação rigorosa do humor, o monitoramento de rotina inclui provas de função tireóidea e hepática. Em pacientes diabéticos em uso de etionamida, deve-se monitorar os níveis de glicemia.

Fluoroquinolonas

As fluoroquinolonas são derivados fluorados da classe de antibióticos das quinolonas. O ciprofloxacino é uma fluoroquinolona de primeira geração, enquanto o levofloxacino é o l-isômero mais ativo do ofloxacino. O **moxifloxacino** e o **gatifloxacino** são agentes de uso emergente no tratamento da doença micobacteriana pediátrica. As fluoroquinolonas não estão indicadas para uso em crianças com menos de 18 anos de idade; entretanto, estudos sobre o seu uso em pacientes pediátricos continuam indicando que esses fármacos podem ser prescritos em circunstâncias especiais. As fluoroquinolonas são bactericidas e exercem o seu efeito por meio da inibição da DNA girase. As alterações na DNA girase resultam em relaxamento do DNA superespiralado e em quebras do DNA de fita dupla. O mecanismo de resistência não está bem definido, mas provavelmente envolve mutações da DNA girase.

O **levofloxacino** é um fármaco de segunda linha importante no tratamento do *M. tuberculosis* multirresistente (MDR). O **ciprofloxacino** possui atividade contra o complexo do *Mycobacterium fortuitum* e contra *M. tuberculosis*. A dose pediátrica de ciprofloxacino é de 20 a 30 mg/kg/dia VO, ou por via intravenosa (IV), sem ultrapassar 1,5 mg/dia VO ou 800 mg/dia IV. A dose de ciprofloxacino para adultos é de 500 a 750 mg/dose VO, em duas doses fracionadas, ou 200 a 400 mg IV, a cada 12 h. O ciprofloxacino está disponível em comprimidos de 100, 250, 500 e 750 mg e pode ser preparado em suspensões a 5% (50 mg/mℓ) ou a 10% (100 mg/mℓ). A dosagem de levofloxacino para crianças é de 5 a 10 mg/kg/dia, 1 vez/dia, por via VO ou IV, sem exceder 1.000 mg/dia; para adultos, é de 500 a 1.000 mg/dia VO ou IV, sem ultrapassar 1.000 mg/dia. O levofloxacino está disponível em comprimidos de 250, 500 e 750 mg, e pode-se obter uma suspensão de 50 mg/mℓ como preparação extemporânea. A suspensão tem um prazo de validade de apenas 8 semanas.

O efeito adverso mais comum das fluoroquinolonas consiste em **desconforto GI**, com náuseas, vômitos, dor abdominal e diarreia, incluindo colite pseudomembranosa. Outros efeitos adversos menos comuns incluem depressão da medula óssea, efeitos no SNC (p. ex., redução do limiar convulsivo, confusão, tremor, tontura, cefaleia), elevação das transaminases hepáticas, fotossensibilidade e artropatias. O potencial de artropatias (p. ex., rupturas de tendões, artralgias, tendinite) é um motivo predominante para não se recomendar o uso pediátrico das fluoroquinolonas. O mecanismo de lesão parece envolver a ruptura da matriz extracelular da cartilagem e a depleção de colágeno, constituindo uma preocupação particular relacionada com o desenvolvimento dos ossos e das articulações em crianças.

As fluoroquinolonas induzem as isoenzimas CYP, que podem elevar as concentrações de teofilina e varfarina administradas. Os anti-inflamatórios não esteroides (AINE) podem potencializar os efeitos das fluoroquinolonas sobre o SNC e devem ser evitados enquanto o paciente estiver tomando uma fluoroquinolona. Tanto o ciprofloxacino quanto o levofloxacino devem ter a sua dose ajustada em pacientes com disfunção renal significativa.

Durante o uso de fluoroquinolonas, os pacientes devem ser monitorados quanto à ocorrência de disfunção hepática e renal, artropatias e anormalidades hematológicas.

Linezolida

A linezolida é um derivado sintético da oxazolidinona. Esse fármaco não está atualmente aprovado para uso contra a infecção por micobactérias em pacientes adultos ou pediátricos, porém possui atividade contra algumas espécies. Existem estudos em andamento sobre a eficácia do tratamento nas infecções micobacterianas. A linezolida inibe a tradução por meio de sua ligação ao componente ribossômico 23S da subunidade 50S do ribossomo, impedindo o acoplamento com a subunidade 70S. Acredita-se que a resistência se origine de uma mutação pontual no sítio de ligação, porém ainda está pouco estudada, visto que só foram relatados alguns casos de resistência.

As indicações aprovadas para o uso da linezolida consistem em infecções bacterianas diferentes das micobacterianas; entretanto, os estudos realizados revelam uma atividade *in vitro* contra micobactérias de crescimento rápido (complexo do *M. fortuitum*, *M. chelonae*, *M. abscessus*), *M. tuberculosis* e complexo do *M. avium*. A dose para crianças de 0 a 11 anos de idade é de 10 mg/kg/dia VO ou IV, em doses fracionadas, a cada 8 a 12 h. Para indivíduos com mais de 12 anos de idade, a dose é de 600 mg VO ou IV, a cada 12 h. A linezolida está disponível em comprimidos de 400 e 600 mg e como suspensão de 20 mg/mℓ.

Os **efeitos adversos** da linezolida consistem em desconforto GI (p. ex., náuseas, vômitos, diarreia), distúrbios do SNC (p. ex., tontura, cefaleia, insônia, neuropatia periférica), acidose láctica, febre, mielossupressão e colite pseudomembranosa. A linezolida é um inibidor fraco da monoamina oxidase A, e os pacientes são orientados a evitar alimentos com alto conteúdo de tiramina. A linezolida deve ser utilizada com cautela em pacientes com mielossupressão preexistente.

Além do monitoramento do paciente para desconforto GI e perturbações do SNC, o monitoramento laboratorial de rotina inclui um hemograma completo pelo menos 1 vez/semana.

Ácido paraminossalicílico

O ácido paraminossalicílico (**PAS**) é um análogo estrutural do ácido para-aminobenzoico (PABA). É bacteriostático e atua por meio de inibição competitiva da síntese de ácido fólico, de modo semelhante à ação das sulfonamidas. Os mecanismos de resistência não estão bem elucidados.

O PAS atua contra *M. tuberculosis*. A dose é de 150 mg/kg/dia VO, em duas ou três doses fracionadas. O PAS está disponível em envelopes de 4 g, e os grânulos devem ser misturados com líquido e deglutidos inteiros.

Os **efeitos adversos** comuns consistem em desconforto GI, e os eventos menos frequentes incluem hipopotassemia, hematúria, albuminúria, cristalúria e elevação das transaminases hepáticas. O PAS pode diminuir a absorção da rifampicina, e a coadministração com etionamida potencializa os efeitos adversos do PAS.

Além do monitoramento para perda de peso, o monitoramento laboratorial de rotina inclui provas de função hepática e renal.

Fumarato de bedaquilina

Essa diarilquinolina oral tem sido recomendada para o tratamento da tuberculose MDR. Deve ser utilizada como parte da terapia de combinação e administrada com observação direta. Embora o fumarato de bedaquilina seja aprovado para pacientes a partir de 18 anos de idade, seu uso pode ser considerado para crianças individualmente de acordo com cada caso.

Os **efeitos adversos** graves consistem em hepatotoxicidade e prolongamento do intervalo QT.

Delamanida

A delamanida é um derivado di-hidro-nitroimidazoxazol, que foi recentemente aprovado para uso no tratamento da tuberculose MDR. Atua ao inibir a síntese de compostos da parede celular das micobactérias, como o ácido metoximicólico e o ácido cetomicólico. Estudos limitados foram conduzidos na população pediátrica, e a delamanida só deve ser utilizada sob acompanhamento por especialista em tuberculose.

Os **efeitos adversos** consistem em náuseas, vômitos, vertigem, ansiedade, tremores e prolongamento QT.

AGENTES USADOS CONTRA *MYCOBACTERIUM LEPRAE*

Dapsona

A dapsona é um antibiótico das sulfonas, com características semelhantes às das sulfonamidas. À semelhança de outras sulfonamidas, a dapsona atua como antagonista competitivo do PABA, que é necessário para a síntese bacteriana de ácido fólico. A dapsona é bacteriostática contra *M. leprae*. A resistência não está bem elucidada; porém, acredita-se que ocorra após alterações no sítio de ligação do PABA.

A dapsona é utilizada no tratamento do *M. leprae* em associação com outros agentes anti-hansenianos (rifampicina, clofazimina, etionamida). A dose pediátrica é de 1 a 2 mg/kg/dia VO, em dose única, sem ultrapassar 100 mg/dia, por um período de 3 a 10 anos. A dose para adultos é de 100 mg/dia VO, em dose única. A dapsona está disponível em comprimidos sulcados de 25 e 100 mg e em uma suspensão oral de 2 mg/mℓ. A dose deve ser ajustada na presença de insuficiência renal.

A dapsona apresenta numerosos **efeitos adversos** relatados, incluindo anemia hemolítica relacionada com a dose, particularmente em pacientes com deficiência de glicose-6-fosfato desidrogenase (G6 PD), pancreatite, complicações renais (necrose tubular aguda, insuficiência renal aguda, albuminúria), elevação das enzimas hepáticas, psicose, zumbido, neuropatia periférica, fotossensibilidade e uma síndrome de hipersensibilidade com febre, exantema, lesão hepática e mal-estar. Pode ocorrer uma reação **hanseniana** com o tratamento, que constitui um agravamento paradoxal não tóxico da hanseníase lepromatosa com o início do tratamento. Essa reação de hipersensibilidade não constitui uma indicação para interromper o tratamento. A dapsona deve ser utilizada com cautela em pacientes com deficiência de G6 PD ou em uso de outros antagonistas do ácido fólico. Os níveis de dapsona podem diminuir com o uso concomitante de rifampicina e podem aumentar com a administração concomitante de clotrimazol.

O monitoramento laboratorial de rotina inclui hemograma completo realizado semanalmente durante o primeiro mês da terapia, semanalmente durante 6 meses de terapia e, em seguida, a cada 6 meses. Outras avaliações periódicas incluem função renal, com níveis de creatina, exame de urina e provas de função hepática.

Clofazimina

A clofazimina é um derivado sintético do tartarato de fendimetrazina, que atua por meio de sua ligação ao DNA micobacteriano nos sítios de guanina. Possui atividade bactericida lenta contra o *M. leprae*. Os mecanismos de resistência não estão bem estudados. Não foi demonstrada nenhuma resistência cruzada entre a clofazimina e a dapsona ou rifampicina.

A clofazimina está indicada como parte de uma terapia de combinação para o tratamento do *M. leprae*. Parece que pode haver alguma atividade contra outras micobactérias, como o complexo do *M. avium*, embora os fracassos terapêuticos sejam comuns. A segurança e a eficácia da clofazimina foram pouco estudadas em crianças. A dose pediátrica é de 1 mg/kg/dia VO, em dose única, sem ultrapassar 100 mg/dia, em associação com dapsona e rifampicina por 2 anos e, em seguida, adicionalmente como agente único por mais de 1 ano. A dose para adultos é de 100 mg/dia VO. O fármaco deve ser tomado com alimentos para aumentar a sua absorção.

O efeito adverso mais comum consiste em coloração rosada a castanha-bronzeada reversível da pele e da conjuntiva, relacionada com a dose. Outros **efeitos adversos** incluem exantema cutâneo seco e pruriginoso, cefaleia, tontura, dor abdominal, diarreia, vômitos, neuropatia periférica e elevação das transaminases hepáticas.

O monitoramento laboratorial de rotina inclui provas periódicas de função hepática.

AGENTES USADOS CONTRA MICOBACTÉRIAS NÃO CAUSADORAS DE TUBERCULOSE

Cefoxitina

A cefoxitina, um derivado da cefamicina, é uma cefalosporina de segunda geração que, à semelhança de outras cefalosporinas, inibe a síntese da parede celular por meio de sua ligação às proteínas de ligação da penicilina, criando uma parede celular bacteriana instável. Ocorre desenvolvimento de resistência devido a alterações nas proteínas de ligação da penicilina.

Com frequência, a cefoxitina é utilizada na terapia de combinação para a doença micobacteriana (Tabela 241.3). A dose pediátrica baseia-se na gravidade da doença, com faixa de 80 a 160 mg/kg/dia, em doses fracionadas a cada 4 a 8 horas, sem ultrapassar 12 g/dia. As doses para adultos são de 1 a 2 g/dia, sem ultrapassar 12 g/dia. A cefoxitina está disponível em formulações IV ou IM. É necessário aumentar o intervalo entre as doses na presença de insuficiência renal.

Os **efeitos adversos** são principalmente hematológicos (eosinofilia, granulocitopenia, trombocitopenia, anemia hemolítica), GI (náuseas, vômitos, diarreia com possível colite pseudomembranosa) e relacionados

Tabela 241.3 Tratamento das infecções por micobactérias não causadoras de tuberculose em crianças.

MICRORGANISMO	DOENÇA	TRATAMENTO INICIAL
ESPÉCIES DE CRESCIMENTO LENTO		
Complexo *Mycobacterium avium* (MAC); *Mycobacterium haemophilum*; *Mycobacterium lentiflavum*	Linfadenite	Excisão completa dos linfonodos; se a excisão for incompleta, ou se houver recidiva da doença, administração de claritromicina ou azitromicina mais etambutol e/ou rifampicina (ou rifabutina).
	Infecção pulmonar	Claritromicina ou azitromicina mais etambutol com rifampicina ou rifabutina (ressecção pulmonar em alguns pacientes que não respondem à terapia farmacológica). Para a doença grave, deve-se incluir frequentemente um ciclo inicial de amicacina ou estreptomicina. Os dados clínicos em adultos com doença leve à moderada sustentam que a terapia 3 vezes/semana é tão efetiva quanto a terapia diária, com menos toxicidade. Para pacientes com doença avançada ou cavitária, os fármacos devem ser administrados diariamente.
Mycobacterium chimaera	Endocardite de prótese valvar	Remoção da válvula, terapia antimicrobiana prolongada, baseada no antibiograma.
	Disseminada	Consultar o texto.
Mycobacterium kansasii	Infecção pulmonary	Rifampicina mais etambutol com isoniazida, diariamente. Se for detectada uma resistência à rifampicina, deve-se utilizar um esquema de 3 fármacos, com base no resultado do antibiograma.
	Osteomielite	Desbridamento cirúrgico e terapia antimicrobiana prolongada, utilizando rifampicina mais etambutol com isoniazida.
Mycobacterium marinum	Infecção cutânea	Nenhum, se for de menor importância; rifampicina, SMX-TMP, claritromicina ou doxiciclina* para doença moderada; as lesões extensas podem exigir desbridamento cirúrgico. O antibiograma não é rotineiramente necessário.
Mycobacterium ulcerans	Infecções cutâneas e ósseas	Estreptomicina IM, diariamente, e rifampicina oral, por 8 semanas; excisão para retirada do tecido necrótico, quando presente; resposta potencial à termoterapia.
ESPÉCIES DE CRESCIMENTO RÁPIDO		
Grupo do *Mycobacterium fortuitum* group	Infecção cutânea	A terapia inicial para a doença grave consiste em amicacina mais meropeném IV, seguidos de claritromicina, doxiciclina,* SMX-TMP ou ciprofloxacino VO, com base no antibiograma *in vitro*; pode exigir excisão cirúrgica. Até 50% dos microrganismos isolados são resistentes à cefoxitina.
	Infecção do cateter	Remoção do cateter e amicacina mais meropeném IV; claritromicina, SMX-TMP ou ciprofloxacino VO, com base no antibiograma *in vitro*.
Mycobacterium abscessus	Otite média; infecção cutânea	Não existe nenhum esquema antimicrobiano confiável, devido à variabilidade da sensibilidade a fármacos. Claritromicina mais um ciclo inicial de amicacina mais cefoxitina ou imipeném/meropeném; pode exigir desbridamento cirúrgico, com base no antibiograma *in vitro* (50% são resistentes à amicacina).
	Infecção pulmonária (na fibrose cística)	Doença grave, claritromicina, amicacina e cefoxitina ou imipeném/meropeném, com base no antibiograma; a maioria dos microrganismos isolados apresenta CIM muito baixa à tigeciclina; pode exibir ressecção cirúrgica.
Mycobacterium chelonae	Infecção de cateter, endocardite de prótese valvar	Retirada do cateter; desbridamento, remoção do material estranho; substituição de valva; e tobramicina (inicialmente) mais claritromicina, meropeném e linezolida.
	Infecção cutânea disseminada	Tobramicina e meropeném ou linezolida (inicialmente) mais claritromicina.

*A doxiciclina pode ser utilizada por um curto período de tempo (*i. e.*, ≤ 21 dias) sem levar em consideração a idade do paciente; entretanto, não se recomenda uma maior duração do tratamento para crianças com < 8 anos de idade. Apenas 50% dos isolados de *M. marinum* são sensíveis à doxiciclina. IV, intravenosa; CIM, concentração inibitória mínima; VO, via oral. SMX-TMP, sulfametoxazol-trimetoprima. Da American Academy of Pediatrics. *Red book: 2018–2021 report of the Committee on Infectious Diseases*. 31th ed. Elk Grove Village, IL, 2018, AAP (Tabela 3.90).

com o SNC (tontura, vertigem). Podem ocorrer efeitos adversos aditivos potenciais quando a cefoxitina é administrada com aminoglicosídeos.

O monitoramento laboratorial de rotina com uso a longo prazo inclui hemograma completo e provas de função hepática e renal.

Doxiciclina

A doxiciclina pertence à família de antibióticos das tetraciclinas e tem uso limitado em pediatria. À semelhança de outras tetraciclinas, a doxiciclina atua por meio de redução da síntese de proteínas por meio de sua ligação ao ribossomo 30S e ao RNA transportador. Além disso, pode provocar alterações na membrana citoplasmática das bactérias sensíveis.

A doxiciclina é utilizada no tratamento do *M. fortuitum* (Tabela 241.3). Embora possa ser usada no tratamento do *Mycobacterium marinum*, ocorreram fracassos terapêuticos em adultos. A dose pediátrica baseia-se na idade e no peso. Para crianças com mais de 8 anos de idade e peso de < 45 kg, a dose é de 4,4 mg/kg/dia, 2 vezes/dia. A dose para crianças de mais idade e adultos é de 100 mg, 2 vezes/dia. A doxiciclina está disponível em cápsulas ou comprimidos de 50 e 100 mg e em suspensões de 25 mg/5 mℓ e 50 mg/5 mℓ.

O uso da doxiciclina em crianças é limitado pela ocorrência de **coloração permanente dos dentes**, que se agrava com uso prolongado. Outros **efeitos adversos** incluem fotossensibilidade, disfunção hepática e renal e esofagite, que pode ser minimizada pela administração da dose com grandes volumes de líquido. A doxiciclina pode diminuir a eficácia dos contraceptivos orais. A rifampicina, a carbamazepina e a fenitoína podem diminuir a concentração de doxiciclina.

O monitoramento laboratorial de rotina com uso a longo prazo inclui provas de função renal e hepática, bem como hemograma completo.

Macrolídeos

A claritromicina e a azitromicina pertencem à família dos antibióticos macrolídeos. A claritromicina é um derivado metoxi da eritromicina. Os macrolídeos atuam por meio de sua ligação à subunidade 50S dos ribossomos, inibindo subsequentemente a síntese de proteínas. Os mecanismos de resistência das micobactérias não estão bem elucidados, mas podem envolver alterações nos sítios de ligação. A claritromicina parece ter atividade antimicobacteriana sinérgica quando associada com rifamicinas, etambutol ou clofazimina.

A **claritromicina** é amplamente utilizada para profilaxia e tratamento da doença pelo complexo do *M. avium* e também possui atividade contra *Mycobacterium abscessus, M. fortuitum* e *M. marinum*. A azitromicina possui uma farmacocinética significativamente diferente em comparação com outros agentes macrolídeos e não foi estudada, de modo que não está indicada para infecções micobacterianas. A dose pediátrica de claritromicina para profilaxia primária das infecções pelo complexo do *M. avium* é de 7,5 mg/kg/dose VO, 2 vezes/dia, sem ultrapassar 500 mg/dia. Essa dose é utilizada para a doença recorrente pelo complexo do *M. avium* em associação com etambutol e rifampicina. A dose para adultos é de 500 mg VO, 2 vezes/dia, se for utilizada como agente único para profilaxia primária ou como parte de terapia de combinação com etambutol e rifampicina. É necessário efetuar um ajuste da dose na presença de insuficiência renal, mas não na insuficiência hepática. A claritromicina está disponível em comprimidos de 250 e 500 mg e em suspensão de 125 mg/5 mℓ e 250/5 mℓ.

O principal efeito adverso da claritromicina consiste em **desconforto GI**, incluindo vômito (6%), diarreia (6%) e dor abdominal (3%). Outros **efeitos adversos** incluem distúrbios do paladar, cefaleia e prolongamento do segmento QT se for utilizada com anestésicos inalatórios, clotrimazol, agentes antiarrítmicos ou azóis. A claritromicina deve ser utilizada com cautela em pacientes com insuficiência renal ou insuficiência hepática.

O monitoramento laboratorial de rotina com o uso prolongado de claritromicina inclui exames periódicos das enzimas hepáticas. A diarreia constitui um sinal precoce de colite pseudomembranosa.

Sulfametoxazol-trimetoprima

O sulfametoxazol-trimetoprima (SMX-TMP) é formulado em uma razão fixa de cinco partes de SMX para uma parte de TMP. O SMX é uma sulfonamida que inibe a síntese de ácido di-hidrofólico ao inibir competitivamente o PABA, à semelhança da dapsona. A TMP bloqueia a produção de ácido tetra-hidrofólico e a biossíntese distal de ácidos nucleicos e proteínas por meio de sua ligação reversível à di-hidrofolato redutase. A associação dos dois agentes é sinérgica e, com frequência, bactericida.

O SMX-TMP é frequentemente utilizado na terapia de combinação para a doença micobacteriana (Tabela 241.3). A dose oral ou IV para pacientes pediátricos é de 15 a 20 mg/kg/dia de TMP, a cada 6 a 8 horas, para infecções graves, e 6 a 12 mg/kg/dia de TMP, a cada 12 h, para infecções leves. A dose para adultos é de 800 mg de SMX e 160 mg de TMP, a cada 12 horas. Pode ser necessária uma redução da dose na presença de insuficiência renal. O SMX-TMP está disponível em comprimidos de concentração simples (400/80 mg de SMX/TMP) e em comprimidos de dupla concentração (800/160 mg de SMX/TMP) e em uma suspensão de 200 mg de SMX e 40 mg de TMP por 5 mℓ.

O efeito adverso mais comum com o uso de SMX-TMP consiste em **mielossupressão**. Essa associação precisa ser utilizada com cautela em pacientes com deficiência de G6 PD. Outros **efeitos adversos** incluem anormalidades renais, exantema, meningite asséptica, distúrbios GI (p. ex., pancreatite, diarreia) e prolongamento do intervalo QT quando coadministrado com anestésicos inalatórios, azóis ou macrolídeos.

O monitoramento laboratorial de rotina inclui hemograma completo mensalmente e determinação periódica dos eletrólitos e creatinina para monitoramento da função renal.

A bibliografia está disponível no GEN-io.

Capítulo 242

Tuberculose (*Mycobacterium tuberculosis*)

Lindsay Hatzenbuehler Cameron e Jeffrey R. Starke

A tuberculose é causa de doença humana há mais de 4.000 anos e ainda é considerada uma das doenças infecciosas mais importantes em todo o mundo.

ETIOLOGIA

Existem cinco micobactérias estreitamente relacionadas com o complexo *Mycobacterium tuberculosis*: *M. tuberculosis, M. bovis, M. africanum, M. microti* e *M. canetti*. O *M. tuberculosis* é o agente etiológico mais importante da tuberculose (TB) em humanos. Os bacilos da tuberculose são fracamente gram-positivos tipicamente finos, levemente encurvados, pleomorfos, não móveis, não formadores de esporos e medem cerca de 1 a 5 μm de comprimento. Podem aparecer em contas ou aglutinados ao microscópio. Esses microrganismos são aeróbios obrigatórios e crescem em meios de cultura sintéticos contendo glicerol como fonte de carbono e sais de amônio como fonte de nitrogênio (meio de cultura de Löwenstein-Jensen). Essas micobactérias crescem melhor entre 37°C e 41°C, produzem niacina e não apresentam pigmentação. Uma parede celular rica em lipídios é responsável pela resistência às ações bactericidas do anticorpo e do sistema complementar. Uma característica de todas as micobactérias é a **resistência aos ácidos** – capacidade de formar complexos estáveis de micolato com os corantes de arilmetano (violeta cristal, carbolfucsina, auramina e rodamina). Eles resistem à descoloração com etanol, ácido hidroclorídrico e outros ácidos.

As micobactérias crescem lentamente, com tempo de geração de 12 a 24 horas. Em geral, o isolamento dos espécimes clínicos em meio sintético sólido leva de 3 a 6 semanas e o teste de sensibilidade aos medicamentos requer mais de 2 ou 4 semanas. O crescimento pode ser detectado em 1 a 3 semanas em meio líquido seletivo, utilizando nutrientes radiomarcados (p. ex., sistema radiométrico BACTEC) e o padrão de sensibilidade pode ser determinado com um período adicional de 3 a 5 dias. Quando o crescimento micobacteriano é detectado, as espécies das micobactérias presentes podem ser determinadas em poucas horas utilizando a análise por cromatografia líquida de alta pressão (identificação dos ácidos micólicos únicos de cada espécie) ou por sondas de DNA. O perfil do polimorfismo no comprimento do fragmento de restrição (RFLP) é uma ferramenta útil para estudar a epidemiologia da tuberculose, nos surtos e na epidemiologia de rotina em uma comunidade.

Estágios clínicos

Existem três principais estágios clínicos da tuberculose: exposição, infecção e doença. A **exposição** significa que uma criança teve um contato significativo ("ar compartilhado") com um adulto ou adolescente com tuberculose infecciosa, mas não possui uma infecção comprovada. Nesse estágio, o **teste cutâneo tuberculínico (PPD)** e os **ensaios de liberação de interferona-γ (IGRA)** são negativos, a radiografia de tórax não apresenta alterações, o exame físico está normal e a criança não apresenta sinais ou sintomas da doença, no entanto, é possível estar infectada e desenvolver a doença rapidamente, pois pode não ter tido tempo suficiente para o PPD ou o IGRA se tornarem positivos. A **infecção tuberculosa (TBI)** ocorre quando a pessoa inala gotículas que contêm *M. tuberculosis*, que sobrevivem dentro da célula pulmonar e no tecido linfoide associado. A principal característica da TBI é o resultado positivo para PPD e IGRA. Nesse estágio, a criança não apresenta sinais ou sintomas, o exame físico apresenta-se normal e a radiografia de tórax pode revelar apenas um granuloma ou calcificações no parênquima pulmonar. A **doença** ocorre quando os sinais ou sintomas ou as características radiográficas causadas pelo *M. tuberculosis* se tornam evidentes. Nem todos os indivíduos infectados apresentam o mesmo risco de desenvolver a doença. Um adulto imunocompetente com TBI não tratada apresenta aproximadamente um risco de 5 a 10% de desenvolver a doença **em algum momento da vida**. Em contraste, uma criança infectada com < 1 ano apresenta 40% de chances de desenvolver TB no período de 9 meses.

EPIDEMIOLOGIA

A Organização Mundial de Saúde (OMS) estima que desde 2015 a tuberculose tenha superado a infecção pelo vírus da imunodeficiência humana (HIV/AIDS) como causa de morte por doença infecciosa em todo o mundo e que quase um terço da população mundial (2,5 bilhões de pessoas) está infectado pelo *M. tuberculosis*. Aproximadamente 95% dos casos de tuberculose ocorrem em países em desenvolvimento. O maior número de casos ocorre na Ásia, África e na região do Mediterrâneo Oriental. Estima-se que 10,4 milhões de casos incidentes e 1,8 milhão de mortes associadas ocorreram em todo o mundo em 2015 (Figura 242.1). O Relatório Global de Tuberculose de 2016 da OMS estimou que, nesse mesmo ano, houve 1 milhão de casos incidentes na infância, 170.000 mortes associadas à TB entre crianças não infectadas pelo HIV e 40.000 mortes associadas à TB entre crianças infectadas pelo HIV. O ônus global da tuberculose é influenciado por vários fatores, incluindo: a pandemia do HIV, o desenvolvimento de **tuberculose multirresistente (TBMR)** e o acesso desproporcional das populações em ambientes de baixa renda em todo o mundo para os testes de diagnóstico e tratamento médico eficiente.

Nos EUA, os índices de casos de TB diminuíram de forma constante durante a primeira metade do século XX, muito antes do advento dos fármacos antituberculose, como resultado de melhores condições de vida e, provavelmente, a seleção genética favorecendo pessoas resistentes no desenvolvimento da doença. Um ressurgimento da tuberculose no final de 1980 foi principalmente associado à epidemia do HIV; transmissão dos microrganismos em locais que os abrigam, incluindo instituições de saúde; doença que acomete imigrantes recentes; e má conduta de controle da TB nas comunidades. Desde 1992, o número de casos de tuberculose relatados diminuiu a cada ano até 2015, quando aumentou 1,6% em relação a 2014, para 9.557 casos (Figura 242.2). Apesar do aumento no número de casos notificados em 2015, a incidência de TB nos EUA permaneceu estável com uma incidência de 3 casos por 100.000 pessoas. Dos casos em 2015, 439 (4,6%) ocorreram em crianças com menos de 15 anos (taxa: 1,5/100.000 habitantes), 55% dos quais tinham menos de 5 anos. As minorias étnicas e raciais e as pessoas nascidas no exterior, incluindo crianças nesses grupos, são desproporcionalmente afetadas pela tuberculose nos EUA. Em 2015, os Centers for Disease Control and Prevention (CDC) informaram que 87% de todos os casos de TB estavam entre as populações de minorias étnicas. A taxa de casos de TB entre crianças asiáticas, negras não hispânicas e hispânicas foi 27, 13 e 12 vezes mais alta, respectivamente, do que entre crianças brancas não hispânicas (Figura 242.3). A taxa de TB entre pessoas nascidas no exterior nos EUA foi 13 vezes maior do que entre pessoas nascidas nos EUA e foi responsável por 66% de todos os casos de TB em 2015 (Figura 242.4). Crianças nascidas no exterior responderam por 22% do número total de casos de TB infantil em 2015. Das crianças nascidas nos EUA com tuberculose, 66% têm pelo menos um genitor nascido no exterior e 75% de todos os pacientes pediátricos apresentam alguma conexão internacional com um membro da família ou viagem ou residência anterior em um país endêmico para TB.

A maioria das crianças é infectada pelo *M. tuberculosis* em sua casa por um contato próximo, mas os surtos de tuberculose na infância também ocorrem em escolas (ensino fundamental e médio), jardins de infância, creches, igrejas, ônibus escolares e equipes esportivas. Os adultos infectados pelo HIV e com TB podem transmitir o *M. tuberculosis* às crianças, e as crianças infectadas pelo HIV apresentam maior risco de desenvolver tuberculose após a infecção. Grupos específicos apresentam alto risco de contrair TBI e progredir para TB (Tabela 242.1).

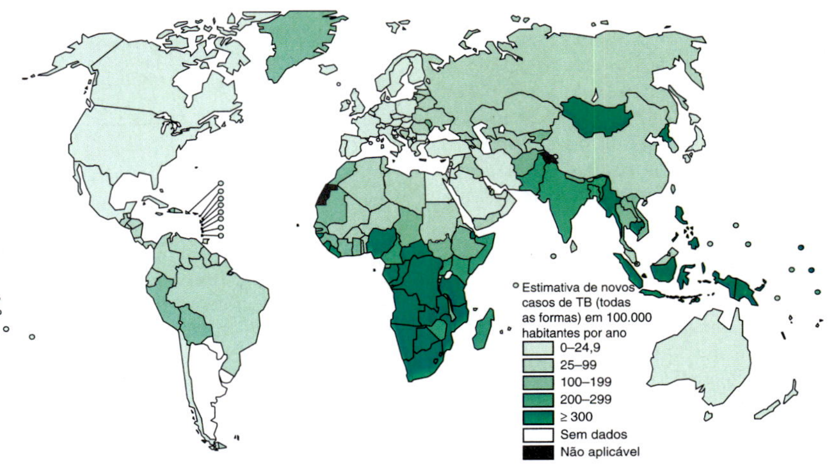

Figura 242.1 Incidência estimada da tuberculose (TB) em 2015. (*De World Health Organization.* Global tuberculosis report 2016, *Geneva, 2016, WHO.*)

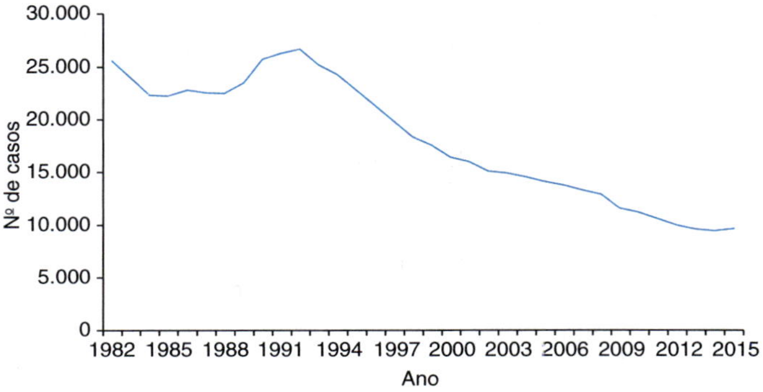

Figura 242.2 Casos de tuberculose (TB) relatados nos EUA entre 1982–2015 (em 9 de Junho, 2016). (De Centers for Disease Control and Prevention. *Reported tuberculosis in the United States*, 2015, Atlanta, 2015, US Department of Health and Human Services.)

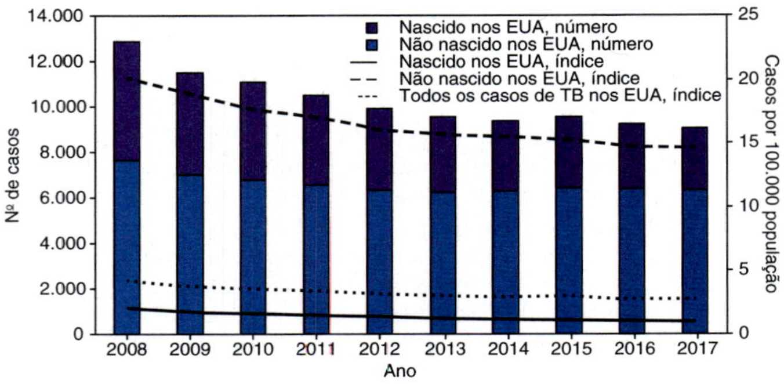

Figura 242.4 Número de casos de tuberculose (TB) e índices, por origem nacional – EUA, 2008–2017. (De Stewart RJ, Tsang CA, Pratt RH *et al.* *Tuberculosis–*United States, 2017, MMWR. 2018; 67(11):317-322.)

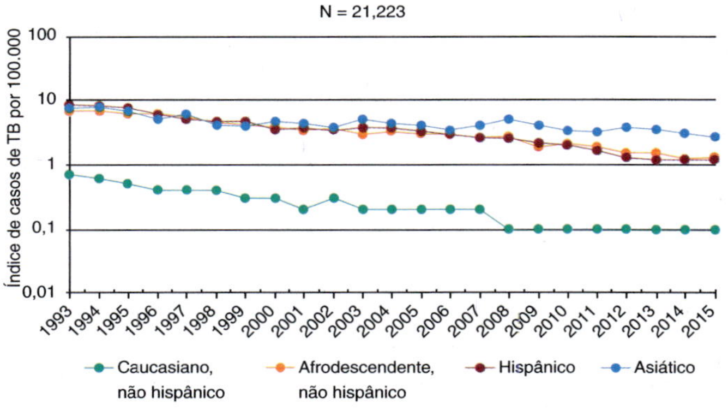

Nota: Índices apresentados em escala logarítmica

* Índices por 100.000 pessoas

Multirracial, indígena americano/nativo do Alasca e nativo do Havaí e outras Ilhas do Pacífico não mostrados por causa dos pequenos denominadores

Figura 242.3 Casos de tuberculose (TB) relatados nos EUA por raça/etnicidade entre os anos de 1993-2015. (De Centers for Disease Control and Prevention, National Center for HIV/AIDS, Viral Hepatitis, STD and TB Prevention. *Epidemiology of Pediatric Tuberculosis in United States*, 1993-2015. Atlanta, 2015, U.S. Department of Health and Human Services.)

Tabela 242.1 Grupos de alto risco para adquirir infecção por tuberculose e doenças em desenvolvimento em países com baixa incidência.
FATORES DE RISCO PARA A INFECÇÃO POR TUBERCULOSE
Crianças expostas a adultos de alto risco
Pessoas estrangeiras nascidas países com alta prevalência
Pessoas desabrigadas
Pessoas usuárias de drogas injetáveis
Residentes atuais e antigos ou funcionários de instituições correcionais, abrigos para sem-teto e lares de idosos
Trabalhadores da saúde que cuidam de pacientes de alto risco (se o controle de infecção não for adequado)
FATORES DE RISCO PARA A PROGRESSÃO DA INFECÇÃO TUBERCULOSA PARA DOENÇA TUBERCULOSA
Bebês e crianças com menos de 4 anos de idade, especialmente aqueles com menos de 2 anos
Adolescentes e jovens adultos
Pessoas coinfectadas com o vírus da imunodeficiência humana
Pessoas com teste de conversão de pele nos últimos 1 a 2 anos
Pessoas imunocomprometidas, especialmente em casos de malignidade e transplante de órgãos sólidos, tratamentos médicos imunossupressores, incluindo terapias antifator de necrose tumoral, diabetes melito, insuficiência renal crônica, silicose e desnutrição
FATORES DE RISCO PARA TUBERCULOSE RESISTENTE À DROGAS
História pessoal ou de contato do tratamento da tuberculose
Contatos de pacientes com tuberculose resistente a medicamentos
Nascimento ou residência em um país com alta taxa de resistência a medicamentos
Má resposta à terapia padrão
Esfregaço positivo de baciloscopia (bacilos ácido-álcool resistentes) ou cultura ≥ 2 meses após o início da terapia apropriada

A incidência de **tuberculose resistente aos medicamentos** (TBMR) aumentou drasticamente em todo o mundo. A **TBMR** é definida pela resistência a isoniazida e a rifampicina; a **tuberculose resistente aos medicamentos extensa** inclui a TBMR mais a resistência a qualquer fluoroquinolona e pelo menos um de três fármacos injetáveis (canamicina, capreomicina, amicacina). Em 2015, a estimativa para a TBMR foi de 3,9% dos casos incidentes, mas taxas tão altas quanto 32% foram relatadas em países anteriormente parte da União Soviética. Em 2015, nos EUA, foram relatados 89 pacientes com TBMR, dos quais 70,8% nasceram no estrangeiro (Figura 242.5). O CDC informou que entre as crianças com tuberculose confirmada por cultura nos EUA em 2014, 17,4% tinham resistência a pelo menos 1 droga de primeira linha e 0,9% tinham TBMR.

TRANSMISSÃO

A transmissão da *M. tuberculosis* ocorre geralmente pela inalação de núcleos de gotículas de muco em suspensão no ar, partículas de 1 a 5 μm de diâmetro que contêm os bacilos. Raramente, a transmissão ocorre pelo contato direto com uma secreção infectada ou um fômite contaminado. A chance de transmissão aumenta quando o paciente apresenta um exame positivo de escarro ácido-álcool resistente, um extenso infiltrado no lobo superior ou cavidade, uma produção abundante de escarro fino e tosse grave e forçada. Os fatores ambientais, como a circulação precária de ar, aumentam a transmissão. A maioria dos adultos não transmite mais o microrganismo dentro de alguns dias a 2 semanas após o início da quimioterapia adequada, mas alguns pacientes permanecem infectantes durante muitas semanas. As crianças mais novas com tuberculose raramente infectam outras crianças ou adultos. Os bacilos da tuberculose são escassos nas secreções endobrônquicas de crianças com tuberculose pulmonar, e a tosse está frequentemente ausente ou não há força suficiente para colocar em suspensão as partículas infecciosas de tamanho correto. No entanto, crianças e adolescentes com tuberculose pulmonar do tipo adulto cavitária ou endobrônquica podem transmitir o microrganismo. Também pode ocorrer a transmissão aérea de *M. bovis* e *M. africanum*. A *M. bovis* pode penetrar na mucosa gastrintestinal (GI) ou invadir o tecido linfático da orofaringe quando um grande número de

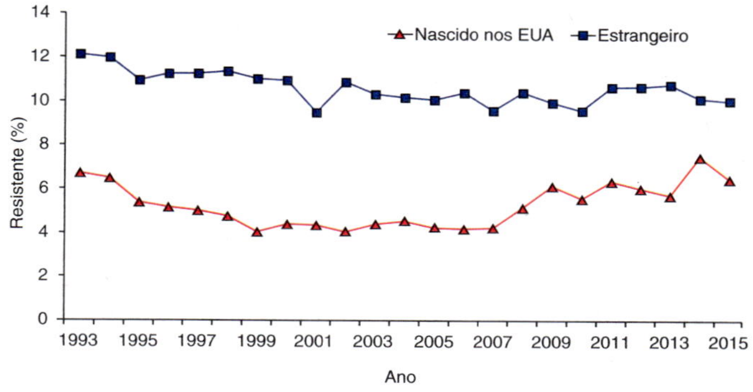

Figura 242.5 Resistência primária à isoniazida em pessoas nascidas em locais fora dos EUA nos EUA, 1993–2015 (em 9 de junho de 2016). Com base em isolados de pessoas sem história prévia de tuberculose. (De Centers for Disease Control and Prevention. *Reported tuberculosis in the United States*, 2015, Atlanta, 2015, US Department of Health and Human Services.)

microrganismos for ingerido. A infecção humana pela *M. bovis* é rara em países desenvolvidos, devido à pasteurização do leite e eficientes programas de controle da tuberculose no gado. Aproximadamente 46% dos casos de TB na infância (comprovada por cultura) em San Diego, Califórnia, desde 1994, foi causada por *M. bovis*, provavelmente adquirida por crianças em viagens ao México ou outro país, ou por consumo diário de produtos oriundos de países cujo controle da TB animal é abaixo do ideal.

A transmissão zoonótica é uma fonte incomum de *M. tuberculosis* que foi relatada em adultos expostos a elefantes e potencialmente bovinos.

PATOGÊNESE

O **complexo primário** da tuberculose (ou complexo de Ghon) inclui a infecção no local de entrada e linfonodos regionais que drenam a área. O pulmão é o local de entrada em mais de 98% dos casos. Inicialmente, os bacilos da tuberculose se multiplicam dentro dos alvéolos e ductos alveolares. A maioria dos bacilos morre, mas alguns sobrevivem no interior dos macrófagos não ativados, que os transportam através dos vasos linfáticos para os linfonodos regionais. Se a infecção primária for pulmonar, os linfonodos hilares geralmente ficam comprometidos, embora um foco no lobo superior possa drenar para os linfonodos paratraqueais. A reação tecidual no parênquima pulmonar e nos linfonodos se intensifica durante as próximas 2 a 12 semanas, à medida que o número de microrganismos cresce e a **hipersensibilidade** tecidual se desenvolve. Com frequência, a porção do parênquima do complexo primário cura-se completamente por fibrose e calcificação após sofrer necrose caseosa e encapsulamento (Figura 242.6). Ocasionalmente, esta porção continua a aumentar, resultando em pneumonite e pleurite focais. Se a formação do *caseum* for intensa, o centro da lesão se liquefaz e sofre esvaziamento dentro do brônquio associado, deixando uma cavidade residual.

Os focos de infecção nos linfonodos regionais desenvolvem alguma fibrose e encapsulamento, mas a cicatrização é geralmente menos completa do que na lesão do parênquima. *M. tuberculosis* viáveis podem persistir por décadas dentro desses focos. Na maioria dos casos de TBI inicial, os linfonodos permanecem com tamanho normal. No entanto, linfonodos hilares e paratraqueais, que aumentam significativamente como partes da reação inflamatória do hospedeiro, podem invadir um brônquio regional (Figuras 242.7 e 242.8). A obstrução parcial do brônquio, causada pela compressão externa, pode causar hiperinsuflação no segmento pulmonar distal. A obstrução completa resulta em atelectasia. Os linfonodos caseosos inflamados podem fixar à parede brônquica e erodir através dela, causando uma tuberculose endobrônquica ou um trajeto fistuloso. O *caseum* provoca uma obstrução completa do brônquio. A lesão resultante, uma combinação de pneumonia e atelectasia, é denominada **lesão de colapso-consolidação** ou **lesão segmentar** (Figura 242.9).

Durante o desenvolvimento do **complexo primário**, os bacilos da tuberculose são transportados para a maioria dos tecidos do corpo através dos vasos sanguíneos e linfáticos. Embora a disseminação nos órgãos do sistema reticuloendotelial seja comum, a replicação bacteriana apresenta maior probabilidade de ocorrer em órgãos com condições que favoreçam o seu crescimento, como os ápices pulmonares, cérebro, rins e ossos. A **tuberculose disseminada** ocorre se o número de bacilos circulantes for grande e a resposta imune celular do hospedeiro inadequada. Mais frequentemente, o número de bacilos é pequeno, levando a focos metastáticos clinicamente inaparentes em muitos órgãos. Em geral, esses focos distantes sofrem encapsulamento, mas podem ser a origem tanto da **tuberculose extrapulmonar** quanto **da tuberculose pulmonar reativada**.

O tempo entre a infecção inicial e a doença clinicamente evidente é variável. A tuberculose disseminada e a meníngea são uma manifestação inicial, que ocorrem muitas vezes dentro de 2 a 6 meses da infecção. Em geral, a tuberculose significativa nos linfonodos ou a endobrônquica aparecem dentro de 3 a 9 meses. As lesões dos ossos e das articulações levam vários anos para se desenvolver, enquanto as lesões renais tornam-se evidentes décadas após a infecção. As manifestações extrapulmonares são mais comuns em crianças do que em adultos e se desenvolvem em 25 a 35% das crianças com tuberculose *versus* 10% dos adultos imunocompetentes.

A tuberculose pulmonar que ocorre em > 1 ano após a infecção primária geralmente é causada por um novo crescimento endógeno dos bacilos que persistem em lesões parcialmente encapsuladas. Essa reativação da tuberculose é rara em crianças, mas é comum entre adolescentes e adultos jovens. A forma mais comum é um infiltrado ou uma cavidade no ápice dos lobos superiores, onde a tensão de oxigênio e fluxo sanguíneo são maiores.

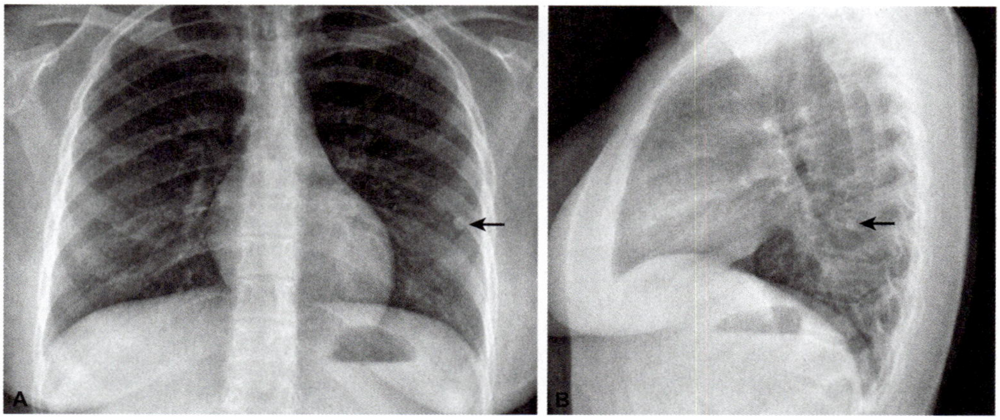

Figura 242.6 Imagens de radiografia torácica posteroanterior (**A**) e lateral (**B**) de um adolescente mostrando um granuloma de 7 mm calcificado no lobo esquerdo inferior (*setas*). (De Lighter J, Rigaud M. Diagnosing childhood tuberculosis: traditional and innovative modalities, *Curr Probl Pediatr Adolesc Health Care*. 2009; 39:55-88.)

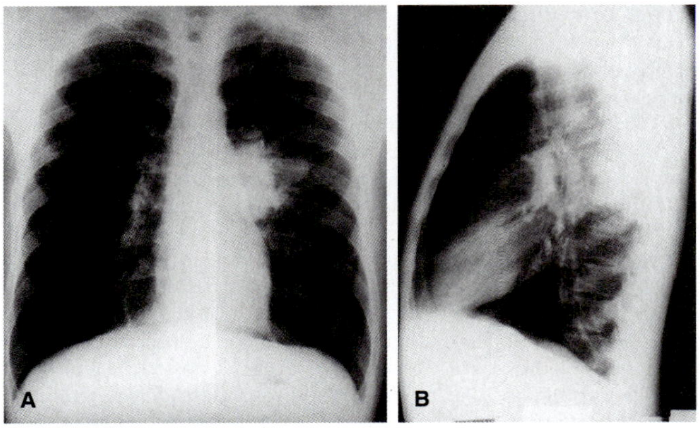

Figura 242.7 Um adolescente de 14 anos com tuberculose primária. Vista frontal (**A**) e lateral (**B**) do tórax mostrando hiperinflação, linfadenopatia hilar esquerda proeminente e consolidação alveolar envolvendo o segmento posterior do lobo superior esquerdo bem como o segmento superior do lobo inferior esquerdo. (De Hilton SVW, Edwards DK, editors. *Practical pediatric radiology*. 3rd ed. Philadelphia: Saunders, 2003; p. 334.)

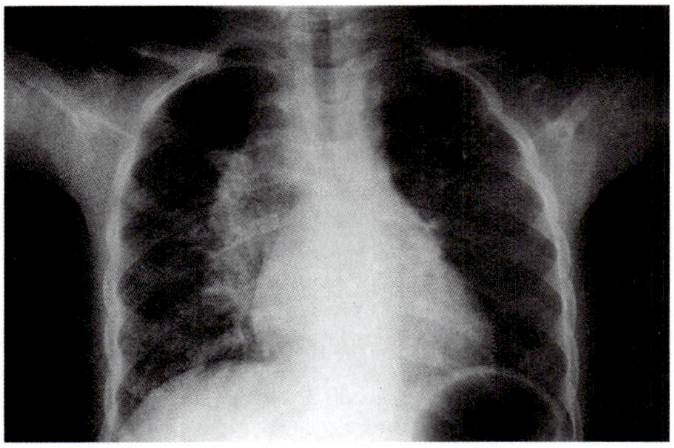

Figura 242.8 Uma criança de 8 anos de idade com história de tosse. Uma vista torácica frontal exibindo linfadenopatia hilar e paratraqueal evidentes com doença alveolar envolvendo campos pulmonares medianos e inferiores. Este é um caso de tuberculose primária. (De Hilton SVW, Edwards DK, editors. *Practical pediatric radiology*. 3rd ed. Philadelphia: Saunders, 2003; p. 335.)

O risco de disseminação da *M. tuberculosis* é muito alto em pessoas infectadas pelo HIV. A reinfecção também pode ocorrer em pessoas com HIV avançado ou AIDS. Nos indivíduos imunocompetentes, a resposta à infecção inicial com *M. tuberculosis* geralmente fornece proteção contra a reinfecção quando uma nova exposição ocorre. No entanto, a reinfecção exógena foi relatada em adultos e crianças sem comprometimento imunológico em áreas altamente endêmicas.

Imunidade

As condições que afetam adversamente a imunidade celular predispõem a progressão da TBI para a doença. Defeitos genéticos específicos raros, associados a uma imunidade celular deficiente em resposta às micobactérias, incluem a deficiência do receptor B1 da interleucina (IL)-12 e as deficiências parciais e completas da cadeia do receptor-1 da interferona (IFN)-γ. A infecção tuberculosa está associada a uma resposta de anticorpos humorais, que desempenham um pequeno papel na defesa do hospedeiro. Logo após a infecção, os bacilos da tuberculose replicam-se nos espaços alveolares livres e nos macrófagos alveolares inativados. Os sulfatos na parede da célula micobacteriana inibem a fusão dos lisossomos e dos fagossomos dos macrófagos, permitindo que os microrganismos escapem da destruição realizada pelas enzimas intracelulares. A **imunidade celular** se desenvolve entre 2 e 12 semanas após a infecção, em conjunto com a hipersensibilidade tecidual

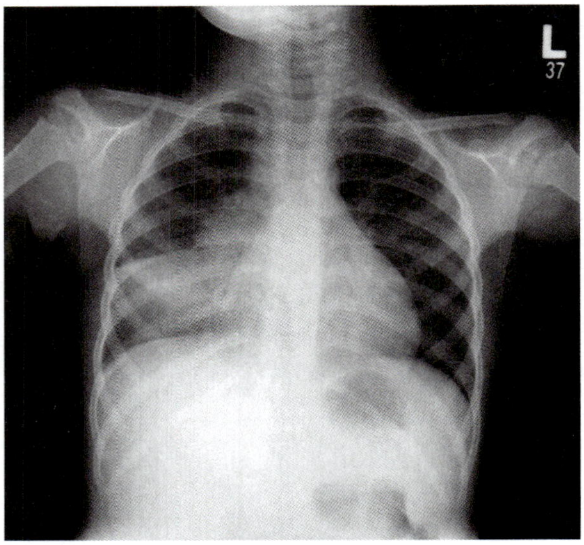

Figura 242.9 Linfadenopatia hilar do lado direito e lesões de consolidação e colapso da tuberculose primária em uma criança de 4 anos de idade.

(Figura 242.10). Após os bacilos entrarem nos macrófagos, os linfócitos que reconhecem os antígenos micobacterianos se proliferam e secretam linfocinas e outros mediadores que atraem outros linfócitos e macrófagos para a área. Certas linfocinas ativam os macrófagos, fazendo com que eles produzam elevadas concentrações de enzimas líticas, que aumentam sua capacidade micobactericida. Um subconjunto discreto de linfócitos supressores e auxiliares (*helper*) reguladores modula a resposta imune. O desenvolvimento da imunidade celular específica impede a progressão da infecção inicial na maioria dos indivíduos.

Os eventos patológicos na infecção inicial da tuberculose parecem depender do equilíbrio entre a carga antigênica micobacteriana; a imunidade celular, que estimula a morte intracelular; e a hipersensibilidade tecidual, que promove a morte extracelular. Quando a carga antigênica for pequena e o grau de sensibilidade tecidual elevado, a formação do granuloma resulta da organização dos linfócitos, macrófagos e fibroblastos. Se a carga antigênica e o grau de sensibilidade forem elevados, a formação dos granulomas será menos organizada. A necrose tecidual fica incompleta, resultando na formação de material caseoso. Quando o grau de sensibilidade tecidual for baixo, como frequentemente é o caso de lactentes, ou indivíduos imunocomprometidos, a reação é difusa e a infecção não será bem controlada, levando à disseminação e à destruição tecidual local. O TNF e outras citocinas liberadas pelos linfócitos específicos promovem a destruição celular e o dano tecidual em pessoas suscetíveis.

MANIFESTAÇÕES CLÍNICAS

Doença pulmonar primária

O **complexo primário** inclui o foco pulmonar parenquimatoso e os linfonodos regionais. Aproximadamente 70% dos focos pulmonares são subpleurais, e uma pleurite localizada é comum. Em geral, a inflamação inicial do parênquima não é visível na radiografia do tórax, mas um infiltrado inespecífico localizado pode ser observado antes do desenvolvimento de uma hipersensibilidade tecidual. Todos os segmentos lobares do pulmão estão expostos em risco igual de infecção inicial. Dois ou mais focos primários estão presentes em 25% dos casos. O marcador da tuberculose pulmonar primária é o tamanho relativamente grande da linfadenite regional, se comparado com o tamanho relativamente pequeno do foco pulmonar inicial (ver Figuras 242.7 e 242.8). À medida que a hipersensibilidade tardia se desenvolve, os linfonodos hilares continuam crescendo em algumas crianças, especialmente em lactentes, comprimindo o brônquio regional e causando obstrução. A sequência usual é a linfadenopatia hilar, a hiperinsuflação focal, e, em seguida, atelectasia. As hipotransparências radiográficas resultantes são denominadas colapso-consolidação ou

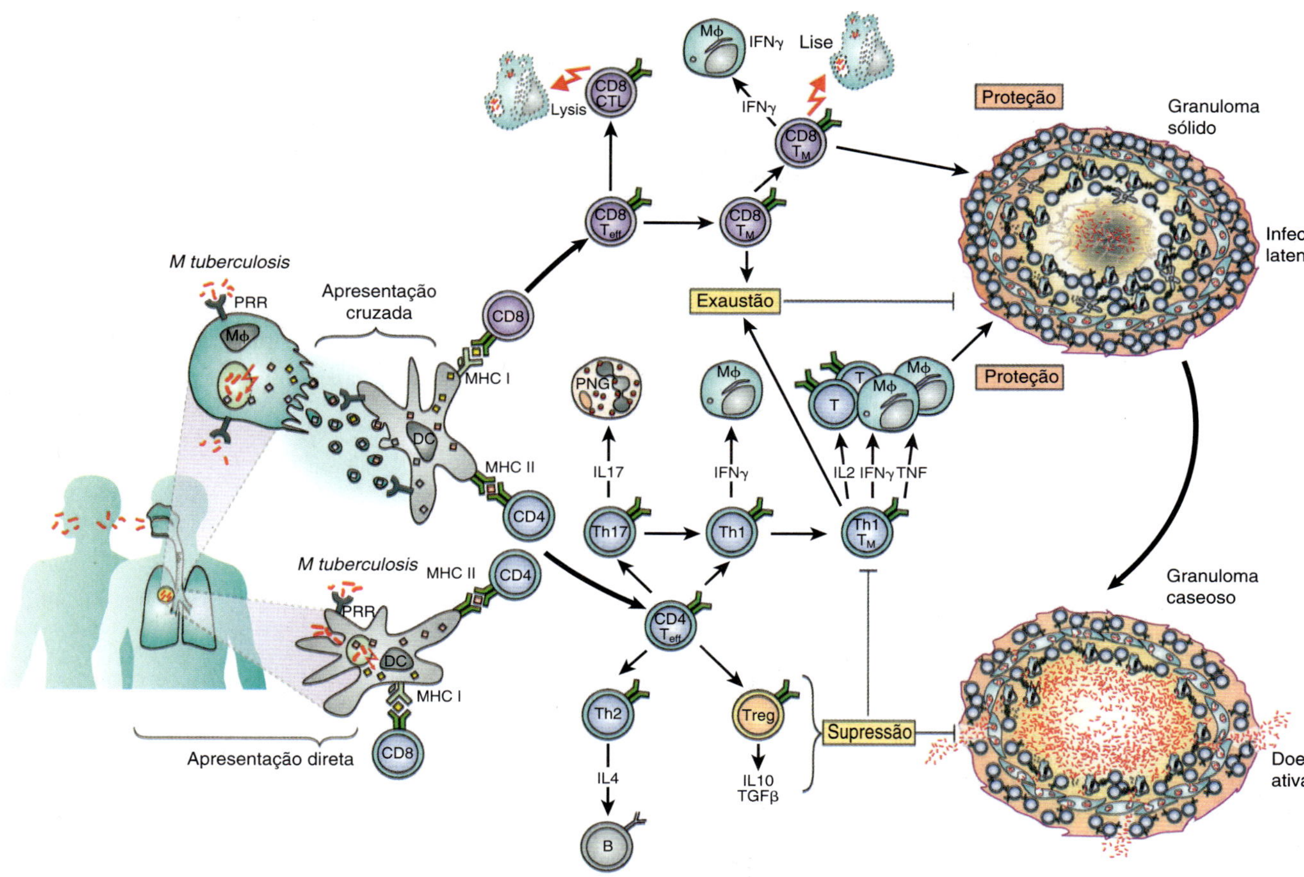

Figura 242.10 Visão geral da resposta imune na tuberculose. O controle do *Mycobacterium tuberculosis* é principalmente o resultado do trabalho em equipe entre populações de células T e macrófagos (Mø). *M. tuberculosis* sobrevive dentro de macrófagos e células dendríticas (DCs) dentro do compartimento fagossômico. Os produtos gênicos do complexo de histocompatibilidade principal (MHC) de classe II carregados com peptídeos micobacterianos que são apresentados às células T CD4. A estimulação das células T CD8 requer o carregamento de moléculas de MHC I por peptídeos micobacterianos no citosol, seja por egressão de antígenos micobacterianos no citosol ou reação cruzada, através da qual os macrófagos liberam corpos apoptóticos portadores de peptídeos micobacterianos. Essas vesículas são absorvidas pelas DCs e peptídeos apresentados. As células CD4 T *helper* (Th) polarizam em diferentes subconjuntos. DCs e macrófagos expressam receptores de reconhecimento de padrões (PRRs), que detectam padrões moleculares em patógenos. As células Th1 produzem interleucina (IL) -2 para ativação de células T, interferona-γ (IFN-γ) ou fator de necrose tumoral (TNF) para ativação de macrófagos. Células Th17, que ativam granulócitos polimorfonucleares (PNGs), contribuem para a formação precoce de imunidade protetora no pulmão após a vacinação. Células Th2 e células T reguladoras (T_{reg}) contrarregulam a proteção mediada por Th1 via IL-4, transformando o fator de crescimento β (TGF-β) ou IL-10. As células T CD8 produzem IFN-γ e TNF, que ativam macrófagos. Eles também atuam como linfócitos T citolíticos (CTL), secretando perforina e granulisina, que lisam as células do hospedeiro e atacam diretamente o *M. tuberculosis*. Essas células T efetoras (T_{eff}) são sucedidas pelas células T de memória (TM). As células TM produzem múltiplas citocinas, principalmente IL2, IFN-γ e TNF. Durante a contenção ativa em granuloma sólido, *M. tuberculosis* regride a um estágio dormente e é imune ao ataque. A exaustão de células T é mediada por interações entre células T e DCs através de membros do sistema de morte programada. As células T_{reg} secretam IL-10 e TGF-β, que suprimem Th1. Este processo permite a reanimação do *M. tuberculosis*, que leva à caseação do granuloma e doença ativa. B, célula B (De Kaufman SHE, Hussey G, Lambert PH. New vaccines for tuberculosis. Lancet. 2010; 375:2110–2118.)

tuberculose segmentar (Figura 242.8). Raramente, os linfonodos caseosos inflamados aderem-se à parede endobrônquica e provocam uma erosão através dessa estrutura, causando tuberculose endobrônquica ou trajeto fistuloso. O *caseum* provoca obstrução completa do brônquio, resultando em um infiltrado extenso e em colapso. O aumento dos linfonodos subcarinais pode causar compressão do esôfago e, raramente, uma fístula broncoesofágica.

A maioria dos casos de obstrução brônquica tuberculosa em crianças regride totalmente com o tratamento apropriado. Ocasionalmente, ocorre uma calcificação residual do foco primário ou dos linfonodos regionais. O aparecimento de calcificação significa que a lesão já está presente por, pelo menos, 6 a 12 meses. A cura do segmento pode ser complicada pela formação de cicatrizes ou contração associada à bronquiectasia cilíndrica, mas esse fato é raro.

As crianças podem desenvolver pneumonia lobar sem linfadenopatia hilar expressiva. Se a infecção primária for progressivamente destrutiva, a liquefação do parênquima pulmonar pode levar à formação de uma cavidade tuberculosa primária de parede fina. Em casos raros, as lesões tuberculosas bolhosas ocorrem nos pulmões, causando um pneumotórax no caso de ruptura. A erosão de um foco parenquimatoso da tuberculose em um vaso sanguíneo ou linfático pode resultar na disseminação dos bacilos em um **padrão miliar**, com pequenos nódulos uniformemente distribuídos na radiografia de tórax (Figura 242.11).

Os sinais e sintomas físicos da tuberculose pulmonar primária em crianças são surpreendentemente escassos, considerando o grau das alterações radiográficas frequentemente presentes. Quando a descoberta de um caso ativo é realizada, mais de 50% dos lactentes e crianças com tuberculose pulmonar radiograficamente moderada a grave não apresentam achados físicos. Os lactentes exibem maior probabilidade de apresentar sinais e sintomas. Tosse seca e dispneia leve são os sintomas mais comuns. As queixas sistêmicas, como febre, suores noturnos, anorexia e diminuição da atividade ocorrem com menor frequência. Alguns lactentes apresentam dificuldade em ganhar peso ou desenvolvem uma verdadeira síndrome de atraso de desenvolvimento, que, com frequência, apresentam melhora importante somente após vários meses de tratamento efetivo. Os sinais pulmonares são ainda menos

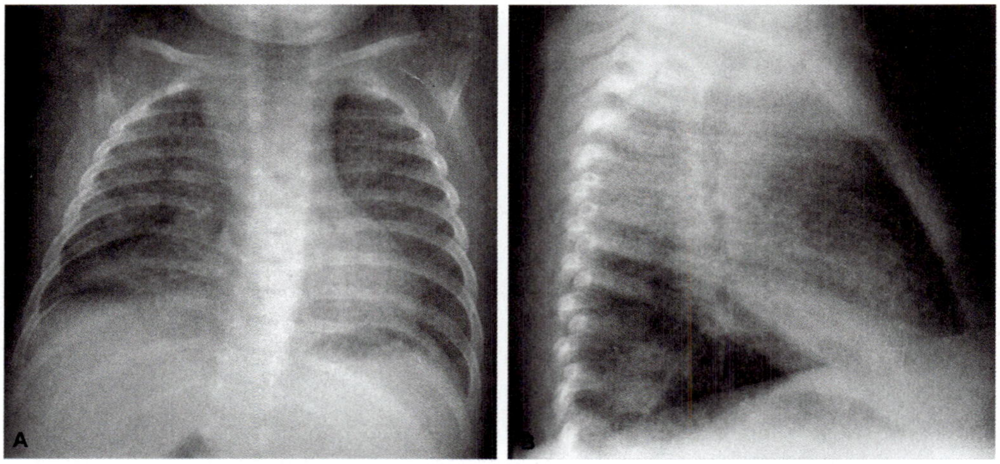

Figura 242.11 Radiografias de tórax posteroanterior (A) e lateral (B) de um lactente com tuberculose miliar. A mãe da criança não conseguiu completar o tratamento para tuberculose pulmonar duas vezes no prazo de 3 anos do nascimento dessa criança.

comuns. Alguns lactentes e crianças pequenas com obstrução brônquica apresentam sibilos localizados ou diminuição dos sons respiratórios que podem ser acompanhados por taquipneia ou, raramente, dispneia. Estes sinais e sintomas pulmonares são ocasionalmente aliviados pelos antibióticos, sugerindo uma superinfecção bacteriana.

Doença pulmonar primária progressiva

Uma complicação rara, porém grave, da tuberculose em crianças ocorre quando o foco primário aumenta de forma constante, desenvolvendo um grande centro caseoso. A liquefação pode causar a formação de uma cavidade primária associada a um grande número de bacilos tuberculosos. O foco crescente pode soltar debris necróticos no brônquio adjacente, levando a uma maior disseminação intrapulmonar. Os sinais e sintomas significativos são comuns na doença localmente progressiva em crianças. Febre alta, tosse grave com produção de escarro, perda de peso e sudorese noturna são sinais comuns. Os sinais físicos incluem redução dos murmúrios vesiculares, estertores e egofonia sobre a cavidade. Com a terapêutica adequada, o prognóstico para a recuperação completa é excelente.

Tuberculose por reativação

Em geral, a tuberculose pulmonar em adultos representa a reativação endógena de um local de TBI previamente estabelecido no corpo. Esta forma de tuberculose é rara na infância, mas pode ocorrer na adolescência. Crianças com TBI curada, adquirida < 2 anos, raramente desenvolvem a reativação da doença pulmonar crônica, que é mais comum em crianças que adquirem a infecção inicial após 7 anos ou mais. Os locais pulmonares mais comuns são o foco parenquimatoso inicial, os linfonodos ou as lesões apicais (**focos de Simon**) estabelecidas durante a fase hematogênica da infecção inicial. Em geral, essa forma de TB permanece localizada nos pulmões, pois a resposta imune estabelecida impede a propagação extrapulmonar. Os achados radiográficos mais comuns são infiltrados extensos ou cavidades de paredes espessas nos lobos superiores.

Crianças mais velhas e adolescentes com tuberculose por reativação exibem uma maior probabilidade de apresentarem febre, anorexia, mal-estar, perda de peso, suores noturnos, tosse produtiva, hemoptise e dor torácica do que as crianças com tuberculose pulmonar primária. No entanto, os achados do exame físico são geralmente leves ou ausentes, mesmo quando cavidades ou grandes infiltrados estão presentes. A maioria dos sinais e sintomas melhora após várias semanas do início de um tratamento eficiente, embora a tosse possa durar vários meses. Esta forma de tuberculose pode ser altamente contagiosa, se houver produção de escarro e tosse significativa. Com a terapêutica adequada, o prognóstico para a recuperação completa é excelente.

Derrame pleural

Os derrames pleurais tuberculosos, que podem ser localizados ou generalizados, se originam na secreção dos bacilos para o interior do espaço pleural a partir de um foco pulmonar subpleural ou linfonodo caseoso. O derrame pleural localizado assintomático é tão comum na tuberculose primária que é considerado parte do complexo primário. Derrames maiores e clinicamente significativos ocorrem em meses ou anos após a infecção primária. O derrame pleural tuberculoso é incomum em crianças com idade < 6 anos e raro em crianças < 2 anos de idade. Em geral, os derrames são unilaterais, mas podem ser bilaterais. Em casos raros, estão associados a uma lesão pulmonar segmentar e são incomuns na tuberculose disseminada. Muitas vezes, a anormalidade radiográfica é mais extensa do que sugerem os achados físicos ou sintomas (Figura 242.12).

Em geral, as primeiras manifestações clínicas da pleurite tuberculosa são súbitas, caracterizadas por febre baixa a alta, dispneia, dor torácica durante a inspiração profunda e murmúrio vesicular reduzido. A febre e outros sintomas podem durar várias semanas após o início da quimioterapia antituberculosa. O PPD é positivo em apenas 70 a 80% dos casos. O prognóstico é excelente, mas a resolução radiográfica muitas vezes leva meses. A escoliose é uma complicação rara de um derrame de longa duração.

O exame do líquido pleural e da membrana pleural é importante para estabelecer o diagnóstico da pleurite tuberculosa. Em geral, o líquido pleural é amarelo e ocasionalmente misturado com sangue. A

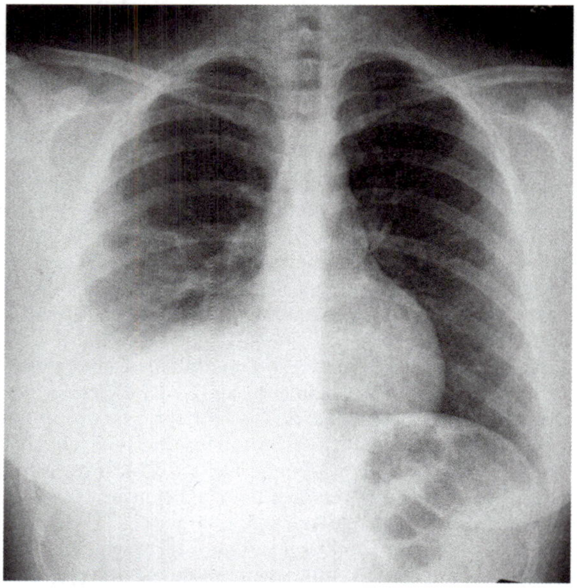

Figura 242.12 Tuberculose pleural em uma adolescente de 16 anos de idade.

gravidade específica geralmente é de 1,012 a 1,025, o nível da proteína é de 2 a 4 g/dℓ e a concentração de glicose pode ser baixa, embora seja geralmente no limite do normal (20 a 40 mg/dℓ). Existem centenas a milhares de leucócitos por microlitro (WBCs/μℓ), com uma predominância inicial de leucócitos polimorfonucleares (PMNs) seguida por uma porcentagem elevada de linfócitos. Os esfregaços ácido-resistentes do líquido pleural raramente são positivos. As culturas do líquido são positivas < 30% dos casos. A medição dos níveis de adenosina desaminase (ADA) pode melhorar o diagnóstico de tuberculose pleural. A biopsia pleural exibe uma maior probabilidade de produzir uma cultura ou coloração ácido-resistente positiva e a formação de granulomas pode ser identificada.

Doença pericárdica

A forma mais comum da tuberculose cardíaca é a **pericardite**. Ela é rara, ocorrendo em 0,5 a 4% dos casos de TB em crianças. Em geral, a pericardite surge de invasão direta ou drenagem linfática dos linfonodos subcarinais. Os sintomas de apresentação são inespecíficos, incluindo febre baixa, mal-estar e perda de peso. A dor torácica é incomum em crianças. Um atrito pericárdico ou sons cardíacos distantes com pulso paradoxal podem estar presentes. O líquido pericárdico é tipicamente sorofibrinoso ou hemorrágico. O esfregaço álcool-ácido-resistente do líquido pericárdico raramente revela o microrganismo, mas as culturas são positivas em 30 a 70% dos casos. Os níveis ADA estão elevados na pericardite por TB. O resultado da cultura de uma biopsia do pericárdio pode ser maior, e a presença de granulomas frequentemente sugere o diagnóstico. A pericardiectomia (parcial ou completa) pode ser necessária quando a pericardite constritiva ocorrer.

Doença linfo-hematogênica (disseminada)

Os bacilos da tuberculose são disseminados para locais distantes (incluindo o fígado, o baço, a pele e os ápices pulmonares) em todos os casos de TBI. A disseminação linfo-hematogênica é geralmente assintomática. Poucos pacientes apresentam uma tuberculose hematogênica prolongada causada pela liberação intermitente do bacilo da tuberculose como um foco caseoso que causa erosão através da parede de um vaso sanguíneo pulmonar. O quadro clínico produzido pela disseminação linfo-hematogênica depende da quantidade de microrganismos liberados do foco primário para locais distantes e da adequação da resposta imune do hospedeiro. Embora o quadro clínico possa ser agudo, mais frequentemente é indolente e prolongado, com picos febris que acompanham a liberação dos microrganismos para a corrente sanguínea. O envolvimento de múltiplos órgãos é comum, levando à hepatomegalia, esplenomegalia, linfadenite nos linfonodos superficiais ou profundos, além da tuberculite papulonecrótica que acomete a pele. Os ossos e as articulações ou os rins também podem estar acometidos. A meningite ocorre apenas na fase tardia do curso da doença. O comprometimento pulmonar inicial é surpreendentemente leve, mas o envolvimento difuso torna-se aparente com a infecção prolongada.

A forma clínica mais significativa de tuberculose disseminada é a **doença miliar**, que ocorre quando um grande número de bacilos da tuberculose é liberado na corrente sanguínea, causando doenças em dois ou mais órgãos. Em geral, a tuberculose miliar complica a infecção primária, ocorrendo dentro de 2 a 6 meses após a infecção inicial. Embora essa forma da doença seja mais comum em lactentes e crianças pequenas, ela também é encontrada em adolescentes e adultos mais velhos, resultante da degeneração de uma lesão pulmonar primária previamente cicatrizada. As manifestações clínicas da tuberculose miliar são variáveis, dependendo do número de microrganismos que se disseminam e de onde eles se alojam. As lesões frequentemente são maiores e mais numerosas nos pulmões, baço, fígado e medula óssea do que em outros tecidos. Como essa forma de tuberculose é mais comum em crianças e pacientes desnutridos ou imunossuprimidos, a incompetência imune do hospedeiro provavelmente desempenha um papel na patogênese.

Raramente, o início da tuberculose miliar é "explosivo", e o paciente pode tornar-se gravemente enfermo em vários dias. Mais frequentemente, o início é insidioso, com sinais sistêmicos iniciais, incluindo anorexia, perda de peso e febre baixa. Neste momento, os sinais físicos anormais são geralmente ausentes. A linfadenopatia generalizada e hepatoesplenomegalia se desenvolvem dentro de várias semanas, em cerca de 50% dos casos. A febre pode, então, se tornar maior e mais sustentada, embora a radiografia de tórax geralmente seja normal e os sintomas respiratórios leves ou ausentes. Dentro de várias semanas, os pulmões ficam repletos com tubérculos e ocorrem dispneia, tosse, estertores ou sibilos. Em geral, as lesões de tuberculose miliar apresentam < 2 a 3 mm de diâmetro quando visualizadas pela primeira vez na radiografia de tórax (Figura 242.11). As lesões menores se coalescem para formar lesões maiores e, algumas vezes, um infiltrado extenso. À medida que a doença pulmonar progride, uma síndrome de "bloqueio de ar alveolar" pode resultar em desconforto respiratório grave, hipoxia e pneumotórax ou pneumomediastino. Os sinais ou sintomas de meningite ou peritonite são encontrados em 20 a 40% dos pacientes com doença avançada. A cefaleia crônica ou recorrente em um paciente com tuberculose miliar normalmente indica a presença de meningite, e o início da dor abdominal ou sensibilidade pode ser um sinal de peritonite tuberculosa. As lesões cutâneas incluem tubérculos papulonecróticos, nódulos ou púrpura. Os tubérculos coroides ocorrem em 13% a 87% dos pacientes e são altamente específicos para o diagnóstico de tuberculose miliar. Infelizmente, o PPD não é reativo em até 40% dos pacientes com tuberculose disseminada.

O diagnóstico de tuberculose disseminada pode ser difícil, sendo necessário um alto índice de suspeita pelo médico. Com frequência, o paciente apresenta febre de origem desconhecida. As culturas iniciais do escarro ou do aspirado gástrico apresentam uma baixa sensibilidade. A biopsia do fígado ou da medula óssea, com exames bacteriológicos e histopatológicos adequados, frequentemente produz um diagnóstico precoce. O indício mais importante é normalmente a história de exposição recente com um adulto com tuberculose infecciosa.

A regressão da tuberculose miliar é lenta, mesmo com tratamento adequado. A febre geralmente diminui dentro de 2 a 3 semanas do início da quimioterapia, mas as alterações radiográficas do tórax podem não desaparecer por muitos meses. Ocasionalmente, os corticosteroides aceleram o alívio sintomático, especialmente quando o bloqueio aéreo, a peritonite ou a meningite estiverem presentes. Com um diagnóstico precoce e quimioterapia adequada, o prognóstico é excelente.

Doença das vias respiratórias superiores

A tuberculose das vias respiratórias superiores é rara em países desenvolvidos, mas ainda é observada em países em desenvolvimento. As crianças com tuberculose laríngea apresentam uma tosse cruposa, odinofagia, rouquidão e disfagia. A maioria das crianças com tuberculose laríngea apresenta uma extensa doença pulmonar do lobo superior, mas alguns pacientes apresentam a doença laríngea primária com uma radiografia de tórax normal. A tuberculose do orelha média resulta da aspiração de secreções pulmonares infectadas no orelha média ou da disseminação hematogênica em crianças mais velhas. Os sinais e sintomas mais comuns são: otorreia unilateral assintomática, zumbido, diminuição da audição, paralisia facial e uma membrana timpânica perfurada. O aumento dos linfonodos nas cadeias cervicais anteriores ou pré-auriculares podem acompanhar esta infecção. O diagnóstico é difícil porque as colorações e as culturas do líquido do ouvido frequentemente são negativas, e a histopatologia do tecido afetado, muitas vezes, exibe uma inflamação aguda e crônica inespecífica, sem formação de granulomas.

Doença dos linfonodos

A tuberculose dos linfonodos superficiais, frequentemente denominada como **escrófula**, é a principal forma de tuberculose extrapulmonar em crianças (Figuras 242.13 a 242.15). Historicamente, a escrófula era causada, em geral, pela ingestão de leite de vaca não pasteurizado com *M. bovis*. Os casos mais recentes ocorrem dentro de 6 a 9 meses da infecção inicial pela *M. tuberculosis*, embora alguns casos apareçam anos mais tarde. Os linfonodos amigdalianos cervicais anteriores, submandibulares e supraclaviculares envolvem-se secundariamente à disseminação de uma lesão primária nos campos pulmonares superiores ou abdome. Os linfonodos infectados nas regiões inguinais, epitrocleares ou axilares resultam de uma linfadenite regional associada à tuberculose cutânea ou do sistema esquelético. Em geral, os linfonodos aumentam gradualmente nos estágios iniciais da doença linfonodal.

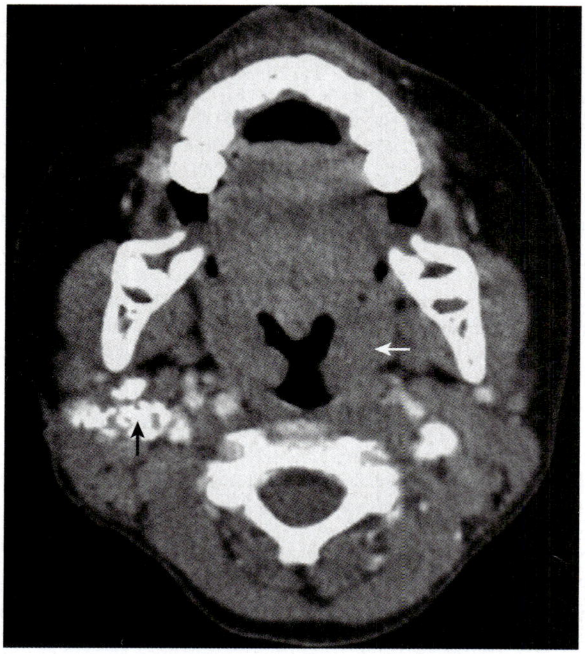

Figura 242.13 Escrófula. A imagem axial da TC do pescoço em menino de 8 anos de idade mostrando linfadenopatia cervical direita calcificada (*seta preta*) com tumefação tonsilar (*seta branca*). (De Lighter J, Rigaud M. Diagnosing childhood tuberculosis: traditional and innovative modalities. *Curr Probl Pediatr Adolesc Health Care*. 2009; 39:55-88.)

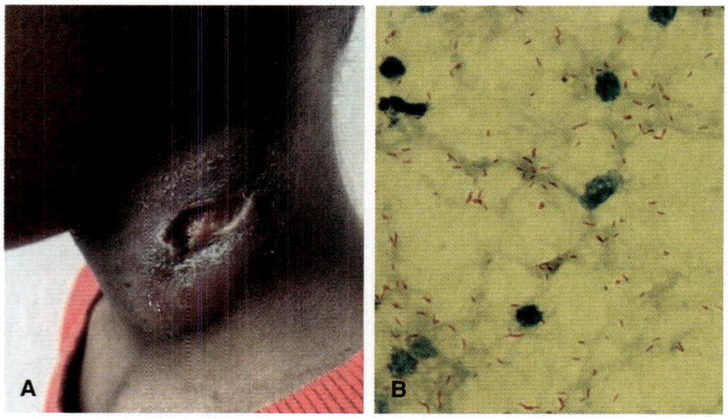

Figura 242.14 Escrófula. **A.** Lesão ulcerativa de 3,2 × 2,1 cm com bordas comprometidas e base necrótica com endurecimento ao redor. **B.** bacilos ácido-resistentes. (De Sharawat IK. Scrofula. *J Pediatr*. 2017; 189:236.)

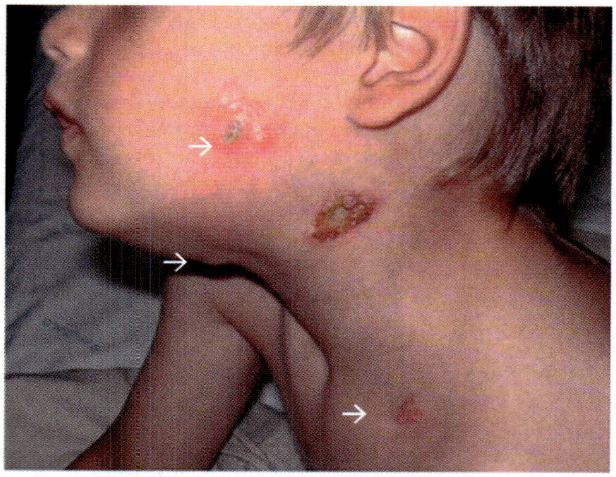

Figura 242.15 Escrófula. Linfadenite tuberculosa com fístula em menino de 4 anos associada a escrofuloderma (*setas*). (De Pereira C, Cascais M, Felix M, Salgado M. Scrofula in a child. *J Pediatr*. 2017; 189:235.)

Eles são discretos, indolores e firmes, mas não endurecidos. Os linfonodos estão geralmente fixados no tecido subjacente ou sobrejacente. A doença é mais frequentemente **unilateral**, mas o envolvimento bilateral pode ocorrer devido aos padrões de drenagem cruzada dos vasos linfáticos no tórax e região inferior do pescoço. À medida que a infecção progride, vários nódulos estão infectados, resultando em uma massa de linfonodos emaranhados. Os sinais sistêmicos e outros sintomas, além de uma febre baixa, estão geralmente ausentes. Em geral, o PPD é reativo, mas a radiografia de tórax é normal em 70% dos casos. O início da doença é ocasionalmente mais agudo, com um aumento rápido dos linfonodos (moles e flutuantes) e febre alta. Em casos raros, a apresentação inicial é uma massa flutuante com celulite sobreposta ou descoloração da pele.

A tuberculose dos linfonodos pode regredir se não tratada, porém mais frequentemente progride para caseificação e necrose. A cápsula do linfonodo se degenera, resultando na disseminação da infecção para os linfonodos adjacentes. Em geral, a ruptura do linfonodo resulta em um trajeto fistuloso de drenagem que pode exigir sua remoção cirúrgica. A linfadenite tuberculosa geralmente pode ser diagnosticada por aspiração com agulha fina do linfonodo e responde bem à terapia antituberculose, no entanto, os linfonodos não voltam ao seu tamanho normal por meses ou mesmo anos. A remoção cirúrgica geralmente não é necessária e deve ser combinada com medicamentos antituberculose porque a doença do linfonodo é apenas uma parte de uma infecção sistêmica.

O diagnóstico definitivo de adenite tuberculosa geralmente exige uma confirmação histopatológica ou bacteriológica, que é melhor realizada pela aspiração por agulha fina (PAAF) para cultura, coloração ou exame histopatológico. Se a PAAF não for bem-sucedida no estabelecimento do diagnóstico, a biopsia excisional do linfonodo envolvido é indicada. A cultura do tecido linfonodal identifica o microrganismo em apenas cerca de 50% dos casos. Muitas outras condições podem ser confundidas com a linfadenite tuberculosa, incluindo infecções causadas por micobactérias não tuberculosas (MNT), doença da arranhadura do gato (*Bartonella henselae*), tularemia, brucelose, toxoplasmose, infecção piogênica, ou causas não infecciosas, como um tumor, cisto da fenda branquial e higroma cístico. O problema mais comum é distinguir a infecção causada pela *M. tuberculosis* da linfadenite causada por MNT em áreas geográficas onde as MNT são comuns. Ambas as condições são normalmente associadas a uma radiografia de tórax normal e um PPD reativo. Um indício importante para o diagnóstico da linfadenite tuberculosa é uma ligação epidemiológica a um adulto com tuberculose infecciosa. Em áreas onde as duas doenças são comuns, a cultura do tecido envolvido pode ser necessária para estabelecer a causa exata da doença.

Doença do sistema nervoso central

A tuberculose do sistema nervoso central (SNC) é a complicação mais grave em crianças, podendo ser fatal sem tratamento rápido e adequado. Em geral, a meningite tuberculosa ocorre da formação de uma lesão caseosa metastática no córtex cerebral ou meninges, que se desenvolve durante a disseminação linfo-hematogênica da infecção primária. Essa lesão inicial aumenta de tamanho, e secreta pequena quantidade de bacilos tuberculosos no espaço subaracnóideo. O exsudado gelatinoso resultante infiltra os vasos sanguíneos cortiço-meníngeos, produzindo inflamação, obstrução, e subsequente infarto do córtex cerebral. Em geral, o tronco cerebral é o local de maior envolvimento, o que explica a disfunção comumente associada aos nervos cranianos III, VI e VII. O exsudado também interfere no fluxo normal do líquido cefalorraquidiano (LCR) dentro e fora do sistema ventricular nas cisternas basilares, levando a uma hidrocefalia comunicante. A combinação de vasculite, infarto, edema cerebral e hidrocefalia resulta em graves danos, que podem ocorrer gradual ou rapidamente. Anormalidades profundas no metabolismo eletrolítico, devido à perda de sal ou a síndrome de secreção inapropriada de hormônio antidiurético, também contribuem para a fisiopatologia da meningite tuberculosa.

A meningite tuberculosa é uma complicação que ocorre em aproximadamente 0,3% das infecções tuberculosas não tratadas em crianças. É mais comum em crianças entre 6 meses a 4 anos de idade. Ocasionalmente, a meningite tuberculosa ocorre muitos anos após a infecção, quando a ruptura de uma ou mais tubérculos subependimários enviam os bacilos da tuberculose para o espaço subaracnóideo. A progressão clínica da meningite tuberculosa pode ser rápida ou gradual. A progressão rápida ocorre com mais frequência em lactentes e crianças pequenas, que podem apresentar os sintomas em apenas alguns dias antes do início da hidrocefalia aguda, convulsões e edema cerebral. Mais comumente, os sinais e os sintomas progridem lentamente durante várias semanas e podem ser divididos em três estágios.

O **1º estágio**, que normalmente dura 1 a 2 semanas, caracteriza-se por sintomas inespecíficos, como febre, cefaleia, irritabilidade, sonolência e mal-estar. Os sinais neurológicos focais estão ausentes, mas os lactentes podem apresentar uma parada ou perda das características de desenvolvimento. O **2º estágio** começa geralmente mais rapidamente. As características mais comuns são letargia, rigidez de nuca, convulsões, sinais de Kernig e de Brudzinski positivos, hipertonia, vômitos, paralisia de nervos cranianos e outros sinais neurológicos focais. Em geral, a doença clínica acelerada se correlaciona com o desenvolvimento de hidrocefalia, hipertensão intracraniana e vasculite. Algumas crianças não apresentam evidências de irritação meníngea, mas podem exibir sinais de encefalite, como desorientação, distúrbios do movimento ou comprometimento da fala. O **3º estágio** é marcado por coma, hemiplegia ou paraplegia, hipertensão, postura de descerebração, deterioração dos sinais vitais e, eventualmente, o óbito.

O prognóstico da meningite tuberculosa se correlaciona mais estreitamente com o estágio clínico da doença no momento em que o tratamento é iniciado. A maioria dos pacientes do primeiro estágio apresenta um excelente resultado, ao passo que a maioria dos pacientes no terceiro estágio que sobrevive, apresenta deficiências permanentes, incluindo a cegueira, surdez, paraplegia, diabetes insípida ou retardo mental. O prognóstico para lactentes bem pequenos é geralmente pior do que para crianças mais velhas. É imperativo que o tratamento antituberculose seja considerado para qualquer criança que desenvolva meningite basilar e hidrocefalia, paralisia dos nervos cranianos ou acidente vascular cerebral sem outra etiologia aparente. Com frequência, a chave para o diagnóstico correto é identificar um adulto com tuberculose infecciosa que pode estar em contato com a criança. Por causa do curto período de incubação da meningite tuberculosa, em muitos casos, o adulto ainda não foi diagnosticado com a doença.

O diagnóstico de meningite tuberculosa pode ser difícil no início de seu curso, o que requer um elevado grau de suspeita por parte do médico. O PPD não é reativo em até 50% dos casos, e 20% a 50% das crianças exibem uma radiografia de tórax normal. O teste laboratorial mais importante para o diagnóstico de meningite tuberculosa é o exame e a cultura do liquor (LCR). Em geral, a contagem de leucócitos no LCR varia de 10 a 500 células/μℓ. Os PMNs podem estar presentes inicialmente, mas os linfócitos predominam na maioria dos casos. O nível da glicose no LCR é tipicamente < 40 mg/dℓ, mas raramente < 20 mg/dℓ. O nível de proteína está elevado e pode ser bem alto (400 a 5.000 mg/dℓ) secundário a hidrocefalia e bloqueio espinal. Embora o LCR lombar esteja macroscopicamente anormal, o LCR ventricular pode apresentar bioquímica normal e contagem de células normais porque este líquido é obtido a partir de um local proximal da inflamação e obstrução. Durante o início do primeiro estágio, o LCR pode ser semelhante ao da meningite asséptica viral, apenas evoluindo para o perfil mais grave após várias semanas. O sucesso do exame microscópico do LCR corado pelo método ácido-álcool resistente e pela cultura micobacteriana está relacionado diretamente com o volume da amostra do LCR. Os exames ou cultura de pequenos volumes do LCR não irão demonstrar a *M. tuberculosis*. Obtendo 5 a 10 mℓ de LCR lombar, a coloração álcool-ácido-resistente do sedimento é positiva em até 30% dos casos, e a cultura em 50 a 70% dos casos. A reação em cadeia da polimerase (PCR) do LCR e níveis ADA pode melhorar o diagnóstico. As culturas de outros líquidos corporais podem ajudar a confirmar o diagnóstico.

Os exames radiográficos podem auxiliar no diagnóstico da meningite tuberculosa. A TC ou RM cerebral dos pacientes com meningite tuberculosa podem ser normais durante os estágios iniciais da doença. Como a progressão da doença, o realce basilar e a hidrocefalia comunicante com sinais de edema cerebral ou isquemia focal inicial são os achados mais comuns (Figura 242.16). Algumas crianças pequenas com meningite tuberculosa apresentam um ou vários tuberculomas clinicamente silenciosos, ocorrendo na maioria das vezes no córtex cerebral ou regiões do tálamo.

Outra manifestação da tuberculose do SNC é o **tuberculoma**, uma massa semelhante a um tumor que resulta da agregação de tubérculos caseosos que geralmente se apresenta clinicamente como um tumor cerebral. Os tuberculomas são responsáveis por até 30% dos tumores cerebrais em algumas áreas do mundo, mas são raros na América do Norte. Em adultos, os tuberculomas são mais supratentoriais, mas em crianças são muitas vezes infratentoriais, localizado na base do cérebro, próximo ao cerebelo (Figura 242.17). Em geral, as lesões são únicas, mas podem ser múltiplas. Os sintomas mais comuns são cefaleia, febre, achados neurológicos focais e convulsões. Normalmente, o PPD é reativo, mas a radiografia do tórax é geralmente normal. A excisão cirúrgica é necessária em alguns casos para distinguir o tuberculoma de outras causas de tumor cerebral. No entanto, a remoção cirúrgica não é necessária porque a maioria dos tuberculomas regride com o tratamento médico. Em geral, os corticosteroides são administrados durante as primeiras semanas de tratamento ou no período pós-operatório imediato, para diminuir o edema cerebral. Na TC ou RM cerebral, os tuberculomas geralmente aparecem como lesões discretas com um volume significativo de edema circundante. Em geral, o realce do contraste é impressionante e pode resultar em uma lesão semelhante a um anel. Desde o advento da TC, o desenvolvimento paradoxal dos tuberculomas em pacientes com meningite tuberculosa que estão recebendo quimioterapia foi reconhecido. A causa e a natureza desses tuberculomas não estão bem estabelecidas, mas não representam insucesso do tratamento antimicrobiano. Esse fenômeno deve ser considerado sempre que o estado de saúde de uma criança com meningite tuberculosa se agravar ou também pelo desenvolvimento de achados neurológicos focais durante o tratamento. Os corticosteroides podem aliviar os sinais clínicos e sintomas, que são ocasionalmente graves. Estas lesões podem persistir por meses ou anos.

Doença cutânea

A tuberculose cutânea é rara nos EUA, mas ocorre em todo o mundo, sendo responsável por 1 a 2% de todos os casos de tuberculose (ver Capítulo 685).

Doença óssea e articular

As infecções ósseas e articulares como complicações da tuberculose apresentam maior probabilidade de envolvimento das vértebras. A

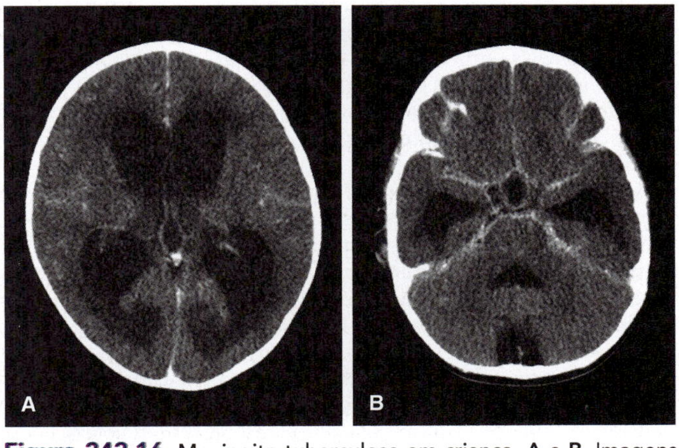

Figura 242.16 Meningite tuberculosa em criança. **A** e **B**. Imagens de TC pós-contraste evidenciando intenso realce na cisterna suprasselar, na cisterna de Sylvio e na cisterna pré-pontina. A dilatação do sistema ventricular é vista, consistente com hidrocefalia associada. (De Lerner A, Rajamohan A, Shiroishi MS *et al*. Cerebral infections and inflammation. In: Haaga JR, Boll DT, editors. CT and MRI of the whole body. 6th ed. Philadelphia: Elsevier, 2017; Fig 10.20.)

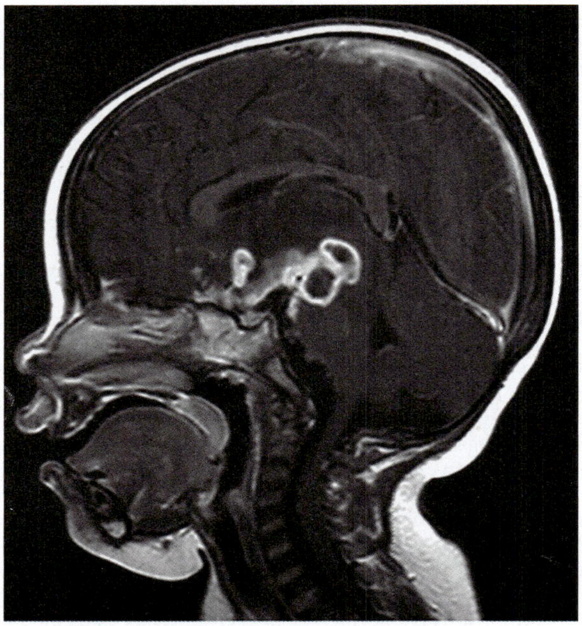

Figura 242.17 RM do encéfalo de uma criança de 3 anos mostrando múltiplos tuberculomas pontinos.

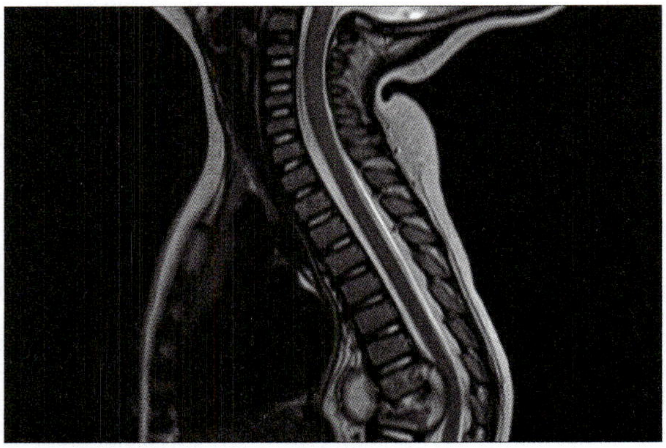

Figura 242.18 Tuberculose da coluna vertebral em uma criança. (*De Feder Jr HM, Rigos L, Teti K. Pott's disease in a Connecticut toddler.* Lancet. 2016; *388:504-505.*)

manifestação clássica de espondilite tuberculosa é a progressão para a doença de Pott, em que a destruição dos corpos vertebrais leva à deformidade em giba e cifose (Figura 242.18) (ver Capítulo 699.4). A tuberculose esquelética é uma complicação tardia da tuberculose embora tenha se tornado uma entidade rara desde que a terapia antituberculosa ficou disponível. Em geral, ela ocorre mais em crianças do que em adultos. As lesões ósseas tuberculosas podem ser semelhantes aos tumores ósseos, infecções piogênicas e fúngicas. O envolvimento ósseo multifocal pode ocorrer. A biopsia óssea é essencial para confirmar o diagnóstico. A intervenção cirúrgica não é geralmente necessária para a cura, o prognóstico é excelente com o tratamento médico adequado. Uma artrite poliarticular estéril (articulações grandes) pode ser notada em pacientes com TB ativa em outro local.

Doença abdominal e gastrintestinal

A tuberculose da cavidade oral ou faringe é bastante incomum. A lesão mais comum é uma úlcera indolor na mucosa, palato ou amígdalas, com um aumento dos linfonodos regionais. A tuberculose da glândula parótida foi raramente relatada em países endêmicos. A tuberculose do esôfago é rara em crianças, mas pode estar associada à fístula traqueoesofágica em lactentes. Essas formas de tuberculose são normalmente associadas à doença pulmonar extensa e à deglutição de secreções respiratórias infecciosas. No entanto, elas podem ocorrer na ausência de doença pulmonar, pela disseminação dos linfonodos mediastinais ou peritoneais.

A peritonite tuberculosa, que frequentemente ocorre em homens jovens, é incomum em adolescentes e rara em crianças. A peritonite generalizada pode surgir da disseminação hematogênica subclínica ou miliar. A peritonite localizada é causada por disseminação direta de um linfonodo abdominal, focos intestinais ou pela tuberculose geniturinária. Em casos raros, os linfonodos, o omento e o peritônio tornam-se entrelaçados e podem ser palpados como uma massa indolor, irregular e pastosa. A dor ou sensibilidade abdominal, ascite, anorexia e febre baixa são manifestações usuais. Em geral, o PPD é reativo. O diagnóstico pode ser confirmado por paracentese com colorações e culturas adequadas, mas esse processo deve ser realizado com cuidado para evitar a entrada no intestino que está aderente ao omento.

A enterite tuberculosa é causada pela disseminação hematogênica ou ingestão de bacilos da tuberculose oriundos dos pulmões do próprio paciente. O jejuno e íleo próximos às placas de Peyer e o apêndice são os locais mais comuns de envolvimento. Os achados típicos incluem úlceras superficiais, que causam dor, diarreia ou constipação intestinal; perda de peso e febre baixa. A linfadenite mesentérica geralmente complica a infecção. Os linfonodos aumentados podem causar obstrução intestinal ou erosão através do omento, causando peritonite generalizada. A apresentação clínica de enterite tuberculosa é inespecífica, mimetizando outras infecções e doenças que causam diarreia. A doença deve ser suspeitada em qualquer criança com queixas GI crônicas e PPD reativo ou IGRA positivo. A biopsia, a coloração álcool-ácido-resistente e a cultura das lesões são geralmente necessárias para confirmar o diagnóstico.

Doença do aparelho geniturinário

A tuberculose renal é rara em crianças, pois o período de incubação é de vários anos. Os bacilos da tuberculose costumam atingir os rins durante a disseminação linfo-hematogênica. Em geral, os microrganismos podem ser recuperados da urina nos casos de tuberculose miliar e em alguns pacientes com tuberculose pulmonar na ausência de doença parenquimatosa renal. Na tuberculose renal verdadeira, pequenos focos caseosos se desenvolvem no parênquima renal e liberam a *M. tuberculosis* nos túbulos. Uma grande massa se desenvolve próxima ao córtex renal, que lançam as bactérias através de uma fístula na pelve renal. Assim, a infecção se dissemina localmente para os ureteres, próstata ou epidídimo. Com frequência, a tuberculose renal é clinicamente silenciosa em seus estágios iniciais, marcados apenas por piuria estéril e hematúria microscópica. Disúria, dor no flanco ou abdominal e hematúria macroscópica se desenvolvem com o avançar da doença. A superinfecção por outras bactérias é comum e pode retardar o reconhecimento da tuberculose subjacente. A hidronefrose ou as estenoses ureterais podem complicar a doença. As culturas de urina para *M. tuberculosis* são positivas em 80 a 90% dos casos, e as colorações álcool-ácido-resistente de grandes volumes de sedimento urinário são positivas em 50 a 70% dos casos. O PPD não é reativo em até 20% dos pacientes. Um pielograma ou uma TC normalmente revelam lesões em massa, dilatação dos ureteres proximais, múltiplos defeitos pequenos de enchimento e hidronefrose na presença de estenose ureteral. Em geral, a doença é unilateral.

A **tuberculose genital** é incomum em meninos e meninas pré-púberes. Em geral, esta condição se origina da disseminação linfo-hematogênica, embora possa ser causada pela disseminação direta do trato intestinal ou osso. As adolescentes podem desenvolver tuberculose do trato genital durante a infecção primária. Com frequência, as tubas uterinas estão envolvidas (90 a 100% dos casos), seguidas pelo endométrio (50%), ovário (25%) e colo do útero (5%). Os sintomas mais comuns são dor abdominal inferior e dismenorreia ou amenorreia. Em geral, as manifestações sistêmicas estão ausentes e a radiografia torácica está normal na maioria dos casos. O PPD é geralmente reativo. A tuberculose genital em adolescentes do sexo masculino causa epididimite ou orquite. Normalmente, a condição se manifesta como um aumento indolor nodular e unilateral do escroto. O envolvimento da glande é extremamente raro. As anormalidades genitais e um PPD positivo em um adolescente de qualquer sexo sugerem tuberculose genital.

Gestação e o neonato

A tuberculose pulmonar e, principalmente, a extrapulmonar, além da linfadenite em uma mulher grávida está associada a um maior risco de prematuridade, retardo do crescimento fetal, baixo peso ao nascer e mortalidade perinatal. A tuberculose congênita é rara, pois uma característica comum da tuberculose do trato genital feminino é a infertilidade. A infecção primária na mãe logo antes ou durante a gravidez apresenta maior chance de causar uma infecção congênita do que uma reativação de uma infecção prévia. Em geral, a transmissão congênita ocorre de uma lesão na placenta através da veia umbilical, quando os bacilos da tuberculose infectam o fígado fetal, onde pode ocorrer um foco primário com envolvimento dos linfonodos periportais. Os microrganismos passam através do fígado para a circulação fetal principal e infectam muitos órgãos. Em geral, os bacilos no pulmão permanecem quiescentes até após o nascimento, quando a oxigenação e circulação pulmonar aumentam significativamente. A tuberculose congênita também pode ser causada por aspiração ou ingestão de líquido amniótico infectado. No entanto, a via mais comum de infecção para o recém-nascido é a transmissão aérea pós-natal de um adulto com tuberculose pulmonar infecciosa.

Doença perinatal

Os sintomas da tuberculose congênita podem estar presentes no nascimento, porém se iniciam mais comumente durante a 2ª ou 3ª semana de vida. Os sinais e sintomas mais comuns são dificuldade respiratória, febre, hepato e/ou esplenomegalia, baixa ingesta, letargia ou irritabilidade, linfadenopatia, distensão abdominal, retardo de crescimento, drenagem auricular e lesões cutâneas. As manifestações clínicas variam em relação ao local e ao tamanho das lesões caseosas. Muitos lactentes apresentam uma radiografia de tórax anormal, na maioria das vezes com um padrão miliar. Algumas crianças sem alterações pulmonares no início do curso da doença desenvolvem posteriormente anormalidades clínicas e radiográficas profundas. A linfadenopatia hilar e mediastinal e os infiltrados pulmonares são comuns. A linfadenopatia generalizada e a meningite ocorrem em 30 a 50% dos pacientes.

A apresentação clínica da tuberculose em neonatos é semelhante àquela causada pela sepse bacteriana e outras infecções congênitas, como a sífilis, a toxoplasmose e a citomegalovirose. O diagnóstico deve ser suspeitado em um lactente com sinais e sintomas de infecção bacteriana ou congênita, cuja resposta ao tratamento com antibióticos e de suporte seja pobre, e a avaliação para outras infecções não é reveladora. O indício mais importante para o rápido diagnóstico da tuberculose congênita é uma história materna ou familiar de tuberculose. Com frequência, a doença da mãe é identificada somente após o diagnóstico ser suspeitado no recém-nascido. Inicialmente, o PPD da criança é negativo, mas pode tornar-se positivo em 1 a 3 meses. Uma coloração álcool-ácido-resistentes positiva de um aspirado gástrico coletado no início da manhã de um neonato, em geral, indica tuberculose. Colorações ácido-álcool resistentes diretas de secreção do orelha média, medula óssea, aspirado traqueal ou tecido de biopsia (sobretudo do fígado) podem ser úteis. O LCR deve ser examinado e submetido à cultura e enviado para amplificação por PCR. O índice de mortalidade da tuberculose congênita permanece muito elevado por causa do diagnóstico tardio. Muitas crianças apresentam uma recuperação completa quando o diagnóstico é realizado rapidamente e a quimioterapia adequada é iniciada.

Doença em crianças infectadas pelo HIV

A maioria dos casos de tuberculose em crianças infectadas pelo HIV foi observada em países em desenvolvimento. No entanto, nos EUA, a taxa da TB em crianças infectadas pelo HIV (sem tratamento) é 30 vezes maior do que em crianças não infectadas pelo HIV. O estabelecimento do diagnóstico de tuberculose em uma criança infectada pelo HIV pode ser difícil, pois a reatividade do PPD pode estar ausente (e com um IGRA também negativo). A confirmação pela cultura é difícil, e as características clínicas da tuberculose são semelhantes a muitas outras infecções e condições relacionadas com o HIV. Com frequência, a tuberculose em crianças infectadas pelo HIV é mais grave, progressiva e provavelmente ocorre em locais extrapulmonares. Os achados radiográficos são semelhantes aos encontrados em crianças com sistema imune normal, mas a doença lobar e a cavitação pulmonar são mais comuns. Sintomas respiratórios inespecíficos, febre e perda de peso são as queixas mais comuns. Os índices de TB resistente aos medicamentos são maiores em adultos infectados pelo HIV e, provavelmente, também são maiores em crianças infectadas pelo HIV. A doença recorrente e a recidiva ocorrem mais frequentemente em crianças infectadas pelo HIV. O prognóstico geralmente é bom se a tuberculose não estiver muito avançada no momento do diagnóstico e as drogas antituberculosas apropriadas estiverem disponíveis.

O índice de mortalidade de crianças infectadas pelo HIV com TB é alto, especialmente quando há uma redução do número de linfócitos CD4. Em adultos, a resposta imune do hospedeiro à TBI parece aumentar a replicação do HIV e acelerar a imunossupressão causada pelo vírus. As taxas de mortalidade elevadas são atribuídas à infecção progressiva do HIV, em vez da tuberculose. Assim, as crianças infectadas pelo HIV com exposições potenciais e/ou infecção recente devem ser prontamente avaliadas e tratadas da TB. Porém, todas as crianças com tuberculose devem ser testadas para a infecção pelo HIV.

As crianças com infecção pelo HIV que recebem terapia antirretroviral altamente ativa (HAART) apresentam alto risco de desenvolverem a síndrome de reconstituição imune (SRI). Tal síndrome deve ser suspeitada nos pacientes que sofrem um agravamento dos sintomas da TB durante o tratamento contra a tuberculose (SIR paradoxal) ou que desenvolvem novos sintomas da tuberculose (com achados radiográficos) após o início da HAART (SRI revelada). Os fatores que sugerem a SRI incluem uma associação temporal (dentro de 3 meses do início da HAART), as manifestações clínicas incomuns, o curso clínico inesperado, exclusão de explicações alternativas, evidências de restauração anterior do sistema imune (aumento da contagem de linfócitos T CD4) e queda na carga viral do HIV.

As manifestações clínicas mais comuns da SRI em crianças são: febre, tosse, novas lesões cutâneas, aumento dos linfonodos no tórax ou região cervical e surgimento ou ampliação dos tuberculomas cerebrais, com ou sem meningite associada. O tratamento da SRI em crianças HIV positivas com tuberculose deve ser realizado por um médico com experiência específica no tratamento da tuberculose.

FERRAMENTAS DE DIAGNÓSTICO

Teste cutâneo tuberculínico

O desenvolvimento de hipersensibilidade tardia na maioria dos indivíduos infectados pelo complexo *M. tuberculosis* torna o PPD uma ferramenta de diagnóstico útil. O **PPD de Mantoux** é realizado através de uma injeção intradérmica de 0,1 mℓ contendo derivado proteico purificado estabilizado com Tween 80. Os linfócitos T sensibilizados pela infecção prévia são recrutados para a pele, onde liberam linfocinas que induzem endurecimento por meio de vasodilatação local, edema, deposição de fibrina e recrutamento de outras células inflamatórias para a região. A quantidade de endurecimento em resposta ao teste deve ser medida por um profissional treinado 48 a 72 horas após a administração. Em alguns pacientes, o aparecimento do endurecimento ocorre >72 horas; no entanto, também será um resultado positivo. As reações de hipersensibilidade imediata à tuberculina ou de outros constituintes do preparado são de curta duração (< 24 horas) e não são consideradas um resultado positivo. A sensibilidade à tuberculina se desenvolve em 3 semanas a 3 meses (na maioria das vezes entre 4 e 8 semanas) após a inalação do microrganismo.

Os fatores relacionados com o hospedeiro, como pouca idade, desnutrição, imunossupressão por doença ou medicamentos, infecções virais (sarampo, caxumba, varicela e gripe), vacinação utilizando vírus vivos e a tuberculose grave, podem deprimir a reação do teste cutâneo em uma criança infectada com *M. tuberculosis*. A terapia com corticosteroides pode diminuir a reação à tuberculina, mas o efeito é variável. Em geral, o PPD realizado no momento do início da terapia com corticosteroides é confiável. Aproximadamente 10% das crianças imunocompetentes com TB (até 50% daquelas com meningite ou doença disseminada) não reagem inicialmente para o derivado de proteína purificada; a maior parte se torna reativa após vários meses de terapia antituberculosa. Os resultados falso-positivos à tuberculina podem ser causados pela sensibilização cruzada aos antígenos de MNT, que geralmente são mais prevalentes no ambiente à medida que nos aproximamos da linha do Equador. Em geral, estas reações cruzadas são transitórias ao longo de meses a anos e produzem menos de 10 a 12 mm de endurecimento, mas áreas maiores de endurecimento pode ocorrer. A vacinação prévia com bacilo de Calmette-Guérin (BCG) também pode causar uma reação ao PPD, especialmente se uma pessoa recebeu 2 ou mais doses dessa vacina. Cerca de 50% dos lactentes que receberam a vacina BCG nunca desenvolvem um PPD reativo, e a reatividade normalmente diminui em 2 ou 3 anos naqueles com um teste cutâneo inicialmente positivo. As crianças mais velhas e os adultos que recebem a vacina BCG têm maior probabilidade de desenvolver reatividade à tuberculina, mas a maioria perde a reatividade entre 5 e 10 anos após a vacinação. No entanto, alguns indivíduos mantêm reatividade à tuberculina da vacina BCG por muitos anos. Quando presente, a reatividade ao teste cutâneo geralmente causará um endurecimento < 10 mm, embora as reações maiores ocorram em algumas pessoas.

O tamanho apropriado de endurecimento, indicando um resultado do PPD de Mantoux positivo varia de acordo com fatores epidemiológicos e de risco relacionados. Em crianças sem fatores de risco para a TB, as reações do teste cutâneo são geralmente resultados falso-positivos. A American Academy of Pediatrics (AAP) e o CDC desencorajam os testes de rotina em todas as crianças e recomendam que o teste tuberculínico em crianças seja voltado para os pacientes de risco identificados por meio de questionários de triagem (Tabela 242.2). A possível exposição a um adulto com ou em alto risco de tuberculose pulmonar infecciosa é o fator de risco mais importante para as crianças. Os limites do tamanho da reação para determinar um resultado positivo do teste tuberculínico variam de acordo com o risco de infecção para cada indivíduo (Tabela 242.3). Nos pacientes com maior risco de progressão para a doença tuberculose, a sensibilidade ao PPD é mais importante, enquanto a especificidade é mais importante para as pessoas com baixo risco de progressão.

Ensaios de liberação de Interferona-γ (IGRA)

Dois testes sanguíneos, T-SPOT.TB (Oxford Immunotec; Marlborough, MA) e QuantiFERON®-TB (QFT, Qiagen; Germantown, MD) detectam geração de IFN-γ pelas células T do paciente em resposta a antígenos de *M. tuberculosis* específicos (ESAT-6, CFP-10 e TB7.7). O teste QFT mede as concentrações de IFN-γ no sangue total e o T-SPOT.TB mede o número de linfócitos/monócitos que produzem IFN-γ. Os antígenos do teste não estão presentes no *M. bovis*-BCG e complexo *Mycobacterium avium*, o principal grupo de micobactérias do meio ambiente, por isso espera-se uma maior especificidade em comparação com o PPD e menos resultados falso-positivos. Os IGRAs apresentam controles internos positivos e negativos. Controles positivos internos permitem a detecção de uma resposta de teste anérgica, que é útil em crianças jovens e imunocomprometidas. Respostas indeterminadas (QFT)/inválidas (T-SPOT.TB) ocorrem quando a amostra de teste é negativa, mas o controle positivo tem atividade insuficiente ou se o controle negativo tem atividade de fundo alta. Resultados indeterminados/inválidos também são causados por fatores técnicos (p. ex., agitação insuficiente de tubos QFT, tempo de processamento atrasado). A maioria dos estudos relata taxas indeterminadas ou inválidas em crianças de 0 a 10%, que são influenciadas pela idade da criança e pelo estado imunológico. Em crianças < 2 anos de idade, as taxas indeterminadas podem chegar a 8,1%, contra 2,7% em crianças mais velhas, embora estudos mais recentes geralmente relatem taxas muito mais baixas. *Um resultado IGRA indeterminado ou inválido não é negativo nem positivo e não pode ser usado para orientar decisões de tratamento.*

Assim como no PPD, os IGRAs não podem diferenciar entre TBI e TB. Duas vantagens claras dos IGRAs são a necessidade de apenas um encontro de pacientes (*vs* dois do PPD) e a falta de reação cruzada

Tabela 242.2 Prova tuberculínica cutânea (PPD) ou ensaio de liberação de interferona-γ (IGRA): recomendações para lactentes, crianças e adolescentes*.

CRIANÇAS PARA QUEM PPD OU IGRA IMEDIATO É INDICADO†
Contatos de pessoas com tuberculose contagiosa confirmada ou suspeita (investigação de contato)
Crianças com achados radiográficos ou clínicos sugestivos de doença tuberculosa
Crianças que imigram de países com infecção endêmica (p. ex., Ásia, Oriente Médio, África, América Latina, países da antiga União Soviética), incluindo adotados internacionais
Crianças com históricos de viagem para países com infecção endêmica e contato substancial com os povos indígenas desses países‡
Crianças que devem ter PPD anual ou IGRA:
• Crianças infectadas com o vírus da imunodeficiência humana
CRIANÇAS COM RISCO AUMENTADO DE PROGRESSÃO DA INFECÇÃO POR TUBERCULOSE À DOENÇA DE TUBERCULOSE
Crianças com outras condições médicas, incluindo diabetes melito, insuficiência renal crônica, desnutrição e imunodeficiências congênitas ou adquiridas e crianças que fazem uso de antagonistas do fator de necrose tumoral (TNF) merecem consideração especial. Sem exposição recente, essas crianças não correm maior risco de contrair infecção por tuberculose. As deficiências imunológicas subjacentes associadas a essas condições teoricamente aumentariam a possibilidade de progressão para doença grave. Histórias iniciais de potencial exposição à tuberculose devem ser incluídas para todos esses pacientes. Se essas histórias ou fatores epidemiológicos locais sugerirem uma possibilidade de exposição, PPD ou IGRA imediatos e periódicos devem ser considerados. **Um PPD ou IGRA inicial deve ser realizado antes do início da terapia imunossupressora, incluindo administração prolongada de corticosteroides, transplante de órgãos ou uso de antagonistas ou bloqueadores de TNF-α ou terapia imunossupressora em qualquer criança que necessite desses tratamentos.**

*A imunização com o bacilo de Calmette-Guérin não é uma contraindicação para um PPD. †Iniciando com 3 meses de idade. ‡Se a criança estiver bem e não tiver histórico de exposição, o TST ou o IGRA deve ser adiado até 10 semanas após o retorno. De American Academy of Pediatrics. Red book: 2018 report of the *Committee on Infectious Diseases*. 30th ed. Elk Grove Village, IL, 2015, AAP, p. 831.

Tabela 242.3 Resultados positivos de prova tuberculínica cutânea (PPD) em lactentes, crianças e adolescentes*.

≥ 5 mm
Crianças em contato próximo com pessoas contagiosas conhecidas ou suspeitas com tuberculose
Crianças com suspeita de tuberculose
• Achados na radiografia torácica compatível com doença tuberculosa ativa ou prévia
• Evidência clínica da doença da tuberculose†
Crianças em tratamento com imunossupressores‡ ou com condições imunossupressoras, incluindo infecção pelo HIV
≥ 10 mm
Crianças com risco aumentado de tuberculose disseminada:
• Crianças < 4 anos
• Crianças com outras doenças ou morbidades, incluindo doença de Hodgkin, linfoma, diabetes melito, insuficiência renal crônica ou desnutrição (ver Tabela 242.2).
Crianças com exposição aumentada à doença da tuberculose:
• Crianças nascidas em regiões de alta prevalência do mundo
• Crianças frequentemente expostas a adultos com infecção pelo HIV, sem-teto, usuários de drogas ilícitas, residentes em casas de repouso, encarcerados ou institucionalizados, ou trabalhadores rurais migrantes
• Crianças que viajam para regiões de alta prevalência no mundo
≥ 15 mm
Crianças ≥ 4 anos sem nenhum fator de risco

*Estas definições aplicam-se independentemente de imunização prévia com BCG; eritema no local do PPD não indica resultado positivo. Os testes devem ser lidos às 48 a 72 horas após a colocação. †Evidência no exame físico ou avaliação laboratorial que incluiria tuberculose no diagnóstico diferencial (p. ex., meningite). ‡Incluindo doses imunossupressoras de corticosteroides ou antagonistas do fator de necrose tumoral α. BCG, bacilo de Calmette-Guérin; HIV, vírus da imunodeficiência humana. De American Academy of Pediatrics. Red book: 2015 report of the Committee on Infectious Diseases. 30th ed. Elk Grove Village, IL, 2018, American Academy of Pediatrics, p. 830.

com a vacina BCG e a maioria das outras micobactérias, aumentando assim a especificidade do teste para TBI. Estudos comparando o desempenho do IGRA e do PPD em crianças mostraram sensibilidade comparável (85% em crianças confirmadas por cultura) entre os dois testes e especificidade IGRA superior (95% *versus* 49%) em crianças imunizadas com BCG e baixo risco.

Nem o PPD nem o IGRA apresentam um bom desempenho em lactentes e crianças pequenas que estão desnutridas, gravemente imunocomprometidas ou com doença tuberculosa disseminada. Estudos avaliaram o uso de IGRAs em crianças pequenas e apoiam seu uso em crianças de 2 a 5 anos de idade. Entre crianças imunocompetentes até 5 anos de idade com TB confirmada por cultura, 60% das crianças com menos de 2 anos de idade tiveram um QFT positivo em comparação com 100% das crianças de 2 a 5 anos de idade, taxas comparáveis às do PPD.

Estudos adicionais em crianças saudáveis e expostas com idade < 5 anos demonstraram que a concordância IGRA e PPD atinge 89%, e que o desempenho do teste IGRA foi confirmado como adequado para crianças de 2 a 5 anos de idade. Portanto, a maioria dos especialistas apoia o uso de IGRAs para a avaliação de infecção por tuberculose em crianças pequenas com baixo risco de infecção, especialmente naqueles que receberam uma vacina BCG. Os IGRAs também são preferidos em crianças que provavelmente não retornarão para o PPD. O uso de PPD e IGRA deve ser considerado em crianças cujo teste inicial de PPD ou IGRA é negativo e altamente suspeito de doença de TB ou risco de progressão de infecção para doença, bem como naqueles com teste IGRA inicial e de repetição indeterminado; aqueles com idade ≥ 2 anos que tenham um PPD positivo e tenham recebido a vacina BCG; aqueles cuja família reluta em tratar a infecção com base apenas em um resultado de PPD; e aqueles nos quais a doença micobacteriana não tuberculosa é suspeita (Tabela 242.4). A maioria dos estudos não mostrou nenhuma diferença consistente e significativa entre os dois IGRAs comercialmente disponíveis, e o CDC não recomenda preferência. Devido a restrições de custo, a OMS não endossa o uso do IGRA em países de baixa e média renda, mesmo naqueles com alta prevalência de tuberculose.

AMOSTRAS DE MICOBACTÉRIAS, SUSCETIBILIDADE E CULTURA

A confirmação mais específica da tuberculose pulmonar é o isolamento da *M. tuberculosis* a partir de uma amostra clínica. As amostras de escarro para cultura devem ser coletadas de adolescentes e crianças mais velhas que sejam capazes de expectorar. A expectoração induzida com um nebulizador de jato, solução salina inalada e percussão seguida de aspiração nasofaríngea são manobras efetivas em crianças com idade > 1 ano. A indução do escarro fornece amostras tanto para a cultura quanto para a coloração BAAR. A amostra de cultura tradicional em crianças pequenas é a obtenção do ácido gástrico no início da manhã antes que a criança tenha se levantado e o peristaltismo esvaziado o estômago das secreções respiratórias agrupadas que foram engolidas durante a noite. No entanto, mesmo em condições ideais, três aspirados gástricos consecutivos (realizados pela manhã) revelam microrganismos em menos de 50% dos casos. O resultado da cultura broncoscópica é ainda menor, mas esta técnica pode demonstrar a presença da doença endobrônquica ou uma fístula. Culturas negativas não excluem o diagnóstico de tuberculose em uma criança. A presença de um PPD e IGRA positivos, uma radiografia torácica anormal com características de tuberculose e uma história de exposição recente a um adulto com tuberculose infecciosa é altamente sugestivo de diagnóstico clínico de TB. Se uma fonte em adultos for identificada, os resultados dos testes de sensibilidade aos medicamentos do isolado a partir dessa fonte podem ser utilizados para determinar o melhor regime terapêutico para a criança, exceto em áreas de incidência muito baixa, onde o caso fonte não é atual. Material para cultura deve ser obtido e a cultura realizada quando a fonte do caso origem for desconhecida, quando existem várias possíveis fontes de casos, ou quando a fonte de caso for possível ou a fonte de tuberculose apresentar possível resistência aos medicamentos ou isso for confirmado.

A confirmação da tuberculose extrapulmonar é melhor alcançada com uma cultura positiva. No entanto, para as muitas formas de tuberculose, o rendimento da cultura é de apenas 25 a 50%, e diagnóstico provável é realizado por uma combinação de sinais e sintomas clínicos, análise de fluidos corporais (quando possível), avaliação radiográfica ou evidência histopatológica de tuberculose e eliminação de outro possível diagnóstico.

Tabela 242.4 Recomendações para o uso de prova tuberculínica cutânea (PPD) e teste de liberação da interferona-γ (IGRA) em crianças.

PPD preferencial, IGRA aceitável
- Crianças < 2 anos*

IGRA preferível, PPD aceitável
- Crianças > 2 anos que realizaram vacina BCG
- Crianças > 2 anos que é improvável que retornem para leitura do PPD

PPD e IGRA devem ser consideradas quando:
- Os IGRAs inicial e de repetição são indeterminados ou inválidos.
- O teste inicial (PPD ou IGRA) é negativo, e:
  - A suspeita clínica de TB é moderada a alta.†
  - A criança tem um fator de risco para TB e está em alto risco de progressão e mau prognóstico (sobretudo terapia com agente biológico imunomodulador, por exemplo, antagonista do TNF-α)†
- O PPD inicial é positivo e:
  - > 2 anos e história de vacinação com BCG.
  - Evidência adicional necessária para aumentar a adesão à terapia.

*Alguns especialistas não usam IGRA para crianças menores de 2 anos devido à relativa falta de dados para esse grupo etário e ao alto risco de progressão para doença. †O resultado positivo de qualquer teste é considerado significativo nesses grupos. BCG, bacilo de Calmette-Guérin; TB, tuberculose, TNF, fator de necrose tumoral. Adaptada de Starke JR. AAP Committee of Infectious Diseases: Interferona-γ release assays for diagnosis of tuberculosis infection and disease in children. *Pediatrics*. 2014; 134(6):e1771.

Testes de amplificação de ácidos nucleicos

Estudos realizados com o principal teste de amplificação de ácidos nucleicos (NAAT) em crianças com tuberculose é realizada pela técnica de PCR, que utiliza sequências específicas de DNA como marcadores para os microrganismos. Comparado ao diagnóstico clínico de tuberculose pulmonar em crianças, a sensibilidade da PCR varia de 25 a 83% e sua especificidade de 80 a 100%. Um resultado de PCR negativo não elimina o diagnóstico de tuberculose, e o diagnóstico não é confirmado por um resultado positivo com essa técnica.

O Gene Xpert MTB/RIF RIF (Xpert; Cepheid, Sunnyvale, CA), um ensaio por PCR em tempo real para o *M. tuberculosis*, detecta simultaneamente resistência à rifampicina, sendo frequentemente utilizado como um indicador para TBMR. Esse ensaio utiliza um sistema de cartucho autônomo, que produz resultados de amostras diretas em duas horas, sendo menos dependente do operador do que os métodos tradicionais de detecção por PCR. A sensibilidade e a especificidade média do Xpert são de 72 a 77% e 99% em adultos com esfregaços de escarro bacilos ácido rápidos (AFB) negativos e de 98 a 99% e 99 a 100% em adultos com esfregaço do escarro AFB positivos, respectivamente. Estudos pediátricos revelam que, em comparação com a cultura, a sensibilidade e especificidade do Xpert é de 62% e 98% em escarro induzido ou expectorado e 66% e 98% em aspirados gástricos, respectivamente. Em comparação com a baciloscopia, o Xpert melhorou a sensibilidade da detecção de casos pediátricos de TB em 36 a 44%. A sensibilidade e especificidade de Xpert para detectar a resistência à rifampicina em amostras de escarro de adultos com tuberculose foi de 86% e 98%, respectivamente.

Apesar dos cartuchos para o sistema Xpert serem caros, ele oferece a vantagem de uma rápida detecção da TBMR, sendo especialmente úteis em ambientes com falta de infraestrutura laboratorial. Em ambientes com poucos recursos, o Xpert pode substituir a microscopia de esfregaço; no entanto, ele jamais substituirá a cultura para micobactérias e o teste de suscetibilidade aos medicamentos.

TRATAMENTO

Os princípios básicos do tratamento da TB em crianças e adolescentes são os mesmos que nos adultos. Vários medicamentos são utilizados para realizar uma cura relativamente rápida e prevenir o surgimento de resistência secundária aos medicamentos durante o tratamento (Tabelas 242.5 e 242.6). Conforme recomendado pela OMS, a escolha do esquema terapêutico depende da extensão da doença, do hospedeiro, e a probabilidade de resistência aos medicamentos (ver Capítulo 241 e Tabela 241.1). O tratamento padrão da tuberculose intratorácica (doença pulmonar e/ou linfadenopatia hilar) em crianças é um esquema de 6 meses de isoniazida e rifampicina suplementado nos primeiros 2 meses de tratamento com pirazinamida e etambutol. Diversos estudos clínicos demonstraram que esse esquema produz uma taxa de sucesso que se aproxima dos 100%, com uma incidência de reações adversas clinicamente significativas de menos de 2%. Os esquemas de 9 meses de isoniazida e rifampicina também são altamente eficazes para a tuberculose sensível ao fármaco, mas a duração necessária do tratamento, a necessidade de uma boa adesão por parte do paciente, e a relativa falta de proteção contra uma possível resistência inicial ao fármaco levaram ao favorecimento de regimes de tratamento com medicamentos adicionais por um período curto de tempo. A maioria dos especialistas recomenda que toda a administração de fármacos seja observada diretamente, o que significa a presença de um profissional de saúde quando os medicamentos são administrados aos pacientes. Quando a **terapia diretamente observada (DOT)** é utilizada, a administração intermitente (2 vezes ou 3 vezes/semana) de fármacos após um período inicial de apenas 2 semanas é tão eficaz para tuberculose suscetível aos fármacos em crianças quanto a terapia diária durante toda a evolução.

A tuberculose extrapulmonar geralmente é causada por um pequeno número de micobactérias. Em geral, o tratamento para a maioria das formas de tuberculose extrapulmonar em crianças, incluindo a linfadenopatia cervical, é o mesmo que para a tuberculose pulmonar. As exceções são a tuberculose óssea e das articulações, a disseminada e a do SNC, para as quais não há dados suficientes para recomendar 6 meses de terapia; estas condições são tratadas de 9 a 12 meses. O desbridamento cirúrgico na doença óssea e articular e a derivação ventriculoperitoneal na doença do SNC são frequentemente necessários.

O tratamento ideal da tuberculose em crianças infectadas pelo HIV ainda não foi estabelecido. Os adultos HIV soropositivos com tuberculose podem ser tratados com sucesso com esquemas padronizados que incluem isoniazida, rifampicina, pirazinamida e etambutol. A duração total da terapia deve ser de 6 a 9 meses, ou 6 meses após a cultura do escarro se tornar estéril, aquela que durar mais tempo. Os dados de crianças são limitados a séries relativamente pequenas. A maioria dos especialistas acredita que as crianças infectadas pelo HIV com tuberculose suscetível aos fármacos devem receber um esquema com quatro fármacos para os primeiros 2 meses, seguido de isoniazida e rifampicina com uma duração total de, pelo menos, 9 meses. No entanto, todo o tratamento deveria ser diário e não intermitente. As crianças soropositivas para HIV parecem ter reações adversas mais frequentes aos fármacos antituberculosos e devem ser monitoradas durante o tratamento. A administração concomitante de rifampicina e alguns agentes antirretrovirais resultam em níveis sanguíneos subterapêuticos de inibidores de protease e de inibidores de transcriptase reversa não nucleosídios e níveis tóxicos de rifampicina. A administração concomitante destas drogas não é recomendada. O tratamento de crianças infectadas pelo HIV é frequentemente baseado de forma empírica nas informações epidemiológicas e radiográficas, pois os aspectos radiográficos de outras complicações pulmonares do HIV em crianças, como a pneumonite intersticial linfoide e a pneumonia bacteriana, podem ser semelhantes ao da tuberculose. A terapêutica deve ser considerada quando a tuberculose não puder ser excluída.

Tuberculose resistente aos fármacos

A incidência de tuberculose resistente aos fármacos está aumentando em muitas áreas do mundo, incluindo a América do Norte. Existem dois principais tipos de resistência medicamentosa. A **resistência primária** ocorre quando uma pessoa está infectada com a *M. tuberculosis*, que já é resistente a um fármaco particular. A **resistência secundária** ocorre quando os microrganismos resistentes aos medicamentos surgem como a população dominante durante o tratamento. As principais causas de resistência medicamentosa secundária são a baixa adesão à medicação pelos pacientes ou regimes terapêuticos inadequados prescritos pelo médico. O abandono de um medicamento é mais provável de levar à resistência secundária do que o fato de deixar de tomar todos os medicamentos. A resistência secundária é rara em crianças, devido ao pequeno tamanho de sua população micobacteriana. Consequentemente, a maioria da resistência aos medicamentos em crianças é primária, e os padrões de resistência medicamentosa entre as crianças tendem a espelhar estes achados entre adultos na mesma população. Os principais preditores de

Tabela 242.5 Fármacos comumente utilizados para tratamento da tuberculose em lactentes, crianças e adolescentes.

FÁRMACO	DOSAGEM	DOSAGEM DIÁRIA (mg/kg)	DOSAGEM 2 vezes/semana (mg/kg/dose)	DOSE MÁXIMA	REAÇÕES ADVERSAS
Etambutol	Comprimidos: 100 mg 400 mg	20	50	2,5 g	Neurite óptica (geralmente reversível), diminuição da diferenciação de cor vermelho-verde, distúrbios do trato gastrintestinal, hipersensibilidade
Isoniazida*	Comprimidos: 100 mg 300 mg Xarope: 10 mg/mℓ	10 a 15†	20 a 30	Diária: 300 mg Duas vezes na semana: 900 mg	Elevação das enzimas hepáticas leves, hepatite, neurite periférica, hipersensibilidade
Pirazinamida*	Comprimidos: 500 mg	30 a 40	50	2 g	Efeitos hepatotóxicos, hiperuricemia, artralgias, distúrbios do trato gastrintestinal
Rifampicina*	Cápsulas: 150 mg 300 mg Xarope formulado a partir de cápsulas	15 a 20	15 a 20	600 mg	Descoloração alaranjada de secreções ou urina, coloração de lentes de contato, vômito, hepatite, reação semelhante à gripe, trombocitopenia, prurido Contraceptivos orais podem ser ineficazes.

*Rifamato é uma cápsula contendo 150 mg de isoniazida e 300 mg de rifampicina. Duas cápsulas proporcionam as doses diárias usuais (*i. e.*, pesando > 50 kg) diárias de cada fármaco. Rifater, nos EUA, é uma cápsula que contém 50 mg de isoniazida, 120 mg de rifampicina e 300 mg de pirazinamida. Isoniazida e rifampicina também estão disponíveis para administração parenteral. Muitos especialistas recomendam o uso de uma dose diária de rifampicina de 20 a 30 mg/kg/dia para lactentes e crianças pequenas e para formas graves de tuberculose, como meningite e doenças disseminadas. †Quando a isoniazida em uma dosagem superior a 10 mg/kg/dia é usada em combinação com a rifampicina, a incidência de efeitos hepatotóxicos pode ser aumentada. De American Academy of Pediatrics. *Red book: 2018 report of the Committee on Infectious Diseases.* 30th ed. Elk Grove Village, IL, 2015, AAP, p. 842.

Tabela 242.6 Medicamentos menos comumente usados para tratar tuberculose resistente à fármacos em bebês, crianças e adolescentes*.

FÁRMACOS	FORMAS DE DOSAGEM	DOSAGEM DIÁRIA (mg/kg)	DOSE MÁXIMA	REAÇÕES ADVERSAS
Amicacina†	Frascos: 500 mg, 1 g	15 a 30 (administração por via intravenosa ou IM)	1 g	Efeitos tóxicos auditivos e vestibulares, efeitos nefrotóxicos
Bedaquilina	Comprimidos: 100 mg	Adultos e crianças ≥ 12 anos,> 33 kg: 400 mg por 14 dias, então 200 mg, 3 vezes/semana por 22 semanas		Prolongamento de QTc, níveis reduzidos de efavirenz quando coadministrados
Capreomicina†	Frascos: 1 g	15 a 30 (administração por via intramuscular)	1 g	Toxicidade auditiva e vestibular e efeitos nefrotóxicos
Clofazimina	Cápsulas gelatinosas: 50 mg 100 mg	2 a 3 mg/kg/dia	100 mg	Prolongamento do QTc, pigmentação cutânea reversível
Cicloserina	Cápsulas: 250 mg	10 a 20, administradas em 2 doses	1 g	Psicose, alterações de personalidade, convulsões, exantema
Delamanida	Comprimidos: 50 mg 100 mg	Adultos e crianças ≥ 13 anos, ≥ 35 kg: 100 mg 2 vezes/dia Crianças 6 a 12 anos, 20 a 34 kg: 50 mg 2 vezes/dia		Prolongamento do QTc, evento adversos com hipoalbuminemia, evitar se houver alergia ao metronidazol
Etionamida	Comprimidos: 250 mg	15 a 20, administrar de forma dividida em 2 a 3 doses	1 g	Distúrbios GI, efeitos hepatotóxicos, reações de hipersensibilidade, hipotireidismo
Kanamicina	Frascos: 75 mg/2 mℓ 500 mg/2 mℓ 1 g/3 mℓ	15 a 30 (administração por via intramuscular ou IV)	1 g	Efeitos tóxicos auditivos e vestibulares, efeitos nefrotóxicos
Levofloxacino	Comprimidos: 250 mg 500 mg 750 mg Solução oral: 25/mℓ Frascos: 25 mg/mℓ	Adultos: 750 a 1000 mg (diária) Crianças: 15 a 20 mg/kg diário	1 g	Efeitos teórico no crescimento de cartilagens, dor articular, distúrbios GIs, exantema, cefaleia, inquietação, confusão
Linezolid	Comprimidos: 400 mg 600 mg Xarope: 20 mg/mℓ	Crianças ≥ 12 anos: 10 mg/kg diário Crianças < 12 anos: 10 mg/kg 2 vezes/dia	600 mg	Supressão da medula óssea, neuropatia periférica, acidose láctica, potencial sobreposição de toxicidade com inibidores nucleosídicos da transcriptase reversa
Ofloxacino	Comprimidos: 200 mg 300 mg 400 mg Frascos: 20 mg/mℓ 40 mg/mℓ	Adultos/adolescentes: 800 mg Crianças 15 a 20 mg/kg diário	800 mg	Artropatia, artrite
Moxifloxacino	Comprimidos: 400 mg Solução IV: 400 mg/250 mℓ em 0,8% solução salina	Adultos/adolescentes: 400 mg Crianças: 7,5 a 10 mg/kg diário	400 mg	Artropatia, artrite
Ácido para-aminosalicílico (PAS)	Embalagens: 3 g	200 a 300 (2 a 4 vezes ao dia)	10 g	Distúrbios GI, hipersensibilidade, efeitos hepatotóxicos
Estreptomicina†	Embalagens: 1 g 4 g	20 a 40 (administração por via intramuscular)	1 g	Efeitos tóxicos auditivos e vestibulares, efeitos nefrotóxicos, erupção cutânea

*Essas drogas devem ser usadas em consulta com um especialista em tuberculose. †Ajuste da dose na insuficiência renal. GI, Gastrintestinal; IM, intramuscular; IV, intravenoso. De American Academy of Pediatrics. *Red book: 2018 Report of the Committee on Infectious Diseases.* 30th ed. Elk Grove Village, IL, 2015, AAP, p. 843-844; and Harausz EP, Garcia-Prats AJ, Seddon JA *et al.* New/repurposed drugs for pediatric multidrug-resistant tuberculosis: practice-based recommendations. *Am J Respir Crit Care Med.* 2017; 195(10):1300-1310.

N.T.R: No Brasil, o esquema inicial de tratamento com medicamentos antituberculosos é diferente de acordo com a faixa etária do paciente. Assim, para pacientes acima de 10 anos de idade, indica-se o mesmo esquema inicial com 4 drogas descrito acima com rifampicina, isoniazida, pirazinamida e etambutol por 2 meses seguido por mais 4 meses de rifampicina e isoniazida. No entanto, para pacientes menores de 10 anos de idade há recomendação de início de tratamento com 3 drogas: rifampicina, isoniazida e pirazinamida por 2 meses seguido de rifampicina e isoniazida por mais 4 meses.
Brasil. Ministério da Saúde. Secretaria de Vigilância em Saúde. Departamento de Vigilância das Doenças Transmissíveis. Manual de Recomendações para o Controle da Tuberculose no Brasil/Ministério da Saúde, Secretaria de Vigilância em Saúde, Departamento de Vigilância das Doenças Transmissíveis. – Brasília: Ministério da Saúde, 2019.

tuberculose resistente aos medicamentos entre os adultos são a história de tratamento antituberculose prévio, a coinfecção pelo HIV, e a exposição a outro adulto com tuberculose infecciosa resistente.

O tratamento da tuberculose resistente aos medicamentos é bem-sucedido somente quando, pelo menos, dois agentes bactericidas são administrados, aos quais a cepa infectante de *M. tuberculosis* é suscetível. Quando uma criança apresenta uma possível tuberculose resistente aos medicamentos, geralmente pelo menos 4 ou 5 medicamentos devem ser administrados inicialmente, até que o padrão de sensibilidade seja determinado e um regime mais específico seja utilizado. O plano de tratamento específico deve ser individualizado para cada paciente de acordo com os resultados dos testes de sensibilidade dos isolados da criança ou no caso-fonte adulto. A duração do tratamento de 9 meses com rifampicina, pirazinamida e etambutol é geralmente adequada para a tuberculose resistente à isoniazida em crianças. Quando a resistência à isoniazida e rifampicina estiver presente, a duração total do tratamento frequentemente deve ser estendida para 12 a 24 meses, e os regimes intermitentes não devem ser utilizados. Em 2016, a OMS endossou 9 a 12 meses de tratamento mais curto para adultos e crianças com MDR-TB que não foram previamente tratados com medicamentos de segunda linha, ou nos quais a resistência a fluoroquinolonas de segunda linha ou agentes injetáveis é improvável. Essa recomendação baseou-se nos resultados de estudos observacionais em adultos e extrapolou para uso em crianças com base na plausibilidade biológica.

Como opções de tratamento de segunda linha para a TB multirresistente em crianças, há um uso crescente de novas medicações antituberculose (bedaquilina e delamanid) e drogas readaptadas (linezolida e clofazimina). Delamanid é endossado para uso em crianças ≥ 6 anos e ≥ 20 kg nos quais um regime de 4 medicamentos com pirazinamida não pode ser usado devido à resistência aos medicamentos, naqueles que experimentam intolerância significativa a medicamentos ou aqueles com alto risco de falha no tratamento. Há menos evidências para apoiar o uso de bedaquiline em crianças. É considerado aceitável em crianças ≥ 12 anos de idade e > 33 kg, com as mesmas indicações especificadas para delamanid. Recomenda-se um eletrocardiograma basal e monitoramento QTc em pacientes que estejam recebendo bedaquilina ou delamanid. Tanto a linezolida como a clofazimina estão agora incluídas como agentes principais de segunda linha em regimes de tratamento para crianças com MDR-TB. Ambas as drogas exigem monitoramento rigoroso quanto a efeitos adversos e toxicidade. O prognóstico da tuberculose mono ou multirresistente em crianças geralmente é bom se a resistência aos medicamentos for identificada no início do tratamento, os medicamentos adequados forem administrados (com tratamento supervisionado), as reações adversas aos medicamentos forem pequenas, e a criança e sua família estiverem em um ambiente de suporte. O tratamento da tuberculose resistente aos medicamentos em crianças sempre deve ser realizado por um médico com experiência específica no tratamento da TB.

Corticosteroides

Os corticosteroides são úteis no tratamento de algumas crianças com TB. Eles são mais benéficos quando a reação inflamatória do hospedeiro contribui significativamente para o dano tecidual ou comprometimento da função de algum órgão. Existem evidências convincentes de que os corticosteroides diminuem as taxas de mortalidade e sequelas neurológicas a longo prazo em alguns pacientes com **meningite tuberculosa**, por reduzir a vasculite, a inflamação e, em última instância, a pressão intracraniana. A redução da pressão intracraniana limita o dano tecidual e favorece a circulação dos medicamentos antituberculosos através do cérebro e das meninges. Períodos curtos de corticosteroides também podem ser efetivos em crianças com **tuberculose endobrônquica,** que causa dificuldade respiratória, enfisema localizado ou lesões pulmonares segmentares. Vários estudos clínicos randomizados demonstraram que os corticosteroides podem ajudar a aliviar os sintomas e a constrição associada ao **derrame pericárdio** tuberculoso agudo. Os corticosteroides podem causar melhora dos sintomas em alguns pacientes com derrame pleural tuberculoso e desvio do mediastino. No entanto, o curso a longo prazo da doença provavelmente não será afetado. Algumas crianças com **tuberculose miliar** grave apresentam melhora drástica com a corticoterapia se a reação inflamatória for muito grave, a ponto de ocorrer bloqueio alveolocapilar. Não há evidências convincentes para apoiar a formulação de um corticosteroide específico. O esquema mais comumente utilizado é a prednisona, de 1 a 2 mg/kg/dia em 1 a 2 doses divididas VO durante 4 a 6 semanas, seguida de descontinuação gradual.

Terapia de suporte

As crianças que recebem tratamento devem ser acompanhadas cuidadosamente, para promover a adesão ao tratamento, monitorar as reações tóxicas aos medicamentos e garantir que a tuberculose está sendo devidamente tratada. A nutrição adequada é importante. Os pacientes devem ser atendidos em intervalos mensais e devem receber a medicação apenas o suficiente para durar até a próxima consulta. A orientação antecipada com relação à administração dos medicamentos para crianças é crucial. O médico deve prever as dificuldades que a família possa ter na introdução de vários novos medicamentos em formas de dosagem inconvenientes para uma criança pequena. O médico deve informar todos os casos de suspeita de tuberculose em uma criança para o departamento de saúde local para assegurar que a criança e a família recebam cuidados e avaliação apropriados.

A falta de adesão ao tratamento é o principal problema na terapia da tuberculose. As instruções verbais e escritas com uma linguagem primária devem deixar claro para o paciente e sua família o que se espera deles para realizar o tratamento. Cerca de 30 a 50% dos pacientes que necessitam do tratamento a longo prazo significativamente não seguem a indicação dos medicamentos autoadministrados, e os médicos geralmente não são capazes de determinar com antecedência quais os pacientes farão parte desse grupo. Preferivelmente, a DOT deve ser instituída pelo departamento de saúde local.

Infecção por *Mycobacterium tuberculosis*

Os seguintes aspectos da história natural e tratamento da TBI, frequentemente denominada como *infecção tuberculosa latente*, em crianças devem ser considerados na elaboração das recomendações sobre a terapia: (1) lactentes e crianças com idade < 5 anos TBI foram infectadas recentemente; (2) o risco de progressão da doença é alto; (3) as crianças com TBI não tratadas apresentam até 40% de chance de desenvolver a doença tuberculose; (4) o risco de progressão diminui gradualmente durante a infância, até a adolescência, quando o risco aumenta; (5) lactentes e crianças jovens são mais propensos a terem formas de tuberculose que ameaçam a vida, incluindo a meningite e a doença disseminada; e (6) as crianças com TBI apresentam maior risco no desenvolvimento da doença do que os adultos. Devido a esses fatores e ao excelente perfil de segurança da isoniazida, rifampicina e rifapentina em crianças, há uma tendência de errar e instituir tratamento excessivo em neonatos, crianças e adolescentes.

Os principais regimes de tratamento de TBI usados em crianças incluem 6 a 9 meses de isoniazida (diariamente, ou 2 vezes/semana), 3 meses de rifampicina e isoniazida, 4 a 6 meses de rifampicina e 1 vez/semana isoniazida e rifapentina, por 12 doses totais. A terapia com isoniazida para a TBI parece ser mais eficaz em crianças do que adultos, com importantes estudos clínicos demonstrando a redução do risco em 70% a 90%. O risco de hepatite relacionada à isoniazida é mínimo em lactentes, crianças e adolescentes que toleram a medicação melhor que os adultos.

A análise dos dados de vários estudos demonstrou que a eficácia diminui significativamente se a isoniazida for administrada por um período inferior a 9 meses. No entanto, o padrão internacional de tratamento com a isoniazida é de 6 meses por causa de considerações de recursos. A isoniazida 2 vezes/semana é amplamente utilizada para tratar TBI em crianças, sobretudo as crianças em idade escolar e com contato próximo com pessoas doentes. A DOT deve ser considerada se for improvável a autoadministração diária pela criança ou pela sua família, ou se a criança estiver em risco aumentado para o desenvolvimento rápido da doença (recém-nascidos, lactentes, contatos recentes e crianças imunocomprometidas). Para as crianças saudáveis que utilizam a isoniazida, mas não outros medicamentos potencialmente hepatotóxicos, o monitoramento bioquímico de rotina e suplementação com piridoxina não são necessários. Um regime de 3 meses de rifampicina e isoniazida diariamente tem sido utilizado na Europa, com dados programáticos sugerindo que o regime é efetivo, mas esse esquema não é recomendado nos EUA. Atualmente, a rifampicina isolada por um período de 4 a 6 meses é frequentemente utilizada para o tratamento da ILMT em lactentes, crianças e adolescentes. Este regime é mais comumente utilizado quando é preferível um regime de tratamento mais curto autoadministrado, quando a isoniazida não pode ser tolerada ou a criança teve contato com um caso fonte infectado por um microrganismo resistente à isoniazida, mas suscetível à rifampicina. A rifapentina é uma rifampicina com uma meia-vida muito longa, permitindo a administração semanal em conjunto com isoniazida. Estudos demonstram que 12 doses de isoniazida e rifapentina 1 vez/semana são tão eficazes para o tratamento de TBI quanto 9 meses de isoniazida diariamente, e esse regime é recomendado pela American Academy of Pediatrics e CDC para o tratamento de TBI em pacientes com idade igual ou superior a 12 anos. Isso está se tornando o regime preferencial para o tratamento de TCE em crianças elegíveis para a idade que são expostas a um contato com TB pansuscetível presumível. Dado o risco de selecionar para isolados resistentes a fármacos por falta de doses intermitentes de rifamicinas, este regime de tratamento atualmente é recomendado apenas com DOT sob a supervisão de departamentos de saúde locais. Estudos revelaram que os regimes de tratamento mais curtos para TBI em crianças são igualmente eficazes como 9 meses de isoniazida e estão associados a taxas superiores de conclusão do tratamento.

Para crianças com infecção por TBMR, o regime dependerá do perfil da suscetibilidade do microrganismo ao medicamento no caso; um especialista em tuberculose deve ser consultado.

Poucos estudos controlados foram publicados sobre a eficácia de qualquer forma de tratamento para TBI em crianças infectadas pelo HIV. Um período de 9 meses de isoniazida administrada diariamente é recomendado. A maioria dos especialistas recomenda que o monitoramento das concentrações de enzimas hepáticas séricas deve ser realizado e a piridoxina administrada quando as crianças infectadas pelo HIV são tratadas com a isoniazida. A duração ideal do tratamento com rifampicina em crianças com TBI não é conhecida, mas muitos especialistas recomendam pelo menos um período de 6 meses.

A isoniazida deve ser prescrita para crianças com < 5 anos de idade que tenham resultados negativos para PPD ou IGRA, mas que tiveram contato recente com um adulto com TB potencialmente contagiosa. Em geral, essa prática é referida como a **janela profilática**. No momento em que se desenvolve a hipersensibilidade tardia (2 a 3 meses), uma criança sem tratamento poderá ter desenvolvido uma tuberculose grave. Para essas crianças, o teste cutâneo de tuberculina ou IGRA é repetido entre 8 e 10 semanas após o contato com o caso fonte para a tuberculose ser quebrado (*contato quebrado* é definido como a separação física ou tratamento inicial adequado do caso fonte). Se o resultado do 2º teste for positivo, a criança deve completar um curso de tratamento para o TBI (9 meses de INH ou uma das opções de tratamento mais curtas). Se um novo tratamento TCE for iniciado (4 meses de rifampicina ou 12 doses semanais de isoniazida e rifapentina), a data de início do tratamento é o primeiro dia do novo regime. Se o 2º resultado do teste for negativo, o tratamento do TCE pode ser interrompido.

PREVENÇÃO

A principal prioridade de qualquer programa de controle da TB deve ser a busca de casos e tratamento, interrompendo a transmissão da infecção entre contatos próximos. Todas as crianças e adultos com sintomas sugestivos de TB e aqueles em contato próximo com um adulto com suspeita de tuberculose pulmonar infecciosa devem ser testados para TBI (pelo PPD ou IGRA) e examinados o mais rápido possível. Em média, 30% a 50% dos contatos domiciliares de casos infecciosos estão infectados, e 1% já apresenta a doença. Esse regime baseia-se na resposta e recursos efetivos da saúde pública. As crianças, especialmente os recém-nascidos, devem receber alta prioridade durante as investigações, pois o risco de infecção é alto e eles são mais propensos a desenvolverem rapidamente formas graves de tuberculose.

O teste em massa de grandes grupos de crianças para TBI é um processo ineficiente. Quando grandes grupos de crianças com baixo risco para a tuberculose são testados, a maioria das reações do PPD é, na verdade, reações falso-positivas (por causa da variabilidade biológica ou sensibilização cruzada com MNT). No entanto, os testes de grupos de alto risco, de adultos ou crianças, devem ser incentivados, porque a maioria destas pessoas com resultado positivo (PPD ou IGRA) apresenta infecção por tuberculose. O teste deve ocorrer somente se mecanismos eficazes estiverem à disposição para assegurar uma avaliação e tratamento adequados das pessoas com um teste positivo.

Vacinação com Bacilo de Calmette-Guérin (BCG)

A única vacina disponível contra a tuberculose é a vacina BCG. O microrganismo da vacina original era uma cepa de *M. bovis* atenuada por subcultura a cada 3 semanas por 13 anos. Essa cepa foi distribuída para vários laboratórios que continuaram a subcultura do microrganismo em diferentes meios sob diversas condições. O resultado foi a produção de muitas vacinas BCG, que diferem amplamente na morfologia, características de crescimento, potencial sensibilizante e virulência animal.

A via de administração e o esquema de dosagem para as vacinas BCG são importantes variáveis para sua eficácia. A via de administração preferencial é a injeção intradérmica, com seringa e agulha, porque é o único método que permite a medida precisa de cada dose.

As vacinas BCG são extremamente seguras em indivíduos imunocompetentes. A ulceração local e linfadenite supurativa regional ocorrem em 0,1 a 1% dos receptores da vacina. As lesões locais não sugerem defeitos imunes subjacentes do hospedeiro e não afetam o nível de proteção conferida pela vacina. A maioria das reações é leve e geralmente desaparece espontaneamente, mas a quimioterapia às vezes é necessária. A excisão cirúrgica de um linfonodo drenante supurativo raramente é necessária e deve ser evitada, se possível. A osteíte é uma complicação rara da vacinação com BCG, e parece estar relacionada com certas cepas de vacina que não são utilizadas amplamente. Queixas sistêmicas, como febre, convulsões, perda de apetite e irritabilidade são extremamente raras após a vacinação com BCG. Pacientes com o sistema imune muito comprometido podem desenvolver infecção disseminada após a vacinação. As crianças com infecção pelo HIV parecem ter taxas de reações adversas locais às vacinas BCG que são compatíveis às taxas das crianças imunocompetentes. No entanto, a incidência de infecção disseminada nessas crianças, meses a anos após a vacinação, atualmente é desconhecida.

Os esquemas de vacina recomendados variam muito entre os países. A recomendação oficial da OMS é uma dose única administrada durante a infância, em populações onde o risco para a tuberculose é alto. No entanto, as crianças com infecção pelo HIV não devem receber a vacina BCG. Em alguns países, a repetição da vacina é universal, embora estudos clínicos não apoiem essa prática. Em outros, ela é baseada no PPD ou na ausência de uma cicatriz típica. A idade ideal para a administração e o esquema posológico são desconhecidos, porque estudos comparativos adequados não foram realizados.

Embora vários estudos com BCG tenham sido realizados em várias populações humanas, os dados mais úteis vieram de vários estudos controlados. Os resultados desses estudos apresentaram disparidades. Alguns demonstraram uma proteção substancial da vacina BCG, mas outros não evidenciaram eficácia. Uma metanálise de estudos de vacina BCG publicada sugeriu que o BCG é 50% efetivo na prevenção da tuberculose pulmonar em crianças e adultos. O efeito protetor para a tuberculose disseminada e meníngea parece ser um pouco maior, com o BCG prevenindo 50% a 80% dos casos. Uma variedade de explicações para as respostas variadas às vacinas BCG foi proposta, incluindo as variações metodológicas e estatísticas dentro dos estudos, a interação com MNT, que aumenta ou diminui a proteção conferida pelo BCG, diferentes potências entre as várias vacinas BCG e os fatores genéticos para a resposta ao BCG dentro das populações estudadas. A vacinação com BCG administrada durante a infância apresenta pouco efeito sobre a incidência final da tuberculose em adultos, sugerindo que o efeito da vacina seja limitado pelo tempo.

A vacinação com BCG funciona bem em algumas situações, porém mal em outras. Claramente, a vacinação com BCG tem pouco efeito sobre o controle final da tuberculose em todo o mundo, porque > 5 bilhões de doses foram administradas, mas a tuberculose continua sendo epidêmica na maioria das regiões. A vacinação com BCG não influencia substancialmente a cadeia de transmissão, porque os casos de tuberculose pulmonar contagiosa em adultos que podem ser prevenidas através da vacinação com BCG constituem uma pequena parcela das fontes de infecção em uma população. O melhor uso da vacinação com BCG parece ser a prevenção de formas de tuberculose que ameaçam a vida de lactentes e crianças jovens.

A vacinação com BCG nunca foi adotada como parte da estratégia para o controle da TB nos EUA. O uso difundido da vacina tornaria o uso subsequente do PPD menos útil. No entanto, a vacinação com BCG pode contribuir para o controle da TB em grupos populacionais selecionados. O BCG é recomendado para crianças e lactentes HIV negativo e PPD negativo, que estão em alto risco de exposição íntima e prolongada a adultos persistentemente não tratados ou tratados de forma inadequada com tuberculose pulmonar infecciosa e que não podem ser removidos da fonte de infecção ou colocados em terapia preventiva a longo prazo. Também é recomendado para aqueles que estão continuamente expostos a pessoas com tuberculose que têm bacilos que são resistentes à isoniazida e à rifampicina. Qualquer criança que recebe a vacina BCG deve ter um PPD negativo documentado antes de receber a vacina. Depois de receber a dose, a criança deve ser separada das possíveis fontes de infecção até que possa ser provado que respondeu de forma eficaz à vacina, o que é demonstrado pela reação à tuberculina, que geralmente se desenvolve dentro de 1 a 3 meses.

A pesquisa ativa para desenvolver novas vacinas contra a TB levou à criação e ao teste preliminar de vários candidatos às vacinas, baseados nas cepas atenuadas de *Mycobacterium*, proteínas de subunidade (H4:IC31) ou DNA. O genoma de *M. tuberculosis* foi sequenciado, permitindo aos pesquisadores um melhor estudo e entendimento da patogênese e respostas imunes do hospedeiro à tuberculose.

Prevenção da tuberculose perinatal

A maneira mais eficaz de prevenir a TB e a doença provocada no neonato ou na criança pequena é a utilização de testes apropriados e tratamento da mãe e outros membros da família. As gestantes de alto risco devem ser testadas com um PPD ou IGRA, e aquelas com um resultado positivo devem realizar uma radiografia de tórax com proteção abdominal apropriada. Se a mãe tiver uma radiografia de tórax negativa e estiver clinicamente bem, não haverá a necessidade de separar a mãe de seu filho após o parto. A criança não precisa de avaliação ou tratamento especial, se permanecer assintomática. Outros membros da família devem fazer um teste para a TB e uma avaliação mais aprofundada quando indicado.

Se a mãe apresentar suspeita de tuberculose no momento do parto, o recém-nascido deve ser separado dela até que uma radiografia de tórax seja realizada. Se radiografia do tórax da mãe apontar anormalidades, a separação deve ser mantida até que a mãe seja avaliada completamente, incluindo o exame do escarro. Se radiografia da mãe estiver anormal, mas a anamnese, o exame físico, o exame de escarro e a avaliação radiográfica não evidenciarem tuberculose ativa atual, será razoável supor que a criança tenha baixo risco de infecção. A mãe deve receber tratamento adequado, e ela e seu bebê devem receber um acompanhamento cuidadoso.

Se radiografia do tórax da mãe e o exame de bacterioscopia do escarro demonstrarem tuberculose ativa, serão necessárias medidas adicionais para proteger a criança. A terapia com isoniazida para recém-nascidos é tão efetiva que a separação da mãe e da criança não é considerada obrigatória. A separação deve ocorrer somente se a mãe estiver doente o suficiente para exigir a hospitalização, se ela não aderir ao tratamento ou se houver suspeita de tuberculose resistente aos medicamentos. O tratamento com isoniazida para a criança deve ser mantido até que a mãe apresente uma cultura de escarro negativa por > 3 meses. Nesse momento, deve-se realizar o PPD na criança. Se o teste for positivo, a isoniazida é mantida por uma duração total de 9 a 12 meses. Se o teste for negativo, a isoniazida pode ser descontinuada. Se a mãe e a criança estiverem fazendo o tratamento adequado, a amamentação é geralmente segura, pois medicamentos encontrados no leite estão presentes em baixas concentrações. Se resistência à isoniazida for suspeita ou se a adesão da mãe à medicação estiver em dúvida, sua separação da criança deve ser considerada. A duração da separação deve ser, pelo menos, o suficiente para que a mãe se torne não infectante. Um especialista em TB deverá ser consultado se o lactente tiver uma exposição potencial à mãe ou outro adulto com TB causada por uma cepa de *M. tuberculosis* resistente à isoniazida.

Embora a isoniazida não pareça ser teratogênica, o tratamento de mulheres grávidas que apresentam TBI assintomática é muitas vezes adiada até após o parto. No entanto, as gestantes sintomáticas ou aquelas com evidência radiográfica de TB devem ser avaliadas adequadamente. Uma vez que a tuberculose pulmonar é prejudicial tanto para a mãe quanto para o feto, e ela representa um grande perigo para o recém-nascido após o parto, a tuberculose em grávidas sempre deve ser tratada. O esquema mais comum para a tuberculose suscetível é a isoniazida, a rifampicina e o etambutol. Os aminoglicosídeos e etionamida devem ser evitados devido ao seu efeito teratogênico. A segurança da pirazinamida durante a gravidez não foi estabelecida.

A bibliografia está disponível no GEN-io.

Capítulo 243
Hanseníase (*Mycobacterium leprae*)

Cristina Garcia-Mauriño e Asuncion Mejias

A **hanseníase** (lepra ou doença de Hansen) é uma infecção crônica, heterogênea e curável, causada pelo *Mycobacterium leprae*, que primeiramente afeta as vias respiratórias superiores, a pele e os nervos periféricos. As manifestações da doença são determinadas principalmente pela resposta imunológica do hospedeiro à infecção, resultando em um amplo espectro clínico. A maioria dos indivíduos expostos nunca desenvolve a doença clínica. Atualmente, a designação doença de Hansen (**DH**) ou hanseníase é aceita como substituição ao termo "lepra", e, ao contrário do folclore histórico, a DH não é altamente transmissível e é tratável. Além disso, a morbidade e a incapacidade associadas podem ser prevenidas com o diagnóstico precoce e o tratamento adequado.

MICROBIOLOGIA

O *Mycobacterium leprae* é um bacilo gram-positivo, álcool-ácido-resistente, obrigatoriamente intracelular, que pertence à família *Mycobacteriaceae* e mede cerca de 1 a 8 μm de comprimento. Cresce idealmente entre 27 e 33°C, mas não pode ser cultivado *in vitro*. O bacilo se multiplica lentamente, em um período de 11 a 13 dias. É a única bactéria conhecida por infectar as **células de Schwann** dos nervos periféricos. A identificação de bacilos álcool-ácido-resistentes nos nervos periféricos é patognomônica da hanseníase.

EPIDEMIOLOGIA

A prevalência da hanseníase é variável, sendo a maioria dos casos identificada em áreas tropicais e subtropicais. A meta da Organização Mundial da Saúde (OMS) para eliminar a hanseníase como um problema de saúde pública, visando à redução da prevalência da hanseníase para menos de um caso a cada 10.000 habitantes, foi alcançada mundialmente no ano 2000. Apesar de um declínio geral na prevalência, a DH continua a atingir mais de 2 milhões de pessoas em todo o mundo. Aproximadamente 213.899 novos casos foram registrados em 2014, e 94% deles ocorreram no Sudeste Asiático (principalmente na Índia), na África e na América do Sul (em especial no Brasil). Um total de 8,8% desses casos acometeram em crianças. Em 2016, a OMS lançou a *Estratégia Global para Hanseníase 2016-2020: Aceleração rumo a um mundo livre da hanseníase*.

Desde 1984, a DH é uma doença de notificação obrigatória nos EUA, com 13.950 casos registrados até o final de 2015. Dos 178 novos casos relatados em 2015 nos EUA, 72% foram identificados no Texas, em Louisiana, no Havaí, na Califórnia, na Flórida, em Nova York e em Arkansas. Dos casos norte-americanos, 57% foram identificados em imigrantes, principalmente asiáticos ou insulares do Pacífico Sul; no entanto, mais de um terço dos casos eram **autóctones** e não houve relatos de contato com países estrangeiros ou pessoas com hanseníase. Menos de 3% dos casos dos EUA em 2015 ocorreram em crianças menores de 16 anos de idade. Os pacientes mais jovens predominam em áreas com alta endemicidade.

A probabilidade de desenvolver DH é determinada por diversas variáveis: idade (com dois picos de incidência: 10 a 14 anos e 30 anos), sexo (masculino/feminino, 2:1, sem diferenças observadas em crianças), genética, estado imunológico, tipo de hanseníase (com maior risco em indivíduos expostos a pacientes com doença multibacilar) e possivelmente por exposição a **tatus**. O sequenciamento completo do genoma permitiu a identificação de genes e polimorfismos associados ao aumento da suscetibilidade à hanseníase (aproximadamente 5% das pessoas são geneticamente suscetíveis à infecção pelo *M. leprae*). A DH em hospedeiros imunocomprometidos foi relatada em receptores de transplante de órgãos sólidos, medula óssea e em pacientes que receberam anticorpos monoclonais bloqueadores do fator de necrose tumoral (TNF). Pacientes com infecção pelo HIV não parecem apresentar maior risco de adquirir hanseníase, aumento da gravidade da doença ou má resposta ao tratamento. No entanto, os médicos devem estar cientes de que a infecção concomitante pelo HIV e a hanseníase podem resultar no agravamento dos sintomas durante o tratamento do HIV, como resultado de uma síndrome inflamatória de reconstituição imune.

O mecanismo exato de transmissão não é totalmente compreendido, mas acredita-se que ocorra principalmente pela via respiratória. A infecção natural ocorre em humanos e tatus, que são o único reservatório não humano reconhecido. O risco de transmissão de tatus para humanos parece baixo, e o mecanismo não é totalmente compreendido. O período de incubação entre a infecção natural e a doença clínica manifestada em humanos varia de 3 a 20 anos, com média de 4 anos para hanseníase **tuberculoide** e de 10 anos para hanseníase **lepromatosa**. Até 107 bacilos viáveis podem ser eliminados nas secreções respiratórias de pacientes com hanseníase **multibacilar** por dia. O risco relativo de desenvolver a doença nos contatos domiciliares é de 8 a 10 vezes para a doença lepromatosa e de 2 a 4 vezes para a forma tuberculoide. Transmissões por leite materno, via transplacentária e através da pele lesionada foram relatadas. Fatores ambientais e humanos infectados subclinicamente também podem desempenhar um papel na transmissão da doença. A infecciosidade dos pacientes com DH torna-se insignificante dentro de 24 horas da primeira administração de terapia efetiva.

PATOGÊNESE

Na pele, o *M. leprae* apresenta afinidade por queratinócitos, macrófagos e histiócitos, e, em nervos periféricos, o organismo pode ser encontrado nas células de Schwann. O *M. leprae* é a única micobactéria conhecida que infecta nervos. Acredita-se que o mecanismo de disseminação das micobactérias do trato respiratório para a pele e os nervos seja por via hematogênica, mas isso não foi completamente elucidado. O *M. leprae* induz desmielinização e liga-se à glicoproteína laminina-2 presente na lâmina basal das células de Schwann nos nervos periféricos, onde se replica lentamente ao longo de vários anos. A infecção estimula a desdiferenciação de células de Schwann em células imaturas por meio da ativação da via Erk1/2. Essa reprogramação das células de Schwann parece estar ligada à disseminação da doença. Além da invasão direta dos nervos, a resposta imune à infecção também contribui para danos neles. As células de Schwann expressam moléculas do antígeno leucocitário humano (HLA) classe II e apresentam peptídios micobacterianos para as células T CD4+ restritas ao HLA classe II, que iniciam uma resposta inflamatória. Esses eventos explicam o dano neural observado na doença paucibacilar e nas reações reversas. O edema dentro do perineuro provoca isquemia, dano adicional do nervo e, eventualmente, fibrose e morte axonal.

CLASSIFICAÇÃO DA DOENÇA

A classificação da doença é importante para determinar casos potencialmente infecciosos e definir o prognóstico. Com base na resposta imune celular e na disseminação da doença, dois esquemas de classificação para hanseníase são frequentemente utilizados: a escala de Ridley-Jopling e a classificação da OMS:

A. A **escala Ridley-Jopling** é usada nos EUA e descreve os cinco tipos de hanseníase, de acordo com espectro clínico da doença, carga bacilar e achados histopatológicos.
   1. *Forma tuberculoide*: os pacientes geralmente apresentam resposta imune celular vigorosa e específica aos antígenos do *M. leprae*, além de um pequeno número de lesões cutâneas, geralmente uma a três máculas bem delimitadas ou placas com bordas elevadas (Figura 243.1), e sensibilidade reduzida ou ausente. As lesões são infiltradas por células T-*helper* 1 (Th1) produzinda interferona-gama (IFN-γ) e TNF-alfa em abundância, formando granulomas bem demarcados, com poucos ou nenhum bacilo nas lesões.
   2. *Forma tuberculoide limítrofe (boderline).*
   3. *Forma limítrofe (boderline).*
   4. *Forma lepromatosa limítrofe (boderline).*
   5. *Forma lepromatosa*: os pacientes apresentam ausência de imunidade celular específica ao *M. leprae* (mas imunidade intacta ao *Mycobacterium tuberculosis*) e manifestam a forma mais grave da doença. Eles têm uma infiltração clinicamente aparente de nervos periféricos e lesões de pele (geralmente muitas lesões e nem todas hipoestéticas ou anestésicas), com alta carga de bacilos na ausência de uma resposta imune mediada por células. Biopsias de pele revelam extensa infiltração de pele e nervos, contendo RNA mensageiro para citocinas Th2, como interleucina-4 (IL-4) e interleucina-10 (IL-10), granulomas mal formados e proliferação descontrolada de bacilos dentro de macrófagos espumosos. Uma grande quantidade de anticorpos circulantes para o *M. leprae* está presente, mas não confere imunidade protetora. Com o passar do tempo, os pacientes com a forma lepromatosa desenvolvem uma doença sistêmica com comprometimento simétrico dos nervos periféricos e uma dermopatia infiltrativa difusa que inclui espessamento da pele facial e perda de cílios e sobrancelhas (madarose), levando à apresentação clássica da face leonina. Eles também têm envolvimento da mucosa nasal, causando congestão nasal e epistaxe.

A maioria dos pacientes apresentará uma forma *borderline*. Das formas *borderline* tuberculoide às lepromatosas limítrofes, há redução

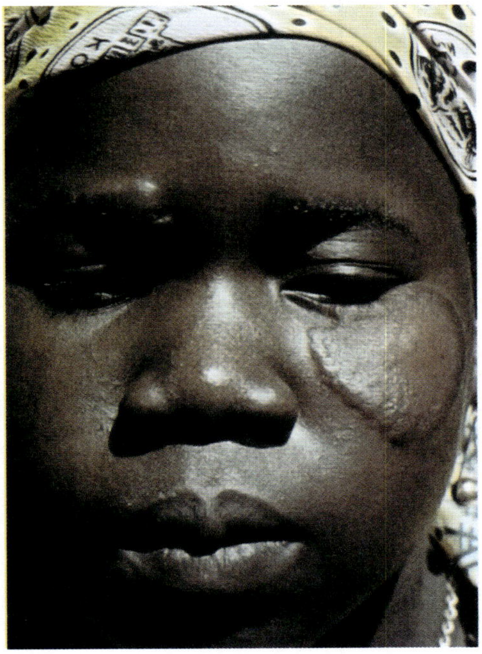

Figura 243.1 Paciente com hanseníase tuberculoide apresentando uma única lesão de pele com borda elevada e centro atrófico.

progressiva na resposta imune celular, aumento na carga bacilar, lesões cutâneas hipopigmentadas mais frequentes, comprometimento dos nervos e maiores títulos de anticorpos (Figura 243.2). Considera-se que os pacientes com as formas extremas da doença (tuberculoide e lepromatosa) apresentam imunidade estável mediada por células, porque as manifestações da doença não mudam muito ao longo do tempo. Por outro lado, pacientes com doença limítrofe apresentam imunidade instável mediada por células e demonstram alterações em suas manifestações clínicas ao longo do tempo em direção às formas polares ou sofrem reações súbitas de reversão. A hanseníase indeterminada é a forma mais precoce da doença, sendo vista com maior frequência em crianças pequenas. Os pacientes geralmente manifestam única mácula hipopigmentada com bordas mal definidas, sem eritema ou endurecimento. A anestesia é mínima ou ausente, especialmente se a lesão estiver no rosto. O diagnóstico geralmente é de exclusão no contexto de uma investigação de contato. Biopsias teciduais mostram evidência diagnóstica de hanseníase, mas não satisfazem critérios suficientes para classificação. Até 50 a 75% dessas lesões cicatrizam espontaneamente e o restante progride para outra forma de hanseníase.

B. A **classificação da OMS** pode ser usada quando a avaliação histológica e o diagnóstico confirmatório não estão disponíveis, um cenário comum no campo. Este esquema simplificado baseia-se no número de lesões cutâneas:
   1. Paucibacilar (1 a 5 placas).
   2. Multibacilares (> 5 placas).

MANIFESTAÇÕES CLÍNICAS

Estudos sorológicos e cutâneos sugerem que até 90% das pessoas infectadas desenvolvem imunidade após a exposição, sem manifestar doença clínica. Em indivíduos geneticamente suscetíveis com exposição suficiente para serem infectados, a resposta imunológica do hospedeiro celular à infecção e o tropismo único por nervos periféricos determinam o amplo espectro de manifestações clínicas (e histológicas). Independentemente do subtipo da doença, a DH afeta a pele e os nervos periféricos. As lesões da hanseníase geralmente não coçam nem doem.

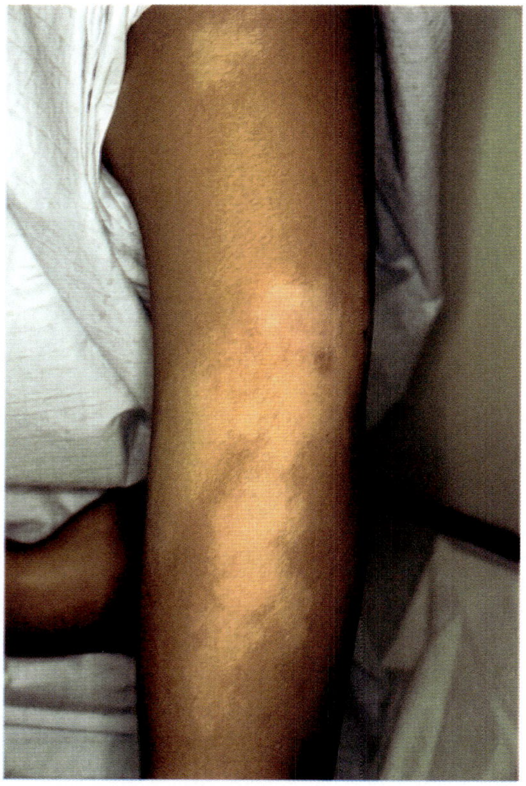

Figura 243.2 Paciente com hanseníase *borderline* com inúmeras lesões hipopigmentadas e com bordas mal definidas.

Envolvimento da pele

As lesões de pele mais comuns são **máculas** ou **placas** com limites externos pouco claros, com ou sem sintomas neurológicos. Lesões infiltrativas difusas e nódulos subcutâneos são menos comuns. As lesões iniciais são máculas hipopigmentadas insidiosas, embora possam parecer eritematosas em pele pálida. As lesões podem envolver qualquer área do corpo, são mais pronunciadas em áreas mais frias (p. ex., lóbulos da orelha, nariz) e ocorrem menos frequentemente no couro cabeludo, nas axilas ou no períneo. Aproximadamente 70% das lesões cutâneas apresentam sensibilidade reduzida; o grau de hipoestesia depende da localização e do tamanho da lesão e do grau de resposta imune Th1. Idealmente, o exame da pele deve ser realizado sob luz solar natural e testado quanto a hipoestesia, toque leve, picada, temperatura e anidrose. Estudos em áreas endêmicas em crianças menores de 15 anos de idade mostraram predomínio de formas **paucibacilares**, com maior prevalência de lesões únicas.

Envolvimento do nervo

Os nervos periféricos são mais precocemente afetados na doença e devem ser palpados quanto a espessura e sensibilidade (Figura 243.3), bem como avaliados quanto às funções motora e sensitiva, particularmente temperatura e toque leve. O nervo tibial posterior (maléolo medial) é o mais comumente acometido, seguido pelos nervos ulnar (cotovelo), mediano (punho), poplíteo lateral (colo fibular) e facial. As lesões cutâneas que recobrem a distribuição do tronco nervoso predizem o envolvimento dos nervos nas proximidades. Existe uma forma **neurítica** pura da hanseníase, que ocorre geralmente na Índia e no Nepal, na qual os pacientes apresentam neuropatia assimétrica, mas não lesões cutâneas.

Envolvimento de outros órgãos

O envolvimento ocular que leva à perda de visão é resultante de danos diretos causados por invasão bacilar no olho e lesão do nervo óptico. **Lagoftalmia** ocorre quando há destruição do nervo facial (nervo craniano VII) e do nervo trigêmeo (nervo craniano V), o que provoca anestesia da córnea e da conjuntiva e leva a abrasões. O envolvimento sistêmico de outros órgãos é observado principalmente em pacientes com DH lepromatosa, em que uma elevada carga bacilar leva à infiltração da mucosa nasal, dos ossos e dos testículos. Envolvimento renal e amiloidose são achados raros.

Reações imunológicas

O **estado reacional da DH** são exacerbações clínicas agudas que refletem distúrbios do equilíbrio imunológico ante a infecção pelo *M. leprae* e ocorre em torno de 30 a 50% de todos os pacientes com hanseníase. Essas alterações repentinas ocorrem em pacientes com hanseníase *boderline* e paucibacilar, geralmente durante os primeiros anos após a infecção, mas podem ocorrer antes, durante ou após o tratamento. Existem dois tipos de reações hansênicas que necessitam de tratamento imediato para prevenir complicações a longo prazo. Em crianças menores de 15 anos, as reações hansênicas variam de 1 a 30% e são principalmente reações de tipo 1.

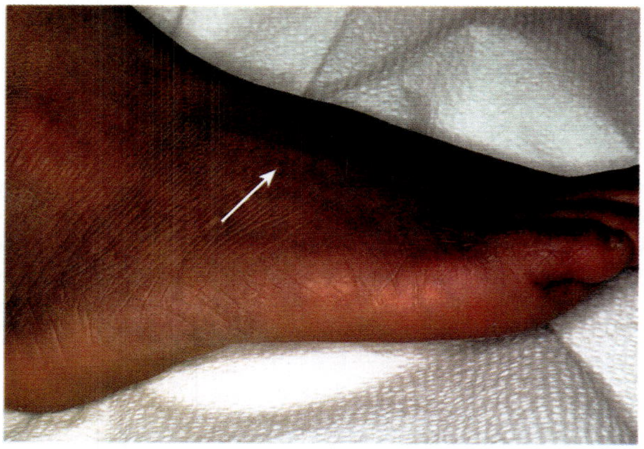

Figura 243.3 Nervo fibular superficial espessado pela hanseníase.

Reações do tipo 1 (também conhecidas como **reações reversas**) ocorrem em um terço dos pacientes com doença *borderline* e são causadas pelo aumento espontâneo da reatividade mediada pelas células T aos antígenos micobacterianos. Essas reações reversas são caracterizadas por edema agudo e aumento do eritema, calor e inflamação dolorosa de placas cutâneas ou de nódulos preexistentes, com tumefação e sensibilidade dolorosa dos nervos periféricos que pode progredir rapidamente para abscessos nervosos e necrose. Pode haver linfocitose periférica e aumento resposta de citocinas, mas sintomas sistêmicos são incomuns e parecem estar associados a um aumento na reatividade mediada por Th1 aos antígenos micobacterianos. Concentrações séricas aumentadas de CXCL10 foram encontradas em reações tipo 1. A reversão rápida e sustentada do processo inflamatório por meio do uso de corticosteroides é essencial para evitar lesão contínua do nervo.

Reações tipo 2 (ou **eritema nodoso hansênico, ENH**) ocorrem nas formas lepromatosa e lepromatosa *borderline*, pois esses pacientes apresentam níveis mais altos de antígenos e anticorpos contra o *M. leprae*, mais comumente nos primeiros 2 anos após o início da terapia. O ENH é diferenciado das reações reversas pelo desenvolvimento de novos nódulos subcutâneos dolorosos e eritematosos acompanhados por uma resposta inflamatória sistêmica. O ENH é acompanhado por elevadas concentrações circulantes de TNF-alfa. Os pacientes desenvolvem febre alta e sinais de toxicidade sistêmica; em casos graves, o ENH pode ser fatal, apresentando características semelhantes às do choque séptico. A deposição de imunocomplexos extravasculares desencadeia infiltração de neutrófilos e ativação do complemento na pele e em outros órgãos. Pápulas dérmicas ou nódulos dolorosos e eritematosos (semelhantes ao eritema nodoso) ocorrem em aglomerados, normalmente em superfícies extensoras das extremidades inferiores e na face. A deposição dos imunocomplexos também contribui para o desenvolvimento de poliartralgias migratórias, edema doloroso dos linfonodos e baço, iridociclite, vasculite, orquite e, raramente, nefrite. Os pacientes podem apresentar um único episódio agudo, uma forma recidivante composta por múltiplos episódios agudos ou uma forma contínua crônica. O tratamento das reações do tipo 2 geralmente é mais complicado em virtude de recorrência e envolvimento sistêmico.

O **fenômeno de Lucio** (**eritema necrosante**) é uma reação incomum, mas potencialmente fatal, diferente das reações tipo 1 ou 2, ocorrendo em pacientes com hanseníase lepromatosa não tratada ou com antepassados provenientes do México. É uma vasculite necrosante causada pelo *M. leprae* que invade diretamente o endotélio. Clinicamente, os pacientes desenvolvem placas violáceas ou hemorrágicas, seguidas por ulcerações, sem queixas sistêmicas. Infecções bacterianas secundárias são comuns.

DIAGNÓSTICO

O diagnóstico de DH requer alta suspeita clínica e deve ser considerado em qualquer paciente com lesão cutânea hipoestética ou anestésica que não responda ao tratamento padrão, especialmente se houver história de viagem ou residência em região endêmica ou de contato com pacientes com hanseníase ou tatus. Não existem testes confiáveis para diagnosticar a hanseníase subclínica. Biopsia de pele de espessura total e PCR são os principais testes laboratoriais para auxiliar no diagnóstico. Considera-se que os pacientes têm DH se tiverem um ou mais dos três sinais cardinais: perda de sensibilidade em uma lesão cutânea localizada, espessamento do nervo periférico com perda de sensibilidade ou fraqueza dos músculos enervados por esse nervo ou presença de bacilos álcool-ácido-resistentes na biopsia. O valor preditivo positivo para o diagnóstico da hanseníase em pacientes que preenchem todos os critérios é de 98%.

Para confirmar o diagnóstico e determinar a extensão do envolvimento do nervo e o tipo de infiltrado, uma biopsia de pele de espessura total da lesão mais ativa deve ser realizada. O *M. leprae* é mais bem identificado no tecido usando a *coloração de Fite*. Lesões de pacientes com forma lepromatosa revelam numerosos BAAR em grumos (aglomerados), enquanto pacientes com a forma tuberculoide raramente têm micobactérias identificadas, mas o diagnóstico pode ser feito por demonstração de granulomas não caseosos bem formados e comprometimento nervoso. A presença de inflamação neural diferencia a hanseníase de outras doenças granulomatosas. Culturas micobacterianas de lesões devem ser realizadas para excluir *M. tuberculosis* e infecções cutâneas não tuberculosas. Se não houver recursos disponíveis, biopsias com pele de fenda (esfregaço de pele) representam uma alternativa. Os esfregaços de pele têm alta especificidade, mas baixa sensibilidade; apenas 30% dos adultos e 10 a 30% das crianças com menos de 15 anos são bacilíferas (geralmente pacientes com a forma lepromatosa). O índice bacteriano pode variar de 0 (nenhum bacilo em 100 campos de imersão em óleo), como geralmente é visto na doença paucibacilar, a 6+ (> 1.000 bacilos/campo), como pode ser visto na doença multibacilar.

A consulta diagnóstica e o exame histopatológico nos EUA estão disponíveis por meio do **Programa Nacional de Doenças de Hansen** (NHDP; http://www.hrsa.gov/hansens ou 800-642-2477). Os espécimes (embebidos em formalina ou parafina) podem ser enviados gratuitamente ao NHDP para análise patológica. Um PCR para o *M. leprae* não está prontamente disponível na prática clínica, mas pode ser realizado no NHDP. Em áreas não endêmicas, a PCR pode ser útil para o diagnóstico quando o BAAR é discernível no tecido, mas as características clínicas e histopatológicas não são típicas. O DNA do *M. leprae* é detectável por PCR em 95% da doença lepromatosa (sensibilidade > 90%) e em 55% da hanseníase tuberculoide (sensibilidade de 34 a 80%). O PCR também permitiu a detecção do organismo nas secreções nasais de pessoas assintomáticas. O teste molecular para mutações que causam resistência a medicamentos também está disponível no NHDP e geralmente é usado no quando há recidivas.

Anticorpos para o *M. leprae* estão presentes em 90% dos pacientes com doença lepromatosa não tratada, 40% a 50% dos pacientes com doença paucibacilar e 1% a 5% dos controles saudáveis. No entanto, o teste sorológico é insensível e não é usado para o diagnóstico.

TRATAMENTO

O principal objetivo do tratamento é a terapia antimicrobiana precoce, a fim de prevenir a neuropatia permanente. A hanseníase é curável. O tratamento eficaz requer terapia de múltiplas drogas (TMD) com dapsona, clofazimina e rifampicina. A terapia combinada é empregada para prevenir a resistência antimicrobiana. Nos EUA, os provedores clínicos que consideram o diagnóstico e tratamento de um paciente com DH devem obter consulta do NHDP. A combinação recomendada de TMD pode ser obtida gratuitamente no NHDP (Tabela 243.1) e em outros países por meio da OMS (Tabela 243.2). Em comparação com a OMS, o NHDP defende uma maior duração do tratamento e a administração diária, e não mensal, de rifampicina, porque os regimes antimicrobianos mais curtos têm sido associados a um maior risco de recaída. A duração recomendada pela OMS para doença tuberculoide é de 6 meses, e para doença lepromatosa, de 12 meses.

Antes de iniciar a combinação MDT, os pacientes devem ser testados para deficiência de glicose-6-fosfato desidrogenase, fazer um hemograma completo e realizar testes de função hepática, sendo avaliados quanto à evidência de tuberculose ativa, na qual a monoterapia com rifampicina deve ser evitada. A resposta à terapia é vista clinicamente como achatamento ou desaparecimento das lesões da pele e melhora na função do nervo, geralmente dentro de 1 a 2 meses após o início da MDT. A resolução completa ou melhora pode demorar 6 a 12 meses, dependendo da gravidade da infecção. A maioria das lesões cutâneas se cura sem cicatrizes.

Agentes alternativos para tratar a DH incluem minociclina, claritromicina e algumas fluoroquinolonas (levofloxacino, ofloxacino, moxifloxacino). Em decorrência da limitação de dados, esses antimicrobianos alternativos são usados em casos selecionados de intolerância ao esquema TMD de combinação de rotina ou para resistência documentada. É importante notar que alguns pacientes adequadamente tratados para DH podem mostrar evidências de reações reversas crônicas e neuropatias tardias, mas estes são bacilos negativos e, portanto, não devem ser considerados recidivas. A neurite deve ser tratada imediatamente para minimizar a lesão e a incapacidade do nervo. O tratamento com corticosteroides parece melhorar a função nervosa em dois terços dos pacientes.

Supressão da medula óssea e hepatotoxicidade foram relatadas e devem ser monitoradas a cada 3 meses durante a terapia. Uma triagem

Tabela 243.1 Regimes de terapia multidrogas recomendados pelo NHDP para hanseníase nos EUA.

TIPO DE HANSENÍASE	POPULAÇÃO DE PACIENTES	TERAPIA ANTIMICROBANA	DURAÇÃO DA TERAPIA
Multibacilar (LL, BL, BB)	Adulta	Dapsona, 100 mg/dia, *e* Rifampicina, 600 mg/dia, *e* Clofazimina, 50 mg/dia	24 meses
	Pediátrica*	Dapsona, 1 mg/kg/dia, *e* Rifampicina, 10 a 20 mg/kg/dia, *e* Clofazimina, 1 mg/kg/dia†	
Paucibacilar (TT, BT)	Adulta	Dapsona, 100 mg/dia, *e* Rifampicina, 600 mg/dia	12 meses
	Pediatrica*	Dapsona, 1 mg/kg/dia, *e* Rifampicina, 10 a 20 mg/kg/dia	

O regime terapêutico com multidroga do NHDP é diário e de duração mais longa do que o regime recomendado pela OMS. Todas as drogas são administradas VO. *A dose diária pediátrica (mg/kg) não deve exceder o máximo diário do adulto. †A clofazimina está disponível apenas pelo programa *Investigational New Drug* (IND) do NHDP; a formulação mínima é de 50 mg e as cápsulas não devem ser cortadas. A dosagem alternativa inclui clofazimina, 2 mg/kg em dias alternados, ou claritromicina, 7,5 mg/kg/dia. BL, *borderline* lepromatosa; BT, *borderline* tuberculoide; LL, lepromatosa; TT, tuberculoide.

Tabela 243.2 Regimes de terapia com múltiplas drogas recomendados pela Organização Mundial da Saúde para a hanseníase.

TIPO DE HANSENÍASE	POPULAÇÃO DE PACIENTES	TERAPIA ANTIMICROBIANA	DURAÇÃO DA TERAPIA
Multibacilar (LL, BL, BB)	Adulta	Rifampicina, 600 mg, 1 vez/mês, *e* Dapsona, 100 mg/dia, *e* Clofazimina, 300 mg, 1 vez/mês e 50 mg/dia	12 meses
	Pediátrica*	Rifampicina, 450 mg, 1 vez/mês, *e* Dapsona, 50 mg/dia, *e* Clofazimina, 150 mg, 1 vez/mês e 50 mg todos os outros dias	
Paucibacilar (TT, BT)	Adulta	Rifampicina, 600 mg 1 vez/mês, *e* Dapsona, 100 mg/dia	6 meses
	Pediátrica*	Rifampicina, 450 mg, 1 vez/mês, *e* Dapsona, 50 mg/dia	

*Em crianças < 10 anos de idade, as doses de TMD (mg/kg) não devem exceder o máximo diário do adulto: rifampicina, 10 mg/kg, 1 vez/mês; dapsona, 2 mg/kg/dia; e clofazimina, 1 mg/kg em dias alternados. BB, *borderline*; BL, *borderline* lepromatosa; BT, *borderline* tuberculoide; LL, lepromatosa; TT, tuberculoide.

com a realização de urinálise deve ser realizada anualmente. Outras reações, como metemoglobinemia e hipersensibilidade à dapsona, são raras. Uma avaliação oftalmológica deve ser realizada rotineiramente em todos os pacientes com DH, porque podem ocorrer complicações oculares. Dada a propensão à invasão testicular na hanseníase multibacilar, com consequente disfunção testicular e infertilidade, os homens devem ser examinados quanto a concentrações elevadas de hormônio folículo estimulante ou de hormônio luteinizante e níveis reduzidos de testosterona.

Após a conclusão da TMD, o acompanhamento anual de 5 ou mais anos para paucibacilar e 10 ou mais anos para doença multibacilar é necessário. A recidiva da doença após o término da TMD é rara (0,01 a 4,0%) e deve ser diferenciada das reações imunológicas mais comuns da hanseníase. Pacientes que têm índice bacilar ≥ 4 pré-TMD ou ≥ 3 na conclusão da TMD apresentam maior risco de recidiva (aproximadamente 20%). Quando há recidiva, ela geralmente ocorre em 5 a 10 anos após a conclusão da TMD e resulta da reativação de micobactérias suscetíveis a drogas. Assim, os pacientes com recidiva geralmente são tratados com o mesmo esquema de TMD. A resistência a dapsona e rifampicina foi documentada, embora raramente ocorra com terapia combinada

Reações à hanseníase

Reações imunológicas podem ocorrer antes, durante e anos após o tratamento e devem ser tratadas de forma agressiva para prevenir danos nos nervos periféricos. Em geral, as drogas antimicobacterianas devem ser continuadas. Fadiga, mal-estar ou febre podem estar presentes, e a inflamação associada a essas reações pode causar lesão grave do nervo. Terapia imediata com corticosteroides com ou sem outros agentes anti-inflamatórios, analgesia adequada e suporte físico são essenciais para pacientes com neurite ativa na prevenção de danos aos nervos. Se os corticosteroides são indicados por um tempo prolongado, a frequência de administração de rifampicina deve ser reduzida de administração diária para administração mensal (para evitar a interação medicamentosa).

Para as reações do tipo 1, recomenda-se prednisona VO, 1 mg/kg/dia (40 a 60 mg), com redução lenta (diminuindo 5 mg a cada 2 a 4 semanas após evidência de melhora ao longo de 3 a 6 meses), além de TMD padrão. Se houver evidência de deterioração do nervo periférico, doses mais altas e mais longas podem ser necessárias. A função do nervo melhora após o tratamento com corticosteroides em 30 a 80% dos pacientes que não tiveram neurite preexistente. Naqueles que não respondem aos corticosteroides, a ciclosporina pode ser usada como agente de segunda linha.

Para as reações tipo 2, a prednisona é rotineiramente usada na dose de 1 mg/kg/dia durante 12 semanas. No entanto, em virtude da recorrência e da cronicidade do ENH, agentes poupadores de corticosteroides devem ser considerados para evitar complicações associadas ao seu uso prolongado. A talidomida (100 a 400 mg/dia durante 48 a 72 h, com redução gradual de 2 semanas a 100 mg/dia) é eficaz no tratamento dessas reações. Em razão da teratogenicidade da talidomida (contraindicada para crianças menores de 12 anos de idade e mulheres em idade fértil), a droga só está disponível por meio de um programa de distribuição restritiva aprovado pela Food and Drug Administration (FDA) dos EUA. **Clofazimina** em baixa dose (50 a 100 mg 3 vezes/semana), isoladamente ou em combinação com corticosteroides (300 mg/dia, reduzindo para < 100 mg/dia, por 12 meses), também tem sido útil no tratamento de pacientes com ENH crônico e geralmente é usado até que todos os sinais da reação tenham diminuído. Outras drogas imunossupressoras têm sido usadas para tratar reações do tipo 2 com resultados inconsistentes, incluindo ciclosporina, micofenolato e metotrexato. O fenômeno de Lucio é administrado com corticosteroides e tratamento de infecções subjacentes.

COMPLICAÇÕES A LONGO PRAZO

A hanseníase é uma das principais causas de incapacidade física permanente entre as doenças transmissíveis em todo o mundo. Suas principais complicações crônicas e deformidades são causadas por lesão nervosa. O comprometimento do nervo pode ser puramente sensorial, motor ou autonômico, ou uma combinação destes. O início precoce da terapia apresenta bom prognóstico com relação à progressão dos danos nos tecidos e nos nervos, mas a recuperação da função sensorial e motora perdida é variável e frequentemente incompleta. O comprometimento da função nervosa pode ocorrer antes do diagnóstico, durante ou após a TMD e pode se desenvolver sem sinais evidentes de inflamação da pele ou do nervo (neuropatia silenciosa). Pacientes com maior risco de comprometimento nervoso são aqueles com hanseníase multibacilar e lesão nervosa preexistente. Esses pacientes devem ser submetidos à vigilância mensal regular durante a terapia e por pelo menos 2 anos a partir do momento do diagnóstico. Em crianças, deformidades podem ocorrer em 3 a 10% dos casos e principalmente naquelas com aumento do nervo. Outros fatores que contribuem para o risco de deformidades incluem o aumento da idade em crianças, o atraso no acesso aos cuidados médicos, múltiplas lesões cutâneas, doença multibacilar, positividade do esfregaço, envolvimento de múltiplos nervos e reação à hanseníase na apresentação.

PREVENÇÃO

Além de tratar casos ativos de hanseníase, as medidas de controle para a DH incluem o gerenciamento de contatos de pacientes com a doença. Em países endêmicos, justifica-se monitorar de perto os contatos domiciliares de pacientes em DH, particularmente aqueles com doença multibacilar, assegurando que o tratamento precoce possa ser implementado se a evidência de DH se desenvolver. Esses contatos domésticos devem ser examinados no início do estudo e, depois, anualmente por 5 anos. Em áreas não endêmicas, a doença que se apresenta nos contatos de pacientes com DH é rara. Uma dose única de vacina de bacilo Calmette-Guérin (BCG) tem eficácia protetora variável contra a hanseníase, variando de 10 a 80%; uma dose adicional resulta em maior proteção. Qualquer caso suspeito ou diagnosticado recentemente de hanseníase nos EUA deve ser relatado aos departamentos de saúde pública locais e estaduais, aos Centros de Controle e Prevenção de Doenças (CDC) e ao NHDP. Não há vacinas contra a hanseníase disponíveis ou recomendadas para uso nos EUA. No ambiente hospitalar, as **precauções padrão** devem ser implementadas. A higienização das mãos é recomendada para todas as pessoas em contato com um paciente com hanseníase lepromatosa.

A bibliografia está disponível no GEN-io.

Capítulo 244
Micobactérias Não Tuberculosas

Ericka V. Hayes

Todas as micobactérias não tuberculosas (**MNT**), também conhecidas como **micobactérias atípicas**, pertencem ao gênero *Mycobacterium*, com exceção dos complexos *Mycobacterium tuberculosis* e *Mycobacterium leprae*. As MNT constituem um grupo altamente diverso de micobactérias e diferem daquelas do complexo *M. tuberculosis* em patogenicidade, transmissibilidade inter-humana, exigências nutricionais, capacidade de produzir pigmentos, atividade enzimática e sensibilidade aos medicamentos. Ao contrário do complexo *M. tuberculosis*, as MNT são adquiridas a partir de fontes ambientais, e não por disseminação interpessoal, embora esta última esteja em debate nos dias atuais, especialmente em relação aos pacientes com fibrose cística (FC). Por sua onipresença no ambiente, a relevância clínica do isolamento de MNT a partir de espécimes clínicos não está clara; uma cultura positiva pode refletir presença ocasional ou contaminação em vez de uma doença verdadeiramente causada por MNT. As MNT estão associadas a linfadenite pediátrica, otomastoidite, infecções pulmonares graves e, embora raramente, doença disseminada. O tratamento é a longo prazo e complicado e muitas vezes requer intervenção cirúrgica adjuvante. Orientações abrangentes para diagnóstico e tratamento são fornecidas pela American Thoracic Society (ATS) e pela British Thoracic Society (BTS).

ETIOLOGIA

As MNT são ubíquas no ambiente em todo o mundo, existindo como saprófitas no solo e na água (incluindo o abastecimento de água municipal, água da torneira, banheiras de hidromassagem e chuveiros), nichos ambientais que são as supostas fontes de infecções humanas. Em virtude da introdução de ferramentas de identificação molecular, como sequenciamento genético de DNA recombinante 16S, o número de espécies de MNT identificadas cresceu para mais de 150; a *relevância clínica* (ou seja, a porcentagem de isolados que são agentes verdadeiramente causadores de doença, em vez de presença ocasional) difere significativamente entre as espécies.

Os complexos *Mycobacterium avium* (**MAC**, ou seja, *M. avium*, *Mycobacterium intracellulare* e várias espécies estreitamente relacionadas, porém mais raras) e *Mycobacterium kansasii* são mais isolados em amostras clínicas, mas a frequência de isolamento dessas espécies difere significativamente de acordo com a área geográfica. Bactérias MAC têm sido comumente isoladas a partir de ambientes naturais e sintéticos, e casos de doença causada por MAC têm sido associados à exposição domiciliar a banho de chuveiro e água da torneira. Embora a designação *M. avium* sugira que as infecções por *M. avium* humanas sejam adquiridas de aves (*avium* em latim "das aves"), a tipagem molecular estabeleceu que as cepas de *M. avium* que causam linfadenite pediátrica e doença pulmonar em adultos são representantes do subgrupo *M. avium hominis suis*, que é encontrado principalmente em seres humanos e porcos, e não em aves.

Algumas MNT apresentam nichos ecológicos bem definidos que ajudam a explicar os padrões de infecção. O reservatório natural do *Mycobacterium marinum* é constituído por peixes e outros animais de sangue frio, e o **granuloma do tanque de peixe** é uma infecção cutânea localizada causada por *M. marinum* após lesão da pele em ambiente aquático. As bactérias dos complexos *Mycobacterium fortuitum* e *Mycobacterium chelonae* são onipresentes na água e já causaram séries de infecções hospitalares em feridas cirúrgicas e relacionadas com cateteres venosos. O *Mycobacterium ulcerans* está associado a infecções de pele crônicas e graves (**doença da úlcera de Buruli**) e é endêmico principalmente no Oeste da África e na Austrália, embora existam outros focos. Sua incidência é mais alta em crianças menores de 15 anos de idade. O *M. ulcerans* também é comumente detectado em amostras ambientais por reação em cadeia da polimerase, mas só recentemente foi isolado em cultura a partir da aranha d'água (inseto do gênero *Gerris*) de Benim.

EPIDEMIOLOGIA

Os seres humanos são expostos às MNT diariamente. Em municípios rurais dos EUA, onde o *M. avium* é prevalente em pântanos, a prevalência de infecções assintomáticas por complexo *M. avium*, medidas por teste de sensibilização cutânea, se aproxima de 70% na idade adulta. Ainda assim, a incidência e a prevalência dos vários tipos de doença por MNT permanecem largamente desconhecidas, sobretudo a doença pediátrica por MNT. Em crianças australianas, a incidência global da infecção por MNT é de 0,84:100.000, com linfadenite representando dois terços dos casos. Estima-se que a incidência da doença pediátrica por MNT na Holanda seja de 0,77:100.000 crianças por ano, com linfadenite representando 92% de todas as infecções.

Em comparação, a estimativa de prevalência de MNT em amostras respiratórias de adultos é de 5 a 15:100.000 pessoas por ano, com diferenças importantes entre os países ou regiões. Como a doença pulmonar por MNT progride lentamente, ao longo de anos, em vez de meses, e normalmente leva vários anos para se curar, sua prevalência é muito maior do que as taxas de incidência podem sugerir.

O paradigma de que a doença por MNT é uma entidade rara limitada a países desenvolvidos está mudando. Estudos recentes em países africanos com elevada prevalência de infecção pelo HIV evidenciaram que as MNT exercem um papel muito maior como causa de doenças semelhantes à tuberculose tanto em crianças quanto em adultos do que anteriormente se pensava e, portanto, confundem o diagnóstico de tuberculose.

Embora geralmente acredite-se que as infecções por MNT sejam contraídas a partir de fontes ambientais, a análise da sequência do genoma completo recente de cepas do *Mycobacterium abscessus* de pacientes com FC no Reino Unido levantou a possibilidade de transmissão nosocomial entre os pacientes com essa doença.

PATOGÊNESE

Os achados histopatológicos de lesões causadas por *M. tuberculosis* e MNT muitas vezes são indistinguíveis. A lesão patológica clássica consiste em granulomas caseosos. Comparadas com as infecções por *M. tuberculosis*, as infecções por MNT são mais propensas a resultar em *granulomas não caseosos*, mal definidos (não paliçada), irregulares, serpiginosos ou mesmo ausentes, apenas com alterações inflamatórias crônicas observadas. A histopatologia provavelmente reflete o estado imunológico do paciente.

Em pacientes com AIDS e infecção por MNT disseminada, a reação inflamatória geralmente é escassa e os tecidos são preenchidos por grande número de histiócitos repletos de BAAR. Essas infecções disseminadas por MNT normalmente ocorrem somente após o número de linfócitos T CD4 diminuir para menos de 50 células/$\mu\ell$, sugerindo que os produtos ou atividades das células T específicas são necessárias para imunidade contra as micobactérias.

Os papéis cruciais da interferona gama (IFN-gama), da interleucina 12 (IL-12) e do fator de necrose tumoral alfa (TNF-alfa) na patogênese da doença são demonstrados pela alta incidência da doença por MNT, principalmente disseminada, em crianças com deficiências nas vias da interferona-gama e da IL-12 e em pessoas tratadas com agentes que neutralizam o TNF-alfa.

Diferenças observadas na patogenicidade, na relevância clínica e no espectro da doença clínica, associadas às várias espécies de MNT, enfatizam a importância dos fatores bacterianos na patogênese da doença por MNT, embora os fatores de virulência permaneçam, em grande parte, desconhecidos.

MANIFESTAÇÕES CLÍNICAS

Linfadenite de linfonodos cervicais anterossuperiores ou submandibulares é a manifestação mais comum da infecção por MNT em crianças (Tabela 244.1). Linfonodos pré-auriculares, cervicais posteriores, axilares e inguinais ocasionalmente estão envolvidos. A linfadenite é mais comum em crianças entre 1 e 5 anos de idade e tem sido relacionada com exposição ao solo (p. ex., brincar em caixas de areia) e colocar objetos na boca, embora as exatas condições predisponentes ainda não tenham sido esclarecidas. Dada a constante exposição ambiental às MNT, a ocorrência dessas infecções também pode refletir uma resposta imune atípica de um subconjunto de crianças infectadas durante ou após seu primeiro contato com MNT. Entretanto, em crianças saudáveis com linfadenite por MNT isolada, a imunodeficiência é muito rara.

Tabela 244.1 Principais síndromes clínicas associadas a infecções por micobactérias não tuberculosas.

SÍNDROMES	CAUSAS MAIS COMUNS	CAUSAS MENOS FREQUENTES
Doença nodular crônica (adultos com bronquiectasia; fibrose cística)	MAC (*M. intracellulare, M. avium*), *M. kansasii, M. abscessus*	*M. xenopi, M. malmoense, M. szulgai, M. smegmatis, M. celatum, M. simiae, M. goodii, M. asiaticum, M. heckeshornense, M. branderi, M. lentiflavum, M. triplex, M. fortuitum, M. arupense, M. abscessus* subespécie *bolletii, M. phocaicum, M. aubagnense, M. florentinum, M. abscessus* subespécie *massiliense, M. nebraskense, M. saskatchewanense, M. seoulense, M. senuense, M. paraseoulense, M. europaeum, M. sherrisii, M. kyorinense, M. noviomagense, M. mantenii, M. shinjukuense, M. koreense, M. heraklionense, M. parascrofulaceum, M. arosiense*
Linfadenite cervical ou outras (principalmente em crianças)	MAC	*M. scrofulaceum, M. malmoense* (norte da Europa), *M. abscessus, M. fortuitum, M. lentiflavum, M. tusciae, M. palustre, M. interjectum, M. elephantis, M. heidelbergense, M. parmense, M. bohemicum, M. haemophilum, M. europaeum, M. florentinum, M. triplex, M. asiaticum, M. kansasii, M. heckeshornense*
Doença cutânea e do tecido mole	Grupo *M. fortuitum, M. chelonae, M. abscessus, M. marinum, M. ulcerans* (Austrália, somente países tropicais)	*M. kansasii, M. haemophilum, M. porcinum, M. smegmatis, M. genavense, M. lacus, M. novocastrense, M. houstonense, M. goodii, M. immunogenum, M. mageritense, M. abscessus* subespécie *massiliense, M. arupense, M. monacense, M. bohemicum, M. branderi, M. shigaense, M. szulgai, M. asiaticum, M. xenopi, M. kumamotense, M. setense, M. montefiorense* (enguia), *M. pseudoshottsii* (peixe), *M. shottsii* (peixe)
Infecção esquelética (ossos, articulações, tendões)	*M. marinum*, MAC, *M. kansasii*, grupo *M. fortuitum, M. abscessus, M. chelonae*	*M. haemophilum, M. scrofulaceum, M. heckeshornense, M. smegmatis,* complexo *M. terrae/chromogenicum, M. wolinskyi, M. goodii, M. arupense, M. xenopi, M. triplex, M. lacus, M. arosiense*
Infecção disseminada		*M. genavense, M. haemophilum, M. xenopi*
Hospedeiro soropositivo para HIV	*M. avium, M. kansasii*	*M. marinum, M. simiae, M. intracellulare, M. scrofulaceum, M. fortuitum, M. conspicuum, M. celatum, M. lentiflavum, M. triplex, M. colombiense, M. sherrisii, M. heckeshornense*
Hospedeiro soronegativo para HIV	*M. abscessus, M. chelonae*	*M. marinum, M. kansasii, M. haemophilum, M. chimaera, M. conspicuum, M. shottsii* (peixe), *M. pseudoshottsii* (peixe)
Infecções associadas ao uso de cateter	*M. fortuitum, M. abscessus, M. chelonae*	*M. mucogenicum, M. immunogenum, M. mageritense, M. septicum, M. porcinum, M. bacteremicum, M. brumae*
Pneumonite por hipersensibilidade	Trabalhadores da indústria metalúrgica; banheira de hidromassagem	*M. immunogenum, M. avium*

*As informações disponíveis são esparsas para determinados patógenos, como *M. xenopi, M. malmoense, M. szulgai, M. celatum* e *M. asiaticum*, e para as espécies recém-descobertas. HIV, vírus da imunodeficiência humana; MAC, complexo *Mycobacterium avium*. De Brown-Elliott BA, Wallace Jr. RJ. Infections caused by nontuberculous mycobacteria other than Mycobacterium avium complex. In: Bennett JF, Dolin R, Blaser MJ, editors. *Mandell, Douglas, and Bennett's principles and practice of infectious diseases*. 8th ed. Philadelphia: Elsevier ; 2015 (Table 254-1).

As crianças afetadas geralmente não apresentam sintomas constitucionais e exibem um linfonodo unilateral subagudo e de crescimento lento ou um grupo de linfonodos firmes, móveis, indolores e não eritematosos de aproximadamente 1,5 cm de diâmetro (Figura 244.1). Ocasionalmente, os linfonodos envolvidos desaparecem sem tratamento, mas a maioria apresenta supuração rápida após várias semanas (Figura 244.2). O centro do linfonodo se torna flutuante e a pele sobrejacente se torna eritematosa, fina e, muitas vezes, violácea. Por fim, os linfonodos se rompem e podem formar fístulas cutâneas que drenam por meses ou anos, assemelhando-se à escrófula clássica da tuberculose (Figura 244.3).

Nos EUA e na Europa Ocidental, o complexo *M. avium* é responsável por aproximadamente 80% das linfadenites por MNT em crianças. *M. kansasii* é responsável pela maioria dos outros casos de linfadenite nos EUA. *Mycobacterium malmoense* e *Mycobacterium haemophilum* também têm sido descritos como agentes causadores de linfadenite. O primeiro é comum apenas no noroeste da Europa, o segundo tem sua importância subestimada provavelmente porque as bactérias exigem condições específicas de cultura (meios enriquecidos por hemina, incubação em baixa temperatura). Com base na análise da reação em cadeia da polimerase de amostras de linfonodos em casos de linfadenite na Holanda, o *M. haemophilum* é a segunda causa mais comum dessa infecção após o complexo *M. avium*. Um estudo sugere que crianças com linfadenite pelo complexo *M. avium* são significativamente mais jovens do que aquelas infectadas por *M. haemophilum*, possivelmente relacionando-se a exposições ambientais específicas da idade. O *Mycobacterium lentiflavum* também é uma MNT emergente associada à linfadenite.

Doença cutânea causada por MNT é rara em crianças (ver Tabela 244.1). A infecção geralmente segue a inoculação percutânea

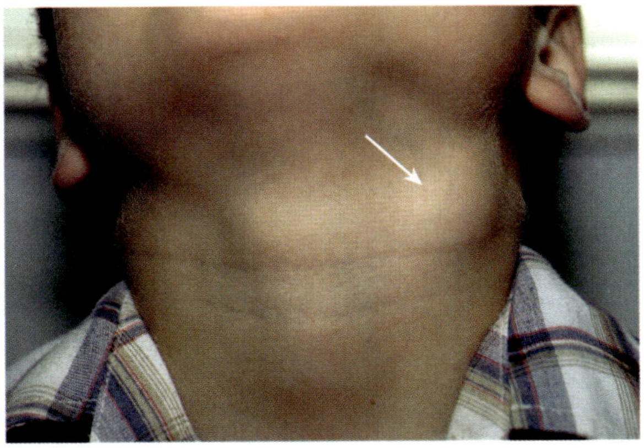

Figura 244.1 Linfonodo cervical aumentado infectado pelo complexo *Mycobacterium avium*. O linfonodo é firme, indolor, livremente móvel e não eritematoso.

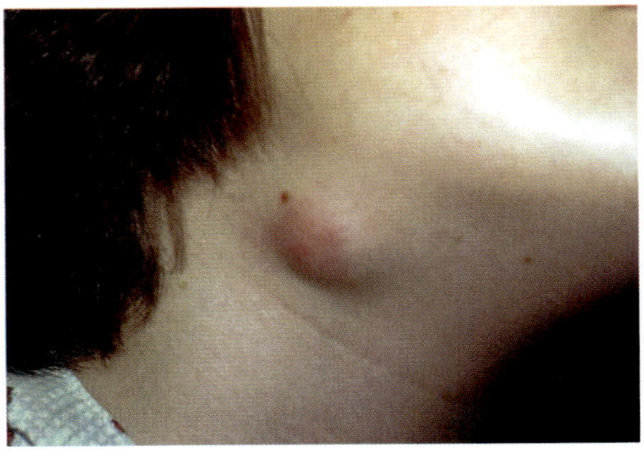

Figura 244.2 Linfonodo cervical supurativo pelo complexo *Mycobacterium avium*.

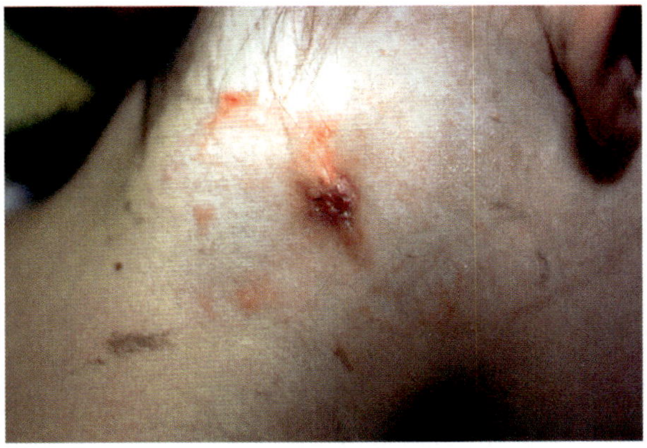

Figura 244.3 Linfonodo cervical rompido infectado pelo *Mycobacterium avium*, semelhante à escrófula clássica da tuberculose.

com água doce ou salgada contaminada por *M. marinum*. Em 2 a 6 semanas após a exposição, uma pápula eritematosa se desenvolve no local de pequenas escoriações nos cotovelos, joelhos ou pés (**granuloma da piscina**) e nas mãos e nos dedos dos proprietários de tanques de peixes, acometidos principalmente durante a limpeza do tanque (**granuloma do tanque de peixe**). Em geral, essas lesões são indolores e crescem durante 3 a 5 semanas até formarem placas violáceas. Nódulos ou pústulas podem se desenvolver e, ocasionalmente, ulcerar, resultando em secreção serossanguinolenta. As lesões, às vezes, assemelham-se à esporotricose, com lesões satélites próximas do local de entrada, que se estendem ao longo da pele seguindo os vasos linfáticos. A linfadenopatia geralmente está ausente. Embora a maioria das infecções permaneça localizada na pele, infecções penetrantes por *M. marinum* podem resultar em tenossinovite, bursite, osteomielite ou artrite.

A infecção por *M. ulcerans* é a terceira infecção micobacteriana mais comum em pacientes imunocompetentes, atrás da infecção por *M. tuberculosis* e *M. leprae*, e provoca doença cutânea em crianças que vivem em regiões tropicais da África, da América do Sul, da Ásia e de partes da Austrália. Em algumas comunidades no Oeste da África, até 16% das pessoas foram afetadas. Crianças com menos de 15 anos são particularmente afetadas em países tropicais rurais, representando 48% dos indivíduos afetados na África. A infecção ocorre após inoculação percutânea decorrente de um trauma de pequeno porte, como perfurações e cortes por plantas ou picadas de insetos. Após um período de incubação de cerca de 3 meses, as lesões aparecem como um nódulo eritematoso, mais comumente nas pernas ou nos braços. A lesão sofre necrose central e ulceração. A lesão, muitas vezes chamada de **úlcera de Buruli**, em referência à região de Uganda, onde um grande número de casos foi relatado, apresenta uma borda rasa característica, que se expande ao longo de várias semanas e pode resultar em extensa e profunda destruição de tecidos moles ou em envolvimento ósseo. As lesões geralmente são indolores, e sintomas constitucionais são incomuns. As lesões podem cicatrizar lentamente ao longo de 6 a 9 meses ou podem continuar se espalhando, causando deformidades, contraturas e incapacidade.

Infecções cutâneas e dos tecidos moles causadas por **micobactérias de crescimento rápido**, como *M. fortuitum*, *M. chelonae* ou *M. abscessus*, são raras em crianças e geralmente decorrem da inoculação percutânea por punção ou feridas cirúrgicas, abrasões menores ou após tatuagens. Grandes surtos de furunculose por *M. fortuitum* têm sido relacionados com o uso de bacias para tratamento dos pés em salões. A doença clínica geralmente surge após um período de incubação de 4 a 6 semanas e se manifesta como celulite localizada, nódulos dolorosos ou um abscesso que drena. *M. haemophilum* pode causar nódulos subcutâneos dolorosos, que muitas vezes ulceram e drenam em pacientes imunocomprometidos, particularmente após transplante de rim.

As MNT são uma causa rara de **infecções associadas ao uso de cateter**, mas são cada vez mais reconhecidas nesses quadros. Essas infecções são causadas por *M. fortuitum*, *M. chelonae* ou *M. abscessus* e podem se manifestar como bacteriemia ou infecções localizadas no túnel dos cateteres.

Otomastoidite, ou otite média crônica, é um tipo raro de doença extrapulmonar por MNT que afeta, especificamente, crianças com tubo de ventilação e um histórico de uso de antibióticos ou esteroides tópicos. *M. abscessus* é o agente causador mais comum, seguido pelo *M. avium* (ver Tabela 244.1). Os pacientes apresentam otorreia indolor crônica e resistente à terapia antibiótica. A tomografia computadorizada pode revelar destruição do osso mastoide com edema da mucosa (Figura 244.4).

O tratamento tardio ou malsucedido pode resultar em perda permanente da audição. Em circunstâncias incomuns, a MNT provoca outras infecções ósseas e articulares indistinguíveis daquelas produzidas pelo *M. tuberculosis* ou por outros agentes bacterianos. Essas infecções geralmente decorrem de incisão cirúrgica ou perfurações acidentais. As infecções de feridas perfurantes do pé por *M. fortuitum* assemelham-se às infecções causadas por *Pseudomonas aeruginosa* e *Staphylococcus aureus*.

Infecções pulmonares são a forma mais comum de doença por MNT em adultos, mas são raras em crianças. O complexo *M. avium* são os microrganismos mais comumente identificados (ver Tabela 244.1), sendo capazes de causar pneumonite aguda, tosse crônica ou sibilância associada a linfadenite paratraqueal ou peribrônquica e compressão das vias respiratórias em crianças normais. Os sintomas constitucionais associados, como febre, anorexia e perda de peso, ocorrem em 60% dessas crianças. Os achados na radiografia torácica são muito semelhantes aos da tuberculose primária, com infiltrados unilaterais e linfadenopatia hilar (Figura 244.5). Derrame pleural é incomum. Raros casos de progressão para tecido de granulação endobrônquico têm sido relatados.

Infecções pulmonares geralmente ocorrem em adultos com doença pulmonar crônica subjacente. O início é insidioso e consiste em tosse e fadiga, progredindo para perda de peso, suores noturnos, febre baixa e mal-estar generalizado, em casos graves. Cavidades de paredes finas com mínimo infiltrado parenquimatoso circundante são características, mas os achados radiográficos são semelhantes aos da tuberculose. Uma manifestação independente da doença ocorre em mulheres na pós-menopausa e se caracteriza radiologicamente por bronquiectasia e lesões nodulares, frequentemente afetando o lobo médio e a língula.

Infecções pulmonares crônicas afetam especificamente as crianças com FC e geralmente são causadas por *M. abscessus* e pelo complexo *M. avium*. O *M. abscessus* afeta principalmente crianças e o complexo *M. avium* é mais comum entre os adultos. A porcentagem de pacientes com FC com pelo menos uma cultura de escarro positiva para MNT é de 6 a 8,1%, aumentando conforme a idade; em pacientes com FC com menos de 12 anos de idade, tem sido relatada prevalência de 3,9%. A forte representação do *M. abscessus* nesses pacientes é notável,

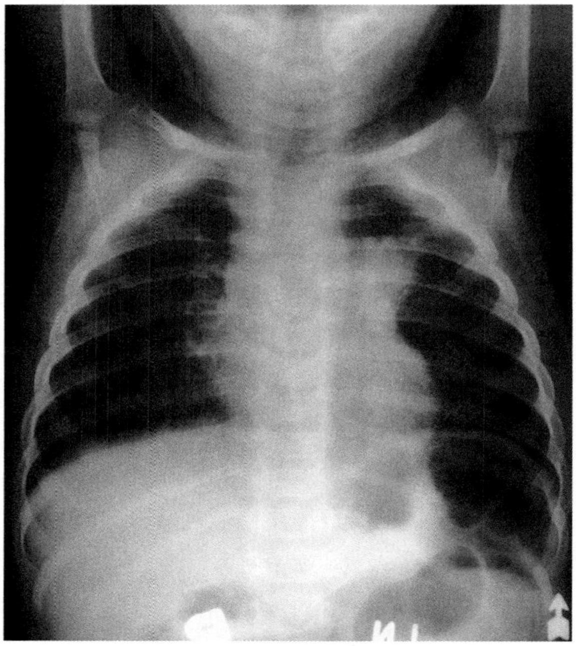

Figura 244.5 Radiografia de tórax de uma criança de 2 anos de idade infectada pelo *Mycobacterium avium* exibindo infiltrado no lobo superior esquerdo e linfadenopatia hilar esquerda.

porque essa bactéria é um isolado incomum em outros pacientes. Há indicações de que as infecções por MNT em pacientes com FC aceleram ainda mais o declínio da função pulmonar. A terapia antimicobacteriana pode resultar em ganho de peso e melhora da função pulmonar em pacientes afetados.

A doença disseminada geralmente está associada ao complexo *M. avium* e a infecção ocorre em crianças imunocomprometidas. A primeira categoria de pacientes com doença disseminada inclui pessoas com mutações em genes que codificam para o receptor de interferona-gama (IFNGR) ou para o receptor de IL-12, ou para a produção de IL-12. Pacientes com **deficiência de IFNGR** completa apresentam doença grave e difícil de tratar. Aquelas com deficiência parcial de IFNGR ou mutações da via da IL-12 apresentam uma doença mais leve que pode responder ao tratamento com interferona-gama e terapia antimicobacteriana. **Osteomielite multifocal** é particularmente prevalente em pessoas com a mutação 818 del4 de IFNGR1. Recorrências, mesmo anos após um curso de tratamento, e várias infecções estão bem

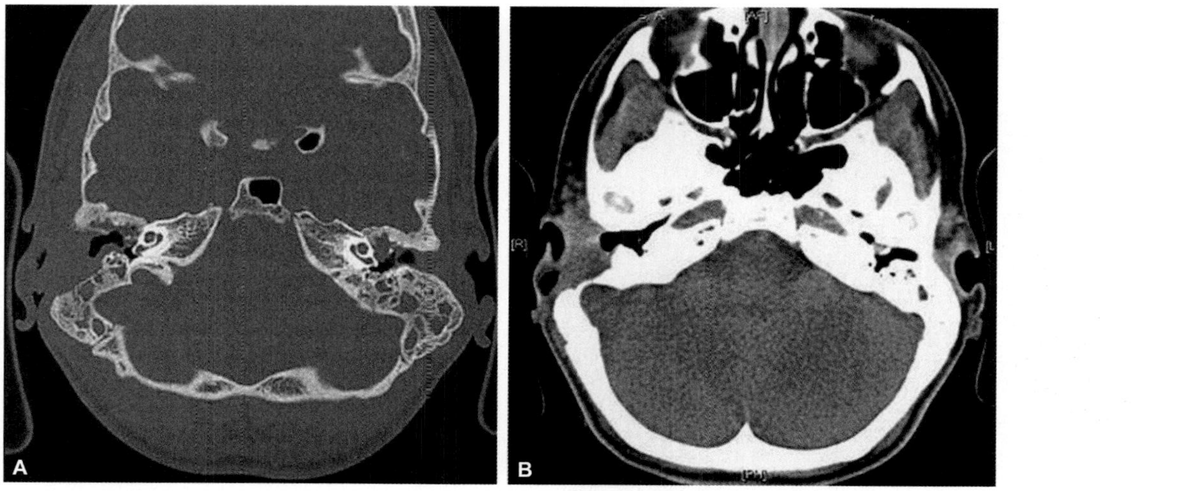

Figura 244.4 Imagens de tomografia computadorizada do orelha média de uma criança de 6 anos de idade infectada pelo *Mycobacterium abscessus* demonstrando extensa destruição óssea no mastoide direito e tumefação da mucosa do lado direito. **A.** Ajuste da janela para tecido ósseo. **B.** Janela para tecidos moles.

documentadas. A segunda categoria de pacientes afetados pela doença disseminada é a dos pacientes com AIDS. A doença disseminada por MNT nesses pacientes geralmente aparece quando a contagem de células CD4 está abaixo de 50 células/μℓ; em crianças mais jovens, especialmente abaixo de 2 anos de idade, essas infecções ocorrem com contagens de células CD4 mais elevadas. A estimativa mais recente de incidência da doença disseminada por MNT é de 0,14 a 0,2 episódio a cada 100 pessoas/ano, uma diminuição de 10 vezes na sua incidência antes de a terapia antirretroviral altamente ativa (HAART) estar disponível.

A colonização do trato respiratório ou gastrintestinal provavelmente precede as infecções disseminadas pelo complexo *M. avium*, mas estudos de triagem de secreções respiratórias ou amostras de fezes não são úteis para predizer a disseminação. Bacteriemia contínua e de alto grau é comum e vários órgãos são infectados, mais comumente linfonodos, fígado, baço, medula óssea e trato gastrintestinal. Tireoide, pâncreas, glândula suprarrenal, rim, músculo e cérebro também podem estar envolvidos. Os sinais e sintomas mais comuns das infecções disseminadas pelo complexo *M. avium* em pacientes com AIDS são: febre, sudorese noturna, calafrios, anorexia, perda de peso acentuada, caquexia, fraqueza, linfadenopatia generalizada e hepatoesplenomegalia. Icterícia, elevação da fosfatase alcalina ou dos níveis de lactato desidrogenase, anemia e neutropenia podem ocorrer. Os exames de imagem geralmente demonstram maciça linfadenopatia hilar, mediastinal, mesentérica ou retroperitoneal. A sobrevida das crianças com AIDS melhorou consideravelmente desde a disponibilidade da HAART.

Doença disseminada em crianças sem qualquer imunodeficiência aparente é extremamente rara.

DIAGNÓSTICO

Para infecções de linfonodos, pele, ossos e tecidos moles, o isolamento das bactérias MNT causadoras por cultura para *Mycobacterium*, de preferência com confirmação histológica de inflamação granulomatosa, normalmente é suficiente para o diagnóstico (Tabela 244.2). O diagnóstico diferencial da linfadenite por MNT inclui linfadenite bacteriana aguda, tuberculose, doença da arranhadura do gato (*Bartonella henselae*), mononucleose, toxoplasmose, brucelose, tularemia e doenças malignas, sobretudo linfomas. A diferenciação entre MNT e *M. tuberculosis* pode ser difícil, mas as crianças com linfadenite por MNT geralmente apresentam uma reação ao teste tuberculínico de Mantoux de < 15 mm de endurecimento, envolvimento do linfonodo cervical anterior unilateral, radiografia de tórax normal e nenhuma história de exposição a adulto com tuberculose. O diagnóstico definitivo requer a excisão dos linfonodos envolvidos para cultura e histologia. A aspiração por agulha fina para reação em cadeia da polimerase e cultura pode proporcionar um diagnóstico mais precoce, antes da biopsia excisional.

O diagnóstico da infecção pulmonar por MNT em crianças é difícil porque muitas espécies de MNT, incluindo o complexo *M. avium*, são ubíquas no meio ambiente e podem contaminar amostras clínicas ou estar presentes, mas não causar doença. Como resultado, o isolamento dessas bactérias nas amostras não estéreis (trato respiratório e digestivo) não reflete, necessariamente, a verdadeira doença. Para determinar a relevância clínica do isolamento da MNT, os critérios de diagnóstico da ATS/BTS são um importante suporte. Esses critérios levam em consideração características clínicas e radiológicas, patológicas e resultados microbiológicos. A principal característica desses critérios é a necessidade de múltiplas culturas positivas produzindo as mesmas espécies de MNT para a obtenção de um diagnóstico definitivo da doença pulmonar por MNT. Em crianças, o diagnóstico definitivo muitas vezes requer procedimentos invasivos, como broncoscopia e biopsia pulmonar ou endobrônquica; em pacientes com FC, o pré-tratamento mais agressivo da amostra é necessário para evitar excesso de crescimento de outras espécies, particularmente *Pseudomonas*. A probabilidade de que o isolamento de MNT seja clinicamente relevante é diferente para cada espécie; algumas são agentes causadores mais prováveis da doença pulmonar verdadeira (*M. avium, M. kansasii, M. abscessus, M. malmoense*), enquanto outras são contaminantes mais prováveis (*Mycobacterium gordonae, M. fortuitum, M. chelonae*).

As hemoculturas apresentam 90 a 95% de sensibilidade em pacientes com AIDS com infecção disseminada. O complexo *M. avium* pode ser detectado de 7 a 10 dias a partir da inoculação em quase todos os pacientes por sistemas automatizados de hemocultura. Em adultos, culturas de biopsia hepática e colorações de alguns estudos demonstraram ser mais sensíveis do que a hemocultura ou biopsia da medula. Sondas de DNA comercialmente disponíveis diferenciam MNT do *M. tuberculosis*. Se as sondas de DNA não conseguirem identificar a micobactéria causadora, o sequenciamento do DNA de genes *housekeeping* bacterianos sempre proporcionará uma pista para a identidade dessas MNT. A identificação de histiócitos contendo numerosos BAAR na medula óssea e outros tecidos biopsiados fornece um diagnóstico presuntivo rápido da infecção disseminada por micobactérias.

Tabela 244.2 Critérios de diagnóstico da American Thoracic Society para doença pulmonar por micobactérias não tuberculosas.

A avaliação mínima de um paciente quanto à existência de doença pulmonar por MNT deve incluir:
1. Radiografia torácica ou, na ausência de cavitação, TCAR
2. Pelo menos três amostras respiratórias ou de escarro para cultura de BAAR
3. Exclusão de outra doença, como tuberculose

O diagnóstico clínico de MNT é baseado em sintomas pulmonares, na presença de nódulos ou cavidades, observados em radiografia torácica ou em uma TCAR, com bronquiectasia multifocal com diversos nódulos pequenos, e na exclusão de outros diagnósticos

Diagnóstico microbiológico de MNT:

Pelo menos dois escarros expectorados (ou, pelo menos, um lavado brônquico) com culturas positivas para MNT ou biopsia transbrônquica ou outra biopsia pulmonar mostrando inflamação granulomatosa com um ou mais lavados brônquicos ou escarros com cultura positiva para MNT

BAAR, bacilos álcool-ácido resistentes; TCAR, tomografia computadorizada de alta resolução. Dados de Griffith DE, Aksamit T, Brown-Elliott BA *et al.* An official ATS/IDSA statement: diagnosis, treatment and prevention of nontuberculous mycobacterial diseases. *Am J Respir Crit Care Med.* 2007; 175:367-416. De Brown-Elliott BA, Wallace Jr. RJ. Infections caused by nontuberculous mycobacteria other than *Mycobacterium avium* complex. In: Bennett JF, Dolin R, Blaser MJ, editors. *Mandell, Douglas, and Bennett's principles and practice of infectious diseases.* 8th ed. Philadelphia: Elsevier; 2015 (Table 254 a 3).

TRATAMENTO

O tratamento para infecções por MNT é a longo prazo e intenso, sendo aconselhável consultar um especialista. Envolve tratamento médico, cirúrgico ou combinado (ver Tabela 241.3, no Capítulo 241). O isolamento da cepa infectante seguido por testes de suscetibilidade a medicamentos é o ideal, porque fornece padrões de suscetibilidade à droga. Existem importantes discrepâncias entre a sensibilidade às drogas *in vitro* e a resposta ao tratamento *in vivo*, em parte explicadas pelo sinergismo entre os fármacos antituberculose de primeira linha. *In vitro*, as **micobactérias de crescimento lento** (*M. kansasii, M. marinum, Mycobacterium xenopi, M. ulceranse M. malmoense*) geralmente são sensíveis aos fármacos antituberculose de primeira linha **rifampicina** e **etambutol**; micobactérias do complexo *M. avium* frequentemente são resistentes a esses fármacos de forma isolada, mas suscetíveis à sua combinação, e apresentam variável suscetibilidade a outros antibióticos, mais frequentemente aos macrolídios. **Micobactérias de crescimento rápido** (*M. fortuitum, M. chelonae, M. abscessus*) são altamente resistentes aos fármacos antituberculose e muitas vezes apresentam mecanismos de resistência aos macrolídios. A suscetibilidade a macrolídios, aminoglicosídios, carbapenêmicos, tetraciclinas e glicilciclinas é mais relevante para orientação terapêutica. Em todas as infecções por MNT, a terapia com múltiplos fármacos é essencial para evitar o desenvolvimento da resistência. Estudos clínicos revelaram que essa terapia é mais eficaz do que a antibioticoterapia (ver Tabela 214.3, no Capítulo 214).

O tratamento preferencial da linfadenite por MNT é a excisão cirúrgica completa. Estudos revelaram que a cirurgia é mais eficaz do que a antibioticoterapia (ver Tabela 241.3, no Capítulo 214). Os linfonodos devem ser removidos enquanto ainda estão firmes e encapsulados. A excisão é mais difícil se houver caseificação extensa com disseminação para o tecido adjacente, tornando mais prováveis danos ao nervo facial ou infecção recorrente. A excisão cirúrgica incompleta não é aconselhável, porque pode surgir drenagem crônica. Se houver preocupação com uma possível infecção por *M. tuberculosis*, a terapia com isoniazida, rifampicina, etambutol e pirazinamida deve ser administrada até que as culturas confirmem a causa como MNT (ver Capítulo 242). Se, por algum motivo, a cirurgia da linfadenite por MNT não puder ser realizada, se a remoção do tecido infectado for incompleta ou se ocorrer drenagem crônica ou recidiva, deve-se realizar quimioterapia por 3 meses. **Claritromicina** ou **azitromicina** combinada com rifabutina ou etambutol são os regimes terapêuticos mais comumente descritos (ver Tabela 241.3, no Capítulo 214). Também pode ocorrer supuração na antibioticoterapia. Em casos selecionados, é possível esperar para escolher a abordagem, já que a doença pode apresentar resolução espontânea, ainda que isso possa demorar vários meses.

Lesões pós-traumáticas cutâneas por MNT em pacientes imunocompetentes geralmente se curam de forma espontânea após incisão e drenagem, sem outro tratamento (ver Tabela 241.3, no Capítulo 214). O *M. marinum* é suscetível a rifampicina, amicacina, etambutol, sulfonamidas, sulfametoxazol-trimetoprima e tetraciclina. O tratamento com uma combinação desses fármacos, particularmente claritromicina e etambutol, pode ser administrado por até 1 mês após o desaparecimento da lesão. Injeções de corticosteroides não devem ser usadas. As infecções superficiais por *M. chelonae* ou *M. fortuitum* geralmente desaparecem após a incisão cirúrgica e drenagem aberta, mas as infecções profundas ou relacionadas com o cateter exigem a remoção dos acessos centrais infectados e tratamento parenteral com amicacina associada a cefoxitina, ciprofloxacino ou claritromicina.

Algumas formas localizadas de doença cutânea por *M. ulcerans* (úlcera de Buruli) podem cicatrizar espontaneamente; para a maioria das formas, recomenda-se a excisão cirúrgica com fechamento primário ou enxerto de pele. Orientações da Organização Mundial da Saúde (OMS) recomendam o tratamento com rifampicina e estreptomicina, com ou sem cirurgia. Atualmente, esquemas totalmente orais com rifampicina e fluoroquinolonas ou macrolídios estão sendo estudados em testes clínicos. Na prática clínica, a duração do tratamento deve ser de oito semanas e geralmente apresenta baixos níveis de recorrência. A **fisioterapia** após a cirurgia é essencial para evitar contraturas e incapacidades funcionais.

Infecções pulmonares devem ser inicialmente tratadas com isoniazida, rifampicina, etambutol e pirazinamida, enquanto o resultado da cultura e o teste de suscetibilidade antimicrobiana estão em andamento, em particular se houver suspeita alta de tuberculose. Para microrganismos MNT de crescimento lento, recomenda-se uma combinação de rifampicina ou rifabutina, etambutol e claritromicina (ou azitromicina); exceções são o *M. kansasii*, para o qual se aconselha um esquema de tratamento com isoniazida, rifampicina, etambutol, e o *M. simiae*, para o qual não se conhece um esquema eficaz e os tratamentos normalmente são planejados com base no padrão de sensibilidade *in vitro*. Após a conversão da cultura, o tratamento deve ser continuado por pelo menos um ano. Para a doença pulmonar causada por MNT de crescimento rápido, uma combinação de macrolídios, fluoroquinolonas, aminoglicosídios, cefoxitina e carbapenêmicos é o tratamento ideal; esquemas de três ou quatro medicamentos são selecionados com base nos resultados dos testes de suscetibilidade antimicrobiana. Em pacientes com FC, pode haver um papel para os antibióticos inalatórios.

Os pacientes com doença disseminada causada pelo complexo *M. avium* e portadores de defeitos na via da IL-12 ou deficiência de IFNGR devem ser tratados por ao menos 12 meses com claritromicina ou azitromicina combinada com rifampicina ou rifabutina e etambutol. O teste de suscetibilidade *in vitro* para claritromicina é importante para orientar a terapia. Uma vez que a doença clínica tenha apresentado resolução, a profilaxia diária ao longo da vida com azitromicina ou claritromicina é aconselhável para evitar recorrência. A utilização de terapia adjuvante com interferona é determinada de acordo com o defeito genético específico.

Em crianças com AIDS, a profilaxia com azitromicina ou claritromicina está indicada para prevenir a infecção pelo complexo *M. avium*. Embora existam poucos estudos pediátricos, o U.S. Public Health Service recomenda **azitromicina** (20 mg/kg, 1 vez/semana VO, máximo: 1.200 mg/dose; *ou* 5 mg/kg, 1 vez/dia VO, máximo: 250 mg/dose, em pacientes intolerantes a doses maiores) ou **claritromicina** (7,5 mg/kg/dose, 2 vezes/dia VO, máximo: 500 mg/dose) para crianças com deficiência imunológica significativa infectadas pelo HIV, definida pela contagem de CD4 (crianças ≥ 6 anos, CD4 < 50/μℓ; 2 a 6 anos, CD4 < 75/μℓ; 1 a 2 anos, CD4 < 500/μℓ; < 1 ano, contagem de CD4 < 750/μℓ). A profilaxia primária pode ser interrompida com segurança em crianças com mais de 2 anos de idade que receberam HAART estável por mais de 6 meses e permanecem em recuperação sustentada (superior a 3 meses) das células CD4 muito acima da meta específica para a idade para início da profilaxia: > 100 células/μℓ para crianças ≥ 6 anos de idade e > 200 células/μℓ para crianças de 2 a 5 anos de idade. Para crianças menores de 2 anos de idade, não há recomendações específicas para descontinuar a profilaxia para MAC.

A bibliografia está disponível no GEN-io.

Seção 8
Infecções por Espiroquetas

Capítulo 245
Sífilis (*Treponema pallidum*)

Maria Jevitz Patterson e H. Dele Davies

A sífilis, doença transmissível sexual ou verticalmente (da mãe para os filhos), é uma infecção sistêmica crônica que pode ser facilmente tratada se diagnosticada de maneira precoce, mas que apresenta sintomas clínicos variados e morbidade significativa se não for controlada.

ETIOLOGIA

A sífilis é causada pelo *Treponema pallidum*, um espiroqueta móvel, delgado e muito espiralado, com extremidades finamente afuniladas, que pertence à família das Spirochaetaceae. Os agentes patogênicos desse gênero incluem *T. pallidum* subespécie *pallidum* (sífilis venérea), *T. pallidum* subespécie *pertenue* (bouba), *T. pallidum* subespécie *endemicum* (bejel ou sífilis endêmica) e *T. pallidum* subespécie *carateum* (pinta). Em virtude da dificuldade de coloração e visualização desses microrganismos na microscopia óptica convencional, a detecção em amostras clínicas requer microscopia de campo escuro, icroscopia de contraste de fase, imunofluorescência direta ou coloração de prata. O *T. pallidum* não pode ser cultivado *in vitro*. Nos últimos anos, a detecção avançada por meio do teste de amplificação de ácido nucleico pela reação em cadeia da polimerase (PCR) está sendo cada vez mais usada por laboratórios especializados.

EPIDEMIOLOGIA

Além de apresentação em clínicas de doenças sexualmente transmissíveis, pacientes com sífilis têm sido cada vez mais observados por prestadores de cuidados primários de saúde em clínicas particulares. Duas formas de sífilis são encontradas em crianças e adolescentes.

A **sífilis adquirida** é transmitida quase exclusivamente pelo contato sexual, incluindo a exposição vaginal, anal e oral. Os modos de transmissão menos frequentes incluem transfusão de sangue contaminado ou contato direto com tecidos infectados. Após o ressurgimento da epidemia de sífilis primária e secundária nos EUA, com pico em 1989, a taxa anual diminuiu 90% em 2000. O número total de casos de sífilis primária e secundária aumentou desde então, principalmente entre homens que fazem sexo com homens e homens e mulheres com HIV. Apesar de ter havido um declínio por quase uma década nos casos entre as mulheres, as taxas aumentaram anualmente durante os anos de 2004 a 2008. Os casos de sífilis congênita atingiram um nível historicamente baixo em 2005, mas aumentaram subsequentemente, refletindo as taxas entre as mulheres. Desde 2012, as taxas de sífilis congênita aumentaram ao nível mais elevado desde 2001 (Figura 245.1). O aumento ocorreu em todas as regiões, raças e etnias.

A **sífilis congênita** resulta da transmissão transplacentária de espiroquetas ou, ocasionalmente, durante o nascimento, pelo contato com as lesões infecciosas. Mulheres com sífilis primária e secundária e espiroquetemia apresentam maior probabilidade de transmitir a infecção para o feto do que aquelas com infecção latente. A transmissão pode ocorrer em qualquer estágio da gravidez, resultando em perda fetal precoce, parto prematuro ou bebês com baixo peso ao nascimento, natimortos, mortes neonatais ou recém-nascidos com a doença congênita. A incidência de infecção congênita em filhos de mulheres infectadas não tratadas ou tratadas inadequadamente continua mais elevada durante os primeiros 4 anos após a aquisição da infecção primária, da secundária e da doença latente precoce. Os fatores de risco mais comumente associados à sífilis congênita incluem acesso limitado aos cuidados de saúde, mulheres sem assistência pré-natal ou com pré-natal realizado tardiamente, uso de drogas, múltiplos parceiros sexuais, contato sexual desprotegido, encarceramento, prostituição e tratamento inadequado da sífilis durante a gravidez. A sífilis congênita pode ser observada no contexto de falta de tratamento, tratamento inadequado ou tratamento não documentado antes ou durante a gravidez. Além disso, a mãe pode ter sido tratada adequadamente, mas não ter tido uma resposta sorológica adequada à terapia, sendo o bebê inadequadamente avaliado ou portando sífilis congênita documentada. Os casos confirmados de sífilis adquirida e congênita devem ser comunicados ao departamento de saúde local.

MANIFESTAÇÕES CLÍNICAS E ACHADOS LABORATORIAIS

Muitas pessoas infectadas com sífilis são *assintomáticas por anos* ou não reconhecem os primeiros sinais de doença e, por isso, não procuram tratamento. O Centers for Disease Control and Prevention (CDC) recomenda testes em todas as mulheres grávidas e testes seletivos de adolescentes com lesões ou fatores de risco (indivíduos com outras doenças sexualmente transmissíveis, inclusive HIV, homens que fazem sexo com homens, indivíduos encarcerados ou pessoas que trocam sexo por dinheiro ou drogas). Períodos de doença clínica ativa se alternam com períodos de latência. A **sífilis primária** é caracterizada por cancro e linfadenite regional. Uma **pápula indolor** (que pode ser negligenciada) surge no local da inoculação (normalmente nos órgãos genitais) em 2 a 6 semanas após o contato inicial. A pápula evolui para uma úlcera limpa, indolor, mas altamente contagiosa, com bordas elevadas (**cancro**) e contendo numerosos *T. pallidum*. Podem ocorrer cancros extragenitais em outros locais a partir da inoculação primária, o que representa um desafio diagnóstico. As lesões orais podem ser confundidas com úlceras aftosas ou herpes. Lesões nos mamilos podem ser confundidas com celulite ou eczema. Em geral, os linfonodos adjacentes estão aumentados e endurecidos. O cancro cura-se espontaneamente em 4 a 6 semanas, deixando uma cicatriz fina.

Pacientes não tratados desenvolvem manifestações de **sífilis secundária** relacionadas com espiroquetemia em 2 a 10 semanas após a cura do cancro. As manifestações da sífilis secundária incluem uma erupção maculopapular generalizada, não pruriginosa, envolvendo principalmente as palmas das mãos e plantas dos pés (Figura 245.2). Lesões pustulosas também podem se desenvolver. O **condiloma lata**, placas semelhantes a verrugas branco-acinzentadas ou eritematosas, pode ocorrer em áreas úmidas ao redor do ânus, do escroto ou da vagina, e placas brancas (**placas mucosas**) podem ser encontradas nas membranas mucosas. A sífilis secundária deve ser considerada no diagnóstico diferencial de qualquer erupção de etiologia desconhecida. Uma **doença semelhante à gripe**, com febre baixa, cefaleia, mal-estar, anorexia, perda de peso, odinofagia, mialgias, artralgias e linfadenopatia generalizada frequentemente está presente. Manifestações renais, hepáticas ou oftalmológicas podem estar presentes. A meningite ocorre em 30% dos pacientes com sífilis secundária, sendo caracterizada por pleocitose do líquido cefalorraquidiano (LCR) e nível de proteína elevado. Os pacientes com meningite podem não apresentar sintomas neurológicos. Mesmo sem tratamento, a infecção secundária torna-se latente em 1 a 2 meses após o início da erupção cutânea. Recidivas com manifestações secundárias podem ocorrer durante o primeiro ano de latência (**período latente precoce**). Posteriormente, ocorre **sífilis tardia**, que pode ser assintomática (**latente tardia**) ou sintomática (**terciária**). A doença terciária se desenvolve em cerca de um terço dos casos não tratados, caracterizada por lesões neurológicas, cardiovasculares e **gomas** (granulomas não supurativos da pele, dos ossos e do fígado, resultantes da resposta das células T citotóxicas do hospedeiro). Na era anterior aos antibióticos, manifestações neurológicas de sífilis terciária (***tabes dorsalis*** e **paresia**) eram muito comuns. O curso clínico da sífilis e suas manifestações teciduais refletem os aspectos imunopatológicos da biologia do hospedeiro e as respostas de hipersensibilidade dos tipos tardio e humoral. Ocorre uma consistente linha de tempo da progressão até os estágios sobrepostos em pacientes com HIV imunocomprometidos.

Infecção congênita

A sífilis não tratada durante a gravidez apresenta uma taxa de transmissão vertical de aproximadamente 100%, com efeitos profundos sobre o desfecho da gestação, provocando endarterite obliterante. Ocorre óbito fetal ou perinatal em 40% das crianças afetadas. Também pode acontecer parto prematuro. Os recém-nascidos também podem ser infectados no momento do parto pelo contato com uma lesão genital

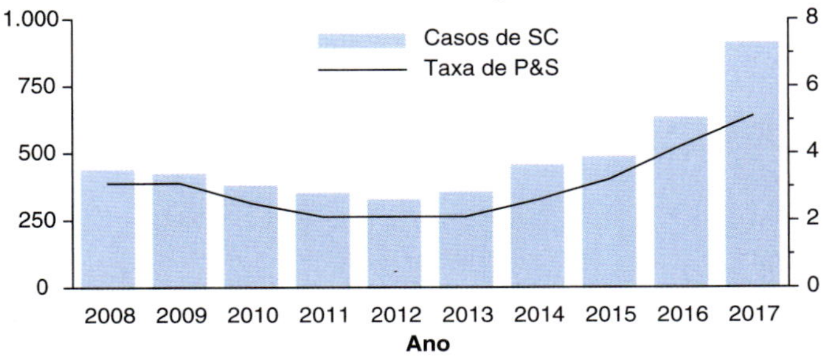

Figura 245.1 Sífilis congênita – casos notificados por ano de nascimento e taxas de sífilis primária e secundária entre mulheres de 15 a 44 anos de idade nos EUA, 2008-2017. SC, sífilis congênita; P&S, sífilis primária e secundária. (De *Centers for Disease Control and Prevention (CDC):* Sexually transmitted disease surveillance 2017, *Atlanta, 2018. US Department of Health and Human Services. Figura 49.* Disponível em: https://www.cdc.gov/std/stats17/2017-STD-Surveillance-Report_CDC-clearance-9.10.18.pdf.)

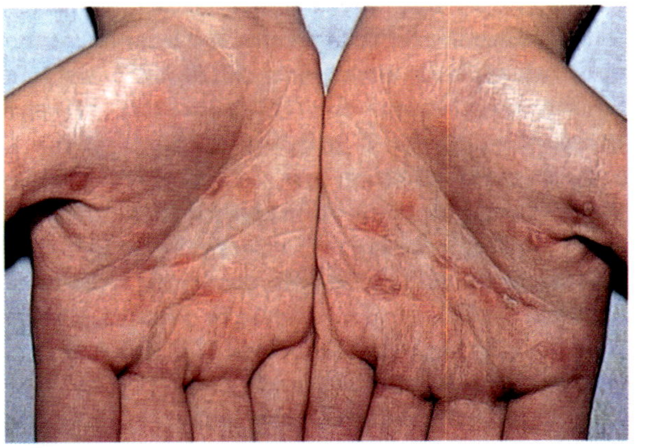

Figura 245.2 Sífilis secundária. Máculas eritematosas nas palmas das mãos de um adolescente com sífilis secundária. (*De Weston WL, Lane AT, Morelli JG.* Color textbook of pediatric dermatology. 3rd ed. *St. Louis: Mosby*; 2002.)

ativa. A maioria das crianças infectadas é assintomática ao nascimento, incluindo até 40% com semeadura do LCR, sendo a identificação feita apenas pela triagem pré-natal de rotina. Na ausência de tratamento, os sintomas aparecem dentro de semanas ou meses. Entre as crianças sintomáticas ao nascimento ou nos primeiros meses de vida, as manifestações são tradicionalmente divididas em dois estágios: precoce e tardio. Todos os estágios da sífilis congênita são caracterizados por uma vasculite que progride para necrose e fibrose. Os **sinais precoces** aparecem durante os primeiros 2 anos de vida, e os **sinais tardios** aparecem gradualmente durante as primeiras duas décadas. As manifestações iniciais são variáveis e envolvem múltiplos órgãos, sendo resultantes da espiroquetemia transplacentária e análogas ao estágio secundário da sífilis adquirida. Hepatoesplenomegalia, icterícia e elevação das enzimas hepáticas são manifestações comuns. As características histopatológicas do envolvimento hepático incluem estase biliar, fibrose e hematopoese extramedular. A linfadenopatia tende a ser difusa e apresenta resolução espontânea, embora os linfonodos possam permanecer endurecidos.

A anemia hemolítica com teste de Coombs negativo é característica. A trombocitopenia é frequentemente associada ao aprisionamento de plaquetas em um baço aumentado. A **osteocondrite** e a **periostite** características (Figura 245.3) e uma erupção mucocutânea (Figura 245.4 A e B), que se manifestam como lesões maculopapulares ou vesicobolhosas eritematosas seguidas por descamação envolvendo as mãos e os pés (Figura 245.4 C), são manifestações comuns. Placas mucosas, rinite persistente (**coriza**) e condilomas (Figura 245.5) são características frequentemente associadas ao envolvimento das membranas mucosas com a presença de espiroquetas abundantes. O sangue e as lesões abertas úmidas de crianças com sífilis congênita e com sífilis primária ou secundária adquirida são infecciosas por até 24 horas após o tratamento adequado.

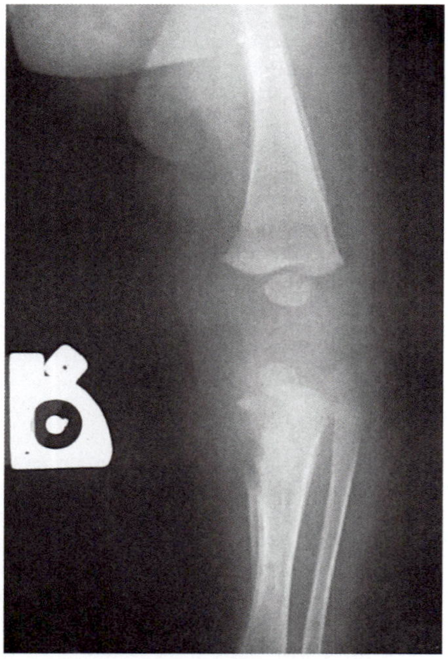

Figura 245.3 Osteocondrite e periostite em um recém-nascido com sífilis congênita.

O envolvimento ósseo é comum. As anormalidades radiográficas incluem **sinal de Wimberger** (desmineralização metafisária da porção medial da tíbia proximal), vários locais de osteocondrite nos punhos, cotovelos, tornozelos e joelhos e periostite dos ossos longos e raramente do crânio. A osteocondrite é dolorosa e, com frequência, resulta em irritabilidade e recusa em mover o membro envolvido (**pseudoparalisia de Parrot**).

A neurossífilis congênita é frequentemente assintomática no período neonatal, mas anormalidades no LCR podem ocorrer nessas crianças. Retardo do crescimento, coriorretinite, nefrite e síndrome nefrótica também podem ser encontradas. As manifestações de envolvimento renal incluem hipertensão, hematúria, proteinúria, hipoproteinemia, hipercolesterolemia e hipocomplementemia, provavelmente relacionada com a deposição glomerular de complexos imunes circulantes. As manifestações clínicas menos comuns da sífilis congênita precoce incluem gastrenterite, peritonite, pancreatite, pneumonia, envolvimento ocular (glaucoma e coriorretinite), hidropisia não imune e massas testiculares.

Manifestações tardias (crianças com mais de 2 anos de idade) são raramente observadas em países desenvolvidos. Essas manifestações resultam principalmente da inflamação granulomatosa crônica dos ossos, dos dentes e do sistema nervoso central, e estão resumidas na Tabela 245.1. As alterações esqueléticas são causadas por periostite persistente ou recorrente e estão associadas a espessamento do osso acometido. Anomalias dentárias, como **dentes de Hutchinson** (Figura 245.6), são comuns. Defeitos na formação do esmalte ocasionam cárie de repetição e, por fim, a destruição do dente. O **nariz em sela** (Figura 245.7) é uma depressão da raiz nasal e pode ser associado a um septo nasal perfurado.

Outras manifestações tardias da sífilis congênita podem surgir como fenômenos de hipersensibilidade. Esses fenômenos incluem ceratite intersticial unilateral ou bilateral e **articulação de Clutton** (Tabela 245.1). Outras manifestações oculares comuns incluem coroidite, retinite, oclusão vascular e atrofia óptica. Gomas de tecidos moles (idênticas às da doença adquirida) e hemoglobinúria paroxística ao frio são fenômenos raros de hipersensibilidade.

DIAGNÓSTICO

As limitações fundamentais dos testes atualmente disponíveis para a sífilis são um problema, mas os resultados devem sempre ser interpretados no contexto da história e do exame físico. Os médicos devem estar cientes das taxas de prevalência locais e tratar preventivamente quando houver suspeita de sífilis segundo os dados clínicos e epidemiológicos. O diagnóstico da sífilis primária é confirmado quando o *T. pallidum* é demonstrado por microscopia de campo escuro ou teste de imunofluorescência direta em amostras de lesões de pele, placenta

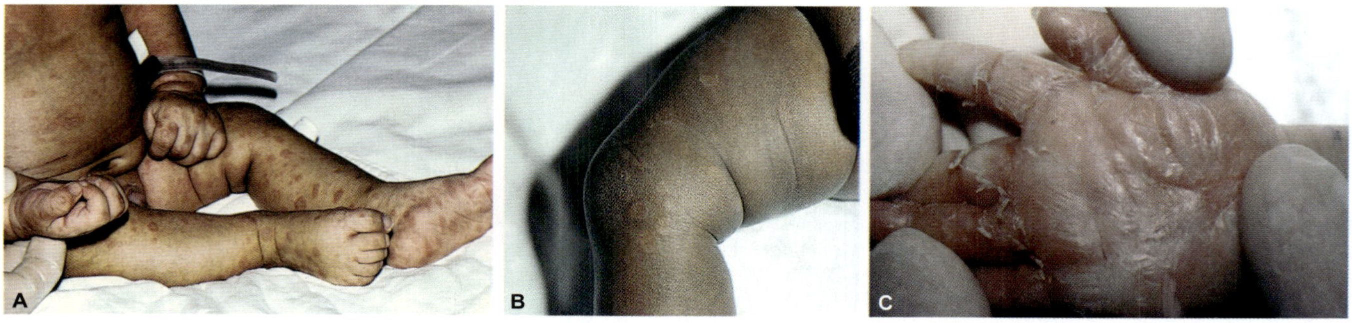

Figura 245.4 A e B. Placas papuloescamosas em dois bebês com sífilis. C. Descamação na palma da mão de um recém-nascido. (A e B *de Eichenfeld LF, Frieden IJ, Esterly NB, editors.* Textbook of neonatal dermatology. *Philadelphia: WB Saunders; 2001, p. 196;* C, *cortesia de Dr. Patricia Treadwell.*)

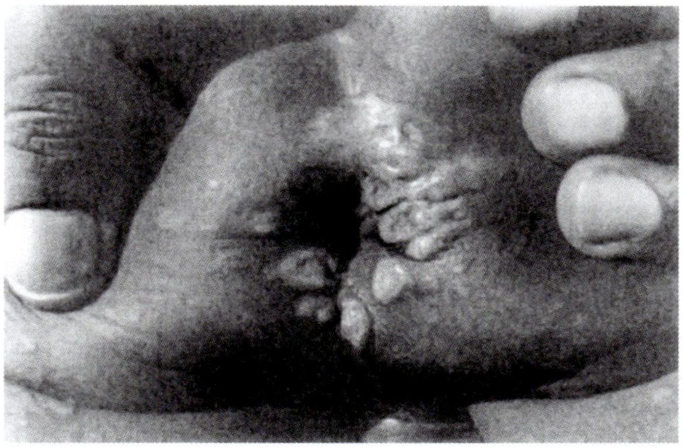

Figura 245.5 Condiloma lata perianal. (*De Karthikeyan K, Thappa DM. Early congenital syphilis in the new millennium*, Pediatr Dermatol. 2002; *19:275–276*.)

ou cordão umbilical. Os testes baseados na amplificação de ácidos nucleicos, como a PCR, são também usados em alguns laboratórios especializados, mas não estão comercialmente disponíveis. Apesar da ausência de um teste sorológico padrão-ouro, os testes sorológicos para sífilis continuam sendo os principais métodos de diagnóstico e, tradicionalmente, envolvem um processo de triagem em duas etapas com um teste não treponêmico seguido por um teste treponêmico para confirmação (Figura 245.8 A).

O teste **Venereal Disease Research Laboratory (VDRL)** e o **teste da reagina plasmática rápida (RPR)** são *exames não treponêmicos* sensíveis que detectam anticorpos contra antígenos de fosfolipídios na superfície do treponema que reagem de forma cruzada com antígenos

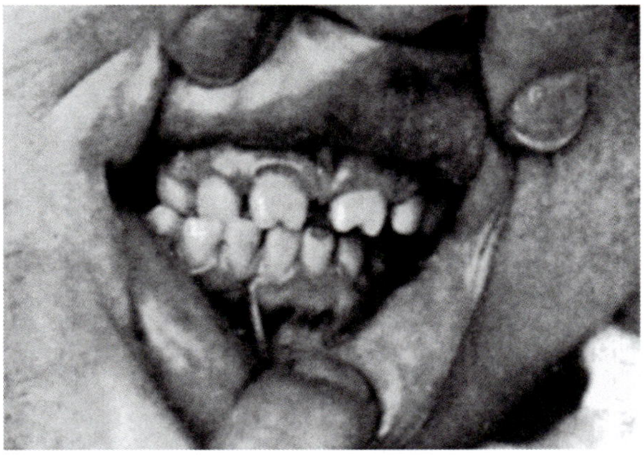

Figura 245.6 Dentes de Hutchinson como manifestação tardia da sífilis congênita.

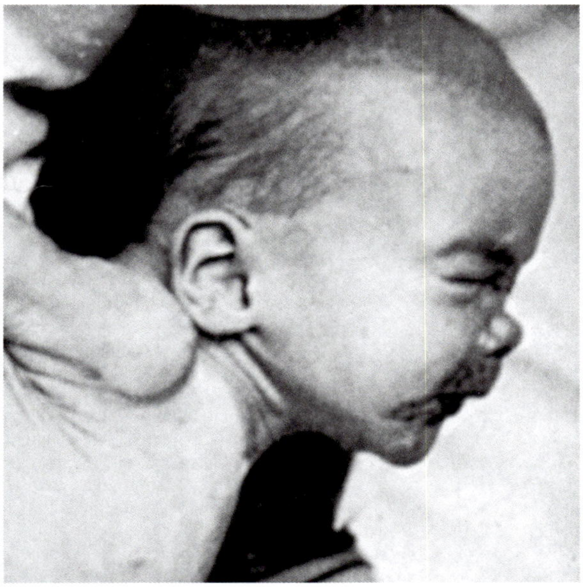

Figura 245.7 Nariz em sela em um recém-nascido com sífilis congênita.

Tabela 245.1 Manifestações tardias da sífilis congênita.

SINTOMA/SINAL	DESCRIÇÃO/COMENTÁRIOS
Fronte olímpica	Proeminência óssea da testa causada por periostite persistente ou recorrente
Sinal clavicular ou de Higoumenaki	Espessamento uni ou bilateral do terço esternoclavicular da clavícula
Tíbia em sabre	Arqueamento anterior da porção média da tíbia
Escápula escafoide	Convexidade ao longo da borda medial da escápula
Dentes de Hutchinson	Incisivos centrais superiores em forma de chave de fenda; eles surgem durante o 6º ano de vida, com esmalte anormal, resultando em uma chanfradura na borda incisal
Molares em amora	Primeiros molares inferiores anormais (6 anos), caracterizados por uma pequena superfície de oclusão e um número excessivo de cúspides
Nariz em sela*	Depressão da raiz nasal, resultado da destruição do osso e das cartilagens adjacentes por rinite sifilítica
Rágades	Cicatrizes lineares, em um padrão semelhante a raios, que se estendem das fissuras mucocutâneas da boca, do ânus e dos órgãos genitais
Paresia juvenil	Infecção latente meningovascular. É rara e normalmente ocorre durante a adolescência, com mudanças comportamentais, crises epilépticas focais ou perda da função intelectual
Tabes juvenil	Envolvimento raro da medula espinal e envolvimento cardiovascular com aortite
Tríade de Hutchinson	Dentes de Hutchinson, ceratite intersticial e comprometimento do 8º par craniano, levando à surdez
Articulações de Clutton	Edema das articulações, uni ou bilateral e indolor (geralmente envolvendo os joelhos), originado por sinovite com líquido sinovial estéril; a remissão espontânea geralmente ocorre após várias semanas
Ceratite intersticial	Manifesta-se com intensa fotofobia e lacrimejamento, seguidos, em algumas semanas ou meses, por opacificação da córnea e cegueira completa
Surdez (8º par craniano)	Pode ser uni ou bilateral, aparece em qualquer idade e se manifesta inicialmente como vertigem e perda auditiva em altas frequências, evoluindo para surdez permanente

*Perfuração do septo nasal pode ser uma anormalidade associada.

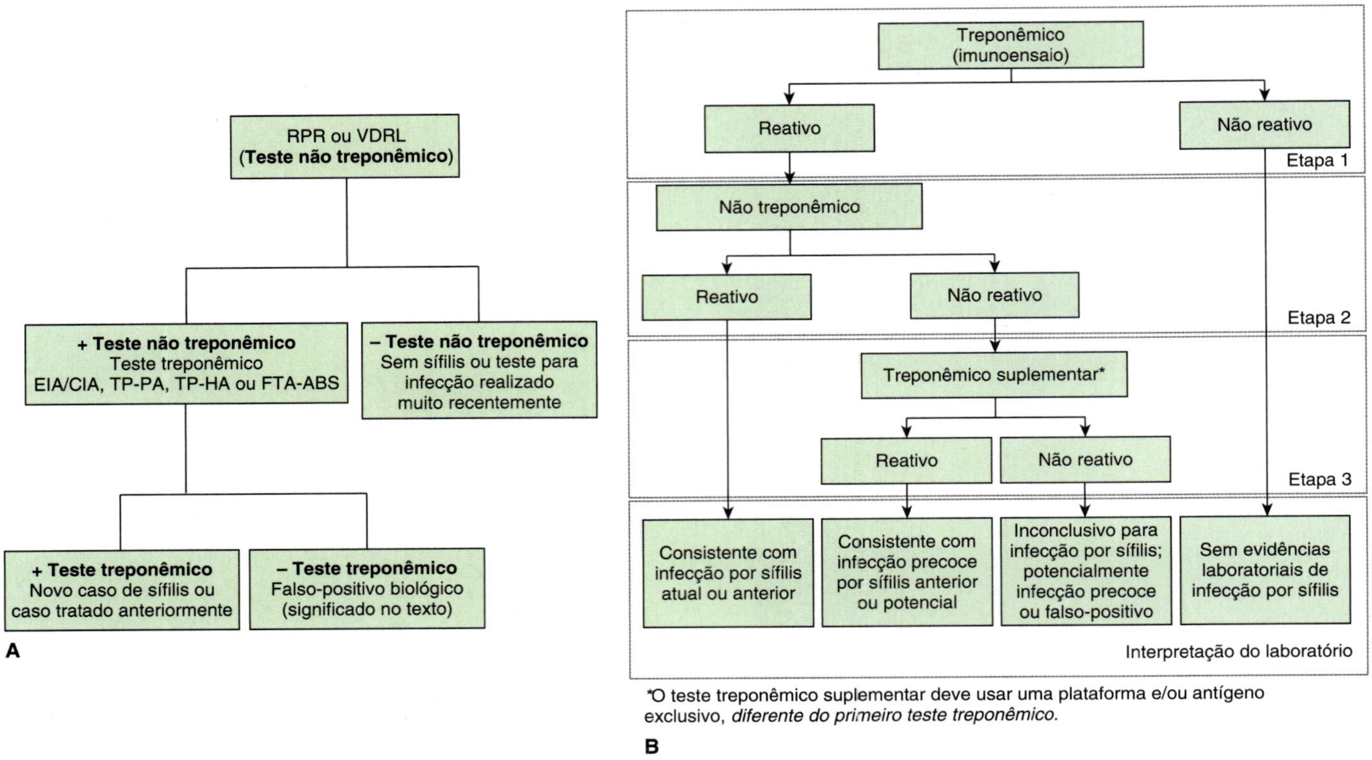

Figura 245.8 **A.** Algoritmo tradicional de testes laboratoriais para sífilis. **B.** Algoritmo de testes alternativo sugerido. EIA/CIA, imunoensaio enzimático/imunoensaio de quimioluminescência; FTA-ABS, absorção do anticorpo treponêmico fluorescente; RPR, reagina plasmática rápida; TP-HA, hemaglutinação do *Treponema pallidum*; TP-PA, aglutinação de partículas do *Treponema pallidum*; VDRL, Venereal Disease Research Laboratory. *Se o teste não treponêmico for positivo qualitativamente, um título será quantificado. (A, com base em dados de *Workowski KA, Berman S. Centers for Diseases Control and Prevention [CDC]: Sexually transmitted diseases treatment guidelines, 2010.* MMWR Recomm Rep *59[RR-12]:1–110, 26–29, 2010.*)

de cardiolipina-lecitina-colesterol de células hospedeiras danificadas. Os resultados quantitativos desses testes são úteis tanto na triagem quanto no monitoramento da terapia. Os títulos aumentam com a doença ativa, incluindo falha do tratamento ou reinfecção, e diminuem com o tratamento adequado (Figura 245.9). Os testes não treponêmicos geralmente se tornam não reativos após 1 ano de terapia adequada para a sífilis primária e após 2 anos de tratamento adequado para a doença secundária. Cerca de 15 a 20% dos pacientes mantêm os títulos não treponêmicos em baixos níveis por longos períodos. Na infecção congênita, esses testes se tornam não reativos após alguns meses de tratamento adequado. Algumas condições, como mononucleose infecciosa e outras infecções virais, doenças autoimunes e gravidez, podem produzir resultados falso-positivos para o VDRL. Os resultados falso-positivos são menos comuns com a utilização do antígeno cardiolipina-lecitina-colesterol purificado. Todas as gestantes devem ser testadas no início da gravidez e no momento do parto. Testes sorológicos maternos positivos para sífilis, independentemente do título, exigem investigação detalhada. Anticorpos em excesso podem fornecer um resultado falso-negativo, a menos que o soro esteja diluído (**efeito prozona**). Resultados falso-negativos também podem ocorrer na sífilis primária precoce, na sífilis latente de longa duração e na sífilis congênita tardia.

Testes treponêmicos são tradicionalmente utilizados para confirmar o diagnóstico e avaliar anticorpos específicos para o *T. pallidum* (imunoglobulinas IgG, IgM e IgA), que surgem mais precocemente do que os anticorpos não treponêmicos. Esses testes treponêmicos incluem o teste de aglutinação de partículas de *T. pallidum*, o teste de hemaglutinação para *T. pallidum* e o teste de absorção de anticorpo treponêmico fluorescente. Os títulos de anticorpo antitreponema tornam-se positivos logo após a infecção inicial e geralmente permanecem positivos por toda a vida, mesmo após o tratamento adequado (ver Figura 245.9). Esses títulos de anticorpos não se correlacionam com a atividade da doença. De modo geral, eles são úteis para o diagnóstico de um primeiro episódio de sífilis e para distinguir resultados falso-positivos dos testes de anticorpo não treponêmicos, mas não podem identificar com precisão o tempo da infecção, a resposta à terapia ou a reinfecção.

Existe uma reatividade cruzada limitada dos testes de anticorpos treponêmicos com outros espiroquetas, incluindo os microrganismos causadores de doença de Lyme (*Borrelia burgdorferi*), bouba, sífilis endêmica e pinta. Apenas a sífilis venérea e a doença de Lyme são encontradas nos EUA. Os *testes não treponêmicos (VDRL, RPR)* são uniformemente não reativos na doença de Lyme.

Foram desenvolvidos imunoensaios enzimáticos, de quimioluminescência e de fluxo multiplex para detectar IgG e IgM antitreponema. Esses ensaios apresentam maior sensibilidade e são passíveis de automatização e alta utilização em volume. Estão disponíveis testes rápidos no local de atendimento para permitir programas de rastreamento da qualidade em ambientes com recursos limitados, onde a Organização Mundial da Saúde (OMS) conta com o tratamento sindrômico das infecções sexualmente transmissíveis e os pacientes são tratados para todas as causas prováveis dos diversos sinais e sintomas. Nos EUA, o uso de imunoensaios enzimáticos tem confundindo a triagem, pois eles trocam o algoritmo tradicional: o teste específico treponêmico é realizado antes do teste não treponêmico. Como o primeiro permanece positivo por toda a vida, os dados clínicos e epidemiológicos devem fornecer orientações claras para distinguir a doença curada, a sífilis precoce, a doença latente tardia não tratada e os verdadeiros testes falso-positivos. O benefício da triagem reversa é o aumento da detecção da sífilis precoce transmissível e da doença latente tardia, proporcionando a detecção da doença terciária. Embora o CDC ainda recomende a triagem tradicional (Figura 245.8 A), ele fornece orientações para a interpretação do algoritmo de triagem inversa (Figura 245.8 B). A interpretação dos testes sorológicos não treponêmicos e treponêmicos no recém-nascido pode ser confundida pelos anticorpos IgG maternos transferidos

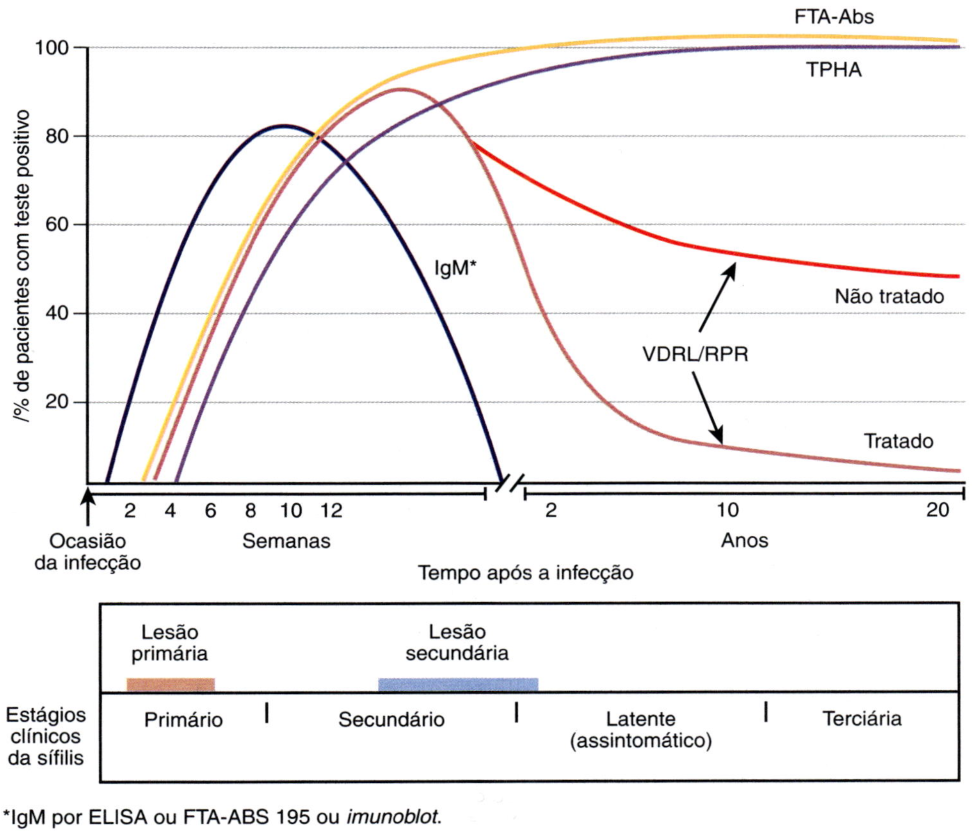

Figura 245.9 **Padrões comuns de reatividade sorológica em pacientes com sífilis.** FTA-Abs, absorção do anticorpo treponêmico fluorescente (teste); RPR, reagina plasmática rápida (teste); TPHA, ensaio de hemaglutinação do *Treponema pallidum*; VDRL, Venereal Disease Research Laboratory (teste). IgM por imunoensaio. (De *Peeling R, Ye H. Diagnostic tools for preventing and managing maternal and congenital syphilis: an overview.* Bull World Health Organ. 2004; *82(6):439–446.*)

para o feto. Os anticorpos adquiridos passivamente são sugeridos por titulações neonatais de pelo menos 4 vezes (ou seja, uma diluição em dois tubos) menor do que a titulação materna. Essa conclusão pode ser verificada pelo declínio gradual dos anticorpos no recém-nascido, que geralmente se torna indetectável aos 3 a 6 meses de idade.

Pode ocorrer comprometimento neurológico em qualquer estágio da sífilis. O diagnóstico de neurossífilis ainda permanece difícil, mas é muitas vezes estabelecido pela demonstração de pleocitose e por um nível elevado de proteína no LCR com um teste VDRL positivo no LCR, em conjunto com os sintomas neurológicos. O teste VDRL no LCR é específico, mas relativamente insensível (22 a 69%) para neurossífilis. Testes de PCR do LCR e *imunoblot* para IgM estão em desenvolvimento para auxiliar no diagnóstico da neurossífilis.

A microscopia de campo escuro ou o teste de imunofluorescência direta do raspado de lesões primárias ou congênitas ou de lesões secundárias pode revelar *T. pallidum*, muitas vezes antes de a sorologia se tornar positiva, mas essas técnicas geralmente não estão disponíveis na prática clínica. Desde 2015, diferentes métodos de testes de PCR, incluindo testes de PCR de rotina, *nested* PCR, PCR de transcriptase reversa e PCR quantitativa direcionados a diferentes sequências de DNA, foram usados por muitos laboratórios como métodos para detectar *T. pallidum* na doença primária. Entretanto, não existem, no momento, *kits* de teste comercialmente disponíveis, e cada teste precisa ser validado para uso em cada laboratório. Além disso, esses testes não são úteis para pacientes assintomáticos, e a interpretação pode ser complicada pelo fato de eles ampliarem organismos mortos e vivos. O exame da placenta por técnicas macro e microscópicas pode ser útil no diagnóstico da sífilis congênita. As placentas desproporcionalmente grandes são caracterizadas histopatologicamente por vilosite focal proliferativa, arterite perivascular e endovascular e imaturidade focal ou difusa das vilosidades placentárias.

Sífilis congênita

O diagnóstico da sífilis congênita requer uma revisão profunda da história materna de tratamento da sífilis antes da gravidez atual e de testes, tratamento e dinâmica de resposta durante essa gravidez. Independentemente do tratamento materno e da presença/ausência de sintomas no bebê, a avaliação proativa e o tratamento de recém-nascidos expostos são necessários (Figura 245.10 e Tabela 245.2). Bebês sintomáticos devem ser cuidadosamente avaliados e tratados. A Figura 245.10 descreve as diretrizes para avaliação e tratamento de bebês assintomáticos considerados de risco para sífilis congênita, pois as sorologias maternas não treponêmica e treponêmica são positivas. Crianças adotadas fora do país, refugiadas e imigrantes também devem ser avaliadas, independentemente da história ou de relato de tratamento.

O diagnóstico da neurossífilis no recém-nascido com infecção sifilítica é confundido pela baixa sensibilidade do teste do VDRL no LCR nessa faixa etária e pela ausência de anormalidades no LCR. Um teste VDRL positivo no LCR de um recém-nascido demanda tratamento para a neurossífilis, mesmo que possa refletir a transferência passiva de anticorpos do soro para o LCR. Atualmente, é bem estabelecido que todos os bebês com diagnóstico presuntivo de sífilis congênita devem ser tratados com esquemas eficazes para neurossífilis, pois o envolvimento do sistema nervoso central não pode ser excluído de forma confiável. Quando o diagnóstico da sífilis ocorrer após a primeira infância, um possível abuso infantil deverá ser considerado.

Para bebês com doença comprovada ou altamente provável ou com achados físicos anormais, uma avaliação completa deve ser realizada, incluindo testes sorológicos (RPR ou VDRL), hemograma completo com diferencial e contagem de plaquetas, testes de função hepática, radiografias dos ossos longos, exame oftalmológico, resposta auditiva evocada de tronco encefálico e outros exames necessários. Para bebês com exames de VDRL e RPR positivos e exame físico normal cujas

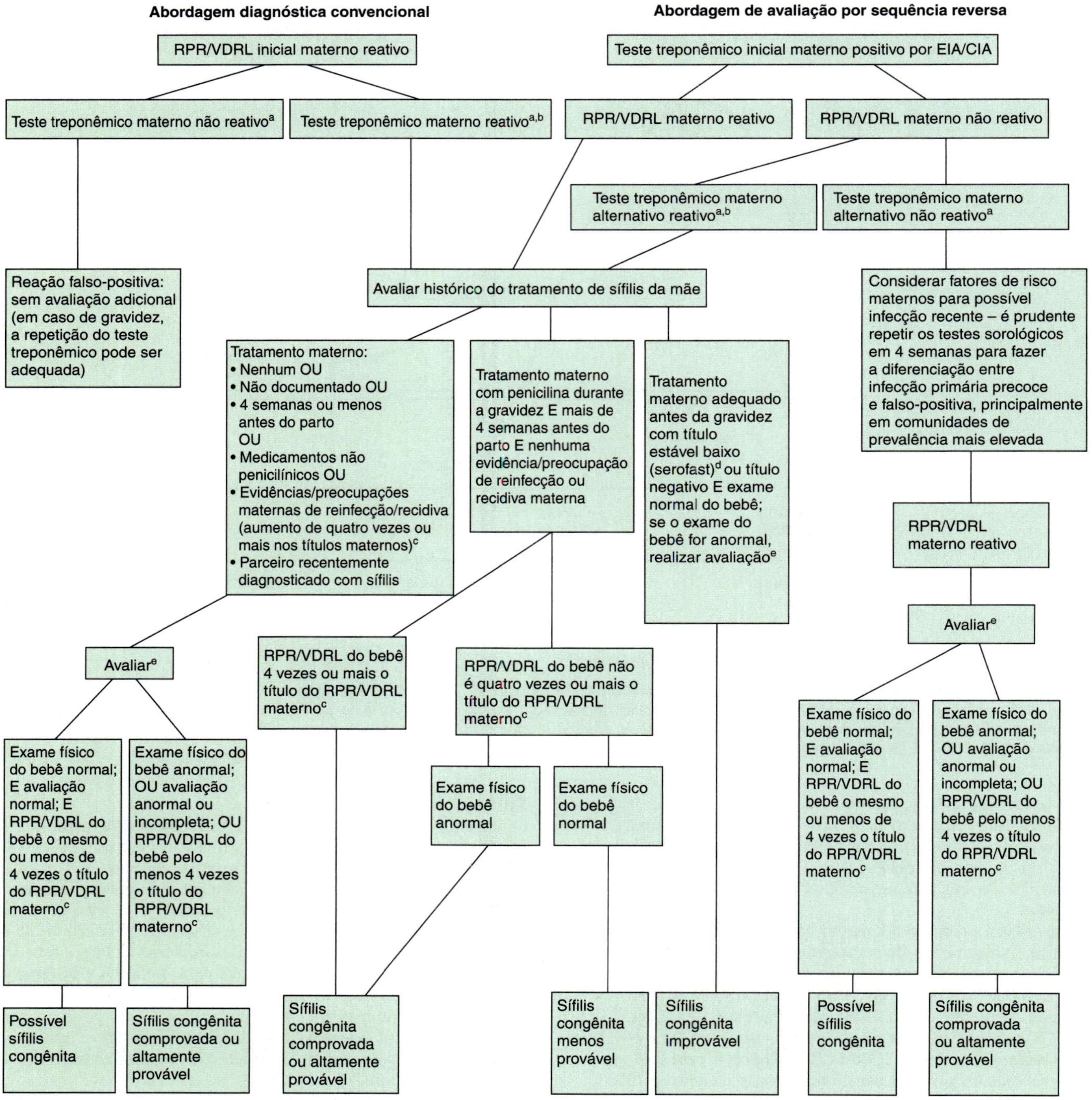

RPR indica reagina plasmática rápida; VDRL, Venereal Disease Research Laboratory.

[a] Aglutinação de partículas do *Treponema pallidum* (TP-PA; que é o teste treponêmico preferencial), teste de absorção do anticorpo treponêmico fluorescente (FTA-ABS) ou testes de micro-hemaglutinação para *Treponema pallidum* (MHA-TP).

[b] Teste para anticorpo do vírus da imunodeficiência humana (HIV). Bebês de mães infectadas pelo HIV não necessitam de avaliação ou tratamento diferentes para sífilis.

[c] Uma alteração de 4 vezes no título é o mesmo que uma alteração de duas diluições. Por exemplo, um título de 1:64 é 4 vezes maior que um título de 1:16, e um título de 1:4 é 4 vezes menor que um título de 1:16. Na comparação dos títulos, o mesmo tipo de teste não treponêmico deve ser usado (p. ex., se o teste inicial tiver sido um RPR, o teste de acompanhamento deverá ser também um RPR).

[d] Títulos estáveis de VDRL de 1:2 ou menos ou RPR de 1:4 ou menos 1 ano após o tratamento bem-sucedido são considerados baixo serofast.

[e] Hemograma completo e contagem plaquetária; contagem de células e proteínas e VDRL quantitativo do líquido cefalorraquidiano; outros testes clinicamente indicados (p. ex., radiografias torácicas, de ossos longos, exame oftalmológico, testes de função hepática, exames de neuroimagem e resposta auditiva evocada de tronco encefálico).

Figura 245.10 Algoritmo para avaliação e tratamento de recém-nascidos de mães com sorologia positiva para sífilis. (*De American Academy of Pediatrics*: Red book: 2018-2021 report of the committee on infectious diseases. 31th ed. *Elk Grove Village, IL: American Academy of Pediatrics; 2018 Figura 3.10, p. 779.)*

Tabela 245.2 Indícios que sugerem o diagnóstico de sífilis congênita.

BASE EPIDEMIOLÓGICA	ACHADOS CLÍNICOS
Sífilis precoce materna não tratada	Osteocondrite, periostite
Sífilis latente materna não tratada	Coriza, rinite hemorrágica
Mãe não tratada que teve contato com um indivíduo comprovadamente sifilítico durante a gravidez	Condiloma lata
Mãe tratada menos de 30 dias antes do parto	Lesões bolhosas, exantema palmar ou plantar
Mãe tratada para sífilis durante a gravidez com um fármaco diferente da penicilina	Placas mucosas
Mãe tratada para sífilis durante a gravidez sem acompanhamento para evidenciar a alteração de 4 vezes na titulação	Hepatomegalia, esplenomegalia
Mãe coinfectada pelo HIV	Icterícia
	Hidropisia fetal não imune
	Linfadenopatia generalizada
	Sinais do sistema nervoso central; contagem elevada de células ou proteínas no líquido cefalorraquidiano
	Anemia hemolítica, coagulação intravascular disseminada, trombocitopenia
	Pneumonite
	Síndrome nefrótica
	Vilosite placentária ou vasculite (placenta inexplicavelmente aumentada)
	Restrição do crescimento intrauterino

Organizados em ordem decrescente de confiança de diagnóstico. Modificada de Remington JS, Klein JO, Wilson CB *et al.*, editors. *Infectious diseases of the fetus and newborn infant.* 6th ed. Philadelphia: WB Saunders; 2006 p. 556.

mães foram inadequadamente tratadas, uma avaliação mais detalhada não será necessária se forem administrados 10 dias de terapia parenteral.

TRATAMENTO

As metas de detecção e tratamento precoce incluem o tratamento da infecção atual e a prevenção da doença em estágio avançado e da transmissão sexual ou vertical. O *T. pallidum* ainda é extremamente sensível à penicilina, e não existem evidências de resistência a este antibiótico. Por esse motivo, a penicilina continua a ser o medicamento de escolha para o tratamento (Tabela 245.3 e http://www.cdc.gov/std/treatment). A penicilina G por via parenteral é o único tratamento eficaz documentado para a sífilis congênita, sífilis durante a gravidez e neurossífilis. A penicilina G cristalina aquosa tem preferência sobre a penicilina procaína porque atinge e sustenta melhor a concentração mínima de 0,018 μg/mℓ (0,03 unidade/mℓ) durante 7 a 10 dias, tempo suficiente para atingir os níveis prolongados de bactericidas necessários para o longo tempo de divisão do *T. pallidum*. Embora esquemas não penicilínicos estejam disponíveis para o paciente alérgico à penicilina, a dessensibilização seguida pela terapia padrão com penicilina é a estratégia mais confiável. O sucesso do tratamento também depende da integridade da resposta imune do hospedeiro. Uma reação febril sistêmica aguda transitória, chamada de **reação de Jarisch-Herxheimer** (causada pela liberação maciça de antígenos semelhantes à endotoxina durante a lise bacteriana), ocorre em 15 a 20% dos pacientes com sífilis adquirida ou congênita tratados com penicilina. O desenvolvimento dessa reação não é uma indicação para a descontinuação da penicilina.

Sífilis adquirida

As doenças primária, secundária e de início latente são tratadas com uma dose única de penicilina G benzatina (50.000 UI/kg IM; máximo de 2,4 milhões de UI). Pacientes com a doença latente (tardia) ou terciária necessitam de três doses em intervalos de 1 semana. Pacientes alérgicos à penicilina sem neurossífilis ou durante gravidez podem ser tratados com doxiciclina (100 mg VO 2 vezes/dia durante 2 semanas) ou tetraciclina (500 mg VO 4 vezes/dia durante 2 semanas). Resistência emergente a *azalídios* e *macrolídios* foi documentada em várias cidades dos EUA (mutação de ponto no rRNA 23S na posição 2058) e, mais recentemente, no mundo inteiro (mutação de ponto no rRNA 23S na posição 2059), comprometendo o uso eficaz desses antibióticos. O acompanhamento sorológico cuidadoso é sempre necessário. A documentação da cura sorológica é uma parte essencial do tratamento de sífilis. Um declínio inferior a 4 vezes nas titulações reflete falha do tratamento.

O CDC recomenda que todas as pessoas com sífilis sejam testadas para HIV. Os pacientes também infectados pelo HIV apresentam um risco elevado para complicações neurológicas e maiores taxas de insucesso no tratamento. As diretrizes do CDC recomendam o mesmo tipo de tratamento para a sífilis primária e a secundária, como nos pacientes que não estão infectados pelo HIV, mas alguns especialistas recomendam três doses semanais de penicilina G benzatina. Pacientes infectados pelo HIV com sífilis latente tardia ou sífilis latente de duração desconhecida devem ter uma avaliação do LCR para verificar a existência de neurossífilis antes da realização do tratamento.

Os parceiros sexuais de pessoas infectadas em qualquer estágio devem ser avaliados e tratados. Pessoas expostas durante um período de 90 dias ou menos antes do diagnóstico do seu parceiro devem ser tratadas preventivamente, mesmo se forem soronegativas. Pessoas expostas por mais de 90 dias antes do diagnóstico de um parceiro sexual devem ser tratadas se forem soropositivas ou se os testes sorológicos não estiverem disponíveis. Testes sorológicos de acompanhamento devem ser realizados nos pacientes tratados para estabelecer a adequação da terapia, e todos os pacientes devem ser testados para outras doenças sexualmente transmissíveis, incluindo HIV.

Sífilis na gravidez

O tratamento é indicado quando os achados clínicos ou sorológicos sugerem uma infecção ativa ou se o diagnóstico da sífilis ativa não puder ser excluído com exatidão. As metas do tratamento da gestante incluem a erradicação da doença materna, a prevenção da transmissão da mãe para o bebê e o tratamento da infecção fetal. As pacientes devem ser imediatamente tratadas com um esquema de penicilina adequado para o estágio da sífilis. As mulheres adequadamente tratadas no passado não requerem terapia adicional, a menos que a sorologia quantitativa indique evidências de reinfecção (**elevação de 4 vezes na titulação**). A doxiciclina e a tetraciclina *não devem* ser administradas durante a gravidez, e os macrolídios não previnem efetivamente a infecção fetal. As pacientes grávidas e alérgicas à penicilina devem ser dessensibilizadas e tratadas com essa droga.

Sífilis congênita

A terapia-materna adequada pelo menos 30 dias antes do parto provavelmente elimina o risco de sífilis congênita. Todas as crianças nascidas de mães com sífilis devem ser acompanhadas até que a sorologia não treponêmica seja negativa. A criança deve ser tratada se houver qualquer incerteza sobre a adequação do tratamento materno. A meta do tratamento na criança é a prevenção de danos aos órgãos, deformidade esquelética e retardo no desenvolvimento. Qualquer criança com risco de sífilis congênita deve ser avaliada quanto à ocorrência de infecção pelo HIV.

A sífilis congênita é tratada com penicilina G cristalina (100.000 a 150.000 UI/kg/dia divididas a cada 12 h IV, para a primeira semana

Tabela 245.3 Tratamento recomendado para sífilis em pacientes com idade superior a 1 mês.

STATUS	CRIANÇAS	ADULTOS
Sífilis congênita	Penicilina G cristalina, 200.000 a 300.000 UI/kg/dia IV administrada como 50.000 UI/kg a cada 4 a 6 h por 10 dias*	
Sífilis primária, secundária e latente precoce†	Penicilina G benzatina‡, 50.000 UI/kg IM até a dose adulta de 2,4 milhões de unidades em dose única	Penicilina G benzatina, 2,4 milhões de UI IM em dose única OU *Em caso de alergia à penicilina e paciente não grávida,* doxiciclina 100 mg VO 2 vezes/dia durante 14 dias OU Tetraciclina 500 mg VO 4 vezes/dia durante 14 dias
Sífilis latente tardia§	Penicilina G benzatina, 50.000 UI/kg IM até a dose adulta de 2,4 milhões de UI, administrada em 3 doses únicas em intervalos de 1 semana (total de 150.000 UI/kg, até a dose adulta de 7,2 milhões de UI)	Penicilina G benzatina, total de 7,2 milhões de UI administradas em 3 doses de 2,4 milhões de UI IM, com intervalos de 1 semana OU *Em caso de alergia à penicilina e paciente não grávida,* doxiciclina 100 mg VO 2 vezes/dia durante 4 semanas OU Tetraciclina 500 mg VO 4 vezes/dia durante 4 semanas
Terciária		Penicilina G benzatina, total de 7,2 milhões de UI administradas como 3 doses de 2,4 milhões de UI IM em intervalos de 1 semana *Em caso de alergia à penicilina e paciente não grávida, consultar um especialista em doenças infecciosas*
Neurossífilis‖	Penicilina G cristalina, 200.000 a 300.000 UI/kg/dia IV a cada 4 a 6 h por 10 a 14 dias em doses que não excedam a dose adulta	Penicilina G cristalina, 18 a 24 milhões de UI/dia administrada como 3 a 4 milhões de UI IV a cada 4 h por 10 a 14 dias¶ OU Penicilina G procaína‡, 2,4 milhões de UI IM 1 vez/dia MAIS probenecida 500 mg VO 4 vezes/dia, ambos por 10 a 14 dias¶

*Se o paciente não apresenta manifestações clínicas da doença, o exame do líquido cefalorraquidiano é normal e o resultado do VDRL nesse exame é negativo, alguns especialistas tratam com até 3 doses semanais de penicilina G benzatina 50.000 UI/kg, IM. Alguns especialistas sugerem também administrar a esses pacientes uma única dose de penicilina G benzatina 50.000 UI/kg IM após o 10º dia de curso da penicilina aquosa IV. †Sífilis latente precoce é definida como adquirida até 1 ano antes. ‡Penicilina G benzatina e penicilina G procaína são aprovadas apenas para administração por via intramuscular. §Sífilis latente tardia é definida como a sífilis com mais de 1 ano de duração. ‖Pacientes alérgicos à penicilina devem ser dessensibilizados. ¶Alguns especialistas administram penicilina G benzatina, 2,4 milhões de UI IM, 1 vez/semana por até 3 semanas após o término desses esquemas de tratamento da neurossífilis. De American Academy of Pediatrics. *Red book: 2015 report of the committee on infectious diseases.* 30th ed. Elk Grove Village, IL: American Academy of Pediatrics; 2015 Table 3.74.

de vida, e a cada 8 h após esse período) ou penicilina G procaína (50.000 UI/kg IM 1 vez/dia) administrada durante 10 dias. Os dois esquemas de penicilina são reconhecidos como terapia adequada para sífilis congênita, mas concentrações elevadas de penicilina são mais alcançadas no LCR de crianças tratadas com penicilina G cristalina IV do que naquelas tratadas com penicilina procaína IM. As crianças tratadas devem ser acompanhadas a cada 2 a 3 meses para confirmar uma queda de pelo menos 4 vezes na titulação dos testes não treponêmicos. Crianças tratadas para neurossífilis congênita devem ser submetidas a uma avaliação clínica e do LCR em intervalos de 6 meses até que o LCR esteja normal. Na idade de 2 anos, as crianças devem receber uma avaliação completa do desenvolvimento. Em um recém-nascido de muito baixo risco, assintomático e cuja mãe foi tratada adequadamente, sem evidência de recidiva ou reinfecção, mas com um título de VDRL baixo e estável (serofast), nenhuma avaliação é necessária. Alguns especialistas tratariam essa criança com uma única dose de penicilina G benzatina a 50.000 UI/kg IM.

PREVENÇÃO

A sífilis, incluindo a sífilis congênita, é uma doença de notificação compulsória nos EUA. O teste é indicado a qualquer momento para as pessoas com lesões suspeitas, história de exposição sexual recente a uma pessoa portadora de sífilis ou com diagnóstico de outra doença sexualmente transmissível, incluindo a infecção pelo HIV. O ressurgimento da sífilis leva os clínicos a ficarem atentos quando às múltiplas manifestações da doença, a fim de evitar diagnósticos incorretos ou tardios. O tratamento oportuno diminui o risco da disseminação da doença para outras pessoas. Apesar do sequenciamento do genoma do *T. pallidum* em 1998, a prevenção por vacina preventiva permanece enganosa, confundida pela capacidade que o treponema tem de escapar do sistema imunológico.

Sífilis congênita

A sífilis congênita é uma doença evitável, um evento sentinela que indica várias oportunidades perdidas. A prevenção primária é vinculada à prevenção da sífilis em mulheres em idade fértil e a prevenção secundária é relacionada com o diagnóstico precoce e o tratamento imediato das mulheres e de seus parceiros. O acesso e a realização do pré-natal são essenciais, com uma cuidadosa anamnese (incluindo parceiros sexuais temporários) em cada visita. A triagem pré-natal de rotina para a sífilis continua sendo o fator mais importante na identificação de crianças com risco de desenvolver a forma congênita. A triagem de todas as mulheres no início do pré-natal é um padrão de cuidados baseado em evidências e legalmente exigido em todos os estados dos EUA. Em mulheres grávidas sem a assistência de um bom pré-natal, a triagem sorológica para sífilis deve ser realizada logo que a gravidez for diagnosticada. Toda mulher que tenha dado à luz um natimorto com 20 semanas de gestação ou menos deve ser testada para sífilis. Em comunidades e populações com alta prevalência de sífilis, bem como em pacientes de alto risco (mulheres com história de encarceramento, uso de drogas ou parceiros múltiplos ou simultâneos), o teste deve ser realizado pelo menos mais duas vezes: no início do terceiro trimestre (28 semanas) e no momento do parto. Alguns estados exigem que o teste seja repetido no momento do parto para todas as mulheres, destacando a importância de exames preventivos. As mulheres com alto risco para sífilis devem ser investigadas com maior frequência, mensal ou pragmaticamente – em virtude de um pré-natal inconsistente – a cada consulta médica, pelo fato de poderem apresentar infecções repetidas durante a gravidez ou uma infecção no final. Os testes sorológicos de acompanhamento de todas as mulheres tratadas devem ser realizados após o tratamento para identificar declínio dos títulos, recidiva ou reinfecção.

Nenhum recém-nascido deve deixar o hospital sem que a condição sorológica materna tenha sido determinada pelo menos uma vez durante a gravidez ou no momento do parto. Nos estados que realizam a triagem neonatal para sífilis, os resultados sorológicos da mãe e do bebê devem ser conhecidos antes da alta hospitalar. Além disso, todos os filhos de uma mãe infectada e que não foram investigados anteriormente devem ser avaliados. Os fortes vínculos entre os clínicos e os profissionais de saúde pública são essenciais para a prevenção abrangente da sífilis adquirida e congênita.

A bibliografia está disponível no GEN-io.

Capítulo **246**

Infecções Não Venéreas por Treponema

Stephen K. Obaro e H. Dele Davies

As infecções treponêmicas não venéreas - bouba, bejel (sífilis endêmica) e pinta - são causadas por subespécies diferentes de *Treponema pallidum* e ocorrem em áreas tropicais e subtropicais. Os agentes causadores de treponematoses não venéreas - *T. pallidum pertenue*, *T. pallidum* subespécie *endemicum* e *Treponema carateum* - não podem ser distinguidos do *T. pallidum* subespécie *pallidum* por testes morfológicos ou sorológicos.

Em geral, as treponematoses não venéreas têm manifestações cutâneas proeminentes e cursos recorrentes, como na sífilis venérea, mas não são encontradas nos centros urbanos, não são sexualmente transmissíveis e não são congenitamente adquiridas. A transmissão ocorre principalmente por contato corporal, falta de higiene, condições de superlotação e falta de acesso a cuidados de saúde. As crianças também servem como reservatórios primários para esses organismos, espalhando a infecção por meio do contato pele a pele e com membrana mucosa, e também, possivelmente, por fômites.

A penicilina ainda é o tratamento de escolha para a sífilis e infecções treponêmicas não venéreas.

A bibliografia está disponível no GEN-io.

246.1 Bouba (*Treponema pertenue*)

Stephen K. Obaro e H. Dele Davies

A bouba é a treponematose não venérea mais prevalente. O agente causador, o *Treponema pertenue*, comporta uma semelhança genômica muito próxima do *T. Pallidum* subespécie *pallidum*. A identidade global de sequências entre os genomas de *T. pallidum pertenue* e *T. pallidum* subespécie *pallidum* é de 99,8%. A bouba é uma infecção crônica, contagiosa, recidivante, causada pela espiroqueta *T. pertenue*, que envolve a pele e as estruturas ósseas, assim como o *T. pallidum*, microscópica e sorologicamente. Ocorre em regiões tropicais com chuvas fortes e temperaturas anuais superiores ou iguais a 27°C. Quase todos os casos ocorrem em crianças de países tropicais e subtropicais. Também é referida como *framboesia*, *pian*, *parangi* e *yaws*. Uma elevada porcentagem da população está infectada em áreas endêmicas.

O *T. pertenue* é transmitido pelo contato direto de uma lesão infectada causada por uma abrasão ou laceração da pele. A transmissão é facilitada pela superlotação e pela falta de higiene pessoal nas áreas de floresta tropical do mundo. A bouba afeta predominantemente crianças, com aproximadamente 75% dos casos relatados em menores de 15 anos de idade. Essa população também constitui o reservatório para a transmissão da doença. A lesão papular inicial, que constitui as **boubas primárias**, também descritas como **bouba mãe**, ocorre entre 2 e 8 semanas depois da inoculação. A lesão envolve tipicamente as nádegas ou extremidades inferiores. A pápula desenvolve em um papiloma elevado, que parece uma framboesa e é muitas vezes acompanhado por linfadenopatia regional. A patologia da pele é muito semelhante à da sífilis venérea, que consiste em hiperplasia epidérmica e papilomatose (Figura 246.1). A cura da bouba mãe deixa uma cicatriz hipopigmentada. As lesões em **estágio secundário** podem causar erupção em qualquer parte do corpo antes ou depois da cura da bouba mãe, e podem ser acompanhadas por linfadenopatia, anorexia e mal-estar. As lesões cutâneas múltiplas (bouba filha, pianomas ou framboesias) aparecem, espalham-se difusamente, ulceram e são recobertas por exsudato com treponemas. As lesões secundárias se curam sem deixar cicatrizes. Lesões recorrentes são comuns dentro de 5 anos depois da lesão primária.

As lesões são frequentemente associadas à dor óssea resultante da periostite ou osteomielite subjacente, especialmente de dedos, nariz e tíbia. O período inicial de atividade clínica é seguido por um período de 5 a 10 anos de latência. O aparecimento de lesões de fase terciária desenvolve-se em aproximadamente 10% dos pacientes infectados, com início tipicamente na puberdade, com lesões solitárias e destrutivas. Essas lesões são papilomas dolorosos nas mãos e nos pés, úlceras de pele gomatosa ou osteíte. Destruição óssea e deformidade, nódulos justarticulares, despigmentação e hiperqueratose dolorosa **(bouba de caranguejo seco)** das palmas das mãos e plantas dos pés são comuns. Aproximadamente 10% dos pacientes podem progredir e desenvolver lesões de fase terciária depois de 5 anos ou mais de infecção não tratada, embora atualmente esta seja uma condição rara.

O diagnóstico é baseado nas manifestações das características clínicas da doença em uma área endêmica. O exame de campo escuro de lesões cutâneas para treponema e testes sorológicos treponêmicos e não treponêmicos para sífilis, que são positivos por causa da reatividade cruzada, são usados para confirmar o diagnóstico. Os testes de aglutinação não treponêmicos, como a reagina rápida do plasma e os testes laboratoriais de pesquisa de doenças venéreas, são positivos em casos não tratados, podendo ser utilizados para o teste de cura, porque revertem para negativo após tratamento. No entanto, os testes treponêmicos (teste de hemaglutinação do *T. pallidum*, teste de aglutinação de partículas do *T. pallidum* e absorção de anticorpo treponêmico imunofluorescente) são mais específicos e mantêm-se positivos por toda a vida. Novas linhas de testes imunocromatográficos, que podem ser aplicados para testar o sangue total e no soro, são simples, baratos, fáceis de usar e não requerem refrigeração. No entanto, têm menor sensibilidade em comparação com os ensaios de anticorpos e parecem funcionar melhor em pessoas com doença mais ativa.

O diagnóstico diferencial inclui outras condições com manifestações cutâneas semelhantes, como eczema, psoríase, sarna crônica escoriada, tungíase, leishmaniose, micoses cutâneas ulcerosas tropicais e verrugas. O envolvimento do osso pode imitar dactilite, que é comumente associada à doença falciforme.

O tratamento de bouba consiste em uma única dose de penicilina benzatina G de longa ação (1,2 milhão de unidades IM para adultos e 0,6 milhão de unidades para crianças menores de 10 anos) para pacientes zero e todos os contatos. Pacientes alérgicos à penicilina podem ser tratados com eritromicina, doxiciclina ou tetraciclina em doses adequadas para a sífilis venérea (ver Capítulo 245). Uma dose oral de azitromicina (30 mg/kg; máximo: 2 g) é tão eficaz quanto a penicilina benzatina. O tratamento para a cura das lesões ativas de bouba as torna não infecciosas e impede a recidiva. Membros da família, contatos e pacientes com infecção latente devem receber a mesma dose que aqueles com doença ativa. A erradicação da bouba em algumas áreas endêmicas foi realizada tratando a população inteira (tratamento em massa) com azitromicina, e reincidência foi relatada em pessoas que não receberam tratamento em massa.

A bibliografia está disponível no GEN-io.

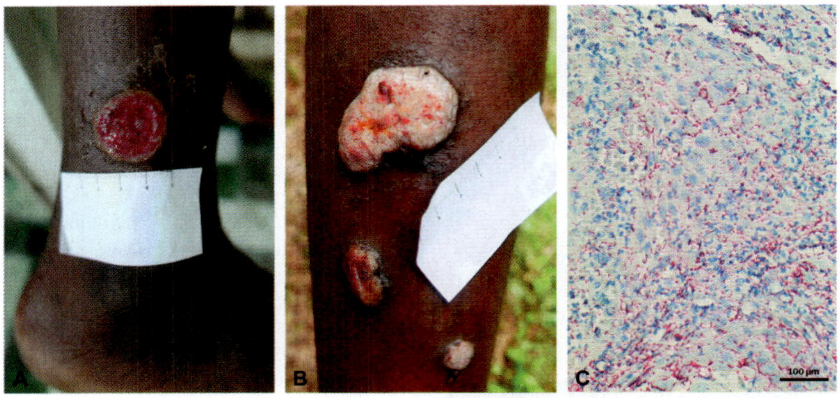

Figura 246.1 Lesões de bouba em paciente com insucesso do tratamento associado a *T p pertenue* resistente a macrolídios. **A.** Lesão primária (*vermelha*, úlcera de 2,5 cm, úmida) na perna esquerda de um paciente de 11 anos de idade com bouba observada no levantamento de 30 meses. A PCR do material coletado da lesão foi positiva para *T p pertenue* com rRNA 23S de tipo selvagem. **B.** Papilomas de bouba secundária (múltiplos nódulos com superfície granular de cor amarela) observados aos 36 meses de estudo. Essas lesões foram positivas na PCR para *T p pertenue* com mutação A2059 G em rRNA 23S. **C.** Fotomicrografia de biopsia de pele da lesão do papiloma maior de **B** com abundantes organismos espiroquímicos corados em vermelho-vivo por coloração imuno-histoquímica de *Treponema pallidum* (aumento de 400 vezes). *T p pertenue, Treponema pallidum* subespécies *pertenue*. (De Mitja O, Godornes C, Houinei W *et al. Re-emergence of yaws after single mass azithromycin treatment followed by targeted treatment: a longitudinal study*. Lancet. 2018; *391:1599–1606. Figura 2.*)

246.2 Bejel (Sífilis Endêmica; *Treponema pallidum endemicum*)

Stephen K. Obaro e H. Dele Davies

Bejel, ou sífilis endêmica, afeta crianças em comunidades rurais remotas, que vivem em más condições de higiene. Ao contrário da bouba, o bejel pode ocorrer em clima temperado, seco e quente. A infecção de *T. pallidum* com a subespécie *endemicum* segue a penetração da espiroqueta através da pele ou das membranas mucosas traumatizadas. Em infecções experimentais, forma-se uma pápula primária no local da inoculação depois um período de incubação de 3 semanas. A lesão primária quase nunca é visualizada em infecções humanas; no entanto, úlceras primárias têm sido descritas em torno dos mamilos de mães que amamentam com crianças infectadas.

As manifestações clínicas da **fase secundária** ocorrem normalmente entre 3 e 6 meses após a inoculação e limitam-se à pele e às membranas mucosas. Elas consistem em placas mucosas altamente infecciosas na mucosa oral e lesões parecidas com condiloma sobre as áreas úmidas do corpo, especialmente a axila e o ânus. Essas lesões mucocutâneas resolvem-se espontaneamente ao longo de vários meses, mas as recorrências são comuns. A fase secundária é seguida por um período de latência variável antes do início do bejel tardio ou terciário. A fase terciária pode ocorrer tão cedo quanto 6 meses ou tão tarde quanto vários anos após a resolução dos sintomas iniciais. As lesões nessa fase são idênticas às da bouba e incluem a formação de goma na pele, no tecido subcutâneo e no osso, o que resulta em ulcerações dolorosas destrutivas, edema e deformidade.

O diagnóstico baseia-se em manifestações clínicas características da doença em uma área endêmica. O exame de campo escuro de lesões cutâneas para treponema e testes sorológicos treponêmicos e não treponêmicos para sífilis, que são positivos por causa da reatividade cruzada, são utilizados para confirmar o diagnóstico.

A diferenciação de sífilis venérea é extremamente difícil em uma área endêmica. O bejel distingue-se pela ausência de um cancro primário e pela falta de envolvimento do sistema nervoso central e do sistema cardiovascular durante a fase tardia.

O tratamento da infecção precoce consiste em uma única dose de penicilina benzatina (1,2 milhão de unidades IM para adultos e 0,6 milhão de unidades para crianças menores de 10 anos). A infecção tardia é tratada com três injeções da mesma dose em intervalos de 7 dias. Os pacientes alérgicos à penicilina podem ser tratados com eritromicina ou tetraciclina.

A bibliografia está disponível no GEN-io.

246.3 Pinta (*Treponema carateum*)

Stephen K. Obaroand e H. Dele Davies

Pinta é uma infecção crônica, não transmissível venereamente, causada por *T. pallidum* subespécie *carateum*, uma espiroqueta morfológica e sorologicamente indistinguível de outros treponemas humanos. Esta talvez seja a mais leve das treponematoses não venéreas. A doença é endêmica no México, na América Central, na América do Sul e em partes das Índias Ocidentais, e afeta particularmente crianças com menos de 15 anos de idade.

A infecção segue a inoculação direta do treponema através da pele escoriada. Após um período de incubação variável de dias, a lesão **primária** aparece no local da inoculação como uma pequena pápula eritematosa assintomática, lembrando psoríase localizada ou eczema. Os linfonodos regionais são frequentemente aumentados. As espiroquetas podem ser visualizadas no exame de campo escuro de raspagem de pele ou a partir de biopsia dos gânglios linfáticos envolvidos. Após um período de alargamento, a lesão primária desaparece. Ao contrário da bouba primária, a lesão não ulcera, mas pode se expandir com resolução, deixando despigmentação central. As lesões **secundárias** aparecem dentro de 6 a 8 meses e consistem em pequenas máculas e pápulas na face, no couro cabeludo e em outras partes expostas ao sol do corpo. Essas lesões pigmentadas, altamente infecciosas, são descamativas, não causam prurido e podem coalescer para formar grandes elevações parecidas com placas que se assemelham à psoríase. Na fase tardia, ou **terciária**, lesões atróficas e despigmentadas se desenvolvem em mãos, punhos, tornozelos, pés, face e couro cabeludo. A hiperqueratose de palmas e plantas é incomum.

O diagnóstico baseia-se nas manifestações clínicas características da doença em uma área endêmica. O exame de campo escuro de lesões cutâneas para treponema e testes sorológicos treponêmicos e não treponêmicos para sífilis, que são positivos por causa da reatividade cruzada, são usados para confirmar o diagnóstico.

O tratamento consiste em uma dose única de penicilina benzatina (1,2 milhão de unidades IM para adultos e 0,6 milhão de unidades para crianças menores de 10 anos). Tetraciclina e eritromicina são alternativas para pacientes alérgicos à penicilina. Campanhas de tratamento e melhoria dos padrões de vida são necessárias para a redução e eliminação da doença.

Capítulo 247

Leptospirose

H. Dele Davies e Kari A. Simonsen

A leptospirose é uma zoonose comum e generalizada, causada por espiroquetas aeróbias e móveis do gênero *Leptospira*.

ETIOLOGIA

As espécies de *Leptospira* são membros do filo das espiroquetas e apresentam-se como organismos finos, em formato de hélice. Existem 22 espécies identificadas dentro do gênero *Leptospira*, subdivididas em mais de 300 sorovares. Há pelo menos 10 espécies patogênicas de *Leptospira*, com sorovares que apresentam especificidade preferencial em relação ao hospedeiro.

EPIDEMIOLOGIA

A leptospirose apresenta uma distribuição mundial, mas a maioria dos casos humanos de leptospirose ocorre em países tropicais e subtropicais, com o ônus da doença afetando desproporcionalmente populações de recursos escassos. As leptospiras sobrevivem por dias ou semanas em condições ambientais quentes e úmidas, incluindo água e solo úmido. Nos EUA, o CDC estima que ocorram de 100 a 200 casos anualmente; o Havaí reporta cerca de 50% dos casos nos EUA, e os Estados costeiros do Pacífico e os Estados do Sul apresentam a maior incidência em comparação ao restante do país. As leptospiras infectam muitas espécies de animais, incluindo ratos, camundongos e toupeiras; rebanhos, tais como gado, cabras, ovelhas, cavalos e porcos; animais selvagens, como guaxinins ou gambás; e cães domésticos. Em todo o mundo, a maioria dos casos humanos resulta da exposição à água ou ao solo contaminado com urina de rato; no entanto, o principal reservatório animal nos EUA é o cão. Grupos de alto risco para leptospirose incluem pessoas expostas de forma ocupacional ou recreativa a solo contaminado, água contaminada ou animais infectados. Profissões de alto risco incluem veterinários; inspetores de carne; trabalhadores agrícolas, de matadouros, de controle de roedores, de laboratório e de saneamento básico; e militares. A exposição à água contaminada em enchentes também é uma fonte documentada de infecção. São raros os relatos de transmissão por meio de mordidas de animais e diretamente de pessoa para pessoa.

PATOLOGIA E PATOGÊNESE

As leptospiras penetram em seres humanos através das membranas mucosas (sobretudo olhos, nariz e boca), transdermicamente através da pele escoriada ou pela ingestão de água contaminada. Após a penetração, elas circulam na corrente sanguínea, provocando danos no revestimento endotelial dos vasos sanguíneos de pequeno calibre, o que produz lesão isquêmica secundária a órgãos terminais.

MANIFESTAÇÕES CLÍNICAS

O espectro de leptospirose humana varia de infecção assintomática a doença grave (5 a 10% dos casos) com disfunção de múltiplos órgãos e morte. Em geral, o início é abrupto e a doença pode seguir um curso monofásico ou o curso classicamente descrito como bifásico (Figura 247.1). O período de incubação varia de 2 a 30 dias, seguindo-se por uma **fase inicial** ou **séptica** que dura de 2 a 7 dias, período no qual as leptospiras podem ser isoladas a partir do sangue, do líquido cefalorraquidiano (LCR) e de outros tecidos. Essa fase pode ser seguida por um breve período de bem-estar antes do início da segunda fase sintomática, denominada **imune** ou **leptospiúrica**. Esta fase está associada ao aparecimento de anticorpos IgM circulantes, ao desaparecimento de organismos isolados a partir do sangue e do LCR e ao aparecimento dos sinais e sintomas associados com a localização de leptospiras nos tecidos. Apesar da presença de anticorpos circulantes, as leptospiras podem persistir no rim, na urina e no humor aquoso. A fase imune pode durar várias semanas. A infecção sintomática pode ser anictérica ou ictérica.

Leptospirose anictérica

A **fase septicêmica** da leptospirose anictérica tem início abrupto, com sintomas semelhantes aos da gripe, como febre, calafrios, letargia, intensa dor de cabeça, mal-estar, náuseas, vômitos e mialgia debilitante grave mais proeminente nas extremidades inferiores, na coluna lombossacral e no abdome. Podem ocorrer bradicardia e hipotensão, mas o colapso circulatório é incomum. Derrame conjuntival com fotofobia e dor orbital (na ausência de quemose e exsudado purulento), linfadenopatia generalizada e hepatoesplenomegalia também podem estar presentes. Em 10% dos casos, ocorre um exantema transiente (menos de 24 horas) maculopapular eritematoso, urticariforme, petequial, purpúrico ou descamativo. Manifestações mais raras incluem faringite, pneumonite, artrite, cardite, colecistite e orquite. A **segunda fase**, ou fase **imune**, pode se seguir por um breve intervalo assintomático e é caracterizada pela recorrência da febre e da meningite asséptica. Embora 80% das crianças infectadas apresentem perfis de LCR anormais, apenas 50% têm manifestações meníngeas clínicas. Anormalidades

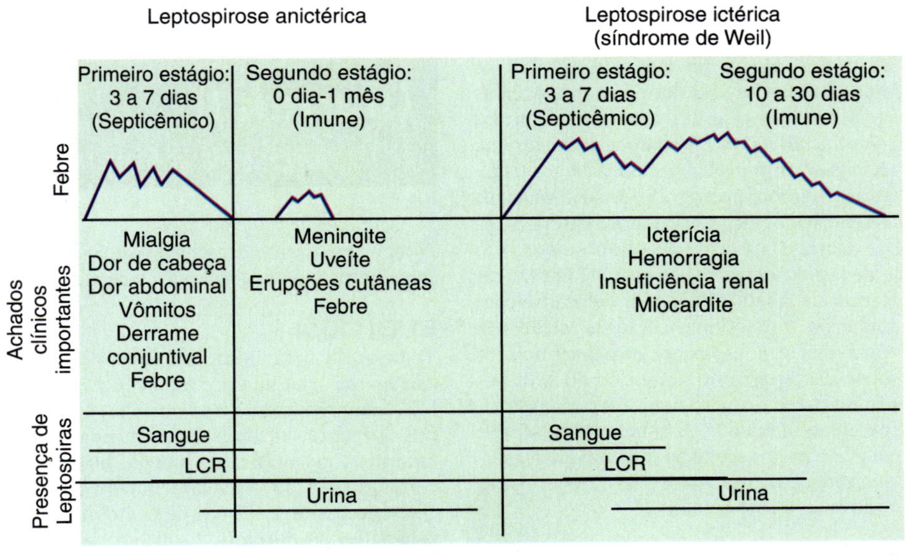

Figura 247.1 Estágios de leptospirose anictérica e ictérica. Correlação entre os achados clínicos e a presença de leptospiras em fluidos corporais. LCR: líquido cefalorraquidiano. *(Reproduzida, com autorização, de Feigin RD, Anderson DC. Human leptospirosis, CRC.* Crit Rev Clin Lab Sci. 1975; *5: 413-467. Direitos de autor CRC Press, Inc., Boca Raton, FL.)*

do LCR incluem uma pequena elevação na pressão, pleocitose com leucocitose polimorfonuclear precoce, seguida de predominância mononuclear raramente superior a 500 células/$\mu\ell$, níveis de proteína um pouco elevados ou normais e valores normais de glicose. Encefalite, neuropatias cranianas e periféricas, edema papilar e paralisia são incomuns. Pode ocorrer uma uveíte autolimitada unilateral ou bilateral durante essa fase, raramente resultando em deficiência visual permanente. Em geral, os sintomas do sistema nervoso central desaparecem de forma espontânea dentro de 1 semana, com quase nenhuma mortalidade.

Leptospirose ictérica (síndrome de Weil)

A síndrome de Weil é uma forma grave de leptospirose, observada mais frequentemente em adultos (com mais de 30 anos de idade) do que em crianças. As manifestações iniciais são semelhantes àquelas descritas para a leptospirose anictérica. A fase imune, no entanto, é caracterizada por icterícia, insuficiência renal aguda, trombocitopenia e, em casos fulminantes, hemorragia pulmonar e colapso cardiovascular. O comprometimento hepático leva a dor no quadrante superior direito, hepatomegalia, hiperbilirrubinemia indireta e direta, além de níveis séricos modestamente elevados de enzimas hepáticas. A função hepática em geral retorna ao normal após a recuperação. Os pacientes apresentam resultados anormais no exame de urina (hematúria, proteinúria e presença de cilindros) e é comum que ocorra azotemia, frequentemente associada a oligúria ou anúria. A insuficiência renal aguda ocorre em 16 a 40% dos casos. Em 90% dos casos, há alterações no electrocardiograma, mas a insuficiência cardíaca congestiva é incomum. A trombocitopenia transitória ocorre em mais de 50% dos casos. Raramente ocorrem manifestações hemorrágicas, incluindo epistaxe, hemoptise e hemorragia pulmonar, gastrintestinal e adrenal. Pacientes com síndrome hemorrágica pulmonar podem apresentar taxa de mortalidade superior a 50%, embora a taxa de mortalidade geral para a doença grave seja inferior, aproximadamente 5 a 15%.

DIAGNÓSTICO

A leptospirose deve ser considerada no diagnóstico diferencial de doenças febris agudas gripais com um histórico de contato direto com animais, solo ou água contaminada com urina de animais. A distinção clínica entre essa doença, dengue ou malária pode ser difícil em áreas endêmicas.

O diagnóstico é confirmado com mais frequência por testes sorológicos e com menos frequência por isolamento do organismo infeccioso a partir de amostras clínicas. O método diagnóstico "padrão-ouro" é o teste de aglutinação microscópica, um ensaio específico de sorogrupo que utiliza suspensão de antígeno vivo de sorovares de leptospira e microscopia de campo escuro para a visualização da aglutinação. O diagnóstico é confirmado por um aumento de quatro vezes ou mais no título obtido. As aglutininas geralmente aparecem pelo 12º dia de doença e chegam a um título máximo na terceira semana. Títulos baixos podem persistir por anos. Cerca de 10% das pessoas infectadas não apresentam aglutininas detectáveis, presumivelmente porque os antissoros disponíveis não identificam todos os sorotipos de *Leptospira.* Além disso, os métodos de ensaio imunossorvente ligado a enzima (ELISA), aglutinação em látex e imunocromatografia estão comercialmente disponíveis e foram desenvolvidos diagnósticos por PCR baseados em DNA. A microscopia de contraste de fase e de campo escuro são insensíveis para a detecção de espiroquetas, mas é possível identificar organismos por meio da técnica de Warthin-Starry de coloração com prata ou coloração por anticorpo imunofluorescente de tecidos ou fluidos corporais. Ao contrário de outras espiroquetas patogênicas, as leptospiras podem ser recuperadas a partir do sangue ou do LCR nos primeiros 10 dias de doença, e a partir de urina após a segunda semana de cultura repetida de pequeno inóculo (*i. e.*, uma gota de sangue ou de LCR em 5 mℓ de meio) em meios seletivos disponíveis comercialmente. No entanto, a quantidade de inóculo é baixa em amostras clínicas e o crescimento pode levar até 16 semanas.

TRATAMENTO

As espécies de *Leptospira* demonstram sensibilidade *in vitro* à penicilina e às tetraciclinas, mas a eficácia *in vivo* desses antibióticos no tratamento de leptospirose humana não está definida por causa das altas taxas naturais de recuperação espontânea. Alguns estudos sugerem que o início do tratamento antes do sétimo dia encurta o curso clínico e diminui a gravidade da infecção; portanto, o tratamento com penicilina G, cefotaxima, ceftriaxona ou doxiciclina (em crianças com 8 anos ou mais) deve ser instituído precocemente quando há suspeita do diagnóstico. Há evidência de que um curso curto (menos de 2 semanas) de doxiciclina pode ser usado com segurança em crianças com mais de 2 anos. É recomendado o uso de penicilina G parenteral (6 a 8 milhões de unidades/m^2/dia dividida em doses a cada 4 horas IV durante 7 dias) ou o tratamento com doxiciclina 2 mg/kg/dia dividida em duas doses com um máximo de 100 mg, 2 vezes/dia, como uma alternativa para os pacientes alérgicos à penicilina. A cefotaxima, a ceftriaxona e a azitromicina foram avaliadas em estudos clínicos e demonstraram ser tão eficazes quanto a doxiciclina. Esses antibióticos podem ser usados como alternativas em pacientes para os quais a doxiciclina é contraindicada. Na doença leve, a doxiciclina, a amoxicilina e a ampicilina, administradas por via oral, foram utilizadas com sucesso. Na doença grave, o tratamento de suporte deve dar atenção especial ao estado cardiopulmonar, função renal, coagulopatia e equilíbrio de fluidos e eletrólitos.

PREVENÇÃO

A prevenção da infecção da leptospirose humana é facilitada por meio da instituição de medidas de controle de roedores e contenção da contaminação da água e do solo. A imunização do gado e de cães domésticos é recomendada como um meio de reduzir os reservatórios animais. O desenvolvimento de uma vacina humana tem sido um desafio devido à diversidade de sorovares de *Leptospira* e suas distribuições geográficas. O uso de vestuário de proteção (*i. e.*, botas, luvas e óculos) deve ser empregado por pessoas em risco de exposição ocupacional. No ambiente hospitalar, além das precauções normais, são recomendadas precauções de contato a fim de evitar exposição à urina infectada. A leptospirose foi evitada com sucesso em soldados norte-americanos lotados nos trópicos por meio da administração profilática de doxiciclina (200 mg VO 1 vez/semana). Essa abordagem pode ser igualmente eficaz para quem viaja para áreas de alta endemicidade por períodos curtos; no entanto, não há dados pediátricos específicos para sustentar nenhum regime de profilaxia.

A bibliografia está disponível no GEN-io.

Capítulo 248

Febre Recorrente (*Borrelia*)

H. Dele Davies e Stephen K. Obaro

A febre recorrente caracteriza-se por febres recidivantes e sintomas semelhantes aos da gripe, como cefaleia, mialgia, artralgia e calafrios.

ETIOLOGIA

Trata-se de uma infecção transmitida por artrópodes (piolhos ou carrapatos), causada por espiroquetas do gênero *Borrelia.*

A **febre recorrente transmitida por piolhos (epidêmica)** é causada por *Borrelia recurrentis* e transmitida entre as pessoas pelo *Pediculus humanus*, o piolho do corpo humano. A infecção ocorre em consequência do esmagamento do piolho durante a coçadura, facilitando, assim, a entrada de hemolinfa infectada pela pele ou mucosa escoriadas ou normais.

A **febre recorrente transmitida por carrapatos (endêmica)** é causada por várias espécies de *Borrelia* e transmitida aos humanos por carrapatos *Ornithodoros. Borrelia hermsii* e *Borrelia turicatae* são as espécies mais comuns encontradas no Oeste dos EUA, enquanto *Borrelia dugesii* constitui a principal causa de doença no México e na América Central. A infecção humana ocorre quando saliva, líquido coxal ou excrementos são liberados pelo carrapato durante sua alimentação, possibilitando, assim, a penetração das espiroquetas através da pele e das mucosas.

EPIDEMIOLOGIA

A febre recorrente transmitida por piolhos tende a ocorrer em epidemias associadas a guerra, pobreza, fome e higiene pessoal precária, frequentemente em associação ao tifo. Essa forma de febre recorrente não é mais observada nos EUA; porém, é endêmica em partes da África Oriental. Com o uso de ensaios de reação em cadeia da polimerase do 16 s RNA para detecção molecular, até 20,5% de todos os casos de febre inexplicada no Corno de África, incluindo o noroeste do Marrocos, onde a população tradicionalmente vive em cabanas de barro, são causados pela febre recorrente transmitida por carrapatos, o que a torna a causa mais comum de infecção bacteriana.

Os carrapatos do gênero *Ornithodoros*, que transmitem a febre recorrente endêmica e estão distribuídos por todo mundo, incluindo o Oeste dos EUA, preferem ambientes quentes, úmidos e altas altitudes, e são encontrados em tocas de roedores, cavernas e outros locais de nidificação (Figura 248.1). Os roedores (p. ex., esquilos e tâmias) constituem os principais reservatórios. Os carrapatos infectados têm acesso às habitações humanas por meio do roedor hospedeiro. O contato humano frequentemente passa despercebido, uma vez que a picada desses carrapatos é indolor e que eles se desprendem imediatamente após uma curta refeição de sangue.

PATOLOGIA E PATOGENIA

A febre recorrente é cíclica, visto que os microrganismos *Borrelia* sofrem variação (fase) antigênica. Múltiplas variantes evoluem simultaneamente durante a primeira recidiva, com predomínio de um tipo. Os espiroquetas isolados durante o episódio febril primário diferem antigenicamente daqueles isolados durante uma recidiva subsequente. Durante os episódios febris, os espiroquetas entram na corrente sanguínea, induzem o desenvolvimento de anticorpos específicos de imunoglobulinas M e G e sofrem aglutinação, imobilização, lise e fagocitose. Durante a remissão, *Borrelia* pode permanecer na corrente sanguínea; porém, a espiroquetemia é insuficiente para provocar sintomas. O número de recidivas em pacientes não tratados depende do número de variantes antigênicas da cepa infectante.

MANIFESTAÇÕES CLÍNICAS

A febre recorrente caracteriza-se por episódios febris de 2 a 9 dias de duração, separados por intervalos afebris de 2 a 7 dias. A doença transmitida por piolhos tem um período de incubação de 2 a 14 dias, períodos mais prolongados de pirexia, menos recidivas e períodos de remissão mais prolongados do que aquela transmitida por carrapatos. O período de incubação da doença transmitida por carrapatos é habitualmente de 7 dias (média de 2 a 9 dias). Cada forma de febre recorrente caracteriza-se por início súbito de febre alta, letargia, cefaleia, fotofobia, náuseas, vômitos, mialgia e artralgia. Outros sintomas podem surgir mais tarde e consistem em dor abdominal, tosse produtiva, desconforto respiratório leve e manifestações hemorrágicas, incluindo epistaxe, hemoptise, hematúria e hematêmese. No final do episódio febril primário, pode surgir um exantema difuso, eritematoso, macular ou petequial no tronco e nos ombros, de até 2 dias de duração. Além disso, podem ocorrer linfadenopatia, pneumonia e esplenomegalia. Um sinal comum é a hipersensibilidade hepática associada à hepatomegalia, com icterícia em 50% das crianças afetadas. As manifestações no sistema nervoso central incluem letargia, estupor, meningismo, convulsões, neurite periférica, déficits neurológicos focais e paralisia de nervos cranianos, podendo constituir a principal característica das recidivas tardias na doença transmitida por carrapatos. As manifestações graves incluem miocardite, insuficiência hepática e coagulopatia intravascular disseminada.

O período sintomático inicial tipicamente termina com uma crise, dentro de 2 a 9 dias, caracterizada por diaforese abrupta, hipotermia, hipotensão, bradicardia, fraqueza muscular profunda e prostração. Nos pacientes não tratados, a primeira recidiva é observada dentro de 1 semana, seguida habitualmente de 3 a 10 recidivas, com sintomas mais leves e de menor duração a cada vez, à medida que o período de remissão afebril aumenta.

DIAGNÓSTICO

O diagnóstico depende da demonstração de espiroquetas por microscopia de campo escuro ou em esfregaços sanguíneos finos ou espessos corados pelos métodos de Giemsa ou de Wright ou por hemocultura (Figura 248.2). Durante as remissões afebris, os espiroquetas não são encontrados no sangue. Os testes sorológicos não foram padronizados, geralmente não estão disponíveis e produzem reação cruzada com outros espiroquetas, incluindo *Borrelia burgdorferi*, o agente da doença de Lyme. Foram usados métodos moleculares, incluindo ensaios de reação em cadeia da polimerase aninhada (*nested*) ou reação em cadeia da polimerase 16 s RNA, para a detecção da febre recorrente transmitida por carrapatos e piolhos, constando-se melhores sensibilidade e especificidade em comparação com os esfregaços sanguíneos. Todavia, esses ensaios ainda não estão disponíveis rotineiramente para uso comercial.

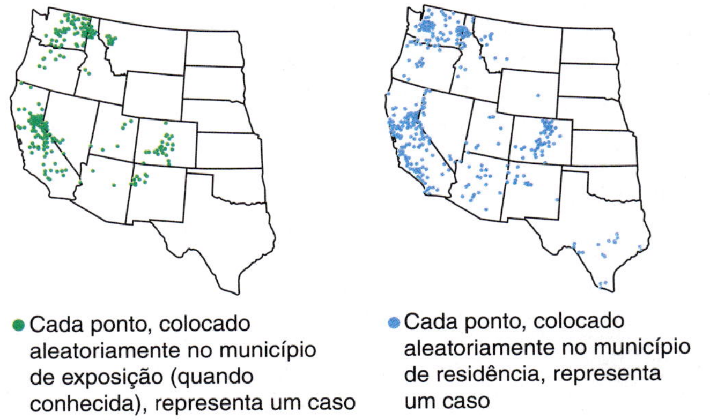

● Cada ponto, colocado aleatoriamente no município de exposição (quando conhecida), representa um caso
● Cada ponto, colocado aleatoriamente no município de residência, representa um caso

Figura 248.1 **Casos de febre recorrente transmitida por carrapatos nos EUA entre 1990 e 2011.** Durante os anos de 1990 a 2011, foram notificados 483 casos de febre recorrente transmitida por carrapatos no Oeste dos EUA, sendo as infecções transmitidas com mais frequência na Califórnia, em Washington e no Colorado. (De *Centers for Disease Control and Prevention [CDC]*: Tick-borne relapsing fever: distribution. *Disponível em:* http://www.cdc.gov/relapsing-fever/distribution.)

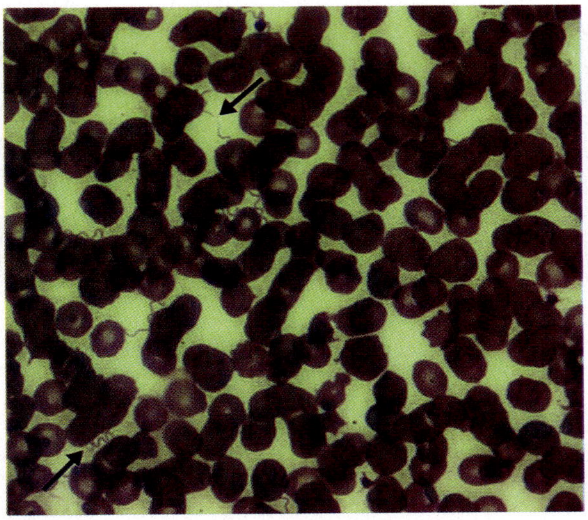

Figura 248.2 **Esfregaço fino corado do sangue periférico de um recém-nascido, mostrando a presença de numerosos espiroquetas (indicados pelas *setas pretas*) com aumento de 63× – Colorado, 2011.** (*De Centers for Disease Control and Prevention [CDC]: Tickborne relapsing fever in a mother and newborn child–Colorado, 2011. MMWR Morb Mortal Wkly Rep.* 2012; 61:174-176.)

TRATAMENTO

Tetraciclina ou doxiciclina por via oral ou parenteral constituem os fármacos de escolha para a febre recorrente transmitida por piolhos e carrapatos. Para crianças com mais de 8 anos de idade e adultos jovens, a tetraciclina VO, 500 mg a cada 6 horas, ou a doxiciclina VO, 100 mg a cada 12 h, durante 10 dias, são efetivas. O tratamento em dose única com tetraciclina VO (500 mg) ou eritromicina mostra-se eficaz em adultos, porém a experiência em crianças é limitada. Para crianças com menos de 8 anos de idade, recomenda-se a eritromicina VO (50 mg/kg/dia, fracionados a cada 6 h) por um total de 10 dias, embora haja evidências de que a doxiciclina administrada por menos de 2 semanas seja segura em crianças com mais de 2 anos de idade. A penicilina e o cloranfenicol também são efetivos.

A resolução de cada episódio febril, por crise natural ou como resultado do tratamento antimicrobiano, frequentemente é acompanhada por reação de Jarisch-Herxheimer, que é causada pela liberação maciça de antígeno. O tratamento prévio com corticosteroides ou antipiréticos não impede a reação.

PROGNÓSTICO

Com terapia adequada, a taxa de mortalidade da febre recorrente é inferior a 5%. A maioria dos pacientes recupera-se da doença com ou sem tratamento após o aparecimento de anticorpos anti-*Borrelia*, que aglutinam, matam ou opsonizam os espiroquetas. Entretanto, mulheres grávidas e recém-nascidos correm risco aumentado de complicações associadas à febre recorrente transmitida por carrapatos, incluindo síndrome de desconforto respiratório do adulto, reação de Jarisch-Herxheimer e parto prematuro. Os recém-nascidos apresentam taxa de mortalidade de até 33%.

PREVENÇÃO

Não se dispõe de nenhuma vacina. O controle da doença exige evitar ou eliminar os artrópodes vetores. Nas epidemias de doença transmitida por piolhos, uma boa higiene e a eliminação dos piolhos das pessoas, moradias e roupas, com inseticidas disponíveis no mercado, podem prevenir a disseminação. O risco de doença transmitida por carrapatos pode ser minimizado nas áreas endêmicas mantendo-se as habitações livres de roedores. A administração profilática de doxiciclina por 4 dias após uma picada de carrapato pode prevenir a febre recorrente transmitida por carrapatos causada por *Borrelia persica*.

A bibliografia está disponível no GEN-io.

Capítulo 249

Doença de Lyme (*Borrelia burgdorferi*)

Stephen C. Eppes e Neal D. Goldstein

A doença de Lyme é a doença transmitida por vetores mais comum nos EUA, representando um importante problema de saúde pública.

ETIOLOGIA

É causada pelo espiroqueta *Borrelia burgdorferi sensu lato* (em sentido amplo). Na América do Norte, o *B. burgdorferi sensu stricto* (em sentido restrito) é responsável por praticamente todos os casos; uma espécie recém-descoberta na área superior do Centro-Oeste dos EUA, a *Borrelia mayonii* (que pertence ao grupo *B. burgdorferi*), também causa doença de Lyme; entretanto, a doença é ligeiramente diferente, com exantemas mais difusos e sintomas gastrintestinais. Na Europa, as espécies *Borrelia afzelli* e *Borrelia garinii* também causam a doença. As três principais proteínas de superfície externa, denominadas OspA, OspB e OspC (que são proteínas básicas de alta carga, com pesos moleculares de cerca de 31, 34 e 23 kDa, respectivamente), e a proteína flagelar de 41 kDa constituem importantes alvos para a resposta imune. As diferenças na estrutura molecular das diferentes espécies estão associadas a diferenças nas manifestações clínicas da borreliose de Lyme na Europa e nos EUA. Essas diferenças incluem a maior incidência de radiculoneurite na Europa.

EPIDEMIOLOGIA

A doença de Lyme foi descrita em mais de 50 países, com distribuição predominante em áreas florestais da Ásia; no Noroeste da Europa e da Europa Central e Oriental; e no Nordeste e Centro-Oeste dos EUA. Na Europa, a maioria dos casos ocorre nos países escandinavos, e na Europa central, particularmente na Alemanha, na Áustria e na Suíça. Nos EUA, em 2017, 93% dos casos ocorreram em 16 estados: Connecticut, Delaware, Maine, Maryland, Massachusetts, Minnesota, New Hampshire, Nova Jersey, Nova York, Carolina do Norte, Pensilvânia, Rhode Island, Vermont, Virgínia, Virgínia Ocidental e Wisconsin (Figura 249.1).

Nos EUA, mais de 20.000 casos confirmados foram notificados anualmente ao Centers for Disease Control and Prevention (CDC) nesta última década, e houve tendência a uma elevação dos casos relatados desde 1995, com aumento aproximado de 9% em 2017, em comparação com os casos relatados em 2016. Em 2017, ano mais recente de disponibilidade de dados nacionais, foram relatados mais de 29.000 casos confirmados e mais de 13.000 casos prováveis. A incidência nacional média de 3 anos é estimada em 8,5 casos por 100.000 habitantes, e, nesta última década, a incidência nacional variou desde um número baixo, de 7,0 casos por 100.000 (2012), até um número alto, de 9,8 casos por 100.000 (2009). Nas áreas endêmicas, a incidência anual relatada varia de 20 a 100 casos por 100.000 habitantes, embora esse número possa alcançar 600 casos em áreas hiperendêmicas. A incidência relatada da doença é bimodal. Observa-se um pico inicial entre crianças de 5 a 14 anos de idade, seguido de um segundo pico em adultos de 55 a 69 anos. Nos EUA, a doença de Lyme é diagnosticada com frequência ligeiramente maior em meninos do que nas meninas, e 94% dos pacientes são de ascendência europeia. A doença de Lyme precoce ocorre habitualmente entre a primavera e o início do outono, correspondendo à atividade do carrapato do cervo. A doença tardia (principalmente artrite) ocorre durante todo o ano. Entre adultos, as profissões e as atividades de lazer ao ar livre constituem fatores de risco; para crianças, a localização da residência em uma área endêmica representa o risco mais importante para a infecção.

Nos EUA, a doença de Lyme é designada como doença de notificação compulsória pelo CDC e pelo Council for State and Territorial Epidemiologists. Profissionais de saúde, hospitais, laboratórios e outras entidades são obrigados por lei a notificar os departamentos regionais de saúde quando há um caso confirmado ou provável da doença. Os departamentos regionais de saúde, por sua vez, notificam os casos aos departamentos estaduais de saúde; a notificação dos dados ao CDC por essas autoridades é voluntária, de modo que o número real de casos de doença de Lyme e sua incidência provavelmente são subestimados. Em 2017, a doença de Lyme foi a sexta doença de notificação compulsória mais comum relatada aos CDC.

TRANSMISSÃO

A doença de Lyme é uma zoonose causada pela transmissão de *B. burgdorferi* aos seres humanos pela picada de um carrapato infectado do gênero *Ixodes*. No Leste e no Centro-Oeste dos EUA, o vetor é o ***Ixodes scapularis***, o carrapato de patas pretas, comumente conhecido como **carrapato do cervo**, responsável pela maioria dos casos de doença de Lyme no país. O vetor na costa do Pacífico é *Ixodes pacificus*, o carrapato de patas pretas do Oeste. Os carrapatos do gênero *Ixodes* têm um ciclo de vida de 2 anos, em três estágios. As larvas eclodem no início do verão e, habitualmente, não são infectadas por *B. burgdorferi*. O carrapato pode tornar-se infectado em qualquer fase de seu ciclo de vida ao se alimentar em um hospedeiro, geralmente um pequeno mamífero, como o camundongo de patas brancas (*Peromyscus leucopus*), que é um reservatório natural de *B. burgdorferi*. As larvas hibernam e emergem na primavera seguinte no estágio de ninfa, quando o

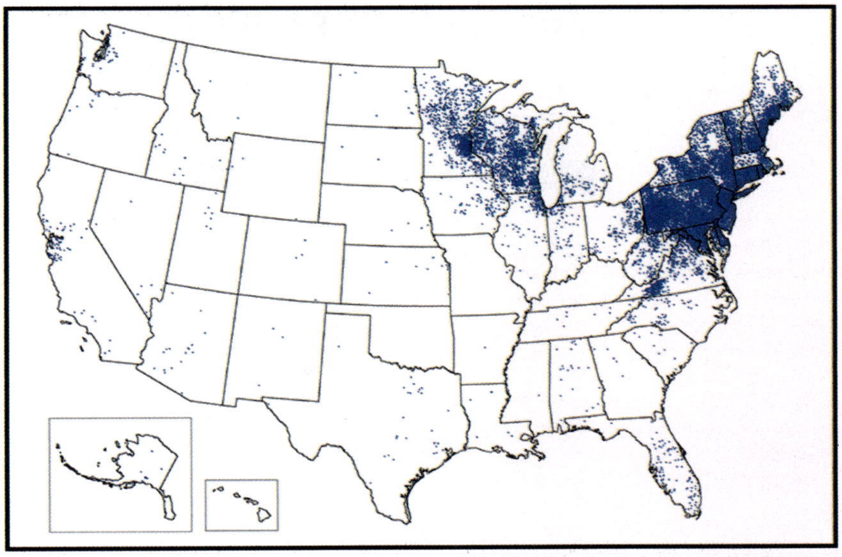

Figura 249.1 Distribuição geográfica dos casos de doença de Lyme nos EUA. (De Centers for Disease Control and Prevention [CDC]: *Reported cases of Lyme disease–United States*, 2017. Disponível em: https://www.cdc.gov/lyme/datasurveillance/maps-recent.html.)

carrapato tem maior probabilidade de transmitir a infecção. As ninfas viram adultos no outono, e, então, esses adultos passam o segundo inverno fixados ao cervo de cauda branca (*Odocoileus virginianus*). As fêmeas põem seus ovos na primavera seguinte antes de morrerem, e o ciclo de vida de 2 anos começa novamente.

Diversos fatores estão associados ao risco aumentado de transmissão de *B. burgdorferi* dos carrapatos para os seres humanos. A proporção de carrapatos infectados varia de acordo com a área geográfica e o estágio do ciclo de vida do inseto. Em áreas endêmicas no Nordeste e no Centro-Oeste dos EUA, 15 a 25% das ninfas e 35 a 50% dos carrapatos adultos são infectados por *B. burgdorferi*. Por outro lado, o *I. pacificus* alimenta-se frequentemente em lagartos, que não constituem um reservatório competente para *B. burgdorferi*, reduzindo, assim, a probabilidade de esses carrapatos de serem infectados. O risco de transmissão de *B. burgdorferi* do *Ixodes* infectado está relacionado com a duração da alimentação. Experimentos realizados em animais mostraram que as ninfas infectadas precisam se alimentar por 36 a 48 horas, enquanto os adultos infectados precisam se alimentar por 48 a 72 horas para que o risco de transmissão de *B. burgdorferi* se torne substancial. Se o carrapato for identificado e removido imediatamente, não ocorrerá transmissão de *B. burgdorferi*. A maioria dos pacientes com doença de Lyme não se lembra de nenhuma picada de carrapato que possa ter transmitido a infecção.

As espécies de carrapatos que transmitem *B. burgdorferi* podem estar se expandindo geograficamente nos EUA. O *I. scapularis* também transmite outros microrganismos, chamados *Anaplasma phagocytophilum* e *Babesia microti*, bem como uma espécie recentemente descrita, *Borrelia miyamotoi*. A transmissão simultânea pode resultar em coinfecções por esses microrganismos e *B. burgdorferi*.

PATOLOGIA E PATOGENIA

À semelhança de outras infecções por espiroquetas, a doença de Lyme sem tratamento caracteriza-se por infecção assintomática, doença clínica que pode ocorrer em estágios e propensão a manifestações cutâneas e neurológicas.

A pele é o local inicial de infecção por *B. burgdorferi*. A inflamação leva ao desenvolvimento do exantema característico, o **eritema migratório**. A doença de Lyme precoce resulta da disseminação dos espiroquetas pela corrente sanguínea até os tecidos em todo corpo. O espiroqueta adere às superfícies de uma grande variedade de células; porém, os principais órgãos-alvo são a pele, o sistema nervoso central e periférico, as articulações, o coração e os olhos. Como o microrganismo pode persistir nos tecidos por períodos prolongados, os sintomas podem aparecer tardiamente após a infecção inicial.

Os sintomas da doença de Lyme disseminada precoce e tardia resultam da inflamação mediada pela interleucina-1 e por outras linfocinas em resposta à presença do microrganismo. É provável que relativamente poucos microrganismos invadam, de fato, o hospedeiro, porém as citocinas atuam na amplificação da resposta inflamatória e resultam, em grande parte, do dano tecidual. A doença de Lyme caracteriza-se por lesões inflamatórias que contêm linfócitos tanto T quanto B, macrófagos, plasmócitos e mastócitos. Os sintomas refratários da doença de Lyme tardia podem ter uma base imunogenética. Os indivíduos com determinados alótipos HLA-DR podem ser geneticamente predispostos a desenvolver artrite de Lyme crônica. Uma resposta autoinflamatória na membrana sinovial pode resultar em sintomas clínicos muito tempo depois da morte das bactérias pelos antibióticos.

MANIFESTAÇÕES CLÍNICAS

As manifestações clínicas da doença de Lyme são divididas em estágios precoce e tardio (Tabela 249.1). A doença de Lyme precoce é classificada como doença precoce localizada ou disseminada. Os pacientes sem tratamento podem, progressivamente, desenvolver sintomas clínicos de cada estágio da doença ou apresentar doença precoce disseminada ou tardia sem aparentemente ter tido nenhum sintoma dos estágios mais iniciais.

Doença precoce localizada

A primeira manifestação clínica da doença de Lyme, na maioria dos pacientes, consiste em eritema migratório (Figura 249.2). Embora

Tabela 249.1 Estágios clínicos da doença de Lyme.

ESTÁGIO DA DOENÇA	TEMPO DECORRIDO APÓS A PICADA DE CARRAPATO	MANIFESTAÇÕES CLÍNICAS TÍPICAS
Precoce localizada	3 a 30 dias	Eritema migratório (isolado), sintomas constitucionais variáveis (cefaleia, febre, mialgia, artralgia, fadiga)
Precoce disseminada	3 a 12 semanas	Eritema migratório (isolado ou múltiplo), sintomas constitucionais mais graves, neurite craniana, meningite, cardite, doença ocular
Tardia	> 2 meses	Artrite

habitualmente ocorra dentro de 7 a 14 dias após a picada, foi relatado início do exantema dentro de 3 a 30 dias. A lesão inicial aparece no local da picada. Em geral, o exantema é uniformemente eritematoso ou ocorre na forma de lesão em alvo com centro claro; em raros casos, são observadas áreas vesiculares ou necróticas no centro do exantema. Em algumas ocasiões, o exantema é pruriginoso ou doloroso, mas geralmente é assintomático. A lesão pode ocorrer em qualquer parte do corpo, mas os locais mais comuns são a axila, a área periumbilical, a coxa e a região inguinal. Não é raro que o exantema apareça no pescoço e na face, particularmente em crianças pequenas. Sem tratamento, o exantema sofre expansão gradual (daí o nome *migratório*) até alcançar um diâmetro médio de 15 cm e, normalmente, permanece por 1 a 2 semanas. O eritema migratório pode estar associado a manifestações sistêmicas, incluindo febre, mialgia, cefaleia ou mal-estar. A coinfecção por *B. microti* ou por *A. phagocytophilum* durante a infecção inicial por *B. burgdorferi* está associada a sintomas sistêmicos mais graves. Deve-se suspeitar de **coinfecções** na presença de características incomuns de doença de Lyme, resposta precária ao tratamento, febre prolongada, anemia, leucopenia, elevação das enzimas hepáticas ou trombocitopenia.

Doença precoce disseminada

Nos EUA, cerca de 20% dos pacientes com infecção aguda por *B. burgdorferi* desenvolvem lesões secundárias (múltiplas) de eritema migratório, uma manifestação comum da doença de Lyme precoce disseminada, causada pela disseminação hematogênica dos microrganismos para múltiplos locais cutâneos (Figura 249.3). As lesões secundárias, que podem surgir vários dias ou semanas depois da primeira lesão, costumam ser menores do que a lesão primária e, com frequência, são acompanhadas de sintomas constitucionais mais graves. As manifestações neurológicas iniciais mais comuns consistem em **paralisia do nervo facial periférica** e **meningite**. Em geral, a meningite de Lyme exibe início indolente, com vários dias a semanas de sintomas, incluindo cefaleia, dor e rigidez no pescoço e fadiga. Observa-se presença variável de febre.

Os achados clínicos de papiledema, neuropatia craniana (particularmente do nervo craniano VII) e eritema migratório, que estão presentes individualmente ou em conjunto em 90% dos casos, ajudam a diferenciar a meningite de Lyme da meningite viral, na qual esses achados raramente estão presentes. A meningite asséptica de Lyme pode ser acompanhada de elevações significativas da pressão intracraniana, as quais, algumas vezes, persistem por várias semanas ou até meses. Foi relatado o comprometimento de todos os nervos cranianos

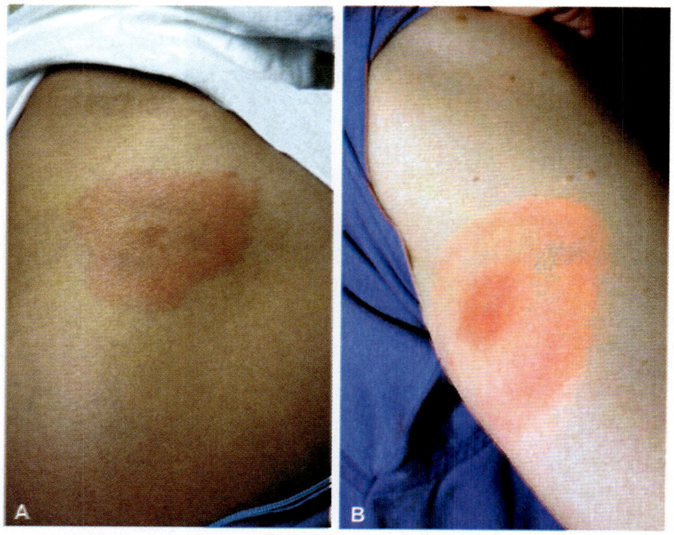

Figura 249.2 Manifestações cutâneas da borreliose de Lyme. **A.** Eritema migratório na parte superior da perna, mostrando o clareamento central. **B.** Eritema migratório do braço, mostrando a aparência em "olho de boi". (**A,** *de Stanek G, Strle F. Lyme borreliosis. Lancet.* 2003; 362:1639–1647.)

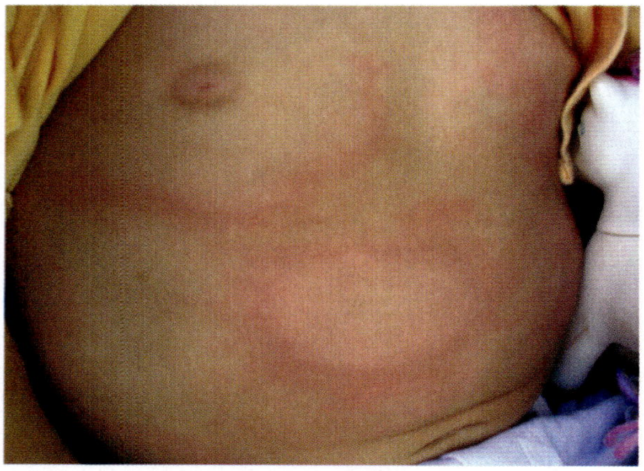

Figura 249.3 Eritema migratório múltiplo em um menino com doença de Lyme precoce disseminada.

na doença de Lyme, com exceção do nervo olfatório, porém os mais comuns são os nervos cranianos VI e, em particular, VII. Nas áreas endêmicas, a doença de Lyme constitui a principal causa de paralisia de nervo facial periférica. Com frequência, é a primeira ou única manifestação da doença de Lyme e, algumas vezes, é bilateral. Os achados no líquido cefalorraquidiano que indicam meningite são observados em mais da metade dos casos de paralisia do nervo facial periférica. Em geral, a paralisia facial tem duração de 2 a 8 semanas e sofre resolução completa na maioria dos casos. Podem ocorrer radiculoneurite e outras neuropatias periféricas, embora sejam mais comuns na Europa.

O comprometimento cardíaco, que ocorre em 5 a 15% dos casos de doença de Lyme precoce disseminada, geralmente assume a forma de bloqueio cardíaco, que pode ser de primeiro, segundo ou terceiro grau, observando-se uma rápida flutuação do ritmo. Raramente, pode ocorrer disfunção do miocárdio (miocardite). Os pacientes com suspeita ou confirmação de doença de Lyme disseminada precoce devem ser submetidos a um cuidadoso exame cardíaco e deve-se considerar fortemente a realização do eletrocardiograma. A cardite da doença de Lyme é uma condição para a qual existe tratamento e esta é a única manifestação da doença que tem sido fatal.

Entre as condições oculares relatadas na doença de Lyme, o papiledema e a uveíte são mais comuns.

Doença tardia

A **artrite** é a manifestação habitual da doença de Lyme tardia e começa dentro de várias semanas a meses após a infecção inicial. Normalmente acomete as grandes articulações, em particular o joelho, que é afetado em 90% dos casos; o comprometimento é costuma ser mono ou oligoarticular; em determinadas ocasiões, pode ser migratória. A característica fundamental da artrite de Lyme é o edema das articulações, que resulta de derrame sinovial e, algumas vezes, de hipertrofia sinovial. A articulação edemaciada pode ser apenas levemente sintomática ou dolorosa e hipersensível à palpação, apesar de os pacientes geralmente não apresentarem dor intensa nem toxicidade sistêmica, comuns na artrite piogênica. Quando não tratada, a artrite pode durar várias semanas, regredir e, então, ser seguida de ataques recorrentes nas mesmas articulações ou em outras.

As manifestações tardias da doença de Lyme que envolvem o sistema nervoso central, algumas vezes designadas como *neuroborreliose tardia*, raramente são relatadas em crianças. Nos adultos, a encefalite crônica e a polineurite têm sido atribuídas à doença de Lyme. O termo *encefalopatia de Lyme* tem sido utilizado para descrever a encefalite crônica (demonstrada por medidas objetivas); todavia, outras publicações da literatura também têm empregado esse termo para referir-se à perda da memória e a outras sequelas cognitivas após o tratamento da doença de Lyme. Algumas vezes, o termo (vago e incorreto) *doença de Lyme crônica* tem sido usado para descrever a sintomatologia em indivíduos que podem nunca ter tido infecção bem documentada por *B. burgdorferi* e que apresentam evidências sorológicas de infecção prévia, porém sintomas atuais não compatíveis com doença de Lyme, ou que exibem sintomas persistentes após terem recebido antibioticoterapia adequada. O tratamento prolongado não trata os sintomas neuropsiquiátricos crônicos e, algumas vezes, pode ser prejudicial ao paciente.

Doença de Lyme congênita

Em áreas endêmicas, pode ocorrer infecção durante a gravidez, embora a infecção congênita pareça ser um evento raro. *B. burgdorferi* foi identificado em vários abortos, bem como em algumas crianças nascidas vivas com anomalias congênitas. Entretanto, os tecidos nos quais o espiroqueta foi identificado, em geral, não demonstraram nenhuma evidência histológica de inflamação. Foram descritas manifestações cutâneas e cardíacas graves em alguns casos, porém não foi identificado nenhum padrão consistente de lesão fetal para sugerir uma síndrome clínica de infecção congênita. Além disso, estudos conduzidos em áreas endêmicas indicaram que não há diferenças na prevalência de malformações congênitas entre filhos de mulheres com anticorpos séricos contra *B. burgdorferi* e filhos daquelas sem esses anticorpos.

ACHADOS LABORATORIAIS

Os exames laboratoriais padrão raramente são úteis no diagnóstico de doença de Lyme, visto que quaisquer anormalidades laboratoriais associadas geralmente são inespecíficas. A contagem de leucócitos no sangue periférico pode estar normal ou elevada. A velocidade de hemossedimentação (VHS) pode estar discretamente elevada. Em algumas ocasiões, observa-se elevação discreta das transaminases hepáticas. Na artrite de Lyme, a contagem de leucócitos no líquido articular pode variar de 25.000 a 100.000/mℓ, frequentemente com predomínio de células polimorfonucleares. VHS e proteína C reativa mais baixas e contagem absoluta de neutrófilos no sangue periférico inferior a 10.000 podem ajudar a diferenciar a artrite de Lyme da artrite séptica. Na presença de meningite, observa-se pleocitose de baixo grau, com predomínio de linfócitos e monócitos. O nível de proteína do liquor pode estar elevado, porém a concentração de glicose costumar ser normal. A coloração de Gram e as culturas bacterianas de rotina são negativas. O exame de imagem do sistema nervoso central (p. ex., ressonância magnética e tomografia computadorizada por emissão de fóton único) ocasionalmente revela anormalidades, porém não existe nenhum padrão definitivo na doença de Lyme. O principal papel do exame de imagem é descartar a possibilidade de outros diagnósticos.

DIAGNÓSTICO

No contexto epidemiológico apropriado (área endêmica, estação), o eritema migratório típico é patognomônico. Em alguns casos, pode ser difícil estabelecer o diagnóstico de eritema migratório, visto que o exantema pode ser inicialmente confundido com eczema numular, *tinea corporis*, granuloma anular, picada de inseto, doença exantemática associada a carrapato do Sul ou celulite. A expansão relativamente rápida do eritema migratório ajuda a distingui-lo de outras lesões cutâneas. As demais manifestações clínicas da doença de Lyme são menos específicas e podem ser confundidas com outras condições; a artrite monoarticular ou pauciarticular, às vezes, é confundida com articulação séptica ou outras causas de artrite em crianças, como artrite reumatoide juvenil ou febre reumática. A paralisia do nervo facial causada pela doença de Lyme é clinicamente indistinguível da paralisia de Bell idiopática, embora o comprometimento bilateral seja muito mais comum na doença de Lyme; em geral, a meningite de Lyme ocorre nos meses mais quentes, ou seja, o mesmo período durante o qual a meningite enteroviral é prevalente. Por isso, para todas as manifestações da doença, com exceção do eritema migratório, recomenda-se obter a confirmação laboratorial de infecção por *B. burgdorferi*.

Embora o *B. burgdorferi* tenha sido isolada do sangue, da pele, do líquido cefalorraquidiano, do miocárdio e da membrana sinovial de pacientes com doença de Lyme, é difícil isolar o microrganismo em cultura (a cultura é, em grande parte, relegada aos laboratórios de pesquisa). Em geral, a infecção é identificada pela detecção de anticorpos no soro. Apesar de alguns laboratórios oferecerem a reação em cadeia da polimerase como exame complementar para a doença de Lyme, sua sensibilidade pode ser precária, em virtude das baixas concentrações de bactérias em muitos locais, particularmente no líquido cefalorraquidiano. Outros exames com base em antígenos, incluindo um teste para antígenos de *B. burgdorferi* na urina, não são confiáveis. Os médicos devem estar cientes de que alguns laboratórios usam exames complementares e/ou critérios de interpretação alternativos que não são baseados em evidências, levando a um falso diagnóstico de doença de Lyme. O CDC e a Food and Drug Administration (FDA) contraindicam o uso desses testes.

Sorologia

Após a transmissão de *B. burgdorferi* a partir de uma picada de carrapato, aparecem, em primeiro lugar, anticorpos imunoglobulina M (IgM) específicos, habitualmente dentro de 2 semanas, com pico em 6 a 8 semanas e declínio subsequente. Algumas vezes, ocorre elevação prolongada ou recorrente de anticorpos IgM, apesar do tratamento antimicrobiano efetivo. Os níveis elevados de IgM depois de 6 a 8 semanas são, com frequência, falso-positivos. Em geral, os anticorpos IgG específicos aparecem entre 2 e 6 semanas, alcançam um pico depois de 4 a 6 meses e podem permanecer elevados por vários anos, particularmente em pacientes com artrite. A resposta humoral ao *B. burgdorferi* pode ser atenuada em pacientes com doença de Lyme precoce que são tratados imediatamente com um agente antimicrobiano efetivo. *O diagnóstico sorológico durante as primeiras 4 semanas de infecção não é sensível e pode ser necessário repeti-lo.*

Sem dúvida, o método mais comum utilizado para a detecção de anticorpos IgG e IgM é o enzimaimunoensaio (ELISA). *Esse método é sensível, porém não é idealmente específico.* O ELISA, algumas vezes, produz resultados falso-positivos em virtude da presença de anticorpos que exibem reação cruzada com outras infecções por espiroquetas (p. ex., *B. miyamotoi*, sífilis, leptospirose ou febre recorrente) ou algumas infecções virais (p. ex., vírus Epstein-Barr) ou que ocorrem em determinadas doenças autoimunes (p. ex., lúpus eritematoso sistêmico). O valor preditivo positivo do resultado do ELISA depende principalmente da plausibilidade de o paciente ter doença de Lyme, com base na história clínica e epidemiológica e no exame físico (**probabilidade pré-teste**). Para pacientes que estiveram em áreas endêmicas, com oportunidade de exposição a carrapatos *Ixodes*, e que apresentam manifestações clínicas típicas da doença de Lyme, a probabilidade pré-teste é alta e os resultados positivos do ELISA geralmente são verdadeiros positivos. Para pacientes de áreas não endêmicas e/ou que têm pouco risco de exposição a carrapatos *Ixodes* e/ou que apresentam sintomas inespecíficos (probabilidade pré-teste baixa), as taxas de resultados falso-positivos são altas. A infecção por *B. miyamotoi* pode produzir resultados falso-positivos no ELISA para doença de Lyme. A síndrome de febre recorrente, cefaleia e mialgia, porém sem exantema e com neutropenia ou trombocitopenia, é incomum na doença de Lyme.

O ***Western immunobloting*** está bem padronizado e existem critérios aceitos para sua interpretação. Cinco das 10 bandas de IgG e duas das três bandas de IgM são consideradas reativas. O *Western blot* não é tão sensível quanto o ELISA, particularmente na infecção inicial, porém é altamente específico. Qualquer resultado positivo ou equívoco do ELISA deve ser confirmado com *Western blotting*. O CDC recomenda o uso de confirmação de IgM e IgG por *Western blot* quando os sintomas já estão presentes por até 30 dias e apenas IgG quando os sintomas têm mais de 30 dias de duração. Esse teste de dois níveis constitui a avaliação laboratorial recomendada da maioria dos casos de doença de Lyme e está associado a um elevado grau de sensibilidade e especificidade quando aplicado de modo apropriado. Há discussões para eliminar o ensaio de *Western blot* de segundo nível e substituí-lo por um ELISA de segundo nível, que é mais fácil de executar e interpretar.

Os médicos devem estar cientes de que a doença de Lyme pode não ser a causa dos sintomas de um paciente, apesar da presença de anticorpos contra *B. burgdorferi*. O resultado do teste pode ser falsamente positivo (conforme descrito para o ELISA) ou o paciente pode ter sido infectado previamente. Os anticorpos contra *B. burgdorferi* que se desenvolvem com a infecção podem persistir por muitos anos, mesmo com tratamento adequado e cura clínica da doença. Além disso, como alguns indivíduos que adquirem infecção por *B. burgdorferi* são assintomáticos; a taxa basal de soropositividade entre pacientes que nunca tiveram doença de Lyme clinicamente aparente pode ser substancial nas áreas endêmicas. Por fim, como os anticorpos dirigidos contra *B. burgdorferi* persistem mesmo após tratamento bem-sucedido, não existe razão para a realização de testes sorológicos de acompanhamento.

TRATAMENTO

A Tabela 249.2 apresenta as recomendações para o tratamento. A maioria dos pacientes pode ser tratada com um esquema oral de antibioticoterapia. Em geral, crianças pequenas são tratadas com amoxicilina. A doxiciclina tem como vantagens a boa penetração no sistema nervoso central e a atividade contra *A. phagocytophilum*, que pode ser transmitido ao mesmo tempo que *B. burgdorferi* em algumas áreas geográficas. Em geral, as crianças com menos de 8 anos de idade não devem ser tratadas com doxiciclina, pelo risco de coloração permanente dos dentes (embora ciclos de 2 semanas ou menos sejam seguros nesse aspecto). Os pacientes tratados com doxiciclina devem ser alertados quanto ao risco de desenvolvimento de fotossensibilidade nas áreas expostas ao sol enquanto estiverem tomando a medicação; recomenda-se o uso de mangas compridas, calças compridas e chapéu para atividades realizadas sob luz solar direta. A única cefalosporina oral que demonstrou ser efetiva para o tratamento da doença de Lyme é a axetilcefuroxima, uma alternativa para indivíduos que não podem tomar doxiciclina ou que são alérgicos à penicilina. Os antibióticos macrolídios, incluindo a azitromicina, parecem ter atividade limitada.

A terapia parenteral é recomenda para pacientes com maiores graus de bloqueio cardíaco ou com comprometimento do sistema nervoso central, embora atualmente a terapia oral para a meningite seja considerada aceitável para pacientes ambulatoriais. Pacientes com artrite que não respondem ao tratamento depois de um ciclo inicial de terapia oral podem ser novamente tratados com um esquema oral ou receber antibioticoterapia IV. A ceftriaxona é a droga de preferência, em virtude de sua excelente atividade anti-*Borrelia*, de sua tolerabilidade e de seu esquema de administração 1 vez/dia, o que pode ser feito de modo ambulatorial.

A paralisia de nervo facial periférica pode ser tratada com antibiótico oral. Todavia, muitos pacientes apresentam meningite concomitante, sendo necessário administrar um antibiótico parenteral nesses casos. Os especialistas estão divididos quanto à necessidade de todos os pacientes com paralisia facial associada à doença de Lyme serem submetidos a uma análise do líquido cefalorraquidiano; entretanto, os médicos devem considerar a realização de punção lombar em pacientes com cefaleia significativa, dor ou rigidez no pescoço ou papiledema.

Os pacientes com doença cardíaca sintomática, bloqueio cardíaco de segundo ou terceiro grau ou prolongamento significativo do intervalo PR devem ser hospitalizados e monitorados rigorosamente. Esses pacientes devem receber um antibiótico parenteral. Aqueles com bloqueio cardíaco de primeiro grau leve podem ser tratados com um antibiótico oral.

Alguns pacientes desenvolvem uma reação de Jarish-Herxheimer logo após o início do tratamento, em consequência da lise de *Borrelia*. As manifestações dessa reação consistem em febre baixa e mialgia. Esses sintomas sofrem resolução espontânea em 24 a 48 horas, porém a administração de anti-inflamatórios não esteroides frequentemente é benéfica. Os agentes anti-inflamatórios não esteroides também podem ser úteis no tratamento dos sintomas da doença de Lyme precoce e da artrite de Lyme. As coinfecções por outros patógenos transmitidos por carrapatos *Ixodes* devem ser tratadas de acordo com as recomendações padrão.

Foram propostos critérios para a síndrome pós-doença de Lyme pela Infectious Disease Society of America. Não há evidências claras de que essa condição esteja relacionada com a persistência dos microrganismos. Estudos realizados em adultos mostraram pouco benefício associado ao tratamento prolongado ou repetido com antibióticos orais ou parenterais.

Tabela 249.2 Tratamento recomendado da doença de Lyme.

FÁRMACO	POSOLOGIA PEDIÁTRICA
Amoxicilina	50 mg/kg/dia em 3 doses fracionadas (máx.: 1.500 mg/dia)
Doxiciclina	4,4 mg/kg/dia em 2 doses fracionadas (máx.: 200 mg/dia) (consultar o texto sobre o uso da doxiciclina em crianças)
Axetilcefuroxima	30 mg/kg/dia em 2 doses fracionadas (máx.: 1.000 mg/dia)
Ceftriaxona (IV)*,†	50 a 75 mg/kg/dia 1 vez/dia (máx.: 2.000 mg/dia)
Azitromicina‡	10 mg/kg/dia 1 vez/dia × 7 dias
TERAPIA RECOMENDADA COM BASE NAS MANIFESTAÇÕES CLÍNICAS	
Eritema migratório	Doxiciclina, 10 dias Amoxicilina, 14 dias
Meningite	Doxiciclina,14 dias ou Ceftriaxona,14 dias (14 a 21 para pacientes hospitalizados)
Paralisia de nervos cranianos§	Doxiciclina, 14 dias
Doença cardíaca	Esquema oral ou ceftriaxona, 14 a 21 dias (consultar o texto para detalhes específicos)
Artrite	Esquema oral, 28 dias
Artrite persistente após tratamento inicial	Esquema oral, 28 dias ou ceftriaxona, 14 a 28 dias

*A penicilina G é um agente parenteral alternativo que exige doses mais frequentes. †Doses de 100 mg/kg/dia devem ser utilizadas para meningite. ‡Para pacientes incapazes de tomar amoxicilina ou doxiciclina. §O tratamento tem o objetivo de prevenir a doença tardia, e de não tratar a paralisia craniana; deve-se evitar o uso de corticosteroides.

PROGNÓSTICO

Existe um conceito errôneo e difundido de que a cura da doença de Lyme é difícil e que os sintomas crônicos e a recidiva clínica são comuns. A razão mais provável para o fracasso aparente do tratamento consiste no estabelecimento de um diagnóstico incorreto de doença.

O prognóstico de crianças com doença de Lyme tratada é excelente. Crianças tratadas para o eritema migratório raramente evoluem para a doença de Lyme tardia. O prognóstico a longo prazo para pacientes tratados inicialmente nos estágios tardios da doença de Lyme também é excelente. Embora a artrite crônica e recorrente seja rara, em particular entre pacientes com determinados alótipos do antígeno leucocitário humano (um processo autoimune), as crianças tratadas para a artrite de Lyme são, em sua maioria, curadas e não apresentam qualquer sequela. Embora existam relatos raros de adultos que desenvolveram neuroborreliose tardia, habitualmente em indivíduos com doença de Lyme cujo tratamento foi adiado por meses ou anos, casos semelhantes são raros em crianças.

PREVENÇÃO

A melhor maneira de se resguardar da doença de Lyme é evitar áreas infestadas por carrapatos. As crianças devem ser examinadas à procura de carrapatos de cervo após exposição conhecida ou potencial (embora muitas pessoas não sejam capazes de identificar a espécie ou o estágio do carrapato). Se for observado um carrapato fixado, ele deve ser agarrado pelas peças bucais com uma pinça; se não houver pinça disponível, o carrapato deve ser coberto com lenço. O método recomendado para a remoção do carrapato consiste em puxá-lo diretamente para fora, sem torcer; a infecção geralmente é evitável quando se remove o carrapato antes de 48 h após sua fixação, pois nessa ocasião ele ainda está achatado e não ingurgitado. O risco global de adquirir doença de Lyme após uma picada de carrapato é baixo (1 a 3%) na maioria das áreas endêmicas. Se o carrapato estiver ingurgitado e presente por mais de 72 horas (alto risco de picada), o risco de infecção pode aumentar para 25% em áreas hiperendêmicas. Os pacientes e suas famílias podem ser aconselhados a examinar a área quanto ao desenvolvimento de eritema migratório e procurar atenção médica se for constatado o aparecimento de exantema ou sintomas constitucionais. Se houver desenvolvimento de infecção, o tratamento inicial é altamente efetivo. A profilaxia após picada de carrapato de alto risco com uma dose única de doxiciclina VO em adultos (200 mg) ou crianças (4,4 mg/kg) mostra-se efetiva na redução do risco de doença de Lyme. O teste de rotina realizado nos carrapatos removidos de seres humanos para evidências de *B. burgdorferi* não é recomendado, visto que o valor de um resultado positivo não é conhecido para prever a ocorrência de infecção no hospedeiro humano.

As medidas de proteção pessoal que podem ser efetivas para reduzir a possibilidade de picadas de carrapatos incluem o uso de roupa protetora (calças compridas enfiadas nas meias, camisas de mangas compridas) ao entrar em áreas infestadas com carrapatos, verificação e remoção imediata dos carrapatos e uso de repelentes específicos, como *N,N*-dietil-3-metilbenzamida (DEET). Essa substância química pode ser usada com segurança em calças compridas, meias e sapatos; mas é preciso ter cuidado com sua aplicação intensa ou repetida na pele, particularmente de lactentes, pelo risco de absorção sistêmica e toxicidade. O tratamento das roupas com permetrina também é uma estratégia de prevenção efetiva.

A bibliografia está disponível no GEN-io.

Seção 9
Infecções por Micoplasma

Capítulo 250
Mycoplasma pneumoniae

Asuncion Mejias e Octavio Ramilo

Entre as sete espécies de *Mycoplasma* isoladas do trato respiratório humano, o *Mycoplasma pneumoniae* continua a ser a espécie mais comum causadora de infecções respiratórias em crianças em idade escolar e jovens adultos.

O ORGANISMO

Os micoplasmas são os menores procariotas de autorreplicação conhecidos por provocarem doenças nos seres humanos. O seu tamanho de 150 a 250 nm é mais na ordem de vírus do que de bactérias. A *M. pneumoniae* é uma bactéria de DNA de dupla fita fastidiosa que se distingue por um pequeno genoma (cerca de 800 mil pares de bases) e um longo tempo de duplicação, o que torna a cultura de *Mycoplasma* um processo lento (5 a 20 dias), em comparação a outras bactérias. Os isolados de *M. pneumoniae* podem ser classificados em dois grupos genéticos principais (subtipo 1 e 2) com base na proteína de adesão P1. Distinguir esses dois subtipos é importante para fins epidemiológicos e clínicos. Como outros micoplasmas, a *M. pneumoniae* distingue-se pela ausência completa de paredes de células que resulta em (1) sua dependência das células hospedeiras para a obtenção de nutrientes essenciais, (2) resistência intrínseca a agentes betalactâmicos e (3) sua forma pleomorfa e falta de visibilidade em coloração de Gram.

EPIDEMIOLOGIA

As infecções por *M. pneumoniae* ocorrem em todo o mundo e durante todo o ano. Esse organismo é uma causa frequente de pneumonia adquirida na comunidade (PAC) em crianças em idade escolar e adultos, sendo responsável por cerca de 20% de toda a PAC em crianças do ensino fundamental e médio e até 50% de PAC em estudantes universitários e recrutas militares. A proporção de casos aumenta de acordo com a idade, como mostrado recentemente em um estudo populacional de PAC realizado nos EUA (5% em menores de 5 anos; 16% em indivíduos de 5 a 9 anos; e 23% em indivíduos de 10 a 17 anos).

Em contraste com epidemias agudas e de curta duração associadas a alguns vírus respiratórios, a infecção por *M. pneumoniae* ocorre endemicamente em todo o mundo. As infecções tendem a ocorrer com mais frequência durante o verão ou início do outono, embora infecções por micoplasma tenham sido descritas durante todo o ano. Surtos epidêmicos de intensidade variável ocorrem a cada poucos anos e são provavelmente relacionados à circulação alternativa dos dois subtipos de *M. pneumoniae*. A infecção ocorre através da via respiratória pela grande disseminação de gotículas durante o contato próximo com uma pessoa sintomática. Surtos comunitários têm sido descritos em ambientes fechados (escolas, acampamentos de verão, bases militares) e podem espalhar-se amplamente por meio de contatos escolares. Altas taxas de ataque foram documentadas dentro de famílias, com taxas de transmissão de 40 a mais de 80% para contatos de adultos e crianças, respectivamente. Em contraste com muitas outras infecções respiratórias, o período de incubação é de 2 a 3 semanas; assim, o curso da infecção em uma população específica (família) pode durar várias semanas.

A ocorrência de doenças por micoplasma está relacionada, em parte, à idade e imunidade pré-exposição. A doença manifesta-se com menos frequência antes dos 3 anos de idade, mas pode ocorrer. As crianças com menos de 5 anos parecem ter doenças mais leves associadas ao comprometimento do trato respiratório superior, vômitos e diarreia. A imunidade após a infecção não é duradoura, como evidenciado pela frequência de reinfecções ao longo do tempo. Os dois subtipos de micoplasma são imunologicamente diferentes, e a infecção com um subtipo não parece conferir imunidade contra o outro. O estado de *portador e transporte assintomático* após a infecção pode durar até 4 meses apesar da antibioticoterapia e pode contribuir para surtos prolongados. As crianças são frequentemente o reservatório de quem o micoplasma se espalha. No cenário clínico, ainda não existem ferramentas disponíveis para diferenciar o transporte *versus* a infecção.

PATOGÊNESE

A patogenicidade de *M. pneumoniae* depende da sua ligação extracelular e do início da resposta imune da célula hospedeira. As células do epitélio respiratório ciliado são as células-alvo da infecção por *M. pneumoniae*. O organismo é uma estrutura parecida com uma cobra alongada com uma organela de uma extremidade, que medeia a ligação aos receptores de ácido siálico na membrana ciliar a partir de um conjunto complexo de proteínas de aderência (P1, P30, proteínas B e C, P116, e HMW1-3). A *M. pneumoniae* raramente invade além da membrana basal do trato respiratório. Organismos virulentos se ligam a superfícies de células epiteliais respiratórias ciliadas, localizadas nos brônquios, bronquíolos, alvéolos e, possivelmente, no trato respiratório superior, e se enterram entre as células, resultando na ciliostase e eventual descamação das células. Além disso, a *M. pneumoniae* também causa lesão citolítica às células do hospedeiro, em parte pela produção de peróxido de hidrogênio e, possivelmente, pela toxina ribossilante de adenosina-difosfato e vacuolante denominada CARDS (síndrome de dificuldade respiratória adquirida na comunidade). Essa exotoxina está associada a doença mais grave ou até fatal. Essa bactéria facilita a formação de biofilmes, com diferenças fenotípicas específicas da estirpe, que impedem a penetração e o reconhecimento de antibióticos pelo sistema imunológico.

Uma vez que a *M. pneumoniae* atinge o trato respiratório inferior, promove a ativação policlonal de linfócitos B e células CD4+ T e amplifica a resposta imune com a produção de várias citocinas e quimiocinas pró-inflamatórias e anti-inflamatórias, como o fator de necrose tumoral α, interleucina (IL)-8, IL-1β, interferona I1-6 e IL-10.

Embora esteja bem documentado que a imunidade específica mediada por células e os títulos de anticorpos contra *M. pneumoniae* aumentam com a idade (e, portanto, provavelmente se seguem a infecções repetidas), os mecanismos imunológicos que protegem contra ou eliminam a infecção não estão bem definidos. Em humanos, os anticorpos IgA nasais se correlacionaram com proteção após desafio experimental. Um aspecto distinto de *M. pneumoniae* é a sua capacidade de induzir a produção de aglutininas frias (anticorpos IgM) dirigidas contra o antígeno I expresso na superfície das hemácias. Embora as respostas de anticorpos não confiram proteção completa contra reinfecções, a importância de uma resposta humoral robusta é aparente, uma vez que pacientes com deficiências de anticorpos congênitos, como aqueles com hipogamaglobulinemia, podem desenvolver doença grave, prolongada e apresentam maior risco de manifestações extrapulmonares. Em crianças com doença falciforme, e hipogamaglobulinemia relacionada à célula falciforme, *M. pneumoniae* é uma causa desencadeante infecciosa comum da síndrome torácica aguda. Portadores de doença falciforme e também da síndrome de Down podem desenvolver formas mais graves de pneumonia por micoplasma. Por outro lado, *M. pneumoniae* não parece ser um agente oportunista comum em pacientes com AIDS.

A *M. pneumoniae* foi detectada pela reação em cadeia da polimerase (PCR) em muitos locais não respiratórios, incluindo sangue, líquido pleural, líquido cefalorraquidiano (LCR) e líquido sinovial. Os mecanismos da doença extrapulmonar associada a *M. pneumoniae* não são claros e parecem ser diferentes de acordo com a duração. A identificação dos sintomas no momento da apresentação: invasão direta *versus* imunomediada.

MANIFESTAÇÕES CLÍNICAS

A maioria das infecções por *M. pneumoniae* é sintomática e a maioria ocorre em crianças e adolescentes.

Doença do trato respiratório

Traqueobronquite e pneumonia atípica são as síndromes clínicas mais comumente reconhecidas associadas à infecção por *M. pneumoniae*. Este agente é responsável por até 20% de todos os casos de PAC. Embora o início da doença possa ser abrupto, ela é geralmente caracterizada pelo desenvolvimento gradual de cefaleia, mal-estar, febre e dor de garganta, seguido por progressão dos sintomas respiratórios inferiores, incluindo rouquidão e tosse não produtiva. O início gradual em crianças com pneumonia atípica está em contraste com o início súbito de pneumonia lobar. As queixas de coriza e/ou gastrintestinais são incomuns com pneumonia por *M. pneumoniae* e em geral sugerem uma etiologia viral. Embora o curso clínico em pacientes não tratados seja variável, a tosse, característica clínica da infecção por *M. pneumoniae* geralmente piora durante a primeira semana de doença, e os sintomas costumam desaparecem em 2 semanas. A tosse pode durar até 4 semanas e ser acompanhada de broncospasmo. Os pacientes em geral se recuperam sem complicações, embora alguns indivíduos possam desenvolver sibilos prolongados.

O exame do tórax pode não ser conclusivo, mesmo em pacientes com tosse intensa. Pode não haver achados na ausculta ou na percussão ou apenas estertores mínimos. Os achados clínicos são frequentemente menos graves do que o sugerido pela radiografia do tórax do paciente, explicando por que o termo "pneumonia a pé" é muito usado para descrever a PAC causada por *M. pneumoniae*. Os achados radiográficos são variáveis e inespecíficos, não permitindo a diferenciação de patógenos virais ou bacterianos. A pneumonia geralmente é descrita como intersticial ou broncopneumônica, e o comprometimento é mais comum nos lobos inferiores. Infiltrados difusos bilaterais, pneumonia lobar ou linfadenopatia hilar podem ocorrer em até 30% dos pacientes. Embora incomum, grandes derrames pleurais associados a infiltrados lobares e pneumonia necrosante foram descritos em pacientes com doença falciforme, imunodeficiências, síndrome de Down e doença cardiopulmonar crônica. A bronquiolite obliterante também foi descrita como uma complicação da *M. pneumoniae* em crianças saudáveis. As contagens de glóbulos brancos e diferenciais são em geral normais, enquanto a taxa de sedimentação de eritrócitos e a proteína C reativa são frequentemente elevadas. Os antibióticos apropriados encurtam a duração da doença, mas não erradicam de forma confiável as bactérias do trato respiratório.

Outras doenças respiratórias causadas eventualmente por *M. pneumoniae* incluem infecções indiferenciadas do trato respiratório superior, tosse intratável e não produtiva, faringite (em geral sem linfadenopatia cervical acentuada), sinusite, crupe e bronquiolite. *M. pneumoniae* é um desencadeante comum de sibilância em crianças asmáticas e pode causar colonização crônica nas vias respiratórias, resultando em disfunção pulmonar em pacientes asmáticos adolescentes e adultos. Otite média e miringite bolhosa, que também ocorrem com outras infecções virais e bacterianas, têm sido descritas, mas são raras, e sua ausência não deve excluir o diagnóstico de *M. pneumoniae*.

Doença extrapulmonar

Apesar do raro isolamento de *M. pneumoniae* em locais não respiratórios, a sensibilidade melhorada da PCR para detecção de DNA por *M. pneumoniae* levou ao aumento da identificação dessa bactéria em locais não respiratórios, particularmente no sistema nervoso central (SNC). Pacientes com ou sem sintomas respiratórios podem ter comprometimento da pele, do SNC, do sangue, do coração, do trato gastrintestinal e das articulações. As manifestações não respiratórias de *M. pneumoniae* incluem:

1. ***Doença do SNC***: ocorre em 0,1% de todos os pacientes por *M. pneumoniae* e em 7 a 16% daqueles que necessitam de hospitalização. As manifestações incluem encefalite, encefalomielite disseminada aguda (ADEM), mielite transversa, ataxia cerebelar, meningite asséptica, síndrome de Guillain-Barré, ataxia, paralisia de Bell, desmielinização pós-infecciosa e neuropatia periférica. As manifestações da doença do SNC ocorrem 3 a 23 dias (média: 10 dias) após o início da doença respiratória, mas não podem ser precedidas por nenhum sinal de infecção respiratória em até 20% dos casos. Estudos em crianças sugerem que existem dois mecanismos patogênicos para a doença neurológica associada a *M. pneumoniae*: o primeiro padrão é caracterizado por sintomas respiratórios quase ausentes ou sem pródromos de sintomas respiratórios (menos de 7 dias) e respostas IgM não reativas. Por outro lado, o segundo padrão é caracterizado pela presença de sintomas respiratórios (mais comumente tosse) por 7 dias ou mais e IgM reativa no soro agudo. No primeiro grupo, em geral a *M. pneumoniae* é identificada no líquido cefalorraquidiano por PCR, mas não no trato respiratório, enquanto o oposto é verdadeiro em crianças com 7 dias ou mais de sintomas respiratórios. Esses estudos sugerem que a encefalite que ocorre em mais de 7 dias após o início dos sintomas prodrômicos pode ser causada por uma resposta autoimune à *M. pneumoniae*, enquanto a ocorrência no início da doença possa ser associada a uma invasão bacteriana no SNC. O comprometimento do tronco encefálico pode resultar em distonia grave e distúrbios do movimento. O LCR pode estar normal ou apresentar pleocitose mononuclear leve e/ou aumentar as concentrações de proteínas no LCR. O diagnóstico é confirmado com PCR positivo no LCR, PCR positivo de *swab* da garganta ou demonstração de soroconversão na presença de títulos definitivos de anticorpos séricos. Os achados na ressonância magnética incluem alterações isquêmicas focais, ventriculomegalia, edema difuso ou lesões inflamatórias multifocais de substância branca consistentes com encefalomielite pós-infecciosa ADEM. Sequelas a longo prazo não são incomuns e foram relatadas em 23 a 64% dos casos
2. ***Doença dermatológica:*** uma variedade de exantemas foi associada a *M. pneumoniae*, mais notavelmente erupção maculopapular, urticária e síndrome de erupção e mucosite associada a micoplasma, antes denominada eritema multiforme ou síndrome de Stevens-Johnson (SSJ). A síndrome de Gianotti-Crosti e o eritema nodoso também estão associados a infecções por *M. pneumoniae*. Aproximadamente 10% das crianças com PAC causada por *M. pneumoniae* exibirão uma erupção maculopapular. A SSJ em geral se desenvolve de 3 a 21 dias após os sintomas respiratórios iniciais, dura menos de 14 dias e raramente está associada a complicações graves (Figuras 250.1 e 250.2). *M. pneumoniae* também pode produzir uma isolada mucosite oral na ausência de erupção cutânea
3. ***Anormalidades hematológicas***: que incluem graus moderados de hemólise com teste de Coombs positivo e reticulocitose menor 2 a 3 semanas após o início da doença. A hemólise grave está

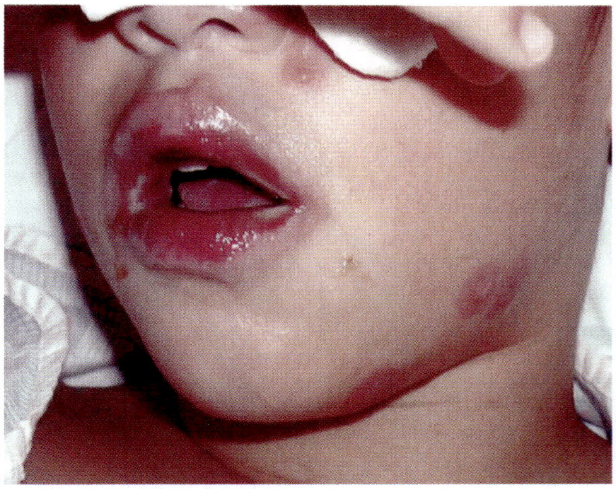

Figura 250.1 Mudanças labiais encontradas na mucosite associada à *Mycoplasma pneumoniae*.

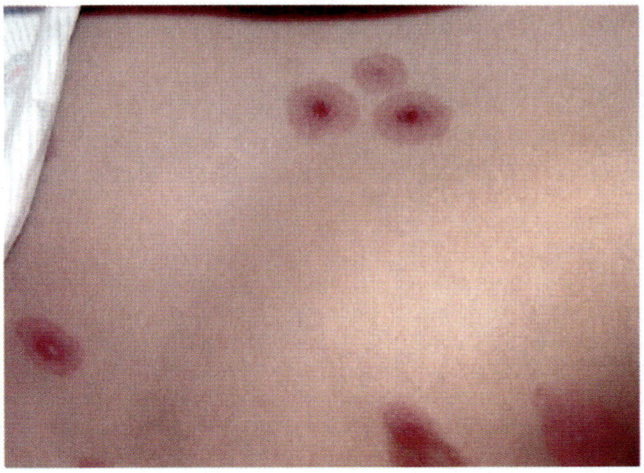

Figura 250.2 Lesões cutâneas clássicas encontradas em erupção associada à *Mycoplasma pneumoniae*.

associada a altos títulos de hemaglutininas frias (≥ 1: 512) e ocorre raramente. Trombocitopenia, anemia aplásica e defeitos de coagulação ocorrem eventualmente

4. ***Artrite musculoesquelética:*** parece ser menos comum em crianças do que em adultos, mas monoartrite, poliartrite e artrite migratória foram descritas. A rabdomiólise também foi documentada, frequentemente associada a outras manifestações do sistema de órgãos
5. ***Outras condições***: hepatite leve, pancreatite, glomerulonefrite aguda, irite ou uveíte e complicações cardíacas (pericardite, miocardite e síndrome semelhante a febre reumática, mais comuns em adultos) também são descritas. Infecções fatais por *M. pneumoniae* são raras.

DIAGNÓSTICO

Nenhum parâmetro clínico, epidemiológico ou laboratorial específico permite um diagnóstico definitivo da infecção por *M. pneumoniae*. No entanto, pneumonia em crianças em idade escolar e adultos jovens com início gradual e tosse como um achado proeminente sugere infecção por *M. pneumoniae*. O melhor método para o diagnóstico é uma combinação de PCR de amostras respiratórias e sorologia (aguda e convalescente).

Culturas em meio especial (SP4 ágar) da orofaringe ou escarro podem demonstrar clássicas colônias de "amora" da *M. pneumoniae*, mas o crescimento geralmente requer incubação durante 2 a 3 semanas, e poucos laboratórios comerciais mantêm a capacidade de cultivar *M. pneumoniae*. As necessidades nutricionais exigentes do *Mycoplasma* tornam a cultura lenta e impraticável.

Os **testes sorológicos** (testes de imunofluorescência, ensaios imunes ligados a enzimas [EIAs] ou fixação de complemento) para detectar imunoglobulina sérica (Ig) M e anticorpos IgG contra *M. pneumoniae* estão comercialmente disponíveis. Anticorpos IgM têm uma alta taxa de resultados falso-positivos e falso-negativos. Na maioria dos casos, os anticorpos IgM não são detectados na primeira semana após o início dos sintomas ou em crianças com infecções recorrentes e podem ser positivos por até 6 a 12 meses após a infecção. Um aumento de quatro vezes ou mais nos títulos de anticorpos IgG contra *M. pneumoniae* entre os soros agudo e convalescente obtidos de 2 a 4 semanas de intervalo é diagnóstico.

Hemaglutininas a frio (anticorpos que reagem ao frio [IgM] contra os glóbulos vermelhos) podem ser detectadas em aproximadamente 50% dos pacientes com pneumonia atípica por *M. pneumoniae*. Esses anticorpos são inespecíficos, sobretudo em títulos menores que 1: 64, uma vez que aumentos modestos na hemaglutinina podem ser observados em outras infecções virais. Anticorpos de aglutinina fria não devem ser usados para o diagnóstico de infecções por *M. pneumoniae* se outros métodos estiverem disponíveis.

Testes baseados em **PCR** para *M. pneumoniae* substituíram outros testes de diagnóstico. O PCR de um esfregaço da nasofaringe ou da garganta (a combinação de ambos aumenta a sensibilidade) para o DNA genômico de *M. pneumoniae* carrega uma sensibilidade e uma especificidade de 80% a mais de 97%. Em adultos, as amostras de expectoração são mais prováveis do que os esfregaços nasofaríngeos ou da orofaringe para produzir resultados positivos. Foram utilizados iniciadores diferentes para identificar sequências genéticas da proteína citoadenascência P1, ou da proteína 16S ou do RNA ribossômico (r) 16S. O PCR permite um diagnóstico mais rápido em pacientes com doença aguda e pode ser positivo mais cedo no curso da infecção do que os testes sorológicos. O PCR de Mycoplasma de amostras respiratórias pode ser positivo em indivíduos assintomáticos. No entanto, a identificação de *M. pneumoniae* por PCR (ou cultura) de um paciente com manifestações clínicas compatíveis sugere causalidade.

Outros métodos diagnósticos: a espectrometria de massa de tempo de ionização por dessorção a *laser* auxiliada por matriz (MALDI-TOF MS) pode representar uma ferramenta precisa para identificação e subtipagem de *M. pneumoniae*. No entanto, a necessidade de a cultura subsequentemente ser capaz de realizar MALDI-TOF MS limita sua aplicabilidade no cenário clínico. A espectroscopia Raman intensificada por superfície de nanofitas de prata (NA-SERS) é um sistema de investigação que não requer crescimento da bactéria. Parece uma ferramenta promissora e sensível para a detecção de micoplasmas e caracterização de estirpes.

O diagnóstico de doença extrapulmonar associada a *M. pneumoniae* é desafiador. Embora pequenas séries de casos tenham sido identificadas por *M. pneumoniae* por PCR no LCR de crianças com encefalite, atualmente não há testes confiáveis para o diagnóstico de SNC ou outros locais não respiratórios associados a *M. pneumoniae*. Como as manifestações extrapulmonares de *M. pneumoniae* podem ter uma base imunológica, é aconselhável a dosagem de anticorpos IgM e IgG agudos e de convalescença.

TRATAMENTO

A doença por *M. pneumoniae* é geralmente leve, e a maioria dos casos de pneumonia pode ser tratada sem a necessidade de hospitalização. Como os micoplasmas não possuem uma parede celular, eles são inerentemente resistentes a agentes betalactâmicos que agem inibindo a síntese da parede celular. Além disso, outras classes de medicamentos, como trimetoprima, rifampicina ou linezolida, são inativas contra *M. pneumoniae*. Estudos sobre a eficácia da terapia antimicrobiana para infecções por *M. pneumoniae* em crianças são contraditórios. No entanto, o tratamento empírico é frequentemente iniciado com base na suspeita clínica, devido à dificuldade de um diagnóstico definitivo.

Terapia antimicrobial

A *M. pneumoniae* é normalmente sensível aos macrólidos (eritromicina, claritromicina, azitromicina), às tetraciclinas e às quinolonas *in vitro*. O tratamento do micoplasma não garante a erradicação. Dados de estudos observacionais mostraram que o tratamento com macrolídeo de crianças com PAC de *M. pneumoniae* encurtou visivelmente o curso da doença. O tratamento pode ser mais eficaz quando iniciado dentro de 3 a 4 dias após o início da doença. Embora os macrolídeos não tenham atividade bactericida, eles são preferidos em crianças com menos de 8 anos de idade. Dois estudos multicêntricos de PAC pediátrico demonstraram taxas de sucesso clínico e bacteriológico comparáveis entre eritromicina e claritromicina ou azitromicina. No entanto, os novos macrolídeos foram mais bem tolerados. O tratamento recomendado é a claritromicina (15 mg/kg/dia dividida em 2 doses VO por 10 dias) ou azitromicina (10 mg/kg uma vez VO no 1º dia 1 e 5 mg/kg 1 vez/dia no 2º ao 5º dia). Além do efeito antibacteriano, os macrolídeos podem ter propriedades imunomoduladoras, mas a relevância das propriedades anti-inflamatórias dos macrolídeos para o tratamento da PAC de *M. pneumoniae* não é conhecida. As tetraciclinas (doxiciclina 100 mg 2 vezes/dia durante 7 a 14 dias) também são eficazes e podem ser usadas em crianças com mais de 8 anos de idade. As fluoroquinolonas como a levofloxacino (750 mg 1 vez/dia durante 7 a 14 dias) são eficazes e bactericidas, mas têm concentrações inibitórias mínimas (CIM) mais elevadas comparadas a menos ativas que os macrolídeos e atualmente não são recomendadas como terapia de primeira linha em crianças.

As amostras **resistentes aos macrolídeos**, principalmente associadas a mutações no 23S rRNA, têm sido cada vez mais relatadas na Ásia (mais de 90% no Japão e na China) e estão presentes na Europa com grande variabilidade de país para país (0% na Holanda contra 26% na Itália). Nos EUA e no Canadá, as taxas de resistência variaram de 3,5 a 13% dos casos. Embora não seja realizada rotineiramente em laboratórios comerciais clínicos, a identificação de cepas resistentes a macrolídeos pode ser realizada por meio de sequenciamento e identificação de mutações específicas no gene 23S rRNA. O significado das infecções resistentes a macrolídeos ainda não foi completamente elucidado, no entanto, estudos em crianças indicaram que a eficácia clínica de infecções por *M. pneumoniae* suscetíveis a macrolídeos é quatro vezes maior em comparação com infecções causadas por cepas resistentes (91% *versus* 22%, respectivamente). Assim, para pacientes com infecções graves não respondendo à terapia com macrolídeos nas primeiras 48 horas de tratamento, a possibilidade de cepas de *M. pneumoniae* resistentes a macrolídeos deve ser considerada, e a mudança para um agente antimicrobiano não macrolídeo pode ser prudente. Doxiciclina (2 a 4 mg/kg em uma ou duas doses divididas por 10 dias; máximo de 200 ou 100 mg a cada 12 horas) para crianças com mais de 8 anos ou levofloxacino (10 mg/kg por dose a cada 12 horas em crianças com menos de 5 anos ou 1 vez/dia em crianças mais velhas) após a avaliação do risco e benefícios da utilização de quinolonas em crianças são alternativas potenciais para infecções por *M. pneumoniae* resistentes aos macrolídeos. Outras quinolonas, como a tosufloxacino ou a garenoxacina, são usadas no Japão. Há novos macrolídeos em desenvolvimento que parecem promissores.

Terapia adjuntiva

Não há evidências de que o tratamento da doença do trato respiratório superior ou do trato não respiratório com agentes antimicrobianos altere o curso da doença. Entretanto, pacientes com manifestações graves de doença extrapulmonar podem se beneficiar do tratamento antimicrobiano, uma vez que o envolvimento direto da bactéria não pode ser excluído. Muitas vezes, os antibióticos são administrados em combinação com a terapia imunomoduladora. A esse respeito, os corticosteroides com ou sem imunoglobulina intravenosa são os agentes mais comumente usados no manejo das manifestações extrapulmonares graves de *M. pneumoniae*, sobretudo em pacientes com comprometimento do SNC ou erupção cutânea e mucosite. Embora os dados definitivos estejam ausentes, estudos de caso sugerem o benefício clínico associado de esteroides usados no tratamento de doença pulmonar grave, SSJ e anemia hemolítica.

PREVENÇÃO

Ensaios com vacinas atenuadas e inativadas para *M. pneumoniae* foram realizados com resultados decepcionantes. Em pacientes hospitalizados, recomenda-se tomar precauções padrão e de gotículas durante a duração dos sintomas. É importante enfatizar que a infecção por micoplasma permanece contagiosa enquanto a tosse persistir e apesar da antibioticoterapia bem-sucedida. A profilaxia com tetraciclinas ou azitromicina reduz substancialmente as taxas de ataque secundário em surtos institucionais e contatos próximos da família. A profilaxia antimicrobiana não é recomendada rotineiramente; entretanto, pode ser considerado em pacientes com alto risco de doença grave, como crianças com doença falciforme.

A bibliografia está disponível no GEN-io.

Capítulo 251
Micoplasmas Genitais (*Mycoplasma hominis*, *Mycoplasma genitalium* e *Ureaplasma urealyticum*)

Rosa Rodriguez-Fernández e Asuncion Mejias

ETIOLOGIA

As espécies de *Mycoplasma* são pequenas bactérias pleomórficas que normalmente não possuem uma parede celular e estão ligadas por uma membrana celular. Muitas das propriedades biológicas dos micoplasmas são, de fato, resultado da ausência de uma parede celular rígida, incluindo resistência a antibióticos betalactâmicos. Esses organismos onipresentes são difíceis de cultivar e pertencem à família *Mycoplasmataceae* na classe *Mollicutes* e representam os menores organismos autorreplicantes conhecidos até hoje. O genoma completo de muitas das espécies de *Mycoplasma* está entre os menores genomas procarióticos. A família *Mycoplasmataceae* é composta de dois gêneros responsáveis pela infecção humana: *Mycoplasma* e *Ureaplasma*. Dentre eles, *Mycoplasma hominis*, *Mycoplasma genitalium* e espécies de *Ureaplasma* – que incluem *Ureaplasma urealyticum (biovar 2)* e *Ureaplasma parvum (biovar 1)* – são considerados patógenos urogenitais humanos e são revisados neste capítulo.

Os micoplasmas genitais estão, com frequência, associados a infecções sexualmente transmissíveis, como cervicite e uretrite não gonocócica (NGU) ou com infecções puerperais, como endometrite. *M. hominis* e *Ureaplasma* spp. comumente colonizam o trato genital feminino e podem causar corioamnionite, colonização de recém-nascidos e infecções perinatais. Duas outras espécies de *Mycoplasma* genitais, *Mycoplasma fermentans* e *Mycoplasma penetrans*, foram identificadas em secreções respiratórias ou geniturinárias, principalmente em pacientes infectados pelo HIV.

EPIDEMIOLOGIA

M. hominis e *Ureaplasma* spp. são organismos comensais nos tratos genitais e urinários inferiores de mulheres e homens pós-púberes. A taxa de colonização por essas bactérias tem sido associada diretamente ao baixo nível socioeconômico, às alterações hormonais e à etnia e aumenta proporcionalmente em relação à atividade sexual, sendo maior entre os indivíduos com múltiplos parceiros sexuais. A colonização feminina é maior na vagina e menos abundante no endocérvice, uretra e endométrio, com taxas variando de 40 a 80% para *Ureaplasma* spp. e 21 a 50% para *M. hominis* entre mulheres assintomáticas sexualmente ativas. O *Ureaplasma* é isolado com menos frequência da urina do que do colo do útero, mas o *M. hominis* está presente na urina e no colo do útero com quase a mesma frequência. A colonização masculina é menos comum e ocorre sobretudo na uretra. Entre as crianças pré-púberes e adultos sexualmente inativos, as taxas de colonização são de menos de 10%. O *M. genitalium* está implicado em cerca de 15 a 20% dos casos de NGU em homens e desempenha um papel na cervicite e na doença inflamatória pélvica em mulheres. Estudos utilizando reação em cadeia da polimerase (PCR) mostram que a colonização do trato urogenital inferior feminino com *M. genitalium* é menos comum do que com *M. hominis* ou *Ureaplasma* spp.

TRANSMISSÃO

Os micoplasmas genitais são transmitidos por contato sexual ou por transmissão vertical de mãe para filho. Tal como acontece com outras infecções perinatais, a transmissão vertical pode ocorrer por meio de infecção intrauterina ascendente, disseminação hematogênica de infecção placentária ou a partir de um canal de parto colonizado no momento do parto. Taxas de transmissão entre neonatos nascidos de mulheres colonizadas por *Ureaplasma* spp. variam de 18 a 88%. As taxas de colonização neonatal são maiores entre as crianças que pesam menos de 1.000 g, nascem na presença de corioamnionite ou nascem de mães de menor nível socioeconômico. A colonização neonatal é transitória e diminui proporcionalmente com a idade. Organismos podem ser recuperados da orofaringe do recém-nascido, da vagina, do reto e, eventualmente, da conjuntiva por até 3 meses após o nascimento.

PATOGÊNESE

Micoplasmas genitais podem causar inflamação crônica do trato geniturinário e membranas amnióticas. Essas bactérias geralmente vivem em estado de aderência ao trato respiratório ou urogenital, mas podem se disseminar para outros órgãos quando há uma ruptura da mucosa ou um sistema imunológico enfraquecido ou imaturo, como em lactentes prematuros. *Ureaplasma* spp. pode infectar o saco amniótico no início da gestação sem romper as membranas amnióticas, resultando em uma corioamnionite crônica, clinicamente silenciosa, caracterizada por intensa resposta inflamatória. O apego ao epitélio traqueal humano fetal pode causar desarranjo ciliar, agregação e perda de células epiteliais. Estudos *in vitro* mostram que *Ureaplasma* spp. estimula a produção macrofágica de interleucina (IL)-6 e fator de necrose tumoral -α. Além disso, altas concentrações de citocinas pró-inflamatórias possivelmente associadas ao desenvolvimento de displasia broncopulmonar (DBC) da prematuridade, como a proteína 1 quimioatrativa de monócitos e IL-8, foram encontradas em secreções traqueais em recém-nascidos de muito baixo peso colonizados com *Ureaplasma* spp. A imunidade parece exigir anticorpos específicos para o sorotipo, assim, a falta de anticorpos maternos pode ser responsável por um maior risco de doença em recém-nascidos prematuros.

MANIFESTAÇÕES CLÍNICAS

As principais síndromes associadas a *Ureaplasma* spp., *M. genitalium* e *M. hominis* são apresentadas na Tabela 251.1.

Infecções intrauterina e neonatal

Corioamnionite e infecções de início precoce

Os micoplasmas genitais estão associados a uma variedade de infecções fetais e neonatais. *Ureaplasma* spp. pode causar corioamnionite clinicamente inaparente, resultando em aborto espontâneo, aumento da morte fetal ou parto prematuro. O papel do *Ureaplasma* na corioamnionite clínica ainda não está claro. A associação entre prematuridade e ureaplasmas permanece incerta. Estudos mostraram que mulheres com *Ureaplasma* spp. detectados por PCR em líquido amniótico entre 12 e 20 semanas de gestação têm um risco aumentado de parto prematuro. *Ureaplasma* spp. também pode ser recuperado de espécimes de traqueia, sangue, líquido cefalorraquidiano (LCR) ou biopsia pulmonar em até 50% dos lactentes com menos de 34 semanas de gestação. Em um estudo com 351 mãe/lactente díades, o isolamento de *Ureaplasma* spp. ou *M. hominis* do sangue do cordão umbilical foi documentado em 23% dos lactentes nascidos entre 23 e 32 semanas de gestação e correlacionados com o desenvolvimento da síndrome da resposta inflamatória sistêmica.

Tabela 251.1 Síndromes clínicas e terapia antibiótica para infecção por ureaplasmas e micoplasmas.

	UREAPLASMA SPP.	*M. HOMINIS*	*M. GENITALIUM*
INFECÇÕES INTRAUTERINAS E NEONATAIS			
Corioamnionite	++	++	–
Parto prematuro	++	++	++
Febre pós-parto	++	+++	UK
DBC	+++	+	UK
Infecções do SNC	+	+	UK
NEC	+	UK	UK
INFECÇÕES GENITOSSINÁRIAS			
NGU (agudo/	++*	–	+++
crônico)	–	–	+++
Cervicite	+	++	+++
PID			
INFECÇÕES NÃO NEONATAIS/NÃO GENITOSSINÁRIAS			
Doença do SNC[†]	+	++	–
Bacteriemia	+	++	–
Infecções de feridas	++	++	–
cirúrgicas	+	++	–
Artrite			
TRATAMENTO			
Macrólidos	++	–	++
Quinolona[§]‡	+	++	+
Clindamicina	–	++	+
Tetraciclinas (doxiciclina)	++	+	+

DBC, displasia broncopulmonar; *SNC*, sistema nervoso central; *NEC*, enterocolite necrosante; *NGU*, uretrite não gonocócica; *PID*, doença inflamatória pélvica; *UK*, desconhecido. *Apenas *Ureaplasma urealyticum* (não *parvum*). [†]Doença do SNC inclui: meningite, abscesso cerebral, empiema subdural e *shunts* não funcionais do SNC. [‡]As quinolonas mais usadas são a ciprofloxacino e a moxifloxacino.

Displasia broncopulmonar

Permanece controverso o papel desses organismos na causa de insuficiência respiratória grave, necessidade de ventilação mecânica, desenvolvimento de DBC ou morte. Ainda assim, metanálises de estudos publicados identificaram a colonização respiratória com *Ureaplasma* spp. como um fator de risco independente para o desenvolvimento de DBC. No entanto, os ensaios usando terapia com eritromicina em recém-nascidos prematuros de alto risco com a colonização traqueobrônquica de *U. urealyticum* não conseguiram demonstrar nenhuma diferença no desenvolvimento da DBC em tratados *versus* não tratados. Até o momento, não há evidências suficientes para apoiar o uso de antibioticoterapia em prematuros de risco ou com confirmação de infecção por *Ureaplasma* spp. para prevenir o desenvolvimento de DBC.

Infecções do sistema nervoso central

M. hominis e *Ureaplasma* spp. foram isoladas do LCR de prematuros e, menos comumente, de lactentes nascidos a termo. No entanto, o significado clínico de recuperar essas bactérias do LCR é incerto. O isolamento de outros patógenos é incomum, e a maioria das crianças não apresenta sinais evidentes de doença do sistema nervoso central (SNC). Essas bactérias podem representar verdadeiros patógenos e podem estar associadas à doença do SNC com base na suscetibilidade do hospedeiro/idade gestacional e na patogenicidade das bactérias. No geral, a pleocitose no LCR não é consistente e a depuração espontânea de micoplasmas foi documentada sem terapia específica. A meningite causada pela *Ureaplasma* spp. tem sido associada a hemorragia intraventricular e hidrocefalia. Dados limitados sugerem que a meningite causada por *M. hominis* pode estar associada a morbidade e mortalidade significativas. Em uma revisão de 29 casos neonatais relatados com meningite por *M. hominis*, oito (28%) neonatos morreram e oito (28%) desenvolveram sequelas neurológicas. A idade de início da meningite varia de 1 a 196 dias de vida, e os organismos podem persistir no LCR sem terapia por dias ou semanas. A paquimeningite pode ser evidente nos exames de ressonância magnética.

Outros: M. hominis e *Ureaplasma* spp. também foram associados a conjuntivite neonatal, abscessos (principalmente no local do eletrodo no couro cabeludo e associados a *M. hominis*), bacteriemia e enterocolite necrosante (NEC).

Infecções do trato geniturinário

Em adolescentes e adultos sexualmente ativos, os micoplasmas genitais estão associados a doenças sexualmente transmissíveis e é rara a associação a infecções focais fora do trato genital. *U. ureaplasma* (não *U. parvum*) e *M. genitalium* são reconhecidos agentes etiológicos da UNG, sobretudo em homens. Cerca de 20% de UNG podem ser causadas por esses organismos, quer sozinhos, quer associados com infecção por *Chlamydia trachomatis*. Complicações raras de NGU incluem epididimite e prostatite. Salpingite, cervicite, doença inflamatória pélvica e endometrite foram descritas em mulheres associadas à *M. genitalium* e, em proporção menor, a *M. hominis*.

Infecções não genitais

Ureaplasma spp. e as infecções por *M. hominis* são raramente descritas fora do período neonatal. Essas infecções foram relatadas em crianças imunocompetentes e imunocomprometidas, incluindo pacientes com hipogamaglobulinemia, linfoma ou receptores de transplantes de órgãos sólidos, que parecem estar sob maior risco de infecção.

Foram relatados casos de infecção por *Ureaplasma* spp. como: pneumonia, osteomielite, artrite, meningite, mediastinite, bacteriemia e infecções de feridas pós-cesárea. Dados recentes sugerem que *Ureaplasma* spp. está associado à síndrome de hiperamonemia pós-transplante, uma complicação rara, mas potencialmente fatal.

M. hominis é relatada com mais frequência em infecções sistêmicas e tem sido associada à doença do SNC (incluindo meningite, abscessos cerebrais, empiema subdural e *shunts* não funcionantes), infecções de ferida cirúrgicas, artrite (associada em até 50% dos casos com manipulação prévia do trato GU), endocardite protética e virgem, osteomielite e pneumonia. Há relatos de mediastinite com risco de vida, infecções da ferida esternal, pleurite, peritonite e pericardite, com altas taxas de mortalidade em pacientes após o transplante de órgãos. Essas infecções devem ser suspeitadas em infecções sistêmicas ou locais negativas à cultura, quando as amostras tiverem sido coletadas adequadamente e antes do início da antibioticoterapia.

DIAGNÓSTICO

Os molicutes não possuem parede celular e, portanto, não são visíveis na coloração de Gram. *M. hominis* e *Ureaplasma* spp. podem crescer em meio livre de células e requererem esteróis para crescimento, produzindo colônias características em ágar. Colônias de *M. hominis* têm 200 a 300 μm de diâmetro com aparência de "ovo frito", enquanto colônias de *Ureaplasma* spp. são menores (16 a 60 μm de diâmetro). *M. genitalium* é um organismo fastidioso e pode ser isolado com dificuldade em sistemas de cultura de células. A maioria dos laboratórios de microbiologia diagnóstica hospitalar não está preparada para cultivar esses patógenos, e testes baseados em ácido nucleico são o método preferido para o diagnóstico. Os ensaios baseados em PCR têm maior sensibilidade e fornecem um método mais prático para detecção. Os ensaios sorológicos têm valor limitado no cenário clínico e não estão disponíveis comercialmente para fins de diagnóstico.

Infecção do trato genital

A confirmação da infecção do trato genital é um desafio, devido às altas taxas de colonização na vagina e na uretra. A NGU é normalmente definida como descarga uretral de início recente ou disúria com coloração de Gram de corrimento uretral apresentando cinco ou mais leucócitos polimorfonucleares por campo de imersão em óleo na ausência de diplococos gram-negativos (*i. e., Neisseria gonorrhoeae*). A falta de parede celular impede a identificação dessas bactérias pela coloração de Gram. Detecção de *Ureaplasma* spp. ou *M. hominis* por PCR está disponível para uma variedade de amostras, incluindo urina, líquido amniótico, tecido placentário, amostras respiratórias, líquido sinovial e *swabs* do colo do útero, uretra e vagina. O *M. genitalium* é frequentemente identificado pelo teste de amplificação do ácido nucleico (NAAT) de amostras da primeira urina da manhã em homens e por esfregaços vaginais em mulheres.

Recém-nascidos

Ureaplasma spp. e *M. hominis* foram isolados da urina, sangue, LCR, aspirados traqueais, líquido pleural, abscessos e tecido pulmonar. Neonatos prematuros que estão clinicamente doentes com pneumonite, abscessos focais ou doença do SNC (em particular hidrocefalia progressiva com ou sem pleocitose) para os quais as culturas bacterianas são negativas ou nos quais não há melhora com a antibioticoterapia padrão, justificam um estudo adicional para descartar micoplasmas genitais. O isolamento requer meios especiais usando ureia para ureaplasmas e arginina para *M. hominis*, e as amostras clínicas devem ser cultivadas imediatamente ou congeladas a -70°C para evitar a perda de organismos. Quando inoculado em caldo contendo arginina (para *M. hominis*) ou ureia (para *Ureaplasma* spp.), o crescimento é indicado por um pH alcalino. Identificação de *Ureaplasma* spp. em ágar requer 1 ou 2 dias de crescimento e visualização com o microscópio de dissecação, enquanto *M. hominis* é aparente para o olho, mas pode requerer 2 a 7 dias para crescer. Estão disponíveis ensaios baseados em PCR que esclarecerão a causalidade desses agentes patogênicos quando os locais estéreis são testados (LCR, fluido das articulações etc.).

TRATAMENTO

Esses organismos não possuem uma parede celular e, portanto, os agentes betalactâmicos não são eficazes. Essas bactérias também são resistentes a sulfonamidas e trimetoprima porque não produzem ácido fólico. As rifamicinas não têm atividade contra os molicutes (ver Tabela 251.1).

Ao contrário de outros micoplasmas e ureaplasmas, *M. hominis* é resistente a macrolídeos, mas geralmente suscetível a clindamicina e quinolonas. A maioria dos *Ureaplasma* spp. são suscetíveis a macrolídeos e quinolonas de geração avançada, como a moxifloxacino, mas são frequentemente resistentes à ciprofloxacino e à clindamicina. A suscetibilidade a tetraciclinas é variável para ambos os organismos, com resistência crescente sendo relatada. O *M. genitalium* é normalmente suscetível a macrolídeos e moxifloxacino, com resistência variável a tetraciclinas e clindamicina.

Adolescentes e adultos

O tratamento recomendado para NGU deve incluir antibióticos com atividade contra *C. trachomatis*, tais como: doxiciclina (100 mg VO 2 vezes/dia durante 7 dias) ou azitromicina (1 g VO em dose única). NGU recorrente após o término do tratamento sugere a presença de *M. genitalium* resistente a azitromicina ou doxiciclina. Se o regime empírico inicial não incluir macrolídeos, o retratamento com azitromicina pode ser indicado. A azitromicina também é preferida em crianças com menos de 8 anos e naquelas com alergia a tetraciclinas. Por outro lado, se os pacientes receberam inicialmente a azitromicina, o retratamento com moxifloxacino pode ser mais eficaz. Antes da introdução da azitromicina, até 60% dos pacientes com NGU por *M. genitalium* desenvolveram uretrite recorrente ou crônica, apesar de 1 a 2 semanas do tratamento com doxiciclina.

Os parceiros sexuais também devem ser tratados para evitar doenças recorrentes no caso índice. Infecções por micoplasmas não genitais podem exigir drenagem cirúrgica e antibioticoterapia prolongada.

Recém-nascidos

O tratamento dessas infecções em recém-nascidos é um desafio. A doxiciclina e as quinolonas são geralmente evitadas nesta idade devido às suas toxicidades associadas. Além disso, atribuir causalidade pode ser difícil. Em geral, a terapia para neonatos com infecções por micoplasma genital é indicada se as infecções estão associadas ao crescimento puro do organismo ou se o organismo é detectado por PCR de um local normalmente estéril em conjunção com manifestações compatíveis da doença, assim é possível assegurar o tratamento de um processo infeccioso em vez de uma mera colonização.

Em geral, o tratamento é baseado em sensibilidades antimicrobianas previsíveis, porque o teste de suscetibilidade não está prontamente disponível para isolados individuais (ver Tabela 251.1). Para crianças com infecção sintomática do SNC, foram descritas curas com cloranfenicol, doxiciclina e moxifloxacino. As consequências a longo prazo da infecção assintomática do SNC associada a micoplasmas genitais, sobretudo na ausência de pleocitose, são desconhecidas. Como os micoplasmas podem desaparecer espontaneamente do líquido cefalorraquidiano, a terapia deve envolver riscos mínimos.

A bibliografia está disponível no GEN-io.

Seção 10
Infecções por Clamídia

Capítulo 252
Chlamydia pneumoniae

Stephan A. Kohlhoff e
Margaret R. Hammerschlag

Chlamydia pneumoniae é uma causa comum de doenças do trato respiratório inferior, incluindo pneumonia em crianças e bronquite e pneumonia em adultos.

ETIOLOGIA

As clamídias são patógenos intracelulares obrigatórios que estabeleceram um nicho único nas células hospedeiras. As clamídias causam uma variedade de doenças em espécies animais em todos os níveis filogenéticos virtualmente. Os patógenos humanos mais significativos são *C. pneumoniae* e *Chlamydia trachomatis* (ver Capítulo 253). A *Chlamydia psittaci* é a causa da psitacose, uma importante zoonose (ver Capítulo 254). Existem agora nove espécies reconhecidas de clamídia.

As clamídias têm um envelope gram-negativo sem peptidoglicano detectável, embora análises genômicas recentes tenham revelado que tanto *C. pneumoniae* quanto *C. trachomatis* codificam proteínas formando uma via quase completa para a síntese de peptidoglicano, incluindo proteínas de ligação à penicilina. As clamídias também compartilham um antígeno de lipopolissacarídeo específico do grupo e usam o trifosfato de adenosina do hospedeiro para a síntese de proteínas de clamídia. Embora as clamídias sejam auxotróficas para 3 de 4 trifosfatos de nucleosídios, elas codificam enzimas catabólicas funcionais de glicose que podem ser usadas para gerar trifosfato de adenosina. Tal como acontece com a síntese de peptidoglicanos, por algum motivo esses genes são desligados. Todas as clamídias também codificam uma proteína abundante exposta à superfície chamada de *proteína da membrana externa principal*. A principal proteína da membrana externa é o principal determinante da classificação sorológica dos isolados de *C. trachomatis* e *C. psittaci*.

EPIDEMIOLOGIA

C. pneumoniae é principalmente um patógeno respiratório humano. O organismo também foi isolado de espécies não humanas, incluindo cavalos, coalas, répteis e anfíbios, onde também causa infecção respiratória, embora o papel que essas infecções possam desempenhar na transmissão para humanos seja desconhecido. *C. pneumoniae* parece afetar indivíduos de todas as idades. A proporção de pneumonias adquiridas na comunidade associada à infecção por *C. pneumoniae* é de 2 a 19%, variando de acordo com a localização geográfica, a faixa etária examinada e os métodos diagnósticos utilizados. Vários estudos sobre o papel da *C. pneumoniae* na infecção do trato respiratório inferior em populações pediátricas encontraram evidências de infecção em 0 a 18% dos pacientes com base em sorologia ou cultura para o diagnóstico. Em um estudo, quase 20% das crianças com infecção por *C. pneumoniae* foram coinfectadas com *Mycoplasma pneumoniae*. *C. pneumoniae* também pode ser responsável por 10 a 20% dos episódios de síndrome torácica aguda em crianças com doença falciforme, até 10% das exacerbações da asma, 10% dos episódios de bronquite e 5 a 10% dos episódios de faringite em crianças. A infecção assintomática parece ser comum com base em estudos epidemiológicos.

A transmissão provavelmente ocorre de pessoa para pessoa através de gotículas respiratórias. A propagação da infecção parece ser reforçada pela proximidade, como é evidente a partir de surtos localizados em populações fechadas, como recrutas militares e em lares de idosos.

PATOGÊNESE

As clamídias são caracterizadas por um ciclo de desenvolvimento único (Figura 252.1) com formas infecciosas e reprodutivas morfologicamente distintas: o corpo elementar (CE) e o corpo reticulado (CR). Após a infecção, os CEs infecciosos, que têm de 200 a 400 μm de diâmetro, se ligam à célula hospedeira por um processo de ligação eletrostática e são levados para a célula por endocitose que não depende do sistema de microtúbulos. Dentro da célula hospedeira, o CE permanece dentro de um fagossomo revestido por membrana. O fagossomo não se funde com o lisossomo da célula hospedeira. A membrana de inclusão é desprovida de marcadores de células hospedeiras, mas os marcadores lipídicos trafegam para a inclusão, o que sugere uma interação funcional com o aparelho de Golgi. Os CEs então se diferenciam em CRs que sofrem fissão binária. Após aproximadamente 36 horas, as CRs se diferenciam em CEs. Em aproximadamente 48 horas, a liberação pode ocorrer por citólise ou por um processo de exocitose ou extrusão de toda a inclusão, deixando a célula hospedeira intacta. As clamídias também podem entrar em um estado persistente após o tratamento com certas citocinas, coma interferona-γ, tratamento com antibióticos ou restrição de certos nutrientes. Enquanto as clamídias estão em estado persistente, a atividade metabólica é reduzida. A capacidade de causar infecção prolongada, muitas vezes subclínica, é uma das principais características das clamídias.

MANIFESTAÇÕES CLÍNICAS

Infecções causadas por *C. pneumoniae* não podem ser prontamente diferenciadas daquelas causadas por outros patógenos respiratórios, especialmente *M. pneumoniae*. A pneumonia geralmente ocorre como uma pneumonia clássica atípica (ou não bacteriana) caracterizada por sintomas constitucionais leves a moderados, incluindo febre, mal-estar, cefaleia, tosse e, frequentemente, faringite. Pneumonia grave com derrames pleurais e empiema tem sido descrita. Infecções respiratórias mais leves têm sido descritas, manifestando-se como uma doença semelhante à coqueluche.

C. pneumoniae pode atuar como um gatilho infeccioso para asma, pode causar exacerbações pulmonares em pacientes com fibrose cística

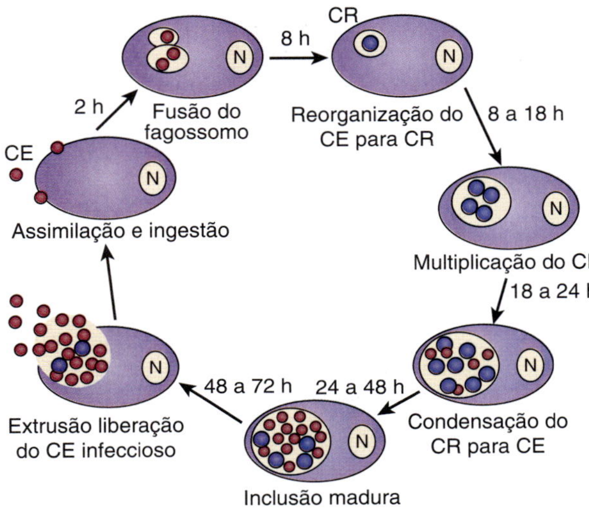

Figura 252.1 Ciclo de vida das clamídias em células epiteliais. *CE*, corpo elementar; *CR*, corpo reticulado. (*De Hammerschlag MR. Infections due to* Chlamydia trachomatis and Chlamydia pneumoniae *in children and adolescents. Pediatr Rev.* 2004; 25:43-50.)

e pode produzir síndrome torácica aguda em pacientes com anemia falciforme. *C. pneumoniae* foi isolado de aspiração de orelha média de crianças com otite média aguda, na maioria das vezes como coinfecção por outras bactérias. A infecção respiratória assintomática foi documentada em 2 a 5% dos adultos e crianças e pode persistir por 1 ano ou mais.

DIAGNÓSTICO

Não é possível diferenciar *C. pneumoniae* de outras causas de pneumonia atípica com base em achados clínicos. Ausculta revela a presença de estertores e, muitas vezes, sibilos. A radiografia de tórax frequentemente parece pior do que o estado clínico do paciente indicaria e pode mostrar comprometimento leve e difuso ou infiltrados lobares com pequenos derrames pleurais. O hemograma completo pode estar com leucócitos elevados com um desvio à esquerda, mas geralmente não é notável.

O diagnóstico específico da infecção por *C. pneumoniae* tem sido baseado no isolamento do organismo na cultura de tecidos. *C. pneumoniae* cresce melhor em células HEp-2 e HL tratadas com ciclo-heximida. O local ideal para cultura é a nasofaringe posterior; o espécime é coletado com *swabs* pela mesma técnica que a usada para *C. trachomatis*. O organismo pode ser isolado do escarro, culturas de orofaringe, líquido de lavado broncoalveolar e líquido pleural, mas poucos laboratórios realizam tais culturas devido a dificuldades técnicas. Um teste multiplex de ácido nucleico amplificado (*Film Array, Biofire Diagnostics, Salt Lake City, UT*) recebeu autorização da FDA (*Food and Drug Administration*) em 2012 para a detecção de 17 vírus e *C. pneumoniae, M. pneumoniae* e *Bordetella pertussis*. O sistema *Film Array* combina extração de ácido nucleico, reação em cadeia da polimerase aninhada, detecção e análise de dados.

O diagnóstico sorológico pode ser realizado por meio dos testes de microimunofluorescência (MIF) ou de fixação do complemento. O teste de fixação do complemento é específico do gênero e é usado para o diagnóstico de linfogranuloma venéreo (ver Capítulo 253.4) e psitacose (ver Capítulo 254). Sua sensibilidade em pacientes hospitalizados com infecção por *C. pneumoniae* e crianças é variável. O CDC propôs modificações nos critérios sorológicos para o diagnóstico. Embora o teste de MIF tenha sido considerado o único teste sorológico atualmente aceitável, os critérios foram significativamente mais rigorosos. A infecção aguda, usando o teste MIF, foi definida por um aumento de 4 vezes no título de imunoglobulina (Ig) G ou um título de IgM de ≥ 16; o uso de um único título elevado de IgG foi desencorajado. Acreditava-se que um título de IgG de ≥ 16 indicava exposição anterior, mas nem títulos elevados de IgA nem qualquer outro marcador sorológico foram considerados indicadores válidos de infecção persistente ou crônica. Como o diagnóstico exigiria soros pareados, esse seria um diagnóstico retrospectivo. O CDC não recomendou o uso de nenhum imunoensaio ligado a enzima para a detecção de anticorpos contra *C. pneumoniae* devido à preocupação com a inconsistente correlação destes resultados com os resultados da cultura. Estudos de infecção por *C. pneumoniae* em crianças com pneumonia e asma mostram que mais de 50% das crianças com infecção documentada por cultura não têm anticorpos detectáveis para o MIF.

TRATAMENTO

A dose ideal e a duração da terapia antimicrobiana para infecções por *C. pneumoniae* permanecem incertas. A maioria dos estudos de tratamento utilizou apenas sorologia para diagnóstico e, portanto, a eficácia microbiológica não pode ser avaliada. A terapia prolongada por 2 semanas ou mais é necessária para alguns pacientes, porque os sintomas recrudescentes e culturas positivas persistentes foram descritos após 2 semanas de eritromicina e 30 dias de tetraciclina ou doxiciclina.

As tetraciclinas, os macrolídeos (eritromicina, azitromicina e claritromicina) e as quinolonas apresentam atividade *in vitro*. Como *C. psittaci*, a *C. pneumoniae* é resistente às sulfonamidas, os resultados dos estudos de tratamento mostraram que a eritromicina (40 mg/kg/dia PO dividido 2 vezes/dia durante 10 dias), claritromicina (15 mg/kg/dia PO dividida 2 vezes/dia durante 10 dias) e azitromicina (10 mg/kg PO no dia 1 e depois 5 mg/kg/dia PO dos dias 2 a 5) são eficazes para a erradicação de *C. pneumoniae* da nasofaringe de crianças com pneumonia em aproximadamente 80% dos casos.

PROGNÓSTICO

A resposta clínica à antibioticoterapia varia. A tosse, muitas vezes persiste por várias semanas, mesmo após o tratamento.

A bibliografia está disponível no GEN-io.

Capítulo 253
Chlamydia trachomatis

Margareth R. Hammerschlag

Chlamydia trachomatis é subdividida em duas biovares: o linfogranuloma venéreo (LGV) e o tracoma, que é o agente de doenças oculogenitais humanas distintas do LGV. Embora as cepas de ambas as biovares tenham uma homologia de DNA quase completa, elas diferem nas suas características de crescimento e na sua virulência em cultura de tecidos e em animais. Nos países desenvolvidos, a *C. trachomatis* é a doença sexualmente transmissível mais prevalente, causando uretrite nos homens, cervicite e salpingite nas mulheres e conjuntivite e pneumonia nos lactentes.

253.1 Tracoma

Margaret R. Hammerschlag

O tracoma constitui a causa mais importante e possível de prevenção de cegueira no mundo. É causado principalmente pelos sorotipos A, B, Ba e C de *C. trachomatis*. O tracoma é endêmico no Oriente Médio e Sudeste Asiático e entre os índios Navajo no sudoeste dos EUA. Nas áreas endêmicas para o tracoma, como o Egito, a infecção genital por clamídia é causada pelos sorotipos responsáveis pela doença oculogenital: D, E, F, G, H, I, J e K. A doença dissemina-se de um olho para o outro. As moscas constituem um vetor comum.

O tracoma começa na forma de **conjuntivite folicular,** habitualmente no início da infância. Os folículos cicatrizam, levando à cicatrização da conjuntiva, que pode resultar em entrópio, de modo que a pálpebra se vira para dentro, resultando em abrasão da córnea pelos cílios. É a ulceração da córnea secundária ao traumatismo constante que leva à cicatrização e à cegueira. A superinfecção bacteriana também pode contribuir para a cicatrização. A cegueira ocorre vários anos após a doença ativa.

O tracoma pode ser diagnosticado clinicamente. A Organização Mundial da Saúde (OMS) sugere que pelo menos 2 a 4 critérios estejam presentes para o estabelecimento do diagnóstico de tracoma: folículos linfoides na conjuntiva tarsal superior, cicatriz conjuntival típica, pano vascular e folículos limbares. O diagnóstico é confirmado por cultura ou testes de coloração para *C. trachomatis* realizados durante o estágio ativo da doença. Os testes sorológicos não são clinicamente úteis, devido à longa duração da doença e à alta soroprevalência nas populações endêmicas.

A pobreza e a falta de saneamento constituem fatores importantes na disseminação do tracoma. Com a melhoria das condições socioeconômicas, a incidência da doença diminui substancialmente. O tracoma endêmico é abordado por administração maciça de medicamentos (MDA, do inglês, *mass drug administration*) com azitromicina em comunidades afetadas. As comunidades endêmicas devem receber MDA até que os sinais clínicos de doença ativa em crianças de 1 a 9 anos de idade caiam para índices menores que 5%. O tratamento em massa com dose única de azitromicina administrada a todos os residentes de uma aldeia reduziu drasticamente a prevalência e a intensidade da infecção. Esse efeito continuou por 2 anos após o tratamento, provavelmente por ter interrompido a transmissão da infecção ocular por *C. trachomatis*.

253.2 Infecções do Trato Genital

Margaret R. Hammerschlag

EPIDEMIOLOGIA

Nos EUA, estima-se que ocorrem 3 milhões de novos casos de infecções por clamídia transmitidas sexualmente a cada ano. A *C. trachomatis* constitui importante causa de epididimite e responde por 23 a 55% de todos os casos de uretrite não gonocócica, embora a proporção de uretrite não gonocócica por clamídia tenha diminuído de modo gradual. Até 50% dos homens com gonorreia podem ser coinfectados por *C. trachomatis*. A prevalência da cervicite por clamídia entre indivíduos do sexo feminino sexualmente ativos é de 2 a 35%. As taxas de infecção entre meninas de 15 a 19 anos de idade ultrapassam 20% em muitas populações urbanas e podem alcançar até 15% em populações suburbanas.

As crianças que sofreram abuso sexual podem adquirir infecção anogenital por *C. trachomatis*, que é habitualmente assintomática. Entretanto, como as infecções retais e vaginais por *C. trachomatis* adquiridas no período perinatal podem persistir por 3 anos ou mais, a detecção de *C. trachomatis* na vagina ou no reto em uma criança de pouca idade não constitui uma evidência absoluta de abuso sexual.

MANIFESTAÇÕES CLÍNICAS

A biovar tracoma de *C. trachomatis* produz um espectro de doenças em adolescentes e adultos sexualmente ativos. Até 75% dos indivíduos do sexo feminino com *C. trachomatis* não apresentam sintomas de infecção. A *C. trachomatis* pode causar uretrite (síndrome uretral aguda), epididimite, cervicite, salpingite, proctite e doença inflamatória pélvica. Os sintomas de infecção do trato genital por clamídia são menos agudos do que os da gonorreia e consistem em secreção, que é habitualmente mais mucoide do que purulenta. A infecção uretral assintomática é comum em indivíduos do sexo masculino sexualmente ativos. A autoinoculação do trato genital para os olhos pode resultar em conjuntivite de inclusão concomitante.

DIAGNÓSTICO

O diagnóstico definitivo de infecção genital por clamídia é estabelecido a partir de testes de amplificação de ácidos nucleicos (TAANs). Esses testes possuem alta sensibilidade e talvez detectem de 10 a 20% mais casos do que as culturas, enquanto mantêm uma alta especificidade. Seis TAANs aprovados pela FDA estão disponíveis comercialmente para detecção de *C. trachomatis*, incluindo: reação em cadeia da polimerase (PCR; teste de Amplicor Chlamydia, Roche Molecular Diagnostics, Nutley, NJ), amplificação de deslocamento de fita (ProbeTec, BD Diagnostic Systems, Sparks, MD), amplificação mediada por transcrição (Amp CT, Hologic, San Diego, CA) e GeneXpert CT/NG (Cepheid, Sunnyvale, CA). A PCR e a amplificação de deslocamento de filamento são testes de amplificação do DNA que utilizam *primers* direcionados para sequências gênicas no plasmídio criptogênico de *C. trachomatis*, que estão presentes em número aproximado de 10 cópias em cada célula infectada. A amplificação mediada por transcrição é um ensaio de amplificação do RNA ribossômico. O GeneXpert é uma PCR em tempo real qualitativa sob pedido. Todos esses ensaios também estão disponíveis como testes de coamplificação para a detecção simultânea de *C. trachomatis* e *Neisseria gonorrhoeae*.

Os TAAN atualmente disponíveis no comércio estão aprovados pela FDA para *swabs* cervicais e vaginais de adolescentes do sexo feminino e mulheres adultas, *swabs* uretrais de adolescentes do sexo masculino e homens adultos, e urina de adolescentes e adultos. O uso da urina evita a necessidade de um exame pélvico clínico pode facilitar acentuadamente a triagem de certas populações, particularmente adolescentes, embora vários estudos tenham demonstrado atualmente que as amostras endocervicais e os *swabs* vaginais são superiores à urina para o TAAN. As amostras vaginais coletadas pela própria paciente parecem ser tão confiáveis quanto as amostras obtidas por um profissional de saúde.

Os dados sobre o uso dos TAAN com amostras vaginais ou urina de crianças são muito limitados e insuficientes para permitir uma recomendação sobre o seu uso. Os CDC recomendam que os TAAN sejam usados como alternativa da cultura apenas se a confirmação estiver disponível. Os testes de confirmação devem consistir em um segundo TAAN aprovado pela FDA, que é direcionado para uma sequência gênica diferente daquela do teste inicial.

A etiologia da maioria dos casos de uretrite não gonocócica e não causada por clamídia é desconhecida, embora o *Ureaplasma urealyticum* e, possivelmente, o *Mycoplasma genitalium* estejam implicados em até um terço dos casos (Capítulo 251). Pode haver desenvolvimento de proctocolite em indivíduos que apresentam infecção retal por uma cepa de LGV (Capítulo 253.4).

TRATAMENTO

Os esquemas de tratamento de primeira linha recomendados pelos CDC para a infecção genital não complicada por *C. trachomatis* em indivíduos do sexo masculino e em indivíduos do sexo feminino não gestantes incluem azitromicina (1 g VO, em dose única) e doxiciclina (100 mg VO, 2 vezes/dia, por 7 dias). Os esquemas alternativos consistem em eritromicina base (500 mg VO, 4 vezes/dia, durante 7 dias), e etilsuccinato de eritromicina (800 mg VO, 4 vezes, durante 7 dias), ofloxacino (300 mg VO, 3 vezes/dia, durante 7 dias) e levofloxacino (500 mg VO, 1 vez/dia, durante 7 dias). As altas doses de eritromicina podem não ser bem toleradas. A doxiciclina e a quinolonas estão contraindicadas para gestantes, enquanto as quinolonas estão contraindicadas para indivíduos com menos de 18 anos de idade. Para as gestantes, o esquema de tratamento recomendado consiste em azitromicina (1 g VO, em dose única) ou amoxicilina (500 mg VO, 3 vezes/dia, durante 7 dias). Os esquemas alternativos para gestantes consistem em eritromicina base (250 mg VO, 4 vezes/dia, durante 14 dias) e etilsuccinato de eritromicina (800 mg VO, 4 vezes/dia, durante 7 dias, ou 400 mg VO, 4 vezes, durante 14 dias).

O **tratamento empírico** sem diagnóstico microbiológico só é recomendado para pacientes com alto risco de infecção, que têm pouca probabilidade de retornar para avaliação de acompanhamento, incluindo adolescentes com múltiplos parceiros sexuais. Esses pacientes devem ser tratados empiricamente para *C. trachomatis* e para gonorreia.

Os **parceiros sexuais** de pacientes com uretrite não gonocócica devem ser tratados se tiveram contato sexual com o paciente durante os 60 dias que precederam o início dos sintomas. O parceiro sexual mais recente deve ser tratado, mesmo se o último contato sexual tiver ocorrido mais de 60 dias antes do início dos sintomas.

COMPLICAÇÕES

As complicações das infecções genitais por clamídia no sexo feminino consistem em peri-hepatite (síndrome de Fitz-Hugh-Curtis) e salpingite. Entre os indivíduos do sexo feminino com infecção por clamídia sem tratamento, que desenvolvem doença inflamatória pélvica, até 40% terão sequelas significativas; aproximadamente 17% irão apresentar dor pélvica crônica, cerca de 17% se tornarão inférteis e aproximadamente 9% terão gravidez ectópica (tubária). As adolescentes podem correr maior risco de desenvolver complicações, particularmente salpingite, em comparação com mulheres adultas. A salpingite em adolescentes também tem mais tendência a levar à cicatrização tubária, obstrução subsequente com infertilidade secundária e risco aumentado de gravidez ectópica. Cerca de 50% dos recém-nascidos de mulheres com infecção por clamídia não tratada irão adquirir infecção por *C. trachomatis* (Capítulo 253.3). As mulheres com infecção por *C. trachomatis* correm um risco 3 a 5 vezes maior de adquirir infecção pelo HIV.

PREVENÇÃO

O tratamento dos parceiros sexuais no momento oportuno é essencial para diminuir o risco de reinfecção. Os parceiros sexuais devem ser avaliados e tratados se tiveram contato sexual durante os 60 dias que precederam o início dos sintomas no paciente. O parceiro sexual mais recente deve ser tratado, mesmo se o último contato sexual tiver ocorrido há mais de 60 dias. Os pacientes e seus parceiros sexuais devem abster-se de relação sexual por até 7 dias após um esquema de dose única ou após concluir um esquema de 7 dias.

Recomenda-se uma triagem de rotina anual para *C. trachomatis* em todas as adolescentes sexualmente ativas, todas as mulheres de 20 a 25 anos de idade e nas faixas etárias subsequentes com fatores de risco, como novos ou múltiplos parceiros ou uso inconsistente de contraceptivos de barreira. A avaliação do risco sexual pode indicar um rastreamento mais frequente em algumas mulheres.

A bibliografia está disponível no GEN-io.

253.3 Conjuntivite e Pneumonia em Recém-Nascidos

Margaret R. Hammerschlag

EPIDEMIOLOGIA

A infecção genital por clamídia é relatada em 5 a 30% das mulheres gestantes, com risco de transmissão vertical ao recém-nascido por ocasião do parto de aproximadamente 50%. O lactente pode se tornar infectado em um ou mais locais, incluindo conjuntivas, nasofaringe, reto e vagina. A transmissão é rara após cesárea com membranas intactas. A introdução da triagem pré-natal sistemática para a infecção por *C. trachomatis* e o tratamento das mulheres gestantes resultaram em uma redução drástica na incidência de infecção neonatal por clamídia nos EUA. Todavia, em países nos quais a triagem pré-natal não é realizada, como na Holanda, a *C. trachomatis* continua sendo importante causa de infecção neonatal, respondendo por > 60% dos casos de conjuntivite neonatal.

Conjuntivite de inclusão

Cerca de 30 a 50% dos lactentes nascidos de mães com infecção ativa por clamídia sem tratamento desenvolvem conjuntivite clínica. Os sintomas aparecem habitualmente dentro de 5 a 14 dias após o parto ou mais cedo em lactentes nascidos após ruptura prolongada das membranas. A apresentação é extremamente variável e inclui desde congestão leve das conjuntivas, com secreção mucoide escassa, até conjuntivite grave, com secreção purulenta copiosa, quemose e formação de pseudomembranas. A conjuntiva pode ser muito friável e pode sangrar quando se utiliza um *swab*. A conjuntivite por clamídia pode ser diferenciada da oftalmia gonocócica, que constitui uma ameaça à visão. Pelo menos 50% dos lactentes com conjuntivite por clamídia também apresentam infecção da nasofaringe.

Pneumonia

A pneumonia causada por *C. trachomatis* pode desenvolver-se em 10 a 20% dos lactentes nascidos de mães com infecção por clamídia ativa e não tratada. Apenas cerca de 25% dos lactentes com infecção da nasofaringe por clamídia desenvolvem pneumonia. A pneumonia do lactente por *C. trachomatis* tem uma apresentação muito característica. O início, que é habitualmente observado entre 1 e 3 meses de idade, é, com frequência, insidioso, com tosse persistente, taquipneia e ausência de febre. A ausculta revela estertores; os sibilos são incomuns. A ausência de febre e sibilos ajuda a diferenciar a pneumonia por *C. trachomatis* da pneumonia pelo vírus sincicial respiratório. Um achado laboratorial distinto consiste na presença de eosinofilia periférica (> 400 células/$\mu\ell$). O achado mais consistente na radiografia de tórax consiste em hiperinflamação pulmonar acompanhada de infiltrados intersticiais ou alveolares mínimos.

Infecções em outros locais

Os lactentes nascidos de mães com *C. trachomatis* podem desenvolver infecção no reto ou na vagina. Embora a infecção nesses locais pareça ser totalmente assintomática, pode causar confusão se for identificada mais tarde. As infecções retais, vaginais e nasofaríngeas adquiridas no período perinatal podem persistir por 3 anos ou mais.

DIAGNÓSTICO

O diagnóstico definitivo é estabelecido pelo isolamento de *C. trachomatis* em culturas de amostras obtidas da conjuntiva ou da nasofaringe. Os dados sobre o uso de TAAN em crianças para o diagnóstico de *C. trachomatis* são limitados. Os dados limitados sugerem que a PCR pode ser equivalente à cultura para a detecção de *C. trachomatis* na conjuntiva de lactentes com conjuntivite.

Entretanto, a FDA não especifica o uso de TAAN para ocorrência em amostras de conjuntiva ou nasofaringe em lactentes. Laboratórios podem validar o diagnóstico internamente embasados nas diretrizes para *C. trachomatis* e *N. gonorrhoeae* do CDC de 2014.

TRATAMENTO

Os esquemas de tratamento recomendados para a conjuntivite ou a pneumonia por *C. trachomatis* em lactentes consistem em eritromicina (base ou etilsuccinato, 50 mg/kg/dia VO, 4 vezes/dia, durante 14 dias) e suspensão de azitromicina (20 mg/kg/dia VO, 1 vez/dia, durante 3 dias). O fundamento lógico para o uso da terapia oral na conjuntivite é que 50% ou mais desses lactentes apresentam infecção nasofaríngea concomitante ou doença em outros locais, e os estudos realizados demonstraram que a terapia tópica com gotas de sulfonamida e pomada de eritromicina não é efetiva. A taxa de fracasso com eritromicina oral permanece entre 10 e 20%, e alguns lactentes necessitam de um segundo ciclo de tratamento. As mães de lactentes (e seus contatos sexuais) com infecções por *C. trachomatis* devem ser tratados empiricamente para infecção genital. Foi relatada uma associação entre o tratamento com eritromicina oral e a ocorrência de estenose pilórica hipertrófica infantil em lactentes com menos de 6 semanas de idade.

PREVENÇÃO

A profilaxia gonocócica neonatal com pomada tópica de eritromicina não proporciona uma prevenção contra a oftalmia por clamídia, ou a colonização da nasofaringe por *C. trachomatis,* ou pneumonia por clamídia. *O método mais efetivo de controlar a infecção perinatal por clamídia consiste em triagem e tratamento das mulheres grávidas.* Em 2015, a *Canadian Pediatric Society* recomendou a descontinuação da profilaxia ocular neonatal e o maior monitoramento de clamídia em período pré-natal no Canadá. O programa foi estendido para os EUA em 2016. Nos EUA, a implementação do monitoramento pré-natal e o tratamento de gestantes resultou em considerável redução em infecções perinatais por clamídia. Para o tratamento da infecção por *C. trachomatis* em gestantes, o CDC atualmente recomendam a azitromicina (1 g VO, em dose única) ou a amoxicilina (500 mg VO, 3 vezes/dia, durante 7 dias) como esquemas de primeira linha. A eritromicina base (250 mg VO, 4 vezes/dia, durante 14 dias) e o etilsuccinato de eritromicina (800 mg VO, 4 vezes/dia durante 7 dias, ou 400 mg VO, 4 vezes/dia durante 14 dias) estão listados como esquemas alternativos. As razões que levam ao fracasso do tratamento materno para prevenção da infecção infantil por clamídia incluem adesão precária ao tratamento e reinfecção de um parceiro sexual não tratado.

253.4 Linfogranuloma Venéreo

Margaret R. Hammerschlag

O LGV é uma doença sistêmica sexualmente transmissível, causada pelos sorotipos L_1, L_2 e L_3 da biovar LGV de *C. trachomatis*. Diferentemente das cepas da biovar tracoma, as cepas de LGV têm predileção pelo tecido linfoide. Nos EUA, menos de 1.000 casos são notificados a cada ano em adultos. Houve um ressurgimento de infecções por LGV entre homens homossexuais na Europa e nos EUA. Muitos dos homens estavam infectados pelo HIV e usavam drogas ilícitas, especificamente metanfetaminas. Pelo que se sabe, não foram relatados casos na população pediátrica desde a emergência dos novos agrupamentos de casos associados ao HIV em 2003. Foi relatado o caso de um menino de 16 anos de idade que apresentou proctocolite por LGV após ter tido relação anal receptiva sem proteção com um homem de 30 anos de idade que conheceu *on-line*. A história foi obtida ao se constatar que o menino era HIV positivo. O diagnóstico de LGV, particularmente quando se manifesta com proctocolite, depende de um alto índice de suspeita, que leva a ressaltar determinados aspectos do histórico e a solicitar os exames complementares pertinentes. Muitos pediatras e gastroenterologistas pediátricos podem não estar muito familiarizados com a entidade e podem não a incluir como consideração diagnóstica em pacientes pediátricos. O diagnóstico pode ser ainda sugerido por meio de pesquisa de *C. trachomatis:* cultura do microrganismo, se disponível, ou, mais comumente, TAAN. Os TAAN atualmente disponíveis não diferenciam o LGV de outras sorovariantes de *C. trachomatis*. Os TAAN para *C. trachomatis* também não estão liberados pela FDA para amostras retais, mas laboratórios podem fazer uma validação interna conforme recomendado nas diretrizes de laboratório de *C. trachomatis* e *N. gonorrhoeae* CDC de 2014. Os TAAN têm performado bem com amostras retais em diversos estudos clínicos. A digitação do espécime de *C. trachomatis* pode ser feita por sequenciamento do espécime do NAAT por muitos laboratórios estaduais. Tentar averiguar a sorovariante de *C. trachomatis* para confirmação do LGV tem implicações terapêuticas, uma vez que o LGV precisa ser tratado com um curso de 3 semanas de doxiciclina; uma dose única de azitromicina não erradicará a infecção.

MANIFESTAÇÕES CLÍNICAS

O **primeiro estágio do LGV** caracteriza-se pelo aparecimento da lesão primária, uma pápula indolor e habitualmente transitória na genitália. O **segundo estágio** caracteriza-se por linfadenite femoral ou inguinal habitualmente unilateral, com bubões aumentados e dolorosos. Os linfonodos podem sofrer ruptura e drenar, particularmente no sexo masculino. No sexo feminino, o linfonodo vulvar drena para os nódulos retroperitoneais. É comum a ocorrência de febre, mialgia e cefaleia. O **terceiro estágio** consiste em uma síndrome genitoanorretal, com fístulas retovaginais, estenoses retais e destruição uretral. Entre os indivíduos do sexo masculino homossexuais, a infecção retal por LGV pode produzir proctocolite aguda e grave, que pode ser confundida com doença inflamatória intestinal ou neoplasia maligna.

DIAGNÓSTICO

O LGV pode ser diagnosticado por meio de teste sorológico ou cultura de *C. trachomatis* ou por teste molecular para *C. trachomatis* a partir de uma amostra aspirada do bubão. A maioria dos pacientes com LGV apresenta títulos de anticorpos de fixação do complemento de > 1:16. O cancroide e o herpes-vírus simples podem ser diferenciados clinicamente do LGV pela presença concomitante de úlceras genitais dolorosas. A sífilis pode ser diferenciada por testes sorológicos. Entretanto, podem ocorrer coinfecções.

TRATAMENTO

A doxiciclina (100 mg VO, 2 vezes/dia, durante 21 dias) é o tratamento recomendado. O esquema alternativo consiste em eritromicina base (500 mg VO 4 vezes/dia, durante 21 dias). A azitromicina (1 g VO, 1 vez/semana, durante 3 semanas) também pode ser efetiva, porém não se dispõe de dados clínicos. Os parceiros sexuais de pacientes com LGV devem ser tratados se tiverem tido contato sexual com o paciente durante os 30 dias que precederam o início dos sintomas.

A bibliografia está disponível no GEN-io.

Capítulo 254

Psitacose (*Chlamydophila psittaci*)

Stephen A. Kohlhoff e
Margaret R. Hammerschlag

Chamydophila psittaci, que é o agente de psitacose (também conhecida como **febre do papagaio** e **ornitose**), é sobretudo um agente patogênico animal e raramente provoca doenças humanas. Nas aves, a infecção por *C. psittaci* é conhecida como *clamidiose aviária*.

ETIOLOGIA

C. psittaci afeta os psitacídeos (p. ex., papagaios, periquitos, araras) e aves não psitacídeas (patos, perus); a variedade de hospedeiros conhecidos inclui 130 espécies de aves. O ciclo de vida da *C. psittaci* é o mesmo de *Chlamydophila pneumoniae* (Capítulo 252). Estirpes de *C. psittaci* foram analisadas por padrões de patogenicidade, morfologia de inclusão em cultura de tecido, análise do DNA com endonucleases de restrição e anticorpos monoclonais, o que indica que existem sete sorovares aviários. O microrganismo também já foi encontrado em animais domésticos não aviários, incluindo bois, ovelhas, porcos, cabras e gatos. *C. psittaci* não aviário raramente causam doenças em humanos. Dois dos sorovares aviários, psitacídeo e peru, são de grande importância na população aviária dos EUA. Cada um está associado a preferências importantes do hospedeiro e características da doença.

EPIDEMIOLOGIA

De 2005 a 2009 houve 66 relatos de casos de psitacose nos EUA. Destes, 85% foram associados à exposição a aves, incluindo 70% depois da exposição a aves de estimação engaioladas, normalmente psitacídeos, incluindo calopsita, periquitos, papagaios e araras. A clamidiose entre não psitacídeos engaiolados ocorre mais frequentemente em columbiformes (pombos, rolinhas e mainás). Pessoas com maior risco de adquirir psitacose incluem criadores de aves e proprietários de aves de estimação (43% dos casos) e funcionários de lojas de animais (10% dos casos). Os casos notificados provavelmente subestimam o número de infecções reais, devido a uma falta de consciência.

A inalação de aerossóis de fezes, poeira fecal e secreções nasais de animais infectados com *C. psittaci* é a principal via de infecção. *As aves de origem são assintomáticas ou têm anorexia, penas eriçadas, letargia e excrementos verdes.* A psitacose é incomum em crianças, em parte porque as crianças podem ser menos propensas a ter contato próximo com aves infectadas. Deve-se ter cuidado durante a limpeza de gaiolas pois há risco de aspiração de poeira fecal. Vários grandes surtos de psitacose ocorreram em fábricas de processamento de perus; trabalhadores expostos às vísceras de peru estão sob maior risco de infecção.

MANIFESTAÇÕES CLÍNICAS

A infecção com *C. psittaci* em seres humanos varia de assintomática a doença grave, incluindo pneumonia e comprometimento de diversos órgãos. O período médio de incubação é de 15 dias depois da exposição, com uma variação entre 5 e 21 dias. *Em geral, o início da doença é abrupto, com febre, tosse, cefaleia, mialgia e mal-estar.* A febre é alta e está frequentemente associada a rigidez e sudorese. A cefaleia pode ser tão intensa que, por vezes, faz pensar no diagnóstico de meningite. A tosse geralmente é seca. Sintomas gastrintestinais são relatados em alguns casos. Crepitações podem ser ouvidas na ausculta pulmonar. As radiografias do tórax costumam ser anormais e caracterizadas pela presença de infiltrados variáveis, por vezes acompanhados de derrame pleural. A contagem de células brancas do sangue geralmente é normal, mas às vezes é um pouco elevada. Níveis elevados de aspartato aminotransferase, fosfatase alcalina e bilirrubina são comuns. Complicações não pulmonares incluem pericardite, endocardite e miocardite. A taxa de mortalidade é de 5% dos casos.

DIAGNÓSTICO

A psitacose pode ser difícil de diagnosticar por causa das apresentações clínicas diferentes. Histórico de exposição a aves, ou a associação a um caso ativo, pode ser uma pista importantes, mas 20% dos pacientes com psitacose não tiveram nenhum contato conhecido. A possibilidade de propagação de pessoa a pessoa foi levantada, mas não comprovada. Outras infecções que causam a pneumonia com febre alta, cefaleia intensa e mialgia incluem infecções bacterianas e virais respiratórias de rotina, bem como a infecção por *Coxiella burnetii* (febre Q), infecção por *Mycoplasma pneumoniae*, infecção por *Chlamydophila. pneumoniae*, tularemia, tuberculose, infecções fúngicas e doença dos legionários.

Um paciente é considerado como confirmado para psitacose nos seguintes casos: se a doença clínica for compatível com psitacose; se o caso for confirmado laboratorialmente por isolamento de *C. psittaci* de amostras respiratórias (p. ex., escarro, fluido ou tecido pleural) ou sangue; se houver aumento de quatro vezes ou mais de anticorpo (imunoglobulina G) contra *C. psittaci* por fixação do complemento; ou se houver microimunofluorescência entre espécimes de soro pareados de fases aguda e convalescente, obtidos com pelo menos 2 a 4 semanas de intervalo. Um paciente é considerado como caso provável de psitacose se a doença clínica for compatível com psitacose e um dos dois seguintes resultados laboratoriais estiver presente: a sorologia de suporte (p. ex., o título de anticorpo para *C. psittaci* [imunoglobulina M] de 32 ou mais em, pelo menos, uma amostra de soro obtida após o início dos sintomas) ou a detecção de DNA de *C. psittaci* em amostra respiratória (p. ex., escarro, fluido ou tecido pleural) por meio de de amplificação de um alvo específico por ensaio de reação em cadeia da polimerase.

Embora a microimunofluorescência tenha maior especificidade para *C. psittaci* que a fixação de complemento, as reações cruzadas com outras espécies de clamídia podem ocorrer. Por conseguinte, as amostras de soro de fase aguda e convalescente devem ser analisadas ao mesmo tempo, no mesmo laboratório. Resultados falso-negativos de microimunofluorescência podem ocorrer em pacientes com doença aguda. O tratamento precoce da psitacose com tetraciclina pode anular a resposta de anticorpos.

Apesar de *C. psittaci* crescer nos mesmos sistemas de cultura utilizados para o isolamento de *C. pneumoniae* e *Chlamydia trachomatis*, pouquíssimos laboratórios realizam a cultura para *C. psittaci*, principalmente por causa do perigo biológico potencial. Os ensaios de PCR quantitativo em tempo real têm sido desenvolvidos para utilizar na detecção de *C. psittaci* em espécimes pulmonares. Esses ensaios podem distinguir a *C. psittaci* de outras espécies de clamídia e identificar diferentes genótipos de *C. psittaci*. No entanto, os testes com base em reação em cadeia de polimerase não foram aprovados pela FDA para utilização como teste de diagnóstico em amostras de seres humanos.

TRATAMENTO

Os regimes de tratamento recomendados para psitacose são a doxiciclina (100 mg VO, 2 vezes/dia) ou a tetraciclina (500 mg VO, 4 vezes/dia) durante pelo menos 10 a 14 dias após a febre diminuir. O tratamento inicial de pacientes gravemente doentes é de hiclato de doxiciclina (4,4 mg/kg/dia a cada 12 horas IV; máximo: 100 mg/dose). Eritromicina (500 mg VO, 4 vezes/dia) e azitromicina (10 mg/kg VO, dia 1, sem exceder 500 mg, seguido de 5 mg/kg VO nos dias 2 a 5, sem exceder 250 mg) são drogas alternativas, para o caso de as tetraciclinas serem contraindicadas (p. ex., crianças com menos de 8 anos de idade e mulheres grávidas), mas podem ser menos eficazes. Em geral, a remissão é evidente dentro de 48 a 72 horas. A infecção inicial não parece ser seguida de imunidade a longo prazo. A reinfecção e a doença clínica podem se desenvolver dentro de 2 meses de tratamento.

PROGNÓSTICO

A taxa de mortalidade é de 15 a 20% para psitacose sem tratamento, mas é inferior a 1% com o tratamento adequado. A doença grave, que leva à insuficiência respiratória e morte fetal, foi relatada entre as mulheres grávidas.

PREVENÇÃO

São recomendadas várias medidas de controle para prevenir a transmissão de *C. psittaci* de aves. Os criadores de aves devem estar cientes do risco potencial. A *C. psittaci* é suscetível ao calor e à maioria dos desinfetantes e detergentes, mas é resistente a ácidos e álcalis. Registros precisos de todas as transações relacionadas com pássaros ajudam a identificar fontes de aves infectadas e pessoas potencialmente expostas. Aves recém-adquiridas, incluindo aves que foram a shows, exposições, feiras ou outros eventos, devem ser isoladas por 30 a 45 dias ou testadas ou tratadas profilaticamente antes de adicioná-los a um grupo de pássaros. Cuidados devem ser tomados para evitar a transferência de material fecal, penas, alimentos ou outros materiais entre gaiolas de pássaros. Aves com sinais de clamidiose aviária (p. ex., descarga ocular ou nasal e lacrimejantes, fezes verdes ou baixo peso corporal) devem ser isoladas e não devem ser vendidas ou compradas. Seus manipuladores devem usar roupas de proteção e uma touca cirúrgica descartável e usar um respirador com uma classificação de eficiência N95 ou superior (e não uma máscara cirúrgica) ao manuseá-los ou limpar suas gaiolas. Os pássaros infectados devem ser isolados até estarem completamente tratados, o que em geral dura 45 dias.

A bibliografia está disponível no GEN-io.

Seção 11
Infecção por Riquetsiose

Capítulo 255
Febre Maculosa do Grupo das Riquetsioses

J. Stephen Dumler e Megan E. Reller

As espécies de *Rickettsia* foram classicamente divididas em grupos de *febre maculosa* e de *tifo*, com base em reações sorológicas e na presença ou ausência do gene que codifica a proteína A de membrana externa (*ompA*). O sequenciamento de pelo menos 45 genomas completos refinou as distinções. No entanto, há controvérsias quanto à filogenia e alguns dados sugerem que a diversidade e a patogenicidade são o resultado da perda de gene e da transferência horizontal de genes de outros procariotos ou mesmo eucariotos, o que dificulta ainda mais uma classificação taxonômica precisa. Uma proposta é dividir as espécies existentes em febre maculosa e grupos de *transição* com base no parentesco genético; ambos incluem espécies patogênicas e espécies que não são relacionadas com doenças humanas (Tabela 255.1). Embora cada vez mais se entenda sobre a base molecular pela qual essas bactérias causam a doença humana, não foi definido um sistema de classificação alternativo, baseado em mecanismos patogênicos. A lista de patógenos e potenciais agentes patogênicos no grupo da febre maculosa expandiu-se dramaticamente nos últimos anos. Entre eles estão *Rickettsia rickettsii*, a causa da Febre Maculosa das Montanhas Rochosas (FMMR) ou brasileira, agentes encontrados em carrapatos; *R. conorii*, a causa da Febre Maculosa do Mediterrâneo (FMM), ou febre boutonneuse; *R. sibirica*, a causa do tifo por carrapato do norte asiático; *R. japonica*, a causa da febre maculosa oriental; *R. honei*, a causa da febre maculosa da Ilha Flinders ou tifo do carrapato tailandês; *R. africae*, a causa da febre pela mordida do carrapato africano; *R. akari*, a causa da riquetsiose transmitida via picada de ácaro; *R. felis*, a causa do tifo transmitido pela pulga do gato; e *R. australis*, a causa do tifo transmitido pelo carrapato de Queensland. Uma proposta cria subespécies de *R. conorii*, incluindo a subespécie *conorii* (FMM clássica), a *indica* (tifo do carrapato indiano), a *caspia* (febre de Astrakhan) e a *israelensis* (febre maculosa israelense). O reconhecimento de que *R. parkeri* e "*R. philippi*" (*Rickettsia* 364D) causam febre maculosa leve na América do Norte e da associação de alta soroprevalência para o grupo da febre maculosa, que causam infecções por *Rickettsia* em humanos, em que os carrapatos *Amblyomma* frequentemente contêm *R. amblyommatis*, sugerem que a gama de agentes que pode causar febre maculosa ainda está para ser discernida.

As infecções com outros membros da febre maculosa e grupos de transição são clinicamente semelhantes à FMM, com febre, exantema maculopapular e escara no local da picada do carrapato. Em geral, a febre maculosa israelense está associada a um curso mais grave, incluindo casos de óbito em crianças. A febre da mordida do carrapato africano é relativamente leve, pode incluir uma erupção vesicular e

Tabela 255.1 Resumo de doenças de seres humanos causadas por riquétsia, incluindo *Rickettsia*, *Orientia*, *Ehrlichia*, *Anaplasma*, *Neorickettsia* e *Coxiella*.

GRUPO OU AGENTE DA DOENÇA		ARTRÓPODE VETOR, HOSPEDEIROS DE TRANSMISSÃO		DISTRIBUIÇÃO GEOGRÁFICA	CARACTERÍSTICAS CLÍNICAS DE APRESENTAÇÃO*	ANORMALIDADES COMUNS DE LABORATÓRIO	TESTES DIAGNÓSTICOS	TRATAMENTO†
GRUPO DE FEBRE MACULOSA								
Febre maculosa das Montanhas Rochosas	*Rickettsia rickettsii*	Picada de carrapato: espécie *Dermacentor* (carrapato da madeira, carrapato canino) *Rhipicephalus sanguineus* (carrapato marrom do cão)	Cão, roedores	Hemisfério ocidental	Febre, cefaleia, erupção cutânea,* êmese, diarreia, mialgia	AST, ALT ↓Na (leve) ↓Plaquetas ± Leucopenia Deslocamento à esquerda	Precoce: IH, DFA, PCR Após a primeira semana: IFA	Doxiciclina Tetraciclina Cloranfenicol
Febre maculosa do Mediterrâneo (febre *boutonneuse*)	*Rickettsia conorii*	Picada de carrapato: *R. sanguineus* (carrapato canino marrom)	Cão, roedores	África, Mediterrâneo, Índia, Oriente Médio	Escara indolor (*tache noir*) com linfadenopatia regional, febre, cefaleia, erupção cutânea,* mialgias	AST, ALT ↓Na (leve) ↓Plaquetas ± Leucopenia Deslocamento à esquerda	Precoce: IH, DFA, PCR Após a primeira semana: IFA	Doxiciclina Tetraciclina Cloranfenicol Azitromicina Claritromicina Fluoroquinolonas
Febre por picada de carrapato africano	*Rickettsia africae*	Picada de carrapato	Gado, cabras?	África Subsaariana, Caribe	Febre, escara única ou múltiplas, linfadenopatia regional, erupção cutânea* (pode ser vesicular)	AST, ALT ↓Plaquetas	Precoce: IH, DFA Após a primeira semana: IFA	Doxiciclina
Linfadenopatia transmitida por carrapatos (TIBOLA); necrose e linfadenopatia causada por *Dermacentor* (DEBONEL)	*Rickettsia slovaca*, *Rickettsia raoultii*, *Rickettsia sibirica mongolotimonae*	Picada de carrapato: *Dermacentor*	?	Europa	Escara (couro cabeludo), linfadenopatia dolorosa	?	PCR	Doxiciclina
Rickettsia sp, 364D	*"Rickettsia philippi"*	*Dermacentor occidentalis* (carrapato da costa do Pacífico)		Califórnia	Escaras, febre, cefaleia, linfadenopatia, mal-estar	Banal	PCR	Doxiciclina
Febre maculosa transmitida por pulga de gato	*Ricketsia felis*	Picada de pulga	Gambás, gatos, cães	Hemisfério ocidental, Europa	Febre, erupção cutânea,* cefaleia	?	Precoce: PCR Após a primeira semana: IFA	Doxiciclina
GRUPO DE TRANSIÇÃO								
Varíola por riquétsia	*Rickettsia akari*	Picada de ácaro	Camundongos	América do Norte, Rússia, Ucrânia, Adriático, Coreia, África do Sul	Escara, úlcera ou pápula indolores; linfadenopatia regional; febre; cefaleia; erupção cutânea* (pode ser vesicular)	↓Contagem de leucócitos	Precoce: IH, DFA Após a primeira semana: IFA	Doxiciclina Cloranfenicol
Tifo do carrapato de Queensland	*Rickettsia australis*	*Ixodes holocyclus*, *I. tasmani*	Roedores e *"Bandicoot"* (marsupial da região da Austrália-Nova Guiné)	Austrália, Tasmânia	Febre, escaras, cefaleia, mialgia, linfadenopatia	↓Contagem de leucócitos, ↓plaquetas	Precoce: PCR de amostra da escara e *swab* da escara Após a primeira semana: IFA	Doxiciclina
GRUPO DO TIFO								
Tifo murino	*Rickettsia typhi*	Fezes de pulgas	Ratos, gambás	Mundial	Febre, cefaleia, erupção cutânea,* mialgias, êmese, linfadenopatia, hepatosplenomegalia	AST, ALT ↓Na (leve) ↓Contagem de leucócitos ↓Plaquetas	Precoce: DFA Após a primeira semana: IFA	Doxiciclina Cloranfenicol

(*continua*)

Tabela 255.1 Resumo de doenças de seres humanos causadas por riquétsia, incluindo *Rickettsia, Orientia, Ehrlichia, Anaplasma, Neorickettsia* e *Coxiella*. (continuação)

GRUPO OU AGENTE DA DOENÇA		ARTRÓPODE VETOR, HOSPEDEIROS DE TRANSMISSÃO		DISTRIBUIÇÃO GEOGRÁFICA	CARACTERÍSTICAS CLÍNICAS DE APRESENTAÇÃO*	ANORMALIDADES COMUNS DE LABORATÓRIO	TESTES DIAGNÓSTICOS	TRATAMENTO†
GRUPO DO TIFO								
Epidemia (transmitido por piolho) de tifo (forma recrudescente: doença de Brill-Zinsser)	*Rickettsia prowazekii*	Fezes de piolho	Seres humanos	América do Sul, América Central, México, África, Ásia, Europa Oriental	Febre, cefaleia, dor abdominal, erupção cutânea,* comprometimento do SNC	AST, ALT ↓Plaquetas	Precoce: nenhuma Após a primeira semana: IgG/IgM, IFA	Doxiciclina Tetraciclina Cloranfenicol
Tifo de esquilo voador (silvestre)	*Rickettsia prowazekii*	Fezes de piolho? Fezes ou picada de pulgas?	Esquilos voadores	Leste dos EUA	Mesmo que o anterior (muitas vezes mais leves)	AST, ALT ↓Plaquetas	Precoce: nenhuma Após a primeira semana: IFA	Doxiciclina Tetraciclina Cloranfenicol
DOENÇA DE TSUTSUGAMUSHI								
Doença de Tsutsugamushi	*Orientia tsutsugamushi*	Picada de bicho-de-pé: *Leptotrombidium*	Roedores?	Sul da Ásia, Japão, Indonésia, Coreia, China, Rússia, Austrália	Febre, erupção cutânea,* cefaleia, escara indolor, hepatosplenomegalia, sintomas gastrintestinais	↓Plaquetas AST, ALT	Precoce: nenhum Após a primeira semana: IFA	Doxiciclina Tetraciclina Cloranfenicol *Se resistente à doxiciclina:* rifampicina Azitromicina
ERLIQUIOSE E ANAPLASMOSE								
Erliquiose monocítica humana	*Ehrlichia chaffeensis*	Picada de carrapato: *Amblyomma americanum* (transmitida em carrapato-estrela)	Cervo, cães	EUA Europa? África? Ásia?	Febre, cefaleia, mal-estar, mialgias, erupção cutânea,*‡ hepatosplenomegalia,‡ mãos/pés inchados‡	AST, ALT ↓Contagem de leucócitos ↓Plaquetas ↓ Na (leve)	Precoce: PCR Após a primeira semana: IFA	Doxiciclina Tetraciclina
Anaplasmose granulocítica humana	*Anaplasma phagocytophilum*	Picada de carrapato: espécies *Ixodes*, *Haemaphysalis longicornis*	Roedores, cervo, ruminantes	EUA, Europa, Ásia	Febre, cefaleia, mal-estar, mialgias	AST, ALT ↓Contagem de leucócitos ↓ANC ↓Plaquetas	Precoce: PCR, esfregaço de sangue Após a primeira semana: IFA	Doxiciclina Tetraciclina Rifampicina
Erliquiose *ewingii*	*Ehrlichia ewingii*	Picada de carrapato: *Amblyoma americanum* (transmitido em carrapato-estrela)	Cão, cervo	EUA (centro-sul, sudeste)	Febre, cefaleia, mal-estar, mialgias	AST, ALT, ↓Contagem de leucócitos ↓Plaquetas	Precoce: PCR Sorologia indisponível	Doxiciclina Tetraciclina
Infecção por *Ehrlichia muris euclairensis*	*Ehrlichia muris euclairensis*	*Ixodes scapularis*	?	Minnesota, Wisconsin	Febre, cefaleia, mal-estar, mialgia	AST, ALT, ↓Contagem de leucócitos ↓Plaquetas	Precoce: PCR Sorologia indisponível	Doxiciclina
Sennetsu neorickettsiosis	*Neorickettsia sennetsu*	Ingestão helmintos de peixe?, ingestão de peixe fermentado	Peixe, trematodas	Japão, Malásia, Laos	Febre, sintomas de "mononucleose" pós-auricular e linfadenopatia cervical posterior	Linfócitos atípicos	Precoce: nenhum Após a primeira semana: IFA	Doxiciclina Tetraciclina
FEBRE Q								
Febre Q: aguda (para a crônica, consultar o texto)	*Coxiella burnetti*	Inalar aerossóis infectados: contato com animais parturiente, de matadouro, queijo e leite contaminados, carrapatos?	Gado, ovelha, cabras, gatos, coelhos	Mundial	Febre, cefaleia, artralgias, mialgias, sintomas gastrintestinais, tosse, pneumonia, erupção cutânea (crianças)	AST, ALT Contagem de leucócitos ↓Plaquetas Infiltrado intersticial	Precoce: PCR Após a primeira semana: IFA	Doxiciclina Tetraciclina Fluoroquinolonas Trimetoprima-sulfametoxazol

*A erupção está pouco presente na apresentação inicial; porém, aparece durante a primeira semana de doença. †O tratamento preferencial está em negrito. ‡Frequentemente presente em crianças, mas não em adultos. ALT, alanina aminotransferase; ANC, contagem absoluta de neutrófilos; AST, aspartato aminotransferase; DFA, anticorpo fluorescente direto; IFA, anticorpo fluorescente indireto; IgG, imunoglobulina G; IgM, imunoglobulina M; IH, imuno-histoquímica; PCR, reação em cadeia da polimerase; SNC, sistema nervoso central.

em geral se manifesta com diversas escaras. Novas espécies de riquétsias potencialmente patogênicas foram identificadas, incluindo a *R. slovaca*, que é a causa de linfadenopatia transmitida por carrapato, ou necrose transmitida por *Dermacentor* e linfadenopatia. *R. aeschlimannii*, *R. heilongjiangensis*, *R. helvetica*, *R. massiliae* e *R. raoultii* são relatadas como causas de doenças leves a moderadas em seres humanos, embora poucos casos tenham sido descritos. Felizmente, a grande maioria das infecções responde bem ao tratamento com doxiciclina quando instituído no início da doença; no entanto, esse é um desafio significativo.

A bibliografia está disponível no GEN-io.

255.1 Febre Maculosa das Montanhas Rochosas (*Rickettsia rickettsii*)

Megan E. Reller e J. Stephen Dumler

A FMMR é a riquetsiose mais grave e prevalente nos EUA. Também é a doença mais comum transmitida por vetores nos EUA, depois da doença de Lyme. Apesar de ser considerada incomum, acredita-se que a FMMR é muito subdiagnosticada e subestimada. Essa doença deve ser considerada no diagnóstico diferencial de febre, cefaleia e erupção cutânea nos meses de verão, sobretudo depois da exposição ao carrapato. Como a doença fulminante e a morte estão associadas a atrasos no tratamento, os pacientes nos quais a doença é clinicamente suspeita devem ser tratados logo.

ETIOLOGIA

A FMMR ocorre como consequência da infecção sistêmica das células endoteliais pela *Rickettsia rickettsii*, uma bactéria intracelular obrigatória.

EPIDEMIOLOGIA

O termo **Febre Maculosa das Montanhas Rochosas** é histórico porque o agente foi descoberto na Faixa de Bitterroot das Montanhas Rochosas de Montana. Poucos casos são relatados nessa região; e houve relato de casos em todo o território continental dos EUA (exceto Vermont e Maine), no Sudoeste do Canadá, no México, na América Central e na América do Sul, mas não fora do Hemisfério Ocidental. Em 2010, o critério de registro do Centro de Prevenção e Controle de Doenças (CDC) para Febre Maculosa das Montanhas Rochosas foi alterado para **febre maculosa do grupo das riquetsioses**, já que a sorologia muitas vezes não distingue a *R. rickettsii* da infecção de outro grupo de *Rickettsia*. Além disso, casos detectados por ensaio imunoenzimático foram classificados como prováveis. Assim, em 2012, 2.802 casos confirmados e prováveis de febre maculosa por riquetsioses foram notificados no boletim semanal de morbidade e mortalidade (MMWR) do CDC. Ao contrário dos anos anteriores, a maioria dos casos foi relatada nos estados a oeste do Centro-Sul, especialmente Arkansas, Oklahoma e Missouri; um elevado número de casos também foi relatado na Carolina do Norte, Tennessee, Virgínia, Nova Jersey, Geórgia, Alabama e Arizona (Figura 255.1). A incidência de ciclos de FMMR é de intervalos de 25 a 35 anos, mas tem aumentado ao longo das últimas décadas. O número médio de casos notificados a cada ano ao CDC tem aumentado (515 entre 1993 e 1998, 946 entre 1999 e 2004, 2.068 casos entre 2005 e 2010 e 3.692 entre 2011 e 2016), dos quais cerca de 14% ocorreram em indivíduos abaixo dos 19 anos de idade. Os hábitats favorecidos por carrapatos – incluindo áreas arborizadas ou costeiras de pastagem e salinas e, no sudoeste dos EUA e do México, áreas sombreadas onde os cães se reúnem e adquirem carrapatos infectados – são aqueles que colocam as crianças em maior risco de infecção. Os focos com alto risco de infecção são encontrados tanto em áreas rurais quanto urbanas, mais recentemente no México. O surto de casos no seio familiar provavelmente reflete o compartilhamento de exposições ambientais. Nos EUA, 90% dos casos ocorrem entre abril e setembro, meses em que os seres humanos passam mais tempo ao ar livre. A maior incidência de FMMR de acordo com a faixa etária é encontrada em maiores de 10 anos, com os meninos superando meninas; entretanto, a maior taxa de mortalidade para FMMR é observada em crianças com menos de 10 anos de idade.

TRANSMISSÃO

Os carrapatos são os hospedeiros naturais, reservatórios e vetores da *R. rickettsii*, e mantêm a infecção na natureza por transmissão transovariana (passagem do organismo a partir de carrapatos infectados aos seus descendentes). Os carrapatos que abrigam riquétsias são substancialmente menos fecundos do que os não infectados; assim, a transmissão horizontal (aquisição de riquétsias por uma refeição com sangue de hospedeiros transitórios de riquétsias, como pequenos mamíferos ou cães) contribui para a manutenção das riquetsioses em carrapatos. Carrapatos não infectados que se alimentam (coalimentam) simultaneamente com carrapatos infectados transmissores se infectam

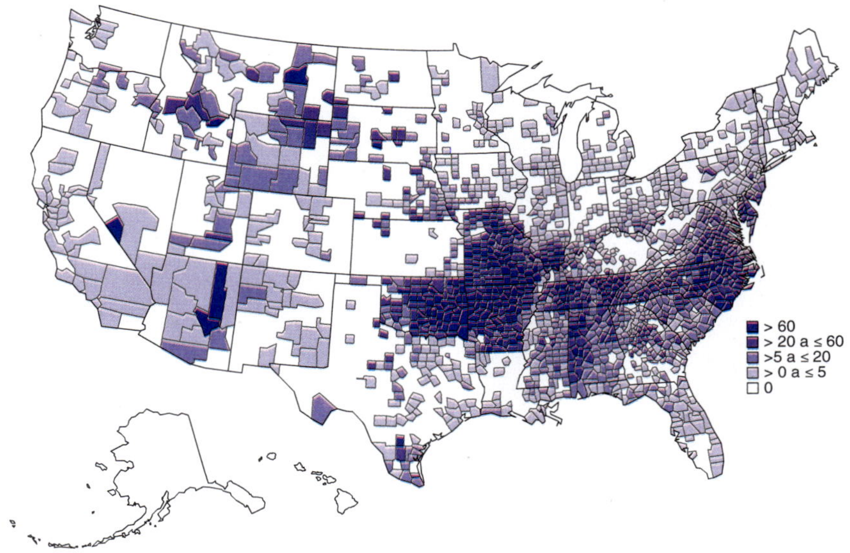

Figura 255.1 Taxa de incidência* relatada de riquetsioses de febre maculosa † por condado – EUA, 2000–2013. *Conforme relatado pela de vigilância nacional, por 1 milhão de pessoas por ano. Casos são relatados por município de residência, que nem sempre é onde a infecção foi adquirida. †Inclui febre maculosa das Montanhas Rochosas (FMMR) e outras riquetsioses do grupo da febre maculosa. Em 2010, o nome da categoria de relato mudou de FMMR para riquetsiose do grupo da febre maculosa. (*De Biggs HM, CB Behravesh, Bradley KK et al. Diagnosis and management of tickborne rickettsial diseases: Rocky Mountain spotted fever and other spotted fever group riquetsioses, ehrlichioses, and anaplasmosis – United States,* MMWR Recomm Rep. 2016; *65:1-44, Figura 1.*)

com facilidade, mesmo alimentando-se de um hospedeiro imune, e também são importantes contribuintes para a transmissão natural e a manutenção. Os carrapatos transmitem o agente infeccioso para hospedeiros mamíferos (incluindo seres humanos) por meio da saliva infectada durante a alimentação. O patógeno *R. rickettsii* em carrapatos se torna virulento após a exposição a sangue ou aumento da temperatura; assim, quanto mais tempo o carrapato está aderido, maior o risco de transmissão. Os principais carrapatos hospedeiros de *R. rickettsii* são: o *Dermacentor variabilis* (o carrapato do cão americano) no leste dos EUA e Canadá; o *Dermacentor andersoni* (o carrapato da madeira) no oeste dos EUA e Canadá; o *Rhipicephalus sanguineus* (o carrapato marrom comum de cão) no sudoeste dos EUA e no México; e o *Amblyomma cajennense* e o *Amblyomma areolatum* na América Central e do Sul (Figura 255.2).

Os cães podem servir como hospedeiros para a *R. rickettsii*, desenvolver FMMR e trazer carrapatos infectados para o contato com seres humanos. Estudos sorológicos sugerem que muitos pacientes com FMMR provavelmente adquiriram a doença transmitida por carrapatos transportados pelo cão da família.

Os seres humanos também podem ser infectados ao tentar remover um carrapato aderido, porque a *R. rickettsii*, presente nos fluidos ou nas fezes, pode ser esfregada na ferida aberta no local da picada ou na conjuntiva pelos dedos contaminados. A inalação de riquétsias via aerossol tem causado infecções graves e mortes em trabalhadores de laboratório, destacando outro mecanismo de infecção.

PATOLOGIA E PATOGÊNESE

A infecção sistêmica é mais evidente na pele (erupção cutânea), mas quase todos os órgãos e tecidos são afetados. Após a inoculação de saliva do carrapato na derme, as proteínas de membrana externa das riquétsias se ligam às proteínas da superfície das células endoteliais vasculares, que sinalizam alterações focais do citoesqueleto e levam à endocitose. Em seguida, a dissolução das membranas endossômicas, mediada por fosfolipases das riquétsias, permite a fuga para o citosol. Os membros do grupo da febre maculosa promovem ativamente a nucleação da polimerização de actina em um polo para alcançar o movimento direcional, permitindo que algumas riquétsias se impulsionem para células vizinhas, causando dano mínimo inicial à sua célula hospedeira. A riquétsia prolifera e provoca danos às células hospedeiras por alterações oxidativas de membrana, ativação de protease ou atividade continuada da fosfolipase. É provável que alguns aspectos da infecção intracelular sejam mediados por proteínas efetoras das riquétsias enviadas para a célula hospedeira por meio de um sistema de secreção bacteriano.

O correlato histológico da erupção maculopapular ou macular inicial é a infiltração perivascular de células linfoides e histiocíticas com edema, mas sem lesão endotelial significativa. A proliferação de riquétsia dentro do citoplasma de células endoteliais infectadas leva a lesão endotelial e **vasculite linfo-histiocitária ou leucocitoclástica** de vênulas e capilares pequenos, que permite o extravasamento de eritrócitos intravasculares para a derme e manifesta-se como um exantema petequial (Figura 255.3). Esse processo sistêmico resulta, por fim, em extravasamento microvascular disseminado, hipoperfusão tecidual e, possivelmente, lesão isquêmica de órgãos-alvo. É raro que a inflamação leve a trombos não oclusivos. Em casos raríssimos, pequenos e grandes vasos tornam-se completamente obliterados por trombos, levando ao infarto tecidual ou à necrose hemorrágica. A pneumonite intersticial e o extravasamento vascular nos pulmões podem levar ao edema pulmonar não cardiogênico, e a meningoencefalite pode causar edema cerebral significativo e hérnia.

A presença do agente infeccioso inicia uma cascata inflamatória, incluindo a liberação de citocinas e quimiocinas, tais como fatores de necrose tumoral α, interleucina-1 β, interferona-γ e regulada após ativação, expressa e secretada por células T normais (RANTES). A infecção de células endoteliais por *R. rickettsii* induz a expressão de superfície de E-selectina e a atividade pró-coagulante seguida de recrutamento de quimiocina de linfócitos, macrófagos e, ocasionalmente, neutrófilos. As respostas inflamatórias e imunológicas locais são suspeitas de contribuir para a lesão vascular; no entanto, os benefícios da inflamação e imunidade eficazes são maiores. O bloqueio da ação do fator de necrose tumoral α e inferteron-γ em modelos animais diminui a sobrevivência e aumenta a morbidade; os intermediários reativos de oxigênio, a expressão de óxido nítrico e a fixação do triptofano de riquétsias são mecanismos pelos quais a riquétsia é morta no interior das células. O contato direto das células endoteliais infectadas com linfócitos T CD8 produtores de perforina e células *natural killer* produtoras de interferona-γ, acompanhadas por anticorpo de riquétsia, ajuda a controlar a infecção. A cronologia e o equilíbrio entre os aumentos da permeabilidade vascular mediados por riquétsia e os benefícios da indução de imunidade inata e adaptativa são provavelmente os principais determinantes da gravidade e do desfecho.

MANIFESTAÇÕES CLÍNICAS

O período de incubação da FMMR em crianças varia de 2 a 14 dias (média: 7 dias). Em 49% dos casos, os pacientes ou seus pais relatam história de remoção de um carrapato, embora o local da picada

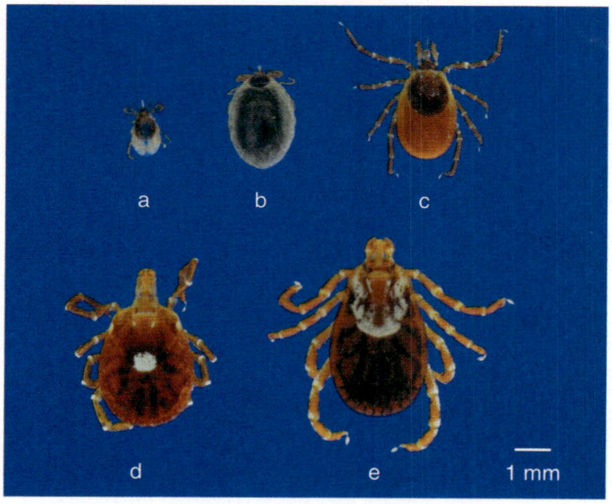

Figura 255.2 Carrapatos vetores de agentes de riquetsioses humanas. Uma ninfa solteira **(a)**, uma ninfa ingurgitada **(b)** e uma fêmea adulta **(c)** de *Ixodes scapularis* (carrapato de veado), o vetor de *Anaplasma phagocytophilum* e o agente similar ao *Ehrlichia muris* (ASEM), as causas da anaplasmose granulocítica humana e da erliquiose por ASEM, respectivamente. Uma fêmea adulta **(d)** de *Amblyomma americanum* (carrapato estrela solitária), o vetor de *Ehrlichia chaffeensis* e *Ehrlichia ewingii*, as causas da erliquiose monocítica humana e erliquiose ewingii, respectivamente. Uma fêmea adulta **(e)** de *Dermacentor variabilis* (carrapato do cão americano), o vetor de *Rickettsia rickettsii*, a causa da febre maculosa das Montanhas Rochosas.

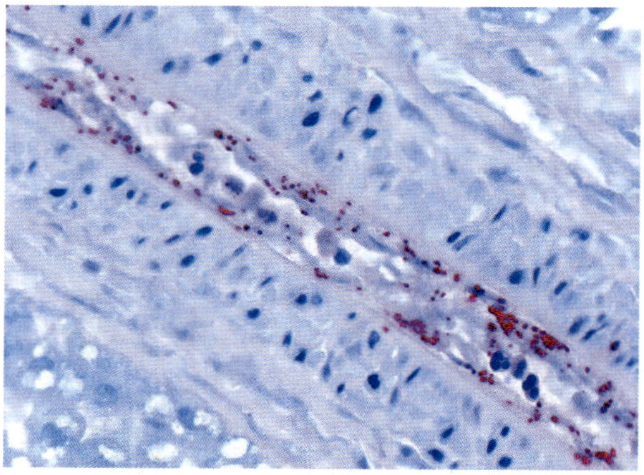

Figura 255.3 Coloração por imuno-histoquímica demonstrando *Rickettsia* (vermelho) em infecção de células endoteliais da corrente sanguínea. (*De Biggs HM, Behravesh CB, Bradley KK et al. Diagnosis and management of tickborne rickettsial diseases: Rocky Mountain spotted fever and other spotted fever group riquetsioses, ehrlichioses, and anaplasmosis – United States.* MMWR Recomm Rep. 2016; *65:1-44, Figura 20.*)

geralmente não seja aparente. As pistas epidemiológicas incluem: viver ou visitar a área endêmica, brincar ou fazer caminhadas em florestas, estação típica, doença semelhante em membros da família e contato próximo com um cão. Em pacientes que procuram atendimento, a doença no início é inespecífica e a maioria dos pacientes não é diagnosticada durante a primeira consulta com um profissional da saúde. Manifestações costumam (mais de 50%) incluir febre, erupção cutânea (frequentemente envolvendo palmas das mãos ou solas dos pés), náuseas, vômitos e cefaleia, e, com menos frequência (menos de 50%) mialgias, dor abdominal, diarreia, hiperemia conjuntival, estado mental alterado, linfadenopatia e edema periférico. Dor e sensibilidade dos músculos da panturrilha são particularmente comuns em crianças.

A **tríade clínica típica de febre, cefaleia e exantema** é observada em 58% dos pacientes pediátricos em geral, e o exantema envolvendo as solas dos pés e as palmas das mãos, iniciado após o terceiro dia de sintomas, está associado com aumento significativo do risco de morte entre crianças mexicanas. A febre e a cefaleia persistem se a doença não for tratada. A febre pode ultrapassar os 40°C e permanecer elevada ou pode variar drasticamente. A cefaleia é grave, incessante e não responde aos analgésicos.

A erupção cutânea geralmente aparece apenas 1 a 2 dias depois da doença, e estima-se que 3 a 5% das crianças nunca desenvolvem uma erupção cutânea que seja reconhecida. No início, máculas ou maculopápulas rosa-avermelhadas discretas e pálidas podem aparecer; uma característica dessa erupção inicial é o surgimento nas extremidades, incluindo os punhos, tornozelos ou pernas (Figura 255.4). Em 65% dos pacientes, a erupção inicial se espalha com rapidez para envolver todo o corpo, incluindo solas dos pés e palmas das mãos. A erupção pode se tornar petequial ou mesmo hemorrágica, por vezes com púrpura palpável.

Na doença grave, as petéquias podem se ampliar em equimoses, que podem se tornar necróticas (Figura 255.5). A obstrução vascular grave secundária à vasculite por riquétsia e trombose não é comum, mas podem resultar em gangrena dos dedos, orelhas, bolsa escrotal, nariz ou um membro inteiro.

A infecção do **sistema nervoso central** geralmente se manifesta como alterações no estado mental (33%), ou como fotofobia (18%), convulsão (17%) ou meningismo (16%). Os pacientes também podem manifestar ataxia, coma ou deficiência auditiva. Em geral, os parâmetros de líquido cefalorraquidiano são normais, mas um terço apresenta pleocitose (menos de 10 a 300 células/μℓ), seja mononuclear, seja menos frequentemente dominado por neutrófilos. Alguns (20%) têm proteínas elevadas (menos de 200 mg/dℓ) no líquido cefalorraquidiano; hipoglicorraquia é rara. Estudos de neuroimagem frequentemente revelam apenas alterações sutis. Entretanto, com doença avançada e sinais neurológicos, uma aparência única, porém inespecífica, de "céu estrelado" pode ser observada na ressonância nuclear magnética (RNM) cranioencefálica, que reflete a mesma vasculite sistêmica observada em lesões de pele.

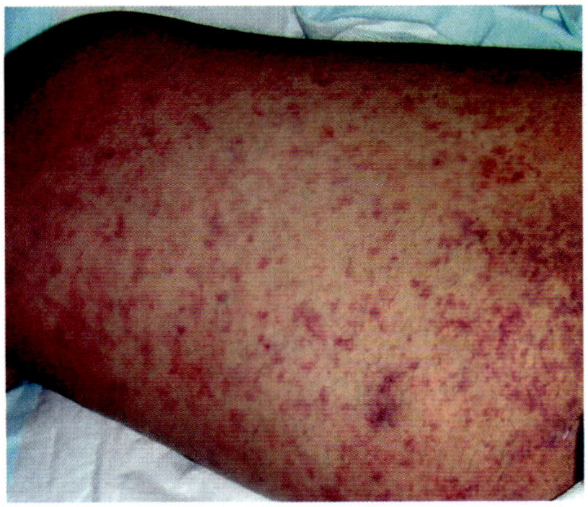

Figura 255.4 Exantema maculopapular com petéquias centrais associado à febre maculosa. (*De Biggs HM, Behravesh CB, Bradley KK et al. Diagnosis and management of tickborne rickettsial diseases: Rocky Mountain spotted fever and other spotted fever group riquetsioses, ehrlichioses, and anaplasmosis – United States.* MMWR Recomm Rep. 2016; *65:1-44, Figura 21.*)

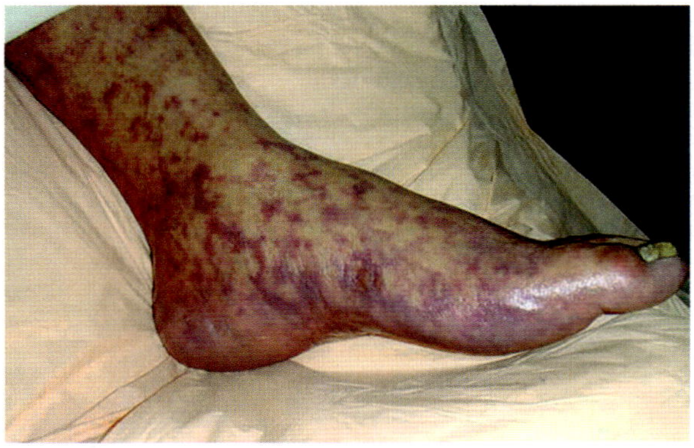

Figura 255.5 Estágio final do exantema petequial purpúrico envolvendo a sola do pé em paciente com febre maculosa. (*De Biggs HM, Behravesh CB, Bradley KK et al. Diagnosis and management of tickborne rickettsial diseases: Rocky Mountain spotted fever and other spotted fever group riquetsioses, ehrlichioses, and anaplasmosis – United States.* MMWR Recomm Rep. 2016; *65:1-44, Figura 22.*)

Outras

A doença pulmonar ocorre mais frequentemente em adultos do que em crianças. No entanto, 33% das crianças examinadas têm uma radiografia de tórax interpretada como infiltração ou pneumonia. A apresentação clínica nesses casos pode se manifestar como estertores, infiltrados e edema pulmonar não cardiogênico. Outros achados podem incluir derrame conjuntival, edema periorbital, edema dorsal na mão e no pé e hepatoesplenomegalia. A doença grave pode incluir miocardite, insuficiência renal aguda e colapso vascular.

As pessoas com deficiência de desidrogenase glicose-6-fosfato estão em risco aumentado de uma FMMR fulminante, definida como a morte por infecção *R. rickettsii* no prazo de 5 dias. O curso clínico da FMMR fulminante é caracterizado por uma profunda coagulopatia e trombose extensa, levando a falência renal, hepática e respiratória. Entre as características associadas ao aumento do risco de morte estão: estado mental alterado, admissão à unidade de terapia intensiva, necessidade de suporte inotrópico, coma e necessidade de líquidos IV administrada com rapidez.

Às vezes, sinais e sintomas clínicos sugerem um processo localizado, como apendicite ou colecistite. A avaliação minuciosa geralmente revela a evidência de um processo sistêmico e intervenções cirúrgicas desnecessárias são evitadas.

ACHADOS LABORATORIAIS

As alterações laboratoriais são comuns, mas não específicas. A trombocitopenia ocorre em 60%, e a contagem total de células brancas do sangue é mais frequentemente normal, com leucocitose em 24% e leucopenia em 9%. Outras alterações características incluem um diferencial com deslocamento dos leucócitos para a esquerda, anemia (33%), hiponatremia (menos de 135 mEq/mℓ em 52%) e os níveis das transaminases séricas elevados (50%).

DIAGNÓSTICO

Os atrasos no diagnóstico e tratamento estão associados a doença grave e morte. Como nenhum teste de diagnóstico confiável está prontamente disponível para confirmar a FMMR durante a doença aguda, a decisão de tratar deve ser baseada em epidemiologia compatível, recursos clínicos e de laboratório. A FMMR deve ser considerada nos pacientes que, durante o período da primavera ao outono, apresentem doença febril aguda acompanhada de cefaleia e mialgia (sobretudo se relatam a exposição a carrapatos ou contato com um cão, ou terem ido a áreas rurais florestadas ou infestadas de carrapato). O histórico de exposição ao carrapato, erupção cutânea (sobretudo nas palmas das mãos ou solas dos pés), contagem normal ou baixa de leucócitos com desvio acentuado para a esquerda, contagem relativamente baixa ou diminuição de plaquetas e concentração sérica baixa de sódio são pistas que podem sugerir um diagnóstico de FMMR. Em pacientes sem erupção cutânea ou em pacientes de pele escura em quem uma erupção cutânea pode ser difícil de perceber, o diagnóstico pode ser excepcionalmente difícil e tardio. Metade das mortes pediátricas ocorre dentro de 9 dias após o início dos sintomas. Assim, o tratamento de um paciente com suspeita clínica da doença não deve ser postergado. Não se deve aguardar os resultados laboratoriais definitivos para instituir o tratamento em casos suspeitos. Além disso, a pronta resposta ao tratamento precoce é útil para o diagnóstico.

Se uma erupção está presente, a infecção vasculotrópica por riquétsia pode ser diagnosticada precocemente no primeiro ou segundo dia de doença, com biopsia das lesões petequiais e demonstração por imuno-histoquímica ou imunofluorescência de antígeno específico de riquétsia no endotélio. Embora muito específica, a sensibilidade desse método é, provavelmente, de no máximo 70%. Além disso, a sensibilidade pode ser prejudicada pela terapia antimicrobiana anterior, pela seleção subótima de lesões na pele por biopsia e pelo exame de tecido insuficiente, devido à natureza focal da infecção. Os tecidos ou sangue também podem ser avaliados para ácidos nucleicos de *R. rickettsii* por reação em cadeia da polimerase (*polymerase chain reaction*, PCR) nos CDC ou laboratórios públicos selecionados ou de referência. A PCR no sangue é menos sensível do que a PCR em tecido e de sensibilidade semelhante à imuno-histologia do tecido, provavelmente porque o nível de riquetsemia é, em geral, muito baixo (menos de 6 riquétsias/mℓ). Como escaras são raras em FMMR, raspagens de crostas ou esfregaços cutâneos não são espécimes úteis para a detecção de rickettsemia por PCR.

O diagnóstico definitivo é mais frequentemente realizado por sorologia, que é retrospectiva, pois um aumento no título não é visto até depois da primeira semana de doença. O padrão-ouro para o diagnóstico da FMMR é um aumento de quatro vezes na imunoglobulina G de anticorpos por ensaio de imunofluorescência indireta entre os soros agudo e convalescente, pareados (2 a 4 semanas) ou demonstração de soroconversão com um título convalescente mínimo superior ao *cutoff* positivo (p. ex., 128). Um único título não é sensível (os pacientes podem morrer antes de soroconversão) ou específico (um título elevado pode representar infecção anterior). Apesar do papel histórico do teste de IgM, sua função no diagnóstico precoce recentemente tornou-se controversa e não pode ser defendida. Com os métodos sorológicos atuais, a FMMR não pode ser confiavelmente distinguida de outras infecções do grupo da febre maculosa por riquétsias. Reações cruzadas com riquétsias do grupo do tifo também ocorrem, mas os títulos podem ser mais baixos para o grupo do tifo. As reações cruzadas não são vistas com infecções por *Ehrlichia* ou *Anaplasma*. Hoje em dia, métodos sorológicos como ELISA fornecem apenas "provável" infecção, em vez de evidência confirmada. O teste de anticorpos Weil-Felix não deve ser realizado, porque carece de sensibilidade e especificidade. A FMMR e outras riquetsioses do grupo da febre maculosa são doenças de notificação nos EUA.

DIAGNÓSTICO DIFERENCIAL

Outras infecções por riquétsias são facilmente confundidas com FMMR, em especial todas as formas de erliquiose humana, tifo murino e riquetsioses do grupo da febre maculosa que resultam de infecções por *R. parkeri* ou "*R. philippii* cepa 364D". A FMMR também pode imitar uma variedade de outras doenças, tais como infecções por enterovírus e meningococcemia. Hemoculturas negativas podem excluir meningococcemia. PCR pode diferenciar o enterovírus de *R. rickettsii* em pacientes com meningite asséptica e pleocitose no líquido cefalorraquidiano. Outras doenças no diagnóstico diferencial são febre tifoide, sífilis secundária, doença de Lyme, leptospirose, estreptobacilose, escarlatina, síndrome do choque tóxico, febre reumática, rubéola, parvovirose, doença de Kawasaki, púrpura trombocitopênica idiopática, púrpura trombocitopênica trombótica, púrpura de Henoch-Schönlein, síndrome hemolítico-urêmica, meningite asséptica, doença gastrintestinal aguda, abdome agudo, hepatite, mononucleose infecciosa, síndromes de ativação macrofágica e hemofagocíticas, dengue e reações medicamentosas.

TRATAMENTO

As terapias eficazes comprovadas pelo tempo para FMMR são tetraciclinas e cloranfenicol. O tratamento de escolha para pacientes com suspeita de FMMR de todas as idades, incluindo para crianças com menos de 8 anos de idade, é a doxiciclina (4 mg/kg/dia a cada 12 h VO ou IV; máximo: 200 mg/dia). A tetraciclina (25 a 50 mg/kg/dia a cada 6 h VO; máximo: 2 g/dia) é uma alternativa. O cloranfenicol (50 a 100 mg/kg/dia a cada 6 h IV; máxima: 4 g/dia) deve ser reservado para pacientes com alergia à doxiciclina e para mulheres grávidas, pois ele é um fator de risco independente para aumento da mortalidade *versus* tetraciclinas. Se utilizado, o cloranfenicol deve ser monitorado para manter a concentração no soro de 10 a 30 μg/mℓ. O cloranfenicol é o preferido para mulheres grávidas pelos potenciais efeitos adversos da doxiciclina nos dentes e ossos fetais e na função hepática materna. FMMR é uma doença com risco de morte para a qual a terapia imediata é imperativa, e diversos estudos recentes demonstram um risco negligenciável de descoloração dos dentes em crianças com menos de 8 anos de idade com o uso de doxiciclina. O cloranfenicol é raramente associado com anemia aplásica e não está mais disponível como uma preparação oral nos EUA. Um benefício adicional de doxiciclina sobre o cloranfenicol é a sua eficácia contra a potencial infecção concomitante por *Ehrlichia* ou *Anaplasma*. As sulfonamidas não devem ser utilizadas porque estão associadas à maior morbidade e mortalidade com todas as riquetsioses. Outros antibióticos, incluindo penicilinas, cefalosporinas e aminoglicosídeos, não são efetivos. A utilização de agentes antimicrobianos alternativos, tais como fluoroquinolonas e os macrolídeos (azitromicina e claritromicina), não foi avaliada.[1]

A terapia deve ser continuada durante um mínimo de 5 a 7 dias e até que o paciente esteja afebril durante pelo menos 3 dias. Em geral, os pacientes tratados ficam afebris dentro de 48 horas, de modo que a duração do tratamento é normalmente de menos 10 dias.

CUIDADOS DE SUPORTE

A maioria das infecções é curada rapidamente com a terapia antimicrobiana adequada e não requer hospitalização ou outra forma de cuidados de suporte. Dentre os casos hospitalizados, 36% requerem terapia intensiva. Uma especial atenção ao estado hemodinâmico é obrigatória em crianças doentes de forma grave, pois um edema pulmonar ou cerebral iatrogênico pode facilmente ser precipitado devido à lesão microvascular difusa dos pulmões, meninges e cérebro. O uso criterioso de corticosteroides para meningoencefalite tem sido defendido por alguns, mas não foram realizados estudos controlados.

COMPLICAÇÕES

As complicações da FMMR incluem edema não cardiogênico pulmonar por extravasamento microvascular pulmonar, edema cerebral por meningoencefalite e danos em diversos órgãos (hepatite, pancreatite, colecistite, necrose epidérmica e gangrena) mediada por vasculite causada por riquétsia e/ou os efeitos acumulados de hipoperfusão e isquemia (insuficiência renal aguda). Sequelas neurológicas a longo prazo podem ocorrer em qualquer criança com FMMR, mas são mais prováveis em pessoas hospitalizadas por 2 semanas ou mais. Exemplos de sequelas neurológicas incluem distúrbios da deglutição ou da fala; encefalopatia global; disfunção cerebelar, vestibular e motora; perda de audição; e cegueira cortical. Dificuldades de aprendizagem e problemas de comportamento são as sequelas neurológicas mais comuns entre as crianças que sobreviveram à doença grave.

PROGNÓSTICO

Atrasos no diagnóstico e na terapia são fatores significativos associados a doença grave ou morte. Antes do advento da terapia antimicrobiana efetiva para FMMR, a taxa de letalidade era de 10% para crianças e 30% para os adultos. A taxa de letalidade apresentou queda para um nível histórico baixo (0,3 a 0,4%) de 2003 a 2012; entretanto, muitos

[1]N.R.T: Não há disponível no Brasil, até o momento, a apresentação venosa da doxiciclina. Este fato faz com que os pacientes graves com Febre Maculosa Brasileira tenham somente o cloranfenicol como opção de tratamento antimicrobiano parenteral.

especialistas atribuem essa queda à detecção e relato de outras emergentes riquetsioses do grupo da febre maculosa, menos virulentas e que não são corretamente diferenciadas da FMMR com os testes sorológicos atuais. A taxa total de letalidade por caso de crianças de 5 a 9 anos foi de 2,4%, e taxas como 8,5% e 11,8% foram documentadas no Texas (1986 a 1996) e no Arizona (1999 a 2007), respectivamente, e taxas de 30 a 40% têm sido relatadas ultimamente em surtos no México. O diagnóstico baseado apenas na sorologia subestima a verdadeira mortalidade das FMMR, porque a morte frequentemente ocorre dentro de 14 dias (antes de desenvolver uma resposta sorológica). Mortes ocorrem apesar da disponibilidade de agentes terapêuticos eficazes, indicando a necessidade de vigilância clínica e um baixo limiar para terapia empírica precoce. Mesmo com a administração de antibióticos apropriados, o atraso da terapia pode levar a danos vasculares ou de órgãos-alvo irreversíveis e sequelas a longo prazo ou morte. O tratamento precoce em casos não complicados geralmente leva ao desaparecimento da febre de forma rápida dentro de 1 a 3 dias e recuperação dentro de 7 a 10 dias. Uma resposta mais lenta pode ser observada se a terapia atrasar. Naqueles que sobrevivem apesar de não receberem nenhum tratamento, a febre diminui em 2 a 3 semanas.

PREVENÇÃO

Não há vacinas disponíveis. A prevenção da FMMR é mais bem realizada a partir da prevenção ou tratamento de infestação por carrapatos em cães, evitando áreas onde os carrapatos residem, usando repelentes de insetos que contenham N,*N*-dietil-3- metilbenzamida (DEET) ou novas alternativas (https://www.epa.gov/insect-repellents/find-repellent-right-you), utilizando roupa protetora e, com cuidado, inspecionando as crianças após brincarem em áreas onde elas são potencialmente expostas aos carrapatos. A recuperação da infecção produz imunidade permanente.

A remoção imediata e completa de carrapatos anexados ajuda a reduzir o risco de transmissão, porque a riquétsia nos carrapatos precisa ser reativada para se tornar virulenta, e isso requer pelo menos várias horas ou dias de exposição ao calor do corpo ou sangue. Ao contrário da crença popular, a aplicação de vaselina, álcool isopropílico a 70%, esmalte ou um fósforo quente não são efetivos na remoção de carrapatos. Um carrapato pode ser removido com segurança ao segurar as partes da boca com um par de fórceps no local de fixação na pele e aplicar pressão suave e constante para alcançar retração sem torcer, eliminando assim todo o carrapato e suas peças bucais. O local de ligação deve ser, em seguida, desinfetado. Os carrapatos não devem ser espremidos ou esmagados porque seus fluidos podem ser infecciosos. O carrapato removido deve ser embebido em álcool ou jogado na descarga do banheiro, e as mãos devem ser lavadas para evitar a inoculação acidental na conjuntiva e nas mucosas ou em lesões na pele. Normalmente, a terapia antimicrobiana profilática não é recomendada porque as tetraciclinas e o cloranfenicol agem apenas com bacteriostáticos contra riquétsias; no entanto, a evidência para apoiar essa posição é escassa.

A bibliografia está disponível no GEN-io.

255.2 Febre Maculosa do Mediterrâneo ou Febre Botonosa (*Rickettsia conorii*)

Megan E. Reller e J. Stephen Dumler

A Febre Maculosa do Mediterrâneo (FMM), ou febre botonosa, é causada pela *R. conorii* e suas subespécies relacionadas; é também chamada por outros nomes, como tifo do carrapato do Quênia, tifo do carrapato indiano, febre maculosa de Israel e febre de Astrakhan. É uma riquetsiose vasculotrópica moderadamente grave em adultos, mas, em comparação, mais leve em crianças, com linfadenopatia mais frequente; a FMM é, no início, associada a uma escara no local da picada do carrapato. Pequenas diferenças na apresentação clínica podem ser associadas à diversidade genética das subespécies riquetsiais.

ETIOLOGIA

A FMM é causada por uma infecção sistêmica de células endoteliais pela bactéria intracelular obrigatória *R. conorii*. Espécies semelhantes são distribuídas globalmente, como *R. sibirica*, *R. heilongjiangensis* e *R. mongolotimonae* na Rússia, China, Mongólia e Paquistão; *R. australis* e *R. honei* na Austrália; *R. japonica* no Japão; *R. africae* na África do Sul; e *R. parkeri* e "*R. philippi* cepa 364D" nas Américas (Tabela 255.1). A análise de antígenos e sequências de DNA relacionadas mostram que todas estão intimamente relacionadas dentro de um grande ramo genético que inclui espécies de riquétsia de grupo da febre maculosa, como a *R. rickettsii*, a causa da FMMR.

EPIDEMIOLOGIA

A *R. conorii* é distribuída por uma grande região geográfica, incluindo Índia, Paquistão, Rússia, Ucrânia, Geórgia, Israel, Marrocos, Sul da Europa, Etiópia, Quênia e África do Sul. Os casos notificados de FMM no Sul da Europa têm aumentado de forma constante desde 1980, e a soroprevalência é de 11 a 26% em algumas áreas. O pico de casos notificados ocorre durante julho e agosto na bacia do Mediterrâneo; em outras regiões ocorre durante os meses quentes, quando os carrapatos estão ativos.

TRANSMISSÃO

A transmissão ocorre depois da picada do carrapato marrom do cão, o *R. sanguineus*, ou, para outras espécies de *Rickettsia*, outros gêneros de carrapatos, como *Dermacentor*, *Haemaphysalis*, *Amblyomma*, *Hyalomma* e *Ixodes*. O agrupamento de casos humanos de febre botonosa, carrapatos infectados e cães infectados implicam o cão doméstico como um veículo potencial de transmissão.

PATOLOGIA E PATOGÊNESE

A patologia subjacente vista com a FMM é quase idêntica à da FMMR, exceto que frequentemente as escaras estão presentes no local da picada do carrapato, em que ocorre a inoculação de riquétsias. A histopatologia da lesão resultante inclui necrose dos tecidos dérmicos e epidérmicos com uma crosta superficial; uma derme densamente infiltrada por linfócitos, histiócitos e neutrófilos dispersos; e lesão de capilares e vênulas na derme. Colorações imuno-histoquímicas e ensaios de amplificação de ácidos nucleicos confirmam que as lesões contêm células endoteliais infectadas por riquétsia, e potencialmente outras células, como macrófagos. A necrose é resultado tanto da vasculite diretamente mediada por riquétsia quanto da consequente extensa inflamação local. Portanto, as riquétsias têm pronto acesso a vasos linfáticos e ao sangue venoso e se disseminam para causar a doença sistêmica.

MANIFESTAÇÕES CLÍNICAS E ACHADOS LABORATORIAIS

Os achados típicos em crianças incluem febre (37 a 100%), uma erupção maculopapular que aparece de 3 a 5 dias depois do início da febre (94 a 100%), hepatoesplenomegalia (20 a 83%), mialgias e artralgias (10 a 42%), cefaleias (8 a 63%), náuseas, vômitos ou diarreia (5 a 28%) e linfadenopatia (52 a 54%). Em 60 a 90% dos pacientes, uma **escara indolor** ou **tache noire** aparece no local da picada do carrapato, frequentemente no couro cabeludo, com acompanhamento de linfadenopatia regional (50 a 60%) (Figura 255.6). A infecção pode ser grave, imitando a FMMR, embora morbidade e letalidade em crianças sejam menos frequentes que em adultos. Os achados podem incluir convulsões, lesões cutâneas purpúricas, meningite, déficit neurológico, insuficiência renal e/ou respiratória aguda e trombocitopenia grave. Mesmo que a taxa de mortalidade seja de 10% nos adultos e que as infecções graves ocorram em cerca de 9% das crianças, as mortes pediátricas são raras. Tal como acontece com a FMMR, uma forma particularmente grave ocorre em doentes com deficiência de glicose-6-fosfato desidrogenase e em pacientes com condições subjacentes, como a doença hepática alcoólica ou diabetes melito.

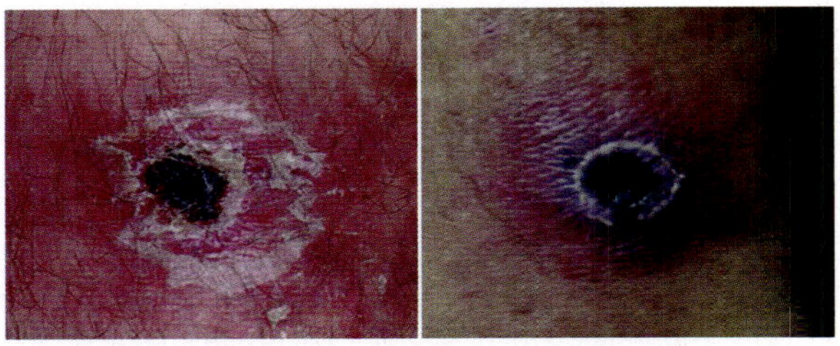

Figura 255.6 Aparências de escaras associadas com riquetsiose por *Rickettsia parkeri*. (*De Biggs HM, Behravesh CB, Bradley KK et al. Diagnosis and management of tickborne rickettsial diseases. Rocky Mountain spotted fever and other spotted fever group riquetsioses, ehrlichioses, and anaplasmosis – United States.* MMWR Recomm Rep. 2016, *65:1-44, Figura 24.*)

DIAGNÓSTICO

O diagnóstico laboratorial da FMM e riquetsioses relacionadas ao grupo da febre maculosa é o mesmo que para a FMMR. Os casos podem ser confirmados por imuno-histologia; imunofluorescência; demonstração ou amplificação de ácidos nucleicos de riquétsias em biopsias de pele; cultivo *in vitro* via cultura de tecido assistida por centrifugação; demonstração de soroconversão; ou acompanhado por um aumento de quatro vezes no soro do título de anticorpos para riquétsias do grupo da febre maculosa entre os soros de fase aguda e convalescente. Os anticorpos para antígenos do grupo da febre maculosa apresentam reação cruzada, de modo que a FMMR ou outra riquetsiose do grupo da febre maculosa nos EUA ou FMM na Europa, África e Ásia não podem ser distinguidos por esses métodos. Quando aparecem escaras, a biopsia da escara com submissão do tecido, ou um *swab* da base da lesão para uma reação de PCR proporciona um aumento considerável da sensibilidade, comparado à PCR do sangue, e é priorizado, se há disponibilidade. O tratamento não pode ser retido enquanto se aguarda o resultado dos testes diagnósticos.

DIAGNÓSTICO DIFERENCIAL

O diagnóstico diferencial inclui condições também associadas a escaras únicas, como antraz, ectima bacteriano, picada de aranha marrom reclusa, estreptobacilose (causada por *Spirillum minus*) e outras riquetsioses (tais como riquetiose variceliforme, febre da picada do carrapato africano, *R. parkeri* ou *R. philippi* cepa 364D e tifo). A *R. africae* do grupo das riquétsias que causam febre maculosa provoca a febre da picada do carrapato africano, uma doença mais branda do que a FMM que é frequentemente associada a diversas escaras e, às vezes, erupção vesicular. A febre da mordida do carrapato africano pode ser encontrada no Norte da África, onde a FMM também ocorre e é uma infecção comum entre os que viajam para a África Subsaariana e se deparam com pastagens altas e arbustos no safári. Riquetsioses por *R. parkeri* e *R. philippi* cepa 364D são infecções emergentes nas Américas do Norte e do Sul, e no oeste dos EUA, respectivamente. Ambas se apresentam com escaras e manifestações clínicas brandas similares àquelas observadas na febre da picada do carrapato africano.

TRATAMENTO E CUIDADOS DE SUPORTE

Em adultos, a FMM é efetivamente tratada com tetraciclina, doxiciclina, cloranfenicol, ciprofloxacino, ofloxacino, levofloxacino, azitromicina ou claritromicina. Para crianças, o tratamento de escolha é a doxiciclina (4 mg/kg/dia a cada 12 h VO ou IV; máximo: 200 mg/dia). Tetraciclina e cloranfenicol são alternativas, como para FMMR. A azitromicina (10 mg/kg/dia VO, 1 vez/dia durante 3 dias) e a claritromicina (15 mg/kg/dia VO dividida em 2 vezes/dia durante 7 dias) também são utilizadas. Regimes de fluoroquinolonas específicas e eficazes para crianças não foram estabelecidos, embora os relatos recentes sugiram que o uso de fluoroquinolona esteja associado ao aumento da gravidade da doença, em comparação com doxiciclina. Cuidados intensivos podem ser necessários.

COMPLICAÇÕES

As complicações de FMM são semelhantes às da FMMR. No geral, a taxa de letalidade é menor que 2%, mas fatalidades são raras em crianças. Infecções particularmente graves têm sido observadas em pacientes com patologias subjacentes, incluindo a deficiência de glicose-6-fosfato desidrogenase e diabetes melito.

PREVENÇÃO

A FMM é transmitida por picadas de carrapatos, e a prevenção é a mesma que foi recomendada para a FMMR. Nenhuma vacina está disponível atualmente.

A bibliografia está disponível no GEN-io.

255.3 Riquetsiose Variceliforme (*Rickettsia akari*) e Febre Maculosa Transmitida pela Pulga do Gato

Megan E. Reller e J. Stephen Dumler

A riquetsiose variceliforme é causada pela *R. akari*, uma espécie do grupo de transição de riquétsia que é transmitida pelo ácaro do rato, o *Alodermanyssus sanguineus*. O rato hospedeiro para este ácaro é amplamente distribuído nas cidades nos EUA, Europa e Ásia. Estudos soroepidemiológicos sugerem uma elevada prevalência dessa infecção em ambientes urbanos. A doença é rara e geralmente leve. Ao contrário da situação com a maioria das formas de riquetsioses, o macrófago é uma importante célula-alvo para a *R. akari*.

A riquetsiose variceliforme é mais conhecida por causa de sua associação com uma erupção variceliforme. Na verdade, essa erupção é uma forma modificada da erupção macular ou da maculopapular típica antecedente, como aquelas vistas em outras riquetsioses vasculotrópicas e encontradas ocasionalmente com outras riquetsioses, como a febre da mordida do carrapato africano. As descrições clínicas em crianças são raras. Na apresentação, a maioria dos pacientes tem febre, cefaleia e calafrios. Em até 90% dos casos, existe uma lesão papular indolor ulcerativa, ou escara, no local da inoculação inicial, que pode estar associada com linfadenopatia regional dolorosa. Em alguns pacientes, a erupção maculopapular se torna vesicular, envolvendo o tronco, cabeça e extremidades. A infecção geralmente se resolve de forma espontânea e não requer tratamento. No entanto, um curso curto de doxiciclina acelera a resolução e às vezes é usado em pacientes com mais de 8 anos de idade e em crianças pequenas com doença relativamente grave. Complicações e mortes são raras; no entanto, são descritos exemplos de doença grave em crianças, como a observada com FMMR.

A febre maculosa transmitida pela pulga do gato, causada por *Rickettsia felis*, também é considerada dentro do grupo do tifo devido à transmissão pela pulga; entretanto, estudos filogenéticos a alocam próxima ao gênero *Rickettsia* da febre naculosa ou dentro do grupo de "transição". Similarmente, um agente associado à pulga do gato, *R. asembonensis*, foi isolado de pulgas de gato e identificado em amostras ambientais de diversas regiões geográficas. Desde a descoberta de *R. felis* em um paciente febril do Texas, por meio da utilização de métodos moleculares de amplificação, e seu subsequente isolamento a partir de pulgas de gato infectadas, testes moleculares e sorológicos de reação cruzada pretendem identificar infecções humanas globalmente, algumas em altas taxas de prevalência. Isolados clínicos de humanos infectados ainda precisam ser realizados, e muitos pacientes identificados por métodos moleculares apresentam ausência de resposta sorológica ou mesmo de sinais clínicos. Sua identificação em mosquitos e em conjunto com a malária confunde ainda mais seu papel como um patógeno humano. Até que os diversos achados discrepantes observados com *R. felis* se esclareçam, seu papel como um importante agente infeccioso humano continua sem resolução.

A bibliografia está disponível no GEN-io.

Capítulo 256

Doença de Tsutsugamushi (*Orientia tsutsugamushi*)

Megan E. Reller e J. Stephen Dumler

A doença de tsutsugamushi, tifo por *Orientia tsutsugamushi* ou tifo rural, é uma importante causa de doença febril aguda no Sul e no Leste da Ásia e do Pacífico e parece estar emergindo também no Oriente Médio e na América do Sul. O agente causador é distinto, mas relacionado com as espécies de *Rickettsia*. A infecção é transmitida pelas fases larvais de ácaros (*Leptotrombidium* sp.) e envolve cepas antigenicamente diferentes de *O. tsutsugamushi*, o que dificulta o desenvolvimento de vacinas.

ETIOLOGIA

O agente causador da doença de tsutsugamushi é a bactéria *Orientia tsutsugamushi*, que é diferente de outras riquétsias, como as que causam a febre maculosa ou as do grupo de tifo (ver Tabela 255.1, Capítulo 255). O agente carece de lipopolissacarídio e peptidoglicano em sua parede celular. Como outras riquétsias vasculotrópicas, a *O. tsutsugamushi* infecta células endoteliais e causa vasculite, a característica clínico-patológica predominante da doença. No entanto, o organismo também pode infectar macrófagos e células musculares cardíacas. Uma nova espécie, *Orientia chuto*, foi isolada de um paciente no Oriente Médio com evidência definitiva de infecção baseada na sorologia e/ou na amplificação por PCR de genes de *O. tsutsugamushi* no sangue durante a fase aguda da doença, e sugere que uma gama maior de espécies pode estar envolvida na doença de tsutsugamushi e em infecções relacionadas.

EPIDEMIOLOGIA

Mais de um milhão de infecções ocorrem a cada ano e estima-se que mais de um bilhão de pessoas estejam em risco. O tifo epidêmico ocorre principalmente na Ásia, incluindo as áreas delimitadas pela Coreia, pelo Paquistão e pelo norte da Austrália. Além dessas regiões tropicais e subtropicais, a doença ocorre no Japão, no extremo leste da Rússia, no Tajiquistão, no Nepal e na China não tropical, incluindo o Tibete. Há relatos de casos importados para os EUA e outras partes do mundo. O tifo endêmico tem sido historicamente confinado à Ásia, à Oceania e ao triângulo tsutsugamushi; no entanto, indícios da presença desse agente foram identificados de forma mais ampla com casos confirmados na América do Sul e casos prováveis na África. A maioria das infecções em crianças é adquirida em áreas rurais. Na Tailândia e no Sri Lanka, o tifo rural é a causa de 1 a 8% das febres agudas de origem desconhecida. As infecções são mais comuns durante os meses chuvosos, geralmente de junho a novembro. O número de casos relatados em meninos é mais elevado do que em meninas.

TRANSMISSÃO

O. tsutsugamushi é transmitida pela picada da fase larval de um ácaro trombiculídeo (*Leptotrombidium*), que serve como vetor e reservatório. A transmissão vertical transovariana (passagem do organismo a partir de ácaros infectados para seus descendentes) é o principal mecanismo para a manutenção desse agente na natureza. Como só a fase larval se alimenta de sangue, a transmissão horizontal de roedores infectados para ácaros não infectados não foi comprovada, mas a transmissão entre ácaros em fase larval que se alimentam juntos é uma possibilidade. Vários sorotipos de *O. tsutsugamushi* são reconhecidos, e alguns deles compartilham uma reatividade antigênica cruzada; no entanto, eles não estimulam a imunidade cruzada protetora.

PATOLOGIA E PATOGÊNESE

A patogênese da doença de tsutsugamushi é incerta. Estudos recentes sugerem que o processo pode ser estimulado por uma infecção generalizada de células endoteliais vasculares, que corresponde à distribuição de vasculite disseminada e lesões inflamatórias perivasculares observadas nos exames histopatológicos. Em necropsias, o maior resultado da lesão vascular parece ser a hemorragia. No entanto, dados apoiam o conceito de que a lesão vascular iniciada pela infecção seja sustentada pela inflamação imunomediada e que juntas provocam um significativo extravasamento vascular. O resultado é um importante comprometimento vascular com consequente lesão dos órgãos-alvo, os quais, na maioria das vezes, são o cérebro e os pulmões, como acontece com outras riquetsioses vasculotrópicas.

MANIFESTAÇÕES CLÍNICAS E ACHADOS LABORATORIAIS

A doença de tsutsugamushi pode ser leve ou grave em crianças, atingindo quase todos os órgãos. A maioria dos pacientes apresenta febre durante 9 a 11 dias (variação de 1 a 30 dias) antes de procurar atendimento médico. A linfadenopatia regional ou generalizada é relatada em 23 a 93% dos pacientes, a hepatomegalia em cerca de dois terços e a esplenomegalia em aproximadamente um terço das crianças com a doença. Os sintomas gastrintestinais, incluindo dor abdominal, vômitos e diarreia, ocorrem em até 40% das crianças na apresentação. Uma **escara indolor e única**, com rebordo eritematoso no local da picada, é vista em 7 a 68% dos casos, e uma erupção maculopapular está presente em menos da metade dos casos; contudo, ambos podem estar ausentes. A linfo-histiocitose hemofagocítica também foi descrita. A contagem de leucócitos e plaquetas costuma estar dentro da normalidade, embora a trombocitopenia ocorra de um quarto a um terço das crianças e a leucocitose seja observada em aproximadamente 40% delas. Manifestações clínicas frequentemente respondem de maneira rápida ao tratamento apropriado. Resultados adversos em fetos e recém-nascidos de mães infectadas foram descritos como resultantes da transmissão vertical.

DIAGNÓSTICO E DIAGNÓSTICO DIFERENCIAL

Devido ao potencial para complicações graves, o diagnóstico e a decisão de iniciar o tratamento devem ser baseados na suspeita clínica e na confirmação da presença do agente *O. Tsutsugamushi* por testes sorológicos, como a imunofluorescência indireta. O ensaio de imunofluorescência indireta apresenta mais de 90% de sensibilidade em indivíduos com 11 dias ou mais de febre, mas as interpretações variam com a prevalência de infecção em regiões endêmicas. Embora as riquetsioses possam ser cultivadas usando métodos de cultivo celular, os ensaios de PCR não são muito sensíveis, e esses métodos de diagnóstico não estão amplamente disponíveis. O diagnóstico diferencial inclui febre de origem desconhecida, febre entérica, febre tifoide, dengue, outras riquetsioses, tularemia, antraz, dengue hemorrágica, leptospirose, malária e mononucleose infecciosa.

TRATAMENTO E CUIDADOS DE SUPORTE

O regime de tratamento recomendado para o tifo é a doxiciclina VO ou IV (4 mg/kg/dia divididos a cada 12 horas; máximo: 200 mg/dia). Os regimes alternativos incluem tetraciclina VO (25 a 50 mg/kg/dia divididos em intervalos de 6 horas; máximo: 2 g/dia) ou cloranfenicol IV (50 a 100 mg/kg/dia a cada 6 horas; máximo: 4 g/dia). Se utilizado, o cloranfenicol deve ser monitorado para manter a concentração de 10 a 30 μg/mℓ no soro. Alternativas, agora apoiadas por dados de estudos randomizados, incluem azitromicina VO (10 mg/kg no dia 1, depois 5 mg/kg; máximo: 500 mg/dia) ou claritromicina VO (15 a 30 mg/kg/dia divididos a cada 12 horas; máximo: 1 g/dia).

O tratamento deve ser continuado por um período mínimo de 5 dias e até que o paciente esteja afebril por pelo menos 3 dias para evitar recaída. No entanto, a dose única de doxiciclina oral foi relatada como eficaz para todas as 38 crianças tratadas com este regime em uma grande série de casos de doença de tsutsugamushi da Tailândia. A maioria das crianças responde rapidamente à doxiciclina ou ao cloranfenicol dentro de 1 a 2 dias (intervalo de 1 a 5 dias). Cepas de *O. tsutsugamushi* com concentrações inibitórias mínimas de doxiciclina ligeiramente mais elevadas são relatadas em algumas regiões da Tailândia. Ensaios clínicos mostraram que a azitromicina pode ser igualmente eficaz e que a rifampicina é superior à doxiciclina, nesses casos, podendo ter papel como uma terapia alternativa, especialmente para mulheres grávidas. A utilização de ciprofloxacino em mulheres grávidas resultou em um efeito adverso em 5 de 5 gestações entre mulheres indianas. Cuidados intensivos podem ser necessários para o manejo hemodinâmico de pacientes gravemente afetados.

COMPLICAÇÕES

As complicações graves incluem pneumonite em 20 a 35% das crianças e meningoencefalite em aproximadamente 10%. Insuficiência renal aguda, miocardite e síndrome de choque séptico ocorrem com menor frequência. O exame do líquido cefalorraquidiano mostra pleocitose mononuclear leve com níveis normais de glicose. As radiografias de tórax revelam infiltrado peri-hilar ou peribrônquico transitório na maioria das crianças. Entre 883 pacientes com mais de 20 anos de idade em 18 estudos publicados, a taxa de letalidade foi de 11%; a mediana dos estudos foi de 1,6 a 1,8% e chegou a 33%.

PREVENÇÃO

A prevenção é baseada em evitar as larvas que transmitem a *O. tsutsugamushi*. O vestuário de proteção é o método mais útil de prevenção. A infecção proporciona imunidade à reinfecção por cepas homólogas, mas não heterólogas; no entanto, como as variedades naturais são altamente heterogêneas, a infecção nem sempre fornece proteção completa contra a reinfecção. Não há vacinas disponíveis no momento.

A bibliografia está disponível no GEN-io.

Capítulo 257
Riquetsioses do Grupo Tifo

Megan E. Reller e J. Stephen Dumler

Os membros do grupo do tifo das riquétsias (Tabela 255.1, Capítulo 255) incluem a *Rickettsia typhi*, que causa o tifo murino, e a *Rickettsia prowazekii*, que causa o tifo transmitido por piolhos ou tifo epidêmico. *R. typhi* é transmitida para seres humanos por pulgas enquanto *R. prowazekii* é transmitida pelas fezes de piolhos do corpo. O tifo transmitido por piolhos ou o epidêmico é considerado a mais virulenta das riquetsioses, com uma elevada taxa de letalidade, mesmo com tratamento. O tifo murino é moderadamente grave e provavelmente subnotificado em todo o mundo. Os genomas da *R. typhi* e da *R. prowazekii* são semelhantes.

A bibliografia está disponível no GEN-io.

257.1 Tifo Murino (Endêmico ou Transmitido por Pulgas) (*Rickettsia typhi*)

Megan E. Reller e J. Stephen Dumler

ETIOLOGIA

O tifo murino é causado por *R. typhi*, uma riquétsia transmitida de pulgas infectadas para ratos, outros roedores ou gambás, e destes para as pulgas. A transmissão transovariana (passagem do microrganismo das pulgas infectadas para seus descendentes) nas pulgas é ineficiente. A transmissão depende da infecção a partir da pulga para mamíferos não infectados, que então mantêm uma riquetsemia transitória e servem como fontes da bactéria para pulgas não infectadas que os mordem durante o período de riquetsemia.

EPIDEMIOLOGIA

O tifo murino está distribuído em todo o mundo e ocorre principalmente em regiões litorâneas quentes, onde é mantido em um ciclo que envolve pulgas de rato (*Xenopsylla cheopis*) e ratos (espécies *Rattus*). O pico de incidência ocorre quando as populações de ratos estão mais elevadas durante a primavera, verão e outono. Estudos de vigilância sugerem que o tifo murino adquirido em viagem ocorre mais frequentemente em turistas que visitam o Sudeste Asiático e a África. Nos EUA, a doença é identificada com mais frequência no sul do Texas e no sul da Califórnia. No entanto, estudos de soroprevalência entre crianças indicam que o tifo murino é adquirido em todo o sudeste e centro-sul dos EUA, expandindo as áreas endêmicas nas quais o pediatra deve estar alerta para essa infecção. Nas áreas costeiras do sul do Texas e no sul da Califórnia, a doença surge predominantemente de março a junho e está associada a um *ciclo silvestre*, envolvendo gambás e pulgas do gato (*Ctenocephalides felis*).

TRANSMISSÃO

R. typhi normalmente apresenta ciclos entre roedores ou animais de porte médio, como marsupiais e suas pulgas. A infecção humana do tifo murino ocorre quando fezes das pulgas infectadas por riquétsias contaminam o local de picada da pulga. A inoculação direta por meio da picada de pulga é possível, mas ineficiente.

PATOLOGIA E PATOGÊNESE

A *R. typhi* é uma riquétsia vasculotrópica que causa doença de um modo semelhante à causada pela *Rickettsia rickettsii* (Capítulo 255.1). Os microrganismos da espécie *R. typhi* presentes em fezes das pulgas depositadas sobre a pele, como parte do reflexo de alimentação das pulgas, são inoculados na ferida pruriginosa da picada de pulga. Após um intervalo durante o qual ocorre proliferação local, as riquétsias se disseminam sistemicamente pelos vasos linfáticos para o sangue e depois infectam o endotélio em muitos tecidos. Assim como as riquétsias do grupo da febre maculosa, as do grupo tifo infectam as células endoteliais, mas, ao contrário das riquétsias do grupo da febre maculosa, elas não polimerizam a actina intracelular de modo eficiente, apresentando mobilidade intracelular limitada e, provavelmente, causando lesão celular por ação enzimática ou por lise mecânica da membrana por acúmulo em grande número dentro do citoplasma da célula endotelial. A infecção intracelular leva a danos nas células endoteliais, recrutamento de células inflamatórias e vasculite. O infiltrado de células inflamatórias traz várias células efetoras, incluindo macrófagos (que produzem citocinas pró-inflamatórias) e linfócitos CD4, CD8 e *natural killer* (que podem produzir imunocitocinas, como a interferona-γ, ou participar de respostas citotóxicas mediadas por células). A proliferação intracelular das riquétsias do grupo tifo é inibida por mecanismos mediados por citocinas e mecanismos dependentes e independentes do óxido nítrico.

Os achados histopatológicos incluem vasculite sistêmica em resposta às riquétsias dentro das células endoteliais. A vasculite se manifesta como pneumonia intersticial, meningoencefalite, nefrite intersticial, miocardite e hepatite leve com infiltrado linfo-histiocitário periporta. À medida que a vasculite e as lesões inflamatórias se acumulam, danos a múltiplos órgãos podem acontecer.

MANIFESTAÇÕES CLÍNICAS

Em crianças, o tifo murino é uma infecção em geral autolimitada, mas pode ser grave, semelhante a outras riquetsioses vasculotrópicas. O período de incubação varia entre uma e 2 semanas. A apresentação inicial frequentemente é inespecífica e se assemelha a febre tifoide; febre de origem indeterminada é a apresentação mais comum. Os pacientes pediátricos com tifo murino apresentam sintomas classicamente atribuídos a outras riquetsioses vasculotrópicas, como erupções cutâneas (48 a 80%), mialgias (29 a 57%), vômitos (29 a 45%), tosse (15 a 40%), cefaleia (19 a 77%) e diarreia ou dor abdominal (10 a 40%). A erupção petequial é observada em menos de 15% das crianças e a aparência mais comum é de máculas ou maculo pápulas distribuídas no tronco e extremidades. A erupção pode envolver as plantas dos pés e palmas das mãos. Entre as características clínicas comuns, apenas a dor abdominal, a diarreia e a dor de garganta são mais comuns em crianças do que em adultos, ressaltando a natureza moderada da maioria dos casos em crianças. Uma síndrome hemofagocítica associada ao tifo murino foi descrita recentemente. Embora o comprometimento neurológico seja um achado comum em adultos com tifo murino, fotofobia, confusão, estupor, coma, convulsões, meningismo e ataxia são observados em menos de 20% das crianças hospitalizadas e menos de 6% das crianças infectadas tratadas ambulatorialmente. Resultados neonatais ruins são relatados em casos de infecção durante a gravidez; entretanto, tanto a frequência quanto o espectro clínico não estão bem documentados.

ACHADOS LABORATORIAIS

Embora inespecíficos, os achados laboratoriais são menos graves que em adultos. Achados laboratoriais úteis incluem leucopenia leve (28 a 40%) com um desvio moderado para a esquerda, trombocitopenia leve a grave (30 a 60%), hiponatremia (20 a 66%), hipoalbuminemia (30 a 87%) e elevação da aspartato aminotransferase (82%) e da alanina aminotransferase (38%). Elevação na ureia sérica geralmente é causada por mecanismos pré-renais.

DIAGNÓSTICO E DIAGNÓSTICO DIFERENCIAL

Atrasos no diagnóstico e no tratamento estão associados a aumento da morbidade e mortalidade. Dessa forma, o diagnóstico deve ser baseado na suspeita clínica. Às vezes, os pacientes apresentam achados sugestivos de faringite, bronquite, hepatite, gastrenterite ou sepse. Portanto, o diagnóstico diferencial pode ser extenso.

A confirmação do diagnóstico normalmente é realizada por comparação dos títulos de anticorpos da fase aguda e convalescente obtidos por ensaios de anticorpo fluorescente indireto para demonstrar um aumento de quatro vezes no título. Estudos objetivos atuais sobre a eficiência da amplificação do ácido nucleico de *R. typhi* como diagnóstico a partir do sangue total em fase aguda mostram uma sensibilidade decepcionantemente baixa, e a cultura de riquétsias não se encontra disponível de imediato. Assim, a sorologia pareada (aguda e de convalescença) para demonstrar um aumento de quatro vezes no título de anticorpos IgG por IFA continua a ser o padrão para confirmar a infecção aguda. O uso de testes sorológicos com IgM é desencorajado para o diagnóstico de infecções por Rickettsia, devido à sensibilidade e especificidade limitadas.

TRATAMENTO

Uma metanálise do tifo murino em crianças revisou o tratamento em 261 crianças, incluindo 54 que não receberam terapia antimicrobiana. Embora 15% tivessem complicações, não houve mortes. A terapia padrão para o tifo murino em crianças foi semelhante à dos adultos e se concentrou no uso de tetraciclinas ou cloranfenicol. Nenhum ensaio controlado de outros agentes antimicrobianos foi realizado. As quinolonas têm sido usadas em crianças, e estudos clínicos limitados mostram que a ciprofloxacino é tão eficaz quanto a doxiciclina e o cloranfenicol para tratar o tifo murino; no entanto, falhas no tratamento são relatadas. Experimentos *in vitro* sugerem que concentrações inibitórias mínimas de azitromicina e claritromicina para *R. typhi* devem ser facilmente alcançadas.

Portanto, o tratamento recomendado pelo tifo murino é a doxiciclina (4 mg/kg/dia divididos a cada 12 h VO ou IV; máximo: 200 mg/dia). Os regimes alternativos incluem tetraciclina (25 a 50 mg/kg/dia divididos a cada 6 h VO; máximo: 2 g/dia) ou cloranfenicol (50 a 100 mg/kg/dia divididos a cada 6 h IV; máximo: 4 g/dia). A terapia deve durar pelo menos 5 dias, até que o paciente esteja afebril por pelo menos 3 dias.

CUIDADOS DE SUPORTE

Embora a doença geralmente seja leve, 15% das crianças com tifo murino apresentam complicações e 2 a 7% necessitam de cuidados intensivos para tratar complicações como meningoencefalite ou uma condição semelhante à coagulação intravascular disseminada ou outras condições. Assim como em outras infecções por riquétsias em que há lesão vascular sistêmica significativa, o manejo hemodinâmico cuidadoso é obrigatório para evitar edema pulmonar ou cerebral.

COMPLICAÇÕES

Complicações de tifo murino em pacientes pediátricos são incomuns; no entanto, recidiva, estupor, edema facial, desidratação, ruptura do baço e meningoencefalite são relatados. A predominância de dor abdominal tem levado à laparotomia exploratória para excluir perfuração visceral.

PREVENÇÃO

O controle do tifo murino dependia da eliminação do reservatório de pulgas e controle dos seus hospedeiros e isso continua sendo importante. No entanto, com o reconhecimento das pulgas do gato como reservatórios e vetores potencialmente significativos, a presença desses vetores de pulgas e seus hospedeiros mamíferos em áreas urbanas, nas quais ocorrem exposições aos seres humanos, traz problemas e torna o controle cada vez mais difícil. Não se sabe com certeza se a infecção confere imunidade protetora. A reinfecção parece ser rara.

A bibliografia está disponível no GEN-io.

257.2 Tifo Epidêmico (Transmitido por Piolhos) (*Rickettsia prowazekii*)

Megan E. Reller e J. Stephen Dumler

ETIOLOGIA

Os seres humanos são considerados o principal reservatório da *R. prowazekii*, o agente causador do tifo epidêmico ou transmitido por piolho e sua forma recrudescente, a doença de Brill-Zinsser. Outro reservatório existe em esquilos voadores, seus ectoparasitas e, potencialmente, carrapatos, em um ciclo silvestre com pequenos roedores. A *R. prowazekii* é o membro mais patogênico do gênero *Rickettsia* e se multiplica em quantidades intracelulares muito elevadas antes da ruptura das células endoteliais infectadas.

EPIDEMIOLOGIA

A infecção é caracteristicamente observada no inverno ou na primavera, e sobretudo durante tempos de más práticas de higiene associadas a aglomeração humana, guerra, fome, pobreza extrema e conflitos civis. Como observado em um surto recente entre jovens em um centro de reabilitação em Ruanda, infecções em crianças nessas condições podem levar a resultados adversos graves. *R. prowazekii* também tem sido associada a casos esporádicos de uma doença leve, semelhante ao tifo, nos EUA; tais casos estão associados à exposição a esquilos voadores que abrigam piolhos ou pulgas infectadas. Microrganismos isolados desses esquilos parecem ser geneticamente semelhantes aos obtidos durante surtos típicos.

A maioria dos casos de tifo transmitido por piolho é esporádica no mundo desenvolvido, mas surtos foram identificados na África (Etiópia, Nigéria, Ruanda e Burundi), no México, na América Central, na América do Sul, na Europa Oriental, no Afeganistão, na Rússia, no norte da Índia e na China nos últimos 25 anos. Após a Guerra Civil de Burundi em 1993, de 35 mil a 100 mil casos de tifo epidêmico foram diagnosticados em refugiados, resultando em um número estimado de 6 mil mortes.

TRANSMISSÃO

O piolho do corpo humano (*Pediculus humanus corporis*) é infectado ao se alimentar de pessoas que possuem riquétsias circulantes no sangue devido à infecção endotelial. As riquétsias ingeridas infectam as células epiteliais do intestino médio dos piolhos e são transferidas para as fezes que, por sua vez, são introduzidas em um hospedeiro humano suscetível por meio de abrasões ou perfurações na pele, a partir da conjuntiva ou, raramente, da inalação de fômites presentes em roupas, roupa de cama ou móveis.

MANIFESTAÇÕES CLÍNICAS

O tifo transmitido pelo piolho pode ser leve ou grave em crianças. O período de incubação geralmente é de menos de 14 dias. As manifestações clínicas típicas incluem febre, cefaleia grave, sensibilidade abdominal e exantema na maioria dos pacientes, bem como calafrios (82%), mialgias (70%), artralgias (70%), anorexia (48%), tosse seca (38%), tonturas (35%), fotofobia (33%), náuseas (32%), dor abdominal (30%), zumbido (23%), constipação intestinal (23%), meningismo (17%), distúrbios visuais (15%), vômitos (10%) e diarreia (7%). No entanto, a investigação de surtos recentes na África tem demonstrado uma menor incidência de erupção cutânea (25%) e uma alta incidência de delírio (81%) e tosse associada à pneumonite (70%). A erupção cutânea é inicialmente rosa ou eritematosa e desaparece. Em um terço dos pacientes, máculas avermelhadas, que não clareiam, e petéquias aparecem predominantemente no tronco. Infecções identificadas durante a era pré-antibiótica produziam uma variedade de sinais e sintomas no sistema nervoso central, incluindo delírio (48%), coma (6%) e convulsões (1%). As estimativas de mortalidade variam entre 3,8 e 20% em surtos.

A **doença de Brill-Zinsser** é uma forma de tifo que se torna recrudescente de meses a anos após a infecção primária e, portanto, raramente afeta crianças. Quando bacterêmicos por riquétsias, esses pacientes infectados podem transmitir o agente para piolhos, que têm potencial para promover o evento inicial que desencadeia um surto, se as condições higiênicas permitirem.

TRATAMENTO

Os regimes de tratamento recomendados para tifo transmitido por piolhos ou tifo silvestre são idênticos aos utilizados para o tifo murino. O tratamento de escolha é a doxiciclina (4 mg/kg/dia, a cada 12 h VO ou IV; máximo: 200 mg/dia). Os tratamentos alternativos incluem tetraciclina (25 a 50 mg/kg/dia, a cada 6 h VO; máximo: 2 g/dia) ou cloranfenicol (50 a 100 mg/kg/dia, a cada 6 IV; máximo: 4 g/dia). O tratamento deve ser continuado durante um mínimo de 5 dias e até que o paciente esteja afebril durante pelo menos 3 dias para evitar a recidiva. Existem evidências de que a doxiciclina em uma dose oral única de 200 mg (4,4 mg/kg, se abaixo de 45 kg) também é eficaz.

PREVENÇÃO

A destruição imediata dos vetores com inseticida é uma importante medida de controle em uma epidemia. Os piolhos vivem na roupa, em vez de sobre a pele. Assim, pesquisas sobre ectoparasitas devem incluir o exame de roupas. Para tifo epidêmico, as medidas de antibioticoterapia e erradicação dos piolhos interrompem a transmissão, reduzem a prevalência da infecção no reservatório humano e diminuem o impacto de um surto. A poeira com excrementos dos piolhos infectados é estável e capaz de transmitir tifo, e cuidados devem ser tomados para evitar a sua inalação. A infecção confere imunidade protetora sólida. No entanto, pode ocorrer recrudescência anos mais tarde com a doença de Brill-Zinsser, o que significa que a imunidade não foi restabelecida.

A bibliografia está disponível no GEN-io.

Capítulo 258
Erliquiose e Anaplasmose

J. Stephen Dumler e Megan E. Reller

ETIOLOGIA

A **erliquiose** (ou erlichiose) nos seres humanos foi descrita pela primeira vez em 1987, quando grupos de bactérias confinados no interior de vacúolos citoplasmáticos de leucócitos circulantes (mórulas), particularmente leucócitos **mononucleares**, foram detectados no sangue periférico de um paciente com suspeita de Febre Maculosa das Montanhas Rochosas (FMMR). O agente etiológico, *Ehrlichia chaffeensis*, foi cultivado a partir de uma amostra de sangue de um paciente infectado, em 1990, e identificado como causa predominante da erliquiose humana. As pesquisas realizadas mostraram que a infecção por *E. chaffeensis* é transmitida por carrapatos da espécie *Amblyomma americanum* e ocorre com maior frequência do que a FMMR em algumas áreas geográficas. Em 1994, outros casos em que foram encontradas mórulas apenas dentro de **neutrófilos** e que careciam de evidências sorológicas para a infecção por *E. chaffeensis* levaram ao reconhecimento da espécie atualmente classificada como *Anaplasma phagocytophilum*, que abrange vários patógenos veterinários antes descritos em pelo menos dois continentes diferentes e que causa **anaplasmose**.

Desde essas primeiras descobertas realizadas em seres humanos, outras espécies da família *Anaplasmataceae* foram identificadas como patógenos humanos, incluindo: (1) *Ehrlichia ewingii*, em 1996, um patógeno veterinário de neutrófilos caninos transmitido por carrapatos *A. americanum*; (2) *Ehrlichia muris*, subsp. *euclairensis*, transmitido por *Ixodes scapularis*, em 2009, apenas encontrado, até o momento, em pacientes de Minnesota e Wisconsin, nos EUA; (3) infecções humanas por *Candidatus* Neoehrlichia mikurensis, provavelmente *Ixodes* spp. ou *Haemaphysalis concinna* transmitida por carrapatos, reconhecido pela primeira vez, em 2010, como causa de infecções semelhantes à sepse em pacientes imunocomprometidos na Europa, e mais tarde como causa de doença febril leve em indivíduos sadios na China; (4) Panola Mountain *Ehrlichia*, uma bactéria raramente associada a infecções humanas, mas presente em carrapatos *A. americanum* nos EUA e com características genéticas do patógeno ruminante *Ehrlichia ruminantium*; (5) *Ehrlichia canis*, o patógeno canino estabelecido que infectou humanos na Venezuela; e (6) *Anaplasma capra*, causa de febre moderada após picadas de carrapato *Ixodes persulcatus*, até agora apenas identificadas na China. Os últimos cinco ainda não foram estabelecidos como causas de infecção em crianças.

Embora as infecções causadas por esses vários gêneros tenham sido chamadas de erliquiose, estudos adicionais identificaram diferenças substanciais na biologia e nas abordagens diagnósticas, de modo que agora o CDC geralmente as separa em erliquiose, anaplasmose ou erlichiose/anaplasmose indeterminada. A **erliquiose monocítica humana (HME)** é caracterizada por infecção de predominantemente monócitos, e é causada por *E. chaffeensis*; **anaplasmose granulocítica humana (AGH)** descreve doença relacionada à infecção de neutrófilos circulantes por *Anaplasma phagocytophilum*; e **erliquiose ewingii** é causada por infecção de granulócitos por *E. ewingii* (ver Tabela 255.1, no Capítulo 255).

Todos esses microrganismos são bactérias intracelulares obrigatórias e pequenas, transmitidas por carrapatos, com paredes celulares de tipo gram-negativo. *Neorickettsia sennetsu* é outra bactéria relacionada, que raramente provoca doença humana e não é transmitida por carrapatos. *E. chaffeensis* altera a sinalização e a transcrição no hospedeiro quando está dentro da célula. Sobrevive em um endossoma que entra em uma via de reciclagem de receptor para evitar a fusão do fagossomo com o lisossomo e o crescimento em uma "**mórula**", um agregado intravacuolar de bactérias. *A. phagocytophilum* sobrevive em um vacúolo singular que adquire proteínas microbianas, que impedem a maturação do endossoma e a fusão dos lisossomos. Pouco se sabe acerca dos vacúolos no interior dos quais crescem *E. ewingii* e o agente semelhante a *E. muris*. Essas bactérias são patógenos de células fagocitárias em mamíferos, e cada espécie caracteriza-se por ter uma afinidade por uma célula específica do hospedeiro: *E. chaffeensis* infecta fagócitos mononucleares, enquanto *A. phagocytophillum* e *E. ewingii* infectam neutrófilos. A infecção leva a modificações diretas da função, em parte devido a alterações na transdução de sinais intracelulares ou modulação da transcrição da célula do hospedeiro, que diminuem as defesas do hospedeiro contra a bactéria. No entanto, as reações imunes e inflamatórias ainda são ativadas e, em parte, são responsáveis por muitas das manifestações clínicas observadas na erliquiose, como sobreposições com a ativação macrofágica ou síndromes hemofagocíticas de linfo-histiocitose.

EPIDEMIOLOGIA

As infecções por *E. chaffeensis* ocorrem no sudeste, centro-sul e região do médio Atlântico dos EUA, em uma distribuição paralela àquela da FMMR; foram também relatados casos no norte da Califórnia. Casos suspeitos com evidências sorológicas apropriadas e, em certas ocasiões, evidências moleculares foram relatados na Europa, na África, na América do Sul e no extremo Oriente, incluindo China e Coreia. As infecções humanas por *E. ewingii* foram apenas identificadas nos EUA, em áreas onde também ocorre *E. chaffeensis*, talvez devido a um carrapato vetor compartilhado. São documentadas infecções caninas tanto na África Subsaariana quanto na América do Sul.

Embora a idade média dos pacientes com HME e AGH seja geralmente mais velha (mais de 51 anos), muitas crianças infectadas foram identificadas, e, para HME, a taxa de letalidade é de 4% mas crianças com menos de 5 anos de idade. Pouco se sabe sobre a epidemiologia das infecções por *E. ewingii*; embora ocorram infecções em crianças, elas são reconhecidas em uma taxa 100 vezes menor do que para *E. chaffeensis*. Todas as infecções estão fortemente associadas à exposição a carrapatos e suas picadas, e são identificadas sobretudo entre maio e setembro. Embora tanto os carrapatos em estágio de ninfa quanto os adultos possam transmitir a infecção, as ninfas são mais propensas a transmitir doenças, porque são mais ativas durante o verão.

TRANSMISSÃO

As espécies de carrapatos predominantes que abrigam *E. chaffeensis* e *E. ewingii* são *A. americanum*, o carrapato da estrela solitária (ver Figura 255.1D no Capítulo 255). Os vetores carrapatos de *A. phagocytophilum* são *Ixodes* spp. – incluindo *I. scapularis* (carrapato de patas negras ou carrapato) no leste dos EUA (ver Figura 255.1 no Capítulo 255), *Ixodes pacificus* (carrapato de patas negras ocidental) no oeste dos EUA, *Ixodes ricinus* (carrapato ovino) na Europa, *Ixodes persulcatus* na Eurásia e *Haemaphysalis concinna* na China. Os carrapatos *Ixodes* spp. também transmitem *Borrelia burgdorferi*, *Borrelia miyamotoi*, *Babesia microti* e flavivírus associados à encefalite transmitida por carrapatos na Europa, vírus de Powassan e *E. muris* subsp. *eauclairensis* na América do Norte. Coinfecções com esses agentes e *A. phagocytophilum* foram documentadas em crianças e adultos.

As espécies de *Ehrlichia* e *Anaplasma* são mantidas na natureza predominantemente por transmissão horizontal (do carrapato para mamífero e vice-versa), visto que os microrganismos não são transmitidos à prole das fêmeas adultas infectadas de carrapatos (transmissão transovariana). O principal reservatório para *E. chaffeensis* é o cervo de cauda branca (*Odocoileus virginianus*), encontrado amplamente em muitas partes dos EUA. Um reservatório para *A. phagocytophilum* no leste dos EUA parece ser o camundongo-de-patas-brancas, *Peromyscus leucopus*. Cervos ou ruminantes domésticos também podem apresentar infecções assintomáticas persistentes, porém as variantes genéticas nesses reservatórios podem não ser infecciosas para os seres humanos. A transmissão eficiente exige infecções persistentes de mamíferos. Embora *E. chaffeensis* e *A. phagocytophilum* possam causar infecções persistentes em animais, a documentação de infecções crônicas em seres humanos é extremamente rara. A transmissão de *Ehrlichia* pode ocorrer dentro de horas após a fixação do carrapato, ao contrário do período de fixação de 1 a 2 dias necessário para a transmissão de *B. burgdorferi*. A transmissão de *A. phagocytophilum* ocorre por meio da picada do pequeno estágio de ninfa de *Ixodes* spp., incluindo *I. scapularis* (ver Figura 255.1A no Capítulo 255), que é muito ativo no final da primavera e no início do verão no leste dos EUA.

PATOLOGIA E PATOGENIA

Embora com frequência a HME e a AGH simulem clinicamente a FMMR ou o tifo, a vasculite é rara. Os achados patológicos incluem infiltrados linfo-histiocíticos perivasculares difusos e leves; hiperplasia das células de Kupffer e hepatite lobular discreta com hepatócitos apoptóticos infrequentes e, com menos frequência, necrose centrolobular, colestase e esteatose; infiltrados de fagócitos mononucleares no baço, linfonodos e medula óssea, com hemofagocitose ocasional; granulomas do fígado e da medula óssea em pacientes com infecções por *E. chaffeensis*; e hiperplasia de uma ou mais linhagens hematopoéticas da medula óssea.

Os mecanismos patogenéticos exatos não estão bem elucidados; porém, os exames histopatológicos sugerem a ativação difusa dos macrófagos e reações imunológicas e inflamatórias do hospedeiro pouco reguladas. Essa ativação resulta em leucopenia moderada a grave e trombocitopenia, apesar da medula óssea hipercelular, e, com frequência, as mortes estão relacionadas com hemorragia grave ou infecções oportunistas secundárias. Ocorrem lesões hepáticas e de outros órgãos específicos por um mecanismo que parece ser desencadeado pela bactéria, porém mais estreitamente relacionado com a indução de efetores imunes inatos e adaptativos. A meningoencefalite com pleocitose de células mononucleares no líquido cefalorraquidiano (LCR) ocorre na EMH, porém é rara na AGH.

MANIFESTAÇÕES CLÍNICAS

As manifestações clínicas de EMH, AGH e erliquiose *ewingii* são semelhantes. Foram relatadas numerosas infecções bem caracterizadas de EMH e AGH de gravidade variável em crianças, incluindo casos de morte. As crianças com erliquiose frequentemente ficam doentes por 4 a 12 dias, isto é, por um período mais curto do que nos adultos. Em uma série de crianças com EMH, a maioria necessitou de hospitalização, e muitas delas (25%) necessitaram de terapia intensiva; essas estatísticas podem representar o relato preferencial de casos graves. Entretanto, uma análise dos relatos de casos e vigilância eletrônica da AGH do Centro de Prevenção e Controle de Doenças (CDC) identificou que 42% dos pacientes com 5 a 9 anos de idade exigiram hospitalização e a taxa de fatalidade é de 4% entre crianças com menos de 5 anos de idade. Os estudos populacionais documentaram a ocorrência frequente de soroconversão em crianças que estão bem ou naquelas que só apresentam doença leve. Casos pediátricos de infecção por *E. ewingii* são menos relatados, de modo que as manifestações clínicas relacionadas com essa infecção não estão bem caracterizadas. O período de incubação (tempo decorrido desde a última picada ou exposição a carrapatos) parece variar de 2 dias a 3 semanas. Quase 25% dos pacientes não relatam a ocorrência de picada de carrapato.

Clinicamente, as erliquioses são doenças febris inespecíficas. Na EMH, a febre (cerca de 100%), a cefaleia (77%) e a mialgia (77%) são mais comuns, mas muitos pacientes também relatam dor abdominal, náuseas e vômitos. Em 36% dos casos, verifica-se a ocorrência de alteração do estado mental, acompanhada de outros sinais de comprometimento do sistema nervoso central. O exantema constitui uma característica comum (cerca de 60%) nas crianças. Ele é habitualmente macular ou maculopapular, porém podem ocorrer lesões petequiais. Pode-se observar a ocorrência de fotofobia, conjuntivite, faringite, artralgias e linfadenopatia, porém de modo menos consistente. A linfadenopatia, a hepatomegalia e a esplenomegalia são detectadas em quase 50% das crianças com erliquiose. O edema da face, das mãos e dos pés ocorre com mais frequência nas crianças do que nos adultos, porém a artrite é incomum em ambos os grupos.

Ocorrem manifestações semelhantes, porém menos graves em crianças com AGH, incluindo febre (93%), cefaleia (73%), mialgia (73%) e calafrios (60%); ocorrem náuseas, vômitos, dor abdominal e anorexia em menos de 30% dos casos. Observa-se a presença de tosse em 20%; o exantema é muito incomum e, com mais frequência, consiste em eritema migratório que resulta da doença de Lyme concomitante.

A meningoencefalite com pleocitose do LCR com predomínio de linfócitos constitui uma complicação incomum, porém potencialmente grave da EMH, que parece ser rara na AGH. A proteína do LCR pode estar elevada, enquanto a glicose pode estar discretamente diminuída em adultos com meningoencefalite por EMH, porém a proteína e a glicose do LCR em crianças acometidas em geral estão normais. Em uma série, 19% dos pacientes adultos com sintomas do sistema nervoso central e LCR anormal morreram, apesar de TC normais do cérebro.

A doença crônica ou persistente com febre baixa ou ausente tem muito pouca probabilidade de ser qualquer forma de erliquiose.

ACHADOS LABORATORIAIS

Em geral, a maioria das crianças com EMH e AGH apresenta leucopenia (57 a 80%) e trombocitopenia (38 a 93%); as citopenias alcançam o valor nadir vários dias após o início da doença. A linfopenia é comum tanto na EMH quanto na AGH, e foi relatada leucopenia em adultos com AGH. A leucocitose também pode ser observada; porém, surge em geral depois da primeira semana de doença ou com tratamento antimicrobiano efetivo. Os adultos com pancitopenia frequentemente apresentam um exame de medula óssea celular ou reativa, e, em quase

75% das amostras de medula óssea de adultos com EMH, verifica-se a presença de granulomas e inflamação granulomatosa; esse achado não constitui uma característica nos adultos com AGH. Observa-se a presença de níveis séricos leves a acentuadamente elevados de transaminase hepática tanto na EMH (85 a 92%) quanto na AGH (40 a 50%). A hiponatremia (menos de 135 mEq/ℓ) está presente na maioria dos casos. Foi também relatado um quadro clínico semelhante ao da coagulopatia intravascular disseminada.

DIAGNÓSTICO

Qualquer atraso no diagnóstico ou no tratamento contribui significativamente para o aumento da morbidade ou da mortalidade nos adultos, de modo que aqueles que, no início, não recebem doxiciclina no momento da internação têm muito mais tendência a necessitar de cuidados intensivos e a apresentar uma evolução significativamente mais longa da doença e maior tempo de hospitalização. Por conseguinte, o tratamento precisa ser iniciado o mais cedo possível, com base na suspeita clínica. Como a EMH e a anaplasmose podem ser fatais, a terapia não deve ser suspensa enquanto se aguardam os resultados dos exames de confirmação. De fato, a resposta imediata à terapia sustenta o diagnóstico.

Embora vários relatos tenham documentado pacientes pediátricos com infecção por *E. chaffeensis* diagnosticada com base na presença típica de mórulas de *Ehrlichia* em leucócitos do sangue periférico (Figura 258.1A), esse achado é muito incomum para ser considerado como abordagem de diagnóstico útil. Em contrapartida, a AGH em adultos apresenta uma porcentagem pequena, porém significativa (1 a 40%), de neutrófilos circulantes (Figura 258.1B) que contêm mórulas típicas em 20 a 60% dos pacientes.

As infecções por *E. chaffeensis* e *A. phagocytophilum* podem ser confirmadas pela demonstração de uma alteração de quatro vezes no título de imunoglobulina G por ensaio de imunofluorescência indireta entre soros pareados. Testes sorológicos durante a fase aguda da infecção são frequentemente negativos; como consequência, a confirmação da infecção aguda requer demonstração de um aumento de quatro vezes no título de IgG em amostras pareadas. A infecção também pode ser detectada por reação em cadeia da polimerase específica, demonstração de antígeno específico em uma amostra de tecido por imuno-histoquímica ou isolamento do organismo em cultura de células. É sugestivo um único título específico de 128 ou mais, ou identificação de mórulas em monócitos ou macrófagos para *E. chaffeensis,* ou em neutrófilos ou eosinófilos para *A. phagocytophilum* por microscopia. A infecção por *E. ewingii* só pode ser confirmada por reação em cadeia da polimerase, porque não foi cultivada e antígenos sorológicos não estão disponíveis. Os anticorpos *E. ewingii* reagem de forma cruzada com *E. chaffeensis* em testes sorológicos de rotina. Até 15% dos pacientes com AGH têm reações sorológicas cruzadas com *E. chaffeensis*; assim, o diagnóstico por métodos sorológicos depende do teste com os antígenos de *E. chaffeensis* e *A. phagocytophilum* e demonstração de uma diferença de quatro vezes ou mais entre os títulos em uma sorologia pareada. Durante a fase aguda da doença, quando os anticorpos muitas vezes ainda não são detectados, a amplificação da reação em cadeia da polimerase do DNA de *E. chaffeensis* ou *A. phagocytophilum* é sensível em mais de 86% dos casos. Embora *E. chaffeensis* e *A. phagocytophilum* possam ser cultivadas em cultura de tecidos, este método não é oportuno ou amplamente disponível.

DIAGNÓSTICO DIFERENCIAL

Em virtude de sua apresentação inespecífica, a erliquiose se apresenta como outras infecções transmitidas por artrópodes, como FMMR, tularemia, babesiose, doença de Lyme, tifo murino, febre recorrente e febre do carrapato do Colorado. Outros diagnósticos potenciais frequentemente considerados incluem otite média, faringite estreptocócica, mononucleose infecciosa, doença de Kawasaki, endocardite, síndromes virais respiratórias ou gastrintestinais, hepatite, leptospirose, febre Q, doenças vasculares do colágeno, síndromes hemofagocíticas e leucemia. Quando há predomínio de exantema e coagulopatia intravascular disseminada, deve-se suspeitar também de meningococcemia, sepse bacteriana e síndrome do choque tóxico. A meningoencefalite pode sugerir meningite asséptica causada por enterovírus ou herpes-vírus simples, meningite bacteriana ou FMMR. A doença respiratória grave pode ser confundida com causas bacterianas, virais e fúngicas de pneumonia. Evidências crescentes sugerem que erliquiose ou anaplasmose podem ser fatores precipitantes para a linfo-histiocitose hemofagocítica.

TRATAMENTO

Tanto a EMH quanto a AGH são tratadas de forma eficaz com tetraciclinas, particularmente doxiciclina, e obtém-se uma melhora na maioria dos pacientes dentro de 48 horas. Testes *in vitro* documentam que tanto a *E. chaffeensis* quanto a *A. phagocytophilum* apresentam concentrações inibitórias mínimas de cloranfenicol acima dos níveis sanguíneos que podem ser alcançados com segurança. Por conseguinte, um curto ciclo de doxiciclina é o esquema recomendado. A doxiciclina é usada com segurança em crianças com menos de 8 anos de idade, visto que a pigmentação dos dentes depende da dose, e é improvável que haja necessidade de diversos ciclos do fármaco; a experiência demonstra que as consequências adversas do uso de doxiciclina em crianças com menos de 8 anos de idade são extremamente raras. Existem poucos dados para a recomendação de terapias alternativas; todavia, tanto *E. chaffeensis* quanto *A. phagocytophilum* mostram-se sensíveis à rifampicina *in vitro*, que tem sido usada com sucesso no tratamento da AGH em mulheres grávidas e crianças.

O esquema recomendado para pacientes de todas as idades com EMH e AGH graves ou complicadas consiste em doxiciclina (para pacientes com peso de < 45 kg, 4 mg/kg/dia VO ou IV divididos a cada 12 h; dose máxima: 100 mg/dose). Um esquema alternativo consiste em tetraciclina (25 a 50 mg/kg/dia, em doses fracionadas a cada 6 h

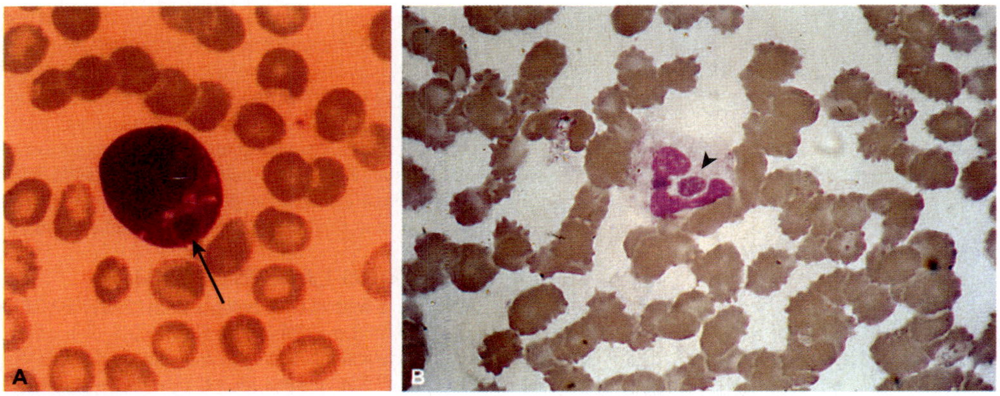

Figura 258.1 Mórulas em leucócitos do sangue periférico de pacientes com erliquiose monocítica humana e anaplasmose granulocítica humana. **A**. Mórula (*seta*) contendo *Ehrlichia chaffeensis* dentro de um monócito. **B**. Mórula (*ponta de seta*) contendo *Anaplasma phagocytophilum* dentro de um neutrófilo. Coloração de Wright, ampliações originais, 1.200×. *E. chaffeensis* e *A. phagocytophilum* exibem morfologia semelhantes, porém são sorológica e geneticamente distintas.

VO; dose máxima: 2 g/dia). Para crianças com peso acima de 45 kg, pode-se utilizar a dose do adulto, 100 mg 2 vezes/dia, VO ou intravenosa. A terapia deve ser continuada por 5 dias ou mais e até que o paciente permaneça sem febre por 2 a 4 dias, ou mais.

Outros antibióticos de amplo espectro – incluindo penicilinas, cefalosporinas, aminoglicosídios e macrolídios – não são efetivos. Estudos *in vitro* sugerem que as fluoroquinolonas são ativas contra *A. phagocytophilum*, embora pelo menos um paciente tenha sofrido recidiva quando o levofloxacino foi interrompido. *E. chaffeensis* é naturalmente resistente às fluoroquinolonas, devido a uma alteração de um único nucleotídio em *gyrA*, o que sugere que *A. phagocytophilum* também pode se tornar rapidamente resistente às fluoroquinolonas.[1]

COMPLICAÇÕES E PROGNÓSTICO

A EMH fatal foi relatada em vários pacientes pediátricos, em que os achados incluíam comprometimento pulmonar com insuficiência respiratória em pacientes com ou sem comprometimento imunológico. O padrão de comprometimento pulmonar grave que culmina em lesão alveolar difusa e síndrome de angústia respiratória aguda em infecções hospitalares secundárias ou oportunistas está atualmente bem documentado na EMH e na AGH em adultos. Uma criança com AGH morreu depois de um período de 3 semanas de febre, trombocitopenia e linfadenopatia, com suspeita de neoplasia maligna hematológica. Os pacientes que estão imunocomprometidos (p. ex., infecção pelo HIV, terapia com corticosteroides em altas doses, quimioterapia do câncer, imunossupressão para transplante de órgãos) correm alto risco de infecção fulminante por *E. chaffeensis*, por *E. ewingii* ou AGH grave.

PREVENÇÃO

A EMH, a AGH e a erliquiose *ewingii* são doenças transmitidas por carrapatos, e qualquer atividade que aumente a exposição a carrapatos também aumenta o risco. Evitar áreas infestadas por carrapatos, usar roupas apropriadas de cor clara, pulverizar repelentes de carrapatos nas roupas, procurar com cuidado a presença de carrapatos após exposição e retirar imediatamente qualquer carrapato fixado diminuem os riscos. O intervalo entre a fixação do carrapato e a transmissão dos agentes pode ser de apenas 4 horas; por conseguinte, os carrapatos fixados devem ser removidos imediatamente. O papel da terapia profilática para a erliquiose e a anaplasmose após a picada de carrapatos não foi investigado. Não se sabe se a infecção confere imunidade protetora; todavia, a reinfecção parece ser muito rara.

A bibliografia está disponível no GEN-io.

---

[1]N. R. T: Faz -se necessário conhecer a epidemiologia local pela equipe médica pediátrica para que seja incluída a doxiciclina no esquema empírico de antibioticoterapia no paciente com sepse grave, já que as classes de antibióticos em geral utilizadas não são efetivas contra HME e AGH, e as quinolonas não são prescritas inicialmente em menores de 18 anos.

Capítulo 259
Febre Q (*Coxiella burnetii*)

Megan E. Reller e J. Stephen Dumler

A febre Q (do inglês "*query fever*", cujo nome foi dado após um surto de doença febril em um matadouro em Queensland, na Austrália) é raramente relatada em crianças, porém é provável que seja subdiagnosticada. Os pacientes sintomáticos podem ter doença aguda ou crônica.

ETIOLOGIA

Embora antes classificada na ordem Rickettsiales, a *Coxiella burnetii* (o agente etiológico da febre Q) é geneticamente distinta dos gêneros *Rickettsia, Orientia, Ehrlichia* e *Anaplasma*. Logo, com base em uma pequena análise do genoma, ela se enquadra melhor na ordem Legionellales, família Coxiellaceae. *C. burnetii* é altamente infecciosa tanto nos seres humanos quanto nos animais; até mesmo um único microrganismo pode causar infecção. Nos EUA, o agente passou a ser de notificação obrigatória desde 1999 e está listado como agente de bioterrorismo da Categoria B pelo Centro de Prevenção e Controle de Doenças (CDC). Ao contrário de *Rickettsia*, o microrganismo pode entrar em um ciclo de diferenciação em esporos, que o torna altamente resistente a tratamentos químicos e físicos.

A *C. burnetii* reside intracelularmente dentro dos macrófagos. *In vitro*, o microrganismo sofre uma fase de variação do lipopolissacarídio semelhante àquela descrita para cepas lisas e rugosas de Enterobacteriaceae. Diferentemente de *Ehrlichia, Anaplasma* e *Chlamydia*, a *C. burnetii* sobrevive e prolifera no interior de fagossomos acidificados para formar agregados com mais de 100 bactérias.

EPIDEMIOLOGIA

A doença é relatada no mundo inteiro, exceto na Nova Zelândia. Embora os estudos soroepidemiológicos tenham sugerido que a infecção ocorre com a mesma frequência tanto em crianças quanto em adultos, as crianças apresentam doença clínica com menos frequência do que os adultos. Durante o grande surto de febre Q na Holanda, entre 2007 e 2009, apenas 3,5% dos pacientes diagnosticados com febre Q tinham 19 anos de idade ou menos. Embora as infecções sejam reconhecidas com mais frequência nos homens do que nas mulheres, há um número igual de casos relatados em meninos e meninas. Cerca de 60% das infecções são assintomáticas, e apenas 5% dos pacientes sintomáticos exigem hospitalização. As pesquisas de soroprevalência mostram que 6 a 70% das crianças em comunidades endêmicas da Europa e da África têm evidências de infecção pregressa. Na França, a incidência global da febre Q é estimada em 50 casos por 100 mil pessoas. Não se dispõe de uma estimativa semelhante na África, onde é provável que os casos sejam erroneamente diagnosticados como malária. Nos EUA, a soroprevalência da febre Q é estimada em 3,1%; casos de febre Q nesse país foram relatados em todos os estados, mas 35% advêm de apenas quatro estados (Califórnia, Texas, Colorado e Illinois) e aumentaram mais de nove vezes, de 17 casos em 2000 para 167 casos em 2008, refletindo um aumento na incidência, maior notificação após 11 de setembro de 2001, melhores ferramentas de diagnóstico ou, até mesmo, uma combinação de fatores. Os casos diminuíram significativamente no período de 2008 a 2013 em relação a 2007, mas retornaram aos níveis altos em 2014 (173 casos, incluindo 147 agudos e 39 crônicos). A partir de 2008, os casos relatados nos EUA foram classificados como agudos ou crônicos. Entre 2002 e 2014, mais de 50% dos casos reconhecidos nos EUA exigiram hospitalização. Casos relatados na Ásia e na Austrália também aumentaram. A maioria das infecções em crianças é identificada durante a estação de parto de cordeiros na Europa (janeiro a junho), após visitas a fazendas ou após exposição a placentas de cães, gatos e coelhos. O maior surto comunitário já descrito (cerca de 4 mil casos humanos) ocorreu na Holanda em 2007 a 2012 e foi associado à criação intensiva de cabras e ovelhas leiteiras. Em 2011, o primeiro surto que atingiu vários estados de febre Q em humanos estava ligado à venda interestadual de cabras infectadas; um surto de fonte desconhecida também foi relatado. De 2000 a 2010, 60% dos casos relatados ao CDC ocorreram em indivíduos sem exposição à pecuária. Mais de 20% dos casos clinicamente reconhecidos de febre Q, aguda ou crônica, ocorrem em hospedeiros imunossuprimidos ou em pessoas com próteses valvares, válvulas ou vasos danificados. Esses achados destacam a necessidade de considerar a febre Q em indivíduos com doença clinicamente compatível, sobretudo, mas não apenas, naqueles com exposições prováveis e em hospedeiros vulneráveis. Investigações epidemiológicas e esforços de controle requerem uma abordagem *One Health*, considerando as interações entre humanos, animais, meio ambiente e saúde pública.

TRANSMISSÃO

Diferentemente de outras infecções por riquétsias, em geral os seres humanos adquirem *C. burnetii* pela inalação de aerossóis infecciosos (p. ex., poeira contaminada de celeiro) ou pela ingestão (e provável aspiração) de alimentos contaminados. É rara a implicação de carrapatos. O gado, os ovinos e os caprinos constituem os reservatórios primários, porém foi também descrita a ocorrência da infecção em outros animais de criação e domésticos. Os microrganismos são excretados no leite, na urina e nas fezes dos animais infectados, mas sobretudo no líquido amniótico e na placenta. Um aumento na incidência está associado ao vento mistral sazonal na França, que coincide com a estação de nascimento dos carneiros e com o consumo de queijo entre crianças na Grécia. Na Nova Escócia e no Maine, a exposição a animais recém-nascidos, particularmente filhotes de gatos, tem sido associada a pequenos surtos de febre Q em famílias. A exposição a ruminantes domésticos constitui o maior risco na Europa e na Austrália, embora muitos moradores urbanos na França também adquiram a febre Q sem esse tipo de exposição. A transmissão interpessoal é possível, porém rara. A febre Q durante a gravidez pode resultar de infecção primária ou de reativação de infecção latente e está associada a aborto, retardo do crescimento intrauterino e nascimento prematuro. Os obstetras e outros profissionais de saúde relacionados correm risco de adquirir a infecção, devido à quantidade de *C. burnetii* sequestrada na placenta. Foram também relatados transmissão sexual e casos atribuíveis à transfusão de sangue ou transplante de medula óssea. A transmissão após *terapia com células vivas* (células animais injetadas) também foi relatada.

PATOLOGIA E PATOGÊNESE

A patologia da febre Q depende do modo de transmissão, da via de disseminação, dos tecidos específicos envolvidos e da evolução da infecção. Quando adquirida por inalação, observa-se com frequência a ocorrência de pneumonite linfocítica intersticial leve e exsudatos intra-alveolares ricos em macrófagos e microrganismos. Quando o fígado está acometido, pode-se observar a presença de hepatite lobular linfocítica leve a moderada. Pode ocorrer desenvolvimento de pseudotumores inflamatórios no parênquima pulmonar ou em outros tecidos. Granulomas clássicos em anéis de fibrina (“*doughnut*”), geralmente associados a infecções agudas e autolimitadas, são identificados em certas ocasiões no fígado, na medula óssea, nas meninges e em outros órgãos. Em geral, os tecidos infectados também estão infiltrados por linfócitos e histiócitos.

A recuperação da infecção aguda sintomática ou assintomática pode resultar em infecção subclínica persistente e, possivelmente, pode ser mantida por respostas desreguladas das citocinas. A persistência de *C. burnetii* nos macrófagos teciduais em locais de lesão tecidual preexistente provoca inflamação crônica de baixo grau e, dependendo do local de comprometimento, pode resultar em dano irreversível de valvas cardíacas, lesão vascular persistente ou osteomielite. A endocardite de valvas nativas ou de próteses valvares caracteriza-se por infiltrados de macrófagos e linfócitos em vegetações valvares fibrinosas necróticas e ausência de granulomas.

MANIFESTAÇÕES CLÍNICAS E COMPLICAÇÕES

Em comparação com os adultos, as crianças têm menos probabilidade de desenvolver sintomas. Apenas cerca de 40 a 50% dos indivíduos infectados por *C. burnetii* desenvolvem sintomas. Historicamente, duas formas de doença sintomática podem ocorrer. A **febre Q aguda**, agora melhor caracterizada como **febre Q primária**, é mais comum e em geral se manifesta como febre indiferenciada autolimitada ou doença semelhante à gripe com pneumonite intersticial. Infecção localizada persistente com *C. burnetii* pode causar o que tem sido referido historicamente como **febre Q crônica**. Em adultos, a infecção localizada persistente em geral envolve o sistema cardiovascular – válvulas cardíacas nativas, sobretudo aquelas com valvopatia preexistente, próteses valvares ou outras próteses endovasculares. A osteomielite da febre Q é menos comum, mas proporcionalmente mais comum em crianças. Infecções localizadas persistentes menos comuns de *C. burnetii* incluem linfadenite, infecção genital e pericardite.

Febre Q primária (aguda)

A febre Q aguda desenvolve-se dentro de cerca de 3 semanas (faixa: 14 a 39 dias) após a exposição ao agente etiológico. A gravidade da doença em crianças varia desde uma infecção subclínica a uma doença sistêmica de início súbito, caracterizada por febre alta, cefaleia frontal intensa, tosse não produtiva, dor torácica, vômitos, diarreia, dor abdominal, artralgias e mialgias. Cerca de 40% das crianças com febre Q aguda apresentam febre, 25% têm pneumonia ou doença semelhante à influenza, mais de 10% apresentam meningoencefalite e mais de 10%, miocardite. Outras manifestações incluem pericardite, hepatite, hemofagocitose, rabdomiólise e síndrome semelhante à síndrome hemolítico-urêmica. O exantema, que varia desde lesões maculopapulares a purpúricas, constitui um achado incomum em adultos com febre Q, porém é observado em aproximadamente 50% dos pacientes pediátricos. Os calafrios e a sudorese noturna são comuns em adultos com febre Q, porém ocorrem com menos frequência em crianças. Os achados clínicos proeminentes que podem criar confusão diagnóstica incluem fadiga, vômitos, dor abdominal e meningismo. A hepatomegalia e a esplenomegalia podem ser detectadas em alguns pacientes.

Em geral, os exames laboratoriais de rotina na febre Q aguda pediátrica são normais, mas podem revelar leucocitose leve e trombocitopenia. Até 85% das crianças apresentam elevação moderada dos níveis séricos de transaminase hepática, que habitualmente se normalizam dentro de 10 dias. A hiperbilirrubinemia é incomum na ausência de complicações. A proteína C reativa fica uniformemente elevada na febre Q pediátrica. As radiografias de tórax são anormais em 27% de todos os pacientes; nas crianças, os achados mais comuns consistem em infiltrados isolados ou bilaterais múltiplos, com trama reticular nos lobos inferiores.

Em geral, a febre Q primária em crianças é uma doença autolimitada, com persistência da febre por apenas 7 a 10 dias, em comparação com 2 a 3 semanas nos adultos. Entretanto, foram relatadas manifestações graves de doença aguda, como miocardite que exige transplante cardíaco, meningoencefalite, pericardite e hemofagocitose, trombose com síndrome do anticorpo antifosfolipídio, bem como doença febril recidivante de vários meses de duração.

Febre Q localizada persistente (crônica)

O risco de desenvolver febre Q localizada persistente – historicamente chamada de *febre Q crônica* – está muito correlacionado com o avançar da idade e condições subjacentes, como lesão de valvas cardíacas ou imunossupressão. A febre localizada persistente é raramente diagnosticada em crianças. Uma revisão identificou apenas cinco casos de endocardite por febre Q localizada persistente e seis casos de osteomielite entre crianças, nenhuma das quais apresentava imunodeficiências predisponentes. Quatro dos cinco casos de endocardite ocorreram em crianças com anormalidades cardíacas congênitas subjacentes e acometeram as valvas aórtica, pulmonar e tricúspide. Quatro das seis crianças com osteomielite da febre Q tiveram diagnóstico prévio ou evolução clínica compatíveis com osteomielite multifocal recorrente crônica idiopática. É comum observar um longo intervalo antes do diagnóstico e a ausência de febre alta nos casos pediátricos de febre Q localizada persistente.

Embora a endocardite por febre Q frequentemente resulte em morte (23 a 65% dos casos) nos adultos, não foi relatado nenhum caso de mortalidade em crianças. A endocardite associada à febre Q localizada persistente pode ocorrer dentro de meses a anos após a infecção aguda e pode desenvolver-se na ausência de febre Q aguda reconhecida e de valvulopatia clinicamente reconhecida. Foi também relatada a ocorrência de hepatite crônica.

ACHADOS LABORATORIAIS

As características laboratoriais em crianças com febre Q crônica são pouco documentadas; com frequência, os pacientes adultos apresentam uma velocidade de hemossedimentação de mais de 20 mm/h (80% dos casos), hipergamaglobulinemia (54%) e hiperfibrinogenemia (67%). Em crianças, a presença do fator reumatoide em mais de 50% dos casos e de imunocomplexos circulantes em quase 90% sugere um processo autoimune. A presença de anticorpos antiplaquetários, anticorpos antimúsculo liso, anticorpos antimitocondriais, anticoagulantes circulantes, teste de Coombs direto positivo e anticorpos antifosfolipídios também sugerem essa possibilidade.

DIAGNÓSTICO E DIAGNÓSTICO DIFERENCIAL

Embora raramente diagnosticada, a febre Q em crianças, na maioria das vezes, se assemelha a outras infecções respiratórias na infância.

Deve ser considerada em crianças que têm uma doença semelhante à influenza, infecção do trato respiratório inferior ou superior, febre de origem desconhecida, miocardite, meningoencefalite, endocardite com cultura negativa ou osteomielite recorrente, e que vivem em áreas rurais ou que estão em estreito contato com animais domésticos, gatos ou produtos animais.

O diagnóstico de febre Q primária (aguda) é confirmado com mais frequência e facilidade pelo exame de amostras de soro da fase aguda e da fase convalescente (com intervalo de 3 a 6 semanas), que revelam um aumento de quatro vezes nos títulos de anticorpo imunoglobulina G por imunofluorescência indireta contra antígenos de *C. burnetii* de fase II. A resposta dos anticorpos de fase II a *C. burnetii* aparece primeiramente e é maior do que a resposta de fase I. Os anticorpos imunoglobulina G de fase II podem permanecer elevados por vários meses a anos, independentemente dos sintomas iniciais ou de sua ausência. Em contrapartida, a febre Q localizada persistente (crônica) é caracterizada pela elevação dos anticorpos imunoglobulina G de fase I, e um título de anticorpos superior a 800 levanta a suspeita de endocardite por febre Q em pacientes com doença cardíaca valvar ou outros locais de febre Q ativa crônica. Podem ocorrer reações cruzadas com anticorpos contra *Legionella* e *Bartonella*.

Embora a cultura tenha sido considerada o padrão-ouro, a sensibilidade (em comparação com um padrão composto, incluindo sorologia e reação em cadeia da polimerase) é baixa. *C. burnetii* tem sido cultivada em células de cultura tecidual, podendo a cultura tornar-se positiva dentro de 48 horas; todavia, o isolamento e o antibiograma de *C. burnetii* só devem ser tentados em instalações especializadas de risco biológico. Os testes pela reação em cadeia da polimerase (*Polymerase Chain Reaction* – PCR) têm sido úteis em pacientes com títulos duvidosos, como ocorre com a infecção precoce. A PCR geralmente permanece positiva por 7 a 10 dias após a infecção aguda. A sensibilidade foi melhorada por métodos em tempo real e pelo uso de sequências repetidas como alvos. A coloração imuno-histoquímica também tem sido usada, mas não está prontamente disponível. A PCR deve ser realizada antes ou logo após o início do tratamento. Ela também pode confirmar um diagnóstico sorológico de endocardite em pacientes não tratados. A genotipagem auxiliou nas investigações epidemiológicas para confirmar a fonte da infecção.

O diagnóstico diferencial depende da apresentação clínica. Nos pacientes com doença respiratória, deve-se considerar a possibilidade de *Mycoplasma pneumoniae, Chlamydophila pneumoniae,* legionelose, psitacose e infecção pelo vírus Epstein-Barr. Nos pacientes com hepatite granulomatosa, deve-se considerar a possibilidade de infecções por micobactérias, tuberculosas e não tuberculosas, salmonelose, leishmaniose visceral, toxoplasmose, doença de Hodgkin, erliquiose monocítica, anaplasmose granulocítica, brucelose, doença da arranhadura do gato (*Bartonella henselae*) ou distúrbios autoimunes, como sarcoidose. A **endocardite com cultura negativa** sugere infecção por *Brucella, Bartonella* ou por microrganismos HACEK (*Haemophilus, Aggregatibacter, Cardiobacterium hominis, Eikenella corrodens, Kingella*), endocardite bacteriana parcialmente tratada ou endocardite não bacteriana, ou condições inflamatórias com potencial não infeccioso, incluindo osteomielite crônica multifocal recorrente e síndrome de anticorpo antifosfolipídio.

TRATAMENTO

A seleção de um esquema antimicrobiano apropriado para crianças é difícil, devido à falta de estudos rigorosos, janela terapêutica limitada para fármacos com eficácia reconhecida e duração potencial da terapia necessária para evitar a ocorrência de recidiva.

A maioria dos pacientes pediátricos com febre Q apresenta doença autolimitada, que é identificada apenas por meio de avaliação sorológica retrospectiva. Todavia, para prevenir as complicações potenciais, o tratamento deve ser considerado para pacientes com febre Q aguda dentro de 3 dias após o surgimento dos sintomas, visto que a terapia instituída mais de 3 dias após o início da doença tem pouco efeito sobre a evolução da febre Q aguda. Como não é possível realizar um teste confirmatório na infecção aguda precoce, e tendo em vista que a tetraciclina e a doxiciclina podem estar associadas a uma pigmentação dos dentes em crianças com menos de 9 anos de idade, a terapia empírica é justificada nos casos de crianças com suspeita clínica de febre Q que têm 8 anos de idade ou mais ou que correm alto risco de doença grave. A doxiciclina (4 mg/kg/dia VO ou IV, fracionados a cada 12 h; dose máxima de 200 mg/dia) é o fármaco de escolha, com curso habitual de 2 semanas. As crianças de alto risco incluem aquelas hospitalizadas ou com doença grave; crianças diagnosticadas após sintomas prolongados (mais de 2 semanas) e contínuos; e aquelas com doença cardíaca valvar preexistente ou que apresentam imunossupressão. Como a pigmentação dos dentes depende tanto da dose quanto da duração da administração, e poucas crianças necessitam de múltiplos ciclos, as crianças mais novas com febre Q leve podem ser tratadas com doxiciclina durante 5 dias, seguida de 14 dias de sulfametoxazol-trimetoprima se os sintomas persistirem. Durante a gravidez, o tratamento adequado da febre Q é com sulfametoxazol-trimetoprima. As fluoroquinolonas também são efetivas, e foi também obtido um resultado satisfatório com uma associação de fluoroquinolona e rifampicicina em tratamento prolongado (16 a 21 dias). Os macrolídios, incluindo eritromicina e claritromicina, constituem alternativas menos eficazes.

Para a febre Q localizada persistente, particularmente com endocardite e sobretudo em adultos, a terapia de 18 a 36 meses é obrigatória. O esquema atual recomendado para a endocardite da febre Q consiste em uma associação de doxiciclina e hidroxicloroquina durante 18 meses ou mais. Para pacientes com insuficiência cardíaca, a substituição de valva pode ser necessária. A terapia com interferona-γ tem sido usada como terapia adjuvante para a febre Q intratável.

PREVENÇÃO

O reconhecimento da doença em animais de criação ou outros animais domésticos deve alertar as comunidades para o risco de infecção humana por exposições a aerossóis em uma distância de 15 km. O leite de rebanhos infectados precisa ser pasteurizado em temperaturas suficientes para destruir *C. burnetii.* Esta é resistente a condições ambientais significativas, mas pode ser inativada com solução de desinfetante a 1%, formaldeído a 1% ou peróxido de hidrogênio a 5%. Não há necessidade de medidas especiais de isolamento, visto que a transmissão interpessoal é rara, exceto quando outras pessoas são expostas à placenta de uma paciente infectada. Dispõe-se de uma vacina que fornece proteção contra a febre Q durante pelo menos 5 anos em trabalhadores de abatedouros. Como a vacina é fortemente reatogênica, e não foi conduzido nenhum ensaio clínico em crianças, ela só deve ser usada quando houver risco extremo. Os surtos em consequência de exposições naturais intensas, como em abatedouros ou em fazendas, estão bem documentados. Os surtos de casos que ocorrem na ausência dessa exposição devem ser investigados como eventos sentinelas potenciais de bioterrorismo.

A bibliografia está disponível no GEN-io.

Seção 12
Infecções Fúngicas

Capítulo 260
Princípios da Terapia Antifúngica

William J. Steinbach, Michael Cohen-Wolkowiez e Daniel K. Benjamin Jr.

As infecções fúngicas invasivas são a principal causa de morbidade e mortalidade em um número crescente de crianças imunocomprometidas. Felizmente, o arsenal terapêutico para as infecções fúngicas aumentou acentuadamente desde a virada do século (Tabelas 260.1 e 260.2).

Tabela 260.1 Dosagem sugerida de agentes antifúngicos em crianças e neonatos.

ANTIFÚNGICO	FORMULAÇÕES	DOSAGEM PEDIÁTRICA SUGERIDA	COMENTÁRIOS
Anfotericina B desoxicolato	IV	1 mg/kg/dia	Toxicidade geralmente menor em crianças do que em adultos; não iniciar com doses de teste menores
Formulações lipídicas de anfotericina B	IV	5 mg/kg/dia	Geralmente, todas as formulações lipídicas têm a mesma dosagem; em relação à eficácia clínica, não existe evidência de uma formulação ser superior a outra
Fluconazol	IV, VO	12 mg/kg/dia	A dose de ataque (25 mg/kg) é recomendada em neonatos, com base nas simulações farmacocinéticas e provavelmente sugerida em crianças, mas insuficientemente estudada
Itraconazol	VO	dose de 2,5 mg/kg dividida em duas tomadas	Dividir a dosagem em 2 vezes/dia em crianças; acompanhar os níveis de vale do antifúngico
Voriconazol	IV, VO	dose de manutenção de 8 mg/kg IV dividida em duas tomadas; dose de manutenção oral de 9 mg/kg dividida em duas tomadas	A farmacocinética linear em crianças requer dosagem mais elevada do que em adultos; dose de ataque de 9 mg/kg IV dividida em duas tomadas e acompanhada pela dosagem de manutenção; monitorar os níveis de vale
Posaconazol	IV, VO	Suspeita-se que seja 12 a 24 mg/kg/dia dividida em três tomadas (suspensão oral)	Dosagem indefinida em crianças até o momento. Em adultos, a dosagem máxima de suspensão oral é de 800 mg/dia dividida de forma ideal em duas ou três doses; monitorar os níveis de vale. A dosagem do comprimido IV e de liberação prolongada em adultos é de 300 mg duas vezes no primeiro dia seguida por 300 mg 1 vez/dia
Isavuconazol	VO, IV	Sem dosagem em crianças	Em adultos, a dosagem IV e em comprimido é de 200 mg três vezes no primeiro dia seguida por 200 mg 1 vez/dia
Micafungina	IV	2 a 10 mg/kg/dia	Dosagens mais elevadas em neonatos (10 mg/kg/dia) e dosagens menores em crianças; > 8 anos de idade, utilizar a dosagem de adultos
Anidulafungina	IV	1,5 mg/kg/dia	Dose de ataque de 3 mg/kg/dia
Caspofungina	IV	50 mg/m²/dia	Dose de ataque de 70 mg/m²/dia seguida por 50 mg/m²/dia como dosagem de manutenção

POLIÊNICOS

Anfotericina B

O protótipo da classe mais antiga de antifúngicos, os macrolídeos poliênicos, é a anfotericina B desoxicolato. Anteriormente, a anfotericina B era o tratamento de escolha para a maioria das infecções fúngicas invasivas, assim como o padrão de comparação para todos os novos agentes antifúngicos. A anfotericina B é assim denominada porque é anfotérica, pois forma sais solúveis tanto em ambientes ácidos como básicos. Entretanto, por causa de sua insolubilidade em água, o agente para uso clínico é na realidade a anfotericina B misturada ao detergente desoxicolato. A anfotericina B liga-se ao ergosterol, o principal esterol encontrado nas membranas citoplasmáticas de fungos, e atua por meio da produção de canais através das membranas. Sua atividade fungicida é resultado da barreira lesionada e subsequente morte celular pelo extravasamento de nutrientes essenciais da célula fúngica.

A anfotericina B é liberada de seu carreador e se distribui de forma muito eficaz com lipoproteínas, sendo então incorporada preferencialmente pelos órgãos do sistema reticuloendotelial. Após uma meia-vida inicial de distribuição de 24 a 48 h, observa-se uma liberação bastante lenta e uma subsequente eliminação final com meia-vida de até 15 dias. Além da anfotericina B desoxicolato convencional, foram desenvolvidas três formulações associadas a lipídios e fundamentalmente distintas que oferecem a vantagem de uma dosagem diária aumentada do antifúngico original, melhor distribuição para os órgãos primários do sistema reticuloendotelial (pulmões, fígado, baço) e toxicidade reduzida. O complexo lipídico de anfotericina B (ABLC, do inglês, *amphotericin B lipid complex*) é uma estrutura de membrana em bicamada na forma de fita firmemente empacotada, a anfotericina B em dispersão coloidal (ABCD, do inglês, *amphotericin B colloidal dispersion*) é composta por estruturas em forma de disco contendo sulfato de colesterila complexadas à anfotericina B, enquanto a anfotericina B lipossomal (L-anfotericina B) consiste em pequenas vesículas de tamanho uniforme em uma bicamada lipídica de anfotericina B. Geralmente, as formulações lipídicas de anfotericina B apresentam início de ação mais lenta, provavelmente devido à dissociação necessária de anfotericina B livre do veículo lipídico. A possibilidade de administração segura de doses diárias mais elevadas dos antifúngicos originais melhora sua eficácia, comparando-se favoravelmente com a anfotericina B desoxicolato, mas com menos toxicidade. Em comparação com a anfotericina B convencional, as formulações lipídicas possuem o benefício adicional das concentrações aumentadas nos tecidos, particularmente no fígado, pulmões e baço. No entanto, não está totalmente elucidado se essas concentrações mais elevadas nos tecidos estão realmente disponíveis para os microfocos de infecção.

A tolerância à anfotericina B desoxicolato é limitada pela sua toxicidade aguda e crônica. Além de interagir com o ergosterol da membrana fúngica, o fármaco também interage com o colesterol das membranas celulares humanas, o que provavelmente é responsável por sua toxicidade. Até 80% dos pacientes que recebem anfotericina B desenvolvem tanto a toxicidade relacionada com a infusão quanto a nefrotoxicidade, principalmente na terapia concomitante com fármacos nefrotóxicos, tais como aminoglicosídeos, vancomicina, ciclosporina ou tacrolimo. Geralmente, a função renal retorna ao normal após a interrupção do uso de anfotericina B, embora possa ocorrer uma disfunção renal permanente após doses maiores. A nefrotoxicidade da anfotericina B é normalmente menos grave em bebês e crianças do que em adultos,

Tabela 260.2 Antifúngicos sugeridos para patógenos fúngicos específicos mais comuns.

ESPÉCIES DE FUNGOS	FORMULAÇÕES DE ANFOTERICINA B	FLUCONAZOL	ITRACONAZOL	VORICONAZOL	POSACONAZOL	ISAVUCONAZOL	FLUCITOSINA	CASPOFUNGINA, MICAFUNGINA OU ANIDULAFUNGINA
Aspergillus calidoustus	++	–	–	–	–	–	–	++
Aspergillus fumigatus	+	–	+/–	++	+	++	–	+
Aspergillus terreus	–	–	+	++	+	++	–	+
Blastomyces dermatitidis	++	+	++	+	+	+	–	–
Candida albicans	+	++	+	+	+	+	+	++
Candida glabrata	+	–	+/–	+/–	+/–	+/–	+	+/–
Candida krusei	+	–	–	+	+	+	+	++
Candida lusitaniae	–	++	+	+	+	+	+	+
Candida parapsilosis	++	++	+	+	+	+	+	+/–
Coccidioides immitis	++	+	++	+	++	+	–	–
Cryptococcus spp.	++	+	+	+	+	+	++	–
Fusarium spp.	+/–	–	–	++	+	+	–	–
Histoplasma capsulatum	++	+	++	+	+	+	–	–
Mucor spp.	++	–	+/–	–	+	+	–	–
Scedosporium apiospermum	–	–	+/–	+	+	+	–	+/–
Scedosporium prolificans	–	–	+/–	+/–	+/–	+/–	–	+/–

++, terapia(s) de escolha; +, geralmente ativo; +/–, variavelmente ativo; –, geralmente não ativo.

provavelmente por causa da eliminação mais rápida do antifúngico em crianças. As formulações lipídicas parecem estabilizar a anfotericina B em um estado autoassociado, e desse modo ela não está disponível para interagir com o colesterol das membranas celulares humanas.

Diferentemente das abordagens mais antigas, não existe uma dosagem total de anfotericina B recomendada e a chave para o sucesso é fornecer doses altas na fase inicial da terapia e reduzir a frequência de administração (não necessariamente a dose diária) no caso de desenvolvimento de toxicidade. Não existem dados ou opiniões consensuais entre as autoridades indicando uma melhor eficácia de qualquer uma das novas formulações lipídicas de anfotericina B em relação à anfotericina B desoxicolato convencional. Uma exceção é que a L-anfotericina B apresenta menos efeitos adversos relacionados com a infusão do que as outras formulações lipídicas ou a anfotericina B convencional.

ANÁLOGOS DA PIRIMIDINA

5-Fluorocitosina

A 5-fluorocitosina (5-FC) é um análogo fluorado da citosina e sua atividade antifúngica resulta da conversão rápida em 5-fluoruracila (5-FU) nas células fúngicas suscetíveis. As resistências antifúngicas clínica e microbiológica desenvolvem-se rapidamente na monoterapia com 5-FC; portanto, os clínicos têm destinado o seu uso em abordagens combinadas para aumentar a ação de outros antifúngicos mais potentes. Considera-se que a 5-FC, com ação fungistática isoladamente, aumenta a atividade antifúngica da anfotericina B, principalmente em sítios anatômicos nos quais a penetração da anfotericina B frequentemente é subótima, tais como o líquido cefalorraquidiano (LCR), as valvas cardíacas e o corpo vítreo. A 5-FC penetra bem na maioria dos sítios corpóreos, pois é pequena e altamente solúvel em água e não se encontra ligada por proteínas séricas em grande extensão. Uma explicação para o sinergismo detectado com a combinação de anfotericina B com 5-FC é que os efeitos permeabilizantes na membrana de baixas concentrações da anfotericina B facilitam a penetração do 5-FC para o interior da célula. Nos EUA, a 5-FC encontra-se disponível apenas como uma formulação oral e a dosagem é de 150 mg/kg/dia dividida em quatro tomadas

Nos pacientes com neutropenia, a 5-FC pode exacerbar a mielossupressão e podem desenvolver-se níveis tóxicos quando utilizada em combinação com a anfotericina B em consequência da nefrotoxicidade desta última e da reduzida depuração renal de 5-FC. O monitoramento de rotina do nível sérico de 5-FC é necessário em pacientes de alto risco, e os níveis devem ser obtidos após 3 a 5 dias de tratamento com o objetivo de alcançar uma concentração máxima inferior a 100 μg/mℓ (e de modo ideal 30 a 80 μg/ mℓ) 2 horas pós-dose. Níveis maiores que 100 μg/mℓ estão associados à aplasia da medula óssea. As toxicidades podem incluir azotemia, acidose tubular renal, leucopenia, trombocitopenia e outras alterações, que se manifestam em aproximadamente 50% dos pacientes nas primeiras 2 semanas de tratamento.

Em decorrência da atividade antifúngica intrinsecamente mais fraca da monoterapia com 5-FC, quase todos os estudos clínicos envolvendo a 5-FC utilizam protocolos de antifúngicos combinados para a meningite criptocócica. O uso desse antifúngico na meningite por *Candida* em neonatos prematuros não é recomendado. Um estudo que avaliou os fatores de risco e as taxas de mortalidade da candidíase neonatal entre crianças extremamente prematuras demonstrou que os bebês com meningite causada por *Candida* que receberam anfotericina B em combinação com 5-FC apresentaram um tempo prolongado para a esterilização do LCR quando comparados aos bebês que receberam a monoterapia com anfotericina B.

AZÓLICOS

Os antifúngicos azólicos inibem o citocromo $P450_{14DM}$ fúngico (também conhecido como lanosterol 14α-desmetilase), que catalisa a última etapa na biossíntese do ergosterol de membrana da célula fúngica. Da primeira geração mais antiga, o itraconazol tem atividade contra o *Aspergillus*, porém o fluconazol é ineficaz contra este microrganismo e outros fungos filamentosos. Os triazólicos de segunda geração (voriconazol, posaconazol e isavuconazol) apresentam um espectro mais amplo de atividade antifúngica, incluindo ação contra fungos filamentosos e geralmente com maior atividade antifúngica *in vitro*.

Fluconazol

O fluconazol é fungistático e essa atividade não é influenciada pela concentração, uma vez que a concentração fungistática máxima é excedida (concentração independente), diferentemente da anfotericina B, que apresenta atividade fungicida dependente da concentração. O fluconazol encontra-se disponível nas formas oral e intravenosa, e a administração oral tem uma biodisponibilidade de aproximadamente 90% em relação à administração intravenosa. Este agente entra nos tecidos e fluidos muito rapidamente, provavelmente devido à sua lipofilia relativamente baixa e ao seu grau limitado de ligação a proteínas plasmáticas. As concentrações de fluconazol são 10 a 20 vezes mais elevadas na urina do que no sangue, o que o torna um agente ideal para o tratamento de infecções fúngicas do trato urinário. As concentrações no LCR e no humor vítreo dos olhos são de aproximadamente 80% daquelas observadas simultaneamente no sangue.

A simples conversão da dosagem de fluconazol correspondente em adultos com base no peso é inapropriada em pacientes pediátricos. Geralmente, a depuração do fluconazol é mais rápida nas crianças do que nos adultos, com meias-vidas plasmáticas médias de cerca de 20 horas e de cerca de 30 horas, respectivamente. Portanto, para alcançar uma exposição comparável em pacientes pediátricos, a dosagem diária de fluconazol precisa ser praticamente dobrada. As dosagens pediátricas corretas de fluconazol devem ser proporcionalmente maiores do que as dosagens adultas, geralmente de 12 mg/kg/dia. Nos neonatos, o volume de distribuição é significativamente maior e mais variável do que em bebês e crianças; todavia, em pacientes neonatos é necessário o aumento para o dobro da dosagem para alcançar concentrações plasmáticas comparáveis. O aumento do volume de distribuição é considerado ser proveniente de uma quantidade maior de água corporal encontrada no volume corporal total de neonatos. Um estudo farmacocinético realizado com bebês prematuros sugere que são necessárias dosagens de manutenção do fluconazol de 12 mg/kg/dia para atingir exposições similares àquelas em crianças maiores e em adultos. Além disso, uma dose de ataque de 25 mg/kg em neonatos atingiria as concentrações em estado estacionário mais rapidamente. Embora essa dose de ataque do fluconazol tenha sido estudada em pacientes adultos e neonatais, esta abordagem nunca foi estudada formalmente em crianças. Os efeitos adversos do fluconazol são incomuns, mas geralmente incluem distúrbio gastrintestinal (vômito, diarreia, náuseas) e erupção cutânea.

O fluconazol tem um importante papel no tratamento de candidíase invasiva. As diretrizes de consenso sugerem que o uso de fluconazol fungistático para a candidíase invasiva é uma alternativa aceitável para a equinocandina como tratamento inicial em pacientes selecionados, incluindo aqueles que não estão gravemente enfermos e que são considerados improváveis de apresentarem infecção por espécies de *Candida* resistentes ao fluconazol. Embora a maioria dos isolados de *Candida albicans* continue suscetível ao fluconazol, para algumas espécies de *Candida*, o fluconazol não é um agente ideal: geralmente, *Candida krusei* é resistente e *Candida glabrata* é frequentemente resistente. No tratamento da infecção causada por essas espécies de *Candida*, é fundamental o tratamento com equinocandina ou anfotericina B em vez de fluconazol. Não há papel comprovado da terapia antifúngica com uma combinação de fluconazol com outros antifúngicos contra a candidíase invasiva.

A profilaxia com fluconazol para prevenir a candidíase neonatal permanece um tema controverso. No primeiro ensaio prospectivo, duplo-cego e randomizado realizado com 100 bebês apresentando peso ao nascimento menor que 1.000 g, as crianças que receberam fluconazol por 6 semanas tiveram uma diminuição na colonização fúngica e uma redução no desenvolvimento de infecção fúngica invasiva (0% *vs.* 20%) em comparação ao placebo. Outros estudos produziram resultados similarmente encorajadores e demonstraram que o uso da profilaxia com fluconazol por 4 a 6 semanas em bebês com risco elevado não aumenta a incidência de colonização e de infecções fúngicas causadas por espécies de *Candida* intrinsecamente resistentes àquele agente. Mais recentemente, um amplo ensaio estudou em berçários a profilaxia com fluconazol em crianças com peso extremamente baixo ao nascer, e constatou uma incidência menor de candidíase, mas sem efeito na mortalidade. A implementação universal de tal estratégia em berçários não é recomendada, pois a taxa de infecções com *Candida* varia muito entre os centros. Atualmente, as diretrizes consensuais recomendam a profilaxia com fluconazol apenas em centros com altas taxas (> 10%) de candidíase neonatal.

ITRACONAZOL

Comparado ao fluconazol, o itraconazol tem o benefício de apresentar atividade antifúngica para espécies de *Aspergillus*, mas possui várias restrições práticas, como a absorção oral irregular em pacientes de alto risco e significativas interações medicamentosas. Essas questões farmacocinéticas têm sido abordadas tanto por uma formulação intravenosa (agora não mais disponível) quanto por uma solução oral de melhor absorção para substituir as cápsulas de ação imprevisível utilizadas anteriormente. O itraconazol tem um alto volume de distribuição e se acumula nos tecidos, sendo os níveis teciduais provavelmente considerados de maior relevância clínica para o tratamento da infecção do que os níveis séricos. A dissolução e a absorção do itraconazol são afetadas pelo pH gástrico. Os pacientes com acloridria ou que tomam antagonistas do receptor H_2 podem apresentar uma absorção inadequada e a coadministração da cápsula com bebidas ácidas, tais como aquelas à base de cola ou o suco de *cranberry* (oxicoco), pode aumentar a absorção. A administração com alimentos aumenta significativamente a absorção da formulação em cápsula, mas a suspensão oral com uma base de ciclodextrina é mais bem absorvida com o estômago vazio.

Os efeitos adversos são relativamente pequenos e incluem náuseas e vômito (10%), transaminases elevadas (5%) e edema periférico. Existem relatos de desenvolvimento de cardiomiopatia em adultos. Por causa das significativas interações medicamentosas, o uso prévio ou concomitante de rifampicina, fenitoína, carbamazepina e fenobarbital deve ser evitado.

O itraconazol desempenha um papel no tratamento de infecções menos graves em casos de micoses endêmicas (histoplasmose, coccidioidomicose e blastomicose), assim como seu uso profilático contra infecções fúngicas invasivas em pacientes de alto risco. O grande número de interações medicamentosas torna o itraconazol uma preocupação nos pacientes com condições complexas que estão recebendo outros medicamentos. Como observado com a maioria dos antifúngicos azólicos, o monitoramento dos níveis séricos de itraconazol é um princípio fundamental no manejo (geralmente os níveis séricos de vale do itraconazol devem ser > 0,5 a 1 μg/mℓ; níveis de vale > 5 μg/mℓ podem estar associados a aumento de toxicidade). As concentrações devem ser verificadas após 1 a 2 semanas de tratamento para assegurar uma exposição adequada ao medicamento. Quando mensurado pela cromatografia líquida de alta pressão, tanto o itraconazol e seu metabólito bioativo hidroxi-itraconazol são relatados, cuja soma deve ser considerada na avaliação dos níveis do medicamento. O itraconazol não é mais recomendado para o tratamento primário da aspergilose invasiva.

Voriconazol

O voriconazol é um triazólico de segunda geração e um derivado sintético do fluconazol. Geralmente, o voriconazol tem o espectro de atividade do itraconazol e a alta biodisponibilidade do fluconazol. Um aspecto importante é a atividade fungicida contra *Aspergillus* e fungistática contra *Candida*. É extensivamente metabolizado pelo fígado e tem aproximadamente 90% de biodisponibilidade oral. A enzima citocromo P450 2C19 (CYP2C19) parece ter um papel principal no metabolismo do voriconazol, e os polimorfismos em CYP2C19 estão associados ao metabolismo lento do voriconazol. Mais de 20% dos asiáticos não indianos apresentam baixa atividade do CYP2C19 e desenvolvem níveis de voriconazol quatro vezes mais elevados do que aqueles observados em indivíduos homozigotos, o que leva a uma toxicidade potencialmente elevada.

O voriconazol está disponível como comprimido oral, suspensão oral e solução intravenosa. Nos adultos, o voriconazol exibe uma farmacocinética não linear, com meia-vida variável de aproximadamente 6 horas e grande variação nos níveis sanguíneos entre os pacientes, alcançando boa penetração no LCR. Ao contrário do observado nos adultos, a eliminação do voriconazol é linear nas crianças. Um multicêntrico estudo farmacocinético populacional de segurança sobre dosagens intravenosas de voriconazol em pacientes pediátricos imunocomprometidos demonstrou que o peso corporal teve maior influência do que a idade em relação à variabilidade observada na farmacocinética do voriconazol, sendo necessária uma dosagem mais elevada desse antifúngico em pacientes pediátricos do que em pacientes adultos. A dosagem de ataque em adultos é de 6 mg/kg/dose e, em seguida, deve haver a transição para a dosagem de manutenção de 4 mg/kg/dose; porém, em crianças, deve-se iniciar e continuar com a dosagem intravenosa de 9 mg/kg/dose (ver Tabela 260.1) e continuar com a dosagem de manutenção de 8 mg/kg/dose. É essencial compreender essa necessidade de aumentar a dosagem no tratamento de crianças, e ela é determinada pela farmacocinética fundamentalmente distinta desse fármaco em pacientes pediátricos. A obtenção de níveis séricos de voriconazol (para atingir ≥1 a 2 μg/mℓ) é crucial para o sucesso terapêutico. O voriconazol oral é mais bem absorvido em jejum. Geralmente, é preferível um nível de vale maior do que a concentração inibitória mínima (CIM) do organismo infeccioso, enquanto níveis muito elevados de voriconazol estiveram associados a toxicidade (geralmente > 6 μg/mℓ). Entretanto, muitos estudos demonstraram uma relação inconsistente entre dosagens e níveis, enfatizando a necessidade de monitoramento atento após o esquema de dosagem inicial e, posteriormente, de ajuste de dose quando necessário no paciente individual. Os principais efeitos adversos do voriconazol incluem distúrbios visuais reversíveis dependentes da dosagem (luminosidade aumentada, visão turva) em mais de um terço dos pacientes tratados, transaminases hepáticas elevadas com o aumento das dosagens e ocasionais reações cutâneas provavelmente causadas pela fotossensibilização. Em alguns casos raros a longo prazo (média de 3 anos de tratamento), essa fototoxicidade do voriconazol desenvolveu-se em carcinoma de células escamosas cutâneas. Nos pacientes que manifestam fototoxicidade crônica, é recomendada a interrupção do voriconazol.

O maior ensaio clínico prospectivo de voriconazol como tratamento primário para a aspergilose invasiva comparou a terapia inicial randomizada com voriconazol *vs.* anfotericina B e demonstrou melhor resposta e sobrevida com voriconazol em comparação com a anfotericina B. *As diretrizes recomendam o voriconazol como a terapia primária de escolha contra a aspergilose invasiva.* O voriconazol também tem um papel no tratamento da candidíase, mas sua natureza fungistática com frequência torna-o menos ideal para o tratamento de pacientes gravemente enfermos ou neutropênicos, para os quais são preferíveis os antifúngicos com ação fungicida da classe das equinocandinas.

Posaconazol

O posaconazol é um triazólico de segunda geração derivado do itraconazol, atualmente disponível como uma suspensão oral, uma formulação intravenosa, além de um comprimido de liberação prolongada. O espectro antimicrobiano do posaconazol é semelhante àquele do voriconazol; contudo, o primeiro é ativo contra os *Zigomicetos*, tais como a mucormicose, enquanto o voriconazol não é ativo contra infecções por esse grupo particular de fungos filamentosos.

A absorção eficaz da suspensão oral requer fortemente a administração do medicamento com alimentos, de preferência uma refeição rica em gordura; a administração de posaconazol em jejum resultará em aproximadamente um quarto da absorção observada no estado alimentado, o que enfatiza a importância da dieta para o aumento dos níveis séricos da suspensão oral de posaconazol (o oposto do voriconazol). A exposição ao posaconazol é maximizada com bebidas ácidas, administração em doses divididas e na ausência de inibidores da bomba de prótons. A formulação em comprimido apresenta melhor absorção em razão de sua liberação tardia no intestino delgado, mas a assimilação ainda será ligeiramente aumentada com o alimento. Se o paciente puder tomar comprimidos grandes, o comprimido de liberação prolongada é a forma preferível por causa da capacidade de facilmente obter níveis de medicamentos maiores e mais consistentes. Devido ao pH mais baixo (< 5) do posaconazol IV, é necessário um cateter venoso central para a sua administração. A formulação IV contém apenas quantidades ligeiramente inferiores do veículo ciclodextrina do que o voriconazol, então existem questões teóricas semelhantes sobre o acúmulo renal. O posaconazol causa reações hepáticas transitórias, tais como elevações leves a moderadas nas transaminases hepáticas, na fosfatase alcalina e na bilirrubina total.

A dosagem pediátrica correta do posaconazol não é conhecida, pois estudos iniciais ainda estão em andamento. Nos pacientes adultos, dosagens maiores que 800 mg/dia não resultam em níveis séricos aumentados e a divisão da dosagem diária em três ou quatro doses/dia resulta em níveis séricos maiores do que um esquema com uma ou duas doses diárias com o uso da suspensão oral. Similarmente ao itraconazol e ao voriconazol, o posaconazol deve ser acompanhado por níveis de vale (para atingir ≥ 0,7 μg/mℓ).

Em um estudo internacional cego simples e randomizado sobre posaconazol *vs.* fluconazol ou itraconazol em pacientes neutropênicos submetidos à quimioterapia para leucemia mieloide aguda ou síndromes mielodisplásicas, o posaconazol foi superior na prevenção de infecções fúngicas invasivas. Poucos pacientes no grupo tratado com posaconazol desenvolveram aspergilose invasiva e a sobrevida foi significativamente mais longa em indivíduos tratados com posaconazol do que em pacientes tratados com fluconazol ou itraconazol. Outro estudo internacional duplo cego e randomizado realizado em diversos locais em pacientes com transplante de células-tronco hematopoéticas alogênicas e doença do enxerto-*versus*-hospedeiro demonstrou que o posaconazol não foi inferior ao fluconazol na prevenção de infecções fúngicas invasivas. *O posaconazol está aprovado para a profilaxia contra infecções fúngicas invasivas, mas demonstrou grande eficácia em experiência clínica com infecções persistentes por fungos filamentosos.*

Nos pacientes com doença granulomatosa crônica (DGC) e infecção fúngica invasiva provada refratária à terapia padrão, o posaconazol demonstrou ser bem tolerado e bastante eficaz. Esse agente pode vir a ser muito útil nessa população de pacientes, que necessita de um tratamento a longo prazo com um agente oral.

Isavuconazol

O isavuconazol é um triazólico que foi aprovado pela FDA em março de 2015 para o tratamento de aspergilose e mucormicose invasivas por meio de formulações orais (cápsulas somente) e IV. O isavuconazol tem espectro antifúngico semelhante ao do voriconazol e alguma atividade contra *Zigomicetos* (ainda potencialmente não tão potente contra *Zigomicetos* quanto o posaconazol). Um ensaio clínico de fase 3 em pacientes adultos demonstrou não inferioridade em comparação com o voriconazol no tratamento de aspergilose invasiva e outras infecções por fungos filamentosos, embora outro estudo tenha demonstrado boa atividade clínica contra a mucormicose. O isavuconazol é distribuído como uma pró-droga na forma de sulfato de isavuconazônio. A dosagem em pacientes adultos é a de dose ataque com isavuconazol de 200 mg (equivalente a 372 mg de sulfato de isavuconazônio) a cada 8 horas por 2 dias (seis doses), seguida por 200 mg 1 vez/dia para a dosagem de manutenção. A meia-vida é longa (> 5 dias), a biodisponibilidade em adultos é de 98% e não há efeito alimentar relatado com o isavuconazol oral. Ao contrário do voriconazol, a formulação IV não contém o veículo ciclodextrina, possivelmente tornando-o mais atrativo para os pacientes com insuficiência renal. A experiência inicial sugere uma taxa muito inferior de fotossensibilidade e distúrbios cutâneos, assim como problemas visuais, em comparação com o voriconazol. Não existem dados específicos de dosagem pediátrica para o isavuconazol, pois os ensaios farmacocinéticos pediátricos estão no início.

EQUINOCANDINAS

As equinocandinas são uma classe de antifúngicos que interferem na biossíntese da parede celular pela inibição não competitiva da 1,3-β-D-glucana sintase, uma enzima presente em fungos, mas ausente em células de mamíferos. A 1,3-β-D-glucana é um polissacarídeo essencial que fornece integridade estrutural à parede celular fúngica. Geralmente, as equinocandinas são fungicidas *in vitro* contra espécies de *Candida*, embora não tão rapidamente quanto a anfotericina B, e são fungistáticas contra *Aspergillus*. Como uma classe de antifúngicos, esses agentes não são metabolizados pelo sistema enzimático CYP, o que diminui algumas das interações medicamentosas e efeitos adversos observados com a classe dos azólicos. Em comparação com o efeito fungistático do fluconazol, as equinocandinas parecem ter contra a *C. albicans* um efeito fungicida prolongado e dependente de dosagem. Três compostos nesta classe (caspofungina, micafungina e anidulafungina) são aprovados pela FDA para uso. Devido ao grande tamanho dessas moléculas, as equinocandinas atuais estão disponíveis apenas na formulação intravenosa. Visto que a 1,3-β-D-glucana é um alvo seletivo presente apenas nas paredes de células fúngicas e não em células de mamíferos, a toxicidade relacionada com o fármaco é mínima, não havendo evidência de mielotoxicidade ou nefrotoxicidade com estes agentes. *As equinocandinas constituem o tratamento primário de escolha para a candidíase invasiva.*

Caspofungina

Atualmente, não se conhece a dosagem máxima tolerada e nem a duração máxima determinada de toxicidade notratamento com a caspofungina. Nos pacientes adultos, o curso usual é iniciar com uma dose de ataque seguida por uma menor dosagem diária de manutenção, que é de 70 mg, progredindo então para 50 mg/dia. Grande parte do acúmulo de dosagem é alcançada na primeira semana de dosagem e a insuficiência renal tem pouco efeito na farmacocinética da caspofungina. Este agente foi avaliado com o dobro da dosagem recomendada (100 mg/dia em adultos) sem efeitos adversos e não está claro se a dosagem mais alta, considerada relativamente segura, resulta em maior eficácia clínica.

A farmacocinética é ligeiramente diferente nas crianças, com os níveis de caspofungina menores em crianças pequenas e com uma meia-vida reduzida. Um estudo avaliou a farmacocinética da caspofungina nas crianças com neutropenia e demonstrou que, nos pacientes que receberam 50 mg/m²/dia (máximo de 70 mg/dia), os níveis foram similares àqueles nos adultos que receberam 50 mg/dia, e foram consistentes em todas as faixas etárias. Nesse mesmo estudo, a dosagem com base no peso (1 mg/kg/dia) foi subótima quando comparada aos regimes que consideraram a área de superfície corporal e, dessa forma, a caspofungina deve ser apropriadamente prescrita para crianças como uma dose de ataque de 70 mg/m²/dia seguida pela dosagem de manutenção diária de 50 mg/m²/dia.

A caspofungina foi aprovada para uso na aspergilose refratária ou nos casos de intolerância a outros tratamentos e na candidemia e em vários outros sítios de infecções invasivas causadas por *Candida*. Em um importante estudo clínico, pacientes com aspergilose invasiva aguda foram submetidos a um tratamento "de resgate" após falha na terapia primária e os indivíduos que receberam essa terapêutica tiveram 41% de resposta favorável com a caspofungina. Em um ensaio multicêntrico de pacientes com candidíase invasiva, 73% dos indivíduos que receberam caspofungina apresentaram resposta favorável no final da terapia em comparação com 62% no grupo tratado com anfotericina B. Vale ressaltar que o tratamento com caspofungina forneceu resultados bem similares à terapia com anfotericina B para todas as principais espécies de *Candida*, mas outros estudos demonstraram que algumas infecções por *C. parapsilosis* não são eliminadas de forma eficaz com uma equinocandina. A caspofungina também foi avaliada em comparação com a L-anfotericina B no tratamento empírico de pacientes com febre persistente e neutropenia, e demonstrou não ser inferior à anfotericina B lipossomal em mais de 1.000 pacientes.

Nas crianças, a caspofungina é relatada como segura. A farmacocinética da caspofungina foi avaliada em lactentes maiores e crianças pequenas em uma dose de 50 mg/m²/dia, e ela foi similar à farmacocinética em adultos que receberam a dose diária padrão de 50 mg. Nos recém-nascidos, a caspofungina é utilizada como terapia individual ou adjuvante para os casos refratários de candidíase disseminada. Os neonatos com candidíase invasiva estão em alto risco de comprometimento do sistema nervoso central; não se sabe se as dosagens de caspofungina avaliadas fornecem exposição suficiente para penetrar no sistema nervoso central em níveis necessários para curar a infecção. Portanto, a caspofungina não é recomendada como monoterapia na candidíase neonatal.

Micafungina

A farmacocinética da micafungina foi avaliada em crianças e lactentes menores. Observou-se uma relação inversa entre idade e depuração, na qual a média de depuração sistêmica foi significativamente maior e a meia-vida média foi consideravelmente mais curta em pacientes com 2 a 8 anos de idade em comparação com os pacientes de 9 a 17 anos de idade. Portanto, a dosagem de micafungina em crianças está relacionada com a idade e deve ser maior em crianças com menos de 8 anos de idade. Como evidenciado pelos perfis de simulação, para atingir exposições da micafungina equivalentes às exposições em adultos que receberam doses diárias de 100, 150 e 200 mg, as crianças necessitam de dosagens acima de 3 mg/kg.

Vários estudos farmacocinéticos da micafungina em crianças pré-termo e a termo demonstraram que a micafungina em bebês tem uma meia-vida mais curta e uma taxa mais rápida de depuração comparada com os dados publicados em crianças maiores e em adultos. Esses resultados sugerem que crianças pequenas devem receber 10 mg/kg/dia de micafungina, se utilizada para tratar a candidíase invasiva.

O perfil de segurança de micafungina é ótimo quando comparado a outros agentes antifúngicos. Ensaios clínicos, incluindo aqueles de micafungina utilizada para o tratamento de candidíase localizada e invasiva, assim como os estudos de profilaxia em pacientes após transplante de células-tronco, demonstraram menos eventos adversos em relação à anfotericina B lipossomal e ao fluconazol. Os efeitos adversos mais comuns desenvolvidos por esses pacientes estão relacionados ao trato gastrintestinal (náuseas, diarreia). Foram relatadas reações de hipersensibilidade associadas à micafungina, e ocorreu elevação das enzimas hepáticas em 5% dos pacientes que receberam esse agente. A hiperbilirrubinemia, a insuficiência renal e a anemia hemolítica relacionadas ao uso de micafungina também foram identificadas na vigilância pós-comercialização do antifúngico.

Um estudo aberto, não comparativo e multinacional, realizado em pacientes adultos e pediátricos com uma variedade de diagnósticos, avaliou o uso da monoterapia com micafungina e do tratamento combinado em 225 pacientes com aspergilose invasiva. Dos indivíduos tratados apenas com micafungina, foram detectadas respostas favoráveis em 50% dos indivíduos do grupo primário e 41% do grupo com terapia de resgate.

A micafungina em dosagens de 100 e 150 mg administradas diariamente também não foi inferior à caspofungina em um estudo internacional, duplo cego, randomizado e realizado em adultos com candidemia ou candidíase invasiva, e foi superior ao fluconazol na prevenção de infecções fúngicas invasivas em um estudo randomizado com pacientes adultos submetidos ao transplante de células-tronco hematopoéticas.

Dos três fármacos que pertencem à classe das equinocandinas, a micafungina foi um dos mais amplamente estudados em crianças, incluindo os diversos estudos farmacocinéticos em neonatos. Um subestudo pediátrico, desenvolvido como parte de um ensaio multinacional, randomizado e duplo cego, que comparou a micafungina (2 mg/kg/dia) com a anfotericina B lipossomal (3 m/kg/dia) como tratamento de primeira linha da candidíase invasiva demonstrou sucesso similar para ambos os antifúngicos testados. De modo geral, a micafungina foi mais bem tolerada do que a anfotericina B lipossomal, como evidenciado pela ocorrência de menos eventos adversos que conduziram à interrupção do tratamento.

Anidulafungina

A anidulafungina apresenta a meia-vida mais longa de todas as equinocandinas (aproximadamente 18 horas). Em um estudo com 25 crianças neutropênicas que receberam anidulafungina como terapia empírica, quatro pacientes no grupo tratado com 0,75 mg/kg/dia apresentaram eventos adversos, tais como eritema facial e erupção cutânea, elevação nos níveis séricos de escórias nitrogenadas, febre e hipotensão. Em um estudo farmacocinético com neonatos e crianças pequenas, a exposição à anidulafungina comparável com aquela em adultos foi alcançada com doses de 1,5 mg/kg/dia (dose de ataque de 3 mg/kg). Nessa coorte, uma criança em uso de oxigenação por membrana extracorpórea alcançou a exposição mais baixa, sugerindo que são necessários ajustes nas doses nessa população.

Um estudo randomizado e duplo cego realizado em pacientes adultos não neutropênicos com candidíase invasiva demonstrou que a anidulafungina não foi inferior ao fluconazol no tratamento dessa infecção. Nesse trabalho, a incidência e os tipos de eventos adversos foram similares nos dois grupos e a mortalidade por todas as causas foi de 31% no grupo tratado com fluconazol e de 23% no grupo com anidulafungina. Nenhum estudo clínico de tratamento de pacientes pediátricos com anidulafungina está disponível no momento.

A bibliografia está disponível no GEN-io.

Capítulo 261
Candida

Jessica E. Ericson e Daniel K. Benjamin Jr.

Candidíase é uma micose que abrange muitas síndromes clínicas que podem ser causadas por várias espécies de *Candida*. A candidíase invasiva (infecções da corrente sanguínea e de outros fluidos corpóreos estéreis por *Candida*) é a principal causa de mortalidade relacionada com a infecção em pacientes imunocomprometidos hospitalizados.

As leveduras do gênero *Candida* existem em três formas morfológicas: **blastoconídios** ovais a esféricos ou **células leveduriformes** (3 a 6 mm de diâmetro); **clamidoconídios** de parede dupla (7 a 17 mm de diâmetro), que geralmente estão na extremidade terminal de uma pseudo-hifa; e **pseudomicélio**, que é uma massa de pseudo-hifas representando a fase tecidual da *Candida*. As **pseudo-hifas** são processos filamentosos que se alongam a partir das células leveduriformes sem a conexão citoplasmática de uma hifa verdadeira. A *Candida* cresce aerobicamente em meios laboratoriais rotineiros, mas pode necessitar de vários dias de incubação para o crescimento visível.

A *Candida albicans* é responsável pela maioria das infecções em humanos, mas a *Candida parapsilosis*, a *Candida tropicalis*, a *Candida krusei*, a *Candida lusitaniae*, a *Candida glabrata* e várias outras espécies são comumente isoladas de crianças hospitalizadas. A identificação em nível de espécie e o teste de suscetibilidade são importantes em decorrência do aumento da frequência da resistência ao fluconazol e da crescente prevalência de espécies não *Candida albicans*. A *Candida auris* é um patógeno recente invasivo e multirresistente que tem presença global e afeta pacientes imunocomprometidos; já foi relatada a disseminação nosocomial.

O tratamento das infecções invasivas causadas por *Candida* é complicado por causa do surgimento de cepas de *Candida* não *C. albicans*. A anfotericina B desoxicolato é inativa contra aproximadamente 20% das cepas de *C. lusitaniae*. O fluconazol é útil em muitas infecções por *Candida*, mas é inativo contra todas as cepas de *C. krusei* e contra 5 a 25% das cepas de *C. glabrata*. Recomenda-se a realização do teste de suscetibilidade desses isolados clínicos.

261.1 Infecções em Neonatos

Jessica E. Ericson e Daniel K. Benjamin Jr.

A *Candida* é uma causa comum de infecções da membrana mucosa oral (**candidíase oral ou "sapinho"**) e de infecções cutâneas perineais (**dermatite das fraldas causada por *Candida***) em crianças menores. As manifestações raras incluem a **candidíase cutânea congênita**, causada por uma infecção ascendente no útero durante a gestação, e a **dermatite fúngica invasiva**, uma infecção cutânea pós-natal que resulta em hemoculturas positivas. A candidíase invasiva é uma complicação infecciosa comum em unidades de terapia intensiva neonatal (UTINs) por causa da sua maior sobrevida em crianças extremamente prematuras.

EPIDEMIOLOGIA

As espécies de *Candida* constituem a terceira causa mais comum de infecção hematogênica em crianças prematuras. A incidência cumulativa é de menos de 0,3% entre crianças com peso maior que 2.500 g ao nascimento admitidas na UTIN. A incidência cumulativa aumenta para 8% em crianças com peso menor que 750 g ao nascer. Além disso, a incidência varia acentuadamente em cada UTIN. Entre os centros da National Institutes of Health-sponsored Neonatal Research Network, a incidência cumulativa de candidíase entre bebês com peso menor que 1.000 g ao nascimento varia de 2 a 28%. A colonização está associada a um aumento significativo do risco de futura infecção invasiva por *Candida*. Até 10% das crianças nascidas a termo são colonizadas como resultado da transmissão vertical da mãe no parto, com taxas de colonização ligeiramente mais elevadas nas crianças prematuras. As taxas de colonização aumentam para mais de 50% entre crianças admitidas na UTIN com 1 mês de vida. Os antagonistas dos receptores de histamina do tipo 2, os corticosteroides e os antibióticos de amplo espectro facilitam a colonização e o crescimento excessivo da *Candida*.

Os fatores de risco significativos para candidíase invasiva neonatal incluem prematuridade, baixo peso ao nascer, exposição a antibióticos de amplo espectro, cirurgia abdominal, intubação endotraqueal e presença de um cateter venoso central.

PATOGÊNESE

A imaturidade imunológica juntamente com uma camada de pele pouco desenvolvida, a necessidade de procedimentos invasivos (tubos endotraqueais, cateteres venosos centrais) e a exposição aos antibióticos de amplo espectro colocam as crianças prematuras em alto risco para candidíase invasiva. Esta população também possui um risco elevado de perfurações intestinais espontâneas e enterocolite necrosante. Ambas as condições necessitam de cirurgia abdominal, exposição prolongada a antibióticos de amplo espectro e administração de nutrição parenteral total que exige a colocação de cateteres venosos centrais. Cada um desses fatores aumenta o risco de candidíase invasiva ao reduzir as barreiras fisiológicas que protegem contra a infecção invasiva.

MANIFESTAÇÕES CLÍNICAS

As manifestações da candidíase neonatal variam em gravidade de candidíase oral e dermatite das fraldas causada por *Candida* (ver Seção 261.2) à candidíase invasiva, que pode se manifestar com sepse fulminante (ver Capítulo 261.3). Entre crianças prematuras, os sinais de candidíase invasiva frequentemente são inespecíficos e incluem instabilidade térmica, letargia, apneia, hipotensão, desconforto respiratório, distensão abdominal e trombocitopenia.

O comprometimento do sistema nervoso central é comum e é descrito precisamente como meningoencefalite. Frequentemente, as infecções por *Candida* envolvendo o sistema nervoso central resultam em abscessos, o que leva a parâmetros normais no líquido cefalorraquidiano (contagem de leucócitos, glicose, proteína) mesmo que uma infecção esteja presente. A endoftalmite é uma complicação incomum, afetando menos de 5% dos lactentes com candidíase invasiva. Além disso, a candidemia está associada a um aumento no risco de retinopatia grave relacionada com a prematuridade. Geralmente, o envolvimento renal complica a candidíase invasiva em neonatos. O comprometimento renal pode ser limitado a uma candidúria ou pode manifestar-se com infiltração difusa de *Candida* em todo o parênquima renal ou com a presença de *Candida* e debris no sistema coletor. Devido à baixa sensibilidade das hemoculturas de *Candida*, a candidúria deve ser considerada um marcador de candidemia em crianças prematuras. Outros órgãos afetados são o coração, os ossos, as articulações, o fígado e o baço.

DIAGNÓSTICO

Com frequência, as infecções mucocutâneas são diagnosticadas pelo exame clínico direto. A raspagem das lesões de pele pode ser examinada por microscópio pela coloração de Gram ou suspensão em KOH. O diagnóstico definitivo de doença invasiva requer demonstração histológica do fungo em espécimes de tecido ou isolamento do fungo em fluidos corporais normalmente estéreis. Os parâmetros hematológicos são sensíveis, mas não específicos. A trombocitopenia ocorre em mais de 80% das crianças prematuras com candidíase invasiva, mas também atinge 75% das crianças prematuras com sepse por bactérias gram-negativas e quase 50% daquelas com sepse por bactérias gram-positivas. As hemoculturas apresentam sensibilidade muito baixa para o diagnóstico de candidíase invasiva. Em um estudo de candidíase confirmada por necropsia em pacientes adultos, a sensibilidade das diversas hemoculturas realizadas para a detecção de doença em um único órgão foi de 28%. Nas crianças, os volumes de hemocultura muitas vezes são de apenas 0,5 a 1 mℓ, tornando a sensibilidade nessa população quase certamente menor. O volume de hemocultura deve ser maximizado na medida do possível para aumentar a sensibilidade. Os meios específicos para fungos podem melhorar a sensibilidade quando a *Candida* está presente como uma coinfecção com bactérias e também podem diminuir o tempo para a positividade, levando a um diagnóstico mais rápido.

A avaliação adicional de lactentes na presença de candidemia documentada deve incluir ultrassonografia ou tomografia computadorizada da cabeça para avaliar a presença de abscessos; ultrassonografia do fígado, rins e baço; ecocardiograma cardíaco; exame oftalmológico; punção lombar e urocultura. Esses testes são necessários para determinar se mais de um sistema corporal está infectado, que é normalmente o caso.

PROFILAXIA

As UTINs com alta incidência de candidíase invasiva devem considerar a profilaxia com fluconazol em crianças com peso menor que 1.000 g ao nascimento como um método com boa relação custo-benefício para a redução da candidíase invasiva. A administração de 3 ou 6 mg/kg/dose de fluconazol 2 vezes/semana diminui as taxas de colonização com espécies de *Candida*, assim como as de infecções fúngicas invasivas. O uso dessa estratégia de dosagem não demonstrou aumentar a frequência de infecções causadas por cepas resistentes ao fluconazol; porém, é sugerido o uso de uma classe alternativa de antifúngicos para os casos de infecção de escape.

TRATAMENTO

Na ausência de manifestações sistêmicas, o tratamento antifúngico tópico é o procedimento de escolha para a candidíase cutânea congênita em crianças nascidas a termo. Nas crianças prematuras, a candidíase cutânea congênita pode progredir para a doença sistêmica e, portanto, a terapia sistêmica é necessária.

Uma vez que o diagnóstico de candidemia é confirmado, todos os esforços devem ser feitos para remover ou substituir os cateteres venosos centrais. A remoção tardia está consistentemente associada ao aumento de mortalidade e morbidade, incluindo desfechos deficientes no desenvolvimento neurológico.

Apesar de não existirem ensaios controlados e randomizados robustos para guiar a duração e o tipo de tratamento, recomenda-se 21 dias de terapia antifúngica sistêmica a partir da última cultura positiva de *Candida* em lactentes. A terapia antifúngica deve ser orientada com base nos testes de suscetibilidade. A anfotericina B desoxicolato é a base do tratamento da candidíase sistêmica e é ativa contra as formas em leveduras e micelianas. A nefrotoxicidade, a hipopotassemia e a hipomagnesemia são comuns, mas a anfotericina B desoxicolato é mais bem tolerada em crianças do que em pacientes adultos. A *C. lusitaniae*, um patógeno incomum em lactentes, é frequentemente resistente à anfotericina B desoxicolato. A anfotericina B lipossomal está associada a piores desfechos em lactentes e deve ser utilizada apenas quando o envolvimento do trato urinário confiavelmente puder ser excluído. O fluconazol é utilizado com frequência em vez da anfotericina B desoxicolato para o tratamento das infecções invasivas neonatais causadas por *Candida* devido à sua eficácia e baixa incidência de efeitos adversos. É particularmente útil em infecções do trato urinário, obtendo-se altas concentrações na urina. Deve ser administrada uma dose de ataque para atingir as concentrações séricas terapêuticas em tempo hábil. O fluconazol é inativo contra todas as cepas de *C. krusei* e alguns isolados de *C. glabrata*. Além disso, nos centros onde a profilaxia com fluconazol é utilizada, outro agente, como a anfotericina B desoxicolato, deve ser empregado no tratamento. As equinocandinas têm excelente atividade contra a maioria das espécies de *Candida* e são utilizadas com sucesso em pacientes infectados com organismos resistentes ou naqueles indivíduos que apresentaram falha terapêutica. Vários estudos descreveram a farmacocinética dos antifúngicos em lactentes (Tabela 261.1).

Tabela 261.1 Dosagem de agentes antifúngicos em bebês* e número de crianças com menos de 1 ano de idade analisadas por parâmetros farmacocinéticos relatados.

FÁRMACO	CRIANÇAS ESTUDADAS	DOSE SUGERIDA
Anfotericina B desoxicolato	27	1 mg/kg/dia
Complexo lipídico de anfotericina B	28	5 mg/kg/dia
Anfotericina B lipossomal	17	5 mg/kg/dia
Anfotericina B em dispersão coloidal	0	5 mg/kg/dia
Fluconazol†	65	12 mg/kg/dia
Micafungina‡	138	10 mg/kg/dia
Caspofungina§	22	50 mg/m²/dia
Anidulafungina‡	15	1,5 mg/kg/dia

*A dosagem de voriconazol não tem sido investigada em berçário. †Uma dose de ataque de 25 mg/kg de fluconazol é necessária para alcançar concentrações séricas terapêuticas nos primeiros dias de terapia. ‡A micafungina tem sido estudada em crianças com menos de 120 dias de vida nessa dosagem. §A caspofungina e a anidulafungina em geral devem ser evitadas, pois a dosagem suficiente para penetrar no tecido cerebral não foi estudada até o momento.

PROGNÓSTICO

Em grandes estudos, a mortalidade após o desenvolvimento de candidíase invasiva em crianças prematuras é consistentemente relatada ser de aproximadamente 20%, mas pode chegar a 50% em crianças com menos de 1.500 g de peso ao nascer. A candidíase também está associada a problemas futuros no desenvolvimento neurológico, à doença pulmonar crônica e à retinopatia grave relacionada com a prematuridade.

A bibliografia está disponível no GEN-io.

261.2 Infecções em Crianças e Adolescentes Imunocompetentes

Jessica E. Ericson e Daniel K. Benjamin Jr.

CANDIDÍASE ORAL

A **candidíase oral** é uma infecção superficial da membrana mucosa que afeta aproximadamente 2 a 5% de neonatos sadios. A *C. albicans* é a espécie mais comumente isolada. A candidíase oral pode desenvolver-se precocemente aos 7 a 10 dias de vida. O uso de antibióticos, principalmente no primeiro ano de vida, pode levar a uma candidíase oral recidivante ou persistente. Esta é caracterizada pela presença de material branco perolado, de aspecto coalhado, visível na língua, palato e mucosa bucal. A candidíase oral pode ser assintomática ou pode causar dor, agitação e diminuição da alimentação, levando então à desidratação e a uma ingestão nutricional inadequada. É rara após 1 ano de idade, mas pode ocorrer nas crianças maiores tratadas com antibióticos. A candidíase oral persistente ou recidivante sem evidência de condição predisponente, tal como um tratamento recente com antibióticos, merece investigação em relação à ocorrência de uma imunodeficiência como doença de base, particularmente a infecção pelo HIV transmitida verticalmente ou uma imunodeficiência congênita primária.

O tratamento de casos brandos pode não ser necessário. Quando ele é necessário, o agente antifúngico de uso tópico geralmente prescrito é a nistatina. Para infecções persistentes ou recidivantes, uma única dose de fluconazol pode ser útil. Nos lactentes, pode ser indicado o tratamento simultâneo da criança e da mãe com nistatina tópica ou fluconazol oral.

DERMATITE DAS FRALDAS

A dermatite das fraldas é a infecção mais comum causada por *Candida* (ver Capítulo 686) e é caracterizada por uma erupção eritematosa confluente com pústulas satélites. A dermatite das fraldas causada por *Candida* frequentemente gera complicações em outras dermatites relacionadas com o uso de fraldas; porém, não infecciosas, e muitas vezes ocorre após um período de tratamento com antibióticos orais.

Uma prática comum é tratar presuntivamente qualquer assadura que esteja presente por mais de 3 dias com uma terapia antifúngica tópica incluindo nistatina, clotrimazol ou miconazol. Se houver uma inflamação significativa, a adição de hidrocortisona a 1% pode ser útil nos primeiros 1 a 2 dias; porém, os corticosteroides tópicos devem ser utilizados com precaução em bebês, pois esses medicamentos relativamente potentes podem levar a efeitos adversos. A troca frequente das fraldas e períodos curtos sem o uso das fraldas são importantes tratamentos adjuvantes.

INFECÇÕES UNGUEAIS E PERIUNGUEAIS

A paroníquia e a onicomicose podem ser causadas por *Candida*, embora o *Trichophyton* e o *Epidermophyton* sejam as causas mais comuns (ver Capítulo 686). A onicomicose causada pelo gênero *Candida* difere da tinea (ou tinha) em razão de sua propensão a envolver as unhas das mãos, mas não dos pés, e também por sua associação à paroníquia. A paroníquia causada por *Candida* frequentemente responde ao tratamento, que consiste em manter as mãos secas e em utilizar um agente antifúngico tópico. A psoríase e a disfunção imune, incluindo o HIV e imunodeficiências primárias, predispõem às infecções ungueais por *Candida*. Com frequência, as infecções ungueais exigem o uso da terapia antifúngica sistêmica. A administração de fluconazol 1 vez/semana durante 4 a 12 meses é uma estratégia de tratamento eficaz e com toxicidade relativamente baixa.

VULVOVAGINITE

A **vulvovaginite** é uma infecção comum causada pela levedura *Candida* em mulheres na puberdade e no período pós-puberdade (ver Capítulo 564). Os fatores de predisposição incluem gravidez, uso de contraceptivos orais e uso de antibióticos orais. As meninas na pré-puberdade com candidíase vulvovaginal geralmente apresentam um fator de predisposição, tais como diabetes melito ou tratamento prolongado com antibióticos. As manifestações clínicas podem incluir dor ou prurido, disúria, eritema vulvar ou vaginal, e um exsudato branco opaco ou com aspecto de queijo. Mais de 80% dos casos têm como causa a espécie *C. albicans*.

A vulvovaginite por *Candida* pode ser tratada de modo eficaz com cremes vaginais ou também com pastilhas de nistatina, clotrimazol ou miconazol. A terapia oral com uma única dose de fluconazol também é eficaz.

A bibliografia está disponível no GEN-io.

261.3 Infecções em Crianças e Adolescentes Imunocomprometidos

Jessica E. Ericson e Daniel K. Benjamin Jr.

ETIOLOGIA

A *C. albicans* é a causa mais comum de candidíase invasiva entre pacientes pediátricos imunocomprometidos e está associada a taxas mais elevadas de mortalidade e acometimento de órgãos-alvo em comparação com espécies de *Candida* não *C. albicans*.

MANIFESTAÇÕES CLÍNICAS

Crianças infectadas pelo HIV

A candidíase oral e a dermatite das fraldas são as infecções mais comuns causadas pelo fungo *Candida* nas crianças infectadas pelo HIV. Ao lado da candidíase oral, três outros tipos de candidíase oral podem ocorrer nesses pacientes: candidíase atrófica, que se manifesta como um eritema ardente da mucosa ou perda de papilas linguais; candidíase hiperplásica crônica, que se manifesta com placas orais brancas simétricas; e queilite angular, na qual se observa eritema e fissura dos ângulos da boca. A terapia antifúngica tópica pode ser eficaz, mas geralmente é necessário o tratamento sistêmico com fluconazol ou itraconazol. Os sintomas de disfagia ou baixa ingesta oral podem indicar progressão para uma esofagite ocasionada por *Candida*, havendo então a necessidade de terapia antifúngica sistêmica. Nos pacientes com HIV, a esofagite também pode ser causada por citomegalovírus, herpes-vírus simples, refluxo ou linfoma; a *Candida* é a causa mais comum e a esofagite por *Candida* pode ocorrer na ausência de candidíase oral.

A dermatite e a onicomicose causadas por *Candida* são mais comuns nas crianças infectadas com HIV. Geralmente, essas infecções são mais graves do que aquelas observadas nas crianças imunocompetentes e podem requerer a terapia antifúngica sistêmica.

Pacientes com câncer e transplantados

As infecções fúngicas, principalmente as causadas por *Candida* e *Aspergillus*, são um importante problema em pacientes oncológicos com neutropenia associada à quimioterapia (ver Capítulo 205). Um período superior a 5 dias de febre durante um episódio neutropênico está associado à presença de uma infecção fúngica invasiva. Portanto, a terapia antifúngica empírica deve ser iniciada se a febre e a neutropenia persistirem por um período superior ou igual a 5 dias. Deve ser utilizada uma equinocandina até que os resultados do teste de sensibilidade estejam disponíveis. Os pacientes oncológicos de alto risco necessitam de profilaxia contra a candidíase invasiva por *Candida*. Tanto o fluconazol quanto as equinocandinas são utilizados para essa indicação, e geralmente em doses menores do que aquelas utilizadas para o tratamento. Se uma equinocandina for empregada na profilaxia, a anfotericina B lipossomal deve ser utilizada caso o tratamento empírico seja justificável.

Os receptores de transplante de medula óssea têm risco muito maior de infecções fúngicas por causa da duração significativamente prolongada da neutropenia. Nesta população, a profilaxia com voriconazol diminui a incidência de candidemia, e com benefício adicional em relação ao fluconazol na profilaxia de fungos filamentosos. O uso do fator estimulador de colônias de granulócitos reduz a duração da neutropenia após a quimioterapia e está associado a risco reduzido de candidemia. Quando a candidíase ocorre nestes pacientes, os pulmões, o baço, os rins e o fígado são acometidos em mais de 50% dos casos.

Os receptores de transplante de órgãos sólidos também apresentam risco aumentado de infecções superficiais e invasivas por *Candida*. Os estudos realizados em receptores de transplante de fígado demonstram a utilidade da profilaxia antifúngica com anfotericina B desoxicolato, fluconazol, voriconazol ou caspofungina em pacientes de alto risco (aqueles com tempo de cirurgia prolongado, comorbidades, exposição recente a antibióticos ou fístula biliar).

Infecções associadas ao uso de cateter

As infecções associadas ao uso de cateter venoso central ocorrem com mais frequência em pacientes oncológicos, mas podem afetar qualquer paciente com um cateter central (ver Capítulo 206). A neutropenia, o uso de antibióticos de amplo espectro e a nutrição parenteral estão associados a aumento no risco de infecção por *Candida* relacionada com o uso de cateter central. Normalmente, de início o tratamento requer a remoção ou a substituição do cateter seguida de um período de 2 a 3 semanas de terapia antifúngica sistêmica. Defende-se a remoção do cateter central em uso na presença de uma hemocultura positiva e do uso de suporte enteral ou IV periférico por um tempo mínimo de 48 horas antes da obtenção de novo acesso central. A remoção do cateter original seguida pela substituição imediata por um novo cateter central em um sítio anatômico distinto é aceitável se um intervalo sem acesso central não for viável. A remoção tardia do cateter está associada a aumento no risco de complicações metastáticas e morte.

DIAGNÓSTICO

Frequentemente, o diagnóstico é presuntivo nos pacientes neutropênicos com febre prolongada, pois as hemoculturas positivas para *Candida* ocorrem apenas em uma minoria de pacientes que posteriormente são diagnosticados com infecção disseminada. Se isolada, a *Candida* cresce prontamente em meios rotineiros para hemocultura, com 90% ou mais de culturas positivas identificadas no intervalo de 72 horas. A TC pode revelar achados compatíveis com infecção fúngica invasiva, mas também é limitada por achados inespecíficos e falso-negativos. O papel do rastreamento pela TC não está bem definido. Nos pacientes de alto risco, os ensaios seriados para a detecção de níveis séricos de (1,3)-β-D-glucana, um componente polissacarídico da parede celular fúngica, podem contribuir para o diagnóstico de candidíase invasiva. No entanto, este teste não é sensível ou específico o suficiente para ser utilizado sem uma avaliação cuidadosa das limitações do ensaio.

TRATAMENTO

As equinocandinas constituem a terapia empírica de escolha para as crianças com doença moderada ou grave e para aquelas com neutropenia; o fluconazol é aceitável para aquelas que estão infectadas com um organismo suscetível e estão menos gravemente doentes; os produtos da anfotericina B também são aceitáveis. A escolha definitiva do antifúngico deve ser realizada com base nos resultados do teste de suscetibilidade. O fluconazol não é eficaz contra a *C. krusei* e alguns isolados de *C. glabrata*. A *C. parapsilosis* apresenta resistência ocasional às equinocandinas, mas a taxa geral ainda é baixa. A anfotericina B desoxicolato é inativa contra aproximadamente 20% das cepas de *C. lusitaniae*, e dessa forma o teste de suscetibilidade deve ser realizado para todas as cepas (Tabela 261.2). A *C. auris*, uma espécie identificada pela primeira vez em 2009 e que tem causado infecções nosocomiais no mundo inteiro, é resistente à maioria dos antifúngicos. Deve ser empregada uma equinocandina até que os resultados de sensibilidade estejam disponíveis.

IMUNODEFICIÊNCIAS PRIMÁRIAS

A **candidíase mucocutânea crônica** envolve infecções com *Candida* observadas na cavidade oral, no esôfago e/ou mucosa genital, assim como na pele e unhas, sendo recorrente ou persistente e difícil de tratar. Existe um amplo espectro de imunodeficiências genéticas associadas à candidíase mucocutânea crônica, em grande parte relacionado com defeitos graves nas células T ou com desordens na produção de interleucina-17 (ver Capítulo 151). Os genes ou os distúrbios associados à candidíase mucocutânea crônica são a síndrome da imunodeficiência combinada grave, a deficiência de NEMO ou IKBG, a deficiência de DOCK8, a deficiência de STAT3 (síndrome da hiperimunoglobulinemia E autossômica dominante), a poliendocrinopatia autoimune do tipo 1, a deficiência de CARD9, as mutações de *STAT1* com ganho de função e as mutações de *IL17RA*.

As deficiências primárias associadas a risco aumentado de candidíase invasiva incluem neutropenia congênita grave, deficiência de CARD9, doença granulomatosa crônica e deficiência de adesão leucocitária do tipo 1.

A bibliografia está disponível no GEN-io.

Tabela 261.2 Dosagem de agentes antifúngicos em crianças com idade superior a 1 ano para o tratamento de doença invasiva.

FÁRMACO	DOSAGEM SUGERIDA
Anfotericina B desoxicolato	1 mg/kg/dia
Complexo lipídico de anfotericina B	5 mg/kg/dia
Anfotericina B lipossomal	5 mg/kg/dia
Anfotericina B em dispersão coloidal	5 mg/kg/dia
Fluconazol†	12 mg/kg/dia
Voriconazol*,‡	8 mg/kg a cada 12 h
Micafungina	2 a 4 mg/kg/dia
Caspofungina	50 mg/m²/dia
Anidulafungina	1,5 mg/kg/dia

*Utilizar as dosagens adultas em crianças com mais de 12 anos de idade na terapia com voriconazol e com mais de 8 anos de idade no tratamento com micafungina. †As doses de ataque devem empregar fluconazol (25 mg/kg), voriconazol (9 mg/kg a cada 12 × 24 h), caspofungina (70 mg/m²) e anidulafungina (3 mg/kg). ‡A dosagem deve ser ajustada com base nos resultados do monitoramento terapêutico com o antifúngico.

Capítulo 262
Cryptococcus neoformans e *Cryptococcus gattii*

David L. Goldman

ETIOLOGIA

Embora mais de 30 espécies de *Cryptococcus* sejam descritas, duas espécies (*Cryptococcus neoformans* e *C. gattii*) são responsáveis pela maioria das doenças. Essas espécies podem ser ainda classificadas por técnicas sorológicas e de tipagem molecular. Ambas as espécies, *C. neoformans* e *C. gattii*, são patógenos intracelulares facultativos e encapsulados. Há uma significativa sobreposição na doença causada por esses patógenos; contudo, existem diferenças importantes na epidemiologia e na apresentação clínica. Muito ocasionalmente, a doença criptocócica também pode ser causada por outras espécies (p. ex., *C. laurentii* e *C. albidus*), principalmente em indivíduos imunocomprometidos (incluindo neonatos).

EPIDEMIOLOGIA

O *C. neoformans* encontra-se distribuído em climas temperados, predominantemente em solo contaminado com fezes de algumas espécies de aves, tais como pombos, canários e cacatuas. Também pode ser encontrado em madeira apodrecida, frutas e vegetais, além de ser transportado por baratas. A doença secundária à infecção por *C. neoformans* ocorre primariamente em indivíduos imunocomprometidos e principalmente naqueles com defeitos na imunidade celular, embora indivíduos aparentemente normais também possam ser acometidos. Um considerável aumento na incidência de criptococose foi observado em associação à epidemia de AIDS, com a doença ocorrendo geralmente na presença de uma imunossupressão grave (células $TCD4^+ < 100/\mu\ell$). No entanto, com o desenvolvimento da terapia antirretroviral altamente ativa (HAART, do inglês, *highly active anti-retroviral therapy*), a incidência de criptococose associada à AIDS diminuiu drasticamente, exceto em áreas no mundo com recursos limitados, tais como na África Subsaariana, onde a HAART não está prontamente disponível.

Outros fatores de risco para infecção criptocócica incluem imunossupressão associada ao transplante de órgãos, diabetes melito, insuficiência renal, cirrose, corticosteroides, condições reumatológicas, quimioterapia e modulação imunológica com anticorpos monoclonais (p. ex., etanercepte, infliximabe e alentuzumabe). Nos pacientes submetidos a transplante de órgãos, a criptococose é a terceira infecção fúngica mais comum depois da candidíase e da aspergilose. As crianças com determinadas imunodeficiências primárias também podem estar em risco aumentado para o desenvolvimento de criptococose, incluindo aquelas com síndrome da hiper-IgM, imunodeficiência combinada grave, linfopenia idiopática de células $CD4^+$, autoanticorpos para o fator estimulador de colônias de granulócitos-macrófagos ou interferona-γ, deficiência do ligante de CD40 e síndrome monoMAC (monocitopenia, linfopenia de células B e células *natural killers*).

Já o *C. gattii* foi inicialmente identificado por sua tendência em causar doença nas regiões tropicais, principalmente entre pessoas nativas da Australásia, onde o microrganismo pode ser encontrado em associação a árvores de eucaliptos. Nessas regiões, os indivíduos acometidos geralmente são imunocompetentes. Mais recentemente, a doença causada por *C. gattii* foi observada fora dessas regiões tropicais. Um surto de doença por *C. gattii* envolvendo a Colúmbia Britânica e estendendo-se para a região noroeste do Pacífico nos EUA foi primeiramente reconhecido em 1999. Normalmente, os indivíduos afetados foram adultos, com a doença ocorrendo naqueles imunocompetentes e também nos imunocomprometidos. Frequentemente, foram observadas comorbidades, tais como doença cardíaca e doença pulmonar crônica. Uma fração desproporcional de pacientes (em relação àqueles infectados com *C. neoformans*) apresentaram doença pulmonar. Um período de incubação que varia de 2 a 12 meses é característico. No contexto clínico apropriado, a criptococose deve ser considerada no diagnóstico diferencial em residentes do noroeste do Pacífico, assim como em viajantes de regresso.

De modo geral, a criptococose é significativamente menos comum nas crianças do que nos adultos. A base dessa discrepância está pouco compreendida, mas pode estar relacionada a diferenças na exposição ou na resposta imune. Os estudos sorológicos sugerem que a infecção subclínica é comum nas crianças que residem em áreas urbanas após 2 anos de idade. Durante o período inicial da epidemia de AIDS, a incidência de criptococose nos EUA foi relatada ser na ordem de 10% em adultos e de 1% em crianças. A maior série de criptococose pediátrica ocorreu na África do Sul e descreveu 361 casos, o que representou 2% dos casos de criptococose em um período de 2 anos. Séries mais recentes de casos pediátricos, incluindo aquelas realizadas na Ásia, nos EUA e na Colômbia, enfatizam o potencial do *Cryptococcus* (incluindo o *C. neoformans*) como causa de doença em crianças imunossuprimidas e não imunossuprimidas.

PATOGÊNESE

Como muitos fungos, o *C. neoformans* e o *C. gattii* sobrevivem como saprófitas no ambiente. As características de sua virulência parecem ter evoluído como uma resposta adaptativa a fatores de estresse ambiental. Vários fatores fundamentais foram identificados, incluindo a capacidade para crescer a 37°C, o encapsulamento e a produção de melanina. A cápsula polissacarídica exibe uma variedade de atividades biológicas, que são importantes na patogênese da doença, incluindo a interferência na opsonização, a inibição da quimiotaxia e o aumento da inflamação TH2 não protetora. O material capsular é liberado pelo organismo nos tecidos e fluidos corporais durante a infecção e é responsável pelo aumento na pressão intracraniana (PIC), uma característica da meningoencefalite criptocócica. A detecção do antígeno capsular liberado no soro e no LCR são essenciais para o diagnóstico de doença criptocócica. O microrganismo também tem a habilidade para realizar uma variação fenotípica em resposta às alterações ambientais mediante uma variedade de mecanismos, e pode formar células gigantes (na ordem de 20 vezes do seu tamanho normal) que são resistentes à fagocitose.

Na maioria dos casos, a infecção é adquirida pela inalação de formas desidratadas do microrganismo, que, após deposição nos pulmões, são englobadas pelos macrófagos alveolares. Uma porta de entrada adicional pode ser observada com o transplante de órgãos do tecido infectado. Além disso, a inoculação direta pode levar à infecção cutânea ou oftálmica. Após a entrada no trato respiratório, a infecção pode ser latente e progredir posteriormente no contexto de imunodeficiência. De modo alternativo, a infecção pode evoluir e disseminar, produzindo então a doença sintomática. A imunidade mediada por células, que conduz à ativação dos macrófagos, é a defesa do hospedeiro mais importante para a produção de inflamação granulomatosa e contenção da infecção criptocócica. A entrada do microrganismo no SNC pode ocorrer por vários mecanismos, tais como macrófagos infectados, através de células endoteliais infectadas e entre as zônulas de oclusão das células endoteliais.

MANIFESTAÇÕES CLÍNICAS

As manifestações da infecção criptocócica refletem a rota de inoculação, a cepa infectante e a condição imunológica do hospedeiro. Os sítios de infecção incluem pulmões, SNC, sangue, pele, ossos, olhos e linfonodos.

Meningite

A doença que acomete o SNC é a manifestação de criptococose mais comumente reconhecida. Ela é caracteristicamente subaguda ou crônica e os pacientes afetados podem desenvolver massas intracerebrais, conhecidas como criptococomas, e aumento da PIC. Podem estar ausentes sinais meníngeos relevantes e febre (característicos de outras meningites pediátricas). Em uma revisão de criptococose pediátrica da Colômbia, os sintomas mais comuns foram cefaleia (78%), febre (69%), náuseas e vômito (66%), confusão (50%) e meningismo (38%).

Apesar da terapia antifúngica, a taxa de mortalidade por criptococose permanece alta, variando de 15% a 40%. A maioria das mortes ocorre em semanas após o diagnóstico. Os fatores associados ao mau prognóstico refletem uma carga fúngica elevada e a resposta deficiente do hospedeiro, alteração do estado mental, carga fúngica elevada no LCR, baixo número de leucócitos no LCR (< 10 células/mm^3) e falha para esterilizar rapidamente o LCR. A PIC aumentada é um fator essencial na morbidade e na mortalidade da meningite criptocócica, e é principalmente problemática nos pacientes com a doença causada por *C. gattii*. O manejo apropriado da PIC aumentada é, então, fundamental para o tratamento adequado da meningite criptocócica (ver a seguir). As sequelas pós-infecciosas são comuns e incluem hidrocefalia, acuidade visual diminuída, surdez, paralisias do nervo craniano, convulsões e ataxia.

Pneumonia

Após a doença do SNC, a pneumonia é a forma mais comumente reconhecida de criptococose. Como na meningite, a pneumonia ocorre tanto nos indivíduos imunocompetentes quanto nos imunocomprometidos. A doença pulmonar pode manifestar-se isoladamente ou no contexto de doença disseminada/meningite, que é característica em indivíduos imunocomprometidos. Nesse sentido, em adultos com pneumonia criptocócica associada à AIDS, mais de 90% dos indivíduos desenvolveram infecção concomitante do SNC. Os médicos devem ter um alto grau de suspeita de meningite criptocócica/doença disseminada em pacientes com pneumonia criptocócica, principalmente nos indivíduos imunocomprometidos.

Frequentemente, a pneumonia criptocócica é assintomática e só pode ser detectada por causa das radiografias realizadas por outros motivos. Neste sentido, a detecção de nódulos pulmonares assintomáticos secundários ao *C. neoformans* foi descrita em crianças com sarcomas sendo avaliadas quanto à presença de doença metastática. Entre os pacientes sintomáticos, uma vasta gama de sintomas foi relatada, tais como febre, tosse e dor torácica pleurítica, assim como sintomas constitucionais, como perda de peso. Em uma revisão de 24 pacientes com criptococose pulmonar, a tosse foi o sintoma mais comum. A doença grave pode resultar em insuficiência respiratória. Os achados da radiografia torácica são variáveis e podem demonstrar uma broncopneumonia precariamente localizada, nódulos, massas ou consolidações lobares. Entretanto, cavidades e derrames pleurais são raros. Os pacientes imunocomprometidos podem apresentar infiltrados alveolares e intersticiais que mimetizam a pneumonia por *Pneumocystis* e geralmente representam a doença disseminada.

Infecção cutânea

A doença cutânea normalmente ocorre após a criptococose disseminada e raramente depois da inoculação local. As lesões iniciais são eritematosas, podem ser únicas ou múltiplas, e são variavelmente endurecidas e dolorosas. Muitas vezes elas tornam-se ulceradas com necrose central e bordas elevadas. Nos pacientes imunocomprometidos, a criptococose cutânea pode se assemelhar ao molusco contagioso.

Infecção esquelética

A infecção esquelética ocorre em aproximadamente 5% dos pacientes com infecção disseminada, mas raramente em pacientes infectados pelo HIV. O início dos sintomas é insidioso e crônico. O comprometimento ósseo é tipificado pela sensibilidade e por edema do tecido mole, além de uma artrite caracterizada por derrame articular, eritema e dor ao movimento. A doença esquelética é unifocal em aproximadamente 75% dos casos. As vértebras são os sítios mais comuns de infecção, seguidos pelas tíbias, íleo, costela, fêmur e úmero. A concomitante doença óssea e articular resulta de uma disseminação contígua.

Síndrome séptica

A síndrome séptica é uma manifestação rara da criptococose e ocorre quase exclusivamente entre pacientes infectados pelo HIV. A febre é seguida por desconforto respiratório e doença sistêmica com envolvimento de múltiplos órgãos, sendo frequentemente fatal.

A síndrome inflamatória de reconstituição imune associada à criptococose (SIRI-C) ocorre no cenário da AIDS. A melhora da função imune em decorrência da administração da HAART em pacientes com AIDS (ou a redução da imunossupressão em receptores de transplante) pode aumentar a inflamação no organismo, o que resulta em exacerbação dos sintomas. Essa situação é semelhante à SIRI observada por outros patógenos oportunistas. A SIRI pode manifestar-se como sintomas de agravamento em indivíduos com diagnóstico conhecido de criptococose ou em indivíduos nos quais o diagnóstico de criptococose é subclínico (SIRI-desmascarada). Esta condição é particularmente problemática na criptococose do SNC e pode resultar em piora da PIC aumentada. A extensão da SIRI-C na criptococose pediátrica não está bem caracterizada.

DIAGNÓSTICO

A recuperação do fungo por cultura ou demonstração do fungo em cortes histológicos de tecido infectado ou de fluidos corporais pela coloração de tinta da Índia é considerada um diagnóstico definitivo. As células do *Cryptococcus* podem crescer facilmente em meios de cultura padrões para fungos e bactérias. As colônias podem ser visualizadas em 48 a 72 horas durante o crescimento aeróbio em temperaturas padrões. Nos pacientes com meningite criptocócica, o perfil do LCR pode revelar uma linfocitose branda e proteína elevada, mas frequentemente é normal. O teste de aglutinação em látex, que detecta o antígeno criptocócico no soro e no LCR, é o ensaio diagnóstico mais útil. Títulos maiores que 1:4 em fluido corporal fortemente sugerem infecção, enquanto a detecção de títulos maiores que 1:1.024 reflete alta carga de leveduras, resposta imune deficiente do hospedeiro e maior probabilidade de falha terapêutica. O monitoramento sequencial dos níveis de antígeno criptocócico não é útil em guiar a terapia, pois o antígeno polissacarídico é ativamente liberado no tecido e pode persistir por períodos prolongados. Os pacientes com pneumonia localizada geralmente não apresentam níveis séricos elevados do antígeno (embora possam ser detectados níveis ocasionalmente baixos do antígeno, ou seja, de menos de 1:4). Nos pacientes com doença pulmonar, níveis séricos elevados do antígeno são indicativos de disseminação para fora dos pulmões. Foi desenvolvido para uso em áreas com recursos limitados um teste laboratorial remoto de fluxo lateral baseado na detecção de antígeno polissacarídico.

TRATAMENTO

A escolha do tratamento depende dos sítios de envolvimento e do *status* imunológico do hospedeiro. Os regimes de tratamento não foram rigorosamente estudados em crianças e geralmente representam extrapolações dos estudos realizados em adultos. O paciente imunocompetente com doença assintomática ou branda limitada aos pulmões deve ser tratado com fluconazol oral (dose pediátrica de 6 a 12 mg/kg/dia e dose adulta de 400 mg/dia) por 6 a 12 meses para prevenir a disseminação da doença. Os tratamentos alternativos incluem o itraconazol (dose pediátrica de 5 a 10 mg/kg/dia dividida a cada 12 horas e dose adulta de 400 mg/dia), o voriconazol e o posaconazol. A terapia com fluconazol pode ser utilizada também em indivíduos imunocomprometidos com doença pulmonar branda a moderada isolada na ausência de disseminação ou doença do SNC, o que foi evidenciado pelos exames normais de LCR. Um tratamento de manutenção mais prolongado com fluconazol para prevenir a recidiva deve ser considerada nessa coorte, principalmente em pacientes com AIDS, se o número de células TCD4$^+$ permanece inferior a 100/$\mu\ell$. Também deve ser considerado o manejo cirúrgico adjuvante das lesões pulmonares que não são responsivas ao tratamento cirúrgico.

Para as formas mais graves da doença, incluindo meningite e qualquer forma da doença disseminada, é indicado um regime de indução inicial para promover o declínio rápido na carga fúngica. A terapia de indução deve consistir em anfotericina B (1 mg/kg/dia) mais flucitosina (100 a 150 mg/kg/dia divididos a cada 6 horas, se houver função renal normal) por um mínimo de 2 semanas, e mantendo-se as concentrações séricas de flucitosina entre 40 e 60 μg/mℓ. Períodos mais longos de indução (4 a 6 semanas) devem ser considerados nos seguintes cenários: (1) pacientes imunocompetentes com meningite criptocócica; (2) meningite secundária a *C. gattii*; (3) complicações neurológicas (incluindo criptococomas); e

(4) ausência de flucitosina no regime de indução. Nos pacientes com lesão renal subjacente ou naqueles que estão recebendo tratamento com fármacos nefrotóxicos, a anfotericina B em complexo lipídico (3 a 6 mg/kg/dia) pode ser empregada no lugar da anfotericina B. Após a indução, uma terapia de consolidação com fluconazol oral (dose pediátrica de 10 a 12 mg/kg/dia, dose adulta de 400 a 800 mg/dia) deve ser administrada por 8 semanas. Nos pacientes com imunossupressão contínua, o fluconazol de manutenção deve ser utilizado para prevenir a recidiva. Nos receptores de transplante de órgão, as recomendações atuais são de 6 a 12 meses de terapia de manutenção com fluconazol (dose pediátrica de 6 mg/kg/dia, dose adulta de 200 a 400 mg/kg/dia). Nos pacientes com AIDS, deve ser administrada a terapia de manutenção prolongada. Os estudos em adultos sugerem que a terapia de manutenção pode ser descontinuada uma vez que o paciente tenha desenvolvido a reconstituição imune (como indicada pelo número de células $TCD4^+ > 100/\mu\ell$ e nível indetectável ou muito baixo de RNA do HIV mantido por mais de 3 meses). Indica-se também um mínimo de 12 meses de terapia antifúngica. O uso de interferona-gama adjuvante em paciente com meningite criptocócica refratária é descrito em adultos, mas não em pacientes pediátricos.

PIC aumentada. O aumento da PIC contribui consideravelmente para a morbidade e a mortalidade da meningite criptocócica, e é indicado um manejo agressivo desse fenômeno. As diretrizes atuais apontam que, nos pacientes com PIC aumentada (> 25 cm H_2O), o LCR deve ser removido para estabelecer uma pressão menor ou igual a 20 cm H_2O ou a 50% se a PIC for extremamente alta. As derivações ventriculoperitoneais podem ser necessárias para os pacientes com PIC persistentemente elevada. Normalmente, os corticosteroides, o manitol e a acetazolamida não são indicados no tratamento de PIC aumentada, embora relatos anedóticos descrevam seu uso em associação ao criptococoma e à SIRI-C.

SIRI-C. Para prevenir o desenvolvimento de SIRI-C, a maioria dos especialistas recomenda o adiamento da instituição da HAART por 4 a 10 semanas após o início da terapia antifúngica. A recidiva da doença e o surgimento de resistência antifúngica devem ser excluídos no contexto do diagnóstico de SIRI-C. As estratégias de tratamento ainda não foram estudadas adequadamente, mas geralmente consistem em terapia antifúngica aliada ao uso de agentes anti-inflamatórios (p. ex., AINES e corticosteroides). Pode ser necessária a redução da PIC aumentada por punção lombar terapêutica.

PREVENÇÃO

Os indivíduos em alto risco devem evitar exposições, por exemplo, às fezes de pombos. O emprego eficaz da HAART em pessoas com infecção pelo HIV reduz o risco de doença criptocócica. A profilaxia com fluconazol é eficaz na prevenção de criptococose em pacientes com AIDS e em contagens de linfócitos $CD4^+$ menores que $100/\mu\ell$. Uma abordagem alternativa é o monitoramento sequencial de antígeno criptocócico sérico com uma preventiva terapia antifúngica.

A bibliografia está disponível no GEN-io.

Capítulo 263

Malassezia

Ashley M. Maranich

Os membros do gênero *Malassezia* incluem os agentes causadores de **tínea versicolor** (também denominada **pitiríase versicolor**) (Figura 263.1) e estão associados a outras condições dermatológicas e à fungemia em pacientes com cateter venoso central. As espécies de *Malassezia* são leveduras comensais lipofílicas com predileção por áreas da pele mais oleosas. São consideradas parte da microbiota normal da pele, com presença estabelecida aos 3 a 6 meses de vida.

A história a respeito da nomenclatura de *Malassezia* é complexa e pode ser confusa. Como as estruturas leveduriformes podem ser ovais ou esféricas, esses microrganismos foram formalmente designados

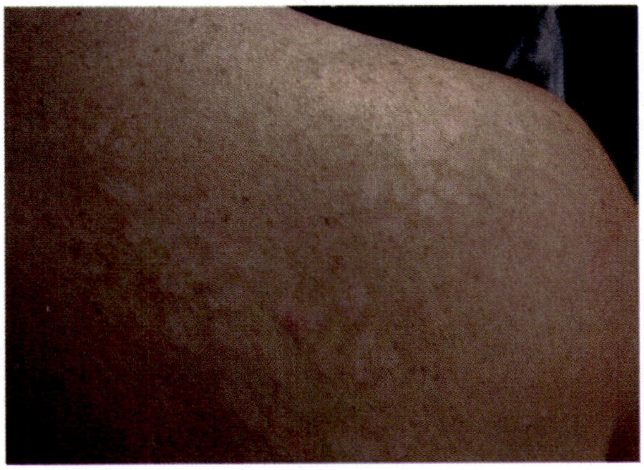

Figura 263.1 Um adulto jovem com tínea versicolor. Observe as características máculas com escamas hipopigmentadas. O padrão assimétrico visto neste paciente não é característico em todos os pacientes com essa infecção. (*Cortesia de Ashley M Maranich, MD.*)

Pityrosporum ovale e *Pityrosporum orbiculare*. Tecnologias mais recentes permitiram um avanço no sistema de classificação, e foram reconhecidas 13 espécies. Apenas a *Malassezia pachydermatis*, uma levedura zoofílica que causa dermatite em cães, não é lipofílica.

A transformação da forma de levedura para hifa facilita a doença invasiva. Os agrupamentos de blastoconídios de parede espessa juntamente com as hifas produzem o aspecto característico de espaguete e almôndegas das espécies de *Malassezia*.

M. globosa, *M. sympodialis*, *M. restricta* e *M. furfur* são as principais causas de tínea versicolor (ver Capítulo 686). As leveduras do gênero *Malassezia* também estão cada vez mais associadas a outras condições dermatológicas. *M. sympodialis* e *M. globosa* estão envolvidas na acne neonatal, enquanto *M. globosa* e *M. restricta* estão estreitamente associadas à dermatite seborreica e à caspa. A *Malassezia* também é considerada um agente causal de psoríase do couro cabeludo, foliculite por *Pityrosporum*, e dermatite atópica de cabeça e pescoço. A *Malassezia* pode ser isolada de áreas seborreicas de pessoas assintomáticas, o que enfatiza que a presença do fungo não significa infecção.

A terapia primária tradicional para tínea versicolor é realizada com sulfeto de selênio tópico a 2,5%, aplicado diariamente por pelo menos 10 minutos durante 1 semana, seguida por aplicações semanais a mensais por vários meses para prevenir uma recidiva. Outros agentes tópicos que apresentam eficácia são a terbinafina, o clotrimazol, os azólicos tópicos e o tacrolimo. As doenças cutâneas associadas à *Malassezia* limitadas à cabeça e ao pescoço podem ser tratadas com xampus de ciclopirox a 1%, cetoconazol ou piritionato de zinco.

O tratamento oral para tínea versicolor com fluconazol ou itraconazol é mais fácil de administrar, mas é mais caro, tem maiores riscos de efeitos adversos e pode ser menos eficaz do que a terapia tópica. Vários regimes de dosagem são utilizados com sucesso, tais como fluconazol a 300 mg/semana por 2 a 4 semanas, fluconazol em dose única de 400 mg, e itraconazol a 200 mg/dia durante 5 a 7 dias ou 100 mg/dia durante 2 semanas. Independentemente do regime escolhido, os pacientes devem ser encorajados a realizar exercícios físicos durante a administração desses fármacos para o aumento da concentração do medicamento na pele pela sudorese.

Apesar do tratamento bem-sucedido, a repigmentação pode não ocorrer por vários meses. As recidivas são comuns e podem exigir a repetição da terapia ou o uso de regimes alternativos.

A *M. furfur* é a principal espécie causadora de fungemia e a *M. pachydermatis* está associada a vários surtos em unidades de terapia intensiva neonatal. O uso de emulsões lipídicas contendo triglicerídeos de cadeia média inibe o crescimento da *Malassezia* e pode prevenir a infecção. Esta é mais comum nas crianças prematuras, embora os pacientes imunocomprometidos, principalmente aqueles com câncer, também possam ser infectados. Os sintomas da fungemia associada ao uso de cateter são indistinguíveis de outras causas de infecções associadas ao cateter, mas devem ser suspeitados nos pacientes, particularmente os neonatos, que estão recebendo infusões lipídicas intravenosas. Em comparação com as outras causas de sepse fúngica, é incomum a associação entre fungemia por *Malassezia* relacionada ao uso de cateter e infecção focal secundária.

As espécies de *Malassezia* não crescem prontamente em meios de cultivo padrões para fungos, e o sucesso da cultura requer a sobreposição do ágar com óleo de oliva. A recuperação da *Malassezia* a partir de hemocultura é otimizada pela suplementação do meio com óleo de oliva ou ácido palmítico.

Na maioria dos casos, a fungemia causada por *M. furfur* ou por outras espécies pode ser tratada com sucesso pela interrupção imediata da infusão lipídica e remoção do cateter. Para as infecções persistentes ou invasivas, a anfotericina B (desoxicolato ou formulações em complexo lipídico), o fluconazol e o itraconazol são eficazes. A flucitosina não tem atividade contra a *Malassezia*.

A bibliografia está disponível no GEN-io.

Capítulo 264

Aspergillus

William J. Steinbach

O gênero *Aspergillus* é constituído por fungos onipresentes na natureza, cujo nicho ecológico normal é formado por saprófitas do solo que reciclam carbono e nitrogênio. Contém aproximadamente 250 espécies, sendo a maioria das doenças humanas causada por *Aspergillus fumigatus*, *A. flavus*, *A. niger*, *A. terreus* e *A. nidulans*. A doença invasiva é comumente causada por *A. fumigatus*. O *Aspergillus* reproduz-se assexuadamente pela produção de esporos (conídios). A maioria dos casos de doença causada por *Aspergillus* (**aspergilose**) é resultante da inalação de conídios provenientes do ar, que subsequentemente germinam produzindo hifas fúngicas que invadem o tecido do hospedeiro. Provavelmente, as pessoas são expostas aos conídios diariamente. Quando inalados por uma pessoa imunocompetente, raramente os conídios são prejudiciais, presumivelmente porque são eliminados de forma eficiente pelas células fagocíticas. As defesas do hospedeiro mediadas por macrófagos e neutrófilos são necessárias para a resistência à doença invasiva.

Aspergillus é um patógeno relativamente incomum, de forma que pode criar muitas condições patológicas distintas dependendo das características do hospedeiro, incluindo doença alérgica (hipersensibilidade), saprofítica (não invasiva), crônica ou invasiva. Os hospedeiros imunodeficientes estão em risco para doença invasiva, enquanto os hospedeiros imunocompetentes atópicos tendem a desenvolver a doença alérgica. As manifestações da doença incluem reações alérgicas primárias; colonização dos pulmões ou seios paranasais; infecção localizada no pulmão ou na pele; infecção crônica pulmonar; doença pulmonar invasiva; ou doença amplamente disseminada dos pulmões, cérebro, pele, olhos, ossos, coração e outros órgãos. Clinicamente, essas síndromes frequentemente se manifestam com sintomas leves, inespecíficos e de início tardio, particularmente no hospedeiro imunossuprimido, o que complica o diagnóstico acurado e o tratamento em tempo oportuno.

264.1 Doença Alérgica (Síndromes da Hipersensibilidade)

William J. Steinbach

ASMA

Os ataques de asma alérgica podem ser induzidos pela inalação de conídios de *Aspergillus*, produzindo então respostas alérgicas e subsequente broncospasmo. A exposição a fungos, principalmente ao *Aspergillus*, deve ser considerada como um estímulo em um paciente com crise de asma, particularmente naqueles com asma grave ou persistente.

ALVEOLITE ALÉRGICA EXTRÍNSECA

A alveolite alérgica extrínseca é uma pneumonite de hipersensibilidade que ocorre por exposição repetitiva à inalação de materiais incitantes, incluindo os conídios de *Aspergillus*. Geralmente, os sintomas ocorrem logo após a exposição e incluem febre, tosse e dispneia. A eosinofilia no sangue e no escarro está ausente. A exposição crônica ao material estimulante pode levar à fibrose pulmonar.

ASPERGILOSE BRONCOPULMONAR ALÉRGICA

A aspergilose broncopulmonar alérgica (ABPA) é uma doença de hipersensibilidade resultante da sensibilização imunológica aos antígenos de *Aspergillus*. É primariamente vista em pacientes com asma ou fibrose cística. A inalação de conídios produz uma colonização não invasiva das vias respiratórias brônquicas, resultando em inflamação persistente e desenvolvimento de reações inflamatórias de hipersensibilidade. As manifestações da doença advêm de respostas imunes anormais aos antígenos de *A. fumigatus* e incluem broncospasmo, infiltrados pulmonares, bronquiectasia e até fibrose.

Existem oito critérios diagnósticos principais para a ABPA: obstrução brônquica episódica, eosinofilia periférica, reatividade cutânea imediata aos antígenos de ***Aspergillus***, anticorpos precipitantes da classe IgE reativos aos antígenos de ***Aspergillus***, IgE total elevada, anticorpos IgG específicos (precipitinas) no soro para *A. fumigatus*, infiltrados pulmonares e bronquiectasia central. Os critérios diagnósticos secundários incluem a detecção repetitiva de ***Aspergillus*** no escarro pela identificação de elementos fúngicos morfologicamente característicos ou pela cultura direta e uma tosse com tampões ou manchas marrons. Radiologicamente, podem ser observados espessamento da parede brônquica, infiltrados pulmonares e bronquiectasia central.

O tratamento depende do alívio da inflamação por meio de um curso prolongado de corticosteroides sistêmicos. A adição de agentes antifúngicos orais, tais como itraconazol ou voriconazol, é utilizada para diminuir a carga fúngica e minimizar o estímulo indutor da inflamação. Visto que a doença ativa está correlacionada aos níveis séricos de IgE, estes são utilizados como um marcador para definir a duração do tratamento. Uma área de interesse na pesquisa é a utilidade da terapia com anticorpos anti-IgE no tratamento da ABPA.

SINUSITE ALÉRGICA POR *ASPERGILLUS*

A sinusite alérgica causada por *Aspergillus* é considerada similar em etiologia à ABPA. É principalmente descrita em adultos jovens com asma e pode ou não ser observada em combinação com a ABPA. Muitas vezes os pacientes apresentam sintomas de sinusite crônica ou aguda recorrente, tais como congestão, cefaleias e rinite; além disso, desenvolvem pólipos nasais e opacificação de múltiplos seios nasais na imagem. Os achados laboratoriais podem incluir níveis elevados de IgE, anticorpos precipitantes ao antígeno de *Aspergillus* e reatividade cutânea imediata a antígenos de *Aspergillus*. As amostras teciduais dos seios paranasais podem conter eosinófilos, cristais de Charcot-Leyden e elementos fúngicos compatíveis com *Aspergillus* spp. A drenagem cirúrgica é um aspecto importante do tratamento, frequentemente acompanhada por períodos de terapia com esteroides administrados por via inalatória ou sistêmicos. O uso de um agente antifúngico também pode ser considerado.

A bibliografia está disponível no GEN-io.

264.2 Síndromes Saprofíticas (Não Invasivas)

William J. Steinbach

ASPERGILOMA PULMONAR

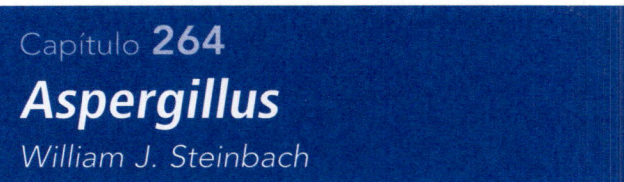

Os aspergilomas são massas de hifas fúngicas, debris celulares e células inflamatórias que proliferam sem invasão vascular, geralmente na condição de lesões cavitárias preexistentes ou brônquios ectásicos. Essas lesões cavitárias podem ocorrer como resultado de infecções como tuberculose, histoplasmose ou abscessos resolvidos, ou secundárias a defeitos congênitos ou adquiridos, incluindo cistos pulmonares ou enfisema bolhoso. Os pacientes podem ser assintomáticos, com o diagnóstico feito por imagem para outros motivos, ou podem manifestar hemoptise, tosse ou febre. Na imagem, podem inicialmente apresentar espessamento das paredes de uma cavidade e posteriormente uma massa esférica sólida separada da parede da cavidade, com o desenvolvimento de bola fúngica. A detecção de anticorpos específicos para *Aspergillus* no soro sugere esse diagnóstico. O tratamento é indicado para o controle das complicações, tais como hemoptise. A ressecção cirúrgica é o tratamento definitivo, mas está associada a riscos significativos. Pode ser indicado em alguns pacientes o tratamento antifúngico sistêmico com agentes da classe dos azólicos.

ASPERGILOSE PULMONAR CRÔNICA

A aspergilose crônica pode ocorrer em pacientes com sistemas imunes normais ou naqueles que apresentam graus leves de imunossupressão, incluindo o uso intermitente de corticosteroides. Três principais categorias foram propostas para descrever as diferentes manifestações da aspergilose crônica, cada uma com aspectos clínicos sobrepostos. A primeira é a aspergilose pulmonar cavitária crônica (APCC), que é similar ao aspergiloma, exceto pela formação e expansão de múltiplas cavidades ocupadas por bolas fúngicas. A segunda é a aspergilose pulmonar fibrosante crônica, na qual múltiplas lesões individuais progridem para uma fibrose pulmonar extensa. A terceira é a aspergilose invasiva (AI) subaguda, anteriormente denominada aspergilose pulmonar necrosante crônica, um subgrupo lentamente progressivo encontrado em pacientes com uma deficiência imune leve a moderada.

O tratamento baseado nas novas diretrizes consensuais pode ser realizado algumas vezes pela ressecção cirúrgica, embora seja frequentemente indicada a terapia antifúngica prolongada. O manejo da aspergilose semi-invasiva é similar ao da aspergilose pulmonar invasiva; contudo, a doença é mais indolente e, portanto, a terapia oral é a mais indicada. A instilação direta de antifúngicos na cavidade contendo a lesão é empregada com algum sucesso.

SINUSITE

A aspergilose que acomete os seios paranasais manifesta-se normalmente com sintomas de sinusite crônica que são refratários ao tratamento antibacteriano. A imagem pode revelar espessamento da mucosa, no caso de sinusite por *Aspergillus*, ou uma massa solitária dentro do seio maxilar ou etmoide, no caso de aspergiloma sinusal. Se não tratada, a sinusite pode progredir e se estender para os seios etmoides e órbitas. A terapia para a sinusite depende de desbridamento e drenagem cirúrgicos, o que inclui a remoção da massa fúngica nos casos de aspergiloma sinusal. O tratamento da aspergilose sinusal invasiva é semelhante ao tratamento da aspergilose pulmonar invasiva.

OTOMICOSE

O *Aspergillus* pode colonizar o canal auditivo externo, com possível extensão para a orelha média e espaços aéreos da mastoide se a membrana timpânica for rompida pela concomitante infecção bacteriana. Os sintomas incluem dor, prurido, redução da audição unilateral ou otorreia. A otomicose é mais frequentemente vista nos pacientes com deficiência na imunidade das mucosas, tais como os indivíduos com hipogamaglobulinemia, diabetes melito, eczema crônico ou HIV e aqueles em uso crônico de esteroides. Os tratamentos ainda não foram bem definidos, mas foram descritos regimes tópicos com instilações de ácido acético ou bórico, ou uso de azólicos em cremes e em formulação oral, tais como voriconazol, itraconazol e posaconazol.

A bibliografia está disponível no GEN-io.

264.3 Doença Invasiva

William J. Steinbach

A AI ocorre após a entrada de conídios no corpo, havendo então escape dos mecanismos de controle da resposta imune e produção de hifas fúngicas, que subsequentemente invadem o parênquima tecidual e o sistema vascular. A invasão vascular pode resultar em trombose e necrose localizadas, o que facilita a disseminação hematogênica. A incidência de AI aumentou ao longo das últimas décadas, provavelmente como resultado do uso aumentado das terapias de imunossupressão intensa para uma ampla gama de doenças de base e melhor manejo de outras infecções observadas nas populações de risco. O local mais comum de infecção primária é o pulmão, mas também é encontrada nos seios paranasais e na pele, e raramente em outros locais. Após a disseminação hematogênica, pode ser observada uma infecção secundária, frequentemente na pele, no sistema nervoso central (SNC), nos olhos, nos ossos e no coração.

A AI é essencialmente uma doença que acomete hospedeiros imunocomprometidos e os fatores de risco comuns incluem câncer ou neutropenia induzida por quimioterapia, particularmente se grave e/ou prolongada; transplante de células-tronco hematopoéticas, principalmente durante a fase inicial do pré-enxerto ou na presença de complicação pela doença do enxerto-*versus*-hospedeiro; disfunção dos neutrófilos ou macrófagos, tal como ocorre na imunodeficiência combinada grave (IDCG) ou na doença granulomatosa crônica (DGC); uso prolongado de altas doses de esteroides; transplante de órgãos sólidos; e, muito ocasionalmente, HIV. Os adultos com pneumonia grave pelo vírus Influenza podem estar em risco também para AI. Os estudos realizados no segmento de pacientes pediátricos identificaram fatores de risco similares para AI, mas a incidência bem definida de AI entre pacientes pediátricos não foi determinada até o momento.

ASPERGILOSE PULMONAR INVASIVA

A aspergilose pulmonar invasiva é a forma mais comum de aspergilose. Tem papel significativo na morbidade e na mortalidade nas populações de pacientes mencionadas como de alto risco para AI. Os sintomas presentes podem incluir febre, apesar do início da terapia antibacteriana empírica de amplo espectro, tosse, dor torácica, hemoptise e infiltrados pulmonares. Os pacientes sob altas doses de esteroides são menos propensos a manifestarem febre. Nesses pacientes imunocomprometidos, os sintomas podem ser muito vagos e, portanto, é essencial manter um alto índice de suspeita quando se tratar de um paciente de alto risco.

Diagnóstico

A imagem pode ser útil, apesar de nenhum achado ser patognomônico de aspergilose pulmonar invasiva. Caracteristicamente, podem ser observados nódulos múltiplos e mal definidos, embora a consolidação lobar ou difusa não seja incomum e as radiografias normais do tórax não excluam a doença. Os sinais radiológicos tradicionais na TC durante a neutropenia incluem o **sinal do halo**, quando a angioinvasão produz um nódulo hemorrágico rodeado por isquemia (Figura 264.1). Inicialmente, observa-se uma borda de opacificação em vidro fosco circundando um nódulo. Com o tempo, essas lesões evoluem para

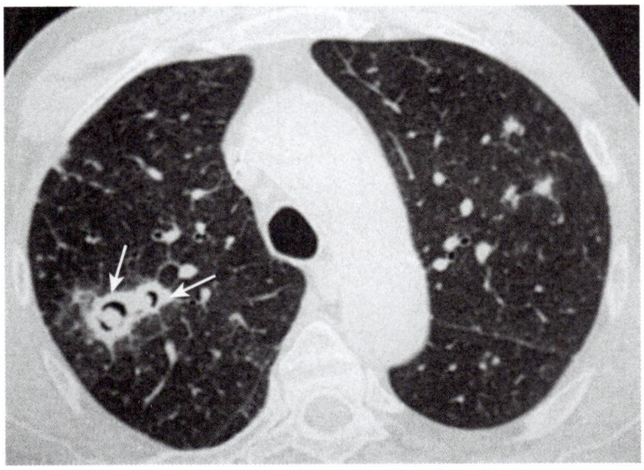

Figura 264.1 Aspergilose angioinvasiva. A secção da TC no nível da traqueia inferior revela uma consolidação com uma cavitação excêntrica e sinal de crescente aéreo (*setas*). O achado neste paciente neutropênico é altamente diagnóstico de aspergilose angioinvasiva. (*De Franquet T. Nonneoplastic parenchymal lung disease. In: Haaga JR, Boll DT, editors.* CT and MRI of the Whole Body. 6th ed. *Philadelphia: Elsevier; 2017,* Figura 36.14.)

lesões cavitárias ou lesões com um **sinal de crescente aéreo** quando ocorre a necrose pulmonar ao redor da massa fúngica, frequentemente encontrada durante a recuperação da neutropenia. Infelizmente, esses achados não são específicos de aspergilose pulmonar invasiva e também podem ser observados em outras infecções fúngicas pulmonares, assim como na hemorragia pulmonar e na pneumonia em desenvolvimento. Além disso, várias revisões de resultados de imagem nos casos de aspergilose pediátrica sugerem que a cavitação e a formação de crescente aéreo são menos comuns entre esses pacientes do que entre pacientes adultos. Na RM, o achado característico de doença pulmonar é o **sinal do alvo**, no qual um nódulo tem um sinal central menor comparado à periferia com realce de borda.

O diagnóstico de AI pode ser complicado por diversas razões. Um diagnóstico conclusivo requer a cultura de *Aspergillus* de um sítio normalmente estéril e a identificação histológica de invasão tecidual por hifas compatível com a morfologia de *Aspergillus*. Entretanto, a obtenção de amostras teciduais geralmente é inviável nos pacientes em estado grave, frequentemente trombocitopênicos. Além disso, dependendo do tipo de amostra, um resultado positivo de cultura pode representar colonização, e não infecção; contudo, deve-se interpretar de forma cautelosa em pacientes de alto risco. O isolamento de *Aspergillus* em hemoculturas é incomum, provavelmente porque a fungemia é baixa e intermitente.

A sorologia pode ser útil no diagnóstico de síndromes alérgicas por ***Aspergillus***, assim como de aspergiloma, mas é de pouco valor para a doença invasiva, provavelmente por causa das respostas imunes deficientes na população imunocomprometida em alto risco para a infecção. O lavado broncoalveolar (LBA) também pode ser útil, mas os resultados de cultura negativos não podem ser utilizados para excluir a doença em razão da sua sensibilidade inadequada. A inclusão de ensaios biológicas moleculares, tais como a detecção de antígeno e a reação em cadeia da polimerase (PCR), pode melhorar consideravelmente o desempenho diagnóstico do LBA para a aspergilose. O ensaio baseado na imunoabsorbância ligada à enzima (ELISA, do inglês, *enzyme-linked immunosorbent assay*) para galactomanana, um dos componentes da parede celular do ***Aspergillus***, é utilizado para a detecção do marcador molecular de escolha para o diagnóstico de AI no soro, no fluido do LBA e no LCR. Este ensaio é utilizado de forma mais adequada no monitoramento sequencial durante o desenvolvimento da infecção e é mais sensível para a detecção da doença em pacientes com câncer ou receptores de transplante de células-tronco hematopoéticas, mas tem menos utilidade em receptores de transplante de órgãos sólidos. Os relatos anteriores de aumento das reações falso-positivas em crianças *versus* adultos foram contestados e o ensaio de galactomanana é, portanto, considerado eficaz no diagnóstico de AI em crianças. Esse teste possui altas taxas de falso-negativo nos pacientes com imunodeficiência congênita (p. ex., DGC) e infecções invasivas por ***Aspergillus***. Outro ensaio molecular, o de β-glucana, é um método não específico que detecta o principal componente da parede celular dos fungos e é utilizado para diagnosticar AI. Embora apresente alguma reatividade cruzada com outros fungos, o teste de galactomanana é considerado específico para *Aspergillus*, ao contrário do ensaio para detecção de β-glucana, que não discrimina qual fungo está infectando o paciente. Os ensaios baseados na PCR estão em desenvolvimento para o diagnóstico de aspergilose, mas ainda estão sendo otimizados e não estão disponíveis comercialmente.

Tratamento

O tratamento bem-sucedido da AI depende da capacidade de reconstituição da função imune normal e do uso de agentes antifúngicos eficazes até que a recuperação da imunidade possa ser alcançada. Portanto, reduzir a imunossupressão geral, especificamente pela interrupção do uso de corticosteroides, é vital para melhorar o desfecho final. Em 2016, foram publicadas pela Infectious Diseases Society of America novas diretrizes para o tratamento de infecções com *Aspergillus*, dando então continuidade à migração do manejo terapêutico com anfotericina B, recomendado anteriormente, para o uso do antifúngico voriconazol. Com base nos múltiplos estudos que demonstraram melhores taxas de resposta e de sobrevida em pacientes que receberam voriconazol em comparação com a anfotericina B, a terapia primária para todas as formas de AI é o antifúngico voriconazol da classe dos azólicos. Além disso, este agente é mais bem tolerado do que a anfotericina B e pode ser administrado por via oral, assim como pela via intravenosa. As terapias alternativas recomendadas pelas diretrizes incluem a anfotericina B lipossomal, o isavuconazol ou outras formulações lipídicas de anfotericina B.

Os azólicos são metabolizados pelo sistema do citocromo P-450 e, desse modo, as interações medicamentosas podem ser uma complicação considerável, principalmente aquelas com alguns agentes quimioterápicos (p. ex., vincristina). Outros antifúngicos triazólicos também estão disponíveis, incluindo o posaconazol, que está aprovado para a profilaxia antifúngica e pode ser um agente alternativo no tratamento de primeira linha da AI. Embora a dosagem de itraconazol e voriconazol esteja estabelecida para pacientes pediátricos, os estudos farmacocinéticos do posaconazol ainda não estão completamente definidos. É importante destacar que a dose de voriconazol utilizada em crianças é maior do que aquela empregada em adultos (ver Capítulo 260).

Os antifúngicos da classe das equinocandinas também podem desempenhar um papel importante no tratamento de AI; mas, até o momento, esses agentes normalmente são empregados como medicamentos de segunda linha, particularmente para a terapia de resgate. A terapia antifúngica combinada revelou resultados divergentes. A terapia antifúngica primária combinada com voriconazol mais uma equinocandina pode ser considerada em pacientes selecionados com AI documentada, porém não é recomendada. No entanto, é possível que este esquema possa ser benéfico para grupos específicos de pacientes. É importante mencionar que a terapia primária com equinocandina não é recomendada, mas uma equinocandina pode ser utilizada nos cenários em que o antifúngico azólico ou poliênico é contraindicado. Infelizmente, mesmo com os novos antifúngicos, as taxas de respostas completa ou parcial para o tratamento de AI são apenas cerca de 50%. Para melhorar as terapias antifúngicas, os pacientes são tratados com fatores de crescimento para aumentar a contagem de neutrófilos, com transfusões de granulócitos, com interferona-γ e com cirurgia.

Populações específicas

Os pacientes com DGC representam uma população pediátrica em risco particular de aspergilose pulmonar. A aspergilose pulmonar invasiva pode ser a primeira infecção grave identificada nesses pacientes e o risco de desenvolvimento ao longo da vida é estimado em 33%. Diferentemente da AI clássica em pacientes com câncer, o início dos sintomas é frequentemente gradual, com desenvolvimento lento de febre, fadiga, pneumonia e taxa de sedimentação elevada. Os neutrófilos dos pacientes com DGC circundam coleções de elementos fúngicos, mas não podem eliminá-las, permitindo assim a invasão local com extensão da doença à pleura, costelas e vértebras, embora a angioinvasão não seja observada. Nesses pacientes, a análise de imagem tem muito menos chances de revelar o sinal do halo, infartos ou lesões cavitárias; mas, em vez disso, geralmente mostra áreas de destruição tecidual resultante dos processos inflamatórios em curso.

ASPERGILOSE CUTÂNEA

A aspergilose cutânea pode ocorrer como uma doença primária ou como consequência de disseminação hematogênica ou propagação a partir de estruturas subjacentes. A doença cutânea primária tradicionalmente ocorre em sítios de ruptura da pele, tais como locais de introdução de dispositivos de acesso intravenoso, curativos adesivos ou sítios de lesão ou cirurgia. Por causa da pele imatura e da necessidade de vários dispositivos de acesso, as crianças prematuras estão particularmente em risco. A doença cutânea em receptores de transplante tende a refletir a distribuição hematogênica de um foco primário de infecção, frequentemente os pulmões. As lesões são pápulas eritematosas endurecidas que progridem para lesões necróticas, ulceradas e dolorosas. O tratamento depende da combinação de desbridamento cirúrgico com terapia antifúngica, com o voriconazol sistêmico recomendado como terapia primária.

DOENÇA INVASIVA NASOSSINUSAL

A sinusite invasiva por *Aspergillus* representa um difícil diagnóstico, pois a apresentação clínica tende a ser altamente variável. Os pacientes podem manifestar congestão, rinorreia, epistaxe, cefaleia, dor ou edema facial, edema orbital, febre ou aspecto anormal dos cornetos nasais. Como a imagem não invasiva pode ser normal, o diagnóstico baseia-se na visualização direta por endoscopia e biopsia. Dependendo do estágio e da extensão da doença, a mucosa sinusal pode estar pálida, descolorida, granulada ou necrótica. A infecção pode invadir estruturas adjacentes, incluindo os olhos e o cérebro. Essa síndrome é difícil de distinguir clinicamente de outros tipos de doença fúngica invasiva sinusal, tais como a mucormicose, o que torna a obtenção de amostras para cultura e histologia extremamente importante. Se o diagnóstico for confirmado, o tratamento deverá ser realizado com voriconazol similarmente à doença pulmonar invasiva. Como o voriconazol não é ativo contra a mucormicose, as formulações com anfotericina B devem ser consideradas na sinusite fúngica invasiva até a identificação definitiva.

SISTEMA NERVOSO CENTRAL

O sítio primário de infecção com *Aspergillus* tende a ser os pulmões; mas, como as hifas invadem a vascularização, os elementos fúngicos podem se deslocar e viajar pela circulação sanguínea, permitindo então o estabelecimento de sítios secundários de infecção. Um dos sítios comumente envolvidos na doença disseminada é o SNC. A aspergilose cerebral também pode desenvolver-se secundariamente à extensão local da doença sinusal. A manifestação da aspergilose cerebral é altamente variável, mas pode incluir alterações no estado mental, convulsões, paralisia, coma e oftalmoplegia. Com a invasão das hifas na vascularização do SNC, observa-se o desenvolvimento de infartos hemorrágicos que se convertem em abscessos. A biopsia é necessária para o diagnóstico definitivo, mas geralmente os pacientes estão gravemente enfermos para a realização de uma cirurgia. A análise por imagem pode ser útil para o diagnóstico e a RM é preferível. As lesões tendem a ser múltiplas, localizadas nos gânglios basais, com intensidade intermediária sem realce e sem efeito de massa. A TC mostra lesões hipodensas, bem-delimitadas, algumas vezes com realce em anel e edema. Muitas vezes o diagnóstico depende dos achados de imagem característicos em um paciente com aspergilose conhecida em outros sítios. O ensaio de detecção de galactomanana no LCR tem sido estudado e pode se tornar uma futura metodologia para confirmar o diagnóstico. Em geral, o prognóstico de aspergilose do SNC é extremamente ruim, provavelmente devido ao início tardio na apresentação. A reversão da imunossupressão é muito importante. A ressecção cirúrgica das lesões pode ser útil. O voriconazol, geralmente em altas doses, é a melhor terapia, enquanto o itraconazol, o posaconazol e as formulações lipossomais de anfotericina B são opções alternativas.

OLHOS

A endoftalmite e a ceratite fúngica podem ser encontradas em pacientes com infecção disseminada por *Aspergillus*. Podem estar presentes dor, fotofobia e acuidade visual reduzida, embora muitos pacientes sejam assintomáticos. Uma avaliação oftalmológica emergente é importante quando essas entidades são suspeitadas. A endoftalmite é tratada com injeção intravítrea de anfotericina B ou voriconazol juntamente com a intervenção cirúrgica e terapia antifúngica sistêmica com voriconazol. A ceratite requer terapias antifúngicas tópica e sistêmica.

OSSOS

A osteomielite causada por *Aspergillus* pode ocorrer mais comumente nas vértebras. O envolvimento das costelas acontece em função da extensão da doença em pacientes com DGC e geralmente tem como causa o *A. nidulans*. O tratamento depende da combinação do desbridamento cirúrgico com o uso de antifúngicos sistêmicos. A artrite pode desenvolver-se como resultado da disseminação hematogênica ou extensão local, sendo o tratamento dependente da drenagem articular combinada com a terapia antifúngica. No passado, a anfotericina B era o agente mais comumente empregado, embora o voriconazol seja a terapia de primeira linha escolhida.

CORAÇÃO

A infecção cardíaca pode ocorrer como resultado da contaminação cirúrgica, secundária à infecção disseminada, ou como consequência da extensão direta de um foco contíguo de infecção, e inclui: endocardite, miocardite e pericardite. O tratamento requer intervenção cirúrgica no caso de endocardite e pericardite, juntamente com antifúngicos sistêmicos, algumas vezes contínuos por causa da possibilidade de infecção recorrente.

TERAPIA ANTIFÚNGICA EMPÍRICA

O diagnóstico de infecções invasivas por *Aspergillus* é normalmente complicado e tardio, dessa forma o início da terapia antifúngica empírica frequentemente é considerado em pacientes de alto risco. Atualmente, a cobertura antifúngica com anfotericina B (convencional ou lipossomal), voriconazol, itraconazol ou a equinocandina caspofungina deve ser considerada nos pacientes sob risco de neutropenia prolongada ou com achados sugestivos de infecções fúngicas invasivas. No momento, nossa capacidade para diagnosticar e tratar as infecções causadas por *Aspergillus* permanece insatisfatória. Estudos adicionais sobre ensaios para a detecção do antígeno galactomanana e de outros componentes da parede celular do *Aspergillus*, assim como a padronização dos testes baseados em PCR, facilitarão o diagnóstico. O tratamento ideal continua sendo outra questão desafiadora, pois os regimes terapêuticos atuais tendem a produzir uma resposta completa ou parcial apenas em cerca da metade dos casos. Os novos antifúngicos atualmente em desenvolvimento oferecem um futuro com esperança de melhor sobrevida, porém a reconstituição imune continua sendo de extrema importância.

A bibliografia está disponível no GEN-io.

Capítulo 265

Histoplasmose (*Histoplasma capsulatum*)

Matthew C. Washam e
Lara A. Danziger-Isakov

ETIOLOGIA

A histoplasmose é causada pelo *Histoplasma capsulatum*, um fungo dimórfico encontrado no ambiente como um saprófita na forma miceliana (filamentosa) e nos tecidos sob a forma parasitária de leveduras.

EPIDEMIOLOGIA

Duas variedades de *Histoplasma* causam a histoplasmose humana. A variedade mais comum, o *H. capsulatum* var. *capsulatum*, é encontrada no solo como a forma saprofítica por todo centro-oeste dos EUA, principalmente ao longo dos rios Ohio e Mississippi. Em partes do Kentucky e do Tennessee, quase 90% da população com idade superior a 20 anos apresenta resultados do teste cutâneo positivos para a histoplasmina. Casos esporádicos também foram relatados em estados não endêmicos em pacientes sem histórico de viagens. Mundialmente, o *H. capsulatum* var. *capsulatum* é endêmico em partes das Américas Central e do Sul, Caribe, China, Índia, Sudeste Asiático e Mediterrâneo. A variedade menos comum, o *H. capsulatum* var. *duboisii*, é endêmica em certas áreas das Áfricas subsaarianas ocidental e central.

O *H. capsulatum* cresce em solos ricos em nitrato, tais como as áreas que são intensamente contaminadas por fezes de aves ou de morcegos, ou por madeira em decomposição. Frequentemente, esporos fúngicos são transportados nas asas das aves. Foram relatados surtos focais de histoplasmose após aerossolização de microconídios resultantes de construções em áreas previamente ocupadas por poleiros de estorninho ou galinheiros ou do corte de madeiras em decomposição, assim como da queima de bambus expostos a poleiros de melros. Ao contrário das aves, os morcegos são ativamente infectados com o

Histoplasma. Surtos focais de histoplasmose também foram relatados após intensa exposição a fezes de morcegos em cavernas e ao longo de pontes frequentadas por esses animais. Não ocorre a transmissão horizontal de pessoa a pessoa, embora a transmissão transplacentária de *H. capsulatum* seja relatada em mães imunocomprometidas.

PATOGÊNESE

A inalação de microconídios (esporos fúngicos) é o estágio inicial da infecção humana. Os conídios alcançam os alvéolos, germinam e proliferam como leveduras. Alternativamente, os esporos podem permanecer como micélios e com o potencial para ativação. A maioria das infecções é assintomática ou autolimitante. Quando a doença disseminada ocorre, qualquer sistema orgânico pode ser acometido. A infecção inicial é uma broncopneumonia. Quando a lesão pulmonar inicial progride, ocorre a formação de células gigantes, seguida pelo desenvolvimento de granulomas caseosos ou não caseosos e necrose central. Os granulomas contêm leveduras viáveis e pode ocorrer recidiva da doença. Durante a germinação dos esporos, as células leveduriformes são fagocitadas por macrófagos alveolares, onde replicam e ganham acesso ao sistema reticuloendotelial pelo sistema linfático pulmonar e linfonodos hilares. A disseminação com envolvimento esplênico tipicamente segue a infecção pulmonar primária. Em hospedeiros normais, a imunidade específica mediada por células é observada em aproximadamente 2 semanas, capacitando as células T sensibilizadas à ativação de macrófagos e à eliminação do patógeno. A resolução da lesão pulmonar inicial ocorre em 2 a 4 meses, mas pode sofrer uma calcificação semelhante à do complexo de Ghon na tuberculose. Alternativamente, observam-se calcificações com o aspecto de "balas de arma de caça" (*buckshot*), acometendo os pulmões e o baço. Diferentemente da tuberculose, a reinfecção com *H. capsulatum* pode ocorrer e, em alguns casos, levar a respostas exacerbadas do hospedeiro.

As crianças com imunodeficiências, especialmente as deficiências envolvendo a imunidade mediada por células, estão em risco aumentado de histoplasmose disseminada. Foram relatadas em crianças com histoplasmose disseminada imunodeficiências primárias envolvendo mutações na via de IL-12/IFN-γ, incluindo a deficiência de IL-12Rβ1 e a deficiência de IFN-γR1. Outras imunodeficiências primárias identificadas em crianças com doença disseminada são as mutações de *STAT1* com ganho de função, a linfopenia idiopática de CD4, a deficiência de AR-DOCK8, a deficiência de AD-GATA2 e a deficiência de CD40L ligada ao X. As crianças com algumas imunodeficiências secundárias (pacientes com câncer, receptores de transplante de órgãos sólidos, crianças com infecção pelo HIV e crianças sob terapia imunomodulatória com inibidores de TNF-α) também estão em alto risco de doença disseminada.

MANIFESTAÇÕES CLÍNICAS

A exposição ao *Histoplasma* é comum em áreas endêmicas, embora a grande maioria das infecções seja subclínica. Menos de 1% dos indivíduos infectados exibe as seguintes manifestações clínicas:

A **histoplasmose pulmonar aguda** ocorre após exposição respiratória inicial ou recorrente aos microconídios. A doença sintomática acontece com mais frequência nas crianças pequenas; nos pacientes mais velhos, os sintomas se seguem à exposição a grandes inóculos fúngicos em espaços fechados (p. ex., galinheiros ou cavernas) ou a uma exposição prolongada (p. ex., acampamento em solo contaminado, corte de madeira em decomposição). O tempo médio de incubação é de 14 dias. O pródromo não é específico e geralmente consiste em sintomas da gripe, tais como cefaleia, febre, dor torácica, tosse e mialgias. Geralmente, ocorre hepatoesplenomegalia em lactentes e crianças pequenas. As infecções sintomáticas podem estar associadas ao desconforto respiratório intenso e à hipoxia, assim como podem necessitar de intubação, ventilação mecânica e terapia com corticoides. A doença pulmonar aguda pode manifestar-se também como uma enfermidade prolongada (10 dias a 3 semanas) que consiste em perda de peso, dispneia, febre alta, astenia e fadiga. As crianças com doença sintomática normalmente apresentam uma broncopneumonia irregular; a linfadenopatia hilar está variavelmente presente (Figura 265.1). Nas crianças menores, a pneumonia pode coalescer. As calcificações focais

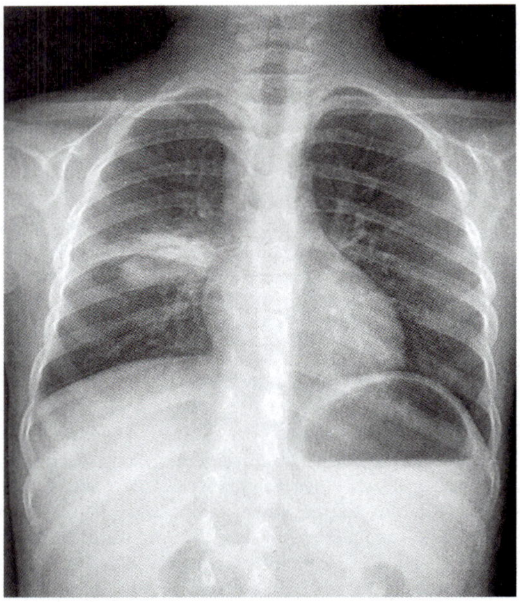

Figura 265.1 Radiografia de uma criança com 5 anos de idade com histoplasmose pulmonar aguda apresentando linfadenopatia peri-hilar à direita.

ou em "bala de armas de caça" (*buckshot*) são achados convalescentes em pacientes com infecção pulmonar aguda.

As **complicações da histoplasmose pulmonar** ocorrem secundariamente às respostas exacerbadas do hospedeiro a antígenos fúngicos presentes no parênquima pulmonar ou nos linfonodos hilares. Os **histoplasmomas** têm origem parenquimatosa e geralmente são assintomáticos. Com frequência, essas lesões semelhantes a fibromas são concentricamente calcificadas e únicas. Muito ocasionalmente, essas lesões produzem uma broncolitíase associada à expectoração do broncolito, à sibilância e à hemoptise. Em regiões endêmicas, essas lesões podem mimetizar tumores parenquimatosos e são ocasionalmente diagnosticados na biopsia pulmonar. Os **granulomas no mediastino** desenvolvem-se quando os linfonodos hilares reativos coalescem e formam um conglomerado. Embora normalmente essas lesões sejam assintomáticas, granulomas extensos podem comprimir as estruturas mediastinais, produzindo então sintomas de obstrução esofágica, brônquica ou da veia cava. A extensão local e a necrose podem produzir pericardite ou derrames pleurais. A **fibrose mediastinal** é uma complicação rara dos granulomas mediastinais e representa uma descontrolada reação fibrótica proveniente dos nodos hilares. As estruturas presentes no interior do mediastino tornam-se envoltas por uma massa fibrótica, produzindo então uma sintomatologia obstrutiva. Foram descritas síndrome da veia cava superior, obstrução venosa pulmonar com uma síndrome similar à estenose mitral, além de obstrução da artéria pulmonar com insuficiência cardíaca congestiva. A disfagia acompanha o aprisionamento esofágico e uma síndrome que consiste em tosse, sibilância, hemoptise, assim como a dispneia acompanha a obstrução brônquica. Muito ocasionalmente, as crianças desenvolvem uma doença similar à sarcoidose com artrite ou artralgia, eritema nodoso, ceratoconjuntivite, iridociclite e pericardite. Com derrames pericárdicos e pleurais, a **pericardite** é uma condição benigna autolimitante que se desenvolve como resultado de uma reação inflamatória à doença mediastinal adjacente. Os derrames são exsudativos e o microrganismo é raramente cultivável do fluido. A **histoplasmose progressiva disseminada** pode ocorrer em lactentes, assim como em crianças com imunidade celular deficiente. A doença disseminada pode acontecer durante a infecção aguda inicial em crianças com imunodeficiências primárias ou secundárias afetando a função das células T (ver o tópico Patogênese descrito anteriormente), em lactentes, ou como uma reativação de um foco latente de infecção no sistema reticuloendotelial em crianças que adquirem uma condição de imunossupressão anos depois da infecção primária. Nos pacientes infectados pelo HIV, a histoplasmose disseminada é uma doença definidora de AIDS. A febre é o achado mais comum e pode persistir por semanas a meses antes da condição ser diagnosticada. A maioria dos pacientes manifesta hepatoesplenomegalia, linfadenopatia e doença pulmonar intersticial. A infecção extrapulmonar é uma característica da doença disseminada e pode incluir lesões ósseas destrutivas, doença de Addison, meningite, coriorretinite multifocal e endocardite. Alguns pacientes desenvolvem ulcerações da membrana mucosa e achados cutâneos, tais como nódulos, úlceras ou pápulas similares a moluscos. Uma síndrome similar à sepse foi identificada em um pequeno número de pacientes infectados pelo HIV com histoplasmose disseminada, sendo caracterizada pelo início rápido de choque, falência de múltiplos órgãos e coagulopatia. Foi descrita síndrome hemofagocítica reativa em pacientes imunocomprometidos com histoplasmose disseminada grave. Muitas crianças com doença disseminada manifestam uma hiperglobulinemia transitória. São normalmente observados níveis elevados de reagentes de fase aguda e hipercalcemia, mas são inespecíficos. Anemia, trombocitopenia e pancitopenia estão variavelmente presentes; e podem ser observadas testes de função hepática elevados e altas concentrações séricas da enzima conversora de angiotensina. As radiografias torácicas são normais em mais da metade das crianças com doença disseminada.

A **histoplasmose pulmonar crônica** é uma infecção oportunista nos pacientes adultos com enfisema centrolobular. A **histoplasmose disseminada crônica progressiva** é uma infecção lentamente progressiva causada pelo *Histoplasma* que acomete os adultos mais velhos sem imunossupressão evidente, e é uniformemente fatal se não for tratada. Essas manifestações clínicas são raras em crianças.

DIAGNÓSTICO

O diagnóstico ideal em caso de suspeita de histoplasmose depende da apresentação clínica e do *status* imunológico subjacente do paciente. O uso dos testes para detecção do antígeno no soro e na urina juntamente com os testes de anticorpos séricos pela fixação do complemento e imunodifusão produz uma sensibilidade diagnóstica maior que 90% para as formas pulmonares agudas e disseminadas da histoplasmose. As opções de teste diagnóstico são:

A detecção do antígeno é o estudo diagnóstico mais amplamente disponível em pacientes com suspeita de histoplasmose pulmonar ou histoplasmose progressiva disseminada. Em muitos laboratórios, o imunoensaio enzimático tem substituído o radioimunoensaio como o método para detectar o antígeno polissacarídico do *H. capsulatum* na urina, no sangue, no fluido do lavado broncoalveolar e no líquido cefalorraquidiano. Nos pacientes em risco para doença disseminada, o antígeno pode ser demonstrado na urina, sangue ou lavado broncoalveolar em mais de 90% dos casos. A antigenúria demonstrou estar correlacionada com a gravidade da histoplasmose disseminada. O soro, a urina e o lavado broncoalveolar de pacientes com infecções pulmonares agudas ou crônicas são variavelmente positivas para o antígeno. Em um estudo, a antigenúria foi observada em 83% dos pacientes com doença pulmonar aguda e em 30% dos pacientes com doença pulmonar subaguda. Resultados falso-positivos no teste de antígeno na urina podem ocorrer em pacientes com *Blastomyces dermatitidis*, *Coccidioides immitis*, *Coccidioides posadasii*, *Paracoccidioides brasiliensis* e *Penicillium marneffei*. O teste realizado tanto em amostras de urina quanto nas de soro para a detecção do antígeno de *Histoplasma* aumenta a sensibilidade em comparação ao teste realizado apenas na urina ou no soro isoladamente. A medição sequencial do antígeno urinário em pacientes com doença disseminada é útil para o monitoramento da resposta à terapia; contudo, uma antigenúria persistente em baixo nível pode ocorrer em alguns pacientes que completaram a terapia e não apresentaram evidência de infecção ativa.

O teste para a detecção de anticorpos continua a ser útil para o diagnóstico de histoplasmose pulmonar aguda e suas complicações, como também para o diagnóstico de doença pulmonar crônica. Os anticorpos séricos para antígenos associados a leveduras e micélios são tradicionalmente mensurados pela fixação de complemento. Embora títulos maiores que 1:8 sejam encontrados em mais de 80% dos pacientes com histoplasmose, títulos iguais ou superiores a 1:32 são mais significativos para o diagnóstico de infecção recente. Os títulos de anticorpos para fixação de complemento normalmente não são significativos na fase precoce da infecção e não se tornam positivos até 4 a 6 semanas após exposição. Um aumento de quatro vezes nos títulos com o fungo na fase leveduriforme ou miceliana, ou um único título igual ou maior que 1:32, é uma evidência presuntiva de infecção ativa. Os títulos de fixação de complemento podem ser falsamente positivos nos pacientes com outras micoses sistêmicas, tais como na infecção por *B. dermatitidis* e *C. immitis*, e podem ser falso-negativos nos pacientes imunocomprometidos. A detecção de anticorpos pela imunodifusão é menos sensível, porém mais específica do que a fixação de complemento, e é utilizada para confirmar os títulos de fixação de complemento com positividade duvidosa. A sensibilidade mais alta na dosagem de anticorpos pode ser alcançada pela combinação do teste de fixação de complemento com o ensaio de imunodifusão.

A sensibilidade da cultura em amostras de tecido ou fluido corporal é geralmente mais alta nas crianças com histoplasmose progressiva disseminada ou histoplasmose pulmonar aguda resultante de um grande inóculo fúngico. Tipicamente, o *Histoplasma* cresce em 6 semanas no meio ágar Sabouraud a 25°C. A identificação de macroconídios tuberculados permite somente um diagnóstico presuntivo, pois as espécies de *Sepedonium* formam estruturas similares. Um teste confirmatório utilizando sonda de DNA quimioluminescente para *H. capsulatum* é necessário para estabelecer uma identificação definitiva. A levedura pode ser recuperada do sangue ou medula óssea em mais de 90% dos pacientes com histoplasmose progressiva disseminada. As culturas de escarro raramente são obtidas e são variavelmente positivas em hospedeiros normais com histoplasmose pulmonar aguda; as culturas do lavado broncoalveolar parecem ter um rendimento discretamente mais elevado do que as culturas de escarro. As hemoculturas são estéreis nos pacientes com histoplasmose pulmonar aguda e as culturas de qualquer fonte são tipicamente estéreis nos pacientes com a forma sarcoide da doença.

O exame histológico pode identificar o fungo na fase leveduriforme presente no tecido de pacientes com as formas complicadas da doença pulmonar aguda (histoplasmoma e granuloma mediastinal). O tecido deve ser corado com os corantes metenamina de prata ou ácido periódico de Schiff, o que faz com que a levedura seja visualizada dentro ou fora dos macrófagos. Nas crianças com doença disseminada, os microrganismos podem ser identificados a partir de lesões mucocutâneas, na medula óssea e no fígado. Naqueles indivíduos que estão gravemente enfermos, a coloração de Wright do sangue periférico pode demonstrar elementos fúngicos no interior de leucócitos. Nas crianças com fibrose mediastinal, o exame do tecido fibrótico geralmente demonstra ausência de microrganismos.

A reação em cadeia da polimerase (PCR do inglês *polymerase chain reaction*) em tempo real é empregada em biopsias teciduais fixadas em formalina e emblocadas em parafina, tendo sensibilidade analítica de pelo menos 6 pg/$\mu\ell$ a partir do DNA extraído do tecido, além de sensibilidade e especificidade clínicas de 88,9% e 100%, respectivamente. Embora não amplamente disponíveis, os métodos moleculares podem, em última análise, nos fornecer um diagnóstico em tempo hábil e confiável.

O teste cutâneo é útil apenas para os estudos epidemiológicos, pois a reatividade cutânea é duradoura e uma injeção intradérmica pode induzir uma resposta imune em pessoas de outra forma soronegativas. Os reagentes não estão mais disponíveis comercialmente.

TRATAMENTO

A **histoplasmose pulmonar aguda** não requer a terapia antifúngica em crianças assintomáticas ou levemente sintomáticas. O itraconazol oral (4 a 10 mg/kg/dia em duas doses fracionadas, não excedendo 400 mg/dia) por 6 a 12 semanas deve ser considerado nos pacientes com infecções pulmonares agudas que não apresentam melhora clínica no período de 1 mês. Embora pareça ser menos eficaz, o fluconazol pode ser considerado como uma terapia alternativa para as crianças intolerantes ao itraconazol. A experiência clínica no tratamento de histoplasmose com os azólicos mais novos (voriconazol e posaconazol) é crescente, apesar de atualmente esses medicamentos não serem recomendados. *Os pacientes com histoplasmose pulmonar que se tornam hipoxêmicos ou que necessitam de suporte ventilatório* devem receber anfotericina B desoxicolato (0,7 a 1,0 mg/kg/dia) ou anfotericina B em complexo lipídico (3 a 5 mg/kg/dia) até a melhora; também é recomendada uma terapia contínua com itraconazol oral por um mínimo de 12 semanas. As preparações lipídicas de anfotericina não são preferencialmente recomendadas em crianças com histoplasmose pulmonar, visto que a preparação tradicional geralmente é bem tolerada nessa população de pacientes. Os pacientes com sintomas obstrutivos graves causados pela doença mediastinal granulomatosa podem ser tratados sequencialmente com anfotericina B seguida por itraconazol por 6 a 12 meses. Os pacientes com doença mediastinal mais branda podem ser tratados com itraconazol oral apenas. Alguns especialistas recomendam que a cirurgia seja reservada para os pacientes que não melhoram após 1 mês de terapia intensiva com anfotericina B. A doença similar à sarcoidose com ou sem pericardite pode ser tratada com agentes anti-inflamatórios não esteroidais por 2 a 12 semanas.

A **histoplasmose progressiva disseminada** geralmente requer a administração de anfotericina B desoxicolato (1 mg/kg/dia durante 4 a 6 semanas) como a base do tratamento. As preparações lipídicas de anfotericina B podem ser substituídas nos pacientes intolerantes à preparação tradicional do antifúngico. Alternativamente, a anfotericina B pode ser administrada por 2 a 4 semanas seguida por itraconazol oral (4 a 10 mg/kg/dia divididos em duas doses) como terapia de manutenção por 3 meses, dependendo do *status* do antígeno de *Histoplasma*. Uma terapia prolongada pode ser necessária em pacientes com doença grave, imunossupressão ou síndromes de imunodeficiência primária. Recomenda-se o monitoramento dos níveis sanguíneos de itraconazol durante o tratamento visando a uma concentração igual ou superior a 1 μg/mℓ, porém menor que 10 μg/mℓ, para evitar a toxicidade potencial do antifúngico. Também recomenda-se acompanhar os níveis de antígeno na urina durante o tratamento e por 12 meses após a conclusão da terapia para assegurar a cura. Os relapsos em pacientes imunocomprometidos com histoplasmose progressiva disseminada são relativamente comuns. Uma terapia supressora contínua com itraconazol diário (5 mg/kg até a dose adulta de 200 mg) pode ser necessária se a imunossupressão não puder ser revertida. Para as crianças gravemente imunocomprometidas, infectadas pelo HIV e residindo em regiões endêmicas, o itraconazol (2 a 5 mg/kg a cada 12 a 24 h) pode ser utilizado profilaticamente. Deve-se ter cautela para evitar interações entre antifúngicos azólicos e inibidores de protease.

A bibliografia está disponível no GEN-io.

Capítulo 266

Blastomicose (*Blastomyces dermatitidis* e *Blastomyces gilchristii*)

Gregory M. Gauthier e Bruce S. Klein

ETIOLOGIA

Blastomyces dermatitidis e *Blastomyces gilchristii* pertencem a um grupo de fungos que exibem dimorfismo térmico. No solo (22 a 25°C), esses fungos crescem como micélios e produzem esporos, que são as partículas infecciosas. Após alterações do solo, fragmentos de micélias e esporos aerossolizados são inalados e atingem os pulmões (37°C), onde são convertidos em leveduras patogênicas que causam infecção. Além de *B. dermatitidis* e *B. gilchristii*, quatro outras espécies foram recentemente identificadas: *B. percursus*, *B. helicus*, *B. parvus* e *B. silverae*.

EPIDEMIOLOGIA

B. dermatitidis e *B. gilchristii* causam doença em crianças imunocompetentes e imunocomprometidas. Apenas 2% a 13% dos casos de blastomicose ocorrem na população pediátrica (idade média: 9,1 a 11,5 anos; faixa etária: 19 dias a 18 anos). A blastomicose em recém-nascidos e lactentes é rara. Na América do Norte, a distribuição geográfica dos casos de blastomicose está restrita ao centro-oeste, centro-sul e sudeste dos EUA, e nas partes do Canadá que fazem fronteira com os Grandes Lagos e o Vale do Rio São Lourenço. Nessas regiões geográficas, várias áreas são hiperendêmicas para a blastomicose (p. ex., Condados de Marathon e de Vilas, Wisconsin; Paróquia de Washington, Louisiana; centro-sul e centro do Mississippi; Kenora, Ontário). Fora da América do Norte, as infecções autóctones foram relatadas na África (aproximadamente 100 casos) e na Índia (< 12 casos). O *B. dermatitidis* não é considerado endêmico no Centro-Leste, na América Central, na América do Sul, na Europa, na Ásia ou na Austrália. Na América do Norte, o *Blastomyces* cresce em um nicho ecológico caracterizado por solos florestados, arenosos e com pH ácido que possuem vegetação em decomposição e estão próximos de ambientes aquáticos. A maioria das infecções por *B. dermatitidis* é esporádica; contudo, mais de 17 surtos foram relatados e a maioria envolveu pacientes pediátricos. Os surtos estão associados à construção e às atividades ao ar livre (acampamento, caminhada, pesca, *rafting* em um rio, uso de uma pilha de compostagem produzida pela comunidade); contudo, alguns surtos não apresentam fatores de risco identificáveis além da geografia. A gravidade da infecção é influenciada pelo tamanho do inóculo inalado e pela integridade do sistema imune do paciente. Os indivíduos imunossuprimidos em função do transplante de órgãos sólidos, AIDS e uso de inibidores do fator de necrose tumoral-α (TNF) estão em risco de desenvolverem uma infecção grave ou disseminada.

PATOGÊNESE

A habilidade de conversão dos fragmentos micelianos e esporos em leveduras nos pulmões é um evento crucial na patogênese da infecção por *Blastomyces* e outros fungos dimórficos. Essa alteração morfológica dependente da temperatura, que é conhecida como transição de fase, permite que o *Blastomyces* supere o sistema imune do hospedeiro e estabeleça a infecção. Na fase leveduriforme, o fator de virulência essencial BAD1 (adesina de *Blastomyces*-1, [do inglês, B*lastomyces* *ad*hesin-1], anteriormente WI-1) é secretado no meio extracelular e se liga à quitina da parede celular fúngica. A BAD1 é uma proteína multifuncional que promove a ligação da levedura aos macrófagos alveolares (via receptores CR3 e CD14) e ao tecido pulmonar (via sulfato de heparana), bloqueia a deposição de complemento na superfície das leveduras, liga-se ao cálcio, suprime a capacidade do hospedeiro de produzir citocinas (fator de crescimento tumoral-α, interleucina-17, interferona-gama) e inibe a ativação de linfócitos $TCD4^+$. A deleção de *BAD1* anula a virulência da levedura *Blastomyces* em um modelo murino de infecção pulmonar.

A transição de fase entre as formas de micélio e de levedura é um evento complexo que envolve alteração da composição da parede celular, metabolismo, sinalização intracelular e expressão gênica. A alteração morfológica para levedura é regulada em parte pela histidina quinase conhecida como DRK1 (quinase de regulação do dimorfismo-1). Essa quinase atua como um sensor que controla não apenas a conversão do micélio em levedura, mas também a produção de esporos, a composição da parede celular e a expressão de *BAD-1*; a perda da expressão gênica de *DRK1* por meio da ruptura do gene torna o *B. dermatitidis* sem virulência em modelo murino de blastomicose pulmonar. A função de DRK1 é conservada em outros fungos com dimorfismo térmico, tais como o *Histoplasma capsulatum* e o *Talaromyces marneffei* (anteriormente *Penicillium marneffei*).

A transição de fase é reversível e após uma queda na temperatura de 37°C para 22°C, as leveduras sofrem conversão para micélios esporuladores. O crescimento como micélios promove a sobrevida no solo, permite a reprodução sexuada para aumentar a diversidade genética, além de facilitar a transmissão para novos hospedeiros (via esporos e fragmentos micelianos). A transição de leveduras para micélios é influenciada pelo *SREB* (repressor da biossíntese de sideróforos em

Blastomyces [do inglês, *siderophore biosynthesis repressor*]) e pelos transportadores de *N*-acetilglicosamina (NGT1, NGT2). A deleção de *SREB*, que codifica o fator de transcrição GATA, resulta em falha para completar a conversão de leveduras em micélios de *B. dermatitidis* a 22°C. A *N*-acetilglicosamina, que sofre polimerização para a formação de quitina, acelera a transição para hifas via transportadores NGT1 e NGT2.

Os sistemas imunes inato e adaptativo são necessários para controlar efetivamente a infecção; a imunidade humoral não é essencial. Macrófagos e neutrófilos são capazes de ingerir e eliminar os conídios de *Blastomyces*. Por outro lado, macrófagos não ativados são pouco eficientes na eliminação das leveduras, que por sua vez são resistentes a espécies reativas de oxigênio e suprimem a produção de óxido nítrico. A imunidade adaptativa é mediada pelos linfócitos T (Th1 e Th17), que ativam macrófagos e neutrófilos, facilitando então a eliminação do patógeno. Após a infecção, a imunidade mediada por células contra o *Blastomyces* pode durar pelo menos 2 anos.

MANIFESTAÇÕES CLÍNICAS

As manifestações clínicas da blastomicose são diversas e incluem infecção subclínica, pneumonia sintomática e doença disseminada. A doença clínica desenvolve-se 3 semanas a 3 meses após a inalação de esporos ou fragmentos micelianos. Estima-se que as infecções assintomáticas ou subclínicas ocorram em 50% dos pacientes.

A manifestação clínica mais comum da blastomicose é a **pneumonia**, que pode variar de aguda a crônica. Os sintomas agudos são semelhantes à pneumonia adquirida na comunidade e incluem febre, dispneia, tosse, dor torácica e mal-estar (Figura 266.1). A insuficiência respiratória, incluindo a síndrome do desconforto respiratório agudo (SDRA), pode ocorrer em pacientes com intensa carga infecciosa. Normalmente, a imagem torácica mostra uma consolidação do espaço aéreo, que pode envolver os lobos superiores ou inferiores. Outros achados radiológicos são padrões nodulares, reticulonodulares e miliares. A adenopatia hilar e os derrames pleurais são incomuns. Como os achados clínicos e radiológicos podem mimetizar a pneumonia bacteriana, os pacientes podem erroneamente ser tratados com antibióticos, o que resulta em progressão da doença e levar à doença disseminada ou ao desconforto respiratório, neste último caso incluindo a SDRA. Os pacientes com pneumonia subaguda ou crônica também manifestam febre, calafrios, sudorese noturna, tosse, perda de peso, hemoptise, dispneia e dor torácica. No exame radiológico torácico, as lesões em massa e a doença cavitária podem mimetizar a malignidade e a tuberculose, respectivamente.

A **blastomicose extrapulmonar** frequentemente afeta a pele e os ossos, mas pode envolver quase todos os órgãos. Nas crianças, a incidência de **doença extrapulmonar** varia de 38% a 50%, semelhante às taxas nos pacientes adultos (25 a 40%). A pele é o sítio mais comum da blastomicose extrapulmonar, que geralmente resulta de disseminação hematogênica. A inoculação direta de *B. dermatitidis* na pele após trauma ou acidente de laboratório pode resultar em blastomicose cutânea primária. As manifestações cutâneas incluem placas, pápulas, úlceras, nódulos e lesões verrucosas. O eritema nodoso é raro na blastomicose. A disseminação do *B. dermatitidis* para os ossos resulta em destruição lítica, dor, edema dos tecidos moles, formação de trato sinusal e ulceração. As costelas, o crânio, a coluna vertebral e os ossos longos são comumente afetados. Os pacientes com osteomielite frequentemente apresentam envolvimento pulmonar ou cutâneo. A osteomielite vertebral pode ser complicada por abscesso paraespinal, abscesso do psoas e colapso do corpo vertebral. A extensão da osteomielite dos ossos longos pode resultar em fratura patológica ou artrite séptica. A blastomicose geniturinária ocorre em menos de 10% dos adultos, e é ainda mais rara em crianças.

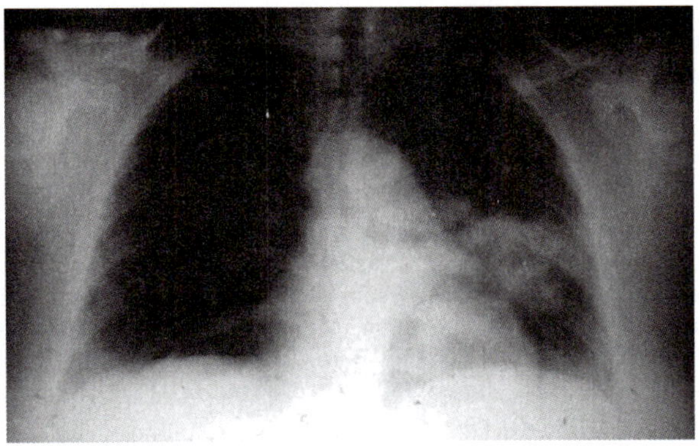

Figura 266.1 Infecção do pulmão esquerdo em paciente com sintomas semelhantes à pneumonia bacteriana aguda. Microrganismos *Blastomyces dermatitidis* em escarro visualizados com a preparação de hidróxido de potássio, e a cultura subsequente confirmou o diagnóstico. (*De Bradsher Jr RW. Blastomycoses. In: Bennett JF, Dolin R, Blaser MJ, editors.* Mandell, Douglas, and Bennett's Principles and Practice of Infectious Diseases. *8th ed. Philadelphia: Elsevier; 2015, Figura 266.5.*)

A **blastomicose do sistema nervoso central (SNC)** (abscesso cerebral, meningite) ocorre em menos de 10% dos pacientes imunocompetentes, mas em até 40% dos indivíduos com AIDS. A maioria dos pacientes com blastomicose do SNC apresenta infecção clinicamente aparente em outros focos que não o SNC (p. ex., pulmão, pele). Os sintomas de infecção do SNC incluem cefaleia, estado mental alterado, perda de memória, convulsão, déficit do nervo craniano e déficit neurológico focal. As complicações abrangem hidrocefalia, herniação cerebral, infarto, pan-hipopituitarismo, fraqueza residual e baixo rendimento escolar. A punção lombar demonstra leucocitose com predominância de neutrófilos ou linfócitos, elevação dos níveis proteicos e glicose baixa. Em menos de 50% dos pacientes afetados ocorre o crescimento de *B. dermatitidis* em cultura do líquido cefalorraquidiano.

A blastomicose pode complicar a gravidez e a informação clínica é limitada a relatos de caso. A infecção disseminada acometendo os pulmões, a pele e os ossos é comum. A propagação da infecção para a placenta é documentada pela histopatologia; contudo, a frequência de blastomicose placentária permanece indefinida. A transmissão de *Blastomyces* ao feto é incomum e se postula que ocorre por transmissão transplacentária ou aspiração de secreções vaginais infectadas. Embora os dados clínicos sejam limitados, a blastomicose durante a gravidez não parece aumentar o risco de malformações congênitas.

DIAGNÓSTICO

O diagnóstico de blastomicose requer um alto índice de suspeita, pois as manifestações clínicas e radiológicas podem mimetizar outras doenças, tais como pneumonia adquirida na comunidade, tuberculose e neoplasia maligna. O diagnóstico incorreto de blastomicose, mais frequentemente como pneumonia adquirida na comunidade, resulta em atraso no tratamento e em uma progressão da doença que inclui disseminação e desconforto respiratório. A blastomicose deve ser incluída no diagnóstico diferencial de pacientes com pneumonia que (1) residem em ou visitam áreas em que essa micose é endêmica, (2) não respondem ao tratamento com antibióticos, ou (3) possuem concomitantemente lesões cutâneas ou osteomielite. Deve ser obtido um histórico médico detalhado considerando os riscos de exposição (p. ex., canoagem, *rafting*, caminhada, pesca, brincadeiras em fortes ao ar livre, exploração de barragens de castores, reforma da casa, proximidade a estradas ou construção de edifícios, utilização de uma pilha de madeira para o fogão a lenha e uso de uma pilha de compostagem produzida pela comunidade). Além disso, a saúde dos animais de estimação domésticos, tais como cães, também deve ser investigada, pois a doença canina pode ser um prenúncio de infecção humana. A incidência de blastomicose em cães é 10 vezes maior do que em humanos e a infecção canina sugere uma fonte comum de exposição ambiental ao *Blastomyces*.

O crescimento do *Blastomyces* em cultura de escarro, pele, ossos ou outras amostras clínicas fornece um diagnóstico definitivo. As amostras de escarro devem ser coradas com hidróxido de potássio a 10% ou branco de calcoflúor. A histopatologia revela a presença de infiltrado neutrofílico com granulomas não caseosos (piogranulomas). Nas amostras teciduais, as leveduras de *Blastomyces* podem ser visualizadas utilizando-se as colorações de metenamina-prata de Gomori ou o ácido periódico de Schiff. As leveduras têm 8 a 20 μm de tamanho, apresentam parede celular birrefringente e são caracterizadas pelo brotamento de uma base larga entre as células-mãe e filha.

As técnicas diagnósticas não baseadas em cultura devem ser utilizadas em conjunto com os esfregaços e culturas de fungos para facilitar o diagnóstico de blastomicose. O desenvolvimento de testes com o antígeno de *Blastomyces* tem substituído os métodos sorológicos insensíveis, tais como a fixação de complemento e a imunodifusão. Amostras da urina, do soro, do líquido cefalorraquidiano e do lavado broncoalveolar podem ser coletadas para o teste de antígeno de *Blastomyces*. A sensibilidade do teste de antígeno na urina varia de 76,3% a 92,9% e é influenciada pela carga de infecção. O teste de detecção de antígeno pode apresentar reação cruzada com outros fungos dimórficos, tais como *Histoplasma capsulatum*, *Paracoccidioides brasiliensis* e *Penicillium marneffei*, o que diminui a especificidade para 76,9% a 79%. A dosagem de anticorpos contra a proteína BAD1 foi desenvolvida com uma sensibilidade de 87,8% e especificidade de 94% a 99%; contudo, este teste ainda não está disponível comercialmente. A combinação dos testes de antígeno e de anticorpo anti-BAD1 pode aumentar a sensibilidade diagnóstica para 97,6%.

TRATAMENTO

A terapia antifúngica é influenciada pela gravidade da infecção, envolvimento do sistema nervoso central, integridade do sistema imune do hospedeiro e gravidez. Todas as pessoas diagnosticadas com blastomicose devem receber terapia antifúngica. Os **recém-nascidos** com a blastomicose devem ser tratados com anfotericina B desoxicolato na dose de 1 mg/kg/dia. As **crianças com infecção branda a moderadamente grave** podem ser tratadas com itraconazol a 10 mg/kg/dia (dose máxima: 400 mg/dia) por 6 a 12 meses. As **crianças com a forma grave da doença, com imunodeficiência ou com imunossupressão** devem ser tratadas com anfotericina B desoxicolato a 0,7 a 1,0 mg/kg/dia ou com a formulação lipídica de anfotericina B na dose de 3 a 5 mg/kg/dia até a melhora clínica, geralmente em 7 a 14 dias, seguida por itraconazol a 10 mg/kg/dia (máximo: 400 mg/dia) por um período total de 12 meses. A **blastomicose do sistema nervoso central** requer terapia com anfotericina B lipídica a 5 mg/kg/dia durante 4 a 6 semanas seguida por itraconazol, fluconazol ou voriconazol por 12 meses ou mais.

Todos os pacientes pediátricos em idade reprodutiva devem ser submetidos ao teste de gravidez antes do início da terapia com antifúngicos azólicos. O itraconazol pode aumentar o risco de aborto espontâneo e o fluconazol pode causar defeitos craniofaciais semelhantes à síndrome de Antley-Bixler. O voriconazol e o posaconazol causam anormalidades esqueléticas em modelos animais. O tratamento da blastomicose em **pacientes gestantes** consiste em anfotericina B lipídica na dosagem de 3 a 5 mg/kg/dia.

Nos pacientes que estão recebendo itraconazol, o antifúngico oral de escolha, *o monitoramento terapêutico do medicamento* deve ser realizado 14 dias após o início da terapia (objetivo de atingir o nível total de itraconazol de 1 a 5 μg/mℓ) e os testes de função hepática devem ser monitorados periodicamente. Em razão da meia-vida longa do itraconazol, os níveis séricos do medicamento podem ser obtidos em qualquer período do dia independentemente de quando o antifúngico foi administrado. O nível total de itraconazol é determinado pela adição de concentrações de itraconazol e hidroxi-itraconazol; o hidroxi-itraconazol é um metabólito que possui atividade antifúngica. O voriconazol, o posaconazol e o sulfato de isavuconazol apresentam atividade contra o *B. dermatitidis*. A experiência clínica com esses antifúngicos parece promissora, mas permanece limitada. O monitoramento terapêutico do medicamento é necessário para o voriconazol e o posaconazol (objetivo de níveis de pico 1 a 5 μg/mℓ). As equinocandinas (caspofungina, micafungina e anidulafungina) *não devem ser utilizadas* para tratar a blastomicose. A quantificação seriada dos níveis de antígeno na urina para avaliar a resposta ao tratamento pode ser útil como adjuvante no monitoramento da resposta à terapia antifúngica.

A bibliografia está disponível no GEN-io.

Capítulo 267
Coccidioidomicose (Espécies de *Coccidioides*)

Rebecca C. Brady

ETIOLOGIA

A coccidioidomicose (febre do vale, febre de São Joaquim, reumatismo do deserto, granuloma coccidioidal) é causada pelas *Coccidioides* spp., que são fungos dimórficos que habitam o solo. As *Coccidioides* spp. crescem no ambiente na forma de micélias produtora de esporos (produtores de artroconídios). Na forma parasitária, aparecem como esférulas únicas e endosporuladoras no tecido infectado. As duas espécies reconhecidas atualmente, *C. immitis* e *C. posadasii*, causam doenças similares.

EPIDEMIOLOGIA

As ***Coccidioides*** spp. habitam o solo em regiões áridas. O *C. immitis* é principalmente encontrado no vale de São Joaquim, na Califórnia. O *C. posadasii* é endêmico em regiões do sudeste do Arizona, Utah, Nevada, Novo México, oeste do Texas e regiões do México, e Américas Central e do Sul.

As migrações populacionais para as áreas endêmicas e o número crescente de indivíduos imunossuprimidos tornaram a coccidioidomicose um importante problema de saúde. De 2000 a 2012, foram registrados 3.453 incidentes de casos de coccidioidomicose pediátrica relatados na Califórnia, aproximadamente 9,6% do total de casos de coccidioidomicose. Durante o mesmo período, 1.301 hospitalizações e 11 mortes estiveram associadas à coccidioidomicose na população pediátrica da Califórnia. As taxas de casos e de hospitalização por 100.000 pessoas na população aumentaram de 0,7 para 3,9 e de 0,2 para 1,2, respectivamente. Essas taxas de casos e de hospitalização foram mais elevadas em rapazes na faixa etária de 12 a 17 anos e residentes da região endêmica da Califórnia.

A infecção resulta da inalação de esporos aerossolizados. A incidência aumenta durante os períodos secos e de ventos fortes que se seguem às estações chuvosas. Eventos sísmicos, escavações arqueológicas e outras atividades que promovem alterações nos locais contaminados têm causado os surtos. A transmissão pessoa a pessoa não ocorre. Muito ocasionalmente, as infecções resultam da contaminação de fômites ou do crescimento de esporos abaixo de moldes de gesso, ou de curativos de feridas de pacientes infectados. A infecção também é resultante do transplante de órgãos por doadores infectados e da mãe para o feto ou recém-nascido. Visitantes de áreas endêmicas podem adquirir infecções e o diagnóstico pode ser tardio quando os indivíduos são avaliados em áreas não endêmicas. Os esporos são altamente virulentos e as *Coccidioides* spp. são potenciais agentes de bioterrorismo (ver Capítulo 741).

PATOGÊNESE

Os esporos inalados alcançam os bronquíolos terminais, onde se transformam em esférulas septadas que resistem à fagocitose e nas quais muitos endósporos se desenvolvem. Os endósporos liberados transformam-se em novas esférulas e o processo resulta em um foco agudo de infecção. A disseminação dos endósporos também pode ocorrer pela via linfo-hematogênica. Eventualmente, uma reação granulomatosa predomina. Tanto a recuperação como a proteção à reexposição dependem da imunidade celular efetiva.

As crianças com desordens de **imunodeficiência primária congênita** podem ter risco aumentado de infecção; esses distúrbios incluem: deficiência de interleucina-12Rβ1, deficiência de interferona-γR1 e mutações com ganho de função em *STAT1*.

MANIFESTAÇÕES CLÍNICAS

O espectro clínico (Figura 267.1) engloba as doenças pulmonar e extrapulmonar. A infecção pulmonar ocorre em 95% dos casos e pode

Infecção Pulmonar Primária

60% → Infecção Assintomática (cavidade pulmonar residual ocasional, nódulo)

40% → Infecção Sintomática
75 a 85% Recuperação espontânea
5 a 10% Doença pulmonar residual (cavidade ou nódulo)
5 a 10% Disseminação extrapulmonar

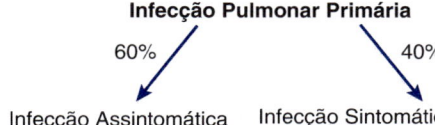

Figura 267.1 Curso natural da coccidioidomicose.

ser dividida em infecções primária, complicada e residual. Aproximadamente 60% das infecções são assintomáticas. Os sintomas em crianças são mais leves do que aqueles em adultos. A incidência de disseminação extrapulmonar em crianças aproxima-se daquela observada em adultos.

Coccidioidomicose primária

O período de incubação é de 1 a 4 semanas, com uma média de 10 a 16 dias. Os sintomas iniciais incluem mal-estar, calafrios, febre e sudorese noturna. O desconforto torácico ocorre em 50% a 70% dos pacientes e varia de uma pressão leve a uma dor intensa. A cefaleia e/ou dor lombar são algumas vezes relatadas. Uma erupção eritematosa macular fina, generalizada, evanescente ou urticariforme pode ser observada nos primeiros dias de infecção. O eritema nodoso pode ocorrer (mais frequentemente em mulheres) e é algumas vezes acompanhado por exantema eritematoso multiforme, geralmente 3 a 21 dias após o início dos sintomas. O quadro clínico de eritema nodoso, febre, dor torácica e artralgias (sobretudo nos joelhos e nos tornozelos) é denominado *reumatismo do deserto* e *febre do vale*. Frequentemente, o exame torácico é normal, mesmo quando estão presentes achados radiológicos. Som maciço à percussão, som de atrito ou fricção, ou estertores finos podem estar presentes. Os derrames pleurais podem ocorrer e se tornar grandes o suficiente para comprometerem a condição respiratória. As linfadenopatias hilar e mediastinal são comuns (Figura 267.2).

Infecção pulmonar complicada

As infecções complicadas incluem pneumonia grave e persistente, coccidioidomicose primária progressiva, doença fibrocavitária progressiva, cavidades transitórias que se desenvolvem em áreas de consolidação pulmonar e empiema subsequente à ruptura de uma cavidade no espaço pleural. Algumas cavidades persistem, são periféricas e apresentam parede fina, e não causam sintomas; ocasionalmente, observa-se uma hemoptise branda e mais raramente hemorragia grave. Também muito ocasionalmente ocorre uma insuficiência respiratória aguda após intensa exposição; essa condição está associada a altas taxas de mortalidade.

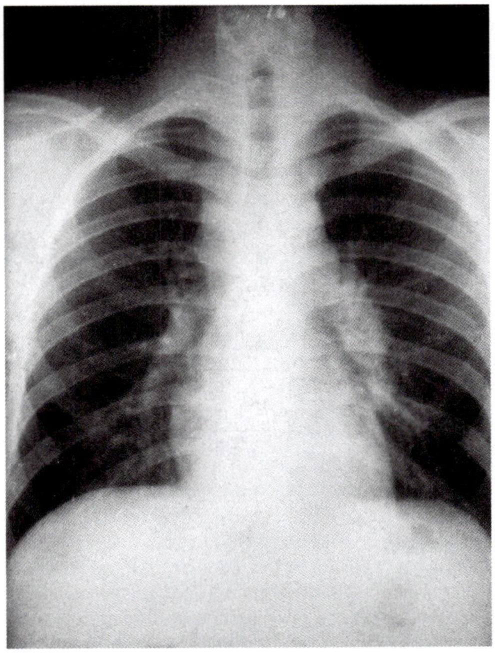

Figura 267.2 Radiografia do tórax de um homem de 19 anos de idade com coccidioidomicose primária aguda. Observa-se uma linfadenopatia hilar evidente e um alargamento do mediastino.

Coccidioidomicose pulmonar residual

A coccidioidomicose pulmonar residual inclui fibrose, assim como nódulos pulmonares persistentes. Os nódulos estão presentes em 5% a 7% das infecções e em adultos por vezes requerem diferenciação da neoplasia maligna.

Infecção disseminada (extrapulmonar)

Clinicamente, a disseminação evidente ocorre em 0,5% dos pacientes. Sua incidência é aumentada em lactentes; homens; pessoas de ascendência filipina, africana e latino-americana; e pessoas de outras origens asiáticas. As desordens da imunidade celular primárias ou adquiridas (Tabela 267.1) aumentam acentuadamente o risco de disseminação.

Geralmente, os sintomas ocorrem no período de 6 meses após a infecção primária. Febre prolongada, toxicidade, lesões cutâneas, abscessos subcutâneos e/ou ósseos frios e lesões laríngeas podem prenunciar o início da doença. As lesões cutâneas específicas do patógeno têm predileção pela área nasolabial e inicialmente aparecem como pápulas que evoluem para formar pústulas, placas, abscessos e placas verrucosas. A biopsia dessas lesões demonstra a presença de esférulas. A **meningite basilar** é a manifestação mais comum e pode ser acompanhada por ventriculite, ependimite, vasculite cerebral, abscesso e siringomielia. Cefaleia, vômito, meningismo e disfunção do nervo craniano estão presentes com frequência. A meningite não tratada é quase sempre fatal. As infecções ósseas são responsáveis por 20% a 50% das manifestações extrapulmonares, frequentemente são multifocais e podem afetar as estruturas adjacentes. A disseminação miliar e a peritonite podem mimetizar a tuberculose.

DIAGNÓSTICO

Os testes inespecíficos têm utilidade limitada. O hemograma completo pode indicar uma contagem elevada de eosinófilos e uma acentuada eosinofilia pode acompanhar a disseminação.

Cultura, achados histopatológicos e detecção do antígeno

Embora de valor diagnóstico, a cultura é positiva em apenas 8,3% das amostras do trato respiratório e em apenas 3,2% de todos os outros sítios. O *Coccidioides* é isolado de amostras clínicas na forma filamentosa, produtora de esporos e, portanto, o laboratório deve ser informado e utilizar precauções especiais quando o diagnóstico é suspeitado. A observação de esférulas endosporuladas em amostras histopatológicas também tem valor diagnóstico.

Tabela 267.1 Fatores de risco para um mau prognóstico em pacientes com coccidioidomicose ativa.
INFECÇÕES PRIMÁRIAS
Infecção progressiva, prolongada (≥ 6 semanas) ou grave
FATORES DE RISCO PARA DISSEMINAÇÃO EXTRAPULMONAR
Disfunção imune celular primária ou adquirida (incluindo os pacientes que estão recebendo inibidores do fator de necrose tumoral)
Neonatos, lactentes, idosos
Indivíduos do gênero masculino (adultos)
Etnicidade filipina, africana, nativo-americana ou latino-americana
Estágio final da gravidez e início do período pós-parto
Título de anticorpos no teste de fixação de complemento padronizado > 1:16 ou títulos crescentes com sintomas persistentes
Grupo sanguíneo B
Alelo-DRBI*1301 do antígeno leucocitário humano de classe II

O ensaio imunoenzimático quantitativo (EIA, do inglês, *enzyme immunoassay*) (MiraVista Diagnostics) que detecta a galactomanana de *Coccidioides* em urina, soro, plasma, fluido cerebral ou lavado broncoalveolar tem especificidade excelente e é positivo em 70% dos pacientes com infecções graves. Embora o EIA possa apresentar reação cruzada com outras micoses endêmicas, frequentemente sua interpretação é simples porque há sobreposição geográfica insignificante com áreas endêmicas de outras micoses. Além disso, um ensaio baseado na reação em cadeia da polimerase em tempo real foi desenvolvido para detectar diretamente o fungo em amostras de tecido e se encontra em fase de validação; porém, ainda não está disponível comercialmente.

A análise do líquido cefalorraquidiano (LCR) deve ser realizada em pacientes com suspeita de disseminação. Os achados na meningite são similares àqueles vistos na meningite tuberculosa (ver Capítulo 242). A pleocitose eosinofílica pode estar presente. Geralmente, as colorações do fungo e a cultura são negativas. Nos adultos, volumes de 10 mℓ aumentam o rendimento da cultura.

Sorologia

Os testes sorológicos fornecem informação diagnóstica valiosa, mas podem resultar em falso-negativos no início de infecções autolimitantes e em pacientes imunocomprometidos. Três principais métodos são empregados: EIA, fixação de complemento (FC) e imunodifusão. Os testes de EIA e FC são realizados de forma adequada em laboratórios de referência com experiência nos ensaios diagnósticos.

O anticorpo específico imunoglobulina (Ig) M torna-se mensurável em 50% dos pacientes infectados 1 semana após o início e em 90% daqueles infectados em 3 semanas. O EIA é sensível e pode detectar os anticorpos IgM e IgG; é menos específico do que outros métodos e pode ser necessária a confirmação com a imunodifusão ou a FC. Os anticorpos IgG quantificados pela FC aparecem entre a segunda e a terceira semana, mas podem levar vários meses; o teste de seguimento é necessário se os testes são negativos e a suspeita clínica persistir. Na presença de títulos de FC de 1:2 ou 1:4, um teste de imunodifusão positivo pode auxiliar na confirmação definitiva. O anticorpo específico IgG pode persistir por meses, com títulos elevados proporcionais à gravidade da doença. Os títulos de FC acima de 1:16 são sugestivos de disseminação. A comparação direta dos resultados dos testes de anticorpos (IgG) na FC mensurados por diferentes metodologias deve ser interpretada com cautela. Os títulos de anticorpo IgG utilizados para monitorar a atividade da doença devem ser testados simultaneamente com as amostras de soro obtidas inicialmente na doença empregando-se a mesma metodologia.

O anticorpo anti-*C. immitis* está presente no LCR em 95% dos pacientes com meningite e geralmente é diagnóstico. Muito ocasionalmente, soro pode estar presente no LCR o extravasamento de anticorpos em pacientes sem meningite, mas com altos títulos de IgG. O isolamento do *Coccidioides* em cultura de LCR de pacientes com meningite é incomum, embora a cultura de grandes volumes de LCR possa melhorar a sensibilidade.

Procedimentos de imagem

Durante a infecção primária, a radiografia torácica pode ser normal ou revelar consolidação, lesões circunscritas únicas ou múltiplas, ou densidades pulmonares leves. A linfadenopatia hilar e subcarinal estão presentes com frequência (Figura 267.2). As cavidades tendem a apresentar uma parede fina (ver Figura 267.3). Os derrames pleurais variam em tamanho. A presença de lesões miliares ou reticulonodulares tem um prognóstico desfavorável. Geralmente, as lesões ósseas isoladas ou múltiplas são líticas e frequentemente afetam o osso esponjoso. Elas podem afetar as estruturas adjacentes e as lesões vertebrais podem comprometer a medula espinal.

TRATAMENTO

Com base nos poucos ensaios clínicos criteriosos realizados em adultos e nas opiniões de especialistas em conduta terapêutica da coccidioidomicose, foram desenvolvidas diretrizes consensuais para o tratamento dessa micose (Tabela 267.2). Em uma área endêmica, a consulta com especialistas deve ser considerada ao formular um plano de tratamento.

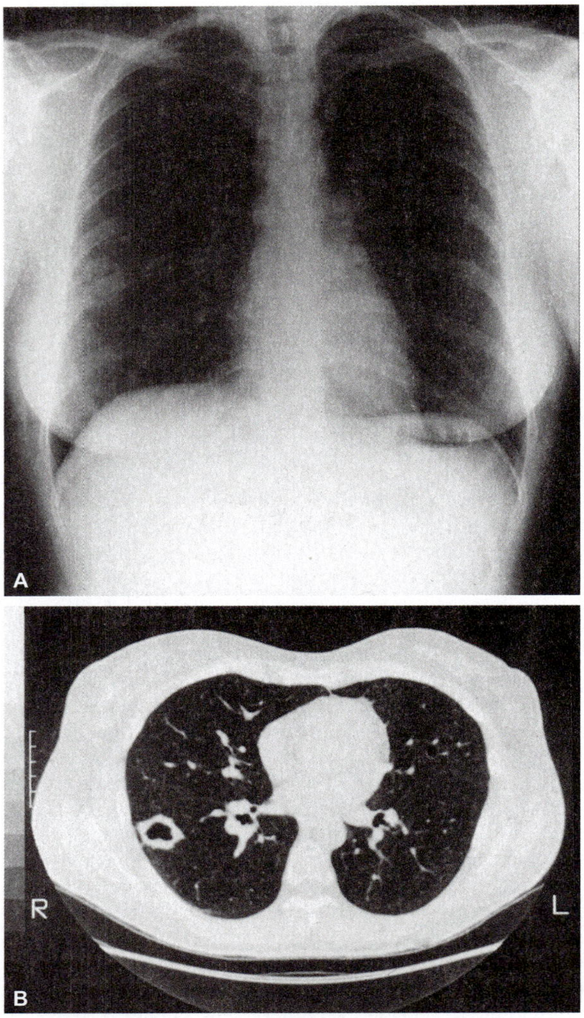

Figura 267.3 **A.** Radiografia do tórax revelando uma lesão cavitária crônica no pulmão direito de uma mulher com coccidioidomicose. **B.** TC revelando a mesma cavidade no pulmão direito.

Os pacientes devem ser acompanhados de perto, pois pode ocorrer uma recidiva tardia, principalmente em pacientes imunossuprimidos ou naqueles que desenvolvem manifestações graves. O tratamento é recomendado para todos os pacientes infectados pelo HIV com coccidioidomicose ativa e contagens de CD4 < 250/μℓ. Após um tratamento bem-sucedido, os antifúngicos podem ser interrompidos se a contagem de CD4 exceder 250/μℓ. A terapia deve ser mantida se a contagem de CD4 permanecer inferior a 250/μℓ e deve ser administrada indefinidamente em todos os pacientes infectados pelo HIV com meningite por *Coccidioides*.

Os agentes de primeira linha incluem as preparações orais e intravenosas de fluconazol (12 mg/kg/dia IV ou VO) e itraconazol (10 mg/kg/dia). Os níveis séricos de itraconazol devem ser monitorados.

A anfotericina B é escolhida para o tratamento inicial de infecções graves. A anfotericina B desoxicolato é mais barata do que as formulações lipídicas e é frequentemente bem tolerada em crianças. Uma vez que a dose diária de anfotericina B desoxicolato de 1 a 1,5 mg/kg/dia é alcançada, a frequência de administração pode ser reduzida para 3 vezes/semana. A dosagem total recomendada varia de 15 a 45 mg/kg e é determinada pela resposta clínica. As formulações lipídicas de anfotericina B são recomendadas para os pacientes com função renal reduzida, para aqueles que estão recebendo outros agentes nefrotóxicos ou no caso de a anfotericina B desoxicolato não for tolerada. Alguns especialistas preferem a anfotericina B lipossomal para tratar as infecções do sistema nervoso central, pois este fármaco alcança níveis mais elevados no parênquima cerebral. As preparações de anfotericina B

Tabela 267.2 Indicações para o tratamento de coccidioidomicose em adultos.

INDICAÇÃO	TRATAMENTO
Pneumonia aguda leve	Observar sem o tratamento antifúngico em intervalos de 1 a 3 meses por um período de 2 anos; alguns especialistas recomendam o tratamento antifúngico
Perda de peso > 10%; sudorese noturna > 3 semanas; infiltrados em pelo menos metade de um pulmão ou em partes de ambos os pulmões; linfadenopatia hilar evidente ou persistente; títulos de fixação de complemento > 1:16; incapacidade para trabalhar, sintomas > 2 meses	Tratar com um azólico diariamente por 3 a 6 meses, com acompanhamento em intervalos de 1 a 3 meses por 2 anos
Pneumonia aguda não complicada, circunstâncias especiais: imunossupressão, gravidez tardia, ascendência filipina ou africana, idade > 55 anos, outras doenças crônicas (diabetes, doença cardiopulmonar), sintomas > 2 meses	Tratar com um azólico diariamente por 3 a 6 meses, com acompanhamento em intervalos de 1 a 3 meses por 2 anos Tratar com anfotericina B se no final da gravidez
Pneumonia difusa: infiltrados reticulonodulares ou miliares sugerem imunodeficiência subjacente e possível fungemia, dor	Tratar inicialmente com anfotericina B se houver hipoxia significativa ou rápida deterioração, seguida por um azólico por ≥ 1 ano Nos casos brandos, um azólico por ≥ 1 ano
Pneumonia crônica	Tratar com um azólico por um período ≥ 1 ano
Doença não meníngea disseminada	Tratar com um azólico por um período ≥ 1 ano, exceto nos casos graves ou de rápida piora, para os quais a anfotericina B é recomendada
Doença meníngea disseminada	Tratar com fluconazol (alguns adicionam anfotericina B intratecal) e indefinidamente

não atravessam a barreira hematencefálica para tratar de modo eficaz a infecção por *Coccidioides* spp., mas podem mascarar os sinais de meningite. As infecções durante a gravidez devem ser tratadas com anfotericina B, pois os azólicos são potencialmente teratogênicos. O voriconazol e o posaconazol são empregados com sucesso na terapia de resgate em infecções nas quais se observa falha dos agentes padrões.

Infecção pulmonar primária

A resolução da coccidioidomicose pulmonar primária ocorre em 95% dos pacientes sem fatores de risco para disseminação; a terapia antifúngica não diminui a frequência de disseminação ou de resíduos pulmonares. Quando a decisão é adiar a terapia antifúngica, as consultas são recomendadas em intervalos de 1 a 3 meses por 2 anos e conforme a necessidade.

Os pacientes com sintomas significativos ou prolongados são mais propensos a obter benefício com o uso de agentes antifúngicos, mas não existem critérios estabelecidos sobre os quais se basear a decisão da melhor conduta. A Tabela 267.2 resume os indicadores comumente utilizados em adultos. Um ensaio sobre o tratamento em adultos com infecções respiratórias primárias examinou os desfechos da terapia antifúngica prescrita com base na gravidade e fez uma comparação entre o grupo tratado e o não tratado com sintomas menos graves; as complicações ocorreram somente nos pacientes no grupo com tratamento e apenas naqueles cuja terapia foi interrompida. Se for escolhido o tratamento, recomenda-se um curso de 3 a 6 meses de fluconazol (12 mg/kg/dia) ou de itraconazol (10 mg/kg/dia).

Pneumonia difusa

As densidades reticulonodulares difusas ou os infiltrados miliares, algumas vezes acompanhados por doença grave, podem ocorrer na disseminação ou após exposição a um grande inóculo fúngico. Nessa condição, a anfotericina B é recomendada para o tratamento inicial, seguida posteriormente por um tratamento prolongado com alta dose de fluconazol (ver Tabela 267.2).

Infecção disseminada (extrapulmonar)

Para a **infecção não meníngea** (ver Tabela 267.2), o fluconazol e o itraconazol oral são eficazes para o tratamento de coccidioidomicose disseminada que não seja extensa, não tenha progressão rápida e que não afete o sistema nervoso central. Alguns especialistas recomendam para os adultos doses mais elevadas do que aquelas utilizadas em ensaios clínicos. Uma análise de subgrupo demonstrou uma tendência para melhor resposta às infecções esqueléticas que foram tratadas com itraconazol. A anfotericina B desoxicolato é utilizada como alternativa, principalmente se houver piora rápida e as lesões estiverem em locais críticos. O voriconazol foi utilizado com sucesso como terapia de resgate. A duração ótima de terapia com os azólicos não está claramente definida. As recidivas tardias podem ocorrer após um tratamento longo e uma resposta clínica favorável.

Meningite

A terapia com fluconazol oral ou IV é atualmente a primeira escolha para a meningite por *Coccidioides*. Nos adultos, é recomendada a dosagem de 400 a 1.200 mg/dia. Para as crianças, a dose é de 12 mg/kg/dia. Alguns especialistas utilizam a anfotericina B administrada por via intratecal, intraventricular ou intracisternal em conjunto com um azólico ao considerarem que a resposta clínica possa ser mais rápida. Os pacientes que respondem ao azólico devem continuar o tratamento indefinidamente. A hidrocefalia é uma ocorrência comum e não é necessariamente um marcador de falha terapêutica. Na ocorrência de falha do tratamento com azólicos, é indicada a terapia intratecal com anfotericina B desoxicolato com ou sem o uso do azólico. A vasculite cerebral pode ocorrer e pode predispor à isquemia cerebral, infarto ou hemorragia. A eficácia dos esteroides em alta dosagem está indefinida. A terapia de resgate com voriconazol é considerada eficaz.

Tratamento cirúrgico

Se uma cavidade estiver localizada perifericamennte ou se existir sangramento recorrente ou extensão pleural, pode ser necessária uma excisão. A fístula broncopleural ou a cavitação recorrente são complicações cirúrgicas incomuns, e raramente resultam em disseminação. A terapia intravenosa perioperatória com anfotericina B pode ser considerada. A drenagem de abscessos frios, a sinovectomia e a curetagem ou excisão de lesões ósseas são algumas vezes necessárias. As administrações local e sistêmica de anfotericina B podem ser empregadas para tratar a doença articular causada por *Coccidioides*.

PREVENÇÃO

A prevenção baseia-se na educação sobre os modos de reduzir a exposição. Os médicos que atuam em regiões não endêmicas devem incorporar cuidadosamente os históricos de viagem ao avaliarem pacientes que apresentam sintomas compatíveis com coccidioidomicose.

A bibliografia está disponível no GEN-io.

Capítulo 268

Paracoccidioides brasiliensis

Andrew P. Steenhoff

ETIOLOGIA

A paracoccidioidomicose (blastomicose brasileira ou sul-americana, doença de Lutz-Splendore-Almeida) consiste na infecção fúngica sistêmica mais comum na América Latina, com casos relatados na América Central e no México. O Brasil compreende mais de 80% dos casos relatados. O agente etiológico, o ***Paracoccidioides brasiliensis,*** é um fungo termicamente dimórfico encontrado na forma de hifa no ambiente e na forma de levedura nos tecidos.

EPIDEMIOLOGIA

O *P. brasiliensis* é um microrganismo encontrado no solo que faz parte do hábitat das Américas do Sul e Central. Os surtos endêmicos ocorrem principalmente nas florestas tropicais do Brasil, com alguns casos escassos na Argentina, na Colômbia e na Venezuela. Existe uma incidência aumentada em áreas com altitude moderadamente elevada, com alta umidade e chuvas, e onde o tabaco e o café são cultivados. Parece que o tatu atua como reserva natural para o *P. brasiliensis.* A via mais comum para infecção consiste na inalação de conídios. A doença não costuma ser contagiosa e a transmissão interpessoal não foi confirmada. A paracoccidioidomicose é mais comum no sexo masculino e após a puberdade devido ao papel do estrogênio na prevenção da transição do conídio para levedura. As crianças compreendem menos de 10% dos casos totais.

PATOGÊNESE

A invasão do *P. brasiliensis* no corpo humano é baseada na quantidade de componentes do fungo e nas suas estratégias de ultrapassar os mecanismos de defesa do hospedeiro. Com o surgimento da tecnologia CRISPR e acesso total a diversos bancos de dados (tais como genomas, transcriptomas, proteomas, metabolomas, lipidomas), os pesquisadores estão preparados para compreender melhor o processo de virulência do *P. brasiliensis*, permitindo então de forma esperançosa a transmissão dos benefícios para os pacientes.

A via de entrada para o corpo é o trato respiratório e os pulmões representam o sítio de infecção primária, embora nem todos os pacientes apresentem sintomas respiratórios. Uma vez que os conídios ou os fragmentos de hifa alcançam os alvéolos, a ocorre sua transformação em leveduras. A infecção então se espalha para as mucosas nasais, boca e trato gastrintestinal. A imunidade mediada por células, principalmente a resposta associada aos linfócitos T auxiliares e a produção de citocinas Th-1, é crucial para conter a infecção. O fator de necrose tumoral e os macrófagos ativados pela interferona-γ são responsáveis pela morte intracelular do *P. brasiliensis.* Caso a resposta imune inicial não obtenha êxito, a reação pode ser alterada para a via Th-2, que é incapaz de conter a infecção, o que resulta na progressão clínica da doença. A levedura pode se disseminar através da via linfo-hematogênica para a pele, linfonodos e outros órgãos, e permanece em latência nos linfonodos, produzindo uma infecção latente cuja reativação ocorre anos depois. Existem casos de pacientes que desenvolveram a doença 30 anos ou mais após deixar a região endêmica.

Histopatologicamente, as células semelhantes a leveduras são redondas, com a célula-mãe sendo grande e cercada por germes menores, lembrando leme de marinheiro. Uma reação inflamatória granulomatosa supurativa mista com áreas de necrose é vista nas infecções pulmonares. Nas infecções crônicas, podem ser observadas fibrose e calcificação. As infecções mucocutâneas são caracterizadas por ulceração e hiperplasia pseudocarcinomatosa.

MANIFESTAÇÕES CLÍNICAS

Existem duas formas clínicas da doença. A forma **aguda** (paracoccidioidomicose juvenil) é rara, ocorre quase que exclusivamente em crianças e pacientes imunocomprometidos, e ataca o sistema reticuloendotelial. Os sintomas pulmonares podem estar ausentes, embora as radiografias de tórax mostrem radiopacidades nodulares, confluentes ou em placas. Tipicamente, os pacientes apresentam febre, prostração, perda de peso, linfadenopatia e aumento dos linfonodos intra-abdominais. Geralmente, a hepatoesplenomegalia está presente. Já foram relatadas lesões ósseas localizadas em crianças e elas podem progredir para a doença sistêmica. Também podem estar presentes osteomielite multifocal, artrite e derrame pericárdico. Os achados laboratoriais inespecíficos incluem anemia, eosinofilia e hipergamaglobulinemia. A paracoccidioidomicose aguda apresenta taxa de mortalidade de 25%. O envolvimento hepático associado à icterícia pode conferir um prognóstico desfavorável.

Os adultos desenvolvem uma doença **crônica** e progressiva, que inicialmente se manifesta com sintomas semelhantes a uma gripe, febre e perda de peso (paracoccidioidomicose adulta). A infecção pulmonar causa dispneia, tosse, dor torácica e hemoptise. Os achados durante o exame físico são escassos, embora as radiografias possam exibir infiltrados desproporcionais às manifestações clínicas. As lesões orais e nasais podem se apresentar na forma de dor, mudança na voz ou disfagia. Elas podem se estender da cavidade oral até a pele. A linfadenopatia generalizada, a hepatoesplenomegalia e o envolvimento adrenal (observado em 15 a 50% dos casos) podem levar à doença de Addison. É possível que ocorram granulomas no sistema nervoso central e meningoencefalite como sintomas primários ou secundários. Os adultos com exposição extensa ao solo, como os fazendeiros, têm maior tendência ao desenvolvimento da forma crônica da doença.

DIAGNÓSTICO

Em vários casos, o diagnóstico pode ser alcançado pela demonstração do fungo diretamente com hidróxido de potássio a partir do escarro, exsudato ou pus. O exame histopatológico de amostras de biopsia utilizando-se técnicas especiais de coloração para fungos também é diagnóstico. A imuno-histoquímica com utilização de anticorpos monoclonais para alguns glicoproteínas também pode ser realizada em secções teciduais. A cultura do fungo em ágar sabouraud dextrose ou a extração da levedura do ágar confirmam o diagnóstico. Os anticorpos para o *P. brasiliensis* podem ser demonstrados na maioria dos pacientes. Os títulos de anticorpos séricos e as respostas proliferativas linfocitárias aos agentes antifúngicos são úteis no monitoramento da sensibilidade ao tratamento. Na imunodifusão (teste diagnóstico mais comumente usado), a glicoproteína 43 kDa (gp43) está presente no sangue em mais de 90% dos pacientes com paracoccidioidomicose, e no imunoblot em 100% deles. Está sendo desenvolvido um teste de aglutinação em látex utilizando-se um grupo de exoantígenos brutos para a detecção de anticorpos contra o *P. brasiliensis*, e tal teste mostrou uma taxa de 92% de concordância com a imunodifusão. Os novos métodos diagnósticos que devem ser úteis no futuro incluem a reação em cadeia de polimerase, detecção de gp43 e ELISA para detectar a imunoglobulina E específica no soro do paciente. Os testes cutâneos para a paracoccidioidomicose não são confiáveis porque 30% a 50% dos pacientes com doença ativa não são reativos no início da doença e um resultado positivo indica exposição prévia, mas não necessariamente doença ativa.

TRATAMENTO

O tratamento de escolha para a paracoccidioidomicose consiste no itraconazol (5 a 10 mg/kg/dia com dose máxima de 200 mg/dia) VO por 6 meses. O fluconazol também pode ser usado, mas são necessárias doses altas (≥ 600 mg/dia) e um período de uso prolongado. Um pequeno número de pacientes foi tratado com outros azóis, tais como voriconazol, posaconazol e isavuconazol. Estes fármacos são potenciais substitutos para o itraconazol, mas são mais dispendiosos e podem interagir com outros medicamentos. A terbinafina é uma alilamina que apresenta *in vitro* potência contra o *P. brasiliensis*, e ela tem sido utilizada com êxito para o tratamento da paracoccidioidomicose. A anfotericina B é recomendada para a doença disseminada e caso as outras terapias falhem. O tratamento com compostos da sulfa, tais como a sulfadiazina, o sulfametoxasol-trimetoprima (trimetoprima: 8 a 10 mg/kg/dia com dose máxima de 160 mg e sulfametoxasol: 40 a 50 mg/kg/dia com dose máxima de 800 mg) e a dapsona, tem sido realizado tradicionalmente e com frequência é mais barato do que os novos azóis e as alilaminas. A principal desvantagem é que o curso do tratamento é muito grande, levando meses a anos de acordo com o agente selecionado. A recidiva pode acontecer após o tratamento com qualquer um dos medicamentos, incluindo anfotericina B. Em alguns casos específicos com uma resposta inflamatória intensa localizada em sítios como o sistema nervoso central ou com lesões pulmonares causando insuficiência respiratória, existe evidência que o uso de prednisona por 1 a 2 semanas de forma concomitante com antifúngicos reduz a inflamação de forma mais eficaz e pode ser benéfico. Eventualmente, as crianças desenvolvem uma paradoxal piora clínica durante o tratamento, o que inclui linfadenopatias novas, formação de fístulas, febre e perda de peso. Nesses casos, os corticoides também são recomendados.

Existem duas formas de tratamento sob investigação: a curcumina, um antioxidante encontrado no rizoma da cúrcuma, e a ciclosporina inibidora da calcineurina. Nos estudos *in vitro* feitos em células epiteliais bucais, a curcumina pareceu ter uma atividade antifúngica contra o *P. brasiliensis* superior ao fluconazol. A ciclosporina bloqueia o dimorfismo térmico do *P. brasiliensis*. Os modelos animais demonstraram que vacinas a partir de células inteiras fúngicas, antígenos purificados, peptídeos e DNA têm grande potencial para o desenvolvimento de uma vacina para ser usada em humanos.

A bibliografia está disponível no GEN-io.

Capítulo 269

Esporotricose (*Sporothrix schenckii*)

Andrew P. Steenhoff

ETIOLOGIA

A esporotricose é uma infecção fúngica rara de ocorrência mundial, tanto em eventos esporádicos como em surtos. O agente etiológico, *Sporothrix schenckii*, possui dimorfismo térmico, apresentando-se como micélio em temperatura ambiente (25 a 30°C) e como levedura *in vivo* (37°C).

EPIDEMIOLOGIA

O *S. schenckii*, distribuído amplamente na natureza, é encontrado nas vegetações em decomposição e, geralmente, é isolado do musgo de esfagno, das roseiras, bérberis, palha e de alguns tipos de feno. A maioria dos casos de esporotricose, no entanto, é relatada na América do Norte, América do Sul e Japão. Nos EUA, a maior parte dos casos ocorre no Centro-Oeste, particularmente em áreas ao longo dos rios Mississipi e Missouri. A doença é considerada um risco ocupacional entre fazendeiros, jardineiros, veterinários e profissionais de laboratório. Observa-se a transmissão a partir de mordidas e arranhadura de animais, geralmente de gatos e tatus. Relatos de transmissão interpessoal são incomuns, bem como raramente é descrita em lactentes. O mecanismo de transmissão em crianças pode ser zoonótico, mas geralmente é incerto. Em uma área endêmica do Peru, a incidência de infecção em crianças é maior do que em adultos e os fatores de risco são: brincar em campos de plantação, residir em casas cujos pisos são de terra e ter gatos como animais de estimação.

PATOGÊNESE

A doença em humanos, geralmente, se inicia com a inoculação cutânea do fungo em uma pequena ferida. A infecção pulmonar pode resultar da inalação de grandes números de esporos. A infecção disseminada é incomum, mas pode ocorrer em pacientes imunocomprometidos após ingestão ou inalação de esporos. A resposta imune celular ao *S. schenckii* é tanto neutrofílica quanto monocítica. Histologicamente, a coexistência de granulomas não caseosos e a formação de microabscessos é característica. A imunidade mediada por células T parece ser importante na contenção da infecção, enquanto a imunidade humoral mediada por anticorpos não protege contra a infecção. Como resultado da escassez de organismos, geralmente é difícil demonstrar os fungos em amostras de biopsia.

MANIFESTAÇÕES CLÍNICAS

A esporotricose cutânea é a forma mais comum da doença em todas as faixas etárias e pode ser linfocutânea ou cutânea fixa, sendo a primeira muito mais comum (Figura 269.1). A esporotricose linfocutânea é responsável por mais de 75% dos casos relatados em crianças e ocorre após a inoculação subcutânea traumática. Passado o período de incubação, que é variável e frequentemente prolongado (1 a 12 semanas), uma pápula eritematosa isolada e indolor desenvolve-se no local de inoculação. Nos adultos, a lesão inicial geralmente é localizada nas extremidades, mas, em crianças, é muitas vezes observada na face. A pápula original, então, aumenta e ulcera. Embora a infecção possa permanecer limitada ao local de inoculação (a forma cutânea fixa), as lesões satélites seguem a disseminação linfática e aparecem como múltiplos nódulos subcutâneos sensíveis acompanhando os canais linfáticos que drenam a lesão. Esses nódulos secundários são granulomas subcutâneos que aderem à pele sobrejacente e subsequentemente ulceram. A esporotricose não cura espontaneamente e essas lesões ulcerativas podem persistir por anos se não tratadas. Os sinais e sintomas sistêmicos são incomuns.

A esporotricose extracutânea é rara em crianças e a maioria dos casos é relatada em adultos com condições médicas subjacentes, incluindo AIDS e outras doenças imunossupressoras. A forma mais comum de esporotricose extracutânea envolve a infecção dos ossos e das articulações. A esporotricose pulmonar geralmente se manifesta como uma pneumonite crônica similar à apresentação de tuberculose pulmonar.

DIAGNÓSTICO

A esporotricose cutânea e linfocutânea deve ser diferenciada de outras causas de linfangite nodular, incluindo infecção micobacteriana atípica, nocardiose, leishmaniose, tularemia, melioidose, antraz cutâneo e outras micoses sistêmicas, como a coccidioidomicose. O diagnóstico definitivo requer o isolamento do fungo do local de infecção pela cultura. A coloração histológica específica, tais como o ácido periódico de Schiff e metenamina-prata, é necessária para identificar as leveduras nos tecidos, que apresentam normalmente a forma oval ou de charuto. Apesar das técnicas de coloração especiais, o desempenho diagnóstico das amostras de biopsia é baixo por causa do pequeno número de organismos presentes nos tecidos. Em casos de doença disseminada,

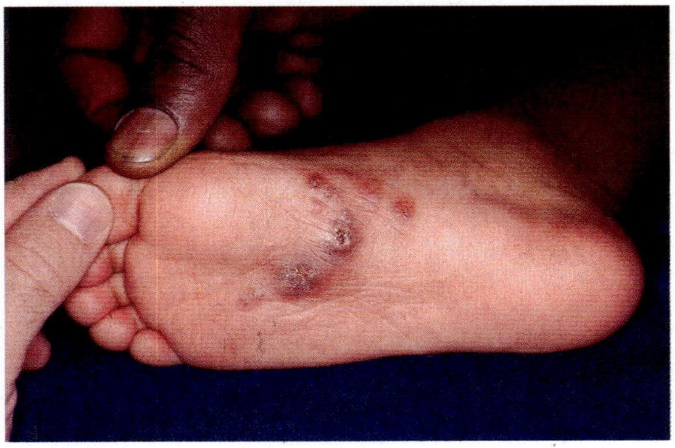

Figura 269.1 Esporotricose. Pápulas e nódulos eritematosos na superfície plantar com disseminação linfangítica precoce (esporotricoide). (De *Paller AS, Mancini AJ.* Hurwitz clinical pediatric dermatology. 5th ed. *Philadelphia: Elsevier; 2016,* Figura 17.48.)

a detecção do anticorpo sérico contra antígenos relacionados com o *S. schenckii* pode ser útil como ensaio diagnóstico. O teste sorológico não é comercialmente disponível, mas é oferecido por laboratórios especializados, incluindo o Centers for Disease Control and Prevention, nos EUA.

TRATAMENTO

Embora os ensaios comparativos e a ampla experiência em crianças não estejam disponíveis, o itraconazol é o tratamento de escolha recomendado para infecções fora do sistema nervoso central. A dosagem recomendada para crianças é de 5 a 10 mg/kg/dia VO, com uma dose máxima inicial de 200 mg/dia, que pode ser aumentada para 400 mg/dia, se não houver resposta inicial. Alternativamente, crianças menores com doença cutânea podem ser tratadas apenas com uma solução saturada de iodeto de potássio (uma gota, 3 vezes/dia, aumentando quando tolerada para um máximo de uma gota/kg de peso corporal ou 40 a 50 gotas, 3 vezes/dia, o que for a mais baixa). Reações adversas, geralmente na forma de náuseas e vômito, devem ser tratadas com a interrupção temporária da terapia e reintrodução em uma dosagem mais baixa. A terapia é mantida por 2 a 4 semanas após a resolução das lesões cutâneas, geralmente levando de 6 a 12 semanas. A terbinafina, uma alilamina, também é utilizada com sucesso para tratar a esporotricose cutânea, mas são relatadas taxas de cura inferiores e taxas de recaída maiores do que o tratamento por itraconazol. Dados adicionais de eficácia clínica são necessários para recomendar rotineiramente o seu uso. A anfotericina B é o tratamento de escolha para as infecções pulmonares, infecções disseminadas, doença do sistema nervoso central e infecções em indivíduos imunocomprometidos. O fluconazol oral de 12 mg/kg/dia (dose máxima, 400 a 800 mg/dia) pode ser utilizado, se outros agentes não são bem tolerados. O posaconazol é promissor, mas dados adicionais são necessários.

A terapia com azólicos ou uma solução saturada de iodeto de potássio não deve ser empregada em mulheres grávidas. A anfotericina B pode ser utilizada seguramente em casos de infecção pulmonar ou disseminada na gravidez. Pacientes gestantes com doença cutânea podem ser tratadas com hipertermia local ou a terapia pode ser adiada até o final da gravidez. A hipertermia envolve o aquecimento da área afetada a 42 a 45°C, com o emprego de banhos de água ou almofadas aquecidas, e funciona pela inibição do crescimento do fungo. Não há risco de disseminação para o feto e a doença não se agrava com a gravidez. O desbridamento cirúrgico atua no tratamento de alguns casos de esporotricose, particularmente na doença osteoarticular.

A bibliografia está disponível no GEN-io.

Capítulo 270

Mucormicose

Rachel L. Wattier e William J. Steinbach

ETIOLOGIA

A mucormicose refere-se a um grupo de infecções fúngicas oportunistas causadas por fungos da espécie Mucorales, os quais são organismos primitivos de crescimento rápido e em grande medida saprofíticos e onipresentes. São encontrados com frequência em solo, materiais vegetais e animais em decomposição e também em queijos, frutas e pães com bolor. A princípio, a mucormicose era chamada zigomicose, e os agentes etiológicos referidos como Zigomicetos, mas essa terminologia vem sendo abandonada em razão da reclassificação de organismos do antigo filo Zigomicota que utiliza análise filogenética molecular.

Os mais comuns gêneros de Mucorales causadores de doenças são *Rhizopus*, *Mucor* e *Lichtheimia* (antes *Absidia*). Infecções ocasionadas por organismos dos gêneros *Actinomucor*, *Apophysomyces*, *Cokeromyces*, *Cunninghamella*, *Rhizomucor*, *Saksenaea* e *Syncephalastrum* são observados com menos frequência. A mucormicose em humanos é caracterizada por um curso de rápida evolução, necrose tecidual e invasão de vasos sanguíneos.

EPIDEMIOLOGIA

A mucormicose é, em primeiro lugar, uma doença de indivíduos com condições subjacentes que prejudicam a imunidade do hospedeiro. Fatores predisponentes incluem: diabetes; neoplasias hematológicas; transplante de órgãos ou de células-tronco; acidose persistente; terapia com corticosteroides ou deferoxamina; prematuridade; e, com menos frequência, AIDS. É a segunda infecção invasiva por fungos filamentosos mais comum em hospedeiros imunocomprometidos, depois da aspergilose.

PATOGÊNESE

A principal via de infecção é a inalação de esporos do meio ambiente. Em indivíduos imunocomprometidos, se os esporos não são removidos por macrófagos, eles germinam nas hifas, resultando em invasão local e destruição do tecido. As vias cutâneas ou percutâneas de infecção podem levar à mucormicose cutânea e subcutânea. A ingestão de alimento ou suplementos contaminados tem sido associada a doenças gastrintestinais. Em geral, essas infecções são caracterizadas por angioinvasão extensiva, ocasionando trombose, infarto e necrose tecidual, o que pode limitar a distribuição de agentes antifúngicos e leucócitos para o sítio de infecção e contribuir para a disseminação da infecção para outros órgãos.

Macrófagos e neutrófilos são a principal defesa do hospedeiro contra o Mucorales e outros fungos filamentosos e fornecem imunidade quase completa contra a mucormicose por meio de fagocitose e morte oxidativa de esporos, talvez justificando a predileção no que se refere à mucormicose por pacientes com neutropenia ou disfunção de neutrófilos. Muitos dos Mucorales têm mecanismos de virulência que removem o ferro, um elemento essencial para o crescimento celular, do hospedeiro. O deferoxamina como quelante de ferro aumenta paradoxalmente a disponibilidade e a incorporação do elemento pelos membros dos Mucorales. A acidose reduz a capacidade fagocítica e quimiotática dos neutrófilos ao mesmo tempo que aumenta a disponibilidade de ferro não ligado, provavelmente explicando a suscetibilidade à mucormicose entre indivíduos com acidose não controlada.

MANIFESTAÇÕES CLÍNICAS

Não existem sinais ou sintomas específicos de mucormicose. Pode ocorrer como qualquer uma das diversas síndromes clínicas, incluindo infecções sinusal/rinocerebral, pulmonar, gastrintestinal, disseminada, ou doença cutânea ou subcutânea.

Infecções sinusais e rinocerebrais têm sido, historicamente, as formas mais comuns de mucormicose e ocorrem de preferência em indivíduos com diabetes melito ou imunocomprometidos. Em geral, a infecção se origina nos seios paranasais. Os sintomas iniciais são consistentes com sinusite e incluem cefaleia, dor retro-orbitária, febre e secreção nasal. A infecção pode evoluir com rapidez ou ser lentamente progressiva. O envolvimento orbital que se manifesta como edema periorbital, proptose, ptose e oftalmoplegia pode ocorrer em fase precoce da doença. A secreção nasal costuma ser escura e sanguinolenta; os tecidos envolvidos tornam-se vermelhos, em seguida violáceos e depois pretos enquanto ocorre trombose vascular e necrose tecidual. A extensão além da cavidade nasal até a boca é comum. O envolvimento ósseo direto é comum como resultado dos efeitos de pressão contígua ou por causa de invasão direta e infarto. A sinusite paranasal destrutiva com extensão intracraniana pode ser demonstrada por tomografia computadorizada (TC) ou ressonância magnética (RM) (Figura 270.1). Casos complicados por tromboses do seio cavernoso ou da artéria carótida interna têm sido relatados. Abscessos cerebrais podem ocorrer em pacientes com infecção rinocerebral que se estende diretamente da cavidade nasal e seios paranasais, em geral, para os lobos frontal ou frontotemporal. Em pacientes com doença hematogênica disseminada, os abscessos podem envolver o lobo occipital ou o tronco cerebral.

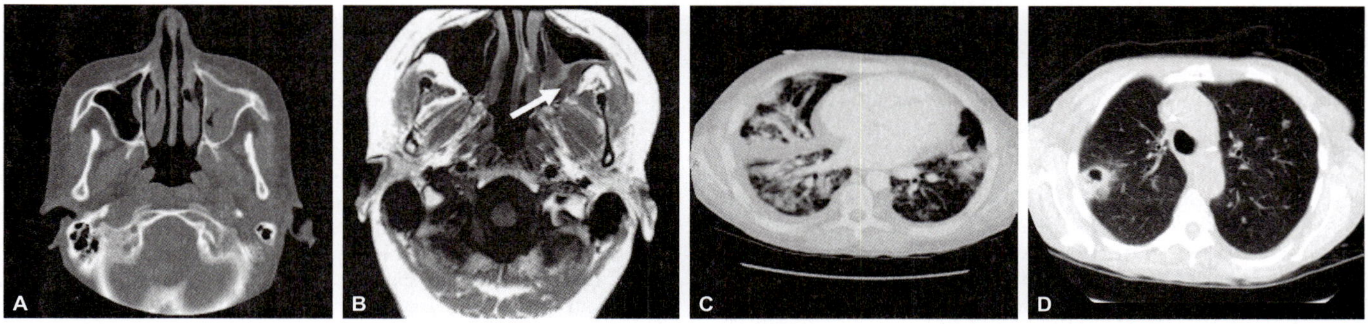

Figura 270.1 Achados radiológicos na mucormicose sinopulmonar. **A.** O nível hidroaéreo no seio maxilar esquerdo é evidente na tomografia computadorizada (TC), que é indistinguível da sinusite bacteriana. **B.** A ressonância magnética revela hiperintensidade do sinal T2 no músculo pterigóideo esquerdo (*seta*) em conjunto com um nível hidroaéreo no seio maxilar esquerdo. **C.** Múltiplas lesões consolidativas e nodulares heterogêneas com um extenso infarto vascular no pulmão (*cunha*) e pequenos derrames pleurais são mostrados em um paciente com câncer e mucormicose pulmonar. **D.** A TC com contraste demonstra uma cavidade dentro de um infiltrado denso em paciente com leucemia mielogênica aguda e mucormicose pulmonar. *(De Kontoyiannis DP, Lewis RE. Agents of mucormycosis and entomophthoramycosis. In: Bennett JF, Dolin R, Blaser MJ, editors.* Mandell, Douglas, and Bennett's principles and practice of infectious diseases. *8th ed. Philadelphia: Elsevier; 2015, Figura 260.5; cortesia de Dr. Edith Marom, University of Texas, MD Anderson Cancer Center, Houston, Texas.)*

A **mucormicose pulmonar** geralmente acomete pacientes com neutropenia grave e e tem se tornado mais comum em séries epidemiológicas recentes. É caracterizada por febre, taquipneia e tosse produtiva com dor torácica pleurítica e hemoptise. Uma ampla gama de achados radiológicos pulmonares é observada, incluindo nódulo pulmonar solitário, consolidação segmentar ou lobar, além de alterações broncopneumônicas e cavitárias (ver Figura 270.1). Embora esses achados se sobreponham a outras infecções fúngicas invasivas pulmonares, a presença de múltiplos nódulos (≥ 10), derrames pleurais ou o sinal de halo reverso é mais sugestiva de mucormicose.

A **mucormicose gastrintestinal** não é comum. Frequentemente, o diagnóstico é tardio; apenas 25% dos casos são diagnosticados *ante-mortem*, e a mortalidade subsequente chega a 85%. Ela pode ocorrer como uma complicação de doença disseminada ou infecção intestinal isolada em diabéticos, crianças imunossuprimidas ou desnutridas, ou lactentes prematuros. Qualquer parte do trato gastrintestinal pode ser envolvida, sendo o estômago, seguido do cólon e do íleo, os mais comumente afetados. É provável a ocorrência de dor abdominal e distensão com hematêmese, hematoquezia ou melena. A perfuração da parede estomacal ou intestinal é comum.

A **mucormicose disseminada** está associada a uma taxa de mortalidade muito alta, sobretudo entre indivíduos imunocomprometidos. A infecção disseminada pode surgir de qualquer um dos sítios primários de infecção; embora, muitas vezes, tenha origem na pulmonar. A apresentação clínica varia de acordo com os sítios comprometidos.

A **mucormicose cutânea e de tecidos moles** pode agravar queimaduras e feridas cirúrgicas ou traumáticas. Há a probabilidade de a doença cutânea primária ser localmente invasiva e progredir por todas as camadas teciduais, incluindo músculos, fáscia e ossos (Figura 270.2). Fasciite necrosante pode ocorrer. A infecção se manifesta como uma pápula eritematosa que ulcera, deixando um centro necrótico escurecido. Lesões cutâneas são dolorosas, e os pacientes afetados podem apresentar febre. Por outro lado, aquelas secundárias à disseminação hematogênica tendem a ser nodulares, com destruição mínima da epiderme.

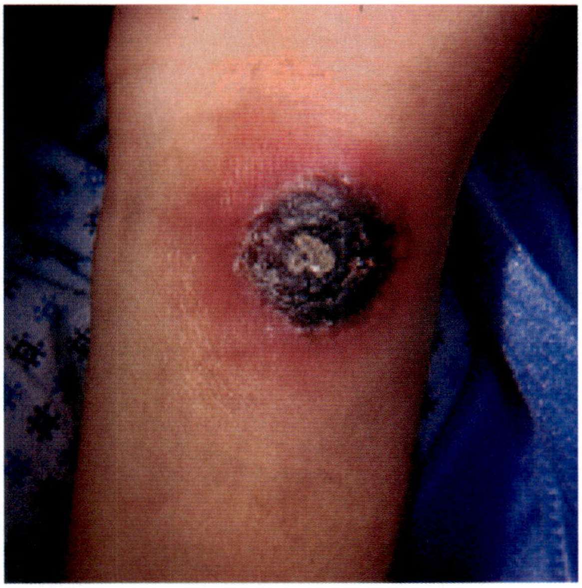

Figura 270.2 Manifestação cutânea de mucormicose. Úlcera crônica não cicatrizante com necrose após inoculação traumática. *(De Kontoyiannis DP, Lewis RE. Agents of mucormycosis and entomophthoramycosis. In: Bennett JF, Dolin R, Blaser MJ, editors.* Mandell, Douglas, and Bennett's principles and practice of infectious diseases. *8th ed. Philadelphia: Elsevier; 2015, Figura 260.6A.)*

DIAGNÓSTICO

O diagnóstico depende da identificação morfológica direta dos elementos fúngicos de cultura ou espécimes de biopsia tecidual obtidos no local da doença. Os Mucorales aparecem como hifas largas (5 a 25 µm de diâmetro), raras vezes septadas, de parede fina, ramificando-se de forma irregular em ângulos retos quando coradas com metenamina-prata de Gomori (GMS) ou hematoxilina-eosina. Secundários à sua estrutura de paredes finas e falta de septação regular, os elementos fúngicos costumam aparecer entrelaçados, colapsados ou dobrados. Os organismos podem ser difíceis de identificar com segurança por morfologia de espécimes teciduais; imuno-histoquímica ou reação em cadeia da polimerase (PCR) pode fornecer identificação mais confiável quando a morfologia não é característica. A angioinvasão no tecido é um atributo da mucormicose.

Os Mucorales podem ser cultivados em meios de cultura padrões de laboratório a partir de escarro, lavado broncoalveolar, lesões cutâneas ou material de biopsia. Culturas de espécimes não teciduais, como o lavado broncoalveolar, apresentam baixa sensibilidade. Os métodos baseados na PCR podem melhorar a detecção em relação à cultura, embora não tenham sido avaliados em larga escala. Ainda que os Mucorales possam ser infectantes de cultura, o isolamento em um hospedeiro suscetível deve levar ao exame minucioso da doença clínica. Biomarcadores fúngicos não invasivos, como galactomanana ou 1,3-β-D-glucana, não detectam os agentes causadores de mucormicose.

TRATAMENTO

A maioria das formas de mucormicose pode ser agressiva e difícil de tratar, com altas taxas de mortalidade, exceto para a doença cutânea localizada, a qual apresenta desfechos mais ou menos favoráveis. A terapia ideal para a mucormicose em crianças requer diagnóstico precoce e início imediato da terapêutica médica combinada com o desbridamento cirúrgico extenso de todo o tecido desvitalizado. A correção de fatores predisponentes, como neutropenia, hiperglicemia e/ou acidose, se possível, é um componente essencial do manejo.

As formulações lipídicas de anfotericina B, seja anfotericina lipossomal ou complexo lipídico de anfotericina B, são a base da terapia antifúngica para mucormicose. Recomenda-se a dosagem de pelo menos 5 mg/kg/dia e até 10 mg/kg/dia, embora o benefício de aumentar até 10 mg/kg/dia não esteja bem estabelecido. A duração da terapia é individualizada e depende de resposta clínica e reconstituição imunológica.

Outros antifúngicos com ação contra os Mucorales incluem posaconazol e isavuconazol. É importante ressaltar que o voriconazol não é ativo contra os agentes de mucormicose e, em alguns estudos, foi identificado como um fator predisponente para a infecção. Essa associação não é totalmente compreendida; alguns estudos sugerem que pode ser um marcador para pacientes de alto risco, em vez de realmente influenciar a suscetibilidade. O posaconazol é ativo contra muitos dos Mucorales e tem se mostrado promissor quando utilizado como terapia de resgate, embora não tenha sido avaliado para terapia primária de mucormicose. Têm sido levantadas questões sobre sua ação contra *Rhizopus oryzae* e *Mucor circinelloides*, dois dos agentes mais comuns causadores de mucormicose. Atualmente, o posaconazol não é recomendado para terapia primária, mas pode ser utilizado como terapia de resgate ou para sair de um regime com anfotericina B. O isavuconazol foi recentemente licenciado para a terapia primária de mucormicose com base em um estudo de segmento único no qual mostrou desfechos favoráveis comparados às taxas de resposta atuais da terapia realizada com anfotericina B. De qualquer maneira, hoje não há dados de dosagem pediátrica para o isavuconazol.

Embora as equinocandinas não possuam ação significativa contra os Mucorales, modelos animais têm mostrado potencial sinergia quando esses antifúngicos são utilizados com a anfotericina B no tratamento de mucormicose experimental. A caspofungina tem demonstrado expor a β-glucana na parede celular de *Rhizopus*, resultando em um aumento na atividade neutrofílica. No entanto, os estudos clínicos que avaliaram a terapia combinada com a adição de equinocandina ou posaconazol a um regime com anfotericina B vêm mostrando resultados conflitantes. Atualmente, a terapia combinada não é recomendada como terapia primária, mas pode ser considerada como terapia de resgate para doença refratária. O oxigênio hiperbárico tem sido utilizado de forma anedótica como uma terapia adjuvante. O uso de quelante de ferro com deferasirox tem sido experimentado como terapia de resgate na mucormicose refratária, mas não é recomendado no momento por causa de efeitos adversos observados em um ensaio clínico limitado.

A bibliografia está disponível no GEN-io.

Capítulo 271
Pneumocystis jirovecii

Francis Gigliotti e Terry W. Wright

A pneumonia por *Pneumocystis jirovecii* (pneumonite intersticial plasmocitária) em um indivíduo imunocomprometido é uma infecção de risco à vida. A infecção primária na pessoa imunocompetente em geral é subclínica e passa despercebida. A doença provavelmente resulta da aquisição nova ou repetida do organismo, em vez da reativação de organismos latentes. Mesmo nos casos mais graves, com raras exceções, os organismos permanecem localizados nos pulmões.

ETIOLOGIA

P. jirovecii é um parasita extracelular comum encontrado mundialmente nos pulmões de mamíferos. A posição taxonômica desse organismo não foi estabelecida inequivocamente, mas as similaridades dos ácidos nucleicos colocam *P. jirovecii* mais próximo aos fungos, apesar de compartilhar aspectos morfológicos e suscetibilidade a fármacos com os protozoários. Estudos detalhados da biologia básica do organismo não são possíveis, em virtude da incapacidade de *P. jirovecii* crescer em cultura. As análises fenotípicas e genotípicas demonstram que cada espécie de mamíferos é infectada por uma única cepa (ou, possivelmente, espécie) de *Pneumocystis*. Uma correlação biológica dessas diferenças é evidenciada por experimentos animais que demonstram que os organismos não são transmissíveis de uma espécie de mamífero para outra. Essas observações levaram à sugestão de nova nomenclatura dos organismos, sendo aqueles que causam infecção em humanos denominados *P. jirovecii*.

EPIDEMIOLOGIA

Exames sorológicos revelam que a maioria dos humanos é infectada por *P. jirovecii* antes dos 4 anos de idade. Na criança imunocompetente, essas infecções são geralmente assintomáticas. Às vezes, o DNA de *P. jirovecii* pode ser detectado nos aspirados nasofaríngeos de lactentes normais. A pneumonia causada por *P. jirovecii* ocorre quase exclusivamente em hospedeiros com imunocomprometimento grave, incluindo aqueles com desordens de imunodeficiência congênita ou adquirida, neoplasias malignas ou órgãos transplantados. Pacientes com imunodeficiências primárias em risco de infecção incluem aqueles com imunodeficiência combinada grave, deficiência do ligante de CD40 ligada ao X, deficiência do complexo de histocompatibilidade principal de classe II, deficiência do modulador essencial do fator nuclear kappa B, deficiência do dedicador de citocinese 8, síndrome de Wiskott-Aldrich e deficiência do domínio de recrutamento da caspase 11. Baixo número de células de *P. jirovecii* pode ser encontrado nos pulmões de lactentes que morreram com o diagnóstico de síndrome da morte súbita do lactente. Essa observação poderia indicar uma relação de causa e efeito ou simplesmente que houve sobreposição no tempo da infecção primária com *P. jirovecii* e síndrome da morte súbita do lactente.

Na ausência de quimioprofilaxia, aproximadamente 40% dos lactentes e crianças com AIDS, 70% dos adultos com AIDS, 12% das crianças com leucemia e 10% dos pacientes com transplante de órgãos manifestam pneumonia por *P. jirovecii*. A epidemia que ocorreu entre lactentes debilitados na Europa durante e após a Segunda Guerra Mundial é atribuída à desnutrição. O uso de novos agentes imunossupressores biológicos expandiu as populações em risco. A adição de inibidores do fator de necrose tumoral-α no tratamento de pacientes com doença inflamatória intestinal resultou em aumento considerável de pneumonia por *P. jirovecii* nessa população de pacientes, tal como a utilização de rituximabe em pacientes com neoplasias hematológicas.

O hábitat natural e o modo de transmissão para humanos são desconhecidos, mas os estudos em animais claramente demonstram a transmissão por via respiratória. A transmissão de animal para humano é improvável, devido à especificidade de *P. jirovecii* pelo hospedeiro. Portanto, a transmissão de pessoa para pessoa é provável, mas não foi demonstrada de maneira conclusiva.

PATOGÊNESE

Duas formas de *P. jirovecii* são encontradas nos espaços alveolares: cistos, que possuem de 5 a 8 μm de diâmetro e contêm até oito esporozoítos pleomórficos intracísticos (ou corpos intracísticos); e trofozoítos extracísticos (ou formas tróficas), que são células com 2 a 5 μm derivadas de esporozoítos excistados. A terminologia de esporozoíto e trofozoíto é baseada nas similaridades morfológicas com os protozoários, pois não há correlação exata dessas formas do organismo entre os fungos. *P. jirovecii* liga-se às células epiteliais alveolares do tipo I, possivelmente pelas proteínas adesivas, tais como fibronectina e/ou ligantes dependentes de manose.

O controle da infecção depende de a imunidade mediada por células estar preservada. Estudos em pacientes com AIDS demonstram uma incidência aumentada de pneumonia por *P. jirovecii* com redução acentuada da contagem de linfócitos T $CD4^+$. A contagem de células $CD4^+$ fornece um indicador útil em adultos e crianças mais velhas que precisam da profilaxia para pneumonia causada por *P. jirovecii*.

Embora as células T $CD4^+$ com função normal sejam centrais no controle da infecção por *P. jirovecii*, a via efetora final para a destruição desse patógeno é pouco compreendida, mas provavelmente depende de macrófagos alveolares. O papel das células T $CD4^+$ poderia ser a cooperação na produção de anticorpo específico, que por sua vez está envolvido na eliminação de organismos pela interação com o complemento, fagócitos ou células T ou pela ativação direta dos macrófagos alveolares.

Na ausência de uma resposta imune adaptativa, como pode ser evidenciada experimentalmente em camundongos com imunodeficiência combinada grave, a infecção com *P. murina* produz pouca alteração na histologia ou função pulmonar até a fase tardia da doença. Se linfócitos funcionais são fornecidos aos camundongos com imunodeficiência combinada grave que estão infectados com *P. murina*, observa-se um início rápido de resposta inflamatória que resulta em intenso infiltrado celular, complacência pulmonar marcantemente reduzida e hipoxia significativa, mimetizando as alterações características de pneumonia por *P. jirovecii* em humanos. Essas modificações inflamatórias também estão associadas à interferência evidente da função do surfactante. A análise da subpopulação de células T demonstrou que as células T $CD4^+$ produzem uma resposta inflamatória que elimina os organismos, mas também resulta em lesão pulmonar. As células T $CD8^+$ não são eficazes para erradicar o *P. jirovecii*. As células T $CD8^+$ auxiliam a modulação da inflamação produzida por células T $CD4^+$, mas, na ausência destas, a resposta inflamatória ineficiente das células T $CD8^+$ contribui significativamente para a lesão pulmonar. Esses vários efeitos sobre as células T são provavelmente responsáveis pelas variações na apresentação e prognóstico da pneumonia por *P. jirovecii* observadas nas diferentes populações de pacientes.

PATOLOGIA

Os aspectos histopatológicos da pneumonia por *P. jirovecii* são de dois tipos. O primeiro tipo é a pneumonite intersticial plasmocitária infantil, que foi observada em surtos epidêmicos em crianças debilitadas com 3 a 6 meses de idade. Observa-se infiltrado extenso com espessamento do septo alveolar, assim como a presença de números elevados de plasmócitos. O segundo tipo é uma pneumonite alveolar descamativa difusa encontrada em crianças e adultos imunocomprometidos. Os alvéolos contêm grandes números de *P. jirovecii* em um exsudato espumoso com macrófagos alveolares ativos na fagocitose dos organismos. Não se observa infiltração do septo alveolar como observado no tipo infantil, e os plasmócitos geralmente estão ausentes.

MANIFESTAÇÕES CLÍNICAS

Existem pelo menos três manifestações clínicas distintas de pneumonia por *P. jirovecii*. Em pacientes com imunodeficiência congênita profunda ou em pacientes com AIDS que apresentam poucas células T $CD4^+$, o início da hipoxia e dos sintomas é sutil, com taquipneia progredindo para batimento de asa do nariz, frequentemente sem febre; retrações intercostais, suprasternais e infrasternais; e cianose em casos graves. Nos casos de pneumonia por *P. jirovecii* ocorrendo em crianças e adultos com imunodeficiência resultante do uso de medicamentos imunossupressores, o início da hipoxia e dos sintomas é frequentemente mais súbito, com febre, taquipneia, dispneia e tosse, progredindo para o comprometimento respiratório grave. Esse tipo é responsável pela maioria dos casos, embora a gravidade da expressão clínica possa variar. *Os estertores em geral não são detectados no exame físico.* O terceiro padrão da doença é visto em pacientes gravemente imunocomprometidos com pneumonia por *P. jirovecii* que parecem responder à terapia, mas que depois desenvolvem deterioração aguda e aparentemente paradoxal, que se considera estar associada ao retorno da função imune. Essa condição é referida como *síndrome inflamatória de reconstituição imune* e é comumente encontrada em pacientes com AIDS recém-diagnosticada, que apresentam pneumonia por *P. jirovecii* e que têm uma rápida resposta à terapia antirretroviral que é instituída ao mesmo tempo como terapia anti-*Pneumocystis*. Pode ocorrer igualmente em receptores de transplante de células-tronco que realizam o enxerto medular enquanto infectados com *P. jirovecii*.

ACHADOS LABORATORIAIS

A radiografia torácica revela a presença de infiltrados alveolares em vidro fosco ou intersticiais difusos (Figura 271.1). As densidades iniciais são peri-hilares e a progressão continua perifericamente, poupando as áreas apicais até a fase tardia. A taxa de oxigênio arterial (Pa_{O_2}) é invariavelmente reduzida. O principal papel do laboratório em estabelecer o diagnóstico de pneumonia por *P. jirovecii* é identificar organismos em espécimes pulmonares por uma variedade de métodos. Uma vez obtidos, em geral os espécimes são corados com um dos quatro corantes comumente utilizados: coloração de prata de Grocott-Gomori e azul de toluidina para a forma cística; corantes policrômicos, tais como Giemsa, para trofozoítos e esporozoítos; além de anticorpos monoclonais marcados com fluoresceína tanto para trofozoítos quanto para cistos. A análise da reação em cadeia da polimerase de espécimes respiratórios oferece uma alternativa promissora como um método diagnóstico rápido, mas um sistema padronizado para uso clínico ainda não foi estabelecido. Os níveis séricos de lactato desidrogenase são muitas vezes elevados, mas não são específicos.

DIAGNÓSTICO

O diagnóstico definitivo requer a demonstração de *P. jirovecii* no pulmão na presença de sinais e sintomas clínicos da infecção. Os organismos podem ser detectados em espécimes coletados no lavado broncoalveolar (LBA), no aspirado traqueal, na biopsia pulmonar transbrônquica, no escovado brônquico, no aspirado transtorácico percutâneo com agulha e na biopsia pulmonar aberta. Amostras de escarro induzido com salina hipertônica são úteis se *P. jirovecii* é detectado, mas a ausência de organismos no escarro induzido não exclui a infecção, e o LBA deve ser realizado. A biopsia pulmonar aberta é o método mais confiável, embora o LBA seja mais prático na maioria dos casos. As estimativas do rendimento diagnóstico dos vários espécimes são de 20 a 40% para escarro induzido, 50 a 60% para aspirado traqueal, 75 a 95% para LBA, 75 a 85% para biopsia transbrônquica e 90 a 100% para biopsia pulmonar aberta.

TRATAMENTO

A terapia recomendada para pneumonia por *P. jirovecii* é o sulfametoxazol-trimetoprima (SMX-TMP) (15 a 20 mg TMP e 75 a 100 mg SMX/kg/dia em quatro doses divididas) administrado por via intravenosa ou oral, se houver manifestação de doença branda e na

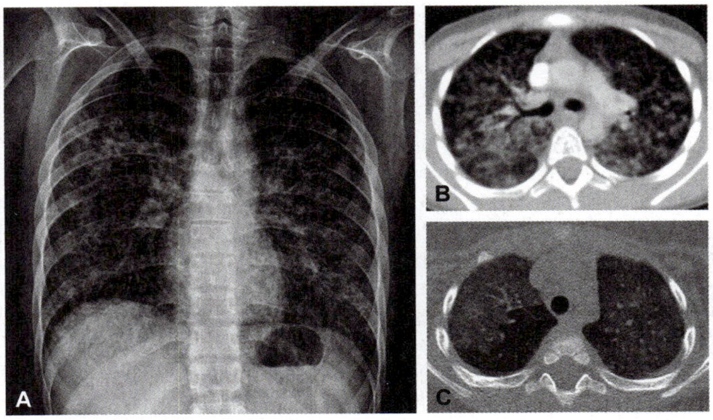

Figura 271.1 Infecção com *Pneumocystis jirovecii* em um menino de 17 anos com leucemia linfoblástica aguda e imunodeficiência, que manifestou dispneia, febre, tosse não produtiva e contagem reduzida de leucócitos. **A.** A radiografia revela opacidade intersticial bilateral difusa por toda a extensão dos pulmões. **B.** A tomografia computadorizada (*TC*) com contraste confirma as opacidades em vidro fosco, irregulares e bilaterais em ambos os pulmões. O diagnóstico foi confirmado por um teste baseado na reação em cadeia da polimerase do lavado broncoalveolar. **C.** A TC em um paciente distinto demonstra um padrão característico de "pavimentação em mosaico" em ambos os lobos superiores. *(De Westra SJ, Yikilmaz A, Lee EY. Pulmonary infection. In: Coley BD, editor.* Caffey's pediatric diagnostic imaging. *13th ed. Philadelphia: Elsevier; 2019, Figura 54.30.)*

ausência de má absorção ou diarreia. A duração do tratamento é de 3 semanas para pacientes com AIDS e 2 semanas para outros pacientes. Infelizmente, reações adversas ocorrem com frequência com SMX-TMP, sobretudo erupção cutânea e neutropenia em pacientes com AIDS. Para pacientes que não podem tolerar ou que falham em responder ao SMX-TMP após 5 a 7 dias, o isetionato de pentamidina (4 mg/kg/dia como dose única IV) pode ser empregado. Reações adversas são frequentes e incluem disfunção renal e hepática, hiperglicemia ou hipoglicemia, erupção cutânea e trombocitopenia. Atovaquona (750 mg, 2 vezes/dia com alimento, para pacientes com mais de 13 anos) é um tratamento alternativo utilizado principalmente em adultos com doença branda a moderada. A experiência limitada está disponível para crianças pequenas. Estudos farmacocinéticos da atovaquona demonstram que uma dose de 30 mg/kg/dia VO em duas doses divididas para crianças de 0 a 3 meses e com idade superior a 2 anos é adequada e segura; uma dose de 45 mg/kg/dia VO em duas doses divididas é necessária para crianças entre 4 meses e 2 anos de idade. Outras terapias efetivas incluem glicuronato de trimetrexato ou combinações de trimetoprima com dapsona ou clindamicina mais primaquina.

Alguns estudos em adultos sugerem que a administração de corticosteroides como terapia adjuvante para suprimir a resposta inflamatória aumenta as chances de sobrevida em casos moderados e graves de pneumonia por *P. jirovecii*. O regime recomendado de corticosteroides para adolescentes com mais de 13 anos e para adultos é a prednisona oral, 80 mg/dia VO em duas doses divididas nos dias 1 a 5, 40 mg/dia VO, uma vez/dia nos dias 6 a 10 e 20 mg/dia VO, uma vez/dia nos dias 11 a 21. Um regime razoável para crianças é a prednisona oral, 2 mg/kg/dia nos primeiros 7 a 10 dias, seguido por um regime de redução gradual nos próximos 10 a 14 dias.

CUIDADO PALIATIVO

Os cuidados paliativos básicos são ditados pela condição do paciente, com atenção cuidadosa para manter a oxigenação e a hidratação adequada. Apenas 5 a 10% dos pacientes com AIDS necessitam de ventilação mecânica, comparado a 50 a 60% dos pacientes sem AIDS, consistente com a hipótese de que a capacidade do paciente para montar uma resposta inflamatória correlaciona-se à gravidade e ao prognóstico. Existem relatos empíricos de administração de surfactante em crianças com pneumonia grave por *P. jirovecii*, embora o uso de surfactante para tratar a síndrome do desconforto respiratório do adulto seja controverso.

COMPLICAÇÕES

A maior parte das complicações ocorre como eventos adversos associados aos medicamentos utilizados ou à ventilação mecânica empregada no tratamento. A complicação pulmonar mais grave da pneumonia por *P. jirovecii* é a síndrome do desconforto respiratório do adulto. Raramente, a infecção com *P. jirovecii* afeta sítios extrapulmonares (p. ex., retina, baço e medula óssea), mas em geral essas infecções são assintomáticas e também respondem ao tratamento.

PROGNÓSTICO

Sem tratamento, a pneumonite por *P. jirovecii* é fatal em quase todos os hospedeiros imunocomprometidos em um período de 3 a 4 semanas do início da doença. A taxa de mortalidade varia de acordo com a população de pacientes e está mais relacionada com a resposta inflamatória do que à carga do organismo. Pacientes com AIDS têm uma taxa de mortalidade de 5 a 10% e pacientes com outras doenças, tais como neoplasias malignas, possuem taxas de mortalidade que chegam a 20 a 25%. Os que necessitam de ventilação mecânica têm taxas de mortalidade de 60 a 90%. Pacientes permanecem em risco de pneumonia por *P. jirovecii* enquanto estão imunocomprometidos. A profilaxia contínua deve ser iniciada ou reintroduzida no final da terapia de pacientes com AIDS (Capítulo 302).

PREVENÇÃO

Pacientes em alto risco de pneumonia por *P. jirovecii* devem ser submetidos à quimioprofilaxia. A profilaxia em lactentes nascidos de mães infectadas pelo HIV e em lactentes e crianças infectadas pelo HIV é baseada na idade e na contagem de células CD4 (Capítulo 302). Visto que a contagem de CD4 flutua rapidamente durante o primeiro ano de vida, crianças nascidas de mães infectadas pelo HIV devem ser submetidas à profilaxia durante o primeiro ano de vida até que a infecção seja excluída. Pacientes com síndrome da imunodeficiência combinada grave, pacientes que recebem terapia imunossupressora intensiva para câncer ou outras doenças e receptores de transplante de órgãos também são candidatos para a profilaxia. O SMX-TMP (5 mg/kg TMP e 25 mg SMX/kg VO, 1 vez/dia ou dividido em duas doses diárias) é o fármaco de escolha e pode ser administrado por 3 dias consecutivos a cada semana ou alternadamente, a cada dia. Alternativas para a profilaxia incluem dapsona (2 mg/kg/dia VO, máximo: 100 mg/dose; ou 4 mg/kg VO, 1 vez/semana, máximo: 200 mg/dose); atovaquona (30 mg/kg/dia VO para lactentes, 1 a 3 meses e 24 meses de idade ou mais; 45 mg/kg/dia para lactentes e crianças pequenas de 4 a 23 meses); e pentamidina aerossolizada (300 mg mensalmente com o nebulizador Respirgard II®), mas todos esses agentes são inferiores a SMX-TMP. Por fim, a experiência clínica limitada sugere que a pentamidina pode ser administrada intravenosamente uma vez ao mês para prevenir pneumonia por *P. jirovecii*. A profilaxia deve ser mantida enquanto o paciente permanece imunocomprometido. Alguns pacientes com AIDS que reconstituem a resposta imune de forma adequada durante a terapia antirretroviral muito ativa podem retirar a profilaxia.

A bibliografia está disponível no GEN-io.

Seção 13
Infecções Virais

Capítulo 272
Princípios da Terapia Antiviral

Mark R. Schleiss

A quimioterapia antiviral requer, caracteristicamente, um equilíbrio delicado entre focalizar as etapas críticas na replicação viral sem interferir na função celular do hospedeiro. Visto que os vírus necessitam das funções celulares para concluírem sua replicação, muitos agentes virais exercem toxicidade celular significativa no hospedeiro, o que tem dificultado o desenvolvimento de novos fármacos antivirais. Apesar dessa limitação, diversos agentes são licenciados para uso contra vírus, principalmente herpes-vírus, vírus respiratórios e vírus da hepatite (Tabela 272.1).

Ao tomar a decisão de instituir o uso das drogas antivirais, é importante para o clínico obter amostras diagnósticas adequadas, que possam ajudar a esclarecer o agente antiviral escolhido. A preferência por um antiviral específico é baseada no agente de escolha recomendado para uma condição clínica particular, em que se consideram a farmacocinética, as toxicidades, os custos e o potencial para desenvolvimento de resistência (Tabela 272.2). As intercorrências no paciente, tais como insuficiência renal, também devem ser consideradas. Os clínicos devem monitorar atentamente a terapia antiviral quanto aos eventos adversos ou toxicidades, tanto previstas quanto não previstas.

Testes de sensibilidade *in vitro* de virais isolados a compostos antivirais, geralmente, envolvem um sistema complexo de cultura tecidual. A potência de um antiviral é determinada pela dose inibitória **50% (ID 50)**, que é a concentração antiviral necessária para inibir em até 50% o crescimento em cultura celular de um inóculo viral padronizado. Em virtude da complexidade desses ensaios, os resultados são amplamente variados e a relação real entre os testes de sensibilidade antiviral e os resultados da terapia é, algumas vezes, incerta. Posto que esses ensaios, muitas vezes, não estão prontamente disponíveis e levam

Tabela 272.1 Fármacos antivirais atualmente licenciados.

ANTIVIRAL	NOME COMERCIAL	MECANISMO DE AÇÃO
Aciclovir	Zovirax	Inibe a DNA polimerase viral
Adefovir	Hepsera	Inibidor da transcriptase reversa análogo de nucleotídios
Amantadina*	Symmetrel	Bloqueia a função dos canais iônicos M2
Baloxavir	Xofluza	Inibe a endonuclease ácida da polimerase, bloqueando a replicação viral
Beclabuvir	BMS-791325	Inibidor do HCV NS5B
Boceprevir†	Victrelis	Inibidor da protease serina do HCV NS3 Ativo contra o genótipo tipo 1 do HCV
Cidofovir	Vistide	Inibe a DNA polimerase viral
Daclatasvir	Daklinza	Inibidor do HCV NS5A Usado em combinações variadas com sofosbuvir, ribavirina e interferona
Dasabuvir	Exviera	Inibidor do HCV NS5B Usado em conjunto com a combinação de medicamentos ombitasvir/paritaprevir/ritonavir (Vikiera Pak) Ação limitada ao genótipo tipo 1 do HCV
Elbasvir	(Zepatier)	Inibidor do HCV NS5A Usado em combinação com o inibidor da protease NS3/4A grazoprevir, cuja marca comercial é Zepatier, com ou sem a associação de ribavirina
Entecavir	Baraclude	Inibidor da transcriptase reversa do nucleosídio Ativo contra o HBV
Fanciclovir	Genérico	Inibe a DNA polimerase viral
Fomivirseno‡	Vitravene	Oligonucleotídio fosforotioato inibidor da replicação viral através de mecanismo antissentido
Foscarnete	Foscavir	Inibe a DNA polimerase viral e a transcriptase reversa no local de ligação pirofosfato
Ganciclovir	Cytovene	Inibe a DNA polimerase viral
Grazoprevir	(Zepatier)	Inibidor da protease serina do HCV NS3-4A. Usado em combinação com elbasvir, cuja marca comercial é Zepatier, com ou sem a associação de ribavirina
Idoxuridina	Herplex	Inibe a DNA polimerase viral
Interferona-α	Intro-A (interferon-α2b) Roferon-A (interferona-α2a) Infergen (interferona alfacon-1)	Produz várias proteínas efetoras que exercem efeitos antivirais; também interage diretamente com os componentes do sistema imunitário
Interferona-α2b com ribavirina	Rebetron	Não estabelecido
Lamivudina (3TC)	Epivir	Inibe a DNA polimerase viral e a transcriptase reversa; ativo contra o HBV
Ledipasvir	(com Sofosbuvir: Harvoni)	Inibidor do HCV NS5A
Ombitasvir	(Viekira Pak)	Inibidor do HCV NS5A Usado em combinação com paritaprevir, ritonavir e dasabuvir no Viekira Pak
Oseltamivir	Tamiflu	Inibidor da neuraminidase; interferência com a desagregação e liberação de progênie viral
Paritaprevir	(Viekira Pak) (Technivie/Viekirax)	Inibidor da protease serina do HCV NS3-4A Usado em combinação com ombitasvir, ritonavir e dasabuvir (Viekira Pak) ou em combinação com ombitasvir e ritonavir (Technivie/Viekirax)
Interferona peguilado	PEG-Intron (α2b), Pegasys (α2ª)	Mesmo que a interferona
Penciclovir	Denavir	Inibe a DNA polimerase viral
Peramivir	Rapivab	Inibidor da Neuraminidase
Ribavirina	Virazole, Rebetol, Copegus	Interferência com o RNA mensageiro viral
Rimantadina*	Flumadine	Bloqueia a função dos canais iônicos M2
Simeprevir	Olysio	Inibidor da protease serina do HCV NS3-4A Ativo contra o genótipo 1 ± genótipo 4 Usado com sofosbuvir ou ribavirina e interferona peguilhado alfa
Sofosbuvir	(Harvoni)	Inibidor do HCV NS5B Usado em combinação com Ledipasvir (Harvoni)
Telaprevir	Incivek Incivio	Inibidor da protease serina do HCV NS3-4A Ativo contra o genótipo 1 do HCV
Telbivudine	Tyzeka	Interfere na replicação do DNA do HBV
Tenofovir	Viread	Inibidor da transcriptase reversa do nucleosídio Ativo contra o HBV
Trifluridine	Viroptic	Inibe a DNA polimerase viral
Valaciclovir	Valtrex	Mesmo que o aciclovir
Valganciclovir	Valcyte	Mesmo que o ganciclovir
Velpatasvir	(Epclusa, Sofosvel, Velpanat)	Inibidor do HCV NS5A Usado em combinação com sofosbuvir (Epclusa, Sofosvel, Velpanat) Ativo contra todos os seis genótipos do HCV
Vidarabina	ara-A	Inibe a DNA polimerase viral (e em menor grau, a DNA polimerase celular)
Zanamivir	Relenza	Inibidor da neuraminidase; interferência com a desagregação e liberação de progênie viral

(*continua*)

Tabela 272.1 Fármacos antivirais atualmente licenciados. *(continuação)*

ANTIVIRAL	NOME COMERCIAL	MECANISMO DE AÇÃO
TERAPIAS DE COMBINAÇÃO APROVADAS PELO FDA		
Interferona-α2b + ribavirina	Rebetron (Intron-A + Rebetol)	
Interferona-α2[a] + ribavirina	Roferon-A + ribavirina	
Interferona peguilado-α2b + ribavirina (idade igual ou superior a 3 anos)	PEG-Intron + Rebetol	
Interferona peguilado-α2a + ribavirina (idade igual ou superior a 5 anos)	Pegasys + Copegus	

*Não é mais recomendado pelo CDC para o tratamento da influenza. †Não é mais comercializado nos EUA. ‡Não está mais disponível.

Tabela 272.2 Terapias antivirais para condições clínicas não relacionadas com o HIV.*

VÍRUS	SÍNDROME CLÍNICA	AGENTE ANTIVIRAL DE PRIMEIRA ESCOLHA	AGENTES ANTIVIRAIS ALTERNATIVOS
Vírus da influenza A e B	Tratamento	Oseltamivir (> 2 semanas de idade)	Zanamivir (> 7 anos de idade) Peramivir (> 2 anos de idade)
	Profilaxia	Oseltamivir (> 3 meses de idade)	Zanamivir (> 5 anos de idade)
Vírus sincicial respiratório	Bronquiolite ou pneumonia no hospedeiro de alto risco	Aerossol de Ribavirina	
Adenovírus	Em pacientes imunocomprometidos: Pneumonia Viremia Nefrite Cistite hemorrágica	Cidofovir	
CMV	Infecção congênita por CMV	Ganciclovir (IV)	Valganciclovir (se terapia oral adequada; valganciclovir oral experimental a longo prazo, mas pode melhorar os resultados do desenvolvimento e audição)
	Retinite em pacientes com AIDS	Valganciclovir	Ganciclovir Cidofovir Foscarnete Inserção ocular de ganciclovir
	Pneumonite, colite; esofagite em pacientes imunocomprometidos	Ganciclovir (IV)	Foscarnete Cidofovir Valganciclovir
HSV	Herpes neonatal	Aciclovir (IV)	
	Terapia supressiva após herpes neonatal com envolvimento do sistema nervoso central	Aciclovir (PO)	
	Encefalite por HSV	Aciclovir (IV)	
	Gengivoestomatite por HSV	Aciclovir (PO)	Aciclovir (IV)
	Infecção genital de primeiro episódio	Aciclovir (PO)	Valaciclovir Fanciclovir Aciclovir (IV) (doença grave)
	Herpes genital recorrente	Aciclovir (PO)	Valaciclovir Fanciclovir
	Supressão do herpes genital	Aciclovir (PO)	Valaciclovir Fanciclovir
	HSV cutâneo (panarício herpético, herpes do gladiador)	Aciclovir (PO)	Penciclovir (tópica)
	Eczema herpético	Aciclovir (PO)	Aciclovir (IV) (doença grave)
	Infecção mucocutânea em hospedeiro imunocomprometido (leve)	Aciclovir (IV)	Aciclovir (VO) (se a terapia ambulatorial for aceitável para o paciente)
	Infecção mucocutânea em hospedeiro imunocomprometido (de intensidade moderada à grave)	Aciclovir (IV)	
	Profilaxia em receptores de transplante de medula óssea	Aciclovir (IV)	Valaciclovir
	HSV resistentes ao aciclovir	Foscarnete	Cidofovir
	Ceratite ou ceratoconjuntivite	Trifluridine	Vidarabina

(continua)

Tabela 272.2 Terapias antivirais para condições clínicas não relacionadas com o HIV.* *(continuação)*

VÍRUS	SÍNDROME CLÍNICA	AGENTE ANTIVIRAL DE PRIMEIRA ESCOLHA	AGENTES ANTIVIRAIS ALTERNATIVOS
Vírus Varicela-Zóster	Catapora, criança saudável	Cuidados de suporte	Aciclovir (PO)
	Catapora, criança imunocomprometida	Aciclovir (IV)	
	Zóster (exceto ramo oftálmico do nervo trigêmeo), criança saudável	Cuidados de suporte	Aciclovir (PO)
	Zóster (ramo oftálmico do nervo trigêmeo), criança saudável	Aciclovir (IV)	
	Zóster, criança imunocomprometida	Aciclovir (IV)	Valaciclovir

*Para agentes antivirais para a hepatite B e hepatite C, ver Tabela 272.1. CMV, citomegalovírus; HSV, herpes-vírus simples.

um tempo considerável para serem concluídos, verifica-se uma limitação em sua utilidade e seu valor na prática clínica. Felizmente, a **análise genotípica** para a suscetibilidade antiviral está sendo cada vez mais oferecida. Tais ensaios, portanto, podem ser úteis para pacientes que estejam recebendo a terapia antiviral a longo prazo.

O contexto clínico, somado ao conhecimento do estado imunológico de um paciente, é essencial na tomada de decisões sobre o tratamento antiviral. Por exemplo, o tratamento é raramente indicado a uma criança imunocompetente com disseminação de citomegalovírus (CMV), mas pode ser vital quando administrado a um paciente imunocomprometido submetido a transplante de órgão sólido (SOT) ou transplante de células-tronco hematopoéticas (HSCT ou TCTH). Os agentes antivirais podem ser utilizados com diversos objetivos clínicos, como o **tratamento** de doença ativa de órgão terminal como **profilaxia** para prevenir infecção ou doença viral, ou como uma **terapia preventiva** com o objetivo de reduzir a progressão de uma doença (ou seja, um sinal positivo indicando a replicação viral, mas a ausência de evidências clínicas de doença de órgão terminal). Na terapia preventiva, geralmente, o paciente apresentará um sinal positivo, como a identificação de ácidos nucleicos virais em amostra clínica (sangue ou fluido corporal) baseada na reação em cadeia da polimerase, mas pode não apresentar sintomas. Contudo, pacientes que receberam SOT e HSCT correm alto risco de desenvolverem doença nesse contexto (especialmente devido à infecção por CMV), um cenário que justifica a **terapia preventiva** com um agente antiviral. Em contraste, a profilaxia é administrada a pacientes soropositivos que estão em risco de reativação da infecção viral latente, mas ainda não têm evidências de disseminação ou replicação viral ativa.

Um conceito fundamental importante na compreensão do mecanismo de ação da maioria dos antivirais é que os vírus devem usar componentes da célula do hospedeiro para sua replicação. Desse modo, os mecanismos de ação para compostos antivirais devem ser selecionados para funções específicas do vírus sempre que possível. Os agentes antivirais podem determinar toxicidades significativas para o hospedeiro, se esses compostos tiverem um impacto na sua fisiologia celular. Alguns dos alvos de ação mais comuns dos agentes antivirais incluem a entrada do vírus, absorção, penetração e descapsidação (amantadina, rimantadina); transcrição ou replicação do genoma viral (aciclovir, valaciclovir, cidofovir, fanciclovir, penciclovir, foscarnete, ganciclovir, valganciclovir, ribavirina, trifluridina); síntese de proteína viral (interferons); ou modificação das proteínas (inibidores das proteases); e montagem, liberação ou desagregação viral (oseltamivir, zanamivir, interferons).

Uma questão menos estudada e pouco apreciada em terapia antiviral é a ocorrência de resistência, especialmente no contexto de alta carga viral, alta taxa de mutação viral intrínseca e ciclos prolongados ou repetidos de terapia antiviral. Há maior probabilidade de vírus resistentes se desenvolverem ou serem selecionados nos pacientes imunocomprometidos, uma vez que esses pacientes apresentam probabilidade maior de terem exposições múltiplas ou a longo prazo a um agente antiviral.

ANTIVIRAIS USADOS PARA HERPES-VÍRUS

Os herpes-vírus são patógenos pediátricos importantes, especialmente em recém-nascidos e em crianças imunocomprometidas. A maior parte dos antivirais licenciados são análogos nucleosídios que inibem a polimerase do DNA viral, induzindo o término prematuro da cadeia durante a síntese de DNA viral em células infectadas.

Aciclovir

O aciclovir é uma terapia segura e eficaz contra infecções pelo herpes-vírus simples (HSV). O perfil de segurança favorável do aciclovir deriva da necessidade de ativação via fosforilação por uma enzima viral, a timidina quinase (TK). Desse modo, o aciclovir pode ser ativado somente em células já infectadas com HSV que expressam a enzima TK viral, uma estratégia que maximiza a seletividade e reduz o potencial de toxicidade celular nas células não infectadas. O aciclovir é mais ativo contra HSV, mas também contra o vírus Varicela-Zóster (VZV); a terapia é indicada em variados contextos clínicos. A atividade do aciclovir contra o CMV é menos acentuada, e a atividade contra o vírus Epstein-Barr é mínima, tanto *in vitro* quanto clinicamente. Portanto, sob a maioria das circunstâncias, o aciclovir não deve ser usado para tratar CMV ou infecções pelo vírus Epstein-Barr.

O maior impacto do aciclovir na prática clínica é no tratamento das infecções genitais primárias e recorrentes por HSV. A terapia com nucleosídio VO desempenha um importante papel no manejo do herpes genital primário agudo, no tratamento de reativações sintomáticas episódicas e na profilaxia contra reativação. O aciclovir também é indicado no manejo de encefalite por HSV, suspeita ou comprovada, em pacientes de todas as idades, e para o tratamento de infecção neonatal por HSV, com ou sem comprometimento do sistema nervoso central (SNC). Em relação à infecção neonatal por HSV, o uso rotineiro de aciclovir como terapia contra infecção por HSV, preventiva ou provável, em lactentes admitidos com febre sem foco infeccioso nas primeiras 4 semanas de vida é controverso. O aciclovir deve ser usado rotineiramente em lactentes nascidos de mulheres com fatores de risco para infecção primária por herpes genital ou lactentes que se apresentam com qualquer combinação de lesões vesiculares, convulsões, meningoencefalite, hepatite, pneumonia ou coagulação intravascular disseminada. Alguns autores defendem o início do uso de aciclovir em todos os recém-nascidos febris. Outros especialistas afirmam que uma abordagem seletiva com base na história e no exame físico é mais adequada ao tomar decisões sobre o uso de aciclovir em lactentes febris. Dada a segurança do medicamento, a prudência deve ditar seu uso em tais pacientes, se não for possível excluir o diagnóstico de infecção por HSV.

O aciclovir é indicado para o tratamento de gengivoestomatite primária por HSV e infecção genital primária por HSV. A terapia supressora a longo prazo para HSV genital e infecções recorrentes da orofaringe (herpes labial) também é eficaz. O aciclovir também é recomendado para infecções por HSV menos comuns, incluindo zóster herpético, eczema herpético e herpes gladiatorum. Além disso, o aciclovir habitualmente é usado para a profilaxia contra a reativação do HSV em pacientes que receberam SOT e HSCT. A doença sistêmica grave por HSV, incluindo infecção disseminada, ocasionalmente é encontrada em pacientes imunocomprometidos ou grávidas, representando outro cenário clínico em que a terapia com aciclovir é indicada.

O aciclovir modifica o curso da infecção primária por VZV, embora o efeito seja moderado. O aciclovir ou outro análogo nucleosídio sempre deve ser usado em infecções localizadas ou disseminadas por VZV, tais como pneumonia, principalmente em pacientes imunocomprometidos. A infecção primária por VZV na gravidez é outro contexto no qual o aciclovir é indicado, pois trata-se de um cenário de alto risco, associado de maneira substancial ao risco de mortalidade materna, principalmente na presença de pneumonia.

O aciclovir está disponível em formulações para uso tópico (unguentos a 5%), parenteral e oral, incluindo uma formulação de suspensão oral para uso pediátrico. A terapia tópica apresenta um papel pequeno na prática pediátrica e deve ser evitada, utilizando-se, preferencialmente, vias de administração alternativas, sobretudo em lactentes com lesões vesiculares compatíveis com infecção herpética, às quais a terapia tópica nunca deve ser indicada. A biocompatibilidade das formulações orais é moderada, com apenas 15 a 30% da dose oral sendo absorvida. Existe distribuição tecidual disseminada após a administração sistêmica, e altas concentrações do medicamento são alcançadas nos rins, pulmões, fígado, miocárdio e vesículas cutâneas. As concentrações no líquido cefalorraquidiano correspondem a, aproximadamente, 50% das concentrações plasmáticas. O aciclovir cruza a placenta e as concentrações no leite materno são aproximadamente três vezes as concentrações plasmáticas, embora não existam dados sobre a eficácia da terapia *in útero* ou o impacto da terapia com aciclovir em bebês que estejam sendo amamentados. Portanto, a terapia em uma mãe lactante não é uma contraindicação para a amamentação. A principal via de eliminação é a renal, e ajustes posológicos são necessários para pacientes com insuficiência renal. A hemodiálise também elimina o aciclovir.

O aciclovir tem um perfil de segurança excelente. A toxicidade é observada caracteristicamente apenas em circunstâncias excepcionais: por exemplo, se administrado por infusão rápida em um paciente desidratado ou em um paciente com insuficiência renal subjacente, o aciclovir pode cristalizar nos túbulos renais e produzir uma uropatia obstrutiva reversível. Altas doses de aciclovir são associadas com neurotoxicidade e o uso prolongado pode causar neutropenia. O perfil de segurança favorável do aciclovir é ressaltado pelos estudos recentes de seu uso seguro durante a gravidez, e a terapia supressora em mulheres grávidas com histórias de infecção genital recorrente por HSV, caracteristicamente com valaciclovir (ver mais adiante abaixo), tornou-se padrão entre muitos obstetras. Uma complicação rara, mas importante, do uso de aciclovir a longo prazo é a seleção de cepas resistentes do HSV, que geralmente ocorre a partir de mutações no gene TK do HSV. A resistência raramente é observada na prática pediátrica, mas deve ser considerada em qualquer paciente que tenha estado sob terapia antiviral prolongada e que tenha uma infecção por HSV ou VZV que não responda clinicamente à terapia com aciclovir.

Valaciclovir

O valaciclovir é o L-valil éster de aciclovir, rapidamente convertido para aciclovir após a administração por via oral. Esse agente apresenta um perfil de atividade e segurança similar ao do aciclovir, mas tem uma biodisponibilidade de > 50%, três a cinco vezes maior. As concentrações plasmáticas se aproximam daquelas observadas com o aciclovir intravenoso. O valaciclovir está disponível somente para administração por via oral. Uma formulação tipo suspensão não está disponível comercialmente, mas uma suspensão oral (25 mg/mℓ ou 50 mg/mℓ) pode ser preparada previamente a partir de cápsulas de 500 mg para uso em pacientes pediátricos, pacientes nos quais uma forma posológica sólida não é adequada. A terapia supressora com valaciclovir habitualmente é prescrita no segundo e no terceiro trimestres de gravidez, em mulheres que tenham uma história clínica de herpes genital recorrente. É importante estar ciente de que a transmissão perinatal de HSV pode ocorrer, levando à doença sintomática independentemente da profilaxia antiviral antenatal materna. Em tais contextos, deve ser considerada a possibilidade de surgimento de vírus resistentes ao aciclovir.

Penciclovir e fanciclovir

Penciclovir é um análogo nucleosídio acíclico que, como o aciclovir, inibe a polimerase do DNA viral após a fosforilação em sua forma ativa. Comparado com o aciclovir, apresenta uma semivida intracelular significativamente mais longa, o que em teoria pode conferir uma atividade antiviral superior em nível intracelular; contudo, não existem evidências de que esse efeito confira superioridade clínica. O penciclovir é licenciado somente como uma formulação tópica (creme de penciclovir a 1%), e está indicada para a terapia de infecções cutâneas por HSV. A terapia tópica para infecção cutânea ou labial primária ou recorrente pelo HSV é o uso adequado de penciclovir em crianças acima de 2 anos de idade.

O fanciclovir é a formulação profármaco (diacetil éster) do penciclovir. Ao contrário do penciclovir, o fanciclovir pode ser administrado por via oral e apresenta uma biodisponibilidade de aproximadamente 70%. Após a administração por via oral, o fanciclovir é desacetilado à droga da mesma família, o penciclovir. A eficácia de fanciclovir para infecções por HSV e VZV parece equivalente àquela do aciclovir, embora o perfil farmacocinético seja mais favorável. O fanciclovir é indicado para a terapia oral de infecções por HSV e VZV. Não existe atualmente formulação líquida ou suspensão disponíveis e a experiência com o uso em pacientes pediátricos é muito limitada. O perfil de toxicidade é idêntico ao do aciclovir. Em um ensaio clínico, detectou-se que o valaciclovir foi superior ao fanciclovir na prevenção da reativação e na redução da disseminação viral no que se trata de infecção genital recorrente por HSV.

Ganciclovir e valganciclovir

O ganciclovir é um análogo nucleosídio com estrutura semelhante ao aciclovir, e também deve ser fosforilado para atividade antiviral, que tem como alvo a polimerase viral. O gene responsável pela fosforilação do ganciclovir não é TK, mas o gene UL97 fosfotransferase. A resistência antiviral do CMV pode ser observada com o uso prolongado de antivirais nucleosídios, e deve ser considerada em pacientes sob terapia por tempo prolongado que parecem falhar em responder clínica e virologicamente. O ganciclovir é amplamente ativo contra muitos herpes-vírus, incluindo HSV e VZV, mas é mais valioso por sua atividade contra o CMV: foi o primeiro agente antiviral licenciado especificamente para tratá-lo e preveni-lo. É indicado para a profilaxia e a terapia das infecções em pacientes de alto risco, incluindo pacientes infectados pelo HIV ou que serão submetidos ao SOT ou TCTH. De particular importância é o uso de ganciclovir no manejo da retinite por CMV, uma complicação da infecção pelo HIV que pode pôr em risco a visão. O ganciclovir é também benéfico para recém-nascidos com infecção congênita sintomática por CMV e pode ser de valor para melhorar parcialmente a perda auditiva neurossensorial e as inabilidades de desenvolvimento, que são complicações comuns da infecção congênita por CMV.

O ganciclovir é administrado como formulações parenterais e orais. Os implantes oculares de ganciclovir também estão disponíveis para o manejo da retinite por CMV. A biodisponibilidade de ganciclovir oral é pobre, < 10%, e assim a terapia com ganciclovir VO tem sido suplementada pelo profármaco oral, valganciclovir, que é bem absorvido no trato gastrintestinal e rapidamente convertido para ganciclovir pelo metabolismo intestinal ou hepático. A biodisponibilidade do ganciclovir (a partir de valganciclovir) é de aproximadamente 60% nas formulações em comprimidos e solução. Concentrações significativas são encontradas no tecido cerebral (o suficiente para inibir cepas suscetíveis de CMV), fluido sub-retiniano, líquido cefalorraquidiano e humor aquoso. As concentrações sub-retinianas são comparáveis às concentrações plasmáticas, mas as concentrações intravítreas são mais baixas. As concentrações de drogas no SNC variam de 24% a 70% das concentrações plasmáticas. A principal via de eliminação é a renal, e os ajustes da dosagem são necessários para os casos de insuficiência renal. A redução das doses é proporcional ao *clearance* da creatinina. A hemodiálise elimina eficientemente o ganciclovir, de modo que a administração de doses extras após a diálise é necessária.

O ganciclovir tem taxas de toxicidades importantes, sendo a mielossupressão reversível a toxicidade mais importante associada à terapia com ganciclovir e, geralmente, requer a descontinuação da terapia ou a administração intercorrente de fator de estimulação de granulócitos. Existem também os riscos teóricos para a carcinogenicidade e a toxicidade gonadal, embora esses efeitos tenham sido observados em alguns modelos animais, mas nunca observados em pacientes. A decisão de administrar ganciclovir para um paciente pediátrico é complexa e deve ser feita em conjunto por meio de um parecer com um especialista em doenças infecciosas pediátricas.

Foscarnete

O Foscarnete é amplamente ativo contra a maioria dos herpes-vírus e possui um perfil único: por se tratar de um análogo pirofosfato, inibe a DNA polimerase viral, mas não requer fosforilação para exercer sua atividade antiviral, diferenciando-se assim dos análogos nucleosídios.

O fármaco se liga a um local diferente na DNA polimerase viral para exercer seu efeito antiviral e, portanto, mantém a atividade contra cepas de HSV e CMV que são resistentes aos análogos nucleosídios. Sua utilidade clínica é como um agente de segunda linha para o manejo das infecções por CMV em pacientes de alto risco que não toleram o ganciclovir, e como uma alternativa para pacientes com doença persistente ou refratária por HSV, CMV ou VZV, com resistência às drogas antivirais documentada ou suspeita.

O foscarnete está disponível somente como uma formulação parenteral e é um agente tóxico que deve ser administrado com cautela. A nefrotoxicidade é comum, e a insuficiência renal reversível é frequentemente observada, o que é evidenciado pelo aumento dos níveis de creatinina sérica. As anormalidades na homeostase de cálcio e fósforo são comuns, e os eletrólitos e a função renal devem ser monitorados cuidadosamente durante o tratamento.

Cidofovir

O cidofovir é um análogo nucleotídio acíclico que requer fosforilação à sua forma ativa, difosfato de cidofovir, para poder exercer seu efeito antiviral. Análogo ao penciclovir, tem uma semivida intracelular estendida que contribui para a sua atividade antiviral prolongada. É ativo contra o HSV, VZV e CMV e, em contraste com a maioria dos outros agentes ativos contra herpes-vírus, o cidofovir apresenta também atividade de amplo espectro contra outros vírus de DNA, mais notavelmente os vírus da varíola. O cidofovir tem atividade contra o vírus BK, um poliomavírus, e a terapia pode ser indicada em algumas situações de reativação de BK pós-TCTH e pós-SOT. Cidofovir é útil no tratamento das infecções por adenovírus em hospedeiros imunocomprometidos, assim como no tratamento da doença por CMV causada por cepas com resistência documentada ao ganciclovir.

O cidofovir é administrado por via intravenosa e é eliminado por via renal, por secreção tubular. A pré-hidratação extensa e a coadministração de probenecida são recomendadas, mas, mesmo assim, a nefrotoxicidade é comumente encontrada; o cidofovir deve ser coadministrado com cautela associado a outros medicamentos nefrotóxicos. Outras toxicidades potenciais incluem toxicidade reprodutiva e carcinogênese.

Trifluridine

O trifluridine é um análogo nucleosídio da pirimidina com atividade contra o HSV, CMV e adenovírus. É formulado como uma solução oftálmica a 1% e aprovado para uso tópico no tratamento da ceratite por HSV e ceratoconjuntivite, doenças que sempre devem ser tratadas mediante consulta com o oftalmologista.

Vidarabina

A vidarabina é um análogo nucleosídio que tem atividade contra o HSV. Foi o primeiro agente antiviral parenteral para infecção por HSV, embora já não esteja disponível para administração intravenosa. Uma preparação tópica permanece disponível para tratar a ceratite por HSV e é considerada um agente de segunda linha para esta indicação.

Fomivirsena

A fomivirsena é um composto de ação anti-CMV que foi usado como um agente de segunda linha para a retinite por CMV, por injeção direta no espaço vítreo. É um oligonucleotide DNA antissentido de 21-mer que se liga diretamente a RNA mensageiro complementares. É um agente antiviral interessante, pois foi o primeiro antissentido aprovado pela FDA dos EUA. O fármaco não está mais disponível para comercialização.

Novos agentes

Há uma grande necessidade de desenvolvimento de novos antivirais atóxicos para o manejo da infecção por HSV. Dois novos agentes estão próximos de serem licenciados e serão muito úteis no manejo dos pacientes que receberam TCTH e SOT. O profármaco oral do cidofovir conjugado de lipídios, **CMX001,** tem melhor atividade contra herpes-vírus comparado ao cidofovir administrado por via parenteral e risco marcadamente reduzido de nefrotoxicidade. Outro agente novo, letermovir (AIC246), é altamente biodisponível por via oral e tem um mecanismo de ação inovador, exercendo seu efeito antiviral interferindo com o complexo da terminase viral. Esse agente demonstra uma promessa substancial como uma alternativa aos antivirais mais tóxicos em pacientes de alto risco para a doença por CMV, particularmente no caso de pacientes que receberam transplantes. Também é ativo contra o vírus da varíola e o vírus BK.

ANTIVIRAIS UTILIZADOS PARA INFECÇÕES RESPIRATÓRIAS VIRAIS

As terapias antivirais estão disponíveis para muitos patógenos respiratórios, incluindo o vírus sincicial respiratório (VSR), influenza A e influenza B. A terapia antiviral para infecções respiratórias virais é de particular valor para lactentes, crianças com doença pulmonar crônica e crianças imunocomprometidas.

Ribavirina

A ribavirina é um análogo da guanosina que tem atividade de amplo espectro contra uma variedade de vírus, particularmente os RNA vírus. Seu mecanismo preciso de ação ainda não foi completamente compreendido, mas provavelmente está relacionado com a interferência com o processamento do RNA mensageiro viral e sua tradução. A ribavirina está disponível em formulações orais, parenterais e aerossóis. Apesar de a ribavirina intravenosa ser altamente eficaz no manejo da febre de Lassa e outras febres hemorrágicas, esta formulação não está licenciada para uso nos EUA. As únicas formulações licenciadas nos EUA são a aquosa, para administração do aerossol (indicada para infecção pelo VSR) e a formulação oral, combinada com interferona-α para o tratamento da hepatite C. (Para obter mais informações sobre antivirais para a hepatite, ver o Capítulo 385.) A administração de ribavirina por aerossol deve ser considerada para doença grave do trato respiratório inferior por RSV em crianças imunocomprometidas, lactentes pequenos com doença grave associada ao RSV, bebês de alto risco e crianças com doença pulmonar crônica ou doença cardíaca congênita cianótica. Testes *in vitro* e estudos clínicos não controlados também sugerem a eficácia da ribavirina em aerossol para as infecções de parainfluenza, influenza e sarampo.

A ribavirina, de modo geral, é não tóxica, particularmente quando administrada por aerossol. A ribavirina VO é usada em combinação com outros fármacos para terapia da hepatite C (discutidos mais adiante). Não existe uma função para o uso da ribavirina VO no tratamento de infecções respiratórias virais adquiridas na comunidade. A ribavirina e seus metabólitos concentram-se nos eritrócitos do sangue e podem persistir por várias semanas e, em casos raros, podem estar associados à anemia. Conjuntivite e broncospasmo foram relatados após a exposição à droga em aerossol. Deve-se ter cuidado ao usar ribavirina aerossolizada em crianças submetidas à ventilação mecânica, para evitar a precipitação de partículas no tubo de ventilação; a droga não é formalmente aprovada para uso no paciente ventilado mecanicamente, embora haja experiências publicadas com essa abordagem, que pode ser considerada para pacientes com ventilação mecânica, particularmente em um regime de "alta dose de curta duração" (6 g/ 100 mℓ de água, administrados por um período de duas horas, 3 vezes/ dia). As preocupações em relação à potencial teratogenicidade em estudos animais não foram corroboradas na prática clínica, embora deva-se evitar a exposição inadvertida às drogas em aerossol em mulheres grávida prestadoras de cuidados de saúde.

Amantadina e rimantadina

A amantadina e a rimantadina são aminas tricíclicas (adamantanas) que compartilham similaridade estrutural. Ambas eram indicadas para a profilaxia e terapia da influenza A.

O mecanismo de ação das aminas tricíclicas contra o vírus da influenza A era incerto, mas, aparentemente, eles exerciam seu efeito antiviral no nível da descapsidação do vírus. Os dois agentes são extremamente bem absorvidos após a administração oral e são eliminados através dos rins (90% da dose é inalterada), necessitando de ajustes da posologia para os casos de insuficiência renal. As toxicidades das aminas tricíclicas são modestas e incluem efeitos adversos sobre o SNC como ansiedade, dificuldade de concentração e tontura e efeitos adversos gastrintestinais como náuseas e perda de apetite.

Embora esses agentes ainda estejam sendo fabricados e estejam disponíveis, o CDC não recomenda mais o uso dos fármacos com adamantana na profilaxia contra influenza, devido ao surgimento de resistência disseminada.

Oseltamivir, zanamivir e peramivir

Oseltamivir e zanamivir são ativos contra a influenza A e B, embora a importância deste espectro mais amplo de atividade anti-influenza no controle da doença seja modesta, porque a infecção da influenza B normalmente é uma doença muito mais suave. As cepas emergentes de influenza, incluindo H5N1 e a cepa pandêmica de 2009-2010, H1N1 (gripe suína), são suscetíveis ao oseltamivir e zanamivir, mas resistentes à amantadina. Portanto, esses agentes estão emergindo como os antivirais de escolha para a infecção pelo influenza, mas ambos não possuem atividade significativa contra outros vírus respiratórios. O mecanismo de atividade antiviral desses agentes é através da inibição da neuraminidase do influenza.

O zanamivir tem biodisponibilidade oral baixa e é licenciado somente para a administração inalatória, pela qual > 75% da dose é depositada na orofaringe e muito dela é ingerido. A quantidade real distribuída para as vias respiratórias e pulmões depende de fatores como o fluxo inspiratório do paciente. Cerca de 13% da dose parece ser distribuída para as vias respiratórias e pulmões, com aproximadamente 10% da dose inalada distribuída sistemicamente. As concentrações da droga nas mucosas respiratórias locais excederam muito a concentração de fármaco necessária para inibir o vírus de influenza A e B. A eliminação dá-se através dos rins, e nenhum ajuste da dosagem é necessário nos pacientes com insuficiência renal, porque a quantidade que é absorvida sistemicamente é baixa.

O oseltamivir é administrado como um profármaco esterificado que possui alta biodisponibilidade oral. É eliminado pela secreção tubular, e o ajuste da dosagem é necessário para pacientes com insuficiência renal. Efeitos adversos gastrintestinais, incluindo náuseas e vômitos, ocasionalmente são observados. A droga é indicada para tratamento e profilaxia. A dose usual para adultos no tratamento da infecção por influenza é de 75 mg, 2 vezes/dia durante 5 dias. O tratamento deve ser iniciado dentro de 2 dias após o aparecimento dos sintomas. As doses de tratamento recomendado para crianças variam de acordo com idade e o peso corporal. A dose recomendada para crianças menores de 1 ano de idade é de 3 mg/kg/dose 2 vezes/dia. Para crianças com mais de 1 ano de idade, pesando 15 kg ou menos, as doses são 30 mg 2 vezes/dia, enquanto para crianças com peso entre 15 e 23 kg, as doses são 45 mg 2 vezes/dia. Para crianças com peso entre 23 e 40 kg, recomenda-se 60 mg 2 vezes/dia, e 75 mg 2 vezes/dia para crianças com peso ≥ 40 kg. As dosagens para quimioprofilaxia são as mesmas para cada faixa de peso em crianças com mais de 1 ano de idade, mas a droga deve ser administrada apenas uma vez, diariamente, em vez de 2 vezes/dia. Oseltamivir é aprovado pela FDA para a terapia da influenza A e B em crianças com 2 semanas de idade e mais velhas, enquanto zanamivir é recomendado para o tratamento de crianças de 7 anos de idade e mais velhas. As recomendações atuais para tratamento e dosagem da influenza em crianças e para a quimioprofilaxia estão disponíveis em https://www.cdc.gov/flu/professionals/antivirals/summary-clinicians.htm. Foi descrito que oseltamivir produz efeitos colaterais neuropsiquiátricos (narcolepsia) e psicológicos (ideias suicidas) em algumas populações de pacientes; a droga deve ser descontinuada se forem observados efeitos colaterais comportamentais ou psiquiátricos. No final de 2014, a FDA aprovou outro inibidor de neuraminidase, peramivir, para tratamento da influenza. Está disponível como uma opção de dose única, por via venosa. O fármaco atualmente está aprovado para uso em crianças com mais de 2 anos de idade, recomendando-se a dose de 12 mg/kg até o máximo de 600 mg, em infusão IV por um máximo de 15 minutos, em crianças de 2 a 12 anos de idade. As crianças com 13 anos de idade ou mais devem receber a dose para pacientes adultos (600 mg IV 1 vez/dia em dose única).

Baloxavir

O uso de baloxavir marboxil VO é aprovado pela FDA para o tratamento da influenza aguda não complicada, dentro do período de 2 dias de início da doença, em pessoas com idade igual ou superior a 12 anos. A segurança e a eficácia do baloxavir para o tratamento da influenza já foram estabelecidas em pacientes pediátricos com idade igual ou superior a 12 anos que pesem pelo menos 40 kg. A segurança e a eficácia em pacientes com menos de 12 anos de idade ou com peso inferior a 40 kg ainda não foram estabelecidas. A eficácia do baloxavir é baseada em ensaios clínicos em pacientes ambulatoriais com idades entre 12 e 64 anos. As pessoas com condições médicas subjacentes e os adultos acima de 65 anos não foram incluídos nos ensaios clínicos publicados inicialmente. Não existem dados disponíveis sobre o tratamento com baloxavir em pacientes hospitalizados com influenza.

FÁRMACOS ANTIVIRAIS USADOS PARA A HEPATITE

Sete agentes antivirais foram aprovados pela FDA para o tratamento de adultos com hepatite B nos EUA. Esses agentes são classificados como interferons (IFN-α2b interferona peguilhado-α2a) ou análogos nucleosídios ou nucleotídios (lamivudina, adefovir, entecavir, tenofovir, telbivudina). A lamivudina atualmente é considerada a terapia de primeira linha em pacientes adultos, mas sua experiência em crianças é limitada. Em 2012, o tenofovir foi aprovado pela FDA para crianças com hepatite B crônica com idade igual ou superior a 12 anos pesando > 35 kg. O entecavir foi aprovado nos EUA para uso em crianças com idade igual ou superior a 12 anos com HBV crônico, evidências de replicação viral ativa e a atividade da doença e, com IFN-α, é emergente como um regime antiviral de primeira linha para crianças com hepatite B que são candidatas a receber terapia antiviral.

O Adefovir demonstra um perfil de segurança favorável e tem menor probabilidade de selecionar formas resistentes do que a lamivudina, mas a resposta virológica foi limitada para pacientes adolescentes e mais baixa do que a da lamivudina. A maioria dos especialistas recomenda o acompanhamento rigoroso em crianças com infecção crônica tipo hepatite B, pois as terapias disponíveis atualmente são modestamente eficazes, na melhor das hipóteses, e as evidências de benefícios a longo prazo são escassas. Frequentemente, acredita-se que as crianças menores sejam imunotolerantes à infecção por hepatite B (ou seja, elas tenham DNA viral presente no soro, mas níveis de transaminases normais e sem evidências de hepatite ativa). Essas crianças deveriam ser submetidas ao monitoramento dos níveis de transaminases e da carga viral, mas tipicamente não são consideradas como candidatas para receber a terapia antiviral.

Somente combinações variadas de interferons e ribavirina foram aprovadas pela FDA para tratar adultos e crianças com hepatite C crônica (ver Tabelas 272.1 e 272.2). O desenvolvimento de novos antivirais inovadores e altamente efetivos contra o HCV têm revolucionado o tratamento dos pacientes com hepatite C. Esses fármacos ainda não estão licenciados para o uso em pacientes pediátricos. Os novos fármacos incluem ledipasvir, sofosbuvir, daclatasvir, elbasvir, beclabuvir, grazoprevir, paritaprevir, ombitasvir, velpatasvir e dasabuvir. Ledipasvir, ombitasvir, daclatasvir, elbasvir e velpatasvir inibem a fosfoproteína codificada pelo vírus, NS5A, que está envolvida na replicação viral, montagem e secreção de vírus, enquanto o sofosbuvir é metabolizado para uma uridina trifosfato mimética, que atua como finalizadora da cadeia de RNA quando incorporada no RNA nascente pela enzima polimerase NS5B. Dasabuvir e beclabuvir também são inibidores de NS5B. Paritaprevir e grazoprevir inibem a protease serina da proteína não estrutural 3 (NS3/4), que é o produto da clivagem de 70-kDa da poliproteína do vírus da hepatite C.

Esforços do passado para tratar o HCV antes do advento dessas novas terapias dirigidas forneceram resultados heterogêneos. Embora somente 10 a 25% dos adultos tratados com interferona tenham apresentado uma remissão sustentada da doença, o tratamento com uma combinação de interferona e ribavirina alcança remissão em aproximadamente metade dos adultos tratados. Estudos randomizados controlados indicaram que os pacientes tratados com interferons peguilados (assim chamados porque são formulados e estabilizados com polietilenoglicol), tanto como terapia dupla com ribavirina quanto como monoterapia, apresentaram taxas de resposta viral sustentada mais elevadas do que a observada naqueles indivíduos tratados com interferons não peguilados. O advento de novas terapias diretas levou à remissão permanente da doença por HCV em pacientes adultos. Os dados sobre o uso desses agentes em lactentes e crianças são limitados. No início de 2017, a combinação de sofosbuvir com ribavirina e a combinação de doses fixas de sofosbuvir/ledipasvir foram aprovadas pela FDA para o tratamento de crianças com infecção crônica por HCV com 12 anos de idade ou mais. Os únicos fármacos aprovados atualmente para crianças abaixo de 12 anos de idade continuam sendo a interferona peguilado e a ribavirina. O uso de IFN-α2b em combinação com ribavirina foi aprovado pela FDA para Hepatite C crônica nos pacientes dessa faixa etária.

Existem diferenças significativas dependentes do genótipo no nível de resposta à terapia antiviral: os pacientes com genótipo 1 tiveram os níveis mais baixos de resposta virológica sustentada, e os pacientes com genótipos 2 ou 3 tiveram as respostas mais altas. O uso de IFN-ααb em combinação com ribavirina fornece uma resposta virológica sustentada muito mais favorável em crianças com genótipo 2/3 do HCV do que aquelas com genótipo 1 do HCV. Para a hepatite C genótipo 1 tratada com interferons peguilados combinados com ribavirina, foi demonstrado que polimorfismos genéticos próximos do gene humano IL28B, codificando a interferona Lambda 3, estão associados com diferenças significativas na resposta ao tratamento.

IMUNOGLOBULINAS ANTIVIRAIS

As imunoglobulinas são coadjuvantes úteis no tratamento da doença viral. No entanto, elas são mais valiosas quando administradas como profilaxia contra a infecção e como tratamento em pacientes de alto risco; seu valor como agentes terapêuticos no cenário da infecção estabelecida é menos claro. A **imunoglobulina contra o varicela-zóster** (humana) é valiosa para a profilaxia contra VZV em crianças de alto risco, particularmente os recém-nascidos e crianças imunocomprometidas (ver o Capítulo 280). A **imunoglobulina contra o citomegalovírus** é indicada para crianças de alto risco para a doença por CMV, particularmente pacientes que receberam SOT e TCTH e pode desempenhar um papel importante na prevenção de lesões ao feto infectado quando administrada para pacientes grávidas (ver o Capítulo 282). O **palivizumabe**, um anticorpo monoclonal com atividade contra o vírus sincicial respiratório (RSV), é eficaz para prevenir a doença grave do RSV no trato respiratório inferior em recém-nascidos prematuros de alto risco e substitui a **imunoglobulina contra o RSV** (ver o Capítulo 287). A **imunoglobulina contra o vírus da hepatite B** está indicada em lactentes nascidos de mães positivas para o antígeno de superfície da hepatite B (ver o Capítulo 385).

A bibliografia está disponível no GEN-io.

Capítulo 273
Sarampo

Wilbert H. Mason e Hayley A. Gans

O sarampo é altamente contagioso, mas a transmissão endêmica foi interrompida nos EUA como um resultado da vacinação disseminada; casos autóctones ou importados ocasionalmente resultaram em epidemias, como em americanos não imunizados ou parcialmente imunizados ou em crianças nascidas no exterior (crianças adotadas, refugiados, turistas retornando de países estrangeiros). Em algumas áreas do mundo, o sarampo continua a ser uma séria ameaça para as crianças (Figura 273.1).

ETIOLOGIA

O sarampo é um vírus de RNA de cadeia única, com envelope lipídico da família Paramyxoviridae e gênero *Morbillivirus*. Outros membros do gênero *Morbillivirus* afetam uma variedade de mamíferos, tais como o vírus da peste bovina no gado e o vírus da cinomose em cães, porém o ser humano é o único hospedeiro do vírus do sarampo. Das seis principais proteínas estruturais do vírus do sarampo, as duas mais importantes em termos de indução de imunidade são a proteína hemaglutinina (H) e a proteína de fusão (F). Os anticorpos neutralizantes são dirigidos contra a proteína H, e os anticorpos contra a proteína F limitam a proliferação do vírus durante a infecção. Pequenas variações na composição genética também foram identificadas, as quais não resultam em nenhum efeito sobre a imunidade protetora, mas fornecem marcadores moleculares que podem distinguir entre os diferentes tipos virais. Os genótipos relacionados foram agrupados por clados; a Organização Mundial da Saúde (OMS) reconhece oito clados, A-H e 23 genótipos. Esses marcadores foram úteis na avaliação da disseminação de espécies endêmicas e epidêmicas de sarampo.

EPIDEMIOLOGIA

A vacina contra o sarampo mudou a epidemiologia da doença drasticamente. A transmissão endêmica do sarampo foi interrompida em muitos países onde há cobertura de vacinação generalizada. Historicamente, o sarampo causou infecção universal na infância, nos EUA, com 90% das crianças adquirindo a infecção antes de 15 anos de idade. A morbidade e a mortalidade associadas ao vírus diminuíram antes da introdução da vacina como resultado das melhoras na saúde e na nutrição. No entanto, a incidência diminuiu efetivamente após a introdução da vacina em 1963. A taxa de surtos caiu de 313 casos por 100.000 habitantes no período de 1956 a 1960, para 1,3 caso por 100.000, no período de 1982 a 1988.

Entre 1989 e 1991, um surto de sarampo autóctone ocorreu a nível nacional nos EUA, resultando em mais de 55.000 casos, 11.000 internações e 123 mortes, demonstrando que a infecção ainda não havia sido controlada. Esse ressurgimento foi atribuído à falha da vacina em um pequeno número de crianças em idade escolar, baixa cobertura nas crianças em idade pré-escolar e desaparecimento mais rápido dos anticorpos maternos em lactentes nascidos de mães que nunca tinham experimentado a infecção de sarampo do tipo selvagem. A implementação da política de vacinação em duas doses e as estratégias de imunização mais intensivas resultaram na interrupção da transmissão endêmica e no ano de 2.000 o sarampo foi declarado eliminado dos EUA. A taxa atual é < 1 caso por 1.000.000 de habitantes.

O sarampo continua presente nos EUA e é trazido principalmente por indivíduos vindos do exterior, imigrantes ou turistas, portanto, a manutenção continuada de > 90% de imunização por meio da vacinação é necessária para evitar a ocorrência de surtos generalizados (Figura 273.1).

Em 2014, os EUA encontraram um número recorde de casos desde a eliminação em 2000, com 667 casos de sarampo relatados pelo CDC dos EUA, uma taxa de incidência de 0,7 por 1.000.000 habitantes. Houve 23 surtos notificados em comparação com uma média de quatro surtos relatados anualmente durante o período de 2001 a 2010. A maioria dos casos foi associada a importações de outros países (turistas retornando ao país, adotados, refugiados), principalmente das Filipinas, com epidemias nos anos anteriores associadas com epidemias na região europeia da OMS. Casos de sarampo são amplamente restritos a indivíduos não vacinados. Desde 2014, os casos continuam a resultar de importações causando surtos em vários estados, mas devido ao aumento da conscientização e esforços de vacinação, os casos permanecem < 200/ano, com 86 relatados em 2016 e 120 até o momento em 2017.

Faz-se necessária uma imunidade contra o sarampo de cerca de 95% em uma população para interromper a disseminação endêmica do vírus. Nos EUA, isso pode ser obtido por meio das estratégias de imunização atuais, quando as taxas de cobertura são altas (> 90%, cobertura de uma dose de 12 a 15 meses; e > 95%, cobertura de duas doses em crianças em idade escolar). Embora a cobertura contra sarampo-caxumba-rubéola permaneça alta (90 a 91,5% em crianças de 19 a 35 meses para 2000 a 2015), áreas de baixas taxas de cobertura existem devido à relutância dos pais em vacinar seus filhos. Nos últimos anos, essa variabilidade na vacinação contribuiu para surtos entre crianças em idade escolar.[1]

TRANSMISSÃO

A porta de entrada do vírus do sarampo é através do trato respiratório ou conjuntiva após contato com gotículas aerossóis, grandes ou pequenas, em que o vírus está suspenso. Os pacientes podem transmitir o vírus no período de 3 dias antes até 4 a 6 dias após o início do

[1]N.R.T.: No Brasil, o sarampo é uma doença de notificação compulsória desde 1968. Até 1991, o país enfrentou nove epidemias. De fevereiro de 2018 a janeiro de 2019, foram registrados 10.274 casos de sarampo no Brasil, incluindo casos de óbito.

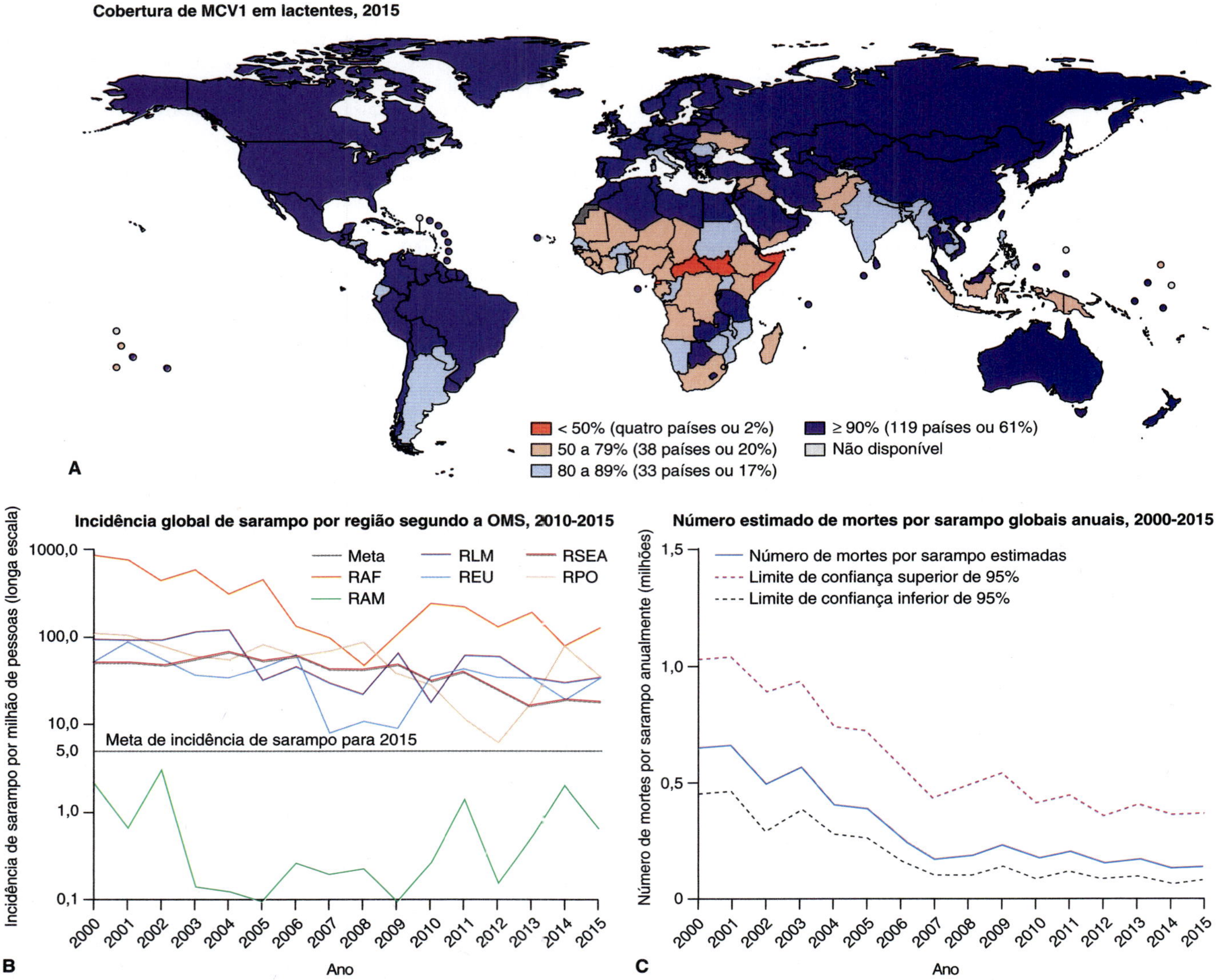

Figura 273.1 Progresso relativo aos marcos globais sobre sarampo: cobertura vacinal contra sarampo (**A**), incidência de sarampo (**B**) e mortalidade por sarampo (**C**). **A**. Marco 1: aumentar a cobertura de rotina com a primeira dose da vacina contendo vírus do sarampo (MCV1), para crianças com idade de 1 ano, até ≥ 90% em nível nacional e ≥ 80% em todos os distritos. Progresso: o número de países com ≥ 90% de cobertura com MCV1 aumentou de 84 (40%) em 2000 para 119 (61%) em 2015. Entre os países com ≥ 90% de cobertura MCV1 em nível nacional, a porcentagem com ≥ 80% de cobertura em todos os distritos foi somente 39% dos 119 países em 2015. **B**. Marco 2: reduzir a incidência global de sarampo para menos de cinco casos por um milhão de pessoas. Progresso: a incidência anual global de sarampo relatada diminuiu 75% de 2000 a 2015, mas somente a região das Américas alcançou um marco de menos de cinco casos por um milhão de pessoas da população. **C**. Marco 3: reduzir a mortalidade global do sarampo em 95% a partir das estimativas de 2000. Progresso: o número de mortes anuais globais estimadas por sarampo diminuiu 79% de 2000 a 2015. RAF, região africana; RAM, região das Américas; RLM, região leste do Mediterrâneo; REU, região europeia; RSEA, região do Sudeste Asiático; RPO, região do Pacífico ocidental. (*Reproduzido de Moss WJ. Measles.* Lancet. 2017; *390:2490–2502, Figura 2, com dados provenientes de Patel MK, Gacic-Dobo M, Strebel PM et al. Progress toward regional measles elimination–worldwide, 2000–2015.* MMWR Morb Mortal Wkly Rep. 2016; *65:1228–1233.*)

exantema. Aproximadamente 90% dos indivíduos suscetíveis expostos desenvolvem sarampo. O contato face a face não é necessário, porque o vírus viável pode ficar suspenso no ar por até 1 hora após o caso-fonte deixar o local. Foram relatados casos secundários de propagação do vírus aspergido em aviões, consultórios médicos e hospitais.

PATOLOGIA

A infecção do sarampo causa necrose do epitélio do trato respiratório acompanhada de um infiltrado linfocitário. O vírus produz uma vasculite de pequenos vasos na pele e nas mucosas bucais. A análise histológica do exantema revela edema intracelular e disqueratose associada à formação de células gigantes sinciciais epidérmicas com até 26 núcleos. As partículas virais foram identificadas dentro dessas células gigantes. Em tecido linforreticular, a hiperplasia linfoide é proeminente. A fusão das células infectadas resulta em células gigantes multinucleadas, as **células gigantes de Warthin-Finkeldey**, que são patognomônicas de sarampo, com até 100 núcleos e inclusões intracitoplasmáticas e intranucleares.

PATOGÊNESE

A infecção do sarampo é composta por quatro fases: período de incubação, doença prodrômica, fase exantemática e recuperação. Durante a incubação, o vírus do sarampo migra para linfonodos regionais. Uma viremia primária sobrevém e dissemina o vírus pelo sistema reticuloendotelial, e uma viremia secundária espalha o vírus para as superfícies do corpo. A doença prodrômica começa após a viremia secundária e está associada com necrose epitelial e formação de células gigantes em tecidos do corpo. As células são mortas por fusão da membrana plasmática de célula para célula associada à replicação viral que ocorre em muitos tecidos do corpo, incluindo as células do sistema nervoso central. A disseminação do vírus começa na fase prodrômica. Com o aparecimento da erupção, começa a produção de anticorpos e a replicação viral e os sintomas começam a diminuir. O vírus do sarampo também infecta células T $CD4^+$, resultando na supressão da resposta imune Th1 e uma infinidade de outros efeitos imunossupressores.

O vírus do sarampo liga-se aos receptores celulares específicos para infectar as células hospedeiras. Estudos em primatas demonstram que os alvos iniciais para o vírus do sarampo são linfócitos, células dendríticas e macrófagos alveolares. O receptor de células utilizado parece ser a molécula de ativação de linfócitos de sinalização, ou mais propriamente CD150. Posteriormente, as células epiteliais respiratórias são infectadas, mas não expressam CD150. O mecanismo de infecção dos tecidos respiratórios é a ligação ao receptor de PVRL4 (Nectina 4) que é expresso em células da traqueia, mucosa oral, nasofaringe e pulmões. Estes dois receptores, CD150 e PVRL4, são relacionados com a natureza linfotrópica e epiteliotrópica da infecção pelo vírus do sarampo natural e, juntamente com os efeitos imunossupressores prolongados do sarampo, sugerem que seja mais característica da infecção viral que leva à imunodeficiência durante seu curso do que apenas uma doença respiratória.

MANIFESTAÇÕES CLÍNICAS

O sarampo é uma infecção grave, caracterizada por febre alta, enantema, tosse, coriza, conjuntivite e um exantema proeminente (Figura 273.2). Após um período de incubação de 8 a 12 dias, a fase prodrômica começa com febre baixa, seguida pelo aparecimento de conjuntivite com fotofobia, coriza, tosse proeminente e aumento da febre. As **manchas de Koplik** representam o enantema e são o sinal patognomônico do sarampo, aparecendo 1 a 4 dias antes do início da erupção (Figura 273.3).

Primeiro aparecem como lesões vermelhas discretas com manchas brancas azuladas no centro, sobre as superfícies internas das bochechas no nível dos pré-molares. Podem se espalhar e envolver lábios, palato duro e gengivas. Também podem ocorrer nas dobras da conjuntiva e na mucosa vaginal. As manchas de Koplik costumam ser relatadas em 50% a 70% dos casos de sarampo, mas ocorrem na grande maioria.

Os sintomas aumentam em intensidade por 2 a 4 dias até o primeiro dia da erupção, que começa na testa (em torno da linha de implantação do cabelo), atrás das orelhas e na porção superior do pescoço como uma erupção maculopapular avermelhada. Ela então se dissemina para o tronco e extremidades, atingindo as palmas das mãos e as solas dos pés em até 50% dos casos. O exantema torna-se frequentemente confluente na face e na porção superior do tronco (Figura 273.4).

Com o aparecimento da erupção, os sintomas começam a diminuir. O exantema desaparece ao longo de cerca de 7 dias na mesma progressão como evoluiu, muitas vezes deixando uma fina descamação da pele ao se desvanecer. Dentre os principais sintomas de sarampo, a tosse dura mais tempo, muitas vezes até 10 dias. Em casos mais graves, a linfadenopatia generalizada pode estar presente, com linfonodos cervicais e occipitais sendo especialmente proeminentes.

INFECÇÃO DE SARAMPO MODIFICADA

Em indivíduos com anticorpos passivamente adquiridos, como lactentes e receptores de produtos hemoderivados, pode ocorrer uma forma subclínica de sarampo. A erupção pode ser indistinta, breve, ou, totalmente ausente em casos raros. Da mesma forma, alguns indivíduos que receberam a vacina, quando expostos ao sarampo, podem apresentar o exantema, porém poucos outros sintomas. As pessoas com sarampo modificado não são consideradas altamente contagiantes.

RESULTADOS LABORATORIAIS

O diagnóstico de sarampo baseia-se quase sempre nos achados clínicos e epidemiológicos. Os achados laboratoriais na fase aguda incluem leucopenia com linfócitos diminuídos mais do que os neutrófilos. Contudo, a ocorrência de neutropenia absoluta tem sido detectada em alguns casos. No sarampo não complicado por infecção bacteriana, a velocidade de hemossedimentação e o nível de proteína C reativa são habitualmente normais.

DIAGNÓSTICO

Na ausência de um surto de sarampo reconhecido, a confirmação do diagnóstico clínico é frequentemente recomendada. A confirmação sorológica é mais convenientemente feita pela identificação do anticorpo imunoglobulina (Ig) M no soro. O anticorpo IgM aparece 1 a 2 dias após o início da erupção cutânea e permanece detectável por cerca de 1 mês. Se uma amostra de soro for coletada < 72 horas depois do aparecimento da erupção cutânea e for negativa para os anticorpos do sarampo, uma segunda amostra deve ser obtida. A confirmação sorológica também pode ser feita pela demonstração de um aumento de quatro vezes nos níveis de anticorpos IgG em pacientes na fase aguda e convalescente, com amostras coletadas com intervalos de 2 a 4 semanas. O isolamento viral do sangue, urina ou secreções respiratórias pode ser realizado pela cultura no CDC ou laboratórios locais ou estaduais. A detecção molecular por reação em cadeia da polimerase está disponível nos EUA por meio de alguns estados e departamentos de saúde locais e o CDC.

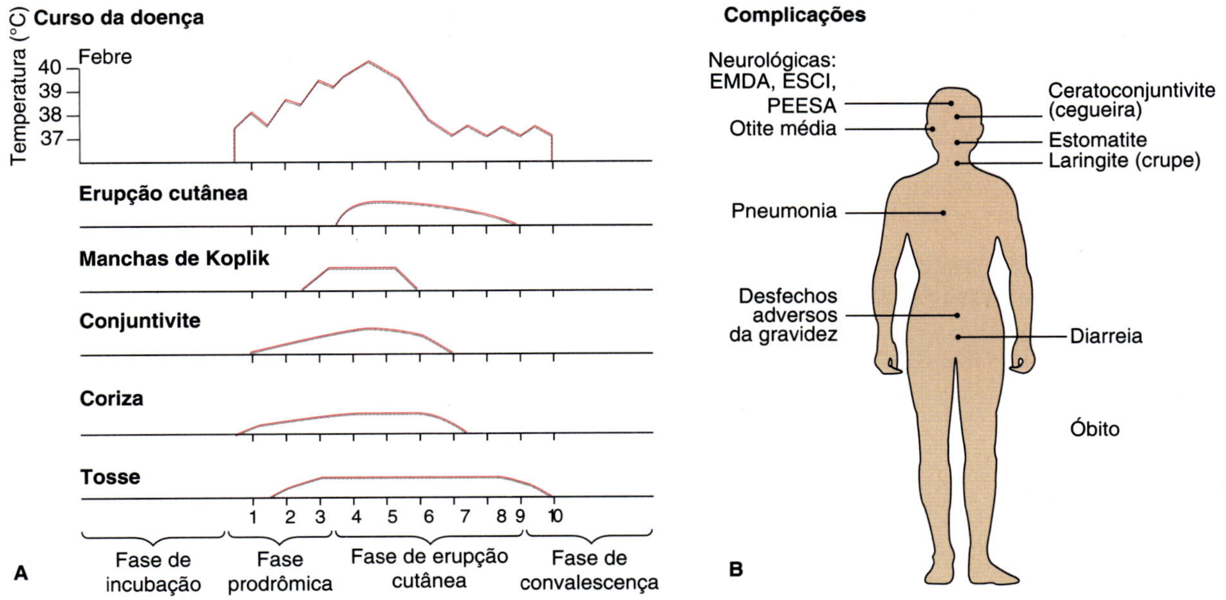

Figura 273.2 Curso da doença sarampo (**A**) e complicações (**B**). EMDA, encefalomielite desmielinizante aguda; ESCI, encefalite por sarampo com corpos de inclusão; PEESA, pan-encefalite esclerosante subaguda. (*Adaptada de Moss WJ. Measles.* Lancet. 2017; *390:2490-2502, Figura 4.*)

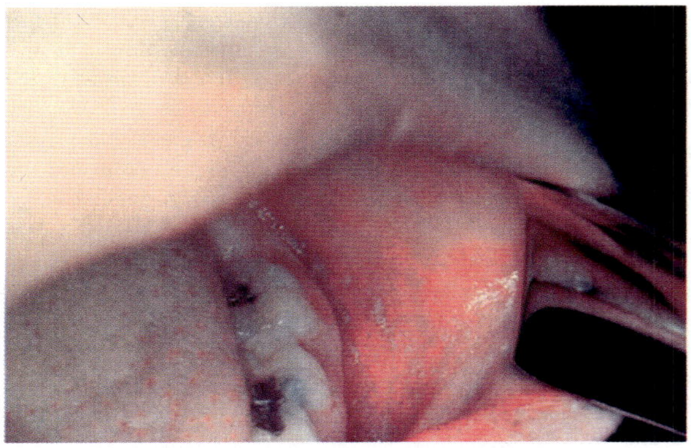

Figura 273.3 Manchas de Koplik na mucosa bucal durante o terceiro dia de erupção cutânea. (*Reproduzida de CDC:* Public health image library, *image #4500. Disponível em: http://phil.cdc.gov/phil/details.asp.*)

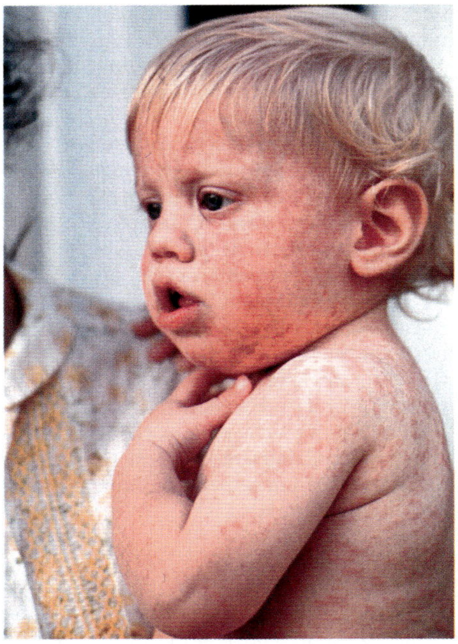

Figura 273.4 Criança com sarampo exibe o padrão característico vermelho manchado em seu rosto e corpo. (*De Kremer JR, Muller CP. Measles in Europe – there is room for improvement.* Lancet. 2009; *373:356-358.*)

DIAGNÓSTICO DIFERENCIAL

O sarampo típico é pouco provável de ser confundido com outras doenças, especialmente se forem observadas as manchas de Koplik. Nas fases mais tardias ou nas infecções modificadas ou atípicas, pode ser confundido com um número de outras infecções, incluindo rubéola, infecção por adenovírus, infecção por enterovírus e infecção pelo vírus Epstein-Barr e doenças exantemáticas imunomediadas. O exantema súbito (em lactentes) e o eritema infeccioso (em crianças mais velhas) também podem ser confundidos com o sarampo. *O Mycoplasma pneumoniae* e os estreptococos do grupo A também podem produzir erupções cutâneas semelhantes às do sarampo. A síndrome de Kawasaki pode causar muitos dos mesmos achados do sarampo, mas não apresenta lesões intraorais características (manchas de Koplik) ou tosse prodrômica grave, e geralmente resulta em elevações dos níveis de neutrófilos e dos reagentes de fase aguda. Além disso, a trombocitose característica da síndrome de Kawasaki é ausente no sarampo (ver Capítulo 191). As erupções medicamentosas ocasionalmente podem ser confundidas com o sarampo.

COMPLICAÇÕES

As complicações do sarampo são, em grande parte, atribuíveis aos efeitos patogênicos do vírus no trato respiratório e sistema imunológico (Tabela 273.1, Figura 273.2). Vários fatores tornam as complicações mais prováveis. A morbidade e a mortalidade do sarampo são maiores em indivíduos com menos de 5 anos de idade (especialmente < 1 ano de idade) e mais de 20 anos de idade. Nos países em desenvolvimento, maiores taxas de letalidade foram associadas à aglomeração de pessoas, possivelmente atribuíveis à doses maiores de inóculo após a exposição ao agregado familiar. A desnutrição grave em crianças resulta em uma qualidade inferior de resposta imune e maior morbidade e mortalidade com a infecção por sarampo. Os baixos níveis séricos de retinol em crianças com sarampo são associados a maior morbidade e mortalidade do sarampo nos países em desenvolvimento e nos EUA. A infecção do sarampo reduz as concentrações séricas de retinol (vitamina A), de modo que os casos subclínicos de deficiência de vitamina A podem se tornar sintomáticos durante o sarampo. A infecção do sarampo em pessoas imunocomprometidas está associada ao aumento da morbidade e da mortalidade. Entre os pacientes com condições malignas nos quais se desenvolve o sarampo, a pneumonite ocorre em 58% deles e a encefalite ocorre em 20% dos casos.

A pneumonia é a principal causa de mortalidade no sarampo. Ela pode se manifestar como uma **pneumonia de células gigantes** diretamente causada por infecção viral ou infecção bacteriana sobreposta. Os patógenos bacterianos mais comuns são *Streptococcus pneumoniae, Haemophilus influenzae e Staphylococcus aureus.* Na sequência de uma pneumonia grave do sarampo, a via final comum para um desfecho fatal é muitas vezes o desenvolvimento de bronquiolite obliterante.

Crupe, traqueíte e bronquiolite são complicações comuns em lactentes e crianças pequenas com sarampo. A gravidade clínica dessas complicações frequentemente requer intubação e suporte ventilatório até que se resolva a infecção.

A otite média aguda é a complicação mais comum do sarampo e, durante a epidemia da década de 1980 e início de 1990, era de incidência particularmente elevada por causa da idade relativamente jovem das crianças afetadas. A sinusite e a mastoidite também ocorrem como complicações e o abscesso retrofaríngeo também tem sido relatado. A traqueíte bacteriana e/ou viral é observada e pode ser fatal.

Tabela 273.1 Complicações por idade para os casos de sarampo notificados, EUA, 1987-2000.

COMPLICAÇÃO	GERAL (67.032 CASOS COM INFORMAÇÕES DE IDADE)	NÚMERO (%) DE PESSOAS COM COMPLICAÇÃO POR FAIXA ETÁRIA				
		< 5 anos (*N* = 28.730)	5 a 9 anos (*N* = 6.492)	10 a 19 anos (*N* = 18.580)	20 a 29 anos (*N* = 9.161)	< 30 anos (N = 4.069)
Qualquer	19.480 (29,1)	11.883 (41,4)	1.173 (18,1)	2.369 (12,8)	2.656 (29,0)	1.399 (34,4)
Morte	177 (0,3)	97 (0,3)	9 (0,1)	18 (0,1)	26 (0,3)	27 (0,7)
Diarreia	5.482 (8,2)	3.294 (11,5)	408 (6,3)	627 (3,4)	767 (8,4)	386 (9,5)
Encefalite	97 (0,1)	43 (0,2)	9 (0,1)	13 (0,1)	21 (0,2)	11 (0,3)
Hospitalização	12.876 (19,2)	7.470 (26,0)	612 (9,4)	1.612 (8,7)	2.075 (22,7)	1.107 (27,2)
Otite média	4.879 (7,3)	4.009 (14,0)	305 (4,7)	338 (1,8)	157 (1,7)	70 (1,7)
Pneumonia	3.959 (5,9)	2.480 (8,6)	183 (2,8)	363 (2,0)	554 (6,1)	379 (9,3)

Reproduzida de Perry RT, Halsey NA. The clinical significance of measles: a review. *Clin Infect Dis.* 2004; 189(Suppl 1):S4–S16.

A infecção do sarampo é conhecida por suprimir a capacidade de resposta ao teste cutâneo ao antígeno da tuberculina purificada. Pode haver uma maior taxa de ativação da tuberculose pulmonar em populações de indivíduos infetados pelo *Mycobacterium tuberculosis*, que em seguida são expostos ao sarampo.

Diarreia e vômitos são sintomas comuns associados ao sarampo agudo, e a formação de células gigantes difusas é encontrada no epitélio do trato gastrintestinal. A desidratação é uma consequência comum, especialmente em lactentes pequenos e crianças. Apendicite ou dor abdominal podem ocorrer em decorrência da obstrução do lúmen apendicular por hiperplasia linfoide.

As convulsões febris ocorrem em < 3% das crianças com sarampo. A encefalite que ocorre após a infecção é uma complicação associada há bastante tempo, muitas vezes com evolução desfavorável. Têm sido relatadas taxas de 1 a 3 por 1.000 casos de sarampo, com números maiores ocorrendo em adolescentes e adultos do que em crianças de idade pré-escolar ou escolar. A encefalite é um processo pós-infeccioso, mediado imunologicamente e não é o resultado de um efeito direto causado pelo vírus. O aparecimento clínico começa durante o exantema e se manifesta como convulsões (56%), letargia (46%), coma (28%) e irritabilidade (26%). Os achados no líquido cefalorraquidiano incluem pleocitose linfocítica em 85% dos casos e concentrações elevadas de proteínas. Aproximadamente 15% dos pacientes com encefalite pós-sarampo vão a óbito. Outros 20% a 40% dos pacientes sofrem sequelas a longo prazo, incluindo comprometimento cognitivo, deficiências motoras e surdez.

A encefalite do sarampo em pacientes imunocomprometidos resulta de dano direto ao cérebro pelo vírus. A encefalite subaguda do sarampo manifesta-se de 1 a 10 meses após o sarampo em pacientes imunocomprometidos, particularmente aqueles com AIDS, condições malignas linforreticulares e imunossupressão. Os sinais e sintomas incluem convulsões, mioclonias, estupor e coma. Além de inclusões intracelulares, nucleocapsídios virais abundantes e antígenos virais são detectados no tecido cerebral. Na maioria dos casos ocorre doença progressiva e morte.

Uma forma grave de sarampo raramente vista nos dias atuais é o **sarampo hemorrágico** ou "**sarampo preto**". Ela se manifesta como uma erupção cutânea hemorrágica e muitas vezes fatal. A queratite, aparecendo como múltiplos focos epiteliais punctatos, resolvia-se com a recuperação da infecção. Às vezes, a trombocitopenia ocorria após o sarampo.

A miocardite é também uma complicação rara do sarampo. Diversas infecções bacterianas têm sido relatadas, incluindo bacteriemia, celulite e síndrome do choque tóxico. O sarampo durante a gravidez está associado a altas taxas de morbidade materna, consumpção fetal e natimortos, com malformações congênitas em 3% dos lactentes nascidos vivos.

Pan-encefalite esclerosante subaguda

A pan-encefalite esclerosante subaguda (PEES) é uma complicação crônica do sarampo com início tardio e evolução quase sempre fatal. Ela aparece como resultado de uma infecção persistente com um vírus do sarampo alterado que é abrigado no meio intracelular no sistema nervoso central por vários anos. Após 7 a 10 anos, o vírus aparentemente recupera a virulência e ataca as células do sistema nervoso central que ofereceram a proteção para o vírus. Essa "infecção de vírus lenta" resulta na inflamação e na morte das células, levando a um processo neurodegenerativo inexorável.

A PEES é uma doença rara e geralmente segue a prevalência do sarampo em uma população. A incidência nos EUA, em 1960, foi de 0,61 caso por milhão de pessoas com menos de 20 anos de idade. Em 1980, a taxa tinha caído para 0,06 caso por milhão. Entre 1956 e 1982, um total de 634 casos de PEES tinha sido relatado no Registro Nacional de PEES. Após 1982, aproximadamente 5 casos foram relatados anualmente nos EUA, e apenas 2 a 3 casos/ano foram relatadas no início dos anos 1990. No entanto, entre 1995 e 2000, os casos aumentaram e foram relatados 13 casos em 2000, nove deles ocorreram em indivíduos nascidos no exterior. Esse "ressurgimento" pode ser o resultado de um aumento da incidência de sarampo entre 1989 e 1991. Embora a idade de início varie entre < 1 ano e < 30 anos, a doença é principalmente uma ocorrência das crianças e adolescentes. O sarampo em idade precoce predispõe o desenvolvimento da PEES: 50% dos pacientes com PEES tiveram sarampo primário antes dos 2 anos de idade, e 75% tiveram sarampo antes dos 4 anos de idade. Os homens costumam ser afetados duas vezes mais que as mulheres, e parece haver mais casos relatados de populações no meio rural do que no urbano. Observações recentes do registro dos EUA indicam maior prevalência entre as crianças de origem hispânica.

A patogênese da PEES continua sendo enigmática. Os fatores que parecem estar envolvidos incluem vírus do sarampo defeituoso e interação com um sistema imunológico imaturo ou comprometido. O vírus isolado do tecido cerebral de pacientes com PEES tem falta de uma das seis proteínas estruturais, a matriz ou proteína M. Essa proteína é responsável por montagem, orientação e alinhamento do vírus em preparação para brotamento durante a replicação viral. Os vírus imaturos poderão residir e possivelmente propagar-se dentro das células neuronais por longos períodos. O fato de que a maioria dos pacientes com PEES foi exposta em uma idade jovem sugere que a imaturidade imunológica esteja envolvida na patogênese.

As manifestações clínicas da PEES têm início de forma insidiosa: começam insidiosamente 7 a 13 anos após a infecção primária do sarampo. Mudanças sutis no desempenho escolar ou comportamento aparecem, incluindo irritabilidade, capacidade de atenção reduzida e explosões de humor. Essa fase inicial (**estágio I**) às vezes pode passar despercebida por causa da brevidade ou suavidade dos sintomas. Febre, dor de cabeça e outros sinais de encefalite estão ausentes. A marca registrada do **segundo estágio** são as mioclonias maciças, que coincidem com a extensão da localização do processo inflamatório para as estruturas mais profundas do cérebro, incluindo os gânglios da base. Os movimentos involuntários e as contrações mioclônicas repetitivas começam em grupos musculares simples, mas dão lugar a espasmos maciços e contrações envolvendo músculos axiais e apendiculares; a consciência é mantida. No **terceiro estágio**, os movimentos involuntários desaparecem e são substituídos por coreoatetose, imobilidade, distonia e rigidez traqueal que resultam da destruição de centros mais profundos nos gânglios da base. A sensibilidade se deteriora em demência, estupor e coma. A quarta fase é caracterizada por perda de centros críticos que oferecem suporte à respiração, frequência cardíaca e pressão arterial. Segue-se a morte em curto intervalo de tempo. A progressão através dos estágios clínicos pode seguir cursos caracterizados como fases aguda, subaguda ou crônica progressiva.

O diagnóstico da PEES pode ser estabelecido por meio de documentação de um curso clínico compatível e pelo menos um dos seguintes achados de suporte: (1) anticorpo do sarampo detectado no líquido cefalorraquidiano, (2) achados eletroencefalográficos característicos e (3) achados histológicos típicos e/ou isolamento de vírus ou antígeno viral de tecido cerebral obtido por biopsia ou necropsia.

A análise do líquido cefalorraquidiano revela células normais, mas títulos elevados de anticorpos IgG e IgM em diluições > 1:8. Os padrões eletroencefalográficos são normais na fase I; no entanto, na fase mioclônica, os episódios de supressão-explosão são vistos como característicos, mas não patognomônicos, da PEES. A biopsia cerebral já não é indicada rotineiramente para o diagnóstico da PEES.

O manejo da PEES é essencialmente de suporte e semelhante aos cuidados prestados aos pacientes com outras doenças neurodegenerativas. Ensaios clínicos utilizando isoprinosina com ou sem interferona sugerem benefício significativo (30% a 34% da taxa de remissão) em comparação com os pacientes sem tratamento (5% a 10% com remissão espontânea).

É reconhecido que a terapia com carbamazepina tenha um benefício significativo no controle das contrações mioclônicas nos estágios iniciais da doença.

Praticamente todos os pacientes eventualmente sucumbiram a PEES. A maioria morre dentro de 1 a 3 anos do início da infecção ou perda de mecanismos de controle autônomo. A prevenção da PEES depende da prevenção da infecção primária do sarampo através da vacinação. A PEES tem sido descrita em pacientes que não têm histórico de infecção por sarampo e exposição apenas ao vírus da vacina. No entanto, vírus do tipo selvagem, não vírus da vacina, foi encontrado no tecido cerebral de pelo menos alguns desses pacientes, sugerindo que eles tenham desenvolvido sarampo subclínico anteriormente.

TRATAMENTO

O manejo do sarampo é a terapia de suporte uma vez que não existe terapia antiviral específica aprovada para o tratamento do vírus.

Manutenção da hidratação, oxigenação e conforto são as metas da terapia. Os antipiréticos para conforto e controle da febre são úteis. Para pacientes com envolvimento do trato respiratório, a umidificação das vias respiratórias e a administração de oxigênio suplementar podem ser benéficas. A insuficiência respiratória pelo crupe ou pneumonia pode exigir suporte ventilatório. A reidratação oral é eficaz na maioria dos casos, mas a desidratação intensa pode exigir terapia intravenosa. Não é indicada a terapia antimicrobiana profilática para prevenir infecção bacteriana.

A infecção do sarampo em pacientes imunocomprometidos é altamente letal. A ribavirina é ativa *in vitro* contra o vírus do sarampo. Relatos empíricos da terapia com ribavirina, com ou sem gamaglobulina intravenosa, sugerem algum benefício em pacientes individuais. No entanto, não foram realizados ensaios clínicos controlados e a ribavirina não está licenciada nos EUA para tratamento do sarampo.

Vitamina A

A deficiência de vitamina A em crianças nos países em desenvolvimento tem sido conhecida como estando associada ao aumento da mortalidade por uma variedade de doenças infecciosas, incluindo o sarampo. Nos EUA, estudos no início de 1990 documentaram que 22% a 72% das crianças com sarampo tinham níveis baixos de retinol. Além disso, um estudo demonstrou correlação inversa entre o nível de retinol e a gravidade da doença. Vários estudos randomizados controlados de terapia com vitamina A no mundo em desenvolvimento e os EUA têm demonstrado redução da morbidade e da mortalidade do sarampo. A terapia com vitamina A é indicada para todos os pacientes com sarampo e deve ser administrada 1 vez/dia durante 2 dias, em doses de 200.000 UI para crianças de 12 meses de idade ou mais velhos; 100.000 UI para lactentes de 6 a 11 meses de idade; e 50.000 UI para os lactentes com menos de 6 meses de idade.

Em crianças com sinais e sintomas de deficiência de vitamina A, uma terceira dose adequada à idade é recomendada 2 a 4 semanas após a segunda dose.

PROGNÓSTICO

No início do século XX, as mortes por sarampo nos EUA variaram entre 2.000 e 10.000 por ano, ou cerca de 10 mortes por 1.000 casos de sarampo. Com as melhorias na assistência médica e a terapia antimicrobiana, melhor nutrição e redução dos aglomerados de pessoas, a razão morte/caso caiu para uma por 1.000 casos. Entre 1982 e 2002, o CDC estimou que ocorreram 259 mortes causadas pelo sarampo nos EUA, com uma razão morte/caso de 2,5 a 2,8 por 1.000 casos de sarampo. A pneumonia e a encefalite foram as complicações na maioria dos casos fatais, e as condições de imunodeficiência foram identificadas em 14% a 16% das mortes. Em 2011, de 222 casos relatados nos EUA, 70 (32%) foram hospitalizados, incluindo 17 (24%) com diarreia, 15 (21%) com desidratação e 12 (17%) com pneumonia. Não houve casos de encefalite e nenhum caso de óbito foi relatado. Na primeira metade de 2015, dos 159 casos relatados 22 (14%) foram hospitalizados, com cinco casos de pneumonia e nenhum óbito.

PREVENÇÃO

Os pacientes disseminam o vírus do sarampo de 7 dias após a exposição até 4 a 6 dias após o início da erupção cutânea. A exposição dos indivíduos suscetíveis aos pacientes com sarampo deve ser evitada durante esse período. Em hospitais, é necessário observar as precauções-padrão e as aéreas durante esse período. Os pacientes imunocomprometidos com sarampo disseminarão o vírus durante o tempo de duração da doença; assim, o isolamento deve ser mantido ao longo dela.

Vacina

A vacinação contra o sarampo é a estratégia de prevenção mais efetiva e segura. Nos EUA, está disponível como uma vacina combinada de sarampo-caxumba-rubéola, essa última é a forma recomendada na maioria das circunstâncias (Tabela 273.2). Após o ressurgimento do sarampo de 1989-1991, uma segunda dose da vacina foi adicionada ao programa. As

Tabela 273.2 Recomendações para a imunização de sarampo.

CATEGORIA	RECOMENDAÇÕES
Não imunizado, sem histórico de sarampo (12 a 15 meses de idade)	Recomenda-se vacina MMR ou MMRV com 12 a 15 meses de idade; uma segunda é recomendada pelo menos 28 dias depois da primeira dose (ou 90 dias para MMRV) e geralmente é administrada aos 4 a 6 anos de idade
Crianças com 6 a 11 meses de idade em situações epidêmicas ou antes de viagens internacionais	Imunizar com a vacina MMR, mas são necessárias duas doses válidas administradas da seguinte maneira: a primeira dose válida deve ser administrada aos 12 a 15 meses de idade; a segunda dose válida é recomendada pelo menos 28 dias depois e geralmente é administrada aos 4 a 6 anos de idade. O MMRV não deve ser administrado a crianças com idade < 12 meses
Alunos no jardim de infância ou escola de ensino fundamental, média e superior, que receberam uma dose de vacina contra sarampo aos 12 meses de idade ou mais velhos	Administrar a segunda dose
Alunos de faculdade e outras instituições pós ensino médio que receberam uma dose da vacina contra sarampo aos 12 meses ou mais	Administrar a segunda dose
Histórico de imunização antes do primeiro aniversário	Dose não considerada válida; imunizar (duas doses)
Histórico da recepção da vacina inativada contra sarampo ou tipo de vacina desconhecida, 1963-1967	Dose não considerada válida; imunizar (duas doses)
Vacina atenuada ou desconhecida administrada com IG	Dose não considerada válida; imunizar (duas doses)
Alergia a ovos	Imunizar; sem reações prováveis
Alergia a neomicina, não anafilática	Imunizar; sem reações prováveis
Hipersensibilidade grave (anafilaxia) à neomicina ou gelatina	Evitar a imunização
Tuberculose	Imunizar; se o paciente tiver doença tuberculosa não tratada, iniciar a terapia antituberculose antes de imunizar
Exposição ao sarampo	Imunizar e/ou administrar IG, dependendo das circunstâncias
Infectados pelo HIV	Imunizar (duas doses), a menos que o paciente seja gravemente imunocomprometido; administração de IG se exposto ao sarampo baseia-se no grau de imunossupressão e na história de vacina contra sarampo
Histórico pessoal ou familiar de convulsões	Imunizar; informar aos pais de risco levemente aumentado de convulsões
Receptores de imunoglobulina ou sangue	Imunizar no intervalo adequado

MMR, vacina tríplice viral, sarampo-caxumba-rubéola; MMRV, vacina sarampo-caxumba-rubéola-varicela. Reproduzida de American Academy of Pediatrics. Measles. In: Kimberlin DW, Brady MT, Jackson MA, Long SS, editores. *Red book: 2018 report of the committee on infectious diseases.* 31th ed. Itasca, IL, 2018, American Academy of Pediatrics. Tabela 3.39, p. 543.

recomendações atuais incluem uma primeira dose com 12 a 15 meses de idade, seguida por uma segunda dose aos 4 a 6 anos de idade. Contudo, a segunda dose pode ser administrada a qualquer momento 30 dias após a primeira dose, e o esquema atual é um esquema de conveniência. A soroconversão é ligeiramente menor em crianças que recebem a primeira dose antes ou por volta dos 12 meses de idade (87% aos 9 meses, 95% aos 12 meses e 98% aos 15 meses) devido à persistência de anticorpos maternos; contudo, esta é uma situação em evolução, atualmente com crianças com 6 meses não protegidas a partir dos anticorpos maternos e suscetíveis à infecção por sarampo. Para as crianças que não receberam duas doses até os 11 e 12 anos de idade, uma segunda dose deve ser fornecida. Os lactentes que recebem uma dose antes de 12 meses de idade devem receber duas doses adicionais aos 12 a 15 meses e 4 a 6 anos de idade. Deve-se fornecer às crianças que são viajantes uma imunização primária para sarampo mesmo que sejam jovens de 6 meses ou uma segunda dose mesmo se tiverem < 4 anos.

Os efeitos adversos da vacina contra sarampo-caxumba-rubéola incluem febre (geralmente 6 a 12 dias após a vacinação), erupção cutânea em cerca de 5% das pessoas vacinadas e, raramente, trombocitopenia transitória. As crianças propensas a convulsões febris podem desenvolver um evento após a vacinação, então os riscos e os benefícios da vacinação devem ser discutidos com os pais. A encefalopatia e o autismo não foram demonstrados como tendo uma associação causal com a vacina contra sarampo-caxumba-rubéola ou com os constituintes da vacina.

Uma revisão do efeito da vacinação de sarampo na epidemiologia da PEES demonstrou que a vacinação contra o sarampo protege a PEES e não acelera o curso da PEES nem desencadeia a doença naquelas pessoas já infectadas pelo vírus selvagem do sarampo.

A imunoglobulina administrada passivamente pode inibir a resposta imune à vacina contra sarampo com vírus vivos, e sua administração deve ser adiada por quantidades variáveis de tempo com base na dose de Ig (Tabela 273.3).

As vacinas com vírus vivos não devem ser administradas a mulheres grávidas ou pacientes imunodeficientes ou imunossuprimidos. No entanto, os pacientes com HIV que não estejam gravemente imunocomprometidos devem ser imunizados. Como o vírus do sarampo pode suprimir a resposta cutânea ao antígeno da tuberculose, testes para tuberculose cutânea devem ser realizados antes ou simultaneamente à administração da vacina. Os indivíduos infectados com *M. tuberculosis* devem receber tratamento adequado no momento da administração da vacina contra sarampo.

Profilaxia pós-exposição

Os indivíduos suscetíveis expostos ao sarampo podem ser protegidos da infecção pela administração da vacina ou Imunoglobulina. A vacina é eficaz na prevenção ou na modificação do sarampo se administrada dentro de 72 horas da exposição. A Ig pode ser administrada até 6 dias após a exposição, para prevenir ou modificar a infecção. Crianças imunocompetentes devem receber 0,5 mℓ/kg (a dose máxima em ambos os casos é de 15 mℓ/kg) por via intramuscular (IM). Para crianças intensamente imunocomprometidas e mulheres grávidas sem evidência de imunidade contra sarampo, Ig é indicada para contatos familiares suscetíveis de pacientes com sarampo, especialmente crianças com menos de 6 meses de idade, mulheres grávidas e pessoas imunocomprometidas.

A bibliografia está disponível no GEN-io.

Tabela 273.3 Intervalos sugeridos entre a administração de imunoglobulina e a vacinação contra o sarampo.*

		DOSE		
INDICAÇÃO PARA IMUNOGLOBULINA	**Via**	**Unidades (U) ou Mililitros (mℓ)**	**mg/kg de IgG**	**Intervalo (meses)†**
Tétano (como Ig tetânica)	IM	250 U	10	3
Profilaxia da hepatite A (como Ig):				
Profilaxia de contatos	IM	0,02 mℓ/kg	3,3	3
Viagens internacionais	IM	0,06 mℓ/kg	10	3
Profilaxia de hepatite B (como hepatite B Ig)	IM	0,06 mℓ/kg	10	3
Profilaxia da raiva (como Ig rábica)	IM	20 UI/kg	22	4
Profilaxia de varicela (como VariZIG)	IM	125 U/10 kg (máximo 625 U)	20 a 40	5
Profilaxia de sarampo (como Ig):				
Padrão	IM	0,50 mℓ/kg	80	6
Hospedeiro imunocomprometido	IV		400 mg/kg	8
Profilaxia do vírus sincicial respiratório (anticorpo monoclonal palivizumabe)‡	IM	–	15 mg/kg (anticorpo monoclonal)	Nenhum
Imunoglobulina citomegalovírus	IV	3 mℓ/kg	150	6
Transfusão de sangue:				
Eritrócitos lavados	IV	10 mℓ/kg	Negligenciável	0
Eritrócitos, adenina-soro fisiológico adicionado		10 mℓ/kg	10	3
Concentrado de RBC		10 mℓ/kg	20 a 60	6
Sangue total		10 mℓ/kg	80 a 100	6
Produtos de plasma ou plaquetas		10 mℓ/kg	160	7
Reposição (ou terapia) de deficiências imunológicas (como IVIG)	IV	–	300 a 400	8
ITP (como IVIG)	IV	–	400	8
ITP	IV	–	1,000	10
ITP ou doença de Kawasaki	IV	–	1,600 a 2,000	11

*Imunização na forma de vacina sarampo-caxumba-rubéola (MMR), sarampo-caxumba-rubéola-varicela (MMRV), ou vacina contra sarampo monovalente. †Esses intervalos devem fornecer tempo suficiente para a diminuição dos anticorpos passivos em todas as crianças para permitir uma resposta adequada à vacina contra sarampo. Os médicos não devem presumir que as crianças estejam totalmente protegidas durante esses intervalos. Doses adicionais de Ig ou vacina contra o sarampo podem ser indicadas após a exposição ao vírus. ‡Anticorpos monoclonais, tais como palivizumabe, não interferem na resposta imune às vacinas. Ig, imunoglobulina; IgG, imunoglobulina G; ITP, púrpura trombocitopênica imune (anteriormente denominada "idiopática"); IVIG, Ig intravenosa; RBC, eritrócitos do sangue.
Reproduzida de American Academy of Pediatrics. *Red book: 2015 report of the Committee on Infectious Diseases.* 30th ed. Elk Grove Village, IL, 2015, American Academy of Pediatrics. Tabela 1.10, p. 39.

Capítulo 274

Rubéola

Wilbert H. Mason e Hayley A. Gans

Rubéola (**sarampo alemão** ou **sarampo de 3 dias**) é uma doença leve, muitas vezes exantemática, dos lactentes e crianças, que normalmente cursa com maior gravidade e complicações em adultos. Seu significado clínico mais importante é a infecção transplacentária e o dano fetal como parte da **síndrome da rubéola congênita** (**SRC**).

ETIOLOGIA

O vírus da rubéola é um membro da família Togaviridae e é a única espécie do gênero *Rubivirus*. É um RNA-vírus de cadeia simples com um envelope lipídico e três proteínas estruturais, incluindo uma proteína do nucleocapsídio que está associada com o núcleo e duas glicoproteínas, E1 e E2, que estão associadas com o envelope. O vírus é sensível ao calor, à luz ultravioleta e aos extremos de pH, mas é relativamente estável em baixas temperaturas. O único hospedeiro conhecido é o ser humano.

EPIDEMIOLOGIA

Na época pré-vacinação, a rubéola parecia ocorrer em grandes epidemias a cada 6 a 9 anos, com picos menores intercalados a cada 3 a 4 anos e era mais comum em crianças de idade pré-escolar e idade escolar. Durante a epidemia de rubéola de 1964 e 1965, houve um número estimado de 12,5 milhões de casos de rubéola associados com 2.000 casos de encefalite, mais de 13.000 abortos ou mortes perinatais e 20.000 casos de SRC. Após a introdução da vacina contra rubéola em 1969, a incidência de rubéola caiu 78% e as casos de SRC caíram 69% até 1976 (Figura 274.1). Houve uma queda ainda maior nos casos de SRC e rubéola quando determinadas populações em situação de risco foram adicionadas entre aquelas para quem a imunização da rubéola está indicada, incluindo adolescentes e estudantes universitários. Após anos de declínio, ocorreu um ressurgimento da rubéola e dos casos de SRC durante os anos de 1989 a 1991, em associação com a epidemia de sarampo durante esse período (ver Figura 274.1). Posteriormente, foi implementada a recomendação de duas doses de vacina contra rubéola, o que resultou em diminuição na incidência de rubéola de 0,45 por 100.000 habitantes em 1990 para 0,1 por 100.000 habitantes em 1999, e uma diminuição correspondente dos casos de SRC, com média de seis lactentes com SRC relatados anualmente de 1992 a 2004. As mães dessas crianças tendiam a ser jovens, hispânicas ou nascidas em países estrangeiros. O número de casos de rubéola notificados continuou a diminuir durante a década de 1990 e a primeira década deste século.[1]

A propagação endêmica da rubéola foi declarada eliminada nos EUA em 2004 e eliminada nas Américas em 2015. No entanto, casos de rubéola continuam a ser importados para os EUA de países onde essa doença permanece endêmica, com mais de 100.000 casos de SRC anualmente em todo o mundo. De 2004 a 2016, foram 101 casos de rubéola e 11 casos de SRC relatados nos EUA, todos os quais foram importados de origem desconhecida. Três dos casos de SRC foram adquiridos na África. Em todo o mundo em 2016, foram relatados 22.106 casos de rubéola e 358 casos de SRC, demonstrando que a eliminação da rubéola internacionalmente não foi alcançada, e ressaltando que é necessário que haja vigilância constante e manutenção de altos níveis de imunidade nos EUA.

PATOLOGIA

Pouca informação está disponível sobre os achados patológicos na rubéola de ocorrência pós-natal. Os poucos estudos relatados do material de biopsia ou necropsia de casos de rubéola revelaram apenas achados inespecíficos de inflamação linforreticular e mononuclear perivasculares e infiltração meníngea. Os achados patológicos para SRC são muitas vezes graves e podem envolver quase todos os sistemas do organismo (Tabela 274.1).

PATOGÊNESE

Os mecanismos virais de lesão celular e morte na rubéola congênita ou pós-natal não são bem compreendidos. Após a infecção, o vírus se replica no epitélio respiratório e depois se espalha para os linfonodos

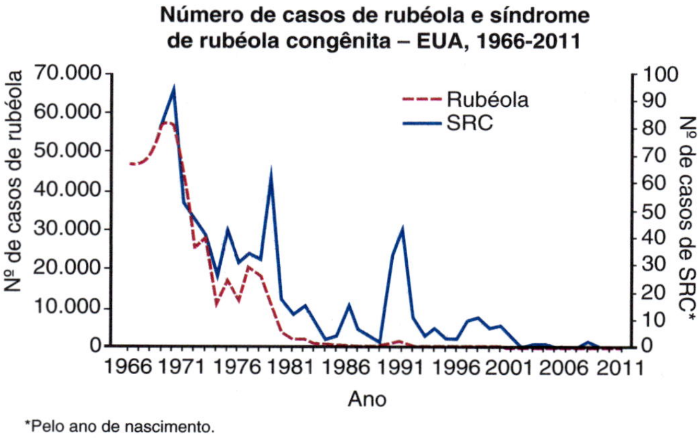

Figura 274.1 Número de casos de rubéola e síndrome de rubéola congênita – EUA, 1966-2011. Dados rubéola e SRC fornecidos foram relatados voluntariamente aos CDC pelas secretarias estaduais de saúde dos EUA. (*Reproduzida de McLean HQ, Fiebelkorn AP, Temte JL et al.: Prevention of measles, rubella, congenital rubella syndrome, and mumps, 2013,* MMWR Recomm Rep *62[RR-04]: 1–34, 2013.*)

Tabela 274.1 Achados patológicos na síndrome da rubéola congênita.

SISTEMA	ACHADOS PATOLÓGICOS
Cardiovascular	Persistência do ducto arterioso Estenose da artéria pulmonar Defeito do septo ventricular Miocardite
Sistema nervoso central	Meningite crônica Necrose parenquimatosa Vasculite com calcificação
Olhos	Micro-oftalmia Catarata Iridociclite Necrose do corpo ciliar Glaucoma Retinopatia
Orelha	Hemorragia coclear Necrose endotelial
Pulmão	Pneumonite intersticial mononuclear crônica
Fígado	Transformação de células gigantes hepáticas Fibrose Desarranjo lobular Estase biliar
Rins	Nefrite intersticial
Glândulas suprarrenais	Citomegalia cortical
Osso	Osteoide malformado Reduzida mineralização de osteoide Afinamento da cartilagem
Baço, linfonodo	Hematopoese extramedular
Timo	Reação histiocítica Ausência de centros germinativos
Pele	Eritropoese na derme

[1]N.R.T.: No Brasil, o último caso registrado da doença foi em 2008, e nesse mesmo ano ocorreu a maior campanha de vacinação contra rubéola do mundo, tendo o Brasil cumprido a meta de eliminação da doença e da SRC até o ano de 2010. No país é necessário notificar todos os casos suspeitos.

regionais (Figura 274.2). A viremia sobrevém e é mais intensa de 10 a 17 dias após a infecção. A eliminação viral pela nasofaringe começa aproximadamente 10 dias após a infecção e pode ser detectada até 2 semanas após o aparecimento da erupção. O período de maior transmissibilidade é de 5 dias antes a 6 dias após o aparecimento do exantema.

A infecção congênita ocorre durante viremia materna. Após infectar a placenta, o vírus se dissemina por meio do sistema vascular do feto em desenvolvimento e pode infectar qualquer órgão fetal. O fator de risco mais importante para os defeitos congênitos graves é a fase da gestação no momento da infecção. A infecção materna durante as primeiras 8 semanas de gestação resulta em defeitos mais graves e generalizados. O risco de defeitos congênitos é estimado em 90% para a infecção materna antes de 11 semanas de gestação, 33% em 11 a 12 semanas, 11% nas semanas 13 a 14 e 24% nas semanas 15 a 16. Os defeitos que ocorrem após 16 semanas de gestação são incomuns, mesmo se ocorrer infecção fetal.

As causas de danos celulares e teciduais do feto infectado podem incluir necrose tecidual decorrente de insuficiência vascular, tempo reduzido de multiplicação celular, quebras cromossômicas e produção de um inibidor da proteína causando paradas mitóticas em certos tipos de células. A característica mais distintiva da rubéola congênita é a cronicidade. Quando o feto é infectado no início da gestação, o vírus persiste no tecido fetal até muito tempo depois do parto. A persistência sugere a possibilidade de dano tecidual em curso e reativação, mais notavelmente no cérebro.

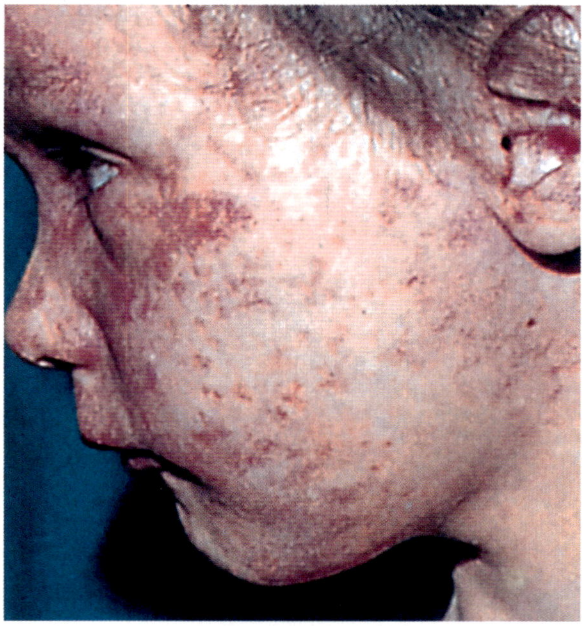

Figura 274.3 Exantema da rubéola.

MANIFESTAÇÕES CLÍNICAS

A **infecção pós-natal** com rubéola é uma doença leve não facilmente distinguível de outras infecções virais, especialmente em crianças. Após um período de incubação de 14 a 21 dias, um quadro prodrômico consiste em febre baixa, dor de garganta, olhos vermelhos (com ou sem dor), dor de cabeça, mal-estar, anorexia e desenvolvimento de linfadenopatia. Os linfonodos suboccipitais, retroauriculares e cervicais anteriores são mais proeminentes. Em crianças, a primeira manifestação da rubéola é, geralmente, o exantema, que é variável e pouco específico. Começa na face e no pescoço como máculas pequenas irregulares e róseas que coalescem e espalha-se centrifugamente para envolver o tronco e as extremidades, onde tende a ocorrer como máculas discretas (Figura 274.3). Próximo ao surgimento do exantema, o exame de orofaringe pode revelar lesões pequenas, cor-de-rosa (**manchas de Forchheimer**) ou hemorragias petequiais no palato mole. A erupção cutânea desaparece da face conforme se estende para o resto do corpo, de modo que todo o corpo pode não estar envolvido simultaneamente em determinado momento. A duração da erupção costuma ser de 3 dias, e ela geralmente se resolve sem descamação. As infecções subclínicas são comuns, e 25 a 40% das crianças podem não apresentar erupção cutânea. Adolescentes e adultos tendem a ser mais sintomáticos e apresentar manifestações sistêmicas, com até 70% das mulheres demonstrando artralgias e artrites.

ACHADOS LABORATORIAIS

Leucopenia, neutropenia e trombocitopenia leve têm sido descritas durante a rubéola pós-natal.

DIAGNÓSTICOS

Um diagnóstico específico de rubéola é importante, por motivos epidemiológicos, para o diagnóstico da infecção em mulheres grávidas e para a confirmação do diagnóstico de rubéola congênita. O teste diagnóstico mais comum é o ensaio de imunoabsorção enzimática das imunoglobulinas (Ig) M da rubéola, que está tipicamente presente em aproximadamente 4 dias após o aparecimento da erupção cutânea.

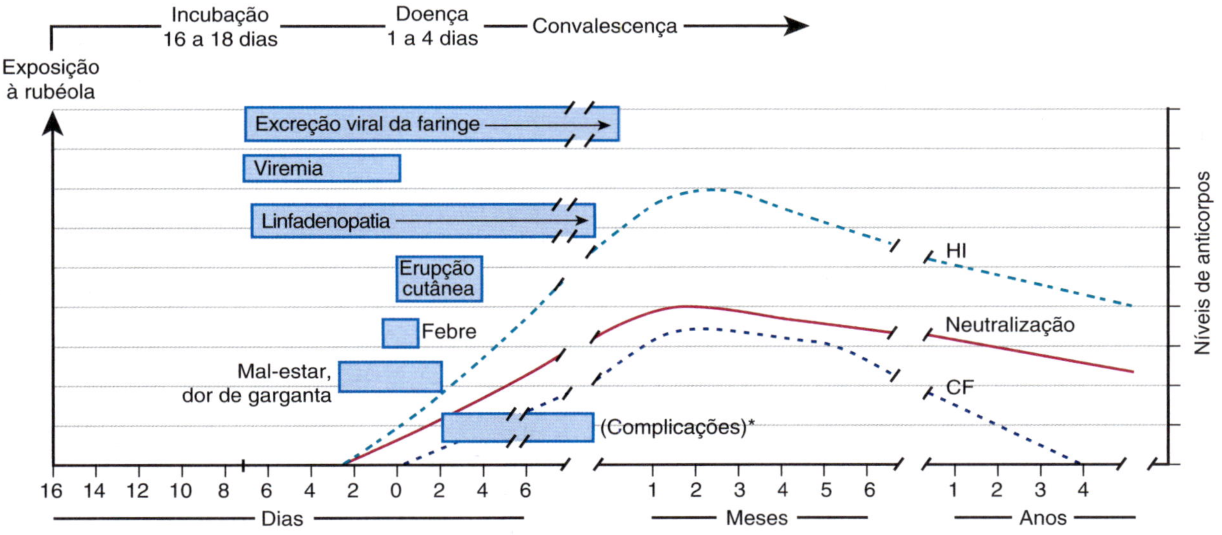

Figura 274.2 Eventos fisiopatológicos no pós-natal na infecção pelo vírus da rubéola adquirido. *Possíveis complicações incluem artralgia e/ou artrite, púrpura trombocitopênica e encefalite. CF, títulos de fixação de complemento; HI, título de inibição de hemaglutinação. (*Reproduzida de Lamprecht CL: Rubella virus. In Beshe RB, editor:* Textbook of human virology, *ed 2, Littleton, MA, 1990, PSG Publishing, p. 685.*)

Assim como com qualquer prova sorológica, o valor preditivo positivo do teste diminui em populações com baixa prevalência da doença e em indivíduos imunizados. Os testes devem ser realizados no caso de uma história de exposição ou achados clínicos consistentes. A sensibilidade e a especificidade relativas dos *kits* comerciais usados na maioria dos laboratórios variam de 96 a 99% e 86 a 97%, respectivamente. Uma ressalva para a realização de testes em crianças infectadas congenitamente no início da infância é que os resultados falso-negativos podem ocorrer devido a anticorpos IgG circulantes concorrentes nesses pacientes. Para confirmação, é necessário realizar em tais pacientes um ensaio de captura de IgM, um teste de reação em cadeia da polimerase (PCR) da transcriptase reversa ou a cultura viral. O isolamento viral por cultura de secreções nasofaríngeas, urina em recém-nascidos ou sangue de cordão ou placenta pode ser usado para diagnosticar infecção congênita. O teste de PCR do líquido amniótico durante a gravidez também é uma abordagem adequada para diagnosticar infecção congênita.

DIAGNÓSTICOS DIFERENCIAIS

A rubéola pode se manifestar com características específicas, sugestivas do diagnóstico. É frequentemente confundida com outras infecções, porque é incomum, é semelhante a outras doenças exantemáticas virais e demonstra variabilidade na presença de achados típicos. Em casos graves, ela pode se assemelhar ao sarampo. A ausência de manchas de Koplik e um quadro prodrômico grave, bem como um curso mais curto, permitem a diferenciação com o sarampo. Outras doenças frequentemente confundidas com a rubéola incluem as infecções causadas por adenovírus, parvovírus B19 (eritema infeccioso), vírus Epstein-Barr, enterovírus, roséola e *Mycoplasma pneumoniae*.

COMPLICAÇÕES

As complicações da infecção pós-natal com rubéola são infrequentes e geralmente não há risco à vida.

A **trombocitopenia** pós-infecciosa ocorre em aproximadamente 1 em cada 3.000 casos de rubéola e ocorre mais frequentemente entre as crianças e nas meninas. Manifesta-se cerca de 2 semanas após o aparecimento da erupção como petéquias, epistaxe, hemorragia digestiva e hematúria. É geralmente autolimitada.

A **artrite** decorrente de rubéola ocorre mais comumente entre os adultos, especialmente nas mulheres. Ela começa dentro de 1 semana do início do exantema e classicamente envolve as pequenas articulações das mãos. É autolimitada e se resolve dentro de semanas, sem sequelas. Existem relatos anedóticos e alguma evidência sorológica vinculando a rubéola com a artrite reumatoide, mas uma associação causal verdadeira ainda é especulativa.

A **encefalite** é a complicação mais grave da rubéola pós-natal. Ocorre em duas formas: síndrome pós-infecciosa, após rubéola aguda, e pan-encefalite progressiva rara, manifestando-se como uma doença neurodegenerativa anos após a rubéola.

A encefalite pós-infecciosa é incomum, ocorrendo em 1 em cada 5.000 casos de rubéola. Ela aparece dentro de 7 dias depois do surgimento da erupção, consistindo em cefaleia, convulsões, confusão mental, coma, sinais neurológicos focais e ataxia. A febre pode recrudescer com o aparecimento dos sintomas neurológicos. O líquido cefalorraquidiano pode ser normal ou ter uma leve pleocitose mononuclear e/ou aumento da concentração de proteínas. Vírus são raramente, quando muito, isolados do líquido cefalorraquidiano ou cérebro, sugerindo patogênese não infecciosa. A maioria dos pacientes se recupera completamente, mas taxa de mortalidade de 20% e sequelas neurológicas a longo prazo têm sido relatadas.

A **pan-encefalite progressiva por rubéola (PPR)** é uma complicação extremamente rara da rubéola adquirida ou SRC. Tem início e curso semelhantes aos da pan-encefalite esclerosante subaguda associada com sarampo (ver Capítulo 273). Contudo, diferentemente da forma pós-infecciosa da encefalite por rubéola, o vírus da rubéola pode ser isolado de tecido cerebral do paciente com PPR, sugerindo uma patogênese infecciosa, embora lentamente. Os achados clínicos e o curso são indistinguíveis daqueles da pan-encefalite esclerosante subaguda e as encefalopatias espongiformes transmissíveis (ver Capítulo 304). A morte ocorre 2 a 5 anos após o início.

Outras síndromes neurológicas raramente relatadas com rubéola incluem síndrome de Guillain-Barré e neurite periférica. A miocardite é uma complicação rara.

Síndrome da rubéola congênita

Em 1941, um oftalmologista descreveu pela primeira vez uma síndrome de catarata e doença cardíaca congênita que ele corretamente associou com infecções da rubéola em mães durante o começo da gravidez (Tabela 274.2). Logo após a primeira descrição, a perda de audição foi reconhecida como um achado comum frequentemente associado com microcefalia. No período de 1964 a 1965, ocorreu uma epidemia de rubéola, com 20.000 casos relatados nos EUA, levando a mais de 11.000 abortos espontâneos ou terapêuticos e 2.100 mortes neonatais. Desta experiência surgiu a definição expandida do SRC que inclui inúmeras outras anormalidades transitórias ou permanentes.

A surdez nervosa é o único achado mais comum entre os lactentes com SRC. A maioria dos lactentes apresenta algum grau de restrição de crescimento intrauterino. Achados na retina descritos como **retinopatia em sal e pimenta** são a anormalidade ocular mais comum, mas têm pouco efeito precocemente na visão. A catarata unilateral ou bilateral é o achado ocular mais grave, ocorrendo em cerca de um terço dos lactentes (Figura 274.4). As anormalidades cardíacas ocorrem em metade das crianças infectadas durante as primeiras

Tabela 274.2 Manifestações clínicas da síndrome da rubéola congênita em 376 crianças após rubéola materna.*

MANIFESTAÇÃO	INCIDÊNCIA (%)
Surdez	67
Oculares	71
Cataratas	29
Retinopatia	39
Doenças do coração†	48
Persistência do ducto arterioso	78
Estenose da artéria pulmonar direita	70
Estenose da artéria pulmonar esquerda	56
Estenose pulmonar valvar	40
Baixo peso ao nascer	60
Retardo psicomotor	45
Púrpura neonatal	23
Morte	35

*Outros achados: hepatite, estrias lineares de osso, córnea nebulosa, glaucoma congênito, atraso de crescimento. †Achados em 87 pacientes com síndrome da rubéola congênita e doença cardíaca submetidos à angiografia cardíaca. Reproduzida de Cooper LZ, Ziring PR, Ockerse AB et al.: Rubella: clinical manifestations and management, *Am J Dis Child* 118:18-29, 1969.

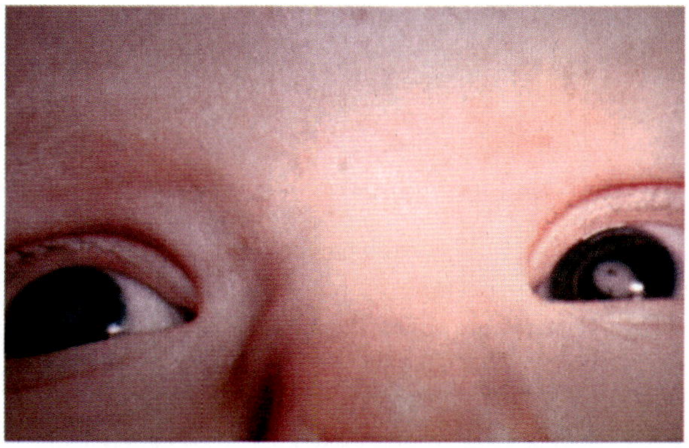

Figura 274.4 Cataratas bilaterais em criança com síndrome da rubéola congênita.

8 semanas de gestação. A persistência do ducto arterioso é o defeito cardíaco relatado mais frequentemente, seguido por lesões das artérias pulmonares e doença valvar. A pneumonite intersticial, levando à morte em alguns casos, tem sido relatada. As anormalidades neurológicas são comuns e podem progredir após o nascimento. A meningoencefalite está presente em 10 a 20% dos lactentes com SRC e pode persistir por até 12 meses. O acompanhamento longitudinal dos lactentes sem retardo inicial até 9 a 12 anos revelou o desenvolvimento adicional progressivo de anormalidades sensitivas, motoras e comportamentais, incluindo autismo e perda auditiva. A PPR também tem sido reconhecida raramente depois da SRC. Retardo de crescimento pós-natal subsequente e estatura final baixa foram relatados em minoria dos casos. Também foram descritos relatos raros de síndromes de imunodeficiência.

Uma variedade de manifestações de início tardio da SRC foi reconhecida. Além da PPR, elas incluem diabetes melito (20%), disfunção da tireoide (5%) e glaucoma e anomalias visuais associadas à retinopatia, que anteriormente eram consideradas benignas.

TRATAMENTO

Não há nenhum tratamento específico disponível para rubéola adquirida ou SRC.

CUIDADOS DE SUPORTE

A rubéola pós-natal é, em geral, uma doença leve que não requer nenhum cuidado além de antipiréticos e analgésicos. As imunoglobulinas intravenosas ou corticosteroides podem ser considerados para a trombocitopenia grave, não remitente.

O manejo das crianças com SRC é mais complexo e requer acompanhamento e avaliação pediátrica, cardíaca, audiológica, oftalmológica e neurológica, pois muitas manifestações podem não ser aparentes no início ou podem se agravar com o tempo. A triagem auditiva é de especial importância, porque a intervenção precoce pode melhorar a evolução em crianças com problemas de audição causados por SRC.

PROGNÓSTICO

A infecção pós-natal por rubéola tem excelente prognóstico. Os desfechos a longo prazo da SRC são menos favoráveis e um pouco variáveis. Em uma coorte australiana avaliada 50 anos após a infecção, muitos tinham condições crônicas, mas a maioria havia se casado e se encontrava bem adaptada na sociedade. Uma coorte de Nova York procedente da epidemia de meados da década de 1960 teve resultados menos favoráveis, com apenas 30% levando vida normal, 30% em situações de dependência, mas funcionais, e 30% exigindo cuidados contínuos e institucionalização.

A **reinfecção** com o vírus selvagem ocorre no período pós-natal tanto nos indivíduos que foram previamente infectados com o vírus selvagem da rubéola quanto em indivíduos vacinados. A reinfecção é definida como um aumento significativo no nível de anticorpos IgG e/ou uma resposta de IgM em um indivíduo que tem um nível de IgG específicos de rubéola preexistente documentado acima de um limite aceito sorologicamente. A reinfecção pode resultar em uma resposta anamnésica de IgG, resposta de IgM e IgG ou rubéola clínica. Existem 29 relatos na literatura de SRC após reinfecção materna. A reinfecção com resultados adversos graves para adultos ou crianças é rara e de significado desconhecido.

PREVENÇÃO

Os pacientes com infecção pós-natal devem ser isolados de indivíduos suscetíveis por 7 dias depois do aparecimento do exantema. As precauções-padrão, além da precaução de gotículas, são recomendadas para pacientes hospitalizados. Crianças com SRC podem excretar o vírus nas secreções respiratórias até 1 ano, então precauções de contato devem ser mantidas para elas até então, a menos que repetidas culturas urinárias e de secreções faríngeas sejam negativas. Precauções similares se aplicam a pacientes com SRC no que diz respeito à participação na escola e cuidados fora de casa.

A exposição das gestantes suscetíveis constitui risco potencial para o feto. Para mulheres grávidas expostas à rubéola, uma amostra de sangue deve ser obtida o mais rapidamente possível para a dosagem de anticorpos IgG específicos de rubéola; uma alíquota congelada também deve ser salva para testar mais tarde. Se o resultado do teste de presença do anticorpo da rubéola for positivo, a mãe é provavelmente imune. Se o teste de anticorpos da rubéola for negativo, uma segunda amostra deve ser obtida 2 a 3 semanas mais tarde e testada simultaneamente com a amostra salva. Se ambas as amostras de testes derem resultado negativo, uma terceira amostra deve ser obtida 6 semanas após a exposição e testada simultaneamente com a amostra salva. Se a segunda e terceira amostras derem resultados negativos, a infecção não ocorreu. Uma primeira amostra negativa e um resultado de teste positivo nas amostras 2 e 3 indicam que ocorreu soroconversão na mãe, sugerindo infecção recente. Deve-se fornecer um aconselhamento sobre os riscos e benefícios da interrupção da gravidez. O uso rotineiro de imunoglobulina para gestantes suscetíveis expostas à rubéola não é recomendado e é considerado apenas se a interrupção da gravidez não for uma opção por causa de preferências maternas. Em tais circunstâncias, 0,55 mℓ/kg de imunoglobulina IM pode ser dada com o entendimento de que a profilaxia pode reduzir o risco de infecção clinicamente aparente, mas não garante a prevenção da infecção fetal.

VACINAÇÃO

A vacina contra rubéola nos EUA consiste na cepa Wistar RA 27/3 atenuada que é geralmente administrada em combinação com sarampo e caxumba (MMR) ou também com varicela (MMRV) em um regime de duas doses, em 12 a 15 meses e 4 a 6 anos. Teoricamente, pode ser eficaz como profilaxia pós-exposição se administrada dentro de 3 dias da exposição. A vacina não deve ser administrada a pacientes gravemente imunocomprometidos (p. ex., transplantados). Pacientes com infecção pelo HIV que não estejam gravemente imunocomprometidos podem se beneficiar com a vacinação. A febre não é uma contraindicação, mas se houver suspeita de uma doença mais grave, a imunização deve ser adiada. Preparações de imunoglobulina podem inibir a resposta sorológica à vacina (ver Capítulo 197). A vacina não deve ser administrada durante a gravidez. Se a gravidez ocorrer no prazo de 28 dias da imunização, a paciente deve ser aconselhada sobre os riscos teóricos para o feto. Estudos com mais de 200 mulheres que foram inadvertidamente imunizadas com a vacina contra rubéola durante a gravidez demonstraram que nenhum dos filhos havia desenvolvido SRC. Portanto, provavelmente não se justifica a interrupção da gravidez.

Após uma dose única da vacina RA 27/3 contra a rubéola, 95% dos vacinados com 12 meses e mais velhos desenvolvem imunidade sorológica; e depois de duas doses, 99% têm anticorpos detectáveis. A vacina RA 27/3 contra rubéola é altamente protetora, uma vez que 97% das pessoas vacinadas são protegidas contra a doença clínica após uma dose. Anticorpos detectáveis permanecem por 15 anos na maioria dos indivíduos vacinados após uma dose e 91 a 100% tinham anticorpos depois de 12 a 15 anos após duas doses. Embora os níveis de anticorpos possam ser diminuídos, especialmente depois de uma dose de vacina, a maior suscetibilidade à rubéola não é observada.

As reações adversas à vacinação de rubéola são incomuns em crianças. A administração da MMR é associada com febre em 5 a 15% dos vacinados e com exantema em aproximadamente 5% dos vacinados. Artralgia e artrite são mais comuns após a vacinação contra rubéola em adultos. Aproximadamente 25% das mulheres pós-púberes apresentam artralgia e 10% das mulheres pós-púberes desenvolvem artrite. As neuropatias periféricas e a trombocitopenia transitória também podem ocorrer.

Como parte do esforço mundial para eliminar a transmissão do vírus da rubéola endêmica e a ocorrência de SRC, já se salientou que, para o sucesso dessa estratégia, é vital manter a alta imunidade da população por meio da cobertura com vacinação e vigilância de alta qualidade integrada para sarampo-rubéola.

A bibliografia está disponível no GEN-io.

Capítulo 275

Caxumba

Wilbert H. Mason e Haylei A. Gans

A caxumba é uma infecção aguda autolimitada que era comum no passado, mas atualmente é incomum nos países desenvolvidos por causa do uso generalizado da vacinação. É caracterizada por febre, edema e sensibilidade das glândulas parótidas bilaterais ou unilateralmente e frequente ocorrência de meningoencefalite e orquite. Embora pouco frequente em países com programas de vacinação extensiva, a caxumba continua sendo endêmica no resto do mundo, o que justifica a existência de proteção contínua pela vacinação. Entretanto, surtos de caxumba têm sido relatados em populações com altos índices de vacinação nos EUA, especialmente entre estudantes.

ETIOLOGIA

O vírus da caxumba pertence à família Paramyxoviridae e ao gênero *Rubulavirus*. É um RNA vírus pleomórfico encapsulado, de fita simples em um envelope de lipoproteína que apresenta sete proteínas estruturais. Glicoproteínas de superfície denominadas HN (hemaglutinina-neuraminidase) e F (fusão) são mediadoras da absorção do vírus às células do hospedeiro e da penetração do vírus nas células, respectivamente. Ambas as proteínas estimulam a produção de anticorpos protetores. O vírus da caxumba existe como um único sorotipo com até 12 genótipos conhecidos, e os seres humanos são os únicos hospedeiros naturais.

EPIDEMIOLOGIA

Na era pré-vacinação, a caxumba ocorria principalmente em crianças entre as idades de 5 e 9 anos e em epidemias aproximadamente a cada 4 anos. A infecção por caxumba ocorria mais frequentemente nos meses do inverno e da primavera. Em 1968, logo após a introdução da vacina contra caxumba, 185.691 casos foram relatados nos EUA. Na sequência da recomendação para o uso rotineiro da vacina contra caxumba, em 1977, a incidência de caxumba caiu drasticamente em crianças pequenas (Figura 275.1) e deslocou-se para crianças mais velhas, adolescentes e adultos jovens. Os surtos continuaram a ocorrer *mesmo em populações altamente vacinadas* como resultado do fracasso da vacina primária com uma única dose de vacina e por causa da vacinação insuficiente de pessoas suscetíveis. Após a implementação da recomendação de duas doses da vacina MMR (sarampo-caxumba-rubéola) para o controle do sarampo em 1989, o número de casos de caxumba diminuiu ainda mais. Durante 2001-2003, menos de 300 casos de caxumba foram relatados a cada ano. Em 2006, ocorreu nos EUA a maior epidemia de caxumba dos 20 anos anteriores. Ocorreu um total de 6.584 casos, sendo 85% em oito estados do centro-oeste americano. Vinte e nove por cento dos casos ocorreram em pacientes com idades de 18 a 24 anos, e a maioria deles estava frequentando a faculdade. Uma análise de 4.039 pacientes com caxumba, avaliados nos primeiros 7 meses da epidemia, indicou que 63% tinham recebido mais de duas doses da vacina MMR. Posteriormente, vários surtos de caxumba foram documentados em populações altamente vacinadas nos EUA, diversos em ambientes escolares incluindo universidades e em Guam. Esse fenômeno também é relatado globalmente. A maioria dos casos em pessoas vacinadas representa contato próximo, pois somente uma exposição intensa possa fazer superar a imunidade da vacina e talvez divergência genotípica entre os genótipos de caxumba circulantes e aqueles presentes na vacina.

A caxumba é transmitida de pessoa para pessoa por gotículas respiratórias. O vírus aparece na saliva a partir de 7 dias antes até 7 dias depois do aparecimento do aumento de volume da parótida. O período de infectividade máxima é de 1 a 2 dias antes até 5 dias após o aparecimento do aumento de volume da parótida. A disseminação viral antes do aparecimento dos sintomas e em indivíduos infectados assintomáticos prejudica os esforços para conter a infecção em populações suscetíveis. Os CDC, a American Academy of Pediatrics e o Health Infection Control Practices Advisory Committee recomendam um período de isolamento de 5 dias após o início da parotidite para pacientes tanto na comunidade quanto em ambientes de cuidados de saúde.

PATOLOGIA E ETIOPATOGENIA

O vírus da caxumba tem por alvo as glândulas salivares, o sistema nervoso central (SNC), o pâncreas, os testículos e, em menor medida, a glândula tireoide, os ovários, o coração, os rins, o fígado e a sinóvia articular.

Após a infecção, a replicação viral inicial ocorre no epitélio do trato respiratório superior. A infecção se dissemina para os linfonodos adjacentes pela drenagem linfática e a viremia sobrevém, disseminando o vírus para os tecidos-alvo. O vírus da caxumba causa necrose das células infectadas e está associado a um infiltrado inflamatório linfocitário. Os ductos das glândulas salivares são revestidos com epitélio necrosado e o interstício fica, então, infiltrado com linfócitos. O edema do tecido no interior dos testículos pode resultar em infartos isquêmicos focais. O líquido cefalorraquidiano (LCR) frequentemente exibe pleocitose mononuclear, mesmo em indivíduos sem sinais clínicos de meningite.

MANIFESTAÇÕES CLÍNICAS

O período de incubação para a caxumba varia de 12 a 25 dias, mas é geralmente de 16 a 18 dias. A infecção pelo vírus da caxumba pode

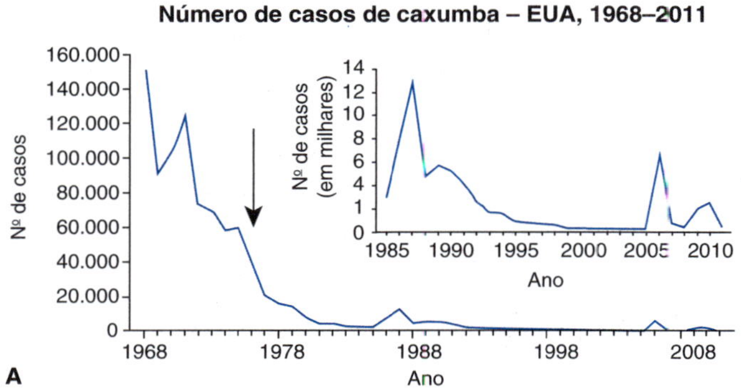

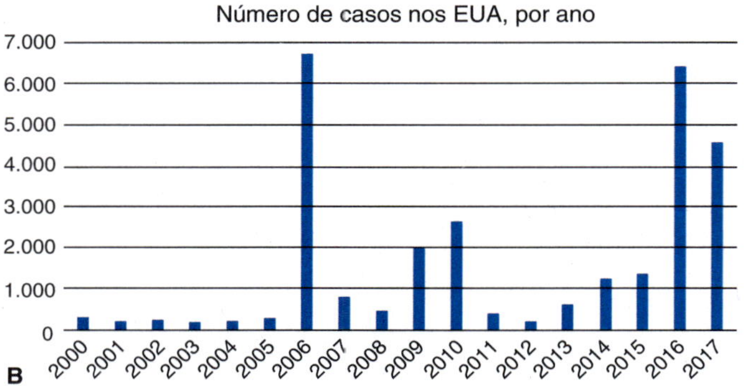

Figura 275.1 **A.** Casos de caxumba nos EUA desde 1968, logo depois que a vacina contra caxumba de vírus vivos foi introduzida em 1967, até 2011. Houve um declínio após a introdução da vacina e a recomendação para vacinação de rotina em 1977 *(seta)*. Note um aumento nacional na atividade da doença em 1986-1987 e 2006. Os dados de caxumba fornecidos foram relatados voluntariamente aos Centers for Disease Control and Prevention (CDC) pelas Secretarias Estaduais de Saúde dos EUA. **B.** Casos de caxumba nos EUA de 2000 até 2017, mostrando a atividade aumentada em 2006, 2009, 2010 e 2014 a 2017. Os dados de caxumba fornecidos foram relatados voluntariamente aos CDC pelas secretarias de saúde dos EUA. (**A.** *Reproduzida de McLean HQ, Fiebelkorn AP, Temte JL et al.: Prevention of measles, rubella, congenital rubella syndrome and mumps,* MMWR Recomm Rep *62[RR-04]:1-34, 2013;* **B.** *Reproduzida de* Morbidity and Mortality Weekly Report (MMWR): *Notifiable Diseases and Mortality Tables.* https://www.cdc.gov/mumps/outbreaks.html.)

resultar em uma apresentação clínica que varia de casos assintomáticos (na era pré-vacinação 15 a 24% das infecções eram assintomáticas; estimativas precisas na era pós-vacinação são de mensuração difícil) ou com sintomas inespecíficos até doença típica associada com parotidite com ou sem complicações envolvendo vários sistemas do organismo. O paciente típico apresenta um período prodrômico que dura de 1 a 2 dias consistindo em febre, dor de cabeça, vômitos e mialgia. A parotidite ocorre a seguir e pode ser unilateral inicialmente, mas torna-se bilateral em cerca de 70% dos casos (Figura 275.2). A glândula parótida encontra-se dolorida e a parotidite pode ser precedida ou acompanhada de dor de ouvido no lado ipsilateral. A ingestão de alimentos ou líquidos ácidos ou azedos pode intensificar a dor na área da parótida. À medida que o edema se intensifica, o ângulo da mandíbula é obscurecido e o lóbulo da orelha pode ser levantado para cima e para fora (ver Figuras 275.2 e 275.3). A abertura do ducto parotídeo (anteriormente denominado ducto de Stensen) pode estar hiperemiada e edemaciada. O edema da parótida atinge um pico em cerca de 3 dias e, em seguida, diminui gradualmente ao longo de 7 dias. Febre e outros sintomas sistêmicos cedem em 3 a 5 dias. Uma erupção morbiliforme raramente é observada. As glândulas salivares submandibulares também podem estar envolvidas ou podem estar aumentadas de volume sem edema das parótidas. Também pode ocorrer edema sobre o esterno como resultado de obstrução linfática. Os sintomas em indivíduos imunizados são os mesmos, mas tendem a ser menos intensos, e a parotidite pode estar ausente.

DIAGNÓSTICO

Quando a caxumba era altamente prevalente, o diagnóstico podia ser feito com base no relato de exposição à infecção da caxumba, em um período de incubação adequado e no desenvolvimento dos achados clínicos típicos. A confirmação da presença de parotidite podia ser feita com a demonstração de um valor de amilase sérica elevado. A leucopenia com linfocitose relativa era um achado comum. Atualmente, em pacientes de populações altamente vacinadas com parotidite que dura mais de 2 dias e de causa desconhecida, um diagnóstico específico de caxumba deve ser confirmado ou excluído por meios sorológicos ou virológicos. Essa etapa pode ser realizada pelo isolamento do vírus em cultura de células, detecção do antígeno viral por imunofluorescência direta ou pela identificação de ácidos nucleicos por reação em cadeia da polimerase (PCR) da transcriptase reversa. O vírus pode ser isolado das secreções do trato respiratório superior (da mucosa oral e da orofaringe), do LCR ou da urina durante a doença aguda; contudo, PCR da orofaringe torna-se negativa rapidamente, principalmente em indivíduos imunizados e, desse modo, deve ser realizado no prazo de 3 dias do aumento de volume da parótida. Os testes sorológicos são

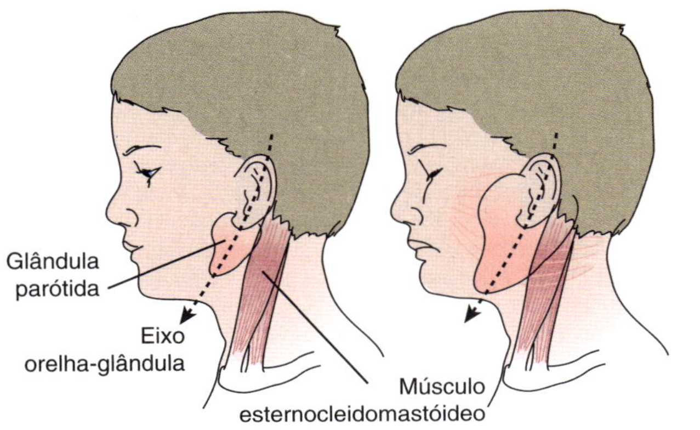

Figura 275.2 Representação esquemática de uma glândula parótida infectada com caxumba *(à direita)* em comparação com uma glândula normal *(à esquerda)*. Uma linha imaginária bissetriz ao longo do eixo da orelha divide a glândula parótida em duas partes iguais. Essas relações anatômicas não são alteradas na glândula aumentada de volume. Um linfonodo cervical aumentado de tamanho é geralmente posterior à linha imaginária. (*Reproduzida de Mumps [epidemic parotitis]. In Krugman S, Ward R, Katz SL, editors:* Infectious diseases in children, *ed 6, St. Louis, 1977, Mosby, p. 182.*)

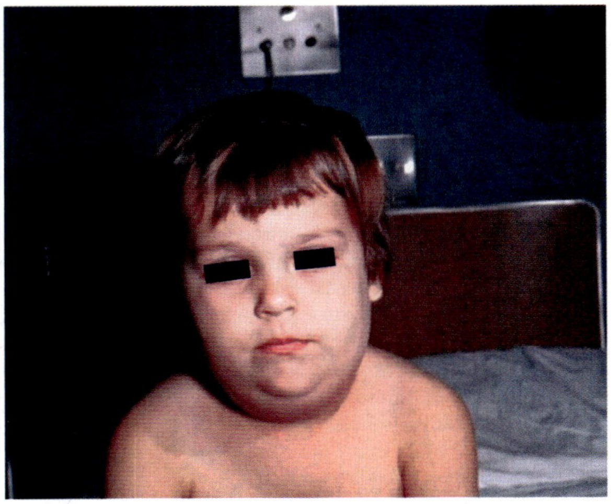

Figura 275.3 Criança com caxumba apresentando parótida edemaciada. (*Reproduzida de CDC: Public health image library [PHIL], image #4491. Disponível em*: http://phil.cdc.gov/phil/home.asp.)

geralmente um modo mais conveniente e disponível de diagnóstico. Um aumento significativo nos níveis séricos dos anticorpos do tipo imunoglobulina G da caxumba entre as amostras das fases aguda e de convalescença como detectado pela fixação do complemento, hemaglutinação, neutralização ou testes de imunoensaio enzimático estabelecem o diagnóstico. Os anticorpos do tipo imunoglobulina G para caxumba podem apresentar reação cruzada com o vírus parainfluenza nos testes sorológicos. Mais comumente, um imunoensaio enzimático para anticorpos do tipo imunoglobulina M para caxumba é usado para identificar uma infecção recente. Todos os testes sorológicos são de difícil interpretação em indivíduos imunizados, e os resultados de teste negativos não excluem a infecção por caxumba. Os testes cutâneos para a caxumba não são sensíveis nem específicos e não devem ser usados.

DIAGNÓSTICO DIFERENCIAL

O edema parotídeo pode ser causado por muitas outras condições infecciosas e não infecciosas, principalmente em casos esporádicos. Os vírus que causam a parotidite incluem os vírus parainfluenza 1 e parainfluenza 3, o vírus influenza A, o citomegalovírus, o vírus Epstein-Barr, os enterovírus, o vírus da coriomeningite linfocítica e o HIV. A parotidite purulenta, geralmente causada por *Staphylococcus aureus*, é unilateral, extremamente sensível, está associada à elevação na contagem de leucócitos do sangue e pode envolver a drenagem purulenta pelo ducto parotídeo. A adenite submandibular ou cervical anterior decorrente de uma variedade de patógenos também pode ser confundida com a parotidite. Outras causas não infecciosas de edema parotídeo incluem obstrução do ducto parotídeo, doenças vasculares do colágeno, tais como síndrome de Sjögren, lúpus eritematoso sistêmico, doenças imunológicas, neoplasias e fármacos.

COMPLICAÇÕES

As complicações mais comuns da caxumba são a meningite, com ou sem encefalite, e o envolvimento gonadal (orquite, ooforite). As complicações incomuns incluem conjuntivite, neurite óptica, pneumonia, nefrite, pancreatite, mastite e trombocitopenia. Podem ocorrer complicações na ausência de parotidite, principalmente em indivíduos imunizados, e as taxas totais de complicações em indivíduos imunizados são mais baixas do que naqueles não imunizados e são deslocadas em direção às populações adultas.

A infecção materna com caxumba durante o primeiro trimestre da gravidez resulta em aumento da incidência de acometimento fetal. Nenhuma malformação fetal tem sido associada à infecção por caxumba intrauterina. No entanto, a doença caxumba perinatal tem sido relatada em lactentes nascidos de mães que adquiriram a caxumba no fim da gestação.

Meningite e meningoencefalite

O vírus da caxumba é neurotrópico e considera-se que penetre no SNC através do plexo coroide e infecte o epitélio coroidal e as células ependimáticas, e tanto um quanto outro podem ser encontrados no LCR juntamente com leucócitos mononucleares. O envolvimento sintomático do SNC ocorre em 10 a 30% dos indivíduos infectados, mas a pleocitose do LCR foi encontrada em 40 a 60% dos pacientes com parotidite por caxumba. A meningoencefalite pode ocorrer antes, durante ou após a parotidite. Mais comumente, manifesta-se 5 dias após a parotidite. Os achados clínicos variam com a idade. Lactentes e crianças pequenas têm febre, mal-estar e letargia, enquanto crianças escolares, adolescentes e adultos queixam-se de dor de cabeça e demonstram sinais meníngeos. Em uma série de crianças com caxumba e envolvimento meníngeo, os achados foram: febre em 94%, vômitos em 84%, dor de cabeça em 47%, parotidite em 47%, rigidez cervical em 71%, letargia em 69% e convulsões em 18%. Em casos típicos, os sintomas desaparecem em 7 a 10 dias. O LCR na meningite por caxumba exibe uma pleocitose de leucócitos de 200 a 600 μℓ com predominância de linfócitos. O conteúdo de glicose no LCR é normal na maioria dos pacientes, mas uma hipoglicorraquia moderada (conteúdo de glicose de 20 a 40 mg/dℓ) pode ser observada em 10 a 20% dos pacientes. O conteúdo de proteínas do LCR encontra-se normal ou levemente elevado.

As complicações do sistema nervoso central menos comuns da caxumba incluem mielite transversa, encefalomielite disseminada aguda (ADEM), estenose de aqueduto e paralisia facial. A perda auditiva neurossensorial é rara e estimou-se que ocorra em 0,5 a 5,0 em 100.000 casos de caxumba. A perda auditiva pode ser transitória, com perda auditiva unilateral permanente em 1 em 20.000 e perda bilateral ocorrendo raramente. Existem algumas evidências de que esta sequela seja mais provável em pacientes com meningoencefalite.

Orquite e ooforite

Em adolescentes e adultos do sexo masculino a orquite é o segundo achado mais comum, perdendo apenas para a parotidite em casos de caxumba. O envolvimento em meninos pré-púberes é extremamente raro, mas após a puberdade a orquite ocorre em 30 a 40% dos indivíduos do sexo masculino. A orquite começa em um prazo de dias após o surgimento da parotidite na maior parte dos casos e está associada a febre moderada a alta, calafrios e dor peculiar e edema dos testículos. Em 30% ou menos dos casos, a orquite é bilateral. Pode ocorrer atrofia dos testículos, mas a esterilidade é rara mesmo com envolvimento bilateral.

A ooforite é incomum em mulheres pós-púberes, mas pode causar dor intensa e pode ser confundida com apendicite quando localizada no lado direito.

Pancreatite

A pancreatite pode ocorrer em pacientes com caxumba, com ou sem envolvimento da parótida. A doença grave é rara, mas febre, dor epigástrica e vômitos são achados sugestivos. Estudos epidemiológicos têm sugerido que a caxumba poderia estar associada ao desenvolvimento subsequente de diabetes melito, mas não foi estabelecida nenhuma relação causal.

Envolvimento cardíaco

A miocardite tem sido relatada em pacientes com caxumba, e estudos moleculares identificaram o vírus da caxumba no tecido cardíaco de pacientes com fibroelastose endocárdica.

Artrite

Foram relatados artralgia, monoartrite e poliartrite migratória em pacientes com caxumba. A artrite é observada com ou sem parotidite e geralmente ocorre em um prazo de 3 semanas após o surgimento do edema parotídeo. Geralmente é leve e autolimitada.

Tireoidite

A tireoidite é rara após a caxumba. Ela não foi relatada sem parotidite e pode ocorrer semanas após a infecção aguda. A maioria dos casos desaparece, mas alguns apresentam recaída e resultam em hipotireoidismo.

TRATAMENTO

Nenhuma terapia antiviral específica encontra-se disponível para a caxumba. O manejo deve ser direcionado para reduzir a dor associada a meningite ou orquite e à manutenção de hidratação adequada. Os antitérmicos podem ser administrados para o manejo da febre.

PROGNÓSTICO

O desfecho da caxumba é quase sempre excelente, mesmo quando a doença é complicada por encefalite, embora tenham sido relatados casos fatais decorrentes do envolvimento do SNC ou miocardite. Nenhuma morte por caxumba ocorreu nos surtos recentes nos EUA.

PREVENÇÃO

A imunização com a vacina contra caxumba com vírus vivos é o principal modo de prevenção utilizado nos EUA. É realizada como parte do programa de vacina MMR em duas doses, sendo a primeira dose na idade de 12 a 15 meses e a segunda dose com 4 a 6 anos. Caso não seja administrada na idade de 4 a 6 anos, a segunda dose deverá ser dada antes que a criança entre na puberdade. No caso de viagens, duas doses são recomendadas em indivíduos com idade superior a 12 meses administradas com pelo menos 28 dias de distância. Os anticorpos se desenvolvem em 94% (intervalo: 89 a 97%) dos vacinados após uma dose. Os níveis de anticorpos obtidos após a vacinação são inferiores aos presentes após a infecção natural.

A eficácia mediana da vacina contra caxumba depois de uma dose de vacina é de 78% (intervalo: 49 a 92%) e depois de duas doses é de 88% (intervalo: 66 a 95%). A duração da eficácia é ≥ 10 anos após uma dose e ≥ 15 anos depois de duas doses.

Durante os surtos, *uma terceira dose de tríplice viral* administrada na população sob risco foi associada com melhora do controle do surto com significativamente poucos casos naqueles que receberam a terceira dose quando comparados com aqueles que não a receberam. Apesar desses resultados, o modelo de vacinação apoia o esquema atual com duas doses sem uma terceira dose de reforço de rotina, uma vez que o esquema atual controla significativamente a extensão dos surtos, a gravidade da doença e o número de hospitalizações, ao passo que a terceira dose parece ser uma estratégia possível durante um surto.[1]

Como uma vacina de vírus vivos, a tríplice viral não deve ser administrada a mulheres grávidas ou a indivíduos com imunodeficiência ou imunossupressão graves. Os pacientes infectados pelo HIV que não estejam gravemente imunocomprometidos podem receber a vacina, porque o risco de infecção grave com caxumba supera o risco de reação grave à vacina. Indivíduos com reações anafilactoides ao ovo ou à neomicina podem estar em risco de desenvolver reações de hipersensibilidade do tipo imediato à vacina. Pessoas com outros tipos de reações ao ovo ou reações a outros componentes da vacina não estão impedidas de receber a vacina.

Em 2006, em resposta a surtos multiestaduais nos EUA, as evidências de imunidade à caxumba pela vacinação foram redefinidas. Evidências presumíveis aceitáveis de imunidade à caxumba atualmente consistem em uma das seguintes: (1) documentação de vacinação adequada na idade de 12 anos ou mais, (2) evidências laboratoriais de imunidade, (3) nascimento antes de 1957 e (4) documentação de caxumba diagnosticada pelo médico. Evidências de imunidade por meio de documentação de vacinação adequada atualmente são definidas como uma dose de uma vacina contra caxumba com vírus vivos para crianças em idade pré-escolar e adultos que não estejam sob alto risco e duas doses para crianças em idade escolar (ou seja, do jardim da infância até o término do ensino médio) e para adultos sob alto risco (p. ex.,

[1]N.R.T.: Em regra, a caxumba não é considerada no Brasil uma doença de notificação compulsória. Em situação de surto pode ser necessário realizar bloqueio vacinal. As estações com maior ocorrência de casos são o inverno e a primavera. O esquema vacinal inclui a administração da vacina tríplice viral (sarampo, caxumba e rubéola) aos 12 meses e a vacina tetraviral (sarampo, caxumba, rubéola e varicela) aos 15 meses. De acordo com o Calendário Nacional de Vacinação, todas as crianças e adolescentes até 19 anos devem ter duas doses da vacina tríplice viral. Pessoas de 20 a 49 anos que não apresentarem comprovação vacinal devem receber uma dose dessa mesma vacina.

profissionais da área da saúde, viajantes internacionais e estudantes de instituições de ensino pós-secundário).

Todas as pessoas que trabalham em instituições de saúde deveriam ser imunizadas contra a caxumba. A vacinação adequada contra a caxumba para os profissionais da área da saúde, nascidos em 1957 ou após esse ano, consiste em duas doses de uma vacina contra caxumba com vírus vivos. Os trabalhadores da área da saúde sem histórico de vacinação contra caxumba e sem outras evidências de imunidade devem receber duas doses, com mais de 28 dias entre elas, e aqueles que receberam apenas uma dose anteriormente devem receber uma segunda dose. Uma vez que o nascimento antes de 1957 é apenas uma evidência presumível de imunidade, as instituições de saúde devem considerar e recomendar uma dose de uma vacina contra caxumba com vírus vivos para trabalhadores não vacinados nascidos antes de 1957, que não tenham histórico de diagnóstico médico de caxumba ou evidências laboratoriais de imunidade contra a doença. Durante um surto, as instituições de saúde devem considerar com bastante ênfase a recomendação de duas doses de uma vacina contra caxumba com vírus vivo para trabalhadores não vacinados nascidos antes de 1957 que não tenham evidências de imunidade contra a caxumba.

As **reações adversas** à vacina de vírus da caxumba são raras. A parotidite e a orquite têm sido raramente relatadas. Existem informações inadequadas para se fazer uma relação causal com outras reações, tais como convulsões febris, surdez, erupção cutânea, púrpura, encefalite e meningite, com as cepas do vírus da vacina contra caxumba usadas para a imunização nos EUA. Taxas mais elevadas de meningite asséptica após a vacinação para a caxumba são associadas às cepas vacinais utilizadas em outros lugares do mundo, incluindo as cepas Leningrado 3 e Urabe AM9. A supressão transitória da reatividade ao teste cutâneo da tuberculina foi relatada após a vacinação contra caxumba.

Em 2005, foi disponibilizada a vacina quadrivalente contra sarampo, caxumba, rubéola e varicela (tetraviral). No entanto, em estudos do ano de 2010 foi demonstrado um risco maior de convulsões febris em crianças com idade de 12 a 23 meses após 5 a 12 dias da administração da vacina. Não foi observado um risco aumentado de convulsões em crianças que receberam a primeira dose de tetraviral com mais de 48 meses. Como resultado, a American Academy of Pediatrics atualmente recomenda a vacina tríplice viral e a vacina contra varicela separadas ou a vacina tetraviral em crianças de 12 até 47 meses. Após a idade de 48 meses, a tetraviral geralmente é preferida.

A bibliografia está disponível no GEN-io.

Capítulo 276

Poliovírus

Eric A.F. Simões

ETIOLOGIA

Os vírus da poliomielite são RNA-vírus sem envelope, com uma fita positiva pertencentes à família Picornaviridae, do gênero *Enterovirus*, espécie Enterovírus C e consistem em três sorotipos antigenicamente distintos (tipos 1, 2 e 3). O vírus da poliomielite dissemina-se do trato intestinal para o sistema nervoso central (SNC), onde causa meningite asséptica e poliomielite, conhecida popularmente como pólio. Os vírus da poliomielite são extremamente resistentes e podem preservar a infecciosidade por vários dias em temperatura ambiente.

EPIDEMIOLOGIA

O resultado mais devastador da infecção pelo vírus da poliomielite é a paralisia, apesar de 90 a 95% das infecções não serem aparentes. Apesar da ausência de sintomas, infecções clinicamente assintomáticas induzem imunidade protetora. A doença clinicamente aparente, mas não paralítica, ocorre em aproximadamente 5% de todas as infecções, e a poliomielite paralítica ocorre em aproximadamente 1 em cada 1.000 infecções entre crianças até cerca de 1 em cada 100 infecções entre adolescentes. Nos países industrializados antes da vacinação universal, epidemias de poliomielite paralítica ocorreram principalmente em adolescentes. Por outro lado, nos países em desenvolvimento, com falta de saneamento, a infecção nos primeiros anos de vida resulta em paralisia infantil. O saneamento básico melhorado explica por que a poliomielite estava praticamente erradicada nos EUA, na década de 1960, quando apenas cerca de 65% da população foi imunizada com a vacina Salk, que contribuiu para o desaparecimento da circulação do vírus da poliomielite do tipo selvagem nos EUA e na Europa.[1]

TRANSMISSÃO

Os seres humanos são o único reservatório conhecido para os vírus da poliomielite, que são disseminados por via fecal-oral. O vírus da poliomielite foi isolado das fezes por mais de 2 semanas antes da paralisia até várias semanas após o início dos sintomas.

ETIOPATOGENIA

O vírus da poliomielite infecta as células por adsorção para o **receptor do vírus da poliomielite (CD155)** geneticamente determinado. O vírus penetra na célula, ocorre a descapsidação e o RNA viral é liberado. O RNA é traduzido para produzir proteínas responsáveis pela replicação do RNA, desligamento da síntese de proteínas das células do hospedeiro e síntese de elementos estruturais que compõem o capsídio. As partículas virais maduras são produzidas em 6 a 8 h e são liberadas no meio ambiente pelo rompimento da célula.

No hospedeiro de contato, cepas do tipo selvagem e vacina contra o vírus da poliomielite ganham a entrada no hospedeiro através do trato gastrintestinal. Estudos recentes em primatas não humanos demonstram que os locais primários de replicação ficam nas células epiteliais $CD155^+$ de revestimento da mucosa dos folículos tonsilares e do intestino delgado, bem como são vistas nos macrófagos/células dendríticas nos folículos tonsilares e nas placas de Peyer. Os linfonodos regionais são infectados e a viremia primária ocorre após 2 a 3 dias. O vírus se dissemina por múltiplos locais, incluindo o sistema reticuloendotelial, depósitos de gordura marrom e musculatura esquelética. O vírus da poliomielite do tipo selvagem provavelmente acessa o SNC ao longo de nervos periféricos. As cepas vacinais de vírus da poliomielite não se replicam no SNC, uma característica que é responsável pela segurança da vacina com vírus vivos atenuados. Os **revertentes** (por substituição de nucleotídios) ocasionais dessas cepas vacinais desenvolvem um fenótipo neurovirulento e causam **poliomielite paralítica associada à vacina (VAPP)**. A reversão ocorre no intestino delgado e provavelmente acessa o SNC através dos nervos periféricos. O vírus da poliomielite quase nunca tem sido cultivado no líquido cefalorraquidiano (LCR) de pacientes com doença paralítica, e pacientes com meningite asséptica, causada pelo vírus da poliomielite, nunca tem doença paralítica. Com a primeira aparição de sintomas não associados ao SNC, uma viremia secundária provavelmente ocorre como resultado da replicação viral intensa no sistema reticuloendotelial.

O mecanismo exato de entrada no SNC não é conhecido. No entanto, uma vez que a entrada na célula ocorre, o vírus pode atravessar a rede neural e vários locais dentro do SNC são frequentemente afetados. O efeito sobre os neurônios motores e vegetativos é mais relevante e correlaciona-se com as manifestações clínicas. A inflamação perineuronal, uma reação inflamatória mista com leucócitos polimorfonucleares e linfócitos, é associada a extensa destruição neuronal. Hemorragias

[1]N.R.T.: No Brasil, o último caso registrado de poliomielite causada pelo poliovírus selvagem ocorreu em 1989. A erradicação da doença se deve à administração da vacina oral contra a pólio em campanhas de vacinação em massa e na vacinação de rotina nas crianças, aliadas à vigilância epidemiológica da paralisia flácida aguda. Em 1994 a Organização Pan-Americana da Saúde e a Organização Mundial da Saúde certificaram o continente americano como região livre da transmissão autóctone do poliovírus selvagem. Os casos de paralisia flácida aguda devem ser notificados imediatamente à Secretaria Municipal de Saúde e os suspeitos de poliomielite associada à vacina e/ou poliovírus derivado vacinal devem ser notificados no Sistema de Informação de Eventos Adversos Pós-Vacinação.

petequiais e edema inflamatório considerável também ocorrem em áreas da infecção por vírus da poliomielite. O vírus da poliomielite infecta principalmente as células dos neurônios motores na medula espinal (**as células do corno anterior**) e bulbo (os núcleos dos nervos cranianos). Por causa da sobreposição na inervação muscular por 2 a 3 segmentos adjacentes da medula espinal, sinais clínicos de fraqueza nos membros se desenvolvem quando mais de 50% dos neurônios motores são destruídos. No bulbo, lesões menos extensas causam paralisia e o envolvimento da formação reticular que contém os centros vitais, controlando a respiração e a circulação, pode ter um resultado catastrófico. O envolvimento das áreas intermediárias e dorsais do corno e dos gânglios da raiz dorsal na medula espinal resulta em hiperestesia e mialgias típicas da poliomielite aguda. Outros neurônios afetados são os núcleos no teto e verme do cerebelo, a substância negra e, ocasionalmente, o núcleo vermelho na ponte; pode haver envolvimento variável de núcleos do tálamo, hipotálamo e pálidos e do córtex motor.

Além da histopatologia do SNC, ocorrem alterações inflamatórias geralmente no sistema reticuloendotelial. Edema inflamatório e infiltração linfocitária esparsa são proeminentemente associados a folículos linfocitários hiperplásicos.

Os lactentes adquirem imunidade transplacentária de suas mães. A imunidade transplacentária desaparece a uma velocidade variável, durante os primeiros 4 a 6 meses de vida. A imunidade ativa após a infecção natural é duradoura ao longo da vida, mas protege apenas contra o sorotipo infectante; infecções por outros sorotipos são possíveis. Os anticorpos neutralizantes do vírus da poliomielite se desenvolvem dentro de vários dias após a exposição como resultado da replicação do vírus nas tonsilas e no trato intestinal e tecidos linfáticos profundos. Essa é a produção precoce de anticorpos do tipo imunoglobulinas (Ig) G circulantes que protege contra a invasão do SNC. A imunidade local (mucosa), conferida principalmente pela IgA secretora, é uma importante defesa contra a reinfecção subsequente do trato gastrintestinal.

MANIFESTAÇÕES CLÍNICAS

O período de incubação do vírus desde o contato até sintomas clínicos iniciais é considerado geralmente como de 8 a 12 dias, com uma faixa de variação de 5 a 35 dias. As infecções por vírus da poliomielite do tipo selvagem podem seguir um dos seguintes cursos: **infecção inaparente**, que ocorre em 90 a 95% dos casos e não causa nenhuma doença nem sequelas; **poliomielite abortiva**; **poliomielite não paralítica**; ou **poliomielite paralítica**. A paralisia, se ocorrer, aparece 3 a 8 dias após os sintomas iniciais. As manifestações clínicas da poliomielite paralítica causada por cepas selvagens ou pela vacina são comparáveis, embora a incidência de paralisia abortiva e não paralítica com a poliomielite associada à vacina seja desconhecida.

Poliomielite abortiva

Em aproximadamente 5% dos pacientes, uma síndrome inespecífica similar à *influenza* ocorre 1 a 2 semanas após a infecção, denominada poliomielite abortiva. Febre, mal-estar, anorexia e dor de cabeça são características proeminentes, e pode haver dor de garganta e dor abdominal ou muscular. Vômitos ocorrem de forma irregular. A doença é de curta evolução, durando até 2 a 3 dias. O exame físico pode ser normal ou revelar faringite inespecífica, sensibilidade abdominal ou muscular e fraqueza. A recuperação é completa, e nenhum sinal neurológico ou sequela se desenvolve.

Poliomielite não paralítica

Em aproximadamente 1% dos pacientes infectados com o vírus da poliomielite do tipo selvagem, os sinais da poliomielite abortiva estão presentes, assim como dor de cabeça mais intensa, náuseas e vômitos, bem como dor e rigidez da musculatura posterior do pescoço, tronco e membros. Paralisias fugazes da bexiga e constipação intestinal são achados frequentes. Aproximadamente dois terços dessas crianças têm um curto período assintomático entre a primeira fase (**doença menor**) e a segunda fase (doença do SNC ou **doença maior**). A rigidez de nuca e da coluna vertebral é a base para o diagnóstico de poliomielite não paralítica durante a segunda fase.

O exame físico revela sinais cervicoespinais e alterações nos reflexos superficiais e profundos. Uma flexão suave anterior do occipício e do pescoço provoca rigidez nucal. O profissional que realiza o exame pode demonstrar a queda da cabeça colocando as mãos sob os ombros do paciente e elevando o tronco do paciente. Embora normalmente a cabeça siga o plano do tronco, na poliomielite muitas vezes ela cai para trás de forma débil, mas essa resposta não é atribuível à paresia verdadeira dos flexores do pescoço. Pode ser difícil distinguir a resistência voluntária da rigidez nucal verdadeira clinicamente importante em lactentes rebeldes. O profissional que realiza o exame pode posicionar os ombros do lactente nivelado com a borda da mesa, suportar o peso do occipício na mão e então flexionar a cabeça anteriormente. A rigidez verdadeira da nuca persiste durante essa manobra. Quando aberta, a fontanela anterior pode se mostrar tensa ou com abaulamento.

Nos estágios iniciais, os reflexos são normalmente ativos e permanecem assim, a menos que a paralisia ocorra tardiamente. As alterações nos reflexos, sejam aumentados ou diminuídos, podem preceder a fraqueza em até 12 a 24 horas. Os reflexos superficiais, os reflexos cremastéricos e abdominais e os reflexos dos músculos da coluna vertebral e glúteos geralmente são os primeiros a diminuir. Os reflexos da coluna vertebral e glúteos podem desaparecer antes dos reflexos abdominais e cremastéricos. As alterações de reflexos tendinosos profundos geralmente ocorrem 8 a 24 horas depois de os reflexos superficiais estarem deprimidos e indicam paresia iminente das extremidades. Os reflexos tendinosos estão ausentes com a paralisia. Os defeitos sensitivos não ocorrem na poliomielite.

Poliomielite paralítica

A poliomielite paralítica se desenvolve em aproximadamente 0,1% das pessoas infectadas com o vírus da poliomielite, causando três síndromes clinicamente reconhecíveis que representam um *continuum* de infecção diferenciada apenas pelas partes do SNC mais afetadas. Estas são (1) a poliomielite paralítica da coluna vertebral, (2) a poliomielite bulbar e a polioencefalite (3).

A **poliomielite paralítica da coluna vertebral** pode ocorrer como a segunda fase de uma doença bifásica, correspondendo a primeira fase à poliomielite abortiva. O paciente então parece se recuperar e se sente melhor por 2 a 5 dias, após os quais febre e dor de cabeça intensa ocorrem com exacerbação dos sintomas sistêmicos prévios. Há dor muscular intensa, e podem se desenvolver fenômenos sensitivos e motores (p. ex., parestesia, hiperestesia, fasciculações e espasmos). Ao exame físico, a distribuição da paralisia é caracteristicamente irregular. Músculos isolados, músculos múltiplos ou grupos de músculos podem estar envolvidos em qualquer padrão. Dentro de 1 a 2 dias, *ocorre paralisia flácida assimétrica ou paresia*. O envolvimento de uma perna é mais comum, seguido pelo envolvimento de um braço. As áreas proximais das extremidades tendem a envolver-se em maior medida do que as áreas distais. Para detectar fraqueza muscular leve, é frequentemente necessário aplicar resistência suave em oposição ao grupo muscular que está sendo testado. Neste ponto, o exame pode revelar tensão nucal ou rigidez, sensibilidade muscular, inicialmente reflexos tendinosos profundos hiperativos (por um curto período de tempo) seguidos por ausência ou diminuição dos reflexos e paresia ou paralisia flácida. Na forma de paralisia da coluna vertebral, há fraqueza de alguns dos músculos do pescoço, abdome, tronco, diafragma, tórax ou extremidades. *A sensibilidade está preservada; distúrbios sensitivos, se presentes, sugerem uma doença diferente de poliomielite.*

A fase paralítica da poliomielite é extremamente variável; alguns pacientes progridem durante a fase de observação, evoluindo de paresia para paralisia, enquanto outros se recuperam lenta ou rapidamente. O grau de paresia ou paralisia está diretamente relacionado com o grau de envolvimento neuronal; a paralisia ocorre se > 50% dos neurônios que inervam os músculos forem destruídos. O grau de envolvimento é geralmente evidente dentro de 2 a 3 dias. Além deste intervalo, só raramente ocorre progressão. Disfunção intestinal e da bexiga, variando de incontinência transitória a paralisia com constipação intestinal e retenção urinária, muitas vezes acompanham a paralisia dos membros inferiores.

O início e o curso da paralisia são variáveis nos países em desenvolvimento. O curso bifásico é raro. Normalmente, a doença manifesta-se em uma única fase em que a paralisia e os sintomas prodrômicos ocorrem de forma contínua. Nos países em desenvolvimento, onde um histórico de injeções intramusculares precede a poliomielite paralítica em aproximadamente 50 a 60% dos pacientes, os pacientes podem apresentar inicialmente febre e paralisia (**paralisia por provocação**). O grau e a duração da dor muscular também são variáveis, desde alguns dias geralmente até 1 semana. Espasmo e aumento do tônus muscular com um aumento transitório dos reflexos tendinosos profundos ocorrem ocasionalmente em alguns pacientes, enquanto na maioria dos pacientes a paralisia flácida ocorra abruptamente. Uma vez que a temperatura retorne ao normal, a progressão das manifestações paralíticas cessa. Pequena recuperação da paralisia é observada nos primeiros dias ou semanas, mas, se for ocorrer, geralmente estará evidente em 6 meses. O retorno da força e dos reflexos é lento e pode continuar a melhorar ao longo de 18 meses após a doença aguda. A falta de melhora da paralisia dentro das primeiras várias semanas ou meses após o início geralmente é evidência de paralisia permanente. A atrofia dos membros, a insuficiência de crescimento e a deformidade são achados comuns e são especialmente evidentes nas crianças em fase de crescimento.

A **poliomielite bulbar** pode ocorrer como uma entidade clínica sem envolvimento aparente da medula espinal. A infecção é um processo contínuo, e a designação da doença como bulbar implica apenas a dominância das manifestações clínicas por disfunções dos nervos cranianos e centros medulares. Os achados clínicos, observados com a poliomielite bulbar com dificuldade respiratória (exceto a paralisia dos músculos extraoculares, faciais e mastigatórios) incluem (1) tonalidade anasalada da voz ou choro causada por fraqueza faríngea e palatina (palavras com consoantes duras tais como casa e cubo deixam essa alteração mais evidente); (2) incapacidade de engolir com facilidade, resultando em acúmulo de saliva na faringe, indicando a imobilidade parcial (segurar a laringe suavemente e pedir ao paciente para engolir vai confirmar tal imobilidade); (3) secreções faríngeas acumuladas, que podem causar uma respiração irregular que aparece interrompida e anormal até o ponto de simular falsamente uma fraqueza intercostal ou diafragmática; (4) ausência de tosse eficaz, demonstrada pelo constante esforço fatigante para limpar a garganta; (5) regurgitação nasal de saliva e líquidos em consequência da paralisia palatina, com incapacidade de separar a orofaringe da nasofaringe durante a deglutição; (6) desvio do palato, úvula ou língua; (7) envolvimento dos centros vitais, no bulbo, que se manifestam como irregularidades na velocidade, profundidade e ritmo da respiração; como alterações cardiovasculares, incluindo alterações da pressão arterial (especialmente o aumento da pressão arterial), rubor e manchas da pele alternantes, e arritmias cardíacas; e como mudanças rápidas na temperatura corporal; (8) paralisia de uma ou ambas as pregas vocais, causando rouquidão, afonia e, finalmente, asfixia a menos que o problema seja reconhecido na laringoscopia e tratado por traqueostomia imediata; e (9) o **sinal da corda**, uma angulação aguda entre o mento e a laringe causada pela fraqueza dos músculos hióideos (o osso hioide é tracionado posteriormente, estreitamento da entrada da hipofaringe).

Em ocasiões incomuns, a doença bulbar pode culminar com uma paralisia ascendente (do tipo Landry), em que há progressão cefálica a partir do envolvimento inicial dos membros inferiores. Hipertensão e outros distúrbios autônomos são comuns no envolvimento bulbar e podem persistir por 1 semana ou mais ou podem ser transitórios. Ocasionalmente, a hipertensão é seguida por hipotensão e choque e está associada com movimentos respiratórios irregulares ou falhos, delírio ou coma. Esse tipo de doença bulbar pode ser rapidamente fatal.

O curso da doença bulbar é variável; alguns pacientes morrem como resultado do extenso envolvimento grave dos vários centros bulbares; outros recuperam-se parcialmente, mas exigem suporte respiratório contínuo, e outros se recuperam completamente. O envolvimento dos pares cranianos raramente é permanente. A atrofia dos músculos pode ser evidente, pacientes imobilizados por longos períodos podem desenvolver uma pneumonia, e podem formar-se cálculos renais como resultado de hipercalcemia e hipercalciúria secundária à reabsorção óssea.

A **polioencefalite** é uma forma rara da doença em que os centros superiores do encéfalo são gravemente envolvidos. Convulsões, coma e paralisia espástica com reflexos aumentados podem ser observadas. Irritabilidade, desorientação, sonolência e tremores grosseiros estão frequentemente presentes com paralisia periférica ou dos nervos cranianos que coexiste ou segue-se a eles. Hipoxia e hipercapnia causadas pela ventilação inadequada devido à insuficiência respiratória podem produzir desorientação sem encefalite verdadeira. As manifestações são comuns à encefalite de qualquer causa e podem ser atribuídas ao vírus da poliomielite somente com diagnóstico viral específico ou se for acompanhada por paralisia flácida.

A **poliomielite paralítica com insuficiência ventilatória** resulta de vários componentes agindo em conjunto para produzir insuficiência ventilatória resultando em hipoxia e hipercapnia. Essa condição pode ter efeitos profundos em muitos outros sistemas. Como a insuficiência respiratória pode se desenvolver rapidamente, é essencial que uma avaliação clínica continuada seja realizada. Apesar da fraqueza dos músculos respiratórios, o paciente pode responder com grande esforço respiratório associado à ansiedade e medo de que uma hiperventilação possa ocorrer desde o início, resultando em alcalose respiratória. Tal esforço é cansativo e contribui para a insuficiência respiratória.

Existem certos padrões característicos da doença. A poliomielite espinal pura com insuficiência respiratória envolve tensão, fraqueza ou paralisia dos músculos respiratórios (principalmente o diafragma e intercostais) sem aparente envolvimento clínico dos nervos cranianos ou centros vitais que controlam a respiração, circulação e temperatura corporal. Os segmentos cervicais e torácicos da medula são principalmente afetados. A poliomielite bulbar pura envolve a paralisia dos núcleos dos pares cranianos motores com ou sem o envolvimento dos centros vitais. O envolvimento do nono, décimo e décimo segundo nervos cranianos resulta em paralisia da faringe, língua e laringe com consequente obstrução das vias respiratórias. A poliomielite bulboespinal com insuficiência respiratória afeta os músculos respiratórios e resulta em paralisia bulbar coexistente.

Os achados clínicos associados ao envolvimento dos músculos respiratórios incluem (1) expressão ansiosa; (2) incapacidade de falar sem pausas frequentes, resultando em frases curtas, espásticas, sem fôlego; (3) aumento da frequência respiratória; (4) movimento da asa nasal e da musculatura acessória da respiração; (5) incapacidade de tossir ou de respirar fundo até a capacidade pulmonar total; (6) movimentos abdominais paradoxais causados pela imobilidade diafragmática decorrentes do espasmo ou fraqueza de um ou dois folhetos; e (7) imobilidade relativa dos espaços intercostais, que pode ser segmentar, unilateral ou bilateral. Quando os braços são fracos, e especialmente quando ocorre paralisia do deltoide, pode haver paralisia respiratória iminente, porque os núcleos do nervo frênico situam-se em áreas adjacentes da medula espinal. Observação da capacidade do paciente para respiração torácica, enquanto os músculos abdominais são imobilizados manualmente, indica graus menores de paresia. A imobilização manual leve da caixa torácica ajuda na avaliação da eficácia dos movimentos diafragmáticos.

DIAGNÓSTICO

A poliomielite deve ser considerada em qualquer criança não imunizada ou incompletamente imunizada com doença paralítica. Embora essa diretriz seja mais aplicável nos países endêmicos de poliomielite (Afeganistão, Paquistão e Nigéria), a disseminação da poliomielite em 2013 de países endêmicos para muitos países não endêmicos (Nigéria, Chade, Camarões, Etiópia, Quênia, Somália e Síria) e o isolamento do vírus da poliomielite do tipo 1 em Israel em 2014 e da poliomielite paralítica associado à vacina tipo 1 circulante na Ucrânia em 2015 sugerem que o diagnóstico de poliomielite deva ser enfocado em todos os países. A poliomielite paralítica associada à vacina (VAPP) deve ser considerada em qualquer criança com doença paralisante, ocorrendo de 7 a 14 dias após ter recebido a vacina administrada por via oral (VOP). A VAPP pode ocorrer em momentos mais tardios, após a administração e deve ser considerado em qualquer criança com doença paralisante em países ou regiões onde o vírus da poliomielite tipo selvagem foi erradicado e a VOP foi administrada para a criança ou um contato. A combinação de febre, dor de cabeça, dor no pescoço e dor nas costas, paralisia flácida assimétrica sem perda sensitiva e pleocitose não ocorre regularmente em nenhuma outra doença.

A Organização Mundial da Saúde (OMS) recomenda que o diagnóstico laboratorial da poliomielite seja confirmado pelo isolamento e identificação do vírus nas fezes, com identificação específica das cepas do tipo selvagem e vacinal. Em casos suspeitos de paralisia flácida aguda, duas amostras de fezes devem ser coletadas com 24 a 48 horas de intervalo, logo que possível, após o diagnóstico de poliomielite ser suspeito. As concentrações de vírus da poliomielite são elevadas nas fezes na primeira semana após o início da paralisia, que é o tempo ideal para a coleta de amostras de fezes. Os vírus da poliomielite podem ser isolados de 80 a 90% das amostras de pacientes com doença aguda, enquanto < 20% das amostras de tais pacientes podem produzir o vírus dentro de 3 a 4 semanas após início da paralisia. Como a maioria das crianças com poliomielite espinal ou bulboespinal tem constipação intestinal, sondas retais podem ser usadas para obter amostras de fezes. Idealmente, um mínimo de 8 a 10 g de fezes deve ser coletado. Em laboratórios que podem isolar o vírus da poliomielite, os isolados devem ser enviados, nos EUA, para os Centers for Disease Control and Prevention ou para um dos laboratórios de estudo da poliomielite certificados pela OMS onde a análise das sequências de DNA pode ser realizada para distinguir entre os vírus da poliomielite do tipo selvagem e neurovirulentos, com cepas VOP revertentes. Com o plano vigente de erradicação global da poliomielite, a maioria das regiões do mundo (as Américas, Europa e Austrália) foram certificadas de que estão livres do vírus da poliomielite do tipo selvagem. Nessas áreas, a poliomielite é mais frequentemente causada por cepas vacinais. Portanto, é fundamental diferenciar entre as cepas do tipo selvagem e aquelas com mutação reversa do tipo vacinal.

O LCR é muitas vezes normal durante a doença menor e normalmente contém uma pleocitose com 20 a 300 células/$\mu\ell$ com envolvimento do SNC. As células no LCR podem ser polimorfonucleares durante o início do curso da doença, mas mudam-se para células mononucleares posteriormente. Até a segunda semana da doença maior, a contagem de células do LCR cai para valores quase normais. Em contraste, o conteúdo de proteínas do LCR é normal ou apenas levemente elevado no início da doença do SNC, mas normalmente sobe para 50 a 100 mg/dℓ até a segunda semana da doença. Na polioencefalite, o LCR pode permanecer normal ou mostrar alterações secundárias. Testes sorológicos demonstram a soroconversão ou um aumento de quatro vezes ou mais nos níveis de anticorpos da fase aguda da doença até 3 a 6 semanas mais tarde.

DIAGNÓSTICO DIFERENCIAL

A poliomielite deve ser considerada no diagnóstico diferencial de qualquer caso de paralisia e é apenas uma das muitas causas de paralisia flácida aguda em crianças e adultos. Existem inúmeras outras causas de paralisia flácida aguda (Tabela 276.1). Na maioria das condições, as características clínicas são suficientes para diferenciar entre estas várias causas, mas em alguns casos estudos da condução nervosa e eletromiografias, além de biopsias musculares, podem ser necessários.

A possibilidade de poliomielite deve ser considerada em qualquer caso de paralisia flácida aguda, mesmo em países onde a pólio tenha sido erradicada. Os diagnósticos mais frequentemente confundidos com a poliomielite são VAPP, infecção pelo vírus do oeste do Nilo e infecções causadas por outros enterovírus (incluindo EV-A71 e EV-D68), bem como síndrome de Guillain-Barré, mielite transversa e paralisia traumática. Na **síndrome de Guillain-Barré**, que é a mais difícil de distinguir da poliomielite, a paralisia é caracteristicamente simétrica e as alterações sensitivas e sinais do trato piramidal são comuns, contrastando com a poliomielite. Febre, cefaleia e sinais meníngeos são menos notáveis, e o LCR tem poucas células, mas um conteúdo elevado de proteínas. A **mielite transversa** progride rapidamente durante horas a dias, causando uma paralisia simétrica aguda dos membros inferiores com anestesia concomitante e diminuição da percepção sensitiva. Sinais autônomos de hipotermia nos membros afetados são comuns, e há disfunção vesical. O LCR geralmente está normal. A **neurite traumática** ocorre de algumas horas a alguns dias após o evento traumático, é assimétrica, é aguda e afeta apenas um membro. Tônus muscular e reflexos tendinosos profundos encontram-se reduzidos ou ausentes no membro afetado, com dor nos glúteos. O LCR é normal.

Condições que causam pseudoparalisia não apresentam rigidez nucal-espinal ou pleocitose. Essas causas incluem traumatismo não reconhecido, sinovite transitória (tóxica), osteomielite aguda, febre reumática, escorbuto e sífilis congênita (pseudoparalisia de Parrot).

TRATAMENTO

Não há nenhum tratamento antiviral específico para a poliomielite. A tratamento de suporte é indicado e tem por objetivo limitar a progressão da doença, evitar as deformidades esqueléticas que se seguem e preparar a criança e a família para o tratamento prolongado exigido e para a invalidez permanente se isso parecer provável. Os pacientes com as formas não paralíticas e levemente paralíticas da poliomielite podem ser tratados em casa. Todos os procedimentos cirúrgicos e injeções intramusculares são contraindicados durante a fase aguda da doença, especialmente na primeira semana de evolução, porque podem resultar na progressão da doença.

Poliomielite abortiva

O tratamento de suporte com analgésicos, sedativos, uma dieta atraente e repouso no leito até que a temperatura da criança seja normal por vários dias são geralmente as medidas suficientes. Evitar a prática de exercícios físicos pelas 2 semanas que se seguem é desejável, e exames neurológicos e musculoesqueléticos cuidadosos devem ser realizados 2 meses mais tarde para detectar qualquer envolvimento menor.

Poliomielite não paralítica

O tratamento para a forma não paralítica é semelhante ao da forma abortiva; em particular, o alívio é indicado para o desconforto de rigidez muscular e do espasmo cervical, tronco e extremidades. Analgésicos são mais eficazes quando são combinados com a aplicação de compressas quentes por 15 a 30 min a cada 2 a 4 h. Banhos de banheira são às vezes úteis. Uma cama firme é desejável e pode ser improvisada em casa colocando-se tampos de mesa, folhas de portas ou uma tábua de madeira compensada por baixo do colchão. Um estribo ou tala devem ser usados para manter os pés em um ângulo reto com as pernas. Como o espasmo e o desconforto muscular podem continuar por algumas semanas, mesmo sob a forma de não paralítica, compressas quentes e fisioterapia suave podem ser necessárias. Os pacientes com poliomielite não paralítica também devem ser examinados cuidadosamente 2 meses após a aparente recuperação, para detectar efeitos menores residuais que podem causar problemas posturais nos anos subsequentes.

Poliomielite paralítica

A maioria dos pacientes com a forma paralítica da poliomielite requerem hospitalização com repouso físico completo em um ambiente tranquilo pelas primeiras 2 a 3 semanas. O **alinhamento adequado do corpo** é necessário para o conforto e para evitar a deformidade esquelética excessiva. Uma posição neutra, com os pés em ângulo reto com as pernas, os joelhos ligeiramente flexionados e os quadris e a coluna retos é conseguida por meio do uso de placas, sacos de areia e, ocasionalmente, dispositivos de talas leves. A posição deve ser mudada a cada 3 a 6 h. **Movimentos ativos e passivos** são indicados assim que a dor desaparecer. Compressas quentes úmidas podem aliviar o espasmo e a dor muscular. Opiáceos e sedativos são permitidos somente se não houver nenhum comprometimento da ventilação ou for iminente. A constipação intestinal é comum, e deve-se evitar impactação fecal. Quando ocorre paralisia da bexiga, um estimulante parassimpático como betanecol pode induzir a micção em 15 a 30 min; alguns pacientes não mostram nenhuma resposta a esse agente, e os outros respondem com náuseas, vômitos e palpitações. A paresia da bexiga raramente dura mais que alguns dias. Se o betanecol fracassar, a compressão manual da bexiga e os efeitos psicológicos da água corrente deverão ser tentados. Se o cateterismo precisar ser executado, deve-se tomar cuidado para evitar infecções do trato urinário. Uma dieta adequada e uma ingestão relativamente alta de líquidos devem ser iniciadas imediatamente, a menos que o paciente esteja vomitando. A reposição de sal adicional deve ser fornecida se a temperatura ambiental for alta ou se a aplicação de compressas quentes induzir a transpiração. Inicialmente, a anorexia é comum. A ingestão adequada dietética e

Tabela 276.1 Diagnóstico diferencial de paralisia flácida aguda.

LOCAL, CONDIÇÃO, FATOR OU AGENTE	ACHADOS CLÍNICOS	INÍCIO DA PARALISIA	PROGRESSÃO DA PARALISIA	SINTOMAS E SINAIS SENSITIVOS	REDUÇÃO OU AUSÊNCIA DE REFLEXOS TENDINOSOS PROFUNDOS	PARALISIA RESIDUAL	PLEOCITOSE
CÉLULAS DO CORNO ANTERIOR DA MEDULA ESPINAL							
Poliomielite (selvagem e poliomielite paralítica associada à vacina)	Paralisia	Período de incubação 7 a 14 dias (intervalo: 4 a 35 dias)	24 a 48 h para o início da paralisia completa; proximal → distal, assimétrica	Não	Sim	Sim	Meningite asséptica (leucócitos polimorfonucleares moderados em 2 a 3 dias)
Enterovírus não pólio (inclusive EV-A71 EV-D68)	Doença mão-pé-boca, meningite asséptica, conjuntivite hemorrágica aguda, paralisia flácida epidêmica possivelmente idiopática	Como na poliomielite	Como na poliomielite	Não	Sim	Sim	Como na poliomielite
Vírus do do oeste do Nilo	Meningite encefalítica	Como na poliomielite	Como na poliomielite	Não	Sim	Sim	Sim
OUTROS VÍRUS NEUROTRÓPICOS							
Vírus da raiva		Meses a anos	Aguda, simétrica, ascendente	Sim	Sim	Não	±
Vírus varicela-zóster	Erupções vesiculares exantemáticas	Período de incubação 10 a 21 dias	Aguda, simétrica, ascendente	Sim	±	±	Sim
Vírus da encefalite japonesa		Período de incubação 5 a 15 dias	Aguda, proximal, assimétrica	±	±	±	Sim
SÍNDROME DE GUILLAIN-BARRÉ							
Polirradiculoneuropatia inflamatória aguda	Infecção prévia, fraqueza facial bilateral	Horas a 10 dias	Aguda, simétrica, ascendente (dias a 4 semanas)	Sim	Sim	±	Não
Neuropatia axonal motora aguda	Paralisia generalizada, fulminante, fraqueza facial bilateral, envolvimento da língua	Horas a 10 dias	1 a 6 dias	Não	Sim	±	Não
NEURITE CIÁTICA TRAUMÁTICA AGUDA							
Injeção intramuscular nos glúteos	Aguda, assimétrica	Horas a 4 dias	Membro afetado, completo	Sim	Sim	±	Não
Mielite transversa aguda	Histórico prévio de infecção por *Mycoplasma pneumoniae, Schistosoma,* outras infecções virais ou parasitárias	Aguda, simétrica hipotonia dos membros inferiores	Horas a dias	Sim	Sim, precoce	Sim	Sim
Abscesso epidural	Dor de cabeça, dor nas costas, sensibilidade local da coluna vertebral, meningismo	Completa		Sim	Sim	±	Sim
Compressão da medula espinal; traumatismo		Completa	Horas a dias	Sim	Sim	±	±

(*continua*)

Tabela 276.1 Diagnóstico diferencial de paralisia flácida aguda. (*continuação*)

LOCAL, CONDIÇÃO, FATOR OU AGENTE	ACHADOS CLÍNICOS	INÍCIO DA PARALISIA	PROGRESSÃO DA PARALISIA	SINTOMAS E SINAIS SENSITIVOS	REDUÇÃO OU AUSÊNCIA DE REFLEXOS TENDINOSOS PROFUNDOS	PARALISIA RESIDUAL	PLEOCITOSE
NEUROPATIAS							
Exotoxina do *Corynebacterium diphtheriae*	Em casos graves, paralisia palatal, visão turva	Período de incubação 1 a 8 semanas (paralisia 8 a 12 semanas após o aparecimento da doença)		Sim	Sim		±
Toxina de *Clostridium botulinum*	Dor abdominal, diplopia, perda de acomodação, midríase	Período de incubação 18 a 36 h	Rápida, descendente, simétrica	±	Não		Não
Paralisia da picada de carrapato	Sintomas oculares	Período de latência 5 a 10 dias	Aguda, simétrica, ascendente	Não	Sim		Não
DOENÇAS DA JUNÇÃO NEUROMUSCULAR							
Miastenia *gravis*	Fraqueza, cansaço, diplopia, ptose palpebral, disartria		Multifocal	Não	Não	Não	Não
DISTÚRBIOS MUSCULARES							
Polimiosite	Neoplasia, doença autoimune	Subaguda, proximal → distal	Semanas a meses	Não	Sim		Não
Miosite viral		Pseudoparalisia	Horas a dias	Não	Não		Não
DISTÚRBIOS METABÓLICOS							
Paralisia periódica hipotassêmica		Porção proximal dos membros, músculos respiratórios	Pós-prandial súbita	Não	Sim	±	Não
FRAQUEZA DA UNIDADE DE CUIDADOS INTENSIVOS							
Polineuropatia da doença crítica	Membros flácidos e fraqueza respiratória	Aguda, após a síndrome da resposta inflamatória sistêmica/sepse	Horas a dias	±	Sim	±	Não

Modificada de Marx A, Glass JD, Sutter RW: Differential diagnosis of acute flaccid paralysis and its role in poliomyelitis surveillance, *Epidemiol Rev* 22:298-316, 2000.

de líquidos pode ser mantida pela colocação de um cateter venoso central. Um ortopedista e um fisiatra devem examinar os pacientes o mais precocemente possível no curso da doença e devem assumir a responsabilidade por seus cuidados antes que se desenvolvam deformidades fixas.

O manejo da poliomielite bulbar pura consiste em manter as vias respiratórias e evitar qualquer risco de inalação de alimentos, saliva e vômito. A drenagem pela gravidade das secreções acumuladas é favorecida usando-se a posição de bruços de cabeça para baixo (pés da cama elevados a 20 a 25°) com o rosto virado para um lado. Os pacientes com fraqueza dos músculos da respiração ou deglutição devem ser nutridos em posição lateral ou semidecúbito ventral. Aspiradores com pontas rígidas ou semirrígidas são preferidos para a aspiração oral e faríngea direta, e cateteres macios, flexíveis, podem ser utilizados para a aspiração nasofaríngea. O equilíbrio de líquidos e eletrólitos é mantido com mais eficácia por infusão intravenosa, porque a sonda ou alimentação oral nos primeiros dias podem incitar o vômito. Além de estreita observação pelo risco de insuficiência respiratória, a pressão arterial deve ser aferida pelo menos 2 vezes/dia, porque a hipertensão não é incomum e ocasionalmente leva à encefalopatia hipertensiva. Pacientes com poliomielite bulbar pura podem exigir traqueostomia devido à paralisia das pregas vocais ou constrição da hipofaringe; a maioria dos pacientes que se recuperam tem pouco comprometimento residual, embora alguns apresentem disfagia leve e fadiga vocal ocasional com dificuldade de expressão.

A ventilação deficiente deve ser reconhecida logo no início; fadiga, inquietação e ansiedade sobrepostas são as primeiras indicações para intervenção preventiva. A traqueostomia é indicada para alguns pacientes com poliomielite bulbar pura, paralisia muscular espinal respiratória ou paralisia por atrofia, porque tais pacientes são geralmente incapazes de tossir, às vezes por muitos meses. Respiradores mecânicos são frequentemente necessários.

COMPLICAÇÕES

A poliomielite paralítica pode estar associada a inúmeras complicações. A dilatação gástrica aguda pode ocorrer abruptamente durante a fase aguda ou de convalescência, causando ainda mais comprometimento respiratório; a aspiração gástrica imediata e a aplicação externa de compressas de gelo são indicadas. Melena grave o suficiente para exigir transfusão de sangue pode resultar de erosões simples ou múltiplas, superficiais e intestinais; a perfuração é rara. A hipertensão moderada durante dias ou semanas é comum na fase aguda e provavelmente relacionada às lesões dos centros vasorregulatórios no bulbo e especialmente à hipoventilação. Nas fases mais avançadas, por causa da imobilização, pode ocorrer hipertensão juntamente com hipercalcemia, nefrocalcinose e lesões vasculares. Visão escurecida, cefaleia e uma sensação de tontura associada à hipertensão devem ser consideradas premonitórias de uma convulsão franca. Irregularidades cardíacas são incomuns, mas as anormalidades eletrocardiográficas sugestivas de miocardite ocorrem com alguma frequência. Edema pulmonar agudo ocorre ocasionalmente, em especial em pacientes com hipertensão arterial. A hipercalcemia ocorre devido à descalcificação óssea que começa logo após a imobilização e resulta em hipercalciúria, que por sua vez predispõe o paciente a cálculos urinários, especialmente quando há estase urinária e infecção. A alta ingestão de líquidos é a única medida profilática eficaz.

PROGNÓSTICO

A evolução da poliomielite inaparente, abortiva e das síndromes de meningite asséptica é uniformemente boa; não há sequelas a longo prazo e casos de morte são extremamente raros. O desfecho da doença paralítica é determinado principalmente pelo grau e pela gravidade do envolvimento do SNC. Na poliomielite bulbar grave, a taxa de mortalidade pode ser tão alta quanto 60%, enquanto no envolvimento bulbar menos grave e/ou na poliomielite espinal a taxa de mortalidade varia de 5 a 10% e ocorre morte geralmente por causas não relacionadas com a infecção pelo vírus da poliomielite.

A paralisia máxima geralmente ocorre 2 a 3 dias após o início da fase paralítica da doença, com estabilização seguida de retorno gradual da função muscular. A fase de recuperação geralmente dura cerca de 6 meses; se houver persistência da paralisia além desse tempo, ela será permanente. Em geral, a paralisia é mais propensa a se desenvolver em crianças do sexo masculino e adultos do sexo feminino. A mortalidade e o grau de deficiência são maiores após a idade da puberdade. A gravidez está associada a um risco aumentado de doença paralítica. A amigdalectomia e as injeções intramusculares podem aumentar o risco para o desenvolvimento de doença bulbar e localizada, respectivamente. O aumento da atividade física, exercícios e fadiga durante a fase inicial da doença foram citados como fatores que conduzem a um maior risco de doença paralítica. Finalmente, foi demonstrado com clareza que o vírus da poliomielite do tipo 1 tem a maior propensão para a poliomielite natural e o vírus do tipo 3 tem uma predileção para a produção de VAPP.

Síndrome pós-poliomielite

Após um intervalo de 30 a 40 anos, até 30 a 40% das pessoas que sobreviveram à poliomielite paralítica na infância podem sentir dores musculares e exacerbação da fraqueza existente ou desenvolvimento de nova fraqueza ou paralisia. Esta entidade, referida como síndrome pós-poliomielite, tem sido relatada apenas em pessoas que foram infectadas na época da circulação do vírus da poliomielite do tipo selvagem. Os fatores de risco para a síndrome pós-poliomielite incluem a duração crescente do tempo desde a infecção aguda do vírus da poliomielite, presença de comprometimento residual permanente após a recuperação da doença aguda e ser do sexo feminino.

PREVENÇÃO

A vacinação é o único método eficaz de prevenção da poliomielite. As medidas de higiene ajudam a limitar a propagação da infecção entre as crianças, mas a imunização é necessária para o controle da transmissão entre todos os grupos etários. Tanto a vacina contra poliomielite por vírus inativado (VIP), que atualmente é produzida por meio de métodos melhores do que aqueles para a vacina original e que é por vezes referida como VIP reforçada, e a VOP com vírus vivos atenuados estabeleceram a eficácia na prevenção da infecção por vírus da poliomielite e poliomielite paralítica. Ambas as vacinas induzem a produção de anticorpos contra as três cepas do vírus. A VIP suscita títulos mais elevados de anticorpos IgG séricos, mas a VOP também induz imunidade do tipo IgA de mucosa significativamente maior na orofaringe e no trato gastrintestinal, o que limita a replicação do vírus selvagem da poliomielite nesses locais. A transmissão do vírus selvagem pela disseminação fecal é limitada em pessoas que receberam VOP. A imunogenicidade da VIP não é afetada pela presença de anticorpos maternos, e a VIP não tem efeitos adversos. A vacina com vírus vivos pode sofrer reversão para neurovirulência uma vez que se multiplica no trato intestinal humano e pode causar VAPP em vacinados ou em seus contatos. O risco total para receptores varia de um caso por 750.000 lactentes imunizados nos EUA a um em 143.000 imunizados na Índia. O risco para a paralisia no receptor com imunodeficiência de células B pode ser até 6.800 vezes o observado em indivíduos normais. A infecção pelo HIV não foi relacionada com excreção a longo prazo do vírus. *A partir de janeiro de 2000, a programação de somente VIP é recomendada para a vacinação de rotina contra a poliomielite nos EUA*. Todas as crianças devem receber quatro doses de VIP, aos 2 meses de vida, 4 meses, 6 a 18 meses e 4 a 6 anos.

Em 1988, a World Health Assembly resolveu erradicar a poliomielite globalmente até 2000, e foram feitos notáveis progressos em direção a atingir esse objetivo. Para atingir esse objetivo, a OMS usou quatro estratégias básicas: imunização de rotina, Dias Nacionais de Imunização, vigilância da paralisia flácida aguda e imunização de limpeza. Essas estratégias resultaram em um declínio de > 99% nos casos de poliomielite; no início de 2002, havia apenas 10 países no mundo endêmicos para a poliomielite. Em 2012, já eram documentados os menores números de casos de poliomielite e o vírus era endêmico em apenas três países (Afeganistão, Paquistão e Nigéria). A Índia não teve uma criança paralisada com vírus selvagem da poliomielite do tipo 2 desde fevereiro de 2011. O último caso de infecção por vírus da poliomielite do tipo 3 ocorreu na Nigéria em novembro de 2012, e o último caso de infecção por vírus da poliomielite do tipo 2 ocorreu na Índia em outubro de 1999. Esse progresso estimulou a assembleia da OMS, em maio de 2013, a recomendar o desenvolvimento de um *Plano Estratégico Final de Erradicação da Poliomielite 2013-2018*. Este plano incluiu a suspensão da vacina VOP trivalente (VOPt), com administração da VOP bivalente (VOPb) em todos os países até 2016 e a introdução de inicialmente uma dose de VIP seguida pela substituição de VOPb por VIP em todos os países do mundo até 2019. Enquanto a VOP está sendo usada, pode ser que vírus da poliomielite derivados de vacina (VDPV) adquiram o fenótipo neurovirulento e a transmissão das características de vírus da poliomielite do tipo selvagem. O VDPV emerge da VOP por causa da replicação contínua em pessoas imunodeficientes (iVDPV) ou por circulação em populações com baixa cobertura de vacina (cVDPVs). O risco era maior com a cepa do tipo 2. Entre 2000 e 2012, 90% dos 750 casos paralíticos de cVDPV e 40% dos de VAPP foram causados pelas cepas do tipo 2. Entre 17 de abril e 1 de maio de 2016, 155 países e territórios no mundo mudaram do uso de VOPt para VOPb. VOPt já não é mais usada globalmente em nenhuma atividade de imunização rotineira ou suplementar.

Vários países são prioridades globais porque enfrentam desafios para a erradicação da doença. Os vírus da poliomielite permanecem endêmicos em Paquistão, Afeganistão e Nigéria. Para esses três países, existem diversas razões para o fracasso da erradicação da poliomielite. A rejeição das iniciativas de vacinas contra o vírus da poliomielite e a qualidade da campanha em áreas de segurança comprometida em partes desses países ainda são as principais dificuldades enfrentadas em 2019. Após um encontro do comitê de emergência em novembro de 2018 que revisou os dados sobre WPV1 e cVDPV, foram feitas novas recomendações para viajantes internacionais para determinados países pela OMS e endossadas pelos CDC. Houve um aumento no WPV1 (com 21 casos tanto no Afeganistão quanto na Nigéria e 12 no Paquistão em 2018). Além disso, surtos de cVDPV2 na Síria, Somália, Quênia, República Democrática do Congo, República do Niger e Moçambique, de cVDPV1 em Papua-Nova Guiné, e de cVDPV3 na Somália, com disseminação de cVDPV2 entre Somália e Quênia e entre Nigéria e Níger, ressaltam que a cobertura com a imunização de rotina continua escassa em muitas áreas desses países. A disseminação contínua decorrente da escassa imunidade do efetivo e da atual disseminação internacional representa uma ameaça significativa para os esforços de erradicação. O comitê recomendou que para os países com WPV1, cVDPV1, ou cVDPV3 com risco potencial de disseminação internacional, todos os residentes e visitantes por período prolongado (ou seja, > 4 semanas) de qualquer idade recebam uma dose de VOPb ou VIP entre 4 semanas e 12 meses antes de viajar para esses países (atualmente Afeganistão, Paquistão, Nigéria, Papua-Nova Guiné e Somália). Deve ser fornecido a estes viajantes um Certificado Internacional de Vacinação e de Profilaxia com registro de vacinação contra poliomielite e prova de vacinação. Esses países têm sido aconselhados a restringir no ponto de partida da viagem internacional qualquer residente com falta de vacinação completa, seja por via respiratória, marítima ou terrestre. Para países infectados com cVDPV2 com risco potencial de disseminação internacional (República Democrática do Congo, Quênia, Nigéria, Niger e Somália, a partir de janeiro de 2019), os visitantes devem ser incentivados a seguir essas recomendações (não é obrigatório).

Em outubro de 2016, cVDPV2 foi isolado do esgoto em diferentes partes da Índia, mais provavelmente devido ao uso de VOPt, que ainda estava sendo usada em dispensários privados e não era destruída como era exigido. Isso ilustra os perigos de usar simplesmente VOPb. A OMS tem exigido que os lactentes em todos os países ainda usando VOPb devem receber uma dose de VIP, para oferecer proteção contra o vírus da poliomielite tipo 2. Todos os países estão em conformidade com essa exigência; ver Figura 276.1 para as condições a partir de novembro de 2016. A este respeito, estudos recentes realizados na Índia têm mostrado que após um curso de VOP, VIP estimula a imunidade mucosa e sorológica que dura pelo menos 11 meses. Estimava-se que entre 12 e 24 meses após a suspensão da vacina Sabin tipo 2 contra o vírus da poliomielite, o mundo teria erradicado a circulação do vírus da poliomielite tipo 2 em seres humanos. A mudança de VOPb para VIP em todo o mundo está prevista para ocorrer logo depois disso. Esses esforços podem ser obstruídos em virtude da inabilidade global para produzir VIP em um volume suficientemente grande para cobrir todos os 128 milhões de bebês nascidos anualmente no mundo. Esse problema foi uma crise durante a introdução sincronizada global de VOPb, quando diversos países (p. ex., Índia) tiveram que usar duas doses fracionadas de VIP (1/5 da dose) administrada por via intradérmica. Para intensificar a produção de VIP em países como Índia, Brasil e China, VIP usando cepas de vírus da poliomielite Sabin têm sido desenvolvidas no Japão e na China. Isso minimiza as exigências rigorosas para a cultura de vírus da poliomielite tipo selvagem

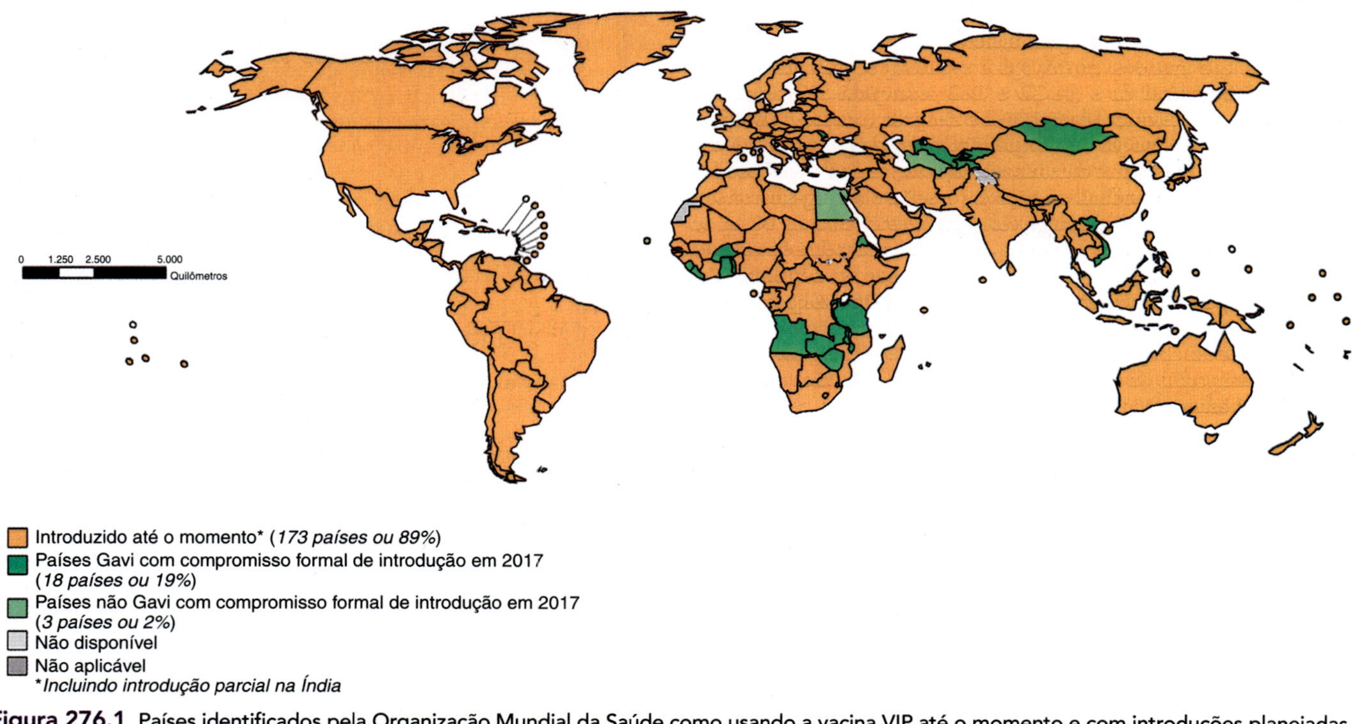

Figura 276.1 Países identificados pela Organização Mundial da Saúde como usando a vacina VIP até o momento e com introduções planejadas de acordo com a elegibilidade de Gavi. (*Cortesia da Organização Mundial da Saúde*. Disponível em: <https://www.who.int/immunization/diseases/poliomyelitis/endgame_objective2/en/>. Acesso em abril de 2021.)

que são normalmente requeridos para a produção de VIP. Outras estratégias incluem o desenvolvimento de adjuvantes para VIP que podem potencialmente reduzir as quantidades de antígenos necessárias para cada dose.

Em países nos quais a VOPb está incluída na imunização de rotina, ela é melhor se for seguida de pelo menos uma dose de VIP ou duas doses de VIP fracionada por via intradérmica. Isso segue a experiência nos EUA e Hungria, onde não foi relatada nenhuma VAPP após um uso sequencial de VIP seguida de VOP. A cessação global e sincronizada da VOP precisará ser coordenada pela OMS, mas as experiências recentes na Península de Somália e Israel/Cisjordânia sugerem que cessar a transmissão do vírus da poliomielite do tipo 1 nos três países endêmicos é de extrema urgência se pararmos de usar a VOP.

A bibliografia está disponível no GEN-io.

Capítulo 277

Enterovírus Não Pólio

Kevin Messacar e Mark J. Abzug

O gênero *Enterovirus* inclui um grande número de agentes virais transmitidos pelas vias fecal-oral e respiratória que causam uma ampla gama de doenças em indivíduos de todas as faixas etárias. No entanto, muitas das manifestações são predominantemente observadas em crianças.

ETIOLOGIA

Os enterovírus são vírus não envelopados, de RNA fita simples senso positivo, pertencentes à família Picornaviridae ("pequenos vírus de RNA"), a qual também inclui rinovírus, vírus da hepatite A e parechovírus. Os subgrupos de enterovírus humanos originalmente descritos – poliovírus (ver Capítulo 276), vírus Coxsackie e vírus ECHO – foram diferenciados por seus padrões de replicação em cultura de tecidos e em animais (Tabela 277.1). Os enterovírus humanos foram reclassificados, com base na similaridade genética, em quatro espécies: enterovírus humanos A a D. Tipos específicos de enterovírus são diferenciados por variações nas sequências genéticas e antigênicas, com os enterovírus descritos após 1970 classificados por espécie e número (p. ex., enterovírus D68 e A71). Apesar de mais de 100 tipos terem sido descritos, entre 10 e 15 causam a maioria das doenças. Nenhuma doença está associada exclusivamente a qualquer sorótipo específico, embora algumas manifestações clínicas estejam preferencialmente associadas a sorótipos específicos. *Os parechovírus humanos intimamente relacionados podem causar apresentações clínicas semelhantes àquelas associadas a enterovírus.*

Epidemiologia

Infecções por enterovírus são comuns e apresentam distribuição mundial. Em climas temperados, picos epidêmicos anuais ocorrem no verão/outono, embora haja pouca transmissão durante todo o ano. Os enterovírus são responsáveis por 33 a 65% das doenças febris agudas e 55 a 65% das internações por suspeita de sepse em crianças durante o verão e o outono nos EUA. Em regiões de climas tropical e subtropical, os enterovírus circulam tipicamente durante todo o ano. Em geral, apenas alguns sorótipos circulam simultaneamente. Infecções por sorótipos diferentes podem ocorrer dentro da mesma temporada. Fatores associados a aumento da incidência e/ou gravidade incluem pouca idade, sexo masculino, exposição às crianças, falta de higiene, superlotação e baixo nível socioeconômico. Mais de 25% das infecções sintomáticas ocorrem em crianças menores de 1 ano. A amamentação reduz o risco de infecção, provavelmente por intermédio de anticorpos específicos para enterovírus.

Os seres humanos são o único reservatório natural conhecido dos enterovírus humanos. Os vírus são transmitidos principalmente de pessoa a pessoa pelas vias fecal-oral e respiratória, embora sorótipos que causam conjuntivite hemorrágica aguda possam ser transmitidos por via respiratória. Os vírus também podem ser transmitidos verticalmente no período pré-natal ou no período periparto, ou, possivelmente, por meio da amamentação. Os enterovírus podem sobreviver em superfícies ambientais, permitindo a transmissão via fômites. Os enterovírus também podem, frequentemente, ser isolados a partir de água e esgoto, podendo sobreviver por meses no solo úmido. Embora a contaminação do ambiente (de água potável, piscinas, lagos e reservatórios de água hospitalar) possa ocasionalmente ser responsável pela transmissão, normalmente considera-se como resultado, e não causa, da infecção humana. A transmissão ocorre dentro de famílias (risco ≥ 50% de disseminação para os contatos domiciliares não imunes), creches, parques infantis, acampamentos de férias, orfanatos, creches e hospitais; infecções secundárias graves podem ocorrer em surtos nos berçários. O risco de transmissão aumenta com a troca de fraldas e diminui com a lavagem das mãos. A transmissão por carrapato tem sido sugerida.

Grandes surtos de enterovírus incluíram meningites epidêmicas (vírus ECHO 4, 6, 9, 13 e 30, mais comumente); epidemias da doença mão-pé-boca com doença grave do sistema nervoso central (SNC) e/ou doença cardiopulmonar causada por enterovírus A71 na Ásia e na Austrália; surtos da doença mão-pé-boca atípica causados por vírus Coxsackie A6 nos EUA e Reino Unido; surtos de enterovírus humano D68 causadores de doença respiratória associada à mielite flácida aguda nos EUA e na Europa; surtos de conjuntivite hemorrágica aguda causada por enterovírus D70, vírus Coxsackie A24 e por uma variante do vírus Coxsackie A24 em regiões tropicais e temperadas; e surtos comunitários de uveíte. A reação em cadeia da polimerase precedida de transcrição reversa (RT-PCR) e o sequenciamento genômico ajudam a identificar surtos e demonstram, dependendo do surto, a uniformização das cepas, diferenças entre as cepas epidêmicas e cepas protótipo mais antigas, mudanças na circulação de subgrupos virais ao longo do tempo, cocirculação de múltiplas linhagens genéticas, coinfecções com diferentes sorótipos de enterovírus, e associações entre genogrupos e/ou substituições genéticas e características epidemiológicas e clínicas. As análises genéticas demonstraram recombinação e mudança genética que levam a alterações evolutivas na sequência genômica, antigenicidade e ampla diversidade genética. Por exemplo, emergência de novos subgenótipos e linhagens genéticas de enterovírus A71 podem contribuir para surtos sequenciais e aumento na circulação viral.

O período de incubação é normalmente de 3 a 6 dias, exceto para o período de incubação de 1 a 3 dias para a conjuntivite hemorrágica

Tabela 277.1 Classificação dos enterovírus humanos.

Família	Picornaviridae
Gênero	*Enterovirus*
Subgrupos*	Poliovírus, sorótipos 1 a 3 Vírus Coxsackie A, sorótipos 1 a 22, 24 (23 reclassificado como vírus ECHO 9) Vírus Coxsackie B, sorótipos 1 a 6 Vírus ECHO, sorótipos 1 a 9, 11 a 27, 29 a 33 (vírus ECHO 10 e 28 reclassificados como não enterovírus; vírus ECHO 34 reclassificado como uma variante do vírus Coxsackie A24; vírus ECHO 22 e 23 reclassificados dentro do gênero *Parechovirus*) Sorótipos de enterovírus renomeados (enterovírus 72 reclassificado com vírus da hepatite A)

*Os enterovírus humanos foram alternativamente classificados com base nas sequências de nucleotídios e de aminoácidos de quatro espécies (enterovírus humanos A-D).

aguda. Crianças infectadas, tanto sintomáticas como assintomáticas, frequentemente excretam enterovírus a partir do trato respiratório por < 1 a 3 semanas, enquanto a excreção fecal continua por um período de 7 a 11 semanas. O RNA dos enterovírus pode ser eliminado a partir de sítios de mucosa por períodos semelhantes ou, possivelmente, mais longos.

PATOGÊNESE

Macromoléculas da superfície celular, incluindo o receptor de poliovírus, integrina VLA-2 (antígeno de ativação muito tardia), fator de aceleração do decaimento/proteína reguladora do complemento (DAF/CD55), molécula de adesão intercelular-1 (ICAM-1), ICAM-5, e o receptor do vírus Coxsackie-adenovírus, atuam como receptores virais. Além disso, moléculas de ácido siálico das células do epitélio respiratório atuam também como receptores para enterovírus D68, enterovírus D70 e variantes do vírus Coxsackie A24; e receptor *scavenger* humano classe B2 (SCARB2), ligante-1 de glicoproteína P-selectina humana e DC-SIGN são receptores para enterovírus A71. Após a adsorção viral ao receptor na superfície celular, há uma alteração conformacional nas proteínas do capsídio, expondo uma região hidrofóbica, o que facilita a penetração e o desnudamento, com liberação de RNA viral no citoplasma. A tradução do RNA de sentido positivo produz uma poliproteína que sofre clivagem por proteinases codificadas na poliproteína. Várias proteínas produzidas direcionam a síntese do RNA de sentido negativo, que serve como um molde para a replicação do novo RNA de sentido positivo. O genoma apresenta aproximadamente um tamanho de 7.500 nucleotídios e inclui uma região 5′ não codificante altamente conservada e importante para a eficiência de replicação, além de uma cauda poli-A na extremidade 3′ também altamente conservada. Essas duas regiões flanqueiam uma região contínua de codificação de proteínas virais. A extremidade 5′ está ligada covalentemente a uma pequena proteína viral (VPg) necessária para o início da síntese do RNA. Existe uma variação significativa dentro das regiões genômicas que codificam as proteínas estruturais, o que permite uma variabilidade antigênica. A replicação é sucedida por mais clivagens de proteínas e a montagem dos vírions icosaédricos com aproximadamente 30 nm de diâmetro. Entre as quatro proteínas estruturais (VP1 a VP4) do capsídio, VP1 é a mais importante como determinante da especificidade do sorótipo. Proteínas estruturais adicionais como RNA polimerase RNA-dependente e proteases, também estão presentes no vírion. Aproximadamente 10^4 a 10^5 vírions são liberados a partir de uma célula infectada por lise no prazo de 5 a 10 h de infecção.

Após a aquisição pela via oral ou respiratória, uma replicação inicial de muitos enterovírus ocorre no intestino e na faringe, possivelmente nas células M de mucosa. A estabilidade em pH ácido de alguns enterovírus favorece a sobrevivência no trato gastrintestinal. Dois ou mais enterovírus podem invadir e replicar o trato gastrintestinal simultaneamente, mas a replicação de um desses vírus pode interferir na replicação do outro. A replicação inicial de muitos enterovírus na faringe e no intestino é sucedida, dentro de dias, por multiplicação no tecido linfoide, como tonsilas, placas de Peyer e linfonodos regionais. A viremia primária transitória (**viremia menor**) resulta em disseminação para partes distantes do sistema reticuloendotelial, incluindo fígado, baço, medula óssea e linfonodos distantes. Respostas imunitárias do hospedeiro podem limitar a replicação e a progressão para além do sistema reticuloendotelial, o que resulta em infecção subclínica. Infecções clínicas ocorrem se a replicação continuar no sistema reticuloendotelial e o vírus se disseminar por meio de uma viremia sustentada (**viremia maior**) secundária, para atingir órgãos-alvo como SNC, coração e pele. *O tropismo para os órgãos-alvo é determinado, em parte, pelo sorótipo infectante.* Alguns enterovírus, como enterovírus D68, podem ser suscetíveis a pH ácido e apresentarem ácido siálico como receptor nas células epiteliais do trato respiratório superior e inferior, produzindo primariamente doença respiratória. Resposta de citocinas também podem contribuir para o desenvolvimento de doenças respiratórias por esses vírus. Observa-se também viremia transitória após a infecção respiratória por enterovírus D68.

Os enterovírus podem causar lesão em uma grande variedade de órgãos e sistemas, incluindo SNC, coração, fígado, pulmões, pâncreas, rins, músculos e pele. A lesão é mediada por necrose e resposta inflamatória. **Infecções do SNC** frequentemente estão associadas à pleocitose do líquido cefalorraquidiano (LCR), composta por macrófagos e linfócitos T ativados, e uma resposta inflamatória meníngea mista. O envolvimento do parênquima pode afetar as substâncias branca e cinzenta cerebrais, cerebelo, núcleos da base, tronco encefálico e medula espinal com inflamação linfocítica ou mista do parênquima e perivascular, gliose, degeneração celular e neuronofagocitose. **Encefalite** durante as epidemias de enterovírus A71 tem sido caracterizada por comprometimento grave do tronco encefálico, substância cinza da medula espinal, hipotálamo e núcleos subtalâmico e denteado, e pode ser complicada por edema pulmonar, hemorragia pulmonar e/ou pneumonite intersticial, presumidamente secundária ao dano do tronco encefálico, hiperatividade simpática, mioclonia, ataxia, disfunção autonômica e resposta inflamatória sistêmica e do SNC (incluindo superexpressão de citocinas e quimiocinas). Postula-se que a reatividade cruzada imunológica com tecido cerebral seja o mecanismo responsável pelos danos e sequelas neurológicas após infecção por enterovírus A71.

A **miocardite** por enterovírus caracteriza-se por infiltrados inflamatórios perivasculares e intersticiais mistos e por lesão dos miócitos, possivelmente mediados por mecanismos citolíticos virais (p. ex., clivagem da distrofina ou do fator de resposta do soro) e mecanismos imunomediados das respostas inata e adaptativa. A inflamação crônica pode persistir após a eliminação viral.

O potencial dos enterovírus em causar infecção persistente é controverso. Sugere-se infecção em casos de cardiomiopatia dilatada e de infarto do miocárdio; porém, sequências de RNA de enterovírus e/ou antígenos de RNA enteroviral têm sido encontradas em alguns tecidos cardíacos, mas não em todos. As infecções por enterovírus, como o vírus Coxsackie B4, durante a gestação ou posteriormente, têm sido descritas como um gatilho para o desenvolvimento de autoanticorpos contra células β e/ou diabetes tipo 1 em hospedeiros geneticamente suscetíveis. Infecção persistente no pâncreas, no intestino ou nas células mononucleares do sangue periférico, com efeitos imunomoduladores negativos, tem sido sugerida, mas os dados são inconsistentes. Do mesmo modo, associa-se infecção persistente a uma variedade de condições, incluindo esclerose lateral amiotrófica, síndrome de Sjögren, síndrome da fadiga crônica e tumores do trato gastrintestinal. Infecções precoces foram associadas a um risco reduzido de desenvolvimento de leucemia linfocítica e mieloide em um estudo retrospectivo em Taiwan.

Infecções neonatais graves podem produzir necrose hepática, hemorragia, inflamação, inflamação de endotélio e doença vasoclusiva; infiltrado inflamatório misto miocárdico, edema e necrose; inflamação cerebral e meníngea, hemorragia, gliose, necrose e lesão da substância branca; inflamação, hemorragia, trombose e necrose no pulmão, pâncreas e glândulas suprarrenais; e coagulação intravascular disseminada. Infecções intrauterinas são caracterizadas por placentite e infecção de múltiplos órgãos fetais, como coração, pulmão e cérebro.

O desenvolvimento de anticorpos neutralizantes tipo-específicos parece ser a defesa imunitária mais importante, mediando a prevenção e a recuperação da infecção. Imunoglobulinas (Ig) M, seguidas de anticorpos IgG e IgA de longa duração e IgA secretora, que fazem a mediação da imunidade das mucosas, são produzidas. Embora reinfecção local do trato gastrintestinal possa ocorrer, a replicação geralmente é limitada e não está associada a doença. Experimentos *in vitro* e em animais sugerem que o anticorpo heterotípico pode abrandar a doença causada por um sorótipo diferente. Algumas evidências também sugerem que as concentrações subneutralizantes de anticorpos específicos para o sorótipo podem levar a uma melhora dependente de anticorpos na infecção pelos enterovírus A71. Defesas inatas e celulares (macrófagos e linfócitos T citotóxicos) podem apresentar funções importantes na recuperação da infecção. Respostas celulares alteradas para enterovírus A71, incluindo depleção de células *natural killer* e linfócitos T, foram associadas à meningoencefalite grave e a edema pulmonar.

Hipogamaglobulinemia e agamaglobulinemia predispõem, frequentemente, a infecções por enterovírus crônicas e graves. Da mesma forma, os recém-nascidos infectados perinatalmente sem anticorpos tipo-específicos maternos para o vírus infectante apresentam risco de desenvolver doença grave. A chance de doença causada pelos enterovírus

A71 aumenta após os 6 meses, quando os níveis de anticorpos maternos sorótipo-específicos reduzem-se. Outros fatores de risco para doença significativa incluem pouca idade, imunossupressão (pós-transplante e doença maligna linfoide), e, de acordo com modelos animais e/ou observações epidemiológicas, exercício, exposição ao frio, desnutrição e gravidez. Genes específicos de antígenos de leucócitos humanos, polimorfismos de genes de resposta imunológica (p. ex., interleucina-10 e interferona-gama) e baixos níveis de vitamina A foram associados a suscetibilidade aos enterovírus A71 e doença grave.

MANIFESTAÇÕES CLÍNICAS

As manifestações são variáveis, desde infecção assintomática até febre indiferenciada ou doenças respiratórias em sua maioria, até, menos frequentemente, doenças graves como meningoencefalite, miocardite e sepse neonatal. A maioria dos indivíduos apresenta infecção assintomática ou apresenta doença muito leve, mas pode servir como fonte importante de propagação da infecção. Em geral, a doença sintomática é mais comum em crianças pequenas.

Doença febril inespecífica

Doenças febris inespecíficas são as manifestações sintomáticas mais comuns, especialmente em lactentes e crianças jovens. São difíceis de diferenciar clinicamente de infecções mais graves, como infecções do trato urinário, bacteriemia e meningite bacteriana, muitas vezes necessitando de hospitalizações com testes diagnósticos e tratamento empírico com antibiótico para suspeita de infecção bacteriana em lactentes jovens.

A doença normalmente inicia-se abruptamente com febre de 38,5 a 40°C, mal-estar e irritabilidade. Outros sintomas associados podem ser letargia, anorexia, diarreia, náuseas, vômitos, desconforto abdominal, erupção cutânea, dor de garganta e sintomas respiratórios. Em crianças mais velhas, podem ocorrer cefaleia e mialgia. Os achados geralmente são inespecíficos e podem incluir conjuntivite leve, hiperemia faríngea e linfadenopatia cervical. Meningite pode estar presente, mas as características clínicas específicas que distinguem as pessoas com meningite, como achados meníngeos e fontanela anterior protuberante, em geral, estão em falta em lactentes. A febre dura em média 3 dias e, ocasionalmente, é bifásica. A duração da doença geralmente é de 4 a 7 dias, mas pode variar de 1 dia até mais de 1 semana. A contagem de leucócitos e os resultados de exames laboratoriais de rotina geralmente estão normais, embora uma neutropenia transitória possa ser observada. Infecção por enterovírus concomitante à bacteriana é rara, mas tem sido observada em um pequeno número de crianças.

As doenças causadas por enterovírus podem estar associadas a uma grande variedade de manifestações cutâneas, incluindo erupções maculares, maculopapulares, urticária, vesiculares e petequiais. Raros casos de púrpura trombocitopênica idiopática foram relatados. Os enterovírus também têm sido associados a casos de pitiríase rósea. Em geral, a frequência das manifestações cutâneas está inversamente relacionada à idade. Sorótipos comumente associados a erupções cutâneas são vírus ECHO 9, 11, 16 e 25; vírus Coxsackie A2, A4, A6, A9 e A16; vírus Coxsackie B3 a B5; e enterovírus A71. Os vírus podem, ocasionalmente, ser recuperados a partir de lesões cutâneas vesiculares.

Doença mão-pé-boca

Doença mão-pé-boca, uma das síndromes eruptivas mais características, é mais frequentemente causada por vírus Coxsackie A16, às vezes em grandes surtos, e também pode ser causada por enterovírus A71; vírus Coxsackie A5, A6, A7, A9 e A10; vírus Coxsackie B2 e B5; e alguns vírus ECHO. É, geralmente, uma doença leve, com ou sem febre baixa. Quando a boca é envolvida, a orofaringe apresenta-se inflamada e contém vesículas disseminadas pela língua, mucosa bucal, faringe posterior, palato, gengiva e/ou lábios (Figura 277.1). Essas vesículas podem ulcerar, deixando lesões superficiais de 4 a 8 mm com eritema circundante. Lesões maculopapulares, vesiculares e/ou pustulosas podem ocorrer nas mãos e nos dedos, nos pés, nas nádegas e na virilha (Figuras 277.1 e 277.2). Lesões de pele ocorrem mais comumente nas mãos que nos pés e são mais comuns na superfície dorsal, mas frequentemente também afetam as palmas das mãos e plantas dos pés. As lesões nas mãos e nos pés geralmente são vesículas de 3 a 7 mm, que se resolvem em cerca de 1 semana. As lesões das nádegas não costumam progredir para vesiculação. As erupções vesiculares disseminadas, descritas como **eczema *coxsackium*** podem complicar um eczema preexistente. O vírus Coxsackie A6, em particular, é responsável pela doença mão-pé-boca (e herpangina) relativamente grave, atípica, que afeta adultos e crianças, caracterizada por febre, erupção cutânea generalizada (face, extremidades proximais e tronco, além de mãos, pés e nádegas), dor, desidratação e descamação das palmas das mãos e solas dos pés (Figura 277.2). **Onicomadese** (queda das unhas) foi observada após infecções por vírus Coxsackie A6 e outros vírus Coxsackie. Doença mão-pé-boca causada por enterovírus A71 pode estar associada a envolvimento neurológico e cardiopulmonar, especialmente em crianças pequenas (ver Manifestações neurológicas mais adiante). Doença mão-pé-boca causada por vírus Coxsackie A16 também pode ocasionalmente estar associada a complicações como encefalite, paralisia flácida aguda, miocardite, pericardite e choque.

Herpangina

A herpangina é caracterizada por início súbito de febre, odinofagia, disfagia e lesões dolorosas na parte posterior da faringe. A temperatura varia de normal a 41°C; a febre tende a ser mais alta em pacientes mais jovens. Cefaleia e dor nas costas podem ocorrer em crianças mais velhas, bem como vômito e dor abdominal em 25% dos casos. As lesões características – presentes nos pilares tonsilares anteriores, palato mole, úvula, tonsilas, parede posterior da faringe, e, ocasionalmente, nas superfícies bucais posteriores – são vesículas e úlceras discretas de 1 a 2 mm que, de 2 a 3 dias, aumentam de tamanho para 3 a 4 mm, circundadas por halos eritematosos que variam no tamanho em até 10 mm. O número de lesões pode variar de 1 a > 15, porém é

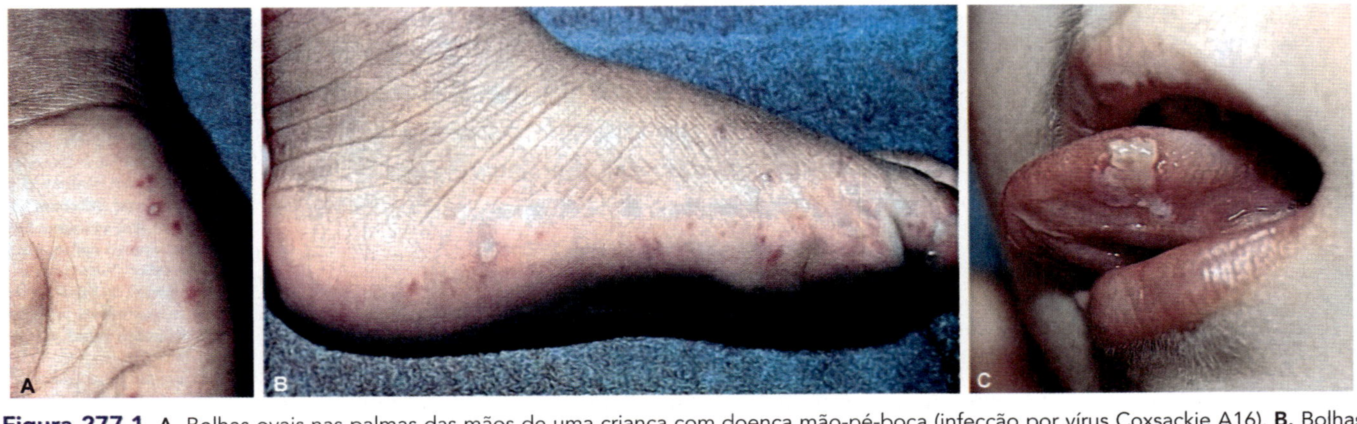

Figura 277.1 **A.** Bolhas ovais nas palmas das mãos de uma criança com doença mão-pé-boca (infecção por vírus Coxsackie A16). **B.** Bolhas ovais nos pés de uma criança com doença mão-pé-boca. **C.** Erosão da língua em uma criança com doença mão-pé-boca. *(De Weston WL, Lane AT, Morelli JG: Color textbook of pediatric dermatology, ed 3, St. Louis, 2002, Mosby, p. 109.)*

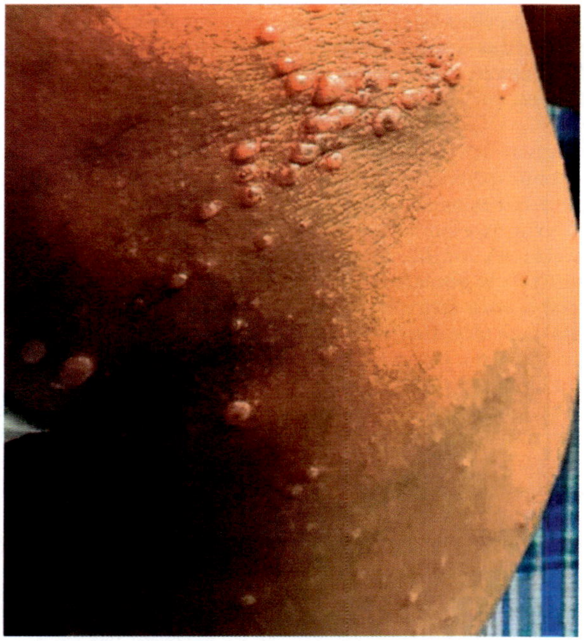

Figura 277.2 Doença mão-pé-boca atípica. Exantema vesiculobolhoso na nádega esquerda e região posterior da coxa. *(De Waldman A, Thomas L, Thacker S et al.: Vesiculobullous eruption as an atypical hand, foot, and mouth presentation.* J Pediatr *179:273, 2016, Fig. B.)*

mais comum ser em torno de cinco lesões. O restante da faringe aparece normal ou minimamente eritematoso. A maioria dos casos é leve e não apresenta complicações. No entanto, desidratação devido à redução da ingestão de líquidos pode ocorrer e alguns casos estão associados à meningite ou à doença mais grave. A febre geralmente dura entre 1 e 4 dias, e a resolução dos sintomas ocorre entre 3 e 7 dias. Vários enterovírus podem causar herpangina, incluindo os enterovírus A71, embora o vírus Coxsackie A esteja envolvido mais frequentemente.

Manifestações respiratórias

Sintomas como odinofagia e coriza frequentemente acompanham as doenças causadas por enterovírus e, por vezes, predominam. Outros achados respiratórios podem incluir sibilância, exacerbação da asma, apneia, dificuldade respiratória, pneumonia, otite média, bronquiolite, crupe, parotidite e faringotonsilite, que pode ocasionalmente ser exsudativa. A infecção do trato respiratório inferior pode ser significativa em pacientes imunocomprometidos. Observa-se aumento nos grupos e surtos de casos de doença respiratória grave, incluindo pneumonia e sibilância (tanto em crianças com história de asma como naquelas não afetadas pela asma), associados a múltiplas linhagens de enterovírus D68.

Pleurodinia (doença de Bornholm), causada mais frequentemente pelos vírus Coxsackie B3, B5, B1 e B2 e vírus ECHO 1 e 6, pode ser uma doença epidêmica ou esporádica, caracterizada por dor torácica paroxística, devido à miosite que envolve o tórax e os músculos da parede abdominal e, possivelmente, à inflamação pleural. Nas epidemias, as quais ocorrem a cada 10 a 20 anos, crianças e adultos são afetados, mas a maioria dos casos ocorre em pessoas com idade abaixo de 30 anos. Mal-estar, mialgias e cefaleia são acompanhados por início súbito de febre e dor pleurítica, espasmódica ou na parte superior do abdome agravada por tosse, espirros, respiração profunda ou outro movimento. Durante os espasmos, que duram desde alguns minutos a várias horas, a dor pode ser grave e a respiração geralmente rápida, superficial e ruidosa, o que sugere pneumonia ou inflamação pleural. Pode-se observar fricção pleural durante os episódios de dor em menos de 10% dos pacientes. Em geral, as radiografias de tórax estão normais, mas podem exibir infiltrados pulmonares ou derrames pleurais. Dor localizada no abdome pode sugerir cólica, obstrução intestinal, apendicite ou peritonite. As dores geralmente reduzem dentro de 3 a 6 dias, mas podem persistir por semanas. Os sintomas podem apresentar um padrão bifásico, ou raramente estar associados a recorrências, com febre menos proeminente. Pleurodinia pode estar associada a meningite, orquite, miocardite ou pericardite.

Edema pulmonar não cardiogênico com risco à vida, hemorragia e/ou pneumonite intersticial podem ocorrer em pacientes com encefalite no tronco cerebral por enterovírus A71.

Manifestações oculares

Epidemias de **conjuntivite hemorrágica aguda**, causadas principalmente por enterovírus D70 e vírus Coxsackie A24/A24 variantes, são explosivas e extremamente contagiosas, com transmissão principalmente através do contato olho-mão-fômite-olho. Crianças em idade escolar, adolescentes e adultos entre 20 e 50 anos apresentam as taxas mais altas de adoecimento. O aparecimento súbito de dor ocular grave está associado à fotofobia, visão turva, lacrimejamento, eritema conjuntival e congestão, edema palpebral, linfadenopatia pré-auricular e, em alguns casos, hemorragia subconjuntival e ceratite puntata superficial. Hemorragia subconjuntival é muito característica nos casos de infecção por enterovírus D70, mas é rara em infecções por vírus Coxsackie. A secreção ocular é inicialmente serosa, mas torna-se mucopurulenta com infecção bacteriana secundária. Sintomas sistêmicos, como febre e cefaleia ocorrem em até 20% dos casos; manifestações sugestivas de febre faringoconjuntival ocorrem ocasionalmente. A recuperação geralmente ocorre dentro de 1 a 2 semanas. Polirradiculoneuropatia ou paralisia aguda flácida após infecção por enterovírus D70 ocorrem ocasionalmente. Outros enterovírus têm sido ocasionalmente descritos como causas da ceratoconjuntivite.

Uveíte esporádica ou epidêmica em crianças causadas por subtipos de enterovírus 11 e 19 podem estar associadas a complicações graves, incluindo destruição da íris, catarata e glaucoma. Relata-se também o envolvimento de enterovírus em casos de coriorretinite, uveorretinite, neurite óptica e maculopatia idiopática unilateral aguda.

Miocardite e pericardite

Os enterovírus são responsáveis por aproximadamente 25 a 35% dos casos de miocardite e pericardite com etiologia comprovada (ver Capítulos 466 e 467). Os vírus Coxsackie B estão mais frequentemente envolvidos, embora os vírus Coxsackie A e vírus ECHO também possam ser agentes etiológicos. Adolescentes e adultos jovens (especialmente do sexo masculino e fisicamente ativos) são desproporcionalmente afetados. Miopericardite pode ser a característica predominante, ou pode ser a primeira manifestação de uma doença disseminada, também em recém-nascidos. A doença varia de relativamente leve a grave. Sintomas respiratórios superiores frequentemente precedem fadiga, dispneia, dor torácica, insuficiência cardíaca congestiva e arritmias. As manifestações podem imitar o infarto do miocárdio; morte súbita também pode ocorrer (incluindo a síndrome da morte súbita infantil). Atrito pericárdico indica envolvimento do pericárdio. A radiografia de tórax muitas vezes demonstra aumento cardíaco e a ecocardiografia pode confirmar dilatação ventricular, redução das contrações e/ou efusão pericárdica. Eletrocardiograma frequentemente revela anormalidades do ritmo e/ou do segmento ST e onda T; concentrações séricas de enzimas miocárdicas podem estar elevadas. A mortalidade da miocardite aguda por enterovírus está em torno de 0 a 4%. A recuperação acontece na maioria dos pacientes sem sequelas residuais. Ocasionalmente, cardiomiopatia crônica, microaneurismas inflamatórios ventriculares ou pericardite constritiva podem ocorrer. O papel da infecção persistente na cardiomiopatia dilatada crônica é controverso. Enterovírus também têm sido implicados em eventos cardíacos adversos tardios após transplante do coração e em eventos coronários agudos, incluindo infarto do miocárdio, endocardite e cardiomiopatia de periparto. A disfunção cardiopulmonar observada nas epidemias por enterovírus A71 mais comumente ocorre sem evidência de miocardite e pode ser de origem neurogênica; no entanto, a verdadeira miocardite também tem sido descrita.

Manifestações gastrintestinais e geniturinárias

Sintomas gastrintestinais como vômito (especialmente com meningite), diarreia (raramente grave) e dor abdominal são frequentes, mas geralmente não predominantes. Diarreia, hematoquezia, pneumatose intestinal e enterocolite necrosante ocorrem em prematuros durante surtos em berçários. A infecção por enterovírus tem sido envolvida na gastrite aguda e crônica, intussuscepção, inflamação intestinal crônica em pacientes hipogamaglobulinêmicos, hepatite esporádica em crianças normais, hepatite grave em recém-nascidos e pancreatite, que podem resultar em insuficiência pancreática exócrina transitória.

O vírus Coxsackie B é a segunda causa de orquite, perdendo para a caxumba, muito comum em adolescentes. A doença frequentemente é bifásica; após febre e pleurodinia ou meningite, aproximadamente em 2 semanas, segue orquite, em geral, com epididimite. Enterovírus também têm sido envolvidos nos casos de nefrite e nefropatia por IgA.

Manifestações neurológicas

Os enterovírus são a causa mais comum de **meningite** viral em populações imunizadas para caxumba, sendo responsável por até 90% ou mais dos casos nos quais a causa é identificada. A meningite é particularmente comum em crianças, especialmente naquelas com menos de 3 meses, muitas vezes durante epidemias em comunidades. Os sorótipos mais comumente envolvidos são o vírus Coxsackie B2 a B5; vírus ECHO 4, 6, 7, 9, 11, 13, 16 e 30; e enterovírus D70 e A71. A maioria dos casos em lactentes e crianças mais novas é branda, com ausência de sinais meníngeos específicos, ao passo que a rigidez nucal é aparente em mais da metade dos casos de crianças maiores de 1 a 2 anos. A febre está presente em 50 a 100% e pode estar acompanhada por irritabilidade, mal-estar, cefaleia, fotofobia, náuseas, vômitos, anorexia, letargia, hipotonia, erupção cutânea, tosse, rinorreia, faringite, diarreia e/ou mialgia. Alguns casos são bifásicos, com apresentação de febre e sintomas inespecíficos por alguns dias, e o retorno da febre com sinais meníngeos vários dias após os primeiros. A febre geralmente se resolve em torno de 3 a 5 dias, e os outros sintomas em lactentes e crianças mais novas normalmente desaparecem dentro de 1 semana. Em adultos, os sintomas tendem a ser mais graves e com maior duração. Achados no LCR incluem pleocitose (geralmente < 500, mas, ocasionalmente, até 1.000 a 8.000 leucócitos/mℓ; em geral, predominantemente de células polimorfonucleares nas primeiras 48 h antes de se tornar predominantemente mononucleares); glicemia normal ou levemente baixa (10% < 40 mg/dℓ); e nível de proteínas normal ou levemente aumentado (geralmente < 100 mg/dℓ). *O LCR apresenta parâmetros normais em até metade dos casos de lactentes, apesar de resultados positivos para enterovírus nas amostras, e também pode ser normal em crianças mais velhas no início dos sintomas.* Complicações agudas ocorrem em aproximadamente 10% das crianças, incluindo convulsões simples e complexas, obnubilação, aumento da pressão intracraniana, síndrome de secreção inapropriada do hormônio antidiurético, ventriculite, arteriopatia cerebral transitória e coma. O prognóstico a longo prazo para a maioria das crianças, mesmo aquelas com complicações agudas, é bom.

Os enterovírus também são responsáveis por ≥ 10 a 20% dos casos de encefalite com causa identificada. Os sorótipos frequentemente envolvidos incluem vírus ECHO 3, 4, 6, 9 e 11; vírus Coxsackie B2, B4 e B5; vírus Coxsackie A9; e enterovírus A71. Após sintomas inespecíficos iniciais, há progressão para uma encefalopatia caracterizada por confusão, fraqueza, letargia e/ou irritabilidade. Os sintomas são mais comumente generalizados, embora achados focais, incluindo convulsões motoras focais, hemicoreia, ataxia cerebelar aguda, afasia, sintomas extrapiramidais e/ou anormalidades de imagem focais, possam ocorrer. Sinais meníngeos e no LCR similares à meningite por enterovírus estão comumente presentes, levando à caracterização de muitos casos como **meningoencefalite**. As variações de gravidade dos sintomas vão desde uma leve alteração de estado mental até o coma ou *status* descerebrado. Sequelas a longo prazo, incluindo epilepsia, fraqueza, paralisia do nervo craniano, espasticidade, retardo psicomotor e perda auditiva ou morte podem acontecer após doença grave. Casos persistentes ou recorrentes raramente foram observados.

Distúrbios neurológicos têm sido destaque nas últimas epidemias de enterovírus A71 na Ásia e Austrália, e, em menor escala, na doença por vírus Coxsackie A16. Muitas crianças afetadas manifestaram doença mão-pé-boca, algumas apresentaram herpangina, e outras não apresentaram manifestações mucocutâneas. Síndromes neurológicas observadas em uma fração de crianças incluíram meningite, meningoencefalomielite, **paralisia flácida aguda**, síndrome de Guillain-Barré, mielite transversa, encefalomielite aguda disseminada, ataxia cerebelar, síndrome opsoclonia-mioclonias, hipertensão intracraniana benigna e **encefalite de tronco encefálico** (**rombencefalite** que envolve mesencéfalo, ponte e medula). Rombencefalite por enterovírus A71 caracteriza-se por alterações da consciência, mioclonias, vômitos, ataxia, nistagmo, tremor, anormalidades dos nervos cranianos, disfunção autonômica, e, por ressonância magnética, evidenciam-se lesões no tronco encefálico, tálamo e cerebelo. Embora a doença tenha sido leve e reversível em algumas crianças, outras tiveram rápida progressão para edema pulmonar não cardiogênico (possivelmente neurogênico) e hemorragia, insuficiência cardiopulmonar, choque e coma. Altas taxas de mortalidade foram descritas em crianças menores de 5 anos, especialmente naquelas menores de 1 ano. Déficits como hipoventilação central, disfunção bulbar, atraso do desenvolvimento neurológico, defeitos do cerebelo, sintomas relacionados a déficit de atenção/hiperatividade, fraqueza persistente de membros e atrofia muscular foram observados entre os sobreviventes, especialmente naqueles que apresentaram insuficiência cardiopulmonar ou paralisia aguda flácida durante a doença aguda. Embora os casos mais graves tenham sido associados a enterovírus A71, quadros clínicos semelhantes foram descritos associados a outros sorótipos de enterovírus (p. ex., vírus Coxsackie A16 e B5, vírus ECHO 7).

Pacientes com **imunodeficiências combinadas ou de anticorpos** (incluindo infecção pelo vírus da imunodeficiência humana, leucemia linfocítica aguda e transplantes) e pacientes que fizeram terapia com anticorpos anti-CD20 apresentam maior risco de desenvolver meningoencefalite aguda ou, mais comumente, **meningoencefalite crônica por enterovírus.** Esta última é caracterizada por alterações persistentes do LCR, detecção viral no líquido ou em tecido cerebral durante anos, e encefalite recorrente e/ou deterioração neurológica progressiva, incluindo deterioração intelectual insidiosa ou de personalidade, estado mental alterado, convulsões, fraqueza motora e aumento da pressão intracraniana. Embora a doença possa sofrer períodos de exacerbação, os déficits geralmente tornam-se progressivos e, por fim, são muitas vezes fatais ou desencadeiam sequelas a longo prazo. **Síndrome semelhante à dermatomiosite**, hepatite, artrite, miocardite ou infecção disseminada também podem ocorrer. A meningoencefalite crônica por enterovírus tornou-se menos comum com a administração profilática as altas doses de reposição de imunoglobulina intravenosa em pacientes agamaglobulinêmicos.

Uma variedade de enterovírus não poliovírus, incluindo enterovírus D68, D70 e A71, vírus Coxsackie A7 e A24, vírus Coxsackie B e muitos vírus ECHO, tem sido associada à paralisia flácida aguda com fraqueza motora devido ao envolvimento das células do corno anterior da medula espinal. **Mielite flácida aguda** é usada para designar a síndrome clínica de fraqueza aguda flácida de membros com anormalidades na substância cinzenta da medula espinal observáveis em exames de ressonância magnética longitudinal. Anormalidades neurológicas são comumente precedidas por doenças febris respiratórias ou gastrintestinais iniciais por um período de aproximadamente 1 semana antes do início dos sintomas. O envolvimento de membros tende a ser assimétrico e varia de um até os quatro membros, com a gravidade variando de fraqueza leve até completa paralisia. Disfunções do nervo craniano, incluindo paralisia bulbar e deficiência respiratória que necessita de ventilação mecânica, similarmente ao que ocorre com a poliomielite por poliovírus, têm sido descritas em casos de mielite aguda flácida associadas a enterovírus D68. Envolvimento sensorial, encefalopatias, convulsões e alterações de imagens supratentoriais são raros. Melhorias funcionais podem ser observadas com o passar do tempo, mas atrofia muscular com fraqueza de membros e algum grau de incapacidade frequentemente persistem.

Outras síndromes neurológicas incluem ataxia cerebelar; mielite transversa; síndrome de Guillain-Barré (incluindo a variante Miller-Fisher) e polineuropatia axonal; encefalomielite disseminada aguda; neurite periférica; neurite óptica; perda súbita de audição, zumbido e distúrbios da orelha interna, como neurite vestibular; e outras neuropatias cranianas.

Miosite e artrite

Embora a mialgia seja comum, evidências diretas de envolvimento muscular, incluindo rabdomiólise, edema muscular, miosite focal e polimiosite, têm sido descritas com pouca frequência. Uma síndrome semelhante a dermatomiosite e artrite pode ser observada em pacientes hipogamaglobulinêmicos infectados por enterovírus. Os enterovírus são uma causa rara de artrite em hospedeiros normais.

Infecções neonatais

Infecções neonatais são relativamente comuns, com incidência da doença comparável ou maior do que as infecções sintomáticas neonatais por herpes simples, citomegalovírus e estreptococos do grupo B. A infecção frequentemente é causada por vírus Coxsackie B2 a B5 e vírus ECHO 6, 9, 11 e 19, embora o envolvimento de muitos sorótipos tenha sido descrito, incluindo, mais recentemente, vírus Coxsackie B1 e vírus ECHO 30. Os enterovírus podem ser adquiridos por via vertical antes, durante ou após o parto, incluindo possivelmente a transmissão pelo leite materno; via horizontal por membros da família; ou por transmissão esporádica ou epidêmica em berçários. A infecção intrauterina pode levar a morte fetal, hidropisia fetal não imune ou doença neonatal. Além disso, infecções materna e intrauterina têm sido especulativamente associadas a anomalias congênitas; prematuridade, baixo peso ao nascer, retardo do crescimento intrauterino; sequelas no neurodesenvolvimento; doença neonatal inexplicada e morte; bem como aumento do risco de diabetes tipo 1 e esquizofrenia.

A maioria das infecções neonatais é assintomática, e as apresentações sintomáticas podem variar de doenças febris benignas até uma doença multissistêmica grave. Os recém-nascidos mais afetados são os nascidos a termo e previamente bem. A história materna frequentemente revela doenças virais recentes, precedendo o parto ou imediatamente após este, as quais incluem febre e dor abdominal. Os sintomas neonatais podem ocorrer tão cedo como no primeiro dia de vida, com início de doença grave geralmente dentro das primeiras 2 semanas de vida. Achados frequentes incluem febre ou hipotermia, irritabilidade, letargia, anorexia, exantema (geralmente maculopapular, ocasionalmente petequial ou papulovesicular), icterícia, sintomas respiratórios, apneia, hepatomegalia, distensão abdominal, vômitos, diarreia e diminuição da perfusão. A maioria dos pacientes apresenta uma evolução benigna, com a resolução da febre ocorrendo em média de 3 dias e dos outros sintomas em cerca de 1 semana. Uma evolução bifásica pode ocorrer ocasionalmente. Uma minoria apresenta doença grave com predominância de alguma combinação de sepse, meningoencefalite, miocardite, hepatite, coagulopatia e/ou pneumonia. Meningoencefalite pode se manifestar por convulsões focais ou complexas, abaulamento da fontanela, rigidez de nuca e/ou redução do nível de consciência. Miocardite, mais frequentemente associada à infecção pelo vírus Coxsackie B, tem sido sugerida por taquicardia, dispneia, cianose e cardiomegalia. Hepatite e pneumonite estão muitas vezes associadas à infecção por vírus ECHO, embora também possam ocorrer na infecção por vírus Coxsackie B. As manifestações gastrintestinais podem predominar em recém-nascidos prematuros. Avaliação laboratorial e radiográfica pode revelar leucocitose, trombocitopenia, pleocitose do LCR, lesão da substância branca, elevações das transaminases séricas e da bilirrubina, coagulopatias, infiltrados pulmonares e alterações eletrocardiográficas.

Complicações da doença neonatal grave incluem necrose do SNC e comprometimento neurológico generalizado ou focal; arritmias, insuficiência cardíaca congestiva, infarto do miocárdio, pericardite; insuficiência hepática e necrose; coagulopatias com hemorragia intracraniana ou outros sangramentos; necrose e hemorragia suprarrenal; pneumonite rapidamente progressiva e hipertensão pulmonar. Miosite, artrite, enterocolite necrosante, secreção inapropriada do hormônio antidiurético, apresentação semelhante à linfo-histiocitose hemofagocítica, insuficiência da medula óssea e morte súbita são eventos raros. Mortalidade com doença grave é significativa e está muitas vezes associada a hepatite e complicações hemorrágicas, miocardite e/ou pneumonite.

Os sobreviventes da doença neonatal grave podem apresentar resolução gradual da disfunção hepática e cardíaca, embora uma disfunção hepática persistente e problemas cardíacos residuais, miocardite calcificante crônica e aneurisma ventricular possam ocorrer. A meningoencefalite pode estar associada a comprometimento da fala e da linguagem; déficits cognitivos; espasticidade, hipotonia ou fraqueza; distúrbios convulsivos; microcefalia e hidrocefalia; e alterações oculares. No entanto, muitos sobreviventes parecem não ter sequelas a longo prazo. Os fatores de risco para doença grave incluem início da doença nos primeiros dias de vida, doenças maternas imediatamente antes ou no momento do parto; prematuridade; sexo masculino; infecção por vírus ECHO 11 ou vírus Coxsackie B; cultura viral soropositiva; ausência de anticorpos neutralizantes para o vírus infectante; e evidência de hepatite grave, miocardite e/ou doença multissistêmica.

Receptores de transplantes e pacientes com malignidades

Infecções por enterovírus em receptores de transplantes de células-tronco e de órgãos sólidos podem ser graves e/ou prolongadas, causando pneumonia progressiva, diarreia grave, pericardite, insuficiência cardíaca, meningoencefalite e doença disseminada. Linfo-histiocitose hemofagocítica associada a enterovírus, meningite, encefalite e miocardite têm sido relatadas em crianças com doenças malignas e pacientes tratados com anticorpo monoclonal anti-CD20. Infecções nesses grupos estão associadas a taxas de mortalidade elevadas.

DIAGNÓSTICO

Indicações que contam para a infecção por enterovírus incluem achados característicos, como doença mão-pé-boca ou lesões de herpangina, sazonalidade consistente, surto conhecido na comunidade e exposição a doenças compatíveis com enterovírus. Em recém-nascidos, história de febre materna, mal-estar e/ou dor abdominal próxima do parto ou durante uma temporada de enterovírus são sugestivos.

Tradicionalmente, confirma-se infecção por enterovírus por cultura viral com a utilização de uma combinação de linhagens celulares. A sensibilidade das culturas de células varia entre 50 e 75% e pode ser aumentada com amostragem de múltiplos sítios de coleta de amostras (p. ex., LCR mais orofaringe e reto de crianças com meningite). Em recém-nascidos, alcança-se cerca de 30 a 70% quando amostras provenientes de *swabs* de mucosas, sangue, urina, LCR são cultivadas. Uma grande limitação é a incapacidade da maior parte dos vírus Coxsackie A de crescer em cultura celular. A detecção também pode ser limitada por anticorpos neutralizantes dos pacientes, manuseio impróprio das amostras ou baixa sensibilidade das linhagens celulares utilizadas. A cultura é um processo relativamente lento, normalmente são necessários entre 3 e 8 dias para o crescimento. Embora o cultivo de um enterovírus a partir de qualquer amostra geralmente possa ser considerado como evidência de infecção recente, o isolamento a partir do reto ou das fezes pode refletir uma excreção mais remota. Da mesma forma, o isolamento viral a partir de amostras de mucosas pode sugerir associação a uma doença, enquanto a recuperação a partir de uma amostra proveniente de um local normalmente estéril (p. ex., LCR, sangue ou tecido) é uma evidência mais conclusiva de causalidade. A identificação do sorótipo por marcação ou neutralização do anticorpo tipo-específico de um isolado viral geralmente é necessária apenas para a investigação de um surto ou manifestação incomum da doença, para vigilância ou para distinguir enterovírus não poliovírus vacinal ou poliovírus tipo selvagem.

A pesquisa direta de ácido nucleico tem substituído a cultura celular para aumentar a sensibilidade e acelerar a liberação de resultados. A detecção por RT-PCR de regiões altamente conservadas do genoma dos enterovírus pode identificar a maioria dos enterovírus no LCR; soro; urina; espécimes da conjuntiva, nasofaringe, orofaringe, traqueia, reto e fezes; manchas de sangue seco; e tecidos, como miocárdio, fígado e cérebro. No entanto, os parechovírus intimamente relacionados não são detectados pela maioria das reações moleculares para enterovírus. A sensibilidade e a especificidade da RT-PCR são elevadas, proporcionando resultados em um tempo muito curto, até 1 h. Ensaios de PCR quantitativo ou *nested* PCR, com uma melhora na sensibilidade, têm sido desenvolvidos, assim como ensaios de PCR multiplex, ensaios de amplificação baseados em sequenciamento de ácido nucleico, amplificação isotérmica mediada por transcrição reversa, PCR associado à cultura celular e ensaios baseados em microarranjos de ácidos nucleicos. Testes por PCR do LCR em crianças com meningite e de pacientes hipogamaglobulinêmicos com meningoencefalite crônica são frequentemente positivos, apesar de culturas negativas. Testes por PCR de rotina do LCR de lactentes e crianças mais novas com suspeita de meningite durante um surto de enterovírus diminuem o número de testes de diagnóstico, tempo de internação, uso de antibióticos e os custos gerais. Testes de PCR da secreção traqueal de crianças com miocardite apresentam boa concordância com os testes de espécimes do miocárdio. Em recém-nascidos e lactentes mais novos doentes, testes de PCR do soro e urina apresentam melhores resultados do que a cultura celular. A carga viral no sangue de recém-nascidos está relacionada à gravidade da doença; o ácido nucleico viral pode persistir no sangue de recém-nascidos gravemente doentes por até 2 meses.

A análise da sequência de ácido nucleico amplificado (NASBA) pode ser utilizada para a identificação de sorótipo e análise filogenética, e também para estabelecer uma cadeia de transmissão entre os casos. Os ensaios de PCR para sorótipos específicos (p. ex., enterovírus A71, enterovírus D68 e vírus Coxsackie A16) têm sido desenvolvidos. Para os enterovírus A71, a detecção em amostras que não sejam LCR e sangue (orofaringe, nasofaringe, reto, esfregaços de vesículas e tecido do SNC) é maior (por PCR ou cultura) do que em amostras de LCR e sangue, que raramente são positivas. Enterovírus D68 é mais facilmente detectado em amostras de tecido respiratório (p. ex., lavado nasal ou esfregaço de nasofaringe) quando comparado com a detecção em amostras de fezes/reto ou LCS; testes de PCR multiplex para vírus respiratórios, disponíveis comercialmente, geralmente não são capazes de distinguir enterovírus (incluindo enterovírus D68) de rinovírus. Ensaios de detecção de antígeno por meio de anticorpos monoclonais, que têm como alvo sorótipos específicos como enterovírus A71, também têm sido desenvolvidos.

As infecções por enterovírus podem ser detectadas sorologicamente pelo aumento, no soro ou no LCS, de anticorpos neutralizantes, fixação do complemento, ensaios de ELISA ou outro anticorpo tipo-específico, ou por detecção de anticorpo IgM sorótipo-específico. No entanto, testes sorológicos requerem conhecimento presuntivo do sorótipo infectante ou um ensaio com reatividade cruzada suficientemente ampla. A sensibilidade e a especificidade podem ser limitadas e pode ocorrer a reatividade cruzada entre sorótipos. Exceto para estudos epidemiológicos ou casos característicos de sorótipos específicos (p. ex., enterovírus A71), a sorologia geralmente é menos útil do que a cultura ou a detecção de ácido nucleico.

DIAGNÓSTICO DIFERENCIAL

O diagnóstico diferencial das infecções por enterovírus varia de acordo com a apresentação clínica (Tabela 277.2).

Parechovírus humanos, membros da família Picornaviridae, que desencadeiam muitas manifestações semelhantes aos enterovírus não pólio, são pequenos vírus de RNA originalmente classificados como vírus ECHO. Dezenove parechovírus que infectam humanos já foram identificados; sorótipos 1 e 3 são os que mais comumente causam infecções sintomáticas. Epidemias de parechovírus ocorrem na mesma estação das infecções por enterovírus, com um padrão bianual de circulação principalmente na Europa. Surtos têm sido descritos em berçário. Em lactentes, parechovírus podem causar doenças semelhantes à sepse por enterovírus e são uma causa comum, mas pouco reconhecida, de meningoencefalite viral. Mais frequentemente do que com os enterovírus, os lactentes afetados por infecção por parechovírus no LCR podem não apresentar pleocitose. Há também maior incidência de anomalias nas imagens de ressonância magnética da substância branca e déficits de neurodesenvolvimento a longo prazo com encefalite por parechovírus em comparação com a encefalite por enterovírus. Raramente, os parechovírus foram identificados em casos de hepatite ou miocardite. As infecções em crianças mais velhas geralmente não são reconhecidas ou causam doenças febris, respiratórias ou gastrintestinais agudas e benignas com poucos achados específicos.

Lactentes com suspeita de infecção por enterovírus devem ser considerados como possivelmente infectados por parechovírus, pois esses dois vírus podem ser indistinguíveis. Uma erupção cutânea distinta que envolve as extremidades com eritema de palma e sola ou leucopenia periférica no quadro de febre alta durante a estação de verão-outono são achados clínicos que também devem ser levados em consideração para uma infecção por parechovírus. O diagnóstico de infecção por parechovírus é confirmado por PCR específico para parechovírus humano em amostras de LCR, sangue, fezes e orofaringe ou nasofaringe.

TRATAMENTO

Na ausência de um agente antiviral comprovado para infecções provocadas por enterovírus, cuidados de suporte compõem a base do tratamento. Recém-nascidos e lactentes com doenças febris inespecíficas e crianças com meningite exigem frequentes avaliações de diagnóstico e hospitalização para um tratamento empírico de infecção por bactérias e herpes-vírus simples. Recém-nascidos com doença grave, lactentes e crianças com relativas manifestações clínicas (p. ex., miocardite, doença cardiopulmonar e/ou neurológica por enterovírus A, insuficiência respiratória por enterovírus D68 e mielite flácida aguda) podem requerer cuidados de suporte cardiorrespiratório intensivo. Sugere-se milrinona como um agente útil na doença cardiopulmonar grave por enterovírus A71. Transplantes hepáticos e cardíacos têm sido realizados em recém-nascidos com insuficiência progressiva de órgãos-alvo.

Utiliza-se imunoglobulina para tratar infecções por enterovírus baseada na importância da resposta imune humoral nesse tipo de infecção e na observação de que a ausência de anticorpos neutralizantes é um fator de risco para a infecção sintomática. Derivados da imunoglobulina contêm anticorpos neutralizantes para muitos sorótipos comumente circulantes, embora os títulos variem de acordo com o sorótipo e entre

Tabela 277.2 Diagnóstico diferencial de infecções por enterovírus.

MANIFESTAÇÃO CLÍNICA	PATÓGENOS BACTERIANOS	PATÓGENOS VIRAIS
Doença febril inespecífica	*Streptococcus pneumoniae, Haemophilus influenzae* tipo b, *Neisseria meningitidis*	Vírus influenza, herpes-vírus humano 6 e 7, parechovírus humano
Exantemas/enantemas	Estreptococos do grupo A, *Staphylococcus aureus, N. meningitidis*	Herpes-vírus simples, adenovírus, vírus varicela-zóster, vírus Epstein-Barr, vírus do sarampo, vírus da rubéola, herpes-vírus humano 6 e 7, parechovírus humano
Doença respiratória/conjuntivite	*S. pneumoniae, H. influenzae* (não tipável e tipo b), *N. meningitidis, Mycoplasma pneumoniae, Chlamydia pneumoniae*	Adenovírus, vírus influenza, vírus sincicial respiratório, vírus parainfluenza, rinovírus, metapneumovírus humano, coronavírus
Miocardite/pericardite	*S. aureus, H. influenzae* tipo b, *M. pneumoniae*	Adenovírus, vírus influenza, parvovírus, citomegalovírus
Meningite/encefalite	*S. pneumoniae, H. influenzae* tipo b, *N. meningitidis, Mycobacterium tuberculosis, Borrelia burgdorferi, M. pneumoniae, Bartonella henselae, Listeria monocytogenes*	Herpes-vírus simples, vírus do oeste do Nilo, vírus influenza, adenovírus, vírus Epstein-Barr, vírus da caxumba, vírus da coriomeningite linfocítica, arbovírus, parechovírus humano
Infecções neonatais	Estreptococos do grupo B, bacilos entéricos gram-negativos, *L. monocytogenes*, enterococos	Herpes-vírus simples, adenovírus, citomegalovírus, vírus da rubéola, parechovírus humano

os produtos e os lotes. A utilização, informal e retrospectiva, descontrolada de imunoglobulina intravenosa ou infusão de plasma materno para tratar os recém-nascidos com doença grave tem sido associada a resultados variados. Realizou-se um estudo randomizado, controlado, mas com pequena amostragem, para demonstrar benefícios clínicos significativos, apesar de descrever que recém-nascidos que receberam imunoglobulina que continha altos títulos de anticorpos neutralizantes para os seus próprios isolados apresentarem períodos mais curtos de viremia e virúria. Imunoglobulina administrada por via intravenosa e por via intraventricular para tratar pacientes hipogamaglobulinêmicos com meningoencefalite por enterovírus crônica, e IV em pacientes transplantados e oncológicos com infecções graves, apresenta sucesso variável. Imunoglobulina intravenosa e corticosteroides têm sido usados em pacientes com doença neurológica causada por enterovírus A71, enterovírus D68 e outros enterovírus. Demonstrou-se modulação do perfil de citocinas após administração de imunoglobulina intravenosa para encefalite de tronco encefálico por enterovírus A71. Testes em modelos animais e ensaios clínicos com uso de altos títulos de imunoglobulinas para enterovírus A71 pareceram promissores em regiões com doença epidêmica por esse vírus e estão em andamento. Anticorpos monoclonais antienterovírus A71 têm sido produzidos e avaliados *in vitro* e em modelos animais. Um estudo retrospectivo sugeriu que o tratamento da miocardite viral presumida com imunoglobulina foi associado a um melhor resultado; no entanto, o diagnóstico virológico não foi realizado. Avaliação de corticosteroides e ciclosporina e outra terapia imunossupressora para miocardite tem sido inconclusiva. Relatou-se sucesso no tratamento da miocardite por enterovírus com interferona-alfa, e o tratamento com interferona-beta tem sido associado a eliminação viral, melhora da função cardíaca e sobrevida na cardiomiopatia crônica associada à persistência do genoma dos enterovírus (ou adenovírus). A atividade da interferona-alfa contra os enterovírus A71 foi demonstrada *in vitro* e em modelos animais, mas a potência varia em relação ao tipo de interferona-alfa.

Agentes antivirais que atuam em várias etapas do ciclo de vida dos enterovírus – adsorção, penetração, desnudamento, tradução, processamento poliproteico, atividade de protease, replicação e montagem – são avaliados. Os candidatos incluem compostos químicos farmacologicamente ativos, pequenos RNAs de interferência e agentes antissenso semelhantes ao DNA, análogos nucleosídicos da purina, peptídeos sintéticos, inibidores de enzimas das vias de transdução de sinal, indutores de interferona e compostos de ervas. Pleconarila, um inibidor da adsorção e do desnudamento, foi associado a benefícios em alguns estudos controlados de meningite por enterovírus e infecções do trato respiratório superior por picornavírus, e experiências não controladas sugeriram possíveis benefícios em infecções de alto risco. Um estudo randomizado, controlado do pleconarila em recém-nascidos com hepatite aguda, coagulopatia e/ou miocardite sugeriu possíveis benefícios clínicos do tratamento. Pocapavir, um agente com um mecanismo de ação semelhante que está em desenvolvimento para o tratamento de infecções por poliovírus, tem sido usado em um pequeno número de casos de sepse grave neonatal por enterovírus. Vapendavir é outro inibidor de adsorção que está em ensaios clínicos para infecções por rinovírus e tem atividade *in vitro* contra enterovírus (incluindo enterovírus A71), mas não entrou em ensaios clínicos para infecções por enterovírus. Pleconarila, pocapavir e vapendavir não estão atualmente disponíveis para uso clínico.

O desenho e a avaliação de potenciais agentes ativos contra enterovírus A71 e enterovírus D68 são altamente prioritários. Desafios para terapias para enterovírus A71 incluem a atividade genotípica cruzada limitada dos compostos candidatos e a alta variabilidade viral que favorece a emergência de resistência. Lactoferrina e ribavirina têm demonstrado atividade *in vitro* e/ou modelos animais. Os medicamentos experimentais rupintrivir e V-7404, que inibem a 3C-protease conservada entre muitos enterovírus e são essenciais para a infecciosidade, têm ampla atividade *in vitro*, inclusive contra os enterovírus A71 e os enterovírus D68. DAS181 é um fármaco inalado e experimental com atividade sialidásica que tem atividade *in vitro* contra cepas recentes de enterovírus D68. O antidepressivo fluoxetina interage com a proteína 2C dos enterovírus e tem atividade *in vitro* contra os enterovírus do grupo B e D; tem sido usado de modo informal para encefalite por enterovírus crônica associada a agamaglobulinemia e mielite flácida aguda associada ao enterovírus D68. Um estudo retrospectivo não demonstrou eficácia na última condição.

COMPLICAÇÕES E PROGNÓSTICO

O prognóstico na maioria das infecções por enterovírus é excelente. Morbidade e mortalidade estão associadas principalmente a miocardite, doença neurológica, infecções neonatais graves e infecções em hospedeiros imunocomprometidos.

Prevenção

A primeira linha de defesa é a prevenção da transmissão por meio de bons hábitos de higiene individual, como lavagem das mãos; evitar compartilhar utensílios e beber em recipientes e outros fômites potenciais; desinfecção de superfícies contaminadas; e evitar ambientes comunitários nos quais há possibilidade de ocorrer exposições. Cloração da água potável e piscinas pode ser importante. As precauções de contato devem ser usadas para todos os pacientes com infecções por enterovírus no ambiente hospitalar; também devem ser incluídas precauções contra gotículas em pacientes com síndromes respiratórias e, possivelmente, infecção por enterovírus A71. Técnicas de controle de infecção, como a separação de grupos por faixa etária em creches, têm se mostrado eficazes em limitar surtos em berçários. Utilizou-se administração profilática de imunoglobulina ou plasma convalescente em epidemias de berçários; a utilização simultânea de intervenções de controle da infecção faz com que seja difícil determinar a eficácia.

Mulheres grávidas com poucas semanas de gestação devem evitar o contato com indivíduos doentes com possíveis infecções por enterovírus. Se uma mulher grávida apresentar uma doença sugestiva, é aconselhável não proceder o parto de emergência a menos que haja preocupação com comprometimento fetal ou emergências obstétricas. Assim, pode ser vantajoso estender a gravidez, permitindo que o feto adquira passivamente anticorpos protetores. Não se testou uma estratégia de administração profilática de imunoglobulina (ou plasma materno convalescente) para recém-nascidos de mães com infecções por enterovírus.

Reposição de anticorpos de manutenção com altas doses de imunoglobulina intravenosa para pacientes com hipogamaglobulinemia reduziu a incidência de meningoencefalite crônica por enterovírus, embora ocorram novas infecções. Vacinas inativadas para prevenir infecções por enterovírus A71 demonstraram ser seguras e efetivas (> 90% contra enterovírus A71, mão-pé-boca e > 80% contra enterovírus A71, doença grave) em ensaios clínicos de fase 3. As vacinas inativadas dos enterovírus A71 foram aprovadas para a prevenção da doença mão-pé-boca grave na China e são estudadas em outros países asiáticos. Outras estratégias vacinais para os enterovírus A71, incluindo vacinas baseadas em vetores, vacinas de DNA e de subunidades baseadas na proteína VP1 do capsídio; vacinas de peptídeos combinados; vacinas vivas atenuadas; partículas semelhantes a vírus (VLPs); leite materno enriquecido com proteína VP1 do capsídio ou lactoferrina; e vetores virais recombinantes que expressam interferona-gama também são estudadas. A circulação de vários tipos de enterovírus A71, deriva antigênica (*antigenic drift*), recombinação viral e potencial reatividade cruzada imunológica com tecido cerebral representam desafios para o desenvolvimento das vacinas.

A bibliografia está disponível no GEN-io.

Capítulo 278
Parvovírus

William C. Koch

Os parvovírus são pequenos vírus de DNA, de cadeia simples. São agentes infecciosos comuns de uma variedade de espécies animais, incluindo mamíferos, aves e insetos. Os parvovírus, como um grupo, incluem certo número de agentes patogênicos animais importantes. Atualmente existem cinco tipos diferentes de parvovírus conhecidos que infectam os seres humanos: os dependovírus também chamados de vírus adeno-associados (AAV), parvovírus B19 (B19V), bocavírus humanos (HBoV), parvovírus 4 (PARV4) e bufavírus humano (HBuV). B19V e HBoV são os únicos parvovírus conhecidos como patogênicos para os seres humanos. O B19V é o mais bem estudado e clinicamente importante entre os parvovírus humanos e causa o **eritema infeccioso** ou a **quinta doença**. *O bocavírus humano, mais recentemente descrito, é um patógeno humano emergente.*

ETIOLOGIA

Os cinco parvovírus humanos são suficientemente distintos entre si para representar cinco gêneros diferentes dentro da família Parvoviridae. O B19V é um membro do gênero *Erythroparvovirus*. O vírus é composto por um capsídio proteico icosaédrico, sem envelope, com um genoma de DNA de fita simples, de aproximadamente 5,5 kb. É relativamente resistente ao calor e aos solventes. Ele é antigenicamente distinto de outros parvovírus de mamíferos e apresenta apenas 1 sorotipo conhecido, com 3 genótipos distintos descritos. O genoma relativamente curto dos parvovírus não codifica uma DNA polimerase, de forma que todos os parvovírus necessitam de fatores da célula hospedeira presentes na fase S tardia ou de uma coinfecção com outros vírus para replicar seu DNA. O B19V pode ser propagado de forma eficaz *in vitro* em células progenitoras eritroides CD36+ derivadas de medula óssea humana, do sangue do cordão umbilical ou sangue periférico.

O HBoV é um membro do gênero *Bocaparvovirus*. O HBoV foi isolado pela primeira vez em 2005, a partir de amostras de secreção nasofaríngea de crianças com infecção do trato respiratório. Foi identificado por meio de métodos de reação em cadeia da polimerase randômicos (PCR) e sequenciamento especificamente concebido para detectar sequências virais anteriormente desconhecidas. A análise das sequências dos genes evidenciou semelhanças tanto com parvovírus bovinos como parvovírus canino, e, assim, o vírus foi denominado bocavírus humano. Mais tarde, outros três HBoVs foram identificados em amostras de fezes e nomeados como HBoV tipos 2, 3 e 4, sendo o isolado respiratório inicial chamado HBoV1. A estrutura do capsídio e o tamanho do genoma dos HBoV são semelhantes aos do B19V, mas a organização genômica e a replicação são diferentes (embora não completamente caracterizadas até o momento). Os HBoVs não podem ser propagados em cultura celular convencional, mas foram produzidos em um sistema de cultura de células epiteliais pseudoestratificadas das vias respiratórias humanas.

Os AAV são membros do gênero *Dependoparvovirus* e foram os primeiros parvovírus a serem encontrados em seres humanos. Eles foram originalmente identificados como contaminantes presentes nas preparações de adenovírus, resultando na designação "AVV". Posteriormente, foram isolados diretamente a partir de amostras de tecidos humanos, e agora vários sorotipos de AAV são conhecidos por infectar os seres humanos. Os AAV apresentam um ciclo de vida único que pode seguir um entre dois caminhos: (1) uma infecção lítica com a replicação de DNA viral e a produção de vírus novos, ou (2) integração viral no DNA da célula hospedeira. Na presença de um vírus auxiliar (*helper*), geralmente um adenovírus ou um herpes-vírus, o AAV pode replicar o seu DNA, produzir capsídios e liberar novos vírions por lise celular. Na ausência de uma infecção por um vírus auxiliar, o genoma do AAV integra-se ao DNA da célula hospedeira. Esta característica tem atraído o interesse para o AAV como potencial vetor para terapia gênica. Embora a infecção humana por AAV seja comum, não existe a associação de uma doença conhecida e nenhuma evidência de patogenicidade, de modo que esses vírus não serão discutidos mais adiante neste capítulo.

O PARV4 foi inicialmente identificado em 2005, a partir do sangue de um paciente adulto com "síndrome viral aguda", que também era um usuário de drogas intravenosas e coinfectado por hepatite C. Posteriormente, esse vírus foi encontrado em doadores de sangue e *pools* de plasma de doadores em muitos países diferentes. Parece estar presente em aproximadamente 3% dos doadores de sangue nos EUA e 4% dos *pools* de plasma. Atualmente, não existe, como anteriormente descrito, nenhuma associação de doença conhecida ou sintomatologia clínica associadas à infecção. Provavelmente, o BuV é um parvovírus que, de acordo com descobertas recentes, infecta humanos. No entanto, seu papel como patógeno é indeterminado. Ele foi identificado pela primeira vez em 2012 nas fezes de crianças com menos de 5 anos com diarreia aguda. O BuV é membro do gênero *Protoparvovirus* e o PARV4 a um novo gênero *Parvovirus*, *Tetraparvovirus*. A epidemiologia e a relevância clínica destes vírus ainda precisam de estudos mais aprofundados.

EPIDEMIOLOGIA

Parvovírus B19

As infecções pelo B19V são comuns e ocorrem em todo o mundo. Infecções clinicamente sintomáticas, como a doença exantemática do eritema infeccioso e a crise aplásica transitória, são mais prevalentes em crianças em idade escolar (70% dos casos ocorrem em pacientes entre 5 e 15 anos). Picos sazonais ocorrem no fim do inverno e na primavera, com infecções esporádicas ao longo do ano. A soroprevalência aumenta com a idade, 40 a 60% dos adultos apresentam evidência de infecção anterior.

A transmissão do B19V é por via respiratória, presumivelmente através de grandes gotículas a partir da excreção viral nasofaríngea. A taxa de transmissão é de 15 a 30% entre os contatos domiciliares suscetíveis, e as mães são mais infectadas do que os pais. Em surtos de eritema infeccioso nas escolas primárias, as taxas de surtos secundários variam entre 10 e 60%. Surtos nosocomiais também ocorrem, com taxas de surtos secundários de 30% entre trabalhadores de saúde suscetíveis.

Embora a disseminação respiratória seja o principal modo de transmissão, o B19V também é transmissível por sangue e seus derivados, como documentado entre crianças com hemofilia que receberam *pools* de fator de coagulação de doadores. Em virtude da resistência do vírus aos solventes, a transmissão por fômites poderia ser importante em centros de cuidados infantis e outros agrupamentos, mas este modo de transmissão não foi estabelecido.

Bocavírus humano

A maioria dos estudos publicados usaram métodos moleculares para detecção de DNA de HBoV nas secreções respiratórias, amostras de fezes, sangue e outros tecidos. O DNA do HBoV (HBoV1) pode ser encontrado em secreções respiratórias de crianças hospitalizadas com infecções agudas do trato respiratório inferior (ITRIs). É prevalente em crianças menores de 2 anos e parece estar associado à doença respiratória com chiado/sibilância. No entanto, pode ser isolado a partir de secreções respiratórias de crianças assintomáticas e pode ser encontrado frequentemente como uma coinfecção com outros patógenos respiratórios comuns de crianças nessa idade, incluindo vírus respiratório sincicial, metapneumovírus humano e rinovírus. Isso tem causado alguma confusão quanto ao papel patogênico do HBoV na ITRI aguda, principalmente se pode persistir nas secreções após uma infecção subclínica ou se exige um vírus auxiliar. Um número limitado de estudos soroepidemiológicos foi realizado e sugere que a infecção seja comum em crianças com menos de 5 anos. Estudos mais recentes fornecem evidências de que o vírus, de fato, é patogênico, especialmente em crianças com idade inferior a 2 anos com sibilância e ITRI, e que é provável que o HBoV1 seja o único vírus isolado nestes pacientes, mais propensos a ter uma resposta de anticorpos aguda. Quando se utiliza PCR quantitativa, o vírus é encontrado em títulos mais elevados nos casos sintomáticos.

O DNA dos HBoVs (HBoV2, HBoV3 e HBoV4) também foi encontrado em amostras fecais em estudos de vários países, mas o seu papel como uma das causas de gastrenterite viral é ainda indeterminado.

PATOGÊNESE

Parvovírus B19

O alvo primário da infecção por B19V é a linhagem de células eritroides, especificamente precursores eritroides mais próximos da fase pronormoblasto. A infecção viral produz lise celular, levando a uma depleção progressiva de precursores eritroides e uma interrupção transitória da eritropoese. O vírus não causa efeitos aparentes na linhagem de células mieloides. O tropismo para células eritroides está relacionado ao antígeno do grupo sanguíneo P dos eritrócitos, que é o receptor celular primário para o vírus e também é encontrado em células endoteliais, células da placenta, células do miocárdio e fetais. Trombocitopenia e neutropenia são, frequentemente, observadas clinicamente, mas a patogênese dessas anormalidades é inexplicável.

A infecção experimental de voluntários normais com B19V revelou uma doença bifásica. Entre 7 e 11 dias após a inoculação, os indivíduos apresentaram viremia e excreção viral nasofaríngea com febre, mal-estar e rinorreia. A contagem de reticulócitos caiu para níveis indetectáveis, mas clinicamente resultou em apenas uma queda leve e insignificante na hemoglobina do soro. Com o aparecimento de anticorpos específicos os sintomas resolveram, e a hemoglobina sérica voltou ao normal. Vários indivíduos apresentaram uma erupção cutânea associada a artralgia entre 17 e 18 dias após a inoculação. Algumas manifestações da infecção pelo B19V, como crise aplásica transitória, parecem ser uma consequência direta da infecção viral, ao passo que as outras, incluindo exantema e artrite, parecem ser **fenômenos pós-infecciosos** relacionados à resposta imune. A biopsia da pele de pacientes com eritema infeccioso revela edema na epiderme e infiltrado mononuclear perivascular compatível com um processo imunomediado.

Indivíduos com **anemia hemolítica crônica** e aumento do volume de hemácias (RBC; eritrócitos) são muito sensíveis às perturbações menores na eritropoese. A infecção pelo B19V causa uma interrupção transitória na produção de hemácias e uma queda abrupta nos níveis de hemoglobina sérica, muitas vezes havendo necessidade de transfusão. A contagem de reticulócitos diminui para níveis indetectáveis, o que reflete a lise de precursores eritroides infectados. A imunidade humoral é crucial no controle da infecção. Imunoglobulina (Ig) M específica aparece dentro de 1 ou 2 dias de infecção e em seguida há o aparecimento de IgG anti-B19, levando ao controle da infecção, restauração da reticulocitose e aumento da hemoglobina do soro.

Indivíduos com **imunidade humoral deficiente** correm maior risco de desenvolver infecção mais grave ou persistente pelo B19V, que geralmente se manifesta como aplasia crônica de RBC, embora neutropenia, trombocitopenia e insuficiência medular, também sejam descritas. Crianças submetidas à quimioterapia para leucemia ou outras formas de câncer, pacientes transplantados e com imunodeficiências congênitas ou adquiridas (incluindo AIDS) apresentam risco de infecções crônicas pelo B19V.

Infecções no **feto** e **recém-nascido** são um pouco análogas às infecções em pessoas imunocomprometidas. B19V está associado à hidropisia fetal não imune e morte fetal em mulheres que apresentaram uma infecção primária, mas não parece ser teratogênico. Como a maioria dos parvovírus de mamíferos, o B19V pode atravessar a placenta e causar infecção fetal durante a infecção materna primária. Os efeitos citopáticos dos parvovírus são observados principalmente em eritroblastos da medula óssea e locais de hematopoese extramedular no baço e fígado. A infecção fetal pode, presumivelmente, ocorrer muito cedo, como 6 semanas de gestação, quando eritroblastos são encontrados pela primeira vez no fígado fetal; após os 4 meses de gestação, a hematopoese passa para a medula óssea. Em alguns casos, a infecção fetal causa uma profunda anemia fetal e posterior insuficiência cardíaca de alto débito (ver Capítulo 124). **Hidropisia fetal** pode ocorrer e frequentemente está associada à morte fetal. Existe também um efeito direto do vírus no tecido miocárdico que contribui para a insuficiência cardíaca. No entanto, a maioria das infecções durante a gravidez resulta em partos normais a termo. Há relatos de que algumas crianças assintomáticas ao nascimento apresentam infecção crônica pós-natal pelo B19V, o que é de significância desconhecida.

Bocavírus humano

Os mecanismos de replicação do HBoV e sua patogênese são mal caracterizados até o momento. O crescimento do HBpV1 em cultura de tecidos é difícil, embora o vírus tenha sido cultivado em células epiteliais respiratórias primárias como descrito anteriormente. O principal sítio de replicação viral parece ser o trato respiratório, uma vez que o vírus é detectado mais frequentemente e em maior número de cópias nesse local. O HBoV1 também foi encontrado ocasionalmente no soro, sugerindo uma possível via de disseminação hematogênica. O HBoV1 também foi detectado nas fezes, mas com número de cópias muito baixo. Em contraste, o HBoV tipos 2 a 4 são predominantemente encontrados nas fezes, mas os tipos de células hospedeiras não são conhecidas.

MANIFESTAÇÕES CLÍNICAS

Parvovírus B19

Muitas infecções são clinicamente inaparentes. Crianças infectadas caracteristicamente exibem doença exantemática do eritema infeccioso. Adultos, especialmente as mulheres, apresentam frequentemente poliartropatia aguda com ou sem erupção cutânea.

Eritema infeccioso (quinta doença)

O eritema infeccioso é a manifestação mais comum do B19V, também conhecida como a *quinta doença*, que é uma doença exantemática, benigna e autolimitada da infância.

O período de incubação do eritema infeccioso é de 4 a 28 dias (média: 16 a 17 dias). A fase prodrômica é leve e consiste em febre baixa em 15 a 30% dos casos, cefaleia e sintomas de infecção leve do trato respiratório superior. A marca do eritema infeccioso é a erupção cutânea característica, que ocorre em três fases que nem sempre são distinguíveis. A fase inicial é um rubor facial eritematoso, frequentemente descrito como uma **aparência em "bochecha esbofeteada"** (Figura 278.1). A erupção se espalha rápida ou concomitantemente pelo tronco e extremidades proximais como um eritema macular difuso na segunda fase. Uma área mais clara centralmente nas lesões maculares ocorre prontamente, fornecendo à erupção uma **aparência reticulada** (Figura 278.2). A erupção tende a ser mais proeminente nas superfícies extensoras, poupando palmas das mãos e solas dos pés. As crianças afetadas não apresentam febre e não parecem

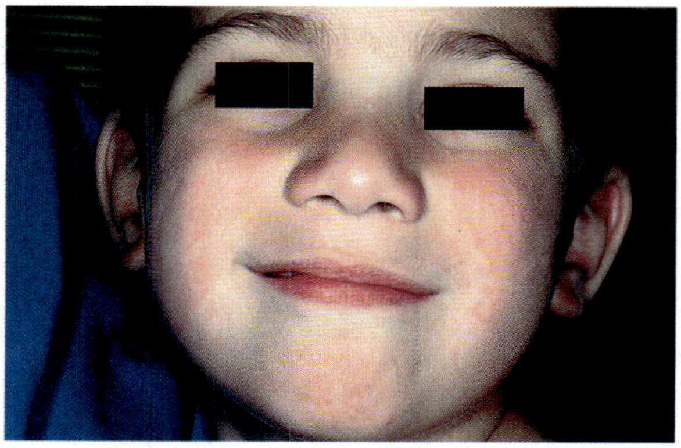

Figura 278.1 Eritema infeccioso. Eritema bilateral nas bochechas, conferindo uma aparência de "bochecha esbofeteada". (*De Paller AS, Macini AJ*: Hurwitz clinical pediatric dermatology, *ed 3. Philadelphia, 2006, WB Saunders, p. 431.*)

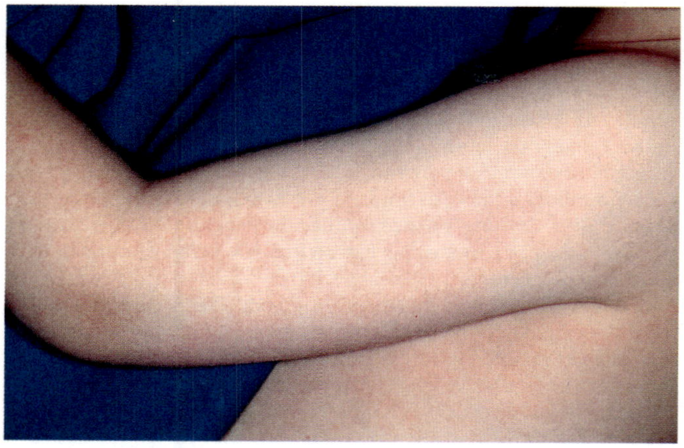

Figura 278.2 Eritema infeccioso. Eritema reticulado no braço de um paciente com eritema infeccioso. (*De Paller AS, Macini AJ*: Hurwitz clinical pediatric dermatology, *ed 3. Philadelphia, 2006, WB Saunders, p. 431.*)

doentes. Algumas apresentam petéquias. As crianças mais velhas e os adultos frequentemente se queixam de prurido leve. A erupção se resolve espontaneamente, sem descamação, mas tende a aumentar e diminuir ao longo 1 a 3 semanas. Pode se repetir com a exposição a luz solar, calor, exercício e estresse. Linfadenopatia e erupções papulares, purpúricas e vesiculares atípicas também são descritas.

Artropatia

Artrite e artralgia podem ocorrer isolada ou conjuntamente com outros sintomas. Os sintomas articulares são muito mais comuns entre adultos e adolescentes mais velhos infectados pelo B19V. As mulheres são afetadas com mais frequência do que os homens. Em um grande surto da quinta doença, 60% dos adultos e 80% das mulheres adultas relataram sintomas articulares. Os sintomas articulares variam de poliartralgia difusa com enrijecimento matinal até a artrite clássica. As articulações mais frequentemente afetadas são as das mãos, punhos, joelhos e tornozelos, mas praticamente qualquer articulação pode ser acometida. Os sintomas articulares são autolimitados e, na maioria dos pacientes, resolvem-se dentro de 2 a 4 semanas. Alguns pacientes podem apresentar uma evolução prolongada de muitos meses, o que sugere artrite reumatoide. O fator reumatoide pode ser detectável de forma transitória em alguns destes pacientes, mas não há destruição da articulação.

Crise aplásica transitória

A interrupção transitória da eritropoese e reticulocitopenia absoluta induzida pela infecção por B19V leva a uma queda súbita na hemoglobina no soro em indivíduos com condições hemolíticas crônicas. Essa aplasia de hemácias induzidas pelo B19V ou crise aplásica transitória ocorre em pacientes com todos os tipos de hemólise crônica e/ou *turnover* rápido de hemácias, incluindo anemia falciforme, talassemia, esferocitose hereditária e deficiência de piruvato quinase. Em contraste com as crianças que apresentam apenas eritema infeccioso, os pacientes com crise aplásica exibem febre, mal-estar, letargia e apresentam sinais e sintomas de anemia profunda, incluindo palidez, taquicardia e taquipneia. O exantema raramente está presente. O período de incubação da crise aplásica transitória é mais curto do que o do eritema infeccioso, porque a crise ocorre concomitantemente à viremia. Crianças com hemoglobinopatias falciformes também podem apresentar uma crise de dor vasoclusiva simultaneamente, confundindo ainda mais o quadro clínico.

Pessoas imunodeprimidas

Pessoas com imunidade humoral deficiente correm o risco de desenvolver infecção crônica por parvovírus B19V. A anemia crônica é a manifestação mais comum, por vezes acompanhada de neutropenia, trombocitopenia ou supressão da medula completa. Infecções crônicas ocorrem em pessoas que fazem quimioterapia ou terapia imunossupressora para transplante e pessoas com imunodeficiências congênitas, AIDS e defeitos funcionais na produção de IgG, que são, assim, incapazes de gerar anticorpos neutralizantes.

Infecção fetal

A infecção materna primária está associada à hidropisia fetal não imune e à morte fetal intrauterina, com risco de perda fetal estimado em 2 a 5% após a infecção. O mecanismo da doença fetal parece ser uma aplasia de hemácias induzida por vírus quando a fração eritroide fetal expande-se rapidamente, causando anemia profunda, insuficiência cardíaca de alto débito e hidropisia fetal. O DNA viral foi detectado em abortos infectados. O segundo trimestre parece ser o período mais sensível, mas perdas fetais são descritas em todas as fases da gestação. Se houver suspeita de infecção materna por B19V, ultrassonografia fetal e medição da velocidade do fluxo de pico sistólico da artéria cerebral média são procedimentos não invasivos sensíveis para diagnosticar anemia fetal e hidropisia. A maioria das crianças infectadas no útero nasce normalmente a termo, inclusive as que tiveram evidências ultrassonográficas de hidropisia. Um pequeno grupo de recém-nascidos infectados *in utero* podem desenvolver uma infecção pós-natal crônica ou persistente por B19V, que é de significância desconhecida. Anemias congênitas associadas à infecção intrauterina por B19V têm sido relatadas em alguns casos e, algumas vezes, acompanhadas por hidropisia intrauterina. O processo pode imitar outras formas de anemia hipoplásica congênita (p. ex., síndrome de Diamond-Blackfan). A infecção fetal por B19V tem sido associada a lesões ósseas, mas não tem sido associada a outras malformações congênitas. O vírus B19V é apenas uma entre muitas causas de hidropisia fetal (ver Capítulo 124.2).

Miocardite

A infecção pelo B19V tem sido associada à miocardite em fetos, bebês, crianças e alguns adultos. O diagnóstico tem sido frequentemente baseado em achados sorológicos sugestivos de uma infecção concomitante por B19V, mas em muitos casos o DNA do B19V foi caracterizado no tecido cardíaco. A miocardite relacionada ao B19V é plausível porque se sabe que as células miocárdicas fetais expressam antígeno P, o receptor celular para o vírus. Nos poucos casos em que a histologia foi descrita, um infiltrado predominantemente linfocítico é característico. Os resultados variam desde a recuperação completa até o desenvolvimento de cardiomiopatia crônica e parada cardíaca fatal. Embora a associação entre o B19V e miocardite pareça ser uma ocorrência rara, há evidências suficientes para considerar o B19V como uma causa potencial de miocardite linfocítica, especialmente em crianças e pessoas imunocomprometidas.

Outras manifestações cutâneas

Várias erupções cutâneas atípicas têm sido relacionadas à infecção pelo B19V. A maioria destas é de natureza petequial ou purpúrica, muitas vezes com evidências de vasculite na biopsia. Entre essas erupções, a **síndrome papulopurpúrica em luvas e meias (PPGSS**; do inglês, *papular-purpuric gloves-and-socks syndrome/PPGSS*) está bem estabelecida na literatura dermatológica como manifestação associada à infecção por B19V (Figura 278.3). A PPGSS é caracterizada por febre, prurido, edema doloroso e eritema localizados nas extremidades distais em uma distribuição distinta de luvas e meias, seguida por petéquias acrais e lesões orais. A síndrome é autolimitada e resolve-se dentro de algumas semanas. Embora a PPGSS tenha sido inicialmente descrita em adultos jovens, uma série de relatos da doença em crianças já foram publicados. Nesses casos ligados à infecção pelo B19V, a erupção é acompanhada por evidência sorológica de infecção aguda. Também foram relatados casos de petéquia generalizada.

Bocavírus humanos

Muitos estudos têm relatado uma associação entre a infecção do trato respiratório e a infecção pelo HBoV1, detectado por PCR das secreções respiratórias, principalmente secreções nasofaríngeas. As manifestações clínicas nesses estudos variaram de sintomas respiratórios superiores

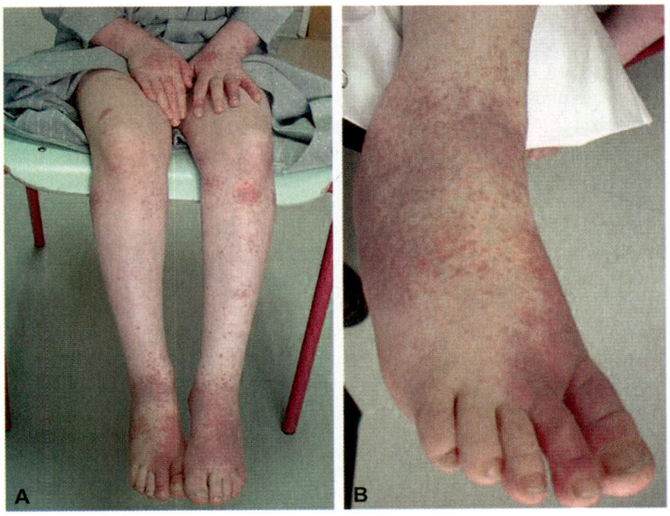

Figura 278.3 Fotografias que revelam erupção petequial nas extremidades (**A**), que é bem demarcada nos tornozelos (**B**) em uma criança de 6 anos. (*De Parez N, Dehee A, Michel Y et al.: Papular-purpuric gloves and socks syndrome associated with B19V infection in a 6-year old child.* J Clin Virol *44:167-169, 2009, Fig. 1.*)

leves a pneumonia. No entanto, o papel de HBoV1 como um agente patogênico foi contestado pela detecção do vírus em crianças assintomáticas e pela detecção frequente de outros vírus respiratórios nas mesmas amostras. No entanto, os estudos que incluíram uma combinação de PCR quantitativa, PCR sérica e sorologia foram mais convincentes na consideração do HBoV1 como um patógeno humano. O uso do método de PCR quantitativa pareceu diferenciar entre infecção por HBoV1 (e sibilos) e excreção viral prolongada, uma vez que pacientes com títulos virais mais elevados eram mais propensos a serem sintomáticos, virêmicos, bem como a terem o HBoV1 isolado em outros vírus.

O DNA do HBoV tipo 2 foi encontrado nas fezes de 3 a 25% das crianças com gastrenterite, mas frequentemente com outro vírus entérico. O DNA do HBoV tipos 2, 3 e 4 também foi encontrado nas fezes de indivíduos saudáveis, assintomáticos. Atualmente, existem poucos dados que ligam o HBoV2, HBoV3 ou HBoV4 à gastrenterite ou a qualquer doença clínica. São necessários mais estudos para determinar se algum dos HBoVs estão associados a casos de gastrenterite na infância.

DIAGNÓSTICO

Infecção pelo parvovírus B19

O diagnóstico de eritema infeccioso geralmente baseia-se na apresentação clínica do exantema típico e raramente requer confirmação sorológica. Da mesma forma, o diagnóstico de uma crise aplásica transitória típica em uma criança com doença falciforme é geralmente realizado clinicamente sem a execução de teste sorológico específico.

Testes sorológicos para diagnóstico da infecção pelo B19V estão disponíveis. IgM específica para B19 desenvolve-se rapidamente e persiste por 6 a 8 semanas. IgG anti-B19 serve como um marcador de infecção anterior ou imunidade. A determinação da IgM anti-B19 é o melhor marcador de infecção recente/aguda em uma única amostra de soro; a soroconversão de anticorpos IgG anti-B19 em soros pareados também pode ser utilizada para confirmar infecção recente. Demonstração de IgG anti-B19 na ausência de IgM, mesmo em título elevado, não é diagnóstico de uma infecção recente.

O diagnóstico sorológico é duvidoso em pessoas imunocomprometidas e, portanto, requer métodos para detecção do DNA viral. Uma vez que o vírus não pode ser isolado por meio de cultura de células padrão, métodos para detectar partículas virais ou DNA viral, tais como PCR e hibridização de ácido nucleico, são necessários para estabelecer o diagnóstico. Os testes não estão amplamente disponíveis fora de centros de pesquisa ou laboratórios de referência. O diagnóstico pré-natal da hidropisia fetal B19V-induzida pode ser realizado por detecção de DNA viral no sangue fetal ou líquido amniótico por esses métodos.

Infecções por bocavírus humanos

As infecções pelo HBoV1 não podem ser diferenciadas de outras infecções respiratórias virais clinicamente. O DNA do HBoV pode ser detectado com o auxílio de métodos de PCR e agora está incluído em vários ensaios de PCR multiplex para vírus respiratórios disponíveis comercialmente. A PCR quantitativa é útil para diferenciar a infecção aguda da excreção viral persistente, uma vez que o número mais elevado de cópias virais (> 10^4 genomas de HBoV1/mℓ) se correlaciona com a doença aguda, mas este teste não está amplamente disponível. Da mesma forma, métodos sorológicos para detecção de anticorpos IgM e IgG específicos têm sido desenvolvidos, mas estes também não estão rotineiramente disponíveis e existem problemas com a reatividade cruzada entre os anticorpos para os vários tipos de HBoV. O método mais confiável para o diagnóstico da infecção por HBoV1 inclui a detecção de DNA viral no soro por PCR, e em amostras do trato respiratório por PCR quantitativo, com detecção simultânea de IgM ou uma resposta de IgG diagnóstica em amostras pareadas.

DIAGNÓSTICO DIFERENCIAL

Parvovírus B19

A erupção do eritema infeccioso deve ser diferenciada de rubéola, sarampo, infecções por enterovírus e reações a fármacos. Erupção cutânea e artrite em crianças mais velhas deve levar à suspeita de artrite reumatoide juvenil, lúpus eritematoso sistêmico, doença do soro e outras doenças do tecido conjuntivo.

Bocavírus humano

As doenças respiratórias e sibilância (chiado) causada por HBoV1 não podem ser diferenciadas clinicamente de outras infecções virais respiratórias comuns, especialmente as causadas por vírus sincicial respiratório, metapneumovírus humano, rinovírus, enterovírus D68 e vírus parainfluenza. A infecção por HBoV1 em crianças pequenas assemelha-se mais às infecções por vírus sincicial respiratório e metapneumovírus humano, uma vez que os sintomas clínicos e as faixas etárias se sobrepõem.

TRATAMENTO

Parvovírus B19

Não há tratamento antiviral específico para a infecção por B19V. Lotes comerciais de imunoglobulina intravenosa (IVIG) têm sido usados com algum sucesso no tratamento de episódios de anemia e insuficiência da medula óssea relacionadas ao B19V em crianças imunocomprometidas. Anticorpos específicos podem facilitar a eliminação do vírus; nem sempre é necessário, porque a cessação da quimioterapia citotóxica com subsequente restauração da função imune muitas vezes é suficiente. Em pacientes cujo estado imunológico não é propício à melhora, como pacientes com AIDS, a administração de IVIG pode proporcionar apenas uma remissão temporária, e infusões periódicas podem ser necessárias. Em pacientes com AIDS, a eliminação da infecção pelo B19V tem sido relatada após o início da terapia antirretroviral altamente ativa (HAART) sem o uso de IVIG.

Não há estudos controlados publicados relacionados à dosagem de IVIG para aplasia de hemácias induzida por B19V. Diversos relatos de casos e séries clínicas relataram o sucesso do tratamento de anemia grave secundária a infecção crônica B19V, utilizando diferentes esquemas de dosagem de IVIG. Uma dose inicial de 400 mg/kg/dia durante 5 dias é normalmente recomendada. A dose e a duração da IVIG pode ser ajustada com base na resposta ao tratamento.

Fetos infectados por B19V com anemia e hidropisia têm sido tratados com sucesso por meio de transfusões intrauterinas de hemácias, mas este procedimento apresenta riscos inerentes significativos. Uma vez a hidropisia fetal sendo diagnosticada, independentemente da causa suspeita, a mãe deve ser encaminhada para um centro de terapia fetal para uma avaliação mais aprofundada devido ao alto risco de complicações graves (ver Capítulo 124.2).

Bocavírus humano

Não há tratamento antiviral específico disponível. Recomenda-se tratamento de suporte adequado para LRTI viral e pneumonia, conduzido pela gravidade clínica. Para as crianças com quadro asmático especificamente causado pela infecção por HBoV1, não há dados que descrevam a sua resposta ao tratamento com broncodilatador.

COMPLICAÇÕES

Parvovírus B19

O eritema infeccioso muitas vezes está acompanhado por artralgia ou artrite em adolescentes e adultos que pode persistir após a resolução da erupção cutânea. O B19V raramente pode causar púrpura trombocitopênica. As condições neurológicas associadas à infecção pelo B19V, incluindo meningite asséptica, encefalite e neuropatia periférica, têm sido descritas tanto em indivíduos imunocomprometidos como em pessoas saudáveis. A incidência de acidente vascular encefálico pode estar aumentada em crianças com doença falciforme após crise aplásica transitória induzida por B19V. A infecção pelo B19V também é uma causa de síndrome hemofagocítica, geralmente em pessoas imunocomprometidas.

Bocavírus humano

Não existem estudos que descrevam complicações da infecção por HBoV1. Complicações associadas a sibilância e pneumonia viral seriam possíveis, incluindo hipoxemia e infecção bacteriana secundária, entre outras.

PREVENÇÃO

Parvovírus B19

Crianças com eritema infeccioso provavelmente não são infectantes no momento dessa manifestação porque a erupção cutânea e a artropatia são fenômenos pós-infecciosos imunomediados. O isolamento e a exclusão da escola ou creche são desnecessários e ineficazes após o diagnóstico.

As crianças com aplasia de hemácias induzida por B19V, incluindo as com crise aplásica transitória, são infecciosas durante essa manifestação e apresentam uma viremia mais intensa. A maioria dessas crianças necessita de transfusões e cuidados de suporte até que o seu estado hematológico se estabilize. Elas devem ser isoladas no hospital para evitar a propagação para pacientes suscetíveis e funcionários. O isolamento deve continuar por pelo menos 1 semana e pelo menos até a resolução da febre. Profissionais e cuidadoras grávidas não devem ser direcionadas a esses pacientes. Exclusão das gestantes dos locais de trabalho nos quais crianças com eritema infeccioso podem estar presentes (p. ex., escolas de ensino fundamental e ensino médio) não é recomendada como uma política geral, pois é improvável que reduza o seu risco. Não há dados que suportem o uso de IVIG para profilaxia pós-exposição em cuidadoras grávidas ou crianças imunocomprometidas. Nenhuma vacina está disponível, embora este seja um tema de investigação em andamento.

Bocavírus humano

Ainda não há estudos que abordem a prevenção da transmissão desta infecção. No ambiente hospitalar, precauções-padrão devem ser observadas para limitar a propagação do vírus. Já que o HBoV1 causa infecções respiratórias e pode ser detectado em secreções respiratórias, algumas vezes em títulos muito elevados, medidas para limitar o contato com as secreções respiratórias devem ser consideradas, incluindo medidas de contato e isolamento de gotículas nas crianças gravemente sintomáticas. Nenhuma vacina está disponível e nenhuma outra medida preventiva foi descrita.

A bibliografia está disponível no GEN-io.

Capítulo 279
Herpes-Vírus Simples

Lawrence R. Stanberry

Há dois tipos de herpes-vírus simples (HSVs) estreitamente relacionados, o HSV tipo 1 (HSV-1) e o HSV tipo 2 (HSV-2), que causam uma variedade de doenças dependendo do local anatômico onde se inicia a infecção, do estado imunológico do hospedeiro e se os sintomas refletem uma infecção primária ou recorrente. As infecções mais comuns envolvem pele, olhos, cavidade oral e trato genital. As infecções tendem a ser leves e autolimitantes, exceto em indivíduos imunocomprometidos e recém-nascidos, nos quais podem ser graves e com risco à vida.

A **infecção primária** ocorre em indivíduos que não foram previamente infectados pelo HSV-1 ou pelo HSV-2. Como esses indivíduos são HSV soronegativos e não apresentam imunidade preexistente ao HSV, as infecções primárias podem ser graves. **A primeira infecção não primária** ocorre em indivíduos previamente infectados com um dos tipos do HSV (p. ex., HSV-1) que se tornaram infectados pela primeira vez com o outro tipo de HSV (neste caso, o HSV-2). Uma vez que a imunidade para um tipo de HSV proporciona alguma proteção cruzada contra a doença causada pelo outro tipo de HSV, as primeiras infecções não primárias tendem a ser menos graves do que as infecções primárias verdadeiras. Durante as infecções iniciais primárias e não primárias, o HSV estabelece uma infecção latente nos neurônios do gânglio sensorial regional. O vírus é mantido nesse estado latente por toda a vida do hospedeiro, mas periodicamente pode reativar e causar **infecções recorrentes**. As infecções recorrentes sintomáticas tendem a ser menos graves e de menor duração do que as infecções primárias. As infecções recorrentes assintomáticas são extremamente comuns e não causam nenhum desconforto físico, embora os pacientes com esta infecção recorrente sejam contagiosos e possam transmitir o vírus para indivíduos suscetíveis. A reinfecção por uma nova cepa do HSV-1 ou do HSV-2 em uma zona anatômica previamente infectada (p. ex., o trato genital) pode ocorrer, mas é relativamente rara, o que sugere que a imunidade do hospedeiro, talvez a imunidade local específica da região, resultante da infecção inicial proteja contra a reinfecção exógena.

ETIOLOGIA

Os HSVs apresentam um genoma de DNA de cadeia dupla com cerca de 152 kb que codifica pelo menos 84 proteínas. O DNA está contido dentro de um capsídio icosaédrico circundado por um envelope exterior constituído por uma bicamada lipídica que contém pelo menos 12 glicoproteínas virais. Essas glicoproteínas são os principais alvos da imunidade humoral, ao passo que outras proteínas não estruturais são alvos importantes para a imunidade celular. Duas proteínas codificadas, a DNA polimerase viral e a timidina quinase, são alvos dos fármacos antivirais. O HSV-1 e o HSV-2 apresentam uma composição genética do DNA semelhante e com grande homologia de proteínas. Uma importante diferença entre os dois vírus relaciona-se aos seus genes da glicoproteína G, que têm sido usados para o desenvolvimento de uma nova geração de testes sorológicos comercialmente disponíveis, mais precisos e específicos, utilizados para discriminar se um paciente foi infectado pelo HSV-1 ou pelo HSV-2, ou por ambos.

EPIDEMIOLOGIA

As infecções pelo HSV são onipresentes e não há variações sazonais no risco de infecção. O único hospedeiro natural é o ser humano, e o modo de transmissão é o contato direto entre as superfícies mucocutâneas. Não há transmissões acidentais documentadas por objetos inanimados, tais como assentos sanitários.

Todos os indivíduos infectados apresentam infecção latente e experiência de infecções recorrentes, que podem ser sintomáticas ou passarem despercebidas, e assim serem periodicamente contagiosos. Esta informação ajuda a explicar a prevalência generalizada do HSV.

O HSV-1 e o HSV-2 são igualmente capazes de causar uma infecção inicial em qualquer local anatômico, mas diferem na sua capacidade de causar infecções recorrentes. O HSV-1 apresenta maior propensão para causar infecções orais recorrentes, enquanto o HSV-2 apresenta tendência a causar infecções genitais recorrentes. Por esta razão, a infecção pelo HSV-1 normalmente resulta do contato com secreções orais contaminadas, ao passo que a infecção pelo HSV-2 geralmente resulta do contato anogenital.

As taxas de soroprevalência do HSV são mais elevadas nos países em desenvolvimento e entre grupos socioeconômicos mais baixos, apesar de altas taxas de infecções por HSV-1 e por HSV-2 serem encontradas em países desenvolvidos e entre pessoas do mais alto nível socioeconômico. A infecção pelo HSV-1 é mais comum durante a infância e a adolescência, mas também é encontrada mais tarde na vida. Dados da National Health and Nutrition Examination Survey dos EUA com base na população e gerados entre 1999 e 2004 demonstraram um aumento consistente na prevalência de HSV-1 concomitante ao aumento da idade, que passou de 39% em adolescentes entre 14 e 19 anos para 65% entre adultos com 40 a 49 anos. A soroprevalência do HSV-1 não foi influenciada pelo gênero, mas as taxas foram maiores entre mexicanos-americanos (80,8%), intermediárias em afro-americanos não hispânicos (68,3%) e menores em brancos não hispânicos (50,1%). O estudo National Health and Nutrition Examination Survey, realizado entre 2007 e 2010, encontrou uma prevalência global do HSV-2 de 15,5% com um aumento constante conforme o aumento da idade de 1,5% na faixa etária entre 14 e 19 anos para 25,6% no grupo de adultos entre 40 e 49 anos. A taxa foi maior entre as mulheres do que entre os homens (20,3% e 10,6%, respectivamente) e variaram de acordo com a raça e etnia, havendo uma soroprevalência global de 41,8% em afro-americanos não hispânicos, de 11,3% em mexicano-americanos e de 11,3% em brancos. Os fatores modificáveis que são capazes de predizer a soropositividade para o HSV-2 incluem grau menor de educação, pobreza, uso de cocaína e um número maior de parceiros sexuais. Os estudos demonstraram que apenas 10 a 20% dos indivíduos soropositivos para o HSV-2- relataram história de herpes genital, o que enfatiza a natureza assintomática da maioria das infecções por HSV.

Um estudo longitudinal de 3 anos com meninas adolescentes entre 12 e 15 anos do meio-oeste dos EUA descobriu que 44% eram soropositivas para o HSV-1 e 7% para o HSV-2 no momento da inscrição. No final do estudo, 49% eram soropositivas para o HSV-1 e 14% para o HSV-2. Com base no número de casos a cada 100 pessoas-ano, as taxas de incidência foram de 3,2 para a infecção pelo HSV-1 entre todas as meninas e de 4,4 para a infecção pelo HSV-2 entre as meninas que relataram ser sexualmente ativas. Os resultados deste estudo indicam que as mulheres jovens sexualmente ativas apresentam uma alta taxa de incidência para o herpes genital e sugerem que o herpes genital deve ser considerado no diagnóstico diferencial de qualquer jovem que relata queixas geniturinárias recorrentes. Neste estudo, as participantes com anticorpos para o HSV-1 preexistentes apresentaram uma taxa significativamente mais baixa de incidência da infecção pelo HSV-2, e aquelas que foram infectadas eram menos propensas a desenvolver a doença sintomática do que as meninas que eram soronegativas para o HSV quando entraram no estudo. A infecção prévia pelo HSV-1 parece conferir às meninas adolescentes alguma proteção contra a infecção pelo HSV-2; nas meninas adolescentes infectadas pelo HSV-2, a imunidade preexistente para o HSV-1 parece proteger contra o desenvolvimento de um herpes genital sintomático.

O **herpes neonatal** é uma infecção incomum, mas potencialmente fatal, do feto ou mais provavelmente do recém-nascido. Não é uma doença de notificação na maioria dos estados, e, portanto, não há dados epidemiológicos confiáveis sobre a sua frequência na população em geral. Em King County, Washington, a incidência estimada do herpes neonatal era de 2,6 casos a cada 100.000 nascidos vivos no fim dos anos 1960, de 11,9 casos a cada 100.000 nascidos vivos entre 1978 e 1981, e de 31 casos a cada 100.000 de nascidos vivos entre 1982 e 1999. Este aumento nos casos de herpes neonatal é paralelo ao aumento nos casos de herpes genital. A taxa estimada de herpes neonatal é de um a cada 3.000 a 5.000 nascidos vivos, que é maior do que a relatada para as infecções sexualmente transmissíveis adquiridas perinatalmente notificáveis, tais como a sífilis congênita e oftalmia neonatal gonocócica. Mais de 90% dos casos são resultantes de transmissão materno-fetal. O risco de transmissão é maior durante a primeira infecção primária ou não primária (30 a 50%) e muito mais baixo quando a exposição ocorre durante uma infecção recorrente (< 2%). A terapia de supressão viral para HSV nas mães não elimina de forma consistente a possibilidade de infecção neonatal. Bebês nascidos de mães duplamente infectadas pelo HIV e por HSV-2 também apresentam maior risco de contrair o HIV do que as crianças nascidas de mães soropositivas para HIV que não estão infectadas pelo HSV-2. Estima-se que aproximadamente 25% das mulheres grávidas sejam infectadas pelo HSV-2 e que aproximadamente 2% das mulheres grávidas adquirem o HSV-2 durante a gravidez.

O HSV é a principal causa da encefalite esporádica fatal em crianças e adultos. Nos EUA, a taxa anual de hospitalização de encefalite por HSV tem sido estimada em 10,3 ± 2,2 casos por milhão em recém-nascidos, 2,4 ± 0,3 casos por milhão em crianças, e 6,4 ± 0,4 casos por milhão em adultos.

PATOGÊNESE

No hospedeiro imunocompetente, a patogênese da infecção pelo HSV envolve a replicação viral na pele e nas membranas mucosas seguida pela replicação e pela disseminação no tecido neural. A infecção viral inicia-se tipicamente por uma porta de entrada cutânea, tais como a cavidade oral, a mucosa genital, a conjuntiva ocular ou os rompimentos no epitélio queratinizado. O vírus replica no local, resultando na morte da célula e às vezes produzindo respostas inflamatórias clinicamente aparentes que facilitam o desenvolvimento de vesículas herpéticas características e úlceras. O vírus também percorre as terminações nervosas e se espalha para além da porta de entrada para gânglios sensitivos por intermédio de um transporte intraneuronal. O vírus replica em alguns neurônios sensitivos e os vírions resultantes são enviados via mecanismos de transporte intraneural de volta para a periferia, onde são liberados a partir de terminações nervosas e replicam mais adiante na pele ou nas superfícies mucosas. Esse tráfego viral através deste arco neural é o principal responsável pelo desenvolvimento das lesões herpéticas características, embora a maioria das infecções pelo HSV não atinja o limiar necessário para causar uma doença clinicamente reconhecível. Embora muitos neurônios sensitivos tornem-se bastante infectados durante a infecção inicial, alguns neurônios infectados inicialmente não permitem a replicação viral. É nesses neurônios que o vírus estabelece uma infecção latente, uma condição na qual o genoma viral persiste dentro do núcleo neuronal em um estado em grande parte metabolicamente inativo. De maneira intermitente ao longo da vida do hospedeiro, podem ocorrer alterações indefinidas nos neurônios latentemente infectados que desencadeiam o início de uma nova replicação viral. Essa replicação ocorre apesar de o hospedeiro ter estabelecido uma variedade de respostas imunes humoral e celular que controlaram com sucesso a infecção inicial. Com a reativação do neurônio latente, os vírions resultantes são produzidos e transportados no interior das fibras nervosas de volta aos locais cutâneos próximos da infecção inicial, onde ocorrem replicação e infecções recorrentes. As infecções recorrentes podem ser sintomáticas (com lesões herpéticas típicas ou atípicas) ou assintomáticas. Em qualquer um dos casos, o vírus é excretado no local onde ocorre a replicação cutânea e pode ser transmitido a indivíduos suscetíveis que entrarem em contato com o local ou com secreções contaminadas. A latência e reativação são mecanismos pelos quais o vírus é mantido com sucesso na população humana.

A viremia, ou disseminação hematogênica do vírus, não parece desempenhar um papel importante nas infecções pelo HSV no hospedeiro imunocompetente, mas pode ocorrer em recém-nascidos, em indivíduos com eczema e em crianças gravemente desnutridas. Também é observada em pacientes com diminuição ou defeito da imunidade celular, como ocorre na infecção pelo HIV ou com o uso de algumas terapias imunossupressoras. A viremia pode resultar em disseminação do vírus para órgãos viscerais, incluindo o fígado e as glândulas suprarrenais. A disseminação hematogênica do vírus para o sistema nervoso central parece ocorrer apenas em recém-nascidos.

Nos recém-nascidos, a patogênese da infecção pelo HSV é complicada por causa da sua relativa imaturidade imunológica. Em geral, mas não exclusivamente, a origem do vírus nas infecções neonatais é a mãe. A transmissão geralmente ocorre durante o parto, embora esteja bem documentado que ocorra mesmo no parto cesariana com membranas fetais intactas. A porta de entrada mais comum é a conjuntiva, o epitélio da mucosa do nariz e da boca, e as rupturas ou abrasões da pele que ocorrem com o uso de eletrodos do couro cabeludo ou parto a fórceps. Com a terapia antiviral, a replicação do vírus pode ser restringida ao local da inoculação (pele, olhos ou boca). No entanto, o vírus também pode se disseminar a partir do nariz para o trato respiratório e causar pneumonia, através do transporte intraneuronal para o sistema nervoso central e causar encefalite, ou espalhar-se por difusão hematogênica para órgãos viscerais e o cérebro. Os fatores que podem influenciar a infecção neonatal pelo HSV incluem o tipo de vírus, a porta de entrada, o inóculo viral ao qual a criança é exposta, a idade gestacional do recém-nascido e a presença de anticorpos maternos específicos para o vírus que causa a infecção. A infecção latente é estabelecida durante a infecção neonatal, e os sobreviventes podem apresentar infecções cutâneas e neurais recorrentes. A infecção persistente do sistema nervoso central pode impactar o desenvolvimento neurológico da criança.

MANIFESTAÇÕES CLÍNICAS

As características comuns das infecções pelo HSV são as vesículas da pele e as úlceras superficiais. As infecções clássicas manifestam-se como pequenas vesículas de 2 a 4 mm, que podem estar circundadas por uma base eritematosa. Elas podem persistir por alguns dias antes de evoluir para úlceras superficiais minimamente eritematosas. A fase vesicular tende a persistir por mais tempo quando o epitélio queratinizado está envolvido e geralmente é breve quando as membranas mucosas úmidas são o local da infecção. Como as infecções pelo HSV são comuns e sua curso natural é influenciado por vários fatores, tais como a porta de entrada, o estado imunológico do hospedeiro e se é uma infecção inicial ou recorrente, as manifestações típicas raramente são clássicas. A maioria das infecções é assintomática ou não reconhecida, e as apresentações não clássicas, como pequenas fissuras na pele e pequenas lesões vesiculares não eritematosas, são comuns.

Infecções agudas da orofaringe

A **gengivoestomatite herpética** afeta mais frequentemente crianças de 6 meses a 5 anos, mas é observada em todo o espectro de idade. É uma condição extremamente dolorosa, com início súbito, dor na boca, sialorreia excessiva, recusa de comer ou beber, e febre entre 40,0°C e 40,6°C. As gengivas se tornam marcadamente edemaciadas e podem se desenvolver vesículas em toda a cavidade oral, incluindo gengivas, lábios, língua, palato, tonsilas, faringe e pele perioral (Figura 279.1). As vesículas podem estar mais amplamente distribuídas do que as tipicamente observadas na herpangina por enterovírus. Durante a fase inicial da doença, pode haver exsudatos tonsilares sugestivos de faringite bacteriana. Geralmente, as vesículas estão presentes apenas por alguns dias antes de progredirem para úlceras superficiais endurecidas, que podem ficar cobertas por membrana amarelo-acinzentada. São comuns dolorosas linfadenopatias submandibular, submaxilar e cervical. O hálito pode ser desagradável em função do crescimento excessivo de bactérias orais anaeróbias. Se não tratada, a doença resolve-se em 7 a 14 dias, embora a linfadenopatia possa persistir por várias semanas.

Em crianças mais velhas, adolescentes e estudantes universitários, a infecção oral inicial pelo HSV pode se manifestar como faringite e amigdalite, em vez de gengivoestomatite. Em geral, a fase vesicular já está terminada no momento em que o paciente procura um profissional de saúde, e os sinais e sintomas, que podem ser indistinguíveis de uma faringite estreptocócica, consistem em febre, mal-estar, cefaleia, odinofagia e placas brancas sobre as tonsilas. O tempo de evolução da doença normalmente apresenta-se maior do que o de uma faringite estreptocócica não tratada.

Herpes labial

As **bolhas de febre** (**herpes labial**) constituem a manifestação mais comum das infecções *recorrentes* por HSV-1. O local mais comum do herpes labial é o vermelhão do lábio, embora as lesões possam ocorrer no nariz, no queixo, na bochecha ou na mucosa oral. Os pacientes mais velhos relatam experimentar queimação, parestesia, prurido ou dor entre 3 e 6 horas (raramente entre 24 e 48 horas) antes do desenvolvimento da lesão herpética. Geralmente, a lesão herpética começa como um pequeno agrupamento de pápulas eritematosas que em algumas horas progridem para pequenas vesículas de paredes finas. As vesículas podem se tornar úlceras rasas ou pustulosas. A úlcera de curta duração se desenvolve e em seguida há o desenvolvimento de uma crosta. A cura completa sem cicatriz ocorre com a reepitelialização da pele ulcerada, geralmente em 6 a 10 dias. Alguns pacientes apresentam uma linfadenopatia local, mas não há sintomas constitucionais.

Infecções cutâneas

Na criança ou no adolescente saudável, as infecções cutâneas do HSV geralmente são resultantes de um trauma na pele com macro ou microescoriações e exposição a secreções infecciosas. Esta situação ocorre mais frequentemente em jogos ou em esportes de contato como luta livre (**herpes do gladiador**) e rúgbi (**varíola escrotal**). Uma infecção cutânea inicial estabelece uma infecção latente que pode subsequentemente resultar em infecções recorrentes no local ou próximo à infecção inicial. Dor, queimação, coceira ou formigamento muitas vezes precedem a erupção herpética por algumas horas ou alguns dias. Como o herpes labial, as lesões começam como pápulas eritematosas agrupadas que progridem para vesículas, pústulas, úlceras e crostas, e depois curam sem cicatrizes em 6 a 10 dias. Embora o herpes labial tipicamente resulte em uma única lesão, uma infecção cutânea pelo HSV resulta em múltiplas lesões discretas e envolve uma área de superfície maior. Pode ocorrer linfadenopatia regional, mas os sintomas sistêmicos são raros. As recorrências às vezes estão associadas a edema e linfangite locais ou a neuralgia local.

Panarício herpético é um termo geral aplicado à infecção por HSV dos dedos das mãos ou dos pés, embora, estritamente falando, refira-se à infecção por HSV relacionada à paroníquia. Entre as crianças, esta condição é mais comumente observada em crianças e bebês que sugam o polegar ou os dedos e que estão apresentando infecção oral por HSV-1 assintomática ou subclínica (Figura 279.2). Ocasionalmente, o panarício herpético por HSV-2 desenvolve-se em adolescentes como resultado de uma exposição a secreções genitais infecciosas. O início da infecção é anunciado por prurido, dor e eritema 2 a 7 dias após a exposição. A cutícula apresenta-se eritematosa e dolorosa, e pode parecer conter pus, embora, caso uma incisão seja realizada, pouco líquido estará presente. A incisão da lesão não é indicada, pois essa manobra normalmente prolonga o período de recuperação e aumenta o risco de infecção bacteriana secundária. As lesões e as dores associadas normalmente persistem por cerca de 10 dias, e então há uma rápida melhora e recuperação completa entre 18 e 20 dias. Uma linfadenopatia regional é comum, e podem ocorrer linfangite e neuralgia. Ao contrário de outras infecções recorrentes por herpes, o panarício herpético recorrente é tão doloroso quanto a infecção primária, mas geralmente a duração é mais curta.

As infecções cutâneas relacionadas ao HSV podem ser graves ou levar a risco à vida nos pacientes com distúrbios da pele como eczema (eczema herpético), pênfigo, queimaduras e doença de Darier, e após *resurfacing* da pele a *laser*. Em geral, as lesões são ulceradas e de aparência inespecífica, embora vesículas típicas possam ser observadas na pele normal adjacente (Figura 279.3). Se não tratadas, essas lesões podem evoluir para uma infecção disseminada e morte. As infecções recorrentes são comuns, mas geralmente menos graves do que a infecção inicial.

Herpes genital

A infecção genital pelo HSV é comum em adolescentes sexualmente ativos e jovens adultos, mas até 90% dos indivíduos infectados não sabem que estão infectados. A infecção pode resultar de transmissão genital-genital (normalmente o HSV-2) ou transmissão orogenital (normalmente o HSV-1). Indivíduos sintomáticos e assintomáticos excretam periodicamente o vírus a partir de locais anogenitais e,

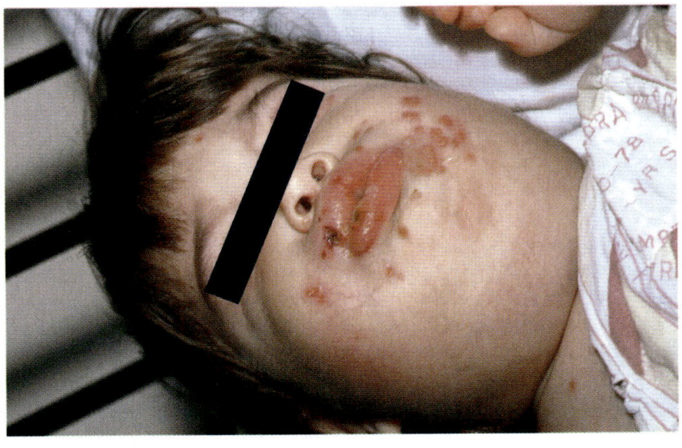

Figura 279.1 Vesículas periorais agrupadas e erosões em uma criança com gengivoestomatite herpética primária. (*De Schachner LA, Hansen RC, editors*: Pediatric dermatology, *ed 3, Philadelphia, 1988, Mosby, p. 1078.*)

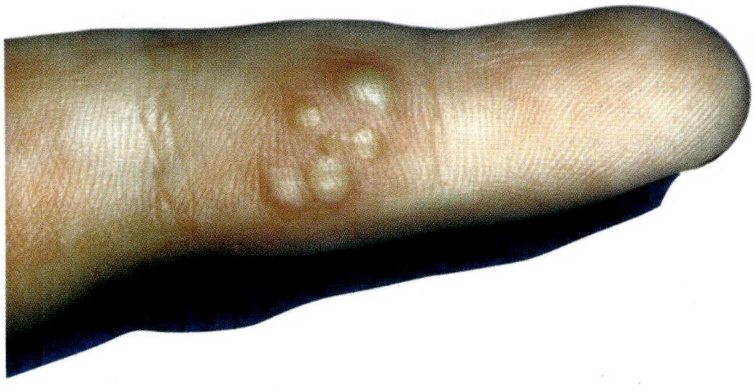

Figura 279.2 Infecção pelo herpes-vírus simples nos dedos (panarício herpético). (*De Schachner LA, Hansen RC, editors*: Pediatric dermatology, *ed 3, Philadelphia, 1988, Mosby, p. 1079.*)

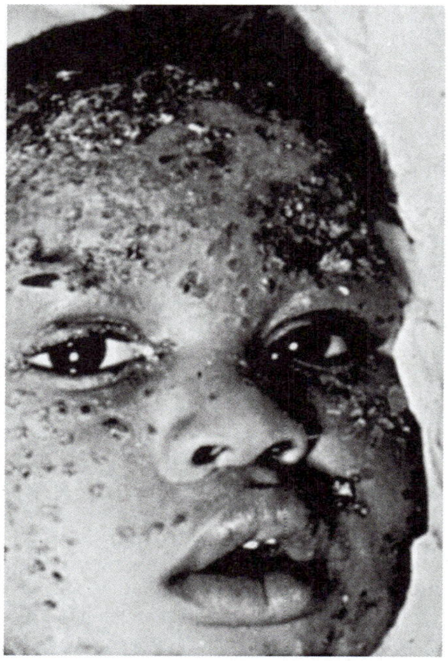

Figura 279.3 Infecção cutânea por herpes disseminada em uma criança com eczema subjacente (eczema herpético).

portanto, podem transmitir a infecção aos parceiros sexuais, ou, no caso das mulheres grávidas, para os seus recém-nascidos. O herpes genital primário clássico pode ser precedido por um curto período de sensação de ardência e dor local antes das vesículas se desenvolverem em superfícies mucosas genitais ou pele queratinizada e, às vezes, ao redor do ânus ou nádegas e coxas. As vesículas nas superfícies mucosas são de curta duração e se rompem formando úlceras rasas cobertas por um exsudato amarelo-acinzentado e circundadas por um halo eritematoso. As vesículas presentes no epitélio queratinizado persistem por alguns dias antes de evoluir para a fase pustulosa e depois crostosa.

Os pacientes podem apresentar uretrite e disúria grave o suficiente para causar retenção urinária e linfadenopatias pélvica e inguinal dolorosas e bilaterais. As mulheres podem apresentar um corrimento vaginal aquoso e os homens podem apresentar um corrimento uretral mucoide claro. São comuns significativa dor local e sintomas sistêmicos como febre, cefaleia e mialgia. Estima-se que em 15% dos casos haja o desenvolvimento de meningite asséptica. A duração do herpes genital primário clássico desde o seu início até a cura completa é de 2 a 3 semanas.

A maioria dos pacientes com herpes genital primário sintomático desenvolve pelo menos uma infecção recorrente no ano seguinte. Geralmente, o herpes genital recorrente é menos grave e de menor duração do que a infecção primária. Alguns pacientes experimentam um pródromo sensorial com dor, ardência e formigamento no local onde as vesículas posteriormente se desenvolverão. As infecções anogenitais assintomáticas recorrentes por HSV são comuns e todos os indivíduos soropositivos para HSV-2 parecem excretar periodicamente o vírus a partir de locais anogenitais. *A maioria das transmissões sexuais e das transmissões materno-neonatais resulta de episódios de excreção assintomática do vírus.*

As infecções genitais causadas pelo HSV-1 e pelo HSV-2 são indistinguíveis, mas o HSV-1 causa significativamente menos episódios subsequentes de infecção recorrente; portanto, saber qual vírus está causando a infecção tem importante valor prognóstico. A infecção genital pelo HSV aumenta o risco de contrair a infecção pelo HIV.

Raramente as infecções do HSV genital são identificadas em crianças e pré-adolescentes. Embora a doença genital em crianças deva levantar preocupações sobre possível abuso sexual, existem casos documentados de autoinoculação, nos quais uma criança inadvertidamente transmite o vírus a partir das secreções orais contaminadas aos seus próprios órgãos genitais.

Infecções oculares

A infecção ocular por HSV pode envolver a conjuntiva, a córnea ou a retina e pode ser primária ou recorrente. A conjuntivite ou ceratoconjuntivite geralmente é unilateral e frequentemente está associada à blefarite e a uma dolorosa linfadenopatia pré-auricular. A conjuntiva aparece edemaciada, mas raramente há secreção purulenta. Podem ser observadas lesões vesiculares nas margens da pálpebra e na pele periorbital. Tipicamente, os pacientes apresentam febre. A infecção não tratada geralmente se resolve em 2 a 3 semanas. O envolvimento da córnea é raro; mas, quando acontece, pode haver o desenvolvimento de úlceras, que são descritas como dendríticas ou geográficas. A extensão ao estroma é incomum embora mais provável de ocorrer em pacientes tratados inadvertidamente com corticosteroides. Quando isso ocorre, pode estar associada a edema da córnea, formação de cicatrizes e perfuração da córnea. As infecções recorrentes tendem a envolver o estroma subjacente e podem progressivamente causar cicatrizes na córnea e lesões que podem levar à cegueira.

As infecções da retina são raras e mais prováveis entre os recém-nascidos com herpes neonatal e pessoas imunocomprometidas com infecções por HSV disseminadas.

Infecções do sistema nervoso central

Nos EUA, a encefalite por HSV é a principal causa da encefalite esporádica não epidêmica em crianças e adultos. É uma infecção necrosante aguda, geralmente envolvendo o córtex frontal e/ou temporal e o sistema límbico, e, excetuando o período neonatal, é quase sempre causada pelo HSV-1. A infecção pode se manifestar por achados inespecíficos, como febre, cefaleia, rigidez da nuca, náuseas, vômitos, convulsões generalizadas e alteração da consciência. Os danos ao córtex frontal ou temporal ou ao sistema límbico são achados mais indicativos de encefalite por HSV, e eles incluem anosmia, perda de memória, comportamento peculiar, afasia expressiva e outras alterações na fala, alucinações e convulsões focais. A infecção não tratada progride para o coma e a morte em 75% dos casos. O exame do liquor exibe tipicamente um número moderado de células mononucleares e leucócitos polimorfonucleares, concentração de proteínas ligeiramente elevada, concentração de glicose normal ou ligeiramente diminuída e, muitas vezes, um número moderado de eritrócitos (hemácias). O HSV tem sido associado à encefalite autoimune (ver Capítulo 616.4).

O HSV também é uma causa de meningite asséptica e é o agente mais comum da meningite asséptica recorrente (**meningite de Mollaret**).

Infecções em pessoas imunocomprometidas

As infecções graves por HSV com risco à vida podem ocorrer nos pacientes com funções imunológicas comprometidas, incluindo recém-nascidos, pessoas gravemente desnutridas, com imunodeficiências primárias ou secundárias (incluindo a AIDS), e naqueles que se submeteram a alguns regimes imunossupressores, especialmente para o tratamento de câncer e transplante de órgão. As infecções mucocutâneas, incluindo a mucosite e a esofagite, são mais comuns, embora suas apresentações possam ser atípicas e resultar em lesões que lentamente se ampliam, ulceram, tornam-se necróticas e se estendem para os tecidos mais profundos. Outras infecções por HSV incluem traqueobronquite, pneumonia e infecções anogenitais. Uma infecção disseminada pode resultar em apresentação semelhante a sepse, havendo envolvimentos hepático e suprarrenal, coagulação intravascular disseminada, e choque.

Infecções perinatais

A infecção por HSV pode ser adquirida intraútero, durante o parto ou durante o período neonatal. As infecções intrauterinas e as pós-parto estão bem descritas, mas ocorrem com pouca frequência. A transmissão pode ser pós-parto a partir da mãe ou outro adulto com herpes não genital (normalmente por HSV-1), como o herpes labial. A maioria dos casos de herpes neonatal é causada pela infecção e transmissão maternas, geralmente durante a passagem através do canal de parto infectado de uma mãe com herpes genital assintomático. A transmissão também está bem documentada em bebês nascidos por cesariana. Menos de 30% das mães de uma criança com herpes neonatal têm uma história de herpes genital. O risco de infecção é maior em crianças nascidas de mães com uma infecção genital primária (> 30%) do que com uma infecção genital recorrente (< 2%). O uso de eletrodos no couro cabeludo também pode aumentar o risco. Existem também raros casos de herpes neonatal associado aos rituais judaicos de circuncisão, mas apenas se houve contato oral no ritual de circuncisão.

Acredita-se que a infecção neonatal por HSV nunca é assintomática. Sua apresentação clínica reflete o momento da infecção, a porta de entrada e a extensão da disseminação. Os recém-nascidos com **infecção intrauterina** normalmente apresentam vesículas cutâneas ou cicatrizes; achados oculares, que incluem coriorretinite e ceratoconjuntivite; e microcefalia ou hidranencefalia, que podem estar presentes no momento do parto. Poucos bebês sobrevivem sem tratamento e aqueles que o fazem geralmente apresentam sequelas graves. As crianças infectadas durante o parto ou no puerpério apresentam um dos seguintes três padrões da doença: (1) doença localizada de pele, olhos ou boca; (2) encefalite com ou sem doença de pele, olhos e boca; e (3) infecção disseminada envolvendo múltiplos órgãos, tais como cérebro, pulmões, fígado, coração, glândulas suprarrenais e pele (Figura 279.4). Aproximadamente 20% apresentam entre 5 e 9 semanas de vida.

Os recém-nascidos com doença de **pele, olhos e boca** geralmente a apresentam aos 5 a 11 dias de vida, e tipicamente exibem algumas pequenas vesículas, especialmente em locais de traumatismo, como os pontos de colocação dos eletrodos no couro cabeludo. Se não for tratada, a doença de pele, olhos e boca em recém-nascidos pode evoluir para encefalite ou doença disseminada.

Os recém-nascidos com encefalite tipicamente a apresentam aos 8 a 17 dias de vida com os achados clínicos sugestivos de meningite bacteriana, tais como irritabilidade, letargia, má alimentação, tônus comprometido e convulsões. A febre é relativamente pouco frequente e as vesículas cutâneas ocorrem em apenas cerca de 60% dos casos (Figura 279.5). Se não tratadas, 50% das crianças com encefalite por HSV morrem, e a maioria dos sobreviventes apresenta sequelas neurológicas graves.

Os recém-nascidos com infecções disseminadas por HSV geralmente adoecem por volta de 5 a 11 dias de vida. O quadro clínico é semelhante ao de crianças com sepse bacteriana, que consiste em hipertermia ou hipotermia, irritabilidade, falta de apetite e vômitos. Eles também podem apresentar desconforto respiratório, cianose, períodos de apneia, icterícia, exantema purpúrico e evidência de infecção do sistema nervoso central; as convulsões são comuns. As vesículas de pele estão presentes em aproximadamente 75% dos casos. Se não for tratada, a infecção provoca choque e coagulação intravascular disseminada; cerca de 90% dessas crianças morrem, e a maioria das sobreviventes apresenta sequelas neurológicas graves.

Os recém-nascidos com herpes neonatal cujas mães receberam medicamentos antivirais anti-herpes nas semanas anteriores ao parto podem apresentar a infecção mais tarde do que aqueles não tratados; se o curso natural da infecção nessas crianças é diferente é uma pergunta sem resposta.

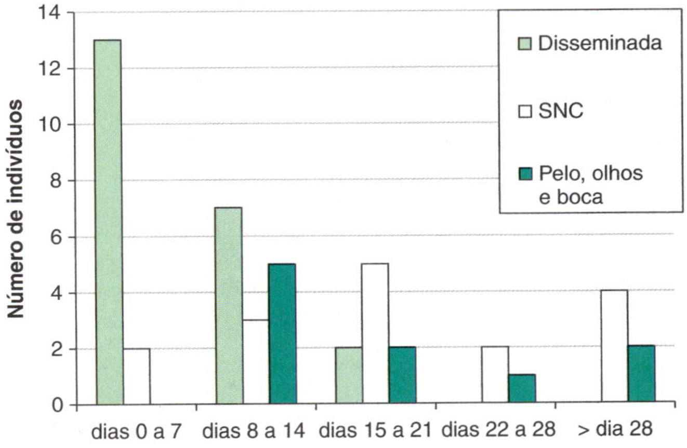

Figura 279.4 **Herpes-vírus simples (HSV).** Idade da apresentação do tipo HSV. (*De Curfman AL, Glissmeyer EW, Ahmad FA et al.: Initial presentation of neonatal herpes simplex virus infection*, J Pediatr *172:121-126, 2016, p. 124.*)

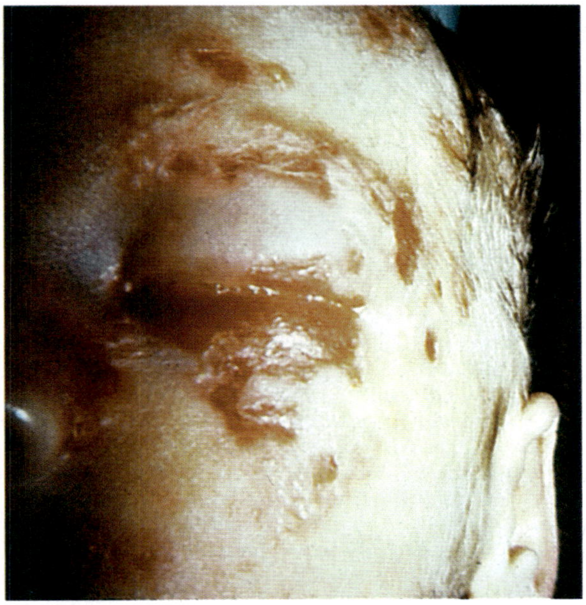

Figura 279.5 Lesões vesiculopustulosas na face de um recém-nascido com infecção pelo herpes-vírus simples. (*De Kohl S: Neonatal herpes simplex virus infection*, Clin Perinatol *24:129-150, 1997.*)

DIAGNÓSTICO

O diagnóstico clínico das infecções por HSV, particularmente as infecções com risco à vida e o herpes genital, deve ser confirmado por teste laboratorial, preferencialmente por isolamento viral ou pela detecção do DNA do vírus por meio da reação em cadeia da polimerase (PCR). Achados histológicos ou estudos de imagem podem apoiar o diagnóstico, mas não devem substituir os testes específicos para o vírus. Os testes baseados na imunoglobulina M do HSV não são confiáveis, e a demonstração de um aumento de quatro vezes ou mais nos títulos de imunoglobulina G específica para HSV entre amostras de soro nas fases aguda e convalescente é útil apenas em retrospectiva.

A amostra mais indicada provém da ruptura de uma vesícula herpética suspeita esfregando-se vigorosamente a base da lesão para recolher o fluido e as células. A cultura a partir de lesões secas e crostas geralmente não é indicada. Embora não seja tão sensível como a cultura viral, a detecção direta de antígenos do HSV em amostras clínicas pode ser realizada rapidamente e apresenta uma especificidade muito adequada. A utilização dos métodos de amplificação do DNA como o PCR para a detecção do DNA do HSV é altamente sensível e específica, e em alguns casos pode ser realizada rapidamente. É o teste de escolha para exame do liquor em casos de suspeita de encefalite por HSV.

A **avaliação do recém-nascido** com suspeita de infecção por HSV deve incluir culturas das lesões suspeitadas, bem como *swabs* dos olhos e da boca, e PCR do liquor e do sangue. Nos recém-nascidos, os testes para triagem da elevação das enzimas hepáticas podem fornecer uma evidência indireta da disseminação do HSV para órgãos viscerais. A cultura ou a detecção de antígenos devem ser utilizadas na avaliação de lesões agudas associadas ao herpes genital. Os testes baseados em anticorpos específicos para HSV-2 são úteis para avaliar adolescentes sexualmente experientes ou adultos jovens que apresentam um histórico de sinais e sintomas urogenitais inespecíficos, recorrentes e inexplicáveis, mas esses testes são menos úteis para uma triagem geral em populações nas quais as infecções por HSV-2 são de baixa prevalência.

Como a maioria dos testes para o diagnóstico de HSV leva pelo menos alguns dias para se completar, o tratamento não deve ser adiado, mas iniciado imediatamente, de modo a assegurar o máximo benefício terapêutico.

ACHADOS LABORATORIAIS

A maioria das infecções por HSV é autolimitante e causa algumas alterações nos parâmetros laboratoriais de rotina. As infecções mucocutâneas podem causar leucocitose polimorfonuclear moderada.

Na meningoencefalite por HSV, pode haver aumento de células mononucleares e proteínas no liquor, o nível de glicose pode estar normal ou reduzido, e podem estar presentes hemácias. Na encefalite por HSV após o período neonatal, o eletroencefalograma e a ressonância magnética cerebral podem mostrar anormalidades do lobo temporal. A encefalite no período neonatal tende a ser mais global e não limitada ao lobo temporal (Figura 279.6). A infecção disseminada pode provocar aumento das enzimas hepáticas, trombocitopenia e coagulação anormal.

TRATAMENTO

Consulte o Capítulo 272 para obter mais informações sobre os princípios da terapia antiviral.

Nos EUA, os fármacos antivirais disponíveis para o tratamento das infecções por HSV são o aciclovir, o valaciclovir e o fanciclovir. Todos os três estão disponíveis na forma oral, mas apenas o aciclovir está disponível em forma de suspensão. O aciclovir apresenta a biodisponibilidade mais baixa e, portanto, requer doses mais frequentes. O valaciclovir, um profármaco do aciclovir, e o fanciclovir, um profármaco do penciclovir, apresentam biodisponibilidade oral muito boa e a recomendação é de uma ou duas doses por dia. Aciclovir e penciclovir também estão disponíveis na forma tópica, mas esta proporciona benefício limitado ou nenhum benefício para os pacientes com infecções por HSV mucocutâneas recorrentes. Apenas o aciclovir apresenta formulação intravenosa. O início precoce do tratamento resulta em máximo benefício terapêutico. Todos os três medicamentos apresentam excepcional perfil de segurança e são seguros para uso em pacientes pediátricos. *As doses devem ser ajustadas em pacientes com insuficiência renal.*

A resistência ao aciclovir e ao penciclovir é rara nas pessoas imunocompetentes, mas ocorre nas pessoas imunocomprometidas. Os vírus isolados a partir de pessoas imunocomprometidas cuja infecção por HSV não responda ou esteja piorando com o tratamento com aciclovir devem passar por testes de sensibilidade a fármacos. Foscarnete e cidofovir têm sido utilizados no tratamento de infecções causadas por HSV mutante resistente ao aciclovir.

A trifluorotimidina e o ganciclovir tópico são utilizados no tratamento de ceratite por herpes.

Os pacientes com herpes genital também requerem aconselhamento para tratar as questões psicossociais, incluindo um possível estigma, e para ajudá-los a entender o curso natural e o manejo desta infecção crônica.

Infecções mucocutâneas agudas

No caso de gengivoestomatite, aciclovir oral (15 mg/kg VO 5 vezes/dia durante 7 dias; máximo de 1 g/dia) iniciado no prazo de 72 h a partir do início das manifestações reduz a gravidade e a duração da doença. A dor associada à deglutição pode limitar a ingestão oral de lactentes e crianças, colocando-os em risco de desidratação. A ingestão deve ser incentivada por intermédio do uso de bebidas frias, sorvetes e iogurtes.

No caso de **herpes labial**, o tratamento oral é superior à terapia antiviral tópica. Para tratamento da recorrência em adolescentes, valaciclovir (2.000 mg VO 2 vezes/dia durante 1 dia), aciclovir (200 a 400 mg VO 5 vezes/dia durante 5 dias) ou fanciclovir (1.500 mg/dia VO uma vez por 1 dia) encurta a duração do episódio. A utilização diária prolongada de aciclovir oral (400 mg 2 vezes/dia) ou valaciclovir oral (500 mg 1 vez/dia) tem sido usada para evitar recorrências em indivíduos com recorrências frequentes ou graves.

Os relatos sugerem que o tratamento de adolescentes com **herpes *gladiatorum*** com aciclovir VO (200 mg 5 vezes/dia durante 7 a 10 dias) ou valaciclovir oral (500 mg 2 vezes/dia durante 7 a 10 dias) aos primeiros sinais do surto pode encurtar o tempo da recorrência. Para os pacientes com histórico de herpes *gladiatorum* recorrente, a profilaxia

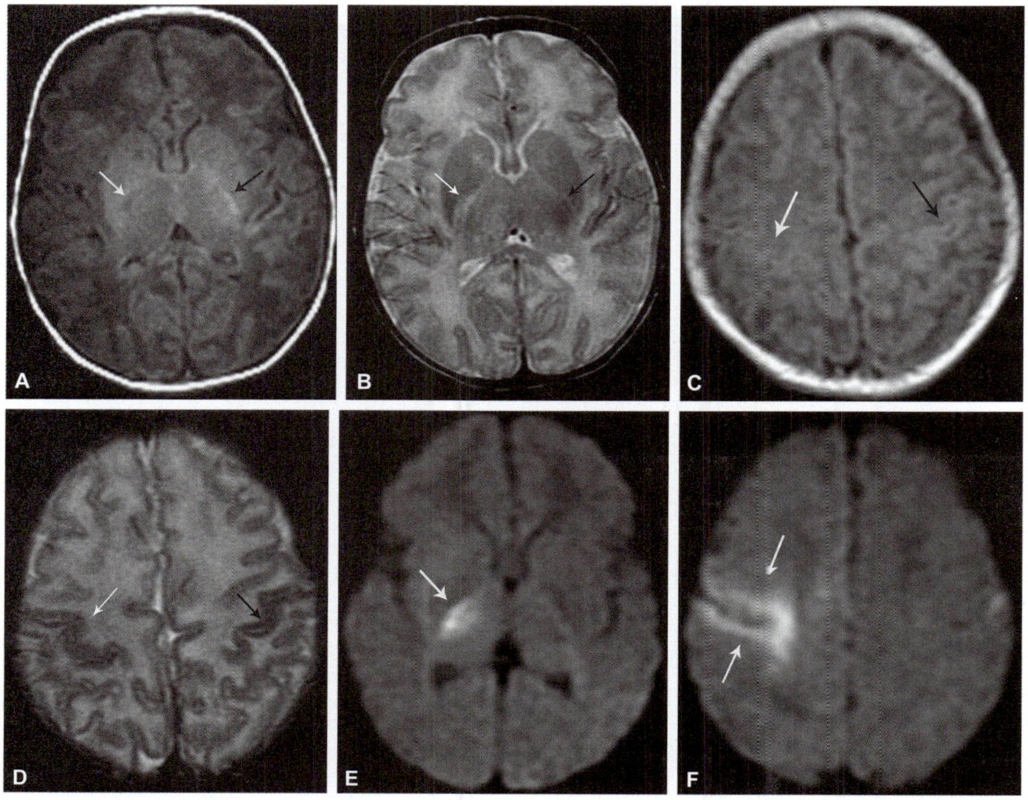

Figura 279.6 Envolvimento do trato corticospinal e do tálamo em um recém-nascido de 2 semanas de vida. **A.** A ressonância magnética com imagem ponderada em T1 axial mostra perda sutil da hiperintensidade T1 correspondendo à mielinização na parte posterior da cápsula interna direita (*seta branca*). A hiperintensidade T1 na parte posterior esquerda da cápsula interna é mantida (*seta preta*). **B.** Imagem ponderada em T2 mostrando resultados semelhantes aos observados na imagem ponderada em T1. **C.** Imagens T1 axial e **(D)** ponderada em T2 pelo vértice mostram margens indistintas sutis do córtex ao redor do sulco central direito (*seta branca*) comparadas ao aspecto normal do lado esquerdo (*seta preta*). **E** e **F**. Imagens ponderadas por difusão com restrição mais extensa da difusão na parte posterior da cápsula interna direita e no tálamo lateral (*setas*), e no giro pré e pós-central direito (*setas*). (*De Bajaj M, Mody S, Natarajan G: Clinical and neuroimaging findings in neonatal herpes simplex virus infection.* J Pediatr *165:404-407, 2014, Fig. 1.*)

crônica diária com valaciclovir (500 a 1.000 mg/dia) tem sido descrita que evita recorrências.

Não há ensaios clínicos que tenham avaliado o benefício do tratamento antiviral para o **panarício herpético**. Tem sido relatado que doses altas de aciclovir oral (1.600 a 2.000 mg/dia divididos em 2 a 3 doses por 10 dias) iniciadas nos primeiros sinais da doença abortam algumas recorrências e reduzem a duração de outras em adultos.

Um ensaio clínico em adultos estabeleceu a eficácia do aciclovir VO (200 mg 5 vezes/dia durante 5 dias) para o tratamento do **eczema herpético**; no entanto, as infecções graves devem ser tratadas com aciclovir intravenoso. As infecções orofaciais do HSV podem ser reativadas após o uso cosmético de *resurfacing* facial a *laser*, causando então doença extensa e cicatrizes. O tratamento de adultos 1 dia antes do procedimento, seja com valaciclovir (500 mg VO, 2 vezes/dia, durante 10 a 14 dias), seja com fanciclovir (250 a 500 mg VO, 2 vezes/dia durante 10 dias), foi relatado como eficiente na prevenção das infecções. As infecções por HSV em pacientes com **queimaduras** podem ser graves ou levar a risco à vida, e são tratadas com aciclovir intravenoso (10 a 20 mg/kg/dia, a cada 8 horas IV).

Os medicamentos antivirais não são eficientes no tratamento do **eritema multiforme** associado ao HSV, mas a sua utilização diária como profilaxia para o herpes labial impede *a recorrência* do eritema multiforme.

Herpes genital

Pacientes pediátricos, adolescentes ou adultos jovens com suspeita de um primeiro episódio de herpes genital devem ser tratados com a terapia antiviral. O tratamento da infecção inicial reduz a gravidade e a duração da doença, mas não exerce efeito na frequência das infecções recorrentes subsequentes. As opções de tratamento para adolescentes incluem aciclovir (400 mg VO, 3 vezes/dia, durante 7 a 10 dias), fanciclovir (250 mg VO, 3 vezes/dia, durante 7 a 10 dias) ou valaciclovir (1.000 mg VO, 2 vezes/dia, durante 7 a 10 dias). A opção de valaciclovir 2 vezes/dia evita o tratamento durante o horário escolar. Para as crianças menores, pode ser utilizado aciclovir em forma de suspensão a uma dose de 10 a 20 mg/kg/dose 4 vezes/dia não excedendo a dose do adulto. O primeiro episódio de herpes genital pode ser extremamente doloroso e o uso de analgésicos geralmente é indicado. Todos os pacientes com herpes genital devem ser encaminhados para aconselhamento para ajudá-los a lidar com as questões psicossociais e compreender a natureza crônica da doença.

Existem três opções estratégicas relativas ao manejo das infecções recorrentes. A escolha deve ser guiada por vários fatores, incluindo a frequência e a gravidade das infecções recorrentes, o impacto psicológico da doença no paciente e as preocupações sobre a transmissão a um parceiro sexual suscetível. A opção 1 é a não terapia, a opção 2 é a terapia episódica, e a opção 3 é a terapia supressiva a longo prazo. Na **terapia episódica**, o tratamento deve ser iniciado aos primeiros sinais de um surto. As opções recomendadas para a terapia episódica em adolescentes incluem fanciclovir (1.000 mg VO, 2 vezes/dia, durante 1 dia), aciclovir (800 mg VO, 3 vezes/dia, durante 2 dias) ou valaciclovir (500 mg VO, 2 vezes/dia, durante 3 dias, ou 1.000 mg, 1 vez/dia, durante 5 dias). A terapia supressora a longo prazo oferece a vantagem de impedir a maioria dos surtos, melhorar a qualidade de vida dos pacientes em termos de impacto psicossocial do herpes genital e, com a terapia de valaciclovir diário, também reduz (mas não elimina) o risco de transmissão sexual para um parceiro sexual suscetível. As opções para **terapia supressiva a longo prazo** são o aciclovir (400 mg VO, 2 vezes/dia), o fanciclovir (250 mg VO, 2 vezes/dia) e o valaciclovir (500 ou 1.000 mg VO, 1 vez/dia).

Infecções oculares

As infecções oculares por HSV podem resultar em cegueira. O tratamento deve envolver uma consulta com um oftalmologista.

Infecções do sistema nervoso central

Os pacientes com mais idade do que os recém-nascidos que apresentam encefalite por herpes devem ser tratados rapidamente com aciclovir IV (10 mg/kg a cada 8 horas, com tempo de infusão de 1 hora, por 14 a 21 dias). Podem ser necessários tratamentos para a pressão intracraniana aumentada, para o manejo de convulsões e para o comprometimento respiratório.

Infecções em pessoas imunocomprometidas

As infecções por HSV mucocutâneas e disseminadas graves em pacientes imunocomprometidos deverão ser tratadas com aciclovir intravenoso (30 mg/kg/dia, divididos em três doses, por 7 a 14 dias) até que haja evidências de resolução da infecção. A terapia antiviral oral com aciclovir, fanciclovir ou valaciclovir tem sido utilizada para o tratamento das infecções por HSV menos graves e para a supressão de recidivas durante os períodos de imunossupressão significativa. Ocasionalmente, a resistência aos fármacos ocorre em pacientes imunocomprometidos e naqueles indivíduos cuja infecção por HSV não responde à terapia antiviral; portanto, os isolados virais devem ser testados para determinar a sensibilidade aos fármacos. O vírus resistente ao aciclovir também é frequentemente resistente ao fanciclovir, mas pode ser sensível ao foscarnete ou ao cidofovir.

Infecções perinatais

Todos os recém-nascidos com suspeita ou comprovação de infecção por HSV devem ser tratados imediatamente com altas doses de aciclovir IV (60 mg/kg/dia a cada 8 horas). O tratamento pode ser interrompido nas crianças que comprovarem por meio de testes laboratoriais não estarem infectadas. Os recém-nascidos com doença causada por HSV limitada a pele, olhos e boca devem ser tratados durante 14 dias, ao passo que aqueles com doença do sistema nervoso central ou disseminada devem receber 21 dias de tratamento. Os pacientes que recebem tratamento com altas doses devem ser monitorados para neutropenia.

Tem sido descrito que a **terapia oral supressora com aciclovir** por 6 meses após o término da terapia intravenosa melhora o neurodesenvolvimento das crianças com infecção do sistema nervoso central e previne recidivas cutâneas em lactentes independentemente do padrão da doença. Os lactentes devem receber 300 mg/m^2 3 vezes/dia durante 6 meses. A contagem absoluta de neutrófilos deve ser medida nas semanas 2 e 4 após o início do tratamento e mensalmente após esse período.

PROGNÓSTICO

A maioria das infecções causadas pelo HSV são autolimitantes, duram de alguns dias (nas infecções recorrentes) até 2 a 3 semanas (nas infecções primárias), e curam sem deixar cicatrizes. O herpes orofacial recorrente em um paciente que foi submetido à dermoabrasão ou *resurfacing* a *laser* pode ser grave e deixar cicatrizes. Como o herpes genital é uma doença sexualmente transmissível, pode ser estigmatizante e as suas consequências psicológicas podem ser muito superiores aos seus efeitos fisiológicos. Algumas infecções por HSV podem ser graves e podem apresentar consequências graves sem terapia antiviral imediata. As condições que levam ao risco à vida incluem herpes neonatal; encefalite por herpes; e infecções por HSV em pacientes imunocomprometidos, pacientes com queimaduras e lactentes, e crianças gravemente subnutridas. O herpes ocular recorrente pode deixar cicatrizes na córnea e causar cegueira.

PREVENÇÃO

A transmissão da infecção ocorre por intermédio da exposição ao vírus, seja como resultado do contato pele a pele, seja pelo contato com secreções contaminadas. Lavar bem as mãos e, quando necessário, usar luvas proporcionam aos profissionais de saúde uma excelente proteção contra a infecção pelo HSV no local de trabalho. Os profissionais de saúde com herpes orofacial ativo ou panarício herpético devem tomar precauções, especialmente quando cuidam de pacientes de alto risco, como recém-nascidos, indivíduos imunocomprometidos e pacientes com condições crônicas da pele. Os pacientes e os pais devem ser avisados sobre as boas práticas de higiene, incluindo a lavagem das mãos e evitar contato com lesões e secreções, durante as lesões ativas de herpes. Escolas e creches devem limpar os brinquedos e equipamentos esportivos compartilhados, como os de luta greco-romana, pelo menos diariamente após o uso. Os atletas com infecções ativas por herpes que participam de esportes de contato, como a luta greco-romana e o rúgbi, devem ser excluídos da prática ou dos jogos até que as lesões estejam completamente curadas. O herpes genital pode ser prevenido evitando-se o contato genitogenital ou orogenital. O risco de contrair herpes genital pode ser reduzido, mas não eliminado, por meio do uso correto e consistente de preservativos. A circuncisão masculina está associada a um risco reduzido de contrair infecção genital por HSV. O risco de transmissão da infecção genital pelo HSV-2 para um parceiro sexual suscetível pode ser reduzido, mas não eliminado, por meio da utilização diária de valaciclovir oral pelo parceiro infectado.

Para as **mulheres grávidas** com **herpes genital ativo** no momento do parto, o risco de transmissão da mãe para o bebê pode ser reduzido, mas não eliminado, pelo parto cesariano. O risco de herpes genital recorrente e, portanto, a necessidade de cesariana, pode ser reduzido, mas não eliminado, nas mulheres grávidas com histórico de herpes genital por meio da utilização diária de aciclovir, valaciclovir ou fanciclovir orais durante as últimas 4 semanas de gestação, conforme recomendado pelo American College of Obstetrics and Gynecology. Há casos documentados de herpes neonatal que ocorreram em recém-nascidos por cesariana, bem como em crianças nascidas de mães que foram tratadas adequadamente com medicamentos antivirais no último mês de gestação. Assim, uma história de cesariana ou tratamento antiviral a termo não exclui a hipótese de herpes neonatal.

Os recém-nascidos por via vaginal em mulheres que manifestam o *primeiro episódio* de herpes genital estão sob *risco muito elevado* de contrair a infecção pelo HSV. Devem ser cultivadas amostras da nasofaringe, da boca, da conjuntiva, do reto e do umbigo (alguns acrescentam os testes por PCR) no momento do parto e em 12 a 24 horas após o nascimento. Alguns também recomendam a realização de HSV-PCR do sangue. Determinados especialistas recomendam que esses recém-nascidos recebam um tratamento antecipatório com aciclovir por pelo menos 2 semanas, e outros recomendam tratar essas crianças se houver desenvolvimento de sinais ou se as culturas superficiais de 12 a 24 horas apresentarem resultados positivos. Os lactentes nascidos de mulheres com um histórico de *herpes genital recorrente* apresentam baixo risco de desenvolvimento de herpes neonatal. Neste contexto, os pais devem ser informados sobre os sinais e sintomas da infecção neonatal por HSV e devem ser instruídos a procurar cuidados médicos imediatamente ao primeiro indício de infecção. Quando a situação é duvidosa, as crianças devem ser avaliadas e testadas por meio de cultura de superfície (e PCR) para herpes neonatal, bem como com PCR do sangue *e* liquor; deve-se iniciar aciclovir IV até que os resultados da cultura e do PCR sejam negativos ou até que outra explicação tenha sido encontrada para os sinais e sintomas.

A infecção genital recorrente por HSV pode ser evitada pelo uso diário de aciclovir, valaciclovir ou fanciclovir orais e esses medicamentos têm sido utilizados para prevenir a recorrência de herpes orofacial (labial) e cutâneo (*gladiatorum*). O aciclovir oral e intravenoso também tem sido utilizado para prevenir as infecções recorrentes por HSV em pacientes imunocomprometidos. Tem sido descrito que o uso de bloqueadores solares é eficaz na prevenção do herpes orofacial recorrente em pacientes com histórico de doença recorrente induzida pelo sol.

A bibliografia está disponível no GEN-io.

Capítulo 280

Vírus Varicela-Zóster*

Philip S. LaRussa, Mona Marin e Anne A. Gershon

O vírus varicela-zóster (VVZ) provoca infecções primárias, latentes e recorrentes. A infecção primária manifesta-se como varicela (catapora) e resulta no estabelecimento de uma infecção latente para toda a vida nos neurônios sensoriais ganglionares. A reativação da infecção latente causa o herpes-zóster (cobreiro). Embora ela geralmente se apresente como uma doença leve da infância, a varicela pode causar morbidade e mortalidade substanciais em crianças saudáveis. A morbidade e a mortalidade são mais elevadas em crianças imunocompetentes, adolescentes e adultos, bem como em indivíduos imunocomprometidos. A varicela predispõe a infecções graves por *Streptococcus* do grupo A e *Staphylococcus aureus*. Pessoas vacinadas podem ser acometidas por um tipo de doença clinicamente modificada (varicela *breakthrough*), geralmente com apresentação mais leve. A varicela e o herpes-zóster podem ser tratados com fármacos antivirais. A doença clínica primária pode ser prevenida por meio de imunização com vacina de VVZ vivo atenuado. Duas vacinas contra herpes-zóster estão disponíveis para pessoas com 50 anos ou mais, para aumentar sua imunidade ao VVZ e prevenir o herpes-zóster e sua principal complicação, a neuralgia pós-herpética dolorosa. Uma delas é uma vacina com adjuvante de subunidade recombinante (não viva); e a outra, uma vacina viva que contém a mesma cepa de VZV usada na vacina contra varicela, mas com maior potência.

*Os resultados e conclusões deste relatório são de responsabilidade dos autores e não representam necessariamente a posição oficial dos Centers for Disease Control and Prevention, US Department of Health and Human Services.

ETIOLOGIA

O VVZ é um herpes-vírus humano neurotrópico semelhante ao herpes-vírus simples. Esses vírus encapsulados contêm genomas de DNA de cadeia dupla que codificam mais de 71 proteínas, inclusive aquelas que são alvo de imunidade celular e humoral.

EPIDEMIOLOGIA

Antes da introdução da vacina contra a varicela em 1995, a varicela era uma infecção transmissível quase universal da infância nos EUA. A maioria das crianças era infectada por volta dos 10 anos e menos de 5% dos adultos permanecia suscetível. Esse padrão de infecção em idades mais jovens permanece característico em todos os países de clima temperado. Em regiões tropicais, por outro lado, as crianças adquirem varicela em idades mais avançadas e uma proporção maior de adultos jovens permanece suscetível, levando a uma proporção maior de casos que ocorrem entre os adultos. Nos EUA, antes da introdução da vacina contra a varicela, epidemias de varicela ocorriam anualmente no inverno e na primavera, e todos os anos havia cerca de 4 milhões de casos de varicela, 11.000 a 15.000 hospitalizações e 100 a 150 mortes. A varicela é mais grave em lactentes jovens, adultos e indivíduos imunocomprometidos, que apresentam maiores taxas de complicações e mortes do que crianças saudáveis. Nas residências, a transmissão do VVZ para indivíduos suscetíveis ocorre a uma taxa de 65 a 86%; o contato mais casual, como ocorre nas salas de aula de escolas, está associado a taxas mais baixas de transmissão entre crianças suscetíveis. Indivíduos com varicela tornam-se contagiosos 24 a 48 h antes que a erupção cutânea seja evidente e permanecem assim até as vesículas formarem uma crosta, geralmente 3 a 7 dias após o início da erupção cutânea. Isso consiste em evidências de que o VVZ é transmitido por aerossolização de vírus em lesões cutâneas; a disseminação das secreções orofaríngeas pode ocorrer, mas em uma extensão muito menor. Indivíduos suscetíveis também podem adquirir varicela após o contato próximo e direto com adultos ou crianças acometidos por herpes-zóster, novamente via aerossolização do vírus em lesões de pele.

Desde o início do programa de vacinação contra varicela em 1996, houve um substancial declínio na morbidade e na mortalidade por varicela nos EUA. Por volta de 2006, antes do início do programa de dose dupla, a vacinação com dose única havia alcançado 90% de cobertura, e a incidência de varicela havia diminuído 90 a 91% desde 1995 em locais onde uma vigilância ativa estava sendo conduzida; as hospitalizações por varicela diminuíram 84% desde os anos pré-vacina. As mortes relacionadas com a varicela diminuíram 88% de 1990 a 1994 a 2005 a 2007; entre os indivíduos com menos de 20 anos, houve um declínio de 97% no número de mortes. Declínios na morbidade e na mortalidade foram observados em todas as faixas etárias, inclusive em crianças com menos de 12 meses que não eram elegíveis para a vacinação, o que indica proteção contra a exposição por um efeito indireto da vacinação. Embora a incidência específica por idade tenha diminuído em todas as faixas etárias, a idade média no momento da infecção aumentou e os casos passaram a surgir predominantemente entre crianças de anos mais avançados nas escolas primárias, em vez de crianças em idade pré-escolar. Essa mudança na epidemiologia da varicela destaca a importância de oferecer a vacina para todas as crianças, adolescentes e adultos suscetíveis. A ocorrência contínua de surtos e infecções *breakthrough* em ambientes amplamente cobertos pela vacina contra varicela em dose única, juntamente à evidência de que a dose única é somente cerca de 85% eficaz contra todas as varicelas, motivou a adoção, em 2006, de um programa de vacinação contra varicela na infância com base em uma rotina de dose dupla, com vacinação de reforço para todos os indivíduos que não apresentaram evidências de imunidade. Entre 2006 e 2014, a incidência de varicela diminuiu ainda mais em aproximadamente 85% e menos surtos foram relatados; as hospitalizações relacionadas com a varicela também caíram 38% durante o período de 2 doses (até 2012). No geral, a incidência de varicela nos anos anteriores à vacina diminuiu 97%, e as hospitalizações 93% até 2014 e 2012, respectivamente.

O **herpes-zóster** é causado pela reativação do VVZ latente. Ele não é comum na infância e não apresenta incidência de variação sazonal. O herpes-zóster não é causado pela exposição a pacientes com varicela; na verdade, em indivíduos acometidos por uma infecção anterior, a exposição à varicela intensifica a resposta imune mediada por células contra o VVZ e diminui a probabilidade de reativação do vírus latente. O risco de indivíduos com história clínica de varicela adquirirem herpes-zóster durante a vida é de no mínimo 30%, sendo que 75% dos casos ocorrem após os 45 anos. O herpes-zóster é muito raro em crianças saudáveis com menos de 10 anos, com exceção das crianças infectadas com VVZ no útero ou ao longo do primeiro ano de vida, que têm maior risco de desenvolver herpes-zóster nos primeiros anos de vida. Em crianças, o herpes-zóster tende a ser mais leve do que em adultos, é associado a menor frequência à dor aguda e, em geral, não provoca neuralgia pós-herpética em crianças saudáveis. No entanto, em crianças em tratamento com terapias imunossupressoras contra uma malignidade ou outras doenças e naquelas infectadas pelo HIV, o herpes-zóster ocorre com maior frequência, geralmente múltiplas vezes, e pode ser grave. O VVZ atenuado na vacina contra varicela pode estabelecer uma infecção latente e se reativar como herpes-zóster. No entanto, as evidências atuais indicam que o risco de um desenvolvimento posterior de herpes-zóster é menor após a vacinação do que depois de uma infecção natural por VVZ entre crianças saudáveis e imunocomprometidas. Embora a vacina Oka do tipo VZV seja atenuada, a gravidade do zóster causada pela cepa Oka parece ser semelhante à causada pelo VVZ do tipo natural ou selvagem; alguns relatórios indicaram características clínicas mais leves entre os receptores da vacina, mas sem serem estatisticamente significativos. Crianças vacinadas que desenvolvem herpes-zóster podem adquirir a doença em consequência da vacinação ou do contato com um tipo selvagem de VVZ, devido a varicela *breakthrough* ou infecção subclínica de alguns vacinados com VVZ do tipo selvagem, ocorrendo em algum momento após a imunização.

PATOGÊNESE

A infecção primária (varicela) resulta da inoculação do vírus sobre a mucosa do trato respiratório superior e do tecido linfoide das amígdalas. Durante a parte inicial do período de incubação de 10 a 21 dias, o vírus replica-se no tecido linfoide local e espalha-se para os linfócitos T, causando uma viremia que libera o vírus à pele, onde a imunidade inata controla a replicação do VVZ, por alguns dias. Depois que a imunidade inata é superada na pele, lesões cutâneas generalizadas desenvolvem-se à medida que o período de incubação termina. Respostas imunes adaptativas do hospedeiro, especialmente imunidade celular, limitam a replicação viral e levam à recuperação da infecção. Na criança imunocomprometida, a falha da imunidade adaptativa, especialmente as respostas imunes celulares, resulta em replicação viral contínua que pode levar a infecção prolongada e/ou disseminada com complicações resultantes de infecção nos pulmões, fígado, cérebro e outros órgãos. A infecção latente desenvolve-se durante o período de incubação ou durante a própria doença. O VVZ é transportado de maneira retrógrada através dos axônios sensoriais para os gânglios da raiz dorsal, em toda a medula espinal e para os gânglios do nervo craniano. A latência também pode se desenvolver a partir da viremia, infectando os gânglios dos nervos espinal e craniano, bem como os gânglios autonômicos que não se projetam para a pele, como o sistema nervoso entérico do intestino. A latência do VVZ ocorre apenas nos neurônios ganglionares. A posterior **reativação** do vírus latente provoca o **herpes-zóster**, uma erupção vesicular que normalmente apresenta distribuição que se relaciona com os dermátomos. A reativação do VVZ também pode ocorrer sem erupção cutânea; são exemplos dor dermatômica unilateral, sem erupção cutânea (***zoster sine herpete***), meningite asséptica e doença gastrintestinal (zóster entérico). Durante o herpes-zóster, alterações necróticas podem ser produzidas nos neurônios e células-satélites circundantes nos gânglios associados. As lesões cutâneas de varicela e herpes-zóster têm histopatologia idêntica, e o VVZ infeccioso está presente em ambos. A varicela provoca imunidade humoral e mediada por células altamente protetora contra reinfecção sintomática. A supressão da imunidade mediada por células ao VVZ correlaciona-se com um risco aumentado de reativação do VVZ como herpes-zóster.

MANIFESTAÇÕES CLÍNICAS

A varicela é uma doença febril aguda com erupções cutâneas que era comum em crianças nos EUA antes do programa universal de vacinação infantil. Ela tem gravidade variável, mas costuma ser autolimitada. Ela pode estar associada a complicações graves, como superinfecções por *Staphylococcus* e *Streptococcus* do grupo A, pneumonia, encefalite, distúrbios hemorrágicos, infecção congênita e infecção perinatal com risco à vida. O herpes-zóster, incomum em criança, provoca sintomas cutâneos localizados, mas pode se difundir em pacientes imunocomprometidos.

Varicela em indivíduos não vacinados

A doença geralmente começa 14 a 16 dias depois da exposição, embora o período de incubação possa variar de 10 a 21 dias. A varicela subclínica é rara; quase todos os indivíduos suscetíveis expostos apresentam erupção cutânea, embora possa ser tão leve em alguns casos que passe despercebida. Sintomas prodrômicos podem estar presentes, sobretudo em crianças mais velhas e em adultos. Febre, mal-estar, anorexia, cefaleia e ocasionalmente dor abdominal leve podem ocorrer 24 a 48 h antes do surgimento da erupção cutânea. A temperatura geralmente se eleva a 37,8 a 38,9°C, mas pode chegar a 41,1°C; a febre e outros sintomas sistêmicos costumam desaparecer dentro de 2 a 4 dias depois do início da erupção cutânea.

Em geral, as lesões causadas pela varicela aparecem em primeiro lugar no couro cabeludo, na face ou no tronco. O exantema inicial consiste em máculas eritematosas intensamente pruriginosas que evoluem a um estágio papular para formar vesículas claras e preenchidas com fluido. O turvamento e a umbilicação das lesões começam após 24 a 48 horas. Enquanto as lesões iniciais formam crostas, novas lesões formam-se no tronco e, em seguida, nas extremidades; a presença simultânea de lesões em várias fases de evolução é característica da varicela (Figura 280.1). A distribuição da erupção é predominantemente central ou centrípeta, com a maior concentração no tronco e na porção proximal das extremidades. Lesões ulcerativas envolvendo a mucosa da orofaringe e da vagina também são comuns; muitas crianças têm lesões vesiculares nas pálpebras e na conjuntiva, mas o envolvimento da córnea e doenças oculares graves são raros. O número médio de lesões por varicela aproxima-se de 300, mas crianças saudáveis podem ter desde menos de 10 até mais de 1.500 lesões. Em casos resultantes de disseminação familiar secundária e em crianças mais velhas, geralmente há maior número de lesões, e novas lesões podem continuar a se desenvolver por mais de 7 dias. O exantema pode ser muito mais extenso em crianças com doenças de pele, como eczema ou queimaduras solares recentes. A hipopigmentação ou a hiperpigmentação da região da lesão persistem por dias ou semanas em algumas crianças, mas a formação de cicatrizes graves é incomum, exceto se as lesões foram infectadas de modo secundário.

O diagnóstico diferencial de varicela inclui erupções cutâneas vesiculares causadas por outros agentes infecciosos, como o herpes-vírus simples, o enterovírus, a varíola símia, a varíola por riquétsia e o *S. aureus*, reações aos medicamentos, herpes-zóster disseminado, dermatite de contato e picadas de insetos (especialmente no caso da varicela *breakthrough*). A varicela grave foi a doença mais comumente confundida com varíola antes da erradicação da varíola.

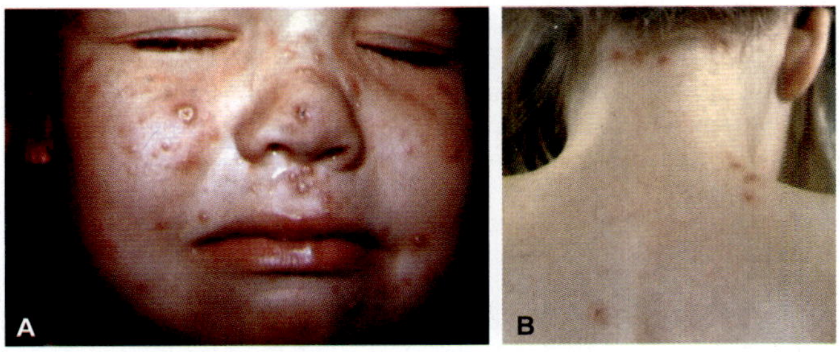

Figura 280.1 **A.** Em pessoas não vacinadas, as lesões de varicela apresentam uma distribuição característica de "vesículas" ou manifestam-se em agrupamentos; a presença simultânea de lesões em várias fases de evolução é característica. **B.** As lesões de varicela *breakthrough* são predominantemente maculopapulares e a presença de vesículas é menos comum; a doença costuma ser mais leve, com menos que 50 lesões. (**A.** *Cortesia dos Centers for Disease Control and Prevention [CDC];* **B.** *Cortesia do CDC e do Dr. John Noble, Jr.)*

Erupções cutâneas variceliformes em indivíduos vacinados

As erupções cutâneas variceliformes que ocorrem após a vacinação podem resultar do VVZ tipo selvagem, do VVZ da cepa da vacina ou de outras etiologias (p. ex., picadas de insetos, vírus Coxsackie). Durante 0 a 42 dias após a vacinação, a probabilidade de erupção cutânea a partir do VVZ tipo selvagem ou da cepa da vacina varia de acordo com o estágio do programa de vacinação dos países. Nos estágios iniciais dos programas de vacinação, a erupção cutânea dentro de 1 a 2 semanas ainda é causada com maior frequência pelo VVZ do tipo selvagem, refletindo o fato de que a exposição à varicela antes da vacinação poderia oferecer proteção. A erupção cutânea que ocorre 14 a 42 dias após a vacinação resulta tanto de cepas da vacina quanto do tipo selvagem, refletindo, respectivamente, exposição e infecção antes da proteção da vacinação ou um evento adverso da vacinação (erupção cutânea associada à vacina). Tendo em vista que o tipo selvagem da varicela continua a diminuir em consequência dos programas de vacinação, a circulação do VVZ também irá diminuir, e as erupções cutâneas no intervalo de 0 a 42 dias após a vacinação serão causadas com menor frequência pelo VVZ do tipo selvagem. Já foi observada a disseminação do tipo de vacina VVZ, de um vacinado com lesões de pele, mas é rara. A doença resultante nos contatos mostra-se assintomática ou extremamente leve, com apenas algumas lesões vesiculares. A reversão clínica do vírus da vacina para virulência não foi descrita.

A **varicela *breakthrough*** é uma doença que ocorre em indivíduos vacinados, estabelecendo-se mais de 42 dias antes do início da erupção cutânea e sendo causada por um vírus do **tipo selvagem**. Uma dose da vacina contra varicela é 98% eficaz na prevenção da varicela moderada e grave e 82% (intervalo de confiança [IC] de 95% : 79 a 85%; intervalo: 44 a 100%) eficaz na prevenção de todas as doenças decorrentes da exposição ao VVZ do tipo selvagem. Isso significa que, após uma exposição próxima ao VVZ, como pode ocorrer em um ambiente familiar ou em um contexto de surto em escola ou creche, cerca de uma a cada cinco crianças que receberam uma dose de vacina pode apresentar varicela *breakthrough*. A exposição de crianças previamente imunizadas ao VVZ também pode resultar em infecção assintomática. A erupção cutânea na doença tipo *breakthrough* é frequentemente atípica e predominantemente maculopapular; as vesículas são vistas com menor frequência. De modo geral, a doença é leve, com menos que 50 lesões, menor duração da erupção cutânea, menor número de complicações e pouca ou nenhuma febre. No entanto, aproximadamente 25 a 30% dos casos de *breakthrough* nos vacinados que receberam uma dose não são leves, com características clínicas mais semelhantes às da infecção do tipo selvagem. Os casos de varicela *breakthrough* são, em geral, **menos contagiosos** do que as infecções do tipo selvagem em contextos de ambientes familiares, mas a capacidade de contágio varia proporcionalmente com o número de lesões; os casos típicos de *breakthrough* (< 50 lesões) têm cerca de um terço da capacidade de contágio da doença em casos não vacinados, enquanto os casos de *breakthrough* com ≥ 50 lesões são tão contagiosos quanto os casos do tipo selvagem. Consequentemente, as crianças com varicela *breakthrough* devem ser consideradas potencialmente infecciosas e afastadas da escola até que as lesões tenham formado crostas ou, se não houver a presença de vesículas, até que não haja a formação de novas lesões. Registrou-se a ocorrência de transmissões a partir de casos de varicela *breakthrough* em ambientes domésticos, creches e escolas.

Duas doses da vacina contra varicela fornecem melhor proteção do que um esquema de uma dose. Um ensaio clínico estimou a eficácia da vacina em duas doses para prevenir todas as doenças em 98%; a estimativa é de 92% (IC 95%: 88 a 95%; intervalo: 84 a 98%) nas condições da prática clínica diária. A instituição de duas doses rotineiramente nos EUA reduziu substancialmente os surtos escolares que estavam ocorrendo entre crianças que receberam apenas uma dose. Casos inovadores foram relatados entre vacinas de duas doses; no entanto, os receptores de duas doses da vacina contra varicela são menos propensos a ter doença inovadora do que aqueles que receberam uma dose. Além disso, os dados sugerem que a varicela inovadora pode ser ainda mais atenuada entre os receptores da vacina em duas doses.

Varicela neonatal

A mortalidade é particularmente elevada em recém-nascidos de mães suscetíveis que contraíram varicela em torno do momento do parto. Crianças cujas mães demonstram varicela entre 5 dias antes e 2 dias depois do parto estão em alto risco de contrair varicela grave. Essas crianças adquirem a infecção pela via transplacentária como resultado de viremia materna, o que pode ocorrer até 48 horas antes do início da erupção cutânea materna. A erupção cutânea da criança geralmente ocorre entre o fim da primeira semana e o início da segunda semana de vida (embora o início possa ser tão rápido quanto em 2 dias). Como a mãe ainda não desenvolveu uma resposta de anticorpos significativa, a criança recebe uma grande dose de vírus sem o efeito moderador do anticorpo anti-VVZ materno. Se a mãe demonstrar varicela mais de 5 dias antes do parto, ela ainda pode passar o vírus para o futuro recém-nascido, mas a infecção é atenuada devido à transmissão de anticorpos maternos específicos para o VVZ através da placenta. Esse efeito moderador dos anticorpos maternos estará presente se o parto ocorrer após cerca de 30 semanas de gestação, quando a imunoglobulina materna (Ig) G consegue atravessar a placenta em quantidades significativas. *As recomendações para o uso de imunoglobulina varicela-zóster (VZIG) humana diferem com base no momento em que o bebê é exposto à varicela.* Recém-nascidos cujas mães desenvolvem varicela entre 5 dias antes e 2 dias depois do parto devem receber VZIG o mais rápido possível. Embora a varicela neonatal possa ocorrer em cerca de metade dessas crianças mesmo após a administração de VZIG, ela é geralmente mais leve do que na ausência de VZIG. Todos os prematuros nascidos com menos que 28 semanas de gestação de mãe com varicela ativa no momento do parto (mesmo se a erupção cutânea materna estiver presente há mais que 1 semana) devem receber VZIG. Se a VZIG não estiver disponível, uma imunoglobulina intravenosa (IVIG) pode fornecer alguma proteção, embora os títulos de anticorpos específicos contra a varicela possam variar de lote para lote. Como a varicela adquirida no período perinatal pode pôr a vida em risco, deve-se tratar a criança com aciclovir (10 mg/kg a cada 8 h IV) quando as lesões se desenvolvem. Alguns especialistas consideram iniciar um tratamento com aciclovir oral em crianças que receberam VZIG. A varicela neonatal também pode decorrer da exposição pós-parto de uma criança cuja mãe que era suscetível ao VVZ, embora a frequência de complicações diminua rapidamente nas semanas após o nascimento. As recomendações de administração de VZIG para essas crianças são apresentadas na seção de profilaxia pós-exposição. Os recém-nascidos com varicela adquirida na comunidade que apresentam varicela grave, especialmente aqueles que têm complicações, como pneumonia, hepatite ou encefalite, também devem receber tratamento com aciclovir por via intravenosa (IV) (10 mg/kg a cada 8 horas). Crianças com varicela neonatal que recebem terapia antiviral imediata apresentam um excelente prognóstico.

Síndrome da varicela congênita

A transmissão intrauterina de VVZ é possível. No entanto, como a maioria dos adultos em climas temperados mostra-se imune, a ocorrência de gestações complicadas por varicela nesses contextos é incomum. Especialistas estimam que, quando gestantes contraem varicela no início da gravidez, até 25% dos fetos tornam-se infectados. Felizmente, a doença clinicamente aparente no recém-nascido é incomum: a síndrome da varicela congênita ocorre em cerca de 0,4% das crianças nascidas de mulheres que contraem varicela antes da 13ª semana de gestação e em aproximadamente 2% das crianças nascidas de mulheres com varicela entre a 13ª e a 20ª semana de gestação. Casos de síndrome de varicela congênita foram raramente relatados em recém-nascidos de mulheres infectadas após a 20ª semana de gestação, o mais tardio ocorrendo na 28ª semana de gestação. Antes da disponibilização da vacina contra varicela nos EUA, estima-se que 44 casos de síndrome de varicela congênita ocorriam a cada ano. A síndrome da varicela congênita caracteriza-se por cicatrizes cutâneas com distribuição tipo herpes-zóster; hipoplasia de membros e anormalidades no sistema neurológico (p. ex., microcefalia, atrofia cortical, convulsões e retardo mental), nos olhos (p. ex., coriorretinite, microftalmia e catarata), no sistema renal (p. ex., hidroureter e hidronefrose) e no sistema nervoso autônomo (bexiga neurogênica, disfunção da deglutição e pneumonia por aspiração). O baixo peso ao nascer é comum entre crianças com síndrome de varicela congênita. A maioria dos estigmas pode ser atribuída a uma lesão do sistema nervoso induzida pelo vírus, mas não há nenhuma explicação óbvia para o fato de que algumas regiões do corpo são preferencialmente infectadas durante a infecção fetal por VVZ. A lesão cutânea característica foi chamada de cicatriz, uma marca em zigue-zague de distribuição **dermatomal** frequentemente associada à atrofia do membro afetado (Figura 280.2). Muitas crianças com manifestações graves da síndrome da varicela congênita (atrofia e presença de cicatrizes em um membro) apresentam deficiências neurológicas significativas. Em outros casos, pode não haver anormalidades na pele ou nos membros, mas o recém-nascido pode apresentar cataratas ou até mesmo uma ampla aplasia de todo o cérebro.

Há raros relatos de casos de anormalidades fetais após o desenvolvimento de herpes-zóster na mãe, mas não foi esclarecido se esses casos realmente representam a síndrome da varicela congênita. A síndrome congênita adquirida como resultado de herpes-zóster materno, se ocorrer, é extremamente rara. O herpes-zóster materno foi associado à síndrome da varicela congênita típica em um caso, mas a mãe apresentava herpes-zóster disseminado (na 12ª semana de gestação).

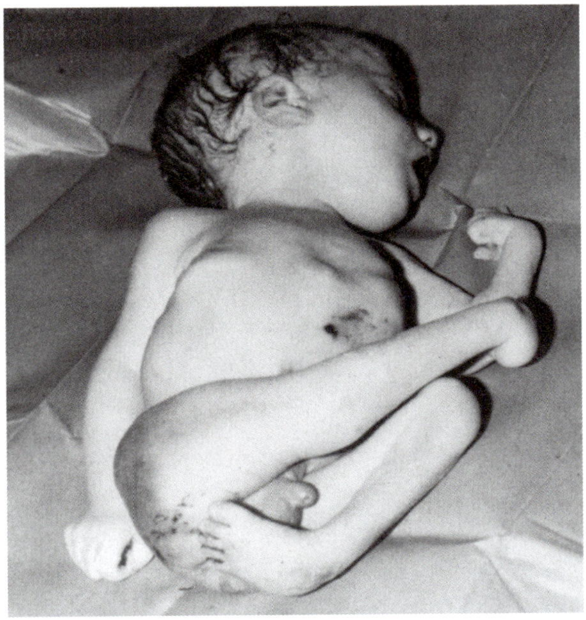

Figura 280.2 Recém-nascido com síndrome de varicela congênita. O recém-nascido apresenta malformações graves em ambos os membros inferiores e marcas de cicatrizes sobre o abdome esquerdo.

O diagnóstico de fetopatia por VVZ é feito principalmente com base na história de varicela gestacional combinada com a presença de anormalidades características no recém-nascido. O vírus não pode ser cultivado a partir do recém-nascido acometido, mas o DNA viral pode ser detectado em amostras de tecido por reação em cadeia da polimerase (PCR). Como muitos bebês com síndrome de varicela congênita desenvolvem zóster antes de 1 ano, é possível isolar o VVZ dessa erupção cutânea. Alternativamente, o diagnóstico pode ser dado por meio do uso da PCR para identificar o DNA do VVZ, no líquido vesicular ou em crostas de lesões zóster, em uma criança. Detecta-se o anticorpo IgM específico para o VVZ na amostra de sangue do cordão umbilical em alguns bebês, embora o título de IgM caia rapidamente no período pós-parto e possa ser inespecificamente positivo. Amostragem de vilosidades coriônicas e coleta de sangue fetal para a detecção de DNA, vírus ou anticorpo viral têm sido utilizadas na tentativa de diagnosticar infecção fetal e embriopatia. A utilidade desses testes para manejo e aconselhamento de pacientes não foi definida. Como esses testes podem não distinguir entre infecção e doença, sua utilidade pode ser principalmente a de tranquilizar quando o resultado é negativo. A ultrassonografia pode ser útil para tentar identificar a atrofia dos membros, comum na síndrome da varicela congênita. Um título persistentemente positivo de anticorpos contra o VVZ IgG, entre 12 e 18 meses, é um indicador confiável de infecção pré-natal na criança assintomática, assim como o desenvolvimento de zóster no 1º ano de vida sem evidência de infecção pós-natal.

A VZIG tem frequentemente sido administrada à mãe suscetível exposta à varicela para modificar a gravidade da doença materna; é incerto se essa medida modifica a infecção no feto, embora algumas evidências sugiram que ela pode ser benéfica também para o feto. Da mesma maneira, o tratamento com aciclovir pode ser administrado à mãe com varicela grave. Um registro prospectivo do uso do aciclovir no primeiro trimestre de gestação demonstrou que a ocorrência de defeitos no nascimento se aproxima à ocorrência encontrada na população em geral. O aciclovir é um fármaco de classe B para a gravidez e deve ser considerado quando o benefício para a mãe superar o risco potencial para o feto. A eficácia do tratamento da mulher grávida com aciclovir para evitar ou modificar a gravidade da varicela congênita não é conhecida, mas seu uso deve ser considerado para proteger a mãe da forma grave da doença. Como os danos causados pela infecção fetal por VVZ não progridem no período pós-parto, o tratamento antiviral de recém-nascidos com síndrome de VVZ congênita não é indicado.

COMPLICAÇÕES

As complicações da infecção por VZV (varicela ou zóster) ocorrem mais comumente em pacientes imunocomprometidos. Em crianças saudáveis, a presença de hepatite leve por varicela é relativamente comum. Uma trombocitopenia leve ocorre em 1 a 2% das crianças com varicela e pode estar associada a petéquias. Púrpura, vesículas hemorrágicas, hematúria e hemorragia gastrintestinal são complicações raras que podem ter consequências graves. Outras complicações da varicela, algumas delas raras, são ataxia cerebelar aguda, encefalite, pneumonia, nefrite, síndrome nefrótica, síndrome hemolítico-urêmica, artrite, miocardite, pericardite, pancreatite, orquite e necrose aguda da retina. Uma redução no número e nas taxas de complicações relacionadas com a varicela é vista com o uso da vacina. Relatos de complicações graves relacionadas com a varicela em indivíduos vacinados (*breakthrough*) têm sido raros (meningite, pneumonia, mielite transversa aguda, encefalite [um caso fatal em uma criança aparentemente imunocompetente] e sepse). Casos fatais de varicela *breakthrough* podem ocorrer entre indivíduos saudáveis, mas os casos parecem ser mais comuns entre pessoas imunocomprometidas que geralmente não são recomendadas para receber a vacina contra varicela.

A redução no número de hospitalizações e mortes relacionadas com varicela nos EUA desde a implementação do programa de vacinação contra varicela fornece provas de que a vacina contra varicela reduz as complicações graves da varicela. Cerca de 105 mortes (com a varicela sendo a causa básica da morte) ocorriam anualmente nos EUA antes da introdução da vacina contra varicela; no período de 2008-2011, o número médio anual de mortes por varicela foi 17. Nas eras pré e pós-vacina, a maioria das mortes (> 80%) ocorreu entre pessoas sem doenças preexistentes de alto risco.

Infecções bacterianas

Infecções bacterianas secundárias na pele, geralmente causadas por *Streptococcus* do grupo A e *S. aureus*, podem ocorrer em crianças com varicela. Elas variam de impetigo a celulite, linfadenite e abscessos subcutâneos. A manifestação precoce da infecção bacteriana secundária é o eritema da base de uma vesícula nova. O recrudescimento da febre 3 a 4 dias após o exantema inicial também pode indicar uma infecção bacteriana secundária. A varicela é um fator de risco bem descrito para infecções invasivas graves causadas por *Streptococcus* do grupo A, que podem ter um resultado fatal. As infecções mais invasivas, como varicela gangrenosa, sepse bacteriana, pneumonia, artrite, osteomielite, celulite e fascite necrosante, contribuem para grande parte da morbidade e da mortalidade da varicela em crianças saudáveis. Doenças mediadas por toxina bacteriana (p. ex., síndrome do choque tóxico) também podem complicar a varicela. A redução substancial no número de infecções bacterianas invasivas relacionadas com a varicela é associada ao uso da vacina contra varicela.

Encefalite e ataxia cerebelar

A encefalite (um em cada 50.000 casos de varicela em crianças não vacinadas) e a ataxia cerebelar aguda (um em cada 4.000 casos de varicela em crianças não vacinadas) são complicações neurológicas da varicela bem descritas. A morbidade decorrente de complicações no sistema nervoso central (SNC) é maior entre pacientes com menos de 5 e mais de 20 anos. A meningoencefalite caracteriza-se por rigidez na nuca, consciência alterada e convulsões. Os pacientes com ataxia cerebelar apresentam um início gradual de distúrbios na marcha, nistagmo e fala enrolada. Os sintomas neurológicos geralmente começam 2 a 6 dias após o início da erupção cutânea, mas podem ocorrer durante o período de incubação ou após a resolução da erupção. Normalmente, a recuperação clínica é rápida, ocorrendo dentro de 24 a 72 horas e costuma ser completa. Embora a encefalite hemorrágica grave análoga à causada pelo herpes-vírus simples seja muito rara em crianças com varicela, as consequências assemelham-se às da encefalite por herpes. A síndrome de Reye (disfunção hepática com hipoglicemia e encefalopatia) associada à varicela e outras doenças virais, como influenza, é rara, agora que os salicilatos não são mais utilizados como antipiréticos nessas situações (Capítulo 384).

Pneumonia

A pneumonia por varicela é uma complicação grave que responde pela maior parte das elevadas morbidade e mortalidade da varicela em adultos e outras populações de alto risco, mas a pneumonia também pode complicar a varicela em crianças pequenas. Os sintomas respiratórios, que podem ser tosse, dispneia, cianose, dor torácica pleurítica e hemoptise, geralmente se iniciam dentro de 1 a 6 dias após o início da erupção cutânea. O tabagismo foi descrito como um fator de risco para a varicela grave complicada por pneumonia. A frequência da pneumonia por varicela pode ser maior em parturientes.

Varicela progressiva

A varicela progressiva com envolvimento visceral, coagulopatia, hemorragia grave e desenvolvimento contínuo de lesões vesiculares após 7 dias é uma complicação grave da infecção primária por VVZ. A dor abdominal intensa, que pode refletir o envolvimento de gânglios linfáticos mesentéricos ou do fígado, ou o aparecimento de vesículas hemorrágicas em adolescentes e adultos saudáveis, crianças imunocomprometidas, gestantes e recém-nascidos, podem anunciar a forma grave e potencialmente fatal da doença. Embora rara em crianças saudáveis, o risco da varicela progressiva é maior em crianças com imunodeficiências celulares congênitas e naquelas com malignidades, sobretudo se um tratamento quimioterápico e especialmente corticosteroides tiverem sido dados durante o período de incubação e a contagem absoluta de linfócitos for abaixo de 500 células/$\mu\ell$. A taxa de mortalidade de crianças que contraíram varicela enquanto recebiam tratamento contra uma malignidade e que não foram tratadas com terapia antiviral é próxima de 7%. As mortes relacionadas com varicela geralmente ocorrem dentro de 3 dias após o diagnóstico de pneumonia por varicela. As crianças que adquirem varicela por meio de um transplante de órgãos também estão em risco para a infecção progressiva por VVZ. Crianças submetidas a corticoterapias sistêmicas ou inaladas de baixa dose a longo prazo não são consideradas como em maior risco para a varicela grave, mas a ocorrência de varicela progressiva é possível em pacientes que receberam doses elevadas de corticosteroides. Há relatos de casos em pacientes que receberam corticosteroides inalatórios, bem como em pacientes asmáticos que receberam vários ciclos de curta duração de corticoterapia sistêmica. Achados clínicos incomuns de varicela, como lesões que desenvolvem aparência hiperqueratósica e formação continuada de novas lesões durante semanas ou meses, foram descritos em crianças com infecção pelo HIV em fase final e não tratada. A imunização de crianças infectadas pelo HIV que apresentavam uma porcentagem de linfócito T $CD4^+ \geq 15\%$, assim como de crianças com leucemia e tumores de órgãos sólidos que se encontravam em remissão e cuja quimioterapia pôde ser interrompida por 2 semanas em torno do momento da imunização ou havia sido concluída, reduziu a frequência da doença grave. Além disso, desde o início do programa universal de imunização nos EUA, muitas crianças que posteriormente na vida se tornariam imunocomprometidas por causa da doença ou do tratamento ficaram protegidas antes que ocorresse a imunossupressão. Ademais, como resultado da redução na incidência de varicela, crianças imunocomprometidas têm menor suscetibilidade de serem expostas à varicela.

Herpes-zóster

O herpes-zóster manifesta-se como lesões vesiculares agrupadas dentro de um ou, mais raramente, dois dermátomos adjacentes (Figura 280.3). Nos idosos, o herpes-zóster normalmente começa com uma dor ardente, seguida por aglomerados de lesões cutâneas em um padrão de dermátomos. Quase metade dos idosos com herpes-zóster apresenta complicações; a complicação mais frequente é a neuralgia pós-herpética, uma condição dolorosa que afeta os nervos mesmo com a resolução das lesões cutâneas. Aproximadamente 4% dos pacientes apresentam um segundo episódio de herpes-zóster; três ou mais episódios são raros. Ao contrário do herpes-zóster em adultos, o herpes-zóster em crianças raramente é associado a dor localizada, hiperestesia, prurido, febre baixa ou complicações. Em crianças, a erupção cutânea é leve, com novas lesões aparecendo durante alguns dias (Figura 280.4), os sintomas de neurite aguda são reduzidos e a resolução completa ocorre geralmente dentro de 1 a 2 semanas. Ao contrário dos adultos, a neuralgia pós-herpética mostra-se incomum em crianças. Maior risco de adquirir herpes-zóster no início da infância foi descrito para crianças que adquirem a infecção por VVZ no útero ou no primeiro ano de vida.

Crianças imunocomprometidas podem apresentar uma forma mais grave de herpes-zóster, semelhante à situação em adultos, como a neuralgia pós-herpética. Os pacientes imunocomprometidos também podem

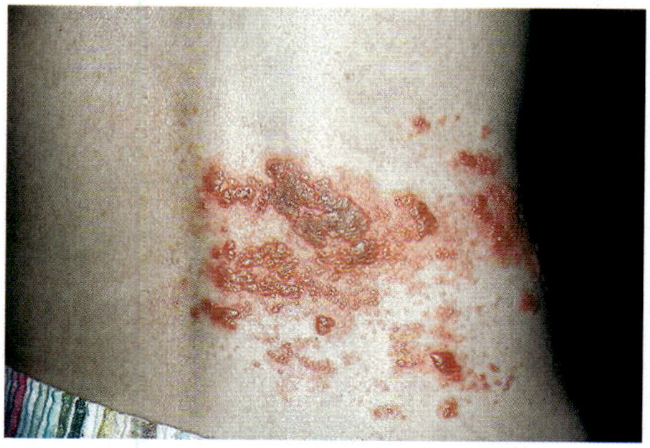

Figura 280.3 Herpes-zóster envolvendo o dermátomo lombar. *(De Mandell GL, Bennett JE, Dolin R (Eds.).* Principles and practice of infectious diseases, *6. ed. Philadelphia: Elsevier, 2005. p. 1.783.)*

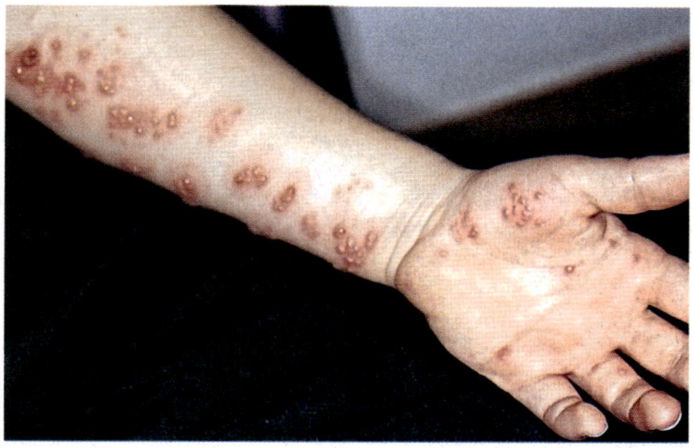

Figura 280.4 Vários grupos de bolhas ao longo do membro superior de uma criança com herpes-zóster. *(De Weston WL, Lane AT, Morelli JG.* Color textbook of pediatric dermatology, *3. ed. Philadelphia: Mosby, 2002.)*

apresentar uma doença cutânea disseminada que se assemelha à varicela, com ou sem erupção cutânea dermatomal inicial, além de uma disseminação visceral com pneumonia, hepatite, encefalite e coagulopatia intravascular disseminada. Crianças intensamente imunocomprometidas, sobretudo aquelas com infecção avançada pelo HIV, podem apresentar doenças cutâneas incomuns, crônicas ou recidivantes, retinite ou doença do SNC sem erupção cutânea. A constatação de que crianças vacinadas acometidas por leucemia apresentam menor risco de herpes-zóster do que crianças que tiveram varicela sugere que o vírus da vacina apresenta menor frequência de reativação do que o VVZ do tipo selvagem. Um estudo de crianças vacinadas infectadas pelo HIV não encontrou nenhum caso de zóster 4,4 anos após a imunização, o que foi significativamente diferente da taxa em crianças que sofreram varicela. Os estudos realizados até o momento indicam que o risco de crianças saudáveis que receberam a vacina em dose única adquirirem herpes-zóster é menor do que o risco de crianças que tiveram varicela de tipo selvagem. São necessários muitos anos mais de acompanhamento para determinar se esse risco mais baixo é mantido entre pessoas mais velhas que estão em maior risco de adquirir herpes-zóster. O risco de crianças saudáveis adquirirem herpes-zóster após receberem a vacina contra varicela em dose dupla não foi avaliado.

DIAGNÓSTICO

A varicela e o herpes-zóster têm sido diagnosticados principalmente com base em sua aparência clínica. A avaliação laboratorial não tem sido considerada necessária para o diagnóstico ou o tratamento. No entanto, ao passo que a varicela reduziu para baixos níveis de incidência, a confirmação laboratorial tornou-se cada vez mais útil. A natureza atípica da varicela *breakthrough*, com maior proporção de erupções cutâneas papulares do que vesiculares, impõe desafios aos diagnósticos clínico e laboratorial.

A leucopenia é um quadro clínico comum durante as primeiras 72 horas após o início da erupção cutânea, seguido por linfocitose relativa e absoluta. Geralmente (75%), os resultados dos testes de função hepática também se apresentam ligeiramente elevados. Os pacientes com complicações neurológicas decorrentes da varicela ou os com herpes-zóster não complicado apresentam uma pleocitose linfocítica leve e um aumento leve a moderado no teor de proteínas do fluido cerebrospinal; em geral, a concentração de glicose no liquor é normal.

Muitas vezes, um diagnóstico laboratorial rápido de VVZ é importante para pacientes em alto risco e pode ser importante para o controle da infecção, especialmente nos casos de varicela *breakthrough*, cujas apresentações são leves e atípicas. A confirmação de uma infecção por VVZ pode ser realizada por muitos laboratórios em hospitais de referência e por todos os laboratórios de saúde estaduais. O VVZ pode ser rapidamente identificado por um ensaio de fluorescência direta de células de lesões cutâneas (fluido vesicular) em 15 a 20 min, por testes de amplificação por PCR (fluido vesicular, crostas) em horas ou dias, dependendo da disponibilidade, e por cultura rápida com coloração imunofluorescente específica (técnica de *shell-vial*) em 48 a 72 horas. Na ausência de vesículas ou crostas, raspados de lesões maculopapulares podem ser coletados para testes por PCR ou ensaios de fluorescência direta. O vírus ativo pode ser recuperado por meio de métodos de cultura de tecidos; tais métodos requerem conhecimentos específicos, e o vírus pode levar dias ou semanas para crescer. Dos testes disponíveis, o PCR é o mais sensível e possibilita diferenciar o tipo selvagem das cepas da vacina. O ensaio de fluorescência direta é específico e menos sensível do que o PCR, mas quando disponível torna possível um diagnóstico rápido. Embora células gigantes multinucleadas sejam detectadas por meio de colorações não específicas (esfregaço de Tzanck), elas têm pouca sensibilidade e não conseguem diferenciar entre VVZ e infecções pelo herpes-vírus simples. A identificação da cepa (genotipagem) pode distinguir o VVZ do tipo selvagem da cepa da vacina em crianças vacinadas; no entanto, a genotipagem está disponível apenas em laboratórios de referência especializados. Os testes laboratoriais de lesões não podem ser usados para fazer a distinção entre varicela e herpes-zóster disseminado. Os anticorpos IgG anti-VVZ podem ser detectados por meio de vários métodos, e um aumento de quatro vezes ou mais em anticorpos IgG é capaz de confirmar a presença de uma infecção aguda (embora isso requeira um atraso de 2 a 3 semanas para coletar uma amostra convalescente). No caso de indivíduos vacinados, os testes comercialmente disponíveis não são suficientemente sensíveis para serem sempre capazes de detectar anticorpos após a vacinação, e o aumento de quatro vezes no número de anticorpos IgG pode não ocorrer. Os testes para detecção de anticorpos IgG anti-VVZ também podem ser valiosos para determinar o estado imunológico de indivíduos cuja história clínica de varicela é desconhecida ou equívoca. No entanto, deve-se ter cuidado na interpretação dos testes de imunidade ao VVZ, especialmente em pacientes imunocomprometidos após uma exposição próxima ao VVZ. Devido à possibilidade de resultados falso-positivos, prefere-se confiar em informações clínicas em vez de laboratoriais e, em caso de dúvida, supor que o indivíduo é suscetível à varicela e prosseguir em conformidade. Os testes para anticorpos IgM anti-VVZ não são úteis para a confirmação ou o descarte de rotina da varicela, pois os métodos comercialmente disponíveis não são confiáveis e a cinética da resposta do IgM não foi bem definida. Ensaios confiáveis e específicos para a detecção de IgM anti-VVZ estão disponíveis em certos laboratórios de referência, como um ensaio de captura de IgM no laboratório nacional de VVZ dos Centers for Disease Control and Prevention (CDC). Os testes sorológicos não são úteis para o diagnóstico inicial de herpes-zóster, mas um grande aumento no título de IgG de um título convalescente, na presença de uma erupção cutânea atípica de herpes-zóster, é confirmatório. Como acontece com qualquer teste laboratorial, um teste negativo para varicela deve ser considerado no contexto da apresentação clínica. Os médicos devem usar o julgamento clínico para decidir sobre o melhor método de tratamento.

TRATAMENTO

O tratamento antiviral consegue modificar o curso da varicela e do herpes-zóster. A resistência aos fármacos antivirais é rara, mas pode ocorrer, principalmente em crianças com infecção pelo HIV e outras doenças imunocomprometedoras para as quais as frequentes recaídas às infecções por VVZ resultaram em vários ciclos de terapia antiviral. O foscarnete e o cidofovir podem ser úteis no tratamento de infecções por VVZ resistentes ao aciclovir, mas se recomenda a consulta de um especialista em doenças infecciosas.

Varicela

O único fármaco antiviral disponível na formulação líquida que está aprovado para o tratamento pediátrico da varicela é o aciclovir. Pelo perfil de segurança do aciclovir e por sua eficácia demonstrada no tratamento da varicela, o tratamento de crianças, adolescentes e adultos com varicela é aceitável. Entretanto, o aciclovir não é recomendado pela American Academy of Pediatrics como tratamento de rotina da varicela sem complicações em crianças saudáveis por causa do benefício marginal, do custo do medicamento e do baixo risco de complicações da varicela. A terapia oral com aciclovir (20 mg/kg/dose; máximo: 800 mg/dose) administrada como quatro doses/dia durante 5 dias pode ser usada para tratar varicela não complicada em indivíduos com alto risco de adquirir varicela moderada a grave: não gestantes com mais de 12 anos e pessoas com mais de 12 meses com doenças cutâneas ou pulmonares crônicas, aqueles que recebem um tratamento com corticosteroides por um curto prazo, de forma intermitente ou em aerossol, pacientes que recebem um tratamento a longo prazo com salicilatos e possíveis casos secundários entre os contatos domiciliares. Para que se obtenha o máximo de eficácia, o tratamento deve ser iniciado o mais cedo possível, de preferência dentro das 24 horas do início do exantema. Os benefícios clínicos são menores quando o tratamento é iniciado mais de 72 horas após o início do exantema. O tratamento com aciclovir não interfere na indução de imunidade ao VVZ. O aciclovir tem sido usado para tratar varicela em gestantes item *Síndrome da varicela congênita*. Alguns especialistas recomendam o uso de fanciclovir ou valaciclovir em crianças com mais idade capazes de engolir os comprimidos. Estes fármacos são altamente ativos contra o VVZ pelo mesmo mecanismo que o aciclovir e são mais bem absorvidos VO do que o aciclovir. O valaciclovir (20 mg/kg/dose; máximo: 1.000 mg/dose, administrado 3 vezes/dia durante 5 dias) está aprovado para o tratamento de varicela em crianças e adolescentes de 2 a < 18 anos, e tanto o valaciclovir quanto o fanciclovir são aprovados para o tratamento de herpes-zóster em adultos. A dose oral de valaciclovir em adulto é de 1 g, 3 vezes/dia. Os pacientes que recebem esses antivirais devem estar bem hidratados e, para uso prolongado, a função renal e a contagem de glóbulos brancos (especialmente neutrófilos) devem ser monitoradas com frequência. Os sintomas adversos comuns durante o tratamento com valaciclovir são neurológicos (dor de cabeça, agitação, tontura) e gastrintestinal (náuseas, dor abdominal).

A terapia intravenosa é indicada para o tratamento da forma grave da doença e de varicela em pacientes imunocomprometidos (mesmo se iniciado há mais de 72 horas a após o início da erupção cutânea). Qualquer paciente que apresente sinais de disseminação do VVZ, como pneumonia, hepatite grave, trombocitopenia ou encefalite, deve receber tratamento imediato. O tratamento com aciclovir IV (500 mg/m^2 a cada 8 horas) iniciado dentro das 72 horas após o desenvolvimento dos sintomas iniciais diminui a probabilidade de varicela progressiva e a disseminação visceral em pacientes de alto risco. O tratamento é continuado por 7 a 10 dias ou até que nenhuma nova lesão tenha aparecido no período de 48 horas. Não se aconselha atrasar o tratamento antiviral em indivíduos em alto risco até que seja evidente que a formação prolongada de novas lesões esteja ocorrendo, pois a disseminação visceral ocorre durante o mesmo período.

O VVZ resistente ao aciclovir foi identificado, principalmente, em crianças infectadas com HIV. Essas crianças podem ser tratadas com foscarnete IV (120 mg/kg/dia, com doses divididas a cada 8 horas durante até 3 semanas). A dose deve ser modificada na presença de insuficiência renal. Foram relatados casos de resistência ao foscarnete de uso prolongado. O cidofovir também é útil em tal situação. Devido ao perfil altamente tóxico do foscarnete e do cidofovir, esses dois fármacos devem ser iniciados em colaboração com um especialista em doenças infecciosas.

Herpes-zóster

Os fármacos antivirais são eficazes para o tratamento de herpes-zóster. Em adultos saudáveis, o aciclovir (800 mg VO, 5 vezes/dia durante 5 a 7 dias), o fanciclovir (500 mg VO, 3 vezes/dia durante 7 dias) e o valaciclovir (1.000 mg VO, 3 vezes/dia durante 7 dias) são capazes de reduzir a duração da doença e o risco de desenvolvimento de neuralgia pós-herpética. Em crianças saudáveis, o herpes-zóster é uma doença menos grave, normalmente sem a ocorrência de neuralgia pós-herpética. Portanto, o tratamento do herpes-zóster sem complicações na criança com base em um agente antiviral pode não ser sempre necessário, embora alguns especialistas utilizem um tratamento com aciclovir oral (20 mg/kg/dose; máximo: 800 mg/dose) para encurtar a duração da doença. É importante iniciar a terapia antiviral o mais cedo possível. Um atraso de mais de 72 horas a partir do início da erupção cutânea limita sua eficácia.

Em contrapartida, em crianças imunocomprometidas, o herpes-zóster pode ser grave e a doença disseminada pode colocar a vida em risco. Pacientes com risco elevado de adquirir a forma disseminada da doença devem receber aciclovir IV (500 mg/m^2 ou 10 mg/kg cada oito horas). O aciclovir oral, o fanciclovir e o valaciclovir são opções para pacientes imunocomprometidos com herpes-zóster sem complicações, para os quais se considera que existe um baixo risco de disseminação visceral. A neurite com herpes-zóster deve ser tratada com analgésicos adequados.

O uso de corticosteroides para o tratamento de crianças com herpes-zóster não é recomendado.

PROGNÓSTICO

A varicela primária tem uma taxa de mortalidade de 2 a 3 a cada 100.000 casos, com as taxas de mortalidade mais baixas entre crianças de 1 a 9 anos (cerca de uma morte a cada 100.000 casos). Comparados com estas faixas etárias, os recém-nascidos apresentam risco de morte quatro vezes maior e os adultos apresentam risco 25 vezes maior. As complicações mais comuns entre as pessoas que morreram de varicela foram pneumonia, complicações do SNC, infecções secundárias e as doenças hemorrágicas. A taxa de mortalidade por infecção primária não tratada foi de 7% em crianças imunocomprometidas na década de 1960. Na era da terapia antiviral e dos cuidados de suporte aprimorados, o prognóstico melhorou com o tratamento administrado no início do curso da doença, mas as mortes continuaram a ocorrer.

O herpes-zóster tem um excelente prognóstico em crianças saudáveis e costuma ser autolimitado. A apresentação grave com complicações e, muitas vezes, mortes, pode ocorrer em crianças imunocomprometidas.

PREVENÇÃO

A transmissão do VVZ mostra-se difícil de ser evitada, especialmente em indivíduos com varicela, pois o indivíduo com varicela é contagioso durante as 24 a 48 horas antes de a erupção cutânea se tornar aparente. O herpes-zóster é menos infeccioso que a varicela; no entanto, casos de transmissão foram relatados mesmo sem contato direto com o paciente. Práticas de controle de infecção, como o cuidado de pacientes com varicela em ambientes de isolamento com sistemas de ar filtrado, são essenciais. Todos os profissionais de saúde devem apresentar evidências de imunidade contra a varicela (Tabela 280.1). Os profissionais de saúde não vacinados, sem outras evidências de imunidade e que foram expostos de maneira próxima ao VVZ, devem ser afastados após a exposição durante 8 a 21 dias, porque eles são potencialmente infecciosos durante tal período.

Vacina

A varicela é uma doença que pode ser prevenida pela vacinação. A vacina contra varicela contém VVZ vivo e atenuado (cepa Oka) e é indicada para administração subcutânea. Nos EUA, recomenda-se a vacina contra varicela é na administração de rotina como regime de dose dupla para crianças saudáveis com idades de 12 a 15 meses e 4 a 6 anos. A administração da 2ª dose antes dos 4 a 6 anos é aceitável, mas deve ser pelo menos 3 meses após a 1ª dose. A vacinação de recuperação com a 2ª dose é recomendada para crianças e adolescentes que receberam apenas 1 dose. Recomenda-se a vacinação com dose dupla para todas as pessoas que não apresentam evidências de imunidade. O intervalo mínimo entre as duas doses é de 3 meses para pessoas com até 12 anos e de 4 semanas para crianças mais velhas, adolescentes e adultos. A administração da vacina contra varicela durante as 4 semanas após a administração da vacina contra sarampo, caxumba e rubéola (MMR) é associada a um aumento no risco de adquirir varicela *breakthrough*; portanto, recomenda-se que as vacinas contra varicela e MMR sejam administradas simultaneamente em locais diferentes ou com um intervalo de, pelo menos, 4 semanas. A vacina contra varicela pode ser administrada como vacina monovalente (para todos os indivíduos saudáveis ≥ 12 meses) ou como vacina quadrivalente contra sarampo, rubéola, caxumba e varicela (MMRV) (apenas para crianças entre 12 meses e 12 anos).

A vacina contra varicela é contraindicada para pessoas com história de reação anafilática a qualquer componente da vacina; mulheres grávidas; pessoas com deficiências imunológicas mediadas por células, incluindo aquelas com leucemia, linfoma e outras neoplasias malignas

Tabela 280.1	Evidências de imunidade à varicela.

As evidências de imunidade à varicela consistem em qualquer uma das seguintes características:

- Documentação da vacinação contra varicela adequada para a idade:
  - Crianças em idade pré-escolar (ou seja, idade ≥ 12 meses): 1 dose
  - Crianças em idade escolar, adolescentes e adultos: 2 doses*
- Evidências laboratoriais de imunidade† ou confirmação laboratorial da doença
- Nascimento nos EUA antes de 1980§
- Diagnóstico ou verificação de história de varicela por um profissional de saúde¶
- Diagnóstico ou verificação de história de herpes-zóster por um profissional de saúde

*Para crianças que receberam a primeira dose com menos de 13 anos e cujo intervalo entre as duas doses tenha sido igual ou superior a 28 dias, a segunda dose é considerada válida. †Ensaios comerciais podem ser utilizados para avaliar a imunidade induzida pela doença, porém eles não apresentam sensibilidade suficiente para sempre detectarem a imunidade induzida pela vacina (ou seja, podem produzir resultados falso-negativos). §Para profissionais de saúde, gestantes e indivíduos imunocomprometidos, o nascimento antes de 1980 não deve ser considerado evidência de imunidade. ¶A verificação da história ou o diagnóstico da doença típica podem ser fornecidos por qualquer profissional de saúde (p. ex., enfermeiro da escola ou enfermeiro clínico ocupacional, profissional de enfermagem, assistente médico ou médico). Para o caso de indivíduos que relatam uma história ou uma situação atual de casos leves ou atípicos, recomenda-se a avaliação por um médico ou por uma pessoa por ele designada, em que uma das seguintes situações deve ser procurada: (1) ligação epidemiológica a um caso típico de varicela ou a um caso com confirmação laboratorial; ou (2) evidências de confirmações laboratoriais, se tiverem sido realizadas no momento da doença aguda. Se tal documentação for inexistente, não se deve considerar para esses indivíduos uma história de doença válida, pois outras doenças podem se comportar de modo semelhante à varicela atípica leve.

que afetam a medula óssea ou o sistema linfático; pessoas em tratamento com imunossupressores; e pessoas com história familiar de imunodeficiência congênita ou hereditária em parentes de primeiro grau, a menos que a competência imunológica do possível receptor da vacina seja demonstrada. Crianças com imunodeficiências humorais isoladas podem receber a vacina contra varicela. A vacina monovalente contra varicela foi estudada por meio de estudos clínicos em crianças com leucemia linfocítica aguda e alguns tumores sólidos em remissão, mas tal prática não é recomendada, exceto em um ambiente de pesquisa. A vacina contra varicela pode ser administrada a pacientes com leucemia, linfoma ou outras doenças malignas cuja doença está em remissão, que restauraram a imunocompetência e cuja quimioterapia foi encerrada por, pelo menos, 3 meses.

A vacinação deve ser considerada para crianças infectadas pelo HIV com uma porcentagem de linfócitos T $CD4^+ \geq 15\%$. Tais crianças devem receber duas doses da vacina com 3 meses de intervalo entre cada dose. Orientações específicas para a imunização dessas crianças devem ser revisadas antes da vacinação. Os dados indicam que a vacina contra varicela é altamente eficaz na prevenção de herpes-zóster em crianças infectadas com o HIV. A vacina MMRV não deve ser administrada em crianças infectadas pelo HIV para substituir as vacinas dos componentes.

Estão disponíveis duas vacinas contra herpes-zóster para uso preventivo do herpes-zóster e para reduzir a frequência de neuralgia pós-herpética entre indivíduos a partir de 50 anos, com a vacina recombinante sendo preferível à vacina viva. As vacinas contra o zóster não são indicadas para o tratamento da neuralgia pelo zóster ou pós-herpética.

Eventos adversos associados à vacina

A vacina contra varicela é segura e bem tolerada. A incidência de queixas relacionadas com o local da injeção observadas ≤ 3 dias após a vacinação foi ligeiramente superior depois da dose 2 (25%) do que depois da dose 1 (22%). Uma leve erupção cutânea variceliforme associada à vacina foi relatada em cerca de 1 a 5% dos vacinados saudáveis, consistindo em 6 a 10 lesões eritematosas papulovesiculares com pico de ocorrência 8 a 21 dias após a vacinação. Reações adversas graves comprovadamente causadas pela cepa da vacina são raras, como pneumonia, hepatite, meningite, herpes-zóster recorrente, erupção cutânea grave e duas mortes. A transmissão do vírus da vacina para contatos suscetíveis é um evento muito raro de receptores de vacina saudáveis (11 casos de 9 vacinados, todos na presença de uma erupção cutânea no vacinado). A vacina contra MMRV está associada a maior risco de convulsões febris 5 a 12 dias após a primeira dose em crianças de 12 a 23 meses, em comparação com a administração simultânea de vacinas contra MMR e varicela (uma convulsão febril adicional para cada 2.500 crianças vacinadas).

Profilaxia pós-exposição

A administração da vacina em crianças saudáveis 3 ou 5 dias após a exposição (o mais cedo possível, de preferência) é eficaz na prevenção ou na modificação da varicela. Atualmente, recomenda-se a vacina contra varicela para o uso pós-exposição e para o controle de surtos (vacinação de bloqueio). A administração de aciclovir oral ao fim do período de incubação pode modificar a varicela subsequente em crianças saudáveis; no entanto, esse emprego não é recomendado até que ele possa ser avaliado.

Recomenda-se a administração de imunoglobulinas anti-VVZ de título elevado como profilaxia pós-exposição para crianças imunocomprometidas, gestantes e recém-nascidos expostos à varicela. Desde 2012, o produto aprovado para uso nos EUA é VariZIG®. VariZIG® está disponível comercialmente em ampla rede de distribuidores especializados nos EUA (lista disponível em www.varizig.com). A dose recomendada é de 1 frasco (125 unidades) para cada incremento de 10 kg de peso corporal (máximo: 625 unidades), exceto para bebês com peso ≤ 2 kg que devem receber 0,5 frasco. VariZIG® deve ser administrada por via intramuscular assim que possível, mas pode ser eficaz até 10 dias após a exposição.

Os recém-nascidos de mães que tiveram varicela no período de 5 dias antes a 2 dias depois do parto devem receber VariZIG® (0,5 frasco para aqueles com peso ≤ 2 kg e 1 frasco para aqueles com peso > 2 kg). VariZIG® também é indicada para gestantes e indivíduos imunocomprometidos sem evidências de imunidade contra varicela; recém-nascidos prematuros hospitalizados nascidos com < 28 semanas de gestação (ou peso < 1.000 g) que foram expostos à varicela, independentemente da imunidade materna à varicela; e recém-nascidos prematuros hospitalizados nascidos com ≥ 28 semanas de gestação que foram expostos à varicela e cujas mães não apresentam nenhuma evidência de imunidade contra varicela. Os pacientes que recebem VariZIG® devem ser monitorados de perto e tratados com aciclovir, se necessário, após o desenvolvimento das lesões.

O contato próximo entre um paciente suscetível e em alto risco e um paciente com herpes-zóster é também uma indicação da profilaxia com VariZIG®. A administração ou o tratamento passivo de anticorpos não reduzem o risco de herpes-zóster ou alteram o curso clínico da varicela ou herpes-zóster quando se realiza isso após o início dos sintomas.

Embora as preparações agrupadas e aprovadas de IVIG contenham anticorpos anti-VVZ, os títulos variam de lote para lote. Em situações em que a administração de VariZIG® não parecer viável, é possível administrar IVIG (400 mg/kg administrados uma vez dentro de 10 dias após a exposição). Pode-se esperar que pacientes imunocomprometidos que tenham recebido altas doses de IGIV (> 400 mg/kg) para outras indicações dentro de 2 a 3 semanas antes da exposição ao VZV tenham anticorpos séricos contra o VZV.

A bibliografia está disponível no GEN-io.

Capítulo 281

Vírus Epstein-Barr

Jason B. Weinberg

A **mononucleose infecciosa** é a síndrome clínica mais conhecida causada pelo vírus Epstein-Barr (EBV). Caracteriza-se por queixas somáticas sistêmicas que compreendem, sobretudo, fadiga, mal-estar, febre, odinofagia e linfadenopatia generalizada. Originalmente descrita como febre glandular, seu nome é derivado da linfocitose mononuclear com linfócitos de aparência atípica que acompanham a doença.

ETIOLOGIA

O EBV é um vírus de DNA de cadeia dupla pertencente à família dos gama-herpes-vírus que provoca > 90% dos casos de mononucleose infecciosa. Foram caracterizados dois tipos distintos de EBV, tipo 1 e tipo 2 (também chamados de tipo A e tipo B), que apresentam 70 a 85% de homologia nas sequências. O EBV-1 é mais prevalente no mundo, apesar de o EBV-2 ser mais comum na África do que nos EUA e na Europa. Ambos os tipos levam a uma infecção persistente e latente para toda a vida. Infecções duplas com os dois tipos têm sido registradas entre pessoas imunocomprometidas. O EBV-1 *in vitro* induz a etapa de transformação do crescimento de linfócitos B de forma mais eficiente do que o EBV-2; no entanto, não se identificaram manifestações específicas ou diferenças clínicas da doença para cada tipo.

Entre as doenças semelhantes à mononucleose infecciosa, 5 a 10% são causadas por uma infecção primária, em especial com citomegalovírus, mas também patógenos como *Toxoplasma gondii*, adenovírus, vírus da hepatite e HIV. Na maioria dos casos de mononucleose infecciosa negativos para o EBV, a causa exata permanece desconhecida.

EPIDEMIOLOGIA

O EBV consegue infectar mais de 95% da população mundial. Ele é transmitido, principalmente, por meio de secreções orais. Entre as crianças, a transmissão pode ocorrer por troca de saliva de criança para criança, como ocorre entre crianças em creches. O EBV é eliminado nas secreções orais, de modo consistente, por mais de 6 meses após a infecção aguda e depois intermitentemente por toda a vida. Entre as pessoas saudáveis infectadas por EBV, 20 a 30% excretam vírus em algum momento. O EBV também é encontrado nas secreções genitais de homens e mulheres, e alguns estudos sugerem a possibilidade de disseminação por meio do contato sexual. Contato não íntimo, fontes ambientais e fômites não contribuem para a transmissão do EBV.

A infecção por EBV em países em desenvolvimento e entre populações socioeconomicamente desfavorecidas de países desenvolvidos geralmente ocorre durante os primeiros anos de vida e o início da infância. Na África Central, quase todas as crianças são infectadas aos 3 anos. Entre as populações mais ricas nos países industrializados, metade da população é infectada por volta dos 6 a 8 anos, com cerca de 30% de infecções na adolescência e no início da vida adulta. Nos EUA, a soroprevalência aumenta com a idade: de cerca de 54% para idades entre 6 e 8 anos até 83% para idades entre 18 e 19 anos. A soroprevalência em cada idade é substancialmente mais elevada em norte-americanos descendentes de mexicanos e negros não hispânicos do que em brancos não hispânicos. Verificam-se grandes diferenças quanto à renda familiar, com maior soroprevalência em crianças de famílias com menor renda.

A epidemiologia da mononucleose infecciosa está relacionada com a idade de aquisição da infecção por EBV. Na infância, a infecção primária por EBV costuma ser assintomática ou leve e indistinguível de outras infecções da infância. Em adolescentes e adultos, a infecção primária por EBV manifesta-se em 30 a 50% dos casos como a **tríade clássica de fadiga, faringite e linfadenopatia generalizada**, que constituem as principais manifestações clínicas da mononucleose infecciosa. A síndrome pode ocorrer em todas as idades, mas é raramente perceptível em crianças com menos de 4 anos, em que a maioria das infecções por EBV é assintomática, ou em adultos com mais de 40 anos, quando a maioria das pessoas já foi infectada por EBV. A verdadeira incidência da síndrome da mononucleose infecciosa é desconhecida, mas se estima que ocorra em 20 a 70 a cada 100.000 pessoas/ano. Em adultos jovens, a incidência aumenta para aproximadamente 100 a cada 100.000 pessoas/ano. A prevalência da evidência sorológica de uma infecção prévia por EBV aumenta com a idade; quase todos os adultos nos EUA são soropositivos.

PATOGÊNESE

Após ser adquirido pela saliva da cavidade oral, o EBV inicialmente infecta as células epiteliais das criptas e dos linfócitos B tonsilares, embora não esteja claro quais células são os principais alvos iniciais. A replicação viral em andamento leva à viremia e à disseminação dos linfócitos B infectados no sangue periférico e no sistema linforreticular, incluindo o fígado e o baço. As manifestações clínicas da mononucleose infecciosa, que se devem à resposta imune do hospedeiro à infecção pelo EBV, ocorrem após um período de incubação de 6 semanas depois da infecção aguda. Os linfócitos atípicos frequentemente detectados em indivíduos com mononucleose infecciosa são, sobretudo, os linfócitos T CD8. A ativação policlonal de linfócitos T CD8 ocorre precocemente durante o período de incubação após a infecção, enquanto a expansão dos linfócitos T CD8 específicos para EBV é detectada mais próximo do momento do início dos sintomas. As células *natural killer* (NK) também se expandem em frequência e número após a infecção, principalmente um subconjunto de células NK CD56^{dim} CD16 que são mais eficazes do que outros subconjuntos de células NK no reconhecimento de células infectadas. A resposta imune do hospedeiro é eficaz na redução rápida da carga viral do EBV, embora possa ser detectada uma queda persistente de altos níveis de vírus na orofaringe por até 6 meses. A queda intermitente na orofaringe ocorre por muitos anos depois da infecção primária.

Após a doença primária, o EBV, como os outros herpes-vírus, estabelece uma infecção latente ao longo da vida. O vírus latente persiste, principalmente nos linfócitos B de memória. O genoma do EBV persiste como um epissoma no núcleo de uma célula infectada e replica-se com a divisão celular. A integração viral no genoma da célula não é comum. Apenas algumas proteínas virais, como os antígenos nucleares determinados por EBV (EBNAs), são produzidas durante a latência. Essas proteínas são importantes para a manutenção do epissoma viral durante o estado latente. A reativação e a nova replicação viral começam em baixas proporções em populações de células latentes infectadas e são responsáveis pela excreção viral intermitente nas secreções da orofaringe de indivíduos infectados. A reativação é aparentemente assintomática e não vem acompanhada de sintomas clínicos característicos.

MANIFESTAÇÕES CLÍNICAS

O período de incubação da mononucleose infecciosa em adolescentes é de 30 a 50 dias. Nas crianças, pode ser mais curto. A maioria dos casos de infecção primária por EBV em recém-nascidos e crianças jovens mostra-se clinicamente silenciosa. Em pacientes idosos, o início da doença costuma ser insidioso e vago. Os pacientes podem se queixar de mal-estar, fadiga, febre aguda ou prolongada (> 1 semana), cefaleia, dor de garganta, náuseas, dor abdominal e mialgia. O período prodrômico pode durar 1 a 2 semanas. As queixas de dor de garganta e febre aumentam gradualmente até o paciente procurar assistência médica. O aumento do baço pode ser rápido o suficiente para causar desconforto e sensibilidade no quadrante superior esquerdo do abdome, o que pode ser a queixa da apresentação.

Os **achados clássicos do exame físico** são linfadenopatia generalizada (90% dos casos), esplenomegalia (50% dos casos) e hepatomegalia (10% dos casos). A linfadenopatia acomete, com maior frequência, os linfonodos cervicais anteriores e posteriores e os linfonodos submandibulares; e, com menor frequência, os linfonodos axilares e inguinais. As linfadenopatias epitrocleares são especialmente sugestivas para mononucleose infecciosa. Embora as enzimas hepáticas costumem estar elevadas, é incomum hepatite ou icterícia sintomática. A esplenomegalia a 2 a 3 cm abaixo da margem costal é típica (15 a 65% dos casos); um aumento maciço mostra-se incomum.

Muitas vezes, a dor de garganta é acompanhada de faringite moderada a grave com alargamento tonsilar acentuado, às vezes com exsudatos (Figura 281.1). Petéquias palatais na junção dos palatos duro e mole são vistas com frequência. A faringite assemelha-se àquela causada por infecção estreptocócica. Outros achados clínicos podem ser erupções cutâneas e edema das pálpebras. Em geral, as erupções cutâneas são maculopapulares e foram relatadas em 3 a 15% dos pacientes. Pacientes com mononucleose infecciosa tratados com ampicilina ou amoxicilina podem apresentar **erupção por ampicilina**, que pode ocorrer com outros antibióticos betalactâmicos (Figura 281.2). Provavelmente, essa erupção cutânea morbiliforme e vasculítica é mediada pelo sistema imunológico e resolvida sem tratamento específico. O EBV também se associa à síndrome de Gianotti-Crosti, uma erupção cutânea simétrica nas regiões malares caracterizada pela presença de várias pápulas eritematosas que podem se aglutinar em placas e que persistem por 15 a 50 dias. A erupção cutânea assemelha-se a uma dermatite atópica e pode ocorrer nas extremidades e nas nádegas.

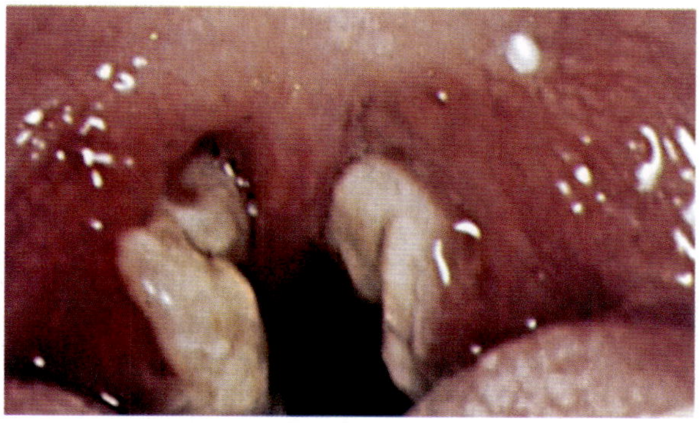

Figura 281.1 Tonsilite com formação de membrana em um indivíduo com mononucleose infecciosa. *(Cortesia de Alex J. Steigman, MD.)*

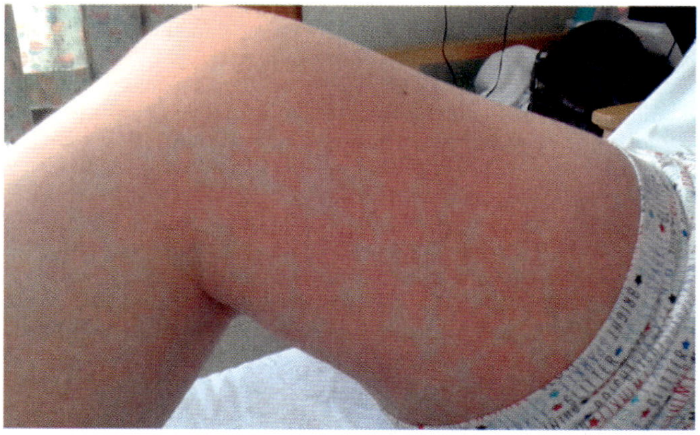

Figura 281.2 Erupção cutânea induzida por amoxicilina na infecção pelo vírus Epstein-Barr. Erupção maculopapular morbiliforme na perna, que apareceu logo após o início da amoxicilina. A erupção cutânea é típica daquela observada no contexto da infecção pelo vírus Epstein-Barr em pacientes tratados com amoxicilina ou ampicilina. *(De Norman SD, Murray IA, Shetty D et al. Jaundice, abdominal pain, and fever in a young woman.* Lancet *390:1713-1714, 2017, Fig. A, p. 1713.)*

DIAGNÓSTICO

Um diagnóstico provável de mononucleose infecciosa pode ser feito pela presença de sintomas clínicos clássicos com linfocitose atípica no sangue periférico. O diagnóstico costuma ser confirmado por testes sorológicos, tanto para anticorpos heterófilos tanto para anticorpos específicos para EBV.

Diagnóstico diferencial

O EBV é a causa mais comum de mononucleose infecciosa. Doenças infecciosas do tipo mononucleose também podem ser causadas por infecção primária por outros patógenos, como citomegalovírus, *T. gondii*, adenovírus e HIV. A faringite estreptocócica pode causar dor de garganta e linfadenopatia cervical, indistinguíveis da mononucleose infecciosa, mas geralmente não está associada à hepatosplenomegalia. Cerca de 5% dos casos de mononucleose infecciosa associada ao EBV têm culturas positivas na garganta para o estreptococo do grupo A, o que representa transporte estreptocócico pela faringe. O insucesso de um paciente com presumível faringite estreptocócica em melhorar dentro de 48 a 72 horas deve levantar a suspeita de mononucleose infecciosa. As neoplasias hematológicas também devem ser consideradas em um paciente com doença infecciosa do tipo mononucleose, sobretudo quando a linfadenopatia e a hepatosplenomegalia são notáveis e os resultados de uma avaliação laboratorial inicial não são consistentes com uma etiologia infecciosa.

Diagnóstico laboratorial

A maioria dos pacientes (> 90%) apresenta leucocitose de 10.000 a 20.000 células/μℓ, das quais pelo menos dois terços são linfócitos; os linfócitos atípicos normalmente compõem 20 a 40% do número total. As células atípicas são linfócitos T maduros que foram ativados por antígenos. Comparados microscopicamente com os linfócitos normais, os **linfócitos atípicos** costumam ser maiores, com núcleos endentados e dobrados posicionados de forma excêntrica igualmente maiores e com uma relação núcleo-citoplasma menor. Embora a linfocitose atípica possa ser vista em muitas infecções que geralmente causam linfocitose, o mais alto grau de linfócitos atípicos é classicamente visto na infecção por EBV. Uma trombocitopenia leve de 50.000 a 200.000 plaquetas/μℓ ocorre em mais de 50% dos pacientes, mas é raramente associada a púrpuras. Uma elevação discreta nas transaminases hepáticas ocorre em aproximadamente 50% dos casos sem complicações, mas ela costuma ser assintomática e sem icterícia.

Detecção de anticorpos heterófilos

Anticorpos heterófilos são anticorpos de imunoglobulina M (IgM) reativos cruzados que aglutinam eritrócitos de mamíferos, mas não são específicos de EBV. Os testes de anticorpos heterófilos, como o teste **monospot**, são positivos em 90% dos casos de mononucleose infecciosa associada ao EBV em adolescentes e adultos durante a segunda semana de doença, mas em apenas 50% dos casos em crianças com menos de 4 anos. Os resultados do teste podem permanecer positivos por até 12 meses. A taxa de falso-positivo é baixa, geralmente < 10%. Um teste positivo de anticorpos heterófilos em um paciente com manifestações clínicas clássicas de mononucleose sustenta fortemente esse diagnóstico. No entanto, devido à natureza não específica do teste de anticorpos heterófilos, o teste de anticorpos específicos para EBV deve ser realizado quando um diagnóstico preciso é necessário.

Detecção de anticorpos específicos para o vírus Epstein-Barr

Se o resultado do teste heterófilo for negativo e houver suspeita de infecção por EBV, indica-se o teste de anticorpos específicos para EBV. A mensuração de anticorpos para proteínas EBV, com antígeno do capsídio viral (VCA), antígeno nuclear de Epstein-Barr (EBNA) e antígeno inicial (EA), é utilizada com frequência (Figura 281.3 e Tabela 281.1). A fase aguda da mononucleose infecciosa caracteriza-se por respostas rápidas de anticorpos IgM e IgG ao VCA em todos os casos e uma resposta IgG ao antígeno inicial, na maioria dos casos. A resposta de IgM ao VCA é transitória, mas pode ser detectada por, pelo menos, 4 semanas e ocasionalmente até 3 meses. A resposta de IgG à VCA costuma alcançar o pico mais tardiamente na fase aguda, diminui levemente durante as próximas semanas a meses e depois persiste em um nível relativamente estável por toda a vida.

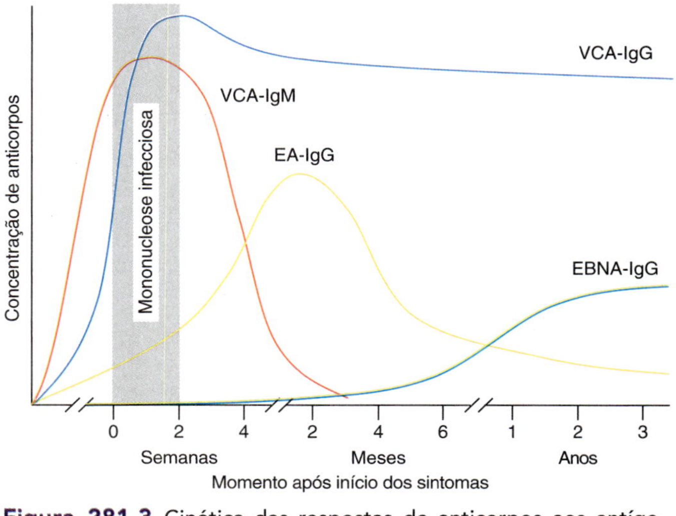

Figura 281.3 Cinética das respostas de anticorpos aos antígenos do vírus Epstein-Barr (EBV) na mononucleose infecciosa. EA, antígeno inicial; EBNA, antígenos nucleares determinados por EBV; IgG, imunoglobulina G; IgM, imunoglobulina M; VCA, antígeno do capsídio viral.

Tabela 281.1 Correlação do estado clínico e respostas de anticorpos à infecção pelo vírus Epstein-Barr.

ESTADO CLÍNICO	VCA IgM	VCA IgG	EA IgG	EBNA IgG
Suscetível	–	–	–	–
Infecção primária aguda	+	+	+/–	–
Infecção primária recorrente	+/–	+	+/–	+/–
Infecção passada	–	+	+/–	+

EA, antígeno inicial (normalmente o componente de coloração difusa ou EA-D); EBNA, antígenos nucleares determinados por EBV; EBV, vírus Epstein-Barr; IgG, imunoglobulina G; IgM, imunoglobulina M; VCA, antígeno do capsídio viral.

Em geral, os anticorpos anti-EA IgG são detectáveis por vários meses, mas podem persistir ou ser detectados intermitentemente em níveis baixos por muitos anos. Anticorpos para o componente de coloração difusa do EA (EA-D) são encontrados transitoriamente em 80% dos pacientes durante a fase aguda da mononucleose infecciosa. Os anticorpos para o componente restrito citoplasmático do EA (EA-R) emergem transitoriamente na convalescença da mononucleose infecciosa. Altos níveis de anticorpos para EA-D ou EA-R também podem ser encontrados em pacientes imunocomprometidos com infecções persistentes por EBV e replicação ativa de EBV.

Os anticorpos IgG anti-EBNA são os últimos a se desenvolver na mononucleose infecciosa, aparecem gradualmente 3 a 4 meses após o início da doença e permanecem em níveis baixos por toda a vida. A ausência de anti-EBNA quando outros anticorpos estão presentes implica infecção recente, enquanto a presença de anti-EBNA implica infecção que ocorre mais de 3 a 4 meses antes. As diversas respostas individuais de anticorpos e os vários métodos laboratoriais utilizados podem ocasionalmente dificultar a interpretação de um perfil de anticorpos. A detecção de anticorpo IgM para VCA é o teste sorológico mais valioso e específico para o diagnóstico de infecção aguda por EBV e costuma ser suficiente para confirmar o diagnóstico.

Detecção de DNA viral

O DNA do EBV pode ser detectado e o número de cópias do genoma viral, quantificado em sangue total, células mononucleares do sangue periférico (PBMC) e plasma usando-se a reação em cadeia da polimerase em tempo real (PCR). O DNA do EBV pode ser detectado no PBMC e no plasma de pacientes com mononucleose infecciosa por um breve período de tempo após o início dos sintomas e no PBMC por um longo tempo. No entanto, a detecção do DNA do EBV geralmente não é necessária para diagnosticar a mononucleose infecciosa em pacientes imunocompetentes com manifestações típicas da doença. Por outro lado, as mensurações em série do número de cópias do genoma do EBV são frequentemente utilizadas após o transplante de órgão sólido ou de células-tronco hematopoéticas para acompanhar a doença linfoproliferativa pós-transplante (PTLD). Um número muito alto ou consistente de cópias do genoma do EBV sugere maior risco para PTLD, embora o diagnóstico definitivo seja tipicamente fundamentado em biopsia de tecido. A frequência e a duração do monitoramento do número de cópias do genoma do EBV são determinadas pelo tempo após o transplante e por fatores de risco, como o tipo de transplante e o grau de imunossupressão. A mensuração serial do número de cópias do genoma do EBV pode ser útil no monitoramento da resposta à terapia para PTLD. A mensuração do número de cópias do genoma do EBV também pode ser usada para triagem e para determinar o prognóstico de algumas neoplasias associadas ao EBV, como carcinoma nasofaríngeo e linfoma de Hodgkin.

COMPLICAÇÕES

Complicações graves são incomuns em pacientes com mononucleose infecciosa. A ruptura esplênica, espontânea ou após traumatismo leve, pode ocorrer em cerca de 0,1% dos casos, mas raramente é fatal. A obstrução das vias respiratórias devido ao edema do tecido linfoide orofaríngeo ocorre em < 5% dos casos. Uma variedade de condições neurológicas tem sido associada à mononucleose infecciosa por EBV. Cefaleia é um sintoma comum, mas meningite ou encefalite sintomática são incomuns. Manifestações neurológicas mais graves, como convulsões e ataxia, podem ocorrer em 1 a 5% dos casos. Distorções perceptivas de tamanhos, formas e relações espaciais, conhecidas como **síndrome de Alice no País das Maravilhas (metamorfopsia)**, podem ser sintomas de apresentação. Alguns relatos sugerem uma associação entre mononucleose infecciosa e o possível desenvolvimento de esclerose múltipla. Anormalidades hematológicas como anemia hemolítica leve, trombocitopenia e neutropenia são relativamente comuns, mas anemia aplásica, trombocitopenia grave e neutropenia grave são raras. Outras complicações raras são miocardite, pneumonia intersticial, pancreatite, parotidite e orquite.

Pacientes com respostas imunes desreguladas à infecção primária, como os indivíduos com **linfo-histiocitose hemofagocítica (HLH)** primária ou secundária, podem desenvolver complicações graves e com risco de morte com infecção primária por EBV. Pacientes com outras imunodeficiências primárias que resultam em falha no controle da infecção por EBV e/ou respostas inflamatórias anormais à infecção correm risco de manifestações graves de infecção por EBV, geralmente com mononucleose infecciosa fulminante, viremia crônica, disgamaglobulinemia e linfoproliferação. As imunodeficiências mais comumente ligadas à infecção grave por EBV tendem a ser aquelas que afetam aspectos da função das células NK, linfócitos T e linfócitos NKT. São exemplos a síndrome linfoproliferativa ligada ao X (XLP), causada por mutações nos genes que codificam a proteína associada (SAP) à molécula de ativação linfocítica de sinalização (SLAM) ou inibidor da apoptose ligada ao X (XIAP); a imunodeficiência ligada ao X com defeito de magnésio, infecção por EBV e neoplasia (XMEN), causada por mutações no *MAGT1*, que codifica uma proteína transportadora de magnésio; e deficiências na quinase de células T induzível por IL-2 (ITK), CD27 ou CD70.

ONCOGÊNESE

A infecção pelo EBV, o primeiro vírus humano a ser associado a doenças malignas, é responsável por até 2% dos cânceres em todo o mundo. A manipulação de células infectadas pelo EBV para estabelecer e manter a latência pode levar à transformação e à oncogênese. O EBV está associado a neoplasias linfoides, como linfoma de Burkitt, linfoma de Hodgkin, leucemia agressiva de células NK, distúrbio linfoproliferativo de células T e NK e doenças malignas de células epiteliais, como carcinoma nasofaríngeo e carcinoma gástrico.

O **linfoma endêmico de Burkitt** é o câncer infantil mais comum na África Oriental equatorial e na Nova Guiné. Estas regiões são holoendêmicas para a malária por *Plasmodium falciparum* e apresentam uma alta taxa de infecção por EBV no início da vida. Acredita-se que a exposição constante à malária atue como um mitógeno de linfócito B, que contribui para a proliferação policlonal de linfócitos B infectados por EBV, prejudica a vigilância de linfócitos T sobre os linfócitos B infectados por EBV e aumenta o risco de desenvolver linfoma de Burkitt. Cerca de 98% dos casos de linfoma endêmico de Burkitt contêm o genoma do EBV em comparação com apenas 20% dos casos não endêmicos (esporádicos) de linfoma de Burkitt em outras áreas do mundo.

O **linfoma de Hodgkin** demonstra picos de incidência na infância e no início da idade adulta, respectivamente, em países em desenvolvimento e em países desenvolvidos. A infecção pelo EBV aumenta o risco de linfoma de Hodgkin em um fator de 2 a 4, com o pico do risco de desenvolver linfoma de Hodgkin em 2,4 anos após a mononucleose infecciosa. O EBV está associado a mais da metade dos casos de linfoma de Hodgkin de celularidade mista e a aproximadamente um quarto dos casos do subtipo esclerosante nodular, mas raramente é associado ao linfoma de Hodgkin predominante em linfócitos. Estudos imuno-histoquímicos localizaram o EBV nas células de Reed-Sternberg e suas variantes, as células malignas patognomônicas do linfoma de Hodgkin.

Várias síndromes de imunodeficiência congênita e adquirida estão associadas a um aumento da incidência de linfoma de linfócitos B associado ao EBV, especialmente linfoma do sistema nervoso central (SNC) e liomiossarcoma. As imunodeficiências congênitas que predispõem à linfoproliferação associada ao EBV são síndrome XLP, imunodeficiência comum variável, ataxia-telangiectasia, síndrome de Wiskott-Aldrich e síndrome de Chédiak-Higashi. Indivíduos com imunodeficiências adquiridas resultantes de quimioterapia anticâncer, imunossupressão após transplante de órgãos sólidos ou células hematopoéticas ou infecção pelo HIV têm um risco significativamente maior de linfoproliferação associada ao EBV. Os linfomas podem ser focais ou difusos e geralmente são histologicamente policlonais, mas podem se tornar monoclonais. A PTLD associada ao EBV pode ocorrer após o transplante de órgãos sólidos e, menos comumente, o transplante de células hematopoéticas alogênicas. Os fatores de risco mais importantes para a PTLD são o grau de imunossupressão de linfócitos T e o *status* sorológico do EBV do receptor.

TRATAMENTO

Não existe um tratamento específico para a mononucleose infecciosa. Os pilares do tratamento são o repouso, a ingestão adequada de alimentos e líquidos e a terapia sintomática para controle da febre, da dor de garganta e do mal-estar. O repouso na cama é necessário apenas quando o paciente apresenta fadiga debilitante. Tão logo haja melhora sintomática definitiva, o paciente deve ser encorajado a iniciar a retomada das atividades normais. Como traumatismos abdominais fechados podem predispor os pacientes à ruptura do baço, é habitual e prudente desaconselhar a participação em esportes de contato e atividades atléticas extenuantes durante as primeiras 2 a 3 semanas da doença ou enquanto a esplenomegalia estiver presente.

A terapia antiviral não é recomendada. Embora os análogos de nucleosídios, como o aciclovir, inibam a replicação viral *in vitro* e diminuam a duração da disseminação viral na orofaringe em pacientes com mononucleose infecciosa, não demonstraram proporcionar benefícios clínicos consistentes para os pacientes com mononucleose infecciosa ou malignidades associadas ao EBV. A utilização por curto período de tempo de corticosteroides podem ser úteis para complicações específicas da mononucleose infecciosa, como obstrução das vias respiratórias, mas ainda não existem dados suficientes para indicar o uso de corticosteroides no controle de sintomas típicos em pacientes com mononucleose infecciosa. A imunoterapia envolvendo a infusão de linfócitos T citotóxicos específicos para EBV demonstrou-se promissora em estudos iniciais para receptores de transplante com PTLD e para outros pacientes com neoplasias associadas ao EBV.

PROGNÓSTICO

O prognóstico para a recuperação completa é excelente. Os principais sintomas geralmente duram 2 a 4 semanas. Em seguida, há uma recuperação gradual, que se completa 2 meses após o início dos sintomas. A linfadenopatia cervical e a fadiga podem se resolver mais lentamente. Fadiga e mal-estar prolongados e debilitantes podem aumentar e diminuir por várias semanas a 6 meses e são queixas comuns, mesmo em casos raros. A persistência ocasional de fadiga por alguns anos após a mononucleose infecciosa é bem reconhecida. Não há evidências convincentes que vinculem a infecção por EBV ou a reativação de EBV à síndrome da fadiga crônica.

PREVENÇÃO

A vacinação contra o EBV seria uma estratégia atraente para prevenir doenças agudas (mononucleose infecciosa) e complicações como malignidades associadas ao EBV. Os primeiros ensaios clínicos usando estratégias direcionadas à glicoproteína EBV gp350 demonstraram alguma proteção contra a mononucleose infecciosa sintomática, embora a vacinação não evite a infecção por EBV. Atualmente, nenhuma vacina EBV está aprovada para uso clínico.

A bibliografia está disponível no GEN-io.

Capítulo 282

Citomegalovírus

William J. Britt

O citomegalovírus humano (CMV) é onipresente na população em geral. Uma vez infectados, os indivíduos assim permanecem por toda a vida, excretando de modo intermitente os vírus infecciosos das superfícies mucosas. Embora o CMV raramente provoque sintomas em pessoas saudáveis, ele é uma importante causa de morbidade e, em alguns casos, morte em hospedeiros imunocomprometidos. O CMV é bem reconhecido como causador de doenças no recém-nascido após infecção intrauterina (CMV congênito) e em pacientes transplantados submetidos à imunossupressão pós-transplante. O CMV foi a infecção oportunista mais comum em pacientes com HIV/AIDS antes do advento da terapia antirretroviral altamente ativa. Infecções invasivas por CMV podem ser observadas em pacientes tratados com produtos biológicos imunossupressores, como anticorpos contra fator de necrose tumoral (TNF). Em cada uma dessas situações clínicas, a associação da doença com a infecção por CMV tem sido relacionada a altos níveis de replicação viral e grau de doença de órgão terminal, geralmente associada à disseminação viral. Por outro lado, é provável que haja outro grupo de estados de doença associados a efeitos crônicos da infecção persistente por CMV que reflitam a resposta inflamatória robusta induzida por esse vírus. Tais associações incluem doença arterial coronariana, vasculopatia de transplante e perda de aloenxerto cardíaco, esclerose tubular e perda de aloenxerto renal, exacerbações da doença inflamatória intestinal e, possivelmente, alguns tipos de câncer, como glioblastoma. Além disso, ainda se debate o papel do CMV na senescência imune e na diminuição da responsividade imune observada no envelhecimento. Não se sabe se as evidências definitivas algum dia vincularão diretamente o CMV a esses estados de doença, mas é claro que o entendimento da biologia complexa das infecções por CMV, incluindo o controle mediado por vírus das respostas subsequentes do hospedeiro à infecção por esse vírus, fornecerá novas informações sobre cada uma dessas doenças.

INTERAÇÃO DO VÍRUS COM O HOSPEDEIRO

O CMV é o maior dos herpes-vírus humanos, com tamanho estimado em 190 nm. O genoma de DNA de dupla fita de 230 kb é aproximadamente 50% maior do que o genoma do herpes-vírus simples e codifica mais de 100 proteínas de vírions diferentes e um número desconhecido de proteínas não estruturais. A replicação do DNA viral ocorre no núcleo da célula infectada e é seguida pela montagem do vírus tanto no núcleo quanto no citoplasma. A estrutura do vírus é típica dos herpes-vírus e inclui um envelope complexo composto por uma membrana derivada da célula hospedeira cravejada com glicoproteínas de vírions, uma zona amorfa entre o envelope e o capsídio chamada de tegumento do envelope e um capsídio icosaédrico que contém o DNA do vírion. A camada de tegumento é altamente imunogênica, induzindo fortes respostas imunológicas adaptativas que incluem linfócitos T CD8+ citotóxicos específicos para o CMV, os quais devem desempenhar um papel fundamental no controle da replicação do CMV no hospedeiro infectado. Do mesmo modo, os componentes proteicos do envelope viral também são imunogênicos, e acredita-se que induzam respostas protetoras de anticorpos que foram correlacionadas com a neutralização do vírus. *In vivo*, o CMV parece se replicar em quase todos os tipos de tecidos e células, enquanto a replicação produtiva do vírus *in vitro* (produção de progênie infecciosa) ocorre em células primárias derivadas do tecido epitelial e da derme. A literatura da década de 1990 sugeriu que cada cepa de CMV isolada de indivíduos epidemiologicamente não relacionados era geneticamente única, uma descoberta que sugere a existência de um número infinito de vírus distintos na população humana. Essa observação foi validada com tecnologias de sequenciamento de última geração, que forneceram evidências de que o CMV existe como formas geneticamente diversas dentro de um indivíduo. Tal descoberta argumentou que, durante a replicação, a síntese de DNA do CMV está repleta de taxas de erro muito maiores do que estudos anteriores previam e/ou potenciais eventos de recombinação se células permissivas fossem infectadas com populações geneticamente diversas de vírus. Assim, exposições repetidas ao CMV ao longo do tempo podem resultar em um indivíduo adquirindo uma biblioteca de CMVs, pois a reinfecção de indivíduos previamente infectados com novas cepas de CMV parece comum. Essas observações levaram muitos pesquisadores a argumentar que o CMV deve expressar um arsenal de funções de evasão imunológica que permitem que ele permaneça oculto da imunidade protetora do hospedeiro. Essa relação entre hospedeiro e vírus é mais bem ilustrada pela descoberta de que, ao longo dos anos, um indivíduo persistentemente infectado pode manter uma carga estável de vírus, respostas incontroláveis de anticorpos antivirais e, em alguns casos, até 15% da atividade total de CD8+ CTL no sangue periférico dedicada ao reconhecimento de células infectadas por CMV, sugerindo que tenha sido estabelecida uma distinção entre a replicação do vírus e a imunidade antiviral inata e adaptativa. Assim, o CMV persiste eficientemente em um hospedeiro infectado por toda a vida, enquanto induz a ativação imune crônica. Esta última característica da biologia da infecção por CMV tem sustentado uma ligação entre o CMV e muitas das doenças crônicas que foram associadas a esse vírus onipresente.

EPIDEMIOLOGIA

As infecções por CMV são adquiridas em vários contextos: (1) exposição na comunidade, (2) transmissão nosocomial e (3) infecção intrauterina. A **aquisição na comunidade** ocorre ao longo da vida e está ligada à exposição ao CMV que é disseminado das superfícies mucosas, como saliva, secreções genitais e urina. Os picos de exposição ocorrem durante a infância, e também em adolescentes e jovens adultos; nestes últimos casos, a exposição provavelmente se deve à atividade sexual. As rotas comuns da infecção em recém-nascidos compreendem a exposição perinatal a secreções genitais infectadas durante o nascimento e a ingestão de leite materno contendo CMV. A amamentação é a rota mais comum de infecção por CMV na primeira infância. A ingestão de leite materno de mulheres soropositivas resulta na infecção de cerca de 60% dos lactentes. A infecção é mais comum durante os primeiros 6 meses de amamentação, mas o risco continua ao longo de todo o período de amamentação. Lactentes infectados pelo leite materno excretam o vírus na saliva e na urina por meses ou anos, atuando assim como um reservatório de vírus que será espalhado para outros lactentes, crianças e adultos. Após essa intensa exposição ao CMV durante o primeiro ano de vida, a infecção no restante da infância e no início da adolescência dependerá de exposições específicas, como em creches e/ou pelo contato com irmãos infectados de idade próxima. Estima-se que até 50% dos lactentes e crianças que frequentam creches excretem o CMV, representando uma fonte de vírus que pode resultar na infecção de outras crianças que também estão matriculadas na unidade e, em certos casos, de funcionários da unidade. Além disso, uma vez infectados, os lactentes podem facilmente transmitir o vírus para seus pais e irmãos, contribuindo para a disseminação do CMV na comunidade. Durante a infância até o início da idade adulta, o CMV é transmitido por meio de exposição a saliva e urina. No entanto, na adolescência e no início da idade adulta, existe um pico de infecção possivelmente associado à exposição sexual. O CMV é considerado uma infecção sexualmente transmissível, e dados robustos mostraram um aumento da taxa de infecção na população sexualmente ativa, bem como a transmissão entre casais. Em suma, a exposição a crianças pequenas e a exposição sexual representam os fatores de risco mais consistentes para a aquisição da infecção por CMV.

As **infecções nosocomiais** por CMV estão bem descritas e ocorrem devido à exposição a hemoderivados contendo CMV e, com menor frequência, após transplante de órgão de um doador infectado. Antes das melhorias nos bancos de sangue, que limitam o número de leucócitos nas transfusões de hemácias e identificam de maneira mais eficiente doadores infectados, a transmissão de CMV por transfusão de sangue não era incomum e estava intimamente relacionada ao volume de sangue transfundido. As infecções por CMV adquiridas por transfusão geralmente resultam em doença sintomática, com achados laboratoriais que incluem hepatite e trombocitopenia em crianças e adultos. Em recém-nascidos que não possuem anticorpos contra o CMV porque a mãe não tinha soroimunidade ao CMV ou em casos de prematuridade extrema, podem ocorrer infecções graves e algumas vezes fatais. Do mesmo modo, pacientes imunocomprometidos que receberam sangue contendo CMV também estão em risco de infecção grave, independentemente de sua exposição prévia ao CMV. As metodologias que realizam remoção eficiente de leucócitos contaminantes e fazem uso de produtos sanguíneos de doadores soronegativos para o CMV diminuíram bastante a incidência de infecções por CMV associadas à transfusão. Por fim, a transmissão de CMV por meio de aloenxertos infectados está bem descrita, e as infecções adquiridas pela transferência de CMV a partir de aloenxertos são uma das principais causas de morbidade durante os períodos inicial e final após o transplante. As infecções graves e a perda do enxerto são muitas vezes associadas a incompatibilidades entre o doador e o receptor, como ocorre se o doador tem um histórico de infecção por CMV (doador positivo para CMV) e o receptor não foi exposto ao CMV (receptor negativo para CMV; incompatibilidade D+/R–). Mesmo com terapia antiviral eficaz para modificar infecções por CMV no período inicial pós-transplante, a infecção por CMV permanece ligada à disfunção e à perda do enxerto a longo prazo, um problema particularmente importante em receptores de transplantes cardíaco e pulmonar.

A **infecção congênita por CMV** (ao nascimento) ocorre após a transmissão intrauterina. Taxas de infecção congênita entre 0,4 e 1% foram relatadas nos EUA, e talvez a melhor estimativa seja de cerca de 0,4%, com base em um grande estudo multicêntrico. Taxas de até 2% também foram descritas em algumas regiões da Ásia e da África. Embora o mecanismo de transmissão continue sendo uma área ativa de investigação, acredita-se que o CMV seja transferido para o feto em desenvolvimento após a disseminação hematogênica do CMV para a placenta, presumivelmente seguida pela transferência de vírus sem células para o sistema sanguíneo fetal. A taxa de transmissão ao feto é de cerca de 30% em mulheres com infecção primária durante a gravidez; as infecções no útero também ocorrem em mulheres previamente imunes (infecção não primária), embora a uma taxa reduzida, avaliada em torno de 1 a 2%. Esta última taxa é uma estimativa, porque o número de mulheres previamente imunes que sofrem de infecção ativa durante a gravidez não é conhecido. É importante observar que, embora a taxa de transmissão do CMV seja mais frequente após a infecção materna primária, o número absoluto de neonatos com infecção congênita, nascidos de mulheres com infecções não primárias na maioria das populações, supera os casos resultantes de infecção materna primária em 3 a 4 vezes. Isso é particularmente verdadeiro na África, na América do Sul e na Ásia, onde a soroimunidade materna ao CMV geralmente excede 95%. Curiosamente, essas populações também apresentam as maiores taxas de infecções congênitas por CMV. A fonte de infecção não primária também é um tanto controversa. Relatórios anteriores sugeriram que a infecção não primária seguiu a reativação (recorrência) da infecção pelo vírus em mulheres soroimunes, enquanto a literatura mais recente demonstrou que a reinfecção por cepas geneticamente distintas do CMV ocorre em mulheres previamente infectadas, e esses vírus recém-adquiridos podem ser transmitidos ao feto em desenvolvimento. Em alguns estudos, as taxas de reinfecção são de 15 a 20%, com taxas anuais de 25%. Assim, a imunidade ao CMV está longe de ser protetora, embora dados epidemiológicos sugiram que ele pode modificar o risco de transmissão ao feto em desenvolvimento.

Mecanismos da doença associada a infecções por citomegalovírus

Os mecanismos da doença associada a infecções por CMV permanecem indefinidos para a maioria das síndromes clínicas decorrentes da infecção por CMV. Vários fatores contribuem para a falta de compreensão global da patogênese das infecções por CMV, entre os quais (1) a natureza assintomática das infecções em quase todos os indivíduos imunocompetentes; (2) a complexidade dos processos patológicos subjacentes em hospedeiros imunocomprometidos, o que muitas vezes dificulta a identificação de manifestações específicas da infecção por CMV; (3) o tropismo espécie-específico do CMV humano; e, talvez o mais importante, (4) as limitações de estudos observacionais em humanos. A estrita especificidade de espécies da maioria dos CMVs tem sido uma grande limitação no desenvolvimento de modelos animais que recapitulam de perto as infecções humanas por CMV. No entanto, modelos foram desenvolvidos em primatas, porquinhos-da-índia e outros roedores para abordar aspectos específicos da biologia dos CMVs. Embora *in vitro* o CMV se replique até um número limitado de tipos de células, é possível demonstrar as inclusões, os antígenos e os ácidos nucleicos do CMV em quase todos os sistemas de órgãos e tipos de células de indivíduos com infecções graves e disseminadas. *In vivo*, o vírus não exibe nenhum tropismo específico para um tipo de célula ou um sistema de órgãos. A disseminação hematogênica ocorre geralmente por meio de vírus associados a células, e níveis significativos de vírus plasmáticos são muitas vezes detectados apenas em hospedeiros imunocomprometidos, com altas cargas virais totais no sangue. O vírus e o DNA viral podem ser recuperados a partir de neutrófilos, monócitos e células endoteliais no sangue periférico. Os altos níveis de replicação viral podem provocar doenças em órgãos-alvo, em decorrência dos danos celulares diretos provocados pelo vírus. Supõe-se que as manifestações da infecção por CMV sejam resultado de replicação e disseminação descontroladas do vírus, que ocorrem devido à existência de déficits nas respostas imune inata e adaptativa contra o CMV. No entanto, alguns casos da doença clínica foram observados em pacientes que não apresentavam níveis significativos de replicação viral, o que sugere a existência de mecanismos indiretos da doença, incluindo uma resposta imunopatológica ao CMV. Esses mecanismos estavam claramente operacionais em pacientes com vitreíte de recuperação imune, uma resposta patológica contra o CMV mediada por linfócitos T que ocorre logo após a reconstituição das respostas dos linfócitos T específicos para o vírus na sequência de uma terapia retroviral ativa em pacientes com HIV/AIDS e retinite causada por CMV. Do mesmo modo, não foi possível estabelecer uma estreita correlação entre o nível de replicação viral e várias doenças crônicas que estariam supostamente associadas ao CMV, fato que é consistente com a existência de mecanismos indiretos da doença, tais como as respostas imunopatológicas. Esses mecanismos são mais bem descritos em modelos animais da doença humana por CMV.

Desde as primeiras observações em pacientes que adquiriram infecções invasivas por CMV por meio de aloenxertos, constatou-se que as terapias imunossupressoras que provocavam a alteração da função de linfócitos T eram capazes de predispor esses pacientes a infecções graves. Essas observações, descritas pela primeira vez na década de 1970, foram confirmadas em vários estudos na década seguinte. A evidência definitiva que corrobora esse mecanismo foi fornecida por um estudo clínico que demonstrou que linfócitos T citotóxicos específicos para o CMV expandidos *in vitro* eram capazes de limitar as infecções invasivas em receptores de transplante de células hematopoéticas. A existência de infecções invasivas, tais como retinite e colite em pacientes com HIV/AIDS que apresentavam contagens de linfócitos T CD4+ muito baixas, também demonstrou claramente a importância das respostas de linfócitos T e das infecções invasivas por CMV. Outros estudos realizados com receptores de transplantes de órgãos sólidos (TOS) demonstraram que a transferência passiva de imunoglobulinas com títulos elevados de anticorpos anti-CMV poderia proporcionar certo grau de proteção contra a doença invasiva, o que corrobora o papel proposto para os anticorpos antivirais, isto é, de limitar a disseminação do CMV e a doença em modelos animais de infecção invasiva por CMV. A importância das respostas imunes inatas, tais como a limitação de infecções invasivas por células *natural killer* (NK) e linfócitos T γδ, foi bem documentada em modelos animais representativos, mas a evidência definitiva de que elas desempenham um papel essencial na resistência à infecção por CMV em humanos é limitada. Por último, moléculas efetoras, tais como gamainterferona, parecem desempenhar um papel importante no controle de infecções localizadas em modelos animais causadas por CMV, mas a evidência de um papel semelhante em seres humanos não foi demonstrada experimentalmente.

O controle da infecção aguda por CMV é claramente dependente de uma resposta imune adaptativa eficaz; no entanto, nem mesmo uma forte resposta de linfócitos T é suficiente para eliminar o CMV do hospedeiro infectado, já que o CMV persiste durante toda a vida do hospedeiro, seja como infecção crônica de baixo nível, seja como infecção latente com expressão limitada do seu genoma. A falha do hospedeiro em eliminar o CMV permanece apenas parcialmente compreendida, mas a grande variedade de mecanismos de evasão ao sistema imunológico codificada por esse vírus provavelmente contribui para a ineficácia da resposta imune inata e adaptativa. Esses mecanismos incluem: (1) inibição das funções apoptóticas e necroptóticas das células infectadas; (2) inibição de respostas reguladas por interferona; (3) inibição da ativação de células NK; (4) regulação negativa da expressão de complexo principal de histocompatibilidade (MHC) de classe I, inibição da função de MHC de classe II; e (5) mecanismos para limitar o reconhecimento de anticorpos de proteínas do envelope, como mascaramento de carboidratos nos locais de reconhecimento de anticorpos e ampla variação nas sequências de aminoácidos nas proteínas do envelope do vírion. Embora cada uma dessas funções por si só possa ter apenas efeitos limitados na eliminação do vírus em decorrência da redundância de atividades antivirais do sistema imunológico do hospedeiro, quando agem em conjunto, provavelmente proporcionam ao vírus uma vantagem que leva à sua persistência. A importância dessas funções de evasão foi demonstrada em modelos animais, e funções específicas de evasão imune foram demonstradas para facilitar a disseminação e a persistência do vírus, reinfecção com vírus geneticamente semelhantes, bem como reinfecções com novas linhagens de vírus em animais com imunidade ao CMV.

MANIFESTAÇÕES CLÍNICAS

As manifestações clínicas da infecção por CMV refletem o nível de replicação do vírus e o envolvimento final do órgão. As manifestações de infecções invasivas por CMV foram mais comumente identificadas com síndromes que podem estar associadas a uma infecção primária em um indivíduo sem imunidade ao vírus. As infecções crônicas por CMV que têm sido associadas a síndromes quase sempre apresentam manifestações simultâneas das causas subjacentes da doença primária, tornando incerto o papel do CMV no processo da doença primária e sua contribuição para as síndromes clínicas nesses pacientes.

Hospedeiro imunocompetente

Na maioria dos pacientes com infecções agudas por CMV, não há sintomas específicos ou achados clínicos. Em pacientes sintomáticos com infecção aguda por CMV, os achados clínicos geralmente se assemelham a uma síndrome do tipo mononucleose, com fadiga e, ocasionalmente, adenopatia cervical. Relatou-se que até 20% dos casos de mononucleose negativa de anticorpos heterófilos podem ser atribuídos ao CMV. Os achados laboratoriais podem incluir elevação leve das transaminases hepáticas e diminuição da contagem de plaquetas.

Hospedeiro imunocomprometido

A apresentação clínica da infecção por CMV em pacientes imunocomprometidos muitas vezes reflete o grau do imunocomprometimento. Os hospedeiros gravemente imunocomprometidos, tais como os receptores de transplante de células-tronco hematopoéticas (TCTH), podem apresentar infecção disseminada e manifestações clínicas que refletem doenças em envolvimento múltiplo dos sistemas de órgãos, incluindo fígado, pulmão, sistema digestório e, menos frequentemente, sistema nervoso central. Doenças que colocam em risco os órgãos e a vida não são raras. Em pacientes menos imunocomprometidos, como a maioria dos receptores de TOS, a infecção por CMV pode se manifestar por febre, anormalidades hematológicas, incluindo leucopenia e trombocitopenia, e disfunção hepatocelular leve. Ao contrário dos receptores de TOS renais e hepáticos, os receptores de transplante de coração-pulmão e de pulmão correm alto risco de manifestações graves da infecção por CMV, presumivelmente porque o órgão transplantado é um local de replicação de vírus, doença e disfunção com risco de morte. Antes do uso generalizado de antivirais para a profilaxia de receptores de aloenxerto, a doença clínica geralmente se desenvolvia entre 30 e 60 dias após o transplante. Mais recentemente, a profilaxia antiviral prolongada praticamente eliminou a doença causada pelo CMV na maioria dos TOS, mas manifestações tardias da infecção por CMV podem ser observadas após a descontinuação da profilaxia antiviral. Essas manifestações tardias representam um motivo de maior preocupação em receptores de TCTH, pois podem sinalizar deficiências no funcionamento do enxerto que resultam em infecções invasivas por CMV. Por fim, há relatos de que o funcionamento do enxerto a longo prazo possa ser influenciado pela infecção por CMV. Isso foi mais bem estudado nos receptores de aloenxerto renal e, segundo alguns pesquisadores, é considerado uma causa significativa de disfunção e perda crônica do enxerto. Talvez o impacto mais dramático da infecção por CMV no fim do período pós-transplante possa ser observado em receptores de transplante cardíaco, pois se acredita que nessa situação o CMV desempenhe um papel importante na esclerose vascular do transplante, uma vasculopatia das artérias coronárias no aloenxerto, levando à perda do transplante de coração.

Infecção congênita

A infecção congênita por CMV pode se apresentar com sintomas (Tabela 282.1) em aproximadamente 10% dos recém-nascidos infectados, enquanto 90% das crianças infectadas *não terão manifestações clínicas* da infecção no período neonatal, podendo a infecção ser identificada apenas por programas de triagem neonatal. A **doença multiorgânica grave** é pouco frequente e ocorre em menos de 5% dos lactentes com infecções congênitas por CMV. Os achados clínicos em lactentes com infecções congênitas sintomáticas por CMV podem incluir hepatoesplenomegalia, erupções cutâneas, petéquias, icterícia e microcefalia. Esses achados foram utilizados por décadas em estudos de história natural para classificar lactentes com infecções sintomáticas ou assintomáticas; no entanto, mais recentemente, vários autores incluíram restrição de crescimento intrauterino como um achado de infecção congênita por CMV. Os achados laboratoriais incluem hiperbilirrubinemia direta, elevação das transaminases hepáticas, trombocitopenia, anemia e achados anormais nos exames de ultrassonografia e tomografia computadorizada do crânio. Se o líquido cefalorraquidiano for obtido, pode haver evidência de encefalite, com elevação do número de células mononucleares e, em alguns casos, elevação da proteína. Um pequeno número de lactentes infectados com sintomas (< 10%) apresentará coriorretinite. Por fim, como a perda auditiva é a sequela a longo prazo mais comumente associada à infecção congênita por CMV, o mau desempenho do lactente em um exame de triagem auditiva neonatal deve alertar os profissionais de saúde sobre a possibilidade de infecção congênita por CMV. A perda auditiva em lactentes mais velhos e no início da infância também deve alertar o médico para a possibilidade de infecção congênita por CMV, pois aproximadamente 50% dos lactentes com perda auditiva associada a uma infecção congênita por CMV passarão em um exame de triagem auditiva inicial, mas desenvolverão perda auditiva posteriormente até o início da infância.

Tabela 282.1 Achados clínicos em lactentes sintomáticos com infecção congênita por citomegalovírus (CMV).

ACHADOS	RECÉM-NASCIDOS (%)
CLÍNICOS	
Prematuridade (< 37 semanas)	24
Icterícia (bilirrubina direta > 2 mg/dℓ)	42
Petéquias	54
Hepatoesplenomegalia	19
Púrpura	3
Microcefalia	35
RCIU	28
Um achado clínico	41
Dois achados clínicos	59
LABORATORIAIS	
Elevação da ALT (> 80 UI/mℓ)	71
Trombocitopenia (< 100.000 mm^3)	43
Hiperbilirrubinemia direta (> 2 mg/dℓ)	54
Anormalidades na TC de crânio	42

Resultados em 70 crianças com infecção congênita por CMV identificadas durante o programa de triagem neonatal para infecção congênita por CMV, nos hospitais da University of Alabama, durante um intervalo aproximado de 20 anos. ALT, alanina aminotransferase; RCIU, retardo de crescimento intrauterino; TC, tomografia computadorizada.

Um plano organizado de acompanhamento é um componente importante do manejo clínico de lactentes com infecção congênita por CMV. Como as sequelas permanentes são limitadas a distúrbios do sistema nervoso, o acompanhamento a longo prazo deve incluir avaliação apropriada do desenvolvimento e da função neuromuscular em lactentes infectados, com encaminhamento para atendimento especializado, se necessário. A perda auditiva se desenvolverá em cerca de 11% das crianças infectadas e, em algumas delas, progredirá durante a infância. Portanto, testes audiológicos e acompanhamento são obrigatórios nesses pacientes. Outras sequelas, como a perda da visão, são pouco frequentes, mas testes de visão e exames oftalmológicos completos devem ser incluídos no plano de cuidados a lactentes com infecção congênita por CMV.

Infecção perinatal

Infecções perinatais podem ser adquiridas durante o parto ou após a ingestão de leite materno contendo CMV. Em quase todos os casos, as infecções perinatais não estão associadas a manifestações clínicas da infecção e, talvez mais importante, não foram associadas a sequelas a longo prazo. Em casos raros, como naqueles em que ocorre a transmissão do CMV pelo leite materno a um recém-nascido extremamente prematuro ou cuja mãe não seja imune, a infecção perinatal pode resultar em infecções graves e disseminadas associadas a doenças em órgãos-alvo e morte. Acredita-se que essas infecções mais graves se desenvolvam em recém-nascidos que carecem de anticorpos antivirais adquiridos pela via transplacentária devido à prematuridade extrema ou ao fato de a mãe não ter anticorpos anti-CMV. No entanto, faltam evidências definitivas que apoiem essa explicação.

DIAGNÓSTICO

Em pessoas não imunocomprometidas, o diagnóstico de infecção por CMV exige a evidência de uma infecção primária. Após a infecção primária, a reatividade sorológica ao CMV permanece ao longo de toda a vida; por isso, a presença de anticorpos de imunoglobulina G (IgG) contra o CMV não é capaz de fornecer a evidência de uma infecção aguda. Além disso, a reatividade da IgM ao CMV pode ser detectada por longos períodos após a infecção aguda e não é um parâmetro confiável para estimar a duração da infecção. Por fim, a recuperação do vírus a partir de fluidos corporais, como saliva ou urina, não permite por si só o diagnóstico de infecção por CMV, porque indivíduos infectados de maneira persistente podem eliminar vírus a uma frequência intermitente. No hospedeiro imunocomprometido, é possível recuperar o CMV do paciente mesmo na ausência de evidências de uma infecção invasiva por CMV. Por isso, nessa população de pacientes, a atribuição do CMV como causa da doença deve ser feita com cuidado, e outras causas possíveis também devem ser consideradas para os sintomas e achados clínicos. Os ensaios sorológicos têm um valor limitado em receptores de transplantes, pois a imunossupressão à qual eles estão sujeitos afeta a resposta dos anticorpos. Além disso, a produção de anticorpos IgM nesses pacientes pode ocorrer após uma infecção não primária. A mensuração sequencial da carga viral por reação em cadeia da polimerase (PCR) nos fluidos corporais importantes, como o sangue, e a quantidade de DNA de CMV em tecidos obtidos por biopsia podem ter um grande valor na determinação do CMV como causa da doença em pacientes transplantados. A detecção histopatológica de células semelhantes a "olhos de coruja" é insensível, mas pode apontar para um diagnóstico de infecção invasiva por CMV. A adição de imuno-histoquímica para a detecção de proteínas codificadas por CMV e/ou hibridização *in situ* para a detecção de ácidos nucleicos do CMV melhorou bastante a detecção histológica do CMV em amostras de tecido.

Infecções congênitas

O diagnóstico da infecção congênita por CMV requer a recuperação do vírus em replicação e/ou de ácidos nucleicos virais nas primeiras 2 ou 3 semanas de vida. As fontes de vírus e de ácidos nucleicos virais compreendem a urina, a saliva e o sangue. Os métodos de detecção incluem cultura viral de rotina combinada com imunofluorescência e PCR. Embora a quantificação do vírus em várias amostras possa, a longo prazo, sugerir a possibilidade de sequelas tais como perda de audição em uma população de recém-nascidos infectados, o seu valor preditivo para o paciente individual é limitado. Muitos esforços foram feitos para identificar os testes de triagem mais adequados aos recém-nascidos. O foco inicial foram as amostras de sangue em papel-filtro, pois são coletadas rotineiramente nos programas de triagem neonatal. Infelizmente, estudos indicaram que a sensibilidade dessas amostras é muito baixa para ser considerada útil na triagem. Por outro lado, a triagem neonatal com saliva provou ser sensível e específica e agora é padrão em algumas instituições. A identificação de um lactente infectado pela triagem da saliva requer confirmação, preferencialmente analisando-se a urina quanto à presença de CMV.

Os primeiros estudos sugeriram que os recém-nascidos infectados pela via congênita poderiam ser identificados por meio da reatividade da IgM específica para CMV e que níveis elevados de IgM específica para CMV poderiam estabelecer uma correlação com a gravidade da doença. Estudos posteriores demonstraram que, embora tenha certo valor, a maior parte dos ensaios utilizados para detectar IgM no recém-nascido tem sensibilidade limitada, o que também limita a sua utilidade clínica.

Infecções não congênitas

Em pacientes não imunocomprometidos, a demonstração da soroconversão de IgG específica para CMV ou a demonstração da presença de anticorpos IgM específicos para CMV representam evidências da aquisição recente de uma infecção por CMV. A reatividade de anticorpos IgM anti-CMV pode persistir durante meses, dependendo da sensibilidade do ensaio em particular. Ensaios de avidez de IgG, em que anticorpos específicos para CMV são desenvolvidos com concentrações crescentes de agentes caotrópicos, como ureia, podem ser utilizados para estimar a duração da infecção. Esses ensaios foram usados quase exclusivamente para o tratamento de infecções por CMV durante a gravidez, para auxiliar na identificação de infecções maternas primárias. A detecção do CMV na urina, na saliva, no sangue e em tecidos obtidos por biopsia pode ser realizada de maneira mais confiável por métodos baseados na PCR, e, como os achados podem ser quantificados, as respostas ao tratamento podem ser monitoradas. No entanto, a cultura convencional do CMV utilizando fibroblastos dérmicos humanos muitas vezes combinada com a detecção por imunofluorescência de antígenos precoces imediatos codificados pelo CMV também é padrão em muitas instituições. Colorações histológicas de rotina permitem a detecção de inclusões nucleares características em amostras de tecido (como exposto anteriormente).

TRATAMENTO

O tratamento de *hospedeiros imunocomprometidos* que apresentam doença invasiva causada por CMV é capaz de limitar a morbimortalidade de pacientes com infecções disseminadas por CMV que apresentam doenças em órgãos-alvo. Isso foi demonstrado em receptores de transplantes de aloenxerto e em pacientes com HIV/AIDS. Da mesma maneira, a profilaxia antiviral pode limitar o desenvolvimento da doença causada por CMV clinicamente importante em receptores de transplantes de aloenxerto. Vários agentes estão atualmente aprovados para o tratamento de infecções por CMV, como ganciclovir, foscarnete e cidofovir, e todos têm toxicidade apreciável. Agentes mais recentes, como o letermovir, foram licenciados para uso em adultos, e espera-se que as indicações para esse agente se estendam à pediatria. Em alguns centros de transplante, foram incluídas imunoglobulinas com alto título de CMV como componente da profilaxia. No início, quando o tratamento de infecções por CMV com agentes antivirais estava incipiente, o tratamento com imunoglobulinas para CMV demonstrou alterar a história natural da infecção por CMV em receptores de aloenxertos renais e hepáticos. A eficácia dos agentes antivirais, quando usados como profilaxia no período pós-transplante imediato, resultou no uso menos frequente desses produtos biológicos.

O tratamento de **lactentes com infecção congênita** com ganciclovir foi estudado em vários ensaios clínicos, e um número significativo de crianças infectadas foi tratado com esse agente, fora das indicações, devido a infecções graves por CMV. Dois estudos conduzidos pelo Collaborative Antiviral Study Group patrocinado pelo National Institutes of Health (NIH) sugeriram que 6 semanas de ganciclovir administrado por via intravenosa ou 6 meses de preparação oral de ganciclovir poderiam limitar a perda auditiva e possivelmente melhorar o resultado do desenvolvimento de lactentes infectados. Os resultados a longo prazo de lactentes tratados não são conhecidos; portanto, é difícil interpretar definitivamente esses estudos. Além disso, crianças com infecção por CMV perinatal grave após a ingestão de leite materno foram tratadas com sucesso com o ganciclovir. Atualmente, não há recomendações para o tratamento de lactentes com infecção congênita por CMV, embora um estudo maior que determine a eficácia do tratamento nesses pacientes assintomáticos possa fornecer dados suficientes para estabelecer firmemente diretrizes de tratamento.

PREVENÇÃO

Imunização passiva

Como descrito anteriormente, a transferência passiva de anticorpos anti-CMV tem sido utilizada para limitar a doença, mas não a infecção em receptores de aloenxerto. Uma abordagem semelhante também foi considerada para a prevenção da transmissão intrauterina do CMV e da doença com base em estudos em modelos animais e dados observacionais limitados que sugeriam alguma influência dos anticorpos antivirais sobre a limitação da doença após infecções por CMV no período perinatal. Um estudo não controlado de imunoglobulina humana publicado em 2005 forneceu evidências provocativas de que a transferência passiva de anticorpos anti-CMV para gestantes submetidas à infecção primária por CMV poderia limitar a transmissão e o desenvolvimento da doença. Esse estudo foi profundamente equivocado em seu delineamento, e seus resultados foram controversos. Um segundo estudo utilizando a mesma preparação de imunoglobulina falhou em demonstrar que as imunoglobulinas forneciam proteção contra transmissão ou doença intrauterina. Assim, resta determinar se os anticorpos anti-CMV passivamente transferidos podem modular a infecção e a doença após a exposição intrauterina ao CMV. Concluiu-se recentemente um estudo multicêntrico, patrocinado pelo NIH (NICHD), e seus resultados devem estar disponíveis em breve.

Imunização ativa

A imunização ativa para a prevenção da infecção congênita por CMV (e em receptores de transplante) é objetivo de pesquisa biomédica há mais de 3 décadas. Várias plataformas de vacina diferentes foram exploradas, incluindo a replicação do CMV atenuado, vacinas à base de proteínas, vacinas heterólogas de vetor viral e vacinas de DNA. Em todos os casos, algum nível de imunidade foi induzido em voluntários. Ensaios em larga escala foram realizados utilizando vacinas com CMV atenuado competente para replicação e vacinas com proteína recombinante adjuvante. As abordagens atuais são direcionadas ao desenvolvimento de um CMV replicador adequadamente atenuado que retenha imunogenicidade suficiente para induzir respostas protetoras. Diferentemente das candidatas a vacina com CMV atenuado, as proteínas virais recombinantes adjuvantes tiveram um progresso considerável. Demonstrou-se que uma glicoproteína B recombinante adjuvante, um componente importante da proteína do envelope e alvo de anticorpos neutralizantes, induz anticorpos neutralizantes de vírus e respostas proliferativas de linfócitos T CD4+. Além disso, essa vacina reduziu a aquisição de vírus em cerca de 50% em um estudo realizado em mulheres jovens. No entanto, um exame mais minucioso desse teste de vacina revelou que a proteção durou muito pouco e que a eficácia não foi demonstrada de maneira convincente devido ao pequeno número de indivíduos no teste, apesar da significância estatística. Um estudo clínico de acompanhamento em mulheres adolescentes que usaram a mesma preparação de vacina não demonstrou diferença estatisticamente significativa entre as voluntárias que receberam a vacina e as que receberam placebo. Por fim, uma questão importante que todos os programas de vacinas enfrentam é se a imunidade existente em mulheres soropositivas pode ser aumentada a um nível que evite infecções prejudiciais em seus filhos. A população materna que adquiriu imunidade ao CMV antes da idade fértil é responsável pelo maior número de neonatos com infecção congênita em quase todas as regiões do mundo; assim, apenas recapitular a imunidade adaptativa adquirida naturalmente ao CMV com uma vacina pode não ser suficiente para prevenir a infecção congênita pelo CMV e/ou limitar a doença.

Aconselhamento

Os estudos da história natural do CMV demonstram repetidamente que a transmissão exige um contato próximo, muitas vezes direto, com material infectado, como secreções orais ou do sistema geniturinário. Embora somente dados limitados sugiram que a transmissão possa ocorrer por meio de fômites, a infectividade pode persistir durante horas em superfícies como brinquedos. Evitar a exposição a essas secreções e dar atenção à higiene, como a lavagem das mãos, pode limitar drasticamente a aquisição do CMV. O aconselhamento de mulheres em idade fértil é muito eficaz na prevenção da infecção por CMV. Na verdade, os programas de aconselhamento são mais eficazes para limitar a infecção por CMV durante a gravidez do que qualquer vacina que já tenha sido testada até o momento. A transmissão sexual é uma via importante de infecção, e o CMV é considerado uma infecção sexualmente transmissível. Devem-se considerar a educação e o aconselhamento de pessoas sexualmente ativas para limitar a transmissão sexual do vírus. Por fim, a aquisição do CMV por funcionários de hospitais e outros profissionais de saúde demonstrou ser menor do que em pessoas de mesma idade na população geral. É importante ressaltar que esses estudos foram realizados antes das precauções universais existentes hoje na maioria dos hospitais. Assim, a educação do paciente, com ênfase na descrição dos meios comuns de contaminação e na atenção à higiene geral, pode reduzir drasticamente a disseminação do CMV na população como um todo e, principalmente, nas mulheres em idade fértil.

A bibliografia está disponível no GEN-io.

Capítulo 283

Roséola (Herpes-Vírus Humanos Tipos 6 e 7)

Brenda L. Tesini e Mary T. Caserta

Os herpes-vírus humanos tipo 6 (HHV-6A e HHV-6B) e tipo 7 (HHV-7) provocam infecções onipresentes em lactentes até o início da infância. O HHV-6B é responsável pela maioria dos casos de **roséola infantil** (**exantema súbito** ou **sexta doença**) e é associado a outras doenças, como encefalite, especialmente em hospedeiros imunocomprometidos. Uma pequena porcentagem de crianças com roséola apresenta infecção primária por HHV-7.

ETIOLOGIA

HHV-6A, HHV-6B e HHV-7 são os únicos integrantes do gênero *Roseolovirus*, da subfamília Betaherpesvirinae de herpes-vírus humanos. O citomegalovírus humano, o único beta-herpes-vírus diferente, compartilha com o HHV-6 e o HHV-7 uma homologia de sequência limitada. Morfologicamente, todos os herpes-vírus humanos são compostos por um nucleocapsídio icosaédrico, um tegumento denso em proteínas e um envelope lipídico. O nucleocapsídio do HHV-6 e do HHV-7 contém grandes genomas de DNA de dupla fita lineares que codificam mais de 80 proteínas diferentes.

Inicialmente foram reconhecidos dois grupos de cepas para o HHV-6: HHV-6 variante A e HHV-6 variante B. Apesar de compartilharem genomas altamente conservados com sequências aproximadamente 90% idênticas, as duas variantes poderiam ser distinguidas pelos polimorfismos de restrição no comprimento de fragmentos, pela reatividade a anticorpos monoclonais, pelo tropismo celular distinto e pela epidemiologia. Devido a essas diferenças, elas foram reclassificadas pelo International Committee on the Taxonomy of Viruses como espécies distintas pertencentes ao gênero *Roseolovirus* em 2012.

A detecção do HHV-6A é bastante rara, e o HHV-6B é o vírus predominantemente encontrado em exames de cultura e reação em cadeia da polimerase (PCR) em hospedeiros saudáveis e imunocomprometidos. Relatórios anteriores da detecção de HHV-6A em crianças na África não foram substanciados em uma grande coorte recente usando um alvo de PCR mais específico.

EPIDEMIOLOGIA

A infecção primária por HHV-6B é adquirida rapidamente por quase todas as crianças após a perda dos anticorpos maternos nos primeiros poucos meses de vida, sendo que 95% das crianças contraem a infecção por HHV-6 até os 2 anos. A idade em que ocorre o pico de infecção primária por HHV-6B é entre 6 e 9 meses de vida, e as infecções ocorrem esporadicamente e sem predileção sazonal ou exigência de contato com outros indivíduos acometidos. A infecção por HHV-7 também é generalizada, mas ocorre mais tarde na infância e em um ritmo mais lento; apenas 50% das crianças apresentam evidências de uma infecção anterior por HHV-7 por volta dos 3 anos. A soroprevalência pode chegar a 75% dos 3 aos 6 anos. Em um pequeno estudo em crianças com infecção primária por HHV-7, a idade média dos pacientes foi de 26 meses, significativamente maior do que a de crianças com infecção primária por HHV-6.

Dados preliminares sugerem que a maioria das crianças adquire a infecção primária por HHV-6 a partir do contato com a saliva ou gotículas respiratórias de adultos assintomáticos ou de crianças mais velhas. No entanto, a infecção congênita por HHV-6 ocorre em 1% dos recém-nascidos. Foram identificados dois mecanismos de transmissão vertical do HHV-6: a infecção transplacentária e a integração cromossômica. O HHV-6 é único entre os herpes-vírus humanos no sentido de ser capaz de se integrar à porção final dos telômeros de cromossomos humanos na frequência de 0,2 a 2,2% da população e de passar de pais para filhos através da linha germinativa. A integração cromossômica foi identificada como o principal mecanismo pelo qual o HHV-6 é transmitido verticalmente, provocando 86% das infecções congênitas, um terço delas causado pelo HHV-6A, uma porcentagem muito mais elevada do que na infecção primária nos EUA. As consequências clínicas da integração cromossômica ou da infecção transplacentária por HHV-6 ainda não foram completamente determinadas. No entanto, a reativação do vírus HHV-6 integrado cromossomicamente foi demonstrada após o transplante de células-tronco hematopoéticas (TCTH). Em uma série de recém-nascidos identificados com infecção congênita por HHV-6, não foi observada nenhuma evidência de doença no início do período neonatal. A infecção congênita por HHV-7 não foi demonstrada, e a infecção primária possivelmente foi disseminada pela saliva de indivíduos assintomáticos. Moléculas de DNA tanto do HHV-6 quanto do HHV-7 foram identificadas em secreções do colo do útero de gestantes, sugerindo que a transmissão sexual ou perinatal desses vírus desempenhe um papel adicional. O leite materno não parece contribuir para a transmissão do HHV-6 ou do HHV-7.

PATOLOGIA E PATOGÊNESE

A infecção primária por HHV-6B provoca uma viremia que pode ser demonstrada por meio da cultura conjunta de células mononucleares do sangue periférico do paciente com células mononucleares do sangue do cordão umbilical estimuladas por um agente mitógeno. O HHV-6 dá origem a um efeito citopático reconhecível, que consiste no aparecimento de grandes células mononucleadas ou multinucleadas refráteis contendo inclusões intracitoplasmáticas e/ou intranucleares. As células infectadas demonstram uma expectativa de vida ligeiramente prolongada em cultura; no entanto, a infecção lítica predomina. A infecção por HHV-6 também induz a apoptose de células T. *In vitro*, o HHV-6 pode infectar diversos tipos de células, incluindo células T primárias, monócitos, células *natural killer*, células dendríticas e astrócitos. Também foi documentado que o HHV-6 é capaz de infectar linhas de células B, megacariócitos, linhas de células endoteliais e de células epiteliais. Os astrócitos humanos, os oligodendrócitos e as células da micróglia apresentaram infecção por HHV-6 *ex vivo*. O amplo tropismo do HHV-6 corrobora o reconhecimento de que o CD46, uma proteína reguladora do complemento presente na superfície de todas as células nucleadas, é um receptor celular para o HHV-6. Dados recentes também sugerem que o CD134 é um receptor seletivo para o HHV-6B e pode explicar algumas das diferenças de tropismo tecidual observadas entre o HHV-6A e o HHV-6B. A molécula de CD4 foi identificada como um receptor para o HHV-7. Demonstrou-se que o HHV-7 é capaz de reativar o HHV-6 latente *in vitro*. Ainda não foi esclarecido se esse fenômeno ocorre *in vivo*.

A infecção primária por HHV-6 e HHV-7 é seguida pela **latência** ou persistência do vírus **ao longo da vida** em vários locais. O HHV-6 demonstra um verdadeiro estado de latência viral em monócitos e macrófagos. A detecção de HHV-6 replicante em culturas de células-tronco hematopoéticas primárias CD34+ também foi descrita, o que sugere que a diferenciação celular seja um gatilho para a reativação viral. Essa observação é clinicamente significativa, porque o HHV-6 é capaz de causar tanto infecções primárias quanto infecções reativadas durante o TCTH. Além disso, o HHV-6 e o HHV-7 podem infectar as glândulas salivares de maneira persistente, de modo que é possível detectar o DNA do HHV-6 e do HHV-7 na saliva de adultos e crianças em exames de rotina. Também é possível isolar o HHV-7 da saliva por meio de cultura em tecidos, mas não o HHV-6. O DNA do HHV-6 foi identificado no líquido cefalorraquidiano (LCR) de crianças durante e após a infecção primária, bem como na necropsia do tecido cerebral de adultos imunocompetentes, sugerindo que o sistema nervoso central seja um importante local adicional de latência ou persistência viral. O DNA do HHV-7 também foi encontrado no tecido cerebral de adultos, mas com frequência significativamente menor.

MANIFESTAÇÕES CLÍNICAS

A roséola infantil (**exantema súbito** ou **sexta doença**) é uma doença aguda e autolimitada em lactentes e pré-escolares. Caracteriza-se pelo início abrupto de febre elevada que pode vir acompanhada de irritabilidade. A febre geralmente se resolve de maneira aguda após 72 horas ("crise"), mas pode desaparecer gradualmente ao longo de 1 dia ("lise"), simultaneamente ao surgimento de uma leve erupção cutânea morbiliforme de 2 a 3 mm no tronco, de coloração rosa ou rosa-clara e não pruriginosa (Figura 283.1). A erupção cutânea geralmente dura 1 a 3 dias, mas geralmente é descrita como efêmera e pode ser visível apenas por horas, espalhando-se do tronco para o rosto e as extremidades. Como a erupção cutânea é variável em aparência, localização e duração, ela não é distinta e pode passar despercebida. Os sinais associados são poucos, mas podem incluir hiperemia leve da faringe, da conjuntiva palpebral ou das membranas timpânicas e aumento dos linfonodos suboccipitais. Nos países asiáticos, úlceras na junção entre a úvula e o palatoglosso (**manchas de Nagayama**) são comumente relatadas em lactentes com roséola.

Febre alta (em média, 39,7°C) é a manifestação mais consistente associada à infecção primária por HHV-6B. Exantemas foram relatados durante a doença ou após defervescência em aproximadamente 20%

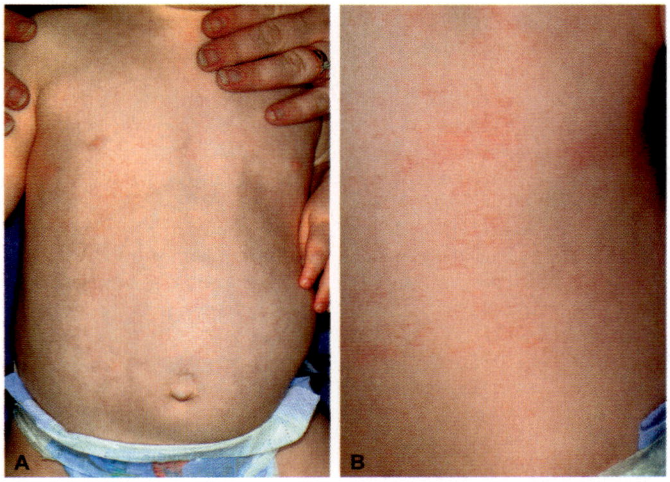

Figura 283.1 Roséola infantil. Máculas e pápulas esbranquiçadas e eritematosas (**A**) em uma criança que apresentou febre alta nos 3 dias que antecederam o desenvolvimento da erupção cutânea. De perto (**B**), algumas lesões revelam um sutil halo periférico de vasoconstrição. *(De Paller AS, Mancinin AJ, editors:* Hurwitz clinical pediatric dermatology,*ed 3. Philadelphia, 2006, Elsevier, p. 434.)*

das crianças infectadas nos EUA. Sintomas e sinais adicionais incluem irritabilidade, membranas timpânicas inflamadas, rinorreia e congestão, queixas gastrintestinais e encefalopatia. Sintomas de envolvimento do sistema respiratório inferior, tais como tosse, são identificados em crianças com infecção primária por HHV-6B com uma frequência significativamente menor do que em crianças com outras doenças febris. A duração média da doença causada pela infecção primária por HHV-6B é de 6 dias, e 15% das crianças apresentam febre com duração de 6 dias ou mais. As infecções primárias por HHV-6B contribuem para uma significativa carga de doenças no sistema de saúde; um estudo verificou que 24% da procura por serviços de emergência para crianças entre 6 e 9 meses de vida ocorreram devido a uma infecção primária por HHV-6B. Um estudo de base populacional confirmou que 93% dos recém-nascidos que adquiriam uma infecção primária por HHV-6B apresentavam sintomas e tinham mais chances de passar por consulta médica do que os recém-nascidos não infectados. A probabilidade de febre foi menor em lactentes com infecção por HHV-6B com menos de 6 meses de vida, mas foi significativamente maior em lactentes mais velhos e crianças.

As manifestações clínicas da infecção por HHV-7 são muito menos conhecidas. A infecção primária pelo HHV-7 foi identificada em um pequeno número de crianças com roséola nas quais a doença é indistinguível daquela causada pelo HHV-6B. Também foram relatados casos secundários de roséola causados por infecção pelo HHV-7. Além disso, a infecção primária pelo HHV-7 pode ser assintomática ou pode causar uma doença febril inespecífica com duração de aproximadamente 3 dias.

ACHADOS LABORATORIAIS

Os achados laboratoriais mais característicos observados em crianças com infecção primária por HHV-6B incluem quantidade menor de leucócitos (8.900/μℓ), linfócitos (3.400/μℓ) e neutrófilos (4.500/μℓ) em comparação com crianças febris sem infecção primária por HHV-6B. Achados hematológicos similares foram relatados em infecções primárias por HHV-7. Valores elevados para transaminases séricas, linfócitos atípicos e trombocitopenia também foram observados esporadicamente em crianças com infecção primária por HHV-6B.

Os resultados das análises de LCR em pacientes com encefalite supostamente causada por HHV-6 foram normais ou demonstraram somente pleocitose mínima com elevações moderadas de proteína, especialmente no início do curso da doença, que pode evoluir com o tempo. Áreas de hipersinal em imagens de recuperação de inversão atenuadas por fluidos e ponderadas em T2 do hipocampo, do úncus e da amígdala foram encontradas na ressonância magnética, bem como um aumento no metabolismo do hipocampo em tomografia por emissão de pósitrons.

DIAGNÓSTICO

Embora a roséola seja geralmente benigna e autolimitada, seu diagnóstico pode excluir outras doenças mais graves que causam febre e exantema. Uma história de 3 dias de febre alta, em um lactente de 10 meses de vida, sem toxemia, com erupção cutânea maculopapular esbranquiçada no tronco, sugere um diagnóstico de roséola. Do mesmo modo, um diagnóstico específico para HHV-6 não costuma ser necessário, exceto em situações em que as manifestações da infecção sejam graves ou incomuns e possam ser combatidas com terapia antiviral.

O diagnóstico de infecção primária por HHV-6 ou HHV-7 é confirmado pela demonstração da presença de um vírus ativamente replicante na amostra de sangue do paciente juntamente com soroconversão. A cultura do vírus é o método padrão-ouro para documentar a replicação viral ativa. Infelizmente, a cultura do vírus é cara, demorada e está disponível apenas em laboratórios de pesquisa. Dois outros métodos usados para identificar a replicação ativa do HHV-6 são: detecção de DNA viral por PCR em fluidos acelulares, como plasma, ou PCR de transcriptase reversa em amostras de células mononucleares do sangue periférico projetadas para detectar a transcrição viral e a produção de proteínas. A PCR quantitativa para os números de cópias do genoma do HHV-6 em várias amostras também é frequentemente relatada e está comercialmente disponível. No entanto, o papel dessa metodologia não é claro, pois ainda não se determinou um valor específico do DNA que possa discriminar os pacientes com viremia e aqueles com cultura negativa. O uso de ensaios moleculares para detecção de replicação ativa do HHV-6 é dificultado pelo reconhecimento de que indivíduos com o HHV-6 integrado cromossomicamente têm DNA persistente do HHV-6 no plasma, nas células mononucleares do sangue periférico e no LCR na ausência de doença e replicação do vírus.

Métodos sorológicos que incluem ensaios de imunofluorescência indiretos, ensaios de imunoabsorção enzimática, ensaios de neutralização e imunotransferência foram descritos para mensurar concentrações de anticorpos contra HHV-6 e HHV-7 no soro ou no plasma e foram disponibilizados comercialmente. Embora o anticorpo imunoglobulina M seja produzido no início da infecção por HHV-6, ensaios concebidos para medir essa resposta não demonstraram utilidade para o diagnóstico da infecção primária ou reativada. A ausência de anticorpos imunoglobulina G em lactentes com mais de 6 meses de vida, combinada com a presença de vírus em replicação, é uma forte evidência de infecção primária por HHV-6 ou HHV-7. Por outro lado, a demonstração de soroconversão entre amostras agudas e de convalescentes também é capaz de confirmar a existência de uma infecção primária, mas não é clinicamente útil em um cenário de tratamento para uma infecção aguda. Infelizmente, os ensaios sorológicos não foram considerados confiáveis para detectar a reativação do HHV-6 e não podem ser usados para diferenciar uma infecção por HHV-6A de uma infecção por HHV-6B. Além disso, demonstrou-se a existência de uma reatividade cruzada limitada entre anticorpos anti-HHV-6 e anti-HHV-7, o que complica a interpretação dos ensaios sorológicos, especialmente em caso de títulos mais baixos.

Diagnóstico diferencial

A infecção primária por HHV-6B ou HHV-7 normalmente provoca uma doença febril indiferenciada que pode ser muito difícil de distinguir de outras infecções virais comuns da infância. Essa dificuldade também se aplica aos estágios iniciais da roséola, antes do desenvolvimento da erupção cutânea. Uma vez que a erupção está presente, é possível confundir a roséola com outras doenças exantemáticas da infância, principalmente sarampo e rubéola. As crianças com **rubéola** muitas vezes apresentam um pródromo caracterizado por doença leve com febre baixa, dor de garganta, artralgia e queixas gastrintestinais, diferentemente daquelas com roséola. Ao exame físico, os linfonodos suboccipitais e auriculares posteriores são proeminentes até 1 semana antes do aparecimento da erupção cutânea da rubéola e persistem durante a fase exantemática. Além disso, a erupção cutânea da rubéola geralmente começa no rosto e se espalha para o tórax, como no sarampo. Os sintomas associados da infecção pelo vírus do **sarampo** incluem tosse, coriza e conjuntivite, com febre alta que coincide com o desenvolvimento da erupção cutânea, diferentemente da roséola. A roséola também pode ser confundida com escarlatina, apesar de a última ser rara em crianças menores de 2 anos e provocar uma erupção cutânea característica, de aparência semelhante a uma lixa, juntamente com febre.

É possível confundir a roséola com doenças causadas por **infecções por enterovírus**, especialmente em meses de verão e outono. Também pode ser difícil distinguir a roséola de reações de hipersensibilidade a medicamentos. A prescrição de antibióticos para crianças com febre causada por roséola antes do aparecimento das erupções cutâneas ocorre com frequência. Uma criança que demonstra erupções cutâneas após a resolução da febre pode ser erroneamente avaliada como alérgica a um medicamento.

COMPLICAÇÕES

Convulsão, a complicação mais comum da roséola, é observada em até um terço dos pacientes. A convulsão também é a complicação mais comum em crianças com infecção primária por HHV-6B, ocorrendo em aproximadamente 15% delas, com pico de idade entre 12 e 15 meses. Observou-se também que crianças com infecção primária por HHV-6B apresentam convulsões parciais, crises prolongadas, paralisia pós-ictal e convulsões repetidas com maior frequência do que crianças com convulsões febris não associadas ao HHV-6. Em um estudo limitado com crianças com infecção primária por HHV-6B e convulsões, 30% dos pacientes apresentaram convulsões prolongadas, 29% apresentaram convulsões focais e 38% apresentaram convulsões repetidas. Um estudo prospectivo com crianças de 2 a 35 meses com suspeita de encefalite ou doença febril grave e convulsões constatou que 17% dos pacientes apresentavam infecção primária por HHV-6 ou HHV-7 e que o estado de mal epiléptico era a apresentação mais comum. Infecções primárias ou reativadas por HHV-6B ou HHV-7 foram identificadas em aproximadamente um terço das crianças com estado de mal epiléptico febril (EMEF).

Do mesmo modo, foi sugerida uma associação entre convulsões recorrentes e infecções persistentes ou reativadas do sistema nervoso central por HHV-6. Estudos que avaliaram amostras de tecido encefálico observaram a ocorrência de HHV-6 em até 35% dos pacientes com epilepsia do lobo temporal, com cargas virais elevadas em regiões do hipocampo ou do lobo temporal lateral. A produção de proteínas do HHV-6 também foi identificada em um pequeno número de amostras de tecido ressecado. Os astrócitos primários obtidos a partir dessas amostras tinham níveis indetectáveis de um transportador de glutamato, sugerindo que um possível mecanismo para o desenvolvimento de convulsões recorrentes seria a perda da capacidade de controlar os níveis de glutamato. Evidências adicionais demonstraram regulação positiva de genes relacionados à quimiotaxia de monócitos na amígdala de pacientes com epilepsia do lobo temporal e DNA de HHV-6 em amostras. Contrariamente a esses resultados, dados clínicos limitados sugerem que o risco de convulsões recorrentes poderia ser menor após a apresentação de convulsões febris com uma infecção primária por HHV-6 do que após a apresentação de convulsões febris por outras causas. Além disso, crianças que apresentavam EMEF associado a HHV-6B e HHV-7 tinham convulsões e anormalidades no eletroencefalograma e na ressonância magnética do hipocampo similares às de crianças com EMEF não associado a HHV-6B ou HHV-7, sugerindo que a patogênese do EMEF associado a HHV-6B e HHV-7 é semelhante à patogênese do EMEF por outras etiologias.

Relatos de casos e séries pequenas de pacientes descreveram outras complicações em crianças com infecção primária por HHV-6B, incluindo encefalite, encefalopatia desmielinizante disseminada aguda, encefalite autoimune, cerebelite aguda, hepatite e miocardite. Sequelas a longo prazo e de desenvolvimento tardio, incluindo deficiências de desenvolvimento e características do autismo, são raramente relatadas em crianças que apresentam sintomas relacionados ao sistema nervoso central durante uma infecção primária por HHV-6B.

A reativação do HHV-6 foi relatada em várias populações diferentes, com ou sem doença, por meio do emprego de vários métodos de detecção. A melhor documentação de casos de reativação do HHV-6 se deu em hospedeiros imunocomprometidos, especialmente em pacientes que foram submetidos a um TCTH. Esse tipo de reativação ocorre em aproximadamente 50% dos pacientes, normalmente em um período de 2 a 4 semanas após o transplante. Muitas complicações clínicas observadas após o TCTH foram associadas à reativação do HHV-6B, incluindo febre, erupção cutânea, atraso no enxerto de plaquetas ou de monócitos e doença do enxerto contra hospedeiro, com graus variáveis de suporte na literatura para cada uma. A reativação do HHV-6 foi associada a pior sobrevida geral em comparação com os receptores de TCTH que não tiveram reativação.

A reativação do HHV-6B também foi relatada como causadora de encefalites em hospedeiros saudáveis e imunocomprometidos. Uma síndrome particular, a **encefalite límbica aguda pós-transplante** (PALE), foi descrita principalmente em pacientes que foram submetidos a um TCTH, especialmente um transplante de células-tronco do sangue de cordão umbilical; ela é caracterizada por disfunção a curto prazo na memória, confusão e insônia com convulsões observadas clinicamente ou no monitoramento prolongado por eletroencefalograma. O DNA do HHV-6B foi identificado no LCR da maioria desses pacientes, e evidências adicionais de reativação foram obtidas pela detecção do DNA do HHV-6B no plasma. Proteínas do HHV-6 foram identificadas em astrócitos do hipocampo de uma amostra pós-morte, o que era consistente com o estado ativo da infecção por HHV-6B no momento do óbito. O desenvolvimento de PALE está associado ao aumento da mortalidade e à apresentação de sequelas neurocognitivas a longo prazo.

TRATAMENTO

Geralmente, crianças com roséola precisam apenas de um tratamento de suporte. Os pais devem ser aconselhados a manter a criança hidratada e são autorizados a usar antipiréticos caso ela se sinta especialmente desconfortável com a febre. Não é recomendado o uso de terapias antivirais específicas para casos de rotina de infecção primária por HHV-6B ou HHV-7. Manifestações incomuns ou graves de infecção primária ou supostamente reativada por HHV-6B, como encefalite/PALE, especialmente em pacientes imunocomprometidos, podem ser combatidas com o tratamento. O ganciclovir, o foscarnete e o cidofovir demonstram *in vitro* atividade inibidora contra o HHV-6 semelhante à atividade contra o citomegalovírus. Relatos de caso sugerem que o uso desses três fármacos isoladamente ou combinados pode reduzir a replicação viral do HHV-6, tal como evidenciado pela diminuição da carga viral no plasma e no LCR. No entanto, os dados clínicos de eficácia são escassos e contraditórios, já que não foram realizados ensaios randomizados que poderiam orientar o seu uso. Além disso, descreveu-se uma resistência *in vitro* do HHV-6 aos três fármacos. Apesar desses inconvenientes, o tratamento de primeira linha com ganciclovir ou foscarnete foi recomendado por um período mínimo de 3 semanas em pacientes com PALE. De acordo com os testes *in vitro*, o foscarnete parece ter maior atividade contra o HHV-7, mas dados clínicos não foram disponibilizados.

PROGNÓSTICO

Em geral, a roséola é uma doença autolimitada, associada à recuperação completa. Além disso, a maioria das crianças com infecções primárias por HHV-6B e HHV-7 se recupera sem complicações ou sequelas. Embora as convulsões sejam uma complicação comum da infecção primária por HHV-6B e HHV-7, o risco de convulsões recorrentes não parece ser maior do que aquele associado a outras causas de convulsões febris simples.

PREVENÇÃO

A infecção primária por HHV-6 e HHV-7 é disseminada em toda a população humana, e atualmente não existem meios de interromper sua transmissão.

A bibliografia está disponível no GEN-io.

Capítulo 284
Herpes-Vírus Humano Tipo 8

Brenda L. Tesini e Mary T. Caserta

O herpes-vírus humano tipo 8 (HHV-8) é um vírus oncogênico, identificado em amostras de tecidos de pacientes com sarcoma de Kaposi (SK). Em virtude dessa associação, é também conhecido como **herpes-vírus associado ao sarcoma de Kaposi.** O HHV-8 foi reconhecido como agente etiológico de dois outros distúrbios linfoproliferativos: o **linfoma de efusão primária** e a **doença de Castleman multicêntrica**.

ETIOLOGIA

O HHV-8 é um herpes-vírus humano γ_2 semelhante ao vírus Epstein-Barr. Contém um grande genoma de DNA que codifica 85 a 95 proteínas singulares. A infecção é seguida de estados virais tanto líticos quanto latentes, com diferentes graus de replicação viral associados a manifestações distintas da doença.

EPIDEMIOLOGIA

A prevalência da infecção pelo HHV-8 varia em diferentes localidades e populações e corresponde aproximadamente à epidemiologia do SK. A infecção pelo HHV-8 é endêmica na África e em partes da América do Sul, com taxas de infecção de até 30 a 60% na adolescência. A soroprevalência superior a 20% também foi encontrada em regiões da costa do Mediterrâneo. Em contrapartida, são observadas taxas de infecção inferiores a 5% na América do Norte, na Europa Central e na Ásia. Todavia, dentro de regiões geográficas, a prevalência da infecção varia de acordo com os comportamentos de risco, e são observadas taxas de 30 a 75% entre homens homossexuais na América do Norte e na Europa. O DNA do HHV-8 pode ser detectado na saliva, no sangue, no sêmen e nos tecidos. Com base em estudos epidemiológicos de larga escala e na alta prevalência do vírus nas secreções orais, o consenso atual é que a saliva constitui o principal modo de transmissão. Outras vias menos comuns de transmissão do HHV-8 incluem transfusão de sangue, transplante de medula óssea e transplante de órgãos sólidos. Pode ocorrer transmissão vertical e transmissão via amamentação em regiões onde o HHV-8 é altamente endêmico, porém o risco parece ser baixo.

PATOLOGIA E PATOGÊNESE

O HHV-8 contém múltiplos genes que têm impacto na regulação do ciclo celular e na resposta imune do hospedeiro. As proteínas virais interferem na função das moléculas supressoras tumorais, induzindo a expressão de fatores da pró-angiogênese, e levam à suprarregulação da via do alvo da rapamicina em mamíferos, que é fundamental no controle de crescimento e metabolismo celulares. O HHV-8 também codifica um homólogo da interleucina-6 humana, que pode ligar-se a receptores de citocinas, ativá-los e atuar como fator de crescimento autócrino de células hospedeiras. Além disso, as proteínas virais estão associadas à expressão constitutiva do fator de transcrição, o fator nuclear κB. Todas essas proteínas podem constituir alvos potenciais para a intervenção terapêutica.

MANIFESTAÇÕES CLÍNICAS

Embora a infecção subclínica pareça ser comum, a infecção primária sintomática por HHV-8 foi descrita em crianças imunocompetentes. Em geral, os pacientes apresentaram febre e exantema maculopapular, ou uma síndrome semelhante à mononucleose, com recuperação completa como regra. Em pacientes imunocomprometidos, a infecção primária tem sido associada a febre, exantema, esplenomegalia, pancitopenia e hiperplasia linfoide, podendo ser muito grave. Além disso, dados preliminares sugerem que a infecção primária pelo HHV-8 associada a transfusões apresenta um risco aumentado de mortalidade.

Mesmo em regiões com altas taxas de soroprevalência, o desenvolvimento de SK é incomum. O SK tem várias formas clínicas diferentes; cada uma delas inclui lesões angiogênicas multifocais que surgem a partir de células endoteliais vasculares infectadas pelo HHV-8. O SK clássico é uma doença indolente observada em homens idosos, com comprometimento limitado da pele dos membros inferiores. O SK endêmico é mais agressivo, ocorre em crianças e jovens, principalmente na África, e pode incluir comprometimento visceral, bem como lesões cutâneas disseminadas (manchas, placas ou nódulos). O SK após transplante e o SK relacionado com a AIDS constituem as formas mais graves, com lesões disseminadas, frequentemente no sistema digestório e nos pulmões, com ou sem achados cutâneos.

O **linfoma de efusão primária** é uma doença rara causada pelo HHV-8, observada mais comumente em indivíduos infectados pelo HIV. Consiste em invasão linfomatosa das superfícies serosas da pleura, do pericárdio e do peritônio. De modo semelhante, a **doença de Castleman multicêntrica** é um distúrbio linfoproliferativo incomum, caracterizado por anemia, trombocitopenia, linfadenopatia generalizada e sintomas constitucionais, e frequentemente associado à infecção pelo HHV-8 e a um alto grau de replicação viral.

DIAGNÓSTICO

Os principais métodos para o diagnóstico da infecção pelo HHV-8 são os exames sorológicos, incluindo imunofluorescência e ensaios de imunoabsorção enzimática. Entretanto, o teste possui sensibilidade, especificidade e reprodutibilidade limitadas e constitui principalmente uma ferramenta de pesquisa, sem ensaios-padrão universalmente reconhecidos. Além disso, foi descrita a perda de anticorpos com o passar do tempo, denominada *sororreversão*, o que dificulta ainda mais o sorodiagnóstico. A imuno-histoquímica e os métodos moleculares estão disponíveis para detecção do genoma do HHV-8 em amostras de tecido e são utilizados no diagnóstico do SK, do linfoma de efusão primária e da doença de Castleman multicêntrica.

TRATAMENTO

O tratamento de SK, linfoma de efusão primária e doença de Castleman multicêntrica é multifacetado e inclui tentativas de controlar as proliferações malignas com esquemas quimioterápicos tradicionais e agentes biológicos, bem como agentes direcionados para vias celulares específicas que são alvos das proteínas do HHV-8. A terapia antirretroviral (TARV) combinada constitui a base tanto da prevenção quanto do tratamento da doença relacionada com o HHV-8 em pacientes infectados pelo HIV. No SK associado ao HIV, o tratamento com TARV isoladamente é, com frequência, usado para o controle da doença leve (*i. e.*, cutânea), enquanto a TARV com quimioterapia é utilizada para a doença mais grave. No SK associado a transplante, o tratamento de primeira linha consiste em diminuição da imunossupressão, frequentemente em associação com a mudança dos inibidores da calcineurina para o sirolimo (rapamicina) para bloquear a via do alvo da rapamicina em mamíferos. Com frequência, a doença grave exige também o uso de quimioterapia tradicional. O papel do tratamento antiviral específico contra herpes-vírus não está bem esclarecido. O valganciclovir oral diminui tanto a quantidade quanto a frequência de detecção do HHV-8 na saliva, e o tratamento com ganciclovir tem sido associado à redução da taxa de desenvolvimento de SK em pessoas infectadas pelo HIV. Todavia, os resultados com o uso de agentes antivirais no tratamento da doença estabelecida geralmente têm sido decepcionantes. O prognóstico para o linfoma de efusão primária tende a ser ruim, apesar do uso de quimioterapia tradicional, enquanto o rituximabe (anti-CD20) mostra-se promissor no tratamento da doença de Castleman multicêntrica. No entanto, a recaída e o desenvolvimento de linfoma após o tratamento ainda podem ocorrer. O tratamento com rituximabe também pode agravar o SK concomitante sem agentes adicionais.

A bibliografia está disponível no GEN-io.

Capítulo 285

Vírus Influenza*

Fiona P. Havers e Angela J.P. Campbell

As infecções pelo vírus influenza causam uma ampla variedade de doenças respiratórias que são responsáveis por significativa morbidade e mortalidade em crianças durante **epidemias sazonais**. Os vírus influenza A também têm o potencial de causar **pandemias,** que podem ocorrer quando com um **novo vírus influenza A** emerge e transmite de maneira eficiente de pessoa para pessoa.

ETIOLOGIA

Os vírus influenza são vírus grandes de fita simples de RNA, pertencentes à família Orthomyxoviridae, que inclui três gêneros (ou tipos): A, B e C. Os vírus influenza A e B são agentes patogênicos humanos primários, que causam epidemias sazonais, enquanto o vírus influenza tipo C é uma causa esporádica da doença do trato respiratório superior, predominantemente leve. Os vírus influenza A são divididos em subtipos, baseados em duas proteínas de superfície que se projetam como picos do envelope lipídico, a hemaglutinina (HA) e a proteína neuraminidase (NA) (Figura 285.1). As variantes são identificadas por diferenças antigênicas em suas HA e NA e são designadas pela área geográfica de onde elas foram originalmente isoladas, pelo número isolado e pelo ano de isolamento – por exemplo, influenza A/Victoria/361/2011 (H3N2). Os antígenos HA e NA do vírus influenza B e C não recebem designações de subtipos, pois existem menos variações entre os antígenos de influenza B e C. No entanto, os vírus influenza B podem ser divididos em linhagens; os vírus influenza B em circulação no momento pertencem à linhagem B/Yamagata ou B/Victoria.

EPIDEMIOLOGIA

O vírus influenza pode ser transmitido, principalmente, por meio de gotículas respiratórias, mas a transmissão pelo contato com secreções e aerossóis de pequenas partículas também pode ocorrer. O período de incubação é curto, variando 1 a 4 dias, com média de 2 dias. Adultos saudáveis em geral são considerados potencialmente contagiosos desde o dia anterior ao surgimento dos sintomas até 5 a 7 dias após o adoecimento. As crianças com infecção primária por vírus influenza têm cargas virais mais altas de influenza e disseminação viral mais prolongada do que os adultos; portanto, as crianças podem infectar outras pessoas por mais tempo. Os surtos de *influenza* ocorrem geralmente em escolas e creches. As infecções por influenza associadas à assistência médica também podem ocorrer em ambientes de assistência médica, e surtos em instituições de longa permanência e hospitais podem causar morbidade significativa.

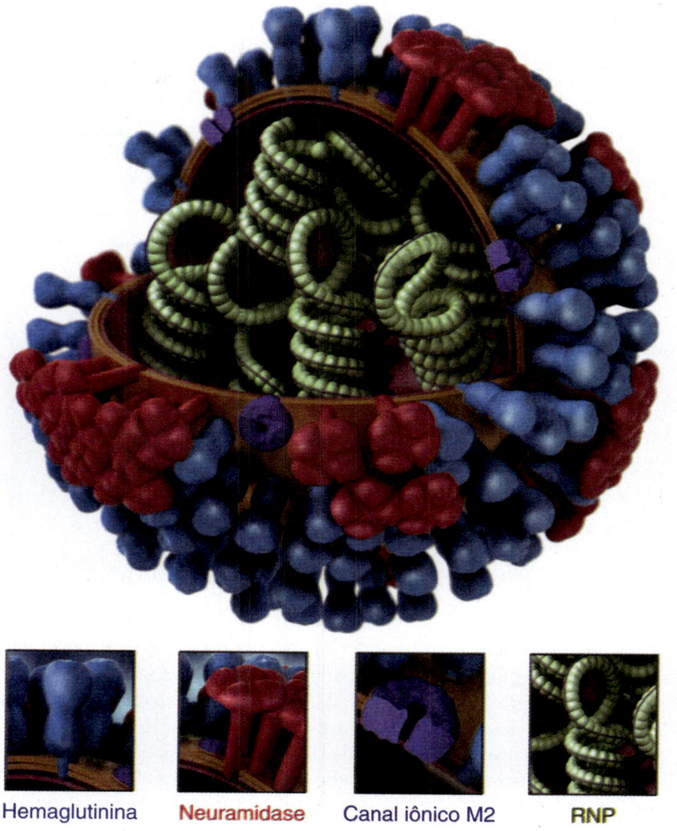

Figura 285.1 **Representação gráfica do vírus influenza.** Os detalhes na base da figura identificam os constituintes da proteína de superfície: hemaglutinina, neuraminidase, canal iônico da proteína da matriz 2 (M2) e ribonucleoproteína (RNP). (*De Centers for Disease Control and Prevention Public Health Image Library, Image ID#11822, Disponível em* https://phil.cdc.gov/phil/details.asp; *cortesia de CDC/Douglas Jordan and Dan Higgins, 2009.*)

*Isenção de responsabilidade: Os achados e conclusões deste documento são de responsabilidade dos autores e não representam necessariamente a posição oficial dos Centers for Disease Control and Prevention.

Nos EUA, os vírus da *influenza* sazonal podem ser detectados durante o ano todo, mas os vírus em circulação são mais comuns durante o outono e o inverno. A transmissão por meio da comunidade é rápida, com a maior incidência de doenças ocorrendo dentro de 2 a 3 semanas da introdução.

Variação antigênica

Os vírus influenza A e B contêm um genoma que consiste em oito segmentos de RNA de tira simples. Alterações menores com um subtipo ocorrem continuamente por meio de mutações pontuais durante a replicação viral, sobretudo no gene HA, e resultam em uma nova cepa de influenza do mesmo subtipo HA. Esse fenômeno, denominado **deriva antigênica**, ocorre em ambos os vírus influenza A e B. Variação na composição antigênica das proteínas de superfície do vírus influenza ocorre quase anualmente, conferindo uma vantagem seletiva a uma nova cepa e resultando em uma epidemia anual. Por esse motivo, a formulação da vacina contra *influenza* é revisada a cada ano e atualizada conforme necessário.

Menos frequentes, porém mais dramáticas, grandes alterações no subtipo de vírus podem ocorrer, resultando em um subtipo de influenza A ao qual a maioria das pessoas tem pouca ou nenhuma imunidade. Esse processo é chamado de deslocamento antigênico e pode ocorrer por meio da reagrupação de segmentos de genes virais quando há infecção simultânea por mais de uma cepa de influenza em um único hospedeiro ou pela adaptação direta de um vírus animal a um hospedeiro humano. A mudança antigênica ocorre nos vírus influenza A que têm vários hospedeiros aviários e mamíferos atuando como reservatórios de diversas linhagens.

Por meio do processo de **rearranjo**, potencialmente, qualquer uma das 18 proteínas HA e 11 proteínas NA – hoje em dia conhecidas como residentes no vírus influenza A de hospedeiros não humanos – poderia ser introduzida em humanos que apresentem pouca proteção imunológica cruzada aos vírus emergentes. Uma pandemia pode ocorrer se um vírus influenza A com uma nova HA ou NA entrar na população humana não imune e adquirir a capacidade de transmissão eficiente e sustentada entre as pessoas. Já ocorreram quatro grandes **pandemias globais** desde 1900: em 1918, causada por um vírus influenza A(H1N1); em 1957, causada por um vírus influenza A (H2N2); em 1968, causada por um vírus influenza A(H3N2); e em 2009, causada por um vírus influenza denominado A(H1N1)pdm09. A pandemia mais grave registrada na história ocorreu em 1918, quando se estima que o vírus matou cerca de 50 milhões de pessoas. A pandemia viral de 1918 foi, provavelmente, o resultado da adaptação direta de um vírus da gripe aviária ao hospedeiro humano, e não a partir de um rearranjo. A pandemia de 2009 resultou de um rearranjo de genes virais de suínos, aviários e humanos (Figura 285.2). Isso resultou no aparecimento de um novo vírus influenza A(H1N1)pdm09, que se propagou rapidamente da América do Norte para o resto do mundo e substituiu os vírus circulantes H1N1 sazonais anteriores.

Vários novos vírus influenza, todos originários de animais, também causaram surtos de infecções humanas. O vírus influenza aviárioA(H5N1), uma cepa de *influenza* aviária virulenta que foi identificada pela primeira vez em 1997, causou mais de 800 casos documentados em 16 países, com uma taxa de mortalidade acima de 50%. Outro novo vírus influenza aviário, o vírus A(H7N9), causou mais de 1.300 casos documentados e também parece altamente virulento. Este vírus causou um surto de infecções humanas na China durante a primavera de 2013, com epidemias anuais na China nos anos subsequentes. Durante as primeiras quatro epidemias anuais, a infecção foi fatal em aproximadamente 40% dos casos documentados.

Além disso, novos vírus variantes influenza A causaram infecções humanas (Tabela 285.1). Isso inclui o vírus H3N2v, que causou 372 infecções humanas confirmadas nos EUA entre 2011 e 2016 e foi transmitido principalmente por contato com suínos em feiras agrícolas. Os vírus *influenza* que circulam normalmente nos suínos são designados como variantes ("v") quando detectados em seres humanos, e o H3N2v e outros vírus variantes, incluindo H1N1v e H1N2v, infectam esporadicamente os seres humanos. Ao contrário dos vírus influenza aviários A(H5N1) e A(H7N9), os variantes em geral causam doenças leves e foram detectados principalmente em crianças. No entanto, nenhum desses vírus exibiu transmissão pessoa para pessoa eficiente e sustentada.

Influenza sazonal

Estima-se que de 11 mil a 45 mil crianças com menos de 18 anos sejam hospitalizadas anualmente nos EUA como resultado de complicações sazonais associadas à *influenza*, com cerca de 6 mil a 26 mil hospitalizações em crianças com menos de 5 anos. Desde 2004, o número anual de mortes pediátricas associadas à *influenza* relatado nos EUA variou de 37 a 171 durante temporadas regulares de *influenza* (relatou-se que 358 ocorreram durante a pandemia de H1N1 de 2009). *Influenza* afeta desproporcionalmente as crianças com condições crônicas específicas, como disfunções subjacentes pulmonar, cardíaca ou neurológica e distúrbios neuromusculares. As crianças muito pequenas, especialmente aquelas com menos de 2 anos, e as crianças com condições clínicas crônicas são mais propensas a desenvolver quadros graves de *influenza* relacionados às complicações, incluindo pneumonia bacteriana e viral,

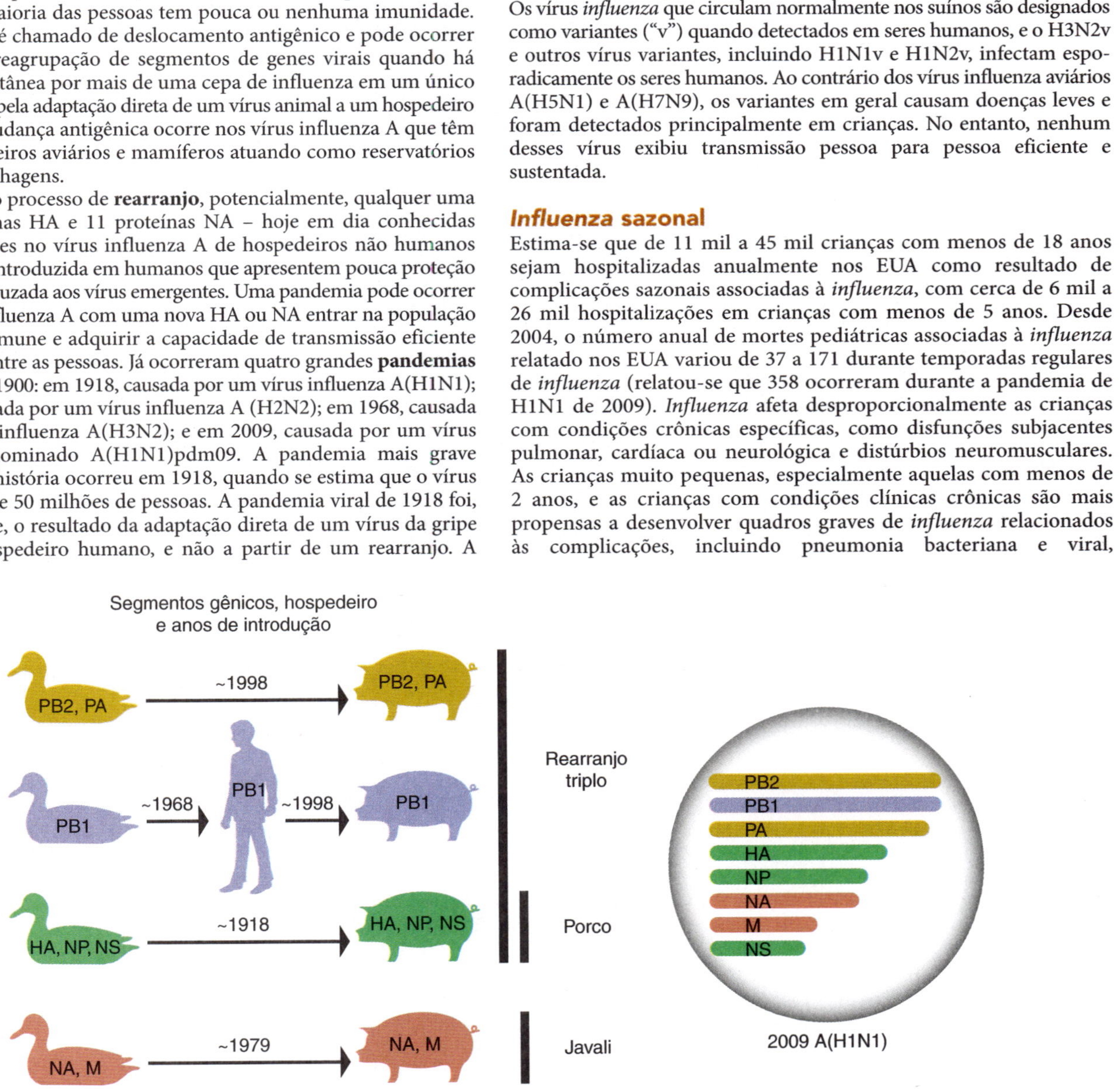

Figura 285.2 Origens do hospedeiro e da linhagem para os segmentos genéticos do vírus A(H1N1) de 2009. PB2, polimerase básica 2; PB1, polimerase básica 1; PA, polimerase ácida; HA, hemaglutinina; NP, nucleoproteína; NA, neuraminidase; M, gene da matriz; NS, gene não estrutural. A cor do segmento gênico no círculo indica o hospedeiro. (*De Garten RJ, Davis CT, Russell CA et al.: Antigenic and genetic characteristics of swine-origin 2009 A(H1N1) influenza viruses circulating in humans,* Science *325(5937):197-201, 2009.*)

Tabela 285.1 Subtipos de novos vírus influenza A e síndromes clínicas em infecções humanas.

	VÍRUS LPAI	VÍRUS HPAI	VÍRUS VARIANTE*
Conjuntivite	H7N2, H7N3, H7N7, H10N7	H7N3, H7N7	H1N1v, H3N2v
Doença do trato respiratório superior	H6N1, H7N2, H7N3, H7N9, H9N2, H10N7	H5N1, H5N6, H7N7	H1N1v, H1N2v, H3N2v
Doença do trato respiratório inferior, pneumonia	H7N2, H7N9, H9N2, H10N8	H5N1, H5N6, H7N7, H7N9	H1N1v, H3N2v
Insuficiência respiratória, síndrome do desconforto respiratório agudo	H7N9, H10N8	H5N1, H5N6, H7N7, H7N9	H1N1v, H3N2v
Falha de vários órgãos	H7N9, H10N8	H5N1, H5N6, H7N7, H7N9	–
Encefalopatia ou encefalite	H7N9	H5N1	–
Resultados fatais†	H7N9, H9N2, H10N8	H5N1, H5N6, H7N7, H7N9	H1N1v, H3N2v

*Vírus variantes de origem suína. †Alta mortalidade nos casos relatados: cerca de 40% para LPAI H7N9, cerca de 50% para HPAI H5N1 e cerca de 70% para HPAI H5N6. LPAI, *influenza* aviária de baixa patogenicidade; HPAI, *influenza* aviária de alta patogenicidade. De Uyeki TM, Katz JM, Jernigan DB: Novel influenza A viruses and pandemic threats, *Lancet* 389:2172–2174, 2017.

hospitalização, insuficiência respiratória e morte. No entanto, enquanto as crianças com condições clínicas subjacentes apresentam maior risco de complicações, muitas crianças saudáveis são hospitalizadas com *influenza*, e quase metade das mortes associadas à *influenza* pediátrica ocorre em crianças que não apresentam condição clínica subjacente conhecida.

A *influenza* também causa uma carga substancial de doença em ambiente ambulatorial. Isso contribui para uma estimativa de 600 mil a 2.500.000 consultas médicas ambulatoriais anualmente em crianças com menos de 5 anos, sendo identificados sintomas respiratórios durante temporada de *influenza* em 10 a 25% das consultas ambulatoriais entre todas as crianças. A *influenza* também pode ser subdiagnosticada. Muitos que procuram atendimento médico para *influenza* não realizam exames laboratoriais e não recebem diagnóstico da doença. Todos os anos, normalmente três ou quatro tipos ou subtipos de vírus influenza cocirculam, incluindo influenza A(H3N2), influenza A(H1N1) e vírus B. Embora um subtipo geralmente predomine em determinada estação, é difícil prever qual será o predominante. Assim, a vacina contra *influenza* varia anualmente e contém três ou quatro antígenos, representando os tipos circulantes esperados.

PATOGÊNESE

Os vírus influenza infectam o epitélio das vias respiratórias, principalmente as células epiteliais cilíndricas ciliadas, usando a HA para anexar os resíduos de ácido siálico. Após a entrada do vírus no interior das células, ocorre a replicação, geralmente dentro de 4 a 6 h, e um novo vírus é então liberado, infectando as células vizinhas. Com a infecção primária, a replicação do vírus continua durante 10 a 14 dias. O vírus influenza causa uma infecção lítica do epitélio respiratório com perda da função ciliar, diminuição da produção de muco e descamação da camada epitelial. Essas alterações permitem invasão bacteriana secundária, seja diretamente pelo epitélio, seja, no caso da orelha média, por meio da obstrução da drenagem normal da tuba auditiva.

Os mecanismos imunológicos exatos envolvidos na resolução da infecção primária e na proteção contra reinfecção são complexos. A indução de citocinas que inibem a replicação viral (como a interferona e o fator de necrose tumoral), bem como outras defesas do hospedeiro (como as respostas imunes de anticorpos mediadas por células e defesas locais e humorais), desempenham um papel. Acredita-se que os anticorpos secretores da imunoglobulina A produzidos pela mucosa respiratória sejam uma resposta eficaz e imediata gerada durante a infecção por vírus influenza. Os níveis séricos de anticorpos que inibem a atividade da HA geralmente podem ser detectados na segunda semana após a infecção. Esses anticorpos também são gerados por vacinas e títulos de inibição de HA altos se correlacionam com a proteção.

MANIFESTAÇÕES CLÍNICAS

O início da *influenza* é, *muitas vezes, abrupto*, com predominância de sintomas sistêmicos como febre, mialgias, calafrios, cefaleia, mal-estar e anorexia. Coriza, faringite e tosse seca também se apresentam no início do quadro, mas podem ser menos proeminentes do que os sintomas sistêmicos. As manifestações respiratórias podem incluir doenças isoladas do trato respiratório superior, incluindo laringotraqueíte ou a progressão da doença para o trato respiratório inferior, tal como bronquiolite ou pneumonia. Mais do que qualquer outro vírus respiratório, o vírus influenza provoca manifestações sistêmicas, como temperatura elevada, mialgia, mal-estar e dor de cabeça. Manifestações clínicas menos comuns podem incluir parotidite e erupção cutânea.

Dor abdominal, vômitos e diarreia também podem ocorrer em crianças; em alguns estudos, a diarreia foi relatada como mais frequentemente associada ao vírus influenza A(H1N1)pdm09, em comparação com influenza A(H3N2) ou influenza B. A *influenza* é uma doença menos evidente em crianças menores e lactentes. O lactente ou a criança jovem infectada pode se apresentar altamente febril e com uma aparência tóxica, levando a uma dificuldade maior no diagnóstico completo. A duração típica da doença febril é de 2 a 4 dias. A tosse pode persistir por períodos mais longos, e evidência de disfunção das vias respiratórias de pequeno porte é comumente observada semanas depois. Devido à alta transmissibilidade dos vírus influenza, contatos com outros membros da família ou contatos estreitos com uma pessoa infectada, frequentemente, experimentam uma doença semelhante.

COMPLICAÇÕES

A otite média e a pneumonia são complicações comuns da *influenza* em crianças pequenas. A otite média aguda pode ser observada em até 25% de casos documentados de *influenza*. A pneumonia que acompanha a *influenza* pode ser um processo viral primário ou uma infecção bacteriana secundária (em geral, *Staphylococcus aureus*) facilitada pelo epitélio respiratório danificado. A *influenza* pode causar miosite aguda ou rabdomiólise marcada por fraqueza e dor muscular, principalmente nos músculos da panturrilha e mioglobinúria. Outras complicações extrapulmonares incluem insuficiência renal aguda, miocardite e sepse. Complicações do sistema nervoso central, como encefalite, mielite e síndrome de Guillain-Barré, podem ocorrer e são mais comuns em crianças do que em adultos. Embora tenha desaparecido nos EUA, a síndrome de Reye pode ocorrer devido ao uso de salicilatos durante a infecção por vírus influenza (ver Capítulo 388). A coinfecção bacteriana também pode exacerbar as complicações respiratórias da *influenza* e levar a sepse, bacteriemia, síndrome do choque tóxico e outras manifestações.

A *influenza* é particularmente grave em crianças, incluindo aquelas com doença cardiopulmonar subjacente, doença valvar congênita e adquirida, cardiomiopatia, displasia broncopulmonar, asma, fibrose cística e doenças neurológicas. Mulheres grávidas e meninas adolescentes estão em risco especial de *influenza* grave. Crianças submetidas à quimioterapia e com imunodeficiência também apresentam maior risco de complicações e podem excretar vírus por períodos mais longos do que crianças imunocompetentes.

ACHADOS LABORATORIAIS

As alterações laboratoriais associadas à *influenza* não são específicas. As radiografias de tórax podem revelar a presença de atelectasia ou de um infiltrado.

DIAGNÓSTICO E DIAGNÓSTICO DIFERENCIAL

O diagnóstico da *influenza* depende dos dados epidemiológicos, clínicos e laboratoriais. No contexto de uma epidemia, o diagnóstico clínico da *influenza* em uma criança que tem febre, mal-estar e sintomas respiratórios pode ser obtido com alguma certeza; no entanto, a apresentação clínica é, muitas vezes, indistinguível de outras viroses respiratórias, incluindo o vírus sincicial respiratório, o vírus parainfluenza, o metapneumovírus humano, o adenovírus e até mesmo o rinovírus. Embora a confirmação da infecção pelo vírus influenza por meio de um teste diagnóstico não seja necessária para as decisões clínicas com intenção de prescrever medicamentos antivirais, uma suspeita ou o diagnóstico de *influenza* pode permitir a iniciação da terapia antiviral e pode reduzir o uso inadequado de antibióticos.

Vários testes de diagnóstico podem ser utilizados para confirmação laboratorial da *influenza* (Tabela 285.2). Embora os testes diagnósticos rápidos da *influenza* sejam frequentemente empregados, devido à sua facilidade de utilização e aos resultados rápidos, eles podem apresentar uma sensibilidade subótima para detectar a infecção pelo vírus influenza, em particular para novos vírus influenza. A sensibilidade dos testes de diagnóstico rápido é geralmente de 50 a 70% em comparação à cultura viral ou à reação em cadeia da polimerase com transcrição reversa. As especificidades são maiores, cerca de 95 a 100%. Portanto, os resultados falso-negativos ocorrem com mais frequência do que os falso-positivos, particularmente quando a prevalência de *influenza* é alta (ou seja, durante o pico de atividade da *influenza* na comunidade). A interpretação dos resultados negativos deve levar em consideração as características clínicas e o risco de complicações do paciente. Se houver suspeita clínica de *influenza* em um paciente com alto risco de complicações (Tabela 285.3), o tratamento empírico precoce deve ser administrado, independentemente de um resultado negativo do teste diagnóstico rápido e de outro tipo de teste (p. ex., reação em cadeia da polimerase com transcrição reversa ou teste direto de anticorpos fluorescentes) poder ser realizado para confirmação.

TRATAMENTO

Medicamentos antivirais são um complemento importante para a vacinação contra *influenza*. Três classes de medicamentos antivirais são licenciadas para o tratamento da *influenza* em crianças. Os inibidores da neuraminidase (NAIs), oseltamivir oral e zanamivir inalatório, podem ser usados para o tratamento de crianças desde o nascimento e 7 anos, respectivamente (Tabela 285.4). Em dezembro de 2012, a Food and Drug Administration (FDA) aprovou o uso de oseltamivir para o tratamento da *influenza* em crianças com menos de 2 semanas de vida e os Centers for Disease Control and Prevention (CDC), a American Academy of Pediatrics e a Infectious Diseases Society of America recomendam seu uso em lactentes de qualquer idade. Um terceiro NAI, o peramivir, é administrado como infusão intravenosa e está aprovado para tratamento em crianças com 2 anos ou mais.

A segunda classe de medicamentos é representada por um novo antiviral contra *influenza* chamado baloxavir marboxila, aprovado pela FDA em outubro de 2018. O baloxavir é ativo contra os vírus influenza A e B, mas possui um mecanismo de ação diferente dos inibidores da neuraminidase. O baloxavir é um inibidor da endonuclease dependente de cápsula que interfere na transcrição do RNA viral e bloqueia a replicação do vírus. É aprovado para o tratamento da *influenza* aguda não complicada, em pessoas com 12 anos ou mais.

A terceira classe de fármacos, adamantanos, inclui amantadina oral e rimantadina oral, que são eficazes apenas contra os vírus influenza A. Mutações genéticas conferiram ampla resistência ao adamantano entre os vírus influenza A circulantes, incluindo vírus influenza sazonal e muitos vírus influenza aviários H5N1 e H7N9; *portanto, essa classe de antivirais não é atualmente recomendada para uso.*

Quando iniciados precocemente no curso da *influenza* não complicada, agentes antivirais podem reduzir a duração dos sintomas e a probabilidade de complicações. Entre os pacientes hospitalizados, estudos observacionais sugerem que o tratamento precoce reduz a gravidade e a mortalidade da doença. Embora a maioria dos dados sobre o benefício potencial seja para adultos, alguns estudos apoiam o uso de agentes antivirais em crianças. Foi relatado que o tratamento antiviral dentro de 2 dias do início da doença reduz a duração da mesma, o risco de otite média e a probabilidade de hospitalização em crianças. O benefício clínico é maior quando o tratamento antiviral é administrado precocemente, sobretudo dentro de 48 horas após o início da doença.

Os CDC recomendam o tratamento o mais cedo possível para (1) pacientes hospitalizados, (2) pacientes com doença complicada ou

Tabela 285.2 Métodos de ensaio do vírus influenza.

MÉTODO	AMOSTRAS ACEITÁVEIS	TEMPO DO TESTE	COMENTÁRIOS
Testes de diagnóstico rápido da *influenza* (detecção do antígeno)	*Swab* nasofaríngeo (NF) aspirado ou lavado, *swab* nasal aspirado ou lavado, *swab* da garganta	< 15 min	Retorno rápido; sensibilidade abaixo do ideal
Ensaio Molecular Rápido (amplificação de ácido nucleico da *influenza*)	NF *swab*, *swab* nasal	15 a 30 min	Retorno rápido; sensibilidade alta
Imunofluorescência, coloração de anticorpos direta (DFA) ou indireta (IFA) (detecção do antígeno)	*Swab* ou lavado NF, lavado brônquico, nasal ou aspirado endotraqueal	1 a 4 h	Retorno relativamente rápido; requer habilidade e experiência laboratorial
RT-PCR (simples e múltipla; em tempo real e a outra baseada no RNA) e outros ensaios moleculares (amplificação de ácido nucleico da *influenza*)	*Swab* NF, esfregaço da orofaringe, lavado NF ou brônquico, aspirado nasal ou endotraqueal, expectoração	Variável (geralmente 1 a 8 h)	Excelente sensibilidade, retorno relativamente rápido comparado aos métodos convencionais
Cultura rápida de células (cultura com técnica *shellvial*, mistura de células e vírus vivos)	*Swab* NF, esfregaço da orofaringe, lavado NF ou brônquico, aspirado nasal ou endotraqueal, expectoração	1 a 3 dias	Cultura importante para informações sobre a cepa e monitoramento da resistência antiviral
Cultura de células virais (convencional e vírus vivos)	*Swab* NF, esfregaço da orofaringe, lavado NF ou brônquico, aspirado nasal ou endotraqueal, expectoração	3 a 10 dias	Não recomendado para diagnóstico de rotina do paciente
Testes sorológicos (detecção de anticorpos)	Espécimes de soros agudos e convalescentes emparelhados (apropriadamente cronometrado)	N/A (não realizado durante a infecção aguda)	Não recomendado para diagnóstico de rotina do paciente, útil para estudos clínicos

N/A, não aplicável; RT-PCR, reação em cadeia da polimerase com transcrição reversa. Adaptada de Centers for Disease Control and Prevention (CDC): *Influenza virus testing methods*. Disponível em https://www.cdc.gov/flu/professionals/diagnosis/table-testing-methods.htm, em informações para profissionais da saúde (https://www.cdc.gov/flu/professionals/index.htm); e 2018 IDSA Clinical Practice Guidelines.

Tabela 285.3 Crianças e adolescentes que apresentam alto risco de complicações relacionadas à *influenza* para os quais tratamento antiviral é recomendado.*

Crianças com menos de 2 anos†
Pessoas com distúrbios pulmonares crônicos (incluindo asma), cardiovasculares (exceto hipertensão), renais, hepáticos, hematológicos (incluindo doença das células falciformes) e metabólicos (incluindo diabetes melito) ou condições neurológicas e do desenvolvimento neurológico (incluindo distúrbios do cérebro, medula espinal, nervo periférico e músculo, como paralisia cerebral, epilepsia [distúrbios convulsivos], acidente vascular encefálico, deficiência intelectual, atraso no desenvolvimento moderado a grave, distrofia muscular ou lesão da medula espinal)
Pessoas com imunossupressão, incluindo aquelas causadas por medicamentos ou por infecção pelo HIV
Adolescentes grávidas ou pós-parto (dentro de 2 semanas após o parto)
Pessoas com menos de 19 anos que estejam recebendo terapia medicamentosa a longo prazo com ácido acetilsalicílico ou salicilato
Povos nativos dos EUA e do Alasca
Pessoas extremamente obesas (índice de massa corporal ≥ 40)
Residentes de instituições de longa permanência
Pacientes hospitalizados com alto risco de complicações da *influenza*

Atualizado para a temporada de *influenza* 2018-2019. *O tratamento antiviral é recomendado para crianças de alto risco com *influenza* confirmada ou suspeita; antivirais também são recomendados para crianças hospitalizadas ou com doença grave ou progressiva. †Embora todas as crianças com menos de 5 anos sejam consideradas de maior risco para complicações da *influenza*, o maior risco é para aquelas com menos de 2 anos, com as maiores taxas de hospitalização e morte entre crianças com menos de 6 meses. Adaptada de Centers for Disease Control and Prevention (CDC): *Influenza antiviral medications: summary for clinicians*. Disponível em https://www.cdc.gov/flu/professionals/antivirals/summary-clinicians.htm. Para mais detalhes, consulte recomendações atualizadas anualmente em https://www.cdc.gov/flu/professionals/index.htm.

progressiva e (3) pacientes com alto risco de complicações da *influenza* (ver Tabela 285.3). As decisões sobre o início do tratamento antiviral não devem esperar pela confirmação laboratorial da *influenza*. Embora o tratamento precoce seja desejado, o tratamento com mais de 48 horas de início pode ser benéfico e é recomendado para essas três categorias de pacientes.

O curso de tratamento recomendado para a *influenza* não complicada é uma dose de um oseltamivir oral ou zanamivir inalatório, administrado 2 vezes/dia, durante 5 dias; peramivir intravenoso e baloxavir oral são administrados em dose única. Atualmente, para pacientes hospitalizados e com doença grave ou complicada, recomenda-se o tratamento com oseltamivir VO ou por via entérica. A duração e a dose ideais são incertas para *influenza* grave ou complicada e cursos de tratamento mais longos (p. ex., 10 dias de tratamento) podem ser considerados.

O julgamento clínico – com base em gravidade da doença do paciente, idade, condições clínicas subjacentes, probabilidade de *influenza* e tempo desde o início dos sintomas – é importante ao tomar decisões a respeito do tratamento antiviral para pacientes com alto risco de complicações. O tratamento antiviral também pode ser considerado para qualquer paciente previamente saudável, ambulatorial sintomático que não seja de alto risco com a *influenza* confirmada ou suspeita na base de julgamento clínico, se o tratamento puder ser iniciado dentro de 48 horas a partir do início da doença.

É possível que alguns vírus influenza se tornem resistentes durante o tratamento antiviral; isso tem sido relatado com mais frequência para resistência ao oseltamivir nos vírus influenza A(H1N1). Após o tratamento com baloxavir, observou-se o aparecimento de vírus com marcadores moleculares associados à suscetibilidade reduzida ao baloxavir em ensaios clínicos. Às vezes, resistência antiviral e suscetibilidade reduzida também podem ocorrer espontaneamente, sem exposição conhecida a medicamentos antivirais. É importante revisar as recomendações e atualizações anuais publicadas pelos CDC antes de prescrever medicamentos antivirais contra *influenza* (ver https://www.cdc.gov/flu/professionals/antivirals/index.htm).

CUIDADO PALIATIVO

Ingestão adequada de líquidos e repouso são componentes importantes na conduta da *influenza*. Superinfecção bacteriana é relativamente comum e deve ser tratada de forma adequada com terapia antibiótica. Superinfecção bacteriana deve ser suspeitada sempre que ocorrer recidiva da febre, febre prolongada ou deterioração do estado clínico. Na *influenza* não complicada, as pessoas geralmente devem começar a se sentir melhor após as primeiras 48 a 72 horas de sintomas.

PROGNÓSTICO

O prognóstico para a recuperação de *influenza* não complicada é geralmente excelente, embora o retorno completo ao nível normal de atividade e liberdade quanto à tosse muitas vezes exija semanas, e não dias. A fadiga também pode persistir por semanas. No entanto, a *influenza* grave pode estar associada a hospitalizações e morte, mesmo em crianças previamente saudáveis.

PREVENÇÃO

A vacinação contra a *influenza* é a melhor forma de prevenir a doença grave. Em estudos envolvendo crianças que estão totalmente vacinadas, a vacina contra a *influenza* demonstrou-se 40 a 60% efetiva na redução do risco da doença confirmada em laboratório. A eficácia da vacina pode variar de um ano para o outro e entre diferentes grupos etários e de risco. Recomendações para o uso da vacina contra *influenza* ampliaram a forma como o impacto da *influenza* é apreciado em determinados grupos, como mulheres grávidas e crianças pequenas. Começando na temporada de *influenza* 2008-2009, o United States Advisory Committee on Immunization Practices (ACIP) recomenda que todas as crianças entre 6 meses e 18 anos sejam vacinadas contra a doença, a menos que elas tenham uma contraindicação específica para receber a vacina. Desde a temporada 2010-2011, a vacinacão anual contra a gripe é recomendada para todos, desde 6 meses ou mais, com raras exceções. Em 2012, o Departamento de Saúde do Reino Unido estendeu seu programa de vacinação contra *influenza* para incluir todas as crianças entre 2 e 17 anos. Para proteger crianças menores de 6 meses que são jovens demais para receber a vacina, contatos domésticos e cuidadores fora de casa são grupos para os quais devem ser feitos esforços adicionais de vacinação. A quimioprofilaxia com medicamentos antivirais é um meio secundário de prevenção e não substitui a vacinação.

Vacinas

Existem duas categorias principais de vacinas contra a *influenza* sazonal disponíveis para as crianças: a vacina contra *influenza* inativada (IIV) e vacinas com os vírus influenza vivos e atenuados (LAIV). Anteriormente referida como a vacina trivalente inativada, a IIV é administrada por via intramuscular; ela usa componentes de vírus mortos. A vacina LAIV usa o vírus influenza enfraquecido e é administrada por meio de um *spray* intranasal. Nem a IIV nem a LAIV podem causar *influenza*. Embora em 2014-2015 o ACIP e os CDC tenham recomendado o uso da vacina com *spray* nasal LAIV para crianças saudáveis de 2 a 8 anos, essa recomendação preferencial foi removida para a temporada 2015-2016 e para as temporadas 2016-2017 e 2017-2018, e o ACIP e os CDC fizeram a recomendação provisória de que a LAIV não deve ser usada. Essa decisão foi baseada em preocupações relacionadas à baixa eficácia contra o vírus influenza A(H1N1)pdm09 nos EUA, observada durante as temporadas 2013-2014 e 2015-2016. Após análise de dados adicionais, a LAIV contendo um vírus vacinal atualizado do tipo influenza A(H1N1)pdm09 foi novamente recomendada pelos CDC e pelo ACIP como uma opção de vacinação para a temporada 2018-2019. Para a temporada 2018-2019, o ACIP e os CDC fizeram a recomendação provisória de que a LAIV4 pode ser usada.

Instruções especiais de vacinação para crianças de 6 meses a 8 anos devem ser seguidas: crianças nessa faixa etária que não receberam anteriormente um total de duas doses ou mais anteriores de vacina trivalente ou quadrivalente requerem duas doses (com pelo menos 4 semanas de intervalo) da vacina contra *influenza* da estação atual para otimizar a resposta imune (Figura 285.3). As vacinas contra *influenza* têm um excelente perfil de segurança, com os efeitos colaterais mais comuns sendo dor, vermelhidão, sensibilidade ou edema da injeção e congestão nasal após o *spray* nasal.

Tabela 285.4 Dosagem e esquema recomendados de medicamentos antivirais da *influenza* para tratamento e quimioprofilaxia em crianças na temporada de *influenza* 2018-2019: EUA.

MEDICAÇÃO	TRATAMENTO-DOSAGEM**	DOSAGEM DE QUIMIOPROFILAXIA**
OSELTAMIVIR ORAL*		
Adultos	75 mg, 2 vezes/dia	75 mg, 1 vez/dia
Crianças ≥ 12 meses		
Peso corporal		
≤ 15 kg	30 mg, 2 vezes/dia	30 mg, 1 vez/dia
> 15 a 23 kg	45 mg, 2 vezes/dia	45 mg, 1 vez/dia
> 23 a 40 kg	60 mg, 2 vezes/dia	60 mg, 1 vez/dia
> 40 kg	75 mg, 2 vezes/dia	75 mg, 1 vez/dia
Lactentes 0 a 11 meses†	3 mg/kg por dose, 1 vez/dia	3 mg/kg por dose, 1 vez/dia
Lactentes – idade 0 a 8 meses†	3 mg/kg por dose, 2 vezes/dia	3 mg/kg por dose, 1 vez/dia para lactentes de 3 a 8 meses; não é recomendado para lactentes com < 3 meses, a não ser que a situação seja considerada crítica, pois os dados sobre segurança e eficácia nessa faixa etária são limitados
Lactentes prematuros	Ver detalhes no rodapé‡	Não recomendado
ZANAMIVIR INALATÓRIO§		
Adultos	10 mg (duas inalações de 5 mg), 2 vezes/dia	10 mg (duas inalações de 5 mg), 1 vez/dia
Crianças (≥ 7 anos para tratamento; ≥ 5 anos para quimioprofilaxia)	10 mg (duas inalações de 5 mg), 2 vezes/dia	10 mg (duas inalações de 5 mg), 1 vez/dia
PERAMIVIR INTRAVENOSO		
Adultos	600 mg infusão intravenosa, 1 vez/dia administrada durante 15 a 30 min	Não recomendado
Criança (2 a 12 anos)	Uma dose de 12 mg/kg, até 600 mg no máximo, por infusão intravenosa, por 15 a 30 min	Não recomendado
Criança (13 a 17 anos)	Uma dose de 600 mg por infusão intravenosa, por 15 a 30 min	Não recomendado
BALOXAVIR ORAL††		
Adultos		
40 a < 80 kg	Uma dose de 40 mg	Não recomendado
> 80 kg	Uma dose de 80 mg	Não recomendado
Crianças		
2 a 11 anos	Não recomendado	Não recomendado
12 a 17 anos, 40 a < 80 kg	Uma dose de 40 mg	Não recomendado
12 a 17 anos, > 80 kg	Uma dose de 80 mg	Não recomendado

*O oseltamivir é administrado por via oral, sem levar em consideração as refeições, embora a administração com as refeições possa melhorar a tolerância gastrintestinal. Ele está disponível como Tamiflu® ou como uma formulação genérica em cápsulas e em pó para suspensão oral, que é reconstituído para fornecer uma concentração final de 6 mg/mℓ. †Aprovado pela FDA para crianças a partir de 2 semanas de vida. Considerando os dados farmacocinéticos preliminares e os dados de segurança limitados, o oseltamivir pode ser usado para tratar a *influenza* em lactentes a termo e prematuros desde o nascimento, porque os benefícios da terapia provavelmente superam os possíveis riscos do tratamento. A dosagem aprovada pelos CDC e pela FDA dos EUA é de 3 mg/kg por dose 2 vezes/dia para crianças de 9 a 11 meses; a American Academy of Pediatrics (AAP) recomenda 3,5 mg/kg por dose 2 vezes/dia. A dose de 3 mg/kg fornece exposição ao oseltamivir em crianças semelhante à alcançada pela dose aprovada de 75 mg VO, 2 vezes/dia para adultos, como mostrado em dois estudos de farmacocinética do oseltamivir em crianças. A AAP recomendou uma dose de tratamento com oseltamivir de 3,5 mg/kg VO, 2 vezes/dia para lactentes de 9 a 11 meses, com base em dados que indicaram que era necessária uma dose mais alta, de 3,5 mg/kg, para atingir a exposição alvo definida pelo protocolo para essa coorte, conforme definido no estudo CASG 114. Não se sabe se essa dose mais alta melhorará a eficácia ou impedirá o desenvolvimento de resistência antiviral. No entanto, não há evidências de que a dose de 3,5 mg/kg seja prejudicial ou cause mais eventos adversos a lactentes nessa faixa etária. ‡Dosagem de oseltamivir para prematuros. A recomendação de dosagem baseada em peso para prematuros é menor do que para lactentes a termo. Lactentes prematuros podem ter menor depuração do oseltamivir por causa da função renal imatura, e as doses recomendadas para lactentes a termo podem levar a altas concentrações de medicamentos nessa faixa etária. Dados limitados do National Institute of Allergy and Infectious Diseases Collaborative Antiviral Study Group fornecem a base para a dosagem de prematuros usando sua idade pós-menstrual (idade gestacional mais idade cronológica): 1,0 mg/kg por dose VO, 2 vezes/dia para aqueles < 38 semanas pós-menstruais; 1,5 mg/kg por dose VO, 2 vezes/dia para as idades pós-menstruais de 38 a 40 semanas; e 3,0 mg/kg por dose VO, 2 vezes/dia para aquele com > 40 semanas de idade pós-menstrual. Para lactentes extremamente prematuros (< 28 semanas), consulte um médico pediátrico especializado em doenças infecciosas. §O zanamivir é administrado por inalação usando um dispositivo Diskhaler® proprietário distribuído junto com o medicamento. O zanamivir é um pó seco, não um aerossol, e não deve ser administrado usando nebulizadores, ventiladores ou outros dispositivos normalmente usados para administrar medicamentos em soluções em aerossol. O zanamivir não é recomendado para pessoas com doenças respiratórias crônicas, como asma ou doença pulmonar obstrutiva crônica, que aumentam o risco de broncospasmo. **A duração do tratamento antiviral para *influenza* não complicada é de 5 dias para oseltamivir oral ou zanamivir inalado e uma dose única para peramivir intravenoso ou baloxavir oral. A quimioprofilaxia pós-exposição recomendada com oseltamivir ou zanamivir em um ambiente não surto é de 7 dias após a última exposição conhecida. ††O baloxavir marboxila oral é aprovado pela FDA para o tratamento da *influenza* não complicada aguda dentro de 2 dias após o início da doença em pessoas com 12 anos ou mais. A segurança e a eficácia do baloxavir para o tratamento da *influenza* foram estabelecidas em pacientes pediátricos com 12 anos ou mais, pesando pelo menos 40 kg. Segurança e eficácia em pacientes com idade < 12 anos ou peso < 40 kg não foram estabelecidas. A eficácia do baloxavir é baseada em ensaios clínicos em pacientes ambulatoriais de 12 a 64 anos; pessoas com condições médicas subjacentes e adultos > 65 anos não foram incluídos nos ensaios clínicos publicados iniciais (Hayden F *et al.*; *Clin Infect Dis* 2018). Não existem dados disponíveis para o tratamento com baloxavir em pacientes hospitalizados com *influenza*. Adaptada de Centers for Disease Control and Prevention (CDC): *Influenza antiviral medications: summary for clinicians*.. Disponível em https://www.cdc.gov/flu/professionals/antivirals/summary-clinicians.htm. Para detalhes atuais, consulte as recomendações atualizadas anualmente em https://www.cdc.gov/flu/professionals/index.htm; 2018 IDSA Clinical Practice Guidelines; e Kimberlin DW, Acosta EP, Prichard MN *et al.*: National Institute of Allergy and Infectious Diseases Collaborative Antiviral Study Group. Oseltamivir pharmacokinetics, dosing, and resistance among children aged < 2 yr with influenza, *J Infect Dis* 207 (5): 709-720, 2013. Para detalhes atuais, consulte as recomendações atualizadas anualmente em https://www.cdc.gov/flu/professionals/index.htm.

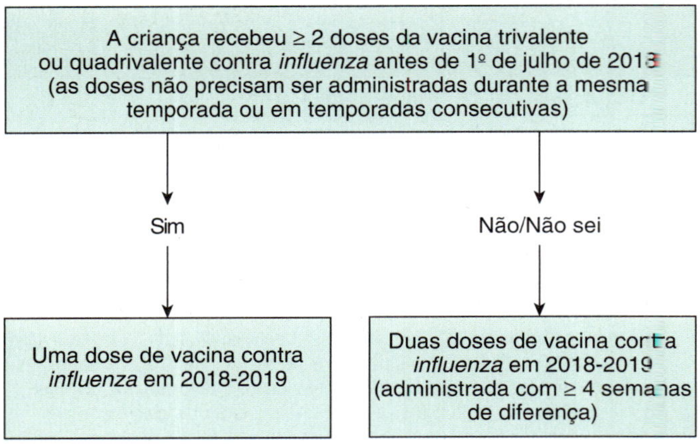

Figura 285.3 Algoritmo de dosagem da vacina contra *influenza* para crianças de 6 meses a 8 anos – Advisory Committee on Immunization Practices, EUA, temporada de influenza 2018-2019. (*De Grohskopf LA, Sokolow LZ, Broder KR, Walter EB, Fry AM, Jernigan DB: Prevention and control of seasonal influenza with vaccines: recommendations of the advisory committee on immunization practices–United States, 2018-19 Influenza Season,* MMWR Recomm Rep *67 (No. RR-3):1-20, 2018.*)

Vacinas sazonais contra *influenza* estão disponíveis no fim do verão e no início do outono a cada ano. A formulação reflete as cepas de vírus influenza que devem circular na próxima temporada de *influenza*. A partir da temporada 2013-2014, as IIVs estavam disponíveis em formulações trivalentes e quadrivalentes. A vacina trivalente (IIV3) contém duas linhagens de vírus influenza A e uma linhagem de influenza B; a vacina quadrivalente (IIV4) contém uma segunda cepa de influenza B de uma linhagem antigenicamente distinta. Além da IIV e da LAIV, uma terceira categoria de vacina, a vacina recombinante contra a hemaglutinina do vírus influenza, tornou-se disponível como uma formulação trivalente na temporada 2013-2014, mas não está licenciada para crianças.

Idealmente, a vacinação deve ser administrada antes do início da circulação dos vírus influenza na comunidade, para que haja tempo para os anticorpos atingirem níveis protetores. No hemisfério norte, os profissionais de saúde devem oferecer vacinação até o fim de outubro, se possível. O ACIP publica diretrizes para o uso de vacinas todos os anos quando as vacinas são formuladas e liberadas; elas devem ser referidas a cada estação. Essas diretrizes são amplamente divulgadas, mas aparecem inicialmente no *Morbidity and Mortality Weekly Report*, publicado pelos CDC.

Quimioprofilaxia

O uso rotineiro de medicamentos antivirais na quimioprofilaxia não é recomendado. Exemplos nos quais a utilização de quimioprofilaxia pode ser considerada para prevenir a *influenza* após a exposição a uma pessoa infectada incluem (1) pessoas não vacinadas com alto risco de complicações da *influenza*; (2) pessoas para as quais a vacina seja contraindicada ou que se espere que tenha baixa efetividade; e (3) residentes/pacientes em unidades de cuidados, durante surtos institucionais da *influenza*. Oseltamivir oral ou zanamivir inalatório podem ser usados para quimioprofilaxia da gripe; o peramivir e o baloxavir não são recomendados para quimioprofilaxia devido à falta de dados, e os adamantanos não são recomendados atualmente devido à resistência generalizada ao adamantano. A Tabela 285.4 mostra as recomendações para dosagem e duração do tratamento e quimioprofilaxia para a temporada de *influenza* 2018-2019, mas as recomendações atualizadas de ACIP e CDC devem ser consultadas a cada temporada (https://www.cdc.gov/flu/professionals/antivirals/index.htm).

Em geral, se a quimioprofilaxia puder ser iniciada dentro de 48 horas após a exposição a uma pessoa infectada, a quimioprofilaxia pós-exposição para pessoas com alto risco de complicações da *influenza* (consulte a Tabela 285.3) é recomendada por 7 dias, após a última exposição conhecida. Uma alternativa à quimioprofilaxia para algumas pessoas após uma suspeita de exposição é o monitoramento rigoroso e o início precoce do tratamento antiviral, se os sintomas se desenvolverem. Para o controle de surtos de *influenza* entre pessoas de alto risco que vivam em ambientes institucionais, como instalações de cuidados prolongados, a quimioprofilaxia antiviral é recomendada para todos os residentes vacinados e não vacinados e para profissionais de saúde não vacinados. Os CDC e a Infectious Diseases Society of America recomendam quimioprofilaxia antiviral por um período mínimo de 2 semanas e até 1 semana após a identificação do último caso conhecido, o que for maior.

A bibliografia está disponível no GEN-io.

Capítulo 286
Vírus Parainfluenza*

Holly M. Biggs e Angela J.P. Campbell

Os vírus parainfluenza humanos (HPIVs) são causas comuns de doenças respiratórias agudas em lactentes e crianças e também de doenças do trato respiratório inferior em crianças pequenas e indivíduos imunocomprometidos. Esses vírus causam um espectro de doenças do trato respiratório superior e inferior, mas estão particularmente associados a **crupe viral** (laringotraqueíte ou laringotraqueobronquite), **bronquiolite** e **pneumonia**.

ETIOLOGIA

Os HPIVs, membros da família Paramyxoviridae, são classificados como tipos 1 a 4 e causam doenças em humanos, com diversas manifestações de infecção. O tipo 4 é dividido em dois subgrupos antigênicos, 4a e 4b. Os HPIVs têm um genoma de RNA de cadeia simples não segmentado, com um envoltório contendo lipídios derivados do brotamento através da membrana celular da célula hospedeira. As principais porções antigênicas são as espículas de glicoproteínas da superfície da hemaglutinina neuraminidase (HN) e de fusão (F).

EPIDEMIOLOGIA

Aos 5 anos, a maioria das crianças já sofreu uma primoinfecção por HPIV dos tipos 1, 2 e 3. Muitas vezes, as infecções por HPIV-3 ocorrem já nos 6 primeiros meses de vida, sendo que metade das crianças se infectam até 1 ano e estima-se que 90 a 100% sejam infectados aos 5 anos. O HPIV-1 e HPIV-2 são prevalentes em pré-escolares, com cerca de 75% dos infectados acometidos em torno dos 5 anos. Embora o HPIV-4 não seja identificado com frequência, cerca de metade das crianças possui anticorpos até os 5 anos. Nos EUA e em países de clima temperado, tem-se relatado a ocorrência de epidemias bienais de HPIV-1 no outono, em anos ímpares (Figura 286.1). Foram relatados também surtos anuais de infecção por HPIV-2 no outono, com menos frequência que por HPIV-1 ou HPIV-3, uma vez que o HPIV-3 pode ser endêmico ao longo do ano e normalmente atinge o pico no fim da primavera. Nos anos com menor atividade de HPIV-1, observou-se uma prorrogação do período de atividade do HPIV-3 ou um segundo pico dele no outono (Figura 286.1). A epidemiologia do HPIV-4 não é tão bem definida, porque é difícil o crescimento viral em cultura de tecidos, e, muitas vezes, o vírus foi excluído de estudos anteriores. Um estudo recente, no entanto, sugere que ele possa circular ao longo do ano e atingir o pico no outono de anos ímpares. As tendências nacionais do HPIV são criadas a partir de dados semanais de resultados de testes de laboratório, que são relatados de forma voluntária e estão disponíveis no *site* do National Respiratory and Enteric Virus Surveillance System (NREVSS), dos Centers for Disease Control and Prevention (CDC), https://www.cdc.gov/surveillance/nrevss.

*Os achados e conclusões deste documento são de responsabilidade dos autores e não necessariamente representam a opinião do CDC.

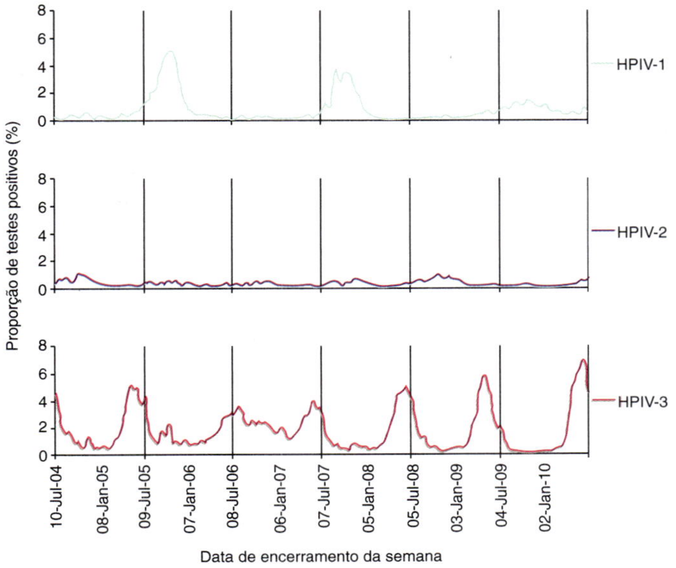

Figura 286.1 Porcentagem de testes positivos de antígeno para os vírus parainfluenza humanos tipos 1 a 3, em média de execução de 3 semanas, de julho de 2004 a junho de 2010, relatada ao National Respiratory and Enteric Virus Surveillance System. (*GR, Prill MM, Langley GE et al.: Estimates of parainfluenza virus-associated hospitalizations and cost among children aged less than 5 years in the United States, 1998-2010,* J Pediatr Infect Dis Soc *5:7–13, 2016. Fig. 1.*)

Os HPIVs são disseminados, principalmente, a partir do trato respiratório por inalação de grandes gotículas respiratórias ou contato com secreções nasofaríngeas infectadas. Os HPIVs são notáveis por causar surtos de doenças respiratórias em enfermarias hospitalares, clínicas, berçários e em outros ambientes institucionais. O período de incubação, a partir da exposição até o início dos sintomas, é de 2 a 6 dias. As crianças tendem a excretar o vírus pela orofaringe por 2 a 3 semanas, mas a excreção pode ser mais prolongada mesmo em crianças imunocompetentes; em pacientes imunocomprometidos, a excreção pode persistir por meses. A primoinfecção não confere imunidade permanente e as reinfecções são comuns ao longo da vida, geralmente brandas e autolimitadas, mas podem causar doenças graves do trato respiratório inferior, principalmente em crianças imunocomprometidas.

PATOGÊNESE

Os HPIVs replicam-se no epitélio respiratório. A propensão para causar doença nas vias respiratórias superiores está, presumivelmente, relacionada à replicação preferencial em laringe, traqueia e brônquios, em comparação com outros vírus. Alguns HPIVs induzem a fusão célula a célula. Durante o processo de brotamento, a integridade da membrana celular é perdida e os vírus podem induzir a morte celular por meio do processo de apoptose. Em crianças, a doença mais grave coincide, geralmente, com o período de máxima liberação viral. No entanto, a gravidade da doença provavelmente está relacionada à resposta imune do hospedeiro à infecção, tanto quanto aos efeitos citopáticos diretos do vírus. Os níveis de anticorpos de imunoglobulina A específicos para o vírus e anticorpos séricos para as glicoproteínas HN e F de superfície são capazes de neutralizar o HPIV e contribuem para a imunidade do hospedeiro. A citotoxicidade mediada por células também é importante para controlar e cessar a infecção por HPIV.

MANIFESTAÇÕES CLÍNICAS

O tipo mais comum de doença causada pela infecção por HPIV consiste na combinação de febre baixa, rinorreia, tosse, faringite e rouquidão, e podem estar associados diarreia ou vômitos. Raramente, a infecção por HPIV está associada à parotidite. Os HPIVs também foram relacionados a uma variedade de manifestações cutâneas, incluindo exantemas virais maculopapulares típicos, eritema multiforme e acrodermatite papular ou síndrome de Gianotti-Crosti (ver Capítulo 87).

Embora muitas vezes branda, a doença por HPIV mais grave pode resultar em hospitalização, com diagnósticos comuns de alta de bronquiolite, febre, possível sepse e apneia entre crianças mais novas, e crupe viral, pneumonia e asma entre crianças mais velhas (Figura 286.2). Os HPIVs são responsáveis por 50% das hospitalizações por crupe viral e por, pelo menos, 15% dos casos de bronquiolite e pneumonia. O HPIV-1 e, em menor grau, o HPIV-2 causam mais casos de crupe viral, enquanto o HPIV-3 é mais propenso a infectar as vias respiratórias inferiores e causar pneumonia, bronquiolite ou bronquite. O HPIV-4 causa uma variedade de doenças, como os outros tipos de HPIV. Qualquer HPIV pode causar doença do trato respiratório inferior, particularmente durante a primoinfecção ou em pacientes imunocomprometidos.

Nas crianças e em pacientes adultos com doenças hematológicas malignas e submetidos a transplante de células-tronco hematopoéticas, a linfopenia tem, repetidamente, demonstrado ser um fator de risco independente para a progressão da doença do trato respiratório superior para o inferior.

DIAGNÓSTICO E DIAGNÓSTICO DIFERENCIAL

O diagnóstico de infecção por HPIV em crianças é muitas vezes baseado apenas em critérios clínicos e epidemiológicos. O crupe viral é um diagnóstico clínico e deve ser distinguido da aspiração de corpo estranho, epiglotite, abscesso faríngeo e hemangioma subglótico. Embora o **sinal radiográfico do campanário**, consistindo em um estreitamento progressivo da região subglótica, seja característico de crupe viral, os diagnósticos diferenciais incluem epiglotite aguda, hipertermia, angioedema e traqueíte bacteriana. As manifestações da doença do trato respiratório inferior por HPIV podem ser semelhantes a inúmeras outras infecções virais respiratórias; portanto, a identificação do vírus deve ser especificamente buscada pelos testes diagnósticos mais sensíveis

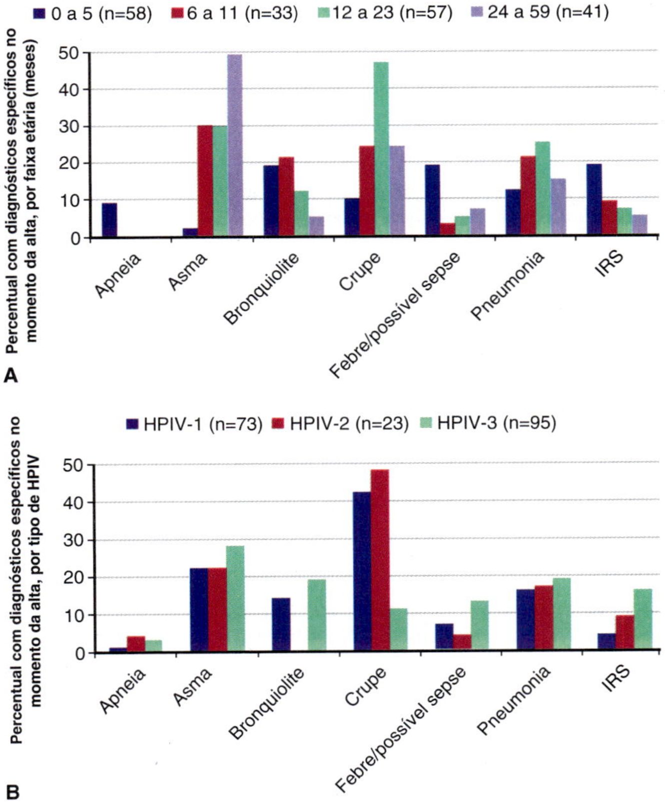

Figura 286.2 Diagnósticos de alta selecionados de crianças hospitalizadas com infecção por parainfluenza (HPIV), por idade em meses (**A**) e tipo de vírus (**B**). ITRS, infecção do trato respiratório superior. (*Weinberg GA, Hall CB, Iwane MK et al.: Parainfluenza vírus infection of young children: estimates of the population-based burden of hospitalization,* J Pediatr *154:694-699, 2009, Table II.*)

disponíveis para certas doenças graves, como a pneumonia em crianças imunocomprometidas.

Métodos moleculares de diagnóstico laboratorial sensíveis, específicos e rápidos, como a técnica da reação em cadeia da polimerase multiplex, tornaram-se mais amplamente disponíveis e aumentam significativamente a sensibilidade da detecção do HPIV. Para pacientes imunocomprometidos, esses métodos altamente sensíveis fornecem a capacidade crítica de fazer um diagnóstico imediato, detectando uma ampla gama de patógenos virais, incluindo HPIVs, permitindo a implementação precoce de medidas de prevenção de infecção e de um potencial tratamento. O diagnóstico laboratorial convencional da infecção é conseguido pelo isolamento do HPIV em cultura de tecidos, embora o tempo para o resultado possa demorar até 1 semana ou mais; isso pode ser reduzido para 1 a 3 dias usando um sistema *shell vial*. O método de imunofluorescência direta está disponível em alguns centros de diagnóstico para a rápida identificação do antígeno do vírus em secreções respiratórias.

TRATAMENTO

Não existem medicamentos antivirais específicos aprovados para o tratamento de infecções por HPIV. Para o crupe viral, a possibilidade de um rápido comprometimento respiratório deve influenciar a rapidez dos cuidados prestados (ver Capítulo 412). A umidificação do ar não mostrou ser efetiva. Os corticosteroides, incluindo dexametasona VO ou injetável e budesonida por via inalatória, melhoram os sintomas dentro de 6 h após iniciado o tratamento, reduzindo a necessidade de outros medicamentos e diminuindo o tempo de permanência hospitalar. Em geral, por causa de sua segurança, eficácia e custo-benefício, uma única dose oral de dexametasona (0,6 mg/kg) é preferida como parte da conduta para crupe viral no ambiente de consultório ou sala de emergência. Uma dose única intramuscular de dexametasona ou budesonida (2 mg [2 mℓ de solução] via nebulizador) pode fornecer uma alternativa à dexametasona para crianças com angústia respiratória grave ou vômitos. A dose pode ser repetida, mas isso não deve ser feito como rotina e não existem protocolos comparando os resultados do esquema de tratamento com dose única com o tratamento com doses múltiplas. Os sintomas moderados a graves que persistem por mais do que alguns dias devem implicar a investigação de outras causas de obstrução das vias respiratórias.

A avaliação da gravidade do crupe viral geralmente incorpora uma série de características clínicas, que incluem a presença e o grau de retração da parede torácica, se o estridor está presente em repouso e a avaliação do estado mental da criança (p. ex., para agitação, ansiedade, letargia). Para sintomas obstrutivos das vias respiratórias associados ao crupe viral moderado a grave, a epinefrina nebulizada (seja a epinefrina racêmica 2,25%, 0,05 a 0,1 mℓ/kg/dose, dose máxima de 0,5 mℓ, diluída em 3 mℓ de soro fisiológico, ou L-epinefrina, 0,5 mℓ/kg/dose em diluição de 1:1.000 em soro fisiológico, dose máxima de 5 mℓ) é recomendada, e também pode levar à melhora sintomática temporária. As crianças devem ser observadas quanto ao retorno dos sintomas obstrutivos por pelo menos 2 h após receberem o tratamento com epinefrina. Os tratamentos repetidos podem ser fornecidos, dependendo da duração dos sintomas. O oxigênio deve ser administrado para hipoxia e cuidados de suporte. Além disso, analgésicos e antipiréticos podem ser utilizados nos casos de febre e desconforto associados às infecções por HPIV. As indicações de antibióticos são limitadas às situações bem documentadas de infecções bacterianas secundárias da orelha média ou do trato respiratório inferior.

A ribavirina tem alguma atividade antiviral contra o HPIV *in vitro* e em modelos animais. A ribavirina inalada tem sido administrada às crianças gravemente imunocomprometidas, com pneumonia por HPIV, embora a maioria dos dados indique que não seja efetiva e faltem estudos randomizados e controlados. Algumas instituições usam imunoglobulina intravenosa para pneumonia por HPIV em crianças com neoplasias hematológicas ou que foram submetidas a transplante de células-tronco hematopoéticas; o impacto dessa estratégia de tratamento nos resultados clínicos também é limitado pela falta de estudos controlados. O uso do antiviral DAS181, uma recente sialidase inibidora da proteína de fusão, mostrou potencial clínico quando empregado no tratamento da doença do trato respiratório inferior por HPIV em receptores de transplante de órgãos sólidos e de células-tronco hematopoéticas, mas são necessários estudos adicionais. Outras estratégias promissoras para o desenvolvimento de medicamentos incluem inibidores de hemaglutinina-neuraminidase, inibidores de transcrição e um pequeno interferente sintético do RNA.

COMPLICAÇÕES

A obstrução da tuba auditiva pode levar à invasão bacteriana secundária do espaço da orelha média e à otite média aguda entre 30 e 50% das infecções por HPIV. Da mesma forma, a obstrução dos seios paranasais pode levar à sinusite. A destruição de células nas vias respiratórias superiores pode levar à invasão bacteriana secundária e traqueíte bacteriana, e a antecedente infecção por HPIV das vias respiratórias inferiores pode predispor à pneumonia bacteriana. As complicações não respiratórias do HPIV são raras, mas incluem meningite asséptica, encefalite, encefalomielite disseminada aguda, rabdomiólise, miocardite e pericardite.

PROGNÓSTICO

O prognóstico para a total recuperação da infecção por HPIV na criança imunocompetente é excelente, sem deixar sequelas pulmonares a longo prazo. As mortes raramente podem ocorrer, principalmente em crianças imunocomprometidas com infecção do trato respiratório inferior.

PREVENÇÃO

O desenvolvimento de vacinas tem se concentrado principalmente em vacinas intranasais com vírus HPIV-3 vivos atenuados. Os candidatos incluem um vírus HPIV-3 humano recombinante (rcp45) derivado de DNA complementar, bem como um DNA complementar quimérico bovino/HPIV-3 humano; esses candidatos são bem tolerados e imunogênicos em lactentes e crianças jovens. Também estão sob investigação vacinas que utilizam o vírus quimérico bovino/HPIV-3 humano, além das proteínas F ou F e G do vírus sincicial respiratório. No entanto, em um estado menos avançado de desenvolvimento, as vacinas com vírus vivo atenuado contra HPIV-1 e HPIV-2 foram submetidas a estudos clínicos de fase 1 (www.clinicaltrials.gov). A mensuração da proteção oferecida por vacinas será difícil de avaliar, porque a reinfecção sintomática ocorre e a frequência de infecção grave, na população em geral, é baixa. No entanto, está claro que a prevenção de doença respiratória aguda causada por HPIV, particularmente infecções do trato respiratório inferior entre lactentes e crianças jovens, é meta de valor.

A bibliografia está disponível no GEN-io.

Capítulo 287
Vírus Sincicial Respiratório

James E. Crowe Jr.

O vírus sincicial respiratório (VSR) é a principal causa de bronquiolite (ver Capítulo 418) e de pneumonia viral em crianças menores de 1 ano, bem como é o patógeno mais importante do trato respiratório na primeira infância.

ETIOLOGIA

O VSR é um vírus de RNA, envelopado, com genoma de fita simples com polaridade negativa, que se replica inteiramente no citoplasma das células infectadas, amadurece e brota a partir da superfície apical da membrana celular. Como esse vírus apresenta um genoma não segmentado, não sofre desvio antigênico por rearranjo como o vírus influenza. O vírus pertence à família Pneumovirinae, que também abriga grandes vírus de RNA de sentido negativo envelopados. Esse táxon foi, anteriormente, uma subfamília dentro da Paramyxoviridae, mas foi reclassificado em 2016 como uma família com dois gêneros, *Orthopneumovirus* (que inclui VSR) e *Metapneumovirus* (que inclui metapneumovírus humanos (ver Capítulo 288). Existem dois subgrupos antigênicos do VSR (subgrupos A e B), diferenciados principalmente com base na variação de sequência e antigênica de uma das duas proteínas de superfície, a glicoproteína G, que é responsável pela inserção nas células hospedeiras. Essa variação antigênica causada por mutações pontuais a partir da infidelidade da RNA polimerase do vírus pode, até certo ponto, contribuir para a frequência com a qual o VSR infecta crianças e adultos. No entanto, experimentos em adultos humanos mostraram que a mesma estirpe de VSR pode reinfectar o trato respiratório superior repetitivamente, sugerindo que a imunidade mucosa nesse local seja incompleta ou de vida curta.

O VSR replica em uma ampla variedade de culturas em monocamada no laboratório. Em monocamadas de células HeLa ou células HEp-2 o vírus causa fusão célula-célula, produzindo a característica citopatológica chamada de sincício (células multinucleadas expandidas), a partir do qual deriva o nome do vírus. A identificação de sincício em culturas diagnosticadas de secreções respiratórias é útil para identificar VSR, mas não está claro se a formação de sincício ocorre em grau significativo na via respiratória dos pacientes.

EPIDEMIOLOGIA

O VSR está distribuído por todo o mundo e surge em epidemias anuais. Em climas temperados, essas epidemias ocorrem a cada inverno por um período de 4 a 5 meses. Durante o resto do ano, as infecções são esporádicas e muito menos comuns. No hemisfério norte, as epidemias geralmente têm pico em janeiro, fevereiro ou março, podendo se antecipar em dezembro ou aparecer mais tardiamente, em junho. Algumas áreas dos EUA, como a Flórida, relatam incidência moderada durante todo o ano. No hemisfério sul, os surtos ocorrem também durante os meses de inverno. Com frequência, os surtos de VSR se sobrepõem aos surtos de vírus influenza e de metapneumovírus humano, mas geralmente são mais consistentes de um ano para o outro e resultam em mais doenças, especialmente entre crianças com menos de 6 meses. Nos trópicos, o padrão de epidemia é menos claro. Esse padrão generalizado dos surtos anuais e a alta incidência de infecção durante os primeiros 3 a 4 meses de vida são únicos entre os vírus humanos.

Anticorpos maternos anti-VSR séricos do tipo imunoglobulina G (IgG) adquiridos por via transplacentária, se presentes em alta concentração, parecem proporcionar proteção parcial para o recém-nascido. A idade do pico de incidência de doenças graves do trato respiratório inferior e hospitalização é de 6 semanas. As IgG maternas podem explicar as menores gravidade e incidência das infecções por VSR durante as primeiras 4 a 6 semanas de vida, exceto entre os bebês nascidos prematuramente, pois recebem menos imunoglobulina materna. A amamentação proporciona proteção substancial contra a doença grave; no entanto, esse efeito parece estar relacionado apenas às crianças do sexo feminino e não às crianças do sexo masculino. O VSR é um dos vírus mais contagiosos que afetam os seres humanos, com infecção quase universal até o segundo ano de vida. A reinfecção ocorre em uma taxa de pelo menos 10 a 20% durante toda a infância, com uma frequência mais baixa entre os adultos. Em situações de alta exposição, como nas creches, as taxas de infecção são de quase 100% entre as crianças anteriormente não infectadas e de 60 a 80% para uma segunda infecção e infecções subsequentes.

A reinfecção pode ocorrer muito cedo, até mesmo algumas semanas após a recuperação, mas geralmente ocorre durante surtos anuais subsequentes. De acordo com estudos, a variação antigênica não é necessária para a reinfecção, pois uma proporção de adultos inoculados repetidamente e com a mesma preparação experimental de vírus selvagem podem ser reinfectada várias vezes. A resposta imune das crianças é deficiente em qualidade, magnitude e durabilidade. A gravidade da doença durante a reinfecção na infância geralmente é menor do que na primeira infecção e parece estar relacionada à função da imunidade parcial adquirida, à fisiologia mais robusta das vias respiratórias e ao aumento da idade.

A infecção assintomática pelo VSR é incomum em crianças pequenas. A maioria apresenta coriza e faringite, muitas vezes com febre e frequentemente com otite média causada pelo vírus na orelha média ou superinfecção bacteriana após disfunção da tuba auditiva (trompa de Eustáquio). O trato respiratório inferior está envolvido em graus variados, havendo bronquiolite e broncopneumonia em cerca de um terço das crianças. A taxa de hospitalização devido à infecção pelo VSR em lactentes saudáveis normalmente está em torno de 0,5 a 4%, dependendo de região, sexo, condição socioeconômica, exposição à fumaça de cigarros, idade gestacional de nascimento e histórico familiar de atopia. Embora esta condição muitas vezes seja indistinguível da pneumonia por VSR em lactentes, em geral, o diagnóstico está relacionado à bronquiolite com hipoxia, e, de fato, os dois processos frequentemente coexistem. Todas as doenças do trato respiratório inferior causadas pelo VSR (excluindo crupe) apresentam maior incidência entre 6 semanas e 7 meses de vida e diminuem de frequência após esse período. A síndrome da bronquiolite é muito menos comum após o primeiro ano de vida. A terminologia utilizada para o diagnóstico de doenças de sibilância associada ao vírus em crianças é confusa, uma vez que essas doenças são variavelmente denominadas *infecção respiratória associada a sibilância/chiado*, "*bronquite asmática*", *exacerbação de doença reativa das vias respiratórias* ou *crise asmática*. Como muitas crianças apresentam sibilância/chiado durante a infecção pelo VSR, mas não desenvolvem asma ao longo da vida, o melhor é usar o termo diagnóstico de *asma* só mais tarde. Ainda que o VSR seja um agente etiológico menos proeminente após o primeiro ano de vida, a pneumonia aguda viral é um problema recorrente durante toda a infância. O VSR desempenha um papel causal em cerca de 40 a 75% dos casos de bronquiolite que necessitam de hospitalização, em 15 a 40% dos casos de pneumonia infantil e em 6 a 15% dos casos de crupe.

Bronquiolite e pneumonia devido ao VSR são mais comuns em meninos do que em meninas, em uma proporção de cerca de 1,5:1. Outros fatores de risco com impacto semelhante nos EUA incluem um ou mais irmãos em casa, raça branca, residência rural, tabagismo materno e educação materna < 12 anos. Fatores médicos associados aos recém-nascidos com maior risco são: doença pulmonar crônica da prematuridade, cardiopatia congênita, imunodeficiência e prematuridade. Ainda assim, a maioria dos bebês hospitalizados por causa da infecção pelo VSR não apresenta fortes fatores de risco, facilmente identificáveis. Portanto, qualquer estratégia para a profilaxia focada apenas em indivíduos com fortes fatores de risco provavelmente poderia evitar apenas cerca de 10% das internações, mesmo que a profilaxia fosse 100% eficaz em indivíduos de alto risco tratados.

O período de incubação desde a exposição até o aparecimento dos primeiros sintomas é de cerca de 3 a 5 dias. O vírus é excretado por períodos variáveis, provavelmente, dependendo da gravidade da doença e do estado imunológico. A maioria das crianças com doença do trato respiratório inferior excreta os vírus infecciosos por 1 a 2 semanas após a internação. Excreção durante 3 semanas, ou por ainda mais tempo, já foi documentada. A propagação da infecção ocorre quando gotículas grandes, infectadas, quer transportadas por via respiratória ou veiculadas nas mãos ou outros fômites, são inoculadas na nasofaringe de um hospedeiro sensível. É possível que o VSR seja introduzido na maioria das famílias por jovens estudantes que sofrem reinfecção. Normalmente, no espaço de poucos dias, 25 a 50% dos irmãos mais velhos e um ou ambos os pais adquirem infecções do trato respiratório, mas as crianças são mais gravemente acometidas, apresentando febre, otite média ou doença do trato respiratório inferior.

A infecção hospitalar durante as epidemias de VSR é uma preocupação importante. O vírus normalmente é transmitido de uma criança para outra pelas mãos dos cuidadores ou por outros fômites. Adultos submetidos à infecção também têm sido implicados na propagação do vírus. As precauções de contato são suficientes para impedir a propagação quando cumpridas de forma meticulosa, já que o vírus geralmente não é transmitido por aerossol de partículas pequenas em um grau significativo, e uma distância de cerca de 1,8 metro é suficiente para evitar a transmissão de aerossol. Porém, na prática, a adesão aos procedimentos de isolamento por parte dos cuidadores não é completa.

PATOGÊNESE

A bronquiolite é causada por obstrução e colapso das pequenas vias respiratórias durante a expiração. As crianças são particularmente propensas a apresentar obstrução das pequenas vias respiratórias por causa do pequeno tamanho de seus bronquíolos normais; a resistência das vias respiratórias é proporcional a um quarto do raio. Foram realizados relativamente poucos exames patológicos da doença por VSR nas vias respiratórias inferiores de indivíduos saudáveis. O estreitamento das vias respiratórias é, provavelmente, causado por necrose do epitélio brônquico induzida pelo vírus, hipersecreção de muco e infiltração de células redondas e edema da submucosa circundante. Essas alterações resultam na formação de tampões mucosos que obstruem os bronquíolos, causando consequente hiperinsuflação ou atelectasia do tecido pulmonar distal. Na pneumonia intersticial, a infiltração é mais generalizada e a secreção epitelial pode se estender para ambos os brônquios e alvéolos. Nos indivíduos mais idosos, a hiper-reatividade do músculo liso pode contribuir para o estreitamento das vias respiratórias, mas as vias respiratórias de lactentes jovens normalmente não apresentam um elevado grau de hiper-reatividade reversível do músculo liso durante a infecção pelo VSR.

Várias evidências sugerem que elementos da resposta imune do hospedeiro podem causar inflamação e contribuir para danos teciduais. A resposta imune necessária para eliminar células infectadas por vírus (cuja maior parte contém células T citolíticas) é uma faca de dois gumes, reduzindo as células produtoras de vírus, mas causando a morte da célula hospedeira no processo. Muitos fatores solúveis, tais como citocinas, quimiocinas e leucotrienos, são liberados no processo, e os padrões dessas respostas podem predispor os indivíduos a algumas doenças mais. Há também uma evidência de que fatores genéticos facilitem a bronquiolite mais grave.

Crianças que receberam vacina para VSR inativada em formalina, administrada por via parenteral na década de 1960, apresentaram bronquiolite mais grave e frequente após exposição natural subsequente ao VSR do tipo selvagem do que seus controles pareados por idade. Várias crianças morreram durante a infecção por VSR adquirida naturalmente após a vacinação de FI-VSR. Este evento inibiu significativamente o progresso no desenvolvimento de vacinas para VSR, por causa da falta de conhecimento sobre o mecanismo e da relutância em testar novas vacinas experimentais que pudessem induzir o mesmo tipo de resposta.

Alguns estudos têm identificado a presença tanto do RNA viral do VSR como do metapneumovírus humano nas secreções das vias respiratórias em uma proporção significativa de crianças que requerem ventilação assistida e cuidados intensivos. Pode ser que a coinfecção esteja associada a uma doença mais grave. Os resultados positivos de análise por reação em cadeia da polimerase (PCR) devem ser interpretados com cuidado porque esta positividade pode permanecer durante longos períodos após a infecção, mesmo quando o vírus infeccioso já não puder ser detectado.

Não está claro com que frequência uma infecção bacteriana sobreposta desempenha um papel patogênico na doença do trato respiratório inferior desencadeada pelo VSR. É provável que a bronquiolite por VSR em bebês seja exclusivamente uma doença viral, embora haja evidências de que uma pneumonia bacteriana possa ser desencadeada pela infecção respiratória viral, incluindo o VSR. Um grande estudo clínico sobre a vacina contra pneumococos mostrou que a vacinação infantil reduziu a incidência de pneumonia viral em cerca de 30%, sugerindo interações virais e bacterianas que atualmente não entendemos por completo.

MANIFESTAÇÕES CLÍNICAS

Normalmente, o primeiro sinal da infecção por VSR em recém-nascidos é a rinorreia. A tosse pode aparecer simultaneamente, mas a frequência é maior após um intervalo de 1 a 3 dias, período em que pode haver também espirros e febre de baixo grau. Logo após a tosse se desenvolver, a criança que apresenta bronquiolite começa a chiar (sibilar) de forma audível. Se a doença for leve, os sintomas podem não progredir além desta fase. A ausculta frequentemente revela desde crepitações inspiratórias discretas e difusas até sibilância expiratória. A rinorreia geralmente persiste por todas as fases da doença, com febre intermitente. Achados na radiografia de tórax nesta fase podem ser normais.

À medida que a doença progride, a tosse, a sibilância e a dispneia pioram, com aumento da frequência respiratória, retrações intercostais e subcostais, hiperexpansão do tórax, irritabilidade e cianose periférica. Sinais de doença grave com risco à vida são: cianose central, taquipneia de > 70 respirações/minuto, apatia e períodos de apneia. Nesta fase, o tórax pode estar significativamente hiperexpandido e quase silencioso à auscultação por causa do pouco movimento do ar.

As radiografias torácicas de bebês hospitalizados com bronquiolite devido ao VSR apresentam resultados normais em aproximadamente 30% dos casos, e nos outros 70% exibem hiperexpansão do tórax, espessamento peribrônquico e infiltrado intersticial. A consolidação segmentar ou lobar é incomum e a efusão pleural é rara.

Em algumas crianças, a evolução da doença pode ser semelhante à da pneumonia, com rinorreia prodrômica e tosse seguidas por dispneia, baixa ingesta e apatia. Embora o diagnóstico clínico seja de pneumonia, o sibilo está sempre presente de forma intermitente e as radiografias torácicas podem exibir aprisionamento de ar.

A febre é um sinal inconsistente na infecção por VSR. Em lactentes jovens, especialmente naqueles que nasceram prematuramente, respiração periódica e crises de apneia são sinais frequentes e preocupantes, mesmo com bronquiolite relativamente leve. A apneia não é necessariamente causada por exaustão respiratória, mas parece ser uma consequência de alterações no controle central da respiração.

Infecções por VSR em hospedeiros profundamente imunodeprimidos podem ser graves em qualquer idade. Taxas de mortalidade associadas à pneumonia por VSR nas primeiras semanas após transplante de células-tronco hematopoéticas ou de órgãos sólidos, tanto em crianças como em adultos, são elevadas. Embora os pacientes com HIV possam disseminar o vírus em secreções respiratórias por períodos prolongados, a infecção por VSR não parece ser mais grave, pois eles apresentam a doença razoavelmente controlada.

DIAGNÓSTICO

A bronquiolite é um diagnóstico clínico. Suspeita-se, com certo grau de certeza, da participação do VSR com base na sazonalidade e na presença do vírus na comunidade. Outras características epidemiológicas que podem ser úteis para o diagnóstico são: a presença de resfriado em pessoas mais velhas e a idade da criança. Os outros vírus respiratórios que infectam crianças frequentemente durante os primeiros meses de vida são os metapneumovírus, o vírus influenza, o vírus parainfluenza tipo 3, o rinovírus, os enterovírus e o coronavírus.

Testes laboratoriais de rotina apresentam pouca utilidade no diagnóstico da maioria dos casos de bronquiolite ou pneumonia causada por VSR. O leucograma pode estar normal ou elevado e a contagem diferencial de células pode estar normal ou com predominância mononuclear ou neutrofílica. A partir dos achados clínicos, a hipoxemia medida pela oximetria de pulso ou gasometria arterial constantemente tende a estar mais acentuada do que o previsto. O valor do CO_2 sanguíneo normal ou elevado em um paciente com frequência respiratória marcadamente elevada é um sinal de insuficiência respiratória.

A preocupação diagnóstica mais importante é diferenciar a infecção viral da infecção bacteriana ou clamídia. Quando a bronquiolite não é acompanhada por infiltrados na radiografia de tórax, há pouca probabilidade de um componente bacteriano. Em bebês de 1 a 4 meses, a pneumonite intersticial pode ser causada por *Chlamydia trachomatis* (Capítulo 226). Na pneumonia por *C. trachomatis* pode haver histórico de conjuntivite e a doença tende a apresentar evolução subaguda. A tosse e os estertores inspiratórios podem ser proeminentes; o sibilo, não. A febre, de forma geral, está ausente.

A consolidação lobar sem outros sinais ou com efusão pleural deve ser considerada de etiologia bacteriana até que se confirme o contrário. Outros sinais sugestivos são: neutrofilia, neutropenia na presença de doença grave, íleo ou outros sinais abdominais, febre alta e colapso circulatório. Nesses casos, deve-se iniciar antibioticoterapia.

O diagnóstico definitivo da infecção pelo VSR se baseia na detecção do vírus vivo em secreções respiratórias por cultura de células. Exames de diagnóstico molecular têm maior disponibilidade. A presença de RNA viral (detectado por um teste de diagnóstico molecular utilizando PCR de transcrição reversa) ou antígenos virais (detectados por um teste de diagnóstico rápido, normalmente com membrana absorvente que incorpora a detecção de anticorpos de proteínas virais) é uma indicação de suporte consistente no contexto clínico. O teste com antígenos é menos sensível do que a cultura, ao passo que a análise por

PCR de transcrição reversa tem maior sensibilidade. O modelo ideal é fazer um aspirado de muco ou uma lavagem da cavidade nasofaríngea nasal posterior na criança. *Swabs* de nasofaringe ou de garganta são menos preferíveis, mas aceitáveis. O aspirado traqueal é desnecessário, mas a lavagem do fluido do tubo endotraqueal de pacientes entubados para ventilação mecânica pode ser testada. O espécime deve ser colocado no gelo, levado diretamente para o laboratório e processado imediatamente para cultura, detecção de antígeno ou análise por PCR. O VSR é termolábil, de modo que se degrada em períodos relativamente curtos de tempo em temperatura baixa, tal como −80°C em congeladores apropriados, a menos que esteja congelado.

TRATAMENTO

O tratamento de casos de bronquiolite não complicada é sintomático. Muitos bebês estão leve a moderadamente desidratados; portanto, os fluidos devem ser administrados de maneira cuidadosa em quantidades um pouco maiores do que aquelas de manutenção. A sucção pode ser difícil por causa da taquipneia, sendo útil fazer uso da nutrição parenteral ou por sonda. O oxigênio umidificado e a aspiração são normalmente indicados para crianças hospitalizadas que estejam hipoxêmicas. O tratamento de cânula nasal de alto fluxo é utilizado para desconforto respiratório, que é mais comum para suporte de pressão. A pressão positiva contínua nas vias respiratórias é utilizada na UTI em crianças que aumentaram o trabalho de respiração, e a ventilação mecânica é utilizada para insuficiência respiratória. Heliox (mistura de hélio com oxigênio) pode melhorar a ventilação em crianças que apresentam desconforto respiratório grave, mas não em crianças que necessitam de grandes quantidades de oxigênio.

Há discordância entre os especialistas quanto à utilidade de solução salina aerossol ou solução salina hipertônica, epinefrina ou agonistas beta 2 na bronquiolite por VSR. A maioria dos pacientes não apresenta benefício duradouro na terapia prolongada, que está associada a uma frequência relativamente alta de efeitos adversos. Corticoterapia não é indicada, exceto em crianças mais velhas com diagnóstico estabelecido de asma, porque seu uso está associado à excreção viral prolongada e não traz nenhum benefício clínico comprovado. As diretrizes de práticas clínicas de bronquiolite de 2014 da American Academy of Pediatrics sugerem o uso limitado de agentes alfa e beta-adrenérgicos e corticosteroides.

Em quase todos os casos de bronquiolite a antibioticoterapia não é útil, e seu uso inadequado contribui para o desenvolvimento de resistência aos antibióticos. A pneumonia intersticial em lactentes de 1 a 4 meses pode ser causada por *C. trachomatis* e o tratamento com macrolídios pode ser indicado para esta infecção.

A ribavirina é um agente antiviral liberado por meio de capacetes de oxigênio, máscara facial ou cateter endotraqueal com a utilização de um gerador de aerossol de partículas pequenas durante 3 a 5 dias, na maior parte do dia. Alguns poucos estudos iniciais sugeriram um efeito benéfico modesto sobre a evolução da pneumonia por VSR, com alguma redução tanto no período da ventilação mecânica como do tempo de internação. No entanto, estudos subsequentes não conseguiram documentar benefícios evidentes da ribavirina e, portanto, este medicamento não é mais usado para o tratamento de rotina da doença por VSR. O anticorpo monoclonal palivizumabe está aprovado para profilaxia em crianças de alto risco durante a temporada de VSR e impede cerca de metade das internações esperadas nessa população. Ensaios clínicos pequenos usando o palivizumabe como terapia durante a infecção estabelecida não demonstraram benefícios nesse intervalo; no entanto, anticorpos monoclonais de próxima geração para VSR são mais potentes e duradouros.

PROGNÓSTICO

A taxa de mortalidade de crianças hospitalizadas com infecção do trato respiratório inferior causada por VSR é muito baixa em países desenvolvidos. Quase todas as mortes ocorrem entre bebês prematuros ou com doença neuromuscular, pulmonar, cardiovascular ou imunológica subjacente. No entanto, estima-se que mais de 160.000 crianças em todo o mundo, especialmente em populações pobres, morram anualmente por causa da infecção por VSR, bem como milhares de pacientes idosos nos EUA.

A sibilância é recorrente em 30 a 50% das crianças com bronquiolite por VSR grave, e as mais velhas, quando diagnosticadas com asma, têm um histórico de bronquiolite grave durante a infância. A probabilidade de recorrência de sibilância aumenta na presença de uma diátese alérgica (p. ex., eczema, febre do feno ou histórico familiar de asma). Na apresentação clínica da bronquiolite em um paciente com idade superior a 1 ano, há a probabilidade crescente de que, embora o episódio possa ser induzido pelo vírus, esta seja a primeira de muitas crises de sibilância que serão diagnosticadas mais tarde como doença das vias respiratórias hiper-reativas ou asma. A asma é de difícil diagnóstico no primeiro ano de vida. Neste momento, não está totalmente claro se a doença grave por VSR com sibilância causa alguns casos de asma ou se esses pacientes estão destinados a sofrer de asma e apresentam os primeiros sintomas quando há infecção pelo VSR durante a infância. No entanto, os resultados de um estudo recente de acompanhamento a longo prazo de bebês que receberam profilaxia com palivizumabe sugeriram que a prevenção da infecção grave por VSR reduza a incidência da doença reativa das vias respiratórias mais tarde na vida.

PREVENÇÃO

No hospital, as medidas preventivas mais importantes visam bloquear a propagação nosocomial. Durante a temporada de VSR, os bebês de alto risco devem ser separados de todas as crianças com sintomas respiratórios. Avental, luvas e cuidados com a lavagem das mãos (isolamento de contato) devem ser usados visando ao cuidado de todos os recém-nascidos com suspeita ou com infecção estabelecida pelo VSR. Um elevado nível de conformidade com o isolamento de contato é essencial. Testes laboratoriais virais são adequados para o diagnóstico na apresentação de doença aguda quando os níveis de vírus estão elevados, mas não são indicados para detectar os baixos níveis. Portanto, a precaução de isolamento de contato deve ser observada para a maioria dos pacientes com doença aguda durante a internação; testes rápidos antigênicos não devem ser utilizados para determinar se um paciente ainda requer isolamento ou não, pois concentrações baixas do vírus podem estar presentes em secreções respiratórias que são infecciosas para humanos, mas podem ser menores que o limite inferior de detecção nesses ensaios. Idealmente, os pacientes com infecções por VSR ou metapneumovírus devem ser alojados separadamente, porque a coinfecção com os dois vírus pode estar associada a uma doença mais grave.

Imunoprofilaxia passiva

A administração de palivizumabe (15 mg/kg IM uma vez por mês), um anticorpo monoclonal murino humanizado neutralizante contra VSR, é recomendada para proteger as crianças de alto risco contra complicações graves da doença por VSR. A imunoprofilaxia reduz o número de dias de internação e a frequência total de infecções por VSR em crianças de alto risco em cerca de metade dos casos. O palivizumabe é administrado mensalmente desde o início até o fim da temporada de VSR. A profilaxia com palivizumabe pode ser indicada para os seguintes lactentes e crianças:

- Bebês nascidos antes de 29 semanas de gestação que estejam no primeiro ano de vida
- Bebês nascidos antes de 32 semanas de gestação que apresentem doença pulmonar crônica da prematuridade (necessidade de > 21% FIO_2 [fração inspirada de oxigênio] por ≥ 28 dias após o nascimento) no primeiro ano de vida
- Bebês menores de 1 ano com cardiopatia congênita hemodinamicamente *significativa* seguida de transplante cardíaco (crianças com menos de 2 anos)
- Crianças de 24 meses ou mais novas com condições imunocomprometedoras profundas durante a temporada de VSR
- Bebês no primeiro ano de vida que apresentem anomalias congênitas das vias respiratórias ou doença neuromuscular que comprometam o manuseio das secreções respiratórias
- Administração no segundo ano de vida é recomendada para crianças que tenham necessitado de 28 dias ou mais de oxigênio após o nascimento e que façam uso de tratamento contínuo para a doença pulmonar crônica (oxigênio, esteroides, diuréticos).

Recomendações para início e término da profilaxia refletem as descrições atuais dos Centers for Disease Control and Prevention para VSR em várias localizações geográficas dentro dos EUA. O início em diversas áreas do país pode ser recomendada para meses diferentes, devido à variação regional no início das estações do ano, com recomendações especiais para o Alasca e para a Flórida. Para as crianças de alto risco, independentemente do mês no qual a primeira dose é administrada, a recomendação é de um número máximo de cinco doses para todas as localizações. As categorias de crianças com maior risco de doença grave incluem aquelas com cardiopatia congênita hemodinamicamente significativa, doença pulmonar crônica da prematuridade ou nascimento antes de 32 semanas e 0 dia de gestação, anormalidades pulmonares anatômicas congênitas ou distúrbios neuromusculares e estado imunocomprometido, síndrome de Down ou fibrose cística. Crianças nativas do Alasca apresentam risco maior, mas a imunização passiva não é indicada a menos que haja outra condição de alto risco. Uma segunda dose de profilática de palivizumabe é recomendada apenas para crianças prematuras nascidas com menos de 32 semanas e 0 dia de gestação, que tenham requerido pelo menos 28 dias de oxigênio após o nascimento e continuem a requerer oxigênio suplementar, tratamento sistêmico crônico com corticosteroide ou tratamento diurético dentro de 6 meses desde o início da segunda temporada de VSR.

Vacina

Não existe vacina licenciada contra o VSR. O desafio para o desenvolvimento de vacinas de vírus vivos tem sido produzir cepas vacinais atenuadas que infectem lactentes na nasofaringe após a inoculação tópica sem produzir os sintomas inaceitáveis e que permaneçam geneticamente estáveis durante a excreção, induzindo proteção contra a doença grave após a reinfecção. Os candidatos a vírus vivos atenuados mais promissores foram projetados por engenharia em laboratório a partir de cepas de VSR com passagens a frio, de acordo com uma estratégia básica que originou as cepas das vacinas de vírus vivo de poliovírus e vírus influenza. Vacinas experimentais não replicantes têm sido testadas em ensaios clínicos iniciais e vacinas de subunidade candidatas estão sendo testadas em ensaios de imunização materna. A lógica de tais estudos é a de testar se o aumento do nível sérico de anticorpos neutralizadores contra VSR na mãe pode aumentar a imunidade nos recém-nascidos após a transferência transplacentária desses níveis impulsionados de anticorpos maternos para a criança.

A bibliografia está disponível no GEN-io.

Capítulo 288

Metapneumovírus Humano

James E. Crowe Jr.

O metapneumovírus humano (HMPV) é um vírus respiratório que surgiu como uma das causas mais comuns de doença grave do trato respiratório inferior em crianças em todo o mundo.

ETIOLOGIA

O HMPV é um vírus envelopado, com genoma composto por RNA de fita simples, sentido negativo, não segmentado, pertencente à família Pneumoviridae, que compreende grandes vírus de RNA envelopados de sentido negativo. Esse táxon era anteriormente uma subfamília dentro dos Paramyxoviridae, mas foi reclassificado em 2016 como uma família com dois gêneros, *Metapneumovirus* (que inclui o HMPV) e *Orthopneumovirus* (que inclui o vírus sincicial respiratório [VSR], ver Capítulo 287). O HMPV e os pneumovírus aviários são altamente relacionados e estão separados em dois gêneros *Metapneumovirus* porque a ordem do gene no genoma não segmentado é ligeiramente alterada. Além disso, faltam genes para duas proteínas não estruturais nos pneumovírus aviários/HMPVs, NS1 e NS2, as quais são codificadas na extremidade 3′ do genoma do VSR. Acredita-se que essas proteínas neutralizem interferonas do tipo I no hospedeiro. A ausência de NS1/NS2 nos metapneumovírus (comparados com o VSR) pode contribuir para a patogenicidade geral ligeiramente reduzida em relação às cepas de VSR de tipo selvagem.

O genoma do HMPV codifica nove proteínas na ordem 3′-N-P-M-F-M2-(orf1 e 2)-SH-G-L-5′. O genoma também contém uma região 3′ *leader* não codificadora, uma região 5′ *trailer* e regiões intergênicas, consistente com a organização da maioria dos paramixovírus, com um promotor viral contido na terminação 3′ do genoma. As proteínas F (de fusão), L (glicosilada) e SH (hidrofóbica curta) são proteínas integrais de membrana expressas nas superfícies das células infectadas e vírions. A proteína F é uma proteína de fusão viral integral de membrana tipo I clássica que contém repetições de dois heptatos no domínio extracelular que facilitam a fusão da membrana. Há um local de clivagem de proteína próximo a um peptídeo de fusão hidrofóbico que provavelmente é clivado por uma protease extracelular e que ativa a proteína F de fusão. A proteína de inserção (G) do HMPV exibe as características básicas de uma proteína semelhante à mucina tipo II glicosilada, sendo diferente da proteína G do VSR, pois carece de uma estrutura cisteína em laço. Ela possui uma substância que pode inibir a resposta imune inata. As proteínas internas do vírus parecem ter funções semelhantes às de outros paramixovírus.

EPIDEMIOLOGIA

Surtos de HMPV ocorrem em epidemias anuais no fim do inverno e no início da primavera em climas temperados, sobrepondo-se à segunda metade da epidemia anual de VSR (Figura 288.1). Infecções esporádicas ocorrem durante todo o ano. O período usual de excreção viral provavelmente persiste por dias ou mesmo por várias semanas após a infecção primária nas crianças. O período de incubação é de cerca de 3 a 5 dias. Os seres humanos são a única fonte do vírus, e não é conhecido nenhum reservatório animal ou ambiental. A transmissão ocorre por contato próximo ou direto por meio de secreções contaminadas envolvendo aerossóis de partículas grandes, gotículas ou superfícies contaminadas. Infecções nosocomiais têm sido relatadas e o isolamento do contato, com meticulosa lavagem das mãos, de profissionais de saúde é essencial nos ambientes médicos. O vírus também afeta mais gravemente os idosos, as pessoas imunocomprometidas e os pacientes com hiper-reatividade brônquica do que os indivíduos saudáveis.

PATOLOGIA

A infecção geralmente limita-se à camada superficial de células epiteliais das vias respiratórias, associando-se a um infiltrado inflamatório local que consiste em linfócitos e macrófagos. Os indivíduos imunocomprometidos apresentam evidências tanto de lesões agudas como de lesões em organização durante infecção prolongada.

PATOGÊNESE

A infecção ocorre por meio de inoculação no trato respiratório superior, podendo se disseminar rapidamente para o trato inferior. No entanto, ainda não foi esclarecido se a disseminação é mediada célula a célula ou por aspiração de materiais infectados a partir do trato superior. A doença do trato respiratório inferior grave, especialmente com sibilância, ocorre principalmente durante o primeiro ano de vida, em um período no qual as vias respiratórias apresentam diâmetro muito pequeno e, portanto, alta resistência. Anticorpos séricos neutralizantes maternos que cruzam a placenta podem oferecer proteção relativa contra a doença grave durante várias semanas ou meses após o nascimento. Uma vez estabelecida a infecção, é provável que as células T citotóxicas reconheçam e eliminem as células infectadas pelo vírus. Assim, extingue-se a infecção, mas alguns achados citopatológicos acabam sendo produzidos. O vírus parece ter mecanismos específicos para inibir a resposta das células T durante

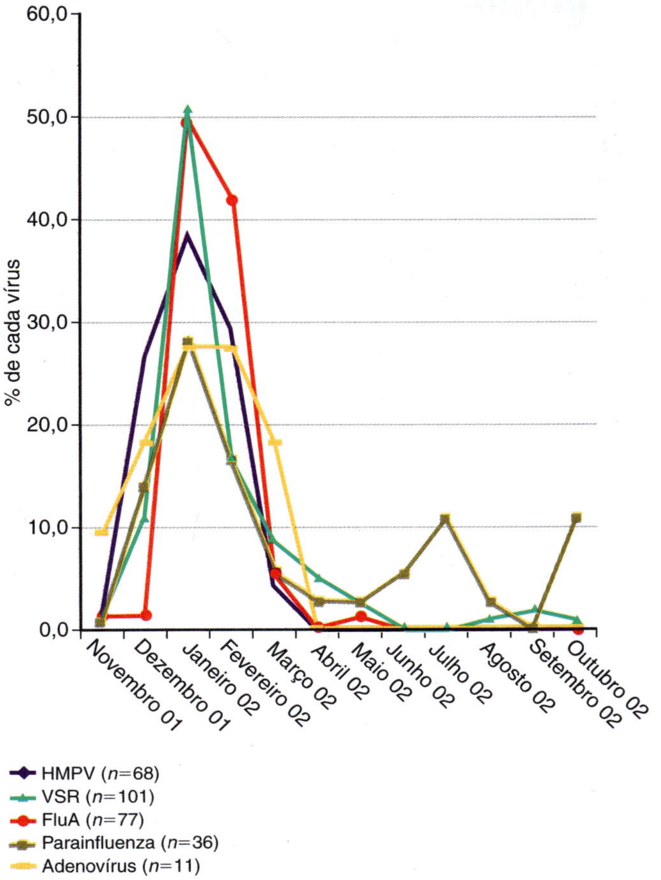

Figura 288.1 Distribuição temporal dos vírus respiratórios entre crianças hospitalizadas com infecção do trato respiratório inferior, de novembro de 2001 a outubro de 2002. Os dados estão dispostos de acordo com a proporção de cada vírus detectada mensalmente. FluA, influenza A; HMPV, metapneumovírus humano; VSR, vírus sincicial respiratório. (*De Wolf DG, Greenberg D, Kalkstein D et al.: Comparison of human metapneumovirus, respiratory syncytial virus and influenza A virus lower respiratory tract infections in hospitalized young children, Pediatr Infect Dis J 25:320-324, 2006.*)

a infecção aguda. Os indivíduos com uma predisposição subjacente para doença reativa das vias respiratórias (incluindo adultos) são suscetíveis a sibilância grave durante a reinfecção mais tarde na vida, sugerindo que o HMPV possa causar hiperatividade da musculatura lisa, inflamação ou aumento da produção de muco nesses indivíduos. Na maioria dos casos, a infecção em indivíduos saudáveis resolve-se sem consequências aparentes a longo prazo, sendo associada às exacerbações da asma mais tarde na vida.

MANIFESTAÇÕES CLÍNICAS

A infecção pelo HMPV está relacionada ao resfriado comum (complicada por otite média em aproximadamente 30% dos casos) e a doenças do trato respiratório inferior, tais como bronquiolite, pneumonia, crupe e exacerbação da doença reativa das vias respiratórias. O conjunto de sinais e sintomas causados pelo HMPV é muito semelhante aos causados pelo VSR (Tabela 288.1). Cerca de 5 a 10% das crianças saudáveis que vão ao atendimento ambulatorial com doenças do trato respiratório inferior as apresentam associadas à infecção por HMPV, que é o segundo em incidência, ficando atrás apenas do VSR. As crianças com infecção por VSR ou HMPV necessitam de oxigênio suplementar e de cuidados médicos intensivos com frequências similares.

Cerca de metade dos casos de crianças com doenças do trato respiratório inferior por HMPV ocorre nos primeiros 6 meses de vida, sugerindo que a pouca idade seja um fator de risco considerável para a doença grave. Tanto os adultos jovens quanto os idosos podem

Tabela 288.1 Manifestações clínicas do metapneumovírus humano em crianças.

COMUNS (> 50%)
Febre > 38°C
Tosse
Rinite, coriza
Sibilância
Taquipneia, retrações
Hipoxia (saturação de O_2 < 94%)
Radiografia de tórax demonstrando infiltrados ou hiperinsuflação
MENOS COMUNS
Otite média
Faringite
Estertores
RARAS
Conjuntivite
Rouquidão
Encefalite
Insuficiência respiratória fatal em crianças imunodeprimidas

apresentar infecção por HMPV que necessita de cuidados médicos, incluindo hospitalização, mas a doença grave ocorre em frequências muito mais baixas em adultos do que em crianças pequenas. A doença grave em crianças e em indivíduos mais velhos é mais comum em pacientes imunocomprometidos ou naqueles com complicações de parto prematuro, doença cardíaca congênita e doença neuromuscular, podendo ser fatal. Um número significativo tanto de pacientes adultos como pediátricos com exacerbações de asma apresenta infecção pelo HMPV; não está claro se o vírus causa sibilância a longo prazo. Coinfecções de VSR e HMPV foram relatadas; as coinfecções podem ser mais graves do que a infecção com um único vírus, resultando em internação nas unidades de terapia intensiva pediátricas. É difícil definir as verdadeiras coinfecções porque estes genomas de RNA virais podem ser detectados por uma reação em cadeia da polimerase (PCR) com transcriptase reversa nas secreções respiratórias durante várias semanas após a doença, mesmo quando termina a excreção do vírus.

ACHADOS LABORATORIAIS

O vírus pode ser visualizado apenas com microscopia eletrônica. Ele cresce em células primárias de rim de macaco, células LLC-MK2 ou culturas de monocamada de células da linhagem Vero, em laboratórios de referência ou de pesquisa, mas o isolamento viral eficiente requer um técnico de laboratório experiente. Com frequência, a microscopia de campo claro convencional para culturas em monocamada de células infectadas só revela um efeito citopático após várias passagens na cultura de células. As características do efeito citopático não são suficientemente distintas para permitir a identificação do vírus apenas com base nessa técnica, mesmo com um observador treinado. O teste mais sensível para a identificação do HMPV em amostras clínicas é a PCR com transcriptase reversa, normalmente realizada com iniciadores direcionados a genes virais conservados. A detecção por esta modalidade também está disponível em alguns testes de PCR multiplex para painéis de vírus respiratórios. A PCR com transcriptase reversa em tempo real apresenta maiores sensibilidade e especificidade, inclusive os ensaios desenhados para detectar os vírus das quatro linhagens genéticas conhecidas. Testes de antígeno direto para identificação de antígenos de HMPV em secreções nasofaríngeas estão disponíveis, mas são menos eficientes do que a detecção baseada em ácido nucleico. Alguns laboratórios têm sucesso com o uso de imunofluorescência com anticorpos monoclonais ou policlonais para detectar HMPV em secreções nasofaríngeas e frascos, ou culturas de monocamada em que o vírus foi cultivado, com sensibilidades relatadas variando de cerca de 65 a 90%. Um aumento de quatro vezes no título de anticorpos séricos para o HMPV do ponto de tempo agudo para o tempo de convalescença pode ser usado em ambientes de pesquisa no intuito de confirmar a infecção.

DIAGNÓSTICO E DIAGNÓSTICO DIFERENCIAL

Em climas temperados, o diagnóstico deve ser suspeitado, durante o inverno tardio, em bebês ou crianças pequenas com sibilância ou pneumonia e um resultado de teste diagnóstico negativo para VSR. As doenças por VSR e HMPV não podem ser distinguidas clinicamente. Muitos outros vírus respiratórios comuns, como os vírus parainfluenza, vírus influenza, adenovírus, rinovírus, enterovírus e coronavírus podem causar doenças semelhantes em crianças jovens. Alguns desses vírus podem ser identificados por testes genéticos, por PCR ou por meios de cultura celular convencional. As radiografias de tórax não são muito específicas, apresentando principalmente opacidades para-hilares, hiperinsuflação, atelectasias e, ocasionalmente, consolidação, mas não derrame pleural ou pneumotórax.

COMPLICAÇÕES

A superinfecção bacteriana das vias respiratórias inferiores é incomum, mas pode ocorrer. Já a complicação local com otite média é comum, provavelmente um resultado da disfunção da tuba auditiva causada pelo vírus.

TRATAMENTO

Até o momento não há tratamento específico para a infecção por HMPV. O manejo consiste em cuidados de suporte semelhantes aos usados para o VSR (ver Capítulo 287). A taxa de infecção pulmonar bacteriana ou bacteriemia associada à infecção por HMPV não está totalmente definida, mas suspeita-se que seja baixa. Em geral, a antibioticoterapia não está indicada no tratamento de crianças hospitalizadas por bronquiolite ou por pneumonia relacionada ao HMPV.

Cuidados de suporte

O tratamento de suporte inclui atenção especial à hidratação; monitoramento do estado respiratório por meio de exame físico e medição da saturação de oxigênio; o uso de oxigênio suplementar, terapia de cânula nasal de alto fluxo e pressão positiva contínua nas vias respiratórias em uma unidade de terapia intensiva a fim de aumentar o trabalho respiratório; e, se necessário, em caso de insuficiência respiratória, ventilação mecânica.

PROGNÓSTICO

A maioria dos lactentes e crianças se recupera de uma infecção aguda por HMPV sem consequências aparentes a longo prazo. Muitos especialistas acreditam que exista uma associação entre as infecções por HMPV graves na infância e o risco de sibilância recorrente ou desenvolvimento de asma. No entanto, ainda não foi esclarecido se o vírus causa estas condições ou se precipita as suas primeiras manifestações.

PREVENÇÃO

O único método de prevenção da infecção pelo HMPV é a redução à exposição. As precauções de contato são recomendadas durante a doença associada ao HMPV entre crianças hospitalizadas e crianças mais novas. Os pacientes que apresentam infecção por HMPV devem ser alojados em quartos individuais ou em uma coorte de pacientes infectados pelo HMPV. Quando possível, é aconselhável cuidar dos pacientes com infecção por VSR separadamente dos pacientes infectados por HMPV, de modo a impedir a coinfecção, que pode estar associada a uma doença mais grave. As medidas preventivas incluem limitar a exposição a ambientes contagiosos durante as epidemias anuais (como creches) tanto quanto possível e ênfase na higiene das mãos em todas as configurações, inclusive em casa, especialmente durante os períodos de contato com crianças de alto risco para infecções respiratórias. No entanto, as pessoas devem ter em mente que a infecção é universal nos primeiros anos de vida. Desse modo, a redução da exposição faz mais sentido durante os primeiros 6 meses de vida, quando os bebês correm maior risco de doença grave.

A bibliografia está disponível no GEN-io.

Capítulo 289

Adenovírus

Jason B. Weinberg e John V. Williams

Os adenovírus humanos (HAdVs) são uma causa comum de doenças humanas. A conjuntivite é uma doença familiar associada aos HAdVs, mas esses vírus também causam doença do trato respiratório superior e inferior, faringite, gastrenterite e cistite hemorrágica. Os HAdVs podem causar doença grave em hospedeiros imunocomprometidos. Surtos de infecção por HAdV ocorrem em comunidades e populações confinadas, sobretudo militares. Nenhum medicamento antiviral aprovado hoje em dia é altamente eficaz contra os HAdVs. Vacinas estão disponíveis para os HAdV tipos 4 e 7, mas são utilizadas apenas em populações militares.

ETIOLOGIA

Os adenovírus são vírus não envelopados com capsídio proteico icosaédrico. O genoma de DNA de fita dupla está contido em uma partícula complexada com várias proteínas virais. A variabilidade antigênica nas proteínas de superfície do vírion e o sequenciamento genômico definem pelo menos 70 sorotipos agrupados em sete espécies. As espécies diferem em seus tropismos pelos tecidos e órgãos-alvo, causando infecções clínicas distintas (Tabela 289.1). Os HAdVs podem ser excretados pelo trato gastrintestinal por períodos prolongados e estabelecer infecções persistentes nas tonsilas e adenoides.

EPIDEMIOLOGIA

Os HAdVs circulam em todo o mundo e causam infecções endêmicas durante todo o ano em hospedeiros imunocompetentes. Infecções assintomáticas também são comuns. Apenas cerca de um terço de todos os tipos de HAdV descritos está associado a doenças clinicamente aparentes. Os tipos mais prevalentes em estudos recentes de vigilância são os HAdV tipos 3, 2, 1 e 5. Epidemias de conjuntivite (normalmente graves), faringite e doença respiratória ocorrem sobretudo em escolas e ambientes militares. Surtos de doença respiratória febril causada por HAdV-4 e HAdV-7 são uma importante causa de morbidade em quartéis militares, com taxas de ataque que variam de 25 a mais de 90%. A disseminação dos HAdV ocorre pelas vias respiratória e fecal-oral. Um fator importante na transmissão dos HAdV, especialmente nas epidemias, é a capacidade de a partícula não envelopada sobreviver em objetos inanimados no ambiente. Surtos nosocomiais têm sido relatados.

PATOGÊNESE

Os HAdVs ligam-se a receptores da superfície celular e desencadeiam a internalização por endocitose. A acidificação do endossoma induz alterações conformacionais no capsídio, levando a eventual translocação

Tabela 289.1 Tipos de adenovírus com infecções associadas.

ESPÉCIES	TIPOS	LOCAL PREFERENCIAL DE INFECÇÃO
A	12, 18, 31, 61	Gastrintestinal
B	3, 7, 11, 14, 16, 21, 34, 35, 50, 55, 66	Respiratório; epitélio do trato renal/urinário
C	1, 2, 5, 6, 57	Respiratório
D	8 a 10, 13, 15, 17, 19, 20, 22 a 30, 32, 33, 36 a 39, 42 a 49, 51, *53, 54, 56, 58* a *60, 63* a *67*	Ocular
E	4	Respiratório
F	40, 41	Gastrintestinal
G	52	Gastrintestinal

do genoma para o núcleo celular. A transcrição do RNA mensageiro viral e a replicação genômica ocorrem no núcleo. A progênie de vírions é montada no núcleo. A lise da célula libera as novas partículas infecciosas e provoca danos ao epitélio da mucosa, descamação de restos celulares e inflamação. A resposta do hospedeiro à infecção pelo HAdV inclui o recrutamento de neutrófilos, macrófagos e células *natural killer* para o local da infecção e a produção de inúmeras citocinas e quimiocinas por essas células. Essa resposta imune do hospedeiro provavelmente contribui para os sintomas da infecção por HAdV, mas os mecanismos específicos da patogênese são pouco compreendidos. A especificidade restrita das espécies dos adenovírus impediu o desenvolvimento de um modelo animal para HAdVs, embora estudos recentes com HAdV em modelos de camundongos humanizados sejam promissores. O adenovírus de camundongo também tem sido utilizado para estudar a patogênese dos adenovírus por meio de um modelo murino.

MANIFESTAÇÕES CLÍNICAS

Os HAdVs causam uma variedade de síndromes clínicas comuns em hospedeiros imunocompetentes e imunocomprometidos. Essas síndromes são difíceis de distinguir de forma confiável de doenças semelhantes causadas por outros patógenos, como vírus sincicial respiratório, metapneumovírus humano, rinovírus humano, rotavírus, estreptococos do grupo A e outros patógenos virais e bacterianos comuns.

Doença respiratória aguda

Infecções do trato respiratório são manifestações comuns nas infecções por HAdV em crianças e adultos. Os HAdV causam cerca de 5 a 10% de todas as doenças respiratórias da infância. Infecções primárias em lactentes podem se manifestar como bronquiolite ou pneumonia. A pneumonia por HAdV pode se apresentar com características mais típicas de uma doença bacteriana (infiltrados lobares, febre alta, derrames pleurais parapneumônicos). O HAdV-14 emergiu como uma causa significativa de doença respiratória aguda grave em populações militares e civis, em alguns casos levando a hospitalização e óbito. A faringite causada por HAdV geralmente inclui sintomas de coriza, dor de garganta e febre. O vírus pode ser identificado em 15 a 20% das crianças com faringite isolada, sobretudo em crianças pré-escolares e lactentes.

Infecções oculares

A conjuntivite folicular comum causada por HAdV é autolimitada e não requer tratamento específico. Uma forma mais grave, chamada de *ceratoconjuntivite epidêmica*, envolve a córnea e a conjuntiva. A febre faringoconjuntival é uma síndrome distinta que inclui temperatura elevada, faringite, conjuntivite não purulenta e linfadenopatia cervical e pré-auricular.

Infecções gastrintestinais

O HAdV pode ser detectado nas fezes de 5 a 10% das crianças com diarreia aguda. A maioria dos casos de diarreia aguda é autolimitada, embora uma doença grave possa ocorrer. A infecção entérica pelo HAdV é frequentemente assintomática e a excreção do vírus após a infecção aguda pode ser prolongada, por isso o papel causal nesses episódios é frequentemente incerto. O HAdV também pode causar adenite mesentérica.

Cistite hemorrágica

A cistite hemorrágica consiste em início súbito de hematúria, disúria, frequência e urgência com resultados negativos na cultura bacteriana de urina. A urinálise pode mostrar piúria estéril, além de hemácias. Esta doença ocorre com mais frequência em jovens do sexo masculino e geralmente se resolve em 1 a 2 semanas.

Outras complicações

Raramente, os HAdVs estão associados a miocardite, hepatite ou meningoencefalite em indivíduos imunocompetentes.

Adenovírus em pacientes imunocomprometidos

Pessoas imunocomprometidas, particularmente receptores de transplantes de células-tronco hematopoéticas (TCTH) e transplantes de órgãos sólidos, apresentam alto risco para doença grave e fatal causada por HAdV. Esses pacientes podem apresentar infecção primária pelo HAdV. A reativação do vírus persistente em um receptor de transplante e a transmissão do vírus a partir de um órgão doado também podem ocorrer. Falência de órgãos em consequência de pneumonia, hepatite, gastrenterite e infecção disseminada ocorre principalmente nesses pacientes. A infecção por HAdV em receptores de TCTH em geral se manifesta como doença pulmonar ou disseminada e é mais provável de ocorrer nos 100 primeiros dias após o transplante. A cistite hemorrágica causada pelo HAdV pode ser grave em receptores de TCTH. As infecções causadas por HAdV em receptores de transplantes de órgãos sólidos geralmente envolvem o órgão transplantado. Crianças imunocomprometidas apresentam risco maior do que adultos imunocomprometidos para infecção de HAdV complicada, presumivelmente devido à falta de imunidade preexistente. Fatores de risco adicionais incluem enxerto com depleção de células T, imunossupressão de alto grau e presença de doença do enxerto *versus* hospedeiro. Alguns especialistas defendem uma abordagem de triagem preventiva para detectar e tratar a infecção por HAdV precocemente em pacientes imunocomprometidos, com a intenção de prevenir a disseminação e a doença grave nessa população vulnerável, embora não exista uma terapia antiviral altamente eficaz.

DIAGNÓSTICO

Suspeita-se do HAdV como etiologia de uma doença com base nas características clínicas ou epidemiológicas, mas nenhuma dessas categorias é específica o suficiente para estabelecer firmemente o diagnóstico. A frequência de excreção assintomática de HAdV torna a atribuição de causalidade a este patógeno muitas vezes difícil. A maioria dos sorotipos de HAdV cresce bem em cultura, embora esse método requeira vários dias e, portanto, não seja útil para a identificação precoce. Células de amostras respiratórias ou oculares podem ser testadas por meio de coloração imunofluorescente com anticorpos para detectar a proteína do HAdV. Imunoensaios ligados a enzimas comercialmente disponíveis podem ser utilizados para detectar com rapidez o HAdV em amostras de pacientes, em geral nas fezes. Técnicas moleculares, como a reação em cadeia pela polimerase, oferecem um diagnóstico rápido, sensível e específico nas infecções por HAdV, e são mais úteis clinicamente para o manejo de suspeitas de infecções por HAdV em hospedeiros imunocomprometidos. Nesses pacientes, a medição do *número de cópias genômicas do HAdV* por meio da reação em cadeia da polimerase em tempo real quantitativa pode facilitar o diagnóstico e medições repetidas podem auxiliar na avaliação da resposta do paciente ao tratamento. Ensaios moleculares multiplex capazes de identificar o HAdV em adição a outros patógenos estão cada vez mais disponíveis e são úteis para o diagnóstico rápido. A sorologia geralmente é útil apenas em investigações epidemiológicas.

COMPLICAÇÕES

A pneumonia por HAdV pode levar à insuficiência respiratória com necessidade de ventilação mecânica, especialmente em pacientes imunocomprometidos. Pneumonia bacteriana secundária não parece ser tão comum após a infecção pelo HAdV como é após a infecção por vírus influenza, mas dados que abordam essa questão são limitados. A pneumonia grave por HAdV tem sido associada à doença pulmonar crônica e à bronquiolite obliterante em minoria de casos. A ceratoconjuntivite epidêmica é uma forma de infecção por HAdV que ameaça a visão. Praticamente qualquer tipo de infecção por HAdV pode ser fatal em um receptor de TCTH ou de transplante de órgãos sólidos. Anemia refratária grave que requer repetidas transfusões de sangue pode se desenvolver nos receptores de TCTH com cistite hemorrágica. Taxas de mortalidade de até 60 a 80% foram relatadas em receptores de transplante com HAdV disseminado ou pneumonia por HAdV.

TRATAMENTO

O tratamento de suporte é a base do tratamento para HAdV na maioria dos casos. Os pacientes com conjuntivite grave por HAdV devem ser encaminhados para consulta oftalmológica. Nenhuma terapia antiviral específica produz um benefício clínico definitivo contra a infecção por HAdV. O análogo de nucleosídio cidofovir apresenta atividade *in vitro* contra a maioria dos sorotipos do HAdV. O cidofovir é utilizado topicamente para o tratamento de ceratoconjuntivite epidêmica, muitas vezes em conjunto com esteroides tópicos ou outros agentes imunossupressores para limitar o componente inflamatório. O cidofovir pode ser utilizado por via intravenosa nas infecções por HAdV em pacientes imunocomprometidos. Ele é altamente nefrotóxico; no entanto, pré-hidratação, administração concomitante de probenecida e dosagem semanal podem reduzir a toxicidade renal. Estudos clínicos sugerem alguns benefícios no uso de cidofovir, mas não existem ensaios randomizados controlados e prospectivos do cidofovir para infecções por HAdV. Além disso, não há diretrizes formais ou recomendações para o tratamento. O derivado de cidofovir, o brincidofovir, é melhor tolerado que o cidofovir e se mostra promissor como uma abordagem para prevenção e tratamento da doença por HAdV em pacientes imunocomprometidos, mas a experiência permanece limitada. Há relatos de casos isolados sobre benefícios proporcionados pela imunoglobulina intravenosa. Imunoterapia adotiva envolvendo a infusão de células T específicas para HAdV também pode fornecer algum benefício para pacientes imunocomprometidos com infecções por HAdV com risco à vida, mas essa intervenção ainda não é considerada uma terapia padrão.

PREVENÇÃO

A transmissão ambiental e por fômites dos HAdV ocorre rapidamente; portanto, medidas simples, como lavar e higienizar as mãos, reduzem a disseminação. Os HAdVs são altamente imunogênicos e têm sido utilizados como vetores de terapia gênica e vetores de vacinas para outros patógenos, incluindo malária e HIV, mas não há vacinas específicas para HAdV disponíveis para uso rotineiro. Vacinas de vírus atenuado para HAdV-4 e HAdV-7 foram utilizadas de forma eficaz nas forças armadas dos EUA desde a década de 1970 até 1999. A interrupção na utilização levou a surtos generalizados nos quartéis, e essas vacinas foram subsequentemente reintroduzidas no ambiente militar.

A bibliografia está disponível no GEN-io.

Capítulo 290
Rinovírus

Santiago M.C. Lopez e John V. Williams

Os rinovírus humanos (HRVs) são a causa mais frequente do **resfriado comum** em adultos e crianças. Embora HRVs já tenham sido associados somente ao resfriado comum, sabe-se agora que eles também estão associados a infecções respiratórias em adultos e crianças. Muitos HRVs não crescem em cultura. Estudos recentes que utilizam ferramentas de diagnóstico molecular, como a reação em cadeia da polimerase (PCR), revelaram que os HRVs são as principais causas de doenças respiratórias leves e graves em crianças.

ETIOLOGIA

Os HRVs são membros da família Picornaviridae ("pico" = pequeno; "rna" = genoma RNA). Os métodos tradicionais de tipagem de vírus que utilizam antissoro imune identificaram cerca de 100 sorotipos, classificados nas espécies HRVA, HRVB e, recentemente, HRVC com base na similaridade da sequência genética. HRVCs podem ser detectados por PCR precedida de transcrição reversa, mas têm sido cultivados apenas com a utilização de métodos altamente especializados. A análise da sequência gênica do vírus mostra que os HRVC são uma espécie geneticamente distinta e diversa. O aumento da proporção de HRV descrito em estudos recentes baseados em PCR provavelmente é resultado da detecção desses vírus HRVC antes desconhecidos somada à melhora na detecção das cepas HRVA e HRVB conhecidas.

EPIDEMIOLOGIA

Os rinovírus estão distribuídos mundialmente. Não há correlação consistente entre os sorotipos e características clínicas ou epidemiológicas. Muitos estudos sugerem que o HRVC possa estar mais fortemente associado a infecção respiratória do trato inferior e asma do que outros HRVs, porém sem estar relacionado ao aumento da gravidade dos quadros. Muitos sorotipos circulam simultaneamente em uma comunidade, e, em particular, as cepas de HRV podem ser isoladas durante estações epidêmicas consecutivas, sugerindo persistência na comunidade durante um período prolongado. Em climas temperados, há incidência de picos da infecção HRV no outono, com outro pico na primavera, mas as infecções por HRV ocorrem durante todo o ano. O HRVC parece circular com variação sazonal, alternando a predominância com o HRVA. Os HRVs são o principal gatilho infeccioso para asma entre as crianças, e vários estudos têm descrito um aumento acentuado nas crises asmáticas nessa faixa etária quando ocorre o início das aulas no outono. O pico de incidência de HRV nos trópicos ocorre durante a estação chuvosa, de junho a outubro.

HRVs estão presentes em elevadas concentrações nas secreções nasais e podem ser detectados nas vias respiratórias inferiores. As partículas de HRV não são envelopadas e são bastante resistentes, persistindo por horas a dias nas secreções nas mãos ou em outras superfícies, como telefones, interruptores de luz, maçanetas e estetoscópios. Espirros e tosse são métodos ineficientes de transmissão. A transmissão ocorre quando as secreções infectadas carregadas nas mãos contaminadas entram em contato direto com a mucosa nasal ou conjuntival. Os HRVs estão presentes em aerossóis produzidos por fala, tosse e espirros. As crianças são o reservatório mais importante desses vírus.

PATOGÊNESE

A maioria dos HRVs infecta células epiteliais do aparelho respiratório via molécula de adesão intercelular -1 (ICAM-1), mas algumas cepas de HRV utilizam o receptor de lipoproteína de baixa densidade. O receptor para HRVC é o precursor 3 relacionado à família das caderinas (CDHR3); entretanto, alelos genéticos distintos dessa proteína conferem suscetibilidade diferente à infecção por HRVC. A infecção inicia-se na nasofaringe e se dissemina para a mucosa nasal e, em alguns casos, para as células epiteliais brônquicas nas vias respiratórias inferiores. Não há dano celular direto do vírus e acredita-se que muitos dos efeitos patogênicos sejam produzidos pela resposta imune do hospedeiro. Células epiteliais infectadas liberam uma quantidade de citocinas e quimiocinas, que induzem um influxo de neutrófilos para as vias respiratórias superiores. Tanto o mecanismo da imunidade inata como o da adaptativa são importantes na patogênese e na eliminação do HRV. Uma imunoglobulina (Ig) A nasal específica para o HRV pode ser detectada 3 dias após a infecção, seguida pela produção de anticorpos IgM e IgG séricos após 7 a 8 dias. IgG neutralizante para os HRVs pode impedir ou limitar a gravidade da doença na reinfecção. No entanto, a proteção cruzada entre anticorpos de diferentes sorotipos de HRV é limitada em magnitude e duração, permitindo infecções recorrentes. Tanto a exposição a alergênios como valores elevados de IgE predispõem os pacientes asmáticos a sintomas respiratórios mais graves em resposta à infecção pelo HRV. Anormalidades na resposta celular do hospedeiro à infecção por HRV que resultam em apoptose deficiente e aumento da replicação viral podem ser responsáveis pelos sintomas graves e prolongados em indivíduos com asma.

MANIFESTAÇÕES CLÍNICAS

A maioria das infecções por HRV produz sintomas clínicos, mas muitos são assintomáticos; entretanto, a infecção sintomática por HRV induz uma resposta imune do hospedeiro muito mais robusta no sangue do que a infecção assintomática. Os sintomas típicos de espirros, congestão nasal, rinorreia e odinofagia desenvolvem-se após um período de incubação de 1 a 4 dias. Tosse e rouquidão estão presentes em um terço dos casos. A febre é menos comum na infecção pelo HRV do que por outros vírus respiratórios comuns, incluindo vírus da gripe, vírus sincicial respiratório e metapneumovírus humano. Os sintomas frequentemente são mais graves e mais duradouros nas crianças, havendo relatos desses sintomas por até 10 dias em 70% das crianças comparadas com 20% de adultos. Os vírus podem ser excretados por até 3 semanas.

Os HRVs são os agentes mais prevalentes associados a sibilância aguda, otite média e hospitalização por doença respiratória em crianças e são uma importante causa de pneumonia grave e exacerbação da asma ou doença pulmonar obstrutiva crônica em adultos. Hospitalizações associadas ao HRV são mais frequentes em crianças menores do que em crianças mais velhas e em crianças com história de sibilância ou asma. A infecção por HRV em hospedeiros imunocomprometidos pode ser fatal. Algumas cepas ou espécies de HRV, denominadas HRVC, podem ser mais patogênicas do que outras.

DIAGNÓSTICO

A cultura de HRV é um trabalho intensivo e com resultados relativamente baixos. O HRVC só é cultivado em cultura primária de células epiteliais das vias respiratórias polarizadas, um método altamente especializado. Métodos de diagnóstico sensíveis e específicos baseados em PCR precedida por transcrição reversa estão disponíveis comercialmente. No entanto, como os testes por esta metodologia não identificam os tipos de HRV, pode ser difícil distinguir uma excreção prolongada de infecção recém-adquirida. Uma observação importante na detecção do HRV é o fato de que a infecção pode ser assintomática, e, portanto, a presença do vírus não prova causalidade em todos os casos. A sorologia é impraticável por causa do grande número de sorotipos de HRV. O diagnóstico clínico presuntivo baseado em sintomas e sazonalidade não é específico, porque muitos outros vírus causam doenças clínicas semelhantes. As técnicas de detecção rápida para HRV podem diminuir a utilização de antibióticos ou procedimentos desnecessários.

COMPLICAÇÕES

Possíveis complicações da infecção por HRV incluem sinusite, otite média, exacerbação da asma, bronquiolite, pneumonia e, raramente, morte. Sibilância associada ao HRV durante a infância é um fator de risco significativo para o desenvolvimento de asma. Esse efeito parece se manter até a idade adulta, mas os mecanismos não foram elucidados. Um grande estudo determinou que variantes genéticas no *locus* 17q21 foram associadas à asma em crianças que haviam apresentado doenças por HRV associadas à sibilância durante a infância. Um estudo prospectivo em uma coorte de lactentes prematuros mostrou que um polimorfismo de nucleotídio único no gene que codifica o receptor de vitamina D foi associado ao desenvolvimento de infecção respiratória inferior com HRV. Maiores estudos são necessários para determinar os prováveis múltiplos fatores genéticos e ambientais que contribuem para a asma relacionada ao HRV.

TRATAMENTO

O tratamento paliativo é a base do tratamento para HRV. Os sintomas da infecção por HRV são comumente tratados com analgésicos, descongestionantes, anti-histamínicos ou antitussígenos. Os dados sobre a eficácia de medicamentos não sujeitos a receita médica são limitados para as crianças. Se houver suspeita ou diagnóstico de superinfecção bacteriana, os antibióticos devem ser apropriados. Antibioticoterapia não é indicada para a infecção viral do trato respiratório superior sem complicações. Vacinas bem-sucedidas não foram desenvolvidas devido aos inúmeros sorotipos de HRV e à limitada proteção cruzada entre os sorotipos.

PREVENÇÃO

A lavagem adequada das mãos continua a ser o esteio da prevenção da infecção por HRV e deve ser reforçada com frequência, especialmente em crianças pequenas, os "vetores" predominantes da doença. Uma vacina inativada polivalente se mostrou promissora em um modelo de primata não humano, mas não existem vacinas ou antivirais licenciados.

A bibliografia está disponível no GEN-io.

Capítulo 291
Coronavírus[1]

Kevin W. Graepel e Mark R. Denison

Os coronavírus são cada vez mais reconhecidos como importantes patógenos humanos. Eles causam até 15% dos resfriados comuns e têm sido envolvidos em doenças mais graves, incluindo crupe, exacerbações de asma, bronquiolite e pneumonia. Evidências também sugerem que os coronavírus possam causar enterite ou colite em recém-nascidos e lactentes e ser subestimados como agentes de meningite ou encefalite. Quatro coronavírus são endêmicos em humanos: coronavírus humano (HCoV) 229E, OC43, NL63 e HKU1. Além disso, duas epidemias de coronavírus previamente desconhecidas causaram desconforto respiratório e alta taxa de mortalidade entre os indivíduos infectados. A descoberta do **coronavírus associado à SARS (SARS-CoV)** e a causa da **síndrome respiratória aguda grave (SARS)** e do **coronavírus da síndrome respiratória do Oriente Médio (MERS-CoV)** confirmam o potencial desse vírus de emergir de hospedeiros animais, como morcegos e camelos, e de se tornar importante patógeno humano.

ETIOLOGIA

Coronavírus são vírus envelopados, de tamanho médio a grande (80 a 220 nm), que possuem o maior genoma de RNA de cadeia simples de sentido positivo conhecido. Esse vírus codifica uma proteína nsp14-ExoN, que é a primeira enzima de revisão do RNA conhecida e é provavelmente responsável pela evolução do grande e complexo genoma do coronavírus. Este recebeu tal nome em função das características projeções proteicas espiculadas da superfície, que lhe conferem a aparência semelhante a uma coroa ou grinalda à microscopia eletrônica com coloração negativa. Os coronavírus são organizados taxonomicamente por um sistema de classificação baseado em relações filogenéticas genômicas. Os alfacoronavírus incluem HCoV-229E e HCoV-NL63. Os betacoronavírus incluem quatro patógenos humanos e comumente são divididos em quatro linhagens, sem reconhecimento taxonômico formal. HCoV-OC43 e HCoV-HKU1 estão na linhagem A, enquanto SARS-CoV está na linhagem B. Linhagens C e D eram exclusivamente compostas de coronavírus de morcego até a descoberta do MERS-CoV, que se alinha com a linhagem C. Os gamacoronavírus e os deltacoronavírus incluem patógenos exclusivamente não humanos.

Os coronavírus receberam atenção internacional durante o surto de SARS, que foi responsável por mais de 800 mortes em 30 países. O SARS-CoV, um novo coronavírus, foi descoberto no momento da epidemia e provou-se como o agente causador da SARS. A detecção de um coronavírus associado à SARS em um mercado de animais vivos na província de Guangdong, no sul da China, juntamente com evidências sorológicas de exposição em manipuladores de alimentos no mesmo mercado, sugerem que esses mercados podem ter facilitado a propagação do SARS-CoV para os seres humanos a partir de um reservatório animal. Estudos subsequentes identificaram coronavírus semelhantes ao da SARS em amostras de fezes de morcegos da família Rhinolophidae chineses assintomáticos que estavam intimamente relacionados, mas não eram precursores diretos, ao SARS-CoV e são capazes de infectar células humanas. Assim, embora os morcegos sejam um reservatório de precursores de SARS-CoV, o antecedente do SARS-CoV ainda precisa ser identificado.

Outro novo coronavírus, o **MERS-CoV**, foi isolado a partir de um homem com pneumonia aguda e insuficiência renal na Arábia Saudita. Até o dia 1º de março de 2017, a OMS registrou quase 2 mil casos confirmados de MERS, com cerca de 700 mortes ao redor do mundo (taxa de mortalidade de aproximadamente 35%). O MERS-CoV difere do SARS-CoV, por parecer ser menos transmissível, embora a

[1]N.R.T.: A redação deste capítulo antecede a epidemia de COVID-19 que teve início no fim de 2019 na China e foi declarada pandemia pela Organização Mundial da Saúde em 11 de março de 2020. Informações atualizadas podem ser obtidas pelo site https://www.paho.org/pt/covid19.

transmissão de humano para humano tenha sido documentada. O MERS-CoV utiliza a dipeptidil-peptidase 4 e a molécula 5 de adesão celular semelhante ao antígeno carcinoembrionário como o seu correceptor celular, outra diferença em relação ao SARS-CoV, que utiliza a enzima conversora da angiotensina 2 (ECA-2). Diante dessa especificidade para o receptor, o MERS-CoV é capaz de infectar células de diversas linhagens animais, incluindo humanos, porcos e morcegos, sugerindo a possibilidade de circulação entre várias espécies.

EPIDEMIOLOGIA

Estudos de soroprevalência demonstraram que os anticorpos contra o 229E e o OC43 aumentam rapidamente durante a primeira infância, de forma que, na idade adulta, 90 a 100% das pessoas são soropositivas. Embora poucas informações estejam disponíveis para o HKU1 e o NL63, estudos disponíveis demonstraram padrões semelhantes de soroconversão para esses vírus durante a primeira infância. Embora algum grau de proteção específica para cepas possa ser proporcionado por uma infecção recente, reinfecções são comuns e ocorrem apesar da presença de anticorpos específicos da cepa. As taxas de acometimento são semelhantes em grupos etários diferentes. Embora as infecções ocorram durante todo o ano, há um pico durante o inverno e início da primavera para cada um dos HCoVs. Nos EUA, os surtos de OC43 e 229E ocorreram em ciclos de 2 a 3 anos alternados. Estudos independentes que investigaram etiologias virais do trato respiratório superior e inferior durante o mesmo período, mas em países diferentes, confirmaram que todos os HCoVs conhecidos apresentam distribuição mundial. Estudos utilizando tanto cultura viral como ensaios de reação em cadeia da polimerase (PCR multiplex) demonstraram que os coronavírus frequentemente ocorrem como coinfecções a outros vírus respiratórios, incluindo vírus sincicial respiratório, adenovírus, rinovírus ou metapneumovírus humano. Estudos em voluntários demonstraram que o OC43 e o 229E são transmitidos predominantemente por meio da via respiratória. A disseminação por gotículas parece ser a via mais importante, embora a transmissão por aerossol também possa ocorrer.

Não houve identificação de casos adquiridos de forma natural ou em laboratório de SARS-CoV desde 2004, mas os mecanismos de introdução, disseminação e doença continuam a ser importantes para a transmissão e doença potencial de animal para humano. O principal modo de transmissão do SARS-CoV ocorre por meio do contato direto ou indireto das mucosas com gotículas infecciosas ou fômites. A transmissão por aerossol é menos comum, ocorrendo principalmente em quadros de intubação endotraqueal, broncoscopia ou tratamento com medicamentos em aerossol. A via fecal-oral não parece ser um modo eficiente de transmissão, mas pode ocorrer por causa da diarreia profusa observada em alguns pacientes. A sazonalidade do SARS-CoV permanece desconhecida. O SARS-CoV não é altamente infeccioso, em geral apenas 2 a 4 casos secundários resultam de um único adulto infectado. Durante a epidemia de SARS, um pequeno número de indivíduos infectados, "superespalhadores", transmitiu a infecção para um número muito maior de pessoas, mas o mecanismo deste elevado grau de disseminação permanece desconhecido. Em contraste, as pessoas com doença leve, como crianças menores de 12 anos, raramente transmitem a infecção a outros. A infecciosidade correlacionou-se com o estágio da doença; a transmissão ocorre quase de forma exclusiva durante a doença sintomática. Durante o surto de 2003, a maioria dos indivíduos com infecção por SARS-CoV foi hospitalizada dentro de 3 a 4 dias do início dos sintomas. Como consequência, a maioria das infecções subsequentes ocorreu dentro dos hospitais e afetou pessoas envolvidas, fossem profissionais de saúde ou outros pacientes hospitalizados.

Desde o dia 1º de março de 2017, a OMS registrou casos de MERS-CoV em 27 países, todos ligados à exposição à península Arábica (cerca de 80% na Arábia Saudita). Apesar disso, a rota de transmissão entre animais e humanos não é totalmente compreendida. Sugere-se que a MERS-CoV tenha afetado de forma repetida a população humana por meio do contato com secreções respiratórias de camelos e dromedários e, possivelmente, produtos de camelo crus (p. ex., leite não pasteurizado). Anticorpos do MERS-CoV são encontrados em dromedários no Oriente Médio e cepas idênticas ao MERS-CoV humano foram encontradas em camelos em Egito, Omã, Catar e na Arábia Saudita. Essas cepas não parecem ser muito patogênicas ou virulentas em camelos e, possivelmente, afetam dromedários há mais de 30 anos. Apesar de existirem transmissões zoonóticas bem documentadas, a maioria dos casos registrados ocorre por meio de transmissão humana em centros de saúde, incluindo surtos em Jordânia, Coreia do Sul e Arábia Saudita em 2015 e 2016. Fatores de risco para surtos nosocomiais de MERS-CoV incluem departamentos de emergência lotados, diagnóstico ou isolamento atrasados e más práticas de controle de infecção. A transmissão ocorre, provavelmente, por meio de gotículas respiratórias e é, portanto, um risco maior durante procedimentos geradores de aerossol. Fora de centros de saúde, a transmissão humana não foi documentada com frequência e é associada sobretudo ao contato próximo em residências. Nenhuma transmissão humana constante foi documentada ainda.

PATOGÊNESE DE SARS E MERS

Casos graves de SARS e MERS resultam, provavelmente, de dano virológico direto e imunopatologia subsequente. Estudos com SARS-CoV em culturas de células epiteliais das vias respiratórias humanas indicam que as células ciliadas são os principais alvos para a infecção, enquanto o MERS-CoV infecta preferencialmente células epiteliais brônquicas, pneumócitos tipos 1 e 2 e células endoteliais vasculares. Na infecção por ambos os vírus, cargas virais substanciais podem ser detectadas no trato respiratório inferior e no sangue. No entanto, a progressão tardia para uma doença grave aparece independentemente da quantidade e do momento da viremia. Assim, é provável que respostas imunes em excesso do hospedeiro desempenhem um papel importante na progressão para doença respiratória inferior e síndrome do desconforto respiratório agudo. A infecção pelo CoV está associada a enorme elaboração de citocinas inflamatórias e recrutamento de células inflamatórias. Os papéis das células inflamatórias são controversos, com células T citotóxicas e macrófagos implicados de diversas formas em proteção imune e imunopatologia. A recapitulação de características humanas clínicas em modelos animais de infecção MERS-CoV permanece um desafio, mas novos modelos promissores estão em desenvolvimento.

MANIFESTAÇÕES CLÍNICAS

Infecções respiratórias

Embora até 50% das infecções do trato respiratório por OC43 e 229E sejam assintomáticas, os coronavírus ainda são responsáveis por até 15% dos resfriados comuns e podem causar doenças fatais. Os sintomas de resfriado causados pelos HCoVs são indistinguíveis daqueles causados por rinovírus e outros vírus respiratórios. O período médio de incubação é de 2 a 4 dias, com sintomas normalmente persistindo por 4 a 7 dias. Rinorreia, tosse, dor de garganta, mal-estar e cefaleia são os sintomas mais comuns. Febre ocorre em até 60% dos casos. O coronavírus NL63 é uma das causas de crupe em crianças com menos de 3 anos. As infecções por coronavírus estão ligadas a episódios de sibilância em crianças asmáticas, embora com menor frequência e gravidade do que as observadas em infecções por rinovírus e vírus sincicial respiratório. Infecções do trato respiratório inferior, incluindo bronquiolite e pneumonia, também são descritas em crianças e adultos imunocompetentes e imunocomprometidos. Assim como acontece com o vírus sincicial respiratório ou rinovírus, a detecção do coronavírus em infecções respiratórias superiores está frequentemente associada à otite média aguda, podendo ser isolado a partir de fluido da orelha média.

Sequelas não respiratórias

Existem algumas evidências que descrevem algum papel dos coronavírus na doença gastrintestinal humana, especialmente em crianças pequenas. Partículas de coronavírus foram detectadas por microscopia eletrônica em fezes de crianças com gastrenterite não bacteriana. Além disso, vários surtos em unidades de cuidados intensivos neonatais de doença gastrintestinal caracterizada por diarreia, sangue nas fezes, distensão abdominal, aspirado gástrico bilioso e enterocolite necrosante clássica também têm sido associados à presença de partículas semelhantes às de coronavírus nas fezes. Em crianças mais velhas e adultos, vírus como coronavírus têm sido observados com frequência semelhante em indivíduos sintomáticos e assintomáticos, tornando difícil discernir se eles são patogênicos no trato gastrintestinal. Os coronavírus são causas conhecidas de doença neurológica em animais, incluindo encefalite desmielinizante, mas o seu papel na causa de doença neurológica humana ainda é pouco conhecido. Eles foram detectados por cultura, hibridação *in situ* e PCR com transcriptase reversa (RT-PCR) no tecido cerebral de alguns pacientes com esclerose múltipla. O HCoV-OC43 foi detectado por RT-PCR no líquido cerebroespinal, na nasofaringe e em amostras de biopsia cerebral de duas crianças com encefalomielite aguda disseminada (ADEM). No entanto, o RNA do coronavírus também foi recuperado a partir do líquido cerebroespinal e do tecido cerebral de adultos sem doença neurológica.

Síndrome respiratória aguda grave associada ao coronavírus

A infecção pelo SARS-CoV em adolescentes e adultos inclui uma fase de replicação viral e uma fase imunológica. Durante a fase de replicação viral há um aumento progressivo da carga viral que atinge o seu pico durante a segunda semana de doença. O surgimento de anticorpos específicos coincide com o pico de replicação viral. Em geral, a deterioração clínica ocorre nas 2ª e 3ª semanas de doença e caracteriza-se por declínio na carga viral e evidência de lesão tecidual provavelmente imunomediada por citocinas. A explicação para a doença clínica mais branda em crianças com menos de 12 anos não foi determinada. Estudos soroepidemiológicos sugerem que as infecções assintomáticas de SARS-CoV são incomuns. O período de incubação varia entre 1 e 14 dias, apresentando média de 4 a 6 dias. As manifestações clínicas são inespecíficas, geralmente consistindo em febre, tosse, mal-estar, coriza, calafrios ou tremores, cefaleia e mialgia. Coriza é mais comum em crianças com menos de 12 anos, ao passo que os sintomas sistêmicos são observados com mais frequência em adolescentes. Algumas crianças não apresentaram sintomas respiratórios. Os sintomas gastrintestinais, incluindo diarreia e náuseas ou vômitos, ocorreram em até um terço dos casos. A evolução clínica da infecção por SARS-CoV variou de acordo com a idade. Os adultos foram acometidos com maior gravidade, com manifestação inicial de febre, tosse, calafrios, mialgia, mal-estar e cefaleia. Logo após melhora inicial no fim da primeira semana, a febre retornou e houve desenvolvimento de desconforto respiratório, com dispneia, hipoxemia e diarreia. Os sintomas progrediram em 20% dos pacientes para síndrome do desconforto respiratório aguda e insuficiência respiratória. Histopatologicamente, insuficiência renal aguda com necrose tubular aguda esteve presente em 6,9% dos pacientes, provavelmente como resultado de lesões nos rins hipóxicos. Entre os pacientes com SARS, 28,8% apresentaram exame de urina anormal, com genoma viral detectável por RT-PCR quantitativa. Em contraste, crianças com menos de 12 anos apresentaram doença relativamente branda e inespecífica, com apenas minoria significativa manifestando doença do trato respiratório inferior, e a doença em geral durou menos de 5 dias. Não houve mortes ou síndrome do desconforto respiratório agudo em crianças com menos de 12 anos na infecção pelo SARS-CoV. Os adolescentes manifestaram uma gravidade crescente em correlação direta com o aumento da idade; desconforto respiratório e hipoxemia foram observados em 10 a 20% dos pacientes; um terço deles necessitou de suporte ventilatório. A taxa de letalidade da infecção por SARS-CoV durante o surto de 2003 foi de 10 a 17%. Nenhuma morte pediátrica foi relatada. A taxa de letalidade estimada de acordo com a idade variou de menos de 1% para os pacientes com menos de 20 anos a mais de 50% para aqueles com mais de 65 anos.

Síndrome respiratória do coronavírus do Oriente Médio

O período de incubação da infecção por MERS-CoV é de cerca de 2 a 14 dias. A síndrome normalmente apresenta características clínicas inespecíficas de doenças respiratórias febris agudas, incluindo febre baixa, rinorreia, garganta inflamada e mialgia. Em casos pouco sintomáticos, achados radiográficos em geral são normais. A doença grave é caracterizada pela síndrome do desconforto respiratório agudo com comprometimento do espaço aéreo multilobular, opacidade pulmonar e derrame pleural ocasional na radiografia. O tempo médio entre a hospitalização e a transferência para a UTI devido a doença grave é de 2 dias. Os fatores de risco para doença grave incluem: idade maior que 50 anos e comorbidades como obesidade, diabetes, doença pulmonar obstrutiva crônica (DPOC), doença renal terminal, câncer e imunossupressão. Fatores de risco de hospedeiro específico não foram identificados. A variação em resultados clínicos não parece ser explicada pela variabilidade da sequência específica da cepa viral. Como na SARS, manifestações extrapulmonares são comuns em MERS grave. Sintomas gastrintestinais, como náuseas, vômito e diarreia, ocorrem em um terço dos pacientes e insuficiência renal aguda foi documentada em metade dos pacientes em estado crítico. Manifestações neurológicas parecidas com encefalite foram observadas em três casos. Análises de laboratório normalmente detectam leucopenia e linfopenia, com elevações ocasionais de trombocitopenia, anemia e aminotransferase. A taxa de mortalidade permanece em 35%, embora a incidência real de infecção por MERS-CoV seja estimada, provavelmente, por dados existentes. A maioria dos pacientes foram adultos, embora crianças de até 9 anos tenham sido infectadas. Não se sabe se as crianças são menos suscetíveis ao MERS-CoV ou apresentam um quadro clínico diferente.

DIAGNÓSTICO

Antigamente, os testes de diagnóstico específicos para infecções por coronavírus não estavam disponíveis na maioria dos ambientes clínicos. Hoje em dia, o uso de iniciadores de PCR conservados para coronavírus em painéis de RT-PCR multiplex de diagnóstico viral está amplamente disponível, permitindo a detecção desses vírus. Cultura viral a partir de amostras clínicas primárias continua a ser um desafio para o HCoVs HKU1, OC43, 229E e NL63, embora tanto o SARS-CoV como o MERS-CoV possam ser cultivados em cultura a partir de amostras respiratórias com êxito. Sorodiagnóstico com fixação do complemento, neutralização, inibição da hemaglutinação, imunoensaio enzimático e *Western blots* são utilizados em quadros para investigação. O diagnóstico da infecção pelo SARS-CoV pode ser confirmado por testes sorológicos, detecção de RNA viral utilizando RT-PCR ou por meio de isolamento viral em cultura celular. Ainda que a sorologia para o SARS-CoV tenha sensibilidade e especificidade que se aproxima de 100%, os anticorpos não são detectáveis até 10 dias após o início dos sintomas, e a soroconversão da imunoglobulina G pode demorar até 4 semanas. Além disso, a epidemia de SARS resultou na inclusão de iniciadores conservados para coronavírus em muitos ensaios de diagnóstico com PCR multiplex, de tal modo que os coronavírus podem ser mais facilmente detectados.

O diagnóstico de MERS-CoV deveria ser guiado por características clínicas e uma ligação epidemiológica. O fundamento para confirmação laboratorial de infecção por MERS-CoV é a RT-PCR em tempo real. O exame deve visar à região acima do gene do envelope (upE), seguido pela confirmação com uma análise visando ao quadro de leitura aberto 1a. A melhor sensibilidade de diagnóstico é alcançada por meio de amostras do trato respiratório inferior coletadas durante a primeira semana de infecção, embora o RNA de MERS-CoV possa ser detectado em trato respiratório superior e amostras de sangue. De forma alternativa, a soroconversão pode ser documentada ao analisar ensaios de imunoabsorção enzimática seguidos por microscopia de imunofluorescência. Para todos os HCoVs endêmicos e emergentes conhecidos, amostras respiratórias (*swabs* nasofaríngeos ou aspirados) apresentam maior probabilidade de serem positivas, mas em um cenário de um possível novo coronavírus, soro ou fezes também podem ser positivos.

TRATAMENTO E PREVENÇÃO

A infecção por coronavírus em seres humanos é aguda e autolimitada, embora infecção persistente e excreção viral possam ocorrer em vários modelos animais com sintomatologia mínima ou nenhuma. Não existem agentes antivirais disponíveis para uso clínico contra os coronavírus, embora estratégias direcionadas para proteases e polimerases conservadas dos coronavírus possam bloquear a replicação do vírus *in vitro* e estejam no plano de desenvolvimento de medicamentos. Além disso, o tratamento de SARS-CoV e infecções por MERS-CoV é principalmente de suporte. O papel dos agentes antivirais e imunomoduladores permanece inconclusivo, embora diversos ensaios clínicos estejam em andamento. A ribavirina foi usada de modo extensivo durante o surto de SARS-CoV em 2003, mas tem benefício questionável em virtude da sua fraca atividade *in vitro* contra o SARS-CoV em concentrações clinicamente relevantes. A identificação da nsp14-exonuclease *proofreading* (de revisão) em diversos coronavírus sugere que essa atividade possa ser importante na resistência aos antivirais nucleosídicos e mutagênicos de RNA, como a ribavirina. Corticoterapia sistêmica pode ter sido associada com aumentos na taxa de mortalidade em SARS-CoV e MERS-CoV e, portanto, não é recomendada a menos que indicada por outra condição clínica. Metanálise de estudos observacionais sugere que o plasma convalescente humano pode reduzir a taxa de mortalidade de SARS; o uso de produtos sanguíneos não foi bem estudado em MERS. Diversas preparações de anticorpos monoclonais apresentaram resultados positivos contra SARS-CoV e MERS-CoV em estudos animais.

Desafios para o desenvolvimento de vacinas efetivas contra OC43, HKU1 e NL63 incluem o fato de que essas infecções são raramente fatais e a reinfecção é certa, mesmo com a presença de imunidade natural de infecções anteriores. A durabilidade de imunidade contra SARS-CoV e MERS-CoV é pouco compreendida. Entretanto, vacinas efetivas contra essas infecções são muito desejáveis, mas ainda não estão disponíveis[1]. Um possível alvo para a vacina é a proteína da espícula viral (*viral spike protein*), que poderia ser liberada como uma proteína recombinante ou via vetores virais ou vetores DNA. Essa abordagem parece eficaz contra as cepas estreitamente relacionadas de SARS-CoV, mas não necessariamente para os animais ou variantes humanas. Uma abordagem de vacina para SARS-CoV, que há pouco tempo apresentou sucesso em modelos animais, utilizou um SARS-CoV mutante projetado por engenharia com ExoN inativado que demonstrou atenuação e proteção em uma variedade de camundongos imunocomprometidos idosos. Abordagens para o rápido desenvolvimento de vírus vivos atenuados estáveis ou proteínas muito imunogênicas ou imunogênicas de proteção cruzada continuam a ser uma área-chave para futuros estudos. Apesar de o SARS-CoV demonstrar características de transmissão sintomática que o tornaram controlável por medidas de saúde pública como a quarentena, essas características não podem ser assumidas para futuros novos HCoVs. O recente surto de MERS-CoV serve como um lembrete de que a emergência dos coronavírus é provável e imprevisível, tornando muito importante continuar os estudos sobre replicação, emergência e transmissão desses vírus. Além disso, as estratégias de recuperação rápida, testes e desenvolvimento de vacinas e anticorpos neutralizantes monoclonais humanos podem ser essenciais para evitar as altas morbidade e mortalidade associadas às epidemias anteriores.

A bibliografia está disponível no GEN-io.

[1] N.R.T.: Desde o início da pandemia de Covid-19, laboratórios de todo o mundo desenvolveram vacinas contra o SARS-CoV , as quais vêm sendo aplicadas, com sucesso.

Capítulo 292

Rotavírus, Calicivírus e Astrovírus

Dorsey M. Bass

A diarreia é uma das principais causas de morte infantil no mundo, responsável por 5 a 10 milhões de óbitos por ano. Na primeira infância, a causa mais importante da diarreia que cursa com desidratação grave é a infecção por rotavírus. O rotavírus e os outros vírus gastrentéricos são não só as principais causas de morte pediátrica como também levam a morbidade significativa. Nos EUA, antes da disponibilidade da vacina, estimava-se que o risco de hospitalização de crianças por diarreia causada por rotavírus fosse de 1:43, correspondendo a 80.000 hospitalizações anualmente.

ETIOLOGIA

Rotavírus, astrovírus, calicivírus – como o agente Norwalk – e adenovírus entéricos são os patógenos de importância médica da gastrenterite viral humana (ver Capítulo 366).

Os **rotavírus** pertencem à família Reoviridae e causam doença em praticamente todos os mamíferos e aves. Esses vírus são icosaedros de tripla camada e forma de roda que contêm 11 segmentos de RNA de fita dupla. O diâmetro das partículas na microscopia eletrônica é de aproximadamente 80 nm. Os rotavírus são classificados por sorogrupos (A, B, C, D, E, F e G) e subgrupos (I ou II). As cepas de rotavírus são espécie-específicas e não causam doença em hospedeiros heterólogos. O grupo A inclui os patógenos humanos comuns, bem como uma variedade de vírus animais. Os rotavírus grupo B são descritos como causa de doença grave em crianças e adultos apenas na China. Surtos ocasionais em humanos por rotavírus do grupo C são relatados. Os outros sorogrupos infectam apenas espécies não humanas.

A divisão dos rotavírus em subgrupos é determinada pela estrutura antigênica da proteína do capsídio interno, VP6. A sorotipagem dos rotavírus, descrita apenas para o grupo A, é determinada pelo teste clássico de neutralização cruzada e depende das glicoproteínas do capsídio externo, VP7 e VP4. O sorótipo VP7 é descrito como o *tipo G* (para glicoproteína). Há 10 sorótipos G, dos quais quatro causam a maioria das doenças e variam em ocorrência de um ano para outro e de região para região. O sorótipo VP4 é descrito como o *tipo P*. Existem 11 sorótipos P. Embora tanto VP4 como VP7 estimulem anticorpos neutralizantes de imunoglobulina G, o papel relativo desses anticorpos sistêmicos em comparação com os anticorpos de imunoglobulina A de mucosas e as respostas celulares na imunidade protetora permanece não esclarecido.

Os **calicivírus**, que constituem a família Caliciviridae, são vírus pequenos, de 27 a 35 nm, que são a causa mais comum de surtos de gastrenterites em crianças com mais idade e adultos. Os calicivírus também causam uma doença semelhante aos rotavírus em lactentes mais novos. Eles são vírus de RNA de fita simples e polaridade positiva, com uma única proteína estrutural. Os calicivírus humanos são divididos em dois gêneros, os norovírus e os sapovírus. Os calicivírus foram nomeados de acordo com os locais onde ocorreram os surtos iniciais: Norwalk, Snow Mountain, Montgomery County, Sapporo e outros. Os calicivírus e os astrovírus são, às vezes, referidos como **vírus esféricos pequenos**, com base nas suas aparências na microscopia eletrônica.

Os **astrovírus**, que constituem a família Astroviridae, são importantes agentes da gastrenterite viral em crianças pequenas, com uma alta incidência tanto em países em desenvolvimento como nos países desenvolvidos. Os astrovírus são vírus de RNA de fita simples e polaridade positiva. Eles apresentam partículas pequenas, de aproximadamente 30 nm de diâmetro, com uma típica estrela central de cinco ou seis pontas quando observados por microscopia eletrônica. O capsídio consiste em três proteínas estruturais. Há oito sorótipos humanos conhecidos.

Os **adenovírus entéricos** são uma causa comum de gastrenterite viral em lactentes e crianças. Embora existam muitos sorótipos de adenovírus e eles sejam encontrados em fezes humanas, especialmente durante e após infecções do trato respiratório superior (ver Capítulo 289), apenas os sorótipos 40 e 41 causam gastrenterite. Essas cepas são muito difíceis de crescer em cultura de tecidos. O vírus consiste em uma partícula icosaédrica de 80 nm de diâmetro com um genoma de DNA de fita dupla relativamente complexo.

O **vírus Aichi** é um picornavírus que está associado à gastrenterite e foi inicialmente descrito na Ásia. Vários outros vírus que podem causar doença diarreica em animais foram postulados, mas não estão bem estabelecidos como vírus de gastrenterite em humanos. Estes incluem os coronavírus, os torovírus e os pestivírus. Os **picobirnavírus** são um grupo de vírus pequenos (30 nm), não classificados, de RNA de fita simples, que foram encontrados em 10% dos pacientes com diarreia associada ao HIV.

EPIDEMIOLOGIA

Em todo o mundo, estima-se que os rotavírus causem mais de 111 milhões de casos de diarreia anualmente em crianças menores de 5 anos. Destes, 18 milhões de casos são considerados graves, com aproximadamente 500.000 óbitos por ano. Os rotavírus provocam 3 milhões de casos de diarreia, 80.000 hospitalizações e 20 a 40 mortes por ano nos EUA.

A infecção por **rotavírus** é mais comum nos meses de inverno em climas temperados. Nos EUA, o pico anual de inverno historicamente propaga-se de oeste para leste. Ao contrário da disseminação de outros vírus de inverno, como o influenza, esta onda de aumento da incidência não foi causada por uma única cepa ou sorótipo predominante. Desde a adoção generalizada da vacina, esse fenômeno geográfico desapareceu. Normalmente, vários sorótipos predominam em determinada comunidade por uma ou duas temporadas, mas localidades próximas podem abrigar cepas não relacionadas. A doença tende a ser mais grave em pacientes entre 3 e 24 meses, apesar de 25% dos casos de doença grave ocorrerem em crianças maiores de 2 anos, com evidência sorológica da infecção em praticamente todas as crianças de 4 a 5 anos. Crianças com menos de 3 meses estão relativamente protegidas pelos anticorpos transplacentários e, possivelmente, pelo aleitamento materno. Infecções em recém-nascidos e em adultos em íntimo contato com crianças infectadas geralmente são assintomáticas. Algumas cepas de rotavírus têm colonizado de forma estável berçários por anos, infectando quase todos os recém-nascidos sem causar nenhuma manifestação da doença.

Os rotavírus e outros vírus gastrintestinais se espalham de forma eficiente pela via fecal-oral e surtos são comuns em hospitais infantis e orfanatos. O vírus é excretado nas fezes em uma concentração muito elevada antes e por dias após a doença clínica. Muito poucos vírions são necessários para causar doença em um hospedeiro suscetível.

A epidemiologia dos **astrovírus** não foi tão minuciosamente estudada como a dos rotavírus, mas esses vírus são uma causa comum de diarreia aquosa leve a moderada no inverno em crianças e lactentes e um patógeno incomum em adultos. Surtos hospitalares são comuns. A gastrenterite por **adenovírus entérico** ocorre durante todo o ano, principalmente em crianças menores de 2 anos. Surtos nosocomiais ocorrem, mas são menos comuns que os associados aos rotavírus e astrovírus. Os **calicivírus** são mais conhecidos por causar grandes surtos explosivos em crianças mais velhas e adultos, particularmente em locais como escolas, navios de cruzeiro e hospitais. Muitas vezes, um único alimento, como moluscos ou água utilizada no preparo dos alimentos, é identificado como fonte. Assim como os astrovírus e os rotavírus, os calicivírus também são comumente encontrados nas gastrenterites infantis de inverno.

PATOGÊNESE

Os vírus que causam a diarreia humana seletivamente infectam e destroem as células do topo das vilosidades do intestino delgado. Biopsias de intestino delgado exibem graus variáveis de arredondamento das vilosidades e infiltrado de células redondas na lâmina própria. As alterações patológicas podem não se correlacionar à gravidade dos sintomas clínicos e geralmente desaparecem antes da resolução clínica da diarreia. A mucosa gástrica não é afetada, apesar do uso comum do termo *gastrenterite*, embora atraso do esvaziamento gástrico tenha sido documentado durante a infecção pelo vírus Norwalk.

No intestino delgado, os enterócitos das vilosidades superiores são células diferenciadas, que possuem tanto funções digestivas, como hidrólise de dissacarídeos, quanto funções de absorção, como transporte de água e eletrólitos por intermédio de cotransportadores de glicose e de aminoácidos. Os enterócitos das criptas são células indiferenciadas, que não possuem as enzimas hidrolíticas de borda em escova e são secretores de água e eletrólitos. A infecção viral seletiva das células do topo das vilosidades intestinais leva, assim, a (1) diminuição da absorção de água e sal e um desequilíbrio na proporção da absorção e secreção de fluido no intestino e (2) atividade diminuída das dissacaridases e a má absorção de carboidratos complexos, particularmente lactose. A maioria das evidências sustenta que a absorção alterada é o fator mais importante na gênese da diarreia viral. Propôs-se que uma proteína não estrutural do rotavírus (NSP4) funcione como uma enterotoxina.

A viremia pode ocorrer muitas vezes em infecções primárias graves, mas **infecção extraintestinal** sintomática é extremamente rara em pessoas imunocompetentes – embora pacientes imunocomprometidos possam, raramente, apresentar envolvimento renal, hepático e do sistema nervoso central. A maior vulnerabilidade dos lactentes (em comparação às crianças com mais idade e adultos) à morbidade grave e à mortalidade por vírus gastrentéricos pode estar relacionada a uma série de fatores, incluindo a diminuição da função intestinal de reserva, a falta de imunidade específica e a diminuição dos mecanismos de defesa inespecíficos do hospedeiro, como ácido gástrico e muco. A enterite viral aumenta muito a permeabilidade intestinal a macromoléculas luminais e postula-se que aumente o risco de alergias alimentares.

MANIFESTAÇÕES CLÍNICAS

A **infecção por rotavírus**, geralmente, inicia-se após um período de incubação de < 48 h (variação: 1 a 7 dias) com febre baixa a moderada, bem como vômito, seguido pelo aparecimento de fezes aquosas frequentes. Todos os três sintomas estão presentes em cerca de 50 a 60% dos casos. Vômitos e febre, tipicamente, diminuem durante o 2º dia da doença, mas a diarreia, com frequência, continua por 5 a 7 dias. As fezes não apresentam presença de sangue ou glóbulos brancos. A desidratação pode se desenvolver e progredir com rapidez, especialmente em crianças. A doença mais grave ocorre normalmente em crianças de 4 a 36 meses. Crianças desnutridas e crianças com doença intestinal subjacente, como a síndrome do intestino curto, são particularmente propensas a adquirir diarreia grave por rotavírus. Raramente, crianças imunodeficientes apresentam doença grave e prolongada. Os rotavírus foram raramente associados a encefalopatia leve com lesões reversíveis de esplênio; isso pode progredir para cerebelite. Embora a maioria dos recém-nascidos infectados por rotavírus seja assintomática, alguns surtos de enterocolite necrosante têm sido associados ao surgimento de uma nova cepa de rotavírus em berçários afetados.

A evolução clínica da infecção por **astrovírus** parece ser semelhante à da gastrenterite por rotavírus, com a notável exceção de que a doença tende a ser mais leve, com desidratação menos significativa. A **enterite por adenovírus** tende a causar diarreia de duração mais longa, frequentemente 10 a 14 dias. O **vírus Norwalk** apresenta um período de incubação curto (12 horas). Vômito e náuseas tendem a predominar na doença associada ao vírus Norwalk, e a duração é breve, normalmente consiste em 1 a 3 dias de sintomas. O quadro clínico e epidemiológico do vírus Norwalk se assemelha à chamada intoxicação alimentar por toxinas pré-formadas, como *Staphylococcus aureus* e *Bacillus cereus*.

DIAGNÓSTICO

Na maioria dos casos, um diagnóstico satisfatório da gastrenterite viral aguda pode ser realizado com base em características clínicas e epidemiológicas. Muitos hospitais agora oferecem testagem de amostras fecais por PCR multiplex para vários patógenos diarreicos, incluindo uma variedade de bactérias e protozoários e todos os cinco agentes virais comuns, em um único teste. Ensaios de imunoabsorção enzimática, que oferecem > 90% de especificidade e sensibilidade, estão disponíveis para a detecção de rotavírus grupo A, calicivírus e adenovírus entéricos em amostras de fezes. Ensaios de aglutinação em látex também estão disponíveis para rotavírus grupo A e são menos sensíveis que o ensaio de imunoabsorção enzimática. Ferramentas de pesquisa incluem microscopia eletrônica de fezes, análise por reação em cadeia da polimerase para identificar os genes que codificam os antígenos G e P e cultura. O diagnóstico da gastrenterite viral deve sempre ser questionado em pacientes com febre persistente ou alta, sangue ou leucócitos nas fezes, ou vômitos graves ou biliosos persistentes, especialmente na ausência de diarreia.

ACHADOS LABORATORIAIS

Desidratação isotônica com acidose é o achado mais comum em crianças com enterite viral grave. As fezes estão livres de sangue e leucócitos. Embora a contagem de leucócitos possa ser moderadamente elevada secundariamente ao estresse, o desvio à esquerda marcante observado na enterite bacteriana invasiva está ausente.

DIAGNÓSTICO DIFERENCIAL

O diagnóstico diferencial inclui outras causas infecciosas de enterite, como bactérias e protozoários. Ocasionalmente, condições cirúrgicas, como apendicite, obstrução intestinal e intussuscepção, podem, inicialmente, imitar a gastrenterite viral.

TRATAMENTO

Evitar e tratar a desidratação são os principais objetivos no tratamento da enterite viral. Um objetivo secundário é a manutenção do estado nutricional do paciente (ver Capítulos 69 e 366).

Não há rotina no tratamento medicamentoso antiviral para gastrenterite viral. Estudos controlados mostram benefícios limitados para medicamentos antidiarreicos e existe um risco significativo de efeitos colaterais sérios com esses tipos de agentes. Os antibióticos também não apresentam benefício. Antieméticos, como a ondansetrona, podem ajudar a aliviar o vômito em crianças com mais de 2 anos. Imunoglobulinas têm sido administradas por via oral tanto a pacientes imunocompetentes como a imunodeficientes com gastrenterite grave por rotavírus e norovírus, porém este tratamento é atualmente considerado experimental. A terapia com organismos probióticos, tais como espécies de *Lactobacillus*, demonstrou ser útil apenas em casos leves e não na doença com desidratação.

Tratamento de suporte

A reidratação por via oral pode ser realizada na maioria dos pacientes com desidratação leve a moderada (ver Capítulos 69 e 366). Desidratação grave requer terapia intravenosa imediata seguida de reidratação oral. As atuais soluções orais de reidratação que contêm quantidades apropriadas de sódio e glicose promovem a absorção ideal de fluido no intestino. Não há evidências de que uma fonte de carboidratos em particular (arroz) ou a adição de aminoácidos melhorem a eficácia dessas soluções para as crianças com enterite viral. Outros líquidos claros, como refrigerante, suco de frutas e bebidas esportivas, são inadequados para a reidratação de crianças com perda significativa de fezes. A reidratação por via oral (ou nasogástrica) deve ser realizada ao longo de 6 a 8 horas e amamentações devem ser iniciadas logo em seguida. A administração de fluidos de reidratação em uma velocidade lenta e constante, tipicamente 5 mℓ/min, reduz vômitos e melhora o sucesso da terapia oral. A solução de reidratação deve ser continuada como um suplemento para compensar a excessiva e contínua perda de fezes. Fluidos intravenosos iniciais são necessários para o lactente em choque ou para a criança com vômitos intratáveis.

Após a reidratação ter sido alcançada, retomar a dieta normal para a idade resultou em recuperação mais rápida da gastrenterite viral. A administração prolongada (> 12 horas) exclusiva de líquidos claros ou fórmula diluída não produz benefícios clínicos e, na verdade, prolonga a duração da diarreia. A amamentação deve ser continuada mesmo durante a reidratação. Lactentes selecionados podem se beneficiar com uma alimentação livre de lactose (p. ex., fórmula de soja e leite de vaca isento de lactose) durante vários dias, embora este passo não seja necessário para a maioria das crianças. Não foi comprovado que dietas hipocalóricas com baixo teor de proteína e gordura, como BRAT (bananas, arroz, cereais, maçã e torrada), sejam melhores que uma dieta regular.

PROGNÓSTICO

A maioria dos casos fatais ocorre em crianças com pouco acesso a cuidados médicos e é atribuída à desidratação. As crianças podem ser infectadas por rotavírus todos os anos durante os primeiros 5 anos de vida, mas cada infecção subsequente diminui em gravidade. A infecção primária resulta em uma resposta imune predominantemente sorótipo-específica, ao passo que a reinfecção, que normalmente acontece por um sorótipo diferente, induz uma resposta imune ampla com anticorpos heterotípicos de reação cruzada. Após a infecção natural inicial, as crianças apresentam proteção limitada contra a infecção subsequente assintomática (38%) e maior proteção contra a diarreia leve (73%) e diarreia moderada a grave (87%). Após a segunda infecção natural, a proteção aumenta contra infecção assintomática subsequente (62%) e diarreia leve (75%) e se torna completa (100%) contra a diarreia moderada a grave. Após a terceira infecção natural, há ainda mais proteção contra a infecção subsequente assintomática (74%) e quase completa proteção contra até mesmo diarreia leve (99%).

PREVENÇÃO

Uma boa higiene reduz a transmissão da gastrenterite viral, mas, mesmo nas sociedades mais higiênicas, praticamente todas as crianças são infectadas como resultado da eficiência de infecção dos vírus gastrentéricos. Bons procedimentos de lavagem das mãos e isolamento podem ajudar a controlar surtos nosocomiais. O papel do aleitamento materno na prevenção e melhora da infecção por rotavírus pode ser pequeno, dada a proteção variável observada em uma série de estudos. As vacinas oferecem a melhor esperança para o controle dessas infecções onipresentes.

Vacinas

Uma vacina trivalente contra o rotavírus foi licenciada nos EUA em 1998 e posteriormente foi associada a risco aumentado de intussuscepção, especialmente durante o período de 3 a 14 dias após a primeira dose e o período de 3 a 7 dias após a segunda dose. A vacina foi retirada do mercado em 1999. Posteriormente, duas novas vacinas orais atenuadas de rotavírus foram aprovadas nos EUA depois de extensos testes de eficácia e segurança.

Uma vacina de rotavírus atenuada, oral e pentavalente foi aprovada em 2006 para uso nos EUA. A vacina contém cinco rotavírus reagrupados isolados de hospedeiros humanos e bovinos. Quatro dos rotavírus reagrupados expressam um sorótipo da proteína externa VP7 (G1, G2, G3 ou G4) e o quinto expressa a proteína P1A (genótipo P[8]) derivada da cepa progenitora de rotavírus humano. A vacina pentavalente protege contra gastrenterite por rotavírus quando administrada em uma série de três doses aos 2, 4 e 6 meses. A primeira dose deve ser administrada entre 6 e 12 semanas, com todas as três doses completas até 32 semanas de vida. A vacina oferece proteção substancial contra gastrenterite por rotavírus, com eficácia primária de 98% contra a gastrenterite grave causada por rotavírus dos sorótipos G1-G4 e 74% de eficácia contra a gastrenterite por rotavírus de qualquer gravidade na primeira temporada de rotavírus após a vacinação. Ela proporciona uma redução de 96% em hospitalizações por gastrenterite por rotavírus ao longo dos primeiros 2 anos após a terceira dose. Em um estudo com mais de 70.000 lactentes, a vacina pentavalente não aumentou o risco de intussuscepção, embora outros estudos sugiram um ligeiro aumento do risco.

Outra vacina monovalente contra rotavírus foi licenciada nos EUA e, também, parece ser segura e eficaz. É uma vacina monovalente atenuada contra rotavírus humano e administrada em duas doses VO, aos 2 e 4 meses. A vacina apresenta 85% de eficácia contra a gastrenterite grave e reduz as internações hospitalares para todas as diarreias em 42%. Apesar de ser monovalente, a vacina é eficaz na prevenção de todos os quatro sorótipos comuns de rotavírus humanos.

Dados preliminares de vigilância do CDC dos EUA sobre a incidência de rotavírus sugerem que a vacinação contra rotavírus reduziu muito o peso da doença nos EUA durante a temporada de rotavírus de 2007-2008 e posteriormente. Dada a cobertura vacinal incompleta durante este período, os resultados sugerem um certo grau de "imunidade de rebanho" da imunização contra o rotavírus. Estudos realizados em vários países desenvolvidos mostraram proteção superior a 90% contra a doença grave por rotavírus. Estudos realizados em países em desenvolvimento mostraram 50 a 60% de proteção contra a doença grave. Relatou-se doença associada à vacina em receptores da vacina que apresentam a doença combinada a uma imunodeficiência grave (contraindicação). Além disso, o vírus derivado da vacina pode sofrer rearranjo e tornar-se mais virulento, produzindo diarreia em irmãos não vacinados.

A bibliografia está disponível no GEN-io.

Capítulo 293
Papilomavírus Humano

Kristen A. Feemster

Ver também Capítulo 687.

O papilomavírus humano (HPV) causa diversas lesões cutâneas e mucosas proliferativas, incluindo verrugas cutâneas comuns, lesões benignas e malignas no trato anogenital, cânceres orofaríngeos e papilomas respiratórios que ameaçam a vida. Em crianças e adolescentes, a maioria das infecções relacionadas ao HPV é benigna (ver também Capítulo 687).

ETIOLOGIA

Os papilomavírus são vírus pequenos (55 nm) que contêm DNA, são encontrados de forma ubíqua na natureza, infectando a maioria dos mamíferos e diversas outras classes de animais. As cepas quase sempre são específicas de acordo com a espécie. O DNA viral é dividido em uma região inicial, que codifica proteínas associadas a replicação e transcrição viral, e uma região tardia, que codifica as proteínas do capsídio necessárias para a montagem do vírion. Essas proteínas estruturais são também os antígenos imunodominantes que levam a respostas imunes específicas do tipo. Mais de 100 tipos diferentes de HPVs foram identificados por comparação de homologias de sequência. Os diferentes tipos de HPV caracteristicamente produzem doença em sítios anatômicos específicos; mais de 30 tipos de HPV foram identificados a partir de amostras do trato genital.

EPIDEMIOLOGIA

As infecções cutâneas por HPV são comuns e, em algum momento, a maioria dos indivíduos provavelmente é infectada por pelo menos um tipo de HPV. Não há reservatórios animais para o HPV e é provável que toda a transmissão ocorra de pessoa para pessoa. Poucas evidências sugerem que o HPV seja transmitido via fômites. As verrugas comuns, incluindo as palmares e plantares, são observadas com frequência em crianças e adolescentes, infectando normalmente mãos e pés, que são áreas de traumatismos menores.

A infecção por HPV é também a doença viral sexualmente transmissível mais prevalente nos EUA. Até 80% das mulheres com vida sexual ativa adquirem HPV por transmissão sexual, sendo que a maioria sofre a primeira infecção em 3 anos após o início da vida sexual. Assim, o HPV afeta desproporcionalmente os jovens, com 75% das novas infecções ocorrendo entre 15 e 24 anos. Entre os adolescentes sexualmente ativos, o maior risco de infecção por HPV está na exposição a parceiros sexuais novos, mas esse vírus ainda pode ser adquirido mesmo com o histórico de um parceiro, destacando-se a facilidade da transmissão por contato sexual. Segundo as estimativas, após 11 relações sexuais, todos tipos de HPV que infectam determinado indivíduo serão transmitidos para seu parceiro sexual. Estudos envolvendo casais mostram que há alta concordância de área genital, bem como entre a mão e a área genital no outro parceiro. Não se sabe se o DNA detectado na mão tem capacidade de transmitir partículas infecciosas. Ao contrário de outras infecções sexualmente transmissíveis, a transmissão feminino-masculino parece ser maior do que a masculino-feminino. Isso pode ocorrer devido ao fato de os homens, em geral, apresentarem deposição ou infecções superficiais temporárias. Os homens, por sua vez, não desenvolvem uma resposta imune adequada e, por isso, é comum haver reinfecção. A prevalência do HPV nas mulheres diminui com o tempo e isso é um indício de imunoproteção, enquanto a prevalência do HPV nos homens continua sendo alta em todas as faixas etárias.

Assim como ocorre com muitos outros patógenos genitais, também pode ocorrer a transmissão perinatal para recém-nascidos. A transmissão do cuidador para a criança durante os primeiros anos da infância também foi documentada. No entanto, as infecções perinatais e da primeira infância parecem transitórias. Ainda não está claro se essas detecções de DNA de HPV são apenas a deposição do DNA do cuidador ou uma infecção verdadeira. O DNA do HPV raramente é detectado em crianças na pré-adolescência, e há relatos de detecção em adolescentes sem vida sexual ativa; no entanto, um histórico de atividade sexual em adolescentes nem sempre é divulgado e, portanto, é difícil de confirmar. Embora os cuidadores possam disseminar o HPV em crianças pequenas, se as lesões forem detectadas em uma criança com mais de 3 anos, deve ser levantada a hipótese de transmissão sexual.

Em adolescentes, o DNA de HPV é mais comumente detectado na ausência de evidências de lesão. Algumas dessas detecções são consideradas resultado de deposição do parceiro e, portanto, não representam uma infecção verdadeira. Em mulheres mais maduras, a detecção do DNA de HPV está mais comumente associada a lesão. Isto ocorre porque o DNA de HPV detectado em mulheres mais maduras reflete as infecções que se tornaram persistentes e estabelecidas. Hoje em dia, a persistência é comprovadamente um pré-requisito necessário para o desenvolvimento de lesões pré-cancerosas significativas e de câncer cervical.

Cerca de 15 a 20% dos adolescentes com vida sexual ativa têm HPV detectável em um dado momento e apresentam achados citológicos normais. A lesão clinicamente detectada com maior frequência em adolescentes do sexo feminino é a lesão cervical denominada **lesão intraepitelial escamosa de baixo grau (LIEBG)** (Tabela 293.1). As LIEBGs podem ser encontradas em 25 a 30% dos adolescentes infectados com HPV. As verrugas genitais externas são muito menos comuns, ocorrendo em menos de 1% dos adolescentes, mas cerca de 10% dos indivíduos desenvolverão verrugas genitais durante a vida. LIEBG é um termo citológico e histológico que reflete as alterações benignas causadas por uma infecção viral ativa e que tende a estar presente na maioria (se não todas) das mulheres infectadas pelo HPV. A maior

Tabela 293.2 Terminologia para relato de histologia e citologia cervical.

DIAGNÓSTICO DESCRITIVO DE ANORMALIDADES DE CÉLULA EPITELIAL	TERMINOLOGIA EQUIVALENTE
CÉLULA ESCAMOSA	
Células escamosas atípicas de significado indeterminado (CEA-SI)	Atipia escamosa
Células escamosas atípicas; impossibilidade de excluir LIEAG (CEA-A)	
Lesão intraepitelial escamosa de baixo grau (LIEBG)	Displasia leve, atipia condilomatosa, alterações relacionadas com HPV, atipia coilocítica, neoplasia intraepitelial cervical (NIC) 1
Lesão intraepitelial escamosa de alto grau (LIEAG)	Displasia moderada, NIC 2, displasia grave, NIC 3, carcinoma *in situ*
CÉLULA GLANDULAR	
Células endometriais, citologicamente benignas, em mulher em pós-menopausa	
Atípicas	
Células endocervicais, NE	
Células endometriais, NE	
Células glandulares, NE	
Células endocervicais, favorecimento neoplásico	
Células glandulares, favorecimento neoplásico	
Adenocarcinoma endocervical ***in situ***	
Adenocarcinoma	
Endocervical	
Endocervical	
Endometrial	
Extrauterino	
NE	

NE, não especificado de outra forma.

parte delas, porém, tem lesões mínimas ou sutis que não são facilmente detectadas por citologia. Assim como na detecção do DNA de HPV, a maioria das LIEBGs regride de forma espontânea em mulheres jovens, sem necessidade de nenhuma intervenção nem terapia. De forma menos comum, o HPV pode induzir alterações celulares mais graves, denominadas **lesões intraepiteliais escamosas de alto grau (LIEAGs)** (ver Capítulo 568).

Embora as LIEAGs sejam consideradas lesões pré-cancerosas, raramente evoluem para câncer invasivo. As LIEAGs ocorrem em cerca de 0,4 a 3% das mulheres com vida sexual ativa, enquanto o câncer cervical invasivo ocorre com uma frequência de oito casos a cada 100 mil mulheres adultas. Nas populações de indivíduos virgens, incluindo crianças que não são abusadas sexualmente, os índices de doença clínica se aproximam de zero. Nos EUA, ocorrem, a cada ano, cerca de 12 mil casos novos e 3.700 mortes por câncer cervical. Em nível mundial, o câncer cervical é a segunda causa mais comum de morte por câncer entre mulheres. O HPV também está associado a uma série de outros cânceres anogenitais, incluindo uma estimativa de 4.600 casos de câncer anal e 11.100 casos de câncer de orofaringe em homens e mulheres a cada ano.

Alguns lactentes podem adquirir papilomavírus durante a passagem por um canal de parto infectado, com consequente desenvolvimento de **papilomatose laríngea juvenil** recorrente (também referida como *papilomatose respiratória*). Também foram relatados casos de infecção adquirida após partos por cesariana. Não se sabe qual é o período de incubação para emergência de lesões clinicamente evidentes (verrugas genitais ou papilomas laríngeos) após a infecção adquirida no período perinatal, mas é estimado que seja em torno de 3 a 6 meses (ver Capítulo 417.2). É possível que as infecções também ocorram quando pais infectados realizam os cuidados de higienização.

As verrugas genitais podem representar uma infecção sexualmente transmissível, mesmo em algumas crianças muito pequenas. Como tal, as verrugas genitais que aparecem na infância devem levantar a suspeita de possível resultado de abuso sexual, com a transmissão do HPV durante o contato abusivo. Uma criança com verrugas genitais, portanto, deve passar por avaliação completa em busca de evidências de possível abuso (ver Capítulo 16.1), incluindo a presença de outras infecções sexualmente transmissíveis (ver Capítulo 146). No entanto, a presença de verrugas genitais em uma criança não confirma a hipótese de abuso sexual, porque as transmitidas perinatalmente podem ser detectadas apenas depois que a criança estiver mais crescida. A tipagem de tipos específicos de HPV genital em crianças não tem utilidade para fins diagnósticos nem para confirmar a condição de vítima de abuso sexual, porque os mesmos tipos genitais ocorrem tanto na transmissão perinatal como no abuso.

PATOGÊNESE

Considera-se que a infecção inicial da cérvice ou de outras superfícies anogenitais pelo HPV começa com a invasão viral basocelular do epitélio, um processo intensificado pela ruptura do epitélio causada por traumatismo ou inflamação. Considera-se que o vírus a princípio continua relativamente dormente, uma vez que está presente mesmo na ausência de qualquer evidência de doença clínica. O ciclo de vida do HPV depende do programa de diferenciação dos queratinócitos. O padrão de transcrição do HPV varia em toda a camada epitelial, bem como ao longo dos diferentes estágios da doença (LIEBG, LIEAG, câncer invasivo). O conhecimento da transcrição do HPV amplia o conhecimento sobre sua capacidade de se comportar como um oncovírus. As proteínas da região inicial, E6 e E7, atuam como fatores transativadores que regulam a transformação celular. Interações complexas de proteínas E6 e E7 transcritas com proteínas do hospedeiro resultam na perturbação de processos normais que regulam a síntese de DNA celular. As perturbações causadas por E6 e E7 são primariamente a desorganização de antioncoproteína p53 e de proteína do retinoblastoma (Rb), respectivamente, contribuindo para o desenvolvimento de cânceres anogenitais. A desorganização dessas proteínas resulta em proliferação celular contínua, mesmo sob circunstâncias de dano ao DNA, levando à proliferação de células basais, anormalidades cromossômicas e aneuploidia, principais características do desenvolvimento da lesão intraepitelial escamosa (LIE).

Evidência de infecção viral produtiva é encontrada em lesões benignas, como as verrugas genitais externas e LIEBGs, com expressão abundante de proteínas do capsídio viral nos queratinócitos superficiais. A aparência do queratinócito associado ao HPV resulta da expressão de E4, uma proteína estrutural causadora de colapso do citoesqueleto. O baixo nível de expressão das proteínas E6 e E7 resulta na proliferação celular observada na camada de células basais das LIEBGs. Estas são manifestação de replicação viral ativa e expressão proteica. Nas LIEAGs, a expressão de E6 e E7 predomina em todo o epitélio, havendo pouca expressão das proteínas estruturais L1 e L2. Isso resulta em aneuploidia e em anormalidades cromossômicas características das lesões de maior grau. Os eventos decisivos que levam ao câncer não foram investigados; contudo, vários mecanismos são considerados essenciais, incluindo a integração viral ao cromossomo do hospedeiro e a ativação da telomerase, que promove alongamento cromossômico e evita a senescência celular fisiológica. Mais de 150 tipos de HPV foram documentados e são classificados de acordo com a extensão da homologia de seu DNA em cinco gêneros, com os diversos tipos diferindo quanto ao ciclo de vida e às características da doença. O grupo predominante é dos tipos α-HPV, que estão associados a infecções anogenitais mucosas e cutâneas, bem como a cânceres. Os tipos β-, γ-, μ- e ν-HPV causam predominantemente lesões cutâneas benignas, mas pode ser difícil controlar a infecção por esses vírus em pacientes com imunocomprometimento grave. Em geral, os tipos beta são detectados na pele sem nenhuma lesão evidente, mas estão associados ao desenvolvimento de cânceres cutâneos em indivíduos com epidermodisplasia verruciforme ou outras formas de imunodeficiência. As lesões genitais causadas pelos tipos α-HPV podem ser amplamente agrupadas em lesões de baixo a nenhum potencial maligno (baixo risco) e lesões com maior potencial maligno (alto risco). Os tipos de HPV de baixo risco 6 e 11 são encontrados com maior frequência nas verrugas genitais e raramente são encontrados isolados em lesões malignas. Os tipos de HPV de alto risco são associados a cânceres anogenitais, especificamente ao câncer cervical. Os HPVs 16 e 18 são considerados mais oncogênicos do que outros tipos, por serem responsáveis por 70% dos cânceres cervicais, enquanto cada um dos outros 12 tipos de alto risco (31, 33, 35, 39, 45, 51, 52, 56, 58, 59, 68 e 73) contribui com menos de 1 a 9%. O HPV 16 parece ser ainda mais importante nos cânceres anal e orofaríngeo associados ao HPV, sendo responsável por quase 90% desses cânceres. O HPV 16 também é encontrado comumente em mulheres sem lesões ou naquelas com LIEBGs, confundindo a conexão com o câncer. Em geral, as verrugas genitais e LIEs estão associadas à detecção de diversos tipos de HPV, incluindo uma combinação de tipos de baixo e alto risco. Dados mostram que uma lesão isolada provavelmente surge a partir de um único tipo de HPV. A detecção de vários tipos de HPV reflete a presença de lesões cervicais e anais coexistentes. Quase toda (95%) detecção de DNA de alto e de baixo riscos incidentes, na ausência ou na presença de LIE, será resolvida de forma espontânea entre 1 e 3 anos. Embora o HPV 16 exiba velocidade de regressão mais lenta do que alguns dos outros tipos de alto risco, a maioria das detecções de HPV 16 incidente também será resolvida. Dados sugerem que a depuração de um tipo de HPV resulta em imunoproteção natural contra a reinfecção pelo mesmo tipo. As redetecções do mesmo tipo não são comuns e, quando encontradas, muitas vezes estão associadas a uma história de novo parceiro sexual, sugerindo que estas não são infecções reativadas, e sim infecções devidas a novas exposições. Essas redetecções raramente resultam em doença de alto grau. As infecções persistentes por tipos de alto risco estão associadas ao risco aumentado de desenvolvimento de LIEAGs e câncer invasivo. A progressão da LIEAG para câncer invasivo continua sendo rara, com apenas 5 a 15% dos casos mostrando progressão. Cerca de 50% das LIEAGs associadas ao HPV 16 e 80% das LIEAGs não associadas ao HPV 16 sofrerão regressão espontânea em mulheres jovens. As verrugas genitais e comuns em geral também são resolvidas sem terapia, embora isso possa demorar anos para acontecer. Apenas em condições extremamente raras as verrugas genitais podem se tornar malignas.

A maioria dos lactentes com verrugas genitais é infectada pelos tipos de baixo risco. Por outro lado, crianças com história de abuso sexual têm quadro clínico mais parecido com o de verrugas genitais de adulto, consistindo na infecção mista por tipos de baixo e alto risco. Existem relatos raros de malignidades genitais associadas ao HPV em pré-adolescentes e adolescentes. Por outro lado, as LIEAGs pré-cancerosas ocorrem em adolescentes com vida sexual ativa. É preocupante o fato de, nos EUA, a menor idade na iniciação sexual ter contribuído para o aumento da incidência dos cânceres cervicais invasivos em mulheres com menos de 50 anos, especificamente dos adenocarcinomas cervicais. As infecções persistentes por HPV são consideradas necessárias, porém insuficientes, para o desenvolvimento de cânceres invasivos. Outros fatores de risco para os quais há evidências relativamente fortes de associação incluem tabagismo, uso prolongado de anticoncepcionais orais, maior paridade e infecções por *Chlamydia trachomatis* e herpes-vírus simples.

MANIFESTAÇÕES CLÍNICAS

Os achados clínicos na infecção por HPV dependem do sítio de infecção epitelial.

Lesões cutâneas

As típicas lesões induzidas por HPV na pele são proliferativas, papulares e hiperqueratósicas. As verrugas comuns consistem em lesões salientes e circunscritas com superfície queratinizada (Figura 293.1). As verrugas plantares e palmares são praticamente achatadas. A presença de várias verrugas é comum e pode criar um padrão em mosaico; as achatadas são semelhantes a pápulas pequenas (de 1 a 5 mm), planas e avermelhadas.

Verrugas genitais

As verrugas genitais podem ser encontradas em toda a extensão do períneo, ao redor do ânus, vagina e uretra, bem como nas áreas cervical, intravaginal e intranal (Figura 293.2). As verrugas intranais ocorrem predominantemente em pacientes que tiveram relação sexual anal receptiva, em contraste com as verrugas perianais, que podem ocorrer em homens e mulheres sem história de sexo anal. Embora raras, as lesões causadas pelos genótipos genitais também podem ser encontradas em outras superfícies mucosas, como conjuntivas, língua, gengivas e mucosa nasal. Podem ser lesões únicas ou múltiplas e frequentemente são encontradas em diversos sítios anatômicos, incluindo a cérvice. As verrugas genitais externas podem ser achatadas, com formato de cúpula, queratósicas, pedunculadas e com formato de couve-flor, podendo ocorrer de forma isolada, em aglomerados ou como placas. No epitélio mucoso, as lesões são mais suaves. Dependendo do tamanho e da localização anatômica, as lesões podem ser pruriginosas e dolorosas, provocar ardência durante a micção, ser friáveis e hemorrágicas ou se tornar superinfectadas. Os adolescentes frequentemente são afetados

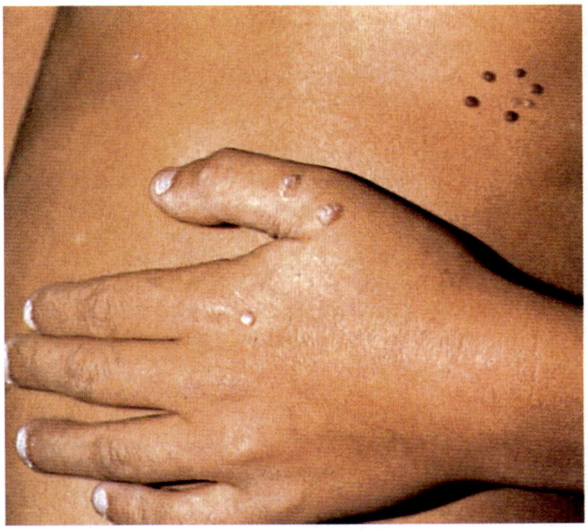

Figura 293.1 Verrugas comuns na mão esquerda e na parede torácica. (*De Meneghini CL, Bonifaz E: An Atlas of Pediatric Dermatology, Chicago, 1986, Year Book, p. 45.*)

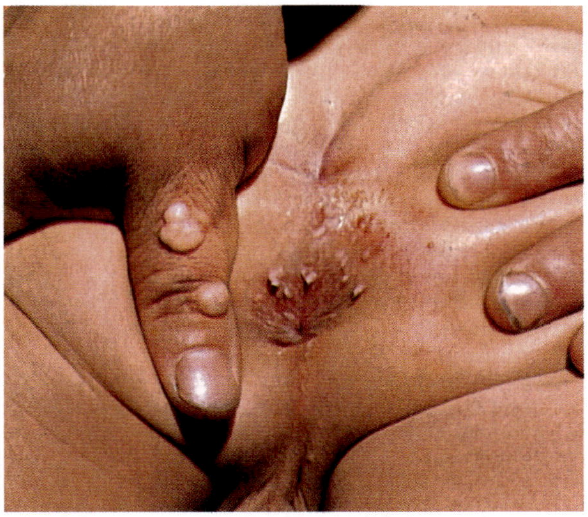

Figura 293.2 Verrugas comuns na mão da mãe e condilomas acuminados perianais em seu filho. (*De Meneghini CL, Bonifaz E: An Atlas of Pediatric Dermatology, Chicago, 1986, Year Book, p. 44.*)

pelo desenvolvimento de lesões genitais. Outras lesões raras causadas pelo HPV na área genital externa incluem doença de Bowen, papulose bowenoide, carcinomas de células escamosas, tumores de Buschke-Löwenstein e neoplasias intraepiteliais vulvares.

Cânceres e lesões intraepiteliais escamosas

As lesões intraepiteliais escamosas detectadas por citologia geralmente são invisíveis a olho nu e requerem auxílio de ampliação colposcópica e ácido acético. Com auxílio, é possível ver as lesões com aparência esbranquiçada e evidenciando neovascularização. As LIEs podem ocorrer em cérvice, vagina, vulva, pênis e intra-ânus. As lesões de células escamosas associadas ao HPV também podem ser encontradas na orofaringe. Os cânceres invasivos tendem a ser mais exofíticos, com vasculatura de aparência aberrante. Essas lesões raramente são encontradas em indivíduos sem vida sexual ativa.

Papilomatose laríngea

Em média, a idade do paciente no momento do diagnóstico de papilomatose laríngea recorrente é 3 anos. As crianças apresentam rouquidão, choro alterado e, às vezes, estridor. O rápido crescimento dos papilomas respiratórios pode obstruir a via respiratória e causar comprometimento nessa área. Essas lesões podem recorrer dentro de algumas semanas após sua remoção, requerendo cirurgias frequentes. As lesões só se tornam malignas quando tratadas com irradiação.

DIAGNÓSTICO

O diagnóstico de verrugas comuns e genitais externas pode ser estabelecido de forma confiável por meio da inspeção visual de uma lesão por um observador experiente, dispensando testes adicionais para confirmação. Uma biopsia deve ser considerada se o diagnóstico for incerto, diante de lesões irresponsivas à terapia ou com a piora das lesões durante a terapia.

A triagem para câncer cervical em mulheres jovens começa pela citologia, feita com esfregaço de Papanicolaou ou citologia à base de líquido. As diretrizes para triagem, que foram atualizadas em 2012 pela American Cancer Society e pela U.S. Preventive Services Task Force, recomendam iniciar a triagem aos 21 anos. A triagem realizada antes desta idade tende mais a resultar em encaminhamentos desnecessários para colposcopia, porque a maioria das lesões, incluindo ambas LIEBGs e LIEAGs nesse grupo etário, tende a regredir. As diretrizes recomendam fazer a triagem com citologia a cada 3 anos. Aos 30 anos, a triagem também pode incluir o coteste com DNA de HPV em intervalos de 5 anos. Isso não é recomendado para mulheres mais jovens, porque, nestas, as infecções por HPV são extremamente comuns e, em consequência, o valor preditivo positivo é muito baixo nessa faixa etária.

A terminologia recomendada para uso na avaliação citológica é baseada no sistema Bethesda (Tabela 293.1). Atualizações recentes da terminologia usada em histologia empregam termos semelhantes. Muitos clínicos ainda preferem a terminologia da Organização Mundial da Saúde, usando as neoplasias intraepiteliais cervicais (NIC) 1, 2 e 3 (Tabela 293.1). Embora o propósito das triagens seja identificar lesões NIC 3+, a maioria das lesões NIC é encontrada em mulheres que foram encaminhadas devido à observação de **células escamosas atípicas de significado indeterminado (CEA-SI)** ou LIEBGs à citologia. Por outro lado, há poucas NIC 3 ou cânceres em mulheres com menos de 24 anos. Assim, para mulheres de 21 a 24 anos, as CEA-SI e LIEBGs são tratadas do mesmo modo. Atualmente, a recomendação preferencial para mulheres jovens com CEA-SI ou LIEBGs é repetir a citologia a cada 12 meses, por até 24 meses. Para casos de CEA-SI ou LIEBGs persistentes em 2 anos de acompanhamento, recomenda-se o encaminhamento para colposcopia. Em qualquer consulta, mulheres com 21 a 24 anos com LIEAG devem ser encaminhadas para colposcopia e biopsia. Em mulheres adultas, a LIEAG pode ser tratada sem confirmação histológica. No entanto, essa abordagem deve ser evitada entre 21 e 24 anos, porque LIEAG é muitas vezes diagnosticada erroneamente neste grupo, ou melhora de forma espontânea.

Em mulheres com mais de 21 anos, o teste de HPV de alto risco é aceitável para auxiliar a triagem de CEA-SI. Essa recomendação é baseada nas observações de que mulheres adultas com CEA-SI e resultado positivo de teste de HPV para tipos de alto risco têm maior propensão a estarem com NIC 2/3, em comparação com mulheres com resultado negativo de teste de HPV. Entretanto, para mulheres com CEA-SI e resultado positivo no teste de HPV para tipos de alto risco, é recomendada a repetição da citologia para confirmação. Para mulheres de 21 a 24 anos encaminhadas para colposcopia em que nenhuma lesão tenha sido encontrada, ou LIEBG confirmada por biopsia após a citologia para CEA-SI ou LIEBG, é recomendado repetir a citologia a intervalos de 12 meses. Se CEA-SI ou LIEBG persistir após 2 anos ou se uma LIEAG estiver presente em um momento qualquer, é recomendado o encaminhamento para colposcopia. Em mulheres com LIEBG confirmada por biopsia subsequente à presença de células escamosas atípicas de alto grau (CEA-A) ou LIEBG, é recomendada a observação com citologia e colposcopia a intervalos de 6 meses, por até 2 anos. Para a CEA-A ou LIEAG persistente após 2 anos ou em caso de progressão a qualquer momento, o tratamento é recomendado. Qualquer mulher jovem com LIEAG confirmada por histologia pode ser acompanhada por colposcopia e citologia a intervalos de 6 meses, desde que seja complacente. Se a LIEAG continuar persistindo após 2 anos de seguimento, o tratamento é recomendado. Quando a NIC 3 for especificada, o tratamento também é recomendado. Essas diretrizes e atualizações podem ser encontradas em http://www.asccp.org.

Testes muito sensíveis para detecção de DNA, RNA e proteínas do HPV estão, em geral, mais disponíveis, embora não sejam requeridos para o diagnóstico de verrugas genitais externas ou condições relacionadas. Não há indicações para o teste de DNA de HPV em mulheres com menos de 21 anos em crianças. O teste de DNA de HPV não é recomendado para mulheres na faixa etária de 21 a 30 anos, porém é mais aceitável para triagem de CEA-SI.

O diagnóstico de papilomatose laríngea juvenil (PLJ) é baseado no exame da laringe.

Não há recomendações de triagem de rotina para lesões não cervicais ou orofaríngeas.

DIAGNÓSTICO DIFERENCIAL

Algumas condições adicionais devem ser consideradas no diagnóstico diferencial de verrugas genitais, incluindo condiloma lato, queratoses seborreicas, nevos displásicos e benignos, molusco contagioso, pápulas penianas peroladas, neoplasias, doença de Bowen, papulose bowenoide, tumores de Buschke-Löwenstein e neoplasias intraepiteliais vulvares.

O condiloma lato é causado por sífilis secundária e pode ser diagnosticado por microscopia de campo escuro e testes sorológicos padrão para sífilis. As queratoses seborreicas são lesões comuns, localizadas e hiperpigmentadas, raramente associadas a malignidade. O molusco contagioso, causado por um poxvírus, é altamente infeccioso e muitas vezes umbilicado. As pápulas penianas peroladas ocorrem na coroa peniana e são variantes normais que dispensam tratamento.

TRATAMENTO

As verrugas mais comuns (plantar, palmar, cutânea) eventualmente somem de forma espontânea (ver Capítulo 687). As lesões sintomáticas devem ser removidas. A remoção inclui várias terapias autoaplicadas, incluindo preparações à base de ácido salicílico e terapias aplicadas por profissional (crioterapia, terapia a *laser*, eletrocirurgia). As verrugas genitais são benignas e geralmente remitentes, mas apenas por um período estendido. É recomendado que as lesões genitais sejam tratadas caso o paciente ou seus pais solicitem terapia. Os tratamentos para verrugas genitais são classificados em autoaplicados e aplicados por profissional. Nenhuma terapia é comprovadamente mais eficaz do que a outra. Os regimes terapêuticos aplicados pelo próprio paciente recomendados para verrugas genitais externas incluem podofilotoxina tópica, imiquimode e sinecatequinas. A podofilotoxina a 0,5% em solução (usando *swab* de algodão) ou em gel (usando o dedo) é aplicada nas verrugas visíveis, em um ciclo de aplicações de 2 vezes/dia, durante 3 dias, seguido de 4 dias sem terapia e, então, repetição por até quatro vezes. O creme de imiquimode a 5% é aplicado na hora de dormir, 3 vezes/semana, em dias alternados, por até 16 semanas. Após 6 a 10 h do tratamento, a área tratada deve ser lavada com sabão neutro e água. As sinecatequinas (pomada a 15%) são um produto tópico obtido a partir do extrato de chá-verde e usado no tratamento da verruga genital externa, com uma frequência de 3 vezes/dia durante até 16 semanas. As terapias aplicadas por profissional incluem tratamentos cirúrgicos (eletrocirurgia, excisão cirúrgica, cirurgia a *laser*) e tratamento feito em consultório (crioterapia com nitrogênio líquido ou criossonda, resina de podofilina a 10 a 25% e ácido bicloroacético ou tricloroacético). Os tratamentos feitos em consultório geralmente são aplicados 1 vez/semana, durante 3 a 6 semanas. As resinas de podofilina caíram em desuso e foram substituídas por outros métodos, devido à variabilidade das preparações. A interferona intralesional está associado a efeitos adversos significativos e seu uso é reservado para tratamento de casos recalcitrantes.

Muitas terapias são dolorosas e as crianças não devem ser submetidas a tratamentos genitais, a menos que o controle adequado da dor seja proporcionado. Não se deve esperar que os pais e os pacientes apliquem terapias dolorosas por si próprios. Nenhuma das terapias aplicadas pelo próprio paciente é aprovada para uso durante a gravidez, e a resina de podofilina é contraindicada na gravidez. Para qualquer um dos tratamentos não cirúrgicos, a prescrição é contraindicada para pacientes com história de hipersensibilidade a qualquer um dos componentes do produto.

Se houver suspeita ou comprovação de exposição ao HPV resultante de abuso sexual, o clínico deve garantir e manter a segurança da criança.

Quando indicado, os tratamentos mais comuns para NIC 2/3 são os tratamentos ablativos e excisionais, incluindo crioterapia, *laser* e procedimentos excisionais eletrocirúrgicos por alça. Uma vez confirmadas por histologia com NIC 1, as LIEBGs podem ser indefinidamente observadas. A decisão de tratar uma NIC 1 persistente cabe ao profissional e ao paciente. Os riscos associados ao tratamento, incluindo o de parto prematuro em uma futura gestação, devem ser discutidos antes de qualquer tomada de decisão referente ao tratamento. Na gravidez, o tratamento só é recomendado se houver câncer invasivo.

A PLJ geralmente é tratada com a remoção cirúrgica das lesões, mas o *laser* e os microdesfibriladores também são usados. Há também vários estudos descrevendo o uso de tratamentos adjuvantes, incluindo antivirais e a vacina quadrivalente contra o papilomavírus humano. No entanto, a eficácia da terapia adjuvante não é consistente.

COMPLICAÇÕES

A presença de lesões de HPV na área genital pode ser causa de profundo constrangimento para uma criança ou para os pais. As complicações da terapia são incomuns, enquanto a dor crônica (vulvodinia) ou a hipoestesia podem ocorrer no sítio de tratamento. As lesões podem cicatrizar com hipo ou hiperpigmentação e, menos comumente, com formação de cicatrizes deprimidas ou hipertróficas. As terapias cirúrgicas podem levar a infecção e formação de cicatriz. O parto prematuro e o baixo peso ao nascimento em futuras gestações são as complicações da terapia excisional para NIC.

Estima-se que 5 a 15% das lesões NIC 3 não tratadas evoluam para câncer cervical. A maioria dos cânceres é prevenida por detecção antecipada e tratamento dessas lesões. Mesmo com a triagem, o câncer cervical se desenvolve rápido em alguns adolescentes e mulheres jovens. A causa do desenvolvimento acelerado do câncer nesses casos raros continua indeterminada, mas é provável que os defeitos genéticos do hospedeiro sejam as causas subjacentes. As PLJs raramente se tornam malignas, a menos que tenham sido tratadas com irradiação, e os condilomas vulvares raramente se tornam cancerosos. Os cânceres de vagina, vulva, ânus, pênis e cavidade oral associados ao HPV são bem mais raros do que os tumores cervicais e, portanto, hoje em dia sua triagem não é recomendada. Contudo, os cânceres anal, vaginal e vulvar são mais comuns em mulheres com câncer cervical; por isso, é recomendada a triagem de mulheres com câncer do colo do útero para outros tumores anogenitais ou orofaríngeos com inspeção visual e/ou digital.

PROGNÓSTICO

Em todas as formas de terapia, as verrugas genitais comumente ressurgem e cerca de metade das crianças e adolescentes afetados precisa de um segundo ou terceiro tratamento. A recidiva também é evidente em pacientes com PLJ. Os pacientes e os pais devem ser alertados quanto a essa possibilidade. A terapia combinada para verrugas genitais (imiquimode e podofilotoxina) não melhora a resposta e pode agravar as complicações. O prognóstico da doença cervical é melhor, com índices de cura de 85 a 90% após um único tratamento usando procedimento de excisão eletrocirúrgica por alça. A crioterapia está associada a um índice de cura discretamente menor. A doença recalcitrante deve levar à avaliação imediata e é comum em indivíduos imunocomprometidos, sobretudo em homens e mulheres infectados pelo HIV.

PREVENÇÃO

A única forma de prevenir a infecção pelo HPV é evitar o contato direto com as lesões. Os preservativos podem diminuir o risco de transmissão, assim como também previnem outras infecções sexualmente transmissíveis que constituem fatores de risco associados ao desenvolvimento de LIE. Além disso, os preservativos parecem acelerar a regressão das LIEBGs em mulheres. Evitar o tabagismo é importante para prevenir o câncer cervical. Está comprovado que o uso prolongado de anticoncepcionais orais e a paridade são fatores de risco de câncer cervical. Entretanto, os mecanismos associados a esses fatores ainda não foram identificados e, como consequência, não há recomendação para modificação do aconselhamento.

As vacinas contra HPV apresentam eficácia contra o desenvolvimento e a persistência de tipos específicos da doença, incluindo cérvice, vagina, vulva e ânus. Uma vacina quadrivalente contra o HPV, contendo os tipos 6, 11, 16 e 18, foi licenciada para uso nos EUA em 2006; uma bivalente, contendo os tipos 16 e 18, foi licenciada nesse país em 2009; e uma nonavalente, contendo os tipos 6, 11, 16, 18, 31, 33, 45, 52 e 58, foi aprovada em 2014. Os tipos de HPV que são alvo da vacina não obrigatória são responsáveis por até 85% dos casos de câncer do colo do útero. A eficácia dessas vacinas é mediada pelo desenvolvimento de anticorpos neutralizantes. Estudos pré-aprovados demonstram uma eficácia de 90 a 100% na prevenção da infecção persistente pelo HPV, NIC 2/3, adenocarcinoma *in situ*, verrugas anogenitais e lesões vaginais e vulvares pré-cancerígenas. Desde a introdução da vacina, os dados oriundos da Suécia e da Austrália mostram que houve diminuição dos índices nacionais de verrugas genitais em um período de 4 anos após a implementação dos programas de vacinação. Dados recentes dos EUA mostram reduções significativas na prevalência dos tipos de HPV contidos na vacina quadrivalente entre adolescentes e mulheres adultas jovens nos anos de 2009 a 2012 (pós-vacina) em comparação com 2003 a 2006 (pré-vacina). Além disso, a prevalência do tipo de HPV presente na vacina foi de 2,1% nos vacinados comparados com 16,9% nas mulheres sexualmente ativas não vacinadas de 14 a 24 anos. Uma revisão sistemática de 20 estudos conduzidos em nove países de alta renda mostrou reduções de pelo menos 68% na prevalência de HPV 16 e 18 entre 13 e 19 anos em países com taxas de vacinação contra o HPV maiores que 50%. Os dados de eficácia disponíveis sugerem que a vacinação contra o HPV confere imunidade de grupo, além da proteção individual.

Nos EUA, a vacinação é recomendada como prática de rotina para todos os adolescentes de 11 a 12 anos. A vacina é administrada por via intramuscular na região do deltoide, em uma série de duas doses com intervalo de 6 a 12 meses. Uma série de duas doses foi aprovada e recomendada em 2016 para adolescentes mais jovens que iniciaram a série de vacinas contra o HPV antes dos 15 anos, com base em dados de imunogenicidade mostrando uma resposta imune comparável entre adolescentes mais jovens que recebem uma série de duas doses em comparação com adolescentes mais velhos que receberam uma série de três doses. A vacinação também é recomendada para adultos até os 45 anos se não tiverem sido previamente vacinados.

É importante que a vacinação seja feita antes de as crianças se tornarem sexualmente ativas, porque a taxa de aquisição de HPV é alta logo após o início da atividade sexual. As vacinas podem ser administradas em adolescentes com idade a partir de 9 anos, e a vacinação *catch-up* é recomendada para meninas na faixa etária de 13 a 26 anos e em meninos de 13 a 21 anos. Para homens *gays*, bissexuais ou que fazem sexo com homens, imunocomprometidos (incluindo a infecção pelo HIV) ou transgênero, a vacinação *catch-up* pode continuar até os 45 anos. Para qualquer adolescente que receba a primeira dose de vacina contra o HPV aos 15 anos ou mais, recomenda-se uma série de três doses a 0, 1 a 2 e 6 meses. A série de três doses também é recomendada para adolescentes e adultos jovens de 9 a 26 anos que apresentam uma condição imunocomprometida. Indivíduos já infectados por um ou mais tipos de HPV relacionados com a vacina antes da vacinação estão protegidos da doença clínica causada pelos demais tipos de HPV contidos na vacina. Portanto, uma história prévia de infecção pelo HPV não é uma contraindicação para o recebimento da vacina. No entanto, as vacinas contra o HPV não são terapêuticas.

A vigilância de segurança de vacinas pós-licenciamento não identificou nenhum evento adverso grave atribuível ao recebimento da vacina contra o HPV. Três grandes estudos observacionais e monitoramento de segurança por meio de redes de vigilância ativa e passiva entre mais de 1 milhão de indivíduos não identificaram nenhuma associação entre a vacinação contra o HPV e consequências como distúrbios autoimunes, acidente vascular encefálico ou êmbolos trombóticos venosos. A vacinação pode causar febre em aproximadamente 1 em 60 e desconforto no local da injeção em 1 a cada 30 indivíduos vacinados. Verificou-se também que a síncope está correlacionada com a administração da vacina em 0,1% dos receptores de vacina. Portanto, é aconselhável que os adolescentes permaneçam sentados por 15 min após a vacinação.

Apesar de um excelente perfil de segurança e eficácia, a adesão da vacina contra o HPV tem sido lenta. As taxas de imunização estão consistentemente abaixo das taxas para as outras vacinas incluídas na plataforma de imunização para adolescentes. Em 2015, apenas 56,1% dos jovens de 13 a 17 anos receberam pelo menos uma dose de vacina contra o HPV, em comparação com 81,6% que receberam pelo menos uma dose da vacina meningocócica quadrivalente e 86,4% que receberam Tdap. As razões para o lento processo incluem a recomendação inconsistente do fornecedor da vacina, a falta de conhecimento sobre o HPV, a crença dos pais de que a vacinação não é necessária para adolescentes mais jovens e os conceitos errôneos sobre a segurança da vacina, entre outros. Há um crescente corpo de literatura avaliando intervenções para melhorar a adesão da vacina contra o HPV. Uma estratégia importante é a recomendação forte e consistente, na qual as vacinas contra o HPV são apresentadas da mesma forma que as vacinas Tdap e meningocócica.

A bibliografia está disponível no GEN-io.

Capítulo 294

Infecções por Arbovírus

Scott B. Halstead

As infecções virais transmitidas por artrópodes constituem um grupo de patógenos transmitidos por mosquitos ou carrapatos, cujas manifestações em sua maioria estão relacionadas a infecções neurológicas, doenças semelhantes à gripe ou exantemas virais agudos. Nos países temperados, os arbovírus são transmitidos durante os dias mais quentes; no entanto, em países tropicais e subtropicais, podem ser transmitidos durante o ano todo em um ciclo urbano (humano para mosquito para humano) ou por artrópodes que se alimentam de outras espécies de vertebrados e, em seguida, se alimentam de seres humanos.

ETIOLOGIA

As principais infecções virais transmitidas por artrópodes na América do Norte são os vírus da encefalite do oeste do Nilo Nilo Ocidental (WNE; do inglês, *West Nile encephalitis*), encefalite de St. Louis (STLE), encefalite de Powassan (POW), grupo da encefalite do complexo da Califórnia e, com menor frequência, encefalite equina ocidental (WEE), encefalite equina oriental (EEE) e febre do Colorado transmitida por carrapato (Figura 294.1). Em 2013, o vírus chikungunya emergiu a partir de zoonoses africanas via Ásia para o hemisfério ocidental, expondo muitos moradores dos EUA que estavam viajando na região. Alguns casos ocorreram internamente, nos estados do sul estadunidense. Em 2015, o vírus zika (ZIKV), um flavivírus também mantido em zoonoses na África, foi introduzido nas Américas, de novo a partir de áreas endêmicas na Ásia. A transmissão limitada ocorreu dentro da parte continental dos EUA. O principal meio de infecção entre os norte-americanos para cada um desses vírus tem sido viajar para países tropicais e subtropicais.

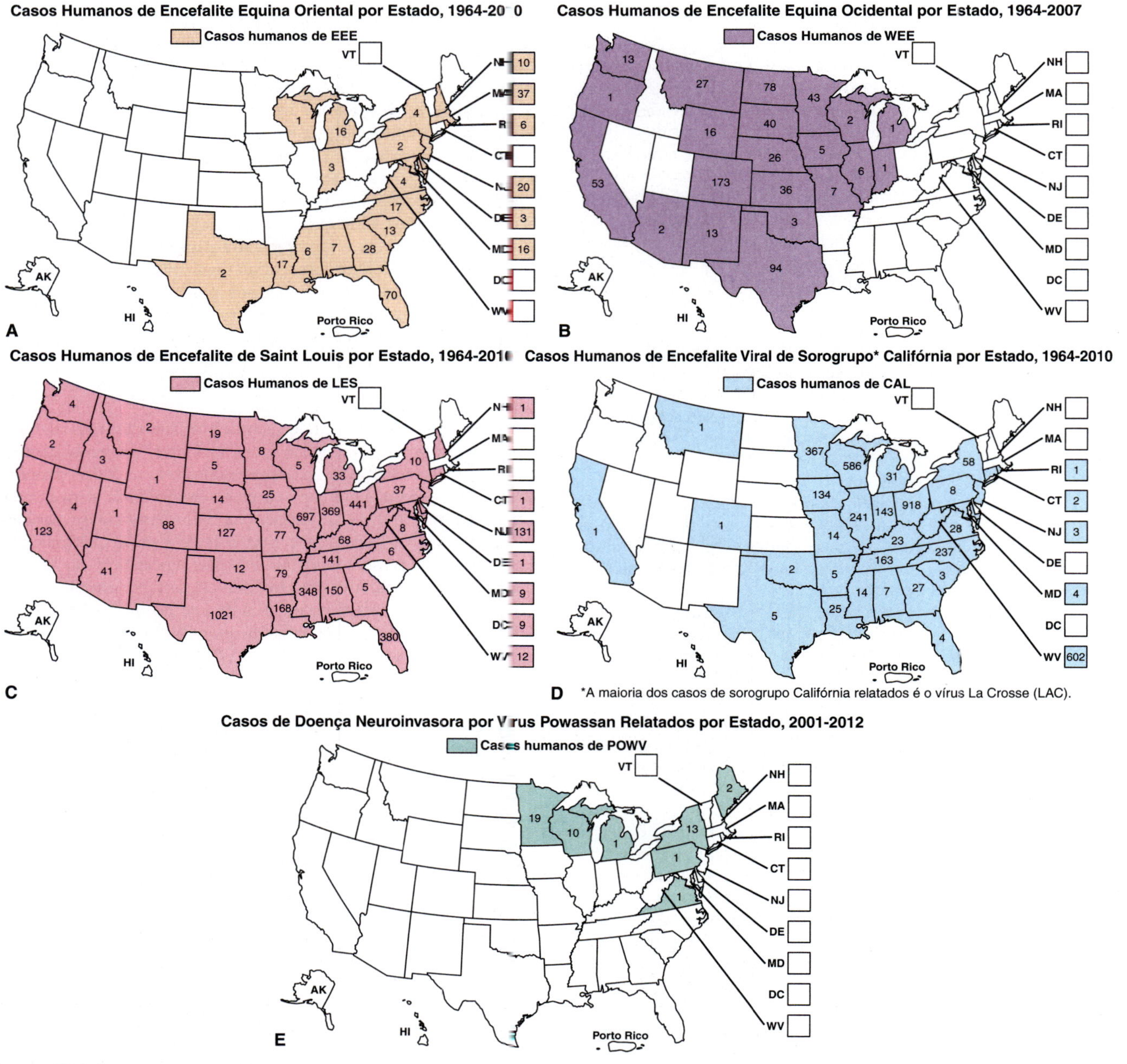

Figura 294.1 Distribuição e incidência de casos relatados de encefalite equina **(A)**, encefalite equina ocidental **(B)**, encefalite de St. Louis **(C)**, encefalite do sorogrupo da Califórnia **(D)** e encefalite de Powassan **(E)**; relatados por estado aos CDC, de 1964 a 2010. (*De Division of Vector-Borne Diseases, Centers for Disease Control and Prevention. Disponível em:* http://www.cdc.gov/ncidod/dvbid/arbor/arbocase/htm.)

Em todo o mundo fora da América do Norte, existem muitos arbovírus que representam grandes problemas de saúde (Figura 294.2). Em ordem decrescente, são os vírus da dengue (DENV; Capítulo 295), transmitidos em todos os países subtropicais e tropicais; encefalite japonesa (EJ), transmitida no norte, sul e Sudeste Asiático; encefalite transmitida por carrapatos (TBE), transmitida em toda a Europa e no norte e leste da Ásia; febre amarela (YF; Capítulo 296), transmitida por ciclos zoonóticos na África e na América do Sul; e encefalite equina venezuelana (VEE), transmitida em partes da América do Sul e Central.

Os agentes etiológicos pertencem a diferentes táxons virais: *alfavírus* da família Togaviridae (CHIK, EEE, VEE, WEE), *flavivírus* da família Flaviviridae (DENV, EJ, POW, STLE, TBE, WNE, YF, ZIKV), complexo da Califórnia da família Bunyaviridae (encefalite da Califórnia) e Reoviridae (vírus da febre do Colorado transmitida por carrapato). Os *alfavírus* são vírus RNA de 69 nm, envelopados, com fita de RNA de sentido positivo. Estudos sugerem que esse grupo de vírus apresenta uma origem marinha (especificamente o oceano do sul) e que se espalharam depois para o Velho e o Novo Mundo. O VEE circula na natureza em seis subtipos. Os vírus tipo I e III apresentam diversas variantes antigênicas. Os tipos IAB e IC causaram epidemias epizoóticas e humanas. Os *flavivírus* são vírus de 40 a 50 nm, envelopados, que contêm RNA de sentido positivo, que evoluiu de um ancestral comum. São agentes transmitidos por mosquitos (WNE, STLE, EJ, YF, DENV, ZIKV) e por carrapatos (POW, TBE), globalmente distribuídos e responsáveis por muitas doenças virais humanas. O sorogrupo Califórnia, que é um dos 16 grupos de bunyavírus, é composto de vírus de 75 a 115 nm, envelopados e que têm como genoma um RNA de sentido negativo de três segmentos. Os reovírus são vírus de 60 a 80 nm com RNA de fita dupla.

DIAGNÓSTICO

Para infecções arbovirais não descritas separadamente, o diagnóstico etiológico é estabelecido testando o soro da fase aguda para detectar o vírus, o antígeno viral ou o RNA viral (doenças semelhantes a gripe ou exantemas virais) ou pela recuperação de vírus do tecido do sistema nervoso central (SNC) ou do líquido cefalorraquidiano (LCR). Mais comumente, o diagnóstico é estabelecido por meio sorológico. O soro obtido em 5 ou mais dias após o início da doença é testado quanto à presença de anticorpos de imunoglobulina (Ig) M específicos para o vírus utilizando um teste de captura IgM de imunoabsorção ligado à enzima, um teste de imunofluorescência indireta ou um teste de precipitina. Como alternativa, os soros de fase aguda e de fase de convalescença podem ser testados para um aumento de quatro vezes ou mais no ensaio imunoabsorvente ligado a enzima, na inibição da hemaglutinação ou nos títulos de anticorpos neutralizantes. Os *kits* de diagnóstico sorológico são comercializados para infecções virais por DENV, CHIK, EJ, TBE, WN, YF ou ZIKV. O soro e o LCR devem ser testados para IgM específica para o vírus EJ ou WN. No entanto, IgM pode refletir infecção passada, porque pode estar presente até 12 meses após a infecção. Para suspeitas de infecções por flavivírus, incluindo o ZIKV, pode ser possível estabelecer infecção usando teste sorológico, recorrendo à especificidade dos anticorpos neutralizantes. O mais comum deles é o teste de anticorpos neutralizantes por redução de placa ou por redução de foco. Laboratórios de referência oferecem testes para todos os flavivírus patogênicos. O diagnóstico também pode ser estabelecido pelo isolamento do vírus em culturas celulares, por identificação do RNA viral ou por detecção de proteínas virais (p. ex., NS1 da dengue) a partir do sangue, tecido cerebral obtido por biopsia cerebral ou tecidos obtidos por necropsia.

PREVENÇÃO

Várias vacinas para encefalite japonesa e encefalite transmitida por carrapatos são licenciadas em países endêmicos e não endêmicos. Uma vacina experimental para o VEE está disponível para proteger os profissionais que trabalham em laboratórios. Turistas que planejam viajar para áreas rurais da Ásia durante o período esperado de transmissão sazonal devem tomar a vacina contra a EJ. Da mesma forma, turistas que planejam viajar, acampar ou fazer um piquenique em áreas rurais da Europa e do leste da Ásia devem consultar as autoridades de saúde locais sobre a necessidade de serem vacinados contra a TBE. Uma vacina inativada fabricada no Japão por injeção intracerebral de camundongos jovens e disponível em todo o mundo foi retirada do mercado devido à alta incidência de eventos adversos. Em 2008 e 2009, a vacina contra EJ baseada em cultura de tecidos (Ixiaro®) foi licenciada na Europa, na Austrália e nos EUA. Neste, essa vacina é licenciada para uso em crianças e adultos e é distribuída pela Novartis (Basel, Suíça). Essa vacina é administrada por via intramuscular em duas doses de 0,5 mℓ cada, com 28 dias de intervalo. A última dose deve ser administrada pelo menos 1 semana antes da chegada esperada

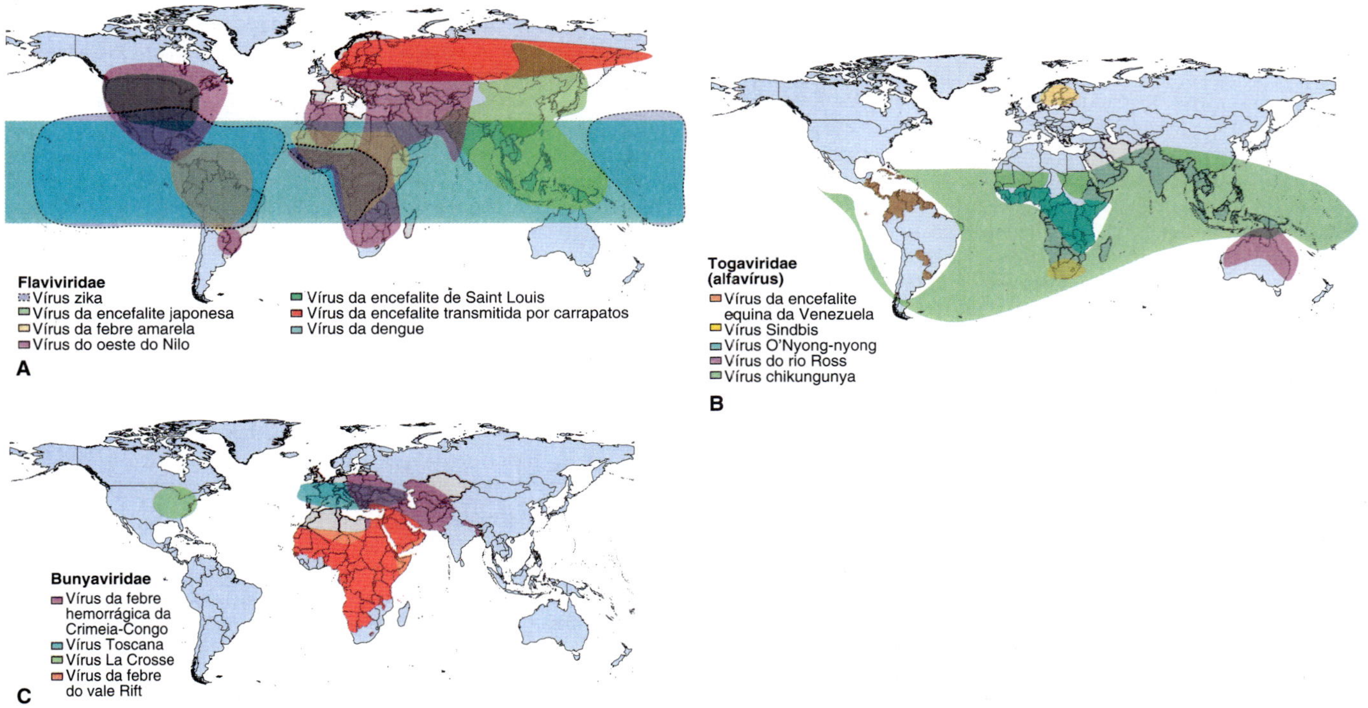

Figura 294.2 Distribuição mundial das principais infecções por arbovírus. *(De Charlier C, Beaudoin MC, Couderc T et al.: Arboviruses and pregnancy: maternal, fetal, and neonatal effects, Lancet Child Adolesc 1:134-146, 2017, Fig. 1.)*

do paciente em uma área endêmica para EJ. O imunizante contém alúmen e sulfato de protamina e exibiu apenas eventos adversos leves. Uma vacina EJ de dose única viva atenuada altamente eficaz desenvolvida na China para crianças é licenciada e comercializada em países asiáticos. Esta pode ser coadministrada com a vacina viva atenuada contra o sarampo, sem alterar as respostas imunes a qualquer outra. Em humanos, a infecção prévia por vírus da dengue fornece proteção parcial contra a EJ clínica.

Nenhuma vacina contra TBE está licenciada ou disponível nos EUA. Duas vacinas TBE derivadas de culturas celulares inativadas estão disponíveis na Europa, em formulações adultas e pediátricas: FSME-IMMUN® (Baxter, Áustria) e Encepur® (Novartis, Alemanha). A formulação adulta do FSME-IMMUN® também é licenciada no Canadá. Duas outras vacinas contra a TBE inativadas estão disponíveis na Rússia: TBE-Moscou (Instituto Chumakov, Rússia) e EnceVir® (Microgen, Rússia). Estudos de imunogenicidade sugerem que as vacinas europeia e russa devem fornecer proteção cruzada contra os três subtipos de vírus TBE. Tanto para FSME-IMMUN® como para Encepur®, o protocolo de vacinação primária consiste em três doses. Os intervalos específicos recomendados entre doses variam de acordo com o país e a vacina. Como o protocolo de vacinação primária de rotina requer 6 meses ou mais para a conclusão, a maioria dos viajantes em áreas endêmicas de TBE achará que evitar picadas de carrapatos é mais prático que a vacinação.

Para todas as doenças virais discutidas neste capítulo, devem ser tomadas medidas pessoais para reduzir a exposição ao mosquito ou picadas de carrapatos, especialmente para residentes a curto prazo em áreas endêmicas. Essas medidas incluem evitar a exposição noturna ao ar livre, usar repelentes de insetos, cobrir o corpo com roupas e usar mosquiteiros na cama ou nas janelas. Os pesticidas comerciais, muito utilizados pelos produtores de arroz, podem ser úteis na redução de populações de mosquitos vetores ou carrapatos. Fention, fenitrotion e fentoato são efetivamente adulticidas e larvicidas. Os inseticidas podem ser aplicados por pulverizadores portáteis ou por helicópteros ou aeronaves leves.

A bibliografia está disponível no GEN-io.

294.1 Encefalite Equina Oriental

Scott B. Halstead

Nos EUA, a EEE é uma doença com incidência muito baixa, com média de oito casos ocorridos a cada ano nos estados da costa do Atlântico e do Golfo, no período de 1964 a 2007 (Figura 294.1). A transmissão ocorre com frequência em áreas endêmicas focais da costa de Massachusetts, nos seis municípios sulistas de New Jersey e no nordeste da Flórida. Na América do Norte, o vírus é mantido em pântanos de água doce em um ciclo zoonótico envolvendo *Culiseta melanura* e aves. Várias espécies diferentes de mosquitos se alimentam em fontes virêmicas a partir de aves e transmitem o vírus a equinos e seres humanos. Ano a ano, a atividade viral sofre variações acentuadas em resposta a fatores ecológicos ainda indeterminados. Embora a maioria das infecções em aves seja silenciosa, as infecções em faisões frequentemente são fatais e as epizootias envolvendo essas espécies são usadas como sentinelas indicadoras dos períodos de atividade viral aumentada. Foram identificados casos nas ilhas caribenhas. A razão caso:infecção é menor entre crianças (1:8) e um pouco maior entre adultos (1:29).

Infecções pelo vírus EEE resultam em encefalite fulminante com rápida progressão para coma e morte em um terço dos casos. Em lactentes e crianças, o início abrupto de febre, irritabilidade e cefaleia é seguido por letargia, confusão, convulsões e coma. Alta temperatura, fontanela protuberante, rigidez cervical e paralisia flácida ou espástica generalizada são observados. Pode haver um breve pródromo de febre, cefaleia e tontura. Ao contrário da maioria das outras encefalites virais, a contagem de leucócitos periféricos geralmente demonstra leucocitose acentuada e o LCR pode apresentar pleocitose acentuada. Alterações patológicas são encontradas na substância cortical e cinzenta, com antígenos virais localizados nos neurônios. Há necrose de neurônios, infiltração neutrofílica e infiltrados linfocitários perivasculares.

O prognóstico em EEE é melhor para pacientes com pródromo prolongado; as convulsões indicam um mau prognóstico. As taxas de letalidade dos pacientes são de 33 a 75% e são mais altas nos idosos. Defeitos neurológicos residuais são comuns, especialmente em crianças.

O diagnóstico de encefalite pode ser auxiliado por tomografia computadorizada (TC) ou ressonância magnética (RM) e por eletroencefalografia. Crises ou achados focais em TC, RM ou eletroencefalografia devem sugerir a possibilidade de encefalite por herpes simples, que deve ser tratada com aciclovir (ver Capítulo 279).

294.2 Encefalite Equina Ocidental

Scott B. Halstead

As infecções pelo vírus da WEE ocorrem principalmente nos EUA e no Canadá, a oeste do rio Mississippi (Figura 294.1), sobretudo em áreas rurais onde represamentos de água, campos agrícolas irrigados e terras naturalmente inundadas atuam como locais de reprodução de *Culex tarsalis*. O vírus é transmitido em um ciclo que envolve mosquitos, aves e outros hospedeiros vertebrados. Seres humanos e cavalos são suscetíveis à encefalite. A razão caso:infecção varia conforme a idade, tendo sido estimada em 1:58 entre crianças com menos de 4 anos e em 1:1.150 entre adultos. As infecções são mais sérias nos extremos da vida, com um terço dos casos envolvendo crianças com menos de 1 ano. Epidemias humanas recorrentes foram relatadas a partir de Yakima Valley, no estado de Washington, e do Central Valley da Califórnia. O maior surto já registrado resultou em 3.400 casos e ocorreu em Minnesota, Dakota do Norte e do Sul, Nebraska e Montana, além de Alberta, Manitoba e Saskatchewan, no Canadá. As epizootias em cavalos precedem as epidemias humanas em várias semanas. Nos últimos 20 anos, apenas três casos de WEE foram relatados, provavelmente refletindo a diminuição bem-sucedida da proliferação de mosquitos.

Na WEE, pode haver um pródromo com sintomas de infecção do trato respiratório superior. O início geralmente é abrupto, com calafrios, febre, tontura, sonolência, cefaleia, mal-estar, náuseas e vômito, rigidez cervical e desorientação. Em geral, os lactentes apresentam interrupção súbita da alimentação, agitação, febre e vômitos prolongados. Convulsões e letargia se desenvolvem rapidamente. No exame físico, os pacientes apresentam-se sonolentos, exibem sinais meníngeos e relatam fraqueza motora generalizada e redução dos reflexos tendinosos profundos. Em crianças, fontanela protuberante, paralisia espástica e convulsões generalizadas podem ser observadas. No exame patológico, pequenos abscessos focais disseminados, pequenas hemorragias focais e áreas desiguais de desmielinização são descritos.

As taxas de fatalidade dos pacientes na WEE são de 3 a 9% e são mais altas nos idosos. As principais sequelas neurológicas foram relatadas em até 13% dos casos e podem chegar a 30% em lactentes. A síndrome parkinsoniana tem sido relatada como residual em sobreviventes adultos.

294.3 Encefalite de St. Louis

Scott B. Halstead

Casos de encefalite de St. Louis (STLE) são relatados em todos os estados, e os maiores índices de contaminação ocorrem nos estados do Golfo e centrais (Figura 294.1). As epidemias ocorrem com frequência nas áreas urbanas e suburbanas, e a maior delas, ocorrida em 1975, envolveu 1.800 pessoas que viviam em Houston, Chicago, Memphis e Denver. Os casos frequentemente se aglomeram em áreas onde há sistemas de lençóis freáticos ou sistemas sépticos, que sustentam a reprodução do mosquito. Os principais vetores são as espécies *Culex pipiens* e *Culex quinquefasciatus*, nos estados do Golfo centrais; *Culex nigripalpus*, na Flórida; e *C. tarsalis*, na Califórnia. O vírus STLE é mantido na natureza em um ciclo ave-mosquito. A amplificação viral ocorre em espécies de aves abundantes em áreas residenciais (p. ex., pardais, gaios-azuis e pombos). O vírus é transmitido no fim do verão e início do outono. A razão caso:infecção pode chegar a 1:300. Os índices de contaminação específicos por idade são mais baixos entre crianças e mais altos entre indivíduos com mais de 60 anos. Os últimos surtos de pequena amplitude ocorreram na Flórida, em 1990, e em Louisiana, em 2001. Ao longo dos últimos 15 anos, houve, em média, 18 casos anuais.

As manifestações clínicas da STLE variam de uma doença semelhante à gripe a uma encefalite fatal. Pode haver um pródromo de sintomas inespecíficos com alterações sutis na coordenação ou na memória com duração de vários dias a 1 semana. Os primeiros sinais e sintomas incluem febre, fotofobia, cefaleia, mal-estar, náuseas, vômito e rigidez cervical. Cerca de metade dos pacientes apresenta um início abrupto de fraqueza, má coordenação motora, perturbação do sensório, inquietação, confusão, letargia e delírio ou coma. A contagem de glóbulos brancos periféricos é modestamente elevada, com 100 a 200 células/μℓ encontradas no LCR. Na necropsia, o cérebro mostra focos esparsos de dano neuronal e inflamação perivascular.

O principal fator de risco para o desfecho fatal da STLE é a idade avançada, com taxas de letalidade do paciente chegando a 80% nos surtos iniciais. Em crianças, as taxas de mortalidade são de 2 a 5%. Em adultos, a doença cardiovascular hipertensiva subjacente tem sido um fator de risco para desfecho fatal. A recuperação da STLE geralmente é completa, mas a taxa de sequelas neurológicas graves tem sido de 10% em crianças.

294.4 Encefalite do Oeste do Nilo

Scott B. Halstead

O vírus do oeste do Nilo (WN) foi importado para os EUA em 1999 e sobrevive em um amplo ciclo enzoótico em todos os EUA e Canadá. Em cada estado continental dos EUA e em mais nove províncias do Canadá foi relatada a atividade do vírus WN em mosquitos, aves e mamíferos, bem como a infecção viral humana, e mais frequentemente durante os meses de verão ou outono. Até o fim de 2015, 43.937 casos haviam sido relatados nos EUA, 40 a 50% dos quais eram neuroinvasivos, com 1.911 mortes (Figura 294.3). Os ciclos de transmissão do vírus WN parecem ser semelhantes àqueles do vírus da encefalite japonesa, com ampla epizootia e casos humanos a cada 5 a 10 anos. O vírus WN entrou no suprimento sanguíneo por meio de potenciais doadores de sangue virêmicos assintomáticos. Desde 2003, os bancos de sangue fazem triagem para RNA de vírus WN. Durante o maior surto em 2012, 597 potenciais doadores de sangue virêmicos foram identificados e a doação foi rejeitada. O vírus WN também foi transmitido para seres humanos via placenta, leite materno e transplante de órgãos. Ao longo de toda a sua faixa de alcance, o vírus é mantido na natureza por meio da transmissão entre mosquitos do gênero *Culex* e várias espécies de aves. Nos EUA, as infecções humanas são amplamente adquiridas de *C. pipiens*. Os cavalos são os vertebrados não avícolas que mais tendem a exibir a doença com infecção pelo vírus WN. Durante a estação de transmissão de 2002, 14 mil casos foram relatados, com taxa de mortalidade de 30%. A doença ocorre predominantemente em indivíduos com mais de 50 anos. O vírus WN tem sido apontado como a causa de casos esporádicos de encefalite humana e meningite em Israel, Índia, Paquistão, Romênia, Rússia, Canadá, EUA e partes das Américas Central e do Sul. Todos os vírus WN do continente americano são geneticamente semelhantes e estão relacionados a um vírus recuperado de um ganso em Israel em 1998.

A encefalite do oeste do Nilo (WNE) pode ser assintomática, mas, quando aparecem características clínicas, elas incluem um início abrupto de febre alta, cefaleia, mialgias e sinais inespecíficos de êmese, erupção cutânea, dor abdominal ou diarreia. A maioria das infecções se manifesta como uma doença febril semelhante à gripe, enquanto minoria dos pacientes apresenta meningite ou encefalite, ou ambos. Raramente pode haver arritmias cardíacas, miocardite, rabdomiólise, neurite óptica, uveíte, retinite, orquite, pancreatite ou hepatite. A doença do vírus

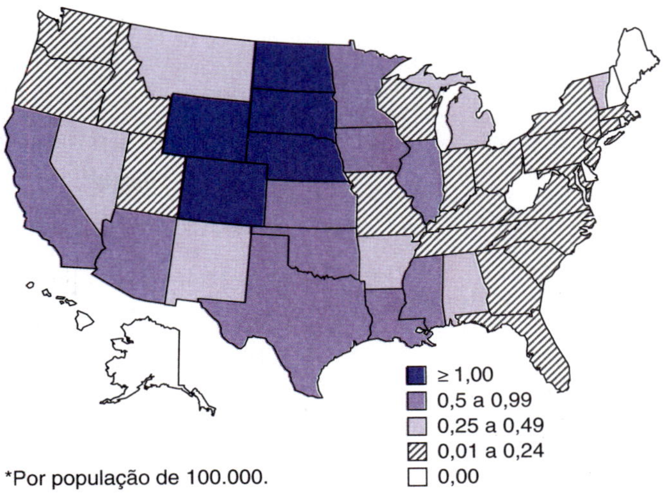

Figura 294.3 Índice (por população de 100 mil pessoas) de casos relatados de doença neuroinvasiva por vírus do oeste do Nilo nos EUA, 2016. (*De Burakoff A, Lehman J, Fischer M et al.: West Nile virus and other nationally notifiable arboviral diseases, United States, 2016, MMWR 67(1):13-17, 2018.*)

WN nos EUA tem sido acompanhada por linfopenia prolongada e uma doença paralítica assimétrica semelhante à pólio assimétrica, com pleocitose no LCR envolvendo as células do corno anterior da medula espinal. Uma característica marcante, mas incomum, tem sido o parkinsonismo e distúrbios do movimento (com tremor e mioclonia). Foi observado que infecções pelo vírus WN podem levar à doença renal crônica em um pequeno grupo de pacientes.

Casos de WNE e mortes devido à doença ocorrem principalmente em idosos, embora muitos levantamentos sorológicos demonstrem que pessoas de todas as idades podem ser infectadas. Em 2015, de um total de 2.175 casos em humanos, 1.455 foram de doença neuroinvasiva, que resultou em 146 mortes, uma taxa de mortalidade de 10% (ver Figura 294.2). Paralisia pode resultar em fraqueza permanente.

A bibliografia está disponível no GEN-io.

294.5 Encefalite de Powassan

Scott B. Halstead

O vírus POW é transmitido por *Ixodes cookei* entre pequenos mamíferos, no Leste do Canadá e nos EUA. Neste, o vírus causou 39 mortes desde 2008 (Figura 294.1). Outros carrapatos transmitem o vírus em uma área geográfica mais ampla e, além disso, há certa preocupação com um possível envolvimento mais proeminente de *Ixodes scapularis* (também chamado *Ixodes dammini*), um vetor competente em laboratório, nos EUA.

Em uma experiência limitada, a encefalite POW ocorreu principalmente em adultos com exposição profissional ou recreativa com alta taxa de fatalidade.

A encefalite POW ocorreu principalmente em adultos que vivem em áreas enzoóticas com exposição profissional ou recreativa; está associada a morbilidade significativa a longo prazo e apresenta taxa de letalidade de 10 a 15%.

A bibliografia está disponível no GEN-io.

294.6 Encefalite La Crosse e Califórnia

Scott B. Halstead

Nos EUA, as infecções virais La Crosse são endêmicas e ocorrem anualmente de julho a setembro, sobretudo nos estados norte-centrais e centrais (Figura 294.1). As infecções ocorrem em ambientes peridomésticos como resultado das picadas de mosquitos *Aedes triseriatus*, que muitas vezes se reproduzem nos buracos das árvores. O vírus é mantido verticalmente na natureza por transmissão transovariana, pode ser disseminado entre os mosquitos por copulação e amplificado em populações de mamíferos por infecções virêmicas em diversos hospedeiros vertebrados. Os hospedeiros amplificadores incluem tâmias, esquilos, raposas e marmotas. Supõe-se que a razão caso:infecção seja de 1:22 a 300. A encefalite La Crosse é principalmente uma doença de crianças que, em determinadas ocasiões, pode ser responsável por até 75% dos casos. Em média, foram relatados 100 casos por ano ao longo dos últimos 10 anos.

O espectro clínico inclui doença febril leve, meningite asséptica e encefalite fatal. As crianças geralmente apresentam um pródromo de 2 a 3 dias de febre, dor de cabeça, mal-estar e vômitos. A doença evolui com turvação do sensório, letargia e, em casos graves, convulsões focais ou generalizadas. No exame físico, as crianças são letárgicas, mas não desorientadas. Sinais neurológicos focais, incluindo fraqueza, afasia e convulsões focais ou generalizadas, foram relatados em 16 a 25% dos casos. O LCR mostra contagens leucocitárias baixas a moderadas. Na necropsia, o cérebro mostra áreas focais de degeneração neuronal, inflamação e infiltrado perivascular.

Em geral, a recuperação da encefalite da Califórnia é completa. A taxa de letalidade é de aproximadamente 1%.

294.7 Febre do Colorado Transmitida por Carrapato

Scott B. Halstead

O vírus da febre do Colorado transmitida por carrapato é disseminado pelo carrapato da madeira, *Dermacentor andersoni*, que habita áreas elevadas dos estados que se estendem das planícies centrais até a costa do Pacífico. O carrapato é infectado com o vírus no estágio larval e assim permanece pela vida toda. Esquilos e marmotas servem de reservatórios primários. Em geral, as infecções humanas ocorrem em andarilhos e campistas em áreas indígenas, durante a primavera e no início do verão.

A febre do Colorado transmitida por carrapato começa com o início abrupto de uma doença semelhante à gripe, incluindo alta temperatura, mal-estar, artralgia e mialgia, vômitos, cefaleia e diminuição do sensório. Erupção cutânea é incomum. Os sintomas desaparecem rapidamente após 3 dias de doença. No entanto, em cerca de metade dos pacientes, um segundo episódio idêntico volta a ocorrer 24 a 72 horas após o primeiro, produzindo a típica curva de temperatura em "sela" da febre do carrapato do Colorado. As complicações, incluindo encefalite, meningoencefalite e diátese hemorrágica, se desenvolvem em 3 a 7% das pessoas infectadas e podem ser mais comuns em crianças com menos de 12 anos.

A recuperação da febre do Colorado transmitida por carrapato é geralmente completa. Três mortes foram relatadas, todas em pessoas com sinais hemorrágicos.

294.8 Febre Chikungunya

Scott B. Halstead

O vírus chikungunya é enzoótico em várias espécies de primatas africanos, mas também é endêmico em ciclos de transmissão urbana de *Aedes aegypti* ou *Aedes albopictus* na África e na Ásia. Chikungunya saiu da África historicamente produzindo pandemias asiáticas em 1790, 1824, 1872, 1924, 1963 e 2005. Em 1827, a chikungunya chegou ao hemisfério ocidental, com predominância na região do Caribe, provavelmente trazida pelo tráfico de escravizados. Em 2005, outra pandemia asiática avançou para o leste a partir de um surto inicial na Ilha da Reunião e depois viajou para a Ásia pelo Oceano Índico. Em 2013, o vírus chikungunya dessa epidemia foi introduzido na América Latina.

As manifestações clínicas começam 3 a 7 dias após uma picada de mosquito; o início é abrupto, com febre alta e frequentemente sintomas articulares graves (mãos, pés, tornozelos, punhos), que incluem poliartralgia ou artrite bilateral simétrica. A maioria dos pacientes pediátricos é relativamente assintomática, mas todas as idades são vulneráveis a doenças clássicas. Pode haver cefaleia, mialgias, conjuntivite, fraqueza, linfopenia e erupção maculopapular. A mortalidade é rara; alguns indivíduos desenvolvem sintomas articulares prolongados (tenossinovite, artrite) que duram mais de 1 ano. O episódio agudo dura 7 a 10 dias. O diagnóstico diferencial inclui dengue, oeste do Nilo, doenças por enterovírus, leptospirose, doenças por rickéttsia, sarampo, doenças de parvovírus, doenças reumáticas e outras doenças por alfavírus (p. ex., o vírus do rio Ross) em áreas endêmicas. A Figura 294.4 lista os critérios diagnósticos.

A incidência de convulsões febris é alta em lactentes. O prognóstico em geral é bom, embora, em grandes surtos na África e na Índia, doenças graves e mortes tenham sido atribuídas a infecções por chikungunya, predominantemente em adultos.

A bibliografia está disponível no GEN-io.

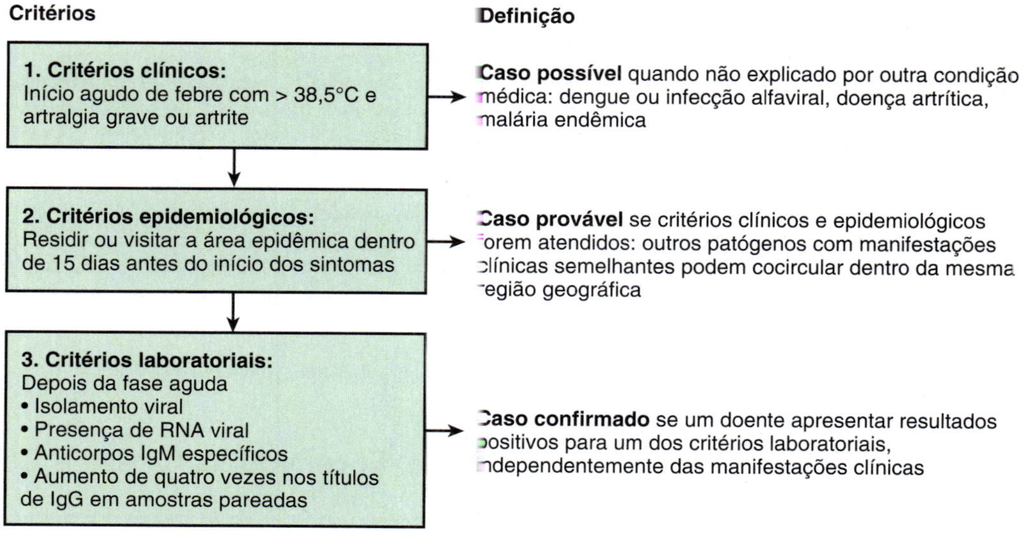

Figura 294.4 Critérios diagnósticos da febre do vírus chikungunya. (*De Burt FJ, Rolph MS, Rulli NE et al.: Chikungunya: a re-emerging virus, Lancet 379:662-668, 2012, Fig. 6.*)

294.9 Encefalite Equina Venezuelana

Scott B. Halstead

O vírus VEE foi isolado de uma epizootia em cavalos venezuelanos em 1938. Os casos humanos foram identificados pela primeira vez em 1943. Centenas de milhares de casos em equinos e humanos ocorreram nos últimos 70 anos. Em 1971, as epizootias passaram pela América Central e pelo México até o sul do Texas. Após duas décadas de quiescência, a doença epizoótica emergiu novamente na Venezuela e na Colômbia em 1995. Entre dezembro de 1992 e janeiro de 1993, o estado venezuelano de Trujillo experimentou um surto desse vírus. No total, 28 casos da doença foram relatados, juntamente com 12 mortes. Em junho de 1993 houve um surto maior, no qual 55 seres humanos morreram, assim como 66 cavalos. Um surto muito maior na Venezuela e na Colômbia ocorreu em 1995. Em 23 de maio de 1995, casos semelhantes à encefalite equina foram relatados na porção noroeste do país. Em determinado momento, o surto se espalhou para o norte, bem como para o sul. O surto causou cerca de 11.390 casos febris em seres humanos, bem como 16 mortes. Cerca de 500 casos equinos foram notificados com 475 mortes.

O período de incubação é de 2 a 5 dias, seguido do início abrupto de febre, calafrios, cefaleia, dor de garganta, mialgia, mal-estar, prostração, fotofobia, náuseas, vômito e diarreia. Em 5 a 10% dos casos, há uma doença bifásica; a segunda fase é anunciada por convulsões, vômitos em jato, ataxia, confusão, agitação e distúrbios leves na consciência. Há linfadenopatias cervicais e sudorese conjuntival. Casos de meningoencefalite podem demonstrar paralisia de nervos cranianos, fraqueza motora, paralisia, convulsões e coma. O exame microscópico dos tecidos revela infiltrados inflamatórios nos linfonodos, baço, pulmão, fígado e cérebro. Os linfonodos mostram depleção celular, necrose dos centros germinativos e linfofagocitose. O fígado apresenta degeneração hepatocelular irregular, os pulmões demonstram uma pneumonia intersticial difusa com hemorragias intra-alveolares e o cérebro apresenta infiltrados celulares irregulares.

Não há tratamento específico para VEE. O tratamento consiste em cuidados intensivos de suporte (ver Capítulo 85), incluindo o controle de convulsões (ver Capítulo 611).

Em pacientes com meningoencefalite por VEE, a taxa de mortalidade varia de 10 a 25%. Sequelas incluem nervosismo, esquecimento, dor de cabeça recorrente e fácil fatigabilidade.

Várias vacinas veterinárias estão disponíveis para proteger equinos. O vírus VEE é altamente infeccioso em ambientes laboratoriais, e a contenção do nível de biossegurança 3 deve ser usada. Uma vacina experimental está disponível para uso em trabalhadores de laboratório. Vários construtos de vacinas estão em desenvolvimento para uso potencial em humanos.

294.10 Encefalite Japonesa

Scott B. Halstead

A EJ é uma doença viral de seres humanos (bem como cavalos, suínos e outros animais domésticos) transmitida por mosquitos. O vírus causa infecções humanas e doenças agudas em uma vasta área da Ásia, norte do Japão, Coreia, China, Taiwan, Filipinas e arquipélago indonésio, além da Indochina por meio do subcontinente indiano. O *Culex tritaeniorhynchus summarosus*, um mosquito que pica à noite e se alimenta preferencialmente de grandes animais domésticos e aves, mas com pouca frequência de humanos, é o principal vetor de EJ zoonótica e de humanos no norte da Ásia. Uma ecologia mais complexa prevalece no sul da Ásia. De Taiwan à Índia, *C. tritaeniorhynchus* e membros do grupo *Culex vishnui* intimamente relacionado são vetores. Antes da introdução da vacina EJ, surtos de verão da doença ocorriam regularmente em Japão, Coreia, China, Okinawa e Taiwan. Ao longo da última década, tem havido um padrão de aumento constante de surtos sazonais recorrentes em Vietnã, Tailândia, Nepal e Índia, com pequenos surtos nas Filipinas, na Indonésia e na ponta norte de Queensland, na Austrália. As chuvas sazonais são acompanhadas por aumentos nas populações de mosquitos e transmissão de EJ. Os porcos servem como um hospedeiro amplificador.

A incidência anual em áreas endêmicas varia de 1 a 10 por 10 mil habitantes. As crianças com menos de 15 anos são principalmente afetadas, com exposição quase universal na idade adulta. A taxa de caso:infecção para o vírus EJ foi estimada em 1:25 a 1:1.000. Proporções mais altas foram estimadas em populações indígenas em áreas enzoóticas. EJ ocorre em turistas que visitam a Ásia; portanto, um histórico de viagem para essas áreas no diagnóstico de encefalite é crucial.

Após um período de incubação de 4 a 14 dias, os casos geralmente progridem ao longo dos seguintes quatro estágios: doença prodrômica (2 a 3 dias), estágio agudo (3 a 4 dias), estágio subagudo (7 a 10 dias) e convalescença (4 a 7 semanas). O começo pode ser caracterizado por um início abrupto de febre, cefaleia, sintomas respiratórios, anorexia, náuseas, dor abdominal, vômitos e alterações sensoriais, incluindo episódios psicóticos. As convulsões do tipo grande mal são vistas em 10 a 24% das crianças com ECJ; o tremor não intencional tipo parkinsonismo e a rigidez muscular do tipo da roda denteada são vistos com menos frequência. Particularmente característicos são os sinais do SNC que se alteram com rapidez (p. ex., hiper-reflexia seguida por hiporreflexia ou respostas plantares). O estado sensorial do paciente pode variar de confusão com manifestação de desorientação e delírio a sonolência, progredindo para coma. Em geral, há uma pleocitose leve (100 a 1.000 leucócitos/$\mu\ell$) no LCR, inicialmente polimorfonuclear, mas em poucos dias com predominância linfocítica. Albuminúria é comum. Casos fatais em geral progridem logo em coma, e o paciente morre em 10 dias.

Deve-se suspeitar de EJ em pacientes que relatam exposição a mosquitos noturnos em áreas endêmicas durante a estação de transmissão. O diagnóstico etiológico de EJ é estabelecido testando-se soro de fase aguda coletado precocemente na doença para a presença de anticorpos IgM específicos para vírus ou, também, demonstrando um aumento de quatro vezes ou mais em títulos de anticorpos IgG testando-se soros agudos e convalescentes pareados. O vírus também pode ser identificado pela reação em cadeia da polimerase.

Não há tratamento específico para EJ. O tratamento consiste em cuidados intensivos de suporte (ver Capítulo 85), incluindo o controle de convulsões (ver Capítulo 611).

As taxas de mortalidade de pacientes com EJ são de 24 a 42% e são mais altas em crianças de 5 a 9 anos e em adultos com mais de 65 anos. A frequência de sequelas é de 5 a 70% e está diretamente relacionada à idade do paciente e à gravidade da doença. Sequelas são mais comuns em pacientes com menos de 10 anos, dentre elas: deterioração mental, instabilidade emocional grave, alterações de personalidade, anormalidades motoras e distúrbios da fala.

A bibliografia está disponível no GEN-io.

294.11 Encefalite Transmitida por Carrapatos

Scott B. Halstead

A encefalite transmitida por carrapatos (TBE) refere-se a infecções neurotrópicas por flavivírus transmitidas por carrapatos que ocorrem em todo o território da Eurásia. No Extremo Oriente, a doença é chamada de *encefalite russa da primavera-verão*; a forma mais branda e muitas vezes bifásica na Europa é simplesmente chamada de TBE. Ela é encontrada em todos os países da Europa, exceto em Portugal e nos países do Benelux (Bélgica, Holanda e Luxemburgo). A incidência é particularmente alta em Áustria, Polônia, Hungria, República Tcheca, Eslováquia, ex-Iugoslávia e Rússia. A incidência tende a ser muito focal. A soroprevalência chega a 50% em trabalhadores agrícolas e florestais. A maioria dos casos ocorre em adultos, mas mesmo crianças pequenas podem ser infectadas enquanto brincam na floresta ou em piqueniques ou acampamentos. A distribuição sazonal dos casos acontece em pleno verão na Europa meridional, com uma temporada mais longa na Escandinávia e no Extremo Oriente russo. A TBE pode ser excretada no leite de cabras, ovelhas ou vacas. Antes da Segunda Guerra Mundial, quando o leite não pasteurizado era consumido, os casos de TBE originários do leite eram comuns.

Os vírus são transmitidos principalmente por carrapatos tipo *Ixodes ricinus* na Europa e *Ixodes persulcatus* no Extremo Oriente. A circulação viral é mantida por uma combinação de transmissão de carrapatos para aves, roedores e mamíferos maiores e transmissão dos estágios larval para ninfa e adulto. Em algumas partes da Europa e da Rússia, os carrapatos se alimentam ativamente durante a primavera e o início do outono, dando origem ao nome de *encefalite da primavera-verão*.

Após um período de incubação de 7 a 14 dias, a forma europeia começa como uma doença febril não específica aguda que é seguida em 5 a 30% dos casos por meningoencefalite. A variedade do Extremo Oriente resulta com mais frequência em encefalite com maior letalidade e taxas de sequelas. A primeira fase da doença é caracterizada por febre, cefaleia, mialgia, mal-estar, náuseas e vômito por 2 a 7 dias. A febre desaparece, mas após 2 a 8 dias pode retornar, acompanhada por vômitos, fotofobia e sinais de irritação meníngea em crianças e sinais encefálicos mais graves em adultos. Essa fase raramente dura mais de 1 semana.

Não há tratamento específico para a TBE. O tratamento padrão é de cuidados intensivos de suporte (ver Capítulo 85), incluindo o controle de convulsões (ver Capítulo 611).

O principal fator de risco de um desfecho fatal é a idade avançada; o índice de mortalidade em adultos é de aproximadamente 1%, mas as sequelas em crianças são raras. A paralisia transitória unilateral da extremidade superior é um achado comum em adultos. Sequelas comuns incluem fadiga crônica, cefaleia, transtornos do sono e emocionais.

A bibliografia está disponível no GEN-io.

294.12 Vírus Zika

Scott B. Halstead

EPIDEMIOLOGIA

O vírus zika (ZIKV), um membro do gênero *Flavivirus*, é mantido em ciclos zoonóticos africanos complexos, transbordando de tempos em tempos nos ciclos de transmissão urbana do *Aedes aegypti*/*Aedes albopictus*, possivelmente por um período de muitos anos (Figura 294.5). Depois que o vírus foi descoberto na África em 1947, anticorpos humanos foram amplamente encontrados dispersos pela Ásia tropical. No entanto, em todos esses locais, a doença humana por ZIKV foi leve e rara até 2007, quando houve um surto de doença exantemática leve e febril nas Ilhas Yap, no oeste do Pacífico. Logo em seguida, um surto no Taiti em 2013 e 2014 e depois de 4 semanas houve um pequeno surto de síndrome de Guillain-Barré (GBS). Em 2015, uma epidemia maciça na América do Sul foi acompanhada por relatos focais, sobretudo no Brasil, de infecções por ZIKV de mulheres grávidas que geravam fetos ou recém-nascidos infectados e debilitados. A epidemiologia das infecções por ZIKV é essencialmente idêntica à dos vírus da dengue e chikungunya. Residentes de áreas urbanas, em especial aqueles sem fontes adequadas de água encanada, estão em maior risco. *Aedes aegypti*, o principal mosquito vetor, é abundante e muito difundido em toda a América do Sul e Central, México e região do Caribe. Durante a pandemia americana, descobriu-se que o ZIKV infecta o trato reprodutor masculino, é secretado na urina e na saliva e é transmitido por via sexual. Em 2017, a epidemia de ZIKV nos trópicos americanos pareceu diminuir. Durante 2015 e 2016, um grande número de infecções importadas pelo ZIKV, algumas em mulheres grávidas, foram relatadas nos EUA e em outros países desenvolvidos da zona temperada. Pequenos surtos de infecções endógenas por ZIKV humano foram relatados no sul da Flórida durante o verão de 2016.

Do ponto de vista pediátrico, a sequela mais importante da infecção pelo ZIKV humano é a denominada *síndrome congênita do zika* (SCZ), que consiste em microcefalia, desproporção facial, hipertonia/

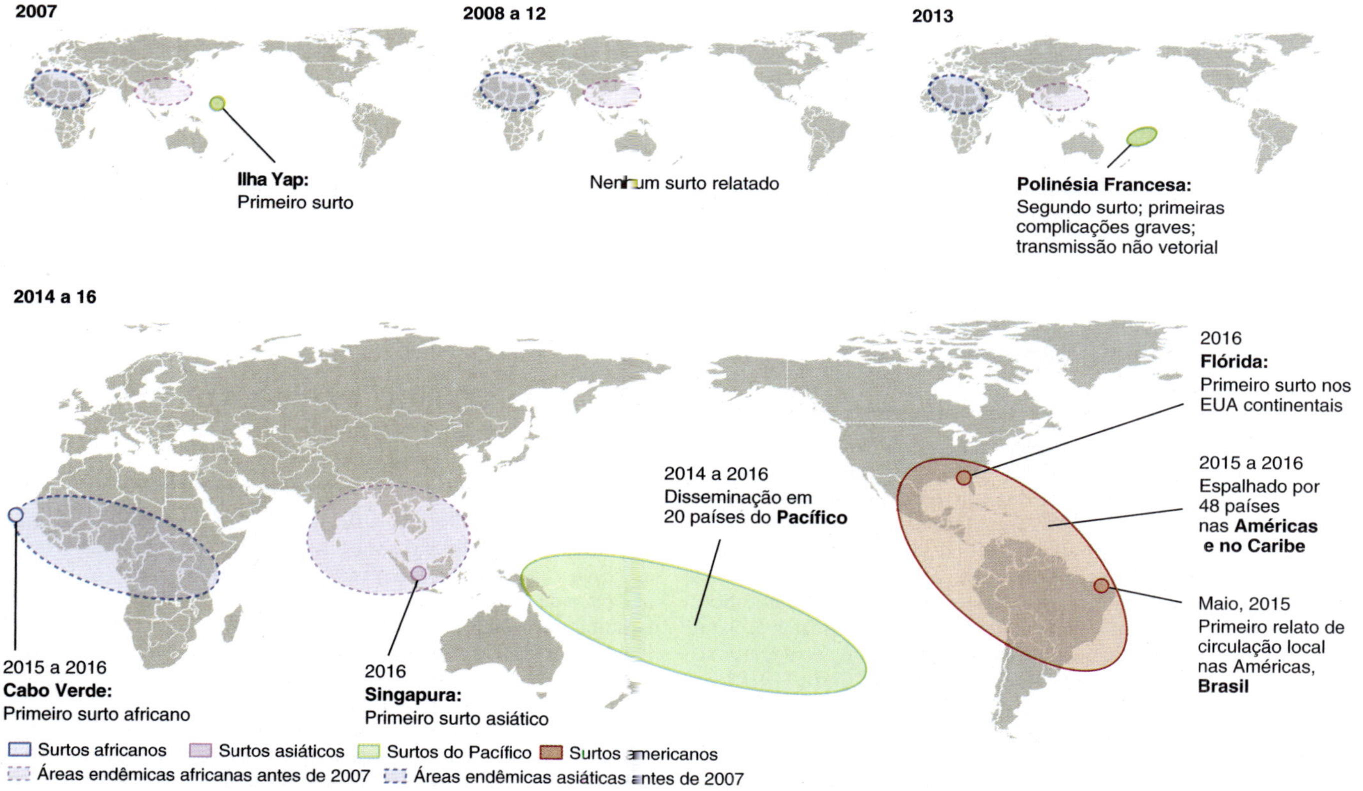

Figura 294.5 Surtos de vírus zika de 2007 a 2016. (De Baud D, Gubler DJ, Schaub B et al.: An update on Zika virus infection, Lancet 390:2099-2109, 2017, Fig. 2.)

espasticidade, hiper-reflexia, irritabilidade, convulsões, artrogripose, anormalidades oculares e perda auditiva neurossensorial (Tabela 294.1). Não há uma compreensão abrangente dos antecedentes precisos da SCZ. Parece que quanto mais precocemente durante a gestação ocorrem as infecções por ZIKV, maior é a probabilidade e mais grave é a SCZ. A transmissão vertical parece seguir a viremia do ZIKV, em trânsito no útero para infectar a placenta e depois o feto. No entanto, fatores que afetam a ocorrência ou a gravidade da SCZ, como idade, etnia ou estado imunológico prévio da mãe, não são conhecidos. Estudos *in vitro* demonstraram que os anticorpos da dengue podem aumentar a infecção pelo ZIKV *in vitro*, nas células portadoras do receptor Fc, mas ainda não há evidências de que uma infecção anterior por dengue altere a chance de o ZIKV atravessar a placenta ou aumente o risco de SCZ. A transmissão materno-fetal pode ocorrer durante o trabalho de parto e parto. Não há relatos de infecção por ZIKV adquirida por uma criança no momento do parto levando à microcefalia. Não há dados para contraindicar a amamentação, embora o vírus tenha sido identificado no leite materno. Os testes laboratoriais maternos e neonatais são indicados durante as primeiras 2 semanas de vida se a mãe tiver exposição epidemiológica relevante dentro de 2 semanas após o parto e tiver manifestações clínicas de infecção por ZIKV (p. ex., erupção cutânea, conjuntivite, artralgia ou febre). Lactentes e crianças que adquirem infecção por ZIKV no período pós-natal parecem ter um curso leve, semelhante ao observado em adultos.

MANIFESTAÇÕES CLÍNICAS

A **síndrome congênita do zika** pode ser definida em um feto com evidência diagnóstica de infecção por ZIKV, incluindo (1) microcefalia grave (mais de 3 DP abaixo da média), crânio parcialmente colapsado, suturas cranianas sobrepostas, osso occipital proeminente, pele redundante do couro cabeludo e comprometimento neurológico; (2) anomalias cerebrais, incluindo afilamento do córtex cerebral, padrões anormais de giros, aumento de espaços de fluidos, calcificações subcorticais, anomalias do corpo caloso, redução da substância branca e hipoplasia do verme cerebelar; (3) achados oculares, como anel cicatricial macular, manchas retinianas pigmentares focais, anomalias estruturais (microftalmia, coloboma, catarata e anomalias posteriores), atrofia coriorretiniana ou hipoplasia/atrofia do nervo óptico; (4) contraturas congênitas, incluindo pé torto unilateral ou bilateral e artrogripose múltipla congênita; e (5) comprometimento neurológico, como hipertonia/espasticidade precoces pronunciadas com sintomas extrapiramidais, incapacidades motoras, deficiências cognitivas, hipotonia, irritabilidade/choro excessivo, tremores, disfunção da deglutição, comprometimento da visão, comprometimento do anel de calor e epilepsia (ver Tabela 294.1).

A infecção adquirida pelo ZIKV pode se manifestar com características semelhantes às da síndrome viral inespecífica. No entanto, os pacientes estão em risco aumentado de mielite e síndrome de Guillain-Barré. Além disso, o vírus pode permanecer presente no sangue e nos fluidos durante meses após a resolução dos sintomas clínicos.

MANEJO

Para lactentes com infecção confirmada pelo ZIKV, o acompanhamento se faz necessário. A avaliação por acompanhamento apropriada depende de o lactente manifestar ou não sinais e sintomas clínicos da SCZ. Todos os lactentes devem ser cuidadosamente monitorados para crescimento e desenvolvimento, exames oftalmológicos repetidos e testes de resposta auditiva do tronco encefálico (ver Tabela 294.1).

Tabela 294.1 Classificação do caso de vigilância: crianças, neonatos até 2 anos e nascidos de mães com qualquer evidência de infecção por vírus zika durante a gestação.

DEFEITOS DE NASCIMENTO ASSOCIADOS À ZIKA

Anomalias estruturais selecionadas do cérebro ou olhos presentes no nascimento (congênitas) e detectadas desde o nascimento até os 2 anos. Microcefalia ao nascimento, com ou sem baixo peso ao nascer, foi incluída como uma anomalia estrutural

- **Anomalias cerebrais congênitas selecionadas**: calcificações intracranianas; atrofia cerebral; formação cortical anormal (p. ex., polimicrogiria, lissencefalia, paquigiria, esquizencefalia, heterotopia da substância cinzenta); anormalidade do corpo caloso; anormalidades cerebelares; porencefalia; hidranencefalia; ventriculomegalia/hidrocefalia
- **Anomalias oculares congênitas selecionadas**: microftalmia ou anoftalmia; coloboma; catarata; calcificações intraoculares; anomalias coriorretinianas que envolvem a mácula (p. ex., atrofia coriorretiniana e cicatrização, palidez macular e manchas pigmentares macroscópicas), excluindo a retinopatia da prematuridade; atrofia do nervo óptico, palidez e outras anormalidades do nervo óptico
- **Microcefalia ao nascimento**: circunferência da cabeça do nascimento < percentil 3 para o sexo e a idade gestacional do lactente com base no cálculo do percentil *online* INTERGROWTH-21st (http://intergrowth21.ndog.ox.ac.uk/)

ANORMALIDADES DE NEURODESENVOLVIMENTO POSSIVELMENTE ASSOCIADAS À INFECÇÃO CONGÊNITA POR VÍRUS ZIKA

Consequências da disfunção neurológica detectada desde o nascimento (congênita) até os 2 anos. A microcefalia de início pós-natal foi incluída como uma anormalidade de neurodesenvolvimento

- **Anormalidades da audição**: perda auditiva ou surdez documentada pelo teste, a resposta auditiva do tronco encefálico (ABR) mais frequente. Inclui perda auditiva neurossensorial, perda auditiva mista e perda auditiva sem outra especificação. Falha na triagem auditiva neonatal não é suficiente para o diagnóstico
- **Contraturas congênitas**: contratura múltipla (artrogripose) e pé torto isolado documentado ao nascimento. Anomalias cerebrais devem ser documentadas para pé torto isolado, mas não para artrogripose
- **Convulsões**: documentadas por eletroencefalograma ou relatório médico. Inclui epilepsia ou convulsões não especificadas de outra forma; exclui convulsões febris
- **Anormalidades do tônus corporal**: hipertonia ou hipotonia documentadas em qualquer idade em conjunto com (1) falha na triagem ou na avaliação da função motora; (2) suspeita ou diagnóstico de paralisia cerebral aos 1 a 2 anos; ou (3) avaliação por um médico ou outro profissional da área da saúde, como um fisioterapeuta
- **Anormalidades de movimento**: discinesia ou distonia em qualquer idade; suspeita ou diagnóstico de paralisia cerebral aos 1 a 2 anos
- **Anormalidades da deglutição**: documentadas por avaliação instrumentada ou não instrumentada, presença de tubo de gastrostomia ou relatório médico
- **Possível atraso no desenvolvimento**: resultado anormal da triagem de desenvolvimento mais recente (ou seja, falha na triagem para o domínio motor bruto ou na análise para dois ou mais domínios de desenvolvimento no mesmo momento ou idade); avaliação do desenvolvimento; ou revisão de avaliação por pediatra. Os resultados da avaliação do desenvolvimento são considerados padrão-ouro, se disponíveis
- **Possível deficiência visual**: inclui estrabismo (esotropia ou exotropia), nistagmo, falha de fixação e acompanhamento com < 1 ano; diagnóstico de deficiência visual com ≥ 1 ano
- **Microcefalia de início pós-natal**: duas medidas mais recentes de perímetro cefálico informadas no atendimento de acompanhamento percentil < 3 para sexo e idade da criança com base nos padrões de crescimento infantil da Organização Mundial da Saúde; trajetória descendente dos percentis da circunferência da cabeça com medida mais recente de percentil < 3. A idade de medição foi ajustada para a idade gestacional em crianças nascidas com < 40 semanas de idade gestacional até os 24 meses de idade cronológica

De Rice ME, Galang RR, Roth NM *et al.*: Vital signs: Zika-associated birth defects and neurodevelopmental abnormalities possibly associated with congenital Zika virus infection: US territories and freely associated states, 2018. MMWR 67(31):858-866, 2018.

DIAGNÓSTICO LABORATORIAL

O teste laboratorial para infecção pelo ZIKV no neonato inclui: teste de soro e urina para RNA do ZIKV por reação em cadeia da polimerase via transcrição reversa em tempo real (rRT-PCR) e imunoglobulina M sérica do ZIKV (IgM) por ensaio imunoenzimático (ELISA). Se a IgM for positiva, o teste de neutralização por redução de placa (PRNT) é utilizado para confirmar a especificidade dos anticorpos IgM contra o ZIKV e para excluir um resultado de IgM falso-positivo. Se o LCR estiver disponível, ele deve ser testado para o RNA do ZIKV (via rRT-PCR), bem como para o IgM de ZIKV. As amostras de LCR não precisam ser coletadas para o único propósito do teste do ZIKV, mas podem ser razoáveis para a avaliação de crianças com microcefalia ou calcificações intracranianas. Um diagnóstico definitivo da infecção congênita por esse vírus é confirmado pela presença do RNA do ZIKV em amostras de soro, urina ou LCR coletados nos primeiros 2 dias de vida. Anticorpos IgM podem ser positivos ou negativos. Um resultado negativo de rRT-PCR com resultado positivo no teste de IgM do ZIKV indica provável infecção congênita.

Fetos ou lactentes nascidos de mães que tenham teste positivo para infecção por ZIKV devem ser estudados ultrassonograficamente ou para evidências clínicas de SCZ, uma avaliação abrangente (incluindo exame oftalmológico, exames laboratoriais e consulta a especialistas) deve ser realizada antes da alta hospitalar.

PROGNÓSTICO

O prognóstico de recém-nascidos com SCZ não é claro. Os índices de mortalidade aguda descritos entre lactentes nascidos vivos variam de 4 a 6%. A combinação de microcefalia relacionada ao ZIKV e anormalidades cerebrais graves em geral tem um mau prognóstico, mas pouco se sabe sobre o prognóstico de crianças infectadas congenitamente com anormalidades menos graves ou não aparentes ao nascimento.

DIAGNÓSTICO DIFERENCIAL

O diagnóstico diferencial da infecção congênita pelo ZIKV inclui outras infecções congênitas e outras causas de microcefalia.

PREVENÇÃO

A prevenção da SCZ inclui evitar, se possível, o deslocamento para regiões endêmicas. Se viajar para essas regiões não puder ser evitado, a anticoncepção cuidadosa (masculina e feminina) é essencial, especialmente com o conhecimento de que o ZIKV pode persistir no sêmen por meses após uma infecção primária (Tabela 294.2).

A bibliografia está disponível no GEN-io.

Tabela 294.2 Recomendações dos CDC para aconselhamento preconcepção e prevenção da transmissão sexual do vírus zika entre pessoas com possível exposição ao vírus zika: Estados Unidos, agosto de 2018.

CENÁRIO DE EXPOSIÇÃO	RECOMENDAÇÕES (ATUALIZADAS)
Apenas o parceiro do sexo masculino viaja para uma área com risco de transmissão do vírus zika e o casal planeja a concepção	O casal deve usar preservativos ou abster-se de relações sexuais por pelo menos 3 meses após o início dos sintomas do parceiro masculino (se sintomático) ou a última possível exposição ao vírus zika (se assintomático). **(Recomendação atualizada)**
Apenas a parceira viaja para uma área com risco de transmissão do vírus zika e o casal planeja a concepção	O casal deve usar preservativos ou abster-se de relações sexuais por pelo menos 2 meses após o início dos sintomas da parceira (se sintomática) ou a última possível exposição ao vírus zika (se assintomática). **(Recomendação sem alteração)***
Ambos os parceiros viajam para uma área com risco de transmissão do vírus zika e o casal está planejando a concepção	O casal deve usar preservativos ou abster-se de sexo por pelo menos 3 meses a partir do início dos sintomas do parceiro masculino (se sintomático) ou da última possível exposição ao vírus zika (se assintomático). **(Recomendação atualizada)**
Um ou ambos os parceiros têm exposição contínua (ou seja, moram ou viajam frequentemente para uma área com risco de transmissão do vírus zika) e o casal está planejando a concepção	O casal deve conversar com seu médico sobre seus planos de gravidez, o risco de infecção pelo vírus zika, os possíveis efeitos da infecção pelo vírus zika em um bebê e maneiras de se proteger do vírus zika. Se um dos parceiros desenvolver sintomas de infecção pelo vírus zika ou se o teste for positivo para infecção pelo vírus zika, o casal deve seguir os prazos sugeridos listados anteriormente antes de tentar a concepção. **(Recomendação sem alteração)***
Homens com possível exposição ao vírus zika cuja parceira esteja grávida	O casal deve usar preservativo ou se abster de sexo durante a gravidez. **(Recomendação sem alteração)***

*Petersen EE, Meaney-Delman D, Neblett-Fanfair R, et al: Update: interim guidance for preconception counseling and prevention of sexual transmission of Zika virus for persons with possible Zika virus exposure – United States, September 2016, MMWR Morb Mortal Wkly Rep 65:1077-1081, 2016. De Polen KD, Gilboa SM, Hills S, et al: Update: interim guidance for preconception counseling and prevention of sexual transmission of Zika virus for men with possible Zika virus exposure: United States, August 2018, MMWR 67(31):868-870, 2018.

Capítulo 295

Dengue, Dengue Hemorrágica e Dengue Grave

Scott B. Halstead

A **dengue** é uma síndrome benigna causada por diversos vírus transmitidos por artrópodes, caracterizada por febre bifásica, mialgia ou artralgia, erupção, leucopenia e linfadenopatia. A **dengue hemorrágica** (febre hemorrágica das Filipinas, da Tailândia ou de Singapura; dengue hemorrágica; púrpura trombocitopênica infecciosa aguda) é uma doença febril grave, muitas vezes fatal, causada por um dentre quatro vírus da dengue. É caracterizada por permeabilidade capilar, anormalidades de hemostasia e, em casos graves, por uma síndrome do choque com perda de proteína **(síndrome do choque da dengue)** que se acredita ter base imunológica.

Uma definição de caso revisada adotada pela Organização Mundial da Saúde (OMS) em 2009 inclui como **dengue grave** os casos acompanhados por perda de líquidos levando a choque, perda de líquido com desconforto respiratório, dano hepático evidenciado por elevações de ALT ou AST para > 1.000 U/ℓ, sangramento grave e alteração da consciência ou anormalidades cardíacas significativas.

ETIOLOGIA

Existem pelo menos quatro tipos antigênicos distintos de vírus da dengue (dengue 1, 2, 3 e 4), membros da família Flaviviridae. Além

Tabela 295.1 Vetores e distribuição geográfica de doenças similares à dengue.

VÍRUS	DOENÇA E GÊNERO GEOGRÁFICO	VETOR	DISTRIBUIÇÃO
Togavírus	Chikungunya	*Aedes aegypti* *Aedes africanus* *Aedes albopictus*	África, Índia, Sudeste Asiático, América Latina, EUA
Togavírus	O'nyong-nyong	*Anopheles funestus*	Leste da África
Flavivírus	Febre do oeste do Nilo	*Culex molestus* *Culex univittatus*	Europa, África, Oriente Médio, Índia

disso, três outros vírus transmitidos por artrópodes (arbovírus) causam doenças febris similares ou idênticas acompanhadas de erupção cutânea (Tabela 295.1; ver também Capítulo 294).

EPIDEMIOLOGIA

O vírus da dengue é transmitido por mosquitos da família Stegomyia. O *Aedes aegypti*, um mosquito picador diurno, é o principal vetor, a partir do qual todos os quatro tipos de vírus foram recuperados. A transmissão ocorre de humanos virêmicos pela picada do mosquito vetor, em que o vírus se multiplica durante um período de incubação extrínseco. Em seguida, por meio da picada, é transmitido para um humano suscetível, no que é chamado de ciclo de transmissão urbana. Na maioria das áreas tropicais, o *A. aegypti* é altamente urbanizado, se reproduz em reservatórios de água potável ou de água para banho, bem como em recipientes com acúmulo de água da chuva. Os vírus da dengue também foram recuperados a partir de *Aedes albopictus*, como nas epidemias havaianas de 2001 e 2015, enquanto as epidemias ocorridas na área do Pacífico foram atribuídas a outras espécies de *Aedes*. Essas espécies se reproduzem na água captada junto à vegetação. No Sudeste Asiático e na África Ocidental, o vírus da dengue pode ser mantido em um ciclo envolvendo macacos da selva que se alimentam nos dosséis das árvores e espécies de *Aedes,* que se alimentam nesses macacos.

Nos séculos XIX e XX, as epidemias eram comuns nas áreas temperadas das Américas, da Europa, da Austrália e da Ásia. A febre da dengue e a doença dengue-símile atualmente são endêmicas na Ásia tropical, nas ilhas do Pacífico Sul, no norte da Austrália, na África tropical, na Península Arábica, no Caribe e nas Américas do Sul e Central (Figura 295.1). A febre da dengue ocorre com frequência entre os viajantes com destino a essas áreas. A doença adquirida localmente tem sido relatada na Flórida, no Arizona e no Texas, enquanto os casos importados ocorridos nos EUA envolvem viajantes com destino a áreas endêmicas. Mais de 390 milhões de infecções pelo vírus da dengue ocorrem a cada ano, das quais cerca de 96 milhões têm a doença clínica.

Os surtos de dengue nas áreas urbanas infestadas por *A. aegypti* podem ser explosivos; nas epidemias em solos virgens, até 70 a 80% da população podem estar envolvidos. A maioria dos casos de doença sintomática envolve crianças maiores e adultos. Como o *A. aegypti* tem amplitude de voo limitada, a epidemia é disseminada principalmente através de seres humanos virêmicos e segue as principais vias de transporte. Os casos sentinela podem infectar mosquitos domésticos e a ocorrência quase simultânea de um amplo número de infecções secundárias confere a aparência de doença contagiosa. Nos locais onde a dengue é endêmica, crianças e estrangeiros suscetíveis podem ser os únicos a adquirir a doença sintomática, uma vez que os adultos se tornam imunes.

Doenças similares à dengue

Doenças semelhantes à dengue podem ocorrer nas epidemias. As características epidemiológicas dependem dos vetores e de sua distribuição geográfica (ver Capítulo 294). O vírus chikungunya é enzoótico em primatas não humanos de grande parte da Áfricas Ocidental, Central e do Sul. A introdução periódica do vírus no ciclo de transmissão urbana tem levado a pandemias, resultando em endemicidade amplamente disseminada na maioria das áreas populosas da Ásia, onde inclusive o *A. aegypti* é o principal vetor. Na África, outras espécies de Stegomyia podem ser vetores importantes. No Sudeste Asiático, surtos de dengue e de chikungunya ocorrem ao mesmo tempo em um ciclo urbano. Os surtos de febre o'nyong-nyong geralmente envolvem vilas e cidades pequenas, em contraste com os surtos urbanos de dengue e de chikungunya. O vírus do oeste do Nilo (*West Nile*) é enzoótico na África. Atualmente, o chikungunya é endêmico em ciclos urbanos nos países tropicais do mundo inteiro. A intensa transmissão ocorrida nos países caribenhos e da América Central e do Sul, desde 2013, resulta na emergência da transmissão limitada do chikungunya nos EUA.

Dengue hemorrágica

A dengue hemorrágica ocorre quando múltiplos tipos de vírus da dengue são transmitidos de forma simultânea ou sequencial. É endêmica em toda a América tropical, a Ásia, as Ilhas do Pacífico e partes da África, onde as temperaturas quentes e as práticas de armazenamento de água nas casas, aliadas aos locais de reprodução ao ar livre, resultam em populações amplas e permanentes de *A. aegypti.* Sob essas condições, é comum haver infecções por todos os tipos de vírus da dengue. Uma primeira infecção, referida como infecção primária, pode ser seguida pela infecção com um vírus da dengue distinto, referida como infecção secundária. Nas áreas de alta endemicidade, as infecções secundárias são frequentes.

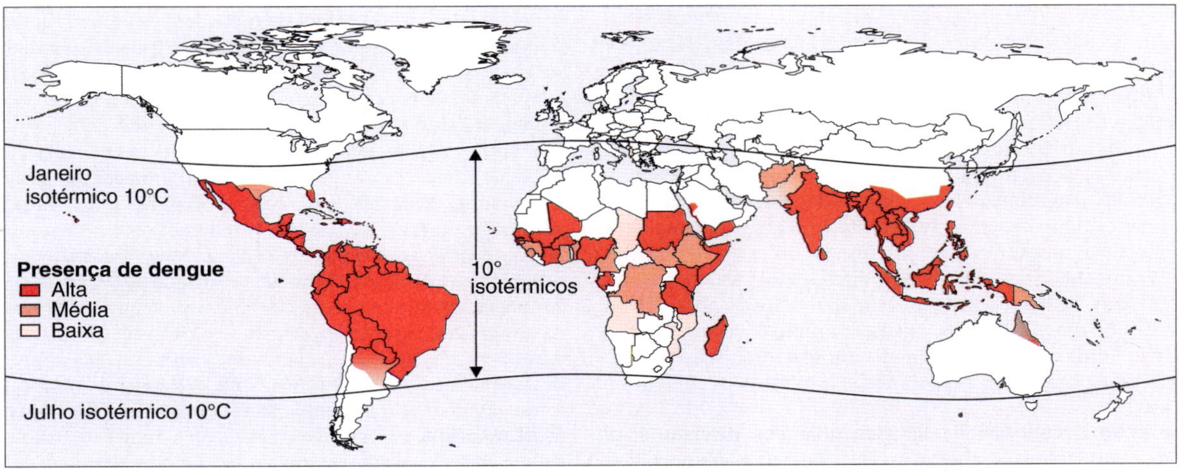

Figura 295.1 Surto global de dengue, 2014. (*De Guzman MG, Harris E: Dengue, Lancet 385:453-462, 2015, Fig. 1.*)

As infecções secundárias pelo vírus da dengue são relativamente brandas na maioria dos casos, variando de uma infecção não evidente a uma doença indiferenciada do trato respiratório superior ou dengue-símile. Entretanto, essas infecções também podem evoluir para dengue hemorrágica. Estrangeiros não imunes, tanto adultos como crianças, expostos ao vírus da dengue durante os surtos de febre hemorrágica apresentam a dengue clássica ou até mesmo uma doença mais branda. As diferenças nas manifestações clínicas das infecções pelo vírus da dengue entre nativos e estrangeiros no Sudeste Asiático estão mais relacionadas ao estado imunológico do que à suscetibilidade racial. A dengue hemorrágica pode ocorrer durante as infecções primárias pelo vírus da dengue, mais frequentemente em bebês com mães imunes à doença. A dengue hemorrágica, ou dengue grave, raramente ocorre em indivíduos afrodescendentes devido a um gene de resistência ainda não completamente descrito, que é consistente com a baixa incidência de dengue grave em grande parte da África e nas populações africanas que vivem nos trópicos americanos, apesar das altas taxas de infecção por dengue.

PATOGÊNESE

A patogênese da dengue hemorrágica é pouco conhecida, mas estudos epidemiológicos geralmente associam essa síndrome com infecções heterotípicas secundárias pelo vírus do dengue de tipos 1 a 4 ou em bebês nascidos de mães que tiveram uma ou mais infecções ao longo da vida. Estudos retrospectivos de soros oriundos de mães humanas cujos bebês adquiriram dengue hemorrágica, bem como estudos prospectivos com crianças que adquiriram infecções sequenciais pelo vírus da dengue demonstraram que a circulação da infecção aumenta anticorpos no momento da infecção, e esse é o maior fator de risco para o desenvolvimento de doença grave. A ausência de anticorpos neutralizadores de reação cruzada e a presença de anticorpos intensificadores oriundos de transfusão passiva ou produção ativa são as melhores correlações com o risco de aquisição dengue hemorrágica. Os macacos infectados de modo sequencial ou que recebem pequenas quantidades de anticorpos intensificadores têm viremias aumentadas. Em seres humanos estudados no início do curso de infecções secundárias pelo vírus da dengue, os níveis de viremia foram diretamente preditivos da gravidade da doença. Um sinal que suprime a imunidade inata é enviado quando os imunocomplexos contendo o vírus da dengue se fixam aos receptores de Fc presentes nos monócitos/macrófagos, o que resulta em aumento da produção viral. Nas Américas, a dengue hemorrágica e a síndrome do choque da dengue foram associadas às cepas dos tipos 1 a 4 do vírus da dengue recentemente originadas no Sudeste Asiático. Surtos de dengue hemorrágica em todas as áreas do mundo estão correlacionados às infecções secundárias por dengue, enquanto surtos recentes na Índia, Paquistão e Bangladesh estão relacionados a cepas de dengue importadas.

No início do estágio agudo das infecções secundárias por dengue, o sistema complementar é rapidamente ativado. Pouco antes ou durante o choque, os níveis sanguíneos de receptores solúveis de fator de necrose tumoral, interferona-gama e interleucina-2, estão elevados. C1q, C3, C4, C5-C8 e pró-ativadores de C3 estão deprimidos, enquanto as taxas catabólicas de C3 estão elevadas. A proteína não estrutural 1 circulante (NS1) é uma toxina viral que ativa as células mieloides para liberar citocinas, ligando-se aos receptores *toll* 4. Além disso, ela contribui para o aumento da permeabilidade vascular ao ativar o complemento e interagir e danificar as células endoteliais, interagindo também com fatores de coagulação sanguínea e plaquetas. Na dengue hemorrágica, o mecanismo de sangramento é desconhecido, mas é possível que graus leves de coagulopatia intravascular disseminada, dano hepático e trombocitopenia possam operar sinergicamente. O dano capilar permite o vazamento de líquidos, de eletrólitos, de pequenas proteínas e, em certos casos, de hemácias para os espaços extravasculares. Essa redistribuição interna de líquidos, aliada aos déficits decorrentes de jejum, sede e vômitos, resulta em hemoconcentração, hipovolemia, aumento do esforço cardíaco, hipoxia tecidual, acidose metabólica e hiponatremia.

Em geral, não são encontradas lesões patológicas causadoras de morte. Em casos raros, a morte pode resultar de hemorragias gastrintestinais ou intracranianas. Hemorragias mínimas a moderadas são vistas no trato gastrintestinal superior, enquanto as hemorragias petequiais são comuns no septo interventricular do coração, no pericárdio e em superfícies subserosas das principais vísceras. As hemorragias focais ocasionalmente são vistas nos pulmões, no fígado, nas suprarrenais e no espaço subaracnóideo. O fígado geralmente está aumentado, muitas vezes com alterações esteatóticas. Durante a necropsia, efusões amareladas, aquosas e, em certas ocasiões, sanguinolentas são encontradas nas cavidades serosas em cerca de 75% dos pacientes.

No momento da morte, o vírus da dengue frequentemente está ausente nos tecidos. É possível localizar os antígenos virais ou o RNA viral nos hepatócitos e em macrófagos presentes no fígado, no baço, no pulmão e nos tecidos linfáticos.

MANIFESTAÇÕES CLÍNICAS

Dengue

O período de incubação é de 1 a 7 dias e as manifestações clínicas variam e sofrem influência devido à idade do paciente. Em bebês e crianças, a doença pode ser indiferenciada ou caracterizada por febre com duração de 1 a 5 dias, inflamação da faringe, rinite e tosse leve. A maioria das crianças maiores e dos adultos infectados apresenta aparecimento súbito de febre, com rápida elevação da temperatura para 39,4 a 41,1°C, geralmente acompanhada de dor frontal ou retro-orbital, em particular quando os olhos são comprimidos. Ocasionalmente, a febre é precedida por lombalgia intensa (febre quebra-ossos). Uma erupção cutânea generalizada, macular e transiente, que descora sob pressão, pode ser vista durante as primeiras 24 a 48 h de febre. O pulso pode estar mais lento em relação à intensidade da febre. Há mialgia e artralgia logo após o aparecimento da febre, que pioram com o passar do tempo. Os sintomas articulares podem ser particularmente graves em pacientes com infecção por chikungunya e o'nyong-nyong. A partir do 2º ao 6º dia de febre, pode haver náuseas e vômitos, bem como desenvolvimento de linfadenopatia generalizada, hiperestesia cutânea ou hiperalgesia, aberrações de paladar e anorexia pronunciada.

Aproximadamente 1 a 2 dias após a defervescência, surge uma erupção cutânea generalizada, morbiliforme e maculopapular que preserva as palmas das mãos e as solas dos pés. A erupção desaparece em 1 a 5 dias e pode haver descamação. Em casos raros, há edema nas palmas das mãos e solas dos pés. Mais ou menos no momento do aparecimento dessa segunda erupção cutânea, a temperatura corporal, previamente normalizada, pode subir discretamente e exibir o típico padrão de temperatura bifásico.

Dengue hemorrágica e síndrome do choque tóxico da dengue (DHF/DSS)

No início da doença, é difícil diferenciar a dengue da dengue hemorrágica. Uma primeira fase relativamente branda em que há aparecimento abrupto de febre, mal-estar, vômito, cefaleia, anorexia e tosse pode ser seguida, após 2 a 5 dias, de deterioração clínica e colapso. Nessa segunda fase, o paciente geralmente apresenta membros frios e pegajosos, tronco aquecido, face ruborizada, diaforese, agitação, irritabilidade, dor médio-epigástrica e débito urinário diminuído. Com frequência, há petéquias dispersas sobre a testa e os membros. Podem surgir equimoses espontâneas e é comum haver suscetibilidade a contusões e sangramentos nos locais de venopunção. Pode surgir erupção cutânea macular ou maculopapular, bem como cianose perioral e periférica. As respirações são rápidas e muitas vezes forçadas. A pulsação é fraca, rápida e sutil, e os sons cardíacos também são fracos. O fígado, geralmente firme e um pouco dolorido, pode apresentar ampliação de 4 a 6 cm abaixo da margem costal. Cerca de 20 a 30% dos casos de dengue hemorrágica são agravados por choque (síndrome do choque da dengue). O choque da dengue pode ser sutil, aparecendo em pacientes totalmente alertas. Ele vem acompanhado de aumento da resistência vascular periférica e de elevação da pressão arterial diastólica, não resultando de insuficiência cardíaca congestiva e sim da formação de *pool* venoso. Com o crescente comprometimento cardiovascular, a pressão diastólica se eleva ao nível sistólico e a pressão de pulso é estreitada (pressão convergente). Menos de 10% dos pacientes exibem intensa equimose ou sangramento gastrintestinal, em geral posteriormente a um período de choque não corrigido. Após um intervalo de crise de 24 a 36 horas, as crianças que se recuperam entram em convalescença muito rapidamente. A temperatura pode voltar ao normal antes ou durante o estágio de choque. É comum ocorrer bradicardia e extrassístoles ventriculares durante a convalescença.

Dengue com sinais de alerta e dengue grave

Em áreas hiperendêmicas, entre as crianças asiáticas, DHF/DSS continua a ser o evento dominante com risco à vida, sempre desafiador para um médico de identificação que usa os critérios diagnósticos clássicos da OMS. Quando os quatro vírus da dengue se espalharam para as Américas e para o sul da Ásia, houve milhões de infecções primárias e secundárias da dengue, muitas delas em adultos de todas as idades. A dengue nessas áreas apresentou um espectro clínico mais amplo, resultando em um novo algoritmo de diagnóstico e definições de casos (ver adiante).

DIAGNÓSTICO

Um diagnóstico clínico de febre da dengue deriva do índice de suspeita e do conhecimento da distribuição geográfica, bem como dos ciclos ambientais dos vírus causais (para causas não relacionadas à dengue, ver Capítulo 294). Como os achados clínicos variam e existem numerosos agentes causais possíveis, o termo *doença dengue-símile* deve ser adotado até o diagnóstico específico ser estabelecido. Uma ocorrência é confirmada pelo isolamento do vírus, do antígeno viral ou do genoma por meio da análise por reação em cadeia da polimerase, pela detecção de anticorpos IgM da dengue, bem como pela demonstração de um aumento mínimo de 4 vezes dos títulos de anticorpos. Um caso provável é o de doença febril aguda típica com sorologia compatível e ocorrência em local onde há casos confirmados.

Os critérios estabelecidos pela OMS para **dengue hemorrágica** são febre (com duração de 2 a 7 dias ou bifásica); manifestações hemorrágicas menores ou maiores; teste do laço positivo, trombocitopenia (≤ 100.000/μℓ); e evidência objetiva de permeabilidade capilar aumentada (aumento do hematócrito ≥ 20% do habitual), ascite ou derrame pleural (demonstrados por radiografia torácica ou ultrassonografia), ou hipoalbuminemia. Os critérios determinantes de **síndrome do choque da dengue** incluem os critérios para dengue hemorrágica, além de hipotensão, taquicardia, pressão de pulso estreitada (≤ 20 mmHg–pressão convergente) e sinais de baixa perfusão (membros frios).

Em 2009, a OMS promulgou diretrizes para o diagnóstico de dengue provável, dengue com sinais de alerta e uma categoria chamada "dengue grave" (Figura 295.2). A presença de sinais de alerta em um indivíduo com dengue provável deve alertar o médico para a possível necessidade de hospitalização. A dengue grave é uma mistura de síndromes associadas à infecção por dengue, incluindo DHF/DSS, mas também os casos raros de encefalite ou encefalopatia, lesão hepática ou miocárdica. A doença também resulta em sofrimento respiratório que pode prenunciar o edema pulmonar causado pela super-hidratação, um resultado muito comum de tratamentos não especializados (ver itens "Tratamento" e "Complicações").

O diagnóstico virológico pode ser estabelecido por testes sorológicos, detecção de proteínas virais ou RNA viral, ou pelo isolamento do vírus a partir de leucócitos do sangue ou do soro de fase aguda. Após as infecções primárias e secundárias por dengue, há o aparecimento relativamente transiente de anticorpos antidengue (imunoglobulina [Ig] M). Esses anticorpos desaparecem após 6 a 12 semanas – uma característica que pode ser usada para determinar o tempo da infecção. Nas infecções secundárias, a maioria dos anticorpos é da classe IgG. O diagnóstico sorológico depende de um aumento mínimo de 4 vezes do título de anticorpos IgG, em soros pareados, determinado por inibição da hemaglutinação, fixação de complemento, ensaio imunoenzimático ou teste de neutralização. Os imunoensaios comerciais enzimáticos de captura de IgM e IgG são amplamente usados para identificar anticorpos de fase aguda de pacientes com infecções primárias ou secundárias por dengue, em amostras de soro únicas. Geralmente, essas amostras devem ser coletadas após 5 dias e antes de completar 6 semanas do aparecimento da condição. Talvez não seja possível distinguir o vírus infectante somente por meio de métodos sorológicos, em particular se tiver havido infecção prévia com outro membro do mesmo grupo de arbovírus. O vírus pode ser recuperado do soro de fase aguda após a inoculação de cultura de tecido ou mosquitos vivos. O RNA viral pode ser detectado no sangue ou em tecidos por sondas de RNA complementares específicas ou amplificadas, primeiramente via reação em cadeia da polimerase ou por reação em cadeia da polimerase em tempo real. Uma proteína não estrutural viral, NS1, é liberada na circulação por células infectadas e pode ser detectada em amostras de sangue de fase aguda usando anticorpos mono ou policlonais. A detecção de NS1 é a base dos

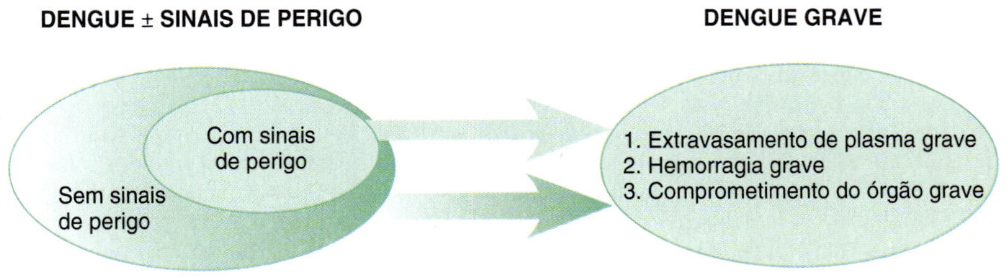

CRITÉRIOS PARA DENGUE ± SINAIS DE PERIGO

Provável dengue
Viver em/viajar para área endêmica da dengue
Febre e 2 dos seguintes critérios:
- Náuseas, vômito
- Erupção cutânea
- Dores no corpo
- Teste de laço positivo
- Leucopenia
- Qualquer sinal de aviso

Dengue confirmada em laboratório
(importante quando não há sinal de extravasamento de plasma)

Sinais de perigo*
- Dor ou sensibilidade abdominal
- Vômito persistente
- Acumulação de fluido clínico
- Sangramento da mucosa
- Letargia, inquietação
- Aumento do fígado > 2 cm
- Laboratorial: aumento de HCT concomitante com rápida diminuição na contagem de plaquetas

*(exigem observação intensa e intervenção médica)

CRITÉRIOS PARA DENGUE GRAVE

Extravasamento grave de plasma
levando a:
- Choque (DSS)
- Acúmulo de fluido com desconforto respiratório

Hemorragia grave
Como avaliado pelo clínico

Órgão gravemente envolvido
- Fígado: AST ou ALT ≥ 1.000
- SNC: consciência prejudicada
- Coração e outros órgãos

Figura 295.2 Classificação sugerida para casos de dengue e níveis de gravidade. (*De World Health Organization (WHO) and Special Programme for Research and Training in Tropical Diseases (TDR): 2009 Dengue: guidelines for diagnosis, treatment, prevention and control, Fig. 1.4,* http://apps.who.int/iris/bitstream/handle/10665/44188/9789241547871_eng.pdf?sequence=1.)

testes comerciais, incluindo os testes de fluxo lateral rápido. Esses testes fornecem um diagnóstico confiável rápido de infecção aguda por dengue.

DIAGNÓSTICO DIFERENCIAL

O diagnóstico diferencial da dengue inclui doenças similares à dengue, doenças respiratórias virais e semelhantes à *influenza*, estágios iniciais da malária, febre amarela branda, tifo rural, hepatite viral e leptospirose.

Quatro doenças arbovirais apresentam evolução semelhante à da dengue, todavia sem erupção cutânea: febre do Colorado transmitida por carrapato, febre transmitida pelo mosquito-pólvora, febre do vale Rift e febre do rio Ross (ver Capítulo 294). A febre do Colorado transmitida por carrapato ocorre de forma esporádica entre campistas e caçadores, no Oeste dos EUA. A febre transmitida pelo mosquito-pólvora ocorre nas regiões do Mediterrâneo, Oriente Médio, sul da Rússia e partes do subcontinente indiano. A febre do vale Rift ocorre nas regiões norte, leste, central e sul da África. A febre do rio Ross é endêmica em grande parte do leste da Austrália, com a epidemia estendendo-se para Fiji. Em adultos, a febre do rio Ross muitas vezes produz artralgia prolongada e artralgia incapacitante envolvendo articulações que sustentam o peso.

Uma vez que a meningococemia, a febre amarela (ver Capítulo 296), outras febres hemorrágicas virais (ver Capítulo 297), muitas riquetsioses e outras doenças graves causadas por vários agentes podem produzir um quadro clínico similar ao da dengue hemorrágica, o diagnóstico etiológico deve ser estabelecido somente quando as evidências epidemiológicas ou sorológicas sugerirem a possibilidade de infecção por dengue.

ACHADOS LABORATORIAIS

Na dengue, pode haver desenvolvimento de pancitopenia após 3 a 4 dias de doença. A neutropenia pode persistir ou reaparecer durante o estágio mais tardio da doença e continuar na convalescença, com contagens de leucócitos < 2.000/μℓ. As contagens plaquetárias raramente caem abaixo de 100.000/μℓ. Os tempos de coagulação venosa, sangramento e protrombina, bem como os valores de fibrinogênio plasmático estão dentro das faixas normais. O teste do torniquete pode resultar positivo. Acidose leve, hemoconcentração, valores aumentados de transaminases e hipoproteinemia podem ocorrer durante algumas infecções primárias por dengue. O eletrocardiograma pode mostrar bradicardia sinusal, focos ventriculares ectópicos, ondas T planas e prolongamento do intervalo P-R.

As anormalidades hematológicas mais comuns durante a dengue hemorrágica e a síndrome do choque da dengue são hemoconcentração com aumento superior a 20% no hematócrito, trombocitopenia, tempo de sangramento prolongado e níveis de protrombina moderadamente diminuídos que, em casos raros, estão abaixo de 40% do controle. Os níveis de fibrinogênio podem estar subnormais e os valores de produtos de quebra de fibrina estão elevados. Outras anormalidades incluem elevações moderadas dos níveis séricos de transaminases, acidose metabólica leve com hiponatremia e, ocasionalmente, hipocloremia, discreta elevação do nitrogênio sérico e hipoalbuminúria. As radiografias do tórax revelam derrames pleurais (direita > esquerda) em quase todos os pacientes com síndrome do choque da dengue. A ultrassonografia pode ser usada para detectar efusões serosas do tórax ou do abdome. O espessamento da parede da vesícula biliar e a presença de líquido perivesicular são sinais característicos da permeabilidade vascular aumentada.

TRATAMENTO

O tratamento da dengue sem complicação é de suporte. O repouso é recomendado durante o período febril. Os antipiréticos devem ser usados para manter a temperatura corporal abaixo de 40°C. Analgésicos ou sedação leve podem ser requeridos para controlar a dor. O ácido acetilsalicílico é contraindicado e não deve ser usado devido aos seus efeitos sobre a homeostasia. A reposição de líquidos e eletrólitos é necessária para as perdas causadas por sudorese, jejum, sede, vômito e diarreia.

Dengue hemorrágica e síndrome do choque da dengue

A síndrome do choque da dengue é uma emergência médica que pode ocorrer em qualquer criança com histórico de viagem recente à região tropical. O manejo começa com a suspeita diagnóstica, considerando o conhecimento de que o choque frequentemente ocorre durante a defervescência. Instruções detalhadas para manejo de casos são disponibilizadas nos *websites* da OMS de Genebra ou de Nova Déli: (http://www.who.int/csr/don/archive/disease/dengue_fever/dengue.pdf). O manejo da dengue hemorrágica e da síndrome do choque da dengue inclui avaliação imediata dos sinais vitais e graus de hemoconcentração, desidratação e desequilíbrio eletrolítico. O monitoramento intensivo se faz essencial durante pelo menos 48 h, porque o choque pode ocorrer ou recorrer de forma precipitada, geralmente vários dias a partir do início da doença. Os pacientes cianóticos ou com respiração difícil devem receber oxigênio. A rápida reposição intravenosa de líquidos e eletrólitos muitas vezes pode sustentar os pacientes até que ocorra recuperação espontânea. A salina normal é mais efetiva do que o lactato de Ringer, que é mais caro, no tratamento do choque. Recomenda-se usar preparações de plasma ou coloide com uma pressão de pulso ≤ 10 mmHg ou quando a elevação do hematócrito persistir após a reposição de líquidos. A reidratação oral de crianças que estejam sendo monitoradas é útil. As transfusões plaquetárias profiláticas não demonstraram reduzir o risco de hemorragia ou melhorar a contagem baixa de plaquetas e podem estar associadas a efeitos adversos.

É preciso tomar cuidado para evitar a hidratação excessiva, que pode contribuir para a insuficiência cardíaca. Transfusões de sangue fresco podem ser requeridas para controlar o sangramento. Essas transfusões não devem ser administradas durante a hemoconcentração, somente após a avaliação dos valores de hemoglobina ou hematócrito. Os salicilatos são contraindicados por seus efeitos sobre a coagulação sanguínea.

A sedação pode ser requerida para crianças acentuadamente agitadas. O uso de vasopressores não resultou na diminuição significativa da mortalidade em relação ao observado com terapia de suporte simples. A coagulação intravascular disseminada pode exigir tratamento (ver Capítulo 510). Os corticosteroides não encurtam a duração da doença nem melhoram o prognóstico de crianças que recebem terapia de suporte.

COMPLICAÇÕES

A hipervolemia durante a fase reabsortiva pode ser prejudicial à vida e é prenunciada pela diminuição do hematócrito com pressão de pulso elevada. Pode haver necessidade de diuréticos e digitalização.

As infecções primárias com dengue e doenças similares geralmente são autolimitadas e benignas. As perdas de líquidos e eletrólitos, hiperpirexia e convulsões febris são as complicações mais frequentes em bebês e crianças pequenas. Epistaxe, petéquias e lesões purpúricas são incomuns, mas podem ocorrer em qualquer estágio. O sangue de epistaxe, que é deglutido, vomitado ou evacuado pelo reto, pode ser erroneamente interpretado como sangramento gastrintestinal. Em adultos e possivelmente em crianças, as condições subjacentes podem levar a um sangramento clinicamente significativo. Podem ocorrer convulsões durante as temperaturas elevadas. Com pouca frequência, após o estágio febril, a criança pode apresentar astenia prolongada, depressão mental, bradicardia e extrassístoles ventriculares.

Em áreas endêmicas, a suspeita de dengue hemorrágica deve ser levantada em crianças com doença febril sugestiva de dengue apresentando hemoconcentração e trombocitopenia.

PROGNÓSTICO

Dengue

Prognóstico bom para dengue. É preciso ter o cuidado de evitar o uso de fármacos supressores da atividade plaquetária.

Dengue hemorrágica

O prognóstico da dengue hemorrágica é afetado de modo adverso pelo diagnóstico tardio e pelo tratamento atrasado ou inadequado. A morte ocorre em 40 a 50% dos pacientes com choque; já com a terapia intensiva apropriada, a morte ocorre em menos de 1% dos casos. Com pouca frequência, há dano cerebral residual em consequência de choque prolongado ou, ocasionalmente, de hemorragia intracraniana. Muitas fatalidades são causadas pelo excesso de hidratação.

PREVENÇÃO

As vacinas contra a dengue estão em contínuo desenvolvimento desde a década de 1970. Uma dessas vacinas, a Dengvaxia®, desenvolvida pela Sanofi Pasteur, é uma mistura de quatro quimeras, genes estruturais do DENV acoplados a genes não estruturais da febre amarela 17D. Em 2015, a Dengvaxia® concluiu a fase III por análise de protocolo em 32.568 crianças, vacinadas e controles, com idades entre 2 e 16 anos. Esses estudos revelaram má proteção dos soronegativos e boa proteção dos soropositivos com redução de hospitalização e de doença grave em crianças vacinadas com 9 anos *versus* controles. Com base nesses dados, a vacina foi endossada pela OMS para uso direcionado em indivíduos com 9 anos ou mais, vivendo em países altamente endêmicos para dengue; agora é licenciada para uso em 14 países. Outras vacinas tipo 1 a 4 da dengue estão sendo desenvolvidas pelos National Institutes of Health dos EUA, pelo Instituto Butantã em São Paulo, no Brasil e pela Takeda, Inc. Os receptores soronegativos de Dengvaxia® que estavam protegidos de maneira incompleta foram aparentemente sensibilizados para experimentar a doença da dengue hospitalizada.

A profilaxia na ausência de vacina consiste em evitar as picadas de mosquitos domiciliares diurnas por meio do uso de inseticidas, repelentes, cobertura corporal com roupas, busca por focos nas casas e destruição de criadouros de *A. aegypti*. Se o armazenamento de água for obrigatório, uma tampa bem ajustada ou uma fina camada de óleo podem impedir a postura ou incubação dos ovos. Um larvicida, como Abate® (O,O,- [tiodi-*p*-fenileno] O,O,O,O,-tetrametilfosforotioato), disponível como uma formação de 1% de grânulo de areia e eficaz a uma concentração de 1 ppm, pode ser adicionado com segurança à água potável. Equipamentos de pulverização de volume ultrabaixo dispensam efetivamente o malatião adulticida de caminhões ou aviões para intervenção rápida durante uma epidemia. Repelentes de mosquitos e outras medidas antimosquito pessoais são eficazes na prevenção de picadas de mosquitos no campo, na floresta ou na selva.

A bibliografia está disponível no GEN-io.

Capítulo 296

Febre Amarela

Scott B. Halstead

A febre amarela é uma infecção aguda caracterizada em sua forma mais grave por febre, icterícia, proteinúria e hemorragia. O vírus é transmitido por mosquitos e ocorre na forma epidêmica ou endêmica na América do Sul e na África. Até 1900, epidemias sazonais ocorreram em cidades localizadas nas áreas temperadas da Europa e das Américas. Nas regiões oeste, central e leste da África, as epidemias continuam aparecendo.

ETIOLOGIA

A febre amarela é o protótipo do gênero *Flavivirus* da família Flaviviridae, que são vírus envelopados contendo fita única de RNA, com 35 a 50 nm de diâmetro.

A febre amarela circula zoonoticamente como cinco genótipos: tipo IA, no centro-oeste da África; tipo IB, na América do Sul; tipo II, na África Ocidental; tipo III, no centro-leste da África; e o tipo IV, no leste da África. Os vírus dos tipos IA e IB são capazes de realizar transmissão urbana entre seres humanos via *Aedes aegypti*. Em algum momento dos anos 1600, o vírus da febre amarela foi trazido aos trópicos da América por meio do comércio de escravos africanos. Subsequentemente, a febre amarela causou uma enorme epidemia costeira e ribeirinha nas bacias do Atlântico e do Caribe. Essa situação se estendeu até o século XX, quando o vírus e seus ciclos urbano e silvestre foram identificados e, assim, os métodos de controle do mosquito foram aprimorados e a vacina foi desenvolvida. Os genótipos encontrados na região leste/central da África não entraram totalmente no ciclo urbano e não se disseminaram para a costa leste da África nem para os países da Ásia.

EPIDEMIOLOGIA

Os hospedeiros humanos e primatas não humanos adquirem a infecção da febre amarela por intermédio da picada de mosquitos infectados. Após um período de incubação de 3 a 6 dias, o vírus se dissemina no sangue e pode servir de fonte de infecção para outros mosquitos. Para poder ser transmitido pelo mosquito, o vírus tem que replicar no intestino do mosquito e passar para a glândula salivar. O vírus da febre amarela é transmitido em um ciclo urbano – humano para o *A. Aegypti* e deste para o humano – e em um ciclo silvestre – macaco para mosquitos da selva e destes para o macaco. Nos EUA, na América do Sul, no Caribe e em partes da Europa, ocorreram epidemias clássicas de febre amarela da variedade urbana. Desde 2000, o oeste da África sofreu cinco epidemias urbanas, inclusive nas capitais Abidjan (Costa do Marfim), Conakry (Guiné) e Dakar (Senegal). Em 2012-2013, ocorreram surtos amplos nas regiões leste e leste/central, ao longo de uma extensa área predominantemente rural de Darfur, devastada pela guerra, no sudeste do Sudão e em áreas adjacentes do norte de Uganda. Começando em 2015 e continuando até meados de 2016, houve surtos de febre amarela em Ruanda, Angola e na fronteira com a República Democrática do Congo, onde ocorreram 7.000 casos e 500 mortes. Onze casos foram importados para a China por trabalhadores em Angola. Na América do Sul, cerca de 200 casos de febre amarela silvestre são registrados anualmente. No fim de 2016, continuando até 2018, uma zoonose generalizada resultou em cerca de 2.000 casos de febre amarela no Brasil. Todos os 200 casos relatados anualmente na América do Sul são de febre amarela silvestre. Na época colonial, havia índices muito altos de ataques de febre amarela urbana em adultos brancos, sugerindo que as infecções subclínicas sejam incomuns nessa faixa etária. A febre amarela pode ter menor gravidade em crianças, com proporção de infecção subclínica casos clínicos ≥ 2:1. Nas áreas onde os surtos de febre amarela urbana são comuns, a maioria dos casos envolve crianças, uma vez que muitos adultos são imunes. No oeste da África, a transmissão é maior durante a estação chuvosa, nos meses de julho a novembro.

Nas florestas tropicais, o vírus da febre amarela é mantido em um ciclo de transmissão envolvendo macacos e mosquitos que se reproduzem em buracos de árvores (*Haemagogus*, nas Américas Central e do Sul; complexo *Aedes africanus*, na África). Nas Américas, a maioria dos casos envolve turistas, campistas e homens que trabalham em áreas florestais e se expõem aos mosquitos infectados. Na África, o vírus enzoótico é prevalente na savana úmida e nas áreas de transição da savana, onde outros vetores de *Aedes*, que se reproduzem em buracos de árvores, transmitem o vírus entre macacos e humanos e entre humanos.

PATOGÊNESE

As alterações patológicas observadas no fígado incluem: (1) necrose coagulativa de hepatócitos na zona média do lóbulo hepático, com preservação de células em torno das áreas porta e veias centrais; (2) degeneração eosinofílica de hepatócitos **(corpúsculos de Councilman)**; (3) alteração gordurosa microvacuolar; e (4) inflamação mínima. Os rins apresentam necrose tubular aguda. No coração, observa-se degeneração das fibras miocárdicas e infiltração gordurosa. O cérebro pode mostrar edema e hemorragias petequiais. A lesão hepática direta pelo vírus resulta em comprometimento da capacidade de executar as funções de biossíntese e destoxificação. Este comprometimento é o evento patogênico central da febre amarela. Sugere-se que a hemorragia resulte da síntese diminuída de fatores de coagulação dependentes da vitamina K e, em alguns casos, da coagulação intravascular disseminada. No entanto, como a patogênese do choque em pacientes com febre amarela parece ser similar àquela descrita para a síndrome do choque da dengue e outras febres hemorrágicas virais, o dano viral às plaquetas e células endoteliais, com consequente liberação de fatores pró-hemorrágicos, pode ser o mecanismo central da hemorragia na febre amarela. Os índices de mortalidade e de doenças graves são mais baixos em negros suscetíveis da África Subsaariana do que em outros grupos raciais, sugerindo a existência de um gene de resistência.

A disfunção renal foi atribuída a fatores hemodinâmicos (insuficiência pré-renal progredindo para necrose tubular aguda).

MANIFESTAÇÕES CLÍNICAS

Na África, infecções não evidentes, abortivas ou clinicamente brandas são frequentes. Alguns estudos sugerem que as crianças desenvolvem uma doença mais branda do que os adultos. As infecções abortivas, caracterizadas por febre e cefaleia, podem não ser reconhecidas, a não ser durante as epidemias.

Em sua forma clássica, a febre amarela surge com o aparecimento súbito de febre, cefaleia, mialgia, dor lombossacral, anorexia, náuseas e vômitos. Os achados físicos encontrados durante a fase inicial da doença, quando o vírus está presente no sangue, incluem prostração, edema conjuntival, rubor facial e cervical, avermelhamento da língua na ponta e nas bordas e relativa bradicardia. Após 2 a 3 dias, pode haver um breve período de remissão que, em 6 a 24 horas, é seguida pelo reaparecimento de febre com vômitos, dor epigástrica, icterícia, desidratação, hemorragias gastrintestinais e de outros tipos, albuminúria, hipotensão, insuficiência renal, delírio, convulsões e coma. O paciente pode morrer após 7 a 10 dias, com uma taxa de fatalidade em casos graves próxima de 50%. Alguns pacientes que sobrevivem à fase aguda da doença posteriormente sucumbem à insuficiência renal ou ao dano miocárdico. Entre as anormalidades laboratoriais, estão a leucopenia, tempos prolongados de coagulação, protrombina e tromboplastina parcial ativada, trombocitopenia, hiperbilirrubinemia, elevação dos valores séricos de transaminase, albuminúria e azotemia. Pode haver hipoglicemia em casos graves. São descritas anormalidades de eletrocardiograma, como bradicardia e alterações de ST-T.

DIAGNÓSTICO

A suspeita de febre amarela deve ser considerada quando surgirem febre, cefaleia, vômitos, mialgia e icterícia em residentes de áreas enzoóticas ou em visitantes não imunizados que tenham viajado recentemente (dentro de 2 semanas antes do aparecimento dos sintomas) para áreas endêmicas. Existem semelhanças clínicas entre a febre amarela e a dengue hemorrágica. Ao contrário do aparecimento gradativo de hepatite viral aguda resultante da infecção pelos vírus da hepatite A, B, C, D ou E, a icterícia observada na febre amarela surge após 3 a 5 dias de elevação da temperatura e, muitas vezes, é acompanhada de prostração grave. A febre amarela branda é semelhante à dengue e não pode ser distinguida de uma ampla variedade de infecções distintas. Icterícia e febre podem ocorrer em qualquer uma das várias doenças tropicais, incluindo malária, hepatite viral, febre recorrente transmitida por piolho, leptospirose, febre tifoide, infecções por riquétsias, algumas infecções bacterianas sistêmicas, crise falciforme, febre do vale Rift, febre hemorrágica da Crimeia-Congo, entre outras febres hemorrágicas. Os surtos de febre amarela sempre incluem casos com hemorragia gastrintestinal grave.

O diagnóstico específico depende da detecção do vírus ou do antígeno viral em amostras de sangue de fase aguda ou por ensaios de anticorpos. O imunoensaio enzimático de imunoglobulina M é particularmente útil. As amostras de soro obtidas nos primeiros 1 a 10 dias subsequentes ao aparecimento dos sintomas devem ser mantidas no *freezer* a temperaturas ultrabaixas (−70°C) e enviadas em gelo seco para a realização de testes virais. Já as amostras obtidas na fase de convalescença para testes de anticorpo são manipuladas da maneira convencional. Na manipulação de amostras de sangue de fase aguda, a equipe médica deve tomar o cuidado de evitar a autocontaminação ou a contaminação uns dos outros na trilha de evacuação (pessoal do laboratório, entre outros). O diagnóstico no pós-morte é baseado no isolamento do vírus a partir do fígado ou do sangue, na identificação dos corpúsculos de Councilman no tecido hepático, ou na detecção de antígeno ou genoma viral no tecido hepático.

TRATAMENTO

Deve-se manter os pacientes com febre amarela em uma área livre de mosquitos, se necessário usando redes protetoras. Os pacientes são virêmicos durante a fase febril da doença. Embora não haja tratamento específico para a febre amarela, o tratamento médico é voltado para a manutenção do estado fisiológico com a adoção das seguintes medidas: (1) banho e paracetamol, para abaixar a temperatura alta, (2) vigorosa reposição de líquidos para as perdas resultantes de jejum, sede, vômito ou extravasamento de plasma, (3) correção do desequilíbrio ácido-base, (4) manutenção da ingesta nutricional para minimizar a gravidade da hipoglicemia e (5) evitação de fármacos que sejam metabolizados no fígado ou que sejam tóxicos para o fígado, rins ou sistema nervoso central.

COMPLICAÇÕES

As complicações da febre amarela aguda incluem hemorragia grave, insuficiência hepática e insuficiência renal aguda. O sangramento deve ser controlado com transfusão total de sangue ou plasma frescos com concentrado de plaquetas, se necessário. A insuficiência renal pode requerer diálise peritoneal ou hemodiálise.

PREVENÇÃO

A febre amarela 17D é uma vacina contendo vírus vivo atenuado, com longo registro de segurança e eficácia. É administrada como dose única de 0,5 mℓ, por via subcutânea, com antecedência mínima de 10 dias em relação à data de chegada em uma área endêmica de febre amarela. YF-VAX®, fabricada por Sanofi Pasteur, é licenciada para uso nos EUA. Com as exceções referidas adiante, os indivíduos que viajam para áreas endêmicas na América do Sul e na África devem ser considerados para vacinação, porém a duração da estadia, os locais exatos a serem visitados e a exposição ambiental ou ocupacional podem determinar o risco específico e a necessidade de vacinação. Indivíduos em viagem de países endêmicos para febre amarela a países receptivos (p. ex., da América do Sul ou África para a Índia) podem ser obrigados pelas autoridades nacionais a tomarem uma vacina contra a doença. Em geral, os países que exigem a imunização dos viajantes não emitem visto sem a apresentação de um certificado reconhecido. A vacinação é válida por 10 anos para viagens internacionais, embora a imunidade dure pelo menos 40 anos e, provavelmente, a vida inteira. Anticorpos do tipo imunoglobulina M circulam por anos após a administração da vacina contra febre amarela.

Desde 1996, há relatos de *doença viscerotrópica associada à vacina contra febre amarela*, com os receptores idosos da vacina apresentando risco aumentado e novos casos em indivíduos previamente submetidos a timectomias. A vacina contra febre amarela não deve ser administrada em indivíduos com imunodeficiências sintomáticas, que estejam tomando fármacos imunossupressores, com HIV ou com histórico de timectomia. Um estudo recente demonstrou que os indivíduos sob terapia de manutenção com corticosteroides podem ser vacinados com sucesso. Embora não haja comprovação de que a vacina seja prejudicial para fetos, sua administração durante a gestação não é recomendada. Em casos raros, o vírus contido na vacina pode ser transmitido via amamentação. Crianças muito novas apresentam pequeno risco de encefalite e morte após a imunização contra febre amarela com vacina 17D. Esta vacina não deve ser administrada a bebês com menos de 6 meses. A residência ou viagem para áreas com atividade comprovada ou prevista de febre amarela (p. ex., áreas florestais na bacia do Amazonas), que impõem alto risco ao indivíduo, justifica a imunização de bebês com 6 a 8 meses. A imunização de crianças com idade a partir de 9 meses é recomendada de forma rotineira antes da entrada em áreas endêmicas. Considerando o risco de desenvolvimento de febre amarela silvestre nos trópicos americanos e de febre amarela urbana ou silvestre na África, a imunização de indivíduos com mais de 60 anos deve ser ponderada. A vacinação deve ser evitada em indivíduos com histórico de alergia a ovos. Alternativamente, um teste cutâneo pode ser realizado para determinar se o indivíduo tem alguma alergia grave que possa impedir a vacinação.

A bibliografia está disponível no GEN-io.

Capítulo 297

Ebola e Outras Febres Hemorrágicas Virais

Scott B. Halstead

As febres hemorrágicas virais constituem um grupo fracamente definido de síndromes clínicas, em que as manifestações hemorrágicas são comuns ou especialmente notáveis na doença grave. Os agentes etiológicos e achados clínicos das síndromes diferem, mas a coagulopatia pode ser um achado patogenético comum.

ETIOLOGIA

Seis febres hemorrágicas virais são causadas por vírus transmitidos por artrópodes (arbovírus) (Tabela 297.1). Quatro são causadas por togavírus da família **Flaviviridae**: vírus da doença da floresta de Kyasanur, vírus da febre hemorrágica de Omsk, vírus da dengue (ver Capítulo 269) e vírus da febre amarela (ver Capítulo 270). Três são causadas por vírus da família **Bunyaviridae**: febre do Congo, febre de Hantaan e febre do vale Rift (RVF). Quatro são causadas por vírus da família **Arenaviridae**: febre de Junin, febre de Machupo, febre de Guanarito e febre Lassa. Duas são causadas por vírus da família **Filoviridae**: vírus Ebola e vírus Marburg, que são envelopados e contêm um filamento de RNA, às vezes ramificado, diferentemente de qualquer outro vírus conhecido.

EPIDEMIOLOGIA

Com algumas exceções, os vírus que causam febres hemorrágicas são transmitidos aos seres humanos por um vetor não humano. O ecossistema específico requerido para a sobrevida viral determina a distribuição geográfica da doença. Embora seja comum considerar que todas as febres hemorrágicas virais sejam transmitidas por artrópodes, sete delas podem ser contraídas pela contaminação ambiental causada por animais ou células animais, ou, ainda, a partir de seres humanos infectados (Tabela 297.1). Têm ocorrido infecções laboratoriais e hospitalares envolvendo muitos desses agentes. A febre Lassa e as febres hemorrágicas argentina e boliviana são supostamente mais brandas em crianças do que em adultos.

Febre hemorrágica da Crimeia-Congo

Na África, a infecção humana esporádica pelo vírus da febre hemorrágica da Crimeia-Congo propiciou o isolamento do vírus original. Focos naturais são reconhecidos na Bulgária, na Crimeia Ocidental e nas regiões de Rostov-on-Don e Astrakhan. A doença ocorre na Ásia Central, desde o Cazaquistão até o Paquistão. Casos-índice foram seguidos de transmissão nosocomial no Paquistão e no Afeganistão, em 1976; na Península Arábica, em 1983; e na África do Sul, em 1984. Na Federação Russa, os vetores são carrapatos das espécies *Hyalomma marginatum* e *Hyalomma anatolicum*, que, aliadas a lebres e aves, podem servir de reservatórios virais. A doença ocorre entre os meses de junho a setembro, principalmente entre fazendeiros e produtores de laticínios.

Tabela 297.1 Febres hemorrágicas virais.

MODO DE TRANSMISSÃO	DOENÇA	VÍRUS
Transmissão por carrapato	Febre hemorrágica (FH) da Crimeia-Congo* Doença da floresta Kyasanur FH Omsk	Congo Doença da floresta Kyasanur Omsk
Transmissão por mosquito†	FH da dengue Febre do vale Rift Febre amarela	Dengue (4 tipos) Febre do vale Rift Febre amarela
De animais ou materiais infectados para seres humanos	FH argentina FH boliviana Febre Lassa* Doença de Marburg* FH Ebola* FH com síndrome renal	Junin Machupo Lassa Marburg Ebola Hantaan

*Pacientes podem ser contagiosos; infecção nosocomial é comum. †O vírus chikungunya está infrequentemente associado a petéquias e epistaxe. Em alguns casos, manifestações hemorrágicas graves foram relatadas.

Doença da floresta Kyasanur

Casos humanos da doença da floresta Kyasanur envolvem principalmente adultos em uma área do estado de Mysore, na Índia. Os principais vetores são dois carrapatos de Ixodidae, *Haemaphysalis turturis* e *Haemaphysalis spinigera*. Macacos e roedores da floresta podem ser hospedeiros amplificadores. As infecções laboratoriais são comuns.

Febre hemorrágica de Omsk

A febre hemorrágica de Omsk ocorre ao longo de toda a região centro-sul da Rússia e norte da Romênia. Os vetores podem incluir *Dermacentor pictus* e *Dermacentor marginatus*, mas a transmissão direta a partir de toupeiras e ratos-almiscarados para seres humanos parece bem estabelecida. A doença humana segue um padrão primavera-verão-outono, paralelamente à atividade dos vetores. Esta infecção tem maior frequência em indivíduos submetidos à exposição ocupacional ao ar livre. As infecções laboratoriais são comuns.

Febre do vale Rift

O vírus causador da RVF é responsável pela epizootia envolvendo ovelhas, gado, búfalos, alguns antílopes e roedores, nas regiões norte, central, oriental e sul da África. O vírus é transmitido a animais domésticos por *Culex theileri* e várias espécies de *Aedes*. Os mosquitos podem atuar como reservatórios por transmissão transovariana. Em 1977-78, uma epizootia ocorrida no Egito foi acompanhada de milhares de infecções humanas, sobretudo entre veterinários, fazendeiros e trabalhadores rurais. Surtos menores ocorreram no Senegal, em 1987; Madagascar, em 1990; e Arábia Saudita e no Iêmen, em 2000-01. Os seres humanos são mais frequentemente infectados durante o abate ou retirada de pele de animais doentes ou mortos. A infecção laboratorial é comum.

Febre hemorrágica argentina

Antes da introdução da vacina, centenas a milhares de casos de febre hemorrágica argentina ocorriam anualmente, de abril a julho, na área produtora de milho a noroeste de Buenos Aires, que alcança a margem leste da província de Córdoba. O vírus Junin foi isolado de roedores *Mus musculus*, *Akodon arenicola* e *Calomys laucha*. Este vírus infecta trabalhadores migrantes que colhem milho e moram em abrigos contaminados por roedores.

Febre hemorrágica boliviana

A área endêmica reconhecida da febre hemorrágica boliviana consiste na província escassamente populada de Beni, na Amazônia boliviana. Casos esporádicos ocorrem em famílias de fazendeiros que cultivam milho, arroz, iúca e feijão. Na cidade de San Joaquin, uma perturbação no ecossistema de roedores domésticos pode ter levado a um surto de infecção domiciliar causada pelo vírus Machupo, transmitido por *Calomys callosus*, um roedor do campo comum, cronicamente infectado. As taxas de mortalidade são altas entre crianças pequenas.

Febre hemorrágica venezuelana

Em 1989, houve um surto de doença hemorrágica na comunidade rural de Guanarito, na Venezuela, a cerca de 322 km ao sul de Caracas. Subsequentemente, em 1990-1991, houve 104 casos relatados e 26 mortes causadas pelo vírus Guanarito. Os ratos-de-algodão (*Sigmodon alstoni*) e os ratos-da-cana (*Zygodontomys brevicauda*) foram implicados como prováveis reservatórios de febre hemorrágica venezuelana.

Febre Lassa

O vírus Lassa tem um potencial incomum de disseminação entre seres humanos, que resultou em muitas epidemias pequenas na Nigéria, em Serra Leoa e na Libéria. Em 2012, um surto de mais de mil casos de febre Lassa ocorreu na região leste-central da Nigéria. Na África e nos EUA, profissionais da área médica também contraíram a doença. Pacientes com febre Lassa aguda foram transportados em voos internacionais, necessitando de extensiva vigilância entre os passageiros e tripulantes. Provavelmente, o vírus é mantido na natureza por uma espécie de roedor peridoméstico africano, *Mastomys natalensis*. A transmissão de um roedor a outro e a infecção de seres humanos provavelmente operam via mecanismos estabelecidos para outros arenavírus.

Doença de Marburg

Anteriormente, a experiência mundial da infecção humana causada pelo vírus Marburg estava limitada a 26 casos primários e 5 casos secundários ocorridos na Alemanha e na Iugoslávia, em 1967, e a pequenos surtos ocorridos no Zimbábue, em 1975, no Quênia, em 1980 e 1988, e na África do Sul, em 1983. Entretanto, em 1999, um amplo surto ocorreu na República do Congo e, em 2005, outro surto ainda maior ocorreu na província de Uige, na Angola, com 252 casos e 227 mortes. Nos contextos laboratorial e clínico, a transmissão se dá por contato direto com tecidos do macaco-verde africano infectado com sêmen ou sangue humano. Foi demonstrado um reservatório em morcegos. Parece que o vírus é transmitido por contato estreito entre morcegos frugívoros e por contato de aerossóis dos morcegos com seres humanos.

Febre hemorrágica do Ebola

O vírus Ebola foi isolado em 1976, a partir de uma epidemia devastadora envolvendo pequenas vilas ao norte do Zaire e ao sul do Sudão. Subsequentemente, ocorreram surtos menores; a princípio, foram nosocomiais. A frequência de ataques é mais alta nas faixas etárias que vão do nascimento até 1 ano e em pessoas entre 15 e 50 anos. O vírus é da família Filovirus e está intimamente relacionado aos vírus do gênero Marburg. Epidemias de infecção ocorreram em Kikwit no Zaire, em 1995, seguidas de surtos dispersos em Uganda e nas regiões central e oeste da África. O vírus foi recuperado de chimpanzés e anticorpos foram encontrados em outros primatas sub-humanos que aparentemente adquirem a infecção a partir de um reservatório zoonótico em morcegos. Acredita-se que o reservatório natural de Ebola sejam os morcegos frugívoros. O vírus Reston, relacionado ao Ebola, foi recuperado de macacos e porcos filipinos e causou infecções subclínicas em humanos que trabalham em colônias de macacos nos EUA.

Em 2014, a África Ocidental experimentou o maior surto de doença pelo vírus Ebola (DVE) na história e a primeira transmissão em uma grande área urbana (Figura 297.1). Os países mais afetados foram Libéria, Serra Leoa e Guiné, com casos importados registrados em Nigéria, Mali e Senegal, bem como na Europa e nos EUA. O surto foi causado pelo vírus Ebola Zaire (espécies do vírus Ebola incluem Zaire, Sudão, Bundibugyo, Reston e Tai Forest), que tem uma taxa de mortalidade de aproximadamente 55 a 65%. Em 8 de maio de 2016, a Organização Mundial da Saúde (OMS) e os respectivos governos relataram um total de 28.616 casos suspeitos e 11.310 mortes (39,5%), embora a OMS acredite que isso subestime substancialmente a magnitude do surto. Até o fim de 2015, houve bastante diminuição. Em 2018, um surto ocorreu na República Democrática do Congo, afetando mais de 500 pessoas (entre 8 e 80 anos), com uma letalidade de aproximadamente 50% (Figura 297.2).

A DVE pode ocorrer após exposição a morcegos frugívoros ou carne silvestre, mas na maioria das vezes ocorre por exposição a fluidos corpóreos de indivíduos infectados (sangue, suor, saliva, vômito, diarreia e, menos frequentemente, leite humano ou sêmen) (Tabela 297.2). A infecção persistente após a recuperação da DVE aguda foi bem documentada, com partículas virais presentes em fluidos corporais, como o sêmen, por muitos meses, em sobreviventes aparentemente saudáveis. Uma vez que são sintomáticos, os pacientes são infecciosos, e o período de incubação é de 2 a 21 dias (média: 11 dias). A faixa etária na epidemia da África Ocidental foi ampla, mas a maioria dos pacientes tinha entre 15 e 44 anos.

Febre hemorrágica com síndrome renal

A área endêmica de febre hemorrágica com síndrome renal (FHSR), também conhecida como *febre hemorrágica epidêmica* e *febre hemorrágica coreana*, inclui Japão, Coreia, leste da Sibéria, norte e centro da China, Rússia europeia e asiática, Escandinávia, República Tcheca, Romênia, Bulgária, antiga Iugoslávia e Grécia. Embora a incidência e a gravidade das manifestações hemorrágicas e as taxas de mortalidade sejam menores na Europa do que no norte da Ásia, as lesões renais ocorrem com a mesma frequência. Na Escandinávia, a doença conhecida como **nefropatia epidêmica** é causada por um vírus distinto, porém antigenicamente relacionado, o vírus Puumala, associado ao roedor *Clethrionomys glareolus*. Os casos ocorrem de forma predominante na primavera e no verão. Parece não haver um fator etário associado à suscetibilidade. Contudo, devido aos perigos ocupacionais, homens jovens adultos são os mais frequentemente atacados. Pestes de roedores e evidências de infecção de roedores acompanham as ocorrências endêmicas e epidêmicas. O vírus Hantaan foi detectado no tecido pulmonar e nos excrementos de *Apodemus agrarius coreae*. Agentes antigenicamente relacionados foram detectados em ratos de laboratório

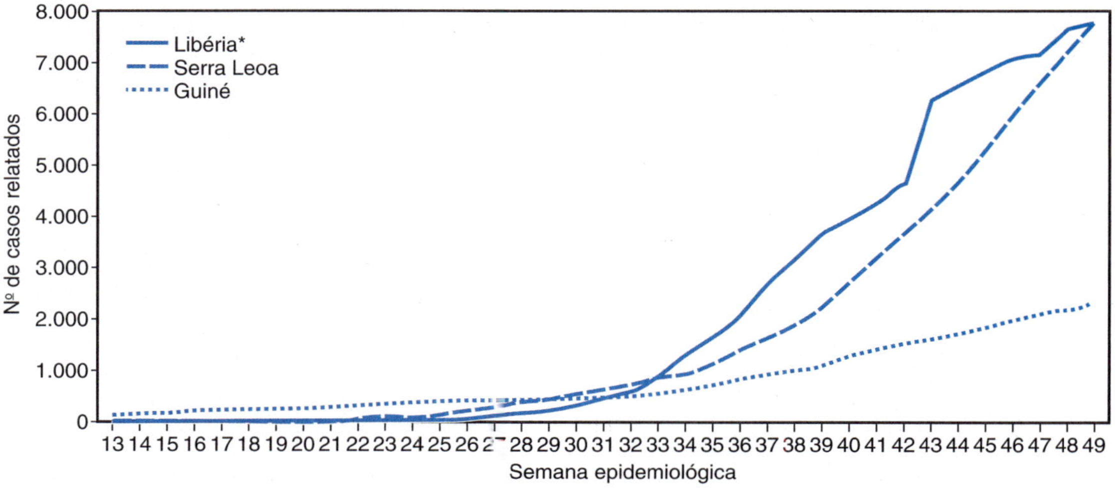

Figura 297.1 Número cumulativo de casos de doença pelo vírus Ebola relatados – três países, África Ocidental, 13/04/2016. Relatados em Serra Leoa (14.124 casos) e Libéria (10.678), seguidos por Guiné (3.814). (*Dados de números de casos e morte em Guiné, Libéria e Serra Leoa durante 2014-2016 no surto de Ebola da África Ocidental. Acessada em* https://www.cdc.gov/vhf/ebola/outbreaks/2014-west-africa/case-counts.html.)

Tabela 297.2 Recomendações clínicas para infecção pelo vírus Ebola.

RECOMENDAÇÃO	POPULAÇÃO	INTERVENÇÃO
1	Reidratação oral	Pacientes com suspeita, provável ou confirmada da doença do vírus Ebola
2	Administração parenteral de fluidos	Pacientes com suspeita, provável ou confirmada da doença do vírus Ebola que não conseguem beber ou que têm ingestão oral inadequada
3	Monitoramento sistemático e gráficos de sinais vitais e *status* de volume	Pacientes com suspeita, provável ou confirmada da doença do vírus Ebola
4	Bioquímica sérica	Pacientes com suspeita, provável ou confirmada da doença do vírus Ebola
5	Proporcionamento da equipe	Pacientes com suspeita, provável ou confirmada da doença do vírus Ebola
6	Comunicação com família e amigos	Pacientes com suspeita, provável ou confirmada da doença do vírus Ebola
7	Terapia analgésica	Pacientes com suspeita, provável ou confirmada da doença do vírus Ebola que estão com dor
8	Antibióticos	Pacientes com suspeita, provável ou confirmada da doença do vírus Ebola com alta gravidade

*Baseada na qualidade da evidência para o desfecho principal. Adaptada de Lamontagne F, Fowler RA, Adhikari NK *et al.*: Evidence-based guidelines for supportive care of patients with Ebola virus disease, Lancet 391:700-708, 2018, Table 2.

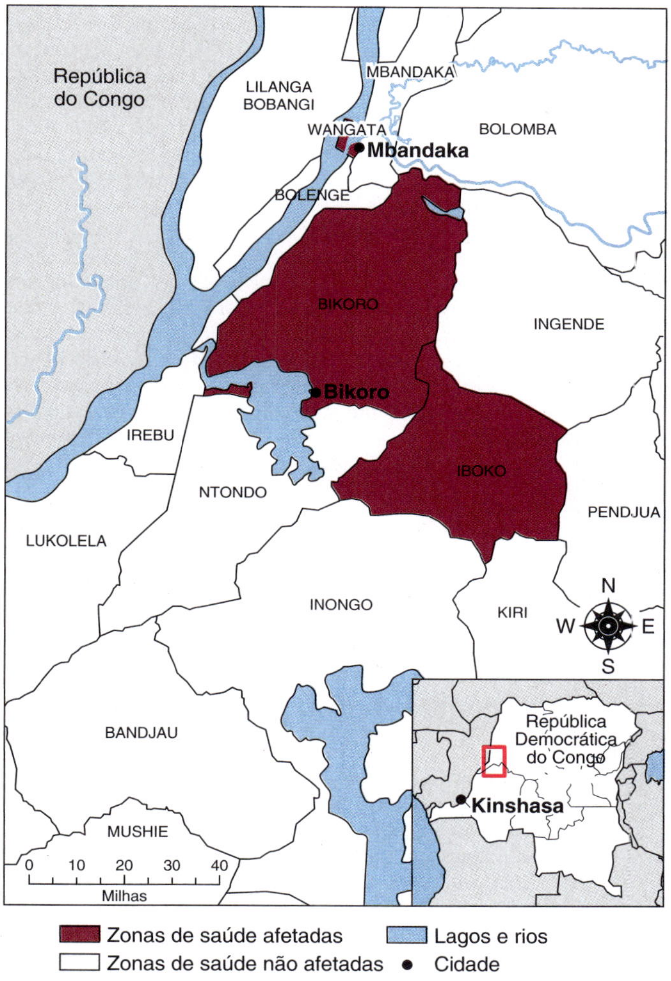

Figura 297.2 Mapa das zonas afetas pelo Ebola na República Democrática do Congo (RDC), 2018. (*Cortesia de Centers for Disease Control and Prevention, 2018. Acessada em* https://www.cdc.gov/vhf/ebola/outbreaks/drc/drc-map.html.)

e em populações de ratos urbanos em todo o mundo, entre os quais o vírus Prospect Hill no roedor selvagem *Microtus pennsylvanicus*, na América do Norte; e o vírus *sin nombre* em camundongos de cervo, no sul e no sudoeste dos EUA. Estes vírus são causadores da síndrome pulmonar por hantavírus (ver Capítulo 273). A transmissão entre roedores e entre roedores e seres humanos ocorre presumivelmente pela via respiratória.

MANIFESTAÇÕES CLÍNICAS

A febre da dengue hemorrágica (ver Capítulo 295) e a febre amarela (ver Capítulo 296) causam síndromes similares em crianças, nas áreas endêmicas.

Febre hemorrágica da Crimeia-Congo

O período de incubação de 3 a 12 dias é seguido de um período febril de 5 a 12 dias e convalescença prolongada. A doença surge de forma súbita com aparecimento de febre, cefaleia intensa, mialgia, dor abdominal, anorexia, náuseas e vômito. Após 1 a 2 dias, a febre pode desaparecer até o paciente apresentar rubor eritematoso na face ou no tronco e conjuntivas injetadas. Desenvolve-se então um segundo período febril de 2 a 6 dias, com enantema hemorrágico no palato mole e erupções cutâneas petequiais finas sobre o tórax e abdome. Menos frequentemente, há amplas áreas de púrpura e sangramento a partir de gengivas, nariz, intestinos, pulmões ou útero. Hematúria e proteinúria são raras. Durante o estágio hemorrágico, normalmente há taquicardia com diminuição dos sons cardíacos e hipotensão ocasional. Em geral, o fígado está aumentado, mas não há icterícia. Em casos prolongados, os sinais do sistema nervoso central incluem delírio, sonolência e perda progressiva da consciência. No início da doença, há leucopenia com relativa linfocitose, trombocitopenia progressiva e aumento gradual da anemia. Na convalescença, pode haver perda da audição e da memória. A taxa de mortalidade é 2 a 50%.

Doença da floresta Kyasanur e febre hemorrágica de Omsk

Após um período de incubação de 3 a 8 dias, tanto a doença da floresta Kyasanur como a febre hemorrágica de Omsk começam com o aparecimento repentino de febre e cefaleia. A doença da floresta Kyasanur é caracterizada por mialgia grave, prostração e envolvimento bronquiolar, manifestando-se frequentemente na ausência de hemorragia e, às vezes, com sangramento gastrintestinal intenso. Na febre hemorrágica de Omsk, há epistaxe moderada, hematêmese e enantema hemorrágico, mas sem hemorragia profusa. É comum haver broncopneumonia, vasodilatação, aumento da permeabilidade vascular, hemorragias gastrintestinais e hemorragias petequiais subserosas e intersticiais. A doença da floresta Kyasanur pode ser agravada pela degeneração aguda dos túbulos renais e dano hepático focal. Em muitos pacientes, a doença febril recorrente pode se seguir a um período afebril de 7 a 15 dias. Esta segunda fase assume a forma de meningoencefalite.

Febre do vale Rift

A maioria das infecções pelo vírus RVF ocorreu em adultos com sinais e sintomas semelhantes aos da febre da dengue (ver Capítulo 295). O início da doença é agudo, com febre, cefaleia, prostração, mialgia, anorexia, náuseas, vômito, conjuntivite e linfadenopatia. A febre dura de 3 a 6 dias e costuma ser bifásica. A convalescença frequentemente é prolongada. No surto de 1977-78, muitos pacientes morreram após apresentarem sinais incluindo púrpura, epistaxe, hematêmese e melena. A infecção pelo vírus RVF afeta a úvea e a coriorretina posterior. Há também cicatrização macular, obstrução vascular e atrofia óptica, resultando em perda visual permanente em uma alta proporção de pacientes com infecção leve a grave por RVF. Na necropsia, observa-se extensiva degeneração eosinofílica das células parenquimais do fígado.

Febre Lassa e febres hemorrágicas argentina, venezuelana e boliviana

O período de incubação das febres hemorrágicas argentina, venezuelana e boliviana e da febre Lassa costuma ser de 7 a 14 dias. A doença aguda dura de 2 a 4 semanas. As doenças clínicas variam desde febre indiferenciada à doença grave característica. De forma mais frequente, a **febre Lassa** é clinicamente grave em indivíduos brancos. O aparecimento costuma ser gradual, com febre crescente, cefaleia, mialgia difusa e anorexia (Tabela 297.3). Durante a primeira semana, os sinais frequentemente incluem dor de garganta, disfagia, tosse, úlceras orofaríngeas, náuseas, vômito, diarreia e dores no tórax e no abdome. A dor torácica pleurítica pode persistir por 2 a 3 semanas. Nas febres hemorrágicas argentina e boliviana, e menos frequentemente na febre Lassa, surge um enantema petequial sobre o palato mole em 3 a 5 dias após o aparecimento da condição e, quase ao mesmo tempo, também sobre o tronco. O teste do torniquete pode resultar positivo. O curso clínico da febre hemorrágica venezuelana ainda não está bem descrito.

Em 35 a 50% dos pacientes, essas doenças podem se tornar graves, com temperatura elevada persistente, toxicidade crescente, edema de face e pescoço, hematúria microscópica e hemorragias francas a partir do estômago, intestinos, nariz, gengiva e útero. Uma síndrome de **choque hipovolêmico** é acompanhada de derrame pleural e insuficiência renal. Pode haver **insuficiência respiratória** resultante de obstrução das vias respiratórias, derrame pleural ou insuficiência cardíaca congestiva. Um total de 10 a 20% dos pacientes apresentam envolvimento neurológico tardio, caracterizado por tremor intencional da língua e anormalidades da fala associadas. Em casos graves, pode haver tremor intencional de membros, convulsões e delírio. O líquido cerebrospinal é normal. Na febre Lassa, há surdez neurossensorial no início da convalescença em 25% dos casos. A convalescença prolongada é acompanhada de alopecia e, nas febres hemorrágicas argentina e boliviana, por sinais de labilidade do sistema nervoso autônomo, como hipotensão postural, rubor espontâneo ou descoramento da pele e diaforese intermitente.

Os **exames laboratoriais** revelam leucopenia acentuada, trombocitopenia leve a moderada, proteinúria e, na febre hemorrágica argentina, anormalidades moderadas de coagulação sanguínea, diminuição do fibrinogênio, aumento dos produtos de quebra de fibrinogênio e níveis séricos elevados de transaminases. Há necrose focal eosinofílica, muitas vezes extensiva, do parênquima hepático, além de pneumonite intersticial focal, necrose focal dos túbulos distais e coletores e substituição parcial

Tabela 297.3 Estágios clínicos da febre Lassa.

ESTÁGIO	SINTOMAS
1 (dias 1 a 3)	Enfraquecimento e mal-estar geral. Febre alta (> 39°C), constantemente com picos de 40 a 41°C
2 (dias 4 a 7)	Dor de garganta (com placas esbranquiçadas exsudativas) muito comum; cefaleia; dores na coluna dorsal, no tórax, nas laterais e no abdome; conjuntivite; náuseas e vômito; diarreia; tosse produtiva; proteinúria; baixa pressão arterial (sistólica < 100 mmHg); anemia
3 (após 7 dias)	Edema facial; convulsões; sangramento de mucosa (boca, nariz, olhos); sangramento interno; confusão ou desorientação
4 (após 14 dias)	Coma e morte

De Richmond JK, Baglole DJ: Lassa fever: epidemiology, clinical features, and social consequences, BMJ 327: 1271–1275, 2003.

dos folículos esplênicos por material eosinofílico amorfo. Em geral, há sangramento por diapedese com pouca reação inflamatória. A taxa de mortalidade é de 10 a 40%.

Doença de Marburg e febre hemorrágica Ebola

Após um período de incubação de 4 a 7 dias, a doença surge de forma abrupta, com cefaleia frontal grave, mal-estar, sonolência, mialgia lombar, vômito, náuseas e diarreia. Uma erupção **maculopapular** tem início após 5 a 7 dias, sobre o tronco e membros superiores. Esta erupção se torna generalizada e muitas vezes hemorrágica, com esfoliação durante a convalescença. O exantema é acompanhado de um enantema vermelho-escuro sobre o palato duro, conjuntivite e edema escrotal ou labial. Conforme a gravidade da doença aumenta, há hemorragia gastrintestinal. Tardiamente, no curso da doença, o paciente pode se tornar emocionalmente deprimido, apresentando hiperalgesia acentuada a estímulos táteis. Em casos fatais, os pacientes se tornam hipotensos, agitados e confusos, entrando em coma. Pacientes convalescentes podem apresentar alopecia e ter parestesias de dorso e tronco. Há leucopenia acentuada com necrose de granulócitos. A disfunção de sangramento e coagulação e trombocitopenia é universal e está correlacionada à gravidade da doença. Há anormalidades moderadas de concentração de proteínas de coagulação e elevações dos níveis séricos de transaminases e amilase. Gestantes e crianças pequenas apresentam alto risco de doença grave com desfecho fatal. A taxa de mortalidade da doença de Marburg é de 25 a 85%, enquanto a taxa de mortalidade da febre hemorrágica Ebola é de 50 a 90%. Altas cargas virais em amostras de sangue de fase aguda exprimem um prognóstico desfavorável. O RNA viral persiste nos tecidos muito tempo após o desaparecimento dos sintomas, e o vírus foi excretado no sêmen mais de 1 ano após a recuperação.

As manifestações da DVE podem ocorrer em estágios, mas a maioria das DVE começa com o início súbito da febre, acompanhada de fadiga, fraqueza, mialgias, dor de cabeça e dor de garganta. Isto é seguido por envolvimento gastrintestinal, incluindo anorexia, náuseas, dor abdominal, vômito e diarreia. A hemorragia (definida por qualquer evidência de sangramento) é vista em mais de 50% dos casos em uma fase tardia grave, geralmente acompanhada por extravasamento vascular, falência de múltiplos órgãos e morte. Aqueles que sobrevivem melhoram aproximadamente em torno do sexto ao décimo primeiro dia de sintomas. Uma recidiva tardia, produzindo meningoencefalite, foi descrita.

Febre hemorrágica com síndrome renal

Na maioria dos casos, a FHSR é caracterizada por febre, petéquias, fenômenos hemorrágicos leves e proteinúria branda, seguida de recuperação relativamente sem complicação. Em 20% dos casos reconhecidos, a doença pode progredir ao longo de quatro fases distintas. A fase febril é inaugurada com febre, mal-estar e rubor na face e no tronco. Sua duração é de 3 a 8 dias e, ao terminar, há trombocitopenia, petéquias e proteinúria. A fase hipotensiva, de 1 a 3 dias, se segue à defervescência. A perda de líquido a partir do compartimento intravascular pode resultar em hemoconcentração acentuada. A proteinúria e as equimoses aumentam. A fase oligúrica, em geral com duração de 3 a 5 dias, é caracterizada por oligúria, proteinúria, elevação de escórias nitrogenadas, náuseas, vômito e desidratação. Confusão, agitação extrema e hipertensão são comuns. A fase diurética, que pode durar dias ou semanas, geralmente inicia a melhora clínica. Os rins apresentam baixa capacidade de concentração e a rápida perda de líquidos pode resultar em desidratação grave e choque. A depleção de sódio e potássio pode ser grave. Os casos fatais se manifestam com edema abundante rico em proteína e necrose hemorrágica da medula renal e a taxa de mortalidade é de 5 a 10%.

DIAGNÓSTICO

O diagnóstico destas febres hemorrágicas virais depende de um alto índice de suspeita em áreas endêmicas. Nas áreas não endêmicas, históricos de viagem e exposição laboratorial recentes ou exposição a um caso anterior devem levantar suspeita de febre hemorrágica viral.

Em todas as febres hemorrágicas virais, o agente viral circula no sangue, pelo menos de forma transiente, durante o estágio febril inicial. Os togavírus e os buniavírus podem ser recuperados a partir de amostras de soro de fase aguda, por inoculação em cultura de tecido ou em mosquitos vivos. Os vírus causadores das febres hemorrágicas argentina, boliviana e venezuelana podem ser isolados a partir do sangue de fase aguda ou de lavados de orofaringe, por inoculação intracerebral em porquinhos-da-índia, filhotes de *hamster* ou filhotes de camundongo. O vírus Lassa pode ser isolado do sangue de fase aguda ou de lavados de orofaringe por inoculação em culturas de tecido. Para a doença de Marburg e febre hemorrágica Ebola, lavados de orofaringe de fase aguda, sangue e urina podem ser inoculados em cultura de tecido, porquinhos-da-índia ou macacos. Os vírus são prontamente identificados por microscopia eletrônica, com uma estrutura filamentosa que os diferencia de todos os outros agentes conhecidos. Anticorpos específicos fixadores de complemento e imunofluorescentes surgem durante a convalescença. Por inoculação em cultura de tecido, o vírus da FHSR é recuperado do soro de fase aguda ou da urina. Vários testes de anticorpo empregando subunidades virais estão sendo disponibilizados. O diagnóstico sorológico depende da demonstração da soroconversão ou de um aumento mínimo de 4 vezes do título de anticorpos imunoglobulina G em amostras de soro agudo e convalescente coletadas com um intervalo de 3 a 4 semanas. O RNA viral também pode ser detectado no sangue ou em tecidos, por meio da análise de reação em cadeia da polimerase com transcriptase reversa.

O diagnóstico de DVE é confirmado por ensaio imunoabsorvente ligado à enzima da imunoglobulina M e por reação em cadeia da polimerase (que pode precisar ser repetida se inicialmente negativa). Os critérios para auxiliar no diagnóstico de DVE incluem temperatura > 38,6°C mais sintomas; contato com um paciente afetado, os fluidos corporais do paciente ou no funeral; residir ou viajar para uma região endêmica; ou um histórico de manipulação de morcegos, roedores ou primatas de uma área endêmica.

A manipulação de sangue e outras amostras biológicas é arriscada e deve ser realizada por funcionários especialmente treinados. Amostras de sangue e necropsia devem ser colocadas em frascos de metal firmemente vedados, embrulhados com material absorvente e colocados no interior de um saco plástico que, então, será vedado e enviado em gelo seco para laboratórios com instalações de nível 4 de biossegurança. Até mesmo os exames de rotina hematológicos e bioquímicos devem ser realizados com cautela extrema.

Diagnóstico diferencial

Os casos brandos de febre hemorrágica podem ser confundidos com quase qualquer infecção viral ou bacteriana sistêmica autolimitada. Os casos mais graves podem sugerir febre tifoide; tifo epidêmico, murino ou rural; leptospirose; ou febre maculosa por riquétsia, que são condições para as quais há agentes quimioterápicos disponíveis. Muitos destes distúrbios podem ser adquiridos em locais geográficos ou ecológicos endêmicos para uma febre hemorrágica viral.

O diagnóstico diferencial da DVE inclui malária, febre tifoide, febre de Lassa, infecção por vírus influenza e meningococemia.

TRATAMENTO

A ribavirina administrada por via intravenosa é efetiva para diminuir as taxas de mortalidade na febre Lassa e na FHSR. Nos EUA, informações e recomendações adicionais sobre tratamento, medidas de controle, diagnóstico e coleta de amostras de risco biológico podem ser obtidas junto aos Centers for Disease Control and Prevention, National Center for Infectious Diseases, Viral Special Pathogens Branch, Atlanta, Georgia 30333 (470-312-0094).

O princípio terapêutico envolvido em todas essas doenças, em especial na FHSR, é a reversão da desidratação, da hemoconcentração, da insuficiência renal e das perdas de proteína, dos eletrólitos ou do sangue (Tabela 297.2). A contribuição da coagulopatia intravascular disseminada para as manifestações hemorrágicas é desconhecida e o tratamento da hemorragia deve ser individualizado. As transfusões de sangue fresco e de plaquetas são realizadas com frequência. Resultados satisfatórios foram relatados em alguns casos, após a administração de concentrados de fator de coagulação. A eficácia dos corticosteroides, ácido ε-aminocaproico, aminas precursoras e agentes bloqueadores alfa-adrenérgicos não foi estabelecida. Os sedativos devem ser selecionados quanto à possibilidade de dano renal ou hepático. O tratamento bem-sucedido da FHSR pode requerer diálise renal.

As transfusões de sangue total de doadores imunes ao vírus Ebola e a administração de anticorpos monoclonais contra o Ebola demonstraram ser eficazes na redução das taxas de casos fatais.

Pacientes com suspeita de febre Lassa, febre Ebola, febre Marburg ou febre hemorrágica da Crimeia-Congo devem ser transferidos para quarto particular e as medidas preventivas padrão anticontato e antigotículas devem ser adotadas. Os cuidadores devem usar barreiras preventivas para evitar a exposição à pele ou a membranas mucosas. Todos os indivíduos que entrarem no quarto do paciente devem usar luvas, avental e protetores de rosto. Antes de sair do quarto do paciente, os cuidadores devem remover e descartar em segurança todo o equipamento de proteção, bem como limpar e desinfetar os calçados. Os protocolos requerem equipes de assistência clínica compostas por duas pessoas, um observador e um cuidador (ver *website* dos CDC: www.cdc.gov/vhf/ebola).

O tratamento da DVE geralmente requer unidade de terapia intensiva e tratamento da disfunção do sistema multiorgânico, incluindo correção de hipovolemia, hiponatremia, hipopotassemia, hipoalbuminemia, hipocalcemia e hipoxia, frequentemente com terapia de substituição renal e suporte ventilatório (Tabela 297.2). O soro convalescente e os anticorpos monoclonais foram utilizados em uma base experimental. O isolamento rigoroso e a proteção de barreira apropriada dos profissionais de saúde são obrigatórios. Várias vacinas demonstraram ser imunogênicas, e uma usada tardiamente na epidemia era protetora. Medidas de controle epidêmico, isolamento e quarentena têm sido usados para tentar diminuir a disseminação da epidemia na África Ocidental.

PREVENÇÃO

Uma vacina viva atenuada (Candid-I) para febre hemorrágica argentina (vírus Junin) é altamente eficaz. Foi relatada uma forma de vacina feita com cérebro murino inativado efetiva na prevenção da febre hemorrágica de Omsk. As vacinas contra RVF inativadas são amplamente usadas para proteger animais domésticos e funcionários de laboratório. A vacina contra FHSR inativada é licenciada para uso na Coreia, enquanto as vacinas contendo vírus morto ou vivo atenuado são amplamente usadas na China. Uma vacina glicoproteica de vetor vaccínia fornece proteção contra a febre de Lassa em macacos. Doses únicas do vírus de estomatite vesicular recombinante ou de vacinas de adenovírus tipo 3 contendo glicoproteínas de superfície dos vírus Ebola e Marburg têm mostrado proteger macacos contra o vírus Ebola e o vírus da doença Marburg. A vacina contra o Ebola, vetorizada por estomatite vesicular, mostrou-se eficaz na prevenção de casos em um teste de vacinação em anel na Guiné e foi amplamente utilizada no surto do Congo em 2018.

A prevenção das infecções transmitidas por mosquito e por carrapato inclui o uso de repelentes e de roupas justas que cubram totalmente os membros e exame cuidadoso da pele após a exposição, com remoção de quaisquer vetores encontrados. A doença transmitida a partir de um ambiente infectado por roedor pode ser prevenida por meio de métodos de controle de roedores. A eliminação do lixo e dos sítios de reprodução é uma ação particularmente bem-sucedida em áreas urbanas e suburbanas.

Os pacientes devem permanecer isolados até ficarem livres do vírus ou por 3 semanas após a doença. Urina, escarro, sangue, vestuário e roupas de cama do paciente devem ser desinfetados. Seringas e agulhas descartáveis devem ser usadas. O uso obrigatório imediato e rigoroso de cuidados de barreira pode salvar vidas. A taxa de mortalidade entre os profissionais médicos que contraem estas doenças é de 50%. Algumas infecções totalmente assintomáticas pelo vírus Ebola resultam em forte produção de anticorpos.

A bibliografia está disponível no GEN-io.

Capítulo 298
Vírus da Coriomeningite Linfocítica

Daniel J. Bonthius

O vírus da coriomeningite linfocítica (LCMV) é um prevalente patógeno humano e uma causa importante de meningite em crianças e adultos. Capaz de atravessar a placenta e infectar o feto, o LCMV também é a razão de defeitos neurológicos inatos e encefalopatia no recém-nascido.

ETIOLOGIA

O LCMV é membro da família Arenaviridae, cujos vírus são envelopados e contêm uma fita única de RNA de sentido negativo. O nome dos arenavírus deriva de *arenosus*, a palavra em latim para "areia", devido à fina granularidade observada junto ao vírion em cortes ultrafinos de microscopia eletrônica.

EPIDEMIOLOGIA

Assim como todos os arenavírus, o LCMV usa roedores como reservatório. O camundongo doméstico comum, *Mus musculus*, é tanto o hospedeiro natural como o reservatório primário do vírus, que é verticalmente transferido de uma geração de camundongos para a próxima via infecção intrauterina. *Hamsters* e cobaias também são reservatórios em potencial. Embora sejam pesadamente infectados por LCMV, os roedores que adquirem o vírus por via transplacentária muitas vezes permanecem assintomáticos porque a infecção congênita confere tolerância imunológica ao vírus. Ao longo de suas vidas, os roedores infectados liberam o vírus em amplas concentrações nas secreções nasais, na urina, nas fezes, na saliva e no leite.

Os seres humanos tipicamente adquirem LCMV por contato com fômites contaminados com vírus infecciosos ou por inalação de vírus aerossolizados. A maioria das infecções humanas ocorre durante o outono e o início do inverno, quando os camundongos entram nas habitações humanas. Os seres humanos também podem adquirir o vírus por transplante de órgão. A infecção congênita por LCMV ocorre quando uma mulher adquire infecção primária por LCMV durante a gravidez. O vírus passa para o feto através da placenta durante a viremia materna. O feto também pode adquirir o vírus durante a passagem pelo canal de parto, a partir da exposição a secreções vaginais infectadas. Exceto em casos de transplante de órgão e da transmissão vertical durante a gestação, não há relatos de casos de transmissão de LCMV entre seres humanos.

O LCMV é prevalente no ambiente, tem amplo alcance geográfico e infecta muitos seres humanos. O vírus é encontrado nas regiões temperadas do mundo e provavelmente ocorre em todos os lugares onde o gênero *Mus* foi introduzido (ou seja, todos os continentes, exceto a Antártica). Um estudo epidemiológico constatou que 9% dos camundongos domésticos estão infectados e há um agrupamento substancial em que a prevalência é maior. Testes sorológicos demonstram que cerca de 5% dos seres humanos adultos têm anticorpos contra o LCMV, indicando exposição prévia e infecção.

PATOGÊNESE

O LCMV é um vírus citolítico. Portanto, diferente de muitos patógenos do sistema nervoso que danificam diretamente o cérebro matando as células cerebrais do hospedeiro, patogênese do LCMV envolve outros mecanismos subjacentes. Em adição, os mecanismos patogênicos diferem nas infecções pós-natal (adquirida) e pré-natal (congênita). Uma diferença decisiva na patogênese dessas duas infecções está no fato de o vírus infectar o parênquima cerebral na infecção pré-natal, mas ficar restrito às meninges e ao plexo coroide nos casos pós-natais.

Na infecção pós-natal, o LCMV se replica a títulos altos no plexo coroide e nas meninges. O antígeno viral junto a esses tecidos se torna alvo de uma infiltração aguda de células mononucleares dirigida por linfócitos T CD8+. A presença de grande número de linfócitos junto às meninges e líquido cefalorraquidiano (LCR) leva aos sintomas de meningite que marcam a infecção adquirida por LCMV. Conforme os linfócitos depuram o vírus das meninges e do LCR, sua densidade declina e os sintomas de meningite se resolvem. Assim, os sintomas da infecção adquirida (pós-natal) por LCMV são imunomediados e resultam da presença de grande número de linfócitos.

Do mesmo modo, a infecção pré-natal inflama os tecidos que circundam o parênquima cerebral, acarretando alguns sinais de LCMV congênita. Particularmente, junto ao sistema ventricular, a infecção congênita por LCMV muitas vezes leva à inflamação ependimária, que pode bloquear o egresso do LCR no aqueduto cerebral e acarretar hidrocefalia. Entretanto, diferentemente dos casos pós-natais, a infecção pré-natal por LCMV inclui a infecção da substância cerebral, em vez de apenas as meninges ou o epêndima. Esta infecção do parênquima cerebral leva às alterações neuropatológicas substanciais que tipicamente acompanham a infecção congênita por LCMV. Em especial, o LCMV infecta os neuroblastos mitoticamente ativos, localizados em sítios periventriculares. Por um mecanismo desconhecido, a presença do vírus mata estas células paraventriculares, levando ao desenvolvimento de calcificações periventriculares que constituem uma das principais características radiográficas deste distúrbio. Junto ao cérebro fetal, a infecção por LCMV de neurônios e células gliais também interrompe a migração neuronal, levando a padrões girais anormais e interferindo na mitose neuronal, com consequente desenvolvimento de microcefalia e hipoplasia cerebelar.

MANIFESTAÇÕES CLÍNICAS

As manifestações clínicas da infecção por LCMV dependem da ocorrência pré- ou pós-natal da infecção. A infecção congênita por LCMV é singular, envolvendo tanto a infecção pós-natal da mulher grávida como a infecção pré-natal do feto.

Infecção pelo vírus da coriomeningite linfocítica adquirida (pós-natal)

A infecção por LCMV durante a vida pós-natal (infância ou fase adulta) consiste tipicamente em uma doença febril breve, da qual o paciente se recupera totalmente, e que possui duas fases clínicas. Na primeira fase, os sintomas são os de uma síndrome viral inespecífica e incluem febre, mialgia, mal-estar, náuseas, anorexia e vômitos. Esses sintomas geralmente são resolvidos após vários dias, mas são seguidos pela segunda fase, que consiste na doença do sistema nervoso central. Os sintomas da segunda fase são os de meningite asséptica, incluindo cefaleia, febre, rigidez na nuca, fotofobia e vômitos. O curso inteiro da doença bifásica tem duração típica de 1 a 3 semanas.

O espectro clínico da infecção por LCMV é amplo. Um terço das infecções pós-natais é assintomático. Alguns pacientes desenvolvem uma doença extraneural que vai além dos sintomas usuais e pode incluir orquite, pneumonite, miocardite, parotidite, dermatite, alopecia e faringite. Em outros, a doença neurológica pode ser consideravelmente mais grave do que o habitual e incluir mielite transversa, síndrome de Guillain-Barré, hidrocefalia e encefalite. A recuperação a partir da infecção adquirida por LCMV geralmente é total, mas há ocasionais fatalidades.

As infecções por LCMV via transplante de órgão sólido sempre induzem à doença grave. Várias semanas após o transplante, os receptores de órgãos infectados desenvolvem febre, leucopenia e letargia. Depois da manifestação destes sintomas inespecíficos, o curso da doença evolui rápido para falência de múltiplos órgãos e choque. Estes casos são quase sempre fatais.

Infecção pelo vírus da coriomeningite linfocítica congênita

A infecção por LCMV durante a gravidez pode matar o feto e induzir aborto espontâneo. Entre os fetos sobreviventes, as duas características clínicas principais da infecção congênita por LCMV são o comprometimento da visão e a disfunção cerebral.

O comprometimento da visão na infecção congênita por LCMV resulta de **coriorretinite** com a formação de cicatrizes. A cicatrização geralmente é bilateral e sua localização mais comum é a periferia da retina, mas também há envolvimento da mácula.

Embora as lesões de retina decorrentes dessa infecção muitas vezes sejam graves, são os efeitos *cerebrais* que causam maior incapacitação. A infecção pré-natal por LCMV comumente induz macro ou microcefalia. A **macrocefalia** que se segue à infecção por LCMV é quase invariavelmente causada por hidrocefalia não comunicante, que tem origem a partir da inflamação no sistema ventricular. A **microcefalia** resulta da falha no crescimento cerebral induzida pelo vírus. Além das perturbações de tamanho da cabeça, as calcificações perivasculares também são características cardinais da infecção congênita por LCMV.

Embora a hidrocefalia, a microcefalia e as calcificações periventriculares sejam de longe as anormalidades observadas com maior frequência no cérebro na infecção congênita por LCMV, outras formas de neuropatologia, isoladas ou combinadas, também são possíveis. Estas incluem cistos periventriculares, cistos porencefálicos, encefalomalacia, calcificações intraparenquimatosas, hipoplasia cerebelar e perturbações migratórias neuronais.

Bebês com infecção congênita por LCMV apresentam caracteristicamente evidência de disfunção cerebral no período neonatal. Os sinais mais comuns são letargia, convulsões, irritabilidade e agitação.

Junto ao feto, o LCMV mostra tropismo específico pelo cérebro. Assim, diferentemente do que ocorre em muitas infecções congênitas, o LCMV não induz manifestações sistêmicas. O peso ao nascimento é tipicamente apropriado para a idade gestacional. As erupções cutâneas e a trombocitopenia, comuns em diversas infecções congênitas proeminentes, são incomuns na infecção congênita por LCMV. A hepatoesplenomegalia raramente é observada e, em geral, os níveis séricos de enzimas hepáticas permanecem normais. Os déficits auditivos são incomuns.

ACHADOS LABORATORIAIS

Na infecção adquirida (pós-natal) por LCMV, a principal anormalidade laboratorial, a pleiocitose do LCR, ocorre durante a segunda fase (sistema nervoso central) da doença. O LCR contém tipicamente de centenas a milhares de leucócitos, quase todos linfócitos. Entretanto, também pode ocorrer eosinofilia no LCR. Elevações discretas da concentração de proteínas no LCR e hipoglicorraquia são comuns.

Na infecção congênita por LCMV, os achados laboratoriais encontrados no recém-nascido dependerão de o bebê ainda estar ou não infectado. Se o bebê continuar abrigando a infecção, então o exame do LCR pode revelar uma pleiocitose linfocítica. Diferentemente de muitas infecções congênitas, o LCMV normalmente não induz a elevação das enzimas hepáticas, trombocitopenia ou anemia. Em muitos casos, o teste mais confiavelmente anormal é a tomografia computadorizada (TC) de crânio, que revela uma combinação de microcefalia, hidrocefalia e calcificações periventriculares (Figura 298.1).

DIAGNÓSTICO E DIAGNÓSTICO DIFERENCIAL

As infecções agudas por LCMV podem ser diagnosticadas isolando o vírus do LCR. A reação em cadeia da polimerase também tem sido usada para detectar RNA de LCMV em pacientes com infecções ativas. Entretanto, no momento do nascimento, um bebê infectado por LCMV no pré-natal pode não mais abrigar o vírus. Dessa forma, a infecção congênita por LCMV é mais comumente diagnosticada por testes sorológicos. O teste de imunofluorescência de anticorpos detecta as imunoglobulinas (Ig) M e G, apresentando maior sensibilidade do que o método de fixação do complemento, mais amplamente disponível. O teste de imunofluorescência de anticorpos é comercializado, e sua especificidade e sensibilidade o tornam aceitável como ferramenta diagnóstica. Um teste mais sensível para detecção da infecção congênita por LCMV é o ensaio imunossorvente ligado à enzima, que mede os títulos de IgG e IgM anti-LCMV, realizado nos EUA pelos Centers for Disease Control and Prevention (CDC).

No caso da infecção adquirida (pós-natal) por LCMV, os principais itens do diagnóstico diferencial são os outros agentes infecciosos capazes de induzir meningite. Estes incluem bactérias, fungos, vírus e mais algumas formas de patógenos. As causas virais comuns de meningite são os enterovírus, incluindo os vírus Coxsackie e ecovírus, bem como os arbovírus, incluindo os vírus da encefalite La Crosse e da encefalite equina. Em oposição ao LCMV, que é mais comum no inverno, os enterovírus e arbovírus são adquiridos com maior frequência no verão e no início do outono.

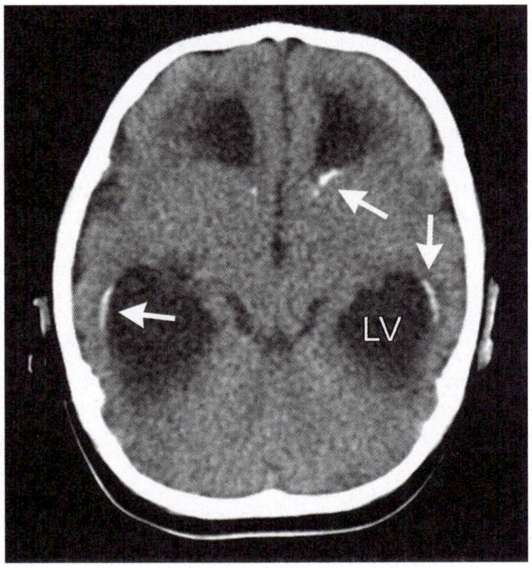

Figura 298.1 TC de crânio de um bebê de 2 meses com microcefalia, infectado pelo vírus da coriomeningite linfocítica congênita. A imagem mostra ampliação dos ventrículos laterais (*LV*) e calcificações periventriculares (*setas*).

Os principais itens do diagnóstico diferencial da infecção congênita por LCMV são outros patógenos infecciosos que conseguem atravessar a placenta e danificar o feto em desenvolvimento. Esses agentes infecciosos estão reunidos no acrônimo TORCHS, incluindo *Toxoplasma gondii*, vírus da rubéola, citomegalovírus, herpes-vírus simples e sífilis. A toxoplasmose, a infecção pelo vírus zika e a infecção por citomegalovírus são particularmente difíceis de diferenciar da infecção por LCMV, porque esses três agentes infecciosos podem produzir microcefalia, aumento das calcificações cerebrais e coriorretinite. Embora os indícios clínicos possam ajudar a distinguir uma infecção congênita da outra, a identificação definitiva do agente infeccioso causal em geral requer dados laboratoriais, incluindo culturas e exames sorológicos.

COMPLICAÇÕES

As complicações observadas em crianças com infecção congênita por LCMV são inespecíficas e incluem os problemas médicos que comumente surgem em cenários envolvendo derivações ventriculoperitoneais, distúrbios convulsivos graves e encefalopatia não progressiva. Estas complicações incluem infecção ou falha da válvula, pneumonia por aspiração, lesões por quedas e contraturas articulares.

TRATAMENTO

Não existe tratamento específico para a infecção por LCMV, seja adquirida ou congênita. Uma terapia antiviral efetiva ainda não foi desenvolvida. A ribavarina é ativa contra o LCMV e outros arenavírus *in vitro*, mas sua utilidade *in vivo* não tem comprovação. A terapia imunossupressora, quando presente, deve ser reduzida.

Tratamento de suporte

Crianças com hidrocefalia decorrente da infecção congênita por LCMV muitas vezes requerem colocação de derivações ventriculoperitoneais no início da infância. As convulsões frequentemente surgem durante o início da vida pós-natal, são difíceis de controlar e exigem administração de múltiplas medicações antiepilépticas. O retardo mental induzido pela infecção congênita por LCMV costuma ser profundo. Na maioria dos casos, as crianças afetadas devem ser encaminhadas para intervenção educacional no início da vida. A espasticidade que acompanha a infecção costuma ser grave e, embora a fisioterapia possa ajudar a manter a amplitude de movimento e minimizar os espasmos dolorosos e as contraturas, a implantação de uma bomba de baclofeno costuma ser útil.

PROGNÓSTICO

A maioria dos pacientes com infecção por LCMV adquirida (pós-natal) apresenta recuperação total, sem sequelas permanentes. Em casos raros, essas infecções induzem hidrocefalia e requerem desvio. Em casos ainda mais raros, a infecção por LCMV pós-natal é fatal.

Em contraste com o resultado benigno usual das infecções pós-natais, as infecções pré-natais tipicamente levam à incapacitação grave e permanente. Em crianças com infecção congênita por LCMV, a função cerebral quase sempre é comprometida e há presença invariável de coriorretinite. Retardo mental, paralisia cerebral, ataxia, epilepsia e cegueira são sequelas neurológicas comuns. No entanto, crianças com infecção congênita por LCMV apresentam resultados diversos. Todas as crianças com microcefalia combinada a calcificações periventriculares apresentam comprometimento neurológico profundo. Cegueira, epilepsia refratária, quadriparesia espástica e retardo mental são típicos deste grupo. Entretanto, outras crianças com infecção congênita por LCMV na ausência de microcefalia combinada a calcificações periventriculares muitas vezes alcançam resultados mais favoráveis, com comprometimentos motor, mental e visual menos graves. Crianças com hipoplasia cerebelar isolada podem ser atáxicas, mas somente apresentam perda visual e retardo mental leve a moderado.

PREVENÇÃO

Não existe vacina para prevenção da infecção por LCMV. Entretanto, é possível adotar medidas para diminuir o risco de infecção. Como os roedores, em especial os camundongos, são o principal reservatório de LCMV, as pessoas podem diminuir seu risco de contrair o vírus minimizando a exposição às secreções e excreções dos camundongos. O modo mais efetivo de conseguir isto é eliminar a presença de camundongos nas habitações. A infecção congênita por LCMV somente ocorre se a mulher contrair a infecção primária durante a gravidez. Portanto, gestantes devem ser especialmente cautelosas para evitar o contato ou a coabitação com camundongos, evitando também contato com roedores de estimação, sobretudo camundongos e *hamsters*. Estes fatos devem ser enfatizados durante as consultas de pré-natal.

A aquisição do LCMV por transplante de órgão sólido representa um risco substancial aos receptores. Doadores prospectivos com meningite ou encefalite por LCMV impõem um claro risco de transmissão de infecção fatal aos receptores. Os profissionais de saúde, centros de transplantes e organizações de aquisição de órgãos devem estar cientes dos riscos impostos pelo LCMV, considerando a possível presença do vírus em todo doador em potencial que apresente sinais de meningite asséptica sem identificação do agente infeccioso. Os riscos e benefícios associados ao oferecimento e recepção de órgãos de doadores com possível infecção por LCMV devem ser cuidadosamente considerados.

A bibliografia está disponível no GEN-io.

Capítulo 299
Síndrome Pulmonar por Hantavírus

Scott B. Halstead

A síndrome pulmonar por hantavírus (SPH) é causada por diversos hantavírus estreitamente relacionados que foram identificados no oeste dos dos EUA, com casos esporádicos relatados no leste daquele país (Figura 299.1) e no Canadá, além de focos importantes da doença em vários países da América do Sul. A SPH é caracterizada por um pródromo febril seguido de aparecimento rápido de edema pulmonar não cardiogênico e hipotensão ou choque. Casos esporádicos nos EUA causados por vírus relacionados podem se manifestar por comprometimento renal. Casos na Argentina e no Chile às vezes incluem

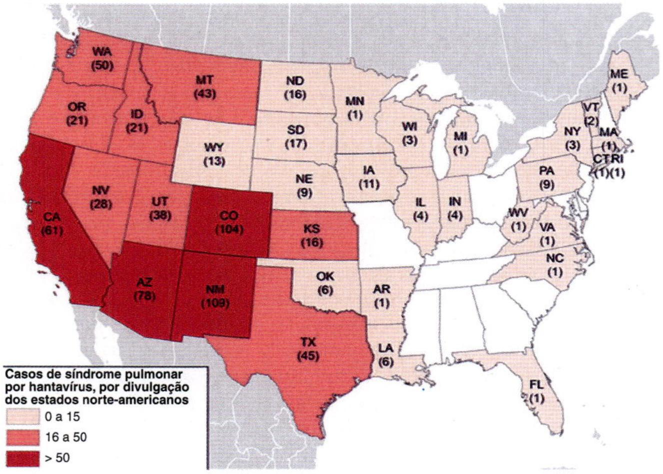

Figura 299.1 Número total de casos confirmados de síndrome pulmonar por hantavírus, de acordo com divulgação dos estados, EUA, 1993-2016. N = 728 a partir de janeiro de 2017. (*De Viral Special Pathogens Branch, Centers for Disease Control and Prevention. Disponível em:* http://www.cdc.gov/hantavirus/surveillance/reporting-state.html.)

hemorragia gastrintestinal grave. A transmissão nosocomial foi documentada somente nessa região geográfica.

ETIOLOGIA

Os hantavírus constituem um gênero da família Bunyaviridae, que são vírus que contêm envelope lipídico com genoma de RNA de sentido negativo, composto de três segmentos exclusivos. Entre os diversos vírus patogênicos reconhecidos nesse gênero estão: vírus Hantaan, causador da forma mais grave da febre hemorrágica com síndrome renal (FHSR) observada primariamente na Ásia continental (Capítulo 297); vírus Dobrava, causador da forma mais grave da FHSR encontrada primariamente nos Bálcãs; vírus Puumala, causador de uma forma mais branda de FHSR, com alta proporção de infecções subclínicas e prevalência no norte da Europa; e vírus Seoul, que causa FHSR moderada e é transmitido em predominância na Ásia, por ratos urbanos, ou em nível mundial, por ratos de laboratório. Não há comprovação de que o vírus Prospect Hill, um hantavírus amplamente disseminado entre as ratazanas dos prados nos EUA, seja causador de doença humana. Há um número crescente de relatos de caso de hantavírus europeus causadores de SPH.

A SPH está associada com o vírus *sin nombre*, isolado de camundongos de pata branca, *Peromyscus maniculatus*, no Novo México. Diversos agentes similares à SPH isolados no hemisfério americano até o presente pertencem a um único grupo genético de hantavírus e estão associados aos roedores da família Muridae, subfamília Sigmodontinae. Essas espécies de roedores são restritas às Américas, sugerindo que a SPH possa ser uma doença do hemisfério ocidental.

EPIDEMIOLOGIA

Indivíduos que desenvolvem SPH geralmente têm história de exposição recente ao ar livre ou vivem em áreas contendo amplas populações de camundongos de patas brancas. Agrupamentos de casos ocorreram entre indivíduos que tiveram suas casas limpas após infestação por roedores. *P. maniculatus* é um dos mamíferos mais comuns na América do Norte e, segundo foi constatado, é frequentemente o membro dominante da comunidade de roedores. Cerca de metade de uma média de 30 casos positivos detectados todo ano ocorre entre os meses de maio e julho. Os pacientes quase exclusivamente pertencem à faixa etária de 12 a 70 anos, e 60% dos pacientes estão na faixa etária de 20 a 39 anos. Casos raros são relatados entre crianças com menos de 12 anos. O fato de dois terços dos pacientes serem do sexo masculino provavelmente reflete maior associação com as atividades ao ar livre. Não é sabido se a ausência quase total de doença em crianças é um reflexo de resistência inata ou simplesmente da falta de exposição.

Evidências de transmissão entre seres humanos foram relatadas em surtos ocorridos na Argentina.

Os hantavírus não causam doença evidente em seus hospedeiros reservatórios, que permanecem assintomaticamente infectados a vida inteira. Os roedores infectados liberam o vírus na saliva, urina e fezes durante muitas semanas; contudo, a duração dessa liberação e o período de infectividade máxima são indeterminados. A presença do vírus infeccioso na saliva, a sensibilidade desses animais à inoculação parenteral de hantavírus e as observações de campo feitas com roedores infectados indicam que a mordida é importante para a transmissão entre roedores. Os aerossóis da saliva ou excrementos infecciosos dos roedores estão implicados na transmissão dos hantavírus aos seres humanos. Indivíduos que visitam áreas destinadas ao cuidado de animais que abrigam roedores infectados têm sido contaminados após a exposição durante pelo menos 5 minutos. É possível que haja disseminação dos hantavírus por meio de alimentos contaminados e rupturas na pele ou membranas mucosas. A transmissão para seres humanos ocorre a partir da mordida de roedores. A transmissão de um indivíduo para outro é distintamente incomum, mas foi registrada na Argentina.

PATOGÊNESE

A SPH é caracterizada pelo aparecimento súbito e catastrófico de edema pulmonar, que resulta em anoxia e insuficiência cardíaca aguda. O vírus é detectado nos capilares pulmonares, o que indica que o edema pulmonar é consequência do ataque de células T aos capilares infectados pelos vírus. A gravidade da doença é prevista pelo nível do título de viremia durante a fase aguda. Há um modelo experimental útil de SPH em *hamster* disponível.

MANIFESTAÇÕES CLÍNICAS

A SPH é caracterizada por um pródromo e uma fase cardiopulmonar. A duração média após o aparecimento dos sintomas do pródromo para internação é de 5,4 dias. A duração média dos sintomas até a morte é de 8 dias (média de 7 dias; faixa de 2 a 16 dias). Os **sintomas prodrômicos** mais comuns são febre e mialgia (100%); tosse e dispneia (76%); sintomas gastrintestinais, incluindo vômito, diarreia e dor na região abdominal média (76%); e cefaleia (71%). A **fase cardiopulmonar** é anunciada por tosse progressiva e dispneia. Os achados físicos iniciais mais comuns são taquipneia (100%), taquicardia (94%) e hipotensão (50%). A maioria dos pacientes com doença grave desenvolve edema pulmonar agudo de progressão rápida, hipoxia e choque. A permeabilidade vascular pulmonar é complicada pelo choque cardiogênico associado com resistência vascular aumentada. Nos pacientes que acabam morrendo, o curso clínico da doença é caracterizado por edema pulmonar acompanhado de hipotensão grave, frequentemente terminando em bradicardia sinusal, dissociação eletromecânica, taquicardia ventricular ou fibrilação. A hipotensão pode ser progressiva mesmo com oxigenação adequada. O vírus da SPH é excretado na urina durante a fase de doença aguda e os sobreviventes podem apresentar evidências de dano renal crônico.

DIAGNÓSTICO

O diagnóstico de SPH deve ser considerado em um paciente previamente saudável, que apresenta um pródromo febril, desconforto respiratório agudo e trombocitopenia e que se expôs ao ar livre nos meses de primavera e verão. Um diagnóstico específico de SPH é feito por testes sorológicos que detectam anticorpos anti-hantavírus de imunoglobulina M. O aparecimento precoce de anticorpos imunoglobulina G sinaliza uma provável recuperação. O antígeno do hantavírus pode ser detectado nos tecidos por imuno-histoquímica e por amplificação de sequências nucleotídicas do hantavírus detectadas pela reação em cadeia da polimerase com transcriptase reversa. Nos EUA, o departamento estadual de saúde ou os Centers for Disease Control and Prevention (CDC) devem ser consultados para auxiliar o diagnóstico, investigações epidemiológicas e controle de surtos.

Achados laboratoriais

Os achados laboratoriais incluem leucocitose (média: 26.000 células/$\mu\ell$), hematócrito elevado resultante de hemoconcentração, trombocitopenia (média: 64.000 células/$\mu\ell$), tempos prolongados de protrombina e tromboplastina parcial ativada, elevada concentração sérica de lactato desidrogenase, concentrações diminuídas de proteínas séricas, proteinúria e hematúria microscópica. Os pacientes que morrem muitas vezes desenvolvem coagulopatia intravascular disseminada, incluindo hemorragia franca e contagens de leucócitos excepcionalmente altas.

DIAGNÓSTICO DIFERENCIAL

O diagnóstico diferencial inclui síndrome do sofrimento respiratório do adulto, peste pneumônica, psitacose, pneumonia por *Mycoplasma* grave, *influenza*, leptospirose, inalação de antraz, infecções por riquétsia, tularemia pulmonar, doenças pneumônicas virais e bacterianas atípicas, legionelose, meningococemia e outras síndromes sépticas. O principal determinante no diagnóstico de SPH é a trombocitopenia.

TRATAMENTO

O tratamento de pacientes com infecção por hantavírus requer manutenção de oxigenação adequada e monitoramento cuidadoso, além de suporte para a função cardiovascular. A fisiopatologia da SPH é algo semelhante à da síndrome do choque da dengue (Capítulo 295). Agentes pressores ou inotrópicos, como a dobutamina, devem ser administrados em combinação com a reposição criteriosa do volume, para tratar o choque ou a hipotensão sintomática, evitando ao mesmo tempo a exacerbação do edema pulmonar. A ribavarina intravenosa, que salva vidas ao ser administrada no início do curso da FHSR e é efetiva na prevenção da morte no modelo experimental com *hamster*, não tem valor comprovado na SPH.

Nos EUA, informações e conselhos adicionais sobre tratamento, medidas de controle, diagnóstico e coleta de amostras de risco biológico podem ser obtidos com o CDC, National Center for Infectious Diseases, Viral Special Pathogens Branch, em Atlanta, Georgia.

PROGNÓSTICO

Em algumas áreas geográficas, os índices de fatalidade para SPH têm sido de 50%. Anormalidades graves de hematócrito, contagem de leucócitos, valor de lactato desidrogenase e tempo de tromboplastina parcial ativada, aliados a uma alta carga viral, são preditivos de morte com altas especificidade e sensibilidade. O surgimento antecipado de anticorpos do tipo imunoglobulina G podem sinalizar um prognóstico esperançoso.

PREVENÇÃO

Evitar o contato com roedores é a única estratégia preventiva contra a SPH. O controle de roedores dentro e ao redor da casa é importante. Cuidados de barreira são recomendados, e as práticas e instalações de nível 3 de biossegurança são recomendadas para manipulação laboratorial de sangue, líquidos corporais e tecidos oriundos de pacientes com suspeita ou roedores, dada a possibilidade de aerossolização do vírus.

A bibliografia está disponível no GEN-io.

Capítulo 300
Raiva

Rodney E. Willoughby Jr.

O vírus da raiva é um vírus envelopado contendo uma fita de RNA de sentido negativo, em forma de projétil, pertencente à família Rhabdoviridae, gênero *Lyssavirus*. Hoje em dia, existem 14 espécies conhecidas de *Lyssavirus*. O vírus clássico da raiva (genótipo 1) está distribuído em nível mundial e infecta naturalmente uma ampla variedade de animais. Os outros seis genótipos estão mais confinados em uma área geográfica e nenhum é encontrado nas Américas. Sete genótipos de *Lyssavirus* estão associados à raiva em humanos, embora o genótipo 1 seja responsável pela maioria dos casos. Dentro do genótipo 1, foram definidas algumas variantes genéticas. Cada variante é específica de um reservatório animal em particular, embora possa haver transmissão cruzada entre espécies.

EPIDEMIOLOGIA

A raiva está presente em todos os continentes, com exceção da Antártica. Ela aflige, em sua maioria, as populações pobres, geograficamente isoladas e de menores de idade. Cerca de 59 mil casos de raiva humana ocorrem na África e na Ásia a cada ano. Teoricamente, o vírus da raiva pode infectar qualquer mamífero (que então pode transmitir a doença para seres humanos), mas os reservatórios animais verdadeiros que mantêm o vírus da raiva presente na população são limitados aos carnívoros terrestres e morcegos. No mundo inteiro, a transmissão a partir de cães é responsável por mais de 90% dos casos humanos. Na África e na Ásia, outros animais servem de reservatórios proeminentes, como chacais, mangustos e raposas. Nas nações industrializadas, a raiva canina tem sido amplamente controlada por meio da imunização rotineira de animais de estimação. Nos EUA, as raposas são os animais selvagens infectados com mais frequência, ao longo da costa leste. Três filogenias de raiva de jaritataca são endêmicas no meio-oeste (norte e sul) norte-americano e na Califórnia, as raposas-cinzentas são hospedeiras da raiva no Arizona e no Texas, as raposas-vermelhas e as árticas são hospedeiras no Alasca e os mangustos a carregam em Porto Rico. A raiva é pouco frequente no gado. Entre os animais de estimação domésticos americanos, os gatos infectados superam em números os cães infectados, provavelmente porque é comum que gatos perambulem sem supervisão, e não estão sujeitos de maneira uniforme às leis de vacinação. A raiva é rara em pequenos mamíferos, incluindo camundongos, esquilos e coelhos. Até o presente, não há relatos de transmissão animal-humano envolvendo esses animais.

A epidemiologia da raiva humana nos EUA é dominada pela raiva dos morcegos criptogênicos. Os morcegos migram na primavera e no outono e os com raiva são identificados em todos os estados da União, com exceção do Havaí. Em um estudo, a maior proporção de casos de raiva humana envolvia infecção por uma variante de morcego, e em quase todos os casos de raiva humana associada com morcego não havia história de mordida desse animal. Entre os habitantes da região amazônica peruana que sofreram exposição aos morcegos-vampiros infectados com raiva, alguns tinham anticorpos neutralizadores do vírus da raiva e sobreviveram. Os pacientes positivos para anticorpos se lembram das mordidas do morcego, mas não se recordam dos sintomas da raiva.

Nos EUA, ocorrem, a cada ano, 30 mil episódios de profilaxia pós-exposição (PPE) à raiva. Cerca de um a três casos humanos endêmicos são diagnosticados anualmente, metade após a morte. Houve três surtos de raiva associada com transplante de órgãos sólidos e de córnea.

TRANSMISSÃO

O vírus da raiva é encontrado em abundância na saliva de animais infectados e a transmissão se dá quase exclusivamente por meio da inoculação da saliva infectada por ocasião de mordida ou arranhão produzido por um mamífero raivoso. Cerca de 35 a 50% das pessoas mordidas por um animal infectado pela raiva e que não recebem PPE contraem a doença. A taxa de transmissão aumenta se a vítima tiver sido mordida várias vezes e se houve inoculação do vírus em partes do corpo ricamente inervadas, como a face e as mãos. As infecções não ocorrem após a exposição da pele intacta às secreções infectadas, mas o vírus pode entrar no corpo por meio das membranas mucosas intactas. As especulações de que os espeleologistas podem adquirir a raiva após inalarem excrementos de morcegos foram questionadas, embora a exposição inalatória possa ocorrer em acidentes de laboratório.

Até o presente, não há relato de nenhum caso de transmissão nosocomial para um funcionário de assistência médica, porém os cuidadores de um paciente com raiva são aconselhados a usar barreiras totais como forma de precaução. O vírus é rapidamente inativado no meio ambiente e a contaminação de fômites não constitui um mecanismo de disseminação.

PATOGÊNESE

Após a inoculação, o vírus da raiva se replica de forma lenta e a baixos níveis na musculatura ou na pele. Essa etapa inicial lenta provavelmente é responsável pelo longo período de incubação da doença. Em seguida, o vírus entra no nervo motor periférico, usando o receptor nicotínico de acetilcolina e, possivelmente, vários outros receptores. Uma vez no nervo, o vírus viaja por transporte axonal rápido, cruzando sinapses aproximadamente a cada 12 horas. A disseminação rápida ocorre em todo o cérebro e medula espinal, antes do surgimento dos sintomas. A infecção dos gânglios da raiz dorsal é aparentemente inútil, mas causa a radiculite característica. A infecção se concentra no tronco encefálico, sendo responsável pela disfunção autonômica com relativa preservação da cognição. Apesar da grave disfunção neurológica associada à raiva, a histopatologia revela dano limitado, inflamação ou apoptose. A principal característica patológica da raiva, o corpúsculo de Negri, é composta de nucleocapsídios virais aglomerados que criam inclusões citoplasmáticas observadas na histologia de rotina. Os corpúsculos de Negri podem não estar presentes em infecções comprovadas pelo vírus da raiva. Essa doença pode ser um distúrbio metabólico de neurotransmissão. A deficiência de tetra-hidrobiopterina na raiva humana causa deficiências graves envolvendo o metabolismo de dopamina, norepinefrina e serotonina.

Após a infecção do sistema nervoso central, o vírus segue no sentido anterógrado pelo sistema nervoso periférico para praticamente todos os órgãos inervados, exacerbando ainda mais a disautonomia. É por essa via que o vírus infecta as glândulas salivares. Muitas vítimas de raiva morrem por arritmia cardíaca descontrolada.

É previsto que a deficiência de tetra-hidrobiopterina, um cofator essencial para a óxido nítrico-sintase neuronal, leva ao espasmo das artérias basilares. O início do vasospasmo foi confirmado em alguns pacientes dentro de 5 a 8 dias da primeira internação, mais ou menos quando o coma acontece na história natural. A pressão intracraniana aumentada é medida de forma regular no início da raiva, em associação com os níveis elevados de *N*-acetilaspartato no líquido cefalorraquidiano (LCR), mas raramente é nítida no exame de raios X. Os metabólitos presentes no LCR consistentes com cetogênese estão associados à morte.

MANIFESTAÇÕES CLÍNICAS

O período de incubação para raiva é de 1 a 3 meses. Nos ferimentos graves localizados na cabeça, pode haver manifestação de sintomas em 5 dias após a exposição e, às vezes, o período de incubação pode se estender até 8 anos. A raiva apresenta duas formas clínicas principais. A **raiva encefalítica,** ou "**furiosa**", surge com sintomas inespecíficos, incluindo febre, dor de garganta, mal-estar, cefaleia, náuseas e vômito e enfraquecimento. Esses sintomas muitas vezes são acompanhados de parestesia e prurido no ou perto do local da mordida, estendendo-se a partir daí por todo o membro afetado. Subsequentemente, em breve o paciente começa a apresentar sintomas de encefalite, com agitação, transtornos do sono e depressão da atividade mental. De modo característico, pacientes com encefalite da raiva passam por períodos iniciais de lucidez alternados com períodos de encefalopatia grave. A hidrofobia e a aerofobia são os sinais cardinais da raiva, observados exclusivamente em seres humanos, que não são universais nem específicos. Os espasmos fóbicos são manifestados por agitação e medo diante da oferta de uma bebida ou com um sopro de ar na face que, por sua vez, causam choque e aspiração por espasmos de faringe, pescoço e diafragma. As convulsões são raras e devem apontar para um diagnóstico alternativo; discinesias orofaciais e mioclonias podem ser confundidas com convulsões. A doença é implacavelmente progressiva. Existe uma dissociação de atividade eletrofisiológica ou eletroencefalográfica, com achados de coma de tronco encefálico produzidos por denervação anterógrada. A morte quase sempre ocorre após 1 ou 2 dias de internação em países em desenvolvimento, e por volta de 18 dias de internação na unidade de terapia intensiva.

Uma segunda forma de raiva, conhecida como **raiva paralítica** ou **raiva "muda"**, é vista com frequência bem menor. Esse tipo de raiva se caracteriza principalmente por febre e enfraquecimento motor ascendente que afeta ambos os membros e os nervos cranianos. A maioria dos pacientes com raiva paralítica também apresenta algum elemento de encefalopatia, à medida que a doença evolui de forma subaguda.

Relatos de caso indicam que podem existir formas mais brandas de encefalite da raiva, e são conhecidos 28 sobreviventes da doença. Para melhorar os resultados, a hipótese de raiva também deve ser considerada antecipadamente e com mais frequência do que tem sido na prática atual.

DIAGNÓSTICO DIFERENCIAL

O diagnóstico diferencial de encefalite da raiva inclui todas as formas de infecções cerebrais graves, tétano e algumas intoxicações e envenenamentos. A raiva também pode ser confundida com encefalite autoimune (antirreceptor de *N*-metil-D-aspartato, NMDAR), outras encefalites infecciosas, doença psiquiátrica, uso abusivo de substâncias psicoativas e transtornos conversivos. A raiva paralítica é mais frequentemente confundida com a síndrome de Guillain-Barré. É comum que o diagnóstico de raiva seja adiado nos países ocidentais por falta de familiaridade da equipe médica com a infecção. Essas considerações destacam a necessidade de buscar uma história de contato com algum animal pertencente a um dos reservatórios conhecidos de raiva, ou de estabelecer uma história de viagem para uma região endêmica de raiva.

DIAGNÓSTICO

Os Centers for Disease Control and Prevention (CDC) exigem alguns exames para confirmar a suspeita clínica da raiva. A reação em cadeia da polimerase com transcrição reversa é o ensaio mais sensível disponível para o diagnóstico da raiva, quando feito de modo iterativo. O RNA do vírus da raiva foi detectado em saliva, pele e cérebro pela reação em cadeia da polimerase com transcrição reversa. O vírus pode crescer em cultura de células e após a injeção em animais, mas a identificação da raiva por esses métodos é lenta. O antígeno da raiva é detectado por imunofluorescência da saliva ou de biopsias de pele com pelos ou do cérebro. As impressões corneanas não são recomendadas. Anticorpos específicos contra a raiva podem ser detectados em amostras de soro ou LCR, porém a maioria dos pacientes morre enquanto ainda é soronegativa. Os anticorpos antirrábicos estão presentes no soro de pacientes que receberam um curso incompleto de vacina antirrábica, impedindo uma interpretação significativa nesse contexto. O tratamento recente com imunoglobulina intravenosa pode resultar em um teste de anticorpos falso-positivo. É raro que os anticorpos presentes no LCR sejam detectados após a vacinação, sendo considerados diagnósticos de raiva independentemente do estado da imunização. As anormalidades de LCR em termos de contagem de células, glicose e conteúdo de proteína são mínimas e não são diagnósticas. Os achados na ressonância magnética do cérebro são tardios.

TRATAMENTO E PROGNÓSTICO

A raiva é geralmente fatal. Cuidados críticos convencionais renderam seis sobreviventes de 79 tentativas desde 1990. Dezessete dos 80 pacientes sobreviveram com o uso do Protocolo de Milwaukee (MP) (http://www.mcw.edu/rabies); desfechos neurológicos são ruins em metade dos pacientes. Nem a imunoglobulina antirrábica (IGAR) nem a vacina antirrábica proporcionam benefícios depois que os sintomas aparecem. Entre 10 sobreviventes da raiva após o uso de produtos biológicos, sete tiveram resultados neurológicos ruins. Entre os sete sobreviventes da vacina, dois tiveram resultados ruins. Tratamentos antivirais não foram eficazes; o favipiravir foi administrado a quatro doentes como uso compassivo. Ribavirina e IGAR retardam a resposta imune e devem ser evitadas. Em contraste, o surgimento da resposta normal dos anticorpos em 7 dias está associado à depuração da carga viral salivar e à sobrevivência.

PREVENÇÃO

A prevenção primária da infecção pelo vírus da raiva inclui vacinação de animais domésticos e orientação para evitar o contato com animais selvagens, sem dono e com comportamento incomum.

Imunização e controle da fertilidade de animais reservatório

A introdução da imunização antirrábica de rotina para animais domésticos nos EUA e Europa durante a metade do século XX praticamente eliminou a infecção em cães. Na década de 1990, as tentativas de controle realizadas na Europa e na América do Norte mudaram para a imunização de animais de vida selvagem reservatórios da raiva, nos locais onde a raiva havia acabado de emergir. Esses programas empregaram isca presa à vacina antirrábica ou uma glicoproteína de superfície do vírus da raiva inserida na vacina, que foram distribuídas pelo ar ou pela mão nas áreas habitadas por animais com raiva. O contato humano com as iscas carregadas de vacina tem sido pouco frequente. Os eventos adversos subsequentes a este contato têm sido raros, mas o vetor da vacina ameaça a mesma população de risco para as vacinas, ou seja, gestantes, pacientes imunocomprometidos e indivíduos com dermatite atópica. O abate em massa dos reservatórios endêmicos nunca deu certo. A vacinação e o controle da fertilidade cessaram as epidemias. Os morcegos são onipresentes e muito importantes para o controle de insetos. Menos de 1% dos morcegos voando livremente e mais de 8% dos morcegos abatidos e encontrados em domicílios têm raiva.

Profilaxia pós-exposição

A relevância da raiva para a maioria dos pediatras está centralizada na avaliação que determina se a exposição a um animal justifica PPE (Tabela 300.1). Nenhum caso de raiva foi documentado envolvendo indivíduo que tenha recebido o esquema recomendado de PPE, desde a introdução das modernas vacinas de células, na década de 1970.

Considerando o período de incubação da raiva, a PPE é uma urgência (e não emergência) médica. Foram criados algoritmos pra ajudar os profissionais a decidirem quando iniciar a PPE antirrábica (Figura 300.1). A decisão de prosseguir depende, por fim, da epidemiologia local da raiva animal, conforme determinado pelos programas de vigilância ativos, informação esta que pode ser obtida com os departamentos de saúde locais e estaduais. *Em geral, morcegos,*

Tabela 300.1 Guia de profilaxia pós-exposição contra a raiva.

TIPO DE ANIMAL	AVALIAÇÃO E DISPOSIÇÃO DO ANIMAL	RECOMENDAÇÕES PARA PROFILAXIA PÓS-EXPOSIÇÃO
Cães, gatos e furões	Sadio e disponível por 10 dias para observação Com raiva ou com suspeita de estar com raiva† Indeterminado (escapou)	Profilaxia somente se o animal mostrar sinais de raiva* Tratamento imediato com imunização e IGAR Consultar os agentes de saúde pública em busca de conselhos
Morcegos, jaritatacas, guaxinins, raposas e a maioria dos outros carnívoros; marmotas	Considerado com raiva, a menos que a região geográfica seja comprovadamente livre de raiva ou até ser comprovado por exames de laboratório que o animal é negativo†	Tratamento imediato com imunização e IGAR
Gado, roedores e lagomorfos (coelhos, lebre e lágomis)	Considerar individualmente	Consultar os agentes de saúde pública. Mordidas de esquilos, *hamsters*, cobaias, gerbilos, tâmias, ratos, camundongos e outros roedores, coelhos, lebres e lágomis quase nunca requerem tratamento antirrábico

*Durante o período de observação de 10 dias, ao primeiro sinal de raiva apresentado pelo cão, gato ou furão mordedor, deverá ser iniciado o tratamento do indivíduo exposto com IGAR (humana) e vacina. O animal deverá ser submetido imediatamente à eutanásia e a testes. †O animal deve ser submetido à eutanásia e a testes o quanto antes. Não é recomendado esperar pela observação. A imunização é descontinuada se o teste de imunofluorescência do animal der resultado negativo. IGAR, imunoglobulina antirrábica.

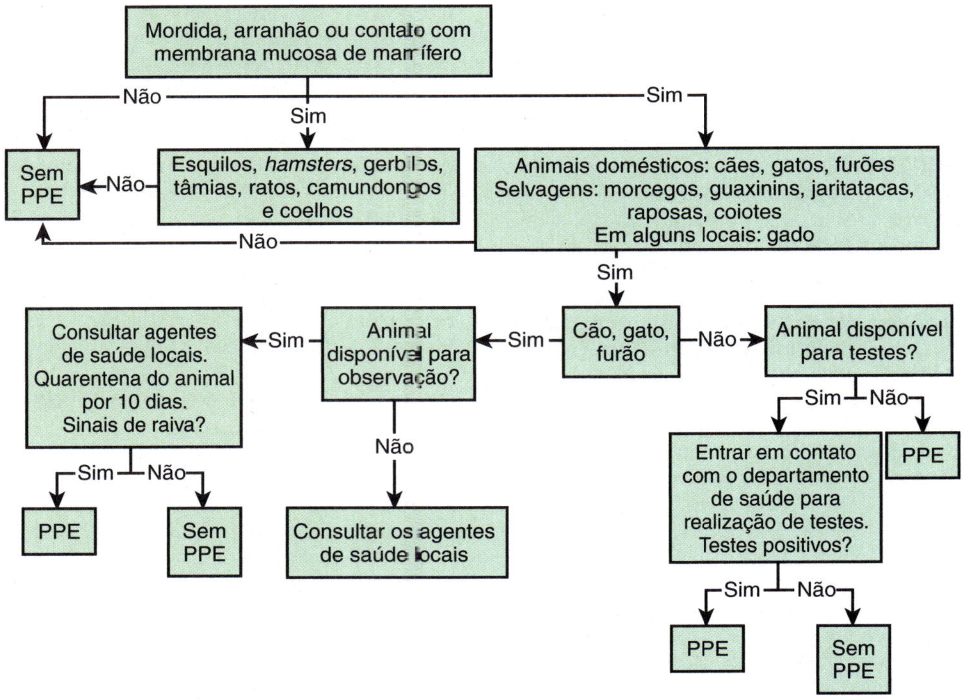

Figura 300.1 Algoritmo para avaliação de crianças para profilaxia pós-exposição (PPE) contra raiva. Este e qualquer outro algoritmo deve ser usado de forma combinada com a informação epidemiológica sobre a incidência de raiva animal em qualquer dado local.

guaxinins, jaritatacas, coiotes e raposas devem ser considerados raivosos, até que o contrário seja provado por eutanásia e testes com tecido cerebral, enquanto as mordidas de pequenos herbívoros (esquilos, *hamsters*, gerbilos, tâmias, ratos, camundongos e coelhos) podem ser desconsideradas. A resposta às mordidas de um animal doméstico, em particular de cães, gatos ou furões, depende das estatísticas de vigilância locais e se o animal é vacinado, bem como da disponibilidade do animal para observação.

A abordagem para exposições sem mordida a morcego é controversa. Em resposta à observação de que a maioria dos casos de raiva ocorridos nos EUA tem sido causada por variantes de morcegos, e que a maioria dos pacientes afetados não se lembra de nenhuma mordida de morcego, os CDC recomendaram que a PPE antirrábica seja considerada após qualquer tipo de contato físico com morcegos e quando um for encontrado no mesmo recinto que pessoas impossibilitadas de relatar com precisão uma mordida, partindo do princípio de que o animal esteja indisponível para a realização de testes. Essas pessoas podem ser crianças, indivíduos com incapacitação mental e indivíduos alcoolizados. Outros contatos que não a mordida (p. ex., manipulação de carcaça, exposição a um animal que brinque com carcaças) ou com sangue e excrementos de um animal potencialmente com raiva dispensam PPE.

Em todos os casos de exposição legítima, esforços devem ser empreendidos no sentido de recuperar o animal para quarentena e observação ou exame cerebral após a eutanásia. Os testes evidenciam a necessidade de instituir PPE em mais da metade dos casos. Na maioria dos casos, a PPE pode ser deferida até os resultados da observação ou da histologia cerebral serem conhecidos. Em cães, gatos e furões, os sintomas da raiva sempre ocorrem dentro de alguns dias da liberação dos vírus. Desta forma, para esses animais, um período de observação de 10 dias é suficiente para eliminar a possibilidade de raiva.

Nenhuma duração entre a exposição e o aparecimento dos sintomas deve impedir a profilaxia antirrábica. A PPE antirrábica é mais efetiva quando aplicada com rapidez. Mesmo assim, a série deve ser iniciada no indivíduo assintomático o quanto antes, independentemente do tempo decorrido desde a mordida. *A vacina e a IGAR são contraindicadas após o desenvolvimento dos sintomas.*

A primeira etapa na PPE antirrábica é a **limpeza completa do ferimento**. Água e sabão são suficientes para inativar um vírus envelopado e sua efetividade é sustentada por ampla experiência. Outros desinfetantes comumente usados, como as preparações contendo iodo, são virucidas e devem ser utilizados com sabão sempre que disponíveis. O aspecto mais importante desse componente é provavelmente a limpeza do ferimento feita com volume copioso de desinfetante. O **fechamento primário é evitado**; os ferimentos também podem estar infectados por bactérias, de modo que o reparo estético deve ser feito em seguida. Antibióticos e profilaxia antitetânica (Capítulo 238) devem ser aplicados usando os critérios habituais para cuidados de feridas.

O segundo componente da PPE antirrábica consiste na imunização passiva com IGAR. A maioria das falhas é atribuída à não utilização desta. A IGAR humana, formulação usada nos países industrializados, é administrada a uma dose de 20 UI/kg. **O máximo possível dessa dose é infundido ao redor do ferimento**, e o restante é injetado por via intramuscular em um membro distante do local onde a vacina com vírus morto é injetada. Assim como outras preparações de imunoglobulina, a IGAR interfere na "pega" das vacinas com vírus vivo por um período mínimo de 4 meses após a administração da dose de IGAR. A IGAR humana não está disponível em muitas regiões do mundo subdesenvolvido, e a equina serve de substituto para a preparação de imunoglobulina humana em algumas áreas. As preparações modernas de IGAR equina estão associadas com menos efeitos colaterais do que os produtos antigos, compostos de soro de cavalo bruto. Infelizmente, para um amplo segmento da população mundial, não há nenhum produto de imunização passiva disponível. Os produtos à base de anticorpo monoclonal estão passando por triagens clínicas e é possível que aliviem essa carência.

O terceiro componente da PPE antirrábica é a imunização com vacina inativada. Na maior parte do mundo, as vacinas celulares têm substituído as preparações antigas. Duas formulações estão atualmente disponíveis nos EUA, a Rab Avert (Chiron Behring Vaccines, Maharashtra, Índia), uma vacina feita com células cultivadas de embrião de galinha; e a Imovax® Rabies (Aventis Pasteur, Bridgewater, NJ), produzida com células humanas diploides cultivadas. Tanto em crianças como em adultos, ambas as vacinas são administradas por via intramuscular em volumes de 1 mℓ no músculo deltoide ou na porção anterolateral da coxa, nos dias 0, 3, 7 e 14 após a apresentação. A injeção na área glútea está associada a uma resposta de anticorpos atenuada, de modo que esta área não deve ser usada. As vacinas antirrábicas podem ser administradas com segurança durante a gravidez. Na maioria das pessoas, a vacina é bem tolerada e a maior parte dos efeitos adversos está relacionada com as doses de reforço. Dor e eritema no sítio de injeção são comuns, enquanto adenopatia local, cefaleia e mialgias ocorrem em 10 a 20% dos pacientes. Cerca de 5% dos pacientes que recebem vacina contendo células diploides humanas desenvolvem uma reação alérgica mediada por imunocomplexo, que inclui erupção cutânea, edema e artralgias, vários dias após a administração de uma dose de reforço. A Organização Mundial da Saúde aprovou esquemas que usam quantidades menores de vacina, administradas por via intradérmica e que são imunogênicas e protetoras (http://www.who.int/rabies/human/post_exp_prophylaxis/en/), mas nenhuma é aprovada para uso nos EUA. Outras vacinas que contenham vírus da raiva derivado de cultura celular são disponibilizadas nos países em desenvolvimento. Alguns países ainda produzem vacinas derivadas de tecido nervoso, que são preparações fracamente imunogênicas cujo uso pode acarretar reação cruzada com o tecido nervoso humano, produzindo sintomas neurológicos graves até mesmo na ausência de infecção pelo vírus da raiva.

Profilaxia pré-exposição

A vacina que contém o vírus da raiva morto pode ser administrada para prevenção da raiva em indivíduos com alto risco de exposição ao vírus do tipo selvagem, incluindo funcionários de laboratório que trabalham com o vírus da raiva, veterinários e outros profissionais que provavelmente se exponham a animais raivosos como parte de suas ocupações. A profilaxia pré-exposição deve ser considerada para indivíduos que viajam a regiões endêmicas de raiva, onde há risco real de mordida ou arranhadura por animais infectados com raiva, em particular se houver probabilidade de escassez de IGAR ou de vacina de células cultivadas (ver Capítulo 200). O uso da vacina antirrábica como parte de uma série de vacinas de rotina está sendo investigado em alguns países. O esquema da profilaxia pré-exposição consiste em três injeções intramusculares administradas nos dias 0, 7 e 21 ou 28. A PPE no paciente que recebeu profilaxia pré-exposição ou um esquema integral prévio de PPE consiste em duas doses de vacina (uma no dia 0 e outra no dia 3) e não requer IGAR. A imunidade conferida pela profilaxia pré-exposição enfraquece após alguns anos e requer reforço, se houver recidiva de potencial exposição a animais raivosos.

A bibliografia está disponível no GEN-io.

Capítulo 301 Poliomavírus

Gregory A. Storch

Os poliomavírus são vírus pequenos (45 nm), não envelopados, circulares, com genoma DNA de fita dupla de aproximadamente 5.000 pb. Por causa da associação dos poliomavírus animais a tumores nos animais infectados, também existe a preocupação com relação à neoplasia em seres humanos; entretanto, o único vírus para o qual existe uma forte evidência de um papel etiológico na neoplasia é o poliomavírus de células de Merkel (ver a seguir). Entre os poliomavírus, os patógenos tradicionais em humanos são os vírus JC e BK. Nos últimos anos, o número de poliomavírus em seres humanos aumentou drasticamente com a descoberta de 12 vírus novos em seres humanos. Dois dos mais recentes poliomavírus, designados vírus KI e WU, podem ser detectados em amostras respiratórias de crianças; no entanto, um papel patogênico para esses vírus ainda não foi comprovado até a presente data. O poliomavírus de células de Merkel está associado ao carcinoma das células de Merkel, um tumor neuroectodérmico incomum de pele que ocorre principalmente em pessoas idosas e em indivíduos imunocomprometidos. A integração clonal do DNA do poliomavírus em células de Merkel está presente em células de carcinoma de células de Merkel, o que indica um papel etiológico do vírus no desenvolvimento do tumor. Outro poliomavírus humano foi isolado a partir de pacientes com uma condição dermatológica nomeada **tricodisplasia espinulosa**, associada ao poliomavírus. A tricodisplasia espinulosa é uma condição de pele que ocorre em indivíduos imunocomprometidos com desenvolvimento de pápulas foliculares e espículas de queratina, geralmente acometendo a face. Outros dois vírus, denominados poliomavírus humanos 6 e 7, também foram encontrados em amostras de pele humana, mas não são, até agora, conhecidos como causadores de doença. O poliomavírus tem sido associado a erupções cutâneas pruriginosas em indivíduos imunocomprometidos. O poliomavírus humano 9 foi detectado no soro de um receptor de transplante renal. Os vírus mais recentemente descobertos, chamados vírus Malawi e vírus St. Louis, foram detectados primeiro em amostras de fezes, mas um papel na doença gastrintestinal ou em outra doença não foi estabelecido até momento.

Os vírus JC e BK têm tropismo pelo epitélio renal; o JC também infecta os oligodendrócitos cerebrais e é o agente etiológico da **leucoencefalopatia multifocal progressiva** (LMP), uma doença desmielinizante rara e fatal de indivíduos imunocomprometidos, especialmente aquelas com AIDS. A LMP é agora conhecida por ocorrer em indivíduos que recebem os agentes imunomoduladores natalizumabe, usado para tratar a esclerose múltipla e a doença de Crohn; efalizumabe, usado para tratar a psoríase; o anticorpo monoclonal anti-CD20 rituximabe; e o anticorpo monoclonal anti-CD52 alentuzumabe, assim como vários outros agentes imunomoduladores. O vírus BK é a causa da **nefropatia de transplante** em receptores de transplante renal e da cistite hemorrágica em receptores de transplante de células-tronco hematopoéticas e de medula óssea. Vários milhões de indivíduos, nos EUA, foram expostos ao vírus símio 40 (SV40), um poliomavírus oncogênico de macacos asiáticos, a partir de vacinas para poliovírus contaminadas administradas entre 1955 e 1963. Não existem sequelas reconhecidas e não houve aumento demonstrável do risco de câncer.

Estudos soroepidemiológicos mostraram que a infecção com todos os poliomavírus humanos parece ser disseminada em larga escala, ocorrendo com frequência durante a infância. A primoinfecção com esses vírus não é clinicamente reconhecida. Cerca de metade das crianças nos EUA é infectada com o vírus BK aos 3 a 4 anos, e com o vírus JC aos 10 a 14 anos; aproximadamente 60 a 80% dos adultos são soropositivos para um ou ambos os vírus. Acredita-se que infecção por poliomavírus persista ao longo da vida, com os vírus JC e BK permanecendo latentes no epitélio renal, nos oligodendrócitos e nas células mononucleares do sangue periférico. O local de latência de outros poliomavírus humanos não é conhecido hoje em dia. Cerca de 30 a 50% dos indivíduos saudáveis têm vírus BK ou JC no tecido renal detectável na necropsia. A reativação e a virúria ocorrem com maior frequência de acordo com o avançar da idade e são mais comuns em indivíduos imunocomprometidos. Com base nos resultados da reação em cadeia da polimerase (PCR), a virúria de BK e JC ocorre em 2,6% e 13,2%, respectivamente, dos indivíduos com menos de 30 anos, e em cerca de 9% e 50%, respectivamente, dos indivíduos com mais de 60 anos.

A reativação dos vírus BK e JC com virúria assintomática ocorre em 10 a 50% dos receptores de transplante de células-tronco hematopoéticas e medula óssea e em 30% dos pacientes que receberam transplantes renais. Dos pacientes com transplantes renais que demonstraram virúria por BK, cerca de um terço também tem viremia provocada pelo vírus. Receptores com viremia estão em maior risco de desenvolver nefropatia, que pode clinicamente mimetizar uma rejeição alográfica e pode resultar em falência do enxerto alográfico. A redução da imunossupressão foi eficaz na prevenção da progressão da viremia para nefropatia, e, assim, o monitoramento pós-transplante é importante, tanto da urina quanto do plasma por meio da PCR. É particularmente importante distinguir a nefropatia por BK da rejeição, porque os tratamentos são diferentes – aumento da imunossupressão no caso de rejeição e diminuição da imunossupressão no caso da nefropatia por BK.

A PCR é o método de diagnóstico preferido para detectar os vírus BK e JC. A alta prevalência desses vírus na população em geral e a falta de uma clara relação entre eles e a doença clínica limita a utilidade dos exames sorológicos, embora estudos recentes indiquem que altos níveis de anticorpos anti-BK em doadores de transplante renal estejam associados a um risco aumentado de doença por BK no receptor do transplante. Não existem tratamentos antivirais comprovados para infecção por BK ou JC, embora o cidofovir possa ser eficaz em alguns casos de nefropatia por BK relacionada ao transplante. O tratamento eficaz da AIDS com terapia antirretroviral combinada pode prevenir a progressão da LMP. As células T específicas do vírus BK alogênico são uma terapia potencialmente benéfica para a LMP.

A bibliografia está disponível no GEN-io.

Capítulo 302
Vírus da Imunodeficiência Humana e Síndrome da Imunodeficiência Adquirida

Ericka V. Hayes

Os avanços nas pesquisas e os importantes progressos no tratamento e manejo da infecção pelo vírus da imunodeficiência humana (HIV) têm ocasionado diminuição substancial da incidência de novas infecções pelo HIV e da síndrome da imunodeficiência adquirida (AIDS) em crianças. Globalmente, de 2000 a 2015, houve uma estimativa de 70% de declínio das novas infecções em crianças com idades de 0 a 14 anos, em grande parte resultado do tratamento antirretroviral (TAR) das grávidas infectadas pelo HIV para a prevenção da transmissão mãe-filho. Setenta por cento dos adultos e crianças com infecção pelo HIV vivem na África Subsaariana, onde a doença continua a ter impacto devastador (Figura 302.1). As crianças apresentam progressão mais rápida da doença do que os adultos, sendo que até metade das crianças não tratadas morre nos primeiros 2 anos de vida. Essa progressão rápida está correlacionada com uma carga viral mais alta e depleção mais rápida dos linfócitos CD4 infectados em lactentes e crianças do que nos adultos. Testes diagnósticos precisos e início precoce de fármacos potentes para inibir a replicação do HIV têm aumentado dramaticamente a capacidade de prevenir e controlar esta doença.

ETIOLOGIA

O HIV-1 e o HIV-2 são membros da família de retrovírus e pertencem ao gênero *Lentivirus*, que inclui vírus que causam diversas doenças em várias espécies de animais. O genoma HIV-1 contém duas cópias de RNA de fita simples com tamanho de 9,2 kb. Em ambas as extremidades do genoma, há regiões idênticas, chamadas **repetições terminais longas**, que contêm a os genes de regulação e expressão do HIV. O restante do genoma inclui três seções principais: a região **GAG**, que codifica as proteínas do núcleo viral (p24 [proteína do capsídio: CA], p17 [proteína da matriz: MA], p9 e p6, que são derivadas do precursor p55); a região **POL**, que codifica as enzimas virais (*i. e.*, transcriptase reversa [p51], protease [p10] e integrase [p32]; e a região **ENV**, que codifica as proteínas do envelope viral (gp120 e gp41, que derivam do precursor gp160). Outras proteínas regulatórias, como a transativadora da transcrição (tat: p14), reguladora do vírion (rev: p19), fator regulatório negativo (nef: p27), proteína viral r (vpr: p15), fator de infectividade viral (vif: p23), proteína viral u (vpu no HIV-1: P16) e proteína viral x (vpx no HIV-2: P15), estão envolvidas em transativação, expressão do RNA mensageiro viral, replicação viral, indução de parada do ciclo celular, promoção da importação nuclear dos complexos de transcrição reversa viral, regulação para baixo dos receptores CD4 e complexo principal de histocompatibilidade classe I, síntese de DNA pró-viral e liberação e infectividade do vírus (Figura 302.2).

O tropismo do HIV para a célula-alvo é determinado por sua glicoproteína do envelope (Env). Env consiste em dois componentes, a saber, a proteína gp120, subunidade de superfície intensamente glicosilada e a glicoproteína gp41 da subunidade transmembrana associada. Tanto a gp120 como a gp41 são produzidas a partir da proteína precursora gp160. A glicoproteína gp41 é muito imunogênica, sendo usada para detectar anticorpos contra o HIV-1 em ensaios diagnósticos; gp120 é uma molécula complexa que inclui a **alça V3** altamente variável. Essa região é imunodominante para anticorpos neutralizantes. A heterogeneidade de gp120 apresenta grandes obstáculos ao estabelecimento de uma vacina efetiva contra o HIV. A glicoproteína gp120 também carrega o sítio de ligação para a molécula CD4, o mais comum receptor de superfície celular do hospedeiro dos linfócitos T. Esse tropismo para as células T $CD4^+$ é benéfico para o vírus em razão da redução resultante da efetividade do sistema imune do hospedeiro. Outras células portadoras de CD4 incluem macrófagos e células microgliais. As observações de que as células $CD4^-$ também são infectadas pelo HIV e de que algumas células T $CD4^+$ são resistentes a tais infecções sugerem que sejam necessários outros sítios de fixação celular para a interação entre o HIV e as células humanas. Várias quimiocinas servem de correceptores para as glicoproteínas do Env, permitindo fusão com a membrana e entrada na célula. A maioria das cepas do HIV tem um tropismo específico para uma das quimiocinas, incluindo a molécula de indução de fusão **CXCR-4**, que atua como correceptor para fixação do HIV aos linfócitos, e **CCR-5**, um receptor β de quimiocina que facilita a entrada do HIV nos macrófagos. Vários outros receptores de quimiocinas (CCR-3) também mostram *in vitro* que servem como correceptores para o vírus. Outros mecanismos de fixação do HIV às células usam anticorpos antivirais não neutralizantes e receptores do complemento. A porção Fab desses anticorpos se fixa à superfície do vírus, e a porção Fc se liga às células que expressam receptores Fc (macrófagos, fibroblastos), assim facilitando a transferência do vírus para a célula. Outros receptores de superfície celular, como a proteína de ligação à manose nos macrófagos ou a lectina tipo C DC-específica (DC-SIGN) nas células dendríticas, também se ligam à glicoproteína do Env do HIV-1 e aumentam a eficiência de infectividade do vírus. A transferência do HIV de célula a célula sem formação de partículas inteiramente constituídas é um mecanismo mais rápido de propagar a infecção a novas células do que a infecção direta pelo vírus.

Após a fixação viral, a gp120 e a molécula de CD4 sofrem alterações conformacionais, e gp41 interage com o receptor de fusão na superfície celular (Figura 302.3). A fusão viral com a membrana celular permite a entrada do RNA viral no citoplasma da célula. Esse processo envolve proteínas virais acessórias (nef, vif) e ligação da ciclofilina A (uma proteína celular do hospedeiro) à proteína do capsídio (p24). A proteína p24 está envolvida no *uncoating*, reconhecimento do vírus por fatores de restrição e na importação nuclear e integração do DNA viral recém-criado. As cópias de DNA viral são então transcritas do RNA do vírion por meio da atividade da enzima transcriptase reversa viral, que constrói a primeira fita do DNA a partir do RNA viral e depois destrói o RNA viral e constrói uma segunda fita de DNA para produzir DNA circular com dupla fita. A transcriptase reversa do HIV-1 é propensa a erro e lhe faltam mecanismos de correção de erros. Desse modo, surgem muitas mutações, criando uma variação genética em isolados de HIV-1 mesmo em um paciente individual. Muitos dos fármacos usados para lutar contra a infecção pelo HIV foram elaborados para bloquear a ação da transcriptase reversa. O DNA circular é transportado ao núcleo da célula usando proteínas acessórias virais, como vpr, onde é integrado (com a ajuda da integrase do vírus) ao DNA cromossômico do hospedeiro e denominado *pró-vírus*. O pró-vírus tem a vantagem da latência porque pode continuar dormente por períodos prolongados, tornando extremamente difícil erradicá-lo. Os linfócitos $CD4^+$ infectados que sobrevivem tempo suficiente para reverterem o estado de memória de repouso se tornam reservatório latente do HIV, onde o vírus persiste indefinidamente até nos pacientes

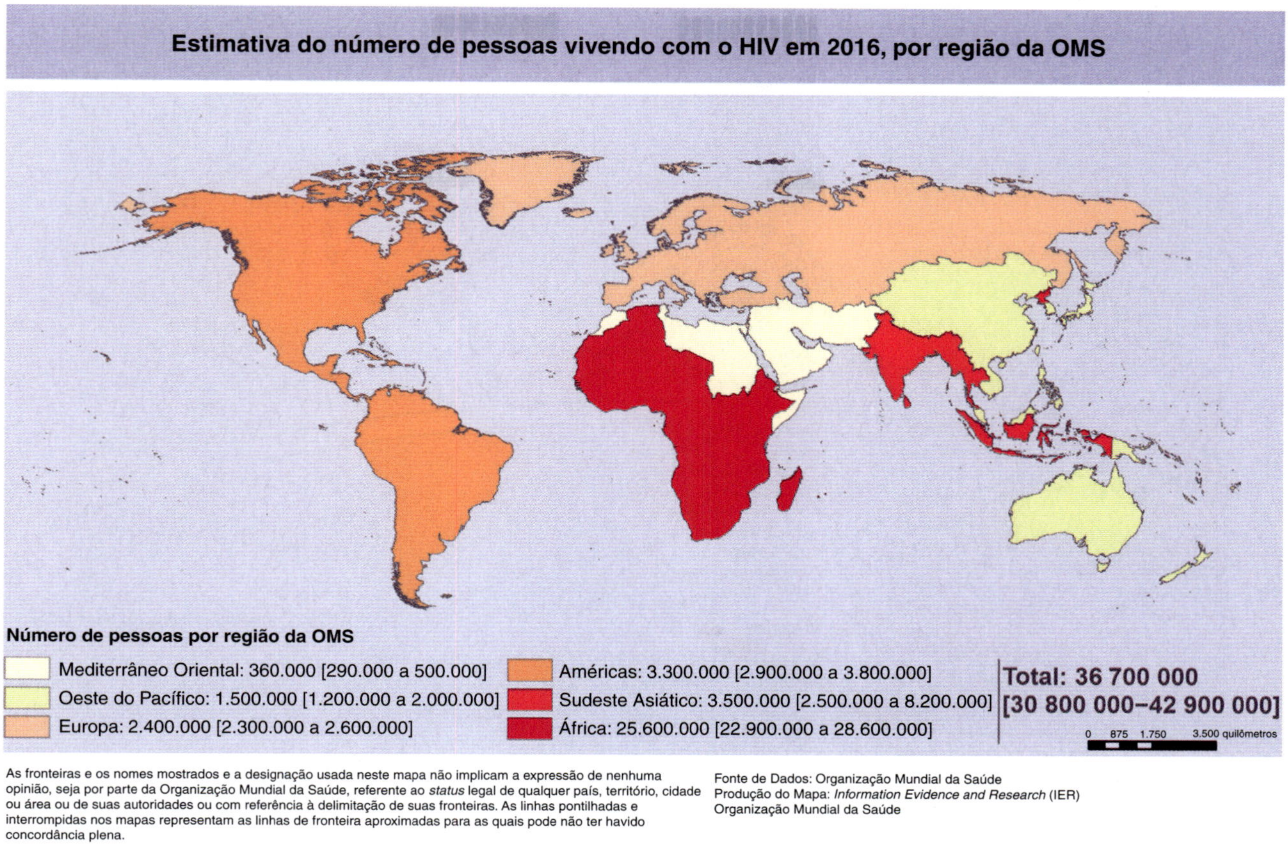

Figura 302.1 Estimativa do número de pessoas que viviam com HIV em 2016 por região da OMS. Dados do relatório de 2017 da OMS. (*Cortesia da Organização Mundial da Saúde 2017. Dados do Global Health Observatory (GHO).* http://www.who.int/gho./hiv/epidemic_status/cases_all/en/.)

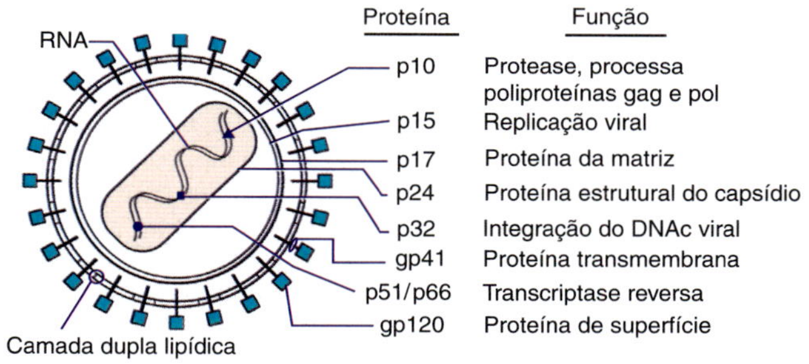

Figura 302.2 O vírus da imunodeficiência humana, proteínas associadas e suas funções.

que respondem favoravelmente à terapia antirretroviral potente. Os mecanismos moleculares dessa latência são complexos e envolvem propriedades biológicas particulares do pró-vírus latente (p. ex., ausência da proteína Tat do vírus, alterações epigenéticas que inibem a expressão do gene do HIV) e a natureza do hospedeiro celular (ausência de fatores de transcrição, como o fator nuclear κB). A integração geralmente ocorre perto de genes ativos, que permitem alto nível de produção viral em resposta a vários fatores externos, como aumento de citocinas inflamatórias (por infecção por outros patógenos) e ativação celular. Têm sido desenvolvidos fármacos anti-HIV que bloqueiam a atividade da enzima integrase. Dependendo da expressão relativa dos genes regulatórios virais (tat, ver, nef), o DNA pró-viral pode codificar a produção do genoma do RNA viral, o que, por sua vez, leva à produção de proteínas virais necessárias para a montagem viral.

A transcrição do HIV-1 é seguida por tradução. Uma poliproteína do capsídio é clivada para produzir a protease específica do vírus (p10), entre outros produtos. Essa enzima é crítica para a montagem do HIV-1 porque cliva as longas poliproteínas e as transforma em pequenos pedaços funcionais próprios. Vários fármacos antiprotease do HIV-1 têm sido desenvolvidos, visando a aumento da sensibilidade da protease viral, que difere das proteases celulares. A proteína regulatória vif é ativa na montagem do vírus e no processamento de Gag. O genoma do RNA é então incorporado ao capsídio recém-formado do vírus, o que exige domínios dedo de zinco (p7) e a proteína da matriz (MA: P17). A proteína da matriz forma uma capa sobre a superfície interna da membrana viral, o que é essencial para o brotamento de novos vírus a partir da superfície das células do hospedeiro. Forma-se um novo vírus, brota por meio de áreas especializadas da membrana, conhecidas como *balsas lipídicas*, e é liberado. A liberação do vírus é facilitada pela viroporina vpu, que induz rápida degradação das moléculas CD4 recém-sintetizadas que impedem o brotamento viral. Além disso, vpu se contrapõe à imunidade inata do hospedeiro (p. ex., atrapalhando a atividade das células T matadoras naturais.

O sequenciamento em extensão total do genoma do HIV-1 demonstrou três grupos diferentes (M [principal], O [atípico] e N [não M, não O]), provavelmente ocorrendo a partir de múltiplas infecções zoonóticas de primatas em diferentes regiões geográficas. A mesma técnica identificou oito grupos de isolados de HIV-2. O grupo M diversificou para nove subtipos (ou clados A a D, F a H, J e K). Em cada região do mundo, certos clados predominam, por exemplo, o clado A na África Central, o clado B nos EUA e na América do Sul, o clado C na África do Sul, o clado E na Tailândia, e o clado F no Brasil. Embora alguns subtipos tenham sido identificados no grupo O, nenhum deles foi encontrado em algum dos grupos do HIV-2. Os clados são mistos em alguns pacientes, como resultado de recombinação do HIV; relata-se certo cruzamento entre os grupos (M e O).

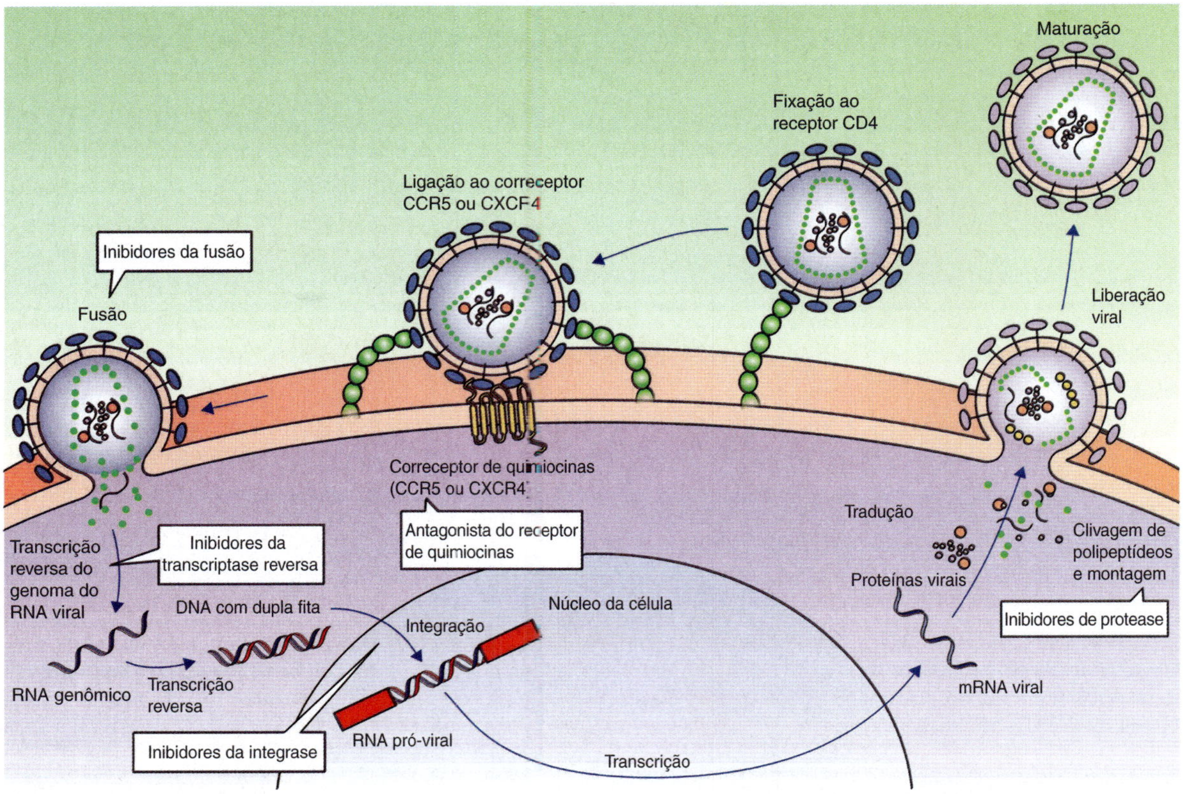

Figura 302.3 Ciclo de vida do HIV mostrando os sítios de ação e diferentes classes de antirretrovirais. (*Adaptada de Walker BN, Colledge NR, Ralston SH, Penman I, editors: Davidson's principles and practice of medicine, ed 22, London 2014, Churchill Livingstone.*)

O **HIV-2** tem ciclo de vida semelhante ao do HIV-1 e causa infecção em várias espécies de macacos. Os subtipos A e B são as principais causas de infecção em humanos, mas raramente causam infecção em crianças. O HIV-2 difere do HIV-1 em seus genes acessórios (p. ex., não tem gene *vpu*, mas contém o gene *vpx*, que não é encontrado no HIV-1). É mais prevalente no oeste da África, mas relatam-se aumentos do número de casos da Europa e do Sudeste Asiático. O diagnóstico de infecção pelo HIV-2 é mais difícil em razão de grandes diferenças nas sequências genéticas entre o HIV-1 e o HIV-2. Desse modo, vários ensaios padrão confirmatórios (*imunoblot*), que são específicos para o HIV-1, podem dar resultados indeterminados com a infecção pelo HIV-2. Se houver suspeita de infecção pelo HIV-2, deve ser usado um teste de triagem combinado que detecta anticorpos contra peptídeos do HIV-1 e do HIV-2. Além disso, os testes rápidos para detecção do HIV têm sido menos confiáveis em pacientes com suspeita de infecção dupla pelo HIV-1 e HIV-2 em vista das concentrações mais baixas de anticorpos contra o HIV-2. As cargas virais do HIV-2 também têm disponibilidade limitada. Chama a atenção que a infecção pelo HIV-2 demonstra um estágio assintomático de infecção mais longo e declínios mais lentos das contagens de células T CD4$^+$ do que o HIV-1, bem como é menos eficientemente transmitida de mãe para filho, o que provavelmente tem relação com os níveis mais baixos de viremia com o HIV-2.

EPIDEMIOLOGIA

Em 2015, a Organização Mundial da Saúde (OMS) estimava que 1,8 milhão de crianças com menos de 15 anos, no mundo todo, estivessem vivendo com a infecção pelo HIV-1; as 150 mil novas infecções anualmente em crianças sofreram redução de 70% desde 2000. Aproximadamente 80% das novas infecções, nesse grupo etário, ocorrem na África Subsaariana. Essas tendências refletem a expansão lenta, porém contínua, dos serviços para prevenir a transmissão perinatal do HIV aos lactentes. Nota-se que ainda há 110 mil óbitos de crianças com menos de 15 anos com HIV no mundo todo. Infelizmente, até 2016, estimou-se que 16,5 milhões de crianças haviam ficado órfãs pela AIDS por um ou ambos os pais terem morrido por AIDS.

Globalmente, a maioria de infecções pelo HIV na infância decorre de **transmissão vertical** da mãe infectada pelo HIV. Nos EUA, publicou-se que aproximadamente 11.700 crianças, adolescentes ou adultos jovens, estavam vivendo com infecção pelo HIV adquirida no período perinatal em 2014. O número de crianças americanas com AIDS diagnosticada a cada ano aumentou de 1984 a 1992, mas depois declinou mais de 95% para menos de 100 casos anualmente em 2003, em grande parte pelo sucesso da triagem pré-natal e o tratamento perinatal com antirretroviral das mães e lactentes infectados pelo HIV. De 2009 a 2013, houve 497 lactentes que nasceram com HIV adquirido no período perinatal nos EUA e Porto Rico. Crianças de grupos minoritários étnicos e raciais são desproporcionalmente representadas, particularmente nos afro-americanos não hispânicos e hispânicos. Raça e etnia não são fatores de risco para a infecção pelo HIV, porém refletem, mais provavelmente, outros fatores sociais que podem ser preditivos de aumento do risco para infecção pelo HIV, como a falta de oportunidades educacionais e econômicas. Começando em 2014, Nova Iorque, Flórida, Texas, Geórgia, Illinois e Califórnia são os estados com número mais alto de casos de HIV adquiridos no período perinatal nos EUA.

Adolescentes (13 a 24 anos) constituem população crescente importante de indivíduos recém-infectados; em 2015, 22% de todas as novas infecções pelo HIV ocorreram nesse grupo etário, sendo 81% dos casos em rapazes que fazem sexo com homens (homossexuais masculinos – HSM); 8% dos casos de AIDS também ocorreram nesse grupo etário. Esforços direcionados têm diminuído em 18% os novos casos entre jovens HSM de 2008 a 2014. Estima-se que 50% dos jovens positivos para HIV não estejam cientes do seu diagnóstico, a mais alta proporção entre todos os grupos etários. Considerando-se o longo período de latência entre o momento da infecção e o desenvolvimento dos sintomas clínicos, os dados de vigilância de definição de casos de AIDS sub-representam significativamente o impacto da doença em adolescentes. Com base na mediana do período de incubação de 8 a 12 anos, estima-se que 15 a 20% de todos os casos de AIDS foram adquiridos entre 13 e 19 anos.

Os fatores de risco para infecção pelo HIV variam por gênero nos adolescentes. Por exemplo, 91 a 93% dos adolescentes do sexo masculino entre as idades de 13 e 24 anos com HIV adquirem a infecção por meio de sexo com homens. Diferentemente, 91 a 93% das garotas com HIV são infectadas por meio de contato heterossexual. Populações adolescentes das minorias raciais e étnicas são hiper-representadas, especialmente entre as garotas.

Transmissão

A transmissão do HIV ocorre via contato sexual, exposição parenteral a sangue ou transmissão vertical da mãe para o filho via exposição às secreções vaginais durante o parto ou via leite materno. A via de infecção primária, na população pediátrica (< 15 anos) é a transmissão vertical. As taxas de transmissão do HIV da mãe para o filho têm variado em países com altos e baixos recursos; os EUA e a Europa têm taxas de transmissão documentadas, em mulheres não tratadas, entre 12% e 30%, enquanto as taxas de transmissão na África e no Haiti são mais altas (25 a 52%), provavelmente por causa de doença materna mais avançada e da presença de coinfecções. *O tratamento perinatal de grávidas infectadas pelo HIV com antirretrovirais tem diminuído dramaticamente a taxa para menos de 2%.*

A **transmissão vertical** do HIV pode ocorrer antes do parto (**intrauterina**), durante o parto (**intraparto**) ou depois do parto (**pós-parto** por meio do **aleitamento materno**). Embora a transmissão intrauterina tenha sido sugerida por identificação do HIV por cultura ou reação em cadeia da polimerase (PCR) em tecido fetal já com 10 semanas, os dados de modelagem estatística sugerem que a maioria das transmissões intraútero provavelmente ocorra no fim da gestação, quando a integridade vascular da placenta enfraquece e ocorrem microtransfusões através da circulação materno-fetal. Em geral, aceita-se que 20 a 30% dos recém-nascidos infectados recebam o agente intraútero porque essa porcentagem de lactentes tem evidências laboratoriais de infecção (cultura viral ou PCR positivos) na primeira semana de vida. Alguns estudos verificaram que a detecção viral logo depois do nascimento também se correlaciona com um início precoce dos sintomas e rápida progressão para AIDS, o que é consistente com infecção com duração mais longa durante a gestação.

Uma porcentagem mais alta de crianças infectadas pelo HIV adquire o vírus intraparto, o que se evidencia pelo fato de que 70 a 80% dos lactentes infectados não demonstram vírus detectável até depois de 1 semana de vida. O mecanismo de transmissão parecer ser a exposição da mucosa a sangue infectado e a secreções cervicovaginais no canal do parto, e as contrações intrauterinas durante o trabalho de parto ativo e no parto também poderiam aumentar o risco de microtransfusões tardias. A amamentação é a via menos comum de transmissão vertical em nações com altos recursos, mas é responsável por até 40% das infecções perinatais em países com recursos limitados. Vírus livre e associados a células têm sido detectados no leite materno de mães infectadas pelo HIV. O risco para transmissão pelo aleitamento materno é de aproximadamente 9 a 16% nas mulheres com infecção estabelecida, mas é de 29 a 53% nas mulheres que adquirem o HIV no período pós-natal, sugerindo que a viremia apresentada pela mãe durante a infecção primária pelo menos triplica o risco de transmissão. Quando a substituição da alimentação é prontamente implantada e é segura, parece razoável que as mulheres usem as fórmulas infantis como substituto para o leite materno se houver conhecimento de que estão infectadas pelo HIV ou com risco por exposição sexual ou parenteral contínua ao HIV. No entanto, a OMS recomenda que, nos países com baixos recursos, onde outras doenças (diarreia, pneumonia, desnutrição) substancialmente contribuem para taxa de mortalidade infantil alta, o benefício do aleitamento materno ultrapassa o risco de transmissão do HIV, e as mulheres infectadas pelo HIV, nos países em desenvolvimento, devem oferecer aleitamento materno exclusivamente aos seus lactentes pelo menos nos primeiros 6 meses de vida (ver Prevenção adiante neste capítulo).

Vários fatores de risco influenciam a taxa de transmissão vertical: carga viral materna no parto, parto pré-termo (< 34 semanas de gestação) e baixa contagem materna de CD4 no pré-natal. A variável mais importante parece ser o nível de viremia materna; as razões de chance de transmissão podem aumentar mais de duas vezes para cada aumento de $\log_{10}$ da carga viral no parto. Mostrou-se que o parto cesáreo eletivo diminui em 87% a transmissão se usado juntamente com a terapia com zidovudina na mãe e no recém-nascido. No entanto, como esses dados vêm de antes do advento da **terapia antirretroviral combinada** (**TARVc**, também chamada **HAART**), o benefício adicional do parto cirúrgico parece ser desprezível se a carga viral da mãe for < 1.000 cópias/mℓ. Deve-se observar que raramente (≤ 0,1%) pode ocorrer transmissão com cargas virais maternas < 50 cópias/mℓ.

Transfusões de sangue infectado ou de hemoderivados infectados têm sido responsabilizados por 3 a 6% de todos os casos de AIDS pediátrica. O período de risco mais alto foi entre 1978 e 1985, antes da disponibilização de hemoderivados triados para anticorpos contra HIV. Apesar de a prevalência de infecção pelo HIV em indivíduos com hemofilia tratados antes de 1985 ter chegado a 70%, o tratamento térmico de concentrados de fator VIII e a triagem de anticorpos contra HIV de doadores virtualmente eliminaram a transmissão nessa população. A triagem dos doadores reduziu dramaticamente mas não eliminou o risco de infecção pelo HIV associada a transfusões de sangue: testes de amplificação de ácidos nucleicos de *minipools* (*pools* de 16 a 24 doações) realizados em doações de sangue não reagentes aos anticorpos (para identificar doações feitas durante o período de janela antes da soroconversão) reduziram o risco residual do HIV-1 transmitido por transfusão a aproximadamente 1 em 2 milhões de unidades de sangue. No entanto, em muitos países com recursos limitados, a triagem do sangue não é uniforme, e o risco de transmissão da infecção pelo HIV via transfusão permanece presente nesses cenários.

Embora o HIV possa ser isolado raramente da saliva, isso se dá em títulos muito baixos (< 1 partícula infecciosa/mℓ), e a saliva não tem sido implicada como veículo de transmissão. Estudos de centenas de contatos domiciliares de indivíduos infectados pelo HIV verificaram que o risco de transmissão domiciliar do HIV é essencialmente inexistente. Apenas alguns casos foram relatados, nos quais urina ou fezes (possivelmente desprovidas de sangue visível) foram propostos como possível veículo de transmissão do HIV, embora esses casos não tenham sido plenamente verificados.

Na população pediátrica, a transmissão sexual é infrequente, mas há relatos de um pequeno número de casos decorrentes de abuso sexual. O contato sexual é uma via de transmissão importante na população adolescente, sendo responsável pela maioria dos casos.

PATOGÊNESE

A infecção pelo HIV afeta a maior parte do sistema imune e quebra sua homeostase (Figura 302.3). Na maioria dos casos a infecção inicial é causada por baixas quantidades de um único vírus. Portanto, a doença pode ser prevenida por fármaco(s) profilático(s) ou vacina. Quando a mucosa serve de porta de entrada para o HIV, as primeiras células a serem afetadas são as dendríticas. Essas células coletam e processam antígenos introduzidos da periferia e as transportam ao tecido linfoide. O HIV não infecta a célula dendrítica, mas se liga à sua molécula de superfície DC-SIGN, permitindo que o vírus sobreviva até que chegue ao tecido linfático. Neste (lâmina própria, linfonodos), o vírus seletivamente se liga às células que expressam moléculas CD4 em sua superfície, primariamente linfócitos T auxiliares (células T $CD4^+$) e células da linhagem de monócitos-macrófagos. Outras células portadoras de CD4, como micróglia, astrócitos, oligodendróglia e tecido placentário contendo células vilosas de Hofbauer, também podem ser infectadas pelo HIV. Fatores adicionais (correceptores) são necessários para a fusão do HIV e entrada nas células. Esses fatores incluem as quimiocinas CXCR4 (fusão) e CCR5. Outras quimiocinas (CCR1, CCR3) podem ser necessárias para a fusão de certas cepas de HIV. Diversos determinantes genéticos do hospedeiro afetam a suscetibilidade à infecção pelo HIV, a progressão da doença e a resposta ao tratamento. Essas variantes genéticas variam em diferentes populações. Uma deleção no gene CCR5, que é protetor contra a infecção pelo HIV (CCR5Δ32), é relativamente comum em brancos, mas rara em indivíduos descendentes de africanos. Vários outros genes que regulam os receptores de quimiocinas, ligantes, o complexo de histocompatibilidade e as citocinas também influenciam o desfecho da infecção pelo HIV. Geralmente, os linfócitos $CD4^+$ migram para o tecido linfático em resposta a antígenos virais e depois se ativam e proliferam, o que os torna altamente suscetíveis à infecção pelo HIV. A migração e o acúmulo de células CD4 impulsionados por antígeno no tecido linfoide podem contribuir para a linfadenopatia generalizada característica da síndrome retroviral aguda em adultos e adolescentes. O HIV infecta preferencialmente exatamente as células que respondem a ele (células CD4 de memória específicas para o HIV), sendo responsável pela perda progressiva dessas células e a subsequente perda de controle da replicação do HIV. A destruição contínua das células $CD4^+$ de memória no trato gastrintestinal (no tecido linfoide associado ao intestino ou GALT) leva à redução da integridade do epitélio gastrintestinal, seguida por vazamento de partículas bacterianas para o sangue e aumento da resposta inflamatória, o que causa ainda maior perda de células $CD4^+$. Quando a replicação do HIV alcança três vezes (geralmente em 3 a 6 semanas desde a infecção), ocorre uma explosão de viremia no plasma. Essa viremia intensa causa infecção aguda pelo HIV, antes conhecida como **síndrome retroviral aguda**, a qual pode se apresentar de modo semelhante a **gripe ou mononucleose** (febre, erupção cutânea, faringite, linfadenopatia, mal-estar, artralgia, fadiga, elevação das enzimas hepáticas) em 50 a 70% dos adultos infectados. Com o estabelecimento de uma resposta imune celular e humoral em 2 a 4 meses, a carga viral no sangue declina substancialmente e os pacientes entram em uma fase caracterizada por falta de sintomas e retorno das células CD4 a níveis apenas moderadamente mais baixos. Tipicamente, os pacientes adultos não tratados finalmente evoluem para chegar a um ponto estável virológico (estado de equilíbrio), geralmente variando de 10 mil a 100 mil durante essa latência clínica. Isso contrasta com os lactentes não tratados com HIV adquirido verticalmente, que podem obter cargas virais muito mais altas, resultando em declínios mais rápidos da contagem de CD4 e ao início mais cedo de imunodeficiência significativa. O HIV rapidamente responde à pressão do sistema imune, desenvolvendo uma população geneticamente complexa (quasiespécies) que têm êxito em fugir dele. Além disso, o uso inapropriado de TAR aumenta a capacidade do vírus de escapar ainda mais, selecionando mutantes com vantagens de aptidão ou de resistência na presença de níveis subterapêuticos dos fármacos. A replicação em início do HIV-1 em crianças não tem manifestações clínicas aparentes. Quer sejam testadas por isolamento do vírus ou por PCR para as sequências de ácido nucleico virais, menos de 40% dos lactentes infectados pelo HIV-1 demonstram evidências do vírus ao nascimento. A carga viral aumenta com 1 a 4 meses, e essencialmente todos os lactentes infectados pelo HIV no período perinatal têm HIV-1 detectável no sangue periférico aos 4 meses, exceto aqueles que adquiriram a infecção por meio do aleitamento materno contínuo.

Nos adultos, o longo período de latência clínica (8 a 12 anos) não é indicativo de latência viral. De fato, há um *turnover* muito alto do vírus e dos linfócitos CD4 (mais de um bilhão de células por dia), gradualmente causando deterioração do sistema imune, marcada por depleção das células CD4. Têm sido sugeridos vários mecanismos para a depleção das células CD4 em adultos e crianças, incluindo morte de células isoladas mediada pelo HIV, formação de células gigantes multinucleadas de células CD4 infectadas e não infectadas (**formação de sincícios**), respostas imunes específicas ao vírus (células *natural killers* [NK], citotoxicidade celular dependente de anticorpos), ativação de células T mediada por superantígenos (tornando-as mais suscetíveis à infecção pelo HIV), autoimunidade e morte celular programada (apoptose). A carga viral é maior nos órgãos linfoides do que no sangue periférico durante o período assintomático. Como os vírions do HIV e seus imunocomplexos migram através dos linfonodos, ficam presos na rede de células foliculares dendríticas. Como a capacidade do HIV de se replicar em células T depende do estado de ativação das células, a ativação imune que tem lugar no microambiente dos linfonodos na doença pelo HIV serve para promover infecção de novas células CD4, bem como subsequente replicação viral nessas células. Monócitos e macrófagos podem ser produtivamente infectados pelo HIV e, ainda assim, resistir ao efeito citopático do vírus; com seu longo tempo de vida, explicam seu papel como reservatórios do HIV e como efetores de dano tecidual a órgãos como o cérebro. Além disso, residem em santuários virais anatômicos onde os agentes atuais de tratamento exercem menor efeito.

O sistema imune inato reage quase imediatamente após a infecção pelo HIV, reconhecendo os ácidos nucleicos virais, uma vez que o vírus se funda com a célula infectada, pelo receptor *toll-like* 7. Esse envolvimento leva à ativação de citocinas pró-inflamatórias e da interferona-gama (IFN-α), que bloqueia a replicação do vírus e sua propagação. O vírus usa sua proteína Nef para regular para baixo a expressão do complexo principal de histocompatibilidade (MHC) e de ligantes não MHC para reduzir a atividade anti-HIV mediada pelas células NK. Também modula a diferenciação e maturação das células NK, desregula a produção de citocinas e aumenta a apoptose. Embora o mecanismo pelo qual o sistema inato desencadeie as respostas imunes adaptativas ainda não esteja completamente compreendido, ocorrem respostas mediadas por células e humorais no início da infecção. As células T CD8 têm um papel importante em conter a infecção. Essas células produzem vários ligantes (proteínas inflamatórias dos macrófagos 1α e 1β, RANTES), que suprimem a replicação do HIV bloqueando a ligação do vírus aos correceptores (CCRt). Os linfócitos T citotóxicos (CTLs) específicos para o HIV se desenvolvem contra proteínas virais estruturais (ENV, POL, GAG) e regulatórias (tat). Os CTLs aparecem ao fim da infecção aguda, já que a replicação viral é controlada pela morte das células infectadas pelo HIV antes que novos vírus sejam produzidos e por secreção de fatores antivirais potentes que competem com o vírus por seus receptores (CCR5). Os anticorpos neutralizantes aparecem mais tarde na infecção e parecem ajudar na supressão continuada da replicação viral durante a latência clínica crônica. Um mecanismo pode ser a limitada disponibilidade de células CD ativas, o que impede um aumento ainda maior da carga viral. O outro mecanismo é o desenvolvimento de uma resposta imune ativa, influenciada pela quantidade de antígeno viral e limita a replicação viral no estado de equilíbrio. Não há consenso geral sobre qual desses dois mecanismos seja mais importante. O mecanismo de limitação de células CD4 é responsável pelo efeito da terapia antirretroviral, enquanto o mecanismo da resposta imune enfatiza a importância o tratamento de imunomodulação (citocinas, vacinas) para aumentar a eficiência do controle imunomediado. Um grupo de citocinas, que inclui o fator de necrose tumoral TNF-α, TNF-β, interleucinas (IL) 1, IL-2, IL-3, IL-6, IL-8, IL-12, IL-15, fator estimulador de colônias de granulócitos e macrófagos e fator estimulador de colônias de macrófagos, tem papel integral em regular para cima a expressão do HIV de um estado de infecção quiescente à replicação viral ativa. Outras citocinas, como IFN-γ, IFN-β e IL-13, exercem efeito supressor sobre a replicação do HIV. Certas citocinas (IL-4, IL-10, IFN-γ fator-β transformador do crescimento) reduzem ou intensificam a replicação viral, dependendo do tipo de célula infectada. As interações dessas citocinas influenciam a concentração de partículas virais nos tecidos. As concentrações plasmáticas de citocinas não precisam estar elevadas para exercerem seu efeito porque são produzidas e atuam localmente nos tecidos. A ativação virtualmente de todos os componentes celulares do sistema imune (células T e B, células NK e monócitos) tem papel significativo nos aspectos patológicos da infecção pelo HIV. A ampliação dos conhecimentos sobre suas interações durante a infecção expandirá nossas opções de tratamento. Comumente, o HIV isolado durante o período de latência clínica cresce lentamente em cultura e produz baixos títulos de transcriptase reversa. Esses isolados do início da latência clínica usam CCR5 como seu correceptor. A mudança do receptor CCR5 para o CXCR4 aumenta a capacidade do vírus de replicar, de infectar uma faixa mais ampla de células-alvo (CXCR4 se expressa mais amplamente em células imunes em repouso e ativadas) e de matar células T mais rápida e eficientemente. Como resultado, a fase de latência clínica termina e se observa a progressão para AIDS. A **progressão da doença** está relacionada temporalmente com a ruptura gradual da arquitetura dos linfonodos e com a degeneração da rede de células dendríticas foliculares, com perda de sua capacidade de prender partículas do HIV. O vírus é solto para recircular, produzindo altos níveis de viremia e aumento do desaparecimento das células T CD4 durante os estágios mais tardios da doença.

A evolução clínica da infecção pelo HIV mostra substancial heterogeneidade. Essa variação é determinada por fatores virais e do hospedeiro. Os vírus HIV que usam o correceptor CXCR4 no curso da infecção se associam à deterioração acelerada do sistema imune e à progressão mais rápida para AIDS. Além disso, vários determinantes genéticos do hospedeiro conhecidos (variantes na região do antígeno leucocitário humano, polimorfismos na região CCR5, como CCR5Δ32) já foram identificados como afetando o curso da doença. Provavelmente há fatores do hospedeiro e virais adicionais ainda a ser identificados e que contribuem para a evolução variável da infecção pelo HIV em indivíduos também. São descritos, nas crianças, **três padrões distintos de doença**. Aproximadamente 15 a 25% dos recém-nascidos infectados pelo HIV, em países desenvolvidos, apresentam evolução com **progressão rápida**, iniciando-se a AIDS e os sintomas durante os primeiros meses de vida, tendo mediana do tempo de sobrevida de 6 a 9 meses se não receberem tratamento. Nos países com recursos limitados, a maior parte dos recém-nascidos infectados pelo HIV terá essa evolução da doença rapidamente progressiva. Sugere-se que, se a infecção intrauterina coincidir com o período de expansão rápida das células CD4 no feto, o vírus poderia infectar efetivamente a maior parte das células imunocompetentes do corpo. A migração normal dessas células para a medula óssea, o baço e o timo resultaria em oferta sistêmica eficiente do HIV, não verificada pelo sistema imune imaturo do feto. Desse modo, a infecção seria estabelecida antes do desenvolvimento ontogênico normal do sistema imune, causando um comprometimento mais grave da imunidade. A maioria das crianças desse grupo tem vírus detectável no plasma (mediana do nível: 11.000 cópias/mℓ) nas primeiras 48 h de vida. Essa evidência precoce da presença viral sugere que o recém-nascido foi infectado intraútero. A carga viral aumenta rapidamente, chegando ao máximo aos 2 a 3 meses de vida (mediana: 750.000 cópias/mℓ) e permanecendo alta pelo menos durante os primeiros 2 anos de vida.

Sessenta a 80% dos recém-nascidos infectados no período perinatal, em países com altos recursos, apresentam uma **progressão muito mais lenta** da doença, tendo mediana do tempo de sobrevida de 6 anos, representando o segundo padrão de doença. Muitos pacientes nesse grupo têm PCR negativa na primeira semana de vida e, portanto, são considerados infectados intraparto. Em um paciente típico, a carga viral aumenta rapidamente, chegando ao máximo aos 2 a 3 meses de vida (mediana: 100.000 cópias/mℓ) e depois declina lentamente ao longo de um período de 24 meses. O lento declínio da carga viral contrasta nitidamente com o rápido declínio depois da infecção primária vista em adultos. Essa observação pode ser explicada apenas parcialmente pela imaturidade do sistema imune em recém-nascidos e lactentes.

O terceiro padrão de doença ocorre em menos de 5% das crianças infectadas no período perinatal, os denominados **sobreviventes a longo prazo** ou **não progressivos a longo prazo**, que têm progressão da doença mínima ou ausente com contagens de CD4 relativamente normais e cargas virais muito baixas por mais de 8 anos. Os mecanismos para a demora da progressão da doença incluem imunidade humoral efetiva e/ou respostas efetivas dos CTLs, fatores genéticos do hospedeiro (perfil do antígeno leucocitário humano) e infecção por um vírus atenuado (com gene defeituoso). Um subgrupo dos sobreviventes a longo prazo, chamado sobreviventes de elite ou supressores de elite, não tem vírus detectável no sangue e pode refletir mecanismos de proteção da progressão da doença diferentes ou maiores. Note-se que ambos os grupos justificam seguimento de perto a longo prazo porque mais tarde, a doença pode vir a progredir.

As crianças infectadas pelo HIV têm alterações do sistema imune semelhantes às dos adultos infectados pelo HIV. A depleção absoluta de células CD5 pode ser menos dramática porque os lactentes normalmente têm uma linfocitose relativa. Um valor de 750 células CD4/μℓ em crianças com menos de 1 ano é indicativo de depleção intensa de CD4 e comparável a < 200 células CD4/μℓ em adultos. Linfopenia é relativamente rara nas crianças infectadas no período perinatal e geralmente é vista apenas nas crianças mais velhas ou naquelas com doença terminal. Embora a anergia cutânea seja comum durante a infecção pelo HIV, também é frequente em crianças saudáveis com menos de 1 ano e, desse modo, sua interpretação é difícil nos lactentes infectados. A depleção de células CD4 também diminui a resposta a antígenos solúveis, como os mitógenos *in vitro* fito-hemaglutinina e concanavalina A.

A ativação policlonal das células B ocorre, na maioria das crianças, no início na infecção, conforme evidenciado pela elevação das imunoglobulinas IgA, IgM, IgE e, particularmente, IgG (**hipergamaglobulinemia**), com altos níveis de anticorpo anti-HIV-1. Essa reação pode refletir desregulação da supressão de células T da síntese de anticorpos pelas células B e intensificação ativa de CD4 da resposta humoral dos linfócitos B. Como resultado, a resposta dos anticorpos às vacinações de rotina na infância pode ser anormal. A desregulação das células B precede a depleção de CD4 em muitas crianças e pode servir como marcador substituto da infecção pelo HIV em crianças sintomáticas para as quais não haja disponibilidade de testes diagnósticos específicos (PCR, cultura) ou sejam caros demais. Apesar do aumento dos níveis de imunoglobulinas, algumas crianças não possuem anticorpos específicos ou anticorpos protetores. A hipogamaglobulinemia é muito rara (< 1%).

O envolvimento do **sistema nervoso central** (SNC) é mais comum em pacientes pediátricos do que nos adultos. Macrófagos e micróglia têm importante papel na neuropatogênese do HIV, e dados sugerem que os astrócitos também possam estar envolvidos. Embora ainda não estejam claros os mecanismos específicos para encefalopatia em crianças, o cérebro em desenvolvimento, em lactentes com poucos meses, é afetado pelo menos por dois mecanismos. O próprio vírus pode infectar diretamente várias células cerebrais ou causar lesão indireta ao sistema nervoso pela liberação de citocinas (IL-1α, IL-1β, TNF-α, IL-2) ou lesão por oxigênio reativo de linfócitos ou macrófagos infectados pelo HIV.

MANIFESTAÇÕES CLÍNICAS

As manifestações clínicas da infecção pelo HIV variam amplamente entre lactentes, crianças e adolescentes. Na maioria dos lactentes, o exame físico ao nascimento é normal. Os sintomas iniciais podem ser sutis, como linfadenopatia e hepatoesplenomegalia, ou inespecíficos, como atraso do crescimento, diarreia crônica ou recorrente, sintomas respiratórios ou candidíase oral, podendo ser distinguível apenas pela sua persistência. Apesar de os achados sistêmicos e pulmonares serem comuns nos EUA e na Europa, diarreia crônica, pneumonia, debilitação e desnutrição grave predominam na África. As manifestações clínicas encontradas mais comumente em crianças do que em adultos com infecção pelo HIV incluem infecções bacterianas recorrentes, edema crônica da parótida, pneumonite intersticial linfocítica (PIL) e início precoce de deterioração neurológica progressiva; note-se que o edema crônico da parótida e a PIL se associam a uma progressão mais lenta da doença.

A Definição de Caso por Levantamento do CDC para infecção pelo HIV se baseia na contagem de linfócitos T $CD4^+$ específica para a idade ou a porcentagem de linfócitos T $CD4^+$ do total de linfócitos (Tabela 302.1), exceto quando uma doença oportunista definidora do estágio 3 (Tabela 302.2) suplanta os dados de CD4. É necessário o ajuste da idade da contagem absoluta de CD4 porque as contagens relativamente altas em lactentes normais declinam continuamente até os 6 anos, quando alcançam as normas dos adultos. A contagem de CD4 tem precedência sobre a porcentagem de linfócitos T CD4, e a porcentagem é considerada apenas se a contagem não estiver disponível.

Infecções

Aproximadamente 20% das doenças definidoras de AIDS em crianças são infecções bacterianas recorrentes causadas primariamente por organismos encapsulados, como *Streptococcus pneumoniae* e *Salmonella* em decorrência de desequilíbrios da imunidade humoral. Outros patógenos, incluindo estafilococos, enterococos, *Pseudomonas aeruginosa* e *Haemophilus influenzae* e outros organismos gram-positivos e gram-negativos, também podem ser vistos. As infecções sérias mais comuns em crianças infectadas pelo HIV são bacteriemia, sepse e pneumonia bacteriana, responsáveis por mais de 50% das infecções nesses pacientes. Meningite, infecções do trato urinário, abscesso de implantação profunda e infecções ósseas/articulares ocorrem menos frequentemente. Infecções recorrentes mais leves, como otite média, sinusite e infecções da pele e tecidos moles, são muito comuns e podem ser crônicas com apresentações atípicas.

As **infecções oportunistas**, em geral, são vistas em crianças com depressão grave da contagem de CD4. Em adultos, essas infecções

Tabela 302.1 Estágio da infecção pelo HIV* com base na contagem de linfócitos T CD4⁺ ou na porcentagem de linfócitos T CD4⁺ dos linfócitos totais.

	IDADE NA DATA DOS TESTES DE LINFÓCITOS T $CD4^+$					
	< 1 ano		1 a 5 anos		≥ 6 anos	
ESTÁGIO	**CÉLULAS/μℓ**	**%**	**CÉLULAS/μℓ**	**%**	**CÉLULAS/μℓ**	**%**
1	≥ 1.500	≥ 34	≥ 1.000	≥ 30	≥ 500	≥ 26
2	750 a 1.499	26 a 33	500 a 999	22 a 29	200 a 499	14 a 25
3	< 750	< 26	< 500	< 22	< 200	< 14

*O estágio se baseia primariamente na contagem de linfócitos $CD4^+$. A contagem de linfócitos T $CD4^+$ tem precedência sobre a porcentagem de linfócitos T $CD4^+$, e a porcentagem é considerada apenas se estiver faltando a contagem. Extraída de Centers for Disease Control and Prevention: Revised surveillance case definition for HIV infection – United States, 2014, MMWR 63(No RR-3):1-10, 2014.

Tabela 302.2 Doenças oportunistas definidoras do estágio 3 na infecção pelo HIV.

Infecções bacterianas múltiplas ou recorrentes*
Candidíase dos brônquios, traqueia ou pulmões
Candidíase do esôfago
Câncer cervical invasivo†
Coccidioidomicose disseminada ou extrapulmonar
Criptococose extrapulmonar
Criptosporidiose intestinal crônica
Doença por citomegalovírus (que não no fígado, baço ou linfonodos), início com idade > 1 mês
Retinite por citomegalovírus (com perda da visão)
Encefalopatia atribuída ao HIV‡
Herpes simples: úlceras crônicas (mais de 1 mês de duração ou bronquite, pneumonite ou esôfago (início na idade > 1 mês)
Histoplasmose disseminada ou extrapulmonar
Isosporíase intestinal crônica (> 1 mês de duração)
Sarcoma de Kaposi
Linfoma de Burkitt (ou termo equivalente)
Linfoma imunoblástico (ou termo equivalente)
Linfoma primário do cérebro
Complexo do *Mycobacterium avium* ou *Mycobacterium kansasii* disseminado ou extrapulmonar
Infecção disseminada ou extrapulmonar por outra espécie ou espécie não identificada de *Mycobacterium*
Tuberculose micobacteriana em qualquer local, pulmonar,† disseminada ou extrapumonar
Pneumonia por *Pneumocystis jiroveci* (antes conhecido como *Pneumocystis carinii*)
Pneumonia recorrente†
Leucoencefalopatia multifocal progressiva
Septicemia por *Salmonella* recorrente
Toxoplasmose do cérebro, início em idade > 1 mês
Síndrome da emaciação atribuída ao HIV‡

*Somente entre crianças com idade < 6 anos. †Somente entre adultos, adolescentes e crianças com idade ≥ 6 anos. ‡Os critérios de diagnóstico sugerido para essas doença, o que poderia ser particularmente importante para a encefalopatia pelo HIV e a síndrome da emaciação pelo HIV são descritos nas seguintes referências: Centers for Disease Control and Prevention: 1994 Revised classification system for human immunodeficiency virus infection in children less than 13 years of age, MMWR 43(No. RR-12), 1994; Centers for Disease Control and Prevention: 1993 Revised classification system for HIV infection and expanded surveillance case definition for AIDS among adolescentes and adults, MMWR 41 (No. RR-17), 1992. De Centers for Disease Control and Prevention: Revised surveillance case definition for HIV infection – United States, 2014, MMWR 63(No. RR-3):1-10, 2014.

costumam representar reativação de uma infecção latente adquirida mais cedo na vida. Diferentemente, pré-escolares, em geral, têm infecção primária e costumam ter uma evolução de doença mais fulminante, refletindo a falta de imunidade prévia. Além disso, lactentes com menos de 1 ano têm incidência mais alta de desenvolvimento de infecções oportunistas definidoras do estágio 3 e taxas de mortalidade igualmente mais altas, comparadas com crianças mais velhas e adultos, mesmo com contagens mais altas de CD4, refletindo que a contagem de CD4 pode exagerar a competência imune em lactentes com poucos meses. Esse princípio é ilustrado melhor pela pneumonia por *Pneumocystis jiroveci* (antes *Pneumocystis carinii*), a infecção oportunista mais comum na população pediátrica (ver Capítulo 271). A incidência máxima de pneumonia por *Pneumocystis* ocorre na idade de 3 a 6 meses no contexto de doença não diagnosticada adquirida no período perinatal, encontrando-se a taxa de mortalidade mais alta em crianças com menos de 1 ano. Abordagens agressivas de tratamento têm melhorado o desfecho substancialmente. Embora a incidência global de infecções oportunistas tenha declinado acentuadamente desde a era da terapia antirretroviral combinada, as infecções oportunistas ainda ocorrem em pacientes com imunodepleção grave em decorrência de replicação viral não verificada, que muitas vezes acompanha a pouca adesão à terapia antirretroviral.

A apresentação clínica clássica da pneumonia por *Pneumocystis* inclui um início agudo com febre, taquipneia, dispneia e acentuada hipoxemia; em algumas crianças, um desenvolvimento mais indolente de hipoxemia pode preceder outras manifestações clínicas ou radiológicas. Em alguns casos, a febre pode estar ausente ou ser baixa, particularmente em casos mais indolentes. Os achados nas radiografias de tórax consistem, mais comumente, em infiltrados intersticiais ou doença alveolar difusa, os quais progridem rapidamente. A radiografia do tórax, em alguns casos, pode ter achados muito sutis e simular o aspecto radiológico de bronquiolite viral. Ocasionalmente, veem-se lesões nodulares, infiltrados lineares ou lobares ou ainda derrames pleurais. O diagnóstico é estabelecido pela demonstração do *P. jiroveci* com coloração apropriada no escarro induzido ou líquido do lavado broncoalveolar; raramente, é necessária uma biopsia pulmonar aberta. O lavado broncoalveolar e a biopsia pulmonar aberta têm melhorado sensibilidade significativamente melhor (75 a 95%) para os testes de *Pneumocystis* do que o escarro induzido (20 a 40%), de tal modo que, se um escarro induzido for negativo, isso não exclui o diagnóstico. Também podem ser realizados testes de PCR em espécimes respiratórios e são mais sensíveis do que a microscopia, mas também têm menos especificidade; além disso, não são amplamente disponibilizados.

A terapia de primeira escolha para pneumonia por *Pneumocystis* é sulfametoxazol-trimetoprima (TMP-SMX) (15 a 20 mg/kg/dia do componente TMP, divididos a cada 6 h por via intravenosa) com corticosteroides como terapia adjuvante para doença moderada a grave, geralmente definida como Pa_{O_2} < 70 mmHg durante respiração em ar ambiente. Depois da melhora, a terapia com TMP-SMX oral deve continuar por um total de 21 dias enquanto se faz o desmame dos corticosteroides. Uma terapia alternativa para pneumonia por *Pneumocystis* inclui administração intravenosa de pentamidina (4 mg/kg/dia). Outros esquemas, como TMP mais dapsona, clindamicina mais primaquina ou atovaquona, são usados como alternativas em adultos, mas não têm sido amplamente usados em crianças até o momento.

Micobactérias não tuberculosas (MNT), sendo a mais comum o complexo *Mycobacterium avium-intracellulare* (MAC), podem causar doença disseminada nas crianças infectadas pelo HIV gravemente imunossuprimidas. Estima-se que a incidência de infecção por MAC em crianças não expostas à terapia antirretroviral com mais de 6 anos e com menos de 100 células CD4/μℓ chegue a 10%, mas a TARc efetiva, que resulta em supressão viral, torna as infecções por MAC raras. A infecção por MAC disseminada se caracteriza por febre, mal-estar, perda de peso e sudorese noturna; diarreia, dor abdominal e, raramente, perfuração intestinal ou icterícia (decorrente de obstrução do trato biliar por linfadenopatia) também podem estar presentes. Os exames laboratoriais podem ser notáveis pela anemia significativa. O diagnóstico é feito por isolamento do MAC do sangue, medula óssea ou tecido; a presença isolada de MAC nas fezes não confirma um diagnóstico de MAC disseminada. O tratamento pode reduzir os sintomas e prolongar a vida, mas, na melhor das hipóteses, é capaz apenas de suprimir a infecção se persistir a depleção intensa de CD4. A terapia deve incluir pelo menos dois fármacos: claritromicina ou azitromicina e etambutol. Um terceiro fármaco (rifabutina, rifampicina, ciprofloxacino, levofloxacino ou amicacina), em geral, é acrescentado para diminuir a emergência de isolados resistentes a fármacos. É necessário considerar cuidadosamente as possíveis interações medicamentosas com antirretrovirais antes do início da terapia para MAC disseminada. As sensibilidades aos fármacos devem ser averiguadas e o esquema de tratamento deve ser ajustado de acordo no evento de uma resposta clínica inadequada à terapia. Em vista do grande potencial para toxicidade com a maioria dessas medicações, a vigilância para efeitos adversos deve ser constante. Menos comumente, as infecções por MNT também podem ser focais nesses pacientes, incluindo linfadenite, osteomielite, tenossinovite e doença pulmonar.

A candidíase oral é a **infecção fúngica** mais comumente vista em crianças infectadas pelo HIV. Suspensão oral de nistatina (2,5 mℓ, 4 vezes/dia) costuma ter efeito. Pastilhas de clotrimazol ou fluconazol (3 a 6 mg/kg, VO 1 vez/dia) são alternativas efetivas. A candidíase oral progride para envolver o esôfago em até 20% das crianças com depleção grave de CD4, apresentando-se com sintomas como anorexia, disfagia, vômitos e febre. O tratamento com fluconazol oral por 7 a 14 dias, em geral, resulta em rápida melhora dos sintomas. Raramente ocorre fungemia, geralmente no contexto de cateteres venosos de demora, e até 50% dos casos podem ser causados por espécies não *albicans*. Histoplasmose, coccidioidomicose e criptococose disseminadas são raras em pacientes pediátricos, mas podem ocorrer em áreas endêmicas.

Infecções parasitárias, como criptosporidiose e microsporidiose intestinal e raramente isosporíase ou giardíase são outras infecções oportunistas que causam significativa morbidade. Embora essas infecções intestinais geralmente sejam autolimitadas nos hospedeiros saudáveis, causam diarreia crônica grave em crianças infectadas pelo HIV com baixas contagens de CD4, muitas vezes levando à desnutrição. A terapia com nitazoxanida tem efeito parcial em melhorar a diarreia por *Cryptosporidium*, mas a reconstituição imune com TARc é o fator mais importante para negativação da infecção. Relata-se que o albendazol é efetivo contra a maioria dos microsporídios (excluindo-se *Enterocytozoon bieneusi*), e TMP-SMX parece ser eficaz para isosporíase.

Infecções virais, especialmente pelo grupo de herpes-vírus, trazem problemas significativos para as crianças infectadas pelo HIV. O herpes-vírus simples (HSV) causa gengivoestomatite recorrente, que pode se complicar por disseminação cutânea local e a distância. A infecção primária pelo vírus varicela-zóster (varicela) pode ser prolongada e complicada por superinfecções bacterianas ou disseminação visceral, incluindo pneumonite. Episódios recorrentes, atípicos ou crônicos de herpes-zóster costumam ser debilitantes e exigem terapia prolongada com aciclovir; em raras circunstâncias, o vírus varicela-zóster tem desenvolvido resistência ao aciclovir, exigindo o uso de foscarnete. Ocorre infecção disseminada por citomegalovírus (CMV) no contexto de depleção de CD4 (< 50 células CD4/μℓ para maiores de 6 anos) e pode envolver órgão único ou múltiplos órgãos. Foram relatadas retinite, pneumonite, esofagite, gastrite com obstrução pilórica, hepatite, colite e encefalite, mas essas complicações raramente são vistas se for administrada TARc. O ganciclovir e o foscarnete são os fármacos de escolha e costumam ser administrados juntos em crianças com retinite por citomegalovírus que coloquem a visão em risco. Infiltrações intraoculares de foscarnete ou implantes intraoculares de ganciclovir mais valganciclovir oral também têm sido eficazes em adultos e crianças em idade escolar com retinite por citomegalovírus. Pode ocorrer sarampo, apesar de imunização, e pode apresentar-se sem a erupção típica. Muitas vezes, dissemina-se para o pulmão ou o cérebro com taxa de mortalidade alta nesses pacientes. Crianças infectadas pelo HIV com baixas contagens de CD4 também podem desenvolver infecção cutânea extensa por molusco contagioso. Vírus respiratórios, como vírus sincicial respiratório e adenovírus, podem apresentar-se com sintomas prolongados e eliminação de partículas virais persistente. Em paralelo com o aumento da prevalência da infecção pelo papilomavírus humano no trato genital, neoplasia intraepitelial cervical e neoplasia intraepitelial anal também ocorrem com aumento de frequência entre as mulheres adultas infectadas pelo HIV-1, em comparação com as mulheres soronegativas para o HIV. O risco relativo para neoplasia intraepitelial cervical é 5 a 10 vezes mais alto para mulheres soropositivas para HIV-1. Múltiplas modalidades são usadas para tratar infecção pelo papilomavírus humano (ver Capítulo 293), embora nenhuma fosse uniformemente efetiva, e a taxa de recorrência seja alta entre pessoas infectadas pelo HIV-1.

A terapia apropriada com antirretrovirais pode resultar na **síndrome inflamatória da reconstituição imune (SIRI)**, que se caracteriza por aumento da resposta inflamatória pelo sistema imune recuperado a infecções oportunistas subclínicas (infecção por *Mycobacterium*, infecção pelo HSV, toxoplasmose, infecção por CMV, infecção por *Pneumocystis*, infecção criptocócica). Essa condição é mais comumente observada em pacientes com doença progressiva e depleção grave dos linfócitos T $CD4^+$. Os pacientes com SIRI desenvolvem febre e piora das manifestações clínicas da infecção oportunista ou novas manifestações (aumento de volume dos linfonodos, infiltrados pulmonares), tipicamente nas primeiras semanas depois do início da terapia antirretroviral. Costuma ser muito difícil determinar se os sintomas representam SIRI, piora de uma infecção corrente, uma nova infecção oportunista ou toxicidade medicamentosa. Se a síndrome de fato representar SIRI, acrescentar anti-inflamatórios não esteroides ou corticosteroides podem amenizar a reação inflamatória, embora o uso de corticosteroides seja controverso. A inflamação pode levar semanas ou meses para ceder. Na maioria dos casos, a continuação da TARc enquanto se trata a infecção oportunista (com ou sem anti-inflamatórios) é suficiente. Se houver suspeita de infecção oportunista antes do início da terapia antirretroviral, o tratamento antimicrobiano apropriado deve ser iniciado primeiro.

Sistema nervoso central

A incidência de envolvimento do SNC em crianças infectadas no período perinatal chega a 50 a 90% nos países com recursos limitados, porém significativamente mais baixo nos países com alta renda, com mediana de início aos 19 meses. As manifestações podem variar do atraso de desenvolvimento sutil à encefalopatia progressiva com perda ou platô dos marcos do desenvolvimento, deterioração cognitiva, comprometimento do crescimento cerebral resultando em microcefalia adquirida e disfunção motora simétrica. A **encefalopatia** pode ser a manifestação inicial da doença ou pode apresentar-se muito mais tarde quando ocorre imunossupressão grave. Com a progressão, podem ocorrer apatia acentuada, espasticidade, hiper-reflexia e desequilíbrio de marcha, bem como perda da linguagem e das habilidades motoras finas e/ou grossas. A encefalopatia pode progredir intermitentemente, tendo períodos de deterioração seguidos por platô transitoriamente estável. Crianças em idade escolar podem exibir problemas comportamentais e deficiências de aprendizagem. Anormalidades associadas identificadas por técnicas de neuroimagens incluem atrofia cerebral em até 85% das crianças com sintomas neurológicos, aumento do tamanho ventricular, calcificações nos núcleos da base e, menos frequentemente, leucomalacia.

Felizmente, desde o advento da TARc, a taxa de incidência de encefalopatia tem declinado dramaticamente, chegando a 0,08% em 2006. No entanto, como as crianças infectadas pelo HIV se tornam adolescentes e adultos jovens, ficam evidentes outras manifestações sutis da doença no SNC, tais como déficits cognitivos, problemas de atenção e transtornos psiquiátricos. Viver com uma doença crônica, muitas vezes estigmatizada; perda parental; e a necessidade de adesão irrestrita à medicação por toda a vida é o que compõe esses problemas, tornando desafiador para esses jovens herdarem a responsabilidade por lidarem com sua doença quando adultos.

Sinais neurológicos focais e crises convulsivas são incomuns e podem implicar processo patológico comórbido, como tumor no SNC, infecção oportunista ou acidente vascular encefálico (AVE). O **linfoma do SNC** pode apresentar-se com achados neurológicos focais de início recente, cefaleia, crises convulsivas e alterações do estado mental. Os achados característicos nos estudos por neuroimagens incluem massa hiperdensa ou isodensa que se contrasta de maneira variável ou massa contrastada difusamente infiltrativa. A **toxoplasmose do SNC** é extremamente rara nos lactentes, mas pode ocorrer em adolescentes verticalmente infectados pelo HIV e tipicamente se associa à IgG antitoxoplasma no soro como marcador da infecção. Outras infecções oportunistas do SNC são raras e incluem infecção pelo CMV, vírus JC (**leucoencefalopatia multifocal progressiva**), HSV, *Cryptococcus neoformans* e *Coccidioides imitis*. Embora não esteja esclarecida a verdadeira incidência de distúrbios cerebrovasculares (AVEs hemorrágicos e não hemorrágicos), 6 a 10% das crianças de grandes séries clínicas têm sido afetadas.

Trato respiratório

Infecções recorrentes do trato respiratório superior, como otite média e sinusite, são muito comuns. Embora os patógenos típicos (*S. pneumoniae, H. influenzae, Moraxella catarrhalis*) sejam os mais comuns, patógenos incomuns, como *P. aeruginosa*, leveduras e anaeróbios podem estar presentes em infecções crônicas e resultar em complicações, como a sinusite invasiva e a mastoidite.

PIL (pneumonia intersticial linfocítica) é a anormalidade crônica do trato respiratório inferior mais comumente relatada aos Centers for Disease and Prevention (CDC) para crianças infectadas pelo HIV; historicamente, isso ocorria em aproximadamente 25% das crianças infectadas pelo HIV, embora a incidência tenha declinado na era da TARc. A PIL é um processo crônico com hiperplasia linfoide nodular no epitélio brônquico e bronquiolar, muitas vezes levando ao bloqueio capilar alveolar progressivo ao longo de meses a anos. Tem um padrão reticulonodular difuso crônico característico na radiografia do tórax, sendo raramente acompanhado por linfadenopatia hilar, permitindo que se faça um diagnóstico presumível radiograficamente antes do início dos sintomas. Há um início insidioso de taquipneia, tosse e hipoxemia, leves a moderadas, com achados de ausculta normais ou estertores mínimos. A doença progressiva se apresenta com hipoxemia sintomática que geralmente se resolve com terapia usando corticosteroides orais, acompanhada por baqueteamento digital. Vários estudos sugerem que a PIL seja uma resposta linfoproliferativa a uma infecção primária pelo vírus Epstein-Barr no contexto de infecção pelo HIV. Também se associa a um declínio imunológico mais lento.

A maioria das crianças sintomáticas infectadas pelo HIV apresenta pelo menos um episódio de pneumonia durante sua doença. O *S. pneumoniae* é o patógeno bacteriano mais comum, mas *P. aeruginosa* e outras pneumonias bacterianas por gram-negativos podem ocorrer na doença terminal e costumam associar-se à insuficiência respiratória aguda na bronquiectasia. A pneumonia por *Pneumocystis* é a infecção oportunista mais comum, mas outros patógenos, incluindo CMV, *Aspergillus, Histoplasma* e *Cryptococcus*, podem causar doença pulmonar. A infecção por vírus respiratórios comuns, incluindo o vírus sincicial respiratório, parainfluenza, influenza e adenovírus, pode ocorrer simultaneamente e ter evolução período de eliminação de partículas virais do trato respiratório prolongados. Há relatos de tuberculose (TB) pulmonar e extrapulmonar com aumento de frequência nas crianças infectadas pelo HIV em países com baixa renda, embora seja consideravelmente mais comum nos adultos infectados pelo HIV. Em razão das interações medicamentosas da rifampicina com a terapia antirretroviral à base de ritonavir e pela pouca tolerabilidade da associação de múltiplos fármacos exigida, o tratamento de coinfecção de TB/HIV é particularmente desafiador em crianças.

Sistema cardiovascular

A disfunção cardíaca, incluindo hipertrofia do ventrículo esquerdo, dilatação do ventrículo esquerdo, redução fração de ejeção do ventrículo esquerdo e/ou insuficiência cardíaca ocorreram em 18 a 39% das crianças infectadas pelo HIV na era pré-TARc; entre os afetados, porcentagem mais baixa de CD4 no nível mínimo e carga viral mais alta associavam-se à função cardíaca mais baixa. No entanto, uma avaliação mais atual das crianças infectadas pelo HIV e que recebiam TARc a longo prazo verificou que os achados ecocardiográficos estavam mais próximos do normal, e nenhuma tinha doença cardíaca sintomática, sugerindo que a TARc tenha um efeito cardioprotetor. O que ainda não está claro é se um aumento da taxa de doença cardiovascular prematura que tem sido visto em adultos será visto em crianças que têm hiperlipidemia relacionada à doença ou ao tratamento, e serão necessários estudos prospectivos para avaliar esse risco. Por causa dele, o monitoramento regular do colesterol e lipídios, bem como educação referente a um estilo de vida saudável para o coração, é parte importante dos cuidados ao paciente pediátrico portador de HIV.

Tratos gastrintestinal e hepatobiliar

As manifestações orais da doença pelo HIV incluem candidíase eritematosa ou pseudomembranosa, doença periodontal (gengivite ulcerativa ou periodontite), doença das glândulas salivares (edema, xerostomia) e, raramente, ulcerações ou leucoplasia pilosa oral. O envolvimento do trato gastrintestinal é comum em crianças infectadas pelo HIV. Vários patógenos podem causar doença gastrintestinal, incluindo bactérias (*Salmonella, Campylobacter, Shigella*, MAC), protozoários (*Giardia, Cryptosporidium, Isospora*, microsporídios), vírus (CMV, HSV, rotavírus) e fungos (*Candida*). As infecções por MAC e protozoários são mais graves e prolongadas em pacientes com depleção intensa de células CD4. As infecções podem ser localizadas ou disseminadas e afetar qualquer parte do trato gastrintestinal, da orofaringe ao reto. Ulcerações orais ou esofágicas, com origem viral ou idiopática, são dolorosas e costumam interferir com a alimentação. A enteropatia da AIDS, uma síndrome de má absorção com atrofia vilosa parcial, não se associa a um patógeno específico, tendo-se postulado que seja decorrente da infecção direta pelo HIV no intestino. A intolerância a dissacarídeos é comum nas crianças infectadas pelo HIV com diarreia crônica.

Os sintomas mais comuns de doença gastrintestinal são diarreia crônica ou recorrente com má absorção, dor abdominal, disfagia e atraso do crescimento. O pronto reconhecimento de perda de peso ou de baixa velocidade de crescimento na ausência de diarreia é crítico. O comprometimento do crescimento linear costuma se correlacionar com o nível de viremia do HIV. Deve-se instituir alimentação enteral suplementar VO ou alimentação por sonda nasogástrica no período noturno em casos associados a problemas de crescimento crônicos mais intensos; pode ser necessária a colocação de uma gastrostomia para suplementação nutricional nos casos mais graves. A síndrome de emaciação, definida como a perda de mais de 10% do peso corporal, não é tão comum como o atraso do crescimento nos pacientes pediátricos, mas a desnutrição resultante se associa a um prognóstico sombrio. Inflamação hepática crônica evidenciada por níveis séricos flutuantes de transaminases com ou sem colestase é relativamente comum, muitas vezes sem identificação de um agente etiológico. A colecistite criptosporídica se associa a dor abdominal, icterícia e elevação da gamaglutamil transferase. Em alguns pacientes, hepatite crônica causada por CMV, hepatite B, hepatite C ou MAC pode levar à hipertensão portal e à insuficiência hepática. Vários dos antirretrovirais ou outros fármacos, como a didanosina, os inibidores de proteases (IPs), a nevirapina e a dapsona também podem causar elevação reversível das transaminases.

Pancreatite com aumento das enzimas pancreáticas com ou sem dor abdominal, vômitos e febre pode decorrer da terapia farmacológica (com pentamidina, didanosina ou estavudina) ou, raramente, de infecções oportunistas como por MAC ou CMV.

Doença renal

Nefropatia é um sintoma de apresentação incomum da infecção pelo HIV, ocorrendo mais comumente nas crianças sintomáticas mais velhas. Um efeito direto do HIV sobre as células epiteliais renais tem sido sugerido como causa, mas imunocomplexos, hiperviscosidade do sangue (secundária à hiperglobulinemia) e fármacos nefrotóxicos são outros fatores possíveis. Há relatos de ampla gama de anormalidades histológicas, incluindo glomerulosclerose focal, hiperplasia mesangial, glomerulonefrite necrosante segmentar e doença de lesão mínima. A glomerulosclerose focal, em geral, evolui para insuficiência renal em 6 a 12 meses, mas outras anormalidades histológicas em crianças podem permanecer estáveis sem insuficiência renal significativa por períodos prolongados. A **síndrome nefrótica** é a manifestação mais comum de doença renal pediátrica, com edema, hipoalbuminemia, proteinúria e uremia com pressão arterial normal. Casos resistentes à terapia com esteroides podem se beneficiar da terapia com ciclosporina. Poliúria, oligúria e hematúria também são observadas em alguns pacientes.

Manifestações cutâneas

Muitas manifestações cutâneas vistas nas crianças infectadas pelo HIV são distúrbios inflamatórios ou infecciosos não particulares da infecção pelo HIV. Esses distúrbios tendem a ser mais disseminados e a responder com menos consistência à terapia convencional do que na criança não infectada. Dermatite seborreica ou eczema intenso e não responsivo ao tratamento pode ser um sinal inespecífico precoce da infecção pelo HIV. Episódios recorrentes ou crônicos de HSV, herpes-zóster, molusco contagioso, condilomas planos, condilomas anogenitais e infecções por *Candida* são comuns e podem ser difíceis de controlar.

Também são comuns as erupções alérgicas medicamentosas, em particular relacionadas com os inibidores de transcriptase reversa não análogos aos nucleosídios; em geral, respondem à suspensão do medicamento, mas também podem se resolver espontaneamente sem interrupção do fármaco; raramente, relata-se a progressão para síndrome de Stevens-Johnson. Frequentemente, observa-se hiperqueratose epidérmica com pele seca e descamativa e pode-se observar perda esparsa de cabelos ou perda de cabelos nos estágios finais da doença.

Doenças hematológicas e malignas

Ocorre **anemia** em 20 a 70% das crianças infectadas pelo HIV, mais comumente em crianças com AIDS. A anemia pode decorrer de infecção crônica, má nutrição, fatores autoimunes, condições associadas ao vírus (síndrome hemofagocítica, aplasia de células vermelhas pelo parvovírus B19) ou efeito adverso de medicamentos (zidovudina).

Ocorre **leucopenia** em quase 30% das crianças infectadas pelo HIV e não tratadas e, muitas vezes, ocorre neutropenia. Múltiplos fármacos usados para o tratamento ou profilaxia para infecções oportunistas, como a pneumonia por *Pneumocystis* (TMP-SMX), MAC e CMV (ganciclovir) ou antirretrovirais (zidovudina) também podem causar leucopenia e/ou neutropenia. Em casos nos quais a terapia não possa ser mudada, poderá ser necessário o tratamento com fator estimulante de colônias de granulócitos pela via subcutânea.

Há relatos de **trombocitopenia** em 10 a 20% dos pacientes. A etiologia pode ser imunológica (imunocomplexos circulantes ou anticorpos antiplaquetas) ou, menos comumente, por farmacotoxicidade ou idiopática. A terapia antirretroviral (TARc) também pode reverter a trombocitopenia nos pacientes que ainda não se expuseram à TAR. No evento de trombocitopenia intensa sustentada (< 10.000 plaquetas/$\mu\ell$), o tratamento com imunoglobulina intravenosa ou imunoglobulina anti-D oferece melhora temporária na maioria dos pacientes que já recebem TARc. Se não tiver efeito, um curso de esteroides pode ser alternativa, mas deve-se encaminhar para consulta com um hematologista. A deficiência de fatores de coagulação (fatores II, VII, IX) não é rara em crianças com doença avançada pelo HIV e costuma ser fácil de corrigir com vitamina K. Uma nova doença do timo tem sido observada em algumas crianças infectadas pelo HIV. Verificou-se que esses pacientes têm cistos tímicos multiloculares característicos no mediastino anterior sem sintomas clínicos. O exame histológico mostra alterações císticas focais, hiperplasia folicular e plasmocitose difusa e células gigantes multinucleadas. O tratamento com TARc pode resultar em resolução ou ocorrer involução espontânea em alguns casos.

Há relatos de doenças malignas infrequentemente nas crianças infectadas pelo HIV, representando apenas 2% das doenças definidoras de AIDS. O linfoma não Hodgkin (inclusive o linfoma de Burkitt), o linfoma primário do SNC e o leiomiossarcoma são as neoplasias mais comumente relatadas entre as crianças infectadas pelo HIV. O vírus Epstein-Barr se associa à maioria dos linfomas e a todos os leiomiossarcomas (ver Capítulo 281). O sarcoma de Kaposi, causado pelo herpes-vírus 8 humano, ocorre frequentemente entre os adultos infectados pelo HIV, mas é extremamente incomum entre as crianças infectadas pelo HIV em países ricos (ver Capítulo 284).

DIAGNÓSTICO

Todos os lactentes que nasceram de mães infectada pelo HIV testam positivo para anticorpos ao nascimento por causa da transferência passiva de anticorpo materno contra o HIV através da placenta durante a gestação; portanto, o anticorpo não deve ser usado para estabelecer o diagnóstico de HIV em um lactente. A maioria dos lactentes não infectados sem exposição em andamento (que não são amamentados) perdem o anticorpo materno entre 6 e 18 meses e são conhecidos como **soroconversores**. Como uma pequena proporção de lactentes não infectados continua a testar positivo para anticorpos contra HIV por até 24 meses, os testes positivos para anticorpos IgG, inclusive os testes rápidos, não podem ser usados para fazer um diagnóstico definitivo de infecção pelo HIV em crianças com menos de 24 meses. A presença de IgA ou IgM anti-HIV na circulação do lactente pode indicar infecção pelo HIV porque essas classes de imunoglobulinas não atravessam a placenta; entretanto, ensaios de IgA e IgM anti-HIV são insensíveis e inespecíficos e, portanto, não têm valor para uso clínico. Em qualquer criança com mais de 24 meses, a demonstração de anticorpo IgG contra HIV por imunoensaio enzimático repetidamente reativo e PCR para HIV confirmatória estabelece o diagnóstico de infecção pelo HIV. Os lactentes amamentados devem se submeter a testes de anticorpos 12 semanas após a suspensão da amamentação para identificar aqueles que se infectaram ao fim da lactação pela mãe infectada pelo HIV. Certas doenças (sífilis, doenças autoimunes) podem causar resultados falso-positivos ou inconclusivos. Em tais casos, é necessário fazer testes diagnósticos virais específicos (ver adiante).

Vários testes rápidos para HIV são atualmente disponibilizados, tendo sensibilidade e especificidade melhores do que aqueles do imunoensaio enzimático padrão. Muitos desses testes exigem apenas etapa única, que permite que os resultados do teste saiam em menos de 30 minutos. É crucial realizar testes rápidos para o HIV durante o parto ou imediatamente depois do nascimento para o atendimento a recém-nascidos expostos ao HIV cujo estado da mãe para HIV não seja conhecido durante a gravidez. Um teste rápido positivo na mãe precisa ser confirmado por um segundo teste rápido diferente (testes diferentes de anticorpos associados ao HIV) ou por PCR do RNA do HIV (carga viral). Dada a detecção mais precoce de testes ELISA para HIV de quarta geração (antígeno p24 + HIV-1 e HIV-2 e anticorpos para IgG e IgM), *Western blots* não são apropriados para confirmar os testes porque os ensaios de quarta geração podem ser positivos antes de o *Western blot* se tornar positivo (na infecção aguda). Nos lactentes em risco de exposição à infecção pelo HIV-2 (nascidos de mulher infectada pelo HIV e proveniente do oeste da África ou que tenha parceiro HIV+ proveniente do oeste da África), um teste rápido que possa detectar HIV-1 e HIV-2 deve ser usado. No entanto, se o teste para HIV for negativo ou se o teste *Western blot* revelar um padrão fora do comum, devem-se considerar outros testes diagnósticos. Além disso, eles devem ser testados com um ensaio de PCR do DNA específico para HIV-2; estes ensaios têm disponibilidade muito limitada.

Os ensaios diagnósticos virais, como PCR do DNA ou do RNA do HIV, são consideravelmente mais úteis em pré-escolares, permitindo um diagnóstico definitivo na maioria dos lactentes infectados com 1 a 4 meses (Tabela 302.3). Aos 4 meses, o teste de PCR do HIV identifica todos os lactentes não amamentados infectados. Historicamente, o teste do PCR do DNA do HIV era o ensaio virológico preferido com relação ao teste de PCR do RNA do HIV nos países desenvolvidos para os lactentes com poucos meses devido ao que se pensava ser modesta vantagem em detectar infecção adquirida intraparto para PCR do DNA no primeiro mês de vida. O uso perinatal de profilaxia com TAR (fármaco único ou combinação) para prevenir a transmissão vertical não tem afetado o valor preditivo dos testes diagnósticos virais. O teste de PCR do DNA do HIV aprovado pela FDA já não é comercializado nos EUA, mas existem outros ensaios; entretanto, a sensibilidade e a especificidade dos testes de DNA do HIV-1 não comerciais (usando reagentes laboratoriais individuais) podem diferir da sensibilidade e da especificidade do teste comercial aprovado pela FDA. A PCR do RNA do HIV também tem sensibilidade aumentada para HIV não subtipo B (raro nos EUA). Quase 40% dos recém-nascidos infectados têm resultados de testes positivos nos primeiros 2 dias de vida, sendo que mais de 90% testam positivo com 2 semanas. Os ensaios de PCR do RNA do HIV no plasma, que detectam replicação viral, são tão sensíveis quanto o PCR do DNA para diagnóstico precoce. A PCR do DNA ou do RNA é considerada aceitável para testes de lactentes. Os ensaios comercialmente disponíveis para HIV-1 não são elaborados

Tabela 302.3 Diagnóstico laboratorial da infecção pelo HIV.

TESTE	OBSERVAÇÕES
PCR do DNA do HIV	Historicamente, é o teste preferido para diagnosticar a infecção pelo subtipo B do HIV-1 em lactentes e crianças com menos de 24 meses; altamente sensível e específico com 2 semanas de idade e facilmente disponibilizado; realizado em células mononucleares do sangue periférico. Teoricamente, podem ocorrer falso-negativos em infecções pelo HIV que não sejam do subtipo B. Historicamente, preferido para testes em lactentes com poucos meses
PCR do RNA do HIV	Teste preferido para identificar infecções pelo HIV-1 não subtipo B. Sensibilidade e especificidade semelhantes às da PCR do DNA do HIV em lactentes e crianças com menos de 24 meses

PCR, reação em cadeia da polimerase. Dados extraídos de American Academy of Pediatrics, Committee of Pediatric AIDS: Diagnosis of HIV-1 infection in children younger than 18 months in the United States, Pediatrics 120:e1547-e1562, 2007.

para quantificação do RNA do HIV-2 e, desse modo, não devem ser usados para monitorar pacientes com essa infecção.

Os testes diagnósticos virais devem ser realizados nas primeiras 12 a 24 horas de vida, particularmente para recém-nascidos de alto risco (aqueles de mães sem supressão virológica sustentada, início de TARc tardio ou diagnóstico com HIV agudo durante a gravidez); os testes podem identificar quase 40% das crianças infectadas pelo HIV. Parece que muitas dessas crianças têm uma progressão mais rápida de sua doença e merecem terapia mais agressiva. Os dados sugerem que, se o tratamento com TARc se iniciar nesse ponto, o resultado será muito melhor. Nas crianças expostas com testes virológicos negativos em 1 a 2 dias de vida, devem ser feitos testes adicionais com 2 a 3 semanas, 4 a 8 semanas e 4 a 6 meses. Para lactentes com risco mais alto, devem ser considerados os testes diagnósticos virológicos adicionais com 2 a 4 semanas depois de suspensa a profilaxia com TAR (8 a 10 semanas de vida) (Figura 302.4). Um ensaio virológico positivo (detecção do HIV por PCR) sugere a infecção pelo HIV e deve ser confirmado por repetição do teste em um segundo espécime assim que possível porque podem ocorrer testes falso-positivos. Um diagnóstico confirmado de infecção pelo HIV pode ser feito com dois resultados de testes virológicos positivos obtidos de diferentes amostras de sangue. A infecção pelo HIV pode ser supostamente excluída nos lactentes não amamentados com dois ou mais testes virológicos negativos (um com a idade ≥ 14 dias e um com idade ≥ 4 semanas) ou um teste virológico negativo (NAT negativo [RNA ou DNA]) em idade ≥ 8 semanas ou um teste negativo de anticorpo contra HIV em idade ≥ 6 meses. A exclusão definitiva da infecção pelo HIV em lactentes não amamentados se baseia em dois ou mais testes virológicos negativos, sendo um obtido na idade ≥ 1 mês e um na idade ≥ 4 meses ou dois testes de anticorpos contra HIV negativos de espécimes separados obtidos na idade ≥ 6 meses. Alguns especialistas recomendam a documentação da sororreversão por testes para anticorpos com a idade de 12 a 18 meses; nos lactentes com baixo risco e com vírus subtipo B, provavelmente isso não seja necessário, mas o teste de anticorpos deve ser fortemente considerado em lactentes com alto risco ou em lactentes infectados por vírus não do subtipo B.

TRATAMENTO

As terapias atualmente à disposição não erradicam o vírus nem curam o paciente; em vez disso, suprimem o vírus por períodos de tempo prolongados e mudam a evolução da doença para um processo crônico. As decisões sobre TAR para pacientes pediátricos infectados pelo HIV se baseiam na magnitude da replicação viral (carga viral), na contagem ou porcentagem de linfócitos CD4 e na condição clínica. Como a terapia com TARc muda à medida que novos fármacos são disponibilizados, as decisões referentes à terapia devem ser tomadas em consulta a um especialista em infecção pediátrica pelo HIV. O monitoramento da carga viral plasmática e a determinação dos valores de CD4 tornaram possível implementar estratégias de tratamento racionais para a supressão viral, bem como avaliar a eficácia de uma combinação de fármacos em particular. Os seguintes princípios formam a base para a TARc:

1. A replicação ininterrupta do HIV causa destruição do sistema imune e progressão para AIDS.
2. A magnitude da carga viral prediz a taxa de progressão da doença, e a contagem de células CD4 reflete o risco de infecções oportunistas e de complicações da infecção pelo HIV.
3. A TARc, que inclui pelo menos três fármacos com pelo menos dois mecanismos de ação diferentes, deve ser o tratamento inicial. Terapia combinada potente que suprima a replicação do HIV a um nível indetectável restringe a seleção de mutantes resistentes à TAR; as cepas resistentes ao tratamento são o principal fator limitantes do sucesso da supressão viral e do atraso da progressão da doença.
4. A meta da supressão sustentável da replicação do HIV é alcançada melhor pelo início simultâneo das combinações de TAR às quais o paciente não tenha sido exposto previamente e que não tenham resistência cruzada aos fármacos com os quais o paciente tenha sido tratado previamente.
5. Interações e toxicidades relacionadas com fármacos devem ser mínimas.
6. A adesão aos complexos esquemas medicamentosos é crucial para um resultado de sucesso.

Cada vez mais dados têm mostrado benefício, em estudos de adultos, do início do tratamento mais cedo, o que tem levado a recomendações de tratar mais cedo as crianças também. Há fortes dados dando apoio ao tratamento de todos os lactentes com menos de 12 meses independentemente dos sintomas clínicos, da carga viral ou da contagem de CD4 no estudo *Children with HIV Early Antiretroviral* (CHER). Recomenda-se tratamento urgente para crianças mais velhas com infecções oportunistas estágio 3 ou supressão imunológica. O tratamento é recomendado para todas as outras crianças também. Raramente, o

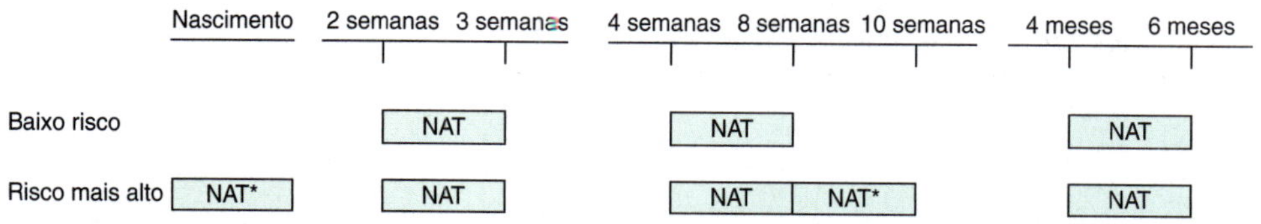

Figura 302.4 Esquemas recomendados para os testes virológicos para lactentes expostos ao HIV por risco de transmissão perinatal do HIV. Baixo risco: lactentes cujas mães receberam TAR padrão durante a gravidez com supressão viral sustentada (geralmente definida como nível confirmado de RNA do HIV abaixo dos limites inferiores de detecção de um ensaio ultrassensível) sem dúvidas relacionadas com a adesão materna. risco mais alto: lactentes cujas mães viviam com HIV e que não haviam recebido cuidados pré-natais, não haviam recebido ARVs antes do parto ou intraparto, mas haviam recebido apenas ARVs intraparto, haviam iniciado a TAR no fim da gravidez (fim do segundo trimestre ou terceiro trimestre), haviam recebido o diagnóstico de infecção aguda pelo HIV durante a gravidez ou apresentavam cargas virais de HIV detectáveis próximo ao momento do parto, inclusive aquelas que haviam recebido ARVs combinados e não apresentavam supressão viral sustentada. *Para lactentes com risco mais alto, devem-se considerar testes diagnósticos virológicos adicionais ao nascimento e 2 a 4 semanas depois de cessada a profilaxia com ARV (8 a 10 semanas de vida). NAT, teste para ácido nucleico. (*Extraída de Panel on Antiretroviral Therapy and Medical Management of Children Living with HIV. Guidelines for the Use of Antiretroviral Agents in Pediatric HIV Infection. Disponível em:* http://aidsinfo.nih.gob/contentfiles/lvguidelines/pediatricguidelines.pdf. *Último acesso em 13/01/18, Figure 1.*)

tratamento pode precisar ser adiado baseando-se caso a caso com apoio em fatores clínicos ou psicossociais que possam afetar a adesão dos cuidadores e das crianças.

Terapia combinada

Em janeiro de 2019, 20 fármacos individuais para TAR, com 21 comprimidos combinados coformulados, bem como dois reforços farmacocinéticos, encontravam-se aprovados pela FDA para uso em adultos e adolescentes infectados pelo HIV. Destes, 19 foram aprovados para pelo menos uma parte da população pediátrica (0 a 12 anos), sendo muitos deles, mas nem todos, disponibilizados em líquido, pó ou comprimido/cápsula pequenos (Tabela 302.4). Os fármacos para TAR são categorizados por seu mecanismo de ação, como prevenção da entrada viral nas células T CD4$^+$, inibindo a transcriptase reversa do HIV ou as enzimas proteases, ou inibindo a integração do vírus ao DNA humano. Entre os inibidores de transcriptase reversa, tem-se uma subdivisão: **inibidores de transcriptase reversa análogos de nucleosídio (ITRNs)** e **inibidores de transcriptase reversa não análogos de nucleosídio (ITRNNs)** (Figura 302.3). Os ITRNs têm uma estrutura semelhante à dos blocos de construção do DNA (timidina, citosina). Quando incorporados ao DNA, atuam como terminadores de cadeia e bloqueiam a continuação da incorporação de nucleosídios, impedindo a síntese de DNA viral. Entre os ITRNs, os análogos da timidina (estavudina, zidovudina) são encontrados em concentrações mais altas em células ativadas ou em divisão, que representam mais de 99% da população de vírions do HIV, e os análogos não timidínicos (p. ex., didanosina, lamivudina) exercem maior atividade em células em repouso, que respondem por < 1% dos vírions do HIV, mas podem servir como reservatório para o HIV. Acredita-se que a supressão da replicação em ambas as populações seja componente importante do controle viral a longo prazo. Os ITRNNs (nevirapina, efavirenz, etravirina, rilpivirina) atuam diferentemente dos ITRNs. Fixam-se à transcriptase reversa e causam mudança de conformação, reduzindo a atividade da enzima. Os **inibidores de protease (IPs)** são agentes potentes que atuam mais ao longo do ciclo de replicação viral. Ligam-se ao sítio onde os polipeptídeos longos virais são cortados em proteínas do núcleo individuais, maduras e funcionais que produzem os vírions infecciosos antes que saiam da célula. A entrada do vírus na célula é um processo complexo que envolve vários receptores celulares e fusão. Vários fármacos têm sido desenvolvidos para impedir esse processo. O **inibidor da fusão** enfuvirtida (T-20), que se liga à gp41 viral, causa mudanças de conformação que impedem a fusão do vírus com a célula CD4$^+$ e a entrada na célula. O maraviroque é um exemplo de um antagonista seletivo do correceptor CCR5 que bloqueia a fixação do vírus a essa quimiocina (processo essencial na ligação viral e fusão às células CD4$^+$). Os **inibidores da integrase (INSTIs)** (raltegravir, dolutegravir, elvitegravir, bictegravir) bloqueiam a enzima que catalisa a incorporação do genoma viral ao DNA do hospedeiro.

Tabela 302.4 Sumário de terapias antirretrovirais disponíveis em 2019.

FÁRMACO (NOMES COMERCIAIS, FORMULAÇÕES)	POSOLOGIA	EFEITOS COLATERAIS	OBSERVAÇÕES
INIBIDORES DA TRANSCRIPTASE REVERSA ANÁLOGOS DE NUCLEOSÍDIO/NUCLEOTÍDIO		Efeitos adversos da classe: acidose láctica com esteatose hepática, particularmente para os membros mais antigos da classe	
Abacavir® (Ziagen, ABC): comprimido: 300 mg; solução oral: 20 mg/mℓ Trizivir®: associação de zidovudina (ZDV), lamivudina, ABC (300, 150, 300 mg) Epzicom: associação de lamivudina, ABC (300, 600 mg) Triumeq®: associação de ABC, lamivudina, dolutegravir (600, 300, 50 mg)	Crianças: ≥ 3 meses a 13 anos: 8 mg/kg/ dose, 2 vezes/dia (dose máxima: 300 mg, 2 vezes/dia) > 25 kg: 300 mg, 2 vezes/dia Crianças com contagens estáveis de CD4 e carga viral indetectável > 6 meses enquanto tomando ABC pode fazer a transição para 16 mg/kg, 1 vez/dia (máx.: 600 mg) Adolescentes e adultos: 600 mg, 1 vez/dia Trizivir® (> 40 kg): 1 comprimido, 2 vezes/dia Epzicon® (> 25 kg): 1 comprimido, 1 vez/dia Triumeq®: 1 comprimido, 1 vez/dia	Comuns: náuseas, vômitos, anorexia, febre, cefaleia, diarreia, erupção cutânea Menos comuns: hipersensibilidade, que pode ser fatal. Raros: acidose láctica com esteatose hepática, pancreatite, triglicerídeos elevados, infarto do miocárdio	Pode ser administrado com alimentos Triagem genética para HLAB*5701 precisa ser feita antes do início do tratamento contendo ABC. Se o teste for positivo, evite ABC. Não reinicie ABC em pacientes que tiveram sintomas semelhantes a hipersensibilidade (sintomas do tipo gripal)
Didanosina (Videx®, ddl): pó para solução oral (preparado com solução contendo antiácido): 10 mg/mℓ	2 semanas a < 3 meses: 50 g/m²/dose 2 vezes/dia, 3 a 8 meses: 100 mg/m²/dose, 2 vezes/dia > 8 meses: 120 mg/m²/dose (máx.: 200 mg/dose), 2 vezes/dia Adolescentes: (> 13 anos) e adultos < 60 kg: 250 mg, 1 vez/dia > 60 kg: 400 mg, 1 vez/dia (para aumentar a adesão)	Comuns: diarreia, dor abdominal, náuseas, vômitos Menos comuns: pancreatite, neuropatia periférica, anormalidades eletrolíticas, acidose láctica com esteatose hepática, hepatomegalia, despigmentação da retina	Alimentos diminuem a biodisponibilidade em até 50%. Tome 30 min antes ou 2 h depois da refeição. Os comprimidos dissolvidos em água são estáveis por 1 h (4 h na solução tamponada) Interações medicamentosas: antiácidos/antagonistas do ácido gástrico podem aumentar a biodisponibilidade; possível diminuição da absorção de fluoroquinolonas, ganciclovir, cetoconazol, itraconazol, dapsona e alguns inibidores de proteases. Associação com d4T potencializa a toxicidade; também comum se associada ao tenofovir **Nota; Em razão do aumento dos efeitos colaterais, em comparação com outros ITRNs, a ddl já não é recomendada para o tratamento do HIV em crianças nos EUA**

(continua)

Tabela 302.4 Sumário de terapias antirretrovirais disponíveis em 2019. (*continuação*)

FÁRMACO (NOMES COMERCIAIS, FORMULAÇÕES)	POSOLOGIA	EFEITOS COLATERAIS	OBSERVAÇÕES
Didanosina com revestimento entérico (Videx® EC): cápsula, liberação prolongada: 125, 200, 250, 400 mg; genérico: 200, 250, 400 mg	20 a 25 kg: 200 mg, 1 vez/dia 25 a 60 kg: 250 mg, 1 vez/dia ≥ 60 kg: 400 mg 1 vez/dia	Mesmos que para ddl	Mesmas que para ddl
Entricitabina (Emtriva®, FTC): cápsula: 200 mg; solução oral: 10 mg/mℓ Truvada®: associação de FTC, fumarato de tenofovir desoproxila (TDF) (200, 300 mg) Truvada® Low Strength: associações de FTC/TDF (100, 150 mg); (133, 200 mg); (167, 250 mg) Atripla®: associação de FTC, TDF, efavirenz (EFV) (200, 300, 600 mg) Descovy®: associação de FTC, tenofovir disoproxila alafenamida (TAF) (200, 25 mg) Complera®: associação de FTC, TDF, rilpirivina (RPV) (200, 300, 25 mg) Odefsey®: associação de FTC, TAF, RPV (25, 200, 25 mg) Stribild®: associação de FTC, tDF, elvitegravir (EVG), cobicistate (COBI) (200, 300, 150, 150 mg) Genvoya®: associação de FTC, TAF, EVG, COBI (200, 10, 150, 150 mg) Biktarvy®: associação de bictegravir (BIC), FTC, TAF (50, 200, 25 mg)	Lactentes: 0 a 3 meses: 3 mg/kg, 1 vez/dia Crianças ≥ 3 meses a 17 anos, solução oral: 6 mg/kg (máx.: 240 mg), 1 vez/dia > 33 kg, adolescentes e adultos: 200 mg cápsula ou 240 mg solução, 1 vez/dia Truvada®, Descovy®, Atripla®, Complera®, Odefsey®, Stribild®, Genvoya® ou Biktarvy®: dose para adultos: 1 comprimido, 1 vez/dia	Comuns: cefaleia, insônia, diarreia, náuseas, alteração da coloração da pele Menos comuns: acidose láctica com esteatose hepática; neutropenia	O paciente deve ser testado para o vírus da hepatite B (HBV) porque pode ocorrer exacerbação do HBV quando a entricitabina for descontinuada Pode ser administrada sem relação com alimentos. A solução oral deve ser refrigerada se a temperatura estiver acima de 25°C COBI é um potencializador de farmacocinética (agente de reforço) usado para otimizar os níveis medicamentosos; não é intercambiável com o ritonavir. Pode alterar a secreção renal de Cr, resultando em elevação da Cr com TFG normal. Observe que a solução é menos biodisponível e tem dose máx. de 20 mg, enquanto a dose máx. para cápsulas é de 200 mg
Lamivudina (Epivir®, Epivir® HBV, 3TC): comprimido: 150 (sulcado), 300 mg (Epivir®; genérico), 100 mg (Epivir® HBV); Solução: 5 mg/mℓ (Epivir HBV, 10 mg/mℓ (Epivir®) Combivir®: associação de ZDV, lamivudina (300, 150 mg) Associações em Trizivir®, Epzicom® e Triumeq® (v. abacavir) Symfi Lo™: associação de 3TC, TDF, EFV (300, 300, 400 mg)	Neonatos (≥ 32 semanas de idade gestacional até 4 semanas de vida para recém-nascidos a termo): 2 mg/kg/dose, 2 vezes/dia ≥ 4 semanas a < 3 meses: 4 mg/kg/dose, 2 vezes/dia ≥ 3 meses a < 3 anos: 5 mg/kg/dose, 2 vezes/dia (máx. 150 mg) ≥ 3 anos: 5 mg/kg/dose, 2 vezes/dia (máx. 150 mg) ou 10 mg/kg/dose, 1 vez/dia (máx. 300 mg) Para ≥ 14 kg com comprimido sulcado (150 mg) 14 anos < 20 kg: 75 mg, 2 vezes/dia, ou 150 mg 1 vez/dia (se > 3 anos) ≥ 20 anos < 25 kg: 75 mg pela manhã e 150 mg à noite ou 225 mg 1 vez/dia (se > 3 anos) ≥ 25 kg: 150 mg, 2 vezes/dia ou 300 mg, 1 vez/dia As crianças devem mudar para a posologia 1 vez/dia de lamivudina (solução oral ou comprimidos), deixando a posologia de 2 vezes/dia quando com 3 anos ou mais se clinicamente estáveis por 36 semanas com uma carga viral indetectável e contagem estável de linfócitos T CD4 Adolescentes e adultos: Combivir® (> 30 kg), Trizivir® (> 40 kg): 1 comprimido, 2 vezes/dia Epzicom® (> 25 kg): 1 comprimido, 1 vez/dia Triumeq® (> 40 kg): 1 comprimido, 1 vez/dia Symfi Lo™ (> 35 kg): 1 comprimido, 1 vezes/dia	Comuns: cefaleia, náuseas Menos comuns: pancreatite, neuropatia periférica, acidose láctica com esteatose hepática, lipodistrofia	Isenta de restrições alimentares Paciente deve ser testado para o vírus da hepatite B (HBV) porque pode ocorrer exacerbação do HBV quando a lamivudina é descontinuada. A mutação M184V para este fármaco diminui a adequação viral e pode ser vantajosa para manter, inclusive induzindo hipersuscetibilidade a AZT

(*continua*)

Tabela 302.4 Sumário de terapias antirretrovirais disponíveis em 2019. *(continuação)*

FÁRMACO (NOMES COMERCIAIS, FORMULAÇÕES)	POSOLOGIA	EFEITOS COLATERAIS	OBSERVAÇÕES
Estavudina (Zerit®, d4T): cápsula: 15, 20, 30, 40 mg; solução: 1 mg/mℓ	≥ 14 dias e < 30 kg: 1 mg/kg/dose, 2 vezes/dia > 30 kg: 30 mg 2 vezes/dia	Comuns: cefaleia, náuseas, hiperlipidemia, má distribuição da gordura Menos comuns: neuropatia periférica, pancreatite, acidose láctica, esteatose hepática	Isenta de restrições alimentares. Não deve ser administrada com ZDV em razão do antagonismo virológico. Incidência mais alta de acidose láctica. Aumento da toxicidade se combinada a ddl **Nota: Em razão do aumento de efeitos colaterais, em comparação com outros ITRNs, d4T não é mais recomendada para o tratamento de HIV em crianças nos EUA**
Fumarato de tenofovir desoproxila (Viread®, TDF): comprimido: 150, 200, 250, 300 mg; pó: 40 mg/1 g de pó Truvada®: associação de FTC, TDF (200, 300 mg) Truvada® Low Strength: associações de FTC/TDF (100, 150 mg); (133, 200 mg); (167, 250 mg) Atripla®: associação de FTC, TDF, EFV (200, 300, 600 mg) Complera®: associação de FTC, TDF, RPV (200, 300, 25 mg) Stribild®: associação de FTC, tDF, EVG, COBI (200, 300, 150, 150 mg) Symfi Lo™: associação de 3TC, TDF, EFV (300, 300, 400 mg)	2 < 12 anos: 8 mg/kg/dose, 1 vez/dia > 12 anos e 35 kg, adolescentes > 12 anos e 35 kg e adultos: 300 mg, 1 vez/dia Truvada®, Atripla®, Complera®, Symfi Lo™ e Stribild®: 1 comprimido, 1 vez/dia Probandos de peso para ≥ 2 anos e ≥ 17 kg 17 a < 22 kg: 150 mg, 1 vez/dia 22 a < 28 kg: 200 mg, 1 vez/dia 28 a < 35 kg: 250 mg, 1 vez/dia ≥ 35 kg: 300 mg, 1 vez/dia	Comuns: náuseas, vômitos, diarreia Menos comuns: acidose láctica com esteatose hepática, hepatomegalia, redução da densidade óssea, toxicidade renal	Refeição rica em gorduras aumenta a absorção; coadministração com ddl aumentou a toxicidade da ddl, diminui os níveis de atazanavir (ATV) (portanto, necessário o reforço do ATV com ritonavir). ATV e lopinavir (LPV) aumentam os níveis de TDF, com potencial toxicidade. Rastreie para HBV antes de prescrever TDF porque pode ocorrer exacerbação da hepatite quando o TDF for descontinuado
Tenofovir alafefnamida (Vemlidy, TAF) Descovy®: associação de TAF, FTC (25, 200 mg) Genvoya®: associação de FTC, TAF, EVG, COBI (200, 10, 150, 150 mg) Odefsey®: associação de FTC, TAF, RPV (25, 200, 25 mg) Biktarvy®: associação de bictegravir (BIC), FTC, TAF (50, 200, 25 mg)	Adolescentes (≥ 13 anos, ≥ 35 kg): Descovy®, Genvoya® ou Odefsey®: 1 comprimido, 1 vez/dia Biktarvy®: ≥ 18 anos 1 comprimido 1 vez/dia; > 12 anos a 18 anos e > 35 kg, dose em investigação de 1 comprimido 1 vez/dia, com base em dados limitados	Comuns: cefaleia, diarreia, náuseas, aumento dos lipídios séricos	Versão mais recente de TDF que tem menos toxicidade renal e óssea Rastreie para HBV antes de prescrever TAF porque pode ocorrer exacerbação de hepatite quando o TAF for descontinuado Concentra-se mais nas células do que o TDF, não estando, portanto, aprovado para grávidas, considerando a falta de dados.
Zidovudina (Retrovir®, AZT, ZVD): cápsula: 100 mg; comprimido: 300 mg; xarope: 10 mg/mℓ; injeção intravenosa: 10 mg/mℓ (todas têm genérico à disposição) Combivir®: associação de ZDV, lamivudina (300, 150 mg) Trizivir®: associação de ZDV, lamivudina, AB (300, 150, 300 mg)	**Profilaxia para baixo risco:** ≥ 35 semanas de gestação ao nascimento: *Nascimento à idade de 4 a 6 semanas*: 4 mg/kg/dose, VO, 2 vezes/dia (ou 3 mg/kg/dose IV 12/12 h ≥ 30 a < 35 semanas de gestação ao nascimento: *Nascimento a 2 semanas*: 2 mg/kg/dose VO, 2 vezes/dia (ou 1,5 mg/kg/dose IV, 12/12 h) DEPOIS *2 semanas a 4 a 6 semanas*: 3 mg/kg/dose VO, 2 vezes/dia (ou 2,3 mg/kg/dose IV 12/12 h) < 30 em gestação ao nascimento *Nascimento a 4 a 6 semanas:* 2 mg/kg/dose VO, 2 vezes/dia (ou 1,5 mg/kg/dose IV, 12/12 h **Profilaxia para alto risco e tratamento:** ≥ 35 semanas de gestação ao nascimento: Nascimento à idade de 4 semanas: 4 mg/kg/dose VO, 2 vezes/dia DEPOIS Idade > 4 semanas: 12 mg/kg/dose VO, 2 vezes/dia	Comuns: supressão da medula óssea (anemia macrocítica, neutropenia), cefaleia, náuseas, vômitos, anorexia Menos comuns: toxicidade hepática, acidose láctica com esteatose hepática, miopatia, redistribuição da gordura	Isenta de restrições alimentares Interações medicamentosas: não deve ser administrada com d4T ou doxorrubicina Cimetidina, fluconazol e ácido valproico podem diminuir o metabolismo Ganciclovir, IFN-α e ribavirina aumentam a toxicidade da ZDV Único antirretroviral com formulação IV atualmente

(*continua*)

Tabela 302.4 Sumário de terapias antirretrovirais disponíveis em 2019. *(continuação)*

FÁRMACO (NOMES COMERCIAIS, FORMULAÇÕES)	POSOLOGIA	EFEITOS COLATERAIS	OBSERVAÇÕES
	≥ 30 a < 35 semanas de gestação ao nascimento: Nascimento à idade de 2 semanas: 2 mg/kg/dose VO, 2 vezes/dia DEPOIS Idade 2 semanas a 6 a 8 semanas: 3 mg/kg/dose VO, 2 vezes/dia DEPOIS Idade > 6 a 8 semanas: 12 mg/kg/dose VO, 2 vezes/dia < 30 semanas de gestação ao nascimento: Nascimento à idade de 4 semanas: 2 mg/kg/dose VO 2 vezes/dia DEPOIS Idade 4 semanas a 8 a 10 semanas: 3 mg/kg/dose VO, 2 vezes/dia DEPOIS Idade > 8 a 10 semanas: 12 mg/kg/dia VO, 2 vezes/dia Lactentes > 4 kg e ≥ 4 semanas pós-parto e crianças: 4 kg a < 9 kg: 12 mg/kg/dose VO, 2 vezes/dia 9 kg a < 30 kg: 9 mg/kg/dose VO, 2 vezes/dia > 30 kg, adolescentes e adultos: 300 mg 2 vezes/dia Posologia alternativa para a superfície corporal: 180 a 240 mg/m^2/dose, VO 2 vezes/dia Combivir® *ou* Trizivir®: 1 comprimido, 2 vezes/dia		
INIBIDOR DA TRANSCRIPTASE REVERSA NÃO ANÁLOGO AOS NUCLEOSÍDIOS		Efeitos adversos da classe: a erupção cutânea é leve a intensa, geralmente nas primeiras 6 semanas. Descontinue o fármaco se a erupção for intensa (com lesões vesicobolhosas, descamação, envolvimento muscular ou febre)	
Efavirenz (Sustiva®, EFV): cápsula: 50, 200 mg; comprimido: 600 mg Atripla®: associação de FTC, TDF, EFV (200, 300, 600 mg) Symfi Lo™: associação de 3TC, TDF, EFV (300, 300, 400 mg)	Crianças < 3 anos: consulte um especialista Crianças ≥ 3 anos: 10 a < 15 kg: 200 mg, 1 vez/dia 15 a < 20 kg: 250 mg 1 vez/dia 20 a < 25 kg: 300 mg 1 vez/dia 25 a < 32,5 kg: 350 mg 1 vez/dia 32,5 a < 40 kg: 400 mg 1 vez/dia ≥ 40 kg: 600 mg 1 vez/dia ou 357 mg/m^2 de superfície corporal Atripla® (> 40 kg, dose de adultos): 1 comprimido, 1 vez/dia Symfi Lo™ (> 35 kg, dose de adultos): 1 comprimido, 1 vez/dia	Comuns: erupções cutâneas, anormalidades do SNC (sonhos vívidos, comprometimento da concentração, insônia, depressão, alucinações) Menos comuns: elevação das enzimas hepáticas; potencialmente teratogênico, prolongamento de QTc (cuidado com outras medicações que prolonguem o QT), falso-positivos em testes para canabinoides e benzodiazepínicos	As cápsulas podem ser abertas para misturar aos alimentos Administrar à hora de dormir com estômago vazio para minimizar os efeitos colaterais no SNC. Tomar com alimentos, especialmente refeições gordurosa, pode aumentar a absorção e os efeitos colaterais no SNC. Interações medicamentosas: o efavirenz induz/inibe enzimas CYP3A4. Aumento da excreção de fármacos metabolizados por essa via (anti-histamínicos, sedativos e hipnóticos, cisaprida, derivados do *ergot*, varfarina, etinilestradiol) e vários outros ARVs (inibidores de proteases). Os fármacos que induzem CYP3A4 (fenobarbital, rifampicina, rifabutina) diminuem os níveis de efavirenz. Os níveis de claritromicina diminuem com o EFV e deve-se considerar a azitromicina Use com cautela em adolescentes do sexo feminino em idade fértil por causa do potencial de teratogenicidade Evite usar em indivíduos com histórico de problemas psiquiátricos passados ou agudos e em jovens adultos devido a possíveis efeitos colaterais afetivos, incluindo aumento do risco de suicídio

(continua)

Tabela 302.4 Sumário de terapias antirretrovirais disponíveis em 2019. *(continuação)*

FÁRMACO (NOMES COMERCIAIS, FORMULAÇÕES)	POSOLOGIA	EFEITOS COLATERAIS	OBSERVAÇÕES
Etravirina (ETR, Intelence™): comprimido: 25, 100, 200 mg	Crianças < 6 anos: consulte especialista 16 a < 20 kg: 100 mg, 2 vezes/dia 20 a < 25 kg: 125 mg, 2 vezes/dia 25 a < 30 kg: 150 mg, 2 vezes/dia > 30 kg, adolescentes e adultos: 200 mg, 2 vezes/dia	Comuns: náuseas, erupção cutânea, diarreia Menos comuns: reações de hipersensibilidade	Sempre administre após uma refeição para melhorar a absorção; tomar com o estômago vazio diminui a absorção em 50%. Os comprimidos podem ser dispersos em água Indutores de enzimas CYP3A4 e inibidor de CYP2C9 e CYP2C19, causando múltiplas interações que devem ser verificadas antes do início da ETR. Não deve ser administrada associada a TPV, FPV, ATV ou outros inibidores da transcriptase reversa não análogos aos nucleosídios
Nevirapina (Viramune®, NVP): comprimido: 200 mg; comprimido de liberação prolongada (XR): 100, 400 mg; suspensão: 10 mg/mℓ	**Profilaxia de alto risco:** Séries de 3 doses para lactentes de alto risco > 32 semanas de gestação ao nascimento (incluindo aqueles cujas mães não tomavam HAART) OBS.: AS DOSES SÃO FIXAS, NÃO POR PESO Intervalos entre doses: 48 h depois do nascimento, 48 h depois da primeira dose, 96 h depois da segunda dose Peso ao nascimento de 1,5 a 2 kg: 8 mg/dose VO Peso ao nascimento > 2 kg: 12 mg/dose VO **Tratamento (inclusive profilaxia de risco mais alto com terapia empírica):** ≥ 37 semanas de gestação ao nascimento: Nascimento até idade de 4 semanas: 6 mg/kg/dose 2 vezes/dia DEPOIS Idade > 4 semanas: 200 mg/m^2/dose, 2 vezes/dia 34 a < 37 semanas de gestação ao nascimento: Nascimento à idade de 1 semana: 4 mg/kg/dose, 2 vezes/dia Idade de 1 a 4 semanas: 6 mg/kg/dose, 2 vezes/dia Idade > 4 semanas: 200 mg/m^2/dose, 2 vezes/dia Observe que o ajuste de dose é opcional com 4 semanas para terapia empírica contra o HIV para lactentes de alto risco com teste negativo ≥ 1 mês a < 8 anos: 200 mg/m^2 1 vez/dia, durante 14 dias; depois, mesma dose 2 vezes/dia (máx.: 200 mg/dose) ≥ 8 anos: 120 a 150 mg/m^2, 1 vez/dia, durante 14 dias; depois 2 vezes/dia (máx.: 200 mg/dose) Adolescentes e adultos: 200 mg, 1 vez/dia, durante 14 dias; depois 200 mg/2 vezes/dia *ou* XR 400 mg, 1 vez/dia (depois de 14 dias preliminares)	Comuns: erupção cutânea, cefaleia, febre, náuseas, testes de função hepática alterados Menos comuns: hepatotoxicidade (raramente colocando a vida em risco), reações de hipersensibilidade	Isenta de restrições alimentares. Interações medicamentosas: induz a atividade das enzimas CYP450A (incluindo CYP3A e CYP2B6) e diminui as concentrações de inibidores de proteases (IND, SQV, LPV). Não deve ser administrada com ATV. Reduz as concentrações de cetoconazol (deve ser usado fluconazol como alternativa). A rifampicina diminui os níveis sanguíneos de nevirapina Anticonvulsivantes e psicotrópicos usando as mesmas vias metabólicas que a NVP devem ser monitorados. Os contraceptivos orais também podem ser afetados. A formulação XR precisa ser deglutida inteira Para crianças ≤ 2 anos, alguns especialistas iniciam com posologia 2 vezes/dia sem a posologia preliminar de 14 dias 1 vez/dia. A posologia preliminar diminui a ocorrência de erupção cutânea por permitir a indução de enzimas metabolizantes do citocromo P450

(continua)

Tabela 302.4 Sumário de terapias antirretrovirais disponíveis em 2019. (*continuação*)

FÁRMACO (NOMES COMERCIAIS, FORMULAÇÕES)	POSOLOGIA	EFEITOS COLATERAIS	OBSERVAÇÕES
Rilpivirina (Edurant®, RPV): comprimido: 25 mg Complera: associação de FTC, TDF, RPV (200, 300, 25 mg) Odefsey®: associação de FTC, TAF, RPV (25, 200, 25 mg) Juluca®: associação de RPV, dolutegravir (DTG) (25, 50 mg)	Pacientes pediátricos: consulte especialista Adolescentes (> 12 anos e 35 kg) e adultos: 25 mg VO, 1 vez/dia Complera® ou Odefsey®: 1 comprimido 1 vezes/dia Juluca® (> 18 anos): 1 comprimido 1 vez/dia; somente pra uso em adultos com supressão virológica há 6 meses ou mais sem resistência à substituição do esquema em uso	Cefaleia, insônia, erupção cutânea, depressão, alterações de humor	Administrada com alimento apenas, refeição com 500 kcal Não use com inibidores da bomba de prótons; antiácidos têm de ser espaçados da dose, sendo administrados 2 h antes ou 4 h depois Não deve ser usada se carga viral > 100.000 cópias/μℓ ou com fármacos que induzam CYP3A ou com inibidores da bomba de prótons
INIBIDORES DE PROTEASES		Efeitos adversos da classe: Efeitos colaterais GI, hiperglicemia, hiperlipidemia (exceto atazanavir e darunavir), lipodistrofia, elevação de transaminases, aumento de distúrbios hemorrágicos em hemofílicos. Podem induzir metabolismo do etinilestradiol; use contracepção alternativa (que não contraceptivos orais contendo estrogênio). Todos esses fármacos passam por metabolismo hepático, principalmente por CYP3A4, tendo muitas interações medicamentosas. Nota sobre o tratamento: exceto em raros casos, sempre administre com agente de reforço (ritonavir [RTV] ou cobicistate [COBI]).	
Atazanavir (Reyataz®, ATV): sachês com pó: 50 mg/embalagem; cápsula: 150, 200, 300 mg (Nota: cápsulas e sachês *não* são intercambiáveis) Evotaz®: associação de ATV, COBI (300, 150 mg)	Lactentes e crianças ≥ 3 meses e ≥ 5 kg: 5 a < 15 kg: ATV 200 mg (4 sachês) + RTV 80 mg, 1 vez/dia 15 a < 25 kg: ATV 250 mg (5 sachês) + RTV 80 mg 1 vez/dia *Nota*: As cápsulas não estão aprovadas para < 6 anos ou < 15 kg Crianças ≥ 6 anos e ≥ 15 kg, posologia em cápsulas: 15 a < 35 kg: 200 mg + RTV 100 mg ≥ 35 kg: 300 mg + RTV 100 mg Adolescentes e adultos: 300 mg + RTV 100 mg Adultos (> 18 anos): Evotaz®: 1 comprimido, 1 vez/dia	Comuns: elevação da bilirrubina indireta; cefaleia, artralgias, depressão, insônia, náuseas, vômitos, diarreia, parestesias Menos comuns: prolongamento do intervalo PR no eletrocardiograma (ECG); erupção cutânea, raramente síndrome de Stevens-Johnson, diabetes melito, nefrolitíase	Administre com alimentos para aumentar a absorção. Analise as interações medicamentosas antes do início porque o ATV inibe as enzimas CYP3A4, CYP1A2, CYP2C9 e UGT1A1. Use com cautela com doença de condução cardíaca ou comprometimento hepático. A associação com EFV não deve ser usada em pacientes já experientes em tratamento porque diminui os níveis de ATV. TDF, antiácidos, antagonistas do receptor H_2 e inibidores da bomba de prótons. Os pacientes que usarem ddl tamponada devem ingeri-la pelo menos 2 h antes do ATV COBI é um potencializador de farmacocinética (agente de reforço) usado para otimizar os níveis medicamentosos; não é intercambiável com o ritonavir. Pode alterar a secreção tubular da Cr, resultando em elevação da Cr com TFG normal

(*continua*)

Tabela 302.4 Sumário de terapias antirretrovirais disponíveis em 2019. *(continuação)*

FÁRMACO (NOMES COMERCIAIS, FORMULAÇÕES)	POSOLOGIA	EFEITOS COLATERAIS	OBSERVAÇÕES
Darunavir (Prezista®, DRV): comprimidos: 75, 150, 600, 800 mg; suspensão: 100 mg/mℓ Prezcobix®: associação de DRV e COBI (800, 150 mg)	< 3 anos ou < 10 kg: não usar 3 a < 12 anos: 10 a < 11 kg: DRV 200 mg + RTV 32 mg, 2 vezes/dia 11 a < 12 kg: DRV 220 mg + RTV 32 mg, 2 vezes/dia 12 a < 13 kg: DRV 240 mg + RTV 40 mg, 2 vezes/dia 13 a < 14 kg: DRV 260 mg + RTV 40 mg, 2 vezes/dia 14 a < 15 kg: DRV 280 mg + RTV 48 mg, 2 vezes/dia 15 a < 30 kg: DRV 375 mg + RTV 48 mg, 2 vezes/dia 30 a < 40 kg: DRV 450 mg + RTV 100 mg, 2 vezes/dia ≥ 40 mg: DRV 600 mg + RTV 100 mg, 2 vezes/dia Adolescentes ≥ 40 kg e adultos sem mutações de DRV: DRV 800 mg + RTV 100 mg, 1 vez/dia Adultos (> 18 anos) sem mutações de DRV: Prezcobix®: 1 comprimido 1 vez/dia Adolescentes ≥ 40 kg e adultos *com* mutação(ões) de DRV: DRV 600 mg + RTV 100 mg, 2 vezes/dia	Comuns: diarreia, náuseas, vômitos, dor abdominal, fadiga, cefaleia Menos comuns: erupções cutâneas (incluindo síndrome de Stevens-Johnson), elevações de lipídios e enzimas hepáticas, hiperglicemia, má distribuição da gordura	DRV deve ser administrado com alimento. Contraindicado para terapia concomitante com cisaprida, alcaloides do *ergot*, benzodiazepínicos, pimozida ou qualquer substrato maior da CYP3A4. Use com cautela em pacientes tomando inibidores fortes da CYP3A4 ou indutores moderados/fortes da CYP3A4. Ajuste a dose com terapia concomitante com rifampicina. Contém componente sulfa: potencial para hipersensibilidade cruzada com a classe sulfonamida
Fosamprenavir (Levixa®, FPV): comprimido: 700 mg; suspensão: 50 mg/mℓ	6 meses a 18 anos: < 11 kg: FPV 45 mg/kg/doasse + RTV 7 mg/kg/dose, 2 vezes/dia 11 a < 15 kg: FPV 30 mg/kg/dose + RTV 3 mg/kg/dose, 2 vezes/dia 15 a < 20 kg: FPV 23 mg/kg/dose + RTV 3 mg/kg/dose, 2 vezes/dia > 20 kg: FPV 18 mg/kg/dose (máx.: 100 mg), 2 vezes/dia Adolescentes: > 18 anos e adultos: FPV 700 mg + RTV 100 mg, 2 vezes/dia *ou* FPV 1.400 mg + RTV 200 mg, 1 vez/dia Para pacientes que já usem inibidor de proteases (IP), não se recomenda a dose 1 vez/dia	Comuns: náuseas, vômitos, parestesias periorais, cefaleia, erupção cutânea, alterações lipídicas Menos comuns: síndrome de Stevens-Johnson, redistribuição da gordura, neutropenia, elevação da creatina fosfoquinase, hiperglicemia, diabetes melito, elevação das enzimas hepáticas, angioedema, nefrolitíase	Deve ser administrado com alimentos. O FPV é um inibidor do sistema CYP450 e um indutor, inibidor e substrato de CYP3A4, o que pode causar múltiplas interações medicamentosas. Use com cautela indivíduos alérgicos a sulfas
Indinavir (Crixivan®, IDV): cápsula: 100, 200, 400 mg	Não aprovado para uso em lactentes ou crianças Adolescentes e adultos: IDV 800 mg IDV + RTV (100 mg a 200 mg), 2 vezes/dia	Comuns: náuseas, dor abdominal, hiperbilirrubinemia, cefaleia, tonturas, anormalidades lipídicas, nefrolitíase, gosto metálico Menos comuns: redistribuição da gordura, hiperglicemia, diabetes melito, hepatite, anemia hemolítica aguda	Reduza a dose (600 mg IDV a cada 8 h) com disfunção hepática leve a moderada. Hidratação adequada (pelo menos 1,5 ℓ de líquido/dia em adultos) necessária para minimizar o risco de nefrolitíase. O IDV é inibidor e substrato de P450 3A4, o que pode causar múltiplas interações medicamentosas: rifampicina reduz os níveis; cetoconazol, ritonavir e outros inibidores de proteases aumentam os níveis de IDV. Não administre com EFV, astemizol, cisaprida, terfenadina

(continua)

Tabela 302.4 Sumário de terapias antirretrovirais disponíveis em 2019. *(continuação)*

FÁRMACO (NOMES COMERCIAIS, FORMULAÇÕES)	POSOLOGIA	EFEITOS COLATERAIS	OBSERVAÇÕES
Lopinavir/Ritonavir (Kaletra®, LPV/r): comprimido: 100/25 mg, 200/50 mg; solução: 80/20 mg/mℓ (contém 42% de álcool, 15% de propilenoglicol)	14 dias a 18 anos: LPV 300 mg/m^2/dose + RTV 75 mg/m^2/dose, 2 vezes/dia Em crianças não expostas a tratamento e com mais de 1 ano, pode-se usar uma dose de 230 mg/m^2/dose, 2 vezes/dia Adolescentes (> 18 anos) e adultos: LPV 400 mg + RTV 100 mg 2 vezes/dia *ou* 800 mg LPV + 200 mg RTV 1 vez/dia Se tomado com NVP, EFV, FPV ou NFV: LPV 600 mg + RTV 150 mg, 2 vezes/dia	Comuns: diarreia, cefaleia, náuseas e vômitos, elevação de lipídios Menos comuns: redistribuição da gordura, hiperglicemia, diabetes melito, pancreatite, hepatite, prolongamento do intervalo PR	**Não administre antes da idade pós-menstrual de 42 semanas e idade pós-natal de 14 dias devido ao potencial de toxicidades graves** Isento de restrições alimentares, mas tem melhor tolerabilidade GI quando administrado com uma refeição ou depois dela O medicamento precisa ser deglutido inteiro A solução oral deve ser administrada com refeições ricas em gorduras para aumentar a absorção. A palatabilidade desagradável da solução oral é difícil de mascarar com flavorizantes ou alimentos. A posologia 1 vez/dia é pouco tolerada na maioria das crianças, e a variabilidade da concentração plasmática torna a posologia 1 vez/dia contraindicada em crianças. Interage com fármacos que usam CYP3A4, o que pode causar múltiplas interações medicamentosas
Nelfinavir (Viracept®, NFV): comprimido: 250, 625 mg	< 2 anos: não recomendado Crianças com 2 a 13 anos: 45 a 55 mg/kg/dose 2 vezes/dia (máx.: 1.250 mg/dose) Adolescentes e adultos: 1.250 mg, 2 vezes/dia	Comuns: diarreia, astenia, dor abdominal, erupções cutâneas, alterações dos lipídios. Menos comuns: exacerbação de doença hepática, redistribuição de gordura, hiperglicemia, diabetes melito, elevação das enzimas hepáticas	Administre com uma refeição para otimizar a absorção; evite alimento ou bebida ácidos (suco de laranja). O comprimido pode ser esmagado ou dissolvido em água para administração em solução O nelfinavir inibe a atividade de CYP3A4, o que pode causar múltiplas interações medicamentosas. Rifampicina, fenobarbital e carbamazepina reduzem os níveis. Cetoconazol, ritonavir, indinavir e outros inibidores de proteases aumentam os níveis. Não coadministre astemizol, cisaprida e terfenadina NFV não é mais recomendado para tratamento do HIV devido à potência inferior, em comparação com agentes mais novos, e à farmacocinética imprevisível, particularmente em adolescentes
Ritonavir (Norvir®, RTV): cápsula: 100 mg; comprimido: 100 mg; solução: 80 mg/mℓ (contém 43% de álcool)	Uso apenas para potencializar outros IPs; a dose varia (ver informações para IP específico)	Comuns: náuseas, cefaleia, vômitos, dor abdominal, diarreia, aversão gustativa, alterações nos lipídios, parestesias periorais Menos comuns: redistribuição da gordura, hiperglicemia, diabetes melito, pancreatite, hepatite, prolongamento do intervalo PR, reações alérgicas	Administração com alimentos potencializa a biodisponibilidade e reduz os sintomas gastrintestinais. Solução de RTV não deve ser refrigerada (armazenar a 20 a 25°C) O RTV é potente inibidor de CYP3A4 e de CYP2D6 e indutor de CYP3A4 e de CYP1A2, o que leva a muitas interações medicamentosas (inibidores de proteases, antiarrítmicos, antidepressivos, cisaprida). Use com cautela com esteroides inalatórios (há relato de síndrome de Cushing)

(continua)

Tabela 302.4 Sumário de terapias antirretrovirais disponíveis em 2019. (*continuação*)

FÁRMACO (NOMES COMERCIAIS, FORMULAÇÕES)	POSOLOGIA	EFEITOS COLATERAIS	OBSERVAÇÕES
Saquinavir (Invirase®, SQV): cápsula: 200 mg; comprimido: 500 mg	Lactentes e crianças < 16 anos: não aprovado para uso Adolescentes e adultos: SQV 1.000 mg + RTV 100 mg, 2 vezes/dia	Comuns: diarreia, dor abdominal, cefaleia, náuseas, erupções cutâneas, alterações lipídicas Menos comuns: exacerbação de doença hepática crônica, diabetes melito, pancreatite, elevação das transaminases hepáticas, má distribuição da gordura, aumento de QT e PR no ECG	Administre com refeições ricas em gorduras para potencializar a biodisponibilidade. SQV é metabolizado por CYP3A4, o que pode causar muitas interações medicamentosas: rifampicina, fenobarbital e carbamazepina diminuem os níveis séricos. O saquinavir pode diminuir o metabolismo dos antagonistas dos canais de cálcio, azóis (cetoconazol) e macrolídios. Recomenda-se ECG pré-terapia e é contraindicado em pacientes com intervalo QT prolongado
Tipranavir (Aptivus®, TPV): cápsula: 250 mg; solução: 100 mg/mℓ (contém 116 UI de vitamina E/mℓ)	< 2 anos: não aprovado 2 a 18 anos (somente nos que já receberam tratamento); TPV 375 mg/m²/dose + RTV 150 mg/m² (máx.: TPV 500 mg + RTV 200 mg) 2 vezes/dia *ou* TPV 14 mg/kg/dose + RTV 6 mg/kg/dose (máx.: mesma) 2 vezes/dia Adolescentes (> 18 anos) e adultos: TPV 500 mg + RTV 200 mg, 2 vezes/dia	Comuns: diarreia, náuseas, vômitos, fadiga, cefaleia, erupções cutâneas, elevação das enzimas hepáticas, alterações lipídicas Menos comuns: redistribuição da gordura, hepatite, hiperglicemia, diabetes melito, hemorragia intracraniana	Isento de restrições alimentares. Mais tolerado com as refeições. Pode inibir a agregação plaquetária humana: use com cautela em pacientes com risco de aumento de sangramento (traumatismo, cirurgia etc.) ou em pacientes que estejam recebendo medicações concomitantes que possam aumentar o risco de sangramento. TPV é metabolizado por CYP3A4, o que pode causar muitas interações medicamentosas. Contraindicado em pacientes com insuficiência hepática ou naqueles que estejam recebendo terapia concomitante com amiodarona, cisaprida, alcaloides do *ergot*, benzodiazepínicos, pimozida. O TPV contém um componente sulfonamida e se deve ter cautela em pacientes com alergia a sulfonamidas
INIBIDORES DA FUSÃO			
Enfuvirtida (Fuzeon®, ENF): injetável: pó liofilizado de 108 mg, reconstituído em 1,1 mℓ de água estéril produz 90 mg/mℓ	< 6 anos: não aprovado Crianças ≥ 6 anos a 16 anos: 2 mg/kg/dose SC (máx.: 90 mg) 2 vezes/dia Adolescentes (> 16 anos) e adultos: 90 mg SC, 2 vezes/dia	Comuns: reações no local da injeção em 98% (eritema, nódulos infiltrados, cistos, equimoses) Menos comuns: aumento da incidência de pneumonia bacteriana, hipersensibilidade, febre, náuseas, vômitos, calafrios, elevação das enzimas hepáticas, hipotensão, reações imunomediadas (glomerulonefrite, síndrome de Guillain-Barré, desconforto respiratório)	Precisa ser administrada pela via subcutânea Intensidade das reações aumenta se administrada pela via intramuscular. Aplique gelo depois da injeção e massageie a área para reduzir as reações locais. Os locais de injeção devem ser escolhidos em rodízio; os locais recomendados são o braço, a parte anterior da coxa ou o abdome

(*continua*)

Tabela 302.4 Sumário de terapias antirretrovirais disponíveis em 2019. (*continuação*)

FÁRMACO (NOMES COMERCIAIS, FORMULAÇÕES)	POSOLOGIA	EFEITOS COLATERAIS	OBSERVAÇÕES
INIBIDORES DE ENTRADA			
Maraviroque (Selzentry®, MVC): solução oral: 20 mg/mℓ; comprimido: 25, 75, 150, 300 mg	Neonatos/lactentes: não aprovado ≥ 2 anos e ≥ 10 kg: Administrado com inibidores de CYP3A (EVG, RTV, IPs exceto TPV/r): 10 a < 20 kg: 50 mg, 2 vezes/dia 20 a < 30 kg:75 mg, 2 vezes/dia 30 a < 40 kg: 100 mg, 2 vezes/dia > 40 kg: 150 mg, 2 vezes/dia Administrado com ITRNs, T-20, TPV/r, NVP, RAL ou outros fármacos que não afetem CYP3A: 10 a < 30 kg: não recomendado 30 a < 40 kg: 300 mg, 2 vezes/dia > 40 kg: 300 mg, 2 vezes/dia Administrado com EFV, ETR: não recomendado Adolescentes > 16 anos e adultos: 150 mg, 2 vezes/dia, se administrado com inibidor potente de CYP3A4 (inibidor de proteases exceto TPV) 300 mg, 2 vezes/dia se administrado com inibidores não potentes de CYP3A (ITRN, TPV, NPV, ENF, RAL) 600 mg, 2 vezes/dia, se administrado com indutor potente de CYP3A4 (EFV, ETR, rifampicina, fenobarbital)	Comuns: febre, sintomas semelhantes aos de infecção do trato respiratório superior, erupção cutânea, dor abdominal, sintomas musculoesqueléticos, tonturas Menos comuns: anormalidades cardiovasculares, icterícia colestática, rabdomiólise, miosite, osteonecrose	Obrigatórios testes para vírus trópico para CCR5; o vírus não pode ter tropismo misto (CCR5/CXC4) para ter eficácia Não existem restrições alimentares. MVC é substrato de CYP3A4 e da glicoproteína P (Pgp), o que pode causar muitas interações medicamentosas O ensaio do tropismo para excluir a presença de HIV CXCR4 é obrigatório antes do uso de MVC. Deve-se ter cautela ao prescrever a pacientes com um comprometimento hepático ou doença cardíaca ou que estejam recebendo fármacos moduladores de CYP3A4 ou glicoproteína P
INIBIDORES DA INTEGRASE (INSTI)			
Bictegravir (BIC) Disponibilizado somente como Biktarvy®: associação de BIC, TAF, FTC (50, 25, 200 mg)	Biktarvy®: ≥ 18 anos 1 comprimido 1 vez/dia; > 12 anos a 18 anos e > 35 kg: dose em investigação de 1 comprimido 1 vez/dia com base em dados limitados	Diarreia, náuseas, cefaleia	Não existem restrições alimentares Metabolizado por UGT1A1 e CYP450 (CYP)3A
Dolutegravir (Tivicay®, DTG): comprimido: 10, 25, 50 mg Triumeq: associação de ABC, 3TC, DTG (600, 300, 50 mg) Juluca®: associação de RPV, dolutegravir (DTG) (25, 50 mg)	Neonatos e lactentes: não aprovado ≥ 30 a < 40 kg: 35 mg, 1 vez/dia (jamais expostos a ARV ou a INSTI) > 12 anos e ≥ 40 kg, adolescentes e adultos: 50 mg 1 vez/dia (não expostos a INSTI) Se tomados com EFV, FPV/RTV, TPV/RTV ou rifampicina: 50 mg 2 vezes/dia Se já tiver usado INSTI com resistência associada ou suspeita de resistência: 50 mg 2 vezes/dia Triumeq®: 1 comprimido 1 vez/dia (não expostos a INSTI ≥ 40 kg Juluca® (> 18 anos): 1 comprimido 1 vez/dia; somente para uso em adultos com 6 meses ou mais de supressão virológica e sem resistência para substituir o esquema em uso	Insônia, cefaleia, doença neuropsiquiátrica Raros: erupção cutânea, hepatotoxicidade, reações de hipersensibilidade	Não existem restrições alimentares Substrato de UGT1A1 e CYP450 (CYP) 3A Deve ser tomado 2 h antes ou 6 h depois de tomar laxativos, sucralfato, suplementos de ferro ou cálcio ou medicações tamponadas DTG diminui a secreção tubular de Cr e aumenta discretamente a Cr dosada, mas não afeta a TFG

(*continua*)

Tabela 302.4 Sumário de terapias antirretrovirais disponíveis em 2019. (*continuação*)

FÁRMACO (NOMES COMERCIAIS, FORMULAÇÕES)	POSOLOGIA	EFEITOS COLATERAIS	OBSERVAÇÕES
Elvitegravir (EVG): encontrado somente em dois comprimidos com associação em dose fixa (FDC) Stribild®: associação de EVG, FTC, TDF, COBI (150, 200, 300, 150 mg) Genvoya®: associação de FTC, TAF, EVG, COBI (200, 10, 150, 150 mg)	Genvoya®: não aprovado para < 25 kg. Crianças e adolescentes (pesando ≥ 25 kg; qualquer classificação de maturidade sexual [SMR] e dose para adultos: 1 comprimido 1 vez/dia Stribild®: não aprovado para < 35 kg. Adolescentes (pesando ≥ 35 kg e SMR de 4 ou 5) e dose de adultos: 1 comprimido, 1 vez/dia	Náuseas, diarreia, cefaleia	Administre com alimentos. O EVG é metabolizado por CYP3A4 e induz modestamente CYP2D6, o que pode causar múltiplas interações medicamentosas. Use com cautela com fármacos nefrotóxicos. Não use Stribild® ou Genvoya® com ritonavir. COBI é um potencializador de farmacocinética (agente de reforço) usado para otimizar os níveis da medicação; não é intercambiável com o ritonavir. Pode alterar a secreção tubular de Cr, resultando em elevação de Cr com TFG normal
Raltegravir (Isentress, RAL): comprimido revestido: 400 mg; comprimido HD: comprimido mastigável de 600 mg; 25, 100 mg (sulcado); grânulos para suspensão oral: 100 mg suspensos em 10 mℓ de água para concentração final de 10 mg/mℓ	**Tratamento e profilaxia para alto risco (terapia empírica) para neonatos:** > 37 semanas de gestação ao nascimento e > 2 kg (suspensão oral) Nascimento à idade de 1 semana: aproximadamente 1,5 mg/kg/dose 1 vez/dia 2 a < 3 kg: 4 mg 1 vez/dia 3 a < 4 kg: 5 mg 1 vez/dia 4 a < 5 kg: 7 mg 1 vez/dia Se a mãe tiver feito uso de raltegravir 2 a 24 h antes do parto, atrase a primeira dose 24 a 48 h depois do nascimento. Inicie outro TAR ASSIM QUE POSSÍVEL Idade de 1 a 4 semanas: aproximadamente 3 mg/kg/dose 2 vezes/dia 2 a < 3 kg: 8 mg 2 vezes/dia 3 a < 4 kg: 10 mg 2 vezes/dia 4 a < 5 kg: 15 mg 2 vezes/dia DEPOIS **Posologia para lactentes e na pediatria** (Suspensão oral) Crianças com idade ≥ 4 semanas e ≥ 3 kg a < 20 kg: aproximadamente 6 mg/kg/dose 3 a < 4 kg: 25 mg 2 vezes/dia 4 a < 6 kg: 30 mg 2 vezes/dia 6 a < 8 kg: 40 mg 2 vezes/dia 8 a < 11 kg: 60 mg 2 vezes/dia 11 a < 14 kg: 80 mg 2 vezes/dia 14 a < 20 kg: 100 mg 2 vezes/dia Comprimido mastigável: 11 a < 14 kg: 75 mg 2 vezes/dia 14 a < 20 kg: 100 mg 2 vezes/dia 20 a < 28 kg: 150 mg 2 vezes/dia 28 a < 40 kg: 200 mg 2 vezes/dia ≥ 40 kg: 300 mg 2 vezes/dia Criança ou adolescente ≥ 25 kg e adultos: 400 mg, comprimido revestido, 2 vezes/dia Crianças e adolescente pesando ≥ 50 kg (comprimido HD): 1.200 mg 1 vez/dia (2 comprimidos) Para os pacientes jamais tratados ou em supressão virológica, em um esquema inicial de 400 mg 2 vezes/dia (comprimido HD): 1.200 mg 1 vez/dia (2 comprimidos)	Comuns: náuseas, cefaleia, tonturas, diarreia, fadiga Menos comuns: prurido, elevação de creatina fosfoquinase, miopatia, rabdomiólise, depressão, hipersensibilidade Raros: erupção cutânea, incluindo síndrome de Stevens-Johnson, NET, reação de hipersensibilidade	Isento de restrições alimentares. Suspensão oral, comprimido revestido e comprimido mastigável não são intercambiáveis; os comprimidos mastigáveis e a suspensão têm melhor biodisponibilidade oral do que o comprimido revestido; por isso, o comprimido revestido em dose mais alta pode ser administrado a pacientes com 25 kg RAL é metabolizado por glicuronidação de UGT1A1, e os indutores desse sistema (rifampicina, TPV) reduzirão os níveis de RGV, enquanto os inibidores desse sistema (ATV) aumentarão os níveis de RGV. Não administre rifampicina com o raltegravir (HD) 1 vez/dia. Antiácidos contendo alumínio e magnésio não devem ser coadministrados. O metabolismo de UGT1A1 é baixo ao nascimento e aumenta rapidamente ao longo das primeiras 4 a 6 semanas de vida. Não existem dados para os nascidos pré-termo

Os antirretrovirais costumam ter significativas interações medicamentosas entre eles mesmos e com outras classes de medicamentos, o que deve ser analisado antes de se iniciar qualquer nova medicação. As informações nesta tabela não são totalmente inclusivas. Existem informações atualizadas e adicionais sobre doses, interações medicamentosas e toxicidades no *site* AIDSinfo em http://www.aidsinf.nih.gov. Adaptada de Guidelines for use of antiretroviral agents in pediatric HIV infection. http://aidsinfo.nih.gov/contentfiles/pediatricguidelines.pdf .

Visando a diferentes pontos no ciclo de vida viral e estágios de ativação celular e pela oferta de fármacos a todos os tecidos-alvo, é possível a supressão viral máxima. As associações de três fármacos, consistindo em uma estrutura principal de dois ITRNs de (1) um ITRN análogo da timidina (abacavir ou zidovudina) ou tenofovir e (2) um ITRN não análogo da timidina (lamivudina ou entricitabina) para suprimir a replicação em células ativas e em repouso adicionados a (3) um IP reforçado por ritonavir (lopinavir/ritonavir, atazanavir ou darunavir), um ITRNN (efavirenz ou nevirapina) ou um INSTI (raltegravir ou dolutegravir) podem produzir supressão prolongada do vírus. O uso de três fármacos de três diferentes classes, em geral, deve ser evitado, mas pode ser necessário em crianças altamente resistentes aos vírus; os fármacos nesses esquemas devem ser escolhidos somente por especialista em HIV com informação de farmacêutico. O tratamento combinado aumenta a taxa de toxicidades (Tabela 302.4) e ocorrem interações medicamentosas complexas com muitos dos antirretrovirais. Muitos IPs são indutores ou inibidores do sistema do citocromo P450 e, portanto, é provável haver interações sérias com múltiplas classes de fármacos, incluindo anti-histamínicos não sedativos e psicotrópicos, vasoconstritores, antimicobacterianos, fármacos cardiovasculares, anestésicos, analgésicos e fármacos gastrintestinais (cisaprida). Sempre que novas medicações forem acrescentadas a um esquema de tratamento com antirretroviral, especialmente um IP ou esquema contendo cobicistate, um farmacêutico e/ou especialista em HIV devem ser consultados para abordarem possíveis interações medicamentosas. O efeito inibitório do ritonavir (um IP) sobre o sistema do citocromo P450 tem sido explorado, e pequenas doses dos fármacos são acrescentadas a vários outros IPs (lopinavir, atazanavir, darunavir) para tornar lento seu metabolismo pelo sistema P450 e para melhorar seu perfil farmacocinético. Essa estratégia proporciona níveis mais efetivos dos fármacos, com menos toxicidade e doses menos frequentes. Recentemente, o desenvolvimento do cobicistate oferece alternativa ao ritonavir. Embora o cobicistate seja potente inibidor do citocromo P450 3A, é inibidor fraco de CYP2D6 e outras isoformas de CYP (CYP1A2), tornando as interações farmacológicas com muitos fármacos mais previsíveis do que para o ritonavir, que também é ativo contra essas isoformas. Estudos preliminares com cobicistate sugerem que tenha bom perfil de tolerabilidade e menos efeito sobre os adipócitos (resultando em menos acúmulos de lipídios e uma resposta mais leve à insulina). A melhor solubilidade do cobicistate, em comparação com o ritonavir, tem ajudado no desenvolvimento de mais esquemas combinados em comprimido único com o cobicistate. No entanto, o cobicistate atualmente está aprovado apenas para adolescentes e adultos; não está aprovado para uso na gravidez.

Adesão

A adesão a esquemas de medicação e às doses é fundamental para o sucesso da TARc. Portanto, a avaliação da probabilidade de adesão ao tratamento é fator importante para decidir quando iniciar a terapia, bem como a escolha do esquema. Numerosos estudos mostram que a colaboração de menos de 90% resulta em supressão menos bem-sucedida da carga viral. Além disso, vários estudos documentam que quase metade dos pacientes pediátricos pesquisados não havia aderido a seu esquema. Pouca adesão à medicação prescrita resulta em concentrações subterapêuticas do fármaco e potencializa o desenvolvimento de vírus resistentes. Várias barreiras à adesão são peculiares das crianças com infecção pelo HIV. Os esquemas de antirretrovirais combinados muitas vezes não são palatáveis e exigem extrema dedicação por parte do cuidador e da criança; uma relutância em revelar a doença da criança a outros reduz o apoio social; pode haver uma tendência para pular doses se o cuidador não estiver presente ou quando a criança estiver na escola. Os adolescentes têm outros problemas que reduzem a adesão. Negação e/ou medo de sua infecção, estilo de vida não estruturado, transtornos de conduta ou emocionais, desejo de ser igual aos seus pares, depressão, cansaço por precisar de um esquema medicamentoso pela vida toda, ansiedade e uso abusivo de álcool e de substâncias psicoativas são apenas algumas das barreiras à adesão a longo prazo nessa população crescente. Essas e outras barreiras tornam essencial a participação da família na decisão de iniciar a terapia. Educação intensiva sobre a relação da adesão ao fármaco e a supressão viral, treinamento sobre a administração da medicação, retornos frequentes, apoio dos pares, mensagens de texto e compromisso do cuidador e do paciente (apesar da inconveniência dos efeitos adversos ou do esquema posológico) são críticos para o sucesso do tratamento antiviral. Múltiplos métodos, como a resposta da carga viral, autorrelatos de doses perdidas durante os últimos 3 a 7 dias e contagem de comprimidos devem ser usados para avaliar a adesão. Pesquisar a emergência de vírus resistente no sequenciamento (genótipo) também pode ser um instrumento útil.

Início da terapia

A decisão de quando iniciar a TARc está evoluindo. Quando a TARc foi introduzida pela primeira vez, os esquemas de medicação tinham significativos efeitos colaterais. Isso levava a decisões de adiar a terapia até que fosse mais benéfica, geralmente depois do desenvolvimento de supressão imunológica avançada. Em uma grande coorte de adultos, o ensaio clínico *Strategic Timing of Antiretroviral Treatment* (START) demonstrou forte benefício em iniciar a terapia mais cedo nos adultos, mesmo antes de as contagens de CD4 caírem para uma faixa de imunossupressão; isso se tornou mais exequível com o desenvolvimento de medicações mais seguras e com melhor tolerância. Em adultos, também se verificou que receber TARc supressiva elimina o risco da transmissão sexual do HIV a outros. As atuais diretrizes para os adultos recomendam o início da TARc em todos os adultos com HIV. Como com as diretrizes para adultos, o Painel sobre Terapia Antirretroviral e Manejo Clínico de Crianças Vivendo com o HIV também recomenda tratamento para todas as crianças com HIV. No entanto, a urgência sobre quando iniciar o tratamento e a força das recomendações variam por idade e contagem de CD4 pré-tratamento. Isso se deve a dados limitados específicos para pacientes pediátricos, bem como ao conhecimento de que, uma vez que os pacientes pediátricos sejam iniciados nas medicações, o tratamento precisará continuar por toda a vida; isso significa que as preocupações em potencial com a adesão e as toxicidades prosseguirão por um período prolongado. Para crianças com menos de 1 ano, o ensaio clínico CHER demonstrou claramente o benefício da TAR precoce imediata. Dados em crianças mais velhas sugerem que as taxas de mortalidade são mais baixas e que o crescimento é mais normal em crianças com menos de 10 anos que iniciaram TARc imediata. São necessários, contudo, mais estudos para confirmação.

Crianças com menos de 1 ano têm alto risco de progressão da doença, e testes imunológicos e virológicos para identificar os que provavelmente desenvolverão doença rapidamente progressiva são menos preditivos do que em crianças mais velhas. Portanto, lactentes infectados pelo HIV e com idade inferior a 1 ano devem ser tratados com TARc assim que o diagnóstico de infecção pelo HIV tiver sido confirmado, independentemente de seu estado clínico ou imunológico ou a carga viral. Dados sugerem que os lactentes infectados pelo HIV tratados antes da idade de 3 meses controlam sua infecção pelo HIV melhor do que os lactentes cuja TARc fosse iniciada depois dos 3 meses.

Para crianças entre 1 a menos de 6 anos, recomenda-se tratamento urgente se as crianças tiverem infecções oportunistas definidoras do estágio 3 ou imunodeficiência em estágio 3 (CD4 < 500 células/$\mu\ell$). Para crianças com sintomas moderados relacionados com o HIV ou contagens de CD4 de 500 a 999 células/$\mu\ell$, o tratamento é fortemente recomendado. O tratamento também é recomendado para crianças assintomáticas ou levemente sintomáticas com contagens de CD4 ≥ 1.000 células/$\mu\ell$.

Para crianças com 6 anos ou mais, recomenda-se tratamento urgente se as crianças tiverem infecções oportunistas definidoras de estágio 3 ou imunodeficiência no estágio 3 (CD4 < 200 células/$\mu\ell$). Para crianças com sintomas moderados relacionados com o HIV ou contagens de CD4 de 200 a 499 células/$\mu\ell$, o tratamento novamente é fortemente recomendado. O tratamento também é recomendado para crianças assintomáticas ou levemente sintomáticas com contagens de CD4 ≥ 500 células/$\mu\ell$. *Essas diretrizes passam por revisão a cada ano, e os prestadores de assistência devem verificar as revisões regularmente no endereço http://aidsinfo.nih.gov.*[1]

[1]N.E.: No Brasil, o Ministério da Saúde publica suas diretrizes em http://www.aids.gov.br/pt-br/profissionais-de-saude/hiv/pcdt-hiv

Doses

As crianças são geralmente tratadas com doses mais altas (por kg de peso) do que os adultos em razão da absorção reduzida ou do aumento do metabolismo dos fármacos. São limitados os dados sobre as doses dos fármacos da TAR para neonatos, especialmente os prematuros. Em vista da imaturidade do fígado neonatal, costuma haver um aumento no intervalo posológico dos fármacos primariamente excretados por glicuronidação hepática.

Os adolescentes devem receber prescrições de doses de TAR com base no estadiamento de puberdade de Tanner, e não com base na idade. As faixas posológicas pediátricas devem ser usadas durante o começo da puberdade (estágios I, II e III de Tanner), enquanto os esquemas posológicos de adultos devem ser seguidos em adolescentes no fim da puberdade (estágios IV e V de Tanner). O dolutegravir e o efavirenz devem ser evitados em adolescentes que possam engravidar por não usarem contracepção efetiva; eles são potencialmente teratogênicos; entretanto, se uma garota positiva para o HIV engravidar enquanto em uso de um esquema contendo dolutegravir ou efavirenz, o esquema pode ser continuado, pressupondo-se que a supressão virológica seja mantida, porque, habitualmente quando se descobre a gestação, o período de teratogênese terá passado, especificamente para defeitos do tubo neural. Como alguns agentes de TAR podem alterar o metabolismo de alguns contraceptivos hormonais e diminuir sua efetividade, devem-se considerar as interações ao escolher os contraceptivos. Uma tabela abrangente das interações das medicações contra o HIV e contraceptivos hormonais pode ser encontrada no *site*: http://aidsinfo.nih.gov. A medroxiprogesterona (DMPA) é uma escolha razoável fora de esquemas contendo cobicistate. Também devem ser consideradas opções de contracepção alternativas, como o uso de um dispositivo intrauterino.

Mudança da terapia antirretroviral

A terapia deve ser mudada quando o esquema corrente for julgado sem efeito, o que é evidenciado por aumento da carga viral, deterioração da contagem de células CD4 ou progressão clínica. O desenvolvimento de toxicidade ou intolerância aos medicamentos é mais uma razão para considerar a troca de terapia. Quando se considera uma troca, o paciente e a família devem ser reavaliados quanto a questões de adesão. Como a adesão é questão importante nessa população, são importantes os testes de resistência (enquanto o paciente estiver tomando os antirretrovirais) para identificar questões de adesão (vírus sensível aos fármacos correntes detectável sugere falta de adesão) ou desenvolvimento de resistência (evidência de mutações resistentes aos fármacos prescritos). Em ambas as situações, outros fatores contribuintes, como pouca absorção, dose incorreta ou interações medicamentosas, devem ser cuidadosamente analisados. Enquanto se consideram possíveis novas escolhas de medicação, o potencial para resistência cruzada deve ser abordado. Ao iniciar um novo esquema em paciente com falha virológica, o novo esquema deve incluir pelo menos dois, mas preferivelmente três, medicamentos antirretrovirais inteiramente ativos, tendo a avaliação da atividade antecipada base na história de tratamento e em testes de resistência (genótipo ou fenótipo). O objetivo é obter e manter a supressão virológica. Se esta não puder ser alcançada, os objetivos da terapia devem concentrar-se na preservação da função imunológica e em prevenir maior progressão da doença, bem como prevenir a emergência de resistência adicional aos medicamentos (o que poderia limitar futuras opções de tratamento).

Monitoramento da terapia antirretroviral

Para garantir o monitoramento adequado, contagem de células CD4, carga viral, hemograma completo, bioquímica do sangue, análise da urina e lipidograma deve ser avaliados antes do início ou de uma troca na TARc para termos parâmetros de seguimento em relação à linha de base durante o tratamento. Na entrada do atendimento, também devem ser feitos testes de resistência genotípica. As crianças precisam ser atendidas a cada 1 a 2 semanas depois do início de nova TARc para reforçar e aconselhar com referência à adesão e para triar efeitos colaterais em potencial. A vigilância virológica e imunológica (usando PCR do RNA do HIV e contagem de linfócitos CD4), bem como a avaliação clínica, devem ser realizadas regularmente enquanto se faz a TARc. A resposta virológica inicial (redução de pelo menos cinco vezes [0,7 $\log_{10}$] da carga viral) deve ser alcançada em 4 a 8 semanas depois do início da terapia antirretroviral. A resposta máxima à terapia geralmente ocorre em 12 a 16 semanas, mas pode ser mais tardia (24 semanas) em lactentes de poucos meses. Desse modo, os níveis de RNA do HIV devem ser determinados em 4 semanas e 3 a 4 meses depois do início da terapia. Uma vez ocorrida uma resposta ótima, a carga viral deve então ser determinada pelo menos a cada 3 a 6 meses. Se a resposta for insatisfatória, deve-se determinar mais uma carga viral assim que possível para verificar os resultados antes de ser considerada uma troca de terapia. Define-se falha virológica como carga viral plasmática repetida ≥ 200 cópias/mℓ depois de 6 meses de terapia. As células CD4 respondem mais lentamente ao tratamento bem-sucedido, particularmente em pacientes com infecção de longa duração e supressão de CD4. As contagens de CD4 devem ser monitoradas a cada 3 a 4 meses e podem ser apuradas menos frequentemente em adolescentes e adultos com supressão virológica documentada. O potencial de toxicidade deve ser monitorado de perto nas primeiras 8 a 12 semanas (incluindo hemograma completo e bioquímica do sangue) e, se nenhuma toxicidade clínica ou laboratorial for documentada, um retorno a cada 3 a 4 meses é adequado. O monitoramento para potencial de toxicidade deve ser adaptado aos medicamentos recebidos. Essas toxicidades incluem complicações hematológicas, entre outras (zidovudina); erupção cutânea por hipersensibilidade (efavirenz); lipodistrofia (redistribuição da gordura corporal vista com os ITRNs, IPs, que podem levar vários anos para surgir); hiperlipidemia (elevação das concentrações de colesterol e de triglicerídeos); hiperglicemia e resistência à insulina (IPs); toxicidade mitocondrial, levando à acidose láctica grave (estavudina, didanosina); alterações do eletrocardiograma (atazanavir, lopinavir); anormalidade do metabolismo mineral ósseo (fumarato de tenofovir desoproxila, mas não tenofovir alafenamida); e toxicidade hepática, incluindo hepatomegalia intensa com esteatose. Depois de um paciente estar em um esquema estável, os exames laboratoriais, que não a contagem de CD4 e a carga viral, podem ser feitos a cada 6 a 12 meses. Uma parte importante de cada consulta é o aconselhamento sobre a adesão contínua, dada a necessidade de excelência de adesão à TARc para evitar o surgimento de resistência. *Diretrizes correntes detalhadas para monitoramento das crianças infectadas pelo HIV durante a terapia podem ser encontradas em http://aidsinfo.nih.gov.*[2]

Resistência à terapia antirretroviral

Crianças pequenas geralmente têm mais risco do que os adultos de desenvolver resistência porque têm cargas virais mais altas do que os adultos e são mais limitadas em termos de opções de TAR. A taxa alta de mutações do HIV (principalmente em decorrência da ausência de mecanismos corretores de erros) resulta na geração de vírus com múltiplas mutações todos os dias na ausência de TARc. A falha em reduzir a carga viral a menos de 40 cópias/mℓ na TARc devido à falta de adesão, resultando em níveis subterapêuticos dos medicamentos, aumenta o risco do desenvolvimento de resistência por seleção dos vírus mutantes com vantagem competitiva (mutações com resistência a fármacos). Mesmo os pacientes efetivamente tratados não suprimem completamente toda a replicação viral, e a persistência de transcrição do HIV e de evolução das sequências do Env continua nos reservatórios celulares latentes, embora dados recentes mostrem que essa evolução não pareça afetar o surgimento de resistência à TARc em pacientes virologicamente suprimidos. O acúmulo de mutações de resistência, particularmente nos pacientes não aderentes à terapia, diminui progressivamente a potência da TARc e desafia o médico a encontrar novos esquemas. Para alguns fármacos (nevirapina, lamivudina), uma única mutação se associa à resistência, enquanto, para outros fármacos (zidovudina, lopinavir), são necessárias várias mutações antes de se desenvolver resistência significativa. Testes para resistência aos fármacos, especialmente ao planejar um novo esquema, são a conduta padrão. Existem dois tipos de testes; o genótipo é mais comumente utilizado, mas o fenótipo pode ser útil para selecionar pacientes com resistência viral complexa em razão da exposição a múltiplos esquemas de TARc.

1. O **fenótipo** mede a suscetibilidade do vírus em várias concentrações do fármaco. Isso permite o cálculo da concentração de fármaco que inibirá a replicação viral em 50% (IC_{50}). A razão da

[2]N.E.: Os protocolos brasileiros encontram-se em http://www.aids.gov.br/pt-br/pub/2017/protocolo-clinico-e-diretrizes-terapeuticas-para-manejo-da-infeccao-pelo-hiv-em-criancas-e

IC_{50} para uma IC_{50} de um vírus de referência é relatada como a alteração da resistência a dobrar. Observe-se que este teste geralmente é associado a um genótipo quando usado, mas se reserva amplamente a pacientes com mutações extremamente complexas.
2. O **genótipo** prediz a suscetibilidade do vírus por mutações identificadas no genoma do HIV isolado do paciente e é o teste mais comumente usado. Vários *sites* (p. ex., http://hivdb.stanford.edu) podem auxiliar na interpretação dos resultados do teste. Vários estudos mostram que o sucesso do tratamento é mais alto em pacientes cuja TARc foi guiada pelos testes de genótipo ou fenótipo.

Nenhum dos dois métodos pode detectar resistência medicamentosa se a quantidade de vírus resistentes for < 10% da população circulante ou se estiver presente apenas no reservatório latente. Observe-se que, se um paciente não estiver recebendo TARc há várias semanas, a ausência da pressão seletiva do fármaco tornará a população dominante de vírus circulantes reverter ao tipo selvagem e poderão não ser percebidas mutações de resistência.

Recomenda-se testar resistência medicamentosa antes de iniciar a terapia e antes de trocar o tratamento em razão de falha virológica. Ao mudar a terapia, os resultados dos testes de resistência devem ser considerados no contexto de resultados de testes de resistência prévios, se tiverem sido feitos, e fármacos usados nos esquemas anteriores.

Cuidados de suporte

Mesmo antes que existisse medicação para TAR, conseguia-se um impacto significativo sobre a qualidade de vida e de sobrevida das crianças infectadas pelo HIV quando se ofereciam cuidados de suporte. É desejável contar com uma equipe multiprofissional para um manejo bem-sucedido. Após o início ou a troca da TARc, consultas ou contatos mais frequentes com o paciente/cuidadores para oferecer suporte e orientação ajudarão em sua aceitação e ajuste ao novo esquema e contribuirão para melhor adesão. Deve-se prestar muita atenção ao estado nutricional, que muitas vezes é delicadamente balanceado e pode exigir suplementação agressiva, especialmente nas crianças com doença avançada. Lesões orofaríngeas dolorosas e cáries dentárias podem interferir com a alimentação e, desse modo, devem-se incentivar as avaliações dentárias de rotina e dar grande atenção à higiene oral. Paradoxalmente, um número cada vez maior de adolescentes com doença adquirida no período perinatal ou por comportamento de risco apresenta obesidade. Alguns adolescentes experimentam acúmulo de gordura central relacionado com a TAR (geralmente relacionado com agentes mais antigos), mas outros têm maus hábitos alimentares e sedentarismo como causa de sua obesidade, assim como outros obesos em números epidêmicos nos EUA. Seu desenvolvimento deve ser avaliado regularmente, sendo fornecido tratamento físico, profissional e/ou de fonoaudiologia se for necessário. O reconhecimento de dor na criança pequena pode ser difícil, e devem-se instituir protocolos efetivos não farmacológicos e farmacológicos para manejo da dor quando indicados.

Todas as crianças expostas ao HIV e infectadas devem receber imunizações pediátricas padrão. Não deve ser administrada vacina oral contra pólio com vírus vivo devido à resposta imunológica insatisfatória em crianças HIV+, bem como pela preocupação com vacinação com vírus vivos em crianças potencialmente comprometidas imunologicamente (Figura 302.5). O risco e os benefícios da vacinação contra rotavírus devem ser considerados nos lactentes que nasceram de mães infectadas pelo HIV. Como menos de 1% desses lactentes, em países ricos, desenvolverá infecção pelo HIV, a vacina deve ser administrada. Em outras situações, a atenuação considerável das cepas das vacinas deve ser considerada e, a menos que o lactente tenha sintomas clínicos de AIDS ou uma porcentagem de CD4 < 15%, provavelmente a vacinação será apropriada. Outras vacinas com bactérias vivas (bacilo de Calmette-Guérin) devem ser evitadas em razão da alta incidência de doença relacionada com o bacilo de Calmette-Guérin em lactentes infectados pelo HIV. As vacinas contra varicela e sarampo-caxumba-rubéola são recomendadas para crianças que não estejam intensamente imunossuprimidas (porcentagem de células CD4 ≥ 15%, contagem absoluta de CD4 > 500 células/μℓ para idades de 1 a 5 anos). Importante observar que imunizações prévias nem sempre oferecem proteção, o que é evidenciado por surtos de sarampo e coqueluche em crianças infectadas pelo HIV imunizadas. A durabilidade dos títulos induzidos pela vacina costuma ser curta, especialmente se as vacinas forem administradas quando a contagem de células CD4 da criança estiver baixa e pode ser indicada a reimunização quando a contagem de CD4 tiver aumentado. Recomenda-se que as crianças com HIV recebam a vacina conjugada tetravalente contra meningococo em idade mais baixa do que no programa de rotina. As vacinas para adolescentes também são importantes, inclusive o reforço com DTaP (difteria, toxoide tetânico e coqueluche acelular) e vacina contra o HPV. O esquema de vacinação adotado atualmente para crianças infectadas pelo HIV é encontrado no *link* https://www.cdc.gov/vaccines/schedules/hcp/child-adolescent.html.[3]

Esquemas profiláticos são integrais para o atendimento a crianças infectadas pelo HIV. Todos os lactentes entre 4 e 6 semanas e 1 ano de vida comprovadamente infectados pelo HIV devem receber profilaxia para prevenir pneumonia por *P. jiroveci* independentemente da contagem ou porcentagem de CD4 (Tabelas 302.5 e 302.6). Os lactentes expostos a mães infectadas pelo HIV devem receber a mesma profilaxia até que estejam comprovadamente não infectados; entretanto, a profilaxia não precisa ser iniciada se houver fortes evidências presumidas de não infecção (lactente não amamentado com dois testes PCR do HIV negativos com mais de 14 dias de vida e 4 semanas, respectivamente). Quando a criança infectada pelo HIV tiver mais de 1 ano, a profilaxia deve ser prescrita de acordo com a contagem de linfócitos CD4 (Tabela 302.5). O melhor esquema profilático é de 150 mg/m^2/dia de TMP e 750 mg/m^2/dia de SMX (máximo de 320/1.600 mg), tomados em 1 a 2 doses diárias 3 dias (consecutivos ou alternados) por semana. Para reações adversas a TMP-SMX, as terapias alternativas incluem dapsona, atovaquona e pentamidina em aerossol.

A profilaxia contra MAC deve ser oferecida a crianças infectadas pelo HIV com imunossupressão avançada (contagem de linfócitos CD4 < 750 células/μℓ em crianças com menos de 1 ano, < 500 células/μℓ em crianças com 1 a 2 anos, < 75 células/μℓ em crianças com 2 a 5 anos e < 50 células/μℓ em crianças > 6 anos) (Tabela 302.6). Os fármacos de escolha são a azitromicina (20 mg/kg [máximo: 1.200 mg] 1 vez/semana VO ou 5 mg/kg [máximo: 250 mg] 1 vez/dia VO) ou claritromicina (7,5 mg/kg 2 vezes/dia VO). Em raras situações a rifabutina em dose de 300 mg 1 vez/dia pode ser alternativa para crianças com mais de 6 anos, embora sejam limitados os dados de eficácia em crianças.

Com base em dados de adultos, a profilaxia primária contra a maioria das infecções oportunistas pode ser descontinuada se os pacientes tiverem apresentado reconstituição imune sustentada (duração > 6 meses) com a TARc mesmo que tenham tido infecções oportunistas prévias, como a pneumonia por *Pneumocystis* ou MAC disseminada. As crianças infectadas pelo HIV têm risco mais alto de TB e, desse modo, devem ser submetidas ao teste de tuberculina cutâneo (5 unidades de tuberculina em derivado proteico purificado) ou o teste por ensaio de liberação de IFN-α (IGRA) para TB pelo menos uma vez ao ano; uma reação endurada de 5 mm ou mais deve ser considerada positiva para PPD. Se a criança estiver morando em contato próximo com uma pessoa com TB, ela deverá ser testada mais frequentemente. É importante observar que a sensibilidade do derivado proteico purificado e do IGRA se reduz nos pacientes com intenso comprometimento imune. As Diretrizes para Prevenção e Tratamento de Infecções Oportunistas entre Crianças Expostas ao HIV e Infectadas pelo HIV (http://aidsinfo.nih.gov) devem ser consultadas para essas infecções oportunistas e outras que possam ocorrer nessas populações. Para reduzir a incidência de infecções oportunistas, os pais devem ser aconselhados sobre: (1) a importância da boa lavagem das mãos, (2) evitar alimentos crus ou malpassados (*Salmonella*), (3) evitar beber ou nadar em água de lago ou rio ou o contato com animais de fazenda jovens (*Cryptosporidium*) e (4) o risco de brincar com animais de estimação (*Toxoplasma* e *Bartonella* de gatos, *Salmonella* de répteis).

PROGNÓSTICO

A melhora dos conhecimentos sobre a patogênese da infecção pelo HIV em crianças e a existência de antirretrovirais mais efetivos tem mudado o prognóstico para crianças com infecção pelo HIV. Quanto mais cedo iniciada a TARc, melhor o prognóstico. Em ambientes com fácil acesso ao diagnóstico precoce e à terapia antirretroviral, a progressão da doença para AIDS tem diminuído significativamente. Desde

[3]N.E.: No Brasil, o esquema completo de vacinação encontra-se em https://cevs.rs.gov.br/upload/arquivos/202006/17145138-calendario-nacional-de-vacinacao-hiv.pdf

Vacina	Nasc.	1 mês	2 meses	4 meses	6 meses	12 meses	15 meses	18 meses	24 meses	4 a 6 anos	11 a 12 anos	14 a 16 anos
Hepatite B	Hep B	Hep B			Hep B							
Sarampo, Caxumba, Rubéola*						MMR†	MMR†					
Influenza					Influenza‡							
Pneumocócica Conjugada e *Haemophilus* b			PCV Hib	PCV Hib	PCV Hib	PCV Hib					Pneumocócica§	
Difteria, Tétano, Coqueluche			DTap	DTap	DTap		DTap					
Pólio (inativada)			Pólio	Pólio	Pólio							
Varicela						Varicela†						
Hepatite A						Hep A‖						
Rotavírus*			RV¶	RV	RV							

*Ver texto. †Contraindicada em crianças com AIDS ou contagem absoluta de $CD4^+$ < 500 para a idade de 1 a 5 anos ou < 15%. Administre 2 doses com 1 a 3 meses de intervalo entre elas. Em crianças com reconstituição da imunidade em uso de TARc, a contagem de CD4 tem de estar sustentada acima do limiar por pelo menos 6 meses antes de vacinação com vírus vivo. ‡Recomenda-se revacinação a cada ano. Só deve ser usada vacina inativada, não vacina contra influenza com vírus atenuado (LAIV). §Revacinação com vacina polissacarídica contra pneumococo (PPV) a cada 5 anos. ‖Pelo menos duas doses com intervalo de 6 meses entre elas. ¶Primeira dose com 6 a 14 semanas de vida e dose final no máximo com 8 meses e 0 dia de vida. Caso seja usada a vacina Rotarix®, apenas duas doses (aos 2 e 4 meses) serão necessárias.

Figura 302.5 Programa de imunização infantil de rotina para crianças infectadas pelo HIV.

Tabela 302.5 Recomendações para profilaxia para PPJ e monitoramento de CD4 para crianças expostas ou infectadas por HIV, por idade e *status* de infecção.

IDADE/*STATUS* DE INFECÇÃO HIV	PROFILAXIA PARA PPJ	MONITORAMENTO DE CD4
Nascimento a 4/ 6 sem., exposição ao HIV	Nenhuma	Nenhum
Infecção ao HIV desconsiderada	Nenhuma	Nenhum
< 1 ano, com infecção por HIV ou HIV indeterminado	Dependente da contagem ou porcentagem de CD4	De acordo com o recomendado na localidade ou seguindo TAR
1 a 5 anos, com infecção por HIV	Aplicar, se CD4 < 500 células/$\mu\ell$ ou < 15%†	De acordo com o recomendado na localidade ou seguindo TAR
> 6 anos, com infecção por HIV	Aplicar, se CD4 < 200 células/$\mu\ell$ ou < 15%†‡	De acordo com o recomendado na localidade ou seguindo TAR

PPJ, pneumonia por *Pneumocystis jiroveci*; TAR, terapia antirretroviral. *Ver texto. †Recomenda-se monitoramento mais frequente (p. ex., mensal) para crianças cujas contagens ou porcentagens de CD4 estão se aproximando do limite no qual a profilaxia é recomendada. ‡A profilaxia deve ser considerada caso a caso para crianças que poderiam estar em risco de PJP, como aquelas com contagens ou porcentagens de CD4 em declínio rápido ou crianças na categoria C. Crianças que tiveram PJP devem receber profilaxia para PJP até que sua contagem de CD4 seja ≥ 200 células/mm^3 para pacientes com idade ≥ 6 anos, porcentagem de CD4 seja ≥ 15% ou a contagem de CD4 é ≥ 500 células/mm3 para pacientes de 1 a < 6 anos por > 3 meses consecutivos após receber cART por ≥ 6 meses.

o advento da TARc, em meados da década de 1990, as taxas de mortalidade em crianças infectadas no período perinatal têm declinado mais de 90%, e muitas crianças sobrevivem até a adolescência e idade adulta. Mesmo com redução apenas parcial da carga viral, as crianças podem ter benefícios imunológicos e clínicos significativos. Em geral, os melhores indicadores de prognóstico são a supressão sustentada da carga viral plasmática e a restauração de uma contagem normal de linfócitos $CD4^+$. Se for possível a determinação da carga viral e dos linfócitos CD4, os resultados poderão ser usados para avaliar o prognóstico. Não é comum ver progressão rápida em um lactente com carga viral < 100.000 cópias/$m\ell$. Ao contrário, uma carga viral alta (> 100.000 cópias/$m\ell$), ao longo do tempo, associa-se a um risco maior de progressão da doença e de óbito. A contagem de CD4 também é mais um indicador de prognóstico, sendo a taxa de mortalidade significativamente mais alta em indivíduos profundamente imunossuprimidos. Para definir o prognóstico de modo mais preciso, recomenda-se o uso das alterações dos dois marcadores (porcentagem de linfócitos CD4 e carga viral plasmática).

Mesmo nos países com recursos limitados em que a TARc e os testes diagnósticos moleculares são menos disponibilizados, o uso da TARc tem levado benefício substancial em sobrevida às crianças infectadas pelo HIV e tem reduzido a probabilidade de mortalidade em 75%. As crianças com infecções oportunistas (pneumonia por *Pneumocystis*, MAC), encefalopatia e marcos do desenvolvimento regressivos ou a síndrome de emaciação, que são todas condições definidoras de AIDS, têm o pior prognóstico, pois 75% vão a óbito antes dos 3 anos. Um risco mais alto de óbito foi documentado em crianças que não receberam terapia preventiva com TMP-SMX. Febre persistente e/ou candidíase oral, infecções bacterianas graves (meningite, pneumonia, sepse), hepatite, anemia persistente (< 8 g/$d\ell$) e/ou trombocitopenia (< 100.000/$\mu\ell$)

Tabela 302.6 Profilaxia para evitar primeiro episódio de infecções oportunistas entre crianças expostas ou infectadas por HIV, nos EUA*

PATÓGENO	INDICAÇÃO	TERAPIA PREVENTIVA — PRIMEIRA ESCOLHA	TERAPIA PREVENTIVA — ALTERNATIVA
FORTEMENTE RECOMENDADO COM PADRÃO DE CUIDADO			
Pneumonia por *Pneumocystis*[†]	Bebês de 1 a 12 meses HIV-infectados ou HIV-indeterminados; crianças de 1 a 5 anos com HIV e CD4 < 500 células/µℓ ou CD4 < 15%; crianças de 6 a 12 anos com HIV e CD4 < 200 células/µℓ ou CD4 < 15%; > 13 anos com CD4 < 200 ou <15%	**TMP-SMX**, 150/750 mg/m^2 da superfície corporal ao dia, ou 5 a 10 mg/kg/dia (TMP) + 25 a 50 mg/kg/dia (SMX) (máx. 320/1.600 mg), VO, 1 vez/dia ou 2 vezes/dia, 3 vezes/semana, em dias consecutivos *ou* 1 ou 2 vezes/dia, VO, 3 vezes na semana ou em dias alternados	**Dapsona:** ≥ 1 mês: 2 mg/kg (máx.: 100mg), VO, 1 vez/dia; ou 4mg/kg (máx.: 200 mg), VO, 1 vez/semana **Atovaquona:** 1 a 3 meses e > 24 meses a 12 anos: 30 a 40 mg/kg, VO, 1 vez/dia, junto de alimentação; 4 a 24 meses: 45 mg/kg, VO, 1 vez/dia, junto de alimentação; ≥ 13 anos :1.500 mg, VO, 1 vez/dia **Pentamidina aerossol:** ≥ 5 anos: 300 mg 1 vez/mês, por nebulizador Respirgard II (Marquest, Englewood, CO)
Malária	Moradores e viajantes para áreas endêmicas	A mesma para crianças infectadas e não infectadas por HIV. Consultar site da CDC para recomendações mais atuais. **Mefloquina**, 5 mg/kg, VO, 1 vez/ semana (máx.: 250 mg) **Atovaquona/proguanil** (Malarone®) 1 vez/dia 11 a 20 kg: 62,5 mg/25 mg (1 comprimido pediátrico) 21 a 30 kg: 2 comprimidos pediátricos 31 a 40 kg: 3 comprimidos pediátricos >40 kg: 1 comprimido para adultos (250 mg/100 mg)	**Doxiciclina**, 2,2 mg/kg, (máx.: 100 mg), VO, 1 vez dia, para crianças > 8 anos **Cloroquina**, 5 mg/kg de base (igual 7,5 mg/kg de fosfato de cloroquina), VO, até 300 mg semanalmente (apenas para regiões onde o parasita é sensível à cloroquina)
Tuberculose por *Mycobacterium*			
Não resistente a isoniazida	Teste tuberculínico ≥ 5 mm *ou* Resultado positivo ao teste tuberculínio anterior mas sem tratamento *ou* Contato próximo com pessoa infectada com TB. A doença deve ser descartada antes do início do tratamento	**Isoniazida**, 10-15 mg/kg (máx.: 300 mg), 1 vez/dia, por 9 meses *ou* 20-30 mg/kg (máx.: 900 mg), VO, 2 vezes/semana, por 9 meses; terapia diretamente observada altamente recomendada	**Rifampicina**, 10 a 20 mg/kg (max: 600 mg), VO, diariamente, por 4 a 6 meses
Resistente a isoniazida	Igual à de cima; maior probabilidade de exposição a TB resistente à isoniazida	**Rifampicina**, 10 a 20 mg/kg (máx.: 600 mg), VO, diariamente, por 4 a 6 meses	Consultar especialista em TB
Resistente a isoniazida e rifampicina	Igual à de cima; maior probabilidade de exposição a TB resistente a isoniazida e rifampicina	A escolha da medicação depende de consulta aos órgãos públicos de saúde e também do paciente	
Complexo *Mycobacterium avium*[‡]	Para crianças ≥ 6 anos, com CD4 < 50 cél./µℓ; 2 a 5 anos, com CD4 < 75 cél./µℓ; 1 a 2 anos, CD4 < 500 cél/µℓ; < 1 ano, CD4 < 750 cél./µv	**Claritromicina**, 7,5 mg/kg (máx.: 500 mg), VO, 2 vezes/dia *ou* **Azitromicina**, 20 mg/kg (máx.: 1.200 mg), VO, 1 vez/semana	**Azitromicina**, 5 mg/kg (máx.: 250 mg), VO, 1 vez/dia *ou* ≥ 5 anos **Rifabutina**, 300 mg, VO, 1 vez/dia
Vírus da varicela-zóster[§]	Exposição a varicela ou herpes-zóster sem histórico de varicela *ou* Zóster ou VZV soronegativos *ou* Sem evidência de que tomou as vacinas recomendadas para idade	Imunoglobulina para varicela-zóster (VariZIG®), 125 IU/10 kg (máx.: 625 IU) IM, administrada idealmente em até 96 h após a exposição; benefício potencial até 10 dias após a exposição	Se VariZIG® não estiver disponível e houver < 96 h de exposição, aciclovir 20 mg/kg (máx.: 800 mg), 4 vezes/dia, durante 5 a 7 dias *ou* IVIG, 400 mg/kg, 1 vez
Patógenos preveníveis por vacinação	Padrões recomendados para crianças expostas ou infectadas por HIV	Esquema vacinal (ver Fig. 302.5)	

(continua)

Tabela 302.6 Profilaxia para evitar primeiro episódio de infecções oportunistas entre crianças expostas ou infectadas por HIV, nos EUA* *(continuação)*

	TERAPIA PREVENTIVA		
PATÓGENO	**INDICAÇÃO**	**PRIMEIRA ESCOLHA**	**ALTERNATIVA**
GERALMENTE RECOMENDADO			
Toxoplasma gondii¶	IgG soropositivo para Toxoplasma e imunossupressão grave: < 6 anos com CD4 < 15%; ≥ 6 anos com CD4 < 100 células/μℓ	TMP-SMX, 150/750 mg/m^2 VO 1 vez/dia, ou dividido em 2 vezes/dia *ou* Mesma dose, 1 vez dia, 3 vezes/semana, em dias consecutivos *ou* 2 vezes/dia, semanalmente, em dias alternados	**Dapsona**, ≥ 1 mês: 2 mg/kg ou 15 mg/m2 (máx: 25 mg), VO, 1 vez/dia mais **Primetamina**, 1 mg/kg (máx: 25 mg), VO, 1 vez/dia mais **Leucovorin**, 5 mg, VO, a cada 3 d
Infecções por bactérias invasivas	Hipogamaglobulinemia (i.e., IgG < 400 mg/dL)	IVIG 400 mg/kg, a cada 2 a 4 semanas	
Cytomegalovirus	Positividade para anticorpos CMV e imunossupressão grave (> 6 anos com CD4 < 50 células/μℓ; ≤ 6 anos, com CD4 <5%) Para crianças de 4 meses a 16 anos, valganciclovir solução oral 50 mg/mℓ na dose em miligramas = 7 × BSA × CrCl (até CrCl máx. de 150 mℓ/min/1,73 m^2), VO, 1 vez/dia, com alimentos (dose máxima 900 mg/dia)	**Valganciclovir**, 900 mg, VO, 1 vez/dia, junto de alimentação, para crianças que possam receber a dose de adultos	

*As informações destas diretrizes podem não representar a aprovação da FDA ou rotulagem aprovada pela FDA para produtos ou indicações. Especificamente, os termos "seguro e eficaz" pode não ser consistente com os padrões legais definidos pela FDA para aprovação de produtos. †TMP-SMX diário reduz a frequência de certas infecções bacterianas. Em comparação com a dapsona semanal, a dapsona diária está associada a menor incidência de PCP, mas maior toxicidade hematológica e mortalidade. Os pacientes que recebem terapia para toxoplasmose com sulfadiazina-pirimetamina estão protegidos contra PCP e não precisam de TMP-SMX. TMP-SMX, dapsona-pirimetamina – e possivelmente atovaquona (com ou sem pirimetamina) – protegem contra a toxoplasmose; no entanto, os dados não foram coletados prospectivamente. ‡Podem ocorrer interações medicamentosas substanciais entre rifamicinas (ou seja, rifampicina e rifabutina) e inibidores de protease e inibidores não nucleosídeos da transcriptase reversa. Um especialista deve ser consultado. §Crianças que recebem rotineiramente imunoglobulina intravenosa (IVIG) devem receber VariZIG® se a última dose de IVIG foi administrado mais de 21 dias antes da exposição. ¶A proteção contra a toxoplasmose é fornecida pelos regimes anti-Pneumocystis preferidos e possivelmente por atovaquona. CMV, citomegalovírus; HIV, vírus da imunodeficiência humana; IgG, imunoglobulina G; IM, intramuscular; IVIG, imunoglobulina intravenosa; PCP, pneumonia por *Pneumocystis*; TMP-SMX, trimetoprima-sulfametoxazol; TST, teste tuberculínico; VZV, varicela-zóster vírus. De Centers for Disease Control and Prevention (CDC): Guidelines for the prevention and treatment of opportunistic infections among HIV-exposed and HIV-infected children, MMWR Recomm Rep 58(RR-11):127-128, 2009, Table 1.

também sugerem mau prognóstico, sendo que mais de 30% dessas crianças morrem antes dos 3 anos. Ao contrário, linfadenopatia, esplenomegalia, hepatomegalia, pneumonite intersticial linfoide e parotidite se associam a progressão mais lenta da doença e melhor prognóstico. Com supressão virológica sustentada e função imunológica mantida, a expectativa de vida é boa. Para adultos e adolescentes que adquirem o HIV, a TARc efetiva pode restaurar a expectativa de vida quase ao normal.

PREVENÇÃO

O uso de terapia antirretroviral para interrupção da transmissão perinatal da mãe para o filho tem sido uma das maiores realizações da pesquisa do HIV. Documenta-se que a TARc materna diminui a taxa de transmissão perinatal do HIV-1 a < 2% e a < 1% se o nível de RNA viral da mãe for < 1.000 cópias/mℓ no parto. Portanto, recomenda-se que **todas as grávidas** sejam testadas para HIV e, se positivas, devem ser tratadas com um esquema de TARc, independentemente da carga viral ou da contagem de CD4 durante a gravidez. Todos os lactentes nascidos de mães infectadas pelo HIV devem receber profilaxia com zidovudina por 6 semanas; a profilaxia por 4 semanas pode ser feita em lactentes com baixo risco. A terapia antirretroviral deve ser considerada se o risco de adquirir HIV pelo recém-nascido for alto. Cenários de alto risco incluem lactentes cujas mães não receberam antirretrovirais antes do parto ou intraparto ou somente antirretrovirais intraparto, crianças cujas mães tinham carga viral detectável significativa (> 1.000 cópias/mℓ) próximo ao parto apesar de TARc (particularmente se for um parto vaginal), lactentes cujas mães tiverem estado desconhecido para o HIV e que testam positivo no parto ou no pós-parto ou ainda lactentes que tenham teste positivo para anticorpos contra o HIV em triagem depois do parto. Nesses cenários, podem-se considerar três opções de esquemas: (1) acréscimo de três doses de nevirapina (ao nascimento, 48 h e 144 h de vida); (2) esquema de terapia empírica contra o HIV com zidovudina, lamivudina e nevirapina em doses de tratamento ou (3) esquema de terapia empírica contra o HIV com zidovudina, lamivudina e raltegravir em doses de tratamento (observe que as doses de tratamento do raltegravir para neonatos são diferentes daquelas para crianças mais velhas, sendo a dose estabelecida progressivamente ao longo das 6 semanas de terapia devido ao metabolismo hepático em evolução nos neonatos). O entusiasmo e o apoio para esquemas de tratamento (particularmente a opção 2) foram impulsionados por um caso de aparente cura funcional em lactente em 2013, o qual passou 2 anos sem TARc com supressão virológica antes de ocorrer um rebote da infecção (o chamado bebê do Mississippi), bem como uma grande coorte de lactentes de alto risco expostos no Canadá. A maior parte da experiência e dos dados existentes são para zidovudina, que pode causar anemia transitória ou neutropenia em lactentes expostos. Também há um forte conjunto de dados dando apoio à segurança da lamivudina. Para os fármacos restantes para tratamento de lactentes de alto risco, a nevirapina tem a maior experiência de uso, mas não existem dados robustos em prematuros. Existem recomendações posológicas para nevirapina até 32 semanas de idade gestacional, mas o raltegravir só pode ser usado em recém-nascidos com 37 semanas de gestação ou mais. *Em lactentes de alto risco, recomenda-se altamente a consulta a um especialista experiente em HIV. Nos EUA National Perinatal HIV Hotline oferece 24 horas por dia suporte de especialistas experientes em HIV para ajudar no manejo de lactentes de alto risco. As diretrizes e doses atualmente recomendadas para profilaxia em recém-nascidos são atualizadas pelo menos a cada ano e podem ser acessadas em http://www.aidsinfo.nih.gov.*[1] Hemograma, contagem diferencial de leucócitos e contagem de plaquetas devem ser realizados com 4 a 8 semanas de vida para monitorar a toxicidade da zidovudina. Isso deve ser realizado em conjunto com profilaxia usando zidovudina por 4 a 6 semanas para o lactente. Se for verificado que a criança está infectada pelo HIV, deverá ser feita avaliação laboratorial de base (contagem de CD4, RNA do HIV, hemograma, bioquímica do sangue, lipídios, genótipo), e a TARc deve ser iniciada assim que possível. A carga viral e as contagens de linfócitos CD4 devem ser determinadas com 1 e 3 meses de vida e devem ser repetidas a cada 3 meses. O parto cirúrgico como estratégia de prevenção foi examinado em metanálise multinacional, o que mostrou que a associação de parto cesáreo eletivo e tratamento materno com zidovudina reduziu a transmissão em 87%. No entanto, esses dados foram obtidos antes do advento da TARc, e o benefício adicional do parto cesáreo para a mãe tratada com TARc cuja carga viral for < 1.000 cópias/mℓ é desprezível. Desse modo, o parto cesáreo eletivo com 38 semanas de gestação deve ser considerado apenas para mulheres cuja carga viral for > 1.000 cópias/mℓ no fim da gestação para reduzir ainda mais o risco de transmissão vertical.

A OMS recomenda que todas as grávidas recebam um esquema de TARc apropriado para sua própria saúde, o qual deverá ser continuado pelo restante de suas vidas. Essa abordagem tem o potencial para reduzir a transmissão durante a amamentação e futuras gestações, reduz o risco de transmissão a parceiros sexuais, melhora a sobrevida materna e promove esquemas de tratamento universais simplificados. Não se recomenda atualmente que mulheres HIV+ amamentem em países ricos e houve pelo menos um caso de transmissão de mãe para filho por meio da amamentação em mãe virologicamente suprimida.

Embora o modo mais efetivo de prevenir transmissão do HIV pós-parto seja eliminar a amamentação totalmente e usar alimentação substituta, há evidências de que o desmame precoce possa não ser seguro em cenários com recursos limitados por causa do alto risco de desnutrição e diarreia em lactentes alimentados por fórmula sem fonte consistente de água limpa. Além disso, a amamentação exclusiva (sem sólidos ou líquidos adicionais, que não a água) resulta em menos transmissão do que a alimentação mista. As diretrizes têm evoluído para recomendar que mães infectadas pelo HIV que vivam em ambientes com recursos limitados amamentem seus filhos até pelo menos 12 meses, com amamentação exclusiva nos primeiros 6 meses, e a TARc deve continuar a ser fornecida à mãe. Nas situações em que haja alternativas seguras à amamentação, recomenda-se alimentação por fórmula. *As diretrizes dos EUA para prevenção da transmissão da mãe ao filho são regularmente atualizadas em http://aidsinfo.nih.gov/ e as diretrizes internacionais são regularmente atualizadas no* site *da OMS (http://www.who.int/hiv/topics/mtct/en/).*

Como a transmissão perinatal pode ser drasticamente reduzida pelo tratamento das gestantes, a testagem pré-natal e a identificação da infecção por HIV-1 o mais cedo possível na mãe são extremamente importantes. O benefício da terapia tanto para a saúde da mãe quanto para prevenir a transmissão ao bebê não pode ser subestimado. O aconselhamento pré-natal a respeito do HIV-1 e o teste universal de HIV-1 recomendados para todas as mulheres grávidas reduziram drasticamente o número de novas infecções em muitas áreas dos Estados Unidos e da Europa. Para as mulheres não testadas durante a gravidez, o uso do teste rápido de anticorpos anti-HIV durante o trabalho de parto ou no primeiro dia de vida da criança é uma forma de fornecer profilaxia perinatal a um grupo adicional de neonatos em risco. As recomendações perinatais atuais também endossam o teste dos parceiros de mulheres grávidas para identificar homens HIV+ que possam transmitir o vírus a suas parceiras, levando à infecção aguda pelo HIV; esta constitui risco extremamente alto de transmissão da mãe para o filho.

A prevenção da transmissão sexual envolve evitar a troca de líquidos corporais. Nos adolescentes sexualmente ativos, preservativos deve ser parte obrigatória dos programas para reduzir as infecções sexualmente transmissíveis, incluindo o HIV-1. O sexo sem proteção com parceiros mais velhos ou com múltiplos parceiros e o uso de drogas recreacionais costumam associar-se à aquisição da infecção pelo HIV-1 em adolescentes e adultos jovens. Os esforços educacionais sobre evitar os fatores de risco são essenciais para crianças em idade escolar mais velhas e adolescentes e deve começar antes do início da atividade sexual. Além disso, pesquisa promissora para adultos sexualmente ativos pode se traduzir em aumento da prevenção para adolescentes. Três ensaios clínicos africanos demonstraram que a postectomia se associava a uma redução de 50 a 60% do risco de aquisição do HIV em jovens. Para mulheres, verificou-se que o uso de formulação em gel vaginal a 1% de tenofovir durante o intercurso reduz a aquisição do HIV em quase 40% em um estudo, embora ensaios clínicos subsequentes demonstrassem eficácia variável; outros microbicidas tópicos estão sendo investigados. Um estudo duplo-cego de profilaxia pré-exposição (PrEP) em homens que fazem sexo com homens, usando posologia 1 vez/dia de tenofovir e entricitabina, resultou em uma redução de 44% da incidência de HIV. A incidência da transmissão do HIV foi reduzida em 73% quando os participantes tomaram o medicamento em 90% ou mais dos dias. Estudos desse esquema em outros grupos, incluindo casais heterossexuais sorodiscordantes, indivíduos heterossexuais sem compromissos relacionais e usuários de drogas intravenosas, mostraram excelente eficácia também (70 a 92%). Todos os estudos para PrEP até o presente têm sido feitos com indivíduos de 18 anos e mais; entretanto, nos pacientes adolescentes com risco suficientemente alto de aquisição, deve-se considerar usar PrEP para prevenção do HIV. Além disso, um grande ensaio clínico randomizado multinacional de adultos sorodiscordantes para o HIV demonstrou que a terapia antirretroviral efetiva no parceiro infectado pelo HIV reduziu em 96% a transmissão secundária a um parceiro sexual não infectado. Outros ensaios clínicos confirmam que a supressão virológica elimina a transmissão sexual em parceiros heterossexuais, bem como em homens que fazem sexo com homens, rejeitando o *slogan* "N = N" (não detectável = não transmissível). A maioria dos ensaios clínicos tem sido feita com adultos, tendo participação limitada de adolescentes e adultos jovens. Embora grande parte da eficácia seja vista em pessoas jovens também, deveriam ser feitos outros estudos sobre eficácia e aceitabilidade nesse grupo etário.

A evolução e o prognóstico da infecção pelo HIV têm melhorado radicalmente com a TARc para todas as idades, particularmente os agentes mais novos com menos efeitos colaterais. Com boa adesão, pode-se chegar à supressão virológica prolongada, e a função imune pode ser preservada ou reconstituída. No entanto, a adesão pela vida toda e os feitos colaterais das medicações são desafios importantes a reconhecer, pois podem impedir os pacientes de obterem bons resultados. Globalmente, foram dados grandes passos na prevenção da transmissão da mãe à criança e no aumento do acesso à TARc para crianças e adultos, o que é importante para manter a saúde, bem como para reduzir a transmissão sexual e vertical com supressão virológica. No entanto, ainda há muito trabalho a fazer a fim de assegurar o término da epidemia global pelo HIV, incluindo o avanço continuado de nossos conhecimentos da imunologia da latência do HIV e dos reservatórios, das vacinas contra o HIV e do crescente acesso à TARc no mundo todo.

A bibliografia está disponível no GEN-io.

[1]N.R.T.: No Brasil, a recomendação do Ministério da Saúde para tratamento e seguimento de crianças expostas ao HIV foi atualizada na Nota Informativa nº 2/2021. Nesta, a profilaxia dos bebês expostos dura 28 dias sempre, e os fármacos serem utilizados dependem da classificação de baixo ou alto risco. Para os bebês de baixo risco utiliza-se apenas a zidovudina isoladamente. Para aqueles bebês tidos como de alto risco, preconiza-se agora o esquema com três fármacos: zidovudina, lamivudina e raltegravir, não tendo mais uso a nevirapina, devido ao alto grau de resistência do vírus HIV documentada em trabalhos recentes.

Capítulo 303

Vírus T-Linfotrópico Humano (1 e 2)

Paul Spearman e Lee Ratner

ETIOLOGIA

Os vírus T-linfotrópicos humanos 1 (HTLV-1) e 2 (HTLV-2) são membros do gênero *Deltaretrovirus*, da família Retroviridae, e são vírus com cadeia RNA simples que codificam a transcriptase reversa, uma RNA-polimerase dependente de DNA que transcreve a cadeia de RNA viral simples em uma cópia de DNA de cadeia dupla. O HTLV-1 foi o primeiro retrovírus humano descoberto, isolado em 1979 pelo laboratório Gallo a partir de um linfoma de células T cutâneo. O vírus intimamente relacionado HTLV-2 foi identificado depois, em 1981. O HTLV-1 está associado com leucemia/linfoma de células T do adulto (LTA) e mielopatia associada a HTLV-1/ paraparesia espástica tropical (MAH/PET), enquanto o HTLV-2 é menos patogênico e raramente está associado a leucemia ou doenças neurológicas.

HTLV-1 e HTLV-2 compartilham uma homologia do genoma de cerca de 65%. O genoma contém genes *gag*, *pol* e *env* e a região pX, que codifica proteínas não estruturais. As proteínas não estruturais incluem as reguladoras Tax e Rex, as novas essenciais para a disseminação do vírus (p30, p12 e p13) e o fator zíper de leucina HBZ do HTLV-1 codificado antissentido. HTLV-1 e HTLV-2 infectam células por meio do tipo de transportador de glicose onipresente ou via Neuropilin-1, que servem como receptores de vírus. HTLV-1 e HTLV-2 podem infectar uma variedade de células; o HTLV-1 é mais frequentemente encontrado nas células T CD4+ e o HTLV-2 mostra preferência por células T CD8+. Após a entrada viral, a transcrição reversa produz uma cópia de DNA de fita dupla do genoma de RNA que é transportado para o núcleo e integrado ao DNA cromossômico (o provírus), evitando os mecanismos típicos de vigilância imunológica e facilitando a infecção ao longo da vida.

EPIDEMIOLOGIA E MODOS DE TRANSMISSÃO

O HTLV-1 infecta 15 a 20 milhões de pessoas em todo o mundo. É endêmico no sudoeste do Japão (onde mais de 10% dos adultos são soropositivos); em áreas do Caribe, incluindo Jamaica e Trinidad (6% ou menos); e em partes da África Subsaariana (5% ou menos). Taxas de soroprevalência mais baixas são encontradas na América do Sul (2% ou menos) e Taiwan (0,1 a 1%). Existe microagrupamento, com variabilidade marcada, no interior de determinadas regiões geográficas.

A soroprevalência de HTLV-1 e HTLV-2 nos EUA e na população em geral é de 0,01 a 0,03% para cada um dos vírus, com taxas mais altas com o aumento da idade. A prevalência da infecção por HTLV-1 é mais elevada nos recém-nascidos em áreas endêmicas ou em pessoas que tiveram contato sexual com parceiros provenientes de áreas endêmicas. A prevalência da infecção pelo HTLV-2 é mais alta em usuários de drogas injetáveis, com soroprevalência de 8,8 a 17,6% nessa população.

HTLV-1 e HTLV-2 são transmitidos como vírus associados às células da mãe para o filho e por meio de secreções genitais, produtos sanguíneos contaminados e uso de substâncias intravenosas. Estima-se que a **transmissão de mãe para filho** durante o período intrauterino ou periparto ocorra em menos de 5% dos casos, mas aumente para aproximadamente 20% com a amamentação. Maior carga viral de HTLV-1 materna e amamentação prolongada estão associadas a maior risco de transmissão de mãe para filho. No Japão, cerca de 20 a 25% das crianças nascidas de mães infectadas pelo HTLV-1 foram contaminadas antes das recomendações de que mães soropositivas deveriam evitar a amamentação, com uma redução acentuada de transmissão de 2,5% após a restrição da amamentação. O HTLV-2 também pode ser transmitido pelo aleitamento, mas tem uma taxa de transmissão relatada ligeiramente mais baixa a partir do leite materno de cerca de 14%.

DIAGNÓSTICO

As infecções por HTLV-1 e -2 são diagnosticadas por triagem usando ensaio imunoenzimático de segunda geração, com confirmação por *immunoblot*, imunofluorescência indireta ou imunoensaios em linha. A reação em cadeia da polimerase pode também ser usada para distinguir a infecção por HTLV-1 daquela por HTLV-2.

MANIFESTAÇÕES CLÍNICAS

O risco de doença associada à infecção pelo HTLV-1 é estimado em 5 a 10% e é mais elevado no contexto da transmissão vertical. O HTLV-1 está associado com LTA e várias condições não malignas, incluindo o distúrbio da mielopatia neurodegenerativa associada ao HTLV-1 (MAH), também conhecida como paraparesia espástica tropical e, por vezes, denominada MAH/PET. As características geográficas epidemiológicas da LTA e da MAH são semelhantes. A **artropatia associada ao HTLV-1** mimetiza a artrite reumatoide, incluindo a presença de um fator reumatoide positivo. O tratamento envolve agentes anti-inflamatórios. A **uveíte associada ao HTLV-1** pode ser uni ou bilateral, é mais comum entre as mulheres e desaparece espontaneamente, embora, com certa frequência, ocorra recidiva em um período de 1 a 3 anos. Corticosteroides tópicos aceleram a recuperação. A **dermatite infecciosa associada ao HTLV-1** é uma doença eczematosa crônica e recorrente durante a infância e a adolescência, que predispõe à infecção estafilocócica. A infecção pelo HTLV-1 predispõe a infecção disseminada e recorrente pelo *Strongyloides stercoralis*, risco aumentado de desenvolver a tuberculose após uma infecção latente e escabiose (sarna) grave.

LEUCEMIA/LINFOMA DE CÉLULAS T NO ADULTO

A distribuição etária dos picos de LTA ocorre aproximadamente aos 50 anos, ressaltando o longo período de latência da infecção pelo HTLV-1. Pessoas infectadas com HTLV-1 permanecem em risco de LTA, mesmo que se desloquem para uma área com baixa prevalência do HTLV-1, com risco ao longo da vida para LTA de 2 a 4%. A maioria dos casos de LTA é associada com integração monoclonal do provírus HTLV-1 no genoma celular de linfócitos T CD4+, que resulta na proliferação descontrolada das células T CD4. Há um espectro de doenças que é categorizado em diferentes formas: linfomatosa, crônica, cutânea primária insidiosa e tumoral cutânea primária. A forma aguda de LTA compreende 55 a 75% de todos os casos. A forma insidiosa está relacionada à linfoproliferação subclínica e pode desaparecer espontaneamente, em cerca de metade dos casos, ou progredir para leucemia crônica ou linfomatosa ou mesmo para LTA aguda. **A forma crônica, de baixo grau, linfoproliferativa associada ao HTLV-1 (pré-LTA)** pode persistir durante anos com linfócitos anormais com ou sem linfadenopatia periférica, antes de desenvolver uma forma aguda. LTA aguda é caracterizada por hipercalcemia, lesões ósseas líticas, linfadenopatia que poupa o mediastino, hepatomegalia, esplenomegalia, linfomas cutâneos e infecções oportunistas. Um quadro de leucemia pode se desenvolver com linfócitos malignos polilobulados circulantes, chamados *flower cells*, que possuem os marcadores de células T maduras. A terapia antiviral com zidovudina e interferona-α é a terapia padrão para LTA do tipo leucêmico nos EUA e na Europa. Na LTA do tipo linfoma, as taxas de resposta podem ser otimizadas usando o anticorpo monoclonal anti-CCR4 mogamulizumabe com quimioterapia. O transplante alogênico de células-tronco hematopoéticas às vezes é empregado.

MIELOPATIA ASSOCIADA AO VÍRUS LINFOTRÓPICO-1 DE CÉLULAS T HUMANAS

MAH é mais comum em mulheres do que em homens e tem um período relativamente curto de incubação após a infecção pelo HTLV-1, de 1 a 4 anos, em comparação com 40 a 60 anos para a LTA. MAH ocorre em até 4% das pessoas com infecção pelo HTLV-1 e, em geral, se desenvolve durante a meia-idade. É caracterizada por infiltração de células mononucleares na substância cinzenta e branca do segmento torácico da medula espinal, levando a grave degeneração e fibrose da substância branca. O HTLV-1 é encontrado nas proximidades, mas não diretamente no interior das lesões, sugerindo que a inflamação reativa seja um importante mecanismo da doença. O liquor costuma mostrar ligeira elevação do teor de proteína e moderada pleocitose monocítica, juntamente com anticorpos anti-HTLV-1. Os estudos de neuroimagem mostram resultados normais ou lesões periventriculares na substância branca. As manifestações clínicas incluem um início gradual e lentamente progressivo, envolvendo degeneração neurológica simétrica dos tratos corticospinais e, em menor grau, do sistema sensorial que leva a espasticidade ou fraqueza dos membros inferiores, da região lombar e hiper-reflexia nos membros inferiores com uma resposta plantar extensora. A bexiga urinária e os intestinos podem se tornar disfuncionais e os homens podem apresentar disfunção erétil. Alguns pacientes desenvolvem disestesias dos membros inferiores com redução da sensibilidade dolorosa e vibratória. As funções e a sensibilidade dos membros superiores, a função dos nervos cranianos e a função cognitiva são, geralmente, preservadas. Os regimes de tratamento têm incluído corticosteroides, danazol, interferona, plasmaférese, altas doses de vitamina C e antivirais, todos com efeitos mínimos.

VÍRUS LINFOTRÓPICO-2 DE CÉLULAS T HUMANAS

O HTLV-2 foi originalmente identificado em pacientes com leucemia de células pilosas, embora a maioria dos pacientes com leucemia de células pilosas seja soronegativa para infecção por HTLV-2. Este raramente tem sido isolado de pacientes com leucemias ou com mielopatias semelhante à MAH, e existe uma limitada evidência de doença especificamente associada com a infecção por HTLV-2.

PREVENÇÃO

O teste de anticorpos de rotina de todos os produtos sanguíneos para HTLV-1 e HTLV-2 é realizado em muitos países desenvolvidos e é eficaz na prevenção de infecções associadas à transfusão de sangue. Infelizmente, esse teste de rotina nem sempre está disponível em países de baixa e média renda com maior endemicidade. A triagem pré-natal e a prevenção do aleitamento materno por mães infectadas pelo HTLV-1 são meios eficazes de reduzir a transmissão desse vírus de mãe para filho. Práticas sexuais seguras para evitar infecções sexualmente transmissíveis, como o uso de preservativos e a prevenção de múltiplos parceiros sexuais, podem reduzir a transmissão de HTLV-I e HTLV-2. Nenhuma vacina está disponível.

A bibliografia está disponível no GEN-io.

Capítulo 304

Encefalopatias Espongiformes Transmissíveis

David M. Asher

As encefalopatias espongiformes transmissíveis (EETs, doenças causadas por príons) são infecções que acometem lentamente o sistema nervoso humano, e se manifestam em, pelo menos, quatro doenças humanas (Tabela 304.1): kuru; doença de Creutzfeldt-Jakob (DCJ), e suas variantes: DCJ esporádica (clássica), DCJ familiar (fDCJ), DCJ iatrogênica (iDCJ) e nova variante ou DCJ variante (vDCJ); síndrome de Gerstmann-Sträussler-Scheinker (GSS); e insônia familiar fatal (FFI) ou a síndrome de insônia fatal esporádica, ainda mais rara. As EETs também afetam outros animais; as EETs mais comuns e mais conhecidas em outros animais são o tremor enzoótico, que afeta os ovinos, a encefalopatia espongiforme bovina (BSE ou doença da vaca louca), e a doença debilitante crônica dos cervos (CWD) que acomete veados e alces, e é encontrada em determinadas regiões dos EUA, Canadá, Noruega e Finlândia. Todas as EETs apresentam manifestações clínicas e histopatológicas semelhantes e são infecções "lentas", caracterizadas por um longo período de incubação assintomática (frequentemente anos). A manifestação da doença pode durar vários meses e se revela como uma doença que afeta exclusivamente o sistema nervoso. As EET são implacavelmente progressivas e, invariavelmente, fatais. A alteração neuropatológica mais notável, que pode ocorrer em maior ou menor grau, é a degeneração esponjosa da substância cinzenta do córtex cerebral.

ETIOLOGIA

A transmissão das EETs para os animais ocorre por meio da inoculação dos tecidos de indivíduos afetados. Embora os agentes infecciosos se repliquem em algumas linhagens de cultivo celular, eles não atingem os altos níveis de infectividade observados nos tecidos cerebrais, nem provocam efeitos citopáticos reconhecíveis nas culturas. A maioria dos estudos prévios de agentes da EET empregou ensaios *in vivo* e se baseou nas transmissões de doenças neurológicas típicas aos animais para evidenciar a presença e a integridade do agente. A inoculação de pequenas quantidades de agentes infecciosos de EET em animais receptores suscetíveis resulta, meses mais tarde, no acúmulo de grandes quantidades de agentes nos tecidos com as mesmas propriedades físicas e biológicas do agente original. Os agentes da EET exibem um espectro de extrema resistência à inativação por uma variedade de tratamentos químicos e físicos, o que não é observado entre patógenos convencionais. Essa característica, como também a sensibilidade parcial a tratamentos de degradação de proteínas e sua associação consistente com isoformas anormais de uma proteína regular codificada pelo hospedeiro (proteína príon ou PrP) estimularam a hipótese de que os agentes da EET são, provavelmente, subvirais em tamanho, compostos por proteína e desprovidos de ácido nucleico.

O termo **príon** – agente infeccioso proteináceo –, cunhado por S.B. Prusiner, é amplamente utilizado para tais patógenos. A hipótese do príon propõe que o mecanismo molecular, pelo qual se propaga a informação específica dos agentes patogênicos da EET, envolve uma alteração autorreplicante na estrutura terciária da PrP codificada pelo hospedeiro associada à transição de uma estrutura rica em alfa-hélice na conformação sensível à protease nativa (PrP celular ou PrP^{C}) para uma estrutura rica em folha beta na conformação resistente à protease associada à infectividade. A existência de uma segunda proteína codificada pelo hospedeiro – denominada proteína X – que participa da transformação também foi postulada para explicar determinados achados que, de outro modo, seriam injustificáveis. Tal proteína, no entanto, nunca foi identificada.

A hipótese do príon ainda não é universalmente aceita; sustenta-se na existência postulada de um mecanismo de codificação semelhante ao genoma, que se baseia em diferenças no enovelamento das proteínas que não podem ser satisfatoriamente explicadas em nível molecular. Além disso, esta hipótese ainda não explica, de forma convincente, a existência das muitas cepas biológicas de EET que foram observadas, embora diferenças específicas das cepas com formas anormais de PrP tenham sido encontradas e propostas como alternativa para uma base molecular plausível para codificação. Esse postulado não consegue explicar por que a PrP pura, não contaminada com ácido nucleico proveniente de um hospedeiro infectado, não transmitiu encefalopatia espongiforme inequivocadamente típica associada, de maneira consistente, a um agente autopropagado em série. Também é preocupante o fato de que em vários modelos experimentais e em casos de doenças humanas, a PrP anormal e a infectividade não tenham sido consistentemente associadas. É alarmante a constatação de que algumas doenças associadas a mutações no gene *PRNP* e acompanhadas por PrP anormal falharam ao transmitir a infecção para os animais. Se, em última análise, for confirmado que os agentes das EET são constituídos exclusivamente por proteína, sem qualquer componente obrigatório de ácido nucleico, então o termo *príon* será realmente um proponente adequado e a hipótese do príon terá se provado promissora. No entanto, se os agentes possuírem pequenos genomas de ácidos nucleicos, eles podem ser classificados como vírus atípicos, para os quais foi sugerido o termo *virino*. Até que os critérios para análise da estrutura molecular dos agentes patogênicos causadores de EET infecciosa e a presença ou ausência de um genoma de ácido nucleico sejam rigorosamente estabelecidos, o ideal é permanecer com a denominação de agentes causadores de EET, apesar de muitas autoridades já utilizarem o termo *príon* (por vezes, referindo-se ao agente de uma EET e, ocasionalmente, à proteína anormal, mesmo quando não transmissível).

A primeira evidência de que as proteínas anormais estão associadas com a EET foi morfológica: fibrilas associadas ao tremor enzoótico dos ovinos foram encontradas em extratos de tecidos humanos e de outros animais com diagnóstico de encefalopatia espongiforme, mas não em tecidos normais. As fibrilas associadas ao tremor enzoótico dos ovinos se assemelham, mas são distinguíveis das fibrilas amiloides que se acumulam nos cérebros de pacientes com doença de Alzheimer. Foi comprovado que um grupo de proteínas resistentes à protease antigenicamente relacionada (PrPs) são componentes das fibrilas associadas ao tremor enzoótico dos ovinos e estão presentes nas placas amiloides encontradas nos cérebros de pacientes humanos e animais

Tabela 304.1 Aspectos clínicos e epidemiológicos das encefalopatias espongiformes transmissíveis humanas (doenças de príons).

DOENÇA	ASPECTOS CLÍNICOS	FONTE DA INFECÇÃO	DISTRIBUIÇÃO GEOGRÁFICA E PREVALÊNCIA	TESTES AUXILIARES ÚTEIS	DURAÇÃO DA DOENÇA
DCJ clássica	Demência, mioclonia, ataxia	Desconhecida	Em todo mundo; ≈ 1/1 milhão/ano; 85 a 95% de todos os casos de DCJ nos EUA	EEG–PWCs; LCR 14-3-3; RM/DWI	1 a 24 meses (média: 4 a 6 meses)
fDCJ	Demência, mioclonia, ataxia	Associação genética (mutações *PRNP*) ?? Possível fonte exógena da infecção	Em todo o mundo – agrupamentos geográficos; > 100 famílias desconhecidas; 5 a 15% de casos de DCJ	Teste genético; EEG–PWC raro; RM/DWI (?)	média ≈ 15 meses
iDCJ	Incoordenação, demência (tardia)	Enxertos durais de cadáver, hormônios hipofisários humanos, transplante de córnea, instrumentos neurocirúrgicos, eletrodos profundos de EEG	≈ 1% dos casos de DCJ no todo (enxertos durais de cadáver), > 100 casos (hormônios hipofisários humanos), > 100 casos; 3 casos de transplante de córnea; instrumentos neurocirúrgicos, 6 casos, incluindo 2 de eletrodos corticais profundos; transfusões de hemácias, 4 casos de infecção de DCJ, 3 clínicos, 1 pré-clínico (Reino Unido); fator VIII derivado do plasma humano, 1 caso pré-clínico de vDCJ (Reino Unido)		1 mês a 10 anos
vDCJ	Transtornos comportamentais e de humor, parestesias, demência	Ligada à BSE em bovinos, produtos para transfusão de plasma	> 230 casos clínicos (ver vDCJ iatrogênica, anteriormente): ninguém sobreviveu, maio/2017	Biopsia de tonsila pode demonstrar PrP^{TSE} RM/FLAIR	8 a 36 meses (média de 14 meses)
Kuru	Incoordenação, ataxia, tremores, demência (tardia)	Ligado ao canibalismo	Povo Foré de Papua-Nova Guiné (≈ 2.600 casos conhecidos)	EEG-nenhum PWCs; LCR 14-3-3 frequentemente negativo; RM (?)	3 a 24 meses
GSS	Incoordenação, ataxia progressiva crônica, sinais no trato corticospinal, demência (tardia), mioclonia (rara)	90% genéticas (mutações *PRPN*)	No mundo todo; > 50 famílias; ≈ 1 a 10/100 milhões/ano	Sequenciamento genético *PRNP*	2 a 12 anos (média ≈ 57 meses)
FFI	Sono perturbado, insônia intratável; hiperativação autônoma; mioclonia, ataxia; sinais do trato corticospinal; demência	Mutação do gene *PRNP* (D 178L); casos esporádicos muito raros	≈ 27 famílias na Europa, no Reino Unido, EUA, Finlândia, Austrália, China, Japão	EEG-PWCs só raramente positivos; RM sem anormalidades DWI; LCR 14-3-3 positivo em ≈ 50%	8 meses a 6 anos (média: *PRNP* 129 MM 12 ± 4 meses 129 MV 21 ± 15 meses)

BSE, encefalopatia espongiforme bovina; LCR, líquido cefalorraquidiano; DCJ, doença de Creutzfeldt-Jakob; DWI, imagem ponderada por difusão; EEG, eletroencefalografia; fDCJ, doença de Creutzfeldt-Jakob familiar; FFI, insônia familiar fatal; FLAIR, imagens de recuperação de inversão atenuada por fluidos; GSS, síndrome de Gerstmann-Sträussler-Scheinker; iDCJ, doença de Creutzfeldt-Jakob iatrogênica; *PRNP*, gene que codifica a proteína príon; PrP^{TSE}, proteína príon anormal; PWCs, complexos de ondas agudas periódicas; sDCJ, doença de Creutzfeldt-Jakob esporádica; vDCJ, variante da doença de Creutzfeldt-Jakob. *NOTA*: PRNP 129 MM, homozigótica, que codifica o aminoácido metionina em ambos os códons 129 do gene que codifica a proteína-príon (PRNP) no cromossomo 20; 129 MV, heterozigótico no códon 129 do gene PRNP, que codifica a metionina em um cromossomo 20 e a valina em outro. Adaptada de Mandell GL, Bennett JE, Dolin R (eds.): Principles and practice of infectious diseases, vol 2, 6e, Philadelphia, 2005, Elsevier, p. 2222; Love S, Louis DN, Ellison DW (eds.): Greenfield's neuropathology, vol 2, 8e, London, 2008, Hodder Arnold, p. 1239.

com EETs. As formas anormais de PrP são designadas por diferentes autoridades como PrP^{Sc} (PrP tipo tremor enzoótico dos ovinos), PrP-res (PRP resistente a protease), PrP^{EET} (PrP associada a EET) ou PrP^{D} (PrP associada a doença).

Ainda não está claro se a PrP anormal representa a partícula infecciosa completa das encefalopatias espongiformes, se é apenas um componente dessas partículas ou se é uma proteína patológica do hospedeiro que ainda não pode ser isolada da entidade infecciosa pelas técnicas utilizadas atualmente. A demonstração de que a PrP é codificada por um gene normal do hospedeiro parece reforçar esta última possibilidade. Vários estudos sugerem que, mesmo na ausência de ácidos nucleicos específicos, as informações do agente patogênico podem ser transmitidas e replicadas por diferentes conformações de uma proteína com a mesma sequência primária de aminoácidos. As propriedades de duas proteínas fúngicas foram associadas a fatores hereditários, sem codificação no ácido nucleico, embora essas propriedades não fossem naturalmente transmitidas como elementos infecciosos para fungos receptores. Seja qual for a sua relação com as partículas infecciosas de EET reais, a PrP claramente exerce papel central na suscetibilidade à infecção, porque a PrP normal precisa ser expressa em camundongos e em bovinos para que adquiram uma EET ou para manter a replicação dos agentes infecciosos. Além disso, as variações hereditárias normais do fenótipo da PrP estão associadas a um aumento da suscetibilidade à vDCJ e, em menor escala, à DCJ clássica e à ocorrência de EETs familiares (fDCJ e GSS).

PrPs são glicoproteínas; as PrPs resistentes a proteases, quando agregadas, apresentam as propriedades físicas da proteína amiloide. As PrPs de diferentes espécies de animais são muito semelhantes nas sequências de aminoácidos e na antigenicidade, mas suas estruturas não são idênticas. A estrutura primária da PrP é codificada pelo hospedeiro e não é alterada pela fonte do agente infeccioso que provoca sua formação. A função do precursor da PrP sensível à protease onipresente (designado PrP^C, para a PrP celular, ou PrP-sem, para a PrP sensível a proteases) nas células normais é desconhecida; ela se liga ao cobre e pode desempenhar algum papel na transmissão sináptica normal, mas não é necessária para a vida ou para o desempenho de funções cerebrais relativamente normais em camundongos e em bovinos. Contudo, foi observado que os animais precisam expressar PrP para que ocorra o desenvolvimento do tremor enzoótico em ovinos e, também, para a replicação dos agentes causadores de EET. O grau de homologia entre as sequências de aminoácidos de PrPs, em diferentes espécies animais, pode estar correlacionado à barreira das espécies, que afeta a suscetibilidade dos animais de determinada espécie à infecção pelo agente da EET adaptado para se manifestar em outras espécies, embora nem sempre o grau de homologia da sequência seja um fator para a suscetibilidade a um mesmo agente causador de EET.

As buscas por partículas semelhantes às dos vírus ou de agentes patogênicos semelhantes aos vírus nos tecidos do cérebro de humanos e de outros animais com encefalopatias espongiformes não obtiveram sucesso. Peculiares estruturas tubulovesiculares remanescentes de alguns vírus têm sido frequentemente observadas em seções delgadas de tecidos cerebrais infectados com EET e em células de cultura, mas não em células normais. Ainda não há comprovação se essas estruturas estão associadas à infectividade.

EPIDEMIOLOGIA

O kuru acometeu muitas crianças a partir dos 4 anos, adolescentes e jovens adultos (principalmente mulheres) que viviam em uma área limitada da Papua-Nova Guiné. A redução total do número de casos de kuru após 1957 sugere que a prática de rituais de canibalismo (imagina-se que tenha terminado naquele ano) foi, provavelmente, a única via pela qual a infecção se espalhou em Papua-Nova Guiné.

Anteriormente, especialistas afirmavam que apenas idosos eram afetados pela DCJ, a encefalopatia espongiforme humana mais comum. No entanto, a iDCJ e, muito mais raramente, a DCJ clássica acometem jovens e, até o momento, sete casos foram relatados em adolescentes, sendo um caso em uma garota de 14 anos. Foi identificado um único caso de insônia fatal esporádica em um adolescente nos EUA. A GSS não foi diagnosticada em crianças e adolescentes. A vDCJ, no entanto, apresenta uma peculiar predileção por pessoas mais jovens. Dos 174 casos de vDCJ relatados no Reino Unido em 2010, 151 ocorreram em pessoas com idades abaixo de 40 anos e 22 casos ocorreram em pessoas com idade inferior a 20 anos; a manifestação mais precoce acometeu um jovem de 12 anos. A DCJ clássica tem sido identificada em todo o mundo, com taxas anuais de 0,25 a 2 casos/milhão de habitantes (não relacionada à idade), com focos de incidência consideravelmente maiores entre os judeus líbios em Israel, nas aldeias isoladas da Eslováquia e em outras áreas limitadas. A DCJ esporádica não foi associada, de maneira consistente, a nenhuma exposição comum e a fonte de infecção permanece desconhecida. Os defensores da hipótese do príon estão convencidos de que a PrP pode se enovelar espontaneamente, tornando-se, assim, autorreplicante e causando a DCJ clássica; já os que são contrários a esta hipótese associam a infecção a algum agente onipresente causador de EET, o qual, felizmente, apresenta uma taxa muito baixa de acometimento, exceto em pessoas que possuam determinadas mutações no gene *PRNP*. Nenhuma das possíveis etiologias foi comprovada. O contágio direto de pessoa para pessoa foi confirmado apenas em casos de iatrogenia. Cônjuges e pessoas de contato domiciliar dos pacientes apresentam um risco muito baixo de adquirir DCJ, embora haja dois casos relatados de DCJ nos quais pacientes contaminaram seus companheiros. No entanto, membros da equipe médica expostos aos cérebros de pacientes com DCJ podem apresentar um aumento no risco de contrair a doença; pelo menos 20 agentes de saúde foram diagnosticados com a doença.

A notável semelhança entre a DCJ e o tremor enzoótico dos ovinos trouxe à tona um questionamento de que talvez os tecidos infectados dos carneiros pudessem ser uma fonte de encefalopatia espongiforme em humanos. Nenhuma evidência epidemiológica confiável sugere que a exposição aos animais potencialmente contaminados por tremor enzoótico dos ovinos, o consumo de sua carne e derivados, ou preparações experimentais do agente dessa doença tenham transmitido EET aos humanos. O potencial do agente CWD para infectar os humanos também não foi demonstrado, mas permanece sob investigação; em 15 estados dos EUA e em duas províncias canadenses, cervos e alces são infectados naturalmente; casos de CWD foram detectados em renas selvagens e em alces (alce europeu) na Noruega e na Finlândia. O consumo de carne contaminada, incluindo a carne de veado proveniente de animais infectados com o agente CWD, não foi identificado por estudos epidemiológicos como fator de risco para EET humana; no entanto, um estudo recente não publicado, que demandou muitos anos, encontrou evidências de que a CWD era experimentalmente transmitida a macacos alimentados com carne proveniente de cervos infectados, porém assintomáticos, provocando um alerta para as autoridades sanitárias canadenses. O surto de BSE em bovinos (provavelmente infectados pela ingestão de farinha de carne e de ossos contaminados com agente de tremor enzoótico dos ovinos) foi reconhecido pela primeira vez no Reino Unido em 1986 e, posteriormente, relatado em gado nativo de outros 27 países, incluindo o Canadá e os EUA. Mais de 190 mil casos de BSE foram relatados à World Organization for Animal Health (OIE), e quase 97% foram provenientes do Reino Unido. Desde 1992 os casos declinaram progressivamente no Reino Unido e mais tardiamente em outros países; em 2016, apenas dois casos em todo o mundo foram relatados à OIE (um na França e outro na Espanha) e nenhum relato no Reino Unido. A descoberta de uma nova EET em animais ungulados e felinos nos zoológicos britânicos, e posteriormente observada em gatos domésticos, levantou o temor de que alguns agentes de BSE tenham adquirido condições de infectar uma faixa mais ampla e diversificada de hospedeiros em comparação ao agente do tremor enzoótico dos ovinos, representando um perigo potencial para os humanos. Essa possibilidade permanece como a explicação mais plausível para a ocorrência de vDCJ, que foi primeiramente descrita em adolescentes na Inglaterra em 1996 e afetou, desde maio de 2017, pelo menos 178 pessoas no Reino Unido (sem contar o número preocupante de pessoas com vDCJ assintomática ou "pré-clínica"); e mais de 50 casos em outros 11 países (total de 231 casos no mundo todo), sendo 27 na França, cinco na Espanha, quatro na Irlanda, três na Holanda, dois na Itália e dois em Portugal, além de casos individuais no Japão e na Arábia Saudita. A DCJ variante também se manifestou em ex-moradores do Reino Unido que viviam há mais de 6 meses em outros países como Irlanda (dois casos), França (um caso), Canadá (um caso), Taiwan (um caso) e EUA (dois casos). Houve também relatos de dois casos adicionais de vDCJ - um nos EUA e outro no Canadá - em ex-residentes provenientes da Arábia Saudita, um país que não reconheceu o surto de BSE, mas que pode ter importado carne contaminada do Reino Unido. Um terceiro caso de vDCJ foi previamente confirmado em um cidadão saudita residente na Arábia Saudita. O caso mais recente de vDCJ diagnosticado nos EUA ocorreu em um imigrante cuja infecção inicial foi presumida pelos Centers for Disease Conrol and Prevention (CDC) como mais provável durante os primeiros anos que ele passou no Kuwait.

Nenhum caso de vDCJ foi confirmado no Reino Unido após 1989. No entanto, o exame de apêndices ressecados no Reino Unido para evidenciar a infecção subclínica com príons sugeriu que aproximadamente 1 em cada 2 mil pessoas testadas apresentaram um acúmulo detectável de PrP^{TSE} nos folículos linfoides. Se esse acúmulo resulta de uma vDCJ ou de outra EET continua sendo assunto controverso; até o momento, nenhum paciente procurou atendimento médico apresentando sinais evidentes de EET.

As transmissões iatrogênicas de DCJ já são conhecidas há mais de 30 anos (Tabela 304.2). Tais transmissões acidentais de DCJ foram atribuídas à utilização de instrumentos neurocirúrgicos contaminados (nenhum caso relatado desde 1980) ou instalações operacionais contaminadas, uso de eletrodos corticais contaminados durante cirurgias para o controle da epilepsia, injeções de hormônio do crescimento hipofisário e de gonadotrofina de cadáveres humanos (não mais comercializados nos EUA) e transplante de córneas contaminadas, além de aloenxertos de dura-máter humana, ainda em uso limitado nos EUA como material de retalho cirúrgico. Produtos farmacêuticos e tecidos de enxertos derivados ou contaminados com tecidos neurais humanos representam importante risco quando obtidos a partir de doadores não selecionados e de grandes grupos de doadores.

Tabela 304.2 Transmissão iatrogênica da doença de Creutzfeldt-Jakob por produtos de origem humana.

PRODUTO	Nº DE PACIENTES	TEMPO DE INCUBAÇÃO MÉDIA	FAIXA
Córnea	3	17 meses	16 a 18 meses
Enxerto de dura-máter	> 100	7,4 anos	1,3 a 16 anos
Extrato hipofisário			
Hormônio do crescimento	> 100*	12 anos	5 a 38,5 anos
Gonadotropina	4	13 anos	12 a 16 anos
Hemácias	4	? 6 anos	6,3 a 8,5 anos†
Fator de coagulação VIII derivado de plasma	1	? > 11 anos‡	

*Aproximadamente 8 mil pacientes receberam hormônio do crescimento proveniente de cadáveres humanos nos EUA, e apenas 28 casos foram relatados; os demais casos ocorreram em outros países. †O segundo caso de vDCJ transmitida por transfusão (Peden AH, Head MW, Ritchie DL *et al.*: Preclinical vCJD after blood transfusion in a *PRNP* codon 129 heterozygous patient, *Lancet* 364:527-529, 2004) morreu de causas não relacionadas aproximadamente 5 anos após a transfusão; no entanto, foram encontrados acúmulos anormais de PrP no baço e linfonodos cervicais – um achado único para vDCJ e interpretado como provável infecção pré-clínica. ‡O diagnóstico de infecção por vDCJ atribuída ao tratamento com fator de coagulação VIII derivado de plasma humano (UK Health Protection Agency: vCJD abnormal prion protein found in a patient with haemophilia at post mortem, Press release 17 February 2009, http://webarchive.nationalarchives.gov.uk) também teve suporte em testes de imuno-histoquímica para PrP anormal no baço de uma pessoa que morreu de causa não relacionada. Admite-se que ambos os pacientes com infecções "pré-clínicas" morreram durante o período de incubação assintomática da vDCJ.

Estudos envolvendo animais infectados experimentalmente com agentes das EET sugerem que, inicialmente, o sangue e os hemocomponentes provenientes de humanos com infecções de DCJ pré-clínicas possam representar um risco para os receptores e, desde a década de 1980, esses hemocomponentes têm sido recolhidos nos EUA, como medida de precaução, quando um doador apresenta DCJ posteriormente e esses produtos hemoderivados ainda se encontram disponíveis e na data de validade. No Reino Unido, um programa de vigilância em saúde reportou vDCJ em três pacientes que receberam hemácias sem redução de leucócitos de doadores que, posteriormente, foram diagnosticados com vDCJ; foram observadas evidências em necropsia de vDCJ pré-clínica em um quarto receptor de hemácias que morreu de outra doença não relacionada (não se detectou vDCJ em qualquer receptor de hemácias com redução de leucócitos obtidos a partir de um doador que, posteriormente, desenvolveu vDCJ). Um estudo conduzido por mais de 20 anos pela Cruz Vermelha Americana e pelos CDC apontou que nenhum paciente que havia recebido hemoderivados obtidos de doadores posteriormente diagnosticados com DCJ esporádica (e de um doador com DCJ familiar) desenvolveu EET.

Foram observadas evidências de uma infecção pré-clínica de vDCJ na necropsia de um paciente do Reino Unido com hemofilia A, previamente tratado com fator VIII da coagulação derivado de plasma humano, no qual houve contribuição de, pelo menos, um doador infectado por vDCJ; o fator de coagulação envolvido nunca foi licenciado nos EUA. Autoridades britânicas relataram que dois pacientes que receberam fatores de coagulação derivados de plasma (ambos apresentando histórico de transfusão de hemocomponentes) desenvolveram DCJ esporádica posteriormente e concluíram que o achado, embora preocupante, pode ser apenas coincidência.

PATOGENIA E PATOLOGIA

Estudos indicam que a provável porta de entrada para o agente da EET no kuru seja pelo trato gastrintestinal ou por lesões na boca ou tegumento incidentalmente exposto ao agente durante a prática do canibalismo. Pacientes com vDCJ (e animais com BSE e EETs relacionadas à BSE) também foram igualmente infectados com o agente da BSE pelo consumo de produtos derivados de carne contaminada. Evidências apontam que o primeiro local de replicação de agentes da EET parece envolver os tecidos do sistema reticuloendotelial, exceto quando há introdução direta de agentes patogênicos no sistema nervoso. Os agentes da EET foram detectados com títulos baixos no sangue de animais infectados experimentalmente (camundongos, macacos, *hamsters* e ovelhas; e no sangue de pessoas com vDCJ e, talvez, DCJ clássica); a infectividade foi associada, principalmente, a células nucleadas, embora o plasma tenha participação substancial na infectividade total do sangue. Relatos apontam que células linfoides circulantes provavelmente são necessárias para infectar camundongos pelas vias periféricas. Evidências limitadas sugerem que os agentes da EET também se propagam para o sistema nervoso central por meio de tratos ascendentes periféricos. Diversos grupos de pesquisa declararam-se capazes de detectar o agente da DCJ no sangue humano, apesar de outras tentativas terem falhado.

É provável que no kuru humano a única porta de saída do agente, pelo menos em quantidades suficientes para infectar outros indivíduos, seja pela exposição aos tecidos infectados durante a prática do canibalismo. Na DCJ iatrogenicamente transmitida, o cérebro e os olhos de pacientes com DCJ foram as prováveis fontes de contaminação. A transmissão experimental do agente em animais, a partir de rim, fígado, pulmão, linfonodos e baço mostrou que os mesmos tecidos, bem como líquido cefalorraquidiano (LCR), às vezes, contêm o agente da DCJ; nenhuma dessas fontes foi relacionada a transmissão acidental de DCJ em humanos. Em nenhum momento durante a evolução de qualquer EET, anticorpos ou imunidade mediada por células contra o agente infeccioso foram demonstrados, de forma convincente, em pacientes ou animais. No entanto, camundongos devem possuir algum tipo de aptidão imunológica para que a infecção pelo agente do tremor enzoótico dos ovinos ocorra pelas vias de inoculação periféricas.

As alterações típicas na EET incluem vacuolização e perda de neurônios com hipertrofia e proliferação de células da glia, mais evidentes no córtex cerebral em pacientes com DCJ e no cerebelo em pacientes que apresentam kuru. Nos estágios iniciais da doença, as lesões do sistema nervoso central são geralmente mais graves na substância cinzenta e podem afetar exclusivamente essa área. A perda de mielina parece ser secundária à degeneração dos neurônios. Em geral, não há qualquer inflamação, mas é comum ocorrer um aumento acentuado no número e no tamanho dos astrócitos. Alterações espongiformes não constituem um achado importante na necropsia de pacientes com FFI; e a degeneração neuronal e a gliose são restritas aos núcleos talâmicos.

Placas amiloides são encontradas nos cérebros de todos os pacientes com GSS e em pelo menos 70% daqueles diagnosticados com kuru, no entanto, são raras em pacientes com DCJ. Em geral, as placas são mais comuns no cerebelo, mas também ocorrem em outras partes do cérebro. Um achado consistente em cérebros de pacientes com vDCJ foi a observação de placas envolvidas por halos de vacúolos (descritas como placas semelhantes a flores ou placas floridas). Placas amiloides na EET reagem com antissoro preparado contra PrP. Mesmo na ausência de placas, a PrP extracelular pode ser detectada no parênquima cerebral por imunocoloração.

MANIFESTAÇÕES CLÍNICAS

Kuru, doença não mais observada atualmente, é caracterizada pela degeneração progressiva do cerebelo e do tronco encefálico, com envolvimento menos comum do córtex cerebral. O primeiro sinal de kuru geralmente envolvia ataxia cerebelar, seguida por incoordenação progressiva. Tremores grosseiros e difusos também eram característicos. A função dos nervos cranianos era comprometida de diversas formas; frequentemente, levavam a um prejuízo no olhar conjugado e na deglutição. Pacientes morriam de inanição e pneumonia, ou devido a queimaduras em fogueiras, geralmente em até 1 ano após o início da doença. Embora alterações na atividade mental fossem comuns, não apresentavam demência franca ou progressão para o coma, como acontece na DCJ. Não havia sinais de encefalite aguda, tais como febre, dores de cabeça e convulsões.

A **DCJ** ocorre em todo o mundo. Inicialmente, os pacientes apresentam distúrbios sensoriais (mais frequentemente visuais) ou confusão mental e comportamento impróprio, progredindo, ao longo de semanas ou meses, para franca demência, mutismo acinético e, por fim, ao coma. Alguns pacientes apresentam ataxia cerebelar no início da doença; no entanto, a maioria dos pacientes esboça movimentos mioclônicos alternados. A sobrevida média dos pacientes com DCJ clássica é inferior a 1 ano, partindo dos primeiros sinais da doença, mas cerca de 10% vive por até 2 anos. A DCJ variante (Tabela 304.3) difere da DCJ clássica em diversos aspectos: pacientes com vDCJ são muito mais jovens (cerca de 12 anos) e, mais frequentemente, apresentam-se com queixas de disestesia e alterações comportamentais sutis, comumente confundidas com doenças psiquiátricas. Posteriormente ocorre grave deterioração mental no decurso da vDCJ. Pacientes com vDCJ sobreviveram muito mais tempo do que aqueles com DCJ clássica. Tentativas foram feitas com o intuito de subclassificar os casos de DCJ com base em diferenças eletroforéticas na PrP^{TSE} e variações na sua sensibilidade à digestão pela enzima proteolítica proteinase (PK); considera-se que as diferentes variantes apresentem características clínicas um pouco distintas, incluindo a duração da doença, embora todas sejam, em última análise, fatais.

A **GSS** é uma doença familiar semelhante à DCJ; no entanto, apresenta ataxia cerebelar e placas amiloides mais proeminentes. A demência pode aparecer no fim do curso da doença, cuja duração média é mais longa do que a observada na DCJ clássica. Insônia progressivamente grave e disautonomia, assim como ataxia, mioclonia e outros sinais que se assemelham aos da DCJ e da GSS caracterizam a FFI e a insônia esporádica fatal. Um caso de **insônia esporádica fatal** já foi descrito em um adolescente. A GSS não foi diagnosticada em crianças ou adolescentes.

Foi relatada uma nova forma da "doença do príon", que é expressa em várias gerações com um padrão autossômico dominante associado a uma mutação única no gene *PRNP*. As pessoas afetadas eram de meia-idade com histórico de diarreia crônica associada a uma neuropatia autonômica e deficiência mental moderada, mas sem demência propriamente dita; depósitos de PrP resistentes à PK com propriedades amiloides ocorreram em cérebro, tecidos linfoides, rim, baço e trato gastrintestinal. Em um experimento controlado a doença não foi transmitida para três linhagens de camundongos suscetíveis a diversas EETs. Não está claro se essa síndrome – que não é classificada como uma encefalopatia espongiforme e aparentemente não está relacionada a um agente infeccioso – deveria ser simplesmente associada a EETs. A doença também pode ser resultante do produto do gene anormal *PRNP*; caso essa hipótese se confirme, não representaria a mesma ameaça para a saúde pública como ocorre com as EETs.

DIAGNÓSTICO

O diagnóstico de encefalopatias espongiformes é frequentemente determinado por avaliação clínica, após exclusão de outras doenças. A presença da proteína 14-3-3 (ver "Achados laboratoriais") no LCR pode auxiliar no diagnóstico diferencial entre DCJ e doença de Alzheimer, embora esta última não afete crianças. Elevações dos níveis de proteína 14-3-3 no LCR não são achados exclusivos de EETs e são comuns na encefalite viral e em outras condições que possam causar necrose rápida de tecido cerebral. A biopsia do cérebro pode ser útil no diagnóstico da DCJ, mas deve ser recomendada apenas quando a hipótese de uma doença potencialmente tratável ainda não tenha sido descartada ou se houver alguma outra razão convincente para realizar um diagnóstico pré-morte. Em geral, o diagnóstico definitivo requer o exame microscópico do tecido cerebral obtido por meio de necropsia. A demonstração de proteínas PrP resistentes à protease em extratos do cérebro pode ser útil para reforçar o diagnóstico histopatológico. O acúmulo anormal de PrP em tecidos linfoides, mesmo antes do início dos sinais neurológicos, é característico da vDCJ. A biopsia de tonsila pode evitar a necessidade de biopsia do cérebro, quando há indicação de diagnóstico pré-morte de vDCJ. Até o momento, nenhum teste sanguíneo foi validado para diagnóstico de pré-morte, seja em humanos ou em animais. A transmissão de doença aos animais suscetíveis, por inoculação de suspensão de tecido cerebral, por mais sensível, específico e confiável, deve ser reservada para os casos de pesquisa.

ACHADOS LABORATORIAIS

Praticamente todos os pacientes com as formas típica esporádica, iatrogênica e familiar de DCJ apresentam eletroencefalogramas (EEG) alterados à medida que a doença progride; o registro de fundo torna-se lento e irregular, com amplitude diminuída. Uma variedade de descargas paroxísticas, assim como o surgimento de ondas lentas, ondas agudas e complexos de pico e onda também podem aparecer, e esses sinais podem ser unilaterais ou focais ou, ainda, bilateralmente sincrônicos. Descargas paroxísticas podem ser desencadeadas por ruídos altos. Muitos pacientes apresentam complexos de supressão-desencadeamento periódicos, típicos de atividade de ondas lentas de alta voltagem no EEG, em algum momento durante o curso da doença. Pacientes com vDCJ apresentaram apenas desaceleração generalizada, sem descargas periódicas de alta voltagem no EEG. A TC ou a ressonância magnética podem mostrar atrofia cortical e aumento ventricular nos últimos estágios da evolução da DCJ. Muitos pacientes com vDCJ apresentam aumento na densidade do núcleo pulvinar do tálamo na RM. Para uma análise segura, é essencial que as imagens sejam interpretadas por radiologistas experientes.

Tabela 304.3 Características clínicas e histopatológicas de pacientes com as formas variante e típica esporádica da doença de Creutzfeldt-Jakob.

CARACTERÍSTICA	DCJ VARIANTE (PRIMEIROS 10 PACIENTES)	DCJ ESPORÁDICA (185 PACIENTES)
Idade no momento da morte* (faixa)	29 (19 a 74)	65
Duração da doença, meses (faixa)	12 (8 a 23)	4
Sinais apresentados	Comportamento anormal, disestesia	Demência
Sinais tardios	Demência, ataxia, mioclonia	Ataxia, mioclonia
Complexos periódicos no EEG	Raros	Maioria
PRPN 129 Met/Met	Todos testados (exceto por um caso transmitido por transfusão, um caso transmitido por derivado de plasma; um possível caso clínico no Reino Unido onde não havia nenhum tecido disponível para confirmação)	83%
Alterações histopatológicas	Vacuolização, perda neuronal, astrocitose, placas (100%)	Vacuolização, perda neuronal, astrocitose, placas (≤ 15%)
Placas floridas de PrP[†]	100%	0
Padrão de glicosilação PrP^{TSE}	Semelhante à BSE[††]	Não semelhante à BSE

*Idade média e duração da DCJ variante; médias para DCJ típica esporádica. [†]Placas densas com um contorno pálido envolvendo as células vacuolizadas. [‡]Caracterizado por um excesso de banda de alta massa molecular (diglicosilada) e pela banda não glicosilada de 19 kDa da forma glicosilada de PrP-res (Collinge J, Sidle KC, Meads J *et al.*: Molecular analysis of prion strain variation and the aetiology of "new variant" CJD, *Nature* 383:685-690, 1996). BSE, encefalopatia espongiforme bovina; DCJ, doença de Creutzfeldt-Jakob; EEG, eletroencefalograma; Met, códon 129 de um gene *PRPN* que codifica para metionina; *PRPN*, gene codificador da proteína príon; PrP, proteína príon. Modificada de Will RG, Ironside JW, Zeidler M *et al.*: A new variant of Creutzfeldt-Jakob disease in the UK, Lancet 347:921-925, 1996.

Pode ocorrer uma elevação discreta do conteúdo proteico no LCR de pacientes com EET. Acúmulos de proteínas incomuns foram observados em amostras de LCR, após separação bidimensional em gel e coloração com prata; as manchas foram identificadas como proteínas 14-3-3, proteínas normais abundantes nos neurônios não relacionadas a PrP, mas que não são normalmente detectadas no LCR. No entanto, a proteína 14-3-3 também foi detectada em amostras de LCR de alguns pacientes com encefalites virais agudas e infartos cerebrais recentes e, portanto, não é específica da DCJ. A presença da proteína 14-3-3 no LCR não é sensível nem específica, mas pode auxiliar na confirmação do diagnóstico de vDCJ, especialmente quando acompanhada por aumento nos níveis de outras proteínas celulares. Em geral, o diagnóstico baseia-se primordialmente nos achados clínicos, na evolução clínica e nos exames laboratoriais (exame do LCR, tomografia computadorizada ou ressonância magnética, EEG), confirmado pela histopatologia e detecção da PrP^{TSE} em tecidos cerebrais na necropsia (ou, menos frequentemente, pela biopsia de tonsilas ou do tecido cerebral). As técnicas de pesquisa que amplificam a PrP^{TSE} no LCR, curetagem nasal e amostra sanguínea poderiam, por fim, aprimorar o diagnóstico pré-morte, mas ainda não foram adequadamente validadas.

TRATAMENTO

Nenhum tratamento foi comprovadamente eficaz. Estudos realizados em culturas celulares e em roedores que foram experimentalmente infectados com agentes da EET sugerem que o tratamento com clorpromazina, quinacrina e tetraciclinas pode ser benéfico, especialmente durante o período de incubação. Os resultados dos primeiros ensaios clínicos baseados nesses estudos foram desanimadores e parece improvável que os danos cerebrais graves encontrados na fase tardia da doença possam ser revertidos por este tratamento. Infusões com polissulfato de pentosana diretamente nos ventrículos cerebrais parecem ter retardado a progressão da vDCJ em pelo menos um paciente, mas não reverteram os danos cerebrais desenvolvidos anteriormente. Cuidados e suporte adequados devem ser oferecidos a todos os pacientes com DCJ, assim como para outras doenças neurológicas fatais progressivas. Diversas linhas de tratamentos profiláticos pós-exposição foram sugeridas a partir de estudos experimentais em animais, mas nenhuma foi amplamente aceita.

ACONSELHAMENTO GENÉTICO

As EETs algumas vezes se manifestam em famílias que possuem um padrão consistente de herança autossômica dominante. Os achados clínicos e histopatológicos observados em pacientes com história familiar de DCJ são semelhantes aos casos esporádicos. Nos EUA, cerca de 10% dos casos de DCJ são familiares. Já os casos de GSS e FFI sempre terão origem familiar. Em algumas famílias afetadas, os filhos e, aproximadamente, 50% dos irmãos de um paciente com uma EET familiar vão adquirir a doença; em outras famílias, a penetrância da doença pode ser menor.

O gene que codifica a PrP é muito semelhante, se não idêntico, àquele que controla os períodos de incubação do tremor enzoótico dos ovinos em carneiros e tanto do tremor enzoótico quanto da DCJ em camundongos. O gene que codifica a PrP em humanos é designado como gene *PRNP* e localiza-se no braço curto do cromossomo 20. Ele apresenta uma fase de leitura aberta (ORF) de aproximadamente 759 nucleotídios (253 códons), na qual ocorrem mais de 20 mutações pontuais diferentes e uma variedade de sequências inseridas que codificam octapeptídeos, com repetições em *tandem* adicionais, estão ligadas à ocorrência da encefalopatia espongiforme em famílias com um padrão consistente e dominância autossômica de penetrância variável.

A mesma substituição de nucleotídios no códon 178 do gene *PRNP* associado a DCJ em algumas famílias foi encontrada em todos os pacientes com FFI. A homozigose para a valina (V) e, especialmente, para a metionina (M) no códon 129 parece aumentar a suscetibilidade à iDCJ e à DCJ clássica. Quase todos os pacientes com vDCJ genotipados apresentaram homozigose para a M no códon 129 do gene *PRNP*. Algumas infecções pré-clínicas suspeitas de estarem ligadas à vDCJ e dois casos clinicamente típicos de vDCJ (um confirmado e outro não completamente elucidado) foram relatados em pessoas com genótipos em heterozigose MV no códon 129. Quando os genes *PRNP* de apêndices contendo acúmulos que pareciam ser PrP^{TSE} foram sequenciados no Reino Unido, é interessante observar que havia um número surpreendente de indivíduos homozigóticos para V - o genótipo de apenas 10% dos indivíduos no Reino Unido e que jamais foi associado a um caso de vDCJ. A importância desse achado não é clara. Autoridades do Reino Unido têm adotado, como precaução, o pressuposto de que a presença de PrP^{TSE} nos tecidos linfoides de algumas pessoas possa indicar a existência infecções latentes. Não se pode afirmar com exatidão se o sangue de tais pessoas está realmente infectado.

Embora a interpretação desses achados a respeito da hipótese do príon seja uma questão polêmica, pessoas que possuam casos na família de DCJ ou GSS e que tenham as mutações associadas no gene *PRNP* claramente apresentam maior probabilidade de, em algum momento, adquirir a encefalopatia espongiforme. Portadores de mutações associadas a EETs têm empregado diagnóstico genético pré-implantacional e seleção *in vitro* de embriões para evitar que o gene mutante passe para a próxima geração. A origem das mutações nos genes *PRNP* em indivíduos sem histórico familiar de encefalopatia espongiforme é desconhecida. Não é prudente alarmar as famílias que apresentam variadas mutações no gene *PRPN* mas não manifestam a doença, uma vez que as implicações ainda não estão claras. Nos EUA, as pessoas que possuam algum parente que tenha sido diagnosticado com uma EET são impedidas de doar sangue, a menos que o doador não apresente mutação relacionada a EETs.

PROGNÓSTICO

O prognóstico para todas as encefalopatias espongiformes é ruim. Aproximadamente 10% dos pacientes sobrevivem por mais de 1 ano, mas a qualidade de vida é precária.

SUPORTE FAMILIAR

A CJD Foundation (http://www.cjdfoundation.org), é um grupo educacional e de suporte com sede nos EUA, organizado e mantido por familiares e amigos de pacientes com DCJ e distúrbios relacionados, que trabalha em estreita colaboração com outros centros como os CDC (www.cdc.gov/prions/index.html) e o National Prion Disease Pathology Surveillance Center, Case Western Reserve University, Cleveland (http://www.cjdsurveillance.com), é um grupo de apoio e educação e uma fonte útil de informações sobre recursos disponíveis para aqueles que lidam com as doenças.

PREVENÇÃO

A contaminação de produtos derivados da carne pelo agente da BSE representa claramente um risco, embora atualmente ele seja bastante reduzido. Autoridades no Canadá, nos EUA e em outros países obtiveram bons resultados ao implementar, progressivamente, medidas agrícolas e de saúde pública mais rigorosas durante os últimos 20 anos, com a eliminação da maioria dos materiais de origem bovina usados na alimentação de outros animais, e essa foi, provavelmente, a medida mais eficaz. Entre 2004 e 2012, três casos de BSE foram relatados em bovinos nativos nos EUA; um caso também foi identificado em uma vaca canadense importada para os EUA em 2003. O Canadá registrou 20 casos de bovinos nativos com BSE entre 2003 e 2015 (e um caso importado do Reino Unido em 1993). Apesar de estudos epidemiológicos promissores não terem conseguido demonstrar a relação entre a exposição aos agentes do tremor enzoótico dos ovinos ou de CWD e a EET humana, é prudente evitar que crianças tenham contato com a carne e outros produtos com suspeita de contaminação por qualquer agente de EET.

Nos EUA e no Canadá, a segurança do sangue, componentes sanguíneos e derivados de plasma humanos é garantida pela recusa do sangue de doadores que tenham passado por situações que sugiram um risco aumentado para EET: pessoas tratadas com hormônios hipofisários provenientes de cadáveres (atualmente fora de uso) ou enxerto de dura-máter, pacientes com história familiar de DCJ (a não ser que o sequenciamento mostre que o sangue do parente afetado com EET ou que o doador não tenha mutação do gene *PRPN* relacionada a EET) e indivíduos que passaram longos períodos em países específicos durante os anos em que a BSE foi predominante. Nos EUA e na França, pacientes submetidos a transfusão de sangue após 1980 são impedidos de doar sangue (políticas semelhantes de seleção estão em vigor para doadores de células humanas e de tecidos). Autoridades do Reino Unido advertiram as pessoas tratadas entre 1989 e 2001 com fator de coagulação em concentrados mistos de sangue provenientes do Reino Unido ou com antitrombina sobre o fato de que poderiam estar "em risco de vDCJ para fins de saúde pública" e que "precauções especiais de controle de infecção" se aplicariam a elas.

Em princípio, seria melhor identificar o sangue e os tecidos dos poucos doadores realmente infectados com uma EET, em vez de negar a doação do sangue de todas as pessoas com risco aumentado de exposição, porque é improvável que a maioria delas tenha sido infectada. Os testes de triagem pré-morte que podem identificar adequadamente os doadores com infecções de EET pré-clínica estão em desenvolvimento, e ainda não foram clinicamente validados. É improvável que qualquer teste seja adotado para triagem de doadores de sangue sem a implementação simultânea de um teste confirmatório, validado e altamente específico, para evitar as graves implicações adversas causadas pelos inevitáveis resultados falso-positivos.

As precauções padrão devem ser adotadas durante a manipulação de todos os tecidos humanos, incluindo sangue e líquidos corporais. Materiais e superfícies contaminadas com tecidos ou líquidos provenientes de pacientes com suspeita de DCJ devem ser tratados com extremo cuidado. Sempre que possível, descarte instrumentos contaminados utilizando embalagens adequadas e incineração. Tecidos contaminados e produtos biológicos podem não estar completamente livres de infectividade sem a destruição de sua integridade estrutural e atividade biológica; portanto, o histórico médico e familiar de doadores de tecidos deve ser cuidadosamente revisto para que um diagnóstico de EET seja excluído. O exame histopatológico dos tecidos cerebrais de doadores cadavéricos e os testes para PrP anormal podem ser realizados sempre que possível para fornecer uma garantia adicional de segurança. Apesar de não existir nenhum método de esterilização confiável para remover toda a infectividade de superfícies contaminadas, métodos que incluem exposições ao calor úmido, hidróxido de sódio, água sanitária, ácido fórmico concentrado, detergentes acidificados e sais de guanidina reduziram acentuadamente a infectividade em estudos experimentais.

A bibliografia está disponível no GEN-io.

Seção **14**

Terapia Antiparasitária

Capítulo **305**

Princípios da Terapia Antiparasitária

Beth K. Thielen e Mark R. Schleiss

Os parasitas são divididos em três grupos principais taxonomicamente: **protozoários**, que são unicelulares, **helmintos** e **ectoparasitas**, que são multicelulares. Os agentes quimioterápicos apropriados para um grupo podem não ser apropriados para os outros, e nem todos os fármacos estão prontamente disponíveis (Tabela 305.1). Alguns medicamentos não estão disponíveis nos EUA e outros estão disponíveis apenas no fabricante, em farmácias especializadas em compostos ou nos Centers for Disease Control and Prevention (CDC). Informações a respeito da disponibilidade de medicamentos e orientação especializada sobre o manejo podem ser obtidas contatando o Departamento de Doenças Parasitárias dos CDC (parasites@cdc.gov).

FÁRMACOS ANTIPARASITÁRIOS SELECIONADOS PARA PROTOZOÁRIOS

Nitazoxanida

A nitazoxanida é um nitrotiazol benzamida, inicialmente desenvolvida como anti-helmíntico veterinário. Nitazoxanida inibe a piruvato-ferredoxina oxirredutase, que é uma enzima necessária para o metabolismo da energia anaeróbica. Em humanos, a nitazoxanida é eficaz contra muitos **protozoários** e **helmintos**. A nitazoxanida é aprovada para o tratamento de diarreia causada por *Cryptosporidium parvum* e *Giardia intestinalis* em pacientes acima de 1 ano.

A nitazoxanida está disponível em comprimido e suspensão oral (100 mg/5 mℓ), tem cor rosa e sabor de morango. A biodisponibilidade da suspensão é de aproximadamente 70% em comparação com o comprimido. A substância é bem absorvida pelo tubo gastrintestinal, mas deve ser tomada junto com alimentos devido a uma absorção aproximadamente duas vezes maior. Um terço é excretado na urina e dois terços são excretados nas fezes como metabólito ativo, tizoxanida. Embora estudos de metabolismo *in vitro* não tenham demonstrado os efeitos da enzima do citocromo P450, não foram realizados estudos farmacocinéticos em pacientes com função renal ou hepática comprometida. Além disso, nenhum estudo foi realizado em gestantes ou lactantes. Efeitos adversos comuns incluem dor abdominal, diarreia, náuseas e descoloração da urina. Os efeitos colaterais raros incluem anorexia, flatulência, aumento do apetite, febre, prurido e tontura. Curiosamente, a nitazoxanida tem atividade *in vitro* contra vários outros patógenos, incluindo vírus influenza, rotavírus e vírus da hepatite C; contudo, o uso clínico desse agente contra esses vírus continua sendo investigado.

Tinidazol

O tinidazol é um nitroimidazol sintético com uma estrutura química semelhante ao metronidazol. É aprovado pela Food and Drug Administration (FDA) para o tratamento da tricomoníase e para a giardíase e amebíase em crianças com idade igual ou superior a 3 anos. No tratamento da giardíase, apresenta as vantagens de poucos efeitos colaterais e necessidade de apenas uma única dose. Seu mecanismo de ação contra *Trichomonas* pode ser secundário à geração de radicais livres de nitrogênio pelo **protozoário**. O mecanismo de ação contra *Giardia lamblia* e *Entamoeba histolytica* é desconhecido. Após administração oral, o tinidazol é rapidamente e completamente absorvido e se distribui por quase todos os tecidos e líquidos corpóreos, incluindo a passagem pela barreira hematencefálica e a barreira placentária. É excretado por urina e fezes. A hemodiálise aumenta a depuração do fármaco. Nenhum estudo foi realizado em pacientes submetidos à diálise peritoneal ou em pacientes com comprometimento da função hepática. O tinidazol é classificado como medicamento de categoria C para a gestação e pode ser detectado no leite materno. A amamentação deve ser interrompida durante o tratamento e por 3 dias após o tratamento.

Atovaquona/Proguanil

A atovaquona é uma hidroxilnaftoquinona e foi usada no passado predominantemente contra a pneumonia por *Pneumocystis* em pacientes com AIDS. Seu mecanismo de ação age por meio da ruptura do potencial da membrana mitocondrial através da interação com o citocromo B. No entanto, a atovaquona também pode, efetivamente, inibir os estágios hepáticos de todas as espécies de *Plasmodium* e, em 2000, a FDA aprovou atovaquona/proguanil para a prevenção e tratamento de malária por *Plasmodium falciparum* em adultos e crianças com mais de 11 kg. A atovaquona isolada ou em combinação com o proguanil é a única substância a inibir completamente o estágio hepático e oferece a vantagem de o uso dessa medicação ser necessário por apenas 7 dias após a partida de uma área endêmica de malária (em comparação com a necessidade de uso de outros fármacos por várias semanas).

O proguanil inibe a enzima di-hidrofolato redutase do parasita pela forma ativa, o cicloguanil. Quando usado isoladamente, tem baixa eficácia na profilaxia, mas quando administrado com atovaquona, atua em sinergismo na enzima do citocromo B nas mitocôndrias do *Plasmodium*, embora o mecanismo exato de sinergia seja desconhecido.

Tabela 305.1 Fármacos para infecções parasitárias.

Infecções parasitárias são encontradas em todo o mundo. Com o aumento das viagens, a imigração, o uso de substâncias imunossupressoras e a disseminação do HIV, os médicos, em qualquer lugar, podem ver infecções causadas por parasitas anteriormente desconhecidos. A tabela a seguir lista fármacos de primeira escolha e alternativas para a maioria das infecções parasitárias.

INFECÇÃO	FÁRMACO	DOSAGEM DE ADULTO	DOSAGEM PEDIÁTRICA
Ceratite por *Acanthamoeba*			
Fármaco de escolha:	Ver nota de rodapé[1]		
Amebíase (*Entamoeba histolytica*)			
Infecção assintomática			
Fármaco de escolha:	Iodoquinol[2]	650 mg VO 3 vezes/dia × 20 dias	30 a 40 mg/kg/dia (máx. 1.950 mg) em 3 doses VO × 20 dias
ou	Paromomicina	25 a 35 mg/kg/dia VO em 3 doses × 7 dias	25 a 35 mg/kg/dia VO em 3 doses × 7 dias
Alternativa:	Furoato de diloxanida[3]	500 mg 3 vezes/dia VO × 10 dias	20 mg/kg/dia VO em 3 doses × 10 dias
Doença intestinal branda a moderada			
Fármaco de escolha:	Metronidazol	500 a 750 mg 3 vezes/dia VO × 7 a 10 dias	35 a 50 mg/kg/dia VO em 3 doses × 7 a 10 dias
ou	Tinidazol[4]	2 g VO 1 vez/dia × 3 dias	50 mg/kg/dia VO (máx. 2 g) em 1 dose × 3 dias
Seguido de:	Iodoquinol[2]	650 mg VO 3 vezes/dia × 20 dias	30 a 40 mg/kg/dia VO em 3 doses × 20 dias (máx. 2 g)
ou	Paromomicina	25 a 35 mg/kg/dia VO em 3 doses × 7 dias	25 a 35 mg/kg/dia VO em 3 doses × 7 dias
Alternativa:	Nitazoxanida[5]	500 mg/kg/dia 2 vezes/dia × 3 dias	1 a 3 anos 100 mg 2 vezes/dia × 3 dias 4 a 11 anos 100 mg 2 vezes/dia × 3 dias 12 anos ou mais: usar dosagem de adulto
Doença intestinal e extraintestinal grave			
Fármaco de escolha:	Metronidazol	750 mg VO 3 vezes/dia 7 a 10 dias	35 a 50 mg/kg/dia VO em 3 doses × 7 a 10 dias
ou	Tinidazol[4]	2 g VO 1 vez/dia × 5 dias	50 mg/kg/dia VO (máx. 2 g) × 5 dias
Seguido de:	Iodoquinol[2]	650 mg VO 3 vezes/dia × 20 dias	30 a 40 mg/kg/dia VO em 3 doses × 20 dias (máx. 2 g)
ou	Paromomicina	25 a 35 mg/kg/dia VO em 3 doses × 7 dias	25 a 35 mg/kg/dia VO em 3 doses × 7 dias
Meningoencefalite amebiana, primária e granulomatosa			
Naegleria fowleri			
Fármaco de escolha:	Anfotericina B Ácido deoxicólico[6,7]	1,5 mg/kg/dia IV em 2 doses × 3 dias, seguido de 1 mg/kg/dia IV × 11 dias	1,5 mg/kg/dia IV em 2 doses × 3 dias, seguido de 1,5 mg/kg/dia IV × 11 dias
	Acrescido de Anfotericina B Ácido deoxicólico[6,7]	1,5 mg/kg/dia via intratecal × 2 dias, então 1 mg/kg/dia via intratecal × 8 dias	1,5 mg/kg/dia por via intratecal × 2 dias, então 1 mg/kg/dia por via intratecal × 8 dias
	Acrescido de Rifampicina[7]	10 mg/kg (máx. 600 mg) IV ou VO 1 vez/dia × 28 dias	10 mg/kg (máx. 600 mg) IV ou VO 1 vez/dia × 28 dias
	Acrescido de Fluconazol[7]	10 mg/kg (máx. 600 mg) IV ou VO 1 vez/dia × 28 dias	10 mg/kg (máx. 600 mg) IV ou VO 1 vez/dia × 28 dias
	Acrescido de Azitromicina[7]	500 mg IV ou VO 1 vez/dia × 28 dias	10 mg/kg (máx. 500 mg) IV ou VO 1 vez/dia × 28 dias
	Acrescido de Miltefosina[6-8]	50 mg VO 3 vezes/dia × 28 dias	< 45 kg: 50 mg 2 vezes/dia (máx. 2,5 mg/kg) × 28 dias ≥ 45 kg: usar dosagem de adulto
	Acrescido de Dexametasona	0,6 mg/kg/dia IV em 4 doses × 4 dias	0,6 mg/kg/dia IV em 4 doses × 4 dias

[1] Para o tratamento de ceratite causada por *Acanthamoeba*, o uso tópico de poli-hexametileno biguanida (PHMB) e 0,02% de clorexidina foi realizado com sucesso individualmente e em combinação em um grande número de pacientes (Tabin G *et al. Cornea.* 20:757, 2001; Wysenbeek YS *et al. Cornea.* 19:464, 2000). O curso de tratamento esperado é de 6 a 12 meses. Combinações com 0,1% de isetionato de propamidina ou hexamidina foram usadas (Seal DV. *Eye.* 17:893, 2003) com sucesso, mas esses medicamentos não estão disponíveis nos EUA. A neomicina não é mais recomendada devido a altos níveis de resistência (*Acanthamoeba* keratitis: Treatment guidelines from The Medical Letter 143, 8/1/2013). Além disso, a combinação de clorexidina, natamicina (pimaricina) e o desbridamento também têm sido eficazes (Kitagawa K *et al. Jpn J Ophthalmol.* 47:616, 2003). [2] O fármaco não está disponível comercialmente nos EUA. [3] A substâncias não está disponível comercialmente nos EUA. [4] Um nitroimidazol semelhante ao metronidazol, o tinidazol foi aprovado pela FDA em 2004 e parece ser tão eficaz e melhor tolerado que o metronidazol. Deve ser ingerido com alimentos para minimizar os efeitos gastrintestinais adversos. Para crianças e pacientes incapazes de deglutir comprimidos, um farmacêutico pode triturar os comprimidos e misturá-los com xarope de cereja. A suspensão em xarope tem validade de 7 dias em temperatura ambiente e deve ser agitada antes do uso. O ornidazol, um fármaco semelhante, também é utilizado fora dos EUA. [5] Nitazoxanida é aprovada pela FDA como suspensão pediátrica oral para o tratamento de *Cryptosporidium* em crianças imunocompetentes menores de 1 ano. Também tem sido usada em alguns pequenos estudos para a infecção por *Balantidium coli.* Pode também ser eficaz para amebíase leve a moderada (Diaz E *et al. Am J Trop Med Hyg.* 68: 384, 2003; Rossignol JF *et al. Trans R Soc Trop Med Hyg.* 101: 1025, 2007). Nitazoxanida está disponível em comprimidos de 500 mg e na forma de suspensão oral; deve ser ingerida com alimento. [6] A infecção por *Naegleria* tem sido tratada com sucesso com o uso IV e intratecal de anfotericina B e miconazol mais rifampicina e com anfotericina B, rifampicina e ornidazol (Seidel J *et al. N Engl J Med.* 306:346, 1982; Jain R *et al. Neurol India.* 50:470, 2002). Outros relatos de terapias de sucesso não são muito bem documentados. [7] Um medicamento aprovado, mas o uso é considerado *off-label* para essa condição pela FDA. [8] Se você tiver um paciente com suspeita de infecção por ameba de vida livre, entre em contato com os CDC sobre o uso desta substância. Miltefosina foi relatada para tratar com sucesso a meningoencefalite amebiana primária devido a *Naegleria fowleri*, embora estudos controlados não tenham sido realizados (Linam M *et al. Pediatrics.* 135:e744-e748, 2015).

(*continua*)

Tabela 305.1 Fármacos para infecções parasitárias. *(continuação)*

INFECÇÃO	FÁRMACO	DOSAGEM DE ADULTO	DOSAGEM PEDIÁTRICA
Acanthamoeba			
Fármaco de escolha:	Ver notas de rodapé[7,8]		
Balamuthia mandrillaris			
Fármaco de escolha:	Ver notas de rodapé[7,9a,9b]		
Sappinia diploidea			
Fármaco de escolha:	Ver nota de rodapé[10]		
***Ancylostoma caninum* (enterocolite eosinofílica)**			
Fármaco de escolha:	Albendazol[7]	400 mg VO 1 vez	< 10 kg/2 anos:[11] ≥ 2 anos: ver dosagem de adulto
ou	Mebendazol	100 mg VO 2 vezes/dia) × 3 dias	100 mg VO 2 vezes/dia × 3 dias[12]
ou	Pamoato de pirantel[7]	11 mg/kg VO (máx 1 g) × 3 dias	11 mg/kg VO (máx. 1 g) × 3 dias
ou	Remoção por endoscopia		
***Ancylostoma duodenale*, ver Ancilostomídeo**			
Angiostrongilíase (*Angiostrongylus cantonensis, Angiostrongylus costaricensis*)			
Fármaco de escolha:	Ver nota de rodapé[13]		
Anisaquíase (*Anisakis* spp.)			
Tratamento de escolha:	Remoção cirúrgica ou endoscópica		
Alternativa:	Albendazol[7,14]	400 mg VO 2 vezes/dia × 6 a 21 dias	< 10 kg/2 anos:[11] ≥ 2 anos: ver dosagem de adulto
Ascaríase (*Ascaris lumbricoides*, nematódeo)			
Fármaco de escolha:	Albendazol[7,14]	400 mg VO dose única	< 10 kg/2 anos: ver dosagem de adulto[11] ≥ 2 anos: ver dosagem adulto
ou	Mebendazol	100 mg VO 2 vezes/dia × 3 dias ou 500 mg VO dose única	100 mg VO 2 vezes/dia × 3 dias ou 500 mg VO dose única[12]
ou	Ivermectina[7]	150 a 200 μg/kg VO dose única	< 15 kg: não indicado ≥ 15 kg: ver dosagem de adulto
Babesiose (*Babesia microti*)			
Fármacos de escolha:[15]	Atovaquona[7]	750 mg VO 2 vezes/dia × 7 a 10 dias	20 mg/kg (máx. 750 mg) VO 2 vezes/dia × 7 a 10 dias
	Acrescida de azitromicina[7]	500 a 1.000 mg VO 1 vez, em seguida 250 mg/dia × 7 a 10 dias. Doses maiores (600 a 1.000 mg) e/ou terapia prolongada (6 semanas ou mais) podem ser necessárias para pacientes imunocomprometidos.	10 mg/kg VO no dia 1 (máx. 500 mg/dose), em seguida 5 mg/kg/dia (máx. 250 mg/dose) VO dias 2 a 10
ou	Clindamicina[7]	300 a 600 mg IV 4 vezes/dia ou 600 mg 3 vezes/dia VO × 7 a 10 dias	20 a 40 mg/kg/dia IV ou VO 3 ou 4 doses × 7 a 10 dias (máx. 600 mg/dose)
	Acrescida de quinina[7]	648 mg 3 vezes/dia VO × 7 a 10 dias	10 mg/kg (máx. 648 mg) VO 3 vezes/dia × 7 a 10 dias

[9a]As cepas de *Acanthamoeba* isoladas de encefalite amebiana granulomatosa fatal são geralmente suscetíveis *in vitro* a pentamidina, cetoconazol, flucitosina e (menos) anfotericina B. A meningite crônica por *Acanthamoeba* foi tratada com sucesso em duas crianças com uma combinação de sulfametoxazol-trimetoprima VO, rifampicina e cetoconazol (Singhal T *et al. Pediatr Infect Dis J* 20:623, 2001), e em um paciente com AIDS com fluconazol, sulfadiazina e pirimetamina, combinados com ressecção cirúrgica da lesão do SNC (Seijo Martinez M *et al. J Clin Microbiol.* 38:3892, 2000). Uma infecção cutânea disseminada em paciente imunocomprometido foi tratada com sucesso com isetionato de pentamidina IV, clorexidina tópica e creme de cetoconazol a 2%, seguido por itraconazol oral (Slater CA *et al. N Engl J Med.* 331:85, 1994). [9b]Uma ameba leptomixida de vida livre que causa doença granulomatosa subaguda a fatal no SNC. Diversos casos de encefalite por *Balamuthia* já foram eficazmente tratados com flucitosina, pentamidina, fluconazol e sulfadiazina juntamente com azitromicina ou claritromicina (fenotiazinas também já foram utilizadas) em combinação com ressecção cirúrgica da lesão no SNC (Deetz TR *et al. Clin Infect Dis.* 37:1304, 2003; Jung S *et al. Arch Pathol Lab Med.* 128:466, 2004). A miltefosina é outra opção que está atualmente sendo avaliada, mas não está aprovada para nenhuma indicação nos EUA até o momento. Relatos de caso e dados de experimentação *in vitro* sugerem que esta pode ter alguma atividade amebicida (Aichelburg AC *et al. Emerg Infect Dis.* 14:1743, 2008; Martinez DY *et al. Clin Infect Dis.* 51:e7, 2010; Schuster FL *et al. J Eukaryot Microbiol.* 53:121, 2006). A miltefosina está agora disponível comercialmente. [10]Uma ameba de vida livre não conhecida anteriormente como sendo patogênica para humanos. Já foi eficazmente tratada com azitromicina, pentamidina IV, itraconazol e flucitosina combinada a ressecção cirúrgica da lesão no SNC (Gelman BB *et al. J Neuropathol Exp Neurol.* 62:990, 2003). [11]Dados limitados em crianças menores de 2 anos, mas foram utilizados com sucesso para o tratamento da larva *migrans* cutânea em crianças a partir dos 8 meses com uma dose diária de 200 mg por 3 dias (Black MD *et al. Australas J Dermatol.* 51:281-284, 2010). A OMS também recomenda albendazol em crianças menores de 2 anos para tratamento de teníase, estrongiloidíase, filariose, ancilostomídeos, lombrigas e vermes. [12]Dados de segurança limitados em crianças menores de 2 anos. [13]A maioria dos pacientes tem um curso autolimitado e se recupera completamente. Analgésicos, corticosteroides e remoção cuidadosa do LCR em intervalos frequentes podem aliviar sintomas de aumento da pressão intracraniana (Lo Re V III, Gluckman SJ. Am *J Med.* 114: 217, 2003). Nenhum medicamento anti-helmíntico provou ser eficaz, e alguns pacientes pioraram com a terapia (Slom TJ *et al. N Engl J Med.* 346: 668, 2002). Mebendazol ou albendazol e um corticosteroide parecem encurtar o curso de infecção (Sawanyawisuth K, Sawanyawisuth K. *Trans R Soc Trop Med Hyg.* 102:990, 2008; Chotmongkol V *et al. Am J Trop Med Hyg.* 81: 443, 2009). [14](Repiso Ortega A *et al. Gastroenterol Hepatol.* 26:341, 2003). O tratamento eficaz com albendazol de uma paciente com anisaquíase já foi relatado (Moore DA *et al. Lancet.* 360:54, 2002).

(continua)

Tabela 305.1 Fármacos para infecções parasitárias. (*continuação*)

INFECÇÃO	FÁRMACO	DOSAGEM DE ADULTO	DOSAGEM PEDIÁTRICA
***Balamuthia mandrillaris*, ver meningoencefalite amebiana primária**			
Balantidíase (*Balantidium coli*)			
Fármaco de escolha:	Tetraciclina[7,16]	500 mg VO 4 vezes/dia × 10 dias	< 8 anos: não indicado ≥ 8 anos: 10 mg/kg (máx. 500 mg) VO em 4 doses × 10 dias
Alternativa:	Metronidazol[7]	750 mg VO 3 vezes/dia × 5 dias	35 a 50 mg/kg/dia VO em 3 doses × 5 dias
ou	Iodoquinol[2,7]	65 0 mg VO 3 vezes/dia × 20 dias	30 a 40 mg/kg/dia (máx. 2 g) VO divididos em 3 doses × 20 dias
ou	Nitazoxanida[4,7]	500 mg VO 2 vezes/dia × 3 dias	1 a 3 anos: 100 mg VO 2 vezes/dia × 3 dias 4 a 11 anos: 200 mg VO 2 vezes/dia × 3 dias 12 anos ou mais: ver dosagem adulto
Bailisascaríase (*Baylisascaris procyonis*)			
Fármaco de escolha:	Albendazol[7,17]	400 mg VO 2 vezes × 10 a 20 dias	< 10 kg/2 anos: 25 a 50 mg/kg/dia VO em 1 ou 2 doses × 10 a 20 dias[11] ≥ 2 anos: 25 a 50 mg/kg/dia VO em 1 ou 2 doses × 10 a 20 dias
Infecção por *Blastocystis hominis*			
Fármaco de escolha:	Ver nota de rodapé[18]		
Capilaríase (*Capillaria philippinensis*)			
Fármaco de escolha:	Mebendazol[7]	200 mg VO 2 vezes/dia × 20 dias	200 mg VO 2 vezes/dia × 20 dias[12]
Alternativa:	Albendazol[7]	400 mg/dia VO × 10 dias	< 10 kg/2 anos:[11] ≥ 2 anos: ver dosagem de adulto
Doença de Chagas, ver Tripanossomíase			
***Clonorchis sinensis*, ver Infecção por trematódeo**			
Criptosporidiose (*Cryptosporidium parvum*)			
Imunocompetente			
Fármaco de escolha:	Nitazoxanida[4]	500 mg VO 2 vezes/dia × 3 dias	1 a 3 anos: 100 mg VO 2 vezes/dia × 3 dias 4 a 11 anos: 200 mg VO 2 vezes/dia × 3 dias 12 anos ou mais: ver dosagem de adulto
Infectado pelo HIV			
Fármaco de escolha:	Ver nota de rodapé[19]		
Larva *migrans* cutânea (*Ancylostoma braziliense, A. canium, ancilostomídeo* de cão e gato, bicho-geográfico)			
Fármaco de escolha:	Albendazol[7,20]	400 mg/dia VO × 3 a 7 dias	< 10 kg/2 anos: 200 mg/dia VO × 3 dias[11] ≥ 2 anos: ver dosagem de adulto
ou	Ivermectina[7]	200 µg/kg VO diariamente × 1 a 2 dias	< 15 kg: não indicado ≥ 15 kg: ver dosagem de adulto
Alternativa:	Tiabendazol	Topicamente 3 vezes/dia × 7 dias	Topicamente 3 vezes/dia × 7 dias

[15]A exsanguinotransfusão tem sido usada em pacientes gravemente doentes e naqueles com parasitemia alta (> 10%) (Hatcher JC *et al. Clin Infect Dis.* 32:1117, 2001). Clindamicina adicionada de quinina é a terapia preferida para pacientes gravemente doentes. Em pacientes que não estavam gravemente doentes, a terapia combinada com atovaquona e azitromicina foi tão eficaz quanto a clindamicina e a quinina e pode ter sido mais bem tolerada (Krause PJ *et al. N Engl J Med.* 343:1454, 2000). Pacientes altamente imunossuprimidos devem ser tratados por, no mínimo, 6 semanas e pelo menos 2 semanas após o último esfregaço positivo (Krause PJ *et al. Clin Infect Dis.* 46:370, 2008). Altas doses de azitromicina (600 a 1.000 mg) foram usadas em combinação com atovaquona para o tratamento de pacientes imunocomprometidos (Weiss LM *et al. N Engl J Med.* 344:773, 2001). Foi notificada resistência à atovaquona associada à azitromicina em doentes imunocomprometidos tratados com curso único subcurativo deste regime (Wormser GP *et al. Clin Infect Dis.* 50:381, 2010). A maioria dos pacientes assintomáticos não necessita de tratamento, a menos que a parasitemia persista por mais de 3 meses (Wormser GP *et al. Clin Infect Dis.* 43:1089-1134, 2006). [16]O uso de tetraciclinas é contraindicado na gravidez e em crianças menores de 8 anos. [17]Nenhum fármaco foi relatado consistentemente eficaz. A combinação de albendazol 37 mg/kg/dia VO e esteroides em altas doses já foi utilizada de forma eficaz (Peters JM *et al. Pediatrics.* 129:e806, 2012; Haider S. *Emerg Infect Dis.* 18:347, 2012). O albendazol 25 mg/kg/dia VO por 20 dias iniciado o mais rápido possível (até 3 dias após a possível infecção) pode evitar a doença clínica e é recomendado para crianças com exposição conhecida, como, por exemplo, em casos de ingestão de fezes de guaxinim ou solo contaminado (WJ Murray e KR Kazacos. *Clin Infect Dis.* 39:1484, 2004). Mebendazol, levamisol ou ivermectina podem ser tentados caso o albendazol não esteja disponível. A bailisascaríase ocular já foi tratada de forma eficaz utilizando laserterapia de fotocoagulação para destruir a larva intrarretiniana. [18]A significância clínica deste organismo é controversa; já foram relatados como sendo eficazes: metronidazol 750 mg 3 vezes/dia durante 10 dias, iodoquinol 650 mg 3 vezes/dia durante 20 dias ou sulfametoxazol-trimetoprima 1 comprimido de dupla potência (F) 2 vezes/dia durante 7 dias (Stenzel DJ, Borenam PFL. *Clin Microbiol Ver.* 9:563, 1996; Ok UZ *et al. Am J Gastroenterol.* 94:3245, 1999). A resistência ao metronidazol pode ser comum (Haresh K *et al. Trop Med Int Health.* 4:274, 1999). A nitazoxanida já foi eficaz em crianças (Diaz E *et al. Am J Trop Med Hyg.* 68:384, 2003). [19]A nitazoxanida não apresentou superioridade consistente em relação ao placebo em pacientes infectados pelo HIV (Amadi B *et al. Lancet.* 360; 1375, 2002). Para pacientes infectados pelo HIV, a terapia antirretroviral potente (TARV) é o pilar do tratamento. Nitazoxanida 500 a 1.000 mg por 14 dias, paromomicina 500 mg 4 vezes/dia durante 14 a 21 dias ou uma combinação de paromomicina e azitromicina podem ser tentadas para reduzir a diarreia e a má absorção recalcitrante de fármacos antimicrobianos, os quais podem ocorrer na criptosporidiose crônica (Pantenburg B *et al. Expert Rev Anti Infect Ther.* 7:385, 2009). [20]Albanese G *et al. Int J Dermatol.* 40:67, 2001.

(*continua*)

Tabela 305.1 Fármacos para infecções parasitárias. (continuação)

INFECÇÃO	FÁRMACO	DOSAGEM DE ADULTO	DOSAGEM PEDIÁTRICA
Ciclosporíase (*Cyclospora cayetanensis*)			
Fármacos de escolha:	Sulfametoxazol-trimetoprima (TMP-SMX)[7,21]	TMP 160 mg/SMX 800 mg (1 comprimido de dupla potência) VO 2 vezes/dia × 7 a 10 dias	4 a 5 mg/kg de componente TMP (máx. 160 mg) VO 2 vezes/dia × 7 a 10 dias
Cisticercose, ver Infecção por cestódio			
Cistoisosporíase (*Cystoisospora belli*, anteriormente conhecida como *Isospora*)			
Fármaco de escolha:	Sulfametoxazol-trimetoprima (TMP-SMX)[7]	TMP 160 mg/SMX 800 mg (1 comprimido de dupla potência) VO 2 vezes/dia × 10 dias	4 a 5 mg/kg de componente TMP (Max. 160 mg) VO 2 vezes/dia × 10 dias
Alternativa:	Pirimetamina *Acrescida de ácido folínico*	50 a 75 mg VO 2 vezes/dia × 10 dias 10 a 25 mg/dia VO × 10 dias	– –
ou	Ciprofloxacino[7]	500 mg VO 2 vezes/dia × 7 a 10 dias	–
Infecção por *Dientamoeba fragilis*[22]			
	Paromomicina[7]	25 a 35 mg/kg/dia VO em 3 doses × 7 dias	25 a 35 mg/kg/dia VO em 3 doses × 7 dias
ou	Iodoquinol[2]	650 mg VO 3 vezes/dia × 20 dias	30 a 40 mg/kg/dia VO (máx. 2 g) em 3 doses × 20 dias
ou	Metronidazol[7]	500 a 750 mg 3 vezes/dia × 10 dias	35 a 50 mg/kg/dia em 3 doses × 10 dias
***Diphyllobothrium latum*, ver Infecção por cestódio**			
Infecção por *Dracunculus medinensis* (verme-da-guiné)			
Tratamento de escolha: extração mecânica lenta do verme[23]			
***Echinococcus*, ver Infecção por cestódio**			
***Entamoeba histolytica*, ver Amebíase**			
Infecção por *Enterobius vermicularis* (enterobíase)[24]			
Fármaco de escolha:	Albendazol[7]	400 mg VO em dose única; repetir em 2 semanas	< 10 kg/2 anos: 200 mg VO em dose única; repetir em 2 semanas[11] ≥ 2 anos: ver dosagem de adulto
ou	Mebendazol	100 mg VO em dose única; repetir em 3 semanas	100 mg VO em dose única; repetir em 3 semanas[12]
ou	Pamoato de pirantel	11 mg/kg base VO em dose única (máx. 1 g); repetir em 2 semanas	11 mg/kg base VO em dose única (máx. 1 g); repetir em 2 semanas
***Fasciola hepatica*, ver Infecção por trematódeo**			
Filaríase[25]			
Filariose linfática (*Wuchereria bancrofti, Brugia malayi, Brugia timori*)			
Fármaco de escolha:[26]	Dietilcarbamazina[27,28]	6 mg/kg uma vez ou 6 mg/kg VO em 3 doses × 12 dias[29]	< 18 meses: não indicado ≥ 18 meses: ver dosagem de adulto
Loa loa			
< 8.000 microfilárias/mℓ[28]			
Fármaco de escolha:	Dietilcarbamazina[27,28]	9 mg/kg VO em 3 doses × 14 dias[29]	< 18 meses: não indicado ≥ 18 meses: ver dosagem de adulto
Alternativa:	Albendazol[27]	200 mg VO 2 vezes/dia × 21 dias	< 10 kg/2 anos:[11] ≥ 2 anos: ver dosagem de adulto

[21]Pacientes infectados pelo HIV podem precisar de uma dosagem mais alta e manutenção a longo prazo (Kansouzidou A *et al. J Trav Med.* 11:61, 2004). [22]Norberg A *et al. Clin Microbiol Infect.* 9:65, 2003. [23]O tratamento de escolha é a extração lenta do verme combinado com o tratamento de feridas (*MMWR Morbid Mortal Wkly Rep.* 60:1450, 2011). Instruções para tal podem ser encontradas em: https://www.cdc.gov/parasites/guineaworm/treatment.html. Dez dias de tratamento com metronidazol, 250 mg 3 vezes/dia em adultos e 25 mg/kg/dia em três doses em crianças não é curativo, mas diminui a inflamação e facilita a remoção do verme. Mebendazol 400 a 800 mg/dia durante 6 dias alcançou a morte direta do verme. [24]Como todos os membros da família são geralmente infectados, o tratamento de toda a família é recomendado. [25]Anti-histamínicos ou corticosteroides podem ser necessários para diminuir as reações alérgicas devido à desintegração das microfilárias do tratamento de infecções filariais, especialmente aqueles causados por *Loa loa*. A bactéria endossimbiótica *Wolbachia* pode ter um papel no desenvolvimento filarial e na resposta do hospedeiro e pode representar um novo alvo para terapia. O tratamento com doxiciclina 100 ou 200 mg/dia durante 4 a 6 semanas na filaríase linfática e na oncocercose resultou em perda substancial de *Wolbachia* com bloqueio subsequente da produção de microfilárias e ausência de microfilárias quando acompanhados por 24 meses após o tratamento (Hoerauf A *et al. Med Microbiol Immunol.* 192:211, 2003; Hoerauf A *et al. BMJ.* 326:207, 2003). [26]A maioria dos sintomas é causada pelo verme adulto. Uma combinação de dose única de albendazol (400 mg) com ivermectina (200 μg/kg) ou dietilcarbamazina (6 mg/kg) é eficaz para a redução ou supressão da microfilária de *Wuchereria bancrofti*, mas não elimina as formas adultas (Addiss D *et al. Cochrane Database Syst Rev.* (1):CD003753,2004). [27]Este medicamento não é aprovado pela FDA e não está disponível comercialmente nos EUA.

(continua)

Tabela 305.1 Fármacos para infecções parasitárias. (*continuação*)

INFECÇÃO	FÁRMACO	DOSAGEM DE ADULTO	DOSAGEM PEDIÁTRICA
≥ 8.000 microfilárias/mℓ[28,30]			
Tratamento de escolha: aférese			
ou	Albendazol[27]	200 mg VO 2 vezes/dia × 21 dias	< 10 kg/2 anos:[11] ≥ 2 anos: ver dosagem de adulto
Seguido de:	Dietilcarbamazina[27,28]	8 a 10 mg/kg VO em 3 doses × 21 dias[29]	< 18 meses: não indicado ≥ 18 meses: ver dosagem de adulto
Mansonella ozzardi			
Fármaco de escolha: ver nota de rodapé[31]			
Mansonella perstans			
Fármaco de escolha:	Doxiciclina[7,16,32]	100 mg 2 vezes/dia VO × 6 semanas	4 mg/kg/dia em 2 doses VO × 6 semanas
Mansonella streptocerca[33]			
Fármaco de escolha:	Dietilcarbamazina	6 mg/kg/dia VO × 14 dias	6 mg/kg/dia VO × 14 dias
ou	Ivermectina[7]	150 µg/kg VO em dose única	< 15 kg: não indicado ≥ 15 kg: ver dosagem de adulto
Eosinofilia pulmonar tropical (EPT)[34]			
Fármaco de escolha:	Dietilcarbamazina[27]	6 mg/kg em dose única ou 6 mg/kg VO em 3 doses × 14 a 21 dias[26]	< 18 meses: não indicado ≥ 18 meses: ver dosagem de adulto
***Onchocerca volvulus* (cegueira dos rios)**			
Fármaco de escolha:	Ivermectina[35]	150 µg/kg VO em dose única, repetida a cada 6 a 12 meses até a ausência de sintomas	< 15 kg: não indicado ≥ 15 kg: ver dosagem de adulto
Infecção por trematódeo, hermafrodita			
***Clonorchis sinensis* (trematódeo hepático chinês)**			
Fármaco de escolha:	Praziquantel	25 mg/kg/dia VO 3 vezes/dia × 2 dias	25 mg/kg/dia VO 3 vezes/dia × 2 dias[36]
ou	Albendazol[7]	10 mg/kg VO × 7 dias	< 10 kg/2 anos:[11] ≥ 2 anos: ver dosagem de adulto
***Fasciola hepatica* (trematódeo hepático dos ovinos)**			
Fármaco de escolha:	Triclabendazol[7,37,38]	10 mg/kg VO 1 ou 2 vezes	10 mg/kg VO 1 ou 2 vezes
Alternativa:	Nitazoxanida[7]	500 mg VO 2 vezes/dia × 7 dias	1 a 3 anos: 100 mg VO 2 vezes/dia 4 a 11 anos: 200 mg VO 2 vezes/dia ≥ 12 anos: ver dosagem de adulto
ou	Bitionol[3,7]	30 a 50 mg/kg VO em dias alternados × 10 a 15 doses	30 a 50 mg/kg VO em dias alternados × 10 a 15 doses
***Fasciolopsis buski, Heterophyes heterophyes, Metagonimus yokogawai* (trematódeos intestinais)**			
Fármaco de escolha:	Praziquantel[7]	25 mg/kg/dia VO 3 vezes/dia × 1 dia	25 mg/kg/dia VO 3 vezes/dia × 1 dia[36]
***Metorchis conjunctus* (trematódeo hepático da América do Norte)**[39]			
Fármaco de escolha:	Praziquantel[7]	25 mg/kg/dia VO 3 vezes/dia × 1 dia	25 mg/kg/dia VO 3 vezes/dia × 1 dia[36]

[28]A dietilcarbamazina (DEC) é contraindicada em pacientes coinfectados com *Onchocerca volvulus* devido ao risco de uma reação de Mazzotti com risco à vida e em pacientes com infecção por *Loa loa* e níveis de microfilárias iguais ou maiores que 8.000 mm³ em virtude do risco de encefalopatia e insuficiência renal. Alguns especialistas usam um ponto de corte igual ou maior que 2.500 mm³. [29] Para pacientes com microfilárias no sangue, os consultores da *Medical Letter* começariam com uma dosagem menor e aumentariam de escala: dia 1, 50 mg; dia 2, 50 mg 3 vezes/dia; dia 3, 100 mg 3 vezes/dia; dias 4 a 14, 6 mg/kg em 3 doses (para *Loa loa*, dias 4 a 14, 9 mg/kg em 3 doses). Os regimes multidose mostraram reduzir mais rapidamente a microfilária do que a dose única de dietilcarbamazina, mas os níveis de microfilárias são similares 6 a 12 meses após o tratamento (Andrade LD *et al. Trans R Soc Trop Med Hyg.* 89:319, 1995; Simonsen PE *et al. Am J Trop Med Hyg.* 53:267, 1995). Uma dose única de 6 mg/kg é usada em áreas endêmicas para o tratamento em massa (Figueredo-Silva J *et al. Trans R Soc Trop Med Hyg.* 90:192, 1996; Noroes J *et al. Trans R Soc Trop Med Hyg.* 91:78, 1997). [30]Em infecções pesadas com *Loa loa*, a morte rápida de microfilárias pode provocar uma encefalopatia. A aférese tem sido relatada como eficaz na redução de microfilárias em pacientes fortemente infectados com *Loa loa* (Ottesen ES. *Infect Dis Clin North Am.* 7:619, 1993). Albendazol ou ivermectina também têm sido usados para reduzir microfilaremia; o albendazol é preferido por causa de seu início de ação mais lento e menor risco de encefalopatia (Klion AD *et al. J Infect Dis.* 168:202, 1993; Kombila M *et al. Am J Trop Med Hyg.* 58:458, 1998). Albendazol pode ser útil para o tratamento de loíase quando a dietilcarbamazina é ineficaz ou não pode ser usada, mas cursos repetidos podem ser necessários (Klion AD *et al.*, *Clin Infect Dis.* 29:680, 1999). A dietilcarbamazina, 300 mg 1 vez/semana, tem sido recomendada para a prevenção de loíase (Nutman TB *et al. N Engl J Med.* 319:752, 1988). [31]Dietilcarbamazina não tem efeito. Ivermectina 200 µg/kg em dose única tem sido eficaz. [32]A doxiciclina é preferida para as cepas que contêm a bactéria *Wolbachia.* A terapia combinada com dietilcarbamazina e mebendazol e monoterapia com o mebendazol tem sido usada com sucesso em cepas que não contêm *Wolbachia.* A evidência é limitada e a terapia ideal é incerta. Ivermectina e albendazol parecem ser ineficazes. [33]A dietilcarbamazina é potencialmente curativa devido à atividade contra vermes adultos e microfilárias. A ivermectina é apenas ativa contra microfilárias (*The Medical Letter*: Drugs for parasitic infections, vol 11, 2013). [34]A recidiva ocorre e pode ser tratada com dietilcarbamazina. [35]Tratamento anual com ivermectina, 150 µg/kg, pode prevenir a cegueira por oncocercíase ocular (Mabey D *et al. Ophthalmology* 103:1001, 1996). Ivermectina mata apenas a microfilária, mas não os vermes adultos; evidências emergentes sugerem que a doxiciclina é eficaz na morte de vermes adultos e na esterilização de fêmeas. O regime recomendado pelos CDC é doxiciclina 100 a 200 mg/dia VO por 6 semanas, iniciada 1 semana após a administração de uma dose de ivermectina para reduzir a carga de microfilárias. A dietilcarbamazina e a suramina foram usadas anteriormente para o tratamento desta doença, mas não devem mais ser usadas devido à disponibilidade de terapias menos tóxicas. [36]Dados de segurança limitados em crianças menores de 4 anos, mas foram utilizados em campanhas de prevenção em massa sem efeitos adversos relatados. [37]Ao contrário de infecções por outros vermes, as infecções por *Fasciola hepatica* não respondem ao praziquantel. O triclabendazol pode ser seguro e eficaz, mas os dados são limitados (Graham CS *et al. Clin Infect Dis.* 33:1, 2001). Nos EUA, o medicamento não é aprovado pela FDA e ainda não está comercialmente disponível. No entanto, está disponível para médicos licenciados nos EUA por meio do CDC Drug Service, sob um protocolo especial, que exige que tanto os CDC quanto a FDA concordem que o medicamento é indicado para tratamento de um paciente em particular. Nos EUA, os provedores devem entrar em contato com o Serviço de Medicamentos dos CDC, Divisão de Recursos Científicos. Está disponível em Victoria Pharmacy, Zurique, Suíça (www.pharmaworld.com). O medicamento deve ser administrado com alimentos para melhor absorção. Um único estudo descobriu que a nitazoxanida tem eficácia limitada para o tratamento de fasciolíase em adultos e crianças (Favennec L *et al.*: *Aliment Pharmacol Ther.* 17:265, 2003). [38]Richter J *et al. Curr Treat Options Infect Dis.* 4:313; 2002. [39] MacLean JD *et al. Lancet.* 347:154, 1996.

(*continua*)

Tabela 305.1 Fármacos para infecções parasitárias. *(continuação)*

INFECÇÃO	FÁRMACO	DOSAGEM DE ADULTO	DOSAGEM PEDIÁTRICA
Nanophyetus salmincola			
Fármaco de escolha:	Praziquantel[7]	20 mg/kg/dia VO 3 vezes/dia × 1 dia	20 mg/kg/dia VO 3 vezes/dia × 1 dia[36]
***Opisthorchis viverrini* (trematódeo hepático do Sudeste Asiático), *O. felineus* (trematódeo do fígado de gato)**			
Fármaco de escolha:	Praziquantel	25 mg/kg/dia VO 3 vezes/dia × 2 dias	25 mg/kg/dia VO 3 vezes/dia × 2 dias[36]
ou	Albendazol[7]	10 mg/kg/dia VO × 7 dias	< 10 kg/2 anos:[11] ≥ 2 anos: ver dosagem de adulto
***Paragonimus westermani* (trematódeo pulmonar)**			
Fármaco de escolha:	Praziquantel[7]	25 mg/kg/dia VO 3 vezes/dia × 2 dias[36]	25 mg/kg/dia VO 3 vezes/dia × 2 dias[36]
ou	Triclabendazol[7,40]	10 mg/kg VO 2 vezes/dia × 1 dia ou 5 mg/kg/dia × 3 dias	10 mg/kg VO 2 vezes/dia × 1 dia ou 5 mg/kg/dia × 3 dias
ou	Bitionol[3,7]	30 a 50 mg/kg VO em dias alternados × 10 a 15 doses	30 a 50 mg/kg VO em dias alternados × 10 a 15 doses
Giardíase (*Giardia intestinalis*, também conhecida como *G. duodenalis* ou *G. lamblia*)			
Fármacos de escolha:	Metronidazol[7]	250 mg VO 3 vezes/dia × 5 dias	5 mg/kg/dia (máx. 250 mg) VO 3 vezes/dia × 5 dias
ou	Nitazoxanida[5]	500 mg VO 2 vezes/dia × 3 dias	1 a 3 anos: 100 mg VO a cada 12 h × 3 dias 4 a 11 anos: 200 mg VO 2 a cada 12 h × 3 dias ≥ 12 anos: ver dosagem de adulto
ou	Tinidazol[4]	2 g VO dose única	50 mg/kg VO em dose única (máx. 2 g)
Alternativas:[41]	Paromomicina[7,42]	25 a 35 mg/kg/dia VO em 3 doses × 7 dias	25 a 35 mg/kg/dia VO em 3 doses × 7 dias
ou	Furazolidona[3]	100 mg VO 4 vezes/dia × 7 a 10 dias	6 mg/kg/dia VO em 4 doses × 7 a 10 dias
ou	Quinacrina[2]	100 mg VO 3 vezes/dia × 5 dias	2 mg/kg 3 vezes/dia VO × 5 dias (máx. 300 mg/dia)
Gnatostomíase (*Gnathostoma spinigerum*)			
Fármaco de escolha:[43]	Albendazol[7]	400 mg VO 2 vezes/dia × 21 dias	< 10 kg/2 anos:[11] ≥ 2 anos: ver dosagem de adulto
ou	Ivermectina[7]	200 μg/kg/dia VO × 2 dias	< 15 kg: não indicado ≥ 15 kg: ver dosagem de adulto
±	Remoção cirúrgica		
Gongilonemíase (*Gongylonema* sp.)[44]			
Tratamento de escolha:	Remoção cirúrgica		
ou	Albendazol[7]	400 mg/kg/dia VO × 3 dias	10 mg/kg/dia VO × 3 dias
Infecção por ancilostomídeo (*Ancylostoma duodenale, Necator americanus*)			
Fármaco de escolha:	Albendazol[7]	400 mg VO em dose única	< 10 kg/2 anos:[11] ≥ 2 anos: ver dosagem de adulto
ou	Mebendazol	100 mg VO 2 vezes/dia × 3 dias ou 500 mg em dose única	100 mg VO 2 vezes/dia × 3 dias ou 500 mg em dose única[12]
ou	Pamoato de pirantel[7]	11 mg/kg (máx. 1 g) VO × 3 dias	11 mg/kg (máx. 1 g) VO × 3 dias
Cisto hidático, ver Infecção por cestódio			
***Hymenolepis nana*, ver Infecção por cestódio**			
Infecção por *Leishmania*[45]			
Visceral[46]			
Fármacos de escolha:	Anfotericina B lipossomal[47,48]	3 mg/kg/dia IV dias 1 a 5, dia 14 e dia 21 (dose total: 21 mg/kg)	3 mg/kg/dia IV dias 1 a 5, dia 14 e dia 21 (dose total: 21 mg/kg)
ou	Miltefosina[49]	30 a 40 kg: 50 mg VO 2 vezes/dia × 28 dias 45 kg ou mais: 50 mg VO 3 vezes/dia × 28 dias	< 12 anos: 2,5 mg/kg/dia VO × 28 dias[7] > 12 anos: ver dosagem de adulto

[40]O triclabendazol pode ser eficaz em uma dosagem de 5 mg/kg 1 vez/dia durante 3 dias ou 10 mg/kg 2 vezes/dia, em 1 dia (Calvopiña M *et al. Trans R Soc Trop Med Hyg.* 92: 566, 1998). Nos EUA, não é aprovado pela FDA e ainda não está comercialmente disponível. No entanto, está disponível para médicos licenciados nos EUA por meio dos CDC, seguindo um protocolo especial, que exige que tanto os CDC quanto a FDA concordem que o medicamento é indicado para o tratamento de um paciente em particular. Nos EUA, os provedores devem entrar em contato com o Serviço de Medicamentos dos CDC. O fármaco está disponível na Victoria Pharmacy, Zurique, Suíça; http://www.pharmaworld.com; e-mail, info@pharmaworld.com. [41]O albendazol 400 mg/dia durante 5 dias isolado ou em combinação com metronidazol também pode ser eficaz (Hall A, Nahar Q. *Trans R Soc Trop Med Hyg.* 87:84, 1993; Dutta AK *et al. Indian J Pediatr.* 61:689, 1994; Cacopardo B *et al. Clin Ter.* 146:761, 1995). O tratamento combinado utilizando doses-padrão de metronidazol e quinacrina administrados por 3 semanas tem sido eficaz para um pequeno número de infecções refratárias (Nash TE *et al. Clin Infect Dis.* 33:22, 2001). Em um estudo, a nitazoxanida foi utilizada de forma eficaz em altas doses para tratar um caso de *Giardia* resistente ao metronidazol e albendazol (Abboud P *et al. Clin Infect Dis.* 32:1792, 2001). [42]Não absorvido; pode ser útil para o tratamento da giardíase na gravidez. [43]de Gorgolas M *et al.*: *J Travel Med* 10:358, 2003. Todos os pacientes devem ser tratados com uma medicação, independentemente da tentativa cirúrgica. [44]Eberhard ML, Busillo C. *Am J Trop Med Hyg.* 61:51, 1999; Wilson ME *et al. Clin Infect Dis.* 32:1378, 2001. [45]Recomenda-se a consulta com médicos experientes no tratamento desta doença. Para maximizar a eficácia e minimizar a toxicidade, a escolha do medicamento, a dosagem e a duração da terapia devem ser individualizadas com base na região de aquisição da doença, prováveis espécies infectantes, número, significância e localização das lesões e fatores do hospedeiro, como estado imunológico (Murray HW. *Lancet.* 366:1561, 2005; Aronson N *et al. Clin Infect Dis.* 63:202, 2016). Alguns dos medicamentos listados e os regimes são eficazes apenas contra determinadas espécies/linhagens de *Leishmania* e apenas em certas áreas do mundo (Sundar S, Chakravarty J. *Expert Opin Pharmacother.* 14:53, 2013). [46]A infecção visceral é mais comumente causada pelas espécies *Leishmania donovani* (calazar) e *Leishmania infantum* do Velho Mundo e pela espécie *Leishmania chagasi* do Novo Mundo. A duração do tratamento pode variar com base nos sintomas, estado imunológico do hospedeiro, espécie e área do mundo onde a infecção foi adquirida. Anfotericina B lipossomal é o tratamento de escolha nas diretrizes de leishmanios da IDSA (Aronson N et *al. Clin Infect Dis.* 63:202, 2016).

(continua)

Tabela 305.1 Fármacos para infecções parasitárias. *(continuação)*

INFECÇÃO	FÁRMACO	DOSAGEM DE ADULTO	DOSAGEM PEDIÁTRICA
ou	Estibogliconato de sódio[27,50]	20 mg/kg/dia IV ou IM × 28 dias	20 mg/kg/dia IV ou IM × 28 dias
ou	Anfotericina B Ácido deoxicólico[7]	1 mg/kg IV diariamente ou a cada 2 dias por 15 a 20 doses	1 mg/kg IV diariamente ou a cada 2 dias por 15 a 20 doses
Alternativa:	Antimoniato de meglumina[3,50]	20 mg antimônio pentavalente/kg/dia IV ou IM × 28 dias	20 mg antimônio pentavalente/kg/dia IV ou IM × 28 dias
ou	Pentamidina[7]	4 mg/kg IV ou IM diariamente ou a cada 2 dias por 15 a 30 doses	4 mg/kg IV ou IM diariamente ou a cada 2 dias por 15 a 30 doses
Cutânea[51,52]			
Fármaco de escolha:	Estibogliconato de sódio[27,50]	20 mg/kg/dia IV ou IM × 20 dias	20 mg/kg/dia IV ou IM × 20 dias
ou	Anfotericina B lipossomal[7]	3 mg/kg/dia IV dias 1 a 5 e dia 10 ou dias 1 a 7 (dose total: 18 a 21 mg/kg)	3 mg/kg/dia IV dias 1 a 5 e dia 10 ou dias 1 a 7 (dose total: 18 a 21 mg/kg)
ou	Anfotericina B Ácido deoxicólico[7]	0,5 a 1,0 mg/kg IV diariamente ou a cada 2 dias (dose total: 15 a 30 mg/kg)	0,5 a 1,0 mg/kgIV diariamente ou a cada 2 dias (dose total: 15 a 30 mg/kg)
ou	Miltefosina[49]	30 a 40 kg: 50 mg VO 2 vezes/dia × 28 dias	< 12 anos: 2,5 mg/kg/dia VO × 28 dias[7]
		≥ 45 kg: 50 mg VO 3 vezes/dia × 28 dias	> 12 anos: ver dosagem de adulto
Alternativas:	Antimoniato de meglumina[3,50]	20 mg de antimônio pentavalente/kg/dia IV ou IM × 20 dias	20 mg de antimônio pentavalente/kg/dia IV ou IM × 20 dias
ou	Pentamidina[7,53]	3 a 4 mg/kg IV ou IM a cada 2 dias × 3 a 4 doses	2 a 3 mg/kg IV ou IM diariamente ou a cada 2 dias × 4 a 7 doses
ou	Paromomicina[7,54]	Uso tópico 2 vezes/dia × 10 a 20 dias	Uso tópico 2 vezes/dia × 10 a 20 dias
ou	Cetoconazol[7]	600 mg/dia × 28 dias	
ou	Fluconazol[7]	200 mg/dia × 6 semanas	
ou	Terapia local, incluindo crioterapia, termoterapia, antimoniato pentavalente intralesional (Sb^V), paromomicina tópica terapia fotodinâmica ou laserterapia		
Mucosa[54,55]			
Fármaco de escolha:	Estibogliconato de sódio[27,50]	20 mg/kg/dia IV ou IM × 28 dias	20 mg/kg/dia IV ou IM × 28 dias
ou	Anfotericina B lipossomal[7]	3 mg/kg/dia IV × 10 dias ou 4 mg/kg nos dias 1 a 5, 10, 17, 24, 31 e 38 (dose total: 20 a 60 mg/kg)	2 a 4 mg/kg/dia IV × 10 dias ou 4 mg/kg nos dias 1 a 5, 10, 17, 24, 31 e 38 (dose total: 20 a 60 mg/kg)
ou	Anfotericina B Ácido deoxicólico[7]	0,5 a 1 mg/kg IV diariamente ou a cada 2 dias (dose total: 20 a 45 mg/kg)	0,5 a 1 mg/kg IV diariamente ou a cada 2 dias (dose total: 20 a 45 mg/kg)
ou	Miltefosina[49]	30 a 44 kg: 50 mg VO 2 vezes/dia × 28 dias	< 12 anos: 2,5 mg/kg/dia VO × 28 dias[7]
		≥ 45 kg: 50 mg VO 3 vezes/dia × 28 dias	> 12 anos: ver dosagem de adulto
Alternativa:	Antimoniato de meglumina[3,50]	20 mg antimônio pentavalente/kg/dia IV ou IM × 28 dias	20 mg antimônio pentavalente/kg/dia IV ou IM × 28 dias

[47]Três formulações lipídicas de anfotericina B têm sido utilizadas no tratamento da leishmaniose visceral. Basicamente fundamentada em ensaios clínicos em pacientes infectados com *Leishmania infantum*, a FDA aprovou a anfotericina B lipossomal para o tratamento da leishmaniose visceral (Meyerhoff A. *Clin Infect Dis.* 28:42, 1999). Complexo lipídico da anfotericina B e anfotericina B sulfato de colesterilo também foram utilizados com bons resultados, mas são considerados investigacionais para esta condição pela FDA. [48]O regime de dosagem aprovado pela FDA para pacientes imunocomprometidos (p. ex., infectados pelo HIV) é de 4 mg/kg/dia nos dias 1 a 5 e 4 mg/kg/dia nos dias 10, 17, 24, 31 e 38. A taxa de recaída é alta; terapia de manutenção pode ser indicada, mas não há consenso quanto a dosagem ou duração. (Russo R, Nigro LC, Minniti S *et al.* Visceral leishmaniasis in HIV infected patients: treatment with high dose liposomal amphotericin B [AmBisome]. *J Infect.* 32:133-137, 1996). [49] Para tratamento de calazar em adultos na Índia, miltefosina oral 100 mg/dia (aproximadamente 205 mg/kg/dia) por 3 a 4 semanas foi 97% eficaz após 6 meses (Jha TK *et al. N Engl J Med.* 341:1795, 1999; Sangraula H *et al. J Assoc Physicians India.* 51:686, 2003). Os efeitos adversos gastrintestinais são comuns e o medicamento é contraindicado na gravidez. A dose de miltefosina em um ensaio aberto em crianças na Índia foi de 2,5 mg/kg/dia durante 28 dias (Bhattacharya SK *et al. Clin Infect Dis.* 38: 217, 2004). Miltefosina foi aprovada pela FDA para tratamento de leishmaniose por *Leishmania donovani*; leishmaniose tegumentar por *L. braziliensis*, *L. guyanensis* e *L. panamensis*; e leishmaniose mucosa por *L. braziliensis* desde 2014 e agora está comercialmente disponível. [50]Pode ser repetido ou continuado; uma duração mais longa pode ser necessária para alguns pacientes (Herwaldt BL. *Lancet.* 354:1191, 1999). [51]A infecção cutânea é mais comumente causada pelas espécies do Velho Mundo *Leishmania major* e *Leishmania tropica* e as espécies do Novo Mundo *Leishmania mexicana*, *Leishmania (Viannia) braziliensis* e outras. A duração do tratamento pode variar conforme os sintomas, estado imune do hospedeiro, espécies e área do mundo onde a infecção foi adquirida. [52]Em um estudo controlado por placebo em pacientes com idade igual ou superior a 12 anos, a miltefosina oral foi eficaz para o tratamento da leishmaníase cutânea causada por *Leishmania (Viannia) panamensis* na Colômbia, mas não *L.(V.) braziliensis* na Guatemala em uma dosagem de cerca de 2,5 mg/kg/dia durante 28 dias. O "enjoo de movimento", náuseas, cefaleia e elevação da creatinina foram os efeitos adversos mais frequentes (Soto J *et al. Clin Infect Dis.* 38:1266, 2004). Para o tratamento de lesões cutâneas por *L. major*, um estudo na Arábia Saudita observou que o fluconazol oral, 200 mg 1 vez/dia durante 6 semanas, pareceu aumentar a velocidade de cicatrização (Alrajhi AA *et al. N Engl J Med.* 346:891, 2002). [53]Nesta dosagem, a pentamidina tem sido eficaz contra a leishmaniose na Colômbia, onde o provável organismo era *L.(V.)panamensis* (Soto-Mancipe J *et al.*: *Clin Infect Dis.* 16:417, 1993; Soto J *et al. Am J Trop Med Hyg.* 50:107, 1994); seu efeito contra outras espécies não está bem estabelecido. Atualizado com base nas orientações práticas para *Leishmania* (Aronson N *et al.*: *Clin Infect Dis.* 63:202-264, 2016).[54]A paromomicina tópica deve ser utilizada apenas em regiões geográficas onde as espécies de leishmaniose cutânea apresentem baixo potencial para disseminação mucosa. Uma formulação de paromomicina a 15% e cloreto de metilbenzetônio a 12% em parafina branca mole para uso tópico já foi relatada como sendo parcialmente eficaz em alguns pacientes contra a leishmaníase cutânea causada por *L. major* em Israel e contra *L. mexicana* e *L. (V.) braziliensis* na Guatemala, onde a disseminação mucosa é bastante rara (Arana BA *et al. Am J Trop Med Hyg.* 65:466, 2001). O metilbenzetônio é irritante para a pele; as lesões podem piorar antes de melhorarem. [55]A infecção mucosa é mais comumente causada pelas espécies do Novo Mundo *L. (V.) braziliensis*, *L. (V.) panamensis* ou *L. (V.) guyanensis*. A duração do tratamento pode variar com base nos sintomas, estado imunológico do hospedeiro, espécies e área do mundo onde a infecção foi adquirida.

(continua)

Tabela 305.1 Fármacos para infecções parasitárias. (*continuação*)

INFECÇÃO	FÁRMACO	DOSAGEM DE ADULTO	DOSAGEM PEDIÁTRICA
Infestação por piolhos (cabeça e corpo) (*Pediculus humanus, Pediculus capitis, Phthirus pubis*)			
Fármacos de escolha:	Malation a 0,5%[56]	Uso tópico 2 vezes, com 1 semana de intervalo	Uso tópico 2 vezes, com 1 semana de intervalo Aprovado para ≥ 6 anos
ou	Permetrina a 1%[56]	Uso tópico 2 vezes, com 1 semana de intervalo	Uso tópico 2 vezes, com 1 semana de intervalo Aprovado para ≥ 2 meses
ou	Piretrinas com butóxido de piperonila[57]	Uso tópico 2 vezes, com 1 semana de intervalo	Uso tópico 2 vezes, em 1 semana, aprovado para ≥ 2 anos
ou	Ivermectina loção a 0,5%	Uso tópico, uso único	Uso tópico, uso único, aprovado para ≥ 6 meses
ou	Espinosade suspensão a 0,9%	Uso tópico, uma vez, 2ª dose em 1 semana se os piolhos adultos vivos forem vistos	Uso tópico, uma vez, 2ª dose em 1 semana se os piolhos adultos vivos forem vistos, aprovado para ≥ 6 meses
ou	Ivermectina[7,58]	200 a 400 μg/kg VO 2 vezes, com 1 semana de intervalo	< 15 kg: não indicado ≥ 15 kg: ver dosagem de adulto
ou	Loção de álcool benzílico 0,5%	Uso tópico, 2 vezes, com 1 semana de intervalo	Uso tópico, 2 vezes, com 1 semana de intervalo
Infestação por piolhos (pubianos) (*Phthirus pubis*)[59]			
Fármacos de escolha:	Permetrina a 1%[56]	Uso tópico 2 vezes, com 1 semana de intervalo	Uso tópico, 2 vezes, com 1 semana de intervalo Aprovado para ≥ 2 meses
ou	Piretrinas com butóxido de piperonila[52]	Uso tópico 2 vezes, com 1 semana de intervalo	Uso tópico 2 vezes, em 1 semana, aprovado para ≥ 2 anos
ou	Malation a 0,5%[56]	Uso tópico 2 vezes, com 1 semana de intervalo	Uso tópico 2 vezes, com 1 semana de intervalo Aprovado para ≥ 6 anos
ou	Ivermectina loção a 0,5%	Uso tópico, uso único	Uso tópico, uso único, aprovado para ≥ 6 meses
ou	Ivermectina[7,58]	200 a 400 μg/kg VO 2 vezes, com 1 semana de intervalo	< 15 kg: não indicado ≥ 15 kg: ver dosagem de adulto
***Loa loa*, ver Filaríase**			
Malária, tratamento de (*Plasmodium falciparum, Plasmodium ovale, Plasmodium vivax,* e *Plasmodium malariae*)			
Infecção não complicada causada por *P. falciparum* ou espécies não identificadas adquirido em áreas de resistência à cloroquina ou resistência desconhecida[60]			
Fármacos de escolha:[61]	Atovaquona/proguanil Comprimidos para adultos: 50 mg atovaquona/100 mg proguanil Comprimidos pediátricos: 62,5 mg atovaquona/25 mg de proguanil[62]	4 comprimidos para adultos VO ou 2 comprimidos para adultos VO 2 vezes/dia × 3 dias[63]	< 5 kg: não indicado 5 a 8 kg: 2 comprimidos pediátricos VO 1 vez × 3 dias 9 a 10 kg: 3 comprimidos pediátricos VO 1 vez × 3 dias 11 a 20 kg: 1 comprimido para adultos VO 1 vez × 3 dias 21 a 30 kg: 2 comprimidos para adultos VO 1 vez × 3 dias 31 a 40 kg: 3 comprimidos para adultos VO 1 vez × 3 dias > 40 kg: 4 comprimidos para adultos VO 1 vez × 3 dias

[56]Yoon KS *et al. Arch Dermatol.* 139:994, 2003. [57]Uma segunda aplicação é recomendada 1 semana depois para matar a descendência de eclosão. Os piolhos estão cada vez mais demonstrando resistência às piretrinas e à permetrina (Meinking TL *et al. Arch Dermatol.* 138:220, 2002). A loção de ivermectina 0,5% foi aprovada pela FDA em 2012 para o tratamento de piolhos em pessoas com 6 meses ou mais. Não é ovicida, mas parece evitar que as ninfas sobrevivam. É eficaz na maioria dos pacientes quando administrado como uma única aplicação em cabelos secos sem pentear nitidamente (www.cdc.gov/parasites/lice/head/treatment.html). [58]Ivermectina é eficaz contra piolhos adultos, mas não tem efeito sobre lêndeas (Jones KN, English JC III. *Clin Infect Dis.* 36:1355, 2003). [59] Utilizar petrolato para a infestação de cílios por piolhos da espécie *Phthirus pubis*; SMX-TMP também já foi utilizado (Meinking TL. *Curr Probl Dermatol* 24:157, 1996). Para piolho na região pubiana, tratar com permetrina a 5% ou ivermectina, assim como para sarna. SMX-TMP também tem sido eficaz em conjunto com permetrina para o piolho-da-cabeça (Hipolito RB *et al. Pediatrics* 107: E30, 2001). [60]P. falciparum resistente à cloroquina ocorre em todas as áreas de malária exceto na América Central a oeste da Zona do Canal do Panamá, México, Haiti, República Dominicana e na maioria do Oriente Médio (a resistência à cloroquina já foi relatada no Iêmen, Omã, Arábia Saudita e Irã). Para o tratamento de *P. falciparum* resistente a múltiplos fármacos no Sudeste Asiático, especialmente na Tailândia, onde a resistência a mefloquina é frequente, podem ser utilizados atovaquona/proguanil, artesunato juntamente com mefloquina, ou arteméter juntamente com mefloquina (Luxemburger JC *et al. Trans R Soc Trop Med Hyg.* 88:213, 1994; Karbwang J *et al. Trans R SocTrop Med Hyg.* 89:296 1995). [61]A malária não complicada ou branda pode ser tratada com fármacos orais. [62]Para potencializar a absorção e reduzir náuseas e vômitos, deve ser administrado juntamente com alimento ou uma bebida à base de leite. A segurança na gestação é desconhecida e o uso geralmente não é recomendado. Em poucos estudos os desfechos foram normais em mulheres tratadas com a combinação no 2º e 3º trimestres de gestação (Paternak B *et al. Arch Intern Med* 171:259, 2011; Boggild AK *et al. Am J Trop Med Hyg.* 76:208, 2007). O fármaco não deve ser administrado a pacientes com insuficiência renal grave (clearence de creatinina < 30 mℓ/min). Houve relatos de casos isolados de resistência em *P. falciparum* na África, mas os consultores da *Medical Letter* não acreditam haver um alto risco de aquisição de doença resistente a atovaquona/proguanil (Schwartz E *et al. Clin Infect Dis.* 37:450, 2003; Farnert A *et al. BMJ* 326:628, 2003; Kuhn S *et al. Am J Trop Med Hyg.* 72:407, 2005; Happi C *et al. Malar J.* 5:82, 2006).

(*continua*)

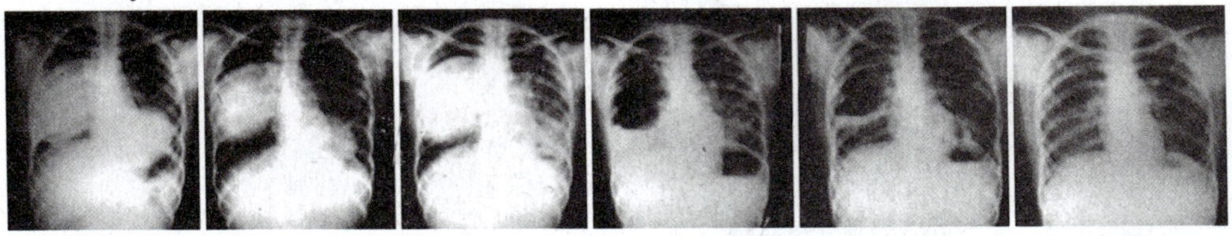

Figura 330.3 Radiografias torácicas seriadas de uma jovem mulher queniana com cistos hidáticos bilaterais. Após 2 meses de terapia com albendazol, o súbito rompimento do cisto direito foi associado a aspiração maciça e desconforto respiratório agudo.

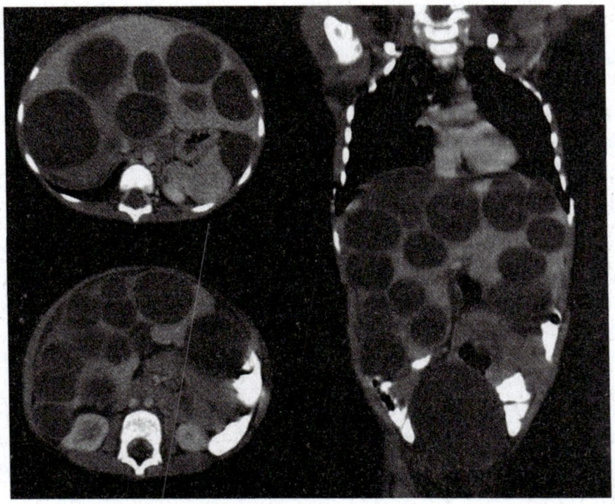

Figura 330.4 Equinococose cística hepática (hidatidose). A TC abdominal revelou hepatomegalia e múltiplos (> 20) cistos no fígado. (*De Ben-Shimol S, Zelcer I: Liver hydatid cysts.* J Pediatr *163:1792, 2013.*)

A **hidatidose alveolar** frequentemente requer cirurgia radical, incluindo hepatectomia parcial, lobectomia ou transplante de fígado. A terapia clínica com albendazol deve ser continuada por 2 anos após a cirurgia presumivelmente curativa. Em pacientes que não sejam candidatos cirúrgicos ou cujas lesões não sejam passíveis de cura cirúrgica, a terapia supressiva a longo prazo com albendazol deve ser utilizada para retardar a progressão, mas a infecção geralmente retorna se o albendazol for suspenso.

PROGNÓSTICO

Os fatores preditivos do sucesso com a quimioterapia são: idade do cisto (< 2 anos), baixa complexidade interna do cisto e tamanho pequeno. A localização do cisto não é importante, apesar de os cistos em ossos responderem mal. Para hidatidose alveolar, se a remoção cirúrgica não for bem-sucedida, a média de mortalidade é de 92% em 10 anos após o diagnóstico.

PREVENÇÃO

Medidas importantes para interromper a transmissão incluem, acima de tudo, a cuidadosa **lavagem das mãos**, evitar o contato com cães em áreas endêmicas, ferver ou filtrar a água quando em acampamento e eliminar adequadamente as carcaças de animais. Deve-se instituir procedimentos rigorosos para a eliminação adequada dos resíduos de matadouros e monitoramento deste descarte, de forma a evitar que cães e carnívoros selvagens tenham acesso às vísceras dos animais abatidos. Outras medidas úteis são o controle ou o tratamento da população de cães selvagens e o tratamento regular com praziquantel de animais de estimação e cães de trabalho em áreas endêmicas. Foram desenvolvidas vacinas para prevenir a infecção em animais de pastoreio, mas elas não são amplamente utilizadas.

A bibliografia está disponível no GEN-io.

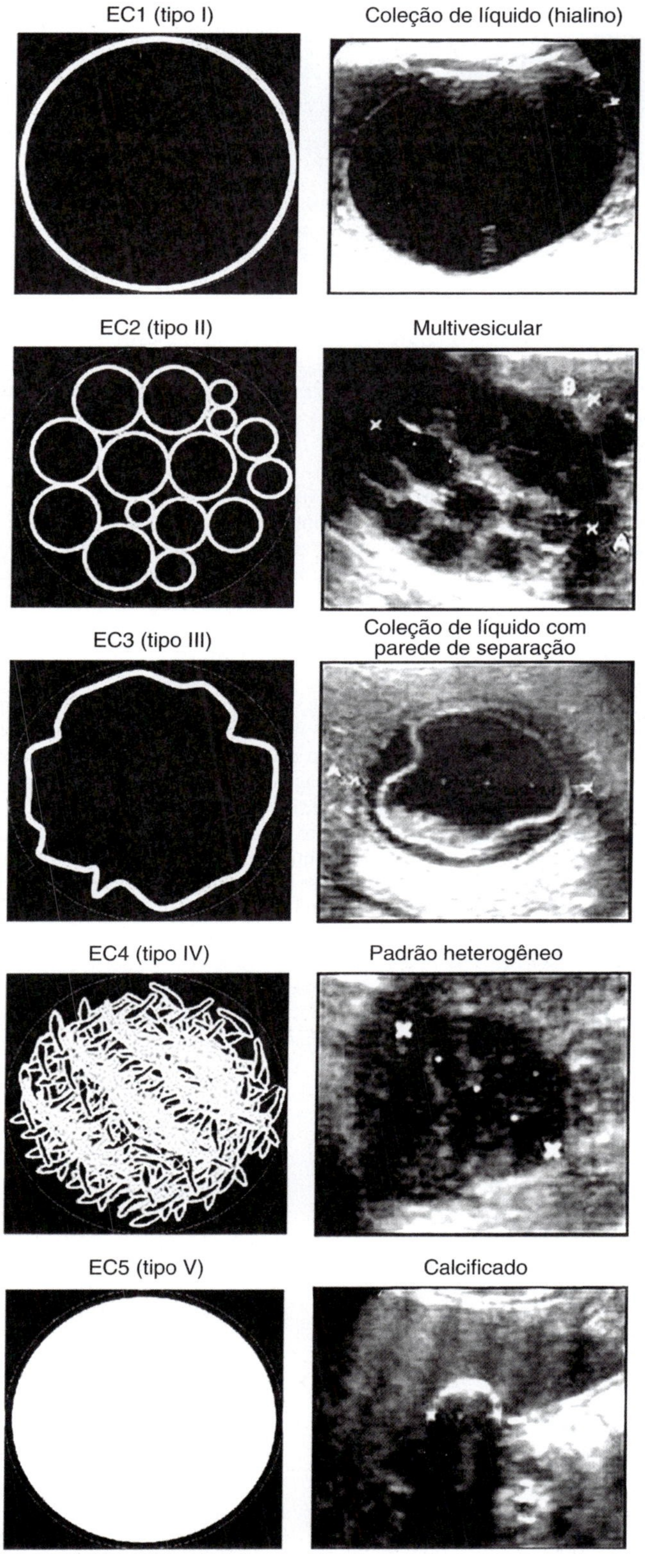

Figura 330.2 Classificação por ultrassonografia dos cistos da equinococose cística (EC). O grupo de trabalho informal da OMS para a classificação equinococose difere daquele de Gharbi *et al.* pela adição de um estágio de "lesão cística" (LC) (indiferenciada) (*não mostrada*) e pela inversão da ordem dos tipos de EC2 e 3. Cistos de transição EC3 podem ser diferenciados em EC3a (com endocisto destacado) e EC3b (predominantemente sólido com vesículas derivadas). EC1 e EC3a são cistos de estágio inicial e EC4 e EC5 são cistos de fase tardia. (*De McManus DP, Gray DJ, Zhang W, Yang Y: Diagnosis, treatment, and management of echinococcosis.* BMJ *344:e3866, 2012, Fig 4.*)

elevada para a hidatidose hepática ou óssea, mas a taxa de falso-negativos pode ser superior a 50% com a infecção pulmonar ou do sistema nervoso central (SNC).

Diagnóstico diferencial

Cistos hepáticos benignos são comuns, mas podem ser diferenciados dos cistos hidáticos pela ausência de uma parede distinta de três camadas, membranas internas e areia hidática. A densidade de abscessos hepáticos bacterianos é diferente da característica aquosa do líquido cístico da infecção por *E. granulosus*, mas os cistos hidáticos também podem ser complicados por infecções bacterianas secundárias. A equinococose alveolar é frequentemente confundida com hepatoma ou tumor metastático.

TRATAMENTO

O tratamento da hidatidose cística deve ser individualizado e orientado pelo estágio e localização da doença. As abordagens variam desde a ressecção cirúrgica, para a doença que tende a responder mal aos medicamentos e para cistos complicados, até a observação vigilante, para cistos que já estão degenerados. Para a equinococose cística (EC) dos tipos 1 ou 3 (Figura 330.2) que possuem diâmetro inferior a 5 cm, a quimioterapia com **albendazol** isolado (15 mg/kg/dia, divididos em duas doses diárias, VO, por 1 a 6 meses; máximo: 800 mg/dia) pode resultar em uma elevada taxa de cura. Os efeitos adversos do uso prolongado incluem alopecia ocasional, distúrbio gastrintestinal leve e elevação das transaminases. Devido à leucopenia, a FDA recomenda que o hemograma seja monitorado no início e a cada 2 semanas durante a terapia. O tratamento clínico com albendazol também pode ser usado para cistos que não possam sofrer intervenções como a **APIR** (aspiração percutânea, instilação e respiração) ou tratamento cirúrgico, mas as taxas de resposta são baixas.

Para lesões EC1 e EC3a maiores, o procedimento APIR guiado por TC ou US é a terapia de escolha. Comparado com o tratamento exclusivamente cirúrgico, APIR em associação com albendazol apresenta resultados semelhantes em relação ao desaparecimento do cisto, mas com menos efeitos adversos e menor tempo de internação. O derramamento do conteúdo do cisto é incomum nesse tipo de procedimento, mas a terapia profilática com albendazol é rotineiramente administrada por pelo menos 1 semana antes da APIR e deve ser continuada por, no mínimo, 1 mês depois de sua realização. APIR é contraindicada durante a gestação e nos cistos manchados com bile, que podem indicar a presença de fístula biliar. Os agentes escolicidas instilados durante a realização de APIR podem aumentar o risco de complicações biliares nesses pacientes. A abordagem recomendada para cistos EC2 e EC3b no fígado consiste na associação da cirurgia e o tratamento com albendazol. Nos centros com experiência, os cistos com septação interna espessa (EC2) podem ser tratados utilizando um trocarte para romper as membranas e drenagem externa. Os cistos EC4 e EC5 não requerem intervenções imediatas e podem ser acompanhados ultrassonograficamente para os sinais de reativação.

A cirurgia é o tratamento de escolha para os **cistos** complicados, incluindo cistos rompidos, cistos comunicantes com o trato biliar, grandes cistos pulmonares ou cistos do SNC ou ósseos. Os pequenos cistos torácicos podem se resolver com quimioterapia, mas a maior parte dos cistos requer a remoção cirúrgica.

Para a cirurgia convencional, a parede interna do cisto (apenas as camadas laminada e germinal são de origem parasitária) pode ser facilmente separada da camada fibrosa, embora alguns estudos sugiram que a remoção de toda a cápsula tenha melhor resultado em termos de recidiva da doença. Deve-se tomar cuidado considerável para evitar o derramamento do conteúdo do cisto e os campos cirúrgicos devem ser embebidos em solução salina hipertônica, pois o líquido do cisto contém protoescólex viáveis, cada uma capaz de produzir cistos secundários. Um risco adicional é a anafilaxia por causa do derramamento do líquido cístico, sendo útil o emprego de um cirurgião experiente neste tipo de procedimento. Para cistos hepáticos, os pacientes devem iniciar a terapia com albendazol (de preferência, em combinação com praziquantel) por vários dias ou semanas no período pré-operatório. Medicamentos antiparasitários devem ser continuados por 4 a 12 semanas no pós-operatório.

Tabela 305.1 Fármacos para infecções parasitárias. (*continuação*)

INFECÇÃO	FÁRMACO	DOSAGEM DE ADULTO	DOSAGEM PEDIÁTRICA
ou	Arteméter-lumefantrina) Dose fixa de 20 mg arteméter e 120 mg de lumefantrina por comprimido	4 comprimidos por dose. Esquema de 3 dias de tratamento com um total de 6 doses VO, recomendado para adultos e pacientes pediátricos com base no peso. Doses administradas durante 3 dias a 0, 8, 24, 36, 48 e 60 h	5 a < 15 kg: 1 comprimido VO por dose 15 a < 25 kg: 2 comprimidos VO por dose 25 a < 35 kg: 3 comprimidos VO por dose ≥ 35 kg: 4 comprimidos VO por dose
ou	Sulfato de quinina	648 mg do sal VO 3 vezes/dia × 3 a 7 dias[63]	10 mg do sal/kg VO em 3 vezes/dia × 3 a 7 dias[64]
	Acrescido de doxiciclina[7,16]	100 mg VO 2 vezes/dia × 7 dias	4 mg/kg/dia VO em 2 doses × 7 dias
	Ou acrescido de tetraciclina[7,16]	250 mg VO 4 vezes/dia × 7 dias	6,25 mg/kg VO 4 vezes/dia × 7 dias
	Ou acrescido de clindamicina[7,65]	20 mg/kg/dia VO em 3 doses × 7 dias[66]	20 mg/kg/dia VO em 3 doses × 7 dias
Alternativa:	Mefloquina[67,68]	750 mg VO seguido 12 h depois de 500 mg	15 mg/kg VO seguidos 12 h depois de 10 mg/kg
Infecção não complicada devido a *P. falciparum* ou espécies não identificadas adquiridas em áreas de sensibilidade à cloroquina ou *P. malariae* ou *P. knowlesi* não complicada			
Fármacos de escolha:	Fosfato de cloroquina	600 mg de base VO, após 300 mg de base VO em 6, 24 e 48 h	10 mg/kg base VO, após 5 mg/kg base VO em 6, 24 e 48 h
Ou	Hidroxicloroquina[71]	620 mg base VO, após 310 mg base VO em 6, 24 e 48 h	10 mg/kg base VO, após 5 mg/kg base VO em 6, 24 e 48 h
Infecção não complicada por *P. vivax* adquirida em áreas de resistência à cloroquina[68]			
Fármaco de escolha:	Atovaquona/proguanil Comprimidos para adultos: 50 mg atovaquona/100 mg proguanil Comprimidos pediátricos: 62,5 mg atovaquona/25 mg proguanil[62]	4 comprimidos para adultos VO 1 vez/dia × 3 dias	< 5 kg: não indicado 5 a 8 kg: 2 comprimidos pediátricos VO 1 vez × 3 dias 9 a 10 kg: 3 comprimidos pediátricos VO 1 vez × 3 dias 11 a 20 kg: 1 comprimido para adultos VO 1 vez × 3 dias 21 a 30 kg: 2 comprimidos para adultos VO 1 vez × 3 dias 31 a 40 kg: 3 comprimidos para adultos VO 1 vez × 3 dias > 40 kg: 4 comprimidos para adultos VO 1 vez × 3 dias
	Acrescido de primaquina[70]	30 mg base/dia VO × 14 dias	0,5 mg/kg/dia VO × 14 dias
ou	Sulfato de quinina	648 mg do sal VO 3 vezes/dia × 3 a 7 dias[63]	10 mg do sal/kg VO em 3 vezes/dia × 3 a 7 dias[64]
	Acrescido de doxiciclina[7,16]	100 mg VO 2 vezes/dia × 7 dias	4 mg/kg/dia VO em 2 doses × 7 dias
	Ou acrescido de tetraciclina[7,16]	250 mg VO 4 vezes/dia × 7 dias	6,25 mg/kg VO 4 vezes/dia × 7 dias
	Ou acrescido de clindamicina[7,65]	20 mg/kg/dia VO em 3 doses × 7 dias[66]	20 mg/kg/dia VO em 3 doses × 7 dias
	Ou acrescido de primaquina[69]	30 mg base/dia VO × 14 dias	0,5 mg/kg/dia VO × 14 dias

[63]Embora aprovados para dosagem única diária, os consultores da *Medical Letter* geralmente dividem a dose em duas para diminuir a ocorrência de náuseas e vômitos. [64]No Sudeste Asiático, a resistência relativa à quinina aumentou e o tratamento deve ser continuado por 7 dias. [65] Para uso na gravidez. [66] Lell B, Kremsner PG. *Antimicrob Agents Chemother.* 46:2315, 2002. [67]Nesta dosagem, podem ocorrer efeitos adversos, incluindo náuseas, vômito, diarreia, tontura, perturbação do equilíbrio, psicose tóxica e convulsões. A mefloquina não deve ser usada para o tratamento da malária na gravidez, a menos que não haja outra opção de tratamento, devido ao aumento do risco de morte fetal (Nosten F *et al. Clin Infect Dis* 28:808, 1999). Deve ser evitada para o tratamento da malária em pessoas com depressão ativa ou com histórico de psicose ou convulsões e deve ser usada com cautela em pessoas com doença psiquiátrica. A mefloquina pode ser administrada a pacientes que tomam betabloqueadores se não tiverem uma arritmia subjacente; não deveria ser usada em pacientes com anormalidades de condução. A mefloquina não deve ser administrada em conjunto com quinina, quinidina ou halofantrina, sendo necessária precaução na utilização de quinina, quinidina ou halofantrina para tratar pacientes com malária que tomaram mefloquina para profilaxia. A resistência à mefloquina foi relatada em algumas áreas como as fronteiras Tailândia-Mianmar e Tailândia-Camboja e na bacia Amazônica, onde devem ser utilizados 25 mg/kg. Nos EUA, uma dose de 250 mg comprimido de mefloquina contém 228 mg de base mefloquina. Fora dos EUA, cada comprimido de 275 mg contém 250 mg de base. [68]*P. falciparum* com resistência à mefloquina é um problema significativo nas áreas de malária da Tailândia e nas áreas de Mianmar e Camboja que fazem fronteira com a Tailândia. Também foi relatado nas fronteiras entre Mianmar e China, Laos e Mianmar e no sul do Vietnã. Nos EUA, um comprimido de 250 mg de mefloquina contém 228 mg de base mefloquina. Fora dos EUA, cada comprimido de 275 mg contém 250 mg de base. [69]*P. vivax* com suscetibilidade reduzida à cloroquina é um problema significativo na Papua-Nova Guiné e Indonésia. Também existem poucos relatos de resistência em Mianmar, Índia, Ilhas Salomão, Vanuatu, Guiana, Brasil, Colômbia e Peru.

(*continua*)

Tabela 305.1 Fármacos para infecções parasitárias. *(continuação)*

INFECÇÃO	FÁRMACO	DOSAGEM DE ADULTO	DOSAGEM PEDIÁTRICA
ou	Mefloquina[67]	750 mg VO seguidos 12 h depois por 500 mg	15 mg/kg VO seguidos 12 h depois por 10 mg/kg
	Acrescida de primaquina[70]	30 mg base/dia VO × 14 dias	0,5 mg/kg/dia VO × 14 dias
Infecção não complicada com *P. ovale* e *P. vivax* adquirida em áreas sem resistência à cloroquina[68]			
Fármaco de escolha:	Fosfato de cloroquina	600 mg de base VO, após 300 mg de base VO em 6, 24 e 48 h	10 mg/kg base VO, após 5 mg/kg base VO em 6, 24 e 48 h
	Acrescido de primaquina[70]	30 mg base/dia VO × 14 dias	0,5 mg/kg/dia VO × 14 dias
ou	Hidroxicloroquina[71]	620 mg base VO, após 310 mg base VO em 6, 24 e 48 h	10 mg/kg base VO, após 5 mg/kg base VO em 6, 24 e 48 h
	Acrescido de primaquina[70]	30 mg base/dia VO × 14 dias	0,5 mg/kg/dia VO × 14 dias
Malária grave devido a todas as *Plasmodium* spp.			
Fármaco de escolha:	Gliconato de quinidina[73]	10 mg do sal/kg IV em dose de ataque em salina normal (0,9%) (máx. 600 mg) ao longo de 1 a 2 h, seguido de infusão contínua de 0,02 mg do sal/kg/min até a terapia VO poder ser iniciada	10 mg do sal/kg IV em dose de ataque em salina normal (0,9%) (máx. 600 mg) ao longo de 1 a 2 h, seguido de infusão contínua de 0,02 mg do sal/kg/min até a terapia VO poder ser iniciada
	Acrescido de doxiciclina[7,16]	100 mg VO ou IV 2 vezes/dia × 7 dias	4 mg/kg/dia VO ou IV em 2 doses × 7 dias
	Ou acrescido de tetraciclina[7,16]	250 mg VO 4 vezes/dia × 7 dias	6,25 mg/kg VO 4 vezes/dia × 7 dias
	Ou acrescido de clindamicina[7,65]	20 mg/kg/dia VO em 3 doses × 7 dias ou 10 mg/kg em dose de ataque IV, após 5 mg/kg 3 vezes/dia até que seja possível o tratamento VO[60]	20 mg/kg/dia VO em 3 doses × 7 dias ou 10 mg/kg em dose de ataque IV, após 5 mg/kg 3 vezes/dia até que seja possível o tratamento VO[60]
Alternativa:	Artesunato[27,74]	2,4 mg/kg/dose IV × 3 dias, às 0, 12, 24, 48 e 72 h	2,4 mg/kg/dose IV × 3 dias, às 0, 12, 24, 48 e 72 h
Seguido de:	Atovaquona/proguanil, doxiciclina, clindamicina, ou mefloquina como indicado anteriormente		
Prevenção de recaídas: apenas *P. vivax* e *P. ovale*			
Fármaco de escolha:	Fosfato de primaquina[70]	30 mg base/dia VO × 14 dias	0,6 mg/kg/dia VO × 14 dias

[70]O fosfato de primaquina pode causar anemia hemolítica, especialmente em pacientes cujos eritrócitos são deficientes em glicose-6-fosfato desidrogenase (G6PD). Esta deficiência é mais comum em populações africanas, asiáticas e mediterrâneas. Pacientes devem ser testados para deficiência de G6PD antes do tratamento. A primaquina não deve ser utilizada durante a gestação. [71]Caso o fosfato de cloroquina não esteja disponível, a hidrocloroquina é igualmente eficaz; 400 mg de sulfato de hidroxicloroquina é equivalente a 500 mg de fosfato de cloroquina. [72]A exsanguinotransfusão tem se mostrado útil para alguns pacientes com alta densidade de parasitemia (> 10%), alteração do estado mental, edema pulmonar, ou complicações renais (Miller KD *et al. N Engl J Med.* 321:65, 1989). [73]Recomenda-se o monitoramento contínuo do ECG, da pressão arterial e da glicose, especialmente em gestantes e crianças pequenas. A quinidina pode ter maior atividade antimalárica que a quinina. A dose de ataque deve ser diminuída ou omitida nos pacientes que receberam quinina ou mefloquina. Se mais de 48 h de tratamento parenteral forem necessárias, a dose de quinina ou quinidina deve ser reduzida em 30 a 50%. [74]O artesunato oral não está disponível nos EUA; a formulação IV está disponível por meio do setor de malária dos CDC na forma de um novo fármaco sob investigação (IND) para pacientes com doença grave que não têm acesso em tempo hábil ou não toleram, ou não respondem adequadamente à quinidina IV (*Med Lett Drugs Ther.* 50:37, 2008). Para evitar o desenvolvimento de resistência, adultos tratados com artesunato também devem receber doses orais de tratamento com atovaquona/proguanil, doxiciclina, clindamicina ou mefloquina; crianças devem tomar atovaquona/proguanil, clindamicina ou mefloquina (Nosten F *et al. Lancet* 356:297, 2000; van Vugt M. *Clin Infect Dis* 35:1498, 2002; Smithuis F *et al. Trans R Soc Trop Med Hyg.* 98:182, 2004). Caso o artesunato seja administrado por via intravenosa, a medicação oral deve ser iniciada quando o paciente for capaz de tolerá-la (SEAQUAMAT group, *Lancet.* 366:717, 2005; Duffy PE, Sibley CH. *Lancet.* 366: 1908, 2005). A suscetibilidade reduzida ao artesunato caracterizada por eliminação lenta do parasita já foi relatada no Camboja (Rogers WO et al. Malar J 8:10, 2009; Dundorp AM *et al.*: *N Engl J Med* 361:455, 2009).

(continua)

Tabela 305.1 Fármacos para infecções parasitárias. (*continuação*)

INFECÇÃO	FÁRMACO	DOSAGEM DE ADULTO	DOSAGEM PEDIÁTRICA
Malária, prevenção da[75]			
Áreas com sensibilidade à cloroquina[60]			
Fármaco de escolha:	Fosfato de cloroquina[76,77,78]	500 mg do sal (300 mg base) VO 1 vez/semana, iniciar 1 a 2 semanas antes de viajar para área de malária e 4 semanas após saída	5 mg/kg base 1 vez/semana, até a dose de adulto de 300 mg base, iniciar 1 a 2 semanas antes de viajar para área de malária e 4 semanas após saída
ou	Hidroxicloroquina[71]	400 mg (310 mg base) VO 1 vez/semana, iniciar 1 a 2 semanas antes de viajar para área de malária e 4 semanas após saída	5 mg/kg base 1 vez/semana, até a dose de adulto de 310 mg base, iniciar 1 a 2 semanas antes de viajar para área de malária e 4 semanas após saída
Áreas com resistência à cloroquina[60]			
Fármaco de escolha:	Atovaquona/proguanil[62,77,79,80]	1 comprimido adulto VO/dia 1 a 2 dias antes de viajar para área de malária e 7 dias após saída	11 a 20 kg: 1 comprimido pediátrico VO/dia 21 a 30 kg: 2 comprimidos pediátricos VO/dia 31 a 40 kg: 3 comprimidos pediátricos VO/dia > 40 kg: 1 comprimido para adultos VO/dia
ou	Mefloquina[67,77,78,81]	1 comprimido de adulto VO por dia, iniciar 1 a 2 semanas antes de viajar para área de malária e 4 semanas após saída	< 9 kg: 5 mg/kg sal 1 vez/semana 9 a 19 kg: 1/4 de comprimido dose única/semana 19 a 30 kg: 1/2 comprimido dose única/semana 31 a 45 kg: 3/4 de comprimido dose única/semana > 45 kg: 1 comprimido dose única/semana
ou	Doxiciclina[7,82]	100 mg/dia VO	≥ 8 anos: 2 mg/kg/dia, até 100 mg/dia
Alternativas para áreas com predomínio de *P. vivax*:	Primaquina[7,83]	30 mg base/dia VO, iniciar 1 a 2 dias antes de viajar para área de malária e 7 a 14 dias após saída	0,5 mg/kg base (máx. 30 mg) diariamente, iniciar 1 a 2 dias antes de viajar para área de malária e 7 a 14 dias após saída
Malária, autotratamento presumido[84]			
Fármaco de escolha:	Atovaquona/proguanil Comprimidos para adultos: 50 mg atovaquona/100 mg proguanil Comprimidos pediátricos: 62,5 mg atovaquona/25 mg de proguanil[62]	4 comprimidos para adultos VO diariamente × 3 dias	< 5 kg: não indicado 5 a 8 kg: 2 comprimidos pediátricos VO 1 vez × 3 dias 9 a 10 kg: 3 comprimidos pediátricos VO 1 vez × 3 dias 11 a 20 kg: 1 comprimido para adultos VO 1 vez × 3 dias 21 a 30 kg: 2 comprimidos para adultos VO 1 vez × 3 dias 31 a 40 kg: 3 comprimidos para adultos VO 1 vez × 3 dias > 40 kg: 4 comprimidos para adultos VO 1 vez × 3 dias
ou	Sulfato de quinina[63]	648 mg do sal VO 3 vezes/dia × 3 a 7 dias	10 mg do sal/kg VO em 3 vezes/dia × 3 a 7 dias
	Acrescido de doxiciclina[7,16]	100 mg VO 2 vezes/dia × 7 dias	4 mg/kg/dia VO em 2 doses × 7 dias
ou	Mefloquina[67,68]	75 mg VO, seguido 12 h após, de 500 mg	15 mg/kg VO seguidos 12 h após de 10 mg/kg

[75]Nenhum regime de fármacos garante proteção contra malária. Se a febre se desenvolver dentro de 1 ano (particularmente dentro dos primeiros 2 meses) após viagem para áreas de malária, os viajantes devem ser aconselhados a procurar cuidados médicos. Repelentes para insetos, telas protetoras para camas impregnadas com inseticidas e uso de roupas apropriadas são importantes adjuvantes na profilaxia para malária (*Med Lett* 45:41, 2003). A malária na gestação é particularmente grave tanto para a mãe como para o feto; portanto, a profilaxia é indicada caso não seja possível evitar a exposição. [76]Na gravidez, a profilaxia com cloroquina tem sido usada extensiva e seguramente. [77]Para prevenção de ataque após partida de áreas onde *P. vivax* e *P. ovale* são endêmicos, o que inclui quase todas as áreas onde a malária é encontrada (exceto o Haiti), alguns especialistas prescrevem, além disso, fosfato de primaquina 30 mg de base/dia ou, para crianças, 0,6 mg de base/kg/dia durante as últimas 2 semanas de profilaxia. Outros preferem evitar a toxicidade da primaquina e confiar na vigilância para detectar casos em que ocorrem, particularmente quando a exposição é limitada ou duvidosa. Ver também nota de rodapé 69. [78]Iniciando 1 a 2 semanas antes da viagem e continuando semanalmente por toda a duração da estadia e por 4 semanas após deixar uma zona de malária. A maioria dos eventos adversos ocorre nas primeiras três doses. Alguns consultores da *Medical Letter* são favoráveis a se iniciar a mefloquina 3 semanas antes da viagem e monitorar o paciente para eventos adversos; isso permite que haja tempo para mudar para um regime alternativo caso a mefloquina não seja tolerada. A mefloquina não deve ser ingerida com estômago vazio; deve ser ingerida com pelo menos 200 mℓ de água. Para doses pediátricas menores do que ½ comprimido, é recomendável solicitar que o farmacêutico triture o comprimido, estime as doses por pesagem, e envase-os em cápsulas de gelatina. Não existem dados para uso em crianças pesando < 5 kg, mas, com base em dosagens em outros grupos de faixa de peso, a dose de 5 mg/kg pode ser utilizada. [79]Iniciando 1 a 2 dias antes da viagem e continuando por toda a duração da estadia e por 1 semana após deixar a área. Em um estudo de profilaxia da malária, a atovaquona/proguanil foi mais bem tolerada que a mefloquina em viajantes não imunes (Overbosch D *et al. Clin Infect Dis.* 33:1015, 2001). [80]Iniciando 1 a 2 dias antes da viagem e continuando por toda a duração da estadia e por 1 semana após deixar uma zona de malária. Em um estudo de profilaxia da malária, atovaquona/proguanil foi melhor tolerada do que a mefloquina em viajantes não imunes (Overbosch D *et al.: Clin Infect Dis* 33:1015, 2001). A eficácia protetora de atovaquona/proguanil contra *P. vivax* é variável, oscilando de 84% na Nova Guiné da Indonésia (Ling J *et al. Clin Infect Dis.* 35:825, 2002) a 100% na Colômbia (Soto J *et al.: Am J Trop Med Hyg* 75:430, 2006). Alguns consultores da *Medical Letter* preferem fármacos alternativos em caso de viagem para áreas onde predomina o *P. vivax*. [81]A mefloquina não foi aprovada para uso durante a gestação. Entretanto, tem sido relatada como segura para uso profilático durante o segundo e o terceiro trimestres de gestação e possivelmente também durante o início da gestação. A mefloquina não é recomendada para pacientes com anormalidades de condução cardíaca e pacientes com história de depressão, convulsões, psicose ou doenças psiquiátricas devem evitar a profilaxia com mefloquina. A resistência à mefloquina já foi relatada em algumas áreas, como, por exemplo, as fronteiras de Tailândia-Mianmar e Tailândia-Camboja; nessas áreas, atovaquona/proguanil ou doxiciclina devem ser utilizadas para profilaxia. [82]Iniciando 1 a 2 dias antes da viagem e continuando por toda a duração da estadia e por 4 semanas após deixar a área. O uso de tetraciclinas é contraindicado na gestação e em crianças menores de 8 anos. A doxiciclina pode causar alterações gastrintestinais, monilíase vaginal e reações de fotossensibilidade. [83]Estudos demonstraram que a primaquina diária iniciada 1 dia antes de viajar e continuada até 3 a 7 dias após deixar a área de malária proporciona profilaxia eficaz contra *P. falciparum* resistente à cloroquina (Baird JK *et al. Clin Infect Dis* 37:1659, 2003). Alguns estudos demonstraram menor eficácia contra *P. vivax*. Náuseas e dor abdominal podem ser reduzidas se ingerido juntamente com alimento. [84]Um viajante pode receber um regime terapêutico de atovaquona/proguanil, mefloquina ou quinina juntamente com doxiciclina para autotratamento presuntivo de doença febril. O medicamento administrado para autotratamento deve ser diferente daquele utilizado para profilaxia. Esta abordagem deve ser utilizada apenas em circunstâncias bastante raras, quando um viajante não for capaz de receber cuidados médicos de imediato.

(*continua*)

Tabela 305.1 Fármacos para infecções parasitárias. (*continuação*)

INFECÇÃO	FÁRMACO	DOSAGEM DE ADULTO	DOSAGEM PEDIÁTRICA
Microsporidiose			
Ocular (*Encephalitozoon hellem, Encephalitozoon cuniculi, Vittaforma corneae* [*Nosema corneum*])			
Fármaco de escolha:	Albendazol[7,85] *Acrescido de* Fumagilina[86]	400 mg VO 2 vezes/dia	< 10 kg/2 anos:[11] ≥ 2 anos: ver dosagem de adulto
Intestinal (*Enterocytozoon bieneusi, Encephalitozoon* [*Septata*] *intestinalis*)			
E. bieneusi[87]			
Fármaco de escolha:	Fumagilina	60 mg/dia VO × 14 dias dividido em 3 doses	
E. intestinalis			
Fármaco de escolha:	Albendazol[7,85]	400 mg VO 2 vezes/dia × 21 dias	< 10 kg/2 anos:[11] ≥ 2 anos: ver dosagem de adulto
Disseminada (*E. hellem, E. cuniculi, E. intestinalis, Pleistophora* sp., *Trachipleistophora* sp., e *Brachiola vesicularum*)			
Fármaco de escolha:[88]	Albendazol[7,85]	400 mg VO 2 vezes/dia	< 10 kg/2 anos:[11] ≥ 2 anos: ver dosagem de adulto
Ácaros, ver Sarna			
Infecção por *Moniliformis moniliformis*			
Fármaco de escolha:	Pamoato de pirantel[7]	11 mg/kg VO em dose única, repetir duas vezes, 2 semanas de intervalo	11 mg/kg VO em dose única, repetir duas vezes, 2 semanas de intervalo
Espécies de *Naegleria*, ver Meningoencefalite amebiana, primária			
***Necator americanus*, ver Infecção por ancilostomídeos**			
Oesophagostomum bifurcum			
Fármaco de escolha:	Ver nota de rodapé[89]		
***Onchocerca volvulus*, ver Filaríase**			
***Opisthorchis viverrini*, ver Infecção por trematódeos**			
***Paragonimus westermani*, ver Infecção por trematódeos**			
***Pediculus capitis, Pediculus humanus, Phthirus pubis*, ver Piolhos**			
Enterobíase, ver *Enterobius*			
Pneumonia por *Pneumocystis jiroveci* (anteriormente *Pneumocystis carinii*) (PCP)[90]			
Doença moderada a grave			
Fármaco de escolha:	Sulfametoxazol-trimetoprima (TMP-SMX)	15 a 20 mg/kg/dia do componente TMP IV em 3 a 4 doses × 21 dias (trocar para VO após melhora clínica)	15 a 20 mg/kg/dia do componente TMP IV em 3 a 4 doses × 21 dias (trocar para VO após melhora clínica)
Alternativa:	Pentamidina	3 a 4 mg/dia IV diariamente × 21 dias	3 a 4 mg/dia IV × 21 dias
ou	Primaquina	30 mg base/dia VO × 21 dias	0,3 mg/kg base VO (máx. 30 mg) diariamente × 21 dias
	Acrescida de: clindamicina[7]	600 a 900 mg IV 3 ou 4 vezes/dia × 21 dias, ou 300 a 450 mg VO 3 ou 4 vezes/dia × 21 dias (mudar para VO após melhora clínica)	15 a 25 mg/kg IV 3 ou 4 vezes/dia × 21 dias, ou 10 mg/kg VO 3 ou 4 vezes (máx. 300 a 450 mg/dose) × 21 dias (mudar para VO após melhora clínica)

[85]Para pacientes infectados pelo HIV, continuar até a resolução dos sintomas oculares e até a contagem de CD4 > 200 células/μℓ por > 6 meses após o início da terapia antirretroviral. [86]Lesões oculares causadas por *E. hellem* em pacientes infectados pelo HIV responderam a colírios com fumagilina preparados a partir de dicicloexil amônio fumagilina, utilizado para controlar uma doença de abelhas melíferas causada por microsporídeos (Diesenhouse MC. *Am J Ophthalmol* 115:293, 1993). Para lesões causadas por *V. corneae*, a terapia tópica é geralmente ineficaz e pode ser necessária a ceratoplastia (Davis RM *et al. Ophthalmology* 97:953,1990). [87]A fumagilina oral (Sanofi Recherche, Gentilly, França) tem sido eficaz no tratamento de *E. bieneusi* (Molina J-M *et al. N Engl J Med.* 346:1963, 2002), mas tem sido associada à trombocitopenia. A TARV pode levar a resposta microbiológica e clínica em pacientes infectados pelo HIV que apresentam diarreia por microsporídeo (Benson CA, KaplanJE, Masur H *et al.* Treating opportunistic infections among HIV-infected adults and adolescents: recommendations from CDC, the National Institutes of Health, andthe HIV Medicine Association/Infectious Diseases Society of America, *MMWR Recomm Rep* 53([RR-15]:1-112, 2004). A octreotida tem proporcionado alívio dos sintomas em alguns pacientes com diarreia volumosa. [88]Molina J-M *et al. J Infect Dis* 171:245, 1995. Não existe tratamento estabelecido para *Pleistophora*. Para doença disseminada causada por *Trachipleistophora* ou *Brachiola*, também pode ser tentado o itraconazol 400 mg VO uma vez/dia juntamente com albendazol (Coyle CM *et al. N Engl J Med.* 351:42, 2004). [89]Albendazol ou pamoato de pirantel podem ser eficazes (Ziem JB *et al. Ann Trop MedParasitol.* 98:385, 2004). [90]*Pneumocystis* foi reclassificado como sendo um fungo. Na doença grave com ar ambiente com $P_{O_2} \leq 70$ mmHg ou A-aO_2 gradiente ≥ 35 mmHg, a prednisona também deve ser utilizada (Gagnon S *et al. N Engl J Med.* 323:1444, 1990; Caumes E *et al. Clin Infect Dis.* 18:319, 1994).

(*continua*)

Tabela 305.1 Fármacos para infecções parasitárias. *(continuação)*

INFECÇÃO	FÁRMACO	DOSAGEM DE ADULTO	DOSAGEM PEDIÁTRICA
Doença branda a moderada			
Fármaco de escolha:	Sulfametoxazol-trimetoprima (SMX-TMP)	1.600 mg/320 mg (2 comprimidos de potência dupla) VO 3 vezes/dia × 21 dias	TMP 15 a 20 mg/kg/dia VO em 3 ou 4 doses × 21 dias
Alternativas:	Dapsona	100 mg/dia VO × 21 dias	2 mg/kg/dia (máx. 100 mg) VO × 21 dias
	Acrescida de Trimetoprima	15 mg/kg/dia VO em 3 doses	15 mg/kg/dia VO em 3 doses
ou	Primaquina	30 mg base VO diariamente × 21 dias	0,3 mg/kg base VO diariamente (máx. 30 mg) × 21 dias
	Acrescido de: Clindamicina	300 a 450 mg VO 3 ou 4vezes ao dia × 21 dias	10 mg/kg VO 3 ou 4 vezes/dia (máx. 300 a 450 mg/dose) × 21 dias
ou	Atovaquona	750 mg VO 2 vezes/dia × 21 dias	1 a 3 meses: 30 mg/kg/dia VO em 2 doses × 21 dias
Profilaxia primária e secundária[91]			
Fármaco de escolha:	Sulfametoxazol-trimetoprima (SMX-TMP)	1 comprimido (de potência simples ou dupla) VO diariamente ou 1 comprimido de potência dupla VO 3 dias/semana	TMP 150 mg/m² em 1 a 2 doses diariamente, ou em 3 dias consecutivos por semana[92]
Alternativas:[91]	Dapsona[7]	50 mg VO 2 vezes/dia, ou 100 mg/dia VO	2 mg/kg/dia (máx. 100 mg) VO ou 4 mg/kg (máx. 200 mg) VO a cada semana
ou	Dapsona[7]	50 mg/dia VO ou 200 mg VO a cada semana	
	Acrescida de Pirimetamina[93]	50 mg VO ou 75 mg VO a cada semana	
ou	Pentamidina aerossol	300 mg inalada mensalmente via nebulizador Respirgard II™	≥ 5 anos: 300 mg inalada mensalmente via nebulizador Respirgard II™
ou	Atovaquona[7]	1.500 mg/d VO em 1 ou 2 doses	1 a 3 meses: 30 mg/kg/dia VO 4 a 24 meses: 45 mg/kg/dia VO em 2 doses × 21 dias > 24 meses: 30 mg/kg/dia VO em 2 doses × 21 dias
Nematódeo, ver Ascaridíase			
***Sappinia diploidea*, ver Meningoencefalite amebiana, primária**			
Sarna (*Sarcoptes scabiei*)			
Fármaco de escolha:	Permetrina a 5%[94]	Topicamente, 2× pelo menos 1 semana de intervalo	Topicamente, 2× pelo menos 1 semana de intervalo
Alternativas:[94,95]	Ivermectina[7,94,96]	200 µg/kg VO 2× pelo menos 1 semana de intervalo	< 15 kg: não indicado ≥ 15 kg: ver dosagem adulto
	Crotamiton a 10%	Uso tópico à noite nos dias 1, 2, 3, 8	Uso tópico à noite nos dias 1, 2, 3, 8
Esquistossomíase (*Bilharziíase*)			
Schistosoma haematobium* ou *S. intercalatum			
Fármaco de escolha:	Praziquantel	40 mg/kg/dia VO em 1 ou 2 doses × 1 dia	40 mg/kg/dia VO em 1 ou 2 doses × 1 dia[36]
Schistosoma japonicum* ou *S. mekongi			
Fármaco de escolha:	Praziquantel	60 mg/kg/dia VO em 1 ou 2 doses × 1 dia	60 mg/kg/dia VO em 1 ou 2 doses × 1 dia[36]
Schistosoma mansoni			
Fármaco de escolha:	Praziquantel	40 mg/kg/dia VO em 1 ou 2 doses × 1 dia	40 mg/kg/dia VO em 1 ou 2 doses × 1 dia[36]
Alternativa:	Oxamniquina[97,98]	15 mg/kg uma vez	20 mg/kg/dia VO em 2 doses × 1 dia

[91]Profilaxia primária/secundária em pacientes com HIV pode ser descontinuada após o aumento da contagem de CD4 > 200 × 10⁶/ℓ por mais que 3 meses. [92]Um regime alternativo de sulfametoxazol-trimetoprima é 1 comprimido de potência dupla (F) 3 vezes/semana. A terapia semanal com sulfadoxina 500 mg/pirimetamina 25 mg/ácido folínico 25 mg foi eficaz na profilaxia de pneumonia por *Pneumocystis carinii* (PCP) em pacientes que sofreram transplante hepático (Torre-Cisneros J *et al. Clin Infect Dis.* 29:771, 1999). [93]Em cada dose de pirimetamina, administrar em conjunto ácido folínico 25 mg. [94]Em alguns casos, pode ser necessário repetir o tratamento em 10 a 14 dias. (BJ Currie and JS McCarthy. *N Engl J Med.* 2010; 362:717). Uma segunda dose de ivermectina administrada 2 semanas depois aumentou a taxa de cura para 95%, a qual é equivalente à da permetrina a 5% (V Usha *et al. J Am Acad Dermatol.* 2000; 42:236). A ivermectina, tanto isolada como em combinação com um escabicida tópico, é o fármaco de escolha para sarna crostosa em pacientes imunocomprometidos (P del Giudice, *Curr Opin Infect Dis.* 2004; 15:123). [95]O lindano (gama-hexacloreto de benzeno) deve ser reservado como agente de segunda linha. A FDA recomenda que este não deve ser utilizado para pacientes imunocomprometidos, crianças pequenas, idosos e pacientes que pesem menos que 50 kg. [96]A ivermectina, tanto isolada quanto em combinação com um escabicida tópico, é o fármaco de escolha para escabiose crostosa em pacientes imunocomprometidos (del Giudice P. *Curr Opin Infect Dis.* 15:123, 2004). A segurança da ivermectina oral na gestação e em crianças pequenas ainda não foi estabelecida. [97]A oxamniquina tem sido eficaz em algumas áreas nas quais o praziquantel é menos eficaz (Stelma FF *et al. J Infect Dis* 176:304, 1997). A oxamniquina é contraindicada na gestação. [98]Na África oriental, a dose deve ser aumentada para 30 mg/kg, e, no Egito e África do Sul, para 30 mg/kg/dia durante 2 dias. Alguns especialistas recomendam 40 a 60 mg/kg por um período de 2 a 3 dias em toda a África (Shekhar KC. *Drugs.* 42:379, 1991).

(*continua*)

Tabela 305.1 Fármacos para infecções parasitárias. *(continuação)*

INFECÇÃO	FÁRMACO	DOSAGEM DE ADULTO	DOSAGEM PEDIÁTRICA
Doença do sono, ver Tripanossomíase			
Estrongiloidíase (*Strongyloides stercoralis*)			
Fármaco de escolha:[99]	Ivermectina	200 µg/kg/dia VO × 2 dias	< 15 kg: não indicado ≥ 15 kg: ver dosagem de adulto
Alternativa:	Albendazol[7,100]	400 mg VO 2 vezes/dia × 7 dias	< 10 kg/2 anos:[11] ≥ 2 anos: ver dosagem de adulto
Infecção por cestódio			
Adulto (estágio intestinal)			
***Diphyllobothrium latum* (peixe), *Taenia saginata* (carne bovina), *Taenia solium* (carne suína), *Dipylidium caninum* (cão)**			
Fármaco de escolha:	Praziquantel[7]	5 a 10 mg/kg VO dose única	5 a 10 mg/kg VO dose única[36]
Alternativa:	Niclosamida	2 g VO dose única	50 mg/kg VO dose única
***Hymenolepis nana* (tênia anã)**			
Fármaco de escolha:	Praziquantel[7]	25 mg/kg VO dose única	25 mg/kg VO dose única[36]
Alternativa:	Niclosamida[101]	2 g VO diariamente × 7 dias	11 a 34 kg: 1 g VO no dia 1 e então 500 mg/dia VO × 6 dias Superior a 34 kg: 1,5 g VO no dia 1 e então 1 g/dia VO × 6 dias
Larval (estágio tecidual)			
***Echinococcus granulosus* (cisto hidático – hidatidose – equinococose)**			
Fármaco de escolha:[102]	Albendazol[7]	400 mg VO 2 vezes/dia × 1 a 6 meses	< 10 kg/2 anos: 5 a 7,5 mg/kg VO 2 vezes/dia (máx. 400 mg)[11] ≥ 2 anos: 5 a 7,5 mg/kg VO 2 vezes/dia (máx. 400 mg) × 1 a 6 meses
***Echinococcus multilocularis* (Equinococose alveolar)**			
Tratamento de escolha: ver nota de rodapé[103]			
***Taenia solium* (cisticercose)**			
Fármaco de escolha:[104]	Albendazol *Acrescido de:* Esteroides	400 mg 2 vezes/dia) VO × 8 a 30 dias; repetir conforme necessário	< 10 kg/2 anos: 7,5 mg/kg/dia VO 2 vezes/dia × 8 a 30 dias; repetir conforme necessário[11] ≥ 2 anos: 7,5 mg/kg/dia VO (máx. 400 mg) 2 vezes/dia × 8 a 30 dias; repetir conforme necessário
Alternativa:	Praziquantel[7]	50 mg/kg/dia VO em 3 doses × 15 dias	50 mg/kg/dia VO em 3 doses × 15 dias[36]
ou	Remoção cirúrgica		
Toxocaríase, ver Larva *migrans* visceral			

[99]Em pacientes imunocomprometidos ou com doença disseminada, pode ser necessário prolongar ou repetir a terapia, ou utilizar outros agentes. Formulações parenterais e enemas veterinários de ivermectina já foram utilizados em pacientes gravemente doentes incapazes receber medicação oral (Chiodini PL *et al. Lancet.* 355:43, 2000; Orem J *et al. ClinInfect Dis.* 37:152, 2003; Tarr PE. *Am J Trop Med Hyg.* 68:453, 2003). [100]O albendazol deve ser ingerido juntamente com alimento; uma refeição gordurosa aumenta a biodisponibilidade oral. [101]A niclosamida deve ser totalmente mastigada ou esmagada e deglutida com uma pequena quantidade de água. A nitazoxanida pode ser uma alternativa (JJ Ortiz *et al. Trans R SocTrop Med Hyg.* 2002; 96:193; JC Chero *et al. Trans R Soc Trop Med Hyg.* 2007; 101:203; E Diaz *et al. Am J Trop Med Hyg.* 2003; 68:384). [102]O tratamento ideal depende de múltiplos fatores, incluindo tamanho, localização e número de cistos e presença de complicações. Em alguns pacientes, a terapia medicamentosa é a única preferida, mas alguns pacientes podem se beneficiar da ressecção cirúrgica ou da drenagem percutânea de cistos. O praziquantel é útil no pré-operatório ou em caso de derrame do conteúdo do cisto durante a cirurgia. A aspiração percutânea por injeção-aspiração (PAIR) com orientação por ultrassonografia e terapia com albendazol tem sido eficaz para o tratamento da doença do cisto hidático hepático (Smego RA Jr *et al. Clin Infect Dis.* 37:1073, 2003). [103]A excisão cirúrgica é a única forma confiável de cura. Relatos têm sugerido que, em casos em que não for possível a excisão cirúrgica, o uso de albendazol ou mebendazol pode estabilizar e, algumas vezes, curar a infecção (Craig P. *Curr Opin Infect Dis.* 16:437, 2003). O tratamento médico é prolongado em até 2 anos ou mais. [104]A terapia inicial para pacientes com cisticercose parenquimatosa inflamada deve focar no tratamento sintomático com medicação anticonvulsivante. O tratamento de cisticercos parenquimatosos com albendazol ou praziquantel é controverso (Maguire JM. *N Engl J Med.* 350:215, 2004). Pacientes com cisticercos parenquimatosos vivos e que apresentam convulsões devem ser tratados com albendazol em conjunto com corticosteroides (6 mg dexametasona ou 40 a 60 mg prednisona diariamente) e uma medicação anticonvulsivante (Garcia HH *et al. N Engl J Med.* 350:249, 2004). Pacientes com cisticercos subaracnóideos ou cisticercos gigantes nas fissuras devem ser tratados por pelo menos 30 dias (Proaño JV *et al. N Engl J Med.* 345:879,2001). A intervenção cirúrgica ou o desvio do LCR é indicado para hidrocéfalo obstrutivo; a prednisona em 40 mg/dia pode ser administrada juntamente com a cirurgia. Aracnoidite, vasculite ou edema cerebral são tratados com prednisona 60 mg/dia ou dexametasona 4 a 6 mg/dia em conjunto com albendazol ou praziquantel (White Jr AC: *Annu Rev Med.* 51:187, 2000). Qualquer fármaco cisticida pode causar dano irreparável quando utilizado para tratar cisticercos oculares ou espinais, mesmo quando se faz uso de corticosteroides. Um exame oftálmico deve sempre preceder o tratamento para descartar cistos intraoculares.

(*continua*)

Tabela 305.1 Fármacos para infecções parasitárias. *(continuação)*

INFECÇÃO	FÁRMACO	DOSAGEM DE ADULTO	DOSAGEM PEDIÁTRICA
Toxoplasmose (*Toxoplasma gondii*)[105]			
Fármacos de escolha:[106,107]	Pirimetamina[108]	200 mg VO 1 vez, em seguida 50 a 75 mg/dia × 3 a 6 semanas	2 mg/kg/dia × 3 dias, em seguida 1 mg/kg/dia (máx.: 25 mg/dia) × 3 a 6 semanas[109]
	Acrescida de sulfadiazina	1,5 g VO 4 vezes/dia × 3 a 6 semanas	100 a 200 mg/kg/dia em 4 doses × 3 a 6 semanas
	Ou acrescida de clindamicina	1,8 a 2,4 g/dia IV ou VO em 3 ou 4 doses × 3 a 6 semanas	5 a 7,5 mg/kg/dia IV ou VO em 3 ou 4 doses (máx.: 600 mg/dose) × 3 a 6 semanas
	Ou acrescida de atovaquona	1.500 mg VO 2 vezes/dia	1.500 mg VO 2 vezes/dia
Alternativa:	Sulfametoxazol-trimetropim (SMX-TMP)[7]	15 a 20 mg/kg/dia do componente TMP VO ou IV em 3 ou 4 doses × 3 a 6 semanas	15 a 20 mg/kg/dia do componente TMP VO ou IV em 3 ou 4 doses × 3 a 6 semanas
Triquinelose (*Trichinella spiralis*)			
Fármacos de escolha:	Esteroides para sintomas graves	Prednisona 30 a 60 mg/dia VO × 10 a 15 dias	
	Acrescidos de: Albendazol[7]	400 mg VO 2 vezes/dia × 8 a 14 dias	< 10 kg/2 anos:[11] ≥ 2 anos: ver dosagem de adulto
Alternativa:	Mebendazol[7]	200 a 400 mg VO 3 vezes/dia × 3 dias, em seguida 400 a 500 mg VO 3 vezes/dia × 10 dias	200 a 400 mg VO 3 vezes/dia × 3 dias, em seguida 400 a 500 mg VO 3 vezes/dia × 10 dias[12]
Tricomoníase (*Trichomonas vaginalis*)			
Fármaco de escolha:[110]	Metronidazol	2 g VO dose única ou 500 mg VO 2 vezes/dia × 7 dias	15 mg/kg/dia VO em 3 doses × 7 dias
ou	Tinidazol[4]	2 g VO dose única	50 mg/kg VO dose única (máx. 2 g)
Infecção por *Trichostrongylus*			
Fármaco de escolha:	Pamoato de pirantel[7]	11 mg/kg base VO dose única (máx. 1 g)	11 mg/kg VO dose única (máx. 1 g)
Alternativa:	Mebendazol[7]	100 mg VO 2 vezes/dia × 3 dias	100 mg VO 2 vezes/dia × 3 dias[12]
ou	Albendazol[7]	400 mg VO dose única	< 10 kg/2 anos:[11] ≥ 2 anos: 15 mg/kg/dia VO (máx. 800 mg) × 1 a 6 meses
Tricuríase (*Trichuris trichiura*, verme-chicote)			
Fármaco de escolha:	Mebendazol	100 mg VO 2 vezes/dia × 3 dias	100 mg VO 2 vezes/dia × 3 dias
Alternativa:	Albendazol[7]	400 mg VO × 3 dias	< 10 kg/2 anos:[11] ≥ 2 anos: ver dosagem de adulto
ou	Ivermectina[7]	200 μg/kg VO diariamente × 3 dias	< 15 kg: não indicado ≥ 15 kg: ver dosagem de adulto
Tripanossomíase[111]			
***Trypanosoma cruzi* (tripanossomíase americana, doença de Chagas)**			
Fármaco de escolha:	Benznidazol[27]	5 a 7 mg/kg/dia VO em 2 doses × 60 dias	≤ 12 anos: 5 a 7,5 mg/kg/dia VO em 2 doses divididas, durante 60 dias ≥ 12 anos: ver dosagem de adulto
Alternativa:	Nifurtimox[27,112]	8 a 10 mg/kg/dia VO em 3 a 4 doses × 90 dias	≤ 1 a 10 anos: 15 a 20 mg/kg/dia VO em 3 a 4 doses × 90 dias 11 a 16 anos: 12,5 a 15 mg/kg/dia em 3 a 4 doses × 90 dias ≥ 16 anos: ver dosagem de adulto

[105]Na toxoplasmose ocular com envolvimento macular, os corticosteroides são recomendados em conjunto com a terapia antiparasitária para efeito anti-inflamatório. [106]Para tratar toxoplasmose no SNC em pacientes infectados pelo HIV, alguns clínicos têm utilizado pirimetamina 50 a 100 mg/dia (após uma dose de ataque de 200 mg) com sulfadiazina e, quando ocorre desenvolvimento de sensibilidade à sulfonamida, utilizam clindamicina 1,8 a 2,4 g/dia em doses divididas em vez de sulfonamida. A atovaquona juntamente com pirimetamina parece ser uma alternativa eficaz em pacientes intolerantes à sulfa (Chirgwin K *et al. Clin Infect Dis.* 34:1243, 2002). O tratamento é seguido de supressão crônica com regimes de dose baixa dos mesmos fármacos. Para a profilaxia primária em pacientes com HIV com contagem de células CD4 < 100 × 10⁶/ℓ, tanto sulfametoxazol-trimetoprima, pirimetamina com dapsona, ou atovaquona com ou sem pirimetamina podem ser utilizados. A profilaxia primária ou secundária pode ser descontinuada quando a contagem de CD4 aumentar para > 200 × 10⁶/ℓ por mais de 3 meses (Benson CA, Kaplan JE, Masur H *et al.*: Treating opportunistic infections among HIV-infected adults and adolescents:recommendations from CDC, the National Institutes of Health, and the HIV Medicine Association/Infectious Diseases Society of America, *MMWR Recomm Rep* 53([RR-15]:1-112, 2004). [107]Mulheres que desenvolvem toxoplasmose durante o primeiro trimestre de gestação podem ser tratadas com espiramicina (3 a 4 g/dia). Após o primeiro trimestre, caso não tenha nenhuma transmissão ao feto documentada, a espiramicina pode ser continuada até o parto. Caso a transmissão tenha ocorrido *in utero*, a terapia com pirimetamina e sulfadiazina deve ser iniciada (Montoya JG, Liesenfeld O. *Lancet* 363:1965, 2004). A pirimetamina tem um potencial teratogênico e deve ser utilizada apenas após o primeiro trimestre. [108]Cada dose de pirimetamina deve ser acompanhada de 10 a 25 mg de ácido folínico. [109]Recém-nascidos infectados de forma congênita devem ser tratados com pirimetamina a cada 2 ou 3 dias e uma sulfonamida diariamente por cerca de 1 ano (Remington JS, Klein JO, editors. *Infectious disease of the fetus and newborn infant.* ed 5, Philadelphia, 2001, WB Saunders, p. 290). [110]Os parceiros sexuais devem ser tratados simultaneamente. Linhagens resistentes ao metronidazol já foram relatadas e podem ser tratadas com doses mais altas de metronidazol (2 a 4 g/dia durante 7 a 14 dias) ou com tinidazol (Hager WD. *Sex Transm Dis.* 31:343, 2004). [111]Barrett MP *et al. Lancet.* 362:1469, 2003. [112]A adição de interferona-γ ao nifurtimox por 20 dias em animais experimentais e em um número limitado de pacientes parece reduzir a fase aguda da doença de Chagas (McCabe RE *et al. J Infect Dis.* 163:912, 1991).

(continua)

Tabela 305.1 Fármacos para infecções parasitárias. (*continuação*)

INFECÇÃO	FÁRMACO	DOSAGEM DE ADULTO	DOSAGEM PEDIÁTRICA
Trypanosoma brucei gambiense **(tripanossomíase da África Ocidental, doença do sono)**			
Estágio hemolinfático			
Fármaco de escolha:[113]	Isotionato de pentamidina[7]	4 mg/kg/dia IM × 7 a 10 dias	4 mg/kg/dia IM ou IV × 7 a 10 dias
Alternativa:	Suramina[27]	100 mg (dose teste) IV, e então 1 g IV nos dias 1, 3, 7, 14 e 21	2 mg/kg (dose teste) IV, e então 20 mg/kg IV nos dias 1, 3, 7, 14 e 21
Doença tardia com envolvimento do SNC			
Fármaco de escolha:	Eflornitina[27,114]	100 mg/kg/dia IV 4 vezes/dia × 14 dias	100 mg/kg/dia IV 4 vezes/dia × 14 dias
ou	Melarsoprol[27,115]	2 a 3,6 mg/kg (máx. 200 mg) diariamente IV (progressivamente aumentada durante séries) × 3 dias após 7 dias, 3,6 mg/kg/dia × 3 dias, após 7 dias, dê uma 3ª série de 3,6 mg/kg/dia × 3 dias	2 a 3,6 mg/kg (máx. 200 mg) diariamente IV (progressivamente aumentada durante séries) × 3 dias após 7 dias, 3,6 mg/kg/dia × 3 dias, após 7 dias, dê uma 3ª série de 3,6 mg/kg/dia × 3 dias
Trypanosoma brucei rhodesiense **(tripanossomíase da África Oriental, doença do sono)**			
Estágio hemolinfático			
Fármaco de escolha:	Suramina[27]	100 (dose teste) IV e, então, 1 g IV nos dias 1, 3, 7, 14, e 21	2 mg/kg (dose teste) e então, 20 mg/kg IV nos dias 1, 3, 7, 14, e 21
Doença tardia com envolvimento do SNC			
Fármaco de escolha:	Melarsoprol[27,114]	2 a 3,6 mg/kg (máx. 200 mg) diariamente IV (progressivamente aumentada durante séries) × 3 dias após 7 dias, 3,6 mg/kg/dia × 3 dias, após 7 dias, dê uma 3ª série de 3,6 mg/kg/dia × 3 dias.	2 a 3,6 mg/kg (máx. 200 mg) diariamente IV (progressivamente aumentada durante séries) × 3 dias após 7 dias, 3,6 mg/kg/dia × 3 dias, após 7 dias, dê uma 3ª série de 3,6 mg/kg/dia × 3 dias.
Larva *migrans* visceral (toxocaríase)[116]			
Fármacos de escolha:	Albendazol[7]	400 mg VO 2 vezes/dia × 5 dias	< 10 kg/2 anos:[11] ≥ 2 anos: ver dosagem de adulto
ou	Mebendazol[7]	100 a 200 mg VO 2 vezes/dia × 5 dias	100 a 200 mg VO 2 vezes/dia× 5 dias
Verme-chicote, ver Tricuríase			
***Wuchereria bancrofti*, ver Filaríase**			

[113] Para o tratamento de *T. b. gambiense*, a pentamidina e a suramina têm eficácia equivalente, mas a pentamidina é mais bem tolerada. [114]A eflornitina é altamente eficaz nas infecções por *T. b. gambiense*, mas não por *T. b. rhodesiense*. Está disponível em quantidade limitada apenas por meio de OMS e CDC. A dose de eflornitina pode ser reduzida para 400 mg/kg IV em 2 doses por 7 dias quando utilizada em conjunto com nifurtimox na dosagem de 5 mg/kg/dia VO em 3 doses por 10 dias. [115]Em pacientes debilitados, iniciar com doses baixas de 18 mg e aumentar a dose progressivamente. O pré-tratamento com suraminatem sido defendido para pacientes debilitados. Os corticosteroides têm sido utilizados para prevenir a encefalopatia arsênica (Pepin J *et al. Trans R Soc Trop Med Hyg*. 89:92, 1995). Cerca de 20% dos pacientes com *T. b.gambiense* não respondem ao melarsoprol (Barrett MP: *Lancet* 353:1113, 1999). [116]A duração ótima da terapia não é conhecida; alguns consultores da *Medical Letter* tratariam por 20 dias. Para sintomas graves ou envolvimento ocular, os corticosteroides podem ser utilizados em conjunto. CDC, Centers for Disease Control and Prevention; ECG, eletrocardiograma; F, potência dupla; FDA, Food and Drug Administration; GI, gastrintestinal; LCR, líquido cefalorraquidiano; OMS, Organização Mundial da Saúde; SMX, sulfametoxazol; SNC, sistema nervoso central; TAARV, terapia antirretroviral altamente ativa; TMP, trimetoprima. De Drugs for Parasitic Infection. Med Lett 11(Suppl):e1-e23, 2013. Disponível em: http://www.medicalletter.org.

Dois ensaios clínicos randomizados duplos-cegos que avaliaram a profilaxia da malária demonstraram que atovaquona/proguanil era pelo menos comparável à (e talvez melhor que) cloroquina mais proguanil, e que atovaquona/proguanil era comparável à mefloquina. A atovaquona/proguanil foi melhor tolerada que cloroquina mais proguanil e mefloquina. O tratamento com atovaquona/proguanil na infeção aguda por *P. falciparum* não complicada demonstrou taxas de cura superiores ou comparáveis em relação a outros fármacos para o tratamento com *P. falciparum*. Em comparação com outras terapias antimaláricas, atovaquona/proguanil tem o maior custo.

Derivados de artemisinina e combinações terapêuticas (arteméter/lumefantrina)

A artemisinina é uma lactona sesquiterpênica isolada da planta daninha *Artemisia annua*. Foi desenvolvida na China, onde é conhecida como *qinghaosu*. A artemisinina e seus derivados atuam muito rapidamente contra o *Plasmodium vivax*, bem como contra o *P. falciparum* sensível ou resistente à cloroquina. As artemisininas também são rapidamente eliminadas. A resistência às artemisininas foi documentada em Camboja, Laos, Mianmar, Tailândia e Vietnã. Arteméter/lumefantrina é o primeiro medicamento contendo artemisinina aprovado para uso pela FDA para pacientes com menos de 5 kg. É uma combinação de dose fixa de dois novos antimaláricos, arteméter (20 mg) e lumefantrina (120 mg). É um tratamento de malária de 3 dias altamente eficaz, com taxas de cura acima de 96%, mesmo em áreas de resistência a múltiplos fármacos. O artesunato está disponível nos CDC por meio de um protocolo de medicamento em investigação como tratamento intravenoso (IV) para malária grave.

FÁRMACOS ANTIPARASITÁRIOS SELECIONADOS PARA HELMINTOS E ECTOPARASITAS

Albendazol

O albendazol é um carbamato de benzimidazol estruturalmente relacionado ao mebendazol e tem atividade anti-helmíntica semelhante. Sua absorção pelo trato gastrintestinal é ruim, mas pode ser otimizada quando administrado com uma refeição rica em gordura. O sulfóxido de albendazol, o principal metabólito com atividade anti-helmíntica, tem meia-vida plasmática de 8,5 horas. É amplamente distribuído no corpo, incluindo a bile e o líquido cefalorraquidiano. É eliminado na bile. O albendazol é aprovado pela FDA para o tratamento de duas infecções por cestódio (tênia): neurocisticercose e doenças hidatídicas (*Echinococcus granulosus*). É usado *off-label* para inúmeras outras infecções por **helmintos**, incluindo larva *migrans* cutânea (*Ancylostoma caninum* e *Ancylostoma braziliense*), ascaridíase (*Ascaris lumbricoides*), fascíola hepática chinesa (*Clonorchis sinensis*), trematódeo (*Enterobius*

vermicularis), filariose linfática (*Wuchereria bancrofti, Brugia malayi, Brugia timori*), gnatostomíase (*Gnathostoma* spp.), ancilostomídeos (*Ancylostoma duodenale* e *Necator americanus*), microsporidiose e larva *migrans* visceral (*Toxocara canis* e *Toxocara cati*). O albendazol é geralmente bem tolerado. Efeitos adversos comuns incluem dor de cabeça, náuseas, vômitos e dor abdominal. Os efeitos adversos graves incluem enzimas hepáticas elevadas e leucopenia, que ocorreram em alguns pacientes com tratamento da hidatidose. Efeitos adversos raros incluem insuficiência renal aguda, pancitopenia, granulocitopenia e trombocitopenia. Apesar de o albendazol e outros fármacos antiparasitários, incluindo mebendazol, praziquantel e pirimetamina, estarem em uso há décadas, o número de fabricantes é pequeno e os custos aumentaram nos últimos anos.

Ivermectina

A ivermectina é um derivado semissintético de uma das avermectinas, que é um grupo de lactonas macrocíclicas produzidas por *Streptomyces avermitilis*. Após a administração oral, a ivermectina apresenta um pico de concentração plasmática após aproximadamente 4 horas e meia-vida de eliminação plasmática de aproximadamente 12 horas. É excretada como metabólitos ao longo de um período de 2 semanas por meio das fezes. É aprovado pela FDA para o tratamento de duas infecções por nematoides (lombriga): a oncocercose e a estrongiloidíase intestinal. Pode ter algum efeito no tratamento de uma ampla gama de outros **helmintos** e **ectoparasitas**, incluindo larva *migrans* cutânea (*Ancylostoma braziliense*), ascaridíase (*Ascaris lumbricoides*), loaíase, oxiuríase (*Enterobius vermicularis*), verme-chicote (*Trichuris trichiura*), gnatostomíase (*Gnathostoma spinigerum*), mansonelose, piolhos (*Pediculus humanus* e *Phthirus pubis*), ácaros (*Demodex* spp.) e sarna. Terapias combinadas de ivermectina com albendazol ou dietilcarbamazina estão sendo usadas para tratar a filariose linfática. A terapia combinada com albendazol e a administração *off-label* de formulações veterinárias injetáveis têm sido usadas para tratar infecções complicadas por *Strongyloides*, incluindo doença disseminada e síndrome de hiperinfecção. Eventos adversos comuns incluem tontura, dor de cabeça, prurido e efeitos gastrintestinais. Eventos adversos graves incluem **reações de Mazzotti** em pacientes com oncocercose, incluindo artralgia, sinovite, linfonodos aumentados, erupção cutânea e febre secundária à morte da microfilária. Uma formulação tópica está disponível para o tratamento de piolhos, que estão se tornando cada vez mais resistentes a medicamentos de venda livre, como as permetrinas.

Praziquantel

O praziquantel alcança sua atividade antiparasitária por meio do sistema de anéis pirazino isoquinolina e foi originalmente sintetizado como um potencial tranquilizante. Após a administração oral, o praziquantel é rapidamente absorvido, com níveis de pico em 1 a 2 horas e meia-vida plasmática de cerca de 1 a 3 horas. A eliminação completa através de urina e fezes é maior que 80% após 24 horas. O praziquantel é metabolizado no fígado pelo citocromo microssomal P450 (especialmente 2B1 e 3A). A biodisponibilidade do praziquantel é aumentada com a administração concomitante de agentes que inibem o citocromo P450. Praziquantel é aprovado pela FDA para o tratamento de várias espécies de trematódeos (vermes chatos), incluindo a fascíola hepática chinesa (*Clonorchis sinensis*), o verme do fígado do Sudoeste Asiático (*Opisthorchis viverrini*) e a esquistossomose. É usado *off-label* para o tratamento de patógenos trematódeos adicionais, incluindo o trematódeo hepático norte-americano (*Metorchis conjunctus*), *Nanophyetus salmincola*, vermes intestinais (*Fasciolopsis buski, Heterophyes heterophyes, Metagonimus yokogawai*) e trematódeos pulmonares (*Paragonimus westermani, Paragonimus kellicotti*. Também é usado *off-label* para múltiplas infecções por cestódios (tênia). Os efeitos adversos podem ser vistos em 30 a 60% dos pacientes, embora a maioria seja leve e desapareça em 24 horas. Efeitos adversos comuns incluem dor de cabeça, dor abdominal, tontura e mal-estar. Efeitos adversos graves, porém raros, incluem arritmias, bloqueio cardíaco e convulsões.

Seção 15
Doenças Protozoárias

Capítulo 306
Meningoencefalite Amebiana Primária

Matthew D. Eberly

Algumas pequenas amebas de vida livre, como *Naegleria, Acanthamoeba, Balamuthia* e *Sappinia*, podem causar meningoencefalite amebiana no ser humano e podem acarretar duas apresentações clínicas distintas. A mais comum é a **meningoencefalite amebiana primária** (MAP) aguda, fulminante, normalmente fatal, causada por *Naegleria fowleri*, que ocorre em crianças e adultos jovens previamente saudáveis. A **meningoencefalite amebiana granulomatosa**, que é causada por *Acanthamoeba, Balamuthia* e *Sappinia*, é uma infecção mais lenta que tipicamente ocorre em hospedeiros imunocomprometidos e também pode apresentar uma forma disseminada da doença.

ETIOLOGIA

Naegleria é uma ameba flagelada que pode existir na forma de cistos, trofozoítos e formas flageladas transitórias. A temperatura e as concentrações ambientais de nutrientes e íons são os principais fatores que determinam o estágio da ameba. Os trofozoítos são o único estágio com capacidade invasiva, apesar de os cistos serem potencialmente infectantes, pois podem se converter na forma vegetativa rapidamente sob estímulos ambientais apropriados. Embora existam cerca de 30 espécies de *Naegleria*, apenas *Naegleria fowleri* é considerada como patogênica para seres humanos.

Acanthamoeba existe nas formas de cisto e trofozoíto móvel; apenas a forma de trofozoíto é invasiva. Casos de **ceratite** por *Acanthamoeba* normalmente decorrem de acidentes triviais com traumatismo de córnea seguidos de lavagem com água de torneira contaminada. As infecções também podem ocorrer entre usuários de lentes de contato que entraram em contato com água contaminada ao realizar natação ou que utilizaram lentes de contato que foram higienizadas ou armazenadas em água de torneira contaminada. A encefalite amebiana granulomatosa causada por *Acanthamoeba* ocorre no mundo todo e está associada a uma condição de imunocomprometimento, como, por exemplo, infecção pelo HIV, diabetes melito, doença hepática crônica, insuficiência renal, terapia imunossupressora ou radioterapia.

Balamuthia mandrillaris tem sido implicada como uma etiologia da encefalite amebiana granulomatosa. Apesar de a apresentação clínica ser semelhante à infecção por *Acanthamoeba*, a maioria dos pacientes não é imunocomprometida.

Outras amebas de vida livre também podem causar a infecção, como ilustrado por um relato de caso de encefalite granulomatosa por *Sappinia pedata*.

EPIDEMIOLOGIA

As amebas de vida livre têm distribuição mundial. As espécies de *Naegleria* já foram isoladas em diversas fontes de água doce, incluindo lagoas e lagos, fontes de abastecimento de água doméstica, fontes termais e estâncias hidrominerais, descarga térmica de usinas de energia, águas subterrâneas e, ocasionalmente, das narinas de crianças saudáveis. As espécies de *Acanthamoeba* já foram isoladas do solo, de cogumelos, vegetais, água salobra e água do mar, assim como a maioria das fontes de água doce descritas para *Naegleria*. Também pode ser encontrada na água da torneira, já que a cloração não mata *Acanthamoeba*. *Balamuthia* está presente no solo e pode ser transmitida pela inalação ou contaminação de lesões cutâneas preexistentes.

A meningoencefalite por *Naegleria* já foi relatada em todos os continentes. A maioria dos casos ocorre durante os meses de verão em indivíduos previamente saudáveis que apresentam história de natação ou contato com água doce de lagos e rios antes do início da doença. Entre 1962 e 2017, foram notificados 143 casos de MAP nos EUA. A maioria dos relatos veio dos estados do sul e sudoeste, particularmente Flórida e Texas, mas ocorreram infecções no Kansas, em Indiana e até em Minnesota. Notadamente, dois casos provenientes de Louisiana em 2011 foram associados à irrigação dos seios da face por meio de higienizadores nasais (nasalpote), que continham água de torneira contaminada. Em 2013, um menino também da Louisiana desenvolveu MAP a partir da exposição a um tobogã, cuja água vinha da torneira de um sistema público de água potável tratada. Em 2015, uma mulher de 21 anos desenvolveu meningoencefalite por *N. fowleri*, possivelmente de uma piscina abastecida por um cano de água terrestre.

PATOGÊNESE

As amebas de vida livre entram na cavidade nasal por meio de inalação ou aspiração de poeira ou água contaminada com trofozoítos ou cistos. *Naegleria* chega ao sistema nervoso central (SNC) através do epitélio olfatório e migra via nervo olfatório para os bulbos olfatórios, localizados no espaço subaracnóideo e banhados pelo líquido cefalorraquidiano (LCR). Esse espaço é ricamente vascularizado, sendo a via de disseminação para outras áreas do SNC. Macroscopicamente, observam-se edema cerebral disseminado e hiperemia das meninges. Os bulbos olfatórios se encontram necróticos, hemorrágicos e circundados por um exsudato purulento. Microscopicamente, a substância cinzenta é a mais gravemente afetada, com envolvimento grave em todos os casos. Exsudato fibrinopurulento pode ser observado por todos os hemisférios cerebrais, tronco encefálico, cerebelo e porções superiores da medula espinal. Bolsões de trofozoítos podem ser observados no tecido neural necrótico, em geral nos espaços perivasculares das artérias e arteríolas.

A via de invasão e de penetração em casos de meningoencefalite amebiana granulomatosa causada por *Acanthamoeba* e *Balamuthia* pode ser por disseminação direta através do epitélio olfatório ou hematogênica a partir de um foco primário na pele ou nos pulmões. O exame anatomopatológico revela encefalite granulomatosa, com células gigantes multinucleadas principalmente nas estruturas de fossa posterior, núcleos da base, bases dos hemisférios cerebrais e cerebelo. Tanto trofozoítos quanto cistos podem ser observados nas lesões no SNC, localizados principalmente nos espaços perivasculares e invadindo as paredes dos vasos sanguíneos. Bulbos olfatórios e medula espinal costumam ser poupados. Um único caso de encefalite por *Sappinia* ocorreu após infecção dos seios da face, e os exames demonstraram massa solitária de 2 cm no lobo temporal com leve realce em anel.

MANIFESTAÇÕES CLÍNICAS

O período de incubação da **infecção por *Naegleria*** pode variar de 2 a 15 dias. Os sintomas apresentam início agudo e progridem rapidamente. A infecção é caracterizada por um início súbito de cefaleia grave, febre, faringite, congestão ou coriza nasal, náuseas e vômito, seguidos de alteração do estado mental, rigidez da nuca, fotofobia, confusão, sonolência, convulsões e finalmente coma. A maioria dos casos termina em óbito em 3 a 10 dias após o início dos sintomas.

A **meningoencefalite amebiana granulomatosa** pode ocorrer semanas a meses após a infecção inicial. Os sinais e sintomas apresentados são aqueles relacionados às lesões únicas ou múltiplas, ocupantes de espaço do SNC, e incluem hemiparesia, ataxia, mudanças de personalidade, convulsões e sonolência. Um sintoma importante e frequente é a alteração de estado mental. Cefaleia e febre ocorrem apenas esporadicamente, mas rigidez da nuca ocorre em grande parte dos casos. Pode haver paralisia de nervo craniano, especialmente dos nervos cranianos III e IV. Também existe um relato de caso de hidrocefalia aguda febril causada por *Balamuthia*. A meningoencefalite amebiana granulomatosa é em geral fatal após 4 a 6 semanas de doença. Os resultados de estudos de neuroimagem do cérebro normalmente demonstram múltiplas lesões de baixa densidade que se assemelham a infartos ou lesões de granulomas em realce (Figura 306.1).

DIAGNÓSTICO

O LCR na infecção por *Naegleria* pode mimetizar o da encefalite por herpes simples no início da doença e o da meningite bacteriana aguda em um momento mais tardio da doença, com pleocitose neutrofílica, nível elevado de proteína e hipoglicorraquia. *Amebas móveis podem ser visualizadas em um exame direto de LCR recém-coletado utilizando-se colorações de Wright ou Giemsa*, mas são frequentemente confundidas com linfócitos ou macrófagos. Em virtude de a *Naegleria* ser a única ameba que se diferencia na forma flagelada em um ambiente hipotônico, a colocação de uma gota de LCR fresco em 1 mℓ de água destilada e a observação do desenvolvimento de flagelados móveis após 1 a 2 horas podem confirmar o diagnóstico de *Naegleria*. *Naegleria* também pode ser cultivada em uma placa de ágar não nutriente revestida por *Escherichia coli*, das quais esse protozoário se alimenta.

O diagnóstico de meningoencefalite amebiana granulomatosa depende do isolamento ou identificação histológica de trofozoítos ou cistos de *Acanthamoeba* a partir de amostras de tecido cerebral. Os achados no LCR em casos de meningoencefalite granulomatosa revelam pleocitose linfocítica, proteína moderadamente elevada e baixas concentrações de glicose. Entretanto, trofozoítos móveis de *Acanthamoeba* são mais difíceis de serem isolados do que os de *Naegleria*, e o LCR é tipicamente estéril. *Acanthamoeba* pode ser cultivada utilizando-se o mesmo ágar descrito para cultivo de *Naegleria*, mas *Balamuthia* deve ser cultivada em culturas de células de mamíferos. Casos pediátricos de meningoencefalite por

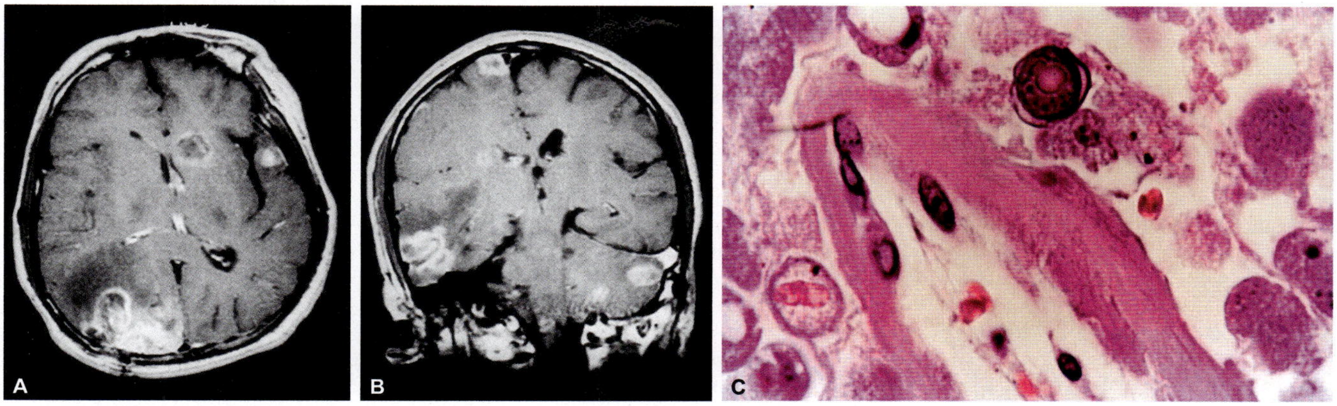

Figura 306.1 **A** e **B.** Ressonância magnética do cérebro de um paciente com encefalite amebiana granulomatosa por *Balamuthia mandrillaris*. Múltiplas lesões em realce são observadas no hemisfério direito, cerebelo esquerdo, mesencéfalo e tronco encefálico. **C.** Fotomicrografia da lesão cerebral do mesmo paciente demonstrando trofozoítos amebianos perivasculares. Um cisto amebiano arredondado com uma parede dupla característica é observado na parte central superior (hematoxilina-eosina, aumento original 100×). (*De Deol I, Robledo L, Meza A, et al: Encephalitis due to a free-living amoeba [Balamuthia mandrillaris]: case report with literature review, Surg Neurol 53:611–616, 2000.*)

Balamuthia já foram diagnosticados *ante mortem* por meio de biopsia cerebral, assim como *post mortem*. A coloração por imunofluorescência de tecido cerebral pode diferenciar *Acanthamoeba* e *Balamuthia*. Um teste sorológico de anticorpo fluorescente indireto também está disponível para *Balamuthia*.

TRATAMENTO

A infecção por *Naegleria* é quase sempre fatal, mas o reconhecimento e o tratamento precoces são cruciais para uma terapia eficaz. Até 2013, havia apenas dois sobreviventes conhecidos na América do Norte, com regimes de tratamento de anfotericina B, isoladamente ou em combinação com outros agentes, como rifampicina, cloranfenicol, fluconazol, cetoconazol e dexametasona. Em 2013, no entanto, os Centers for Disease Control and Prevention (CDC) dos Estados Unidos disponibilizaram o fármaco antileishmaniose **miltefosina** para o tratamento da MAP. Naquele verão, duas crianças que contraíram *Naegleria* sobreviveram; ambos os pacientes receberam miltefosina oral como parte de seu tratamento, e um foi submetido à colocação de dreno ventricular externo e à hipotermia terapêutica. O tratamento farmacológico recomendado para MAP pelos CDC inclui anfotericina B intravenosa e intratecal, miltefosina oral, juntamente com azitromicina, fluconazol, rifampicina e dexametasona. A identificação e o início precoce da terapia juntamente com o controle agressivo do aumento da pressão intracraniana permanecem como elementos-chave para um resultado bem-sucedido.

A terapia adequada para meningoencefalite amebiana granulomatosa também é incerta. A miltefosina também foi utilizada para tratar pacientes com infecções por *Balamuthia* e disseminação de *Acanthamoeba* de forma eficaz. Cepas de *Acanthamoeba* isoladas de casos fatais são normalmente suscetíveis *in vitro* a pentamidina, cetoconazol, flucitosina e, com menor intensidade, a anfotericina B. Um paciente teve tratamento eficaz com sulfadiazina e fluconazol, e outro foi tratado eficientemente com pentamidina intravenosa seguida de itraconazol oral. A ceratite por *Acanthamoeba* responde a tratamentos longos com propamidina-sulfato de polimixina B tópico ou poli-hexametileno biguanida tópico ou gliconato de clorexidina, e azóis antifúngicos em conjunto com corticosteroides tópicos. Demonstrou-se sucesso limitado da terapia com azóis sistêmicos combinados com flucitosina em infecções por *Balamuthia*. Mais recentemente, a combinação de flucitosina, pentamidina, fluconazol, sulfadiazina, azitromicina e fenotiazinas resultou na sobrevivência de dois pacientes com meningoencefalite por *Balamuthia*, embora ambos tenham apresentado prejuízos neuromotores e cognitivos brandos. O uso de corticosteroides antes do início da terapia efetiva parece ter efeito prejudicial, contribuindo para a rápida progressão da doença.

A bibliografia está disponível no GEN-io.

Capítulo 307
Amebíase

Edsel Maurice T. Salvana e
Robert A. Salata

Espécies de *Entamoeba* (*E.*) infectam ou colonizam até 10% da população mundial, particularmente em locais com recursos limitados. Na maioria dos indivíduos infectados, a *E. histolytica*, ou uma espécie relacionada, parasita o lúmen do trato gastrintestinal e causa poucos sintomas ou sequelas. Embora *E. histolytica* seja a única espécie invasiva, outras espécies de *Entamoeba* têm sido encontradas em doenças humanas, e a epidemiologia molecular está ajudando a detalhar o papel que esses diversos protozoários desempenham na saúde humana. A infecção invasiva por *E. histolytica* pode ocasionar **colite amebiana**, **abscesso hepático amebiano** e, menos comumente, abscessos em outros locais extraintestinais.

ETIOLOGIA

Quatro espécies de *Entamoeba* de formas morfológicas idênticas, mas geneticamente distintas, são conhecidas por infectar seres humanos. *E. dispar*, a espécie mais prevalente, não causa doença sintomática. *E. moshkovskii*, anteriormente considerada não patogênica, cada vez mais tem sido identificada como causa de diarreia em lactente e crianças, e a infecção assintomática com *E. moshkovskii* pode ser tão comum quanto a infecção por *E. dispar* em algumas comunidades. *E. histolytica*, a principal espécie patogênica, causa um espectro de doenças e pode se tornar invasiva em 4 a 10% dos pacientes infectados. Aqueles anteriormente descritos como portadores assintomáticos de *E. histolytica*, com base em achados por microscopia, provavelmente abrigavam *E. dispar* ou *E. moshkovskii*. Uma quarta espécie, *E. bangladeshi*, foi descoberta em 2012, mas são necessários mais estudos para determinar sua patogenicidade humana. Quatro outras espécies de *Entamoeba* não patogênica são conhecidas por colonizar o trato gastrintestinal humano: *E. coli*, *E. hartmanni*, *E. gingivalis* e *E. polecki*.

Geralmente, a infecção é adquirida pela a ingestão de cistos do parasita, os quais medem de 10 a 18 μm de diâmetro e contêm quatro núcleos. Os cistos são resistentes a condições ambientais desfavoráveis, incluindo concentrações de cloro comumente utilizadas no tratamento de água, mas podem ser eliminados pelo aquecimento a 55°C. Os cistos são resistentes à acidez gástrica e às enzimas digestivas e sofrem germinação no intestino delgado para formar trofozoítos. Esses organismos grandes e com mobilidade ativa colonizam o lúmen do intestino grosso e podem invadir o revestimento mucoso. Alguns, por fim, transformam-se em cistos e são expelidos nas fezes para infectar outros hospedeiros sob nova forma.

EPIDEMIOLOGIA

A prevalência da infecção por *E. histolytica* varia muito por região e nível socioeconômico. Estudos de prevalência anteriores não distinguiram entre *E. histolytica* e *E. dispar*, porém estimativas mais recentes mostram que a infecção por *E. histolytica* causa 100 milhões de casos de doença sintomática e 2 a 17 mil mortes a cada ano. Estudos prospectivos têm demonstrado que 4 a 10% dos indivíduos infectados com *E. histolytica* desenvolvem colite amebiana e, menos de 1%, doença disseminada, incluindo abscesso hepático amebiano. Esses números variam por região; por exemplo, na África do Sul e no Vietnã, abscessos hepáticos correspondem a um número desproporcionalmente grande de casos de doença invasiva causada por *E. histolytica*. Abscessos hepáticos ocorrem de forma igual em crianças do sexo masculino e feminino, mas geralmente são raros na infância. O pico de formação do abscesso ocorre entre 30 e 60 anos e é 10 a 12 vezes mais prevalente em homens adultos do que em mulheres, provavelmente por causa de um efeito inibitório da testosterona nos mecanismos imunes inatos.

A amebíase é muito predominante na África, Sudeste Asiático e no Mediterrâneo Oriental. Nos EUA, ela é observada com mais frequência em viajantes e imigrantes de países em desenvolvimento. Residentes de instituições psiquiátricas e homens homossexuais têm risco maior com relação à amebíase invasiva. Alimentos ou bebidas contaminadas com cistos de *Entamoeba* e sexo oral e anogenital são os meios mais comuns de infecção. Água não tratada e solo noturno (fezes humanas utilizadas como fertilizante) são fontes importantes de infecção em locais com recursos limitados. Manipuladores de alimento que disseminam cistos de amebas têm uma função importante na transmissão da infecção.

PATOGÊNESE

Os trofozoítos são responsáveis pela invasão e destruição dos tecidos. A hipersecreção de muco pelas células calciformes do cólon é induzida pela protease 5 da cisteína amebiana secretada, a qual eventualmente leva à degradação da camada de muco, expondo as células do epitélio colônico. As amebas, então, anexam-se por meio de uma lectina específica para galactose e *N*-acetil-D-galactosamina. Essa lectina também fornece resistência à lise mediada pelo complemento, e sua subunidade intermediária tem atividade hemaglutinante, hemolítica e citolítica. Uma vez aderidos à mucosa colônica, os trofozoítos penetram a camada epitelial, destruindo as células do hospedeiro por citólise e

indução de apoptose. A citólise é mediada pela liberação do trofozoíto de amebaporos (proteínas formadoras de poros), fosfolipases e hemolisinas. A trogocitose, onde as amebas ingerem pedaços de células vivas e induzem a elevação de cálcio intracelular levando à apoptose, foi recentemente descrita como um mecanismo para a morte direta de células hospedeiras por amebas.

Uma vez que as células hospedeiras são parcialmente digeridas pelas proteases amebianas, o material degradado é internalizado por meio de fagocitose. A amebíase invasiva precoce produz inflamação significativa, em parte por causa da ativação mediada pelo parasita do fator nuclear-κB. Uma vez que os trofozoítos de *E. histolytica* invadem a mucosa intestinal, os organismos são multiplicados e disseminados lateralmente sob o epitélio intestinal para produzir as características *úlceras em forma de gargalo de garrafa*. Se atingirem o fígado, as amebas produzem lesões líticas semelhantes. Essas lesões são comumente denominadas *abscessos*, embora não contenham granulócitos. Úlceras bem definidas e abscessos hepáticos amebianos demonstram pouca resposta inflamatória local.

A imunidade à infecção está associada a uma resposta de imunoglobina A (IgA) secretora da mucosa contra a lectina galactose/*N*-acetil-D-galactosamina. Os neutrófilos parecem ser importantes na defesa inicial do hospedeiro, mas o dano à célula epitelial – induzido por *E. histolytica* – libera substâncias quimiotáticas para neutrófilos e a *E. histolytica* está apta a matar neutrófilos; então, esses disponibilizam mediadores que danificam ainda mais as células epiteliais. A disparidade entre a extensão da destruição tecidual pelas amebas e a ausência de uma resposta inflamatória local do hospedeiro na presença de respostas humorais sistêmicas (anticorpos) e mediadas por células pode refletir tanto a apoptose mediada pelo parasita quanto a habilidade do trofozoíto de matar não apenas células epiteliais, mas também neutrófilos, monócitos e macrófagos. Polimorfismos do receptor de leptina têm sido implicados como fatores genéticos do hospedeiro que afetam a suscetibilidade à infecção por *E. histolytica*. O efeito quimiotático da leptina é reduzido em indivíduos com um polimorfismo de arginina na posição 223 do receptor de leptina, e esse polimorfismo também diminui a expressão do gene *STAT*-3 do hospedeiro que leva ao aumento da indução de apoptose da célula hospedeira por amebas.

O genoma de *E. histolytica* é funcionalmente tetraploide e há evidências de transferência gênica lateral a partir de bactérias. O gene amebaporo A (*Ap-A*), juntamente com outros genes importantes, pode ser silenciado epigeneticamente utilizando-se plasmídeos com sequências projetadas de forma específica ou segmentos curtos de RNA semelhantes a "grampo de cabelo". O perfil transcricional que utiliza proteômica e microarranjos tem identificado diversos fatores de virulência, incluindo proteases de cisteína, as quais modulam a função do lisossomo e do fagossomo, e um total de 219 proteínas excretoras-secretoras. O microbioma bacteriano também tem demonstrado sua influência na patogenicidade de *E. histolytica* ao afetar a expressão de lectina, com o aumento das populações de *Prevotella copri* associado a taxas mais altas de diarreia em crianças infectadas.

MANIFESTAÇÕES CLÍNICAS

Apresentações clínicas variam de eliminação assintomática de cistos até colite amebiana, disenteria amebiana, ameboma e doença extraintestinal. Não mais que 10% das pessoas infectadas desenvolvem doença invasiva dentro de 1 ano, e portadores assintomáticos devem ser tratados. A doença grave é mais comum em crianças pequenas, gestantes, indivíduos desnutridos e pessoas que tomam corticosteroides, e a doença invasiva é mais comum em indivíduos do sexo masculino. A doença extraintestinal geralmente envolve o fígado, mas manifestações extraintestinais menos comuns incluem abscesso cerebral amebiano, doença pleuropulmonar, ulcerações na pele e lesões geniturinárias.

Colite amebiana

A colite amebiana pode ocorrer dentro de 2 semanas após a infecção ou demorar meses. O início gradual é comum, com dores abdominais do tipo cólica e evacuações frequentes (6 a 8 vezes/dia). Com frequência, a diarreia é associada a tenesmo. Quase todas as fezes são positivas para presença de hemoglobina, mas a maioria dos pacientes não apresenta sangue visível nelas. Sinais e sintomas constitucionais generalizados são caracteristicamente ausentes, com febre documentada em apenas um terço dos pacientes. A colite amebiana afeta todas as faixas etárias, mas sua incidência é muito comum em crianças de 1 a 5 anos. A colite amebiana grave em lactentes e crianças pequenas tende a ser rapidamente progressiva, com envolvimento extraintestinal mais frequente e altas taxas de mortalidade, particularmente em países tropicais. A disenteria amebiana pode resultar em desidratação e distúrbios eletrolíticos.

Abscesso hepático amebiano

É uma manifestação grave da infecção disseminada; é incomum em crianças. Embora o aumento difuso do fígado tenha sido associado à amebíase intestinal, os abscessos hepáticos ocorrem em menos de 1% dos indivíduos infectados e podem aparecer em pacientes sem história evidente de doença intestinal. O abscesso hepático amebiano pode surgir meses a anos após a exposição; portanto, obter um histórico cuidadoso de viagens é fundamental. Em crianças, a febre é o sintoma característico do abscesso hepático amebiano e está frequentemente associada com dor e distensão abdominal e aumento de volume e sensibilidade do fígado. É possível que haja alterações na base do pulmão direito, como elevação do diafragma e atelectasia ou efusão.

ACHADOS LABORATORIAIS

Os achados do exame laboratorial costumam ser normais em colite amebiana não complicada. Os achados laboratoriais no abscesso hepático amebiano incluem leucocitose discreta, anemia moderada, aumento da taxa de sedimentação eritrocitária e elevação nos níveis de enzimas hepáticas (particularmente fosfatase alcalina). O exame de fezes em busca de amebas é negativo em mais de metade dos pacientes documentados com esse tipo de abscesso. Ultrassonografia (USG), tomografia computadoriza (TC), ou ressonância magnética (RM) podem localizar e delinear o tamanho da cavidade do abscesso (Figura 307.1). O achado mais comum é um abscesso único no lobo hepático direito.

DIAGNÓSTICO E DIAGNÓSTICO DIFERENCIAL

O diagnóstico de colite amebiana é feito na presença de sintomas compatíveis com a detecção de *E. histolytica* por testes de antígenos em fezes ou reação em cadeia da polimerase (PCR). Essa abordagem tem sensibilidade e especificidade acima de 95% e, quando acompanhada de teste sorológico positivo, é a meio mais preciso de diagnóstico em países desenvolvidos. Vários *kits* de antígenos nas fezes aprovados estão disponíveis comercialmente nos EUA, mas a maioria não consegue distinguir entre *E. histolytica* e *E. dispar*. O exame microscópico de amostras de fezes possui uma sensibilidade de 60%. Pode-se aumentar a sensibilidade para 85 a 95% pelo exame de três amostras. A microscopia

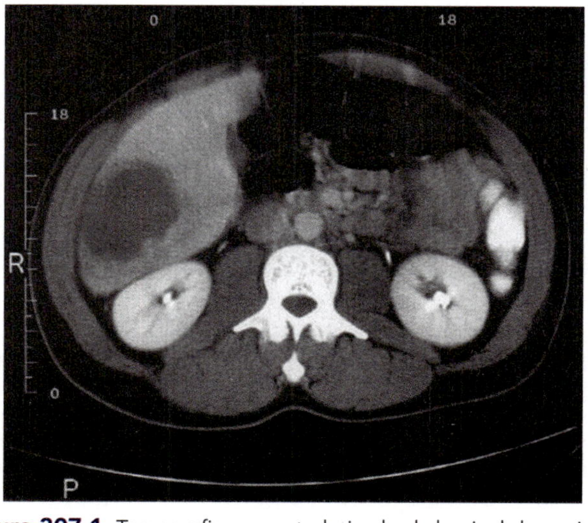

Figura 307.1 Tomografia computadorizada abdominal de paciente com abscesso hepático amebiano. (*De Miller Q, Kenney JM, Cotlar AM: Amebic abscess of the liver presenting acute cholecystitis,* Curr Surg *57:476-479, 2000, Fig. 1, p. 477.*)

não é capaz de diferenciar entre *E. histolytica* e *E. dispar*, a menos que eritrócitos fagocitados sejam observados (específicos para *E. histolytica*). Endoscopia e biopsias de áreas suspeitas devem ser realizadas quando os resultados da amostra de fezes são negativos e a suspeita permanece alta.

Diversos testes para anticorpos no soro estão disponíveis. Resultados sorológicos são positivos em 70 a 80% dos pacientes com doença invasiva (colite ou abscesso hepático) no momento da apresentação e em mais de 90% deles após 7 dias. O teste sorológico mais sensível, a hemaglutinação indireta, fornece resultado positivo anos após uma infecção invasiva. Portanto, muitos adultos e crianças não infectados em áreas altamente endêmicas apresentam anticorpos contra *E. histolytica*. O teste PCR multiplex convencional de fezes realizado em tempo real é o método mais sensível e preferido para distinguir *E. histolytica* de *E. dispar* não patogênica e *E. moshkovskii*. Diferentes formatos multiplex também foram desenvolvidos, incluindo painéis de patógenos entéricos com sensibilidades e especificidades variadas. Métodos isotérmicos de ácido nucleico usando recombinase e amplificação mediada por *loop* (LAMP) em diagnósticos no local de atendimento são promissores e facilitarão muito o tratamento, especialmente em países em desenvolvimento.

O **diagnóstico diferencial** para colite amebiana inclui colite causada por patógenos bacterianos, micobacterianos e virais, bem como por causas não infecciosas, como doença inflamatória intestinal. Abscesso hepático piogênico em decorrência de infecção bacteriana, hepatoma e cistos equinocócicos estão no diagnóstico diferencial de abscesso hepático amebiano. No entanto, é raro cistos equinocócicos estarem associados a sintomas sistêmicos, como febre, a menos que haja ruptura ou extravasamento do cisto.

COMPLICAÇÕES

Complicações de colite amebiana incluem colite necrosante aguda, ameboma, megacólon tóxico, extensão extraintestinal ou perfuração local e peritonite. Com pouca frequência, desenvolve-se uma forma crônica de colite amebiana, muitas vezes recorrente ao longo de vários anos. Amebomas são focos nodulares de inflamação proliferativa que às vezes se desenvolvem na parede do cólon. A amebíase deve ser excluída antes do início do tratamento com corticosteroides para doença inflamatória intestinal, pois está associada a altas taxas de mortalidade.

Um abscesso hepático amebiano pode se romper no peritônio, na cavidade pleural, na pele e no pericárdio. Casos de abscessos amebianos em locais extra-hepáticos, incluindo pulmão e cérebro, têm sido relatados.

TRATAMENTO

A amebíase invasiva é tratada com um nitroimidazol, como metronidazol ou tinidazol e, em seguida, um amebicida luminal (Tabela 307.1). O tinidazol tem eficácia similar ao metronidazol, com dosagem mais curta e simples, e é o mais bem tolerado. Efeitos adversos incluem náuseas, desconforto abdominal e um gosto metálico que desaparece após o término da terapia. A terapia com nitroimidazol deve ser seguida pelo tratamento com um agente luminal, como paromomicina (de preferência) ou iodoquinol. Furoato de diloxanida também pode ser utilizado em crianças acima de 2 anos, mas não está mais disponível nos EUA. A paromomicina não deve ser administrada concomitantemente com metronidazol ou tinidazol, pois a diarreia é um efeito colateral comum da paromomicina e pode comprometer o quadro clínico. A infecção intestinal assintomática por *E. histolytica* deve ser tratada, de preferência com paromomicina ou, como alternativa, iodoquinol ou furoato de diloxanida. Para casos de colite amebiana fulminante, alguns especialistas sugerem adicionar deidroemetina (1 mg/kg/dia por via subcutânea (SC) ou intramuscular (IM), nunca intravenosa (IV), disponível somente através dos Centers for Disease Control and Prevention (CDC). Se for administrada deidroemetina, os pacientes precisam ser hospitalizados para monitoramento; ela deve ser descontinuada em caso de desenvolvimento de taquicardia, depressão da onda T, arritmia ou proteinúria.

A terapia com antimicrobianos de amplo espectro pode ser indicada na colite fulminante para prevenir algum possível derrame de bactéria intestinal no peritônio e translocação para a corrente sanguínea. Perfuração intestinal e megacólon tóxico são sinais da necessidade de cirurgia. No abscesso hepático amebiano, a aspiração guiada por imagem de lesões grandes ou abscessos do lobo esquerdo pode ser necessária se a ruptura for iminente ou o paciente apresentar resposta clínica insatisfatória 4 a 6 dias após a administração de fármacos amebicidas. Metanálise da Cochrane comparando metronidazol isolado e metronidazol associado com aspiração em abscesso hepático amebiano não complicado demonstrou que não há evidências suficientes para fazer qualquer recomendação a favor ou contra essa abordagem. A cloroquina, a qual se concentra no fígado, também pode ser um complemento útil dos nitroimidazóis no tratamento de abscesso hepático amebiano ou em caso de falha ou intolerância ao tratamento. Para confirmar a cura, o exame de fezes precisa ser repetido a cada 2 semanas após o término da terapia, até que o resultado seja negativo.

Auranofina, fármaco antirreumatológico contendo ouro que inibe a tiorredoxina redutase da de *E. histolytica*, tem demonstrado ser eficaz

Tabela 307.1 Tratamento farmacológico para amebíase.

MEDICAÇÃO	DOSAGEM EM ADULTO (ORAL)	DOSAGEM PEDIÁTRICA (ORAL)*
DOENÇA INVASIVA		
Metronidazol	Colite ou abscesso hepático: 750 mg, 3 vezes/dia durante 7 a 10 dias	Colite ou abscesso hepático: 35 a 50 mg/kg/dia, 3 doses divididas por 7 a 10 dias
Ou		
Tinidazol	Colite: 2 g, 1 vez/dia durante 3 dias Abscesso hepático: 2 g, 1 vez/dia durante 3 a 5 dias	Colite: 50 mg/kg/dia, 1 vez/dia durante 3 dias Abscesso hepático: 50 mg/kg/dia, 1 vez/dia durante 3 a 5 dias
Seguido de:		
Paromomicina (preferível)	500 mg, 3 vezes/dia durante 7 dias	25 a 35 mg/kg/dia, 3 doses divididas por 7 dias
Ou		
Furoato de diloxanida**	500 mg, 3 vezes/dia durante 10 dias	20 mg/kg/dia, 3 doses divididas por 7 dias
Ou		
Iodoquinol	650 mg, 3 vezes/dia durante 20 dias	30 a 40 mg/kg/dia, 3 doses divididas por 20 dias
COLONIZAÇÃO INTESTINAL ASSINTOMÁTICA		
Paromomicina (preferível)	As mesmas dosagens para a doença invasiva	As mesmas dosagens para a doença invasiva
Ou		
Furoato de diloxanida**		
Ou		
Iodoquinol		

*Todas as dosagens pediátricas são, no máximo, equivalentes à dose de adulto. **Não disponível nos EUA.

contra trofozoítos amebianos e propício como agente antiparasitário de amplo espectro. Ensaios clínicos de fase 1 foram concluídos recentemente.

PROGNÓSTICO

A maioria das infecções evolui para uma condição de portador assintomático ou erradicação. A infecção extraintestinal possui taxa de mortalidade de cerca de 5%.

PREVENÇÃO

O controle da amebíase pode ser obtido por meio de saneamento e higiene adequados. Exame regular dos manipuladores de alimentos e investigação completa dos episódios diarreicos podem auxiliar na identificação da fonte de infecção. No momento, nenhum fármaco profilático ou vacina está disponível. Foi comprovada que a imunização com uma combinação de lectina galactose/*N*-acetil-D-galactosamina e CpG oligodeoxinucleotídios é preventiva em animais, e vacina intranasal da subunidade da lectina-galactose tem se mostrado preventiva em babuínos. Trabalhos recentes têm demonstrado que o fragmento C-terminal da subunidade intermediária biologicamente ativa da galactose/*N*-acetil-D-galactosamina é um candidato promissor para vacina e que talvez possa prevenir também o desenvolvimento de abscessos hepáticos.

A bibliografia está disponível no GEN-io.

Capítulo 308
Giardíase e Balantidíase

308.1 *Giardia duodenalis*

Chandy C. John

Giardia (G.) duodenalis é um protozoário flagelado que infecta o duodeno e o jejuno. A infecção provoca desde colonização assintomática até manifestações clínicas variáveis, como diarreias aguda e crônica e má absorção. A infecção é mais prevalente em crianças do que em adultos. *Giardia* é endêmica em áreas do mundo com níveis inadequados de saneamento. É também uma causa importante de morbidade em países desenvolvidos, onde está associada a crianças frequentadoras de creches localizadas em centros urbanos e de instituições para portadores de atraso no desenvolvimento, e surtos de origem hídrica e alimentar. Ela é um patógeno particularmente significativo em crianças desnutridas e com certas imunodeficiências (deficiência de imunoglobulina A [IgA], imunodeficiência comum variável e hipogamaglobulinemia ligada ao X).

ETIOLOGIA

O ciclo de vida de *G. duodenalis* (também conhecido como *G. lambia* ou *G. intestinalis*) é composto de dois estágios: trofozoítos e cistos. *Giardia* infecta seres humanos após a ingestão de um mínimo de 10 a 100 cistos, os quais medem 8 a 10 μm de diâmetro. Cada cisto ingerido produz dois trofozoítos no duodeno. Após a ruptura dos cistos, os trofozoítos colonizam o lúmen do duodeno e do jejuno proximal, onde se fixam à borda em escova das células do epitélio intestinal e se multiplicam por divisão binária. O corpo do trofozoíto é em forma de lágrima, com 10 a 20 μm de comprimento e 5 a 15 μm de largura. Os trofozoítos de *Giardia* contêm dois núcleos ovais localizados anteriormente, um disco ventral grande, um corpo mediano curvo localizado posteriormente e quatro pares de flagelos. À medida que os trofozoítos não aderidos passam pelo trato intestinal, eles se encistam para formar cistos ovais com quatro núcleos. Os cistos são eliminados nas fezes de indivíduos infectados e podem permanecer viáveis na água por até 2 meses. Sua viabilidade normalmente não é afetada por concentrações usuais de cloro utilizadas no tratamento de água para consumo.

As cepas de *Giardia* que infectam os seres humanos são biologicamente diversas, como demonstrado por diferenças em antígenos, padrões de endonucleases de restrição, expressão digital de DNA, padrões de isoenzimas e eletroforese em gel de campo pulsado. Estudos sugerem que genótipos diferentes de *Giardia* podem causar manifestações clínicas únicas, mas esses achados parecem variar conforme a região geográfica testada.

EPIDEMIOLOGIA

Giardia ocorre em todo o mundo e é o parasita intestinal mais comum identificado em laboratórios de saúde pública nos EUA, onde se estima que até 2 milhões de casos de giardíase surjam anualmente. Em geral, a infecção por *Giardia* acontece de forma esporádica, mas o parasita é identificado com frequência como um agente etiológico de surtos associados ao consumo de água. A prevalência específica de giardíase por idade é alta durante a infância e começa a declinar após a adolescência. Nos EUA, a taxa de portadores assintomáticos de *G. lamblia* chega a 20 a 30% em crianças menores de 36 meses que frequentam creches. A condição de portador assintomático pode persistir por vários meses.

A transmissão de *Giardia* é comum em certos grupos de alto risco, incluindo crianças e funcionários de creches, consumidores de água contaminada, viajantes de determinadas partes do mundo, homens homossexuais e pessoas expostas a certos animais. O principal reservatório e veículo para disseminação de *Giardia* parece ser a água contaminada com os seus cistos, mas também ocorre a transmissão de origem alimentar. O pico sazonal em relatos de casos específicos por idade coincide com a temporada recreativa na água durante o verão e pode ser resultado do uso extensivo de piscinas comunitárias por crianças pequenas, da baixa dosagem infecciosa e dos longos períodos de eliminação de cistos que podem ocorrer. Além disso, os cistos de *Giardia* são relativamente resistentes a cloração e irradiação por luz ultravioleta. A fervura é eficaz para inativá-los.

A disseminação pessoa a pessoa também acontece, particularmente em áreas de padrões baixos de higiene, contato fecal-oral frequente e aglomerações. Suscetibilidade individual, falta de treinamento esfincteriano, aglomerações e contaminação fecal do ambiente predispõem à transmissão de enteropatógenos em creches, incluindo *Giardia*. As creches desempenham papel importante na transmissão da giardíase urbana, com taxas de ataques secundários em famílias de até 17 a 30%. Crianças em creches podem eliminar cistos por diversos meses. Campistas que bebem água não tratada de córregos ou rios, principalmente no oeste dos EUA, e residentes de instituições para pessoas com atraso de desenvolvimento também estão sob risco aumentado de infecção.

Imunodeficiências humorais, incluindo imunodeficiência comum variável e agamaglobulinemia ligada ao X, predispõem os seres humanos à infecção crônica sintomática por *Giardia*, sugerindo a importância da imunidade humoral no controle da giardíase. A deficiência seletiva de IgA também está associada à infecção pelo parasita. Embora muitos indivíduos com AIDS tenham infecções por *Giardia* relativamente brandas, a do tipo refratária ao tratamento pode ocorrer em um grupo desses indivíduos. Em 1988, foi relatada maior incidência de infecção por *Giardia* em pacientes com fibrose cística, particularmente em crianças mais velhas e adultos, mas não houve confirmações subsequentes desse risco. O leite humano contém glicoconjugados e IgA secretora, anticorpos que podem fornecer aos lactentes proteção contra a *Giardia*.

MANIFESTAÇÕES CLÍNICAS

O período de incubação da infecção por *Giardia* em geral é de 1 a 2 semanas, mas pode ser mais longo. Há ocorrência de um amplo espectro de manifestações clínicas, dependendo da interação da *G. lamblia* com o hospedeiro. Crianças expostas à *G. lamblia* podem sofrer evacuação assintomática do organismo, diarreia infecciosa aguda ou diarreia crônica com sinais e sintomas gastrintestinais persistentes, incluindo déficit do crescimento e dor ou cólica abdominal. Em um

estudo, *Giardia* foi a causa de 15% das doenças diarreicas não disentéricas em crianças examinadas em ambulatórios nos EUA. A maioria das infecções em crianças e adultos é assintomática. Em geral, não há disseminação extraintestinal, mas ocasionalmente trofozoítos podem migrar para os ductos biliares ou pancreáticos.

Infecções sintomáticas são mais frequentes em crianças do que em adultos. Em geral, a maioria dos pacientes sintomáticos tem um período limitado de doença diarreica aguda com ou sem febre baixa, náuseas e anorexia; em uma pequena proporção de pacientes, desenvolve-se um curso intermitente ou mais prolongado caracterizado por diarreia, distensão abdominal e cólicas, meteorismo intestinal, mal-estar, flatulência, náuseas, anorexia e perda de peso (Tabela 308.1). É provável que as fezes sejam profusas e aquosas no início e, mais tarde, tornem-se gordurosas e malcheirosas, e também podem boiar no vaso sanitário. Elas não têm sangue, muco ou leucócitos fecais. É possível ocorrerem graus variados de má absorção. Os padrões anormais das fezes podem se alternar com períodos de constipação intestinal e evacuações normais. A má absorção de açúcares, gorduras e vitaminas lipossolúveis está suficientemente comprovada e pode ser responsável por perda substancial de peso. *Giardia* tem sido associada à deficiência de ferro em crianças adotadas no exterior. Suas manifestações extraintestinais parecem ser mais comuns em adultos do que em crianças, incluindo artrite e, em relato após um surto, síndrome da fadiga crônica. A giardíase em crianças tem sido relacionada a retardo no crescimento, e infecções repetidas por *Giardia* se correlacionam com redução da função cognitiva nas crianças em áreas endêmicas.

DIAGNÓSTICO

A giardíase deve ser considerada em crianças com diarreia aguda não disentérica; diarreia persistente; diarreia e constipação intestinal intermitente; má absorção; cólica abdominal crônica e meteorismo; deficiência de crescimento; ou perda de peso. Particularmente, é necessário classificá-la como importante no diagnóstico diferencial de crianças: frequentadoras de creches; em contato com um caso índice; com história de viagem recente para área endêmica; e com imunodeficiências humorais. A testagem para giardíase deve ser padrão para crianças adotadas no exterior, provenientes de áreas endêmicas de *Giardia*, e a triagem para deficiência de ferro deve ser considerada naquelas já acometidas com a doença.

O imunoensaio enzimático fecal (EIA) ou a pesquisa de anticorpos fluorescentes diretos para antígenos de Giardia são os exames de eleição para giardíase. EIA é menos leitor-dependente e mais sensível para detecção de *Giardia* do que microscopia. Alguns estudos relatam que uma única amostra de fezes é suficientemente sensível para detecção de *Giardia* por meio desse teste, enquanto outros sugerem que a sensibilidade aumenta com teste de duas amostras. Um diagnóstico de giardíase foi tradicionalmente estabelecido por documentação microscópica de trofozoítos ou cistos em amostras de fezes, porém três amostras são necessárias para atingir uma sensibilidade acima de 90% utilizando essa abordagem. Em pacientes nos quais outras infecções parasitárias intestinais estão incluídas no diagnóstico diferencial, o exame de fezes por microscopia permite a avaliação dessas infecções, além de *Giardia*.

Tabela 308.1 Sinais e sintomas clínicos da giardíase.

SINTOMA	FREQUÊNCIA
Diarreia	64 a 100%
Indisposição e fraqueza	72 a 97%
Distensão abdominal	42 a 97%
Flatulência	35 a 97%
Cólicas abdominais	44 a 81%
Náuseas	14 a 79%
Fezes malcheirosas e gordurosas	15 a 79%
Anorexia	41 a 73%
Perda de peso	53 a 73%
Vômito	14 a 35%
Febre	0 a 28%
Constipação intestinal	0 a 27%

A PCR e os sistemas baseados em sondas genéticas específicas para *Giardia* têm sido utilizados em monitoramento ambiental e testes clínicos. O teste de PCR multiplex para múltiplos patógenos parasitários é uma opção viável.

Em pacientes com sintomas crônicos em que há suspeita de giardíase, mas nos quais o teste para *Giardia* em amostras fecais apresentou resultado negativo, a aspiração ou biopsia do duodeno ou jejuno superior deve ser considerada. Geralmente, os trofozoítos podem ser visualizados por exame direto em lâmina, em amostra de fezes frescas. Um método alternativo de obtenção direta de fluido duodenal é o Entero-Test® (Hedeco Corp, Mountain View, CA), disponível comercialmente nos EUA; porém, esse método é menos sensível do que aspiração ou biopsia. A biopsia pode ser utilizada para fazer preparações manuais e cortes histológicos para identificação de *Giardia* e outros patógenos entéricos e também para visualizar mudanças na histologia. A biopsia do intestino delgado deve ser considerada em pacientes com sintomas clínicos característicos, achados negativos no exame de fezes e na amostra de líquido duodenal, e um ou mais dos seguintes: achados radiográficos anormais (p. ex., edema e segmentação no intestino delgado); resultado anormal de teste de tolerância à lactose; nível de IgA secretora ausente; hipogamaglobulinemia; ou acloridria. A biopsia duodenal pode mostrar achados compatíveis com inflamação crônica, incluindo infiltrado eosinofílico da lâmina própria.

Estudos de contraste radiográfico do intestino delgado podem mostrar achados não específicos, como espessamento irregular das pregas da mucosa. Normalmente, as contagens de células sanguíneas são normais. A giardíase não gera invasão tecidual e nem está associada à eosinofilia no sangue periférico.

TRATAMENTO

Crianças com diarreia aguda nas quais organismos de *Giardia* são identificados devem receber terapia específica. Além disso, aquelas que manifestem déficit do crescimento ou apresentem síndrome de má absorção ou sintomas gastrintestinais, como diarreia crônica, devem ser tratadas.

Em geral, não se tratam excretores assintomáticos de cistos; exceto em casos específicos, como controle de surtos, prevenção da transmissão domiciliar por crianças para gestantes e pacientes com hipogamaglobulinemia ou fibrose cística, e situações que requerem tratamento com antibiótico oral em que *Giardia* pode produzir má absorção do antibiótico.

A Food and Drug Administration (FDA) aprovou tinidazol e nitazoxanida para o tratamento de *Giardia* nos EUA. Ambos têm sido utilizados em milhares de pacientes em outros países e apresentam excelentes registros de segurança e eficácia contra *Giardia* (Tabela 308.2). O tinidazol tem a vantagem do tratamento em dosagem única e eficácia bastante alta (> 90%), enquanto a nitazoxanida oferece a vantagem de forma de suspensão oral, alta eficácia (80 a 90%) e poucos efeitos adversos.[1] O metronidazol, apesar de nunca ter sido aprovado pela FDA para o tratamento de *Giardia*, também é altamente eficaz (taxa de cura de 80 a 90%), e a forma genérica é consideravelmente mais barata do que o tinidazol ou a nitazoxanida. Efeitos adversos frequentes são observados em tratamentos com metronidazol, e isso requer dosagem 3 vezes/dia durante 5 a 7 dias. As formas de suspensão oral de tinidazol e metronidazol devem ser produzidas em farmácia de manipulação; nenhum dos fármacos é vendido na forma de suspensão.

Alternativas de segunda linha para o tratamento de pacientes com giardíase incluem albendazol, paromomicina e quinacrina (ver Tabela 308.2). O albendazol pode ter eficácia semelhante à do metronidazol; ele tem poucos efeitos adversos e é eficaz contra muitos helmintos, tornando-o útil para o tratamento quando houver suspeita ou identificação de múltiplos parasitas intestinais. A paromomicina é um aminoglicosídeo não absorvível menos eficaz do que outros agentes, mas é recomendada para o tratamento de gestantes com giardíase por causa dos potenciais efeitos teratogênicos de outros agentes. A quinacrina é eficaz e barata, mas não está disponível comercialmente e deve ser

[1]N.R.T.: No Brasil, o metronidazol na forma de suspensão oral está disponível comercialmente para uso pediátrico.

Tabela 308.2 Tratamento farmacológico para giardíase.

FÁRMACO	DOSAGEM EM ADULTO (ORAL)	DOSAGEM PEDIÁTRICA (ORAL)*
RECOMENDADO		
Tinidazol	2 g, dose única	> 3 anos: 50 mg/kg, dose única
Nitazoxanida	500 mg, 2 vezes/dia por 3 dias	1 a 3 anos: 100 mg (5 mℓ), 2 vezes/dia durante 3 dias 4 a 11 anos: 200 mg (10 mℓ) 2 vezes/dia por 3 dias > 12 anos: 500 mg, 2 vezes/dia durante 3 dias
Metronidazol	250 mg, 3 vezes/dia por 5 a 7 dias	15 mg/kg/dia, divididos em 3 doses em 5 a 7 dias
ALTERNATIVA		
Albendazol	400 mg, 1 vez/dia por 5 dias	> 6 anos: 400 mg, 1 vez/dia durante 5 dias
Paromomicina	25 a 35 mg/kg/dia, 3 doses divididas por 5 a 10 dias	Não recomendado
Quinacrina§	100 mg, 3 vezes/dia por 5 a 7 dias	6 mg/kg/dia, divididos em 3 doses por 5 dias

*Todas as dosagens pediátricas são até o máximo da dosagem de adulto. §Não disponível comercialmente nos EUA.

obtida em farmácias de manipulação (ver Tabela 308.2). É raro, mas a quinacrina também pode ter efeitos colaterais graves, incluindo alucinações e psicose. Casos refratários de giardíase têm sido tratados de forma eficaz com inúmeros esquemas, incluindo nitazoxanida, uso prolongado de tinidazol ou terapia combinada, mais comumente 3 semanas de metronidazol e quinacrina.

PROGNÓSTICO

Apesar do uso de terapia apropriada, às vezes, os sintomas reaparecem em alguns pacientes nos quais a reinfecção não pode ser documentada e uma imunodeficiência, como anormalidade da Ig, não está presente. Diversos estudos têm demonstrado que existe variabilidade na suscetibilidade a antimicrobianos entre as cepas de *Giardia* e, em alguns casos, cepas resistentes têm se manifestado. A terapia combinada pode ser útil para a infecção que persiste após terapia com um único fármaco, presumindo-se que não tenha ocorrido reinfecção e a medicação tenha sido tomada conforme prescrito.

PREVENÇÃO

Pessoas infectadas e com risco de infecção devem realizar rigorosamente a lavagem adequada das mãos após qualquer contato com fezes. Esse ponto é especialmente importante para cuidadores de lactentes com fraldas em creches, onde a diarreia é comum e as taxas de portadores de *Giardia* são elevadas.

Métodos para purificar adequadamente a água de reservatórios públicos incluem cloração, sedimentação e filtração. A inativação de cistos de *Giardia* pelo cloro requer a coordenação de múltiplas variáveis, como concentração de cloro, pH da água, turbidez, temperatura e tempo de contato. Essas variáveis não podem ser verificadas de maneira apropriada em todos os municípios e são difíceis de controlar em piscinas. Indivíduos, especialmente crianças que usam fraldas, devem evitar banho em piscinas se estiverem com diarreia, bem como evitar ingerir água em bebedouros e água não tratada proveniente de poços artesianos, lagos, nascentes, lagoas, córregos e rios.

Pessoas com costume de viajar para áreas endêmicas são aconselhadas a evitar alimentos não cozidos que possam ter sido cultivados, lavados ou preparados com água potencialmente contaminada. A purificação da água potável pode ser obtida por um filtro com um tamanho de poro < 1 μm ou que tenha sido classificado pela National Sanitation Foundation para remoção de cistos, ou pela fervura rápida de água por pelo menos 1 minuto. O tratamento da água com cloro ou iodo é menos eficaz, mas pode ser utilizado como método alternativo quando fervura ou filtração não forem possíveis.

A bibliografia está disponível no GEN-io.

308.2 Balantidíase

Chandy C. John

O *Balantidium (B.) coli*, protozoário ciliado, é o maior protozoário que parasita seres humanos. Tanto trofozoítos quanto cistos podem ser identificados nas fezes. A doença causada por esse organismo não é comum nos EUA; em geral, é relatada em locais onde há contato próximo entre seres humanos e suínos, os quais são hospedeiros naturais de *B. coli*. Como o organismo infecta o intestino grosso, os sintomas são compatíveis com doença do intestino grosso, semelhantes aos associados com amebíase e tricuríase, incluindo náuseas, vômitos, dor abdominal na parte inferior, tenesmo e diarreia sanguinolenta. Sintomas associados à infecção crônica incluem: cólicas abdominais; diarreia aquosa com muco, ocasionalmente sanguinolenta; e úlceras colônicas semelhantes às associadas com *Entamoeba histolytica*. A disseminação extraintestinal de *B. coli* é rara e, em geral, ocorre apenas em pacientes imunocomprometidos. A maioria das infecções é assintomática.

O diagnóstico utilizando soluções salinas diretas é estabelecido pela identificação de trofozoítos (50 a 100 μm de comprimento) ou cistos esféricos ou ovais (50 a 70 μm de diâmetro) em amostras de fezes. Geralmente, os trofozoítos são mais numerosos do que os cistos.

O regime de tratamento recomendado é metronidazol (45 mg/kg/dia, divididos 3 vezes/dia, VO; máximo: 750 mg/dose) por 5 dias, ou tetraciclina (40 mg/kg/dia, divididos 4 vezes/dia, VO; máximo: 500 mg/dose) por 10 dias para pacientes acima de 8 anos. Uma alternativa é o iodoquinol (40 mg/kg/dia, divididos 3 vezes/dia, VO; máximo: 650 mg/dose) por 20 dias.

A prevenção da contaminação do meio ambiente por fezes de suínos é a medida para controle mais importante.

A bibliografia está disponível no GEN-io.

Capítulo 309

Cryptosporidium, *Cystoisospora*, *Cyclospora* e Microsporídios

Patricia M. Flynn

Os esporozoários intestinais *Cryptosporidium*, *Cystoisospora* (anteriormente *Isospora*) e *Cyclospora* são patógenos intestinais importantes em hospedeiros imunocompetentes e imunocomprometidos. *Cryptosporidium*, *Cystoisospora* e *Cyclospora* são parasitas coccídeos que infectam de forma predominante as células epiteliais que revestem o trato digestivo. Microsporídios, anteriormente considerados protozoários esporozoários, foram reclassificados como fungos; eles são onipresentes, parasitas intracelulares obrigatórios que infectam muitos outros órgãos de outros sistemas, além do tubo gastrintestinal, e causam um espectro mais amplo de doenças.

CRYPTOSPORIDIUM

Cryptosporidium é reconhecido como um dos principais protozoários causadores de diarreia em crianças ao redor do mundo e causa comum de surtos em creches; também é um patógeno significativo em pacientes imunocomprometidos.

Etiologia

Cryptosporidia hominis e *C. parvum* causam a maioria dos casos de criptosporidiose em humanos. A doença surge pela ingestão de oocistos infecciosos excretados nas fezes de humanos e animais infectados. Os oocistos são imediatamente infecciosos para outros hospedeiros ou podem reinfectar o mesmo hospedeiro; quando ingeridos liberam esporozoítos que se ligam e invadem as células epiteliais do intestino.

Epidemiologia

A criptosporidiose está associada a doenças diarreicas em todo o mundo e é mais prevalente entre crianças menores de 2 anos. Tem sido apontada como um agente etiológico de diarreia persistente em países em desenvolvimento e como causa de morbidade e mortalidade significativas por desnutrição, incluindo efeitos permanentes no crescimento.

A transmissão de *Cryptosporidium* para seres humanos pode acontecer por contato próximo com animais infectados, transmissão interpessoal ou a partir de água e alimentos contaminados. Embora a transmissão zoonótica, especialmente de vacas, ocorrer em pessoas que lidam com animais, a transmissão interpessoal é provavelmente a responsável por surtos de criptosporidiose em hospitais e creches, onde taxas de transmissão de cerca de 67% foram relatadas. Recomendações para prevenção de surtos em creches incluem: proibir a frequência de crianças com diarreia; lavar rigorosamente as mãos; suspender brincadeiras com água ou atividades de natação; usar roupas protetoras ou fraldas capazes de reter diarreia líquida; e separar áreas e responsabilidades de manuseio de fraldas e alimentos.

Surtos de infecções por *Cryptosporidium* estão associados a abastecimento de água contaminada na comunidade e em áreas recreativas, incluindo lagos e piscinas de água clorada. Efluentes na forma de esgoto bruto, escoamento de laticínios e pastagens podem contaminar fontes de água potável e recreativas. Estima-se que os oocistos de *Cryptosporidium* estejam presentes em 65 a 97% das águas de superfície nos EUA. O tamanho reduzido do organismo (4 a 6 μm de diâmetro), a resistência à cloração e a habilidade de sobreviver por longos períodos fora de um hospedeiro criam problemas no abastecimento público de água.

Manifestações clínicas

O período de incubação é de 2 a 10 dias (média, 7 dias) após a infecção. A infecção pelo *Cryptosporidium* está associada com diarreia volumosa, aquosa e não sanguinolenta que pode ser acompanhada de cólica abdominal difusa, náuseas, vômitos e anorexia. Embora menos comum em adultos, o vômito ocorre em mais de 80% das crianças com criptosporidiose. Também podem surgir sintomas não específicos, como mialgia, astenia e cefaleia. A febre é identificada em 30 a 50% dos casos. Má absorção, intolerância à lactose, desidratação, perda de peso e desnutrição ocorrem com frequência em casos graves. O espectro clínico e a gravidade da doença têm sido associados às espécies infectantes e aos alelos da classe I ou II do antígeno leucocitário do hospedeiro humano.

Em indivíduos imunocompetentes, em geral a doença é autolimitada, normalmente de 5 a 10 dias, embora a diarreia possa persistir por diversas semanas e a eliminação de oocistos por muitas semanas após a resolução dos sintomas. A diarreia crônica é comum em indivíduos com imunodeficiência, como hipogamaglobulinemia congênita ou infecção pelo HIV. Sintomas e eliminação de oocistos podem continuar de maneira indefinida e causar desnutrição grave, atrofia, anorexia e até morte.

A criptosporidiose em **hospedeiros imunocomprometidos** costumar estar associada à doença do trato biliar, caracterizada por febre, dor no quadrante superior direito, náuseas, vômitos e diarreia; também está ligada à pancreatite. A doença do trato respiratório, com sintomas de tosse, dispneia, sibilos, crupe e rouquidão, é bastante rara.

DIAGNÓSTICO

A infecção pode ser diagnosticada por microscopia utilizando coloração acidorresistente modificada ou reação em cadeia da polimerase (PCR), mas a imunodetecção de antígenos na superfície do organismo em amostras fecais utilizando ensaios baseados em anticorpos monoclonais é o método diagnóstico atual de escolha. Séries de ensaio molecular multiplex para patógenos gastrintestinais que incluem *Cryptosporidium* estão disponíveis e são um teste padrão.

Nas fezes, os oocistos aparecem como corpos esféricos pequenos (2 a 6 μm) e coram de vermelho com a coloração ácido-resistente modificada. Como o *Cryptosporidium* não penetra abaixo da camada epitelial da mucosa, os leucócitos fecais não são encontrados nas amostras. A eliminação de oocistos nas fezes pode ser intermitente, e diversas amostras fecais (ao menos três para um hospedeiro imunocompetente) devem ser coletadas para exame microscópico. O diagnóstico sorológico não é útil na criptosporidiose aguda.

Em cortes histológicos teciduais, organismos do gênero *Cryptosporidium* podem ser encontrados ao longo da região de microvilosidades do epitélio que recobrem o trato gastrintestinal. A maior concentração normalmente é detectada no jejuno. Os resultados dos cortes histológicos revelam atrofia e apagamento das vilosidades, achatamento do epitélio e inflamação da lâmina própria.

Tratamento

Frequentemente, a doença diarreica atribuída à criptosporidiose é autolimitada em pacientes *imunocompetentes* e não requer terapia antimicrobiana específica. O tratamento deve ser concentrado em cuidados de suporte, incluindo reidratação por via oral (VO) ou, se as perdas de líquidos forem graves por via intravenosa (IV). Nitazoxanida (crianças de 1 a 3 anos: 100 mg, 2 vezes/dia VO, por 3 dias; 4 a 11 anos: 200 mg, 2 vezes/dia VO; ≥ 12 anos: 500 mg, 2 vezes/dia VO) é aprovado para tratamento de diarreia causada por *Cryptosporidium*. Estudos clínicos não têm demonstrado de forma decisiva que a nitazoxanida é superior ao placebo em testes com pacientes infectados pelo HIV (com contagens de CD4 baixas) ou imunocomprometidos. No entanto, dada a gravidade da infecção nessas populações o tratamento com nitazoxanida é geralmente iniciado. O tratamento com terapia antirretroviral combinada também deve ser administrado para melhorar a resposta imune nesses pacientes. Outros agentes que têm sido sugeridos para o tratamento em relatos clínicos ou estudos menores incluem: imunoglobulina (Ig) sérica humana ou colostro bovino por VO; paromomicina; espiramicina; azitromicina; e roxitromicina ou uma combinação de antibióticos.

CYSTOISOSPORA

Da mesma maneira que o *Cryptosporidium*, o *Cystoisospora belli* está incluído como causa de diarreia em surtos institucionais e em viajantes, e também tem sido associado com água e alimentos contaminados. *Cystoisospora* parece ser mais comum em climas tropicais e subtropicais e áreas em desenvolvimento, incluindo América do Sul, África e Sudeste Asiático. Ele não tem sido associado ao contato com animais. Também é uma causa pouco frequente de diarreia em pacientes com AIDS nos EUA, mas pode infectar até 15% desse mesmo grupo no Haiti.

O ciclo de vida e a patogênese da infecção por espécies de *Cystoisospora* são semelhantes aos de organismos do gênero *Cryptosporidium*, menos aqueles oocistos excretados nas fezes que não são imediatamente infecciosos e devem passar por maturação adicional em temperaturas abaixo de 37°C. Portanto, a transmissão direta interpessoal é improvável. A manifestação clínica mais comum é a diarreia aquosa e não sanguinolenta. Os sintomas de infecção são indistinguíveis dos observados na criptosporidiose, mesmo que a febre talvez seja um achado mais comum. A eosinofilia pode estar presente em até 50% dos casos, contrastando com outras infecções entéricas por protozoários. O diagnóstico é estabelecido pela detecção de oocistos ovais, de 22 a 33 μm de comprimento por 10 a 19 μm de largura, por meio da coloração ácido-resistente modificada de amostras fecais. Todo oocisto contém dois esporocistos, cada um com quatro esporozoítos. Leucócitos fecais não são detectados. Os oocistos são eliminados em pequenas quantidades, ressaltando-se a necessidade de repetição do exame de fezes. A presença de oocistos no trato gastrintestinal quase sempre

está associada a sintomas clínicos. A aparência histológica do epitélio gastrintestinal revela apagamento e atrofia das vilosidades, inflamação aguda e crônica e hiperplasia de cripta.

A isosporíase responde de forma rápida ao tratamento com sulfametoxazol-trimetoprima por VO (SMX/TMP: 5 mg de TMP e 25 mg de SMX/kg/dose [máximo: 160 mg de TMP e 800 mg de SMX/dose], 2 vezes/dia, durante 10 dias). Em pacientes com AIDS, as reincidências são comuns e frequentemente requerem doses mais altas de SMZ-TMP e/ou terapia de manutenção. A terapia antirretroviral combinada associada à recuperação imunológica também pode resultar em melhora dos sintomas. Ciprofloxacino ou regime de pirimetamina isolada ou com ácido folínico é eficaz em pacientes com intolerância às sulfonamidas.

CYCLOSPORA

Cyclospora cayetanensis é um parasita coccídeo semelhante a *Cryptosporidium*, porém maior. O organismo infecta tanto indivíduos imunocomprometidos quanto imunocompetentes e é mais comum em crianças menores de 18 meses de idade. A patogênese e os achados patológicos da ciclosporíase são semelhantes àqueles da isosporíase. Vem sendo notado o comportamento assintomático do organismo, mas os portadores que o abrigam quase sempre têm diarreia. Surtos de ciclosporíase estão associados a alimentos e água contaminados. Os alimentos comprometidos incluem framboesas, alface, ervilhas frescas, manjericão e outros alimentos frescos. Após a excreção fecal, os oocistos precisam esporular ao ar livre para que se tornem infecciosos. Esse achado explica a falta de transmissão interpessoal.

As manifestações clínicas da ciclosporíase são semelhantes àquelas da criptosporidiose e da isosporíase e seguem um período de incubação de aproximadamente 7 dias. A doença moderada por *Cyclospora* é caracterizada por apresentar em média seis evacuações/dia com duração regular de 10 dias (variando entre 3 e 25 dias). A duração da diarreia em pessoas imunocompetentes é caracteristicamente mais longa na ciclosporíase do que nas outras protozooses intestinais. Sintomas associados frequentemente incluem: anorexia; fadiga; distensão abdominal ou gases; dor ou cólicas abdominais; náuseas; dores musculares, articulares ou no corpo; febre baixa; calafrios; cefaleia; e perda de peso. Também pode ocorrer vômito; presença de sangue nas fezes não é comum; e há relatos de doença biliar. A doença intestinal abrange inflamação com apagamento das vilosidades.

O diagnóstico é confirmado pela identificação de oocistos nas fezes ou teste de diagnóstico molecular. Oocistos são esferas pregueadas, de 8 a 10 μm de diâmetro, semelhantes a grandes organismos do gênero *Cryptosporidium*. Todo oocisto contém dois esporocistos, cada um com dois esporozoítos. Os organismos podem ser observados com a utilização de coloração ácido-resistente modificada, auramina-fenol ou tricromo modificado, mas coram de forma menos consistente do que o *Cryptosporidium*; também podem ser detectados com coloração de fenosafranina e por autofluorescência com aplicação verde forte ou azul intenso sob epifluorescência ultravioleta. Múltiplas amostras de fezes aumentam a identificação do patógeno. Leucócitos fecais não estão presentes. Séries de teste molecular multiplex comercialmente disponíveis para patógenos gastrintestinais que incluem *Cyclospora* estão agora disponíveis e podem se tornar o novo padrão.

O tratamento de escolha para ciclosporíase é TMP-SMX (5 mg de TMP e 25 mg de SMX kg/dose, VO 2 vezes/dia, por 7 dias [máximo: 160 mg de TMP e 800 mg de SMX/dose]). Ciprofloxacino, ou nitazoxanida, é eficaz em pacientes com intolerância a sulfonamidas.

MICROSPORÍDIOS

Os microsporídios são onipresentes e infectam a maioria dos grupos de animais, incluindo seres humanos. Eles são classificados como fungos, e diversas espécies do filo Microsporidia vêm sendo associadas a doenças humanas em hospedeiros imunocompetentes e imunocomprometidos. As espécies mais comumente relacionadas com doença gastrintestinal são *Enterocytozoon bieneusi* e *Encephalitozoon intestinalis*.

Embora ainda não seja definitiva, a fonte das infecções humanas é provavelmente zoonótica. Tal qual o *Cryptosporidium*, existe a preocupação com transmissão hídrica por meio do contato ocupacional e recreativo com fontes de água contaminada. Também existe a possibilidade de surtos de origem alimentar; os organismos têm sido identificados em vegetais por consequência de irrigação com água contaminada. A transmissão vetorial é hipotética porque uma espécie, *Brachiola algerae*, normalmente infecta mosquitos. Por fim, a transmissão transplacentária tem sido relatada em animais, mas não em seres humanos. Logo que infectada, a divisão intracelular produz novos esporos, os quais podem se espalhar para células adjacentes, disseminar-se para outros tecidos do hospedeiro ou ser transmitidos para o meio ambiente pelas fezes. Além disso, eles têm sido detectados na urina e no epitélio respiratório, sugerindo que alguns fluidos corpóreos talvez sejam infectantes. Uma vez no meio ambiente, os esporos dos microsporídios permanecem infectantes por até 4 meses.

A princípio, a infecção intestinal por microsporídios era relatada quase de forma exclusiva em pacientes com AIDS, mas há cada vez mais evidências de que indivíduos imunocompetentes também são comumente infectados. A diarreia associada a microsporídios é intermitente, abundante, aquosa e não sanguinolenta. Cólicas abdominais e perda de peso podem estar presentes; a febre não é comum. É possível também que ceratite estromal e encefalite estejam relacionadas a infecções por microsporídios. Tem sido relatada doença disseminada envolvendo a maioria dos órgãos, incluindo fígado, coração, rins, bexiga, trato biliar, pulmões, ossos, musculatura esquelética e seios nasais.

Os microsporídios se coram por tricromo modificado, hematoxilina-eosina, Giemsa, Gram, ácido periódico de Schiff e colorações ácido-resistentes, mas frequentemente não são observados em razão de seu pequeno tamanho (1 a 5 μm) e pela ausência de inflamação associada em tecidos adjacentes. A microscopia eletrônica permanece como o método de referência para detecção de referência. Ensaio de imunofluorescência está disponível. Os Centers for Disease Control and Prevention (CDC) oferece identificação molecular de *Enterocytozoon bieneusi* e *Encephalitozoon intestinalis*, *E. hellem* e *E. cuniculi* usando ensaios específicos de PCR.

Não há terapia comprovada para infecções intestinais por microsporídios. O albendazol (dosagem para adultos: 400 mg VO, 2 vezes/dia durante 3 semanas; para crianças: 7,5 mg/kg de peso corporal [máximo 400 mg/dose] VO), em geral, é eficaz contra a infecção por *Encephalitozoon intestinalis*, mas não contra a infecção causada por algumas espécies de microsporídios. A fumagilina (dosagem para adulto: 20 mg VO, 3 vezes/dia durante 2 semanas) foi eficaz em um pequeno estudo controlado em adultos com infecção por *Enterocytozoon bieneusi*, e a terapia tópica com esse agente também demonstrou eficácia em adultos com ceratoconjuntivite infectados pelo HIV. Atualmente, a fumagilina não está disponível nos EUA. Cuidados de suporte com hidratação, correção de distúrbios de eletrólitos e nutrição devem ser utilizados em infecções gastrintestinais, quando clinicamente indicados. A melhora com o uso de terapia antirretroviral combinada na infecção de base pelo HIV também beneficia os sintomas da infecção por microsporídios.

A bibliografia está disponível no GEN-io.

Capítulo 310

Tricomoníase (*Trichomonas vaginalis*)

Edsel Maurice T. Salvana e Robert A. Salata

A tricomoníase é causada pelo protozoário *Trichomonas (T.) vaginalis*. É a segunda infecção sexualmente transmissível (IST) mais comum em todo o mundo. Vulvovaginite é a forma sintomática da doença, mas *T. vaginalis* tem sido relacionado com doença inflamatória pélvica, abortos, prostatite crônica e um risco aumentado de transmissão do HIV.

EPIDEMIOLOGIA

Mais de 276 milhões de novos casos de tricomoníase ocorrem anualmente, tornando-a a IST não viral mais comum em todo o mundo. A maioria dos homens e até 30% das mulheres são assintomáticos. Embora a doença seja facilmente tratada, suas sequelas não tratadas continuam a ser causa significativa de morbidade por causa de altas taxas de reinfecção de parceiros não tratados, sub-reconhecimento de casos assintomáticos e diagnósticos com pouca sensibilidade.

A tricomoníase é a infecção parasitária mais comum nos EUA, com um total de 3,7 milhões de casos e cerca de 1,1 milhão de novas infecções por ano. *T. vaginalis* é adquirido por > 60% das parceiras de homens infectados e 70% dos parceiros sexuais de mulheres infectadas. A tricomoníase vaginal é rara até a menarca. Sua presença em criança mais nova deve levantar a suspeita de **abuso sexual**.

A tricomoníase pode ser transmitida a neonatos durante a passagem por um canal de parto infectado. Normalmente, a infecção é autolimitada nesse cenário, mas casos raros de vaginite neonatal e infecção respiratória já foram relatados.

PATOGÊNESE

T. vaginalis é um protozoário parasita flagelado anaeróbio. Secreções vaginais infectadas contêm 10^1 a 10^5 ou mais protozoários/mℓ. *T. vaginalis* possui o formato piriforme e exibe motilidade de contração característica nas lâminas de preparação a fresco (Figura 310.1). A reprodução é por divisão binária. Existe apenas na forma de células vegetativas; formas de cisto não foram descritas. Muitos tipos de moléculas de adesão permitem a ligação de *T. vaginalis* às células hospedeiras. O lipoglicano de Tv é um glicoconjugado de superfície que se liga à galectina-1 e 3 humanas e desempenha um papel importante em adesão, patogênese e modulação imunológica. Além disso, centenas de proteínas putativas de membrana, BspA e tetraspaninas estão envolvidas na ligação celular. Algumas delas estão contidas nas vesículas de exossomo, juntamente de uma grande concentração de oligonucleotídios de RNA, que parecem aumentar ainda mais a adesão. Esta é pré-requisito para a citólise e, uma vez aderido, o parasita secreta hidrolases, proteases e moléculas citotóxicas que destroem ou prejudicam a integridade das células hospedeiras. *Trichomonas* é altamente dependente do ferro para seu crescimento e metabolismo, e os mRNA da cisteína proteinase têm se manifestado para interagir com outras proteínas do parasita para a regulação pós-transcricional na ausência de proteínas reguladoras de ferro, as quais estão presentes em outros eucariotos. Essa dependência do ferro pode explicar parcialmente a propensão de *T. vaginalis* a infectar mulheres graças a sua condição de ferro mais elevado durante a menstruação. O genoma de *T. vaginalis* é muito amplo, com múltiplas sequências repetitivas e elementos transponíveis que compõem mais de 60 mil genes, bem como pseudogenes aparentemente não funcionais, mas transcritos. Acredita-se que esse número excepcionalmente grande de elementos genéticos tenha uma função adaptativa, com expressão gênica diferencial ocorrendo em resposta a diferentes condições, dando ao organismo flexibilidade para a sobrevivência.

Tem sido demonstrado que a migração de macrófagos e a produção de citocinas são reguladas de negativamente pelo parasita na infecção bem-sucedida. Anticorpos específicos para parasitas e iniciação linfocitária surgem em resposta à infecção, mas não ocorre imunidade protetora duradoura, possivelmente também por causa da degradação de anticorpos por proteases de cisteína parasitária.

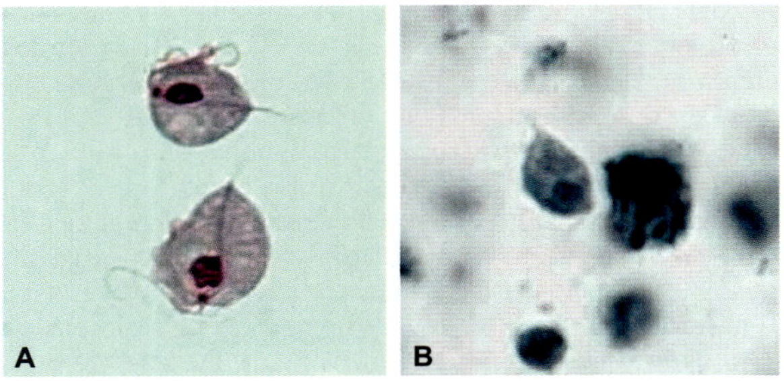

Figura 310.1 Trofozoítos de *Trichomonas vaginalis* corados com Giemsa (**A**) e hematoxilina férrica (**B**). (*De Centers for Disease Control and Prevention: Laboratory identification of parasites of public health concern. Trichomoniasis. [website].* https://www.cdc.gov/dpdx/trichomoniasis/index.html.)

MANIFESTAÇÕES CLÍNICAS

O **período de incubação** no sexo feminino é de 5 a 28 dias. Os sintomas podem iniciar ou piorar com a menstruação. A maioria das mulheres infectadas acaba desenvolvendo sintomas, embora até um terço permaneça assintomática. Sinais e sintomas comuns incluem: corrimento vaginal abundante malcheiroso, cinza e espumoso; irritação vulvovaginal; disuria; e dispareunia. O exame físico pode revelar corrimento espumoso com eritema vaginal e hemorragias cervicais ("cérvice em morango"). O corrimento normalmente possui pH de > 4,5. O desconforto abdominal não é comum e deve ser o alerta para a avaliação de doença inflamatória pélvica (ver Capítulo 146).

A maioria das infecções no sexo masculino é assintomática. Homens sintomáticos normalmente têm disuria e corrimento uretral escasso. Às vezes, a tricomoníase provoca epididimite, envolvimento prostático e ulceração peniana superficial. A infecção costuma ser autolimitada, com resolução espontânea em 36% dos homens. *Trichomonas* já foi apontado como causa de uretrite recorrente ou recidivante e pode ser isolado em 3 a 20% dos homens com uretrite não gonocócica. Falhas no tratamento com terapia padrão para gonorreia e *Chlamydia* são frequentemente tratadas com terapia antitricomonadídeos.

DIAGNÓSTICO

Os tricomonadídeos podem ser reconhecidos em secreções vaginais por microscopia a fresco. Essa tem sensibilidade de aproximadamente 35 a 60% em comparação com técnicas de cultura e ácido nucleico. Embora *Trichomonas*, às vezes, seja visto em exames de Papanicolaou e microscopia de urina, esses métodos não são considerados testes confiáveis para a doença. A cultura do organismo costumava ser o padrão ouro para detecção, mas está sendo substituído cada vez mais por testes de amplificação de ácido nucleico; os quais são, ao menos, igualmente sensíveis. Os ensaios APTIMA® TV (Hologic/Gen-Probe, Inc., Marlborough, MA) e de DNA Amplificado Q^x Probe Tec™ TV BD (Becton Dickinson, Franklin Lakes, NJ) são liberados para comercialização pela Food and Drug Administration (FDA), EUA, para testar amostras de homens e mulheres. O Xpert® TV (Cepheid Inc., Sunnyvale, CA) é um teste de ácido nucleico baseado em cartucho aprovado pela FDA, mas somente para uso em esfregaços de urina, endocervicais e vaginais em mulheres. Dois *kits* tipo *point-of-care* (POC) para teste rápido, Affirm™ VP III (BD Diagnostic Systems, Sparks, MD) e OSOM® Trichomonas Rapid Test (Sekisui Diagnostics, Lexington, MA), também são aprovados pela FDA para uso em mulheres e fornecem resultados em 45 e 10 minutos, respectivamente. Pacientes com *T. vaginalis* devem fazer triagem para outras ISTs. Modelos de ensaio multiplex de ácido nucleico para diagnóstico rápido de múltiplas ISTs, incluindo *Trichomonas*, também foram desenvolvidos e estão em testes clínicos.

COMPLICAÇÕES

A tricomoníase não tratada tem sido associada com doença inflamatória pélvica, parto prematuro, baixo peso ao nascer, endometrite, salpingite e celulite do manguito vaginal. A associação entre tricomoníase e infertilidade é relativamente fraca, mas há algumas evidências de que a coinfecção com outras ISTs aumenta o risco global de DIP. A infecção por *T. vaginalis* aumenta o risco de aquisição e transmissão do HIV. Em indivíduos infectados pelo HIV, a tricomoníase está associada a cargas virais mais elevadas nas secreções cervicais e sêmen, bem como a níveis mais altos de linfócitos infectados em fluidos urogenitais.

TRATAMENTO

Nos EUA, são utilizados metronidazol e tinidazol; em outros países, ornidazol também é utilizado. Tanto metronidazol (regime de dosagem única de 2 g VO como para adolescentes e adultos; regime alternativo, 500 mg VO, 2 vezes/dia durante 7 dias) quanto o tinidazol (dose única de 2 g VO em adolescentes e adultos) são utilizados como tratamento de primeira linha. Para crianças infectadas antes da adolescência, o esquema recomendado é metronidazol 15 mg/kg/dia dividido em três

doses VO por 7 dias; o tinidazol não é aprovado para administração em crianças pequenas. Para pacientes infectados pelo HIV, o ciclo de 7 dias de metronidazol é superior e recomendado em relação ao regime de dosagem única. O gel tópico de metronidazol não é eficaz como monoterapia, mas pode reduzir os sintomas em infecção grave em conjunto com a terapia oral. Parceiros sexuais devem ser tratados simultaneamente para prevenir a reinfecção. Múltiplos ensaios pareados comparando a eficácia entre dose única/ciclos de curta duração de metronidazol e dose única de tinidazol têm demonstrado não inferioridade em ambos ou eficácia superior para tinidazol. O tinidazol é mais caro do que o metronidazol e geralmente é reservado para falhas terapêuticas ou intolerância. Um pequeno número de pacientes com hipersensibilidade grave ao nitroimidazol foi tratado com supositórios intravaginais de ácido bórico, nitazoxanida e paromomicina com variados graus de eficácia.

Falhas terapêuticas têm sido relatadas com o uso de metronidazol, embora uma resposta insatisfatória normalmente possa ser superada por doses maiores. A segunda linha de tratamento é um ciclo de 7 dias de metronidazol 500 mg 2 vezes/dia ou dosagem única de tinidazol. Se essa abordagem não funcionar, recomenda-se metronidazol ou tinidazol 2 g/dia durante 5 dias. Qualquer falha adicional no tratamento deve ser encaminhada a um especialista em doenças infecciosas e pode exigir um teste de suscetibilidade, o qual está disponível nos Centers for Disease Control and Prevention. O metronidazol não demonstrou ser teratogênico, mas atualmente é classificado como fármaco de categoria C. Metanálise da Cochrane demonstrou antecipadamente uma associação entre partos prematuros e uso de metronidazol no tratamento da infecção assintomática por *T. vaginalis* na gestação. Outros estudos têm demonstrado não haver qualquer dano proveniente da terapêutica com metronidazol nesse cenário. O tratamento de tricomoníase na gestação deve sempre ser considerado, especialmente em pacientes sintomáticas, e pode diminuir o risco de transmissão perinatal.

PREVENÇÃO

A prevenção da infecção por *T. vaginalis* é melhor alcançada pelo tratamento de todos os parceiros sexuais de uma pessoa infectada e por programas voltados para a prevenção de todas as ISTs (ver Capítulo 146). Nenhuma vacina está disponível, e a profilaxia medicamentosa não é recomendada.

A bibliografia está disponível no GEN-io.

Capítulo 311
Leishmanioses (*Leishmania*)

Peter C. Melby

As leishmanioses são um grupo variado de doenças causadas por parasitas protozoários intracelulares do gênero *Leishmania*, os quais são transmitidos por mosquitos-palha flebotomíneos. Sabe-se que várias espécies de *Leishmania* causam doença humana envolvendo a pele e superfícies mucosas e os órgãos reticuloendoteliais viscerais (Tabela 311.1). Em geral, a doença cutânea é localizada e branda, mas pode provocar desfiguração cosmética. Raramente, a infecção cutânea pode se disseminar ou envolver a pele de maneira difusa. As formas mucosa e visceral da leishmaniose têm relação com morbidade e mortalidade significativas.

ETIOLOGIA

Organismos *Leishmania* são membros da família Trypanosomatidae e incluem dois subgêneros, *Leishmania* (*Leishmania*) e *Leishmania* (*Viannia*). O parasita é dimórfico, existindo como formas promastigota flagelada no inseto vetor e amastigota aflagelada que reside e se replica dentro de fagócitos mononucleares do hospedeiro vertebrado. Dentro do vetor **flebotomíneo**, a promastigota muda de uma forma procíclica não infecciosa para um estágio metacíclico infeccioso (Figura 311.1). São fundamentais para essa transição as mudanças que ocorrem nos polissacarídeos terminais do **lipofosfoglicanos** de superfície, os quais permitem a migração posterior dos parasitas infecciosos a serem inoculados na pele do hospedeiro durante a hematofagia. O lipofosfoglicano metacíclico também contribui na entrada e sobrevivência de *Leishmania* nas células hospedeiras. Uma vez dentro do macrófago, a promastigota se transforma em amastigota e reside e se replica dentro de um fagolisossomo. O parasita é resistente ao ambiente ácido e hostil do macrófago e, à vista disso, rompe a célula e começa a infectar outros macrófagos. Os macrófagos infectados têm capacidade reduzida para iniciar e reagir a uma resposta inflamatória, estabelecendo, assim, um refúgio seguro para o parasita intracelular.

EPIDEMIOLOGIA

Estima-se que as leishmanioses afetem 10 a 20 milhões de pessoas em regiões tropicais e subtropicais endêmicas em todos os continentes, exceto Austrália e Antártica (Figura 311.2). As diferentes formas da doença são distintas em suas causas, características epidemiológicas, transmissão e distribuição geográfica. As leishmanioses podem ocorrer esporadicamente por toda uma região endêmica ou em ondas epidêmicas. Somente em raras exceções, os organismos do gênero *Leishmania* que a princípio provocam doença cutânea não causam doença visceral.

A **leishmaniose cutânea localizada (LCL)** no Velho Mundo é causada por *Leishmania* (*L.*) *major* e *L. tropica* no norte da África, Oriente Médio, Ásia Central e subcontinente Indiano. *L. aethiopica* é uma causa de LCL e **leishmaniose cutânea difusa (LCD)** no Quênia e na Etiópia. No Novo Mundo, *L. mexicana* provoca LCL em uma região que se estende do sul do Texas até a América Central. *L. amazonensis*, *L. pifanoi*, *L. garnhami*, e *L. venezuelensis* causam LCL na América do Sul, desde a bacia Amazônica até o norte; esses parasitas também podem ocasionar LCD. Membros do subgênero *Viannia* (*L. [V.] braziliensis*, *L. [V.] panamensis*, *L. [V.] guyanensis*, e *L. [V.] peruviana*) causam LCL e **leishmaniose mucosa (LM)** desde as terras altas do norte da Argentina seguindo em direção ao norte até a América Central. Algumas espécies, em particular *L. (V.) braziliensis*, raramente provocam **leishmaniose disseminada (LD)**. A **leishmaniose visceral (LV)** no Velho Mundo é originada por *L. donovani* nos países Quênia, Sudão, Índia, Paquistão e China e por *L. infantum* na bacia do Mediterrâneo, Oriente Médio e Ásia Central. A *L. tropica.* também tem sido reconhecida como uma causa incomum de doença visceral no Oriente Médio e na Índia. A LV no Novo Mundo é ocasionada por *L. infantum* (anteriormente chamada de *L. chagasi*), a qual está disseminada do México (raro) até as Américas Central e do Sul. *L. infantum* também pode provocar LCL na ausência de doença visceral nessa mesma distribuição geográfica.

A manutenção da *Leishmania* se dá por meio de um ciclo de transmissão **zoonótica** na maioria das áreas endêmicas. Em geral, as linhagens dermotrópicas tanto no Velho como no Novo Mundo são mantidas em reservatórios de roedores, e o cão doméstico é o reservatório habitual para *L. infantum*. A transmissão entre reservatório e flebotomíneo é altamente adaptada às características ecológicas específicas da região endêmica. Infecções humanas surgem quando atividades entre seres humanos lhes colocam em contato com o ciclo zoonótico. A transmissão **antroponótica**, na qual seres humanos são o reservatório presumido para a transmissão vetorial, ocorre com *L. tropica* em algumas áreas urbanas do Oriente Médio e Ásia Central, e com *L. donovani* na Índia e Sudão. A transmissão congênita de *L. donovani* ou *L. infantum* tem sido relatada.

Há um ressurgimento da leishmaniose em áreas endêmicas existentes há muito tempo, assim como em novos focos. Dezenas de milhares de casos de LCL ocorreram em surtos na Síria e em Cabul, no Afeganistão; epidemias graves com > 100 mil mortes por LV aconteceram na Índia e no Sudão. A LV é mais prevalente entre a população mais pobre, com moradias em condições precárias que contribuem para a transmissão vetorial e a subnutrição, levando a maior suscetibilidade

Tabela 311.1 Características clínicas e epidemiológicas de *Leishmania* spp.

	SUBGÊNERO	FORMA CLÍNICA	PRINCIPAIS CARACTERÍSTICAS CLÍNICAS	PROGRESSÃO NATURAL	GRUPOS DE RISCOS	RESERVATÓRIO PRINCIPAL	PAÍSES OU REGIÕES DE ALTAMENTE AFETADOS	INCIDÊNCIA MUNDIAL ANUAL ESTIMADA
*Leishmania donovani**	*Leishmania*	LV, LDPC	Febre persistente, esplenomegalia, perda de peso e anemia na LV; múltiplas lesões maculares, papulares ou nodulares indolores em LDPC	A LV é fatal dentro de 2 anos; lesões de LDPC cicatrizam-se sozinhas em até 85% dos casos na África, mas raramente na Ásia	Predominantemente adolescentes e adultos jovens para LV; crianças no Sudão e não há fatores de risco claramente estabelecidos para LDPC	Humanos	Índia, Bangladesh, Etiópia, Sudão e Sudão do Sul	50.000 a 90.000 casos de LV; número desconhecido de casos de LDPC
*Leishmania tropica**	*Leishmania*	LC, LR, raramente LV	Lesões secas ulceradas, indolores e frequentemente múltiplas	Lesões de LC frequentemente cicatrizam-se sozinhas dentro de 1 ano	Não há grupos de risco bem definidos	Humanos, mas existem focos zoonóticos	Mediterrâneo Oriental, Oriente Médio, nordeste e sul da África	200.000 a 400.000 LC
*Leishmania aethiopica**	*Leishmania*	LC, LCD, LCDs, LC oronasal	Lesões nodulares cutâneas localizadas; ocasionalmente oronasais; raramente úlceras	Cicatriza se sozinha, exceto para LDC, dentro de 2 a 5 anos	Evidência limitada; adolescentes	Hiracoides	Etiópia, Quênia	200.000 a 400.000 LC
*Leishmania major**	*Leishmania*	LC	Necrose rápida, úlceras úmidas, inflamação grave	Cicatriza em > 50% dos casos dentro de 2 a 8 meses; lesões múltiplas demoram para cicatrizar e deixam cicatrizes graves	Não há grupos de risco bem definidos	Roedores	Irã, Arábia Saudita, norte da África, Oriente Médio, Ásia Central, África Ocidental	230.000 a 430.000 LC
*Leishmania infantum**	*Leishmania*	LV, LC	Febre persistente e esplenomegalia em LV; nódulos tipicamente únicos e inflamação mínima em LC	A LV é fatal dentro de 2 anos; lesões de LC cicatrizam em 1 ano e conferem imunidade individual	Crianças com menos de 5 anos e adultos imunocomprometidos para LV; crianças mais velhas e jovens adultos para LC	Cachorros, lebres, humanos	China, sul da Europa, Brasil e América do Sul para LV e LC; América Central para LC	6.200 a 12.000 casos de LV no Velho Mundo e 4.500 a 6.800 casos de LV no Novo Mundo; número desconhecido de casos de LC
Leishmania mexicana†	*Leishmania*	LC, LCD, LCDs	Lesões ulceradas, únicas ou múltiplas	Muitas vezes cicatriza em 3 a 4 meses	Não há grupos de risco bem definidos	Roedores, marsupiais	América do Sul	Número limitado de casos, incluídos nos 187.200 a 300.000 casos totais de LC no Novo Mundo‡
Leishmania amazonensis†	*Leishmania*	LC, LCD, LCDs	Lesões ulceradas, únicas ou múltiplas	Não é bem descrito	Não há grupos de risco bem definidos	Gambás, roedores	América do Sul	Número limitado de casos, incluídos nos 187.200 a 300.000 casos totais de LC no Novo Mundo‡
Leishmania braziliensis†	*Viannia*	LC, LCM, LCD, LR	Lesões ulceradas podem progredir para a forma mucocutânea; linfonodos locais são palpáveis antes e logo no início das lesões	Pode cicatrizar em 6 meses; 2,5% dos casos evoluem para LCM	Não há grupos de risco bem definidos	Cães, humanos, roedores, cavalos	América do Sul	Maioria dos 187.200 a 300.000 casos totais de LC no Novo Mundo‡
Leishmania guyanensis†	*Viannia*	LC, LCDs, LCM	Lesões ulceradas, únicas ou múltiplas, que podem progredir para a forma mucocutânea; linfonodos palpáveis	Pode cicatrizar em 6 meses	Não há grupos de risco bem definidos	Gambás, preguiças, tamanduás	América do Sul	Número limitado de casos, incluídos nos 187.200 a 300.000 casos totais de LC do Novo Mundo‡

*Leishmaniose do Velho Mundo. †Leishmaniose do Novo Mundo. ‡As estimativas são de todas as leishmanioses do Novo Mundo, com *Leishmania braziliensis* abrangendo a maioria desses casos. LC, leishmaniose cutânea; LCD, leishmaniose cutânea difusa; LCDs, leishmaniose cutânea disseminada; LCM, leishmaniose mucocutânea; LDPC, leishmaniose dérmica pós-calazar; LR, leishmaniose recidiva; LV, leishmaniose visceral. Adaptada de Burza S, Croft SL, Boelaert ML: Leishmaniasis, *Lancet* 392:951-966, 2018 (Table 1).

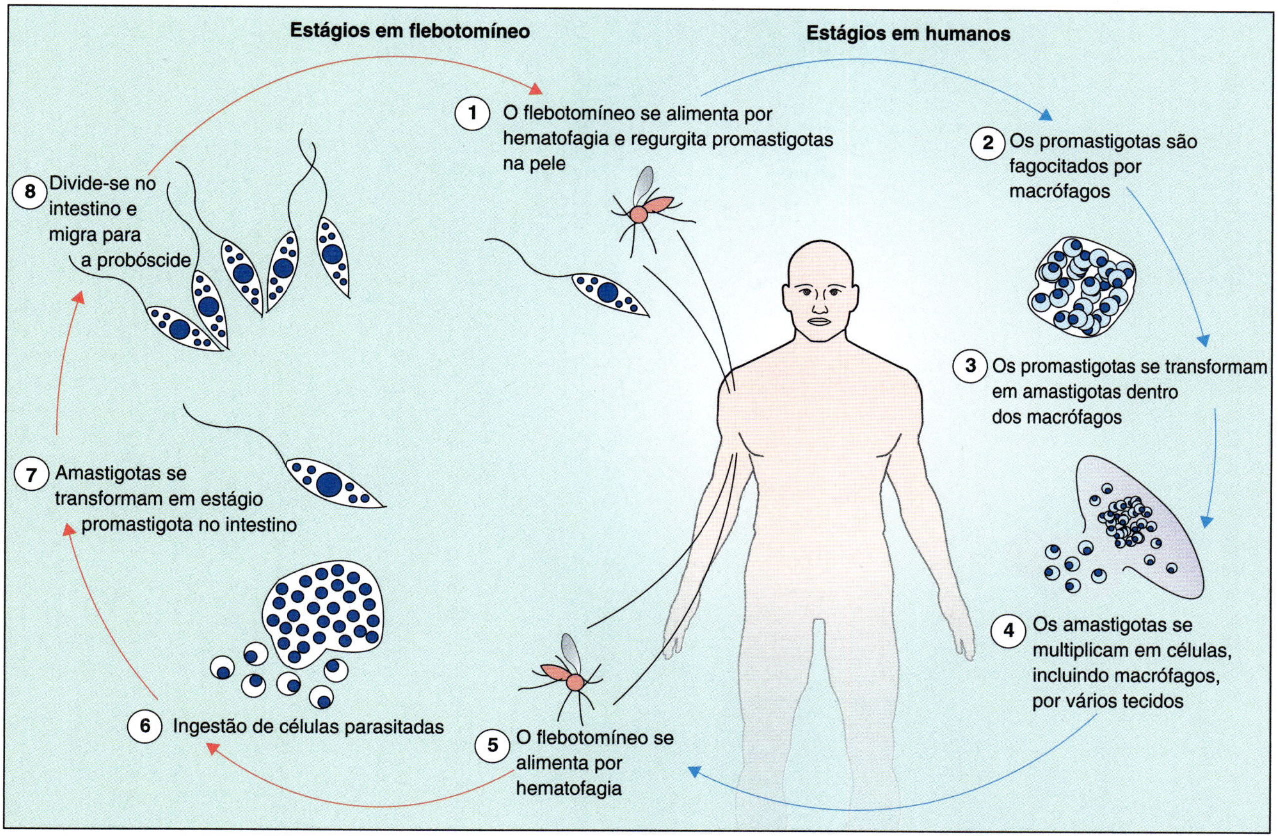

Figura 311.1 Ciclo de vida da *Leishmania*. (De *Reithinger R, Dujardin JC, Louzir H et al.: Cutaneous leishmaniasis*, Lancet Infect Dis *7:581-596, 2007, Fig. 5.*)

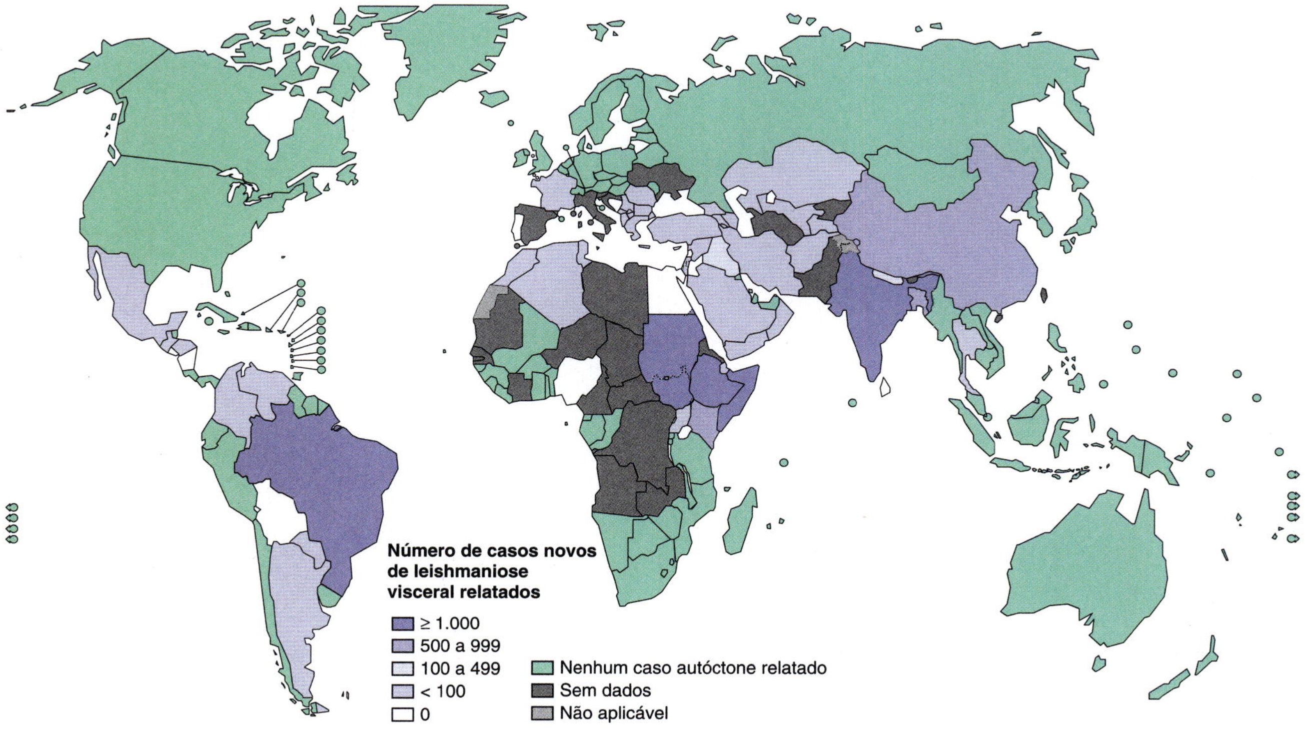

Figura 311.2 Situação mundial da endemicidade da leishmaniose visceral em 2016. (*De World Health Organization:* Recognizing neglected tropical diseases through changes on the skin: a training guide for front-line health workers, *Geneva, 2018, WHO.*)

do hospedeiro. O aparecimento das leishmanioses em novas áreas é o resultado de: (1) deslocamento de uma população suscetível para áreas endêmicas existentes, geralmente em virtude do desenvolvimento agrícola ou industrial ou da extração de madeira; (2) aumento nas populações de vetores e/ou reservatórios como resultado de projetos de desenvolvimento agrícola ou mudanças climáticas; (3) aumento na transmissão antroponótica resultante da rápida urbanização em alguns focos; e (4) aumento na densidade de flebotomíneos decorrente de uma redução nos programas de controle de vetores.

PATOLOGIA

A análise histopatológica das lesões cutâneas por LCL e LD revela intensa inflamação crônica granulomatosa envolvendo a epiderme e a derme com relativamente poucos amastigotas. Às vezes, neutrófilos e até mesmo microabscessos podem ser observados. Lesões de LCD são caracterizadas por infiltrado denso com macrófagos vacuolados contendo abundantes amastigotas. LM é identificada por uma reação granulomatosa intensa com necrose tecidual proeminente, que pode incluir cartilagem ou osso adjacente. Na LV, há hiperplasia de células reticuloendoteliais significativas no fígado, baço, medula óssea e linfonodos. Amastigotas são abundantes nos histiócitos e células de Kupffer. Mais tarde no curso da doença, infartos esplênicos são comuns, necrose centrolobular e infiltração gordurosa do fígado ocorrem, elementos medulares normais são substituídos por histiócitos parasitados e eritrofagocitose está presente.

PATOGÊNESE

Mecanismos de imunidade celular determinam a resistência ou suscetibilidade à infecção por *Leishmania*. A resistência é mediada pela geração conduzida por interleucina (IL)-12 de uma resposta das células T auxiliares 1 (Th1), com interferona (IFN)-γ induzindo ativação macrofágica (M1) clássica e morte do parasita. A suscetibilidade está associada à expansão de células Th2 produtoras de IL-4 e/ou produção de IL-10 e fator de crescimento transformador (TGF)-β, os quais são inibidores de morte parasitária mediada por macrófagos, e à geração de células T regulatórias e macrófagos ativados alternativamente (M2). Pacientes com LM exibem uma reação de imunidade celular hiper-responsiva que pode contribuir para a destruição de tecido proeminente observada nessa forma de doença. Pacientes com LCD ou LV ativa demonstram respostas de imunidade celular específicas contra *Leishmania* reduzidas ou alteradas, com geração significativa de IL-10, mas essas respostas se recuperam após terapia eficaz.

Em áreas endêmicas, pessoas que tiveram uma infecção subclínica podem ser identificadas por uma resposta positiva de hipersensibilidade cutânea tardia aos antígenos de leishmânias **(teste cutâneo de Montenegro)** ou por produção de IFN-γ induzida por antígeno em um ensaio com sangue total. A infecção subclínica ocorre com uma frequência consideravelmente maior do que a doença cutânea ativa ou visceral. Fatores do **hospedeiro** (base genética, doença concomitante e estado nutricional), fatores **parasitários** (virulência e tamanho do inóculo) e, talvez, fatores específicos do **vetor** (genótipo do vetor e constituintes salivares imunomoduladores) influenciam a expressão tanto para a infecção subclínica quanto para a doença ativa. Nessas mesmas áreas, a prevalência de resultados positivos em testes cutâneos aumenta com a idade, e a incidência de doença clínica diminui com a idade, indicando que a imunidade é adquirida com o passar do tempo na população. Em geral, indivíduos com doença ativa ou infecção subclínica prévia são imunes a infecção clínica subsequente; entretanto, a infecção latente pode levar à doença ativa se o paciente for imunossuprimido.

MANIFESTAÇÕES CLÍNICAS

As diferentes formas da doença são distintas em suas causas, características epidemiológicas, transmissão e distribuição geográfica.

Leishmaniose cutânea localizada

A LCL **(botão do Oriente)** pode afetar indivíduos de qualquer idade, mas as crianças são as principais vítimas em muitas regiões endêmicas. Ela pode se apresentar como uma ou poucas lesões papulares, nodulares, semelhantes a placas ou ulcerativas que estão geralmente localizadas em área exposta da pele, como a face e as extremidades (Figura 311.3). Raramente, números acima de cem lesões têm sido registrados. É comum as lesões surgirem como pequenas pápulas no local da picada do flebotomíneo, que aumentam para 1 a 3 cm de diâmetro e podem ulcerar durante várias semanas a meses. A úlcera superficial normalmente é indolor, circundada por uma borda eritematosa, acentuada e endurecida. Não há drenagem, a menos que se desenvolva uma superinfecção bacteriana. Lesões causadas por *L. major* e *L. mexicana* geralmente cicatrizam de forma espontânea após 3 a 6 meses, deixando uma cicatriz deprimida. Lesões no pavilhão auricular ocasionadas por *L. mexicana*, chamadas **úlceras dos chicleros** porque eram comuns em ceifadores de goma para a produção de chiclete no México e na América Central, frequentemente seguem um curso crônico e destrutivo. Em geral, lesões causadas por espécies do subgênero *L. (Viannia)* tendem a ser maiores e mais crônicas. Linfadenomegalia regional e nódulos subcutâneos ou cordões linfáticos palpáveis, a assim chamada forma esporotricoide, também são mais comuns quando o paciente está infectado por organismos do subgênero *Viannia*. Se as lesões não ficarem secundariamente infectadas, em geral não há complicações além da cicatriz cutânea residual.

Leishmaniose cutânea difusa

LCD é uma forma rara de leishmaniose causada por organismos do complexo *L. mexicana* no Novo Mundo e *L. aethiopica* no Velho Mundo. Manifesta-se como lesões extensas, com máculas, pápulas, nódulos, ou placas não ulceradas que frequentemente envolvem grandes áreas da pele e podem se assemelhar à hanseníase virchowiana. A face e as extremidades são envolvidas com mais frequência. A disseminação a partir da lesão inicial geralmente acontece após diversos anos. Esses pacientes são anérgicos ao teste cutâneo de Montenegro, e acredita-se que um defeito imunológico constitui a base dessa forma grave de leishmaniose cutânea.

Leishmaniose disseminada

Em casos raros, os parasitas podem se disseminar (provavelmente por via hematogênica) em um hospedeiro imunocompetente a partir de uma lesão primária para causar LD. Isso é definido como mais de 10 lesões (geralmente centenas) envolvendo ao menos duas áreas não contíguas da pele. A LD tem sido mais frequentemente atribuída a *L. (V.) braziliensis*. Em muitos casos, as lesões são pápulas ou úlceras inflamatórias, em contraste com as lesões nodulares e semelhantes a placas da LCD, e cerca de um terço dos pacientes tem envolvimento da mucosa.

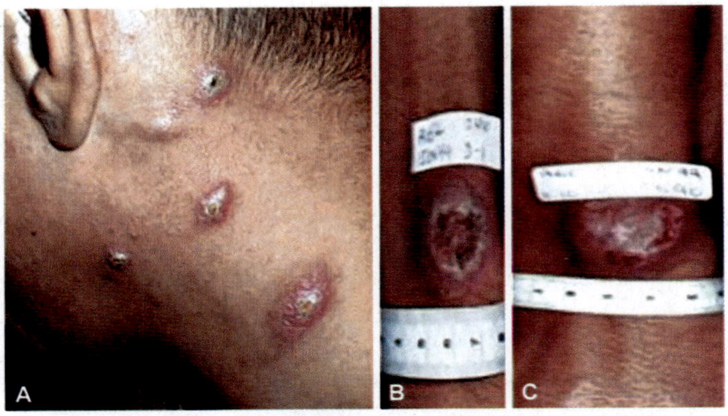

Figura 311.3 Doença cutânea. **A.** Infecção do Velho Mundo (*Leishmania major*) adquirida no Iraque. Observe cinco lesões papulares e nodulares no pescoço. **B.** Infecção do Novo Mundo (*Leishmania panamensis*) na Colômbia; a lesão apenas ulcerativa é característica da doença no Novo Mundo. **C.** Infecção cicatrizada do paciente mostrado em **(B)** 70 dias após 20 dias de tratamento com antimoniato de meglumina; observe o tecido da cicatriz fino como papel sobre a pele reepitelializada. (A, *Cortesia de P. Weina*. B, *Cortesia de J. Soto*. A-C, *Modificada de Murray HW, Berman JD, Davies CR et al.: Advances in leishmaniasis*, Lancet *366:1561-1577, 2005*.)

Leishmaniose mucosa

A LM (**espúndia**) é uma manifestação incomum da leishmaniose, mas grave, resultante da disseminação de parasitas hematogênicos para a mucosa nasal ou orofaríngea a partir de uma infecção cutânea. Geralmente é causada por parasitas do complexo *L. (Viannia)*. Cerca de metade dos pacientes com lesões mucosas apresenta lesões cutâneas ativas no período prévio de 2 anos, mas é possível que a LM não se desenvolva até muitos anos após a resolução da lesão primária. A LM ocorre em menos de 5% dos indivíduos que têm, ou tiveram, LCL ocasionada por *L. (V.) braziliensis*. É comum o envolvimento da mucosa nasal em pacientes com LM, os quais manifestam congestão nasal, coriza e epistaxe recorrente. O acometimento orofaríngeo e laríngeo é menos comum, mas está associado com morbidade grave. Alterações de partes moles, cartilagem e até mesmo destruição óssea ocorrem de forma tardia no curso da doença e podem ocasionar deformidade visível do nariz ou da boca, perfuração do septo nasal e estreitamento traqueal com obstrução das vias respiratórias.

Leishmaniose visceral

A LV (**calazar**) frequentemente afeta crianças menores de 5 anos de idade no Novo Mundo e na região do Mediterrâneo (*L. infantum*), e crianças mais velhas e adultos jovens na África e na Ásia (*L. donovani*). Após a inoculação do organismo na pele pelo flebotomíneo, a criança pode ter infecção completamente assintomática ou doença oligossintomática, a qual se resolve de forma espontânea ou evolui para calazar ativo. Crianças com infecção **assintomática** são transitoriamente soropositivas, mas não manifestam evidência clínica da doença. Crianças **oligossintomáticas** têm sintomas constitucionais brandos (prostração, diarreia intermitente, baixa tolerância a atividades) e febre intermitente; a maioria apresentará um fígado levemente aumentado. Na maioria dessas crianças, a doença irá se resolver sem terapia; mas em cerca de 25% ela evoluirá para calazar ativo em 2 a 8 meses. Períodos de incubação prolongados por vários anos têm sido pouco descritos. Durante as primeiras semanas a meses de evolução da doença, a febre é intermitente, há fraqueza e adinamia, e o baço começa a aumentar. Características clínicas clássicas de febre alta, esplenomegalia marcante, hepatomegalia e caquexia grave normalmente se desenvolvem em 3 a 6 meses após o início da doença; porém, em alguns estudos de séries de casos, um avanço clínico rápido no decurso de 1 mês tem sido observado em até 20% dos pacientes (Figura 311.4). Nos estágios terminais do calazar, a hepatoesplenomegalia é volumosa, há emagrecimento significativo, a pancitopenia é intensa e podem estar presentes icterícia, edema e ascite. A anemia pode ser grave o suficiente para causar insuficiência cardíaca. Hemorragias são comuns, especialmente epistaxe. O estágio avançado da doença costuma ser agravado por infecções bacterianas secundárias, as quais frequentemente são a causa de morte. Uma idade mais jovem no período de infecção, coinfecção pelo HIV e desnutrição subjacente são fatores de risco para o desenvolvimento e evolução mais rápida de LV ativa. A evolução para o óbito ocorre em mais de 90% dos pacientes sem tratamento específico contra leishmânia e em 4 a 10% dos que foram tratados. A LV é uma causa conhecida de **linfo-histiocitose hemofagocítica** em áreas endêmicas.

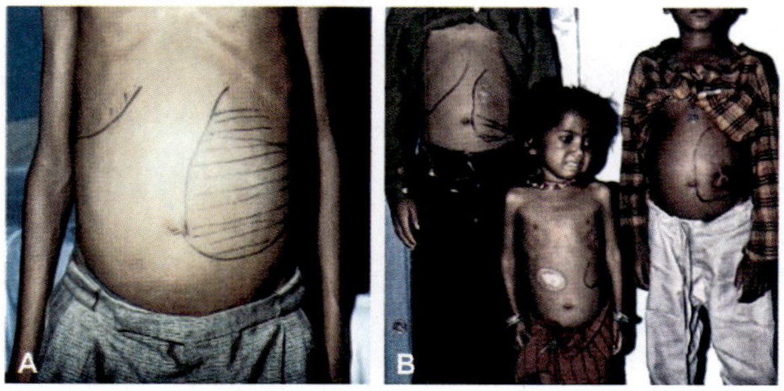

Figura 311.4 Leishmaníase visceral (*Leishmania donovani*) no estado de Bihar, Índia. **A.** Hepatoesplenomegalia e emagrecimento em um homem jovem. **B.** Criança com marcas de queimadura sobre um baço ou fígado aumentado – remédio malsucedido do xamã local. (A, *cortesia de D. Sacks.* B, *Cortesia de R. Kenney.* A e B, *Adaptadas de Murray HW, Berman JD, Davies CR et al.: Advances in leishmaniasis,* Lancet *366:1561-1577, 2005.*)

A LV é uma infecção oportunista associada à **infecção pelo HIV**. A maioria dos casos tem sido verificada na Europa Meridional e no Brasil, muitas vezes como resultado do compartilhamento de agulhas associado ao uso de drogas ilícitas, com potencial para um maior número de casos conforme as regiões endêmicas para o HIV e a LV tendem para o mesmo caminho. As leishmanioses também podem resultar da reativação de uma infecção subclínica preexistente. Frequentemente, há uma apresentação clínica atípica de LV em indivíduos infectados pelo HIV, com comprometimento importante do trato gastrintestinal e ausência da hepatoesplenomegalia típica.

Uma pequena porcentagem de pacientes previamente tratados para LV desenvolve lesões cutâneas difusas, uma condição conhecida como **leishmaniose dérmica pós-calazar**. Essas lesões podem aparecer durante ou logo após a terapia (África) ou até vários anos depois (Índia). Elas são hipopigmentadas, eritematosas ou nodulares e é comum envolverem a face e o tronco; podem persistir por vários meses ou muitos anos.

ACHADOS LABORATORIAIS

Em geral, pacientes com leishmaniose cutânea ou LM não apresentam resultados laboratoriais anormais, a menos que as lesões estejam secundariamente infectadas por bactérias. Achados laboratoriais associados ao calazar clássico incluem: anemia (hemoglobina, 5 a 8 mg/dℓ); trombocitopenia; leucopenia (2 a 3 mil células/μℓ); níveis elevados de transaminase hepática; e hiperglobulinemia (> 5 g/dℓ), que é na sua maior parte imunoglobulina G.

DIAGNÓSTICO DIFERENCIAL

Doenças que devem ser consideradas no diagnóstico diferencial de LCL são esporotricose, blastomicose, cromomicose, lobomicose, tuberculose cutânea, infecção micobacteriana atípica, hanseníase, ectima, sífilis, boubas e neoplasias. Infecções como sífilis, bouba terciária, histoplasmose e paracoccidioidomicose, assim como sarcoidose, granulomatose com poliangiite, granuloma de linha média e carcinoma, podem ter características clínicas semelhantes àquelas de LM. A LV deve ser fortemente suspeitada no paciente com febre prolongada, fraqueza, caquexia, esplenomegalia acentuada, hepatomegalia, citopenias e hipergamaglobulinemia e que tenha sofrido potencial exposição em uma área endêmica. O quadro clínico também pode ser compatível àquele de malária, febre tifoide, tuberculose miliar, esquistossomose, brucelose, abscesso hepático amebiano, mononucleose infecciosa, linfoma e leucemia.

DIAGNÓSTICO

O desenvolvimento de uma ou variadas lesões de progressão lenta, não dolorosas, nodulares ou ulcerativas em paciente que tenha sofrido potencial exposição em uma área endêmica deve levantar a suspeita acerca de LCL.

Testes sorológicos para análise sobre doenças cutâneas ou de mucosas geralmente apresentam baixas sensibilidade e especificidade e oferecem pouco como diagnóstico. No entanto, aquele por imunoensaio enzimático, ensaio de fluorescência indireta ou aglutinação direta é bastante útil na LV por causa do alto nível de anticorpos contra leishmânias. Uma imunocromatografia em fita utilizando um antígeno recombinante (K39) tem sensibilidade diagnóstica para LV de 80 a 90% e especificidade de 95%, respectivamente. Testes de sorodiagnóstico apresentam achados positivos em apenas cerca de metade dos pacientes coinfectados pelo HIV.

O diagnóstico definitivo da leishmaniose é estabelecido pela demonstração de amastigotas em amostras de tecido ou isolamento do organismo em cultura. **Amastigotas** podem ser identificadas em cortes teciduais, aspirados ou exame direto em lâminas coradas por Giemsa em cerca de metade dos casos de LCL, mas somente poucas vezes nas lesões de LM. A **cultura** de material obtido por biopsia ou aspirado tecidual, melhor realizada utilizando-se um

meio de cultura bifásico ágar-sangue Novy-McNeal-Nicoll (meio de NNN), revela um achado positivo em aproximadamente 65% dos casos de leishmaniose cutânea. A identificação dos parasitas por exame direto, cortes histopatológicos ou isolamento em meio de cultura é mais facilmente concluída na LCD do que na LCL. Em pacientes com LV, exame direto ou culturas de material proveniente de punção aspirativa esplênica, aspirado de medula óssea ou linfonodo geralmente são diagnósticos. Na prática especializada, a **punção aspirativa esplênica** possui uma alta sensibilidade diagnóstica, mas raras vezes é realizada nos EUA por causa do risco de complicações hemorrágicas. Um resultado positivo de cultura permite a definição da espécie do parasita, geralmente mediante análise de isoenzimas por um laboratório de referência, a qual pode ter importância terapêutica e prognóstica.

TRATAMENTO

A terapia específica para leishmaniose não é indicada com frequência para casos de LCL sem complicação causados por linhagens que têm uma alta taxa de resolução espontânea e autorregeneração (*L. major* e *L. mexicana*). Devem ser tratadas lesões extensas, gravemente inflamadas ou localizadas onde uma cicatriz resultaria em deficiência (próxima a uma articulação) senão em desfiguração cosmética (face ou orelha), as quais envolvam os vasos linfáticos, ou que não iniciem a regeneração dentro de 3 a 4 meses. Lesões cutâneas suspeitas ou sabidamente causadas por membros do subgênero *Viannia* (Novo Mundo) devem ser tratadas em razão de sua baixa taxa de cura espontânea e risco potencial para o desenvolvimento de doença mucosa ou disseminada. Pacientes com lesões causadas por *L. tropica* (Velho Mundo), as quais são tipicamente crônicas e não cicatrizam, devem ser tratados da mesma forma. Todos os pacientes com LV ou LM devem receber tratamento.

Os **compostos antimoniais** pentavalentes (estibogliconato de sódio [Pentostam®, GlaxoSmithKline, Uxbridge, Reino Unido] e **antimoniato de N-metil glucamina** [Glucantime®, Aventis, Estrasburgo, França]) têm sido a base da quimioterapia contra leishmaniose por mais de 40 anos. Esses fármacos têm eficácias, toxicidades e regimes terapêuticos semelhantes. Atualmente, o regime recomendado é 20 mg/kg/dia por via intravenosa (IV) ou intramuscular (IM), por 20 dias (para LCL e LCD) ou 28 dias (para LM e LV) para o **estibogliconato de sódio** (disponível nos EUA pelo CDC). Ciclos repetidos de terapia podem ser necessários em pacientes com lesões cutâneas graves, LM, LCD, LD ou LV. Uma resposta clínica inicial à terapia geralmente ocorre na primeira semana de tratamento, mas a recuperação clínica completa (reepitelização e cicatrização para LCL e LM, e regressão de esplenomegalia e normalização de citopenias para LV) não é evidente por semanas a alguns meses após conclusão da terapia na maior parte dos casos. As taxas de recuperação de 90 a 100% para LCL, 50 a 70% para LM e 80 a 100% para LV com esse regime eram comuns na década de 1990, mas a ineficácia terapêutica, especialmente em crianças, vem se tornando frequente em partes da Índia, Leste da África e América Latina.

Recidivas são comuns em pacientes que não apresentam resposta imune celular eficaz contra leishmânias (LCD ou coinfecção pelo HIV). Efeitos adversos da terapia com antimônio dependem de dose e duração e incluem: fadiga, artralgias e mialgias (50%); desconforto abdominal (30%); níveis elevados de transaminase hepática (30 a 80%) e de amilase e lipase (quase 100%); alterações hematológicas leves, com contagem de leucócitos e plaquetas e nível de hemoglobina levemente diminuídos (10 a 30%); e alterações não específicas da onda T na eletrocardiografia (30%). Morte súbita por toxicidade cardíaca com o uso de dosagens elevadas de antimônio pentavalente tem sido relatada poucas vezes.

A **anfotericina B desoxicolato** e as formulações lipídicas de anfotericina são muito úteis no tratamento de LV, LM ou LD e, em algumas regiões, têm substituído o antimônio como tratamento de primeira linha, sobretudo em pacientes com infectados pelo HIV. Entretanto, o custo excessivamente alto desses fármacos impossibilita o seu uso em muitas regiões do mundo com poucos recursos. A anfotericina B desoxicolato em dosagens de 0,5 a 1 mg/kg diárias ou em dias alternados durante 14 a 20 doses atingiu uma taxa de cura para LV próxima de 100%, mas a toxicidade renal associada à anfotericina B foi comum. As formulações lipídicas de anfotericina B são especialmente interessantes para o tratamento de leishmaniose, pois os fármacos ficam concentrados no sistema reticuloendotelial e são menos nefrotóxicos. A anfotericina B lipossomal é altamente eficaz, com uma taxa de cura de 90 a 100% para LV em crianças imunocompetentes, algumas das quais eram refratárias à terapia com antimônio. A **anfotericina B lipossomal** está aprovada pela Food and Drug Administration (FDA) para o tratamento de LV em uma dosagem recomendada de 3 mg/kg nos dias 1 a 5, 14, e 21 (dosagem total de 21 mg/kg) para *pacientes imunocompetentes* e deve ser considerada tratamento de primeira linha nos EUA. A terapia para *pacientes imunocomprometidos* deve ser prolongada (dosagem total recomendada de 40 mg/kg). Uma única dose alta de anfotericina B lipossomal (10 mg/kg) foi considerada eficaz na Índia (95% de eficácia, aproximadamente), mas foi menos efetiva na África Oriental (58% de eficácia).

O tratamento parenteral de LV com o aminoglicosídeo **paromomicina** (aminosidina) tem eficácia (95%) semelhante à da anfotericina B na Índia. Um regime de dosagem regrada da combinação de estibogliconato de sódio e paromomicina é eficaz e utilizado na África Oriental. **Miltefosina**, um alquil-fosfolipídio ativador de membrana, tem sido aceito como o primeiro tratamento oral para LV e possui uma taxa de cura de 80 a 90% em pacientes indianos acometidos com a doença quando administrado na dosagem de 50 a 100 mg/dia (ou 2,5 mg/kg para crianças < 12 anos) VO, por 28 dias. Esse fármaco é indicado para infecção cutânea causada por *L. braziliensis*, *L. guyanensis* e *L. panamensis*; LM causada por *L. braziliensis*; e LV causada por *L. donovani*. Houve efeitos gastrintestinais adversos recorrentes, mas não exigiram a descontinuação do fármaco. Uma taxa elevada de recidivas (até 20%) tem sido observada em crianças tratadas com miltefosina. Regimes de dosagem regrada da combinação de fármacos estão sendo ativamente analisados para o tratamento de LV. O tratamento de LCL com fármacos orais demonstrou apenas um sucesso moderado. O cetoconazol tem sido eficaz no tratamento de adultos com LCL causada por *L. major*, *L. mexicana* e *L. panamensis*, mas não *L. tropica* ou *L. braziliensis*. Fluconazol em dosagens altas (até 8 mg/kg/dia) por 4 a 8 semanas demonstrou ser eficaz no tratamento de LCL em estudos tanto no Velho como no Novo Mundo; entretanto, a experiência em crianças pequenas é limitada. Miltefosina na dosagem de 2,5 mg/kg/dia VO, por 20 a 28 dias foi eficaz em 70 a 90% dos pacientes com LCL no continente Americano. O tratamento tópico para essa mesma doença com pomada de paromomicina tem sido eficaz em áreas selecionadas tanto no Velho como no Novo Mundo. Tentativas intensificadas de desenvolvimento de fármacos e de testes clínicos com novos medicamentos são claramente necessárias, sobretudo em crianças.

PREVENÇÃO

Medidas de proteção individual devem incluir a atenção à exposição aos flebotomíneos de hábitos noturnos e, quando necessário, o uso de repelentes para insetos e telas contra mosquitos impregnadas com permetrina. Em locais onde a transmissão peridomiciliar está presente, a pulverização de inseticidas com efeito residual em algumas comunidades tem apresentado algum sucesso na redução da prevalência de leishmaniose, mas efeitos a longo prazo são difíceis de manter. O controle ou eliminação de reservatórios de hospedeiros infectados (p. ex., cães domésticos soropositivos) tem tido sucesso limitado. Em locais onde acredita-se que a transmissão antroponótica acontece, como no sul da Ásia, a identificação precoce, o diagnóstico e o tratamento de casos e medidas de controle de vetores são essenciais para se chegar à eliminação. Diversas vacinas têm demonstrado eficácia em modelos experimentais, e a vacinação de seres humanos ou cães domésticos pode ter uma contribuição importante no controle da leishmaniose no futuro.

A bibliografia está disponível no GEN-io.

Capítulo 312

Tripanossomíase Africana (Doença do Sono; Complexo *Trypanosoma brucei*)

Edsel Maurice T. Salvana e Robert A. Salata

Sessenta milhões de pessoas em 36 países estão sob risco de infecção por parasitas do complexo *Trypanosoma* (*T.*) *brucei*, o agente causador da doença do sono. Também conhecida como **tripanossomíase africana humana (TAH)**, essa doença está restrita à África Subsaariana, a faixa de distribuição do vetor da mosca-tsé-tsé. É uma doença da pobreza extrema, com maior prevalência em áreas rurais remotas. TAH surge em duas formas geográfica e clinicamente distintas. *Trypanosoma brucei gambiense* provoca uma infecção crônica e afeta a população da África Ocidental e Central (**doença do sono da África Ocidental, tripanossomíase gambiense**). *Trypanosoma brucei rhodesiense* é uma zoonose que se apresenta como doença aguda com duração de várias semanas e geralmente ocorre em residentes ou viajantes da África Oriental e Meridional (**doença do sono da África Oriental, tripanossomíase rhodesiense**).

ETIOLOGIA

A TAH é uma doença transmitida por vetor, causada por parasitas extracelulares, protozoários flagelados de duas subespécies de *T. brucei*. É transmitida aos seres humanos pela picada da *Glossina*, mais conhecida como **mosca-tsé-tsé**.

Em geral, os seres humanos contraem TAH da África Oriental quando se deslocam das cidades para áreas rurais com o intuito de visitar florestas ou criações de animais, o que ressalta a importância dos reservatórios zoonóticos nessa doença. A TAH da África Ocidental é adquirida próxima a assentamentos humanos e requer apenas uma pequena população de vetores, dificultando sua erradicação. Reservatórios zoonóticos acontecem, mas a principal fonte de infecção permanece sendo hospedeiros humanos cronicamente infectados.

CICLO BIOLÓGICO

Trypanosoma brucei passa por diversos estágios de desenvolvimento nos hospedeiros insetos e mamíferos. Após a alimentação sanguínea, formas não proliferativas **pequenas e arredondadas (PA)** do parasita se transformam em formas procíclicas no intestino médio do inseto; essas se proliferam e sofrem posterior diferenciação para epimastigotas, as quais, então, são transformadas em formas metacíclicas infectantes que migram para as glândulas salivares do inseto. O ciclo de vida dentro da mosca-tsé-tsé dura de 15 a 35 dias. A partir da inoculação no hospedeiro mamífero, a fase metacíclica se transforma em formas proliferativas **alongadas e afiladas (AA)** na corrente sanguínea e no sistema linfático, eventualmente penetrando o sistema nervoso central (SNC). Formas AA aparecem de forma cíclica no sangue periférico, com cada ciclo seguido por uma crise febril que anuncia a formação de uma nova variante antigênica. Uma vez que uma densidade crítica de formas AA é atingida, um mecanismo de controle de quantidade faz a maioria delas se transformar em formas PA pequenas não proliferativas que são ingeridas pela *Glossina* durante a alimentação sanguínea, recomeçando o ciclo. Algumas formas de PA permanecem para manter a infecção no hospedeiro humano

A transmissão direta para seres humanos tem sido relatada em crianças tanto vertical quanto mecanicamente, mediante o contato com as moscas-tsé-tsé contaminadas com formas AA viáveis em suas partes bucais após alimentação recente do sangue de um hospedeiro infectado.

EPIDEMIOLOGIA

TAH ainda é um grande problema de saúde pública na África Subsaariana. Ela ocorre na região entre as latitudes 14° N e 29° S, onde a precipitação anual cria condições climáticas mais favoráveis para *Glossina*. Em 2009, por causa dos esforços intensos de controle liderados pela Organização Mundial da Saúde (OMS), o número anual de novos casos da doença caiu para menos de 10 mil. Esse número reduziu ainda mais em 2015, foi para 2.804 casos, com 84% deles provenientes da República Democrática do Congo. Enquanto problema de saúde pública há a meta de a tripanossomíase gambiense ser eliminada, de modo sustentável, até 2030.

A infecção por *T. brucei rhodesiense* está restrita ao terço oriental da área endêmica na África tropical, estendendo-se da Etiópia às fronteiras do norte da África do Sul. *Trypanosoma brucei gambiense*, responsável por 98% dos casos de TAH, acomete principalmente a metade ocidental da região endêmica do continente. A TAH rhodesiense, a qual tem um curso agudo e frequentemente fatal, reduz de maneira expressiva as chances de transmissão do parasita para as moscas-tsé-tsé. A capacidade do *T. brucei rhodesiense* de se multiplicar de forma muito rápida na corrente sanguínea e infectar outras espécies de mamíferos ajuda na manutenção do seu ciclo de vida.

PATOGÊNESE

No local da picada de *Glossina*, antígenos salivares da mosca-tsé-tsé, peptídeos e proteínas promovem um microambiente imunotolerante que facilita a invasão do parasita. Parasitas metacíclicos injetados transformam-se em formas AA, as quais rapidamente se dividem por fissão binária. Os parasitas, junto com a inflamação concomitante, restos celulares e produtos metabólicos, podem dar origem a um nódulo endurecido, doloroso e avermelhado conhecido como **cancro tripanossômico**. Segue-se a disseminação para os sistemas sanguíneo e linfático, com subsequente localização no SNC. Achados histopatológicos no cérebro são consistentes com meningoencefalite, infiltração linfocitária e infiltrado perivascular das membranas. O aparecimento de células **morulares** de Mott (células grandes semelhantes a morangos, supostamente derivadas de plasmócitos) é um achado característico na doença crônica.

Mecanismos subjacentes à virulência na TAH ainda não são totalmente compreendidos, mas parecem ser mediados por uma interação complexa de fatores tripanossômicos, humanos e de *Glossina*. O *T. brucei gambiense* secreta glicoproteína específica, TgsGP, enquanto o *T. brucei rhodesiense* expressa uma proteína conhecida como proteína associada à resistência sérica (SRA), a qual neutraliza a apolipoproteína L-1 (ApoL1) no soro humano. Tripanossomos também secretam uma série de moléculas biologicamente ativas que podem atenuar as respostas imunológicas. Por exemplo, a adenilato ciclase de *T. brucei* (TbAdC) é hiperproduzida quando um tripanossomo é fagocitado por macrófagos responsivos, causando pico de adenosina monofosfato cíclico (cAMP), que em seguida ativa a proteinoquinase dos macrófagos e interrompe a produção de fator de necrose tumoral alfa (TNF-α), atuando como um cavalo de Troia e regulando de forma negativa a resposta imune. Outra molécula, a cadeia pesada da cinesina derivada de *T. brucei* (TbKHC1), regula negativamente a produção de óxido de nitrogênio do hospedeiro, atenuando a resposta pró-inflamatória e provocando aumento na produção de poliaminas do hospedeiro, as quais são nutrientes essenciais para o parasita. Outras moléculas derivadas de parasitas estão envolvidas na modulação das respostas de células B e macrófagos, sobretudo em infecções crônicas, resultando em uma condição imunotolerante que permite a proliferação do parasita sem eliminar o hospedeiro. Embora a variação antigênica da **glicoproteína de superfície variante** (**VSG**; do inglês, *variant surface glycoprotein*) na face do tripanossomo tenha sido reconhecida como um fator importante na evasão da imunidade adquirida durante a infecção, a VSG também inibe a ativação do complemento e agregação mediada por anticorpos, o que facilita o estabelecimento e a manutenção da infecção. A VSG solúvel é hipersecretada, sobretudo no pico da parasitemia, e pode servir como isca para anticorpos e fator do complemento, desviando as respostas imunes dos tripanossomos.

MANIFESTAÇÕES CLÍNICAS

Apresentações clínicas variam não apenas por causa das duas diferentes subespécies de organismos, mas também pelas respostas distintas dos hospedeiros entre a população nativa de áreas endêmicas e novos habitantes ou visitantes. Em geral, visitantes sofrem mais dos sintomas agudos, mas sem o tratamento, a morte é o resultado tanto para nativos como visitantes. É comum os sintomas surgirem dentro de 2 a 3 semanas após a infecção. Síndromes clínicas de TAH são cancro tripanossômico e estágios hemolinfático e meningoencefalítico.

Cancro tripanossômico

O local da picada da mosca-tsé-tsé pode ser a primeira característica apresentada. Um cancro ou nódulo cresce em 2 a 3 dias e se torna um nódulo doloroso, endurecido e vermelho cercado por uma área de eritema e edema dentro de 1 semana. Nódulos são comumente observados nos membros inferiores e às vezes também na cabeça. Eles desaparecem de forma espontânea em cerca de 2 semanas, sem deixar cicatriz permanente.

Estágio hemolinfático (estágio 1)

As características mais comuns observadas na TAH aguda ocorrem no momento da invasão da corrente sanguínea pelos parasitas, em 2 a 3 semanas após a infecção. Em geral, os pacientes manifestam episódios irregulares de febre, cada um deles com duração de até 7 dias, acompanhados de cefaleia, sudorese e linfadenopatia generalizada. Os ciclos de sintomas podem ser separados por intervalos assintomáticos com duração de dias ou semanas. **Linfadenopatia** assimétrica e indolor, com mais frequência dos linfonodos cervical posterior e supraclavicular, é um dos sinais mais constantes, sobretudo na forma gambiense. Uma característica comum da tripanossomíase em caucasianos é a presença de **máculas** eritematosas não pruriginosas, irregulares e heterogêneas, que podem aparecer a qualquer momento após o primeiro episódio febril, geralmente dentro de 6 a 8 semanas. A maioria das máculas possui uma área central normal, conferindo à erupção cutânea um contorno circular. Essa **erupção** é observada principalmente no tronco de forma evanescente, desaparecendo de um local para reaparecer em outro. O exame de sangue durante esse estágio pode revelar anemia, leucopenia com monocitose relativa e níveis elevados de imunoglobulina M (IgM). Manifestações cardíacas de TAH também têm sido relatadas; porém, em geral, estão limitadas a anormalidades eletrocardiográficas inespecíficas da onda ST-T. A caracterização histopatológica mostra um infiltrado intersticial linfo-mono-histiocitário, sem penetração das células miocárdicas, diferente daquele da tripanossomíase americana (ver Capítulo 313). Em geral, a perimiocardite é autolimitada e normalmente não progride para insuficiência cardíaca congestiva (ICC).

Estágio meningoencefalítico (estágio 2)

Os sinais e sintomas neurológicos são inespecíficos, incluindo irritabilidade, insônia e ansiedade irracional e inexplicável com mudanças frequentes de humor e personalidade. Os sintomas neurológicos podem preceder a invasão do SNC pelos organismos. Em infecções por *T. brucei rhodesiense* não tratadas, a invasão do SNC ocorre dentro de 3 a 6 semanas e está associada a episódios recorrentes de cefaleia, febre, fraqueza e sinais de toxemia aguda. Há ocorrência de óbito em 6 a 9 meses como resultado de infecção secundária ou insuficiência cardíaca.

Na TAH gambiense, os sintomas cerebrais aparecem dentro de 2 anos após os sintomas agudos. Aumento da sonolência durante o dia e insônia à noite refletem a progressão contínua da infecção e podem ser acompanhadas de anemia, leucopenia e perda de massa muscular. A meningoencefalite crônica difusa sem sintomas localizados é a forma denominada **doença do sono**. Sonolência e necessidade incontrolável de dormir são as principais características desse estágio, tornando-se quase contínuas nos estágios terminais. Tremor ou rigidez com marcha rígida e atáxica sugerem envolvimento dos núcleos da base. Sintomas psicóticos ocorrem em um terço dos pacientes não tratados. Embora grande parte da doença não tratada seja letal, em casos raros, indivíduos permanecem assintomáticos, são capazes de eliminar a parasitemia e tornam-se soronegativos.

DIAGNÓSTICO

O diagnóstico definitivo pode ser estabelecido durante os estágios iniciais pelo exame de um esfregaço de gota espessa e recém-coletado, que permite a visualização das formas ativas móveis (Figura 312.1). Há também a possibilidade de detecção da TAH a partir de amostra de sangue utilizando uma variedade de técnicas sensíveis, como esfregaços quantitativos a partir de capa leucocitária e minirresinas de troca aniônica. O **teste de aglutinação em cartão para tripanossomíase** (CATT; do inglês, *card agglutination trypanosomiasis test*) é muito importante para fins de investigação epidemiológica e triagem de *T. brucei gambiense*. Esfregaços secos e corados por Giemsa devem ser examinados em busca de características morfológicas detalhadas dos organismos. Se um esfregaço de gota espessa ou de creme leucocitário for negativo, as técnicas de concentração podem ajudar. Além disso, é possível utilizar a aspiração de um linfonodo aumentado na obtenção de material para exame parasitológico. Se positivo, o líquido cefalorraquidiano (LCR) também deve ser examinado em busca de organismos. A presença de tripanossomos, ou ≥ 5 leucócitos/μℓ, ou ambos, é indicativo do estágio 2 da doença. Se os tripanossomas estiverem ausentes no LCR, alguns especialistas utilizam uma contagem de 10 a 20 leucócitos/μℓ como limite de corte para o diagnóstico do estágio tardio da doença. Testes com base na reação em cadeia da polimerase (PCR) vêm demonstrando ter alta sensibilidade e especificidade; porém, eles requerem instalações laboratoriais avançadas. Testes de amplificação isotérmica de DNA mediada por loop para utilização em campo vêm sendo desenvolvidos e validados. Testes rápidos de baixo custo, estáveis, mas altamente específicos, como HAT Sero-Strip® e HAT Sero-K-SeT®, os quais detectam anticorpos específicos para tripanossomos, têm sido desenvolvidos e podem ser úteis para o diagnóstico no momento do atendimento à medida que o foco muda do controle para a eliminação da doença. Outras áreas de pesquisa ativa para diagnósticos incluem novos biomarcadores, perfis de citocinas, proteômica e polissonografia, que estão sendo utilizados não apenas para identificar doenças, mas também para diferenciar os estágios delas.

TRATAMENTO

A escolha dos agentes terapêuticos para o tratamento depende do estágio da infecção e dos agentes etiológicos.

Tratamento do estágio 1

Formas hematogênicas de TAH rhodesiense e gambiense podem ser tratadas com suramina ou pentamidina, fármacos bem mais tolerados do que os utilizados para o estágio 2 ou doença do SNC, mas estão associados a riscos substanciais de toxicidade. A **suramina** é um derivado naftaleno simétrico polissulfonado administrado em solução intravenosa (IV) a 10%. Uma **dosagem de teste** (10 mg para criança; 100 a 200 mg para adultos) é administrada inicialmente para detectar reações idiossincráticas raras de choque e falência. Dosagens para injeções IV subsequentes é de 20 mg/kg (máximo: 1 g) administrada nos dias 1, 3, 7, 14 e 21. A suramina é nefrotóxica e, portanto, um exame de urina deve ser realizado antes de cada dose. Presença de

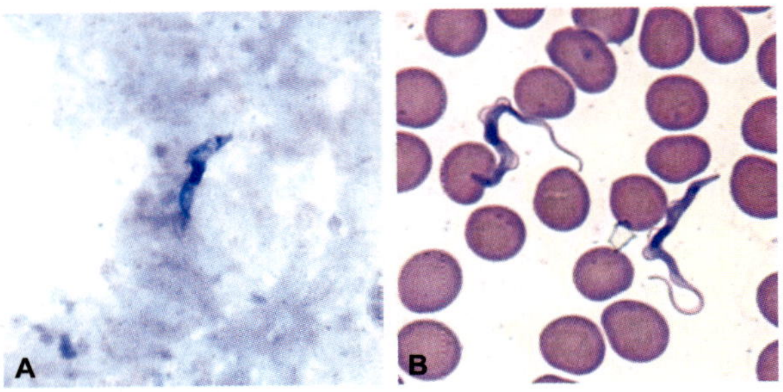

Figura 312.1 Tripomastigotas de *Trypanosoma brucei* sp. **A.** Em lâmina de gota espessa corada pelo Giemsa. **B.** Esfregaço sanguíneo corado pelo Wright-Giemsa **(B)**. (*De Centers for Disease Control and Prevention: Laboratory identification of parasites of public health concern. Trypanosomiasis, African [website], 2018.* https://www.cdc.gov/dpdx/trypanosomiasisafrican/index.html.)

acentuada proteinúria, hematúria ou cilindrúria é contraindicação para a continuação da suramina. A resistência é rara, mas tem sido relatada.

O **isetionato de pentamidina** (4 mg/kg/dia, via intramuscular [IM], diariamente ou em dias alternados por 7 a 10 dias) concentra-se em níveis elevados nos tripanossomos, além de ser altamente tripanocida. É mais bem tolerado do que a suramina, mas apresenta risco significativo de hipoglicemia, nefrotoxicidade, hipotensão, leucopenia e elevação de enzimas hepáticas. Em decorrência de sua potência, meia-vida longa e toxicidade, o tratamento de curta duração é desejável e vem sendo avaliado

Tratamento do estágio 2

O tratamento do estágio tardio de *T. brucei gambiense* mudou de forma substancial por causa dos esforços programáticos da OMS e da doação de grandes quantidades de fármacos tripanossomicidas, incluindo eflornitina, pentamidina, suramina e nifurtimox. A combinação de **eflornitina e nifurtimox** (NECT) é o tratamento de escolha para a infecção por *T. brucei gambiense* no SNC. Esse regime não é inferior à monoterapia com eflornitina e a duração do tratamento é mais curta. Para a terapia combinada, eflornitina é administrada na dosagem de 400 mg/kg/dia IV, a cada 12 horas, por 7 dias, associada a nifurtimox de 15 mg/kg/dia por via oral (VO), a cada 8 horas, por 10 dias. Caso o nifurtimox não esteja disponível, a monoterapia com eflornitina pode ser administrada na dosagem de 400 mg/kg/dia em IV dividida a cada 6 h por 14 dias. Reações adversas a esses regimes incluem febre, hipertensão e convulsões, com NECT apresentando efeitos colaterais menos frequentes.

O **melarsoprol** é um composto derivado do arsênico e o único tratamento eficaz para doença tardia por *T. brucei rhodesiense*. O tratamento em crianças é iniciado com 0,36 mg/kg IV, 1 vez/dia, com aumento da dosagem de forma gradual a cada 1 a 5 dias até 3,6 mg/kg IV, 1 vez/dia IV; o tratamento é geralmente de 10 doses (dosagem total: 18 a 25 mg/kg). O tratamento em adultos é realizado com melarsoprol de 2 a 3,6 mg/kg IV, 1 vez/dia durante 3 dias; e após 1 semana, 3,6 mg/kg IV, 1 vez/dia durante mais 3 dias, que é repetida após 10 a 21 dias. Um esquema alternativo é de 2,2 mg/kg 1 vez/dia durante 10 dias. As diretrizes recomendam a dosagem total de 18 a 25 mg/kg durante 1 mês. Reações como febre e dores abdominal e torácica são raras, mas podem ocorrer durante ou logo após a administração. Os efeitos tóxicos graves são encefalopatia e dermatite esfoliativa.

Dificuldade na administração de medicamentos IV, efeitos colaterais graves e surgimento de resistência aos medicamentos levaram à busca por melhores agentes antitripanossomos. Dois fármacos orais, **fexinidazol** e **benzoxaborol**, são muito promissores e, atualmente, estão em testes clínicos. Também estão sendo estudados esforços para reduzir a toxicidade do melarsoprol tornando-o mais solúvel em água.

PREVENÇÃO

Uma vacina ou terapia profilática com eficácia consistente não está disponível e é particularmente desafiadora por causa da variação antigênica causada por VSG. Uma única injeção de pentamidina (3 a 4 mg/kg, IM) proporciona proteção contra a tripanossomíase gambiense por um período mínimo de 6 meses, mas a eficácia contra a forma rhodesiense é variável.

Programas de controle de vetores contra *Glossina* têm sido essenciais no controle da doença, aliados ao uso de telas, armadilhas, inseticidas e medidas sanitárias. O controle da infecção em reservatórios zoonóticos com administração em massa de fármacos tripanocidas em bovinos obteve algum sucesso. Roupas de cor neutra podem reduzir as picadas da mosca-tsé-tsé. A vigilância médica constante da população sob risco por equipe especializada tem sido realizada, e a forte colaboração entre OMS, Organização Médicos sem Fronteiras e governos africanos tem transferido a responsabilidade do tratamento para programas nacionais de controle bem organizados e financiados. Técnicas transgênicas, incluindo o uso de **bactérias endossimbióticas** que conferem resistência ao tripanossomo e à *Glossina*, estão sendo levadas em consideração e desenvolvidas.

O genoma completo de *T. brucei* com cerca de 9 mil genes vem sendo sequenciado. Cerca de 10% desses genes codificam VSG. Esse avanço ajudou a identificar genes relevantes para a doença e sua possível prevenção, bem como o desenvolvimento de novos fármacos antitripanossomos, incluindo aqueles que visam vias metabólicas específicas.

A bibliografia está disponível no GEN-io.

Capítulo 313 Tripanossomíase Americana (Doença de Chagas; *Trypanosoma cruzi*)

Edsel Maurice T. Salvana e Robert A. Salata

A tripanossomíase americana ou doença de Chagas é uma doença causada pelo protozoário *Trypanosoma cruzi*. Seus vetores naturais são insetos Reduviidae, especificamente **triatomíneos**, variavelmente conhecidos como percevejos selvagens, chupão ou barbeiros. Também pode ser transmitida por via oral (VO) pelo consumo de alimentos contaminados, por via vertical da mãe para filho e por meio de transfusão sanguínea ou transplante de órgãos. Os sinais e sintomas da doença de Chagas aguda são geralmente inespecíficos, enquanto a doença crônica pode se manifestar com cardiomiopatia, além de dilatação e disfunção gastrintestinal (GI) grave.

ETIOLOGIA

A tripanossomíase americana é causada por *Trypanosoma cruzi*, um parasita, protozoário flagelado da ordem Kinetoplastida. Os principais vetores para *T. cruzi* são insetos da família Reduviidae, subfamília Triatominae e incluem *Triatoma infestans*, *Rhodnius prolixus* e *Panstrongylus megistus*.

CICLO BIOLÓGICO

T. cruzi possui três fases morfogeneticamente reconhecíveis: amastigotas, tripomastigotas e epimastigotas (Figuras 313.1 e 313.2). As formas **amastigotas** são intracelulares encontradas em tecidos de mamíferos, possuindo formato esférico e um flagelo curto, mas formam agregados de formato oval (pseudocistos) no interior de tecidos infectados. As formas **tripomastigotas** são fusiformes, extracelulares e não se dividem, são encontradas no sangue e responsáveis tanto pela transmissão da infecção para o inseto vetor como pela disseminação da infecção entre as células do hospedeiro. Os **epimastigotas** são encontrados no intestino médio do inseto vetor e se multiplicam no intestino médio e reto dos artrópodes, se diferenciando em formas **metacíclicas**. Os tripomastigotas metacíclicos constituem a forma infectante para humanos e são liberados na pele humana quando o inseto defeca próximo ao local da picada, penetrando por meio de soluções de continuidade da pele ou por membranas mucosas. Uma vez no hospedeiro, multiplicam-se no interior da célula na forma de amastigotas, que então se diferenciam em tripomastigotas da corrente sanguínea e são liberados na circulação quando a célula hospedeira se rompe. Os tripomastigotas sanguíneos circulam até penetrarem em novas células do hospedeiro ou serem ingeridos durante a hematofagia de outro inseto, completando o ciclo de vida.

EPIDEMIOLOGIA

A transmissão natural da doença de Chagas ocorre na América do Norte e na América do Sul, com mais frequência na América Latina, mas pode surgir em outros locais devido à migração e à transmissão por meio de sangue contaminado. Esforços liderados pela Organização

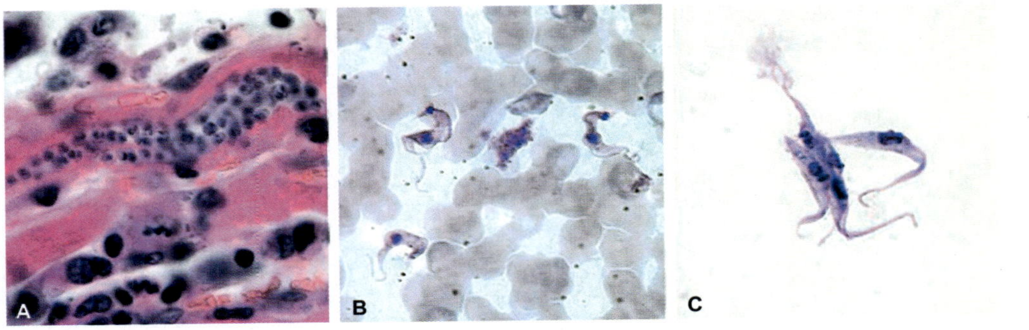

Figura 313.1 Estágios de *Trypanosoma cruzi*. **A.** Amastigota. **B.** Tripomastigota. **C.** Epimastigota. (*De Centers for Disease Control and Prevention: Laboratory identification of parasites of public health concern. Trypanosomiasis, American [website], 2018.* https://www.cdc.gov/dpdx/trypanosomiasisamerican/index.html.)

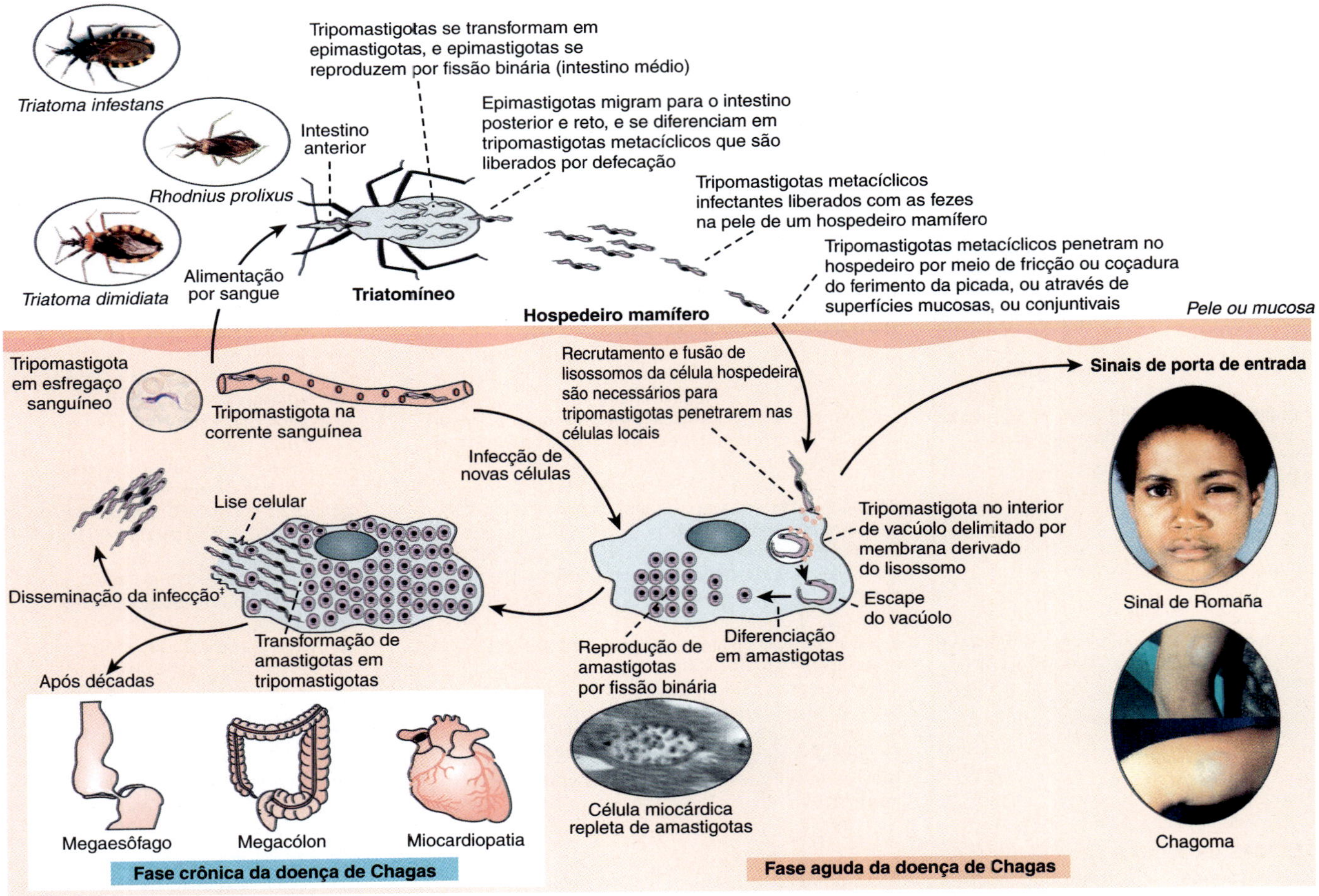

Figura 313.2 Transmissão vetorial e ciclo biológico de *Trypanosoma cruzi*. (*De Rassi A Jr, Rassi A, Marin-Neto JA: Chagas disease,* Lancet *375:1388–1400, 2010, Fig. 1.*)

Mundial de Saúde (OMS) e pela Organização Pan-Americana da Saúde para controle em larga escala do vetor, triagem de doadores de sangue para prevenir a transmissão por transfusão, descoberta e tratamento de mães cronicamente infectadas e recém-nascidos têm efetivamente interrompido a transmissão em diversas áreas da América do Sul. O número de casos caiu de um pico de 24 milhões, em 1984, para uma estimativa atual de seis a sete milhões, com cerca de 10.000 mortes anualmente. A transmissão vetorial global continua a cair, apesar de ainda permanecerem desafios, incluindo a emergência da doença em novas áreas antes consideradas livres da doença de Chagas, com ressurgimento em áreas anteriormente controladas.

A infecção é dividida em duas fases principais: aguda e crônica (Tabela 313.1). A **infecção aguda** é assintomática em 95% dos indivíduos infectados, mas pode se manifestar com febre, linfadenopatia, organomegalia, miocardite e meningoencefalite. A **infecção crônica** em 60 a 70% dos pacientes é *indeterminada*, ou seja, o paciente é assintomático, mas tem títulos positivos de anticorpos. Cerca de 30% das pessoas infectadas seguem para uma infecção crônica determinada ou sintomática por *T. cruzi*. O genoma de *T. cruzi* já foi totalmente sequenciado e contém 12.000 genes, o mais extenso dentre os tripanossomatídeos, e pode refletir sua habilidade de invadir uma grande variedade de tecidos do hospedeiro. Uma significativa

Tabela 313.1 Características clínicas e diagnóstico da doença de Chagas.

	DISTRIBUIÇÃO GEOGRÁFICA	SINAIS CLÍNICOS/SINTOMAS	DIAGNÓSTICO
FORMAS AGUDAS*			
Vetorial	Países endêmicos	Período de incubação: 1 a 2 semanas Sinais do local de entrada: lesão cutânea endurecida (chagoma) ou edema palpebral (sinal de Romaña) A maioria dos casos é doença leve (95 a 99%) e não reconhecida Febre persistente, fadiga, linfadenopatia, hepatomegalia, esplenomegalia, erupção cutânea morbiliforme, edema Em casos raros, miocardite ou meningoencefalite Anemia, linfocitose, concentrações elevadas de AST/ALT Risco de mortalidade: 0,2 a 0,5%	Métodos parasitológicos diretos: parasitemia evidente por até 90 dias Exame microscópico a fresco do sangue, coloração por Giemsa de esfregaços sanguíneos e gota espessa ou camada leucocitária Métodos de concentração: micro-hematócrito e método Strout Técnicas de PCR Sorologia não tem utilidade
Congênita	Países endêmicos e não endêmicos	Período de incubação: nascimento a várias semanas A maioria é assintomática ou tem doença leve Prematuridade, baixo peso ao nascer, aborto, morte neonatal Febre, icterícia, edema, hepatomegalia, esplenomegalia, síndrome do desconforto respiratório, miocardite, meningoencefalite Anemia e trombocitopenia Risco de mortalidade: < 2%	Métodos parasitológicos diretos Métodos de concentração: micro-hematócrito, método de Strout Microscopia direta também é útil PCR: técnica mais sensível Sorologia: após 9 meses ou mais tarde
Oral	Áreas restritas de países endêmicos (bacia Amazônica) e surtos locais	Período de incubação: 3 a 22 dias Febre, vômitos, edema periocular, dispneia, mialgia, prostração, tosse, esplenomegalia, hepatomegalia, dor torácica, dor abdominal, hemorragia digestiva Risco de mortalidade: 1 a 35%	O mesmo que para vetorial
Transfusão e transplante	Países endêmicos e não endêmicos	Período de incubação: 8 a 160 dias; febre persistente Características clínicas semelhantes às dos casos vetoriais (excluindo os sinais de local de entrada) O risco de mortalidade é variável e depende da gravidade da doença de base	O mesmo que para vetorial As técnicas de PCR geralmente produzem resultados positivos dias a semanas antes que os tripomastigotas sejam detectáveis no sangue Amostras de tecido são necessárias em algumas circunstâncias
Reativação em pacientes infectados pelo HIV	Países endêmicos e não endêmicos	Comporta-se como outras infecções oportunistas Reativação com menos de 200 células CD4 por $\mu\ell$ (principalmente com menos de 100) Afeta o SNC (75 a 90%) como lesões únicas ou múltiplas ocupantes do espaço ou como meningoencefalite necro-hemorrágica grave Envolvimento cardíaco (10 a 55%): miocardite, derrame pericárdico ou agravamento de cardiomiopatia prévia Risco de mortalidade: 20%	Métodos parasitológicos diretos, como nos casos vetoriais O parasita pode ser encontrado no LCR, em outros fluidos corporais e em amostras de tecido PCR: não é útil para o diagnóstico de reativação Sorologia: indicativa de infecção crônica e útil em casos de suspeita de doença
Reativação em outros pacientes imunossuprimidos	Países endêmicos e não endêmicos	Reativação após o transplante ou em pacientes com neoplasias hematológicas Características clínicas semelhantes às dos pacientes que se submetem à transfusão e aqueles com paniculite e outros distúrbios da pele O risco de mortalidade é variável e depende da gravidade da doença de base e do diagnóstico imediato	Métodos parasitológicos diretos, como nos casos vetoriais O parasita pode ser encontrado em amostras de tecido PCR: o aumento da carga parasitária detectada com PCR em tempo real em amostras seriadas pode ser indicativo de um alto risco de reativação
FORMAS CRÔNICAS			
Indeterminada	Países endêmicos e não endêmicos	Assintomático Radiografia de tórax normal e ECG de 12 derivações	Sorologia: detecção de IgG PCR: baixa sensibilidade
Cardíaca e gastrintestinal	Países endêmicos e não endêmicos	Manifestações cardíacas: fadiga, síncope, palpitações, tontura, acidente vascular encefálico; manifestações tardias: dor torácica (atípica), dispneia, edema, disfunção ventricular esquerda, insuficiência cardíaca congestiva; alterações no ECG de 12 derivações, ecocardiograma ou outros testes de função cardíaca Gastrintestinais: disfagia, regurgitação, constipação intestinal grave (esôfago ou cólon dilatado); alterações na manometria esofágica, na ingestão de bário ou no enema de bário	Sorologia: detecção de IgG PCR: baixa sensibilidade

*Incluindo reativação em pacientes imunossuprimidos. ALT, Alanina transaminase; AST, aspartato transaminase; ECG, eletrocardiograma; LCR, líquido cefalorraquidiano; PCR, reação em cadeia da polimerase; SNC, sistema nervoso central. De Pérez-Molina J, Molina I: Chagas disease, *Lancet* 391:82-92, 2018 (Table 2).

variabilidade também foi observada, juntamente com extensa modificação epigenética de proteínas, o que pode contribuir para a evasão imune. Seis *unidades distintas de tipagem* (DTUs) são reconhecidas, referidas como TcI para TcVI. Um recém-descrito tipo 7, chamado de Tcbat, foi recentemente identificado. As DTUs podem diferir na distribuição geográfica, vetor predominante e hospedeiros e também podem diferir nas manifestações da doença e resposta ao tratamento.

A infecção por *T. cruzi* é primariamente uma zoonose, e os seres humanos são hospedeiros acidentais. *T. cruzi* possui uma grande quantidade de reservatórios silvestres e já foi isolado de diversas espécies animais. A presença de reservatórios e vetores de *T. cruzi* e os níveis socioeconômicos e educacionais da população são os fatores de risco mais importantes para a transmissão vetor-humanos. Os insetos vetores são encontrados em áreas rurais e de floresta e adquirem a infecção por meio da ingestão de sangue de humano ou animal contendo tripomastigotas circulantes.

As condições de moradia são muito importantes na cadeia de transmissão. A incidência e a prevalência da infecção dependem da adaptação dos triatomíneos à moradia humana, assim como a capacidade vetorial de cada espécie. Reservatórios animais de insetos reduviídeos incluem cães, gatos, ratos, gambás, preás, macacos, morcegos e guaxinins. Os seres humanos frequentemente se infectam quando terras em áreas endêmicas são utilizadas para finalidades agrícolas ou comerciais. Estima-se que 238.000 imigrantes vindos de países endêmicos residentes nos EUA provavelmente estejam infectados por *T. cruzi*. Casos crescentes de transmissão **autóctone** nos EUA também foram relatados e confirmados com tipagem molecular, particularmente em Califórnia, Louisiana, Texas e Geórgia, embora esses números permaneçam pequenos. Um estudo descobriu que 5,2% dos imigrantes da América Latina em Los Angeles com anormalidades de condução no eletrocardiograma (ECG) eram soropositivos para o *T. cruzi*.

Os seres humanos podem ser infectados por via transplacentária, o que ocorre em 10,5% das mães infectadas, causando a doença de Chagas congênita. A infecção transplacentária está associada ao parto prematuro, à perda fetal e à placentite. A transmissão da doença pode ocorrer por meio da transfusão de sangue em áreas endêmicas a partir de doadores de sangue assintomáticos. As taxas de soropositividade em áreas endêmicas são altas, chegando a 20%. O risco de transmissão por meio de uma única transfusão de sangue de um doador chagásico é de 13 a 23%. A triagem do sangue para doença de Chagas nos EUA foi iniciada em 2006 e detectou mais de 2.200 casos soropositivos desde fevereiro de 2017 (www.aabb.org). A transmissão por injeção percutânea como resultado de acidente de laboratório também já foi documentada. A transmissão oral por consumo de alimento contaminado é um método de transmissão que vem ganhando importância, à medida que a transmissão vetorial está sendo interrompida de forma eficaz por programas de controle. Apesar de a transmissão por amamentação ser um modo incomum, mulheres com infecção aguda não devem amamentar até que tenham sido tratadas.

PATOGÊNESE

Doença aguda

No local de entrada ou perfuração do parasita ocorre a infiltração de neutrófilos, linfócitos, macrófagos e monócitos. Os organismos da espécie *T. cruzi* são fagocitados por macrófagos e são sequestrados em vacúolos delimitados por membrana. Os tripanossomas lisam a membrana do fagossomo, escapam para o citoplasma e se reproduzem. Uma reação tecidual local, o **chagoma**, se desenvolve, e o processo se estende ao linfonodo local (Figura 313.2). Aparecem formas sanguíneas, e o processo se dissemina. A evasão e a disseminação imune parecem ser facilitadas por produtos secretórios de microvesículas de parasitas e exossomos derivados de células hospedeiras. Estes incluem moléculas que facilitam a adesão parasita-hospedeiro; pequenos RNAt que aumentam a suscetibilidade da célula hospedeira à infecção; *cruzipaína*, que digere subclasses de IgG humana e facilita a invasão de células hospedeiras; e outras moléculas com diferentes funções que compõem centenas de substâncias encontradas em microvesículas e exossomos. O CCR5 parece desempenhar um papel duplo na gravidade da doença, ajudando a controlar a infecção na fase aguda, mas contribuindo para o aumento da inflamação e dano tecidual miocárdico quando regulado positivamente na infecção crônica. A interação destas citocinas e receptores associados resulta em ampla variabilidade nas manifestações da doença e progressão da doença crônica. A miocardite aguda provavelmente ocorre em todos os pacientes com doença aguda, mas é frequentemente assintomática e pode ser aparente apenas por ocasião de biopsia.

Doença crônica

A fisiopatologia da doença de Chagas crônica não é completamente compreendida, mas um progresso significativo foi recentemente feito usando métodos altamente sensíveis de reação em cadeia da polimerase (PCR) e marcadores bioluminescentes em tempo real em modelos animais. O principal fator determinante da patologia cardíaca é causado por **invasões teciduais** esporádicas e repetidas em uma fonte persistente, provavelmente no intestino, causando infiltração linfocítica e fibrose cumulativa. O mimetismo molecular de antígenos do hospedeiro pelo parasita e a consequente estimulação autoimune de receptores neurológicos foram considerados como os principais responsáveis pela cardiomiopatia, mas esse fenômeno não parece ocorrer fora da infecção concomitante.

T. cruzi demonstra tropismo por certos tecidos. Ele é **miotrópico** e invade células musculares lisas, esqueléticas e cardíacas. A adesão é mediada por receptores específicos que se ligam a glicoconjugados complementares na superfície da célula hospedeira. A adesão à célula muscular cardíaca resulta em inflamação do endocárdio e miocárdio, edema, necrose focal nos sistemas contrátil e condutor, periganglionite e inflamação linfocitária. O coração se torna aumentado, e pode resultar em trombose endocárdica ou aneurisma. O bloqueio do ramo direito (BRD) é comum. Parasitas também aderem às células neurais e reticuloendoteliais. Em pacientes com envolvimento do trato GI, a destruição do plexo mioentérico leva à dilatação patológica do órgão. Anticorpos envolvidos na resistência ao *T. cruzi* estão relacionados à fase de infecção. Anticorpos do tipo IgG, provavelmente contra diversos dos principais antígenos de superfície, medeiam a imunofagocitose de *T. cruzi* por macrófagos. Condições que deprimem a imunidade mediada por células aumentam a gravidade da infecção por *T. cruzi*. O número de evidências mostrando que os fatores genéticos do hospedeiro desempenham um papel significativo na progressão e gravidade da doença crônica estão cada vez maiores.

MANIFESTAÇÕES CLÍNICAS

A **doença de Chagas aguda** em crianças é geralmente assintomática ou está associada à doença febril branda caracterizada por prostração, edema facial e linfadenopatia (Tabela 313.1). Os lactentes frequentemente apresentam sinais locais de inflamação no sítio de entrada do parasita, o qual é denominado **chagoma**. Cerca de 50% das crianças procuram cuidados médicos apresentando o **sinal de Romaña** (edema palpebral unilateral indolor), conjuntivite e linfadenite pré-auricular. Os pacientes se queixam de fadiga e cefaleia. A febre pode persistir por 4 a 5 semanas. Formas sistêmicas mais graves podem ocorrer em crianças abaixo de 2 anos e podem incluir linfadenopatia, hepatoesplenomegalia e meningoencefalite. Uma erupção cutânea morbiliforme pode acompanhar a síndrome aguda. Anemia, linfocitose, hepatite e trombocitopenia também já foram descritas.

Coração, sistema nervoso central (SNC), gânglios nervosos periféricos e sistema reticuloendotelial são, com frequência, fortemente parasitados. O coração é o órgão-alvo primário. O parasitismo intenso pode resultar em inflamação aguda e em dilatação das quatro câmaras cardíacas. Miocardite difusa e inflamação do sistema de condução podem levar ao desenvolvimento de fibrose. O exame histológico revela os característicos **pseudocistos**, que correspondem a agregados intracelulares de formas amastigotas.

A **infecção intrauterina** na gestante pode causar abortamento espontâneo ou nascimento prematuro. Em crianças com infecção congênita, anemia grave, hepatoesplenomegalia, icterícia e convulsões pode mimetizar uma infecção congênita por citomegalovirus, toxoplasmose e eritroblastose fetal. *T. cruzi* pode ser visualizado no líquido

cefalorraquidiano (LCR) em casos de meningoencefalite. As crianças geralmente evoluem para remissão espontânea em 8 a 12 semanas e entram na fase crônica indeterminada com parasitemia contínua de baixo grau e desenvolvimento de anticorpos para muitos antígenos de superfície celular de *T. cruzi*. Na doença aguda, a taxa de mortalidade é de 5 a 10%, com mortes causadas por miocardite aguda com insuficiência cardíaca, ou meningoencefalite. A doença de Chagas aguda deve ser diferenciada da malária, esquistossomose, leishmaniose visceral, brucelose, febre tifoide e mononucleose infecciosa.

Podem ocorrer disfunção autonômica e neuropatia periférica. O envolvimento do SNC na doença de Chagas é incomum. Caso a encefalite granulomatosa ocorra na infecção aguda, esta é comumente fatal.

A **doença de Chagas crônica** pode ser assintomática ou sintomática. A apresentação mais comum da infecção crônica por *T. cruzi* é a **miocardiopatia**, manifestada por insuficiência cardíaca congestiva, arritmia e eventos tromboembólicos. Anormalidades no ECG incluem bloqueio atrioventricular parcial ou completo e BRD. O bloqueio do ramo esquerdo não é comum. O infarto miocárdico já foi relatado e pode ser secundário à embolização de um aneurisma apical esquerdo ou à arteriolite necrosante da microvasculatura. Aneurismas apicais ventriculares esquerdos são patognomônicos da miocardiopatia chagásica crônica.

Manifestações gastrintestinais da doença de Chagas crônica ocorrem em 8 a 10% dos pacientes e decorrem de diminuição dos plexos de Auerbach e de Meissner. Também ocorrem lesões pré-ganglionares e uma redução no número de células nucleares motoras dorsais do nervo vago. Caracteristicamente, este envolvimento se apresenta nas formas clínicas de megaesôfago e megacólon. Dilatação do sigmoide, vólvulo e fecalomas são frequentemente observados no **megacólon**. A perda de gânglios no esôfago resulta em dilatação anormal; o esôfago pode chegar a até 26 vezes o seu peso normal e reter até 2 ℓ de fluido em excesso. O **megaesôfago** se apresenta com disfagia, odinofagia e tosse. Anormalidades no corpo esofágico ocorrem independentemente de disfunção esofágica baixa. O megaesôfago pode levar à esofagite e ao câncer de esôfago. Pneumonia por aspiração e tuberculose pulmonar também são mais comuns em pacientes com megaesôfago.

Pessoas imunocomprometidas

Infecções por *T. cruzi* em pessoas imunocomprometidas podem ser causadas pela **transmissão** a partir de derivados do sangue de um doador assintomático ou **reativação** de uma infecção anterior. A doação de órgão para receptores de aloenxertos pode resultar em uma forma devastadora da doença. O transplante cardíaco para miocardiopatia chagásica resultou em reativação, apesar da profilaxia e tratamento pós-operatório com benznidazol. A infecção pelo HIV também leva à reativação em cerca de 20% dos casos; lesões cerebrais são mais comuns nestes pacientes e podem mimetizar uma encefalite por *Toxoplasma*. A miocardite também é frequentemente observada, e a profilaxia secundária pode ser benéfica em alguns pacientes coinfectados pelo HIV. Em pacientes imunocomprometidos sob risco de reativação, testagem sorológica e o estreito monitoramento são necessários.

DIAGNÓSTICO

Uma anamnese cuidadosa é importante, com atenção para a origem geográfica e histórico de viagem. Durante a fase aguda da doença o exame microscópico de esfregaço a fresco ou corado pelo método de Giemsa pode demonstrar tripanossomas móveis, que constituem o diagnóstico para a doença de Chagas (Figura 313.1). Estes são apenas visualizados nas primeiras 6 a 12 semanas da doença. Esfregaços da camada leucocitária podem melhorar a detecção.

A maioria das pessoas procura atendimento médico durante a fase crônica da doença, quando os parasitas não são encontrados na corrente sanguínea e os sintomas clínicos não são passíveis de diagnóstico. Os testes sorológicos são utilizados para o diagnóstico, sendo os mais comuns o ensaio de imunoabsorção enzimático (ELISA), hemaglutinação indireta e teste de anticorpos por imunofluorescência indireta. Nenhum teste sorológico sozinho é suficientemente confiável para o diagnóstico; portanto, a repetição, ou o teste em paralelo utilizando um método ou antígeno diferente é necessário para confirmar o resultado de um teste sorológico inicial positivo e no caso de resultados discordantes, um terceiro teste pode ser empregado. Dois testes, o Ortho® *T. cruzi* ELISA Test System o Abbott Prism® Chagas Assay, são aprovados pela Food and Drug Administration (FDA) dos EUA para a triagem de doadores de sangue, mas não para amostras clínicas. Para amostras clínicas em casos de suspeita de Chagas nos EUA, os Centers for Disease Control and Prevention (CDC) fornecem mais orientações. Testes confirmatórios utilizados geralmente incluem o ensaio de imunoprecipitação radiológica (RIPA de Chagas, utilizado como um teste confirmatório não licenciado em doadores de sangue nos EUA de 2006 até 2014) e ensaios por *Western blot* baseados nos antígenos excretados-secretados por tripomastigotas (TESA-WB). Desde 2014, o ensaio de faixa enzimática para Chagas da Abbott, utilizando antígenos recombinantes de *T. cruzi*, foi aprovado pela FDA e usado para confirmação em doadores de sangue.

Métodos não imunológicos de diagnóstico estão disponíveis. A inoculação em camundongos e o **xenodiagnóstico** (consiste em alimentar insetos reduviídeos, não infectados e criados em laboratório, com o sangue de um paciente, sendo o conteúdo intestinal desses insetos examinado 30 dias após a hematofagia) são complexos e não rotineiramente executados. Os parasitas podem ser cultivados em meio Novy-MacNeal-Nicolle (NNN). Testes PCR de sequências de DNA nucleares e do cinetoplasto já foram desenvolvidos e podem ser altamente sensíveis na doença aguda, mas são menos confiáveis para a doença crônica. A PCR não é suficientemente sensível para a triagem de sangue e foi positiva em somente um dos 22 doadores positivos confirmados por RIPA nos EUA. Além disso, existe variabilidade significativa entre os métodos e cepas do parasita. O diagnóstico da transmissão congênita em recém-nascidos não pode ser feito ao nascimento utilizando-se sorologia em virtude da presença de anticorpos maternos nos primeiros 6 meses de vida. O exame microscópico, a cultura do parasita ou a PCR podem ser utilizados; contudo, um teste sorológico entre 6 e 12 meses é recomendado para excluir definitivamente a infecção.

TRATAMENTO

Diferenças bioquímicas entre o metabolismo dos tripanossomas americanos e o de hospedeiros mamíferos têm sido exploradas para o tratamento quimioterápico. Os tripanossomas são bastante sensíveis a radicais oxidativos e não possuem catalase ou glutationa peroxidase/glutationa redutase, enzimas-chave na eliminação de radicais livres. Todos os tripanossomas também possuem uma incomum redução na quantidade de redutase dissulfídica dependente de nicotinamida adenina dinucleotídio fosfato (NADPH). Fármacos que estimulam a geração de peróxido de hidrogênio (H_2O_2) ou evitam o seu uso são potenciais agentes tripanossomicidas. Outras vias bioquímicas que já foram alvo incluem a síntese de ergosterol utilizando compostos azóis e a via da hipoxantina-guanina fosforribosil-transferase utilizando alopurinol.

O tratamento medicamentoso da infecção por *T. cruzi* está atualmente limitado ao nifurtimox e benznidazol. Ambos são eficazes contra os tripomastigotas e amastigotas e têm sido utilizados para erradicar parasitas nos estágios agudos de infecção. As respostas ao tratamento variam de acordo com a fase da doença de Chagas, duração do tratamento, dose, idade do paciente e origem geográfica do paciente. A taxa de cura para a doença aguda, em média, é cerca de 60 a 80%. A cura da doença crônica é difícil de avaliar devido às diferentes definições de cura, seja com sorologia negativa ou reação em cadeia da polimerase quantitativa. Em ensaios recentes, o benznidazol demonstrou uma taxa de cura de cerca de 30% usando ELISA e 46 a 90% usando PCR. Um estudo para a eficácia de doenças crônicas com nifurtimox está em andamento. Nenhum fármaco é seguro na gravidez. Ensaios recentes com posaconazol, fexinidazol e E1224 (um profármaco do ravuconazol) para doenças crônicas foram decepcionantes.

Benznidazol é um derivado do nitroimidazólico que pode ser um pouco mais eficaz do que o nifurtimox. Trabalhos recentes em metabolômica mostraram que o principal mecanismo de ação do benznidazol envolve a ligação covalente com tióis proteínicos tripanossômicos e tióis de baixa massa molecular, resultando em depleção dessas moléculas e interrupção do metabolismo do parasita. O regime terapêutico

recomendado para crianças menores de 12 anos é de 10 mg/kg/dia VO divididos em duas doses diárias (2 vezes/dia) por 60 dias, e para aquelas maiores de 12 anos, a dose é 5 a 7 mg/kg/dia VO 2 vezes/dia durante 60 dias. Este fármaco está associado a significativa toxicidade, incluindo erupção cutânea, fotossensibilidade, neurite periférica, granulocitopenia e trombocitopenia.

O **nifurtimox** gera metabólitos de oxigênio altamente tóxicos por intermédio da ação de nitrorredutases, que produzem radicais nitroânion instáveis, os quais, por sua vez, reagem com oxigênio para produzir radicais livres peróxido e superóxido. O regime terapêutico para crianças de 1 a 10 anos é de 15 a 20 mg/kg/dia VO divididos em 4 vezes/dia (4 vezes/dia) por 90 dias; para crianças entre 11 e 16 anos, 12,5 a 15 mg/kg/dia VO 4 vezes/dia por 90 dias; e para crianças acima de 16 anos, 8 a 10 mg/kg/dia VO divididos em 3 ou 4 vezes/dia durante 90 a 120 dias. O nifurtimox tem sido associado a fraqueza, anorexia, alterações gastrintestinais, hepatite tóxica, tremores, convulsões e hemólise em pacientes com deficiência de glicose-6-fosfato desidrogenase.

Com a adoção pela OMS de estratégias de controle e eliminação da doença de Chagas, tanto a doença aguda quanto a crônica devem ser tratadas. A conversão sorológica é vista como uma resposta de tratamento apropriada para doenças crônicas, embora alguns pacientes que a alcançam ainda eventualmente desenvolvam sintomas. Um estudo relatou taxas de cura bem altas, em torno de 97% para doenças crônicas em pacientes abaixo de 16 anos, e indica o tratamento precoce e agressivo nesses casos. Esforços contínuos para eliminação exigirão o desenvolvimento de diagnósticos mais precisos e fármacos mais eficazes, particularmente para doenças crônicas. O tratamento da insuficiência cardíaca congestiva segue geralmente as recomendações para a abordagem de miocardiopatia dilatada por outras causas. Bloqueadores beta-adrenérgicos já foram validados para a abordagem destes pacientes. A toxicidade por digitálicos ocorre frequentemente em pacientes com miocardiopatia chagásica. Um marca-passo pode ser necessário em casos de bloqueio cardíaco grave. Apesar de o transplante cardíaco já ter sido utilizado de maneira eficaz em pacientes chagásicos, este é reservado para aqueles com as manifestações mais graves da doença. A plasmaférese para remover anticorpos com atividade adrenérgica também já foi proposta para pacientes refratários, pois esta abordagem foi bem-sucedida em pacientes com miocardiopatia dilatada por outras causas, porém sua aplicação na doença de Chagas não é comprovada.

Uma dieta leve e balanceada é recomendada quando há **megaesôfago**. Cirurgia ou dilatação do esfíncter esofágico inferior trata o megaesôfago; a dilatação pneumática é o melhor modo de terapia. Nitratos e nifedipino têm sido utilizados para reduzir a pressão no esfíncter esofágico inferior em pacientes com megaesôfago. O tratamento do **megacólon** é cirúrgico e sintomático. O tratamento da meningoencefalite também é de suporte.

Na infecção por acidente de inoculação, quando a penetração do parasita é certa, o tratamento deve ser iniciado imediatamente e continuado por 10 a 15 dias. O sangue e amostras sorológicas são geralmente coletados e testados para soroconversão nos dias 15, 30 e 60.

PREVENÇÃO

Programas em massa coordenados para controle do vetor, sob o patrocínio da OMS e da Organização Pan-Americana de Saúde, além de instituírem a triagem disseminada de doadores de sangue e a vigilância orientada de mães cronicamente infectadas e crianças sob risco, eliminaram de forma eficaz, ou pelo menos reduziram drasticamente, a transmissão na maioria dos países endêmicos. A doença de Chagas permanece ligada à pobreza, então a melhora nas condições de moradia é essencial para o controle eficaz e erradicação. A educação dos residentes de áreas endêmicas, o uso de mosquiteiros, inseticidas e destruição de casas de pau a pique que abrigam os insetos reduvídios são métodos eficazes para controlar a população de barbeiros. Inseticidas piretroides sintéticos ajudam a manter as casas livres de vetores por até 2 anos e possuem baixa toxicidade para humanos. Tintas com incorporação de inseticidas também já foram utilizadas. Uma vacina terapêutica composta de antígenos bivalentes recombinantes de *T. cruzi* está em desenvolvimento e tem demonstrado eficácia em modelos animais pré-clínicos.

Transfusões de sangue em áreas endêmicas apresentam risco significativo. **Violeta de genciana**, um agente catiônico anfofílico que atua fotodinamicamente, tem sido utilizada para matar o parasita no sangue. A fotoirradiação do sangue contendo violeta de genciana e ácido ascórbico gera radicais livres e ânions superóxidos que são mortais para os tripanossomas. A **mepacrina** e a **maprotilina** também já foram utilizadas para erradicar o parasita em transfusões de sangue.

Em virtude de imigrantes poderem carrear esta doença para áreas não endêmicas, o teste sorológico deve ser realizado em doadores de sangue e órgãos provenientes de áreas endêmicas. Doadores potencialmente soropositivos podem ser identificados considerando se estes estiveram ou residiram por longo período em área endêmica. A triagem para a infecção baseada em questionário de doadores de órgãos e de sangue potencialmente infectados provenientes de áreas endêmicas pode reduzir o risco de transmissão. A soropositividade deve ser considerada uma contraindicação para a doação de órgão, particularmente transplante cardíaco.

A bibliografia está disponível no GEN-io.

Capítulo 314

Malária (*Plasmodium*)

Chandy C. John

A malária é uma doença aguda e caracterizada por paroxismos de febre, calafrios, sudorese, fadiga, anemia e esplenomegalia. A doença desempenhou um grande papel na história humana, causando danos a mais pessoas do que talvez qualquer outra doença infecciosa. Embora progressos substanciais tenham sido feitos no combate à malária em áreas endêmicas, com uma redução de 37% na incidência e 60% na mortalidade, a doença continua sendo uma das principais causas de morbidade e mortalidade em todo o mundo, com uma estimativa de 214 milhões de casos e mais de 438 mil mortes em 2015. As mortes causadas por malária ocorrem entre lactentes e crianças menores de 5 anos, mas, em áreas de baixa transmissão, uma grande porcentagem das mortes pode ocorrer em crianças mais velhas e adultos. Apesar de a malária não ser endêmica nos EUA, aproximadamente 1.500 a 2.000 casos importados são vistos no país a cada ano. Os médicos que trabalham em áreas não endêmicas devem considerar o diagnóstico de malária em qualquer criança febril que tenha retornado de uma área endêmica de malária no último ano, podendo o atraso no diagnóstico e tratamento resultar em doença grave ou morte.

ETIOLOGIA

A malária é causada por protozoários intracelulares do gênero *Plasmodium* (*P.*) transmitidos aos seres humanos por meio de fêmeas de mosquitos do gênero *Anopheles*. Antes de 2004, apenas quatro espécies de *Plasmodium* eram conhecidas por causar malária em seres humanos: *P. falciparum*, *P. malariae*, *P. ovale*, e *P. vivax*. Em 2004, foi demonstrado que *P. knowlesi* (uma espécie causadora de malária em primatas) também causava malária humana e casos de infecção já foram documentados na Malásia, na Indonésia, em Singapura e nas Filipinas. A malária também pode ser transmitida por meio de transfusão sanguínea e uso de agulhas contaminadas, por via transplacentária de mulher gestante para seu feto. O risco de transmissão sanguínea é baixo nos EUA, mas pode ocorrer quando a transfusão é de sangue total, concentrado de eritrócitos (CE), plaquetas, leucócitos e por transplante de órgãos.

EPIDEMIOLOGIA

A malária é um grande problema mundial, ocorrendo em mais de 95 países, que compreendem aproximadamente metade da população mundial (Figura 314.1). As principais áreas de transmissão são África,

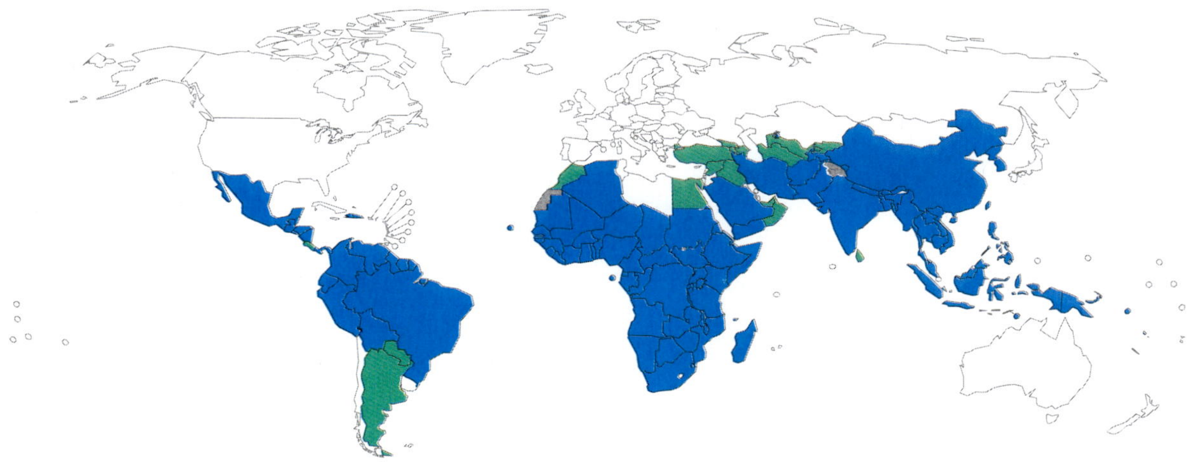

Figura 314.1 Distribuição espacial global de malária comparando 2000 a 2016. *(De World Malaria Report 2016. Geneva: World Health Organization; 2016. License: CC BY-NC-SA 3.0 IGO.)*

Ásia e América do Sul. *P. falciparum* e *P. malariae* são encontrados na maioria das áreas de malária. *P. falciparum* é a espécie predominante na África, no Haiti e em Nova Guiné. *P. vivax* predomina em Bangladesh, na América Central, na Índia, no Paquistão e em Sri Lanka. *P. vivax* e *P. falciparum* predominam no Sudeste Asiático, na América do Sul e na Oceania. *P. ovale* é a espécie menos comum, sendo transmitida principalmente na África. A transmissão da malária já foi eliminada na maioria da América do Norte (incluindo os EUA), da Europa e em grande parte do Caribe, assim como na Austrália, no Chile, em Israel, no Japão, no Líbano e em Taiwan.

A maioria dos casos de malária nos EUA ocorre entre viajantes previamente infectados provenientes de áreas endêmicas e entre cidadãos americanos que tenham viajado para áreas endêmicas sem quimioprofilaxia apropriada. As regiões mais comuns de aquisição, aproximadamente 1.700 casos de malária relatados aos Centers for Disease Control and Prevention (CDC) em cidadãos americanos em 2013, foram a África (82%), a Ásia (11%) e o Caribe e Américas Central e do Sul (7%). Embora somente 17% dos casos de malárias tenham ocorrido em crianças (menores de 18 anos), as menores de 5 anos são mais propensas a desenvolver malária grave (37%) que as mais velhas (15%). Todas as 10 mortes por malária foram causadas por *P. falciparum*. Raros casos de malária, aparentemente de transmissão local, foram relatados desde os anos de 1950. Esses casos são provavelmente um resultado da transmissão a partir de indivíduos infectados não tratados (e frequentemente assintomáticos), provenientes de países endêmicos de malária e que viajaram para os EUA, infectando mosquitos locais, ou também pelo transporte para os EUA de mosquitos de áreas endêmicas de malária dentro de aviões.

PATOGÊNESE

Espécies de *Plasmodium* existem em uma variedade de formas e possuem um ciclo de vida complexo que permite sua sobrevivência em diferentes ambientes celulares no hospedeiro humano (fase assexuada) e no mosquito (fase sexuada) (Figura 314.2). Uma notável proliferação de *Plasmodium*, de aproximadamente 10^2 para 10^{14} organismos, ocorre em seres humanos durante um processo em duas etapas, com a primeira fase em hepatócitos (fase exoeritrocítica) e a segunda fase em eritrócitos (fase eritrocítica). A **fase exoeritrocítica** se inicia com a inoculação de esporozoítos na corrente sanguínea por fêmeas do mosquito *Anopheles*. Dentro de minutos, os esporozoítos penetram nos hepatócitos do fígado, onde se desenvolvem e se multiplicam assexuadamente na forma de um **esquizonte**. Após 1 a 2 semanas, os hepatócitos se rompem e liberam milhares de merozoítos na circulação. Os esquizontes teciduais de *P. falciparum*, *P. malariae* e aparentemente *P. knowlesi* se rompem uma vez e não persistem no fígado. Existem dois tipos de esquizontes teciduais de *P. ovale* e *P. vivax*. O tipo primário se rompe em 6 a 9 dias e o tipo secundário permanece latente no hepatócito por semanas, meses, ou por até 5 anos antes de liberar merozoítos e causar recidiva da infecção. A **fase eritrocítica** do desenvolvimento assexuado de *Plasmodium* se inicia quando os merozoítos liberados do fígado penetram em eritrócitos. Uma vez no interior de eritrócitos, o parasita se transforma em **forma de anel**, depois se amplia, tornando-se um **trofozoíto**. Essas duas últimas formas podem ser identificadas por colorações de Giemsa em esfregaços sanguíneos, a principal forma de confirmação do diagnóstico de malária (Figura 314.3). O trofozoíto se multiplica assexuadamente para produzir um pequeno número de **merozoítos** eritrocíticos, que são liberados na corrente sanguínea quando a membrana do eritrócito se rompe, estando associada à febre. Ao longo do tempo, alguns desses merozoítos se desenvolvem em gametócitos masculinos e femininos, completando o ciclo de vida do *Plasmodium* quando esses são ingeridos durante a hematofagia da fêmea do mosquito anofelino. Os gametas masculinos e femininos se fusionam para formar um **zigoto** na cavidade do estômago do mosquito. Após uma série de transformações adicionais, os esporozoítos penetram nas glândulas salivares do mosquito e são inoculados em um novo hospedeiro durante uma nova hematofagia.

Fisiologia e patogênese na malária diferem de acordo com as espécies. A infecção por todas as espécies leva à **febre**, causada pela resposta imune do hospedeiro quando os eritrócitos se rompem e liberam merozoítos na circulação, e à **anemia**, causada por hemólise e supressão da medula óssea. A malária grave é mais comum em *P. falciparum* devido a vários processos, incluindo parasitemia de alta densidade, que pode levar à produção excessiva de citocinas pró-inflamatórias; citoaderência de eritrócitos infectados por *P. falciparum* ao endotélio vascular; e ativação policlonal, resultando tanto em hipergamaglobulinemia quanto na formação de complexos imunes. A **citoaderência** de eritrócitos infectados ao endotélio vascular pode levar à obstrução do fluxo sanguíneo e ao dano capilar, com resultante perda vascular de sangue, proteína e fluido, além de anoxia tecidual. O metabolismo anaeróbico do parasita também pode causar hipoglicemia e acidose metabólica. Os efeitos cumulativos desses processos patológicos podem levar à insuficiência cerebral, cardíaca, pulmonar, renal e hepática.

A imunidade após a infecção por espécies de *Plasmodium* é incompleta, evitando a doença grave, mas ainda permitindo uma infecção futura. Em alguns casos, os parasitas circulam em pequenos números por um longo tempo, mas são impedidos de se multiplicarem rapidamente e causarem doença grave. Episódios repetidos de infecção ocorrem em virtude de o parasita ter desenvolvido uma variedade

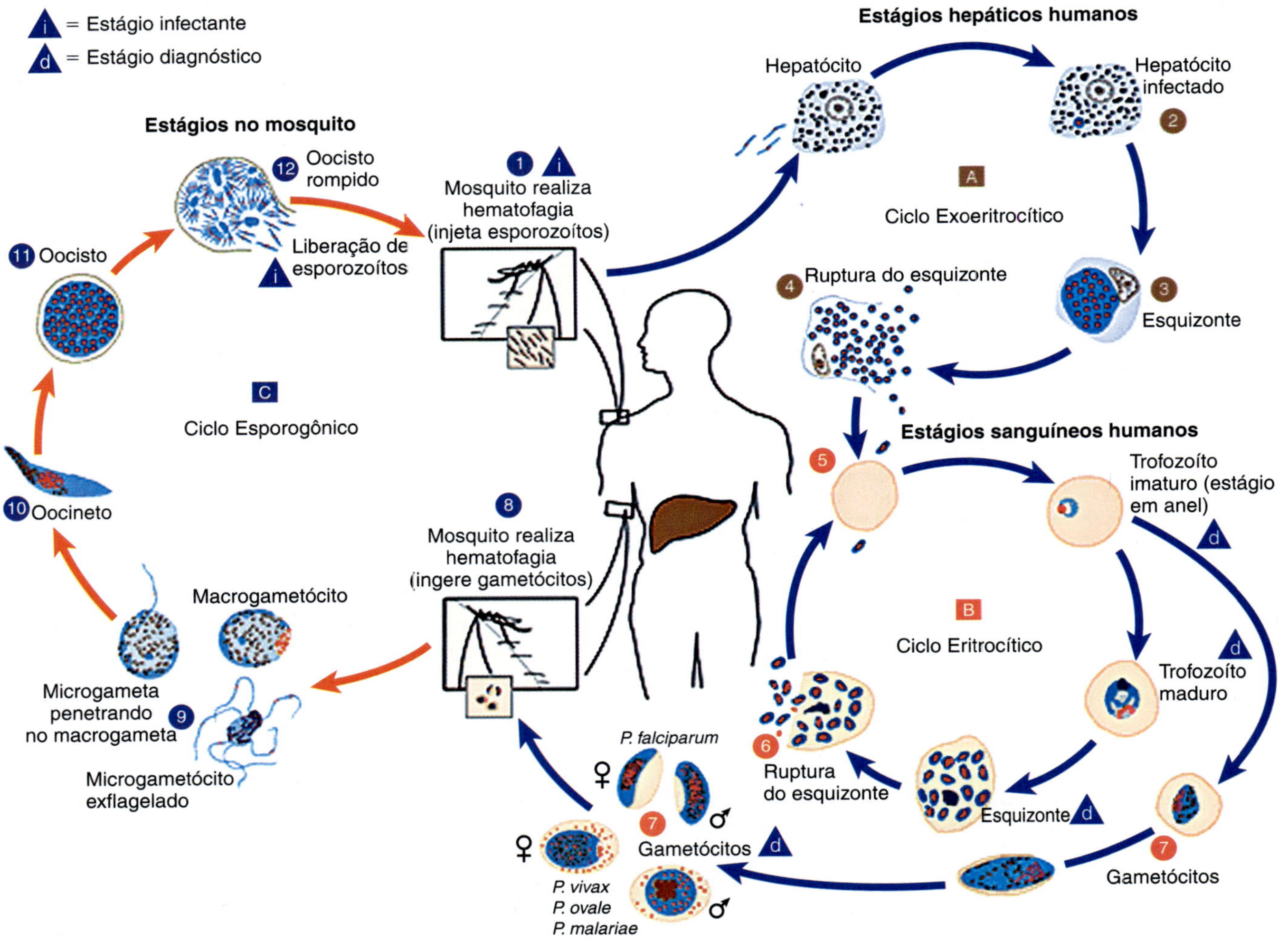

Figura 314.2 Ciclo biológico de *Plasmodium* spp. (*De CDC: Laboratory diagnosis of malaria: Plasmodium spp.*, https://www.cdc.gov/dpdx/malaria/index.html.)

de estratégias de evasão imune, como, por exemplo, replicação intracelular, citoaderência vascular, que evita que eritrócitos infectados circulem pelo baço, variação antigênica rápida e alteração do sistema imune do hospedeiro, resultando em supressão imune parcial. A resposta do hospedeiro humano à infecção por *Plasmodium* inclui mecanismos imunes naturais que evitam a infecção por outras espécies de *Plasmodium*, como, por exemplo, as de aves ou roedores, assim como diversas alterações na fisiologia do eritrócito que impedem ou modificam a infecção malárica. Eritrócitos contendo **hemoglobina S** (eritrócitos falciformes) resistem ao crescimento do parasita causador da malária, eritrócitos sem o antígeno de grupo sanguíneo Duffy são relativamente resistentes a *P. vivax* e eritrócitos contendo **hemoglobina F** (hemoglobina fetal) e ovalócitos são resistentes a *P. falciparum*. Em áreas hiperendêmicas, os recém-nascidos raramente se tornam doentes por malária, em parte devido a anticorpos maternos passivos e altos níveis de hemoglobina fetal. Crianças de 3 meses até 2 a 5 anos possuem pouca imunidade específica às espécies causadoras de malária e, portanto, sofrem ataques anuais de doença debilitante e potencialmente fatal. A imunidade é subsequentemente adquirida e casos graves de malária se tornam menos comuns. A doença grave pode ocorrer durante a gestação, particularmente em primeiras gestações ou após um período longo de residência fora de região endêmica. Respostas de células T e anticorpos são importantes no desenvolvimento de imunidade biológica e clínica para a espécie de *Plasmodium*.

MANIFESTAÇÕES CLÍNICAS

Crianças e adultos são assintomáticos durante a fase inicial de infecção, o período de incubação da infecção por *Plasmodium*. Os períodos de incubação usuais são de 9 a 14 dias para *P. falciparum*, 12 a 17 dias para *P. vivax*, 16 a 18 dias para *P. ovale* e 18 a 40 dias para *P. malariae*. O período de incubação pode ser longo, entre 6 e 12 meses para *P. vivax* e também pode ser prolongado para pacientes com imunidade parcial ou quimioprofilaxia incompleta. Pródomos de 2 a 3 dias de duração são observados em alguns pacientes antes de os parasitas serem detectados no sangue. Os sintomas prodrômicos incluem cefaleia, fadiga, anorexia, mialgia e febre baixa, além de dor no peito, no abdome e nas articulações.

As crianças com malária muitas vezes não apresentam os paroxismos típicos em adultos (febre alta seguida por calafrios e diaforese) e podem apresentar sintomas inespecíficos, incluindo febre (pode ser de baixo grau, mas geralmente é acima de 40°C), dor de cabeça, sonolência, anorexia, náuseas, vômitos e diarreia. Enquanto a ruptura de esquizontes, que ocorre a cada 48 h com *P. vivax* e *P. ovale* e a cada 72 h com *P. malariae*, pode resultar em um padrão clássico de febres em dias alternados (*P. vivax* e *P. ovale*) ou a cada 3 dias (*P. malariae*), a periodicidade é menos identificada em infecções por *P. falciparum* e mistas e podem não estar aparentes no início da infecção, quando as gerações de parasitas ainda não sincronizaram. Pacientes com infecção primária, como, por exemplo, viajantes provenientes de áreas não endêmicas, também podem apresentar episódios sintomáticos irregulares por 2 a

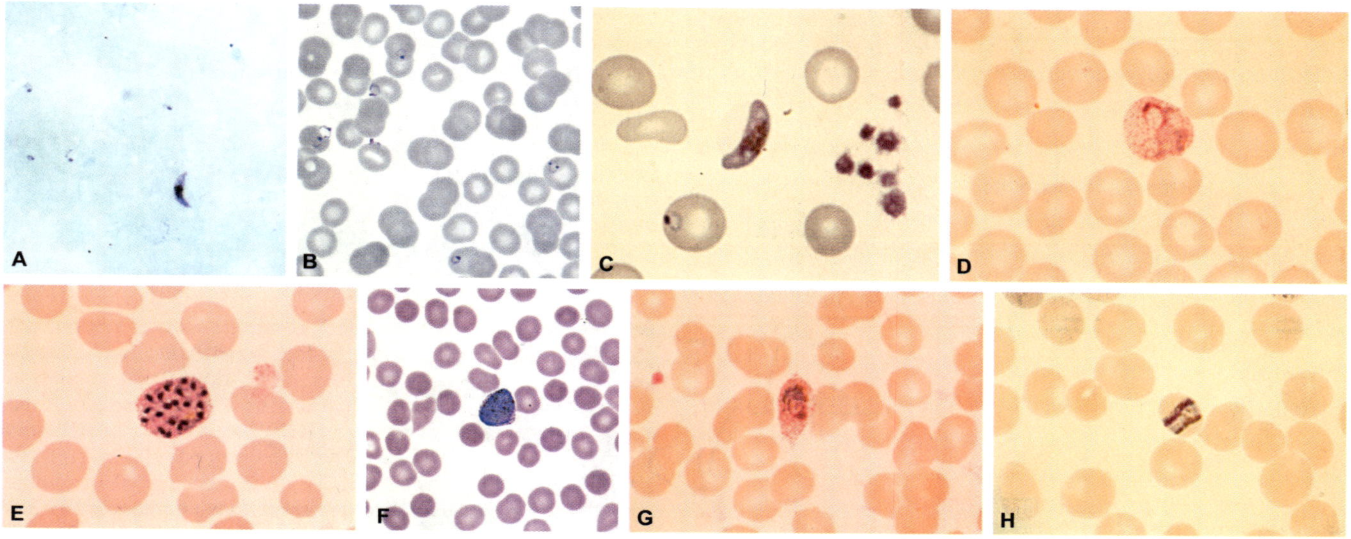

Figura 314.3 Lâminas de gota espessa (**A**) e esfregaço sanguíneo (**B-H**) coradas por Giemsa utilizadas para o diagnóstico de malária e a definição de espécie dos parasitas do gênero *Plasmodium*. **A.** Múltiplos trofozoítos em anel de sinete de *Plasmodium falciparum*, os quais são visualizados no exterior de eritrócitos. **B.** Um eritrócito multi-infectado contendo trofozoítos em forma de anel de sinete de *P. falciparum*, incluindo uma forma em posição marginal acima da superfície superior da membrana do eritrócito. **C.** Gametócito em forma de banana único de *P. falciparum*. **D.** Trofozoíto ameboide característico de *Plasmodium vivax*. Ambos eritrócitos infectados por *P. vivax* e *P. ovale* – exibem granulações de Schüffner e tendem a ser maiores quando comparados a eritrócitos não infectados. **E.** Esquizonte de *P. vivax*. Parasitas maduros de *P. falciparum*, em contraste, são raramente observados em esfregaços sanguíneos em virtude de seu sequestro na microvasculatura sistêmica. **F.** Gametócito esférico de *P. vivax*. **G.** Trofozoíto de *P. ovale*. Note as granulações de Schüffner e as formas ovoides do eritrócito infectado. **H.** Forma em faixa característica do trofozoíto de *P. malariae*, contendo pigmento hemozoína intracelular. (A, B, e F *de Centers for Disease Control and Prevention: DPDx: laboratory identification of parasites of public health concern.* https://www.cdc.gov/dpdx/malaria/index.html. C, D, E, G, e H *Cortesia de David Wyler, Newton Centre, MA.*)

3 dias antes do início dos paroxismos regulares. Então, a maioria dos viajantes que apresentam malária não tem um padrão clássico de febre da malária. Sinais físicos característicos podem incluir esplenomegalia (comum), hepatomegalia e palidez como consequências da anemia. Achados laboratoriais típicos incluem anemia, trombocitopenia e contagem de leucócitos normal ou baixa. A taxa de hemossedimentação está frequentemente elevada.

P. falciparum é o agente etiológico da forma mais grave de malária e está associado a maior densidade de parasitemia e a diversas complicações (Figura 314.4). A complicação grave mais comum é anemia grave, que também está associada a outras espécies de malária. Complicações graves que aparecem unicamente na infecção por *P. falciparum* incluem malária cerebral, distúrbios respiratórios devido à acidose metabólica, insuficiência renal aguda, hipotensão e diátese hemorrágica (Tabela 314.1) (ver adiante Complicações da malária por *Plasmodium falciparum*). O diagnóstico de malária por *P. falciparum* em um indivíduo não imune constitui uma emergência médica. Complicações graves e morte podem ocorrer caso uma terapia apropriada não seja instituída rapidamente. Em contraste com a malária causada por *P. ovale*, *P. vivax*, e *P. malariae*, que em geral resultam em parasitemias de menos de 2%, a malária causada por *P. falciparum* pode estar associada a níveis de parasitemia elevados, em torno de 60%. As diferenças na parasitemia demonstram que o *P. falciparum* infecta tanto eritrócitos maduros quanto imaturos, enquanto *P. ovale* e *P. vivax* infectam principalmente eritrócitos imaturos e *P. malariae* infecta apenas eritrócitos maduros. Assim como *P. falciparum*, *P. knowlesi* possui um ciclo de reprodução de 24 h e também pode levar a parasitemia de alta densidade.

Tabela 314.1 Critério da Organização Mundial da Saúde para malária grave, 2000.

• Alterações da consciência	• Hemoglobinúria
• Prostração	• Sangramento anormal
• Desconforto respiratório	• Anemia grave
• Convulsões múltiplas	• Colapso circulatório
• Icterícia	• Edema pulmonar

A malária por *P. vivax* tem sido considerada menos grave do que a malária por *P. falciparum*, mas relatos recentes sugerem que, em algumas áreas, aquele é uma causa frequente de doença grave e morte, assim como *P. falciparum*. A doença grave e a morte por *P. vivax* são normalmente causadas por anemia grave e, algumas vezes, ruptura esplênica. A malária por *P. ovale* é o tipo menos comum de malária. Ela é semelhante à malária por *P. vivax* e comumente encontrada em conjunto com malária por *P. falciparum*. A infecção por *P. malariae* é a mais branda e crônica de todas as malárias. A **síndrome nefrótica** é uma complicação rara da infecção por *P. malariae* e não é observada em nenhuma outra espécie causadora de malária humana. A síndrome nefrótica associada à infecção por *P. malariae* possui pequena resposta ao uso de corticosteroides. A infecção por *P. malariae* com carga baixa e indetectável pode estar presente por anos, sendo algumas vezes revelada por imunossupressão ou estresse fisiológico, como, por exemplo, esplenectomia ou tratamento com corticosteroides. A malária por *P. knowlesi* é na maioria das vezes não complicada, mas pode levar à malária grave e morte se a parasitemia de alta intensidade estiver presente.

A **recrudescência** após um ataque primário pode ocorrer a partir da sobrevivência de formas eritrocíticas na corrente sanguínea. A recaída após longo prazo é causada pela liberação de merozoítas a partir de uma fonte exoeritrocítica no fígado, que ocorre em *P. vivax* e *P. ovale*, ou a partir da persistência no interior do eritrócito, que ocorre em *P. malariae* e raramente em *P. falciparum*. História de sintomas típicos em uma pessoa que retornou há mais de 4 semanas de uma área endêmica é, portanto, mais provavelmente causada por uma infecção por *P. vivax*, *P. ovale*, ou *P. malariae* do que uma infecção por *P. falciparum*. Na pesquisa mais recente de malária nos EUA (2013) pelos CDC, entre indivíduos nos quais as espécies de malária foram identificadas, 61% dos casos foram causados por *P. falciparum*, 14% por *P. vivax*, 2% por *P. malariae*, 4% por *P. ovale* e 2% por infecção de espécies mistas; 94% das infecções por *P. falciparum* foram diagnosticadas dentro de 30 dias da chegada nos EUA e 99% dentro de 90 dias da chegada. Em contraste, 54% dos casos de *P. vivax* ocorreram mais de 30 dias após a chegada nos EUA.

A **malária congênita** é adquirida a partir da mãe durante o período pré ou perinatal, mas é raramente relatada nos EUA. A malária congênita

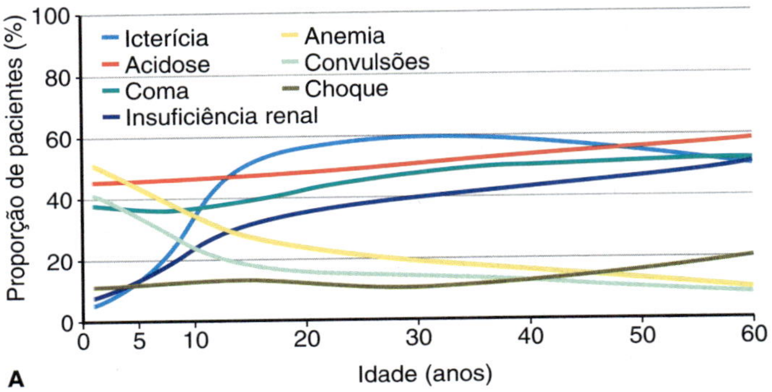

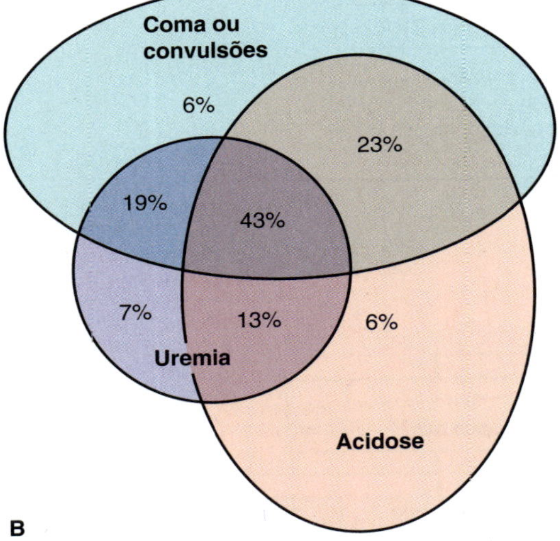

Figura 314.4 Manifestações da malária grave por *P. falciparum* de acordo com a idade (**A**) e mortalidade em crianças associada a envolvimento do sistema nervoso central, acidose e uremia (**B**). Dados de um estudo prospectivo com 3.228 crianças africanas com malária grave por *P. falciparum*. A uremia aqui é definida como um nível de ureia sanguíneo maior do que 7,14 mmol/ℓ. As áreas de superfície denotam a prevalência relativa dos diferentes sinais de gravidade, os quais frequentemente coexistem. As porcentagens denotam a mortalidade observada associada aos sinais apresentados. (*De White NJ, Pukrittayakamee S, Hien TT et al.: Malaria.* Lancet *383:723-735, 2014; baseado nos dados de von Seidlein L, Olaosebikan R, Hendriksen ICE et al.: Predicting the clinical outcome of severe falciparum malaria in African children: findings from a large randomized trial.* Clin Infect Dis *54:1080–1090, 2012.*)

em geral ocorre no filho de mãe não imune com infecção por *P. vivax* ou *P. malariae*, apesar de poder ser observada em qualquer uma das espécies causadoras de malária em seres humanos. O primeiro sinal ou sintoma tipicamente ocorre entre 10 e 30 dias de vida (variando de 14 h até meses). Os sinais e sintomas incluem febre, inquietação, sonolência, palidez, icterícia, falta de apetite, vômito, diarreia, cianose e hepatoesplenomegalia. A **malária durante a gestação** é um grande problema de saúde em países com malária endêmica, pode ser grave e está associada com efeitos adversos no feto ou neonato, resultando em restrição do crescimento intrauterino e baixo peso ao nascimento, mesmo na ausência de transmissão da mãe para a criança.

DIAGNÓSTICO

Até que se prove o contrário, deve-se assumir que qualquer criança que apresente febre ou doença sistêmica não explicada e tenha viajado ou residido em uma área endêmica de malária dentro do último ano precisa ser investigada com relação à malária. A doença deve ser considerada independente do uso de quimioprofilaxia. Um critério importante que sugere malária por *P. falciparum* inclui sintomas que ocorrem com menos de 1 mês após o retorno de uma área endêmica, parasitemia de mais de 2%, formas de anel com duplos pontos de cromatina e eritrócitos infectados com mais de um parasita.

O diagnóstico de malária é estabelecido por meio da identificação dos organismos em esfregaços de sangue periférico corados por Giemsa (Figura 314.3) ou por ensaio rápido de imunocromatografia (teste diagnóstico rápido). A coloração de Giemsa é superior à coloração de Wright ou de Leishman. Ambos, o esfregaço e a gota espessa, devem ser examinados. A concentração de eritrócitos em uma **gota espessa** é de 20 a 40 vezes a de um esfregaço sanguíneo, sendo utilizada para examinar rapidamente um número grande de eritrócitos. O **esfregaço sanguíneo** permite a identificação positiva de espécies causadoras de malária e a determinação da porcentagem de eritrócitos infectados, sendo útil para acompanhar a resposta ao tratamento. A identificação das espécies é mais bem realizada por um microscopista experiente e deve ser conferida com imagens coloridas das várias espécies de *Plasmodium* que devem servir de modelo (Figura 314.3). É impossível distinguir morfologicamente *P. knowlesi* de *P. malariae* e, portanto, faz-se necessária a detecção por reação em cadeia da polimerase (PCR) por um laboratório de referência ou pelos CDC. Apesar de *P. falciparum* ser mais facilmente identificado no sangue logo após um paroxismo febril, a maioria das crianças com malária terá um esfregaço de sangue positivo, independentemente do momento em que o esfregaço é obtido. A maioria das diretrizes recomenda pelo menos três esfregaços de sangue negativos para descartar a malária em crianças em que a malária seja fortemente suspeitada porque a parasitemia de baixo nível poderia passar despercebida no início da doença. No entanto, poucos dados estão disponíveis sobre a utilidade de repetidos esfregaços de sangue para detecção de malária e a maioria dos relatos de casos e séries documenta um esfregaço inicial positivo.

O teste BinaxNOW® Malaria é aprovado pela Food and Drug Administration (FDA) para o diagnóstico rápido de malária. Esse teste imunocromatográfico para a proteína rica em histidina (HRP2) e aldolase de *P. falciparum* é aprovado para a detecção de *P. falciparum* e *P. vivax*. A **aldolase** está presente em todas as cinco espécies de malária que infectam o ser humano. Portanto, um resultado positivo para *P. vivax* poderia ser em virtude de uma infecção por *P. ovale* ou *P. malariae*. A sensibilidade e a especificidade para *P. falciparum* (94 a 99% e 94 a 99%, respectivamente) e *P. vivax* (87 a 93% e 99%, respectivamente) são boas, mas a sensibilidade para *P. ovale* e *P. malariae* é mais baixa. A sensibilidade para *P. falciparum* decresce nos níveis baixos de parasitemia e, portanto, a microscopia ainda é aconselhada em áreas onde um microscopista experiente esteja disponível. O teste é simples de ser realizado e pode ser feito no campo ou no laboratório em 10 min. A PCR é mais sensível do que a microscopia, mas é tecnicamente mais complexa. Está disponível em alguns laboratórios de referência e pode ser útil para confirmação e diagnóstico de várias espécies de malária, mas o atraso na disponibilidade dos resultados geralmente impossibilita seu uso para o diagnóstico rápido da malária. A detecção de PCR pode verificar parasitemia assintomática em crianças com nível muito baixo de parasitemia (p. ex., crianças adotadas internacionalmente em áreas endêmicas de malária), com maior sensibilidade do que a microscopia e pode ser o método preferido de detecção nessas crianças, que, caso sejam assintomáticas, não requerem tratamento imediato.

Diagnóstico diferencial

O diagnóstico diferencial da malária é amplo e inclui infecções virais como *influenza* e hepatite, sepse, pneumonia, meningite, encefalite, endocardite, gastrenterite, pielonefrite, babesiose, brucelose, leptospirose, tuberculose, febre recorrente, febre tifoide, febre amarela, febres hemorrágicas virais, abscesso hepático amebiano, neoplasia e doença vascular do colágeno.

TRATAMENTO

Médicos que cuidam de pacientes com malária ou viajam para áreas endêmicas necessitam estar atentos a informações atuais acerca da malária, pois a resistência aos fármacos antimaláricos tem complicado a terapia e a profilaxia. A melhor fonte para tal informação é o *website* dos CDC sobre malária (https://www.cdc.gov/malaria/resources/pdf/treatmenttable.pdf), o qual proporciona diretrizes atualizadas para o tratamento de malária e um algoritmo para uma abordagem do tratamento contra malária (Figura 314.5).

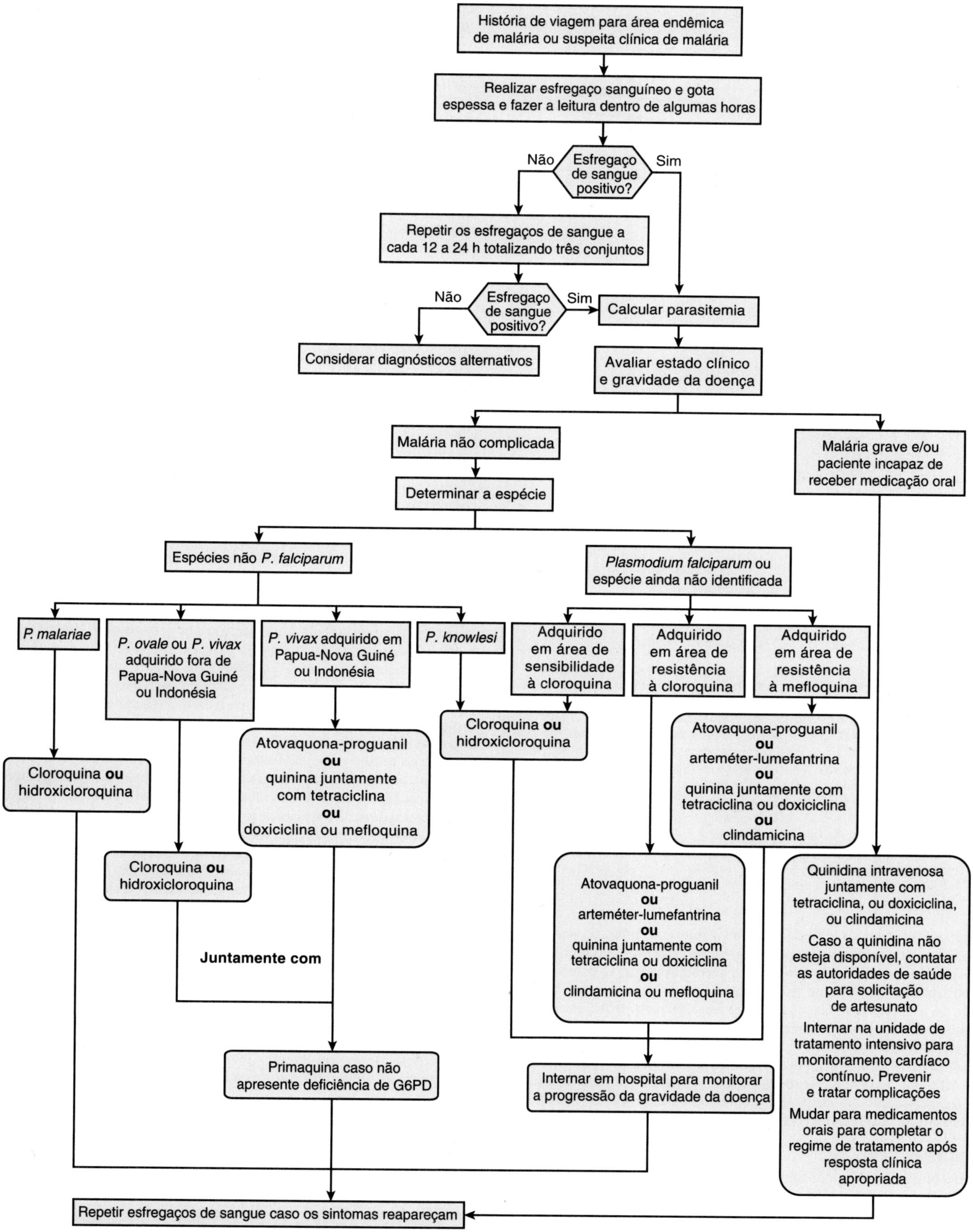

Figura 314.5 Algoritmo para abordagem ao paciente com malária nos EUA. (*De Centers for Disease Control and Prevention.* http://www.cdc.gov/malaria/resources/pdf/algorithm.pdf.)

Febre sem uma causa óbvia em qualquer paciente que tenha deixado uma área endêmica de P. falciparum *dentro dos últimos 30 dias, e que não seja imune, deve ser considerada uma emergência médica. Esfregaços sanguíneos e gota espessa devem ser obtidos imediatamente e todas as crianças com sintomas de doença grave devem ser hospitalizadas.* Caso os esfregaços de sangue sejam negativos, devem ser repetidos em intervalos de 12 h até que três esfregaços sejam documentados como negativos. Caso o paciente esteja gravemente doente, a terapia antimalárica deve ser iniciada imediatamente. A terapia ambulatorial não costuma ser administrada em crianças não imunes, mas pode ser considerada em crianças imunes ou semi-imunes que apresentem baixo nível de parasitemia (menos de 1%), nenhuma evidência de complicações definidas pela Organização Mundial da Saúde (OMS), ausência de vômitos, falta de aparência tóxica, aptidão para contatar o médico ou departamento de emergência a qualquer momento e garantia de acompanhamento dentro de 24 h.

Malária por *Plasmodium falciparum*

Regiões de malária consideradas sensíveis à cloroquina incluem a América Central (a oeste do Canal do Panamá), o Haiti, a República Dominicana e grande parte do Oriente Médio, exceto Irã, Omã, Arábia Saudita e Iêmen. O *website* dos CDC (http://www.cdc.gov/MALARIA/) deve ser consultado para informação atualizada sobre a sensibilidade à cloroquina em uma área, bem como para as opções atuais de tratamento. Indivíduos viajando em áreas endêmicas com *P. falciparum* suscetível à cloroquina podem ser tratados com **cloroquina** caso não tenham malária grave. A malária adquirida em áreas de *P. falciparum* com resistência à cloroquina ou onde houver dúvida sobre a sensibilidade à cloroquina, após conferir com os CDC, devem ser tratados com fármacos diferentes da cloroquina. Testes na Ásia e África provaram definitivamente que o tratamento com artesunato para malária grave está associado à redução da mortalidade em comparação ao tratamento com quinina. Entretanto, o artesunato ainda não está aprovado pela FDA nos EUA para o tratamento de malária nem está disponível fora de solicitações especiais aos CDC, de forma que o **gliconato de quinidina** intravenoso (IV) permanece a primeira linha de tratamento para malária grave nos EUA (Tabela 314.2). A monoterapia com agentes à base de artesunato nunca deve ser utilizada devido ao desenvolvimento de resistência e falhas terapêuticas. Todavia, em países endêmicos, os derivados do artesunato em combinação com outros agentes antimaláricos se tornaram o tratamento de escolha (Tabelas 314.3 e 314.4). *Crianças com malária grave devem ser internadas em unidades de tratamento intensivo para monitoramento das complicações, dos níveis plasmáticos de quinidina e dos efeitos adversos durante a administração de quinidina.* Durante a administração de quinidina, devem ser realizados continuamente o monitoramento da pressão sanguínea para hipotensão e o monitoramento cardíaco para ampliação do complexo QRS ou intervalo QT prolongado. Além disso, deve-se monitorar periodicamente a glicose sanguínea para hipoglicemia. Eventos adversos cardíacos podem exigir descontinuação temporária do fármaco ou redução do fluxo da infusão por IV. *A terapia parenteral deve ser continuada até que a parasitemia seja menor do que 1%, o que normalmente ocorre dentro de 48 h, e o paciente possa tolerar a medicação oral.* O **gliconato de quinidina** (EUA) ou o **sulfato de quinina** (outros países) é administrado por um total de 3 dias para malária adquirida na África ou América do Sul e por sete dias para malária adquirida no Sudeste Asiático. Doxiciclina, tetraciclina ou clindamicina são então administradas por via oral para complementar o tratamento (Tabelas 314.2 e 314.4). Apesar de não haver dados para embasar o uso de quinina seguido por **atovaquona-proguanil** ou **arteméter-lumefantrina**, a dificuldade de manter a adesão ao tratamento com quinina oral levou muitos clínicos a completar a terapia oral com um regime terapêutico completo de atovaquona-proguanil ou arteméter-lumefantrina após quinina IV.

O artesunato ou o arteméter administrados por via parenteral podem ser os substitutos da quinina no tratamento de malária grave em crianças e adultos (Tabela 314.2). O **artesunato** está atualmente disponível sob solicitação especial aos CDC para o tratamento de malária grave, mas requer uma indicação específica, como reação adversa à quinidina, contraindicação à quinidina ou falta de disponibilidade da quinidina. A terapia empírica não deve ser atrasada enquanto se aguarda a entrega do artesunato. Crianças que receberem o artesunato podem ter a terapia continuada oralmente utilizando-se arteméter-lumefantrina. A administração oral e retal (VR) destes fármacos antimaláricos à base de artemisina é eficaz no tratamento da malária, mas tais formulações não são indicadas ou aprovadas nos EUA.

Pacientes provenientes de áreas com *P. falciparum* resistente à cloroquina e que apresentam infecção branda, parasitemia menor do que 1%, nenhuma evidência de complicações, ausência de vômitos e que possam fazer uso de medicação oral podem ser considerados para terapia oral com atovaquona-proguanil, arteméter-lumefantrina ou quinina juntamente com doxiciclina, tetraciclina ou clindamicina (Tabela 314.2). Entretanto, como observado na Figura 314.5, todas as crianças com malária clínica (sintomática), mesmo aquelas que tenham iniciado uma terapia oral, devem ser internadas para avaliar a progressão da doença. Crianças semi-imunes têm sido tratadas como pacientes ambulatoriais, mas há dados limitados sobre a segurança dessa abordagem. Anteméter-lumefantrina é aprovado pela FDA para o tratamento de malária não complicada, sendo uma escolha atraente devido a sua alta eficácia e ao fato de ter boa tolerabilidade. A dosagem pediátrica é bem estabelecida, mas os comprimidos pediátricos dispersíveis, acessíveis em outros países, ainda não estão disponíveis nos EUA. Arteméter-lumefantrina não deve ser utilizado em crianças com conhecido intervalo QT prolongado. Pacientes que adquirem *P. falciparum* em Tailândia, Mianmar ou Camboja devem receber anteméter-lumefantrina ou atovaquona-proguanil em preferência à quinina. A mefloquina é contraindicada para o uso em pacientes com conhecida hipersensibilidade à mefloquina ou com história de epilepsia ou alterações psiquiátricas graves. A mefloquina não é recomendada para pessoas com anormalidades de condução cardíaca, mas pode ser administrada em pessoas que estejam recebendo concomitantemente betabloqueadores, caso não apresentem nenhuma arritmia subjacente. Quinidina ou quinina podem exacerbar os efeitos adversos da mefloquina e, geralmente, não devem ser administradas em pacientes que tenham recebido mefloquina, a menos que não haja outras alternativas.

Pacientes com malária por *P. falciparum* não complicada adquirida em áreas sem resistência à cloroquina devem ser tratados com **fosfato de cloroquina** oral. Caso a contagem de parasitas não decresça rapidamente (dentro de 24 a 48 h) e se torne negativa após 4 dias, a resistência à cloroquina deve ser presumida e o paciente submetido a um regime diferente de tratamento antimalárico.

A terapia de suporte é importante e pode incluir transfusão de eritrócitos para manter o hematócrito acima de 20%, suplementação de oxigênio e suporte ventilatório para edema pulmonar ou malária cerebral, reidratação IV cuidadosa para malária grave, glicose IV para hipoglicemia, anticonvulsivantes para malária cerebral com convulsões e diálise para insuficiência renal. A exsanguinotransfusão tem sido defendida para crianças e adultos com parasitemia maior que 10%, mas nenhum ensaio clínico randomizado jamais foi realizado para avaliar sua utilidade e alguns grupos, inclusive os CDC não mais defendem o seu uso na malária grave. Os corticosteroides não são recomendados para a malária cerebral porque não melhoram os resultados.

Malária por *Plasmodium vivax, P. ovale, P. malariae* ou *P. knowlesi*

A infecção não complicada causada por *P. vivax, P. ovale* ou *P. malariae* pode em geral ser tratada com **cloroquina**, exceto em áreas com resistência à cloroquina (Papua-Nova Guiné e Indonésia, Tabela 314.2). A cloroquina permanece como o fármaco de escolha inicial para malária por *P. vivax* na ausência de dados confiáveis sobre fármacos alternativos. Indicações para uso de terapias alternativas incluem piora ou aparecimento de novos sintomas, parasitemia persistente por *P. vivax* após 72 h e possível aquisição da infecção na Oceania ou Índia. Pacientes com malária por *P. vivax* ou *P. ovale* também devem receber **primaquina** 1 vez/dia durante 14 dias para evitar recaída a partir de formas **hipnozoítas** que permanecem latentes no fígado. Algumas cepas podem necessitar de dois cursos de primaquina. *O teste para deficiência de glicose-6-fosfato desidrogenase deve ser realizado antes do início da primaquina, pois esta pode causar anemia hemolítica nestes pacientes.*

Tabela 314.2 Diretrizes dos CDC para o tratamento de malária nos EUA (baseado nos fármacos atualmente disponíveis para uso nos EUA – atualizadas em 1 de julho, 2013).

DIAGNÓSTICO CLÍNICO *PLASMODIUM* SPP.	REGIÃO DE AQUISIÇÃO DA INFECÇÃO	FÁRMACO RECOMENDADO E DOSE PARA ADULTO[1]	FÁRMACO RECOMENDADO E DOSE PEDIÁTRICA;[1] A DOSE PEDIÁTRICA *NUNCA* DEVERÁ EXCEDER A DOSE DE ADULTO
Malária não complicada/ *P. falciparum* *ou* Espécies não identificadas Caso a "espécie não identificada" seja posteriormente diagnosticada como *P. vivax* ou *P. ovale*: consultar *P. vivax* e *P. ovale* (a seguir) sobre tratamento com primaquina	**Resistente à cloroquina ou resistência desconhecida**[2] (Todas as áreas de malária, exceto aquelas especificadas como sensíveis à cloroquina listadas a seguir)	Atovaquona-proguanil[3] **Comprimido para adulto = 250 mg atovaquona/100 mg proguanil** 4 comprimidos para adulto VO 1 vez/dia × 3 dias	Atovaquona-proguanil[3] **Comprimido para adulto = 250 mg atovaquona/100 mg proguanil** **Comprimido pediátrico (ped) = 62,5 mg atovaquona/25 mg proguanil** 5 a 8 kg: 2 comprimidos ped VO 1 vez/dia × 3 dias 9 a 10 kg: 3 comprimidos ped VO 1 vez/dia × 3 dias 11 a 20 kg: 1 comprimido para adulto VO 1 vez/dia × 3 dias 21 a 30 kg: 2 comprimidos para adulto VO 1 vez/dia × 3 dias 31 a 40 kg: 3 comprimidos para adulto VO 1 vez/dia × 3 dias > 40 kg: 4 comprimidos para adulto VO 1 vez/dia × 3 dias
		Arteméter-lumefantrina[3] 1 comprimido = 20 mg arteméter e 120 mg lumefantrina Um tratamento de 3 dias com um total de 6 doses orais é recomendado tanto para pacientes adultos quanto pediátricos baseado no peso. O paciente deve receber a dose inicial, seguida da segunda dose 8 h depois, e então uma dose VO 2 vezes/dia para os próximos 2 dias 5 a < 15 kg: 1 comprimido por dose 15 a < 25 kg: 2 comprimidos por dose 25 a < 35 kg: 3 comprimidos por dose ≥ 35 kg: 4 comprimidos por dose	
		Sulfato de quinina juntamente com um dos seguintes: doxiciclina, tetraciclina ou clindamicina Sulfato de quinina: 542 mg base (= 650 mg sal)[4] VO 3 vezes/dia × 3 ou 7 dias[5] Doxiciclina: 100 mg VO 2 vezes/dia × 7 dias Tetraciclina: 250 mg VO 4 vezes/dia × 7 dias Clindamicina: 20 mg base/kg/dia VO dividida 3 vezes/dia × 7 dias	Sulfato de quinina[4] juntamente com um dos seguintes: doxiciclina,[6] tetraciclina[6] ou clindamicina Sulfato de quinina: 8,3 mg base/kg (= 10 mg sal/kg) VO 3 vezes/dia × 3 ou 7 dias[5] Doxiciclina: 2,2 mg/kg VO a cada 12 h × 7 dias Tetraciclina: 25 mg/kg/dia VO divididos 4 vezes/dia × 7 dias Clindamicina: 20 mg base/kg/dia VO divididos 3 vezes/dia × 7 dias
		Mefloquina[7] 684 mg base (= 750 mg sal) VO como dose inicial, seguidos de 456 mg base (= 500 mg sal) VO administrados 6 a 12 h após a dose inicial Dose total = 1.250 mg sal	Mefloquina[7] 13,7 mg base/kg (= 15 mg sal/kg) VO como dose inicial, seguidos de 9,1 mg base/kg (=10 mg sal/kg) VO administrados 6 a 12 h após a dose inicial. Dose total = 25 mg sal/kg
Malária não complicada/ *P. falciparum* *ou* Espécies não identificadas	Sensível à cloroquina (América Central, a oeste do Canal do Panamá; Haiti; República Dominicana; e a maior parte do Oriente Médio)	Fosfato de cloroquina[8] 600 mg base (= 1.000 mg sal) VO imediatamente, seguidos de 300 mg base (= 500 mg sal) VO às 6, 24, e 48 h Dose total: 1.500 mg base (= 2.500 mg sal) *ou* Hidroxicloroquina 620 mg base (= 800 mg sal) VO imediatamente, seguidos de 310 mg base (= 400 mg sal) VO às 6, 24, e 48 h Dose total: 1.550 mg base (= 2.000 mg sal)	Fosfato de cloroquina[8] 10 mg base/kg VO imediatamente, seguidos de 5 mg base/kg VO às 6, 24, e 48 h Dose total: 25 mg base/kg *ou* Hidroxicloroquina 10 mg base/kg VO imediatamente, seguidos de 5 mg base/kg VO às 6, 24, e 48 h Dose total: 25 mg base/kg

[1]Caso uma pessoa desenvolva malária apesar de receber quimioprofilaxia, esse fármaco em particular não deve ser utilizado como parte do regime de tratamento. Utilizar uma das outras opções. [2]NOTA: Existem quatro opções (A, B, C ou D) disponíveis para o tratamento de malária não complicada causada por *P. falciparum* resistente à cloroquina. Opções A, B e C são igualmente recomendadas. Em virtude de uma taxa maior de reações neuropsiquiátricas graves observadas nas doses de tratamento, nós não recomendamos a opção D (mefloquina), a menos que as outras opções não possam ser utilizadas. Para a opção C, em virtude de haver mais dados da eficácia de quinina em combinação com doxiciclina ou tetraciclina, essas combinações de tratamento são geralmente preferidas em relação à combinação de quinina e clindamicina. [3]Ingerir com alimento ou leite integral. Caso o paciente vomite dentro de 30 min da ingestão do medicamento, deve repetir a dose. [4]A cápsula de sulfato de quinina manufaturada nos EUA está em uma dose de 324 mg. Portanto, duas cápsulas devem ser suficientes para a dose de adulto. A dose pediátrica pode ser difícil devido à indisponibilidade de formas de quinina que não seja em cápsulas. [5]Para infecções adquiridas no Sudeste Asiático, o tratamento com quinina deve continuar por 7 dias. Para infecções adquiridas em outros locais, o tratamento com quinina deve continuar por 3 dias. [6]Doxiciclina e tetraciclina não são indicadas para uso em crianças menores de 8 anos. Para crianças menores de 8 anos com *P. falciparum* resistente à cloroquina são opções de tratamento recomendadas atovaquona-proguanil e arteméter-lumefantrina; a mefloquina pode ser considerada caso nenhuma outra opção esteja disponível. Para crianças com menos de 8 anos com *P. vivax* resistente à cloroquina, a mefloquina é o tratamento recomendado. Caso não esteja disponível ou não esteja sendo tolerada e caso os benefícios do tratamento superem os riscos, atovaquona-proguanil ou arteméter-lumefantrina devem ser utilizados. [7]O tratamento com mefloquina não é recomendado para pessoas que tenham adquirido infecções no Sudeste Asiático como consequência de resistência ao fármaco. [8]Ao tratar tratando infecções sensíveis à cloroquina, são opções recomendadas a cloroquina e a hidroxicloroquina. Entretanto, os regimes utilizados para tratar as infecções resistentes à cloroquina também podem ser utilizados, caso estejam disponíveis, sejam mais convenientes ou preferidos.

(*continua*)

Tabela 314.2 Diretrizes dos CDC para o tratamento de malária nos EUA (baseado nos fármacos atualmente disponíveis para uso nos EUA – atualizadas em 1 de julho, 2013). (*continuação*)

DIAGNÓSTICO CLÍNICO *PLASMODIUM* SPP.	REGIÃO DE AQUISIÇÃO DA INFECÇÃO	FÁRMACO RECOMENDADO E DOSE PARA ADULTO[1]	FÁRMACO RECOMENDADO E DOSE PEDIÁTRICA;[1] A DOSE PEDIÁTRICA *NUNCA* DEVERÁ EXCEDER A DOSE DE ADULTO
Malária não complicada/*P. malariae* ou *P. knowlesi*	Todas as regiões	Fosfato de cloroquina:[8] tratamento conforme anteriormente descrito *ou* hidroxicloroquina: tratamento conforme anteriormente descrito	Fosfato de cloroquina:[8] tratamento conforme anteriormente descrito *ou* hidroxicloroquina: tratamento conforme anteriormente descrito
Malária não complicada/*P. vivax* ou *P. ovale*	Todas as regiões NOTA: para suspeita de *P. vivax* resistente à cloroquina, consultar a linha seguinte	Fosfato de cloroquina[8] juntamente com fosfato de primaquina[9] Fosfato de cloroquina: tratamento conforme anteriormente descrito Fosfato de primaquina: 30 mg base VO 1 vez/dia × 14 dias *ou* Hidroxicloroquina juntamente com fosfato de primaquina[9] Hidroxicloroquina: tratamento conforme anteriormente descrito Fosfato de primaquina: 30 mg base VO 1 vez/dia × 14 dias	Fosfato de cloroquina[8] juntamente com fosfato de primaquina[9] Fosfato de cloroquina: tratamento conforme anteriormente descrito Primaquina: 0,5 mg base/kg VO 1 vez/dia × 14 dias *ou* Hidroxicloroquina juntamente com fosfato de primaquina[9] Hidroxicloroquina: tratamento conforme anteriormente descrito Fosfato de primaquina: 0,5 mg base/kg VO 1 vez/dia × 14 dias
Malária não complicada/*P. vivax*	Resistente à cloroquina[10] (Papua-Nova Guiné e Indonésia)	Sulfato de quinina junto com doxiciclina ou tetraciclina juntamente também com fosfato de primaquina[9] Sulfato de quinina: tratamento conforme anteriormente descrito Doxiciclina ou tetraciclina: tratamento conforme anteriormente descrito Fosfato de primaquina: tratamento conforme anteriormente descrito **Atovaquona-proguanil juntamente com fosfato de primaquina**[9] **Atovaquona-proguanil:** tratamento conforme anteriormente descrito **Fosfato de primaquina:** tratamento conforme anteriormente descrito **Mefloquina juntamente com fosfato de primaquina**[9] **Mefloquina:** tratamento conforme anteriormente descrito **Fosfato de primaquina:** tratamento conforme anteriormente descrito	Sulfato de quinina junto com doxiciclina[6] ou tetraciclina[6] juntamente também com fosfato de primaquina[9] Sulfato de quinina: tratamento conforme anteriormente descrito Doxiciclina ou tetraciclina: tratamento conforme anteriormente descrito Fosfato de primaquina: tratamento conforme anteriormente descrito **Atovaquona-proguanil juntamente com fosfato de primaquina**[9] **Atovaquona-proguanil:** tratamento conforme anteriormente descrito **Fosfato de primaquina:** tratamento conforme anteriormente descrito **Mefloquina juntamente com fosfato de primaquina**[9] **Mefloquina:** tratamento conforme anteriormente descrito **Fosfato de primaquina:** tratamento conforme anteriormente descrito
Malária não complicada: alternativas para mulheres gestantes[11–13]	**Sensível à cloroquina** (Consultar as seções de malária não complicada anteriormente para espécies sensíveis à cloroquina por região)	**Fosfato de cloroquina:** tratamento conforme anteriormente descrito *ou* **Hidroxicloroquina:** tratamento conforme anteriormente descrito	Não aplicável
	Resistente à cloroquina (Consultar as seções anteriores para regiões com *P. falciparum* e *P. vivax* resistentes à cloroquina)	**Sulfato de quinina juntamente com clindamicina** **Sulfato de quinina:** tratamento conforme anteriormente descrito **Clindamicina:** tratamento conforme anteriormente descrito *ou* **Mefloquina:** tratamento conforme anteriormente descrito	Não aplicável

[9]A primaquina é utilizada para erradicar qualquer hipnozoíto que tenha permanecido latente no fígado e, portanto, previne recaídas em infecções por *P. vivax* e *P. ovale*. Em virtude de a primaquina apresentar risco de causar anemia hemolítica em pessoas com deficiência de glicose-6-fosfato desidrogenase (G6PD), a triagem para G6PD deve ocorrer antes do início do tratamento com primaquina. Para pessoas com deficiência limítrofe de G6PD ou como uma alternativa ao regime anterior, a primaquina pode ser administrada em 45 mg VO 1 vez/semana por 8 semanas. Uma consulta com um especialista em doenças infecciosas e/ou medicina tropical é recomendada caso esse regime alternativo seja considerado em pessoas com deficiência de G6PD. A primaquina não deve ser utilizada durante a gestação. [10]NOTA: Existem três opções (A, B ou C) disponíveis para o tratamento de malária não complicada causada por *P. vivax* resistente à cloroquina. Altas taxas de falha no tratamento como resultado de *P. vivax* resistente à cloroquina estão bem documentadas na Papua-Nova Guiné e Indonésia. Relatos de casos raros de *P. vivax* resistente à cloroquina também são documentados em Burma (Mianmar), na Índia e na América Central e do Sul. Pessoas que adquiriram infecções por *P. vivax* fora de Papua-Nova Guiné ou Indonésia devem iniciar o uso de cloroquina. Caso o paciente não responda, o tratamento deve ser modificado para um regime contra *P. vivax* resistente à cloroquina e o CDC deve ser notificado. Para o tratamento de infecções por *P. vivax* resistente à cloroquina, as opções A, B e C são igualmente recomendadas. [11]Para mulheres gestantes diagnosticadas com malária não complicada causada por infecção por *P. falciparum* resistente à cloroquina ou *P. vivax* resistente à cloroquina, o tratamento com doxiciclina ou tetraciclina geralmente não é indicado. Entretanto, doxiciclina ou tetraciclina podem ser utilizadas em combinação com quinina (como recomendado para adultos não gestantes) caso outras opções de tratamento não estejam disponíveis ou não estejam sendo toleradas e o benefício é avaliado em relação aos riscos. [12]Atovaquona-proguanil e arteméter-lumefantrina geralmente não são recomendados para uso em mulheres gestantes, particularmente no primeiro trimestre devido à falta de dados suficientes sobre sua segurança. Para mulheres gestantes diagnosticadas com malária não complicada causada por infecção por *P. falciparum* resistente à cloroquina, atovaquona-proguanil ou arteméter-lumefantrina podem ser utilizados caso outras opções de tratamento não estejam disponíveis ou não estejam sendo toleradas e caso o benefício potencial seja julgado como superior aos potenciais riscos. [13]Para infecções por *P. vivax* e *P. ovale*, o fosfato de primaquina para o tratamento radical de hipnozoítos não deve ser administrado durante a gestação. Pacientes gestantes com infecções por *P. vivax* e *P. ovale* devem ser mantidas com profilaxia com cloroquina durante todo o período gestacional. A dose quimioprofilática de fosfato de cloroquina é de 300 mg base (= 500 mg sal) VO 1 vez/semana. Após o parto, as pacientes gestantes que não apresentarem deficiência de G6PD devem ser tratadas com primaquina.

(*continua*)

Tabela 314.2 Diretrizes dos CDC para o tratamento de malária nos EUA (baseado nos fármacos atualmente disponíveis para uso nos EUA – atualizadas em 1 de julho, 2013). *(continuação)*

DIAGNÓSTICO CLÍNICO *PLASMODIUM* SPP.	REGIÃO DE AQUISIÇÃO DA INFECÇÃO	FÁRMACO RECOMENDADO E DOSE PARA ADULTO[1]	FÁRMACO RECOMENDADO E DOSE PEDIÁTRICA;[1] A DOSE PEDIÁTRICA *NUNCA* DEVERÁ EXCEDER A DOSE DE ADULTO
Malária grave[14–16]	Todas as regiões	Gliconato de quinidina[14] juntamente com um dos seguintes: doxiciclina, tetraciclina, ou clindamicina **Gliconato de quinidina:** 6,25 mg base/kg (= 10 mg sal/kg) dose de ataque IV nas primeiras 1 a 2 h, em seguida 0,0125 mg base/kg/min (= 0,02 mg sal/kg/min) em infusão contínua por pelo menos 24 h. Um regime alternativo é o de 15 mg base/kg (= 24 mg sal/kg) dose de ataque IV infundida durante 4 h, seguida de 7,5 mg base/kg (= 12 mg sal/kg) infundida durante 4 h a cada 8 h, começando 8 h após a dose inicial (ver bula). Uma vez que a densidade parasitária seja < 1% e o paciente possa receber medicação oral, completar o tratamento com quinina oral, dose conforme anteriormente. Curso de quinidina/quinina = 7 dias no Sudeste Asiático; = 3 dias na África ou América do Sul **Doxiciclina:** tratamento conforme anteriormente descrito. Caso o paciente não esteja apto a receber a medicação VO, administrar 100 mg IV a cada 12 h e então mudar para doxiciclina oral (conforme acima) assim que o paciente puder receber medicação oral. Para uso IV, evitar a administração rápida. Curso do tratamento = 7 dias **Tetraciclina:** tratamento conforme anteriormente descrito **Clindamicina:** tratamento conforme anteriormente descrito. Caso o paciente não esteja apto a receber medicação oral, administrar 10 mg base/kg dose de ataque IV seguida de 5 mg base/kg IV a cada 8 h. Mudar para clindamicina oral (dose oral conforme anteriormente) assim que o paciente puder receber medicação oral. Para uso IV, evitar a administração rápida. Curso do tratamento = 7 dias ***Novo fármaco sob investigação (contatar os CDC para informação):*** **Artesunato seguido de um dos seguintes: atovaquona-proguanil, doxiciclina (clindamicina em mulher gestante) ou mefloquina.** **O arteméter-lumefantrina não está incluído na tabela de tratamento dos CDC, mas também pode ser administrado como medicamento de acompanhamento após o artesunato, se disponível**	Gliconato de quinidina[14] juntamente com um dos seguintes: doxiciclina[4], tetraciclina,[4] ou clindamicina **Gliconato de quinidina:** mesma dosagem em mg/kg e recomendações dos adultos **Doxiciclina:** tratamento conforme anteriormente. Caso o paciente não esteja apto a receber medicação oral, pode ser administrado por via intravenosa. Para criança < 45 kg, administrar 2,2 mg/kg IV a cada 12 h e então mudar para doxiciclina oral (dose conforme anteriormente) assim que o paciente puder receber medicação oral. Para criança > 45 kg, utilizar a mesma dosagem de adulto. Para uso IV, evitar a administração rápida. Curso do tratamento = 7 dias **Tetraciclina:** tratamento conforme anteriormente **Clindamicina:** tratamento conforme anteriormente descrito. Caso o paciente não esteja apto a receber medicação oral, administrar 10 mg base/kg dose de ataque IV seguida de 5 mg base/kg IV a cada 8 h. Mudar para clindamicina oral (dose oral conforme acima) assim que o paciente puder receber medicação oral. Para uso IV, evitar administração rápida. Curso do tratamento = 7 dias ***Novo fármaco sob investigação (contatar os CDC para informação):*** **Artesunato seguido de um dos seguintes: atovaquona-proguanil, doxiciclina ou mefloquina. O arteméter-lumefantrina não está incluído na tabela de tratamento dos CDC, mas também pode ser administrado como medicamento de acompanhamento após o artesunato, se disponível**

[14]Pessoas com esfregaço de sangue positivo ou história de possível exposição recente e nenhuma outra patologia reconhecida e que apresente um ou mais dos seguintes critérios clínicos (alteração de consciência/coma, anemia normocítica grave, insuficiência renal, edema pulmonar, síndrome da angústia respiratória aguda, choque circulatório, coagulação intravascular disseminada, sangramento espontâneo, acidose, hemoglobinúria, icterícia, convulsões generalizadas repetidas, e/ou parasitemia > 5%) são consideradas como apresentando manifestações de uma doença mais grave. A malária grave é mais frequentemente causada por *P. falciparum*. [15]Pacientes diagnosticados com malária grave devem ser tratados agressivamente com terapia antimalárica parenteral. O tratamento com quinidina IV deve ser iniciado assim que possível após o diagnóstico ter sido realizado. Pacientes com malária grave devem receber uma dose de ataque IV de quinidina, a menos que tenham recebido mais de 40 mg/kg de quinina nas últimas 48 h ou tenham recebido mefloquina dentro das últimas 12 h. Uma consulta com um cardiologista e com um médico com experiência em tratar malária é recomendada quando se está tratando pacientes com quinidina. Durante a administração de quinidina, o monitoramento da pressão sanguínea (para hipertensão) e o monitoramento cardíaco (para ampliação do complexo QRS e/ou intervalo QT prolongado) devem ser realizados continuamente e a glicose sanguínea (para hipoglicemia) deve ser monitorada periodicamente. Complicações cardíacas, caso sejam graves, podem levar à descontinuidade temporária do fármaco ou à redução da velocidade da infusão intravenosa. [16]Mulheres gestantes diagnosticadas com malária grave devem ser tratadas agressivamente com terapia antimalárica parenteral. IV, via intravenosa. De US Centers for Disease Control and Prevention. http://www.cdc.gov/malaria/resources/pdf/treatmenttable.pdf.

Tabela 314.3 Tratamento de malária não complicada em áreas endêmicas de malária.

	REGIMES
Todas as malárias causadas por *Plasmodium falciparum*	Arteméter-lumefantrina 1,5 mg/kg-9 mg/kg 2 vezes/dia durante 3 dias, com alimento ou leite Artesunato 4 mg/kg/dia durante 3 dias e mefloquina 25 mg base por kg (8 mg/kg/diariamente por 3 dias)*† Di-hidroartemisinina-piperaquina 2,5 mg/kg-20 mg/kg/dia durante 3 dias
Malária por *P. falciparum* sensível	Artesunato 4 mg/kg/dia durante 3 dias e uma dose única de sulfadoxina-pirimetamina 25 mg/kg-1,25 mg/kg Artesunato 4 mg/kg e amodiaquina* 10 mg base por kg/dia durante 3 dias
Plasmodium vivax,‡ *Plasmodium malariae*,‡ *Plasmodium ovale*,‡ *Plasmodium knowlesi*‡ sensíveis à cloroquina	Cloroquina 10 mg base por kg imediatamente, seguidos de 10 mg/kg em 24 h e 5 mg/kg em 48 h

*Formulações com doses fixas pré-qualificadas pela Organização Mundial da Saúde são preferíveis em comparação a comprimidos individuais. Uma formulação de comprimidos dispersíveis de arteméter-lumefantrina com gosto mascarado está disponível. †Altas taxas de falha com artesunato-mefloquina já foram relatadas na fronteira da Tailândia-Mianmar. ‡Qualquer um dos tratamentos combinados de artemisinina pode ser administrado, exceto o artesunato-sulfadoxina-pirimetamina, ao qual *P. vivax* é resistente. Pacientes com infecções por *P. vivax* ou *P. ovale* também devem receber um tratamento de 14 dias de primaquina para erradicar hipnozoítos (cura radical). Entretanto, deficiência grave de glicose-6-fosfato desidrogenase é uma contraindicação porque um regime com duração de 14 dias de primaquina pode causar anemia hemolítica grave neste grupo. De White NJ, Pukrittayakamee S, Hien TT *et al.*: Malaria. *Lancet* 383:723-732, 2014.

Tabela 314.4 Tratamento de malária grave em adultos e crianças em áreas endêmicas de malária.

- Artesunato 2,4 mg/kg por injeção intravenosa ou intramuscular,* seguidos de 2,4 mg/kg em 12 h e 24 h; continuar a injeção 1 vez/dia caso necessário†
- Arteméter 3,2 mg/kg por injeção intramuscular* imediata, seguidos de 1,6 mg/kg/dia
- Dicloridrato de quinina 20 mg sal por kg em infusão durante 4 h, seguidos de manutenção de 10 mg sal por kg em infusão durante 2 a 8 h a cada 8 h (também pode ser administrado por meio de injeção intramuscular* quando diluído a 60 a 100 mg/mℓ)

O artesunato é o tratamento de escolha. O arteméter deve ser apenas utilizado caso o artesunato não estiver disponível. O dicloridrato de quinina deve ser administrado apenas quando o artesunato e arteméter não estiverem disponíveis

*Injeções intramusculares devem ser administradas na parte anterior da coxa. †Crianças pequenas com malária grave apresentam menor exposição ao artesunato e ao seu principal metabólito biologicamente ativo, a di-hidroartemisinina, do que crianças mais velhas e adultos. Regimes com doses revisadas para garantir exposições semelhantes ao fármaco já foram sugeridos. De White NJ, Pukrittayakamee S, Hien TT *et al.*: Malaria. *Lancet* 383:723-732, 2014.

Infelizmente, atualmente não existem alternativas à primaquina para erradicação das formas hipnozoítas de *P. vivax* ou *P. ovale*. Pacientes com qualquer tipo de malária devem ser monitorados para possível recrudescência, pois ela pode ocorrer depois de 90 dias após a terapia com organismos com resistência de baixa intensidade. Caso o vômito impeça a administração oral, a cloroquina pode ser administrada por sonda nasogástrica. Baseado em limitadas evidências, a cloroquina juntamente com sulfadoxina-pirimetamina deve ser utilizada para tratar infecções por *P. knowlesi*. Para casos de malária grave causada por qualquer espécie de *Plasmodium*, deve ser utilizada quinidina ou quinina IV juntamente com um segundo fármaco (clindamicina, doxiciclina ou tetraciclina), assim como para *P. falciparum*. Pacientes com qualquer tipo de malária devem ser monitorados para possível recrudescência com repetidos esfregaços sanguíneos no fim da terapia, pois a recrudescência pode ocorrer 90 dias após a terapia com organismos resistentes em baixa intensidade. Para crianças que residem em áreas endêmicas, as mães devem ser encorajadas a buscar avaliação para malária a qualquer momento que a criança apresente febre, uma vez que muitas clínicas em áreas endêmicas atualmente possuem testes diagnósticos rápidos precisos disponíveis. Caso essas crianças estejam gravemente doentes, elas devem receber a mesma terapia que as crianças não imunes.

COMPLICAÇÕES DA MALÁRIA POR *PLASMODIUM FALCIPARUM*

A OMS identificou 10 complicações da malária por *P. falciparum* que definem a malária grave (Tabela 314.1 e Figura 314.4). As complicações mais comuns em crianças são; anemia grave, alterações de consciência (incluindo malária cerebral), desconforto respiratório (resultado da acidose metabólica), múltiplas convulsões, prostração e icterícia.

A **anemia grave na malária** (nível de hemoglobina menor que 5 g/dℓ) é a complicação grave mais comum da malária em crianças, sendo a principal causa de anemia levando à internação hospitalar em crianças africanas. A anemia está associada à hemólise, mas a remoção de eritrócitos infectados pelo baço e o prejuízo da eritropoese provavelmente desempenham um papel maior do que a hemólise na patogênese da anemia grave na malária. O tratamento primário para anemia grave na malária é a transfusão sanguínea. Com o tratamento apropriado e oportuno, a anemia grave na malária em geral apresenta mortalidade relativamente baixa (aproximadamente 1%).

A **malária cerebral** é definida como a presença de coma em uma criança com parasitemia por *P. falciparum* e a ausência de outras razões para o coma. Crianças com alteração do estado mental e que não estejam em coma são enquadradas em uma categoria maior de *alterações de consciência*. A malária cerebral é mais comum em crianças em áreas de nível médio de transmissão e em adolescentes ou adultos em áreas de transmissão muito baixa. É menos frequentemente observada em áreas de transmissão muito alta. A malária cerebral constantemente se desenvolve após o paciente estar doente por diversos dias, mas pode se manifestar precipitadamente. A malária cerebral apresenta taxa de fatalidade de 15 a 40%, estando associada à disfunção cognitiva a longo prazo em crianças. Convulsões repetidas são frequentes em crianças com malária cerebral. A hipoglicemia é comum, mas crianças com a verdadeira malária cerebral não despertam do coma mesmo após receber uma infusão de dextrose que normaliza o seu nível de glicose. Os achados físicos podem incluir febre alta, convulsões, espasmos musculares, movimentos rítmicos da cabeça ou extremidades, pupilas mióticas ou com anisocoria, hemorragias retinianas, hemiplegia, reflexos tendíneos profundos ausentes ou exacerbados e sinal de Babinski positivo. A punção lombar revela aumento da pressão e aumento moderado da proteína do líquido cefalorraquidiano (LCR), tipicamente sem pleocitose no LCR e glicose no LCR normal. Estudos sugerem que os achados a fundoscopia de **retinopatia malárica** (hemorragias retinianas, palidez periférica, palidez macular, alterações vasculares) são relativamente específicos para malária cerebral, então crianças com malária cerebral que não tenham retinopatia malárica devem ser examinadas cuidadosamente para outras causas de coma. Entretanto, ainda devem ser tratadas para malária cerebral porque um grande número de evidências sugere que até nessas crianças *P. falciparum* contribui para o estado comatoso. O tratamento da malária cerebral, além das medicações antimaláricas, deve ser realizado com tratamento de suporte, que inclui avaliação e tratamento das convulsões e hipoglicemia. Um estudo que utilizou a ressonância magnética para avaliar crianças com malária cerebral documentou que o edema cerebral com aumento da pressão intracraniana é a principal causa de morte em crianças com malária cerebral, mas o tratamento com manitol e corticosteroides não melhorou os desfechos nessas crianças.

O **desconforto respiratório** é um indicador de prognóstico desfavorável na malária grave e parece ser causado por **acidose metabólica** e não por doença pulmonar intrínseca. Até o momento, nenhuma intervenção eficaz para o tratamento de acidose metabólica em crianças com malária grave foi descrita e a terapia primária da malária parece ser a maneira mais eficaz de tratar a acidose.

As **convulsões** são complicações comuns da malária grave, particularmente da malária cerebral. Os benzodiazepínicos são a terapia de

primeira linha para convulsões e o diazepam VR já foi utilizado eficazmente em criança com malária e convulsões. Muitas convulsões se resolvem com uma única dose de diazepam. Para convulsões persistentes, fenobarbital ou fenitoína são as medicações padrão utilizadas. A fenitoína pode ser preferida para o tratamento de convulsão, particularmente em hospitais ou clínicas onde o suporte ventilatório não esteja disponível. Entretanto, nenhum estudo comparativo dos dois fármacos já foi realizado. Atualmente não existem fármacos recomendados para profilaxia de convulsões em crianças com malária grave. A profilaxia com fenobarbital reduziu a atividade convulsiva, mas aumentou a mortalidade em um grande estudo com crianças com malária grave, provavelmente devido à depressão respiratória associada ao fenobarbital, que pode ter sido exacerbada pela terapia com benzodiazepínico.

A **hipoglicemia** é uma complicação da malária que é mais comum em crianças, gestantes e pacientes recebendo terapia com quinina. Os pacientes podem apresentar um nível reduzido de consciência que pode ser confundido com malária cerebral. Qualquer criança com alterações da consciência e malária deve ter os níveis de glicose avaliados e, caso não haja glicosímetros imediatamente disponíveis, um bólus empírico de dextrose deve ser administrado. A hipoglicemia está associada ao aumento da mortalidade e às sequelas neurológicas.

O **colapso circulatório** (**malária álgida**) é uma complicação rara que se manifesta com hipotensão, hipotermia, pulso rápido e fraco, respiração superficial, palidez e colapso vascular. É provavelmente causada por superinfecção bacteriana, uma vez que até 15% das crianças em áreas endêmicas com malária grave podem ter bacteriemia concomitante. A morte pode ocorrer dentro de algumas horas. Qualquer criança com malária grave e hipotensão ou hipoperfusão deve ser submetida a uma cultura de sangue e deve ser tratada empiricamente para sepse bacteriana.

A **disfunção cognitiva a longo prazo** ocorre em 25% das crianças com malária cerebral e também em crianças com episódios repetidos de doença não complicada. A prevenção das crises nessas crianças pode melhorar o nível de escolaridade.

A **síndrome da esplenomegalia tropical (SET)** é uma complicação crônica da malária por *P. falciparum* em que a esplenomegalia significativa persiste após o tratamento da infecção aguda. Os principais critérios incluem esplenomegalia (maior que 10 cm), IgM maior que 2 DP acima da média local, altos níveis séricos de anticorpos contra um antígeno do *P. falciparum* e resposta clínica a um antimalárico. A SET ocorre exclusivamente em crianças em áreas endêmicas com exposição repetida à malária e acredita-se que seja causada pelo comprometimento da resposta imune aos antígenos de *P. falciparum*. A profilaxia prolongada com antimaláricos (por pelo menos 1 ano, tipicamente cloroquina, quinina ou mefloquina) é necessária para tratar essa síndrome caso a criança permaneça em uma área endêmica para malária. O tamanho do baço regride gradualmente com a profilaxia antimalárica, mas frequentemente aumenta novamente caso a profilaxia seja interrompida.

Outras complicações em crianças incluem **lesão renal aguda** e **icterícia**, que estão associadas a prostração e pior desfecho. A literatura crescente demonstra que, embora a insuficiência renal que requer diálise seja rara em crianças com malária grave, a lesão renal aguda é comum e está associada ao aumento da mortalidade. A **prostração** é definida como a inabilidade de sentar, ficar de pé ou se alimentar sem ajuda, na ausência de alterações da consciência. A prostração também já foi associada ao aumento da mortalidade em alguns estudos, mas a fisiopatologia desse processo ainda não é bem compreendida. Complicações incomuns incluem hemoglobinúria, sangramento anormal e edema pulmonar. Observando que o edema pulmonar é mais frequente em adolescentes e adultos.

PREVENÇÃO

A prevenção da malária consiste na redução da exposição aos mosquitos infectados e na quimioprofilaxia. A informação mais atual e confiável sobre as áreas do mundo onde existe o risco de malária e a resistência aos fármacos pode ser obtida por meio do contato com os departamentos de saúde locais e estaduais ou os CDC ou da consulta à *Informação Sobre Saúde para Viagem Internacional*, que é publicada pelo Serviço de Saúde Pública dos EUA.

Viajantes para áreas endêmicas devem permanecer em áreas com telas do anoitecer ao amanhecer, quando o risco para a transmissão é maior. Eles devem dormir em camas cobertas por telas tratadas com permetrina e aplicar inseticidas no interior dos domicílios ao entardecer. Durante o dia, os viajantes devem utilizar roupas que cubram os braços e pernas, com calças enfiadas nos sapatos ou botas. O repelente de mosquito deve ser aplicado às roupas finas e áreas expostas da pele, com aplicações repetidas como observados nas instruções do repelente, no mínimo a cada quatro horas. Uma criança não deve ser levada para fora do domicílio entre o anoitecer e o amanhecer, mas, se estiver sob risco de exposição, uma solução com 25 a 35% de *N*-dietiltoluamida (DEET) (não mais do que 40%) deve ser aplicada nas áreas expostas, exceto nos olhos, na boca ou nas mãos. As mãos são excluídas porque elas são frequentemente colocadas na boca. O DEET deve então ser retirado assim que a criança retornar ao domicílio. A American Academy of Pediatrics recomenda que as soluções contendo DEET sejam evitadas em crianças abaixo de 2 meses. Reações adversas ao DEET incluem erupções cutâneas, encefalopatia tóxica e convulsões, mas essas reações ocorrem quase que exclusivamente em aplicações inapropriadas de altas concentrações de DEET. A **picaridina** é uma alternativa de repelente e algumas vezes mais bem tolerada. Mesmo com essas precauções, a criança deve ser encaminhada a um médico imediatamente caso desenvolva doença enquanto estiver viajando para uma área de malária.

A quimioprofilaxia é necessária para todos os visitantes e residentes dos trópicos que não tenham residido lá desde sua infância, incluindo crianças de todas as idades (Tabela 314.5). Profissionais de saúde devem consultar a última informação sobre padrões de resistência antes de prescrever profilaxia para seus pacientes. A cloroquina é administrada nas poucas áreas do mundo ainda livres de cepas de malária resistente à cloroquina. Nas áreas onde exista *P. falciparum* resistente à cloroquina, atovaquona-proguanil, mefloquina ou doxiciclina podem ser administradas como quimioprofilaxia. A **atovaquona-proguanil** é geralmente recomendada para viagens curtas (até 2 semanas), pois precisa ser tomada diariamente. Comprimidos pediátricos estão disponíveis e são geralmente bem tolerados, apesar de o gosto ser algumas vezes desagradável para crianças muito pequenas. Para viagens mais longas, a **mefloquina** é preferível, pois é administrada apenas 1 vez/semana. A mefloquina não tem uma formulação pediátrica e apresenta gosto desagradável que em geral necessita que o comprimido fracionado seja escondido em outro alimento, como calda de chocolate. A mefloquina não deve ser administrada para crianças caso elas apresentem uma hipersensibilidade conhecida à mefloquina, estejam recebendo fármacos cardiotrópicos, apresentem história de convulsões ou certas alterações psiquiátricas ou viajem para uma área onde exista resistência à mefloquina (as fronteiras da Tailândia com Mianmar e Camboja, as províncias no oeste do Camboja e os estados no leste de Mianmar). A atovaquona-proguanil é iniciada 1 a 2 dias antes da viagem e a mefloquina é iniciada 2 semanas antes da viagem. É importante que essas doses sejam administradas, ambas para garantir que os níveis terapêuticos dos fármacos sejam atingidos e para ter certeza de que os fármacos sejam tolerados. A **doxiciclina** é uma alternativa para crianças acima de 8 anos. Deve ser administrada diariamente e acompanhada de alimento. Os efeitos colaterais da doxiciclina incluem fotossensibilidade e infecções por leveduras vaginais. A **primaquina** é uma opção de profilaxia diária para crianças que não toleram nenhuma das outras opções, mas ela deve ser fornecida, em caso de necessidade, durante uma consulta com um especialista em medicina do viajante e todas as crianças devem ser avaliadas para deficiência de glicose-6-fosfato desidrogenase antes de se prescrever essa medicação, que é contraindicada em crianças com deficiência de G6DP. O fornecimento do medicamento pode ser considerado em indivíduos que se recusem a tomar a profilaxia ou que visitarão áreas bastante remotas, sem acesso a cuidados médicos. O fornecimento de medicamentos para o autotratamento da malária deve ser realizado em consulta a um especialista em medicina do viajante e a medicação fornecida deve ser diferente daquela utilizada para profilaxia.

Numerosos outros esforços estão atualmente sendo realizados para prevenir a malária em países endêmicos. Alguns têm sido bastante eficazes, levando à redução significativa na incidência de malária

Tabela 314.5 Quimioprofilaxia para malária em crianças.

ÁREA	FÁRMACO	DOSAGEM (ORAL)	VANTAGENS	DESVANTAGENS	MELHOR USO
Área com resistência à cloroquina	Mefloquina*†	< 10 kg: 4,6 mg base (5 mg sal)/kg/semana 10 a 19 kg: ¼ comprimido/semana 20 a 30 kg: ½ comprimido/semana 31 a 45 kg: ¾ comprimido/semana > 45 kg: 1 comprimido/semana (228 mg base)	Dosagem 1 vez/semana	Gosto amargo Não possui formulação pediátrica Efeitos colaterais de alterações do sono, sonhos vívidos	Crianças que irão para áreas endêmicas de malária por ≥ 4 semanas Crianças que provavelmente não irão ingerir medicação diariamente
	Doxiciclina‡	2 mg/kg/dia (máx. 100 mg)	Barato	Não pode ser administrado para crianças < 8 anos Dose diária Deve ser ingerida com alimento ou irá causar desconforto estomacal Fotossensibilidade	Crianças que estejam indo para área por < 4 semanas e que não possam receber ou obter atovaquona-proguanil
	Atovaquona/proguanil§	Comprimidos pediátricos: 62,5 mg atovaquona/25 mg proguanil Comprimidos para adultos: 250 mg proguanil/100 mg proguanil 5 a 8 kg: comprimido pediátrico 1 vez/dia (não contemplado na bula) 9 a 10 kg: comprimido pediátrico 1 vez/dia (não contemplado na bula) 11 a 20 kg: 1 comprimido pediátrico 1 vez/dia 21 a 30 kg: 2 comprimidos pediátricos 1 vez/dia 31 a 40 kg: 3 comprimidos pediátricos 1 vez/dia > 40 kg: 1 comprimido para adulto 1 vez/dia	Formulação pediátrica Geralmente bem tolerada	Dose diária Caro Pode causar desconforto estomacal	Crianças que irão viajar para área endêmica de malária por < 4 semanas
Área de suscetibilidade à cloroquina	Fosfato de cloroquina	5 mg base/kg/semana (máx: 300 mg base)	1 vez/semana Barata Geralmente bem tolerada	Gosto amargo Não possui formulação pediátrica	Melhor medicação para crianças viajando para áreas com *Plasmodium falciparum* ou *Plasmodium vivax* suscetíveis à cloroquina
	Fármacos utilizados para áreas com resistência à cloroquina também podem ser utilizados em áreas com suscetibilidade à cloroquina				

*Cloroquina e mefloquina devem ser iniciadas 1 a 2 semanas antes da viagem e continuadas por 4 semanas após a última exposição. †A resistência à mefloquina existe no oeste do Camboja e ao longo das fronteiras de Tailândia–Camboja e Tailândia–Mianmar. Viajantes para essas áreas devem receber doxiciclina ou atovaquona-proguanil. Consultar o texto para precauções acerca do uso de mefloquina. ‡A doxiciclina deve ser iniciada 1 a 2 dias antes da viagem e continuada por 4 semanas após a última exposição. Não utilizar em crianças menores de 8 anos ou em mulheres gestantes. §Atovaquona/proguanil deve ser iniciado 1 a 2 dias antes da viagem e continuado por 7 dias após a última exposição. Deve ser administrado junto com comida ou uma bebida à base de leite. Não recomendado em mulheres gestantes, crianças pesando < 5 kg, e mulheres amamentando lactentes que pesem < 5 kg. Contraindicado em indivíduos com insuficiência renal grave (*clearance* de creatinina < 30 mℓ/min).

em muitos países da África, Ásia e América do Sul na última década. Estas intervenções incluem o uso de telas tratadas com inseticidas sobre as camas (reduziram em aproximadamente 20% todas as causas de mortalidade em crianças abaixo de 5 anos em diversas áreas altamente endêmicas para malária), pulverização residual no interior dos domicílios com inseticidas de longa duração e o uso da **terapia combinada de artemisina** para o tratamento de primeira linha contra malária. A primeira vacina contra malária a apresentar algum grau de eficácia é a **vacina RTS,S** baseada na proteína circunsporozoíta de *P. falciparum*. Em diversos testes clínicos, essa vacina demonstrou eficácia de 17 a 56% contra malária não complicada e 38 a 50% contra malária grave em crianças pequenas, em áreas endêmicas para malária por até 48 meses após a vacinação. Devido à eficácia relativamente baixa desta vacina, ainda não está claro se ela será implementada como parte de uma estratégia combinada que inclua as intervenções de sucesso já mencionadas. Diversas outras vacinas

também estão atualmente em testes clínicos e espera-se que futuras vacinas aperfeiçoem a eficácia da vacina RTS,S. Não existe atualmente vacina com eficácia suficiente a ser considerada para prevenção da malária em viajantes.

O tratamento **preventivo intermitente** durante a infância tem sido particularmente eficaz na redução da incidência de malária na África Subsaariana. A **sulfadoxina-pirimetamina** administrada em lactentes juntamente com a segunda e terceira doses das vacinas de difteria, toxoide tetânico e coqueluche é segura e relativamente eficaz. O tratamento preventivo intermitente também já foi administrado para mulheres gestantes. Três doses de sulfadoxina-pirimetamina resultaram em redução dos lactentes com baixo peso ao nascimento.

A bibliografia está disponível no GEN-io.

Capítulo 315

Babesiose (*Babesia*)

Peter J. Krause

Babesiose é uma doença semelhante à malária causada por protozoários intraeritrocitários que são transmitidos por carrapatos de corpo rígido (gênero ***Ixodes***). Suas manifestações clínicas variam de infecção subclínica até doença fulminante resultando em morte.

ETIOLOGIA

Mais de 100 espécies de *Babesia* infectam uma grande variedade de animais domésticos e selvagens ao redor do mundo. Apenas uma parte pequena dessas espécies tem sido relatada em seres humanos, incluindo *Babesia (B.) crassa* semelhante ao patógeno, *B. divergens*, *B. duncani*, *B. microti*, *B. venatorum* e *Babesia* sp. XXB/HangZhou e KO1.

EPIDEMIOLOGIA

Os organismos da *Babesia* são transmitidos ao ser humano a partir de hospedeiros vertebrados que atuam como reservatórios pela família de carrapatos *Ixodes (I.) ricinus*. *B. microti* é a causa mais comum de babesiose em seres humanos. O principal reservatório para a *B. microti* nos EUA é o camundongo de patas brancas (*Peromyscus leucopus*), e o principal vetor é o *I. scapularis*, o carrapato de pernas pretas. Essa espécie também transmite os agentes causadores de **doença de Lyme**, anaplasmose granulocítica humana (infecção por *Borrelia miyamotoi*), *Ehrlichia muris* semelhante a agente de erliquiose e encefalite por vírus de Powassan e pode contaminar simultaneamente dois ou mais microrganismos. O veado de cauda branca (*Odocoileus virginianus*) serve como hospedeiro do qual os carrapatos adultos se alimentam de modo mais abundante, mas não agem como reservatórios. A babesiose pode ser transmitida por transfusão de sangue, e a *B. microti* é o agente microbiano mais frequentemente relatado em transmissão transfusional nos EUA. Raramente, a babesiose é adquirida por transmissão transplacentária.

Nos EUA, a infecção humana por *B. microti* é endêmica no nordeste e na parte superior do meio-oeste (Figura 315.1). A maioria dos casos ocorre em junho, julho e agosto. *B. ducani* infecta humanos ao longo da costa do pacífico. Infecções semelhantes por *B. divergens* foram descritas em Kentucky, Missouri e no estado de Washington. Na Europa, a babesiose humana causada por *B. divergens*, *B. microti* e *B. venatorum* ocorre esporadicamente. Na Ásia, a *B. venatorum* é endêmica no nordeste da China. Casos de infeção por *B. microti* foram descritos em Taiwan, China continental e Japão. Casos de *B. crassa* e *Babesia* sp. XXB/HangZhou foram relatados na China, e KO1 na Coreia. A babesiose humana também foi documentada em África, Austrália, Canadá, Índia e América do Sul.

Em certos locais e anos com altas taxa de transmissão, a babesiose se estabelece como um problema significativo de saúde pública. Na Ilha de Nantucket, taxas de casos de até 280:100 mil habitantes foram registradas, colocando o problema comunitário em uma categoria, juntamente com a gonorreia, como "moderadamente comum". Taxas de incidência semelhantes foram descritas em outros locais da costa sul da Nova Inglaterra.

PATOGÊNESE

A patogênese da babesiose humana ainda não é bem conhecida. A lise de eritrócitos infectados resultando em anemia e a produção excessiva de citocinas pró-inflamatórias, como fator de necrose tumoral e interleucina-1, podem ser responsáveis pela maioria das manifestações clínicas e complicações da doença. O baço tem um papel importante na eliminação da parasitemia, assim como as células T e B, macrófagos, leucócitos polimorfonucleares, citocinas, anticorpos e complemento.

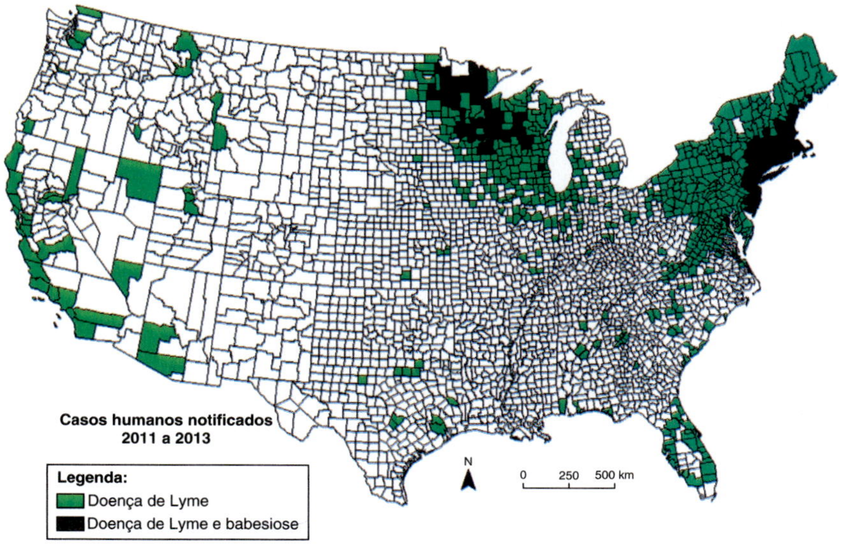

Figura 315.1 Babesiose humana surgindo em áreas endêmicas para a doença de Lyme. O mapa é baseado em dados obtidos dos Centers for Disease Control and Prevention dos EUA que registraram os nomes de condados com notificações de doença de Lyme e/ou babesiose de 2011 a 2013. Condados com ≥ 3 casos de doença de Lyme, mas < 3 casos de babesiose são representados em *verde*. Os condados com ≥ 3 casos de doença de Lyme e ≥ 3 casos de babesiose estão representados em *cinza*. Nenhum condado relatou ≥ 3 casos de babesiose, mas < 3 casos de doença de Lyme. (*Adaptada de Diuk-Wasser M, Vannier E, Krause PJ: Coinfection by Ixodes tick-borne pathogens: ecological, epidemiological, and clinical consequences*, Trends Parasitol *32:30-42, 2016.*)

MANIFESTAÇÕES CLÍNICAS

A gravidade clínica da babesiose varia de infecção subclínica a doença fulminante e morte. Em casos clinicamente aparentes, os sintomas da babesiose começam após um período de incubação de 1 a 9 semanas desde o início da hematofagia do carrapato ou 1 semana a 6 meses após a transfusão. Os sintomas típicos de infecção moderada a grave incluem febre alta intermitente de até 40°C acompanhada de outros sintomas como calafrios, sudorese, cefaleia e mialgia. São menos comuns artralgias, dores de garganta e abdominal, náuseas, vômitos, instabilidade emocional, hiperemia conjuntival, fotofobia, perda de peso e tosse não produtiva. Em geral, os achados no exame físico são mínimos, normalmente apenas febre. Esplenomegalia, hepatomegalia ou ambas ocorrem ocasionalmente, mas é raro o relato de erupções cutâneas. Achados laboratoriais anormais incluem anemia hemolítica moderadamente grave, contagem elevada de reticulócitos, trombocitopenia, proteinúria e níveis elevados de bilirrubina, ureia e creatinina. A contagem de leucócitos é normal a levemente reduzida, muitas vezes com neutropenia. As complicações são falência respiratória, coagulação intravascular disseminada, insuficiência cardíaca congestiva, insuficiência renal, falência hepática, coma e morte. É comum os sintomas da babesiose durarem 1 a 2 semanas, embora a recuperação prolongada de até ≥ 1 ano possa ocorrer em hospedeiros altamente imunocomprometidos que apresentam infecção recorrente. Esses pacientes incluem aqueles com câncer e asplenia, os que recebem terapia imunossupressora ou com HIV/AIDS, embora recebam várias doses de terapia antibabésia. Mais de um quinto deles morreram, enquanto o restante foi curado após média de 3 meses (intervalo: 1 a 24 meses) de terapia antibabesial.

Os **fatores de risco para a doença grave** incluem idade avançada, prematuridade neonatal, asplenia anatômica ou funcional, malignidade ou HIV/AIDS, fármacos imunossupressores, aquisição de infecção por transfusão de sangue ou transplante de órgãos. Babesiose e doença de Lyme simultâneas foram relatadas em 3 a 11% dos pacientes com doença de Lyme, dependendo da sua localização nos EUA. Essa coinfecção resulta em doença de Lyme mais grave. Babesiose moderada a grave pode ocorrer em crianças, mas a infecção geralmente tem menor gravidade do que em adultos. Cerca de metade das crianças infectadas são assintomáticas ou apresentam sintomas brandos. Neonatos podem desenvolver doença grave e é comum serem infectados por transfusão de sangue.

DIAGNÓSTICO

O diagnóstico da infecção por *B. microti* em hospedeiros humanos é confirmado por demonstração microscópica do organismo utilizando esfregaços de sangue fino corados com Giemsa. A parasitemia pode ser extremamente baixa, em especial no início da doença. Pode ser feito o exame de lâminas de gota espessa, mas os organismos podem ser confundidos com precipitados de corante ou corpos de inclusão de ferro. A reação em cadeia da polimerase (PCR) é um teste sensível e específico para detecção do DNA de *Babesia* e pode ser usado em adição ou no lugar do esfregaço de sangue para confirmar o diagnóstico. A subinoculação do sangue em *hamsters* ou em um tipo de roedor (gerbilo) e o cultivo *in vitro* são técnicas muito especializadas e utilizadas apenas em laboratórios mais experientes. O teste sorológico é útil, particularmente para o diagnóstico da infecção por *B. microti*. O ensaio de sorologia por imunofluorescência indireta para anticorpos imunoglobulina (Ig) G e IgM é sensível e específico e pode ajudar no diagnóstico de babesiose, embora possa mostrar infecção anterior em vez de doença aguda. O diagnóstico de babesiose é feito de forma mais confiável em pacientes que tenham vivido ou viajado para uma área onde a babesiose seja endêmica, apresentem sintomas semelhantes aos de infecção viral e tenham parasitas identificáveis em esfregaço de sangue ou DNA amplificável de *Babesia* no sangue e anticorpo antibabésia no soro. O diagnóstico de infecção ativa por *Babesia* com base apenas na soropositividade é suspeito.

TRATAMENTO

A combinação de **clindamicina** (7 a 10 mg/kg IV ou VO, a cada 6 a 8 h, até o máximo de 600 mg/dose) e **quinina** (8 mg/kg VO a cada 8 h, até o máximo de 650 mg/dose) por 7 a 10 dias foi a primeira combinação terapêutica eficaz para o tratamento da babesiose. Entretanto, reações adversas são comuns, principalmente zumbido e desconforto abdominal. A combinação de **atovaquona** (20 mg/kg VO a cada 12 h, até o máximo de 750 mg/dose) e **azitromicina** (10 mg/kg/dia VO, 1 vez/dia no primeiro dia, até o máximo de 500 mg/dose, e 5 mg/kg, 1 vez/dia nos dias subsequentes, até o máximo de 250 mg/dose) por 7 a 10 dias é tão eficaz quanto clindamicina e quinina, mas tem muito menos efeitos adversos. Atovaquona com azitromicina tem sido utilizada de forma eficaz para tratar babesiose em neonatos e deve ser considerada para uso inicial em todas as crianças com babesiose. Clindamicina com quinina é uma opção alternativa. A falha no tratamento com atovaquona-azitromicina e clindamicina-quinina pode ocorrer em hospedeiros altamente imunocomprometidos. A consulta com especialista em doenças infecciosas é recomendada nesses casos. A exsanguinotransfusão pode diminuir a parasitemia rapidamente e remover subprodutos tóxicos da infecção. A exsanguinotransfusão parcial ou total é recomendada para crianças com parasitemia de alto grau (≥ 10%), anemia grave (hemoglobina < 10 g/dℓ) ou comprometimento pulmonar, renal ou hepático.

PROGNÓSTICO

A doença moderada a grave é frequentemente observada em algumas áreas altamente endêmicas. A taxa de mortalidade por babesiose foi estimada em 5% em estudo retrospectivo de 136 casos de Nova York, mas pode chegar a 21% em hospedeiros imunocomprometidos e naqueles com babesiose adquirida por meio de transfusão de sangue. A imunidade é algumas vezes incompleta, com parasitemia assintomática de baixo nível persistindo por até 26 meses após a remissão dos sintomas ou com doença sintomática recorrente em hospedeiros imunocomprometidos.

PREVENÇÃO

É possível prevenir babesiose evitando-se áreas habitadas por carrapatos, veados e camundongos. Recomenda-se o uso de roupas que cubram a parte inferior do corpo e a pulverização ou impregnação com dietiltoluamida (DEET), ftalato de dimetila ou permetrina para quem viaja para áreas verdes endêmicas. DEET pode ser aplicado diretamente na pele. Deve-se buscar por carrapatos e removê-los com uma pinça. Doadores de sangue em potencial com história de babesiose são excluídos da doação para evitar casos relacionados à transfusão.

A bibliografia está disponível no GEN-io.

Capítulo 316

Toxoplasmose (*Toxoplasma gondii*)

Rima McLeod e Kenneth M. Boyer

O *Toxoplasma* (*T.*) *gondii*, protozoário do filo Apicomplexa, intracelular obrigatório, é adquirido por via perioral, transplacentária ou, raramente, por via parenteral em acidentes de laboratório, transfusões ou por um órgão transplantado. Em crianças imunologicamente competentes, a infecção adquirida em sua forma aguda é mais frequentemente assintomática ou não é reconhecida, embora possa causar linfadenopatia ou afetar praticamente qualquer órgão. *Uma vez adquiridos, os microrganismos encistados latentes persistem no hospedeiro por toda sua vida.* Em indivíduos imunocomprometidos, a infecção inicial ou a recrudescência de parasitas latentes pode produzir sinais ou sintomas relacionados ao sistema nervoso central (SNC) e pode resultar em doença sistêmica, como ocorre em indivíduos que recebem um transplante de medula óssea. Se não for tratada, a infecção congênita geralmente produz doença, que se manifesta no período perinatal ou em fases posteriores da vida do indivíduo afetado, causando

frequentemente coriorretinite e lesões do SNC. Também podem ocorrer outras manifestações, como restrição de crescimento intrauterino, prematuridade, deficiências cognitivas e motoras, febre, linfadenopatia, erupções cutâneas, perda auditiva, pneumonite, hepatite, trombocitopenia e alterações inflamatórias do líquido cefalorraquidiano (LCR). A toxoplasmose congênita não identificada em recém-nascidos com infecção pelo HIV pode ser fulminante.

ETIOLOGIA

O *T. gondii* é um protozoário coccídio que se multiplica apenas em células vivas. Descendente de um parasita ancestral unicelular, de vida livre, extracelular, denominado *Colpodella*, que compartilha algumas características estruturais com o *T. gondii*. Os taquizoítos, a forma patogênica do parasita nas infecções ativas, são ovalados ou similares ao formato de uma lua crescente, medindo 2 a 4 × 4 a 7 μm. Os cistos teciduais, que possuem 10 a 100 μm de diâmetro, podem conter milhares de parasitas latentes, denominados **bradizoítos,** que permanecem nos tecidos, especialmente no SNC e na musculatura esquelética e cardíaca, por toda a vida do hospedeiro. O *Toxoplasma* pode se multiplicar em todos os tecidos de mamíferos e de aves.

Os **oocistos**, outra forma do parasita, são formados no intestino dos felinos. Gatos e outras espécies felinas não imunes recentemente infectados são os hospedeiros definitivos do *T. gondii* e dentro deles ocorre a troca de material genético durante o ciclo sexual. Os microrganismos do *Toxoplasma* são transmitidos aos gatos pela ingestão de carne contaminada contendo bradizoítos encistados ou por ingestão de oocistos excretados, contendo esporozoítos, por outros gatos recentemente infectados. Os parasitas se multiplicam, então, por meio dos ciclos esquizogônicos e gametogônicos, no epitélio do íleo distal do intestino do gato. Os oocistos contendo dois esporocistos são excretados e, sob condições apropriadas de temperatura e umidade, cada esporocisto amadurece formando quatro esporozoítos. O gato excreta de 10^5 a 10^7 oocistos/dia durante aproximadamente 2 semanas, sendo que, em um ambiente favorável, a viabilidade desses oocistos pode ser mantida por mais de 1 ano. Os oocistos esporulam-se de 1 a 5 dias após a excreção e, então, tornam-se infectantes. Os oocistos são mortos por secagem ou fervura, mas não por exposição ao cloro. Os oocistos são isolados do solo e da areia frequentados por gatos e há relatos de surtos associados a alimentos e água contaminados. Os oocistos e os cistos teciduais são fontes de infecção de animais e de seres humanos (Figura 316.1*A* e *B*). Existem tipos geneticamente distintos de *T. gondii* que apresentam virulência diferente para camundongos (e talvez para seres humanos) e capacidade distinta de formação de grandes números de cistos no cérebro de camundongos de laboratório. Nos EUA, existem quatro linhagens clonais predominantes, denominadas **tipos I, II, III** e **IV** (haplogrupo XII), além dos tipos recombinantes e atípicos (Figura 316.1*C*). Há um tipo clonal predominante (tipo II) na França, Áustria e Polônia; e os parasitas não arquetípicos prevalecem no Brasil, na Guiana, na Guiana Francesa e na América Central (Figura 316.1*D*). As moléculas secretadas são fatores de virulência primários e diferem entre si com base em linhagens genéticas, denominadas cepas (Figura 316.1*E*).

EPIDEMIOLOGIA

A infecção por *Toxoplasma* é onipresente em animais, sendo uma das infecções latentes mais comuns nos seres humanos em todo o mundo, acometendo e permanecendo em, aproximadamente, 2 bilhões de pessoas. A incidência varia consideravelmente entre pessoas e animais de diferentes áreas geográficas. Em distintas regiões do mundo, aproximadamente 3 a 35% dos suínos, 7 a 60% dos ovinos e 0 a 9% dos bovinos contêm microrganismos *T. gondii*. Títulos significativos de anticorpos são detectados em 5% até 80% dos residentes de algumas localidades, como França, Brasil e América Central, e em menos de 5% dos habitantes de outras áreas. A prevalência atual nos EUA é estimada em 10%, mas o predomínio varia em diferentes demografias. Por exemplo, em um estudo realizado com mulheres gestantes da comunidade Amish do condado de Lancaster, a predominância foi de 50%. Parece haver uma maior prevalência da infecção em alguns climas mais quentes e úmidos. Os parasitas que não são do tipo genético II são mais comuns em mães de recém-nascidos infectados por via congênita, em climas quentes e úmidos da região sul, em áreas rurais, com nível socioeconômico mais baixo, e em locais de etnia hispânica nos EUA. Ainda nos EUA, os parasitas que não são do tipo II são mais frequentemente associados à prematuridade e à infecção congênita grave.

Em geral, a infecção de seres humanos, crianças e adultos, é adquirida VO pela ingestão de carne malcozida ou crua contendo cistos ou por outros alimentos (p. ex., salada) ou, ainda, por materiais contaminados com oocistos provenientes de gatos com infeção aguda. A carne congelada a −20°C ou aquecida a 66°C torna os cistos não infectantes. Surtos de infecção aguda adquirida ocorreram em famílias, reuniões sociais e restaurantes onde as pessoas consumiram o mesmo alimento ou água contaminados. À exceção da transmissão pela infecção transplacentária da mãe para o feto e, raramente, pelo transplante de órgãos ou transfusão, não se conhecem outras formas de transmissão de microrganismos *Toxoplasma* de pessoa para pessoa. O *T. gondii* foi encontrado na próstata e no esperma de animais não humanos, mas ainda não se comprovou nenhuma transmissão sexual.

Os receptores de transplantes soronegativos que receberam órgãos ou medula óssea de doadores soropositivos têm apresentado uma doença potencialmente fatal, com necessidade de tratamento. Os receptores soropositivos podem ter títulos sorológicos aumentados sem a identificação de doença associada. Acidentes de laboratório têm resultado em infecções, incluindo casos fatais.

Toxoplasmose congênita

A transmissão para o feto geralmente ocorre quando a infecção primária é adquirida pela mãe, imunologicamente competente, durante a gestação. A transmissão congênita das mães infectadas antes da gestação é extremamente rara, exceto para mulheres imunocomprometidas cronicamente infectadas. A incidência estimada da infecção congênita nos EUA varia de um em mil a um em 8.000 nascidos vivos. Acredita-se que haja 15 milhões de pessoas no mundo todo que convivem com a toxoplasmose congênita. A incidência de infecção entre mulheres gestantes depende do risco geral de infecção daquela área geográfica específica e da proporção da população sem infecção prévia.

PATOGENIA

O *T. gondii* é adquirido por crianças e adultos pela ingestão de alimentos que contenham cistos ou que estejam contaminados por oocistos provenientes de gatos agudamente infectados. Os oocistos também podem ser transportados para os alimentos por moscas e baratas. Eles podem ser carreados na pelagem de cães, sendo capazes de alcançar as pessoas. Quando o microrganismo é ingerido, os bradizoítos são liberados dos cistos ou dos esporozoítos do oocisto. Os microrganismos entram nas células do trato gastrintestinal (GI), onde se multiplicam, rompem as células, infectam as células vizinhas, adentram o sistema linfático e sanguíneo e são disseminados por via linfo-hematogênica para todo o corpo. Os **taquizoítos** proliferam-se, produzindo focos necróticos circundados por uma reação celular. Com o desenvolvimento de uma resposta imune normal, que é tanto humoral quanto mediada por células, os taquizoítos desaparecem dos tecidos. Em indivíduos imunocomprometidos e em alguns pacientes aparentemente imunocompetentes, a infecção aguda progride e pode causar lesões potencialmente letais, incluindo pneumonite, miocardite ou encefalite.

Alterações das populações de linfócitos T durante a infecção aguda por *T. gondii* são comuns e incluem linfocitose, contagem aumentada de células T $CD8^+$ e redução da relação $CD4^+/CD8^+$. As alterações histopatológicas características dos linfonodos durante a infecção aguda incluem, hiperplasia folicular reativa, com agrupamentos irregulares de histiócitos epitelioides que invadem e borram as margens dos centros germinativos, e distensão focal dos seios com células monocitoides. A depleção de células T $CD4^+$ em pacientes com AIDS pode contribuir para as manifestações graves da toxoplasmose.

Os cistos são formados precocemente a partir dos 7 dias de infecção e permanecem durante toda a vida do hospedeiro. Durante a infecção latente, eles induzem pouca ou nenhuma resposta inflamatória, mas podem causar o agravamento da doença em pacientes imunocomprometidos. **Coriorretinite recrudescente** pode ocorrer em crianças e adultos com infecção pós-natal, assim como em crianças mais velhas e em adultos com infecção congênita. A genética do hospedeiro e do parasita influenciam o desfecho.

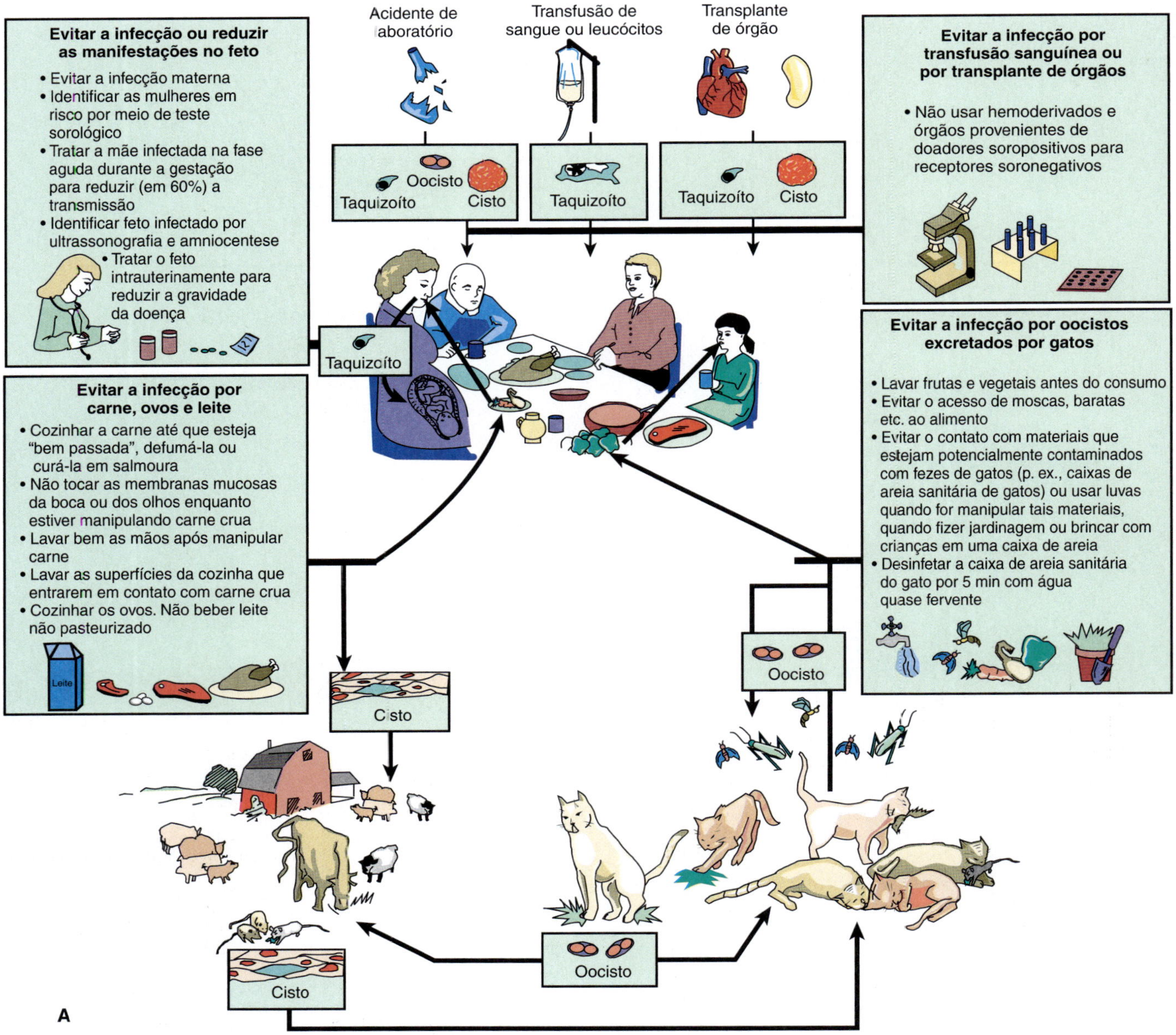

Figura 316.1 O parasita: ciclo de vida do *Toxoplasma*, ancestral mais remoto, ultraestrutura, estágios do ciclo de vida que afetam seres humanos, variação genética e soroprevalência mundial. **A.** Ciclo de vida do *Toxoplasma gondii* e prevenção da toxoplasmose por meio da interrupção da transmissão aos seres humanos. (*continua*)

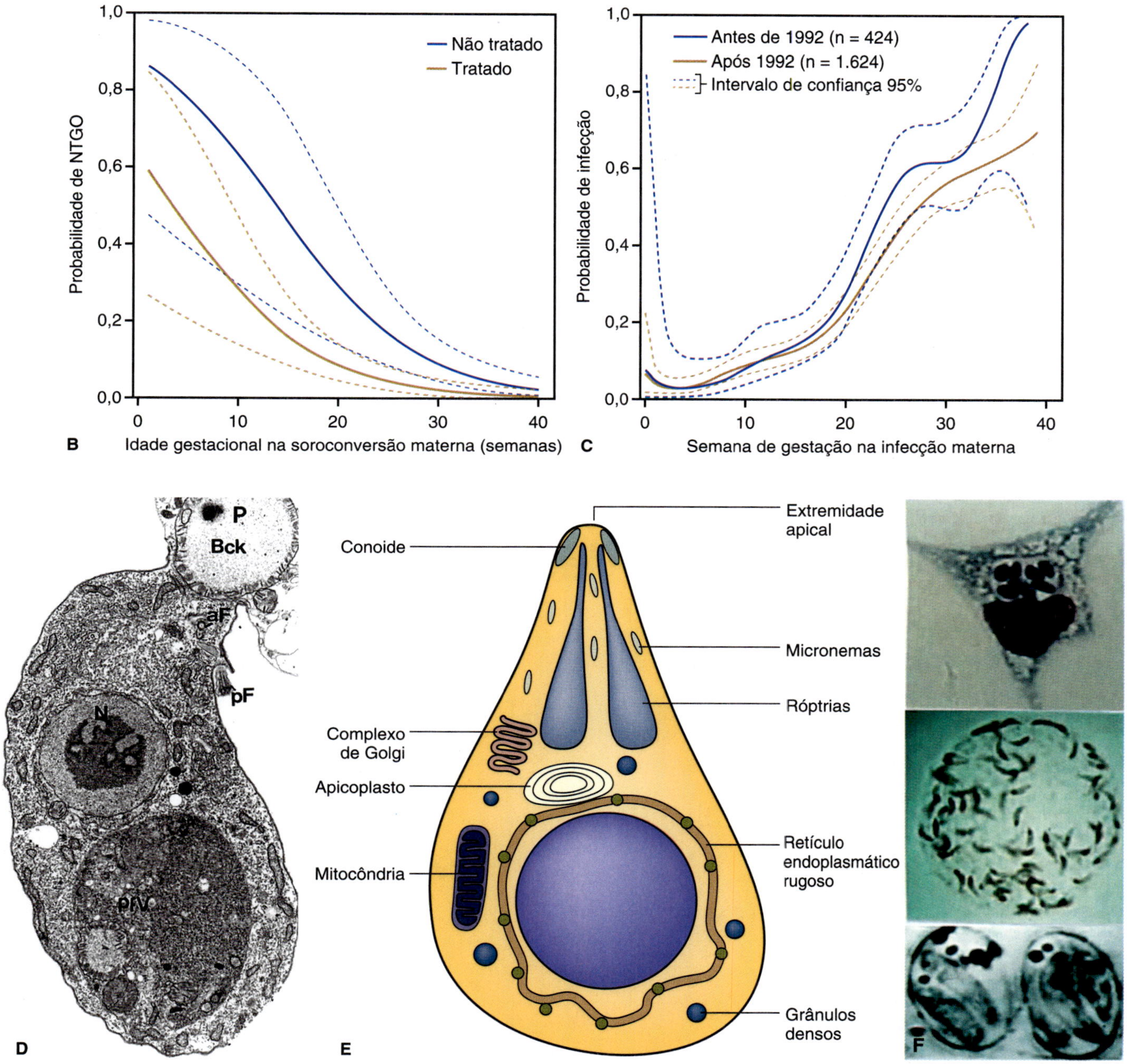

Figura 316.1 (*continuação*). **B.** Risco de neurotoxoplasmose grave ou óbito (NTGO) em crianças com toxoplasmose congênita (TCon) de acordo com o tratamento. Probabilidade de NTGO em relação à idade gestacional imputada em soroconversão e intervalo de credibilidade bayesiano de 95%. As *linhas tracejadas* denotam gestações tratadas; as *linhas contínuas* denotam gestações não tratadas. A NTGO é um resultado composto que é constituída por um relatório pediátrico de microcefalia em qualquer idade; inserção de uma derivação intraventricular; um exame de neurodesenvolvimento anormal ou suspeito que resultou em encaminhamento a um especialista; convulsões durante a infância ou em idade mais avançada que necessitaram de terapia anticonvulsivante; comprometimento visual bilateral grave (acuidade visual de Snellen ≤ 6/60 em ambos os olhos, avaliados após 3 anos); paralisia cerebral; ou morte por qualquer causa antes dos 2 anos, incluindo a interrupção da gestação (a consistência das conclusões do risco de NTGO foi verificada por meio de avaliações múltiplas); as sequelas neurológicas graves foram avaliadas em mediana de 4 anos de acompanhamento, a morte foi avaliada aos 2 anos e a deficiência visual bilateral grave foi incluída no resultado composto de sequelas neurológicas graves. **C.** Probabilidade de infecção fetal de acordo com a idade gestacional no momento da infecção materna antes (n = 451) e após (n = 1.624) meados de 1992, coorte de Lyon (1987–2008). **D.** *Colpodella vorax*, um progenitor ancestral para os microrganismos do filo Apicomplexa. **E.** Ultraestrutura do taquizoíto de *T. gondii*. **F.** Micrografias ópticas dos estágios de *T. gondii*. Do alto para baixo: taquizoíto, bradizoíto e esporozoíto. (*continua*)

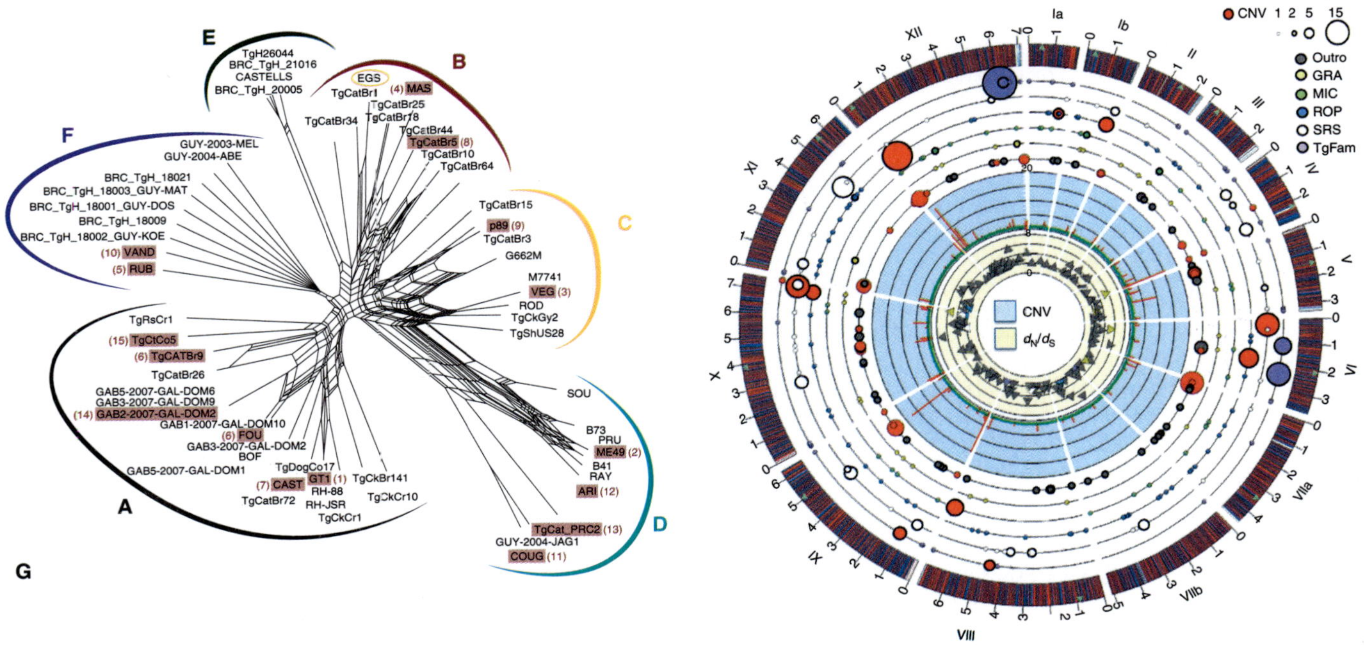

G

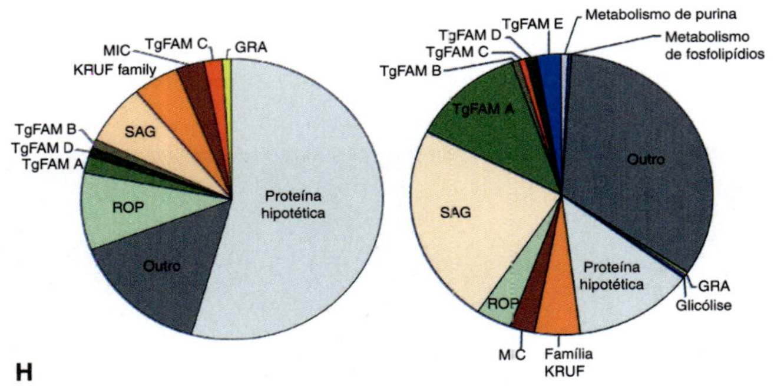

H

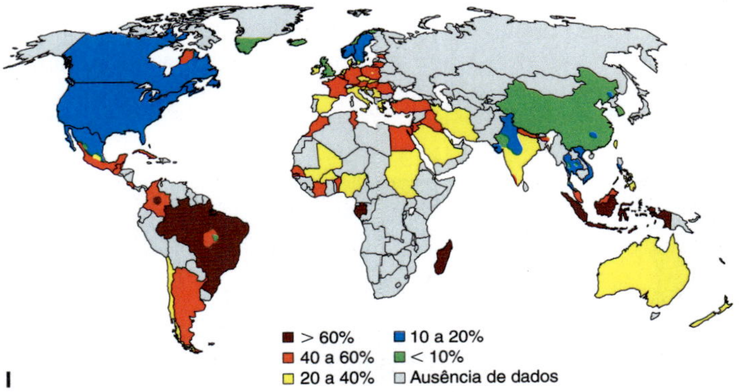

I

Figura 316.1 *(continuação).* **G.** Caracterização genética da cepa EGS. Relação genética da cepa isolada de *T. gondii* (*à esquerda*) e posições nos cromossomos (*à direita*). **H.** Composição do genoma de *T. gondii*. **I.** Condição da soroprevalência de *T. gondii* no mundo. (B, *De Cortina-Borja M, Tan HK, Wallon M, et al. Prenatal treatment of serious neurologic sequelae of congenital toxoplasmosis: an observational prospective cohort study*, PLoS Med *7:e1000351, 2010*; C, *de Wallon M, Peyron F, Cornu C, et al. Congenital toxoplasmosis infection: monthly prenatal screening decreases transmission rate and improves clinical outcome at age 3 years*, Clin Infect Dis *56:1229, 2013*; D, *de Brugerolle G: Colpodella vorax: ultrastructure, predation, life-cycle, mitosis, and phylogenetic relationships*, Eur J Protistol *38(2):113–125, 2002*; E, *de Wheeler K: Characterization of Toxoplasma* gondii *dense granule protein 1: genetic, functional, and mechanistic analyses (Undergraduate Honors thesis), Kelsey Wheeler*; F, *de Dubey JP, Miller N, Frenkel JK: The Toxoplasma* gondii *oocyst from cat feces*, J Exp Med *132(4):636-662, 1970*; G, *de McPhillie M, Zhou Y, El Bissati K, et al. New paradigms for understanding and step changes in treating active and chronic, persistent apicomplexan infections*, Sci Rep *6(1), 2016*; H, *de Lorenzi H, Khan A, Behnke M, et al: Local admixture of amplified and diversified secreted pathogenesis determinants shapes mosaic Toxoplasma* gondii *genomes*, Nat Commun *7:10147, 2016*; I, *de Pappas G, Roussos N, Falagas ME: Toxoplasmosis snapshots: global status of Toxoplasma* gondii *seroprevalence and implications for pregnancy and congenital toxoplasmosis*, Int J Parasitol *39(12):1385–1394, 2009*.)

Toxoplasmose congênita

Quando a mãe adquire a infecção durante a gestação, os microrganismos podem se disseminar, por via hematogênica, para a placenta. A infecção pode ser transmitida para o feto por via transplacentária ou no parto natural, durante a passagem vaginal. Se as infecções maternas adquiridas no primeiro trimestre não forem tratadas, aproximadamente 17% dos fetos serão infectados e, geralmente, terão doença grave. Das infecções maternas não tratadas adquiridas no terceiro trimestre, aproximadamente 65% dos fetos serão infectados, geralmente com doença de apresentação mais branda ou inaparente ao nascimento. Essas diferentes taxas de transmissão e de desfechos clínicos possuem relação mais provável com o fluxo sanguíneo placentário, com a virulência, com o inóculo de *T. gondii* e também com a capacidade imunológica da mãe e do feto para limitar a parasitemia.

O exame da placenta de recém-nascidos infectados pode revelar inflamação crônica e cistos. Os taquizoítos podem ser visualizados pelas colorações de Wright ou Giemsa, mas ficam mais evidentes com a técnica da imunoperoxidase. Os cistos nos tecidos são bem corados pelas colorações de ácido periódico de Schiff (PAS; do inglês, *periodic acid-Schiff*) e prata, bem como pela técnica da imunoperoxidase. Áreas de necrose, macroscópicas ou microscópicas, podem estar presentes em muitos tecidos, especialmente SNC, coroide e retina, coração, pulmões, músculo esquelético, fígado e baço. Ocorrem áreas de calcificação no cérebro.

Quase todos os indivíduos infectados via congênita não tratados manifestam sinais ou sintomas da infecção, como coriorretinite, na adolescência. Alguns recém-nascidos gravemente infectados de maneira congênita parecem ter uma hiporresponsividade mediada por células específicas para o antígeno de *Toxoplasma*, que pode ser importante na patogenia da doença.

MANIFESTAÇÕES CLÍNICAS

As manifestações clínicas da infecção primária por *T. gondii* são altamente variáveis e influenciadas principalmente pela imunocompetência do hospedeiro. Pode não haver sinais, sintomas ou doença grave. A reativação da toxoplasmose congênita previamente assintomática geralmente se manifesta como toxoplasmose ocular.

Toxoplasmose adquirida

Crianças imunocompetentes que adquirem a infecção no período pós-natal geralmente não apresentam sintomas clinicamente reconhecíveis. Quando as manifestações clínicas são aparentes, podem incluir um quadro de febre associado a rigidez de nuca, mialgia, artralgia, erupção maculopapular que poupa as palmas das mãos e as plantas dos pés, linfadenopatia localizada ou generalizada, hepatomegalia, hepatite, linfocitose reativa, meningite, abscesso cerebral, encefalite, confusão mental, prostração, pneumonia, polimiosite, pericardite, efusão pericárdica e miocardite. A **coriorretinite** ocorre em cerca de 1% dos casos nos EUA e em 20% dos casos em epidemias no Brasil até 2 anos após a infecção. Aproximadamente 10% das mães de crianças infectadas por via congênita também apresentam lesões oculares, identificadas em exames oftalmológicos indiretos com dilatação. Lesões coriorretinianas adquiridas no período pós-natal não podem ser diferenciadas daquelas adquiridas por infecção congênita baseadas em sua aparência. Em algumas áreas do Brasil, 80% da população estão infectados, 20% apresentam envolvimento da retina e, deste percentual, 50% têm idade superior a 50 anos. Os sintomas e sinais de infecção ocular ativa podem estar presentes por apenas algumas semanas ou podem persistir por muitos meses.

A manifestação mais comum da toxoplasmose adquirida aguda é o aumento de um ou mais linfonodos cervicais. Os casos de **linfadenopatia** por *Toxoplasma* podem se assemelhar à mononucleose infecciosa, ao linfoma ou a outras linfadenopatias (ver Capítulo 517). Os linfonodos peitorais, mediastinais, mesentéricos e retroperitoneais podem estar envolvidos. O envolvimento dos linfonodos intra-abdominais pode estar associado à febre, mimetizando uma apendicite. Os linfonodos podem estar amolecidos, mas não supurados. A linfadenopatia pode aumentar e diminuir em 1 a 2 anos. No entanto, quase todos os pacientes com linfadenopatia recuperam-se espontaneamente, sem terapia antimicrobiana. O envolvimento significativo de órgãos em pessoas imunologicamente competentes é incomum, embora alguns indivíduos tenham sofrido morbidade importante, incluindo raros casos de encefalite, abscessos cerebrais, hepatite, miocardite, pericardite e polimiosite. Foi identificada uma forma grave e fatal com envolvimento multivisceral, acompanhada de febre, em pessoas que adquiriram *T. gondii* na Guiana, próximo ao rio Maroni e ao longo de afluentes do rio Amazonas.

Toxoplasmose ocular

Nos EUA e na Europa Ocidental, estima-se que o *T. gondii* cause 35% dos casos de **coriorretinite** (Figura 316.2). No Brasil, as lesões da retina por *T. gondii* são comuns. As manifestações clínicas incluem visão turva, manchas visuais flutuantes, fotofobia, epífora e perda da visão central com envolvimento macular. Achados oculares da **toxoplasmose congênita** também incluem estrabismo, microftalmia, microcórnea, catarata, anisometropia, nistagmo, glaucoma, neurite óptica e atrofia óptica. É comum ocorrer episódios recorrentes, mas não foram definidos fatores precipitantes para isso. A doença ativa recorrente geralmente ocorre durante a idade escolar e durante a fase da adolescência. Curiosamente, estresse ou trauma parecem precipitar os sintomas. As recorrências são mais comuns próximo do momento da aquisição da infecção e o tratamento leva à resolução de atividade.

Indivíduos imunocomprometidos

A infecção disseminada por *T. gondii* em crianças mais velhas, que se encontram **imunocomprometidas** pela AIDS, por alguma malignidade,

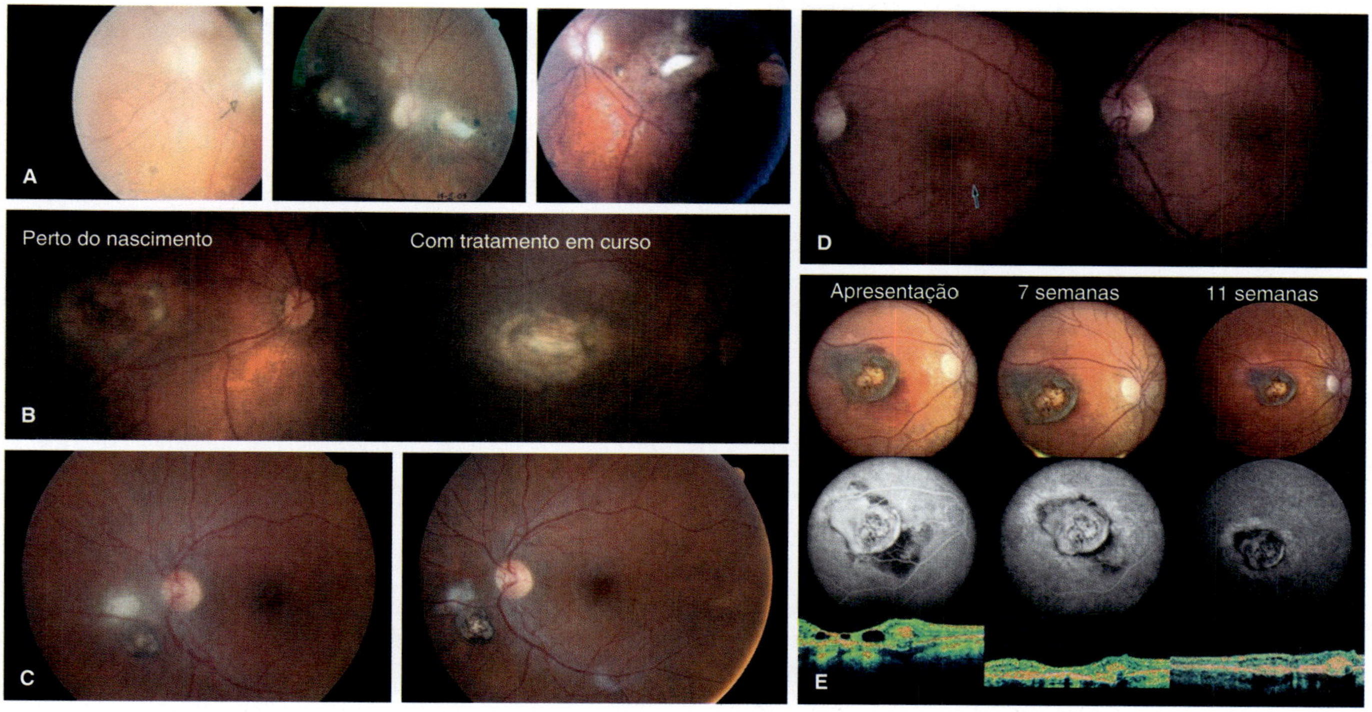

Figura 316.2 Coriorretinite por toxoplasmose. **A.** Fotografias da retina de uma criança com vitreíte grave, que é menos intensa do que a aparência clássica de "farol na névoa" (*à esquerda*). Vitreíte em resolução causada por lesão ativa subjacente (*meio*). Lesão curada resolvida sem vitreíte (*à direita*). **B.** Fotografias da retina de um recém-nascido com vitreíte ativa (*à esquerda*, identificado como "perto do nascimento") com a compensação de vitreíte e acentuada, mas não completa, resolução da atividade da lesão 3 semanas mais tarde (*à direita*, identificado como "com tratamento em curso"). **C.** Fotografias da retina de uma criança mostrando uma lesão ativa na apresentação (*à esquerda*) e a lesão cicatrizada (*à direita*). **D.** Fotografias da retina mostrando uma lesão ativa da retina antes do tratamento (*à esquerda*) e uma retina de aparência normal, completamente resolvida após 1 mês do início do tratamento (*à direita*). **E.** Membranas neovasculares coroidais ativas (MNVCs) em uma criança. Fotografias do fundo do olho (*linha superior*), angiografia com fluoresceína (FA; *linha do meio*) e tomografia de coerência óptica (OCT; *linha de baixo*) de uma criança na apresentação (*primeira coluna*), 7 semanas após a primeira injeção de ranibizumabe (anticorpo anti-VEGF, na *segunda coluna*) e 11 semanas após a primeira injeção de ranibizumabe (*terceira coluna*). (A-D, Adaptada de Delair E, Latkany P, Noble AG *et al.*: *Clinical manifestations of ocular toxoplasmosis*, Ocul Immunol Inflamm *19:91-102, 2011*; E, *adaptada de Benevento JD, Jager RD, Noble AG* et al.: *Toxoplasmosis-associated neovascular lesions treated successfully with ranibizumabe and antiparasitic therapy*, Arch Ophthalmol *126:1152–1156, 2008*.)

por terapia citotóxica, por corticosteroides ou por fármacos imunossupressores administrados para transplante de órgãos, envolve o SNC em 50% dos casos e pode também envolver o coração, os pulmões e o trato GI. Os receptores de transplante de células-tronco apresentam um problema especial devido à dificuldade em se identificar a infecção ativa por meio do diagnóstico sorológico. Após o transplante, os níveis de anticorpos específicos para *T. gondii* podem permanecer os mesmos, aumentar ou diminuir e podem até mesmo se tornar indetectáveis. A toxoplasmose em pacientes transplantados quase sempre resulta do transplante proveniente de um doador soropositivo para um receptor soronegativo. Dessa forma, o conhecimento da condição sorológica do doador e do receptor torna-se essencial. A infecção ativa é muitas vezes fulminante e rapidamente fatal se não for administrado o tratamento. Após o exame sorológico, a reação da cadeia da polimerase (PCR) pode estabelecer o diagnóstico e monitorar a eficácia do tratamento.

A infecção congênita por *T. gondii* em recém-nascidos com infecção pelo HIV é rara nos EUA e pode ser uma doença grave e fulminante com substancial envolvimento do SNC. Por outro lado, pode ser mais indolente na apresentação, com déficits neurológicos focais ou manifestações sistêmicas, como a pneumonite ocorrendo com progressiva depleção de células CD4 em lactentes não tratados com terapia antirretroviral altamente ativa (HAART; do inglês, ***highly active antiretroviral therapy***).

De 25 a 50% dos indivíduos com anticorpos contra *T. gondii* e infecção pelo HIV sem tratamento antirretroviral apresentam, por fim, **encefalite toxoplasmósica**, que é fatal quando não tratada. A HAART e a profilaxia com sulfametoxazol-trimetoprima, para evitar a infecção por *Pneumocystis*, têm diminuído a incidência de toxoplasmose em pacientes com infecção pelo HIV, mas a encefalite toxoplasmósica continua sendo manifestação presente em pacientes adultos com AIDS. Os achados típicos incluem febre, cefaleia, alteração do estado mental, psicose, comprometimento cognitivo, convulsões e manifestações neurológicas focais, como hemiparesia, afasia, ataxia, perda do campo visual, paralisia dos nervos cranianos e dismetria ou distúrbios do movimento. Em pacientes adultos com AIDS, as lesões retinianas da toxoplasmose frequentemente são grandes, com necrose difusa e contêm muitos microrganismos, porém pouco infiltrado de células inflamatórias. Um diagnóstico presuntivo de encefalite toxoplasmósica em pacientes com AIDS, com base em exames neurorradiológicos, requer a implementação imediata de tratamento com medicamentos efetivos contra *T. gondii*. A evidente melhora clínica em 7 a 14 dias e a evolução nos achados neurorradiológicos dentro de 3 semanas tornam o diagnóstico presuntivo quase definitivo.

Toxoplasmose congênita

A toxoplasmose congênita geralmente ocorre quando a mulher adquire a infecção primária durante a gestação. Com maior frequência, a infecção materna é assintomática ou sem sinais ou sintomas específicos. Assim como ocorre com outros adultos com toxoplasmose aguda, a linfadenopatia é o achado clínico mais frequentemente identificado.

Em gêmeos monozigóticos, o padrão clínico de envolvimento é constantemente similar, já em casos de gêmeos dizigóticos, as manifestações regularmente diferem, incluindo casos de infecção congênita em apenas um dos gêmeos. O gene DQ3 do complexo de histocompatibilidade principal de classe II parece ser mais frequente que o gene DQ1 nos pacientes infectados pelo HIV soropositivos para *T. gondii*, que apresentam encefalite toxoplasmósica, e nas crianças com toxoplasmose congênita que desenvolvem hidrocefalia. Essas descobertas sugerem que a presença de HLA-DQ3 é um fator de risco para a gravidade da toxoplasmose. Outras variantes alélicas de genes, incluindo *COL2A*, *ABC4R*, *P2X7R*, *NALP1*, *ALOX12*, *TLR9* e *ERAAP*, também estão associadas a suscetibilidade.

A infecção congênita pode se manifestar como uma doença neonatal leve ou grave. Pode também se apresentar com sequelas ou recaídas de uma infecção previamente não diagnosticada e não tratada, no fim da infância ou até mesmo posteriormente ao longo da vida. Há uma grande variedade de manifestações da infecção congênita, desde hidropisia fetal e morte perinatal até tamanho pequeno para a idade gestacional, prematuridade, cicatrizes retinianas periféricas, icterícia persistente, trombocitopenia leve, pleocitose no LCR e a característica tríade de coriorretinite, hidrocefalia e calcificações cerebrais. Mais de 50% dos bebês congenitamente infectados são considerados normais no período perinatal, mas quase todas essas crianças desenvolverão envolvimento ocular posteriormente na vida, caso não sejam tratadas durante a infância. Os sinais neurológicos, como convulsões, sinal do sol poente com o olhar para baixo e hidrocefalia com aumento da circunferência craniana, podem estar associados ao dano cerebral substancial ou à inflamação relativamente leve, obstruindo o aqueduto de Sylvius. Se os recém-nascidos afetados forem prontamente tratados e submetidos à derivação liquórica, os sinais e sintomas podem desaparecer e o desenvolvimento pode ser normal.

Um estudo publicado em 1984 descreve o espectro e a frequência das manifestações neonatais de 210 recém-nascidos com infecção congênita por *Toxoplasma* identificados por um programa de triagem sorológica para mulheres gestantes na França. Nesse estudo, 10% tiveram toxoplasmose congênita grave com envolvimento do SNC, lesões oculares e manifestações sistêmicas gerais; 34% apresentaram envolvimento leve com resultados normais nos exames clínicos, exceto por cicatrizes retinianas no exame de dilatação indireta ou calcificações intracranianas isoladas nas imagens de tomografia cerebral; e 55% não apresentaram manifestações detectáveis. Esses números representam uma incidência subestimada da infecção congênita grave por diversos motivos: casos mais graves, incluindo a maioria dos indivíduos que morreram, não foram referidos; o aborto terapêutico foi realizado algumas vezes, quando a infecção materna aguda adquirida foi diagnosticada na fase inicial da gestação; o tratamento intrauterino com espiramicina impediu ou diminuiu a gravidade da infecção; apenas 13 dos 210 recém-nascidos congenitamente infectados submeteram-se à tomografia cerebral e apenas 77% desses 210 bebês foram submetidos à análise do LCR. Os exames neonatais de rotina frequentemente resultaram em achados normais para recém-nascidos infectados congenitamente, porém avaliações mais cuidadosas podem revelar anormalidades importantes. Em uma análise de 2012 dos dados obtidos a partir do ***National Collaborative Chicago-Based Congenital Toxoplasmosis Study*** (NCCCTS) (1981-2009), concluiu-se que 72% das crianças tinham cicatrizes coriorretinianas no momento ou próximo ao nascimento; 70% apresentavam calcificações do SNC; 12% apresentavam microcefalia; 37%, hidrocefalia; 41%, trombocitopenia; 39%, hepatomegalia; 32%, esplenomegalia; e 41% nasceram prematuramente (Figura 316.3). Em um estudo com 28 recém-nascidos na Nova Inglaterra, identificados por meio de um programa de triagem sorológica universal conduzido pelo estado para imunoglobulina (Ig) M específica para *T. gondii*, 26 (93%) tinham achados normais no exame neonatal de rotina, mas 14 (50%) tiveram anormalidades significativas detectadas por meio de uma avaliação mais cuidadosa. Essas anormalidades incluíam cicatrizes retinianas (sete pacientes), coriorretinite em atividade (três pacientes) e anormalidades do SNC (oito pacientes). De acordo com a Fiocruz, em Belo Horizonte, Brasil, a infecção é comum, ocorrendo em 1 a cada 600 nascidos vivos. Metade desses recém-nascidos infectados apresenta coriorretinite ativa ao nascimento. Quando a infecção é adquirida no útero e o feto é tratado por meio da abordagem farmacológica de sua mãe gestante com **pirimetamina**, **sulfadiazina** e **ácido folínico**, os sinais e sintomas na criança podem ser evitados. O recém-nascido pode parecer normal sem anormalidades do LCR e sem doença cerebral ou ocular. O tratamento intrauterino iniciado rapidamente resulta em redução das sequelas oculares e neurológicas.

Há também um amplo espectro de sintomas da toxoplasmose congênita não tratada que se tornam aparentes no primeiro ano de vida (Tabela 316.1). Essas crianças podem apresentar QI inferior a 70, muitas têm convulsões e a visão é gravemente comprometida.

SINAIS SISTÊMICOS

De 25 a mais de 50% dos recém-nascidos com doença clinicamente aparente ao nascimento são prematuros. Os tipos clonais do parasita, que não são do tipo II, são mais frequentemente associados à prematuridade e à maior gravidade da doença. Restrição do crescimento intrauterino, baixos valores no teste de Apgar e instabilidade térmica

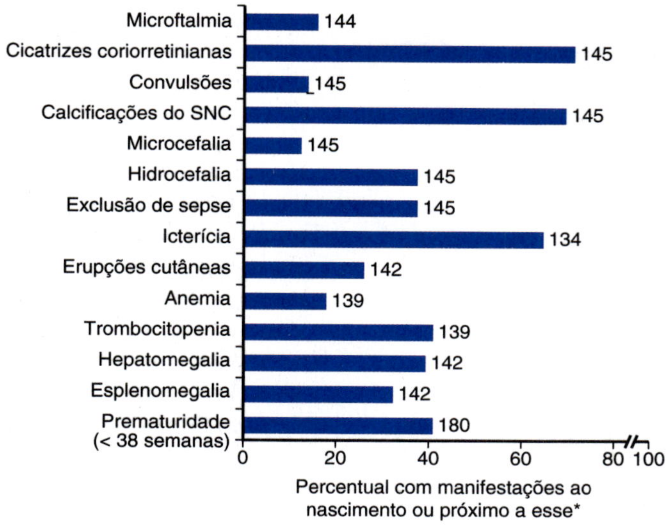

Figura 316.3 Toxosplamose congênita: manifestações na apresentação. National Collaborative Chicago-Based Congenital Toxoplasmosis Study (NCCCTS, 1981–2009). *Bebês com diagnóstico de toxoplasmose congênita no período neonatal e encaminhados ao NCCCTS durante o primeiro ano de vida. O número adjacente às barras do histograma representa o número de bebês com essa manifestação e é baseado em informações de registros do nascimento. Tamanho da amostra dependente de registros de nascimento/diagnósticos disponíveis. (*Adaptada de McLeod R, Boyer KM, Lee D et al.: Prematurity and severity are associated with Toxoplasma gondii alleles [NCCCTS, 1981-2009]*, Clin Infect Dis *54:1595-1605, 2012.*)

são comuns. Outras manifestações podem incluir linfadenopatia, hepatoesplenomegalia, miocardite, pneumonite, síndrome nefrótica, vômitos, diarreia e dificuldades na alimentação. Faixas de transparência metafisária e irregularidade da linha de calcificação provisória na placa epifisária podem ocorrer sem reação periosteal nas costelas, no fêmur e nas vértebras. A toxoplasmose congênita pode ser confundida com a eritroblastose fetal resultante da isossensibilização, embora o resultado do teste de Coombs seja geralmente negativo na infecção congênita pelo *T. gondii*.

Pele

As manifestações cutâneas em recém-nascidos com toxoplasmose congênita incluem erupções cutâneas e icterícia e/ou petéquias secundárias à trombocitopenia, mas também podem ocorrer equimoses e hemorragias extensas secundárias à trombocitopenia. As erupções podem ser puntiformes e finas, maculopapulares difusas, lenticulares, vermelho-azuladas profundas, maculares nitidamente definidas ou azuladas e papulares difusas. Têm sido descritas erupções maculares envolvendo o corpo todo, incluindo as palmas das mãos e as plantas dos pés, além de dermatite esfoliativa e calcificações cutâneas. Podem estar presentes **icterícia** com envolvimento hepático e/ou hemólise, cianose resultante de pneumonite intersticial decorrente da infecção congênita e edema secundário à miocardite ou à síndrome nefrótica. A icterícia e a hiperbilirrubinemia conjugada podem persistir por meses.

Alterações endócrinas

As anormalidades endócrinas podem ocorrer secundariamente ao envolvimento hipotalâmico ou hipofisário ou, ainda, por envolvimento de órgão terminal, mas não são comuns. Por fim, as endocrinopatias relatadas incluem mixedema, hipernatremia persistente com diabetes insípido sensível a vasopressina, precocidade sexual e hipopituitarismo anterior parcial.

Sistema nervoso central

As manifestações neurológicas da toxoplasmose congênita variam desde encefalopatia aguda grave até síndromes neurológicas discretas. A toxoplasmose deve ser considerada como possível causa de qualquer doença neurológica não diagnosticada em crianças menores de 1 ano, especialmente se houver lesões retinianas.

A **hidrocefalia** pode ser a única manifestação clínica neurológica da toxoplasmose congênita e quase sempre requer a colocação de uma derivação. A hidrocefalia pode surgir no período pré-natal e progredir durante o período perinatal ou pode, com frequência bem menor, manifestar-se mais tardiamente na vida. Os padrões das convulsões são variáveis e incluem convulsões motoras focais, convulsões dos tipos pequeno e grande mal, tremores musculares, opistótonos e hipsarritmia. O envolvimento espinal ou bulbar pode manifestar-se por meio de paralisia das extremidades, dificuldade de deglutição e angústia respiratória. De modo geral, a *microcefalia* reflete dano cerebral grave, mas algumas crianças com microcefalia causada por toxoplasmose congênita, quando tratadas, exibem função cognitiva normal ou superior. A toxoplasmose congênita não tratada, sintomática no primeiro ano de vida, pode causar redução substancial das funções cognitivas e

Tabela 316.1 Sinais e sintomas ocorridos antes do diagnóstico ou durante o curso da toxoplasmose congênita aguda não tratada em 152 bebês (A), dos quais 101 foram acompanhamento por 4 anos ou mais (B).

	FREQUÊNCIA DA OCORRÊNCIA EM PACIENTES COM	
SINAIS E SINTOMAS	**Doença neurológica***	**Doença generalizada†**
A. BEBÊS	108 PACIENTES(%)	44 PACIENTES (%)
Coriorretinite	102 (94)	29 (66)
Líquido cefalorraquidiano anormal	59 (55)	37 (84)
Anemia	55 (51)	34 (77)
Convulsões	54 (50)	8 (18)
Calcificação intracraniana	54 (50)	2 (4)
Icterícia	31 (29)	35 (80)
Hidrocefalia	30 (28)	0 (0)
Febre	27 (25)	34 (77)
Esplenomegalia	23 (21)	40 (90)
Linfadenopatia	18 (17)	30 (68)
Hepatomegalia	18 (17)	34 (77)
Vômitos	17 (16)	21 (48)
Microcefalia	14 (13)	0 (0)
Diarreia	7 (6)	11 (25)
Catarata	5 (5)	0 (0)
Eosinofilia	6 (4)	8 (18)
Sangramento anormal	3 (3)	8 (18)
Hipotermia	2 (2)	9 (20)
Glaucoma	2 (2)	0 (0)
Atrofia óptica	2 (2)	0 (0)
Microftalmia	2 (2)	0 (0)
Erupções cutâneas	1 (1)	11 (25)
Pneumonite	0 (0)	18 (41)
B. CRIANÇAS ≥ 4 ANOS	70 PACIENTES (%)	31 PACIENTES (%)
Retardo mental	62 (89)	25 (81)
Convulsões	58 (83)	24 (77)
Espasticidade e paralisia	53 (76)	18 (58)
Visão gravemente comprometida	48 (69)	13 (42)
Hidrocefalia ou microcefalia	31 (44)	2 (6)
Surdez	12 (17)	3 (10)
Normal	6 (9)	5 (16)

*Pacientes com qualquer outra doença do SNC não diagnosticada no primeiro ano de vida. †Pacientes com outras doenças de outros sistemas, que não o sistema nervoso, não diagnosticadas nos 2 primeiros meses de vida. Adaptada de Eichenwald H: A study of congenital toxoplasmosis. In Slim JC, editor: *Human toxoplasmosis*, Copenhagen, 1960, Munksgaard, pp. 41-49. Estudo realizado em 1947. Os pacientes institucionalizados envolvidos mais gravemente não foram incluídos no estudo posterior com 101 crianças.

atraso no desenvolvimento. O comprometimento intelectual também ocorre em algumas crianças com infecção subclínica, com ou sem tratamento com pirimetamina e sulfonamidas. As convulsões e os defeitos motores focais podem se tornar aparentes após o período neonatal, mesmo quando a infecção é subclínica ao nascimento.

As anormalidades do LCR ocorrem, no mínimo, em 50% dos recém-nascidos com toxoplasmose congênita. Nível de proteína do LCR superior a 1 g/dℓ é característico de toxoplasmose grave no SNC e, geralmente, está acompanhado por hidrocefalia. É possível demonstrar a produção local de anticorpos específicos dos tipos IgG e IgM contra *T. gondii*. A tomografia computadorizada (TC) cerebral é útil para detectar calcificações, determinar o volume dos ventrículos e demonstrar estruturas císticas porencefálicas (Figura 316.4). As **calcificações** ocorrem em todo o cérebro, mas há uma propensão para o seu desenvolvimento no núcleo caudado e nos núcleos da base, no plexo coroide e na região subependimal. As imagens de ressonância magnética (RM) e a TC de alta resolução são úteis para detectar lesões inflamatórias em atividade. A RM que requer um período inferior a 45 segundos ou a ultrassonografia (US) podem ser úteis para acompanhar o tamanho ventricular. O tratamento clínico intrauterino e no primeiro ano de vida produz a melhora dos resultados neurológicos e, em muitos casos, a redução ou o desaparecimento das calcificações.

Olhos

Quase todos os recém-nascidos infectados via congênita não tratados desenvolvem **lesões coriorretinianas** na idade adulta e podem apresentar deficiência visual grave. O *T. gondii* provoca uma **retinite necrosante focal** em indivíduos infectados congenitamente (Figura 316.2). Pode ocorrer descolamento de retina. Qualquer parte da retina pode estar envolvida, de forma unilateral ou bilateral, incluindo a mácula. O nervo óptico pode estar envolvido e as lesões toxoplasmósicas que envolvem as projeções das vias visuais no cérebro ou no córtex visual também podem levar à deficiência visual. Pode ocorrer desenvolvimento de uveíte anterior secundária em associação a lesões graves da retina e vitreíte, levando, ocasionalmente, ao eritema do olho externo. Outros achados oculares incluem presença de células e de proteína na câmara anterior, grandes precipitados queratínicos, sinequia posterior, nódulos na íris e neovascularização na superfície da íris, por vezes, com aumento da pressão intraocular e glaucoma. Raramente, a musculatura extraocular também pode estar envolvida diretamente. Outras manifestações incluem estrabismo, nistagmo, deficiência visual e microftalmia. A enucleação se faz necessária quando há um olho cego, ftísico e doloroso. O **diagnóstico diferencial** da toxoplasmose ocular inclui coloboma congênito e lesões inflamatórias causadas por citomegalovírus, vírus da coriomeningite linfocítica, *Bartonella henselae*, *Toxocara canis*, *Treponema pallidum*, *Mycobacterium tuberculosis*, vírus varicela-zóster, vírus zika ou vasculite. A toxoplasmose ocular pode ser uma doença recorrente e progressiva que exige vários cursos de tratamento. Dados limitados sugerem que a ocorrência de lesões nos primeiros anos de vida pode ser evitada por meio da instituição de **tratamento antimicrobiano** com pirimetamina e sulfonamidas durante o primeiro ano de vida e que o tratamento do feto infectado ainda no útero seguido pelo tratamento no primeiro ano de vida com pirimetamina, sulfadiazina e ácido folínico reduzem a incidência e a gravidade da doença da retina.

Orelhas

Pode ocorrer perda auditiva neurossensorial, tanto leve quanto grave. Não se sabe se esse prejuízo é estável ou progressivo. O tratamento no primeiro ano de vida está associado à menor ocorrência de perda auditiva.

DIAGNÓSTICO

O diagnóstico da infecção aguda por *Toxoplasma* pode ser estabelecido por vários métodos (Tabela 316.2): isolamento de *T. gondii* no sangue ou em líquidos corporais; identificação de taquizoítos em cortes ou preparações de tecidos e de líquidos corporais, líquido amniótico ou placenta; identificação de cistos em placenta ou em tecidos de um feto ou de um recém-nascido; e achados histológicos característicos nos linfonodos. Testes sorológicos são muito úteis para o diagnóstico. A PCR é útil para identificar o DNA do *T. gondii* no LCR e no líquido amniótico e tem sido relatada como sendo útil em sangue periférico e urina de recém-nascidos para estabelecer o diagnóstico definitivo e em pacientes imunocomprometidos para o diagnóstico e o monitoramento do tratamento.

Isolamento

Os organismos podem ser isolados por meio da inoculação de líquidos corporais, leucócitos ou amostras de tecido em camundongos ou em culturas de tecidos. Os líquidos corporais devem ser processados e inoculados imediatamente, mas o *T. gondii* tem sido isolado de tecidos e do sangue que foram armazenados durante a noite ou mesmo durante 4 ou 5 dias a 4°C. O congelamento ou tratamento de amostras com

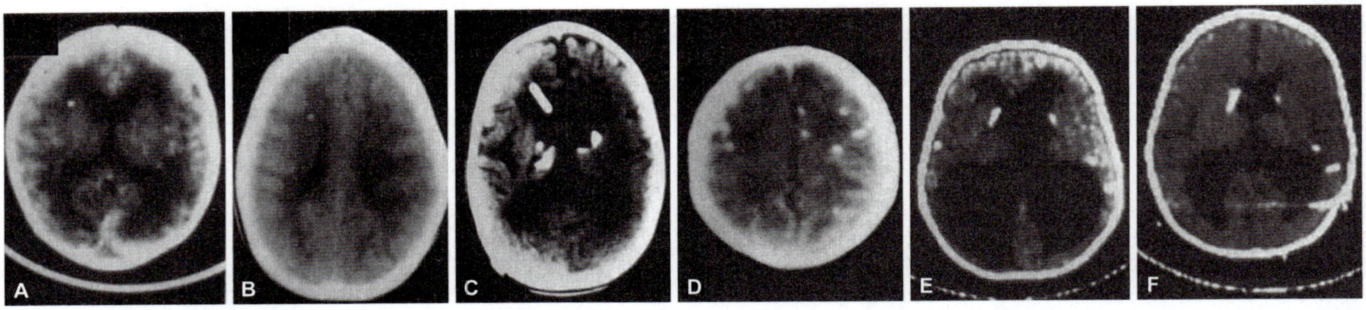

Figura 316.4 Tomografias computadorizadas (TCs) de crânio de bebês com toxoplasmose congênita. **A**. TC ao nascimento mostrando áreas de hipotransparência, ventrículos levemente dilatados e pequenas calcificações. **B**. TC da mesma criança com 1 ano (após a administração de tratamento antimicrobiano durante 1 ano). Essa TC está normal, exceto por duas pequenas calcificações. O índice de desenvolvimento mental (IDM) dessa criança com 1 ano era de 140 pela *Bayley Scale of Infant Development* (escala Bayley de desenvolvimento infantil). **C**. TC de um lactente de 1 ano que era normal ao nascimento. Sua meningoencefalite tornou-se sintomática nas primeiras semanas de vida, mas não foi corretamente diagnosticada e permaneceu sem tratamento nos primeiros 3 meses de vida. Com essa idade, o desenvolvimento de hidrocefalia e coriorretinite macular bilateral levou ao diagnóstico de toxoplasmose congênita e o tratamento antimicrobiano foi iniciado. Essa tomografia demonstra atrofia residual significativa e calcificações. Essa criança apresenta disfunção motora substancial, retardo no desenvolvimento e comprometimento visual. **D**. TC realizada durante o primeiro mês de vida de um paciente com microcefalia. Observe as inúmeras calcificações. O QI da criança obtido pelo emprego da *Stanford-Binet Intelligence Scale* (escala de inteligência Stanford-Binet), aos 3 anos, e da *Wechsler Preschool and Primary Scale Intelligence* (escala de inteligência pré-escolar e primária de Wechsler), aos 5 anos, foram de 100 e 102, respectivamente. Ela recebeu a terapia antimicrobiana durante o primeiro ano de vida. **E**. TC com hidrocefalia decorrente de obstrução do aqueduto (antes da derivação). **F**. Tomografia do mesmo paciente mostrado em **E**, após a derivação. O QI dessa criança (usando a *Stanford-Binet Intelligence Scale* para crianças) era de aproximadamente 100 quando ela estava com 3 e 6 anos. (A-F, *Adaptada de McAuley J, Boyer K, Patel D et al.: Early and longitudinal evaluations of treated infants and children and untreated historical patients with congenital toxoplasmosis: The Chicago Collaborative Treatment Trial*, Clin Infect Dis *18:38-72, 1994.*)

Tabela 316.2 Generalizações relacionadas as apresentações clínicas, testes diagnósticos específicos para *Toxoplasma* e tratamento.

SITUAÇÃO CLÍNICA E MANIFESTAÇÃO	FONTE DA AMOSTRA	TESTE DIAGNÓSTICO ESPECÍFICO PARA *TOXOPLASMA*								TRATAMENTO				
		G	M	A	E	Av	AC/HS	PCR	Subinoculação	Esp	PSL*	Co	RA	Nenhum
PRÉ-NATAL														
Infecção aguda na gestante de ≤ 18 semanas de gestação e sem evidência de infecção fetal	Mãe	+	+	+	+	Baixa	Aguda	LA (17 a 18 semanas)	SP	+	+ †Não para 1º trimestre			
Infecção aguda na gestante de ≤ 18 semanas de gestação e com sinais de infecção fetal	Mãe	+	+	+	+	Baixa	Aguda	LA (pode não ser necessário)	SP		†Não para 1º trimestre			
Infecção aguda na gestante de > 21 semanas de gestação	Mãe	+	+	+	+	Baixa	Aguda	LA	SP		+			
Infecção congênita no bebê	Bebê	+	+	+	+	Baixa	Aguda	Placenta/camada leucocitária	Placenta/camada leucocitária		+	‡		
PÓS-NATAL														
Agudo, sintomático Agudo, sintomas autolimitados	Criança	+	+	+	+	Baixa	Aguda	SP	SP		+			+
Crônico, assintomático	Criança	+	-	-	-	Alta	Crônica	SP	SP					
Agudo, gravemente sintomático	Criança	+	+	+	+	Baixa	Aguda	§	Líquidos corporais/ camada leucocitária		+			
Imunocomprometido¶	Criança	±	±	±	±	±	±	§	Líquidos corporais camada leucocitária					
Acidente de laboratório‖	Criança	±	±	±	±	±	±	SP	SP		+			
Doença ocular														
Cicatriz quiescente**	Criança	+	±	±	±	±	±	SP	SP					+
Coriorretinite ativa**	Criança	+	±	±	±	±	±	SP	SP		+			
MNVC ativa**	Criança	+	±	±	±	±	±	SP	SP		+		††	

*Pirimetamina e ácido folínico devem ser ajustados para granulocitopenia; o hemograma completo, incluindo contagem de plaquetas, deve ser monitorado a cada segunda e quinta-feira. Se houver alergia à sulfonamida, tratamentos alternativos incluem clindamicina, azitromicina ou claritromicina em vez de sulfadiazina. †NÃO usar pirimetamina nas primeiras 14 semanas de gestação. ‡Ocasionalmente, os corticosteroides (prednisona) são usados quando a proteína do LCR é ≥ 1 g/dℓ ou quando a coriorretinite ativa ameaça a visão e devem ser continuados até que os sinais de inflamação ou a coriorretinite ativa que ameace a visão tenham desaparecido; a posologia pode, então, ser reduzida e os esteroides podem ser descontinuados. §A utilidade da PCR depende da situação clínica. Por exemplo, as abordagens a seguir podem ser úteis no estabelecimento do diagnóstico: PCR de líquidos corporais como líquido amniótico ou LCR; células de lavado broncoalveolar de um paciente com pneumonia; ou tecido, como a placenta, em que a presença de parasitas ou de DNA parasitário poderia sustentar um diagnóstico de infecção. ¶Em alguns casos, em pessoas imunocomprometidas, não há resposta sorológica detectável contra *T. gondii*. No entanto, se o quadro clínico for indicativo de infecção na ausência de resultados sorológicos positivos, a realização do teste da PCR ou subinoculação utilizando LCR, células da camada leucocitária do sangue periférico, amostras de tecido da histopatologia ou líquidos corporais pode ser útil. Se a PCR demonstrar a presença de DNA do *T. gondii* na amostra, isso é útil para o diagnóstico. No entanto, a sensibilidade da PCR tem sido variável nesse cenário. Em algumas circunstâncias, justifica-se a implementação de tratamento presuntivo. ‖Se uma pessoa deve ou não ser tratada para um acidente de laboratório depende da natureza do acidente, da sorologia da pessoa antes do acidente e de outros fatores. Quando houver risco de infecção, o tratamento é administrado. **Resultados sorológicos dependem se a infecção é aguda (recentemente adquirida) ou crônica. Ao se testar o soro de pessoas com toxoplasmose ocular, a IgG específica para *T. gondii* só pode ser demonstrável em uma amostra de soro não diluída. ††Os corticosteroides (prednisona) são usados se houver ameaça à visão por causa da inflamação ou do edema decorrente da infecção e devem ser continuados até que os sinais da inflamação ou da coriorretinite ativa que ameaça a visão tenham desaparecido; a posologia pode, então, ser reduzida e os esteroides podem ser descontinuados. +, Positivo; –, Negativo; ±, Duvidoso; A, IgA específica para *T. gondii*; AC/HS, aglutinação direta; Av, avidez de IgG específica para *T. gondii*; Co, corticosteroides (prednisona); E, IgE específica para *T. gondii*; Esp, espiramicina; G, IgG específica para *T. gondii*; Ig, imunoglobulina; LA, líquido amniótico; LCR, líquido cefalorraquidiano; M, IgM específica para *T. gondii*; MNVC, membrana neovascular coroidal; PCR, reação da cadeia da polimerase; PSL, pirimetamina, sulfadiazina, ácido folínico; Ra, ranibizumabe (anticorpo contra o fator de crescimento endotelial vascular); SP, sem padrão para obtenção. Adaptada de Remington JS, McLeod R *et al.*: Toxoplasmosis. In Remington JS, Klein JO, editors: *Infectious diseases of the fetus and newborn infant*, ed 6, Philadelphia, 2006, WB Saunders.

formalina mata o *T. gondii*. A partir de 6 a 10 dias após a inoculação em camundongos, ou mais cedo se os camundongos morrerem, o líquido peritoneal deve ser examinado para identificação de taquizoítos. Se os camundongos inoculados sobreviverem por 6 semanas e apresentarem soroconversão, o diagnóstico definitivo é feito pela visualização de cistos de *Toxoplasma* no cérebro do camundongo. Se os cistos não forem observados, deve-se realizar **subinoculações** do tecido do camundongo em outros camundongos. O tratamento com corticosteroides de camundongos que recebem tecidos subinoculados parece enriquecer a habilidade de isolamento do parasita.

O exame microscópico de culturas de tecidos inoculadas com *T. gondii* mostra células necróticas, fortemente infectadas com inúmeros taquizoítos extracelulares. O isolamento do *T. gondii* do sangue ou dos líquidos corporais reflete a infecção aguda. Exceto no feto ou em neonatos, o isolamento do *T. gondii* de tecidos (p. ex., musculatura esquelética, pulmão, cérebro ou olho) obtidos por biopsia ou durante a necropsia geralmente não é capaz de fazer a distinção entre a infecção aguda e a ocorrida no passado.

O diagnóstico da infecção aguda pode ser estabelecido por meio da visualização de taquizoítos em cortes de biopsia de tecido, aspirado de medula óssea ou líquidos corporais (p. ex., LCR ou líquido amniótico). Pode ser necessário empregar técnicas com anticorpos imunofluorescentes e de coloração de imunoperoxidase, uma vez que é frequentemente difícil distinguir o taquizoíto usando corantes comuns. Cistos teciduais são diagnósticos de infecção, mas não diferenciam entre a infecção aguda e crônica, embora a presença de muitos cistos sugira infecção aguda recente. Cistos na placenta ou nos tecidos do recém-nascido estabelecem o diagnóstico de infecção congênita. Achados histológicos característicos sugerem fortemente o diagnóstico da linfadenite por toxoplasmose.

Testes sorológicos

Os testes sorológicos são úteis para estabelecer o diagnóstico de infecção congênita por *Toxoplasma* ou adquirida de maneira aguda. Cada laboratório que reporta os resultados dos testes sorológicos deve ter valores estabelecidos para os testes que diagnosticam a infecção em contextos clínicos específicos, deve fornecer a interpretação de seus resultados e garantir o controle de qualidade adequado antes que a terapia se baseie nos resultados dos testes sorológicos. Os resultados dos testes sorológicos utilizados como base para a terapia devem ser confirmados em laboratórios de referência.

O **teste do corante de Sabin-Feldman** é sensível e específico. Ele mensura principalmente anticorpos IgG. Os resultados devem ser expressos em unidades internacionais (UI/mℓ), com base no padrão de referência internacional de soros, disponível a partir da Organização Mundial da Saúde (OMS).

O **teste de imunofluorescência indireta para anticorpo IgG (IFA-IgG)** determina a concentração dos mesmos anticorpos que o teste do corante e os títulos tendem a se assemelhar. Esses anticorpos geralmente aparecem de 1 a 2 semanas após a infecção, atingem títulos elevados (≥ 1:1.000) após 6 a 8 semanas e depois declinam ao longo de meses a anos. Títulos baixos (1:4 até 1:64) geralmente persistem pela vida toda. O título de anticorpos não se correlaciona com a gravidade da doença.

Há um **teste de aglutinação** (Bio-Mérieux, Lyon, França), que está disponível comercialmente na Europa, que utiliza parasitas inteiros preservados em formalina para detectar anticorpos IgG. Esse teste é preciso, de simples execução e barato.

O **teste de IFA-IgM** (imunofluorescência indireta) é útil para o diagnóstico da infecção adquirida aguda por *T. gondii* em crianças mais velhas, pois os anticorpos IgM aparecem mais cedo, geralmente 5 dias após a infecção, e diminuem mais rapidamente que os anticorpos IgG. Na maioria dos casos, os anticorpos IgM sobem rapidamente (1:50 a < 1:1.000) e, em seguida, caem para um título baixo (1:10 ou 1:20) ou desaparecem após semanas ou meses. No entanto, alguns pacientes continuam a ter resultados positivos de IgM com títulos baixos por vários anos. O teste de IFA-IgM detecta IgM específica contra *Toxoplasma* em apenas aproximadamente 25% das crianças infectadas por via congênita ao nascimento. Os anticorpos IgM podem não estar presentes nos soros de pacientes imunocomprometidos com toxoplasmose aguda ou em pacientes com reativação da toxoplasmose ocular. O teste de IFA-IgM pode produzir resultados falso-positivos por interferência do fator reumatoide.

O **ensaio imunoenzimático duplo sanduíche para IgM (ELISA-IgM)** também é útil para a detecção de anticorpos IgM contra *Toxoplasma*. Em crianças mais velhas, resultados obtidos pelo teste ELISA-IgM de anticorpos séricos contra *Toxoplasma* superiores a 2 (cada laboratório deve estabelecer seu próprio valor para resultados positivos) indicam que a infecção por *Toxoplasma* provavelmente foi adquirida recentemente. O ELISA-IgM identifica aproximadamente 50 a 75% dos recém-nascidos com infecção congênita. O ELISA-IgM evita tanto os resultados falso-positivos decorrentes da presença do fator reumatoide (FR) quanto os resultados falso-negativos resultantes de níveis elevados de anticorpos IgG maternos passivamente transferidos para o soro fetal, como pode ocorrer no teste IFA-IgM. Os resultados obtidos com *kits* comerciais devem ser interpretados com cautela porque podem ocorrer reações falso-positivas. Também é preciso ter cuidado para determinar se os *kits* foram padronizados para o diagnóstico de infecção em situações clínicas específicas, como no recém-nascido. O **ELISA-IgA** também é um teste sensível para a detecção da infecção materna e congênita e os resultados podem ser positivos nos casos em que os resultados obtidos pelo teste ELISA-IgM tiverem sido negativos.

O **ensaio de aglutinação por imunoabsorção** (ISAGA; do inglês, *immunosorbent agglutination assay*) combina o aprisionamento da IgM de um paciente a uma superfície sólida e o uso de microrganismos fixados em formalina ou em partículas de látex revestidas com antígeno. Ele é lido como um teste de aglutinação. Não há resultados falso-positivos decorrentes da interferência do FR ou de anticorpos antinucleares, também conhecidos como fator antinuclear (FAN). O **ISAGA-IgM** é mais sensível que o ELISA-IgM e pode detectar anticorpos IgM específicos antes e por períodos mais longos que o ELISA-IgM.

Atualmente, ISAGA-IgM e ELISA-IgA são os testes mais úteis para o diagnóstico de infecção congênita no recém-nascido, mas não são positivos em todos os recém-nascidos infectados. Os testes ELISA-IgE e ISAGA-IgE também são, algumas vezes, úteis no estabelecimento do diagnóstico da toxoplasmose congênita ou da infecção por *T. gondii* aguda adquirida. A presença de anticorpos IgM no adulto ou na criança mais velha nunca pode ser usada isoladamente para diagnosticar a infecção aguda adquirida.

O **teste de aglutinação diferencial (HS/AC)** compara títulos de anticorpos obtidos com taquizoítos fixados em formalina (**antígeno HS**) com títulos obtidos utilizando taquizoítos fixados em acetona ou metanol (**antígeno AC**) para diferenciar infecções recentes e remotas em adultos e crianças mais velhas. Esse método pode ser particularmente útil na diferenciação da infecção remota em gestantes, pois os níveis de anticorpos IgM e IgA detectáveis por ELISA ou ISAGA podem permanecer elevados por meses ou anos em adultos e crianças mais velhas.

O **teste de avidez** pode ser útil para estabelecer o tempo de aquisição da infecção. Um resultado de alta avidez no teste indica que a infecção começou de 12 a 16 semanas antes, o que é especialmente útil na determinação do tempo de aquisição de infecção na primeira semana de gestação ou no fim da 16ª semana de gestação. Um resultado de baixa avidez no teste pode estar presente por vários meses e não é diagnóstico de aquisição recente da infecção.

Um nível relativamente mais elevado de anticorpos contra *Toxoplasma* no humor aquoso ou no LCR demonstra produção local de anticorpos durante a toxoplasmose ocular ativa ou do SNC. Essa comparação é efetuada e um coeficiente [C] é calculado como se segue:

$$C = \frac{\text{Título de anticorpo no líquido corporal}}{\text{Título de anticorpo no soro}} \times \frac{\text{Concentração de IgG no soro}}{\text{Concentração de IgG no soro}}$$

Coeficientes [C] significativos são superiores a 8 para infecção ocular, superiores a 4 para SNC e infecção congênita e superiores a 1 para infecção do SNC em pacientes com AIDS. Se o título do soro no teste do corante for superior a 300 UI/mℓ, não é possível demonstrar significativa produção local de anticorpos usando essa fórmula, seja com os títulos do teste do corante ou os títulos do teste IFA-IgM. O anticorpo IgM pode ser detectável no LCR.

Os testes comparativos de ***Western immunoblot*** de soros da mãe e do bebê podem detectar a infecção congênita. Há suspeita de infecção quando o soro da mãe e o de seu filho contêm anticorpos que reagem com diferentes antígenos de *Toxoplasma*.

O **ensaio de imunofiltração ligado a enzima** utilizando membranas microporosas possibilita o estudo simultâneo da especificidade do anticorpo por imunoprecipitação e a caracterização dos isótipos de anticorpos pela imunofiltração com anticorpos marcados com enzimas. Esse método é capaz de detectar 85% dos casos de infecção congênita nos primeiros dias de vida.

Os testes sorológicos em desenvolvimento incluem os testes de anticorpo multiplex específicos para IgG, IgM e IgA, bem como testes rápidos realizados no momento do atendimento, designados para fornecer identificação rápida e acurada de uma infecção recente ou da soroconversão em uma gestante.

A **PCR** é utilizada para amplificar o DNA do *T. gondii*, podendo então, ser detectado usando uma sonda de DNA. A detecção de genes repetitivos do *T. gondii*, o fragmento de 529 pb do gene B1, em 300 cópias por célula, em líquido amniótico é o alvo de escolha da PCR para estabelecer o diagnóstico de infecção congênita por *Toxoplasma* no feto. A sensibilidade e a especificidade desse teste no líquido amniótico obtido para diagnosticar infecções adquiridas entre 17 e 21 semanas de gestação são de aproximadamente 95%. Antes e após esse período, a PCR com o fragmento de 529 pb, com 300 cópias repetidas, apresenta 92% de sensibilidade e 100% de especificidade para a detecção da infecção congênita. A PCR de humor aquoso ou vítreo também tem sido utilizada para diagnosticar a toxoplasmose ocular. Foi relatado o emprego da PCR em leucócitos periféricos, no LCR e na urina para a detecção de infecção congênita.

Os **testes rápidos do tipo *point-of-care***, como o teste ICT para IgG-IgM contra *Toxoplasma* ou um teste baseado em nanopartículas de ouro, vão reduzir o custo e aumentar a facilidade de realização dos testes rápidos.

A **blastogênese de linfócitos** para antígenos de *Toxoplasma* tem sido utilizada para detectar a toxoplasmose congênita quando o diagnóstico é incerto e os resultados de outros testes são negativos. No entanto, um resultado negativo não exclui o diagnóstico, uma vez que os linfócitos do sangue periférico de recém-nascidos infectados podem não responder a antígenos do *T. gondii* devido, em circunstâncias específicas, ao teste de imunotolerância.

Toxoplasmose adquirida

A infecção recente é diagnosticada por uma soroconversão de títulos negativos de anticorpos IgG para positivos (na ausência de transfusão); por um aumento de duas vezes no título de IgG específica para *Toxoplasma* quando amostras seriadas de soros são obtidas com 3 semanas de intervalo e testadas em paralelo; ou pela detecção de anticorpos IgM específicos para *Toxoplasma* em conjunto com outros testes, mas nunca isoladamente.

Toxoplasmose ocular

Títulos de anticorpos IgG de 1:4 a 1:64 são usuais em crianças mais velhas com coriorretinite ativa por *Toxoplasma*. Apenas a presença de anticorpos mensuráveis no soro, mesmo quando o soro é testado sem diluição, é útil para estabelecer o diagnóstico. O diagnóstico é provável com lesões retinianas características e testes sorológicos positivos. A PCR do humor aquoso ou vítreo tem sido utilizada para diagnosticar a toxoplasmose ocular, mas raramente é realizada em razão dos riscos associados à obtenção de líquido intraocular.

Indivíduos imunocomprometidos

Os títulos de anticorpos IgG podem ser baixos e a IgM específica para *Toxoplasma* frequentemente está ausente em receptores de transplante de células-tronco imunocomprometidos, mas não em indivíduos com toxoplasmose que recebem transplante de rim ou de coração. A demonstração por PCR do DNA do *Toxoplasma* no soro, sangue e LCR pode identificar a disseminação da infecção por *Toxoplasma* em indivíduos imunocomprometidos. A resolução das lesões no SNC durante um teste terapêutico com pirimetamina e sulfadiazina tem sido útil para diagnosticar encefalite toxoplasmósica em pacientes com AIDS. A biopsia de cérebro tem sido utilizada para estabelecer o diagnóstico, se não houver resposta a um regime terapêutico, e para excluir outros diagnósticos possíveis, como linfoma do SNC.

Toxoplasmose congênita

O exame de US fetal, realizado a cada 2 semanas durante a gestação, começando no momento em que a gestante é diagnosticada com infecção adquirida aguda, e a análise por PCR do líquido amniótico são utilizados para o diagnóstico pré-natal. O *T. gondii* também pode ser isolado na placenta durante o parto.

Testes sorológicos também são úteis no estabelecimento de um diagnóstico de toxoplasmose congênita. Os títulos obtidos no teste do corante ou IFA, sejam eles persistentes ou crescentes, ou resultados de ELISA-IgM ou ISAGA-IgM positivos são diagnósticos de toxoplasmose congênita. A meia-vida de IgM é de aproximadamente 2 dias; logo, se houver um escape placentário, o nível de anticorpos IgM no soro do recém-nascido diminui significativamente, geralmente dentro de 1 semana. Anticorpos IgG maternos transferidos passivamente podem necessitar de vários meses a 1 ano para desaparecer do soro do lactente, dependendo da magnitude do título inicial. A meia-vida da IgG materna transferida passivamente é de aproximadamente 30 dias. Por essa razão, o título diminui à metade a cada 30 dias. A síntese de anticorpos contra *Toxoplasma* geralmente é demonstrável por volta do terceiro mês de vida, se a criança não for tratada, embora a taxa de síntese de IgG varie consideravelmente em lactentes com idade inferior a 1 ano. Se a criança for tratada, a síntese pode ser retardada até o nono mês de vida e, raramente, deixa de ocorrer inteiramente. Quando um lactente começa a sintetizar anticorpos IgG, a infecção pode ser documentada sorologicamente, mesmo sem a demonstração de anticorpos IgM, pelo aumento da proporção do título de anticorpos IgG específicos comparado à IgG total, ao passo que a proporção diminuirá se o anticorpo IgG específico for transferido passivamente da mãe para o filho.

Os recém-nascidos com suspeita de toxoplasmose congênita devem ser avaliados por meio de exame geral, oftalmológico e neurológico; TC do crânio; e alguns, ou preferencialmente todos, os seguintes testes: tentativa de isolamento de *T. gondii* a partir da placenta e de leucócitos provenientes da camada leucocitária (*buffy coat*) do sangue periférico do recém-nascido, aferição dos níveis séricos de anticorpos IgG, IgM, IgA e IgE específicos para *Toxoplasma* e dos níveis séricos totais de IgM e IgG; punção lombar, incluindo a análise do LCR para celularidade, glicose, proteína, anticorpos IgG e IgM específicos para *Toxoplasma* e nível de IgG total; e teste do LCR para *T. gondii* por PCR e inoculação em camundongos. A presença IgM específica para *Toxoplasma* no LCR, sem que haja contaminação por sangue, ou a confirmação da produção local de anticorpos IgG específicos para *Toxoplasma* no LCR estabelece o diagnóstico de infecção congênita por *Toxoplasma*.

Muitas manifestações da toxoplasmose congênita são semelhantes aos achados que ocorrem em outras infecções perinatais, especialmente a infecção congênita por citomegalovírus. Como nem a calcificação cerebral nem a coriorretinite são patognomônicas, um resultado negativo de cultura de urina ou PCR para CMV logo após o parto constituem um teste auxiliar importante. O quadro clínico no recém-nascido também pode ser compatível com sepse, meningite asséptica, sífilis ou doença hemolítica. Algumas crianças com idade inferior a 5 anos com coriorretinite apresentam infecção por *T. gondii* adquirida após o nascimento.

TRATAMENTO

A **pirimetamina** e a **sulfadiazina** agem sinergicamente contra o *Toxoplasma* e o tratamento combinado é indicado para muitas das formas de apresentação da toxoplasmose. O uso de pirimetamina é contraindicado durante o primeiro trimestre de gestação. A **espiramicina** deve ser usada para tentar impedir a transmissão vertical da infecção das mães gestantes com infecção aguda para o feto. A pirimetamina inibe a enzima di-hidrofolato-redutase e, portanto, a síntese de ácido fólico e, por consequência, produz uma depressão da medula óssea dose-dependente, reversível e normalmente gradual. A neutropenia é mais comum, mas o tratamento raramente resulta em anemia e trombocitopenia. A **neutropenia reversível** é a reação adversa mais

comum em lactentes tratados. Todos os pacientes tratados com pirimetamina devem fazer a contagem de plaquetas e de leucócitos 2 vezes/semana. A superdosagem de pirimetamina pode provocar convulsões. Os efeitos tóxicos potenciais das sulfonamidas (p. ex., cristalúria, hematúria, erupções cutâneas) devem ser monitorados. As reações de hipersensibilidade ocorrem, especialmente em pacientes com AIDS. O ácido folínico, na forma de **folinato** de cálcio, deve sempre ser administrado concomitantemente e por 1 semana após a suspensão do tratamento com pirimetamina para evitar a supressão da medula óssea.

Toxoplasmose adquirida

Pacientes com toxoplasmose adquirida e linfadenopatia geralmente não necessitam de tratamento específico, a menos que apresentem sintomas ou evidências graves e persistentes de dano em órgãos vitais (Tabela 316.2). Se esses sinais e sintomas ocorrerem, o tratamento com pirimetamina, sulfadiazina e ácido folínico deve ser iniciado. Os pacientes que parecem ser imunocompetentes, mas apresentam sintomas graves e persistentes ou danos em órgãos vitais (p. ex., coriorretinite, miocardite), requerem tratamento específico até que esses sintomas específicos se resolvam, seguido de tratamento por 2 semanas adicionais. O tratamento é frequentemente administrado por, no mínimo, 4 a 6 semanas. Não se sabe qual deve ser a duração ideal da terapia. A dosagem inicial de pirimetamina para crianças mais velhas é de 2 mg/kg/dia, dividida em duas doses diárias (dose máxima: 50 mg/2 × ao dia), administrada nos 2 primeiros dias de tratamento. A dosagem de manutenção começa no terceiro dia com a dose de 1 mg/kg/dia (dose máxima: 50 mg/dia). A sulfadiazina é administrada em uma dosagem de 100 mg/kg/dia, dividida em duas doses ao dia (dose máxima: 4 g/dia). O ácido folínico é administrado por via oral (VO) na dosagem de 5 a 20 mg, 3 vezes/semana (ou mesmo diariamente, dependendo da contagem de leucócitos).

Toxoplasmose ocular

Pacientes com toxoplasmose ocular ativa são tratados com pirimetamina, sulfadiazina e ácido folínico (Tabela 316.2). Eles são tratados enquanto a doença estiver ativa e, em seguida, por aproximadamente 1 semana após a lesão ter desenvolvido uma aparência quiescente (ou seja, bordas nítidas, pigmentação nas margens da lesão e resolução das células inflamatórias associadas no humor vítreo), o que geralmente ocorre entre 2 e 4 semanas quando o tratamento é iniciado imediatamente. Em 7 a 10 dias, as bordas das lesões da retina ficam mais nítidas e a acuidade visual geralmente retorna ao observado antes do desenvolvimento da lesão aguda. Os corticosteroides sistêmicos têm sido administrados concomitantemente com o tratamento antimicrobiano quando as lesões envolvem a mácula, a cabeça do nervo óptico ou o feixe papilomacular. Os corticosteroides nunca devem ser administrados isoladamente e são iniciados após a administração das doses iniciais de pirimetamina e sulfadiazina (2 dias). Com as recorrências, frequentemente aparecem novas lesões contíguas às antigas. Muito raramente, é necessário proceder à vitrectomia e à remoção do cristalino para restaurar a acuidade visual. As membranas neovasculares coroidais ativas resultantes da coriorretinite toxoplasmósica foram tratadas com sucesso em crianças com a injeção intravítrea de anticorpos contra o fator de crescimento endotelial vascular (VEGF) em complementação aos medicamentos anti-*Toxoplasma* orais. O tratamento supressivo tem impedido recorrências frequentes das lesões que ameaçam a visão.

Indivíduos imunocomprometidos

Evidências sorológicas de infecção aguda em um paciente imunocomprometido, independentemente de sinais e sintomas de infecção estarem presentes ou não, ou identificação de taquizoítos em tecidos são indicações para a terapêutica semelhante à descrita para as pessoas imunocompetentes com sintomas de lesão em órgãos (Tabela 316.2). É importante estabelecer o diagnóstico o mais rapidamente possível e instituir o tratamento precocemente. Em pacientes imunocomprometidos por outras causas que não a AIDS, o tratamento deve ser continuado por, pelo menos, 4 a 6 semanas após a resolução completa de todos os sinais e sintomas de doença ativa e, se possível, da resolução da causa de imunossupressão. É imperativo que esses pacientes sejam cuidadosamente acompanhados, pois podem ocorrer recaídas, o que irá requerer pronta reinstituição do tratamento. As recaídas costumavam ser frequentes em pacientes com AIDS sem tratamento antirretroviral, por isso o tratamento supressivo com pirimetamina e sulfonamidas ou com sulfametoxazol-trimetoprima precisava ser mantido por toda a vida. Agora é possível interromper o tratamento de manutenção quando a contagem de CD4 permanecer superior a 200 células/μℓ por 4 meses e todas as lesões se resolverem. O tratamento geralmente induz uma resposta clinicamente benéfica, mas não erradica os cistos. O tratamento para o *T. gondii* em pacientes soropositivos com AIDS deve ser mantido enquanto a contagem de CD4 permanecer abaixo de 200 células/μℓ. O tratamento profilático com sulfametoxazol-trimetoprima para pneumonia por *Pneumocystis jirovecii* reduz significativamente a incidência de toxoplasmose em pacientes com AIDS.

Toxoplasmose congênita

Todos os fetos e recém-nascidos infectados com *T. gondii* devem ser tratados, apresentando ou não manifestações clínicas da infecção, pois o tratamento pode ser eficaz na interrupção da doença aguda que danifica os órgãos vitais (Figura 316.5 e Tabela 316.2). O feto é tratado por meio do tratamento de sua mãe gestante com pirimetamina e sulfadiazina (com ácido folínico). Os recém-nascidos devem ser medicados por 1 ano com pirimetamina (2 mg/kg/dia VO, 2 vezes/dia, durante 2 dias; em seguida, começando no terceiro dia, 1 mg/kg/dia durante 2 ou 6 meses; e, posteriormente, 1 mg/kg, administrados na segunda, quarta e sexta-feira), sulfadiazina (100 mg/kg/dia VO, 2 vezes/dia) e ácido folínico (5 a 10 mg administrados na segunda, quarta e sexta-feira ou mais frequentemente dependendo da contagem de neutrófilos VO). A eficácia relativa à redução de sequelas da infecção e a segurança do tratamento por 2 *versus* 6 meses com dose maior de pirimetamina estão sendo comparadas no *U.S. National Collaborative Study* (as informações atualizadas sobre o estudo e esses regimes estão disponíveis com Dr. Rima McLeod, 773-834-4131). Pirimetamina e sulfadiazina estão disponíveis apenas sob a apresentação de comprimidos e podem ser preparadas como suspensões. A **prednisona** (1 mg/kg/dia, 2 vezes/dia VO) tem sido utilizada adicionalmente quando a coriorretinite ativa envolver a mácula ou ameaçar a visão ou quando a dosagem de proteína no LCR for superior a 1.000 mg/dℓ no momento do nascimento, mas a eficácia desse tratamento adjuvante não está comprovada. A prednisona deve ser continuada somente durante o tempo em que o processo inflamatório ativo no polo posterior do olho for uma ameaça para a visão ou se a proteína do LCR estiver superior a 1.000 mg/dℓ, em seguida, deve ser rapidamente reduzida, tornando breve a duração do tratamento.

Gestantes com infecção por *Toxoplasma gondii*

A gestante imunologicamente competente que adquiriu *T. gondii* há mais de 6 meses antes da concepção não precisa de tratamento para evitar a infecção congênita do feto. Apesar de não existirem dados disponíveis que possibilitem um intervalo definitivo, se a infecção ocorrer durante ou imediatamente antes da gestação, é razoável avaliar o feto por meio da realização de PCR com líquido amniótico e US, além de implementar o tratamento a fim de prevenir a infecção congênita no feto (Tabela 316.2).

O tratamento de uma gestante que adquire a infecção em qualquer momento durante a gestação reduz a chance de infecção congênita em seu filho. A **espiramicina** (1 g a cada 8 horas, VO, sem alimento) é recomendada para a prevenção da infecção fetal se a mãe desenvolver toxoplasmose aguda durante a gestação. A espiramicina está disponível nos EUA como medicamento de "uso de emergência" prescrito por um médico da FDA após o diagnóstico da infecção aguda ser confirmado em um laboratório de referência. Com essa aprovação, o médico pode, então, entrar em contato com o fabricante da espiramicina, Sanofi Pasteur, para obter a espiramicina para a paciente. As reações adversas são raras e incluem parestesia, erupções cutâneas, náuseas, vômitos e diarreia.

Formulações de suspensão oral	
Sulfadiazina 100 mg/mℓ de suspensão	**Pirimetamina** 2 mg/mℓ de suspensão
1. Esmagar 10 comprimidos de 500 mg de sulfadiazina em um almofariz para a obtenção de um pó fino 2. Adicionar água estéril suficiente para fazer uma pasta fina 3. Triturar lentamente o veículo do xarope até próximo do volume final de 50 mℓ 4. Transferir a mistura para uma garrafa âmbar 5. Adicionar veículo do xarope em quantidade suficiente para obter um volume final de 50 mℓ 6. Agitar muito bem 7. Rotular e informar prazo de validade de 7 dias 8. Armazenar sob refrigeração	1. Esmagar quatro comprimidos de 25 mg de pirimetamina em um almofariz para obter um pó fino 2. Adicionar 10 mℓ de veículo de xarope 3. Transferir a mistura para uma garrafa âmbar 4. Enxaguar o almofariz 10 mℓ de água estéril e transferir para a garrafa 5. Adicionar veículo de xarope em quantidade suficiente para obter um volume final de 50 mℓ 6. Agitar muito bem 7. Rotular e informar prazo de validade de 7 dias 8. Armazenar sob refrigeração

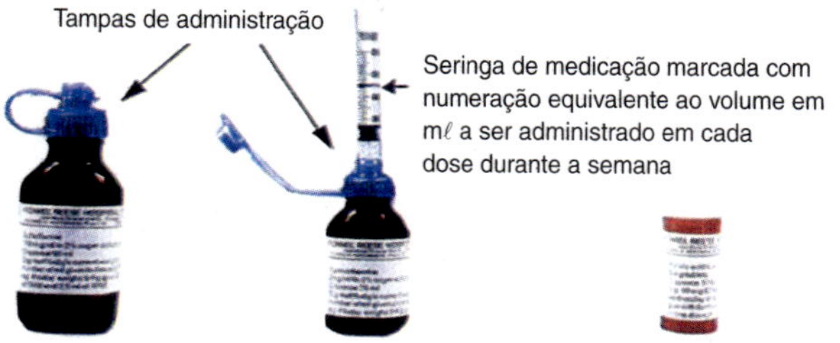

Medicamento:	Sulfadiazina	Pirimetamina	Ácido folínico (folinato de cálcio)
Concentração:	100 mg/mℓ	2 mg/mℓ	Comprimidos de 5 mg
Administrar:	50 mℓ*	25 mℓ*	30 comprimidos
Dosagem:	Metade do peso atual do paciente, em kg, equivale ao volume em mℓ administrado a cada 12 h†	Metade do peso atual do paciente, em kg, equivale ao volume em mℓ administrado 1 vez/dia‡§	10 mg (dois comprimidos de 5 mg) na segunda-feira, quarta-feira e sexta-feira. Esmagar e administrar com fórmula, água, leite ou suco em uma única dose. Pode ser ajustado com base na contagem de neutrófilos

*Suspendido em solução de açúcar a 2%. A suspensão na concentração de uso deve ser feita a cada semana e armazenada sob refrigeração.
†Por exemplo, se o bebê pesar 5 kg, administrar 2,5 mℓ às 7 da manhã e 2,5 mℓ às 7 da noite.
‡Por exemplo, se o bebê pesar 5 kg, administrar 2,5 mℓ/dia.
§*Para pirimetamina*, a primeira dose inicial é de 1 mg/kg administrado 2 vezes/dia durante 2 dias. A partir do terceiro dia, a dose é de 1 mg/kg/dia.

Figura 316.5 Composição e administração de medicamentos para tratar a toxoplasmose congênita em bebês. (*Adaptada de Remington JS, McLeod R et al.: Toxoplasmosis. In Remington JS, Klein JO, editors:* Infectious diseases of the fetus and newborn infant, *ed 6, Philadelphia, 2006, WB Saunders; e McAuley J, Boyer K, Patel D et al.: Early and longitudinal evaluations of treated infants and children and untreated historical patients with congenital toxoplasmosis: the Chicago Collaborative Treatment Trial,* Clin Infect Dis *18:38-72, 1994.*)

Para o tratamento da gestante cujo feto tem uma infecção confirmada ou provável no segundo ou terceiro trimestre, recomenda-se a combinação de pirimetamina, sulfadiazina e ácido folínico. Após uma dose inicial de pirimetamina (50 mg, 2 vezes/dia) durante 2 dias, a partir do terceiro dia a pirimetamina é administrada na dose de 50 mg, 1 vez/dia. Começando no primeiro dia de tratamento com pirimetamina, também devem ser administradas a sulfadiazina (1,5 a 2,0 g, 2 vezes/dia VO) e o ácido folínico (10 mg VO, 1 vez/dia). No primeiro trimestre, quando há uma infecção definida, recomenda-se a administração de **sulfadiazina** isolada, pois a pirimetamina é potencialmente teratogênica nesse momento. O tratamento com espiramicina é utilizado para infecção adquirida no início da gestação, quando for incerto se há infecção fetal. O tratamento da mãe de um feto infectado com pirimetamina e sulfadiazina reduz a infecção na placenta e a gravidade da doença no recém-nascido. A demora no atendimento materno durante a gestação resulta em doença mais intensa no cérebro e nos olhos do recém-nascido. A amniocentese diagnóstica deve ser realizada entre 17 e 18 semanas de gestação, quando houver forte suspeita de infecção fetal. A sensibilidade geral da PCR para o líquido amniótico é de 85% entre a 17ª e a 21ª semana de gestação. A sensibilidade da PCR utilizando líquido amniótico para o diagnóstico da infecção fetal é de 92% no início e no fim da gestação, quando o líquido amniótico é testado para a presença do fragmento do 529 pb, em 300 cópias de genes. Depois da 24ª semana de gestação, a incidência de transmissão é relativamente elevada e todas as mulheres gestantes que estejam infectadas de maneira aguda após esse momento são tratadas com pirimetamina e sulfadiazina para tratar o feto.

A abordagem na França para a toxoplasmose congênita inclui triagem sorológica sistemática de todas as mulheres em idade fértil e novamente para aquelas que são soronegativas; no momento intraparto, a cada mês durante a gestação a partir da 11ª semana de idade gestacional em diante, no momento do nascimento e 1 mês após o nascimento. As mães com infecção aguda no início da gestação e sem evidência de envolvimento do feto são tratadas com espiramicina, o que diminui a transmissão. A US e a amniocentese para PCR com aproximadamente 18 semanas de gestação são utilizadas para o diagnóstico fetal e apresentam 97% de sensibilidade e 100% de especificidade. Os intervalos de confiança para a sensibilidade são maiores no início e no fim da gestação. A infecção fetal é tratada com pirimetamina e sulfadiazina. Atualmente, a interrupção da gestação é muito rara. O início rápido do tratamento com pirimetamina e sulfadiazina durante a gestação geralmente tem um desfecho excelente, com o desenvolvimento normal das crianças. Apenas 19% apresentam achados discretos de infecção congênita, incluindo calcificações intracranianas (13%) e cicatrizes coriorretinianas (6%), embora 39% tenham cicatrizes coriorretinianas detectadas na observação realizada durante o acompanhamento posterior na infância. Diversos estudos têm demonstrado melhores resultados com o tempo mais curto entre o diagnóstico e o início do tratamento. Na Alemanha, para mulheres em soroconversão que se encontram entre 15 e 17 semanas de gestação e antes da amniocentese, a administração de pirimetamina, sulfadiazina e ácido folínico resulta em bons desfechos clínicos para os recém-nascidos, mas, às vezes, também resulta em hipersensibilidade à sulfadiazina para as mães.

Gestantes cronicamente infectadas que estão imunocomprometidas transmitem *T. gondii* para seus fetos. Tais mulheres devem ser tratadas com espiramicina por toda a gestação. O tratamento ideal para a prevenção da toxoplasmose congênita no feto de uma gestante com a infecção pelo HIV com uma contagem de CD4 inferior a 200 células/μℓ e infecção inativa por *T. gondii* é desconhecido. Felizmente, essa situação é raramente encontrada nos dias de hoje nos EUA. Se a gravidez não for interrompida, alguns pesquisadores sugerem que a mãe deva ser tratada com espiramicina ou sulfadiazina, isoladamente, durante as primeiras 14 semanas de gestação e, posteriormente, com pirimetamina e sulfadiazina até o termo. Não há diretrizes universalmente aceitas até o momento. Em um estudo de pacientes adultos com AIDS e encefalite toxoplasmósica, a terapia combinada de pirimetamina (75 mg, 1 vez/dia VO) e doses intravenosas elevadas de clindamicina (1.200 mg, a cada 6 h, IV) mostrou-se igualmente eficaz em relação à pirimetamina e à sulfadiazina no tratamento da encefalite toxoplasmósica. Outros agentes experimentais incluem os macrolídios, claritromicina e azitromicina.

PROGNÓSTICO

A instituição precoce do tratamento específico em recém-nascidos infectados por via congênita geralmente controla rapidamente as manifestações ativas da toxoplasmose, incluindo coriorretinite aguda, meningite, encefalite, hepatite, esplenomegalia e trombocitopenia. Raramente, a hidrocefalia resultante de uma obstrução do aqueduto pode se desenvolver ou agravar durante o tratamento. O tratamento parece reduzir a incidência de algumas sequelas, como a redução das funções cognitivas ou anormalidades da função motora. Sem tratamento, e também em alguns pacientes tratados, a coriorretinite é frequentemente recidiva. As crianças com envolvimento extenso ao nascimento podem apresentar funções normais posteriormente em suas vidas ou comprometimento variável, de leve a grave, da visão, da audição, da cognição e de outras funções neurológicas. A demora no diagnóstico e no tratamento, a hipoglicemia perinatal, a hipoxia, a hipotensão, as infecções repetidas da derivação e um comprometimento visual mais grave estão associados a um pior prognóstico. O prognóstico não é necessariamente ruim para os recém-nascidos infectados. Os tratamentos atualmente disponíveis não erradicam os parasitas encistados.

Estudos em Lyon e em Paris, na França, demonstraram que o resultado da toxoplasmose fetal tratada, mesmo quando a infecção é adquirida no início da gestação, geralmente é favorável, caso não haja hidrocefalia detectada na US, se o tratamento com pirimetamina e sulfadiazina for iniciado imediatamente. O estudo SYROCOT (***Systematic Review on Congenital Toxoplasmosis***) na Europa indicou que o desfecho neurológico é melhorado com a redução do tempo entre o diagnóstico e o início do tratamento da toxoplasmose fetal. O trabalho na cidade francesa de Lyon indicou uma baixa incidência de doença ocular recorrente em crianças com toxoplasmose congênita que tinham sido tratadas no útero e durante seu primeiro ano de vida. O NCCCTS (1981-2004), nos EUA, descobriu que os resultados neurológicos, de desenvolvimento, audiológicos e oftalmológicos são consideravelmente melhores para a maioria das crianças, mas não para todas as que foram tratadas em seu primeiro ano da vida com pirimetamina e sulfadiazina (com ácido folínico) quando comparadas às crianças que não haviam sido tratadas ou que foram tratadas por apenas 1 mês nas décadas anteriores e estão descritas na literatura.

PREVENÇÃO

A orientação às gestantes acerca dos métodos para evitar a transmissão do *T. gondii* (Figura 316.1) durante a gestação pode reduzir a aquisição da infecção durante a gravidez. As mulheres que não têm anticorpos específicos para o *T. gondii* antes da gravidez devem ingerir apenas carnes bem cozidas durante a gestação e evitar o contato com oocistos excretados por gatos. Os gatos que são mantidos dentro de casa, recebendo alimentos preparados e não alimentados com carne fresca, crua, não devem ter tido contato com *T. gondii* encistado, nem devem disseminar oocistos. A triagem sorológica, o monitoramento por US e o tratamento de mulheres durante a gestação também podem reduzir a incidência e as manifestações da toxoplasmose congênita. Não há vacina protetora disponível para uso humano.

Avanços recentes com a promessa de prevenir ou melhorar os desfechos clínicos das infecções por *T. gondii* incluem testes realizados no momento do atendimento, que facilitarão os exames de triagem gestacional; desenvolvimentos recentes em medicamentos para o tratamento de infecções ativas e crônicas; e progresso no desenvolvimento de vacinas com o objetivo de prevenir infecções em humanos e liberação de oocistos por gatos domésticos.

AGRADECIMENTOS

Reconhecemos com gratidão as famílias dos participantes, médicos e outros funcionários do *National Collaborative Congenital Toxoplasmosis Study* (NCCTS) e colegas por ajudarem a criar o entendimento e conhecimento neste capítulo; e a Cornwell Mann family, Taking out Toxo (TOT), TRI e NIH, NIAID/DMID ROI AI27530 e RO1 AI071319-01 pelo suporte.

A bibliografia está disponível no GEN-io.

Seção **16**

Doenças Helmínticas

Capítulo **317**

Ascaridíase (*Ascaris lumbricoides*)

Arlene E. Dent e James W. Kazura

ETIOLOGIA

Ascaridíase é causada pelo nematódeo, ou **verme cilíndrico**, *Ascaris lumbricoides*. Os vermes adultos de *A. lumbricoides* habitam no lúmen do intestino delgado. O potencial reprodutivo do *Ascaris* é extraordinário e uma fêmea grávida produz 200 mil ovos por dia. Os ovos férteis têm formato oval com revestimento mamilonar espesso, medindo entre 45 e 70 μm de comprimento e 35 a 50 μm de largura (Figura 317.1). Após a passagem nas fezes, os ovos embrionam e tornam-se infectantes em 5 a 10 dias, sob condições ambientais favoráveis. Os vermes adultos podem viver por 12 a 18 meses (Figura 317.2).

EPIDEMIOLOGIA

A ascaridíase ocorre de forma global e é a **helmintíase** humana mais prevalente no mundo. É mais comum em áreas tropicais (América do Sul, África, Ásia), onde as condições ambientais são ideais para a maturação dos ovos no solo. Estima-se que aproximadamente 1 bilhão de pessoas sejam passíveis de serem infectadas; embora o número de casos nos EUA não seja precisamente conhecido, acredita-se que maior prevalência ocorra nas áreas de elevada pobreza do sul e dos Apalaches. A suinocultura no Maine, EUA, também está associada a espécies de *Ascaris*. Os fatores-chave relacionados a maior prevalência de infecção incluem más condições socioeconômicas, uso de fezes humanas como fertilizantes e geofagia. Embora a infecção possa ocorrer em qualquer idade, a taxa mais elevada é descrita em crianças de idade pré-escolar ou escolar jovem. A transmissão é principalmente tipo mão-boca (da mão para a boca), mas pode também envolver a ingestão de frutas e vegetais crus contaminados, e é otimizada pela alta produção de ovos por vermes fêmeas fecundadas e pela resistência desses ovos ao ambiente externo. Os ovos de *Ascaris* podem permanecer viáveis a 5°C e 10°C por até 2 anos.

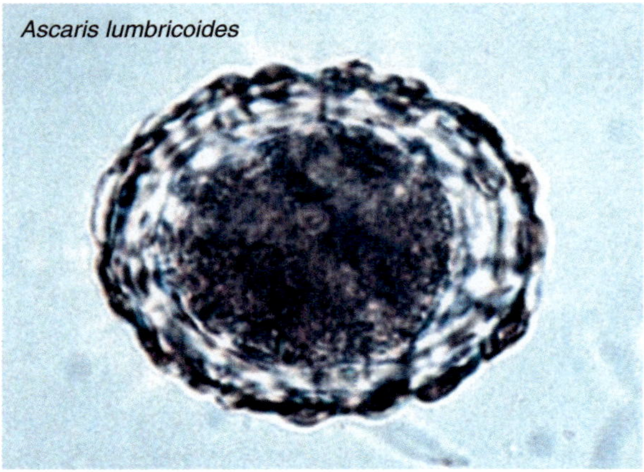

Figura 317.1 Ovos de helminto transmitidos pelo solo (*A. Lumbricoides*). (*De Bethony J, Brooker S, Albonico M et al.: Soil-transmitted helminth infections: ascariasis, trichuriasis, and hookworm,* Lancet *367:1521-1532, 2006.*)

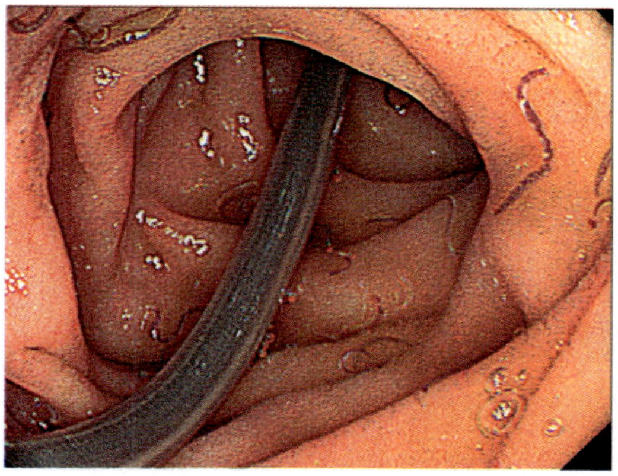

Figura 317.2 Imagem endoscópica do *Ascaris lumbricoides* intestinal e coinfecção por ancilóstomo. O *Ascaris* é grande em relação ao lúmen e a múltiplos ancilostomídeos cheios de sangue. (*Cortesia do Dr. Kunimitsu Inoue, Almeida Hospital, Oita, Japão.*)

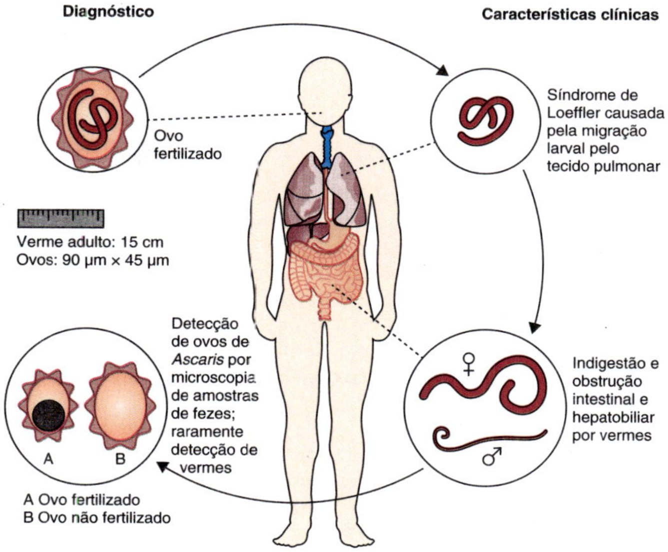

Figura 371.3 Transmissão de *Ascaris lumbricoides*: diagnóstico e características clínicas. (*De Jourdan PM, Lamberton PHL, Fenwick A, Addiss DG: Soil-transmitted helminth infections,* Lancet *391:252-262, 2018, Fig. 2A.*)

PATOGÊNESE

Os ovos de *Ascaris* eclodem no intestino delgado após a ingestão pelo hospedeiro humano. As larvas são liberadas, penetram na parede do intestino e migram para os pulmões através da circulação venosa. Os parasitas causam, então a **ascaridíase pulmonar** à medida que invadem os alvéolos e migram através dos brônquios e traqueia (Figura. 317.3). Eles são subsequentemente deglutidos e retornam para o intestino, onde amadurecem até vermes adultos. A fêmea de *Ascaris* começa a depositar ovos em 8 a 10 semanas.

MANIFESTAÇÕES CLÍNICAS

A apresentação clínica depende da intensidade da infecção e dos órgãos envolvidos. A maioria dos pacientes tem cargas parasitárias leves a moderadas e não apresenta qualquer sinal ou sintoma. Os problemas clínicos mais comuns são decorrentes de **doença pulmonar e obstrução do trato intestinal ou biliar**. A migração de larvas através destes tecidos pode causar sintomas alérgicos, febre, urticária e doença granulomatosa. As manifestações pulmonares assemelham-se à síndrome de Loeffler e incluem sintomas respiratórios transitórios, tais como tosse e dispneia, infiltrado pulmonar e eosinofilia. As larvas podem ser observadas no escarro. Queixas abdominais vagas foram atribuídas à presença de vermes adultos no intestino delgado, embora a contribuição precisa do parasita nestes sintomas seja difícil de determinar. Uma complicação mais grave ocorre quando uma grande massa de vermes leva à obstrução intestinal aguda. Crianças com infecções maciças podem apresentar vômitos, distensão abdominal e cólicas. Em alguns casos, os vermes podem ser eliminados no vômito ou nas fezes, e, ocasionalmente, migram para o interior dos ductos biliares e pancreáticos, onde causam colecistite ou pancreatite. A migração do verme através da parede intestinal pode levar à peritonite. Vermes mortos podem servir como um nicho para a formação de cálculos. Estudos mostram que a infecção crônica por *A. lumbricoides* (muitas vezes concomitante a outras infecções helmínticas) prejudica o crescimento, a capacidade física e o desenvolvimento cognitivo.

DIAGNÓSTICO

O exame microscópico de esfregaços fecais pode ser utilizado para o diagnóstico em razão do elevado número de ovos excretados pelas fêmeas adultas (Figura 317.1). Um alto índice de suspeita em vigência de um contexto clínico adequado é necessário para o diagnóstico de ascaridíase pulmonar ou obstrução do trato gastrintestinal. O exame ultrassonográfico do abdome é capaz de visualizar os vermes adultos intraluminais.

TRATAMENTO

Embora vários agentes quimioterápicos sejam eficazes contra a ascaridíase, nenhum tem eficácia documentada durante a fase de infecção pulmonar. As opções de tratamento para ascaridíase gastrintestinal incluem **albendazol** (400 mg VO, em dose única, para todas as idades), **mebendazol** (100 mg VO, 2 vezes/dia, por 3 dias ou 500 mg,

Tabela 317.1 Controle clínico e de saúde pública da helmintíase transmitida pelo solo.

	DIAGNÓSTICO CLÍNICO E CONDUTA	CONTROLE EM SAÚDE PÚBLICA
Diagnóstico	Individual	Nível comunitário (p. ex., em escolas selecionadas)
Critérios diagnósticos	Parasitológico	Residência em área com helmintíase transmitida pelo solo cuja prevalência seja > 20%
Abordagem de terapêutica	Dose única ou múltipla	Tratamento em massa periódico com dose única
Limite para tratamento	Histórico de viagem, sinais e sintomas, teste laboratorial positivo	Prevalência estimada de infecção na população-alvo
Tratamento objetivo	Cura parasitológica	Diminuição da carga de vermes; redução na transmissão
Tratamento auxiliar	Com base em sinais clínicos e sintomas	Tipicamente, somente se incluído no tratamento em massa (p. ex., suplementação de vitamina A)
Acompanhamento	Teste parasitológico de cura; melhora nas condições de saúde associadas	Geralmente não realizado
Educação em saúde (saneamento/higiene)	Recomendada	Recomendada

De Jourdan PM, Lamberton PHL, Fenwick A, Addiss DG: Soil-transmitted helminth infections, *Lancet* 391:252-262, 2018 (Table 1).

dose única, para todas as idades), ou **ivermectina** (150 a 200 μg/kg VO, em dose única). O **citrato de piperazina** (75 mg/kg/dia, durante 2 dias; dose máxima: 3,5 g/dia) causa paralisia neuromuscular no parasita e expulsão rápida dos vermes, é o tratamento de escolha para a obstrução intestinal ou biliar e é administrado na forma de xarope através de uma sonda nasogástrica. A cirurgia pode ser necessária para os casos com obstrução grave. A **nitazoxanida** (100 mg VO, 2 vezes/dia, por 3 dias para as crianças de 1 a 3 anos; 200 mg, 2 vezes/dia, por 3 dias, para as crianças de 4 a 11 anos; e 500 mg, 2 vezes/dia, por 3 dias para adolescentes e adultos) produz taxas de cura comparáveis às do albendazol de dose única. A resistência aos fármacos não é relatada, mas a repetição do tratamento para a ascaridíase pode ser necessária, pois a reinfecção é comum.

PREVENÇÃO

Embora a ascaridíase seja a infecção helmíntica mais prevalente no mundo, pouca atenção tem sido dada ao seu controle (Tabela 317.1). **Programas de quimioterapia anti-helmíntica** podem ser implementados mediante uma de três maneiras: (1) oferecendo tratamento universal para todos os indivíduos em uma área de alta endemicidade; (2) oferecendo tratamento direcionado para grupos com alta frequência de infecção, tais como as crianças que frequentam a escola primária; ou (3) oferecendo tratamento individual com base na intensidade da infecção atual ou prévia. A melhoria da educação em saúde e das condições sanitárias, assim como das instalações de esgoto, interrompendo a prática da utilização de fezes humanas como fertilizantes, e a educação são as medidas preventivas mais eficazes a longo prazo.

A bibliografia está disponível no GEN-io.

Capítulo 318
Ancilostomíase (*Necator americanus* e *Ancylostoma* spp.)

Peter J. Hotez

ETIOLOGIA

Dois principais gêneros de ancilostomídeos, que são nematódeos ou vermes cilíndricos, infectam os seres humanos. Um importante ancilostomídeo **antropofílico**, *Necator* (*N.*) *americanus*, é o único representante do seu gênero, e é a causa mais comum de ancilostomíase humana. Os ancilostomídeos do gênero *Ancylostoma* incluem o ancilostomídeo antropofílico *Ancylostoma* (*A.*) *duodenale*, que causa a infecção clássica por ancilostomídeo, e a espécies zoonótica menos comum *Ancylostoma ceylanicum* (restrito principalmente ao Sudeste Asiático). A infecção **zoonótica** humana com o ancilostomídeo do cão, *Ancylostoma caninum*, tem sido associada a uma síndrome de enterite eosinofílica. O estágio larvário de *A. braziliense*, cujos hospedeiros naturais incluem cães e gatos, é a principal causa de larva *migrans* cutânea.

Os estágios larvários infectantes dos ancilostomídeos antropofílicos vivem em um estado estacionário do seu desenvolvimento no solo úmido e quente. As larvas infectam os humanos ao penetrar pela pele (*N. americanus* e *A. duodenale*) ou quando são ingeridas (*A. duodenale*). As larvas que entram no hospedeiro humano pela penetração cutânea sofrem **migração extraintestinal** através da circulação venosa e dos pulmões antes de serem deglutidas, ao passo que as larvas ingeridas VO podem sofrer migração extraintestinal ou permanecer no trato gastrintestinal (GI) (Figuras 318.1 e 318.2). As larvas que retornam ao intestino delgado sofrem duas mudas até se tornarem vermes adultos, fêmeas e

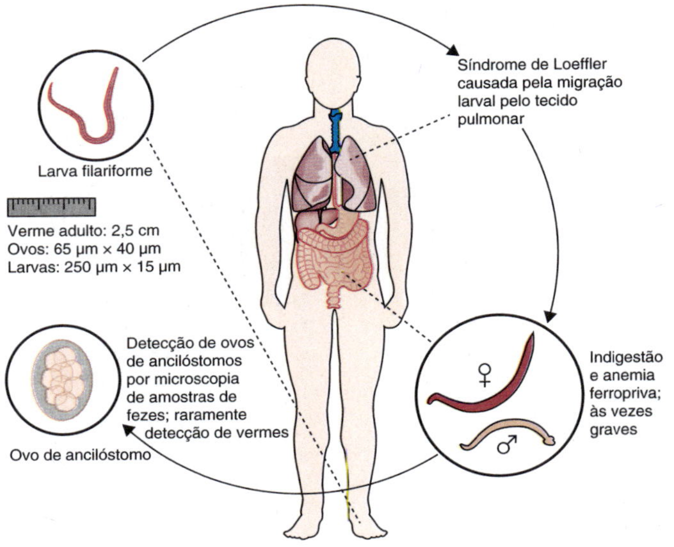

Figura 318.1 Transmissão do ancilóstomo (*Ancylostoma duodenale* e *Necator americanus*): diagnóstico e características clínicas. (*De Jourdan PM, Lamberton PHL, Fenwick A, Addiss DG: Soil-transmitted helminth infections, Lancet 391:252-262, 2018, Fig. 2C.*)

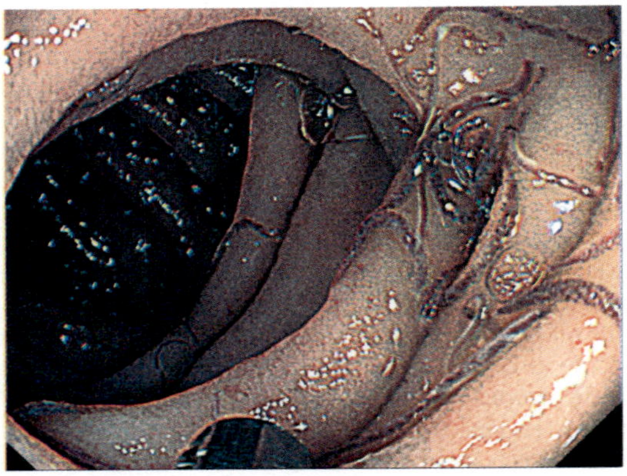

Figura 318.2 Imagens endoscópicas de infecção intestinal por ancilóstomo. (*Cortesia do Dr. Kunimitsu Inoue, Almeida Hospital, Oita, Japão.*)

machos, sexualmente maduros, que variam de 5 a 13 mm de comprimento. A cápsula bucal do ancilostomídeo adulto é armada com placas cortantes (*N. americanus*) ou dentes (*A. duodenale*) para facilitar a fixação à mucosa e à submucosa do intestino delgado. Os ancilostomídeos podem permanecer no intestino por 1 a 5 anos, onde eles acasalam e produzem ovos. Embora sejam necessários aproximadamente 2 meses para os estágios larvários dos ancilostomídeos sofrerem migração extraintestinal e desenvolverem-se em vermes adultos maduros, as larvas de *A. duodenale* podem permanecer em uma fase estacionária por muitos meses antes de retomar o desenvolvimento no intestino. As fêmeas maduras de *A. duodenale* produzem cerca de 30.000 ovos por dia; a produção diária de ovos de *N. americanus* é < 10.000/dia (Figura 318.3). Os ovos têm forma ovoide e uma casca fina, medindo aproximadamente 40 a 60 μm. Os ovos que são depositados no solo com umidade e sombra adequadas desenvolvem-se nas larvas de primeiro estágio e eclodem. Por vários dias que se seguem, sob condições apropriadas, as larvas sofrem duas mudas até o estágio infectante. As larvas infectantes encontram-se em uma fase estacionária de desenvolvimento e não se alimentam; elas migram verticalmente no solo até que infectem um novo hospedeiro ou esgotem as suas reservas metabólicas lipídicas e morram.

EPIDEMIOLOGIA

A infecção por ancilostomídeos é uma das doenças infecciosas mais prevalentes dos seres humanos. O *Global Burden of Disease Study*

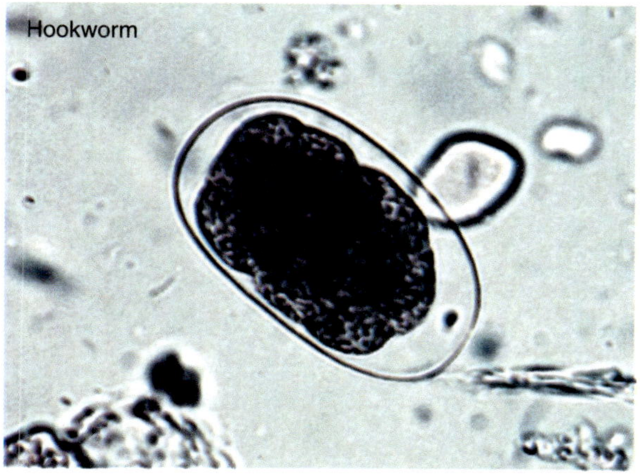

Figura 318.3 Ovos de helmintos ancilóstomos transmitidos pelo solo. (*De Bethony J, Brooker S, Albonico M et al.: Soil-transmitted helminth infections: ascariasis, trichuriasis, and hookworm, Lancet 367:1521–1532, 2006.*)

2015 informou que aproximadamente 428 milhões de pessoas estão infectadas com ancilostomídeos, com estimativas adicionais indicando que a infecção por parasitas em todo o mundo resulte em 4,1 milhões de anos de vida perdidos por incapacidade (DALY; do inglês, *disability-adjusted life-years*), possivelmente liderando todas as **doenças tropicais negligenciadas** em anos perdidos por incapacidade. No caso da infecção por ancilóstomo, todos os anos perdidos por incapacidade são atribuídos à anemia por perda de sangue intestinal. Há também um enorme impacto socioeconômico da infecção por ancilostomíase, com estimativas de que a esta possa causar até US$ 139 bilhões em perdas devido à diminuição da produtividade.

Devido à necessidade de umidade, sombra e calor adequados no solo, a infecção por ancilostomídeos está normalmente confinada às zonas rurais, especialmente onde as fezes humanas são usadas como fertilizante ou por falta de saneamento adequado. A ancilostomíase é uma infecção associada ao *subdesenvolvimento econômico e à pobreza* ao longo dos trópicos e subtrópicos. A África Subsaariana, o Leste Asiático e as regiões tropicais das Américas apresentam a maior prevalência de infecção por ancilostomídeos. Taxas elevadas de infecção estão frequentemente associadas ao cultivo de certos produtos agrícolas, como o chá na Índia; batata-doce, milho, algodão e amoreiras na China; café nas Américas Central e do Sul; e borracha na África. Não é incomum encontrar infecções mistas por *N. americanus* e *A. duodenale*. *N. americanus* predomina nas Américas Central e do Sul, assim como no sul da China e no Sudeste Asiático, ao passo que *A. duodenale* predomina no norte da África, no norte da Índia, na China ao norte do rio Yang-tze, e entre os povos aborígines na Austrália. A capacidade de *A. duodenale* de suportar condições ambientais e climáticas um pouco mais desfavoráveis pode refletir a sua capacidade de sofrer uma parada no desenvolvimento nos tecidos humanos. A infecção por *A. ceylanicum* ocorre na Índia e no Sudeste Asiático.

Enterite eosinofílica causada por *A. caninum* foi inicialmente descrita em Queensland, na Austrália, e com dois casos relatados nos EUA. Devido à sua distribuição global em cães, foi presumido inicialmente que as infecções humanas por *A. caninum* seriam identificadas em muitos locais, mas isso não foi encontrado.

PATOGÊNESE

A principal morbidade causada pela ancilostomíase humana é um resultado direto da **perda sanguínea intestinal**. Os ancilostomídeos adultos aderem firmemente à mucosa e à submucosa do intestino delgado proximal, utilizando as suas placas cortantes ou dentes e um esôfago muscular que cria uma pressão negativa nas suas cápsulas bucais. No local da fixação, a resposta inflamatória do hospedeiro é regulada negativamente pela liberação de polipeptídeos anti-inflamatórios pelos ancilostomídeos. A ruptura de capilares na lâmina própria é seguida pelo extravasamento de sangue, com um pouco do sangue sendo ingerido diretamente pelo ancilostomídeo. Após a ingestão, o sangue é anticoagulado, as hemácias são lisadas e a hemoglobina é liberada e digerida. Cada adulto de *A. duodenale* provoca uma perda estimada de 0,2 mℓ de sangue ao dia; a perda de sangue é menor para *N. americanus*. Indivíduos com infecções leves têm perda sanguínea mínima; portanto, podem ter a infecção por ancilostomídeo, mas não a doença. Existe uma correlação direta entre o número de ancilostomídeos adultos no intestino e o volume de perda sanguínea nas fezes. A doença por ancilostomídeos ocorre somente quando os indivíduos com infecções moderadas e intensas apresentam perda sanguínea suficiente para desenvolver deficiência de ferro e anemia. Podem ocorrer também hipoalbuminemia e consequente edema e anasarca em decorrência da perda da pressão oncótica intravascular. Essas características dependem muito das reservas alimentares do hospedeiro.

MANIFESTAÇÕES CLÍNICAS

Crianças cronicamente infectadas com infecções moderadas e intensas por ancilostomídeos sofrem de perda sanguínea intestinal que resulta em **deficiência de ferro** e pode levar a anemia, bem como desnutrição proteica. A deficiência prolongada de ferro associada aos ancilostomídeos na infância pode levar a retardo do crescimento físico e deficiências cognitivas e intelectuais.

As larvas antropofílicas dos ancilostomídeos causam dermatite, algumas vezes referida como **coceira do solo**, quando penetram na pele humana. A formação de vesículas e o edema da coceira do solo são exacerbados por infecções repetidas. A infecção com um ancilostomídeo zoonótico, especialmente *A. braziliense*, pode resultar na migração lateral das larvas, causando os traçados cutâneos característicos da **larva *migrans* cutânea** (ver Capítulo 318.1). Posteriormente, ocorre tosse nas infecções pelos ancilostomídeos *A. duodenale* e *N. americanus* quando as larvas migram pelos pulmões, causando laringotraqueobronquite, geralmente cerca de 1 semana após a exposição; também pode ocorrer faringite. O início da eosinofilia coincide com a entrada das larvas de ancilostomídeos no trato GI, podendo ocorrer dor abdominal alta durante este período, mas ela eventualmente regride.

A infecção intestinal crônica por ancilostomídeo não está normalmente associada a queixas gastrintestinais específicas, embora anorexia, dor e diarreia tenham sido atribuídas à presença destes ancilostomídeos. As principais manifestações clínicas estão relacionadas com a perda sanguínea intestinal. Crianças com infecções maciças apresentam todos os sinais e sintomas de **anemia ferropriva** e **desnutrição proteica**. Em alguns casos, as crianças com doença crônica por ancilostomídeos apresentam palidez amarelo-esverdeada denominada **clorose**.

Uma forma infantil de **ancilostomíase** que resulta da infecção maciça por *A. duodenale* tem sido descrita. Bebês afetados apresentam diarreia, melena, hipodesenvolvimento e anemia profunda. A ancilostomíase infantil apresenta mortalidade significativa.

A **enterite eosinofílica** causada por *A. caninum* está associada a cólicas abdominais que se iniciam na região epigástrica e que irradiam para fora e, geralmente, são exacerbadas pela alimentação. Casos extremos podem assemelhar-se à apendicite aguda.

DIAGNÓSTICO

Crianças com ancilostomídeos liberam ovos que podem ser detectados pelo exame de fezes direto (Figura 318.3). Métodos quantitativos encontram-se disponíveis para determinar se a criança tem intensa **carga de vermes** que possa causar a doença por ancilostomídeos. Os ovos de *N. americanus* e *A. duodenale* são morfologicamente indistinguíveis. A identificação das espécies normalmente requer a eclosão dos ovos e a diferenciação das larvas infectantes de terceiro estágio; métodos mais novos utilizando a reação em cadeia da polimerase (PCR) têm sido desenvolvidos, mas não são comumente utilizados na prática clínica.

Normalmente, os ovos não estão presentes nas fezes dos pacientes com enterite eosinofílica causada por *A. caninum*, sendo diagnosticada muitas vezes pela demonstração de ulcerações ileais e colônicas à colonoscopia na presença de significativa eosinofilia sanguínea. Um ancilostomídeo canino adulto pode ocasionalmente ser recuperado durante a biopsia colonoscópica. Os pacientes com esta síndrome desenvolvem respostas sorológicas de imunoglobulina (Ig) G (IgG) e IgE.

TRATAMENTO

O objetivo da **desparasitação** é a remoção dos ancilostomídeos adultos com um fármaco **anti-helmíntico**. O mebendazol e o albendazol (**benzimidazólicos**) são altamente eficazes na eliminação dos ancilostomídeos do intestino, embora às vezes sejam necessárias múltiplas doses. **Albendazol** (400 mg VO, em dose única para todas as idades) muitas vezes resulta em cura, embora os vermes adultos de *N. americanus* sejam algumas vezes mais refratários e demandem doses adicionais. **Mebendazol** (100 mg, 2 vezes/dia, por 3 dias, para todas as idades) é igualmente eficaz. Em muitos países em desenvolvimento, o mebendazol é administrado como dose única de 500 mg; entretanto, as taxas de cura com esse esquema podem ser baixas, de 10% ou menos. De acordo com a Organização Mundial da Saúde (OMS), as crianças devem ser encorajadas a mastigar comprimidos de albendazol ou mebendazol, pois forçar as crianças muito jovens a engolir comprimidos grandes pode causar asfixia. O mebendazol é recomendado para a enterite eosinofílica associada a *A. caninum*, embora recorrências sejam comuns. Como houve relatos de que benzimidazólicos foram embriotóxicos e teratogênicos em animais de laboratório, sua segurança durante a gestação e em crianças de idade reduzida constitui uma potencial preocupação, e os riscos em relação aos benefícios devem ser cuidadosamente considerados. A OMS atualmente apoia o uso de benzimidazólicos em crianças infectadas ≥ 1 ano, mas em uma dosagem reduzida (200 mg para albendazol) na faixa etária mais nova (1 a 2 anos). Em alguns países, o **pamoato de pirantel** (11 mg/kg VO, 1 vez/dia, por 3 dias e com a dose máxima de 1 g) encontra-se disponível na forma líquida e é uma alternativa eficaz aos benzimidazólicos. Um novo medicamento conhecido como **tribendimidina** ainda está em desenvolvimento clínico e pode estar disponível no futuro. A terapia de reposição com ferro oral geralmente não é necessária para corrigir a deficiência de ferro associada aos ancilostomídeos em crianças.

PREVENÇÃO

Em 2001, a Assembleia Mundial da Saúde encorajou os seus membros a implementarem programas de desparasitação periódica a fim de controlar a morbidade causada pela infecção por ancilostomídeos e outros helmintos transmitidos pelo solo (ver Tabela 317.1 no Capítulo 317). Embora os fármacos anti-helmínticos sejam eficazes na eliminação dos ancilostomídeos do intestino, as altas taxas de falha medicamentosa do mebendazol ou albendazol em dose única e a reinfecção após tratamento entre as crianças sugerem que a administração de medicamentos em massa por si só não é eficaz para controlar a ancilostomíase em áreas altamente endêmicas. Além disso, dados sugerem que a eficácia do mebendazol diminui com o uso frequente e periódico, o que levantou preocupações quanto à possível emergência de **resistência a fármacos anti-helmínticos**. Para reduzir a dependência desses fármacos exclusivamente, uma vacina recombinante de ancilostomídeos para humanos vem sendo desenvolvida e está em fase de testes clínicos. O desenvolvimento econômico e as melhorias associadas ao saneamento, educação em saúde e evitar o uso de fezes humanas como fertilizantes continuam críticos para a redução da transmissão de ancilostomídeos e sua endemicidade.

A bibliografia está disponível no GEN-io.

318.1 Larva *Migrans* Cutânea

Peter J. Hotez

ETIOLOGIA

Larva *migrans* cutânea (**bicho-geográfico, erupção rastejante**) é causada pelas larvas de vários nematódeos, principalmente ancilostomídeos, que não são em geral parasitos de humanos. *A. braziliense*, um ancilostomídeo de cães e gatos, é a causa mais comum, mas outros ancilostomídeos de animais também podem produzir a doença.

EPIDEMIOLOGIA

A larva *migrans* cutânea é geralmente causada por *A. braziliense*, que é endêmica no sudeste dos EUA e Porto Rico. Os viajantes são responsáveis por um percentual significativo dos casos. Recentemente, casos autóctones foram notificados na Europa.

MANIFESTAÇÕES CLÍNICAS

Depois de penetrar na pele, as larvas se localizam na junção epiderme-derme e migram neste plano, movendo-se a uma velocidade de 1 a 2 cm/dia. A resposta ao parasita é caracterizada por traçados elevados, eritematosos, serpiginosos, que ocasionalmente formam bolhas (Figura 318.4). Estas lesões podem ser únicas ou numerosas e estão geralmente localizadas em uma extremidade, embora qualquer área do corpo possa ser afetada. À medida que o organismo migra, novas áreas de envolvimento podem aparecer em poucos dias. Prurido intenso localizado, sem nenhum sintoma sistêmico, pode estar associado às lesões. Pode ocorrer infecção bacteriana secundária.

DIAGNÓSTICO

A larva *migrans* cutânea é diagnosticada pelo exame clínico da pele. Os pacientes muitas vezes são capazes de recordar o momento e o local exatos da exposição, porque as larvas produzem intenso prurido no local da penetração. Pode ocorrer eosinofilia, mas é incomum.

TRATAMENTO

Se deixada sem tratamento, as larvas morrem e a síndrome se resolve dentro de algumas semanas ou alguns meses. O tratamento com **ivermectina** (200 µg/kg VO, diariamente, por 1 a 2 dias; considerado o medicamento de escolha por alguns pesquisadores), **albendazol** (400 mg VO, diariamente, durante 3 dias, para todas as idades), ou **tiabendazol** tópico apressa a resolução, se os sintomas justificarem o tratamento. A Food and Drug Administration (FDA) não aprovou esses medicamentos para a larva *migrans* cutânea. A segurança da ivermectina em crianças jovens (peso < 15 kg) e em mulheres grávidas continua a ser estabelecida. Albendazol deve ser ingerido com uma refeição gordurosa.

A bibliografia está disponível no GEN-io.

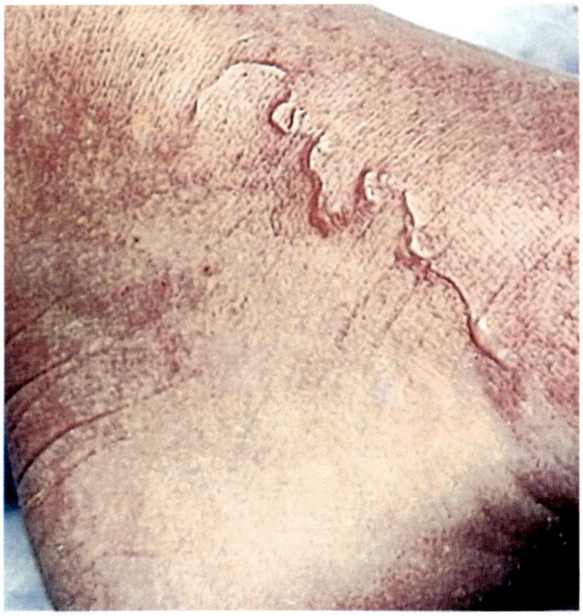

Figura 318.4 Erupção insidiosa de larva migrans cutânea. (De *Korting GW*: Hautkrankheitenbeikindern und jugendlichen, *Stuttgart, Germany, 1969, FK Schattauer Verlag.*)

Capítulo 319

Tricuríase (*Trichuris trichiura*)

Arlene E. Dent e James W. Kazura

ETIOLOGIA

A tricuríase é causada pelo **verme-chicote**, *Trichuris* (*T.*) *trichiura*, um nematódeo ou verme cilíndrico que habita o ceco e o cólon ascendente. Os principais hospedeiros de *T. trichiura* são humanos que adquirem a infecção pela ingestão de ovos embrionados em forma de barril (Figura 319.1). As larvas escapam da casca no intestino delgado superior e penetram nas vilosidades intestinais. Os vermes movem-se lentamente em direção ao ceco, onde a porção anterior do verme, semelhante a chicote, permanece no interior da mucosa superficial e a extremidade posterior reduzida fica livre no lúmen (Figura 319.2). Em 1 a 3 meses, as fêmeas adultas iniciam a produção de 5.000 a 20 mil ovos por dia. Após a excreção nas fezes, o desenvolvimento embrionário ocorre em 2 a 4 semanas em condições ótimas de temperatura e solo. O tempo de vida do verme adulto é de aproximadamente 2 anos.

EPIDEMIOLOGIA

A tricuríase tem ocorrência mundial, sendo especialmente comum em comunidades rurais pobres com instalações sanitárias inadequadas e solo contaminado com fezes humanas ou de animais. A tricuríase é uma das helmintíases humanas mais prevalentes, com uma estimativa de um bilhão de pacientes infectados mundialmente. Em muitas partes do mundo, onde a desnutrição proteico-calórica e a anemia são frequentes, a prevalência de infecção por *T. trichiura* pode chegar a 95%. Embora a tricuríase ocorra no sudeste rural dos EUA, sua prevalência não tem sido relatada. A taxa mais elevada de infecção ocorre em crianças e adolescentes entre 5 e 15 anos. A infecção desenvolve-se após a ingestão de ovos embrionados, mediante contaminação direta das mãos, dos alimentos (frutas e legumes crus fertilizados com fezes humanas) ou das bebidas (Figura 319.3). A transmissão pode ocorrer indiretamente por moscas ou outros insetos.

MANIFESTAÇÕES CLÍNICAS

A maioria das pessoas abriga inóculos baixos de vermes e não apresenta sintomas. Alguns indivíduos podem apresentar um histórico de dor no quadrante inferior direito ou na região periumbilical. O adulto de *Trichuris* ingere aproximadamente 0,005 mℓ de sangue/verme/dia. Crianças, que constituem o grupo com maior probabilidade de estar densamente infectado, frequentemente desenvolvem a doença. As manifestações clínicas incluem disenteria crônica, prolapso retal, anemia, retardo de crescimento, assim como deficiências cognitivas e do desenvolvimento. Não há eosinofilia significativa apesar de uma porção do helminto estar inserida na mucosa do intestino grosso.

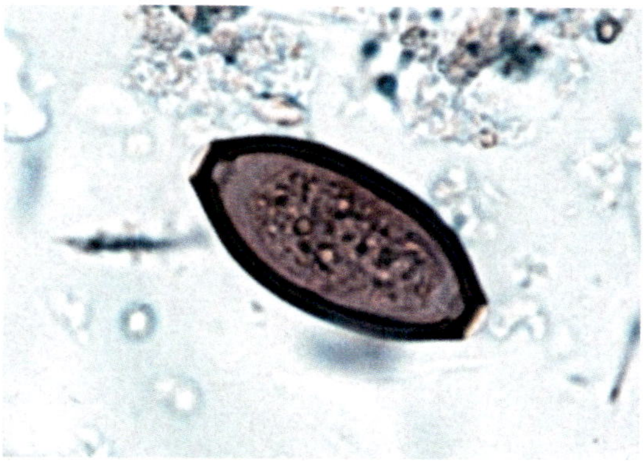

Figura 319.1 *Trichuris trichiura*. Ovos de helmintos transmitidos pelo solo. (*De Bethony J, Brooker S, Albonico M et al.: Soil-transmitted helminth infections: ascariasis, trichuriasis, and hookworm*, Lancet *367:1521–1532, 2006.*)

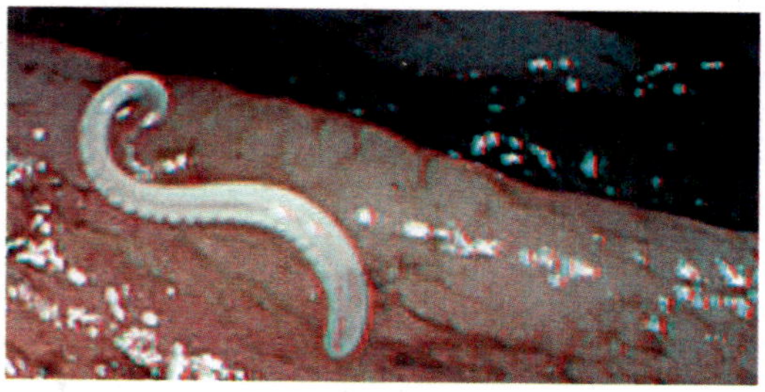

Figura 319.2 Infecção por *Trichuris trichiura*. (*Cortesia do Dr. Kunimitsu Inoue, Almeida Hospital, Oita, Japão.*)

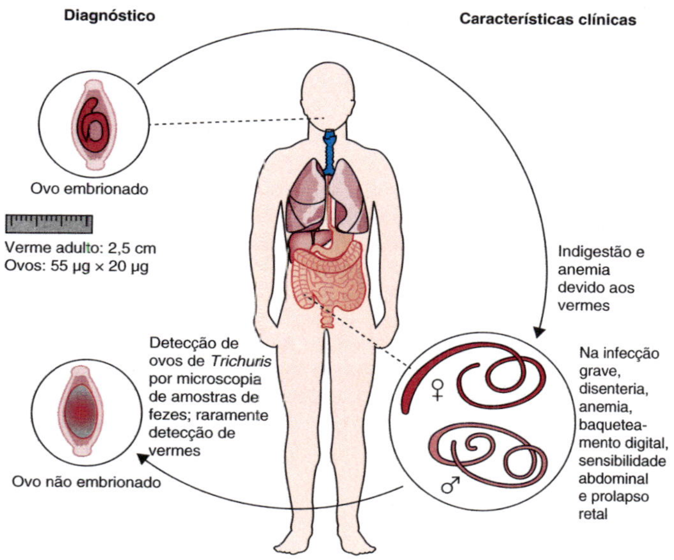

Figura 319.3 Transmissão de *Trichuris trichiura*: diagnóstico e características clínicas. (*De Jourdan PM, Lamberton PHL, Fenwick A, Addiss DG: Soil-transmitted helminth infections,* Lancet *391:252-262, 2018, Fig. 2B.*)

DIAGNÓSTICO

Uma vez que a produção de ovos é tão elevada, amostras fecais frequentemente revelam os ovos característicos em forma de barril de *T. trichiura*.

TRATAMENTO

Albendazol (400 mg VO, por 3 dias, para todas as idades) é o medicamento de escolha, sendo seguro e eficaz, em parte por ser pouco absorvido no trato gastrintestinal. Ele reduz a produção de ovos em 90 a 99% e tem taxas de cura de 70 a 90%, embora possam ocorrer reinfecções e retomada da produção de ovos por vermes vivos que presumivelmente sobreviveram após o tratamento. Alternativas incluem **mebendazol** (100 mg VO, 2 vezes/dia, durante 3 dias) e **ivermectina** (200 µg/kg VO, durante 3 dias). O tratamento em dose única de albendazol, nitazoxanida ou albendazol associado a nitazoxanida leva a taxas de cura que são de baixas e de curta duração. O tratamento combinado com **pamoato de oxantel** (20 mg/kg) e 400 mg de albendazol em dias consecutivos pode ter a maior taxa de cura.

PREVENÇÃO

A doença pode ser prevenida com higiene pessoal, melhoria de condições sanitárias e eliminação do uso de fezes humanas como fertilizante (ver Tabela 317.1 no Capítulo 317).

A bibliografia está disponível no GEN-io.

Capítulo 320

Enterobíase (*Enterobius vermicularis*)

Arlene E. Dent e James W. Kazura

ETIOLOGIA

A causa da enterobíase, ou infecção por **oxiúro,** é *Enterobius* (*E.*) *vermicularis*, um nematódeo pequeno (1 cm de comprimento), branco, semelhante a um fio de linha ou com forma cilíndrica, que normalmente habita o ceco, o apêndice e as áreas adjacentes ao íleo e cólon ascendente. As fêmeas grávidas migram à noite para as regiões perineais e perianais, onde depositam até 15 mil ovos. Os ovos são convexos em um lado e achatados no outro e possuem diâmetros de aproximadamente 30 × 60 µm. Os ovos embrionam dentro de seis horas e permanecem viáveis por 20 dias. A infecção humana ocorre pela via fecal-oral normalmente pela ingestão de ovos embrionados que são carregados em unhas, roupas, roupa de cama ou poeira domiciliar. Após a ingestão, as larvas amadurecem para formar vermes adultos entre 36 e 53 dias.

EPIDEMIOLOGIA

A enterobíase ocorre em indivíduos de todas as idades e níveis socioeconômicos. É prevalente em regiões com climas temperados, sendo a infecção helmíntica mais comum nos EUA. Ela infecta 30% das crianças em todo o mundo, e os seres humanos são os únicos hospedeiros conhecidos. A infecção ocorre principalmente em ambientes institucionais ou familiares que incluam crianças, uma vez que a prevalência de infecção por oxiúro é mais elevada em crianças e adolescentes de 5 a 14 anos, em áreas de convivência, onde brincam ou dormem aglomeradas, facilitando, assim, a transmissão dos ovos. Considerando-se que o período de vida do verme adulto é curto, o parasitismo crônico é provavelmente causado por repetidos ciclos de reinfecção. A **autoinoculação** pode acontecer em indivíduos que habitualmente levam os dedos à boca.

PATOGÊNESE

A infecção por *Enterobius* pode provocar sintomas por estimulação mecânica e irritação, reações alérgicas e migração dos vermes para locais anatômicos onde eles tornam-se patogênicos. A infecção por *Enterobius* tem sido associada à infecção concomitante por *Dientamoeba fragilis*, que causa diarreia.

MANIFESTAÇÕES CLÍNICAS

A infecção por oxiúro é inócua e raramente causa problemas médicos relevantes. As queixas mais comuns incluem prurido e sono inquieto secundário ao **prurido** noturno perianal ou **perineal**. A causa e a incidência precisas do prurido são desconhecidas, mas podem estar relacionadas com a intensidade da infecção, o perfil psicológico do paciente infectado e de sua família, ou a reações alérgicas ao parasito. Eosinofilia não é observada na maioria dos casos porque não há invasão tecidual. Migração aberrante para locais ectópicos ocasionalmente pode levar a apendicite, salpingite crônica, doença inflamatória pélvica, peritonite, hepatite e lesões ulcerativas no intestino delgado ou grosso.

DIAGNÓSTICO

Um histórico de **prurido perianal** noturno em crianças sugere fortemente enterobíase. O diagnóstico definitivo é estabelecido pela identificação de ovos ou vermes. O exame microscópico da fita adesiva de celofane pressionada contra a região perianal no início da manhã normalmente demonstra os ovos (Figura 320.1). Exames repetidos aumentam a chance de detectar os ovos; um exame detecta 50% das infecções; três exames, 90% e cinco exames, 99%. Vermes visualizados na região perianal devem ser removidos e preservados em álcool etílico a 75% até a realização do exame microscópico. O exame retal digital pode também ser usado para a obtenção de amostras para preparações úmidas em lâmina. Exames de fezes de rotina raramente demonstram os ovos de *Enterobius*.

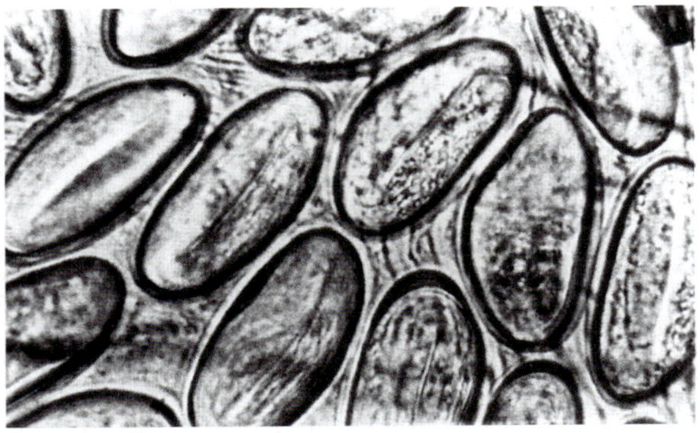

Figura 320.1 Ovos de *Enterobius vermicularis*. (*De Guerrant RL, Walker DH, Weller PF, et al.*: Tropical infectious diseases, *Philadelphia, 2006, Churchill Livingstone, p. 1248.*)

TRATAMENTO

Fármacos anti-helmínticos devem ser administrados a pacientes infectados e seus membros familiares. O **albendazol** (400 mg VO, com uma dose de repetição 2 semanas depois, para todas as idades) é o tratamento de escolha e resulta em taxas de cura que excedem 90%. Alternativas incluem o **mebendazol** (100 mg VO, com uma dose de repetição 2 semanas depois) e o **pamoato de pirantel** (11 mg/kg VO, 3 vezes/dia, até o máximo de 1 g; repetindo em 2 semanas). O banho matinal remove uma grande parte dos ovos. A troca frequente de roupas íntimas e de pijamas, assim como roupas de cama, diminui a contaminação ambiental com ovos, podendo reduzir o risco de autoinfecção.

PREVENÇÃO

As pessoas que vivem na casa podem ser tratadas juntamente com o indivíduo infectado. Tratamentos repetidos a cada 3 a 4 meses podem ser necessários em circunstâncias com exposição repetida, como em crianças institucionalizadas. Uma boa higiene das mãos é o método mais eficaz de prevenção.

A bibliografia está disponível no GEN-io.

Capítulo 321

Estrongiloidíase (*Strongyloides stercoralis*)

Arlene E. Dent e James W. Kazura

ETIOLOGIA

A estrongiloidíase é causada pelo nematódeo, ou verme cilíndrico, *Strongyloides* (*S.*) *stercoralis*. Apenas as fêmeas adultas habitam o intestino delgado. O nematódeo se reproduz no hospedeiro humano por partenogênese e libera ovos contendo larvas maduras no lúmen intestinal. As larvas **rabiditiformes** imediatamente emergem dos ovos e são eliminadas nas fezes, onde podem ser visualizadas pelo exame fecal. As larvas rabiditiformes se diferenciam em vermes machos e fêmeas adultos de vida livre ou sofrem metamorfose para larvas filariformes infecciosas. A reprodução sexuada só ocorre nos estágios livres. Os seres humanos são geralmente infectados mediante contato da pele com o solo contaminado com larvas infecciosas (Figura 321.1).

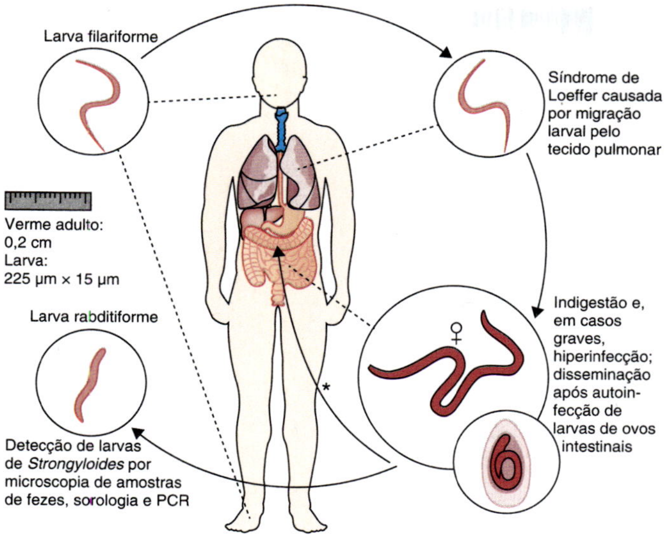

Figura 321.1 Transmissão de *Strongyloides stercoralis*: diagnóstico e características clínicas. (*De Jourdan PM, Lamberton PHL, Fenwick A, Addiss DG: Soil-transmitted helminth infections*, Lancet *391:252-262, 2018, Fig. 2D.*)

As larvas penetram a pele, entram na circulação venosa e em seguida passam pelos pulmões, entram nos espaços alveolares e migram pela árvore brônquica. Em seguida elas são deglutidas e passam pelo estômago, e os vermes adultos fêmeas se desenvolvem no intestino delgado. Os ovos começam a ser postos aproximadamente 28 dias após a infecção inicial.

A **síndrome de hiperinfecção** ocorre quando grandes quantidades de larvas se transformam em organismos infectantes durante a sua passagem nas fezes e em seguida reinfectam (*i. e.*, **autoinfectam**) o hospedeiro pelo trato gastrintestinal (GI) inferior ou pela região perianal. Este ciclo pode estar acelerado em pessoas imunocomprometidas, particularmente aquelas com depressão da função das células T.

EPIDEMIOLOGIA

A infecção por *S. stercoralis* é prevalente nas regiões tropicais e subtropicais do mundo e endêmica em várias áreas da Europa, do sudeste dos EUA e de Porto Rico. A transmissão requer condições ambientais apropriadas, particularmente solo quente e úmido. Condições precárias de saneamento básico e de vida em aglomerações humanas contribuem para altos níveis de transmissão. Cães e gatos podem ser reservatórios. A maior prevalência da infecção nos EUA (4% da população geral) encontra-se em áreas rurais empobrecidas nos estados de Kentucky e Tennessee. A infecção pode ser especialmente comum entre internos de instituições psiquiátricas, veteranos que foram prisioneiros de guerra em áreas de alta endemicidade, além de refugiados e imigrantes. Devido à autoinfecção interna, os indivíduos podem permanecer infectados por décadas. A infecção pode ser transmitida por transplante de órgãos. Indivíduos com doenças hematológicas malignas, doenças autoimunes, desnutrição e imunossupressão induzida por medicamentos (especialmente corticosteroides) estão em alto risco para a síndrome de hiperinfecção. Os pacientes com AIDS podem apresentar um curso rápido de estrongiloidíase disseminada, com desfecho fatal.

PATOGÊNESE

A resposta imune inicial do hospedeiro contra a infecção é a produção de imunoglobulina (Ig) E e eosinofilia no sangue e nos tecidos, que presumivelmente previne a disseminação e a hiperinfecção no hospedeiro imunocompetente. Os vermes adultos fêmeas, infectando indivíduos assintomáticos e sadios, podem persistir no trato GI durante anos. Se os indivíduos infectados se tornarem imunocomprometidos, a queda da imunidade celular e humoral pode levar a um aumento abrupto e dramático na carga parasitária com disseminação sistêmica.

MANIFESTAÇÕES CLÍNICAS

Aproximadamente 30% dos indivíduos infectados são assintomáticos. Os pacientes restantes apresentam sintomas que se correlacionam com os três estágios da infecção: invasão da pele, migração das larvas através dos pulmões e parasitismo do intestino delgado pelos vermes adultos. **Larva *currens*** é a manifestação de uma reação alérgica contra as larvas filariformes que migram pela pele, onde elas deixam traçados urticariformes, tortuosos e pruriginosos. As lesões podem ocorrer e são normalmente encontradas ao longo da parede abdominal inferior, nádegas ou coxas, resultante da migração das larvas nas fezes defecadas. A doença pulmonar secundária à migração larvária através do pulmão raramente ocorre e pode se assemelhar à **síndrome de Loeffler** (tosse, sibilos, dispneia e infiltrados pulmonares transitórios acompanhados de eosinofilia). A estrongiloidíase GI é caracterizada por indigestão, dores abdominais em cólicas, vômitos, diarreia, esteatorreia, enteropatia perdedora de proteína, desnutrição proteico-calórica e perda de peso. Edema do duodeno com pregas mucosas irregulares, ulcerações e estenoses podem ser observados radiologicamente. A infecção pode ser de natureza crônica e está associada à **eosinofilia**.

A estrongiloidíase é potencialmente fatal pela capacidade do parasito de multiplicar-se dentro do hospedeiro e causar extraordinárias hiperinfecções em pessoas imunocomprometidas. A **síndrome da hiperinfecção** é caracterizada por um exagero nas características clínicas que se desenvolvem em um indivíduo imunocompetente sintomático. O início é geralmente repentino, com dor abdominal generalizada, distensão abdominal e febre. Múltiplos órgãos podem ser afetados, pois grande número de larvas se dissemina pelo corpo e se introduzem na flora intestinal. Esse fenômeno pode resultar em bacteriemia e septicemia. As manifestações cutâneas podem incluir petéquias e púrpura. Tosse, sibilos e hemoptise são indicadores de envolvimento pulmonar. Embora a eosinofilia seja uma característica proeminente da estrongiloidíase em pessoas imunocompetentes, este sinal pode estar ausente nas pessoas imunocomprometidas. Devido à baixa incidência da estrongiloidíase nos países industrializados, ela muitas vezes é mal diagnosticada, resultando em um atraso significativo no tratamento.

DIAGNÓSTICO

A estrongiloidíase intestinal é diagnosticada pelo exame das fezes ou do líquido duodenal em busca das larvas características (Figura 321.2). Várias amostras de fezes devem ser examinadas por esfregaço direto, método de Koga em placa de Ágar, ou pelo teste de Baermann. Alternativamente, o fluido duodenal pode ser coletado pelo **teste do cordão entérico** (Entero-Test) ou por aspiração via enteroscopia. Nas crianças com síndrome de hiperinfecção, as larvas podem ser encontradas no escarro, no aspirado gástrico e raramente em amostras de biopsia de intestino delgado. Um ensaio de imunoabsorção ligado à enzima para anticorpos da IgG contra *Strongyloides* pode ser mais sensível do que os métodos parasitológicos para diagnosticar a infecção intestinal no hospedeiro imunocompetente. A utilidade deste ensaio em diagnosticar a infecção em pacientes imunocomprometidos com a síndrome da hiperinfecção não foi determinada. A eosinofilia é comum.

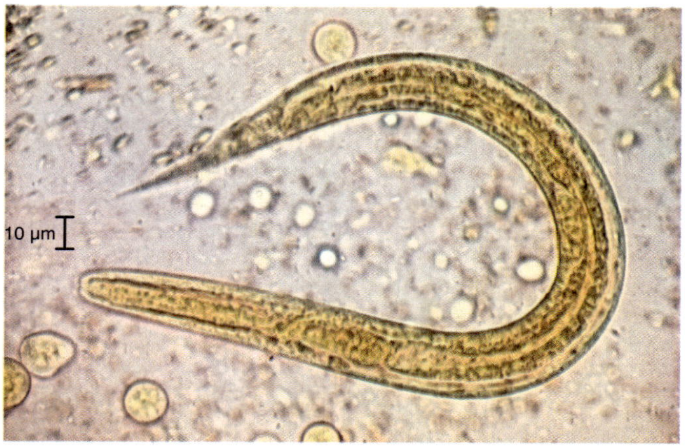

Figura 321.2 Larvas de estrongiloidíase intestinal.

frequentemente quando os sintomas estão melhorando. A análise do líquido cefalorraquidiano (LCR) revela pleocitose com mais de 10% de eosinófilos em mais da metade dos pacientes, com proteína levemente elevada, níveis normais de glicose e elevada pressão liquórica. A tomografia computadorizada (TC) ou a ressonância magnética (RM) da cabeça estão geralmente normais. O **diagnóstico** é estabelecido clinicamente por anamnese que indica dieta e viagem a áreas suspeitas. Um ensaio de imunoabsorção ligado a enzimas (ELISA) sensível e específico encontra-se disponível de forma limitada nos Centers for Disease Control and Prevention (CDC) para teste no LCR ou no soro.

O **tratamento** é primariamente de suporte porque a maioria das infecções é leve e a maior parte dos pacientes se recupera dentro de 2 meses sem sequelas neurológicas. Analgésicos devem ser administrados para a cefaleia. Punções lombares repetidas e cuidadosas devem ser realizadas para aliviar a hidrocefalia. Fármacos anti-helmínticos não têm sido demonstrados como capazes de influenciar o desfecho e podem exacerbar os sintomas neurológicos. O uso de corticosteroides pode encurtar a duração das dores de cabeça persistentes e graves. Existe maior incidência de sequelas neurológicas permanentes e de mortalidade entre crianças, em comparação com adultos. A infecção pode ser evitada pela não ingestão de carne crua ou malcozida de caranguejos, camarões ou lesmas.

ANGIOSTRONGYLUS COSTARICENSIS

Angiostrongylus costaricensis é um nematódeo que infecta várias espécies de roedores e causa **angiostrongilíase** abdominal, que tem sido predominantemente descrita na América Latina e no Caribe. O modo de transmissão para os seres humanos, hospedeiros acidentais, é desconhecido. Especula-se que larvas infecciosas originárias de um molusco hospedeiro intermediário, como a lesma *Vaginulus plebeius*, contaminem a água ou a vegetação que são inadvertidamente consumidas (p. ex., picados em saladas ou vegetais contaminados com suas secreções mucosas). Embora essa lesma não seja natural dos EUA continental, ela tem sido encontrada em flores e outros produtos importados. O período de incubação da angiostrongilíase abdominal é desconhecido, porém, dados limitados sugerem que varie de 2 semanas a vários meses após a ingestão das larvas. Larvas de terceiro estágio migram do trato gastrintestinal para as artérias mesentéricas, onde amadurecem em vermes adultos. Esses ovos degeneram e causam uma reação granulomatosa eosinofílica. Os achados clínicos da angiostrongilíase abdominal podem mimetizar **apendicite**, embora a angiostrongilíase abdominal seja normalmente mais indolente. As crianças podem apresentar febre, dor no quadrante inferior direito, massa semelhante a um tumor, rigidez da parede abdominal e toque retal doloroso. A maioria dos pacientes apresenta leucocitose com eosinofilia. O exame radiológico pode revelar edema da parede intestinal, espasticidade ou defeitos de enchimento na região ileocecal e no cólon ascendente. O exame das fezes para ovos e parasitos é inútil para *A. costaricensis*, mas é útil para a avaliação quanto à presença de outros parasitos intestinais. ELISA encontra-se disponível para **diagnóstico**, de forma limitada, nos CDC, mas a especificidade do teste é baixa e sabe-se que ele faz reação cruzada com *Toxocara*, *Strongyloides* e *Paragonimus*.

Muitos pacientes são submetidos à laparotomia pela suspeita de apendicite, encontrando-se massa desde o íleo terminal até o cólon ascendente. *Não existe tratamento específico conhecido contra a angiostrongilíase abdominal.* Embora o uso da terapia anti-helmíntica não tenha sido estudado criteriosamente, sugere-se o uso de tiabendazol ou dietilcarbamazina. O prognóstico geralmente é bom. A maioria dos casos é autolimitada, embora cirurgia tenha sido necessária em alguns pacientes. Os pontos-chave da **prevenção** incluem evitar as lesmas e não ingerir alimentos crus e água que possam estar contaminados com lesmas imperceptíveis ou substância viscosa proveniente destas lesmas. O controle dos ratos também é importante na prevenção da disseminação da infecção.

DRACUNCULÍASE (*DRACUNCULUS MEDINENSIS*)

A dracunculíase é causada pelo verme-da-guiné *Dracunculus medinensis*. A Organização Mundial da Saúde (OMS) tem como objetivo a erradicação da dracunculíase. A partir de 2016, a transmissão da infecção foi confinada ao Chade, Etiópia, Mali e Sudão do Sul. Os seres humanos se tornam infectados ao beber água estagnada contaminada que contém as formas imaturas do parasito no intestino de pequenos crustáceos (copépodes). As larvas são liberadas no estômago, penetram pela mucosa, amadurecem e acasalam. Cerca de 1 ano mais tarde, os vermes adultos fêmeas (1 a 2 mm de diâmetro e até 1 m de comprimento) migram e parcialmente emergem através da pele, geralmente dos membros inferiores. Milhares de larvas imaturas são liberadas quando a parte do corpo afetada é mergulhada na água. O ciclo é completado quando as formas larvárias são ingeridas pelos crustáceos. Os seres humanos infectados não apresentam sintomas até que o verme alcance o tecido subcutâneo, causando uma **pápula pungente** e que pode ser acompanhada de urticária, náuseas, vômitos, diarreia e dispneia. A lesão evolui para vesícula, se rompe e forma uma úlcera dolorosa na qual uma porção do verme é visível. O **diagnóstico** é estabelecido clinicamente. As larvas podem ser identificadas por exame microscópico do líquido liberado.

O uso de **metronidazol** (25 mg/kg/dia VO, divididos em 3 doses por 10 dias; dose máxima: 750 mg) diminui a inflamação local. Embora a droga não mate o verme, ela facilita sua remoção. O verme deve ser removido fisicamente enrolando o parasito de 1 m de comprimento, que emerge lentamente, sobre uma vareta fina durante 1 semana. Os corticosteroides tópicos encurtam o tempo para completar a cicatrização, enquanto os antibióticos tópicos diminuem o risco de infecção bacteriana secundária. A dracunculíase pode ser prevenida fervendo-se ou clorando-se a água de beber ou filtrando-se a água através de um filtro de pano antes do consumo. A erradicação depende de modificações do comportamento e educação.

GNATHOSTOMA SPINIGERUM

Gnathostoma spinigerum é um nematódeo de cão e gato endêmico no Sudeste Asiático, no Japão, na China, em Bangladesh e na Índia, mas já foi identificado no México e em partes da América do Sul. A infecção é adquirida pela ingestão de hospedeiros intermediários com larvas do parasito, tais como carne crua ou malcozida de peixes de água doce, galinhas, suínos, lesmas ou rãs. A penetração da pele pelas formas larvárias e a transmissão pré-natal também já foram descritas. Sinais e sintomas inespecíficos, como mal-estar geral, febre, urticária, anorexia, náuseas, vômitos, diarreia e dor epigástrica, se desenvolvem 24 a 48 h após a ingestão de *G. spinigerum*. As larvas ingeridas penetram a parede gástrica e migram pelo tecido macio por até 10 anos. Pode-se desenvolver eosinofilia moderada a intensa. A **gnatostomíase** cutânea se manifesta como episódios intermitentes de edema localizado, migratório, não depressível, associado a dor, prurido ou eritema. O envolvimento do sistema nervoso central na gnatostomíase é sugerido por achados neurológicos focais, inicialmente neuralgia, seguida dentro de alguns dias de paralisia ou alterações no estado mental. Múltiplos nervos cranianos podem estar envolvidos, e o LCR pode apresentar-se xantocrômico, mas geralmente apresenta pleocitose eosinofílica. O **diagnóstico** de gnatostomíase baseia-se na apresentação clínica e no substrato epidemiológico. Lesões no cérebro e na medula espinal podem ser vistas em TC ou RM. Exames sorológicos variam em sensibilidade e especificidade e estão disponíveis nos CDC.

Não existe uma quimioterapia eficaz bem documentada, porém recomenda-se o uso de **albendazol** (400 mg VO, 2 vezes/dia, por 21 dias) como terapia de primeira linha ou a **ivermectina** (200 μg/kg por 2 dias) como uma alternativa, com ou sem a remoção cirúrgica. Podem ser necessários múltiplos ciclos de tratamento. Corticosteroides têm sido utilizados para aliviar déficits neurológicos focais. A **ressecção cirúrgica** do *Gnathostoma* é o principal modo de tratamento e a terapia de escolha. A ressecção cirúrgica às cegas de áreas subcutâneas de edema difuso não é recomendada porque o verme raramente pode ser localizado. A **prevenção** evitando-se a ingestão de carne crua ou malcozida de peixes, aves ou suínos deve ser enfatizada para os indivíduos que vivem ou visitam as áreas endêmicas.

A bibliografia está disponível no GEN-io.

estabelecida uma ligação etiológica. Recentemente, os pesquisadores identificaram autoanticorpos neurotóxicos que reagem de forma cruzada com as proteínas de *O. volvulus*, que foram encontrados mais frequentemente em pessoas com síndrome do cabeceio do que naquelas na mesma aldeia sem a síndrome. A síndrome do cabeceio pode ser um distúrbio epiléptico autoimune desencadeado pela infecção por *O. volvulus*.

LOÍASE (*LOA LOA*)

A loíase é causada pela infecção pelo nematódeo tecidual *Loa loa*. O parasito é transmitido para os seres humanos por moscas hematófagas de hábitos diurnos (*Chrysops*) que vivem nas florestas úmidas da África Ocidental e Central. A migração dos vermes adultos através da pele, do tecido subcutâneo e área subconjuntival pode levar a episódios transitórios de prurido, eritema e edema localizado conhecidos como **edemas de Calabar**, que são áreas não eritematosas de edema subcutâneo que medem 10 a 20 cm de diâmetro e que são normalmente encontradas ao redor das articulações do punho ou do joelho (Figura 323.1). Essas lesões desaparecem em vários dias ou semanas e podem recidivar no mesmo local ou em locais diferentes. Residentes permanentes de regiões endêmicas para *Loa loa* podem apresentar microfilaremia e eosinofilia, mas são frequentemente assintomáticos. Por outro lado, os viajantes para regiões endêmicas podem apresentar uma resposta hiper-reativa contra a infecção por *Loa loa* caracterizada por recidivas frequentes dos edemas, eosinofilia de alto nível, prostração e complicações sérias como glomerulonefrite e encefalite. O **diagnóstico** é geralmente estabelecido em bases clínicas, em geral, com a ajuda do indivíduo infectado relatando ter visto um verme atravessando as conjuntivas. As microfilárias podem ser detectadas em esfregaços sanguíneos coletados entre 10 h e 14 h. Os vermes adultos devem ser retirados cirurgicamente, quando possível. Dietilcarbamazina é o fármaco de escolha para a erradicação da microfilaremia, mas este medicamento não extermina os vermes adultos. Como podem ocorrer complicações associadas ao tratamento, tais como prurido, febre, dor generalizada no corpo, hipertensão e até mesmo morte, especialmente com altos níveis de microfilárias, a dose de dietilcarbamazina deve ser aumentada gradativamente (*crianças*: 1 mg/kg por via oral [VO], no dia 1; 1 mg/kg, 3 vezes/dia, no dia 2; 1 a 2 mg/kg, 3 vezes/dia, no dia 3; 2 mg/kg 3 vezes/dia nos dias 4 a 21; *adultos*: 50 mg VO, no dia 1; 50 mg, 3 vezes/dia, no dia 2; 100 mg, 3 vezes/dia, no dia 3;2 mg/kg 3 vezes/dia nos dias 4 a 21). Doses totais podem ser instituídas no dia 1 em pessoas sem microfilaremia (3 mg/kg/dia VO, 3 vezes/dia, por 12 dias). Um curso de 3 semanas de **albendazol** também pode ser utilizado para reduzir lentamente os níveis de microfilárias de *Loa loa* como resultado dos seus efeitos embriotóxicos nos vermes adultos. Anti-histamínicos ou corticosteroides podem ser utilizados para limitar as reações alérgicas secundárias à morte das microfilárias. Medidas de proteção pessoal incluem evitar áreas nas quais as moscas hematófagas estejam presentes, usar roupas de proteção e utilizar repelentes contra insetos. Dietilcarbamazina (300 mg VO, 1 vez/semana) evita a infecção em viajantes que passam períodos prolongados nas áreas endêmicas. *Loa loa* não alberga os endossimbiontes *Wolbachia*, e, portanto, a doxiciclina não possui efeito sobre a infecção.

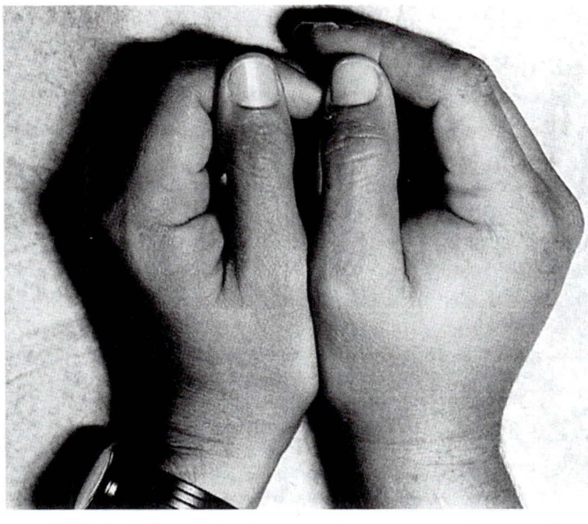

Figura 323.1 Edema do tipo Calabar na mão direita. (*De Guerrant RL, Walker DH, Weller PF et al.*: Tropical infectious diseases, *Philadelphia, 2006, Churchill Livingstone, p. 1165.*)

INFECÇÃO POR FILÁRIAS DE ANIMAIS

As infecções por filárias zoonóticas mais reconhecidas são aquelas causadas pelos membros do gênero *Dirofilaria*. Os vermes são introduzidos nos seres humanos através das picadas dos mosquitos que contêm larvas de terceiro estágio. A zoonose filarial mais comum nos EUA é a *Dirofilaria tenuis*, um parasito de guaxinins. Na Europa, na África e no Sudeste Asiático, as infecções são comumente causadas pelo parasito do cão *Dirofilaria repens*. O **verme do coração do cão**, *Dirofilaria immitis*, é a segunda zoonose filarial mais frequentemente encontrada no mundo. Outros gêneros, incluindo os vermes semelhantes a *Dipetalonema*, *Onchocerca* e *Brugia*, são causas raras de infecções zoonóticas por filárias.

As filárias animais não sofrem desenvolvimento normal no hospedeiro humano. As manifestações clínicas e os achados patológicos correspondem ao local anatômico da infecção e podem ser categorizadas em quatro grupos principais: subcutâneas, pulmonares, oculares e linfáticas. O exame patológico do tecido afetado revela uma reação localizada de corpo estranho ao redor de um parasito morto ou morrendo. A lesão consiste em granulomas com eosinófilos, neutrófilos e tecido necrótico. *D. tenuis* não deixa o tecido subcutâneo, enquanto *Brugia beaveri* eventualmente se localiza nos linfonodos superficiais. Infecções podem estar presentes por vários meses. As larvas de *D. immitis* migram por vários meses nos tecidos subcutâneos e na maioria das vezes resultam em lesão semelhante a uma moeda, bem circunscrita em um único lobo pulmonar. A radiografia do tórax revela um nódulo pulmonar solitário que mede de 1 a 3 cm de diâmetro. O **diagnóstico** definitivo e a cura dependem da retirada cirúrgica e da identificação do nematódeo dentro do tecido granulomatoso circundante. As infecções por *D. tenuis* e *B. beaveri* apresentam-se como nódulos dolorosos, de consistência de borracha, que medem de 1 a 5 cm, localizados na pele do tronco, dos membros e em torno da órbita. Os pacientes frequentemente relatam ter participado de atividades que predispuseram à exposição a mosquitos infectados, tais como trabalhar ou caçar em áreas pantanosas. A conduta consiste em **excisão cirúrgica**.

ANGIOSTRONGYLUS CANTONENSIS

O *Angiostrongylus cantonensis*, o **verme-do-pulmão do rato**, é o agente etiológico mais comum de **meningite eosinofílica** no mundo inteiro. Os ratos são o hospedeiro definitivo. A infecção humana ocorre após a ingestão de larvas de terceiro estágio presentes em hospedeiros intermediários crus ou malcozidos, tais como lesmas e caracóis, ou em hospedeiros transportadores, como camarões de água doce, rãs e peixes. A maioria dos casos é esporádica, mas aglomerados de casos têm sido relatados, incluindo casos associados ao consumo de alface contaminada com hospedeiros intermediários ou hospedeiros de transporte. Ainda que a maioria das infecções tenha sido descrita no Sudeste Asiático, no sul do Pacífico e em Taiwan, a viagem de ratos infectados em navios tem disseminado o parasito para Madagascar, África, Caribe e, mais recentemente, para Austrália e América do Norte. As larvas penetram na vascularização do trato intestinal e migram para as meninges, onde geralmente morrem, mas induzem meningite asséptica eosinofílica. Entre 2 e 35 dias após a ingestão das larvas, os pacientes apresentam cefaleia grave, dor no pescoço ou rigidez de nuca, hiperestesias e parestesias (frequentemente migrando), fadiga, febre, erupção cutânea, prurido, náuseas e vômitos. O envolvimento neurológico varia desde a ausência de sintomas até parestesias, dor intensa, fraqueza e achados neurológicos focais, como paralisias de nervos cranianos. Os sintomas, principalmente a cefaleia prolongada, podem durar por muitas semanas ou até meses. O coma e a morte decorrentes da hidrocefalia ocorrem raramente em infecções intensas. Eosinofilia no sangue periférico nem sempre está presente ao exame inicial, mas atinge o máximo cerca de 5 semanas após a exposição,

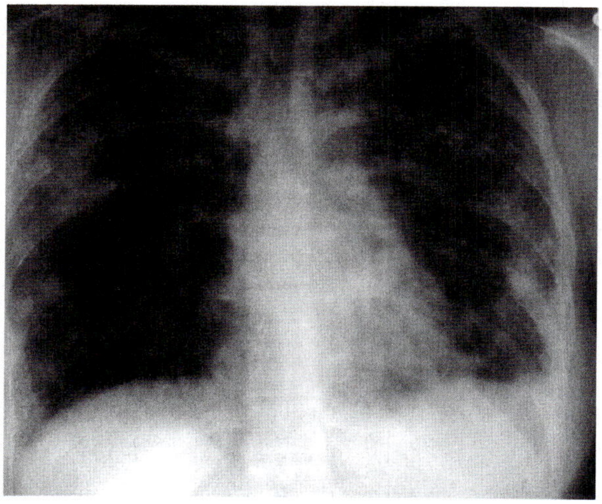

Figura 322.1 Radiografia do tórax de mulher com eosinofilia pulmonar tropical. As opacidades reticulonodulares estão espalhadas em ambos os pulmões. *(De Mandell GL, Bennett JE, Dolin R, editors:* Principles and practice of infectious diseases, *ed 6, Philadelphia, 2006, Elsevier, p. 3274.)*

ser identificados em amostras teciduais obtidas por uma biopsia. A infecção com *W. bancrofti*, na ausência de microfilárias sanguíneas, pode ser diagnosticada pela detecção de antígenos parasitários no soro. Vermes adultos nos vasos linfáticos podem ser visualizados por ultrassonografia.

TRATAMENTO

O uso de medicamentos filaricidas no tratamento da linfadenite aguda e da linfangite é controverso. Não existem estudos controlados que demonstrem que a administração de fármacos, como a dietilcarbamazina, modifique o curso da linfangite aguda. A dietilcarbamazina pode ser administrada para pessoas microfilarêmicas assintomáticas para diminuir a intensidade da parasitemia. O fármaco também mata uma proporção dos vermes adultos. Como podem ocorrer complicações associadas ao tratamento, tais como prurido, febre, dor generalizada no corpo, hipertensão e até mesmo morte, especialmente com altos níveis de microfilárias, a dose de **dietilcarbamazina** deve ser aumentada gradativamente (*crianças*: 1 mg/kg VO, como dose única no dia 1; 1 mg/kg, 3 vezes/dia VO, no dia 2; 1 a 2 mg/kg, 3 vezes/dia VO, no dia 3; e 2 mg/kg 3 vezes/dia VO, nos dias 4 a 14; *adultos*: 50 mg VO, no dia 1; 50 mg, 3 vezes/dia VO, no dia 2; 100 mg, 3 vezes/dia VO, no dia 3; e 2 mg/kg/dia 3 vezes/dia VO, nos dias 4 a 14). Para os pacientes sem microfilárias no sangue, a dose total (2 mg/kg/dia divididos em 3 vezes/dia VO) pode ser administrada começando no dia 1. Doses repetidas podem ser necessárias para reduzir ainda mais a microfilaremia e matar parasitos adultos alojados nos linfáticos. *W. bancrofti* é mais sensível do que *B. malayi* à dietilcarbamazina.

Os programas globais para controlar e erradicar a filariose linfática nas populações endêmicas atualmente recomendam uma única dose anual de dietilcarbamazina (6 mg/kg VO, dose única) associada ao **albendazol** (400 mg VO, dose única) por 5 anos (administração em massa do tratamento). Em áreas coendêmicas de filariose e **oncocercose** é utilizado o tratamento em massa com dose única de **ivermectina** (150 μg/kg VO) e albendazol em decorrência de reações adversas da dietilcarbamazina em pacientes infectados com oncocercose. Acredita-se que 5 anos de tratamento em massa anual sejam necessários para interromper a transmissão. Medicamentos adjuvantes (p. ex., doxiciclina) que têm como alvo as bactérias endossimbiontes (*Wolbachia*) em parasitas filarídeos podem acelerar a erradicação.

A bibliografia está disponível no GEN-io.

Capítulo 323

Outros Nematódeos Teciduais

Arlene E. Dent e James W. Kazura

ONCOCERCOSE (*ONCHOCERCA VOLVULUS*)

A infecção por *Onchocerca volvulus* leva à oncocercose ou **cegueira dos rios**. A oncocercose ocorre principalmente na África Ocidental, mas também na África Central e Oriental, sendo a segunda principal causa infecciosa de cegueira no mundo. Existem focos isolados nas Américas do Sul e Central, mas acredita-se que agora a infecção tenha sido eliminada nas Américas. As larvas de *O. volvulus* são transmitidas aos seres humanos pela picada de mosquitos borrachudos *Simulium* que proliferam em cursos d'água de correnteza rápida. As larvas penetram a pele e migram através dos tecidos conjuntivos e acabam por se desenvolver em vermes adultos que podem ser encontrados emaranhados no tecido fibroso. Os vermes adultos podem viver no corpo humano por até 14 anos. Os vermes fêmeas produzem grandes números de microfilárias que migram através da pele, do tecido conjuntivo e do olho. A maioria dos indivíduos infectados é assintomática. Em indivíduos altamente infectados, as manifestações clínicas se devem às reações inflamatórias localizadas do hospedeiro contra as microfilárias mortas ou que estão morrendo e vermes adultos subcutâneos rodeados por uma cápsula fibrosa palpável. Reações cutâneas e oculares às microfilárias produzem dermatite pruriginosa, ceratite puntiforme, formação de *pannus* na córnea e coriorretinite. Os vermes adultos nos nódulos subcutâneos não são dolorosos e tendem a ocorrer sobre as proeminências ósseas do quadril. O **diagnóstico** pode ser estabelecido obtendo-se fragmentos da pele que recobre as escápulas, as cristas ilíacas, as nádegas ou as panturrilhas. Estes cortes são imersos em salina por várias horas e examinados microscopicamente em busca das microfilárias que tenham emergido para o líquido. O diagnóstico pode ser estabelecido pela demonstração de microfilárias na córnea ou na câmara anterior do olho ao exame com lâmpada de fenda, ou ainda quando vermes adultos são encontrados na biopsia de um nódulo. Um exame oftalmológico deve ser realizado antes do tratamento das lesões oculares.

A ivermectina em dose única (150 μg/kg por via oral [VO]) é a medicação de escolha e remove as microfilárias da pele por vários meses, mas não tem efeito sobre os vermes adultos. O tratamento com ivermectina deve ser repetido em intervalos de 6 a 12 meses até que o paciente esteja assintomático ou não tenha evidência de infecção ocular. Efeitos adversos da terapia com ivermectina incluem febre, urticária e prurido e são mais frequentes em indivíduos que não nasceram em áreas endêmicas e adquiriram a infecção após um período de intensa exposição, tais como os voluntários das Forças de Paz. Os pacientes com microfilaremia de alta densidade por loíase concomitante podem desenvolver encefalopatia potencialmente fatal com o tratamento à base de ivermectina. O tratamento com ivermectina deve ser suspenso até que a microfilaremia por *Loa loa* possa ser reduzida. A **moxidectina** é um novo agente promissor. Medidas de proteção pessoal incluem evitar áreas nas quais os mosquitos borrachudos transmissores sejam numerosos, usar roupas de proteção e utilizar repelentes contra insetos. Programas de tratamento em massa com ivermectina têm sido implementados na África em um esforço para reduzir a prevalência da oncocercose.

A Organização Mundial da Saúde (OMS) estabeleceu metas para a eliminação da oncocercose até 2020, usando a administração em massa de medicamentos com ivermectina. A eliminação pode ser declarada somente após 3 anos de vigilância pós-tratamento sem detecção de microfilárias em biopsias de pele.

A **síndrome do cabeceio** (*nodding syndrome*), uma forma de epilepsia em crianças africanas que vivem em áreas focais de Uganda e Sudão do Sul, foi epidemiologicamente associada à oncocercose, mas não foi

TRATAMENTO

O tratamento visa à erradicação da infecção. A **ivermectina** (200 μg/kg/dia, 1 vez/dia VO, por 2 dias) é o medicamento de escolha para a estrongiloidíase não complicada. Alternativamente, o **albendazol** (400 mg VO, 2 vezes/dia durante 7 dias) pode ser utilizado. Os pacientes com a síndrome da hiperinfecção devem ser tratados com ivermectina durante 7 a 10 dias e podem necessitar de ciclos repetidos. A redução da dose da terapia imunossupressora e o tratamento das infecções bacterianas concomitantes são essenciais no manejo da **síndrome da hiperinfecção**. Um acompanhamento cuidadoso com exames de fezes repetidos é necessário para garantir a completa eliminação do parasito. Anticorpos contra *Strongyloides* diminuem dentro de 6 meses após o tratamento bem-sucedido.

PREVENÇÃO

Práticas de saneamento projetadas para evitar a transmissão pelo solo e de pessoa a pessoa são as medidas de controle mais eficazes (ver Tabela 317.1). O uso de **calçados** é uma importante estratégia de prevenção. Reduzindo a transmissão em ambientes institucionais pode-se alcançar a diminuição da contaminação fecal do ambiente, tal como pela limpeza das camas. Como a infecção é incomum na maioria dos ambientes, recomendam-se a detecção e o tratamento dos casos. Indivíduos que serão tratados com corticosteroides de forma prolongada em altas doses, fármacos imunossupressores antes de transplante de órgãos, ou quimioterapia contra um câncer devem fazer um exame de triagem para *S. stercoralis*. Caso estejam infectados, devem ser tratados antes do início da terapia imunossupressora.

A bibliografia está disponível no GEN-io.

Capítulo 322

Filariose Linfática (*Brugia malayi*, *Brugia timori* e *Wuchereria bancrofti*)

Arlene E. Dent e James W. Kazura

ETIOLOGIA

Os vermes filarídeos *Brugia* (*B.*) *malayi* (**filariose da Malásia**), *B. timori* e *Wuchereria* (*W.*) *bancrofti* (**filariose bancroftiana**) são nematódeos filiformes que causam infecções semelhantes. As larvas infectantes são introduzidas nos seres humanos durante o repasto sanguíneo de **mosquitos** vetores. Durante 4 a 6 meses, as formas larvárias se desenvolvem em vermes adultos maduros sexualmente. Uma vez que um número adequado de vermes machos e fêmeas se acumule nos vasos linfáticos aferentes, os vermes fêmeas adultos liberam grandes quantidades de microfilárias que circulam na corrente sanguínea. O ciclo de vida do parasito se completa quando mosquitos ingerem as microfilárias em um repasto sanguíneo e estas microfilárias evoluem para formar as larvas infectantes após 10 a 14 dias. Os vermes adultos têm uma duração de vida de 5 a 7 anos.

EPIDEMIOLOGIA

Mais de 120 milhões de pessoas que vivem nas regiões tropicais da África, da Ásia e da América Latina estão infectadas; aproximadamente 10 a 20% destes indivíduos apresentam morbidade clinicamente significativa atribuível à filariose. A *W. bancrofti* é transmitida em África, Ásia e América Latina, sendo responsável por 90% dos casos de filariose linfática. A *B. malayi* está restrita à região do Pacífico sul e ao Sudeste Asiático, e a *B. timori* está restrita às ilhas da Indonésia. Viajantes oriundos de áreas não endêmicas do mundo que passam curtos períodos nessas áreas endêmicas raramente são infectados.

MANIFESTAÇÕES CLÍNICAS

As manifestações clínicas da infecção por *B. malayi*, *B. timori* e *W. bancrofti* são semelhantes; as manifestações da infecção aguda incluem linfangite e linfadenite transitórias e recorrentes. Os sinais e sintomas iniciais incluem febre episódica, linfangite de extremidades, linfadenite (especialmente nas áreas inguinais e axilares), cefaleia e mialgia que dura desde alguns poucos dias até várias semanas. Esses sintomas são causados por uma resposta inflamatória aguda desencadeada pela morte de vermes adultos. Os danos iniciais aos vasos linfáticos podem permanecer subclínicos durante anos. A síndrome é mais frequentemente observada em indivíduos de 10 a 20 anos. As manifestações da filariose linfática crônica ocorrem na maioria das vezes em adultos com ≥ 30 anos e resultam da obstrução anatômica e funcional do fluxo linfático. Essa obstrução resulta em linfedema das pernas, braços, mamas e/ou genitália. O envolvimento genital masculino, tal como hidrocele, é muito comum na infecção por *W. bancrofti*, mas incomum nas infecções pelas espécies de *Brugia*. O linfedema crônico predispõe as extremidades afetadas a superinfecções bacterianas, esclerose e alterações verrucosas na pele, resultando em **elefantíase**, que pode envolver um ou mais membros, os seios ou a genitália. É incomum crianças terem sinais evidentes de filariose crônica.

Eosinofilia pulmonar tropical

A presença de microfilárias no corpo não tem consequências patológicas aparentes, exceto em pessoas com eosinofilia pulmonar tropical, uma síndrome de etiologia filariásica na qual microfilárias são encontradas nos pulmões e linfonodos, mas não na corrente sanguínea. Ela ocorre apenas em indivíduos que viveram por anos em áreas endêmicas. Homens com 20 a 30 anos apresentam maior probabilidade de serem afetados, embora a síndrome ocasionalmente possa ocorrer em crianças. A apresentação clínica inclui tosse paroxística noturna com dispneia, febre, perda de peso e fadiga. Roncos e estertores são encontrados à ausculta pulmonar. Os achados radiológicos podem, ocasionalmente, estar normais, mas em geral estão presentes hipotransparências broncovasculares, opacidades discretas nas regiões média e basal dos pulmões ou lesões miliares difusas (Figura 322.1). Episódios recorrentes podem resultar em fibrose intersticial e insuficiência respiratória crônica em indivíduos não tratados. Hepatoesplenomegalia e linfadenopatia generalizada são frequentemente encontradas em crianças. O **diagnóstico** deve ser suspeitado pela residência em uma área endêmica de filariose, eosinofilia (> 2.000/μℓ), sintomas clínicos compatíveis, imunoglobulina E (IgE) sérica aumentada (> 1.000 UI/mℓ) e altos títulos de anticorpos antimicrofilárias na ausência de microfilaremia. Embora as microfilárias possam ser encontradas em cortes dos pulmões ou dos linfonodos, a biopsia destes tecidos geralmente não se faz necessária na maioria dos casos. A resposta clínica à **dietilcarbamazina** (2 mg/kg/dose, VO, 3 vezes/dia, por 12 a 21 dias) é o critério final para o diagnóstico; a maioria dos pacientes melhora com esse tratamento. Se os sintomas recidivarem, um segundo curso de tratamento anti-helmíntico deve ser administrado. Os pacientes com sintomas crônicos apresentam menor probabilidade de melhora, em comparação com aqueles que apresentam a doença por um curto período de tempo.

DIAGNÓSTICO

A demonstração das microfilárias no sangue é o meio primário para confirmar o diagnóstico de filariose linfática. Como a microfilaremia é **noturna** na maioria dos casos, amostras de sangue devem ser obtidas entre 22 h e 2 h. O sangue anticoagulado é passado através de um filtro Nuclepore™, que é corado e examinado microscopicamente em busca das microfilárias. Os vermes adultos ou microfilárias podem

Capítulo 324

Toxocaríase (Larva *Migrans* Visceral e Ocular)

Arlene E. Dent e James W. Kazura

ETIOLOGIA

A maioria dos casos de toxocaríase humana é causada pelo **ascarídeo do cão** *Toxocara canis*. As fêmeas adultas do *T. canis* vivem no trato intestinal de jovens filhotes e suas mães lactantes. Grandes números de ovos são eliminados nas fezes dos cães e embrionam no solo sob condições ótimas. Os ovos de *Toxocara* podem sobreviver a condições ambientais relativamente adversas e são resistentes ao congelamento e a extremos de umidade e pH. Os seres humanos ingerem os ovos embrionados que contaminam o solo, as mãos ou fômites. As larvas saem dos ovos e penetram a parede intestinal, migrando através da corrente circulatória para fígado, pulmão e outros tecidos. Os seres humanos não excretam ovos de *T. canis* porque as larvas são incapazes de completar sua maturação para vermes adultos no intestino humano. O **ascarídeo do gato**, *Toxocara cati*, é responsável por bem menos casos de **larvas *migrans* visceral** (**LMV**) do que *T. canis*. A ingestão de larvas infectantes do ascarídeo de guaxinins *Baylisascaris procyonis* pode raramente levar à LMV, mas pode levar à **larva *migrans* neural**, resultando em meningite eosinofílica. A ingestão de larvas do ascarídeo de gambás, *Lagochilascaris minor*, raramente leva à LMV.

EPIDEMIOLOGIA

As infecções humanas por *T. canis* têm sido relatadas em quase todas as partes do mundo, primariamente em áreas temperadas e tropicais nas quais cães são animais domiciliares de estimação muito populares. As crianças de baixa idade encontram-se em maior risco devido a seus poucos hábitos higiênicos ao brincar e à tendência de colocar os dedos na boca. Outros fatores comportamentais de risco incluem geofagia (**pica**), contato com ninhadas de cães e institucionalização. Na América do Norte, as prevalências mais altas da infecção encontram-se no sudeste dos EUA e em Porto Rico, particularmente entre as crianças de classes sociais menos favorecidas dos grupos étnicos afro-americano e hispânico. Nos EUA, estudos sorológicos mostram que entre 4,6 a 7,3% das crianças estão infectadas. Supondo-se uma população canina errante e não tratada, a toxocaríase é prevalente em ambientes nos quais são comuns outras **infecções geo-helmínticas**, como ascaridíase, tricuríase e ancilostomíase.

PATOGÊNESE

As larvas de *T. canis* secretam grandes quantidades de proteínas glicosiladas imunogênicas. Estes antígenos induzem a respostas imunes que levam à eosinofilia e à produção de imunoglobulina E policlonal e contra antígenos específicos. As lesões histopatológicas características são granulomas contendo eosinófilos, células gigantes multinucleadas (histiócitos) e colágeno. Os granulomas são geralmente encontrados no fígado, mas também ocorrem nos pulmões, no sistema nervoso central (SNC) e em tecidos oculares. As manifestações clínicas refletem a intensidade e a cronicidade da infecção, a localização anatômica das larvas e a resposta granulomatosa do hospedeiro.

MANIFESTAÇÕES CLÍNICAS

Três síndromes clínicas principais são associadas à toxocaríase humana: larva *migrans* visceral (LMV), **larva *migrans* ocular** (**LMO**) e **toxocaríase oculta** (Tabela 324.1). A apresentação clínica da LMV inclui eosinofilia, febre e hepatomegalia e ocorre mais frequentemente em crianças pequenas com um histórico de geofagia (pica) e de exposição a filhotes de animais domésticos. Os achados clínicos incluem febre, tosse, sibilância, broncopneumonia, anemia, hepatomegalia, leucocitose, eosinofilia e sorologia positiva para *Toxocara*. Manifestações cutâneas, tais como prurido, eczema e urticária podem estar presentes. A LMO tende a ocorrer em crianças de idade mais avançada sem sinais ou sintomas de LMV. Os sintomas de apresentação incluem perda visual unilateral, dor ocular, pupila branca ou estrabismo que se desenvolve ao longo de semanas. Os granulomas ocorrem no polo posterior da retina e podem ser confundidos com retinoblastoma. A testagem sorológica para *Toxocara* permite a identificação dos indivíduos com sintomas ocultos ou menos óbvios da infecção. Essas crianças podem apresentar queixas inespecíficas que não constituem uma síndrome reconhecível. Achados comuns incluem hepatomegalia, dor abdominal, tosse, transtorno do sono, crescimento deficiente, cefaleia e títulos elevados de anticorpos contra *Toxocara*. A eosinofilia pode estar presente em 50 a 75% dos casos. A prevalência da sorologia positiva contra *Toxocara* na população geral sustenta que a maioria das crianças com infecção por *T. canis* é assintomática e não desenvolverá sequelas clínicas francas com o decorrer do tempo. Uma correlação entre sorologia positiva para *Toxocara* e asma alérgica também já foi descrita.

DIAGNÓSTICO

Um diagnóstico de toxocaríase pode ser estabelecido em uma criança de pouca idade com **eosinofilia** (> 20%), leucocitose, hepatomegalia, febre, sibilância, histórico de geofagia e exposição a filhotes de cães ou cães errantes. Os achados laboratoriais que apoiam o diagnóstico incluem hipergamaglobulinemia e títulos elevados de iso-hemaglutinina contra os antígenos dos grupos sanguíneos A e B. A maioria dos pacientes com LMV apresenta uma contagem absoluta de eosinófilos igual ou superior a 500/μℓ. A eosinofilia é menos comum em pacientes com LMO. A biopsia confirma o diagnóstico. Quando não for possível obter biopsias, um ensaio imunoenzimático utilizando proteínas excretoras-secretoras obtidas de larvas de *T. canis* mantidas *in vitro* é o teste sorológico padrão utilizado para confirmar a toxocaríase. Um título superior a 1:32 está associado a sensibilidade de aproximadamente 78% e especificidade de aproximadamente 92%. A sensibilidade para LMO é significativamente menor. O diagnóstico da LMO pode ser

Tabela 324.1 Síndromes clínicas da toxocaríase humana.

SÍNDROME	ACHADOS CLÍNICOS	IDADE MÉDIA	DOSE INFECCIOSA	PERÍODO DE INCUBAÇÃO	ACHADOS LABORATORIAIS	ELISA
Larva *migrans* visceral	Febre, hepatomegalia, asma	5 anos	Moderada a alta	Semanas a meses	Eosinofilia, leucocitose, IgE elevada	Alto (≥ 1:16)
Larva *migrans* ocular	Distúrbios visuais, granulomas retinianos, endoftalmite, granulomas periféricos	12 anos	Baixa	Meses a anos	Geralmente nenhum	Baixo
Toxocaríase oculta	Dor abdominal, sintomas gastrintestinais, fraqueza, hepatomegalia, prurido, erupção cutânea	Idade escolar até a idade adulta	Baixa a moderada	Semanas a anos	± Eosinofilia, ± IgE elevada	Baixo a moderado

ELISA, ensaio de imunoabsorção ligado à enzima; IgE, imunoglobulina E; ±, com ou sem. Adaptada de Liu LX: Toxocariasis and larva migrans syndrome. In Guerrant RL, Walker DH, Weller PF, editors: *Tropical infectious diseases: principles, pathogens & practice*, Philadelphia, 2006, Churchill-Livingstone, p. 1209.

estabelecido em pacientes com achados clínicos típicos de um granuloma retiniano ou um granuloma polar periférico ou, ainda, endoftalmite com elevados títulos de anticorpos. Os títulos anti-*Toxocara* no humor vítreo e no humor aquoso são geralmente superiores aos títulos séricos. O diagnóstico de toxocaríase oculta deve ser considerado em indivíduos com fraqueza crônica, dor abdominal ou sinais alérgicos com eosinofilia e aumento da imunoglobulina E (IgE). Em regiões temperadas do mundo, causas não parasitárias de eosinofilia que devem ser consideradas no diagnóstico diferencial incluem alergias, hipersensibilidade a fármacos, linfoma, vasculite e **síndrome hipereosinofílica idiopática** (ver Capítulo 155).

TRATAMENTO

A maioria dos pacientes não requer tratamento porque os sinais e sintomas são leves e desaparecem no decorrer de semanas a meses. Vários medicamentos anti-helmínticos têm sido utilizados para tratar os casos sintomáticos, frequentemente em associação com corticosteroides para limitar as respostas inflamatórias que presumivelmente resultam da liberação dos antígenos de *Toxocara* pelos parasitos mortos. **Albendazol** (400 mg VO, 2 vezes/dia, por 5 dias, para todas as idades) tem demonstrado eficácia tanto em crianças quanto em adultos. **Mebendazol** (100 a 200 mg VO, 2 vezes/dia, por 5 dias, para todas as idades) também é útil. O tratamento anti-helmíntico da doença ocular e do SNC deve ser estendido (3 a 4 semanas). Mesmo sem ensaios clínicos na terapia LMO, um curso de corticosteroides orais, como a **prednisona** (1 mg/kg/dia VO, por 2 a 4 semanas), tem sido recomendado para suprimir a inflamação local no início do tratamento com o anti-helmínticos.

PREVENÇÃO

A transmissão pode ser minimizada com medidas sanitárias que evitam que as fezes dos cães contaminem o ambiente. Entre elas, incluem-se manter os cachorros em coleiras e proibi-los nos *playgrounds* e tanques de areia de crianças pequenas. Estas devem ser orientadas para não levar dedos sujos à boca e também não comer sujeira. Plástico cobrindo caixas de areia reduz a viabilidade dos ovos de *T. canis*. O uso veterinário disseminado de anti-helmínticos de amplo espectro eficazes contra *Toxocara* pode levar a um declínio na transmissão dos parasitos para os seres humanos.

A bibliografia está disponível no GEN-io.

Capítulo 325
Triquinelose (*Trichinella spiralis*)

Arlene E. Dent e James W. Kazura

ETIOLOGIA

A triquinelose (também chamada **triquinose**) humana é causada pelo consumo de carne com larvas encistadas de *Trichinella spiralis*, um nematódeo que vive nos tecidos e que apresenta distribuição mundial. Após a ingestão de carne crua ou malcozida de suínos (ou outras fontes comerciais de carne, tais como cavalos) contendo larvas viáveis de *Trichinella*, os organismos são liberados do cisto pela digestão de suas paredes pelo ácido e pela pepsina presentes no estômago, e posteriormente passam para o intestino delgado. As larvas invadem o epitélio colunar do intestino delgado nas bases das vilosidades e desenvolvem-se em vermes adultos. A fêmea adulta produz 500 larvas em 2 semanas e é posteriormente expelida nas fezes. As larvas se disseminam para os músculos estriados através da corrente sanguínea e se alojam em fibras musculares individuais. Em um período de 3 semanas, elas se enrolam à medida que aumentam em cerca de 10 vezes o seu comprimento e tornam-se capazes de infectar um novo hospedeiro se forem ingeridas. As larvas eventualmente tornam-se encistadas e podem permanecer viáveis por anos. Espécies de *Trichinella* **silvestre** (*T. brivoti*, *T. nativa*, *T. pseudospiralis* e *T. murrelli*) presentes em alimentos regionais tradicionais, como carne de morsa e **carne de caça**, também podem causar doença semelhante à causada por *T. spiralis*.

EPIDEMIOLOGIA

Apesar dos esforços de saúde pública para controlar a triquinelose pela eliminação da prática de alimentar os suínos domésticos com lixo, casos epidêmicos e isolados de infecção por *Trichinella* spp. continuam a ser um problema de saúde em muitas áreas do mundo. A triquinelose é mais comum na Ásia, na América Latina e na Europa Central. Suínos alimentados com lixo podem se tornar infectados quando são alimentados com restos não cozidos contaminados com o verme, geralmente carne suína, ou quando as carcaças de animais silvestres infectados, tais como ratos, são ingeridas. As taxas de *T. spiralis* nos suínos domésticos variam de 0,001% nos EUA a ≥ 25% na China. A reemergência desta doença pode ser atribuída a movimentos de populações animais, viagens humanas, exportação de alimentos e também à ingestão de *Trichinella* silvestre na carne de animais de caça. Nos EUA, de 1997 a 2001, a carne de animais de caça (principalmente a carne de urso ou de morsa) foi a fonte mais comum de infecção. A maioria dos surtos ocorre pelo consumo de suínos infectados com *T. spiralis* (ou carne de cavalo em áreas do mundo nas quais a carne desse animal é ingerida por seres humanos) obtidos de uma única fonte.

PATOGÊNESE

Durante as primeiras 2 a 3 semanas após a infecção, as reações patológicas à infecção são limitadas ao trato gastrintestinal (GI) e incluem atrofia leve e parcial das vilosidades com um infiltrado inflamatório de neutrófilos, eosinófilos, linfócitos e macrófagos na mucosa e na submucosa. As larvas são liberadas pelas fêmeas desses vermes e se disseminam nas várias semanas seguintes. As fibras musculares esqueléticas apresentam as alterações mais importantes, com edema e degeneração basofílica. A fibra muscular pode conter o verme enrolado típico, a parede do cisto derivada da célula do hospedeiro e um infiltrado eosinofílico e linfocítico ao redor.

MANIFESTAÇÕES CLÍNICAS

O desenvolvimento dos sintomas depende do número de larvas viáveis ingeridas. A maioria das infecções é assintomática ou leve e as crianças muitas vezes apresentam sintomas mais leves do que adultos que consumiram a mesma quantidade de carne infectada. A diarreia aquosa é o sintoma mais comum e corresponde à maturação dos vermes adultos no trato gastrintestinal, que ocorre durante as primeiras 2 semanas após a ingestão. Os pacientes também podem queixar-se de desconforto abdominal e vômitos. **Enterite** fulminante pode desenvolver-se em indivíduos que ingeriram uma grande quantidade de vermes. Os sintomas clássicos de edema facial e periorbital, febre, fraqueza, mal-estar e mialgia são mais intensos em aproximadamente 2 a 3 semanas após a ingestão da carne infectada, à medida que as larvas migram e então se encistam nos músculos. Cefaleia, tosse, dispneia, disfagia, hemorragias subconjuntivais e nos leitos ungueais e erupção cutânea (exantema) macular ou petequial podem ocorrer. Os pacientes com infecções de elevada intensidade podem morrer pela miocardite, encefalite ou pneumonia. Em pacientes sintomáticos, a **eosinofilia** é comum e pode ser muito intensa.

DIAGNÓSTICO

Os critérios de diagnóstico dos Centers for Disease Control and Prevention (CDC) para a triquinelose requerem sorologia positiva ou biopsia muscular para *Trichinella* com um ou mais sintomas clínicos compatíveis (eosinofilia, febre, mialgia e edema facial ou periorbital). Para declarar um surto discreto, pelo menos uma pessoa deve ter sorologia positiva ou biopsia muscular. Anticorpos contra *Trichinella* são detectáveis cerca de 3 semanas após a infecção. Um envolvimento muscular grave resulta em elevação dos níveis séricos de creatininofosfoquinase e desidrogenase láctica. A biopsia muscular geralmente não é necessária, mas em caso de necessidade deve ser obtida uma

amostra de um músculo edemaciado e sensível. Um histórico de ingestão de carne malcozida sustenta o diagnóstico. Os cistos podem calcificar e ser visíveis na radiografia.

TRATAMENTO

O tratamento recomendado da triquinelose diagnosticada na fase gastrintestinal é **albendazol** (400 mg por via oral [VO], 2 vezes/dia, por 8 a 10 dias para todas as idades) para erradicar os vermes adultos se o paciente tiver ingerido carne contaminada dentro da semana antecedente. Um fármaco alternativo é o mebendazol (200 a 400 mg VO, 3 vezes/dia, seguido por 400 a 500 mg, 3 vezes/dia durante 10 dias). Não existe consenso para o tratamento da triquinelose no estágio muscular. Corticosteroides podem ser utilizados, embora não haja comprovação científica de sua eficácia.

PREVENÇÃO

As larvas de *Trichinella* podem ser mortas mediante cozimento da carne (≥ 55°C) até que não haja resquícios de líquido róseo ou de cor de carne no alimento, ou por meio do armazenamento em *freezer* (–15°C) por 3 semanas ou mais. O congelamento para matar as larvas só deve ser aplicado à carne suína, porque as larvas na carne de cavalo, javali ou de presas de caça podem continuar viáveis mesmo após 4 semanas de congelamento. Defumação, salgamento e ressecamento da carne são métodos não confiáveis de matar *Trichinella*. A aderência estrita a medidas de saúde pública, incluindo as regulações da alimentação com lixo; controle rigoroso dos roedores; prevenção da exposição dos suínos e outros animais domésticos a carcaças de animais; construção de barreiras entre animais de criação, silvestres e de estimação; e manipulação adequada das carcaças de animais silvestres pelos caçadores podem reduzir a infecção por *Trichinella*. Atualmente, a inspeção de carne para triquinelose é por digestão direta e visualização de larvas encistadas nas amostras de carne. Os testes sorológicos não representam nenhum papel na inspeção da carne.

A bibliografia está disponível no GEN-io.

Capítulo **326**

Esquistossomose (*Schistosoma*)

Charles H. King e Amaya L. Bustinduy

O termo **esquistossomose** (**bilharziose**) abrange os distúrbios inflamatórios agudo e crônico causados pela infecção humana por parasitas *Schistosoma* spp. A doença está relacionada aos efeitos sistêmicos e focais da infecção esquistossomótica e a suas consequentes respostas imunológicas do hospedeiro desencadeadas por ovos do parasita depositados nos tecidos. Nos indivíduos afetados, isso se manifesta frequentemente como morbidade crônica incapacitante.

ETIOLOGIA

Os organismos *Schistosoma* são trematódeos, que parasitam a corrente sanguínea. Cinco espécies de esquistossoma infectam seres humanos: *Schistosoma haematobium*, *S. mansoni*, *S. japonicum*, *S. intercalatum* e *S. mekongi*. Os seres humanos são infectados pelo contato com água contaminada por cercárias, o estágio infectante de vida livre do parasito. Estes microrganismos móveis, de cauda bifurcada, emergem de caramujos infectados e são capazes de penetrar na pele humana intacta. À medida que atingem a maturidade sexual, os vermes adultos migram para sítios anatômicos específicos característicos de cada espécie de esquistossoma: formas adultas de *S. haematobium* são encontradas no plexo venoso perivesical e periureteral, *S. mansoni* nas veias mesentéricas inferiores e *S. japonicum* nas veias mesentéricas superiores. *S. intercalatum* e *S. mekongi* são geralmente encontrados nos vasos mesentéricos.

Os esquistossomas adultos (1 a 2 cm de comprimento) são nitidamente adaptados para uma sobrevida intravascular. A fêmea acompanha o macho em um sulco formado pelas bordas laterais do corpo dele. Na fertilização, a fêmea inicia a oviposição nos pequenos vasos venosos tributários. Os ovos das três principais espécies de esquistossoma possuem aspectos morfológicos característicos: *S. haematobium* tem uma espinha terminal, *S. mansoni* tem uma espinha lateral e *S. japonicum* tem um tamanho menor com uma espinha curta e encurvada (Figura 326.1). Os ovos do parasito provocam uma resposta inflamatória granulomatosa significativa, que permite a sua ulceração pelos tecidos do hospedeiro para alcançar o lúmen do trato urinário ou intestinos. Eles são transportados para o ambiente exterior na urina ou fezes (dependendo da espécie), onde eles irão eclodir caso sejam depositados em água doce. Miracídios móveis emergem, infectam caramujos de água doce específicos, que são hospedeiros intermediários, e se reproduzem de forma assexuada. Após 4 a 12 semanas, as cercárias infectantes são liberadas pelos caramujos na água contaminada.

EPIDEMIOLOGIA

A esquistossomose infecta mais de 300 milhões de pessoas no mundo inteiro e coloca em risco mais de 700 milhões de pessoas, principalmente crianças e adultos jovens. Há 3,3 milhões de anos de vida ajustados por incapacidade (DALYs) atribuídos à esquistossomose, tornando-a a segunda doença parasitária mais incapacitante depois da malária. A prevalência é crescente em muitas áreas à medida que a densidade populacional aumenta e novos projetos de irrigação proporcionam maiores hábitats para o **caramujo** vetor. Seres humanos são o hospedeiro definitivo para as cinco espécies de esquistossomas de importância clínica, embora *S. japonicum* seja também zoonótico, infectando alguns animais, como cães, ratos, suínos e gado. *S. haematobium* é prevalente na África e no Oriente Médio, *S. mansoni* é prevalente na África, no Oriente Médio, no Caribe e na América do Sul;[1] e *S. japonicum* é

[1]N.R.T.: No Brasil, a esquistossomose mansônica é considerada uma endemia, que atinge 19 estados da federação. Está presente de forma endêmica dos estados MA até MG, com focos endêmicos isolados em PA, PI, RJ, SP, PR, SC, GO, DF e RS. Possui baixa letalidade e as principais causas de óbito estão relacionadas às formas clínicas graves. Nas áreas não endêmicas, a doença é de notificação compulsória. Entretanto, recomenda-se que todas as formas graves na área endêmica sejam notificadas, bem como todos os casos diagnósticos na área endêmica com focos isolados. Definição de caso: suspeito – indivíduo residente e/ou procedente de área endêmica com quadro clínico sugestivo das formas aguda, crônica ou assintomática, com história de contato com coleções de águas onde existam caramujos eliminando cercárias; confirmado – qualquer caso suspeito que apresente ovos viáveis de *S. mansoni* nas fezes ou em tecido submetido a biopsia; descartado – caso suspeito ou notificado sem confirmação laboratorial. O tratamento de primeira escolha é com praziquantel e a segunda escolha é feita com oxamniquina. Fonte: Ministério da Saúde, 2010.

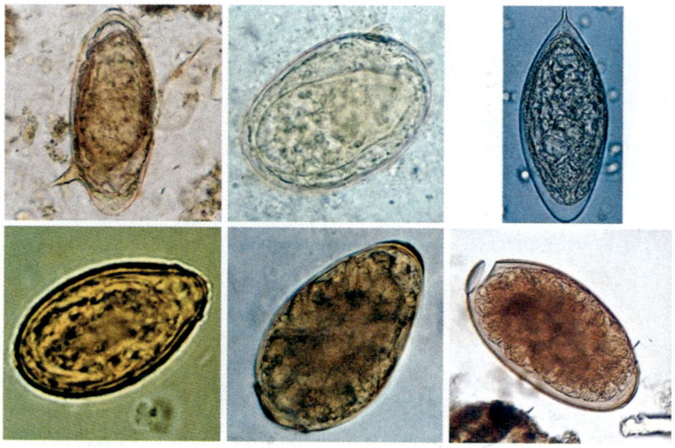

Figura 326.1 **Ovos de trematódeos comuns de humanos.** No sentido horário a partir do canto superior esquerdo: *S. mansoni*, *S. japonicum*, *S. haematobium*, *Clonorchis sinensis*, *Pargonimus westermani* e *Fasciola hepatica* (observe o opérculo parcialmente aberto). (*De Centers for Disease Control and Prevention: DPDx: laboratory identification of parasites of public health concern.* http://www.cdc.gov/dpdx/az.html.)

prevalente na China, nas Filipinas e na Indonésia, com alguns focos esporádicos em partes do Sudeste Asiático. As outras duas espécies são menos prevalentes. *S. intercalatum* é encontrado na África Central e Ocidental e *S. mekongi* só é encontrado ao longo do rio Mekong superior no Extremo Oriente.

A transmissão depende da contaminação da água por fezes humanas, da presença de caramujos específicos hospedeiros intermediários, dos padrões de contato com a água e dos hábitos sociais da população (Figura 326.2). A distribuição da infecção em áreas endêmicas mostra que a prevalência aumenta com a idade até atingir um pico aos 10 a 20 anos. A exposição a águas contaminadas começa cedo na vida de crianças que residem nas áreas endêmicas. O contato passivo com a água por crianças (acompanhando as mães em suas atividades domésticas diárias) evolui para um contato mais ativo com a água uma vez que as crianças pré-escolares e em idade escolar buscam atividades de recreação, tais como natação e brincadeiras na água.

A avaliação da intensidade da infecção (pela contagem quantitativa dos ovos na urina ou nas fezes) demonstra que as cargas mais intensas de vermes são encontradas nas crianças em idade escolar e adolescentes. Apesar de a esquistossomose ser mais prevalente e mais grave nas crianças mais velhas e nos adultos jovens, que estão submetidos a um risco máximo de sofrer sequelas agudas e crônicas, crianças pré-escolares também podem exibir manifestações significativas da doença.

PATOGÊNESE

As manifestações iniciais e tardias da esquistossomose são mediadas imunologicamente. A esquistossomose aguda, conhecida como febre **do caramujo** ou **síndrome de Katayama**, é uma doença febril que representa uma doença por imunocomplexos associada à infecção inicial e à oviposição. A principal patologia da infecção ocorre posteriormente, com a esquistossomose *crônica*, na qual a retenção dos ovos nos tecidos do hospedeiro é associada a lesões granulomatosas crônicas. Os ovos podem ser presos nos locais de deposição (bexiga, ureteres, intestino) ou ser carreados pela corrente sanguínea para outros órgãos, mais comumente o fígado e menos frequentemente os pulmões e o sistema nervoso central (SNC). A resposta do hospedeiro a estes ovos envolve manifestações locais assim como sistêmicas. A resposta imune mediada por células leva aos granulomas compostos de linfócitos, macrófagos e eosinófilos que envolvem os ovos presos e acrescentam graus significativos de destruição tecidual. A formação do granuloma na parede da bexiga e no nível da junção ureterovesical resulta nas principais manifestações da doença causada pelo *S. haematobium*: hematúria, disúria e uropatia obstrutiva. Granulomas intestinais e hepáticos compõem a base das sequelas patológicas das outras infecções por esquistossoma: ulcerações e fibrose da parede intestinal, hepatoesplenomegalia e hipertensão portal causada por obstrução do fluxo sanguíneo dos pré-sinusoides. Em termos de doença sistêmica, a inflamação antiesquistossoma aumenta os níveis de citocinas pró-inflamatórias circulantes, tais como fator de necrose tumoral α e interleucina-6, associado a níveis elevados de proteína C reativa. Estas respostas estão associadas à inibição mediada por hepcidina da captação e utilização de ferro, levando à anemia da inflamação crônica. A subnutrição relacionada à esquistossomose pode ser o resultado de vias semelhantes da inflamação crônica. Imunidade parcial protetora adquirida contra a esquistossomose foi demonstrada em algumas espécies de animais e pode ocorrer em humanos.

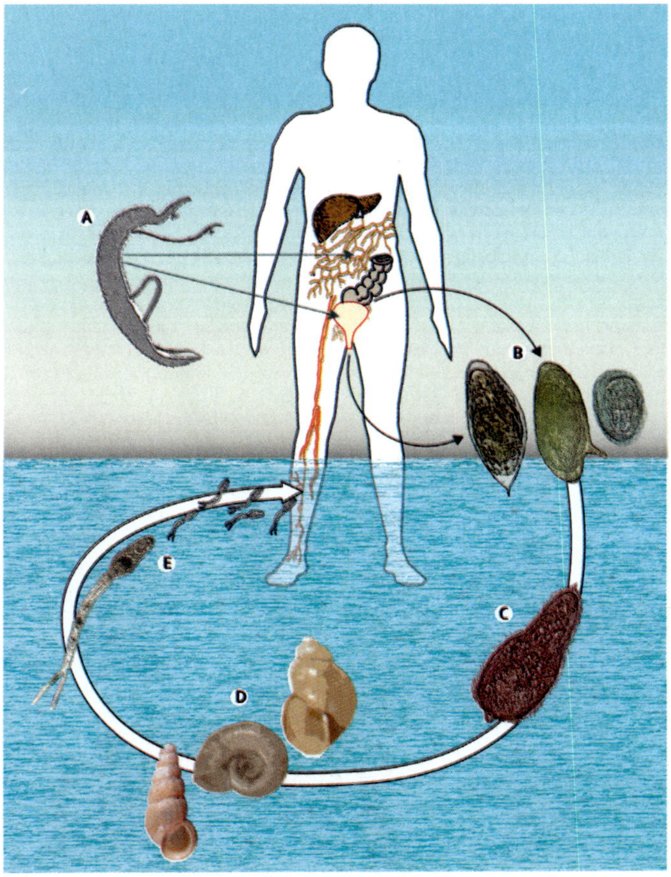

Figura 326.2 Ciclo de vida de *Schistosoma mansoni, S. haematobium* e *S. japonicum*. *A*, Vermes adultos pareados (o macho maior envolvendo a fêmea delgada). *B*, Ovos (da esquerda para a direita, *S. haematobium, S. mansoni, S. japonicum*). *C*, miracídio ciliado. *D*, caramujos hospedeiros intermediários (da esquerda para a direita, *Oncomelania, Biomphalaria, Bulinus*). *E*, Cercárias. *(De Colley DG, Bustinduy AL, Secor WE, King CH: Human schistosomiasis.* Lancet *383:2253–2264, 2014, Fig 1.)*

MANIFESTAÇÕES CLÍNICAS

Duas síndromes clínicas crônicas principais surgem da infecção por *Schistosoma* spp.: **esquistossomose urogenital**, causada por *S. haematobium*, e **esquistossomose intestinal**, causada por *S. mansoni* ou *S. japonicum*. A maior parte dos indivíduos infectados de forma crônica apresenta apenas sintomas leves e talvez não procure tratamento médico; os sintomas mais graves de esquistossomose ocorrem principalmente em pacientes intensamente parasitados ou que permanecem infectados durante longos períodos de tempo. Além de morbidades relacionadas a órgãos específicos, os pacientes infectados frequentemente apresentam anemia, dor crônica, diarreia, intolerância a exercícios e subnutrição crônica manifestada como retardo do crescimento. A penetração das cercárias na pele humana pode resultar em uma erupção cutânea papular pruriginosa conhecida como **dermatite esquistossomótica** ou **coceira do nadador**. Ela é mais intensa em indivíduos previamente expostos e caracteriza-se por edema e infiltrado celular maciço na derme e na epiderme. A esquistossomose aguda, ou síndrome de Katayama, pode ocorrer particularmente em indivíduos intensamente infectados 4 a 8 semanas após a exposição; esta é uma síndrome semelhante à doença do soro manifestada por início agudo de febre, tosse, calafrios, sudorese, dor abdominal, linfadenopatia, hepatoesplenomegalia e eosinofilia. A esquistossomose aguda ocorre tipicamente em pessoas que visitam pela primeira vez áreas endêmicas e naquelas que sofrem a infecção primária em uma idade mais avançada.

Crianças sintomáticas com esquistossomose urogenital crônica em geral queixam-se de poliúria, disúria e hematúria. O exame da urina apresenta eritrócitos, ovos dos parasitos e, ocasionalmente, eosinofilúria. Nas áreas endêmicas, lesões patológicas moderadas a graves têm sido demonstradas no trato urinário de mais de > 20% das crianças infectadas. A extensão da doença correlaciona-se com a intensidade da infecção, mas morbidade significativa pode ocorrer mesmo nas crianças levemente infectadas. Os estágios avançados da esquistossomose urogenital estão associados com insuficiência renal crônica, infecções secundárias e carcinoma escamoso de bexiga.

Uma importante complicação da infecção por *S. haematobium* é a **esquistossomose genital feminina**. Os ovos migram do plexo vesical para se alojarem no trato genital feminino, onde eles induzem uma resposta inflamatória granulomatosa que pode se manifestar como

sangramento por contato, dor e eventual infertilidade. Os sintomas começam cedo, por volta de 10 anos, com risco aparentemente maior em 3 a 4 vezes para transmissão do HIV. Lesões patognomônicas podem ser visualizadas na cérvice uterina por fotocolposcopia. A **esquistossomose genital masculina** também pode se manifestar com hematospermia, dor e sêmen irregular.

Crianças com esquistossomoses crônicas *mansoni*, *japonica*, *intercalatum* ou *mekongi* podem apresentar sintomas intestinais e os mais comuns são: dores abdominais em cólicas e diarreia sanguinolenta. A fase intestinal pode, no entanto, permanecer subclínica e a síndrome tardia de hepatoesplenomegalia, hipertensão portal, ascite e hematêmese pode então ser a primeira apresentação clínica. A doença hepática é causada pela formação do granuloma e subsequente fibrose **periporta**; não ocorre lesão evidente nos hepatócitos e a função hepática pode estar preservada durante um longo tempo. Os ovos de esquistossoma podem escapar para os pulmões, causando **hipertensão pulmonar** e *cor pulmonale*. Os vermes *S. japonicum* podem migrar para a vascularização cerebral e produzir lesões localizadas que causam convulsões. Mielite transversa, compressão espinal e outro envolvimento do SNC (meningoencefalite) são complicações raras em crianças ou adultos jovens tanto na infecção aguda quanto crônica por *S. haematobium* ou *S. mansoni*.

Embora a cicatriz do órgão-alvo seja patognomônica, as crianças afetadas também podem ter efeitos sistêmicos persistentes da infecção a longo prazo, incluindo crescimento deficiente, anemia, diminuição da capacidade aeróbica e comprometimento cognitivo.

DIAGNÓSTICO

Os ovos de esquistossoma são encontrados nas excretas de indivíduos infectados; métodos quantitativos devem ser usados para proporcionar uma indicação da intensidade da infecção. Para o diagnóstico de infecção por *S. haematobium*, um volume de 10 mℓ de urina deve ser coletado ao redor do meio-dia, que é o momento de excreção máxima dos ovos, e filtrado para o exame microbiológico. O exame das fezes pelo procedimento do esfregaço espesso de Kato-Katz e a detecção de antígenos do parasito no soro ou na urina do paciente são os métodos de escolha para o diagnóstico e a quantificação de outras infecções por esquistossoma (*S. mansoni* and *S. japonicum*). Os antígenos esquistossomais únicos que circulam o *antígeno anódico circulante* (CAA) e o *antígeno catódico circulante* (CCA) também podem ser detectados na urina ou no plasma.

TRATAMENTO

O tratamento das crianças com esquistossomose deve ser baseado na avaliação da intensidade da infecção e da extensão da doença. O tratamento recomendado para a esquistossomose é **praziquantel** (40 mg/kg/dia por via oral [VO] divididos em 2 vezes, por 1 dia, para a esquistossomose hematóbia, *mansoni* e *intercalatum*; 60 mg/kg/dia VO, divididos em 3 vezes/dia, por 1 dia, para a esquistossomose *japonica* e *mekongi*). Crianças com < 5 anos com *S. mansoni* podem necessitar de até 60 mg/kg/dia VO, 3 vezes/dia, para atingir a depuração. Um segundo tratamento 4 a 6 semanas após o primeiro curso pode ajudar na eliminação da infecção residual.

PREVENÇÃO

A transmissão nas áreas endêmicas pode ser diminuída reduzindo-se a carga de parasitos na população. A disponibilidade de agentes quimioterapêuticos eficazes, em dose única VO, pode auxiliar a alcançar este objetivo. Quando adicionadas aos programas nacionais de controle baseados em medicamentos, outras medidas, como melhora do saneamento, tratamento antiparasitário administrado a visitantes de crianças, aplicação focal de moluscicidas e vacinação animal podem ser úteis para quebrar o ciclo de transmissão. Em última análise, o controle da esquistossomose está intimamente ligado ao desenvolvimento econômico e social.

A bibliografia está disponível no GEN-io.

Capítulo 327
Fascíolas (Hepáticas, Pulmonares e Intestinais)

Charles H. King e Amaya L. Bustinduy

Vários diferentes **trematódeos**, ou fascíolas, são capazes de parasitar seres humanos e causar doenças. Os trematódeos são endêmicos no mundo inteiro, porém são mais prevalentes nas partes menos desenvolvidas do mundo. Eles incluem o *Schistosoma*, os trematódeos do sangue (ver Capítulo 326), assim como as espécies de trematódeos que causam infecções na árvore biliar humana, no tecido pulmonar e no trato intestinal. Estes últimos trematódeos são caracterizados por seus ciclos de vida complexos (Figura 327.1). A reprodução sexuada dos vermes adultos no hospedeiro definitivo produz ovos que são eliminados nas fezes. As larvas, denominadas **miracídios**, desenvolvem-se na água doce. Estas, por sua vez, infectam certas espécies de moluscos (caramujos aquáticos ou moluscos bivalves) nos quais a multiplicação assexuada das larvas do parasito produz cercárias. Em seguida, as cercárias infectam um segundo hospedeiro intermediário que pode ser um inseto, crustáceo ou peixe ou aderem à vegetação para produzir as **metacercárias** infecciosas. Os seres humanos adquirem as infecções hepáticas, pulmonares e intestinais pelos trematódeos ao ingerir alimentos crus, malcozidos, em conserva ou defumados, contendo estes cistos infecciosos do parasito. A "alternância de gerações" requer que os trematódeos parasitem mais de um hospedeiro (frequentemente três) para completar seu ciclo vital. Uma vez que os trematódeos parasitos dependem dessas espécies não humanas para a transmissão, a distribuição da infecção humana por trematódeos acompanha a variação ecológica dos hospedeiros intermediários dos trematódeos. Como um grupo, esses parasitas são comumente referidos como **trematódeos de origem alimentar**.

FASCÍOLAS HEPÁTICAS

Fasciolíase (*Fasciola hepatica*)

Fasciola hepatica, o trematódeo do fígado do ovino, infecta o gado, outros ungulados e, ocasionalmente, os seres humanos. A infecção afeta aproximadamente 17 milhões de pessoas em todo o mundo e tem sido relatada em locais diversos, particularmente América do Sul, Europa, África, China, Austrália e Cuba. Embora *F. hepatica* seja

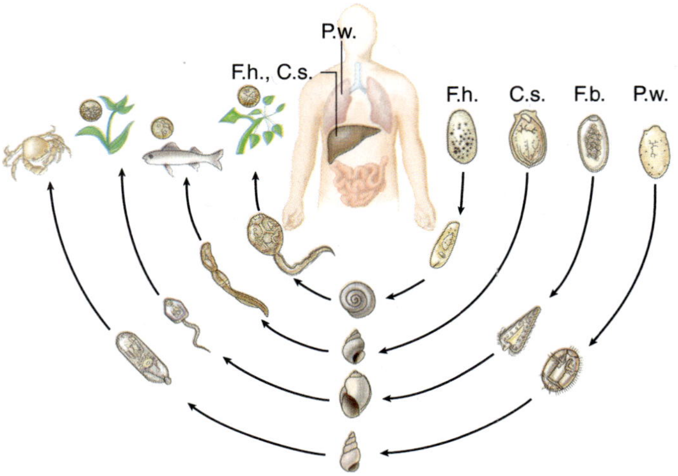

Figura 327.1 Ciclo de vida dos trematódeos parasitos do fígado, pulmão e intestino. C.s., *Clonorchis sinensis*; F.b., *Fasciolopsis buski*; F.h., *Fasciola hepatica*; P.w., *Paragonimus westermani*. (*Adaptada de Mandell GL, Bennett JE, Dolin R, editors:* Principles and practice of infectious diseases, *ed 7. Philadelphia, 2010, Elsevier. Fig 289-2.*)

enzoótica na América do Norte, os casos relatados são extremamente raros. Os seres humanos são infectados por meio da ingestão de metacercárias aderidas à vegetação, especialmente ao agrião selvagem, alface e alfafa. No duodeno, os parasitos se excistam e penetram a parede intestinal, a cápsula hepática e o parênquima hepático. Eles vagam por algumas semanas antes de entrar nos ductos biliares, onde amadurecem. *F. hepatica* adulta (1 a 2,5 cm) começa a oviposição aproximadamente 12 semanas após a infecção; os ovos são grandes (75 a 140 µm) e operculados. Eles passam para os intestinos com a bile e saem do corpo nas fezes (Figura 327.1). Ao alcançar a água doce, os ovos amadurecem e eclodem, dando saída aos miracídios, que infectam caramujos específicos hospedeiros intermediários, multiplicando-se em muitas cercárias. Estas em seguida emergem dos caramujos infectados e se encistam em plantas e gramíneas aquáticas.

As **manifestações clínicas** geralmente ocorrem durante a fase migratória hepática dos parasitos ou após sua chegada no hábitat final nos ductos biliares superiores. Febre, dor no quadrante superior direito do abdome e hepatoesplenomegalia caracterizam a primeira fase da doença. Eosinofilia no sangue periférico é geralmente acentuada. À medida que os vermes entram nos ductos biliares, a maioria dos sintomas agudos desaparece. Em raras ocasiões, os pacientes podem apresentar icterícia obstrutiva ou cirrose biliar, com sinais de colestase, colangite ascendente, colelitíase e icterícia com aumento das enzimas hepáticas, bilirrubina direta e gamaglutamil transpeptidase. A infecção por *F. hepatica* é diagnosticada pela identificação dos ovos característicos em esfregaços de fezes ou em aspirados duodenais. O **diagnóstico** pode ser sugerido por sorologia positiva e imagem que revela lesões hepáticas agudas hipodensas que mudam ao longo do tempo. Apresentação pode ser dramática em crianças, com características que incluem edema generalizado, cirrose hepática com varizes esofágicas e, em casos graves, a morte por falência dos órgãos generalizada.

O **tratamento** recomendado para fasciolíase é o triclabendazol (10 mg/kg por via oral [VO] 1 ou 2 vezes) ou bitionol (30 a 50 mg/kg VO, 1 vez/dia, em dias alternados, por um total de 10 a 15 doses). Nos EUA, o bitionol geralmente não está disponível, mas pode ser encontrado em farmácias de manipulação.

Clonorquíase (*Clonorchis sinensis*)

A infecção das passagens biliares com *Clonorchis sinensis*, o trematódeo hepático oriental ou chinês, é endêmica em China, Coreia do Sul, norte do Vietnã, partes da Rússia e no Japão, afetando mais de 15 milhões de pessoas. Os seres humanos adquirem a infecção por meio da ingestão de carne crua ou malcozida de peixes de água doce que carregam as metacercárias encistadas do parasito sob suas escamas ou na pele. As metacercárias se excistam no duodeno e passam através da ampola de Vater para o ducto biliar comum e para os capilares biliares, onde amadurecem para formar os vermes adultos hermafroditas (3 a 15 mm). Os vermes *C. sinensis* depositam pequenos ovos operculados (14 a 30 µm) que são eliminados via ducto biliar para os intestinos e fezes (Figura 327.1). Os ovos amadurecem e eclodem fora do corpo humano, liberando os miracídios móveis em riachos, rios ou lagos de água doce. Se estas formas parasitárias forem ingeridas por caramujos adequados, elas se desenvolvem em cercárias, que são, por sua vez, liberadas do caramujo para encistarem-se sob a pele ou as escamas de peixes de água doce.

A maior parte dos indivíduos com infecção por *C. sinensis*, particularmente aqueles com poucos organismos, é minimamente sintomática. Entre indivíduos altamente infectados, que tendem a ser mais velhos (mais de 30 anos), um ducto biliar pode sofrer obstrução pelo traumatismo local repetido e inflamação. Nestes pacientes, colangite e colângio-hepatite podem levar ao aumento do fígado e à icterícia. Em Hong Kong, Coreia e outras partes da Ásia, o colangiocarcinoma está associado à infecção crônica por *C. sinensis*.

A clonorquíase é diagnosticada pelo exame das fezes ou de aspirados duodenais em busca de ovos dos parasitos. O **tratamento** recomendado da clonorquíase é praziquantel (75 mg/kg/dia VO, divididos em 3 vezes/dia, por 2 dias). Uma alternativa, utilizada em adultos, é o albendazol (10 mg/kg VO, 1 vez/dia, por 7 dias). A tribendimidina (400 mg VO, por 3 dias) foi recentemente usada na China com boas taxas de cura.

Opistorquíase (*Opisthorchis* spp.)

As infecções pelas espécies de *Opisthorchis* são clinicamente semelhantes àquelas causadas por *C. sinensis*. *Opisthorchis felineus* e *Opisthorchis viverrini* são trematódeos hepáticos de gatos e cães que infectam seres humanos mediante a ingestão de metacercárias presentes em peixes de água doce. A infecção por *O. felineus* é endêmica na Europa Oriental e no Sudeste Asiático, e *O. viverrini* é encontrado principalmente na Tailândia, afetando uma estimativa de 10 milhões de pessoas. A maioria dos indivíduos é minimamente sintomática; hepatomegalia, colangite de repetição e icterícia podem ocorrer em indivíduos intensamente infectados. O diagnóstico baseia-se na recuperação dos ovos das fezes ou de aspirados duodenais. O **tratamento** recomendado da opistorquíase é o praziquantel (75 mg/kg/dia VO, 3 vezes/dia, por 2 dias).

FASCÍOLAS PULMONARES

Paragonimíase (*Paragonimus* spp.)

A infecção humana pelo trematódeo pulmonar *Paragonimus westermani*, e menos frequentemente por outras espécies de *Paragonimus*, ocorre em todo o Extremo Oriente, em áreas localizadas da África Ocidental e em várias partes das Américas Central e do Sul, afetando aproximadamente 20 milhões de pessoas. A maior incidência da paragonimíase ocorre em crianças de idade mais avançada e adolescentes de 11 a 15 anos. Embora *P. westermani* seja encontrado em muitos carnívoros, os casos humanos são relativamente raros e parecem estar associados a hábitos dietéticos específicos, tais como comer carne crua de caranguejos ou de camarão de água doce. Estes crustáceos contêm as metacercárias infectantes em seus tecidos. Após a ingestão, as metacercárias se excistam no duodeno, penetram a parede intestinal e migram para o seu hábitat final nos pulmões. Os vermes adultos (5 a 10 mm) se encapsulam dentro do parênquima pulmonar e depositam ovos operculados castanhos (60 a 100 µm) que passam pelos bronquíolos e são expectorados através da tosse (Figura 327.1). Os ovos podem ser detectados no escarro de indivíduos infectados ou em suas fezes. Caso os ovos alcancem a água doce, eles eclodem e sofrem multiplicação assexuada em moluscos específicos. As cercárias se encistam nos músculos e nas vísceras dos camarões e dos caranguejos de água doce.

A maioria dos indivíduos infectados por *P. westermani* alberga um número pequeno ou moderado de vermes e é minimamente sintomática. As manifestações clínicas incluem tosse, produção de escarro com cor de ferrugem e hemoptise (mimetizando a tuberculose), que é a principal manifestação e ocorre em 98% das crianças sintomáticas. Não existem achados característicos no exame físico, mas o exame laboratorial geralmente demonstra eosinofilia intensa. A radiografia do tórax frequentemente revela pequenos infiltrados em placas ou radiolucências nas partes médias dos campos pulmonares; no entanto, as radiografias podem parecer normais em um quinto dos indivíduos infectados. Em raras circunstâncias, abscesso pulmonar, efusão pleural ou pericárdica ou bronquiectasia podem desenvolver-se. A localização extrapulmonar de *P. westermani* no cérebro, no peritônio, nos intestinos ou pericárdio pode raramente ocorrer. A paragonimíase cerebral é encontrada sobretudo em indivíduos intensamente infectados vivendo em áreas altamente endêmicas do Extremo Oriente. A apresentação clínica lembra a da epilepsia jacksoniana ou os sintomas dos tumores cerebrais.

O diagnóstico definitivo da paragonimíase é estabelecido mediante identificação dos ovos nos esfregaços de fezes ou escarro. O **tratamento** recomendado da paragonimíase é praziquantel (75 mg/kg/dia VO, 3 vezes/dia, por 2 dias). Triclabendazol pode também ser utilizado (10 mg/kg VO, diariamente por 1 a 2 dias).

FASCÍOLAS INTESTINAIS

Vários trematódeos intestinais de animais domésticos e selvagens, incluindo *Fasciolopsis buski*, *Nanophyetus salmincola* e *Heterophyes heterophyes*, podem acidentalmente infectar seres humanos. *F. buski* é endêmico no Extremo Oriente, onde seres humanos que ingerem as metacercárias encistadas em plantas aquáticas tornam-se infectados. Estas metacercárias desenvolvem-se em grandes trematódeos (1 a 5 cm) que habitam o duodeno e o jejuno. Os vermes maduros produzem ovos operculados que são eliminados nas fezes; o organismo completa seu ciclo vital através de caramujos específicos que são hospedeiros

intermediários. Os indivíduos com infecção por *F. buski* são geralmente assintomáticos; indivíduos intensamente infectados queixam-se de dor abdominal e diarreia e apresentam sinais de má absorção. O diagnóstico da fasciolopsíase e de outras infecções por trematódeos intestinais é estabelecido pelo exame das fezes e pela identificação dos ovos (ver Figura 327.1). Assim como para outras infecções por trematódeos, o praziquantel (75 mg/kg/dia VO, 3 vezes/dia, por 2 dias) é o fármaco de escolha.

A bibliografia está disponível no GEN-io.

Capítulo 328
Teníases (Infecções por Tênias Adultas)

Philip R. Fischer e A. Clinton White Jr.

As tênias são formas adultas de **cestódios**, helmintos parasitas multicelulares, que vivem no intestino humano e causam doenças não fatais. Formas larvares invasivas de cestódios estão associadas a cistos que podem levar a doenças humanas graves, como a neurocisticercose (*Taenia solium*, ver Capítulo 329) e equinococose (principalmente *Echinococcus granulosus* e *E. multilocularis*, ver Capítulo 330). Os vermes adultos são planos e multissegmentados, variando em comprimento desde 8 mm até 10 metros. Na Tabela 328.1 vemos um resumo das principais características dos vermes que afetam as crianças.

ETIOLOGIA

A **tênia da carne bovina** (*Taenia saginata*), a **tênia do porco** (*T. solium*) e a tênia asiática (*Taenia asiatica*) são longos vermes (4 a 10 m) que recebem essas denominações devido aos seus hospedeiros intermediários (*T. saginata*, T. *solium*) ou distribuição geográfica (*T. asiatica*; cujo hóspede da larva é o porco). Os vermes adultos são encontrados apenas no intestino humano. Tal como acontece com o estágio adulto de todas as tênias, o seu corpo é composto por uma série de 100 ou 1.000 segmentos achatados (**proglotes**) com um órgão de fixação anterior (**escólex**) que ancora o parasita à parede do intestino. Novos segmentos surgem a partir da extremidade distal do escólex, com segmentos progressivamente mais maduros anexados distalmente. Os segmentos terminais grávidos contêm de 50.000 a 100.000 ovos, e os ovos ou proglotes intactas, mesmo destacados, abandonam o corpo da criança pelo ânus (na defecação ou separadamente dela). Esses cestódios diferem de modo mais significativo, uma vez que a fase intermediária da tênia do porco (**cisticerco**) também pode infectar os humanos e causar acentuada morbidade (ver Capítulo 329), enquanto a fase larvária da *T. saginata* não provoca doença em humanos. A *T. asiatica* é semelhante e, muitas vezes, confundida com a tênia da carne bovina.

EPIDEMIOLOGIA

As tênias da carne bovina e suína são distribuídas em todo o mundo, com o maior risco de infecção na América Latina, África, Índia, Sudeste Asiático e China, onde o hospedeiro intermediário relevante é gerado internamente. A prevalência em adultos pode não refletir a prevalência em crianças mais jovens, porque as práticas culturais podem ditar o grau de cozimento da carne e a quantidade servida às crianças.

PATOGÊNESE

Quando as crianças ingerem carne crua ou malcozida, contendo cistos das larvas, o ácido gástrico e a bile facilitam a liberação de excólex imaturos que aderem ao lúmen do intestino delgado. O parasita cresce, adicionando novos segmentos na base do escólex. Os segmentos terminais amadurecem e depois de 2 a 3 meses produzem ovos que são liberados nas fezes. A superfície das proglotes serve como um órgão de absorção para sequestrar elementos nutricionais do intestino delgado da criança para uso do parasita. Existe, às vezes, uma eosinofilia transitória, antes que um amadurecimento suficiente do parasita libere os ovos.

MANIFESTAÇÕES CLÍNICAS

Sintomas abdominais inespecíficos foram relatados nas infecções com as tênias da carne bovina e suína, mas o sintoma mais incômodo é o sofrimento psicológico causado pela visão das proglotes nas fezes ou roupas íntimas. Os segmentos liberados dos vermes são móveis (especialmente os da *T. saginata*) e, por vezes, levam a um prurido anal. As tênias adultas das carnes bovina e suína raramente são associadas a outros sintomas.

DIAGNÓSTICO

A identificação das espécies de tênias infectantes facilita a compreensão do risco de doença invasiva. Portadores de vermes adultos de porco apresentam maior risco da transmissão de ovos com a patogenicidade do estágio intermediário (cisticerco) para si mesmo ou para outra pessoa, enquanto as crianças infectadas com a tênia da carne bovina ou a

Tabela 328.1 Principais características comuns das infecções por tênias em crianças.

ESPÉCIE DO PARASITA	GEOGRAFIA	FONTE	SINTOMAS	TRATAMENTO
Taenia saginata	Ásia, África, América Latina	Cistos em carne bovina	Desconforto abdominal, migração das proglotes móveis, segmentos de passagem	Praziquantel ou niclosamida, possivelmente nitazoxanida
Taenia solium	Ásia, África, América Latina	Cisticercos na carne de porco	Mínima, proglotes nas fezes	Praziquantel ou niclosamida, possivelmente nitazoxanida
Taenia asiática	Ásia	Porcos	Mínima	Praziquantel ou niclosamida, possivelmente nitazoxanida
Diphyllobothrium spp.	Mundial, frequentemente áreas do norte	Cistos plerocercoides em peixes de água doce	Comumente mínimos; com a infecção prolongada ou intensa com *D. latum*, deficiência de vitamina B_{12}	Praziquantel ou niclosamida
Hymenolepis	Mundial, frequentemente áreas do norte	Humanos infectados, roedores	Leve desconforto abdominal	Praziquantel, niclosamida ou nitazoxanida
Dipylidium caninum	Mundial	Cães e gatos domésticos	Proglotes nas fezes, prurido anal confundido com lombriga	Praziquantel ou niclosamida

T. asiatica constituem um risco somente para a bovinocultura. Pelo fato de que as proglotes geralmente passam intactas, o exame visual das proglotes grávidas nas fezes é um teste sensível; estes segmentos podem ser utilizados para identificar as espécies. Ovos, pelo contrário, estão, muitas vezes, ausentes nas fezes e não permitem distinguir entre *T. saginata* e *T. solium* (Figura 328.1). Se o parasita for totalmente expulso, o escólex de cada espécie é diagnóstico. O escólex da *T. saginata* apresenta apenas um conjunto de quatro ventosas orientadas anteriormente, enquanto a *T. solium* é suprida com uma fileira dupla de ganchos, além de ventosas. As proglotes da *T. saginata* apresentam mais de 20 ramificações, a partir de uma estrutura uterina central, e as proglotes da *T. solium* apresentam ≤ 10 ramificações. Os segmentos das proglotes expulsos apresentam, aproximadamente, 0,5 × 1 a 2 × 0,1 cm de tamanho. Métodos moleculares podem distinguir a *T. saginata* da *T. asiatica*. Os testes de detecção de antígeno estão cada vez mais disponíveis.

Diagnóstico diferencial

Prurido anal pode mimetizar os sintomas da infecção por *Enterobius vermicularis*. *Diphyllobothrium latum* e *Ascaris lumbricoides* (um longo verme arredondado) podem ser confundidas com a *T. saginata* ou a *T. solium* nas fezes.

TRATAMENTO

Infecções com todos os vermes adultos respondem ao praziquantel (25 mg/kg, por via oral [VO], em dose única). Quando disponível, um tratamento alternativo para teníase é a niclosamida (50 mg/kg, VO, em dose única para as crianças; 2 g, VO, em dose única para adultos). A nitazoxanida é, por vezes, também eficaz. O parasita é, geralmente, expulso no dia da administração. O tratamento com preparações intestinais de polietilenoglicol com eletrólitos pode aumentar o rendimento da passagem dos escólex.

PREVENÇÃO

O congelamento prolongado ou o cozimento completo da carne bovina e da suína determinam a morte das formas císticas das larvas dos parasitas. Cuidados higiênicos humanos apropriados podem interromper a transmissão pela prevenção da bovinocultura.

DIFILOBOTRÍASE (*DIPHYLLOBOTHRIUM* SPP.)

Etiologia

As **tênias de peixes** do gênero *Diphyllobothrium* são as tênias mais longas na infestação humana, alcançando mais de 10 metros de comprimento e com uma estrutura anatômica semelhante à de outros cestódios adultos. O escólex alongado é equipado com fendas (**bótrios**) ao longo de cada lado, sem ventosas ou ganchos, seguido por 1.000 segmentos entrelaçados no intestino delgado. As proglotes grávidas terminais são liberadas periodicamente, mas tendem a se desintegrar antes da expulsão, liberando, assim, os ovos em vez de segmentos intactos de vermes nas fezes. Em contraste com as tênias, o ciclo de vida de *Diphyllobothrium* spp. necessita de dois hospedeiros intermediários. Pequenos crustáceos aquáticos frescos (copépodes) capturam as larvas que eclodem dos ovos do parasita. O parasita passa para a cadeia alimentar à medida que pequenos peixes comem o copépodes e são, por sua vez, comidos por peixes maiores. Desta forma, o parasita jovem torna-se concentrado no lúcio, picão-verde, perca, peixe-donzela e, talvez, no salmão associado à aquicultura. O consumo de peixe cru ou malcozido leva a infecção humana por meio de tênias adultas dos peixes.

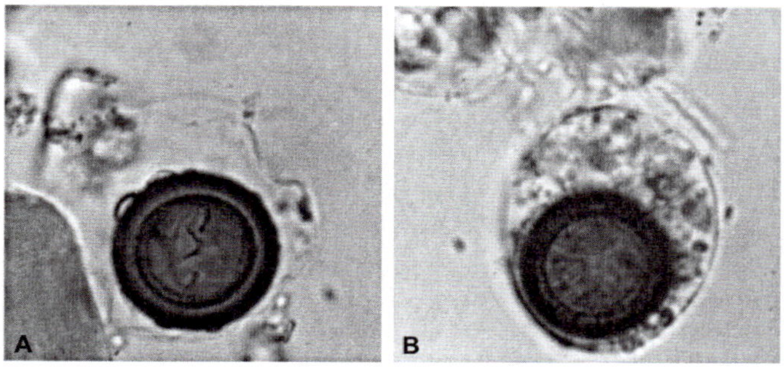

Figura 328.1 Ovos da *Taenia saginata* recuperados das fezes (ampliação original 400×). **A** e **B.** Os ovos são geralmente manchados de bile, escuros e prismáticos. Existe, ocasionalmente, algum material celular circundante da proglote no qual o ovo se desenvolve, o que é mais evidente em **B** do que em **A**. A larva no interior do ovo mostra 3 pares de ganchos (**A**), que podem, ocasionalmente, ser observados em movimento.

Epidemiologia

A tênia do peixe é mais prevalente nos climas temperados da Europa, América do Norte e Ásia, mas pode ser encontrada ao longo da costa do Pacífico da América do Sul e na África. Na América do Norte, a prevalência é maior no Alasca, Canadá e nas áreas do norte dos EUA. A tênia é encontrada em peixes dessas áreas que são, em seguida, levados para o mercado. Pessoas que preparam o peixe cru para uso residencial ou comercial ou que provam os peixes antes de cozinhar estão particularmente em risco da infecção.

Patogênese

O verme adulto do *Diphyllobothrium latum* (encontrado no norte da Europa) apresenta receptores de elevada afinidade e eficiência pela vitamina B_{12} para uso próprio, na produção constante de um grande número de segmentos e produzem em torno de 1 milhão de ovos por dia. Como resultado, a difilobotríase provoca um quadro de **anemia megaloblástica** em 2 a 9% das infecções. Curiosamente, outras espécies de *Diphyllobothrium* spp. não competem com o hospedeiro pela vitamina B_{12}. Crianças com outras causas de deficiência da vitamina B_{12} ou do folato, tais como diarreia infecciosa crônica, doença celíaca ou má absorção congênita, apresentam maior probabilidade de desenvolver uma infecção sintomática.

Manifestações clínicas

A infecção, em geral, é amplamente assintomática. Segmentos podem ser observados nas fezes. Aqueles que desenvolvem a deficiência da vitamina B_{12} ou do folato apresentam anemia megaloblástica com leucopenia, trombocitopenia, glossite e/ou sinais de disfunção da coluna posterior da medula espinal (perda da sensação vibratória, propriocepção e coordenação motora).

Diagnóstico

O exame parasitológico das fezes é útil porque a eliminação dos ovos é intensa e eles apresentam morfologia distinta de todas as outras tênias. Os ovos apresentam um formato ovoide e um **opérculo**, que é uma estrutura tampão em uma extremidade que se abre para liberar o embrião (Figura 328.2). O próprio verme possui morfologia distinta do escólex e do proglote; contudo, estes não são suscetíveis de terem passado espontaneamente.

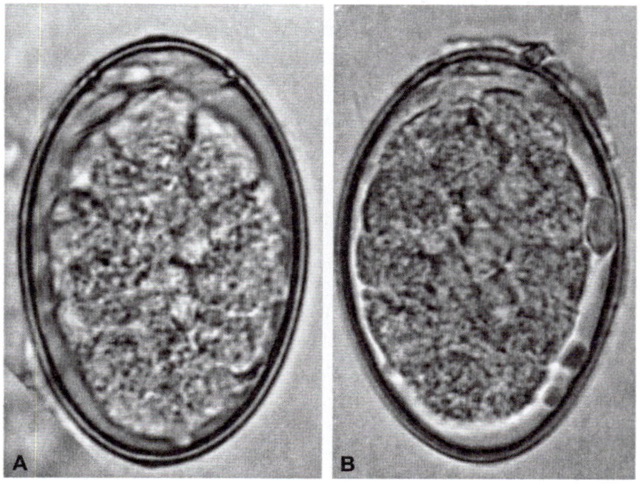

Figura 328.2 Ovos de *Diphyllobothrium latum*, como observado nas fezes (ampliação original 400×). **A** e **B.** O opérculo semelhante a um capuz situa-se aqui na extremidade superior dos ovos.

Diagnóstico diferencial
Um segmento ou uma secção inteira do verme pode ser confundido com *Taenia* ou *Ascaris*, após ter passado. Anemia perniciosa, toxinas na medula óssea e restrição dietética podem contribuir para ou mesmo mimetizar as deficiências nutricionais associadas com difilobotríase.

Tratamento
Tal como ocorre com todos os vermes adultos, as infecções por *D. latum* respondem ao praziquantel (5 a 10 mg/kg VO, em dose única). Niclosamida (50 mg/kg VO, dose única) também é eficaz.

Prevenção
O estágio intermediário do verme é facilmente morto por rápido cozimento do peixe ou prolongado congelamento, antes da ingestão. Pelo fato de que os humanos são o principal reservatório para os vermes adultos, educação para a saúde é uma das mais importantes ferramentas para a prevenção da transmissão, bem como a melhoria das condições sanitárias humanas.

HIMENOLEPÍASE (*HYMENOLEPIS*)
A infecção por *Hymenolepis nana*, a **tênia anã**, é muito comum em países em desenvolvimento. A maioria dos casos é assintomática; no entanto, uma infecção grave tem sido associada a diarreia, perda de peso, febre e eosinofilia. O estágio intermediário de *Hymenolepis diminuta* se desenvolve em vários hospedeiros (p. ex., roedores, carrapatos e pulgas), mas todo o ciclo de vida de *H. nana* é completado em seres humanos. Portanto, a hiperinfecção com 1.000 pequenos vermes adultos em uma única criança pode ocorrer. Uma infecção semelhante pode ocorrer menos frequentemente com *H. diminuta*. Ovos, porém não segmentos, podem ser encontrados nas fezes. A infecção por *H. nana* responde ao praziquantel (25 mg/kg, VO, em dose única). A nitazoxanida é eficaz em cerca de três quartos das crianças (100 mg, VO, 2 vezes/dia, durante 3 dias, para crianças de 1 a 3 anos, 200 mg, 2 vezes/dia, por 3 dias, para crianças de 4 a 11 anos, e 500 mg, 2 vezes/dia, durante 3 dias, para crianças mais velhas).

DIPILIDÍASE (*DIPYLIDIUM CANINUM*)
Dipylidium caninum é uma tênia comum de cães e gatos domésticos. A infecção humana é relativamente rara. Transmissão direta entre animais de estimação e seres humanos não ocorre; a infecção humana requer a ingestão do hospedeiro intermediário do parasita, da pulga do cão ou do gato. Bebês e crianças pequenas são particularmente suscetíveis devido ao seu nível de higiene, ao contato geralmente mais íntimo com animais de estimação e a atividades em áreas onde as pulgas podem ser encontradas. Assim, as crianças correm maior risco de ingestão inadvertida de pulgas infectadas com as larvas. Os sintomas mais comuns são a passagem de proglotes nas fezes. As proglotes são similares em tamanho e forma a grãos de arroz branco. O prurido anal, a dor abdominal vaga e a diarreia têm, por vezes, sido associadas à dipilidíase, que às vezes é confundida com o oxiúro (*E. vermicularis*). A dipilidíase responde ao tratamento com praziquantel (5 a 10 mg/kg, VO, em dose única) e niclosamida (50 mg/kg, VO, em dose única). **Desparasitação** de animais de estimação e **controle de pulgas** são as melhores medidas preventivas.

A bibliografia está disponível no GEN-io.

Capítulo 329

Cisticercose

A. Clinton White Jr. e Philip R. Fischer

ETIOLOGIA
A Taenia solium, também conhecida como **tênia do porco**, causa duas diferentes infecções em crianças. Em seu ciclo de vida normal, as crianças podem adquirir a forma conhecida como solitária por meio da ingestão de carne de porco malcozida que contenha os cistos das larvas (ver Capítulo 382). No intestino, o cisto é convertido na forma de tênia e as crianças também são suscetíveis à infecção pelos ovos liberados por ela. Depois que os ovos são ingeridos, liberam as larvas que invadem os intestinos e migram, através da corrente sanguínea, para os músculos (e outros tecidos e órgãos), onde formam cistos teciduais (bolsas de 0,2 a 2 cm cheias de líquido contendo um único **escólex** invaginado). A infecção com a forma cística é denominada cisticercose e o envolvimento do sistema nervoso central (SNC) é denominado **neurocisticercose**. A forma de tênia só se desenvolve após a ingestão de carne de porco malcozida. A ingestão de carne de porco não é necessária para desenvolver a cisticercose, mas os indivíduos que abrigam um verme adulto podem se infectar com os ovos pela via fecal-oral.

EPIDEMIOLOGIA
A tênia do porco é amplamente disseminada onde os porcos são criados e têm contato com material fecal humano. Uma transmissão intensa ocorre nas Américas Central e do Sul, no sul e sudeste da Ásia e de forma expressiva na África Subsaariana. Nessas áreas, aproximadamente 30% dos casos de convulsões podem ser resultantes da cisticercose. A maioria dos casos de cisticercose nos EUA é importada; muito embora a transmissão local também tenha sido documentada.

PATOGÊNESE
Fases císticas intactas e vivas, geralmente, suprimem o hospedeiro imunológico e as respostas inflamatórias. Cistos intactos podem ser associados à doença quando eles obstruem o fluxo de líquido cefalorraquidiano. A maioria dos cistos permanece assintomática por alguns anos. Os sintomas se tornam típicos, à medida que os cisticercos começam a degenerar, associado com uma resposta inflamatória do hospedeiro. A história natural dos cistos tende, eventualmente, a levar a seu desaparecimento, por meio da reabsorção completa ou de calcificação, mas estes processos podem demorar anos. Cisticercos também podem se apresentar como nódulos subcutâneos, infecção ocular ou lesões da coluna vertebral com mielopatia ou radiculopatia.

MANIFESTAÇÕES CLÍNICAS
As **convulsões** são as apresentações encontradas na maioria das crianças com neurocisticercose. Manifestações menos comuns incluem hidrocefalia, edema cerebral difuso ou achados neurológicos focais. É importante classificar como neurocisticercose parenquimatosa, intraventricular, subaracnóidea, espinal ou ocular, com base na localização anatômica, apresentação clínica e aspecto radiológico, uma vez que o prognóstico e a conduta variam de acordo com a localização.

Neurocisticercose **parenquimatosa**, comumente, se apresenta com crises convulsivas. As crises são focais, mas frequentemente se generalizam. As crianças podem apresentar uma única crise convulsiva ou um quadro de epilepsia recorrente. Leves defeitos neurocognitivos foram documentados em relação ao cisticerco isolado, mas são mais comumente associados a crises mal controladas. A apresentação fulminante semelhante à encefalite raramente ocorre após uma infecção inicial maciça, associada com edema cerebral. Neurocisticercose **intraventricular** (até 20% dos casos) é associada com hidrocefalia obstrutiva aguda, subaguda ou sinais intermitentes de aumento na pressão intracraniana, geralmente sem localização dos sinais. Neurocisticercose **subaracnóidea** é rara em crianças. Ela pode estar associada com aracnoidite basilar que pode apresentar sinais de irritação meníngea, hidrocefalia comunicante, infarto cerebral ou doença da **medula espinal**, com radiculite ou mielite transversa. Cisticercos nos tecidos podem se apresentar por meio de achados focais de efeito de massa. A neurocisticercose **ocular** causa diminuição da acuidade visual, devido à presença dos cisticercos na retina ou no vítreo, descolamento da retina ou, ainda, iridociclite.

DIAGNÓSTICO
A neurocisticercose deve ser cogitada em uma criança com início de crises convulsivas ou hidrocefalia e com uma história de residência em área endêmica e/ou contato com um responsável de área endêmica. O exame diagnóstico mais útil para a doença parenquimatosa é a

ressonância magnética (RM) da cabeça. A RM fornece a maioria das informações sobre a localização do cisto, sua viabilidade e inflamação associada. O **protoescólex**, às vezes, é visível no interior do cisto, fornecendo um sinal patognomônico de cisticercose (Figura. 329.1*A*). A RM também detecta melhor a aracnoidite basilar (Figura 329.1*B*), cistos intraventriculares (Figura 329.1*C*) e cistos na medula espinal. A TC é melhor para a identificação de calcificações. Um cisto solitário no parênquima, com ou sem contraste, ou calcificações no SNC são os achados mais comuns em crianças (Figura 329.2). Filmes radiográficos biplanares podem revelar calcificações no músculo ou no cérebro, consistentes com cisticercose. Em crianças provenientes de regiões endêmicas, a apresentação com uma lesão única arredondada reforçada e < 2 cm de diâmetro, ausência de sintomas ou sinais de outras doenças (p. ex., ausência de febre ou acometimento de linfonodos), achados focais e nenhuma evidência de aumento da pressão intracraniana é altamente específica de neurocisticercose.

O diagnóstico sorológico usando o teste de imunotransferência ligado a enzima é comercialmente disponível nos EUA, por meio dos Centers for Disease Control and Prevention (CDC). O teste de anticorpos no soro é altamente específico, mas é, frequentemente, negativo em crianças com lesões únicas ou apenas calcificações. Ensaios de detecção de antígeno e ensaios da reação em cadeia da polimerase se constituem em uma promessa dentre os procedimentos diagnósticos, mas não estão comercialmente disponíveis nos EUA.

Diagnóstico diferencial

A neurocisticercose é, muitas vezes, confundida clinicamente com outros distúrbios convulsivos. A suspeita clínica é baseada na história de viagem, uma história de contato com um indivíduo que pode transportar uma tênia adulta ou por meio de estudos sugestivos de imagem. A aparência de imagem pode ser confundida com abscesso cerebral, granuloma (incluindo tuberculomas, infecções fúngicas, histiocitose de células de Langerhans e toxoplasmose) e tumores.

TRATAMENTO

O tratamento inicial da cisticercose deve se concentrar em terapia sintomática para as convulsões e/ou a hidrocefalia. Em geral, as convulsões podem ser controladas usando-se fármacos antiepilépticos convencionais. Se as lesões desaparecerem, os antiepilépticos, muitas vezes, podem ser gradualmente reduzidos e interrompidos. Convulsões frequentes ou o desenvolvimento de lesões calcificadas são fatores de risco para crises recorrentes e indicações para terapia antiepiléptica prolongada ou ao longo de toda a vida.

A história natural das lesões **parenquimatosas** é curar espontaneamente com ou sem medicamentos antiparasitários, mas este processo é frequentemente prolongado (meses a anos). Os cistos parenquimatosos solitários desaparecem levemente e de uma forma mais rápida com a terapia antiparasitária. Os antiparasitários também diminuem a frequência das crises recorrentes. Outras formas da doença são menos comuns em crianças. Nos adultos com lesões císticas, estudos randomizados e controlados sugeriram uma diminuição de 2 vezes na recorrência total das crises generalizadas após o tratamento com albendazol. O benefício para as crianças era significativamente menor, talvez porque a maioria destas infecções ocorreu com apenas 1 a 2 cistos. Os corticosteroides, provavelmente, também diminuem a frequência das crises.

O antiparasitário mais utilizado é o **albendazol** (15 mg/kg/dia, por via oral [VO], 2 vezes/dia). Ele pode ser ingerido com uma refeição rica em gorduras para melhorar a absorção. A duração mais comum da terapia é de 7 dias para as lesões parenquimatosas únicas. No entanto, em longa duração (meses), doses mais elevadas (até 30 mg/kg/dia) ou terapia de combinação com praziquantel são, frequentemente, necessárias para lesões múltiplas ou doença subaracnóidea. Por exemplo, em adultos com mais de dois cisticercos, estudos recentes observaram melhora na resolução com terapia combinada com albendazol, praziquantel e corticosteroides. **Praziquantel** (50 a 100 mg/kg/dia, VO, 3 vezes/dia, durante 28 dias) pode ser utilizado com o albendazol ou como uma alternativa isolada. O metabolismo de primeira passagem é comum com corticosteroides ou fármacos antiepilépticos. A **cimetidina** pode ser usada em conjunto com praziquantel, para diminuir o metabolismo na primeira passagem. Um agravamento dos sintomas pode estar relacionado com o uso de qualquer fármaco baseado na resposta inflamatória do hospedeiro ao parasita morto. Os pacientes devem ser medicados com prednisona com 1 a 2 mg/kg/dia VO ou dexametasona 0,15 mg/kg/dia, iniciando antes a primeira dose dos antiparasitários e continuando por, pelo menos, 2 semanas. O **metotrexato** pode ser utilizado como um agente poupador de esteroide, em pacientes que necessitem de terapia anti-inflamatória prolongada.

A maioria dos pacientes com hidrocefalia necessita de intervenções neurocirúrgicas. Alguns casos exigem a criação urgente de uma ventriculostomia, mas a maioria pode ser tratada somente pela cistectomia. No caso de uma hidrocefalia obstrutiva causada por cisticercose ventricular, muitos pacientes podem ser curados por cirurgia minimamente invasiva. **Neuroendoscopia** é a abordagem preferida para cisticercos nos ventrículos laterais e terceiro ventrículo. Cisticercos no quarto ventrículo podem ser removidos por meio de uma craniotomia suboccipital. Há também relatos de remoção endoscópica de cisticercos do quarto ventrículo usando-se neuroendoscopia flexível. Cisticercos aderentes, que não podem ser removidos, podem ser tratados pela colocação de um *shunt* ventriculoperitoneal (SVP); contudo, existe uma alta taxa de falha na derivação que pode ser minimizada pelo tratamento com medicamentos antiparasitários, além dos corticosteroides.

A doença **subaracnóidea** tem um prognóstico ruim. O prognóstico é muito melhorado por uma terapia agressiva, incluindo antiparasitários, tratamento anti-inflamatório e procedimentos neurocirúrgicos para hidrocefalia (p. ex., a colocação de SVP); no entanto, a duração das terapias antiparasitária e anti-inflamatória, muitas vezes, precisa ser prolongada. A cisticercose **ocular** é, em geral, tratada cirurgicamente, embora haja relatos de cura usando a terapia clínica isolada.

PREVENÇÃO

Em áreas onde os sistemas de saúde pública estão bem evoluídos, a cisticercose pode ser eliminada pela análise da carne bovina, a condenação de carne bovina infectada e o cozimento completo da carne de porco. Sua abordagem não tem funcionado em países onde a maior parte da carne é eliminada informalmente. A quimioterapia em massa para portadores de tênia, o tratamento em massa de suínos

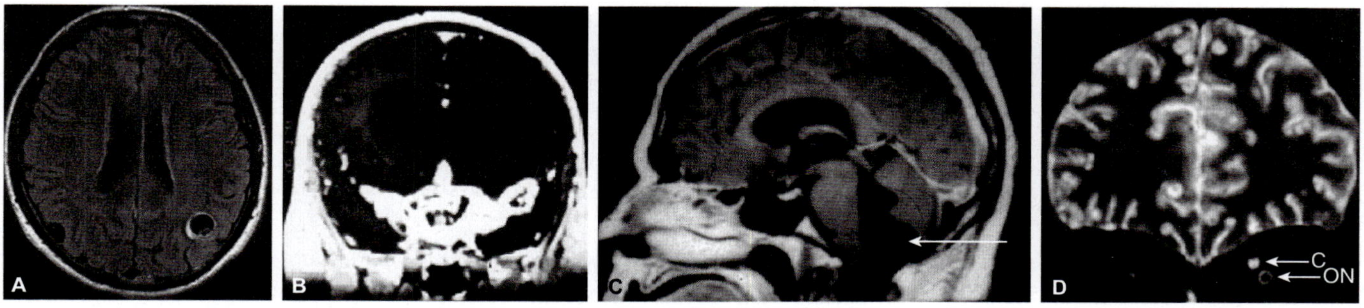

Figura 329.1 Neurocisticercose. **A.** RM (ponderada em T1) mostrando dois cistos parenquimatosos com protoescólex. **B.** RM (ponderada em T1) da aracnoidite basilar cisticercal. **C.** RM (ponderada em T1) mostrando um cisto abaixo do quarto ventrículo (*seta*). **D.** RM (ponderada em T2) mostrando uma cisticercose (C) acima do nervo óptico (ON).

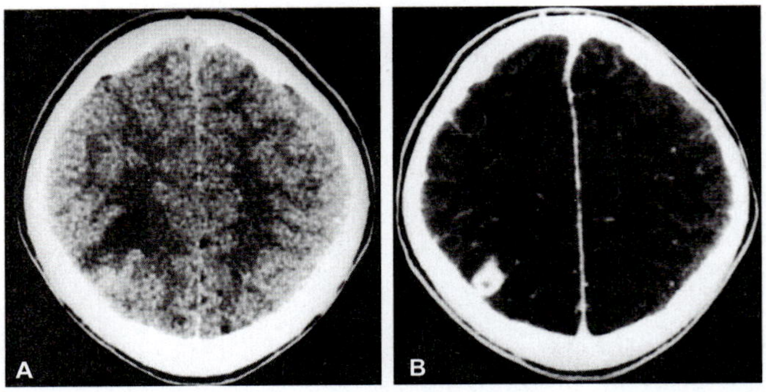

Figura 329.2 **Neurocisticercose.** Tomografia computadorizada (TC) de uma lesão solitária da neurocisticercose com contraste (**A**) e sem contraste (**B**), mostrando aumento do contraste. (*Cortesia da Dra. Wendy G. Mitchell e do Dr. Marvin D. Nelson, Children's Hospital, em Los Angeles.*)

e a melhora da higiene pessoal diminuíram ou eliminaram a transmissão em algumas áreas. Triagem de membros da família e daqueles que preparam a comida, para o controle da cisticercose, tem um rendimento muito baixo, em parte por causa da fraca sensibilidade dos testes atuais. Aqueles que experimentaram um contato com material consistente com teníase devem ser tratados com praziquantel, independentemente dos resultados dos exames das fezes. Vacinas veterinárias para várias infecções com cestódios têm um elevado grau de eficácia e apresentam um papel potencial na diminuição da transmissão do parasita.

A bibliografia está disponível no GEN-io.

Capítulo **330**

Equinococose (*Echinococcus granulosus* e *Echinococcus multilocularis*)

Miguel M. Cabada, Philip R. Fischer e A. Clinton White Jr.

ETIOLOGIA

A equinococose (**doença hidática** ou **hidatidose**) é uma infecção humana séria e amplamente difundida causada por cestódios (Figura 330.1). Dois grandes grupos de espécies (complexos) *Echinococcus* são responsáveis por apresentações clínicas distintas. O *Echinococcus granulosus* e espécies afins causam **hidatidose cística** e o *Echinococcus multilocularis* produz a doença **hidatidose alveolar**. Os parasitas adultos são pequenos cestódios (2 a 7 mm) com apenas 2 a 6 segmentos e habitam os intestinos de caninos, como cães, lobos, cães selvagens, chacais, coiotes e raposas. Os caninos são infectados por meio da ingestão de vísceras contaminadas de ungulados (*E. granulosus*) ou de camundongos (*E. multilocularis*). Esses carnívoros liberam os ovos do parasita em suas fezes, contaminando o solo, o pasto e a água, bem como a sua própria pelagem. Os animais domésticos, como ovelhas, cabras, bovinos e camelos, ingerem os ovos do complexo *E. granulosus* enquanto pastam. Algumas espécies do complexo *E. granulosus* possuem um ciclo **silvestre** que envolve cervídeos selvagens, tais como cervos e alces. Os principais hospedeiros intermediários do *E. multilocularis* são os pequenos roedores. Os seres humanos são infectados ao consumir ovos do parasita por contato direto com cães infectados ou pelo contato com ambiente contaminado. Na Europa, a contaminação dos jardins por excrementos de raposa é um importante fator de risco para a transmissão. Na infecção por *E. granulosus*, as larvas eclodem, penetram no intestino e são transportadas pelos sistemas vascular ou linfático para o fígado, para os pulmões e, menos frequentemente, para ossos, cérebro ou coração. As larvas de *E. multilocularis* infectam quase exclusivamente o fígado.

O complexo *Echinococcus granulosus* engloba várias espécies reconhecidas, previamente organizadas em diferentes grupos genotípicos. Dentre eles estão o *E. granulosus sensu stricto* (G1-G3), *E. equinus* (G4), *E. ortleppi* (G5) e *E. canadensis* (G6-G10). As espécies dentro do complexo *E. granulosus* mostram variação significativa tanto na ecologia quanto na genética. Enquanto o *E. granulosus sensu stricto* é principalmente encontrado em cães e ovinos domésticos em todo o mundo, o *E. canadensis* é encontrado no ciclo silvestre acometendo lobos e alces na América do Norte e na Sibéria e foi identificado em bovinos e suínos na América do Sul.

EPIDEMIOLOGIA

Há potencial para a transmissão de *E. granulosus* para os seres humanos onde quer que seja permitido alimentar cães com vísceras de animais de rebanho. Cistos foram detectados em até 10% da população humana no norte do Quênia e oeste da China. A doença é altamente endêmica no Oriente Médio e na Ásia Central. Na América do Sul, a doença é prevalente em áreas de pastoreio de ovinos nos Andes, áreas de bovinocultura nos Pampas da Argentina e do Brasil e no Uruguai. Nos países desenvolvidos, a doença é reconhecida na Itália, Grécia, Portugal, Espanha e Austrália e encontra-se reemergente em cães na Inglaterra. Na América do Norte, a transmissão raramente ocorre por meio de um ciclo silvestre no Ártico, bem como em focos do ciclo doméstico em áreas de ovinocultura do oeste dos EUA.

A transmissão de *E. multilocularis* ocorre principalmente na China Ocidental, na Europa Central, na Sibéria e na Turquia. Atualmente, essa transmissão é rara nas regiões árticas da América do Norte. A transmissão para crianças é facilitada pela ingestão de roedores infectados por cães ou raposas. As espécies separadas, *E. vogeli* e *E. oligarthrus*, possuem um ciclo silvestre que envolve caninos e felinos que causam doença policística no norte da América do Sul.

PATOGENIA

Parasitas do complexo *E. granulosus* são muitas vezes adquiridos na infância, mas os cistos requerem muitos anos para se tornarem grandes o suficiente para serem detectados ou para produzir sintomas. Nas crianças, o pulmão é uma localização comum, ao passo que em adultos, 70% dos cistos se desenvolvem no fígado. Os cistos também podem se desenvolver em ossos, no sistema geniturinário, no baço, em tecidos subcutâneos e no cérebro. O hospedeiro cerca o cisto primário com uma cápsula dura e fibrosa. No interior dessa cápsula, o parasita produz uma camada lamelar espessa, com consistência similar à da clara macia de ovo cozido. Dentro da camada lamelar fica a fina camada germinativa de células responsáveis pela produção de milhares de protoescólex, os quais permanecem ligados à parede ou flutuam livremente no líquido do cisto (Vídeo 330.1). Pode haver desenvolvimento de pequenos cistos derivados internamente na cápsula do cisto primário. O líquido em um cisto saudável é transparente, incolor e aquoso. O rompimento do cisto, que pode ocorrer espontaneamente, por traumatismo ou durante a cirurgia, pode ser associado a reações de hipersensibilidade imediata, incluindo anafilaxia. Os protoescólex liberados para os tecidos também podem se desenvolver em novos cistos.

A infecção por *E. multilocularis* quase sempre envolve o fígado. As lesões crescem muito lentamente e raramente estão presentes em crianças. As unidades reprodutivas secundárias brotam externamente e não estão confinadas dentro de uma única estrutura bem definida. Dessa forma, as lesões são invasivas e frequentemente confundidas com um tumor maligno. Além disso, os tecidos do cisto são mal delimitados em relação aos do hospedeiro, tornando difícil a remoção cirúrgica. Os cistos secundários também são capazes de causar

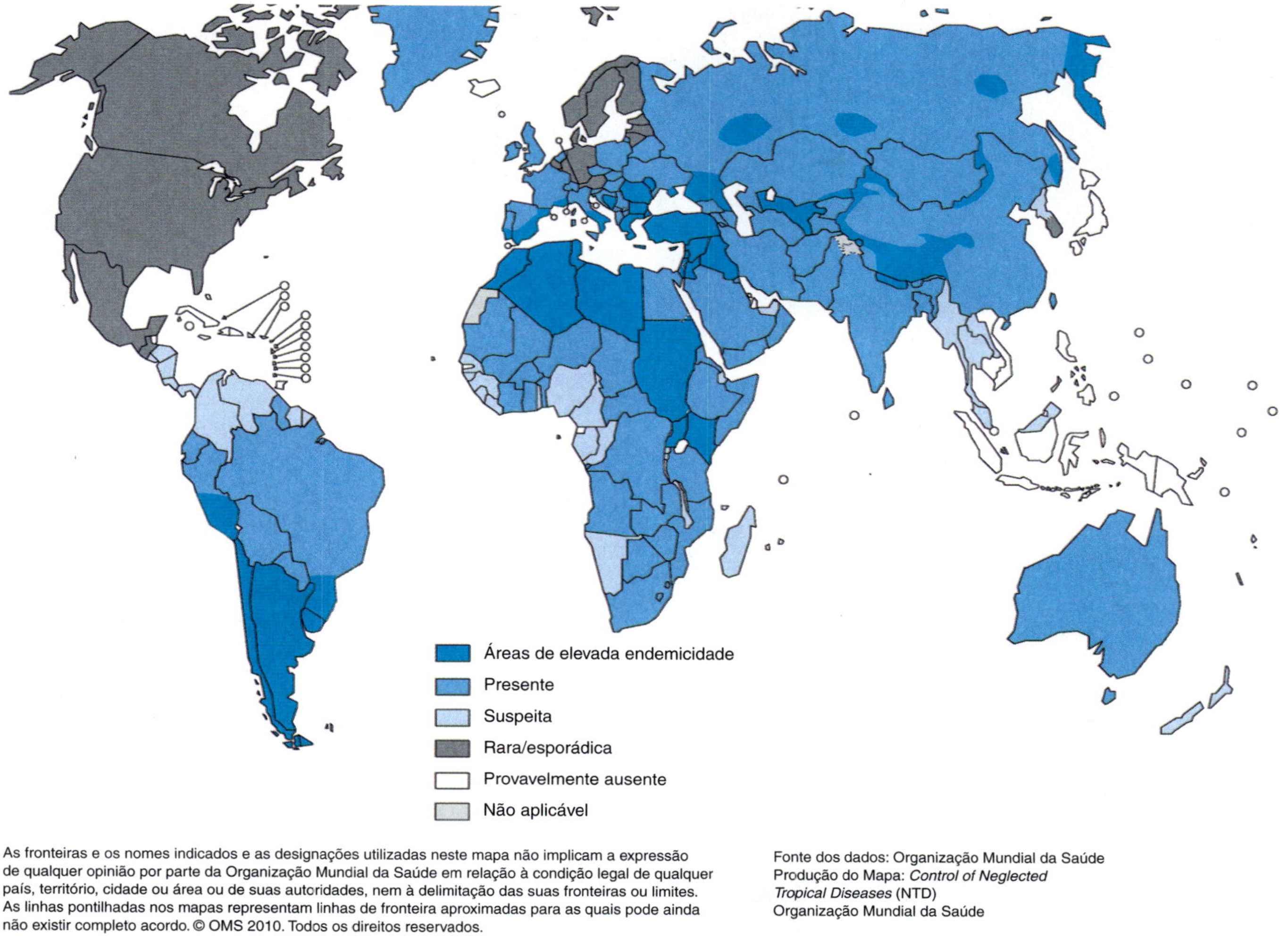

Figura 330.1 Distribuição mundial de *Echinococcus granulosus* e da equinococose cística (hidatidose). (*De Control of Neglected Tropical Diseases*. © World Health Organization, 2011. http://gamapserver.who.int/mapLibrary/Files/Maps/Global_echinococcosis_2009.png.)

disseminação metastática distante. Por fim, a massa crescente do cisto substitui uma porção significativa do fígado e compromete os tecidos e estruturas adjacentes.

MANIFESTAÇÕES CLÍNICAS

No fígado, os cistos podem permanecer assintomáticos, podem regredir espontaneamente ou podem produzir sintomas inespecíficos. Os cistos sintomáticos podem provocar aumento da circunferência abdominal, hepatomegalia, massa palpável, vômito ou dor abdominal. No pulmão, os cistos produzem dor torácica, tosse crônica ou hemoptise. O líquido expectorado de um cisto pulmonar rompido é frequentemente percebido como "salgado". Efeitos da presença de massas podem ser observados no cérebro e nos ossos. As complicações graves resultam da compressão de estruturas adjacentes ou do derrame do conteúdo do cisto. Pode ocorrer **anafilaxia** com o rompimento do cisto ou derramamento espontâneo, proveniente de traumatismo ou manobra intraoperatória. O conteúdo do cisto também pode provocar pneumonite por hipersensibilidade após o rompimento. O derrame também pode ser catastrófico a longo prazo, pois cada protoescólex pode formar um novo cisto e ocupar toda a cavidade abdominal ou, raramente, o espaço pleural. A icterícia decorrente da hidatidose cística é rara.

A hidatidose alveolar pode ser diagnosticada de maneira acidental, mas a massa proliferante pode, frequentemente, comprometer o sistema biliar e/ou o tecido hepático, o que provoca icterícia obstrutiva progressiva e insuficiência hepática. Os sintomas também ocorrem por causa da expansão dos focos extra-hepáticos.

DIAGNÓSTICO

A ultrassonografia (US) é a ferramenta mais valiosa tanto para o diagnóstico quanto para o tratamento da hidatidose cística do fígado. Os critérios ultrassonográficos padronizados pela Organização Mundial da Saúde (OMS) para a classificação da equinococose cística do fígado têm-se mostrado adequados com excelente confiabilidade inter/intraobservador. A US tem aplicação direta na determinação do estágio da doença para definir a melhor terapia (Figura 330.2). As radiografias torácicas frequentemente revelam massas arredondadas características da hidatidose pulmonar (Figura 330.3). A hidatidose alveolar se assemelha a um tumor sólido difuso. Os achados da TC são semelhantes aos da US e, às vezes, podem ser úteis na distinção entre hidatidose alveolar e hidatidose cística em regiões geográficas onde ambas ocorrem (Figura 330.4). Também é importante, para o planejamento de uma intervenção cirúrgica, incluir a TC ou a RM.

Estudos sorológicos são utilizados para a confirmação do diagnóstico da equinococose cística. No entanto, a maioria dos testes de detecção de anticorpos disponíveis usa antígenos do líquido hidático bruto, que incluem epítopos com reatividade cruzada com outros helmintos. Também há relatos de reações cruzadas com outras doenças não infecciosas. Além disso, algumas crianças com equinococose cística ativa podem não apresentar níveis circulantes de anticorpos específicos. Assim, a sensibilidade e a especificidade do teste ELISA para diagnosticar equinococose cística pode variar de 50 a 100% e 40 a 100%, respectivamente, dependendo do antígeno empregado e do estágio da doença, localização, número e viabilidade dos cistos. A sensibilidade é mais

NELSON TRATADO DE PEDIATRIA

Volume 2

NELSON TRATADO DE PEDIATRIA

Volume 2

ROBERT M. KLIEGMAN, MD
Professor and Chair Emeritus
Department of Pediatrics
Medical College of Wisconsin
Milwaukee, Wisconsin

JOSEPH W. ST GEME III, MD
Professor of Pediatrics and Microbiology and Chair of the Department of Pediatrics
University of Pennsylvania Perelman School of Medicine
Chair of the Department of Pediatrics and Physician-in-Chief
Leonard and Madlyn Abramson Endowed Chair in Pediatrics
Children's Hospital of Philadelphia
Philadelphia, Pennsylvania

NATHAN J. BLUM, MD
William H. Bennett Professor of Pediatrics
University of Pennsylvania Perelman School of Medicine
Chief, Division of Developmental and Behavioral Pediatrics
Children's Hospital of Philadelphia
Philadelphia, Pennsylvania

SAMIR S. SHAH, MD, MSCE
Professor of Pediatrics
University of Cincinnati College of Medicine
Director, Division of Hospital Medicine
Chief Metrics Officer
James M. Ewell Endowed Chair
Cincinnati Children's Hospital Medical Center
Cincinnati, Ohio

ROBERT C. TASKER, MBBS, MD
Professor of Neurology
Professor of Anesthesia
Harvard Medical School
Senior Associate, Critical Care Medicine
Director, Pediatric NeuroCritical Care Program
Boston Children's Hospital
Boston, Massachusetts

KAREN M. WILSON, MD, MPH
Professor of Pediatrics
Debra and Leon Black Division Chief of General Pediatrics
Vice-Chair for Clinical and Translational Research
Kravis Children's Hospital at the Icahn School of Medicine at Mount Sinai
New York, New York

Editor Emérito
RICHARD E. BEHRMAN, MD
Nonprofit Healthcare and Educational
Consultants to Medical Institutions
Santa Barbara, California

21ª edição

GEN | GUANABARA KOOGAN

- Data do fechamento do livro: 30/03/2022

- **Atendimento ao cliente: (11) 5080-0751 | faleconosco@grupogen.com.br**

- Traduzido de:
  NELSON TEXTBOOK OF PEDIATRICS, TWENTY-FIRST EDITION
  Copyright © 2020 by Elsevier, Inc. All rights reserved.
  Previous editions copyrighted 2016, 2011, 2007, 2004, 2000, 1996, 1992, 1987, 1983, 1979, 1975, 1969, 1964, 1959.

  This edition of *Nelson Textbook of Pediatrics, 21st edition,* by Robert M. Kliegman, Joseph W. Geme III, Nathan J. Blum, Samir S. Shah, Robert C. Tasker, Karen M. Wilson, Richard E. Behrman is published by arrangement with Elsevier Inc.
  ISBN: 978-0-323-52950-1
  Esta edição de *Nelson Textbook of Pediatrics, 21ª edição,* de Robert M. Kliegman, Joseph W. Geme III, Nathan J. Blum, Samir S. Shah, Robert C. Tasker, Karen M. Wilson, Richard E. Behrman é publicada por acordo com a Elsevier Inc.

- Direitos exclusivos para a língua portuguesa
  Copyright © 2022 by
  GEN | Grupo Editorial Nacional S.A.
  Publicado pelo selo Editora Guanabara Koogan Ltda.
  Travessa do Ouvidor, 11
  Rio de Janeiro – RJ – 20040-040
  www.grupogen.com.br

- Capa: Bruno Gomes

- Editoração eletrônica: Diretriz (volume 1)/R.O. Moura (volume 2)

- Ficha catalográfica

CIP-BRASIL. CATALOGAÇÃO NA PUBLICAÇÃO
SINDICATO NACIONAL DOS EDITORES DE LIVROS, RJ

N349
21. ed.

Nelson tratado de pediatria / Robert M. Kliegman ... [et al.] ; tradução Patricia Lydie Voeux. - 21. ed. - Rio de Janeiro : GEN | Grupo Editorial Nacional S.A. Publicado pelo selo Editora Guanabara Koogan Ltda., 2022.
4.280 p. : il. ; 28 cm.

Tradução de: Nelson textbook of pediatrics.
Inclui bibliografia
ISBN 978-8-595-15826-9

1. Pediatria. I. Kliegman, Robert M. II. Voeux, Patricia Lydie. III. Título.

22-76468

CDD: 618.92
CDU: 618.92

Gabriela Faray Ferreira Lopes – Bibliotecária – CRB-7/6643

Revisão Técnica e Tradução

COORDENAÇÃO DA REVISÃO TÉCNICA

Nathalia Veiga Moliterno (Capítulos 1, 3-5, 11, 68-71, 74-76, 78-81, 83-93, 100, 104, 546-549, 727-747)

Pediatra e intensivista pediátrica, com Residência Médica em Pediatria Geral e em terapia intensiva pediátrica pelo Instituto Fernandes Figueira, Fiocruz. Especialista em Pediatria, SBP, e em Terapia Intensiva Pediátrica, Associação de Medicina Intensiva Brasileira (AMIB). Professora Assistente de ensino de Pediatria da Faculdade de Medicina de Petrópolis (FMP-UNIFASE). Coordenadora médica da UTI Neonatal e Pediátrica do Hospital de Ensino Alcides Carneiro, Petrópolis/RJ. Professora responsável pela Simulação Realística em Pediatria e Membro do Comitê de Ética em Pesquisa da UNIFASE. Mestre em Saúde Materno-Infantil pela Universidade Federal Fluminense. Doutoranda do Instituto D'Or de Pesquisa e Ensino.

REVISÃO TÉCNICA

Adliz da Rocha Siqueira (Capítulos 692-710)

Pediatra e Neonatologista, com Residência Médica em Pediatria Geral pela UNIFASE/Hospital Alcides Carneiro, e em Neonatologia pelo Instituto Fernandes Figueira, Fiocruz. Especialista em Neonatologia, SBP. Professora Auxiliar de ensino de Pediatria da UNIFASE. Rotina médica do Hospital de Ensino Alcides Carneiro. Pós-graduanda em Gestão da Qualidade e Segurança do Paciente, Albert Einstein.

Alenuê Niquini Ramos (Capítulos 26, 132-140, 147)

Graduação em Medicina, Faculdade de Medicina de Petrópolis (FMP-UNIFASE). Residência Médica em Pediatria, Hospital de Ensino Alcides Carneiro. Professor Auxiliar de ensino de Pediatria da UNIFASE. Plantonista do Hospital de Ensino Alcides Carneiro.

Alvaro José Martins de Oliveira Veiga (Capítulos 112-114)

Professor Titular de Pediatria, Faculdade de Medicina de Petrópolis (FMP-UNIFASE). Coordenador geral das Unidades Curriculares de Semiologia da Criança e do Adolescente e Clínica da Criança e do Adolescente e Membro do Comitê de Ética em Pesquisa da UNIFASE. Diretor Médico do Hospital de Ensino Alcides Carneiro, Petrópolis, RJ. Especialista em Pediatria, Neonatologia e Terapia Intensiva Pediátrica, SBP. Mestre em Pediatria, Universidade Federal do Rio de Janeiro. Doutor em Saúde da Criança e da Mulher, Fiocruz. Especialista em Gestão Hospitalar, Fiocruz.

Ana Carolina Martelli Fernandes (Capítulos 572-576, 586, 588-591, 594, 596, 597, 600, 602)

Pediatra e Endocrinologista Pediátrica, com resistência médica em Pediatria, Hospital Universitário Pedro Ernesto da Universidade do Estado do Rio de Janeiro, e em Endocrinologia Pediátrica, Instituto de Puericultura e Pediatria Martagão Gesteira da Universidade Federal do Rio de Janeiro (UFRJ). Especialista em Pediatria, Sociedade Brasileira de Pediatria, e em Endocrinologia Pediátrica, Sociedade Brasileira de Endocrinologia e Metabologia. Professora Assistente de Pediatria da Faculdade de Medicina de Petrópolis. Mestre em Endocrinologia, UFRJ.

Ana Paula Silva Bueno (Capítulos 475-477, 495)

Título de Especialista em Pediatria, Sociedade Brasileira de Pediatria. Mestre em Clínica Médica, Hematologia, Universidade Federal do Rio de Janeiro (UFRJ). Doutoranda em Anatomia Patológica, UFRJ. Médica Hematologista Pediátrica do Instituto de Puericultura e Pediatria Martagão Gesteira da UFRJ. Hemoterapeuta da Secretaria do Estado do Rio de Janeiro de Saúde (SES-RJ) no Hospital Alcides Carneiro.

Andersen Othon Rocha Fernandes (Capítulos 518-524, 534)

Mestre em Medicina Tropical, Universidade de Brasília. Especialista em Pediatria, Sociedade Brasileira de Pediatria (SBP). Especialista em Medicina Intensiva Pediátrica, SBP/Associação de Medicina Intensiva Brasileira (AMIB). Preceptor da Residência Médica em Terapia Intensiva Pediátrica do Hospital Materno-Infantil de Brasília.

Andréa da Costa e Silva Dyonisio (Capítulos 577-585, 598, 599)

Pós-Graduação em Endocrinologia e Metabologia, Instituto Estadual de Diabetes e Endocrinologia Luiz Capriglione/Pontifícia Universidade Católica do Rio de Janeiro (IEDE/PUC-Rio). Mestre em Endocrinologia e Metabologia, Universidade Federal do Rio de Janeiro. Professora Assistente de Pediatria da Faculdade de Medicina de Petrópolis.

Anna Cristina Domingues Portugal (Capítulos 484-488, 490-492, 497-501)

Pós-Graduação em Hematologia e Hemoterapia, Universidade Federal do Rio de Janeiro. Responsável Técnica Substituta da Agência Transfusional Hospital de Ensino Alcides Carneiro.

Bianca Aparecida Sant'Anna Makiel Dine (Capítulos 608-635)

Pediatra, Sociedade Brasileira de Pediatria (SBP)/Associação Médica Brasileira (AMB). Especialista em Neurologia Infantil, AMB/SBP e Academia Brasileira de Neurologia. Neurologista Infantil do Hospital Federal de Bonsucesso e Hospital de Ensino Alcides Carneiro. Pediatra pela SBP, especialista em Neurologia Infantil pelo Instituto de Pediatria e Puericultura Martagão Gesteira (IPPMG) da Universidade Federal do Rio de Janeiro, pela AMB/SBP e pela Academia Brasileira de Neurologia. Neurologista Infantil do Hospital Federal de Bonsucesso e do Hospital de Ensino Alcides Carneiro. Professora Auxiliar de Pediatria da Faculdade de Medicina de Petrópolis.

Carla Andrea Moreira Ferreira (Capítulos 502-506, 509, 510, 513-517)

Professora Auxiliar de ensino de Clínica Médica da Faculdade de Medicina de Petrópolis. Residência em Hematologia/Hemoterapia no Hospital Universitário Pedro Ernesto.

Carla Gikovate (Capítulos 6-10, 13, 17, 22, 32, 34, 35, 39, 40, 43, 44, 47, 50, 52-54)

Neurologista Infantil. Especialista em Educação Especial Inclusiva. Mestre em Psicologia. Doutoranda em Psicologia. Professora de Pediatria da Faculdade de Medicina de Petrópolis.

Carlos Eduardo Souza Dyonisio (Capítulo 607)

Mestre em Endocrinologia, Universidade Federal do Rio de Janeiro. Especialista em Endocrinologia, Instituto Estadual de Diabetes e Endocrinologia Luiz Capriglione/Pontifícia Universidade Católica do Rio de Janeiro (IEDE/PUC-Rio). Professor Assistente de Clínica Médica da Faculdade de Medicina de Petrópolis.

Carolina Monteiro Chaloub (Capítulos 331, 344-353, 374-399)

Residência médica em Pediatria e Pós-Graduação em Gastroenterologia Pediátrica, Instituto de Puericultura e Pediatria Martagão Gesteira da Universidade Federal do Rio de Janeiro (IPPMG/UFRJ). Gastropediatra do Hospital Municipal Jesus/RJ. Mestre em Saúde Materno-Infantil, IPPMG/UFRJ.

Cassio Luiz de Carvalho Serão (Capítulos 102, 109, 111)

Médico Geneticista. Colaborador do Ambulatório de Doenças Raras do Hospital Universitário Pedro Ernesto. Professor Colaborador da Faculdade de Medicina de Petrópolis.

Christiery Chaipp Mochdece (Capítulos 115-129)

Residência em Pediatria, Instituto Fernandes Figueira, Fiocruz. Residência em Neonatologia, Fiocruz. Especialista em Pediatria e em Neonatologia, Sociedade Brasileira de Pediatria. Mestre em Saúde da Criança e da Mulher, Fiocruz. Professora Assistente de ensino de Pediatria, Faculdade de Medicina de Petrópolis.

Clara Greidinger Campos Fernandes (Cap. 178-194, 525-533)

Mestre em Ciências da Saúde, Universidade de Brasília. Especialista em Pediatria e Gastroenterologia Pediátrica, Associação Médica Brasileira (AMB)/Sociedade Brasileira de Pediatria (SBP). Gastroenterologista pediátrica do Hospital Regional da Asa Norte/Brasília, DF.

Claudia Salvini Barbosa Martins da Fonseca (Capítulos 148-165)

Professora Assistente de Pediatria da Faculdade de Medicina de Petrópolis. Mestre em Saúde Materno-Infantil, Universidade Federal Fluminense (UFF). Especialista em Pediatria, Sociedade Brasileira de Pediatria (SBP). Especialista em Alergia e Imunologia (ASBAI).

Daiana C. Barros (Capítulos 489, 496, 507, 508, 511, 512)

Pós-Graduada em Pediatria, Pontifícia Universidade Católica do Rio de Janeiro (PUC-Rio) e em Hematologia e Hemoterapia Pediátrica, Instituto de Puericultura e Pediatria Martagão Gesteira da Universidade Federal do Rio de Janeiro (IPPMG/UFRJ). Especialista em Pediatria, Sociedade Brasileira de Pediatria (SBP).

Daniela Angelina Colombo (Capítulos 473, 474, 478-483, 493, 494)
Residência Médica em Hematologia e Hemoterapia, Universidade do Estado do Rio de Janeiro. Mestre em Clínica Médica, Universidade Federal do Rio de Janeiro. Médica da Polícia Militar do Rio de Janeiro. Médica da Secretaria Municipal de Petrópolis.

Eneida Quadrio de Oliveira Veiga (Capítulos 2, 27, 57, 59-67)
Especialista em Pediatria e Neonatologia, Sociedade Brasileira de Pediatria. Mestre em Ensino em Ciências da Saúde, Universidade Federal de São Paulo. Especialista em Terapia Nutricional Enteral e Parenteral, Sociedade Brasileira de Nutrição Parenteral e Enteral. Curso de Gestão dos Serviços de Saúde, Universidade de Ribeirão Preto. Professora Assistente de ensino de Pediatria da Faculdade de Medicina de Petrópolis (FMP-UNIFASE). Coordenadora do Internato de Pediatria e Membro do Núcleo Docente Estruturante da UNIFASE. Coordenadora do Departamento de Pediatria do Hospital de Ensino Alcides Carneiro.

Felipe Machado Moliterno (Capítulos 12, 14-16, 18-21, 23-25, 28-31, 33, 36-38, 41, 42, 45, 46, 48, 49, 51, 55, 56, 58, 68, 72, 73, 103, 130, 131, 166-177, 201-304, 317-330, 333, 654-662)
Médico Pediatra e Infectologista Pediátrico, Instituto Fernandes Figueira, Fiocruz. Mestre em Medicina Tropical, Instituto Oswaldo Cruz, Fiocruz. Professor Assistente de Pediatria da Faculdade de Medicina de Petrópolis (FMP-UNIFASE). Médico Rotina da Enfermaria de Pediatria do Hospital de Ensino Alcides Carneiro. Coordenador da Residência Médica em Pediatria da UNIFASE. Membro do Comitê de Infectologia Pediátrica da Sociedade de Pediatria do Estado do Rio de Janeiro (SOPERJ) e Coordenador da Regional Serrana da SOPERJ.

Flávia Magalhães Marzullo de Almeida (Capítulos 77, 82, 402-413, 434-445, 711-726, 748)
Residência em Pediatria, Faculdade de Medicina de Petrópolis. Especialista em Pediatria, Sociedade Brasileira de Pediatria. Coordenadora da Pediatria do Hospital Beneficência Portuguesa de Petrópolis/Sociedade Médico-Hospitalar (SMH). Pediatra do Serviço de Pediatria do Hospital de Ensino Alcides Carneiro.

Juan Llerena (Capítulos 94, 96-99, 105-108, 110)
Médico Geneticista. Coordenador do Centro de Genética Médica e Centro de Referência para as Doenças Raras do Instituto Nacional Fernandes Figueira, Fiocruz. Professor Colaborador da Faculdade de Medicina de Petrópolis.

Juliana de Lima Pereira Gall (Capítulos 332, 354-373)
Professora auxiliar de ensino de Pediatria da Faculdade de Medicina de Petrópolis. Pediatra pelo Hospital Federal de Bonsucesso. Gastroenterologista Pediátrica pelo Instituto de Pediatria e Puericultura Martagão Gesteira/Universidade Federal do Rio de Janeiro.

Karinne Condack Mafort Branco (Capítulos 587, 592, 593, 595, 601, 603-606)
Residência médica em Pediatria e em Terapia Intensiva Pediátrica, Instituto Fernandes Figueira, e em Endocrinologia Pediátrica, Universidade Federal do Rio de Janeiro (UFRJ). Mestre em Endocrinologia, UFRJ. Especialista em Pediatria, Sociedade Brasileira de Pediatria (SBP), em Terapia Intensiva Pediátrica, Associação de Medicina Intensiva Brasileira (AMIB), e em Endocrinologia Pediátrica, Sociedade Brasileira de Endocrinologia e Metabologia (SBEM). Médica do ambulatório de pediatria e endocrinologia pediátrica do Instituto de Puericultura e Pediatria Martagão Gesteira (IPPMG), UFRJ.

Marco Antonio Daiha (Capítulos 552, 554-562)
Especialista em Cirurgia Geral e Cirurgia Pediátrica, Universidade Federal do Estado do Rio de Janeiro. Cirurgião Pediátrico das maternidades municipais Alexander Flemming e Herculano Pinheiro, Rio de Janeiro/RJ. Coordenador da equipe de Cirurgia Pediátrica do Hospital Alcides Carneiro.

Mariana Ventura Soares Neves (Capítulos 535-545, 550, 551, 553)
Residência Médica em Pediatria, Universidade Federal Fluminense. Coordenadora Médica do Serviço de Urgência e Emergência do Hospital de Ensino Alcides Carneiro. Professora Auxiliar de ensino de Pediatria da Faculdade de Medicina de Petrópolis.

Mariana de Queiroz Gomes Gonzaga (Capítulos 95, 101)
Residência Médica em Pediatria, Instituto de Puericultura e Pediatria Martagão Gesteira da Universidade Federal do Rio de Janeiro. Residência Médica em Genética Médica, Instituto Nacional de Saúde da Mulher, da Criança e do Adolescente Fernandes Figueira, Fiocruz. Professora de Genética Médica da Faculdade de Medicina de Petrópolis.

Marina de Figueiredo Sousa (Capítulos 663-691)
Especialização em Dermatologia no Hospital da Gamboa. Mestranda, Universidade Federal do Estado do Rio de Janeiro, Hospital Universitário Gaffrée e Guinle (HUGG-UNIRIO). Professora da Faculdade de Medicina de Petrópolis.

Patricia M. Pachá (Capítulos 636-653)
Mestrado em Educação em Saúde, Universidade Federal do Estado de São Paulo. Professora Assistente, Unidade Curricular de Oftalmologia da Faculdade de Medicina de Petrópolis.

Patrícia Papoula Gorni dos Reis (Capítulos 335, 337, 339, 340, 343)
Mestre em Odontopediatria, Universidade do Estado do Rio de Janeiro. Professora Assistente do Curso de Odontologia da Faculdade de Medicina de Petrópolis.

Priscilla Magalhães Feleppa Valente (Capítulos 195-200, 305-316)
Médica com residência em Pediatria e Infectologia Pediátrica, Instituto Fernandes Figueira, Fiocruz. Mestre em Saúde Pública da Criança e da Mulher, Fiocruz. Professora Assistente de Pediatria da Faculdade de Medicina de Petrópolis.

Renata Labronici (Capítulos 447-472)
Pediatra, Instituto Fernandes Figueira. Cardiologista Pediátrica e Fetal, Instituto Nacional de Cardiologia e Sociedade Brasileira de Cardiologia. Mestre em Cardiologia e Infecção, Instituto de Pesquisa Evandro Chagas/Fiocruz. Professora Assistente de Pediatria da Faculdade de Medicina de Petrópolis.

Solimar Stumpf Cordeiro (Capítulos 400, 401, 414-433, 446)
Residência Médica, Faculdade de Medicina de Petrópolis (FMP-UNIFASE)/Hospital Alcides Carneiro. Especialização em Saúde Mental e Desenvolvimento Infanto-Juvenil, Santa Casa de Misericórdia do Rio de Janeiro. Médica Plantonista na UTI Neonatal e Médica da Rotina na Enfermaria Pediátrica do Hospital Alcides Carneiro, Fundação Municipal de Saúde de Petrópolis. Médica na UTI Neonatal e Médica da Rotina na Enfermaria Pediátrica do Hospital Alcides Carneiro, Fundação Municipal de Saúde de Petrópolis. Coordenadora da Liga de Pediatria e Professora Assistente de Pediatria da UNIFASE. Mestre em Saúde da Criança e Adolescente, Universidade Federal Fluminense.

Vander Guimarães Silva (Capítulos 141-146, 563-571)
Médico Ginecologista e Obstetra. Doutor em Ciências, Fiocruz. Obstetra no Instituto Fernandes Figueira. Professor titular de Ginecologia e Obstetrícia, Faculdade de Medicina de Petrópolis.

Vera Mendes Soviero (Capítulos 334, 336, 338, 341, 342)
Mestre e Doutora em Odontopediatria, Universidade Federal do Rio de Janeiro. Coordenadora do Curso de Odontologia da Faculdade de Medicina de Petrópolis (UNIFASE). Professora Associada da Faculdade de Odontologia da Universidade do Estado do Rio de Janeiro.

TRADUÇÃO

Adriana Corrêa
Adriana Nascimento
Alcir Fernandes
Alda Silva
Aline Donato
Aloysio de Mello Figueiredo Cerqueira
Ana Julia Perrotti-Garcia
Angela Nishikaku
Angela Scarparo
Beatriz Perez Floriano
Bianca Saguie
Camila Nogueira Alves Bezerra
Camila Oliveira da Silva Meira
Carmen Baur Vieira
Carolina Dagli Hernandez
Denise C. Rodrigues
Douglas Futuro
Edianez Victoria
Eliseanne Nopper
Felipe Piedade G. Neves
Fernanda Ignácio
Fernanda Seabra Schanuel
Flávia Verechia
Flor de Letras Editorial
Gustavo Fernandes
Isabela Bazzo
Karina Carvalho
Keila Dutka
Luciana Cafasso
Luiz Claudio Queiroz
Luiz Frazão Filho
Marcella de Melo Silva
Marcio Luis Acencio
Maria Cristina Motta Schimmelpfeng
Maria Eugênia Laurito
Mariana Villanova Vieira
Mariangela Pinheiro de Magalhães Oliveira
Marina Santiago de Mello
Mateus de Souza R. Mioni
Mônica Israel
Nathalie Dagli
Olimpio Scherer
Patricia Lydie Voeux
Rayssa Lopes Martins
Renata Medeiros
Renata Rabello
Renata Scavone
Samanta Mello
Sérgio Jesus-Garcia
Sheila Recepute
Simone Florim da Silva
Sueli Basile
Tatiana Ferreira Robaina
Tatiana Hernandez Zaidan
Tatiana Pádua
Teodoro Lorent
Vilma Varga
Yasmin Orlando

Ao Pediatra que, por meio de sua confiança expressa nas edições anteriores deste livro, forneceu estímulo para esta revisão. Que possamos continuar a ser uma fonte de informações úteis para os médicos que cuidam de todos os nossos filhos.

R. M. Kliegman

Colaboradores

Nadia Y. Abidi, MD
Resident Physician
Department of Dermatology
University of Missouri School of Medicine
Columbia, Missouri
Cutaneous Defects
Ectodermal Dysplasias

Mark J. Abzug, MD
Professor of Pediatrics
Vice Chair for Academic Affairs
University of Colorado School of Medicine
Section of Pediatric Infectious Diseases
Children's Hospital Colorado
Aurora, Colorado
Nonpolio Enteroviruses

David R. Adams, MD, PhD
Associate Investigator, Undiagnosed Diseases Program
Senior Staff Clinician
National Human Genome Research Institute
National Institutes of Health
Bethesda, Maryland
Genetic Approaches to Rare and Undiagnosed Diseases

Nicholas S. Adams, MD
Plastic Surgery Resident
Spectrum Health Hospitals
Michigan State University
Grand Rapids, Michigan
Deformational Plagiocephaly

Stewart L. Adelson, MD
Assistant Clinical Professor
Department of Psychiatry
Columbia University College of Physicians and Surgeons
Adjunct Clinical Assistant Professor
Weill Cornell Medical College of Cornell University
New York, New York
Gay, Lesbian, and Bisexual Adolescents

Shawn K. Ahlfeld, MD
Assistant Professor of Pediatrics
University of Cincinnati College of Medicine
Attending Neonatologist, Perinatal Institute
Cincinnati Children's Hospital Medical Center
Cincinnati, Ohio
Respiratory Tract Disorders

Osman Z. Ahmad, MD
Fellow in Pediatric Gastroenterology
University of Alabama at Birmingham School of Medicine
Birmingham, Alabama
Clostridium difficile *Infection*

John J. Aiken, MD, FACS, FAAP
Professor of Surgery
Division of Pediatric General and Thoracic Surgery
Medical College of Wisconsin
The Children's Hospital of Wisconsin
Milwaukee, Wisconsin
Acute Appendicitis
Inguinal Hernias
Epigastric Hernia
Incisional Hernia

Cezmi A. Akdis, MD
Professor of Immunology
Swiss Institute of Allergy and Asthma Research
Christine Kühne Center for Allergy Research and Education
Davos, Switzerland;
Medical Faculty, University of Zurich
Zurich, Switzerland
Allergy and the Immunologic Basis of Atopic Disease

Evaline A. Alessandrini, MD, MSCE
Professor of Clinical Pediatrics
University of Cincinnati College of Medicine
Division of Emergency Medicine
Director, Quality Scholars Program in Health Care Transformation
Cincinnati Children's Hospital Medical Center
Cincinnati, Ohio
Outcomes and Risk Adjustment of Emergency Medical Services

Michael A. Alexander, MD
Professor of Pediatrics and Rehabilitation Medicine
Thomas Jefferson Medical College
Philadelphia, Pennsylvania;
Emeritus Medical Staff
Nemours Alfred I. duPont Hospital for Children
Wilmington, Delaware
Evaluation of the Child for Rehabilitative Services

Omar Ali, MD
Pediatric Endocrinology
Valley Children's Hospital
Madera, California
Hyperpituitarism, Tall Stature, and Overgrowth Syndromes
Hypofunction of the Testes
Pseudoprecocity Resulting from Tumors of the Testes
Gynecomastia

Karl E. Anderson, MD, FACP
Professor of Preventive Medicine and Community Health and Internal Medicine
Director, Porphyria Laboratory and Center
University of Texas Medical Branch
Galveston, Texas
The Porphyrias

Kelly K. Anthony, PhD, PLLC
Assistant Professor
Department of Psychiatry and Behavioral Sciences
Duke University Medical Center
Durham, North Carolina
Musculoskeletal Pain Syndromes

Alia Y. Antoon, MD, DCH
Senior Fellow
American Academy of Pediatrics
Honorary Pediatrician
MassGeneral Hospital for Children
Boston, Massachusetts
Burn Injuries
Cold Injuries

Susan D. Apkon, MD
Professor
Department of Physical Medicine and Rehabilitation
University of Colorado
Denver, Colorado;
Chief, Pediatric Rehabilitation
Children's Hospital Colorado
Aurora, Colorado
Ambulation Assistance

Stacy P. Ardoin, MD, MHS
Associate Professor of Clinical Medicine
Division of Adult and Pediatric Rheumatology
The Ohio State University Wexner Medical Center
Nationwide Children's Hospital
Columbus, Ohio
Systemic Lupus Erythematosus
Vasculitis Syndromes

Alexandre Arkader, MD
Attending Orthopaedic Surgeon
Children's Hospital of Philadelphia
Philadelphia, Pennsylvania
Common Fractures

Thaís Armangué, MD, PhD
Pediatric Neurologist
Neuroimmunology Program
IDIBAPS—Hospital Clinic–Hospital Sant Joan de Déu (Barcelona)
University of Barcelona
Barcelona, Spain
Autoimmune Encephalitis

Carola A.S. Arndt, MD
Professor of Pediatrics
Department of Pediatrics and Adolescent Medicine
Division of Pediatric Hematology-Oncology
Mayo Clinic
Rochester, Minnesota
Soft Tissue Sarcomas

Paul L. Aronson, MD
Associate Professor of Pediatrics and Emergency Medicine
Yale School of Medicine
New Haven, Connecticut
Fever in the Older Child

David M. Asher, MD
Supervisory Medical Officer and Chief
Laboratory of Bacterial and Transmissible Spongiform Encephalopathy Agents
Division of Emerging and Transfusion-Transmitted Diseases
US Food and Drug Administration
Silver Spring, Maryland
Transmissible Spongiform Encephalopathies

Ann Ashworth, PhD, Hon FRCPCH
Professor Emeritus
Department of Population Health
Nutrition Group
London School of Hygiene and Tropical Medicine
London, United Kingdom
Nutrition, Food Security, and Health

Amit Assa, MD
Associate Professor of Pediatrics
Sackler Faculty of Medicine
Tel Aviv University
Tel Aviv, Israel;
Head, IBD Unit
Institute of Gastroenterology, Nutrition, and Liver Diseases
Schneider Children's Medical Center
Petah Tikva, Israel
Immunodeficiency Disorders

Barbara L. Asselin, MD
Professor of Pediatrics and Oncology
Department of Pediatrics
University of Rochester School of Medicine and Dentistry
Golisano Children's Hospital and Wilmot Cancer Institute
Rochester, New York
Epidemiology of Childhood and Adolescent Cancer

Christina M. Astley, MD, ScD
Instructor in Pediatrics
Harvard Medical School
Attending Physician
Division of Endocrinology
Boston Children's Hospital
Boston, Massachusetts
Autoimmune Polyglandular Syndromes

Joann L. Ater, MD
Professor
Department of Pediatrics Patient Care
University of Texas MD Anderson Cancer Center
Houston, Texas
Brain Tumors in Childhood
Neuroblastoma

Norrell Atkinson, MD, FAAP
Assistant Professor of Pediatrics
Drexel University College of Medicine
Child Protection Program
St. Christopher's Hospital for Children
Philadelphia, Pennsylvania
Adolescent Sexual Assault

Erika U. Augustine, MD
Associate Professor of Neurology and Pediatrics
Associate Director, Center for Health + Technology
University of Rochester Medical Center
Rochester, New York
Dystonia

Marilyn C. Augustyn, MD
Professor of Pediatrics
Boston University School of Medicine
Boston Medical Center
Boston, Massachusetts
Impact of Violence on Children

Yaron Avitzur, MD
Associate Professor
Department of Pediatrics
University of Toronto Faculty of Medicine
Division of Gastroenterology, Hepatology, and Nutrition
The Hospital for Sick Children
Toronto, Canada
Short Bowel Syndrome

Carlos A. Bacino, MD
Professor and Vice Chair of Clinical Affairs
Department of Molecular and Human Genetics
Baylor College of Medicine
Director, Pediatrics Genetics Clinic
Texas Children's Hospital
Houston, Texas
Cytogenetics

Zinzi D. Bailey, ScD, MSPH
Assistant Scientist
University of Miami Miller School of Medicine
Miami, Florida
Racism and Child Health

Binod Balakrishnan, MBBS
Assistant Professor
Department of Pediatrics
Medical College of Wisconsin
Division of Pediatric Critical Care
Children's Hospital of Wisconsin
Milwaukee, Wisconsin
Brain Death

Frances B. Balamuth, MD, PhD, SCE
Assistant Professor of Pediatrics
University of Pennsylvania Perelman School of Medicine
Associate Director of Research
Division of Emergency Medicine
Co-Director, Pediatric Sepsis Program
Children's Hospital of Philadelphia
Philadelphia, Pennsylvania
Triage of the Acutely Ill Child

Robert N. Baldassano, MD
Colman Family Chair in Pediatric Inflammatory Bowel Disease and Professor of Pediatrics
University of Pennsylvania Perelman School of Medicine
Director, Center for Pediatric Inflammatory Bowel Disease
Children's Hospital of Philadelphia
Philadelphia, Pennsylvania
Inflammatory Bowel Disease
Eosinophilic Gastroenteritis

Keith D. Baldwin, MD, MSPT, PH
Assistant Professor
Department of Orthopaedic Surgery
University of Pennsylvania Perelman School of Medicine
Attending Physician
Neuromuscular Orthopaedics and Orthopaedic Trauma
Children's Hospital of Philadelphia
Philadelphia, Pennsylvania
Growth and Development
Evaluation of the Child
Torsional and Angular Deformities
Common Fractures

Christina Bales, MD
Associate Professor of Clinical Pediatrics
University of Pennsylvania Perelman School of Medicine
Medical Director, Intestinal Rehabilitation Program
Division of Gastroenterology, Hepatology, and Nutrition
Children's Hospital of Philadelphia
Philadelphia, Pennsylvania
Intestinal Atresia, Stenosis, and Malrotation

William F. Balistreri, MD
Medical Director Emeritus, Pediatric Liver Care Center
Division of Pediatric Gastroenterology, Hepatology, and Nutrition
Cincinnati Children's Hospital Medical Center
Cincinnati, Ohio
Morphogenesis of the Liver and Biliary System
Manifestations of Liver Disease
Cholestasis
Metabolic Diseases of the Liver
Viral Hepatitis
Liver Disease Associated with Systemic Disorders
Mitochondrial Hepatopathies

Allison Ballantine, MD, MEd
Associate Professor of Clinical Pediatrics
University of Pennsylvania Perelman School of Medicine
Co-Director Med Ed Program, Graduate School of Education
Section Chief, Inpatient Services
Division of General Pediatrics
Children's Hospital of Philadelphia
Philadelphia, Pennsylvania
Malnutrition

Robert S. Baltimore, MD
Professor of Pediatrics and Epidemiology
Clinical Professor of Nursing
Professor of Pediatrics and Epidemiology
Clinical Professor of Nursing
Yale School of Medicine
Associate Director of Hospital Epidemiology (for Pediatrics)
Yale–New Haven Hospital
New Haven, Connecticut
Listeria monocytogenes
Pseudomonas, Burkholderia, and Stenotrophomonas
Infective Endocarditis

Manisha Balwani, MBBS, MS
Associate Professor of Medicine and Genetics and Genomic Sciences
Kravis Children's Hospital at the Icahn School of Medicine at Mount Sinai
New York, New York
The Porphyrias

Vaneeta Bamba, MD
Associate Professor of Clinical Pediatrics
University of Pennsylvania Perelman School of Medicine
Medical Director, Diagnostic and Research Growth Center
Children's Hospital of Philadelphia
Philadelphia, Pennsylvania
Assessment of Growth

Brenda L. Banwell, MD
Professor of Neurology
Grace R. Loeb Endowed Chair in Neurosciences
University of Pennsylvania Perelman School of Medicine
Chief, Division of Neurology
Director, Pediatric Multiple Sclerosis Clinic
Children's Hospital of Philadelphia
Philadelphia, Pennsylvania
Central Nervous System Vasculitis

Sarah F. Barclay, PhD
Department of Medical Genetics
Cumming School of Medicine at University of Calgary
Alberta Children's Hospital Research Institute
Calgary, Alberta, Canada
Rapid-Onset Obesity with Hypothalamic Dysfunction, Hypoventilation, and Autonomic Dysregulation (ROHHAD)

Maria E. Barnes-Davis, MD, PhD
Assistant Professor of Pediatrics
University of Cincinnati College of Medicine
Attending Neonatologist
Division of Neonatology and Pulmonary Biology
Cincinnati Children's Hospital Medical Center
Cincinnati, Ohio
The High-Risk Infant

Karyl S. Barron, MD
Deputy Director
Division of Intramural Research
National Institute of Allergy and Infectious Diseases
National Institutes of Health
Bethesda, Maryland
Amyloidosis

Donald Basel, MBBCh
Associate Professor of Pediatrics and Genetics
Chief, Medical Genetics Division
Medical College of Wisconsin
Milwaukee, Wisconsin
Ehlers-Danlos Syndrome

Dorsey M. Bass, MD
Associate Professor of Pediatrics
Stanford University School of Medicine
Division of Pediatric Gastroenterology
Lucile Salter Packard Children's Hospital
Palo Alto, California
Rotaviruses, Caliciviruses, and Astroviruses

Mary T. Bassett, MD, MPH
FXB Professor of the Practice of Public Health and Human Rights
Harvard T.H. Chan School of Public Health
Boston, Massachusetts
Racism and Child Health

Christian P. Bauerfeld, MD
Assistant Professor of Pediatrics
Wayne State University School of Medicine
Division of Pediatric Critical Care Medicine
Children's Hospital of Michigan
Detroit, Michigan
Mechanical Ventilation

Rebecca A. Baum, MD
Clinical Associate Professor of Pediatrics
The Ohio State University College of Medicine
Chief, Developmental Behavioral Pediatrics
Nationwide Children's Hospital
Columbus, Ohio
Positive Parenting and Support

Michael J. Bell, MD
Professor, Pediatrics and Critical Care Medicine
Chief, Critical Care Medicine
Children's National Medical Center
The George Washington University School of Medicine
Washington, DC
Neurologic Emergencies and Stabilization

Nicole R. Bender, MD
Resident Physician
Department of Dermatology
Medical College of Wisconsin
Milwaukee, Wisconsin
Morphology of the Skin
Dermatologic Evaluation of the Patient
Eczematous Disorders
Photosensitivity
Diseases of the Epidermis

Daniel K. Benjamin Jr, MD, PhD, MPH
Kiser-Arena Professor of Pediatrics
Duke Clinical Research Institute
Duke University Medical Center
Durham, North Carolina
Principles of Antifungal Therapy
Candida

Michael J. Bennett, PhD, FRCPath, FACB
Professor of Pathology and Laboratory Medicine
University of Pennsylvania Perelman School of Medicine
Director, Michael J. Palmieri Metabolic Disease Laboratory
Children's Hospital of Philadelphia
Philadelphia, Pennsylvania
Disorders of Mitochondrial Fatty Acid β-Oxidation

Daniel Bernstein, MD
Alfred Woodley Salter and Mabel G. Salter Endowed Professor in Pediatrics
Associate Dean for Curriculum and Scholarship
Stanford University School of Medicine
Palo Alto, California
Cardiac Development
The Fetal to Neonatal Circulatory Transition
History and Physical Examination in Cardiac Evaluation
Laboratory Cardiac Evaluation
Epidemiology and Genetic Basis of Congenital Heart Disease
Evaluation and Screening of the Infant or Child with Congenital Heart Disease
Acyanotic Congenital Heart Disease: Left-to-Right Shunt Lesions
Acyanotic Congenital Heart Disease: The Obstructive Lesions
Acyanotic Congenital Heart Disease: Regurgitant Lesions
Cyanotic Congenital Heart Disease: Evaluation of the Critically Ill Neonate with Cyanosis and Respiratory Distress
Cyanotic Congenital Heart Lesions: Lesions Associated with Decreased Pulmonary Blood Flow
Cyanotic Congenital Heart Disease: Lesions Associated with Increased Pulmonary Blood Flow
Other Congenital Heart and Vascular Malformations
Pulmonary Hypertension
General Principles of Treatment of Congenital Heart Disease
Diseases of the Blood Vessels (Aneurysms and Fistulas)

Henry H. Bernstein, DO, MHCM, FAAP
Professor of Pediatrics
Zucker School of Medicine at Hofstra/Northwell
Cohen Children's Medical Center of New York
New Hyde Park, New York
Immunization Practices

Diana X. Bharucha-Goebel, MD
Assistant Professor, Neurology and Pediatrics
Children's National Medical Center
Washington, DC;
Clinical Research Collaborator
National Institutes of Health/NINDS
Neurogenetics Branch/NNDCS
Bethesda, Maryland
Muscular Dystrophies
Myasthenia Gravis
Giant Axonal Neuropathy

Holly M. Biggs, MD, MPH
Medical Epidemiologist
Respiratory Viruses Branch, Division of Viral Diseases
National Center for Immunization and Respiratory Diseases
Centers for Disease Control and Prevention
Atlanta, Georgia
Parainfluenza Viruses

Samra S. Blanchard, MD
Associate Professor
Department of Pediatrics
University of Maryland School of Medicine
Baltimore, Maryland
Peptic Ulcer Disease in Children

Joshua A. Blatter, MD, MPH
Assistant Professor of Pediatrics, Allergy, Immunology, and Pulmonary Medicine
Researcher, Patient Oriented Research Unit
Washington University School of Medicine in St. Louis
St. Louis, Missouri
Congenital Disorders of the Lung

Archie Bleyer, MD, FRCP (Glasg)
Clinical Research Professor
Knight Cancer Center
Oregon Health & Science University
Chair, Institutional Review Board for St. Charles Health System
Portland, Oregon;
Professor of Pediatrics
University of Texas MD Anderson Cancer Center
Houston, Texas
Principles of Cancer Treatment
The Leukemias

Nathan J. Blum, MD
William H. Bennett Professor of Pediatrics
University of Pennsylvania Perelman School of Medicine
Chief, Division of Developmental and Behavioral Pediatrics
Children's Hospital of Philadelphia
Philadelphia, Pennsylvania

Steven R. Boas, MD, FAAP, FACSM
Director, The Cystic Fibrosis Center of Chicago
President and CEO, The Cystic Fibrosis Institute
Glenview, Illinois;
Clinical Professor of Pediatrics
Northwestern University Feinberg School of Medicine
Chicago, Illinois
Emphysema and Overinflation
α1-Antitrypsin Deficiency and Emphysema
Other Distal Airway Diseases
Skeletal Diseases Influencing Pulmonary Function

Walter O. Bockting, PhD
Professor of Medical Psychology (in Psychiatry and Nursing)
Research Scientist, New York State Psychiatric Institute
Division of Gender, Sexuality, and Health
Department of Psychiatry
Columbia University Vagelos College of Physicians and Surgeons
New York, New York
Gender and Sexual Identity
Transgender Care

Mark Boguniewicz, MD
Professor of Pediatrics
Division of Allergy-Immunology
Department of Pediatrics
University of Colorado School of Medicine
National Jewish Health
Denver, Colorado
Ocular Allergies

Michael J. Boivin, PhD, MPH
Professor of Psychiatry and of Neurology and Ophthalmology
Michigan State University College of Osteopathic Medicine
East Lansing, Michigan
Nodding Syndrome

Daniel J. Bonthius, MD, PhD
Professor of Pediatrics and Neurology
University of Iowa Carver College of Medicine
Iowa City, Iowa
Lymphocytic Choriomeningitis Virus

Brett J. Bordini, MD, FAAP
Associate Professor of Pediatrics
Division of Hospital Medicine
Nelson Service for Undiagnosed and Rare Diseases
Director, Medical Spanish Curriculum
Medical College of Wisconsin
Milwaukee, Wisconsin
Plastic Bronchitis

Kristopher R. Bosse, MD
Instructor in Pediatrics
University of Pennsylvania Perelman School of Medicine
Attending Physician
Division of Oncology
Children's Hospital of Philadelphia
Philadelphia, Pennsylvania
Molecular and Cellular Biology of Cancer

Bret L. Bostwick, MD
Assistant Professor
Department of Molecular and Human Genetics
Baylor College of Medicine
Houston, Texas
Genetics of Common Disorders

Kenneth M. Boyer, MD
Professor and Woman's Board Chair, Emeritus
Department of Pediatrics
Rush University Medical Center
Chicago, Illinois
Toxoplasmosis (Toxoplasma gondii)

Jennifer M. Brady, MD
Assistant Professor of Pediatrics
University of Cincinnati College of Medicine
Perinatal Institute
Division of Neonatology
Cincinnati Children's Hospital Medical Center
Cincinnati, Ohio
The High-Risk Infant
Transport of the Critically Ill Newborn
Neonatal Resuscitation and Delivery Room Emergencies

Patrick W. Brady, MD, MSc
Associate Professor of Pediatrics
University of Cincinnati College of Medicine
Attending Physician, Division of Hospital Medicine
Cincinnati Children's Hospital Medical Center
Cincinnati, Ohio
Safety in Healthcare for Children

Rebecca C. Brady, MD
Professor of Pediatrics
University of Cincinnati College of Medicine
Cincinnati Children's Hospital Medical Center
Cincinnati, Ohio
Congenital and Perinatal Infections
Coccidioidomycosis (Coccidioides *Species*)

Samuel L. Brady, MS, PhD
Clinical Medical Physicist
Cincinnati Children's Hospital
Associate Professor of Radiology
University of Cincinnati
Cincinnati, Ohio
Biologic Effects of Ionizing Radiation on Children

Amanda M. Brandow, DO, MS
Associate Professor
Department of Pediatrics
Division of Pediatric Hematology/Oncology
Medical College of Wisconsin
Milwaukee, Wisconsin
Enzymatic Defects
Hemolytic Anemias Resulting from Extracellular Factors—Immune Hemolytic Anemias
Hemolytic Anemias Secondary to Other Extracellular Factors
Polycythemia
Nonclonal Polycythemia

David T. Breault, MD, PhD
Associate Professor of Pediatrics
Harvard Medical School
Division of Endocrinology
Boston Children's Hospital
Boston, Massachusetts
Diabetes Insipidus
Other Abnormalities of Arginine Vasopressin Metabolism and Action

Cora Collette Breuner, MD, MPH
Professor of Pediatrics
Adjunct Professor of Orthopedics and Sports Medicine
University of Washington School of Medicine
Division of Adolescent Medicine
Department of Orthopedics and Sports Medicine
Seattle Children's Hospital
Seattle, Washington
Substance Abuse
Adolescent Pregnancy

Carolyn Bridgemohan, MD
Associate Professor of Pediatrics
Harvard Medical School
Co-Director Autism Spectrum Center
Division of Developmental Medicine
Boston Children's Hospital
Boston, Massachusetts
Autism Spectrum Disorder

William J. Britt, MD
Charles A. Alford Professor of Pediatrics
Professor of Microbiology and Neurobiology
University of Alabama Birmingham School of Medicine
Division of Pediatric Infectious Diseases
Children's of Alabama
Birmingham, Alabama
Cytomegalovirus

Laura Brower, MD
Assistant Professor of Pediatrics
University of Cincinnati College of Medicine
Division of Hospital Medicine
Cincinnati Children's Hospital Medical Center
Cincinnati, Ohio
Fever Without a Focus in the Neonate and Young Infant

Rebeccah L. Brown, MD
Professor of Clinical Surgery and Pediatrics
University of Cincinnati College of Medicine
Co-Director of Pectus Program
Associate Director of Trauma Services
Cincinnati Children's Hospital Medical Center
Cincinnati, Ohio
Meconium Ileus, Peritonitis, and Intestinal Obstruction
Necrotizing Enterocolitis

J. Naylor Brownell, MD
Division of Gastroenterology, Hepatology, and Nutrition
Children's Hospital of Philadelphia
Philadelphia, Pennsylvania
Feeding Healthy Infants, Children, and Adolescents

Meghen B. Browning, MD
Associate Professor of Pediatrics
The Medical College of Wisconsin
Division of Pediatric Hematology-Oncology
Children's Hospital of Wisconsin
Milwaukee, Wisconsin
Pancreatic Tumors

Nicola Brunetti-Pierri, MD
Associate Professor
Department of Translational Medicine
University of Naples Federico II
Associate Investigator, Telethon Institute of Genetics and Medicine (TIGEM)
Naples, Italy
Management and Treatment of Genetic Disorders

Phillip R. Bryant, DO
Professor
Department of Pediatrics
University of Pennsylvania Perelman School of Medicine
Division of Rehabilitation Medicine
Children's Hospital of Philadelphia
Philadelphia, Pennsylvania
Rehabilitation for Severe Traumatic Brain injury
Spinal Cord Injury and Autonomic Dysreflexia Management

Rebecca H. Buckley, MD
J. Buren Sidbury Professor of Pediatrics
Professor of Immunology
Duke University School of Medicine
Durham, North Carolina
Evaluation of Suspected Immunodeficiency
The T-, B-, and NK-Cell Systems
T Lymphocytes, B Lymphocytes, and Natural Killer Cells
Primary Defects of Antibody Production
Treatment of B-Cell Defects
Primary Defects of Cellular Immunity
Immunodeficiencies Affecting Multiple Cell Types

Cynthia Etzler Budek, MS, APN/NP, CPNP-AC/PC
Pediatric Nurse Practitioner
Department of Pulmonary and Critical Care Medicine
Transitional Care/Pulmonary Habilitation Unit
Ann & Robert H. Lurie Children's Hospital of Chicago
Chicago, Illinois
Other Conditions Affecting Respiration

Supinda Bunyavanich, MD, MPH, MPhil
Associate Professor
Associate Director, Jaffe Food Allergy Institute
Department of Pediatrics
Department of Genetics and Genomic Sciences
Kravis Children's Hospital at the Icahn School of Medicine at Mount Sinai
New York, New York
Diagnosis of Allergic Disease

Carey-Ann D. Burnham, PhD D(ABMM), FIDSA, F(AAM)
Professor of Pathology and Immunology, Molecular Microbiology, Pediatrics, and Medicine
Washington University School of Medicine in St. Louis
Medical Director, Microbiology
Barnes Jewish Hospital
St. Louis, Missouri
Diagnostic Microbiology

Gale R. Burstein, MD, MPH
Clinical Professor
Department of Pediatrics
University at Buffalo Jacobs School of Medicine and Biomedical Sciences
Commissioner, Erie County Department of Health
Buffalo, New York
The Epidemiology of Adolescent Health Problems
Transitioning to Adult Care
The Breast
Menstrual Problems
Contraception
Sexually Transmitted Infections

Amaya L. Bustinduy, MD, PhD, MPH
Associate Professor in Tropical Pediatrics
Department of Clinical Research
London School of Hygiene and Tropical Medicine
London, United Kingdom
Schistosomiasis (Schistosoma)
Flukes (Liver, Lung, and Intestinal)

Jill P. Buyon, MD
Professor of Medicine (Rheumatology)
Director, Division of Rheumatology
New York University School of Medicine
NYU Langone Medical Center
New York, New York
Neonatal Lupus

Miguel M. Cabada, MD, MSc
Assistant Professor
Division of Infectious Diseases
The University of Texas Medical Branch at Galveston
Galveston, Texas
Echinococcosis (Echinococcus granulosus and Echinococcus multilocularis)

Michaela Cada, MD, FRCPC, FAAP, MPH
Assistant Professor
Department of Pediatrics
University of Toronto Faculty of Medicine
Director, Education Training Program
Division of Hematology/Oncology
The Hospital for Sick Children
Toronto, Ontario, Canada
Inherited Bone Marrow Failure Syndromes with Pancytopenia

Derya Caglar, MD
Associate Professor
Fellowship Director, Pediatric Emergency Medicine
Department of Pediatrics
University of Washington School of Medicine
Attending Physician
Division of Emergency Medicine
Seattle Children's Hospital
Seattle, Washington
Drowning and Submersion Injury

Mitchell S. Cairo, MD
Professor
Departments of Pediatrics, Medicine, Pathology, Microbiology, and Immunology and Cell Biology and Anatomy
New York Medical College
Chief, Division of Pediatric Hematology, Oncology and Stem Cell Transplantation
Maria Fareri Children's Hospital at Westchester Medical Center
New York Medical College
Valhalla, New York
Lymphoma

Diane P. Calello, MD
Associate Professor of Emergency Medicine
Rutgers University New Jersey Medical School
Executive and Medical Director
New Jersey Poison Information and Education System
Newark, New Jersey
Nonbacterial Food Poisoning

Lauren E. Camarda, MD
Pediatric Pulmonology
Advocate Children's Hospital
Park Ridge, Illinois
Bronchitis

Lindsay Hatzenbuehler Cameron, MD, MPH
Assistant Professor of Pediatrics
Baylor College of Medicine
Pediatric Infectious Diseases
Texas Children's Hospital
Houston, Texas
Tuberculosis (Mycobacterium tuberculosis)

Bruce M. Camitta, MD
Rebecca Jean Slye Professor of Pediatrics
Division of Pediatric Hematology/Oncology
Medical College of Wisconsin
Midwest Children's Cancer Center
Milwaukee, Wisconsin
Polycythemia
Nonclonal Polycythemia
Anatomy and Function of the Spleen
Splenomegaly
Hyposplenism, Splenic Trauma, and Splenectomy
Anatomy and Function of the Lymphatic System
Abnormalities of Lymphatic Vessels
Lymphadenopathy

Angela J.P. Campbell, MD, MPH
Medical Officer
Epidemiology and Prevention Branch, Influenza Division
National Center for Immunization and Respiratory Diseases
Centers for Disease Control and Prevention
Atlanta, Georgia
Influenza Viruses
Parainfluenza Viruses

Rebecca F. Carlin, MD
Attending Physician
Division of General and Community Pediatrics
Children's National Health System
Assistant Professor of Pediatrics
George Washington University School of Medicine and Health Sciences
Washington, DC
Sudden Infant Death Syndrome

Michael R. Carr, MD
Assistant Professor of Pediatrics
Division of Cardiology
Northwestern University FeinbergSchool of Medicine
Ann & Robert H. Lurie Children's Hospital of Chicago
Chicago, Illinois
Rheumatic Heart Disease

Robert B. Carrigan, MD
Assistant Clinical Professor
Department of Orthopaedic Surgery
University of Pennsylvania Perelman School of Medicine
Pediatric Hand Surgeon
Children's Hospital of Philadelphia
Philadelphia, Pennsylvania
The Upper Limb

Michael S. Carroll
Research Assistant Professor of Pediatrics
Northwestern University Feinberg School of Medicine
Chicago, Illinois
Congenital Central Hypoventilation Syndrome

Rebecca G. Carter, MD
Assistant Professor
Department of Pediatrics
University of Maryland School of Medicine
Baltimore, Maryland
The Second Year
The Preschool Years

Mary T. Caserta, MD
Professor of Pediatrics
University of Rochester School of Medicine and Dentistry
Division of Pediatric Infectious Diseases
Golisano Children's Hospital
Rochester, New York
Roseola (Human Herpesviruses 6 and 7)
Human Herpesvirus 8

Jennifer I. Chapman, MD
Assistant Professor of Pediatrics
George Washington University School of Medicine and Health Sciences
Program Director, Pediatric Emergency Medicine Fellowship
Children's National Medical Center
Washington, DC
Principles Applicable to the Developing World

Ira M. Cheifetz, MD, FCCM, FAARC
Professor of Pediatrics and Anesthesiology
Duke University School of Medicine
Executive Director and Chief Medical Officer
Duke Children's Hospital
Associate Chief Medical Officer
Duke University Hospital
Durham, North Carolina
Pediatric Emergencies and Resuscitation
Shock

Gisela G. Chelimsky, MD
Professor of Pediatrics
Medical College of Wisconsin
Division of Pediatric Gastroenterology
Children's Hospital Milwaukee
Milwaukee, Wisconsin
Chronic Overlapping Pain Conditions
Postural Tachycardia Syndrome

Thomas C. Chelimsky, MD
Professor of Neurology
Medical College of Wisconsin
Milwaukee, Wisconsin
Chronic Overlapping Pain Conditions
Postural Tachycardia Syndrome

Wassim Chemaitilly, MD
Associate Member and Director
Division of Endocrinology
Department of Pediatric Medicine
St. Jude Children's Research Hospital
Memphis, Tennessee
Physiology of Puberty
Disorders of Pubertal Development

Yuan-Tsong Chen, MD, PhD
Professor of Pediatrics and Genetics
Duke University Medical Center
Durham, North Carolina
Defects in Metabolism of Carbohydrates

Jennifer A. Chiriboga, PhD
Pediatric and School Psychologist
Assistant Professor
Department of Counseling, Psychology, and Special Education
Duquesne University School of Psychology
Pittsburgh, Pennsylvania
Anxiety Disorders

Yvonne E. Chiu, MD
Associate Professor of Dermatology and Pediatrics
Medical College of Wisconsin
Department of Dermatology
Division of Pediatric Dermatology
Children's Hospital of Wisconsin
Milwaukee, Wisconsin
Morphology of the Skin
Dermatologic Evaluation of the Patient
Eczematous Disorders
Photosensitivity
Diseases of the Epidermis

Christine B. Cho, MD
Assistant Professor of Pediatrics
Division of Allergy-Immunology
Department of Pediatrics
University of Colorado School of Medicine
National Jewish Health
Denver, Colorado
Ocular Allergies
Adverse Reactions to Drugs

Hey Jin Chong, MD, PhD
Assistant Professor of Pediatrics
University of Pittsburgh School of Medicine
Chief, Division of Pediatric Allergy and Immunology
UPMC Children's Hospital of Pittsburgh
Pittsburgh, Pennsylvania
Infections in Immunocompromised Persons

Stella T. Chou, MD
Associate Professor
Department of Pediatrics
University of Pennsylvania Perelman School of Medicine
Children's Hospital of Philadelphia
Philadelphia, Pennsylvania
Development of the Hematopoietic System

John C. Christenson, MD
Professor of Clinical Pediatrics
Ryan White Center for Pediatric Infectious Diseases and Global Health
Indiana University School of Medicine
Indianapolis, Indiana
Health Advice for Children Traveling Internationally

Robert H. Chun, MD
Associate Professor of Pediatric Otolaryngology
Department of Otolaryngology and Communication Sciences
Medical College of Wisconsin
Milwaukee, Wisconsin
Acute Mastoiditis

Michael J. Chusid, MD
Professor (Infectious Disease)
Department of Pediatrics
Medical College of Wisconsin
Medical Director, Infection Prevention and Control
Children's Hospital of Wisconsin
Milwaukee, Wisconsin
Infection Prevention and Control
Other Anaerobic Infections

Theodore J. Cieslak, MD, MPH, FAAP, FIDSA
Associate Professor of Epidemiology
Associate Director, Center for Biosecurity, Biopreparedness, and Emerging Infectious Diseases
University of Nebraska Medical Center
College of Public Health
Omaha, Nebraska
Biologic and Chemical Terrorism

Donna J. Claes, MD, MS, BS Pharm
Assistant Professor of Pediatrics
University of Cincinnati College of Medicine
Division of Pediatric Nephrology
Cincinnati Children's Hospital Medical Center
Cincinnati, Ohio
Chronic Kidney Disease
End-Stage Renal Disease

Jeff A. Clark, MD
Associate Professor
Department of Pediatrics
Wayne State University School of Medicine
Children's Hospital of Michigan
Detroit, Michigan
Respiratory Distress and Failure

John David Clemens, MD, PhD (Hon)
Professor and Vice Chair
Department of Epidemiology
Founding Director, Center for Global Infectious Diseases
UCLA Fielding School of Public Health
Los Angeles, California;
International Centre for Diarrhoeal Disease Research
Dhaka, Bangladesh
International Immunization Practices

Thomas D. Coates, MD
Professor of Pediatrics and Pathology
University of Southern California Keck School of Medicine
Head, Section of Hematology
Children's Center for Cancer and Blood Diseases
Children's Hospital of Los Angeles
Los Angeles, California
Neutrophils
Disorders of Phagocyte Function

Susan E. Coffin, MD, MPH
Professor of Pediatrics
Distinguished Chair in the Department of Pediatrics
University of Pennsylvania Perelman School of Medicine
Associate Chief, Division of Infectious Diseases
Children's Hospital of Philadelphia
Philadelphia, Pennsylvania
Childcare and Communicable Diseases

Joanna S. Cohen, MD
Associate Professor of Pediatrics and Emergency Medicine
George Washington University School of Medicine
Division of Pediatric Emergency Medicine
Children's National Medical Center
Washington, DC
Care of Abrasions and Minor Lacerations

Mitchell B. Cohen, MD
Katharine Reynolds Ireland Endowed Chair in Pediatrics
Professor and Chair, Department of Pediatrics
University of Alabama at Birmingham School of Medicine
Physician-in-Chief
Children's of Alabama
Birmingham, Alabama
Clostridium difficile *Infection*

Michael Cohen-Wolkowiez, MD
Professor of Pediatrics
Duke Clinical Research Institute
Duke University Medical Center
Durham, North Carolina
Principles of Antifungal Therapy

Robert A. Colbert, MD, PhD
Acting Clinical Director
National Institute of Arthritis and Musculoskeletal and Skin Diseases
Chief, Pediatric Translational Branch
National Institutes of Health
Bethesda, Maryland
Ankylosing Spondylitis and Other Spondylarthritides
Reactive and Postinfectious Arthritis

F. Sessions Cole III, MD
Assistant Vice-Chancellor for Children's Health
Park J. White Professor of Pediatrics
Professor of Cell Biology and Physiology
Washington University School of Medicine in St. Louis
Chief Medical Officer
Vice-Chairman, Department of Pediatrics
Director of Newborn Medicine
St. Louis Children's Hospital
St. Louis, Missouri
Inherited Disorders of Surfactant Metabolism
Pulmonary Alveolar Proteinosis

J. Michael Collaco, MD, MS, MBA, MPH, PhD
Associate Professor of Pediatrics
Eudowood Division of Pediatric Respiratory Sciences
Johns Hopkins University School of Medicine
Baltimore, Maryland
Bronchopulmonary Dysplasia

John L. Colombo, MD
Professor of Pediatrics
University of Nebraska College of Medicine
Division of Pediatric Pulmonology
Nebraska Regional Cystic Fibrosis Center
University of Nebraska Medical Center
Omaha, Nebraska
Aspiration Syndromes
Chronic Recurrent Aspiration

Joseph A. Congeni, MD
Director, Sports Medicine Center
Akron Children's Hospital
Akron, Ohio;
Associate Professor of Pediatrics and Sports Medicine
Northeast Ohio Medical University
Rootstown, Ohio;
Clinical Associate Professor of Pediatrics and Sports Medicine
Ohio University College of Osteopathic Medicine
Athens, Ohio
Sports-Related Traumatic Brain Injury (Concussion)
Cervical Spinal Spine Injuries

Lindsay N. Conner, MD, MPH
Department of Obstetrics and Gynecology
Benefis Health System
Great Falls, Montana
Breast Concerns

Sarah M. Creighton, MBBS
Professor and Consultant Gynaecologist
Department of Women's Health
University College London Hospitals
London, United Kingdom
Female Genital Mutilation

James E. Crowe Jr, MD
Ann Scott Carell Chair and Professor of Pediatrics
Division of Pediatric Infectious Diseases
Professor of Pathology, Microbiology, and Immunology
Director, Vanderbilt Vaccine Center
Vanderbilt University School of Medicine
Nashville, Tennessee
Respiratory Syncytial Virus
Human Metapneumovirus

Steven J. Czinn, MD
Professor and Chair
Department of Pediatrics
University of Maryland School of Medicine
Baltimore, Maryland
Peptic Ulcer Disease in Children

Aarti S. Dalal, DO
Assistant Professor of Pediatrics
Washington University School of Medicine in St. Louis
Division of Pediatric Cardiology
St Louis Children's Hospital
St. Louis, Missouri
Syncope
Disturbances of Rate and Rhythm of the Heart
Sudden Death

Josep O. Dalmau, MD, PhD
Research Professor ICREA-IDIBAPS
Service of Neurology
Hospital Clinic
University of Barcelona
Barcelona, Spain;
Adjunct Professor of Neurology
University of Pennsylvania Perelman School of Medicine
Philadelphia, Pennsylvania
Autoimmune Encephalitis

Lara A. Danziger-Isakov, MD, MPH
Professor of Pediatrics
University of Cincinnati College of Medicine
Director, Immunocompromised Host Infectious Disease
Cincinnati Children's Hospital Medical Center
Cincinnati, Ohio
Histoplasmosis (Histoplasma capsulatum)

Toni Darville, MD
Professor of Pediatrics and Microbiology and Immunology
University of North Carolina at Chapel Hill
Chief, Division of Infectious Diseases
Vice-Chair of Pediatric Research
North Carolina Children's Hospital
Chapel Hill, North Carolina
Neisseria gonorrhoeae (*Gonococcus*)

Robert S. Daum, MD, CM, MSc
Professor of Medicine
Center for Vaccine Development and Global Health
University of Maryland School of Medicine
Baltimore, Maryland
Haemophilus influenzae

Loren T. Davidson, MD
Clinical Professor
Department of Physical Medicine and Rehabilitation
University of California, Davis School of Medicine
Davis, California;
Director, Spinal Cord Injury
Shriners Hospital for Children
Sacramento, California
Spasticity

Richard S. Davidson, MD
Emeritus Professor of Orthopaedic Surgery
University of Pennsylvania Perelman School of Medicine
Attending Orthopaedic Surgeon
Children's Hospital of Philadelphia
Philadelphia, Pennsylvania
The Foot and Toes
Leg-Length Discrepancy
Arthrogryposis

H. Dele Davies, MD, MS, MHCM
Vice-Chancellor for Academic Affairs
Dean for Graduate Studies
University of Nebraska Medical Center
Omaha, Nebraska
Chancroid (Haemophilus ducreyi)
Syphilis (Treponema pallidum)
Nonvenereal Treponemal Infections
Leptospira
Relapsing Fever (Borrelia)

Najat C. Daw, MD
Professor
Division of Pediatrics
University of Texas MD Anderson Cancer Center
Houston, Texas
Neoplasms of the Kidney

Shannon L. Dean, MD, PhD
Instructor in Neurology and Pediatrics
University of Rochester Medical Center
Rochester, New York
Dystonia

Helen M. Oquendo Del Toro, MD
Pediatric and Adolescent Gynecology
Clinical Assistant Professor
University of New Mexico
Department of Obstetrics and Gynecology
Albuquerque, New Mexico
Vulvovaginitis

David R. DeMaso, MD
Psychiatrist-in-Chief
The Leon Eisenberg Chair in Psychiatry
Boston Children's Hospital;
George P. Gardner and Olga E. Monks Professor of Child Psychiatry
Professor of Pediatrics
Harvard Medical School
Boston, Massachusetts
Psychosocial Assessment and Interviewing
Psychopharmacology
Psychotherapy and Psychiatric Hospitalization
Somatic Symptom and Related Disorders
Rumination and Pica
Motor Disorders and Habits
Anxiety Disorders
Mood Disorders
Suicide and Attempted Suicide
Disruptive, Impulse-Control, and Conduct Disorders
Tantrums and Breath-Holding Spells
Lying, Stealing, and Truancy
Aggression
Self-Injurious Behavior
Childhood Psychoses

Mark R. Denison, MD
Craig-Weaver Professor of Pediatrics
Professor of Pathology, Microbiology, and Immunology
Vanderbilt University Medical Center
Monroe Carell Jr Children's Hospital at Vanderbilt
Nashville, Tennessee
Coronaviruses

Arlene E. Dent, MD, PhD
Associate Professor of Pediatrics
Center for Global Health and Diseases
Case Western Reserve University School of Medicine
Cleveland, Ohio
Ascariasis (Ascaris lumbricoides)
Trichuriasis (Trichuris trichiura)
Enterobiasis (Enterobius vermicularis)
Strongyloidiasis (Strongyloides stercoralis)
Lymphatic Filariasis (Brugia malayi, Brugia timori, and Wuchereria bancrofti)
Other Tissue Nematodes
Toxocariasis (Visceral and Ocular Larva Migrans)
Trichinellosis (Trichinella spiralis)

Robert J. Desnick, MD, PhD
Dean for Genetics and Genomic Medicine
Professor and Chair Emeritus, Genetics and Genomic Sciences
Professor, Departments of Pediatrics, Oncological Sciences, and Obstetrics, Gynecology and Reproductive Science
Kravis Children's Hospital at the Icahn School of Medicine at Mount Sinai
New York, New York
Lipidoses (Lysosomal Storage Disorders)
Mucolipidoses
Disorders of Glycoprotein Degradation and Structure
The Porphyrias

Robin R. Deterding, MD
Professor of Pediatrics
University of Colorado School of Medicine
Chief, Pediatric Pulmonary Medicine
Director, Breathing Institute
Co-Chair, Children's Interstitial and Diffuse Lung Disease Research Network
Medical Director, Children's Colorado Innovation Center
Children's Hospital Colorado
Aurora, Colorado
Fibrotic Lung Disease

Prasad Devarajan, MD, FAAP
Louise M. Williams Endowed Chair
Professor of Pediatrics and Developmental Biology
University of Cincinnati College of Medicine
Director of Nephrology and Hypertension
CEO, Dialysis Unit
Cincinnati Children's Hospital Medical Center
Cincinnati, Ohio
Multisystem Disease Associated with Hematuria
Tubulointerstitial Disease Associated with Hematuria
Vascular Disease Associated with Hematuria
Anatomic Abnormalities Associated with Hematuria
Lower Urinary Tract Causes of Hematuria
Acute Kidney Injury

Gabrielle A. deVeber, MD, MHSc
Professor of Pediatrics
University of Toronto Faculty of Medicine
Children's Stroke Program
Division of Neurology
Senior Scientist Emeritus, Research Institute
Hospital for Sick Children
Toronto, Ontario, Canada
Pediatric Stroke

Vineet Dhar, BDS, MDS, PhD
Clinical Professor and Chairman
Department of Orthodontics and Pediatric Dentistry
Director, Advanced Specialty Education Program, Pediatric Dentistry
Diplomate, American Board of Pediatric Dentistry
University of Maryland School of Dentistry
Baltimore, Maryland
Development and Developmental Anomalies of the Teeth
Disorders of the Oral Cavity Associated with Other Conditions
Malocclusion
Cleft Lip and Palate
Syndromes with Oral Manifestations
Dental Caries
Periodontal Diseases
Dental Trauma
Common Lesions of the Oral Soft Tissues
Diseases of the Salivary Glands and Jaws
Diagnostic Radiology in Dental Assessment

Anil Dhawan, MD, FRCPCH
Professor of Pediatric Hepatology
Pediatric Liver GI and Nutrition Centre
MowatLabs King's College London School of Medicine at King's College Hospital NSH Foundation Trust
London, United Kingdom
Liver and Biliary Disorders Causing Malabsorption

André A.S. Dick, MD, MPH, FACS
Associate Professor of Surgery
Division of Transplantation
University of Washington School of Medicine
Section of Pediatric Transplantation
Seattle Children's Hospital
Seattle, Washington
Intestinal Transplantation in Children with Intestinal Failure

Harry C. Dietz III, MD
Victor A. McKusick Professor of Medicine and Genetics
Departments of Pediatrics, Medicine, and Molecular Biology and Genetics
Investigator, Howard Hughes Medical Institute
Institute of Genetic Medicine
Johns Hopkins University School of Medicine
Baltimore, Maryland
Marfan Syndrome

Daren A. Diiorio, MD
Resident Physician
Department of Dermatology
Medical College of Wisconsin
Milwaukee, Wisconsin
Principles of Dermatologic Therapy
Cutaneous Bacterial Infections
Cutaneous Fungal Infections
Cutaneous Viral Infections
Arthropod Bites and Infestations

Linda A. DiMeglio, MD, MPH
Professor
Department of Pediatrics
Indiana University School of Medicine
Indiana University Clinical and Translational Science Institute
Riley Hospital for Children
Indianapolis, Indiana
Hypophosphatasia
Hyperphosphatasia

Bradley P. Dixon, MD, FASN
Associate Professor of Pediatrics and Medicine
Renal Section, Department of Pediatrics
University of Colorado School of Medicine
Kidney Center
Children's Hospital Colorado
Aurora, Colorado
Tubular Function
Renal Tubular Acidosis
Nephrogenic Diabetes Insipidus
Inherited Tubular Transport Abnormalities

Nomazulu Dlamini, MBBS, PhD
Assistant Professor of Pediatrics
University of Toronto Faculty of Medicine
Staff Physician in Neurology
Director, Children's Stroke Program
Hospital for Sick Children
Toronto, Ontario, Canada
Pediatric Stroke

Sonam N. Dodhia, MD
Resident Physician
New York-Presbyterian Hospital
New York, New York
Congenital Disorders of the Nose
Acquired Disorders of the Nose
Nasal Polyps
General Considerations and Evaluation of the Ear
Hearing Loss
Congenital Malformations of the Ear
External Otitis (Otitis Externa)
The Inner Ear and Diseases of the Bony Labyrinth
Traumatic Injuries of the Ear and Temporal Bone
Tumors of the Ear and Temporal Bone

Patricia A. Donohoue, MD
Professor of Pediatrics
Chief, Pediatric Endocrinology
Medical College of Wisconsin
Medical Director, Pediatric Endocrinology
Children's Hospital of Wisconsin
Milwaukee, Wisconsin
Development and Function of the Gonads
Hypofunction of the Testes
Pseudoprecocity Resulting from Tumors of the Testes
Gynecomastia
Hypofunction of the Ovaries
Pseudoprecocity Resulting from Lesions of the Ovary
Disorders of Sex Development

Kevin J. Downes, MD
Assistant Professor of Pediatrics
University of Pennsylvania Perelman School of Medicine
Attending Physician, Division of Infectious Diseases
Children's Hospital of Philadelphia
Philadelphia, Pennsylvania
Tularemia (Francisella tularensis)
Brucella

Alexander J. Doyle, MBBS, MDRes, FRCA
William Harvey Research Institute
Barts and The London School of Medicine
Queen Mary University of London
London, United Kingdom
Marfan Syndrome

Daniel A. Doyle, MD
Associate Professor of Pediatrics
Thomas Jefferson University Sidney Kimmel Medical College
Philadelphia, Pennsylvania;
Chief, Division of Pediatric Endocrinology
Nemours Alfred I. duPont Hospital for Children
Wilmington, Delaware
Hormones and Peptides of Calcium Homeostasis and Bone Metabolism
Hypoparathyroidism
Pseudohypoparathyroidism (Albright Hereditary Osteodystrophy)
Hyperparathyroidism

Jefferson J. Doyle, MBBChir, PhD, MHS
Assistant Professor of Ophthalmology
Wilmer Eye Institute
Johns Hopkins Hospital
Affiliate Member, Institute of Genetic Medicine
Johns Hopkins University School of Medicine
Baltimore, Maryland
Marfan Syndrome

Stephen C. Dreskin, MD, PhD
Professor of Medicine and Immunology
Division of Allergy and Clinical Immunology
Department of Medicine
University of Colorado School of Medicine
Aurora, Colorado
Urticaria (Hives) and Angioedema

Sherilyn W. Driscoll, MD
Division Chair, Pediatric Rehabilitation
Departments of Physical Medicine and Rehabilitation and Pediatric and Adolescent Medicine
Mayo Clinic Children's Center
Rochester, Minnesota
Specific Sports and Associated Injuries

Yigal Dror, MD, FRCPC
Professor
Department of Pediatrics
University of Toronto Faculty of Medicine
Head, Hematology Section
Director, Marrow Failure and Myelodysplasia Program
The Hospital for Sick Children
Toronto, Ontario, Canada
The Inherited Pancytopenias

Jill N. D'Souza, MD
Assistant Professor
Baylor College of Medicine
Division of Pediatric Otolaryngology – Head and Neck Surgery
Texas Children's Hospital
Houston, Texas
Congenital Anomalies of the Larynx, Trachea, and Bronchi

Howard Dubowitz, MD, MS, FAAP
Professor of Pediatrics
Head, Division of Child Protection
Director, Center for Families
University of Maryland School of Medicine
Baltimore, Maryland
Abused and Neglected Children

J. Stephen Dumler, MD
Professor and Chair
Joint Department of Pathology
Uniformed Services University of the Health Sciences
Walter Reed National Military Medical Center
Bethesda, Maryland
Spotted Fever Group Rickettsioses
Scrub Typhus (Orientia tsutsugamushi)
Typhus Group Rickettsioses
Ehrlichioses and Anaplasmosis
Q Fever (Coxiella burnetii)

Janet Duncan, MSN, CPNP
Department of Psychosocial Oncology and Palliative Care
Boston Children's Hospital
Dana-Farber Cancer Institute
Boston, Massachusetts
Pediatric Palliative Care

Jeffrey A. Dvergsten, MD
Assistant Professor of Pediatrics
Duke University School of Medicine
Division of Pediatric Rheumatology
Duke University Health System
Durham, North Carolina
Treatment of Rheumatic Diseases

Michael G. Earing, MD
Professor of Internal Medicine and Pediatrics
Division of Adult Cardiovascular Medicine and Division of Pediatric Cardiology
Medical College of Wisconsin
Director, Wisconsin Adult Congenital Heart Disease Program (WAtCH)
Children's Hospital of Wisconsin
Milwaukee, Wisconsin
Congenital Heart Disease in Adults

Matthew D. Eberly, MD
Associate Professor of Pediatrics
Program Director, Pediatric Infectious Diseases Fellowship
Uniformed Services University of the Health Sciences
Bethesda, Maryland
Primary Amebic Meningoencephalitis

S. Derrick Eddy, MD
Sports Medicine Education Director
Akron Children's Hospital
Clinical Assistant Professor of Pediatrics
Northeast Ohio Medical University
Akron, Ohio
Cervical Spinal Spine Injuries

Marie E. Egan, MD
Professor of Pediatrics (Respiratory) and Cellular and Molecular Physiology
Director, Cystic Fibrosis Center
Vice Chair for Research
Department of Pediatrics
Yale School of Medicine
New Haven, Connecticut
Cystic Fibrosis

Jack S. Elder, MD, FACS
Chief of Pediatric Urology
Massachusetts General Hospital
Boston, Massachusetts
Congenital Anomalies and Dysgenesis of the Kidneys
Urinary Tract Infections
Vesicoureteral Reflux
Obstruction of the Urinary Tract
Anomalies of the Bladder
Neuropathic Bladder
Enuresis and Voiding Dysfunction
Anomalies of the Penis and Urethra
Disorders and Anomalies of the Scrotal Contents
Trauma to the Genitourinary Tract
Urinary Lithiasis

Elizabeth Englander, PhD
Professor of Psychology
Founder and Director, Massachusetts Aggression Reduction Center
Bridgewater State University
Bridgewater, Massachusetts
Bullying, Cyberbullying, and School Violence

Elizabeth Enlow, MD, MS
Assistant Professor of Pediatrics
University of Cincinnati College of Medicine
Division of Neonatology
Cincinnati Children's Hospital Medical Center
Cincinnati, Ohio
Clinical Manifestations of Diseases in the Newborn Period

Stephen C. Eppes, MD
Professor of Pediatrics
Sidney Kimmel Medical College at Thomas Jefferson University
Philadelphia, Pennsylvania;
Vice Chair, Department of Pediatrics
Division of Pediatric Infectious Diseases
Christiana Care Health System
Newark, Delaware
Lyme Disease (Borrelia burgdorferi)

Jessica Ericson, MD
Assistant Professor of Pediatrics
Pennsylvania State University College of Medicine
Division of Pediatric Infectious Disease
Milton S. Hershey Medical Center
Hershey, Pennsylvania
Candida

Elif Erkan, MD, MS
Associate Professor of Pediatrics
University of Cincinnati College of Medicine
Division of Pediatric Nephrology
Cincinnati Children's Hospital Medical Center
Cincinnati, Ohio
Nephrotic Syndrome

Yokabed Ermias, MPH
Fellow, Division of Reproductive Health
Centers for Disease Control and Prevention
Atlanta, Georgia
Contraception

Ashley M. Eskew, MD
Fellow, Reproductive Endocrinology and Infertility
Department of Obstetrics and Gynecology
Washington University School of Medicine in St. Louis
St. Louis, Missouri
Vulvovaginal and Müllerian Anomalies

Ruth A. Etzel, MD, PhD
Milken Institute School of Public Health
George Washington University
Washington, DC
Overview of Environmental Health and Children

Matthew P. Fahrenkopf, MD
Plastic Surgery Resident
Spectrum Health Hospitals
Michigan State University
Grand Rapids, Michigan
Deformational Plagiocephaly

Marni J. Falk, MD
Associate Professor of Pediatrics
University of Pennsylvania Perelman School of Medicine
Executive Director, Mitochondrial Medicine Frontier Program
Children's Hospital of Philadelphia
Philadelphia, Pennsylvania
Mitochondrial Disease Diagnosis

John J. Faria, MD
Assistant Professor of Otolaryngology and Pediatrics
University of Rochester
Rochester, New York
Acute Mastoiditis

John H. Fargo, DO
Division of Pediatric Hematology/Oncology
Showers Family Center for Childhood Cancer and Blood Disorders
Akron Children's Hospital
Akron, Ohio
The Acquired Pancytopenias

Kristen A. Feemster, MD, MPH, MSPHR
Director of Research for the Vaccine Education Center
Children's Hospital of Philadelphia
Medical Director of the Immunization Program and Acute Communicable Diseases
Philadelphia Department of Public Health
Adjunct Associate Professor of Pediatrics
University of Pennsylvania Perelman School of Medicine
Philadelphia, Pennsylvania
Human Papillomaviruses

Susan Feigelman, MD
Professor, Department of Pediatrics
University of Maryland School of Medicine
Baltimore, Maryland
Developmental and Behavioral Theories
Assessment of Fetal Growth and Development
The First Year
The Second Year
The Preschool Years
Middle Childhood

Jeffrey A. Feinstein, MD, MPH
Dunlevie Family Professor of Pulmonary Vascular Disease
Division of Pediatric Cardiology
Stanford University School of Medicine
Professor, by courtesy, of Bioengineering
Medical Director, Pediatric Pulmonary Hypertension Program
Lucile Packard Children's Hospital at Stanford
Palo Alto, California
Pulmonary Hypertension

Amy G. Feldman, MD, MSCS
Assistant Professor of Pediatrics
University of Colorado School of Medicine
Denver, Colorado;
Program Director, Liver Transplant Fellowship
Children's Hospital Colorado Research Institute
Aurora, Colorado
Drug- and Toxin-Induced Liver Injury
Acute Hepatic Failure

Eric I. Felner, MD, MS
Professor of Pediatrics
Division of Pediatric Endocrinology
Director, Pediatric Clerkships
Emory University School of Medicine
Atlanta, Georgia
Hormones of the Hypothalamus and Pituitary
Hypopituitarism

Edward C. Fels, MD
Clinical Assistant Professor of Medicine
Tufts University School of Medicine
Boston, Massachusetts;
Maine Medical Center
Portland, Maine
Vasculitis Syndromes

Sing-Yi Feng, MD, FAAP
Associate Professor
Division of Emergency Medicine
Department of Pediatrics
Children's Medical Center of Dallas
Medical Toxicologist
North Texas Poison Center
Parkland Memorial Hospital
The University of Texas Southwestern Medical Center at Dallas
Dallas, Texas
Envenomations

Thomas W. Ferkol Jr, MD
Alexis Hartmann Professor of Pediatrics
Director, Division of Pediatric Allergy, Immunology, and Pulmonary Medicine
Washington University School of Medicine in St. Louis
St. Louis, Missouri
Primary Ciliary Dyskinesia (Immotile Cilia Syndrome, Kartagener Syndrome)

Karin E. Finberg, MD, PhD
Assistant Professor
Department of Pathology
Yale School of Medicine
New Haven, Connecticut
Iron-Refractory Iron-Deficiency Anemia

Jonathan D. Finder, MD
Professor of Pediatrics
The University of Tennessee Health Science Center
Attending Pediatric Pulmonologist
Division of Pediatric Pulmonology
Le Bonheur Children's Hospital
Memphis, Tennessee
Bronchomalacia and Tracheomalacia
Congenital Disorders of the Lung

Laura H. Finkelstein, MD
Assistant Professor, Department of Pediatrics
University of Maryland School of Medicine
Baltimore, Maryland
Assessment of Fetal Growth and Development
Middle Childhood

Kristin N. Fiorino, MD
Associate Professor of Clinical Pediatrics
Suzie and Scott Lustgarten Motility Center
Gastroenterology, Hepatology, and Nutrition
Children's Hospital of Philadelphia
University of Pennsylvania Perelman School of Medicine
Motility Disorders and Hirschsprung Disease

Philip R. Fischer, MD
Professor of Pediatrics
Department of Pediatric and Adolescent Medicine
Mayo Clinic
Rochester, Minnesota
Adult Tapeworm Infections
Cysticercosis
Echinococcosis (Echinococcus granulosus *and* Echinococcus multilocularis)

Brian T. Fisher, DO, MSCE
Assistant Professor of Pediatrics and Epidemiology
University of Pennsylvania Perelman School of Medicine
Fellowship Program Director
Division of Infectious Diseases
Children's Hospital of Philadelphia
Philadelphia, Pennsylvania
Actinomyces
Nocardia

Veronica H. Flood, MD
Associate Professor
Department of Pediatrics
Division of Pediatric Hematology/Oncology
Medical College of Wisconsin
Milwaukee, Wisconsin
Hemostasis
Hereditary Clotting Factor Deficiencies (Bleeding Disorders)
von Willebrand Disease
Postneonatal Vitamin K Deficiency
Liver Disease
Acquired Inhibitors of Coagulation
Platelet and Blood Vessel Disorders

Francisco X. Flores, MD
Associate Professor of Pediatrics
University of Cincinnati College of Medicine
Medical Director, Clinical Services and MARS Program
Division of Nephrology and Hypertension
Cincinnati Children's Hospital Medical Center
Cincinnati, Ohio
Clinical Evaluation of the Child with Hematuria
Isolated Renal Disease Associated with Hematuria
Clinical Evaluation of the Child with Proteinuria
Conditions Associated with Proteinuria

Joseph T. Flynn, MD, MS
Dr. Robert O. Hickman Endowed Chair in Pediatric Nephrology
Professor of Pediatrics
University of Washington School of Medicine
Chief, Division of Nephrology
Seattle Children's Hospital
Seattle, Washington
Systemic Hypertension

Patricia M. Flynn, MD
Senior Vice President and Medical Director of Quality and Patient Care
Deputy Clinical Director
Member, Department of Infectious Diseases
Arthur Ashe Chair in Pediatric AIDS Research
St. Jude Children's Research Hospital
Memphis, Tennessee
Infection Associated with Medical Devices
Cryptosporidium, Isospora, Cyclospora, *and* Microsporidia

Joel A. Forman, MD
Associate Professor of Pediatrics and Preventive Medicine
Vice-Chair for Education
Department of Pediatrics
Kravis Children's Hospital at the Icahn School of Medicine at Mount Sinai
New York, New York
Chemical Pollutants

Michael M. Frank, MD
Professor Emeritus of Pediatrics, Medicine, and Immunology
Duke University School of Medicine
Durham, North Carolina
Urticaria (Hives) and Angioedema

Robert W. Frenck Jr, MD
Professor of Pediatrics
University of Cincinnati College of Medicine
Medical Director, Division of Infectious Diseases
Cincinnati Children's Hospital Medical Center
Cincinnati, Ohio
Liver Abscess

Deborah M. Friedman, MD
Pediatric Cardiology
New York Medical College
Maria Fareri Children's Hospital
Westchester Medical Center
Valhalla, New York
Neonatal Lupus

Erika Friehling, MD
Assistant Professor of Pediatrics
University of Pittsburgh School of Medicine
Division of Pediatric Hematology/Oncology
UPMC Children's Hospital of Pittsburgh
Pittsburgh, Pennsylvania
Principles of Cancer Diagnosis
Principles of Cancer Treatment
The Leukemias

Stephanie A. Fritz, MD, MSCI
Associate Professor of Pediatrics
University of Washington School of Medicine in St. Louis
Division of Infectious Diseases
St. Louis Children's Hospital
St. Louis, Missouri
Diphtheria (Corynebacterium diphtheriae)

Donald P. Frush, MD, FACR, FAAP
Professor of Radiology
Lucile Packard Children's Hospital at Stanford
Stanford University School of Medicine
Stanford, California
Biologic Effects of Ionizing Radiation on Children

Anne M. Gadomski, MD, MPH
Director, Bassett Research Institute
Bassett Medical Center
Cooperstown, New York;
Associate Professor of Pediatrics
Columbia University Medical Center
New York, New York
Strategies for Health Behavior Change

James T. Gaensbauer, MD, MScPH
Assistant Professor of Pediatrics
University of Colorado School of Medicine
Pediatric Infectious Diseases
Denver Health Medical Center and Children's Hospital Colorado
Denver, Colorado
Staphylococcus

Sheila Gahagan, MD, MPH
Professor of Clinical Pediatrics
Chief, Division of Academic General Pediatrics, Child Development, and Community Health
Martin Stein Endowed Chair, Developmental-Behavioral Pediatrics
University of California, San Diego School of Medicine
La Jolla, California
Overweight and Obesity

William A. Gahl, MD, PhD
Clinical Director, National Human Genome Research Institute
Director, NIH Undiagnosed Diseases Program
National Institutes of Health
Bethesda, Maryland
Genetic Approaches to Rare and Undiagnosed Diseases

Patrick G. Gallagher, MD
Professor of Pediatrics, Genetics, and Pathology
Yale University School of Medicine
Attending Physician
Yale New Haven Children's Hospital
New Haven, Connecticut
Definitions and Classification of Hemolytic Anemias
Hereditary Spherocytosis
Hereditary Elliptocytosis, Hereditary Pyropoikilocytosis, and Related Disorders
Hereditary Stomatocytosis
Paroxysmal Nocturnal Hemoglobinuria and Acanthocytosis

Hayley A. Gans, MD
Clinical Professor of Pediatrics
Stanford University School of Medicine
Division of Pediatric Infectious Diseases
Stanford, California
Measles
Rubella
Mumps

Cristina Garcia-Mauriño, MD
Physician Scientist
Center for Vaccines and Immunity
The Research Institute at Nationwide Children's Hospital
Columbus, Ohio
Hansen Disease (Mycobacterium leprae)

Paula M. Gardiner, MD, MPH
Associate Professor
Associate Research Director
Department of Family Medicine and Community Health
University of Massachusetts Medical School
Worcester, Massachusetts
Complementary Therapies and Integrative Medicine

Luigi R. Garibaldi, MD
Professor of Pediatrics
University of Pittsburgh School of Medicine
Clinical Director
Division of Pediatric Endocrinology
Children's Hospital of UPMC
Pittsburgh, Pennsylvania
Physiology of Puberty
Disorders of Pubertal Development

Gregory M. Gauthier, MD, MS
Associate Professor of Medicine
Division of Infectious Diseases
University of Wisconsin School of Medicine and Public Health
Madison, Wisconsin
Blastomycosis (Blastomyces dermatitidis)

Jeffrey S. Gerber, MD, PhD
Associate Professor of Pediatrics and Epidemiology
University of Pennsylvania Perelman School of Medicine
Division of Infectious Diseases
Children's Hospital of Philadelphia
Philadelphia, Pennsylvania
Legionella

Anne A. Gershon, MD
Professor of Pediatrics
Columbia University College of Physicians and Surgeons
Division of Pediatric Infectious Diseases
New York-Presbyterian Morgan Stanley Children's Hospital
New York, New York

Saied Ghadersohi, MD
Resident Physician
Department of Otolaryngology – Head and Neck Surgery
Northwestern University Feinberg School of Medicine
Chicago, Illinois
Neoplasms of the Larynx, Trachea, and Bronchi

Mark Gibson, MD
Professor (Clinical) Emeritus
Department of Obstetrics and Gynecology
Chief, Division of Reproductive Endocrinology
University of Utah School of Medicine
Salt Lake City, Utah
Polycystic Ovary Syndrome and Hirsutism

Francis Gigliotti, MD
Professor and Chief of Pediatric Infectious Diseases and Microbiology and Immunology
Vice Chair for Academic Affairs
University of Rochester Medical Center
School of Medicine and Dentistry
Rochester, New York
Pneumocystis jirovecii

Walter S. Gilliam, MSEd, PhD
Professor of Child Psychiatry and Psychology
Child Study Center
Director, The Edward Zigler Center in Child Development and Social Policy
Yale School of Medicine
New Haven, Connecticut
Childcare

Salil Ginde, MD, MPH
Assistant Professor of Pediatrics
Division of Pediatric Cardiology
Medical College of Wisconsin
Milwaukee, Wisconsin
Congenital Heart Disease in Adults

John A. Girotto, MD
Section Chief
Pediatric Plastic Surgery and Dermatology Center
Helen DeVos Children's Hospital
Grand Rapids, Michigan
Deformational Plagiocephaly

Samuel B. Goldfarb, MD
Medical Director
Pediatric Lung and Heart/Lung Transplant Programs
Division of Pulmonary Medicine
Medical Director, Solid Organ Transplant Center
Children's Hospital of Philadelphia
Professor of Clinical Pediatrics
University of Pennsylvania
Perelman School of Medicine
Philadelphia, Pennsylvania
Heart-Lung and Lung Transplantation

David L. Goldman, MD
Associate Professor of Pediatrics and Microbiology and Immunology
Albert Einstein College of Medicine
Division of Pediatric Infectious Disease
Montefiore Medical Center
Bronx, New York
Cryptococcus neoformans *and* Cryptococcus gattii

Stanton C. Goldman, MD
Division of Pediatric Hematology, Oncology, and Stem Cell Transplant
Medical City Children's Hospital
Texas Oncology, PA
Dallas, Texas

Neal D. Goldstein, PhD, MBI
Assistant Research Professor of Epidemiology and Biostatistics
Drexel University Dornsife School of Public Health
Philadelphia, Pennsylvania;
Infectious Disease Epidemiologist
Christiana Care Health System
Newark, Delaware
Lyme Disease (Borrelia burgdorferi)

Stuart L. Goldstein, MD, FAAP, FNKF
Clark D. West Endowed Chair and Professor of Pediatrics
University of Cincinnati College of Medicine
Director, Center for Acute Care Nephrology
Cincinnati Children's Hospital Medical Center
Cincinnati, Ohio
End-Stage Renal Disease

Joseph Gonzalez-Heydrich, MD
Associate Professor of Psychiatry
Harvard Medical School
Senior Attending Psychiatrist
Boston Children's Hospital
Boston, Massachusetts
Childhood Psychoses

Denise M. Goodman, MD, MS
Professor of Pediatrics
Northwestern University Feinberg School of Medicine
Attending Physician, Division of Critical Care Medicine
Ann & Robert H. Lurie Children's Hospital of Chicago
Chicago, Illinois
Bronchitis
Chronic Respiratory Failure and Long-Term Mechanical Ventilation

Tracy S. Goodman, MA
Technical Officer, Expanded Programme on Immunization
Department of Immunization, Vaccines, and Biologicals
World Health Organization
Geneva, Switzerland
International Immunization Practices

Catherine M. Gordon, MD, MSc
Professor
Department of Pediatrics
Harvard Medical School
Chief, Division of Adolescent/Young Adult Medicine
Robert P. Masland Jr. Chair of Adolescent Medicine
Boston Children's Hospital
Boston, Massachusetts
Bone Structure, Growth, and Hormonal Regulation
Osteoporosis

Leslie B. Gordon, MD, PhD
Professor of Pediatrics Research
Hasbro Children's Hospital and Warren Alpert Medical School of Brown University
Providence, Rhode Island;
Department of Pediatrics
Boston Children's Hospital and Harvard Medical School
Boston, Massachusetts;
Medical Director, The Progeria Research Foundation
Peabody, Massachusetts
Hutchinson-Gilford Progeria Syndrome (Progeria)

Collin S. Goto, MD
Professor of Pediatrics
The University of Texas Southwestern Medical Center
Attending Physician
Division of Pediatric Emergency Medicine
Children's Medical Center
Dallas, Texas
Envenomations

W. Adam Gower, MD, MS
Associate Professor of Pediatrics
University of North Carolina School of Medicine
Chapel Hill, North Carolina
Neuroendocrine Cell Hyperplasia of Infancy

Neera K. Goyal, MD
Associate Professor of Pediatrics
Sidney Kimmel College of Medicine at Thomas Jefferson University
Philadelphia, Pennsylvania
The Newborn Infant
Jaundice and Hyperbilirubinemia in the Newborn
Kernicterus

Nicholas P. Goyeneche, MD
Department of Physical Medicine and Rehabilitation
Ochsner Health Center–Covington
Covington, Louisiana
Management of Musculoskeletal Injury

Kevin W. Graepel, PhD
Medical Scientist Training Program
Vanderbilt University School of Medicine
Vanderbilt University Medical Center
Nashville, Tennessee
Coronaviruses

Robert J. Graham, MD
Associate Professor
Department of Anesthesiology, Critical Care, and Pain Medicine
Harvard Medical School
Division of Pediatric Critical Care Medicine
Boston Children's Hospital
Boston, Massachusetts
Home Mechanical Ventilation and Technology Dependence

John M. Greally, DMed, PhD, FACMG
Professor of Genetics, Medicine, and Pediatrics
Albert Einstein College of Medicine
Department of Genetics
Children's Hospital at Montefiore
Bronx, New York
Epigenome-Wide Association Studies and Disease

Cori M. Green, MD, MSc
Assistant Professor of Clinical Pediatrics
Weill Cornell Medicine
New York-Presbyterian Komansky Children's Hospital
New York, New York
Strategies for Health Behavior Change

Michael Green, MD, MPH
Professor of Pediatrics, Surgery, and Clinical and Translational Science
University of Pittsburgh School of Medicine
Division of Infectious Diseases
Director, Antimicrobial Stewardship and Infection Prevention
UPMC Children's Hospital of Pittsburgh
Pittsburgh, Pennsylvania
Infections in Immunocompromised Persons

Larry A. Greenbaum, MD, PhD
Marcus Professor of Pediatrics
Director, Division of Pediatric Nephrology
Emory University School of Medicine
Children's Healthcare of Atlanta
Atlanta, Georgia
Vitamin D Deficiency (Rickets) and Excess
Vitamin E Deficiency
Vitamin K Deficiency
Micronutrient Mineral Deficiencies
Electrolyte and Acid-Base Disorders
Maintenance and Replacement Therapy
Deficit Therapy

V. Jordan Greenbaum, MD
International Centre for Missing and Exploited Children
Alexandria, Virginia
Child Trafficking for Sex and Labor

James M. Greenberg, MD
Professor of Pediatrics
Director, Division of Neonatology
University of Cincinnati College of Medicine
Co-Director, Perinatal Institute
Cincinnati Children's Hospital Medical Center
Cincinnati, Ohio
Overview of Morbidity and Mortality
Clinical Manifestations of Diseases in the Newborn Period

Anne G. Griffiths, MD
Pediatric Pulmonologist
Children's Respiratory and Critical Care Specialists
Director, Primary Ciliary Dyskinesia Center
Children's Minnesota
Minneapolis, Minnesota
Chronic or Recurrent Respiratory Symptoms

Kenneth L. Grizzle, PhD
Associate Professor of Pediatrics
Medical College of Wisconsin
Child Development Center
Children's Hospital of Wisconsin
Milwaukee, Wisconsin
Math and Writing Disabilities
Child-Onset Fluency Disorder

Judith A. Groner, MD
Clinical Professor of Pediatrics
The Ohio State University College of Medicine
Section of Ambulatory Pediatrics
Nationwide Children's Hospital
Columbus, Ohio
Tobacco

Alfredo Guarino, MD
Professor of Pediatrics
Department of Translational Medical Sciences
University of Naples Federico II
Napoli, Italy
Intestinal Infections and Infestations Associated with Malabsorption

Juan P. Gurria, MD
Fellow in Pediatric Trauma
Cincinnati Children's Hospital Medical Center
Cincinnati, Ohio
Meconium Ileus, Peritonitis, and Intestinal Obstruction

Anat Guz-Mark, MD
Attending Physician
Institute of Gastroenterology, Nutrition and Liver Disease
Schneider Children's Medical Center of Israel
Petah Tikva, Israel;
Sackler Faculty of Medicine
Tel Aviv University
Tel Aviv, Israel;
Chronic Diarrhea

Gabriel G. Haddad, MD
Distinguished Professor of Pediatrics and Neuroscience
Chairman, Department of Pediatrics
University of California, San Diego School of Medicine
Physician-in-Chief and Chief Scientific Officer
Rady Children's Hospital–San Diego
Diagnostic Approach to Respiratory Disease

Joseph Haddad Jr, MD
Lawrence Savetsky Professor Emeritus
Columbia University Irving Medical Center
New York, New York
Congenital Disorders of the Nose
Acquired Disorders of the Nose
Nasal Polyps
General Considerations and Evaluation of the Ear
Hearing Loss
Congenital Malformations of the Ear
External Otitis (Otitis Externa)
The Inner Ear and Diseases of the Bony Labyrinth
Traumatic Injuries of the Ear and Temporal Bone
Tumors of the Ear and Temporal Bone

Joseph F. Hagan Jr, MD, FAAP
Clinical Professor
Department of Pediatrics
The Robert Larner College of Medicine at the University of Vermont College of Medicine
Hagan, Rinehart, and Connolly Pediatricians, PLLC
Burlington, Vermont
Maximizing Children's Health: Screening, Anticipatory Guidance, and Counseling

James S. Hagood, MD
Professor of Pediatrics (Pulmonology)
Director, Program in Rare and Interstitial Lung Disease
University of North Carolina at Chapel Hill
Chapel Hill, North Carolina
Diagnostic Approach to Respiratory Disease

Suraiya K. Haider, MD
Sleep Physician
Fairfax Neonatal Associates
Fairfax, Virginia
Pleurisy, Pleural Effusions, and Empyema

Goknur Haliloglu, MD
Professor of Pediatrics
Department of Pediatric Neurology
Hacettepe University Children's Hospital
Ankara, Turkey
Nemaline Rod Myopathy
Core Myopathies
Myofibrillar Myopathies
Brain Malformations and Muscle Development
Arthrogryposis
Spinal Muscular Atrophies
Other Motor Neuron Diseases

Scott B. Halstead, MD
Adjunct Professor
Department of Preventive Medicine and Biostatistics
Uniformed Services University of the Health Sciences
Bethesda, Maryland
Arboviral Infections
Dengue Fever, Dengue Hemorrhagic Fever, and Severe Dengue
Yellow Fever
Ebola and Other Viral Hemorrhagic Fevers
Hantavirus Pulmonary Syndrome

Allison R. Hammer, MSN, APRN, CPNP-PC
Advanced Practice Nurse
Department of Otolaryngology – Head and Neck Surgery
Ann & Robert H. Lurie Children's Hospital of Chicago
Chicago, Illinois
Foreign Bodies in the Airway

Margaret R. Hammerschlag, MD
Professor of Pediatrics and Medicine
Director, Pediatric Infectious Disease Fellowship Program
SUNY Down State Medical Center
Brooklyn, New York
Chlamydia pneumoniae
Chlamydia trachomatis
Psittacosis (Chlamydia psittaci)

Aaron Hamvas, MD
Raymond and Hazel Speck Barry Professor of Neonatology
Northwestern University Feinberg School of Medicine
Head, Division of Neonatology
Ann & Robert H. Lurie Children's Hospital of Chicago
Chicago, Illinois
Inherited Disorders of Surfactant Metabolism
Pulmonary Alveolar Proteinosis

James C. Harris, MD
Professor of Pediatrics, Psychiatry and Behavioral Sciences, Mental Health, and History of Medicine
Division of Child and Adolescent Psychiatry
Director, Developmental Neuropsychiatry
Johns Hopkins University School of Medicine
Baltimore, Maryland
Disorders of Purine and Pyrimidine Metabolism

Douglas J. Harrison, MD, MS
Associate Professor of Pediatrics
Director of Patient Care and Programs
Co-Chair Pediatric Solid Tumor and Sarcoma Team
The Children's Cancer Hospital of MD Anderson
The University of Texas MD Anderson Cancer Center
Houston, Texas
Neuroblastoma

Corina Hartman, MD
Pediatric Gastroenterology and Nutrition Unit
Lady Davis Carmel Medical Center
Haifa, Israel
Other Malabsorptive Syndromes

Mary E. Hartman, MD, MPH
Assistant Professor of Pediatrics
Washington University School of Medicine in St. Louis
Division of Pediatric Critical Care Medicine
St. Louis Children's Hospital
St. Louis, Missouri
Pediatric Emergencies and Resuscitation

David B. Haslam, MD
Associate Professor of Pediatrics
University of Cincinnati College of Medicine
Director, Antimicrobial Stewardship Program
Cincinnati Children's Hospital Medical Center
Cincinnati, Ohio
Epidemiology of Infections
Healthcare-Acquired Infections
Non–Group A or B Streptococci
Enterococcus

H. Hesham Abdel-Kader Hassan, MD, MSc
Professor of Pediatrics
Chief, Division of Pediatric Gastroenterology and Nutrition
The University of Arizona College of Medicine
Tucson, Arizona
Cholestasis

Fern R. Hauck, MD, MS
Spencer P. Bass MD Twenty-First Century Professor of Family Medicine
Departments of Family Medicine and Public Health Sciences
University of Virginia School of Medicine
Charlottesville, Virginia
Sudden Infant Death Syndrome

Fiona P. Havers, MD, MHS
Medical Epidemiologist
Epidemiology and Prevention Branch, Influenza Division
National Center for Immunization and Respiratory Diseases
Centers for Disease Control and Prevention
Atlanta, Georgia
Influenza Viruses

Ericka V. Hayes, MD
Associate Professor
Department of Pediatrics
Division of Infectious Diseases
Washington University School of Medicine in St. Louis
Medical Director, Pediatric and Adolescent HIV Program
Medical Director, Infection Prevention
St. Louis Children's Hospital
St. Louis, Missouri
Campylobacter
Yersinia
Nontuberculous Mycobacteria
Human Immunodeficiency Virus and Acquired Immunodeficiency Syndrome

Jacqueline T. Hecht, PhD
Professor and Division Head
Pediatric Research Center
Vice-Chair for Research
Leah L. Lewis Distinguished Chair
Department of Pediatrics
McGovern Medical School at UTHealth
Associate Dean for Research
UTHealth School of Dentistry
Houston, Texas
General Considerations in Skeletal Dysplasias
Disorders Involving Cartilage Matrix Proteins
Disorders Involving Transmembrane Receptors
Disorders Involving Ion Transporters
Disorders Involving Transcription Factors
Disorders Involving Defective Bone Resorption
Other Inherited Disorders of Skeletal Development

Sabrina M. Heidemann, MD
Professor
Department of Pediatrics
Wayne State University School of Medicine
Director, Intensive Care Unit
Co-Director of Transport
Children's Hospital of Michigan
Detroit, Michigan
Respiratory Distress and Failure

Jennifer R. Heimall, MD
Assistant Professor of Clinical Pediatrics
University of Pennsylvania Perelman School of Medicine
Attending Physician
Division of Allergy and Immunology
Children's Hospital of Philadelphia
Philadelphia, Pennsylvania
Immunodeficiencies Affecting Multiple Cell Types

Cheryl Hemingway, MBChB, PhD
Consultant Pediatric Neurologist
Great Ormond Street Hospital for Children
London, United Kingdom
Demyelinating Disorders of the Central Nervous System

J. Owen Hendley, MD[†]
Professor of Pediatric Infectious Diseases
University of Virginia School of Medicine
Charlottesville, Virginia
Sinusitis
Retropharyngeal Abscess, Lateral Pharyngeal (Parapharyngeal) Abscess, and Peritonsillar Cellulitis/Abscess

Michelle L. Hernandez, MD
Associate Professor of Pediatrics
University of North Carolina School of Medicine
Chief Medical Officer
UNC Center for Environmental Medicine, Asthma, and Lung Biology
Chapel Hill, North Carolina
Hypersensitivity Pneumonia
Occupational and Environmental Lung Disease

Andrew D. Hershey, MD, PhD, FAAN, FAHS
Professor of Pediatrics
University of Cincinnati College of Medicine
Endowed Chair and Director, Division of Neurology
Headache Medicine Specialist
Cincinnati Children's Medical Center
Cincinnati, Ohio
Headaches

[†]Falecido.

Cynthia E. Herzog, MD
Professor of Pediatrics
University of Texas MD Anderson Cancer Center
Houston, Texas
Retinoblastoma
Gonadal and Germ Cell Neoplasms
Neoplasms of the Liver
Benign Vascular Tumors
Melanoma
Nasopharyngeal Carcinoma
Adenocarcinoma of the Colon and Rectum
Desmoplastic Small Round Cell Tumor

Jesse P. Hirner, MD
Resident Physician
Department of Dermatology
University of Missouri School of Medicine
Columbia, Missouri
Tumors of the Skin

Jessica Hochberg, MD
Assistant Professor of Clinical Pediatrics
Division of Pediatric Hematology, Oncology, and Stem Cell Transplant
New York Medical College
Maria Fareri Children's Hospital at Westchester Medical Center
Valhalla, New York
Lymphoma

Deborah Hodes, MBBS, BSc, DRCOG, FRCPCH
Consultant Community Paediatrician
Department of Paediatrics
University College London Hospitals
London, United Kingdom
Female Genital Mutilation

Holly R. Hoefgen, MD
Assistant Professor
Pediatric and Adolescent Gynecology
Washington University School of Medicine in St. Louis
Co-Director, Integrated Care and Fertility Preservation Program
St. Louis Children's Hospital
St. Louis, Missouri
Vulvovaginitis

Lauren D. Holinger, MD, FAAP, FACS
Paul H. Holinger MD Professor
Division of Pediatric Otolaryngology
Northwestern University Feinberg School of Medicine
Ann & Robert H. Lurie Children's Hospital of Chicago
Chicago, Illinois
Other Laryngeal Neoplasms
Tracheal Neoplasms

Cynthia M. Holland-Hall, MD, MPH
Associate Professor of Clinical Pediatrics
The Ohio State University College of Medicine
Section of Adolescent Medicine
Nationwide Children's Hospital
Columbus, Ohio
Adolescent Physical and Social Development
Transitioning to Adult Care
The Breast

David K. Hooper, MD, MS
Associate Professor of Pediatrics
University of Cincinnati College of Medicine
Medical Director of Kidney Transplantation
Cincinnati Children's Hospital Medical Center
Cincinnati, Ohio
Renal Transplantation

Julie E. Hoover-Fong, MD, PhD
Associate Professor
Department of Pediatrics
McKusick-Nathans Institute of Genetic Medicine
Director, Greenberg Center for Skeletal Dysplasias
Johns Hopkins University School of Medicine
Baltimore, Maryland
General Considerations in Skeletal Dysplasias
Disorders Involving Transmembrane Receptors

Jeffrey D. Hord, MD
The LOPen Charities and Mawaka Family Chair in Pediatric Hematology/Oncology
Director, Showers Family Center for Childhood Cancer and Blood Disorders
Akron Children's Hospital
Akron, Ohio
The Acquired Pancytopenias

B. David Horn, MD
Associate Professor
Department of Orthopaedic Surgery
University of Pennsylvania Perelman School of Medicine
Attending Orthopaedic Surgeon
Children's Hospital of Philadelphia
Philadelphia, Pennsylvania
The Hip

Helen M. Horstmann, MD
Associate Professor
Department of Orthopaedic Surgery
University of Pennsylvania Perelman School of Medicine
Attending Physician
Children's Hospital of Philadelphia
Philadelphia, Pennsylvania
Arthrogryposis

William A. Horton, MD
Professor
Department of Molecular Medical Genetics
Oregon Health & Science University
Director Emeritus of Research
Shriners Hospitals for Children
Portland, Oregon
General Considerations in Skeletal Dysplasias
Disorders Involving Cartilage Matrix Proteins
Disorders Involving Transmembrane Receptors
Disorders Involving Ion Transporters
Disorders Involving Transcription Factors
Disorders Involving Defective Bone Resorption
Other Inherited Disorders of Skeletal Development

Peter J. Hotez, MD, PhD
Dean, National School of Tropical Medicine
Professor, Pediatrics and Molecular Virology and Microbiology
Head, Section of Pediatric Tropical Medicine
Baylor College of Medicine;
Endowed Chair of Tropical Pediatrics
Center for Vaccine Development
Texas Children's Hospital;
Professor, Department of Biology
Baylor University
Waco, Texas;
Baker Institute Fellow in Disease and Poverty
Rice University
Houston, Texas
Hookworms (Necator americanus *and* Ancylostoma spp.)

Samantha A. House, DO
Assistant Professor of Pediatrics
Geisel School of Medicine at Dartmouth and The Dartmouth Institute
Hanover, New Hampshire
Wheezing in Infants: Bronchiolitis

Evelyn Hsu, MD
Associate Professor of Pediatrics
University of Washington School of Medicine
Medical Director, Liver Transplantation
Seattle Children's Hospital
Seattle, Washington
Liver Transplantation

Katherine Hsu, MD, MPH, FAAP
Associate Professor of Pediatrics
Section of Pediatric Infectious Diseases
Boston University Medical Center
Boston, Massachusetts;
Medical Director, Division of STD Prevention and HIV/AIDS Surveillance
Director, Ratelle STD/HIV Prevention Training Center
Bureau of Infectious Disease and Laboratory Sciences
Massachusetts Department of Public Health
Jamaica Plain, Massachusetts
Neisseria gonorrhoeae *(Gonococcus)*

Felicia A. Scaggs Huang, MD
Clinical Fellow
Division of Infectious Diseases
Cincinnati Children's Hospital Medical Center
Cincinnati, Ohio
Congenital and Perinatal Infections

Heather G. Huddleston, MD
Assistant Professor
Department of Obstetrics, Gynecology, and Reproductive Sciences
University of California, San Francisco School of Medicine
San Francisco, California
Polycystic Ovary Syndrome and Hirsutism

Sarah P. Huepenbecker, MD
Resident Physician
Department of Obstetrics and Gynecology
Washington University School of Medicine in St. Louis
St. Louis, Missouri
Gynecologic Neoplasms and Adolescent Prevention Methods for Human Papillomavirus

Vicki Huff, PhD
Professor
Department of Genetics
University of Texas MD Anderson Cancer Center
Houston, Texas
Neoplasms of the Kidney

Winston W. Huh, MD
Assistant Professor of Clinical Care
Children's Hospital of Los Angeles
Los Angeles, California
Gonadal and Germ Cell Neoplasms
Adenocarcinoma of the Colon and Rectum

Stephen R. Humphrey, MD
Assistant Professor
Department of Dermatology
Medical College of Wisconsin
Children's Hospital of Wisconsin
Milwaukee, Wisconsin
Principles of Dermatologic Therapy
Cutaneous Bacterial Infections
Cutaneous Fungal Infections
Cutaneous Viral Infections
Arthropod Bites and Infestations

Stephen P. Hunger, MD
Professor and Jeffrey E. Perelman Distinguished Chair
Department of Pediatrics
University of Pennsylvania Perelman School of Medicine
Chief, Division of Pediatric Oncology
Director, Center for Childhood Cancer Research
Children's Hospital of Philadelphia
Philadelphia, Pennsylvania
Molecular and Cellular Biology of Cancer

David A. Hunstad, MD
Professor of Pediatrics and Molecular Microbiology
Washington University School of Medicine in St. Louis
St. Louis, Missouri
Central Nervous System Infections
Animal and Human Bites
Rat Bite Fever
Monkeypox

Carl E. Hunt, MD
Research Professor of Pediatrics
Uniformed Services University of the Health Sciences
Division of Neonatology
Walter Reed National Military Medical Center
Bethesda, Maryland;
Adjunct Professor of Pediatrics
George Washington University School of Medicine and Health Sciences
Washington, DC
Sudden Infant Death Syndrome

Stacey S. Huppert, PhD
Associate Professor of Pediatrics
University of Cincinnati College of Medicine
Division of Gastroenterology, Hepatology, and Nutrition
Division of Developmental Biology
Cincinnati Children's Hospital Medical Center
Cincinnati, Ohio
Morphogenesis of the Liver and Biliary System

Anna R. Huppler, MD
Assistant Professor
Pediatric Infectious Diseases
Medical College of Wisconsin
Children's Hospital of Wisconsin
Milwaukee, Wisconsin
Infectious Complications of Hematopoietic Stem Cell Transplantation

Patricia I. Ibeziako, MBBS
Assistant Professor of Psychiatry
Harvard Medical School
Director, Psychiatry Consultation Service
Boston Children's Hospital
Boston, Massachusetts
Somatic Symptom and Related Disorders

Samar H. Ibrahim, MBChB
Assistant Professor of Pediatrics
Division of Pediatric Gastroenterology and Hepatology
Mayo Clinic
Rochester, Minnesota
Mitochondrial Hepatopathies

Allison M. Jackson, MD, MPH, FAAP
Division Chief, Child and Adolescent Protection Center
Children's National Health System
Washington Children's Foundation
Professor of Child and Adolescent Protection
Associate Professor of Pediatrics
The George Washington University School of Medicine and Health Sciences
Washington, DC
Adolescent Sexual Assault

Elizabeth C. Jackson, MD
Professor Emerita of Pediatrics
University of Cincinnati College of Medicine
Division of Nephrology
Cincinnati Children's Hospital Medical Center
Cincinnati, Ohio
Urinary Tract Infections

Mary Anne Jackson, MD
Clinical Professor of Pediatrics
University of Missouri–Kansas City School of Medicine
Department of Pediatric Infectious Diseases
Children's Mercy Hospitals and Clinics
Kansas City, Missouri
Orbital Infections

Ashlee Jaffe, MD, MEd
Assistant Professor of Clinical Pediatrics
Department of Pediatrics
University of Pennsylvania Perelman School of Medicine
Attending Physician, Division of Rehabilitation Medicine
Children's Hospital of Philadelphia
Philadelphia, Pennsylvania
Spinal Cord Injury and Autonomic Dysreflexia Management

Andrew B. Janowski, MD
Instructor in Infectious Diseases
Department of Pediatrics
Washington University School of Medicine in St. Louis
St. Louis, Missouri
Central Nervous System Infections

Tara C. Jatlaoui, MD, MPH
Medical Epidemiologist
Division of Reproductive Health
Centers for Disease Control and Prevention
Atlanta, Georgia
Contraception

Elena J. Jelsing, MD
Assistant Professor
Departments of Physical Medicine and Rehabilitation and Division of Sports Medicine
Mayo Clinic Sports Medicine Center
Minneapolis, Minnesota
Specific Sports and Associated Injuries

M. Kyle Jensen, MD
Associate Professor
Department of Pediatrics
University of Utah School of Medicine
Division of Pediatric Gastroenterology
Primary Children's Hospital
Salt Lake City, Utah
Viral Hepatitis

Brian P. Jenssen, MD, MSHP
Assistant Professor
Department of Pediatrics
University of Pennsylvania Perelman School of Medicine
Division of General Pediatrics
Children's Hospital of Philadelphia
Philadelphia, Pennsylvania
Tobacco and Electronic Nicotine Delivery Systems

Karen E. Jerardi, MD, MEd
Associate Professor of Pediatrics
University of Cincinnati College of Medicine
Attending Physician, Division of Hospital Medicine
Cincinnati Children's Hospital Medical Center
Cincinnati, Ohio
Urinary Tract Infections

Chandy C. John, MD, MS
Ryan White Professor of Pediatrics
Director, Ryan White Center for Pediatric Infectious Diseases and Global Health
Indiana University School of Medicine
Indianapolis, Indiana
Health Advice for Children Traveling Internationally
Giardiasis and Balantidiasis
Malaria (Plasmodium)

Brian D. Johnston, MD, MPH
Professor of Pediatrics
Associate Chief of Clinical Services
Division of General Pediatrics
University of Washington School of Medicine
Chief of Service, Department of Pediatrics
Harborview Medical Center
Seattle, Washington
Injury Control

Michael V. Johnston, MD
Executive Vice President and Chief Medical Officer
Kennedy Krieger Institute
Professor of Pediatrics and Neurology
Johns Hopkins University School of Medicine
Baltimore, Maryland
Congenital Anomalies of the Central Nervous System
Encephalopathies

Richard B. Johnston Jr, MD
Professor Emeritus of Pediatrics
University of Colorado School of Medicine
Aurora, Colorado;
National Jewish Health
Denver, Colorado
Monocytes, Macrophages, and Dendritic Cells
The Complement System
Disorders of the Complement System

Bridgette L. Jones, MD
Associate Professor of Pediatrics
Division of Allergy, Asthma, and Immunology
University of Missouri – Kansas City School of Medicine
Division of Allergy, Asthma, and Immunology
Division of Clinical Pharmacology, Toxicology, and Therapeutic Innovation
Children's Mercy
Kansas City, Missouri
Principles of Drug Therapy

Marsha Joselow, MSW, LICSW
Department of Psychosocial Oncology and Palliative Care
Boston Children's Hospital
Dana-Farber Cancer Institute
Boston, Massachusetts
Pediatric Palliative Care

Cassandra D. Josephson, MD
Professor of Pathology and Pediatrics
Emory University School of Medicine
Director of Clinical Research, Center for Transfusion and Cellular Therapies
Program Director, Transfusion Medicine Fellowship Medical Director
Children's Healthcare of Atlanta Blood, Tissue, and Apheresis Services
Atlanta, Georgia
Red Blood Cell Transfusions and Erythropoietin Therapy
Platelet Transfusions
Neutrophil (Granulocyte) Transfusions
Plasma Transfusions
Risks of Blood Transfusions

Nicholas Jospe, MD
Professor of Pediatrics
University of Rochester School of Medicine and Dentistry
Chief, Division of Pediatric Endocrinology
Golisano Children's Hospital
Rochester, New York
Diabetes Mellitus

Joel C. Joyce, MD
Pediatric Dermatologist
NorthShore University Health System
Skokie, Illinois;
Clinical Assistant Professor of Dermatology
University of Chicago Pritzker School of Medicine
Chicago, Illinois
Hyperpigmented Lesions
Hypopigmented Lesions
Vesiculobullous Disorders
Nutritional Dermatoses

Marielle A. Kabbouche, MD, FAHS
Professor of Pediatrics
University of Cincinnati College of Medicine
Director, Acute and Inpatient Headache Program
Division of Neurology
Cincinnati Children's Medical Center
Cincinnati, Ohio
Headaches

Joanne Kacperski, MD, FAHS
Assistant Professor of Pediatrics
University of Cincinnati College of Medicine
Headache Medicine Specialist, Division of Neurology
Director, Post-Concussion Headache Program
Director, Headache Medicine Fellowship
Cincinnati Children's Medical Center
Cincinnati, Ohio
Headaches

Deepak Kamat, MD, PhD
Professor of Pediatrics
Vice Chair for Education
Wayne State University School of Medicine
Designated Institutional Official
Detroit, Michigan
Fever

Beena D. Kamath-Rayne, MD, MPH
Associate Professor of Pediatrics
University of Cincinnati College of Medicine
Attending Neonatologist, Division of Neonatology and Pulmonary Biology
Cincinnati Children's Hospital Medical Center
Cincinnati, Ohio
Neonatal Resuscitation and Delivery Room Emergencies

Alvina R. Kansra, MD
Associate Professor of Pediatrics
Medical College of Wisconsin
Division of Pediatric Endocrinology
Children's Hospital of Wisconsin
Milwaukee, Wisconsin
Hypofunction of the Ovaries
Pseudoprecocity Resulting From Lesions of the Ovary

David M. Kanter, MD
Assistant Professor
Department of Physical Medicine and Rehabilitation
State University of New York
SUNY Upstate Medical University
Syracuse, New York
Health and Wellness for Children With Disabilities

Aaron M. Karlin, MD
Clinical Associate Professor
Department of Physical Medicine and Rehabilitation
Louisiana State University School of Medicine
Chair, Department of Physical Medicine and Rehabilitation
Section Head, Pediatric Rehabilitation
Ochsner Clinic Medical Center
Ochsner Children's Health Center
New Orleans, Louisiana
Management of Musculoskeletal Injury

Jacob Kattan, MD, MSCR
Assistant Professor
Department of Pediatrics
Jaffe Food Allergy Institute
Kravis Children's Hospital at the Icahn School of Medicine at Mount Sinai
New York, New York
Diagnosis of Allergic Disease

James W. Kazura, MD
Distinguished University Professor
Adel A. Mahmoud Professorship in Global Health and Vaccines
Director, Center for Global Health and Diseases
Case Western Reserve University School of Medicine
Cleveland, Ohio
Ascariasis (Ascaris lumbricoides)
Trichuriasis (Trichuris trichiura)
Enterobiasis (Enterobius vermicularis)
Strongyloidiasis (Strongyloides stercoralis)
Lymphatic Filariasis (Brugia malayi, Brugia timori, *and* Wuchereria bancrofti)
Other Tissue Nematodes
Toxocariasis (Visceral and Ocular Larva Migrans)
Trichinellosis (Trichinella spiralis)

Gregory L. Kearns, PharmD, PhD, FAAP
President, Arkansas Children's Research Institute
Senior Vice President and Chief Research Officer
Arkansas Children's
Ross and Mary Whipple Family Distinguished Research Scientist
Professor of Pediatrics
University of Arkansas for Medical Sciences
Little Rock, Arkansas
Principles of Drug Therapy

Andrea Kelly, MD, MSCE
Associate Professor of Pediatrics
University of Pennsylvania Perelman School of Medicine
Attending Physician
Children's Hospital of Philadelphia
Philadelphia, Pennsylvania
Assessment of Growth

Desmond P. Kelly, MD
Professor of Pediatrics
University of South Carolina School of Medicine Greenville
Chief Medical Research Officer
Health Sciences Center
Prisma Health-Upstate
Greenville, South Carolina
Neurodevelopmental and Executive Function and Dysfunction

Kevin J. Kelly, MD
Professor of Pediatrics (Emeritus)
Department of Pediatrics
University of North Carolina School of Medicine
Chapel Hill, North Carolina
Hypersensitivity Pneumonia
Occupational and Environmental Lung Disease
Granulomatous Lung Disease
Eosinophilic Lung Disease
Interstitial Lung Disease

Matthew S. Kelly, MD, MPH
Assistant Professor of Pediatrics
Division of Infectious Diseases
Duke University School of Medicine
Durham, North Carolina
Community-Acquired Pneumonia

Michael Kelly, MD, PhD
Chief Research Officer
Akron Children's Hospital
Akron, Ohio
Anatomy and Function of the Lymphatic System
Abnormalities of Lymphatic Vessels
Lymphadenopathy

Kimberly M. Ken, MD
Resident Physician
Department of Dermatology
University of Missouri School of Medicine
Columbia, Missouri
Disorders of the Sweat Glands
Disorders of Hair
Disorders of the Nails

Melissa A. Kennedy, MD
Assistant Professor of Clinical Pediatrics
Division of Gastroenterology, Hepatology, and Nutrition
University of Pennsylvania Perelman School of Medicine
Children's Hospital of Philadelphia
Philadelphia, Pennsylvania
Intestinal Duplications, Meckel Diverticulum, and Other Remnants of the Omphalomesenteric Duct

Eitan Kerem, MD
Professor and Chair
Department of Pediatrics
Hadassah University Medical Center
Jerusalem, Israel
Effects of War on Children

Joseph E. Kerschner, MD
Dean of the Medical School, Provost and Executive Vice President
Professor of Otolaryngology and Microbiology and Immunology
Medical College of Wisconsin
Milwaukee, Wisconsin
Otitis Media

Seema Khan, MD
Associate Professor of Pediatrics
Division of Gastroenterology and Nutrition
George Washington University School of Medicine and Health Sciences
Children's National Medical Center
Washington, DC
Embryology, Anatomy, and Function of the Esophagus
Congenital Anomalies
Obstructing and Motility Disorders of the Esophagus
Dysmotility
Hiatal Hernia
Gastroesophageal Reflux Disease
Eosinophilic Esophagitis, Pill Esophagitis, and Infective Esophagitis
Esophageal Perforation
Esophageal Varices
Ingestions

Ameneh Khatami, BHB, MBChB, MD
Clinical Senior Lecturer
Discipline of Child and Adolescent Health
University of Sydney
Department of Microbiology and Infectious Diseases
The Children's Hospital at Westmead
Sydney, Australia
Aeromonas *and* Plesiomonas

Soumen Khatua, MD
Associate Professor of Pediatrics
Section Chief, Neuro-Oncology
Department of Pediatrics Patient Care
The University of Texas MD Anderson Cancer Center
Houston, Texas
Brain Tumors in Childhood

Alexandra Kilinsky, DO
Fellow, Pediatric Hospital Medicine
Department of Pediatrics
Cohen Children's Medical Center of New York
New Hyde Park, New York
Immunization Practices

Chong-Tae Kim, MD, PhD
Associate Professor
Department of Pediatrics
University of Pennsylvania Perelman School of Medicine
Division of Rehabilitation Medicine
Children's Hospital of Philadelphia
Philadelphia, Pennsylvania
Rehabilitation for Severe Traumatic Brain Injury

Wendy E. Kim, DO
Assistant Professor of Internal Medicine and Pediatrics
Division of Pediatric Dermatology
Loyola University Chicago Stritch School of Medicine
Evanston, Illinois
Diseases of the Dermis
Diseases of Subcutaneous Tissue
Disorders of the Mucous Membranes
Acne

Charles H. King, MD
Professor Emeritus of International Health
Center for Global Health and Diseases
Case Western Reserve University School of Medicine
Cleveland, Ohio
Schistosomiasis (Schistosoma)
Flukes (Liver, Lung, and Intestinal)

Paul S. Kingma, MD, PhD
Associate Professor of Pediatrics
University of Cincinnati of College of Medicine
Neonatal Director, Cincinnati Fetal Center
Co-Director, Cincinnati Bronchopulmonary Dysplasia Center
The Perinatal Institute
Cincinnati Children's Hospital Medical Center
Cincinnati, Ohio
Fetal Intervention and Surgery

Stephen L. Kinsman, MD
Associate Professor of Pediatrics
Medical University of South Carolina
Charleston, South Carolina
Congenital Anomalies of the Central Nervous System

Priya S. Kishnani, MD, MBBS
C.L. and Su Chen Professor of Pediatrics
Chief, Division of Medical Genetics
Duke University Medical Center
Durham, North Carolina
Defects in Metabolism of Carbohydrates

Bruce L. Klein, MD
Associate Professor of Pediatrics
Johns Hopkins University School of Medicine
Interim Director, Pediatric Emergency Medicine
Director, Pediatric Transport
Johns Hopkins Children's Center
Baltimore, Maryland
Interfacility Transport of the Seriously Ill or Injured Pediatric Patient
Acute Care of Multiple Trauma
Care of Abrasions and Minor Lacerations

Bruce S. Klein, MD
Professor of Pediatrics, Internal Medicine, and Medical Microbiology and Immunology
Chief, Pediatric Infectious Disease Division
University of Wisconsin School of Medicine and Public Health
Madison, Wisconsin
Blastomycosis (Blastomyces dermatitidis)

Robert M. Kliegman, MD
Professor and Chairman Emeritus
Department of Pediatrics
Medical College of Wisconsin
Children's Hospital of Wisconsin
Milwaukee, Wisconsin
Culture-Specific Beliefs
Refeeding Syndrome
Generalized Arterial Calcification of Infancy/Idiopathic Infantile Arterial Calcification
Arterial Tortuosity

William C. Koch, MD
Associate Professor of Pediatrics
Virginia Commonwealth University School of Medicine
Division of Pediatric Infectious Diseases
Children's Hospital of Richmond at VCU
Richmond, Virginia
Parvoviruses

Patrick M. Kochanek, MD, MCCM
Ake N. Grenvik Professor of Critical Care Medicine
Vice Chair, Department of Critical Care Medicine
Professor of Anesthesiology, Pediatrics, Bioengineering, and Clinical and Translational Science
Director, Safar Center for Resuscitation Research
UPMC Children's Hospital of Pittsburgh
John G. Rangos Research Center
Pittsburgh, Pennsylvania
Neurologic Emergencies and Stabilization

Eric Kodish, MD
Professor of Pediatrics
Lerner College of Medicine
Cleveland Clinic
Cleveland, Ohio
Ethics in Pediatric Care

Stephan A. Kohlhoff, MD
Associate Professor of Pediatrics and Medicine
Chief, Pediatric Infectious Diseases
SUNY Downstate Medical Center
Brooklyn, New York
Chlamydia pneumoniae
Psittacosis (Chlamydia psittaci)

Mark A. Kostic, MD
Professor of Emergency Medicine and Pediatrics
Medical College of Wisconsin
Associate Medical Director
Wisconsin Poison Center
Milwaukee, Wisconsin
Poisoning

Karen L. Kotloff, MD
Professor of Pediatrics
Division Head, Infectious Disease and Tropical Pediatrics
Center for Vaccine Development and Global Health
University of Maryland School of Medicine
Baltimore, Maryland
Acute Gastroenteritis in Children

Elliot J. Krane, MD, FAAP
Professor of Pediatrics, and Anesthesiology, Perioperative, and Pain Medicine
Stanford University School of Medicine
Chief, Pediatric Pain Management
Stanford Children's Health
Lucile Packard Children's Hospital at Stanford
Stanford, California
Pediatric Pain Management

Peter J. Krause, MD
Senior Research Scientist in Epidemiology (Microbial Diseases), Medicine (Infectious Diseases), and Pediatrics (Infectious Diseases)
Lecturer in Epidemiology (Microbial Diseases)
Yale School of Public Health
New Haven, Connecticut
Babesiosis (Babesia)

Richard E. Kreipe, MD, FAAAP, FSAHM, FAED
Dr. Elizabeth R. McArnarney Professor in Pediatrics funded by Roger and Carolyn Friedlander
Department of Pediatrics, Division of Adolescent Medicine
University of Rochester Medical Center
Golisano Children's Hospital
Director, New York State ACT for Youth Center of Excellence
Medical Director, Western New York Comprehensive Care Center for Eating Disorders
Rochester, New York
Eating Disorders

Steven E. Krug, MD
Professor of Pediatrics
Northwestern University Feinberg School of Medicine
Division of Pediatric Emergency Medicine
Ann & Robert H. Lurie Children's Hospital of Chicago
Chicago, Illinois
Emergency Medical Services for Children

Janet L. Kwiatkowski, MD, MSCE
Professor
Department of Pediatrics
University of Pennsylvania Perelman School of Medicine
Division of Hematology
Children's Hospital of Philadelphia
Philadelphia, Pennsylvania
Hemoglobinopathies

Jennifer M. Kwon, MD
Professor of Child Neurology
Department of Neurology
University of Wisconsin School of Medicine and Public Health
Madison, Wisconsin
Neurodegenerative Disorders of Childhood

Catherine S. Lachenauer, MD
Assistant Professor of Pediatrics
Harvard Medical School
Director, Infectious Diseases Outpatient Practice
Boston Children's Hospital
Boston, Massachusetts
Group B Streptococcus

Stephan Ladisch, MD
Professor of Pediatrics and Biochemistry/ Molecular Biology
George Washington University School of Medicine
Center for Cancer and Immunology Research and
Center for Cancer and Blood Disorders
Children's Research Institute
Children's National Medical Center
Washington, DC
Histiocytosis Syndromes of Childhood

Oren J. Lakser, MD
Assistant Professor of Pediatrics
Northwestern University Feinberg School of Medicine
Associate Clinician Specialist
Division of Pulmonary Medicine
Ann & Robert H. Lurie Children's Hospital of Chicago
Chicago, Illinois
Bronchiectasis
Pulmonary Abscess

Philip J. Landrigan, MD, MSc, FAAP
Director, Global Public Health Program
Schiller Institute for Integrated Science and Society
Professor of Biology
Boston College
Chestnut Hill, Massachusetts
Chemical Pollutants

Gregory L. Landry, MD
Professor Emeritus
Department of Pediatrics
University of Wisconsin – Madison
School of Medicine and Public Health
Madison, Wisconsin
Epidemiology and Prevention of Injuries
Heat Injuries
Female Athletes: Menstrual Problems and the Risk of Osteopenia
Performance-Enhancing Aids

Wendy G. Lane, MD, MPH, FAAP
Associate Professor
Department Epidemiology and Public Health
Department of Pediatrics
University of Maryland School of Medicine
Baltimore, Maryland
Abused and Neglected Children

A. Noelle Larson, MD
Associate Professor, Orthopedic Surgery
Division of Pediatric Orthopedic Surgery
Mayo Clinic
Rochester, Minnesota
Benign Tumors and Tumor-Like Processes of Bone

Phillip S. LaRussa, MD
Professor of Pediatrics
Columbia University College of Physicians and Surgeons
Division of Pediatric Infectious Diseases
NewYork-Presbyterian Morgan Stanley Children's Hospital
New York, New York
Varicella-Zoster Virus

Oren J. Lakser, MD
Assistant Professor of Pediatrics
Northwestern University Feinberg School of Medicine
Division of Pulmonary Medicine
Ann & Robert H. Lurie Children's Hospital of Chicago
Chicago, Illinois
Bronchiectasis
Pulmonary Abscess

J. Todd R. Lawrence, MD, PhD
Assistant Professor
Department of Orthopaedic Surgery
University of Pennsylvania Perelman School of Medicine
Attending Orthopaedic Surgeon
Children's Hospital of Philadelphia
Philadelphia, Pennsylvania
The Knee

Brendan Lee, MD, PhD
Robert and Janice McNair Endowed Chair in Molecular and Human Genetics
Professor and Chairman
Department of Molecular and Human Genetics
Baylor College of Medicine
Houston, Texas
Integration of Genetics into Pediatric Practice
The Genetic Approach in Pediatric Medicine
The Human Genome
Patterns of Genetic Transmission
Cytogenetics
Genetics of Common Disorders

K. Jane Lee, MD, MA
Associate Professor
Department of Pediatrics
Medical College of Wisconsin
Division of Pediatric Special Needs
Children's Hospital of Wisconsin
Milwaukee, Wisconsin
Brain Death

J. Steven Leeder, PharmD, PhD
Marion Merrell Dow / Missouri Endowed Chair in Pediatric Pharmacology
Chief, Division of Pediatric Pharmacology and Medical Toxicology
Children's Mercy Hospitals and Clinics
Kansas City, Missouri;
Adjunct Professor
Department of Pharmacology, Toxicology, and Therapeutics
Kansas University School of Medicine
Kansas City, Kansas
Pediatric Pharmacogenetics, Pharmacogenomics, and Pharmacoproteomics

Jennifer W. Leiding, MD
Assistant Professor of Pediatrics
University of South Florida College of Medicine
St. Petersburg, Florida
Immunodeficiencies Affecting Multiple Cell Types

Michael J. Lentze, MD
Professor Emeritus of Pediatrics
Zentrum für Kinderheilkunde
Universitätsklinikum Bonn
Bonn, Germany
Enzyme Deficiencies

Steven O. Lestrud, MD
Assistant Professor of Pediatrics
Northwestern University Feinberg School of Medicine
Medical Director, Respiratory Care
Ann & Robert H. Lurie Children's Hospital of Chicago
Chicago, Illinois
Bronchopulmonary Dysplasia
Chronic Respiratory Failure and Long-Term Mechanical Ventilation

Donald Y. M. Leung, MD, PhD
Edelstein Family Chair of Pediatric Allergy-Immunology
National Jewish Health
Professor of Pediatrics
University of Colorado School of Medicine
Denver, Colorado
Atopic Dermatitis (Atopic Eczema)

Michael N. Levas, MD
Associate Professor of Pediatrics
Medical College of Wisconsin
Division of Pediatric Emergency Medicine
Children's Hospital of Wisconsin
Milwaukee, Wisconsin
Violent Behavior

Rona L. Levy, MSW, PhD, MPH
Professor and Director
Behavioral Medicine Research Group
Assistant Dean for Research
School of Social Work
University of Washington
Seattle, Washington
Pediatric Pain Management

B U.K. Li, MD
Clinical Professor of Pediatrics
Medical College of Wisconsin
Division of Pediatric Gastroenterology
Children's Hospital of Wisconsin
Milwaukee, Wisconsin
Cyclic Vomiting Syndrome

Chris A. Liacouras, MD
Professor of Pediatrics
University of Pennsylvania Perelman School of Medicine
Co-Director, Center for Pediatric Eosinophilic Disorders
Children's Hospital of Philadelphia
Philadelphia, Pennsylvania
Normal Digestive Tract Phenomena
Major Symptoms and Signs of Digestive Tract Disorders
Normal Development, Structure, and Function of the Stomach and Intestines
Pyloric Stenosis and Other Congenital Anomalies of the Stomach
Intestinal Atresia, Stenosis, and Malrotation
Intestinal Duplications, Meckel Diverticulum, and Other Remnants of the Omphalomesenteric Duct
Motility Disorders and Hirschsprung Disease
Ileus, Adhesions, Intussusception, and Closed-Loop Obstructions
Foreign Bodies and Bezoars
Functional Abdominal Pain
Cyclic Vomiting Syndrome
Malformations
Ascites
Peritonitis

Christopher W. Liebig, MD
Clinical Assistant Professor of Pediatrics
Northeast Ohio Medical University
Rootstown, Ohio;
Director, Sports Medicine in Mahoning Valley
Akron Children's Hospital
Boardman, Ohio
Sports-Related Traumatic Brain Injury (Concussion)

Paul H. Lipkin, MD
Associate Professor of Pediatrics
Director, Medical Informatics
Director, Interactive Autism Network
Kennedy Krieger Institute
Johns Hopkins University School of Medicine
Baltimore, Maryland
Developmental and Behavioral Surveillance and Screening

Deborah R. Liptzin, MD, MS
Assistant Professor of Pediatrics
University of Colorado School of Medicine
Associate Director, Colorado chILD
Children's Hospital Colorado
Aurora, Colorado
Fibrotic Lung Disease

Andrew H. Liu, MD
Professor
Department of Pediatrics
Children's Hospital Colorado
University of Colorado School of Medicine
Aurora, Colorado
Childhood Asthma

Lucinda Lo, MD
Clinical Assistant Professor of Pediatrics
Physician Advisor, CDI and CM
University of Pennsylvania Perelman School of Medicine
Children's Hospital of Philadelphia
Philadelphia, Pennsylvania
Malnutrition

Stanley F. Lo, PhD
Associate Professor of Pathology
Medical College of Wisconsin
Technical Director, Clinical Chemistry, POCT, and Biochemical Genetics
Director, Reference Standards Library
Children's Hospital of Wisconsin
Milwaukee, Wisconsin
Laboratory Testing in Infants and Children
Reference Intervals for Laboratory Tests and Procedures

Kathleen A. Long, MD
Department of Child Health
University of Missouri School of Medicine
Columbia, Missouri
Dermatologic Diseases of the Neonate

Sarah S. Long, MD
Professor of Pediatrics
Drexel University College of Medicine
Division of Infectious Diseases
St. Christopher's Hospital for Children
Philadelphia, Pennsylvania
Pertussis (Bordetella pertussis and Bordetella parapertussis)

Anna Lena Lopez, MD, MPH
Director, Institute of Child Health and Human Development
Research Associate Professor
University of the Philippines Manila–National Institutes of Health
Manila, Philippines
Cholera

Santiago M.C. Lopez, MD
Assistant Professor of Pediatrics
University of South Dakota School of Medicine
Pediatric Infectious Diseases
Sanford Children's Hospital/Specialty Clinic
Sioux Falls, South Dakota
The Common Cold

Steven V. Lossef, MD
Associate Professor of Radiology
George Washington University School of Medicine and Health Sciences
Head, Pediatric Interventional Radiology
Division of Diagnostic Imaging and Radiology
Children's National Medical Center
Washington, DC
Pertussis (Bordetella pertussis *and* Bordetella parapertussis)
Pleurisy, Pleural Effusions, and Empyema

Jennifer A. Lowry, MD
Professor of Pediatrics
University of Missouri – Kansas City School of Medicine
Director, Division of Clinical Pharmacology, Toxicology, and Therapeutic Innovation
Children's Mercy
Kansas City, Missouri
Principles of Drug Therapy

Ian R. Macumber, MD, MS
Assistant Professor of Pediatrics
University of Connecticut School of Medicine
Division of Nephrology
Connecticut Children's Medical Center
Hartford, Connecticut
Systemic Hypertension

Mark R. Magnusson, MD, PhD
Co-Director, Diagnostic and Complex Care Center
Medical Director, Spina Bifida Program
Children's Hospital of Philadelphia
Philadelphia, Pennsylvania
Chronic Fatigue Syndrome

Pilar L. Magoulas, MS
Assistant Professor, Clinical Program
Department of Molecular and Human Genetics
Baylor College of Medicine
Houston, Texas
Genetic Counseling

Prashant V. Mahajan, MD, MPH, MBA
Professor of Emergency Medicine and Pediatrics
Vice-Chair, Department of Emergency Medicine
Division Chief, Pediatric Emergency Medicine
University of Michigan
Ann Arbor, Michigan
Heavy Metal Intoxication

Joseph A. Majzoub, MD
Thomas Morgan Rotch Professor of Pediatrics
Harvard Medical School
Division of Endocrinology
Boston Children's Hospital
Boston, Massachusetts
Diabetes Insipidus
Other Abnormalities of Arginine Vasopressin Metabolism and Action

Robert J. Mann, MD
The Karl and Patricia Betz Family Endowed Director of Research
Helen DeVos Children's Hospital
Grand Rapids, Michigan
Deformational Plagiocephaly

Irini Manoli, MD, PhD
National Human Genome Research Institute
National Institutes of Health
Bethesda, Maryland
Isoleucine, Leucine, Valine, and Related Organic Acidemias

Asim Maqbool, MD
Associate Professor of Clinical Pediatrics
University of Pennsylvania Perelman School of Medicine
Division of Gastroenterology, Hepatology, and Nutrition
Children's Hospital of Philadelphia
Philadelphia, Pennsylvania
Nutritional Requirements
Normal Digestive Tract Phenomena
Major Symptoms and Signs of Digestive Tract Disorders
Normal Development, Structure, and Function of the Stomach and Intestines
Pyloric Stenosis and Other Congenital Anomalies of the Stomach
Intestinal Atresia, Stenosis, and Malrotation
Intestinal Duplications, Meckel Diverticulum, and Other Remnants of the mphalomesenteric Duct
Motility Disorders and Hirschsprung Disease
Ileus, Adhesions, Intussusception, and Closed-Loop Obstructions
Foreign Bodies and Bezoars
Cyclic Vomiting Syndrome
Peritoneal Malformations
Ascites
Peritonitis

Ashley M. Maranich, MD
Program Director, Pediatrics Residency
Tripler Army Medical Center
Honolulu, Hawaii
Malassezia

Nicole Marcantuono, MD
Associate Professor
Department of Pediatrics
Thomas Jefferson Medical College
Philadelphia, Pennsylvania;
Attending Physician
Alfred I. du Pont Hospital for Children
Wilmington, Delaware
Evaluation of the Child for Rehabilitative Services

David Margolis, MD
Professor and Associate Chair
Department of Pediatrics
Medical College of Wisconsin
Program Director, Bone Marrow Transplantation
Children's Hospital of Wisconsin
Milwaukee, Wisconsin
Principles and Clinical Indications of Hematopoietic Stem Cell Transplantation
Hematopoietic Stem Cell Transplantation from Alternative Sources and Donors
Graft-Versus-Host Disease, Rejection, and Venoocclusive Disease
Late Effects of Hematopoietic Stem Cell Transplantation

Mona Marin, MD
Division of Viral Diseases
National Center for Immunization and Respiratory Diseases
Centers for Disease Control and Prevention
Atlanta, Georgia
Varicella-Zoster Virus

Joan C. Marini, MD, PhD
Chief, Bone and Extracellular Matrix Branch
National Institute for Child Health and Development
National Institutes of Health
Bethesda, Maryland
Osteogenesis Imperfecta

Thomas C. Markello, MD, PhD
Associate Staff Clinician,
Medical Genetics Branch
National Human Genome Research Institute
National Institutes of Health
Bethesda, Maryland
Genetic Approaches to Rare and Undiagnosed Diseases

Morri Markowitz, MD
Professor of Pediatrics and Medicine
Albert Einstein College of Medicine
Director, Lead Poisoning Prevention and Treatment Program
The Children's Hospital at Montefiore
Bronx, New York
Lead Poisoning

Stacene R. Maroushek, MD, PhD, MPH
Assistant Professor of Pediatrics
Divisions of Pediatric Infectious Diseases and General Pediatrics
University of Minnesota Medical School
Hennepin County Medical Center
Minneapolis, Minnesota
Medical Evaluation of the Foreign-Born Child
Principles of Antimycobacterial Therapy

Justin D. Marsh, MD
Assistant Professor of Pediatric Ophthalmology
University of Missouri-Kansas City School of Medicine
Kansas City, Missouri
Growth and Development of the Eye
Examination of the Eye
Abnormalities of Refraction and Accommodation
Disorders of Vision
Abnormalities of Pupil and Iris
Disorders of Eye Movement and Alignment
Abnormalities of the Lids
Disorders of the Lacrimal System
Disorders of the Conjunctiva
Abnormalities of the Cornea
Abnormalities of the Lens
Disorders of the Uveal Tract
Disorders of the Retina and Vitreous
Abnormalities of the Optic Nerve
Childhood Glaucoma
Orbital Abnormalities
Orbital Infections
Injuries to the Eye

Kari L. Martin, MD
Assistant Professor of Dermatology and Child Health
University of Missouri School of Medicine
Columbia, Missouri
Dermatologic Diseases of the Neonate
Cutaneous Defects
Ectodermal Dysplasias
Vascular Disorders
Cutaneous Nevi
Disorders of Keratinization
Disorders of the Sweat Glands
Disorders of Hair
Disorders of the Nails
Tumors of the Skin

Maria G. Martinez, MD
Clinical Fellow, Pediatric Rehabilitation Medicine
Cincinnati Children's Hospital Medical Center
Cincinnati, Ohio
Health and Wellness for Children With Disabilities

Wilbert H. Mason, MD, MPH
Professor Emeritus of Clinical Pediatrics
University of Southern California Keck School of Medicine
Chief, Pediatric Infectious Diseases
Children's Hospital of Los Angeles
Los Angeles, California
Measles
Rubella
Mumps

Reuben K. Matalon, MD, PhD
Professor of Pediatrics and Genetics
University of Texas Medical Branch
University of Texas Children's Hospital
Galveston, Texas
N-*Acetylaspartic Acid Aspartic Acid (Canavan Disease)*

Sravan Kumar Reddy Matta, MD
Assistant Professor of Pediatrics
Division of Gastroenterology and Nutrition
Children's National Medical Center
Washington, DC
Embryology, Anatomy, and Function of the Esophagus
Congenital Anomalies
Obstructing and Motility Disorders of the Esophagus
Dysmotility
Hiatal Hernia
Gastroesophageal Reflux Disease

Aletha Maybank, MD, MPH
Deputy Commissioner
Founding Director, Center for Health Equity
New York City Department of Health and Mental Hygiene
Long Island City, New York
Racism and Child Health

Robert L. Mazor, MD
Clinical Associate Professor
Department of Pediatrics
University of Washington School of Medicine
Division of Critical Care and Cardiac Surgery
Clinical Director, CICU
Seattle Children's Hospital and Regional Medical Center
Seattle, Washington
Pulmonary Edema

Jennifer McAllister, MD, IBCLC
Assistant Professor of Pediatrics
University of Cincinnati College of Medicine
Medical Director, West Chester Hospital Special Care Nursery and University of Cincinnati Medical Center Newborn Nursery
Medical Director, NICU Follow Up Clinic–NAS Clinic
Cincinnati Children's Hospital Medical Center
Cincinnati, Ohio
Maternal Selective Serotonin Reuptake Inhibitors and Neonatal Behavioral Syndromes

Megan E. McCabe, MD, FAAP
Director, Pediatric Residency Program
Director, Pediatric Critical Care Fellowship Program
The Children's Hospital at Montefiore
The University Hospital for Albert Einstein College of Medicine
Bronx, New York
Loss, Separation, and Bereavement

Megan E. McClean, MD
Resident Physician
Department of Dermatology
University of Missouri School of Medicine
Columbia, Missouri
Cutaneous Nevi

Susanna A. McColley, MD
Professor of Pediatrics
Northwestern University Feinberg School of Medicine
Associate Chief Research Officer for Clinical Trials
Stanley Manne Children's Research Institute
Ann & Robert H. Lurie Children's Hospital of Chicago
Chicago, Illinois
Extrapulmonary Diseases with Pulmonary Manifestations
Pulmonary Tumors

Patrick T. McGann, MD, MS
Associate Professor of Pediatrics
University of Cincinnati College of Medicine
Division of Hematology
Cincinnati Children's Hospital Medical Center
Cincinnati, Ohio
Anemia in the Newborn Infant

Margaret M. McGovern, MD, PhD
Knapp Professor of Pediatrics
Physician-in-Chief
Stony Brook Children's Hospital
Dean for Clinical Affairs
Stony Brook University School of Medicine
Stony Brook, New York
Lipidoses (Lysosomal Storage Disorders)
Mucolipidoses
Disorders of Glycoprotein Degradation and Structure

Sharon A. McGrath-Morrow, MD, MBA
Professor of Pediatrics
Eudowood Division of Pediatric Respiratory Sciences
Johns Hopkins University School of Medicine
Baltimore, Maryland
Bronchopulmonary Dysplasia

Jeffrey S. McKinney, MD, PhD
Professor of Pediatrics
Vice Chair for Education
Harry W. Bass Jr. Professorship in Pediatric Education
Distinguished Teaching Professor
Division of Pediatric Infectious Diseases
UT Southwestern Medical Center
Dallas, Texas
Salmonella

Matthew J. McLaughlin, MD
Assistant Professor of Pediatrics
University of Missouri–Kansas City School of Medicine
Division of Pediatric Physical Medicine and Rehabilitation
Children's Mercy Hospitals and Clinics
Kansas City, Missouri
Pediatric Pharmacogenetics, Pharmacogenomics, and Pharmacoproteomics

Rima McLeod, MD
Professor of Ophthalmology and Visual Science and Pediatrics
Medical Director, Toxoplasmosis Center
University of Chicago Medicine
Chicago, Illinois
Toxoplasmosis (Toxoplasma gondii)

Asuncion Mejias, MD, PhD, MSCS
Associate Professor of Pediatrics
Division of Infectious Diseases
The Ohio State University College of Medicine
Principal Investigator, Center for Vaccines and Immunity
The Research Institute at Nationwide Children's Hospital
Columbus, Ohio
Hansen Disease (Mycobacterium leprae)
Mycoplasma pneumoniae
Genital Mycoplasmas (Mycoplasma hominis, Mycoplasma genitalium, *and* Ureaplasma urealyticum)

Peter C. Melby, MD
Professor of Internal Medicine (Infectious Diseases), Microbiology and Immunology, and Pathology
Director, Division of Infectious Diseases
Director, Center for Tropical Diseases
University of Texas Medical Branch (UTMB)
Galveston, Texas
Leishmaniasis (Leishmania)

Marlene D. Melzer-Lange, MD
Professor of Pediatrics
Medical College of Wisconsin
Program Director, Project Ujima
Children's Hospital of Wisconsin
Milwaukee, Wisconsin
Violent Behavior

Matthew D. Merguerian, MD, PhD
Fellow, Division of Pediatric Oncology
Department of Oncology
Johns Hopkins Hospital
Pediatric Oncology Branch
National Cancer Institute
Baltimore, Maryland
Definitions and Classification of Hemolytic Anemias
Hereditary Spherocytosis
Hereditary Elliptocytosis, Hereditary Pyropoikilocytosis, and Related Disorders
Hereditary Stomatocytosis
Paroxysmal Nocturnal Hemoglobinuria and Acanthocytosis

Stephanie L. Merhar, MD, MS
Assistant Professor of Pediatrics
University of Cincinnati College of Medicine
Attending Neonatologist, Division of Neonatology and Pulmonary Biology
Research Director, NICU Follow-Up Clinic
Cincinnati Children's Hospital Medical Center
Cincinnati, Ohio
Nervous System Disorders

Diane F. Merritt, MD
Professor
Department of Obstetrics and Gynecology
Director, Pediatric and Adolescent Gynecology
Washington University School of Medicine in St. Louis
St. Louis, Missouri
Gynecologic History and Physical Examination
Vaginal Bleeding in the Prepubertal Child
Breast Concerns
Neoplasms and Adolescent Prevention Methods for Human Papillomavirus
Vulvovaginal and Müllerian Anomalies

Kevin Messacar, MD
Assistant Professor of Pediatrics
University of Colorado School of Medicine
Section of Pediatric Infectious Diseases
Section of Hospital Medicine
Children's Hospital Colorado
Aurora, Colorado
Nonpolio Enteroviruses

Marian G. Michaels, MD, MPH
Professor of Pediatrics and Surgery
University of Pittsburgh School of Medicine
UPMC Children's Hospital of Pittsburgh
Pittsburgh, Pennsylvania
Infections in Immunocompromised Persons

Thomas F. Michniacki, MD
Pediatric Hematology/Oncology Fellow
Division of Pediatric Hematology/Oncology
University of Michigan Medical School
Ann Arbor, Michigan
Leukopenia
Leukocytosis

Mohamad A. Mikati, MD
Wilburt C. Davison Professor of Pediatrics
Professor of Neurobiology
Chief, Division of Pediatric Neurology
Duke University Medical Center
Durham, North Carolina
Seizures in Childhood
Conditions That Mimic Seizures

Henry Milgrom, MD
Professor of Pediatrics
National Jewish Health
University of Colorado School of Medicine
Denver, Colorado
Allergic Rhinitis

Jonathan W. Mink, MD, PhD
Frederick A. Horner MD Endowed Professor in Pediatric Neurology
Professor of Neurology and Pediatrics
Chief, Division of Child Neurology
Vice-Chair, Department of Neurology
University of Rochester Medical Center
Rochester, New York
Mass Psychogenic Illness
Movement Disorders

R. Justin Mistovich, MD
Assistant Professor
Department of Orthopaedic Surgery
Case Western Reserve University School of Medicine
MetroHealth Medical Center University Hospitals
Rainbow and Babies Children's Hospital
Cleveland, Ohio
The Spine
The Neck

Jonathan A. Mitchell, PhD, MsC
Research Assistant Professor of Pediatrics
University of Pennsylvania Perelman School of Medicine
Division of Gastroenterology, Hepatology, and Nutrition
Children's Hospital of Philadelphia
Nutritional Requirements
Feeding Healthy Infants, Children, and Adolescents

Mark M. Mitsnefes, MD, MS
Professor of Pediatrics
University of Cincinnati College of Medicine
Director, Clinical and Translational Research Center
Division of Pediatric Nephrology
Cincinnati Children's Hospital Medical Center
Cincinnati, Ohio
Chronic Kidney Disease

Sindhu Mohandas, MD
Assistant Professor of Pediatrics
Division of Infectious Diseases
Keck School of Medicine
University of Southern California
Los Angeles, California
Other Anaerobic Infections

Rachel Y. Moon, MD
Professor of Pediatrics
Head, Division of General Pediatrics
University of Virginia School of Medicine
Charlottesville, Virginia
Sudden Infant Death Syndrome

Joan P. Moran, BSN, RN
Infection Preventionist
Infection Prevention and Control
Children's Hospital of Wisconsin
Milwaukee, Wisconsin
Infection Prevention and Control

Eva Morava, MD, PhD
Professor of Pediatrics
Tulane University Medical School
Clinical Biochemical Geneticist
Hayward Genetics Center
New Orleans, Louisiana
Congenital Disorders of Glycosylation

Megan A. Moreno, MD, MSEd, MPH
Professor of Pediatrics
Division Chief, General Pediatrics and Adolescent Medicine
Vice Chair of Digital Health
University of Wisconsin School of Medicine and Public Health
Madison, Wisconsin
Bullying, Cyberbullying, and School Violence
Media Violence

Esi Morgan, MD, MSCE
Associate Professor of Pediatrics
University of Cincinnati College of Medicine
Division of Rheumatology
James M. Anderson Center for Health Systems Excellence
Cincinnati Children's Hospital Medical Center
Cincinnati, Ohio
Treatment of Rheumatic Diseases

Peter E. Morrison, DO
Senior Instructor
Department of Neurology
University of Rochester Medical Center
Rochester, New York
Ataxias

Lovern R. Moseley, PhD
Clinical Assistant Professor of Psychiatry
Boston University School of Medicine
Boston, Massachusetts
Tantrums and Breath-Holding Spells
Lying, Stealing, and Truancy
Aggression
Self-Injurious Behavior

Yael Mozer-Glassberg, MD
Head, Pediatric Liver Transplant Program
Institute of Gastroenterology, Nutrition, and Liver Diseases
Schneider Children's Medical Center of Israel
Petah Tikva, Israel
Immunoproliferative Small Intestinal Disease

Louis J. Muglia, MD, PhD
Professor of Pediatrics
University of Cincinnati College of Medicine
Co-Director, Perinatal Institute
Director, Center for Prevention of Preterm Birth
Director, Division of Human Genetics
Cincinnati Children's Hospital Medical Center
Cincinnati, Ohio
The Endocrine System

Kevin P. Murphy, MD
Medical Director, Pediatric Rehabilitation
Sanford Health Systems
Bismarck, North Dakota;
Medical Director, Gillette Children's Specialty Healthcare
Duluth Clinic
Duluth, Minnesota
Management of Musculoskeletal Injury
Specific Sports and Associated Injuries

Timothy F. Murphy, MD
SUNY Distinguished Professor of Medicine
Senior Associate Dean for Clinical and Translational Research
Jacobs School of Medicine and Biomedical Sciences
University at Buffalo, State University of New York
Buffalo, New York
Moraxella catarrhalis

Karen F. Murray, MD
Professor and Interim-Chair
Chief, Division of Gastroenterology and Hepatology
Department of Pediatrics
University of Washington School of Medicine
Interim Pediatrician-In-Chief
Seattle Children's Hospital
Seattle, Washington
Tumors of the Digestive Tract

Thomas S. Murray, MD, PhD
Associate Professor of Medical Sciences
Quinnipiac University Frank H Netter MD School of Medicine
Hamden, Connecticut
Listeria monocytogenes
Pseudomonas, Burkholderia, and Stenotrophomonas
Infective Endocarditis

Sona Narula, MD
Assistant Professor of Clinical Neurology
Children's Hospital of Philadelphia
University of Pennsylvania Perelman School of Medicine
Philadelphia, Pennsylvania
Central Nervous System Vasculitis

Mindo J. Natale, PsyD
Assistant Professor of Psychology
University of South Carolina School of Medicine
Senior Staff Psychologist
GHS Children's Hospital
Greenville, South Carolina
Neurodevelopmental and Executive Function and Dysfunction

Amy T. Nathan, MD
Associate Professor of Pediatrics
University of Cincinnati College of Medicine
Medical Director, Perinatal Institute
Cincinnati Children's Hospital Medical Center
Cincinnati, Ohio
The Umbilicus

Dipesh Navsaria, MD, MPH, MSLIS, FAAP
Associate Professor of Pediatrics
University of Wisconsin School of Medicine and Public Health
Madison, Wisconsin
Maximizing Children's Health: Screening, Anticipatory Guidance, and Counseling

William A. Neal, MD
Professor Emeritus of Pediatrics
Division of Pediatric Cardiology
West Virginia University School of Medicine
Morgantown, West Virginia
Disorders of Lipoprotein Metabolism and Transport

Grace Nehme, MD
Fellow, Department of Pediatrics
University of Texas MD Anderson Cancer Center
Houston, Texas
Neoplasms of the Kidney

Edward J. Nehus, MD, MS
Assistant Professor of Clinical Pediatrics
University of Cincinnati College of Medicine
Division of Nephrology and Hypertension
Cincinnati Children's Hospital Medical Center
Cincinnati, Ohio
Introduction to Glomerular Diseases

Maureen R. Nelson, MD
Associate Professor of Physical Medicine & Rehabilitation and Pediatrics
Baylor College of Medicine
Medical Director, Physical Medicine & Rehabilitation
The Children's Hospital of San Antonio
San Antonio, Texas
Birth Brachial Plexus Palsy

Caitlin M. Neri, MD
Assistant Professor of Pediatrics
Boston University School of Medicine
Boston, Massachusetts
Complementary Therapies and Integrative Medicine

Mark I. Neuman, MD, MPH
Associate Professor of Pediatrics and Emergency Medicine
Harvard Medical School
Department of Emergency Medicine
Boston Children's Hospital
Boston, Massachusetts
Fever in the Older Child

Mary A. Nevin, MD, FAAP, FCCP
Associate Professor of Pediatrics
Northwestern University Feinberg School of Medicine
Department of Pediatrics, Division of Pulmonary Medicine
Ann & Robert H. Lurie Children's Hospital of Chicago
Chicago, Illinois
Pulmonary Hemosiderosis
Pulmonary Embolism, Infarction, and Hemorrhage

Jane W. Newburger, MD
Commonwealth Professor of Pediatrics
Harvard Medical School
Associate Cardiologist-in-Chief, Research and Education
Director, Cardiac Neurodevelopmental Program
Boston Children's Hospital
Boston, Massachusetts
Kawasaki Disease

Jonathan Newmark, MD, MM, FAAN
Adjunct Professor of Neurology
F. Edward Hebert School of Medicine
Uniformed Services University of the Health Sciences
Bethesda, Maryland;
Clinical Assistant Professor of Neurology
George Washington University School of Medicine and Health Sciences
Staff Neurologist
Washington DC VA Medical Center
Washington, DC
Biologic and Chemical Terrorism

Linda S. Nield, MD
Assistant Dean for Admissions
Professor of Medical Education and Pediatrics
West Virginia University School of Medicine
Morgantown, West Virginia
Fever

Omar Niss, MD
Assistant Professor of Pediatrics
University of Cincinnati College of Medicine
Division of Hematology
Cincinnati Children's Hospital Medical Center
Cincinnati, Ohio
Hemolytic Disease of the Newborn
Neonatal Polycythemia

Zehava L. Noah, MD
Associate Professor of Pediatrics
Northwestern University Feinberg School of Medicine
Division of Pediatric Critical Care Medicine
Ann & Robert H. Lurie Children's Hospital of Chicago
Chicago, Illinois
Other Conditions Affecting Respiration

James J. Nocton, MD
Professor of Pediatrics
Section of Pediatric Rheumatology
Medical College of Wisconsin
Milwaukee, Wisconsin
Mast Cell Activation Syndrome

Lawrence M. Nogee, MD
Professor of Pediatrics
Eudowood Neonatal Pulmonary Division
Johns Hopkins University School of Medicine
Baltimore, Maryland
Inherited Disorders of Surfactant Metabolism
Pulmonary Alveolar Proteinosis

Corina Noje, MD
Assistant Professor
Pediatric Critical Care Medicine
Department of Anesthesiology and Critical Care Medicine
Johns Hopkins University School of Medicine
Medical Director, Pediatric Transport
Johns Hopkins Bloomberg Children's Center
Baltimore, Maryland
Interfacility Transport of the Seriously Ill or Injured Pediatric Patient

Laura E. Norton, MD, MS
Assistant Professor of Pediatrics
Division of Pediatric Infectious Diseases and Immunology
University of Minnesota Medical School
Minneapolis, Minnesota
Botulism (Clostridium botulinum)

Anna Nowak-Węgrzyn, MD, PhD
Professor of Pediatrics
Jaffe Food Allergy Institute
Division of Allergy and Immunology
Department of Pediatrics
Kravis Children's Hospital at the Icahn School of Medicine at Mount Sinai
New York, New York
Serum Sickness
Food Allergy and Adverse Reactions to Foods

Stephen K. Obaro, MD, PhD
Professor of Pediatric Infectious Diseases
Director, Pediatric International Research
University of Nebraska Medical Center
Omaha, Nebraska
Nonvenereal Treponemal Infections
Relapsing Fever (Borrelia)

Makram M. Obeid, MD
Assistant Professor of Pediatrics and Adolescent Medicine
Pediatric Epileptologist, Division of Child Neurology
Department of Pediatrics and Adolescent Medicine
Department of Anatomy, Cell Biology and Physiology
American University of Beirut
Beirut, Lebanon
Conditions That Mimic Seizures

Hope L. O'Brien, MD, MBA, FAHS, FAAN
Associate Professor of Pediatrics
University of Cincinnati College of Medicine
Program Director, Headache Medicine Education
Co-Director Young Adult Headache Program
Cincinnati Children's Medical Center
Cincinnati, Ohio
Headaches

Jean-Marie Okwo-Bele, MD, MPH
Director, Department of Immunization, Vaccines, and Biologicals
World Health Organization
Geneva, Switzerland
International Immunization Practices

Joyce L. Oleszek, MD
Associate Professor
Department of Physical Medicine and Rehabilitation
University of Colorado School of Medicine
Children's Hospital Colorado
Denver, Colorado
Spasticity

Scott E. Olitsky, MD
Professor of Ophthalmology
University of Kansas School of Medicine
University of Missouri – Kansas City School of Medicine
Section Chief, Ophthalmology
Children's Mercy Hospitals and Clinics
Kansas City, Missouri
Growth and Development of the Eye
Examination of the Eye
Abnormalities of Refraction and Accommodation
Disorders of Vision
Abnormalities of Pupil and Iris
Disorders of Eye Movement and Alignment
Abnormalities of the Lids
Disorders of the Lacrimal System
Disorders of the Conjunctiva
Abnormalities of the Cornea
Abnormalities of the Lens
Disorders of the Uveal Tract
Disorders of the Retina and Vitreous
Abnormalities of the Optic Nerve
Childhood Glaucoma
Orbital Abnormalities
Orbital Infections
Injuries to the Eye

John M. Olsson, MD, CPE
Professor of Pediatrics
Medical Director, Well Newborn Services
Division of General Pediatrics
University of Virginia School of Medicine
Charlottesville, Virginia
The Newborn

Amanda K. Ombrello, MD
Associate Research Physician
National Human Genome Research Institute
National Institutes of Health
Bethesda, Maryland
Amyloidosis

Meghan E. O'Neill, MD
Fellow in Neurodevelopment Disabilities
Kennedy Krieger Institute
Baltimore, Maryland
Developmental Delay and Intellectual Disability

Mutiat T. Onigbanjo, MD
Assistant Professor
Department of Pediatrics
University of Maryland School of Medicine
Baltimore, Maryland
The First Year

Walter A. Orenstein, MD, DSc (Hon)
Professor of Medicine, Pediatrics, and Global Health
Emory University
Associate Director, Emory Vaccines Center
Atlanta, Georgia;
Former Deputy Director for Immunization Programs
Bill & Melinda Gates Foundation
Seattle, Washington;
Former Director, National Immunization Program
Centers for Disease Control and Prevention
Atlanta, Georgia
Immunization Practices

Rachel C. Orscheln, MD
Associate Professor of Pediatrics
Washington University School of Medicine in St. Louis
Director, Ambulatory Pediatric Infectious Diseases
Director, International Adoption Center
St. Louis Children's Hospital
St. Louis, Missouri
Bartonella

Marisa Osorio, DO
Assistant Professor
Department of Rehabilitation Medicine
University of Washington School of Medicine
Seattle Children's Hospital
Seattle, Washington
Ambulation Assistance

Christian A. Otto, MD, MMSc
Director of TeleOncology
Associate Attending Physician
Memorial Sloan Kettering Cancer Center
New York, New York
Altitude-Associated Illness in Children (Acute Mountain Sickness)

Judith A. Owens, MD, MPH
Professor of Neurology
Harvard Medical School
Director of Sleep Medicine
Boston Children's Hospital
Boston, Massachusetts
Sleep Medicine

Seza Özen, MD
Professor of Paediatrics
Divisions of Paediatric Rheumatology
Hacettepe University
Ankara, Turkey
Behçet Disease

Lee M. Pachter, DO
Professor of Pediatrics and Population Health
Sidney Kimmel Medical College and Jefferson College of Population Health
Thomas Jefferson University
Director, Community and Clinical Integration
Nemours Alfred I. duPont Hospital for Children
Wilmington, Delaware;
Director, Health Policy Program
Jefferson College of Population Health
Philadelphia, Pennsylvania
Overview of Pediatrics
Child Health Disparities
Cultural Issues in Pediatric Care

Amruta Padhye, MD
Assistant Professor of Clinical Child Health
Division of Pediatric Infectious Diseases
University of Missouri School of Medicine
Columbia, Missouri
Diphtheria (Corynebacterium diphtheriae)

Suzinne Pak-Gorstein, MD, PhD, MPH
Associate Professor of Pediatrics
Adjunct Associate Professor of Global Health
University of Washington School of Medicine
Seattle, Washington
Global Child Health

Jennifer Panganiban, MD
Assistant Professor of Clinical Pediatrics
University of Pennsylvania Perelman School of Medicine
Director, Non Alcoholic Fatty Liver Disease Clinic
Division of Gastroenterology, Hepatology, and Nutrition
Children's Hospital of Philadelphia
Philadelphia, Pennsylvania
Nutritional Requirements

Diane E. Pappas, MD, JD
Professor of Pediatrics
Director of Child Advocacy
University of Virginia School of Medicine
Charlottesville, Virginia
Sinusitis
Retropharyngeal Abscess, Lateral Pharyngeal (Parapharyngeal) Abscess, and Peritonsillar Cellulitis/Abscess

John J. Parent, MD, MSCR
Assistant Professor of Pediatrics
Indiana University School of Medicine
Section of Cardiology
Riley Hospital for Children at Indiana University Health
Indianapolis, Indiana
Diseases of the Myocardium
Diseases of the Pericardium
Tumors of the Heart

Alasdair P.J. Parker, MBBS (Lond), MRCP, MD, MA (Camb)
Consultant in Pediatric Neurology
Addenbrooke's Hospital
Associate Lecturer
University of Cambridge School of Clinical Medicine
Cambridge, United Kingdom
Idiopathic Intracranial Hypertension (Pseudotumor Cerebri)

Elizabeth Prout Parks, MD, MSCE
Assistant Professor of Pediatrics
University of Pennsylvania Perelman School of Medicine
Division of Gastroenterology, Hepatology, and Nutrition
Children's Hospital of Philadelphia
Philadelphia, Pennsylvania
Nutritional Requirements
Feeding Healthy Infants, Children, and Adolescents

Briana C. Patterson, MD, MS
Associate Professor of Pediatrics
Division of Pediatric Endocrinology
Director, Pediatric Endocrine Fellowship Program
Emory University School of Medicine
Atlanta, Georgia
Hormones of the Hypothalamus and Pituitary
Hypopituitarism

Maria Jevitz Patterson, MD, PhD
Professor Emeritus of Microbiology and Molecular Genetics
Michigan State University College of Human Medicine
East Lansing, Michigan
Syphilis (Treponema pallidum)

Anna L. Peters, MD, PhD
Clinical Fellow
Division of Gastroenterology, Hepatology, and Nutrition
Cincinnati Children's Hospital Medical Center
Cincinnati, Ohio
Metabolic Diseases of the Liver

Timothy R. Peters, MD
Professor of Pediatrics
Wake Forest School of Medicine
Division of Pediatric Infectious Diseases
Wake Forest Baptist Medical Center
Winston-Salem, North Carolina
Streptococcus pneumoniae (*Pneumococcus*)

Rachel A. Phelan, MD, MPH
Assistant Professor of Pediatrics
Medical College of Wisconsin
Division of Hematology/Oncology/BMT
Children's Hospital of Wisconsin
Milwaukee, Wisconsin
Principles and Clinical Indications of Hematopoietic Stem Cell Transplantation
Hematopoietic Stem Cell Transplantation from Alternative Sources and Donors
Graft-Versus-Host Disease, Rejection, and Venoocclusive Disease
Late Effects of Hematopoietic Stem Cell Transplantation

Anna Pinto, MD, PhD
Lecturer of Neurology
Harvard Medical School
Co-Director, Sturge Weber Clinic
Department of Neurology
Boston Children's Hospital
Boston, Massachusetts
Neurocutaneous Syndromes

Brenda B. Poindexter, MD, MS
Professor of Pediatrics
University of Cincinnati College of Medicine
Director of Clinical and Translational Research
Perinatal Institute
Cincinnati Children's Hospital Medical Center
Cincinnati, Ohio
The High-Risk Infant
Transport of the Critically Ill Newborn

Andrew J. Pollard, FRCPCH, PhD, FMedSci
Professor of Paediatric Infection and Immunity
Department of Paediatrics
University of Oxford
Children's Hospital
Oxford, United Kingdom
Neisseria meningitidis *(Meningococcus)*

Diego Preciado, MD, PhD
Professor of Pediatrics, Surgery, and Integrative Systems Biology
George Washington University School of Medicine and Health Sciences
Vice-Chief, Division of Pediatric Otolaryngology
Children's National Health System
Washington, DC
Otitis Media

Mark R. Proctor, MD
Franc D. Ingraham Professor of Neurosurgery
Harvard Medical School
Neurosurgeon-in-Chief
Boston Children's Hospital
Boston, Massachusetts
Spinal Cord Injuries in Children
Spinal Cord Disorders

Howard I. Pryor II, MD
Instructor of Surgery
Division of Pediatric Surgery
Johns Hopkins University School of Medicine
Johns Hopkins Children's Center
Baltimore, Maryland
Acute Care of Multiple Trauma

Lee A. Pyles, MD, MS
Associate Professor of Pediatrics
Division of Pediatric Cardiology
West Virginia University School of Medicine
Morgantown, West Virginia
Disorders of Lipoprotein Metabolism and Transport

Molly Quinn, MD
Fellow, Reproductive Endocrinology and Infertility
Department of Obstetrics, Gynecology, and Reproductive Sciences
University of California, San Francisco
San Francisco, California
Polycystic Ovary Syndrome and Hirsutism

Elisabeth H. Quint, MD
Professor of Obstetrics and Gynecology
Director, Fellowship in Pediatric and Adolescent Gynecology
University of Michigan Medical School
Ann Arbor, Michigan
Gynecologic Care for Girls with Special Needs

Amy E. Rabatin, MD
Fellow, Pediatric Rehabilitation and Board Certified Sports Medicine
Department of Physical Medicine and Rehabilitation
Mayo Clinic Children's Center
Rochester, Minnesota
Specific Sports and Associated Injuries

C. Egla Rabinovich, MD, MPH
Professor of Pediatrics
Duke University School of Medicine
Co-Chief, Division of Pediatric Rheumatology
Duke University Health System
Durham, North Carolina
Evaluation of Suspected Rheumatic Disease
Treatment of Rheumatic Diseases
Juvenile Idiopathic Arthritis
Scleroderma and Raynaud Phenomenon
Sjögren Syndrome
Miscellaneous Conditions Associated With Arthritis

Leslie J. Raffini, MD
Associate Professor
Department of Pediatrics
University of Pennsylvania Perelman School of Medicine
Division of Hematology
Children's Hospital of Philadelphia
Philadelphia, Pennsylvania
Hemostasis
Hereditary Predisposition to Thrombosis
Thrombotic Disorders in Children
Disseminated Intravascular Coagulation

Shawn L. Ralston, MD, MS
Associate Professor and Vice Chair for Clinical Affairs
Department of Pediatrics
Geisel School of Medicine at Dartmouth
Chief, Section of Pediatric Hospital Medicine
Children's Hospital at Dartmouth-Hitchcock
Hanover, New Hampshire
Wheezing in Infants: Bronchiolitis

Sanjay Ram, MD
Professor of Medicine
University of Massachusetts Medical School
Division of Infectious Diseases and Immunology
UMass Memorial Medical Center
Worcester, Massachusetts
Neisseria gonorrhoeae *(Gonococcus)*

Octavio Ramilo, MD
Professor of Pediatrics
Henry G. Cramblett Chair in Medicine
The Ohio State University College of Medicine
Chief, Division of Infectious Diseases
Nationwide Children's Hospital
Columbus, Ohio
Mycoplasma pneumoniae

Kacy A. Ramirez, MD
Assistant Professor of Pediatrics
Wake Forest School of Medicine
Division of Pediatric Infectious Diseases
Wake Forest Baptist Medical Center
Winston-Salem, North Carolina
Streptococcus pneumoniae *(Pneumococcus)*

Casey M. Rand, BS
Project Manager, Center for Autonomic Medicine in Pediatrics
Ann & Robert H. Lurie Children's Hospital of Chicago
Chicago, Illinois
Rapid-Onset Obesity with Hypothalamic Dysfunction, Hypoventilation, and Autonomic Dysregulation (ROHHAD)
Congenital Central Hypoventilation Syndrome

Adam J. Ratner, MD, MPH
Associate Professor of Pediatrics and Microbiology
New York University School of Medicine
Chief, Division of Pediatric Infectious Diseases
New York University Langone Medical Center
New York, New York
Aeromonas *and* Plesiomonas

Lee Ratner, MD, PhD
Professor of Medicine
Professor of Molecular Microbiology and of Pathology and Immunology
Washington University School of Medicine in St. Louis
St. Louis, Missouri
Human T-Lymphotropic Viruses (1 and 2)

Gerald V. Raymond, MD
Professor of Neurology
University of Minnesota School of Medicine
Chief of Pediatric Neurology
University of Minnesota Medical Center, Fairview
Minneapolis, Minnesota
Disorders of Very-Long-Chain Fatty Acids and Other Peroxisomal Functions

Ann M. Reed, MD
Professor of Pediatrics
Chair, Department of Pediatrics
Physician-in-Chief
Duke Children's
Duke University
Durham, North Carolina
Juvenile Dermatomyositis

Shimon Reif, MD
Chairman, Department of Pediatrics
Hadassah Medical Center
Hebrew University
Jerusalem, Israel
Diarrhea From Neuroendocrine Tumors

Megan E. Reller, MD, PhD, MPH
Associate Professor of Medicine
Associate Research Professor of Global Health
Duke University Medical Center
Durham, North Carolina
Spotted Fever Group Rickettsioses
Scrub Typhus (Orientia tsutsugamushi)
Typhus Group Rickettsioses
Ehrlichioses and Anaplasmosis
Q Fever (Coxiella burnetii)

Caroline H. Reuter, MD, MSCI
Associate Medical Director, Pharmacovigilance
Bioverativ
Waltham, Massachusetts
Group A Streptococcus

Jorge D. Reyes, MD
Professor and Roger K. Giesecke Distinguished Chair
Department of Surgery
University of Washington School of Medicine
Chief, Division of Transplant Surgery
Seattle Children's Hospital
Seattle, Washington
Intestinal Transplantation in Children with Intestinal Failure
Liver Transplantation

Firas Rinawi, MD
Attending Physician
Institute of Gastroenterology, Nutrition, and Liver Diseases
Schneider Children's Medical Center of Israel
Petah Tikva, Israel
Evaluation of Children with Suspected Intestinal Malabsorption

A. Kim Ritchey, MD
Professor and Vice-Chair of International Affairs
Department of Pediatrics
University of Pittsburgh School of Medicine
Division of Hematology/Oncology
UPMC Children's Hospital of Pittsburgh
Pittsburgh, Pennsylvania
Principles of Cancer Diagnosis
Principles of Cancer Treatment
The Leukemias

Frederick P. Rivara, MD, MPH
Seattle Children's Guild Endowed Chair in Pediatrics
Professor and Vice-Chair, Department of Pediatrics
University of Washington School of Medicine
Seattle, Washington
Injury Control

Eric Robinette, MD
Attending Physician in Infectious Diseases
Akron Children's Hospital
Akron, Ohio
Osteomyelitis
Septic Arthritis

Angela Byun Robinson, MD, MPH
Associate Professor
Cleveland Clinic Lerner College of Medicine
Staff, Pediatrics Institute
Cleveland Clinic Children's
Cleveland, Ohio
Juvenile Dermatomyositis
Miscellaneous Conditions Associated with Arthritis

Kristine Knuti Rodrigues, MD, MPH
Assistant Professor of Pediatrics
University of Colorado School of Medicine
Department of Pediatrics
Denver Health Medical Center
Denver, Colorado
Acute Inflammatory Upper Airway Obstruction (Croup, Epiglottitis, Laryngitis, and Bacterial Tracheitis)

David F. Rodriguez-Buritica, MD
Assistant Professor
Department of Pediatrics
Division of Medical Genetics
McGovern Medical School at UTHealth
Houston, Texas
Disorders Involving Ion Transporters
Disorders Involving Transcription Factors
Disorders Involving Defective Bone Resorption

Rosa Rodríguez-Fernández, MD, PhD
Hospital General Universitario Gregorio Marañón
Instituto de Investigación Sanitaria Gregorio Marañón (IISGM)
Madrid, Spain;
Center for Vaccines and Immunity
The Research Institute at Nationwide Children's Hospital
The Ohio State University College of Medicine
Columbus, Ohio
Genital Mycoplasmas (Mycoplasma hominis, Mycoplasma genitalium, *and* Ureaplasma urealyticum)

Genie E. Roosevelt, MD, MPH
Professor of Emergency Medicine
University of Colorado School of Medicine
Department of Emergency Medicine
Denver Health Medical Center
Denver, Colorado
Acute Inflammatory Upper Airway Obstruction (Croup, Epiglottitis, Laryngitis, and Bacterial Tracheitis)

David R. Rosenberg, MD
Chair, Department of Psychiatry and Behavioral Neurosciences
Chief of Child Psychiatry and Psychology
Wayne State University School of Medicine
Detroit, Michigan
Anxiety Disorders

Cindy Ganis Roskind, MD
Program Director
Pediatric Emergency Medicine Fellowship
Children's Hospital of New York–Presbyterian
Associate Professor of Pediatrics
Columbia University Irving Medical Center
Columbia University College of Physicians and Surgeons
New York, New York
Acute Care of Multiple Trauma

A. Catharine Ross, PhD
Professor and Dorothy Foehr Huck Chair
Department of Nutritional Sciences
The Pennsylvania State University
College of Health and Human Development
University Park, Pennsylvania
Vitamin A Deficiencies and Excess

Joseph W. Rossano, MD, MS
Chief, Division of Cardiology
Co-Executive Director, The Cardiac Center
Jennifer Terker Endowed Chair in Pediatric Cardiology
Associate Professor of Pediatrics
Children's Hospital of Philadelphia
University of Pennsylvania Perelman School of Medicine
Philadelphia, Pennsylvania
Heart Failure
Pediatric Heart and Heart-Lung Transplantation

Jennifer A. Rothman, MD
Associate Professor
Department of Pediatrics
Division of Pediatric Hematology/Oncology
Duke University Medical Center
Durham, North Carolina
Iron-Deficiency Anemia
Other Microcytic Anemias

Ranna A. Rozenfeld, MD
Professor of Pediatrics
The Warren Alpert Medical School
Brown University
Division of Pediatric Critical Care Medicine
Hasbro Children's Hospital
Providence, Rhode Island
Atelectasis

Colleen A. Ryan, MD
Instructor in Psychiatry
Harvard Medical School
Boston Children's Hospital
Boston, Massachusetts
Motor Disorders and Habits

Monique M. Ryan, M Med BS, FRACP
Professor of Paediatric Neurology
Director, Department of Neurology
Honorary Fellow, Murdoch Children's Research Institute
University of Melbourne
Royal Children's Hospital
Parkville, Victoria, Australia
Autonomic Neuropathies
Guillain-Barré Syndrome
Bell Palsy

Julie Ryu, MD
Professor of Pediatrics
University of California, San Diego School of Medicine
Interim Chief, Division of Respiratory Medicine
Chief Research Informatics Officer
Department of Pediatrics
Rady Children's Hospital–San Diego
San Diego, California

H.P.S. Sachdev, MD, FIAP, FAMS, FRCPCH
Senior Consultant
Departments of Pediatrics and Clinical Epidemiology
Sitaram Bhartia Institute of Science and Research
New Delhi, India
Vitamin B Complex Deficiencies and Excess
Vitamin C (Ascorbic Acid)

Manish Sadarangani, MRCPCH, DPHIL, BM.BCh, MA
Assistant Professor of Pediatrics
Sauder Family Chair in Pediatric Infectious Diseases
University of British Columbia Faculty of Medicine
Director, Vaccine Evaluation Center
British Columbia Children's Hospital
Vancouver, British Columbia, Canada
Neisseria meningitidis *(Meningococcus)*

Rebecca E. Sadun, MD, PhD
Assistant Professor of Adult and Pediatric Rheumatology
Departments of Medicine and Pediatrics
Duke University School of Medicine
Durham, North Carolina
Systemic Lupus Erythematosus

Mustafa Sahin, MD, PhD
Professor of Neurology
Harvard Medical School
Director, Translational Neuroscience Center
Boston Children's Hospital
Boston, Massachusetts
Neurocutaneous Syndromes

Nina N. Sainath, MD
Division of Gastroenterology, Hepatology, and Nutrition
Children's Hospital of Philadelphia
Philadelphia, Pennsylvania
Feeding Healthy Infants, Children, and Adolescents

Robert A. Salata, MD
Professor and Chairman, Department of Medicine
Case Western Reserve University School of Medicine
Physician-in-Chief
University Hospitals Case Medical Center
Cleveland, Ohio
Amebiasis
*Trichomoniasis (*Trichomonas vaginalis*)*
African Trypanosomiasis (Sleeping Sickness; Trypanosoma brucei *complex)*
American Trypanosomiasis (Chagas Disease; Trypanosoma cruzi*)*

Edsel Maurice T. Salvana, MD
Clinical Associate Professor of Medicine
University of the Philippines College of Medicine
Director, Institute of Molecular Biology and Biotechnology
National Institutes of Health
Manila, The Philippines;
Adjunct Professor of Global Health
University of Pittsburgh School of Medicine
Pittsburgh, Pennsylvania
Amebiasis
*Trichomoniasis (*Trichomonas vaginalis*)*
African Trypanosomiasis (Sleeping Sickness; Trypanosoma brucei *complex)*
American Trypanosomiasis (Chagas Disease; Trypanosoma cruzi*)*

Hugh A. Sampson, MD
Kurt Hirschhorn Professor of Pediatrics
Jaffe Food Allergy Institute
Kravis Children's Hospital at the Icahn School of Medicine at Mount Sinai
New York, New York
Anaphylaxis
Food Allergy and Adverse Reactions to Foods

Chase B. Samsel, MD
Instructor in Psychiatry
Harvard Medical School
Boston Children's Hospital
Boston, Massachusetts
Rumination and Pica

Thomas J. Sandora, MD, MPH
Associate Professor of Pediatrics
Harvard Medical School
Hospital Epidemiologist
Division of Infectious Diseases
Boston Children's Hospital
Boston, Massachusetts
Community-Acquired Pneumonia

Tracy L. Sandritter, PharmD
Division of Clinical Pharmacology, Toxicology, and Therapeutic Innovation
Children's Mercy
Adjunct Clinical Professor
University of Missouri – Kansas City School of Pharmacy
Kansas City, Missouri
Principles of Drug Therapy

Wudbhav N. Sankar, MD
Associate Professor
Department of Orthopaedic Surgery
University of Pennsylvania Perelman School of Medicine
Attending Orthopaedic Surgeon
Children's Hospital of Philadelphia
Philadelphia, Pennsylvania
The Hip

Eric J. Sarkissian, MD
Resident Physician
Department of Orthopaedic Surgery
Stanford University School of Medicine
Stanford, California
Osgood-Schlatter Disease and Sinding-Larsen-Johansson Syndrome

Ajit A. Sarnaik, MD
Associate Professor of Pediatrics
Wayne State University School of Medicine
Director, Pediatric Critical Care Medicine Fellowship Program
Children's Hospital of Michigan
Detroit, Michigan
Mechanical Ventilation

Ashok P. Sarnaik, MD
Professor and Former Interim Chair
Department of Pediatrics
Wayne State University School of Medicine
Former Pediatrician-in-Chief
Children's Hospital of Michigan
Detroit, Michigan
Respiratory Distress and Failure

Harvey B. Sarnat, MD, MS, FRCPC
Professor of Pediatrics, Pathology (Neuropathology), and Clinical Neurosciences
University of Calgary Cumming School of Medicine
Division of Pediatric Neurology
Alberta Children's Hospital Research Institute
Calgary, Alberta, Canada
Evaluation and Investigation of Neuromuscular Disorders
Developmental Disorders of Muscle
Endocrine and Toxic Myopathies
Metabolic Myopathies
Hereditary Motor-Sensory Neuropathies
Toxic Neuropathies

Joshua K. Schaffzin, MD, PhD
Assistant Professor of Pediatrics
University of Cincinnati College of Medicine
Director, Infection Prevention and Control
Cincinnati Children's Hospital Medical Center
Cincinnati, Ohio
Liver Abscess

Laura E. Schanberg, MD
Professor of Pediatrics
Duke University School of Medicine
Division of Pediatric Rheumatology
Duke University Medical Center
Durham, North Carolina
Systemic Lupus Erythematosus
Musculoskeletal Pain Syndromes

Michael S. Schechter, MD, MPH
Professor of Pediatrics
Virginia Commonwealth University School of Medicine
Chief, Division of Pulmonary Medicine
Director, Cystic Fibrosis Center
Director, UCAN Community Asthma Program
Children's Hospital of Richmond at VCU
Richmond, Virginia
Cystic Fibrosis

Mark R. Schleiss, MD
Professor of Pediatrics
American Legion and Auxiliary Heart Research Foundation Endowed Chair
Division of Pediatric Infectious Diseases and Immunology
University of Minnesota Medical School
Minneapolis, Minnesota
Principles of Antibacterial Therapy
Botulism (Clostridium botulinum)
Tetanus (Clostridium tetani)
Principles of Antiviral Therapy
Principles of Antiparasitic Therapy

Nina F. Schor, MD, PhD
Deputy Director
National Institute of Neurological Disorders and Stroke
National Institute of Health
Bethesda, Maryland
Neurologic Evaluation

James W. Schroeder Jr, MD, FACS, FAAP
Associate Professor
Department of Otolaryngology – Head and Neck Surgery
Northwestern University Feinberg School of Medicine
Ann & Robert H. Lurie Children's Hospital of Chicago
Chicago, Illinois
Congenital Anomalies of the Larynx, Trachea, and Bronchi
Foreign Bodies in the Airway
Laryngotracheal Stenosis and Subglottic Stenosis
Neoplasms of the Larynx, Trachea, and Bronchi

Elaine E. Schulte, MD, MPH
Professor of Pediatrics
Albert Einstein College of Medicine
Vice Chair, Academic Affairs and Faculty Development
Division of Academic General Pediatrics
The Children's Hospital at Montefiore
Bronx, New York
Domestic and International Adoption

Mark A. Schuster, MD, PhD
Founding Dean and CEO
Professor
Kaiser Permanente School of Medicine
Pasadena, California
Gay, Lesbian, and Bisexual Adolescents

Daryl A. Scott, MD, PhD
Assistant Professor
Department of Molecular and Human Genetics
Baylor College of Medicine
Houston, Texas
The Genetic Approach in Pediatric Medicine
The Human Genome
Patterns of Genetic Transmission

J. Paul Scott, MD
Professor
Department of Pediatrics
Division of Pediatric Hematology/Oncology
Medical College of Wisconsin
Blood Center of Southeastern Wisconsin
Milwaukee, Wisconsin
Hemostasis
Hereditary Clotting Factor Deficiencies (Bleeding Disorders)
von Willebrand Disease
Hereditary Predisposition to Thrombosis
Thrombotic Disorders in Children
Postneonatal Vitamin K Deficiency
Liver Disease
Acquired Inhibitors of Coagulation
Disseminated Intravascular Coagulation
Platelet and Blood Vessel Disorders

John P. Scott, MD
Associate Professor of Anesthesiology and Pediatrics
Divisions of Pediatric Anesthesiology and Pediatric Critical Care
Medical College of Wisconsin
Children's Hospital of Wisconsin
Milwaukee, Wisconsin
Anesthesia and Perioperative Care
Procedural Sedation

Patrick C. Seed, MD, PhD, FAAP, FIDSA
Children's Research Fund Chair in Basic Science
Professor of Pediatrics, Microbiology and Immunology
Northwestern University Feinberg School of Medicine
Division Head, Pediatric Infectious Diseases
Associate Chief Research Officer of Basic Science
Stanley Manne Children's Research Institute
Director, Host-Microbial Interactions, Inflammation, and Immunity (HMI3) Program
Ann & Robert H. Lurie Children's Hospital
Chicago, Illinois
The Microbiome and Pediatric Health
Shigella
Escherichia coli

Janet R. Serwint, MD
Professor
Department of Pediatrics
Johns Hopkins University School of Medicine
Baltimore, Maryland
Loss, Separation, and Bereavement

Apurva S. Shah, MD, MBA
Assistant Professor
Department of Orthopedic Surgery
University of Pennsylvania Perelman School of Medicine
Attending Orthopaedic Surgeon
Children's Hospital of Philadelphia
Philadelphia, Pennsylvania
Common Fractures

Dheeraj Shah, MD, FIAP, MAMS
Professor
Department of Pediatrics
University College of Medical Sciences
Guru Teg Bahadur Hospital
New Delhi, India
Vitamin B Complex Deficiencies and Excess
Vitamin C (Ascorbic Acid)

Samir S. Shah, MD, MSCE
Professor of Pediatrics
University of Cincinnati College of Medicine
Director, Division of Hospital Medicine
Chief Metrics Officer
James M. Ewell Endowed Chair
Cincinnati Children's Hospital Medical Center
Cincinnati, Ohio
Quality and Value in Healthcare for Children
Fever Without a Focus in the Neonate and Young Infant
Osteomyelitis
Septic Arthritis

Ala Shaikhkhalil, MD
Pediatric Nutrition Fellow
Division of Gastroenterology, Hepatology, and Nutrition
Children's Hospital of Philadelphia
Philadelphia, Pennsylvania
Nutritional Requirements
Feeding Healthy Infants, Children, and Adolescents

Raanan Shamir, MD
Professor of Pediatrics
Sackler Faculty of Medicine
Tel-Aviv University
Tel Aviv, Israel;
Chairman, Institute of Gastroenterology, Nutrition, and Liver Diseases
Schneider Children's Medical Center of Petah Tikva, Israel
Disorders of Malabsorption
Chronic Diarrhea

Christina M. Shanti, MD
Chief, Division of Pediatric Surgery
Children's Hospital of Michigan
Detroit, Michigan
Surgical Conditions of the Anus and Rectum

Bruce K. Shapiro, MD
Professor of Pediatrics
The Arnold J. Capute MD, MPH Chair in Neurodevelopmental Disabilities
The Johns Hopkins University School of Medicine
Vice-President, Training
Kennedy Krieger Institute
Baltimore, Maryland
Developmental Delay and Intellectual Disability

Erin E. Shaughnessy, MD, MSHCM
Division Chief, Hospital Medicine
Phoenix Children's Hospital
Phoenix, Arizona
Jaundice and Hyperbilirubinemia in the Newborn
Kernicterus

Bennett A. Shaywitz, MD
Charles and Helen Schwab Professor in Dyslexia and Learning Development
Co-Director, Center for Dyslexia and Creativity
Chief, Child Neurology
Yale University School of Medicine
New Haven, Connecticut
Dyslexia

Sally E. Shaywitz, MD
Audrey G. Ratner Professor in Learning Development
Co-Director, Center for Dyslexia and Creativity
Department of Pediatrics
Yale University School of Medicine
New Haven, Connecticut
Dyslexia

Oleg A. Shchelochkov, MD
Medical Genomics and Metabolic Genetics Branch
National Human Genome Research Institute
National Institutes of Health
Bethesda, Maryland
An Approach to Inborn Errors of Metabolism

Nicole M. Sheanon, MD, MS
Assistant Professor of Pediatrics
University of Cincinnati College of Medicine
Division of Endocrinology
Cincinnati Children's Hospital Medical Center
Cincinnati, Ohio
The Endocrine System

Benjamin L. Shneider, MD
Professor of Pediatrics
Texas Children's Hospital
Baylor College of Medicine
Houston, Texas
Autoimmune Hepatitis

Stanford T. Shulman, MD
Virginia H. Rogers Professor of Pediatric Infectious Diseases
Northwestern University Feinberg School of Medicine
Chief Emeritus, Division of Pediatric Infectious Diseases
Ann & Robert H. Lurie Children's Hospital of Chicago
Chicago, Illinois
Group A Streptococcus
Rheumatic Heart Disease

Scott H. Sicherer, MD
Elliot and Roslyn Jaffe Professor of Pediatrics, Allergy, and Immunology
Director, Jaffe Food Allergy Institute
Department of Pediatrics
Kravis Children's Hospital at the Icahn School of Medicine at Mount Sinai
New York, New York
Allergy and the Immunologic Basis of Atopic Disease
Diagnosis of Allergic Disease
Allergic Rhinitis
Childhood Asthma
Atopic Dermatitis (Atopic Eczema)
Insect Allergy
Ocular Allergies
Urticaria (Hives) and Angioedema
Anaphylaxis
Serum Sickness
Food Allergy and Adverse Reactions to Foods
Adverse Reactions to Drugs

Mark D. Simms, MD, MPH
Professor of Pediatrics
Medical College of Wisconsin
Medical Director
Child Development Center
Children's Hospital of Wisconsin
Milwaukee, Wisconsin
Language Development and Communication Disorders
Adoption

Jeffery M. Simmons, MD, MSc
Associate Professor of Pediatrics
University of Cincinnati College of Medicine
Associate Division Director for Quality
Division of Hospital Medicine
Safety Officer
Cincinnati Children's Hospital Medical Center
Cincinnati, Ohio
Quality and Value in Healthcare for Children
Safety in Healthcare for Children

Eric A.F. Simões, MBBS, DCH, MD
Professor of Pediatrics
University of Colorado School of Medicine
Division of Pediatric Infectious Diseases
Children's Hospital Colorado
Aurora, Colorado
Polioviruses

Kari A. Simonsen, MD
Professor of Pediatrics
Division of Pediatric Infectious Disease
University of Nebraska Medical Center
Omaha, Nebraska
Leptospira

Keneisha Sinclair-McBride, PhD
Assistant Professor of Psychology
Department of Psychiatry
Harvard Medical School
Staff Psychologist
Boston Children's Hospital
Boston, Massachusetts
Tantrums and Breath-Holding Spells
Lying, Stealing, and Truancy
Aggression
Self-Injurious Behavior

Vidya Sivaraman, MD
Clinical Assistant Professor of Pediatrics
Division of Adult and Pediatric Rheumatology
The Ohio State University Wexner Medical Center
Nationwide Children's Hospital
Columbus, Ohio
Vasculitis Syndromes

Anne M. Slavotinek, MB BS, PhD
Professor of Clinical Pediatrics
University of California San Francisco School of Medicine
Director, Medical Genetics and Genomics
UCSF Benioff Children's Hospital
San Francisco, California
Dysmorphology

Jessica R. Smith, MD
Assistant Professor of Pediatrics
Harvard Medical School
Clinical Director, Thyroid Program
Boston Children's Hospital
Boston, Massachusetts
Thyroid Development and Physiology
Disorders of Thyroxine-Binding Globulin
Hypothyroidism
Thyroiditis
Goiter
Thyrotoxicosis
Carcinoma of the Thyroid
Autoimmune Polyglandular Syndromes
Multiple Endocrine Neoplasia Syndrome

Stephanie H. Smith, MD
Resident Physician
Department of Obstetrics and Gynecology
Washington University School of Medicine in St. Louis
St. Louis, Missouri
Gynecologic Neoplasms and Adolescent Prevention Methods for Human Papillomavirus

Kim Smith-Whitley, MD
Professor, Department of Pediatrics
University of Pennsylvania Perelman School of Medicine
Clinical Director, Division of Hematology
Director, Comprehensive Sickle Cell Center
Children's Hospital of Philadelphia
Philadelphia, Pennsylvania
Hemoglobinopathies

Mary Beth F. Son, MD
Assistant Professor in Pediatrics
Harvard Medical School
Staff Physician, Division of Immunology
Boston Children's Hospital
Boston, Massachusetts
Kawasaki Disease

Laura Stout Sosinsky, PhD
Research Scientist
Research and Evaluation Group
Public Health Management Corporation
Philadelphia, Pennsylvania
Childcare

Emily Souder, MD
Drexel University College of Medicine
St. Christopher's Hospital for Children
Philadelphia, Pennsylvania
Pertussis (Bordetella pertussis *and* Bordetella parapertussis)

Joseph D. Spahn, MD
Professor
Department of Pediatrics
University of Colorado School of Medicine
Aurora, Colorado
Childhood Asthma

Paul Spearman, MD
Albert B. Sabin Professor of Pediatrics
University of Cincinnati College of Medicine
Director, Division of Infectious Diseases
Cincinnati Children's Hospital Medical Center
Cincinnati, Ohio
Human T-Lymphotropic Viruses (1 and 2)

Mark A. Sperling, MD
Professor Emeritus and Chair
Department of Pediatrics
University of Pittsburgh School of Medicine
Professorial Lecturer
Department of Pediatrics
Division of Endocrinology and Diabetes
Kravis Children's Hospital at the Icahn School of Medicine at Mount Sinai
New York, New York
Hypoglycemia

David A. Spiegel, MD
Professor
Department of Orthopaedic Surgery
University of Pennsylvania Perelman School of Medicine
Attending Orthopaedic Surgeon
Pediatric Orthopaedic Surgeon
Children's Hospital of Philadelphia
Philadelphia, Pennsylvania
The Spine
The Neck

Jaclyn B. Spitzer, PhD
Professor Emerita of Audiology and Speech Pathology in Otolaryngology
Columbia University Irving Medical Center
New York, New York

Jürgen W. Spranger, MD
Professor Emeritus of Pediatrics
University of Mainz School of Medicine
Children's Hospital
Mainz, Germany
Mucopolysaccharidoses

James E. Squires, MD, MS
Assistant Professor in Pediatrics
Children's Hospital of Pittsburgh
Pittsburgh, Pennsylvania
Manifestations of Liver Disease

Siddharth Srivastava, MD, PhD
Instructor in Neurology
Harvard Medical School
Department of Neurology
Boston Children's Hospital
Boston, Massachusetts
Neurocutaneous Syndromes

Joseph W. St Geme III, MD
Professor of Pediatrics and Microbiology and Chair of the Department of Pediatrics
University of Pennsylvania Perelman School of Medicine
Chair of the Department of Pediatrics and Physician-in-Chief
Leonard and Madlyn Abramson Endowed Chair in Pediatrics
Children's Hospital of Philadelphia
Philadelphia, Pennsylvania

Amy P. Stallings, MD
Assistant Professor of Pediatrics
Division of Pediatric Allergy and Immunology
Duke University School of Medicine
Durham, North Carolina
Urticaria (Hives) and Angioedema

Virginia A. Stallings, MD
Professor of Pediatrics
University of Pennsylvania Perelman School of Medicine
Director, Nutrition Center
Division of Gastroenterology, Hepatology, and Nutrition
Children's Hospital of Philadelphia
Philadelphia, Pennsylvania
Nutritional Requirements
Feeding Healthy Infants, Children, and Adolescents

Kathryn C. Stambough, MD
Resident Physician
Department of Obstetrics and Gynecology
Washington University School of Medicine in St. Louis
St. Louis, Missouri
Gynecologic History and Physical Examination

Lawrence R. Stanberry, MD, PhD
Associate Dean for International Programs
Department of Pediatrics
Columbia University Vagelos College of Physicians and Surgeons
New York, New York
Herpes Simplex Virus

Charles A. Stanley, MD
Professor of Pediatrics
University of Pennsylvania Perelman School of Medicine
Division of Endocrinology
Children's Hospital of Philadelphia
Philadelphia, Pennsylvania
Disorders of Mitochondrial Fatty Acid β-Oxidation

Jeffrey R. Starke, MD
Professor of Pediatrics
Baylor College of Medicine
Pediatric Infectious Diseases
Texas Children's Hospital
Houston, Texas
Tuberculosis (Mycobacterium tuberculosis)

Taylor B. Starr, DO, MPH
Associate Professor of Pediatrics
Division of Adolescent Medicine
University of Rochester Medical Center
Rochester, New York
Eating Disorders

Andrew P. Steenhoff, MBBCh, DCH, FAAP
Assistant Professor of Pediatrics
University of Pennsylvania Perelman School of Medicine
Medical Director, Global Health Center
Children's Hospital of Philadelphia
Philadelphia, Pennsylvania
Fever of Unknown Origin
Paracoccidioides brasiliensis
Sporotrichosis (Sporothrix schenckii)

Ronen E. Stein, MD
Assistant Professor of Clinical Pediatrics
University of Pennsylvania Perelman School of Medicine
Attending Physician
Division of Gastroenterology, Hepatology, and Nutrition
Children's Hospital of Philadelphia
Philadelphia, Pennsylvania
Inflammatory Bowel Disease
Eosinophilic Gastroenteritis

William J. Steinbach, MD
Professor of Pediatrics, Molecular Genetics, and Microbiology
Chief, Pediatric Infectious Diseases
Duke University Medical Center
Durham, North Carolina
Principles of Antifungal Therapy
Aspergillus
Mucormycosis

Janet Stewart, MD
Associate Professor Emerita
Department of Pediatrics
University of Colorado School of Medicine
Spina Bifida Clinic
Children's Hospital Colorado
Denver, Colorado
Meningomyelocele (Spina Bifida)

Gregory A. Storch, MD
Ruth L. Siteman Professor of Pediatrics
Washington University School of Medicine in St. Louis
St. Louis Children's Hospital
St. Louis, Missouri
Diagnostic Microbiology
Polyomaviruses

Ronald G. Strauss, MD
Professor Emeritus
Departments of Pediatrics and Pathology
University of Iowa Carver College of Medicine
Iowa City, Iowa;
Medical Director, Vitalant (formerly LifeSource)
Rosemont, Illinois
Red Blood Cell Transfusions and Erythropoietin Therapy
Platelet Transfusions
Neutrophil (Granulocyte) Transfusions
Plasma Transfusions
Risks of Blood Transfusions

Gina S. Sucato, MD, MPH
Director, Adolescent Center
Washington Permanente Medical Group
Adjunct Investigator, Kaiser Permanente Washington Health Research Institute
Seattle, Washington
Menstrual Problems

Frederick J. Suchy, MD
Professor of Pediatrics
Associate Dean for Child Health Research
University of Colorado School of Medicine
Denver, Colorado;
Chief Research Officer and Director
Children's Hospital Colorado Research Institute
Aurora, Colorado
Autoimmune Hepatitis
Drug- and Toxin-Induced Liver Injury
Acute Hepatic Failure
Fulminant Hepatic Failure
Cystic Diseases of the Biliary Tract and Liver
Diseases of the Gallbladder
Portal Hypertension and Varices

Kristen R. Suhrie, MD
Assistant Professor
Department of Pediatrics
University of Cincinnati College of Medicine
Neonatologist, Perinatal Institute
Division of Neonatology
Cincinnati Children's Hospital Medical Center
Cincinnati, Ohio
High-Risk Pregnancies
The Fetus

Kathleen E. Sullivan, MD, PhD
Professor of Pediatrics
University of Pennsylvania Perelman School of Medicine
Chief, Division of Allergy and Immunology
Frank R. Wallace Endowed Chair in Infectious Diseases
Children's Hospital of Philadelphia
Philadelphia, Pennsylvania
Evaluation of Suspected Immunodeficiency
The T-, B-, and NK-Cell Systems
Primary Defects of Antibody Production
Treatment of B-Cell Defects
Primary Defects of Cellular Immunity
Immunodeficiencies Affecting Multiple Cell Types

Moira Szilagyi, MD, PhD
Professor of Pediatrics
David Geffen School of Medicine at UCLA
Section Chief, Developmental Studies
UCLA Mattel Children's Hospital
Los Angeles, California
Foster and Kinship Care

Sammy M. Tabbah, MD
Assistant Professor of Obstetrics and Gynecology
University of Cincinnati College of Medicine
Maternal-Fetal Medicine Specialist, Cincinnati Fetal Center
Cincinnati Children's Hospital Medical Center
Cincinnati, Ohio
High-Risk Pregnancies
The Fetus

Robert R. Tanz, MD
Professor of Pediatrics
Division of Academic General Pediatrics and Primary Care
Northwestern University Feinberg School of Medicine
Ann & Robert H. Lurie Children's Hospital of Chicago
Chicago, Illinois
Acute Pharyngitis

Cristina Tarango, MD
Associate Professor of Pediatrics
University of Cincinnati College of Medicine
Medical Director, Hemophilia Treatment Center
Clinical Director, Hematology Program
Cincinnati Children's Hospital Medical Center
Cincinnati, Ohio
Hemorrhage in the Newborn Infant
Nonimmune Hydrops

Nidale Tarek, MD
Assistant Professor of Pediatrics
Department of Pediatrics and Adolescent Medicine
American University of Beirut
Beirut, Lebanon
Retinoblastoma
Neoplasms of the Liver
Desmoplastic Small Round Cell Tumor

Robert C. Tasker, MBBS, MD
Professor of Neurology
Professor of Anesthesia
Harvard Medical School
Senior Associate, Critical Care Medicine
Director, Pediatric NeuroCritical Care Program
Boston Children's Hospital
Boston, Massachusetts
Outcomes and Risk Adjustment of Pediatric Emergency Medical Services

Dmitry Tchapyjnikov, MD
Assistant Professor of Pediatrics and Neurology
Duke University Medical Center
Durham, North Carolina
Seizures in Childhood

Brenda L. Tesini, MD
Assistant Professor of Medicine and Pediatrics
University of Rochester Medical Center
Division of Pediatric Infectious Diseases
Golisano Children's Hospital
Rochester, New York
Roseola (Human Herpesviruses 6 and 7)

Jillian L. Theobald, MD, PhD
Assistant Professor of Emergency Medicine
Medical College of Wisconsin
Toxicologist, Wisconsin Poison Center
Milwaukee, Wisconsin
Poisoning

Beth K. Thielen, MD, PhD
Fellow, Infectious Diseases and International Medicine
Department of Medicine
Fellow, Pediatric Infectious Diseases and Immunology
Department of Pediatrics
University of Minnesota Medical School
Minneapolis, Minnesota
Principles of Antiparasitic Therapy

Anita A. Thomas, MD, MPH
Assistant Professor
Department of Pediatrics
University of Washington School of Medicine
Attending Physician
Division of Emergency Medicine
Seattle Children's Hospital
Seattle, Washington
Drowning and Submersion Injury

Cameron W. Thomas, MD, MS
Assistant Professor of Pediatrics and Neurology
University of Cincinnati College of Medicine
Fetal and Neonatal Neurology Specialist, Division of Neurology
Cincinnati Children's Hospital Medical Center
Cincinnati, Ohio
Nervous System Disorders

Courtney D. Thornburg, MD, MS
Professor of Clinical Pediatrics
University of California San Diego School of Medicine
La Jolla, California;
Medical Director, Hemophilia and Thrombosis Treatment Center
Rady Children's Hospital, San Diego
San Diego, California
The Anemias
Congenital Hypoplastic Anemia (Diamond-Blackfan Anemia)
Pearson Syndrome
Acquired Pure Red Blood Cell Anemia
Anemia of Chronic Disease and Renal Disease
Congenital Dyserythropoietic Anemias
Physiologic Anemia of Infancy
Megaloblastic Anemias

Joel S. Tieder, MD, MPH
Associate Professor of Pediatrics
Seattle Children's Hospital
University of Washington School of Medicine
Division of Hospital Medicine
Seattle Children's Hospital
Seattle, Washington
Brief Resolved Unexplained Events and Other Acute Events in Infants

Cynthia J. Tifft, MD, PhD
Director, Pediatric Undiagnosed Diseases Program
Senior Staff Clinician
Medical Genetics Branch
National Human Genome Research Institute
National Institutes of Health
Bethesda, Maryland
Genetic Approaches to Rare and Undiagnosed Diseases

James K. Todd, MD
Professor Emeritus of Pediatrics
Jules Amer Chair in Community Pediatrics
University of Colorado School of Medicine
Section Head, Epidemiology (Pediatrics)
Director, Epidemiology, Clinical Outcomes, and Clinical Microbiology
Children's Hospital Colorado
Denver, Colorado
Staphylococcus

Victor R. Tolentino Jr, JD, MPH, NP
Healthcare Consultant
Jackson Heights, New York
Principles Applicable to the Developing World

Camilo Toro, MD
Senior Staff Clinician
Director, Adult Undiagnosed Diseases Program
National Human Genome Research Institute
National Institutes of Health
Bethesda, Maryland
Genetic Approaches to Rare and Undiagnosed Diseases

Richard L. Tower II, MD, MS
Assistant Professor
Department of Pediatrics
Division of Pediatric Hematology/Oncology
Medical College of Wisconsin
Children's Hospital of Wisconsin
Milwaukee, Wisconsin
Anatomy and Function of the Lymphatic System
Abnormalities of Lymphatic Vessels
Lymphadenopathy

Joseph M. Trapasso, MD
Resident Physician
Department of Pediatrics
University of Texas Medical Branch
University of Texas Children's Hospital
Galveston, Texas
N-*Acetylaspartic Acid (Canavan Disease)*

Riccardo Troncone, MD
Professor and Director
Department of Pediatrics
University of Naples Federico II
Napoli, Italy
Celiac Disease

Elaine Tsao, MD
Assistant Professor
Department of Rehabilitation Medicine
University of Washington School of Medicine
Seattle Children's Hospital
Seattle, Washington
Ambulation Assistance

David G. Tubergen, MD
Medical Director, Host Program
MD Anderson Physicians Network
Houston, Texas
The Leukemias

Lisa K. Tuchman, MD, MPH
Associate Professor of Pediatrics
Chief, Division of Adolescent and Young Adult Medicine
Center for Translational Science, Children's Research Institute
Children's National Health System
Washington, DC
Transitioning to Adult Care

Margaret A. Turk, MD
Professor
Departments of Physical Medicine and Rehabilitation and Pediatrics
State University of New York
SUNY Upstate Medical University
Syracuse, New York
Health and Wellness for Children With Disabilities

David A. Turner, MD
Associate Professor
Department of Pediatrics
Duke University School of Medicine
Director, Pediatric Critical Care Fellowship Program
Medical Director, Pediatric Intensive Care Unit
Duke University Medical Center
Durham, North Carolina
Shock

Christina Ullrich, MD, PhD
Assistant Professor in Pediatrics
Department of Psychosocial Oncology and Palliative Care
Harvard Medical School
Boston Children's Hospital
Dana-Farber Cancer Institute
Boston, Massachusetts
Pediatric Palliative Care

Nicole Ullrich, MD, PhD
Associate Professor of Neurology
Harvard Medical School
Director, Neurologic Neuro-Oncology
Associate Director, Clinical Trials
Neurofibromatosis Program
Boston Children's Hospital
Boston, Massachusetts
Neurocutaneous Syndromes

Krishna K. Upadhya, MD, MPH
Assistant Professor
Division of Adolescent and Young Adult Medicine
Children's National Health System
Washington, DC
Menstrual Problems

David K. Urion, MD
Associate Professor and Charles F. Barlow Chair of Neurology
Harvard University Medical School
Director, Behavioral Neurology Clinics and Programs
Boston Children's Hospital
Boston, Massachusetts
Attention-Deficit/Hyperactivity Disorder

Taher Valika, MD
Clinical Instructor of Otolaryngology – Head and Neck Surgery
Northwestern University Feinberg School of Medicine
Attending Physician, Otorhinolaryngology – Head and Neck Surgery
Ann & Robert H. Lurie Children's Hospital of Chicago
Chicago, Illinois
Laryngotracheal Stenosis and Subglottic Stenosis

George F. Van Hare, MD
Professor of Pediatrics
Washington University School of Medicine in St Louis
Division of Pediatric Cardiology
St Louis Children's Hospital
St. Louis, Missouri
Syncope
Disturbances of Rate and Rhythm of the Heart
Sudden Death

Heather A. Van Mater, MD, MS
Associate Professor of Pediatrics
Duke University School of Medicine
Division of Pediatric Rheumatology
Duke University Health System
Durham, North Carolina
Scleroderma and Raynaud Phenomenon

Charles D. Varnell Jr, MD, MS
Instructor of Pediatrics
University of Cincinnati College of Medicine
Cincinnati Children's Hospital Medical Center
Cincinnati, Ohio
Renal Transplantation

Ana M. Vaughan, MD, MPH, FAAP
Assistant in Medicine
Division of Infectious Diseases
Associate Hospital Epidemiologist
Boston Children's Hospital
Instructor in Pediatrics
Harvard Medical School
Boston, Massachusetts
Childcare and Communicable Diseases

Timothy J. Vece, MD
Associate Professor of Pediatrics
University of North Carolina School of Medicine
Medical Director, Airway Center
North Carolina Children's Hospital
Chapel Hill, North Carolina
Granulomatous Lung Disease
Eosinophilic Lung Disease
Interstitial Lung Disease

Aarthi P. Vemana, MD
Pediatric Sleep Physician
Fairfax Neonatal Associates
Fairfax, Virginia
Pleurisy, Pleural Effusions, and Empyema

Charles P. Venditti, MD, PhD
Head, Organic Acid Research Section
Senior Investigator, National Human Genome Research Institute
National Institutes of Health
Bethesda, Maryland
An Approach to Inborn Errors of Metabolism

Sarah Vepraskas, MD
Assistant Professor of Pediatrics
Section of Hospital Medicine
Medical College of Wisconsin
Milwaukee, Wisconsin
Sudden Unexpected Postnatal Collapse

James W. Verbsky, MD, PhD
Associate Professor of Pediatrics (Rheumatology) and Microbiology and Immunology
Medical Director, Clinical Immunology Research Laboratory
Medical Director, Clinical and Translational Research
Medical College of Wisconsin
Milwaukee, Wisconsin
Hereditary Periodic Fever Syndromes and Other Systemic Autoinflammatory Diseases

Jennifer A. Vermilion, MD
Instructor in Neurology and Pediatrics
University of Rochester Medical Center
Rochester, New York
Chorea, Athetosis, Tremor

Brian P. Vickery, MD
Associate Professor of Pediatrics
Emory University School of Medicine
Director, Food Allergy Center at Emory and Children's Healthcare of Atlanta
Atlanta, Georgia
Eosinophils

Bernadette E. Vitola, MD, MPH
Associate Professor of Pediatrics
Medical College of Wisconsin
Children's Hospital of Wisconsin
Milwaukee, Wisconsin
Liver Disease Associated with Systemic Disorders

Judith A. Voynow, MD
Professor of Pediatrics
Virginia Commonwealth University School of Medicine
Edwin L. Kendig Jr. Professor of Pediatric Pulmonology
Children's Hospital of Richmond at VCU
Richmond, Virginia
Cystic Fibrosis

Jonathan B. Wagner, DO
Assistant Professor of Pediatrics
University of Missouri–Kansas City School of Medicine
Division of Pediatric Cardiology
Children's Mercy Hospitals and Clinics
Kansas City, Missouri
Pediatric Pharmacogenetics, Pharmacogenomics, and Pharmacoproteomics

Steven G. Waguespack, MD, FACE
Professor
Department of Endocrine Neoplasia and Hormonal Disorders
University of Texas MD Anderson Cancer Center
Houston, Texas
Thyroid Tumors
Adrenal Tumors

David M. Walker, MD
Chief, Pediatric Emergency Medicine
Department of Pediatrics
Joseph M. Sanarzi Children's Hospital
Hackensack University Medical Center
Hackensack, New Jersey
Principles Applicable to the Developing World

Kelly J. Walkovich, MD
Clinical Associate Professor of Pediatrics and Communicable Diseases
Division of Pediatric Hematology/Oncology
University of Michigan Medical School
Ann Arbor, Michigan
Leukopenia
Leukocytosis

Heather J. Walter, MD, MPH
Professor of Psychiatry and Pediatrics
Boston University School of Medicine
Senior Attending Psychiatrist
Boston Children's Hospital
Senior Lecturer on Psychiatry
Harvard Medical School
Boston, Massachusetts
Psychosocial Assessment and Interviewing
Psychopharmacology
Psychotherapy and Psychiatric Hospitalization
Somatic Symptom and Related Disorders
Rumination and Pica
Motor Disorders and Habits
Anxiety Disorders
Mood Disorders
Suicide and Attempted Suicide
Disruptive, Impulse-Control, and Conduct Disorders
Tantrums and Breath-Holding Spells
Lying, Stealing, and Truancy
Aggression
Self-Injurious Behavior
Childhood Psychoses

Jennifer A. Wambach, MD
Assistant Professor of Pediatrics
Washington University School of Medicine in St. Louis
Division of Newborn Medicine
St. Louis Children's Hospital
St. Louis, Missouri
Inherited Disorders of Surfactant Metabolism
Pulmonary Alveolar Proteinosis

Julie Wang, MD
Professor of Pediatrics
Jaffe Food Allergy Institute
Kravis Children's Hospital at the Icahn School of Medicine at Mount Sinai
New York, New York
Insect Allergy
Anaphylaxis

Michael F. Wangler, MD
Assistant Professor of Molecular and Human Genetics
Baylor College of Medicine
Jan and Dan Duncan Neurological Research Institute
Texas Children's Hospital
Houston, Texas
Disorders of Very-Long-Chain Fatty Acids and Other Peroxisomal Functions

Russell E. Ware, MD, PhD
Professor of Pediatrics
University of Cincinnati College of Medicine
Director, Division of Hematology
Co-Director, Cancer and Blood Diseases Institute
Director, Global Health Center
Marjory J. Johnson Chair of Hematology Translational Research
Cincinnati Children's Hospital Medical Center
Cincinnati, Ohio
Hemolytic Disease of the Newborn
Neonatal Polycythemia
Hemorrhage in the Newborn Infant
Nonimmune Hydrops

Stephanie M. Ware, MD, PhD, FACMG
Professor of Pediatrics and Medical and Molecular Genetics
Vice Chair of Clinical Affairs in Medical and Molecular Genetics
Program Leader in Cardiovascular Genetics
Herman B Wells Center for Pediatric Research
Indiana University School of Medicine
Indianapolis, Indiana
Diseases of the Myocardium
Diseases of the Pericardium
Tumors of the Heart

Matthew C. Washam, MD, MPH
Assistant Professor of Pediatrics
The Ohio State University
Nationwide Children's Hospital
Columbus, Ohio
Histoplasmosis (Histoplasma capsulatum)

Ari J. Wassner, MD
Assistant Professor of Pediatrics
Harvard Medical School
Director, Thyroid Program
Boston Children's Hospital
Boston, Massachusetts
Thyroid Development and Physiology
Disorders of Thyroxine-Binding Globulin
Hypothyroidism
Thyroiditis
Goiter
Thyrotoxicosis
Carcinoma of the Thyroid
Autoimmune Polyglandular Syndromes
Multiple Endocrine Neoplasia Syndrome

Rachel Wattier, MD, MHS
Assistant Professor of Pediatrics
University of California San Francisco School of Medicine
San Francisco, California
Mucormycosis

David R. Weber, MD, MSCE
Assistant Professor of Pediatrics
University of Rochester School of Medicine and Dentistry
Division of Endocrinology and Diabetes
Pediatric Bone Health Program
Golisano Children's Hospital
Rochester, New York
Diabetes Mellitus

Debra E. Weese-Mayer, MD
Beatrice Cummings Mayer Professor of Pediatrics and Pediatric Autonomic Medicine
Northwestern University Feinberg School of Medicine
Chief, Division of Pediatric Autonomic Medicine
Ann & Robert H. Lurie Children's Hospital of Chicago
Chicago, Illinois
Rapid-Onset Obesity with Hypothalamic Dysfunction, Hypoventilation, and Autonomic Dysregulation (ROHHAD)
Congenital Central Hypoventilation Syndrome

Jason B. Weinberg, MD
Associate Professor of Pediatrics
Associate Professor of Microbiology and Immunology
University of Michigan Medical School
Division of Pediatric Infectious Diseases
C. S. Mott Children's Hospital
Ann Arbor, Michigan
Epstein-Barr Virus
Adenoviruses

Jason P. Weinman, MD
Associate Professor of Radiology
University of Colorado School of Medicine
Aurora, Colorado
Fibrotic Lung Disease

Kathryn L. Weise, MD, MA
Program Director, Cleveland Fellowship in Advanced Bioethics
Department of Bioethics
The Cleveland Clinic Foundation
Cleveland, Ohio
Ethics in Pediatric Care

Anna K. Weiss, MD, MSEd
Assistant Professor of Clinical Pediatrics
University of Pennsylvania Perelman School of Medicine
Director of Pediatric Resident Education
Division of Emergency Medicine
Children's Hospital of Philadelphia
Philadelphia, Pennsylvania
Triage of the Acutely Ill Child

Pamela F. Weiss, MD, MSCE
Associate Professor of Pediatrics and Epidemiology
University of Pennsylvania Perelman School of Medicine
Division of Rheumatology
Children's Hospital of Philadelphia
Philadelphia, Pennsylvania
Ankylosing Spondylitis and Other Spondylarthritides
Reactive and Postinfectious Arthritis

Carol Weitzman, MD
Professor of Pediatrics
Director, Developmental-Behavioral Pediatrics Program
Yale School of Medicine
New Haven, Connecticut
Fetal Alcohol Exposure

Morgan P. Welebir, MD
Department of Obstetrics and Gynecology
Providence Saint Joseph Medical Center
Burbank, California
Vaginal Bleeding in the Prepubertal Child

Lawrence Wells, MD
Associate Professor
Department of Orthopaedic Surgery
University of Pennsylvania Perelman School of Medicine
Attending Orthopaedic Surgeon
Children's Hospital of Philadelphia
Philadelphia, Pennsylvania
Growth and Development
Evaluation of the Child
Torsional and Angular Deformities
The Hip
Common Fractures

Jessica W. Wen, MD
Associate Professor of Clinical Pediatrics
University of Pennsylvania Perelman School of Medicine
Children's Hospital of Philadelphia
Philadelphia, Pennsylvania
Ascites
Peritonitis

Danielle Wendel, MD
Assistant Professor
Division of Gastroenterology and Hepatology
Department of Pediatrics
University of Washington School of Medicine
Seattle Children's Hospital
Seattle, Washington
Tumors of the Digestive Tract

Steven L. Werlin, MD
Professor Emeritus of Pediatrics
The Medical College of Wisconsin
Milwaukee, Wisconsin
Embryology, Anatomy, and Physiology of the Pancreas
Pancreatic Function Tests
Disorders of the Exocrine Pancreas
Treatment of Pancreatic Insufficiency
Pancreatitis
Pseudocyst of the Pancreas
Pancreatic Tumors

Michael R. Wessels, MD
John F. Enders Professor of Pediatrics
Professor of Medicine (Microbiology)
Harvard Medical School
Division of Infectious Diseases
Boston Children's Hospital
Boston, Massachusetts
Group B Streptococcus

Ralph F. Wetmore, MD
Professor
Department of Otorhinolaryngology–Head and Neck Surgery
University of Pennsylvania Perelman School of Medicine
E. Mortimer Newlin Professor and Chief
Division of Pediatric Otolaryngology
Children's Hospital of Pennsylvania
Philadelphia, Pennsylvania
Tonsils and Adenoids

Scott L. Wexelblatt, MD
Associate Professor
Department of Pediatrics
University of Cincinnati College of Medicine
Medical Director Regional Newborn Services
Cincinnati Children's Hospital Medical Center
Cincinnati, Ohio
Neonatal Abstinence (Withdrawal)

Isaiah D. Wexler, MD, PhD
Associate Professor
Department of Pediatrics
Hadassah University Medical Center
Jerusalem, Israel
Effects of War on Children

A. Clinton White Jr, MD
Professor of Medicine
Division of Infectious Diseases
The University of Texas Medical Branch at Galveston
Galveston, Texas
Adult Tapeworm Infections
Cysticercosis
Echinococcosis (Echinococcus granulosus *and* Echinococcus multilocularis)

Perrin C. White, MD
Professor of Pediatrics
Audre Newman Rapoport Distinguished Chair in Pediatric Endocrinology
Chief, Division of Pediatric Endocrinology
University of Texas Southwestern Medical Center
Dallas, Texas
Physiology of the Adrenal Gland
Adrenocortical Insufficiency
Congenital Adrenal Hyperplasia and Related Disorders
Cushing Syndrome
Primary Aldosteronism
Adrenocortical Tumors and Masses
Virilizing and Feminizing Adrenal Tumors
Cushing Syndrome
Primary Aldosteronism
Pheochromocytoma

John V. Williams, MD
Henry L. Hillman Professor of Pediatrics
Professor of Microbiology and Molecular Genetics
University of Pittsburgh School of Medicine
Chief, Division of Pediatric Infectious Diseases
UPMC Children's Hospital of Pittsburgh
Pittsburgh, Pennsylvania
Adenoviruses
Rhinoviruses
The Common Cold

Rodney E. Willoughby Jr, MD
Professor of Pediatrics
Medical College of Wisconsin
Division of Pediatric Infectious Diseases
Children's Hospital of Wisconsin
Milwaukee, Wisconsin
Rabies

Michael Wilschanski, MBBS
Professor of Pediatrics
The Hebrew University–Hadassah School of Medicine
Director, Pediatric Gastroenterology Unit
Hadassah University Hospitals
Jerusalem, Israel
Embryology, Anatomy, and Physiology of the Pancreas
Pancreatic Function Tests
Disorders of the Exocrine Pancreas
Treatment of Pancreatic Insufficiency
Pancreatitis
Pseudocyst of the Pancreas
Pancreatic Tumors

Karen M. Wilson, MD, MPH
Professor of Pediatrics
Debra and Leon Black Division Chief of General Pediatrics
Vice-Chair for Clinical and Translational Research
Kravis Children's Hospital at the Icahn School of Medicine at Mount Sinai
New York, New York

Pamela Wilson, MD
Associate Professor
Department of Physical Medicine and Rehabilitation
University of Colorado School of Medicine
Children's Hospital Colorado
Denver, Colorado
Meningomyelocele (Spina Bifida)

Jennifer J. Winell, MD
Clinical Assistant Professor of Orthopaedic Surgery
University of Pennsylvania Perelman School of Medicine
Attending Orthopaedic Surgeon
Children's Hospital of Philadelphia
Philadelphia, Pennsylvania
The Foot and Toes

Glenna B. Winnie, MD
Director, Pediatric and Adolescent Sleep Center
Fairfax Neonatal Associates, PC
Fairfax, Virginia
Emphysema and Overinflation
α1-Antitrypsin Deficiency and Emphysema
Pleurisy, Pleural Effusions, and Empyema
Pneumothorax
Pneumomediastinum
Hydrothorax
Hemothorax
Chylothorax

Lawrence Wissow, MD, MPH
James P. Connaughton Professor of Community Psychiatry
Division of Child and Adolescent Psychiatry
Johns Hopkins School of Medicine
Baltimore, Maryland
Strategies for Health Behavior Change

Peter Witters, MD
Professor of Pediatrics
Metabolic Center
University Hospitals Leuven
Leuven, Belgium
Congenital Disorders of Glycosylation

Joshua Wolf, MBBS
Assistant Member, St. Jude Faculty
St. Jude Children's Research Hospital
Memphis, Tennessee
Infection Associated with Medical Devices

Peter M. Wolfgram, MD
Assistant Professor
Medical College of Wisconsin
Division of Endocrinology
Children's Hospital of Wisconsin
Milwaukee, Wisconsin
Delayed or Absent Puberty

Joanne Wolfe, MD, MPH
Professor of Pediatrics
Harvard Medical School
Chief, Division of Pediatric Palliative Care
Dana-Farber Cancer Institute
Director, Pediatric Palliative Care
Boston Children's Hospital
Boston, Massachusetts
Pediatric Palliative Care

Brandon T. Woods, MD
Fellow, Critical Care Medicine
Department of Pediatrics
University of Washington School of Medicine
Seattle, Washington
Pulmonary Edema

Benjamin L. Wright, MD
Assistant Professor
Department of Allergy, Asthma, and Clinical Immunology
Mayo Clinic
Scottsdale, Arizona;
Phoenix Children's Hospital
Phoenix, Arizona
Eosinophils

Joseph L. Wright, MD, MPH
Adjunct Research Professor
Department of Family Science
University of Maryland School of Public Health
Adjunct Professor of Emergency Medicine and Health Policy
George Washington University
Washington, DC
Emergency Medical Services for Children

Terry W. Wright, PhD
Associate Professor of Pediatrics (Infectious Diseases)
University of Rochester Medical Center
School of Medicine and Dentistry
Rochester, New York
Pneumocystis jirovecii

Eveline Y. Wu, MD
Assistant Professor
Department of Pediatrics
Division of Allergy, Immunology, and Rheumatology
University of North Carolina at Chapel Hill
Chapel Hill, North Carolina
Juvenile Idiopathic Arthritis
Sarcoidosis

Pablo Yagupsky, MD
Professor of Pediatrics and Clinical Microbiology (Emeritus)
Ben-Gurion University of the Negev
Department of Pediatrics
Soroka Medical Center
Beer-Sheva, Israel
Kingella kingae

E. Ann Yeh, MD, MA
Associate Professor of Pediatrics (Neurology)
University of Toronto Faculty of Medicine
Director, MS and Demyelinating Disorders Program
Hospital for Sick Children
Toronto, Ontario, Canada
Spinal Cord Lesions Associated with Vascular Processes

Anusha K. Yeshokumar, MD
Assistant Professor
Departments of Neurology and Pediatrics
Kravis Children's Hospital at the Icahn School of Medicine at Mount Sinai
New York, New York
Central Nervous System Vasculitis

Wafik Zaky, MD
Professor
Department of Pediatrics Patient Care
The University of Texas MD Anderson Cancer Center
Houston, Texas
Brain Tumors in Childhood

Lauren B. Zapata, PhD
Epidemiologist, Division of Reproductive Health
Centers for Disease Control and Prevention
Atlanta, Georgia
Contraception

Lonnie K. Zeltzer, MD
Distinguished Research Professor
Departments of Anesthesiology, Psychiatry, and Biobehavioral Science
David Geffen School of Medicine at UCLA
Los Angeles, California
Pediatric Pain Management

Amy Zhou, BA
Clinical Research Coordinator
Center for Autonomic Medicine in Pediatrics
Ann & Robert H. Lurie Children's Hospital of Chicago
Chicago, Illinois
Rapid-Onset Obesity with Hypothalamic Dysfunction, Hypoventilation, and Autonomic Dysregulation (ROHHAD)
Congenital Central Hypoventilation Syndrome

Barry S. Zuckerman, MD
Professor of Pediatrics and Chair Emeritus
Boston University School of Medicine
Boston Medical Center
Boston, Massachusetts
Impact of Violence on Children

Material Suplementar

Este livro conta com o seguinte material suplementar:

- Bibliografia
- Parte 34, Medicina Laboratorial, que abrange os seguintes capítulos:
  - Capítulo 747: Exames Laboratoriais em Lactentes e Crianças
  - Capítulo 748: Intervalos de Referência para Exames Laboratoriais e Procedimentos
- Vídeos:
  - Vídeo 116.1: Reparo por fetoscopia de defeito aberto do tubo neural
  - Vídeo 330.1: Protoescólex de *Echinococcus granulosus*
  - Vídeo 616.1: Nível bastante limitado da consciência e transtorno do movimento em paciente com encefalite anti-NMDAR após encefalite por herpes-vírus simples
  - Vídeo 616.2: Melhora do nível de consciência em paciente com encefalite anti-NMDAR após imunoterapia
  - Vídeo 616.3: Cognição íntegra em paciente com encefalite anti-NMDAR após imunoterapia e acompanhamento prolongado
  - Vídeo 626.1: Exame físico de mãe de recém-nascido apresentando artrogripose
  - Vídeo 626.2: Recém-nascido com artrogripose, insuficiência respiratória e fraturas
  - Vídeo 630.1: Atrofia muscular espinal do tipo I
  - Vídeo 630.2: Doença de Kugelberg-Welander (atrofia muscular espinal do tipo III)
  - Vídeo 630.3: Poliminimioclonia (tremor) da mão, típica de atrofia muscular espinal do tipo III.

O acesso ao material suplementar é gratuito. Basta que o leitor se cadastre e faça seu *login* em nosso *site* (www.grupogen.com.br), clique no *menu* superior do lado direito e, após, em Ambiente de aprendizagem. Em seguida, clique no menu retrátil (☰) e insira o código (PIN) de acesso localizado na primeira capa interna deste livro.

O acesso ao material suplementar online fica disponível até seis meses após a edição do livro ser retirada do mercado.

Caso haja alguma mudança no sistema ou dificuldade de acesso, entre em contato conosco (gendigital@grupogen.com.br).

Prefácio

"Aquele que salva uma vida
salva o mundo inteiro."
Talmude da Babilônia

A 21ª edição de *Nelson Tratado de Pediatria* mantém a tradição de ser um recurso essencial para pediatras e especialistas pediátricos, que diagnosticam e tratam bebês, crianças e adolescentes em todo o mundo. Esta 21ª edição foi completamente revisada, atualizada e editada para acompanhar os enormes avanços no atendimento clínico derivados de pesquisas básicas, clínicas e populacionais. A promessa de que a medicina translacional melhorará a vida das crianças tornou-se uma realidade para a maioria delas, mas não para todas. O conhecimento sobre o desenvolvimento humano, comportamental e sobre doenças, do nível molecular ao sociológico, levou a maior compreensão da saúde infantil e a melhoras substanciais na qualidade da saúde para os que têm acesso aos cuidados de saúde. Esses avanços científicos bem animadores também deram esperança para abordarmos com eficácia a prevenção e o tratamento de doenças novas e emergentes que ameaçam as crianças e suas famílias.

O campo da pediatria engloba a defesa de todas as crianças em todo o mundo e deve abordar as desigualdades sociais de recursos importantes necessários para o desenvolvimento normal, bem como a proteção contra desastres naturais e provocados pelo homem. Infelizmente, muitas crianças em todo o mundo não se beneficiaram dos avanços significativos na prevenção e no tratamento de problemas de saúde. Para que nosso crescente conhecimento beneficie a todos, os avanços médicos e a boa prática clínica devem sempre ser acompanhados de uma busca efetiva para superar o preconceito inconsciente, a falta de vontade política e as prioridades equivocadas.

Esta nova edição do *Nelson Tratado de Pediatria* busca fornecer as informações essenciais que profissionais, equipes, estudantes de medicina e todos os outros prestadores de cuidados envolvidos em cuidados de saúde pediátricos em todo o mundo precisam entender para lidar, de modo eficaz, com tantos problemas biológicos, psicológicos e sociais enfrentados por nossas crianças e jovens. Além disso, os pediatras de subespecialidades se beneficiarão dos detalhes de distúrbios coexistentes frequentemente vistos em seus pacientes. Nosso objetivo é oferecer uma obra ampla, porém concisa e de fácil leitura, que abranja tanto os novos avanços da ciência clínica quanto a arte consagrada pela prática pediátrica.

Esta 21ª edição foi reorganizada e revisada a partir da edição anterior. Para tanto, foram acrescentados novos capítulos e feitos muitos acréscimos a respeito de novas doenças, com a expansão ou a atualização do texto. Além disso, muitas outras tabelas, fotografias, estudos de imagens e figuras ilustrativas, bem como referências atualizadas, foram adicionados. A adição de quatro novos editores associados, detentores de muita experiência clínica, engrandeceu ainda mais este trabalho: Dr. Nathan Blum, Chefe da Divisão de Pediatria Comportamental e do Desenvolvimento do Children's Hospital of Philadelphia; Dr. Samir S. Shah, Diretor da Divisão de Medicina Hospitalar e Diretor de Desempenho do Serviço do Centro Médico do Cincinnati Children's Hospital; Dr. Robert Tasker, Diretor de Medicina de Cuidados Neurocríticos Pediátricos do Boston Children's Hospital; e a Dra. Karen Wilson, Chefe de Divisão de Pediatria Geral, Vice-Presidente de Pesquisa Clínica e Translacional do Hospital Infantil Kravis, na Icahn School of Medicine, no Monte Sinai. Todos eles contribuíram para o planejamento e a conclusão da 21ª edição.

Embora mesmo o mais raro distúrbio seja de suma importância para a criança doente, sua família e seu médico, não é possível abordar, com o mesmo grau de detalhamento, todos os problemas de saúde em um livro generalista de pediatria. Assim, apresentam-se as referências dos principais artigos e textos de subespecialidade, as quais devem ser consultadas em necessidade de mais informações.

O enorme valor desta edição deve-se aos seus muitos colaboradores que são especialistas e autoridades nesses assuntos. Somos todos gratos a eles por sua dedicação, seu trabalho árduo, seu conhecimento, sua consideração e seu bom senso. Nosso sincero agradecimento também para Jennifer Shreiner e Sarah Barth, da Elsevier, e Carolyn Redman, do Departamento de Pediatria da Medical College of Wisconsin. Todos nós trabalhamos muito para produzir uma obra que será útil para aqueles que cuidam de crianças e jovens e para os que desejam saber mais sobre a saúde infantil em todo o mundo.

Nesta edição, recebemos auxílio informal de muitos professores e equipes internas do Departamento de Pediatria da Medical College of Wisconsin, da Escola de Medicina Perelman da University of Pennsylvania, da Faculdade de Medicina da University of Cincinnati, da Harvard Medical School e do Hospital Infantil Kravis na Icahn School of Medicine, no Monte Sinai. A ajuda dessas pessoas e dos muitos pediatras de todo o mundo que dispuseram seu tempo para nos enviar *feedback* e sugestões é sempre útil e de muito valor.

Por último, e certamente não menos importante, queremos agradecer especialmente às nossas famílias por sua paciência e compreensão em relação ao grande compromisso de tempo que nós, editores, gastamos lendo e montando esta edição.

Robert M. Kliegman, MD
Joseph W. St. Geme III, MD
Nathan J. Blum, MD
Samir S. Shah, MD, MSCE
Robert C. Tasker, MBBS, MD
Karen M. Wilson, MD, MPH

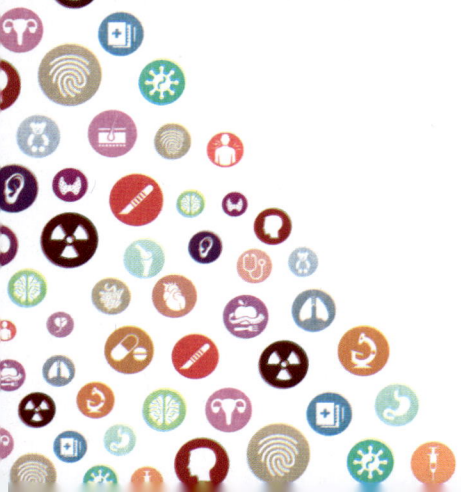

Sumário

PARTE 4

Transtornos de Aprendizagem e de Desenvolvimento

PARTE 5

Nutrição

PARTE **6**

Distúrbios Hídricos e Eletrolíticos

PARTE **7**

Terapia Farmacológica Pediátrica

PARTE **8**

Cuidados Intensivos na Medicina de Emergência

PARTE **9**

Genética Humana

PARTE **10**

Distúrbios Metabólicos

PARTE 11

O Feto e o Recém-Nascido

PARTE 12
Medicina do Adolescente

Seção 5 **TRANSPLANTE DE CÉLULAS-TRONCO HEMATOPOÉTICAS**

PARTE **14**

Distúrbios Alérgicos

PARTE **15**

Doenças Reumáticas da Infância (Doença do Tecido Conjuntivo, Doenças Vasculares do Colágeno)

PARTE **16**

Doenças Infecciosas

Seção 12 INFECÇÕES FÚNGICAS

Seção 13 INFECÇÕES VIRAIS

VOLUME 2

PARTE 17

Sistema Digestório

Seção **1 MANIFESTAÇÕES CLÍNICAS DA DOENÇA GASTRINTESTINAL**

PARTE 18
Sistema Respiratório

PARTE 19

Sistema Cardiovascular

Seção 1 DESENVOLVIMENTO BIOLÓGICO DO SISTEMA CARDIOVASCULAR

Seção 2 AVALIAÇÃO DO SISTEMA CARDIOVASCULAR E DA CRIANÇA COM SOPRO CARDÍACO

PARTE 22

Nefrologia

PARTE **24**

Problemas Ginecológicos da Infância

PARTE **25**

Sistema Endócrino

Seção 1 DISTÚRBIOS DO HIPOTÁLAMO E DA HIPÓFISE

Seção 2 DISTÚRBIOS DA GLÂNDULA TIREOIDE

PARTE **26**

Sistema Nervoso

PARTE 27

Distúrbios Neuromusculares

PARTE 28
Distúrbios do Olho

PARTE 29
Orelha

PARTE **30**

Pele

PARTE **31**

Distúrbios Ósseos e Articulares

Seção 1 PROBLEMAS ORTOPÉDICOS

Seção **2 MEDICINA ESPORTIVA**

Seção **3 DISPLASIAS ESQUELÉTICAS**

Seção 1

Manifestações Clínicas da Doença Gastrintestinal

Capítulo 331

Fenômenos do Trato Digestivo Normal

Asim Maqbool e Chris A. Liacouras

A função gastrintestinal varia com a maturidade do indivíduo, ou seja, o que pode ser considerado um evento fisiológico no recém-nascido ou no lactente, pode ser um sintoma patológico em uma idade mais avançada. O feto é capaz de deglutir líquido amniótico a partir da 12ª semana de gestação, mas a sucção nutritiva se desenvolve em torno da 34ª semana de gestação. Os movimentos orais e faríngeos coordenados, necessários para a deglutição de sólidos, desenvolvem-se nos primeiros meses de vida. Antes desse período, o movimento da língua, durante a sucção, ocorre para cima e para fora com o objetivo de extrair o leite do seio materno, em vez de para trás, que impulsionaria os sólidos em direção à entrada do esôfago. Por volta do primeiro mês de vida, os lactentes parecem demonstrar preferência por alimentos doces e salgados. O interesse pelos alimentos sólidos aumenta em torno dos 4 meses de vida, no entanto, a recomendação para inseri-los na dieta do lactente é a partir dos 6 meses e baseia-se em conceitos nutricionais e culturais, não na maturidade do processo de deglutição (ver Capítulo 56). Os lactentes deglutem ar durante a alimentação e o ato de arrotar deve ser estimulado para evitar a distensão gasosa do estômago.

Diversas variações anatômicas normais podem ser observadas na cavidade oral. O **frênulo lingual curto** ("língua presa") pode ser preocupante para os pais, mas raramente interfere na amamentação, na alimentação por mamadeira, no ato de comer ou na fala e, geralmente, não necessita de tratamento. A **presença de sulcos** na superfície da língua (língua geográfica ou escrotal) geralmente é um achado normal. A **úvula bífida** pode ser isolada ou estar associada à fenda palatina submucosa do palato mole (Figura 331.1).

A **regurgitação**, resultado do refluxo gastresofágico, ocorre comumente no primeiro ano de vida. A regurgitação pode expelir o conteúdo gástrico sem esforço pela boca do lactente, mas também pode ser forçada. Em um lactente saudável com regurgitação, o volume regurgitado é, em geral, de cerca de 15 a 30 mℓ, podendo, ocasionalmente, ser maior. Após um episódio de regurgitação, que pode ocorrer de uma a várias vezes ao dia, o lactente permanece satisfeito, embora possivelmente ainda com fome. A regurgitação gradualmente se resolve até os 6 meses de vida em 80% dos lactentes e até os 12 meses em 90%. Caso ocorram complicações ou persistência da regurgitação, o refluxo gastresofágico é considerado patológico e não meramente relacionado ao desenvolvimento, merecendo avaliação adicional e tratamento. As complicações do refluxo gastresofágico incluem retardo do crescimento, doença pulmonar (apneia ou pneumonite por aspiração) e esofagite e suas consequências (ver Capítulos 349 e 350).

Os lactentes e crianças menores podem se alimentar de forma variável; isso pode ser uma preocupação para os pais. Uma criança de 1 a 3 anos

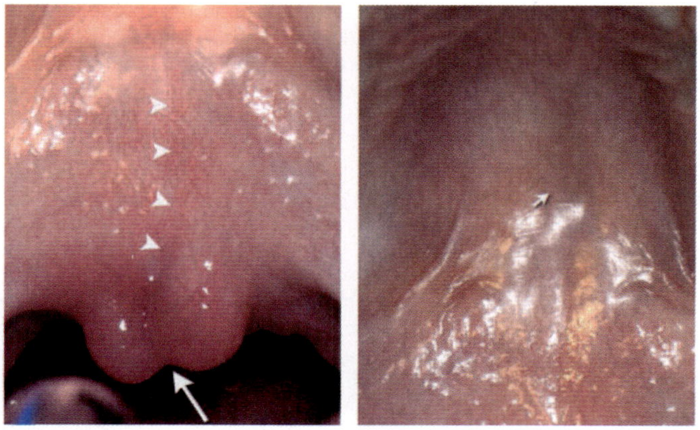

Figura 331.1 Fenda palatina submucosa clássica com a tríade de úvula bífida *(seta grande)*, sulco ao longo da linha média do palato mole *(pontas de seta)* e uma incisura na margem posterior do palato duro *(seta pequena)*. O sulco na linha média às vezes é chamado de zona pelúcida, refletindo a natureza translúcida desta área em alguns pacientes. (*De Hasan A, Gardner A, Devlin M, Russell C: Submucous cleft palate with bifid uvula.* J Pediatr *165:872, 2014.*)

pode comer insaciavelmente ou se recusar a comer durante uma refeição. Lactentes e crianças menores também tendem a comer uma variedade limitada de alimentos. Os pais devem ser encorajados a observar a ingestão nutricional de vários dias e não ficarem excessivamente preocupados com refeições isoladas. A primeira infância e a adolescência são períodos de crescimento acelerado; as necessidades elevadas de nutrientes para o crescimento podem estar associadas a apetites vorazes. O apetite reduzido de crianças de 1 a 3 anos e de crianças no período pré-escolar, muitas vezes, é uma preocupação para os pais, que estão acostumados com uma ingestão alimentar relativamente maior durante a primeira infância. A demonstração do crescimento apropriado à idade na curva de crescimento é tranquilizadora.

O número, a cor e a consistência das fezes podem variar bastante no mesmo lactente e entre lactentes de idades similares sem explicação aparente. As primeiras fezes após o nascimento consistem no mecônio: material viscoso e escuro que é normalmente eliminado nas primeiras 48 h de vida. Com o início da alimentação, o mecônio é substituído por fezes de transição castanho-esverdeadas, frequentemente contendo grumos e, após 4 a 5 dias, por fezes castanho-amareladas típicas do leite. A **frequência das evacuações** é extremamente variável no lactente normal, podendo variar desde nenhuma até sete por dia. Os lactentes amamentados podem apresentar evacuações frequentes, inicialmente, com fezes amolecidas e em pequenos volumes (fezes transitórias) e, entre 2 e 3 semanas, podem apresentar fezes mais pastosas e bem menos frequentes. Alguns lactentes em aleitamento materno podem não evacuar por 1 a 2 semanas e, a seguir, evacuarem fezes pastosas normais. A cor das fezes tem pouca importância, exceto pela presença de sangue ou pela ausência de produtos da bilirrubina (cor branco-acinzentada em vez de castanho-amarelada). A presença de matéria vegetal, como ervilha ou milho, nas fezes de um lactente maior ou de uma criança de 1 a 3 anos, que ingerem sólidos, é normal e sugere mastigação insatisfatória e não má absorção. Um padrão de fezes amolecidas e intermitentes, conhecido como **diarreia da criança pequena,** ocorre comumente entre o primeiro e o terceiro ano de vida. Essas crianças, que são saudáveis e têm bom crescimento, frequentemente ingerem bebidas contendo excesso de carboidratos. As evacuações ocorrem tipicamente durante o dia e não durante a noite. O volume de líquido ingerido com frequência é excessivo; limitar bebidas contendo açúcar e carboidratos não absorvíveis e aumentar a gordura na dieta muitas vezes levam à resolução desse padrão de evacuação.

Muitas vezes, um abdome protuberante é observado em lactentes e em crianças de 1 a 3 anos, especialmente após a ingestão de grandes volumes de dieta. Isso pode ser resultado da combinação de musculatura abdominal fraca, órgãos abdominais relativamente grandes e postura lordótica. No primeiro ano de vida, é comum palpar o fígado 1 a 2 cm abaixo do rebordo costal direito. O fígado normal tem consistência mole e a percussão demonstra tamanho normal para a idade. O lobo de Riedel é uma projeção fina do lobo direito do fígado que pode ser palpado na região abdominal lateral direita. Uma ponta mole do baço também pode ser palpada como achado normal. Em crianças menores magras, a coluna vertebral é facilmente palpável como uma estrutura sobreposta, podendo ser confundida com massa. A pulsação da aorta pode ser detectada. Muitas vezes, fezes normais podem ser palpadas no quadrante inferior esquerdo no cólon descendente ou sigmoide.

As **perdas sanguíneas** do trato gastrintestinal nunca são consideradas normais, mas o sangue deglutido pode ser erroneamente interpretado como sangramento gastrintestinal. O sangue materno pode ser ingerido no momento do nascimento ou mais tarde pelo lactente em fase de amamentação, caso ocorra sangramento próximo ao mamilo materno. O sangramento nasal ou orofaríngeo é ocasionalmente confundido com o sangramento gastrintestinal (ver Capítulo 124.4). Os corantes vermelhos em alimentos ou líquidos podem deixar as fezes vermelhas, porém não produzem resultado positivo no teste para sangue oculto.

A **icterícia** é comum em neonatos, principalmente entre os prematuros, e, em geral, é resultante da incapacidade de o fígado imaturo conjugar a bilirrubina, levando a um componente indireto elevado (ver Capítulo 123.3). A elevação persistente dos níveis de bilirrubina indireta em lactentes em aleitamento pode ser resultado da icterícia do leite materno, que é, geralmente, uma entidade benigna no neonato a termo. A bilirrubina direta elevada não é normal e sugere doença hepática, embora, nos lactentes, possa ser resultado de infecção extra-hepática (infecção do trato urinário). A fração de bilirrubina direta deve ser responsável por não mais de 15 a 20% da bilirrubina sérica total. As elevações nos níveis de bilirrubina direta podem seguir a hiperbilirrubinemia indireta, pois o fígado converte o excesso de bilirrubina indireta em direta e a etapa limitante da taxa de excreção da bilirrubina muda da glicuronidação da bilirrubina para a excreção da bilirrubina direta nos canalículos biliares. A hiperbilirrubinemia indireta, que ocorre comumente no recém-nascido normal, tende a pigmentar a esclera e a pele de amarelo-dourado, enquanto a hiperbilirrubinemia direta produz uma coloração amarelo-esverdeada. O grau de icterícia nem sempre está diretamente correlacionado aos níveis de bilirrubina sérica. Um nível elevado da bilirrubina sérica total justifica um exame mais detalhado, com a dosagem das frações da bilirrubina (direta e indireta) e vigilância contínua. A American Academy of Pediatrics publicou diretrizes sobre a avaliação e o tratamento da icterícia no neonato, sobre como acompanhar a elevação dos níveis de bilirrubina, identificar causas de elevações atípicas e prevenir complicações. Elevações atípicas da bilirrubina não conjugada estão associadas ao risco de encefalopatia e *kernicterus*. As elevações na bilirrubina conjugada são revistas no capítulo sobre colestase (ver Capítulo 383.1).

A bibliografia está disponível no GEN-io.

Capítulo 332

Principais Sinais e Sintomas dos Distúrbios do Trato Digestivo

Asim Maqbool e Chris A. Liacouras

Os distúrbios de órgãos fora do trato gastrintestinal (GI) podem produzir sintomas e sinais que simulam distúrbios do trato digestivo e devem ser considerados no diagnóstico diferencial (Tabela 332.1). Em crianças

Tabela 332.1 Algumas causas de sintomas gastrintestinais de origem não digestiva em crianças.

ANOREXIA
Doenças sistêmicas: inflamatórias, neoplásicas
Comprometimento cardiorrespiratório
Iatrogênicas: terapia medicamentosa, dietas terapêuticas desagradáveis ao paladar
Depressão
Anorexia nervosa
VÔMITOS
Erros inatos do metabolismo
Medicamentos: eritromicina, quimioterapia, anti-inflamatórios não esteroidais, maconha
Pressão intracraniana aumentada
Tumor cerebral
Infecção do trato urinário
Labirintite
Insuficiência suprarrenal
Gravidez
Psicogênicos
Enxaqueca abdominal
Envenenamento/toxinas
Doença renal
DIARREIA
Infecção: otite média, infecção do trato urinário
Uremia
Medicamentos: antibióticos, cisaprida
Tumores: neuroblastoma
Pericardite
Insuficiência suprarrenal
CONSTIPAÇÃO INTESTINAL
Hipotireoidismo
Espinha bífida
Retardo do desenvolvimento
Desidratação: diabetes insípido, lesões tubulares renais
Medicamentos: narcóticos
Intoxicação por chumbo
Botulismo de lactentes
DOR ABDOMINAL
Pielonefrite, hidronefrose, cólica renal
Pneumonia (lobo inferior)
Doença inflamatória pélvica
Porfiria
Doença de Fabry
Angioedema
Endocardite
Enxaqueca abdominal
Febre familiar do Mediterrâneo
Abuso sexual ou físico
Lúpus eritematoso sistêmico
Fobia escolar
Crise de anemia falciforme
Inflamação do disco vertebral
Abscesso do psoas
Osteomielite ou miosite pélvica
Medicações
DISTENSÃO OU MASSA ABDOMINAL
Ascite: síndrome nefrótica, neoplasia, insuficiência cardíaca
Massa discreta: tumor de Wilms, hidronefrose, neuroblastoma, cisto mesentérico, hepatoblastoma, linfoma
Gravidez
ICTERÍCIA
Doença hemolítica
Infecção do trato urinário
Sepse
Hipotireoidismo
Pan-hipopituitarismo

com crescimento e desenvolvimento normais, o tratamento pode ser iniciado sem uma avaliação formal, com base no diagnóstico presuntivo após a anamnese e a realização do exame físico. O ganho insuficiente de peso ou a perda de peso estão frequentemente associados a um processo patológico significativo, geralmente necessitando de uma avaliação mais formal.

DISFAGIA

A dificuldade na deglutição é denominada *disfagia* e a deglutição dolorosa é denominada **odinofagia**. ***Globus*** é a sensação de algo aderido à garganta sem uma etiologia clara. A deglutição é um processo complexo que se inicia na boca com a mastigação e lubrificação do alimento, que forma um bólus. O bólus é empurrado para a faringe pela língua. A fase faríngea da deglutição é rápida e envolve mecanismos de proteção para evitar que o alimento penetre nas vias respiratórias. A epiglote é rebaixada sobre a laringe, enquanto o palato mole é elevado contra a parede nasofaríngea; a respiração é temporariamente interrompida enquanto o esfíncter esofágico superior se abre para permitir que o bólus penetre no esôfago. No esôfago, uma contração muscular peristáltica coordenada empurra o bólus alimentar em direção ao estômago. O esfíncter esofágico inferior relaxa logo depois do esfíncter esofágico superior, portanto líquidos que saem rapidamente do esôfago penetram no estômago sem resistência.

A disfagia é classificada em dois tipos: orofaríngea e esofágica. A **disfagia orofaríngea** ocorre quando a transferência do bólus alimentar da boca para o esôfago é dificultada (também denominada *disfagia de transferência*). Os músculos estriados da boca, faringe e esfíncter esofágico superior são afetados na disfagia orofaríngea. Distúrbios neurológicos e musculares vão dar origem a disfagia orofaríngea (Tabela 332.2). Podem ocorrer malformações de Chiari, síndromes de Russell-Silver e *cri-du-chat* com a disfunção do esfíncter esofágico superior, expressa por disfagia com sólidos. A complicação mais grave da disfagia orofaríngea é a broncoaspiração que traz riscos à vida.

Uma complexa sequência de eventos neuromusculares está envolvida na transferência de alimentos para a parte superior do esôfago. Anormalidades dos músculos envolvidos no processo de ingestão e sua inervação, força ou coordenação estão associadas à disfagia de transferência em lactentes e crianças. Nesses casos, geralmente um problema na orofaringe é parte de um problema neurológico ou muscular mais generalizado (botulismo, difteria, doença neuromuscular). Lesões orais dolorosas, como estomatite viral aguda ou traumatismo, ocasionalmente interferem na ingestão. Se a passagem do ar pela cavidade nasal estiver seriamente obstruída, a necessidade de respirar causará desconforto intenso durante a amamentação. Embora fosse esperado que anormalidades estruturais, dentárias e salivares graves criassem dificuldades, a ingestão ocorre relativamente bem na maioria das crianças afetadas, se elas estiverem com fome.

A **disfagia esofágica** ocorre quando existe dificuldade na passagem do bólus alimentar ao longo do esôfago. A disfagia esofágica pode resultar de um distúrbio neuromuscular ou uma obstrução mecânica (Tabela 332.3). Os distúrbios primários da motilidade que prejudicam a função peristáltica e causam disfagia são raros em crianças. Pode ocorrer esofagite eosinofílica com disfagia esofágica. A acalasia é um distúrbio da motilidade esofágica associada à incapacidade do relaxamento do esfíncter esofágico inferior e raramente ocorre em crianças. A motilidade do esôfago distal é afetada após o reparo cirúrgico de fístula traqueoesofágica ou acalasia. A motilidade anormal pode estar presente nos distúrbios vasculares do colágeno. A obstrução mecânica pode se intrínseca ou extrínseca. Defeitos estruturais intrínsecos causam um impedimento fixo à passagem do bólus alimentar devido a um estreitamento no interior do esôfago, como em uma estenose, membrana ou tumor. A obstrução extrínseca é causada pela compressão de anéis vasculares, lesões mediastinais ou anormalidades vertebrais. Os defeitos estruturais, normalmente, causam mais problemas na deglutição de sólidos que de líquidos. Nos lactentes, a membrana esofágica, o remanescente traqueobrônquico ou o anel vascular podem causar disfagia. Uma estenose esofágica secundária a esofagite (refluxo gastresofágico crônico, esofagite eosinofílica, infecções crônicas) ocasionalmente apresenta disfagia como primeira manifestação. Um corpo estranho esofágico ou uma estenose secundária a uma ingestão cáustica

Tabela 332.2 Causas de disfagia orofaríngea.

DISTÚRBIOS NEUROMUSCULARES
Paralisia cerebral
Tumores cerebrais
Doença/acidentes vasculares encefálicos
Malformação de Chiari
Pólio e síndromes pós-pólio
Esclerose múltipla
Miosite
Dermatomiosite
Miastenia *gravis*
Distrofia muscular
Síndrome da distonia adquirida ou hereditária
Disautonomia
DISTÚRBIOS METABÓLICOS E AUTOIMUNES
Hipertireoidismo
Lúpus eritematoso sistêmico
Sarcoidose
Amiloidose
DOENÇA INFECCIOSA
Meningite
Botulismo
Difteria
Doença de Lyme
Neurossífilis
Infecção viral: pólio, vírus Coxsackie, herpes, citomegalovírus
LESÕES ESTRUTURAIS
Inflamatórias: abscesso, faringite
Membrana congênita
Barra cricofaríngea
Problemas dentários
Lesões cutâneas bolhosas
Síndrome de Plummer-Vinson
Divertículo de Zenker
Compressão extrínseca: osteófitos, linfonodos, edema tireoidiano, artéria subclávia direita aberrante (disfagia lusória)
OUTRAS
Lesão corrosiva
Efeitos colaterais de medicamentos
Após cirurgia
Após radioterapia

Adaptada de Gasiorowska A, Faas R: Current approach to dysphagia. *Gastroenterol Hepatol* 5(4):269-279, 2009.

Tabela 332.3 Causas de disfagia esofágica.

NEUROMUSCULARES
Esofagite eosinofílica
Acalasia da cárdia
Espasmo esofágico difuso
Esclerodermia
DRGE
LESÕES INTRÍNSECAS
Corpos estranhos, incluindo pílulas
Esofagite: DRGE, esofagite eosinofílica, infecções
Estenose: lesão corrosiva, induzida por pílulas, péptica
Membranas esofágicas
Anéis esofágicos
Divertículos esofágicos
Neoplasias
Doença de Chagas
LESÕES EXTRÍNSECAS
Compressão vascular
Lesão mediastínica
Osteocondrite cervical
Anormalidades vertebrais

DRGE, doença do refluxo gastresofágico. Adaptada de Gasiorowska A, Faas R: Current approach to dysphagia. *Gastroenterol Hepatol* 5(4):269-279, 2009.

também causam disfagia. O anel de Schatzki, um anel fino de tecido mucoso próximo ao esfíncter esofágico inferior, é outra causa mecânica de disfagia recorrente, também rara em crianças.

Quando a disfagia está associada a um retardo na passagem através do esôfago, o paciente pode ser capaz de indicar o nível do tórax onde isso ocorre, mas os sintomas esofágicos estão geralmente referidos à fúrcula supraesternal e, quando o paciente indica a fúrcula supraesternal, a impactação pode ser encontrada em qualquer lugar do esôfago.

REGURGITAÇÃO

Regurgitação é o movimento retrógrado sem esforço do conteúdo gástrico em direção ao esôfago e à boca. Não está associada ao desconforto, e lactentes com regurgitação geralmente ficam com fome imediatamente após um episódio. O esfíncter esofágico inferior evita o refluxo do conteúdo gástrico para o esôfago. A regurgitação é resultado do refluxo gastresofágico através de um esfíncter esofágico inferior incompetente ou, em lactentes, imaturo. Isso é, com frequência, um processo do desenvolvimento e a regurgitação, ou "golfada", apresenta resolução com a maturidade. A regurgitação deve ser diferenciada do vômito, que denota um processo de reflexo ativo com um diagnóstico diferencial extenso (Tabela 332.4).

ANOREXIA

Anorexia significa a falta prolongada do apetite. Os centros da fome e da saciedade estão localizados no hipotálamo; parece provável que os nervos aferentes do trato GI para esses centros cerebrais sejam determinantes importantes da anorexia, que caracterizam muitas doenças do estômago e intestino (ver Capítulo 47). A saciedade é estimulada pela distensão do estômago ou da parte superior do intestino delgado, sendo o sinal transmitido por nervos sensoriais aferentes, que são especialmente densos na parte superior do intestino delgado. Os quimiorreceptores do intestino, influenciados pela absorção de nutrientes, também afetam o fluxo aferente para os centros do apetite. Os impulsos atingem o hipotálamo oriundos dos centros mais altos, possivelmente influenciados pela dor ou pelo transtorno emocional de uma doença intestinal. Outros fatores reguladores incluem hormônios, grelina, leptina e glicose plasmática, que, por sua vez, refletem a função intestinal (ver Capítulo 47).

VÔMITOS

O vômito é um processo reflexo altamente coordenado que pode ser precedido pela salivação aumentada e é iniciado com esforço involuntário. A descida violenta do diafragma e a constrição dos músculos abdominais com relaxamento da cárdia gástrica forçam ativamente o conteúdo gástrico de volta para o esôfago. Esse processo é coordenado no centro medular do vômito, que é influenciado diretamente por inervação aferente e, indiretamente, pela zona de gatilho do quimiorreceptor e por centros mais altos do sistema nervoso central (SNC). Muitos processos agudos ou crônicos podem causar vômitos (Tabelas 332.1 e 332.4).

O vômito causado pela obstrução do trato GI é provavelmente mediado pelos nervos viscerais aferentes do intestino que estimulam

Tabela 332.4 Diagnóstico diferencial de vômitos durante a infância.

LACTENTE	CRIANÇA	ADOLESCENTE
COMUNS		
Gastrenterite	Gastrenterite	Gastrenterite
Refluxo gastresofágico	Infecção sistêmica	DRGE
Superalimentação	Gastrite	Infecção sistêmica
Obstrução anatômica*	Ingestão tóxica/envenenamento	Ingestão tóxica/envenenamento/maconha
Infecção sistêmica†	Síndrome da coqueluche	Gastrite
Síndrome da coqueluche	Medicação	Sinusite
Otite média	Refluxo (DRGE)	Doença inflamatória intestinal
	Sinusite	Apendicite
	Otite média	Enxaqueca
	Obstrução anatômica*	Gravidez
	Esofagite eosinofílica	Medicamentos
		Abuso de ipeca, bulimia
		Concussão
RAROS		
Síndrome adrenogenital	Síndrome de Reye	Síndrome de Reye
Erros inatos do metabolismo	Hepatite	Hepatite
Tumor cerebral (pressão intracraniana aumentada)	Úlcera péptica	Úlcera péptica
Hemorragia subdural	Pancreatite	Pancreatite
Intoxicação alimentar	Tumor cerebral	Colecistite
Ruminação	Pressão intracraniana aumentada	Tumor cerebral
Acidose tubular renal	Síndrome da orelha média/labirintite	Pressão intracraniana aumentada
Obstrução da junção ureteropélvica	Quimioterapia	Concussão
Pseudo-obstrução	Acalasia	Síndrome da orelha média
	Vômitos cíclicos (enxaqueca)	Quimioterapia
	Estenose esofágica	Vômitos cíclicos (enxaqueca)
	Hematoma duodenal	Cólica biliar
	Erro inato do metabolismo	Cólica renal
	Pseudo-obstrução	Porfiria
	Gastroparesia	Cetoacidose diabética
		Insuficiência suprarrenal
		Pseudo-obstrução
		Tumor intestinal
		Gastroparesia
		Acalasia
		Síndrome da artéria mesentérica superior
		Síndrome de obstrução distal intestinal

*Inclui má rotação, estenose pilórica, intussuscepção, doença de Hirschsprung. †Meningite, sepse. *DRGE*, doença do refluxo gastresofágico, hérnia inguinal.

Tabela 332.5 Causas de obstrução gastrintestinal.

ESÔFAGO ***Congênita*** Atresia esofágica Anéis vasculares Anel de Schatzki Remanescente traqueobrônquico ***Adquirida*** Estenose esofágica Corpo estranho Acalasia Doença de Chagas Doença vascular do colágeno	Atresia ileal Íleo meconial Divertículo de Meckel com vólvulo ou intussuscepção Hérnia inguinal Hérnia interna Duplicação intestinal Pseudo-obstrução ***Adquirida*** Aderências pós-cirúrgicas Doença de Crohn Intussuscepção Síndrome da obstrução ileal distal (fibrose cística) Hematoma duodenal Síndrome da artéria mesentérica superior
ESTÔMAGO ***Congênita*** Membranas antrais Estenose pilórica ***Adquirida*** Bezoares, corpo estranho Estenose pilórica (úlcera) Doença granulomatosa crônica da infância Gastrenterite eosinofílica Doença de Crohn Epidermólise bolhosa	**CÓLON** ***Congênita*** Tampão de mecônio Doença de Hirschsprung Atresia colônica, estenose Ânus imperfurado Estenose retal Pseudo-obstrução Vólvulo Duplicação do cólon ***Adquirida*** Colite ulcerativa (megacólon tóxico) Doença de Chagas Doença de Crohn Colonopatia fibrosante (fibrose cística)
INTESTINO DELGADO ***Congênita*** Atresia duodenal Pâncreas anular Má rotação/vólvulo Má rotação/bandas de Ladd	

o centro do vômito (Tabela 332.5). Se a obstrução ocorre abaixo da segunda porção do duodeno, o vômito geralmente é bilioso. O vômito repetitivo também pode se tornar bilioso na ausência de obstrução quando o conteúdo duodenal sofre refluxo para o interior do estômago. Lesões não obstrutivas do trato digestivo também podem causar vômitos; essas lesões incluem doenças da parte superior do intestino, pâncreas, fígado ou árvore biliar. Os distúrbios metabólicos ou do SNC e a síndrome dos vômitos cíclicos (Tabela 332.6) podem acarretar vômitos graves e persistentes. O uso de maconha entre adolescentes também causa síndrome da hiperêmese por canabinoide (ver Capítulo 140.3).

As complicações potenciais dos vômitos são mostradas na Tabela 332.7. Amplas estratégias de tratamento para vômitos com causas gerais e específicas de êmese são indicadas nas Tabelas 332.8 e 332.9.

Tabela 332.6 Critérios para síndrome dos vômitos cíclicos.

Todos os critérios devem ser satisfeitos para a definição de consenso da síndrome dos vômitos cíclicos:

- Pelo menos 5 episódios com qualquer intervalo ou um mínimo de 3 episódios no período de 6 meses
- Episódios recorrentes de vômitos intensos e náuseas durando de 1 h a 10 dias e separados por pelo menos 1 semana
- Padrão e sintomas estereotipados em cada paciente
- Vômitos durante os episódios ocorrem ≥ 4 vezes/h por ≥ 1 h
- Retorno ao estado de saúde normal entre os episódios
- Não atribuído a outro distúrbio

De Li, B UK, Lefevre F, Chelimsky GG *et al.*: North American Society for Pediatric Gastroenterology, Hepatology, and Nutrition consensus statement on the diagnosis and management of cyclic vomiting syndrome. *J Pediatr Gastroenterol Nutr* 47:379-393, 2008.

Tabela 332.7 Complicações dos vômitos.

COMPLICAÇÃO	FISIOPATOLOGIA	ANAMNESE, EXAME FÍSICO E ESTUDOS LABORATORIAIS
Metabólica	Perda de líquidos no vômito Perda de HCl no vômito Perda de Na e K no vômito Acidose	Desidratação Alcalose; hipocloremia Hiponatremia; hipopotassemia Desidratação
Nutricional	Vômitos de calorias e nutrientes Anorexia para calorias e nutrientes	Desnutrição; "retardo do crescimento"
Laceração de Mallory-Weiss	Esforço para vomitar → laceração na pequena curva da junção gastresofágica	Vômitos intensos → hematêmese
Esofagite	Vômitos crônicos → exposição ácida esofágica	Pirose; hemocultura + fezes
Aspiração	Aspiração do vômito, principalmente quando há alteração no nível de consciência	Pneumonia; disfunção neurológica
Choque	Perda de líquidos intensa nos vômitos ou em diarreia concomitante Perda intensa de sangue na hematêmese	Desidratação (diarreia concomitante pode explicar acidose?) Depleção de volume sanguíneo
Pneumomediastino, pneumotórax	Pressão intratorácica aumentada	Radiografia torácica
Petéquias, hemorragia da retina	Pressão intratorácica aumentada	Contagem normal de plaquetas

De Kliegman RM, Greenbaum LA, Lye PS, editors: *Practical strategies in pediatric diagnosis and therapy,* ed 2, Philadelphia, 2004, Elsevier, p 318.

Tabela 332.8 Terapias farmacológicas para episódios de vômitos.

DISTÚRBIO/CLASSE DE MEDICAMENTOS TERAPÊUTICOS	MEDICAMENTO	DOSAGEM
REFLUXO		
Antagonista da dopamina	Metoclopramida	0,1 a 0,2 mg/kg VO ou IV 4 vezes/dia
GASTROPARESIA		
Antagonista da dopamina	Metoclopramida	0,1 a 0,2 mg/kg VO ou IV 4 vezes/dia
Agonista da motilina	Eritromicina	3 a 5 mg/kg VO ou IV 3 a 4 vezes/dia
PSEUDO-OBSTRUÇÃO INTESTINAL		
Estimulação dos complexos mioelétricos migratórios do intestino	Octreotida	1 µg/kg SC 2 a 3 vezes/dia
QUIMIOTERAPIA		
Antagonista da dopamina	Metoclopramida	0,5 a 1,0 mg/kg IV 4 vezes/dia, com profilaxia anti-histamínica para efeitos colaterais extrapiramidais
Antagonista serotoninérgico 5-HT_3	Ondansetrona	0,15 a 0,3 mg/kg IV ou VO 3 vezes/dia
Fenotiazinas (efeitos colaterais extrapiramidais e hematológicos)	Proclorperazina	≈0,3 mg/kg VO 2 a 3 vezes/dia
	Clorpromazina	> 6 meses de idade: 0,5 mg/kg VO ou IV 3 a 4 vezes/dia
Esteroides	Dexametasona	0,1 mg/kg VO 3 vezes/dia
Canabinoides	Tetra-hidrocanabinol	0,05 a 0,1 mg/kg VO 2 a 3 vezes/dia
PÓS-OPERATÓRIO	Ondansetrona, fenotiazinas	Ver quimioterapia
CINETOSE, DISTÚRBIOS VESTIBULARES		
Anti-histamínico	Dimenidrinato	1 mg/kg VO 3 a 4 vezes/dia
Anticolinérgico	Escopolamina	Adultos: 1 adesivo/3 dias
CRISE SUPRARRENAL		
Esteroides	Cortisol	2 mg/kg IV em bólus seguidos por 0,2 a 0,4 mg/kg/h IV (±1 mg/kg IM)

ECG, Eletrocardiograma; *GI*, gastrintestinal. De Kliegman RM, Greenbaum LA, Lye PS, editors: *Practical strategies in pediatric diagnosis and therapy*, ed 2, Philadelphia, 2004, Elsevier, p 317.

Tabela 332.9 Terapias de suporte e não farmacológicas para episódios de vômitos.

DOENÇA	TERAPIA
Todas	Tratar a causa • Obstrução: cirurgia • Alergia: mudar dieta (± esteroides) • Erro metabólico: erro na prescrição • Doença acidopéptica: H_2RAs, PPIs etc.
COMPLICAÇÕES	
Desidratação	Líquidos e eletrólitos IV
Hematêmese	Transfundir, corrigir a coagulopatia
Esofagite	H_2RAs, PPIs
Desnutrição	A alimentação por gotejamento via NG ou NJ é útil para muitas condições crônicas
Íleo meconial	Enema com gastrografina
SOID	Enema com gastrografina; solução equilibrada de lavagem do cólon (p. ex., polietilenoglicol)
Intussuscepção	Enema de bário; redução pneumática por enema
Hematêmese	Endoscópica: escleroterapia ou ligadura elástica de varizes esofágicas; terapia por injeção, aplicação de selante de fibrina ou sonda de eletrocautério para lesões específicas do trato GI superior
Vólvulo sigmoide	Descompressão colonoscópica
Refluxo	Posicionamento; medidas nutricionais (lactentes: cereal de arroz, 1 colher de sopa/28 g de fórmula)
Componentes psicogênicos	Psicoterapia; antidepressivos tricíclicos; ansiolíticos (p. ex., diazepam: 0,1 mg/kg VO 3 a 4 vezes/dia)

GI, gastrintestinal; *H_2RA*, antagonista receptor de H_2; *IBPs*, inibidores da bomba de prótons; *NG*, nasogástrica; *NJ*, nasojejunal; *SOID*, síndrome de obstrução intestinal distal. De Kliegman RM, Greenbaum LA, Lye PS, editors: *Practical strategies in pediatric diagnosis and therapy*, ed 2, Philadelphia, 2004, Elsevier, p 319.

DIARREIA

A diarreia é mais bem definida como a perda excessiva de líquidos e eletrólitos nas fezes. A diarreia aguda é definida como o início súbito de fezes excessivamente moles > 10 mℓ/kg/dia em lactentes e > 200 g/24 h em crianças maiores, com duração < 14 dias. Quando o episódio dura mais de 14 dias, ela é denominada *diarreia crônica* ou *persistente*.

Normalmente, um lactente produz aproximadamente 5 mℓ/kg/dia de fezes; o volume aumenta para 200 g/24 h em um adulto. O maior volume de água intestinal é absorvido no intestino delgado; o cólon concentra o conteúdo intestinal contra um gradiente osmótico elevado. O intestino delgado de um adulto pode absorver 10 a 11 ℓ/dia de uma combinação de líquidos ingeridos e secretados, ao passo que o cólon absorve aproximadamente 0,5 ℓ. Os distúrbios que interferem na absorção no intestino delgado tendem a produzir diarreia volumosa, enquanto os distúrbios que comprometem a absorção colônica produzem diarreia menos volumosa. A **disenteria** (volume pequeno, fezes frequentemente sanguinolentas com muco, tenesmo e urgência) é o sintoma predominante da colite.

A base de todas as diarreias é a alteração do transporte de solutos e da absorção de água intestinal. O movimento da água através das membranas intestinais é passivo e é determinado por fluxos ativos e passivos de solutos, particularmente de sódio, cloreto e glicose. A patogênese da maioria dos episódios de diarreia pode ser explicada por anormalidades secretórias, osmóticas ou da motilidade, ou de uma combinação destas (Tabela 332.10).

A **diarreia secretória** ocorre quando o sistema de transporte de soluto das células epiteliais do intestino se encontra em um estado ativo de secreção. Isso é causado, com frequência, por um secretagogo, como a toxina da cólera, que se liga a um receptor na superfície epitelial do intestino e, portanto, estimula o acúmulo intracelular da adenosina monofosfato cíclico ou da guanosina monofosfato cíclico. Alguns ácidos graxos e sais biliares intraluminais estimulam a secreção mucosa colônica por meio desse mecanismo. A diarreia não associada a um secretagogo exógeno também pode ter um componente secretório (doença congênita de inclusão de microvilosidades). As diarreias secretórias geralmente são de grandes volumes e persistem mesmo com jejum. A osmolalidade das fezes é predominantemente indicada pelos eletrólitos e o íon gap é de 100 mOsm/kg ou menos. O hiato iônico (*íon gap*) é calculado pela subtração da concentração de eletrólitos da osmolalidade total:

Hiato iônico = Osmolalidade das fezes − [(Na das fezes + K das fezes) × 2]

A **diarreia osmótica** ocorre após a ingestão de um soluto deficientemente absorvido, como o magnésio, o fosfato, a lactulose ou o sorbitol, ou um que não seja bem absorvido em virtude de um distúrbio do intestino delgado (lactose com deficiência de lactase ou glicose com diarreia por rotavírus). O carboidrato mal absorvido é fermentado no cólon e são produzidos ácidos graxos de cadeia curta. Embora os ácidos graxos de cadeia curta possam ser absorvidos no cólon e usados como fonte de energia, o efeito final é o aumento na carga de soluto osmótico. Essa forma de diarreia geralmente tem menor volume que uma diarreia secretória e é interrompida com o jejum. A osmolalidade das fezes não será explicada pelo conteúdo de eletrólitos, pois outro componente osmótico está presente e, portanto, o hiato aniônico é > 100 mOsm.

Os distúrbios de motilidade podem estar associados ao trânsito rápido ou retardado e, geralmente, não estão associados à diarreia de grande volume. A motilidade lenta pode estar associada ao supercrescimento bacteriano, acarretando diarreia. O diagnóstico diferencial de causas comuns de diarreia aguda e crônica é mostrado na Tabela 332.11.

Tabela 332.10 Mecanismos da diarreia.

MECANISMO PRIMÁRIO	DEFEITO	EXAME DE FEZES	EXEMPLOS	COMENTÁRIO
Secretor	Absorção diminuída, secreção aumentada, transporte de eletrólitos	Aquosa, osmolalidade normal com hiato aniônico < 100 mOsm/kg	Cólera, *Escherichia coli* toxigênica; carcinoide, PIV, neuroblastoma, cloridorreia congênita, *Clostridium difficile*, criptosporidiose (AIDS)	Persiste durante o jejum; má absorção dos sais biliares também pode aumentar a secreção de água
Osmótico	Má digestão, defeitos no transporte da ingestão de substâncias não absorvíveis	Aquosa, ácida e substâncias redutoras osmolalidade aumentada com hiato aniônico > 100 mOsm/kg	Deficiência de lactase e má absorção de glicose-galactose, lactulose, abuso de laxantes	Interrompe com jejum; hidrogênio respiratório aumentado com má absorção de carboidratos; ausência de leucócitos nas fezes
Motilidade aumentada	Tempo de trânsito diminuído	Aparência das fezes pastosa a normal, estimulada pelo reflexo gastrocólico	Síndrome do intestino irritável, tireotoxicose, síndrome de *dumping* pós-vagotomia	A infecção também pode contribuir para a motilidade aumentada
Motilidade diminuída	Defeito na estase da(s) unidade(s) neuromuscular(es) (supercrescimento bacteriano)	Aparência das fezes pastosa a normal	Pseudo-obstrução, alça cega	Possível supercrescimento bacteriano
Área de superfície diminuída (osmótica, motilidade)	Capacidade funcional diminuída	Aquosa	Síndrome do intestino curto, doença celíaca, enterite por rotavírus	Pode necessitar de dieta elementar associada a alimentação parenteral
Invasão da mucosa	Inflamação, reabsorção colônica diminuída, motilidade aumentada	Sangue e leucócitos aumentados nas fezes	Infecção por *Salmonella, Shigella*; amebíase; infecção por *Yersinia, Campylobacter*	Disenteria evidente no sangue, muco e leucócitos

PIV, peptídeo intestinal vasoativo. De Kliegman RM, Greenbaum LA, Lye PS, editors: *Practical strategies in pediatric diagnosis and therapy*, ed 2, Philadelphia, 2004, Elsevier, p 274.

Tabela 332.11 Diagnóstico diferencial de diarreia.

LACTENTE	CRIANÇA	ADOLESCENTE
AGUDA		
Comuns		
Gastrenterite (viral > bacteriana > por protozoário) Infecção sistêmica Associada a antibióticos Superalimentação	Gastrenterite (viral > bacteriana > por protozoário) Intoxicação alimentar Infecção sistêmica Associada a antibióticos	Gastrenterite (viral > bacteriana > por protozoário) Intoxicação alimentar Associada a antibióticos
Raras		
Deficiência primária de dissacaridase Colite tóxica de Hirschsprung Síndrome adrenogenital Abstinência neonatal de opiáceos	Ingestão tóxica Síndrome hemolítico-urêmica Intussuscepção	Hipertireoidismo Apendicite
CRÔNICA		
Comuns		
Deficiência de lactase secundária pós-infecciosa Alergia à proteína do leite da vaca ou de soja Diarreia crônica inespecífica da infância Ingestão excessiva de suco de fruta (sorbitol) Doença celíaca Fibrose cística Enteropatia da AIDS	Deficiência de lactase secundária pós-infecciosa Síndrome do intestino irritável Doença celíaca Fibrose cística Intolerância à lactose Ingestão excessiva de suco de fruta (sorbitol) Giardíase Doença inflamatória do intestino Enteropatia da AIDS	Síndrome do intestino irritável Doença inflamatória do intestino Intolerância à lactose Giardíase Abuso de laxantes (anorexia nervosa) Constipação intestinal com escape fecal
Raras		
Defeitos imunológicos primários Enteropatia autoimune Síndromes IPEX e tipo IPEX Má absorção da glicose-galactose Doença da inclusão nas microvilosidades (atrofia das microvilosidades) Defeitos congênitos no transporte (cloreto, sódio) Má absorção de ácido biliar primário Síndrome de Münchausen por procuração Doença de Hirschsprung Síndrome de Shwachman Tumores secretórios Acrodermatite enteropática Linfangiectasia Abetalipoproteinemia Gastrenterite eosinofílica Síndrome do intestino curto	Defeitos imunológicos primários e adquiridos Tumores secretores Pseudo-obstrução Deficiência da sacarase-isomaltase Gastrenterite eosinofílica Tumores secretores	Tumor secretor Tumor primário do intestino Infestações parasitológicas e doenças venéreas Abscesso apendicular Doença de Addison

IPEX, Desregulação imune, poliendocrinopatia, enteropatia ligada ao X.
De Kliegman RM, Greenbaum LA, Lye PS, editors: *Practical strategies in pediatric diagnosis and therapy*, ed 2, Philadelphia, 2004, Elsevier, p 272.

CONSTIPAÇÃO INTESTINAL

Qualquer definição de constipação intestinal é relativa e depende da consistência, da frequência e da dificuldade de eliminação das fezes. Uma criança normal pode apresentar fezes pastosas apenas a cada 2 ou 3 dias sem dificuldade; isso não é constipação. Fezes endurecidas, eliminadas com dificuldade a cada 3 dias, devem ser tratadas como constipação. A constipação pode surgir de defeitos tanto no enchimento quanto no esvaziamento do reto (Tabela 332.12).

Um lactente em amamentação pode apresentar fezes muito infrequentes de consistência normal; em geral, isso é um padrão normal. A constipação intestinal verdadeira no período neonatal é mais provavelmente secundária à doença de Hirschsprung, pseudo-obstrução intestinal ou hipotireoidismo.

O defeito do enchimento retal ocorre quando a peristalse do cólon é ineficaz (em casos de hipotireoidismo ou uso de opiáceos e quando a obstrução intestinal é causada tanto por uma anomalia estrutural quanto pela doença de Hirschsprung). A estase colônica resultante acarreta fezes ressecadas e uma deficiência em iniciar os reflexos do reto que normalmente desencadeiam a evacuação. O esvaziamento do reto pela evacuação espontânea depende de um reflexo de defecação iniciado pelos receptores de pressão do músculo retal. Consequentemente, a retenção das fezes também pode resultar de lesões envolvendo esses músculos retais, as fibras aferentes e eferentes do cordão medular da região sacra ou os músculos do abdome e do assoalho pélvico. Distúrbios do relaxamento do esfíncter anal também podem contribuir para a retenção fecal.

A constipação intestinal tende a se autoperpetuar, seja qual for a causa. As fezes endurecidas e grandes no reto tornam-se difíceis e mesmo dolorosas para a evacuação; dessa forma, ocorre mais retenção e se instala um ciclo vicioso. A distensão do reto e do cólon diminui a sensibilidade do reflexo de defecação e a eficácia da peristalse. Impactação fecal é comum, causando outros problemas. Por fim, o conteúdo aquoso do cólon proximal pode se infiltrar pelas fezes endurecidas retidas e atravessar o reto sem ser percebido pela criança. Essa **encoprese** involuntária pode ser confundida com diarreia. A constipação intestinal por si só não apresenta efeitos orgânicos sistêmicos deletérios, mas a estase do trato urinário com risco elevado de infecções no trato urinário pode acompanhar casos graves de longa duração de constipação intestinal. Além disso, essa condição pode gerar ansiedade, gerando um impacto emocional marcante no paciente e na família.

Tabela 332.12 Causas de constipação intestinal.
NÃO ORGÂNICA (FUNCIONAL) – RETENTIVA
Anatômicas
Estenose anal, atresia com fístula
Ânus imperfurado
Ânus deslocado anteriormente
Estenose intestinal (enterocolite pós-necrosante)
Estenose anal
Musculatura anormal
Síndrome do ventre em ameixa seca
Gastrósquise
Síndrome de Down
Distrofia muscular
Anormalidades do nervo ou do músculo intestinal
Doença de Hirschsprung
Pseudo-obstrução (miopatia ou neuropatia visceral)
Displasia neuronal intestinal
Lesões na medula espinal
Medula ancorada
Neuropatia autonômica
Traumatismo na medula espinal
Espinha bífida
Doença de Chagas
Medicamentos
Anticolinérgicos
Narcóticos
Metilfenidato
Fenitoína
Antidepressivos
Agentes quimioterápicos (vincristina)
Enzimas pancreáticas (colonopatia fibrosante)
Chumbo, arsênico, mercúrio
Intoxicação por vitamina D
Agentes bloqueadores dos canais de cálcio
Distúrbios metabólicos
Hipopotassemia
Hipercalcemia
Hipotireoidismo
Diabetes melito, diabetes insípido
Porfiria
Distúrbios intestinais
Doença celíaca
Intolerância à proteína do leite da vaca
Fibrose cística (equivalente ao íleo meconial)
Doença inflamatória intestinal (estenose)
Tumor
Distúrbios do tecido conjuntivo
Lúpus eritematoso sistêmico
Esclerodermia
Diagnóstico psiquiátrico
Anorexia nervosa

DOR ABDOMINAL

Existem variações consideráveis entre as crianças na percepção e tolerância à dor abdominal. Esse é um dos motivos da dificuldade na avaliação da dor abdominal crônica em crianças. Uma criança com **dor abdominal funcional** (sem causa orgânica identificável) pode se sentir tão desconfortável quanto uma criança que se apresente com dor abdominal de causa orgânica. É muito importante distinguir dor abdominal orgânica de não orgânica (funcional) porque a abordagem do tratamento se baseia nisso. O crescimento e o exame físico normais (incluindo um exame retal) e a ausência de anemia ou hematoquezia são tranquilizadores em uma criança com suspeita de dor funcional.

Pode ser difícil encontrar uma causa específica, mas a natureza e a localização da lesão que provoca a dor geralmente podem ser determinada pela descrição clínica. Dois tipos de fibras nervosas transmitem estímulos dolorosos no abdome: na pele e no músculo, as fibras A medeiam a dor aguda localizada; as fibras C das vísceras, peritônio e músculos transmitem dor difusa e de difícil localização. Essas fibras aferentes apresentam corpos celulares na raiz dos gânglios dorsais e alguns axônios cruzam a linha média e atingem a medula, o mesencéfalo e o tálamo. A dor é percebida no córtex do giro pós-central, que pode receber impulsos de ambos os lados do corpo. No intestino, o estímulo usual que provoca dor é a tensão ou o estiramento. As lesões inflamatórias podem diminuir o limiar de dor, mas os mecanismos que produzem dor ou inflamação não são claros. Os metabólitos teciduais liberados próximo às terminações nervosas provavelmente são responsáveis pela dor causada por isquemia. A percepção desses estímulos dolorosos pode ser modulada por receptores de fontes cerebrais e periféricas. Os fatores psicológicos são particularmente importantes. As Tabelas 332.13 e 332.14 mostram as características da dor abdominal. A dor que sugere uma etiologia orgânica potencialmente grave está associada a crianças com menos de 5 anos; febre; perda de peso; vômito com bile ou sangue; icterícia; hepatoesplenomegalia; dorsalgia ou dor no flanco ou em local diferente do umbigo; despertar do sono com dor; dor referida para o ombro, virilha ou dorso; velocidade de hemossedimentação, contagem de leucócitos ou proteína C elevadas; anemia; edema; hematoquezia ou um histórico familiar marcante de doença inflamatória intestinal ou doença celíaca.

A **dor visceral** tende a ser incômoda e intensa e ocorre no dermátomo do qual o órgão afetado recebe as inervações. Portanto, na maioria das vezes, não são sentidos dor e desconforto no local do processo da doença. Os estímulos dolorosos originados no fígado, pâncreas, árvore biliar, estômago ou parte superior do intestino são sentidos no epigástrio; a dor proveniente do intestino delgado distal, ceco, apêndice ou cólon proximal é sentida no umbigo; e a dor originária do intestino grosso distal, trato urinário ou órgãos pélvicos é geralmente suprapúbica. Dor no ceco, cólon ascendente e cólon descendente algumas vezes é sentida no local da lesão devido ao mesoceco e ao mesocólon correspondente curtos. A dor causada pela apendicite é inicialmente sentida na região periumbilical e a dor do cólon transverso é geralmente sentida na região suprapúbica. O deslocamento (localização) da dor é um indicador na direção do diagnóstico; por exemplo, a dor periumbilical que após algumas horas desloca-se para o quadrante inferior direito sugere apendicite. A irradiação da dor pode ser útil para o diagnóstico; por exemplo, na cólica biliar, a dor irradia para o ângulo inferior da escápula direita; a dor pancreática irradia para o dorso e a dor da cólica renal irradia para a região inguinal do mesmo lado.

A **dor somática** é intensa e, em geral, bem localizada. Quando a víscera inflamada entra em contato com um órgão somático, como o peritônio parietal ou a parede abdominal, a dor ocorre naquele local. A peritonite gera dor abdominal generalizada com rigidez, defesa involuntária, dor à descompressão brusca e hiperestesia cutânea no exame físico.

Dor referida de locais extraintestinais, de projeções centrais compartilhadas com a via sensorial da parede abdominal, pode originar dor abdominal, como na pneumonia, quando a dor da pleura parietal é irradiada para o abdome.

HEMORRAGIA GASTRINTESTINAL

Pode ocorrer sangramento em qualquer local ao longo do trato GI e a identificação do local pode ser um desafio (Tabela 332.15). O sangramento que se origina no esôfago, estômago ou duodeno pode causar **hematêmese**. Quando exposto aos sucos gástricos ou intestinais, o sangue rapidamente escurece, assemelhando-se a borra de café; o sangramento maciço provavelmente será vermelho. Sangue vermelho ou marrom nas fezes, **hematoquezia**, significa um local distal de sangramento ou hemorragia intensa acima do íleo distal. O sangramento moderado a discreto em locais acima do íleo distal tende a causar fezes enegrecidas de consistência de alcatrão (**melena**); hemorragias intensas no duodeno ou acima também podem causar melena.

A lesão erosiva da mucosa do trato GI é a causa mais comum de sangramento, embora o sangramento varicoso secundário à hipertensão portal ocorra com bastante frequência e deve ser considerado. Gastropatia por prolapso, produzindo hemorragia subepitelial, e lesões

Tabela 332.13 Dor abdominal crônica em crianças.

DISTÚRBIO	CARACTERÍSTICAS	AVALIAÇÕES ESSENCIAIS
NÃO ORGÂNICOS		
Dor abdominal funcional	Dor inespecífica, frequentemente periumbilical	Anamnese e exame físico (EF); testes como indicado
Síndrome do intestino irritável	Cólicas intermitentes, diarreia e constipação intestinal	Anamnese e exame físico (EF)
Dispepsia não ulcerosa	Sintomas semelhantes à úlcera péptica sem anormalidades na avaliação do trato GI superior	Anamnese; esofagogastroduodenoscopia
TRATO GASTRINTESTINAL		
Constipação intestinal crônica	História de retenção das fezes, evidência de constipação intestinal no exame	Anamnese e EF; radiografia simples do abdome
Intolerância à lactose	Sintomas podem estar associados à ingestão de lactose; distensão abdominal, gases, cólicas e diarreia	Teste com dieta livre de lactose; teste respiratório de hidrogênio para a lactose
Infestação parasitária (especialmente *Giardia*)	Distensão abdominal, gases, cólicas e diarreia	Avaliação das fezes para O&P; imunoensaios específicos para *Giardia*
Ingestão excessiva de frutose ou sorbitol	Dor abdominal inespecífica, distensão abdominal, gases e diarreia	Grande ingestão de maçãs, suco de frutas ou balas e goma de mascar adoçadas com sorbitol
Doença de Crohn	Ver Capítulo 362	
Úlcera péptica	Dor epigástrica em queimação ou persistente; mais intensa ao despertar ou antes das refeições; aliviada com antiácidos	Esofagogastroduodenoscopia, radiografia com contraste do trato GI superior ou enteroscopia por RM
Esofagite	Dor epigástrica com queimação subesternal	Esofagogastroduodenoscopia
Divertículo de Meckel	Dor abdominal periumbilical ou na parte inferior do abdome; pode apresentar sangue nas fezes (geralmente indolor)	Cintilografia para pesquisa do divertículo de Meckel ou enteróclise
Intussuscepção recorrente	Dor abdominal tipo cólica intensa paroxística; o sangue pode estar presente nas fezes nas crises	Identificar intussuscepção durante o episódio ou o ponto condutor no intestino entre os episódios com estudos de contraste do trato GI
Hérnia interna, inguinal ou da parede abdominal	Dor incômoda abdominal ou na parede abdominal	EF, TC da parede abdominal
Apendicite crônica ou mucocele apendicular	Dor recorrente no QID; muitas vezes incorretamente diagnosticada, pode ser causa rara de dor abdominal	Enema de bário, TC
VESÍCULA BILIAR E PÂNCREAS		
Colelitíase	Dor no QSD podendo piorar com as refeições	Ultrassonografia da vesícula
Cisto do colédoco	Dor no QSD, massa ± bilirrubina elevada	Ultrassonografia ou TC do QSD
Pancreatite recorrente	Dor incômoda persistente podendo irradiar para o dorso, vômitos	Amilase e lipase sérica, ± tripsinogênio sérico; ultrassonografia, TC ou CPRE por RM do pâncreas
TRATO GENITURINÁRIO		
Infecção do trato urinário	Dor suprapúbica incômoda, dor no flanco	Exame de urina e cultura de urina; cintilografia renal
Hidronefrose	Dor abdominal unilateral ou dor no flanco	Ultrassonografia renal
Urolitíase	Dor progressiva, intensa; do flanco para a região inguinal e para o testículo	Exame de urina, ultrassonografia, PIV, TC
Outros distúrbios geniturinários	Dor suprapúbica ou na parte inferior do abdome; sintomas geniturinários	Ultrassonografia renal e pélvica; avaliação ginecológica
OUTRAS CAUSAS		
Enxaqueca abdominal	Ver texto; náuseas, história familiar de enxaqueca	Anamnese
Epilepsia abdominal	Pode apresentar pródromos de convulsão	EEG (pode necessitar de > 1 estudo, incluindo EEG com privação do sono)
Síndrome de Gilbert	Dor abdominal leve (causal ou coincidente?); bilirrubina indireta discretamente elevada	Bilirrubina sérica
Febre familiar do Mediterrâneo	Episódios paroxísticos de febre, dor abdominal intensa e desconforto com outras evidências de polisserosite	Anamnese e EF durante um episódio, diagnóstico por DNA
Crise de anemia falciforme	Anemia	Avaliação hematológica
Intoxicação por chumbo	Dor abdominal vaga ± constipação intestinal	Nível sérico de chumbo
Púrpura de Henoch-Schönlein	Dor abdominal recorrente, intensa e em cólica, sangue oculto nas fezes, erupção cutânea característica, artrite	Anamnese, EF, exame de urina
Edema angioneurótico	Edema facial ou de vias respiratórias, dor em cólica	Anamnese, EF, radiografias contrastadas do trato GI superior, inibidor da C1 esterase sérica
Porfiria intermitente aguda	Dor intensa precipitada por medicamentos, jejum ou infecções	Identificação de porfirinas na urina
Síndrome do aprisionamento do nervo cutâneo anterior (ACNES)	Dor intensa localizada (cerca de 2 × 2 cm) replicável, mais frequente no quadrante inferior direito	Alívio 15 min após injeção de anestésico local na parede abdominal; pode necessitar de cirurgia

CPRE, Colangiopancreatografia retrógrada endoscópica; *EEG*, eletroencefalograma; *EF*, exame físico; *GI*, gastrintestinal; *PIV*, pielografia intravenosa; *O&P*, ovos e parasitas; *QID*, quadrante inferior direito; *QSD*, quadrante superior direito.

Tabela 332.14 Características diferenciais da dor abdominal aguda em crianças.

DOENÇA	INÍCIO	LOCALIZAÇÃO	IRRADIAÇÃO	QUALIDADE	COMENTÁRIOS
Pancreatite	Agudo	Epigástrica, quadrante superior esquerdo	Dorso	Constante, definida, incômoda	Náuseas, vômitos, desconforto
Obstrução intestinal	Agudo ou gradual	Periumbilical-parte inferior do abdome	Dorso	Alterna períodos de cólica com períodos indolores	Distensão, obstipação, vômitos, ruídos intestinais aumentados
Apendicite	Agudo (1 a 3 dias)	Periumbilical, em seguida localizada no quadrante inferior direito; generalizada com peritonite	Dorso ou pelve se for retrocecal	Definida, contínua	Anorexia, náuseas, vômitos, desconforto local, febre com peritonite
Intussuscepção	Agudo	Periumbilical-parte inferior do abdome	Nenhuma	Cólica, com períodos indolores	Hematoquezia, joelhos em flexão sobre o abdome
Urolitíase	Agudo, súbito	Dorso (unilateral)	Virilha	Definida, intermitente, em cólica	Hematúria
Infecção do trato urinário	Agudo	Dorso	Bexiga	Incômoda a definida	Febre, desconforto no ângulo costovertebral, disúria, frequência urinária
Doença inflamatória pélvica	Agudo	Pelve, quadrante inferior	Parte superior da coxa	Sinais de dor peritoneal	Corrimento vaginal
Obstrução do intestino delgado	Agudo a subagudo	Periumbilical	Nenhuma	Cólica difusa	Vômitos e obstipação
Gravidez ectópica rota	Agudo, súbito	Pelve, quadrante inferior	Nenhuma	Definida, intensa, localizada	Sangramento vaginal, choque

Tabela 332.15 Diagnóstico diferencial do sangramento gastrintestinal na infância.

LACTENTE	CRIANÇA	ADOLESCENTE
COMUNS		
Enterite bacteriana Intolerância/alergia à proteína do leite Intussuscepção Sangue materno deglutido Fissura anal Hiperplasia linfonodular	Enterite bacteriana Fissura anal Pólipos colônicos Intussuscepção Úlcera péptica/gastrite Epistaxe deglutida Gastropatia por prolapso (traumático) secundária ao vômito Síndrome de Mallory-Weiss	Enterite bacteriana Doença inflamatória do intestino Úlcera péptica/gastrite Gastropatia por prolapso (traumático) secundária ao vômito Síndrome de Mallory-Weiss Pólipos colônicos Fissura anal
RAROS		
Vólvulo Enterocolite necrosante Divertículo de Meckel Úlcera de estresse, gastrite Distúrbio de coagulação (doença hemorrágica do neonato) Esofagite	Varizes esofágicas Esofagite Divertículo de Meckel Hiperplasia linfonodular Púrpura de Henoch-Schönlein Corpo estranho Hemangioma, malformação arteriovenosa Abuso sexual Síndrome hemolítico-urêmica Doença inflamatória do intestino Coagulopatia Cisto de duplicação • Angiodisplasia • Angiodisplasia com doença de von Willebrand • Síndrome do nevo em bolha de borracha azul	Hemorroidas Varizes esofágicas Esofagite Úlcera induzida por pílulas Telangiectasia-angiodisplasia Doença do enxerto *versus* hospedeiro Cisto de duplicação • Angiodisplasia • Angiodisplasia com doença de von Willebrand • Síndrome do nevo em bolha de borracha azul

de Mallory-Weiss secundárias à lacerações da mucosa associadas ao vômito são causas de sangramento na parte superior do intestino. As malformações vasculares são uma causa rara em crianças; elas são de difícil identificação (Figuras 332.1 e 332.2). O sangramento da parte superior do intestino é avaliado com a esofagogastroduodenoscopia. A avaliação do intestino delgado é facilitada pela cápsula endoscópica. O dispositivo de imagem do tamanho de uma cápsula é deglutido nas crianças mais velhas ou colocado endoscopicamente nas crianças menores. O sangramento do trato GI inferior é investigado com uma colonoscopia. Em um sangramento intestinal ativo em local desconhecido, um estudo com eritrócitos marcados é útil para a localização do sangramento, embora a angiotomografia geralmente indique o diagnóstico. Geralmente, o sangue oculto nas fezes é detectado usando cartões comerciais disponíveis de teste de sangue oculto nas fezes, que se baseiam em uma reação química entre o guáiaco químico e a ação oxidante de um substrato (hemoglobina), originando uma cor azul. O teste do guáiaco é muito sensível, mas estudos randomizados podem deixar de detectar a perda crônica de sangue, que pode acarretar

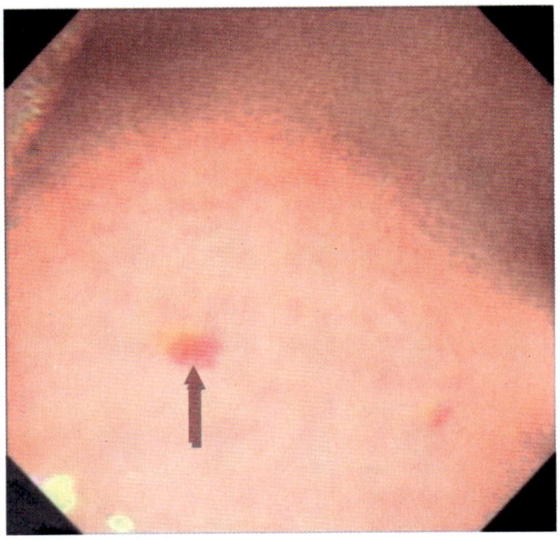

Figura 332.1 Menino de 7 anos apresentou fezes escuras por vários dias. A pan-endoscopia mostrou múltiplos pontos avermelhados na mucosa gástrica, compatíveis com os achados de angiodisplasia na angiotomografia. (*De Chuang F, Lin JS, Yeung C et al.: Intestinal angiodysplasia: an uncommon cause of gastrintestinal bleeding in children.* Pediatr Neonatol *52:214-218, 2011. Fig 2.*)

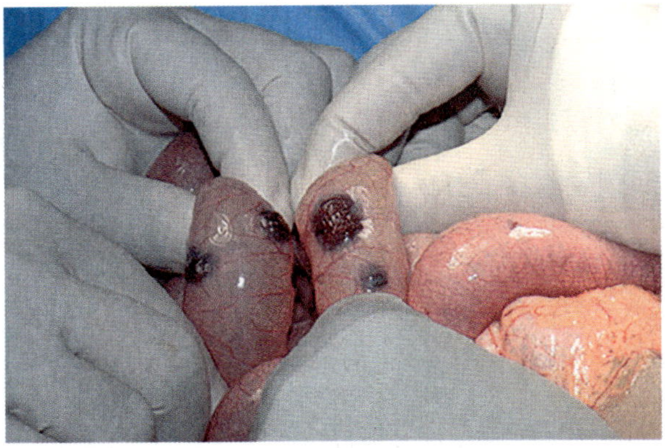

Figura 332.2 Aspectos cirúrgicos da síndrome do nevo em bolha de borracha azul: essas lesões são similares a lesões cutâneas. (*De Hasosah MY, Abdul-Wahab AA, Bin-Yahab SA et al.: Blue rubber bled nevus syndrome: extensive small bowel vascular lesions responsible for gastrintestinal bleeding.* J Pediatr Child Health *46:63-65, 2010. Fig 3.*)

anemia ferropriva. A hemorragia GI pode ocasionar hipotensão e taquicardia, mas raramente causa sintomas GI; o sangramento ativo duodenal ou gástrico pode causar náuseas, vômitos ou diarreia. Os produtos da metabolização do sangue intraluminal podem induzir os pacientes ao coma hepático se a função hepática já estiver comprometida e pode acarretar uma elevação dos níveis de bilirrubina sérica.

DISTENSÃO ABDOMINAL E MASSAS ABDOMINAIS

O aumento do abdome pode ser resultante da diminuição do tônus da musculatura da parede ou do conteúdo elevado de líquidos, gases ou sólidos. Ascite, o acúmulo de líquido na cavidade peritoneal, distende o abdome nos flancos e anteriormente quando o volume é elevado. Esse líquido se desloca com o movimento do paciente e transmite uma onda de percussão. O líquido ascítico geralmente é um transudato com baixa concentração de proteína resultante da baixa pressão osmótica coloidal do plasma na hipoalbuminemia e/ou da pressão venosa portal elevada. Nos casos de hipertensão portal, o extravasamento de líquido ocorre provavelmente nos linfáticos da superfície hepática e de capilares peritoneais viscerais, mas a ascite, em geral, não se desenvolve até que o nível da albumina sérica caia. A excreção de sódio pela urina diminui bastante à medida que o líquido ascítico se acumula, e dessa forma o sódio alimentar adicional passa direto para o espaço peritoneal, levando com ele mais água. Quando o líquido ascítico contém uma elevada concentração de proteínas, ele geralmente é um exsudato causado por uma lesão inflamatória ou neoplásica.

Quando o líquido distende o intestino, deve-se suspeitar de obstrução ou de desequilíbrio entre a absorção e a secreção. Os fatores causadores do acúmulo de líquido no lúmen intestinal também ocasionam o acúmulo de gás. O resultado pode ser borborigmos audíveis. Geralmente, a fonte de gás é o ar deglutido, mas a flora endógena pode aumentar consideravelmente nos estados de má absorção e produzir gás em excesso quando o substrato atinge a parte inferior do intestino. Geralmente, a ocorrência de gás na cavidade peritoneal (pneumoperitônio) é causada por uma víscera perfurada e pode causar distensão abdominal, dependendo da quantidade de gás presente. Uma nota de percussão timpânica, mesmo sobre órgãos sólidos como o fígado, indica um grande acúmulo de gás no peritônio.

Um órgão abdominal pode aumentar difusamente ou estar comprometido por uma massa discreta. No trato digestivo, essas massas discretas podem ocorrer no lúmen, na parede, no omento ou no mesentério. Em uma criança constipada, massas fecais móveis e indolores são encontradas com frequência. Anomalias congênitas, cistos ou processos inflamatórios podem afetar a parede do intestino. Neoplasias da parede intestinal são extremamente raras em crianças. O aumento patológico do fígado, baço, bexiga e rins pode originar uma distensão abdominal.

A bibliografia está disponível no GEN-io.

Seção **2**

Cavidade Oral

Capítulo **333**

Desenvolvimento Dentário e Suas Anomalias

Vineet Dhar

Recém-nascidos não têm dentes até aproximadamente 6 meses de nascimento (período pré-dentário). Nesse estágio, as cristas alveolares superiores e inferiores, também conhecidas como roletes gengivais, hospedam os germes dos dentes decíduos e dos permanentes. A dentição decídua tem início com a erupção do primeiro dente decíduo; todos os 20 dentes decíduos erupcionam até os 3 anos. Os dentes permanentes começam a erupcionar por volta dos 6 anos, e a transição completa para a dentição permanente se dá por volta dos 13 anos. O tempo de transição entre a dentição decídua e a permanente, quando estão presentes dentes de ambas as dentições, é chamada de dentição mista.

DESENVOLVIMENTO DOS DENTES

Iniciação

Os dentes decíduos se formam nas criptas dentárias que surgem de um cordão de células epiteliais inseridas em cada um dos ossos gnáticos em desenvolvimento. Por volta da 12ª semana de vida do embrião, cada um desses cordões epiteliais **(lâmina dentária)** apresenta cinco áreas de crescimento acelerado em cada lado da maxila e da mandíbula, observadas como brotos arredondados. Ocorre a organização do mesênquima adjacente na área do crescimento epitelial e os dois tecidos, em conjunto, representam o início da formação do dente.

Após a formação dessas criptas dos 20 dentes decíduos, outros brotos dentários se formam e darão origem aos dentes permanentes: incisivos, caninos e pré-molares, que substituirão os dentes decíduos. Esse processo geralmente ocorre por volta dos 5 meses de gestação para os incisivos centrais e aproximadamente aos 10 meses de vida, para os segundos pré-molares. Por outro lado, os molares permanentes surgem a partir da extensão da lâmina dental distalmente aos segundos molares decíduos; os germes desses dentes se desenvolvem por volta dos 4 meses de gestação, no caso dos primeiros molares permanentes; com 1 ano, para os segundos molares permanentes; e entre 4 e 5 anos, no caso dos terceiros molares.

Histomorfodiferenciação

Conforme os brotos epiteliais proliferam, a superfície mais profunda sofre invaginação e massa de mesênquima se torna parcialmente aprisionada. As células epiteliais se diferenciam em ameloblastos que se apoiam sobre a matriz orgânica que forma o esmalte; o mesênquima forma a dentina e a polpa dentária.

Calcificação

Após a deposição da matriz orgânica, ocorre a deposição de cristais minerais inorgânicos a partir de vários locais de calcificação, que posteriormente se unem. As características das porções inorgânicas de um dente podem ser alteradas por distúrbios na formação da matriz, diminuição dos minerais disponíveis ou incorporação de materiais estranhos. Tais distúrbios podem afetar cor, textura ou espessura da superfície do dente. A calcificação dos dentes decíduos tem início no 3º ou 4º mês da gestação e termina após o nascimento, por volta de 12 meses com mineralização dos segundos molares decíduos (Tabela 333.1).

Erupção

No momento de formação do broto dentário, cada dente começa um movimento contínuo ao longo da cavidade oral. A Tabela 333.1 lista o momento de erupção dos dentes decíduos e permanentes.

Anomalias associadas ao padrão de erupção. O atraso na erupção dos 20 dentes decíduos pode ser familiar ou indicar distúrbios nutricionais ou sistêmicos, tais como o hipopituitarismo, hipotireoidismo, displasia cleidocraniana, trissomia do 21 e várias síndromes. A ausência de erupção de um ou alguns dentes pode ser causada por fatores locais, tais como mau posicionamento dentário, dentes supranumerários, cistos ou dentes decíduos retidos. A *perda* prematura dos dentes decíduos é geralmente causada pela *erupção* prematura dos dentes permanentes. Caso todos os dentes erupcionem antes do tempo adequado para a idade e sexo, a puberdade precoce ou o hipertireoidismo devem ser considerados.

Dentes ao nascimento (natais) são observados em aproximadamente um a cada 2.000 recém-nascidos, geralmente na região anterior da mandíbula. Os dentes natais estão presentes ao nascimento, enquanto os **dentes neonatais** erupcionam durante o primeiro mês de vida. A ancoragem dos dentes natais e neonatais é geralmente limitada à gengiva marginal, com uma raiz pequena formada e sem suporte ósseo. Eles podem ser dentes supranumerários ou de série que erupcionaram precocemente. A radiografia pode facilmente diferenciar as duas condições. Os dentes natais estão associados a fenda palatina, síndrome de Pierre-Robin, síndrome de Ellis-van Creveld, síndrome de Hallermann-Streiff, paquioníquia congênita e outras anormalidades. Uma história familiar de dentes natais ou erupção prematura está presente em 15 a 20% das crianças afetadas.

Tabela 333.1 Calcificação, formação completa da coroa e erupção.

DENTE	PRIMEIRA EVIDÊNCIA DE CALCIFICAÇÃO	FORMAÇÃO COMPLETA DA COROA	ERUPÇÃO
DENTES DECÍDUOS			
Superiores			
Incisivo central	3 a 4 meses no útero	4 meses	7,5 meses
Incisivo lateral	4 a 5 meses no útero	5 meses	8 meses
Canino	5,5 meses no útero	9 meses	16 a 20 meses
Primeiro molar	5 meses no útero	6 meses	12 a 16 meses
Segundo molar	6 meses no útero	10 a 12 meses	20 a 30 meses
Inferiores			
Incisivo central	4 a 5 meses no útero	4 meses	6,5 meses
Incisivo lateral	4 a 5 meses no útero	4¼ meses	7 meses
Canino	5 meses no útero	9 meses	16 a 20 meses
Primeiro molar	5 meses no útero	6 meses	12 a 16 meses
Segundo molar	6 meses no útero	10 a 12 meses	20 a 30 meses
DENTES PERMANENTES			
Superiores			
Incisivo central	3 a 4 meses	4 a 5 anos	7 a 8 anos
Incisivo lateral	10 meses	4 a 5 anos	8 a 9 anos
Canino	4 a 5 meses	6 a 7 anos	11 a 12 anos
Primeiro pré-molar	1,5 a 1¾ anos	5 a 6 anos	10 a 11 anos
Segundo pré-molar	2 a 2¼ anos	6 a 7 anos	10 a 12 anos
Primeiro molar	Ao nascimento	2,5 a 3 anos	6 a 7 anos
Segundo molar	2,5 a 3 anos	7 a 8 anos	12 a 13 anos
Terceiro molar	7 a 9 anos	12 a 16 anos	17 a 21 anos
Inferiores			
Incisivo central	3 a 4 meses	4 a 5 anos	6 a 7 anos
Incisivo lateral	3 a 4 meses	6 a 7 anos	9 a 10 anos
Canino	4 a 5 meses	6 a 7 anos	9 a 10 anos
Primeiro pré-molar	1¾ a 2 anos	5 a 6 anos	10 a 12 anos
Segundo pré-molar	2¼ a 2,5 anos	6 a 7 anos	11 a 12 anos
Primeiro molar	Ao nascimento	2,5 a 3 anos	6 a 7 anos
Segundo molar	2,5 a 3 anos	7 a 8 anos	11 a 13 anos
Terceiro molar	8 a 10 anos	12 a 16 anos	17 a 21 anos

Adaptada de Logan WHG, Kronfeld R: Development of the human jaws and surrounding structures from birth to age 15 years, *J Am Dent Assoc* 20:379, 1993.

Ocasionalmente, os dentes natais ou neonatais podem causar dor e dificultar a amamentação, produzindo desconforto materno devido à abrasão ou à mordida do bico do seio durante tal procedimento. Caso o dente apresente mobilidade, existe perigo de ele se soltar e ser aspirado. Pelo fato de a língua repousar entre os processos alveolares durante o nascimento, ela pode se tornar ulcerada (**doença de Riga-Fede**). A decisão a respeito da extração de dentes erupcionados prematuramente deve ser feita individualmente para cada paciente.

A falha de esfoliação ocorre quando um dente decíduo não é removido antes da erupção do seu sucessor permanente. A maioria dos dentes decíduos esfolia espontaneamente, mas em alguns casos, o dente decíduo precisa ser extraído. Isso ocorre mais frequentemente na região dos incisivos inferiores.

Anomalias associadas ao desenvolvimento dentário

Tanto ausências como produção em excesso de dentes durante a fase de iniciação podem ser observadas. A falta de desenvolvimento de dentes pode surgir a partir de um fator ambiental, um defeito genético envolvendo apenas os dentes ou como manifestação de uma síndrome.

Anomalias de número dentário. A **anodontia** ou ausência de formação dos dentes ocorre quando nenhum germe dentário se forma (displasia ectodérmica ou ausência de dentes familiar) ou quando existe um distúrbio em um local normal de iniciação (área do palato comprometida por uma fenda). Os dentes que mais comumente não se formam são os terceiros molares, os incisivos laterais superiores e os segundos pré-molares inferiores.

Quando a lâmina dentária produz germes dentários adicionais, há a formação dos **dentes supranumerários**, mais frequentemente entre os incisivos centrais superiores. A sua identificação a partir de radiografias é importante, uma vez que eles tendem a dificultar a erupção dos dentes vizinhos, assim como alterar a posição desses. Os dentes supranumerários também acontecem na displasia cleidocraniana (ver Capítulo 337) e na área de fendas palatinas.

Anomalias de tamanho dentário. Dentes duplos são aqueles em que dois dentes estão unidos, geralmente observados nos incisivos inferiores decíduos. Eles podem ser resultantes da geminação, fusão ou concrescência. A **geminação** consiste na tentativa de divisão de um germe dentário, formando um dente com uma coroa bífida e uma raiz, com um canal radicular, dando a sensação de que existe um dente extra na cavidade oral. A **fusão** consiste na união de dois germes dentários em desenvolvimento, devido à pressão, ao traumatismo ou ao apinhamento. Dentes fusionados, algumas vezes, estão unidos em toda a sua extensão; em outros casos, uma coroa é suportada por duas raízes. A **concrescência** pode ser definida como a união das raízes dentárias próximas por depósito excessivo de cemento. Esse tipo de união, diferentemente dos anteriores, é encontrado principalmente na região de molares superiores.

Distúrbios durante a diferenciação podem resultar em alterações na morfologia dentária, tais como **macrodontia** (dente maior) ou **microdontia** (dente menor). Os incisivos laterais superiores podem assumir um aspecto conoide.

Anomalias de forma dentária. O ***dens in dente*** **ou dente invaginado** se apresenta com aparência de um *dente dentro do outro,* que resulta da invaginação do epitélio do esmalte devido à ruptura que ocorre durante a morfodiferenciação.

O **dente evaginado** se apresenta como uma cúspide acessória em dente anterior ou posterior, que contém esmalte, dentina e, às vezes, tecido pulpar. Nos dentes anteriores, a cúspide tem formato de garra e se apresenta na região do cíngulo.

A **taurodontia** é mais comum nos molares permanentes e se caracteriza pelo alongamento da câmara pulpar, o que diminui a bifurcação das raízes devido a falha ou atraso na invaginação da bainha epitelial de Hertwig. A taurodontia pode estar associada a várias condições sindrômicas, tais como: síndrome de Down, síndrome trico-dento-óssea, displasia ectodérmica (hipoidrótica) e amelogênese imperfeita (tipo hipoplásico-hipomaturado).

A **dilaceração** consiste na angulação ou curvatura anormal das raízes que ocorre provavelmente em virtude de traumatismo. Ela pode ser subsequente ao traumatismo ocorrido no dente decíduo antecessor.

Alterações de estrutura. A **amelogênese imperfeita** representa um grupo de condições hereditárias que se manifesta por meio de defeitos no esmalte dos dentes decíduos e permanentes, sem a evidência de distúrbios sistêmicos (Figura 333.1). Os dentes são cobertos apenas por uma fina camada de esmalte anormal, permitindo a visualização da dentina amarela subjacente. Geralmente, os dentes decíduos são mais afetados que os permanentes. A suscetibilidade à cárie é pequena, mas o esmalte está sujeito à destruição por abrasão. A cobertura completa da coroa pode estar indicada para a proteção da dentina, para reduzir a sensibilidade dentária e melhorar o aspecto clínico.

A **dentinogênese imperfeita**, também denominada dentina opalescente hereditária, consiste em uma condição análoga à amelogênese imperfeita, na qual os odontoblastos não conseguem se diferenciar normalmente, resultando em uma dentina calcificada de qualidade ruim (Figura 333.2). Esse distúrbio autossômico dominante também pode ocorrer nos pacientes com **osteogênese imperfeita**. A junção amelocementária está alterada, favorecendo a fratura do esmalte. A dentina exposta é suscetível à abrasão, sofrendo desgaste.

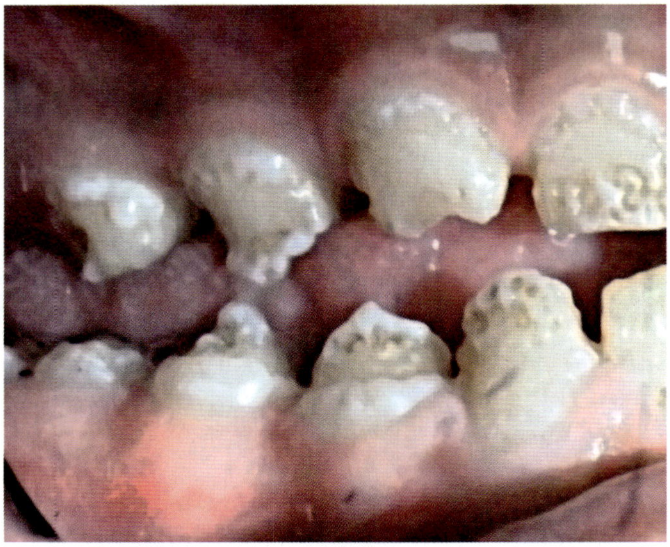

Figura 333.1 Amelogênese imperfeita, tipo hipoplásica. O defeito do esmalte resulta em áreas de esmalte ausente ou fino, assim como ranhuras e depressões.

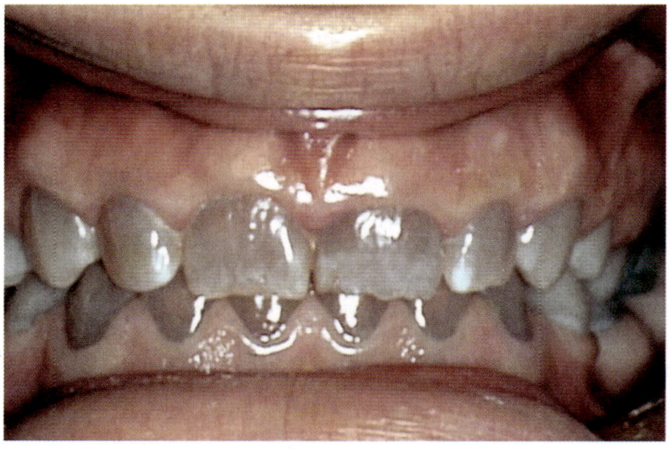

Figura 333.2 Dentinogênese imperfeita. Aspecto acinzentado e opaco em vários dentes devido à dentina geneticamente defeituosa. Essa condição pode estar associada à osteogênese imperfeita. (De *Nazif MM, Martin BS, McKibben DH et al.: Oral disorders. In Zitelli BJ, Davis HW, editors:* Atlas of pediatric physical diagnosis, *ed 4, Philadelphia, 2002, Mosby, p 703.*)

Os dentes são opacos e as câmaras pulpares geralmente são obliteradas pela presença de calcificação. Tantos os dentes decíduos como os permanentes tendem a ser acometidos. Quando existe uma grande perda dentária, a cobertura completa seletiva dos dentes pode ser indicada para prevenir a perda futura adicional e para melhorar a aparência.

Distúrbios localizados na calcificação podem ser relacionados aos períodos de doenças, desnutrição, nascimento prematuro ou traumatismo ao nascimento. A **hipocalcificação** se apresenta como placas brancas opacas ou linhas horizontais nos dentes; a **hipoplasia** é mais grave e se manifesta como depressões ou áreas de perda de esmalte. Condições sistêmicas, tais como a insuficiência renal e a fibrose cística, estão associadas a defeitos no esmalte. Traumatismo local nos incisivos decíduos também pode afetar a calcificação dos dentes permanentes.

A **fluorose** (dente mosqueado) resulta da ingestão excessiva de flúor (> 0,05 mg/kg/dia) durante a formação do esmalte. O consumo excessivo de flúor pode ser causado pela ingestão de água demasiadamente fluoretada (> 2,0 ppm), hábito de deglutir dentifrício fluoretado ou prescrições inapropriadas de flúor. O consumo de flúor excessivo durante o período de formação do esmalte afeta a função dos ameloblastos, resultando em opacidades e depressões no esmalte, com pigmentação acastanhada e hipoplasia. A hipoplasia geralmente é encontrada em concentrações de flúor na água superiores a 5,0 ppm.

Alterações de cor. A pigmentação dentária pode resultar da incorporação de substâncias exógenas na formação de esmalte. A hiperbilirrubinemia neonatal pode causar pigmentação dentária azul a negra dos dentes decíduos. A porfiria produz uma pigmentação marrom-avermelhada. As tetraciclinas se incorporam extensivamente nos ossos e dentes, caso sejam administradas durante o período de formação do esmalte, resultando em pigmentação amarelo-acastanhada e hipoplasia de esmalte. Esses dentes apresentam fluorescência sob exposição à luz ultravioleta. O período de risco vai de aproximadamente os 4 meses de gestação até os 7 anos. Terapia prolongada ou recorrente com tetraciclina aumenta o risco de pigmentação.

O início da **erupção dos dentes** está associado com a erupção dos dentes decíduos e pode se manifestar por eritema gengival, irritabilidade, sucção dos dedos e aumento do fluxo salivar; algumas crianças não têm nem sinais nem sintomas identificados pelos responsáveis. A febre baixa é um achado inconsistente. O tratamento dos sintomas da erupção dos dentes geralmente não é necessário, mas pode incluir analgésicos orais e brinquedos gelados. Medicamentos "naturais" homeopáticos para combater os sintomas da erupção dentária podem conter aditivos tóxicos e devem ser evitados.

A bibliografia está disponível no GEN-io.

Capítulo 334 Distúrbios da Cavidade Oral Associados a Outras Condições

Vineet Dhar

Os distúrbios dentários e das estruturas adjacentes podem ocorrer de forma isolada ou em combinação com outras condições sistêmicas (Tabela 334.1). Mais frequentemente, distúrbios médicos que ocorrem durante o desenvolvimento dentário podem afetar a formação ou aparência dos dentes. O dano aos dentes durante o seu período de formação é permanente.

Tabela 334.1 Problemas dentários associados a condições médicas específicas.

CONDIÇÃO MÉDICA	ACHADOS DENTÁRIOS OU ORAIS COMUMENTE ASSOCIADOS
Fenda labial e palatina	Hipodontia, dentes supranumerários, deslocamento do segmento do arco, dificuldade de alimentação, distúrbios na fonação
Insuficiência renal	Hipomineralização do esmalte (dentes permanentes), morfologia facial alterada
Fibrose cística	Pigmentação dentária devido ao uso prolongado de medicamentos, hipomineralização do esmalte
Imunossupressão	Candidíase oral com possibilidade de candidíase sistêmica, hiperplasia gengival induzida por ciclosporina
Baixo peso ao nascimento	Palato ogival, arcada atrésica devido à intubação oral prolongada; defeitos no esmalte nos dentes decíduos
Cardiopatias com suscetibilidade à endocardite bacteriana	Bacteriemia a partir de procedimentos odontológicos ou traumatismo
Deficiência quimiotática de neutrófilos	Periodontite agressiva (perda de suporte do osso ao redor dos dentes)
Diabetes melito tipo I (mal controlado)	Periodontite agressiva
Disfunção neuromotora	Traumatismo oral devido à queda; maloclusão (mordida aberta), gengivite devido à falta de higiene
Doença debilitante (generalizada) durante a formação dos dentes	Hipoplasia de esmalte observada na coroa correspondente à região em formação durante o período de doença
Convulsão	Hiperplasia gengival quando a fenitoína é utilizada
Infecções maternas	Sífilis: dentes com alteração de forma
Raquitismo dependente de vitamina D	Hipoplasia de esmalte

Capítulo 335 Maloclusão

Vineet Dhar

A cavidade oral é essencialmente um instrumento para a mastigação. A finalidade dos dentes anteriores é morder porções de grandes volumes de alimento. Os dentes posteriores reduzem o alimento a um bólus macio e úmido. As bochechas e a língua forçam o alimento em direção às áreas de contato com os dentes. Estabelecer uma relação adequada entre os dentes superiores e inferiores é importante por motivos fisiológicos e estéticos.

VARIAÇÕES NOS PADRÕES DE CRESCIMENTO

Os padrões de crescimento são classificados em três tipos principais de oclusão, determinados quando a maxila e a mandíbula estão ocluídas e os dentes superiores e inferiores são mantidos em contato (Figura 335.1). De acordo com a classificação de maloclusão de Angle, na **oclusão classe I** (normal), as cúspides dos dentes posteroinferiores ocluem à frente e para dentro das cúspides correspondentes aos dentes superiores antagonistas. Essa relação estabelece um perfil facial normal.

Na **maloclusão classe II**, *dentes de coelho*, as cúspides dos dentes posteroinferiores posicionam-se atrás e para dentro das cúspides

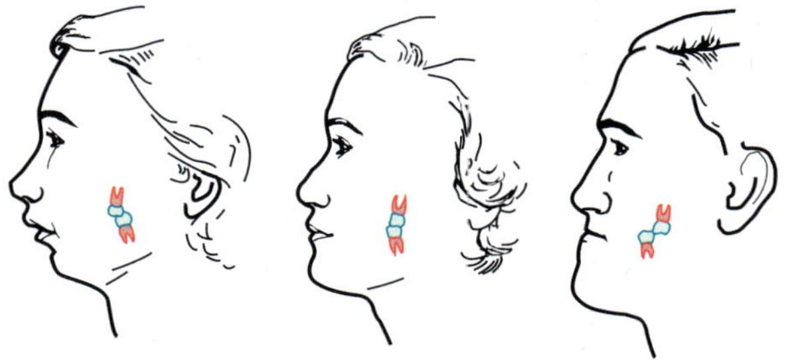

Figura 335.1 Classificação de maloclusão de Angle. É mostrada a correspondência típica entre o perfil facial maxilomandibular e a relação molar. (Dados de *Borrie FR, Bearn DR, Innes NP, Iheozor-Ejiofor Z: Interventions for the cessation of non-nutritive sucking habits in children.* Cochrane Database Syst Rev *31(3):CD008694, 2015. doi: 10.1002/14651858.CD008694.pub2.*)

correspondentes aos dentes superiores antagonistas. Essa falta de harmonia oclusal é comumente encontrada em aproximadamente 45% da população. O perfil facial pode dar a aparência de um *queixo recuado* (retrognatismo) (deficiência mandibular) ou de dentes anteriores protrusos. O espaço aumentado resultante entre os dentes anterossuperiores e anteroinferiores facilita os hábitos da sucção do dedo e a interposição da língua. Além disso, as crianças com maloclusão classe II pronunciada apresentam maior risco de dano aos incisivos por traumatismo. O tratamento inclui a retração ortodôntica da maxila ou a estimulação da mandíbula.

Na **maloclusão classe III**, *prognatismo*, o sulco mesiovestibular do primeiro molar permanente inferior oclui anteriormente à cúspide mesiovestibular do primeiro molar permanente superior. Os dentes anteriores aparecem em mordida cruzada com os incisivos inferiores sobressaindo além dos incisivos superiores. O perfil facial revela a aparência de um *queixo protruso* (**prognatismo**) com ou sem a ocorrência de deficiência maxilar. Caso necessário, o tratamento inclui a osteotomia de redução do excesso mandibular ou a protrusão facial maxilar ortodôntica.

MORDIDA CRUZADA

Normalmente, os dentes inferiores ocluem internamente aos dentes superiores de forma que as cúspides inferiores vestibulares ou as bordas dos incisivos encontram a porção central dos dentes superiores antagonistas. Uma inversão desta relação é denominada mordida cruzada. As mordidas cruzadas podem ser anteriores, envolvendo os incisivos; podem ser posteriores, envolvendo os molares; ou podem envolver um ou múltiplos dentes.

MORDIDAS ABERTAS E PROFUNDAS

Se os dentes inferoposteriores e superoposteriores fizerem contato entre si, mas os dentes anteriores ainda estiverem separados, a condição será denominada *mordida aberta*. As mordidas abertas podem resultar do padrão de crescimento esquelético ou da sucção digital. Se a sucção digital for interrompida antes que o crescimento esquelético ou a erupção dentária se completem, pode ocorrer a resolução natural da mordida aberta. Se os dentes inferoanteriores ocluírem dentro dos dentes superoanteriores em uma posição hiperfechada, a condição será denominada *mordida profunda*.

O tratamento das mordidas abertas e profundas consiste na correção ortodôntica, geralmente realizada na pré-adolescência ou na adolescência. Alguns casos necessitam de cirurgia ortognática para corrigir a relação vertical entre mandíbula e maxila.

APINHAMENTO DENTÁRIO

O apinhamento dos incisivos pode ocorrer quando a mandíbula e a maxila são muito pequenas ou os dentes são muito grandes para o alinhamento adequado. O crescimento da mandíbula e da maxila ocorre principalmente nas porções posteriores e, portanto, o espaço inadequado para os dentes aos 7 ou 8 anos não apresentará resolução com o crescimento da mandíbula e da maxila. O espaçamento entre os dentes decíduos é normal e favorável ao alinhamento adequado dos dentes sucessores.

SUCÇÃO DIGITAL

Diversas teorias conflitantes sobre a etiologia e as recomendações para correção da sucção digital em crianças têm sido propostas. A sucção digital prolongada pode causar protrusão dos dentes incisivos superiores, mordida aberta e mordida cruzada posterior. A prevalência da sucção digital diminui de maneira constante a partir dos 2 anos para aproximadamente 10% até os 5 anos. Quanto mais precocemente o hábito for descontinuado após a erupção dos incisivos maxilares permanentes (7 ou 8 anos), menores serão os efeitos danosos à dentição.

Diversos tratamentos têm sido sugeridos, desde modificação comportamental até a inserção de um aparelho com extensões para servir como lembrete quando a criança tentar introduzir o dedo. Infelizmente, uma revisão sistemática encontrou somente evidências de baixa qualidade da eficácia de intervenções, como aparelhos ortodônticos e intervenções psicológicas. A maior probabilidade de sucesso ocorre em casos nos quais a criança deseja interromper o hábito. A cessação do hábito não retificará a maloclusão causada por um padrão de crescimento anormal anterior.

Capítulo 336

Fendas Labiais e Palatinas

Vineet Dhar

Fendas labiais e palatinas são entidades distintas intimamente relacionadas embriológica, funcional e geneticamente. Acredita-se que a fenda labial surja devido à hipoplasia da camada mesenquimal, resultando em falha da união dos processos mediais nasais e maxilares. A fenda palatina é resultante de uma falha na aproximação ou fusão das saliências palatinas.

INCIDÊNCIA E EPIDEMIOLOGIA

A incidência de fenda labial com ou sem fenda palatina é aproximadamente 1 em 750 nascimentos na raça branca; a incidência de fenda palatina isolada é aproximadamente 1 em 2.500 nascimentos na raça branca. As fendas labiais são mais comuns no sexo masculino. As possíveis causas incluem exposição materna a substâncias, malformação relacionada a síndrome ou fatores genéticos. Embora as fendas labiais e palatinas aparentemente ocorram de forma esporádica, a presença de genes suscetíveis parece ser importante. Existem aproximadamente 400 síndromes associadas à fenda labial e palatina. Existem famílias nas quais uma fenda labial ou palatina, ou ambas, é hereditária de maneira dominante (**síndrome de van der Woude**), e um cuidadoso exame dos pais é importante para distinguir esse tipo de outros, porque o risco de recorrência é de 50%. Os fatores étnicos também afetam a incidência de fenda labial e palatina; a incidência é mais elevada entre asiáticos (aproximadamente 1 em 500), entre povos originários (aproximadamente 1 em 300) e mais baixa entre indivíduos da raça negra (aproximadamente 1 em 2.500). A fenda labial pode estar associada a outras anomalias craniofaciais, ao passo que a fenda palatina pode estar associada a anomalias do sistema nervoso central.

MANIFESTAÇÕES CLÍNICAS

A fenda labial pode variar desde uma pequena fissura no vermelhão do lábio até uma completa separação que envolve pele, músculo, mucosa, dente e osso. As fendas labiais podem ser unilaterais (mais frequentemente no lado esquerdo) ou bilaterais e podem envolver a crista alveolar (Figura 336.1).

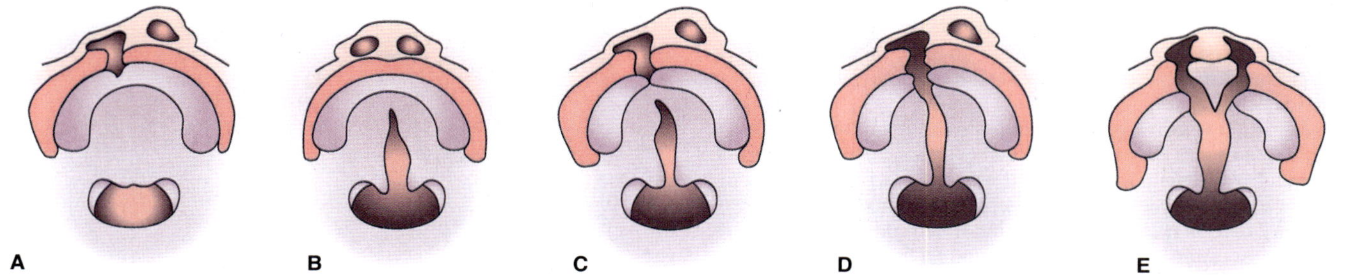

Figura 336.1 Fendas orofaciais não sindrômicas. **A.** Fenda labial e alveolar. **B.** Fenda palatina. **C.** Fenda labial e palatina unilateral incompleta. **D.** Fenda labial e palatina unilateral completa. **E.** Fenda labial e palatina bilateral completa. (De *Shaw WC*: Orthodontics and occlusal management. *Oxford, UK, 1993, Butterworth-Heinemann.*)

A fenda palatina isolada ocorre na linha média e pode envolver apenas a úvula ou pode se estender para o interior ou através dos palatos mole e duro para o forame incisivo. Quando associado à fenda labial, o defeito pode envolver a linha média do palato mole e se estender para o palato duro em um ou ambos os lados, expondo uma ou ambas as cavidades nasais como uma fenda palatina unilateral ou bilateral. O palato também pode apresentar uma **fenda submucosa** indicada por úvula bífida, separação parcial do músculo com mucosa intacta ou fissura palpável no palato posterior (Figura 336.1).

TRATAMENTO

Um programa completo de habilitação para a criança com fenda labial ou palatina pode necessitar de anos de tratamento especial por uma equipe composta por pediatra, cirurgião plástico, otorrinolaringologista, cirurgião bucomaxilofacial, odontopediatra, cirurgião-dentista protesista, ortodontista, fonoaudiólogo, geneticista, assistente social, psicólogo e enfermeiro.

O problema imediato em um bebê nascido com uma fenda labial ou palatina é a alimentação. Embora alguns defendam a construção de um obturador plástico para auxiliar na alimentação, a maioria acredita que, com o uso de bicos artificiais macios com grandes aberturas, mamadeira compressível e instruções adequadas, a alimentação dos bebês com fendas possa ser realizada.

Geralmente, o fechamento cirúrgico de uma fenda labial é realizado até os 3 meses, quando o bebê tiver apresentado ganho de peso satisfatório e estiver sem nenhuma infecção oral, respiratória ou sistêmica. A técnica modificada de rotação e avanço de Millard é o procedimento mais comumente utilizado; uma linha de sutura escalonada minimiza a fissura labial pela retração do tecido cicatricial. O reparo inicial pode ser revisado aos 4 ou 5 anos. A cirurgia corretiva no nariz pode ser postergada até a adolescência. A cirurgia nasal também pode ser realizada na ocasião do reparo labial. Os resultados cosméticos dependem da extensão da deformidade original, do potencial de cicatrização de cada paciente, da ausência de infecção e da habilidade do cirurgião.

Em virtude de as fendas palatinas variarem consideravelmente em tamanho, forma e grau de deformidade, a definição do momento da correção cirúrgica deve ser individualizada. Critérios, como a largura da fenda, a adequação dos segmentos palatais existentes, a morfologia de áreas adjacentes (largura da orofaringe) e a função neuromuscular das paredes do palato mole e faringe, afetam a decisão. Os objetivos da cirurgia são a união dos segmentos das fendas, a fala inteligível e agradável, a redução da regurgitação nasal e a prevenção de lesão na maxila em crescimento.

Em uma criança saudável, geralmente, o fechamento do palato é realizado antes do primeiro ano de vida para aperfeiçoar o desenvolvimento normal da fala. Quando a correção cirúrgica é postergada para após os 3 anos, uma prótese de palato configurada pode ser fixada nos dentes superoposteriores, de modo que a contração dos músculos faríngeos e velofaríngeos possa colocar os tecidos em contato com a prótese para realizar a oclusão da nasofaringe e ajudar a criança a desenvolver fala inteligível.

Geralmente, uma fenda palatina cruza a crista alveolar e interfere na formação dos dentes na região maxilar anterior. Os dentes na área da fenda podem ser deslocados, malformados ou não existir. Os dentes ausentes ou os dentes que não forem funcionais são substituídos por uma prótese.

CUIDADOS PÓS-OPERATÓRIOS

Durante o período pós-operatório imediato, cuidados especiais de enfermagem são essenciais. A aspiração cuidadosa da nasofaringe minimiza a probabilidade de complicações comuns de atelectasia ou pneumonia. As principais considerações nos cuidados pós-operatórios são manter a linha de sutura limpa e evitar tensão nas suturas. O bebê é alimentado com mamadeira especial e os braços são contidos com braçadeiras de cotovelo. Uma dieta líquida ou semilíquida é mantida por 3 semanas. Mãos, brinquedos e outros corpos estranhos devem ser mantidos afastados do local da cirurgia.

SEQUELAS

Otite média recorrente e perda auditiva subsequente são frequentes na fenda palatina. O deslocamento dos arcos maxilares e o mau posicionamento dos dentes, em geral, requerem correção ortodôntica. Disfunções na fonoarticulação e disfunção velofaríngea estão frequentemente associadas à fenda labial e palatina e podem estar presentes ou persistir devido a disfunção fisiológica, insuficiência anatômica, maloclusão ou fechamento cirúrgico inadequado do palato. A fala disfuncional é caracterizada pela emissão de ar pelo nariz e por um timbre hiperanasalado de certos sons ou por disfunções fonoarticulares compensatórias (oclusiva glotal). Antes e algumas vezes após a cirurgia palatal, o defeito da fala é causado por deficiência na função dos músculos palatais e faríngeos. Os músculos do palato mole e as paredes lateral e posterior da nasofaringe constituem uma válvula que separa a nasofaringe da orofaringe durante a deglutição e na produção de certos sons. Se a válvula não funciona adequadamente, é difícil criar pressão suficiente na boca para produzir sons explosivos como *p*, *b*, *d*, *t* ou as sibilantes *s* e *ch*, e palavras como "patos", "botos" e "mastros" não são inteligíveis. Após a cirurgia ou inserção de um obturador palatino, a fonoterapia se faz necessária.

DISFUNÇÃO VELOFARÍNGEA

O distúrbio característico da fala da criança com fenda palatina também pode ser produzido por outras anormalidades ósseas ou neuromusculares nas quais exista a incapacidade da formação de uma oclusão eficaz entre a orofaringe e a nasofaringe, durante a deglutição ou fonação. Em uma criança que apresente potencial para fala anormal, a adenoidectomia pode precipitar a hipernasalidade evidente. Se a função neuromuscular for adequada, pode ocorrer a compensação no movimento palatofaríngeo e o defeito da fala poderá melhorar, embora seja necessário fonoterapia. Em outros casos, a lenta involução das adenoides pode permitir a compensação gradual na função muscular palatal e faríngea. Isso pode explicar por que um distúrbio da fala não se torna aparente em algumas crianças que apresentam uma fenda palatina submucosa ou anomalia similar predispondo à incompetência palatofaríngea.

Manifestações clínicas

Embora os sinais clínicos variem, os sintomas da disfunção velofaríngea são similares aos da fenda palatina. Pode haver fala hipernasal (especialmente observada na articulação de consoantes de pressão como *p, b, d, t, v, f* e *s*); movimento constritivo evidente das narinas durante a fala; incapacidade de assoviar, fazer gargarejo, soprar uma vela ou inflar um balão; perda de líquido através do nariz ao ingerir líquidos com a cabeça baixa; otite média; e perda auditiva. A inspeção oral pode revelar fenda palatina ou palato relativamente curto com orofaringe grande; atividade muscular do palato mole e da faringe ausente, grosseiramente assimétrica ou mínima durante a fonação ou engasgo; ou fenda submucosa.

A disfunção velofaríngea também pode ser demonstrada radiograficamente. A cabeça deve ser cuidadosamente posicionada para se obter uma incidência lateral verdadeira; é obtida uma radiografia com o paciente em repouso e outra durante a fonação contínua da vogal *u* como em "bum". O palato mole entra em contato com a parede posterior da faringe na função normal, ao passo que, na disfunção velofaríngea, o contato é ausente.

Em casos selecionados de disfunção velofaríngea, o palato pode ser retroposicionado ou pode ser realizada uma faringoplastia, usando um retalho de tecido da parede posterior da faringe. Também têm sido utilizados, com sucesso, aparelhos dentários para fala. O tipo de cirurgia empregado é o mais apropriado aos achados na nasoendoscopia.

A bibliografia está disponível no GEN-io.

Capítulo 337

Síndromes com Manifestações Orais

Vineet Dhar

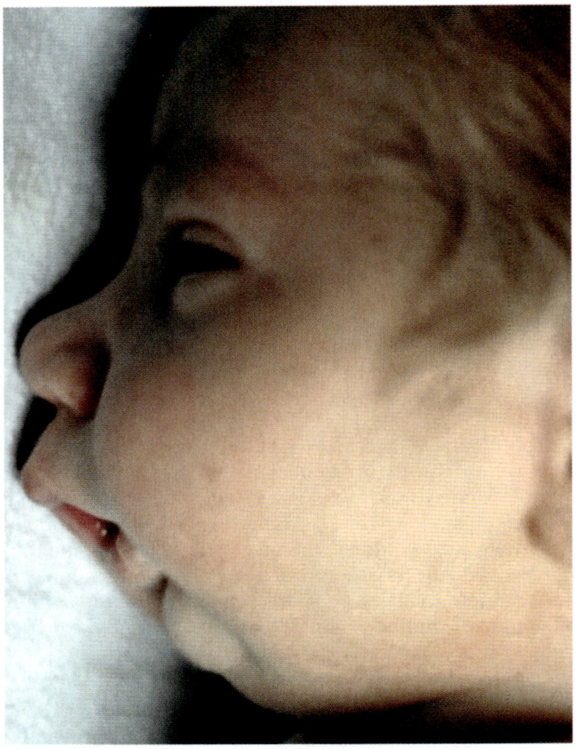

Figura 337.1 Síndrome de Pierre Robin. (De *Clark DA:* Atlas of neonatology, *ed 7, Philadelphia, 2000, WB Saunders, p 144.*)

Várias síndromes apresentam manifestações orais, faciais ou dentárias (síndrome de Apert, ver Capítulo 609.11; doença de Crouzon, ver Capítulo 609.11; síndrome de Down, ver Capítulo 98.2).

A osteogênese imperfeita é frequentemente acompanhada de alterações dentárias, condição denominada **dentinogênese imperfeita** (ver Capítulo 333, Figura 333.2). De acordo com a gravidade da apresentação, o tratamento da dentição afetada poderá variar desde o monitoramento preventivo e restaurador de rotina até a cobertura dos dentes posteriores acometidos mediante instalação de coroas de aço inoxidável, a fim de prevenir a perda futura do dente e melhorar a estética. A dentinogênese imperfeita também pode ocorrer de forma isolada, sem envolvimento dos ossos.

Outra síndrome, a **displasia cleidocraniana**, apresenta achados orofaciais tais como bossa frontal, hipoplasia da maxila e dentes supranumerários. Os dentes decíduos podem ficar retidos por tempo prolongado, impedindo a erupção dos permanentes. Os dentes supranumerários são comuns, principalmente na região dos pré-molares. Reabilitações orais extensas podem ser necessárias para corrigir casos graves de apinhamento dentário, dentes impactados e supranumerários.

A **displasia ectodérmica** (ver Capítulo 668) representa um grupo heterogêneo de condições nas quais as manifestações orais variam de nenhum envolvimento (a dentição é completamente normal) ou um pequeno comprometimento até casos nos quais os dentes podem estar parcial ou totalmente ausentes ou malformados. Como o osso alveolar não se desenvolve na ausência do dente, os processos alveolares podem estar parcial ou totalmente ausentes, resultando em diminuição da dimensão vertical e protrusão labial. O desenvolvimento facial restante não é alterado. Os dentes, quando presentes, podem ser normais, menores ou conoides. Quando ocorre aplasia das glândulas salivares labiais e da mucosa jugal, pode haver xerostomia e irritação da mucosa oral. Portadores de displasia ectodérmica podem necessitar de próteses totais ou parciais, até mesmo quando jovens. A dimensão vertical é então restabelecida, melhorando o posicionamento dos lábios e os contornos faciais, além de restaurar a função mastigatória.

A **síndrome de Pierre Robin** consiste em micrognatia em geral acompanhada por fenda palatina ou palato ogival (Figura 337.1). A língua geralmente apresenta tamanho normal, mas o assoalho da boca é menor. A passagem aérea pode ser obstruída, particularmente durante a inspiração, havendo necessidade de tratamento para evitar o sufocamento. A criança deve ser mantida em posição prona ou parcialmente prona para que a língua repouse no assoalho, atenuando a obstrução respiratória. Alguns pacientes precisam de traqueostomia. O procedimento de distração mandibular no recém-nascido pode melhorar o tamanho da mandíbula e a respiração, além de facilitar a amamentação.

O crescimento mandibular espontâneo pode ocorrer dentro de alguns poucos meses para aliviar a obstrução aérea. Frequentemente, o crescimento da mandíbula atinge um padrão normal por volta dos 4 a 6 anos. Das crianças portadoras da síndrome de Pierre Robin, 30 a 50% têm **síndrome de Stickler** (tipos I-VI), uma condição autossômica dominante que inclui outros achados como articulações proeminentes, artrite, hipotonia, hipermobilidade articular, prolapso da valva mitral, perda auditiva, problemas de coluna (escoliose, cifose e espondilose) e distúrbios oftalmológicos (miopia grave, glaucoma, catarata e descolamento de retina). Os sintomas podem variar muito mesmo dentro de uma família. São notadas mutações nos genes que codificam os colágenos (*COL2A1* na maioria, *COL11A1* em outros) em vários, porém não em todos, pacientes com síndrome de Stickler. Outras síndromes estão associadas à síndrome de Pierre Robin, incluindo a síndrome da deleção 22q11.2 (síndrome velocardiofacial).

A **disostose mandibulofacial** (síndrome de Treacher Collins ou síndrome de Franceschetti) consiste em uma síndrome autossômica dominante que afeta principalmente a face. O aspecto facial varia, mas é caracterizado por fissuras palpebrais oblíquas, colobomas nas pálpebras inferiores, depressões nas bochechas, fístulas cegas que vão desde as comissuras labiais até as orelhas, orelhas malformadas, hirsutismo na face, micrognatia mandibular e macrostomia. Fendas faciais, anormalidades nas orelhas e surdez são comuns. A mandíbula é, geralmente, hipoplásica; o ramo pode ser deficiente e os processos coronoide e condilar são planos ou aplásicos. A abóboda palatina pode ser alta ou fendida. Maloclusões dentárias são comuns. Os dentes podem estar ausentes, hipoplásicos, em posição ectópica e mordida aberta pode estar presente. Inicialmente, a primeira preocupação é em relação aos problemas na respiração e alimentação. A cirurgia para restaurar as estruturas normais da face pode ser realizada, o que pode incluir reparo da fenda palatina, reconstrução da órbita, do osso zigomático, da pálpebra inferior e do pavilhão auditivo externo, e cirurgia ortognática.

A apresentação clínica da **microssomia hemifacial** pode ser bastante variável, mas geralmente é caracterizada por hipoplasia unilateral da mandíbula, podendo estar associada a paralisia do nervo facial, falta de desenvolvimento completo da orelha e fístulas cegas entre as comissuras labiais e as orelhas. Assimetria facial grave e maloclusão podem se desenvolver devido à ausência ou hipoplasia do côndilo mandibular do lado afetado. A deformidade condilar congênita tende a aumentar com a idade. Cirurgia craniofacial precoce pode estar indicada para minimizar a deformidade. Esse distúrbio pode estar associado a anomalias de vértebra e oculares (espectro oculoaurículo-vertebral, incluindo síndrome de Goldenhar); portanto, radiografias das vértebras e das costelas devem ser consideradas para determinar a extensão do envolvimento esquelético.

A bibliografia está disponível no GEN-io.

Capítulo 338
Cárie Dentária

Vineet Dhar

ETIOLOGIA

O desenvolvimento da cárie dentária depende das inter-relações de superfície do dente, carboidratos da dieta e bactérias orais específicas. Os ácidos orgânicos produzidos pela fermentação dos carboidratos da dieta reduzem o pH da placa dentária adjacente ao dente a um ponto no qual ocorre desmineralização. A desmineralização inicial aparece como **mancha branca opaca** no esmalte e, com a perda progressiva de minerais do dente, ocorre a cavitação (Figura 338.1).

O grupo de microrganismos, estreptococos do grupo *mutans*, está associado ao desenvolvimento da cárie dentária. Essas bactérias têm a capacidade de aderir ao esmalte, produzir ácido em abundância e sobreviver em um pH baixo. Uma vez que se formam cavitações na superfície do esmalte, outras bactérias orais (lactobacilos) podem colonizar a cavidade, produzir ácido e estimular a desmineralização adicional ao dente. A desmineralização pela produção ácida bacteriana é determinada pela frequência de consumo de carboidrato e pelo tipo de carboidrato. A sacarose é o açúcar mais cariogênico porque um dos seus subprodutos durante o metabolismo bacteriano é o glucano, um polímero que permite a adesão das bactérias mais rapidamente às estruturas dentárias. Determinados comportamentos nutricionais, como o consumo de bebidas açucaradas na mamadeira ou o consumo frequente de balas, aumentam o potencial cariogênico dos alimentos em virtude da longa retenção do açúcar na boca.

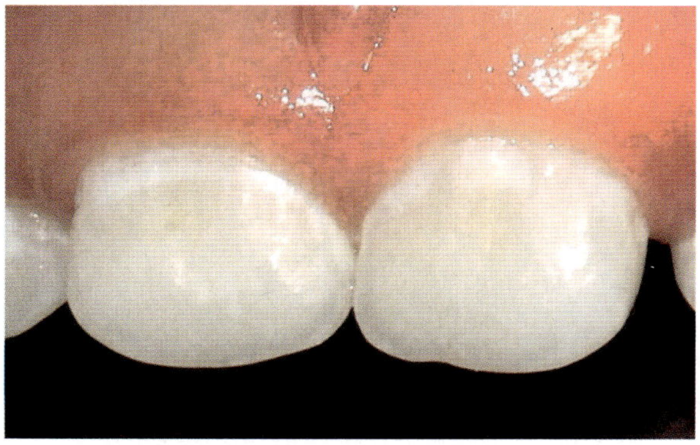

Figura 338.1 Lesões iniciais de cárie (lesões de mancha branca) nas cervicais dos incisivos centrais superiores.

EPIDEMIOLOGIA

De acordo com a pesquisa National Health and Nutrition Examination Survey (NHANES) de 2011-2012, aproximadamente 15% das crianças de 2 a 8 anos tiveram um ou mais dentes decíduos afetados por cárie (Figura 338.2). Na dentição permanente, mais de 10% das crianças de 12 a 15 anos apresentaram cárie e 25% das crianças foram afetadas dos 16 a 19 anos (Figura 338.3).[1]

MANIFESTAÇÕES CLÍNICAS

Geralmente, as lesões de cárie na dentição decídua iniciam nas fossas e fissuras. Pequenas lesões podem ser de difícil diagnóstico com base na inspeção visual, mas lesões maiores são evidentes quando se apresentam escurecidas ou como lesões cavitadas nas superfícies dos dentes (Figura 338.4). A cárie rampante em lactentes e crianças de 1 a 3 anos, denominada **cárie da primeira infância**, resulta da colonização precoce da criança por bactérias cariogênicas e da frequente ingestão de açúcar em mamadeiras ou em alimentos sólidos. O processo carioso nessa situação é iniciado precocemente e, por consequência, pode afetar primeiro os incisivos superiores e, em seguida, progredir para os molares, quando eles irromperem.

A prevalência de cárie não tratada foi significativamente mais elevada em crianças de 3 a 9 anos que vivem abaixo do nível federal norte-americano de pobreza, em comparação com as crianças que vivem acima desse nível. Além da alta frequência do consumo do açúcar e da colonização com bactérias cariogênicas, outros fatores desencadeadores incluem baixa condição socioeconômica da família, outros familiares com cárie dentária, criança imigrante recente e presença visível de placa bacteriana nos dentes da criança.

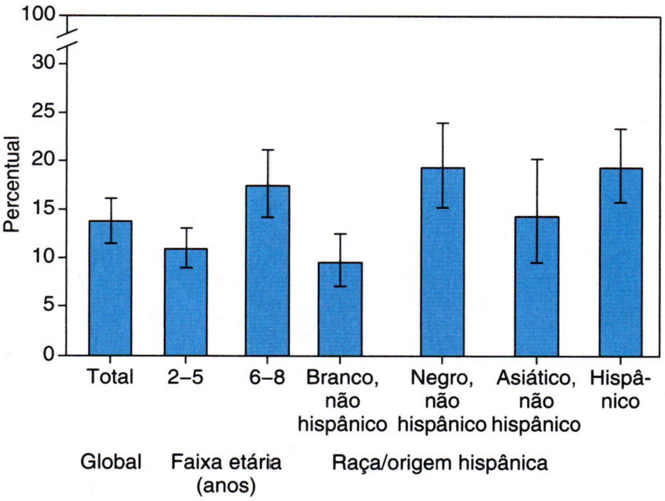

Figura 338.2 **Prevalência* de cárie dentária não tratada† em dentes decíduos§ entre crianças de 2 a 8 anos, por faixa etária e raça/origem hispânica – National Health and Nutrition Examination Survey, 2011-2014.** *Com intervalos de confiança de 95% indicados por barras de erro. †Cárie dentária não tratada é definida como lesões cariosas cavitadas que não receberam o tratamento adequado. Os dados foram coletados por dentistas na central móvel de exames, como parte do componente de saúde oral da National Health and Nutrition Examination Survey. §Dentes decíduos são os primeiros dentes (dentes de leite) que caem e são substituídos pelos dentes permanentes. (*CDC: Prevalence of untreated dental caries in primary teeth among children aged 2-8 years, by age group and race/Hispanic origin–National Health and Nutrition Examination Survey, 2011–2014.* MMWR *66(9):261, 2017.*)

[1]N.R.T.: No Brasil, de acordo com o SB Brasil 2010, levantamento nacional de saúde bucal, 53,4% das crianças aos 5 anos apresentam pelo menos um dente decíduo com lesão cariosa cavitada. Aos 12 anos, 56,5% apresentam pelo menos um dente permanente afetado por lesão cariosa cavitada. Esse percentual sobe para 76,1% no grupo de 15 a 19 anos (Brasil. Ministério da Saúde. Secretaria de Atenção à Saúde. Secretaria de Vigilância Sanitária. *SB Brasil 2010: Pesquisa Nacional de Saúde Bucal.* Brasília: Ministério da Saúde, 2012. p. 116.)

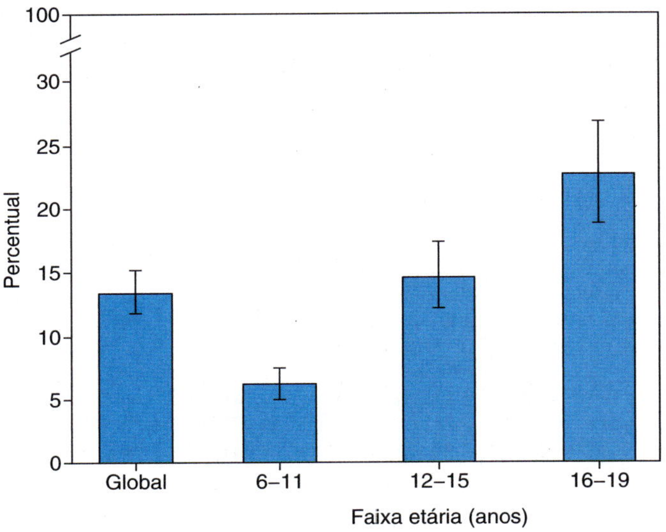

Figura 338.3 **Prevalência* de cárie dentária não tratada† em dentes permanentes entre crianças e adolescentes de 6 a 19 anos, por faixa etária – National Health and Nutrition Examination Survey EUA, 2011-2014.** *Com intervalos de confiança de 95% indicados por barras de erro. †Cárie dentária não tratada é definida como lesões cariosas cavitadas que não receberam o tratamento adequado. Os dados foram coletados por dentistas na central móvel de exames, como parte do componente de saúde oral da National Health and Nutrition Examination Survey. (*De Centers for Disease Control and Prevention: Prevalence of untreated dental caries in permanent teeth among children and adolescents aged 6-19 years, by age group–National Health and Nutrition Examination Survey, United States, 2011–2014.* MMWR *66(1):36, 2017.*)

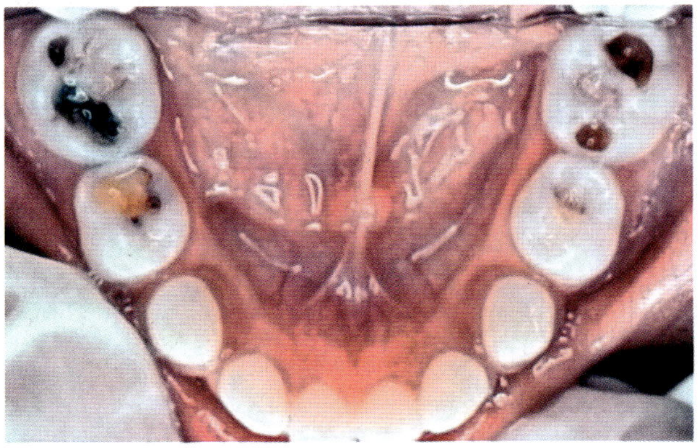

Figura 338.4 **Cárie rampante em uma criança de 3 anos.** Observe as lesões escurecidas e cavitadas nas superfícies das fissuras dos molares inferiores.

Crianças que desenvolvem cárie com pouca idade são consideradas com alto risco de desenvolver novas lesões de cárie ao ficarem mais velhas. Portanto, a prevenção adequada da cárie da primeira infância pode resultar na eliminação de problemas dentários significativos em crianças de 1 a 3 anos e em menor deterioração dos dentes no fim da infância.

Entre os adolescentes, a prevalência de cárie dentária foi mais alta na faixa etária de 16 a 19 anos (67%), em comparação com a faixa etária de 12 a 15 anos (50%). De maneira geral, a experiência de cárie não foi significativamente diferente por raça, origem hispânica e níveis de pobreza.

COMPLICAÇÕES

Caso não sejam tratadas, as lesões de cárie geralmente destroem a maior parte do dente e invadem a polpa dentária (Figura 338.5), causando inflamação da polpa (**pulpite**) e dor significativa. A pulpite pode evoluir para necrose pulpar, com invasão bacteriana do osso alveolar causando um **abscesso dentário** (Figura 338.6). Os sinais de alerta para a disseminação grave de uma infecção dentária são mostrados na Tabela 338.1). A infecção de um dente decíduo pode interromper o desenvolvimento normal do dente sucessor permanente. Em alguns casos, esse processo acarreta a disseminação da infecção para outros espaços faciais (Figura 338.7).

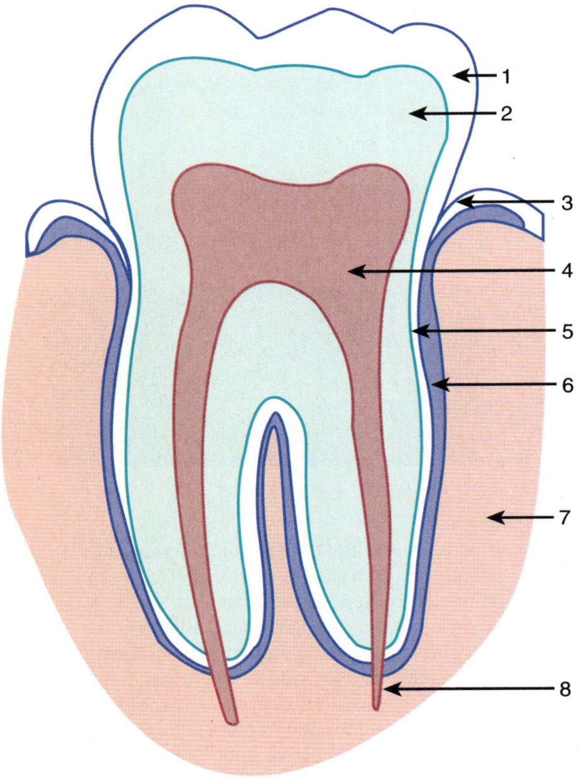

Figura 338.5 Anatomia dentária básica: *1*, esmalte; *2*, dentina; *3*, margem gengival; *4*, polpa; *5*, cemento; *6*, ligamento periodontal; *7*, osso alveolar; *8*, feixe neurovascular.

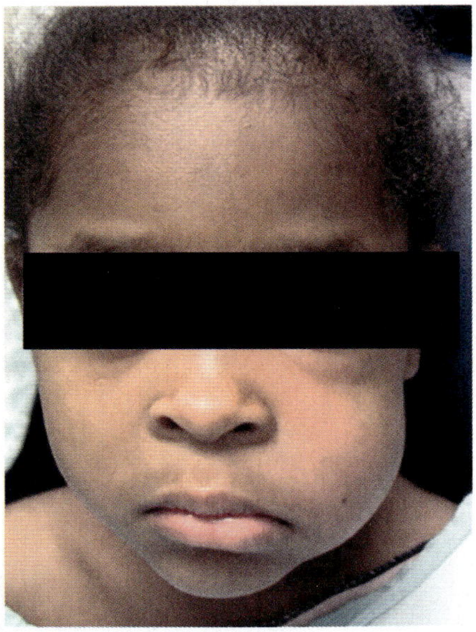

Figura 338.6 **Edema facial decorrente de abscesso em um molar decíduo.** A resolução da inflamação pode ser obtida por meio de um ciclo de antibióticos, seguido pela extração ou tratamento endodôntico do dente afetado.

Tabela 338.1 Sinais de alerta sugestivos da disseminação de uma infecção dentária.

- Pirexia
- Taquicardia ou taquipneia
- Trismo; pode ser relativo, devido à dor, ou absoluto, devido ao acúmulo de material no interior do músculo, causando espasmo muscular em casos de envolvimento do espaço mastigatório
- Elevação da língua e do assoalho da boca, sialorreia
- Celulite periorbital
- Dificuldade de falar, engolir e respirar
- Hipotensão
- Leucocitose
- Linfadenopatia
- Desidratação

De Robertson DP, Keys W, Rautemaa-Richardson R *et al.*: Management of severe acute dental infections. *BMJ* 350:h1300, 2015 (Box 3, p. 151).

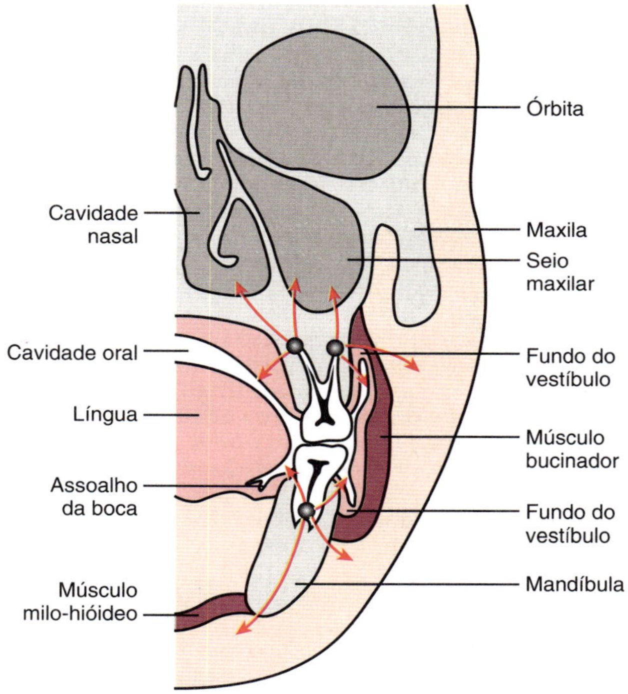

Figura 338.7 Disseminação de infecção na região maxilofacial é complicada pela variedade de estruturas vitais. As vias de disseminação são determinadas pelos planos fasciais e isto afeta a apresentação e o tratamento de cada subdivisão da infecção cervicofacial. (*De Robertson DP, Keys W, Rautemaa-Richardson R et al.: Management of severe acute dental infections.* BMJ *350:h1300, 2015. Fig. 3, p. 151.*)

TRATAMENTO

A idade na qual a cárie dentária ocorre é importante no tratamento odontológico. As crianças com menos de 3 anos não têm a capacidade de cooperar com o tratamento odontológico e frequentemente necessitam de sedação ou anestesia geral para restaurar os dentes cariados. Após os 4 anos, geralmente, as crianças podem lidar com o tratamento odontológico restaurador por meio de anestesia local. Crianças com comprometimento neurológico ou atraso de desenvolvimento podem necessitar de anestesia geral para procedimentos odontológicos também em idades mais avançadas.

O tratamento odontológico com amálgama de prata, resinas compostas ou coroas de aço inoxidável pode restaurar a maior parte dos dentes afetados por cárie. Caso as lesões cariosas envolvam a polpa, pode ser necessária a remoção parcial (pulpotomia) ou a remoção completa da polpa (pulpectomia). Caso um dente precise ser extraído, poderá ser indicado um mantenedor de espaço para evitar a migração dos dentes, o que subsequentemente ocasiona o mau posicionamento dos dentes permanentes sucessores.

O tratamento clínico da dor e infecção associadas à cárie dentária não tratada varia de acordo com a extensão do envolvimento e com a condição clínica do paciente. A infecção dentária localizada na unidade dentoalveolar pode ser tratada por medidas locais (extração, pulpectomia). Antibióticos orais são indicados para as infecções dentárias associadas a febre, celulite e edema facial ou caso seja difícil anestesiar o dente na presença de inflamação. A penicilina é o antibiótico de escolha, exceto em pacientes com histórico de alergia a esse agente. Clindamicina e eritromicina são alternativas aceitáveis. Analgésicos orais, como ibuprofeno, geralmente são adequados para controle da dor.

PREVENÇÃO

Exame periódico dos dentes para detecção de lesões cariosas iniciais, avaliação de risco e tratamento preventivo em crianças pequenas devem fazer parte dos cuidados de saúde, pois as crianças abaixo de 3 anos muitas vezes não recebem cuidados de um dentista. A prevenção da cárie da primeira infância é essencial, uma vez que, caso os cuidados básicos de saúde oral não sejam iniciados ou não sejam bem-sucedidos, os dentes poderão desenvolver lesões de cárie que necessitarão de procedimentos restauradores. O tratamento restaurador odontológico em crianças pequenas pode exigir o uso de sedação ou anestesia geral, com seus custos associados elevados e possíveis riscos à saúde. Existe uma elevada recorrência de lesões cariosas depois que elas se desenvolvem.

Como examinam periodicamente as crianças, os pediatras têm importante função na triagem de cárie dentária em crianças abaixo de 3 anos; fornecimento de instruções preventivas; emprego de medidas preventivas, como verniz fluoretado; e encaminhamento da criança a um dentista, em caso de problemas.

Fluoreto

A medida preventiva mais eficaz contra a cárie dentária é o fornecimento de água de abastecimento público com teor ideal de fluoreto. A fluoretação da água nos níveis de 0,7 a 1,2 mg de fluoreto por litro foi introduzida nos EUA na década de 1940.[2] Como o abastecimento de água atualmente é uma das várias fontes de fluoreto, o Department of Health and Human Services propõe não haver uma faixa de fluoreto, mas, em vez disso, limitar a recomendação ao limite inferior de 0,7 ppm F. O fundamento para essa determinação é equilibrar os benefícios da prevenção da cárie dentária com a redução da probabilidade de fluorose. As crianças que residem em áreas com suprimento deficiente de fluoreto na água ou que consomem principalmente água engarrafada e apresentam risco de cárie se beneficiam de suplementos nutricionais de fluoreto (Tabela 338.2). Caso o paciente utilize um suprimento de água privado, é necessário testar os níveis de fluoreto da água antes de prescrever os suplementos de fluoreto. Para evitar superdosagens potenciais, a prescrição total de fluoreto não deve ser superior a 120 mg. Entretanto, em função da controvérsia em torno dos suplementos de fluoreto entre os profissionais da saúde e os pais, a associação dos suplementos com a fluorose e a

Tabela 338.2 Programa de dosagem de fluoreto suplementar.

	FLUORETO NA ÁGUA DOMICILIAR		
IDADE	**< 0,3 (PPM)**	**0,3 A 0,6 (PPM)**	**> 0,6 (PPM)**
6 meses a 3 anos	0,25*	0	0
3 a 6 anos	0,50	0,25	0
6 a 16 anos	1,00	0,50	0

*Miligramas de fluoreto por dia.

[2]N.R.T.: No Brasil, a fluoretação das águas de abastecimento é obrigatória desde 1974 com base na Lei Federal nº 6.050, de 24 de maio de 1974, regulamentada pelo Decreto nº 76.872, de 22 de dezembro de 1975.

falta de adesão dos pais com a administração diária, os suplementos podem não ser mais a abordagem de primeira linha para a prevenção de cárie em crianças na idade pré-escolar.

A aplicação tópica diária de fluoreto pode ser realizada pelo uso de creme dental fluoretado. O uso supervisionado de uma quantidade pequena de creme dental, equivalente a um *grão de ervilha* (aproximadamente 0,25 g), na escova de dentes de crianças com menos de 6 anos reduz o risco de fluorose. Crianças com menos de 3 anos devem escovar com quantidade mínima, como um *pontinho ou um grânulo* de creme dental fluoretado. As aplicações tópicas profissionais de fluoreto realizadas semestralmente comprovadamente reduzem a cárie dentária em aproximadamente 30%. O verniz fluoretado é ideal para aplicações profissionais em crianças em idade pré-escolar devido à facilidade de uso, mesmo por profissionais de saúde que não sejam especificamente dentistas, e à segurança decorrente de aplicadores de dose única. Os produtos disponibilizados são encontrados em recipientes de 0,25, 0,4 ou 0,6 mℓ de verniz, correspondendo a 5,6, 9,0 e 13,6 mg de fluoreto, respectivamente. O verniz fluoretado deve ser administrado duas vezes ao ano em crianças em idade pré-escolar com risco moderado de cárie e quatro vezes ao ano em crianças com alto risco de cárie.

Higiene oral

A escovação diária, especialmente com creme dental fluoretado, ajuda a prevenir cárie dentária. A maioria das crianças com menos de 8 anos não tem a coordenação necessária para a escovação dentária adequada. Consequentemente, os pais devem assumir a responsabilidade da higiene oral da criança, com um grau de envolvimento parental apropriado às habilidades variáveis da criança.

Dieta

O consumo frequente de bebidas frutadas adocicadas geralmente não é reconhecido pelos pais por seu alto potencial cariogênico. O consumo de bebidas açucaradas em mamadeiras ou em copos com bico deve ser desencorajado e devem ser feitos esforços especiais para aconselhar os pais no sentido de que seu filho deva apenas consumir bebidas açucaradas nas refeições e não exceder 170 g por dia.

Selante dentário

Os selantes resinosos são eficazes na prevenção de cárie nas fossas e fissuras dos molares decíduos e permanentes. Os selantes são mais eficazes quando colocados logo após o surgimento dos dentes e usados nas crianças com fossas e fissuras profundas nos dentes molares. Demonstrou-se que os selantes reduzem a incidência de cárie em 85% ao longo de 7 anos.

A bibliografia está disponível no GEN-io.

Capítulo 339
Doenças Periodontais

Vineet Dhar

O periodonto inclui a gengiva, o osso alveolar, o cemento e o ligamento periodontal (Figura 338.5).

GENGIVITE

A higiene oral precária resulta no acúmulo de placa dental na interface dente-gengiva que ativa uma resposta inflamatória, expressa como rubor e edema localizado ou generalizado da gengiva. Mais da metade de crianças norte-americanas em idade escolar apresenta gengivite. Em diversos casos, ocorrem sangramento gengival espontâneo e mau hálito. O tratamento é a higiene oral adequada (escovação dentária e uso do fio dental cuidadosos), podendo-se esperar a resolução completa. As flutuações nos níveis hormonais durante o início da puberdade podem aumentar a resposta inflamatória à placa. Quando a gengivite ocorre em crianças saudáveis dificilmente evolui para periodontite (inflamação do ligamento periodontal resultando na perda de osso alveolar).

PERIODONTITE AGRESSIVA EM CRIANÇAS (PERIODONTITE PRÉ-PUBERAL)

A periodontite em crianças antes da puberdade é uma doença rara que frequentemente começa entre a época da erupção dos dentes decíduos e a idade de 4 ou 5 anos. A doença pode ocorrer de forma localizada ou generalizada. Há uma rápida perda óssea, o que leva, em muitos casos, à perda prematura dos dentes decíduos. Muitas vezes, está associada a problemas sistêmicos, incluindo neutropenia, defeitos de adesão ou migração leucocitária, hipofosfatasia, síndrome de Papillon-Lefèvre, leucemia e histiocitose de células de Langerhans. Em muitos casos, entretanto, não existe um problema clínico subjacente aparente. Contudo, são necessárias investigações diagnósticas para descartar doenças sistêmicas associadas.

O tratamento inclui limpeza dentária profissional, extração estratégica dos dentes afetados e antibioticoterapia. Existem poucos relatos de tratamento bem-sucedido a longo prazo para reverter a perda óssea adjacente à dentição decídua.

PERIODONTITE AGRESSIVA EM ADOLESCENTES

A periodontite agressiva localizada (PAgL) em adolescentes é caracterizada pela perda rápida de inserção e do osso alveolar em, pelo menos, dois primeiros molares e incisivos. A prevalência global nos EUA é < 1%, mas a prevalência entre afro-americanos é comprovadamente 2,5%. Esta forma de periodontite está associada a uma cepa da bactéria *Aggregatibacter (Actinobacillus)*. Além disso, os neutrófilos dos pacientes com periodontite agressiva podem apresentar defeitos quimiotáticos ou fagocitários. Se deixados sem tratamento, os dentes afetados perdem seu ligamento e podem esfoliar. O tratamento varia de acordo com o grau de envolvimento. Os pacientes cuja doença é diagnosticada no início, geralmente, são tratados por desbridamento cirúrgico ou não cirúrgico juntamente com antibioticoterapia. O prognóstico depende do grau de envolvimento inicial e da adesão à terapia.

A periodontite agressiva generalizada (PAgG) ocorre com maior frequência em adolescentes e adultos jovens e é caracterizada por perda generalizada da inserção interproximal e perda óssea, incluindo três dentes que não sejam primeiros molares e incisivos.[3]

HIPERPLASIA GENGIVAL INDUZIDA POR CICLOSPORINA OU FENITOÍNA

O uso da ciclosporina para suprimir a rejeição de um órgão ou da fenitoína para terapia anticonvulsivante e, em alguns casos, de bloqueadores de canal de cálcio, está associado ao aumento generalizado da gengiva. A fenitoína e seus metabólitos têm uma ação estimulante direta sobre os fibroblastos da gengiva, resultando na aceleração na síntese de colágeno. A fenitoína induz menos hiperplasia gengival em pacientes que mantêm cuidadosa higiene oral.

A hiperplasia gengival ocorre em 10 a 30% dos pacientes tratados com fenitoína. As manifestações graves podem incluir aumento macroscópico da gengiva, algumas vezes cobrindo os dentes; edema e eritema da gengiva; infecção secundária, resultando em formação de abscesso; migração de dentes; e inibição da esfoliação dos dentes decíduos e, subsequentemente, impactação dos dentes permanentes. O tratamento deve ser direcionado à prevenção e, se possível, à descontinuidade da ciclosporina ou da fenitoína. Os pacientes que recebem tratamento a longo prazo com esses medicamentos devem ser submetidos a frequente acompanhamento odontológico e a cuidados com a higiene oral. Formas graves de hiperplasia gengival são tratadas por gengivectomia, mas a lesão pode recidivar se o uso do medicamento for continuado.

---

[3]N.R.T.: No Brasil, o último levantamento nacional de saúde bucal, o SB Brasil 2010, avaliou a prevalência de doença periodontal na faixa etária de 15 a 19 anos, encontrando sinais indicativos de doença periodontal grave em 0,8% desta população. (Brasil. Ministério da Saúde. Secretaria de Atenção à Saúde. Secretaria de Vigilância Sanitária. *SB Brasil 2010: Pesquisa Nacional de Saúde Bucal*. Brasília: Ministério da Saúde, 2012. 116 p.)

PERICORONITE AGUDA

A inflamação aguda do capuz gengival que recobre parte da coroa de um dente parcialmente irrompido é comum nos molares permanentes inferiores. O acúmulo de detritos e bactérias entre o retalho gengival e o dente precipita a resposta inflamatória. Uma variante desse quadro é um abscesso gengival causado pelo aprisionamento de bactérias por bandas ortodônticas ou coroas. Trismo e dor intensa podem estar associados à inflamação. Os casos não tratados podem resultar em infecções do espaço facial e celulite facial.

O tratamento inclui desbridamento local e irrigação, bochechos com solução salina morna e antibioticoterapia. Quando ocorre a regressão da fase aguda, a ressecção do capuz gengival evita a recorrência. O reconhecimento precoce da impactação parcial dos terceiros molares inferiores e suas subsequentes extrações evita o desenvolvimento de periocoronarite nestas regiões.

DOENÇA PERIODONTAL NECROSANTE (GENGIVITE ULCERATIVA NECROSANTE AGUDA)

A doença periodontal necrosante, no passado às vezes conhecida como gengivite ulcerativa necrosante aguda (GUNA) ou angina de Vincent, é uma doença periodontal distinta associada aos espiroquetas e às bactérias fusiformes orais. Entretanto, ainda não está claro se as bactérias iniciam a doença ou se são secundárias. Ela raramente se desenvolve em crianças saudáveis em países desenvolvidos, com prevalência nos EUA de < 1%, mas é encontrada com maior frequência em crianças e adolescentes de áreas em desenvolvimento da África, Ásia e América do Sul. Em certos países africanos, onde as crianças afetadas geralmente apresentam má nutrição proteica, a lesão pode se estender para tecidos adjacentes, causando necrose de estruturas faciais (cancro oral ou noma).

As manifestações clínicas da doença periodontal necrosante incluem necrose e ulceração da gengiva entre os dentes, uma pseudomembrana acinzentada aderida que cobre as ulcerações, linfadenopatia cervical, mal-estar e febre. O quadro pode ser confundido com a gengivoestomatite herpética aguda. A microscopia de campo escuro de varredura obtida a partir de lesões necrosantes demonstra uma densa população de espiroquetas.

O tratamento da doença periodontal necrosante é dividido em tratamento agudo com desbridamento local, agentes oxidativos (aplicação direta de peróxido de carbamida a 10% em glicerol anidro, 4 vezes/dia) e analgésicos. Geralmente, a resolução drástica ocorre em até 48 horas. Se o paciente estiver febril, pode ser necessária a antibioticoterapia (penicilina ou metronidazol) coadjuvante. Uma segunda fase do tratamento pode ser necessária se a fase aguda da doença tiver causado lesão morfológica irreversível ao periodonto. A doença não é contagiosa.

A bibliografia está disponível no GEN-io.

Capítulo 340

Traumatismo Dentário

Vineet Dhar

Lesões orais traumáticas podem ser categorizadas em três grupos: lesões dentárias, lesões do tecido mole (contusões, abrasões, lacerações, perfurações, avulsões e queimaduras) e lesões da mandíbula e maxila (fraturas mandibulares e/ou maxilares).

LESÕES DENTÁRIAS

Aproximadamente 10% das crianças entre 18 meses e 18 anos sofrem traumatismo dentário significativo. As lesões orais são as segundas mais comuns, abrangendo 18% de todas as lesões somáticas na faixa etária de 0 a 6 anos. Entre as lesões orais, as lesões dentárias são mais comuns, seguidas por lesões dos tecidos moles. Parece haver três faixas etárias de maior predileção: crianças de 1 a 3 anos, geralmente por quedas ou maus-tratos; crianças em idade escolar (7 a 10 anos), geralmente por acidentes de bicicleta e no *playground*; e adolescentes (16 a 18 anos), frequentemente por brigas, lesões atléticas e acidentes automobilísticos. As lesões dentárias são mais comuns entre crianças com protrusão dos dentes anteriores. Crianças com anormalidades craniofaciais ou deficiências neuromusculares também apresentam risco elevado de lesão dentária. As lesões dentárias podem envolver o tecido dentário duro, a polpa dentária (nervo) e as lesões na estrutura periodontal (tecidos de suporte) (Figura 340.1; Tabela 340.1).

As fraturas dentárias podem ser não complicadas (restritas aos tecidos dentários duros) ou complicadas (que envolvem a polpa). A exposição da polpa resulta em sua contaminação bacteriana, que pode levar à infecção e à necrose pulpar. Essa exposição da polpa prejudica o tratamento e pode diminuir a probabilidade de um resultado favorável.

Os dentes mais frequentemente afetados são os incisivos superiores. As fraturas não complicadas da coroa são tratadas pela cobertura da dentina exposta e pela colocação de uma restauração estética. As fraturas complicadas da coroa envolvendo a polpa dentária geralmente necessitam de **tratamento endodôntico** (canal da raiz). As fraturas da coroa-raiz e as fraturas da raiz geralmente necessitam de tratamento dentário extenso. Essas lesões na dentição decídua podem interferir no desenvolvimento normal da dentição permanente; portanto, as lesões significativas dos dentes incisivos decíduos são geralmente tratadas por extração.

As lesões orais traumáticas devem ser encaminhadas a um dentista, logo que possível. Mesmo quando os dentes parecem intactos, um dentista deve avaliar imediatamente o paciente. Os dados iniciais (radiografias, padrões de mobilidade, resposta a estímulos específicos) permitem que o dentista avalie a probabilidade de complicações futuras.

LESÕES NAS ESTRUTURAS PERIODONTAIS

O traumatismo dentário associado à lesão das estruturas periodontais que mantêm os dentes geralmente se manifesta com a mobilidade ou o deslocamento dentário. Essas lesões são mais comuns na dentição decídua do que na dentição permanente. As categorias de traumatismo que envolvem estruturas periodontais incluem concussão, subluxação, luxação intrusiva, luxação extrusiva e avulsão.

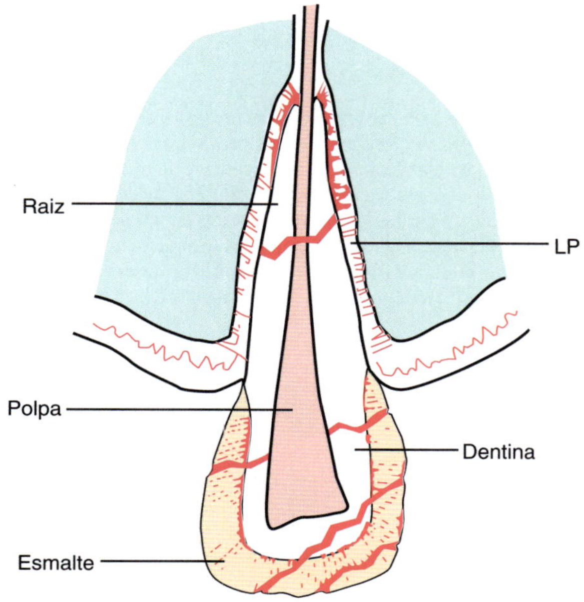

Figura 340.1 Fraturas dentárias podem envolver esmalte, dentina ou polpa e podem ocorrer na coroa e na raiz do dente. *LP*, ligamento periodontal. (*De Pinkham JR:* Pediatric dentistry: infancy through adolescence, *Philadelphia, 1988, WB Saunders, p. 172.*)

Tabela 340.1 Lesões traumáticas coronárias.

TIPO DE TRAUMATISMO	DESCRIÇÃO	TRATAMENTO E RECOMENDAÇÕES
Trinca de esmalte	Fratura incompleta do esmalte sem perda da estrutura dentária	Inicialmente pode não requerer tratamento, mas deve ser avaliado periodicamente pelo dentista
Fratura de esmalte	Fratura restrita ao esmalte dentário	A borda da fratura pode ser alisada ou pode-se fazer a reconstrução do fragmento fraturado
Fratura de esmalte e dentina	Fratura do esmalte e de uma camada da dentina. O dente pode estar sensível ao frio. A polpa pode evoluir para necrose, levando a abscesso periapical	Encaminhar o mais rápido possível. A área deve ser tratada para preservar a integridade da polpa subjacente
Fratura de esmalte e dentina envolvendo a polpa	A contaminação bacteriana pode levar a necrose pulpar e abscesso periapical. O dente pode apresentar sangramento ou uma pequena área avermelhada	Encaminhar imediatamente. O tratamento dentário de escolha vai depender da extensão da lesão, da condição pulpar, do estágio de desenvolvimento do dente, do tempo decorrido desde o traumatismo e de possíveis lesões nas estruturas de suporte. O tratamento é direcionado para minimizar a contaminação e no esforço para melhorar o prognóstico

De Josell SD, Abrams RG: Managing common dental problems and emergencies. *Pediatr Clin North Am* 38:1325-1342, 1991.

Concussão

As lesões que produzem danos menores ao ligamento periodontal são denominadas *concussões*. Os dentes que sofrem essas lesões não apresentam mobilidade nem deslocamento, mas reagem de modo significativo à percussão (impacto delicado de um instrumento sobre o dente). Geralmente, esse tipo de lesão não necessita de tratamento e se resolve sem complicação. Os incisivos decíduos que sofrem concussão podem mudar de cor, indicando a degeneração pulpar, e devem ser avaliados por um dentista.

Subluxação

Os dentes subluxados apresentam mobilidade horizontal e/ou vertical leve a moderada. Geralmente, a hemorragia é evidente em torno do colo do dente, na margem gengival. Não ocorre deslocamento do dente. Muitos dentes subluxados precisam ser imobilizados por contenções para assegurar o reparo adequado do ligamento periodontal. Alguns desses dentes desenvolvem necrose pulpar.

Intrusão

Os dentes intrusos são deslocados para dentro de seu alvéolo, às vezes ao ponto de não ficarem clinicamente visíveis. Os incisivos decíduos intruídos podem dar a falsa aparência de terem sofrido avulsão (queda). Para descartar a avulsão, é indicada uma radiografia dentária (Figuras 340.2 e 340.3).

Extrusão

A lesão por extrusão é caracterizada pelo deslocamento do dente do seu alvéolo. O dente é, geralmente, deslocado no sentido lingual, com fratura do osso alveolar. Esses dentes necessitam de tratamento imediato; quanto maior a demora, maior a probabilidade de o dente se fixar na posição deslocada. O tratamento é direcionado para a redução (reposição do dente) e contenção (esplintagem). A polpa desses dentes, com frequência, torna-se necrótica e necessita de tratamento endodôntico.

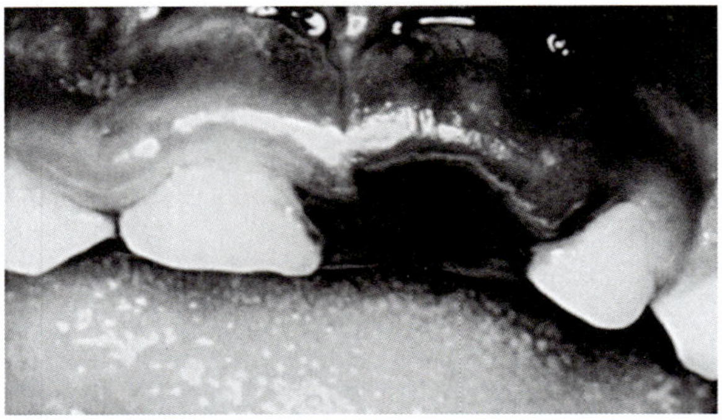

Figura 340.2 Incisivo decíduo intruído que parece avulsionado.

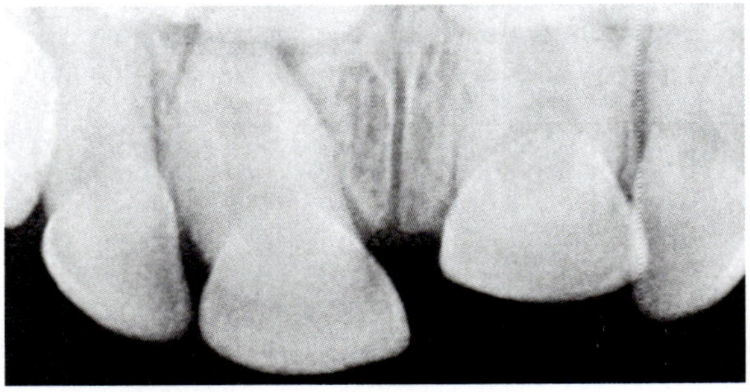

Figura 340.3 Radiografia oclusal apresenta o "dente ausente" da Figura 340.2 intruído.

A luxação extrusiva na dentição decídua é geralmente tratada por meio de extração, pois complicações devido ao reposicionamento e à contenção podem resultar em problemas no desenvolvimento dos dentes sucessores permanentes.

Avulsão

Caso os dentes permanentes avulsionados sejam reimplantados logo após sofrerem o traumatismo, há uma boa chance de que ocorra a reinserção normal e o dente apresentará um bom prognóstico. Entretanto, se o dente estiver em um ambiente seco por mais de uma hora, o ligamento que mantém o dente no local apresentará baixa probabilidade de sobrevivência e o insucesso (reabsorção da raiz, anquilose) será comum. Diante dessa situação de emergência, os pais podem ser instruídos a fazer o seguinte:

- Encontrar o dente
- Lavar o dente rapidamente (não esfregar o dente. Não tocar na raiz. Após vedar o ralo da pia, segurar o dente pela coroa e lavá-lo em água corrente)
- Inserir o dente no alvéolo (colocá-lo delicadamente de volta à sua posição normal. Não é motivo de preocupação o dente sofrer discreta extrusão. Se os pais ou a criança estiverem muito apreensivos para o reimplante do dente, o dente deverá ser colocado em leite de vaca frio ou em outra solução isotônica fria)
- Ir diretamente ao dentista. (No caminho, a criança deve segurar o dente em seu alvéolo com um dedo. Os pais devem colocar a criança em um assento adequado à idade da criança, afivelar o cinto de segurança da criança e dirigir com segurança.)

Após o reimplante do dente, ele deverá ser imobilizado para facilitar a fixação; sempre é necessário o tratamento endodôntico. Os sinais iniciais de complicações associadas ao reimplante podem aparecer 1 semana após o traumatismo ou após muitos anos. O acompanhamento dentário é indicado por pelo menos 1 ano.

PREVENÇÃO

Para minimizar a probabilidade de lesões dentárias:

- Cada criança ou adolescente que participe de esportes de contato deve usar um **protetor bucal**, que pode ser fabricado por um dentista ou adquirido em qualquer loja de produtos esportivos
- Capacetes com protetores faciais devem ser usados por crianças ou adolescentes com problemas neuromusculares ou distúrbios convulsivos para proteger a cabeça e a face durante quedas
- Os capacetes devem também ser usados durante ciclismo, esqui, patinação e prática de *skate*
- Todas as crianças e adolescentes com incisivos protuberantes devem ser avaliados por um odontopediatra ou um ortodontista.

CONSIDERAÇÕES ADICIONAIS

As crianças que sofrem traumatismo dentário podem também apresentar traumatismo craniano ou cervical, justificando, portanto, uma avaliação neurológica. A profilaxia do tétano deve ser considerada em qualquer lesão que interrompa a integridade dos tecidos orais. A possibilidade de maus-tratos deve ser sempre considerada.

A bibliografia está disponível no GEN-io.

Capítulo 341

Lesões Comuns dos Tecidos Moles Orais

Vineet Dhar

CANDIDÍASE OROFARÍNGEA

A infecção orofaríngea por *Candida albicans* (monilíase, sapinho) (ver Capítulo 261.1) é comum em recém-nascidos devido ao contato com o microrganismo no canal do parto ou no seio durante a amamentação. As lesões orofaríngeas da candidíase (LOC) apresentam-se como placas brancas que cobrem parte ou toda a mucosa orofaríngea. Essas placas são removíveis à raspagem, exibindo uma superfície subjacente caracteristicamente inflamada ou com petéquias. O diagnóstico é confirmado pelo exame de microscopia com esfregaços no hidróxido de potássio e cultura. Nos pacientes recém-nascidos saudáveis, a LOC é autolimitante, mas a aplicação tópica de nistatina na cavidade oral do bebê e no bico do seio de lactantes auxilia na recuperação.

A LOC é também um problema importante durante a terapia com imunossupressores. A **candidíase sistêmica**, uma importante causa de morbidade e mortalidade durante a terapia mielossupressiva, se desenvolve quase que exclusivamente em pacientes que apresentam um quadro prévio de candidíase oral, esofágica ou intestinal. Logo, a prevenção do desenvolvimento de LOC deve reduzir a incidência de candidíase sistêmica. O uso de colutórios bucais contendo gliconato de clorexidina a 0,2% em associação com antifúngicos sistêmicos pode ser eficaz na prevenção de LOC, candidíase sistêmica ou candidíase esofágica.

ÚLCERAS AFTOSAS

A úlcera aftosa representa uma lesão oral distinta (Figura 341.1) que tende à recorrência. A Tabela 341.1 mostra os principais diagnósticos diferenciais. As úlceras aftosas são relatadas em 20% da população. A sua etiologia permanece desconhecida, mas têm sido implicados reações alérgicas ou imunológicas, estresse emocional, genética e traumatismo aos tecidos moles orais. Lesões semelhantes a aftas podem estar associadas à doença inflamatória intestinal; doença de Behçet; enteropatia por sensibilidade ao glúten; síndrome da febre periódica com adenite, faringite e afta; síndrome de Sweet; infecção pelo HIV (principalmente quando as úlceras são grandes e demoram a cicatrizar); e neutropenia cíclica. Clinicamente, essas úlceras caracterizam-se por lesões ulcerativas bem delimitadas com um centro necrótico e circundadas por um halo eritematoso. Em geral, as lesões permanecem por 10 a 14 dias e cicatrizam sem deixar marcas. Terapias paliativas, como benzocaína e lidocaína tópica, são eficazes, assim como os esteroides tópicos. A tetraciclina mostra benefício durante os surtos graves, mas deve ser usada com cautela em gestantes, uma vez que é classificada pela FDA

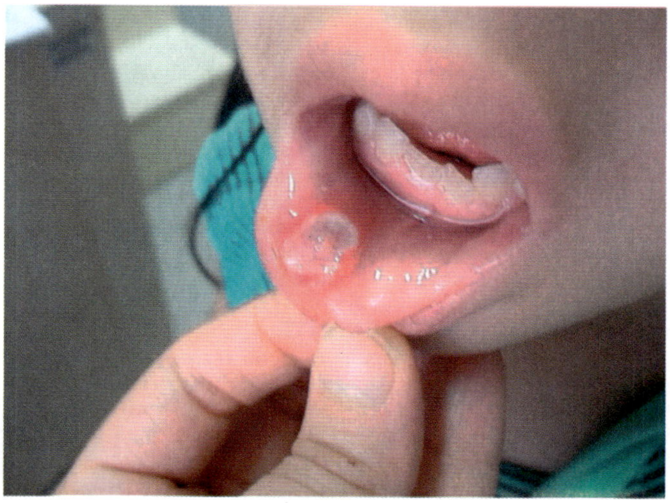

Figura 341.1 Afta maior em uma criança. (*De Gürkan A, Özlü SG, Altiaylik-Özer P et al.: Recurrent aphthous stomatitis in childhood and adolescence: a single-center experience.* Pediatr Dermatol *32(4):476–480, 2015. Fig. 1.*)

Tabela 341.1 Diagnóstico diferencial das ulcerações orais.

CONDIÇÃO	COMENTÁRIO
COMUNS	
Úlceras aftosas	Lesões dolorosas e circunscritas; recorrências
Úlceras traumáticas	Acidentes, mordedura crônica da mucosa ou após anestesia dentária local
Doença mão-pé-boca	Dolorosas; lesões na língua, porção anterior da cavidade oral, mãos e pés
Herpangina	Dolorosas; lesões confinadas ao palato mole e à orofaringe
Gengivoestomatite herpética	Vesículas no limite entre os lábios e a pele; dolorosas, febre
Herpes labial recorrente	Vesículas nos lábios; dolorosas
Queimaduras químicas	Álcalis, ácido, ácido acetilsalicílico; dolorosas
Queimaduras térmicas	Comida quente, elétricas
INCOMUNS	
Defeitos nos neutrófilos	Agranulocitose, leucemia, neutropenia cíclica; dolorosas
Lúpus eritematoso sistêmico	Recorrentes; podem ser indolores
Síndrome de Behçet	Lembram lesões aftosas; associadas a úlceras genitais, uveíte
Gengivoestomatite ulcerativa necrosante	Estomatite de Vincent; dolorosas
Sífilis	Cancro; indolores
Doença de Crohn oral	Semelhantes à afta; dolorosas
Histoplasmose	Linguais
Pênfigo	Podem estar restritas à cavidade oral
Síndrome de Stevens-Johnson	Podem estar restritas à cavidade oral ou surgir inicialmente dela

na categoria D de medicamento, e em crianças (≤ 8 anos) porque pode afetar o desenvolvimento dos dentes, causando pigmentação permanente destes.

GENGIVOESTOMATITE HERPÉTICA

Após um período inicial de incubação de aproximadamente 1 semana, a infecção primária pelo herpes-vírus simples se manifesta com febre e prostração, geralmente em crianças com menos de 5 anos (ver Capítulo 279). A cavidade oral pode mostrar várias expressões, o que inclui os quadros de gengiva eritematosa, mucosa hemorrágica e conjuntos de vesículas pequenas em toda a boca. Geralmente, há envolvimentos da margem mucocutânea e da pele perioral (Figura 341.2). Frequentemente, os sintomas orais são acompanhados de febre, linfadenopatia e dificuldade de comer e beber. Os sintomas tendem a regredir em 2 semanas sem formação de cicatriz. Deve-se recomendar a ingestão de líquidos para que a criança não fique desidratada. Analgésicos e substâncias anestésicas podem trazer alívio. Quando administrado nos 3 primeiros dias de sintomatologia em pacientes imunocompetentes, o aciclovir pode ser benéfico na redução da duração dos sintomas. Deve-se tomar cuidado para evitar a disseminação da infecção, principalmente para os olhos.

HERPES LABIAL RECORRENTE

Aproximadamente 90% da população mundial apresenta anticorpos para o herpes-vírus simples. Durante o período de latência, o vírus fica inativo nos neurônios sensitivos. Diferentemente da gengivoestomatite herpética primária, que se manifesta na forma de múltiplas vesículas dolorosas nos lábios, língua, palato, gengiva e mucosa, o herpes recorrente geralmente é limitado aos lábios. Além do incômodo da dor e do comprometimento estético, os episódios recorrentes não costumam causar sintomas sistêmicos. Acredita-se que a reativação do vírus seja resultado da exposição à luz ultravioleta, de traumatismo tecidual, do estresse ou de febre. Nos pacientes saudáveis com herpes recorrente, existe pouco benefício na terapia antiviral em relação às terapias paliativas.

PARÚLIDE

A parúlide (abscesso odontogênico) consiste em uma pápula avermelhada localizada adjacente à raiz de um dente com abscesso crônico. Ela ocorre no ponto final do trajeto fistuloso. O tratamento consiste na identificação do dente comprometido e exodontia ou no tratamento endodôntico do mesmo.

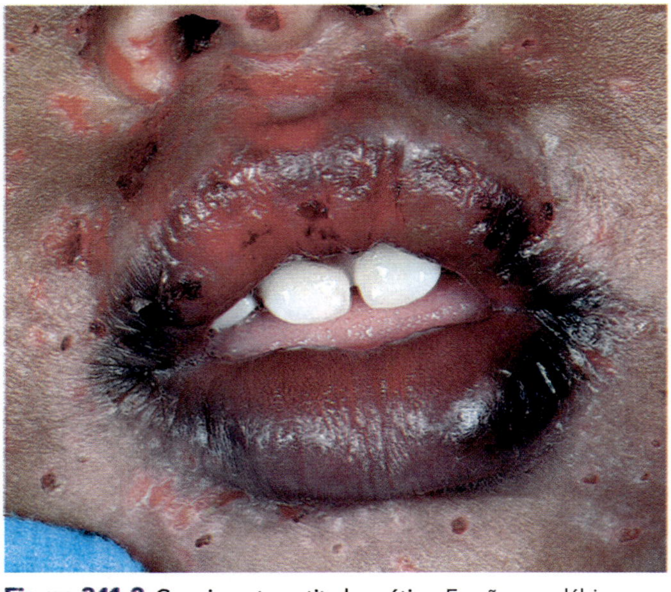

Figura 341.2 Gengivoestomatite herpética. Erosões nos lábios com múltiplas lesões herpéticas periorais envolvendo as bordas mucocutâneas. (*De Paller AS, Mancini AJ, editors*: Hurwitz clinical pediatric dermatology, *ed 3, Philadelphia, 2006, WB Saunders, p. 398.*)

QUEILITE

A queilite, caracterizada pelo ressecamento dos lábios com descamação e fissuras e acompanhado de uma sensação característica de queimação, é comum nas crianças. A queilite pode ser causada por sensibilidade ao contato com substâncias, hábito de chupar os lábios, deficiência vitamínica, sistema imune debilitado ou infecções fúngicas ou bacterianas e geralmente ocorre em associação à febre. O tratamento pode incluir agentes antifúngicos ou antibacterianos e a aplicação frequente de vaselina.

ANQUILOGLOSSIA

A anquiloglossia, também denominada língua presa, caracteriza-se por frênulo lingual curto que pode dificultar os movimentos da língua, mas raramente interferindo na alimentação ou na fonação. Existe a possibilidade de o frênulo ser espontaneamente alongado conforme a criança se desenvolve. Caso a extensão de comprometimento seja grave, o que é eventual, a fonação pode ser afetada e a correção cirúrgica pode ser indicada.

LÍNGUA GEOGRÁFICA

A língua geográfica (glossite migratória benigna) consiste em uma alteração benigna e assintomática caracterizada por uma ou mais áreas lisas avermelhadas e brilhosas normalmente apresentando borda branca, acinzentada ou amarelada localizada na borda e no dorso da língua. Tal condição tem etiologia desconhecida e não há necessidade de tratamento (ver Capítulo 684).

LÍNGUA FISSURADA

A língua fissurada (língua escrotal) consiste em malformação que se manifesta clinicamente pela existência de vários sulcos ou fissuras localizados no dorso da língua (ver Capítulo 684). Caso haja dor, a higiene realizada com uma escova ou a irrigação com água podem reduzir a quantidade de bactérias nas fissuras.

VARIAÇÕES (NORMAIS) DO DESENVOLVIMENTO

Nódulos de Bohn

Os nódulos de Bohn representam pequenas anomalias de desenvolvimento localizadas nos rebordos alveolares nas superfícies lingual e vestibular e no palato duro de recém-nascidos. Essas lesões surgem de remanescentes do tecido epitelial glandular. O tratamento não é necessário porque esses nódulos desaparecem espontaneamente dentro de poucas semanas.

Cistos da lâmina dentária

Os cistos da lâmina dentária correspondem a lesões císticas pequenas localizadas na crista dos rebordos alveolares inferiores e superiores dos recém-nascidos. Essas lesões surgem a partir de remanescentes da lâmina dentária. Não há necessidade de tratamento, uma vez que elas sofrem regressão espontânea dentro de poucas semanas.

Pérolas de Epstein

As pérolas de Epstein são pequenas lesões de desenvolvimento localizadas na região mediana da rafe palatina. Elas surgem do aprisionamento de remanescentes epiteliais ao longo da linha de fusão entre os processos palatinos. Não é necessário nenhum tratamento, uma vez que desaparecem dentro de poucas semanas.

Grânulos de Fordyce

Os grânulos de Fordyce são comuns. Quase 80% dos adultos apresentam múltiplos grânulos branco-amarelados agrupados ou semelhantes a placas na mucosa oral, principalmente na mucosa jugal ou nos lábios. Eles consistem em glândulas sebáceas ectópicas. Tais glândulas estão presentes ao nascimento, mas podem sofrer hipertrofia e se apresentar inicialmente como discretas pápulas amareladas durante a fase pré-adolescente em aproximadamente 50% das crianças. Não há necessidade de tratamento.

A bibliografia está disponível no GEN-io.

Capítulo 342
Doenças das Glândulas Salivares e dos Maxilares

Vineet Dhar

Com exceção da parotidite epidêmica (ver Capítulo 275), as doenças das glândulas salivares são raras em crianças. O aumento bilateral das glândulas submandibulares ocorre na infecção pelo HIV/AIDS, na fibrose cística, nas infecções pelo vírus Epstein-Barr, na desnutrição e, de forma transitória, durante os ataques agudos de asma. O vômito crônico pode ser acompanhado por aumento das glândulas parótidas. A hipertrofia benigna das glândulas salivares tem estado associada às endocrinopatias: doença da tireoide, diabetes e síndrome de Cushing. As doenças infiltrativas e tumorais são raras; os sinais importantes incluem paralisia do nervo facial, crescimento rápido, pele aderida, parestesias, ulceração ou um histórico de radioterapia na região da cabeça e pescoço.

PAROTIDITE

A **parotidite aguda** geralmente é causada por obstrução com inflamação associada devido à infecção bacteriana. A obstrução pode ser causada por um sialólito ou um tampão mucoso. Os sialólitos podem ser removidos pela manipulação física, por cirurgia ou por litotripsia. A **parotidite recorrente** consiste em aumento de volume idiopático da glândula parótida que pode acometer crianças previamente saudáveis. Geralmente, o aumento é unilateral, mas ambas as glândulas podem ser envolvidas de forma concomitante ou em momentos distintos. Há pouca dor; o aumento é limitado à glândula e geralmente perdura de 2 a 3 semanas. O tratamento deve incluir calor local, massagem na glândula e antibióticos. A **parotidite supurativa** geralmente é causada por *Staphylococcus aureus*. Frequentemente é acompanhada por febre e acometimento unilateral. A glândula se torna aumentada, macia e dolorosa. A parotidite supurativa responde à terapia com antibióticos realizada com base na cultura obtida do ducto de Stensen ou por meio de drenagem cirúrgica. As causas virais da parotidite incluem a caxumba (geralmente epidêmica), o vírus Epstein-Barr, o herpes-vírus humano 6, o enterovírus e o HIV.

RÂNULA

A rânula consiste em um cisto associado a uma glândula salivar maior na área sublingual. Apresenta-se como aumento de volume grande contendo muco no seu interior e localizado em assoalho bucal. Pode ocorrer em qualquer idade, incluindo a infância. Tal lesão deve ser removida cirurgicamente e o ducto exteriorizado.

Mucocele A mucocele consiste em uma lesão da glândula salivar causada por um bloqueio no ducto desta glândula. É mais comum no lábio inferior e tem aparência de uma vesícula preenchida por líquido ou um nódulo flutuante recoberto por mucosa normocrômica. O tratamento consiste na excisão cirúrgica com a remoção da glândula salivar acessória envolvida.

FOSSETAS LABIAIS PARAMEDIANAS

As fossetas labiais paramedianas são causadas pela formação de fístulas a partir de glândulas salivares menores no lábio inferior. Elas liberam saliva, principalmente quando estimuladas. As fossetas labiais paramedianas podem acontecer isoladamente ou podem ser encontradas em pacientes com fenda labial ou palatina. O tratamento consiste na excisão do tecido glandular.

CISTO DE ERUPÇÃO

O cisto de erupção consiste em um aumento de volume de consistência macia e indolor que recobre um dente em erupção. Quando ocorre sangramento no espaço cístico, a lesão passa a apresentar coloração azulada ou negro-azulada. Na maioria dos casos, não há necessidade de tratamento e o cisto se resolve com a erupção completa do dente.

XEROSTOMIA

A xerostomia, também conhecida como boca seca, pode estar associada à febre, à desidratação, ao uso de medicamentos anticolinérgicos, à doença do enxerto *versus* hospedeiro, à doença de Mikulicz (infiltrado leucêmico), à síndrome de Sjögren ou à radioterapia para tumores localizados na região da cabeça e pescoço. A hipossalivação prolongada é um fator de risco importante para o desenvolvimento de lesões cariosas.

TUMORES DA GLÂNDULA SALIVAR

Ver Capítulo 527.

DISTÚRBIOS HISTIOCITÁRIOS

Ver Capítulo 534.

TUMORES DOS MAXILARES

O **fibroma ossificante** consiste em um tumor benigno dos maxilares. Geralmente é uma lesão assintomática, sendo identificada a partir de exames radiográficos de rotina. Devido à possibilidade de recorrência, o tratamento consiste na ressecção. O **granuloma central de células gigantes** é outra lesão comum que se acredita ser mais reacional do que neoplásica. Embora geralmente seja assintomática, ela pode ser expansiva com ou sem reabsorção radicular e perfuração das corticais. O tratamento consiste na curetagem ou na excisão cirúrgica total. O **cisto dentígero** é uma lesão comum associada à coroa de dentes impactados ou inclusos. Embora geralmente assintomática, o cisto dentígero pode se tornar grande e destrutivo. O tratamento consiste na remoção cirúrgica.

Na infância, os principais tumores malignos dos maxilares são o linfoma de Burkitt, o osteossarcoma, o linfossarcoma, o ameloblastoma e, mais raramente, o fibrossarcoma.

A bibliografia está disponível no GEN-io.

Capítulo 343
Radiologia Diagnóstica na Avaliação Odontológica

Vineet Dhar

A radiografia dentária diagnóstica em crianças deve seguir o princípio ALARA (do inglês, *as low as reasonably achievable*; em tradução livre, "tão baixo quanto razoavelmente possível"). Nas crianças, as radiografias intraorais, como as interproximais e determinadas radiografias periapicais, costumam ser obtidas durante consultas dentárias de rotina e repetidas em intervalos de 6 meses a 2 anos com base na avaliação dos riscos de cáries. Radiografias adicionais, como as panorâmicas, as cefalométricas e a tomografia computadorizada de feixe cônico

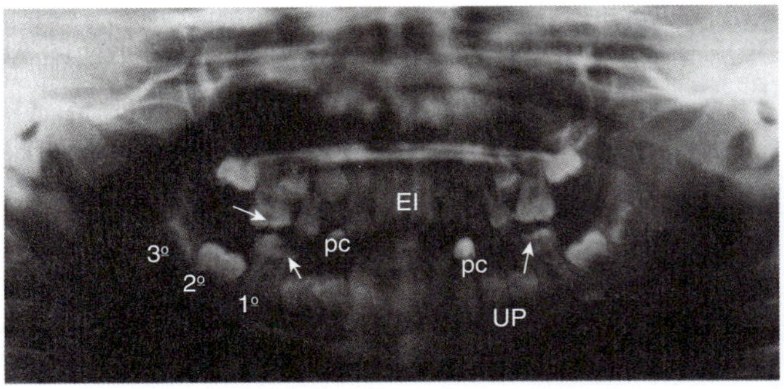

Figura 343.1 Radiografia panorâmica de uma criança de 10 anos mostrando lesões cariosas extensas nos primeiros molares permanentes (*setas*), além de estruturas normais: 1º molar permanente erupcionado, 2º molar não erupcionado e 3º molar não erupcionado; incisivos erupcionados *(EI)*, pré-molares não erupcionados *(UP)*; e caninos decíduos erupcionados *(pc)*.

(TCFC), são obtidas quando indicado. Em geral, a exposição cumulativa à radiação decorrente de radiografias dentárias de rotina é mínima. Além disso, para que haja uma exposição mínima à radiação, são tomadas precauções, como o uso de filmes de alta velocidade, feixes colimados, aventais de proteção, colares para a tireoide, técnicas adequadas e número reduzido de exposições.

As **radiografias dentárias intraorais** são altamente detalhadas, usando-se filmes de exposição direta que demonstram seções dos dentes da criança e estruturas ósseas de sustentação. O filme ou o receptor de imagem é colocado entre a língua e os dentes e o feixe de raios X é direcionado através dos dentes e das estruturas de sustentação. As imagens resultantes são usadas para detectar lesões cariosas, perda do osso alveolar (doença periodontal), abscessos dentários e traumatismo nos dentes e no osso alveolar. Essas radiografias também são usadas para demonstrar o estado do desenvolvimento dos dentes permanentes no interior do osso.

A **radiografia panorâmica** fornece uma imagem tomográfica única da mandíbula e do maxilar, incluindo todos os dentes e as estruturas de sustentação. O tubo de raios X gira ao redor da cabeça do paciente com movimentos recíprocos do filme ou do receptor de imagem durante a exposição. A imagem panorâmica mostra os dentes; os corpos, ramos e côndilos mandibulares; os seios maxilares; e a maior parte da sustentação facial. Essas imagens são usadas para mostrar anormalidades no número de dentes, o padrão de desenvolvimento e erupção, lesões císticas e neoplásicas, infecções ósseas e fraturas, além de cáries e doença periodontal (Figura 343.1).

As **radiografias cefalométricas** são obtidas nas incidências posteroanterior e lateral do crânio usando-se um **cefalostato** (posicionador da cabeça) e técnicas que claramente demonstram o esqueleto facial e os tecidos faciais leves. Protocolos similares para o posicionamento das crianças são usados em todo o mundo. Com base nessas imagens, pontos e planos cranianos e faciais podem ser determinados e comparados com padrões derivados de milhares de imagens. O crescimento facial da criança pode ser avaliado de forma seriada quando radiografias cefalométricas são obtidas sequencialmente. As relações entre a maxila, a mandíbula, a base do crânio e o esqueleto facial podem ser determinadas de maneira quantitativa. Além disso, o alinhamento dentário e a relação dos dentes com o osso que os sustenta podem ser medidos de forma seriada.

A TCFC **dentária** é uma variação da tomografia computadorizada (TC) tradicional, sendo usada principalmente para avaliar as regiões orais, maxilofaciais e os dentes. Geralmente, a TCFC dentária gera uma exposição à radiação inferior à da TC tradicional, porém superior à da radiografia dentária convencional. Existem diversas indicações para a TCFC, como avaliação de patologias bucomaxilofaciais, diagnóstico de traumatismos dentários, tratamentos endodônticos, visualização de dentes anormais, avaliação ortodôntica ou avaliação de fenda palatina, entre outras.

A bibliografia está disponível no GEN-io.

Seção **3**

Esôfago

Capítulo **344**

Embriologia, Anatomia e Função do Esôfago

Seema Khan e Sravan Kumar Reddy Matta

O esôfago é um tubo muscular oco, cuja parte superior se conecta à faringe e a inferior ao estômago, formando dois esfíncteres tonicamente fechados. Sua principal função é transportar o material ingerido da boca para o estômago. Por não possuir glândulas digestivas e enzimas, e por ser exposto brevemente a nutrientes, não tem função ativa na digestão.

EMBRIOLOGIA

O esôfago se desenvolve a partir do intestino anterior pós-faríngeo e pode ser diferenciado do estômago na quarta semana de vida embrionária. Ao mesmo tempo, a traqueia se inicia no broto anterior ao esôfago em desenvolvimento; o sulco laringotraqueal resultante se estende e origina o pulmão. Distúrbios desse estágio podem resultar em anomalias congênitas, como **fístula traqueoesofágica**. O comprimento do esôfago é de 8 a 10 cm no nascimento e dobra nos primeiros 2 a 3 anos de vida, atingindo, aproximadamente, 25 cm no adulto. A porção abdominal do esôfago é tão grande quanto o estômago em um feto de 8 semanas de vida, mas encurta gradualmente para uns poucos milímetros ao nascimento, atingindo um comprimento final de, aproximadamente, 3 cm em alguns anos de vida. Essa localização intra-abdominal do esôfago distal e do **esfíncter esofágico inferior** (EEI) é um importante mecanismo antirrefluxo, pois aumentos da pressão intra-abdominal são também transmitidos ao esfíncter, aumentando sua defesa. A deglutição pode ser observada no útero entre a 16ª e a 20ª semana de gravidez, auxiliando a circulação do líquido amniótico; **polidrâmnio** é uma característica da falta de deglutição ou de obstrução do trato esofágico ou gastrintestinal superior. A sucção e a deglutição não são totalmente coordenadas antes da 34ª semana de gestação, um fator de contribuição para dificuldades alimentares em lactentes prematuros.

ANATOMIA

O lúmen do esôfago é coberto por um epitélio escamoso espesso, protetor, estratificado e não queratinizado, que abruptamente é substituído pelo epitélio colunar simples na margem superior do estômago, na **junção gastresofágica (JGE)**. Esse epitélio escamoso é relativamente resistente às lesões por secreções gástricas (em contraste com o epitélio colunar ciliado do trato respiratório), mas a irritação crônica pelo conteúdo gástrico pode ocasionar alterações morfométricas (espessamento da camada de células basais e alongamento das papilas incrustadas no epitélio) e metaplasia subsequente das células de revestimento do esôfago inferior de escamoso para colunar. As camadas mais profundas da parede esofágica são compostas sucessivamente da lâmina própria, muscular da mucosa, submucosa e pelas duas camadas de muscular própria (a circular circundada pela longitudinal). Os dois esfíncteres delimitantes do esôfago, o **esfíncter esofágico superior (EES)** no músculo cricofaríngeo e o **EEI** na **JGE**, estreitam o lúmen esofágico em seus limites proximal e distal. A muscular própria do terço superior do esôfago é predominantemente estriada e a dos dois terços inferiores é formada por músculo liso. As condições clínicas envolvendo o músculo estriado (disfunção cricofaríngea, paralisia cerebral) afetam a parte superior do esôfago, enquanto as que envolvem o músculo liso (acalasia, esofagite por refluxo) afetam a parte inferior do esôfago. O EEI muscular e a “linha Z” da mucosa da JGE podem ser discrepantes em até vários centímetros.

FUNÇÃO

O esôfago pode ser dividido em três áreas: o EES, o corpo esofágico e o EEI. Em repouso, a pressão do tônus do EEI é, normalmente, de 20 mmHg; valores abaixo de 10 mmHg são geralmente considerados anormais, embora pareça que a competência contra o fluxo retrógrado do material gástrico seja mantida se a pressão do EEI for superior a 5 mmHg. A pressão do EEI se eleva durante os aumentos de pressão intragástrica, sejam eles causados por contrações gástricas, por contrações da parede muscular abdominal ("esforço") ou por pressão externa aplicada à parede abdominal. Ela também aumenta em resposta a estímulos colinérgicos, gastrina, alcalinização gástrica e certos fármacos (betanecol, metoclopramida, cisaprida). A pressão do EES é mais variável e frequentemente mais elevada do que a do EEI; ela é reduzida aproximadamente a zero durante o sono profundo e aumenta acentuadamente durante estresse e esforço. O EES e o EEI relaxam rapidamente para permitir a passagem do material durante deglutição, arrotos, refluxo e vômitos. Eles podem se contrair em resposta a níveis subliminares de refluxo (reflexo de fechamento esofagoglótico).

A **deglutição** é iniciada pela elevação da língua, impelindo o bolo alimentar para o interior da faringe. A laringe se eleva e se movimenta anteriormente, puxando e abrindo o EES relaxado, enquanto as pregas ariepiglóticas opostas se fecham. A epiglote se dobra para trás para cobrir a laringe e direcionar o bolo alimentar ao longo da laringe para o EES. O palato mole obstrui a nasofaringe. A peristalse primária, iniciada dessa maneira, é uma contração originada na orofaringe que esvazia o esôfago distalmente (Figura 344.1). Pode ocorrer disfunção relacionada à deglutição orofaríngea em vários níveis (Tabela 344.1). O EEI, tonicamente contraído como uma barreira contra o refluxo gastresofágico (RGE), relaxa quando a deglutição é iniciada, quase ao mesmo tempo que ocorre o relaxamento do EES. O relaxamento do

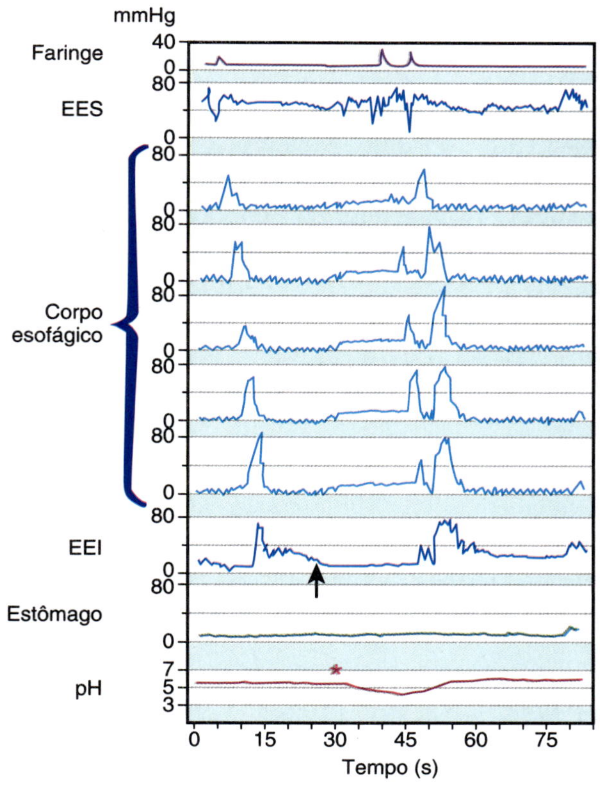

Figura 344.1 Um traçado contínuo da motilidade esofágica mostrando duas deglutições, conforme indicado pela contração faríngea associada ao relaxamento do esfíncter esofágico superior *(EES)* e seguida por peristalse no corpo do esôfago. O esfíncter esofágico inferior *(EEI)* também revela relaxamento transitório *(seta)* não associado à deglutição. Ocorreu um episódio de refluxo gastresofágico *(*)* registrado por uma sonda de *pH-metria* na ocasião do relaxamento transitório do *EEI*. (*Cortesia de John Dent, FRACP, PhD e Geoffrey Davidson, MD.*)

Tabela 344.1 Eventos mecânicos da deglutição orofaríngea e evidências de disfunção.

EVENTO MECÂNICO	EVIDÊNCIA DE DISFUNÇÃO
Fechamento nasofaríngeo	Regurgitação nasofaríngea Voz anasalada
Fechamento laríngeo	Aspiração durante o trânsito do bolo alimentar
Abertura do esfíncter esofágico superior	Disfagia Resíduo pós-deglutição/aspiração Formação de divertículo
Condução da língua e propulsão do bolo alimentar	Bolo alimentar lento e erroneamente direcionado
Depuração *(clearance)* da faringe	Resíduo pós-deglutição na hipofaringe/aspiração

Modificada de Pandolfino JE, Kahrilas PJ: Esophageal neuromuscular function and motility disorders. In Feldman M, Friedman LS, Brandt LJ, editors: *Sleisenger and Fordtran's gastrintestinal and liver disease*, ed 10, New York, 2016, Elsevier (Table 43.1).

EEI persiste consideravelmente por um tempo maior, até que a onda peristáltica o atravesse e o feche. A velocidade peristáltica esofágica normal é de aproximadamente 3 m/s; a onda leva quatro segundos ou mais para atravessar o esôfago de 12 cm de um lactente e consideravelmente mais tempo em crianças maiores. A estimulação facial por um sopro de ar pode induzir a deglutição e a peristalse esofágica em lactentes saudáveis, reflexo denominado **deglutição de Santmyer**.

Além do relaxamento para movimentar o material deglutido através da JGE em direção ao estômago, o EEI normalmente relaxa para dar passagem ao ar deglutido ou permitir a expulsão retrógrada de material do estômago. Possivelmente, como uma extensão dessas funções, o EEI normal também permite episódios fisiológicos de refluxo, breves eventos que ocorrem aproximadamente cinco vezes na primeira hora pós-prandial, particularmente no estado de vigília, mas que são incomuns. O **relaxamento transitório do EEI**, não associado à deglutição, é o principal mecanismo subjacente ao refluxo patológico (Figura 344.1).

A estreita ligação das anatomias dos tratos digestivo superior e respiratório exigiu proteções funcionais intrincadas do trato respiratório durante o movimento retrógrado do conteúdo gástrico, assim como durante a deglutição. As funções protetoras incluem o tônus do EEI, o reforço do EEI pela crura do diafragma adjacente e a *proteção de backup* do tônus do EES. A peristalse secundária, semelhante à peristalse primária, mas sem o componente oral, se origina no esôfago superior, desencadeada principalmente pelo refluxo gastresofágico e, deste modo, também limpa o conteúdo gástrico refluído do esôfago. Outro reflexo de proteção é a *deglutição faríngea* (iniciada acima do esôfago, mas sem participação lingual). Múltiplos níveis de proteção contra a aspiração incluem a coordenação rítmica de deglutir e respirar e uma série de reflexos protetores aferentes e eferentes esofagofaríngeos, que fecham o EES ou a laringe. Esses reflexos incluem o reflexo contrátil esôfago-EES, o reflexo contrátil faringe-EES, o reflexo de fechamento esofagoglótico e dois reflexos de adução faringoglóticos. Os dois últimos reflexos possuem quimiorreceptores na superfície laríngea da epiglote e mecanorreceptores nas pregas ariepiglóticas como seus pontos de estimulação. Parece provável que interações do esôfago com o trato respiratório, que causam manifestações extraesofágicas da doença do refluxo gastresofágico (DRGE), sejam explicadas por anormalidades sutis nesses reflexos protetores.

A bibliografia está disponível no Gen-io.

344.1 Manifestações Clínicas Comuns e Auxílio ao Diagnóstico

Seema Khan e Sravan Kumar Reddy Matta

As manifestações de distúrbios esofágicos incluem dor, obstrução ou dificuldade de deglutição, movimento retrógrado anormal do conteúdo gástrico (refluxo, regurgitação ou vômitos) ou sangramento; a doença esofágica pode também produzir sintomas respiratórios. Dor torácica não relacionada à deglutição **(pirose)** pode ser um sinal de esofagite, mas dor similar pode também representar doença cardíaca, pulmonar ou musculoesquelética ou hiperalgia visceral. Dor durante a deglutição **(odinofagia)** localiza a doença mais discretamente na faringe e esôfago e com frequência representa doença inflamatória da mucosa. A obstrução esofágica completa pode ser produzida agudamente por corpos estranhos esofágicos, incluindo as impactações alimentares; pode ser congênita, como na atresia esofágica; ou pode evoluir com tempo, como a estenose péptica que obstrui o esôfago. A dificuldade da deglutição **(disfagia)** pode ser produzida pela obstrução esofágica oclusiva incompleta (por compressão extrínseca, estreitamento intrínseco ou corpos estranhos), mas pode também resultar da alteração da motilidade do esôfago (primária/idiopática ou secundária a doença sistêmica). As lesões inflamatórias do esôfago sem obstrução ou alteração da motilidade são uma terceira causa de disfagia; a esofagite eosinofílica, que atinge mais frequentemente crianças maiores, é relativamente comum.

O distúrbio esofágico mais comum em crianças é a **DRGE**, que ocorre com o retorno do conteúdo gástrico para o interior do esôfago. A **esofagite** pode ser causada por DRGE, doença eosinofílica, infecção ou substâncias cáusticas. O **sangramento** esofágico pode resultar de uma esofagite grave que produza erosões ou ulcerações e pode se manifestar com anemia ou sangue oculto nas fezes. O sangramento mais agudo ou grave pode ser proveniente de ruptura de **varizes esofágicas**. A hematêmese resultante deve ser diferenciada do sangramento mais distal (úlcera gástrica) e do sangramento mais proximal (epistaxe ou hemoptise). Os sintomas respiratórios de doença esofágica podem resultar de conteúdo luminal incorretamente direcionado para o interior do trato respiratório ou por respostas respiratórias reflexas aos estímulos esofágicos.

AUXÍLIO AO DIAGNÓSTICO

O esôfago pode ser avaliado por radiografia, endoscopia, histologia, cintilografia, manometria, pH-metria (vinculada, conforme indicado, a polissonografia) e impedância intraluminal multicanal. O estudo radiográfico com contraste (em geral, bário) do esôfago geralmente incorpora a obtenção de imagens fluoroscópicas ao longo do tempo para que a motilidade e a anatomia possam ser avaliadas. Embora mais frequentemente usado para avaliação da DRGE, não é sensível ou específico para esse propósito; ele pode detectar complicações de DRGE (estenose ou hérnia hiatal) ou condições que simulem a DRGE (estenose pilórica ou má rotação com vólvulo intermitente), ou hérnia hiatal simultânea que complica a DRGE.

A fluoroscopia com bário é ideal para avaliar anomalias estruturais, como duplicações, estenoses, hérnia hiatal, estenose esofágica congênita ou compressão esofágica externa por um vaso sanguíneo aberrante ou para causas de alterações na motilidade, como acalasia. Modificações do estudo fluoroscópico de rotina com bário são usadas em situações especiais. Quando existe suspeita de uma fístula traqueoesofágica do *tipo H*, o exame é mais sensível se o radiologista, com o paciente em posição prona, distender o esôfago com bário por meio de um tubo nasogástrico. A avaliação, por videofluoroscopia, da deglutição realizada com consistências de bário variadas (deglutição modificada de bário, videoesofagograma de orofaringe ou deglutição de biscoito) avalia de forma ideal crianças com disfagia pela demonstração da incoordenação das fases de deglutição faríngea e esofágica e de qualquer aspiração associada.

Em alguns centros, a avaliação endoscópica da deglutição por fibra óptica utiliza a endoscopia nasofaríngea para visualizar a faringe e a laringe durante a deglutição de alimentos realçados por corante quando se suspeita de disfagia, penetração laríngea ou aspiração. Muitas vezes, isso é combinado com o teste sensorial do reflexo adutor da laringe em resposta a um sopro de ar calibrado através do endoscópio para as aritenoides, gerando a avaliação composta da endoscopia por fibra óptica e do teste sensorial da deglutição, que examina os mecanismos de qualquer aspiração que esteja presente. A endoscopia permite a visualização direta da mucosa esofágica e auxilia terapeuticamente a remoção de corpos estranhos e o tratamento de varizes esofágicas. A endoscopia também permite a retirada de amostras para biopsia, melhorando, assim, o diagnóstico da **DRGE endoscopicamente negativa**, diferenciando DRGE de esofagite eosinofílica e identificando as causas virais ou fúngicas de esofagite.

A cintilografia com radionuclídeos é útil na avaliação da eficiência da peristalse e na demonstração dos episódios de refluxo. Ela pode ser específica, embora não muito sensível, para aspiração e pode quantificar o esvaziamento gástrico, sugerindo uma causa de DRGE. O salivograma radionuclear relacionado pode demonstrar a aspiração de até mesmo quantidades mínimas de saliva.

A manometria esofágica avalia a alteração da motilidade da faringe até o estômago; por meio de medidas de pressão quantitativas sincronizadas ao longo do esôfago, ela detecta e caracteriza disfunções algumas vezes não detectadas radiograficamente. Frequentemente, a manometria é desafiadora em lactentes e os esfíncteres são avaliados de forma otimizada com um cateter especial de Dent, em vez das portas simples disponíveis para o corpo esofágico. A manometria de alta resolução (MAR) do esôfago e a videofluoroscopia da deglutição (VFD), para avaliar o relaxamento do EES, as pressões faríngeas e peristálticas, agora estão disponíveis em alguns centros especializados.

O monitoramento estendido do pH do esôfago distal é um exame sensível para episódios de RGE ácido que pode quantificar a duração e o grau de acidez, mas não o volume dos episódios de refluxo. Esse monitoramento é associado à polissonografia (um pneumograma) quando houver suspeita de que o RGE cause apneia ou sintomas similares. A impedância intraluminal multicanal é um método para detecção do pH independente dos movimentos do bolo alimentar no esôfago; com uma sonda de pH incorporada, pode distinguir líquidos ácidos e não ácidos de refluxo gasoso, a extensão proximal de refluxo e diversos aspectos da função esofágica, como a direção do fluxo do bolo alimentar, a duração da presença do bolo alimentar e sua depuração *(clearance)*.

A bibliografia está disponível no GEN-io.

Capítulo 345
Anomalias Congênitas

345.1 Atresia Esofágica e Fístula Traqueoesofágica

Seema Khan e Sravan Kumar Reddy Matta

A atresia esofágica (AE) é a anomalia congênita mais comum do esôfago, com uma prevalência de 1,7 por 10.000 nascidos, sendo que > 90% apresentam-se associadas à fístula traqueoesofágica (FTE). Na forma mais comum de AE, a porção superior do esôfago termina em um fundo cego e a FTE é conectada ao esôfago distal (tipo C). A Figura 345.1 mostra os tipos de AE e de FTE e suas frequências relativas; a causa exata ainda é desconhecida. As características associadas incluem: idade

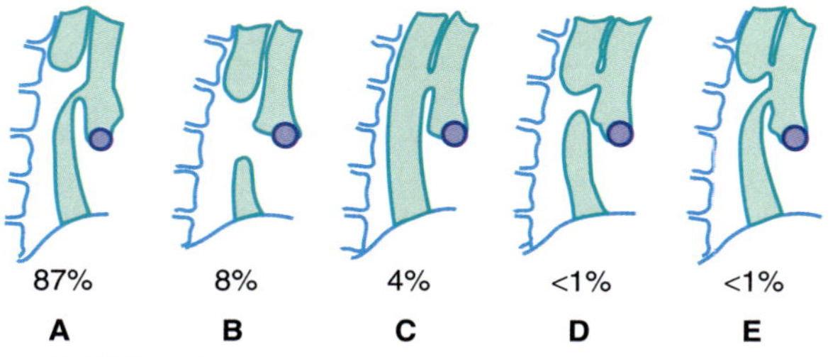

Figura 345.1 Diagramas das cinco formas de atresias esofágicas e fístulas traqueoesofágicas mais comumente encontradas, mostradas em ordem de frequência.

materna avançada, etnia europeia, obesidade, baixa condição socioeconômica e tabagismo. Esse defeito apresenta taxas de sobrevivência > 90% devido, em grande parte, à melhoria dos cuidados intensivos neonatais, ao reconhecimento mais precoce e à intervenção apropriada. Recém-nascidos com peso de nascimento < 1.500 g e aqueles com anomalias cardíacas graves associadas apresentam maior risco de mortalidade. Cinquenta por cento dos lactentes não têm quadro sindrômico e não apresentam outras anomalias, o restante possui anomalias associadas, sendo mais frequentemente associada à síndrome vertebral, anorretal, cardíaca, traqueal, esofágica, renal, radial e membros (VACTERL). As anomalias cardíacas e vertebrais são observadas em 32% e 24%, respectivamente. Geralmente, a síndrome VACTERL está associada à inteligência normal. Apesar da baixa concordância entre gêmeos e da baixa incidência de casos familiares, os fatores genéticos apresentam um papel relevante na patogênese da FTE em alguns pacientes, conforme sugerido por mutações discretas em casos sindrômicos: a síndrome de Feingold *(N-MYC)*, a síndrome CHARGE (*c*oloboma ocular, anomalias do sistema nervoso *c*entral; defeitos cardíacos (*h*eart); *a*tresia das cóanas; *r*etardo do crescimento e/ou do desenvolvimento; defeitos *g*enitais e/ou urinários [hipogonadismo]; anomalias da orelha (*e*ar) e/ou surdez) *(CHD7)*, e síndrome anoftalmo-esofágico-genital *(SOX2)*.

QUADRO CLÍNICO

O neonato com AE normalmente apresenta secreção espumosa e bolhas na boca e no nariz após o nascimento, assim como episódios de tosse, cianose e desconforto respiratório. A alimentação exacerba esses sintomas, causa regurgitação e pode precipitar aspiração. A aspiração de conteúdo gástrico através de uma fístula distal ocasiona pneumonite mais grave do que a aspiração de secreções faríngeas da bolsa cega superior. O lactente com uma FTE isolada na ausência de AE (fístulas "tipo H") pode necessitar de atendimento médico mais tardiamente na vida, por problemas respiratórios crônicos, incluindo broncospasmo refratário e pneumonias recorrentes.

DIAGNÓSTICO

Diante do início precoce do desconforto respiratório, a impossibilidade de passar uma sonda nasogástrica ou orogástrica no recém-nascido sugere AE. Os achados dos exames de imagem com ausência da bolha gástrica no feto e presença de polidrâmnio devem alertar o médico quanto à possibilidade da AE, antes mesmo do nascimento. A radiografia simples na avaliação do desconforto respiratório do recém-nascido pode revelar a sonda de alimentação enrolada na bolsa esofágica e/ou o estômago distendido por ar, indicando a presença de uma FTE coexistente (Figura 345.2). Por outro lado, a AE pura pode apresentar-se com abdome escafoide sem ar. Na FTE isolada (tipo H), um esofagograma com meio de contraste injetado sob pressão pode demonstrar o defeito (Figura 345.3). Alternativamente, o orifício pode ser detectado na broncoscopia ou quando o corante azul de metileno injetado no tubo endotraqueal durante a endoscopia for observado no esôfago durante uma inspiração forçada. O diagnóstico diferencial de lesões esofágicas congênitas é observado na Tabela 345.1.

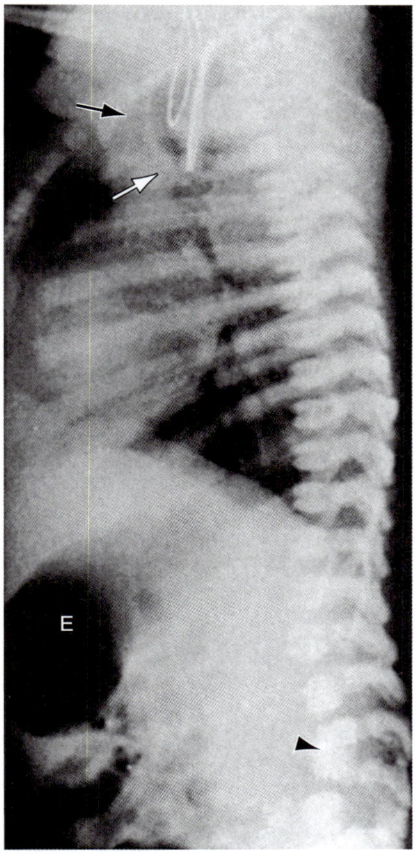

Figura 345.2 Fístula traqueoesofágica. Radiografia lateral demonstrando sonda nasogástrica enrolada *(setas)* no segmento proximal de um esôfago atrésico. A fístula distal é sugerida pela dilatação gasosa do estômago *(E)* e do intestino delgado. A *ponta de seta* indica fusão vertebral, enquanto o sopro cardíaco e a cardiomegalia sugerem a presença de um defeito do septo ventricular. Este paciente demonstra elementos da anomalia vertebral, anorretal, traqueal, esofágica, renal e radial. (*De Balfe D, Ling D, Siegel M: The esophagus. In Putman CE, Ravin CE, editors:* Textbook of diagnostic imaging, *Philadelphia, 1988, WB Saunders.*)

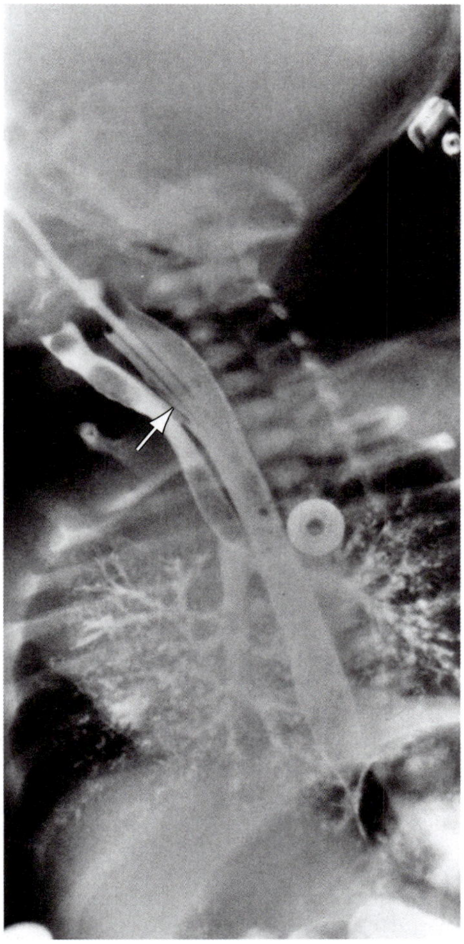

Figura 345.3 **Fístula tipo H *(seta)* demonstrada em um lactente após deglutição de bário em uma radiografia torácica frontal-oblíqua.** A face traqueal da fístula é caracteristicamente superior à face esofágica. Observa-se que o bário contorna a árvore traqueobrônquica. (*De Wyllie R, Hyams JS, editors*: Pediatric gastrointestinal and liver disease, *ed 3, Philadelphia, 2006, Saunders Elsevier, p. 299.*)

Tabela 345.1 Aspectos clínicos das anomalias do desenvolvimento do esôfago.

ANOMALIA	IDADE DE APRESENTAÇÃO	SINTOMAS PREDOMINANTES	DIAGNÓSTICO	TRATAMENTO
Atresia isolada	Neonatos	Regurgitação alimentar Aspiração	Esofagograma* Radiografia simples: abdome sem gás	Cirurgia
Atresia + FTE distal	Neonatos	Regurgitação alimentar Aspiração	Esofagograma* Radiografia simples: abdome cheio de gás	Cirurgia
FTE tipo H	Lactentes a adultos	Pneumonia recorrente Bronquiectasia	Esofagograma* Broncoscopia†	Cirurgia
Estenose do esôfago	Lactentes a adultos	Disfagia Impactação alimentar	Esofagograma* Endoscopia†	Dilatação‡ Cirurgia§
Cisto de duplicação	Lactentes a adultos	Dispneia, estridor, tosse (lactentes) Disfagia, dor torácica (adultos)	USE* RM/TC†	Cirurgia
Anomalia vascular	Lactentes a adultos	Dispneia, estridor, tosse (lactentes) Disfagia (adultos)	Esofagograma* Angiografia† RM/TC/USE	Modificação na dieta‡ Cirurgia§
Anel esofágico	Crianças a adultos	Disfagia	Esofagograma* Endoscopia†	Dilatação‡ Incisão endoscópica§
Membrana esofágica	Crianças a adultos	Disfagia	Esofagograma* Endoscopia†	Dilatação por velas

FTE, Fístula traqueoesofágica; TC, tomografia computadorizada; USE, ultrassonografia endoscópica. RM, ressonância magnética. *Teste diagnóstico preferencial. †Teste confirmatório. ‡Abordagem terapêutica primária. §Abordagem terapêutica secundária. De Madanick R, Orlando RC: Anatomy, histology, embryology, and developmental anomalies of the esophagus. In Feldman M, Friedman LS, Brandt LJ, editors: *Sleisenger and Fordtran's gastrointestinal and liver disease*, ed 10, New York, 2016, Elsevier, Table 42.2.

TRATAMENTO

Inicialmente, são essenciais a manutenção das vias respiratórias permeáveis, a descompressão pré-operatória da bolsa proximal para evitar a aspiração de secreções e o uso de antibióticos para prevenir pneumonia. A posição prona minimiza o movimento das secreções gástricas para dentro da fístula distal e a sucção esofágica minimiza a aspiração proveniente de uma bolsa cega. A intubação endotraqueal com ventilação mecânica deve ser evitada se possível, pois ela pode agravar a distensão do estômago. A ligação cirúrgica da FTE e a anastomose primária terminoterminal do esôfago por meio de toracotomia direita constituem atualmente a abordagem cirúrgica padrão. No prematuro ou em lactentes complicados, um fechamento primário pode ser retardado com a ligação da fístula e colocação do cateter de gastrostomia. Se o espaço entre as extremidades atrésicas do esôfago for > 3 a 4 cm (> 3 corpos vertebrais), o reparo primário não poderá ser realizado; as opções incluem o uso de segmentos gástricos, jejunais ou colônicos interpostos como um neoesôfago. Uma pesquisa cuidadosa deve ser realizada quanto à existência de anomalias cardíacas comuns e outras anomalias associadas. A correção cirúrgica por toracoscopia é considerada viável e está associada a resultados favoráveis a longo prazo.

PROGNÓSTICO

A maioria das crianças com AE e FTE cresce e leva uma vida normal, mas as complicações são frequentemente desafiadoras, particularmente durante os primeiros 5 anos de vida. As complicações da cirurgia incluem fístula da anastomose, refistulização e estenose da anastomose. A doença do refluxo gastresofágico, resultante das alterações intrínsecas da função esofágica, frequentemente combinada com o esvaziamento gástrico retardado, contribui para o desafio do tratamento em muitos casos. A doença do refluxo gastresofágico contribui significativamente para a doença respiratória (**doença reativa das vias respiratórias**) que frequentemente complica a AE e a FTE e também agrava as estenoses anastomóticas frequentes após o reparo da AE.

Muitos pacientes apresentam traqueomalacia associada que melhora com o crescimento da criança. Portanto, é importante focar na prevenção das complicações a longo prazo usando técnicas de vigilância adequadas (endoscopia, impedâncio-pH-metria).

A bibliografia está disponível no GEN-io.

345.2 Fendas Laringotraqueoesofágicas

Seema Khan e Sravan Kumar Reddy Matta

As fendas laringotraqueoesofágicas são anomalias incomuns que ocorrem quando o septo entre o esôfago e a traqueia não se desenvolve por completo, originando um defeito de comunicação comum entre o lúmen faringoesofágico e o laringotraqueal, tornando, portanto, o fechamento laríngeo incompetente durante a deglutição ou o refluxo. Outras anormalidades do desenvolvimento, como a AE e FTE, são observadas em 20% dos pacientes com fendas. A intensidade dos sintomas apresentados depende do tipo de fenda; elas são comumente classificadas em quatro tipos (I-IV) de acordo com a extensão inferior da fenda. No início da vida, os lactentes apresentam-se com estridor, asfixia, cianose, broncoaspiração de alimentos e infecções torácicas recorrentes. O diagnóstico é difícil e geralmente exige visualização endoscópica direta da laringe e do esôfago. Quando usada radiografia com contraste, frequentemente é observado material no esôfago e na traqueia. O tratamento é a correção cirúrgica, que pode ser complexa se os defeitos forem extensos.

A bibliografia está disponível no GEN-io

345.3 Estenose Congênita do Esôfago

Seema Khan e Sravan Kumar Reddy Matta

Estenose congênita do esôfago (ECE) é uma anomalia rara do esôfago com importância clínica. Embora a incidência não seja conhecida, estima-se que afete 1 em cada 25.000 a 50.000 nascidos vivos. O defeito é resultante da separação incompleta do trato respiratório do intestino anterior primitivo no 25º dia de vida fetal. A ECE é diferenciada por meio da histologia em três tipos: membrana esofágica, remanescentes traqueobrônquicos (TBR) e remanescentes fibromusculares (FMR). Os sintomas variam dependendo da localização e da gravidade do defeito. As lesões mais altas ocorrem com sintomas respiratórios e as lesões mais baixas, com disfagia e vômitos. Esofagograma (Figura 345.4), RM, TC e ultrassonografia endoscópica

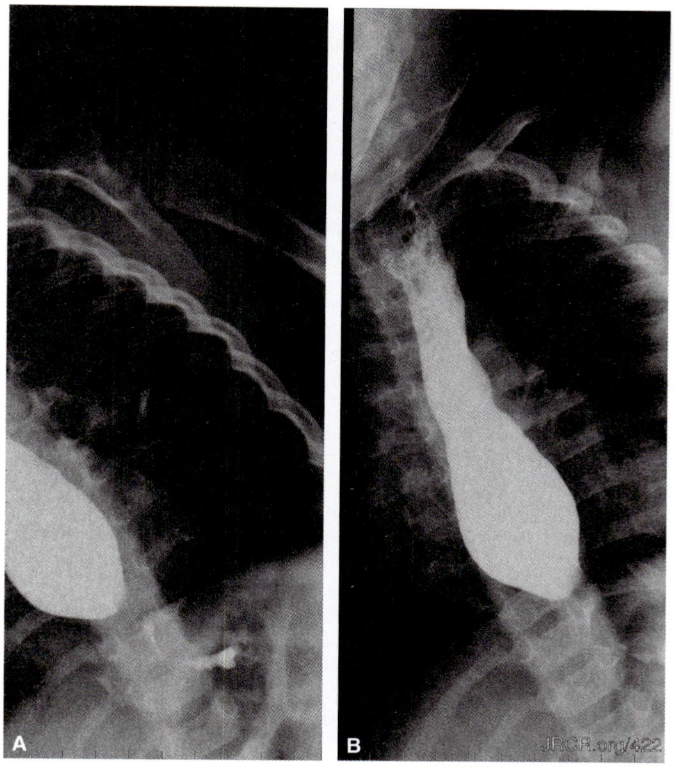

Figura 345.4 Lactente masculino de 18 meses com estenose congênita do esôfago. O esofagograma usando bário como meio de contraste mostra uma incidência AP **(A)** e uma tentativa malsucedida de incidência de perfil **(B)** devido à não colaboração do paciente. Observa-se um curto estreitamento assimétrico da parte distal e uma dilatação proximal do esôfago. Não foi identificado refluxo gastresofágico. (*De Serrao E, Santos, A, Gaivao A: Congenital esophageal stenosis: a rare case of dysphagia*, J Radiol Case Rep *4(6):8-14, 2010. Fig. 2.*)

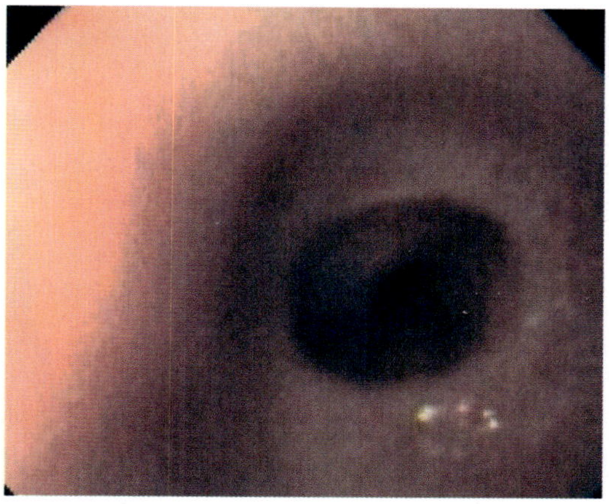

Figura 345.5 Lactente masculino de 18 meses com estenose congênita do esôfago. A esofagoscopia mostrou um estreitamento circunferencial ligeiramente descentralizado na parte distal do esôfago, 2 cm proximal à junção esofagogástrica. (*De Serrao E, Santos, A, Gaivao A: Congenital esophageal stenosis: a rare case of dysphagia*, J Radiol Case Rep *4(6):8-14, 2010. Fig. 3.*)

são utilizados para diagnóstico. A endoscopia (Figura 345.5) é feita para avaliar anormalidades da mucosa, como estenoses, corpos estranhos e esofagite. O tipo de tratamento (correção cirúrgica, dilatação por vela) é escolhido com base na localização, na gravidade e no tipo de estenose.

A bibliografia está disponível no GEN-io.

Capítulo 346
Distúrbios Obstrutivos e da Motilidade Esofágica

Seema Khan e Sravan Kumar Reddy Matta

As lesões obstrutivas classicamente produzem **disfagia** para alimentos *sólidos* antes e de forma mais notável do que para alimentos líquidos e podem se manifestar quando a dieta do bebê começa a incorporar alimentos sólidos; isso ocorre em oposição à **disfagia** por **alteração da motilidade**, em que a deglutição de *líquidos* é afetada na mesma ocasião ou antes da deglutição de alimentos sólidos. Na maioria dos casos de disfagia, a avaliação começa com fluoroscopia, que pode incluir a videofluoroscopia com avaliação da deglutição, particularmente se a aspiração for um dos principais sintomas. Os estudos secundários frequentemente incluem a endoscopia, no caso de suspeita de obstrução, ou a manometria, se houver a hipótese de alteração da motilidade; outros estudos de imagem podem ser usados em casos específicos. As lesões congênitas podem necessitar de cirurgia, enquanto as membranas esofágicas e as estenoses pépticas podem responder adequadamente à dilatação endoscópica (ou por velas). As estenoses pépticas, depois de dilatadas, devem ser submetidas à fundoplicatura como uma profilaxia contínua.

EXTRÍNSECOS

Cistos de duplicação esofágica são as duplicações do intestino anterior mais comumente encontradas. Esses cistos são revestidos por epitélio intestinal, possuem uma parede de musculatura lisa bem desenvolvida e são ligados ao trato gastrintestinal normal. A maioria deles afeta a metade distal do esôfago no lado direito. A apresentação mais comum é o desconforto respiratório causado pela compressão das vias respiratórias adjacentes. A disfagia é um sintoma comum nas crianças maiores. Pode ocorrer hemorragia digestiva alta como resultado da secreção de ácido pela mucosa gástrica na parede da duplicação. **Cistos neuroentéricos** podem conter elementos gliais e estão associados a **anomalias vertebrais**. O diagnóstico é feito por esofagografia baritada, TC e RM de tórax ou endossonografia. O tratamento é cirúrgico; também é possível a abordagem laparoscópica para a excisão.

Linfonodos mediastinais ou subcarinais aumentados causados por infecção (tuberculose, histoplasmose) ou neoplasia (linfoma) constituem as massas externas mais comuns que comprimem o esôfago e produzem sintomas obstrutivos. As **anomalias vasculares** também podem comprimir o esôfago; *disfagia lusória* é um termo que denota a disfagia produzida por uma anomalia vascular em desenvolvimento, muitas vezes uma artéria subclávia direita aberrante ou arco aórtico do lado direito ou duplo (ver Capítulo 459.1).

INTRÍNSECOS

O estreitamento intrínseco do lúmen esofágico pode ser congênito ou adquirido. A etiologia é sugerida pelo local, pelo caráter da lesão e pelo quadro clínico. A porção inferior do esôfago é o local mais comum para estenoses pépticas, que geralmente são irregulares e têm vários centímetros de comprimento. Finos anéis membranosos, entre os quais o **anel de Schatzki** na junção escamocolunar, também podem obstruir essa área. No terço médio do esôfago, o estreitamento congênito pode estar associado ao complexo atresia esofágica-fístula traqueoesofágica, no qual algumas das lesões podem incorporar cartilagem e pode ser impossível realizar uma dilatação segura; como alternativa, a esofagite de refluxo pode induzir uma estenose irregular e extensa situada em posição mais proximal do que a estenose péptica usual, muitas vezes devido a uma hérnia hiatal associada. Membranas ou anéis congênitos podem estreitar a porção superior do esôfago. A porção superior do esôfago pode ser estreitada por uma estenose inflamatória decorrente de ingestão cáustica ou por epidermólise bolhosa. A acalasia cricofaríngea pode se apresentar radiograficamente como uma barra cricofaríngea em posição posterior à porção superior do esôfago. A **esofagite eosinofílica** é uma das causas mais comuns de sintomas esofágicos obstrutivos. Embora a patogênese da esofagite eosinofílica ainda não esteja completamente explicada e pareça variar para cada paciente, os exames endoscópicos ou radiográficos demonstram a formação de estenose em algumas crianças com esofagite eosinofílica, e em outras é evidente um esôfago não complacente com camadas da parede espessadas demonstráveis por ultrassonografia.

A bibliografia está disponível no GEN-io.

Capítulo 347

Alteração da Motilidade

Seema Khan e Sravan Kumar Reddy Matta

ALTERAÇÃO DA MOTILIDADE DA PORÇÃO ESOFÁGICA SUPERIOR E DO ESFÍNCTER ESOFÁGICO SUPERIOR (MÚSCULO ESTRIADO)

Acalasia cricofaríngea significa uma falha do relaxamento completo do esfíncter esofágico superior (EES), enquanto **incoordenação** cricofaríngea indica o relaxamento completo do EES, porém a incoordenação do relaxamento com a contração faríngea. Geralmente, essas condições são detectadas na avaliação videofluoroscópica da deglutição (às vezes acompanhada por uma visível proeminência cricofaríngea, denominada *barra*), mas, frequentemente, a definição mais precisa da disfunção é obtida por manometria. Uma forma autolimitante da incoordenação cricofaríngea ocorre no lactente e apresenta resolução espontânea no primeiro ano de vida se a nutrição for mantida apesar da disfagia. Nas crianças, as opções de tratamento para a acalasia cricofaríngea não autolimitante consistem em dilatação, injeção de toxina botulínica e miotomia transcervical. É importante avaliar essas crianças profundamente, o que inclui uma RM do crânio para detectar **malformações de Arnold-Chiari**, que podem se manifestar dessa forma, mas são mais bem tratadas por descompressão craniana que por cirurgia esofágica. O espasmo cricofaríngeo pode ser suficientemente grave para produzir um **divertículo** faríngeo posterior (**Zenker**) acima do esfíncter obstrutivo; essa doença raramente ocorre em crianças.

Entre as **causas sistêmicas** de disfunção da deglutição que podem afetar a orofaringe, o EES e o terço superior do esôfago, estão incluídas paralisia cerebral, malformações de Arnold-Chiari, siringomelia, paralisia bulbar ou defeitos do nervo craniano (síndrome de Möbius, paralisia transitória infantil do nervo laríngeo superior), disfunção transitória do músculo faríngeo, atrofia muscular espinal (incluindo a doença de Werdnig-Hoffmann), distrofia muscular, esclerose múltipla, infecções (botulismo, tétano, poliomielite, difteria), doenças inflamatórias e autoimunes (dermatomiosite, miastenia *gravis*, polineurite, escleroderma) e disautonomia familiar. Todas elas podem produzir disfagia. Medicamentos (nitrazepam, benzodiazepínicos) e traqueostomia podem afetar adversamente a função do EES, produzindo, portanto, disfagia.

DISFUNÇÃO DA PORÇÃO ESOFÁGICA INFERIOR E DO ESFÍNCTER ESOFÁGICO INFERIOR (MÚSCULO LISO)

As causas da disfagia resultante de alteração da motilidade esofágica distal primária incluem acalasia, espasmo esofágico difuso, esôfago em quebra-nozes e esfíncter esofágico inferior (EEI) hipertenso; todas elas, exceto a acalasia, são raras em crianças. As causas secundárias são a doença de Hirschsprung, a pseudo-obstrução, as miopatias inflamatórias, o escleroderma e o diabetes.

Acalasia é um distúrbio motor esofágico primário de etiologia desconhecida caracterizado por perdas do relaxamento do EEI e do peristaltismo esofágico, ambas contribuindo para uma obstrução funcional da porção distal do esôfago. Fatores degenerativos, autoimunes (anticorpos para plexo de Auerbach) e infecciosos (doença de Chagas causada por *Trypanosoma cruzi*) são possíveis causas. Em casos raros, a acalasia é familiar ou parte da **síndrome de Allgrove**, ou síndrome do triplo A (*a*calasia, *a*lacrimia e insuficiência *a*drenal [suprarrenal]). A *pseudoacalasia* refere-se à acalasia causada por diversas formas de câncer por meio da obstrução da junção gastresofágica, pela infiltração das camadas submucosa e muscular do EEI ou como parte da síndrome paraneoplásica com formação de anticorpos anti-Hu. Patologicamente, na acalasia, as células ganglionares estão circundadas por inflamação e em número reduzido. Ocorre a perda seletiva de neurônios pós-ganglionares inibitórios, que normalmente causam o relaxamento do esfíncter, deixando os neurônios pós-ganglionares colinérgicos sem oposição. Esse desequilíbrio produz pressões basais elevadas e relaxamento insuficiente do EEI. A perda de peristaltismo esofágico pode ser um fenômeno secundário.

A acalasia manifesta-se com regurgitação e disfagia para sólidos e líquidos, e pode ser acompanhada por subnutrição ou tosse crônica; o alimento retido no esôfago pode produzir esofagite. *Apresentações de regurgitação/vômitos crônicos com perda de peso e tosse crônica acarretaram o diagnóstico errôneo de anorexia nervosa e asma, respectivamente.* A idade média em crianças é de 8,8 anos, com duração média dos sintomas de 23 meses antes do diagnóstico; é incomum antes da idade escolar. A radiografia torácica mostra um nível hidroaéreo no esôfago dilatado. A **fluoroscopia baritada** revela um suave estreitamento da porção inferior do esôfago até o EEI fechado semelhante a um bico de pássaro (Figura 347.1). Muitas vezes estão presentes perda de peristaltismo primário na parte distal do esôfago com retenção alimentar e esvaziamento precário. A **manometria** é o teste diagnóstico mais sensível e ajuda a diferenciar os três tipos de acalasia; ela revela as características de definição da aperistalse no corpo esofágico distal e o relaxamento incompleto ou ausente do EEI, frequentemente acompanhados por alta pressão no EEI e por contrações de baixa amplitude do corpo esofágico (Figura 347.2).

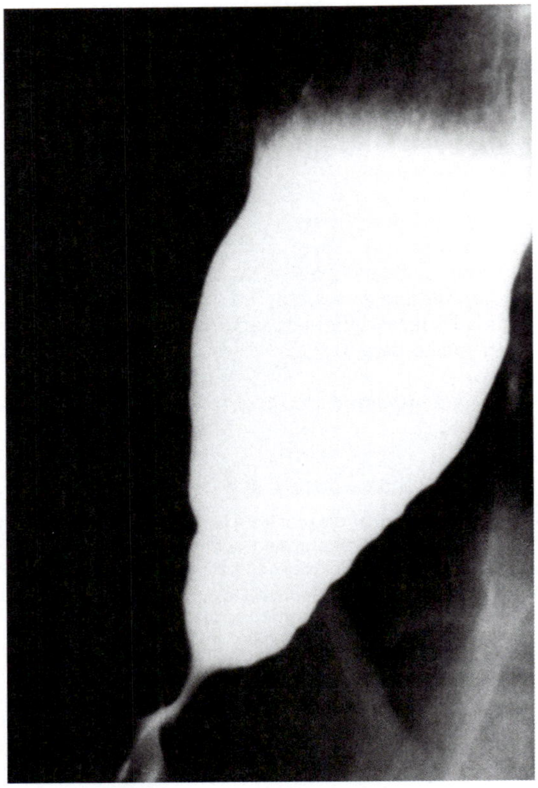

Figura 347.1 Esofagograma baritado de um paciente com acalasia demostrando dilatação do esôfago e estreitamento do esfíncter esofágico inferior. Observe as secreções acumuladas acima do contraste de bário no esôfago.

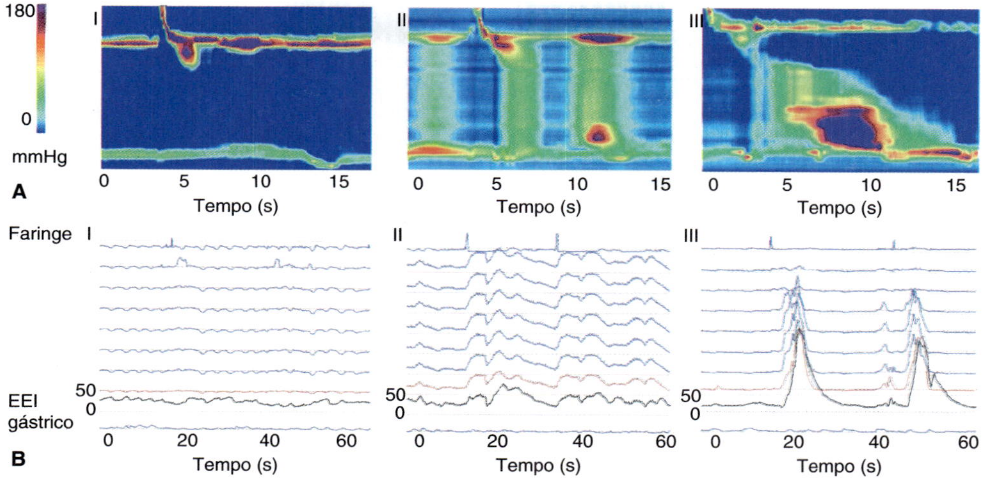

Figura 347.2 Com base no tipo de onda residual na manometria de alta resolução (MAR), três subtipos de acalasia podem ser determinados. **A.** Não é observada pressurização distal no tipo I (AI), ao passo que são observadas pressurizações pan-esofágicas e contrações espásticas no tipo II (AII) e no tipo III (AIII), respectivamente. **B.** Pode ser feita uma classificação similar quando é usada a manometria convencional. Observe que os registros de pressão na acalasia tipo II são similares em cada traçado, o que é compatível com a pressurização pan-esofágica. (*De Rohof WO, Salvador R, Annese V: Outcomes of treatment for achalasia depend on manometric subtype.* Gastroenterology *144(4): 718–725, 2013. Fig. 1.*)

As metas do tratamento da acalasia são o alívio dos sintomas, a melhoria do esvaziamento esofágico e a prevenção do megaesôfago. As duas opções de tratamento mais eficazes são a dilatação pneumática e a miotomia laparoscópica ou cirúrgica (Heller). A dilatação pneumática é o tratamento inicial de escolha e não evita miotomia futura. Frequentemente, os cirurgiões adicionam à miotomia um procedimento antirrefluxo para evitar a doença do refluxo gastresofágico, que geralmente ocorre quando o esfíncter permanece incompetente. A miotomia laparoscópica é um procedimento particularmente eficaz em adolescentes e adultos jovens do sexo masculino. A miotomia endoscópica peroral pode ser uma alternativa viável, segura e eficaz ao método laparoscópico. Os bloqueadores dos canais de cálcio (nifedipino) e os inibidores da fosfodiesterase oferecem alívio temporário da disfagia. A injeção endoscópica de **toxina botulínica** no EEI contrabalança a perda seletiva dos neurotransmissores inibitórios pela inibição da liberação de acetilcolina a partir dos terminais nervosos e pode ser uma terapia eficaz. A toxina botulínica é eficaz em 50 a 65% dos pacientes e é dispendiosa; metade dos pacientes pode necessitar de uma nova injeção no prazo de 1 ano. A maioria acabará precisando de dilatação ou cirurgia.

O **espasmo esofágico difuso** causa dor torácica e disfagia, e afeta adolescentes e adultos. É diagnosticado por **manometria** e pode ser tratado por nitratos ou por bloqueadores dos canais de cálcio.

A **doença do refluxo gastresofágico** constitui a causa mais comum de anormalidades inespecíficas da função motora do esôfago, provavelmente pelo efeito da inflamação da musculatura esofágica.

A bibliografia está disponível no GEN-io.

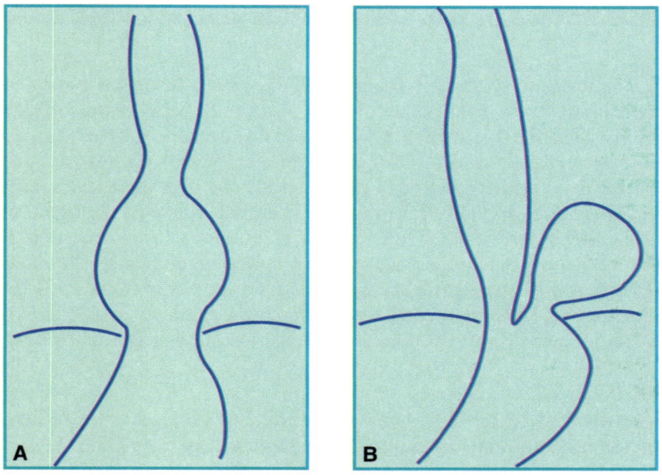

Figura 348.1 Tipos de hérnia hiatal esofágica. **A.** Hérnia hiatal por deslizamento, o tipo mais comum. **B.** Hérnia hiatal paraesofágica.

Capítulo 348
Hérnia Hiatal

Seema Khan e Sravan Kumar Reddy Matta

A herniação do estômago através do hiato esofágico pode ocorrer como uma hérnia comum por deslizamento (tipo 1), em que a junção gastresofágica desliza para o interior do tórax, ou ela pode ser paraesofágica (tipo 2), na qual uma porção do estômago (geralmente o fundo) se insinua próximo ao esôfago na junção gastresofágica no hiato (Figuras 348.1 e 348.2). Uma combinação dos tipos por deslizamento e paraesofágica (tipo 3)

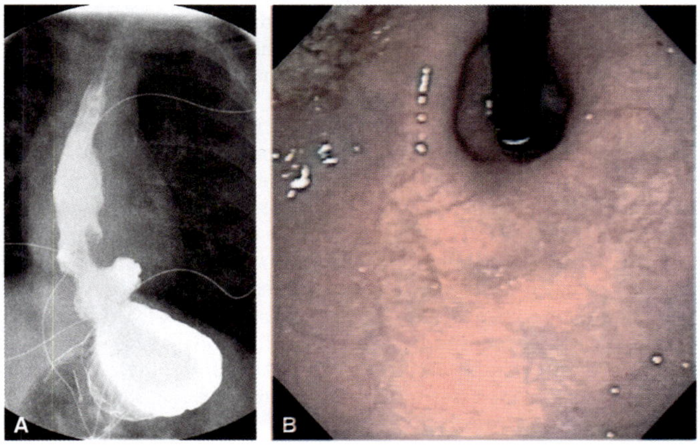

Figura 348.2 **A.** A seriografia do trato gastrintestinal superior mostra uma grande hérnia hiatal que se estende acima do diafragma e impede a saída do contraste do esôfago para o interior do estômago. Observa-se também que o contraste reflui para a porção superior do esôfago. **B.** Vista por retroflexão da hérnia proveniente do estômago durante uma endoscopia superior.

está presente em alguns pacientes. As hérnias por deslizamento estão frequentemente associadas ao refluxo gastresofágico, especialmente nas crianças com retardo no desenvolvimento. Nos adultos, a relação com hérnias hiatais é obscura. Geralmente, o diagnóstico é determinado por uma seriografia do trato gastrintestinal superior e por endoscopia digestiva alta. O tratamento clínico não é direcionado à hérnia, e sim ao refluxo gastresofágico, a menos que uma falha na terapia clínica determine a correção da hérnia no momento da fundoplicatura.

Uma hérnia paraesofágica pode ser uma anomalia congênita isolada ou estar associada a vólvulo gástrico, ou ela pode ser encontrada após uma fundoplicatura para refluxo gastresofágico, principalmente se as margens do hiato diafragmático dilatado não tiverem sido aproximadas. Plenitude pós-prandial e dor abdominal alta são sintomas comuns. O infarto do estômago herniado é raro.

Capítulo 349

Doença do Refluxo Gastresofágico

Seema Khan e Sravan Kumar Reddy Matta

A doença do refluxo gastresofágico (DRGE) é o distúrbio esofágico mais comum em crianças de todas as idades. Refluxo gastresofágico (RGE) significa o movimento retrógrado do conteúdo gástrico através do esfíncter esofágico inferior (EEI) para o interior do esôfago, que ocorre fisiologicamente todos os dias em todos os lactentes, crianças maiores e adultos. O RGE fisiológico é exemplificado pela regurgitação sem esforço dos lactentes normais. O fenômeno se torna uma **DRGE patológica** em lactentes e crianças que manifestam ou relatam sintomas perturbadores em virtude da frequência ou da persistência do RGE, produzindo sintomas relacionados com esofagite ou com quadros extraesofágicos, como sintomas respiratórios ou efeitos nutricionais.

FISIOPATOLOGIA

Os fatores determinantes das manifestações esofágicas de refluxo incluem a duração da exposição esofágica (um resultado da frequência e da duração dos episódios de refluxo), a causticidade do material do refluxo e a suscetibilidade do esôfago aos danos. O EEI, definido como uma zona de alta pressão pela manometria, é sustentado pela crura do diafragma na junção gastresofágica, juntamente com as funções do tipo válvula da anatomia da junção gastresofágica, formando a barreira antirrefluxo. Mesmo no contexto dos aumentos normais da pressão intra-abdominal que ocorrem durante a vida cotidiana, a frequência dos episódios de refluxo é aumentada pelo tônus insuficiente do EEI, pela frequência anormal de relaxamentos do EEI e pela ocorrência de hérnia hiatal que evita que a pressão do EEI seja aumentada proporcionalmente pela crura durante a contração abdominal. Os aumentos normais da pressão intra-abdominal podem ser exacerbados por esforços adicionais de contração ou respiratórios. A duração dos episódios de refluxo é aumentada pela ausência de deglutição (p. ex., durante o sono) e por peristalse esofágica defeituosa. Seguem-se ciclos viciosos, pois a esofagite crônica produz disfunção peristáltica do esôfago (ondas de baixa amplitude, distúrbios de propagação), tônus do EEI diminuído e encurtamento inflamatório do esôfago que induz hérnia hiatal, todos esses fatores agravando o refluxo.

O **relaxamento transitório do EEI (RTEEI)** é o mecanismo primário que permite a ocorrência do refluxo e é definido como o relaxamento simultâneo do EEI e da crura adjacente. Os RTEEIs ocorrem independentemente da deglutição, reduzindo a pressão do EEI para 0 a 2 mmHg (acima do estômago) e com duração de 10 a 60 s; eles aparecem até a 26ª semana de gestação. Um reflexo vagovagal, composto por mecanorreceptores aferentes no estômago proximal, um gerador padrão do tronco encefálico e eferentes no EEI, regula os RTEEIs. A distensão gástrica (pós-prandial ou proveniente do esvaziamento gástrico anormal ou de ar deglutido) é o principal estímulo para os RTEEIs. Discute-se se a DRGE é causada por frequência mais elevada de RTEEIs ou por maior incidência de refluxo durante os RTEEIs; ambas as hipóteses podem ser prováveis em diferentes indivíduos. O esforço durante um RTEEI torna o refluxo mais provável, assim como as posições que colocam a junção gastresofágica abaixo da interface hidroaérea no estômago. Outros fatores que influenciam a dinâmica pressão-volume gástrico, tais como aumento na movimentação, esforço, obesidade, refeições de grande volume ou hiperosmolares, gastroparesia, hérnia hiatal por deslizamento grande e esforço respiratório aumentado (tosse, sibilo), podem apresentar o mesmo efeito.

EPIDEMIOLOGIA E CURSO NATURAL

O **refluxo no lactente** se torna evidente nos primeiros meses de vida, com pico no quarto mês, e apresenta resolução em até 88% dos casos até os 12 meses e em quase todos até os 24 meses. *Regurgitadores felizes* são os lactentes que apresentam regurgitação recorrente *sem* mostrar desconforto ou recusa aos alimentos e perda de peso. Os sintomas da DRGE nas **crianças maiores** tendem a ser crônicos, crescentes e decrescentes, porém apresentam resolução completa em não mais que metade dos casos, o que se assemelha aos padrões nos adultos (Tabela 349.1). Os achados histológicos de esofagite persistem nos lactentes que apresentam uma resolução natural dos sintomas de refluxo. Provavelmente, a DRGE apresenta predisposição genética: foram identificados grupos familiares com sintomas de DRGE, esofagite endoscópica, hérnia hiatal, esôfago de Barrett e adenocarcinoma. Como um distúrbio continuamente variável e comum, é provável que ocorra uma herança complexa envolvendo múltiplos genes e fatores ambientais. A ligação genética é indicada por uma forte evidência de DRGE em estudos com gêmeos monozigóticos. Uma forma autossômica dominante pediátrica com manifestações otorrinolaringológicas e respiratórias foi localizada no cromossomo 13q14 e este *locus* é denominado DRGE1.

MANIFESTAÇÕES CLÍNICAS

A maioria das manifestações clínicas comuns da doença esofágica pode significar a presença de DRGE e se acredita que, geralmente, estas manifestações sejam mediadas pela patogênese do RGE ácido (Tabela 349.2). Embora menos nocivos à mucosa esofágica, os eventos de refluxo não ácido são reconhecidos por desempenhar um papel importante nas manifestações da doença extraesofágica. O **refluxo infantil** se manifesta mais frequentemente com regurgitação (especialmente pós-prandial), sinais de esofagite (irritabilidade, arqueamento, sufocamento, engasgo, aversão alimentar) e resultante retardo do crescimento; os sintomas se resolvem espontaneamente na maioria dos lactentes até os 12 a 24 meses. As **crianças maiores** podem apresentar regurgitação durante os anos pré-escolares; essa queixa diminui um pouco à medida que elas crescem, e queixas de dor abdominal ou torácica ocorrem no fim da infância e na adolescência. Ocasionalmente, as crianças se apresentam com recusa alimentar ou torções cervicais (arqueamento, rotação da cabeça), que são designadas como **síndrome de Sandifer**. As apresentações respiratórias também dependem da idade: em lactentes, a DRGE pode se manifestar como apneia obstrutiva, estridor ou doença das vias respiratórias inferiores em que o refluxo complica doenças primárias das vias respiratórias como laringomalacia ou displasia broncopulmonar. Otite média, sinusite, hiperplasia linfoide, rouquidão, nódulos nas cordas vocais e edema laríngeo estão associados à DRGE. Nas crianças maiores, as manifestações nas vias respiratórias estão mais comumente relacionadas com asma ou uma doença otorrinolaringológica como a laringite ou a sinusite. Apesar da elevada prevalência dos sintomas da DRGE nas crianças asmáticas, os dados que mostram a relação de causalidade são conflitantes.

As crianças com comprometimento neurológico constituem um grupo que, reconhecidamente, apresenta risco elevado de DRGE. Não foi ainda estabelecido com certeza se o risco maior ocorre devido a mecanismos de defesa inadequados e/ou à incapacidade de expressar sintomas. Um baixo limiar clínico é importante na identificação precoce e no tratamento imediato dos sintomas de DRGE nesses indivíduos.

Tabela 349.1 Sintomas de acordo com a idade.

MANIFESTAÇÕES	LACTENTES	CRIANÇAS	ADOLESCENTES E ADULTOS
Redução da qualidade de vida	+++	+++	+++
Regurgitação	++++	+	+
Choro excessivo/irritabilidade	+++	+	–
Vômitos	++	++	+
Recusa alimentar/transtorno alimentar/anorexia	++	+	+
Soluços persistentes	++	+	+
Retardo do crescimento	++	+	–
Postura anormal/síndrome de Sandifer	++	+	–
Esofagite	+	++	+++
Tosse persistente/pneumonia por aspiração	+	++	+
Sibilos/laringite/problemas auditivos	+	++	+
Laringomalacia/estridor/crupe	+	++	–
Transtornos do sono	+	+	+
Anemia/melena/hematêmese	+	+	+
Apneia/BRUE/dessaturação	+	–	–
Bradicardia	+	?	?
Azia/pirose	?	++	+++
Dor epigástrica	?	+	++
Dor torácica	?	+	++
Disfagia	?	+	++
Erosões dentárias/escova de jato d'água	?	+	+
Rouquidão/*globus* faríngeo	?	+	+
Asma crônica/sinusite	–	++	+
Laringoestenose/problemas de nódulos vocais	–	+	+
Estenose	–	(+)	+
Barrett/adenocarcinoma esofágico	–	(+)	+

+++, Muito comum; ++ comum; + possível; (+) raro; – ausente; ? desconhecido; *BRUE*, evento inexplicado com rápida resolução; antigamente denominado *ALTE*, evento com aparente risco à vida. (De Wyllie R, Hyams JS, editors: *Pediatric gastrintestinal and liver disease*, ed 4, Philadelphia, 2011, WB Saunders, Table 22.3, p. 235.

Tabela 349.2 Sintomas e sinais que podem estar associados ao refluxo gastresofágico.

SINTOMAS

- Regurgitação recorrente com ou sem vômito
- Perda de peso ou ganho insuficiente de peso
- Irritabilidade nos lactentes
- Comportamento ruminativo
- Azia ou dor torácica
- Hematêmese
- Disfagia, odinofagia
- Sibilos
- Estridor
- Tosse
- Rouquidão

SINAIS

- Esofagite
- Estenose esofágica
- Esôfago de Barrett
- Inflamação laríngea/faríngea
- Pneumonia recorrente
- Anemia
- Erosão dentária
- Recusa alimentar
- Distonia cervical postural (síndrome de Sandifer)
- Crises de apneia
- Evento com aparente risco à vida

De Wyllie R, Hyams JS, editors: *Pediatric gastrintestinal and liver disease*, ed 4, Philadelphia, 2011, WB Saunders, Table 22.1, p. 235.

DIAGNÓSTICO

Para a maioria das apresentações da DRGE típica, particularmente nas crianças maiores, uma anamnese e um exame físico completos são suficientes inicialmente para determinar o diagnóstico. Essa primeira avaliação visa identificar os pontos positivos pertinentes no suporte da DRGE e suas complicações, e os pontos negativos que tornam outros diagnósticos improváveis. A anamnese pode ser facilitada e padronizada por questionários (p. ex., o Questionário do Refluxo Gastresofágico do Lactente [em inglês, *Infant Gastroesophageal Reflux Questionnaire*], o I-GERQ, e seu derivado, o I-GERQ-R), que também permitem que escores quantitativos sejam avaliados quanto à sua discriminação diagnóstica e quanto à melhora ou ao agravamento dos sintomas. O médico deve ser alertado quanto à possibilidade de outros importantes diagnósticos na presença de qualquer *sinal de alarme*: vômito bilioso, vômito em jato frequente, sangramento gastrintestinal, letargia, organomegalia, distensão abdominal, micro ou macrocefalia, hepatoesplenomegalia, retardo do crescimento, diarreia, febre, fontanela abaulada e convulsões. Os diagnósticos diferenciais importantes a serem considerados na avaliação de um lactente ou uma criança com vômito crônico são alergias ao leite de vaca e a outros alimentos, esofagite eosinofílica, estenose pilórica, obstrução intestinal (principalmente má rotação com vólvulo intermitente), doenças inflamatórias não esofágicas, infecções, erros inatos do metabolismo, hidronefrose, pressão intracraniana elevada, ruminação e bulimia. Dependendo da apresentação e do diagnóstico diferencial, testes diagnósticos direcionados podem suplementar o exame inicial.

A maioria dos testes esofágicos tem alguma utilidade em determinados pacientes com suspeita de DRGE. O estudo **radiográfico com contraste (geralmente bário)** do esôfago e do trato gastrintestinal superior é realizado nas crianças com vômitos e disfagia para avaliar acalasia, estreitamentos e estenoses esofágicos, hérnia hiatal e obstrução da saída gástrica ou intestinal (Figura 349.1). Esse exame apresenta sensibilidade e especificidade insatisfatórias no diagnóstico da DRGE por causa de sua duração limitada e da incapacidade de diferenciar o RGE fisiológico da DRGE. Além disso, a radiografia com contraste não avalia com precisão a inflamação da mucosa nem a correlaciona com a gravidade da DRGE.

O monitoramento prolongado do pH do esôfago distal, não mais considerado *essencial* a um diagnóstico de DRGE, fornece um registro quantitativo e sensível de episódios de refluxo ácido, o mais importante tipo de ocorrência de refluxo para o refluxo patológico. A sonda de pH esofágico distal é posicionada em um nível correspondendo a 87% da distância entre as narinas e o EEI, com base nas equações de regressão usando a altura do paciente, na visualização fluoroscópica ou na identificação manométrica do EEI. Geralmente, os valores normais da exposição ácida do esôfago distal ($pH < 4$) são estabelecidos em menos de 5 a 8% do tempo total monitorado, porém esses valores normais quantitativos são insuficientes para estabelecer ou desconsiderar um diagnóstico de DRGE patológica. As indicações mais importantes para o monitoramento do pH esofágico são para avaliar a eficácia da supressão ácida durante o tratamento, os episódios de apneia em conjunto com um pneumograma e talvez uma impedância, e as apresentações da DRGE atípica como tosse crônica, estridor e asma. As sondas de pH de dois canais, que consistem em uma sonda esofágica proximal e outra sonda distal padrão, são utilizadas no diagnóstico da DRGE extraesofágica, identificando os períodos de exposição ácida do esôfago superior em 1% do tempo total como valores-limite de anormalidade.

A **endoscopia** permite o diagnóstico de esofagite erosiva (Figura 349.2) e de complicações como estenoses ou esôfago de Barrett; as biopsias esofágicas podem determinar o diagnóstico histológico da esofagite por refluxo na ausência de erosões enquanto simultaneamente eliminam causas alérgicas e infecciosas. A endoscopia é também usada terapeuticamente para dilatar estenoses causadas por refluxos.

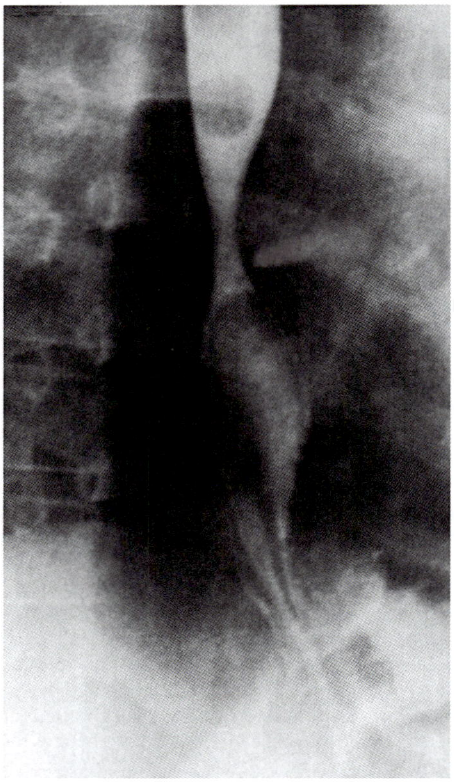

Figura 349.1 Esofagograma com bário demonstrando refluxo gastresofágico livre. Observe a estenose causada por esofagite péptica. As pregas gástricas longitudinais acima do diafragma indicam a presença incomum de uma hérnia hiatal associada.

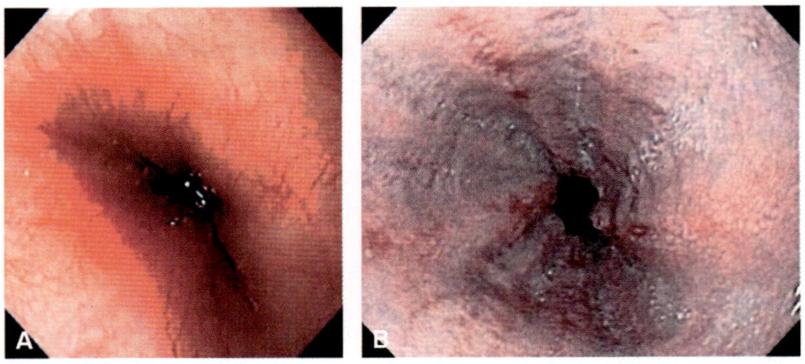

Figura 349.2 Imagem endoscópica de um esôfago normal (**A**) e de uma esofagite péptica erosiva (**B**).

A cintilografia com radionuclídeos usando tecnécio pode demonstrar aspiração e esvaziamento gástrico retardado em caso de suspeita desses quadros.

A **impedância intraluminal** multicanal é um exame incômodo, mas possui aplicações potenciais para o diagnóstico de DRGE e para o entendimento da função esofágica em termos do fluxo do bolo alimentar, do *clearance* do volume e, em conjunto com manometria, dos padrões motores associados à DRGE. Por meio de sensores múltiplos e de um sensor de pH distal, é possível detectar com a impedância intraluminal multicanal um refluxo ácido ($pH < 4$), um refluxo levemente ácido (pH entre 4 e 7) e um refluxo levemente alcalino ($pH > 7$). Essa é uma ferramenta importante em pacientes com sintomas respiratórios, particularmente para a determinação de refluxo não ácido, porém deve ser aplicada com cuidado na avaliação clínica de rotina devido aos parâmetros baseados em evidências limitadas para o diagnóstico de DRGE e para a associação com seus sintomas.

A manometria esofágica não é útil na demonstração de refluxo gastresofágico, mas pode ser valiosa para avaliar os relaxamentos transitórios e as pressões do EEI.

A **laringotraqueobroncoscopia** avalia os sinais visíveis das vias respiratórias que estão associados à DRGE extraesofágica, tais como inflamação laríngea posterior e nódulos das cordas vocais; ela pode permitir o diagnóstico de aspiração silenciosa (durante a deglutição ou durante o refluxo) por lavado broncoalveolar com uma subsequente quantificação dos macrófagos contendo lipídios nas secreções das vias respiratórias. A detecção de pepsina na secreção traqueal é um marcador da aspiração associada ao refluxo do conteúdo gástrico. A manometria esofágica permite a avaliação de alteração na motilidade, particularmente na preparação para a cirurgia antirrefluxo.

O **tratamento empírico antirrefluxo** utilizando um teste terapêutico por tempo limitado com um inibidor da bomba de prótons (IBP) em altas doses é uma estratégia de baixo custo para o diagnóstico em adultos; embora ainda não formalmente avaliado em crianças maiores, ele também tem sido aplicado nessa faixa etária. A falta de resposta a esse tratamento empírico ou a necessidade de tratamento por períodos prolongados exigem uma avaliação diagnóstica formal.

TRATAMENTO

Podem ser implementados um tratamento conservador e modificações no estilo de vida que formam os fundamentos da terapia da DRGE com eficácia por meio da educação e tranquilização dos pais. Para os lactentes, as medidas dietéticas incluem a correção das técnicas de alimentação, dos volumes e das frequências anormais. O espessamento dos alimentos ou o uso de fórmulas comercialmente pré-espessadas aumentam a porcentagem de lactentes sem regurgitação, diminuem a frequência diária da regurgitação e dos vômitos e aumentam o ganho de peso. Entretanto, devem ser tomados cuidados ao tratar lactentes prematuros devido à possível associação entre alimentação espessada com base na goma xantana e enterocolite necrosante. As evidências não favorecem claramente um tipo de espessante em relação ao outro; a adição de uma colher de sopa de cereal de arroz ou aveia para cada 30 g de fórmula resulta em uma densidade calórica maior (30 kcal/30 g) e redução do tempo de choro, embora isso não deva modificar o número de episódios de refluxo não regurgitante. É necessário cuidado no uso do cereal de arroz, pois os estudos mostram aumento do risco de exposição a arsênico em crianças que consomem arroz e produtos de arroz. Um teste rápido (de 2 semanas) com uma dieta hipoalergênica pode ser usado em lactentes para descartar a alergia às proteínas do leite ou da soja antes da farmacoterapia. A combinação de volumes alimentares modificados, fórmulas infantis hidrolisadas, posicionamento apropriado e prevenção da exposição ao fumo melhora os sintomas em 24 a 59% dos lactentes com DRGE. As crianças maiores devem ser aconselhadas a evitar alimentos ácidos ou que induzam refluxo (tomate, chocolate, menta) e determinadas bebidas (sucos, bebidas carbonadas e cafeinadas, álcool). A redução de peso para pacientes obesos e a eliminação da exposição ao fumo são outras medidas cruciais em todas as idades.

As **medidas de posicionamento** são particularmente importantes para os lactentes que não podem controlar suas posições de forma independente. A posição sentada piora o refluxo e deve ser evitada nos lactentes com DRGE. O monitoramento do pH esofágico demonstra mais episódios de refluxo em lactentes nas posições supina e lateral quando comparadas com a posição prona, mas evidências de que a posição supina reduz o risco da síndrome de morte súbita infantil levaram a American Academy of Pediatrics e a North American Society of Pediatric Gastroenterology and Nutrition a recomendar a posição supina durante o sono. Quando o lactente está acordado e sendo observado, colocá-lo em posição prona e carregá-lo em posição ereta podem ajudar a minimizar o refluxo. Deitar em posição supina plana e posições quase sentadas (p. ex., assentos de carro infantis, bebês-conforto) no período pós-prandial são consideradas conformações provocativas para o RGE e, portanto, devem ser evitadas. Em relação às crianças maiores, a eficácia do posicionamento não está clara, porém algumas evidências sugerem um benefício com a posição lateral esquerda e a elevação da cabeça durante o sono. A cabeça deve ser elevada com a elevação da cabeceira da cama, em vez do uso de adição de travesseiros, para evitar a flexão e a compressão abdominal, que podem agravar o refluxo.

A **farmacoterapia** é direcionada para melhorar a acidez do conteúdo gástrico ou para promover seu movimento aboral; deve ser considerada para os lactentes e crianças sintomáticas em que haja forte suspeita ou comprovação de DRGE. Os antiácidos constituem a terapia antirrefluxo mais comumente utilizada e prontamente disponível sem receita médica. Eles fornecem um alívio rápido, porém transitório, dos sintomas por meio da neutralização ácida. O uso regular de longa duração de antiácidos não pode ser recomendado em virtude dos efeitos colaterais de diarreia (antiácidos com magnésio) e constipação intestinal (antiácidos com alumínio), e também por causa dos raros relatos de efeitos colaterais mais graves do uso crônico.

Os **antagonistas do receptor histamina-2** (ARH2s: cimetidina, famotidina, nizatidina e ranitidina) são agentes antissecretores amplamente usados que agem por inibição seletiva dos receptores de histamina nas células parietais gástricas. Existe um benefício comprovado dos ARH2s no tratamento da esofagite por refluxo leve a moderada. Os ARH2s já foram recomendados como tratamento de primeira linha por seu excelente perfil de segurança global,[4] porém eles foram substituídos pelos IBPs nessa função devido à maior experiência com o uso pediátrico, ao aumento da segurança, à aprovação da FDA e à disponibilidade de formulações e dosagens pediátricas.

Os **IBPs** (omeprazol, lansoprazol, pantoprazol, rabeprazol e esomeprazol) fornecem o efeito antirrefluxo mais potente por meio do bloqueio dos canais de hidrogênio-potássio adenosina trifosfatase das vias comuns finais na secreção ácida gástrica. Os IBPs são superiores aos ARH2s no tratamento da esofagite grave e erosiva. Os estudos farmacodinâmicos indicam que as crianças necessitam de doses mais elevadas de IBPs dos que os adultos em relação ao peso. O uso de IBPs para tratar lactentes e crianças consideradas com DRGE baseado nos sintomas é comum. Entretanto, uma importante revisão sistemática da eficácia e segurança da terapia com IBP na DRGE pediátrica não revelou um claro benefício do uso deste agente em relação ao uso do placebo na suspeita de DRGE infantil (choro, comportamento de arqueamento). Os dados pediátricos são insuficientes para se traçarem conclusões definitivas sobre as potenciais complicações relacionadas com o uso de IBP, tais como infecções respiratórias, infecção por *Clostridium difficile*, fraturas ósseas (observadas em adultos), hipomagnesemia e lesões renais.

Os **agentes procinéticos** disponíveis nos EUA são a metoclopramida (antagonista da dopamina-2 e do 5-HT_3), o betanecol (agonista colinérgico) e a eritromicina (agonista do receptor da motilina). A maioria desses agentes aumenta a pressão no EEI; alguns melhoram o esvaziamento gástrico ou o *clearance* esofágico. Nenhum deles afeta a frequência dos RTEEIs. Os ensaios clínicos controlados disponíveis *não* demonstraram uma grande eficácia para DRGE. Em 2009, a FDA imprimiu um alerta na caixa com tarja preta para a metoclopramida vinculando o uso crônico (superior a 3 meses) à discinesia tardia, um distúrbio do movimento raramente reversível. O baclofeno é um agonista do ácido gama-aminobutírico de ação central que diminui o refluxo pela redução dos RTEEIs em adultos saudáveis e em um pequeno número de crianças neurologicamente comprometidas com DRGE. Outros agentes de grande interesse são os agonistas do ácido gama-aminobutírico de ação periférica isentos de efeitos colaterais centrais e os antagonistas do receptor metabotrópico glutamato 5 que, de acordo com relatos, reduzem os RTEEEIs, mas eles ainda não foram suficientemente estudados para essa indicação em crianças.

A cisaprida é um antagonista de receptor de serotonina com efeito procinético que só é disponibilizado nos EUA por meio de um programa de acesso limitado devido aos seus efeitos cardíacos colaterais (prolongamento do intervalo QT, arritmias).

A cirurgia, geralmente a **fundoplicatura**, é a terapia eficaz para a DRGE intratável nas crianças, particularmente aquelas com esofagite refratária ou estenoses, e naquelas que apresentam risco significativo de morbidade por doenças pulmonares crônicas. A cirurgia pode ser associada à gastrostomia para alimentação ou ventilação. A disponibilidade de medicações potentes para a supressão ácida exige uma análise mais rigorosa dos riscos (ou custos) e dos benefícios relativos a esta terapia relativamente irreversível em comparação com a farmacoterapia de longa duração. Alguns dos riscos da fundoplicatura incluem uma válvula que fica *excessivamente apertada* (produzindo disfagia ou retenção de gases) ou *excessivamente frouxa* (e, portanto, incompetente). Com base em sua experiência e na doença do paciente, os cirurgiões podem optar por realizar a colocação de uma válvula *apertada* (360°, Nissen) ou variações de válvulas *frouxas* (< 360°, Thal, Toupet, Boix-Ochoa), ou adicionar um procedimento de drenagem gástrica (piloroplastia) para melhorar o esvaziamento gástrico. A precisão do diagnóstico pré-operatório da DRGE e a habilidade do cirurgião são os dois preditores mais importantes para resultados bem-sucedidos. Os estudos a longo prazo sugerem que as fundoplicaturas frequentemente se tornam incompetentes nas crianças, assim como nos adultos, com taxas de recorrência de refluxo de até 14% para a válvula de Nissen e de até 20% para as válvulas frouxas (as taxas podem ser mais altas com procedimentos laparoscópicos); esse fato, associado à potência da terapia com IBP disponível no momento, direcionou a prática terapêutica para a farmacoterapia de longa duração em muitos casos. Os procedimentos de fundoplicatura podem ser realizados em cirurgias abertas por meio de laparoscopia ou por técnicas endoluminais (gastroplicatura). A experiência pediátrica é limitada em relação à aplicação endoscópica da terapia de radiofrequência (procedimento de Stretta) em uma área de 2 a 3 cm do EEI e da cárdia para criar uma zona de alta pressão e reduzir o refluxo.

A dissociação esofagogástrica total é realizada em crianças neurologicamente comprometidas selecionadas, com fundoplicaturas repetidas malsucedidas e com DRGE grave e potencialmente fatal.

A bibliografia está disponível no GEN-io.

[4]N.R.T.: Em 2020, a ANVISA suspendeu a comercialização da ranitidina no Brasil.

349.1 Complicações da Doença do Refluxo Gastresofágico

Seema Khan e Sravan Kumar Reddy Matta

ESOFÁGICAS: ESOFAGITE E SEQUELAS – ESTENOSE, ESÔFAGO DE BARRETT, ADENOCARCINOMA

A **esofagite** pode se manifestar como irritabilidade, arqueamento e aversão alimentar nos lactentes; dor torácica ou epigástrica nas crianças maiores; e, raramente, como hematêmese, anemia ou síndrome de Sandifer em qualquer idade. A esofagite erosiva é encontrada em aproximadamente 12% das crianças com sintomas de DRGE, sendo mais comum nas crianças do sexo masculino, nas crianças maiores, nas crianças neurologicamente comprometidas, nas crianças com doença respiratória crônica grave e naquelas com hérnia hiatal. A esofagite prolongada e grave acarreta a formação de estenoses, geralmente localizadas no esôfago distal, produzindo disfagia e necessitando de repetidas dilatações esofágicas e, frequentemente, fundoplicatura. A esofagite de longa duração predispõe a uma transformação metaplásica do epitélio escamoso esofágico normal para epitélio colunar intestinal, denominado **esôfago de Barrett**, um precursor do adenocarcinoma esofágico. Um grande estudo prospectivo multicêntrico de 840 crianças que foram submetidas a endoscopias eletivas relatou uma prevalência de 25,7% da esofagite por refluxo e somente 0,12% de prevalência de esôfago de Barrett em crianças sem distúrbios neurológicos ou anomalias traqueoesofágicas. O esôfago de Barrett e o adenocarcinoma ocorrem mais em indivíduos brancos do sexo masculino e nos que apresentam duração, frequência e gravidade elevadas dos sintomas de refluxo. Essa transformação aumenta com a idade, com o pico ocorrendo na quinta década; o adenocarcinoma é raro na infância. O esôfago de Barrett, incomum nas crianças, justifica biopsias periódicas de acompanhamento, farmacoterapia agressiva e fundoplicatura para as lesões progressivas.

NUTRICIONAIS

A esofagite e a regurgitação podem ser graves o suficiente para induzir o retardo do crescimento decorrente de deficiência calórica. A alimentação enteral (nasogástrica ou nasojejunal; gástrica ou jejunal percutâneas) ou a parenteral às vezes são necessárias para tratar essas deficiências.

EXTRAESOFÁGICAS: APRESENTAÇÕES RESPIRATÓRIAS (ATÍPICAS)

A DRGE deve ser incluída no diagnóstico diferencial de crianças com queixas respiratórias ou otorrinolaringológicas inexplicadas ou refratárias ao tratamento. O distúrbio pode produzir sintomas respiratórios por intermédio do contato direto com o conteúdo gástrico que refluiu para o trato respiratório (aspiração, penetração na laringe ou microaspirações) ou pelos reflexos resultantes da interação do esôfago com o trato respiratório (induzindo fechamento da laringe ou broncospasmo). Frequentemente, a DRGE e as doenças respiratórias primárias, como a asma, interagem e um ciclo vicioso entre elas leva à piora de ambos os quadros. Muitas crianças com apresentações extraesofágicas não têm sintomas típicos de DRGE, o que dificulta o diagnóstico. Essas apresentações atípicas de DRGE requerem um amplo e cuidadoso diagnóstico diferencial que considere uma variedade de doenças otorrinolaringológicas primárias (infecções, alergias, gotejamento pós-nasal, utilização excessiva da voz) e de doenças pulmonares (asma, fibrose cística). O tratamento para DRGE deve ser agressivo (com utilização de IBP) e prolongado (geralmente por um mínimo de 3 a 6 meses). Nesses casos, muitas vezes se justifica uma abordagem multidisciplinar envolvendo um otorrinolaringologista e um pneumologista para as doenças das vias respiratórias e um gastroenterologista para a doença do refluxo com vistas à realização de testes diagnósticos especializados e para otimizar o tratamento intensivo.

APNEIA E ESTRIDOR

Esses sintomas de vias respiratórias superiores têm sido relacionados com a DRGE em relatos de caso e estudos epidemiológicos; relações temporais entre eles e episódios de refluxo foram demonstrados em alguns pacientes por meio de estudos que avaliaram o esôfago com o uso da impedâncio-pH-metria intraluminal multicanal, e uma boa resposta ao tratamento da DRGE fornece suporte a essa relação em algumas séries de casos. Uma avaliação de 1.400 lactentes com apneia mostrou relação com a DRGE em 50% dos casos, porém outros estudos não demonstraram essa associação. A apneia e uma apresentação similar à de eventos inexplicados com resolução rápida (anteriormente denominados "eventos com aparente risco à vida") causados por refluxo são geralmente obstrutivas, pois são decorrentes de laringospasmo proveniente de um reflexo de proteção exacerbado. No momento da apneia, os lactentes frequentemente estão posicionados de forma flexionada ou supina, foram alimentados recentemente e apresentam sinais de apneia obstrutiva com esforço respiratório ineficaz. *As evidências sugerem que, nos lactentes, a DRGE não é a causa da maioria das apneias ou dos eventos inexplicados com rápida resolução.* O estridor causado por refluxo gastresofágico geralmente ocorre nas crianças predispostas anatomicamente ao estridor (laringomalacia, micrognatia). O crupe espasmódico, uma obstrução ameaçadora das vias respiratórias superiores, pode ser uma condição análoga em crianças maiores. Os estudos de pH-metria esofágica podem não demonstrar a ligação entre essas manifestações e o refluxo devido ao tamponamento do conteúdo gástrico pela fórmula láctea e à natureza episódica dessas condições. Os pneumogramas podem não identificar apneia se não forem configurados para identificar apneia obstrutiva por mensuração do fluxo aéreo nasal.

A **laringite de refluxo** e outras manifestações otorrinolaringológicas (também conhecidas como refluxo laringofaríngeo) podem ser atribuídas à DRGE. **Rouquidão**, fadiga vocal, pigarro, tosse crônica, faringite, sinusite, otite média e sensação de bolo (*globus*) na garganta têm sido citados. Os sinais laringofaríngeos de DRGE incluem edema e hiperemia (da superfície posterior), úlcera de contato, granulomas, pólipos, estenose subglótica e edema interaritenóideo. A falta de avaliações bem controladas dessas associações leva ao ceticismo com que essas associações são consideradas. Outros fatores de risco de irritação das vias respiratórias superiores podem predispor os pacientes com DRGE a predominantemente apresentarem essas queixas.

Muitos estudos têm relatado uma forte associação entre asma e refluxo conforme determinado pela anamnese, pela impedâncio-pH-metria intraluminal multicanal, pela endoscopia e pela histologia esofágica. Os sintomas de DRGE estão presentes em média de 23% (19 a 80%) das crianças com asma, como observado em uma revisão sistemática de 19 estudos que examinaram a prevalência de DRGE em asmáticos. Essa revisão também demonstrou resultados anormais de pH em 63% e esofagite em 35% das crianças asmáticas. Entretanto, essa associação não demonstrou claramente a direção de causalidade em cada paciente nem indicou quais pacientes com asma mais provavelmente se beneficiarão com o tratamento anti-DRGE. As crianças com asma que particularmente têm maior probabilidade de ter a DRGE como fator desencadeante são aquelas com sintomas de refluxo gastresofágico, as que têm asma refratária ou dependente de esteroide e as que apresentam piora noturna da asma. A avaliação endoscópica que revela sequelas esofágicas de DRGE fornece suporte para a adoção de um tratamento medicamentoso agressivo da doença (doses elevadas e vários meses de duração).

As erosões dentárias constituem a lesão oral mais comum da DRGE; essas lesões são distinguidas por sua localização na superfície lingual dos dentes. A gravidade parece estar relacionada com a presença de sintomas de refluxo e de um meio ácido como resultado de refluxo no esôfago proximal e na cavidade oral. Os outros fatores comuns que podem produzir erosões dentárias semelhantes são consumo de sucos e bulimia.

A bibliografia está disponível no GEN-io.

Capítulo **350**

Esofagite Eosinofílica, Esofagite Infecciosa e Esofagite por Pílulas

Seema Khan

ESOFAGITE EOSINOFÍLICA

A esofagite eosinofílica (EEo) é um distúrbio crônico do esôfago caracterizado pela disfunção e infiltração do epitélio esofágico por 15 ou mais eosinófilos por campo de grande aumento. Como resultado da conferência para consenso no Appraisal of Guidelines for Research and Evaluation (AGREE), os critérios diagnósticos foram recentemente atualizados. O diagnóstico de EEo deve ser considerado em um quadro clínico de disfunção esofágica associada a uma infiltração epitelial esofágica de pelo menos 15 eosinófilos (eos) por campo de grande aumento (CGA) ou cerca de 60 eos por mm^2 e depois de uma avaliação cuidadosa de doenças que não sejam EEo. Deve ser cogitado o uso de inibidores da bomba de prótons (IBPs) como outra opção de tratamento, em vez de um critério diagnóstico para fazer a diferenciação da doença do refluxo gastresofágico (DRGE). A EEo é uma doença global, com índices de incidência e prevalência em crianças de 5 e 29,5 para cada 100.000 infantes, respectivamente. Embora os lactentes e as crianças de 1 a 3 anos se apresentem comumente com vômitos, problemas alimentares e insuficiente ganho de peso, as crianças maiores e os adolescentes geralmente relatam disfagia com alimentos sólidos com ocasionais impactações alimentares (Figura 350.1) ou estenoses, como também podem queixar-se de azia, dor torácica ou epigástrica. A maioria dos pacientes é do sexo masculino. A idade média do diagnóstico é de 7 anos (faixa: 1 a 17 anos) e a duração dos sintomas é de 3 anos. Muitos pacientes apresentam outras doenças atópicas (ou um histórico familiar positivo) e alergias alimentares associadas; as anormalidades laboratoriais podem incluir eosinofilia periférica e níveis de imunoglobulina E (IgE) elevados. A patogênese envolve principalmente as vias mediadas pela citocina *T-helper* tipo 2 (interleucinas-5 e 13) acarretando a produção de uma potente quimiotaxia eosinofílica, a eotaxina-3, pelo epitélio esofágico. A escala de referência endoscópica para a esofagite eosinofílica (**EREFS**), que é baseada em características comumente observadas como edemas (E), anéis (R; do inglês, *rings*; Figura 350.2), exsudatos (E; ver Figura 350.2), estrias (F; do inglês, *furrows*; Figura 350.3), estenoses (S; do inglês, *strictures*), é útil no

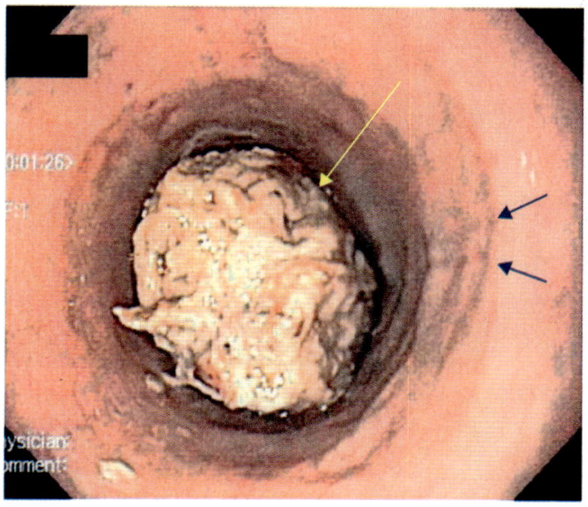

Figura 350.1 Visualização endoscópica de impactação de alimentos no esôfago (*seta amarela*) e anéis na mucosa (*setas azuis*).

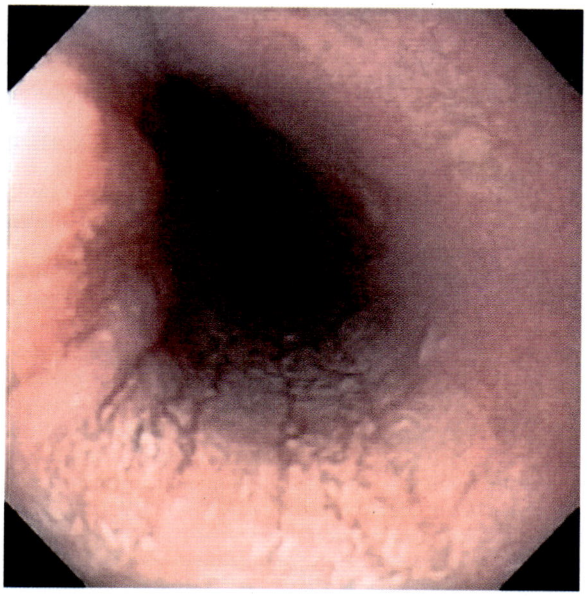

Figura 350.2 Imagem endoscópica de esofagite eosinofílica com a característica aparência de estrias da mucosa e manchas brancas.

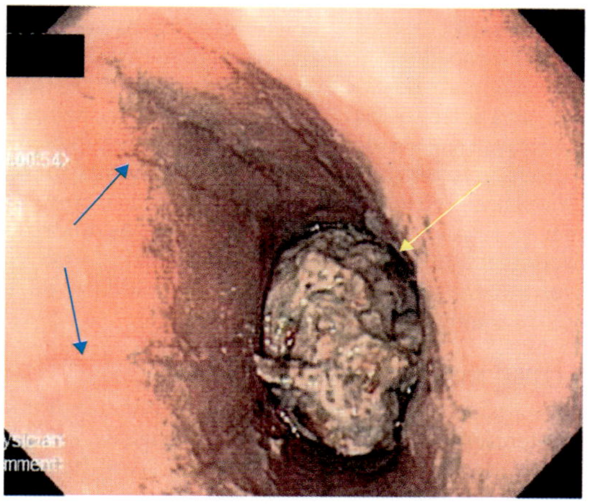

Figura 350.3 Imagem endoscópica mostrando a mucosa com estrias (*setas azuis*) característica de esofagite eosinofílica em um paciente com impactação alimentar (*seta amarela*).

diagnóstico e monitoramento da resposta ao tratamento. A histologia esofágica revela eosinofilia profunda, com um corte para diagnóstico atualmente aceitável estimado em 15 a 20/ou mais campo de grande aumento. Até 30% das crianças com esofagite eosinofílica apresentam a mucosa esofágica normal macroscopicamente. A EEo é diferenciada da DRGE pelos distúrbios atópicos concomitantes, pela usual ausência de esofagite erosiva, por sua maior densidade eosinofílica e pelo resultado normal do pH esofágico por impedância intraluminal multicanal. Uma resposta favorável ao tratamento com um IBP não deve mais ser considerada diagnóstica de DRGE, pois aproximadamente dois terços das crianças com EEo também demonstram resposta histológica, constituindo, então, um grupo de esofagite eosinofílica responsiva ao IBP. As observações em crianças e adultos com EEo são notáveis pelas semelhanças impressionantes entre os indivíduos que respondem e os que não respondem ao IBP com relação a sintomas, histologia, assinatura molecular e características mecânicas. Essa resposta pode ser decorrente de uma ação de supressão ácida ou uma sub-regulação da via das células alérgicas Th-2, um efeito antieosinofílico da classe de IBPs que é mediada pela inibição da secreção de eotaxina-3. A avaliação da EEo deve incluir uma pesquisa de alimentos (trato aerodigestivo) e alergias ambientais por meio de um teste alérgico cutâneo por puntura (*prick test*; mediado por IgE) e um teste de contato (não mediado por IgE) para guiar as decisões referentes a eliminações alimentares e futuros testes de provocação para alimentos.

O **tratamento** envolve restrições nutricionais em uma das três formas a seguir: dietas de eliminação guiadas por evidências circunstanciais e por resultados de testes alérgicos alimentares; "dieta de eliminação de seis alimentos" removendo os principais alergênios alimentares (leite, soja, trigo, ovo, amendoins e castanhas, frutos do mar); e dieta elementar composta exclusivamente de uma fórmula com base em aminoácidos. Geralmente, as dietas de eliminação são bem-sucedidas, com a resposta histológica mais alta observada em quase 91% na dieta elementar e em 72% na eliminação alimentar empírica. As dietas de eliminação direcionadas e guiadas por testes alérgicos multimodais são comparáveis à eliminação alimentar empírica, o que reforça, portanto, o argumento contra a realização de testes rigorosos. As principais desvantagens da terapia alimentar são o custo, o acesso difícil e a pior qualidade de vida, sendo que qualquer uma delas ou todas influenciam a adesão e o resultado.

Têm sido usados com sucesso corticosteroides de ação tópica deglutidos (fluticasona sem espaçador, suspensão viscosa de budesonida) para indivíduos que recusam, não aderem ou respondem mal às dietas com restrições. A remissão histológica é observada em 65 a 77% das crianças e adultos tratados com fluticasona por 3 meses. A recorrência histológica após a descontinuação de fluticasona é comum e enfatiza a necessidade de uma terapia de manutenção e de uma abordagem que cuidadosamente equilibre os riscos de insuficiência adrenocortical, da desmineralização óssea e de infecções fúngicas contra o risco de evolução da EEo para doença inflamatória a fibroestenótica, produzindo estenoses esofágicas. Os tratamentos em investigação incluem os anticorpos anti-interleucina-5 (mepolizumabe, reslizumabe). São necessárias reavaliações endoscópica e histológica periódicas para que seja feito um monitoramento mais confiável da resposta ao tratamento, particularmente em virtude de uma significativa não correlação entre os sintomas e a histologia na evolução da doença. As diretrizes clínicas especializadas enfatizam a necessidade de estudos a longo prazo para o desenvolvimento de um tratamento sistemático e de melhores protocolos de acompanhamento.

ESOFAGITE INFECCIOSA

Incomum e mais frequente nas crianças imunocomprometidas, a esofagite infecciosa é causada por agentes fúngicos, como *Candida* albicans e *Torulopsis glabrata*; agentes virais, como herpes simples, citomegalovírus, HIV e varicela-zóster; e, raramente, por infecções bacterianas, entre as quais difteria e tuberculose, ou parasitárias. Os sinais e os sintomas típicos são odinofagia, disfagia e dor retroesternal ou torácica; podem ocorrer também febre, náuseas e vômitos. A candidíase é a causa principal de esofagite infecciosa nas crianças imunocompetentes e imunocomprometidas, e se apresenta com uma concomitante infecção orofaríngea na maioria dos pacientes imunocomprometidos. Ela também pode ser um achado incidental em pacientes assintomáticos, notadamente nos que têm EEo e estão sendo tratados com corticosteroides tópicos deglutidos. As infecções virais esofágicas podem também se manifestar em hospedeiros imunocompetentes como uma doença febril aguda. Como ocorre em outras formas de inflamação esofágica, a esofagite infecciosa ocasionalmente progride para estenose esofágica. O diagnóstico de esofagite infecciosa é determinado por endoscopia, geralmente marcada por placas brancas na candidíase, múltiplas úlceras superficiais ou *úlceras em vulcão* na infecção pelo herpes-vírus simples (HSV) e uma única úlcera profunda na infecção pelo citomegalovírus (CMV). O exame histopatológico reforça o diagnóstico com a detecção de levedura e pseudo-hifas na candidíase; a invasão tecidual diferencia a esofagite da mera colonização. São tipicamente descritas células gigantes multinucleadas com inclusões intranucleares de Cowdry do tipo A (eosinofílicas) e do tipo B (aspecto em vidro fosco) no HSV, e inclusões intranucleares e intracitoplasmáticas produzindo uma aparência de *olho de coruja* no CMV. A adição de reação em cadeia da polimerase, cultura viral em tecidos e imuno-histoquímica aumenta a sensibilidade e a precisão do diagnóstico. O tratamento é feito com agentes antimicrobianos adequados; uso de azóis, particularmente fluconazol oral para *Candida*, aciclovir oral para HSV e valganciclovir oral para o CMV ou, como alternativa, ganciclovir por via intravenosa em doença grave por CMV.

ESOFAGITE POR PÍLULAS

Essas lesões agudas são produzidas pelo contato com um agente agressor. Os medicamentos associados à esofagite por pílulas incluem a tetraciclina, a doxiciclina, o cloreto de potássio, o sulfato ferroso, os anti-inflamatórios não esteroidais, a cloxacilina e os alendronatos (Tabela 350.1). Na maioria das vezes, a pílula desencadeante é ingerida na hora de dormir com pouca água. Com frequência, essa prática produz um desconforto agudo seguido por dor retroesternal, odinofagia e disfagia progressivas. A endoscopia mostra uma lesão focal, frequentemente localizada em uma das regiões do esôfago anatomicamente estreitadas ou em um estreitamento patológico não suspeitado (Figura 350.4). O tratamento é de suporte; na falta de muitas

Tabela 350.1 Medicamentos comumente associados à esofagite ou às lesões esofágicas.

ANTIBIÓTICOS	**AGENTES QUIMIOTERÁPICOS**
Clindamicina	Bleomicina
Doxiciclina	Citarabina
Penicilina	Dactinomicina
Rifampicina	Daunorrubicina
Tetraciclina	5-Fluoruracila
AGENTES ANTIVIRAIS	Metotrexato
Nelfinavir	Vincristina
Zalcitabina	AINEs
Zidovudina	Ácido acetilsalicílico
BIFOSFONATOS	Ibuprofeno
Alendronato	Naproxeno
Etidronato	**OUTROS MEDICAMENTOS**
Pamidronato	Ácido ascórbico
	Sulfato ferroso
	Lansoprazol
	Polivitamínicos
	Cloreto de potássio
	Quinidina
	Teofilina

De Katzka DA: Esophageal disorders caused by medications, trauma, and infection. Im Feldman M, Friedman LS, Brandt LJ, editors: *Sleisenger and Fordtran's gastrintestinal and liver disease*, ed 10, 2016, Box 46.1.

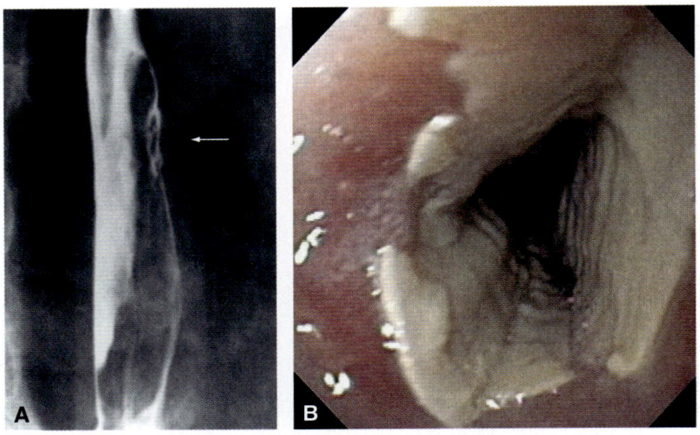

Figura 350.4 A. Esofagograma com bário mostrando úlcera no esôfago secundária à tetraciclina, com a *seta* apontando para uma área de ulcerações. **B.** Imagem endoscópica de uma queimadura esofágica induzida por tetraciclina. (*De Katzka DA: Esophageal disorders caused by medications, trauma, and infection. In Feldman M, Friedman LS, Brandt LJ, editors*: Sleisenger and Fordtran's gastrintestinal and liver disease, *ed 10, 2016. Fig. 46.1.*)

evidências, frequentemente são usados sucralfatos, antiácidos, anestésicos tópicos e dieta branda ou líquida. Se necessário, a administração da pílula desencadeante pode ser reiniciada após a completa resolução dos sintomas, embora deva ser claramente enfatizada a necessidade da ingestão com um volume de água adequado, geralmente 120 mℓ ou mais.

A bibliografia está disponível no GEN-io.

Capítulo 351
Perfuração Esofágica
Seema Khan

Em sua maioria, as perfurações esofágicas em crianças são decorrentes de um traumatismo contuso (acidentes automobilísticos, feridas por arma de fogo, abuso infantil) ou são iatrogênicas. São exemplos destas últimas: massagem cardíaca, manobra de Heimlich, colocação de cateter nasogástrico, laringoscopia ou intubação endotraqueal traumática, aspiração excessivamente vigorosa das vias respiratórias no pós-parto durante reanimação neonatal, endoscopia alta difícil, escleroterapia de varizes esofágicas, compressão esofágica por tubo endotraqueal por insuflação do manguito e dilatação para terapia de acalasia e estenoses. Já ocorreu ruptura esofágica após vômitos forçados em pacientes com anorexia e também após lesão esofágica decorrente de ingestão cáustica, ingestão de corpo estranho, impactação alimentar, esofagite por pílulas ou esofagite eosinofílica. Sabe-se também que ingerir bebidas geladas e carbonatadas rapidamente pode causar perfuração esofágica.

A ruptura esofágica espontânea (**síndrome de Boerhaave**) é menos comum e está associada ao aumento súbito da pressão intraesofágica causada por situações como vômito, tosse ou esforço para evacuação. Também já foram descritos crianças e adultos com esofagite eosinofílica com a síndrome de Boerhaave na ocorrência de vômitos forçados como resultado de impactação alimentar esofágica. Nas crianças maiores, assim como nos adultos, a laceração ocorre na parede esofágica lateral esquerda distal, pois a camada do músculo liso no local é mais fraca; nos recém-nascidos (síndrome de Boerhaave neonatal), a ruptura espontânea ocorre à direita.

Os sintomas de perfuração esofágica incluem dor, sensibilidade cervical, disfagia, crepitação subcutânea, febre e taquicardia; vários pacientes com perfuração cervical têm manifestado polidipsia com água gelada na tentativa de aliviar a dor de garganta. Os estudos de imagem são importantes para a determinação de um diagnóstico rápido e preciso. As perfurações no esôfago torácico proximal tendem a criar sinais (pneumotórax, derrames) no hemitórax esquerdo, enquanto os sinais de lacerações distais são mais frequentes à direita. Frequentemente são usadas a radiografia simples (incidências posteroanterior e lateral) e a tomografia computadorizada do pescoço do e tórax, sendo a segunda mais sensível e precisa para o diagnóstico. Os sinais de perfuração incluem pneumomediastino, alargamento mediastinal, enfisema subcutâneo, pneumotórax, hidrotórax, derrame pleural e colapso pulmonar. Se essas radiografias forem normais, deverá ser realizado um esofagograma com um meio de contraste hidrossolúvel, apesar de os esofagogramas deixarem de detectar mais de 30% das perfurações cervicais. Portanto, um esofagograma com contraste hidrossolúvel negativo deve ser seguido por um estudo com bário; a maior densidade do bário pode demonstrar melhor um pequeno defeito, embora com um risco mais elevado de mediastinite inflamatória. A endoscopia também pode ser útil, porém apresenta uma taxa de 30% de falso-negativos.

O tratamento deve ser individualizado. As pequenas lacerações com perfurações contidas, com contaminação mediastinal mínima e em pacientes hemodinamicamente estáveis podem ser tratadas conservadoramente com antibióticos de amplo espectro, nenhuma ingestão oral, drenagem gástrica e nutrição parenteral. As técnicas endoscópicas, consideradas menos invasivas e mórbidas, estão sendo usadas mais frequentemente, e incluem o uso de clipes para os defeitos menores que 2 cm, a colocação de *stents* e o uso de sutura para defeitos maiores. A exploração do tórax e o reparo cirúrgico direto raramente são indicados nessa ocasião. Os índices de mortalidade variam entre 20 e 28%, com o prognóstico desfavorável relacionado ao diagnóstico e a intervenções tardias.

A bibliografia está disponível no GEN-io.

Capítulo 352
Varizes Esofágicas
Seema Khan

As varizes esofágicas se formam em adultos com hipertensão portal que apresentam um gradiente de pressão venoso hepático acima de 10 mmHg e que representa um risco de sangramento quando acima de 12 mmHg (ver Capítulo 394). A descompressão espontânea dessa hipertensão por meio da circulação colateral portossistêmica via veia coronária em conjunto com as veias gástricas esquerdas origina as varizes esofágicas. A maioria das varizes esofágicas é constituída de *varizes ascendentes*; menos frequentes, as que surgem na ausência de hipertensão portal e com obstrução da veia cava superior são denominadas *varizes descendentes*. O tratamento dessas varizes é direcionado à causa subjacente da anormalidade da veia cava superior. A hemorragia proveniente das varizes esofágicas é a principal causa de morbidade e mortalidade por hipertensão portal. Ela se manifesta com hematêmese e melena significativas; enquanto a maioria dos pacientes apresenta doença hepática, algumas crianças com obstrução venosa portal extra-hepática (OVPEH) podem ter estado previamente assintomáticas. Deve-se presumir que qualquer criança com hematêmese e esplenomegalia tenha varizes esofágicas até que se prove em contrário. As principais causas de hipertensão portal pediátrica, atresia biliar e OVPEH são singularmente distintas daquelas das doenças encontradas em adultos. Consequentemente, as crianças tendem a tolerar melhor o sangramento das varizes devido a uma geralmente bem compensada doença hepática. Os estudos indicam um risco de mortalidade menor que 1% após o sangramento inicial causado pelas varizes.

A endoscopia alta é o exame diagnóstico de preferência para as varizes esofágicas, pois fornece o diagnóstico definitivo e os detalhes que ajudam na previsão do risco de sangramento, além de permitir o tratamento adequado nos episódios de sangramento agudo tanto por escleroterapia quanto por ligadura elástica. Um estudo abrangendo uma grande série de crianças com atresia biliar e hipertensão portal descreveu como achados endoscópicos preditores de sangramento a presença de varizes grandes, pontos vermelhos e varizes gástricas. Os métodos não invasivos de avaliação das varizes incluem os estudos de contraste de bário, a ultrassonografia, a tomografia computadorizada, a ressonância magnética e a elastografia, mas eles não são recomendados para uma avaliação diagnóstica de rotina em virtude da precisão abaixo da ideal comparada com a da endoscopia.

A profilaxia primária com o objetivo de evitar uma hemorragia inicial pode diminuir a incidência de sangramento esofágico; as várias modalidades usadas são os betabloqueadores não seletivos (p. ex., propranolol ou nadolol), a escleroterapia, a ligadura e a cirurgia de *shunt* portossistêmico. Baseado em uma extensa revisão das evidências disponíveis, um recente consenso entre os especialistas propôs que, no caso de crianças com OVPEH, deve ser oferecida a cirurgia de derivação MesoRex como profilaxias primária e secundária no contexto apropriado. Devido à insuficiência das evidências, o mesmo não pode ser recomendado para a profilaxia primária em crianças em relação às terapias endoscópicas e aos betabloqueadores não seletivos. Por outro lado, os adultos apresentam risco reduzido de sangramento inicial com ligadura elástica em comparação com os grupos de controles não tratados e com os pacientes tratados com betabloqueadores; foi observada diminuição na mortalidade apenas na comparação com o grupo de controle (ver Capítulo 394). O tratamento do sangramento das varizes agudo deve incluir a atenção à estabilidade hemodinâmica por meio de transfusão sanguínea, fármacos vasoativos (p. ex., octreotida), uso de antibióticos de curta duração e endoscopia para realizar a ligadura ou a escleroterapia, conforme a necessidade. Deve ser considerada a realização de uma anastomose portossistêmica intra-hepática transjugular para o sangramento de varizes refratário às terapias clínica e endoscópica. A profilaxia secundária para a redução da recorrência do sangramento usa betabloqueadores e a obliteração das varizes por meio de tratamento seriado com o uso de ligadura ou escleroterapia. O único estudo pediátrico randomizado controlado mostrou a superioridade da ligadura com relação à escleroterapia na redução de riscos de um novo sangramento e complicações.

A bibliografia está disponível no GEN-io.

Capítulo 353

Ingestões

353.1 Corpos Estranhos no Esôfago

Seema Khan

A maioria (80%) das ingestões acidentais de corpos estranhos ocorre em crianças, principalmente até os 5 anos. As crianças maiores e os adolescentes com atrasos no desenvolvimento e aqueles que têm transtornos psiquiátricos também apresentam risco elevado. A apresentação de um corpo estranho alojado no esôfago constitui uma emergência e está associada a morbidade e mortalidade significativas devido ao potencial de perfuração e sepse. As moedas são os corpos estranhos mais comumente ingeridos, seguidas pelas peças pequenas de brinquedos. As impactações alimentares são menos comuns em crianças que em adultos, e geralmente ocorrem nas crianças em associação com esofagite eosinofílica (*diagnosticada em 92% daquelas que apresentam impactações alimentares e disfagia*), reparo da atresia esofágica e fundoplicatura de Nissen. A maioria dos corpos estranhos esofágicos aloja-se no nível cricofaríngeo (esfíncter esofágico superior), no nível do arco aórtico ou logo acima do diafragma na junção gastresofágica (esfíncter esofágico inferior).

Pelo menos 30% das crianças com corpos estranhos esofágicos podem ser totalmente assintomáticas; portanto, qualquer caso de corpo estranho deve ser seriamente levado em consideração e investigado. Uma crise inicial de sufocamento, engasgo e tosse pode ser seguida por salivação excessiva, disfagia, recusa alimentar, vômitos ou dor nas regiões do pescoço, garganta ou fúrcula esternal. Podem ser encontrados sintomas respiratórios como estridor, sibilos, cianose ou dispneia se o corpo estranho esofágico tiver se instalado na laringe ou na parede membranosa posterior da traqueia. Edema cervical, eritema ou crepitações subcutâneas sugerem perfuração da orofaringe ou do esôfago proximal.

A avaliação da criança com um episódio de ingestão de corpo estranho é iniciada com radiografias simples anteroposteriores das regiões cervical, do tórax e do abdome juntamente com radiografias laterais da região cervical e do tórax. A superfície achatada de uma moeda no esôfago é observada na radiografia anteroposterior e a borda na radiografia lateral (Figura 353.1). O oposto é verdadeiro em relação às moedas alojadas na traqueia; nesse local, a borda é observada anteroposteriormente e o lado achatado é observado lateralmente. Baterias do tipo botão, com formato de disco, podem se assemelhar a moedas e ser diferenciadas pelas imagens de halo duplo e degrau nas incidências anteroposterior e lateral, respectivamente (Figura 353.2).

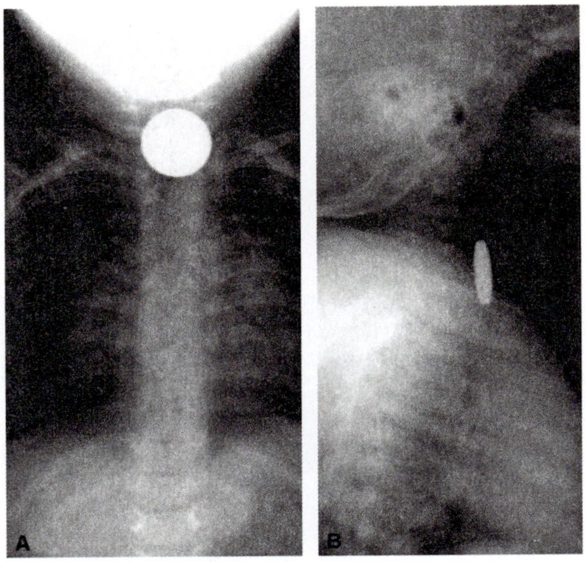

Figura 353.1 **Radiografias de uma moeda no esôfago.** Quando corpos estranhos se alojam no esôfago, a superfície plana do objeto é observada na radiografia anteroposterior (**A**) e a borda é observada na radiografia lateral (**B**). O inverso é verdadeiro em relação aos objetos na traqueia. (*Cortesia de Beverley Newman, MD.*)

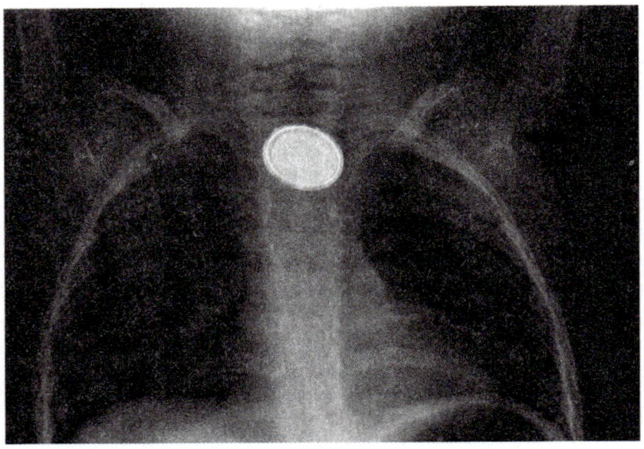

Figura 353.2 **Bateria do tipo botão impactada no esôfago.** Observe o halo duplo. (*De Wyllie R, Hyams JS, editors:* Pediatric gastrointestinal and liver disease, *ed 3, Philadelphia, 2006, Saunders.*)

O uso de baterias do tipo botão está cada vez mais popular, tem levado a um aumento acentuado nas ingestões acidentais e é crucial na morbidade e na mortalidade. Acredita-se que a maior mortalidade decorra do aumento do diâmetro e do uso de baterias de lítio. As crianças com menos de 5 anos que ingerem baterias com diâmetro maior que 20 mm são consideradas de alto risco para a ocorrência de eventos catastróficos, tais como necrose, fístula traqueoesofágica, perfuração, estenose, paralisia das cordas vocais, mediastinite e fístula aortoentérica (Figura 353.3). Materiais como plástico, algodão, madeira, vidro, alumínio e ossos podem ser radiotransparentes; a não visualização do objeto em radiografias simples em um paciente sintomático justifica uma endoscopia de urgência. Uma tomografia computadorizada (TC) com reconstrução tridimensional pode aumentar a sensibilidade para a detecção da imagem de um corpo estranho. Embora os estudos contrastados com bário possam ser úteis em pacientes ocasionalmente assintomáticos com radiografias simples negativas, sua utilização deve ser desencorajada em decorrência do potencial de aspiração, além de dificultar a visualização e a remoção subsequentes do objeto.

Ao se tratar uma criança com um corpo esofágico estranho, é importante avaliar o risco de comprometimento das vias respiratórias, obter uma TC de tórax e uma avaliação cirúrgica nos casos de suspeita

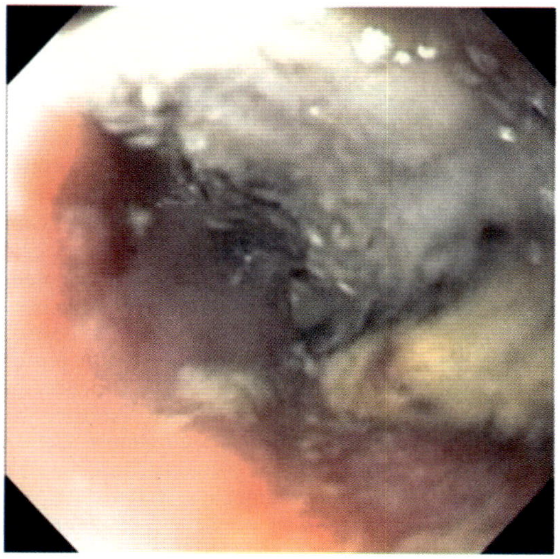

Figura 353.3 Lesão esofágica grave com necrose e escaras no local da remoção da bateria do tipo botão (BB). (*De Leinwand K, Brumbaugh DE, Kramer RE: Button battery ingestion in children–a paradigm for management of severe pediatric foreign body ingestions*, Gastrointest Endoscopy Clin N Am *26:99-118, 2016, Fig. 1.*)

de perfuração das vias respiratórias. Geralmente, o tratamento de corpos estranhos esofágicos requer a visualização endoscópica do objeto e da mucosa subjacente, assim como a remoção do material usando-se um instrumento acessório especialmente projetado para a recuperação de corpos estranhos através do endoscópio e com um tubo endotraqueal protegendo as vias respiratórias. Objetos pontiagudos no esôfago, diversos ímãs ou um único ímã com um objeto metálico preso, ou corpos estranhos associados a sintomas respiratórios exigem remoção imediata nas primeiras 12 horas. As baterias do tipo botão, em particular, devem ser removidas emergencialmente em até 2 horas independentemente do horário da última ingestão oral do paciente, pois esses objetos podem induzir lesões na mucosa em até 1 hora de contato e comprometer todas as camadas do esôfago em até 4 horas (ver Figuras 353.3 e 353.4). Peças rombas e moedas alojadas no esôfago assintomático podem ser observadas por até 24 horas antes da passagem para o interior do estômago. As impactações com carne podem ser observadas por até 24 horas se não ocorrerem problemas no manuseio das secreções. Nos pacientes sem cirurgias esofágicas prévias, o uso de glucagon (0,05 mg/kg por via intravenosa [IV]) pode às vezes ser útil para facilitar a passagem do bolo alimentar pelo esôfago distal pela diminuição da pressão do esfíncter esofágico inferior. O uso de amaciantes de carnes ou de agentes formadores de gases pode acarretar perfuração e não é recomendado. Uma técnica alternativa para a remoção de moedas impactadas no esôfago por menos de 24 horas, a ser realizada com mais segurança por um profissional de radiologia

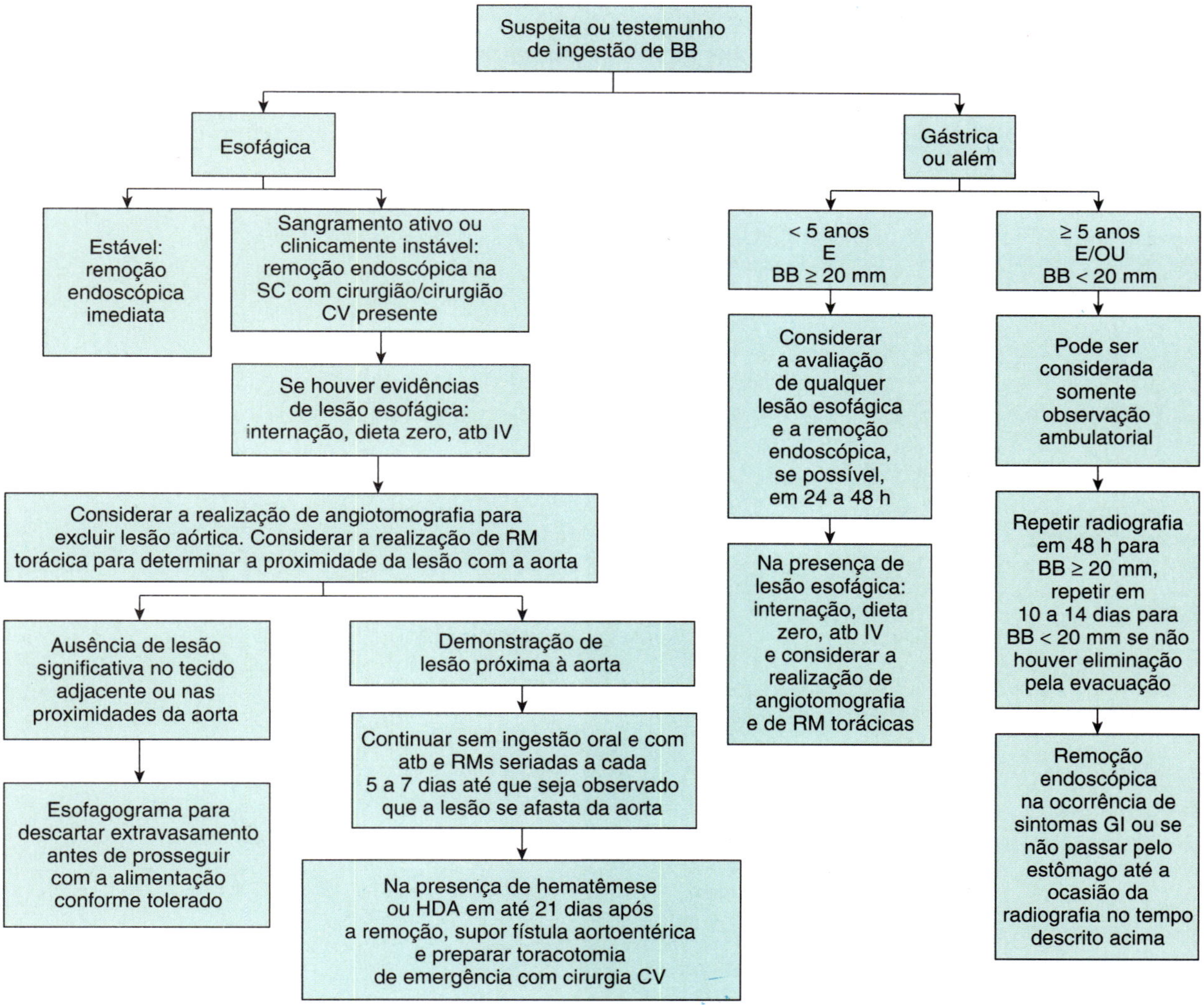

Figura 353.4 Algoritmo proposto para o tratamento da ingestão de baterias do tipo botão *(BB)* em crianças. Atb, Antibióticos; BB, bateria botão; CV, cardiovascular; GI, gastrintestinal; HDA, hemorragia digestiva alta; IV, intravenoso(a); RM, ressonância magnética; SC, sala de cirurgia; TC, tomografia computadorizada. (*De Kramer RE, Lerner DG, Lin T et al.: Management of ingested foreign bodies in children: a clinical report of the NASPGHAN endoscopy committee*, J Pediatr Gastroenterol Nutr *60(4):562-574, 2015, Fig. 1.*)

experiente, consiste em passar um cateter de Foley por trás da moeda na fluoroscopia, inflar o balão e puxar o cateter e a moeda simultaneamente com o paciente em posição prona oblíqua. A preocupação com a falta de visualização direta da mucosa e a falta de cuidados com as vias respiratórias quando a intubação não é utilizada exigem muita cautela com o uso dessa técnica. A técnica de dilatação por velas (*bougienage*), que empurra as moedas esofágicas em direção ao estômago em casos pediátricos selecionados não complicados, foi sugerida por ser modalidade eficaz, segura e econômica nas ocasiões em que a endoscopia possa não estar rotineiramente disponível.

A bibliografia está disponível no GEN-io.

353.2 Ingestões Cáusticas

Seema Khan

A ingestão de substâncias cáusticas é um problema de saúde pública mundial responsável por significativa sobrecarga nos recursos de cuidados de saúde. De acordo com um banco de dados de pacientes hospitalizados referente a altas hospitalares pediátricas nos EUA em 2009, o número estimado de casos de ingestão cáustica foi 807 (intervalo de confiança [IC] de 95%, 731 a 882), o que ocasionou uma despesa hospitalar total de US$ 22.900.000. As sequelas clínicas das ingestões cáusticas são esofagite, necrose, perfuração e formação da estenose (ver Capítulo 77). A maioria dos casos (70%) é de ingestões acidentais de substâncias líquidas alcalinas que produzem necrose grave e profunda por liquefação; as substâncias desentupidoras de canos são as mais comuns e, como não têm sabor, a ingestão é maior (Tabela 353.1). Já os **agentes acidificantes** (20% dos casos) são amargos; portanto, o consumo é menor; eles produzem necrose por coagulação e uma espessa escara de proteção. Eles podem produzir gastrite grave, e os ácidos voláteis podem causar sintomas respiratórios. As crianças com menos de 5 anos respondem por metade de casos de ingestões cáusticas, e os meninos são mais frequentemente envolvidos que as meninas.

As ingestões cáusticas produzem sinais e sintomas como vômito, sialorreia, recusa à ingestão de líquidos, queimaduras orais, disfagia, dispneia, dor abdominal, hematêmese e estridor. Vinte por cento dos pacientes desenvolvem estenoses esofágicas. A ausência de lesões orofaríngeas não exclui a possibilidade de lesão esofagogástrica significativa, que pode acarretar perfuração ou estenose. Geralmente, a ausência de sintomas está associada à inexistência de lesões ou a lesões mínimas; hematêmese, desconforto respiratório ou a presença de pelo menos três sintomas são preditores de lesões graves. A endoscopia alta é recomendada como o meio mais eficaz e de rápida identificação da lesão tecidual, e deve ser realizada em todas as crianças sintomáticas.

Recomenda-se a diluição em água ou leite como tratamento agudo, mas a neutralização, o vômito induzido e a lavagem gástrica são contraindicados. O tratamento depende da gravidade e da extensão da lesão (Tabela 353.2, Figura 353.5). O risco de estenose é aumentado

Tabela 353.1 Materiais cáusticos domésticos ingeríveis.

CATEGORIA	AGENTES MAIS PREJUDICIAIS	OUTROS AGENTES
Produtos alcalinos para limpeza de canos, limpadores de canos de máquina de ordenha	Hidróxido de sódio ou potássio	Amônia Hipoclorito de sódio Partículas de alumínio
Desentupidores ácidos para canos	Ácido clorídrico Ácido sulfúrico	
Produtos de limpeza para vasos sanitários	Ácido clorídrico Ácido sulfúrico Ácido fosfórico Outros ácidos	Cloreto de amônio Hipoclorito de sódio
Produtos de limpeza para fornos e grelhas	Hidróxido de sódio Perborato (bórax)	
Limpadores de dentaduras	Persulfato (enxofre) Hipoclorito (alvejante)	
Detergente para lavar louça • Líquido • Em pó • Em barra	 Hidróxido de sódio Hipoclorito de sódio Carbonato de sódio	
Alvejante	Hipoclorito de sódio	Sais de amônia
Produtos químicos para piscinas	Ácidos, alcalinos, cloro	
Ácido de bateria (líquido)	Ácido sulfúrico	
Baterias do tipo botão	Corrente elétrica	Zinco ou outros sais metálicos
Removedor de ferrugem	Ácido fluorídrico, ácido fosfórico, ácido oxálico e outros ácidos	
Tira-limo doméstico	Ácido fosfórico Ácido hidroxiacético Ácido clorídrico	
Produtos de limpeza para churrasqueiras	Hidróxido de sódio e potássio	
Ácido surfactante de glifosato	Herbicida glifosato	Surfactantes
Relaxante capilar	Hidróxido de sódio	
Herbicida	Diclorofenoxiacetato, fosfato de amônio, ácido propiônico	

Fonte: National Library of Medicine: *Health and safety information on household products* (website). http://householdproducts.nlm.nih.gov/. De Wylie R, Hyams JS, Kay M, editors: *Pediatric gastrintestinal and liver disease*, ed 4, Philadelphia, 2011, WB Saunders, Table 19.1, p. 198.

Tabela 353.2 Classificação das lesões cáusticas.

GRAU	APARÊNCIA VISÍVEL	IMPORTÂNCIA CLÍNICA
Grau 0	Histórico de ingestão, mas sem lesão ou sintomas visíveis	Capaz de ingerir líquidos imediatamente
Grau 1	Edema, perda do padrão vascular normal, hiperemia, sem lesão transmucosa	Disfagia temporária, capaz de deglutir em 0 a 2 dias, sem sequelas a longo prazo
Grau 2a	Lesão transmucosa com friabilidade, hemorragia, bolhas, exsudato, ulceração superficial disseminada	Cicatriz, ausência de lesão circunferencial (sem estenose), sem sequelas a longo prazo
Grau 2b	Grau 2a associado a discreta ulceração e/ou ulceração circunferencial	Pequeno risco de perfuração, cicatriz que pode resultar em estenose posterior
Grau 3a	Ulceração profunda disseminada com necrose tecidual	Risco de perfuração, alto risco de estenose posterior
Grau 3b	Tecido necrótico extenso	Alto risco de perfuração e morte, alto risco de estenose

De Wylie R, Hyams JS, Kay M, editors: *Pediatric gastrointestinal and liver disease*, ed 4, Philadelphia, 2011, WB Saunders, Table 19.2, p. 199.

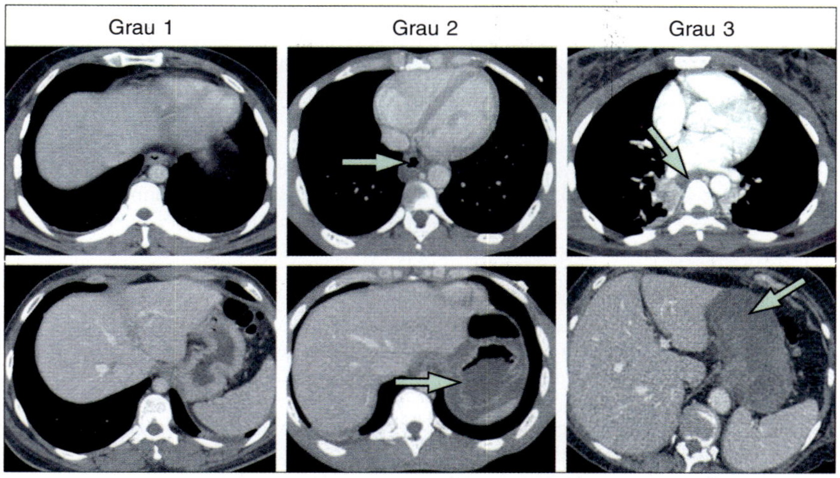

Figura 353.5 **Tomografia computadorizada (TC) classificando lesões corrosivas do esôfago e do estômago.** Grau 1, aparência normal; grau 2, edema da parede e tecidos moles, destaque para o aumento do realce na parede (*seta*); grau 3, necrose transmural com destaque para a ausência do realce na parede (*seta*). (*De Chirica M, Bonavina L, Kelly MD, et al.: Caustic ingestion*, Lancet *389:2041–2050, 2017, Fig. 1.*)

por ulcerações circunferenciais, placas brancas e descamação da mucosa. Relata-se que ocorre em 70 a 100% das esofagites cáusticas de graus IIB e III. As estenoses podem necessitar de tratamento com dilatação e, em alguns casos graves, são necessárias ressecção cirúrgica e a interposição do cólon ou do intestino delgado. Endopróteses de silicone (autoexpansíveis) colocadas endoscopicamente após um procedimento de dilatação podem constituir uma abordagem alternativa e conservadora para o tratamento de estenoses. São relatados alguns poucos casos tardios de carcinoma esofágico superposto. A função dos corticosteroides é controversa; eles não são recomendados em queimaduras de primeiro grau, mas podem reduzir o risco de estenose na esofagite cáustica mais avançada. Muitos centros também usam inibidores da bomba de prótons, além de antibióticos, no tratamento inicial da esofagite cáustica na premissa de que a redução da infecção do tecido necrótico diminuirá o risco de formação de estenose. Os estudos que examinaram a função dos antibióticos na esofagite cáustica não relataram um benefício clinicamente significativo, mesmo nos pacientes com esofagite de grau 2 ou de maior gravidade.

Pode haver aumento da incidência de carcinoma esofágico (não gástrico) após ingestão cáustica.

A bibliografia está disponível no GEN-io.

Seção **4**

Estômago e Intestinos

Capítulo **354**

Desenvolvimento, Estrutura e Função Normais de Estômago e Intestinos

Asim Maqbool e Chris A. Liacouras

DESENVOLVIMENTO

O intestino primitivo já é reconhecível por volta da 4ª semana de gestação, sendo composto por intestino anterior, intestino médio e intestino posterior. O **intestino anterior** dá origem ao trato gastrintestinal superior, o que inclui esôfago, estômago e duodeno até o nível da inserção do ducto biliar comum. O **intestino médio** dá origem ao restante do intestino delgado e ao intestino grosso até a metade do cólon transverso. O **intestino posterior** forma o restante do cólon e a parte superior do canal anal. O crescimento rápido do intestino médio faz com que, durante o desenvolvimento fetal, ele se projete para fora da cavidade abdominal através do cordão umbilical. Subsequentemente, o intestino médio retorna para a cavidade peritoneal, sofrendo então rotação anti-horária até que o ceco esteja no quadrante inferior direito. Normalmente, este processo se completa na 8ª semana de gestação.

O fígado é derivado do divertículo hepático, que evolui para células parenquimatosas, ductos biliares, estruturas vasculares e células hematopoéticas e de Kupffer. Os ductos biliares extra-hepáticos e a vesícula biliar se desenvolvem inicialmente como cordões sólidos que se canalizam em torno do 3º mês de gestação. Os brotos pancreáticos dorsal e ventral crescem a partir do intestino anterior em torno da 4ª semana de gestação. Os dois brotos se fundem próximo da 6ª semana. A capacidade secretora exócrina está presente a partir do 5º mês de gestação.

As sequências *cis*-reguladoras no genoma regulam a expressão genética durante o desenvolvimento. Os módulos de sequências *cis* estão ligados e permitem uma cascata de regulação genética que controla o desenvolvimento funcional. Fatores extrínsecos têm a capacidade de influenciar a expressão genética. No intestino, diversos fatores de crescimento, incluindo o fator de crescimento β, o fator de crescimento semelhante à insulina e os fatores de crescimento encontrados no colostro humano (fator de crescimento humano e fator de crescimento epidérmico), influenciam a expressão genética.

A propulsão da comida através do trato gastrintestinal depende da ação coordenada dos músculos da parede intestinal. As contrações são reguladas pelo sistema nervoso entérico sob a influência de diversos peptídeos e hormônios. O sistema nervoso entérico é derivado das células da crista neural, que migram da porção cranial para a caudal do embrião. A migração do tecido da crista neural está completa na 24ª semana de gestação. A interrupção desta migração resulta na **doença de Hirschsprung**. Os padrões motores do intestino do recém-nascido são diferentes daqueles do adulto. Durante o jejum, a motilidade normal do intestino superior é caracterizada por um padrão trifásico conhecido como complexo motor migratório. Os complexos motores migratórios ocorrem menos frequentemente nos recém-nascidos, que apresentam mais atividade fásica não migratória. Isso leva a uma propulsão ineficaz, especialmente em bebês prematuros. A motilidade durante a alimentação consiste em uma série de contrações anelares que se disseminam caudalmente.

DIGESTÃO E ABSORÇÃO

As paredes do estômago, do intestino delgado e do cólon são formadas por quatro camadas: mucosa, submucosa, muscular e serosa. Oitenta e cinco por cento da mucosa gástrica é revestida pelas glândulas oxínticas, que contêm células secretoras de ácido clorídrico, pepsinogênio e fator intrínseco, e células mucosas e endócrinas, secretoras de peptídeos com efeitos parácrino e endócrino. O pepsinogênio é um precursor da enzima proteolítica pepsina e o fator intrínseco é necessário para a absorção da vitamina B_{12}. As glândulas pilóricas estão localizadas no antro e contêm células secretoras de gastrina. A produção de ácido clorídrico e os níveis de gastrina são inversamente relacionados entre si, exceto nos estados secretórios patológicos. A secreção ácida é baixa ao nascimento, mas aumenta de forma acentuada nas primeiras 24 horas. As secreções de ácido e de pepsina alcançam o pico nos primeiros 10 dias e diminuem em 10 a 30 dias após o nascimento. A secreção de fator intrínseco eleva-se lentamente nas primeiras 2 semanas de vida.

Em um recém-nascido a termo, o intestino delgado tem aproximadamente 270 cm de comprimento ao nascimento e atinge o comprimento do adulto, de 450 a 550 cm, até os 4 anos. A mucosa do intestino delgado é formada por vilosidades, que são projeções em formato de dedos que aumentam significativamente a área da superfície de absorção. A superfície da mucosa expande-se mais ainda pela presença de microvilosidades que contêm enzimas digestivas e mecanismos de transporte para monossacarídeos, aminoácidos, dipeptídeos, tripeptídeos e gorduras. As células das vilosidades originam-se das criptas adjacentes, tornando-se funcionais conforme migram da cripta para o topo das vilosidades. A mucosa do intestino delgado renova-se completamente em 4 a 5 dias, fornecendo então um mecanismo para um rápido reparo depois de lesões; mas, nos lactentes ou nas crianças desnutridas, o processo pode ser retardado. As células da cripta também secretam líquidos e eletrólitos. As vilosidades estão presentes em torno da 8ª semana de gestação no duodeno e da 11ª no íleo.

Pode-se medir a atividade das dissacaridases a partir da 12ª semana, mas a ação da lactase só alcança o nível máximo na 36ª semana de desenvolvimento. Mesmo crianças prematuras geralmente toleram fórmulas contendo lactose devido à digestão de carboidratos pelas bactérias colônicas. Nas crianças de etnia africana ou asiática, os níveis de lactase podem começar a diminuir por volta dos 4 anos, o que leva à intolerância metabólica ao leite. Os mecanismos para a digestão e a absorção de proteínas, incluindo as enzimas pancreáticas e os mecanismos da mucosa para o transporte de aminoácidos, dipeptídeos e tripeptídeos, também estão presentes a partir da 20ª semana de gestação.

Carboidratos, proteínas e gorduras são normalmente absorvidos pela metade superior do intestino delgado; os segmentos distais representam uma ampla reserva de capacidade absortiva. A maior parte do sódio, do potássio, do cloro e da água é absorvida no intestino delgado. Os sais biliares e a vitamina B_{12} são absorvidos seletivamente no íleo distal, enquanto o ferro é absorvido no duodeno e no jejuno proximal. A digestão intraluminal depende do pâncreas exócrino. A secretina e a colecistoquinina estimulam a síntese e a secreção de bicarbonato e enzimas digestivas, que são liberados pela mucosa intestinal superior em resposta a vários estímulos intraluminais, alguns dos quais desencadeados pelos componentes da dieta.

Normalmente, a **digestão dos carboidratos** é um processo eficiente, que se completa no duodeno distal. Os amidos são metabolizados em glicose, oligossacarídeos e dissacarídeos pela amilase pancreática. Os polímeros residuais de glicose são metabolizados na mucosa pela glicoamilase. A lactose é metabolizada nas microvilosidades pela lactase, formando então glicose e galactose; a sacarose é metabolizada pela sacarase-isomaltase em frutose e glicose. A galactose e a glicose são transportadas primariamente para as células por um processo dependente de sódio e de energia, enquanto a frutose é transportada pelo processo de difusão facilitada.

As **proteínas** são hidrolisadas pelas enzimas pancreáticas, incluindo a tripsina, a quimiotripsina, a elastase e as carboxipeptidases, em aminoácidos individuais e oligopeptídeos. As enzimas pancreáticas são secretadas como proenzimas, que são ativadas pela liberação da enzima enteroquinase na mucosa. Os oligopeptídeos são posteriormente metabolizados nas microvilosidases pelas peptidases em dipeptídeos, tripeptídeos e aminoácidos. As proteínas podem entrar na célula por transportadores não competitivos separados que conduzem aminoácidos individuais ou dipeptídeos e tripeptídeos semelhantes àqueles no túbulo renal. O intestino humano é capaz de absorver proteínas antigênicas intactas nas primeiras semanas de vida devido a complexos juncionais fracos entre os enterócitos. A entrada de potenciais antígenos proteicos através das barreiras mucosas pode ter um papel nos sintomas tardios induzidos por alimentos e microrganismos.

A **absorção de gordura** ocorre em duas fases. Os triglicerídeos da dieta são metabolizados em monoglicerídeos e em ácidos graxos livres pela lipase e pela colipase pancreáticas. Subsequentemente, os ácidos graxos livres são emulsificados pelos ácidos biliares, formando então micelas com fosfolipídios e outras substâncias lipossolúveis, e são transportados para a membrana celular, onde são absorvidos. Os lipídios são reesterificados no enterócito e formam quilomícrons que são transportados por intermédio dos vasos linfáticos intestinais para o ducto torácico. Os triglicerídeos de cadeia média são absorvidos com mais eficiência e podem entrar na célula diretamente. Subsequentemente, eles são transportados para o fígado através do sistema porta. A absorção de gordura pode ser afetada em qualquer estágio do processo de digestão e absorção. A redução das enzimas pancreáticas ocorre na fibrose cística; a doença hepática colestática leva à redução na produção de sais biliares e à formação de micelas; a doença celíaca afeta a área da superfície mucosa; há a formação anormal de quilomícrons na abetalipoproteinemia; e a linfangiectasia intestinal afeta o transporte de quilomícrons.

A absorção de gordura é menos eficiente nos recém-nascidos do que nos adultos. Os nascidos prematuros podem perder até 20% das calorias provenientes das gorduras comparados com 6% nos adultos. As sínteses diminuídas de ácidos biliares e de lipase pancreática, mais a eficiência reduzida da absorção no íleo, são fatores contribuintes. A digestão de gordura nos recém-nascidos é facilitada pelas lipases lingual e gástrica. No leite humano, a lipase estimulada pelos sais biliares aumenta a ação da lipase pancreática. Os lactentes com má absorção de gordura são geralmente alimentados com fórmulas que contêm maior porcentagem de triglicerídeos de cadeia média, que são absorvidos independentemente dos sais biliares.

O cólon é um tubo sacular com 75 a 100 cm de comprimento formado por três fitas longitudinais de músculo chamadas de tênias do cólon (*taenia coli*), fazendo com que a mucosa se dobre formando haustrações. As haustrações e as tênias do cólon aparecem em torno da 12ª semana de gestação. A atividade motora mais comum no cólon é a segmentação rítmica, não propulsora, que atua para misturar o quimo e expor o conteúdo à mucosa do cólon. O movimento de massa no cólon tipicamente ocorre após a alimentação. O cólon absorve água e eletrólitos adicionais do conteúdo luminal para fazer com que as fezes fiquem parcial ou completamente sólidas. Ele também elimina os subprodutos da degradação bacteriana dos carboidratos. As fezes são armazenadas no reto até que a distensão desencadeie o reflexo de defecação que, quando auxiliado pelo relaxamento voluntário do esfíncter externo, permite a evacuação.

Capítulo 355

Estenose Pilórica e Outras Anomalias Congênitas do Estômago

355.1 Estenose Hipertrófica do Piloro

Assim Magbool e Cris A. Liacouras

Nos EUA, a estenose hipertrófica do piloro afeta 1 a 3 recém-nascidos em 1.000. Ela é mais comum em descendentes de brancos do norte da Europa, menos comum em negros e rara em asiáticos. Os homens (especialmente primogênitos) são afetados aproximadamente 4 a 6 vezes mais do que as mulheres. Os filhos de uma mulher e, menos frequentemente, de um homem, que tenha tido estenose pilórica, apresentam um risco maior para essa condição. A estenose pilórica se desenvolve em aproximadamente 20% dos homens e 10% das mulheres que descendem de mulheres que tenham tido esta afecção. Sua incidência está aumentada em lactentes portadores dos grupos sanguíneo B e O. A estenose pilórica está ocasionalmente associada a outros defeitos congênitos, incluindo fístula traqueoesofágica e hipoplasia ou agenesia do frênulo labial inferior.

ETIOLOGIA

A causa da estenose pilórica é desconhecida, mas diversos fatores foram relacionados ao seu surgimento. A estenose pilórica geralmente não está presente ao nascimento e ocorre maior concordância em gêmeos monozigóticos do que nos dizigóticos. Ela é rara em natimortos e provavelmente se desenvolve após o nascimento. A estenose pilórica foi associada a gastrenterite eosinofílica, síndrome de Apert, síndrome de Zellweger, trissomia do cromossomo 18, síndrome de Smith-Lemli-Opitz e síndrome de Cornelia de Lange. Descobriu-se associação com o uso de eritromicina nos recém-nascidos, com risco aumentado se administrada nas primeiras 2 semanas de vida. Há também relatos de maior incidência de estenose pilórica principalmente entre filhas de mulheres tratadas com macrolídios durante a gravidez e amamentação. Inervação muscular anormal, níveis séricos elevados de prostaglandinas e hipergastrinemia no lactente também estão associados. Encontraram-se níveis reduzidos de óxido nítrico sintase neuronal com a expressão alterada da região reguladora 1c do éxon dessa enzima, que influencia a expressão desse gene. Uma redução do óxido nítrico pode contribuir para a patogênese da estenose pilórica.

MANIFESTAÇÕES CLÍNICAS

Vômitos não biliosos são sintoma inicial da estenose pilórica. O vômito pode ser em jato ou não, mas geralmente é progressivo, ocorrendo imediatamente após a alimentação. Vômitos podem ocorrer após cada alimentação ou podem ser intermitentes. Os vômitos geralmente se iniciam depois da 3ª semana de vida, mas os sintomas podem se desenvolver mais precocemente, na 1ª semana de vida, ou mais tardiamente e até o 5º mês. Aproximadamente 20% apresentam vômitos intermitentes a partir do nascimento com progressão posterior para o quadro clássico. Após o vômito, o recém-nascido apresenta fome e quer ser alimentado novamente. Com a continuação, ocorre perda progressiva de líquidos, íons hidrogênio e cloro, levando à *alcalose metabólica hipoclorêmica*. Maior atenção à estenose pilórica levou à identificação mais precoce dos pacientes, com menor frequência de desnutrição e desidratação grave e, às vezes, uma hipertrofia subclínica de resolução espontânea.

A hiperbilirrubinemia é a associação clínica mais comum da estenose pilórica, também conhecida como *síndrome icteropilórica*. A hiperbilirrubinemia não conjugada é mais comum do que a conjugada e geralmente se resolve com a correção cirúrgica da estenose pilórica. Ela pode estar associada a nível reduzido da glicoronil-transferase, como visto em aproximadamente 5% dos lactentes afetados; mutações no gene bilirrubina uridina difosfato glicoronil-transferase (*UGT1A1*) também estão associadas. Se a hiperbilirrubinemia conjugada for parte da apresentação da doença, deve-se investigar outras etiologias. Outros diagnósticos coexistentes, incluindo gastrenterite eosinofílica, hérnia de hiato, úlcera péptica, síndrome nefrótica congênita, doença cardíaca congênita e hipotireoidismo congênito, têm sido descritos.

O diagnóstico é estabelecido tradicionalmente pela palpação da massa pilórica. A massa é firme, móvel, tem aproximadamente 2 cm de comprimento, no formato de uma azeitona, endurecida, mais bem palpada a partir do lado esquerdo e localizada acima e à direita da cicatriz umbilical, no epigástrio médio, sob a borda hepática. A massa em forma de azeitona pode ser mais bem palpada depois de um episódio de vômito. Após a alimentação, pode haver uma onda peristáltica visível, que se propaga pelo abdome (Figura 355.1).

Geralmente são utilizados dois exames de imagem para estabelecer o diagnóstico. A ultrassonografia confirma o diagnóstico na maioria dos casos. Os critérios diagnósticos incluem espessura do piloro de 3 a 4 mm, comprimento pilórico de 15 a 19 mm e diâmetro pilórico de 10 a 14 mm (Figura 355.2). A ultrassonografia tem sensibilidade de

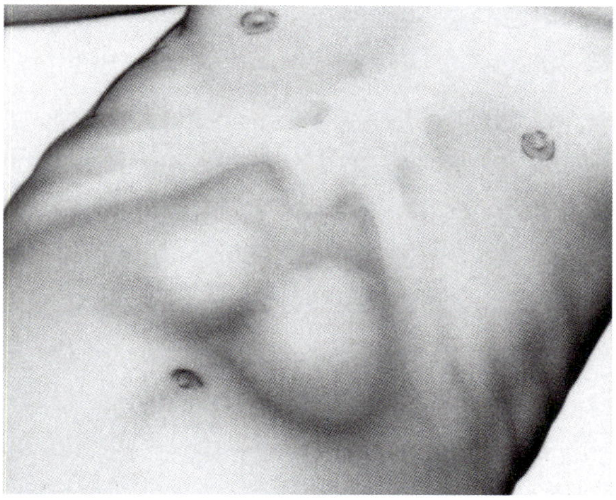

Figura 355.1 Onda peristáltica gástrica em lactente com estenose pilórica.

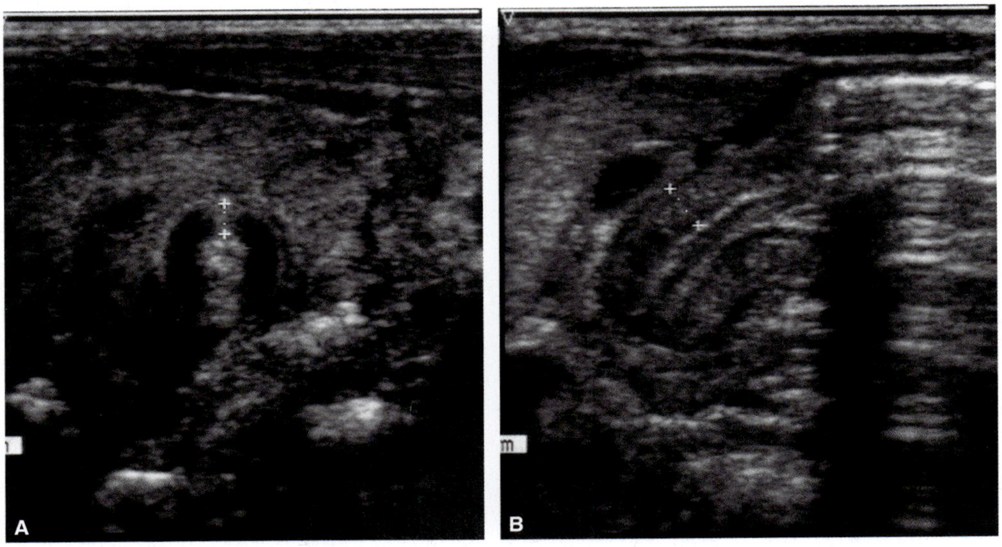

Figura 355.2 **A.** Ultrassonografia transversal demonstra espessura da parede muscular do piloro maior que 4 mm (distância entre *cursores*). **B.** Imagem horizontal demonstra o canal pilórico com um comprimento superior a 14 mm (a espessura da parede está delineada entre *cursores*) em lactente com estenose pilórica.

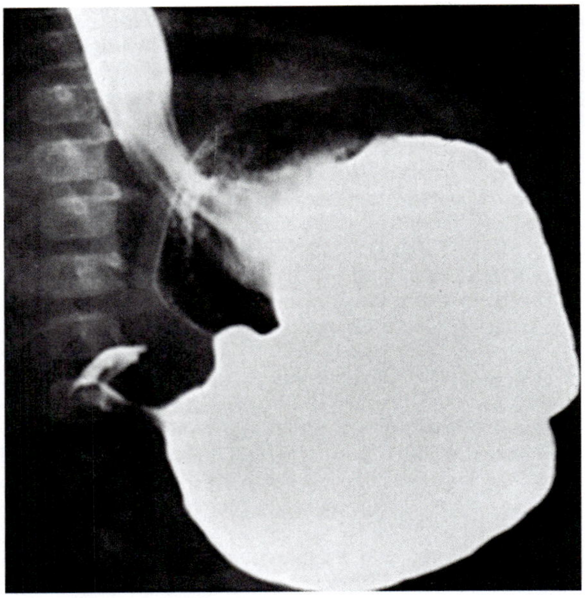

Figura 355.3 Bário no estômago de lactente com vômito em jato. O canal pilórico atenuado é típico da estenose pilórica hipertrófica congênita.

aproximadamente 95%. Quando são realizados exames com contraste, eles demonstram um canal pilórico alongado (sinal do barbante), protuberância da musculatura pilórica no antro (sinal do ombro) e linhas paralelas de bário observadas no canal estreito, produzindo "sinal do trilho duplo" (Figura 355.3).

DIAGNÓSTICO DIFERENCIAL

Ocasionalmente, é possível observar ondas gástricas em um lactente pequeno, emagrecido e sem estenose pilórica. Raramente, o refluxo gastresofágico, associado ou não a hérnia de hiato, pode ser confundido com estenose pilórica. O refluxo gastresofágico pode ser diferenciado da estenose pilórica por meio de estudos radiográficos. A insuficiência suprarrenal da síndrome adrenogenital pode simular a estenose pilórica, mas a ausência de acidose metabólica e as concentrações de potássio sérico e sódio urinário aumentadas da insuficiência suprarrenal ajudam na diferenciação (ver Capítulo 594). Erros inatos do metabolismo podem produzir vômitos recorrentes com alcalose (ciclo da ureia) ou acidose (acidemia orgânica) e letargia, coma ou convulsões. Vômitos com diarreia sugerem gastrenterite, porém os pacientes com estenose pilórica ocasionalmente apresentam diarreia. Raramente, a membrana pilórica ou a duplicação pilórica resultam em vômitos em jato, peristaltismo visível e, no caso de duplicação, massa palpável (Tabela 355.1). A estenose duodenal proximal à ampola de Vater resulta nas características clínicas de estenose pilórica, mas pode ser diferenciada pela presença de massa pilórica detectável no exame físico ou na ultrassonografia.

TRATAMENTO

O tratamento pré-operatório é direcionado para a correção de perdas de líquidos, de alterações ácido-básicas e de eletrólitos. A correção da alcalose é essencial para prevenir a apneia pós-operatória, que pode estar associada à anestesia. A maioria dos lactentes pode ser reidratada com sucesso em 24 h. Os vômitos geralmente param quando o estômago está vazio e, apenas ocasionalmente, há necessidade de aspiração nasogástrica.

O procedimento cirúrgico de escolha é a piloromiotomia. O procedimento tradicional de Ramstedt é feito por meio de uma pequena incisão transversal na pele. A massa pilórica subjacente é cortada longitudinalmente à submucosa e a incisão é fechada. A técnica laparoscópica é igualmente bem-sucedida e, em um estudo, resultou em menor tempo até a instituição da alimentação completa e alta hospitalar, assim como maior satisfação dos pais. O sucesso da laparoscopia depende da habilidade do cirurgião. O vômito pós-operatório ocorre em metade dos lactentes e acredita-se que seja secundário ao edema do piloro no local da incisão. Na maioria dos lactentes, pode-se iniciar a alimentação após 12 a 24 horas da cirurgia, avançando-se para alimentação VO de manutenção em 36 a 48 horas. Vômitos persistentes sugerem pilorotomia incompleta, gastrite, doença do refluxo gastresofágico ou outra causa de obstrução. O tratamento cirúrgico da estenose pilórica é curativo com mortalidade operatória de 0 a 0,5%. A dilatação endoscópica com balão tem sido bem-sucedida em lactentes com vômitos persistentes secundários à pilorotomia incompleta.

O tratamento conservador, com alimentação nasoduodenal, é recomendado para pacientes que não são bons candidatos cirúrgicos. O uso de sulfato de atropina (relaxante do músculo pilórico) oral ou intravenoso também já foi descrito quando a cirurgia não é possível, com índices de sucesso descritos em 80%. Nos protocolos de tratamento conservador, a atropina é administrada intravenosamente na dose de 0,01 mg/kg, 6 vezes/dia, 5 min antes das refeições. Durante a infusão de atropina, deve-se monitorar continuamente a frequência

Tabela 355.1 Anomalias do estômago.

ANOMALIA	INCIDÊNCIA	IDADE DE APRESENTAÇÃO	SINAIS E SINTOMAS	TRATAMENTO
ESTÔMAGO				
Atresia gástrica, antral ou pilórica	3/100.000, quando combinada às membranas	Infância	Vômito não bilioso	Gastroduodenostomia, gastrojejunostomia
Membranas pilóricas ou antrais	Como acima	Qualquer idade	Vômito, crescimento insuficiente	Incisão ou excisão, piloroplastia
Microgastria	Rara	Infância	Vômitos, má nutrição	Alimentação por gotejamento contínuo ou bolsa de reservatório jejunal
Divertículo gástrico	Raro	Qualquer idade	Geralmente assintomático	Geralmente desnecessário
Duplicação gástrica	Rara; masculino:feminino, 1:2	Qualquer idade	Massa abdominal, vômitos, hematêmese; peritonite, se rompido	Excisão ou gastrectomia parcial
Teratoma gástrico	Raro	Qualquer idade	Massa no abdome superior	Ressecção
Vólvulo gástrico	Raro	Qualquer idade	Vômitos, recusa de alimentar-se	Redução de vólvulo, gastropexia anterior
Estenose pilórica (formas adulta e hipertrófica infantil)	EUA, 3/1.000 (varia de 1 a 8/1.000 em várias regiões); masculino:feminino, 4:1	Infância	Vômito não bilioso	Piloromiotomia
Ausência congênita do piloro	Rara	Infância, idade adulta	Dispepsia, se sintomático	Geralmente desnecessário

Modificada de Semrin MG, Russo MA: Anatomy, histology, and developmental anomalies of the stomach and duodenum. In Feldman M, Friedman LS, Brandt LJ, editors: *Sleisenger and Fordtran's gastrintestinal and liver disease*, ed 10, Philadelphia, Saunders, 2015, Table 48.1.

cardíaca com o eletrocardiograma. Deve-se iniciar a alimentação oral com um volume de 10 mℓ de fórmula infantil 6 vezes/dia. O volume é aumentado diariamente até que o paciente tolere 150 mℓ/kg/dia, a não ser que ocorra vômito mais que 2 vezes/dia. Quando os pacientes forem capazes de tolerar todo o volume de fórmula, sem apresentar mais de dois episódios de vômito ao dia, administra-se 0,02 mg/kg de atropina VO 6 vezes/dia antes da alimentação. Como o tratamento conservador é mais prolongado e o paciente pode não tolerar a alimentação oral inicialmente, pode ocorrer piora do estado nutricional, sendo necessário o uso de nutrição parenteral. Pressupõe-se também que o tratamento cirúrgico economiza tempo e apresenta melhor relação custo-benefício.

AGRADECIMENTO

À Anna K. Hunter, MD, que contribuiu para a versão anterior deste capítulo.

A bibliografia está disponível no GEN-io.

355.2 Obstrução Congênita da Saída Gástrica

Asim Maqbool e Chris A. Liacouras

A obstrução congênita da saída gástrica resultante de atresia do piloro e membrana antral é rara, representando < 1% de todas as atresias e diafragmas do trato alimentar (Tabela 355.1). A causa dos defeitos é desconhecida. Associou-se a atresia do piloro à **epidermólise bolhosa,** que geralmente se apresenta na primeira infância. Ela afeta ambos os sexos, igualmente.

MANIFESTAÇÕES CLÍNICAS

Recém-nascidos com atresia do piloro apresentam vômitos não biliosos, dificuldade de alimentação e distensão abdominal no primeiro dia de vida. Na maioria dos casos, ocorre **polidrâmnio**, e é comum o baixo peso ao nascimento. O conteúdo gástrico aspirado logo após o parto é grande (> 20 mℓ de líquido), devendo ser removido para prevenir a aspiração. A ruptura do estômago pode ocorrer precocemente, nas primeiras 12 horas de vida. Os recém-nascidos com membrana antral podem apresentar sintomas menos dramáticos, dependendo do grau de obstrução. Crianças mais velhas com membrana antral apresentam náuseas, vômitos, dor abdominal e perda de peso.

DIAGNÓSTICO

O diagnóstico da obstrução congênita da saída gástrica é sugerido por apresentação de estômago grande e dilatado nas radiografias simples do abdome ou na ultrassonografia *in utero*. A radiografia com contraste do trato gastrintestinal (GI) superior geralmente faz o diagnóstico, demonstrando a depressão pilórica. Ao se realizarem estudos com contraste, deve-se ter o cuidado para evitar possível aspiração. A membrana antral pode aparecer como um septo fino próximo ao canal pilórico. Em crianças mais velhas, a endoscopia tem sido útil na identificação de membranas antrais.

TRATAMENTO

O tratamento de todas as causas de obstrução da saída gástrica nos recém-nascidos se inicia com a correção da desidratação e alcalose hipoclorêmica. Vômitos persistentes devem ser aliviados pela aspiração nasogástrica. O reparo cirúrgico ou endoscópico deve ser feito quando o paciente estiver estável.

355.3 Duplicação Gástrica

Asim Maqbool e Chris A. Liacouras

Duplicações gástricas são estruturas císticas ou tubulares incomuns que geralmente ocorrem na parede do estômago (Tabela 355.1). Elas representam de 2 a 7% das duplicações GI. Elas são mais frequentemente encontradas na curvatura maior do estômago. A maioria apresenta diâmetro < 12 cm e geralmente não apresentam comunicação com o lúmen do estômago; entretanto, elas apresentam o mesmo suprimento sanguíneo. Anomalias associadas são comuns e acontecem em até 35% dos pacientes. Diversas hipóteses foram desenvolvidas sobre a etiologia dos cistos de duplicação, incluindo teoria da divisão da notocorda, diverticulização, defeitos de canalização e geminação caudal.

As manifestações clínicas mais comuns estão associadas à obstrução parcial ou completa da saída gástrica. Em 33% dos pacientes, pode-se palpar o cisto. Duplicações comunicantes podem causar ulceração gástrica e estar associadas a hematêmese ou melena.

Estudos radiográficos geralmente mostram massa paragástrica deslocando o estômago. A ultrassonografia pode mostrar as camadas mucosa interna, hiperecoica, e muscular externa, hipoecoica, que são típicas das duplicações GI. A excisão cirúrgica é o tratamento para as duplicações gástricas sintomáticas.

AGRADECIMENTO

À Anna K. Hunter, MD, que contribuiu para a versão anterior deste capítulo.

A bibliografia está disponível no GEN-io.

355.4 Vólvulo Gástrico

Asim Maqbool e Chris A. Liacouras

O estômago está preso longitudinalmente pelos ligamentos gastro-hepático, gastresplênico e gastrocólico. No eixo transversal, ele está preso pelo ligamento gastrofrênico e a ligação retroperitoneal do duodeno. Um vólvulo ocorre quando uma dessas ligações está ausente ou alongada, permitindo que o estômago apresente rotação em torno do seu eixo. Em algumas crianças, outros defeitos associados estão presentes, incluindo má rotação intestinal, defeitos diafragmáticos, hérnia de hiato ou anormalidades em órgão adjacentes, como asplenia. O vólvulo pode ocorrer ao longo do eixo longitudinal, produzindo vólvulo organoaxial, ou ao longo do eixo transversal, produzindo vólvulo mesenteroaxial. O vólvulo combinado ocorre se o estômago apresentar rotação sobre os eixos organoaxial e mesenteroaxial.

A apresentação clínica do vólvulo gástrico não é específica, o que sugere obstrução intestinal alta. O vólvulo gástrico na infância, geralmente, está associado a vômitos não biliosos e distensão epigástrica. Ele também foi associado a episódios de dispneia e apneia nessa faixa etária. O vólvulo agudo pode avançar rapidamente para estrangulação e perfuração. O vólvulo gástrico crônico é mais comum em crianças mais velhas; elas apresentam uma história de vômitos, dor e distensão abdominais, saciedade precoce e crescimento insuficiente.

O diagnóstico é sugerido na radiografia simples do abdome pela presença de estômago dilatado. Radiografias abdominais, com o paciente ereto, mostram duplo nível líquido com uma "quebra" característica próxima à junção esofágica inferior, no vólvulo mesenteroaxial. O estômago tende a ficar no plano vertical. No vólvulo organoaxial, observa-se um único nível líquido sem a característica de "quebra" e o estômago está no plano horizontal. Os exames com contraste do trato GI superior também são utilizados para auxiliar no diagnóstico.

O **tratamento** do vólvulo gástrico agudo é a cirurgia de urgência, depois que o paciente estiver estável. A gastropexia laparoscópica é a abordagem cirúrgica mais comum. Nos casos selecionados de vólvulo crônico, em pacientes mais velhos, a correção endoscópica tem sido bem-sucedida.

AGRADECIMENTO

À Anna K. Hunter, MD, que contribuiu para a versão anterior deste capítulo.

A bibliografia está disponível no GEN-io.

355.5 Gastropatia Hipertrófica

Asim Maqbool e Chris A. Liacouras

A gastropatia hipertrófica em crianças é rara e, em contraste com a dos adultos (doença de Ménétrier), é geralmente uma condição transitória, benigna e autolimitada.

PATOGÊNESE

A condição geralmente é secundária à infecção pelo citomegalovírus (CMV), mas outros agentes, incluindo herpes-vírus simples, *Giardia* e *Helicobacter pylori*, também estão relacionados. Os mecanismos fisiopatológicos e a apresentação clínica não são totalmente compreendidos, mas podem envolver a ampliação das junções comunicantes entre as células epiteliais gástricas com a consequente perda de líquido e proteínas. Existe associação com o aumento na expressão do fator de crescimento transformante-α na mucosa gástrica na gastropatia induzido pelo CMV. A infecção pelo *H. pylori* pode causar a elevação dos níveis séricos do peptídeo semelhante ao glucagon-2, um hormônio do trato gastrintestinal indutor do crescimento da mucosa.

MANIFESTAÇÕES CLÍNICAS

As manifestações clínicas incluem vômitos, anorexia, dor abdominal superior, diarreia, edema (enteropatia perdedora de proteínas), ascite e, raramente, hematêmese, se houver ulcerações.

DIAGNÓSTICO E DIAGNÓSTICO DIFERENCIAL

A idade média, quando do diagnóstico, é de 5 anos (variação de 2 dias a 17 anos); a doença geralmente dura de 2 a 14 semanas. A endoscopia com biopsia e a reação em cadeia da polimerase para o CMV tecidual são diagnósticas. A endoscopia mostra pregas gástricas hipertróficas. A radiografia com contraste do trato GI superior pode mostrar pregas gástricas espessas. O diagnóstico diferencial inclui gastrenterite eosinofílica, linfoma ou carcinoma gástrico, doença de Crohn e pseudotumor inflamatório.

TRATAMENTO

O tratamento é de suporte, incluindo hidratação adequada, agentes antissecretores (bloqueadores do receptor H_2, supressão ácida com inibidores da bomba de prótons) e reposição de albumina, se a hipoalbuminemia for sintomática. Quando o *H. pylori* é detectado, recomenda-se o tratamento apropriado. O uso de ganciclovir na gastropatia por CMV só está indicado nos casos graves. Não existem diretrizes oficiais com relação à duração do tratamento. Na prática, a terapia intravenosa é iniciada nas primeiras 24 a 48 horas. Deve-se continuar o tratamento com valganciclovir oral por 3 semanas. A recuperação completa é o padrão. Deve-se considerar a gastropatia hipertrófica em criança previamente saudável, com edema recente, sem outras causas de perda proteica. Essa não é uma condição crônica nas crianças, e a doença tende a apresentar um curso muito mais grave nos adultos.

AGRADECIMENTO

À Anna K. Hunter, MD, que contribuiu para a versão anterior deste capítulo.

A bibliografia está disponível no GEN-io.

Capítulo 356

Atresia, Estenose e Má Rotação Intestinal

Asim Maqbool, Christina Bales e Chris A. Liacouras

Aproximadamente 1 em 1.500 crianças nasce com obstrução intestinal. A obstrução pode ser parcial ou completa, podendo ser caracterizada como simples ou com estrangulamento. Na obstrução simples, o conteúdo intestinal não progride, enquanto no estrangulamento, o fluxo sanguíneo para o intestino é afetado. Se o estrangulamento não for aliviado prontamente, pode levar ao infarto e à perfuração intestinal.

A obstrução intestinal também pode ser classificada como intrínseca ou extrínseca, baseando-se na etiologia. As causas intrínsecas incluem anormalidades inerentes à inervação intestinal, produção de muco ou anatomia tubular. Entre estas, a alteração congênita da estrutura tubular é a mais comum, podendo se manifestar como obliteração (**atresia**) ou estreitamento (**estenose**) do lúmen intestinal. Mais de 90% das estenoses e atresias intestinais ocorrem no duodeno, jejuno e íleo. Raramente ocorrem no cólon, podendo estar associado a atresias mais proximais.

As causas extrínsecas de obstrução intestinal congênita envolvem a compressão intestinal pelos vasos (p. ex., veia porta pré-duodenal), órgãos (p. ex., pâncreas anular) e cistos (p. ex., duplicação, mesentérico). Anormalidades na rotação intestinal, durante o desenvolvimento fetal, também representam uma causa extrínseca de obstrução intestinal congênita. A má rotação está associada à ligação mesentérica inadequada do intestino à parede abdominal posterior, o que deixa o intestino vulnerável à auto-obstrução resultante de torção ou vólvulo intestinal. A má rotação está geralmente acompanhada de adesões congênitas que podem comprimir e obstruir o duodeno ao se estenderem do ceco para o quadrante superior direito.

Tipicamente, a obstrução está associada à distensão intestinal causada pelo acúmulo de alimentos ingeridos, gases e secreções intestinais proximais ao ponto de obstrução. Conforme o intestino se dilata, a absorção do líquido intestinal está diminuída e a secreção de líquido e eletrólitos está aumentada. Essa alteração resulta na depleção intravascular isotônica, estando geralmente associada à hipopotassemia. A distensão intestinal também resulta em redução do fluxo sanguíneo para o segmento intestinal obstruído. Conforme o fluxo sanguíneo é desviado da mucosa intestinal, ocorre perda da integridade da mucosa. As bactérias proliferam, com predominância das coliformes e anaeróbias. Essa rápida proliferação de bactérias, associada à perda da integridade da mucosa, permite que haja translocação de bactérias através da parede intestinal, levando a endotoxemia, bacteriemia e sepse.

A apresentação clínica da obstrução intestinal varia conforme a causa, o nível da obstrução e o tempo entre o evento obstrutor e a avaliação do paciente. Sintomas clássicos de obstrução nos recém-nascidos incluem vômitos, distensão abdominal e constipação intestinal. A obstrução intestinal alta resulta em vômitos biliosos frequentes, volumosos com pouca ou nenhuma distensão. A dor é intermitente e geralmente aliviada pelos vômitos. A obstrução do intestino delgado distal leva a distensão abdominal moderada a acentuada, com vômitos progressivamente fecais. As obstruções proximais e distais estão associadas à constipação intestinal. Entretanto, pode haver fezes meconiais inicialmente, se for uma obstrução intestinal alta, ou se desenvolver tardiamente na vida intrauterina.

O diagnóstico da obstrução intestinal congênita depende de uma combinação de história, exame físico e achados radiológicos. Em determinados casos, o diagnóstico é sugerido no período pré-natal. Uma ultrassonografia pré-natal de rotina pode detectar polidrâmnio, que geralmente acompanha a obstrução intestinal alta. A presença de polidrâmnio é indicação para a aspiração imediata do estômago do recém-nascido, imediatamente após o parto. A aspiração de mais de 15 a 20 mℓ de líquido, especialmente se for manchado de bile, é altamente indicativa de obstrução intestinal proximal.

No período pós-natal, uma radiografia simples é o exame diagnóstico inicial, podendo fornecer informações valiosas sobre a associação de complicações. Com lesões que causam obstrução total, as radiografias simples revelam distensão intestinal proximal ao ponto da obstrução. Radiografias na posição ereta ou lateral, com raios transversais, tipicamente demonstram uma série de níveis de ar nas alças distendidas. Deve-se ter cuidado ao utilizar as radiografias simples para determinar a localização da obstrução intestinal. Como as haustrações colônicas ainda não estão completamente desenvolvidas no recém-nascido, pode ser difícil distinguir entre obstrução do intestino delgado e grosso nas radiografias simples. Nesses casos, exames com contraste ou tomografia computadorizada podem estar indicados. Pode-se usar contraste oral ou nasográstrico para identificar lesões obstrutivas no intestino proximal, enquanto enemas contrastados podem ser utilizados para diagnosticar lesões mais distais. De fato, enemas também podem ter um papel terapêutico no alívio de obstruções distais causadas por íleo meconial ou pela síndrome da rolha de mecônio.

O tratamento inicial dos lactentes e crianças com obstrução intestinal deve ser direcionado para a reposição de líquidos e estabilização do paciente. A descompressão nasogástrica geralmente alivia a dor e os vômitos. Após culturas apropriadas, antibióticos de amplo espectro são geralmente iniciados em recém-nascidos com obstrução intestinal, que parecem doentes e naqueles com suspeita de infarto com estrangulação. Os pacientes com estrangulamento devem ser submetidos a alívio cirúrgico imediato antes que ocorra infarto intestinal, resultando em gangrena e perfuração. A necrose intestinal extensa resulta na síndrome do intestino curto (ver Capítulo 364.7). O tratamento conservador, não operatório, é geralmente limitado às crianças com suspeita de adesões ou estenose inflamatória, que podem reverter com a descompressão nasogástrica ou anti-inflamatórios. Geralmente, se os sinais clínicos de melhora não forem evidentes em 12 a 24 h, está indicada a intervenção cirúrgica.

356.1 Obstrução Duodenal

Asim Maqbool e Chris A. Liacouras

A obstrução duodenal congênita ocorre em 2,5 a 10/100.000 nascidos vivos. Na maioria dos casos, ela é causada por atresia, um defeito intrínseco da formação intestinal. Também pode resultar da compressão extrínseca por estruturas vizinhas anormais (p. ex., pâncreas anular, veia porta pré-duodenal), cistos de duplicação ou faixas congênitas associadas à má rotação. Apesar de causas intrínsecas e extrínsecas da obstrução duodenal ocorrerem independentemente, elas também podem ser coexistentes. Portanto, um alto índice de suspeição para mais de uma etiologia pode ser crítico para evitar a reoperação desnecessária desses recém-nascidos.

Atresia duodenal está presente em 1/10.000 nascidos vivos, o que representa 25 a 40% de todas as atresias intestinais. Em contraste com atresias mais distais, que provavelmente são causadas por acidentes vasculares pré-natais, a atresia duodenal resulta da falha na recanalização do lúmen intestinal durante a gestação. Durante as 4ª e 5ª semanas do desenvolvimento fetal normal, a mucosa duodenal exibe rápida proliferação das células epiteliais. A persistência dessas células, que devem degenerar após a 7ª semana de gestação, leva à oclusão do lúmen (atresia), em aproximadamente dois terços dos casos, e ao estreitamento (estenose) no terço restante. A atresia duodenal pode ter diversas formas, incluindo uma membrana fina que oclui o lúmen, um cordão fibroso curto que conecta duas bolsas duodenais de fundo cego ou um vão entre dois segmentos duodenais que não se conectam. A forma membranosa é a mais comum, ocorrendo invariavelmente próximo à ampola de Vater. Raramente, a membrana é distensível, sendo chamada de *rede de biruta*. Essa forma rara de atresia duodenal causa obstrução vários centímetros distalmente à origem da membrana.

Aproximadamente 50% dos lactentes com atresia duodenal são prematuros. Anormalidades congênitas concomitantes são comuns, incluindo doença cardíaca congênita (30%), má rotação (20 a 30%), pâncreas anular (30%), anormalidades renais (5 a 15%), atresia esofágica com ou sem fístula traqueoesofágica (5 a 10%), malformação do esqueleto (5%) e anormalidades anorretais (5%). Dessas anormalidades, apenas a doença cardíaca congênita complexa está associada ao aumento da mortalidade. O pâncreas anular está associado a aumento das complicações tardias, incluindo doença do refluxo gastresofágico, úlcera péptica e câncer gástrico. Portanto, deve-se acompanhar esses pacientes até a idade adulta. Quase metade dos pacientes com atresia duodenal apresenta anormalidades cromossômicas; a trissomia do 21 é identificada em até um terço dos pacientes.

MANIFESTAÇÕES CLÍNICAS E DIAGNÓSTICAS

A característica da obstrução duodenal é o vômito bilioso, sem distensão abdominal, que geralmente se instala no primeiro dia de vida. As ondas peristálticas podem ser visualizadas precocemente. Uma história de polidrâmnio está presente em metade das gestações, causada pela absorção inadequada do líquido amniótico no intestino distal. Esse líquido pode estar manchado de bile em virtude dos vômitos intrauterinos. Icterícia está presente em um terço dos lactentes.

A presença do sinal da *dupla bolha*, em uma radiografia simples do abdome, é sugestiva do diagnóstico (Figura 356.1). A aparência é causada por estômago e duodeno proximal, que estão invariavelmente conectados, distendidos e cheios de gás. A radiografia contrastada é ocasionalmente necessária para excluir má rotação e vólvulo, pois pode ocorrer

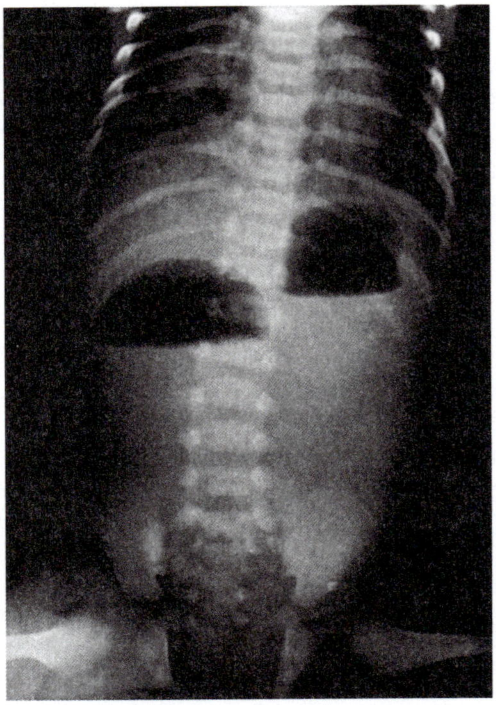

Figura 356.1 Radiografia abdominal de um recém-nascido na posição ereta. Observe a "dupla bolha" e a ausência de gás no intestino distal neste caso de atresia duodenal congênita.

infarto intestinal em até 6 a 12 h se o vólvulo não for aliviado. Exames contrastados geralmente não são necessários, podendo estar associados à aspiração. O diagnóstico pré-natal de atresia duodenal é prontamente feito com o auxílio da ultrassonografia fetal que revela uma dupla bolha sonográfica. Identificação pré-natal de atresia duodenal está associada a redução na mortalidade e menos dias de hospitalização.

TRATAMENTO

O tratamento inicial de recém-nascidos com atresia duodenal inclui descompressão nasogástrica ou orogástrica e hidratação. Deve-se realizar ecocardiograma, ultrassonografia renal e radiografias do tórax e da coluna para avaliar a presença de anomalias associadas. A correção definitiva da atresia é, geralmente, adiada até que as anormalidades potencialmente fatais sejam avaliadas e tratadas.

O reparo cirúrgico típico para a atresia duodenal é a duodenoduodenostomia. Esse procedimento também é o preferido em casos de pâncreas anular associado ou isolado. Nesses casos, a duodenoduodenostomia é realizada sem dividir o pâncreas. O diâmetro do intestino proximal dilatado provavelmente deve ser diminuído para melhorar a peristalse. No pós-operatório, um tubo de gastrostomia deve ser colocado para drenar o estômago e proteger as vias respiratórias. Suporte nutricional intravenoso ou um tubo jejunal transanastomótico são necessários até que o recém-nascido comece a se alimentar VO. O prognóstico a longo prazo é excelente, com sobrevida que se aproxima de 90% na maioria dos estudos.

A bibliografia está disponível no GEN-io.

356.2 Atresia e Obstrução do Jejuno e do Íleo

Asim Maqbool e Chris A. Liacouras

As etiologias primárias da obstrução congênita do intestino delgado envolvem anormalidades intrínsecas do desenvolvimento anatômico (estenose e atresia jejunoileal), secreção de muco (íleo meconial) e inervação da parede intestinal (doença de Hirschsprung de segmento longo).

As **atresias jejunoileais** geralmente são atribuídas a acidentes vasculares intrauterinos, que resultam em infartos segmentados e reabsorção do intestino fetal. Eventos que potencializam o comprometimento vascular incluem vólvulo intestinal, intussuscepção, íleo meconial e hérnia de estrangulamento por um defeito na parede intestinal associado a gastrósquise ou onfalocele. Comportamentos maternos que promovem a vasoconstrição, como o fumo e o uso de cocaína, também podem desempenhar um papel. Relataram-se apenas alguns casos de herança familiar. Nessas famílias, ocorreram múltiplas atresias intestinais em padrão autonômico recessivo. Ligou-se a atresia jejunoileal a nascimentos múltiplos, baixo peso ao nascimento e prematuridade. Ao contrário da atresia duodenal, as atresias jejunoileais normalmente não estão associadas a anormalidades extrínsecas.

Observam-se cinco tipos de atresias (Figura 356.2). No tipo I, uma membrana oclui o lúmen, mas a continuidade entre o intestino proximal e o distal é mantida. O tipo II envolve um cordão sólido de pequeno diâmetro que conecta os intestinos proximal e distal. O tipo III é dividido em dois subtipos. O tipo IIIa ocorre quando ambas as terminações intestinais terminam em alças cegas acompanhadas por um pequeno defeito mesentérico. O tipo IIIb é semelhante, mas está associado a um defeito mesentérico extenso e à perda do suprimento sanguíneo normal para o intestino distal. O íleo distal se enrola em torno da artéria ileocólica, da qual deriva todo o seu suprimento sanguíneo, produzindo aparência de "casca de maçã". Esta anomalia está associada à prematuridade, a um íleo distal excepcionalmente curto e ao encurtamento significativo do intestino. O tipo IV envolve atresias múltiplas. Os tipos II e IIIa são os mais comuns, cada um responsável por 30 a 35% dos casos. O tipo I ocorre em aproximadamente 20% dos pacientes. Os tipos IIIb e IV são responsáveis pelos 10 a 20% restantes, em que o tipo IIIb é o menos frequente.

O **íleo meconial** ocorre primariamente em recém-nascidos com fibrose cística, um defeito do transporte de cloro nas glândulas exócrinas, o que resulta em secreções anormalmente viscosas (ver Capítulo 432). Aproximadamente 80 a 90% dos recém-nascidos com íleo meconial apresentam fibrose cística, mas apenas 10 a 15% dos recém-nascidos com essa afecção se apresentam com íleo meconial. Nos casos simples, os 20 a 30 cm distais do íleo estão fechados e cheios de bolinhas de fezes pálidas. O intestino proximal está dilatado e cheio de mecônio espesso semelhante a um melado grudento ou cola. A peristalse não faz progredir esse material viscoso, que fica impactado no íleo. Nos casos complicados, pode ocorrer um vólvulo do intestino proximal, resultando em isquemia intestinal, atresia e/ou perfuração. A perfuração *in utero* resulta em peritonite meconial, que leva a adesões e calcificações potencialmente obstrutivas.

Deve-se distinguir a atresia intestinal e o íleo meconial da doença de Hirschsprung de segmento longo. Essa condição envolve a ausência congênita de células ganglionares nos plexos mioentérico e submucoso da parede intestinal. Em um pequeno grupo de pacientes (5%), o segmento agangliônico inclui o íleo terminal além de toda a extensão do cólon. Lactentes com doença de Hirschsprung de segmento longo

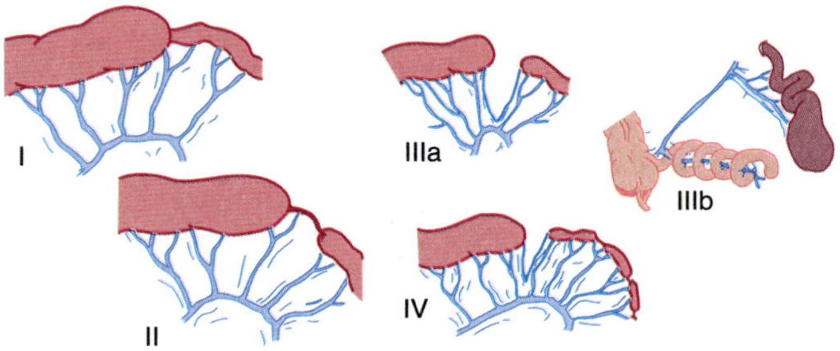

Figura 356.2 Classificação da atresia intestinal. *Tipo I*, obstrução da mucosa devido à membrana intraluminal, com parede intestinal e mesentério intactos. *Tipo II*, extremidades em fundo cego estão separadas por um cordão fibroso. *Tipo IIIa*, extremidades em fundo cego separadas por um defeito mesentérico no formato de V. *Tipo IIIb*, aparência em "casca de maçã". *Tipo IV*, atresias múltiplas. (*De Grosfeld J: Jejunoileal atresia and stenosis. Em Welch KJ, Randolph JG, Ravitch MM, editors:* Pediatric surgery, *ed 4, Chicago, 1986, Year Book Medical Publishers.*)

se apresentam com um intestino delgado dilatado que é ganglionado, mas apresenta paredes hipertróficas, uma zona de transição hipoganglionada e afunilada e um segmento distal aganglionado e colapsado.

MANIFESTAÇÕES CLÍNICAS E DIAGNÓSTICAS

A detecção *in utero* da obstrução intestinal distal é menos provável do que a proximal. Identifica-se polidrâmnio em 20 a 35% das atresias jejunais, podendo ser o primeiro sinal de obstrução intestinal. Distensão abdominal raramente está presente ao nascimento, mas desenvolve-se rapidamente, após instituição da alimentação, nas primeiras 12 a 24 h. A distensão é quase sempre acompanhada de vômitos, geralmente biliosos. Até 80% dos lactentes não eliminam mecônio nas primeiras 24 horas de vida. Relatou-se icterícia associada à hiperbilirrubinemia não conjugada em 20 a 30% dos pacientes.

Nos pacientes com obstrução causada pela atresia jejunoileal ou doença de Hirschsprung de segmento longo, a radiografia simples na posição ereta ou em decúbito lateral mostra múltiplos níveis de ar proximais à obstrução (Figura 356.3). Esses níveis podem estar ausentes nos pacientes com íleo meconial, pois a viscosidade da secreção no intestino proximal previne a ocorrência de níveis. Em vez disso, aparência nebulosa ou típica de vidro moído pode ser apreciada no quadrante inferior direito. Essa aparência nebulosa é causada por pequenas bolhas de gás que ficam presas no mecônio espesso na região do íleo terminal. Se houver peritonite meconial, também é possível notar calcificação irregular, especialmente nos flancos. Radiografias simples podem revelar evidências de pneumoperitônio devido à perfuração intestinal. Pode-se observar a presença de ar na região subfrênica, na radiografia ereta, e sobre o fígado, no decúbito lateral.

Como as radiografias simples não são capazes de distinguir o intestino delgado do grosso nos recém-nascidos, exames contrastados geralmente são necessários para localizar a obstrução. Enemas hidrossolúveis (diatrizoato de meglumina, diatrizoato de sódio) são particularmente úteis na diferenciação da atresia do íleo meconial e doença de Hirschsprung. Pequeno *microcólon* sugere ausência de uso e a presença de obstrução proximal à válvula ileocecal. A ultrassonografia abdominal pode ser um exame associado importante, podendo distinguir íleo meconial de atresia ileal e, também, identificar má rotação intestinal concomitante.

TRATAMENTO

Os pacientes com obstrução do intestino delgado devem estar estáveis e com o balanço hidreletrolítico adequado antes da cirurgia ou tentativa radiográfica de desobstrução, a não ser quando houver suspeita de vólvulo. As infecções documentadas devem ser tratadas com os antibióticos apropriados. Antibióticos profiláticos geralmente são administrados antes da cirurgia.

A atresia ileal ou jejunal requer a ressecção da porção proximal dilatada do intestino seguida de anastomose terminoterminal. Se um simples diafragma mucoso estiver presente, jejunoplastia ou ileoplastia

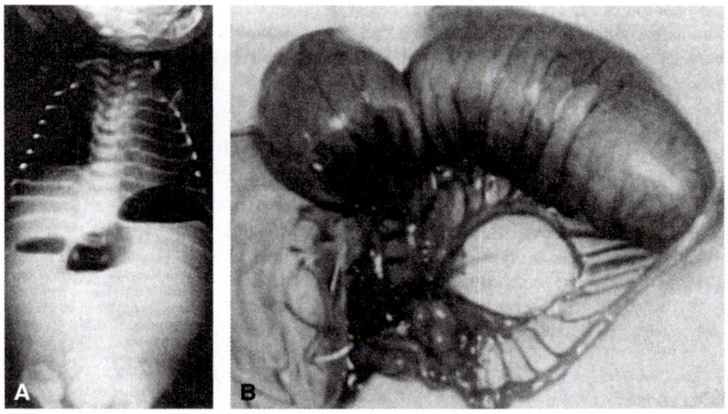

Figura 356.3 **A.** Radiografia abdominal de um recém-nascido com vômitos biliosos mostra poucas alças intestinais dilatadas com nível de ar. **B.** Na laparotomia, observou-se uma atresia jejunal do tipo I (mucosa). (*De O'Neill JA Jr, Grosfeld JL, Fonkalsrud EW et al., editors:* Principles of pediatric surgery, *ed. 2, St. Louis, 2003, Mosby, p. 493.*)

com excisão parcial da membrana é uma alternativa aceitável. No íleo meconial não complicado, enemas de diatrizoato de meglumina diagnosticam a obstrução e removem o material espesso. O diatrizoato de meglumina é hipertônico, devendo-se ter cuidados para evitar desidratação, choque e perfuração intestinal. Pode ser necessário repetir o enema depois de 8 a 12 horas. A ressecção depois da redução não é necessária se não houver complicações isquêmicas.

Aproximadamente 50% dos pacientes com íleo meconial simples não respondem adequadamente aos enemas hidrossolúveis, necessitando de laparotomia. Tratamento cirúrgico está indicado quando a obstrução não puder ser aliviada por tentativas repetidas do tratamento conservador e nos recém-nascidos com íleo meconial complicado. A extensão da intervenção cirúrgica depende do grau da patologia. No íleo meconial simples, a obstrução pode ser aliviada pela manipulação ou irrigação enteral direta com *N*-acetilcisteína após a enterotomia. Nos casos complicados, pode ser necessário ressecção intestinal, lavagem peritoneal, drenagem abdominal e formação de estoma. A nutrição parenteral total geralmente é necessária.

A bibliografia está disponível no GEN-io.

356.3 Má Rotação

Asim Maqbool e Chris A. Liacouras

A má rotação é a rotação incompleta do intestino durante o desenvolvimento fetal, envolvendo ausência de rotação ou a rotação intestinal incompleta em torno da artéria mesentérica superior. O intestino começa como um tubo reto do estômago para o reto. A rotação e a fixação intestinal se iniciam na 5ª semana de gestação quando o intestino médio (duodeno distal até a metade do cólon transverso) começa a se alongar e projetar-se progressivamente através do anel umbilical até que fique totalmente fora da cavidade abdominal. Conforme o intestino em desenvolvimento sofre rotação para dentro e para fora da cavidade abdominal, a artéria mesentérica superior, que fornece o suprimento sanguíneo para essa seção do intestino, atua como um eixo. O duodeno, ao entrar novamente na cavidade abdominal, move-se para a região do ligamento de Treitz e o cólon é direcionado para o quadrante superior esquerdo. O ceco subsequentemente roda no sentido anti-horário dentro da cavidade abdominal, vindo a se localizar no quadrante inferior direito. O duodeno torna-se fixo à parede abdominal posterior antes de completada a rotação do cólon. Essas conexões fornecem uma ampla base de apoio ao mesentério e à artéria mesentérica superior, prevenindo a torção da raiz do mesentério com prejuízo do suprimento vascular. A rotação e a fixação abdominal estão completas na 12ª semana de gestação.

A ausência de rotação ocorre quando o intestino não sofre rotação depois de voltar para a cavidade abdominal. A primeira e a segunda porção do duodeno estão em suas posições normais, mas o restante do duodeno, jejuno e íleo ocupam o lado direito do abdome, e o cólon está localizado no lado esquerdo. O tipo mais comum de má rotação envolve a falência de movimento do ceco para o quadrante inferior direito (Figura 356.4). A localização costumeira do ceco é na área sub-hepática. A ausência de rotação apropriada do ceco está associada ao fracasso da formação da aderência larga à parede abdominal posterior. O mesentério, incluindo a artéria mesentérica superior, está preso por um talo estreito que pode se enroscar, produzindo um vólvulo do intestino médio. Faixas de tecido **(bandas de Ladd)** podem se estender do ceco para o quadrante superior direito, cruzando e, provavelmente, obstruindo o duodeno.

A má rotação e a ausência de rotação estão frequentemente associadas a outras anormalidades da parede abdominal, como hérnia diafragmática, gastrósquise e onfalocele. A má rotação também está associada à **síndrome de heterotaxia**, que é um complexo de anomalias congênitas, incluindo malformações cardíacas congênitas, má rotação, atresia biliar e asplenia ou poliesplenia (ver Capítulo 458.11).

MANIFESTAÇÕES CLÍNICAS

A incidência descrita de má rotação é de aproximadamente 1 em 500 lactentes. A maioria, cerca de 75 a 85% dos pacientes, apresenta-se no 1º ano de vida e mais de 50% apresentam-se no 1º mês de vida,

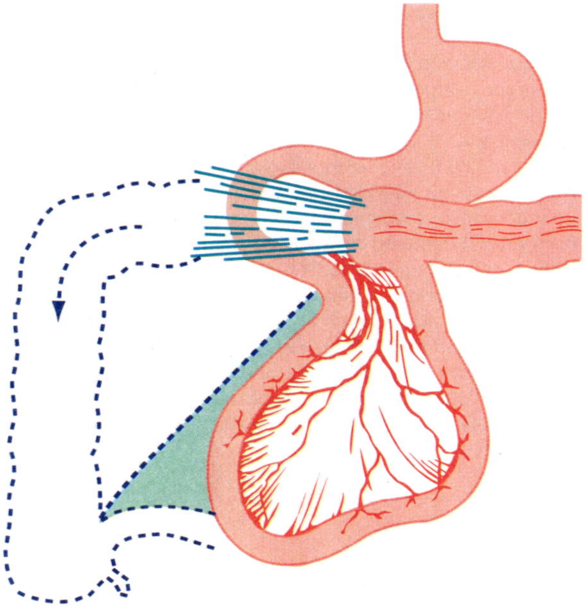

Figura 356.4 O mecanismo da obstrução intestinal com rotação incompleta do intestino médio (má rotação). As *linhas tracejadas* mostram o curso que o ceco deveria ter tomado. A ausência de rotação deixou faixas obstrutivas cruzando o duodeno e um pedículo estreito para a alça do intestino médio, tornando-o suscetível ao vólvulo. (*De Nixon HH, O'Donnell B:* The essentials of pediatric surgery, *Philadelphia, 1961, JB Lippincott.*)

com sintomas de obstrução aguda ou crônica. O sintoma mais comum nessa faixa etária são os vômitos. Os recém-nascidos frequentemente apresentam na 1ª semana de vida **vômitos biliosos** e obstrução intestinal aguda. Lactentes mais velhos apresentam episódios de dor abdominal recorrente, que mimetiza cólica, sugerindo vólvulo intermitente. A má rotação nas crianças mais velhas pode se manifestar com episódios recorrentes de vômitos e/ou dor abdominal. Ocasionalmente, os pacientes apresentam **má absorção** ou **enteropatia perdedora de proteína** associada a crescimento bacteriano excessivo. Os sintomas são causados por vólvulo intermitente ou compressão duodenal pelas bandas de Ladd ou outras faixas adesivas que afetam os intestinos delgado e grosso. Aproximadamente 25 a 50% dos adolescentes com má rotação são assintomáticos. Adolescentes que se tornam sintomáticos apresentam obstrução intestinal aguda ou uma história de episódios recorrentes de dor abdominal ou distensão abdominal pós-prandial e vômitos ocasionais. Pacientes de qualquer idade com anomalia de rotação podem desenvolver vólvulo agudo sem sintomas preexistentes.

Apresentação de obstrução aguda do intestino delgado em paciente sem história prévia de cirurgia intestinal pode ser resultante de **vólvulo** associado à má rotação. Essa é uma complicação potencialmente fatal da má rotação que se assemelha a abdome agudo ou sepse, sendo a principal razão pela qual os sintomas sugestivos de má rotação devem ser sempre investigados. O vólvulo ocorre quando o intestino delgado se torce em torno da artéria mesentérica superior, levando ao comprometimento vascular do intestino. O diagnóstico é sugerido pela ultrassonografia, mas é confirmado pela radiografia com contraste. A radiografia simples do abdome geralmente não é específica, mas pode demonstrar ausência de gás no abdome ou evidência de obstrução duodenal com uma dupla bolha gástrica. Serigrafia do trato gastrintestinal superior é o exame de imagem de escolha e o padrão-ouro na avaliação e no diagnóstico de má rotação e vólvulo. Uma rotação normal é indicada pelo duodeno cruzando a linha média e uma junção duodenojejunal localizada no lado esquerdo da coluna. A serigrafia do trato gastrintestinal superior é o melhor exame para visualizar o mau posicionamento do ligamento de Treitz, podendo também revelar uma aparência em saca-rolhas do intestino delgado ou uma obstrução duodenal com aparência de *bico de pássaro*. O enema de bário geralmente demonstra má posição do ceco, mas é normal em até 20% dos pacientes. A ultrassonografia pode demonstrar a inversão de artéria e veia mesentéricas superiores. Uma veia mesentérica superior localizada à esquerda da artéria mesentérica superior sugere má rotação. Obstrução duodenal, alças intestinais espessas à direita da coluna, veia mesentérica superior que se enrosca em torno da artéria mesentérica superior e líquido livre no peritônio sugerem má rotação com vólvulo.

TRATAMENTO

A intervenção cirúrgica é recomendada para qualquer paciente com uma anormalidade rotacional significativa, independentemente da idade. Se houver presença de vólvulo, a cirurgia deve ser realizada imediatamente como uma emergência, o vólvulo é reduzido e livra-se o duodeno e jejuno superior de qualquer banda, permanecendo no lado direito da cavidade abdominal. Libera-se o cólon de qualquer adesão, colocando-o no lado direito do abdome, com o ceco no quadrante inferior esquerdo, geralmente acompanhado por apendicectomia incidental. Pode-se realizar o procedimento de Ladd por meio de laparoscopia para a má rotação sem vólvulo e se não houver isquemia intestinal, mas é geralmente realizado como um procedimento aberto se houver vólvulo presente. O propósito da intervenção cirúrgica é minimizar o risco de vólvulo subsequente e não para retornar o intestino à sua configuração anatômica normal. Isquemia intestinal extensa, por causa do vólvulo, pode resultar na síndrome do intestino curto (ver Capítulo 364.7).

AGRADECIMENTO

À Melissa Kennedy, MD, que contribuiu para a versão anterior deste capítulo.

A bibliografia está disponível no GEN-io.

Capítulo 357
Duplicações Intestinais, Divertículo de Meckel e Outros Remanescentes do Ducto Onfalomesentérico

357.1 Duplicações Intestinais

Asim Maqbool e Chris A. Liacouras

As duplicações do trato intestinal são anomalias raras que consistem em estruturas tubulares ou esféricas bem-formadas e firmemente ligadas ao intestino com um suprimento sanguíneo comum. O revestimento das duplicações assemelha-se ao do trato gastrintestinal (GI). As duplicações estão localizadas na borda mesentérica e podem se comunicar com o lúmen intestinal. Estas duplicações podem ser classificadas em três categorias: duplicações localizadas, duplicações associadas a defeitos na medula espinal e a malformações vertebrais, e duplicações do cólon. Ocasionalmente (10 a 15% dos casos), são encontradas múltiplas duplicações.

As **duplicações localizadas** podem ocorrer em qualquer área do trato GI, mas são mais comuns no íleo e no jejuno. Em geral, são estruturas císticas ou tubulares dentro da parede do intestino. A causa é desconhecida, mas o seu desenvolvimento tem sido atribuído a defeitos na recanalização do lúmen intestinal após o estágio sólido do desenvolvimento embrionário. Acredita-se que as duplicações do intestino que ocorrem em associação com **anomalias da medula espinal e da coluna vertebral** (hemivértebra, espinha bífida anterior, conexão de banda entre a lesão e a coluna cervical ou torácica) parecem surgir da divisão da notocorda no embrião em desenvolvimento. A **duplicação do cólon** está geralmente associada a anomalias do trato urinário e dos órgãos genitais. Podem ocorrer duplicações de todo o cólon, do reto, do ânus e do íleo terminal. Acredita-se que os defeitos sejam secundários à geminação caudal, com a duplicação do intestino posterior, dos tratos genital e urinário inferior.

MANIFESTAÇÕES CLÍNICAS

Os sintomas dependem do tamanho, da localização e do revestimento mucoso. As duplicações podem causar obstrução intestinal por meio da compressão do lúmen intestinal adjacente, ou podem agir como um guia de uma intussuscepção ou um local para vólvulo. Se elas estiverem revestidas por mucosa secretora de ácido, podem causar ulceração, perfuração e hemorragia do/ou dentro do intestino adjacente. Os pacientes podem apresentar dor abdominal, vômitos, massa palpável ou hemorragia gastrintestinal aguda. A duplicação intestinal no tórax (**cistos neuroentéricos**) pode se manifestar como desconforto respiratório. As duplicações da parte inferior do intestino podem causar constipação intestinal ou diarreia, ou estar associadas ao prolapso retal recorrente.

A suspeição diagnóstica é feita com base na anamnese e no exame físico. Exames de imagem como os estudos com bário, a ultrassonografia, a tomografia computadorizada e a ressonância magnética são úteis, mas normalmente não específicos, e demonstram estruturas císticas ou efeitos massivos. A varredura com radioisótopos de tecnécio pode identificar mucosa gástrica ectópica. Os tratamentos das duplicações são a cirurgia de ressecção e o manejo dos defeitos associados.

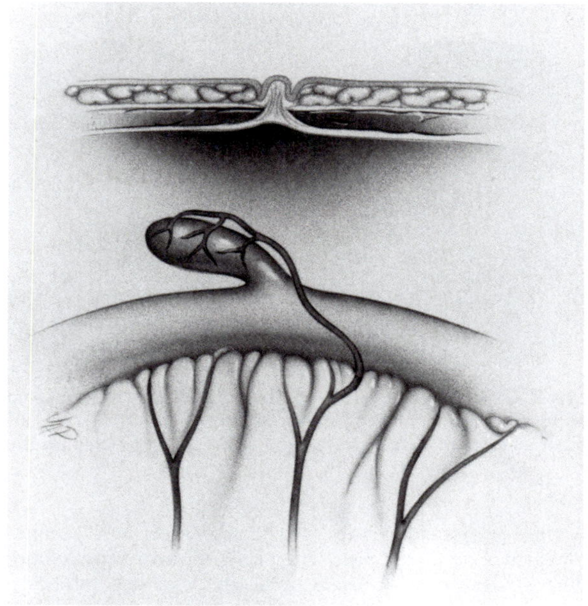

Figura 357.1 Divertículo de Meckel típico localizado na borda antimesentérica.

357.2 Divertículo de Meckel e Outros Remanescentes do Ducto Onfalomesentérico

Melissa A. Kennedy, Asim Maqbool e Chris A. Liacouras

O divertículo de Meckel é a anomalia congênita mais comum do trato GI e é causada pela obliteração incompleta do ducto onfalomesentérico durante a 7ª semana de gestação. O ducto onfalomesentérico liga o saco vitelino ao intestino do embrião em desenvolvimento e fornece alimentação até que a placenta seja estabelecida. Entre a 5ª e a 7ª semana de gestação, o ducto atenua-se e separa-se do intestino. Pouco antes desta involução, o epitélio do saco vitelino desenvolve um revestimento semelhante ao do estômago. Falhas parciais ou completas da involução do ducto onfalomesentérico resultam em várias estruturas residuais. O divertículo de Meckel é a mais comum destas estruturas e é a anomalia congênita mais comum, ocorrendo em 2 a 3% de todos os lactentes. Um divertículo de Meckel típico é uma invaginação do íleo de 3 a 6 cm ao longo da borda antimesentérica de 50 a 75 cm a partir da válvula ileocecal (Figura 357.1). Esta distância da válvula ileocecal depende da idade do paciente. O divertículo de Meckel foi convenientemente caracterizado pela "regra dos 2", o que explica a apresentação clássica dessa anomalia congênita. Ele é encontrado em cerca de 2% da população em geral; normalmente está localizado a 60 cm (2 pés) proximais da válvula ileocecal e tem cerca de 5 cm (2 polegadas) de comprimento; pode conter 2 tipos de tecido ectópico (pancreático ou gástrico), geralmente presentes antes da idade de 2 anos; e é 2 vezes mais comum em mulheres. Embora sua localização seja intra-abdominal, uma apresentação rara do divertículo de Meckel é estar preso na hérnia inguinal, umbilical ou femoral (hérnia de Littre). Outros resmanescentes de ductos onfalomesentéricos ocorrem com pouca frequência, tais como ducto patente persistente, cordão sólido ou cordão com um cisto central ou divertículo associado com cordão persistente entre o divertículo e o umbigo.

MANIFESTAÇÕES CLÍNICAS

Os sintomas do divertículo de Meckel geralmente surgem no primeiro ou no segundo ano de vida (média: 2,5 anos), mas os sintomas iniciais podem ocorrer na primeira década. A maioria dos divertículos de Meckel sintomáticos é revestida por mucosa ectópica, incluindo mucosa secretora de ácido que causa sangramento retal indolor intermitente por ulceração da mucosa ileal normal adjacente. Mais comumente, essa mucosa ectópica é de origem gástrica, mas também pode ser pancreática, jejunal, ou uma combinação destes tecidos. Diferentemente da mucosa duodenal superior, o ácido não é neutralizado pelo bicarbonato do pâncreas.

As fezes são normalmente descritas como tijolos coloridos ou uma geleia com cor de groselha. O sangramento pode causar anemia significativa, mas é geralmente autolimitante por causa da contração dos vasos esplâncnicos conforme os pacientes tornam-se hipovolêmicos. O sangramento do divertículo de Meckel também pode ser menos dramático, com fezes melanóticas.

Menos frequentemente, um divertículo de Meckel está associado com obstrução parcial ou completa do intestino. O mecanismo mais comum de obstrução ocorre quando os divertículos atuam como um guia de intussuscepção. A média de idade de início da obstrução é menor do que a dos pacientes com sangramento. A obstrução pode também resultar de bandas intraperitoneais que conectam os remanescentes residuais do ducto onfalomesentérico ao íleo e ao umbigo. Essas bandas causam obstrução por herniação interna ou vólvulo do intestino delgado em torno da banda. Ocasionalmente, um divertículo de Meckel torna-se inflamado (**diverticulite**) e se manifesta de forma semelhante à apendicite aguda. As crianças afetadas são mais velhas, com média de 8 anos. A diverticulite pode levar à perfuração e à peritonite.

DIAGNÓSTICO

O diagnóstico de ductos onfalomesentéricos remanescentes depende da apresentação clínica. Se um bebê ou uma criança apresenta sangramento retal significativo e indolor, deve-se suspeitar da presença de divertículo de Meckel porque ele representa 50% de todas as causas de sangramento do trato GI inferior em crianças menores de 2 anos.

A confirmação do divertículo de Meckel pode ser difícil. As radiografias simples do abdome não têm nenhum valor e os estudos de rotina com bário raramente contrastam o divertículo. O exame mais sensível é a varredura do divertículo de Meckel com radionuclídeo, a qual é realizada por infusão intravenosa de pertecnetato de tecnécio-99m. As células secretoras de muco da mucosa gástrica ectópica captam o pertecnetato, permitindo então a visualização do divertículo de Meckel (Figura 357.2). A captação pode ser melhorada com vários agentes, tais como a cimetidina, a ranitidina, o glucagon e a pentagastrina. A melhora da sensibilidade da verificação é de aproximadamente 85%,

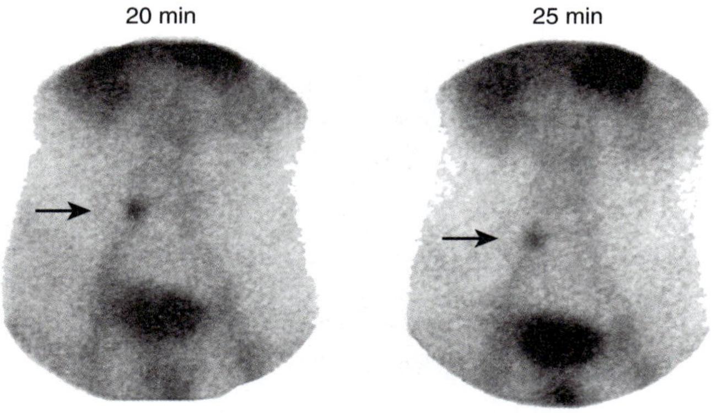

Figura 357.2 Varredura do divertículo de Meckel demonstrando o acúmulo de tecnécio no estômago, na bexiga urinária (parte inferior das figuras) e na mucosa secretora de ácido do divertículo de Meckel.

com uma especificidade de aproximadamente 95%. Um exame falso-negativo pode ser visto em pacientes anêmicos; embora os resultados falso-positivos sejam raros, eles têm sido relatados com intussuscepção, apendicite, cistos de duplicação, malformações arteriovenosas e tumores. Outros métodos de detecção são a varredura com hemácias radiomarcadas (o paciente deve estar sangrando ativamente), a ultrassonografia abdominal, a angiografia mesentérica superior, a tomografia computadorizada abdominal ou a laparoscopia exploradora. Nos pacientes que apresentam obstrução intestinal ou imagem de apendicite com os remanescentes do ducto onfalomesentérico, o diagnóstico raramente é feito antes de uma cirurgia.

O tratamento do divertículo de Meckel sintomático é a excisão cirúrgica. Pode ser realizada com segurança a diverticulectomia como laparoscopia ou procedimento aberto, embora, na maioria dos casos, continue a ser realizada como um procedimento aberto. Existe um debate significativo sobre o manejo adequado do divertículo de Meckel assintomático e se a retirada cirúrgica *versus* observação é apropriada. No entanto, o risco de complicações graves não parece exceder o risco operatório nas crianças menores de 8 anos.

A bibliografia está disponível no GEN-io.

Capítulo 358

Distúrbios da Motilidade e Doença de Hirschsprung

358.1 Pseudo-obstrução Intestinal Crônica

Asim Maqbool, Kristin N. Fiorino e Chris A. Liacouras

A pseudo-obstrução intestinal crônica (POIC) compreende um grupo de doenças primárias e secundárias caracterizadas como um distúrbio da motilidade com o defeito de peristaltismo alterado; os sintomas são compatíveis com a obstrução intestinal com ausência de obstrução mecânica (Tabela 358.1). O curso natural da pseudo-obstrução primária é de um distúrbio progressivo, embora haja casos esporádicos de pseudo-obstrução secundária causada por condições que podem, transitória ou permanentemente, alterar a motilidade intestinal. A causa mais comum da pseudo-obstrução aguda é a síndrome de Ogilvie (pseudo-obstrução aguda do cólon). A pseudo-obstrução representa um largo espectro de distúrbios patológicos que vai da atividade mioelétrica anormal às anomalias dos nervos (neuropatia intestinal) ou da musculatura (miopatia intestinal) do intestino. Os órgãos envolvidos podem incluir todo o trato gastrintestinal ou ser limitados a determinados componentes, embora quase sempre incluam o intestino delgado. As distintas anomalias patológicas são consideradas em conjunto por causa de suas semelhanças clínicas. Por essas razões, às vezes a POIC pode ser considerada mais como uma síndrome clínica.

A maioria das formas congênitas de pseudo-obstrução primária ocorre esporadicamente, embora tenham sido identificadas formas autossômicas dominantes (*SOX10*), autossômicas recessivas (*RAD2I, SGOL1, TYMP, POLG*), ligadas ao cromossomo X (*FLNA, L1CAM*) e padrões familiares de herança. Os doentes com as formas dominantes autossômicas de pseudo-obstrução têm expressões variáveis da doença. Os pacientes com mutações nos genes *TYMP* e *POLG* apresentam-se com a síndrome da encefalomiopatia neurogastrintestinal mitocondrial (MNGIE); a síndrome MELAS é outro distúrbio mitocondrial associado à POIC. A MNGIE é caracterizada por dismotilidade intestinal, dor e distensão abdominais, êmese, caquexia, ptose, leucoencefalopatia, neuropatia periférica (parestesia, dor) e miopatia. Sessenta por cento

Tabela 358.1 Causas de pseudo-obstrução intestinal crônica secundária em crianças.

AUTOIMUNES
Miosite autoimune
Ganglionite autoimune
Esclerodermia
ENDÓCRINAS
Diabetes melito
Hipoparatireoidismo
Hipotireoidismo
GASTRINTESTINAIS
Doença celíaca
Gastrenterite eosinofílica
Doença inflamatória intestinal
HEMATOLÓGICAS/ONCOLÓGICAS
Mieloma múltiplo
Síndromes paraneoplásicas
Feocromocitoma
Anemia falciforme
INFECCIOSAS
Doença de Chagas
Citomegalovírus
Vírus Epstein-Barr
Herpes-zóster
Vírus JC
Doença de Kawasaki
Neuropatia pós-viral
MEDICAÇÕES E TOXINAS
Quimioterapia
Ciclopentolato e colírios de fenilefrina
Diltiazem e nifedipino
Síndrome alcoólica fetal
Envenenamento por água-viva
Medicamentos opiáceos
Pós-anestesia
Lesão por radiação
DISTÚRBIOS MITOCONDRIAIS
Encefalopatia mitocondrial neurogastrintestinal
DISTÚRBIOS MUSCULOESQUELÉTICOS
Síndrome de Ehlers-Danlos
Distrofia miotônica
Distrofia muscular de Duchenne
REUMATOLÓGICAS
Amiloidose
Dermatomiosite
Polimiosite
Lúpus eritematoso sistêmico

De Bitton S, Markowitz JF: Ulcerative colitis in children and adolescents. In Wyllie R, Hyams JS, Kay M, editors: *Pediatric gastrointestinal and liver disease,* 5th ed, Elsevier, 2016, Philadelphia, Box. 44.3, p. 548.

têm sintomas (frequentemente sutis) antes dos 20 anos (ver Capítulo 358.2). A pseudo-obstrução *adquirida* pode ocorrer após episódios de gastrenterite aguda, provavelmente resultando em lesão do plexo mioentérico.

Na forma *congênita* da pseudo-obstrução, podem ser demonstradas anormalidades do músculo ou dos nervos na maioria dos casos. Nas miopatias, o músculo liso está envolvido, com a camada muscular longitudinal exterior substituída por material fibroso. Essas manifestações de miopatias viscerais podem ser um fenômeno primário ou secundário. Nas neuropatias, geralmente o sistema nervoso entérico é alterado e pode envolver gânglios desorganizados, hipoganglionose ou hiperganglionose. As anormalidades nas células intersticiais de Cajal, o marca-passo intestinal, são classificadas como mesenquimopatias. Em outros casos, foram identificados defeitos mitocondriais.

MANIFESTAÇÕES CLÍNICAS

Mais da metade das crianças com pseudo-obstrução congênita apresentam sintomas nos primeiros poucos meses de vida (Tabela 358.2). Dois terços das crianças que apresentam sintomas nos primeiros dias de vida nasceram prematuramente e aproximadamente 40% têm má rotação do intestino. Em 75% de todas as crianças afetadas, os sintomas ocorrem no primeiro ano de vida, enquanto o restante geralmente torna-se sintomático dentro dos próximos anos. As crianças do sexo feminino apresentam mais POIC do que as do sexo masculino durante o primeiro ano de vida, com distribuição igual entre os sexos em crianças mais velhas. Os sintomas mais comuns são distensão abdominal (85 a 95% dos pacientes) e vômitos (55 a 90%). A constipação intestinal, o crescimento insuficiente e a dor abdominal ocorrem em aproximadamente 60% dos pacientes, e a diarreia em 25 a 30%. Na maioria dos pacientes, os sintomas vão e voltam; má nutrição, estresse psicológico e doenças intercorrentes tendem a exacerbar os sintomas. O envolvimento do trato urinário e da bexiga ocorre em 80% das crianças com pseudo-obstrução miopática e em 20% daquelas com doença neuropática. Os sintomas podem se manifestar como infecção recorrente do trato urinário, bexigoma ou sintomas obstrutivos. A síndrome de hipoperistalse intestinal com microcólon e megacistis é a manifestação pré-natal ou neonatal da POIC.

DIAGNÓSTICO

O diagnóstico da pseudo-obstrução baseia-se na presença de sintomas compatíveis na ausência de obstrução mecânica (Figura 358.1). As radiografias abdominais simples demonstram níveis ar-líquido no intestino. Os recém-nascidos com evidências de obstrução ao nascerem podem ter um microcólon. Os estudos de contraste demonstram passagem lenta do bário; devem ser considerados, portanto, os produtos solúveis em água. A motilidade esofágica é anormal em cerca de metade dos pacientes. A motilidade antroduodenal (intestino delgado) e os estudos de esvaziamento gástrico apresentam resultados anormais se o intestino superior estiver comprometido (Tabela 358.3). As manifestações clínicas dependem em grande parte das áreas do trato gastrintestinal envolvidas, com as formas mais brandas sendo mais comuns nas crianças mais velhas. Embora contraintuitivo, as crianças mais velhas com POIC podem apresentar distensão abdominal e diarreia relacionadas ao *supercrescimento bacteriano no intestino delgado* decorrente da motilidade alterada. Outras apresentações podem incluir constipação intestinal e êmese biliosa, assim como má evolução ponderal, como consequência da menor tolerância à alimentação enteral.

Tabela 358.2 Principais semelhanças e diferenças na pseudo-obstrução intestinal crônica em crianças, adolescentes e adultos jovens.

	CRIANÇAS	ADOLESCENTES – ADULTOS JOVENS
Etiologia	Principalmente idiopática	Metade dos casos secundária a doenças adquiridas
Histopatologia	Miopatias e neuropatias	Principalmente neuropatias
Início dos sintomas	No útero, desde o nascimento ou primeira infância, com 65 a 80% dos pacientes sintomáticos aos 12 meses	Idade média do surgimento aos 17 anos
Características clínicas	Sintomas oclusivos ao nascer e/ou sintomas crônicos sem intervalos livres O envolvimento urológico frequentemente varia em 36 a 100% das séries de casos pediátricos Alto risco de vólvulo no cólon e no intestino delgado secundário a dilatação intestinal grave, dismotilidade, bridas congênitas ou má rotação concorrente	Dor abdominal crônica e distensão com episódios agudos superpostos de pseudo-obstrução Envolvimento da bexiga urinária relatado com pouca frequência
Curso natural	POIC miopática, envolvimento urinário e má rotação intestinal concorrente são fatores de prognóstico desfavorável	A capacidade para restaurar a alimentação oral e a presença de sintomas antes dos 20 anos estão associadas com baixa mortalidade, enquanto a esclerose sistêmica e as dismotilidades esofágica e intestinal graves/difusas estão associadas com alta mortalidade
Abordagem diagnóstica	Os testes especializados (p. ex., manometria intestinal) frequentemente são difíceis de executar; justificam-se os estudos de imagem não invasivos e sem radiação	Várias abordagens metodológicas, iniciando geralmente pela endoscopia e pelos exames radiológicos até os exames funcionais mais sofisticados
Terapia nutricional	Para assegurar o crescimento normal, formulações extensivamente hidrolisadas e elementares são utilizadas frequentemente de modo empírico para facilitar a absorção intestinal	Para melhorar o *status* nutricional e prevenir a desnutrição
Farmacoterapia	Ensaios com pequeno número/tamanho da amostra controlado	Ensaios com pequeno número/tamanho da amostra controlado; poucas conclusões podem ser extraídas da maioria dos medicamentos
Tratamento cirúrgico	As osteotomias ventiladas (embora caracterizadas por altas taxas de complicação) possivelmente são úteis; a cirurgia como uma "ponte" para o transplante pode ser indicada em casos altamente selecionados	As osteotomias ventiladas podem ser úteis; a ressecção cirúrgica pode ser indicada para pacientes acuradamente selecionados (*i. e.*, casos com disfunção intestinal segmentar comprovada)

De Di Nardo G, Di Lorenzo C, Lauro A *et al.*: Chronic intestinal pseudo-obstruction in children and adults: diagnosis and therapeutic options, *Neurogastroenterol Motil* 29:e12945, 2017, Table 2.

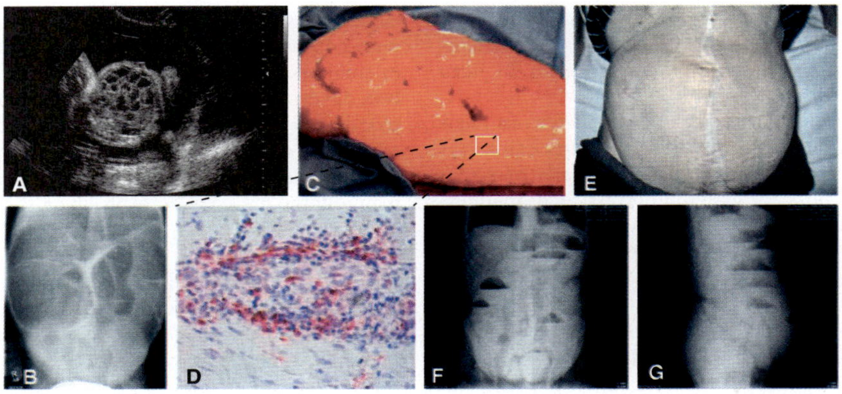

Figura 358.1 Vista sinóptica do espectro de pseudo-obstrução intestinal crônica (POIC). **A** e **B.** Os casos pediátricos mais graves com evidência pré-natal (*in utero*) de dilatação multivisceral – frequentemente o intestino (**B**) e o sistema urinário – associada comumente a um prognóstico extremamente desfavorável. **C** e **D.** Fenótipo POIC com progressão rápida para dilatação intestinal (± ureter/bexiga) e insuficiência, ocorrendo frequentemente como resultado de gastrenterite relatada na anamnese. A dilatação intestinal maciça (**C**) e a histopatologia associada (**D**; corresponde à área quadrada branca em **C**) revelaram uma neuropatia inflamatória intensa (principalmente linfocítica; daí a ganglionite mientérica). A técnica imuno-histoquímica de fosfatase alcalina usando anticorpos monoclonais anti-CD8 específicos foi utilizada para identificar um subconjunto de linfócitos T. **E** e **G.** Exemplos de outro fenótipo da síndrome que podem ser observados em pacientes que têm sintomas mais insidiosos e inespecíficos progredindo para a POIC clássica ao longo do tempo. **E.** Abdome acentuadamente distendido de um homem de 32 anos de idade que apresentou episódios suboclusivos após anos de sintomas inespecíficos (similares à síndrome do intestino irritável/dispéptico). Repare nos evidentes níveis de ar-líquido detectáveis na posição ereta nas radiografias abdominais simples anteroposterior (**F**) e laterolateral (**G**). (**A**, *Extraída de Shen O, Schimmel MS, Eitan R et al.: Prenatal diagnosis of intestinal pseudo-obstruction,* Ultrasound Obstet Gynecol *29:229-231, 2007.* **B-G**, *Extraídas de Di Nardo G, Di Lorenzo C, Lauro A et al.: Chronic intestinal pseudo-obstruction in children and adults: diagnosis and therapeutic options,* Neurogastroenterol Motil *29:e12945, 2017.*)

Tabela 358.3 Resultados encontrados na pseudo-obstrução.

SEGMENTO GI	RESULTADOS*
Motilidade esofágica	Anormalidades em aproximadamente metade dos casos de POIC, apesar de, em algumas séries de casos, mais de 85% terem apresentado anormalidades Pressão do EEI diminuída Falha no relaxamento do EEI Corpo esofágico: ondas de baixa amplitude, propagação prejudicada, peristalse retrógrada, ocasionalmente aperistalse
Esvaziamento gástrico	Pode ser retardado
EGG	Taquigastria ou bradigastria podem ser observadas
MAD	Hipomotilidade antral pós-prandial é observada e se correlaciona com o esvaziamento gástrico retardado Subtipo miopático: contrações de baixa amplitude, < 10 a 20 mmHg Subtipo neuropático: contrações descoordenadas, desorganizadas Ausência de resposta à alimentação O CMM de jejum está ausente, ou o CMM é propagado de modo anormal
Colônico	Ausência de reflexo gastrocólico porque não há aumento da motilidade em resposta à refeição
MAR	Reflexo inibitório retoanal normal

*Os resultados podem variar de acordo com os segmentos do trato GI envolvidos.
CMM, Complexo motor migratório; EEI, esfíncter esofágico inferior; EGG, eletrogastrografia; GI, gastrintestinal; MAD, manometria antroduodenal; MAR, manometria anorretal; POIC, pseudo-obstrução intestinal crônica. De Steffen R: Gastrointestinal motility. In Wyllie R, Hyams JS, Kay M, editors: *Pediatric gastrointestinal and liver disease*, ed 3, Philadelphia, 2006, WB Saunders, p. 66.

O foco inicial é excluir a obstrução anatômica e avaliar o envolvimento da bexiga, pois é manifestação extraintestinal frequente e importante que causa preocupação. Evidências manométricas de complexo motor migratório e de atividade pós-prandial normais devem redirecionar a avaliação diagnóstica. A POIC decorrente de miopatia intestinal pode demonstrar evidências manométricas de contrações de baixa amplitude, enquanto a POIC devido a neuropatia entérica demonstra amplitude normal, porém com contrações mal organizadas (não peristálticas ou tônicas). A motilidade anorretal é normal e diferencia a pseudo-obstrução da doença de Hirschsprung. Uma biopsia intestinal de espessura total pode mostrar o envolvimento das camadas musculares ou anomalias intrínsecas do sistema nervoso intestinal.

O diagnóstico diferencial é amplo e inclui etiologias como a doença de Hirschsprung, a encefalopatia mitocondrial neurogastrintestinal, a obstrução mecânica, a constipação intestinal psicogênica, a bexiga neurogênica e a síndrome da artéria mesentérica superior. As causas secundárias de íleo paralítico ou pseudo-obstrução que devem ser consideradas incluem os efeitos colaterais dos medicamentos, as etiologias infecciosas, as perturbações metabólicas, os distúrbios imunológicos, os processos oncológicos, as vasculites, as neuropatias e a miopatia (Tabela 358.1). Os exemplos incluem o uso de opiáceos, hipotireoidismo, hipopotassemia, neuropatia diabética, porfiria, amiloidose, doença de Chagas, esclerodermia, angioedema hereditário, doenças mitocondriais e radiação, e todos devem ser excluídos. Outras causas de distensão abdominal, como o supercrescimento bacteriano no intestino delgado e a aerofagia, podem estar presentes do mesmo modo e devem ser consideradas. *O supercrescimento bacteriano no intestino delgado é uma complicação da POIC.*

TRATAMENTO

O suporte nutricional é a base do tratamento da pseudo-obstrução. De 30 a 50% dos pacientes necessitam de nutrição parenteral total ou parcial. Alguns pacientes podem ser tratados com suplementação entérica intermitente, ao passo que outros podem se manter em dietas orais seletivas. Geralmente são usados medicamentos procinéticos, embora os estudos não tenham mostrado evidências definitivas de sua eficácia. Uma gastroparesia isolada pode ocorrer após episódios de gastrenterite viral, e geralmente se resolve espontaneamente em 6 a 24 meses. A eritromicina, um agonista do receptor de motilina, e a cisaprida, um agonista do receptor de serotonina 5-HT_4, podem melhorar o esvaziamento gástrico e a motilidade do intestino delgado proximal, sendo úteis neste grupo selecionado de doentes. A metoclopramida, um agente procinético e antináusea, é eficaz na gastroparesia, embora os efeitos colaterais, como a discinesia tardia, possam limitar o seu uso. A domperidona, um agente antidopaminérgico, é um agente procinético disponível que pode ser considerado. O manejo da dor é difícil e requer abordagem multidisciplinar.

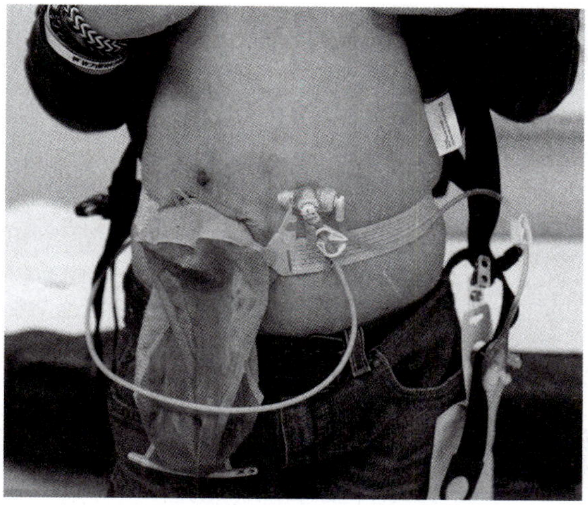

Figura 358.2 Fotografia de uma criança com pseudo-obstrução intestinal crônica que melhorou clinicamente após a criação da ileostomia. Ela recebeu alimentação enteral através da sua sonda de alimentação jejunal enquanto a sua sonda de gastrostomia continua a drenagem direta. (*Extraída de Bitton S, Markowitz JF: Ulcerative colitis in children and adolescents. In Wyllie R, Hyams JS, Kay M, editors:* Pediatric gastrointestinal and liver disease, *ed 5, Philadelphia, 2016,* Elsevier, *Fig. 44.3.*)

O supercrescimento bacteriano no intestino delgado assintomático é geralmente tratado com antibióticos orais não absorvíveis em rodízio e/ou probióticos. O supercrescimento bacteriano pode estar associado à esteatorreia e à má absorção. A octreotida, um análogo da somatostatina de longa atuação, tem sido usada em doses baixas para tratar o supercrescimento bacteriano no intestino delgado. Os pacientes com sintomas ácidos pépticos são geralmente tratados com supressão ácida. Muitos pacientes com POIC se beneficiam de uma gastrostomia e alguns se beneficiam de enterostomias descompressivas (Figura 358.2). A colectomia com anastomose ileorreto é benéfica se o intestino grosso for o local primário da motilidade anormal. O transplante intestinal pode ser benéfico para pacientes selecionados com POIC. O prognóstico é melhor para os pacientes sem envolvimento do trato urinário e para aqueles com etiologias neuropáticas sobre doenças miopáticas.

A bibliografia está disponível no GEN-io.

358.2 Encefalomiopatia Mitocondrial Neurogastrintestinal

Asim Maqbool e Chris A. Liacouras

A encefalopatia mitocondrial neurogastrintestinal (EMNGI) é uma doença autossômica recessiva, multissistêmica, que, inicialmente, se apresenta com distúrbios gastrintestinais graves; as manifestações neurológicas geralmente ocorrem mais tardiamente na doença e podem, inicialmente, ser sutis ou assintomáticas.

A EMNGI é causada por mutação no DNA nuclear do gene *TYMP* que codifica a timidina fosforilase, resultando em anormalidades na comunicação intergenômica e consequente instabilidade do DNA mitocondrial (alguns pacientes têm mutações no *POLG1*). Existem pelo menos 50 mutações individuais com uma precária correlação genótipo-fenótipo e manifestações variadas dentro da mesma família. A consanguinidade está presente em 30% das famílias.

A EMNGI afeta homens e mulheres, e é normalmente diagnosticada na segunda ou na terceira década de vida (idade média: 18 anos; intervalo: 5 meses a 35 anos). Geralmente, o início ocorre em torno da idade de 12 anos, mas há um frequente atraso de 5 a 10 anos no diagnóstico.

A EMNGI *inicialmente* se apresenta com sintomas gastrintestinais. A falta de motilidade intestinal grave e a gastroparesia estão associadas a saciedade precoce, vômitos pós-prandiais, pseudo-obstrução episódica, diarreia, constipação intestinal e a dores abdominais e cólicas, o que leva a uma caquexia significativa. Devido à idade de início, os vômitos, a saciedade precoce e a caquexia são em geral diagnosticados como um transtorno alimentar.

Mais frequentemente, após o início das manifestações gastrintestinais, podem se desenvolver ptose, oftalmoplegia externa progressiva, perda de audição, miopatia e neuropatia periférica. A neuropatia é tanto desmielinizante como a de um tipo desmielinizante axonal misto e se manifesta como fraqueza, diminuição ou ausência dos reflexos tendinosos profundos e parestesias. Inicialmente, a leucoencefalopatia é assintomática e percebida na ressonância magnética nuclear como lesões irregulares predominantemente no córtex, mas também nos núcleos da base e no tronco encefálico. Eventualmente, as lesões do sistema nervoso central se tornam difusas e confluentes. Alguns poucos pacientes desenvolvem comprometimento cognitivo ou demência.

O diagnóstico é sugerido pela constelação de sintomas gastrintestinais e neurológicos, pela acidose láctica, pelas fibras musculares vermelhas irregulares e pelas fibras musculares deficientes em citocromo C oxidase vistas na maioria das biopsias musculares de pacientes. A menor atividade da enzima timidina fosforilase e os níveis plasmáticos elevados de timidina e desoxiuridina frequentemente são diagnósticos; recomenda-se um teste genético para a mutação ou outros genes (*POLG1*).

O tratamento é focado no fornecimento de suporte nutricional suficiente, assim como na prevenção de complicações infecciosas e das deficiências nutricionais. A domperidona tem sido utilizada para náuseas e êmese, os antibióticos para o supercrescimento bacteriano no intestino delgado, a amitriptilina ou a gabapentina para a dor neuropática e a alimentação parenteral para o suporte nutricional. Os opiáceos e quaisquer medicamentos que afetem a motilidade intestinal ou a função mitocondrial devem ser evitados. O transplante de células-tronco tem sido bem-sucedido em um pequeno número de pacientes. Em geral, o prognóstico é ruim, com poucos sobreviventes até a quarta ou quinta década de vida.

A bibliografia está disponível no GEN-io.

358.3 Encoprese e Constipação Intestinal Funcional

Asim Maqbool e Chris A. Liacouras

A constipação intestinal é definida como um atraso ou uma dificuldade na defecação presente por mais de 1 mês e significativa o suficiente para causar desconforto ao paciente. Outra abordagem para a definição são os critérios de Roma, descritos nas Tabelas 358.4 e 358.5. A constipação intestinal funcional, também conhecida como prisão de ventre idiopática ou retenção fecal, geralmente pode ser diferenciada da constipação intestinal secundária por causas orgânicas com base na anamnese e no exame físico. Diferentemente de uma anomalia anorretal e da doença de Hirschsprung, a constipação intestinal funcional normalmente começa após o período neonatal. Normalmente, há uma retenção intencional ou subconsciente das fezes. Geralmente, um episódio agudo precede o curso crônico. Este evento agudo poderia incluir um estressor social, como a iniciação do treinamento para uso do banheiro, o nascimento de um irmão, praticar os cuidados diários ou abuso. O episódio agudo pode ser uma mudança na dieta de leite humano para o leite de vaca devido à alteração da relação entre proteína e carboidrato, ou uma alergia ao leite de vaca. Embora se tenha suspeitado que o ferro possa causar problemas com a constipação intestinal relacionada ao leite de vaca, isto não foi demonstrado ou confirmado de modo consistente. As fezes tornam-se firmes, menores e difíceis de eliminar, o que resulta em irritação anal e, frequentemente, fissura anal. Nas crianças, um treinamento coercitivo para ir ao banheiro ou inadequadamente precoce é fator que pode iniciar um padrão de retenção de fezes. Nas crianças mais velhas, a constipação intestinal retentiva pode se desenvolver após uma situação em que defecar se torna um ato inconveniente, como ocorre na escola. Devido ao fato de a eliminação das fezes se tornar dolorosa, desenvolve-se a retenção voluntária das fezes para evitar o estímulo doloroso.

Tabela 358.4 Critérios de diagnóstico Roma IV para os distúrbios da defecação em recém-nascidos e crianças pequenas.

DGIF	FAIXA ETÁRIA	REQUISITOS DOS CRITÉRIOS	ELEMENTOS DOS CRITÉRIOS
Constipação intestinal funcional	Todas as faixas etárias pediátricas	Deve incluir 1 mês com duas ou mais das seguintes condições em bebês de até 4 meses: Nas crianças treinadas para usar o banheiro, devem ser utilizados os seguintes critérios adicionais:	• Duas ou menos defecações por semana • Histórico de excessiva retenção das fezes • Histórico de evacuações endurecidas e doloridas • Histórico de fezes com diâmetro grande • Presença de massa fecal grande no reto • Ao menos um episódio semanal de incontinência após ser treinado a ir ao banheiro • Histórico de fezes com diâmetro grande que podem obstruir o vaso sanitário

DGIF, Distúrbios gastrintestinais funcionais. Modificada de Benninga MA, Faure C, Hyman PE *et al.* Childhood functional gastrointestinal disorders: neonate/toddler, *Gastroenterology* 150:1443-1455, 2016.

Tabela 358.5 Critérios de diagnóstico Roma IV para os distúrbios de defecação em crianças e adolescentes.

DGIF	FAIXA ETÁRIA	REQUISITOS DOS CRITÉRIOS	ELEMENTOS DOS CRITÉRIOS
Constipação intestinal funcional	Idade de desenvolvimento ≥ 4 anos	É preciso incluir duas ou mais das seguintes condições, 1 vez ou mais por semana, durante 1 mês ou mais, com critérios insuficientes para diagnosticar síndrome do intestino irritável	• Duas ou menos defecações por semana no banheiro • Um ou mais episódios de incontinência por semana • Histórico de postura retentiva ou retenção volitiva excessiva de fezes • Histórico de evacuações endurecidas e doloridas • Presença de massa fecal grande no reto • Histórico de fezes com diâmetro grande que podem obstruir o vaso sanitário • Após avaliação apropriada, os sintomas não podem ser plenamente explicados por outra condição médica
Incontinência fecal não retentiva	Idade de desenvolvimento ≥ 4 anos	Histórico de 1 mês ou mais dos seguintes sintomas:	• Defecação em lugares impróprios ao contexto sociocultural • Nenhuma evidência de retenção fecal • Após avaliação apropriada, os sintomas não podem ser plenamente explicados por outra condição médica

Modificada de Hyams JS, Di Lorenzo C, Saps M *et al.* Childhood functional gastrointestinal disorders: child/adolescent, *Gastroenterology* 150:1456–1468, 2016.

MANIFESTAÇÕES CLÍNICAS

Quando a criança tem necessidade urgente de defecar, os comportamentos típicos incluem a contração dos músculos glúteos com enrijecimento das pernas enquanto está deitado, segurar nos móveis enquanto está em pé ou agachar em silêncio nos cantos esperando a vontade de defecar passar. A vontade de defecar passa conforme o reto se acomoda ao seu conteúdo. Um ciclo vicioso de retenção então se desenvolve e cada vez se torna maior o volume de fezes que precisa ser expelido. Os cuidadores podem interpretar mal essas atividades como um esforço para evacuar, mas o comportamento é de retenção das fezes. É frequente um histórico de sangue observado nas fezes com evacuações volumosas. Os achados sugestivos de patologia subjacente incluem falha no crescimento, perda de peso, dor abdominal, vômitos, fissura ou fístula anal persistente.

Na constipação intestinal funcional, é comum a encoprese diurna. A encoprese é definida como a defecação voluntária ou involuntária em locais inadequados pelo menos uma vez por mês durante 3 meses consecutivos, uma vez que a idade cronológica ou de desenvolvimento tenha atingido os 4 anos. A encoprese não é diagnosticada quando o comportamento é exclusivamente o resultado dos efeitos diretos de uma substância (p. ex., laxantes) ou uma condição médica geral (exceto através de um mecanismo que envolva a prisão de ventre). Os subtipos incluem a encoprese retentiva (com constipação intestinal e incontinência por excesso), representando 65 a 95% dos casos, e a encoprese não retentiva (sem constipação intestinal e incontinência por excesso). A **incontinência fecal não retentiva** é definida como a inexistência de evidência de retenção fecal (impactação), um ou mais episódios por semana no mês anterior ou a defecação em lugares impróprios para o contexto social em uma criança que não foi previamente treinada para usar o banheiro e sem evidência de processo anatômico, inflamatório, metabólico, endócrino ou neoplásico que poderia explicar os sintomas. A encoprese pode persistir da infância em diante (primária), ou pode aparecer após a criança ter sido treinada a ir ao banheiro de maneira bem-sucedida (secundária). Para fins de avaliação prática, os critérios de Roma atualizados (IV) diferenciam entre bebês/crianças e crianças mais velhas que foram treinadas para usar o banheiro *versus* não treinadas para usar o banheiro.

DIAGNÓSTICO

O exame físico frequentemente demonstra grande volume de fezes palpado na área suprapúbica; o exame retal demonstra uma cavidade retal dilatada preenchida com fezes negativas para o exame de sangue oculto. As crianças com encoprese em geral apresentam relatos de perda fecal involuntária nas roupas íntimas, e muitos pais inicialmente presumem que a causa seja diarreia, em vez de prisão de ventre. Na **encoprese retentiva**, as queixas associadas a dificuldade de defecação, dor abdominal ou retal, apetite prejudicado acompanhado de crescimento insuficiente e incontinência urinária (diurna e/ou noturna) são comuns. As crianças geralmente têm grandes volumes fecais que entopem o vaso sanitário. Pode ocorrer também postura de retenção ou infecções urinárias recorrentes. A **encoprese não retentiva** é mais provável de ocorrer como um sintoma isolado e está associada a uma etiologia psicológica subjacente primária. As crianças com encoprese podem apresentar mau desempenho e baixa frequência escolar, fenômeno que é desencadeado pelo desprezo e escárnio dos colegas por causa do mau odor da criança.

A localização do ânus relativa aos marcos anatômicos perineais de acordo com o sexo precisa ser considerada. Isto é expressado como o **índice anogenital** e pode ser calculado quando for necessário. Este índice é determinado pela distância em centímetros da vagina ou do escroto até o ânus dividida pela distância da vagina ou do escroto até o cóccix. O índice anogenital normal nas mulheres é de 0,39 ± 0,09, enquanto 0,56 ± 0,2 é normal nos homens. A presença de um tufo de cabelo sobre a coluna ou de uma pequena depressão, ou a incapacidade de se obter reflexo cremastérico ou contração anal, sugere uma patologia da coluna vertebral. A compressão medular é sugerida pela diminuição ou ausência dos reflexos das pernas. Podem ocorrer **lesões da medula espinal** associadas a anomalias na pele que a recobre. Os sintomas do trato urinário incluem infecções urinárias recorrentes e enurese. As crianças sem evidências de anomalias ao exame físico raramente requerem avaliação radiológica.

Nos pacientes refratários (constipação intestinal intratável), os exames especializados devem ser considerados para descartar doenças como hipotireoidismo, hipocalcemia, intoxicação por chumbo, doença celíaca e distúrbios de patologia gastrintestinal neuromuscular (Tabela 358.6). Os estudos de trânsito no cólon por meio de marcadores radiopacos ou técnicas de cintilografia podem ser úteis. Determinadas crianças selecionadas podem obter benefícios com a ressonância magnética da coluna para identificar processos intraespinhosos, com os estudos de motilidade para identificar anomalias intestinais miopáticas ou neuropáticas subjacentes, ou de um enema contrastado para identificar anormalidades estruturais. Nos pacientes com constipação intestinal funcional grave, enema de contraste hidrossolúvel revela a presença de um megarretossigmoide (Figura 358.3). Os estudos da motilidade anorretal podem demonstrar um padrão de contração paradoxal do esfíncter anal externo durante a defecação, o que pode ser tratado por modificação do comportamento e *biofeedback*. A motilidade do cólon pode orientar a terapia nos casos refratários demonstrando problemas segmentares, que podem exigir uma intervenção cirúrgica.

As complicações da encoprese retentiva incluem incontinência urinária diurna e noturna, retenção urinária, infecção do trato urinário, bexigoma e, raramente, megacólon tóxico.

Tabela 358.6 Classificação London da patologia gastrintestinal neuromuscular.

1. Neuropatias
    - 1.1 Neurônios ausentes
        - 1.1.1 Aganglionose*
    - 1.2 Redução no número de neurônios
        - 1.2.1 Hipoganglionose
    - 1.3 Aumento do número de neurônios
        - 1.3.1 Ganglioneuromatose†
        - 1.3.2 DNI, tipo B‡
    - 1.4 Neuropatia degenerativa§
    - 1.5 Neuropatias inflamatórias
        - 1.5.1 Ganglionite linfocítica¶
        - 1.5.2 Ganglionite eosinofílica
    - 1.6 Conteúdo anormal nos neurônios
        - 1.6.1 Inclusões nucleares intraneuronais
        - 1.6.2 Megamitocôndria
    - 1.7 Codificação neuroquímica anormal**
    - 1.8 Relativa imaturidade dos neurônios
    - 1.9 Glia entérica anormal
        - 1.9.1 Maior número de glias entéricas
2. Miopatias
    - 2.1 Malformações da *muscularis propria*††
    - 2.2 Degeneração das células musculares
        - 2.2.1 Leiomiopatia degenerativa‡‡
        - 2.2.2 Leiomiopatia inflamatória
            - 2.2.2.1 Leiomiomatose linfocítica
            - 2.2.2.2 Leiomiomatose eosinofílica
    - 2.3 Hiperplasia/hipertrofia muscular
        - 2.3.1 Hiperplasia muscular da mucosa
    - 2.4 Conteúdo anormal nos miócitos
        - 2.4.1 Anormalidades na proteína do filamento
            - 2.4.1.1 Miopatia por alfa-actina§§
            - 2.4.1.2 Miopatia por desmina
        - 2.4.2 Corpos de inclusão
            - 2.4.2.1 Corpos de poliglicosana
            - 2.4.2.2 Anfofílicos
            - 2.4.2.3 Megamitocôndria¶¶
    - 2.5 Tecido de sustentação anormal
        - 2.5.1 Desmose atrófica***
3. Anormalidades ICC (mesenquimopatia entérica)
    - 3.1 Redes ICC anormais†††

*Pode incluir casos de hipoganglionose hipoplásica grave não associada à doença de Hirschsprung com longos intervalos interganglionares (aganglionose zonal). †Embora os neurônios não tenham sido formalmente quantificados, os aumentos grandes de neurônios desorganizados são evidentes. ‡Pode incluir maturação neuronal retardada. §Pode ocorrer com ou sem perda neuronal, mas é melhor considerar como uma entidade separada. ¶Pode ocorrer com degeneração e/ou perda neuronal; a epitelioganglionite linfocítica é uma variante. **Inclui perda de neurotransmissores (p. ex., expressão reduzida ou ausente) ou perda de um subconjunto funcional definido de nervos (ver texto). ††Inclui ausência, fusão ou revestimentos musculares adicionais. ‡‡A miopatia visceral oca pode ser diagnosticada nos casos familiares com outras características fenotípicas comuns; a miopatia com atividade autofágica e a miopatia com face rosada e aglomeração nuclear são variantes nas quais os achados degenerativos são menos óbvios. §§A deficiência de alfa-actina no músculo liso é mais bem descrita, embora tenham sido relatadas deficiências de outras proteínas relacionadas ao aparelho contrátil dos miócitos. ¶¶A encefalomiopatia neurogastrintestinal mitocondrial causa uma aparência degenerativa predominantemente no músculo longitudinal. ***A ausência de arcabouço de tecido conjuntivo foi descrita quase exclusivamente no cólon. †††ICC geralmente reduzida ou ausente, embora morfologia anormal também tenha sido relatada. DNI, Displasia neuronal intestinal; ICC, células intersticiais de Cajal. De Knowles CH, De Giorgio R, Kapur RP *et al.*: The London classification of gastrointestinal neuromuscular pathology: report on behalf of the Gastro 2009 International Working Group, *Gut* 59:882-887, 2010, Table 1, p. 883.

TRATAMENTO

O tratamento para a constipação intestinal funcional e a encoprese inclui a educação do paciente, o alívio da impactação e o amolecimento das fezes. Os cuidadores devem entender que o grau de perda fecal involuntária associada à incontinência por retenção se deve à perda da sensibilidade normal e não é um ato voluntário. Devem existir o foco na adesão de se ir regularmente ao banheiro após a ingesta e a adoção de uma dieta equilibrada. Além disso, os cuidadores devem ser instruídos a não responder às perdas fecais involuntárias com medidas de retaliação ou punitivas porque as crianças tendem a se tornar irritadas, envergonhadas e resistentes à intervenção. Desde o início, os pais devem ser encorajados ativamente a recompensar a criança pela adesão a um regime intestinal saudável e evitar brigas de poder.

Se uma impactação estiver presente ao exame físico inicial, é geralmente necessário um enema para limpar a impactação enquanto laxantes são iniciados como medicamentos de manutenção. As terapias típicas incluem a utilização de preparações de polietilenoglicol, lactulose ou óleo mineral (Tabelas 358.7 e 358.8). O uso prolongado de estimulantes, tais como bisacodil ou sene, deve ser evitado.

A eficácia pode diminuir e o fracasso desta abordagem de tratamento padrão por vezes requer uma intervenção mais intensiva. Nos casos em que os problemas comportamentais ou psiquiátricos forem evidentes,

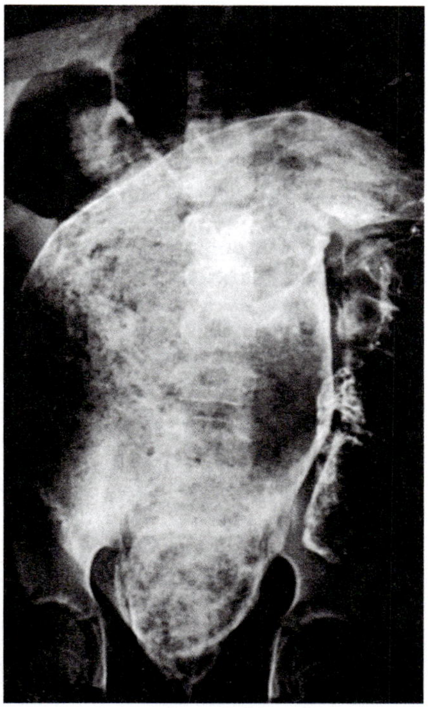

Figura 358.3 Enema de bário em uma criança de 14 anos com constipação intestinal grave. A enorme dilatação do reto e do cólon distal é típica do megacólon funcional adquirido.

Tabela 358.7 Medicações sugeridas e dosagens para desimpactação.

MEDICAÇÃO	IDADE	DOSAGEM
DESIMPACTAÇÃO RÁPIDA DO RETO		
Supositórios de glicerina	Bebês e crianças pequenas	
Fosfoenema	< 1 ano	60 mℓ
	> 1 ano	6 mℓ/kg peso corporal, até 135 mℓ duas vezes
DESIMPACTAÇÃO ORAL LENTA EM CRIANÇAS MAIS VELHAS		
Mais de 2 a 3 dias		
Polietilenoglicol com eletrólitos		25 mℓ/kg peso corporal/hora, até 1.000 mℓ/hora até que um líquido claro saia pelo ânus
Mais de 5 a 7 dias		
Polietileno sem eletrólitos		1,5 g/kg peso corporal/dia durante 3 dias
Leite de magnésia		2 mℓ/kg peso corporal 2 vezes/dia durante 7 dias
Óleo mineral		3 mℓ/kg peso corporal 2 vezes/dia durante 7 dias
Lactulose ou sorbitol		2 mℓ/kg peso corporal 2 vezes/dia durante 7 dias

De Loening-Bauke V: Functional constipation with encopresis. In Wyllie R, Hyams JS, Kay M, editors: *Pediatric gastrointestinal and liver disease*, ed 3, Philadelphia, 2006, WB Saunders, p. 183.

Tabela 358.8 Medicações sugeridas e dosagens para a manutenção da terapia da constipação intestinal.

MEDICAÇÃO	IDADE	DOSE
DOSES TÍPICAS PARA TRATAMENTO A LONGO PRAZO (ANOS)		
Leite de magnésia	> 1 mês	1 a 3 mℓ/kg peso corporal/dia, dividido em 1 a 2 doses
Óleo mineral	> 12 meses	1 a 3 mℓ/kg peso corporal/dia, dividido em 1 a 2 doses
Lactulose ou sorbitol	> 1 mês	1 a 3 mℓ/kg peso corporal/dia, dividido em 1 a 2 doses
Polietilenoglicol 3350	> 1 ano	0,7 g/kg peso corporal/dia (máximo de 17,5 g/dia)
DOSES TÍPICAS PARA TRATAMENTO A CURTO PRAZO (MESES)		
Sene em xarope, cápsulas	1 a 5 anos	5 mℓ (1 cápsula) no café da manhã, máximo de 15 mℓ/dia
	5 a 15 anos	2 tabletes no café da manhã, máximo de 3 cápsulas por dia
Enemas de glicerina	> 10 anos	20 a 30 mℓ/dia (½ glicerina e ½ salina normal)
Supositórios de bicosadil	> 10 anos	10 mg/dia

De Loening-Baucke V: Functional constipation with encopresis. In Wyllie R, Hyams JS, Kay M, editors: *Pediatric gastrointestinal and liver disease*, ed 3, Philadelphia, 2006, WB Saunders, p. 185.

recomenda-se o envolvimento de um psicólogo ou uma terapia comportamental (p. ex., programas de comportamento e/ou *biofeedback*). Geralmente, a terapia de manutenção é contínua até que um padrão intestinal regular seja estabelecido e a associação de dor com a passagem das fezes seja abolida.

As crianças com diarreia crônica e/ou síndrome do intestino irritável, nas quais o estresse e a ansiedade desempenham papel importante, a redução do estresse e o aprendizado de estratégias eficazes de como lidar podem desempenhar papel importante na resposta à encoprese. O treinamento do relaxamento, o enfrentamento do estresse, o treinamento afirmativo e/ou os procedimentos gerais de manejo do estresse podem ser úteis e a participação dos especialistas em saúde comportamental é valiosa.

A neuroestimulação (implantação transcutânea ou sacral) e a fisioterapia pélvica são abordagens novas usadas em pacientes com constipação intestinal refratária a medicamentos. As crianças com problemas de coluna podem ser tratadas com sucesso com baixos volumes de líquidos através de um tubo de cecostomia ou tubo de sigmoide.

A bibliografia está disponível no GEN-io.

358.4 Megacólon Agangliônico Congênito (Doença de Hirschsprung)

Asim Maqbool e Chris A. Liacouras

A doença de Hirschsprung, ou megacólon agangliônico congênito, é um distúrbio de desenvolvimento (neurocristopatia) do sistema nervoso entérico caracterizada pela ausência de células ganglionares nos plexos submucoso e mioentérico. É a causa mais comum de obstrução do intestino grosso em recém-nascidos, com uma incidência global de 1 em cada 5.000 nascidos vivos. A relação sexo masculino:feminino na doença de Hirschsprung é de 4:1 na doença de segmento curto e cerca de 2:1 na aganglionose total do cólon. A prematuridade é incomum.

Existe um aumento da incidência familiar da doença de segmento longo. A doença de Hirschsprung pode estar associada a outros defeitos congênitos, tais como a trissomia do 21, a síndrome de Joubert, a síndrome de Goldberg-Shprintzen, a síndrome de Smith-Lemli-Opitz, a síndrome de Shah-Waardenburg, a hipoplasia cartilagem-cabelo, a síndrome da neoplasia endócrina múltipla tipo 2, a neurofibromatose, o neuroblastoma, a hipoventilação congênita (mal de Ondina) e as anormalidades urogenitais ou cardiovasculares. A doença de Hirschsprung foi vista em associação com microcefalia, retardo mental, fácies anormal, autismo, fenda palatina, hidrocefalia e micrognatia.

PATOLOGIA

A doença de Hirschsprung é o resultado de ausência de células ganglionares na parede do intestino, que se estende proximal e continuamente a partir do ânus até uma distância variável. A ausência da inervação neural é uma consequência do bloqueio da migração de neuroblastos do intestino proximal para o distal. Na ausência dos plexos mioentérico e submucoso, ocorrem inadequado relaxamento e hipertonicidade da parede do intestino, o que pode levar à obstrução intestinal.

Geralmente, a doença de Hirschsprung é esporádica, embora tenham sido demonstrados padrões de herança dominantes e recessivos em grupos familiares. Defeitos genéticos foram identificados em vários genes que codificam proteínas da via de sinalização RET (*RET*, *GDNF* e *NTN*), assim como naqueles na via de sinalização do receptor do tipo B (*EDNRB*, *EDN3* e *EVE-1*) da endotelina (EDN). Formas sindrômicas da doença de Hirschsprung têm sido associadas com os genes *L1CAM*, *SOX10* e *ZFHX1B* (anteriormente chamado de *SIP1*).

O segmento aganglionar é limitado ao retossigmoide em 80% dos pacientes. Aproximadamente 10 a 15% dos pacientes têm doenças de segmento longo, definidas como a doença proximal ao cólon sigmoide. A aganglionose total do intestino é rara e representa cerca de 5% dos casos. São observados histologicamente a ausência dos plexos de Auerbach e de Meissner e feixes nervosos hipertrofiados com altas concentrações de acetilcolinesterase entre as camadas musculares e na submucosa.

MANIFESTAÇÕES CLÍNICAS

A doença de Hirschsprung é geralmente diagnosticada no período neonatal devido a distensão abdominal, falha na eliminação de mecônio e/ou vômitos biliosos ou aspirados com dificuldade para se alimentar. Em 99% dos lactentes saudáveis a termo, o mecônio é eliminado dentro de 48 h do nascimento. A doença de Hirschsprung deve ser suspeitada em qualquer criança a termo (a doença é incomum em recém-nascidos prematuros) com eliminação tardia das fezes. Alguns recém-nascidos eliminam mecônio normalmente, mas, posteriormente, apresentam uma história de constipação intestinal crônica. O retardo do desenvolvimento devido à hipoproteinemia causada pela perda de proteínas por enteropatia perdedora de proteína é a apresentação menos comum porque a doença de Hirschsprung geralmente é reconhecida no início do seu curso, mas se sabe que ela ocorre. Bebês amamentados podem não apresentar a doença de maneira tão grave como as crianças alimentadas com fórmulas infantis.

A falha na eliminação das fezes leva à dilatação do intestino proximal e à distensão abdominal. Conforme o intestino se dilata, a pressão intraluminal aumenta, resultando em diminuição do fluxo sanguíneo e deterioração da barreira da mucosa. A estase permite a proliferação de bactérias, o que pode levar à enterocolite (*Clostridium difficile*, *Staphylococcus aureus*, anaeróbios e coliformes) com diarreia associada, sensibilidade abdominal, sepse e sinais de obstrução intestinal. Os *sinais de alerta* no período neonatal incluem então a obstrução intestinal neonatal, a perfuração intestinal, o atraso na passagem do mecônio, a distensão abdominal aliviada pela estimulação retal digital ou por enemas, a constipação intestinal crônica grave e a enterocolite. O reconhecimento precoce da doença de Hirschsprung antes do início da enterocolite é essencial para a redução da morbidade e da mortalidade.

A doença de Hirschsprung nos pacientes com mais idade deve ser diferenciada de outras causas de distensão abdominal e constipação intestinal crônica (Tabelas 358.6 e 358.9 e Figuras 358.4 e 358.5). Geralmente, o histórico revela uma constipação intestinal começando na infância e com pouca responsividade ao tratamento médico. O atraso no desenvolvimento não é incomum. A incontinência fecal, a urgência fecal e os comportamentos de retenção de fezes geralmente não estão presentes. Uma distensão abdominal significativa é incomum na constipação intestinal não relacionada à doença de Hirschsprung, assim como a êmese. O abdome é timpanítico e distendido, com uma grande massa fecal palpável no abdome inferior esquerdo. O exame retal demonstra um ânus com posicionamento normal que facilmente permite a entrada do dedo, mas parece sem dilatação. Geralmente, o reto está sem fezes; e, quando o dedo é removido, pode haver uma descarga explosiva de fezes e gás malcheirosos. As fezes, quando eliminadas, podem estar em forma de pequenas bolas,

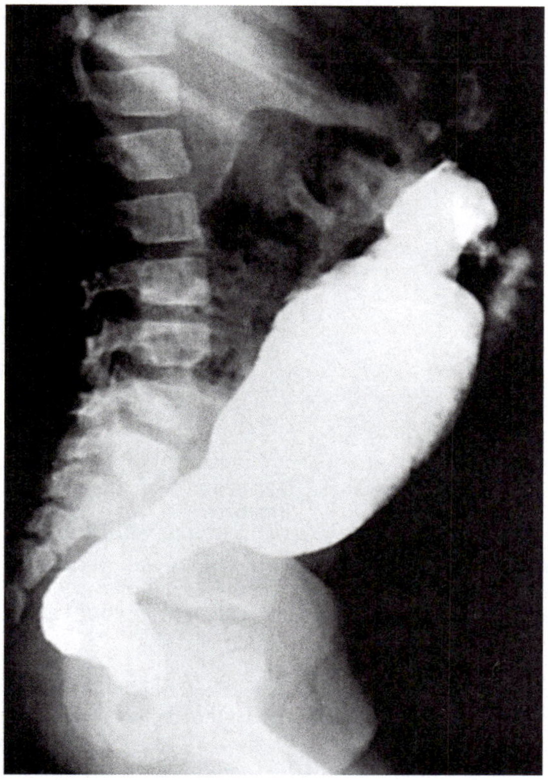

Figura 358.4 Visão lateral de um enema de bário em menina de 3 anos com doença de Hirschsprung. O segmento agangliônico é estreitado, com intestino gangliônico normal distendido acima dele.

Tabela 358.9 Características que distinguem a doença de Hirschsprung da constipação intestinal funcional.

VARIÁVEL	FUNCIONAL	DOENÇA DE HIRSCHSPRUNG
ANAMNESE		
Início da constipação intestinal	Após 2 anos	Ao nascimento
Encoprese	Comum	Muito rara
Desenvolvimento insuficiente	Incomum	Possível
Enterocolite	Não há	Possível
Treinamento intestinal forçado	Comum	Não há
EXAME FÍSICO		
Distensão abdominal	Incomum	Comum
Pouco ganho de peso	Raro	Comum
Reto	Preenchido com fezes	Vazio
Toque retal	Fezes no reto	Passagem explosiva de fezes
Desnutrição	Não há	Possível
INVESTIGAÇÕES		
Manometria anorretal	Relaxamento do esfíncter anal interno	Relaxamento insuficiente do esfíncter anal interno
Biopsia retal	Normal	Não há células ganglionares, aumento da coloração com acetilcolinesterase
Enema de bário	Quantidades grandes de fezes, não há zona de transição	Zona de transição, retardo da evacuação (> 24 h)

De Imseis E, Gariepy C: Hirschsprung disease. In Walker WA, Goulet OJ, Kleinman RE *et al.*, editors: *Pediatric gastrointestinal disease*, ed 4, Hamilton, Ontario, 2004, BC Decker, p. 1035.

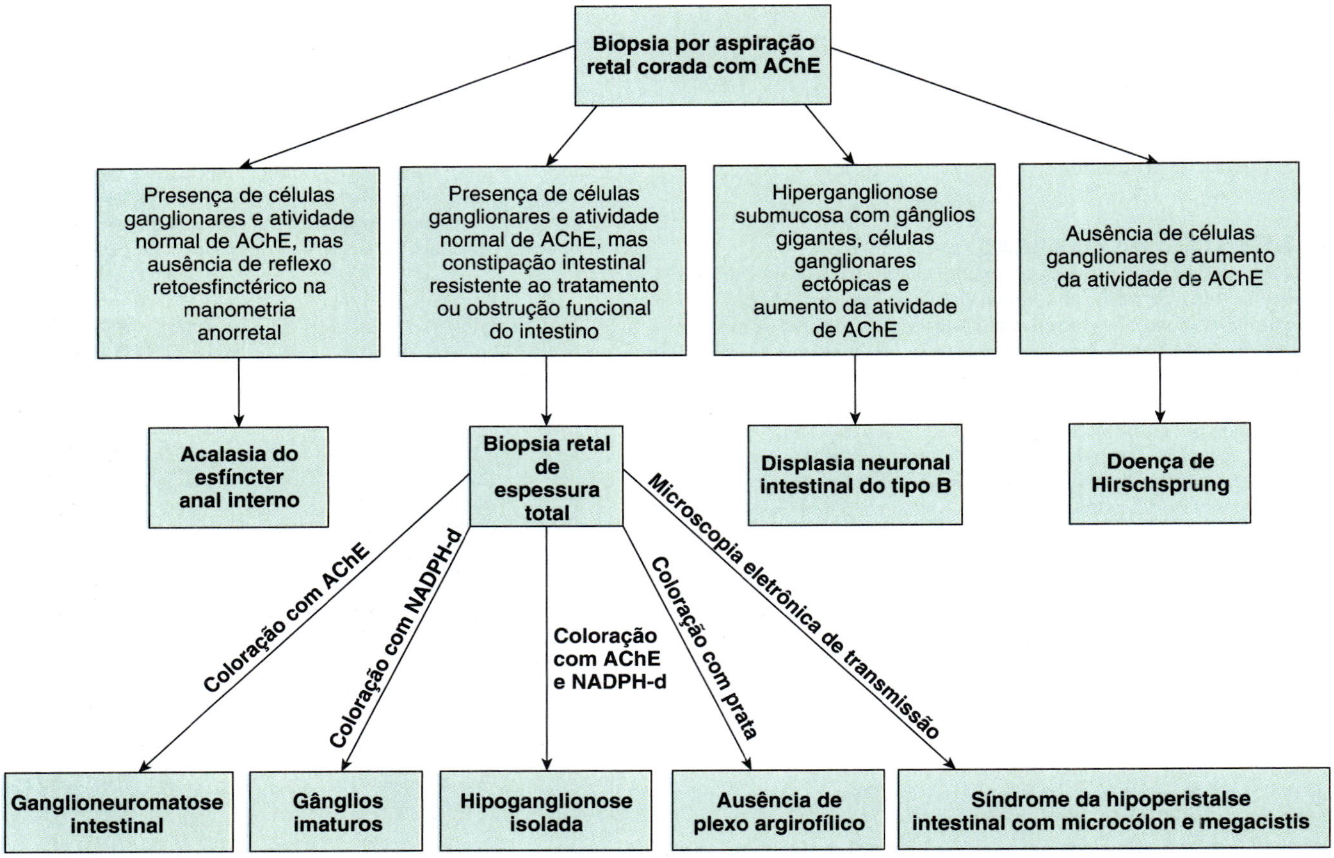

Figura 358.5 Algoritmo de diagnóstico para investigar a constipação intestinal crônica e a obstrução funcional do intestino em bebês recém-nascidos e crianças jovens. *AChE*, Acetilcolinesterase; *NADPH-d*, fosfato de dinucleotídio de adenina e nicotinamida diaforase. (*Extraída de Friedmacher F, Puri P: Classification and diagnostic criteria of variants of Hirschsprung's disease*, Pediatr Surg Int *29:855-872, 2013, Fig. 1.*)

em fita ou podem ter uma consistência fluida, diferentemente das fezes volumosas observadas nos pacientes com constipação intestinal funcional. As crises intermitentes de obstrução intestinal devido às fezes retidas podem estar associadas a dores e febre. Retenção urinária com bexiga aumentada ou hidronefrose podem ocorrer por causa da compressão urinária.

Nos recém-nascidos, a doença de Hirschsprung deve ser diferenciada da síndrome da rolha meconial, do íleo meconial e da atresia intestinal. Nos pacientes mais velhos, a **tríade de Currarino** deve ser considerada, a qual inclui anomalias anorretais (ânus ectópico, estenose anal, ânus imperfurado), anomalias do osso sacro (hipoplasia, má segmentação) e anomalias pré-sacrais (meningoceles anteriores, teratoma, cisto).

DIAGNÓSTICO

A biopsia retal por sucção é o padrão-ouro para o diagnóstico da doença de Hirschsprung (Figura 358.5). O material da biopsia deve conter uma quantidade adequada de submucosa para avaliar a presença de células ganglionares. Para evitar a obtenção de biopsias da área normal de hipoganglionose, que varia de 3 mm a 17 mm de comprimento, a biopsia retal de aspiração deve ser obtida não mais próximo do que 2 cm acima da linha dentada. As biopsias devem ser coradas para acetilcolinesterase para facilitar a interpretação. Os pacientes com aganglionose demonstram um grande número de feixes nervosos hipertrofiados que coram positivamente para a acetilcolinesterase com uma ausência de células ganglionares. A coloração com calretinina pode fornecer o diagnóstico de doença de Hirschsprung quando a coloração com acetilcolinesterase não for suficiente.

A manometria anorretal avalia o esfíncter anal interno quando um balão é inflado no reto. Em indivíduos saudáveis, a distensão retal inicia o relaxamento do esfíncter anal interno em resposta à distensão retal (conhecido como refluxo inibitório anorretal [RIAR]). Nos pacientes com a doença de Hirschsprung, o esfíncter anal interno não relaxa em resposta à distensão retal e não há RIAR. Embora a sensibilidade e a especificidade possam variar amplamente, em mãos experientes o teste pode ser muito sensível. O teste, no entanto, pode ser tecnicamente difícil de executar em lactentes jovens. Uma resposta normal no decurso da avaliação manométrica exclui o diagnóstico de doença de Hirschsprung; uma resposta equívoca ou paradoxal exige repetição ou uma biopsia retal. A sensibilidade e a especificidade da manometria anorretal são superiores a 90%.

Um enema de contraste sem preparo provavelmente ajuda mais no diagnóstico nas crianças com mais de 1 mês de porque o segmento ganglionar proximal pode não estar significativamente dilatado logo nas primeiras semanas de vida. Os achados clássicos são baseados na presença de uma zona de transição estreita entre o cólon proximal dilatado normal e um segmento aganglionar distal de menor calibre obstruído. Na ausência deste achado, é imperativo comparar o diâmetro do reto com o do cólon sigmoide porque um diâmetro retal que é igual ou menor do que o cólon sigmoide sugere doença de Hirschsprung. A avaliação radiográfica deve ser realizada sem preparação prévia (*i. e., estudo de enema de contraste sem preparo*) para evitar a dilatação transitória do segmento aganglionar. Dez por cento dos recém-nascidos com a doença de Hirschsprung apresentam um exame de contraste normal. Este exame diagnóstico é mais valioso na doença que envolve o cólon distal e, especificamente, o retossigmoide. Uma zona de transição pode não ser facilmente identificável na aganglionose intestinal total. As radiografias após 24 h são úteis em mostrar o contraste retido (Figura 358.4). Se ainda houver uma quantidade significativa de bário no cólon, a suspeita de doença de Hirschsprung aumenta, mesmo que uma zona de transição não seja identificada. O exame com enema de bário é útil para determinar a extensão da aganglionose antes da cirurgia, assim como na avaliação de outras doenças que se manifestam no recém-nascido como uma obstrução do intestino grosso. A sensibilidade (cerca de 70%) e a especificidade

(50 a 80%) dos estudos com enema de bário para diagnosticar a doença de Hirschsprung são menores do que as de outras metodologias. Podem ser realizadas biopsias retais da espessura total no momento da cirurgia para confirmar o diagnóstico e o nível de comprometimento, além de diferenciar outros distúrbios (Figura 358.5).

TRATAMENTO

Uma vez o diagnóstico tendo sido estabelecido, o tratamento definitivo é a intervenção cirúrgica. Anteriormente, uma ostomia temporária era realizada e a cirurgia definitiva era adiada até que a criança ficasse mais velha. Atualmente, muitas crianças passam por um procedimento primário do tipo *pull-through*, exceto se houver associação com enterocolite ou outras complicações, quando uma ostomia de descompressão é em geral necessária.

Existem três opções cirúrgicas básicas. O primeiro procedimento cirúrgico de sucesso, descrito por Swenson, foi a retirada do segmento aganglionar e a realização de anastomose do intestino proximal normal ao reto 1 cm a 2 cm acima da linha denteada. Esta operação é tecnicamente difícil e levou ao desenvolvimento de dois outros procedimentos. Duhamel descreveu um procedimento para criar um neorreto, conduzindo para baixo o intestino normalmente inervado para trás do reto aganglionar. O neorreto criado neste procedimento tem um segmento aganglionar anterior com sensibilidade normal e um segmento ganglionar posterior com propulsão normal. O procedimento do tipo *pull-through* descrito por Soave envolve a remoção da mucosa do reto aganglionar e a passagem do cólon normalmente inervado por dentro do manguito muscular residual, dessa maneira passando pelo intestino anormal por dentro. Os avanços nas técnicas levaram a bem-sucedidos procedimentos endorretais laparoscópicos do tipo *pull-through* de uma única etapa, os quais são o tratamento de escolha.

Na **doença de Hirschsprung de segmento ultracurto**, também conhecida como **acalasia anal**, o segmento aganglionar se limita ao esfíncter interno. Os sintomas clínicos são semelhantes aos das crianças com constipação intestinal funcional. As células ganglionares estão presentes na biopsia de sucção retal, mas a manometria é anormal, com falha no relaxamento do esfíncter anal interno em resposta à distensão retal. O tratamento atual, apesar de controverso, inclui injeção anal de toxina botulínica para relaxar o esfíncter anal e miectomia anorretal se houver indicação.

A doença de Hirschsprung de segmento longo que envolve todo o cólon e, às vezes, uma parte do intestino delgado representa um problema de difícil manejo. A manometria anorretal e a biopsia por sucção retal demonstram achados de doença de Hirschsprung, mas os estudos radiológicos são difíceis de interpretar porque não pode ser identificada uma zona de transição do cólon. A extensão da aganglionose pode ser determinada com precisão por biopsia no momento da laparotomia. Quando todo o cólon é aganglionar, frequentemente junto com uma parte do comprimento do íleo terminal, a anastomose ileoanal é o tratamento de escolha, preservando parte do cólon aganglionar para facilitar a absorção de água, o que ajuda as fezes a se tornarem firmes.

Geralmente, o prognóstico da doença Hirschsprung tratada cirurgicamente é satisfatório; a maioria dos pacientes consegue ter continência fecal. Os problemas pós-operatórios a longo prazo incluem constipação intestinal, enterocolite recorrente, estenose, prolapso, abscessos perianais e escape fecal. Algumas crianças necessitam de miectomia ou de refazer um procedimento do tipo *pull-through*.

A **enterocolite** associada à doença de Hirschsprung pode ocorrer a qualquer momento antes ou após a cirurgia, sendo a causa principal de óbito nesses pacientes. A dismotilidade relacionada à obstrução parcial, uma doença subjacente, o comprometimento da função imune e o microbioma intestinal podem contribuir para este processo fisiopatológico. Diarreia explosiva, malcheirosa e/ou sanguinolenta, distensão abdominal, descarga explosiva do conteúdo retal no exame digital, redução da perfusão periférica, letargia e febre são sinais nefastos. Os manejos básicos incluem hidratação, descompressões superior e inferior (cateter nasogástrico de Salem-Sump, tubo retal, irrigação retal) e o uso de antibióticos de amplo espectro.

A bibliografia está disponível no GEN-io.

358.5 Displasia Neuronal Intestinal

Asim Maqbool e Chris A. Liacouras

A displasia neuronal intestinal (DNI) descreve diferentes anormalidades quantitativas (hipo ou hiperganglionose) e qualitativas (células ganglionares imaturas ou heterotópicas) do plexo mioentérico e/ou submucoso. A histologia típica é de hiperganglionose e gânglios gigantes. O tipo A ocorre muito raramente e é caracterizado por aplasia congênita ou hipoplasia da inervação simpática. Os pacientes apresentam os sintomas no início do período neonatal, com episódios de obstrução intestinal, diarreia e fezes com sangue. O tipo B, que corresponde a mais de 95% dos casos, é caracterizado pela malformação dos plexos submucoso e mioentérico parassimpáticos com gânglios gigantes e espessamento das fibras nervosas, aumento da coloração com acetilcolinesterase e células ganglionares isoladas na lâmina própria. A DNI do tipo B mimetiza a doença de Hirschsprung e os pacientes apresentam constipação intestinal crônica (Tabela 358.6 e Figura 358.5). As manifestações clínicas incluem distensão abdominal, constipação intestinal e enterocolite. Porções variáveis do intestino podem ser afetadas, da parte segmentar a todo o trato intestinal. A DNI tem sido observada de forma isolada e proximal a um segmento aganglionar. Outras manifestações intra e extraintestinais estão presentes nos pacientes com DNI. Ela tem sido descrita em todos os grupos etários, mais comumente na infância, mas também é observada em adultos que tiveram constipação intestinal não associada à infância.

As doenças e outras condições associadas incluem a doença de Hirschsprung, a prematuridade, a síndrome do cólon esquerdo pequeno e a síndrome da rolha meconial. Os estudos identificaram deficiência de substância P em pacientes com DNI. A DNI do tipo A pode ser hereditária com padrão familiar autossômico recessivo. A maioria dos casos de DNI do tipo B é esporádica, com poucos agrupamentos familiares, sugerindo herança autossômica dominante.

O manejo é o mesmo que é feito para a constipação intestinal funcional e, se não for bem-sucedido, a intervenção cirúrgica é indicada.

A bibliografia está disponível no GEN-io.

358.6 Síndrome da Artéria Mesentérica Superior (Síndrome de Wilkie, Síndrome de Cast, Síndrome da Compressão Arteriomesentérica Duodenal)

Assim Maqbool e Chris A. Liacouras

A síndrome da artéria mesentérica superior resulta da compressão da terceira porção do duodeno pela artéria contra a aorta. A desnutrição ou os estados catabólicos podem causar depleção de gordura mesentérica, o que resulta em compressão do duodeno em um estreitado ângulo aortomesentérico. Outras etiologias incluem a compressão extra-abdominal (p. ex., corpo fundido) e a tensão mesentérica, como pode ocorrer em virtude da anastomose de bolsa ileoanal. A perda de peso rápida e a imobilização são fatores de risco.

Os sintomas são dor epigástrica intermitente, anorexia, náuseas e vômitos. Os fatores de risco incluem magreza, repouso prolongado, cirurgia abdominal e lordose lombar exagerada. O início pode ocorrer em semanas após o processo desencadeador, mas alguns pacientes têm sintomas crônicos que dificultam o diagnóstico. Exemplo clássico é o de um adolescente abaixo do peso que começa a vomitar 1 a 2 semanas após a cirurgia de escoliose ou fusão espinal. O reconhecimento pode ser atrasado se for pensado um transtorno alimentar.

O diagnóstico é estabelecido radiologicamente pela demonstração de um corte duodenal logo à direita da linha média juntamente com uma dilatação duodenal proximal com ou sem dilatação gástrica. Apesar de as séries gastrintestinais superiores continuarem a ser as principais, modalidades como TC, angiografia por RM ou ultrassonografia podem ser mais apropriadas se houver preocupação com outras etiologias, como malignidade. A endoscopia deve ser considerada de modo a afastar a possibilidade de patologia intraluminal.

O tratamento concentra-se no alívio da obstrução, na reabilitação nutricional e na correção de anomalias associadas a líquidos e eletrólitos. A posição lateral ou prona pode deslocar o duodeno das estruturas que o estão obstruindo e permitir a retomada da ingestão oral. Se o reposicionamento não obtiver sucesso, os pacientes necessitarão do uso de nutrição enteral nasojejunal pós-obstrução ou nutrição parenteral se não houver boa tolerância. Este manejo é bem-sucedido na ampla maioria do casos, com eventual retirada da alimentação por sonda após o peso ser readquirido e a tolerância à alimentação enteral ser restabelecida gradual e plenamente. Os pacientes refratários aos tratamentos podem exigir cirurgia para contornar a obstrução.

AGRADECIMENTO

Andrew Chu, M.D., contribuiu para a versão anterior deste capítulo.

A bibliografia está disponível no GEN-io.

Capítulo 359 Íleo Paralítico, Aderências, Intussuscepção e Obstruções em Alças Fechadas

359.1 Íleo Paralítico

Asim Maqbool e Chris A. Liacouras

Íleo paralítico é a falha dos movimentos peristálticos, causada pela perda de coordenação da motilidade gastrintestinal, sem evidência de obstrução mecânica. Em crianças, está mais frequentemente associado a cirurgia abdominal ou infecções (gastrenterite, pneumonia, peritonite). Também pode estar associado às anomalias metabólicas (p. ex., uremia, hipopotassemia, hipercalcemia, hipermagnesemia, acidose) ou à administração de certos fármacos, como opiáceos, vincristina e agentes antimotilidade, como a loperamida, quando usados durante uma gastrenterite.

O íleo paralítico se manifesta com náuseas, vômitos, intolerância alimentar, distensão abdominal associada à dor e retardamento da passagem de fezes e gases intestinais. Os ruídos intestinais são mínimos ou ausentes, em contraste com a fase inicial da obstrução intestinal mecânica, quando estão hiperativos. Radiografias abdominais demonstram variados níveis hidroaéreos em todo o abdome. Geralmente, radiografias sequenciadas não demonstram distensões progressivas como nas obstruções mecânicas. Se realizadas, as radiografias contrastadas demonstram movimento lento do bário através do lúmen evidente. O íleo paralítico, após a cirurgia abdominal, é geralmente resolvido em 72 horas.

O tratamento inclui a correção da anormalidade subjacente, terapias de suporte para comorbidades e mitigação das causas iatrogênicas. Anomalias eletrolíticas devem ser identificadas e corrigidas, e os agentes narcóticos, quando usados, devem ser desmamados de acordo com a tolerância. Descompressões nasogástricas podem aliviar vômitos recorrentes ou distensões abdominais associadas a dores. As perdas hídricas que resultam do íleo paralítico devem ser corrigidas com soluções isotônicas cristaloides. Agentes procinéticos, como a eritromicina, não são rotineiramente recomendados. Antagonistas dos receptores de opioides de ação periférica, tais como a metilnaltrexona, são promissores na redução do íleo pós-operatório, mas carecem de dados pediátricos.

A bibliografia está disponível em no GEN-io.

359.2 Aderências

Asim Maqbool e Chris A. Liacouras

Aderências são faixas de tecido fibroso resultantes de lesão peritoneal. Elas podem constringir órgãos ocos e são uma das principais causas de obstrução do intestino delgado no pós-operatório. A maioria dos pacientes permanece assintomática; no entanto, problemas podem surgir a qualquer momento após a 2ª semana pós-operatória, até o ano seguinte da cirurgia, independentemente da dimensão cirúrgica. Em um estudo, o risco de readmissão no período de 5 anos, devido a aderências, variou de acordo com regiões operatórias (2,1% para o cólon a 9,2% para obstrução ou paralisação da função do íleo) e procedimentos (0,3% para apendicectomia e 25% para formação/fechamento de ileostomia). O risco geral foi de 5,3% excluindo-se a apendicectomia, e 1,1% quando a apendicectomia foi incluída.

O diagnóstico deve ser suspeitado em pacientes com dor abdominal, constipação intestinal, vômitos e histórico de cirurgia intraperitoneal. Náuseas e vômitos ocorrem rapidamente após o surgimento da dor. Inicialmente, os ruídos intestinais são hiperativos e o abdome se encontra plano. Posteriormente, os sons intestinais desaparecem e a dilatação intestinal pode provocar distensão abdominal. Febre e leucocitose indicam necrose intestinal e peritonite. Radiografias simples demonstram particularidades obstrutivas e uma tomografia computadorizada ou radiografias contrastadas podem ser necessárias para a definição da etiologia.

O tratamento inclui: descompressão nasogástrica, reanimação volêmica intravenosa e antibióticos de amplo espectro no preparo para a cirurgia. A intervenção não operatória é contraindicada, a menos que o paciente esteja estável com evidente melhora clínica. Em crianças com repetidas obstruções, uma plicatura com cola de fibrina nas alças adjacentes do intestino delgado pode reduzir o risco de problemas recorrentes. Complicações a longo prazo podem incluir infertilidade feminina, deficiência no desenvolvimento e dor crônica abdominal e/ou pélvica.

AGRADECIMENTO

Andrew Chu, M.D., contribuiu para a versão anterior deste capítulo.

A bibliografia está disponível em no GEN-io.

359.3 Intussuscepção

Asim Maqbool e Chris A. Liacouras

A intussuscepção ocorre quando uma parte do sistema digestório se invagina dentro de um segmento adjacente. É a causa mais comum de obstrução intestinal entre 5 meses e 3 anos e a emergência abdominal mais comum em crianças menores de 2 anos. Sessenta por cento dos pacientes têm menos de 1 ano e 80% dos casos ocorrem antes dos 24 meses, sendo raro em neonatos. A incidência varia de 1 a 4 em cada 1.000 nascidos vivos. A razão homem/mulher é de 3 para 1. Muitas intussuscepções do tipo intestino delgado–intestino delgado e algumas intestino delgado–colônica reduzem espontaneamente. Se não forem tratadas, intussuscepções ileocólicas podem causar isquemia intestinal, perfuração, peritonite e morte.

ETIOLOGIA E EPIDEMIOLOGIA

Aproximadamente 90% dos casos de intussuscepção em crianças são idiopáticos. A incidência sazonal tem picos no outono e no inverno. Foi observada uma correlação com uma infecção prévia, ou concomitante, pelo adenovírus respiratório (tipo C) e essa condição pode complicar infecções do trato respiratório superior, além de otite média, gastrenterite e púrpura de Henoch-Schönlein. Observou-se que um ligeiro aumento na intussuscepção ocorre dentro de 3 semanas da vacina contra rotavírus (especialmente após a primeira dose), mas este é um efeito colateral muito raro.

Postula-se que a infecção gastrintestinal ou a introdução de novas proteínas provenientes dos alimentos resultam em placas de Peyer hipertrofiadas no íleo terminal. A hiperplasia nodular linfoide é outro fator de risco relacionado. Protuberâncias do tecido linfático levam ao prolapso da mucosa do íleo para dentro do cólon, causando uma intussuscepção. Em 2 a 8% dos pacientes, são encontrados **pontos iniciais identificáveis** para a intussuscepção, como: divertículo de Meckel, pólipo intestinal, neurofibroma, cistos de duplicação intestinal, coto do apêndice invertido, leiomiomas, hamartomas, pâncreas ectópico, linha anastomótica, tubo de enterostomia, doença linfoproliferativa pós-transplante, hemangioma ou condições malignas, como linfoma ou sarcoma de Kaposi. Tubo de alimentação gastrojejunal e por jejunostomia também podem servir como pontos iniciais para a intussuscepção. Esses pontos-guia são mais comuns em crianças maiores de 2 anos e, quanto maior a idade, maior o risco. Em adultos, os pontos-guia estão presentes em 90% dos casos. A intussuscepção pode se agravar com hemorragia da mucosa, como em casos de púrpura de Henoch-Schönlein, púrpura trombocitopênica idiopática ou hemofilia. Fibrose cística, doença celíaca e doença de Crohn são outros fatores de risco. A intussuscepção pós-operatória é ileoileal e geralmente ocorre dentro de vários dias de uma operação abdominal. A intussuscepção que ocorre de maneira anterógrada pode aparecer raramente após uma cirurgia de *bypass* gástrico em Y de Roux e é notório que não exista um *ponto inicial* nesses casos. A intussuscepção intrauterina pode estar associada ao desenvolvimento de atresia intestinal. Intussuscepção em prematuros é rara.

A intussuscepção ileoileal pode ser mais comum do que se acreditava anteriormente e é frequentemente idiopática ou associada a púrpura de Henoch-Schönlein; geralmente se resolve espontaneamente.

PATOLOGIA

As intussuscepções são mais frequentemente ileocólicas, menos comumente ceco cólicas e ocasionalmente ileais. Muito raramente, o apêndice forma o guia de uma intussuscepção. A porção superior do intestino, o **intussuscepto**, invagina para a inferior, o **intussuscipiente**, deslocando, juntamente, seu mesentério para a alça continente do intestino. A constrição do mesentério obstrui o retorno venoso, dando sequência ao ingurgitamento do intussuscepto, com edema e sangramento da mucosa que resulta em fezes com sangue, por vezes contendo muco. O ápice da intussuscepção pode estender-se para o cólon transverso, descendente ou sigmoide, até mesmo para e através do ânus, em casos negligenciados. Essa apresentação deve ser diferenciada do prolapso retal. A maioria das intussuscepções não causa estrangulamento do intestino nas primeiras 24 h, mas pode evoluir para gangrena intestinal e choque.

MANIFESTAÇÕES CLÍNICAS

Em casos típicos, há um início súbito de dor do tipo cólica paroxística grave em crianças previamente sadias, que se repete em intervalos frequentes e é acompanhada de esforços com pernas e joelhos flexionados, além de choro intenso. A criança pode sentir-se, inicialmente, confortável e brincar normalmente entre os paroxismos da dor, mas se a intussuscepção não for reduzida, ela torna-se progressivamente mais fraca e letárgica. Às vezes, a **letargia** é frequentemente desproporcional aos sinais abdominais. Com a progressão, pode-se desenvolver um estado semelhante a choque, com febre e peritonite. O pulso torna-se fraco e filiforme; a respiração, superficial e ruidosa, e a dor pode manifestar-se apenas por meio de gemidos. Vômitos ocorrem na maioria dos casos e geralmente são mais frequentes na fase inicial. Na fase seguinte, o vômito demonstra presença de bile. Fezes de aspecto normal podem ser evacuadas nas primeiras poucas horas de sintomas. Após isso, as excreções fecais são pequenas ou não ocorrem com tanta frequência, e poucos flatos são eliminados ou mesmo nenhum. O sangue é geralmente eliminado nas primeiras 12 horas, mas às vezes não ocorre por 1 a 2 dias e, raramente, não aparece nas fezes. Sessenta por cento das crianças evacuam fezes contendo sangue vermelho e muco, com aspecto de "geleia de groselha". Alguns pacientes apresentam apenas irritabilidade e letargia alternantes ou progressivos. A tríade clássica de dor, massa abdominal palpável em formato de salsicha e fezes com sangue ou "aspecto de groselha" é observada em < 30% dos pacientes com intussuscepção. A combinação da dor paroxística, vômito e massa abdominal palpável tem um valor preditivo positivo de > 90%. A presença de sangramento retal aumenta para aproximadamente 100%.

A palpação do abdome geralmente revela massa em formato de salsicha ligeiramente macia, às vezes imprecisa, que pode aumentar de tamanho e firmeza durante um paroxismo de dor, ocorrendo mais frequentemente na parte superior direita do abdome, ao longo do eixo cefalocaudal. Se for notada no epigástrio, o eixo longo é transversal. Aproximadamente 30% dos pacientes não apresentam massa palpável. A presença de muco sanguinolento no exame retal contribui para o diagnóstico de intussuscepção. Distensão abdominal e sensibilidade se desenvolvem à medida que a obstrução intestinal se torna mais aguda. Em raras ocasiões, ocorre o prolapso do intestino em avanço através do ânus. *Esse tipo de prolapso pode ser distinguido do prolapso do reto por meio da separação entre o intestino protraído e a parede retal, a qual é inexistente no prolapso do reto.*

A intussuscepção ileoileal em crianças menores de 2 anos pode ter um quadro clínico menos típico, sendo os sintomas e sinais, sobretudo, aqueles de obstruções do intestino delgado. Esses, frequentemente, se resolvem sem tratamento. Uma **intussuscepção recorrente** é observada em 5 a 8% dos casos e é mais comum após a redução hidrostática, comparada à redução cirúrgica. Intussuscepção crônica, na qual os sintomas existem de forma mais branda em intervalos recorrentes, é mais provável de ocorrer com ou após enterite aguda e pode surgir em crianças mais velhas assim como em crianças mais novas.

DIAGNÓSTICO

Quando a anamnese e os achados do exame físico sugerem uma intussuscepção, normalmente, uma ultrassonografia (US) é realizada. Uma radiografia simples de abdome pode exibir densidade aumentada na área da intussuscepção. Avaliações com ultrassonografia na suspeita de intussuscepção diminuem a necessidade de enemas diagnósticos ou terapêuticos, reduzindo a exposição desnecessária à radiação em crianças com exames de US negativos. Os achados diagnósticos de intussuscepção na US incluem massa tubular nas vistas longitudinais e uma aparência de "rosquinha" ou "alvo" nas imagens transversas (Figura 359.1). A US tem sensibilidade de aproximadamente 98 a 100% e especificidade de aproximadamente 98% no diagnóstico de intussuscepção. Enemas contrastados aéreos, hidrostáticos (solução salina) e, menos frequentemente, hidrossolúveis substituíram os exames com bário. Enemas de contraste demonstram uma falha no preenchimento ou manchas redondas "de vácuo" no meio de contraste onde seu avanço é obstruído pelo intussuscepto (Figura 359.2). Uma coluna central linear do meio de contraste pode ser vista no lúmen comprimido do intussuscepto e uma fina borda de contraste pode ser vista retida em torno da invaginação do intestino nas dobras da mucosa, dentro do intussuscipiente (sinal de mola em espiral), especialmente após a evacuação. O retrocesso do intussuscepto sob pressão, visualizado em radiografias ou US, documenta redução bem-sucedida. A redução aérea está associada a menos complicações e menor exposição à radiação, comparada a outras técnicas tradicionais de contraste hidrostático.

DIAGNÓSTICO DIFERENCIAL

Pode ser particularmente difícil diagnosticar intussuscepção em uma criança que já tem gastrenterite. A mudança no padrão da doença, no caráter da dor ou natureza do vômito ou no início do sangramento retal deve alertar o médico. Geralmente, fezes sanguinolentas e cólicas abdominais que acompanham a enterocolite podem ser diferenciadas de intussuscepção porque na enterocolite a dor é menos intensa e menos regular, havendo diarreia, e a criança está evidentemente doente entre os episódios de dor. O sangramento do divertículo de Meckel geralmente é indolor. Sintomas nas articulações, púrpuras ou hematúria geralmente, mas não invariavelmente, acompanham a hemorragia intestinal provocada pela púrpura de Henoch-Schönlein. A intussuscepção pode ser

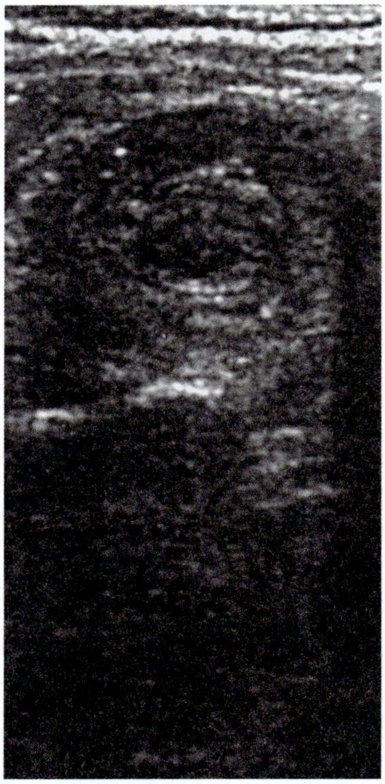

Figura 359.1 Imagem transversal de uma intussuscepção ileocólica. Observe as alças dentro das alças do intestino.

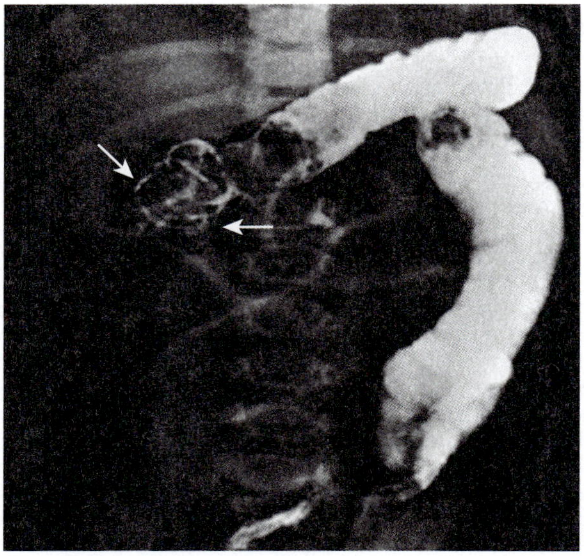

Figura 359.2 Intussuscepção em uma criança. A obstrução é evidente no cólon transverso e proximal. Material de contraste entre o intussuscepto e o intussuscipiente (*setas*) é responsável pela aparência de mola em espiral.

uma complicação deste distúrbio, e por isso, uma US pode ser necessária para distinguir as condições.

É importante distinguir, em pacientes com fibrose cística, a intussuscepção da síndrome de obstrução intestinal distal, pois essa síndrome requer tratamento anterógrado, o qual seria prejudicial se houvesse uma intussuscepção.

TRATAMENTO

A redução de uma intussuscepção aguda é um procedimento de emergência e deve ser realizado imediatamente após o diagnóstico no preparo para uma possível cirurgia. A redução hidrostática não deve ser testada em pacientes com intussuscepção prolongada e sinais de choque, irritação peritoneal, perfuração intestinal ou pneumatose intestinal.

A taxa de sucesso da redução radiológica hidrostática sob guia fluoroscópica ou ultrassônica é de aproximadamente 80 a 95% em pacientes com intussuscepção ileocólica. A redução espontânea da intussuscepção ocorre em aproximadamente 4 a 10% dos pacientes. As perfurações intestinais ocorrem em 0,5 a 2,5% das tentativas de reduções com bário e hidrostática (solução salina). A taxa de perfuração com redução aérea é de 0,1 a 0,2%. A redução cirúrgica é indicada na presença de choque refratário, suspeita de necrose ou perfuração intestinal, peritonite e recorrências múltiplas (suspeita de ponto-guia).

Uma **intussuscepção ileoileal** é mais bem demonstrada por meio de US abdominais. Redução por instilação de agentes de contraste, solução salina ou ar pode não ser possível. Essas intussuscepções podem se desenvolver insidiosamente após a cirurgia do intestino e requerer reoperação se não reduzirem espontaneamente. A doença ileoileal é comum com a púrpura de Henoch-Schönlein e outros distúrbios não identificáveis e geralmente se resolve sem a necessidade de algum tratamento específico. Se a redução manual for impossível ou não houver indicação de viabilidade do intestino, a ressecção da intussuscepção se faz necessária, com anastomose terminoterminal.

PROGNÓSTICO

A intussuscepção ileocólica não tratada em crianças geralmente é fatal; as chances de recuperação estão diretamente relacionadas à duração da intussuscepção antes da redução. A maioria das crianças se recupera se a intussuscepção for reduzida nas primeiras 24 horas, mas a taxa de mortalidade aumenta rapidamente após este tempo, especialmente depois do segundo dia. Redução espontânea durante o preparo para a cirurgia não é incomum.

A **taxa de recorrência** após a redução das intussuscepções é de aproximadamente 10%, e após a redução cirúrgica é de 2 a 5%; nenhuma foi recorrente após a ressecção cirúrgica. A maioria das recorrências acontece dentro das 72 horas seguintes à redução. Os corticosteroides podem reduzir a frequência de intussuscepção recorrente, mas raramente são usados para este propósito. Episódios redutíveis repetidos causados por hiperplasia nodular linfoide podem responder ao tratamento de alergias alimentares identificáveis, se presentes. Uma única recorrência de intussuscepção geralmente pode ser reduzida radiologicamente. Em pacientes com múltiplas recorrências de intussuscepção ileocólica, deve-se suspeitar de um ponto-guia e cirurgia laparoscópica deve ser considerada. É improvável que uma intussuscepção causada por lesão como linfossarcoma, pólipo ou divertículo de Meckel seja reduzida de forma bem-sucedida mediante intervenção radiológica. Com manejo cirúrgico adequado, a redução laparoscópica apresenta mortalidade muito baixa.

A bibliografia está disponível em no GEN-io.

359.4 Obstruções em Alças Fechadas

Asim Maqbool e Chris A. Liacouras

Obstruções em alça fechada (ou seja, **hérnia interna**) resultam de alças intestinais que entram nas brechas provocadas por deformidades do mesentério ou aderências, tornando-se aprisionadas. O ingurgitamento vascular do intestino estrangulado resulta em isquemia intestinal e necrose, a menos que seja prontamente aliviada. Cirurgia abdominal prévia é um importante fator de risco. Os sintomas incluem dor abdominal, distensão e êmese biliosa. Os sintomas podem ser intermitentes se o intestino herniado deslizar para dentro e para fora da deformidade. Sinais peritoneais indicam isquemia intestinal. Radiografias simples demonstram sinais de obstrução do intestino delgado ou de ar livre, se o intestino estiver perfurado. A tomografia computadorizada pode identificar e demarcar hérnias internas. O tratamento de suporte inclui líquidos intravenosos, antibióticos e descompressão nasogástrica. Cirurgia imediata para alívio da obstrução é indicada para prevenir necrose intestinal.

A bibliografia está disponível em no GEN-io.

Capítulo 360

Corpos Estranhos e Bezoares

360.1 Corpos Estranhos no Estômago e no Intestino

Asim Maqbool e Chris A. Liacouras

Cerca de 95% de todos os objetos ingeridos, uma vez no estômago, passam sem dificuldades através do restante do trato gastrintestinal. A perfuração após a ingestão de um corpo estranho está estimada em menos de 1% de todos os casos de objetos ingeridos. A perfuração tende a ocorrer em áreas de esfíncteres fisiológicos (piloro, válvula ileocecal), angulação aguda (curvatura duodenal), malformações intestinais congênitas (membranas, diafragmas, divertículos) ou áreas de cirurgia intestinal anterior.

A maioria dos pacientes que ingere corpos estranhos está entre as idades de 6 meses e 6 anos. As moedas são comumente os corpos estranhos mais ingeridos por crianças, e as impactações por carne ou alimentos são os corpos estranhos acidentais mais comuns em adolescentes e adultos. Os pacientes com corpos estranhos não alimentares geralmente descrevem um histórico de ingestão. As crianças mais jovens podem apresentar uma testemunha para a ingestão. As preocupações imediatas em relação ao corpo estranho são: o que é, qual sua localização, qual o seu tamanho e o momento em que ocorreu a ingestão. Aproximadamente 90% dos corpos estranhos são opacos. O exame radiológico é realizado rotineiramente para determinar o tipo, o número e a localização dos objetos suspeitos. As radiografias contrastadas podem ser necessárias para evidenciar alguns objetos, como peças ou brinquedos de plástico.

A conduta conservadora é indicada para a maioria dos corpos estranhos que passaram através do esôfago e entraram no estômago. A maioria dos objetos passa através do intestino em 4 a 6 dias, embora alguns levem 3 a 4 semanas. Enquanto ser espera que o objeto seja eliminado, os pais são orientados a continuar com a dieta normal e observar as fezes para a presença do objeto ingerido. Os catárticos devem ser evitados. Excepcionalmente, objetos longos e pontiagudos são monitorados radiologicamente, e os pais ou o paciente devem ser orientados a comunicar imediatamente aos seus médicos dor abdominal, vômito, febre persistente e hematêmese ou melena. O insucesso da progressão do objeto dentro de 3 a 4 semanas raramente implica perfuração iminente, mas pode estar associado a malformação congênita ou anormalidade intestinal adquirida.

Alguns objetos apresentam maior risco. Nos casos de corpos estranhos pontiagudos, como alfinetes, são necessárias avaliações semanais. Se o paciente apresentar sinais ou sintomas de obstrução ou perfuração, ou se o corpo estranho não progredir por várias semanas, a cirurgia será necessária. Ímãs pequenos utilizados para prender brincos ou partes de brinquedos estão associados à perfuração intestinal. Enquanto um único ímã no estômago pode não necessitar de intervenção em uma criança assintomática, um ímã no esôfago exige remoção imediata. Quando *múltiplos* ímãs se dispersam após a ingestão, eles podem ser atraídos uns aos outros através da parede intestinal, levando a necrose por pressão e perfuração (Figura 360.1). Botões de brinquedos de baixo custo contendo chumbo podem levar à **intoxicação por chumbo**. As moedas mais recentes também podem se decompor quando sujeitas à exposição prolongada ao ácido. A menos que sejam ingeridas várias moedas, é improvável que os metais liberados apresentem risco clínico.

A ingestão de baterias raramente causa problemas, porém os sintomas podem surgir a partir do vazamento de alcaloides ou metais pesados (mercúrio) por intermédio da degradação no trato gastrintestinal. As baterias também podem gerar corrente elétrica e assim causar queimaduras elétricas de baixa voltagem no intestino. Se o paciente apresentar sintomas como vômito ou dor abdominal, se uma bateria de diâmetro grande (> 20 mm) permanecer no estômago por mais de 48 h, ou se for ingerida uma bateria de lítio, a bateria deve ser removida. Baterias maiores de 15 mm que não ultrapassam o piloro dentro de 48 horas são menos prováveis de serem eliminadas espontaneamente e geralmente exigem a remoção. Nas crianças com menos de 6 anos, baterias maiores que 15 mm provavelmente não passarão espontaneamente e devem ser removidas por endoscopia. Se o paciente desenvolver sinais peritoneais, é necessária a remoção cirúrgica. Baterias além do duodeno são eliminadas através do reto dentro de 72 horas em 85% dos casos. A bateria deve ser identificada pelo tamanho e seu código de registro, ou pela avaliação da medida do compartimento da bateria. Baterias de lítio resultam em lesões mais graves que uma pilha alcalina do tipo botão, com o agravo ocorrendo em minutos. Em uma criança sintomática, baterias do tipo botão devem ser removidas; ou, se houver várias baterias, estas também devem ser retiradas.

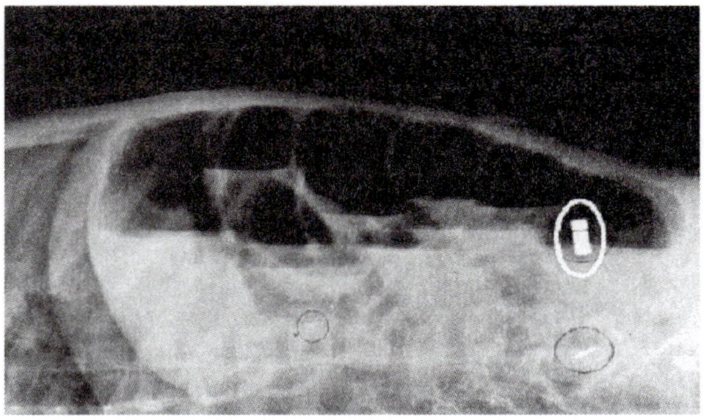

Figura 360.1 Radiografia abdominal de um menino de 3 anos. Observe três ímãs aderidos, que resultaram em vólvulo (p. ex., torção do intestino) e múltiplas perfurações intestinais. (*Cortesia de U.S. Consumer Product Safety Commission. De Centers for Disease Control and Prevention: Gastrointestinal injuries from magnet ingestion in children – United States, 2003-2006.* MMWR Morb Mortal Wkly Rep 55:1296-1300, 2006.)

Em crianças maiores e adultos, objetos ovais com diâmetro superior a 5 cm ou com mais de 2 cm de espessura tendem a se alojar no estômago e devem ser removidos por endoscopia. Objetos finos e longos maiores que 6 cm de comprimento não atravessam o piloro ou a curvatura duodenal, e também devem ser removidos. Em bebês e crianças, objetos com mais de 3 cm de comprimento ou mais de 20 mm de diâmetro geralmente não passam através do piloro e devem ser removidos. Um alfinete aberto representa um grande problema e requer remoção por endoscopia urgente se estiver dentro do alcance. Lâminas de barbear podem ser manuseadas com um endoscópio rígido puxando a lâmina para dentro do instrumento. O endoscopista pode, alternativamente, utilizar uma cobertura de borracha na ponta do endoscópio para proteger o esôfago. Outros objetos pontiagudos (agulhas, ossos, alfinetes) geralmente ultrapassam o estômago, porém as complicações podem ser 35% maiores; se possível, devem ser removidos por endoscópio se estiverem no estômago ou no duodeno proximal. Se os objetos pontiagudos não puderem ser removidos e não for observada a progressão do local durante 3 dias, é indicada a remoção cirúrgica. As drogas (pílulas com compostos de ferro, cocaína) podem requerer remoção cirúrgica; a conduta inicial pode incluir lavagem VO com polietilenoglicol. Pacotes de drogas dentro do corpo (heroína, cocaína) podem ser observados geralmente no estômago, intestino delgado e cólon em imagem de TC, e frequentemente são eliminados sem incidentes. Os procedimentos endoscópicos podem romper o material, causando, então, toxicidade grave. A cirurgia é indicada caso haja o desenvolvimento de toxicidade, se os pacotes não progredirem ou se houver sinais de obstrução.

A ingestão de ímãs representa um perigo para as crianças. Acredita-se que o número de ímãs seja crucial. Se um único ímã for ingerido, a probabilidade de complicações é menor. Se forem ingeridos dois ou mais ímãs, os polos magnéticos são atraídos, o que cria o risco de obstrução, desenvolvimento de fístula e perfuração. Na ingestão de vários ímãs, a remoção endoscópica é urgente após radiografias para localização.

Dor abdominal e sinais peritoneais exigem uma rápida intervenção cirúrgica. Se todos os ímãs estiverem localizados no estômago, é indicada a remoção endoscópica imediata. Se a ingestão tiver ocorrido mais de 12 horas antes da avaliação ou se os ímãs estiverem além do estômago e o paciente estiver sintomático, deve-se consultar o cirurgião geral. Se o paciente estiver assintomático, deve ser considerada a remoção endoscópica ou colonoscópica juntamente com uma avaliação cirúrgica.

Os corpos estranhos à base de chumbo podem causar sintomas de intoxicação. É indicada a remoção endoscópica imediata de um objeto com suspeita de conter chumbo e devem ser avaliados os níveis deste elemento.

As esferas de polímeros que absorvem água (miçangas) podem expandir em 400 vezes seu tamanho original e, se ingeridas, podem produzir obstrução intestinal. Inicialmente de pequeno diâmetro, elas passam através do piloro para aumentar rapidamente somente no intestino delgado, sendo então indicada a remoção cirúrgica.

Ocasionalmente, as crianças introduzem objetos estranhos em seus retos. Pequenos objetos sem corte geralmente são eliminados espontaneamente, porém objetos grandes ou perfurantes normalmente precisam ser removidos. A sedação adequada é essencial para o relaxamento do esfíncter anal antes de se tentar a remoção endoscópica ou por espéculo. Se o objeto estiver proximal ao reto, a observação por 12 a 24 horas geralmente permite que o objeto desça para o reto.

A bibliografia está disponível no GEN-io.

360.2 Bezoares

Asim Maqbool e Chris A. Liacouras

Bezoar é um acúmulo de material exógeno no estômago ou no intestino. Eles são compostos predominantemente por alimentos ou fibras. A maioria dos bezoares tem sido encontrada em indivíduos do sexo feminino com problemas de personalidade subjacentes ou em pessoas com déficit neurológico. Os pacientes que já foram submetidos a cirurgia abdominal apresentam risco elevado para o desenvolvimento de bezoares. A época mais frequente para a manifestação dos sintomas é na segunda década de vida.

Os bezoares são classificados de acordo com sua composição. Os **tricobezoares** são compostos de cabelos do próprio paciente, sendo mais frequentes como uma complicação do transtorno psiquiátrico tricotilomania, e a forma mais grave é conhecida como síndrome de Rapunzel (bezoar de cabelo se estendendo além do estômago para o intestino delgado). Os **fitobezoares** são compostos de uma combinação de plantas e matéria animal, e os fitobezoares gástricos são mais comuns em pacientes com baixa motilidade. Os **lactobezoares** foram previamente encontrados com maior frequência nas crianças prematuras e podem ser atribuídos ao elevado conteúdo de caseína ou cálcio de algumas fórmulas para prematuros. Goma de mascar ingerida pode ocasionalmente levar à formação de um bezoar.

Os tricobezoares podem se tornar grandes e formar cálculos no estômago, podendo também entrar no duodeno proximal. Manifestam-se como sintomas de obstrução da saída gástrica ou obstrução intestinal parcial, incluindo vômito, anorexia e perda de peso. Os pacientes podem se queixar de dor abdominal, distensão e halitose grave. Ao exame físico, podem apresentar falhas de cabelo e massa firme no quadrante superior esquerdo. Ocasionalmente, os pacientes apresentam anemia por deficiência de ferro, hipoproteinemia ou esteatorreia causada por gastrite crônica associada. Os fitobezoares se manifestam de maneira semelhante. Segmentos desprendidos do bezoar ou do tricobezoar podem migrar para o intestino delgado como "massas satélites" e causar obstrução do mesmo.

Uma radiografia abdominal simples pode sugerir a presença de um bezoar, que pode ser confirmada no exame de ultrassonografia ou TC. Na TC, um bezoar aparece como massa não homogênea, sem realce, dentro do lúmen do estômago ou do intestino. O contraste VO circunscreve a massa.

Bezoares no estômago geralmente podem ser removidos endoscopicamente. Se a endoscopia falhar, a intervenção cirúrgica pode ser necessária. Os lactobezoares frequentemente se resolvem quando a alimentação é retirada por 24 a 48 horas. Tem sido utilizada Coca-Cola® como uma terapia de dissolução para fitobezoares gástricos, e tem se apresentado efetiva quando utilizada com a endoscopia. Os tricobezoares quase sempre requerem remoção cirúrgica.

Os bezoares de sementes de girassol têm sido registrados como causadores de dor retal e constipação intestinal como resultado da associação das cascas de sementes com impactação fecal. É indicada a remoção endoscópica, uma vez que estes bezoares são refratários às condutas de enema ou lavagem.

A bibliografia está disponível no GEN-io.

Capítulo 361
Doença Ulcerosa Péptica em Crianças

Samra S. Blanchard e Steven J. Czinn

A doença ulcerosa péptica é resultante da inflamação causada por um desequilíbrio entre os fatores citoprotetores e citotóxicos no estômago e no duodeno, e se manifesta com graus variáveis de gastrite ou ulceração franca. A patogenia da doença ulcerosa péptica é multifatorial, porém a via comum final para o desenvolvimento de úlceras consiste na ação de um alto conteúdo de ácido e pepsina do estômago sobre as mucosas gástrica e duodenal e na incapacidade dos mecanismos de defesa da mucosa de reduzir esses efeitos. As anormalidades nas mucosas gástrica e duodenal podem ser visualizadas na endoscopia, com ou sem alterações histológicas. As lesões profundas da mucosa que rompem a muscular da mucosa da parede gástrica ou duodenal constituem as **úlceras pépticas**. Em geral, as úlceras gástricas estão localizadas na curvatura menor do estômago, e 90% das úlceras duodenais são encontradas na ampola do duodeno. Apesar da falta de estudos pediátricos de grande porte de base populacional, as taxas de doença ulcerosa péptica na infância parecem ser baixas. Os grandes centros pediátricos relatam, empiricamente, uma incidência de cinco a sete crianças com úlceras gástricas ou duodenais para cada 2.500 internações hospitalares por ano.

As úlceras em crianças podem ser classificadas como úlceras pépticas **primárias**, que são crônicas e mais frequentemente duodenais, ou **secundárias**, que habitualmente são de início mais agudo e com mais frequência gástricas (Tabela 361.1). Frequentemente, as úlceras primárias estão associadas à infecção por *Helicobacter pylori*; as úlceras pépticas primárias idiopáticas respondem por até 20% das úlceras duodenais em crianças. As úlceras pépticas secundárias podem resultar de estresse causado por sepse, choque ou lesão intracraniana (úlcera de Cushing), ou em resposta a uma lesão por queimadura grave (úlcera de Curling). As úlceras secundárias, na maioria das vezes, resultam do uso de ácido acetilsalicílico ou de anti-inflamatórios não esteroides (AINEs); os estados hipersecretores, como a síndrome de Zollinger-Ellison (Capítulo 361.1), a síndrome do intestino curto e a mastocitose sistêmica, constituem causas raras de ulceração péptica.

PATOGENIA

Secreção de ácido

A secreção de ácido gástrico aproxima-se dos valores encontrados no adulto em torno de 3 a 4 anos. O ácido inicialmente secretado pelas células oxínticas do estômago apresenta um pH de cerca de 0,8, enquanto o pH do conteúdo gástrico é de 1 a 2. A secreção excessiva de ácido está associada a uma grande massa de células parietais, à hipersecreção pelas células G antrais e ao aumento do tônus vagal, resultando em aumento ou manutenção da secreção de ácidos em resposta às refeições e secreção aumentada à noite. Os secretagogos que promovem a

Tabela 361.1	Classificação etiológica das úlceras pépticas.

- Positivas para a infecção por *Helicobacter pylori*
- Induzidas por fármacos (AINE)
- Positivas para *Helicobacter pylori* e AINE
- Negativas para *H. pylori* e AINE*
- Estado de hipersecreção ácida (síndrome de Zollinger-Ellison)
- Úlcera de anastomose após ressecção gástrica subtotal
- Tumores (câncer, linfoma)
- Causas específicas raras
- Doença de Crohn do estômago ou do duodeno
- Gastroduodenite eosinofílica
- Mastocitose sistêmica
- Lesão por radiação
- Infecções virais (infecção por citomegalovírus ou herpes simples, particularmente em pacientes imunocomprometidos)
- Colonização do estômago por *Helicobacter heilmannii*
- Doença sistêmica grave
- Úlcera de Cameron (úlcera gástrica na qual uma hérnia de hiato passa através do hiato do diafragma)
- Úlcera idiopática verdadeira

*Exige uma pesquisa de outras causas específicas. AINE, anti-inflamatório não esteroide. (De Vakil N, Megraud F: Eradication therapy for *Helicobacter pylori*, *Gastroenterology* 133:985-1001, 2007.)

produção de ácido gástrico incluem a acetilcolina liberada pelo nervo vago, a histamina secretada pelas células enterocromafins e a gastrina liberada pelas células G do antro. Os mediadores que diminuem a secreção de ácido gástrico e aumentam a produção de mucina protetora incluem as prostaglandinas.

Defesa da mucosa

A mucosa gastrintestinal (GI) é recoberta por uma camada contínua de gel mucoso que atua como uma barreira à difusão de íons hidrogênio e outras substâncias químicas. A produção e a secreção de muco são estimuladas pela prostaglandina E_2. Abaixo do revestimento mucoso, o epitélio forma uma barreira de segunda linha, cujas características são determinadas pela biologia das células epiteliais e suas zônulas de oclusão. Outra função importante das células epiteliais consiste na secreção de quimiocinas quando ameaçadas por um ataque microbiano. A secreção de bicarbonato para dentro do revestimento mucoso, que é regulada pelas prostaglandinas, é importante para a neutralização dos íons hidrogênio. Se houver lesão da mucosa, a proliferação ativa e a migração das células da mucosa ocorrem rapidamente, impulsionadas pelo fator de crescimento epitelial, fator de crescimento transformador-α, fator de crescimento análogo à insulina, gastrina e bombesina, cobrindo a área de lesão epitelial.

MANIFESTAÇÕES CLÍNICAS

Os sintomas de apresentação da doença ulcerosa péptica variam com a idade do paciente. Há ocorrência de hematêmese ou melena em até metade dos pacientes com doença ulcerosa péptica. Com mais frequência, as crianças em idade escolar e os adolescentes apresentam dor epigástrica e náuseas, geralmente semelhantes às manifestações observadas em adultos. Observa-se a ocorrência de dispepsia, dor abdominal epigástrica e sensação de saciedade também em crianças de mais idade. Habitualmente, os lactentes e as crianças pequenas apresentam dificuldade na alimentação, vômitos, episódios de choro, hematêmese ou melena. No período neonatal, a perfuração gástrica pode constituir a apresentação inicial.

O sintoma clássico da ulceração péptica, a dor epigástrica aliviada pela ingestão de alimentos, só está presente em minoria de crianças. Muitos pacientes pediátricos apresentam dor abdominal precariamente localizada, que pode ser periumbilical. A maioria dos pacientes com dor ou desconforto periumbilical ou epigástrico não tem úlcera péptica, porém um distúrbio GI funcional, como a síndrome do intestino irritável ou a dispepsia não ulcerativa (funcional). Os pacientes com ulceração péptica raramente apresentam dor abdominal aguda em consequência de perfuração ou sinais e sintomas de pancreatite devido à presença de úlcera penetrante posterior. Em certas ocasiões, pode-se observar a ocorrência de sangue retal vermelho vivo se a taxa de sangramento for significativa e se o tempo de trânsito intestinal for curto. Os vômitos podem constituir um sinal de obstrução pilórica.

Com frequência, a dor é descrita como surda ou incômoda, e não aguda ou em queimação, como nos adultos. Pode durar alguns minutos a várias horas. Os pacientes exibem exacerbações e remissões frequentes, que duram semanas a meses. A dor noturna que desperta a criança é comum naquelas de mais idade. Um histórico de dor ulcerosa típica com alívio imediato após o uso de antiácidos é obtido em menos de 33% das crianças. Nos pacientes com perda sanguínea aguda ou crônica, raramente a perfuração da úlcera dentro da cavidade abdominal ou em órgãos adjacentes provoca choque, anemia, peritonite ou pancreatite. Se a inflamação e o edema forem extensos, pode ocorrer obstrução pilórica aguda ou crônica. *Em uma criança com dieta normal para a idade, a anemia por deficiência de ferro pode sugerir ulceração péptica.* Outras causas gástricas de anemia por deficiência de ferro incluem gastrite autoimune, hiperplasia gástrica e possivelmente síndrome de Jervell e Lange-Nielson (mutações em *KCNQ1*).

DIAGNÓSTICO

A esofagogastroduodenoscopia constitui o método de escolha para estabelecer o diagnóstico de doença ulcerosa péptica. Esse procedimento pode ser realizado com segurança em pacientes de todas as idades por gastroenterologistas pediátricos experientes. A endoscopia possibilita a visualização direta do esôfago, do estômago e do duodeno, identificando as lesões específicas. Devem-se obter amostras de biopsia do esôfago, do estômago e do duodeno para exame histológico, bem como para rastrear a presença de infecção por *H. pylori*. A endoscopia também oferece a oportunidade para uma terapia hemostática, como clipagem, injeção e uso de coagulação térmica.

ÚLCERAS PRIMÁRIAS

Gastrite por *Helicobacter pylori*

O *H. pylori* está entre as infecções bacterianas mais comuns nos seres humanos. O *H. pylori* é um bastonete gram-negativo em formato de S que produz urease, catalase e oxidase, as quais podem desempenhar papel na patogenia da doença ulcerosa péptica. Os mecanismos de aquisição e de transmissão do *H. pylori* não estão bem esclarecidos, embora o modo mais provável de transmissão seja fecal-oral ou ororal. Os microrganismos viáveis de *H. pylori* podem ser cultivados a partir de amostras de fezes ou vômitos de pacientes infectados. Os fatores de risco, como baixo nível socioeconômico na infância ou familiares acometidos, também influenciam a prevalência. Todas as crianças infectadas pelo *H. pylori* desenvolvem uma gastrite ativa crônica histológica, porém frequentemente são assintomáticas. Nas crianças, a infecção por *H. pylori* pode manifestar-se com dor abdominal ou vômitos e, com menos frequência, anemia ferropriva refratária ou retardo do crescimento, embora, raramente, o *H. pylori* possa estar associado à trombocitopenia autoimune crônica. A colonização crônica pelo *H. pylori* pode predispor as crianças a um risco significativamente aumentado de desenvolvimento de úlcera duodenal, câncer gástrico, como o adenocarcinoma, ou linfomas de tecido linfoide associado à mucosa. O risco relativo de carcinoma gástrico é 2,3 a 8,7 vezes maior em adultos infectados em comparação com indivíduos não infectados. O *H. pylori* é classificado pela Organização Mundial da Saúde como um carcinógeno de grupo I.

Foram também descritas as ocorrências de anemia, púrpura trombocitopênica idiopática, baixa estatura e síndrome da morte súbita do lactente (SMSL) como possíveis manifestações extragástricas da infecção por *H. pylori*. Em um estudo publicado, a infecção por *H. pylori* foi correlacionada com casos de SMSL, porém não há evidências sugerindo que o *H. pylori* possa desempenhar um papel na patogenia da SMSL.

O **diagnóstico** de infecção por *H. pylori* é estabelecido histologicamente por meio da demonstração do microrganismo em amostras de biopsia (Figura 361.1). O relatório consensual mais recente recomenda que não se utilizem em ambiente clínico testes baseados em anticorpos (IgG, IgA) para detecção de *H. pylori* em soro, sangue

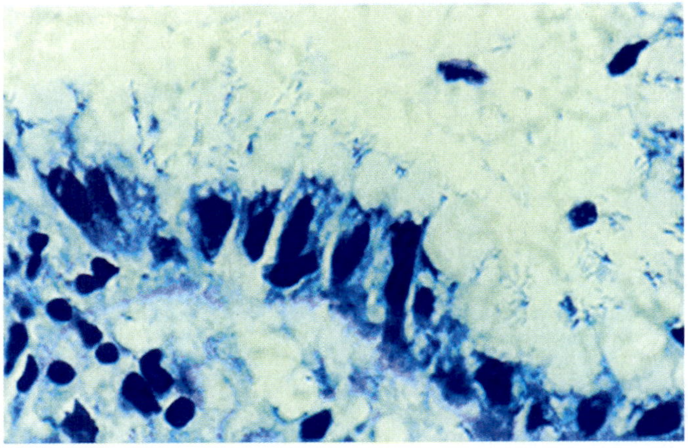

Figura 361.1 Aparência do *Helicobacter pylori* na superfície da mucosa gástrica com coloração Giemsa (vista de grande aumento). (*De Campbell DI, Thomas JE*: Helicobacter pylori *infection in paediatric practice*, Arch Dis Child Educ Pract Ed *90:ep25-ep30, 2005.*)

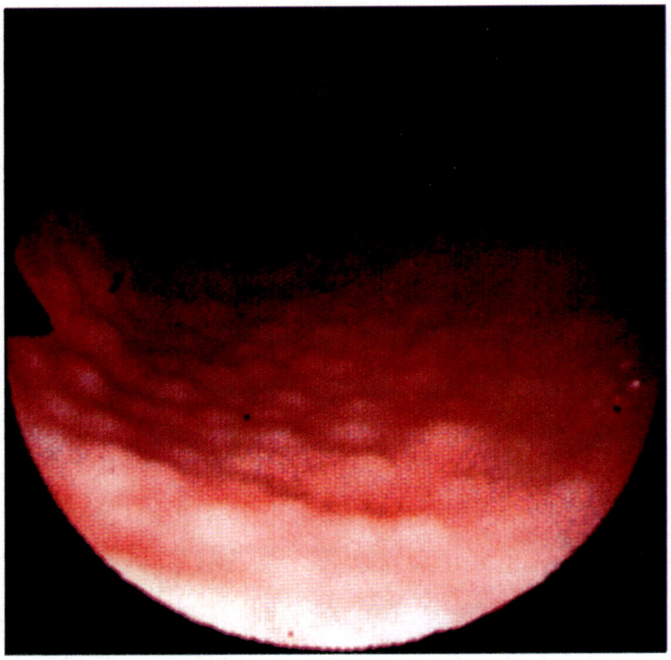

Figura 361.2 Vista endoscópica de hiperplasia nodular linfoide do antro gástrico. (*De Campbell DI, Thomas JE*: Helicobacter pylori *infection in paediatric practice*, Arch Dis Child Educ Pract Ed *90:ep25-ep30, 2005.*)

total, urina e saliva. O teste da respiração com ^{13}C-ureia e os testes de antígeno fecal também são métodos não invasivos confiáveis para a detecção da infecção por *H. pylori* em pacientes que não necessitam de avaliação endoscópica. Os pacientes devem interromper o tratamento com inibidores da bomba de prótons (IBP) 2 semanas antes do teste, pois resultados negativos podem representar falso-negativos. Todavia, para as crianças sintomáticas com suspeita de infecção pelo *H. pylori*, recomenda-se uma endoscopia alta inicial para avaliar e confirmar a doença causada por *H. pylori*. A gama de achados endoscópicos em crianças com infecção por *H. pylori* varia desde a normalidade macroscópica até a presença de gastrite inespecífica com pregas gástricas proeminentes, nodularidade (Figura 361.2) ou úlceras. Como a mucosa antral tem aparência normal na endoscopia em um número significativo de crianças com gastrite primária por *H. pylori*, as biopsias gástricas sempre devem ser obtidas do corpo e do antro do estômago, independentemente da aparência endoscópica. Se o *H. pylori* for identificado, até mesmo para uma criança assintomática, deve-se oferecer a terapia de erradicação (Tabelas 361.2 e 361.3). A erradicação bem-sucedida do *H. pylori* está associada à cura da úlcera péptica e a um risco muito baixo de recorrência. Portanto, a fim de garantir o sucesso do tratamento, é obrigatório o monitoramento desses pacientes entre 4 e 6 semanas após a interrupção dos antibióticos e pelo menos 2 semanas após a interrupção da terapia com IBP. A erradicação pode ser verificada com o teste da respiração com ^{13}C-ureia (^{13}C-UBT) e o teste de antígeno fecal. Se não houver sucesso na erradicação, o paciente deve receber terapia de resgate (Figura 361.3). Devido a uma incidência significativa de resistência do *H. pylori* à claritromicina, são recomendadas outras opções de tratamento caso a taxa de resistência da comunidade seja maior que 15% ou desconhecida.

Úlceras idiopáticas

As úlceras pépticas negativas para *H. pylori* em crianças sem histórico de uso de AINE representam 15 a 20% das úlceras pépticas pediátricas. A patogenia da úlcera idiopática ainda é controversa. Esses pacientes não exibem nodularidade no antro gástrico nem evidências histológicas de gastrite. Nas úlceras idiopáticas, a supressão ácida *por si só* constitui o tratamento efetivo preferido. Podem-se usar IBP ou os antagonistas dos receptores H_2. As úlceras idiopáticas apresentam uma alta taxa de recidiva após a suspensão da terapia antissecretora. Essas crianças devem ser rigorosamente acompanhadas e, se houver recidiva dos sintomas, deve-se reiniciar a terapia antissecretora. Também é importante considerar condições pouco comuns, mas possíveis, como a doença de Crohn, o citomegalovírus (CMV) e a síndrome de Zollinger-Ellison.

Tabela 361.2 Terapias de erradicação recomendadas para a doença associada ao *Helicobacter pylori* em crianças.

MEDICAMENTO	DOSE		DURAÇÃO DO TRATAMENTO
Inibidor da bomba de prótons	1 mg/kg/dia em duas doses fracionadas		1 mês
ANTIBIÓTICOS	**PESO**	**DOSE**	**DURAÇÃO DO TRATAMENTO**
Amoxicilina	15 a 24 kg 25 a 34 kg > 35 kg	500 mg em duas doses fracionadas 750 mg em duas doses fracionadas 1.000 mg em duas doses fracionadas	14 dias
Claritromicina	15 a 24 kg 25 a 34 kg > 35 kg	250 mg em duas doses fracionadas 500 mg pela manhã, 250 mg à noite 500 mg em duas doses fracionadas	14 dias
Metronidazol	15 a 24 kg 25 a 34 kg > 35 kg	250 mg em duas doses fracionadas 500 mg pela manhã, 250 mg à noite 500 mg em duas doses fracionadas	14 dias

Dependendo do histórico de uso de antibióticos, são recomendadas as seguintes combinações: Amoxicilina + Claritromicina + IBP OU Amoxicilina + Metronidazol + IBP OU Claritromicina + Metronidazol + IBP. (Modificada a partir de Jones NL, Koletzko S, Goodman K *et al.*: Joint ESPGHAN/NASPGHAN Guidelines for the Management of Helicobacter Pylori in Children and Adolescents, *J Pediatr Gastroenterol Nutr* 64 (6): 991-1003, 2017.)

Tabela 361.3 Terapia antissecretora com doses pediátricas.

MEDICAMENTO	**DOSE PEDIÁTRICA**	**FORMA DE ADMINISTRAÇÃO**
ANTAGONISTAS DOS RECEPTORES H_2		
Ranitidina	4 a 10 mg/kg/dia Divididos 2 ou 3 vezes/dia	Xarope: 75 mg/5 mℓ Comprimidos: 75, 150, 300 mg
Famotidina	1 a 2 mg/kg/dia Divididos 2 vezes/dia	Xarope: 40 mg/5 mℓ Comprimidos: 20, 40 mg
Nizatidina	5 a 10 mg/kg/dia divididos 2 vezes/dia Acima de 12 anos: 150 mg 2 vezes/dia	Solução: 15 mg/mℓ Cápsulas: 150, 300 Comprimido: 75 mg
INIBIDORES DA BOMBA DE PRÓTONS		
Omeprazol	1,0 a 3,3 mg/kg/dia; peso < 20 kg: 10 mg/dia; peso > 20 kg: 20 mg/dia Aprovado para uso em crianças com mais de 2 anos	Cápsulas: 10, 20, 40 mg
Lansoprazol	0,8 a 4 mg/kg/dia; peso < 30 kg: 15 mg/dia; peso > 30 kg: 30 mg/dia Aprovado para uso em crianças com mais de 1 ano	Cápsulas: 15, 30 mg Embalagem em pó: 15, 30 mg Comprimido solúvel: 15, 30 mg
Rabeprazol	1 a 11 anos (peso < 15 kg): 5 mg/dia 1 a 11 anos (peso > 15 kg): 10 mg/dia > 12 anos: comprimido de 20 mg	Cápsula de liberação prolongada: 5, 10 mg Comprimido de liberação prolongada: 20 mg
Pantoprazol	1 a 5 anos: 0,3 a 1,2 mg/kg/dia (dados limitados) > 5 anos: peso > 15 kg a < 40 kg: 20 mg/dia peso > 40 kg: 40 mg/dia	Comprimido: 20, 40 mg Embalagem em pó: 40 mg
Esomeprazol	1 mês – < 1 ano peso 3 kg a 5 kg: 2,5 mg peso > 5 kg a 7,5 kg: 5 mg peso > 7,5 kg a 12 kg: 10 mg 1 a 11 anos peso < 20 kg: 10 mg peso > 20 kg: 20 mg Aprovado para uso a partir de 1 mês	Cápsulas: 20, 40 Embalagem contendo dose única de liberação prolongada: 2,5, 5, 10, 20 mg
Dexlansoprazol	12 a 17 anos: 30 a 60 mg Aprovado para uso em 12 a 17 anos	Cápsulas: 30, 60
Omeprazol bicarbonato de sódio	Não aprovado para uso em menores de 18 anos no momento da publicação	Cápsulas: 20, 40 Pó para suspensão oral: 20 mg, 40 mg
AGENTES CITOPROTETORES		
Sucralfato	40 a 80 mg/kg/dia	Suspensão: 1.000 mg/5 mℓ Comprimido: 1.000 mg

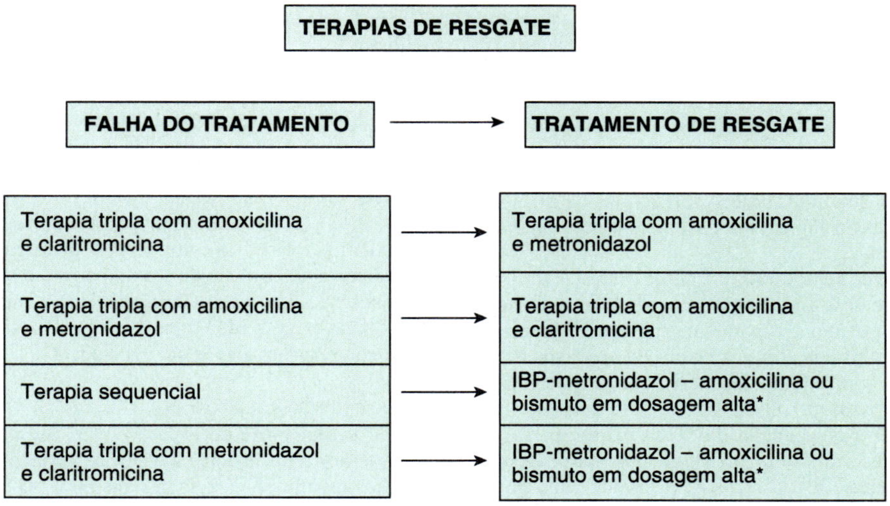

Figura 361.3 **Terapêutica de resgate para quando houver falha do tratamento de erradicação do *H. pylori*.** *Tratamento à base de bismuto com tetraciclina, em vez de amoxicilina, no caso de pacientes maiores de 8 anos. As doses de bismuto são de 262 mg 4 vezes/dia para pacientes entre 8 e 10 anos e de 524 mg 4 vezes/dia para aqueles com mais de 10 anos. (Ver Tabelas 361.2 e 361.3.) Para os adolescentes, pode-se considerar o levofloxacino ou a tetraciclina. A administração de doses elevadas de amoxicilina varia de 750 mg em duas doses diárias fracionadas para peso corporal de 15 kg a 24 kg, a 1.000 mg em duas doses diárias fracionadas para peso de 25 kg a 34 kg e 1.500 mg, em duas doses diárias fracionadas para peso corporal superior a 35 kg. (*Adaptada de Jones NL, Koletzko S, Goodman K et al.: Joint ESPGHAN/NASPGHAN guidelines for the management of* Helicobacter pylori *in children and adolescents*, J Pediatr Gastroenterol Nutr *64:991–1003, 2017.*)

ÚLCERAS SECUNDÁRIAS

Ácido acetilsalicílico e outros agentes anti-inflamatórios não esteroides

Os AINEs provocam lesão da mucosa por meio de irritação local direta e inibição da formação de ciclo-oxigenase (COX) e prostaglandina. As prostaglandinas aumentam a resistência da mucosa à lesão; por conseguinte, a redução na produção de prostaglandinas aumenta o risco de lesão da mucosa. A gastropatia erosiva grave produzida pelos AINEs pode, em última análise, resultar em úlceras hemorrágicas ou perfurações gástricas. Essas úlceras estão mais comumente localizadas no estômago do que no duodeno e, em geral, são encontradas no antro pilórico. O uso de AINEs seletivos da COX-2 também pode causar ulcerações no trato GI.

ULCERAÇÃO POR "ESTRESSE"

Em geral, a ulceração por estresse ocorre dentro de 24 h após o início de uma doença crítica na qual há um estresse fisiológico. Em muitos casos, os pacientes apresentam sangramento de erosões gástricas, e não de úlceras. Cerca de 25% das crianças em estado crítico em uma unidade de terapia intensiva (UTI) pediátrica apresentam evidências macroscópicas de sangramento gástrico. Os prematuros e os lactentes a termo na UTI neonatal também podem desenvolver lesões da mucosa gástrica e apresentar sangramento do trato GI superior ou úlceras perfuradas. Embora as medidas profiláticas para a prevenção de úlceras por estresse em crianças não estejam padronizadas, os fármacos que inibem a produção de ácido gástrico são frequentemente usados na UTI pediátrica para reduzir a taxa de erosões ou úlceras gástricas.

TRATAMENTO

O tratamento da hemorragia aguda inclui o monitoramento seriado do pulso, da pressão arterial e do hematócrito para garantir a estabilidade hemodinâmica e evitar o desenvolvimento de hipovolemia e anemia significativas. Pode-se utilizar soro fisiológico para reanimar um paciente com deficiência do volume intravascular. Essa reanimação pode ser seguida de transfusões de concentrados de hemácias para a anemia sintomática significativa. O sangue do paciente deve ser tipado e submetido à reação cruzada, e deve-se inserir um cateter de grande calibre para a reposição hídrica ou de sangue. Deve-se também colocar uma sonda nasogástrica para determinar se houve interrupção do sangramento. Pode ocorrer anemia significativa após a reanimação com líquido em consequência do equilíbrio ou da perda contínua de sangue (que também pode causar choque). Nos adultos, um limiar conservador para a transfusão (< 7 g/dℓ *versus* 9 g de hemoglobina) resultou em melhora da sobrevida e menor número de episódios de sangramento recorrente. Felizmente, na maioria dos casos, o sangramento agudo de úlcera péptica cessa espontaneamente.

Os pacientes com suspeita de hemorragia de úlcera péptica devem receber terapia com IBP em altas doses por via intravenosa (IV), o que reduz o risco de sangramento recorrente. Alguns centros também usam octreotida, que diminui o fluxo sanguíneo esplâncnico e a produção de ácido gástrico; outros usam um agente procinético para melhorar a visualização endoscópica.

Quando o paciente estiver hemodinamicamente estável, é indicada dentro 24 h a realização de uma endoscopia para identificar a origem do sangramento e tratar o potencial local de sangramento. Os métodos empregados para alcançar a hemostasia incluem dispositivos mecânicos (clipagem), terapia com injeção (epinefrina diluída 1:10.000) e termoterapia (sonda aquecedora). O tratamento tem dois objetivos: a cicatrização da úlcera e a eliminação da causa primária. Outras considerações importantes consistem no alívio dos sintomas e na prevenção das complicações. Os fármacos de primeira linha para o tratamento da gastrite e da doença ulcerosa péptica em crianças são os IBPs e os antagonistas dos receptores H_2 (Tabela 361.3). Os IBPs são mais potentes na cicatrização das úlceras. Os agentes citoprotetores também podem ser usados como terapia adjuvante na presença de lesões da mucosa. Devem ser usados antibióticos em associação com um IBP para o tratamento das úlceras associadas ao *H. pylori* (Tabela 361.2 e Figura 361.3).

Os antagonistas dos receptores H_2 (ranitidina, famotidina, nizatidina) inibem competitivamente a ligação da histamina ao subtipo do receptor H_2 da célula parietal gástrica. Os IBPs bloqueiam a bomba H^+/K^+-adenosina trifosfatase da célula parietal gástrica de maneira dependente da dose, reduzindo então a secreção de ácido gástrico tanto basal quanto estimulada. Existem sete IBPs nos EUA: omeprazol, lansoprazol, pantoprazol, esomeprazol, rabeprazol, dexlansoprazol e omeprazol/bicarbonato de sódio. Com exceção dos dois últimos, todos os outros foram aprovados para uso em crianças e adolescentes. São bem tolerados e são observados apenas efeitos colaterais mínimos, como diarreia (1 a 4%), cefaleia (1 a 3%) e náuseas (1%). Quando se considera a eficácia terapêutica, as evidências sugerem que todos os IBPs possuem grande eficácia no tratamento da doença ulcerosa péptica com uso de doses padronizadas e são superiores aos antagonistas dos receptores H_2. Os IBPs exercem seu efeito máximo quando administrados antes de uma refeição. O pantoprazol e o esomeprazol são os únicos IBPs disponíveis na forma IV nos EUA. Os IBPs IV devem ser usados para o sangramento agudo do trato GI superior. Administrados IV 2 vezes/dia, são tão eficazes quanto a infusão contínua, sendo a recomendação atual iniciar com IBPs IV e alterar para a forma oral após se avaliar o risco de ressangramento durante a intervenção endoscópica. O tratamento com IBPs a longo prazo pode resultar em hipomagnesemia e risco de prolongamento do intervalo QT, causar deficiência de vitamina B_{12} e ferro, além de provocar um excessivo crescimento bacteriano no intestino delgado. Os resultados conflitantes de vários estudos sugerem um possível aumento do risco de pneumonia adquirida na comunidade associada à ventilação mecânica, bem como de infecção por *Clostridium difficile*.

Tratamento da doença ulcerosa péptica relacionada com o *Helicobacter pylori*

Em pediatria, os antibióticos e os sais de bismuto têm sido usados em associação com IBPs para o tratamento da infecção por H. pylori (Tabela 361.2). As taxas de erradicação em crianças variam de 68 a 92% quando se utiliza a terapia dupla ou tríplice durante 4 a 6 semanas. A taxa de cicatrização da úlcera varia de 91 a 100%. A terapia tríplice produz uma taxa de cura mais alta do que a terapia dupla. O esquema ideal para a erradicação da infecção por *H. pylori* em crianças ainda não foi estabelecido, porém a administração de um IBP em associação com claritromicina e amoxicilina ou metronidazol durante 2 semanas constitui uma terapia tríplice bem tolerada e recomendada (Tabela 361.2). Embora as crianças com menos de 5 anos possam se reinfectar, a razão mais comum para o fracasso do tratamento consiste na baixa adesão do paciente ou na resistência aos antibióticos. O *H. pylori* tornou-se mais resistente à claritromicina ou ao metronidazol devido ao uso extenso desses antibióticos para outras infecções. No caso da infecção por *H. pylori* resistente, o tratamento sequencial ou a terapia de resgate com diferentes antibióticos constituem opções aceitáveis (Figura 361.3). O esquema de tratamento sequencial tem duração de 10 dias e consiste em um IBP e amoxicilina (ambos 2 vezes/dia) administrados nos primeiros 5 dias seguidos de terapia tríplice com um IBP, claritromicina e metronidazol nos 5 dias restantes. O levofloxacino, a rifabutina ou a furazolidona podem ser usados com amoxicilina e bismuto como terapia de resgate, dependendo da idade do paciente. O conhecimento do padrão de resistência do *H. pylori* à claritromicina ou ao metronidazol na comunidade pode ajudar na escolha da terapia inicial ou de resgate; caso não seja possível saber, deve-se presumir que exista resistência.

Tratamento cirúrgico

Desde a descoberta do *H. pylori* e da disponibilidade de tratamento clínico moderno, a doença ulcerosa péptica que exige tratamento cirúrgico tornou-se extremamente rara. As indicações para cirurgia continuam sendo a ocorrência de sangramento descontrolado, perfuração e obstrução. Desde a introdução dos antagonistas dos receptores H_2, do reconhecimento e do tratamento do *H. pylori* e do uso de IBPs, a incidência de cirurgia para sangramento e perfuração diminuiu drasticamente.

A bibliografia está disponível no GEN-io.

361.1 Síndrome de Zollinger-Ellison

Samra S. Blanchard e Steven J. Czinn

A síndrome de Zollinger-Ellison é uma síndrome rara caracterizada por doença ulcerosa péptica grave e refratária causada por hipersecreção gástrica em consequência da secreção autônoma de gastrina por um tumor neuroendócrino, um gastrinoma. As apresentações clínicas assemelham-se àquelas da doença ulcerosa péptica, com a adição de diarreia. Deve-se suspeitar do diagnóstico na presença de úlceras recorrentes, múltiplas e de localização atípica. Mais de 98% dos pacientes apresentam níveis elevados de gastrina em jejum. A síndrome de Zollinger-Ellison é comum em pacientes com **neoplasia endócrina múltipla 1** e rara na **neurofibromatose** e na **esclerose tuberosa**. O tratamento imediato e efetivo da secreção aumentada de ácido gástrico é essencial. Os IBPs constituem os fármacos de escolha em virtude de sua longa duração de ação e potência. Os antagonistas dos receptores H_2 também são efetivos, porém são necessárias doses mais altas do que aquelas usadas na doença ulcerosa péptica.

A bibliografia está disponível no GEN-io.

Capítulo 362

Doença Inflamatória Intestinal

Ronen E. Stein e Robert N. Baldassano

O termo *doença inflamatória intestinal* (DII) é usado para representar dois distúrbios distintos da inflamação intestinal crônica idiopática: doença de Crohn e colite ulcerativa. Suas respectivas etiologias são mal compreendidas e ambos os distúrbios são caracterizados por exacerbações e remissões imprevisíveis. O momento mais comum de início da DII é durante a fase pré-adolescente/adolescente e a idade adulta jovem. Foi demonstrada uma distribuição bimodal com um início precoce aos 10 a 20 anos e um segundo pico menor aos 50 a 80 anos. Aproximadamente 25% dos pacientes apresentam sintomas antes dos 20 anos. A DII pode começar já no primeiro ano de vida, e um aumento da incidência entre crianças pequenas tem sido observado desde a virada do século XX. As crianças com DII de início precoce são mais propensas a ter envolvimento colônico. Nos países desenvolvidos, esses distúrbios são as principais causas de inflamação intestinal crônica em crianças após os primeiros anos de vida. Uma terceira categoria menos comum, a *colite indeterminada*, representa aproximadamente 10% dos pacientes pediátricos.

Influências genéticas e ambientais estão envolvidas na patogênese da DII. A prevalência da doença de Crohn nos EUA é muito menor para hispânicos e asiáticos do que para brancos e negros. O risco de DII nos membros da família de uma pessoa afetada foi relatado na faixa de 7 a 30%; uma criança cujos pais tenham DII tem uma probabilidade de 35% de contrair a doença. Os parentes de um paciente com colite ulcerativa têm um risco maior de adquirir colite ulcerativa do que a doença de Crohn, enquanto os parentes de um paciente com doença de Crohn têm um risco maior de adquirir esse distúrbio; as duas doenças podem ocorrer na mesma família. O risco de ocorrência de DII entre familiares de pacientes com doença de Crohn é um pouco maior do que em pacientes com colite ulcerativa.

A importância dos fatores genéticos no desenvolvimento da DII é notada por maior chance de que ambos os gêmeos sejam afetados se forem monozigóticos e não dizigóticos. A taxa de concordância nos gêmeos é maior na doença de Crohn (36%) do que na colite ulcerativa (16%). Os distúrbios genéticos que têm sido associados à DII incluem a síndrome de Turner, a síndrome de Hermansky-Pudlak, a doença de estocagem de glicogênio tipo Ib e vários distúrbios da imunodeficiência. Em 2001, o primeiro gene DII, o *NOD2*, foi identificado por meio do mapeamento de associação. Poucos meses depois, foi identificado o haplótipo de risco 5 da DII. Esses sucessos iniciais foram seguidos por um longo período sem uma descoberta notável de fatores de risco. Desde 2006, o ano do primeiro estudo publicado sobre o genoma da DII, houve um crescimento exponencial no conjunto de fatores de risco genéticos validados para DII (Tabela 362.1).

O anticorpo anticitoplasma perinuclear de neutrófilo é encontrado em aproximadamente 70% dos pacientes com colite ulcerativa comparados com menos de 20% daqueles com doença de Crohn, e se acredita que esse anticorpo represente um marcador de distúrbio imunorregulatório geneticamente controlado. Aproximadamente 55% das pessoas com doença de Crohn são positivas para o anticorpo anti-*Saccharomyces cerevisiae*. Desde que a importância destes anticorpos foi descrita pela primeira vez, vários outros marcadores sorológicos e imunológicos da doença de Crohn e colite ulcerativa foram reconhecidos.

A DII é causada por uma resposta imunológica desregulada ou inapropriada a fatores ambientais em um hospedeiro geneticamente suscetível. Uma anormalidade na imunorregulação da mucosa intestinal pode ser de primordial importância na patogênese da DII, envolvendo a ativação de citocinas e desencadeando uma cascata de reações que resultam em inflamação intestinal. Essas citocinas são reconhecidas como alvos conhecidos ou potenciais para as terapias contra a DII.

Vários fatores ambientais são reconhecidos como envolvidos na patogênese da DII, nenhum deles mais crítico que a microbiota intestinal. A incidência crescente de DII ao longo do tempo é, em parte, atribuível a alterações no microbioma. As evidências incluem associação entre DII e residência ou imigração para nações industrializadas, uma *dieta ocidental*, uso aumentado de antibióticos em idade baixa, altas taxas de vacinação e menor exposição a bactérias em idade jovem. Embora as bactérias intestinais provavelmente desempenhem um papel importante na patogênese da DII, o mecanismo exato precisa ser mais bem elucidado. Alguns fatores ambientais são específicos da doença; por exemplo, o tabagismo é um fator de risco para a doença de Crohn, mas paradoxalmente protege contra a colite ulcerativa.

Em geral, é possível distinguir entre colite ulcerativa e doença de Crohn pela apresentação clínica e pelos achados radiológicos, endoscópicos e histopatológicos (Tabela 362.2). Não é possível fazer um diagnóstico definitivo em aproximadamente 10% dos pacientes com colite crônica; esse distúrbio é chamado de *colite indeterminada*. Em certas ocasiões, uma criança inicialmente com suspeita de colite ulcerativa com base nos achados clínicos tem subsequente diagnóstico de colite por Crohn. Isto é particularmente verdadeiro nos pacientes mais jovens porque a doença de Crohn nesta população pode se manifestar mais como uma inflamação exclusivamente do cólon, mimetizando a colite ulcerativa. Os tratamentos clínicos da doença de Crohn e da colite ulcerativa se sobrepõem.

As **manifestações extraintestinais** ocorrem com frequência ligeiramente maior na doença de Crohn do que na colite ulcerativa (Tabela 362.3). O retardo de crescimento é visto em 15 a 40% das crianças com doença de Crohn no momento do diagnóstico. A diminuição da velocidade de crescimento ocorre em quase 90% dos pacientes com doença de Crohn diagnosticada na infância ou na adolescência. Entre as manifestações extraintestinais que ocorrem na DII, os comprometimentos articular, cutâneo, ocular, bucal e hepatobiliar tendem a estar associados à colite, seja ela ulcerativa ou de Crohn. A presença de algumas manifestações, como artrite periférica, eritema nodoso e anemia, correlaciona-se com a atividade da doença intestinal. A atividade do pioderma gangrenoso tem pouca correlação com a atividade da doença intestinal, enquanto a colangite esclerosante, a espondilite anquilosante e a sacroileíte não se correlacionam com a doença intestinal. A artrite ocorre em três padrões: artrite periférica migratória envolvendo principalmente grandes articulações, espondilite anquilosante e sacroileíte. A artrite periférica da DII tende a não ser erosiva. A espondilite anquilosante começa na terceira década de vida e ocorre mais comumente em pacientes com colite ulcerativa que apresentam o fenótipo do antígeno leucocitário humano B27. Os sintomas incluem dor lombar e rigidez matinal; tipicamente, as

Tabela 362.1 Seleção dos genes mais importantes associados à doença inflamatória intestinal e às funções fisiológicas e vias mais comumente associadas.

	NOME DO GENE	DOENÇA ASSOCIADA	FUNÇÃO GENÉTICA E VIAS ASSOCIADAS	FUNÇÃO FISIOLÓGICA
NOD2	Proteína 2 de domínio de oligomerização de ligação a nucleotídios	Doença de Crohn	Reconhecimento e resposta bacteriana, ativação do NFκB e autofagia e apoptose	Defesa mucosa inata
IL10	Interleucina 10	Doença de Crohn	Citocina anti-inflamatória, inibição do NFκB, regulação de JAK-STAT	Tolerância imunológica
IL10RA	Receptor A de interleucina 10	Doença de Crohn	Receptor de citocinas anti-inflamatórias, inibição do NFκB, regulação de JAK-STAT	Tolerância imunológica
IL10RB	Receptor B de interleucina 10	Doença de Crohn	Receptor de citocinas anti-inflamatórias, inibição do NFκB, regulação de JAK-STAT	Tolerância imunológica
IL23R	Receptor de interleucina 23	Doença de Crohn e colite ulcerativa	Regulação imune, vias pró-inflamatórias – regulação JAK-STAT	Interleucina 23/T *helper* 17
TKY2	Tirosinoquinase 2	Doença de Crohn e colite ulcerativa	Sinalização da via inflamatória (interleucinas 10 e 6 etc.) por meio da atividade intracelular	Interleucina 23/T *helper* 17
IRGM	GTPase M relacionada à imunidade	Doença de Crohn	Autofagia e apoptose em células infectadas por bactérias	Autofagia
ATG16L1	Autofagia relacionada 16 como 1	Doença de Crohn	Autofagia e vias apoptóticas	Autofagia
SLC22A4	Membro 4 da família de transportadora de solutos 22	Doença de Crohn	Transportador antioxidante celular	Transportadores de solutos
CCL2	Ligante 2 de quimiocina de motivo CC	Doença de Crohn	Citocina envolvida na quimiotaxia de monócitos	Recrutamento de células imunes
CARD9	Membro 9 do domínio da família de recrutamento da caspase	Doença de Crohn e colite ulcerativa	Regulação da apoptose e ativação da via do NFκB	Estresse oxidativo
IL2	Interleucina 2	Colite ulcerativa	Citocina envolvida na ativação de células imunológicas	Regulação de células T
MUC19	Mucina 19	Doença de Crohn e colite ulcerativa	Proteína mucina formadora de gel	Barreira epitelial

JAK-STAT, Transdutores de sinal de quinase Janus e ativadores de transcrição; *NFκB*, fator nuclear κ intensificador da cadeia leve de células B ativadas. De Ashton JJ, Ennis S, Beattie RM: Early onset paediatric inflammatory bowel disease, *Lancet* 1: 147-158, 2017, Table 1, p 148.

Tabela 362.2 Comparação entre a doença de Crohn e a colite ulcerativa.

CARACTERÍSTICA	DOENÇA DE CROHN	COLITE ULCERATIVA	CARACTERÍSTICA	DOENÇA DE CROHN	COLITE ULCERATIVA
Sangramento retal	Às vezes	Comum	Estenoses	Comuns	Raras
Diarreia, muco, pus	Variável	Comum	Fissuras	Comuns	Raras
Dor abdominal	Comum	Variável	Fístulas	Comuns	Raras
Massa abdominal	Comum	Não presente	Megacólon tóxico	Nenhum	Presente
Falha de crescimento	Comum	Variável	Colangite esclerosante	Menos comum	Presente
Doença perianal	Comum	Rara	Risco para cânceres intestinais	Aumentado	Muito aumentado
Envolvimento retal	Ocasional	Universal	Lesões descontínuas (salteadas)	Comuns	Não presentes
Pioderma gangrenoso	Raro	Presente	Envolvimento transmural	Comum	Incomum
Eritema nodoso	Comum	Menos comum	Abscessos da cripta	Menos comuns	Comuns
Ulceração da boca	Comum	Rara	Granulomas	Comuns	Nenhum
Trombose	Menos comum	Presente	Ulcerações lineares	Incomuns	Comuns
Doença colônica	50 a 75%	100%	Positividade para anticorpo citoplasmático antineutrófilo perinuclear	< 20%	70%
Doença ileal	Comum	Nenhuma, exceto a ileíte de lavagem			
Doença gastroesofágica	Mais comum	Pode ser vista gastrite crônica			

Tabela 362.3 Complicações extraintestinais da doença inflamatória intestinal.

MUSCULOESQUELÉTICAS Artrite periférica Monoartrite granulomatosa Sinovite granulomatosa Artrite reumatoide Sacroileíte Espondilite anquilosante Baqueteamento digital e osteoartropatia hipertrófica Periostite Osteoporose, osteomalacia Rabdomiólise Osteomielite pélvica Osteomielite multifocal recorrente Policondrite recidivante
MEMBRANAS CUTÂNEAS E MUCOSAS Lesões orais Queilite Estomatite aftosa, glossite Doença de Crohn oral granulomatosa Fissuras de hiperplasia inflamatória e mucosa de paralelepípedos *Peristomatitis vegetans*
DERMATOLÓGICAS Eritema nodoso Pioderma gangrenoso Síndrome de Sweet Doença de Crohn metastática Psoríase Epidermólise bolhosa adquirida Acrocórdones na pele perianal Poliarterite nodosa Cânceres de pele melanoma e não melanoma
OCULARES Conjuntivite Uveíte, irite Episclerite Esclerite Neurite retrobulbar Coriorretinite com descolamento de retina Queratopatia de Crohn Anormalidades do segmento posterior Doença vascular retiniana
BRONCOPULMONARES Bronquite crônica com bronquiectasia Bronquite crônica com infiltrados neutrofílicos Alveolite fibrosante Vasculite pulmonar Doença das pequenas vias respiratórias e bronquiolite obliterante Doença pulmonar eosinofílica Doença pulmonar granulomatosa Obstrução traqueal
CARDÍACAS Pleuropericardite Cardiomiopatia Endocardite Miocardite
DESNUTRIÇÃO Diminuição da ingestão de alimentos • Doença intestinal inflamatória • Restrição dietética Má absorção • Doença intestinal inflamatória • Ressecção intestinal • Depleção de sais biliares • Supercrescimento bacteriano Perdas intestinais • Eletrólitos • Minerais • Nutrientes Necessidades calóricas aumentadas • Inflamação • Febre
HEMATOLÓGICAS/ONCOLÓGICAS Anemia: deficiência de ferro (perda de sangue) Vitamina B_{12} (doença ou ressecção ileal, supercrescimento bacteriano, deficiência de folato) Anemia de inflamação crônica Púrpura anafilactoide (doença de Crohn) Hiposplenismo Anemia hemolítica autoimune Anormalidades da coagulação Ativação aumentada dos fatores de coagulação Fibrinólise ativada Anticorpo anticardiolipina Aumento do risco de tromboses arterial e venosa com AVE, infarto do miocárdio, arteriopatia periférica e oclusões venosas Linfoma sistêmico (não entérico)
RENAIS E GENITURINÁRIAS Metabólicas • Formação de cristais urinários (nefrolitíase, ácido úrico, oxilato) Nefropatia hipopotassêmica Inflamação • Abscesso retroperitoneal • Fibrose com obstrução ureteral • Formação de fístula Glomerulite Nefrite membranosa Amiloidose renal, síndrome nefrótica
PANCREATITE Secundária a medicamentos (sulfassalazina, 6-mercaptopurina, azatioprina, nutrição parenteral) Doença de Crohn ampular Pancreatite granulomatosa Diminuição da função exócrina pancreática Colangite esclerosante com pancreatite
HEPATOBILIARES Colangite esclerosante primária Colangite esclerosante primária de ducto pequeno (pericolangite) Carcinoma dos ductos biliares Infiltração gordurosa no fígado Colelitíase Hepatite autoimune
ENDÓCRINAS E METABÓLICAS Falha de crescimento, atraso na maturação sexual Tireoidite Osteoporose, osteomalacia
NEUROLÓGICAS Neuropatia periférica Meningite Disfunção vestibular Pseudotumor cerebral Vasculite cerebral Enxaqueca

AVE, Acidente vascular encefálico. Modificado de Kugathasan S: Diarrhea. In Kliegman RM, Greenbaum LA, Lye PS, editors: *Pratical strategies in pediatric diagnosis and therapy*, ed 2, Philadelphia, 2004, WB Saunders, p 285.

articulações das costas, dos quadris, dos ombros e as sacroilíacas são afetadas. A sacroileíte isolada geralmente é assintomática, porém é comum quando se efetua uma pesquisa cuidadosa. Entre as manifestações cutâneas, o eritema nodoso é mais comum. Os pacientes com eritema nodoso ou pioderma gangrenoso têm uma alta probabilidade de também ter artrite. A glomerulonefrite, a uveíte e o estado de hipercoagulabilidade são outras manifestações raras que ocorrem na infância. A doença tromboembólica cerebral tem sido descrita em crianças com DII.

362.1 Colite Ulcerativa Crônica

Ronen E. Stein e Robert N. Baldassano

A colite ulcerativa, um distúrbio inflamatório crônico idiopático, localiza-se no cólon e poupa o trato gastrintestinal superior (GI). Geralmente, a doença começa no reto e estende-se em direção proximal por uma distância variável. Quando limitada ao reto, a doença consiste em proctite ulcerativa, enquanto a doença que envolve todo o cólon é denominada pancolite. Aproximadamente 50 a 80% dos pacientes pediátricos têm uma colite extensa, e os adultos mais comumente têm a doença distal. A *proctite* ulcerativa tem menor probabilidade de estar associada a manifestações sistêmicas, embora possa ser menos responsiva ao tratamento do que a doença mais difusa. Aproximadamente 30% das crianças que se apresentam com proctite ulcerativa exibem disseminação proximal da doença. A colite ulcerativa raramente foi observada em lactentes. Neste grupo etário, a intolerância à proteína alimentar pode ser facilmente diagnosticada de forma incorreta como colite ulcerativa. A intolerância à proteína dietética (proteína do leite da vaca) é um distúrbio transitório e os sintomas estão diretamente associados à ingestão do antígeno agressor.

A incidência de colite ulcerativa aumentou, mas não na extensão do aumento da doença de Crohn; a incidência varia segundo o país de origem. Na América do Norte, a taxa de incidência específica para a idade da colite ulcerativa pediátrica é de 2/100.000 habitantes. A prevalência de colite ulcerativa nos países do norte da Europa e nos EUA varia de 100 a 200/100.000 habitantes. Os homens são ligeiramente mais propensos a adquirir colite ulcerativa do que as mulheres; o inverso é verdadeiro para a doença de Crohn.

MANIFESTAÇÕES CLÍNICAS

As apresentações típicas da colite ulcerativa são a presença de sangue, muco e pus nas fezes e ocorrência de diarreia. A constipação intestinal pode ser observada em pessoas com proctite. Sintomas como tenesmo, urgência, cólicas abdominais (especialmente com as evacuações) e evacuações noturnas são comuns. O modo de início varia desde insidioso com progressão gradual dos sintomas até agudo e fulminante (Tabela 362.4 e Figuras 362.1 e 362.2). A **colite fulminante** é definida por febre, anemia grave, hipoalbuminemia, leucocitose e mais de cinco evacuações sanguinolentas por dia durante 5 dias. A cronicidade é uma parte importante do diagnóstico. É difícil saber se um paciente tem colite infecciosa subaguda ou transitória ou colite ulcerativa quando a criança teve sintomas por apenas 1 a 2 semanas. Sintomas além dessa duração geralmente se revelam secundários à DII. Anorexia, perda de peso e falha do crescimento podem estar presentes, embora essas complicações sejam mais típicas da doença de Crohn.

Tabela 362.4 Classificação de Montreal de extensão e gravidade da colite ulcerativa.

- E1 (proctite): inflamação limitada ao reto
- E2 (esquerda; distal): inflamação limitada à flexão esplênica
- E3 (pancolite): a inflamação se estende à flexão esplênica proximal
- G0 (remissão): sem sintomas
- G1 (leve): quatro ou menos evacuações por dia (com ou sem sangue), ausência de sintomas sistêmicos, marcadores inflamatórios normais
- G2 (moderada): quatro evacuações por dia, sinais mínimos de sintomas sistêmicos
- G3 (grave): seis ou mais evacuações com sangue por dia, frequência de pulso ≥ 90 bpm, temperatura ≥ 37,5°C, concentração de hemoglobina < 105 g/ℓ, velocidade de hemossedimentação ≥ 30 mm/h

E, extensão; *G*, gravidade. De Ordàs I, Eckmann L, Talamini M *et al.*: Ulcerative colitis, *Lancet* 380:1606-1616, 2012, Panel 2, p 1610.

As **manifestações extraintestinais** que tendem a ocorrer mais comumente na colite ulcerativa do que na doença de Crohn incluem pioderma gangrenoso, colangite esclerosante, hepatite ativa crônica e espondilite anquilosante. A deficiência de ferro pode resultar da perda crônica de sangue bem como de uma ingestão alimentar diminuída. A deficiência de folato é incomum, mas pode ser acentuada nas crianças tratadas com sulfassalazina, que interfere na absorção do ácido fólico. A inflamação crônica e a elaboração de uma variedade de citocinas inflamatórias podem interferir na eritropoese e resultar na anemia da doença crônica. Uma amenorreia secundária é comum durante períodos de doença ativa.

O curso clínico da colite ulcerativa é marcado por remissão e recidiva, muitas vezes sem explicação aparente. Após o tratamento dos sintomas iniciais, aproximadamente 5% das crianças com colite ulcerativa têm uma remissão prolongada (maior que 3 anos). Aproximadamente 25% das crianças que apresentam colite ulcerativa grave necessitam de colectomia dentro de 5 anos após o diagnóstico em comparação com apenas 5% daquelas que apresentam doença leve. É importante considerar a possibilidade de infecção entérica na presença de sintomas recorrentes; essas infecções podem simular uma exacerbação ou, na verdade, provocar uma recidiva. O uso de anti-inflamatórios não esteroides é considerado por alguns como um procedimento que predispõe à exacerbação.

Em geral, acredita-se que o risco de câncer de cólon comece a aumentar após 8 a 10 anos de doença e pode aumentar em 0,5 a 1% por ano. O risco é adiado em aproximadamente 10 anos nos pacientes com colite limitada ao cólon descendente. A proctite isolada praticamente não está associada a nenhum aumento do risco em relação à população em geral. Como o câncer de cólon geralmente é precedido

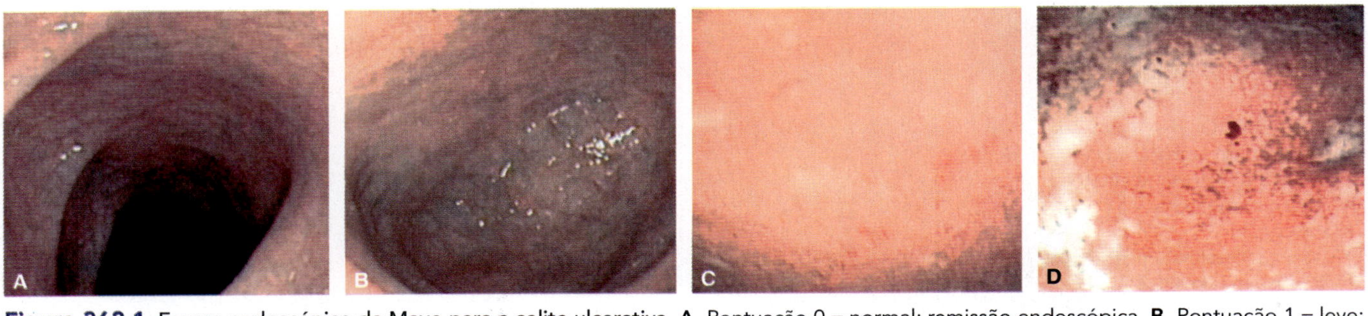

Figura 362.1 Escore endoscópico de Mayo para a colite ulcerativa. **A.** Pontuação 0 = normal; remissão endoscópica. **B.** Pontuação 1 = leve; eritema, padrão vascular diminuído, friabilidade leve. **C.** Pontuação 2 = moderada; eritema acentuado, padrão vascular ausente, friabilidade, erosões. **D.** Pontuação 3 = grave; sangramento espontâneo, ulceração. (*Imagens cortesia de Elena Ricart. De Ordàs I, Eckmann L, Talamini M, e al: Ulcerative colitis,* Lancet *380:1606–1616, 2012, Fig. 2, p 1610.*)

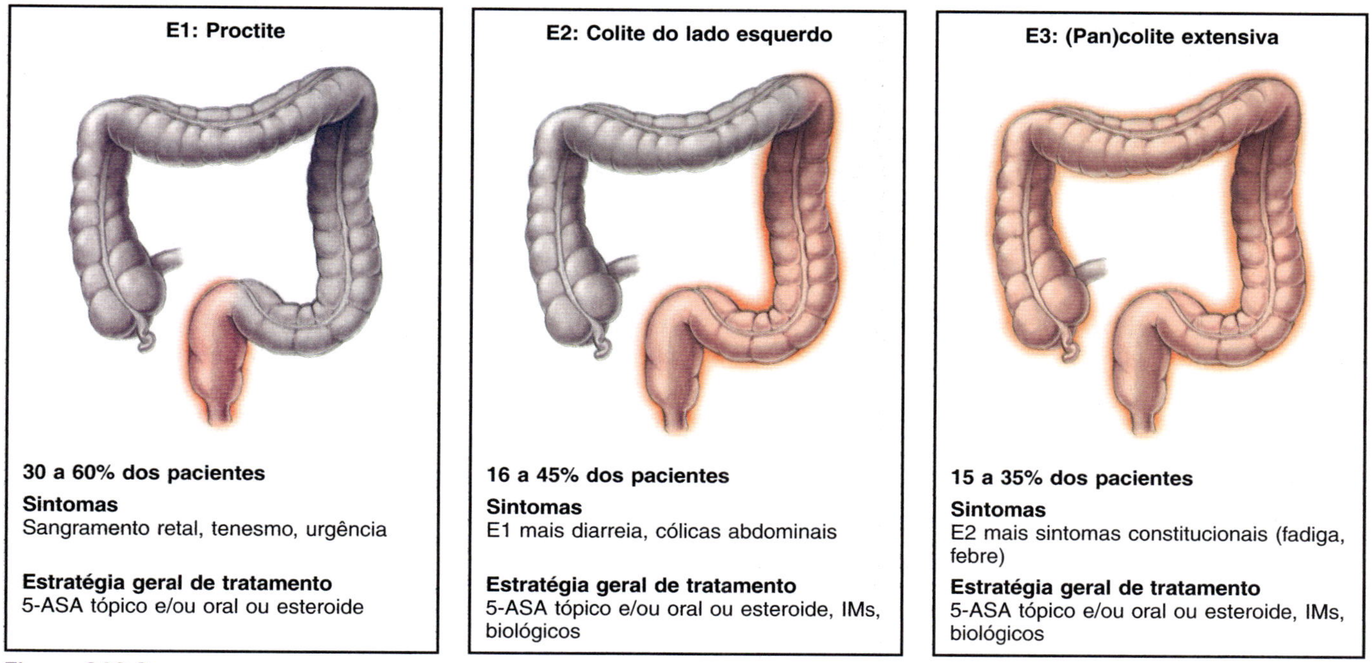
E1: Proctite
30 a 60% dos pacientes
Sintomas
Sangramento retal, tenesmo, urgência
Estratégia geral de tratamento
5-ASA tópico e/ou oral ou esteroide
E2: Colite do lado esquerdo
16 a 45% dos pacientes
Sintomas
E1 mais diarreia, cólicas abdominais
Estratégia geral de tratamento
5-ASA tópico e/ou oral ou esteroide, IMs, biológicos
E3: (Pan)colite extensiva
15 a 35% dos pacientes
Sintomas
E2 mais sintomas constitucionais (fadiga, febre)
Estratégia geral de tratamento
5-ASA tópico e/ou oral ou esteroide, IMs, biológicos

Figura 362.2 Fenótipos de colite ulcerativa pela classificação de Montreal. Os sintomas e a estratégia de tratamento podem diferir com base na extensão da doença. 5-ASA, 5-Aminossalicilato; IMs, imunomoduladores. (*Ilustração de Jill Gregory. Impressa com permissão de © Mount Sinai Health System.*)

por alterações da displasia da mucosa, recomenda-se que os pacientes portadores de colite ulcerativa por mais de 8 a 10 anos sejam examinados com colonoscopia e biopsias a cada 1 a 2 anos. Embora esta recomendação seja o padrão e a prática atual, não está claro se a morbidade e a mortalidade são alteradas por essa abordagem. Duas preocupações conflitantes em relação a esse plano de tratamento continuam sem solução. Os estudos originais podem ter superestimado o risco de câncer de cólon e, portanto, a necessidade de vigilância foi superenfatizada; e o rastreio da displasia pode não ser adequado para prevenir o câncer do cólon na colite ulcerativa se alguns tipos de câncer não forem precedidos de displasia.

DIAGNÓSTICO DIFERENCIAL

As principais condições que devem ser descartadas incluem a colite infecciosa, a colite alérgica e a colite por Crohn. Em toda criança com um novo diagnóstico de colite ulcerativa deve-se realizar coprocultura para patógenos entéricos, avaliação de fezes para *Clostridium difficile*, ovos e parasitas, e talvez estudos sorológicos para amebas (Tabela 362.5). Geralmente em pacientes imunocomprometidos, a infecção por citomegalovírus pode mimetizar a colite ulcerativa ou estar associada à exacerbação da doença existente. A distinção mais difícil é a da doença de Crohn, visto que a colite desta doença pode inicialmente parecer idêntica à da colite ulcerativa, particularmente nas crianças mais novas.

Tabela 362.5 Agentes infecciosos que mimetizam a doença inflamatória intestinal.

AGENTE	MANIFESTAÇÕES	DIAGNÓSTICO	COMENTÁRIOS
BACTERIANOS			
Campylobacter jejuni	Diarreia aguda, febre, sangue fecal e leucócitos	Cultura	Comum em adolescentes, pode recidivar
Yersinia enterocolitica	Diarreia aguda → crônica, dor no quadrante inferior direito, adenite mesentérica – pseudoapendicite, sangue fecal e leucócitos Manifestações extraintestinais que mimetizam doença de Crohn	Cultura	Comum em adolescentes como febre de origem desconhecida, perda de peso, dor abdominal
Clostridium difficile	Início pós-antibiótico, diarreia aquosa → sanguinolenta, pseudomembrana na sigmoidoscopia	Ensaio de citotoxina	Pode ser nosocomial O megacólon tóxico é possível
Escherichia coli O157: H7	Colite, sangue fecal, dor abdominal	Cultura e tipagem	Síndrome hemolítico-urêmica
Salmonella	Diarreia aquosa → sanguinolenta, origem alimentar, leucócitos fecais, febre, dor, cólicas	Cultura	Geralmente aguda
Shigella	Diarreia aquosa → sanguinolenta, leucócitos fecais, febre, dor, cólicas	Cultura	Sintomas de disenteria
Edwardsiella tarda	Diarreia com sangue, cólicas	Cultura	Ulceração na endoscopia
Aeromonas hydrophila	Cólicas, diarreia, sangue fecal	Cultura	Pode ser crônica Água potável contaminada
Plesiomonas shigelloides	Diarreia, cólicas	Cultura	Fonte de mariscos
Tuberculose	Raramente bovina, agora *Mycobacterium tuberculosis* Área ileocecal, formação de fístula	Cultura, derivado proteico purificado, biopsia	Pode mimetizar a doença de Crohn

(*continua*)

Tabela 362.5 Agentes infecciosos que mimetizam a doença inflamatória intestinal. (*continuação*)

AGENTE	MANIFESTAÇÕES	DIAGNÓSTICO	COMENTÁRIOS
PARASITAS			
Entamoeba histolytica	Diarreia sanguinolenta aguda e abscesso hepático, cólicas	Trofozoíto em fezes, ulceração em forma de frasco da mucosa colônica, testes sorológicos	Viajar para área endêmica
Giardia lamblia	Diarreia fétida, aquosa, cãibras, flatulência, perda de peso; sem envolvimento colônico	Trofozoíto semelhante a coruja e cistos nas fezes; raramente intubação duodenal	Pode ser crônico
ENTEROPATIA ASSOCIADA À AIDS			
Cryptosporidium	Diarreia crônica, perda de peso	Microscopia de fezes	Achados na mucosa não como os da doença inflamatória intestinal
Isospora belli	Iguais às do *Cryptosporidium*		Localização tropical
Citomegalovírus	Ulceração colônica, dor, diarreia sanguinolenta	Cultura, biopsia	Mais comum quando em uso de medicamentos imunossupressores

A aparência macroscópica da colite ou o desenvolvimento da doença do intestino delgado eventualmente levam ao diagnóstico correto; isso pode ocorrer anos após a apresentação inicial.

No início, a colite da síndrome hemolítico-urêmica pode ser idêntica à da colite ulcerativa precoce. Em última análise, sinais de hemólise microangiopática (presença de esquistócitos no esfregaço de sangue), trombocitopenia e subsequente insuficiência renal levam por fim ao diagnóstico de síndrome hemolítico-urêmica. Embora a púrpura de Henoch-Schönlein possa se manifestar com dor abdominal e fezes sanguinolentas, geralmente não está associada à colite. A doença de Behçet pode ser distinguida por suas características típicas (ver Capítulo 186). Outras considerações são a proctite por radiação, a colite viral em pacientes imunocomprometidos e a colite isquêmica (Tabela 362.6). No lactente, a intolerância à proteína alimentar pode ser confundida com a colite ulcerativa, embora a primeira seja um problema transitório com resolução após a remoção da proteína agressora, e a colite ulcerativa é extremamente rara nessa faixa etária. A doença de Hirschsprung pode produzir uma enterocolite antes ou meses após a correção cirúrgica, sendo pouco provável que isso seja confundido com colite ulcerativa.

DIAGNÓSTICO

O diagnóstico de colite ulcerativa ou proctite ulcerativa requer uma apresentação típica na ausência de uma causa específica identificável (ver Tabelas 362.5 e 362.6) e achados endoscópicos e histológicos típicos (ver Tabelas 362.2 e 362.4). Deve-se ter cautela no estabelecimento de um diagnóstico de colite ulcerativa em uma criança que apresentou sintomas por menos de 2 a 3 semanas até que uma causa infecciosa

Tabela 362.6 Distúrbios intestinais semelhantes a doenças intestinais inflamatórias crônicas, incluindo doenças monogenéticas.

INFECCIOSOS (ver Tabela 362.5)	Neutropenias congênitas
Associados à AIDS	Mutação *TRIM22*
Toxina	Deficiência de adesão leucocitária 1
Imuno-inflamatórios	
Doenças de imunodeficiência combinada grave	**DISTÚRBIOS ISQUÊMICOS VASCULARES**
Agamaglobulinemia	Vasculite sistêmica (lúpus eritematoso sistêmico, dermatomiosite)
Doença granulomatosa crônica	Púrpura de Henoch-Schönlein
Síndrome de Wiskott-Aldrich	Síndrome hemolítico-urêmica
Doenças de imunodeficiência variável comum	Granulomatose com angiite
Estados de imunodeficiência adquirida	
Enterocolite de proteína dietética	**OUTROS**
Síndrome poliendócrina autoimune tipo 1	Doença de armazenamento de glicogênio tipo 1b
Doença de Behçet	Epidermólise bolhosa distrófica
Hiperplasia nodular linfoide	Displasia ectodérmica ligada ao cromossomo X e imunodeficiência
Gastrenterite eosinofílica	Disqueratose congênita
Síndrome de Omenn	Deficiência de ADAM-17
Doença do enxerto *versus* hospedeiro	Colite pré-estenótica
Síndromes IPEX (disfunção imune, poliendocrinopatia, enteropatia, ligada ao cromossomo X)	Colite de desvio
Defeitos de sinalização da interleucina 10	Síndrome de Kindler
Enteropatia autoimune*	Colite de radiação
Colite microscópica	Enterocolite necrosante neonatal
Síndrome da hiperimunoglobulina M	Tiflite
Síndromes da hiperimunoglobulina E	Sarcoidose
Deficiência de mevalonato quinase	Colite de Hirschsprung
Febre familiar do Mediterrâneo	Linfoma intestinal
Defeitos da fosfolipase Cγ_2	Abuso de laxantes
Mutação *IL10RA*	Endometriose
Linfo-histiocitose hemofagocítica familiar tipo 5	Síndrome de Hermansky-Pudlak
Síndromes linfoproliferativas ligadas ao cromossomo X tipos 1 e 2 (gene *XIAP*)	Síndrome trico-hepatoentérica
	Fosfatase e homoenxerto de tensinas (PTEN), síndrome do tumor hamartomatoso

*Pode ser o mesmo que a IPEX.

tenha sido excluída. Quando o diagnóstico é suspeitado em uma criança com sintomas subagudos, o médico deve fazer um diagnóstico definitivo apenas quando houver evidência de cronicidade na biopsia do cólon. Os estudos laboratoriais podem demonstrar evidência de anemia (deficiência de ferro ou anemia de doença crônica) ou hipoalbuminemia. Embora a velocidade de hemossedimentação e a proteína C reativa estejam frequentemente elevadas, elas podem ser normais mesmo na colite fulminante. Em geral, uma contagem elevada de glóbulos brancos é vista apenas na colite mais grave. Os níveis de calprotectina fecal geralmente estão elevados e são cada vez mais reconhecidos como um marcador mais sensível e específico da inflamação GI do que os parâmetros laboratoriais típicos. O enema de bário é sugestivo, mas não diagnóstico de doença aguda (Figura 362.3) ou em fase crônica (Figura 362.4).

O diagnóstico de colite ulcerativa deve ser confirmado pelos exames endoscópico e histológico do cólon (Figura 362.1). Tradicionalmente, a doença começa no reto com uma aparência macroscópica caracterizada por eritema, edema, perda do padrão vascular, granularidade e friabilidade. Pode haver um *ponto de corte* demarcando a margem entre a inflamação e o cólon normal, ou o cólon inteiro pode estar acometido. Pode haver alguma variação na intensidade da inflamação, mesmo nas áreas acometidas. Uma sigmoidoscopia flexível pode confirmar o diagnóstico; a colonoscopia pode avaliar a extensão da doença e descartar a colite por Crohn. A colonoscopia não deve ser realizada quando houver a suspeita de colite fulminante devido ao risco de provocar *megacólon tóxico* ou causar perfuração durante o procedimento. O grau de colite pode ser avaliado pela aparência macroscópica da mucosa. Em geral, não se observam úlceras separadas, o que seria mais sugestivo de colite por Crohn. Os achados endoscópicos da colite ulcerativa resultam de microúlceras, que conferem uma aparência de anormalidade difusa. Na colite crônica muito grave, pode-se observar a presença de pseudopólipos. A biopsia do segmento intestinal acometido demonstra evidências de inflamações aguda e crônica da mucosa. Os achados histológicos típicos são criptite, abscessos nas criptas, separação de criptas por células inflamatórias, focos de células inflamatórias agudas, edema, depleção de muco e ramificação de criptas. O último achado não é visto na colite infecciosa. Granulomas, fissuras ou envolvimento de espessura total da parede do intestino (geralmente em biopsia cirúrgica e não endoscópica) sugerem doença de Crohn.

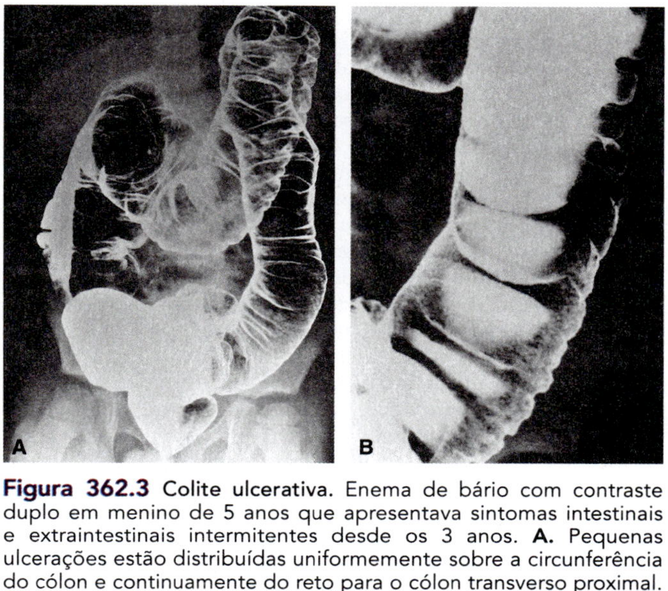

Figura 362.3 Colite ulcerativa. Enema de bário com contraste duplo em menino de 5 anos que apresentava sintomas intestinais e extraintestinais intermitentes desde os 3 anos. **A.** Pequenas ulcerações estão distribuídas uniformemente sobre a circunferência do cólon e continuamente do reto para o cólon transverso proximal. Esse padrão de envolvimento é típico da colite ulcerativa. **B.** Nesta visão cônica do sigmoide no mesmo paciente, as pequenas ulcerações são representadas por uma espiculação fina do contorno do cólon em tangente e por um pontilhado fino da superfície do cólon em face. (*De Hoffman AD: The child with diarrhea. In Hilton SW, Edwards DK, editors*: Practical pediatric radiology, *ed 2, Philadelphia, 1994, WB Saunders, p 260.*)

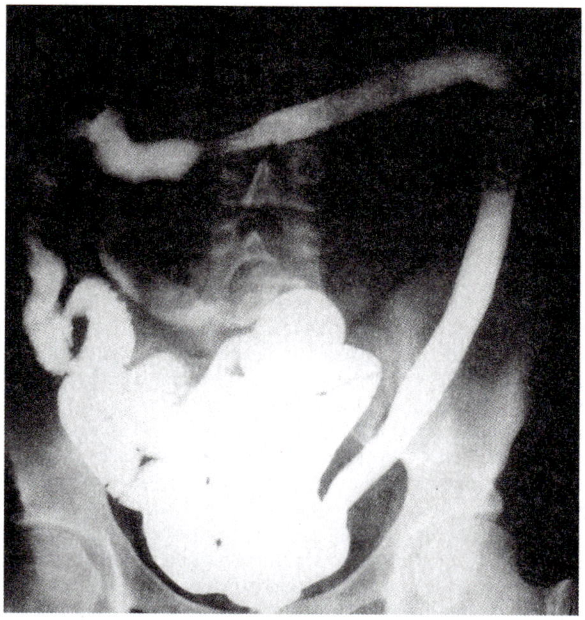

Figura 362.4 **Colite ulcerativa: alterações tardias.** Este enema de bário de contraste único mostra as alterações tardias da colite ulcerativa em menina de 15 anos. O cólon está sem apresentações, reduzido em calibre e encurtado. A dilatação do íleo terminal (ileíte de retrolavagem) está presente. (*De The child with diarrhea. In Hoffman, AD, Hilton SW, Edwards DK, editors*: Practical pediatric radiology, *ed 2, Philadelphia, 1994, WB Saunders, p 262.*)

A doença perianal, com exceção da leve irritação local ou fissura anal associada à diarreia, deve fazer com que o médico considere a possibilidade de doença de Crohn. As radiografias simples do abdome podem demonstrar perda de haustrações em um cólon preenchido de ar ou dilatação acentuada com megacólon tóxico. Na presença de colite grave, o cólon pode ficar dilatado; um diâmetro de mais de 6 cm determinado radiograficamente em um adulto sugere megacólon tóxico. Se houver a necessidade de se efetuar um exame radiológico do cólon em uma criança com colite grave (para avaliar a extensão do envolvimento ou para tentar descartar a doença de Crohn), às vezes pode ser útil realizar uma seriografia contrastada do trato gastrintestinal superior com acompanhamento do intestino delgado e em seguida examinar imagens tardias do cólon. Um enema de bário é contraindicado no contexto de um potencial megacólon tóxico.

TRATAMENTO

Manejo clínico

Não se dispõe de *cura* clínica para a colite ulcerativa. O tratamento visa controlar os sintomas e reduzir o risco de recidivas com o objetivo secundário de minimizar a exposição a esteroides. A intensidade do tratamento varia com a gravidade dos sintomas.

A primeira classe de medicamentos a ser usada contra a colite leve ou leve a moderada é um aminossalicilato. A sulfassalazina é composta por uma fração de enxofre ligada ao ingrediente ativo 5-aminossalicilato (5-ASA). Esta ligação impede a absorção prematura da medicação no trato gastrintestinal superior, permitindo que ela alcance o cólon, onde os dois componentes são separados por clivagem bacteriana. A dose de sulfassalazina é de 30 a 100 mg/kg/24 h (dividida em duas a quatro administrações). Em geral, a dose não deve ultrapassar 2 a 4 g/24 h. O principal efeito colateral da sulfassalazina é a hipersensibilidade ao componente sulfa e ocorre em 10 a 20% dos pacientes. Devido à baixa tolerância, a sulfassalazina é usada menos comumente que outras preparações 5-ASA mais bem toleradas (mesalazina, 50 a 100 mg/kg/dia; balsalazida, 2,25 a 6,75 g/dia). A sulfassalazina e as preparações de 5-ASA tratam de forma eficaz a colite ulcerativa ativa e previnem a ocorrência de recidiva. Recomenda-se que a medicação seja continuada mesmo quando a doença estiver em remissão. Esses medicamentos também podem diminuir ligeiramente o risco de câncer de cólon ao longo da vida.

Aproximadamente 5% dos pacientes apresentam uma *reação alérgica* ao 5-ASA que se manifesta como erupção cutânea, febre e diarreia sanguinolenta, o que pode ser difícil de distinguir dos sintomas da exacerbação de colite ulcerativa. O 5-ASA também pode ser administrado em forma de enema ou supositório e é especialmente útil para a proctite. Os enemas de hidrocortisona são usados para tratar a proctite também, mas eles provavelmente não são tão eficazes. Na colite distal, uma combinação de 5-ASA oral e retal, bem como a monoterapia com preparo retal, tem se mostrado mais eficaz do que apenas o 5-ASA VO. A liberação prolongada de budesonida também pode induzir a remissão em pacientes com colite ulcerativa leve a moderada.

Os probióticos são eficazes em adultos para manutenção da remissão da colite ulcerativa, embora não induzam remissão durante uma exacerbação aguda. O função mais promissora dos probióticos tem sido prevenir a bolsite, uma complicação comum após cirurgia de anastomose anal em colectomia e bolsa ileal.

As crianças com pancolite moderada a grave ou colite que não responda à terapia com 5-ASA devem ser tratadas com corticosteroides, mais comumente prednisona. A dose inicial habitual de prednisona é de 1 a 2 mg/kg/24 h (dose máxima de 40 a 60 mg). Este medicamento pode ser administrado 1 vez/dia. Na colite grave, a dose pode ser dividida 2 vezes/dia e pode ser administrada por via intravenosa. Os esteroides são considerados medicação eficaz para as exacerbações, mas não são medicamentos de manutenção apropriados devido à perda do efeito e aos efeitos colaterais, que incluem retardo de crescimento, supressão suprarrenal, catarata, osteopenia, necrose asséptica da cabeça do fêmur, intolerância à glicose, risco de infecção, transtornos do humor e efeitos estéticos.

Para um paciente hospitalizado com persistência dos sintomas apesar do tratamento com esteroides intravenosos por 3 a 5 dias, deve-se considerar o escalonamento da terapia ou as opções cirúrgicas. O índice de atividade validado para colite ulcerativa pediátrica pode ser usado para ajudar a determinar a gravidade atual da doença com base em fatores clínicos e ajudar a determinar quais pacientes têm maior probabilidade de responder a esteroides e quais provavelmente irão necessitar de um escalonamento terapêutico (Tabela 362.7).

Tabela 362.7 Índice de atividade da colite ulcerativa pediátrica.

ITEM	PONTOS
(1) DOR ABDOMINAL	
Sem dor	0
A dor pode ser ignorada	5
A dor não pode ser ignorada	10
(2) SANGRAMENTO RETAL	
Nenhum	0
Apenas pequena quantidade, em < 50% das evacuações	10
Pequena quantidade na maioria das evacuações	20
Grande quantidade (> 50% do conteúdo das fezes)	30
(3) CONSISTÊNCIA DA MAIORIA DAS FEZES	
Formadas	0
Parcialmente formadas	5
Completamente sem forma	10
(4) NÚMERO DE EVACUAÇÕES POR 24 HORAS	
0 a 2	0
3 a 5	5
6 a 8	10
> 8	15
(5) EVACUAÇÕES NOTURNAS (QUALQUER EPISÓDIO QUE CAUSE DESPERTAR)	
Não	0
Sim	10
(6) NÍVEL DE ATIVIDADE	
Nenhuma limitação de atividade	0
Limitação ocasional de atividade	5
Atividade gravemente restringida	10
Soma do índice (0 a 85)	

Com o manejo clínico, a maioria das crianças estará em remissão dentro de 3 meses; entretanto, 5 a 10% continuam com sintomas que não respondem ao tratamento depois de 6 meses. Em muitas crianças com uma doença que requer corticoterapia frequente, inicia-se administração de imunomoduladores como a azatioprina (2,0 a 2,5 mg/kg/dia) ou a 6-mercaptopurina (1 a 1,5 mg/kg/dia). Dados não controlados sugerem um efeito poupador de corticosteroides em muitos pacientes tratados. Esta não é uma escolha apropriada para um paciente não respondedor a esteroide com colite grave aguda devido ao início de ação mais longo. Os distúrbios linfoproliferativos estão associados ao uso de tiopurina. A ciclosporina, que está associada à melhora em algumas crianças com colite grave ou fulminante, é raramente usada devido ao seu alto perfil de efeitos colaterais, sua incapacidade de alterar o curso natural da doença e o uso crescente de infliximabe, um anticorpo monoclonal quimérico contra o fator de necrose tumoral (TNF)-α, que também é eficaz nos casos de colite fulminante. O infliximabe é eficaz na indução e na terapia de manutenção em crianças e adultos com doença moderada a grave. Os agentes bloqueadores do TNF estão associados a um risco aumentado de infecção (particularmente tuberculose) e de malignidades (linfoma, leucemia). O adalimumabe também é aprovado para o tratamento de colite ulcerativa moderada a grave em adultos. O vedolizumabe, um anticorpo monoclonal humanizado que inibe a adesão e a migração de leucócitos para o trato gastrintestinal, está aprovado para o tratamento da colite ulcerativa em adultos. O tofacitinibe, um inibidor oral da Janus quinase, também está aprovado para o tratamento da colite ulcerativa adulta moderada a grave. Uma combinação específica de três a quatro antibióticos orais de amplo espectro administrada por 2 a 3 semanas pode ser eficaz no tratamento da colite ulcerativa pediátrica grave refratária a outras terapias, mas está sendo estudada em crianças.

Manejo cirúrgico

A colectomia é realizada para doença intratável, complicações da terapia e doença fulminante que não responde ao tratamento clínico. Não foi observado benefício claro do uso de nutrição parenteral total ou dieta elementar enteral contínua no tratamento de colite ulcerativa grave. No entanto, se a ingestão oral for insuficiente, a nutrição parenteral é usada de modo que o paciente esteja nutricionalmente pronto para a cirurgia caso haja falha do tratamento clínico. Com qualquer tratamento clínico para a colite ulcerativa, o médico deve sempre ponderar os riscos da medicação ou da terapia contra o fato de que a colite pode ser tratada com sucesso cirurgicamente.

O tratamento cirúrgico para colite intratável ou fulminante é a colectomia total. A abordagem ideal é combinar a colectomia com uma derivação endorretal, pela qual um segmento do reto distal é retido e a mucosa é removida dessa região. O íleo distal é puxado para baixo e suturado no ânus interno com uma bolsa J criada a partir do íleo imediatamente acima do manguito retal. Este procedimento permite que a criança mantenha a continência. Comumente, uma ileostomia temporária é criada para proteger a delicada anastomose entre a bainha da bolsa e o reto. A ileostomia é geralmente fechada dentro de vários meses, restaurando a continuidade intestinal. Nesse momento, a frequência das evacuações está aumentada, mas pode ser melhorada com o uso de loperamida. A principal complicação dessa operação é a *bolsite*, que é uma reação inflamatória crônica na bolsa que leva a diarreia sanguinolenta, dor abdominal e, ocasionalmente, febre baixa. A causa dessa complicação é desconhecida, embora seja mais comum quando a bolsa ileal foi construída para colite ulcerativa do que para outras indicações (p. ex., polipose familiar). Observa-se a ocorrência de bolsite em 30 a 40% dos pacientes que tiveram colite ulcerativa. Geralmente, ela responde ao tratamento com metronidazol oral ou ciprofloxacino. Os probióticos também demonstraram diminuir a taxa de bolsite, bem como a recorrência de bolsite após a antibioticoterapia.

Apoio

O apoio psicossocial é uma parte importante da terapia para esse distúrbio. Pode incluir uma discussão adequada sobre as manifestações e o manejo da doença entre paciente e médico, aconselhamento psicológico para a criança quando necessário e apoio familiar de um assistente social ou conselheiro familiar. Os grupos de apoio ao paciente provaram ser úteis para algumas famílias. As crianças com colite ulcerativa devem ser encorajadas a participar plenamente de atividades apropriadas à idade; no entanto, pode ser necessária a redução das atividades durante os períodos de exacerbação da doença.

PROGNÓSTICO

O curso da colite ulcerativa é marcado por remissões e exacerbações. A maioria das crianças com esse distúrbio responde prontamente ao tratamento clínico. Muitas crianças com manifestações leves continuam a responder bem ao tratamento clínico e podem permanecer em remissão por um longo período com o uso de uma preparação profilática de 5-ASA. Entretanto, em certas ocasiões, uma criança com doença de início leve pode evoluir para sintomas intratáveis mais adiante. Após a primeira década da doença, o risco de desenvolvimento de câncer de cólon começa a aumentar rapidamente. O risco de câncer de cólon pode ser diminuído com colonoscopias de vigilância após 8 a 10 anos de doença. A detecção de significativa displasia na biopsia deve levar à colectomia.

A bibliografia está disponível no GEN-io.

362.2 Doença de Crohn (Enterite Regional, Ileíte Regional, Colite Granulomatosa)

Ronen E. Stein e Robert N. Baldassano

A doença de Crohn, um distúrbio inflamatório crônico idiopático do intestino, envolve qualquer região do trato alimentar desde a boca até o ânus. Embora existam muitas semelhanças entre a colite ulcerativa e a doença de Crohn, há também grandes diferenças no curso clínico e na distribuição da doença no trato gastrintestinal (ver Tabela 362.2). O processo inflamatório tende a ser excêntrico e segmentar, muitas vezes com áreas salteadas (regiões normais do intestino entre áreas inflamadas). Enquanto a inflamação na colite ulcerativa estiver limitada à mucosa (exceto no megacólon tóxico), o envolvimento gastrintestinal na doença de Crohn é frequentemente *transmural*.

Em comparação com a doença de início na idade adulta, a doença de Crohn pediátrica tem maior probabilidade de ter um envolvimento anatômico extenso. Na apresentação inicial, mais de 50% dos pacientes têm a doença que envolve íleo e cólon (ileocolite), 20% têm a doença exclusivamente colônica e o envolvimento gastrintestinal superior (esôfago, estômago, duodeno) é visto em até 30% das crianças. A doença isolada do intestino delgado é muito menos comum na população pediátrica em comparação com os adultos. A doença colônica isolada é comum nas crianças menores de 8 anos e pode ser indistinguível da colite ulcerativa. Nas crianças, a localização anatômica da doença tende a se estender ao longo do tempo.

A doença de Crohn tende a ter uma distribuição etária bimodal, com o primeiro pico começando na adolescência. A incidência da doença de Crohn tem aumentado. Nos EUA, a incidência relatada da doença de Crohn pediátrica é de 4,56/100.000 e a prevalência pediátrica é de 43/100.000 crianças.

MANIFESTAÇÕES CLÍNICAS

A doença de Crohn pode ser caracterizada como inflamatória, com estreitamento ou penetrante. Os pacientes com a doença do intestino delgado são mais propensos a ter um padrão obstrutivo (mais comumente com dor no quadrante inferior direito) caracterizado por fibrostenose, e aqueles com a doença colônica são mais propensos a ter sintomas resultantes de inflamação (diarreia, sangramento, cólicas). Os fenótipos da doença geralmente mudam conforme a duração que distúrbio aumenta (a inflamação se torna estenosante e/ou penetrante) (Figuras 362.5 e 362.6).

Os sinais e sintomas sistêmicos são mais comuns na doença de Crohn do que na colite ulcerativa. Febre, mal-estar e fácil fatigabilidade são comuns. A falha do crescimento com atrasos na maturação óssea e no desenvolvimento sexual pode preceder outros sintomas em 1 ou 2 anos e é pelo menos duas vezes mais provável de ocorrer com a doença de Crohn do que com a colite ulcerativa. As crianças

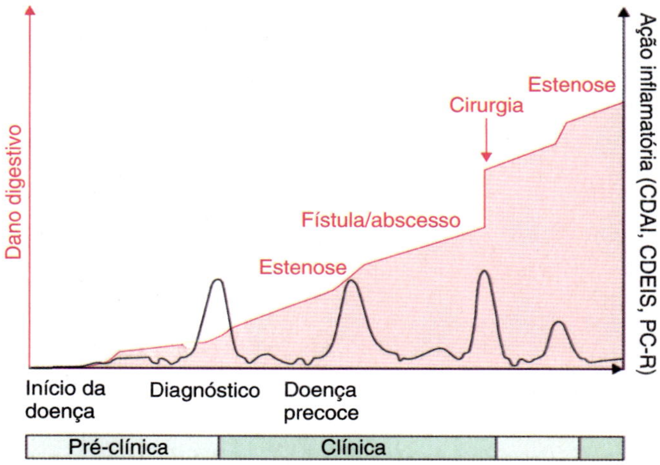

Figura 362.5 Escore de Lémann. Visualização exemplar do escore de Lémann, uma nova técnica para pontuação e estudo do dano intestinal na doença de Crohn. *CDAI*, Índice de atividade da doença de Crohn; *CDEIS*, doença de Crohn de gravidade endoscópica; *PC-R*, proteína C reativa. (*De Baumgart DC, Sandborn WJ: Crohn's disease*, Lancet *380:1590-1602, 2012, Fig 5, p 1596.*)

podem apresentar falha de crescimento como a única manifestação da doença de Crohn. A diminuição da velocidade de crescimento ocorre em cerca de 88% dos pacientes pré-púberes com diagnóstico de doença de Crohn, e isso frequentemente precede os sintomas gastrintestinais. As causas de falha de crescimento incluem ingestão calórica inadequada, absorção subótima ou perda excessiva de nutrientes, os efeitos da inflamação crônica sobre o metabolismo ósseo e o apetite e o uso de corticosteroides durante o tratamento. Amenorreia primária ou secundária e atraso puberal são comuns. Diferentemente da colite ulcerativa, a doença perianal é comum (acrocórdone, fístula, fissura profunda, abscesso). O envolvimento gástrico ou duodenal pode estar associado a vômitos recorrentes e dor epigástrica. A obstrução parcial do intestino delgado, geralmente secundária ao estreitamento do lúmen por *inflamação* ou *estenose*, pode causar sintomas de cólicas abdominais (especialmente com as refeições), borborigmo e distensão abdominal intermitente (Figuras 362.7 e 362.8). Deve-se suspeitar de estenose se a criança notar alívio dos sintomas em associação com uma sensação súbita de gorgolejo do conteúdo intestinal através de uma região localizada do abdome. A obstrução inflamatória *versus* a obstrução induzida por estenoses fibróticas pode ser distinguida pela tomografia por emissão de pósitrons/ressonância magnética (PET/RM), que direcionará a terapia específica (Figura 362.9).

A doença penetrante é demonstrada pela formação de fístula. As fístulas enteroentéricas ou enterocolônicas (entre segmentos do intestino) frequentemente são assintomáticas, mas podem contribuir para a má absorção se tiverem alto débito ou resultarem em supercrescimento bacteriano (Figura 362.10). As fístulas enterovesicais (entre o intestino e a bexiga urinária) se originam do íleo ou do cólon sigmoide e aparecem como sinais de infecção urinária, pneumatúria ou fecalúria. As fístulas enterovaginais se originam do reto, causam drenagem vaginal fecaloide e são difíceis de manejar. As fístulas enterocutâneas (entre intestino e pele abdominal) geralmente são causadas por anastomoses cirúrgicas prévias com vazamento. O abscesso intra-abdominal pode estar associado a febre e dor, mas pode ter relativamente poucos sintomas. O abscesso hepático ou esplênico pode ocorrer com ou sem fístula local. Os abscessos anorretais frequentemente se originam imediatamente acima do ânus nas criptas de Morgagni. Os padrões das fístulas perianais são complexos devido aos diferentes planos teciduais. O abscesso perianal geralmente é doloroso, porém as fístulas perianais tendem a produzir menos sintomas do que o esperado. A drenagem purulenta está comumente associada a fístulas perianais. O abscesso do psoas secundário à fístula intestinal pode se manifestar como dor no quadril, diminuição da extensão do quadril (sinal do psoas) e febre.

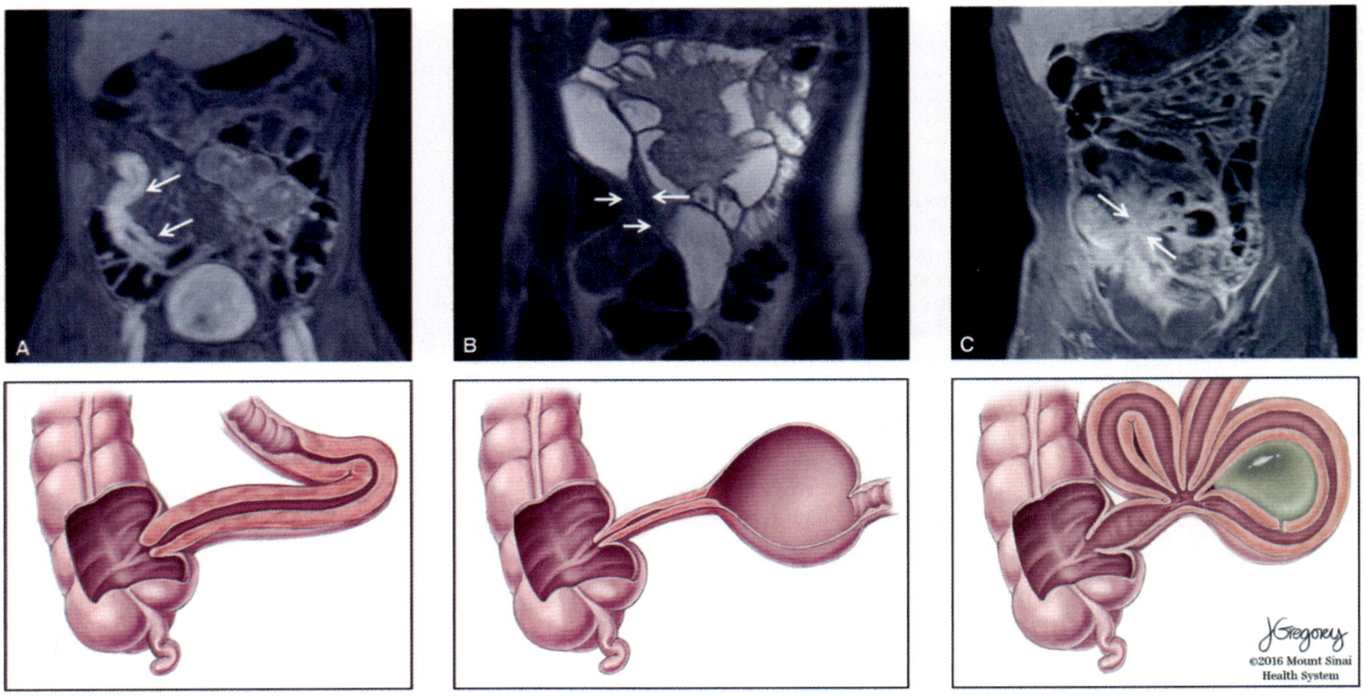

- Diarreia
- Dor abdominal
- Perda de peso
- Febre baixa
- Fadiga
- Retardo de crescimento
- Desnutrição

- Dor pós-prandial
- Inchaço
- Náuseas e vômito
- Oclusão/suboclusão

- Sintomas dependentes da localização da fístula
- Fístula enterourinária: fecalúria, pneumatúria, ITU recorrente
- Fístula retovaginal: dispareunia, escape fecal através da vagina
- Fístula enterentérica: abscessos abdominais assintomáticos

Figura 362.6 Comportamento da DC segundo classificação de Montreal representada na ERM e ilustrada com sintomas típicos. **A.** A imagem de ERM ponderada em T1 com saturação de gordura após a injeção de quelatos de gadolínio mostra espessamento mural e realce no íleo distal (*setas*) em um paciente com DC ativa. **B.** A imagem de ERM ponderada em T2 mostra um segmento luminal estreito com parede espessada e dilatação a montante (*setas*), sugerindo a presença de uma estenose. **C.** A imagem de ERM ponderada em T1 com saturação de gordura após a injeção de quelatos de gadolínio mostra múltiplas alças de realce convergentes sugestivas de fístulas enteroentéricas (*setas*). A ilustração inferior mostra uma fissura ou úlcera profunda e transmural levando à formação de um abscesso. *DC*, Doença de Crohn; *ERM*, enterografia por ressonância magnética; *ITU*, infecção do trato urinário. (*Ilustrações de Jill Gregory. Impressa com permissão de © Mount Sinai Health System. De Torres J, Mehandru S, Colombel JF, Peyrin-Biroulet L: Crohn's disease*, Lancet *389:1741-1754, 2017, Fig 1, p 1744.*)

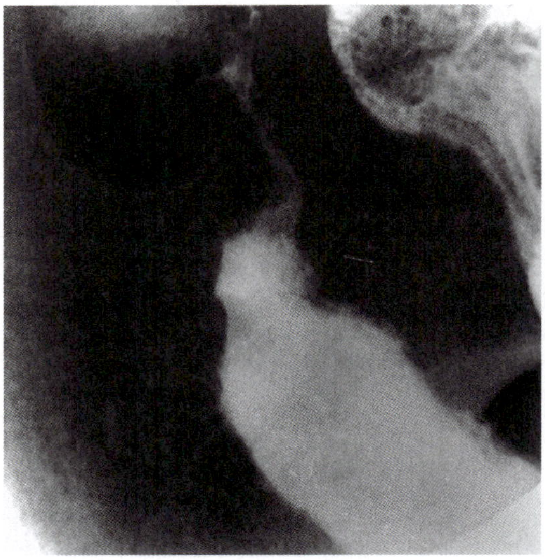

Figura 362.7 Doença de Crohn estenótica. Uma estenose grave do íleo terminal está presente neste menino de 16 anos. Apagamento inflamatório das pregas mucosas e pequenas ulcerações caracterizam o segmento não estenótico proximal. (*De Hoffman AD: The child with diarrheia. In Hilton SW, Edwards DK, editors*: Pratical pediatric radiology, ed 2, Philadelphia, 1994, WB Saunders, p 267.)

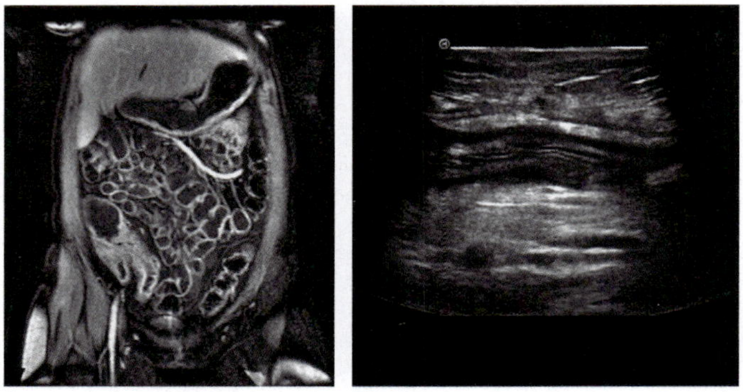

A **B**

Figura 362.8 Estenose na doença de Crohn. **A.** Enterografia por ressonância magnética da doença de Crohn restrita ao íleo terminal (Montreal categoria L1) com estenose inflamatória. **B.** Imagem de ultrassonografia de uma estenose intestinal na doença de Crohn. (*De Baumgart DC, Sandborn WJ: Crohn's disease*, Lancet *380:1590-1602, 2012, Fig 4, p 1596.*)

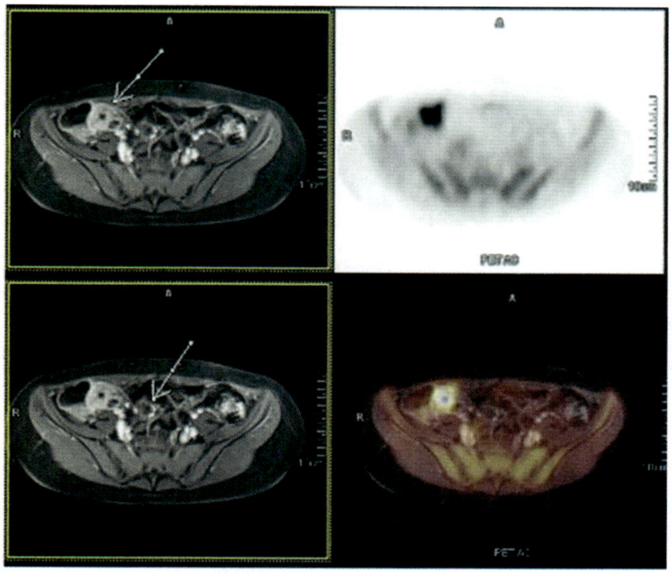

Figura 362.9 Corregistro e fusão PET/RM (PET, tomografia por emissão de pósitrons; RM, ressonância magnética) (*imagem direita na linha inferior*) mostrando uma estenose fibrótica da última alça intestinal (*topo, seta*) com inflamação ativa e inflamação concomitante do mesentério ileocólico (*inferior, seta*). (*De Pellino G, Nicolai E, Catalano OA et al.: PET/MR versus PET/CT imaging: impact on the clinical management of small-bowel Crohn's disease* J Crohn Colitis *10(3):277-285, 2017 Fig 3.*)

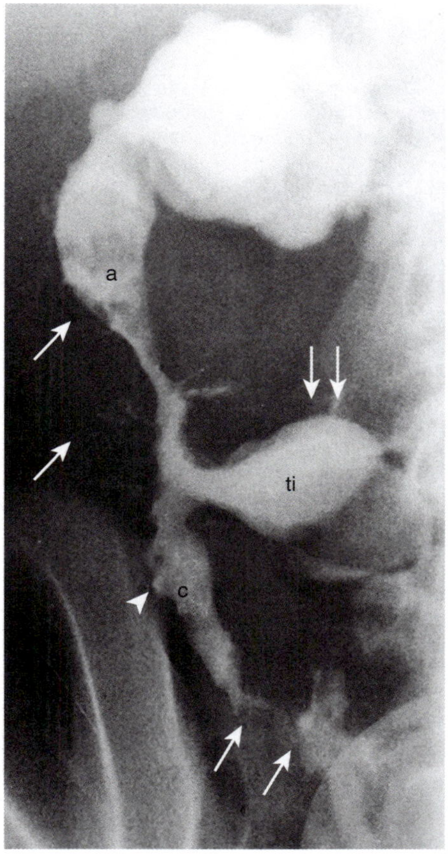

Figura 362.10 Doença de Crohn: seios e fístula. A ileocolite grave resultou em fístula ileocecal (*setas simples, inferiores*) e formação de seio no cólon ascendente (*a*) (*setas oblíquas superiores*). *c*, ceco (*ponta de seta*); *ti*, íleo terminal (*setas emparelhadas*). (*De The child with diarrhea. In Hoffman, AD, Hilton SW, Edwards DK, editors*: Pratical pediatric radiology, ed 2, Philadelphia, 1994, WB Saunders, p 268.)

As manifestações **extraintestinais** ocorrem com mais frequência na doença de Crohn do que na colite ulcerativa; aquelas que estão especialmente associadas à doença de Crohn incluem úlceras aftosas orais, artrite periférica, eritema nodoso, baqueteamento digital, episclerite, cálculos renais (ácido úrico, oxalato) e cálculos biliares. Qualquer um dos distúrbios extraintestinais descritos na seção sobre DII pode ocorrer com a doença de Crohn (ver Tabela 362.3). A artrite periférica não é deformadora. A ocorrência de manifestações extraintestinais geralmente se correlaciona com a presença de colite.

Um envolvimento extenso do intestino delgado, especialmente em associação com a ressecção cirúrgica, pode levar à síndrome do intestino curto, que é rara em crianças. As complicações da disfunção ou da ressecção ileal terminal incluem má absorção de ácido biliar com diarreia secundária e má absorção de vitamina B_{12} com possível deficiência resultante. A esteatorreia crônica pode levar à oxalúria com cálculos renais secundários. Aumentar a ingestão de cálcio pode diminuir de forma efetiva o risco de cálculos renais secundários à inflamação ileal. O risco de colelitíase também é aumentado devido à depleção de ácidos biliares.

Um distúrbio com essa diversidade de manifestações pode ter um grande impacto sobre o estilo de vida de uma criança afetada. Felizmente, a maioria das crianças com doença de Crohn é capaz de continuar com suas atividades normais, tendo que limitar a atividade apenas durante os períodos de exacerbação dos sintomas.

DIAGNÓSTICO DIFERENCIAL

Os diagnósticos mais comuns a serem diferenciados da doença de Crohn são as enteropatias infecciosas (no caso da doença de Crohn: ileíte terminal aguda, colite infecciosa, parasitas entéricos e abscesso periapendicular) (ver Tabelas 362.5, 362.6 e 362.8). *A Yersinia* pode causar muitos dos achados radiológicos e endoscópicos no intestino delgado distal que são observados na doença de Crohn. Os sintomas de disenteria bacteriana são mais provavelmente confundidos com a colite ulcerativa do que com a doença de Crohn. Foi observado que a doença celíaca e a *infecção* por *Giardia* produzem uma apresentação semelhante à doença de Crohn, incluindo diarreia, perda de peso e enteropatia perdedora de proteínas. A tuberculose gastrintestinal é rara, mas pode mimetizar a doença de Crohn. A perfuração intestinal por um corpo estranho (palito de dente) pode simular uma região localizada com doença de Crohn. O linfoma do intestino delgado pode mimetizar a doença de Crohn, mas tende a estar associado a defeitos de preenchimento nodular do intestino sem ulceração ou estreitamento do lúmen. O linfoma intestinal é muito menos comum em crianças do que a doença de Crohn. A dor abdominal funcional recorrente pode mimetizar a dor da doença de Crohn do intestino delgado. *A hiperplasia nodular linfoide* do íleo terminal (um achado normal) pode ser confundida com a ileíte por Crohn. Dor ou massividade do quadrante inferior direito com febre podem ser o resultado de um abscesso periapendicular. Em certas ocasiões, esta entidade está associada à diarreia.

A falha do crescimento pode ser a única manifestação da doença de Crohn; outros distúrbios como deficiência de hormônio do crescimento, enteropatia sensível ao glúten (doença celíaca), síndrome de Turner ou anorexia nervosa devem ser considerados. Se a artrite preceder as manifestações intestinais, pode ser feito um diagnóstico inicial de artrite idiopática juvenil. A anemia refratária pode ser a característica inicial e pode ser confundida com um distúrbio hematológico primário. A doença granulomatosa crônica da infância pode causar alterações inflamatórias no intestino, bem como a doença perianal. O estreitamento antral nesse distúrbio pode ser confundido com uma estenose secundária à doença de Crohn. Outras imunodeficiências ou condições autoinflamatórias e distúrbios monogenéticos podem apresentar sintomas gastrintestinais sugestivos de DII, particularmente na doença de início muito precoce (ver Tabela 362.6).

DIAGNÓSTICO

A doença de Crohn pode se manifestar como uma variedade de combinações de sintomas (ver Figura 362.6). No início, os sintomas podem ser sutis (retardo de crescimento, somente dor abdominal); isso explica por que o diagnóstico pode não ser feito até 1 ou 2 anos após o início dos sintomas. O diagnóstico da doença de Crohn depende

Tabela 362.8 Diagnóstico diferencial da apresentação dos sintomas da doença de Crohn.

SINTOMA DE APRESENTAÇÃO PRIMÁRIA	CONSIDERAÇÕES DIAGNÓSTICAS
Dor abdominal do quadrante inferior direito, com ou sem massa	Apendicite, infecção (p. ex., *Campylobacter, Yersinia* spp.), linfoma, intussuscepção, adenite mesentérica, divertículo de Meckel, cisto ovariano
Dor abdominal periumbilical ou epigástrica crônica	Síndrome do intestino irritável, constipação intestinal, intolerância à lactose, doença péptica
Sangramento retal, sem diarreia	Fissura, pólipo, divertículo de Meckel, síndrome da úlcera retal
Diarreia com sangue	Infecção, síndrome hemolítico-urêmica, púrpura de Henoch-Schönlein, isquemia intestinal, colite por radiação
Diarreia aquosa	Síndrome do intestino irritável, intolerância à lactose, giardíase, infecção por *Cryptosporidium*, sorbitol, laxantes
Doença perirretal	Fissura, hemorroida (rara), infecção estreptocócica, condiloma (raro)
Atraso de crescimento	Endocrinopatia
Anorexia, perda de peso	Anorexia nervosa
Artrite	Doença vascular do colágeno, infecção
Anormalidades hepáticas	Hepatite crônica

De Kugathasan S: Diarrhea. In Kliegman RM, Greenbaum LA, Lye PS, editors: *Practical strategies in pediatric diagnosis and therapy*, ed. 2, Philadelphia, 2004, WB Saunders, p 287.

da descoberta das características clínicas típicas do distúrbio (anamnese, exame físico, estudos laboratoriais e achados endoscópicos ou radiológicos), excluindo as entidades específicas que mimetizam a doença de Crohn, demonstrando cronicidade. A anamnese pode incluir qualquer combinação de dor abdominal (especialmente no quadrante inferior direito), diarreia, vômitos, anorexia, perda de peso, retardo de crescimento e manifestações extraintestinais. Apenas 25% dos pacientes inicialmente apresentam a tríade de diarreia, perda de peso e dor abdominal. A maioria não tem diarreia e apenas 25% têm sangramento gastrintestinal.

Com frequência, as crianças com doença de Crohn aparentam estar cronicamente doentes. Geralmente, elas têm perda de peso e falha de crescimento, e muitas vezes estão desnutridas. O primeiro sinal de falha do crescimento é a diminuição da velocidade de crescimento linear, que pode estar presente em até 88% dos pacientes pré-púberes com a doença de Crohn e normalmente precede os sintomas. As crianças com a doença de Crohn muitas vezes parecem pálidas, com diminuição do nível de energia e falta de apetite; este último achado por vezes resulta de uma associação entre as refeições e dor abdominal ou diarreia. Pode haver hipersensibilidade abdominal à palpação que pode ser difusa ou localizada no quadrante inferior direito. Massa ou plenitude hipersensível pode ser palpável no quadrante inferior direito. A doença perianal, quando presente, pode ser característica. Grandes pólipos cutâneos anais (1 a 3 cm de diâmetro) ou fístulas perianais com drenagem purulenta sugerem doença de Crohn. Podem estar presentes baqueteamento digital, achados de artrite e manifestações cutâneas.

O hemograma completo comumente demonstra anemia, muitas vezes com um componente de deficiência de ferro, bem como trombocitose. Embora a velocidade de hemossedimentação e a proteína C reativa estejam frequentemente elevadas, elas podem não ser notáveis. O nível sérico de albumina pode estar baixo, indicando inflamação do intestino delgado ou enteropatia perdedora de proteínas. A calprotectina fecal e a lactoferrina estão sendo cada vez mais usadas como marcadores mais sensíveis e específicos da inflamação intestinal quando comparadas com os parâmetros sorológicos, e estes estão frequentemente elevados. Múltiplos marcadores sorológicos, imunológicos e genéticos também podem estar anormais, embora melhor utilização destes ainda esteja por ser determinada.

O intestino delgado, o intestino grosso e o trato gastrintestinal superior devem ser examinados por estudos endoscópicos e radiológicos em crianças com suspeita de doença de Crohn. A esofagogastroduodenoscopia e a ileocolonoscopia devem ser realizadas para avaliar adequadamente o trato GI superior, o íleo terminal e o cólon inteiro. Os achados na colonoscopia podem incluir alterações inflamatórias irregulares e inespecíficas (eritema, friabilidade, perda do padrão vascular), úlceras aftosas, úlceras lineares, nodularidade e estenoses. Os achados na biopsia podem constituir apenas alterações inflamatórias crônicas inespecíficas. Os granulomas não caseosos, semelhantes aos da sarcoidose, são os achados histológicos mais característicos, embora muitas vezes não estejam presentes. A inflamação transmural também é característica, mas apenas pode ser identificada em amostras cirúrgicas.

São necessários estudos radiológicos para avaliar todo o intestino delgado e investigar evidências de doença estruturante ou penetrante. Os exames radiológicos podem revelar uma variedade de achados. As radiografias simples do abdome podem ser normais ou podem demonstrar achados de obstrução parcial do intestino delgado ou impressões digitiformes na parede do cólon. O exame contrastado do trato gastrintestinal superior com trânsito pelo intestino delgado pode revelar ulceração aftosa e pregas nodulares espessadas, bem como estreitamento ou estenose do lúmen intestinal. As úlceras lineares podem dar uma aparência de "pedra de calçamento" à superfície da mucosa. Com frequência, as alças intestinais estão separadas em consequência do espessamento da parede intestinal e do mesentério. Outras manifestações em estudos radiográficos que sugerem doença de Crohn mais grave são fístulas entre intestinos (enteroentérica ou enterocolônica), trajetos fistulosos e estenoses (ver Figuras 362.7, 362.8 e 362.10).

O exame contrastado do trato gastrintestinal superior com trânsito pelo intestino delgado tem sido tipicamente o procedimento de escolha para obter a imagem do intestino delgado, mas a enterografia por TC e por ressonância magnética (RM) e a ultrassonografia (US) do intestino delgado estão sendo cada vez mais utilizadas. A RM e a US têm a vantagem de não expor o paciente à radiação ionizante. A enterografia por TC e por RM também pode avaliar achados extraluminais, como abscessos e fleimão. A RM da pelve também é útil para delinear a extensão do envolvimento perianal. A PET/RM pode ajudar a definir lesões obstrutivas como inflamatórias ou fibróticas (ver Figura 362.9).

A endoscopia por cápsula de vídeo é outra modalidade que permite a avaliação do intestino delgado. Este estudo pode revelar uma inflamação ou uma ulceração da mucosa que não foi detectada pela imagem tradicional. No entanto, a cápsula de vídeo endoscópica é contraindicada na presença da doença estenosante, pois a intervenção cirúrgica seria necessária para remover uma cápsula de vídeo que não é capaz de passar pelo intestino por causa da estenose. Se houver preocupação em relação à presença da doença estenosante, uma cápsula permeável pode ser engolida antes da cápsula de vídeo endoscópica para avaliar a passagem pelo trato gastrintestinal.

TRATAMENTO

A doença de Crohn não pode ser *curada* por tratamento clínico ou cirúrgico. Os objetivos do tratamento são aliviar os sintomas e prevenir as complicações da inflamação crônica (anemia, falência do crescimento), prevenir recidivas, minimizar a exposição aos corticosteroides e, se possível, obter a cicatrização da mucosa.

Tratamento clínico

As modalidades terapêuticas específicas utilizadas dependem de localização geográfica da doença, gravidade da inflamação, idade do paciente e presença de complicações (abscesso). Tradicionalmente, um paradigma de tratamento *crescente* (*step-out*) tem sido utilizado no tratamento da doença de Crohn pediátrica, em que o acometimento inicial é tratado com esteroides e menos medicamentos imunossupressores. O escalonamento terapêutico deve ser realizado se a gravidade da doença aumentar, se o paciente for refratário aos medicamentos em uso ou tiver dependência aos esteroides. Uma abordagem *descendente* (*top-down*) também foi adotada, particularmente em adultos, após vários estudos demonstrarem uma eficácia superior. Com essa abordagem, os pacientes com doença de Crohn moderada a grave são tratados inicialmente com agentes mais potentes, modificadores da doença, com o objetivo de alcançar a cura da mucosa ou a remissão profunda no início do curso da doença. Acredita-se que isso aumente a probabilidade de remissão a longo prazo enquanto diminui a exposição a corticosteroides. Em pediatria, foram mostradas melhorias na remissão e no crescimento usando-se uma abordagem *top-down* e esta conduta está sendo cada vez mais utilizada entre as crianças. No entanto, o papel preciso dessa abordagem na pediatria ainda está sendo determinado.

5-Aminossalicilatos

Para a doença ileal terminal leve ou a doença de Crohn moderada do cólon, pode-se efetuar uma tentativa com o uso da mesalazina (50 a 100 mg/kg/dia, máximo de 3 a 4 g). Preparações farmacêuticas específicas foram formuladas para liberar o composto ativo 5-ASA em todo o intestino delgado, no íleo e no cólon, ou exclusivamente no cólon. As preparações retais são usadas para inflamação do cólon distal.

Antibióticos/probióticos

Antibióticos como o metronidazol (10 a 22,5 mg/kg/dia) são usados para as complicações infecciosas e são a terapia de primeira linha para a doença perianal (embora a doença perianal geralmente retorne quando o antibiótico é descontinuado). Além disso, em doses baixas, os antibióticos podem ser eficazes para o tratamento da doença de Crohn leve a moderada. Até o momento, os probióticos não demonstraram eficácia na indução ou manutenção da remissão da doença de Crohn pediátrica.

Corticosteroides

Os corticosteroides são usados para as exacerbações agudas da doença de Crohn pediátrica, pois suprimem efetivamente a inflamação aguda, aliviando rapidamente os sintomas (prednisona, 1 a 2 mg/kg/dia, máximo de 40 a 60 mg). O objetivo é reduzir a dose assim que a doença se tornar quiescente. Os médicos variam em seus esquemas de redução de dose, e a doença pode apresentar exacerbação durante este processo. A administração contínua de corticosteroides como terapia de manutenção não desempenha nenhum papel, visto que, além de seus efeitos colaterais, a tolerância se desenvolve e os esteroides não alteram o curso da doença nem promovem a cicatrização da mucosa. Uma formulação especial de liberação ileal controlada de budesonida, um corticosteroide com ação anti-inflamatória local na mucosa intestinal e metabolismo hepático de primeira passagem elevado, também é usada para a doença ileal ou ileocecal leve a moderada (dose adulta: 9 mg/dia). A budesonida de liberação ileal parece ser mais efetiva que a mesalazina no tratamento da doença ileocolônica ativa, mas é menos efetiva que a prednisona. Embora menos eficaz que os corticosteroides tradicionais, a budesonida provoca menos os efeitos colaterais relacionados aos esteroides.

Imunomoduladores

Aproximadamente 70% dos pacientes necessitam de tratamento clínico escalonado no primeiro ano do diagnóstico da doença de Crohn pediátrica. Imunomoduladores como azatioprina (2,0 a 2,5 mg/kg/dia) ou 6-mercaptopurina (1,0 a 1,5 mg/kg/dia) podem ser eficazes em algumas crianças que têm uma resposta insuficiente à prednisona ou que são dependentes de esteroides. Como o efeito benéfico desses medicamentos pode ser tardio, como 3 a 4 meses após o início da terapia, elas não são muito úteis em situações agudas. O uso precoce desses agentes pode diminuir as dosagens cumulativas de prednisona ao longo dos primeiros 1 a 2 anos de terapia. As variações genéticas em um sistema enzimático responsável pelo metabolismo desses agentes (tiopurina *S*-metiltransferase) podem afetar as taxas de resposta e o potencial de toxicidade. Foi constatado o desenvolvimento de distúrbios linfoproliferativos com o uso de tiopurina em pacientes com DII. Outras toxicidades comuns incluem hepatite, pancreatite, aumento do risco de câncer de pele, aumento do risco de infecção e risco ligeiramente aumentado de linfoma.

O metotrexato é outro imunomodulador que é eficaz no tratamento da doença de Crohn ativa e demonstrou melhorar a velocidade de crescimento linear no primeiro ano de administração. As vantagens deste medicamento incluem a sua administração 1 vez/semana, quer SC, quer VO (15 mg/m^2, dose de adulto de 25 mg por semana), e início de ação mais rápido (6 a 8 semanas) do que a azatioprina ou a 6-mercaptopurina. Geralmente, é administrado concomitantemente ácido fólico para diminuir os efeitos colaterais da medicação. A administração de ondansetrona antes do metotrexato demonstrou diminuir o risco de náuseas, que é o efeito colateral mais comum. A toxicidade mais comum é a hepatite. Os imunomoduladores são eficazes para o tratamento de fístulas perianais.

Terapia biológica

O tratamento com anticorpos dirigidos contra mediadores da inflamação é usado para os pacientes com doença de Crohn. O infliximabe, um anticorpo monoclonal quimérico contra o TNF-α, é eficaz para a indução e manutenção da remissão, bem como para a cicatrização da mucosa na doença de Crohn moderada a grave cronicamente ativa, para a cicatrização de fístulas perianais, para a preservação de esteroides e para a prevenção da recorrência pós-operatória. Além disso, os dados pediátricos revelam melhora do crescimento com a administração deste medicamento. O início da ação do infliximabe é bastante rápido e o fármaco é primeiramente administrado em três infusões por um período de 6 semanas (0, 2 e 6 semanas), seguido de dosagem de manutenção a cada 8 semanas. A durabilidade da resposta ao infliximabe é variável e o escalonamento da dose (maior dose e/ou diminuição do intervalo) é frequentemente necessário. A determinação do nível sérico mínimo do infliximabe antes de uma infusão pode ajudar a orientar as decisões de dosagem. Os efeitos colaterais incluem reações à infusão, aumento da incidência de infecções (especialmente reativação da tuberculose latente), aumento do risco de linfoma e desenvolvimento de autoanticorpos. O desenvolvimento de anticorpos contra o infliximabe está associado a aumento na incidência de reações à infusão e diminuição da durabilidade da resposta. Ao contrário da dosagem episódica conforme a necessidade, a dosagem regular do infliximabe está associada à diminuição dos níveis de anticorpos contra este agente. Deve-se efetuar um teste com derivado proteico purificado para tuberculose antes de se iniciar o infliximabe.

O adalimumabe, um anticorpo monoclonal totalmente humanizado administrado por via subcutânea contra o TNF-α, é eficaz no tratamento da doença de Crohn moderada a grave cronicamente ativa em adultos e crianças. Após uma dose de ataque, esta é tipicamente administrada uma vez a cada 2 semanas, embora o aumento da dose seja por vezes necessário com esta medicação. O vedolizumabe, um anticorpo monoclonal humanizado que inibe a adesão e a migração de leucócitos para o trato gastrintestinal, está aprovado para o tratamento da doença de Crohn em adultos. Tal como o infliximabe, o vedolizumabe é inicialmente administrado em três infusões durante um período de 6 semanas, seguido de uma dose de manutenção com início a cada 8 semanas. No entanto, o início de ação do vedolizumabe é mais lento em comparação com o infliximabe e o adalimumabe. Portanto, podem ser necessárias terapias concomitantes até que a resposta seja demonstrada. A escalada de dose para cada 4 semanas pode ser necessária em alguns pacientes com perda de resposta, mas ainda está sendo mais estudada. O ustequinumabe, um anticorpo monoclonal contra as interleucinas 12 e 23, foi aprovado recentemente para o tratamento da doença de Crohn moderada a grave cronicamente ativa em adultos. Uma dose de ataque é administrada por via intravenosa seguida por dosagem de manutenção administrada por via subcutânea a cada 8 semanas. Novas moléculas de adesão antisseletoras e pequenos tratamentos moleculares, tais como um oligonucleotídio antissentido SMAD7 oral que visa à sinalização de TGF-α, estão sendo testados atualmente

Terapia nutricional enteral

A terapia nutricional enteral exclusiva, em que todas as calorias de um paciente são administradas por meio de fórmulas, é um tratamento primário eficaz, bem como adjuvante. A abordagem nutricional enteral é tão rápida no início da resposta e tão eficaz quanto os outros tratamentos. Os estudos pediátricos sugeriram eficácia semelhante à prednisona para a melhora dos sintomas clínicos, mas a terapia nutricional enteral é superior aos esteroides para a cura efetiva da mucosa. Como os pacientes afetados têm pouco apetite e essas fórmulas são relativamente intragáveis, elas geralmente são administradas por meio de uma infusão nasogástrica ou de gastrostomia, em geral à noite. As vantagens são que a terapia é relativamente livre de efeitos colaterais, evita os problemas associados à terapia com corticosteroides e, simultaneamente, aborda a reabilitação nutricional. As crianças podem participar das atividades diurnas normais. Uma grande desvantagem dessa abordagem é que os pacientes não são capazes de consumir uma dieta regular porque estão recebendo todas as suas calorias da fórmula. Uma nova conduta em que 80 a 90% das necessidades calóricas são fornecidas pela fórmula, permitindo então que as crianças tenham alguma ingestão de alimentos, foi bem-sucedida. Para as crianças com deficiência de crescimento, essa abordagem pode ser a ideal.

Os suplementos orais de alto teor calórico, embora eficazes, muitas vezes não são tolerados por causa da saciedade precoce ou exacerbação dos sintomas (dor abdominal, vômitos ou diarreia). No entanto, eles devem ser oferecidos às crianças cujo ganho de peso seja subótimo, mesmo que não sejam candidatas à terapia nutricional enteral exclusiva. A administração contínua de alimentação nasogástrica noturna para desnutrição crônica e falha do crescimento tem sido eficaz com um risco muito menor de complicações do que a hiperalimentação parenteral.

Cirurgia

A terapia cirúrgica deve ser reservada para indicações muito específicas. A taxa de recorrência após a ressecção intestinal é alta (> 50% em 5 anos); o risco de necessitar de uma cirurgia adicional aumenta a cada operação. As complicações potenciais da cirurgia incluem o desenvolvimento de fístula ou estenose, vazamento de anastomose, obstrução parcial do intestino delgado pós-operatória secundária a aderências e síndrome do intestino curto. A cirurgia é o tratamento de escolha para a doença localizada do intestino delgado ou do cólon que não responde ao tratamento clínico, para a perfuração do intestino, para a estenose fibrosada com obstrução sintomática parcial do intestino e para o sangramento intratável. O abscesso intra-abdominal ou hepático às vezes é tratado com sucesso por meio de drenagem por cateter ultrassonográfica ou guiada por TC e pelo tratamento concomitante com antibióticos intravenosos. A drenagem cirúrgica aberta é necessária se esta abordagem não for bem-sucedida. O retardo de crescimento já foi considerado uma indicação para a ressecção; sem outras indicações, atualmente prefere-se um tratamento clínico e/ou nutricional.

Frequentemente, o abscesso perianal requer drenagem, a menos que ele esteja drenando espontaneamente. Em geral, as fístulas perianais devem ser controladas por abordagens clínica e cirúrgica combinadas. Muitas vezes, o cirurgião coloca um cateter através da fístula para manter o trato aberto e ativamente drenado enquanto o tratamento clínico é administrado para ajudar a prevenir a formação de um abscesso perianal. Uma fístula perianal gravemente sintomática pode exigir uma fistulotomia, mas este procedimento deve ser considerado apenas se a localização permitir que o esfíncter permaneça intacto.

A abordagem cirúrgica para a doença de Crohn consiste em remover o mínimo possível de intestino. Não há evidências de que a remoção do intestino até margens isentas de doença histológica tenha um resultado melhor do que a remoção apenas das áreas totalmente envolvidas. A última abordagem reduz o risco de síndrome do intestino curto. O procedimento laparoscópico está sendo cada vez mais utilizado, com diminuição do tempo de recuperação pós-operatória. Uma abordagem para a estenose sintomática do intestino delgado é a realização de uma estenoplastia, em vez de uma ressecção. O cirurgião faz uma incisão longitudinal através da estenose, mas fecha a incisão com suturas de maneira transversal. Essa técnica é ideal para estenoses curtas na ausência de doença ativa. A taxa de reoperação não é maior com esta abordagem do que com a ressecção, e o comprimento do intestino é preservado. A terapia clínica no pós-operatório com agentes como mesalazina, metronidazol, azatioprina e, mais recentemente, infliximabe é muitas vezes administrada para diminuir a probabilidade de exacerbação pós-operatória.

A doença perianal grave pode ser incapacitante e difícil de tratar se não for responsiva ao tratamento clínico. O desvio do fluxo fecal pode permitir que a área fique menos ativa, mas, na reconexão do cólon, a ação da doença geralmente se repete.

Apoio

As questões psicossociais para a criança com doença de Crohn incluem uma sensação de ser diferente, preocupações com a imagem corporal, dificuldade para participar plenamente de atividades apropriadas à idade e conflitos familiares causados pelo estresse adicional da doença. O apoio social é um componente importante do manejo da doença de Crohn.Com frequência, os pais demonstram interesse em aprender sobre outras crianças com problemas semelhantes, mas as crianças podem hesitar em participar. O apoio social e o aconselhamento psicológico individual são importantes na adaptação a um problema complexo em uma idade que, por si só, costuma ter problemas de adaptação difíceis. Os pacientes socialmente "conectados" se saem melhor. A educação continuada sobre a doença é um aspecto importante do manejo porque as crianças geralmente se saem melhor quando entendem e antecipam os problemas. A Crohn and Colitis Foundation of America possui filiais locais nos EUA e promove vários acampamentos regionais de 1 semana para crianças com doença de Crohn.

PROGNÓSTICO

A doença de Crohn é um distúrbio crônico que está associado a alta morbidade, mas baixa mortalidade. Os sintomas tendem a recorrer apesar do tratamento, e muitas vezes sem explicação aparente. A perda de peso e o déficit de crescimento geralmente podem ser melhorados com tratamento e atenção às necessidades nutricionais. Até 15% dos pacientes com retardo de crescimento precoce secundário à doença de Crohn têm diminuição permanente no crescimento linear. A osteopenia é particularmente comum em pessoas com má nutrição crônica e exposição frequente a altas doses de corticosteroides. A absorciometria de raios X de dupla energia pode ajudar a identificar os pacientes com risco de desenvolver osteopenia. Agentes poupadores de esteroides, exercícios com pesos e nutrição melhorada, incluindo suplementação com vitamina D e cálcio, podem melhorar a mineralização óssea. Algumas das manifestações extraintestinais podem, por si sós, ser as principais causas de morbidade, o que inclui colangite esclerosante, hepatite ativa crônica, pioderma gangrenoso e espondilite anquilosante.

A região de acometimento intestinal e as complicações do processo inflamatório tendem a aumentar com o tempo e incluem estenoses intestinais, fístulas, doença perianal e abscesso intra-abdominal ou retroperitoneal. A maioria dos pacientes com doença de Crohn eventualmente necessita de cirurgia para uma de suas muitas complicações; a taxa de reoperação é alta. É improvável que a cirurgia seja curativa e ela deve ser evitada, exceto pelas indicações específicas anotadas anteriormente. Uma abordagem de tratamento clínico mais precoce e agressiva com o objetivo de obter a cicatrização da mucosa pode melhorar o prognóstico a longo prazo, o que constitui uma área ativa de investigação. O risco de câncer de cólon em pacientes com colite por Crohn de longa duração associada à colite ulcerativa torna necessário o rastreamento por colonoscopia após 8 a 10 anos de doença colônica.

Apesar dessas complicações, a maioria das crianças com doença de Crohn leva uma vida ativa e plena com sintomas intermitentes.

A bibliografia está disponível no GEN-io.

362.3 Doença Inflamatória Intestinal de Início Muito Precoce

Ronen E. Stein e Robert N. Baldassano

A DII pode ser classificada de acordo com a idade de início: início pediátrico (< 17 anos), início precoce (< 10 anos), início muito precoce (< 6 anos), início neonatal/infantil (0 a 2 anos) e DII de início neonatal (< 28 dias). A incidência de DII pediátrica está aumentando, com as maiores taxas de aumento ocorrendo entre crianças pequenas. A DII de início muito precoce (DIIMP) é responsável por até 15% das DIIs pediátricas, tendo uma prevalência estimada de 14/100.000 crianças. Aproximadamente 1% das crianças com DII é diagnosticada abaixo dos 2 anos.

Embora a DII seja um distúrbio complexo, com contribuição da genética, do sistema imunológico, do microbioma e de fatores ambientais ao seu desenvolvimento, as crianças com DIIMP têm maior probabilidade de ter uma causa *monogênica* para sua doença. Os avanços nos testes genéticos levaram à identificação de novas vias genéticas ligadas ao desenvolvimento de DIIMP. Muitas dessas vias contêm genes associados a imunodeficiências primárias (ver Tabelas 362.1 e 362.6). O histórico familiar de DII entre parentes de primeiro grau ocorre com maior frequência em crianças diagnosticadas em idade mais jovem. Aproximadamente 44% das crianças com menos de 2 anos diagnosticadas com colite ulcerativa terão um parente de primeiro grau com DII em comparação com 19% das crianças mais velhas com DII.

A DIIMP apresenta um fenótipo clínico distinto, caracterizado por maior probabilidade de envolvimento colônico extenso e maior tendência a um curso de doença mais agressivo, refratário às terapias convencionais. No entanto, há um espectro de apresentações clínicas dentro dessa população, incluindo os pacientes com formas mais leves da doença e um curso mais tradicional do distúrbio. Os pacientes mais jovens com DII podem apresentar qualquer combinação de diarreia, dor abdominal, vômitos e falha de crescimento. A doença perirretal grave pode estar presente e está frequentemente associada a formas monogênicas da DIIMP, incluindo aquelas causadas por mutações no gene do receptor da interleucina 10.

O diagnóstico de DII é confirmado por endoscopia digestiva alta e ileocolonoscopia. Os achados histológicos clássicos da DII podem ser vistos, embora achados atípicos, como a presença de apoptose epitelial extensa, possam indicar a existência de doença monogênica. A maioria das crianças com DIIMP apresenta na ileocolonoscopia uma inflamação colônica isolada. No entanto, a inflamação pode ser extensa e envolver todo o cólon, tornando difícil diferenciar entre a doença de Crohn e a colite ulcerativa; 11 a 22% dos pacientes com DIIMP são diagnosticados com *colite indeterminada* no momento do diagnóstico. Além disso, um diagnóstico inicial de colite ulcerativa ocorre em aproximadamente 60% dos pacientes com DIIMP. No entanto, como as crianças com DIIMP são mais propensas a apresentar extensão da doença ao longo do tempo, alguns pacientes com sinais de colite indeterminada ou colite ulcerativa no momento do diagnóstico podem eventualmente ser reclassificadas como tendo a doença de Crohn mais adiante.

O diagnóstico diferencial da DIIMP é semelhante ao de crianças mais velhas e adultos, incluindo colites infecciosa e alérgica (ver Tabela 362.5). No entanto, deve-se atentar para o diagnóstico diferencial mais comum com imunodeficiências primárias, como doença granulomatosa crônica, imunodeficiência comum variável, imunodeficiência combinada grave, síndrome de Wiskott-Aldrich e imunodesregulação, poliendocrinopatia e enteropatia ligadas ao cromossomo X (ver Tabela 362.6). Portanto, a avaliação imunológica é um componente crucial de diagnóstico e tratamento. Histórico de autoimunidade, infecções atípicas, infecções recorrentes, distúrbios da pele e/ou anormalidades capilares podem indicar uma imunodeficiência subjacente. A avaliação laboratorial pode incluir teste citométrico de di-hidrorrodamina, imunoglobulinas quantitativas, títulos de anticorpos induzidos por vacinas, bem como testes da função das células B e T. Os testes imunológicos mais direcionados são guiados pela anamnese clínico. As modalidades de testes genéticos, como o sequenciamento completo do exoma, são úteis na identificação de vias monogênicas raras responsáveis pelo desenvolvimento da doença.

Não há diretrizes consensuais oficiais sobre o tratamento de crianças com DIIMP. As crianças mais jovens têm maior probabilidade de apresentar falha nas terapias convencionais, como 5-ASA, imunomoduladores e biológicos, e necessitar de intervenção cirúrgica. As decisões cirúrgicas devem ser tomadas com cautela em crianças muito pequenas, pois com o tempo pode ocorrer a extensão da doença do cólon para o intestino delgado. A doença mais extensa e grave na apresentação poderia explicar as taxas mais elevadas de insucesso do tratamento entre crianças menores. No entanto, outras crianças podem apresentar falha terapêutica com tratamentos convencionais se a inflamação for resultante de um processo de doença monogênica que não é alvo das terapias convencionais. Portanto, no caso das crianças com uma imunodeficiência primária subjacente ou um novo processo de doença monogênica, a via específica da doença envolvida pode influenciar as escolhas de tratamento. Em alguns casos, o transplante de medula óssea pode ser um tratamento necessário para o processo de doença subjacente.

A bibliografia está disponível no GEN-io

Capítulo 363
Gastrenterite Eosinofílica

Ronen E. Stein e Robert N. Baldassano

A gastrenterite eosinofílica consiste em um grupo de distúrbios raros e pouco compreendidos que têm em comum a ocorrência de infiltrações gástrica e do intestino delgado por eosinófilos mais eosinofilia periférica. Também pode haver os acometimentos do esôfago e do intestino grosso. Podemos observar infiltração eosinofílica na mucosa, no tecido muscular ou no seroso. A forma que envolve a mucosa é a mais comum e o seu diagnóstico é estabelecido pela identificação de um grande número de eosinófilos em amostras de biopsia do antro pilórico ou do intestino delgado. A endoscopia pode revelar gastrite ou colite, ulceração, pregas mucosas espessas, bem como nódulos. Essa condição sobrepõe-se clinicamente aos distúrbios de hipersensibilidade às proteínas alimentares do intestino delgado e do cólon. O diagnóstico diferencial também inclui doença celíaca, doença granulomatosa crônica, distúrbios do tecido conjuntivo e vasculites (granulomatose eosinofílica com poliangiite), múltiplas infecções (particularmente parasitárias), síndrome hipereosinofílica, doença inflamatória intestinal precoce e, raramente, neoplasia maligna. Muitos pacientes apresentam alergias a diversos alimentos, alergias sazonais, atopia, eczema e asma. Normalmente, a imunoglobulina E sérica encontra-se elevada. As anormalidades laboratoriais podem incluir hipoalbuminemia, anemia por deficiência de ferro e aumento de enzimas hepáticas.

A apresentação da gastrenterite eosinofílica é inespecífica. Com frequência, os sintomas clínicos correlacionam-se às camadas do trato gastrintestinal acometidas. O comprometimento da mucosa pode produzir náuseas, vômitos, diarreia, dor abdominal, sangramento gastrintestinal, enteropatia perdedora de proteínas ou má absorção. O envolvimento da *muscularis* pode causar obstrução (particularmente do piloro) ou intussuscepção, enquanto a atividade da serosa produz distensão abdominal e ascite eosinofílica. Nas crianças, a apresentação pode assemelhar-se à estenose pilórica. Os exames laboratoriais frequentemente revelam eosinofilia periférica, níveis séricos elevados de imunoglobulina E, hipoalbuminemia e anemia.

A doença habitualmente segue uma evolução debilitante crônica com esporádicas exacerbações graves. Embora sejam quase sempre efetivas para o tratamento da esofagite eosinofílica isolada (ver Capítulo 350), as dietas elementares nem sempre são bem-sucedidas para o tratamento da gastrenterite eosinofílica. O cromoglicato dissódico e o montelucaste administrados por via oral algumas vezes são bem-sucedidos. Os pacientes necessitam de tratamento com corticosteroides sistêmicos, que frequentemente são efetivos. A longo prazo, também podem ser necessários os corticosteroides sistêmicos. A budenosida oral, um corticosteroide com atividade anti-inflamatória local na mucosa intestinal e limitada absorção sistêmica devido ao alto metabolismo hepático de primeira passagem, também pode ser considerada para um tratamento a longo prazo.

A bibliografia está disponível no GEN-io.

Capítulo 364
Distúrbios de Má Absorção

Raanan Shamir

Todos os distúrbios de má absorção estão associados à diminuição na absorção intestinal de um ou mais nutrientes da dieta. A má absorção pode resultar de um defeito na **digestão** dos nutrientes no lúmen intestinal, ou de um defeito de **absorção** da mucosa. Os distúrbios de má absorção podem ser classificados em anormalidades generalizadas da mucosa resultando habitualmente em má absorção de múltiplos nutrientes (Tabela 364.1) ou em má absorção de nutrientes específicos (carboidratos, gorduras, proteínas, vitaminas, minerais e oligoelementos) (Tabela 364.2). Quase todos os distúrbios de má absorção são acompanhados de diarreia crônica, o que agrava ainda mais a má absorção (ver Capítulo 367).

Tabela 364.1 Distúrbios de má absorção e diarreia crônica associados a defeitos generalizados da mucosa.

DISTÚRBIOS DE MUCOSA
Enteropatia sensível ao glúten (doença celíaca)
Enteropatia sensível ao leite de vaca e a outras proteínas
Enteropatia eosinofílica
ENTEROPATIA PERDEDORA DE PROTEÍNAS
Linfangiectasia (congênita e adquirida)
Distúrbios que causam inflamação da mucosa intestinal, doença de Crohn
DEFEITOS CONGÊNITOS NA MUCOSA INTESTINAL
Doença de inclusão de microvilosidades
Enteropatia formadora de tufos
Síndrome da glicoproteína deficiente de carboidratos
Deficiência de heparan sulfato no enterócito
Anendocrinose entérica (mutações em *NEUROG 3* e em *PCSK1*)
Síndrome trico-hepatoentérica
DISTÚRBIOS DE IMUNODEFICIÊNCIA
Distúrbios da imunodeficiência congênita
Deficiência seletiva de imunoglobulina A (pode estar associada à doença celíaca)
Imunodeficiência combinada grave
Agamaglobulinemia
Hipogamaglobulinemia ligada ao cromossomo X
Síndrome de Wiskott-Aldrich
Doença de imunodeficiência variável comum
Doença granulomatosa crônica
DEFICIÊNCIA IMUNOLÓGICA ADQUIRIDA
Infecção pelo HIV
Terapia imunossupressora e pós-transplante de medula óssea
ENTEROPATIA AUTOIMUNE
IPEX (desregulação imunológica, poliendocrinopatia, enteropatia, herança ligada ao cromossomo X)
Síndromes semelhantes à IPEX
Síndrome poliglandular autoimune tipo 1
DIVERSOS
Doença do intestino delgado imunoproliferativa
Síndrome do intestino curto
Síndrome do ciclo cego
Enterite de radiação
Desnutrição proteico-calórica
Doença de Crohn
Pseudo-obstrução

Tabela 364.2 Classificação dos distúrbios de má absorção e diarreia crônica baseada no nutriente predominante mal absorvido.

MÁ ABSORÇÃO DE CARBOIDRATOS
Má absorção de lactose
Deficiência congênita de lactase
Hipolactasia (do tipo adulto)
Deficiência secundária de lactase
Deficiência congênita de sacarase-isomaltase
Má absorção de glicose-galactose
MÁ ABSORÇÃO DE GORDURA
Insuficiência pancreática exócrina
Fibrose cística
Síndrome de Shwachman-Diamond
Síndrome de Johanson-Blizzard
Síndrome de Pearson
Insuficiência pancreática exócrina secundária
Pancreatite crônica
Desnutrição energético-proteica
Secreção diminuída de enzimas pancreáticas/colecistoquinina
Deficiência enzimática isolada
Deficiência de enteroquinase
Deficiência de tripsinogênio
Deficiência de lipase/colipase
Circulação de sais biliares êntero-hepática interrompida
Doença hepática colestática
Defeitos na síntese de ácidos biliares
Desconjugação de ácidos biliares (supercrescimento bacteriano)
Má absorção de ácidos biliares (doença do íleo terminal)
Distúrbios da borda em escova intestinal
Enteropatia alérgica
Enteropatia autoimune
Distúrbios na formação e no transporte de quilomícrons através de enterócitos para os vasos linfáticos
Abetalipoproteinemia
Hipobetalipoproteinemia homozigótica
Doença de retenção de quilomícrons (doença de Anderson)
Distúrbios do fluxo linfático
Linfangiectasia primária/secundária
MÁ ABSORÇÃO DE PROTEÍNAS/AMINOÁCIDOS
Intolerância proteica com lisinúria (defeito no transporte de aminoácidos dibásicos)
Doença de Hartnup (defeito em aminoácidos neutros livres)
Síndrome da fralda azul (má absorção de triptofano isolado)
Doença de urina de *oasthouse* (defeito na absorção de metionina)
Síndrome de Lowe (má absorção de lisina e arginina)
Deficiência de enteroquinase
Enteropatia perdedora de proteínas
Mutação em *DGAT1*
Distúrbios congênitos da glicosilação
Deficiência de CD55
MÁ ABSORÇÃO DE MINERAIS E VITAMINAS
Diarreia congênita por cloreto
Defeito congênito de absorção de sódio
Acrodermatite enteropática (má absorção de zinco)
Doença de Menkes (má absorção de cobre)
Raquitismo dependente de vitamina D
Má absorção de folato
Congênita
Secundária a dano da mucosa (doença celíaca)
Má absorção de vitamina B_{12}
Anemia perniciosa autoimune
Diminuição do ácido gástrico (bloqueadores H_2 ou inibidores da bomba de prótons)
Doença do íleo terminal (p. ex., doença de Crohn) ou ressecção
Erros inatos do transporte e metabolismo da vitamina B_{12}
Hipomagnesemia primária
INDUZIDA POR FÁRMACOS
Sulfassalazina: má absorção de ácido fólico
Colestiramina: má absorção de cálcio e gorduras
Medicamentos anticonvulsivantes como a fenitoína (causando deficiências de vitamina D e de ácido fólico, e também má absorção de cálcio)
Supressão de ácido gástrico: vitamina B_{12}
Metotrexato: lesão da mucosa

ABORDAGEM CLÍNICA

As características clínicas dependem da extensão e do tipo de nutriente mal absorvido. As manifestações comuns, particularmente nas crianças de idade pré-escolar com má absorção, consistem em diarreia, distensão abdominal e incapacidade de ganhar peso, havendo queda dos percentis do gráfico de crescimento. Os achados físicos incluem distensão abdominal, perda de massa muscular e desaparecimento da gordura subcutânea, com subsequentes dobras cutâneas frouxas (Figura 364.1). As consequências nutricionais da má absorção são mais drásticas nas crianças de idade pré-escolar devido às reservas limitadas de energia e à maior proporção de ingestão calórica usada para o ganho de peso e o crescimento linear. Nas crianças de mais idade, a desnutrição pode resultar em atraso do crescimento, conforme observado comumente em crianças com diagnóstico tardio de doença celíaca (DC). Se a má absorção não for tratada, ocorre redução do crescimento linear e, com uma desnutrição prolongada, o distúrbio pode levar à morte (ver Capítulo 57). Esse desfecho extremo habitualmente é restrito às crianças que residem em países em desenvolvimento, onde os recursos para fornecer suportes nutricionais enteral e parenteral podem ser limitados. No entanto, frequentemente as causas monogenéticas levam ao fracasso em todos os países. Os achados específicos no exame podem orientar sobre a existência de um distúrbio específico; normalmente, o edema está associado à enteropatia perdedora de proteínas (EPP), ao baqueteamento digital com fibrose cística e DC, à escoriação perianal e a distensão abdominal gasosa com má absorção de carboidratos, às erupções cutânea perianal e perioral com acrodermatite êntero-hepática, a pelos anormais com a síndrome de Menkes, à síndrome trico-hepatoentérica (THE) e às características faciais típicas diagnósticas da síndrome de Johanson-Blizzard.

Muitas crianças com distúrbios de má absorção apresentam um apetite muito bom, visto que tentam compensar as perdas de proteína fecal e energia. Na insuficiência pancreática exócrina, as perdas fecais de até 40% das proteínas e de energia ingeridas não levam à desnutrição, contanto que sejam compensadas por aumento do apetite. Nos distúrbios associados à atrofia ou à inflamação das vilosidades (DC, enteropatia pós-infecciosa), as perdas fecais de proteínas e energia habitualmente são modestas, porém a anorexia associada e a redução da ingestão de alimentos resultam em desnutrição.

A avaliação nutricional constitui uma importante parte da investigação clínica nas crianças com distúrbios de má absorção (ver Capítulo 55). As más absorções de cálcio e de vitamina D a longo prazo podem levar a uma redução da densidade mineral óssea e à doença óssea metabólica (frequentemente resistente à vitamina D oral), como também a aumento no risco de fraturas ósseas. A má absorção de vitamina K, independentemente do mecanismo subjacente (má absorção de gordura, atrofia da mucosa), pode resultar em coagulopatia. Frequentemente, a EPP grave está associada a síndromes de má absorção (DC, distúrbios congênitos de glicosilação, linfangiectasia intestinal) e provoca hipoalbuminemia e edema. Outras deficiências nutricionais são má absorção de ferro causando anemia microcítica e baixa contagem de reticulócitos; níveis séricos baixos de folato em condições associadas à atrofia da mucosa, particularmente na parte proximal do trato intestinal; e baixas concentrações séricas de vitamina A e de vitamina E na má absorção de gorduras.

A avaliação de uma criança com má absorção deve ser feita de forma gradual. A anamnese, por si só, pode não ser suficiente para o estabelecimento de um diagnóstico específico, mas pode orientar o pediatra para uma abordagem investigativa mais estruturada e racional. A diarreia constitui a principal expressão clínica da má absorção. A ocorrência de diarreia no lactente sugere um defeito congênito (Tabela 364.3). Na diarreia secretória causada por distúrbios como diarreia congênita por cloreto (DCC) e doença de inclusão de microvilosidades (DIM), as fezes são aquosas e volumosas, e podem ser confundidas com a urina (ver Capítulo 367). O início dos sintomas após a introdução de determinado alimento na dieta da criança pode fornecer indícios para o diagnóstico, como sacarose na deficiência de sacarase-isomaltase. A natureza da diarreia pode ser útil: a diarreia aquosa explosiva sugere má absorção de carboidratos; as fezes moles e volumosas estão associadas à DC; e as fezes pastosas, amareladas e fétidas sugerem uma insuficiência pancreática exócrina. Geralmente, a cor das fezes não é útil; as fezes verdes com "ervilhas e cenoura" não digeridas podem sugerir um trânsito intestinal rápido na diarreia de crianças de 1 a 3 anos, que é um distúrbio autolimitante não associado a atraso de crescimento.

Após a avaliação de anamnese, exame físico e exames laboratoriais (ver adiante Capítulo 364.1), as biopsias intestinais podem auxiliar

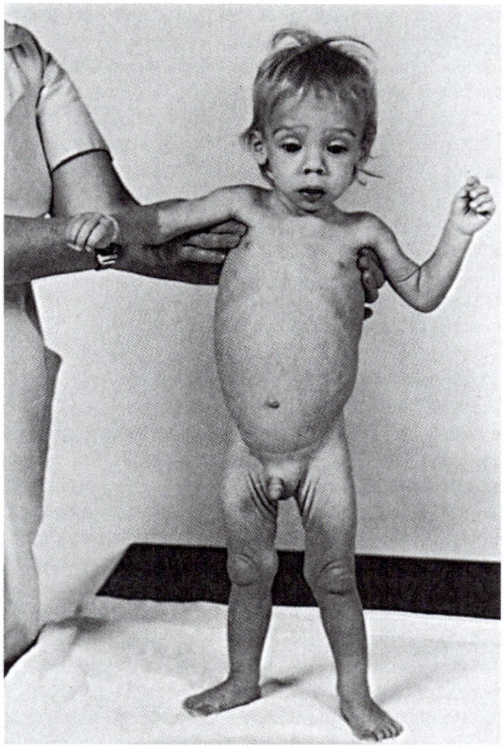

Figura 364.1 Menino de 18 meses de vida com doença celíaca ativa. Observe as dobras frouxas na pele, a acentuada perda de massa muscular proximal e a distensão do abdome. A criança parece doente.

Tabela 364.3 Doenças diarreicas que aparecem no período neonatal.

CONDIÇÃO	CARACTERÍSTICAS CLÍNICAS
Enteropatia congênita	
Doença de inclusão de microvilosidades	Diarreia secretória
Enteropatia formadora de tufos	Diarreia secretória
Defeitos congênitos de transporte intestinal	
Má absorção congênita de glicose-galactose	Diarreia ácida
Má absorção congênita de ácidos biliares	Esteatorreia
Diarreia congênita por cloreto	Diarreia secretória, alcalose metabólica
Diarreia congênita do sódio (mutação em *GUCY2C*)	Hidrâmnio, diarreia secretória
Deficiência congênita enzimática isolada	
Deficiência congênita de lactase	Diarreia ácida
Deficiência congênita de enteroquinase	Atraso do crescimento, edema
Deficiência congênita de tripsinogênio	Atraso do crescimento, edema
Deficiência congênita de lipase e/ou colipase	Atraso do crescimento, fezes oleosas
Anendocrinose entérica (mutação em *NEUROG 3*)	Acidose hiperclorêmica, atraso do crescimento
Imunodeficiência e doenças autoinflamatórias (ver Tabela 362.6)	Atraso do crescimento, infecções oportunísticas, eczema

no diagnóstico. Geralmente, isso é feito para as doenças crônicas em vez das agudas (que podem ser autolimitantes). A atrofia generalizada das vilosidades de mucosa (mucosa achatada) pode estar associada à má absorção de múltiplos *macronutrientes* e *micronutrientes*, e possui uma ampla gama de diagnósticos diferenciais (ver Capítulo 364.2).

364.1 Avaliação de Crianças com Suspeita de Má Absorção Intestinal

Firas Rinawi e Raanan Shamir

A investigação é orientada pela anamnese e pelo exame físico. Na criança que apresenta diarreia crônica ou recorrente, o exame inicial deve incluir cultura de fezes e testes de anticorpos para parasitas; microscopia das fezes para ovos e parasitas como a *Giardia*; e verificação da presença de leucócitos, calprotectina ou lactoferrina nas fezes para descartar a possibilidade de distúrbios inflamatórios. Além disso, deve-se determinar o pH das fezes e a presença de substâncias redutoras para a má absorção de carboidratos, a osmolaridade das fezes para diferenciar entre diarreia osmótica e secretória, e o exame quantitativo da gordura fecal e de α_1-antitripsina para, respectivamente, demonstrar má absorção de gorduras e proteínas. A elastase 1 das fezes pode determinar a insuficiência pancreática exócrina.

É útil obter um hemograma completo, incluindo esfregaço de sangue periférico para anemia microcítica, linfopenia (linfangiectasia), neutropenia (síndrome de Shwachman) e acantocitose (abetalipoproteinemia). Se houver suspeita de DC, devem-se determinar os níveis séricos de imunoglobulina (Ig) A e de anticorpo contra a transglutaminase tecidual (TG2). Dependendo dos resultados dos exames iniciais, podem ser planejadas investigações mais específicas.

INVESTIGAÇÕES PARA A MÁ ABSORÇÃO DE CARBOIDRATOS

A pesquisa por carboidratos nas fezes identificando o pH e a quantidade de substâncias redutoras é um exame de triagem simples quando disponível. As fezes ácidas com substância redutora maior que 2+ sugerem má absorção de carboidratos. A sacarose ou o amido nas fezes são reconhecidos como açúcares redutores somente após hidrólise com ácido clorídrico, que os converte em açúcares redutores.

O **teste de hidrogênio expirado** é usado para a identificação do carboidrato específico mal absorvido. Depois de um jejum noturno, administra-se o açúcar suspeitado (lactose, sacarose, frutose ou glicose) como solução oral (carga de carboidrato de até 2 g/kg, com um total máximo de 25 g dependendo do carboidrato específico). Na presença de má absorção, o açúcar não é digerido nem absorvido no intestino delgado, mas passa ao cólon e é metabolizado pela microbiota intestinal normal. Um dos produtos desse processo é o gás hidrogênio, que é absorvido através da mucosa do cólon e excretado na respiração. O aumento da concentração de hidrogênio em amostras do ar expirado sugere a presença de má absorção de carboidratos. O teste é considerado positivo no caso de um aumento do hidrogênio na respiração de 20 ppm acima do valor basal. A criança não deve estar tomando antibióticos por ocasião do teste, visto que a microbiota do cólon é essencial para a fermentação do açúcar.

Com **biopsias da mucosa do intestino delgado** é possível avaliar diretamente as atividades de dissacaridases da mucosa (lactase, sacarase, maltase, palatinase). Nas deficiências enzimáticas primárias, os níveis enzimáticos da mucosa estão baixos e a morfologia da mucosa do intestino delgado está normal. As deficiências enzimáticas primárias podem ser diagnosticadas por testes genéticos (ver Capítulos 364.9 e 367). A atrofia parcial ou total das vilosidades em decorrência de determinados distúrbios, como a DC ou após gastrenterite aguda por rotavírus, pode resultar em deficiência secundária de dissacaridases e em intolerância transitória à lactose (ver Capítulo 364.2 para o diagnóstico diferencial de atrofia das vilosidades). Os níveis de atividade das dissacaridases normalizam-se após a recuperação da mucosa.

INVESTIGAÇÕES PARA A MÁ ABSORÇÃO DE GORDURA

A presença de glóbulos de gordura nas fezes sugere má absorção de gordura. A capacidade de assimilar a gordura varia de acordo com a idade; um lactente prematuro pode absorver apenas 65 a 75% da gordura alimentar, um lactente nascido a termo absorve quase 90%, e uma criança de mais idade absorve mais de 95% de gordura com uma dieta regular. A determinação quantitativa de má absorção de gordura requer 3 dias de coleta das fezes para a avaliação da excreção de gordura e determinação do coeficiente de absorção de gordura:

$$\text{Coeficiente de absorção de gordura \%} = \frac{(\text{ingestão de gordura} - \text{perdas fecais de gordura})}{\text{ingestão de gordura}} \times 100$$

em que a ingestão e a perda de gordura são expressas em gramas. Como os exames de dosagem da gordura fecal são complexos, de alto custo e de realização desagradável, frequentemente prefere-se o uso de exames mais simples. Entre esses exames de fezes, o teste do esteatócrito ácido é o mais confiável. Quando há suspeita de deficiência de ácidos biliares (AB) como causa de má absorção de gordura, pode ser útil a avaliação dos níveis de AB no aspirado de líquido duodenal. As anormalidades da mucosa intestinal afetam não apenas a absorção de gorduras, mas também a esteatorreia, e geralmente são muito menos graves nos distúrbios da mucosa intestinal (DC, enteropatia de proteína do leite de vaca) do que na insuficiência pancreática exócrina.

A insuficiência pancreática exócrina e outros distúrbios de má absorção de gordura (ver Tabela 364.2) estão habitualmente associadas a deficiências das vitaminas lipossolúveis A, D, E e K. Podem-se determinar as concentrações séricas das vitaminas A, D e E. O prolongamento do tempo de protrombina é um teste indireto para avaliar a deficiência de vitamina K.

INVESTIGAÇÕES PARA A ENTEROPATIA PERDEDORA DE PROTEÍNAS

As proteínas dietéticas e endógenas secretadas no intestino são quase completamente absorvidas e quantidades mínimas de proteínas dessas fontes passam para o cólon. A maior parte do nitrogênio das fezes provém das proteínas bacterianas intestinais. A perda excessiva de proteínas intestinais manifesta-se habitualmente na forma de hipoalbuminemia. Como a causa mais comum de hipoalbuminemia em crianças consiste em um distúrbio renal, é preciso determinar a excreção urinária de proteínas. Outras causas potenciais de hipoalbuminemia são doença hepática (redução da produção) e ingestão inadequada de proteínas. Muito raramente, a hipoalbuminemia pode resultar de um distúrbio cutâneo extenso (queimaduras) causando perda de proteínas através da pele. A determinação da α_1-antitripsina nas fezes é um teste de triagem útil para a detecção de EPP. Essa proteína sérica possui peso molecular semelhante ao da albumina; todavia, diferentemente da albumina, mostra-se resistente à digestão no trato gastrintestinal (GI). A excreção excessiva de α_1-antitripsina nas fezes deve levar a pesquisas adicionais para identificar a causa específica da perda de proteínas no intestino ou no estômago (doença de Menetrier).

INVESTIGAÇÕES PARA A FUNÇÃO PANCREÁTICA EXÓCRINA

A fibrose cística (ver Capítulo 432) constitui a causa mais comum de insuficiência pancreática exócrina em crianças. Por conseguinte, é preciso realizar teste de cloreto no suor antes de iniciar exames invasivos para investigar a possível presença deste distúrbio (Figura 364.2). Muitos casos de fibrose cística são detectados por programas de triagem genética neonatais; as ocasionais mutações raras não são detectadas.

A estimativa da elastase 1 fecal é um teste sensível para a avaliação da função pancreática exócrina na fibrose cística crônica e na pancreatite. A elastase 1 é uma endoprotease estável que não é afetada pelas enzimas pancreáticas exócrinas. Uma desvantagem do teste da elastase 1 fecal é a falta de diferenciação total entre a insuficiência pancreática exócrina primária e a disfunção pancreática exócrina secundária à atrofia das vilosidades intestinais. A parte proximal do intestino delgado é o local de produção de pancreozimina/colecistoquinina; esta última é o hormônio que estimula a secreção de enzimas pelo pâncreas exócrino. A atrofia da mucosa pode levar à diminuição da secreção de pancreozimina/

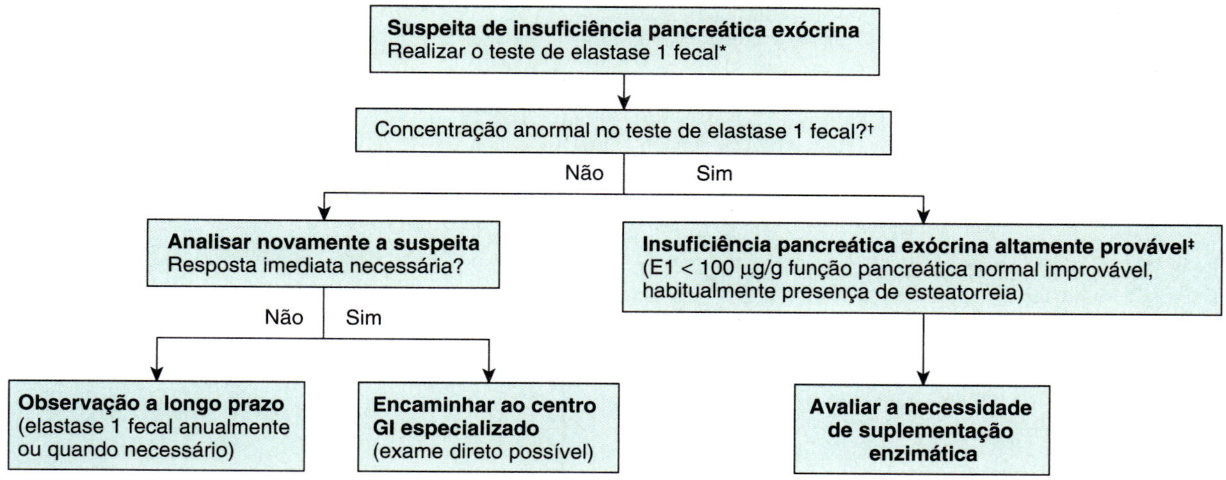

Figura 364.2 Algoritmo para a avaliação da função pancreática exócrina. *Se não estiver disponível, use outro teste. Realize exames de imagem apropriados do pâncreas. †No caso de valores limítrofes, considere a necessidade de repetir o teste com três amostras independentes. ‡Considere o diagnóstico diferencial (particularmente considere a possibilidade de atrofia das vilosidades da mucosa e o efeito de diluição das fezes aquosas). *GI*, gastrintestinal. (*Adaptada de Walkowiak J, Nousia-Arvanitakis S, Henker J et al.: Indirect pancreatic function tests in children.* J Pediatr Gastroenterol Nutr *40[2]:107-114, 2005.*)

colecistoquinina e, subsequentemente, à insuficiência pancreática exócrina. A elastase 1 fecal também pode produzir um resultado falso-positivo durante episódios agudos de diarreia.

A concentração de tripsinogênio sérico também pode ser usada como teste de triagem para a insuficiência pancreática exócrina. Na fibrose cística, os níveis estão acentuadamente elevados no início da vida e, em seguida, declinam de maneira gradual, de maneira que, com 5 a 7 anos, os pacientes com fibrose cística que apresentam insuficiência pancreática têm, em sua maioria, níveis abaixo do normal. Os pacientes com fibrose cística e função pancreática exócrina adequada tendem a exibir níveis normais ou elevados. Nesses pacientes, a observação da tendência na estimativa dos valores seriados do tripsinogênio sérico pode ser útil no monitoramento da função pancreática exócrina. Na síndrome de Shwachman, outro distúrbio associado à insuficiência pancreática exócrina, o nível sérico de tripsinogênio está baixo.

Outros exames para a insuficiência pancreática (teste do ácido tetrazólio-para-aminobenzoico e teste de pancreolauril) medem as concentrações na urina ou na respiração de substâncias liberadas e absorvidas através da superfície da mucosa após digestão pancreática. Esses testes carecem de especificidade e raramente são usados na prática clínica.

O exame padrão-ouro para a função pancreática exócrina é a análise direta do aspirado duodenal para determinação de volume, bicarbonato, tripsina e lipase com estimulação pela secretina e pancreoenzima/colecistoquinina. Esse exame envolve intubação duodenal ver Capítulo 375).

INVESTIGAÇÕES PARA OS DISTÚRBIOS DA MUCOSA INTESTINAL

O estabelecimento de diagnóstico específico de má absorção frequentemente exige um exame histológico de amostras de biopsias da mucosa do intestino delgado. Essas amostras são obtidas durante a endoscopia, que possibilita a realização de múltiplas biopsias, visto que o comprometimento da mucosa pode ser focal, particularmente na DC. A coloração das biopsias da mucosa pelo ácido periódico-Schiff (PAS) e a microscopia eletrônica são necessárias na diarreia congênita a fim de avaliar a presença de atrofia congênita das microvilosidades. As lesões da mucosa intestinal também podem ser segmentares nos casos de linfangiectasia intestinal. Nessas situações, a seriografia do intestino delgado ou repetidas ultrassonografias ou linfocintilografias podem identificar uma região de espessamento do intestino responsável pela perda de proteínas. As biopsias intestinais podem detectar agentes infecciosos como a *Giardia lamblia*. Durante a endoscopia, podem-se obter biopsias da mucosa para medir a atividade das dissacaridases na mucosa. Podem-se também obter aspirados duodenais para medir a concentração de enzimas pancreáticas, bem como culturas bacterianas quantitativas.

EXAMES DE IMAGEM

As radiografias simples e os exames com contraste de bário podem sugerir um local e uma causa dos distúrbios de motilidade intestinal. Embora as floculações do bário e a dilatação do intestino com espessamento das pregas da mucosa tenham sido atribuídas a lesões difusas de má absorção como a DC, essas anormalidades são inespecíficas. Alças intestinais difusas com acúmulo de líquido durante a ultrassonografia também sugerem má absorção.

A bibliografia está disponível no GEN-io.

364.2 Doença Celíaca

Riccardo Troncone e Raanan Shamir

ETIOLOGIA E EPIDEMIOLOGIA

A DC é um distúrbio sistêmico imunomediado provocada pela ingestão de glúten e prolaminas relacionadas do centeio e da cevada em indivíduos geneticamente suscetíveis e caracterizada pela presença de uma combinação variável de manifestações clínicas dependentes do glúten, anticorpos específicos à DC, haplótipos DQ2 ou DQ8 do antígeno leucocitário humano (HLA) e enteropatia. Os anticorpos específicos à DC compreendem os autoanticorpos contra TG2, incluindo anticorpos endomisiais (EMAs) e anticorpos contra formas desaminadas de peptídeos da gliadina.

A DC é um distúrbio comum, com cerca de 1% de prevalência de doença comprovada por biopsia. Acredita-se que seja rara na África Central e no Leste Asiático. Embora a DC se desenvolva em indivíduos geneticamente suscetíveis, fatores ambientais podem afetar o risco de desenvolvê-la ou o momento de sua apresentação. A amamentação durante a introdução ao glúten ou qualquer tipo de amamentação não reduzem os riscos de DC. A introdução precoce ao glúten está associada com o desenvolvimento imediato da autoimunidade da DC (sorologia positiva) e DC, mas a incidência cumulativa de cada uma na infância tardia não é afetada. É aconselhável introduzir o glúten na dieta do bebê a qualquer momento entre 4 e 12 meses de vida. Acredita-se que os agentes infecciosos desempenhem um papel causal, já que infecções frequentes por rotavírus estão associadas a risco aumentado do desenvolvimento de DC. É plausível que o contato com a gliadina em um momento em que haja inflamação intestinal em curso altere a permeabilidade intestinal e aumente a apresentação de antígenos, o que pode aumentar o risco de desenvolver DC, pelo menos em um subgrupo de indivíduos. O tipo de parto, o *status* socioeconômico, a estação de nascimento e o uso de fármacos têm sido associados ao risco de desenvolver DC, mas as evidências são contraditórias.

GENÉTICA E PATOGÊNESE

A predisposição genética é sugerida pela agregação familiar e concordância em gêmeos monozigóticos, que se aproxima de 100%. A associação mais forte é observada com o HLA-DQ2.5 (uma ou duas cópias codificadas pelos genes DQA1*05 [para a cadeia alfa] e DQB1*02 [para a cadeia beta]). Foi constatada a presença dessa molécula DQ em mais de 90% dos pacientes com DC. A altamente homóloga molécula DQ2.2 confere um risco muito menor, enquanto os dados disponíveis de pacientes com DC DQ2-negativa indicam que eles quase invariavelmente são HLA-DQ8-positivos (DQA1*0301/DQB1*0302). Um efeito de dosagem dos genes foi provado em estudos prospectivos, e uma hipótese molecular para tal fenômeno foi proposta baseada no impacto do número e da qualidade das moléculas HLA-DQ2 na apresentação do peptídeo de glúten às células T. O *locus* HLA é o gene mais significativo e dominante associado à DC; no entanto, outros *loci* conhecidos por contribuir para a DC também foram documentados. A maioria foi encontrada associada a outras doenças autoimunes como o diabetes tipo 1. Curiosamente, poucos polimorfismos associados à doença celíaca estão em regiões de codificação, visto que estão frequentemente em sítios de ligação para fatores de transcrição, afetando, então, a expressão gênica.

A DC é um distúrbio inflamatório crônico mediado por células T e com componente autoimune. O processamento alterado por enzimas intraluminais, as alterações na permeabilidade intestinal e a ativação dos mecanismos da imunidade inata precedem a ativação da resposta imune adaptativa. Os epítopos imunodominantes da gliadina são altamente resistentes às digestões intraluminal e da mucosa; a degradação incompleta favorece os efeitos imunoestimulantes e tóxicos dessas sequências. Alguns peptídeos de gliadina (p31-43) são capazes de ativar a imunidade inata, induzindo particularmente a interleucina (IL)-15. Esta última, mas também as interferonas tipo 1, podem alterar o fenótipo tolerogênico das células dendríticas, resultando então na ativação das células T da lâmina própria por outros peptídeos apresentados no contexto das moléculas HLA-DQ2 ou HLA-DQ8. As respostas das células T específicas para a gliadina são intensificadas pela ação de TG2: a enzima converte resíduos específicos de glutamina em ácido glutâmico, o que resulta em maior afinidade desses peptídeos de gliadina para HLA-DQ2 ou HLA-DQ8. O padrão de citocinas produzidas após a ativação da gliadina é claramente dominado pela interferona-γ (célula T auxiliar tipo 1); a IL-21 também é regulada positivamente. Como resultado da cascata de ativação das células T, ocorre um complexo remodelamento da mucosa envolvendo níveis elevados de metaloproteinases e fatores de crescimento, o que leva ao achado histológico clássico de mucosa plana. Na DC, existe um grave comprometimento da homeostase dos linfócitos intraepiteliais (LIEs). A IL-15 está implicada na expressão dos receptores CD94 e NKG2D das células *natural killer*, bem como na expressão epitelial de moléculas de estresse, aumentando, assim, a citotoxicidade, a apoptose celular e a atrofia das vilosidades. A expressão mais evidente da autoimunidade consiste na presença de anticorpos séricos contra TG2. Entretanto, os mecanismos que levam à autoimunidade são, em grande parte, desconhecidos, assim como o seu significado patogênico. A DC *potencial*, na qual podem ser detectados anticorpos contra TG2 *in situ* sem nenhuma anormalidade histológica, mostra que a produção de anticorpos não provoca necessariamente lesão intestinal. A descoberta de depósitos de IgA na TG2 extracelular no fígado, nos linfonodos e nos músculos indica que a TG2 é acessível aos autoanticorpos derivados do intestino, transformando então a DC em uma doença sistêmica.

APRESENTAÇÃO CLÍNICA E DISTÚRBIOS ASSOCIADOS

As características clínicas da DC podem variar consideravelmente. Os sintomas intestinais são comuns nas crianças cuja doença é diagnosticada *nos primeiros 2 anos de vida*; na maioria dos casos, observa-se a presença de atraso do crescimento, diarreia crônica, vômitos, distensão abdominal, perda da massa muscular, anorexia e irritabilidade (Figura 364.3). Em certas ocasiões, ocorre constipação intestinal e há casos apresentando intussuscepção. À medida que a idade de apresentação da doença

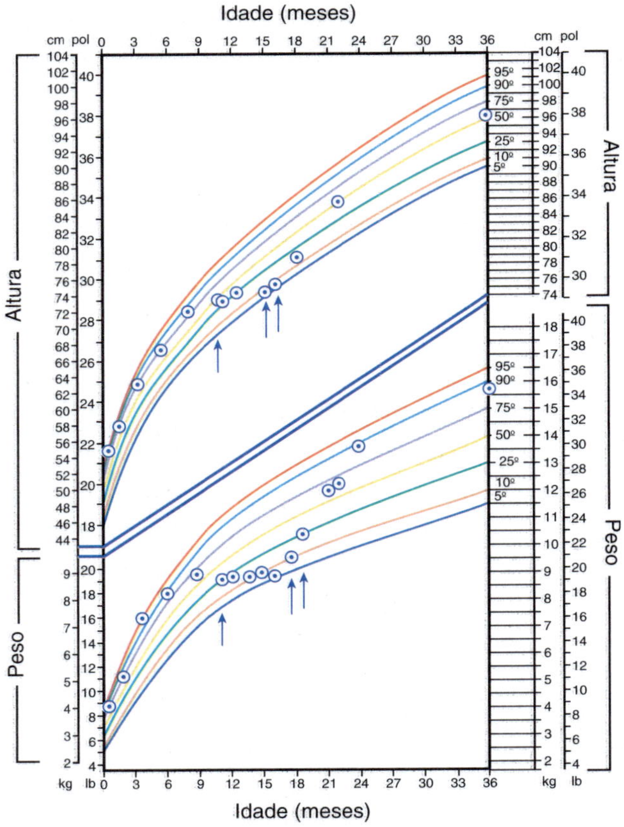

Figura 364.3 Enteropatia sensível ao glúten. A curva de crescimento demonstra um crescimento inicial normal de 0 a 9 meses seguido de aparecimento de falta de apetite com vômitos e diarreia intermitentes após o início da dieta contendo glúten (*seta única*). Após diagnóstico confirmado por biopsia e tratamento com dieta isenta de glúten (*setas pareadas*), observa-se melhora do crescimento.

passa a ser mais tardia na infância, e com base no uso mais extensivo de testes de triagem sorológicos, as manifestações extraintestinais sem nenhum sintoma digestivo associado são cada vez mais reconhecidas, afetando quase todos os órgãos (Tabela 364.4). Uma das manifestações extraintestinais mais comuns da DC é a anemia por deficiência de ferro, que geralmente não responde à terapia com ferro. A osteoporose pode estar presente; mas, em contraste com a situação observada nos adultos, pode ser revertida por uma dieta isenta de glúten, o que propicia a restauração dos valores máximos normais de densitometria óssea. Outras manifestações extraintestinais incluem baixa estatura, puberdade tardia, artrite e artralgia, epilepsia com calcificações occipitais bilaterais, neuropatias periféricas, hipertransaminasemia isolada, hipoplasia do esmalte dos dentes e estomatite aftosa. Os mecanismos responsáveis pela gravidade e variedade de apresentações clínicas permanecem obscuros. Foram sugeridas deficiências nutricionais ou respostas imunes anormais. A DC silenciosa está sendo cada vez mais reconhecida, principalmente em parentes assintomáticos de primeiro grau de pacientes com DC e em indivíduos afetados por doenças associadas a este distúrbio (Tabela 364.5). Entretanto, a biopsia do intestino delgado nesses indivíduos com DC silenciosa/subclínica revela grave lesão da mucosa compatível com DC. A DC potencial é definida quando os pacientes apresentam anticorpos positivos específicos contra DC, porém sem lesão documentada do intestino delgado (Tabela 364.6).

Algumas doenças – muitas das quais com patogenia autoimune – são encontradas com incidência maior do que o normal em pacientes com DC. Entre essas doenças, estão o diabetes tipo 1, a doença autoimune da tireoide, a doença de Addison, a síndrome de Sjögren, a artrite reumatoide, a colangite autoimune, a hepatite autoimune e a colangite biliar primária. Essas associações foram interpretadas como uma consequência do compartilhamento de haplótipos HLA idênticos. A relação

Tabela 364.4 Manifestações extraintestinais da doença celíaca.

MANIFESTAÇÃO	CAUSA(S) PROVÁVEL(IS)
CUTÂNEAS	
Equimoses e petéquias	Deficiência de vitamina K; raramente, trombocitopenia
Edema	Hipoproteinemia
Dermatite herpetiforme	Autoimunidade epidérmica (tipo 3) tTG
Hiperqueratose e dermatite foliculares	Má absorção de vitamina A e das vitaminas do complexo B
ENDOCRINOLÓGICAS	
Amenorreia, infertilidade, impotência, puberdade tardia	Desnutrição, disfunção hipotálamo-hipofisária, disfunção imune
Hiperparatireoidismo secundário	Má absorção de cálcio e/ou de vitamina D com hipocalcemia
HEMATOLÓGICAS	
Anemia	Deficiência de ferro, folato, vitamina B_{12} ou piridoxina
Hemorragia	Deficiência de vitamina K; raramente, trombocitopenia devido à deficiência de folato
Trombocitose, corpos de Howell-Jolly	Hipoesplenismo
HEPÁTICAS	
Níveis elevados de testes bioquímicos hepáticos	Hepatite linfocitária
Hepatite autoimune	Autoimunidade
MUSCULARES	
Atrofia	Desnutrição decorrente da má absorção
Tetania	Má absorção de cálcio, vitamina D e/ou magnésio
Fraqueza	Atrofia muscular generalizada, hipopotassemia
NEUROLÓGICAS	
Neuropatia periférica	Deficiências de vitamina B_{12} e tiamina; disfunção neurológica imune
Ataxia	Danos cerebelares e na coluna posterior
Lesões desmielinizantes do sistema nervoso central	Disfunção neurológica imune
Convulsões	Desconhecida
ESQUELÉTICAS	
Osteopenia, osteomalacia e osteoporose	Má absorção de cálcio e vitamina D, hiperparatireoidismo, inflamação crônica
Osteoartropatia	Desconhecida
Fraturas patológicas	Osteopenia e osteoporose
OUTRAS	
Hipoplasia do esmalte dentário	Má absorção de vitamina D e cálcio
Ansiedade, esquizofrenia	Desconhecida, incerta
Hemossiderose pulmonar	Desconhecida, incerta
Estomatite aftosa	Desconhecida

tTG, transglutaminase tecidual. Modificada de Kelly CP: Celiac disease. In Feldman M, Friedman LS, Brandt LJ, editors: *Sleisenger and Fordtran's gastrointestinal and liver disease*, ed 10, Philadelphia, 2016, Elsevier. Table 107.1.

Tabela 364.5 Diretrizes de excelência do National Institute for Health and Care para as indicações que devem levar ao teste para doença celíaca.

TESTE PARA DOENÇA CELÍACA RECOMENDADO

- Sintomas abdominais ou gastrintestinais persistentes e inexplicáveis
- Crescimento vagaroso
- Fadiga prolongada
- Perda de peso inesperada
- Úlceras orais persistentes ou graves
- Deficiência inexplicável de ferro, vitamina B_{12} ou folato
- Diabetes tipo 1
- Doença tireoidiana autoimune
- Síndrome do intestino irritável
- Parentes de primeiro grau com doença celíaca
- Dermatite herpetiforme

TESTE PARA DOENÇA CELÍACA A SER CONSIDERADO

- Distúrbios ósseos metabólicos (redução da densidade mineral óssea ou osteomalacia)
- Sintomas neurológicos inexplicáveis (particularmente neuropatia periférica ou ataxia)
- Subfertilidade inexplicada ou aborto espontâneo recorrente
- Aumento persistente das concentrações de enzimas hepáticas com causa desconhecida
- Defeitos do esmalte dentário
- Síndrome de Down
- Síndrome de Turner
- Síndrome de William
- Deficiência seletiva de IgA

IgA, imunoglobulina A. De Downey L, Houten R, Murch S, Longson D for the Guideline Development Group: Recognition, assessment, and management of celiac disease: summary of updated NICE guidance, *BMJ* 351: h4513, 2015.

Tabela 364.6 Espectro clínico da doença celíaca.

SINTOMÁTICA

Sintomas e sinais de má absorção evidentes (p. ex., diarreia crônica, atraso do crescimento, perda de peso)

Sintomas e sinais extraintestinais (p. ex., anemia, fadiga, hipertransaminasemia, distúrbios neurológicos, baixa estatura, defeitos do esmalte, artralgia, estomatite aftosa)

SILENCIOSA

Nenhum sintoma aparente, apesar das evidências histológicas de atrofia

Na maioria dos casos, identificada por triagem sorológica em grupos de risco (ver Tabela 364.1)

LATENTE

Indivíduos que têm uma histologia intestinal normal, mas em algum outro momento mostraram enteropatia dependente de glúten

POTENCIAL

Indivíduos com sorologia positiva para doença celíaca, mas sem evidência de histologia intestinal alterada. Estes pacientes podem ou não ter sintomas e sinais de doença e podem ou não desenvolver enteropatia dependente de glúten mais tarde

entre DC e outras doenças autoimunes não está bem definida; uma vez que essas doenças estejam estabelecidas, elas não são influenciadas por uma dieta sem glúten. Outras condições associadas incluem a deficiência seletiva de IgA e as síndromes de Down, Turner e Williams.

DIAGNÓSTICO

O diagnóstico da DC baseia-se em uma combinação de sintomas, anticorpos, HLA e histologia duodenal. Para os pacientes sintomáticos, a abordagem inicial consiste no teste de anticorpos IgA anti-TG2 e, além disso, IgA total no soro para descartar a possibilidade de deficiência de IgA. Se os anticorpos IgA anti-TG2 forem negativos e o nível sérico total de IgA estiver normal para a idade, existe pouca probabilidade de a causa dos sintomas ser a DC. Se o teste para anticorpos anti-TG2 for positivo, o paciente deve ser encaminhado a um gastroenterologista pediátrico para uma investigação adicional para completar o diagnóstico, que depende dos níveis séricos de anticorpos.

Os anticorpos IgA anti-TG2 caem se o paciente estiver em uma dieta livre de glúten. Nos pacientes com deficiência seletiva de IgA, o teste recomendado é o de anticorpos IgG para TG2.

Os pacientes com anticorpos anti-TG2 positivos com níveis menos de 10 vezes o limite superior da normalidade devem ser submetidos à endoscopia digestiva alta para a realização de múltiplas biopsias. Dos pacientes com anticorpos anti-TG2 positivos com níveis de mais de 10 vezes o limite superior da normalidade, deve-se obter uma amostra de sangue para HLA e teste de EMA. Se o paciente for positivo para anticorpos EMA e também positivo para HLA-DQ2 ou DQ8, o diagnóstico de doença celíaca é confirmado; deve-se iniciar uma dieta sem glúten, e o paciente é observado para melhora dos sintomas e declínio dos anticorpos. O teste de HLA é quase sempre positivo; assim, é possível que ele não seja necessário no futuro para estabelecer o diagnóstico. Nos raros casos de resultados negativos para HLA e/ou anti-EMA em crianças com títulos de anticorpo anti-TG2 10 vezes ou mais o limite superior da normalidade, a investigação diagnóstica deve ser estendida incluindo testes repetidos e biopsias duodenais (Figura 364.4). Nos indivíduos totalmente assintomáticos que pertencem a grupos de alto risco, a DC sempre deve ser diagnosticada com a realização de biopsias duodenais (Figura 364.5). Quando as biopsias são indicadas, deve-se obter pelo menos quatro fragmentos da parte descendente do duodeno e pelo menos um fragmento do bulbo duodenal. O diagnóstico é confirmado pelo declínio dos anticorpos e, de preferência, por uma resposta clínica à dieta isenta de glúten. A DC não é a única causa de atrofia das vilosidades (Tabela 364.7). O teste de reintrodução de glúten e a repetição das biopsias são necessários apenas em casos selecionados quando ainda não há certeza quanto ao diagnóstico.

TRATAMENTO

O único tratamento para a DC consiste na adesão restrita do paciente a uma dieta sem glúten durante toda a vida. Isso requer uma alimentação sem trigo, cevada e centeio (Tabelas 364.8 e 364.9). Apesar das evidências de que a aveia é segura para a maioria dos pacientes com DC, existe uma preocupação quanto à possibilidade de sua contaminação com glúten durante os processos de colheita, moagem e transporte. Entretanto, parece prudente adicionar aveia à dieta sem glúten somente quando esta estiver bem estabelecida, de modo que se possa identificar facilmente a ocorrência de possíveis reações adversas. Existe um consenso de que todos os pacientes com DC devem ser tratados com dieta isenta de glúten independentemente da presença de sintomas. Entretanto, embora seja relativamente fácil avaliar a melhora da saúde após o tratamento da DC em pacientes com sintomas clínicos da doença, isso se torna difícil nos indivíduos com DC assintomática. Os riscos nutricionais, particularmente a osteopenia, e o aumento do risco de outros distúrbios autoimunes são principalmente temidos para os que apresentam DC silenciosa e continuam com uma alimentação contendo glúten. Pouco se sabe acerca dos riscos à saúde nos pacientes não tratados com DC potencial.

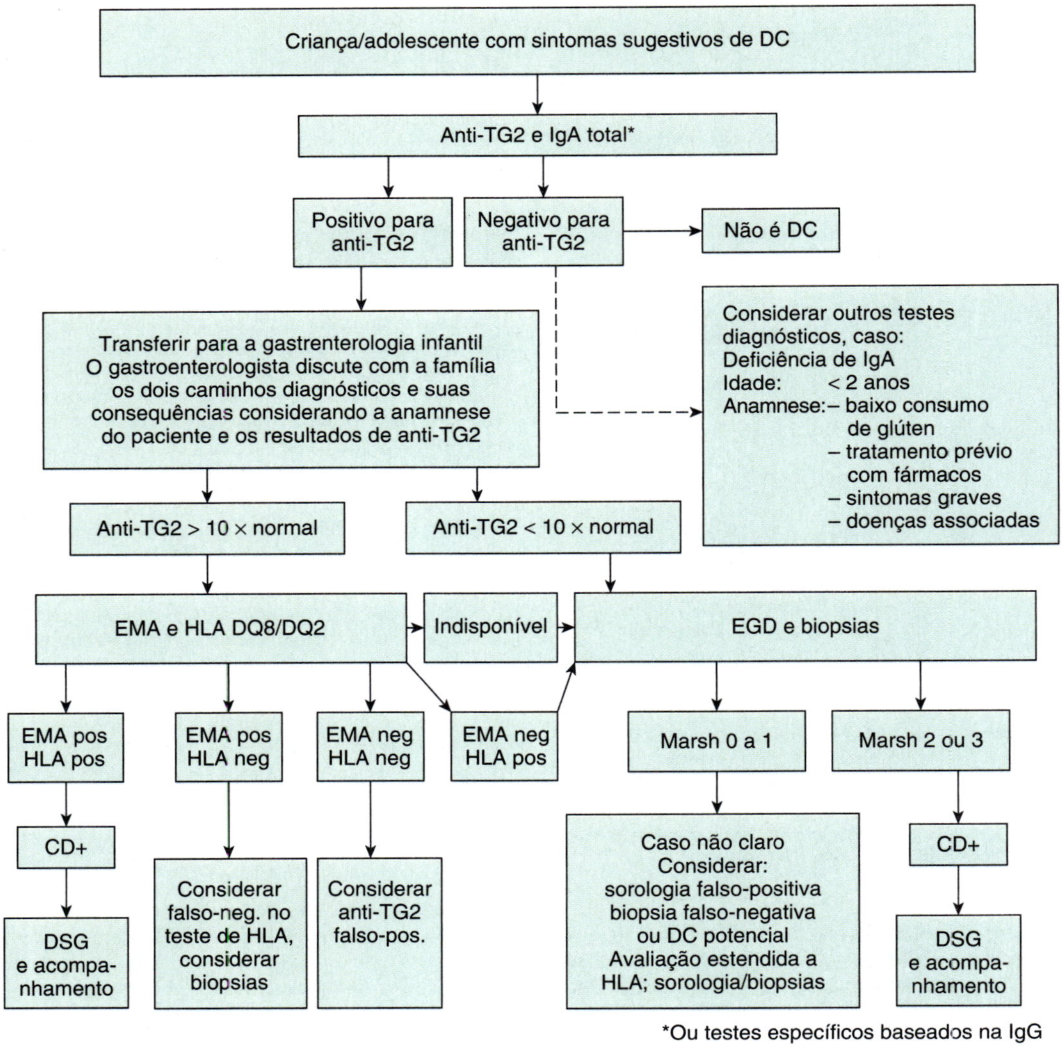

Figura 364.4 Algoritmo diagnóstico para doença celíaca em crianças/adolescentes sintomáticos, segundo a ESPGHAN. *DC*, Doença celíaca; *DSG*, dieta sem glúten; *EGD*, esofagogastroduodenoscopia; *EMA*, anticorpos endomisiais; *GI* gastrintestinal; *HLA*, antígeno leucocitário humano; *Ig*, imunoglobulina. (*Modificada de Husby S, Koletzko S, Korponay-Szabò IR et al.: European Society for Pediatric Gastroenterology, Hepatology and Nutrition Guidelines for the diagnosis of celiac disease*, J Pediatr Gastroenterol Nutr *54[1]:136–160, 2012. Fig. 1.*)

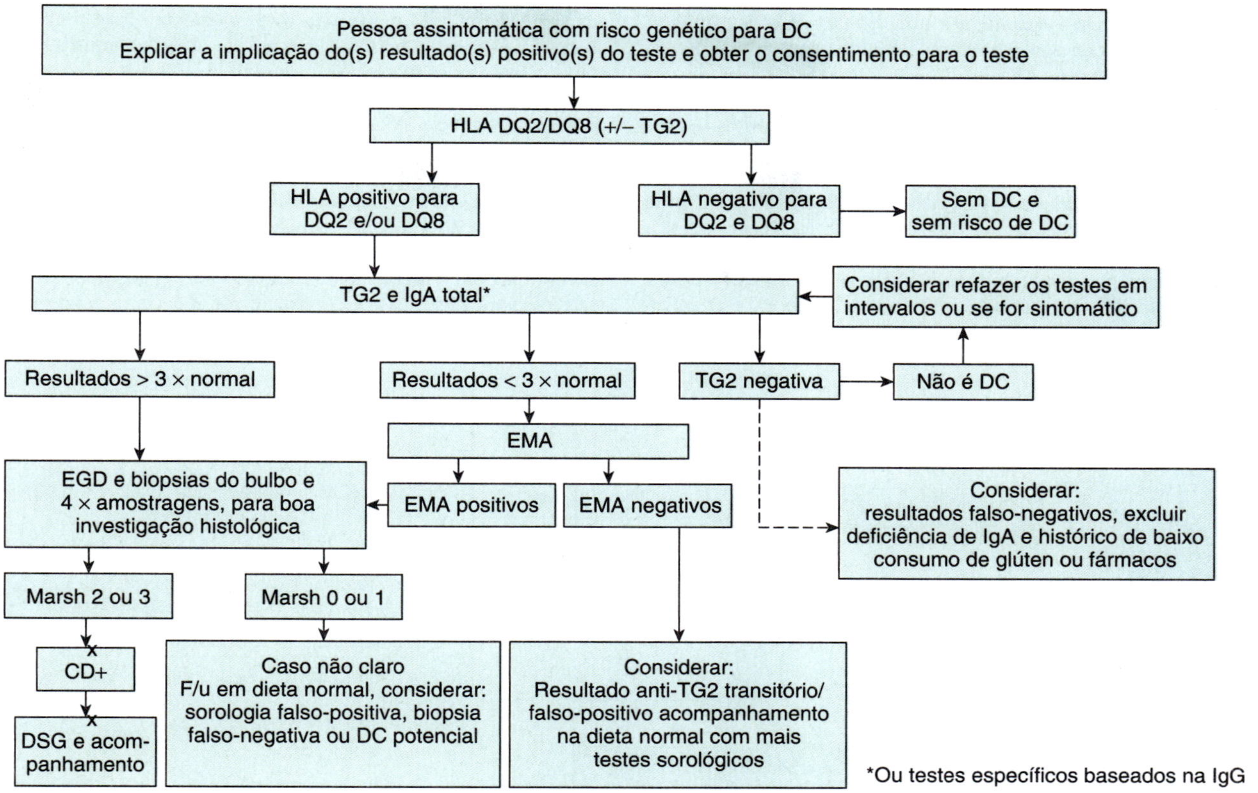

Figura 364.5 Algoritmo diagnóstico para doença celíaca (DC) em crianças/adolescentes assintomáticos pertencentes a grupos de risco, segundo a ESPGHAN. *EGD*, Esofagogastroduodenoscopia; *EMA*, anticorpos endomisiais; *HLA*, antígeno leucocitário humano; Ig, imunoglobulina; *TG2*, transglutaminase. (*Modificada de Husby S, Koletzko S, Korponay-Szabò IR et al.: European Society for Pediatric Gastroenterology, Hepatology and Nutrition Guidelines for the diagnosis of celiac disease*, J Pediatr Gastroenterol Nutr *54[1]:136-160, 2012. Fig. 2.*)

Tabela 364.7 Outras causas para a atrofia de mucosa.

Enteropatia autoimune	Enteropatia do leite de vaca
Espru tropical	Alergia alimentar
Giardíase	Imunodeficiência primária
Enteropatia pelo HIV	Doença do enxerto *versus* hospedeiro
Supercrescimento bacteriano	Quimioterapia e radiação
Doença de Crohn	Desnutrição energético-proteica
Gastrenterite eosinofílica	

Tabela 364.8 Princípios da terapia dietética inicial para pacientes com doença celíaca.

Evitar todos os alimentos que contenham trigo, centeio e glúten de cevada (a aveia pura geralmente é segura)
Evitar o malte, a menos que esteja claramente identificado como derivado do milho
Usar apenas arroz, milho, trigo-sarraceno, painço, amaranto, quinoa, sorgo, amido de batata ou batata, soja, tapioca, *teff*, feijão e farinha de castanhas
O amido de trigo e os produtos contendo amido de trigo só devem ser usados se contiverem < 20 ppm de glúten e estiverem marcados com "livre de glúten"
Ler e estudar todos os rótulos e ingredientes dos alimentos processados
Cuidado com o glúten em medicamentos, suplementos, aditivos alimentares, emulsificantes ou estabilizantes
Limitar leite e produtos lácteos inicialmente se houver evidência de intolerância à lactose
Evitar todas as cervejas *lagers*, *ales* e *stouts* (a menos que esteja rotulado sem glúten)
Os vinhos, a maioria dos licores, sidras e destilados, incluindo uísque e conhaque, são permitidos

ppm, Partes por milhão.

Tabela 364.9 Algumas potenciais fontes de glúten oculto.

Caldo de carne e sopas
Carnes já temperadas
Cervejas e outras bebidas fermentadas (bebidas destiladas são aceitáveis)
Chá de ervas
Doces
Hóstias de comunhão
Massinha
Misturas para bebidas
Molho de soja
Molhos para modelar
Molhos para saladas e marinadas
Steaks de carnes e frutos do mar
Suplementos nutricionais

De Kelly CP. Celiac disease. In Feldman M, Friedman LS, Brandt LJ, editors: *Sleisenger and Fordtran's gastrointestinal and liver disease*, ed 10, Philadelphia, Elsevier, 2016. Box 107.3.

Alguns pacientes não respondem a uma dieta isenta de glúten; a DC refratária ou não responsiva requer uma abordagem sistemática para determinar o diagnóstico correto, a conformidade e as opções terapêuticas (Figura 364.6).

As Diretrizes do *Codex Alimentarius* definem os alimentos isentos de glúten como aqueles que contêm menos de 20 ppm (equivalente a 20 mg de glúten em 1 kg de produto); no entanto, embora os métodos analíticos para a detecção de glúten já tenham alcançado um grau satisfatório de sensibilidade, são necessárias mais informações sobre a quantidade diária de glúten que pode ser tolerada pelos pacientes com DC. Os dados disponíveis até o momento parecem sugerir que o limiar deve ser estabelecido em menos de 50 mg/dia, embora seja difícil estabelecer um parâmetro universal devido à variabilidade individual.

É importante que um nutricionista experiente e com conhecimentos específicos sobre aconselhamento na DC oriente a família e a criança sobre as restrições dietéticas. A adesão a uma dieta isenta de glúten pode ser difícil, particularmente para os adolescentes. Recomenda-se que as crianças com doença celíaca sejam monitoradas com consultas periódicas para avaliação dos sintomas, do crescimento, do exame físico, do hemograma completo, de doenças da tireoide e da adesão à dieta isenta de glúten. As medições periódicas dos níveis de anticorpos anti-TG2 para documentar redução dos títulos de anticorpos podem ser úteis como uma evidência indireta da adesão do paciente à dieta isenta de glúten, embora não sejam acuradas para detectar pequenas transgressões dietéticas. Se a adesão for incerta, a saúde dos ossos deve ser avaliada.

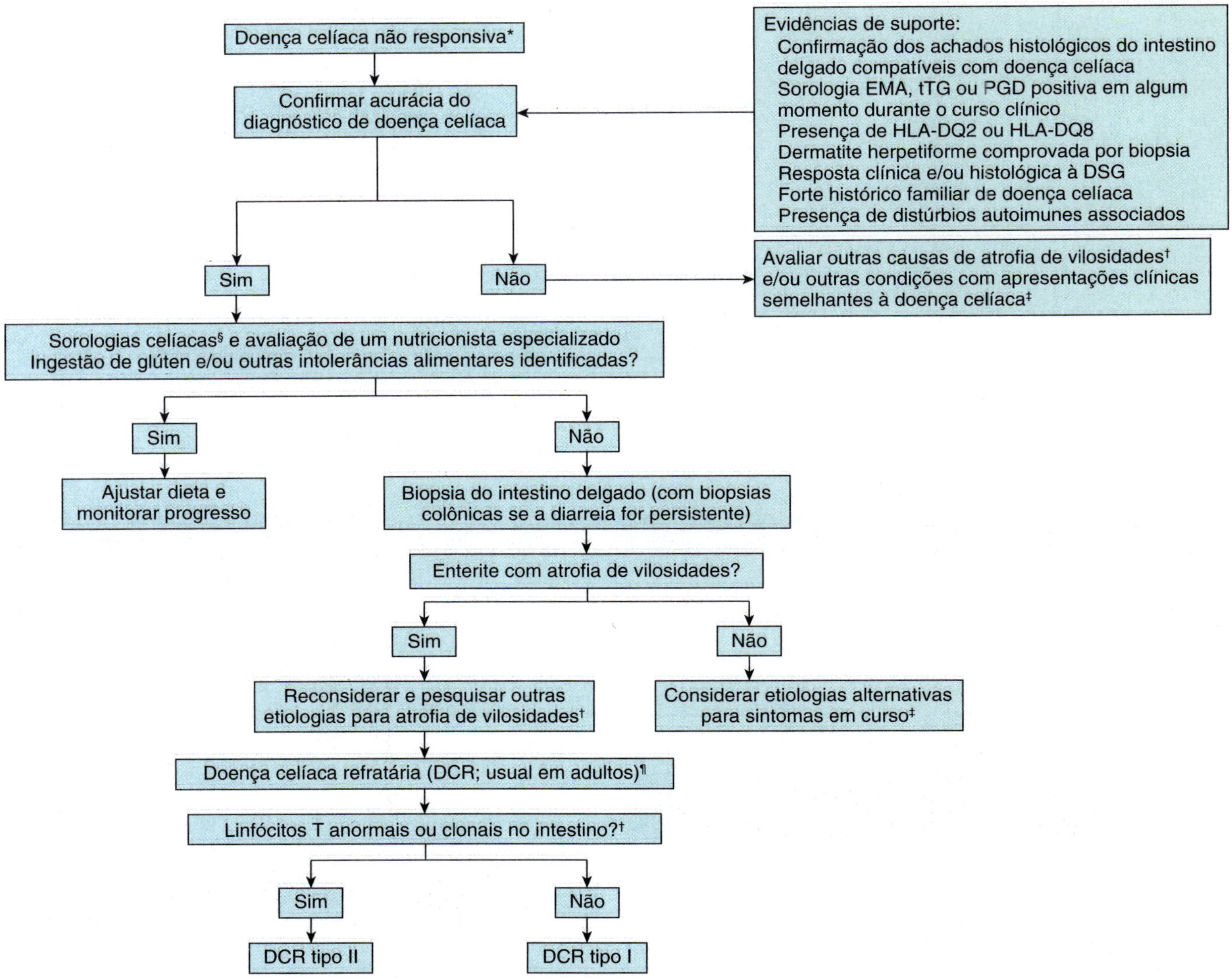

Figura 364.6 Algoritmo diagnóstico para a abordagem de pacientes com doença celíaca não responsiva. **A doença celíaca não responsiva* pode ser definida por sintomas e sinais persistentes apesar dos 6 a 12 meses de abstenção de glúten na dieta. A tTG anormal pode durar até 2 a 3 anos. †As causas não celíacas de atrofia das vilosidades do intestino delgado que podem ser diagnosticadas erroneamente como doença celíaca incluem enteropatia autoimune, espru tropical, SIBO, hipogamaglobulinemia, imunodeficiência variável combinada, espru colagenoso, enterite eosinofílica, doença de Crohn e duodenite péptica. ‡As condições que se apresentam clinicamente de maneira semelhante à doença celíaca, mas nas quais a atrofia das vilosidades não é evidente, incluem SII, intolerâncias alimentares, SIBO, enterite eosinofílica, doença de Crohn e colite microscópica. §Os testes sorológicos positivos para doença celíaca apesar de 12 meses de tratamento com DSG sugerem que pode haver ingestão contínua de glúten. ‖A *doença celíaca refratária* (DCR) é definida por sintomas e sinais persistentes ou recorrentes de má absorção com atrofia das vilosidades do intestino delgado apesar de uma DSG rígida por mais de 12 meses e na ausência de outras doenças, incluindo linfoma evidente. ¶Linfócitos intestinais anormais podem ser identificados por imuno-histoquímica de linfócitos intraepiteliais ou por citometria de fluxo mostrando um número aumentado de células CD3-positivas sem CD8 ou pela identificação de rearranjo gênico clonal de receptores de células T por análise molecular. *DSG*, Dieta sem glúten; *EMA*, anticorpo endomisial; *HLA*, antígeno leucocitário humano; *PGD*, peptídeo de gliadina desaminado; *tTGA*, anticorpo transglutaminase tecidual. (*Adaptada de Rubio-Tapia A, Murray JA. Classification and management of refractory celiac disease.* Gut *59:547-57, 2010; and Rubio-Tapia A, Hill ID, Kelly CP et al. ACG clinical guidelines: Diagnosis and management of celiac disease.* Am J Gastroenterol *108:656-76, 2013.*)

ESPECTRO DOS DISTÚRBIOS RELACIONADOS AO GLÚTEN

A DC não é a única patologia relacionada à ingestão de glúten. Os sintomas da alergia ao trigo mediada pela IgE geralmente são imediatos (urticária, angioedema, asma, anafilaxia induzida por exercícios). O diagnóstico baseia-se em um desafio alimentar, ensaio *in vitro* para IgE específica e testes cutâneos.

A **sensibilidade ao glúten não celíaca (SGNC)** é uma condição pouco conhecida. Suspeita-se deste diagnóstico nos pacientes que não apresentam DC ou alergia ao trigo e, ainda assim, apresentam sintomas gastrintestinais e não gastrintestinais quando ingerem alimentos contendo glúten ou trigo. Na população geral, a incidência da prática autorreferida de evitar o glúten varia de 0,5 a 13%. Sintomas similares são frequentemente enfrentados por pacientes com a síndrome do intestino irritável (SII), e alguns pacientes com SII respondem positivamente a uma dieta sem glúten.

A bibliografia está disponível no GEN-io.

364.3 Outras Síndromes de Má Absorção

Corina Hartman e Raanan Shamir

DEFEITOS DE DIFERENCIAÇÃO E POLARIZAÇÃO DE ENTERÓCITOS

Este grupo inclui principalmente duas condições caracterizadas por típicas lesões histológicas e ultraestruturais nas biopsias intestinais: doença da inclusão de microvilosidades (DIM) e enteropatia formadora de tufos congênita (EFTC). A síndrome trico-hepatoentérica (THE) ou a diarreia sindrômica/fenotípica geralmente também são classificadas nesse grupo.

DOENÇA DA INCLUSÃO DE MICROVILOSIDADES (ATROFIA CONGÊNITA DAS MICROVILOSIDADES)

A DIM é um distúrbio autossômico recessivo que se manifesta ao nascimento com *profusa diarreia secretora aquosa*. Também já foi descrita uma variante de início tardio aos 2 a 3 meses pós-natais. Trata-se da causa mais grave de diarreia congênita envolvendo o desenvolvimento da mucosa intestinal. A microscopia de luz da mucosa do intestino delgado demonstra adelgaçamento difuso da mucosa com atrofia hipoplásica das vilosidades e ausência de infiltrado inflamatório. O diagnóstico pode ser facilmente estabelecido com microscopia de luz utilizando-se a coloração PAS e CD10, que revela uma borda em escova muito fina ou ausente juntamente com inclusões intracelulares positivas para PAS e CD10. A microscopia eletrônica mostra enterócitos com ausência ou escassez de microvilosidades. O citoplasma apical dos enterócitos contém grânulos secretores eletrondensos; a característica fundamental consiste na presença de microvilosidades dentro das involuções da membrana apical (Figura 364.7). O polidrâmnio é observado na ultrassonografia pré-natal, e os recém-nascidos geralmente apresentam início muito precoce de uma diarreia aquosa grave (até 200 a 330 mℓ/kg/dia) causando desidratação e atraso de desenvolvimento. Apesar da nutrição parenteral, a diarreia continua e o controle inicial dos líquidos é difícil. As síndromes de DIM e de Fanconi descritas em dois pacientes podem complicar o tratamento por causa das características adicionais de acidose tubular renal, fosfatúria, raquitismo e perdas renais de fluidos. As mutações no gene *MYO5B* que codificam uma proteína motora não convencional, a miosina Vb, estão associadas à DIM em uma coorte de pacientes que sofrem de DIM de início precoce.

As mutações em *MYO5B* resultam na localização incorreta de proteínas apicais e na ruptura da polarização dos enterócitos, levando então à DIM. Outro gene, o t-SNARE sintaxina 3 (*STX3*), foi descrito em pacientes com DIM e um fenótipo mais leve. Os indivíduos com mutações na proteína de ligação STX3 em STXBP2/*Munc18-2* causando linfo-histiocitose hemofagocítica familiar tipo 5 também mostram atrofia de microvilosidades e achados histológicos reminiscentes da DIM. A perda de STX3 ou de Munc18-2 inibe a fusão de vesículas com a membrana apical, o que resulta na retenção intracelular de proteínas apicais. As mutações em *MYO5B* também foram identificadas em vários pacientes com fenótipo da colestase intra-hepática progressiva familiar (CIPF) com atividade sérica de gamaglutamil transferase e sem doença intestinal.

É provável que, em casos muito raros, um fenótipo mais leve possa permitir o desmame lento da nutrição parenteral, possibilitando ao paciente alcançar idade adulta jovem e desfrutar de uma alimentação oral parcial.

ENTEROPATIA FORMADORA DE TUFOS (ENTEROPATIA FORMADORA DE TUFOS CONGÊNITA)

A EFTC (displasia epitelial intestinal) manifesta-se nas primeiras semanas de vida com diarreia aquosa persistente. A EFTC é responsável por uma pequena fração de lactentes com *diarreia intratável da infância*. A principal característica na biopsia da mucosa do intestino delgado é a presença de "tufos" epiteliais focais (grupos de enterócitos estreitamente agrupados em forma de lágrima com arredondamento apical da membrana plasmática) envolvendo 80 a 90% da superfície epitelial. Entretanto, a patologia típica não aparece imediatamente após o nascimento; outras enteropatias podem mostrar tufos na superfície epitelial.

A EFTC é uma condição fenotípica e geneticamente heterogênea. Os estudos genéticos identificaram mutações no gene da molécula de adesão epitelial (*EPCAM*) em 73% dos pacientes e mutações no gene inibidor do ativador do fator de crescimento de hepatócitos tipo 2 *SPINT2/HAI2* em 21%. Uma minoria de pacientes não apresenta nenhuma mutação genética. O fenótipo associado com as mutações em *EPCAM* geralmente se apresenta por uma diarreia congênita isolada sem sintomas digestivos adicionais associados, exceto artrite de início tardio ou ceratite pontilhada superficial. Na forma *sindrômica* de EFTC,

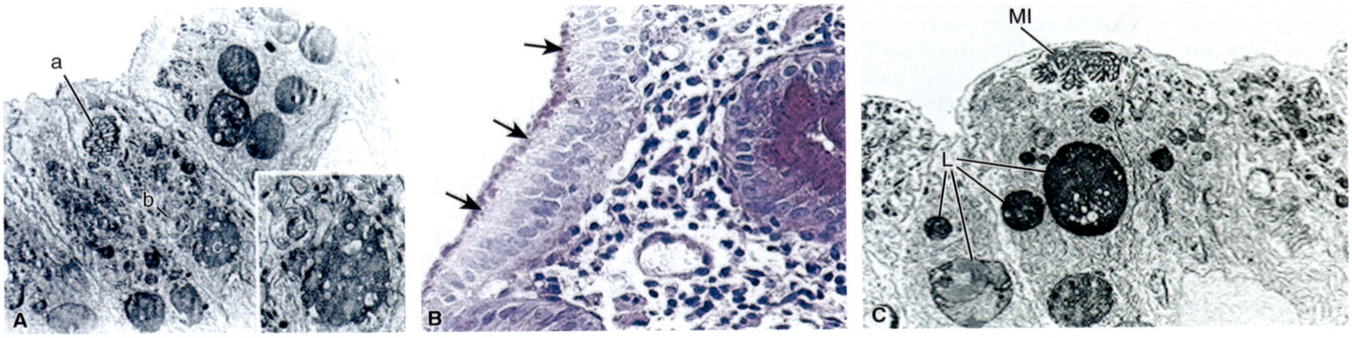

Figura 364.7 Doença da inclusão de microvilosidades. **A.** De cima para baixo: inclusão de microvilosidades (*a*), um grânulo com poucos microvilos (*b*), e um lisossomo (*c*) detectados no mesmo enterócito. Imagem inserida: Amplificação de *b* e *c* 11.000×, imagem inserida 21.500×. **B.** Doença da inclusão de microvilosidades. A coloração com ácido periódico-Schiff (PAS) destaca material abundante PAS-positivo (*setas*) na parte apical do citoplasma do enterócito. **C.** Doença da inclusão de microvilosidades. O enterócito viloso não possui microvilosidades na borda em escova, enquanto o citoplasma apical contém uma inclusão de microvilos (*MI*) e vários lisossomos (*L*) 5.000×. (A, *De Morroni M, Cangiotti AM, Guarino A et al.: Unusual ultrastructural features in microvillous inclusion disease: a report of two cases,* Virchows Arch *448[6]:805-810, 2006.*)

a diarreia está associada a uma ou mais dessas anomalias: ceratite pontilhada superficial (100%), atresia de cóanas (50%), atresia esofágica ou intestinal, imperfuração anal, displasia capilar, hiperfrouxidão cutânea, anormalidades ósseas, hexadactilia e dismorfismo facial.

Não existe tratamento específico. Assim como para a DIM, o manejo da doença requer nutrição parenteral (NP) permanente com possível transplante intestinal (ver Capítulo 365).

SÍNDROME TRICO-HEPATOENTÉRICA (DIARREIA SINDRÔMICA)

A THE, também conhecida como *diarreia sindrômica* (DS), é uma enteropatia congênita que se manifesta com o início precoce de diarreia grave. Os pacientes nascem pequenos para a idade gestacional e apresentam diarreia a partir dos primeiros 6 meses de vida. Eles têm um fenótipo anormal, o que inclui dismorfismo facial com testa proeminente, nariz largo e hipertelorismo com uma anormalidade distinta do cabelo, a **tricorrexe nodosa**. Os pelos são lanosos, facilmente removidos e mal pigmentados. Além disso, podem ser observadas nos membros inferiores lesões cutâneas anormais, ou seja, manchas do tipo café com leite. A doença hepática afeta cerca de metade dos pacientes com fibrose extensa ou cirrose. Foram relatadas esporadicamente anormalidades cardíacas e colite, assim como um caso envolvendo polidrâmnio, anormalidades placentárias e hemocromatose congênita. Os pacientes podem apresentar uma resposta humoral defeituosa, apesar dos níveis séricos normais de Ig, e testes cutâneos específicos de antígeno defeituosos, mesmo com resposta proliferativa *in vitro*. Os pacientes portadores de THE também podem apresentar doença inflamatória intestinal (DII) de início muito precoce. As biopsias do intestino delgado mostram uma atrofia não específica das vilosidades com ou sem infiltração de células mononucleares da lâmina própria, e sem anormalidades histológicas específicas envolvendo o epitélio. Mutações tanto no gene para tetratricopeptídeo domínio de repetição 37 (*TTC37*) (60%) ou em *SKIV2L* (40%) foram identificadas como causais para a síndrome THE. Os enterócitos com mutações em *TTC37* apresentam expressão reduzida das substâncias relacionadas à borda em escova NHE-2 e 3, aquaporina 7, transportador de Na^+/I^-, e H^+/K^+-ATPase ou a localização errada referente ao padrão normal. O prognóstico deste tipo de diarreia intratável da infância é pouco conhecido. O acompanhamento a longo prazo dessas crianças mostrou que, aos 15 anos, cerca de 50% dos pacientes estavam vivos ou haviam sido desmamados da NP. As principais complicações são doenças do fígado e infecções. A maioria das crianças atinge uma estatura final menor que o normal e 50% delas está levemente atrasada no desenvolvimento.

DEFEITOS NA DIFERENCIAÇÃO DE CÉLULAS ENTEROENDÓCRINAS

Esta classe de diarreias congênitas é caracterizada pelo desenvolvimento ou pela função anormais das células enteroendócrinas. Os genes que causam esses distúrbios codificam fatores de transcrição essenciais para o desenvolvimento de todas ou de um subgrupo específico de células enteroendócrinas, ou proteínas/endopeptidases celulares que são necessárias para a produção de hormônios ativos ou pró-hormônios. As condições se manifestam com diarreia *osmótica* e, em alguns, com distúrbios endócrinos sistêmicos adicionais. O tratamento é o suporte nutricional e a reposição hormonal se necessário. Quatro genes foram associados às doenças classificadas nesse grupo: *NEUROG3*, *RFX6*, *ARX* e *PCSK1*.

ANENDOCRINOSE ENTÉRICA

O NEUROG3 é um fator de transcrição-chave que controla o destino das células endócrinas no pâncreas e no intestino. Mutações no gene *NEUROG3* produzem má absorção generalizada da mucosa, vômitos, diarreia, atraso do crescimento, desidratação e acidose metabólica hiperclorêmica. A alimentação oral com qualquer alimento que não seja água provoca diarreia. A arquitetura das vilosidades-criptas em biopsias do intestino delgado é normal, porém a coloração para células neuroendócrinas (p. ex., utilizando anticorpos anticromogranina) demonstra ausência completa dessa linhagem de células secretoras, havendo preservação das células caliciformes e das células de Paneth.

DEFICIÊNCIA DE PRÓ-PROTEÍNA CONVERTASE 1/3

A deficiência de pró-proteína convertase 1/3 (PC1/3), uma doença autossômica recessiva causada por mutações no gene *PCSK1*, é caracterizada por diarreia congênita mal absortiva grave, obesidade de início precoce e outras anormalidades endócrinas. Todos os hormônios funcionais produzidos pelas células endócrinas, incluindo os intestinais, são processados por uma serina endoprotease dependente de Ca^{2+}, denominada pró-proteína convertase 1/3 (também conhecida como convertase neuroendócrina 1). A diarreia aquosa crônica de início neonatal é descrita em lactentes com hiperinsulinismo, hipoglicemia, hipogonadismo e hipoadrenalismo.

Deficiência de hormônio de crescimento, insuficiência suprarreanal, diabetes insípido central e hipogonadismo são comumente observados. A biopsia do intestino delgado revela uma enteropatia não específica.

SÍNDROME DE MITCHELL-RILEY

A síndrome de Mitchell-Riley é um fenótipo clínico complexo que inclui restrição grave do crescimento intrauterino, diabetes neonatal, anomalias gastrintestinais (pâncreas anular, má rotação intestinal, agenesia da vesícula biliar, trato biliar anormal) e diarreia *osmótica* crônica. Vários probandos previamente diagnosticados com a síndrome de Mitchell-Riley apresentavam mutações em *RFX6*. A proteína de ligação ao DNA RFX6 (fator regulador X6; codificado por *RFX6*) é um fator de transcrição de hélice-volta-hélice que regula negativamente a neurogenina 3, que é um sinal necessário para o desenvolvimento das células das ilhotas pancreáticas e para a função das células enteroendócrinas. A coloração por imunofluorescência em camundongos nocaute para RFX6 mostra que as células endócrinas pancreáticas estão presentes, mas não expressam os hormônios das células das ilhotas, tais como insulina, glucagon, somatostatina ou grelina.

MUTAÇÕES NO GENE *HOMEOBOX* RELACIONADAS A ARISTALESS

O gene *homeobox* relacionado a aristaless (*Arx*) codifica um homeodomínio que contém um fator de transcrição necessário para o desenvolvimento normal das células enteroendócrinas humanas e de camundongos. A expressão de *Arx* é detectada em um subgrupo de progenitores endócrinos positivos para a neurogenina 3 e também é encontrada em um subconjunto de células produtoras de hormônios. Nos camundongos, a remoção de *Arx* do endoderma em desenvolvimento resulta em diminuição de alguns tipos de células enteroendócrinas, como as células secretoras de gastrina, o glucagon/GLP-1, a CCK e a secretina, e um aumento de células que expressam a somatostatina. As mutações no gene *Arx* estão associadas a um fenótipo clínico complexo de deficiência intelectual ligada ao cromossomo X, convulsões, lissencefalia, genitália anormal e, ocasionalmente, diarreia congênita.

ENTEROPATIA AUTOIMUNE

O termo enteropatia autoimune descreve um subgrupo de lactentes com diarreia grave e prolongada sem resposta à restrição dietética, à presença de autoanticorpos intestinais circulantes e/ou doenças autoimunes associadas e à falta de imunodeficiência grave. Geralmente, os sintomas da enteropatia autoimune ocorrem após os primeiros 6 meses de vida apresentando diarreia crônica, EPP, má absorção e déficit de crescimento. O diagnóstico baseia-se nas identificações endoscópica e histológica da inflamação, principalmente do *intestino delgado*, mas também do cólon. Os achados histológicos no intestino delgado incluem atrofia parcial ou completa das vilosidades, hiperplasia da cripta e aumento crônico das células inflamatórias na lâmina própria. Pode estar presente em um subgrupo de pacientes a linfocitose intraepitelial acentuada reminiscente da DC. Criptite e abscessos nas criptas também podem ser vistos e podem disfarçar a presença de apoptose. As análises imunológicas indicam a presença de autoanticorpos, incluindo os *anticorpos antienterócitos* (presentes em cerca de 85% dos pacientes), assim como o antígeno *antiautoimune relacionado à enteropatia de 75 kDa*.

O diagnóstico diferencial da enteropatia autoimune pediátrica inclui outros distúrbios imunomediados, tais como enteropatias de sensibilidade alimentar (p. ex., intolerância ao leite de vaca e doença celíaca), doença de Crohn e doença do enxerto *versus* hospedeiro. É essencial excluir uma imunodeficiência primária subjacente, particularmente nos meninos com outras características autoimunes, porque alguns têm a **síndrome IPEX** (ver Capítulo 152.5). Diferentes fenótipos de pacientes com síndrome IPEX, bem como formas semelhantes à IPEX de enteropatia autoimune que são independentes de *FOXP3*, são descritos envolvendo mulheres com ou sem distúrbios autoimunes extraintestinais.

As opções de tratamento são limitadas e baseiam-se no suporte nutricional, incluindo nutrição parenteral e glicocorticoides seguidos por fármacos imunossupressores. O transplante de células-tronco hematopoéticas é indicado em pacientes com um defeito molecular conhecido, como a síndrome IPEX.

SÍNDROME POLIGLANDULAR AUTOIMUNE TIPO 1

Ver Capítulo 151.

Defeitos no transporte e no metabolismo de lipídios

Ver Capítulo 104.3.

Após a captação do lúmen, os ácidos graxos e o monoacilglicerol são transportados para o retículo endoplasmático (RE). No RE, eles são convertidos em triglicerídeos em várias etapas metabólicas, a última das quais é dependente da acil-CoA:diacilglicerol aciltransferase 1 (DGAT1). A apolipoproteína B (ApoB) e a proteína de transferência de triglicerídeos microssomais (MTTP) atuam em conjunto para incorporar triglicerídeos em quilomícrons. Os quilomícrons recém-formados brotam a partir do RE em uma vesícula de transporte pré-quilomícron (VTPQ), que posteriormente se funde com o Golgi, um processo que depende de Sar1b. O quilomícron é então transportado em uma vesícula para a membrana basal, onde sai da célula.

ABETALIPOPROTEINEMIA

A abetalipoproteinemia (síndrome de Bassen-Kornzweig) é uma doença autossômica recessiva rara do metabolismo das lipoproteínas associada à má absorção de gordura/esteatorreia desde o nascimento (ver Capítulo 104.3). As crianças não conseguem se desenvolver durante o primeiro ano de vida, apresentam fezes pálidas, com cheiro ruim e volumosas. O abdome é distendido e os reflexos tendinosos profundos estão ausentes devido à neuropatia periférica, que é secundária à deficiência de vitamina E. O desenvolvimento intelectual tende a ser lento. Após os 10 anos, os sintomas intestinais são menos graves, pode se desenvolver ataxia com perda das sensações de posição e de vibração e iniciam-se os tremores intencionais. Estes últimos sintomas refletem os envolvimentos da coluna posterior, do cerebelo e dos núcleos da base. Na adolescência, na ausência de um suplemento adequado de vitamina E, desenvolve-se uma retinite pigmentosa atípica.

O diagnóstico é sugerido pela presença de acantócitos no esfregaço de sangue periférico e níveis plasmáticos de colesterol extremamente baixos (< 50 mg/dℓ); os triglicerídeos também são muito baixos (< 20 mg/dℓ). Os quilomícrons e as lipoproteínas de densidade muito baixa não são detectáveis, e a fração de lipoproteínas de baixa densidade (LDL) está virtualmente ausente da circulação. O acúmulo acentuado de triglicerídeos nas vilosidades dos enterócitos ocorre na mucosa duodenal. Os pacientes com abetalipoproteinemia apresentam mutações no gene *MTTP*. O *MTTP* catalisa a transferência de triglicerídeos para as partículas de ApoB nascentes no RE.

Não há um tratamento específico. Devem ser administrados suplementos nutricionais e das vitaminas lipossolúveis A, D, E e K. A vitamina E (100 a 200 mg/kg/24 h) parece deter a degeneração neurológica e da retina. Limitar a ingestão de ácidos graxos de cadeia longa pode aliviar os sintomas intestinais; os triglicerídeos de cadeia média (TCM) podem ser usados para suplementar a ingestão de gordura.

HIPOBETALIPOPROTEINEMIA HOMOZIGÓTICA

A hipobetalipoproteinemia homozigótica (ver Capítulo 104.3) é uma condição hereditária dominante associada a mutações no gene *APOB*, que codifica a ApoB, a apolipoproteína do quilomícron em surgimento. A forma homozigótica é indistinguível da abetalipoproteinemia. Os pais desses pacientes, como heterozigotos, apresentam concentrações plasmáticas reduzidas de LDL e apoproteína B, enquanto os pais de pacientes com abetalipoproteinemia têm níveis normais. Na microscopia eletrônica de transmissão de biopsias do intestino delgado, o tamanho dos vacúolos lipídicos nos enterócitos diferencia entre a abetalipoproteinemia e a hipobetalipoproteinemia: muitos vacúolos pequenos estão presentes na hipobetalipoproteinemia e vacúolos maiores são vistos na abetalipoproteinemia.

DOENÇA DE RETENÇÃO DE QUILOMÍCRONS (DOENÇA DE ANDERSON)

A doença de retenção de quilomícrons (DRQ) é uma doença autossômica recessiva rara causada por mutações no gene *SAR1B*. Mutações em *SAR1B* resultam no transporte defeituoso de quilomícrons recém-formados em vesículas de transporte pré-quilomícrons entre o RE e o complexo de Golgi, interferindo então na formação bem-sucedida de quilomícrons e seu transporte para a lâmina própria. Os pacientes com DRQ apresentam esteatorreia, diarreia crônica e déficit de crescimento. A acantocitose é rara e as manifestações neurológicas são menos graves que as observadas na abetalipoproteinemia. Os níveis plasmáticos de colesterol são moderadamente reduzidos (< 75 mg/dℓ) e os triglicerídeos em jejum são normais, mas as vitaminas lipossolúveis, particularmente A e E, são muito baixas. O tratamento consiste em uma terapia agressiva precoce com vitaminas lipossolúveis e modificação da ingestão de gordura dietética, como no tratamento da abetalipoproteinemia.

MUTAÇÃO EM *DGAT1*

O *DGAT1* codifica para diacil-CoA:diacilglicerol acil transferase (DGAT), que converte diacilglicerídeos em triglicerídeos pela adição de uma porção acil-CoA. No intestino delgado, o DGAT1 ajuda a restaurar os triglicerídeos, enquanto no fígado produz triglicerídeos a partir de ácidos graxos sintetizados *de novo* ou retirados da circulação sanguínea. O mecanismo pelo qual as mutações em *DGAT1* causam diarreia não está claro, mas é provável que envolva o acúmulo de substratos lipídicos DGAT1 nos enterócitos ou no lúmen intestinal. Mutações no gene *DGAT1* têm sido relatadas em pacientes que apresentam déficit de crescimento, EPP, hipoalbuminemia, diarreia de início precoce e raquitismo refratário oral à vitamina D.

DOENÇA DE WOLMAN

A doença de Wolman é um distúrbio rara e letal de armazenamento de lipídios que leva ao acúmulo de lipídios em múltiplos órgãos, incluindo o intestino delgado. Além de vômito, diarreia grave e hepatoesplenomegalia, os pacientes apresentam esteatorreia por obstrução linfática. A insuficiência de colesterol livre disponível para a síntese dos hormônios esteroides nas glândulas suprarrenais resulta em insuficiência suprarrenal; um padrão característico de calcificação subcapsular da adrenal representa um marcador distinto da doença. A deficiência da lipase ácida lisossomal (LAL) é a causa subjacente da doença (ver Capítulo 104.4). A LAL é uma enzima lisossomal que hidrolisa os ésteres de colesterol e os triglicerídeos nos endossomos. Mutações de perda de função no gene *LIPA* estão associadas a fenótipos variáveis. Mutações homozigóticas e heterozigóticas resultando em uma deficiência completa de LAL causam a doença de Wolman. As alterações associadas à atividade residual da LAL causam doença de armazenamento do éster colesterílico, um distúrbio menos grave que exibe um fenótipo variável. As características comuns em lactentes, crianças e adultos incluem níveis séricos elevados de aminotransferases, dislipidemia, hepatomegalia, fibrose hepática e cirrose. A doença de Wolman também pode apresentar colestase neonatal e doença hepática grave como suas principais características já na infância. A linfo-histiocitose hemofagocítica foi relatada em poucos lactentes com a doença de Wolman. A marca deste distúrbio é a presença de uma *calcificação suprarrenal* que aparece em exames de imagem, e o diagnóstico definitivo é feito geneticamente.

O transplante de células-tronco hematopoéticas foi relatado em poucos pacientes com resultado variável. Uma terapia de reposição enzimática recombinante humana para a deficiência de LAL está aprovada para uso em pacientes que sofrem deste déficit. Este tratamento permitiu que um pequeno número de crianças com a doença de Wolman atingisse uma taxa de crescimento relativamente normal e melhorasse a sobrevida. Nas crianças maiores e nos adultos, a enzima corrigiu sua dislipidemia e produziu melhora significativa nos marcadores da função hepática.

DOENÇA DE TANGIER

Ver Capítulo 104.

O colesterol celular livre é mobilizado, juntamente com os fosfolipídios, por meio da bomba de exportação ABCA1, o que resulta na transferência para uma molécula extracelular de ApoA I e na formação de colesterol lipoproteico de alta densidade (HDL). Nos pacientes com a doença de Tangier, as mutações que levam à perda de função nos genes *ABCA1* causam acúmulo de colesterol no intestino, no baço e nas amígdalas; neuropatia recidivante, manchas marrom-alaranjadas no cólon e no íleo; e diarreia associada a níveis plasmáticos reduzidos de colesterol (ApoA I e A II) praticamente sem HDL detectável no plasma. Uma terapia específica para a doença de Tangier ainda não foi estabelecida.

SITOSTEROLEMIA

Ver Capítulo 104.4.

O sitosterol e outros esteróis são secretados preferencialmente de volta ao lúmen intestinal por meio da bomba de esterol pareada por meio-transportadores ABCG5/G8. As mutações nos transportadores *ABCG5* (esterolina 1) e *ABCG8* (esterolina 2) resultam no escoamento defeituoso do esterol e levam ao aumento da absorção dos esteróis da dieta. O distúrbio está associado a xantomas tendinosos, aumento de aterosclerose e hemólise. Os níveis plasmáticos de fitoesteróis (principalmente sitosterol) são tipicamente maiores que 10 mg/dℓ.

MÁ ABSORÇÃO DE ÁCIDOS BILIARES

Os ácidos biliares (AB) são compostos detergentes secretados pelo fígado e excretados por este órgão, sendo responsáveis pela solubilização dos lipídios da dieta, auxiliando então na sua digestão e absorção. Aproximadamente 95% dos ABs são reabsorvidos no íleo terminal e transportados de volta ao fígado pela circulação êntero-hepática. O transportador apical de sais biliares dependente de Na+ (ASBT) ou o transportador de AB ileal (IBAT) são responsáveis pela recaptação ativa de AB no íleo terminal. A mutação no gene ASBT/SLC10A2 é muito rara e é responsável pela má absorção primária de AB, uma doença associada a diarreia congênita, esteatorreia e redução dos níveis plasmáticos de colesterol. Os AB não absorvidos estimulam a excreção de cloreto no cólon, resultando em diarreia. A má absorção secundária de AB pode resultar de uma doença ileal, como na doença de Crohn, e após ressecção ileal. O diagnóstico de má absorção de AB é tipicamente baseado na retenção de AB radiomarcados com taurina-ácido homocólico marcado com selênio-75 (75SeHCAT), aumento da síntese de AB (C4 sérico) ou aumento da perda fecal de AB. Na prática clínica, o diagnóstico frequentemente é baseado na resposta a sequestrantes de ABs (p. ex., colestiramina ou colesevelam), que são também o tratamento de escolha para este distúrbio. A diarreia crônica de início neonatal também foi descrita na xantomatose cerebrotendinosa autossômica recessiva, que é causada por um erro inato na síntese de AB resultante da deficiência de 27-hidroxilase. Essas crianças também apresentam catarata juvenil e atraso no desenvolvimento. A colestase neonatal também foi descrita como uma característica apresentação da doença. Os xantomas tendinosos desenvolvem-se nas segunda e terceira décadas de vida. É importante estabelecer o diagnóstico, uma vez que o tratamento é eficaz quando se emprega ácido quenodesoxicólico oral.

ENTEROPATIA PERDEDORA DE PROTEÍNAS

A EPP é uma condição rara causada por uma variedade de distúrbios intestinais e extraintestinais e caracterizada pela perda entérica excessiva de proteínas plasmáticas. A apresentação clínica dos pacientes com EPP é variável e depende da causa subjacente, mas geralmente inclui edema e hipoproteinemia. A síntese prejudicada (desnutrição, doença hepática) e a perda de proteínas por intermédio de outros órgãos (rim ou pele) ou por redistribuição (estados sépticos) devem ser excluídas antes de se considerar a EPP. Os distúrbios que causam a EPP podem ser divididos naqueles devidos à perda de proteínas através de uma superfície mucosa inflamada ou anormal; ou por desarranjos no sistema linfático intestinal, como na **linfangiectasia intestinal (LI)** primária ou secundária (Tabela 364.10).

A LI é caracterizada por dilatação local ou difusa dos vasos linfáticos entéricos e está localizada na mucosa, submucosa ou subserosa. A linfa rica em proteínas, lipídios e linfócitos vaza para o lúmen intestinal, resultando na EPP, esteatorreia e depleção de linfócitos. Ocorrem frequentemente hipoalbuminemia, hipogamaglobulinemia, edema, linfopenia, má absorção de gorduras e vitaminas lipossolúveis, e ascite quilosa. A LI também pode se manifestar com ascite, edema periférico e baixa albumina sérica. A etiologia da LI *primária* é desconhecida. Vários genes, tais como o receptor do fator de crescimento endotelial vascular 3 (*VEGFR3*), o fator de transcrição *homeobox* relacionado a prospero (*PROX1*), o fator de transcrição *forkhead* (*FOXC2*) e o *box* 18 SRY (região Y determinante do sexo) (*SOX18*), estão envolvidos no desenvolvimento do sistema linfático e demonstraram ter expressão alterada na mucosa duodenal em pacientes com LI. Recentemente, a mutação em CD55, um fator regulador da ativação do sistema complemento, foi descrita como causa de EPP primária. O diagnóstico de EPP é sugerido pelos achados clínicos e laboratoriais típicos associados à depuração de α_1-antitripsina fecal elevada. Os achados radiológicos de espessamento uniforme e simétrico das pregas mucosas ao longo do intestino delgado são característicos, mas não específicos. Nos pacientes com LI, a biopsia da mucosa do intestino delgado pode mostrar lacteais dilatados com distorção das vilosidades e sem infiltrado inflamatório. Uma distribuição desigual e um envolvimento mais profundo da mucosa ocasionam resultados falso-negativos na histologia do intestino delgado. O exame de cápsula endoscópica pode revelar lesões semelhantes (Figuras 364.8 e 364.9).

Tabela 364.10 Causas da enteropatia perdedora de proteínas.

ENTEROPATIA PERDEDORA DE PROTEÍNAS		AGENTE, DOENÇAS (GENE)
Infecções gastrintestinais	Infecções virais Doenças parasitárias e bacterianas Infestações gastrintestinais	CMV, rotavírus *Salmonella, Shigella, Campylobacter, Clostridium difficile, Helicobacter pylori, doença de Whipple* Supercrescimento bacteriano no intestino delgado *Giardíase* *Strongyloides stercoralis*
Distúrbios inflamatórios gastrintestinais	Doenças gástricas Distúrbios gastrintestinais	Doença de Menetrier Gastroenteropatia eosinofílica Enteropatia induzida por alimentos Doença celíaca, doença de Crohn, colite ulcerativa, espru tropical Enterite de radiação DEVH, ECN
Tumores gastrintestinais	Adenocarcinomas Linfomas Sarcoma de Kaposi	Esofágico, gástrico, colônico

(continua)

Tabela 364.10 Causas da enteropatia perdedora de proteínas. *(continuação)*

ENTEROPATIA PERDEDORA DE PROTEÍNAS		AGENTE, DOENÇAS (GENE)
Distúrbios vasculíticos	Púrpura de Henoch Schönlein Lúpus eritematoso sistêmico	
Fármacos	AINEs	
Metabólicos/genéticos	Distúrbios congênitos de glicosilação (CDG) Mutações no gene *DGAT1* Mutações em *CD55*	CDG-Ib (*MPI*) Deficiência congênita de heparan sulfato nos enterócitos (*ALG6*)
Linfangiectasia intestinal	LI congênita/primária • Sindrômica/genética/metabólica	Síndromes de Turner, de Noonan, de Klippel-Trenaunay-Weber e de Hennekam (*CCBE1, FAT4*) EPP com displasia esquelética (*FGFR3*) Displasia linfática generalizada (*PIEZO1*)
	Secundária • Infecção • Inflamação • Radioterapia • Distúrbios neoplásicos • Cardiopatias	Tuberculose abdominal Doença de Crohn, sarcoidose Fibrose retroperitoneal Malignidades retroperitoneais, linfoma Pericardite constritiva, após operação de Fontan, insuficiência cardíaca congestiva

AINEs, Fármacos anti-inflamatórios não esteroidais; *CDG*, glicoproteína deficiente em carboidratos; *CMV*, citomegalovírus; *DEVH*, doença do enxerto *versus* o hospedeiro; *ECN*, enterocolite necrosante; *EPP*, enteropatia perdedora de proteínas; *LI*, linfangiectasia intestinal.

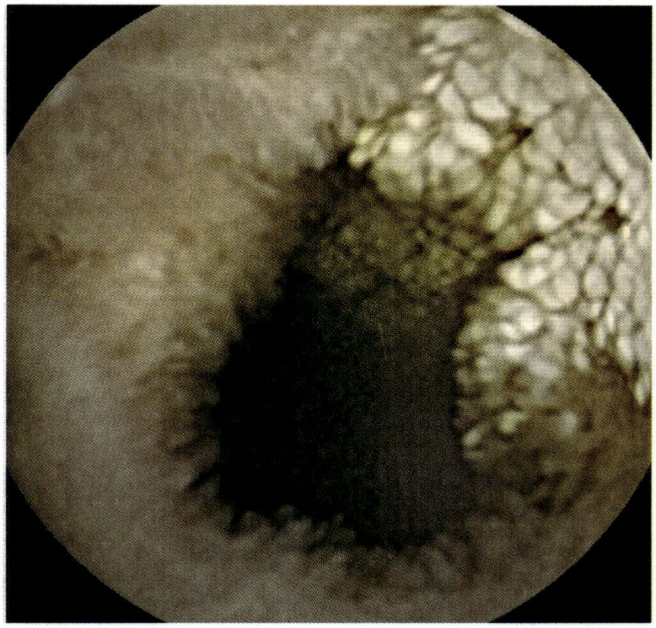

Figura 364.8 Vilosidades inchadas detectadas por videocápsula endoscópica no íleo proximal. (*De Gortani G, Maschio M, Ventura A: A child with edema, lower limb deformity, and recurrent diarrhea,* J Pediatr *161:1177,2012, Fig. 1.*)

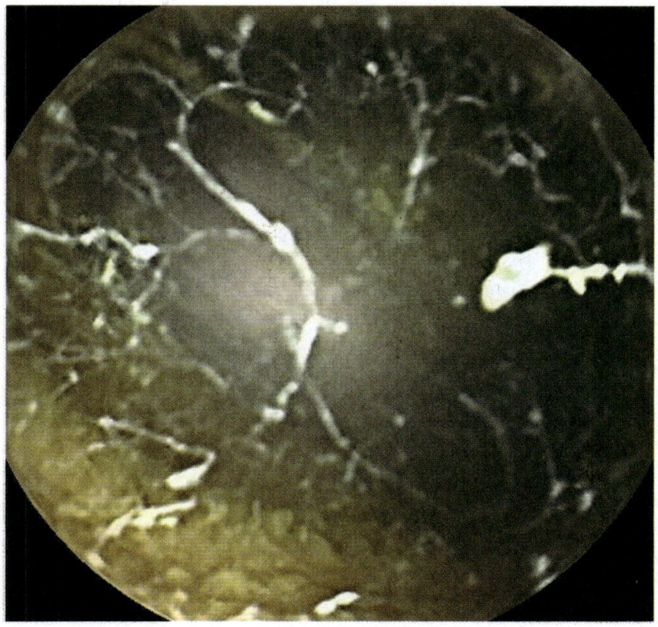

Figura 364.9 Agregados linfáticos ricos em proteínas detectados por videocápsula endoscópica no lúmen intestinal. (*De Gortani G, Maschio M, Ventura A: A child with edema, lower limb deformity, and recurrent diarrhea,* J Pediatr *161:1177, 2012, Fig. 2.*)

Geralmente, o tratamento da EPP é de suporte e consiste em uma dieta com pouca gordura e muita proteína. Para os pacientes com LI, é recomendada uma dieta com baixo teor de gordura e alto teor de proteína suplementada com TCMs. Além dos ajustes dietéticos, é necessário realizar um tratamento adequado para a etiologia subjacente, bem como cuidados de suporte para evitar as complicações do edema. Raramente a nutrição parenteral é necessária. Se apenas uma porção do intestino estiver envolvida, a ressecção cirúrgica pode ser considerada. Poucos pacientes com malformação linfática e anomalias linfáticas generalizadas foram tratados com sucesso com propranolol. Foi relatado o uso bem-sucedido do inibidor de mTOR, o everolimo, em um paciente com LI primária. O prognóstico depende da gravidade e das opções de tratamento da doença subjacente.

A bibliografia está disponível no GEN-io.

364.4 Infecções Intestinais e Infestações Associadas à Má Absorção

Alfredo Guarino e Raanan Shamir

A má absorção é uma consequência rara da infecção intestinal primária e de infestação em crianças imunocompetentes, mas é relativamente comum em crianças desnutridas e está associada significativamente à mortalidade. Muitas vezes, a má absorção está associada à diarreia e desencadeia um círculo vicioso de desperdício e dificuldade de crescimento. Nas crianças que vivem em países em desenvolvimento, a má absorção está associada à dificuldade de crescimento a longo prazo, levando à baixa estatura dentro de uma condição peculiar definida como enteropatia, na qual a diarreia nem sempre está presente. Geralmente, a má absorção está associada com infecções intestinais de duração mais prolongada do que o esperado. A diarreia *prolongada* tem um início agudo que dura mais de 7 dias, enquanto a diarreia *crônica* dura mais de 14 dias (alguns especialistas usam 30 dias para a definição de diarreia crônica).

DIARREIA PÓS-INFECCIOSA

Nos lactentes e nas crianças muito pequenas de 1 a 3 anos, a diarreia crônica pode aparecer após uma enterite infecciosa independentemente da natureza do patógeno. A patogenia da diarreia nem sempre é evidente e pode estar relacionada com uma infecção persistente ou uma reinfecção, com uma deficiência de lactase secundária, com a alergia à proteína alimentar, com a diarreia associada a antibióticos (incluindo a colite pseudomembranosa causada pela toxina de *Clostridium difficile*) ou com uma combinação dessas condições. Em alguns casos, a diarreia pós-infecciosa pode ser manifestação inicial de diarreia funcional, a qual, nesse caso, não está associada à má absorção.

O tratamento da diarreia pós-infecciosa é de suporte e pode incluir uma dieta isenta de lactose na presença de deficiência de atividade da lactase secundária; os lactentes podem necessitar de uma dieta semielementar. O efeito benéfico dos produtos probióticos pode ocorrer em casos específicos, mas deve-se aguardar ensaios clínicos bem controlados.

SUPERCRESCIMENTO BACTERIANO NO INTESTINO PROXIMAL

Normalmente, as bactérias estão presentes em grande número no cólon (10^{11}-10^{13} unidades formadoras de colônias [UFC]/g de fezes) e mantêm uma relação simbiótica com o hospedeiro, fornecendo então nutrientes e protegendo-o de microrganismos patogênicos. Habitualmente, as bactérias estão presentes apenas em pequeno número no estômago e no intestino delgado, e a sua ocorrência em número excessivo nestes órgãos é prejudicial. O supercrescimento de bactérias pode resultar de condições clínicas que alteram o pH gástrico ou a motilidade do intestino delgado, incluindo distúrbios como obstrução intestinal parcial, divertículos, insuficiência intestinal, duplicações intestinais, diabetes melito, síndrome da pseudo-obstrução intestinal idiopática e esclerodermia, bem como o uso de inibidores da bomba de prótons. A prematuridade, a imunodeficiência e a desnutrição são outros fatores associados à proliferação bacteriana excessiva no intestino delgado.

O diagnóstico de supercrescimento bacteriano pode ser estabelecido por meio de cultura do aspirado do intestino delgado ($> 10^5$ UFC/mℓ) ou pelo teste do hidrogênio no ar expirado com lactulose. A lactulose é um dissacarídeo sintético que não é digerido pelas enzimas da borda em escova da mucosa, mas que pode ser fermentado por bactérias. Um alto nível de hidrogênio basal e a rápida elevação do hidrogênio em amostras de ar expirado confirmam o diagnóstico de supercrescimento bacteriano; todavia, é comum a obtenção de resultados falso-positivos.

O supercrescimento bacteriano leva a um ineficaz processamento intraluminal da gordura alimentar e ao desenvolvimento de esteatorreia devido à desconjugação bacteriana de sais biliares, má absorção de vitamina B_{12} e lesão das microvilosidades da borda em escova com posterior má absorção. O consumo de vitamina B_{12} pelas bactérias e a síntese aumentada de folato resultam em diminuição da primeira e em aumento dos níveis séricos do segundo. A superprodução de *D-lactato* (o isômero do L-lactato) pode causar estupor, disfunção neurológica e choque por acidose D-láctica. Deve-se suspeitar de acidose láctica nas crianças em risco de proliferação bacteriana excessiva que apresentam sinais de deterioração neurológica e acidose metabólica com intervalo aniônico elevado (*anion gap*) não explicada por ácidos mensuráveis, como o L-lactato. É necessária a determinação do D-lactato, visto que o ensaio padrão para lactato só mede o L-isômero.

O tratamento do supercrescimento bacteriano visa à correção das causas subjacentes, como a obstrução parcial. O uso de metronidazol oral pode proporcionar alívio durante muitos meses, mas nem sempre é eficaz. Pode ser necessário um uso cíclico de antibióticos, tais como azitromicina, sulfametoxazol-trimetoprima, ciprofloxacino e metronidazol. As alternativas incluem os antibióticos orais não absorvíveis, tais como os aminoglicosídios, a nitazoxanida ou rifaximina. Em certas ocasiões, a terapia antifúngica torna-se necessária para controlar a proliferação excessiva de fungos no intestino.

ENTEROPATIA AMBIENTAL (ESPRU TROPICAL)

Este é o resultado das interações de patógenos entéricos, enteropatia e desnutrição, e está associado a uma peculiar histologia intestinal (enteropatia) que ocorre em vários países em desenvolvimento. É semelhante ou se sobrepõe ao espru tropical e está associado à má absorção evidente ou subclínica. Em regiões endêmicas, é uma causa frequente de morte na infância, particularmente em regiões asiáticas, como o sul da Índia, e em vários países africanos. Nos países em desenvolvimento, determinados patógenos, incluindo o rotavírus, a *Shigella*, o *Cryptosporidium* e a *Escherichia coli* enterotoxigênica, causam a maioria das infecções intestinais, levando à diarreia moderada a grave, e muitas vezes desencadeiam um círculo vicioso com desnutrição. Isso tende a progredir para a emaciação e o déficit de crescimento com ou sem uma associação clara com a diarreia.

Além do alto risco de morte, a enteropatia ambiental prejudica o crescimento normal e o desenvolvimento do cérebro, assim como afeta a produtividade. A etiologia desse distúrbio não está clara porque ele acompanha os surtos de doença diarreica aguda e melhora com a antibioticoterapia; portanto, suspeita-se de uma etiologia infecciosa. No entanto, a enteropatia ambiental inclui mecanismos inter-relacionados, tais como má absorção intestinal, aumento da permeabilidade, perda de massa intestinal, inflamação, aumento da translocação bacteriana e comprometimento da resposta imune. Sua incidência está diminuindo em todo o mundo, em grande parte devido à melhora na higiene e no acesso a nutrientes. Os sintomas clínicos incluem febre e mal-estar seguidos de diarreia. Após cerca de 1 semana, as apresentações agudas diminuem e a anorexia, a diarreia intermitente e a má absorção crônica resultam em desnutrição grave caracterizada por glossite, estomatite, queilose, cegueira noturna, hiperpigmentação e edema refletindo as várias deficiências nutricionais. A perda de massa muscular é frequentemente acentuada e muitas vezes o abdome fica distendido. A anemia megaloblástica resulta das deficiências de folato e de vitamina B_{12}.

O diagnóstico é estabelecido por biopsia do intestino delgado, que revela achatamento das vilosidades, hiperplasia das criptas e infiltrado crônico da lâmina própria por células inflamatórias, havendo também acúmulo adjacente de lipídios na superfície do epitélio.

O tratamento exige suplementação nutricional, incluindo um reforço de folato e de vitamina B_{12}. Para evitar a recidiva, recomendam-se 6 meses de terapia com ácido fólico oral (5 mg) e o uso de antibióticos. Ocorrem recidivas em 10 a 20% dos pacientes que continuam residindo em uma região tropical endêmica. A melhora da infraestrutura, particularmente das condições de higiene, e o acesso a alimentos em associação com a conscientização das pessoas por meio de intervenções educacionais, são a chave para a prevenção no lugar das intervenções médicas em casos individuais.

DOENÇA DE WHIPPLE

A doença de Whipple é um distúrbio infeccioso sistêmico crônico. Trata-se de uma doença rara, particularmente na infância, causada pelo *Tropheryma whipplei*, que pode ser cultivado a partir de um linfonodo no tecido acometido.

Os sintomas mais comuns na doença de Whipple consistem em diarreia, dor abdominal, perda de peso e dor articular. São também comuns as ocorrências de má absorção, linfadenopatia, hiperpigmentação cutânea e alterações neurológicas. As manifestações neurológicas e a má absorção também são comuns. Também já foi descrito o envolvimento de outros órgãos, tais como olhos, coração e rins.

O diagnóstico requer um alto índice de suspeição e é estabelecido pela demonstração de inclusões de macrófagos PAS-positivos no material de biopsia, habitualmente a biopsia do duodeno. Uma identificação positiva utilizando-se a reação em cadeia da polimerase para *T. whipplei confirma o diagnóstico.*

O tratamento exige o uso de antibióticos, como sulfametoxazol-trimetoprima, durante 1 a 2 anos. Recomenda-se um regime de 2 semanas de ceftriaxona ou meropeném IV seguido sulfametoxazol-trimetoprima durante 1 ano.

A bibliografia está disponível no GEN-io.

364.5 Distúrbios de Imunodeficiência

Amit Assa e Raanan Shamir

Os distúrbios gastrintestinais estão presentes em 5 a 50% dos pacientes com imunodeficiências primárias, sendo impulsionados pelo fato de o intestino ser o maior órgão linfoide do corpo. A má absorção devido à inflamação intestinal ou infecção é comum nos distúrbios de imunodeficiência primária; geralmente, a diarreia crônica com déficit de crescimento é o principal modo de apresentação. Pode haver defeitos da imunidade humoral e/ou celular, o que inclui deficiência seletiva de IgA, agamaglobulinemia, doença da imunodeficiência comum variável (IDCV), imunodeficiência combinada grave (IDCG), síndrome de hiper-IgM, síndrome de Wiskott-Aldrich ou doença granulomatosa crônica. Embora a maioria dos pacientes com deficiência seletiva de IgA seja assintomática, pode ocorrer má absorção causada por giardíase ou uma enteropatia inespecífica com supercrescimento bacteriano. Em 60% das crianças com IDCV, foi descrita a ocorrência da síndrome da má absorção ou da diarreia não infecciosa crônica manifestando-se como enteropatia do tipo espru com atrofia das vilosidades. A má absorção também foi relatada em cerca de 10% dos pacientes com IDCV de início tardio, frequentemente em consequência de giardíase. A má absorção como uma consequência da diarreia infecciosa – mais comumente relacionada a giárdia, salmonela, *Campylobacter, Cyptosporidium* e enterovírus – é uma complicação bem reconhecida da agamaglobulinemia ligada ao cromossomo X. O *Cryptosporidium* é o patógeno mais comum que causa diarreia e má absorção em pacientes com a síndrome de hiper-IgM. As crianças afetadas pela IDCG desenvolvem, no início da vida, diarreia grave e má absorção envolvendo infecções virais e oportunísticas, especialmente infecção crônica por rotavírus, citomegalovírus e adenovírus. A má absorção associada à imunodeficiência é exacerbada pela atrofia das vilosidades e pela deficiência secundária de dissacaridase. Na doença granulomatosa crônica, a função fagocitária encontra-se comprometida, e se observa o desenvolvimento de granulomas em todo o trato GI simulando a doença de Crohn. Além do atraso de crescimento, é importante considerar que a má absorção associada à imunodeficiência é complicada por deficiências de micronutrientes, tais como as vitaminas A, E e B_{12}, cálcio, zinco e ferro.

De modo geral, as imunodeficiências nas crianças são mais frequentemente secundárias a outras condições, como câncer e quimioterapia. A desnutrição, a diarreia e o atraso do crescimento são comuns nas crianças com infecção pelo HIV sem tratamento. O risco de infecção gastrintestinal está relacionado com a depressão da contagem de células CD4. As infecções oportunísticas incluem *Cryptosporidium parvum,* citomegalovírus, *Mycobacterium avium-intracellulare, Isospora belli, Enterocytozoon bieneusi, Candida albicans,* astrovírus, calicivírus, adenovírus e os habituais enteropatógenos bacterianos. Nesses pacientes, o *Cryptosporidium* pode causar uma diarreia secretora crônica.

A quimioterapia para o câncer pode causar lesão da mucosa intestinal levando à má absorção secundária de dissacarídeos, como a lactose. Após um transplante de medula óssea, em consequência da doença do enxerto contra o hospedeiro, a lesão da mucosa pode causar diarreia e má absorção. As biopsias do intestino delgado revelam atrofia inespecífica das vilosidades, infiltrados mistos de células inflamatórias e aumento da apoptose. A quimioterapia para o câncer e o transplante de medula óssea estão associados à lesão pancreática, que resulta em insuficiência pancreática exócrina.

A bibliografia está disponível no GEN-io.

364.6 Doença Imunoproliferativa do Intestino Delgado

Yael Mozer-Glassberg e Raanan Shamir

O **linfoma** (ver Capítulo 523) engloba as neoplasias malignas do intestino delgado mais comuns na faixa etária pediátrica. Os linfomas malignos do intestino delgado são classificados em três subtipos: linfoma de Burkitt, linfomas não Hodgkin e linfoma do Mediterrâneo. O linfoma de Burkitt, a forma mais comum nas crianças, acomete tipicamente o íleo terminal, e há extenso comprometimento abdominal. O relativamente incomum tipo *ocidental* de linfoma não Hodgkin (habitualmente do tipo de células B grandes) pode envolver várias partes do intestino delgado. O **linfoma do Mediterrâneo** (denominado pela Organização Mundial da Saúde como *doença imunoproliferativa do intestino delgado* [*DIPID*] ou doença da cadeia pesada α) é um raro linfoma extranodal de células B da zona marginal que ocorre principalmente no intestino delgado proximal. É uma variante do **linfoma de tecido linfoide associado à mucosa (MALT)** descrito em adultos jovens do mundo em desenvolvimento e é caracterizado por infiltrados intestinais linfoplasmocíticos com expressão da cadeia pesada α monotípica.

A DIPID ocorre mais frequentemente na parte proximal do intestino delgado em crianças de mais idade e adultos jovens na bacia do Mediterrâneo, no Oriente Médio, na Ásia e na África. A pobreza e os episódios frequentes de gastrenterite durante a infância constituem os fatores de risco antecedentes. A apresentação clínica inicial consiste em diarreia intermitente e dor abdominal. Subsequentemente, surgem diarreia crônica com má absorção, EPP, perda de peso, baqueteamento digital e deficiência do crescimento. Nos estágios avançados, é comum a ocorrência de obstrução intestinal, massas abdominais e ascite.

Diferentemente dos linfomas primários não imunoproliferativos do intestino delgado, nos quais a patologia do intestino é habitualmente focal, acometendo segmentos intestinais específicos e deixando segmentos livres de doença entre as áreas acometidas, a patologia da DIPID é difusa, com um infiltrado celular na mucosa envolvendo segmentos grandes do intestino e, algumas vezes, toda a sua extensão, produzindo, assim, má absorção. Estudos moleculares e imuno-histoquímicos demonstraram associação com a infecção por *Campylobacter jejuni.* O diagnóstico diferencial inclui infecções entéricas crônicas (parasitas, espru tropical), DC e outros linfomas. Os achados radiológicos incluem múltiplos defeitos de enchimento, ulcerações, estenoses e aumento dos linfonodos mesentéricos na tomografia computadorizada.

Habitualmente, o diagnóstico é estabelecido por biopsia endoscópica e/ou laparotomia. A endoscopia digestiva alta revela espessamento, eritema e nodularidade das pregas da mucosa no duodeno e no jejuno proximal. A cápsula endoscópica pode ser útil no diagnóstico. À medida que a doença progride, habitualmente aparecem tumores na parte proximal do intestino delgado e, raramente, no estômago. O diagnóstico exige múltiplas biopsias das mucosas duodenal e jejunal, que revelam infiltrados densos na mucosa constituídos de plasmócitos e células semelhantes a centrócitos. A progressão para o linfoma imunoblástico e linfoplasmocítico de grandes células de maior grau caracteriza-se pelo aumento da atipia plasmocitária com formação de agregados e, posteriormente, camadas de plasmócitos distróficos e imunoblastos invadindo a submucosa e a muscular própria. Na maioria dos casos, verifica-se a presença de um marcador sérico de IgA, uma paraproteína de cadeia pesada.

O tratamento da DIPID no estágio inicial com antibióticos resulta em remissão completa em 30 a 70% dos casos (tetraciclina, ampiciclina ou metronidazol) e alguns pacientes alcançam uma remissão durável que pode persistir por vários anos, mas devem ser monitorados rigorosamente para se observarem recaídas. No entanto, a maioria dos casos de DIPID sem tratamento evolui para o linfoma linfoplasmocítico e imunoblástico invadindo a parede intestinal e os linfonodos mesentéricos, como também podendo enviar metástase para órgãos mais distantes, havendo então a necessidade de tratamentos agressivos com cirurgia e/ou quimioterapia.

A bibliografia está disponível no GEN-io.

364.7 Síndrome do Intestino Curto

Yaron Avitzur e Raanan Shamir

A síndrome do intestino curto resulta de malformações congênitas ou de ressecções do intestino delgado (Tabela 364.11). Sua incidência aumenta com o baixo peso ao nascer e com a idade gestacional mais precoce, e se estima que sete a cada 1.000 nascidos vivos nos EUA com peso de nascimento menor que 1,5 kg apresentem a doença.

Tabela 364.11	Causas da síndrome do intestino curto.
CONGÊNITAS	
Síndrome do intestino curto congênita	
Atresia intestinal	
Gastrósquise	
RESSECÇÃO DO INTESTINO	
Enterocolite necrosante	
Vólvulo com ou sem má rotação	
Doença de Hirschsprung de segmento longo	
Peritonite meconial	
Doença de Crohn	
Traumatismo	

A perda de mais de 50% do intestino delgado, com ou sem uma parte do intestino grosso, pode resultar, dependendo da região do intestino ressecado, em sintomas do distúrbio de má absorção generalizada ou em deficiências de nutrientes específicos. Ao nascimento, o comprimento do intestino delgado é de 200 a 250 cm; na idade adulta, cresce e alcança 300 a 800 cm. A ressecção do intestino em um lactente apresenta melhor prognóstico do que no adulto devido ao potencial de crescimento e à adaptação intestinal. Um lactente com apenas 15 cm de intestino com uma válvula ileocecal ou 20 cm sem ela tem o potencial de sobreviver e ser, eventualmente, desmamado da nutrição parenteral total.

Além do comprimento do intestino, a localização anatômica da ressecção também é importante. Os 100 a 200 cm proximais do jejuno constituem o principal local de absorção de carboidratos, proteínas, ferro e vitaminas hidrossolúveis, enquanto a absorção de gorduras ocorre em maior extensão do intestino delgado. Dependendo da região do intestino ressecada, pode ocorrer má absorção de nutrientes específicos. A vitamina B_{12} e os sais biliares são absorvidos apenas no íleo distal (Figura 364.10). Em geral, as ressecções jejunais são mais bem toleradas do que as ressecções ileais, visto que o íleo, ao contrário do jejuno, pode se adaptar à absorção de nutrientes e líquidos. A absorção efetiva de sódio e de água é relativamente maior no íleo. A ressecção ileal tem um efeito profundo sobre a absorção de líquidos e eletrólitos devido à má absorção de sódio e de água pelo íleo restante; a má absorção ileal de sais biliares estimula a secreção aumentada de líquidos e eletrólitos pelo cólon. A presença de um cólon em continuidade é mais bem tolerada e melhora a absorção e a autonomia enteral.

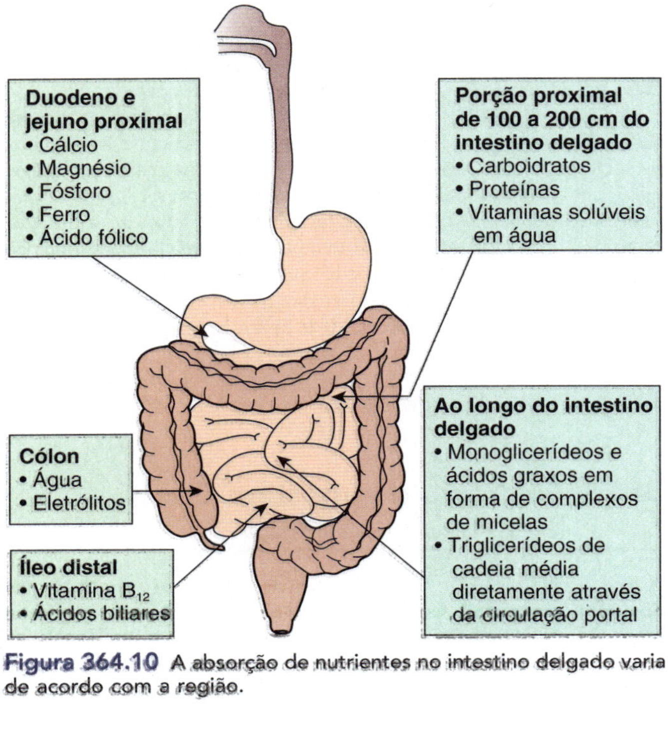

Figura 364.10 A absorção de nutrientes no intestino delgado varia de acordo com a região.

TRATAMENTO

Após a ressecção intestinal, o tratamento da síndrome do intestino curto concentra-se inicialmente na reposição das perdas massivas de líquidos e eletrólitos, enquanto o intestino inicialmente se acomoda para absorver essas perdas. Geralmente, os inibidores da bomba de prótons são adicionados ao tratamento para reduzir as secreções gástricas e melhorar o equilíbrio de fluidos. Com frequência, o suporte nutricional é fornecido por meio de nutrição parenteral. Deve-se inserir um cateter venoso central para fornecer líquido parenteral e suporte nutricional. O débito da ostomia ou das fezes deve ser medido, e deve-se efetuar uma reposição adequada das perdas hidreletrolíticas. A determinação do Na^+ urinário para avaliar as reservas corporais de Na^+ é útil para evitar a sua depleção. A manutenção de um Na^+ urinário maior que 20 mmol/ℓ garante que o aporte de Na^+ esteja adequado. A introdução precoce de alimentação enteral VO ou por sonda, mesmo que pequena, é essencial e melhora a adaptação intestinal.

Depois das primeiras semanas de ressecção, as perdas de líquidos e eletrólitos se estabilizam, e o enfoque da terapia é transferido para a reabilitação intestinal com o aumento gradual no volume de alimentação enteral. Deve-se promover a alimentação enteral contínua ou em bólus de pequeno volume com uma fórmula de proteínas extensa ou parcialmente hidrolisada e enriquecida com TCM se o cólon estiver em continuação. O leite materno é preferível à fórmula e o seu uso deve ser incentivado, pois estimula os hormônios intestinais e promove o crescimento da mucosa. A alimentação enteral também aumenta o fluxo pancreatobiliar e reduz a hepatotoxicidade induzida pela nutrição parenteral. Tão logo seja possível, o lactente deve receber pequena quantidade de fórmula ou de leite materno VO a fim de manter interesse pela alimentação pela boca e minimizar ou evitar o desenvolvimento de aversão oral. Conforme a adaptação intestinal ocorre, a alimentação enteral aumenta, enquanto a suplementação parenteral diminui. A mucosa intestinal prolifera e o intestino torna-se mais longo com o crescimento.

Aproximadamente 60% dos pacientes com a síndrome do intestino curto conseguem **autonomia enteral** dentro de 5 anos após a ressecção intestinal, e a maioria a conquista nos primeiros 2 a 3 anos após a ressecção. Além do comprimento do intestino, a presença da válvula ileocecal, um diagnóstico de enterocolite necrosante e os cuidados com um programa de reabilitação intestinal aumentam a probabilidade de alcançar a autonomia enteral.

Os pacientes podem necessitar de cirurgias repetidas para os procedimentos de obstrução ou de alongamento intestinal (alongamento longitudinal, enteroplastia transversa seriada ou ambos) para aperfeiçoar a capacidade de absorção intestinal. O procedimento de alongamento do intestino é indicado para os pacientes com intestino dilatado que são incapazes de progredir para a autonomia enteral, ou para aqueles com supercrescimento bacteriano refratário.

As deficiências de vitaminas e micronutrientes são comuns e pioram com o tempo. São necessários o manejo das deficiências específicas de micronutrientes e vitaminas e o tratamento de problemas transitórios como a má absorção da mucosa pós-infecciosa. As infecções do trato GI ou o supercrescimento bacteriano no intestino delgado podem causar retrocessos na progressão para a alimentação enteral completa em pacientes com função absortiva marginal. Um aumento acentuado na produção de fezes ou evidências de má absorção de carboidratos (pH das fezes < 5,5 e teste positivo para substâncias redutoras) contraindicam aumentos adicionais da alimentação enteral. O avanço lento na taxa de alimentação enteral contínua ou em bólus prossegue até que todos os nutrientes sejam fornecidos por via enteral.

Nos pacientes com eliminação de grande volume de fezes, a adição de fibras solúveis e de agentes antidiarreicos, como a loperamida e os anticolinérgicos, pode ser benéfica, embora esses fármacos possam aumentar o risco de supercrescimento bacteriano. A colestiramina pode ser benéfica para os pacientes com ressecção ileal distal, porém a potencial depleção do reservatório de ácidos biliares pode aumentar a esteatorreia. O supercrescimento bacteriano é comum nos lactentes com intestino curto e pode retardar a progressão da alimentação enteral. Um tratamento empírico com metronidazol ou outros antibióticos (nitazoxanida, rifaximina) frequentemente é útil. As dietas ricas em gordura e sem açúcares simples podem ser úteis para reduzir o supercrescimento bacteriano, bem como melhorar a adaptação intestinal.

COMPLICAÇÕES

As complicações a longo prazo da síndrome do intestino curto são aquelas da nutrição parenteral: infecção do cateter central, trombose, doença hepática associada à insuficiência intestinal (DHAII) e cálculos biliares. Um cuidado apropriado para com a veia central a fim evitar infecção e trombose relacionada com o cateter é extremamente importante. A sepse é uma das principais causas de morte, pode ocorrer a qualquer momento após o início do tratamento (dentro de meses ou anos mais tarde) e mais frequentemente é bacteriana (na maioria das vezes causada por um único microrganismo do que por vários), embora se possa observar a ocorrência de infecção fúngica em 20 a 25% dos episódios de sepse. O uso de um bloqueio (*lock*) de etanol ou de taurolidina pode reduzir a incidência de infecções por cateter central e prevenir infecções.

Alguns pacientes necessitam de suporte nutricional parenteral a longo prazo, e a falta de acesso central é potencialmente fatal; deve-se evitar a remoção inadequada ou mudanças frequentes dos acessos centrais no período neonatal. A **DHAII** pode causar colestase, cirrose e falência hepática, e é um motivo comum de morte ou necessidade de transplante. A incidência e a gravidade da DHAII reduziram-se significativamente na última década, provavelmente devido à redução do uso de emulsões lipídicas à base de soja e ao efeito positivo das emulsões lipídicas baseadas em ômega 3 sobre a colestase. Outra complicação da ressecção do íleo terminal é a deficiência de vitamina B_{12}, que pode não aparecer até 1 a 2 anos após a retirada da nutrição parenteral. O monitoramento a longo prazo é importante para as deficiências de vitamina B_{12}, folato, ferro, vitaminas lipossolúveis e minerais como zinco e cobre. Podem ocorrer cálculos renais em consequência da hiperoxalúria secundária à esteatorreia (o cálcio liga-se ao excesso de gordura, e não ao oxalato, de modo que maior quantidade de oxalato é reabsorvida e excretada na urina). A trombose venosa e a deficiência de vitaminas estiveram associadas à hiper-homocistinemia na síndrome do intestino curto. A diarreia sanguinolenta secundária à colite discreta e leve raramente pode se desenvolver durante a progressão da alimentação enteral. A patogênese dessa *colite alimentar* não é conhecida, mas geralmente é benigna e pode melhorar com uma dieta hipoalergênica ou tratamento com mesalazina.

Nas crianças com complicações que ameacem a vida decorrentes da nutrição parenteral, especialmente a insuficiência hepática progressiva e a perda de acesso vascular, o transplante de intestino delgado e fígado torna-se a terapia preferida (ver Capítulo 365).

A bibliografia está disponível no GEN-io.

364.8 Desnutrição Crônica

Yaron Avitzur e Raanan Shamir

A desnutrição primária é muito comum nos países em desenvolvimento e está diretamente relacionada com aumento nas taxas de doença e de mortalidade. Nos países desenvolvidos, a etiologia, o curso clínico e os resultados da desnutrição são diferentes. A American Society for Parenteral and Enteral Nutrition (ASPEN) define a desnutrição pediátrica em países desenvolvidos como um desequilíbrio entre as necessidades nutricionais e a ingestão, o que resulta em déficits cumulativos de energia, proteínas ou micronutrientes que podem afetar negativamente o crescimento, o desenvolvimento e outros desfechos relevantes. A desnutrição pode ser classificada como *relacionada a doença* (causada por doença/traumatismo) ou como *não relacionada a doença* (causada por fatores ambientais/comportamentais). Pode ainda ser classificada em desnutrição *aguda* (< 3 meses; curta duração, perda de peso sem atraso do crescimento) ou em desnutrição *crônica* (> 3 meses; perda de peso com atraso do crescimento), que podem diferir em sua etiologia, padrões de evolução e desfecho. A desnutrição crônica ocorre principalmente como resultado da diminuição da ingestão de alimentos, de síndromes de má absorção e do aumento das necessidades nutricionais em crianças com doenças crônicas. A desnutrição é diagnosticada em 11 a 50% das crianças hospitalizadas, e relatos recentes da Europa sugerem uma prevalência de quase 20% em crianças com doenças crônicas. A negligência para com a criança e o preparo inadequado das fórmulas podem resultar em desnutrição grave. Ela pode ser identificada pela avaliação da ingestão alimentar, da anamnese (anorexia, vômitos, disfagia, alterações do humor e do comportamento, dor abdominal, diarreia), por medições antropométricas (p. ex., redução do peso por idade e peso por altura, índice de massa corporal < 5º percentil, perímetro braquial < −1 no escore z), por sinais clínicos de deficiências de nutrientes (língua atrófica na deficiência de ferro, anemia ou alopecia na deficiência de zinco), e por exames laboratoriais que avaliam deficiências de vitaminas e micronutrientes. As ferramentas de triagem são usadas em adultos para fornecer maneira simples e rápida de diagnosticar os pacientes com risco de desnutrição. Algumas dessas ferramentas de triagem de desnutrição para a população pediátrica foram desenvolvidas para avaliar crianças em risco, mas seu uso na prática clínica ainda é questionável.

As crianças desnutridas sofrem de imunidade prejudicada, enteropatia crônica, cicatrização deficiente de lesões, fraqueza muscular e diminuição da atividade psicológica. A desnutrição possui consequências a curto prazo (aumento da incapacidade, morbidade e mortalidade) e consequências a longo prazo (estatura final do adulto, deficiências de desenvolvimento, produtividade econômica). A desnutrição nas crianças hospitalizadas está relacionada com o aumento das complicações infecciosas, recuperação tardia, alongamento no tempo de permanência e custos, taxa de readmissão elevada e aumento da taxa de mortalidade.

A *reabilitação nutricional em crianças desnutridas* é discutida no Capítulo 58.

A desnutrição crônica complicada por desidratação diarreica é um fenômeno comumente observado. A diarreia infecciosa é comum nos países tropicais e subtropicais, em ambientes de práticas precárias de higiene, em hospedeiros imunocomprometidos (p. ex., HIV, imunodeficiência congênita) e quando o comprometimento da resposta imune deve-se à própria desnutrição crônica. Nas crianças com distúrbios crônicos, a diarreia pode estar relacionada com uma doença subjacente, que deve ser investigada. Os exemplos incluem falta de adesão do paciente à dieta isenta de glúten na DC, ausência de adesão ao tratamento com enzimas pancreáticas na fibrose cística, e doença hepática colestática com má absorção de gordura. A desnutrição, por si só, pode levar à insuficiência pancreática exócrina, que, por sua vez, agrava a má absorção e a diarreia.

Nos lactentes e nas crianças com desnutrição grave, muitos dos sinais normalmente usados para avaliar o estado de hidratação ou o choque não são confiáveis. A desnutrição grave pode ser acompanhada de sepse; por conseguinte, as crianças com choque séptico podem não ter diarreia, sede ou olhos encovados, mas podem apresentar hipotermia, hipoglicemia ou febre. A reserva cardíaca é baixa, e a insuficiência cardíaca constitui uma complicação comum.

Apesar dos sinais clínicos de desidratação, a osmolaridade urinária pode estar baixa na criança com desnutrição crônica. A capacidade de acidificação renal também está limitada nos pacientes com desnutrição.

O manejo da diarreia nas crianças com desnutrição crônica baseia-se em três princípios: reidratação oral para corrigir a desidratação; retomada rápida da alimentação, evitando períodos de dieta zero; e tratamento da etiologia da diarreia.

Quanto ao tratamento da desidratação, é preciso lembrar que, em lactentes desidratados e desnutridos, parece haver uma expansão excessiva do espaço extracelular acompanhada de hipo-osmolalidade extracelular e, presumivelmente, intracelular. Por conseguinte, nessa situação são indicadas as soluções de reidratação oral de osmolaridade reduzida ou hipotônicas. Quando a reidratação oral não é possível, a via de escolha é a nasogástrica e, se possível, a terapia intravenosa deve ser evitada.

A terapia intravenosa inicial na desidratação profunda tem por objetivo melhorar a circulação e expandir o volume extracelular. Para os pacientes com edema, pode ser necessário reajustar a qualidade do líquido e a velocidade de administração a partir dos valores recomendados a fim de evitar a hidratação excessiva e o edema pulmonar. Deve-se transfundir sangue se o paciente estiver em choque ou com anemia grave. Podem-se administrar sais de potássio precocemente se o débito urinário estiver satisfatório. As melhoras clínica e do eletrocardiograma podem ser mais rápidas com o uso de magnésio no tratamento.

As crianças com desnutrição crônica correm o risco de síndrome de realimentação (ver Capítulo 58). Por conseguinte, o fornecimento inicial de calorias não deve ultrapassar o consumo diário anterior e habitualmente deve-se começar com 50 a 75% do gasto energético estimado em repouso, com rápido aumento para as metas calóricas quando não houver nenhuma anormalidade grave no sódio, potássio, fósforo, cálcio ou magnésio. A correção da desnutrição e a recuperação do crescimento não fazem parte do tratamento primário dessas crianças, porém é necessário um plano de reabilitação nutricional.

A bibliografia está disponível no GEN-io.

364.9 Deficiências Enzimáticas

Michael J. Lentze e Raanan Shamir

MÁ ABSORÇÃO DE CARBOIDRATOS

Os sintomas da má absorção de carboidratos incluem diarreia líquida, flatulência, distensão abdominal e dor. Algumas crianças são assintomáticas, a não ser que o carboidrato mal absorvido seja consumido em grandes quantidades. As dissacaridases estão presentes na membrana da borda em escova do intestino delgado. A **deficiência de dissacaridases** pode ser causada por um defeito genético ou pode ser secundária à lesão do epitélio do intestino delgado, como ocorre em infecções ou em distúrbios inflamatórios.

Os carboidratos não absorvidos entram no intestino grosso e são fermentados pelas bactérias intestinais, produzindo então ácidos orgânicos e gases, como o metano e o hidrogênio. Estes gases podem causar desconforto, e os carboidratos não absorvidos e os ácidos orgânicos causam diarreia osmótica, que é caracterizada por um pH ácido e pela presença de açúcares redutores ou não redutores nas fezes. Pode-se detectar a presença de gás hidrogênio na respiração como um sinal de fermentação de **carboidratos não absorvidos (teste do H_2 no ar expirado)**.

DEFICIÊNCIA DE LACTASE

A *deficiência congênita de lactase* é rara e está associada a sintomas que ocorrem com a exposição à lactose do leite. Menos de 50 casos foram relatados em todo o mundo. Nos pacientes com deficiência congênita de lactase, foram encontradas cinco mutações distintas na região de codificação do gene *LCT*. Na maioria dos pacientes (84%), foi constatada mutação homozigótica sem sentido em 4170T-A (Y1390X; OMIM 223000), designada como Fin (maior).

A *hipolactasia primária do tipo adulto* é causada pelo declínio fisiológico da atividade da lactase, que ocorre após o desmame na maioria dos mamíferos. A lactase da borda em escova é expressa em níveis baixos durante a vida fetal; a atividade aumenta no fim deste período e alcança um pico do nascimento a termo até os 3 anos, quando os níveis, então, diminuem gradualmente com a idade. Esse declínio na atividade da lactase varia entre os grupos étnicos. A deficiência de lactase ocorre em cerca de 15% dos adultos brancos, em 40% dos adultos asiáticos e em 85% dos adultos negros nos EUA. A lactase é codificada por um único gene (*LCT*), de aproximadamente 50 kb e localizado no cromossomo 2q21. Foi constatado que polimorfismos C/T (−13910) do gene *MCM6* estão relacionados com a hipolactasia do tipo adulto na maioria das populações da Europa. Em três populações africanas – tanzanianos, quenianos e sudaneses –, foram identificados três polimorfismos de nucleotídio único, G/C (−14010), T/G (−13915) e C/G (−13907), com persistência da lactase e alelos derivados que aumentam significativamente a transcrição do promotor do gene da lactase *in vitro*.

A *intolerância secundária à lactose* ocorre após uma lesão da mucosa do intestino delgado (DC, gastrenterite aguda grave) e habitualmente é transitória, melhorando com a recuperação da mucosa. A deficiência de lactase pode ser diagnosticada pelo teste do H_2 expirado (2 g/kg até 25 g) ou pela medição da atividade da lactase no tecido da mucosa recuperado por meio de biopsia do intestino delgado. Os testes diagnósticos não são obrigatórios e, com frequência, a realização de mudanças dietéticas simples que reduzam ou eliminem a lactose da dieta aliviam os sintomas.

O tratamento da deficiência de lactase consiste em uma dieta sem leite. Nos lactentes, pode-se usar uma fórmula sem lactose (à base de leite de soja ou de vaca). As crianças de mais idade podem consumir leite com baixo teor de lactose. A adição de lactase aos laticínios habitualmente reduz os sintomas.

O iogurte com cultura viva contém bactérias que produzem a enzima lactase e, portanto, é tolerado pela maioria dos pacientes com esta deficiência. Os queijos de consistência dura e caseiros apresentam pequena quantidade de lactose e, em geral, são bem tolerados.

MÁ ABSORÇÃO DE FRUTOSE

As crianças que consomem grandes quantidades de suco rico em frutose, xarope de milho ou frutose natural em sucos de frutas podem apresentar diarreia, distensão abdominal e lento ganho de peso. A restrição da quantidade de suco na dieta leva à resolução dos sintomas e ajuda a evitar exames desnecessários. Um teste de H_2 no ar expirado com frutose pode ser útil no diagnóstico de má absorção de frutose. A razão para a má absorção de frutose consiste na redução do número de transportador GLUT-5 na superfície da borda em escova intestinal, que ocorre em cerca de 5% da população.

DEFICIÊNCIA DE SACARASE-ISOMALTASE

A deficiência de sacarase-isomaltase (SI) é um distúrbio autossômico recessivo raro com ausência completa de sacarase e redução da atividade digestiva da maltase. O complexo SI é composto de 1.927 aminoácidos codificados por um RNA mensageiro de 3.364 pares de base. O *locus* do gene no cromossomo 3 apresenta 30 éxons abrangendo 106,6 kb. A maioria das mutações na SI resulta em ausência da síntese da proteína enzimática (mutação nula). Foram também identificados defeitos de processamento pós-tradução.

Aproximadamente 2% dos europeus e dos americanos são heterozigotos mutantes. A deficiência de sacarase é particularmente comum nos nativos da Groenlândia (estimativa de 5%), nos quais é muitas vezes acompanhada da deficiência de lactase. Variantes genéticas da SI parecem estar relacionadas à SII, uma vez que foram encontradas com mais frequência em pacientes com SII do que nos controles.

Os sintomas de deficiência de SI começam habitualmente quando o lactente é exposto a uma dieta com sacarose ou polímero de glicose. Isso pode ocorrer com a ingestão de fórmulas sem lactose ou com a introdução de alimentos pastosos, particularmente frutas e doces. Observa-se a ocorrência de diarreia, dor abdominal e baixo crescimento. Ocasionalmente, os pacientes apresentam sintomas no fim da infância ou até mesmo na vida adulta, mas uma anamnese cuidadosa frequentemente indica que eles surgiram mais cedo. O diagnóstico de má absorção de sacarase-isomaltase requer hidrólise ácida das fezes para substâncias redutoras, visto que a sacarose é um açúcar não redutor. De modo alternativo, o diagnóstico pode ser estabelecido com o teste de hidrogênio no ar expirado, com um ensaio enzimático direto da biopsia do intestino delgado, ou com testes genéticos.

A base do **tratamento** consiste em restrição dos alimentos contendo sacarose durante toda a vida, embora os sintomas possam diminuir com a idade. A reposição enzimática com a enzima de levedura purificada, a sacarosidase é um adjuvante altamente efetivo da restrição dietética.

MÁ ABSORÇÃO DE GLICOSE-GALACTOSE

Foram identificadas mais de 30 mutações diferentes no gene do cotransportador de sódio/glicose (*SGLT1*). Essas mutações causam um distúrbio autossômico recessivo raro do sistema de cotransporte intestinal de glicose e galactose/Na^+ que leva à diarreia osmótica. Como os açúcares da alimentação são, em sua maioria, polissacarídeos ou dissacarídeos contendo glicose ou galactose, ocorre diarreia após a ingestão de glicose, de leite materno ou de fórmulas convencionais contendo lactose. A desidratação e a acidose podem ser graves, resultando em morte.

As fezes são ácidas e contêm açúcar. Os pacientes com a doença apresentam absorção normal de frutose, e a estrutura e a função do intestino delgado estão normais em todos os demais aspectos. A glicosúria intermitente ou permanente após jejum ou após uma carga de glicose constitui um achado comum, visto que o defeito de transporte também acomete os rins. As presenças de substâncias redutoras nas fezes aquosas e de discreta glicosúria, apesar dos baixos níveis de glicemia, são altamente sugestivas de má absorção de glicose-galactose. A má absorção de glicose e de galactose é facilmente identificada por meio do teste de hidrogênio no ar expirado. É seguro realizar o primeiro exame com uma dose de 0,5 g/kg de glicose; se houver necessidade, pode-se realizar um segundo exame utilizando uma dose de 2 g/kg. O H_2 do ar expirado irá aumentar em mais de 20 ppm. A biopsia do intestino delgado mostra-se útil para documentar a arquitetura normal das vilosidades, bem como a atividade normal das dissacaridases. A identificação de mutações em *SGLT1* possibilita a realização de uma triagem pré-natal em famílias com risco para a doença.

O tratamento consiste em restrição rigorosa de glicose e galactose. A frutose, o único carboidrato que pode ser fornecido com segurança, deve ser acrescentada a uma fórmula sem carboidratos em uma concentração de 6 a 8%. A diarreia cessa imediatamente quando os lactentes recebem essa fórmula. Embora a doença seja permanente, mais tarde na vida o indivíduo pode tolerar quantidades limitadas de glicose, como amidos ou sacarose.

INSUFICIÊNCIA PANCREÁTICA EXÓCRINA

Os distúrbios de insuficiência pancreática exócrina são discutidos no Capítulo 376. A fibrose cística é o distúrbio congênito mais comum associado à insuficiência pancreática exócrina. Apesar de rara, a segunda causa mais comum de insuficiência pancreática em crianças é a síndrome de Shwachman-Diamond. Outros distúrbios raros que causam insuficiência pancreática exócrina são a síndrome de Johanson-Blizzard (esteatorreia grave, aplasia das asas do nariz, surdez, hipotireoidismo, defeitos do couro cabeludo), a síndrome de medula óssea de Pearson (anemia sideroblástica, grau variável de neutropenia, trombocitopenia) e a deficiência de enzima pancreática isolada (lipase, colipase e lipase-colipase, tripsinogênio, amilase). A deficiência de enteroquinase – uma enzima-chave que é produzida na parte proximal do intestino delgado e responsável pela ativação do tripsinogênio em tripsina – manifesta-se clinicamente na forma de insuficiência pancreática exócrina.

A **síndrome de poliendocrinopatia autoimune tipo 1**, um distúrbio autossômico recessivo raro, é causada por mutação no gene regulador autoimune (*AIRE*). A candidíase mucocutânea crônica está associada à insuficiência das glândulas paratireoide e tireoide, do córtex da suprarrenal, das células β do pâncreas, das gônadas e das células parietais gástricas. Essa condição está associada à insuficiência pancreática e à esteatorreia.

DEFICIÊNCIA DE ENTEROQUINASE (ENTEROPEPTIDASE)

A enteroquinase (enteropeptidase) é uma enzima da borda em escova do intestino delgado. É responsável pela ativação do tripsinogênio em tripsina. A deficiência dessa enzima resulta em diarreia grave, má absorção, atraso do crescimento e edema hipoproteinêmico após o nascimento.

O diagnóstico pode ser estabelecido medindo-se o nível desta enzima no tecido intestinal ou por meio de testes genéticos, pois a deficiência de enteroquinase é causada por mutação no gene da serina protease 7 (*PRSS7*) no cromossomo 21q21. O tratamento dessa doença autossômica recessiva rara consiste em reposição de enzimas pancreáticas e administração de uma fórmula hidrolisada de proteínas com adição de TCM para o lactente.

DEFICIÊNCIA DE TREALASE

O dissacarídeo trealose está presente principalmente nos cogumelos e foi aprovado como aditivo de alimentos secos. É hidrolisado pela trealase intestinal em duas moléculas de glicose. A deficiência de trealase foi relatada em 8% dos groenlandeses, enquanto apenas três casos dessa deficiência foram relatados em outros lugares. Na doença celíaca não tratada, a atividade da trealase intestinal é reduzida assim como a de outras dissacaridases, restabelecendo-se os níveis normais após adesão a uma dieta isenta de glúten.

DEFICIÊNCIA DE TRIPSINOGÊNIO

A deficiência de tripsinogênio é uma síndrome rara cuja sintomatologia se assemelha àquela da deficiência de enteroquinase. A enteroquinase catalisa a conversão do tripsinogênio em tripsina, que, por sua vez, ativa as várias proenzimas pancreáticas, tais como quimiotripsina, procarboxipeptidase e proelastase, em suas formas ativas. A deficiência de tripsinogênio resulta em diarreia grave, má absorção, atraso do crescimento e edema hipoproteinêmico pouco depois do nascimento.

O gene do tripsinogênio é codificado no cromossomo 7q35. O tratamento é igual ao da deficiência de enteroquinase, com enzimas pancreáticas e fórmula hidrolisada de proteínas com adição de óleo TCM para o lactente.

A bibliografia está disponível no GEN-io.

364.10 Distúrbios Hepáticos e Biliares que Causam Má Absorção

Anil Dhawan e Raanan Shamir

A absorção de gorduras e vitaminas lipossolúveis depende, em grande parte, de um fluxo biliar adequado para fornecer AB ao intestino delgado, o que ajuda na formação de micelas mistas de gotículas lipídicas. A maioria dos distúrbios hepáticos e biliares provoca o comprometimento do fluxo biliar, o que contribui para a má absorção de ácidos graxos de cadeia longa e vitaminas como A, D, E e K. Os distúrbios hepáticos que estão associados com uma significativa má absorção e com atraso do crescimento são principalmente esses:

Colestase intra-hepática familiar (PIFC) e defeitos na síntese de AB. A PIFC tipo 1 também está associada à diarreia crônica causada por deficiência no transporte biliar no intestino. Não é incomum que essas crianças tenham deficiências sintomáticas de vitaminas lipossolúveis, como as fraturas patológicas e a neuropatia periférica.

As crianças com distúrbios de armazenamento (p. ex., a **doença de Wolman**) também manifestam grave atraso do crescimento e múltiplas deficiências vitamínicas.

Já aquelas com distúrbios biliares como atresia biliar após portoenterostomia (portoenterostomia de Kasai), fibrose cística, colangite esclerosante neonatal, síndrome de Alagille e colangite esclerosante constituem outro importante grupo de pacientes com distúrbios de fluxo biliar reduzido nos quais a má absorção pode representar um problema significativo.

A doença hepática crônica de qualquer etiologia também pode levar à má absorção lipídica pelos mecanismos descritos anteriormente. Além disso, a hipertensão portal grave pode levar à enteropatia portal hipertensiva, resultando então em má absorção de nutrientes.

A doença hepática descompensada leva à anorexia e aumenta os gastos de energia, ampliando ainda mais a lacuna entre a ingestão de calorias e sua absorção, o que leva à desnutrição grave. O manejo adequado da nutrição é essencial para melhorar os resultados com ou sem transplante hepático. Geralmente, isso é obtido usando-se fórmulas lácteas ricas em TCM, suplementação de vitaminas e alimentação entérica contínua ou em bólus quando a ingestão oral é baixa.

A **deficiência de vitamina D** é comumente observada nos exames bioquímicos, e as crianças podem apresentar fraturas patológicas. A administração simultânea de vitamina D com a preparação de vitamina E hidrossolúvel (succinato de TPGS 1.000) também aumenta a absorção de vitamina D. Nos lactentes de pouca idade com **colestase, administra-se vitamina D_3 oral** em uma dose de 1.000 UI/kg/24 h. Depois de 1 mês, se o nível sérico de 25-hidroxivitamina D estiver baixo, recomenda-se a administração de 10.000 unidades/kg ou a dose máxima de 60.000 unidades. Até o 6º mês, recomenda-se o monitoramento do nível sanguíneo de 25-hidroxivitamina D em crianças com colestase grave.

A **deficiência de vitamina E** nos pacientes com colestase crônica habitualmente não é sintomática, mas pode se manifestar como uma síndrome neurológica progressiva que inclui neuropatia periférica (que se manifesta na forma de perda dos reflexos tendíneos profundos e oftalmoplegia), ataxia cerebelar e disfunção da coluna posterior. No início da evolução da doença, os achados são parcialmente reversíveis com o tratamento; as manifestações tardias podem não ser reversíveis. Pode ser difícil identificar a deficiência de vitamina E, visto que os elevados níveis sanguíneos de lipídios na doença hepática colestática podem aumentar falsamente o nível sérico de vitamina E. Por conseguinte, é importante medir a relação entre vitamina E sérica e lipídios totais séricos; o nível normal para os pacientes com menos de 12 anos é maior que 0,6 e, para os pacientes com mais de 12 anos, é maior que 0,8. A doença neurológica pode ser evitada com o uso de uma preparação de vitamina E hidrossolúvel oral (succinato de toferol polietilenoglicol) na dose de 25 a 50 UI/dia nos recém-nascidos e 15 a 25 UI/kg/dia nas crianças.

Pode ocorrer **deficiência de vitamina K** em consequência da colestase e da absorção deficiente de gorduras. Nas crianças com doença hepática, é muito importante diferenciar a coagulopatia relacionada com a má absorção de vitamina K daquela secundária à falha de síntese hepática. Uma dose única de vitamina K administrada por via intravenosa não corrige o tempo de protrombina prolongado na insuficiência hepática, porém o estado de deficiência responde dentro de algumas horas. A ocorrência fácil de equimoses pode constituir o primeiro sinal. Na colestase neonatal, a coagulopatia em consequência da deficiência de vitamina K pode se manifestar na forma de hemorragias intracranianas com consequências devastadoras, e o tempo de protrombina deve ser medido rotineiramente para monitorar a deficiência nas crianças com colestase. Todas aquelas com colestase devem receber suplementação regular de vitamina K.

A **deficiência de vitamina A** é rara e está associada a cegueira noturna, xeroftalmia e aumento da mortalidade se o paciente contrair sarampo. Os níveis séricos de vitamina A devem ser monitorados, e deve-se considerar a suplementação adequada. É importante também ter cuidado, uma vez que níveis altos de vitamina A podem levar a danos hepáticos.

364.11 Defeitos Inatos Raros que Causam Má Absorção

Corina Hartman e Raanan Shamir

Os distúrbios congênitos (primários) de má absorção originam-se de vários tipos de defeitos, tais como defeitos estruturais ou funcionais de enterócitos ou distúrbios envolvendo outras linhagens celulares do trato gastrintestinal, como as células enteroendócrinas ou as imunes (ver Capítulos 364.3 e 367). As proteínas de membrana integrais, que desempenham a função de transporte de componentes nutricionais como receptoras ou canais através da membrana apical ou basolateral dos enterócitos, são outra classe de distúrbios associados a distúrbios primários de má absorção. Tipicamente, o exame histológico do intestino delgado e do intestino grosso é normal. A maioria desses distúrbios é herdada de acordo com um padrão autossômico recessivo. Em geral são raras, e os pacientes apresentam uma ampla heterogeneidade fenotípica em consequência de genes modificadores, assim como de fatores nutricionais e outros fatores secundários.

DISTÚRBIOS NA ABSORÇÃO DOS CARBOIDRATOS

Estes são descritos no Capítulo 364.9.

Os pacientes com a **síndrome de Fanconi-Bickel** apresentam nefropatia tubular; raquitismo; hepatomegalia; acúmulo de glicogênio no fígado, nos rins e no intestino delgado; atraso do crescimento; hipoglicemia em jejum e hiperglicemia pós-prandial. O distúrbio é causado por mutações homozigóticas em GLUT2 (*SLC2A2*), o transportador facilitador de monossacarídeos na membrana basolateral dos enterócitos, hepatócitos, túbulos renais, células das ilhotas pancreáticas e neurônios cerebrais. Os pacientes exibem hiperglicemia pós-prandial secundária à baixa secreção de insulina (mecanismos de detecção de glicose diminuídos nas células beta) e hipoglicemia em jejum devido ao transporte alterado de glicose para fora do fígado. O aumento do nível de glicose intracelular inibe a degradação do glicogênio, levando ao acúmulo de glicogênio e hepatomegalia. Da mesma forma, o alterado transporte de monossacarídeos a partir dos enterócitos pode ser responsável pelo acúmulo de glicogênio e, como consequência, pela diarreia e pela má absorção observadas em alguns pacientes. O tratamento consiste em substituição das perdas de eletrólitos e vitamina D e fornecimento de amido de milho cru para evitar a hipoglicemia. Os pacientes que apresentam a doença no período neonatal necessitam de pequenas refeições frequentes e leite sem galactose.

DISTÚRBIOS NA ABSORÇÃO DE AMINOÁCIDOS E PEPTÍDEOS

A digestão e a absorção de proteínas no intestino são realizadas por uma combinação de proteases, peptidases, e transportadores peptídicos e de aminoácidos. Os transportadores de aminoácidos são essenciais para a absorção de aminoácidos dos nutrientes, medeiam o transporte interórgãos, a transferência intercelular de aminoácidos e o seu transporte entre os compartimentos celulares. Devido às suas origens ontogênicas, os enterócitos e os túbulos renais expressam em comum os transportadores de aminoácidos. A sua maior atividade de transportador intestinal é encontrada no jejuno. Os transportadores que causam doença de Hartnup, cistinúria, iminoglicinúria e aminoacidúria dicarboxílica estão localizados na membrana apical, enquanto aqueles que causam intolerância proteica lisinúrica (IPL) e síndrome da fralda azul estão localizados na membrana basolateral do epitélio intestinal.

Os aminoácidos dibásicos, incluindo cistina, ornitina, lisina e arginina, são captados pelo SLC3A1/SLC7A9 independente de Na^+, que fica deficiente na cistinúria. A cistinúria é a aminoacidúria hereditária primária mais comum. Esse distúrbio não está associado a quaisquer consequências gastrintestinais ou nutricionais devido à compensação por um transportador alternativo. No entanto, a hipersecreção de cistina na urina leva à formação recorrente de cálculos de cistina, que em crianças respondem por até 6 a 8% de todos os cálculos do trato urinário. A ampla hidratação, a alcalinização da urina e os fármacos tióis de ligação da cistina podem aumentar a solubilidade da cistina. A cistinúria tipo I (*SLC2A1*) é herdada como um traço autossômico recessivo, enquanto a transmissão da cistinúria não tipo I (*SLC7A9*) é autossômica dominante e com penetrância incompleta. A cistinúria tipo I foi descrita em associação com a síndrome de deleção 2p21 e a síndrome de hipotonia-cistinúria.

A **IPL** é o segundo distúrbio mais comum de transporte de aminoácidos (ver Capítulo 103.14). A IPL é causada pelo carreador de membrana y^+LAT-1 (SLC7A7), localizado basolateralmente nas células epiteliais intestinais e renais, que falha em fornecer aminoácidos catiônicos dibásicos citosólicos no espaço paracelular. Este defeito não é compensado pelo transportador SLC3A1/SLC7A9 localizado na membrana apical. Os sintomas da IPL, que aparecem após o desmame, incluem diarreia, déficit de crescimento, hepatoesplenomegalia, nefrite, insuficiência respiratória, proteinose alveolar, fibrose pulmonar e osteoporose. Também já foram descritas anormalidades da medula óssea em um subgrupo de pacientes com IPL. O distúrbio é caracterizado por baixas concentrações plasmáticas de aminoácidos dibásicos (em contraste com os altos níveis de citrulina, glutamina e alanina) e excreção massiva de lisina (assim como de ácido orótico, ornitina e arginina em excesso moderado) na urina. Geralmente se desenvolvem hiperamonemia e o coma após ataques episódicos de vômitos, após o jejum, ou após a administração de grandes quantidades de proteínas (ou cargas de alanina), possivelmente devido a uma deficiência de ornitina intramitocondrial. Alguns pacientes apresentam retardo moderado. As manifestações cutâneas podem incluir alopecia, dermatite perianal e cabelos esparsos. Alguns pacientes evitam alimentos contendo proteínas. A disfunção imunológica potencialmente atribuível à superprodução de óxido nítrico secundária ao aprisionamento intracelular de arginina pode ser a rota fisiopatológica que explica muitas complicações da IPL, o que inclui a linfo-histiocitose hemofagocítica, vários distúrbios autoimunes e uma deficiência imunológica incompletamente caracterizada. O tratamento inclui restrição proteica dietética (< 1,5 g/kg/dia), citrulina administrada por via oral (100 mg/kg/dia), que é bem absorvida pelo intestino, e suplementação de carnitina.

A **doença de Hartnup** caracteriza-se pela má absorção de aminoácidos neutros (exceto prolina), incluindo o aminoácido essencial triptofano. Caracteriza-se por aminoacidúria, erupção fotossensível semelhante à pelagra, cefaleia, ataxia cerebelar, retardo do desenvolvimento intelectual e diarreia. O espectro clínico vai de pacientes assintomáticos até aqueles gravemente afetados com uma neurodegeneração progressiva que leva à morte na adolescência. O SLC6A19, que é o principal transportador luminal de aminoácidos neutros dependente de sódio do intestino delgado e dos túbulos renais, foi identificado como a proteína defeituosa. A sua associação com a colectrina e a enzima conversora de angiotensina II provavelmente está envolvida na heterogeneidade fenotípica da doença de Hartnup. O triptofano é um precursor da biossíntese de fosfato de nicotinamida adenina dinucleotídio; por conseguinte, o distúrbio pode ser tratado com nicotinamida, além de uma dieta de 4 g de proteínas/kg. Foram também relatados os usos de ésteres lipossolúveis de aminoácidos e de etil éster de triptofano.

Os defeitos no transportador basolateral específico de triptofano (SLC16A10) são a causa da **síndrome da fralda azul** (indicanúria, síndrome de Drummond). As bactérias intestinais convertem o triptofano não absorvido em indican, que é responsável pela coloração azulada da urina após a sua hidrólise e oxidação. Os sintomas podem consistir em distúrbios digestivos como vômito, constipação intestinal, falta de apetite, atraso do desenvolvimento, hipercalcemia, nefrocalcinose, febre, irritabilidade e anormalidades oculares.

O defeito subjacente de **iminoglicinúria** consiste em má absorção de prolina, hidroxiprolina e glicina em consequência do defeito do transportador de aminoácidos prótons SLC36A2, com a possível participação de genes modificadores, um dos quais (SLC6A20) está presente no epitélio intestinal. Habitualmente, essa doença é benigna, porém foram descritos casos esporádicos com encefalopatia, deficiência intelectual, surdez, cegueira, cálculos renais, hipertensão e atrofia cortical.

O transportador de glutamato neuronal EAAT3 (SLC1A1) é afetado na **aminoacidúria dicarboxílica**. Esse transportador está presente no intestino delgado, nos rins e no cérebro, e conduz os ácidos aniônicos L-glutamato, L e D-aspartato e L-cisteína. Existem relatos de casos individuais indicando que esse distúrbio pode estar associado à hiperprolinemia e sintomas neurológicos como a síndrome POLIP (polineuropatia, oftalmoplegia, leucoencefalopatia e pseudo-obstrução intestinal).

DISTÚRBIOS NO TRANSPORTE DE GORDURAS

Estes são descritos nos Capítulos 104.3 e 364.3.

DISTÚRBIOS NA ABSORÇÃO DE VITAMINAS

Foram descritos transportadores e receptores do epitélio intestinal para as vitaminas hidrossolúveis, mas não para as lipossolúveis, sendo estas últimas absorvidas principalmente pelos enterócitos por difusão passiva após a emulsificação das gorduras por ácidos biliares. As proteínas de transferência (proteína de ligação do retinol, RBP4 e proteína de transferência de alfatocoferol [TTP1]) estão envolvidas em estados de deficiência das vitaminas E (ataxia espinocerebelar) e A (sinais oftalmológicos), respectivamente.

A **vitamina B_{12} (cobalamina)** é sintetizada exclusivamente por microrganismos e é adquirida principalmente da carne e do leite (ver Capítulo 481.2). Sua absorção começa com a remoção da cobalamina da proteína da alimentação pela acidificação gástrica e sua ligação à haptocorrina. No duodeno, as proteases pancreáticas hidrolisam o complexo cobalamina-haptocorrina, possibilitando então a ligação da cobalamina ao fator intrínseco (FI), que se origina das células parietais. O receptor do complexo cobalamina-FI (Cb1-FI) está localizado na membrana apical dos enterócitos ileais e é um heterodímero, que consiste em cubilina (CUBN) e ausência de âmnio (AMN). Após a captação endocítica desse ligante nos endossomos, o Cb1-FI e seu receptor se ligam à megalina e formam um complexo cobalamina-transcobalamina 2 (após clivagem do FI) para posterior transcitose. A vitamina B_{12} sai do lisossomo via LMBD1 e ABCD4, e é liberada na corrente sanguínea, provavelmente por intermédio do transportador basolateral proteína multifuncional multirresistente 1 (MRP1). A vitamina B_{12} circulante biologicamente disponível está ligada à transcobalamina (TC), uma proteína não glicosilada que transporta 10 a 30% da vitamina B_{12} total. Os complexos vitamina B_{12}-TC entram nas células por intermédio de dois membros da família de genes receptores de LDL: CD320 e Lrp2/Megalina renal. Como um cofator da metionina sintase, a cobalamina converte a homocisteína em metionina. A deficiência de cobalamina pode ser causada pela ingestão inadequada da vitamina (p. ex., amamentação por mães que seguem uma dieta vegana), acloridria primária ou secundária incluindo gastrite autoimune, insuficiência pancreática exócrina, supercrescimento bacteriano (ver Capítulo 364.4), doença ileal (doença de Crohn, ver Capítulo 362.2), ressecção ileal (ou gástrica), infecções (tênia do peixe) e doença de Wipple (ver Capítulo 367).

Os sinais clínicos de má absorção congênita de cobalamina, que habitualmente aparecem desde alguns meses até mais de 10 anos, consistem em pancitopenia incluindo **anemia megaloblástica**, fadiga, atraso do crescimento e sintomas neurológicos como atraso no desenvolvimento. Pode-se observar a presença de infecções recorrentes e hematomas. A avaliação laboratorial indica baixos níveis séricos de cobalamina, hiper-homocisteinemia, acidemia metilmalônica e proteinúria leve. O teste de Schilling mostra-se útil para diferenciar a falta de FI da má absorção de cobalamina. Vários distúrbios autossômicos recessivos raros de deficiência congênita de cobalamina afetam a absorção e o transporte da cobalamina (além de sete outros defeitos hereditários do metabolismo da cobalamina). Esses distúrbios incluem mutações no gene do FI gástrico (*FIG*) com ausência de FI (mas com secreção ácida normal e ausência de autoanticorpos dirigidos contra o FI ou as células parietais), mutações nas subunidades dos genes *AMN* e *CUBN* do receptor Cb1-FI no íleo (**síndrome de Imerslung-Grasbeck**) e mutações no cDNA de TC2. Recentemente, dois novos defeitos congênitos foram identificados nos genes que codificam os transportadores LMBD1 e ABCD4, sendo responsáveis pelo raro defeito congênito do Cb1-FI, o que resulta no aprisionamento da vitamina B_{12} livre nos lisossomos. Esses distúrbios exigem tratamento a longo prazo com cobalamina parenteral: injeções intramusculares de cobalamina. A alta dose de substituição com cianocobalamina oral (1 mg quinzenalmente) não parece ser suficiente para todos os pacientes com deficiência congênita de cobalamina.

O **folato** é uma vitamina essencial necessária para a síntese de metionina a partir da homocisteína. É encontrado principalmente em vegetais de folhas verdes, legumes e laranjas. Após a sua absorção pelos enterócitos, o folato é convertido em 5-metiltetra-hidrofolato. A deficiência secundária de folato é causada pela ingestão insuficiente desta vitamina, pela atrofia das vilosidades (p. ex., DC, DII), pelo tratamento com fenitoína e trimetoprima, entre outros fatores (ver Capítulo 481.1). Foram descritos vários distúrbios hereditários do metabolismo e do transporte do folato.

Três sistemas transportadores de folato em mamíferos foram descritos até hoje em uma variedade de tecidos: (1) o transportador bidirecional de folato reduzido 1 (RFC1, SLC19A1), (2) os receptores de folato ancorados ao glicosil-fosfatodilinositol (FOLR1, FOLR2 e FOLR4) responsáveis pela endocitose de folato mediada por receptor, e (3) o transportador de folato humano acoplado a prótons (PCFT). A **má absorção hereditária de folato** caracteriza-se por um defeito do PCFT da borda em escova resultando em comprometimento da absorção desta vitamina na parte superior do intestino delgado e em seu transporte deficiente no sistema nervoso central. Os sintomas da má absorção congênita de folato são diarreia, déficit de crescimento, anemia megaloblástica (nos primeiros meses de vida), glossite, infecções (*Pneumocystis jiroveci*) com hipoimunoglobulinemia e anormalidades neurológicas (convulsões, deficiência intelectual e calcificações dos núcleos da base). Pode-se verificar a presença de macrocitose com ou sem neutropenia, células polimorfonucleares multilobuladas, aumento da desidrogenase láctica e da bilirrubina, saturação aumentada da transferrina e nível diminuído de colesterol. Ocorrem baixos níveis de folato no soro e no líquido cefalorraquidiano. As concentrações plasmáticas de homocisteína, bem como as excreções urinárias de ácido formiminoglutâmico e de ácido orótico, estão elevadas. A deficiência de longa duração é mais bem documentada com o uso de folato eritrocitário. O tratamento consiste em grandes doses de folato oral (até 100 mg/dia) ou sistêmico (intratecal). A sulfassalazina e o metotrexato são potentes inibidores do PCFT. Portanto, a deficiência de folato pode se desenvolver durante o tratamento com esses fármacos. Embora o RFC1 seja expresso de forma onipresente, incluindo a membrana com borda em escova no intestino delgado, seu envolvimento na captação intestinal de folato ainda não foi confirmado.

Já foi descrita a base molecular do transporte intestinal de outras vitaminas hidrossolúveis, tais como a vitamina C (transportadores de vitamina C dependentes de Na^+ 1 e 2), a piridoxina/vitamina B_6 e a biotina/vitamina B_5 (transportador multivitamínico dependente de Na^+); todavia, ainda não foram identificados defeitos congênitos desses sistemas transportadores em seres humanos. A síndrome da **anemia megaloblástica responsiva à tiamina/vitamina B_1**, que está associada ao diabetes melito tipo 1 de início precoce e à surdez neurossensorial, é causada por mutações na proteína transportadora de tiamina, a THTR-1 (SLC19A2), presente na borda em escova.

DISTÚRBIOS NA ABSORÇÃO DE ELETRÓLITOS E MINERAIS

A **cloridorreia congênita (diarreia congênita perdedora de cloreto - DCC)** pertence às causas mais comuns de diarreia congênita grave, com uma prevalência de 1:20.000 na Finlândia. É causada por um defeito do gene *SLC26A3*, que codifica um trocador de Cl^-/HCO_3^- independente de Na^+ presente nas membranas apicais do epitélio ileal e do cólon. Foram descritas as mutações desencadeadoras em pacientes finlandeses, poloneses e árabes: V317del, I675-676ins e G187X, respectivamente. O trocador de Cl^-/HCO_3^- absorve o cloreto proveniente do ácido gástrico e do regulador de condutância transmembrana da fibrose cística e secreta bicarbonato no lúmen, neutralizando então a acidez da secreção gástrica.

No período pré-natal, a DCC é caracterizada por polidrâmnio materno, alças intestinais dilatadas e parto prematuro. Os recém-nascidos com DCC apresentam *diarreia secretora* grave e potencialmente fatal durante as primeiras semanas de vida. Em poucos pacientes com DCC foi relatada a presença de vólvulo. Os achados laboratoriais consistem em alcalose metabólica, hipocloremia, hipopotassemia e hiponatremia (com alta atividade plasmática de renina e aldosterona). As concentrações de cloreto fecais são maiores que 90 mmol/ℓ e ultrapassam a soma do sódio e do potássio fecais. O diagnóstico precoce e a substituição enteral agressiva de KCl durante toda vida e em combinação com NaCl (doses de cloreto de 6 a 8 mmol/kg/dia para lactentes e 3 a 4 mmol/kg/dia para pacientes de mais idade) previnem a mortalidade e as complicações a longo prazo (como infecções urinárias, hiperuricemia com calcificações renais, insuficiência renal e hipertensão) e possibilitam crescimento e desenvolvimento normais. Os inibidores da bomba de prótons administrados por via oral, tais como a colestiramina e o butirato, podem reduzir a gravidade da diarreia. Em geral, os sintomas de diarreia tendem a regredir com a idade. No entanto, as doenças febris tendem a exacerbar os sintomas em consequência da desidratação grave e dos desequilíbrios eletrolíticos. (Ver Capítulo 71 para tratamento hidreletrolítico.)

A forma clássica da **diarreia congênita perdedora de sódio** (DCS) manifesta-se com polidrâmnio, *diarreia secretora* massiva, acidose metabólica grave, fezes alcalinas (pH fecal > 7,5) e hiponatremia em consequência de perdas fecais de Na^+ (Na^+ fecal > 70 mmol/ℓ). A secreção urinária de sódio é baixa a normal. A DCS é clínica e geneticamente heterogênea. Uma forma sindrômica da DCS com ceratite pontilhada superficial, atresia coanal ou anal, hipertelorismo e erosões das córneas tem sido relacionada a mutações no gene *SPINT2* codificando um inibidor de serina protease, cuja ação fisiopatológica na absorção intestinal de Na^+ não está bem esclarecida. Esta forma da DCS é também referida como **DEI** (displasia do epitélio intestinal), pois frequentemente a histologia desse tecido mostra enterócitos agrupados que formam "tufos" com criptas ramificadas (ver Capítulo 364.3). Dois defeitos genéticos foram identificados até agora em vários pacientes com a forma não sindrômica da DCS. Em quatro pacientes, foram descritas mutações de ativação dominantes no receptor guanilato ciclase C (*GUCY2C*) causando um espectro de diarreias secretoras, incluindo a DCS não sindrômica. Estas mutações estiveram associadas a níveis elevados de monofosfato de guanosina cíclico intracelular (cGMP) que induzem a inibição do trocador de NHE3 por meio de sua fosforilação pela cGMP quinase II. Em nove pacientes com DCS não sindrômica, foram identificadas mutações no gene *SLC9A3*, o gene que codifica o antiportador 3 de Na^+/H^+ (NHE3), o principal permutador intestinal de Na^+/H^+. A DII desenvolveu-se em vários pacientes com mutações GC-C dominantes e também em dois de nove pacientes com mutações recessivas no gene SLC9A3, implicando o NHE3 na patogênese da DII em um subgrupo de pacientes. A forma congênita da **acrodermatite êntero-hepática** manifesta-se com deficiência grave de zinco corporal pouco depois do nascimento em crianças alimentadas com mamadeira ou após desmame do aleitamento materno. Os sinais clínicos deste distúrbio consistem em anorexia, diarreia, atraso do crescimento, imunodeficiências humoral e celular (cicatrização deficiente de lesões, infecções recorrentes), hipogonadismo masculino, lesões cutâneas (dermatite vesicobolhosa nos membros e nas regiões perianal, perigenital e perioral e alopecia) e anormalidades neurológicas (tremor, apatia, depressão, irritabilidade, nistagmo, fotofobia, cegueira noturna e hipogeusia). O defeito genético da acrodermatite êntero-hepática é causado por mutação na proteína Zrt-Irt-*like* 4 (ZIP4, SLC39A4), normalmente expressa na membrana apical e que possibilita a captação de zinco dentro do citosol dos enterócitos. A fosfatase alcalina dependente de zinco e os níveis plasmáticos deste mineral estão baixos. As células de Paneth na cripta da mucosa do intestino delgado exibem corpúsculos de inclusão. A acrodermatite êntero-hepática exige tratamento a longo prazo com zinco elementar na dose de 1 mg/kg/dia. A deficiência materna de zinco compromete os desenvolvimentos embrionário, fetal e pós-natal. As formas *adquiridas* de deficiência de zinco são descritas no Capítulo 67. A deficiência transitória de zinco neonatal é um distúrbio autossômico dominante com manifestações similares às da EA. A doença é causada por mutações no ZnT2, o transportador responsável pelo fornecimento de zinco ao leite humano.

A **doença de Menkes** e a **síndrome do corno occipital** são causadas por mutações no gene que codifica a adenosina trifosfatase (ATPase) transportadora de Cu^{2+}, alfapolipeptídeo (ATP7A), também denominado proteína de Menkes ou MNK. O ATP7A é expresso principalmente pelos enterócitos, pelas células da placenta e pelo sistema nervoso central e localiza-se na rede *trans*-Golgi para a transferência de cobre para as enzimas da via secretora ou para os endossomos a fim de facilitar o efluxo deste mineral. Os valores do cobre no fígado e no cérebro são baixos, em contraste com o seu aumento nas células da mucosa, incluindo enterócitos e fibroblastos. Os níveis plasmáticos de cobre e de ceruloplasmina declinam na vida pós-natal. As características clínicas da doença de Menkes consistem em degeneração cerebral progressiva (convulsões), dificuldades de alimentação, atraso do crescimento, hipotermia, apneia, infecções (do trato urinário), fácies peculiar, anormalidades no cabelo (cabelos retorcidos), hipopigmentação, alterações ósseas e pele frouxa. Os pacientes com a forma clássica da doença de Menkes habitualmente morrem antes dos 3 anos. Um ensaio terapêutico com cobre-histidinase deve ser iniciado antes de 6 semanas de vida. Diferentemente da doença de Menkes, a síndrome do corno occipital manifesta-se habitualmente durante a adolescência com inteligência limítrofe, anormalidades craniofaciais, displasia esquelética (clavículas curtas, peito escavado, joelho valgo), anormalidades do tecido conjuntivo, diarreia crônica, hipotensão ortostática, uropatia obstrutiva e osteoporose. Deve ser diferenciada da síndrome de Ehlers-Danlos tipo V.

A absorção ativa de cálcio é mediada pelo canal potencial receptor transitório 6 (TRPV6) na membrana da borda em escova, pela calbindina, pela Ca-ATPase ou pelo trocador de Na^+-Ca^{++} para o efluxo de cálcio na membrana basolateral, na parte proximal do intestino delgado. Ainda não foi descrito um defeito congênito nesses transportadores.

A absorção intestinal do magnésio da dieta, que ocorre por meio do canal potencial receptor transitório TRPM6 na membrana apical, fica comprometida na **hipomagnesemia familiar com hipocalcemia secundária**, que se manifesta com convulsões neonatais e tetania.

A **absorção intestinal de ferro** consiste em vários processos reguladores complexos que começam com a captação do ferro contendo heme pela proteína carreadora de heme 1 (HCP1) e Fe^{2+} (após redução luminal do Fe^{3+} oxidado) pelo transportador de metal divalente 1 (DMT1) na membrana apical seguida de efluxo do Fe^{2+} pela ferroportina 1 (também denominada transportador regulado por ferro) na membrana basolateral dos enterócitos duodenais. O hormônio hepático hepcidina tem um papel fundamental na homeostase do ferro ao interagir com a ferroportina. Quando se liga à ferroportina, a hepcidina induz a fosforilação do ferro exportador, causando então sua internalização e degradação. Uma diminuição no nível da proteína ferroportina na superfície celular inibe a exportação de ferro dos reservatórios intracelulares. Assim, a hepcidina controla os níveis plasmáticos de ferro reduzindo a absorção deste mineral no intestino, diminuindo a liberação de ferro dos hepatócitos e impedindo a reciclagem de ferro pelos macrófagos. A deficiência de hepcidina causa sobrecarga de ferro na hemocromatose hereditária e nas anemias de carga de ferro, enquanto o excesso de hepcidina causa ou contribui para o desenvolvimento de anemia com restrição de ferro em doenças inflamatórias, infecções, alguns tipos de câncer e doença renal crônica. Foram identificadas mutações no gene da ferroportina 1 na forma autossômica dominante da **hemocromatose** tipo 4. As mutações no gene da hemocromatose (HFE) (Cys282Tyr, His63Asn, Ser65Cys) da hemocromatose clássica reduzem a captação endocítica da transferrina diférrica pelo receptor de transferrina 1 na membrana basolateral do epitélio intestinal. A hepcidina é o gene defeituoso da hemocromatose juvenil (tipo 2, subtipo B). A hepcidina elevada resulta em hipoferremia e suprimento insuficiente de ferro para a eritropoese, o que leva a diferentes tipos de anemia. As causas subjacentes da elevação da hepcidina nas anemias restritas ao ferro são variadas. A hepcidina é o gene defeituoso da hemocromatose juvenil (tipo 2, subtipo B). A hepcidina elevada resulta em hipoferremia e suprimento insuficiente de ferro para a eritropoese, o que leva a diferentes tipos de anemia. As causas subjacentes da elevação da hepcidina nas anemias restritas ao ferro são variadas. Um exemplo da causa genética do aumento da hepcidina é a **anemia ferropriva refratária à deficiência de ferro** familiar (AFRDF), um distúrbio autossômico recessivo causado por mutação na matriptase-2 (*TMPRSS6*), um regulador negativo da expressão da hepcidina. Esta anemia é caracterizada por níveis muito baixos de ferro no plasma, ausência de resposta à terapia com ferro oral e correção parcial por ferro parenteral. Mutações no transportador DMT1 (*SLC11A2*) são outra causa de **AFRDF**. O desenvolvimento de anemia microcítica hipocrômica grave é característico desses pacientes; no entanto, surpreendentemente, alguns deles carregam ferro no fígado.

A bibliografia está disponível no GEN-io.

Capítulo 365
Transplante Intestinal em Crianças com Insuficiência Intestinal

Jorge D. Reyes e Adré A. S. Dick

A introdução de tacrolimo e o desenvolvimento das técnicas de captação de múltiplos órgãos abdominais permitiram a adaptação de vários tipos de enxerto de intestino, que podem conter outros órgãos abdominais, tais como fígado, pâncreas e estômago. O entendimento de que o fígado protege o intestino contra a rejeição demonstra a interação dos imunócitos de receptores e doadores (hospedeiro *versus* enxerto e enxerto *versus* hospedeiro) que, sob imunossupressão, permite diferentes graus de aceitação do enxerto e a eventual minimização da terapia medicamentosa. Ao longo dos últimos anos, o número de pacientes inscritos na lista e aqueles submetidos ao transplante intestinal diminuiu, o que pode ser resultado de (1) melhorias no atendimento de pacientes com insuficiência intestinal sob a gestão de equipes de tratamento multidisciplinar, (2) introdução de novas estratégias de tratamento com lipídios para o manejo da doença hepática colestática e (3) cirurgia corretiva de aumento da superfície de absorção e motilidade, o que levou a aumento na sobrevida e diminuição na morbidade.

INDICAÇÕES PARA O TRANSPLANTE INTESTINAL

A insuficiência intestinal descreve um paciente que tenha perdido a capacidade de manter os requisitos adequados para o aporte nutricional e de líquidos necessários para sustentar o crescimento com as funções do seu próprio intestino e é permanentemente dependente de nutrição parenteral total (NPT). A maioria desses pacientes têm intestinos curtos, como resultado de alteração congênita ou condição adquirida (ver Capítulo 364.7). Em outros pacientes, a causa da falência intestinal é um distúrbio funcional da motilidade ou da absorção (Tabela 365.1). Raramente, os pacientes recebem transplantes intestinais para neoplasias benignas. As complicações da insuficiência intestinal incluem falência de acesso venoso, infecções com risco à vida e doença hepática colestática induzida por NPT.

Falência de acesso venoso

A administração de NPT requer a inserção de um cateter venoso colocado centralmente, havendo apenas seis locais de fácil acesso (veias jugulares internas bilaterais, subclávias, ilíacas). A falência de acesso venoso ocorre geralmente por sepse recorrente por causa do cateter e trombose; o consenso clínico sugere que a perda de 50% destes locais de acesso venoso coloca o paciente em risco de não poder ser tratado com NPT.

Infecções com risco à vida

Infecções com risco à vida são geralmente relacionadas aos cateteres; a ausência de porções significativas de intestino pode ser associada à motilidade anormal do intestino residual (produzindo tanto esvaziamento retardado quanto rápido), com vários graus de crescimento exacerbado de bactérias e possível translocação bacteriana ou fúngica, como consequência da perda de função da barreira intestinal e/ou perda de imunidade intestinal. Esta situação pode produzir doença colestática hepática, insuficiência de múltiplos órgãos e focos infecciosos metastáticos nos pulmões, rins, fígado e cérebro.

Doenças hepáticas

O desenvolvimento de doença hepática colestática é a complicação mais grave de insuficiência intestinal e pode ser consequência de toxicidade farmacológica da NPT em hepatócitos, interrupção do fluxo de bile e do metabolismo dos ácidos biliares e da ocorrência frequente de translocação bacteriana e sepse com liberação de endotoxinas na circulação portal. Esta é uma complicação que varia em frequência, dependendo da idade do paciente e da etiologia da insuficiência intestinal; é mais comum em recém-nascidos com intestino extremamente curto. Os efeitos no fígado incluem metabolismo alterado de gorduras, esteato-hepatite e necrose, fibrose e, em seguida, colestase. O desenvolvimento de icterícia clínica (bilirrubina total > 3 mg/dℓ) e trombocitopenia são fatores de risco significativos para um resultado

Tabela 365.1	Causas de insuficiência intestinal que requerem transplante em crianças.
INTESTINO CURTO	
• Distúrbios congênitos	
• Vólvulos	
• Gastrósquise	
• Enterocolite necrosante	
• Atresia intestinal	
• Traumatismo	
DISMOTILIDADE INTESTINAL	
• Pseudo-obstrução intestinal	
• Aganglionose intestinal (doença de Hirschsprung)	
DISFUNÇÃO ENTEROCÍTICA	
• Doença de inclusão de microvilosidades	
• Enteropatia com formação de tufos epiteliais	
• Distúrbios autoimunes	
• Doença de Crohn	
TUMORES	
• Polipose familiar	
• Pseudotumor inflamatório	

desfavorável, pois estas mudanças sugerem evolução para o desenvolvimento de gastroenteropatia portal hipertensiva, hiperesplenismo, coagulopatia e sangramento incontrolável.

CIRURGIA DE TRANSPLANTE

Seleção de doadores

Os enxertos intestinais geralmente são adquiridos de doadores hemodinamicamente estáveis em morte encefálica, com sistemas ABO-idênticos que tenham evidência clínica ou laboratorial mínima sugerindo isquemia intra-abdominal; a equivalência em tamanho varia de acordo com a idade dos receptores; as presentes técnicas cirúrgicas permitem reduções significativas do enxerto, a fim de permitir o fechamento abdominal. O antígeno leucocitário humano tem sido aleatório e as reações cruzadas não foram determinantes da aceitação do enxerto. Os critérios de exclusão incluem história de malignidade e provas intra-abdominais de infecção; as infecções virais ou bacterianas sistêmicas não são causas de exclusão. A preparação dos doadores tem sido limitada à administração de antibióticos sistêmicos e enterais. A profilaxia para doença do enxerto *versus* hospedeiro com pré-tratamento com irradiação ou anticorpo monoclonal antilinfócito tem variado ao longo do tempo. Os enxertos têm sido conservados com a solução da University of Wisconsin, como é o caso de outros tipos de órgãos abdominais.

Tipos de enxertos intestinais

Os aloenxertos intestinais são utilizados de várias formas, seja isoladamente (como um **enxerto de intestino isolado**) ou como um enxerto composto, que pode incluir fígado, duodeno e pâncreas (**enxerto de fígado-intestino**); quando esse enxerto composto inclui o estômago e a operação no receptor exige a remoção de todo o trato gastrintestinal do paciente (como na pseudo-obstrução intestinal) e o fígado, esta substituição de enxerto é conhecida como **enxerto multivisceral**.

A aquisição destes vários tipos de enxertos é centralizada na preservação do vaso arterial celíaco e/ou mesentérico superior, bem como na via venosa adequada, o que incluiria a veia mesentérica superior ou as veias hepáticas nos enxertos compostos. Os enxertos compostos maiores obrigatoriamente mantêm as artérias celíaca e mesentérica superior; isto inclui os enxertos multiviscerais, enxertos de fígado com intestino delgado e *enxertos modificados multiviscerais*, em que o fígado é excluído, mas todo o trato gastrintestinal é substituído, inclusive o estômago. No transplante isolado de intestino, o enxerto mantém a artéria mesentérica superior e a veia; esse enxerto pode ser feito com preservação dos vasos que vão para o pâncreas, quando este órgão foi alocado para outro destinatário. O enxerto que é para ser usado em um receptor particular é dissecado *in situ* e, em seguida, removido após a parada cardíaca do doador, com congelamento da massa do órgão, utilizando uma infusão de solução de conservação (Figura 365.1).

Várias modificações nesses enxertos têm incluído a preservação dos gânglios viscerais na base das artérias, a inclusão do duodeno e do pâncreas do doador no enxerto de fígado e intestino, a inclusão do cólon, a redução do enxerto de fígado (no lado esquerdo ou direito), a redução variável do enxerto de intestino e o desenvolvimento de enxertos de intestino de doadores vivos.

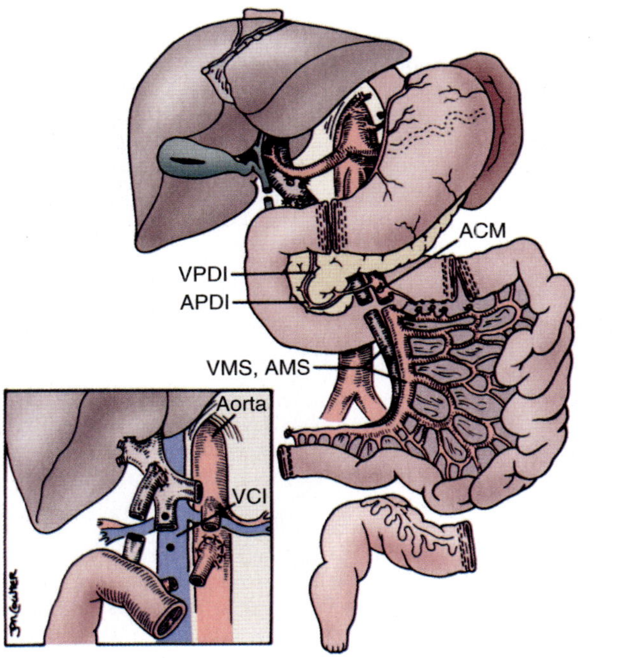

Figura 365.1 **Os diversos órgãos abdominais podem ser dissecados *in situ*, gerando enxertos isolados ou compostos de acordo com a necessidade do paciente.** A separação do intestino e do pâncreas é factível, com preservação da artéria (*APDI*) e da veia (*VPDI*) pancreaticoduodenal inferior. O uso de enxertos vasculares do doador permite conexões ao pedículo mesentérico superior (artéria [*AMS*] e veia [*VMS*]), à aorta, à veia cava inferior (*VCI*) ou à veia porta (*inserto*). *ACM*, artéria coronária maior. (*De Abu-Elmagd K, Fung J, Bueno J et al.: Logistics and technique for procurement of intestinal, pancreatic and hepatic grafts from the same donor,* Ann Surg *232:680–697, 2000.*)

Cirurgia no receptor

Devido ao fato de muitas crianças terem passado por múltiplas cirurgias abdominais anteriores, o transplante intestinal pode ser um grande desafio técnico; a maioria das crianças exige a substituição do fígado por causa de doença causada por NPT e a frequente presença de insuficiência hepática avançada. O transplante de enxerto intestinal isolado envolve a exposição do abdome inferior, da aorta infrarrenal e da veia cava inferior. A colocação de homoenxertos vasculares, ligando a artéria e a veia ilíaca de doadores a esses vasos, permite arterialização e drenagem venosa do enxerto intestinal. Nos pacientes que mantiveram o seu intestino e, em seguida, foram submetidos a uma enterectomia no momento do transplante, a utilização dos vasos mesentéricos superiores nativos é viável.

O transplante de enxerto composto maior requer a remoção e a substituição do fígado nativo com implante do fígado com o intestino e esvaziamento abdominal completo, no transplante multivisceral. De um modo semelhante, a aorta infrarrenal é exposta para a colocação de um canal de enxerto arterial (um doador de aorta torácica) para arterialização do enxerto. A drenagem venosa é realizada pelas veias hepáticas mantidas, que são transformadas em um único canal para anastomose ao enxerto de fígado.

A anastomose intestinal no intestino nativo proximal e distal é realizada, deixando uma enterostomia do enxerto no íleo distal; esta será utilizada para endoscopia de rotina de vigilância pós-transplante e biopsia. Esta ostomia é fechada em 3 a 6 meses após o transplante (Figura 365.2).

TRATAMENTO PÓS-OPERATÓRIO

Imunossupressão

A imunossupressão bem-sucedida para transplante de intestino é iniciada com tacrolimo e corticosteroides. Isto requeria altos níveis de tacrolimo (na faixa nefrotóxica) e, embora as taxas de sucesso iniciais fossem muito altas, eram seguidas por índices de rejeição de > 80%, infecção e toxicidade tardia a fármacos, o que resultava em perda gradual de enxertos e pacientes. A geração seguinte de protocolos incorporou a adição de outros agentes, tais como azatioprina, ciclofosfamida, indução com um anticorpo antagonista de interleucina-2, micofenolato de mofetila e rapamicina. Esta modificação resultou em uma incidência menor na gravidade da rejeição inicial; a capacidade de diminuir a imunossupressão mais tardiamente não permitiu a estabilização da sobrevida a longo prazo. A introdução de *pré-tratamento do receptor do órgão* utilizando anticorpos antilinfocitários e a eliminação de terapia do receptor com esteroides têm resultado na melhora da sobrevida após o transplante, como resultado de redução significativa na incidência de rejeição e infecção, permitindo a diminuição gradual da terapia de fármaco imunossupressor dentro de 3 meses e a redução em eventos de toxicidade pelos fármacos. O regime mais comum de indução inicial usado é o de agentes depletores de células T seguido pelo antagonista do receptor de interleucina-2 (Figura 365.3). O eixo central da manutenção da imunossupressão é a terapia dupla com tacrolimo e prednisona. A maioria dos paciente fica em monoterapia com tacrolimo por 1 ano (Figura 365.4).

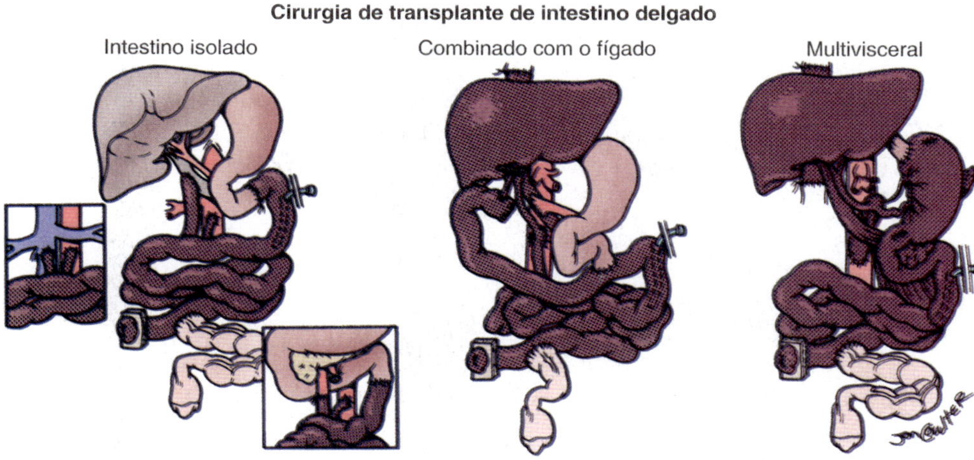

Figura 365.2 Os três procedimentos básicos de transplante (o enxerto está *hachurado*). Com o intestino isolado, o escoamento venoso pode ser para a veia porta receptora (*figura principal*), para a veia cava inferior (*inserto da esquerda*) ou para a veia mesentérica superior (*inserto da direita*). Nos enxertos compostos, os quais incluem o fígado, a arterialização ocorre a partir da aorta com a drenagem venosa para fora do fígado para a veia cava inferior.

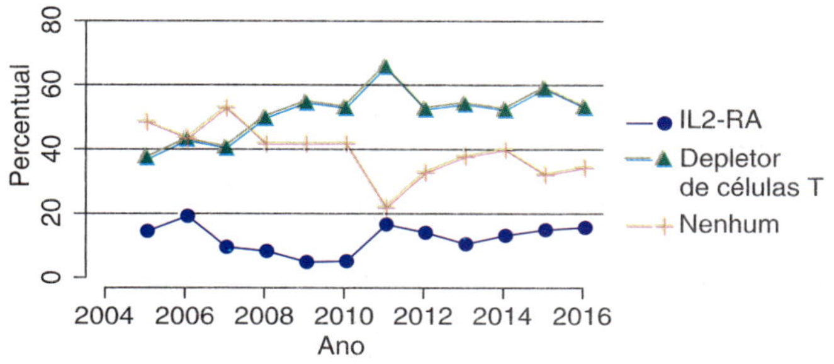

Figura 365.3 Agentes de indução usados nos receptores de transplante intestinal. Imunossupressão em transplantes relatados à OPTN. *IL2-RA*, antagonista do receptor de interleucina-2. (*De Organ Procurement and Transplantation Network (OPTN) e Scientific Registry of Transplant Recipients (SRTR). OPTN/SRTR 2016 Annual Data Report.* Fig IN28. Rockville, MD: *Department of Health and Human Services, Health Resources and Services Administration, 2018. Disponível em* https://srtr.transplant.hrsa.gov/annual_reports/Default.aspx.)

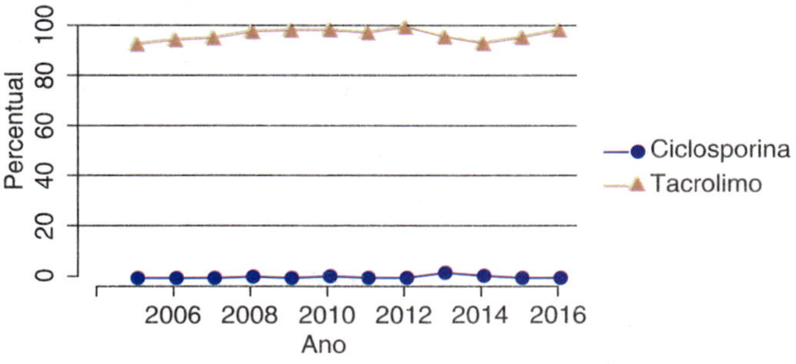

Figura 365.4 Uso do inibidor de calcineurina nos receptores de transplante intestinal. Imunossupressão em transplantes relatados à OPTN. (*De Organ Procurement and Transplantation Network (OPTN) and Scientific Registry of Transplant Recipients (SRTR). OPTN/SRTR 2016 Annual Data Report. Fig IN29. Rockville, MD: Department of Health and Human Services, Health Resources and Services Administration; 2018. Disponível em* https://srtr.transplant.hrsa.gov/annual_reports/Default.aspx.)

Avaliação do aloenxerto

Não existem ferramentas laboratoriais simples que permitam a avaliação do enxerto intestinal. O padrão-ouro para diagnóstico da rejeição do enxerto intestinal tem sido a vigilância endoscópica em série e biopsias através da ileostomia do enxerto. Os sinais clínicos e sintomas de infecção ou rejeição do aloenxerto podem se sobrepor e mascarar uns aos outros, produzindo diarreia rápida ou íleo paralítico, com síndromes de pseudo-obstrução ou hemorragia gastrintestinal. Quaisquer alterações no estado clínico devem justificar a avaliação completa de rejeição com biopsias endoscópicas e uma avaliação para infecção oportunista, má absorção e outras infecções entéricas.

O diagnóstico de *rejeição aguda* baseia-se na visualização de destruição de células epiteliais de cripta por apoptose, em associação com um infiltrado misto de linfócitos. Estes achados histológicos podem ou não se correlacionar com evidências endoscópicas de lesões, que variam de eritema difuso e friabilidade a úlceras e, em casos de rejeição grave, esfoliação da mucosa intestinal. A *rejeição crônica* do aloenxerto só pode ser diagnosticada por meio de amostra da espessura total do intestino, que mostra vasculopatia típica que pode resultar em isquemia progressiva do enxerto.

Rejeição e doença do enxerto *versus* hospedeiro

As taxas de rejeição aguda para os aloenxertos intestinais são significativamente mais elevadas do que qualquer outro órgão, na faixa de 80 a 90%, e a rejeição grave, que requer uso de preparações de anticorpos antilinfocitários, em taxas tão elevadas quanto 30%. Os regimes triplos de fármacos e o uso de anticorpos inibidores de interleucina-2 resultaram em diminuição significativa das taxas de rejeição; no entanto, a quantidade da imunossupressão é incompatível com melhorias no paciente a longo prazo e sobrevida do enxerto. Índices de rejeição de 40% são atingidos com o uso de globulina antilinfocítica. Estes protocolos induzem vários graus de *tolerância apropriada*, o que pode, eventualmente, permitir a minimização de imunossupressão, reduzindo assim o risco de toxicidade do fármaco e de infecção. A rejeição vascular tem sido uma ocorrência rara, e a rejeição crônica tem sido observada em aproximadamente 15% dos casos.

A doença do enxerto *versus* hospedeiro é pouco frequente, mas potencialmente fatal; a taxa de mortalidade é superior a 80% e a maioria dos receptores morre de complicações infecciosas por falência da medula óssea. A incidência observada no transplante intestinal é de 5 a 6%. Embora nenhum tratamento padrão esteja disponível, o diagnóstico precoce, a prevenção da infecção e o início do tratamento, logo que possível, podem melhorar os resultados.

Infecções

As complicações infecciosas são a causa mais importante de morbidade e mortalidade após o transplante intestinal. As infecções mais comuns (bacterianas, fúngicas, polimicrobianas) ocorrem como resultado da necessidade de colocação de cateter venoso permanente para o pós-transplante por até 1 ano. As infecções, como consequência da administração de fármaco imunossupressor, são por citomegalovírus (CMV) (22% de incidência), induzidas por vírus Epstein-Barr (EBV) (21% de incidência) e enterite por adenovírus (40% de incidência). Apesar das melhorias no controle e na prevenção, o CMV continua a ser o agente causador mais comum de infecção viral pós-transplante intestinal. O CMV pode ser adquirido a partir de transfusões de sangue, reativação de vírus endógenos ou por enxerto doado infectado. Os receptores com maior risco para a infecção por CMV são aqueles soronegativos que recebem enxerto de um doador que é soropositivo. As duas estratégias de prevenção da infecção por CMV comumente empregadas são a profilaxia universal e a terapia preventiva. As orientações do consenso recomendam o tratamento profilático para pacientes de alto risco (doadores +/receptores –). Os fármacos preferidos para a profilaxia de CMV são o ganciclovir e valganciclovir oral.

Os pacientes com risco mais alto de infecção por EBV são aqueles soronegativos no momento do transplante e aqueles que necessitam de uma terapia imunossupressora de alta carga para manter o seu enxerto. A doença por EBV varia de viremia assintomática a doença linfoproliferativa pós-transplante (PTLD; do inglês, *posttransplant lymphoproliferative disease*). A incidência de PTLD relacionada com EBV é mais elevada em pacientes que receberam aloenxertos intestinais em comparação com fígado, coração ou rins. As crianças têm maior incidência de PTLD em comparação com os adultos, e são mais propensas a ter EBV + PTLD. O diagnóstico e a prevenção de PTLD precoces são essenciais e o objetivo principal do procedimento é reduzir a imunossupressão, embora alguns pacientes necessitem de quimioterapia. A utilização de anticorpos monoclonais anticélulas B, tais como o rituximabe, um anticorpo anti-CD20, na PTLD tem sido bem-sucedida, de acordo com o observado em estudos sem verificação experimental. O tratamento bem-sucedido dessas infecções virais é conseguido por meio de detecção e terapia precoces, tanto para o CMV quanto para o EBV, antes do desenvolvimento de uma infecção grave com risco à vida. Esta abordagem tem melhorado os resultados para o CMV, eliminando a mortalidade na população pediátrica com a doença (ver Capítulos 205, 281 e 282).

Resultados

O transplante intestinal é o tratamento padrão para crianças com insuficiência intestinal que tenham complicações significativas de NPT e já não consigam mais tolerar tal terapia. Dados do Relatório Anual da Organ Procurement and Transplantation Network (OPTN)/Scientific Registry of Transplant Recipients (SRTR) de 2015 e relatórios de centros específicos documentaram melhorias significativas nas sobrevidas em curto e longo prazo para transplantes que ocorreram principalmente nos últimos 10 anos; as taxas de falha do enxerto de transplantes intestinais isolados para transplantes de doadores falecidos em 2013-2014 eram de 24,5% em 1 ano, 42,4% em 3 anos para transplantes em 2011-2012 e 54% em 5 anos para transplantes em 2009-2010 (Figura 365.5). Para os receptores de fígado-intestino durante o mesmo período, as taxas de falha do enxerto foram de 27% em 1 ano, 33,3% em 3 anos, 48,7% em 5 anos e 51% em 10 anos para transplantes entre 2003-2004 (Figura 365.6).

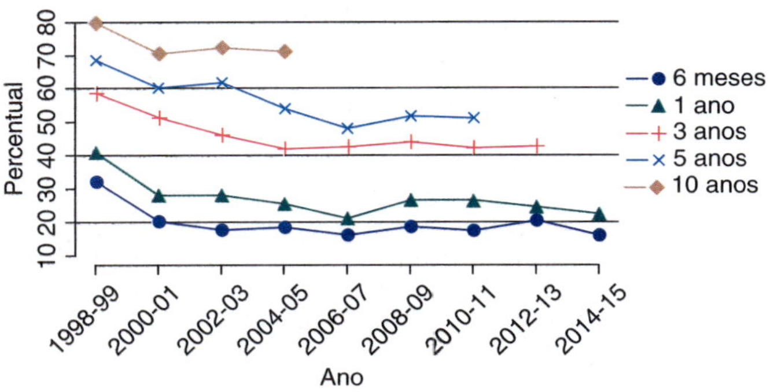

Figura 365.5 **Falha no enxerto entre receptores de transplantes do intestino sem fígado.** Todos são receptores de intestinos de doadores falecidos, incluindo transplante multiórgãos. Os pacientes foram acompanhados até o início do retransplante, falha do enxerto, morte ou 31 de dezembro de 2016. Estimativas computadas com os modelos de riscos proporcionais de Cox ajustados para idade, sexo e raça. (*De Organ Procurement and Transplantation Network (OPTN) and Scientific Registry of Transplant Recipients (SRTR). OPTN/SRTR 2016 Annual Data Report. Fig IN37. Rockville, MD: Department of Health and Human Services, Health Resources and Services Administration; 2018. Disponível em* https://srtr.transplant.hrsa.gov/annual_reports/Default.aspx.)

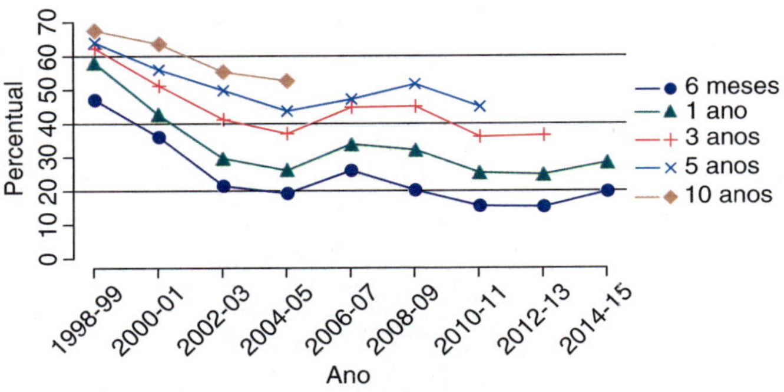

Figura 365.6 **Falha no enxerto entre receptores de transplantes do intestino com fígado.** Todos são receptores de intestinos de doadores falecidos, incluindo transplante multiórgãos. Os pacientes foram acompanhados até o início do retransplante, falha do enxerto, morte ou 31 de dezembro de 2016. Estimativas computadas com os modelos de riscos proporcionais de Cox ajustados para idade, sexo e raça. (*De Organ Procurement and Transplantation Network (OPTN) and Scientific Registry of Transplant Recipients (SRTR). OPTN/SRTR 2016 Annual Data Report. Fig IN38. Rockville, MD: Department of Health and Human Services, Health Resources and Services Administration; 2018. Disponível em* https://srtr.transplant.hrsa.gov/annual_reports/Default.aspx.)

Espera-se que, com as estratégias de minimização usadas atualmente, a sobrevida a longo prazo atinja o mesmo patamar que ocorre com outros transplantes de órgãos; estudos de reabilitação e de qualidade de vida têm mostrado que mais de 80% dos sobreviventes chegam à total independência de NPT e têm atividades de vida significativas. Consequentemente, ocorreu um aumento nos esforços para melhorar os resultados e a qualidade de vida a longo prazo.

A bibliografia está disponível no GEN-io.

Capítulo 366

Gastrenterite Aguda em Crianças

Karen L. Kotloff

O termo *gastrenterite* refere-se a uma inflamação do trato gastrintestinal, mais comumente como resultado de infecções com patógenos bacterianos, virais ou parasitários (Tabelas 366.1 a 366.3). Muitas dessas infecções são doenças transmitidas por alimentos (Tabela 366.4). Várias síndromes clínicas são frequentemente descritas porque têm diferentes (embora sobrepostas) etiologias, resultados e tratamentos. A **gastrenterite aguda** (GEA) engloba a maioria dos casos infecciosos de diarreia. As manifestações mais comuns consistem em diarreia e vômitos, que também podem estar associados a manifestações sistêmicas, como dor abdominal e febre. **Disenteria** refere-se a uma síndrome caracterizada por pouco e frequente material fecal, com sangue visível, muitas vezes acompanhado de febre, tenesmo e dor abdominal. Isto deve ser distinguido da diarreia sanguinolenta (fezes sanguinolentas de maior volume com menos doença sistêmica) porque as etiologias podem diferir. **Diarreia prolongada** (com duração de 7 a 13 dias) e **diarreia persistente** (com duração de 14 dias ou mais) são importantes devido ao seu impacto sobre o crescimento e a nutrição.

IMPACTO DA DIARREIA INFANTIL

Embora a mortalidade global causada por doenças diarreicas tenha diminuído substancialmente (39%) durante as últimas duas décadas, permanece inaceitavelmente alta. Em 2015, a doença diarreica causou

Tabela 366.1 Etiologia da gastrenterite viral.

ETIOLOGIA	PERÍODO DE INCUBAÇÃO	SINAIS E SINTOMAS AGUDOS	DURAÇÃO DA DOENÇA	PRINCIPAL VEÍCULO E TRANSMISSÃO	FATORES DE RISCO	TESTE DIAGNÓSTICO COMERCIALMENTE DISPONÍVEL
Calicivírus (incluindo norovírus e sapovírus)	12 a 48 h	Náuseas, vômitos, dores abdominais, diarreia, febre, mialgia e cefaleia	1 a 3 dias	Pessoa a pessoa (fecal-oral e aerossóis de vômito), alimentos, água e fômites contaminados com fezes humanas	Muito contagioso (resistente ao cloro e ao calor); produz grandes surtos em locais fechados, como navios de cruzeiro e restaurantes	Não. O teste de material fecal ou vômito usando transcrição reversa seguida de reação em cadeia (RT-PCR) é o método preferido, disponível em laboratórios de saúde pública. Os imunoensaios para norovírus têm baixa sensibilidade. Ensaios de PCR multiplex autorizados pela FDA estão disponíveis para detectar esses organismos A genotipagem do norovírus (GI e GII) é realizada pelo CDC
Rotavírus (grupos A-C), astrovírus e adenovírus entéricos (sorotipos 40 e 41)	2 a 4 dias	Frequentemente inicia com vômito, seguido de diarreia aquosa, febre baixa	3 a 8 dias	Pessoa a pessoa (fecal-oral), fômites. A transmissão de rotavírus por aerossóis pode ser possível	Quase todos os lactentes e crianças em todo o mundo foram infectados aos 2 anos antes da introdução da vacina	Sim. Rotavírus: imunoensaio (preferencial), aglutinação de látex e imunocromatografia das fezes Adenovírus entérico: imunoensaio. Estão disponíveis ensaios de PCR multiplex aprovados pela FDA para detectar esses organismos

CDC, Centers for Disease Control and Prevention. Modificada de Centers for Disease Control and Prevention: Diagnosis and management of foodborne illnesses, *MMWR* 53(RR-4):1-33, 2004.

uma estimativa de 499.000, ou 8,6% de todas as mortes infantis, tornando-se a quarta causa mais comum de mortalidade infantil em todo o mundo. Quase 1 bilhão de episódios ocorreram em 2015 em todo o mundo, resultando em cerca de 45 milhões de anos de vida infantil ajustados por incapacidade. Aproximadamente 86% dos episódios ocorreram na África e no sul da Ásia (63% e 23%, respectivamente). O declínio observado na mortalidade por diarreia, apesar da ausência de mudanças significativas na sua incidência, é o resultado da vacinação preventiva contra o rotavírus e da melhora no tratamento dos casos de diarreia, bem como de melhor nutrição dos lactentes e das crianças. Essas intervenções incluíram a disseminação da terapia com solução de reidratação oral (SRO), tanto doméstica quanto hospitalar, e a melhora do manejo nutricional de crianças com diarreia.

Além do risco de mortalidade, as altas taxas de diarreia podem estar associadas a resultados adversos a longo prazo. As doenças diarreicas, particularmente episódios recorrentes, prolongados ou persistentes em crianças pequenas, podem estar associadas a desnutrição, deficiência de micronutrientes e déficits significativos no desenvolvimento psicomotor e cognitivo.

PATÓGENOS

O rotavírus é a causa mais comum de GEA entre crianças em todo o mundo. Vários outros vírus ocorrem com menos frequência. Norovírus e sapovírus são os dois gêneros de calicivírus que causam a GEA. O genogrupo II de norovírus, genótipo 4 (GII.4), tem predominado globalmente durante a última década. Entre os mais de 50 sorotipos de adenovírus, os identificados como 40 e 41 são mais frequentemente associados à diarreia. Os astrovírus são identificados com menor frequência (Tabela 366.1).

Os principais patógenos bacterianos que causam a GEA são a *Salmonella* não tifoide (NTS), *Shigella*, *Campylobacter* e *Yersinia* (Tabela 366.2). Ao menos cinco sorotipos de *Escherichia coli* infectam humanos: *E. coli* produtora de toxina Shiga (STEC), também conhecida como *E. coli* êntero-hemorrágica (EHEC), *E. coli* enterotoxigênica (ETEC), *E. coli* enteropatogênica (EPEC), *E. coli* enteroagregativa (EAEC) e *E. coli* enteroinvasiva (EIEC). Dois sorogrupos de *Vibrio cholerae* (O1 e O139) produzem a cólera epidêmica e são responsáveis por quase todos os casos esporádicos. A doença causada por *Clostridium difficile* em crianças pode ser tanto nosocomial quanto comunitária. Os patógenos bacterianos que causam doenças transmitidas por alimentos devido à sua capacidade de produzirem toxinas eméticas e/ou enterotoxinas incluem *Bacillus cereus*, *Clostridium perfringens* e *Staphylococcus aureus*. A importância do isolamento de *Aeromonas* e *Plesiomonas* em fezes diarreicas permanece incerta.

Giardia intestinalis, *Cryptosporidium* spp., *Cyclospora cayetanensis* e *Entamoeba histolytica* são os parasitas que mais comumente causam diarreia nos EUA (Tabela 366.3). Pelo menos 13 espécies de *Cryptosporidium* estão associadas a doenças humanas, mas *C. hominis* e, em menor grau, *C. parvum* são mais comuns. O gênero *Entamoeba* compreende seis espécies que colonizam humanos, mas apenas *E. histolytica* é considerado um patógeno humano. *Giardia intestinalis* (anteriormente *G. lamblia* e *G. duodenalis*) é um protozoário flagelado que infecta o intestino delgado e o trato biliar. Outros protozoários que raramente causam GEA são *Isospora belli* (agora designado *Cystoisospora belli*) e *Blastocystis hominis*.

EPIDEMIOLOGIA NOS EUA E EM OUTROS PAÍSES DE RENDA MÉDIA E ALTA

Fatores de risco relacionados ao desenvolvimento econômico. O acesso insuficiente a higiene adequada, saneamento e água potável são os principais fatores associados ao pesado fardo da GEA nos países em desenvolvimento. No entanto, a GEA infecciosa permanece onipresente em países de renda média e alta, embora as consequências graves tenham se tornado incomuns. De fato, o desenvolvimento econômico apresenta seus próprios riscos para a transmissão de patógenos entéricos. A capacidade de produzir em massa e distribuir amplamente os alimentos levou a grandes surtos de GEAs em múltiplos estados norte-americanos devido a NTS, STEC e outros agentes. A globalização despertou o gosto por frutas e vegetais tropicais, criando um mecanismo para a importação de novos patógenos. A crescente frequência de resistência antimicrobiana entre bactérias que causam GEA tem sido associada ao uso de antibióticos como promotores de crescimento para animais criados para alimentação. Instalações recreativas de natação e sistemas de tratamento de água forneceram um veículo para surtos maciços de *Cryptosporidium*, um organismo resistente ao cloro. Locais que servem comida caseira a grandes grupos de pessoas, como hotéis e navios de cruzeiro, são propícios a surtos, assim como instituições nas quais a higiene é comprometida, como creches, prisões e casas de repouso. A hospitalização e a terapia clínica atual criaram um nicho para a infecção nosocomial por *C. difficile* (Tabela 366.5).

Tabela 366.2 Etiologia da gastrenterite bacteriana.

ETIOLOGIA	PERÍODO DE INCUBAÇÃO	SINAIS E SINTOMAS AGUDOS	DURAÇÃO DA DOENÇA	PRINCIPAL VEÍCULO E TRANSMISSÃO	FATORES DE RISCO	TESTE DIAGNÓSTICO COMERCIALMENTE DISPONÍVEL
Bacillus cereus (toxina emética pré-formada)	1 a 6 h	Início súbito de náuseas e vômitos intensos; pode ocorrer diarreia	24 h	Solo e água	Arroz, carnes cozidas ou fritas inadequadamente refrigerados	Não Laboratórios de referência usados em surtos
Bacillus cereus (toxina diarreica formada *in vivo*)	8 a 16 h	Cólicas abdominais, diarreia aquosa; náuseas e vômitos podem estar presentes	1 a 2 dias	Solo e água	Carnes, ensopados, molhos, calda de baunilha	Não Laboratórios de referência usados em surtos
Campylobacter jejuni	1 a 5 dias	Diarreia (10 a 20% dos episódios são prolongados), cólicas, febre e vômitos; diarreia sanguinolenta, bacteriemia, infecções extraintestinais e doença grave em imunocomprometidos	5 a 7 dias (algumas vezes mais de 10 dias), em geral autolimitante	Animais domésticos, incluindo de companhia, selvagens e produtos de origem animal	Carne de aves crua e inadequadamente cozida, leite não pasteurizado, água superficial não tratada	Sim. Coprocultura (exame de rotina em muitos laboratórios, enquanto em outros só é realizado mediante solicitação especial) é preferida; PCR multiplex†
Clostridium difficile, toxina	Desconhecido, pode aparecer semanas após interrupção do uso do antibiótico	Diarreia aquosa leve a moderada que pode progredir para colite pseudomembranosa grave com toxicidade sistêmica	Variável	Pessoa a pessoa (fecal-oral), principalmente nas unidades de saúde	Imunossupressão, doença intestinal ou cirurgia, hospitalização prolongada, antibióticos	Sim. PCR, imunoensaio, ensaio de citotoxicidade
Clostridium perfringens, toxina	8 a 16 h	Diarreia aquosa, náuseas, cólicas abdominais; febre é rara	1 a 2 dias	Ambiente, intestinos humano e animal	Carnes, aves, molhos, alimentos secos ou pré-cozidos, alimentos com tempo e/ou temperatura inadequados	Não Laboratórios de referência usados em surtos
Escherichia coli êntero-hemorrágica (EHEC), incluindo *E. coli* O157:H7 e outras *E. coli* produtoras de toxina Shiga (STEC)	1 a 9 dias (em geral 3 a 4 dias)	Diarreia aquosa que se torna sanguinolenta em 1 a 4 dias em cerca de 40% das infecções; ao contrário da disenteria, as fezes com sangue apresentam grande volume e a febre/toxicidade é mínima Mais comum em crianças com menos de 4 anos	4 a 7 dias	Alimentos e água contaminados com fezes de ruminantes; pessoas e animais infectados (fecal-oral); países predominantemente de recursos elevados	Carne malcozida, especialmente hambúrguer, leite e suco não pasteurizados, frutas cruas, zoológico, natação recreativa, creche. Agentes antiespasmódicos e antibióticos aumentam o risco de síndrome hemolítico-urêmica	Sim. Cultura em ágar sorbitol-MacConkey, imunoensaio para EHEC O157:H7 ou PCR para toxina Shiga†
E. coli enterotoxigênica (ETEC)	1 a 5 dias	Diarreia aquosa, cólicas abdominais, algum vômito	3 a 7 dias	Água ou alimentos contaminados com fezes humanas	Lactentes e crianças pequenas em LMIC e viajantes	Sim. PCR multiplex† ou laboratório de referência
Salmonella spp. não tifoides	1 a 5 dias	Diarreia (10 a 20% prolongada), cãibras, febre e vômitos; diarreia com sangue, bacteriemia, infecções extraintestinais, doença grave em imunocomprometidos	5 a 7 dias (às vezes > 10 dias) geralmente autolimitante	Aves domésticas, gado, répteis, anfíbios, pássaros	Ingestão de alimentos crus ou malcozidos, manuseio inadequado dos alimentos, viajantes, imunossupressão, anemia hemolítica, acloridria, contato com animais infectados	Sim. Coprocultura de rotina (preferencial), PCR multiplex†

(continua)

Tabela 366.2 Etiologia da gastrenterite bacteriana. (*continuação*)

ETIOLOGIA	PERÍODO DE INCUBAÇÃO	SINAIS E SINTOMAS AGUDOS	DURAÇÃO DA DOENÇA	PRINCIPAL VEÍCULO E TRANSMISSÃO	FATORES DE RISCO	TESTE DIAGNÓSTICO COMERCIALMENTE DISPONÍVEL
Shigella spp.	1 a 5 dias (até 10 dias para *S. dysenteriae* tipo 1)	Cólicas abdominais, febre, diarreia Começa com fezes aquosas que podem ser a única manifestação ou prosseguir para disenteria	5 a 7 dias	Pessoas infectadas ou superfícies contaminadas com material fecal (fecal-oral)	Má higiene e saneamento, aglomeração, viajantes, creche, HSH, prisioneiros	Sim. Coprocultura de rotina (preferencial), PCR multiplex†
Staphylococcus aureus (toxina pré-formada)	1 a 6 h	Início súbito de náuseas e vômitos intensos Cólicas abdominais Pode haver diarreia e febre	1 a 3 dias	Aves, mamíferos, laticínios e meio ambiente	Carnes não refrigeradas ou inadequadamente refrigeradas, saladas de batata e ovo, doces recheados com creme	Não Laboratórios de referência usados em surtos
Vibrio cholerae O1 e O139	1 a 5 dias	Diarreia aquosa e vômito, que podem ser profusos e levar a desidratação grave e morte em poucas horas	3 a 7 dias	Alimentos e água contaminados com fezes humanas	Água contaminada, peixe, marisco, comida de rua de ambientes endêmicos ou epidêmicos; grupo sanguíneo O, deficiência de vitamina A	Sim. Coprocultura (requer o ágar TCBS, por isso o laboratório deve ser notificado). O teste rápido é útil em epidemias, mas não fornece suscetibilidade ou subtipo; portanto, não deve ser usado para diagnóstico de rotina
Vibrio parahaemolyticus	2 a 48 h	Diarreia aquosa, cólicas abdominais, náuseas, vômitos. Bacteriemia e infecções de feridas ocorrem de maneira incomum, especialmente em pacientes de alto risco, por exemplo, com doença hepática e diabetes	2 a 5 dias	Estuários e ambientes marinhos; atualmente em expansão pandêmica	Frutos do mar malcozidos ou crus, como peixes, mariscos	Sim. Coprocultura. Requer o ágar TCBS, por isso o laboratório deve ser notificado. Cultura padrão aceitável para feridas e sangue
Vibrio vulnificus	1 a 7 dias	Vômitos, diarreia, dor abdominal. Bacteriemia e infecções de feridas mais comuns e potencialmente fatais em indivíduos imunocomprometidos ou em pacientes com doença hepática crônica (que podem apresentar choque séptico e lesões cutâneas bolhosas hemorrágicas)	2 a 8 dias	Estuários e ambientes marinhos	Frutos do mar inadequadamente cozidos ou crus, particularmente ostras, outros frutos do mar contaminados e feridas abertas expostas à água do mar	Sim. Coprocultura, requer o ágar TCBS, por isso o laboratório deve ser notificado. Cultura padrão aceitável para feridas e hemoculturas
Yersinia enterocolitica e *Yersinia pseudotuberculosis*	1 a 5 dias	Diarreia (10 a 20% prolongada), cãibras, febre e vômitos; diarreia com sangue, bacteriemia, infecções extraintestinais, doença grave em imunocomprometidos; pseudoapendicite ocorre principalmente em crianças mais velhas	5 a 7 dias (às vezes > 10 dias) geralmente autolimitada	Produtos suínos, ocasionalmente pessoa a pessoa e animal a humano, transmitidos pela água e transmitidos pelo sangue (pode se multiplicar durante a refrigeração)	Carne de porco malcozida, manuseio inadequado de alimentos, leite não pasteurizado, tofu, água contaminada, transfusão de uma pessoa bacteriêmica, cirrose, terapia quelante	Sim. Coprocultura em meios e temperatura especiais. Não é realizado em muitos laboratórios, a menos que solicitado. Requer meio especial para crescer. Quando clinicamente relevante, pode ser isolada de vômito, sangue, garganta, linfonodos, líquido articular, urina e bile

†Os ensaios de PCR multiplex aprovados pela FDA estão disponíveis, mas geralmente não são recomendados para diagnóstico em pacientes individuais devido à incapacidade de determinar a suscetibilidade a antimicrobianos para orientar o tratamento ou especiar o organismo causador para a investigação de surtos. *FDA*, Food and Drug Administration; *LMIC*, países de baixa e média renda; *HSH*, homens que fazem sexo com homens; *PCR*, reação em cadeia da polimerase; *TCBS*, tiossulfato-citrato-sais biliares-sacarose. Modificada de Centers for Disease Control and Prevention: Diagnosis and management of foodborne illnesses, *MMWR* 53(RR-4):1-33, 2004.

Tabela 366.3 Etiologia das gastrenterites parasitárias.

ETIOLOGIA	PERÍODO DE INCUBAÇÃO	SINAIS AGUDOS E SINTOMAS	DURAÇÃO DA DOENÇA	PRINCIPAL VEÍCULO E TRANSMISSÃO	FATORES DE RISCO	TESTE DIAGNÓSTICO COMERCIALMENTE DISPONÍVEL
Cryptosporidium	1 a 11 dias	Diarreia (habitualmente aquosa); inchaço, flatulência, dores abdominais, desconforto gástrico, perda de peso e fadiga podem aumentar e diminuir. Pessoas com AIDS ou desnutrição apresentam doença mais grave	1 a 2 semanas; podem ocorrer remissão e recidiva durante semanas a meses	Pessoa a pessoa (fecal-oral), água e alimentos contaminados (incluindo água de abastecimento público e de lazer contaminada com fezes humanas)	Lactentes de 6 a 18 meses que vivem em ambientes endêmicos em LMIC, pacientes com AIDS, ambientes de acolhimento de crianças, beber água de superfície não filtrada, HSH, deficiência de IgA	Solicitar exame microscópico específico das fezes com corantes especiais (a coloração direta com anticorpo fluorescente é preferível à coloração ácido-resistente modificada) para *Cryptosporidium* Imunoensaios e PCR[†] são mais sensíveis que microscopia
Cyclospora cayetanensis	1 a 11 dias	Idem *Cryptosporidium*	Idem *Cryptosporidium*	Vários tipos de produtos frescos (frutas importadas dos trópicos, alface)	Viajantes, consumo de produtos frescos importados dos trópicos	Solicitar exame de fezes para *Cyclospora*; PCR multiplex[†] Pode ser necessário o exame da água ou dos alimentos
Entamoeba histolytica	2 a 4 semanas	Início gradual de cólica, diarreia aquosa e muitas vezes disenteria com cólicas, mas raramente febre Podem aumentar e diminuir, com perda de peso. Disseminação para fígado e outros órgãos pode ocorrer	Variável; pode ser prolongada (várias semanas a vários meses)	Transmissão fecal-oral Qualquer alimento não cozido ou alimento contaminado por pessoas doentes após cozinhar; água potável	Pessoas que moram ou viajam para LMIC, pessoas internadas, HSH	Microscopia de fezes frescas para cistos e parasitas em pelo menos três amostras; o imunoensaio é mais sensível; PCR multiplex[†] Sorologia para infecções extraintestinais
Giardia intestinalis	1 a 4 semanas	Diarreia, cólicas estomacais, gases, perda de peso; os sintomas podem aumentar e diminuir	2 a 4 semanas	Qualquer alimento não cozido ou alimento contaminado por pessoas doentes após cozinhar; água potável	Caminhantes que bebem água de superfície não filtrada, pessoas que vivem ou viajam para LMIC, HSH, deficiência de IgA	Exame microscópico de fezes para ovos e parasitas; podem ser necessárias pelo menos três amostras; o imunoensaio é mais sensível. PCR multiplex[†]

[†]Estão disponíveis ensaios de PCR multiplex aprovados pela FDA. *IgA*, Imunoglobulina A; *LMIC*, países de baixa e média renda; *HSH*, homens que fazem sexo com homens; *PCR*, reação em cadeia da polimerase. Modificada de Centers for Disease Control and Prevention: Diagnosis and management of foodborne illnesses. *MMWR* 53(RR-4):1-33, 2004.

Tabela 366.4 Incidência de infecções bacterianas e parasitárias transmitidas por alimentos em 2017 e alteração percentual em comparação com a incidência anual média de 2014-2016 por locais de Vigilância de Patógenos FoodNet* 2014-2017).†

	2017		2017 *VERSUS* 2014-2016	
PATÓGENO	**Nº DE CASOS**	**TAXA DE INCIDÊNCIA§**	**% DE MUDANÇA¶**	**(IC 95%)**
BACTÉRIA				
Campylobacter	9.421	19,1	10	(2 a 18)
Salmonella	7.895	16,0	–5	(–11 a 1)
Shigella	2.132	4,3	–3	(–25 a 25)
STEC**	2.050	4,2	28	(9 a 50)
Yersinia	489	1,0	166	(113 a 234)
Vibrio	340	0,7	54	(26 a 87)
Listeria	158	0,3	26	(2 a 55)
PARASITAS				
Cryptosporidium	1.836	3,7	10	(–16 a 42)
Cyclospora	163	0,3	489	(254 a 883)

*Connecticut, Geórgia, Maryland, Minnesota, Novo México, Oregon, Tennessee e municípios selecionados na Califórnia, Colorado e Nova York. †Dados de 2017 são preliminares. §Por 100.000 habitantes. ¶Variação percentual relatada com aumento ou diminuição. **Para STEC, *E. coli* produtora de toxina Shiga, todos os sorogrupos foram combinados porque não é possível distinguir entre todos os sorogrupos que utilizam testes de diagnóstico independentes da cultura. Relatórios que foram positivos para a toxina Shiga apenas em laboratórios clínicos e negativos em um laboratório de saúde pública foram excluídos (n = 518). Quando foram incluídos, a taxa de incidência foi de 5,2, um aumento de 57% (IC = 33 a 85%). *IC*, Intervalo de confiança; *FoodNet*, Rede de Vigilância Ativa de Doenças Transmitidas por Alimentos do CDC. De Marder EP, Griffin PM, Cieslak PR *et al.*: Preliminary incidence and trends of infections with pathogens transmitted commonly through food–foodborne diseases active surveillance network, 10 U.S. sites, 2006-2017, *MMWR* 67(11):324-328, 2018 (Table 1, p. 325).

Tabela 366.5 Exposição ou condição associada a patógenos causadores de diarreia.

EXPOSIÇÃO OU CONDIÇÃO	**PATÓGENO(S)**
ORIGEM ALIMENTAR	
Surtos de origem alimentar em hotéis, navios de cruzeiro, *resorts*, restaurantes, eventos com serviço de bufê	Norovírus, *Salmonella* não tifoide, *Clostridium perfringens*, *Bacillus cereus*, *Staphylococcus aureus*, *Campylobacter* spp., ETEC, STEC, *Listeria*, *Shigella*, *Cyclospora cayetanensis*, *Cryptosporidium* spp.
Consumo de leite não pasteurizado ou de produtos lácteos	*Salmonella*, *Campylobacter*, *Yersinia enterocolitica*, *S. aureus*, *Cryptosporidium* e STEC. *Listeria* (diarreia é pouco frequente), *Brucella* (queijo de leite de cabra), *Mycobacterium bovis*, *Coxiella burnetii*
Consumo de carne crua ou malcozida	STEC (bovinos), *C. perfringens* (bovinos e aves), *Salmonella* (aves), *Campylobacter* (aves), *Yersinia* (suínos), *S. aureus* (aves) e *Trichinella* spp. (suínos, carne de caça)
Consumo de frutas ou sucos de frutas não pasteurizados, vegetais, verduras e brotos	STEC, *Salmonella* não tifoide, *Cyclospora*, *Cryptosporidium*, norovírus, vírus da hepatite A e *Listeria monocytogenes*
Consumo de ovos malcozidos	*Salmonella*, *Shigella* (salada de ovos)
Consumo de marisco cru	*Vibrio* spp., *Plesiomonas*, norovírus, vírus da hepatite A
EXPOSIÇÃO OU CONTATO	
Nadar ou beber água fresca não tratada	*Campylobacter*, *Cryptosporidium*, *Giardia*, *Shigella*, *Salmonella*, STEC, *Plesiomonas shigelloides*
Nadar em instalações recreativas com água tratada	*Cryptosporidium* e outros patógenos potencialmente transmitidos pela água quando as concentrações de desinfetantes não são mantidas adequadamente
Cuidados de saúde, cuidados prolongados, exposição ou emprego em presídios	Norovírus, *Clostridium difficile*, *Shigella*, *Cryptosporidium*, *Giardia*, STEC, rotavírus
Assistência ou emprego em creche	Rotavírus, *Cryptosporidium*, *Giardia*, *Shigella*, STEC
Terapia antimicrobiana recente	*C. difficile*, *Salmonella* multifármaco-resistente
Viajar para países com recursos limitados	EAEC, ETEC, EIEC, *Shigella*, *Salmonella* Typhi e *Salmonella* não tifoide, *Campylobacter*, *Vibrio cholerae*, *Entamoeba histolytica*, *Giardia*, *Blastocystis*, *Cyclospora*, *Cystoisospora*, *Cryptosporidium*
Exposição a animais domésticos com diarreia	*Campylobacter*, *Yersinia*
Exposição a fezes de suínos em certas partes do mundo	*Balantidium coli*
Contato com aves ou répteis jovens	*Salmonella* não tifoide
Visitar uma fazenda ou zoológico	STEC, *Cryptosporidium*, *Campylobacter*
EXPOSIÇÃO OU CONDIÇÃO	
Grupo de idade	Rotavírus (6 a 18 meses de vida), *Salmonella* não tifoide (lactentes desde o nascimento até os 3 meses e adultos > 50 anos com história de aterosclerose), *Shigella* (1 a 7 anos), *Campylobacter* (adultos jovens)
Condição imunocomprometida subjacente	*Salmonella* não tifoide, *Cryptosporidium*, *Campylobacter*, *Shigella*, *Yersinia*
Hemocromatose ou hemoglobinopatia	*Y. enterocolitica*, *Salmonella*
AIDS, terapias imunossupressoras	*Cryptosporidium*, *Cyclospora*, *Cystoisospora*, microsporídios, complexo *Mycobacterium avium–intracellulare*, citomegalovírus
Contato anogenital, oroanal ou digitoanal	*Shigella*, *Salmonella*, *Campylobacter*, *E. histolytica*, *Giardia lamblia*, *Cryptosporidium*

EAEC, *Escherichia coli* enteroagregativa; EIEC, *Escherichia coli* enteroinvasora; ETEC, *Escherichia coli* enterotoxigênica; STEC, *Escherichia coli* produtora de toxina Shiga. De Shane AL, Mody RK, Crump JA *et al.*: 2017 Infectious Diseases Society for America clinical practice guidelines for the diagnosis and management of infectious diarrhea, *Clin Infect Dis* 65(12):e45–80, 2017 (Table 2, p. e48).

Diarreia endêmica. Nos EUA, o rotavírus era a causa mais comum de GEA com necessidade de assistência médica entre crianças menores de 5 anos até a introdução da vacina contra rotavírus para imunização rotineira de lactentes. Epidemias anuais se espalhavam por todo o país, começando no sudoeste em novembro e alcançando o nordeste em maio, afetando quase todas as crianças com idade próxima de 2 anos. Desde a introdução da vacina, a utilização de cuidados de saúde para a GEA diminuiu acentuadamente. O norovírus é atualmente a principal causa de GEA entre crianças nos EUA em busca de atendimento médico, seguido por sapovírus, adenovírus 40 e 41 e astrovírus (Tabela 366.1).

Transmissão por alimentos. O recurso mais abrangente para descrever o impacto da diarreia bacteriana e protozoária nos EUA é a Rede de Vigilância Ativa de Doenças Transmitidas por Alimentos (FoodNet) mantida pelos Centers for Disease Control and Prevention (CDC) (Tabela 366.4). A FoodNet realiza vigilância ativa baseada em resultados laboratoriais de infecções entéricas causadas por nove bactérias e protozoários comumente transmitidas por alimentos. Em 2015, na faixa etária de 0 a 19 anos, NTS foi mais comum, seguido por *Campylobacter* e *Shigella*, depois STEC e *Cryptosporidium*. *Vibrio*, *Yersinia* e *Cyclospora* foram as menos comuns (Tabela 366.5). Crianças menores de 5 anos têm a maior incidência de doença, e os idosos têm as maiores frequências de hospitalização e morte. Apenas 5% dessas infecções estão associadas a surtos reconhecidos.

Agentes não infecciosos também podem causar sintomas gastrintestinais transmitidos por alimentos devido a um efeito tóxico direto dos alimentos (cogumelos) ou contaminação (metais pesados) (Tabela 366.6).

Surtos de diarreia. A Rede de Vigilância Ativa de Doenças Transmitidas por Alimentos (FoodNet) dos EUA quantifica as infecções associadas a surtos alimentares. Em 2015, entre todos os grupos etários, norovírus foi o agente mais comum (46%), seguido por NTS (23%). Os menos comuns são *C. perfringens* (6%), STEC (5%), *Campylobacter* (5%) e *S. aureus* (2%), seguidos com menos frequência (1% cada) por *B. cereus*, *Clostridium botulinum*, *Cryptosporidium*, *Yersinia*, *Listeria*, *Vibrio parahaemolyticus* e *Shigella*. Surtos de patógenos entéricos propagados por contatos diretos pessoa a pessoa são causados com mais frequência por norovírus e *Shigella* spp.; outros patógenos incluem NTS, rotavírus, *Giardia*, *Cryptosporidium*, *C. difficile* e *C. jejuni*.

Diarreia nosocomial. *C. difficile* é a causa mais comum de infecção associada aos cuidados de saúde nos EUA. A doença grave ocorre mais frequentemente naqueles com condições predisponentes (p. ex., antibióticos recentes, supressão do ácido gástrico, imunossupressão, comorbidades gastrintestinais). Ao contrário dos adultos, as taxas de colostomia e mortalidade intra-hospitalar não aumentaram nas crianças, apesar das taxas crescentes de infecção comunitária e hospitalar por *C. difficile*, sugerindo que *C. difficile* possa ser menos patogênico em crianças. Além disso, altas taxas de portadores assintomáticos (e presença de toxina) entre crianças menores de 2 anos criam incerteza diagnóstica; portanto, o teste e o tratamento devem ser reservados para aqueles com evidência clínica de suporte (Tabela 366.2).

Transmissão zoonótica. Muitos patógenos diarreicos são adquiridos de reservatórios animais (Tabelas 366.1 a 366.3, 366.5). A capacidade de passagem transovariana de NTS em galinhas permite a infecção de ovos grau A pasteurizados intactos, que é a origem de múltiplos surtos de grande porte. Embora o *Campylobacter* seja prevalente em aves de criação, seu menor potencial de causar surtos tem sido atribuído à falta de transmissão transovariana em galinhas e às exigências rigorosas de crescimento da bactéria, o que limita sua capacidade de multiplicação em alimentos. Por outro lado, o *Campylobacter* tem diversos reservatórios animais, domésticos e selvagens, e permanece como uma das principais causas de doenças bacterianas esporádicas transmitidas por alimentos nos países industrializados, geralmente a partir do consumo de frango, carne de caça, carne bovina e leite contaminados. Sua presença ubíqua em reservatórios animais também resulta em contaminação difundida das águas superficiais, resultando em diarreia entre andarilhos e acampados que bebem de córregos, lagoas e lagos em regiões selvagens. A predileção do STEC por colonizar o intestino de ruminantes de forma assintomática explica por que produtos lácteos não pasteurizados, frutas colhidas em campos onde o gado pastoreia e hambúrguer malcozido são veículos comuns. O principal reservatório animal de *Yersinia* é o suíno; portanto, a ingestão de produtos suínos crus ou malcozidos é um importante fator de risco. Animais de estimação podem ser fonte de NTS (aves jovens assintomáticas, anfíbios e répteis), *Campylobacter* e *Yersinia* (filhotes de cachorros e gatos que geralmente apresentam diarreia).

Sazonalidade. A sazonalidade fornece uma pista para implicar patógenos específicos, embora os padrões possam diferir em climas tropicais e temperados. O pico de ocorrência de rotavírus e norovírus ocorre nas épocas frias, enquanto as infecções por adenovírus entéricos ocorrem ao longo do ano, com algum aumento no verão. O clima quente favorece infecções por *Salmonella*, *Shigella* e *Campylobacter*, enquanto a capacidade de *Yersinia* de tolerar baixas temperaturas reflete-se como uma sazonalidade de inverno, com maior prevalência nos países do norte e capacidade de sobreviver em produtos sanguíneos contaminados durante a refrigeração.

EPIDEMIOLOGIA EM PAÍSES DE RENDA BAIXA E MÉDIA

Um estudo multicêntrico entérico global (GEMS; do inglês, *Global Enteric Multicenter Study*) avaliou crianças menores de 5 anos que viviam em sete países de baixa renda na África Subsaariana e no sul da Ásia e que buscaram atendimento médico para diarreia moderada a grave (Figura 366.1). Embora uma ampla gama de patógenos tenha sido identificada, a maioria dos episódios de diarreia moderada a grave foi atribuída a quatro patógenos: rotavírus, *Cryptosporidium*, *Shigella* e ETEC produtora de toxina estável (ST) isoladamente ou em combinação com toxina termolábil (LT), aqui denominada ST-ETEC, e, em menor medida, adenovírus 40 e 41. Por outro lado, notou-se que em locais de baixa renda há uma baixa frequência de vários agentes etiológicos que são causas comuns de GEA em locais de alta renda, como NTS, STEC, norovírus e C. *difficile* toxigênico. Os três agentes associados à maioria das mortes entre crianças menores de 5 anos são rotavírus (29%), *Cryptosporidium* (12%) e *Shigella* (11%). Outro estudo multicêntrico, Etiologia, Fatores de Risco e Interações de Infecções Entéricas e Desnutrição e Consequências para o Desenvolvimento e Saúde Infantil (MAL-ED; do inglês, *Etiology, Risk Factors, and Interactions of Enteric Infections and Mainutrition and the Consequences for Child Health and development*), avaliou casos de diarreia comunitária menos grave em países em desenvolvimento. Causas virais predominaram (36,4% da incidência global), mas *Shigella* teve a maior incidência atribuível (26,1 episódios atribuíveis/100 crianças-ano).

Fatores de risco do hospedeiro

A maioria dos patógenos mostra predileção pela idade. A incidência de rotavírus e NTS é mais alta na infância. A shigelose endêmica tem seu pico em crianças de 1 a 4 anos, enquanto *Campylobacter* e *Cryptosporidium* apresentam uma distribuição bimodal com o maior número de casos relatados em lactentes e crianças pequenas e um pico secundário em adolescentes e adultos jovens. *V. cholerae* pandêmico e *S. dysenteriae* tipo 1 apresentam altas taxas de ataque e mortalidade em todos os grupos etários e frequentemente afligem as pessoas desabrigadas em situações de emergência. Alguns agentes (p. ex., NTS, *Shigella*, *Campylobacter*, *Yersinia* e *Cryptosporidium*) são mais frequentes e mais graves quando o hospedeiro está imunocomprometido ou desnutrido.

Fatores de risco adicional para GEA incluem imunodeficiência, sarampo, desnutrição e falta de aleitamento materno exclusivo ou predominante. A desnutrição aumenta o risco de diarreia e mortalidade associada, e a desnutrição moderada a grave aumenta as chances de mortalidade associada à diarreia. A fração de mortes por diarreia infecciosa que é atribuível a deficiências nutricionais varia com a prevalência dessas deficiências; as maiores frações atribuíveis estão na África Subsaariana, no sul da Ásia e na América Latina andina. Os riscos são particularmente elevados com desnutrição, particularmente quando associados à deficiência de micronutrientes. A deficiência de vitamina A é responsável por 157.000 mortes por diarreia, sarampo e malária. Estima-se que a deficiência de zinco cause 116.000 mortes

Tabela 366.6 Doenças não infecciosas transmitidas por alimentos.

ETIOLOGIA	PERÍODO DE INCUBAÇÃO	SINAIS E SINTOMAS	DURAÇÃO DA DOENÇA	ALIMENTOS ASSOCIADOS	EXAMES LABORATORIAIS	TRATAMENTO
Antimônio	5 min a 8 h habitualmente < 1 h	Vômitos, gosto metálico	Habitualmente autolimitada	Recipiente metálico	Identificação de metal em bebidas ou alimentos	Cuidados de suporte
Arsênio	Poucas horas	Vômitos, cólica, diarreia	Vários dias	Alimento contaminado	Urina Pode causar eosinofilia	Lavagem gástrica, LBA (dimercaprol)
Baiacu (tetrodotoxina)	< 30 min	Parestesias, vômitos, diarreia, dor abdominal, paralisia ascendente, insuficiência respiratória	Morte habitualmente dentro de 4 a 6 h	Baiacu	Detecção de tetrodotoxina no peixe	Potencialmente fatal; pode exigir suporte respiratório
Cádmio	5 min a 8 h habitualmente < 1 h	Náuseas, vômitos, mialgia, aumento da salivação, dor gástrica	Habitualmente autolimitada	Frutos do mar, ostras, mariscos, lagosta, grãos, amendoins	Identificação do metal no alimento	Cuidados de suporte
Cobre	5 min a 8 h habitualmente < 1 h	Náuseas, vômitos, vômito azul ou verde	Habitualmente autolimitada	Recipiente metálico	Identificação do metal em bebida ou alimento	Cuidados de suporte
Envenenamento por nitritos	1 a 2 h	Náuseas, vômitos, cianose, cefaleia, tontura, fraqueza, perda de consciência, sangue de cor marrom-chocolate	Habitualmente autolimitada	Carnes curadas, qualquer alimento contaminado, espinafre exposto a nitrificação excessiva	Exame do alimento, sangue	Cuidados de suporte, azul de metileno
Escombrídeos (histamina)	1 min a 3 h	Rubor, exantema, sensação de queimação na pele, boca e garganta, tontura, urticária, parestesias	3 a 6 h	Peixes: rabilho, atum, bonito, cavala, marlim, anchova-preta e dourado	Demonstração de histamina no alimento ou diagnóstico clínico	Cuidados de suporte, anti-histamínicos
Estanho	5 min a 8 h habitualmente < 1 h	Náuseas, vômitos, diarreia	Habitualmente autolimitada	Recipiente metálico	Análise do alimento	Cuidados de suporte
Fluoreto de sódio	Poucos minutos até 2 h	Gosto salgado ou de sabão, dormência da boca, vômitos, diarreia, pupilas dilatadas, espasmos, palidez, choque, colapso	Habitualmente autolimitada	Alimentos secos (p. ex., leite em pó, farinha, fermento em pó, misturas para bolos) contaminados com inseticidas que contenham NaF e raticidas	Análise do vômito ou do lavado gástrico Análise do alimento	Cuidados de suporte
Intoxicação pelo consumo de peixe ciguatera (toxina ciguatera)	2 a 6 h	GI: dor abdominal, náuseas, vômitos, diarreia	Dias a semanas até meses	Uma variedade de grandes peixes de recife: garoupa, vermelho, olho-de-boi e barracuda (mais comuns)	Radioensaio para toxina no peixe ou história consistente	Cuidados de suporte, manitol IV Crianças mais vulneráveis
	3 h	Neurológicos: parestesias, alternância de calor e de frio, dor, fraqueza				
	2 a 5 dias	Cardiovasculares: bradicardia, hipotensão, aumento nas anormalidades da onda T				
Mercúrio	1 semana ou mais	Dormência, fraqueza das pernas, paralisia espástica, comprometimento visual, cegueira, coma As mulheres grávidas e o feto em desenvolvimento são particularmente vulneráveis	Pode ser prolongada	Peixes expostos a mercúrio orgânico, grãos tratados com fungicidas à base de mercúrio	Exame do sangue, cabelos	Cuidados de suporte

(continua)

Tabela 366.6 Doenças não infecciosas transmitidas por alimentos. *(continuação)*

ETIOLOGIA	PERÍODO DE INCUBAÇÃO	SINAIS E SINTOMAS	DURAÇÃO DA DOENÇA	ALIMENTOS ASSOCIADOS	EXAMES LABORATORIAIS	TRATAMENTO
Pesticidas (organofosfatos ou carbamatos)	Poucos minutos a poucas horas	Náuseas, vômitos, cólicas abdominais, diarreia, cefaleia, nervosismo, visão turva, contrações, convulsões, salivação, miose	Habitualmente autolimitada	Qualquer alimento contaminado	Exame do alimento, sangue	Atropina; 2-PAM (pralidoxima) é usada quando a atropina não é capaz de controlar os sintomas; raramente necessária no envenenamento por carbamato
Tálio	Poucas horas	Náuseas, vômitos, diarreia, parestesias dolorosas, polineuropatia motora, queda dos cabelos	Vários dias	Alimento contaminado	Urina, cabelos	Cuidados de suporte
Toxinas de cogumelos, de ação curta (muscimol, muscarina, psilocibina, *Coprinus atramentaria*, ácido hipotênico)	< 2 h	Vômitos, diarreia, confusão, distúrbios visuais, salivação, diaforese, alucinações, reação de tipo dissulfiram, confusão, distúrbios visuais	Autolimitada	Cogumelos silvestres (o cozimento pode não destruir essas toxinas)	Síndrome típica e identificação do cogumelo ou demonstração da toxina	Cuidados de suporte
Toxinas de cogumelos, de ação longa (amanitina)	Diarreia 4 a 8 h; insuficiência hepática 24 a 48 h	Diarreia, cólicas abdominais, levando à insuficiência hepática e renal	Frequentemente fatal	Cogumelo	Síndrome típica e identificação do cogumelo e/ou demonstração da toxina	Cuidados de apoio, quando potencialmente fatal, pode exigir suporte de vida
Toxinas de moluscos (diarreica, neurotóxica, amnésica)	Intoxicação diarreica por moluscos: 30 min a 2 h	Náuseas, vômitos, diarreia e dor abdominal acompanhados de calafrios, cefaleia e febre	Horas a 2 a 3 dias	Uma variedade de moluscos, principalmente mexilhões, ostras, vieiras e moluscos da Costa da Flórida e Golfo do México	Detecção da toxina no molusco; cromatografia líquida de alta pressão	Cuidados de suporte, habitualmente autolimitada
	Intoxicação por moluscos neurotóxica: poucos minutos a horas	Formigamento e dormência dos lábios, da língua e da garganta, dores musculares, tontura, alternância das sensações de calor e frio, diarreia e vômitos				
	Intoxicação por molusco amnésica: 24 a 48 h	Vômitos, diarreia, dor abdominal e problemas neurológicos, como confusão, perda da memória, desorientação, convulsão, coma				Os indivíduos idosos são particularmente sensíveis à intoxicação amnésica por moluscos
Toxinas de moluscos (intoxicação por moluscos paralítica)	30 min a 3 h	Diarreia, náuseas, vômitos, levando a parestesias da boca e dos lábios, fraqueza, disfagia, disfonia, paralisia respiratória	Dias	Vieiras, mexilhões, mariscos, berbigão	Detecção da toxina no alimento ou na água onde os moluscos estão localizados; cromatografia líquida de alta pressão	Comporta risco à vida, pode exigir suporte respiratório
Vomitoxina	Poucos minutos a 3 h	Náuseas, cefaleia, dor abdominal, vômitos	Habitualmente autolimitada	Grãos, como trigo, milho, cevada	Análise do alimento	Cuidados de suporte
Zinco	Algumas horas	Câibras estomacais, náuseas, vômitos, diarreia, mialgias	Habitualmente autolimitada	Recipiente metálico	Análise de alimento, sangue e fezes, saliva ou urina	Cuidados de suporte

LBA, Lavado broncoalveolar, *GI*, gastrintestinal. De: Centers for Disease Control and Prevention: Diagnosis and management of foodborne illnesses, *MMWR* 53(RR-4):1-33, 2004.

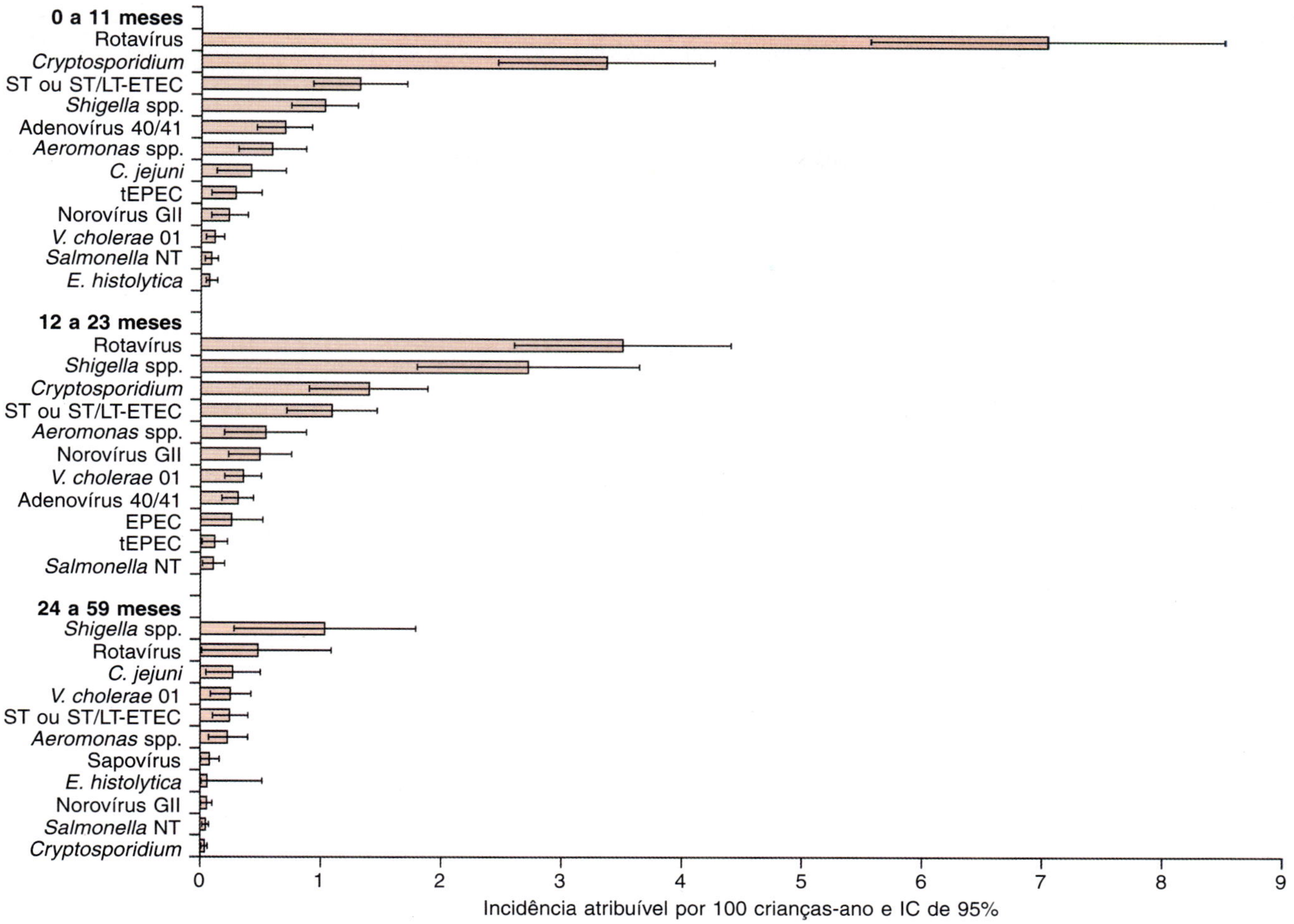

Figura 366.1 **Incidência atribuível de diarreia moderada a grave causada por patógenos específicos por 100 crianças-ano segundo a idade, com todos os locais combinados.** As barras mostram as taxas de incidência e as barras de erro mostram os intervalos de confiança de 95%. *EPEC*, *E. coli* enteropatogênica; *tEPEC*, *E. coli* enteropatogênica típica; *ETEC*, *E. coli* enterotoxigênica; *LT*, toxina termolábil; *NT*, *Salmonella* não tifoide; *ST*, toxina termoestável. (Modificada de *Kotloff KL, Nataro JP, Blackwelder WC et al. Burden and aetiology of diarrhoeal disease in infants and young children in developing countries [the Global Enteric Multicenter Study, GEMS]: a prospective, case-control study.* Lancet *382(9888):209-222, 2013, Fig. 4.*)

por diarreia e pneumonia. A Tabela 366.7 resume alguns dos principais fatores de risco associados à diarreia infantil em todo o mundo, especialmente na presença de deficiência de micronutrientes.

PATOGÊNESE DA DIARREIA INFECCIOSA

As propriedades intrínsecas do organismo ajudam a definir o modo de transmissão e o período de incubação (Tabela 366.8). Enteropatógenos que apresentam baixa dose infecciosa (*Shigella*, STEC, norovírus, rotavírus, *G. intestinalis*, *Cryptosporidium* spp., *C. difficile*, *E. histolytica*) são prontamente transmitidos por contato de pessoa a pessoa por via fecal-oral. Patógenos com doses infecciosas maiores, como cólera, NTS, ETEC e *Campylobacter*, geralmente requerem alimentos ou água como veículos de infecção (Tabelas 366.1 a 366.3). Patógenos que produzem toxinas pré-formadas (*S. aureus*, toxina emética de *B. cereus*) têm períodos de incubação mais curtos (1 a 6 h) em comparação com 8 a 16 h para aqueles que precisam elaborar enterotoxinas *in situ* (p. ex., *C. perfringens* e *B. cereus* enterotoxigênico). Períodos de incubação de 1 a 5 dias são observados com patógenos que se ligam ao epitélio e elaboram enterotoxinas (p. ex., *V. cholerae*, ETEC) ou citotoxinas (p. ex., *S. dysenteriae* tipo 1 e STEC) ou aquelas que invadem e interferem no epitélio intestinal (*Shigella*, NTS, *Campylobacter* e *Yersinia*). A exigência de que os protozoários progridam por um ciclo de vida para desencadear processos patogênicos resulta em um período de incubação mais extenso. Outras propriedades que afetam a transmissibilidade são a biodisponibilidade conferida por eliminação por via fecal copiosa e/ou prolongada, infecciosidade prolongada no ambiente e resistência à desinfecção (todas exibidas por norovírus e *Cryptosporidium*), ou um grande reservatório ambiental ou animal (p. ex., *Campylobacter*). A capacidade de contornar a vigilância imunológica por meio de alterações antigênicas frequentes resultantes de eventos recombinacionais (p. ex., norovírus) ou de uma grande diversidade de sorotipos (p. ex., *Shigella*) mantém uma população hospedeira suscetível.

A GEA viral provoca uma infecção citolítica das pontas das vilosidades do intestino delgado, o que resulta em menor absorção de água, má absorção de dissacarídeos, inflamação e ativação de citocinas. A proteína NSP4 do rotavírus atua como uma enterotoxina viral que produz diarreia secretora. Além disso, o rotavírus ativa o sistema nervoso entérico, o que causa diminuição do esvaziamento gástrico e aumento da mobilidade intestinal. Existe uma suscetibilidade genética à infecção pelo rotavírus e norovírus que é mediada pela presença ou ausência de antígenos do grupo histossanguíneo humano (HBGAs; do inglês, *histo-blood group antigens*) na superfície da célula epitelial e nas secreções de muco (Figura 366.2).

Patógenos que se manifestam primariamente por meio de diarreia secretora se ligam à superfície do epitélio e estimulam a secreção de água e eletrólitos pela ativação da adenilato ciclase e elevação do cAMP intracelular (*V. cholerae* e ETEC produtora de LT) e/ou GMPc (ETEC produtora de ST) (Figuras 366.3 e 366.4). O fenótipo diarreiogênico de *C. difficile* é atribuído à produção das toxinas A (uma enterotoxina) e B (uma enterotoxina e citotoxina). A cepa hipervirulenta epidêmica NAP1 de *C. difficile* também produz a toxina binária (toxina CDT), que pode aumentar a colonização e a produção de toxinas.

Tabela 366.7 Fatores de risco comprovados com ligação biológica direta com a diarreia: riscos relativos (RR) ou razão de possibilidades (OR) e intervalos de confiança de 95%.

	DIARREIA (MORBIDADE)	DIARREIA (MORTALIDADE)
Falta de aleitamento exclusivo (0 a 5 meses)	RR = 2,7 (1,7 a 4,1) em comparação com lactentes exclusivamente amamentados ao seio materno	RR = 10,5 (2,8 a 39,6) em comparação com lactentes exclusivamente amamentados ao seio materno
Sem aleitamento (6 a 23 meses)	RR = 1,3 (1,1 a 1,6)	RR = 2,2 (1,1 a 4,12) em comparação com qualquer duração de aleitamento
Abaixo do peso	(comparado com ≥ 2 WAZ)	(comparado com ≥ 1 WAZ)
–2 a ≤ 1 WAZ		OR = 2,1 (1,6 a 2,7)
–3 a ≤ 2 WAZ	RR = 1,2 (1,1 a 1,4)	OR = 3,4 (2,7 a 4,4)
≤ 3 WAZ		OR = 9,5 (5,5 a 16,5)
Atraso do desenvolvimento		
–2 a ≤ 1 HAZ		OR = 1,2 (0,9 a 1,7)
–3 a ≤ 2 HAZ		OR = 1,6 (1,1 a 2,5)
≤ 3 HAZ		OR = 4,6 (2,7 a 14,7)
Debilitado		
–2 a ≤ 1 WHZ		OR = 1,2 (0,7 a 1,9)
–3 a ≤ 2 WHZ		OR = 2,9 (1,8 a 4,5)
≤ 3 WHZ		OR = 6,3 (2,7 a 14,7)
Deficiência de vitamina A (*versus* não deficiência)		RR = 1,5 (1,3 a 1,8)
Deficiência de zinco (*versus* não deficiência)	RR = 1,2 (1,1 a 1,2)	RR = 1,2 (1,0 a 1,6)

HAZ, Escore Z de estatura para idade; *OR*, razão de possibilidade; *RR*, risco relativo; *WAZ*, escore Z de peso para idade; *WHZ*, escore Z de peso para estatura. Modificada de Walker CL, Rudan I, Liu L *et al.*: Global burden of childhood pneumonia and diarrhoea. *Lancet* 381:1405-1416, 2013.

Tabela 366.8 Comparação dos três mecanismos gerais de infecção entérica.

	TIPO DE INFECÇÃO		
PARÂMETRO	**I**	**II**	**III**
Mecanismo	Não inflamatório (enterotoxina ou aderência/invasão superficial)	Inflamatório (invasão, citotoxina)	Penetração
Localização	Parte proximal do intestino delgado	Cólon	Parte distal do intestino delgado
Doença	Diarreia aquosa	Disenteria	Febre entérica
Exame de fezes	Ausência de leucócitos fecais Lactoferrina sem aumento ou com aumento leve	Leucócitos polimorfonucleares fecais Lactoferrina com forte aumento	Leucócitos mononucleares fecais
Exemplos	*Vibrio cholerae* ETEC *Clostridium perfringens* *Bacillus cereus* *Staphylococcus aureus* Também:† *Giardia intestinalis* Rotavírus Norovírus *Cryptosporidium* spp. EPEC, EAEC *Cyclospora cayetanensis*	*Shigella* EIEC STEC NTS *Vibrio parahaemolyticus* *Clostridium difficile* *Campylobacter jejuni* *Entamoeba histolytica**	*Yersinia enterocolitica* *Salmonella* Typhi, *Salmonella* Paratyphi e ocasionalmente NTS, *Campylobacter fetus* e *Yersinia*

*Embora a disenteria amebiana envolva inflamação tecidual, os leucócitos tipicamente são picnóticos ou estão ausentes, tendo sido destruídos pelas amebas virulentas.
†Embora não sejam tipicamente enterotóxicos, esses patógenos alteram a fisiologia intestinal por meio de aderência, entrada nas células superficiais, indução de citocinas ou toxinas que inibem a função celular. EAEC, *E. coli* enteroagregativa; EIEC, *E. coli* enteroinvasiva; EPEC, *E. coli* enteropatogênica; ETEC, *E. coli* enterotoxigênica; NTS, *Salmonella* não tifoide; *STEC*, *Escherichia coli* produtora de toxina Shiga. De Mandell GL, Bennett JE, Dolin R, editors: *Principles and practices of infectious diseases*, ed 7, Philadelphia, 2010, Churchill Livingstone.

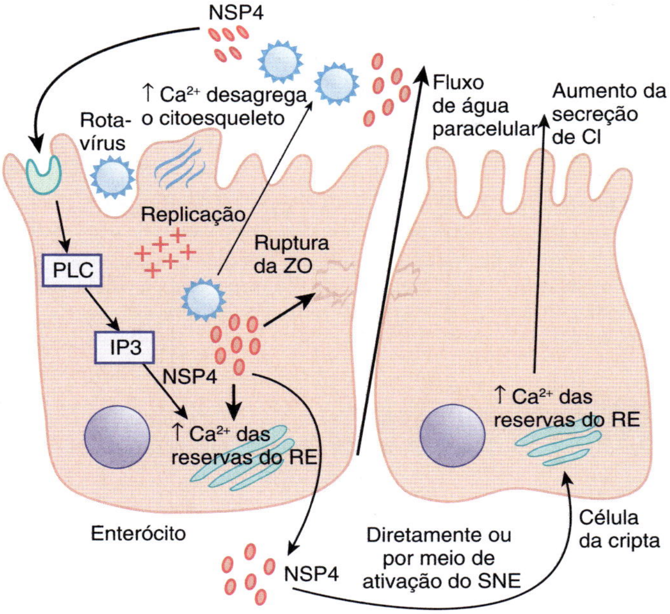

Figura 366.2 **Patogenia da infecção e diarreia por rotavírus.** *SNE*, sistema nervoso entérico; *RE*, retículo endoplasmático; *NSP4*, proteína não estrutural 4; *PLC*, fosfolipase C; *ZO*, zônula oclusiva. (*Modificada de Ramig RF: Pathogenesis of intestinal and systemic rotavirus infection,* J Virol *78:10213-10220, 2004.*)

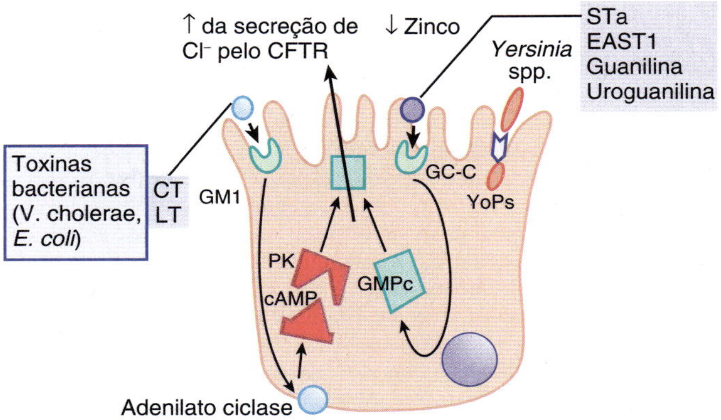

Figura 366.3 **Mecanismo da diarreia secretora e invasiva.** *cAMP*, adenosina monofosfato cíclico; *CFTR*, regulador de condutância transmembranar da fibrose cística através do qual o cloreto é secretado; *GMPc*, guanosina monofosfato cíclico; *YoPs*, proteínas de membrana externa de *Yersinia* que alteram as funções das células hospedeiras para promover a doença; *CT*, toxina colérica; *EAST 1*, toxina termoestável de *E. coli* enteroagregativa; *GC-C*, guanilato ciclase, receptor transmembrana para STa e outras toxinas; *GM1*, um gangliosídeo que contém um resíduo de ácido siálico que serve como receptor para CT e LT; *LT*, toxina termolábil de *E. coli* enterotoxigênica; *PK*, proteinoquinase; *STa*, toxina termoestável de *E. coli* enterotoxigênica. (*Modificada de Thapar M, Sanderson IR: Diarrhoea in children: an interface between developing and developed countries,* Lancet *363:641-653, 2004; e Montes M, DuPont HL: Enteritis, enterocolitis and infectious diarrhea syndromes. In Cohen J, Powderly WG, Opal SM et al., editors:* Infectious diseases, *ed 2, London, 2004, Mosby, pp. 31-52.*)

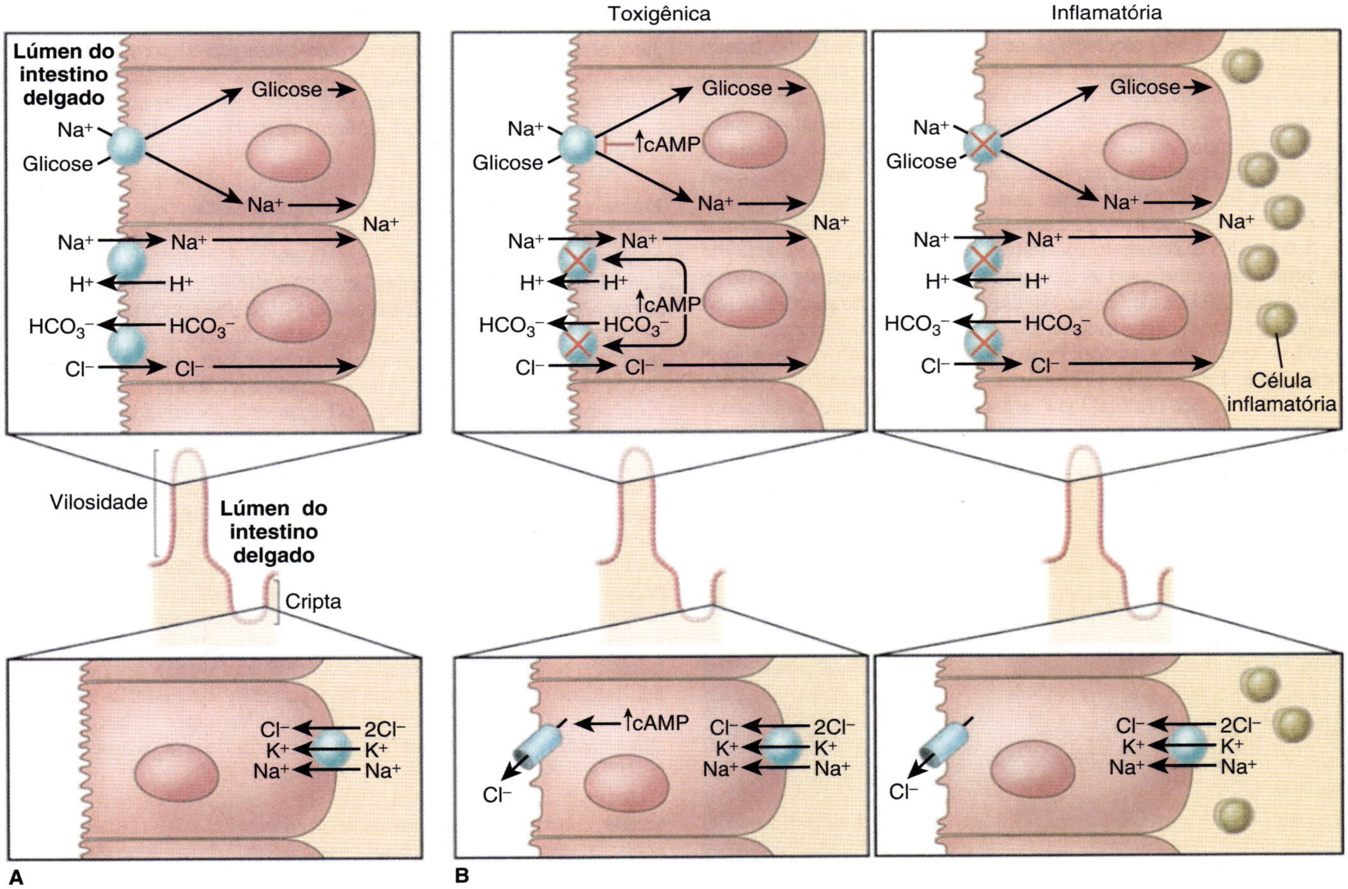

Figura 366.4 **Movimento de Na^+ e Cl^- no intestino delgado. A.** Movimento nos indivíduos normais. Na^+ é absorvido por dois mecanismos diferentes nas células absortivas das vilosidades: absorção estimulada por glicose e absorção eletroneutra (que representa o acoplamento das trocas de Na^+/K^+ e Cl^-/HCO_3^-). **B.** Movimento durante a diarreia causada por uma toxina e por inflamação. (*De Petri WA, Miller M, Binder HJ et al.: Enteric infections, diarrhea and their impact on function and development,* J Clin Invest *118:1277-1290, 2008.*)

Shigella, NTS, *Campylobacter* e *Yersinia* possuem um fenótipo invasivo e provocam diarreia por uma variedade de mecanismos que geralmente envolvem a liberação de citocinas inflamatórias com ou sem produção de toxina associada (Figura 366.5). A patogênese da *Shigella*, a causa mais comum de disenteria bacteriana, foi caracterizada em maior detalhe. Após a invasão, *Shigella* induz extensa destruição e inflamação do epitélio intestinal, produzindo úlceras e microabscessos que se manifestam por fezes diarreicas que contêm sangue e pus. A produção de enterotoxinas contribui para a diarreia secretora, que pode ser observada no início da shigelose ou como única manifestação. Um único sorotipo de *Shigella*, *S. dysenteriae tipo 1*, elabora a toxina Shiga, que aumenta a gravidade da doença e é responsável pelo desenvolvimento da síndrome hemolítico-urêmica (SHU).

Esporozoítos de criptosporídeos liberados a partir de cistos ingeridos penetram nas células epiteliais do intestino e se desenvolvem em trofozoítos dentro do ambiente intracelular, mas extracitoplasmático. Depois de sofrerem multiplicação assexuada e desenvolvimento sexual, eles são liberados no cólon como oocistos infecciosos capazes de causar autoinfecção. Os fatores hospedeiros, em particular a função das células T, desempenham um papel crítico na gravidade da doença. Os cistos de *Cyclospora* não são infecciosos nas fezes eliminadas, mas devem esporular no ambiente por 1 a 2 semanas para se tornarem infecciosos; eles geralmente são transmitidos por produtos contaminados e água (Tabela 366.4).

MANIFESTAÇÕES CLÍNICAS DA DIARREIA

Achados gerais. A diarreia é geralmente definida como a eliminação de três ou mais fezes não formadas ou líquidas por dia. A eliminação frequente de fezes formadas não é diarreia, nem a eliminação de fezes não formadas e pastosas por lactentes. Indícios clínicos da possível etiologia da gastrenterite são indicados na Tabela 366.9.

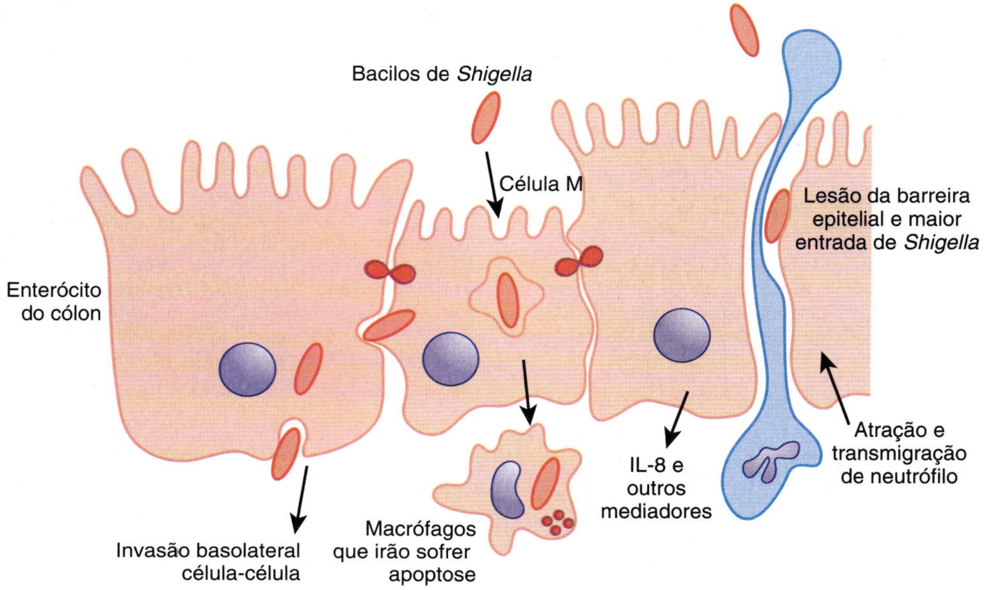

Figura 366.5 Patogenia da infecção e da diarreia causadas por ***Shigella***. *IL-8*, Interleucina-8. (*Modificada de Opal SM, Keusch GT: Host responses to infection. In Cohen J, Powderly WG, Opal SM et al., editors:* Infectious diseases*, ed 2, London, 2004, Mosby, pp. 31-52.*)

Tabela 366.9 Apresentações clínicas sugestivas de etiologias de diarreia infecciosa.

SINAL CLÍNICO	PATÓGENOS PROVÁVEIS
Diarreia crônica ou persistente	*Cryptosporidium* spp., *Giardia lamblia*, *Cyclospora cayetanensis*, *Entamoeba histolytica*, *Salmonella*, *Yersinia* e *Campylobacter* spp.
Sangue visível nas fezes	STEC, *Shigella*, *Salmonella*, *Campylobacter*, *Entamoeba histolytica*, *Vibrio parahaemolyticus*, *Yersinia*, *Balantidium coli* e *Aeromonas*
Febre	Não é altamente discriminatório – infecções virais, bacterianas e parasitárias podem causar febre. Em geral, temperaturas mais altas sugerem etiologia bacteriana ou *E. histolytica*. Pacientes infectados com STEC geralmente não estão febris no momento da apresentação
Dor abdominal	STEC, *Salmonella*, *Shigella*, *Campylobacter*, *Yersinia*, *Vibrio* spp. não cólera, *Clostridium difficile*
Dor abdominal intensa, frequentemente fezes muito sanguinolentas (ocasionalmente não sanguinolentas) e febre mínima ou ausente	STEC, *Salmonella*, *Shigella*, *Campylobacter* e *Yersinia enterocolitica*
Dor abdominal persistente e febre	*Y. enterocolitica* e *Y. pseudotuberculosis*; podem simular apendicite
Náuseas e vômitos com duração ≤ 24 h	Ingestão de *Staphylococcus aureus* produtores de enterotoxina ou *Bacillus cereus* (síndrome emética)
Diarreia e cólicas abdominais com duração de 1 a 2 dias	Ingestão de *Clostridium perfringens* ou *Bacillus cereus* (síndrome diarreica)
Vômitos e diarreia não sanguinolenta	Norovírus (febre baixa geralmente presente durante as primeiras 24 h em 40% das infecções); diarreia geralmente dura 2 a 3 dias ou menos; outras diarreias virais (p. ex., rotavírus, adenovírus entéricos, sapovírus, astrovírus) geralmente duram de 3 a 8 dias
Diarreia aquosa crônica, geralmente com duração de 1 ano ou mais	Diarreia de Brainerd (diarreia secretora epidêmica, agente etiológico ainda não identificado); síndrome do intestino irritável pós-infeccioso

STEC, *Escherichia coli* produtora de toxina Shiga. De: Shane AL, Mod y RK, Crump JA *et al.*: 2017 Infectious Diseases Society for America clinical practice guidelines for the diagnosis and management of infectious diarrhea, *Clin Infect Dis* 65(12):e45–80, 2017 (Table 3, p. e54).

No passado, muitas diretrizes dividiam os pacientes em subgrupos de acordo com a desidratação leve (3 a 5%), moderada (6 a 9%) e grave (≥ 10%). No entanto, é difícil distinguir entre desidratação leve e moderada com base em sinais clínicos isolados. Portanto, a maioria das diretrizes atualmente combina desidratação leve e moderada e simplesmente usa nenhuma desidratação, desidratação leve a moderada e desidratação grave. Os sinais individuais que apresentam maior probabilidade de desidratação são: tempo prolongado de enchimento capilar (> 2 s), turgor cutâneo anormal, hiperpneia (respiração rápida e profunda sugestiva de acidose), mucosas secas, lágrimas ausentes e aparência geral (incluindo nível de atividade e sede). À medida que o número de sinais aumenta, aumenta também a probabilidade de desidratação. Taquicardia, alteração do nível de consciência e extremidades frias com ou sem hipotensão sugerem desidratação grave.

Diarreia viral. Os sintomas da GEA por rotavírus geralmente começam com vômitos, seguidos por eliminação frequente de fezes aquosas não sanguinolentas, associada a febre em cerca de metade dos casos (Tabela 366.1). Não há presença de leucócitos fecais nas fezes diarreicas, mas em 20% dos casos as fezes contêm muco. A recuperação com resolução completa dos sintomas geralmente ocorre no período de 7 dias. Embora a má absorção de dissacarídeos seja encontrada em 10 a 20% dos episódios, raramente é clinicamente significativa.

Outros agentes virais provocam sintomas semelhantes e não podem ser distinguidos dos rotavírus com base nos achados clínicos. Em um cenário de surto, o padrão de um breve período de incubação (12 a 48 h), curta duração da doença e agrupamento de casos é compartilhado por calicivírus e toxinas bacterianas pré-formadas. No entanto, ao contrário das toxinas pré-formadas, os calicivírus causam infecções secundárias, o que confirma a natureza contagiosa do surto. Doenças diarreicas causadas por infecções por adenovírus entéricos tendem a ser mais prolongadas do que os rotavírus (7 a 10 dias), enquanto os astrovírus causam um curso mais curto (cerca de 5 dias), geralmente sem vômitos significativos.

Diarreia bacteriana. Embora haja considerável sobreposição, febre > 40 °C, sangue fecal evidente, dor abdominal, sem vômitos antes do início da diarreia e alta frequência de evacuações (> 10 por dia) são mais comuns com patógenos bacterianos (Tabelas 366.2 e 366.9). Embora febre alta e sangue fecal evidente estejam frequentemente ausentes na enterite bacteriana, quando presentes há uma alta probabilidade de uma etiologia bacteriana. Os agentes bacterianos clássicos, NTS, *Shigella*, *Campylobacter* e *Yersinia*, apresentam-se com uma de cinco síndromes:

- Diarreia aguda, a apresentação mais comum, pode ser acompanhada de febre e vômito. A bacteriemia clinicamente silenciosa associada à GEA causada por NTS não complicada pode ser observada em crianças saudáveis com menos de 2 anos que vivem em países industrializados
- Diarreia sanguinolenta ou disenteria franca são classicamente causadas por *Shigella*. A diarreia aquosa normalmente precede a disenteria e muitas vezes é a única manifestação clínica de infecção leve. Progressão para disenteria indica colite e pode ocorrer dentro de horas a dias. Pacientes com infecção grave podem eliminar mais de 20 fezes disentéricas em 1 dia. As doenças disentéricas causadas por *Campylobacter* foram confundidas com doença inflamatória intestinal
- A doença invasiva não focal (**febre entérica**) é uma doença febril associada à bacteriemia sem infecção localizada. A diarreia pode ser mínima ou ausente. Embora classicamente associada a *S.* Typhi ou Paratyphi A e B, a febre entérica pode resultar da disseminação sistêmica de enteropatógenos bacterianos clássicos. Embora a febre entérica causada por *S.* Typhi ou Paratyphi A e B afete principalmente crianças em idade pré-escolar e escolar em países endêmicos, outros enteropatógenos bacterianos geralmente causam doenças em lactentes (particularmente < 3 meses), imunocomprometidos e crianças desnutridas. Fatores de risco adicionais incluem anemia hemolítica e lesões intravasculares para NTS, e sobrecarga de ferro, cirrose e terapia de quelação para sepse em *Yersinia*. Os clones distintos de NTS que surgiram na África Subsaariana descritos anteriormente estão causando doenças do tipo febre entérica, muitas vezes na ausência de GEA. A sepse por *Shigella* é rara e é mais comum em hospedeiros desnutridos e imunocomprometidos
- Infecções invasivas extraintestinais podem resultar de invasão local ou disseminação bacteriêmica (Tabela 366.10). Exemplos de invasão local incluem adenite mesentérica, apendicite e, raramente, colecistite, trombose venosa mesentérica, pancreatite, abscesso hepático ou esplênico. A disseminação bacteriana pode resultar em pneumonia, osteomielite, meningite (três condições mais comumente observadas na NTS), abscessos, celulite, artrite séptica e endocardite. *Shigella* pode causar infecções contíguas não invasivas, como vaginite e infecções do trato urinário
- A transmissão vertical de *Shigella*, NTS e *Campylobacter* pode produzir infecção perinatal, resultando em um espectro de doença, desde diarreia isolada ou hematoquezia até sepse neonatal fulminante. Uma espécie de *Campylobacter*, *C. foetus*, é particularmente virulenta em mulheres grávidas e pode resultar em corioamnionite, aborto, sepse neonatal e meningite.

Dor abdominal e diarreia não sanguinolenta são os primeiros sintomas da infecção por STEC, às vezes com vômitos. Dentro de alguns dias, a diarreia se torna sanguinolenta e a dor abdominal piora. A diarreia sanguinolenta dura entre 1 e 22 dias (mediana de 4 dias). Em contraste com a disenteria, as fezes associadas à colite hemorrágica causada por STEC são de grande volume e raramente acompanhadas de febre alta. ETEC produz uma diarreia aquosa secretória que afeta lactentes e crianças jovens nos países em desenvolvimento e é o principal agente causador da diarreia dos viajantes, sendo responsável por cerca de metade de todos os episódios em alguns estudos. EPEC continua uma das principais causas de diarreia persistente associada à desnutrição em lactentes de países em desenvolvimento. O patótipo EIEC de *E. coli*, que é genética, bioquímica e clinicamente quase idêntico à *Shigella*, causa surtos alimentares raros nos países industrializados. EAEC tem sido associada a diarreia persistente em pessoas imunocomprometidas e diarreia esporádica em lactentes em países com diferentes níveis de desenvolvimento econômico; no entanto, alguns outros estudos não encontraram associação com a doença.

C. difficile produtor de toxina é associado a várias síndromes clínicas. A mais comum é uma diarreia aquosa leve a moderada, com febre baixa e dor abdominal leve. Ocasionalmente, a doença progride para colite pseudomembranosa completa, caracterizada por diarreia, cólicas abdominais e febre. A mucosa do cólon contém 2 a 5 mm de placas amareladas elevadas. Os casos fatais estão associados a megacólon tóxico, toxicidade sistêmica e falência múltipla de órgãos, possivelmente relacionados à absorção sistêmica da toxina. Uma doença emética está associada a *S. aureus* e à toxina emética de *B. cereus*, enquanto a diarreia é a principal manifestação das enterotoxinas de *C. perfringens* e *B. cereus*.

Diarreia por protozoários. As doenças causadas por protozoários intestinais tendem a ser mais prolongadas, às vezes por 2 semanas ou mais, mas geralmente autolimitadas no hospedeiro saudável (Tabela 366.3). Em geral, a duração e a gravidade da diarreia por *Cryptosporidium* são fortemente influenciadas pelo estado imunológico e nutricional do hospedeiro. Etiologia por protozoário deve ser suspeitada quando há uma doença diarreica prolongada caracterizada por episódios de diarreia às vezes explosiva com náuseas, cólicas abdominais e distensão abdominal. As fezes são geralmente aquosas, mas podem ser gordurosas e com mau cheiro devido à má absorção concomitante de gorduras, que é mais provável de ocorrer se a carga parasitária for alta. Ocasionalmente, a diarreia pode alternar com a constipação intestinal.

Além da diarreia, a *E. histolytica* causa uma série de outras síndromes. A disenteria amebiana é caracterizada por diarreia sanguinolenta ou mucoide, que pode ser profusa e levar à desidratação ou ao desequilíbrio eletrolítico. A amebíase hepática é limitada à formação de abscessos no fígado, que pode ocorrer com ou sem doença intestinal.

Tabela 366.10 Complicações intestinais e extraintestinais de infecções entéricas.

COMPLICAÇÕES	PATÓGENO(S) ENTÉRICO(S) ASSOCIADO(S)
COMPLICAÇÕES INTESTINAIS	
Diarreia persistente	Todas as causas
Diarreia recorrente (geralmente pessoas imunocomprometidas)	*Salmonella, Shigella, Yersinia, Campylobacter, Clostridium difficile, Entamoeba histolytica, Cryptosporidium, Giardia*
Megacólon tóxico	*Shigella, C. difficile, E. histolytica*
Perfuração intestinal	*Shigella, Yersinia, C. difficile, E. histolytica*
Prolapso retal	*Shigella*, STEC, *C. difficile*
Enterite necrótica-necrose hemorrágica jejunal	*Clostridium perfringens* tipo C produtor da toxina beta
COMPLICAÇÕES EXTRAINTESTINAIS	
Desidratação, anormalidades metabólicas, desnutrição, deficiência de micronutrientes	Todas as causas
Bacteriemia com disseminação sistêmica de patógenos bacterianos, incluindo endocardite, osteomielite, meningite, pneumonia, hepatite, peritonite, corioamnionite, infecção de tecidos moles e tromboflebite séptica	NTS, *Shigella, Yersinia, Campylobacter*
Propagação local (p. ex., vulvovaginite e infecção do trato urinário)	*Shigella*
Pseudoapendicite	*Yersinia, Campylobacter* (ocasionalmente)
Faringite exsudativa, adenopatia cervical	*Yersinia*
Rabdomiólise e necrose hepática	*Bacillus cereus* (síndrome emética)
COMPLICAÇÕES PÓS-INFECCIOSAS	
Artrite reativa	*Salmonella, Shigella, Yersinia, Campylobacter, Cryptosporidium, C. difficile*
Síndrome de Guillain-Barré	*Campylobacter,*
Síndrome hemolítico-urêmica	STEC, *Shigella dysenteriae* 1
Glomerulonefrite, miocardite, pericardite	*Shigella, Campylobacter, Yersinia*
Nefropatia por imunoglobulina A (IgA)	*Campylobacter*
Eritema nodoso	*Yersinia, Campylobacter, Salmonella*
Anemia hemolítica	*Campylobacter, Yersinia*
Perfuração intestinal	*Salmonella, Shigella, Campylobacter, Yersinia, Entamoeba histolytica*
Osteomielite, meningite, aortite	*Salmonella, Yersinia, Listeria*

STEC, Escherichia coli produtora de toxina Shiga; *NTS, Salmonella* não tifoide. De Centers for Disease Control and Prevention: Managing acute gastroenteritis among children, *MMWR Recomm Rep* 53:1-33, 2004.

COMPLICAÇÕES INTESTINAIS E EXTRAINTESTINAIS

As principais complicações da diarreia por qualquer causa são desidratação, desequilíbrio hidreletrolítico ou ácido-básico, que podem ser fatais (Tabela 366.10). Evitar atrasos no diagnóstico e tratamento e cuidados de suporte adequados usando hidratação oral, enteral ou intravenosa podem prevenir ou tratar a maioria dessas condições. As crianças que apresentam episódios frequentes de diarreia aguda, ou episódios prolongados ou persistentes (observadas especialmente em locais de poucos recursos) correm o risco de baixo crescimento e desnutrição e complicações, como infecções secundárias e deficiências de micronutrientes (ferro, zinco, vitamina A). Garantir a continuidade do suporte nutricional durante os episódios de diarreia é importante porque a limitação prolongada da dieta pode prolongar os sintomas da diarreia. O restabelecimento de uma dieta normal geralmente restaura a anatomia e função das vilosidades com resolução da diarreia.

GEAs virais geralmente são autolimitadas e resolvidas após alguns dias. Raramente, a **intussuscepção** é desencadeada pela hiperplasia linfoide associada a GEA viral. As complicações da GEA bacteriana podem ser o resultado da disseminação local ou sistêmica do organismo; em crianças desnutridas e populações infectadas pelo HIV, a **bacteriemia** associada é bem reconhecida. Megacólon tóxico, perfuração intestinal e prolapso retal podem ocorrer, particularmente em associação com *Shigella* em países em desenvolvimento e *C. difficile.* Nos EUA, a complicação mais temida da diarreia pediátrica é a **SHU**, a principal causa de insuficiência renal adquirida em crianças, desenvolvendo-se em 5 a 10% dos pacientes infectados com STEC. Geralmente é diagnosticada 2 a 14 dias após o início da diarreia. É improvável que a SHU ocorra se houver resolução da diarreia em 2 ou 3 dias sem evidência de hemólise. Os fatores de risco incluem idade entre 6 meses e 4 anos, diarreia sanguinolenta, febre, contagem elevada de leucócitos e tratamento com antibióticos e fármacos antimotilidade. Dois terços dos pacientes não estão mais eliminando o microrganismo no momento em que desenvolvem SHU (ver Capítulo 538.5).

Pseudoapendicite secundária à adenite mesentérica é uma complicação notável de *Yersinia* e, algumas vezes, de *Campylobacter.* Crianças mais velhas e adolescentes são mais afetados. Normalmente, o paciente apresenta febre e dor abdominal com sensibilidade localizada no quadrante inferior direito, com ou sem diarreia, que pode ser confundida com apendicite. A tomografia computadorizada ou a ultrassonografia podem ser úteis para distinguir a pseudoapendicite da apendicite verdadeira.

As complicações imunomediadas que se acredita resultarem da reatividade imunológica cruzada entre antígenos bacterianos e tecidos do hospedeiro são mais frequentemente vistas em adultos do que em crianças. Estas incluem artrite reativa após infecção com os enteropatógenos bacterianos clássicos e síndrome de Guillain-Barré após infecção por *Campylobacter*.

Doenças de protozoários, quando persistentes, podem levar a um baixo ganho de peso em indivíduos jovens e imunocomprometidos, perda de peso, desnutrição ou deficiências vitamínicas. A infecção com *Entamoeba* pode causar colite ulcerativa grave, dilatação do cólon e perfuração. O parasita pode se espalhar sistemicamente, causando, com frequência, abscessos hepáticos. Em situações de alto risco, é fundamental excluir infecção por *Entamoeba* e tuberculose antes de iniciar terapia com corticosteroides para colite ulcerativa presumível.

DIAGNÓSTICO DIFERENCIAL

O médico também deve considerar doenças não infecciosas que possam causar sangue vermelho vivo ou hematoquezia (Tabela 366.11). Em um lactente ou criança pequena sem sintomas sistêmicos, estes podem incluir fissuras anais, intussuscepção intermitente, pólipos juvenis e divertículo de Meckel. Enterocolite necrosante pode causar hemorragia digestiva baixa em lactentes, especialmente recém-nascidos prematuros. Doença inflamatória intestinal deve ser considerada em crianças mais velhas. Exemplos de causas não infecciosas de diarreia não sanguinolenta incluem diarreias

Tabela 366.11	Diagnóstico diferencial da disenteria aguda e enterocolite inflamatória.

PROCESSOS INFECCIOSOS ESPECÍFICOS
- Disenteria bacilar (*Shigella dysenteriae, Shigella flexneri, Shigella sonnei, Shigella boydii; Escherichia coli* invasiva)
- Campilobacteriose (*Campylobacter jejuni*)
- Disenteria amebiana (*Entamoeba histolytica*)
- Disenteria ciliar (*Balantidium coli*)
- Disenteria por esquistossoma (*Schistosoma japonicum, Schistosoma mansoni*)
- Outras infecções parasitárias (*Trichinella spiralis*)
- Vibriose (*Vibrio parahaemolyticus*)
- Salmonelose (*Salmonella typhimurium*)
- Febre tifoide (*Salmonella typhi*)
- Febre entérica (*Salmonella choleraesuis, Salmonella paratyphi*)
- Yersinose (*Yersinia enterocolitica*)
- Disenteria espirilar (*Spirillum* spp.)

PROCTITE
- Gonocócica (*Neisseria gonorrhoeae*)
- Herpética (herpes-vírus simples)
- Clamidial (*Chlamydia trachomatis*)
- Sifilítica (*Treponema pallidum*)

OUTRAS SÍNDROMES
- Enterocolite necrosante do recém-nascido
- Enterite necrótica
- Enterocolite pseudomembranosa (*Clostridium difficile*)
- Tiflite

PROCESSOS INFLAMATÓRIOS CRÔNICOS
- *E. coli* enteropatogênica e *E. coli* enteroagregativa
- Tuberculose gastrintestinal
- Micose gastrintestinal
- Enterite parasitária

SÍNDROMES SEM CAUSA INFECCIOSA CONHECIDA
- Colite ulcerativa idiopática
- Doença celíaca
- Doença de Crohn
- Enterite por radiação
- Colite isquêmica
- Imunodeficiência, inclusive por HIV
- Enterite alérgica

De Mandell GL, Bennett JE, Dolin R, editors: *Principles and practices of infectious diseases*, ed 7, Philadelphia, 2010, Churchill Livingstone.

secretoras congênitas, distúrbios endócrinos (hipertireoidismo), neoplasias, intolerância alimentar e medicamentos (particularmente antibióticos). Causas não infecciosas de diarreia crônica ou recidivante incluem fibrose cística, doença celíaca, intolerância à proteína do leite e deficiência de dissacaridase congênita ou adquirida. Dor abdominal significativa deve levantar a suspeita de outros processos infecciosos no abdome, como apendicite e doença inflamatória pélvica. Vômitos proeminentes com ou sem dor abdominal podem ser manifestação de estenose pilórica, obstrução intestinal, pancreatite, apendicite e colecistite.

Avaliação clínica da diarreia

Na avaliação inicial de todos os pacientes com GEA o médico deve se concentrar no estado de hidratação e no equilíbrio eletrolítico do paciente, bem como em evidências de sepse ou infecção bacteriana invasiva, o que poderia complicar as consequências de uma GEA bacteriana (Figura 366.6). Uma vez que o paciente esteja estabilizado, a anamnese e o exame físico podem se concentrar na detecção de fatores de risco e exposições, bem como nas características clínicas que podem sugerir agentes etiológicos específicos (Tabelas 366.5 e 366.6).

Os elementos importantes da anamnese incluem duração da diarreia e descrição das fezes (frequência, quantidade, presença de sangue ou muco), febre (duração, magnitude), vômito (início, quantidade e frequência) e quantidade e tipo de ingestão oral sólida e líquida. Os sinais clínicos de desidratação devem ser avaliados (Tabela 366.12): produção de urina (número de fraldas molhadas por dia e tempo desde a última micção), se os olhos parecem fundos, se a criança está ativa, se a criança bebe vigorosamente, a data e o valor da medição de peso mais recente. Uma perda de peso documentada pode ser usada para calcular o déficit de fluido. A história médica pregressa deve identificar comorbidades que possam aumentar o risco ou a gravidade da GEA.

Certos sinais físicos são mais bem avaliados antes de abordar a criança diretamente, assim ela permanece calma, incluindo a aparência geral (atividade, reposta à estimulação) e os padrões respiratórios. O turgor cutâneo é avaliado ao se comprimir uma pequena prega cutânea na parede abdominal lateral no nível do umbigo. Se a dobra não retornar prontamente ao normal após a liberação, o tempo de recuo é quantificado como atrasado ligeiramente ou ≥ 2 s. O excesso de tecido subcutâneo e a hipernatremia podem produzir um teste falso-negativo e a desnutrição pode prolongar o tempo de recuo. Para medir o tempo de enchimento capilar, a superfície palmar da ponta do dedo distal da criança é pressionada até que o branqueamento ocorra, com o braço da criança no nível do coração. O tempo decorrido até o restabelecimento da cor normal após a liberação geralmente excede 2 s na presença de desidratação. O nível de umidade da membrana mucosa, a presença de lágrimas e a temperatura das extremidades devem ser avaliados.

Diagnóstico laboratorial

A maioria dos casos de GEA não requer exames laboratoriais diagnósticos. Os espécimes fecais podem ser examinados quanto a muco, sangue, neutrófilos ou lactoferrina fecal, um produto de neutrófilos. O achado de mais de cinco leucócitos por campo de grande aumento ou um exame positivo para lactoferrina em uma criança não lactente sugere infecção por um enteropatógeno bacteriano clássico; os pacientes infectados com STEC e *E. histolytica* geralmente apresentam testes negativos.

O diagnóstico laboratorial das GEAs virais pode ser útil quando houver suspeita de um surto, os casos estiverem relacionados a uma suspeita de surto ou quando a coorte de pacientes for considerada para limitar a disseminação da infecção. O método preferido para testar o norovírus é a reação em cadeia da polimerase quantitativa em tempo real (RT-qPCR) da transcriptase reversa, disponível na maioria dos laboratórios de saúde pública e virologia. Nos EUA, testes comerciais estão disponíveis para o diagnóstico de rotavírus e adenovírus entéricos, mas não para astrovírus (Tabela 366.1).

As coproculturas para detecção de agentes bacterianos são dispendiosas; portanto, as solicitações devem ser restritas a pacientes com características clínicas preditivas de GEA bacteriana, doença moderada ou grave, imunocomprometidos, em surtos com suspeita de síndrome hemolítico-urêmica ou com história epidemiológica altamente sugestiva. Para otimizar a recuperação de patógenos, as amostras de fezes para cultura precisam ser transportadas e plaqueadas rapidamente; se o plaqueamento não estiver rapidamente disponível, as amostras podem precisar ser transportadas em meios de transporte especiais. Se a criança não defecar antes que os antibióticos tenham sido administrados, um *swab* retal deve ser coletado imediatamente. Depois de mergulhar a ponta de algodão no meio que será usado para o transporte, ela é gentilmente inserida no reto da criança e rodada 360°. Um *swab* retal adequadamente coletado é corado ou coberto com material fecal. Os métodos convencionais de cultura de fezes realizados em laboratórios de microbiologia clínica recuperam espécies de *Shigella* e *Salmonella*. Se houver suspeita de espécies de *Campylobacter*, *Yersinia* ou *Vibrio*, o laboratório deve ser notificado, a menos que meios de cultura sejam rotineiramente usados para sua detecção. Todas as fezes com sangue devem também ser inoculadas em meios específicos para a detecção de *E. coli* O157:H7 ou diretamente testadas quanto à presença de toxina Shiga (ou ambas). Com exceção de *C. difficile*, a aquisição nosocomial de um patógeno entérico bacteriano é pouco provável. Assim, coprocultura geralmente não é indicada para pacientes nos quais a diarreia se desenvolve mais de 3 dias após a admissão, a menos que o paciente seja imunocomprometido ou para investigar um surto hospitalar (Tabela 366.2). As fezes também podem ser testadas para patógenos bacterianos por testes de amplificação de ácido nucleico (NAAT); se o NAAT for positivo, a amostra deve ser automaticamente cultivada para o isolamento do patógeno e a determinação do perfil de suscetibilidade a antimicrobianos.

A criança tem diarreia?

Se a resposta for sim, perguntar:	***Observar e avaliar:***
• Há quanto tempo? • Há sangue nas fezes?	Observar o estado geral da criança. A criança está: Letárgica ou inconsciente? Inquieta e irritada? Observar se os olhos estão fundos. Oferecer líquido à criança. A criança: Não consegue beber ou bebe pouco? Bebe com avidez, com sede? Sinal da prega no abdome. A pele volta à sua posição normal: Muito lentamente (mais de 2 s)? Lentamente?

Classificar a diarreia

	Sinais	Classificação	Conduta
Para desidratação	Dois dos seguintes sinais: • Letárgica ou inconsciente • Olhos fundos • Incapaz de beber ou bebe pouco • O sinal da prega desaparece lentamente	**Desidratação grave**	• Se a criança não se enquadrar em outra classificação grave: – Administrar líquido para uma desidratação grave (Plano C) OU ***Se a criança também se enquadrar em outra classificação grave:*** ***– Encaminhar URGENTEMENTE ao hospital com a mãe administrando porções frequentes de SRO durante o trajeto. Aconselhar mãe a continuar a amamentação ao peito*** • ***Se a criança tiver 2 anos ou mais e houver cólera na sua região, administrar antibiótico contra a cólera***
	Dois dos seguintes sinais: • Inquieta, irritada • Olhos fundos • Bebe com avidez, com sede • Sinal da prega: desaparece lentamente.	**Algum grau de desidratação**	• Administrar líquido e alimento para algum grau de desidratação (Plano B) ***Se a criança também se enquadrar em uma classificação grave:*** ***– Encaminhar URGENTEMENTE ao hospital com a mãe administrando porções frequentes de SRO durante o trajeto. Aconselhar a mãe a continuar a amamentação ao peito*** • Orientar a mãe sobre quando retornar imediatamente • Retorno em 2 dias se não houver melhora
	Não há sinais suficientes para classificar como desidratação ou desidratação grave	**Sem desidratação**	• Administrar líquidos e alimentos para tratar a diarreia em casa (Plano A) • Orientar a mãe sobre quando retornar imediatamente • Retorno em 2 dias se não houver melhora
E se a diarreia durar 14 dias ou mais	• Desidratação presente	**Diarreia persistente grave**	• Tratar a desidratação antes do encaminhamento, a não ser que a criança tenha outra classificação grave • Encaminhar ao hospital
	• Sem desidratação	**Diarreia persistente**	• Orientar a mãe sobre como alimentar uma criança que apresenta DIARREIA PERSISTENTE • Prescrever multivitamínicos, suplementos minerais por 2 semanas • Orientar a mãe sobre quando retornar imediatamente • Retorno em 5 dias
E se houver sangue nas fezes	• Sangue nas fezes	**Disenteria**	• ***Tratar durante 5 dias com o antibiótico oral recomendado para Shigella*** • Orientar a mãe sobre quando retornar imediatamente • Retorno em 5 dias

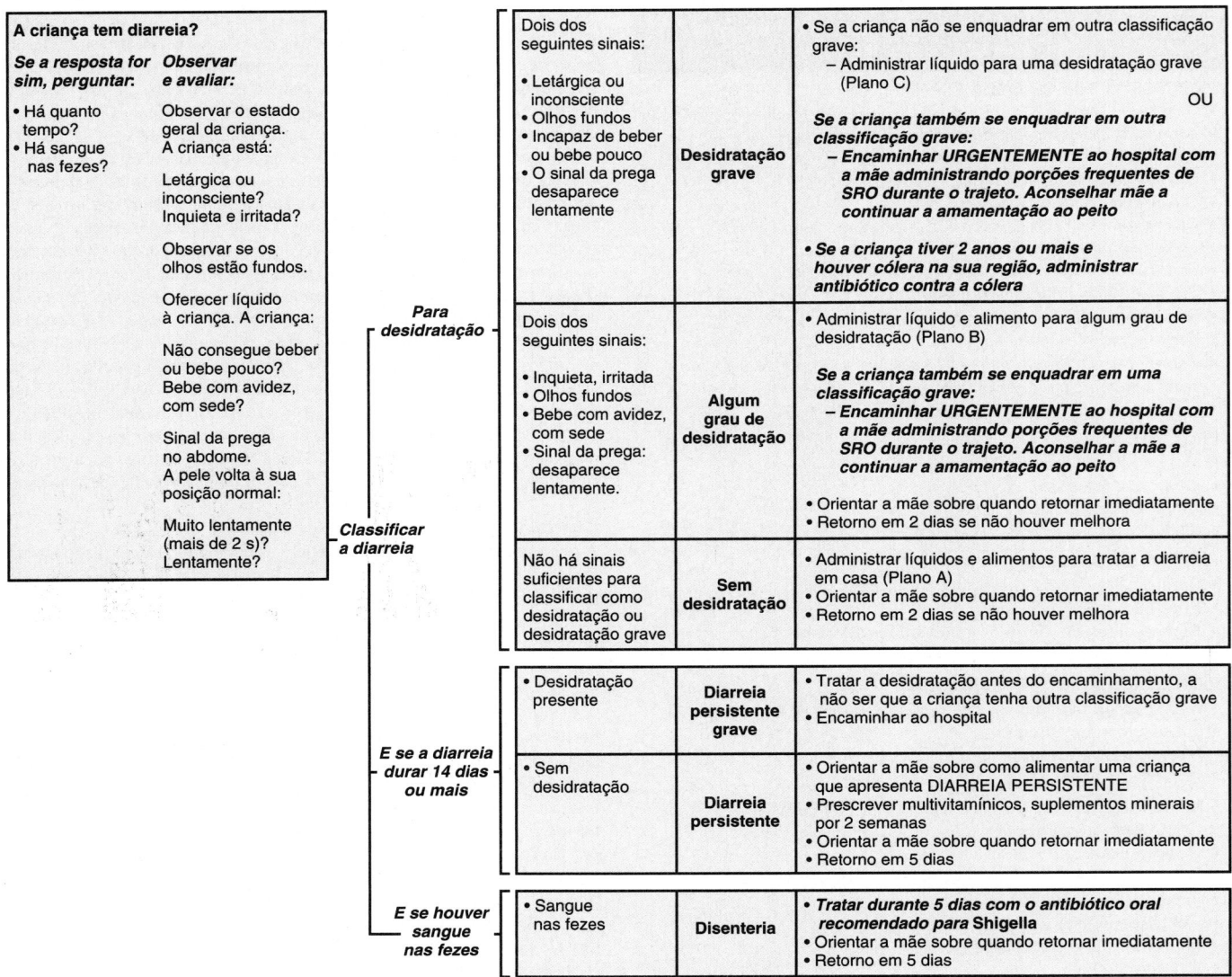

Figura 366.6 Atenção Integrada às Doenças Prevalentes na Infância (AIDPI) (IMCI; do inglês, *Integrated Management of Childhood Illnesses – IMCI*) para o reconhecimento e o tratamento da diarreia nos países em desenvolvimento. *SRO*, solução de reidratação oral.

Tabela 366.12 Sinais clínicos associados à desidratação.

SINTOMA	DESIDRATAÇÃO MÍNIMA OU SEM DESIDRATAÇÃO	DESIDRATAÇÃO LEVE A MODERADA	DESIDRATAÇÃO GRAVE
Estado mental	Bem; alerta	Normal, indivíduo fatigado ou inquieto, irritável	Apático, letárgico, inconsciente
Sede	Bebe normalmente; pode recusar líquidos	Com sede; ávido para beber	Bebe pouco; incapaz de beber
Frequência cardíaca	Normal	Normal a aumentada	Taquicardia, com bradicardia nos casos mais graves
Qualidade dos pulsos	Normais	Normais a diminuídos	Fracos, filiformes ou impalpáveis
Respiração	Normal	Normal; ávida	Profunda
Olhos	Normais	Levemente encovados	Profundamente encovados
Lágrimas	Presentes	Diminuídas	Ausentes
Boca e língua	Úmidas	Secas	Ressecadas
Dobras cutâneas	Retração instantânea	Retração em < 2 s	Retração em > 2 s
Enchimento capilar	Normal	Prolongado	Prolongado; mínimo
Extremidades	Quentes	Frias	Frias; mosqueadas, cianóticas
Débito urinário	Normal a diminuído	Diminuído	Mínimo

Modificada de Duggan C, Santosham M, Glass RI: The management of acute diarrhea in children: oral rehydration, maintenance, and nutritional therapy, *MMWR Recomm Rep* 41(RR-16):1-20, 1992; World Health Organization: *The treatment of diarrhoea: a manual for physicians and other senior health workers*, Geneva, 1995, World Health Organization; e Centers for Disease Control and Prevention: Diagnosis and management of foodborne illnesses, *MMWR* 53(RR-4):1-33, 2004.

Para crianças com idade superior a 2 anos que receberam antibióticos recentemente ou têm outros fatores de risco, a avaliação da infecção por *C. difficile* pode ser apropriada. O ensaio de citotoxina detecta a toxina B, mas o teste para a toxina A também está disponível em alguns laboratórios; no entanto, esse teste é trabalhoso. Vários testes estão comercialmente disponíveis para detectar *C. difficile* produtora de toxinas nas fezes, incluindo imunoensaios enzimáticos para as toxinas A e B, ensaio de citotoxicidade celular e PCR. A sensibilidade do cultivo celular e PCR é superior à do imunoensaio. O teste para toxina *C. difficile* em crianças menores de 2 anos é desencorajado porque o organismo e suas toxinas são comumente detectados em lactentes assintomáticos (Tabela 366.2).

A investigação para protozoários intestinais que causam diarreia é geralmente indicada em pacientes que viajaram recentemente para uma área endêmica, tiveram contato com água não tratada e manifestaram sintomas sugestivos. O método mais comumente utilizado é a microscopia direta de fezes para cistos e trofozoítos. No entanto, essa abordagem é demorada e carece de sensibilidade, em parte porque a eliminação pode ser intermitente. A análise de três amostras de dias separados é ideal, e as técnicas de concentração fecal fornecem algum benefício. A sensibilidade e a especificidade da microscopia são substancialmente melhoradas pela utilização de anticorpos marcados para imunofluorescência, que estão comercialmente disponíveis para visualização de cistos de *Cryptosporidium* e *Giardia*. Além disso, imunoensaios enzimáticos estão disponíveis para *Cryptosporidium*, *Giardia* e *Entamoeba*, que são mais sensíveis e específicos do que a microscopia direta e fornecem uma ferramenta de diagnóstico útil (nem todos os *kits* comerciais distinguem entre *E. histolytica* patogênica e *E. dispar* não patogênica). Métodos moleculares (NAAT) também estão disponíveis.

Vários *painéis moleculares multiplex rápidos* (independentes de cultura) para detecção de patógenos virais, bacterianos e protozoários gastrintestinais diretamente de amostras de fezes são aprovados pela FDA, incluindo xTag® GPP (14 patógenos), Verigene Verigne EP EP (9 patógenos) e o FilmArray FirmArray GI GI (22 patógenos). Esses métodos oferecem várias vantagens sobre os diagnósticos convencionais, incluindo necessidade reduzida do volume da amostra, ampla cobertura sem a necessidade de selecionar testes específicos, maior capacidade de detectar coinfecções, maior sensibilidade e resposta rápida. No entanto, seu uso é controverso porque os testes disponíveis não fornecem especificidade da cepa ou teste de suscetibilidade antimicrobiana para auxiliar na detecção de surtos e decisões de tratamento.

A maioria dos episódios de desidratação causada pela diarreia é isonatrêmica e não necessita de medidas séricas de eletrólitos. As medições eletrolíticas são mais úteis em crianças com desidratação grave, quando fluidos intravenosos são administrados, quando há uma relato de eliminação frequente de fezes líquidas, mas o turgor cutâneo está pouco comprometido, sugerindo hipernatremia, ou quando fluidos inadequados de reidratação foram administrados em casa. Uma suspeita de SHU requer a análise de hemograma completo com revisão do esfregaço de sangue periférico, plaquetas, eletrólitos séricos e testes de função renal. Pacientes com shigelose podem demonstrar leucocitose ou até mesmo uma reação leucemoide. A hemocultura deve ser obtida se houver preocupação com infecção bacteriana sistêmica. Isso inclui lactentes e crianças com febre e/ou sangue nas fezes com menos de 3 meses, imunocomprometidos, ou anemia hemolítica ou outros fatores de risco. Se a diarreia persistir sem causa identificada, a avaliação endoscópica pode ser indicada. Amostras de biopsia ajudam no diagnóstico da doença inflamatória intestinal ou na identificação de agentes infecciosos que podem mimetizá-la. O teste de suor é necessário se houver suspeita de fibrose cística.

TRATAMENTO

Os princípios gerais do manejo da GEA em crianças incluem reidratação e SRO de manutenção, além da substituição das perdas contínuas por fezes diarreicas e vômito após a reidratação, amamentação contínua e realimentação com uma dieta não restrita apropriada à idade assim que a desidratação for corrigida. A suplementação de zinco é recomendada para crianças em países em desenvolvimento.

Hidratação

As crianças, em particular os lactentes, são mais suscetíveis do que os adultos à desidratação, em virtude das maiores necessidades basais de líquidos e eletrólitos por quilograma e do fato de dependerem de outros para suprir essas demandas (Tabela 366.13). *A desidratação precisa ser avaliada rapidamente e corrigida em 4 a 6 h, de acordo com o seu grau e as necessidades diárias estimadas.* Quando há êmese, pequenos volumes de SRO podem ser administrados inicialmente por um conta-gotas, colher de chá ou seringa, começando com apenas 5 mℓ de cada vez. O volume é aumentado conforme tolerado. A SRO de baixa osmolalidade da Organização Mundial da Saúde (OMS) com 75 mEq de sódio, 64 mEq de cloreto, 20 mEq de potássio e 75 mmol de glicose por litro, com osmolaridade total de 245 mOsm/ℓ, é agora o padrão global de cuidado e mais eficaz do que os soros caseiros. Refrigerantes, sucos de frutas, chás e outras bebidas caseiras não são adequados para reidratação ou terapia de manutenção porque têm de forma inadequada altas concentrações de glicose e osmolalidade e baixas concentrações de sódio. As Tabelas 366.12 e 366.13 descrevem um plano de avaliação clínica e estratégia de manejo para crianças com diarreia moderada a grave. A reposição das perdas por êmese ou fezes diarreicas é observada na Tabela 366.13. A reidratação oral também pode ser administrada por sonda nasogástrica, se necessário; esta não é a via usual.

Uma pequena minoria de crianças, incluindo aquelas com desidratação grave ou que são incapazes de tolerar líquidos orais, necessitam de reidratação intravenosa inicial; porém, a reidratação oral constitui a modalidade preferida de reidratação e reposição das perdas contínuas. Os sinais de desidratação grave que podem necessitar de reanimação volêmica intravenosa são mostrados na Tabela 366.13. As limitações para a SRO incluem choque, diminuição do nível de consciência, íleo paralítico, intussuscepção, intolerância aos carboidratos (rara), vômitos incoercíveis e intensa eliminação fecal (> 10 mℓ/kg/h).

Alimentação enteral e seleção da dieta

Amamentação continuada e realimentação com uma dieta irrestrita apropriada para a idade, assim que a desidratação estiver melhorando, auxilia na recuperação. Alimentos com carboidratos complexos (arroz, trigo, batatas, pão e cereais), frutas frescas, carnes magras, iogurte e vegetais devem ser reintroduzidos, enquanto a SRO é administrada, para repor perdas devido a êmese ou diarreia e para manutenção. Alimentos gordurosos ou alimentos ricos em açúcares simples (sucos, refrigerantes carbonatados) devem ser evitados. A densidade calórica habitual de qualquer dieta usada para o tratamento da diarreia deve estar em torno de 1 kcal/g, com o objetivo de fornecer no mínimo uma ingestão calórica de 100 kcal/kg/dia e uma ingestão de proteínas de 2 a 3 g/kg/dia. Em circunstâncias selecionadas, quando a ingestão adequada de alimentos ricos em calorias for problemática, a adição de amilase à dieta por meio de técnicas de germinação também pode ser útil.

Se a dieta normal incluir uma fórmula infantil, ela não deve ser diluída ou alterada para uma preparação sem lactose, a menos que a má absorção de lactose seja evidente. Com exceção da intolerância aguda à lactose em um pequeno subgrupo, a maioria das crianças com diarreia é capaz de tolerar o leite e as dietas que contêm lactose. *Não há necessidade de retirada do leite e substituição por formulações especiais sem lactose.* Embora crianças com diarreia persistente não sejam intolerantes à lactose, a administração de uma carga de lactose superior a 5 g/kg/dia pode estar associada a taxas maiores de fermentação e fracasso do tratamento. Estratégias alternativas para reduzir a carga de lactose durante a alimentação de crianças desnutridas, que apresentam diarreia prolongada, incluem a adição de leite a cereais e a substituição do leite por produtos lácteos fermentados, como iogurte.

Raramente, quando a intolerância dietética impede a administração de leite integral ou de formulações à base de leite de vaca, pode ser necessário administrar dietas especializadas sem leite, como dieta à base de frango homogeneizado ou batido no liquidificador ou uma dieta elementar. Embora sejam efetivas em algumas situações, estas últimas não são acessíveis na maioria dos países em desenvolvimento.

Tabela 366.13 Manejo nutricional e de fluidos na diarreia.

GRAU DE DESIDRATAÇÃO*	TERAPIA DE REIDRATAÇÃO	REPOSIÇÃO DAS PERDAS DURANTE A MANUTENÇAO†
Desidratação leve a moderada	Lactentes‡ e crianças: SRO, 50 a 100 mℓ/kg, durante 3 a 4 h. Continue amamentando. Após 4 h, dê alimento a cada 3 a 4 h para crianças que já recebem normalmente alimentos sólidos	Lactentes e crianças: < 10 kg de peso corporal: 50 a 100 mℓ de SRO para cada episódio de fezes diarreicas ou vômitos até cerca de 500 mℓ/dia > 10 kg de peso corporal: 100 a 200 mℓ de SRO para dada episódio de fezes diarreicas ou vômitos até cerca de 1 ℓ/dia Substitua as perdas como acima, enquanto a diarreia ou o vômito persistirem
Desidratação grave	Lactentes desnutridos podem se beneficiar de volumes menores e frequentes bólus de 10 mℓ/kg de peso corporal devido à capacidade reduzida de aumentar o débito cardíaco com volumes maiores Lactentes (< 12 meses) e crianças (12 meses a 5 anos) sem desnutrição: administre bólus isotônico intravenoso de 20 a 30 mℓ/kg em solução cristaloide (p. ex., solução salina normal) ao longo de 30 a 60 min Repita os bólus conforme necessário para restaurar a perfusão adequada. Em seguida, administre 70 mℓ/kg durante 2,5 a 5 h. (Observe que o tempo de infusão é mais lento para lactentes.) Reavalie o lactente ou a criança com frequência e ajuste a taxa de infusão, se necessário. Alterne para SRO, leite materno e como descrito para desidratação leve a moderada, quando a criança puder beber, e a perfusão e o estado mental estiverem normais. Ajustar eletrólitos e administrar dextrose com base em valores séricos normais	Lactentes e crianças: < 10 kg de peso corporal: 50 a 100 mℓ de SRO para cada episódio de fezes diarreicas ou vômitos, até cerca de 500 mℓ/dia > 10 kg de peso corporal: 100 a 200 mℓ de SRO para cada episódio de fezes diarreicas ou vômitos; até cerca de 1 ℓ/dia Adolescentes e adultos: *Ad libitum*, até cerca de 2 ℓ/dia Reponha as perdas como acima, enquanto a diarreia ou o vômito continuarem Se não puder beber, administre por sonda nasogástrica ou administre 5% de solução salina normal de dextrose 0,25 com 20 mEq/ℓ de cloreto de potássio IV

*Uma variedade de escalas está disponível para avaliar a gravidade da desidratação em crianças pequenas, mas não existe um método padrão único e validado. Observe que os sinais de desidratação podem ser mascarados quando uma criança é hipernatrêmica. A Organização Mundial da Saúde define alguma desidratação leve ou moderada como a presença de dois ou mais dos seguintes sinais: inquietação/irritabilidade, olhos fundos, beber avidamente ou muito pouco, retorno lento da pele pinçada. Desidratação grave é definida como dois ou mais dos seguintes sinais: letargia/inconsciência, olhos fundos, incapacidade de beber/beber muito pouco e retorno muito lento da pele pinçada (> 2 s). †Após a reidratação, os fluidos de manutenção devem ser retomados juntamente com uma dieta normal adequada à idade, oferecida a cada 3 a 4 h. Crianças que receberam anteriormente uma fórmula com lactose podem tolerar o mesmo produto na maioria dos casos. A fórmula diluída parece conferir nenhum benefício. ‡Lactentes amamentados devem continuar amamentando durante toda a doença. Uma SRO de baixa osmolaridade pode ser administrada a todas as faixas etárias, com qualquer causa de diarreia. É seguro na presença de hipernatremia e hiponatremia (exceto quando houver edema). Algumas formulações disponíveis comercialmente que podem ser usadas como SRO incluem Pedialyte® Liters (Abbott Nutrition), CeraLyte® (Cero Products) e Enfalac® Lytren (Mead Johnson). Bebidas populares que não devem ser usadas para reidratação incluem suco de maçã, Gatorade® e refrigerantes comerciais. *SRO*, solução de reidratação oral. Modificada de Centers for Disease Control and Prevention: Managing acute gastroenteritis among children: oral rehydration, maintenance, and nutritional therapy. *MMWR Recomm Rep* 52(RR-16):1-16, 2003; e World Health Organization. Pocket book of hospital care for children: Guidelines for the management of common childhood illnesses, ed 2 (http://www.who.int/maternal_child_adolescent/documents/child_hospital_care/en/).

Além das formulações com arroz e lentilha, foi também constatado que a adição de banana-verde ou pectina à dieta é efetiva no tratamento da diarreia persistente. A Figura 366.7 fornece um algoritmo para o manejo de crianças com diarreia prolongada nos países em desenvolvimento.

Entre as crianças de países de baixa renda ou renda média, nas quais o duplo impacto da diarreia e desnutrição é maior e o acesso a fórmulas comerciais e ingredientes especializados é limitado, deve-se promover o uso de alimentos adequados para a idade e localmente disponíveis para a maioria dos casos de diarreia aguda. Inclusive entre aquelas crianças para as quais pode ser necessário evitar a ingestão de lactose, podem-se utilizar dietas nutricionalmente completas constituídas por ingredientes disponíveis no local, tão efetivas quanto preparações comerciais ou ingredientes especializados. Essas mesmas conclusões também podem ser aplicadas ao manejo dietético de crianças com diarreia persistente, porém as evidências permanecem limitadas.

Suplementação com zinco

A suplementação com zinco em crianças que apresentam diarreia em países em desenvolvimento leva à redução da duração e da gravidade da diarreia e potencialmente pode evitar a ocorrência de recidiva em uma grande proporção de casos. A administração de zinco no manejo da diarreia pode reduzir significativamente a mortalidade de todas as causas em 46% e a internação em 23%. Além de melhorar as taxas de recuperação da diarreia, a administração de zinco em ambientes comunitários leva ao aumento do uso da SRO e à redução no uso inadequado de antimicrobianos. Todas as crianças com mais de 6 meses que apresentam diarreia aguda em áreas de risco devem receber zinco VO de alguma forma (20 mg/dia) por 10 a 14 dias durante e após a diarreia. O papel do zinco em populações bem nutridas, com níveis normais de zinco, nos países desenvolvidos não está tão bem definido.

Outras terapias

A utilização de bactérias não patogênicas probióticas para prevenção e tratamento da diarreia tem sido bem-sucedida em algumas situações, embora não haja evidências que suportem a recomendação do seu uso em todas as situações. Diversos microrganismos (*Lactobacillus, Bifidobacterium*) apresentam boa história de segurança; o tratamento não foi padronizado, e o microrganismo mais efetivo (e seguro) ainda não foi identificado. *Saccharomyces boulardii* mostra-se efetivo na diarreia associada ao uso de antibióticos e na diarreia causada por *C. difficile*, e há algumas evidências de que possa evitar a ocorrência de diarreia em creches. Dois grandes estudos randomizados controlados por placebo que avaliaram a eficácia de duas formulações probióticas baseadas em *Lactobacillus* não conseguiram reduzir a gravidade clínica avaliada por um escore em lactentes e pré-escolares canadenses com gastrenterite aguda. *Lactobacillus rhamnosus GG* ou um produto probiótico combinado que contém *L. rhamnosus* R0011 e *L. helveticus* R0052 mostraram eficácia variável, sendo essa redução mais evidente nos casos de diarreia infantil por rotavírus.

Ondansetrona (apresentação de absorção oral) reduz a incidência de êmese, permitindo, assim, uma reidratação oral mais eficaz, e está bem estabelecida no tratamento de emergência de GEA em

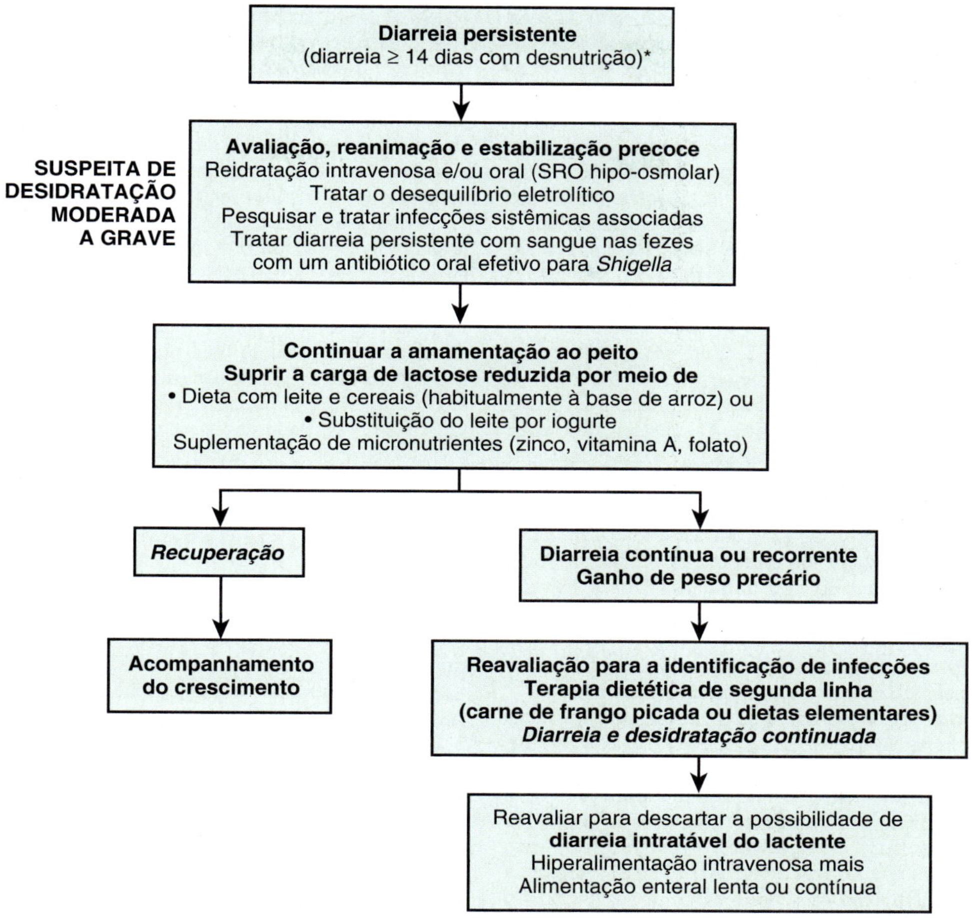

Figura 366.7 Manejo da diarreia persistente. *SRO*, solução de reidratação oral. *Crianças gravemente desnutridas requerem encaminhamento urgente para hospitalização e tratamento específico.

ambientes com altos recursos, reduzindo as necessidades de fluidos intravenosos e hospitalização. Como o vômito persistente pode limitar a SRO, uma única dose sublingual de um comprimido oral dissolvível de ondansetrona (4 mg para crianças de 4 a 11 anos e 8 mg para crianças com idade superior a 11 anos [geralmente 0,2 mg/kg]) pode ser administrada. Entretanto, a maioria das crianças não requer terapia antiemética específica; em geral, uma SRO cuidadosa é suficiente. Os agentes antimotilidade (loperamida) estão contraindicados para crianças com disenteria e, provavelmente, não desempenham papel no tratamento da diarreia aquosa aguda em crianças saudáveis nos demais aspectos. De modo semelhante, os agentes antieméticos, como as fenotiazinas, têm pouco valor e estão associados a efeitos colaterais potencialmente graves (letargia, distonia, hiperpirexia maligna).

Antibioticoterapia

Uma terapia antimicrobiana criteriosa para infecções bacterianas suspeitas ou comprovadas pode reduzir a duração e gravidade da doença e prevenir complicações (Tabela 366.14). Vários fatores justificam o seu uso limitado. Primeiro, a maioria dos episódios de GEA é autolimitada em crianças saudáveis. Em segundo lugar, a crescente prevalência de resistência a antibióticos levou ao uso restrito desses medicamentos. Terceiro, os antibióticos podem piorar o desfecho, visto que alguns estudos mostraram que a antibioticoterapia aumenta o risco de SHU em uma infecção por STEC e prolonga a excreção de NTS sem melhorar o resultado clínico. Portanto, os antibióticos são usados principalmente para tratar infecções graves, prevenir complicações em hospedeiros de alto risco ou limitar a disseminação da infecção. Se possível, a confirmação microbiológica (cultura) da etiologia e o teste de susceptibilidade devem ser solicitados antes do tratamento.

O tratamento da infecção por *C. difficile* merece consideração especial. A remoção do antibiótico agressor, se possível, é o primeiro passo. A terapia antibiótica dirigida contra *C. difficile* deve ser instituída se os sintomas forem graves ou persistentes. O teste para *C. difficile* é desencorajado para crianças com diarreia que apresentem menos de 2 anos, a menos que haja fortes evidências que impliquem a presença de *C. difficile* como agente etiológico. Essa recomendação é baseada nas altas taxas de infecção assintomática com cepas toxigênicas e não toxigênicas e na raridade de manifestações clínicas características não atribuídas a outros patógenos nessa faixa etária. Vancomicina oral e metronidazol por 7 a 14 dias (agentes de primeira linha) apresentaram eficácia equivalente em um estudo prospectivo randomizado; no entanto, o metronidazol é preferido por causa do menor custo e menor risco de selecionar enterococos resistentes à vancomicina. Vinte por cento dos adultos tratados para diarreia por C. *difficile* apresentam recidiva; porém, a frequência em crianças não é conhecida. A primeira recidiva deve ser tratada com outro ciclo de antibióticos com base na gravidade da doença. No caso de doença recorrente, foi proposto o uso de vancomicina VO com redução gradual e/ou pulsada durante um período de 4 a 6 semanas. Na ausência de sintomas, um exame para confirmar a cura não é necessário. O papel dos probióticos na prevenção da diarreia associada a *C. difficile* em crianças não foi estabelecido. O transplante fecal está sendo explorado para tratar a colite por *C. difficile* persistente ou recorrente. A *fidaxomicina* é um agente alternativo aprovado para pacientes acima de 18 anos; é recomendado para o episódio inicial (grave e não grave) e recorrências. A dose para adultos é de 200 mg VO, 2 vezes/dia, por 10 dias. O *bezlotoxumabe*, um anticorpo monoclonal contra as toxinas A e B de *C. difficile*, mostrou reduzir a taxa de recorrência.

A terapia antimicrobiana para infecções parasitárias é mostrada na Tabela 366.14.

Tabela 366.14 Antibioticoterapia para a diarreia infecciosa.

MICRORGANISMO	INDICAÇÃO PARA TERAPIA	POSOLOGIA E DURAÇÃO DO TRATAMENTO
Shigella spp.	Em países de alta renda, recomenda-se tratamento criterioso para reduzir a crescente resistência a antibióticos, porque a maioria das shigeloses é autolimitada. O tratamento deve ser reservado para doenças moderadas a graves (requer hospitalização, doença sistêmica ou complicações), imunocomprometidos ou para prevenir ou mitigar surtos em determinadas situações (p. ex., cuidados infantis ou manipulação de alimentos). Considere também tratar pacientes com desconforto significativo, comorbidades intestinais, contextos institucionais ou exposição domiciliar a indivíduos de alto risco. A OMS recomenda antibióticos empíricos para todas as crianças nos países em desenvolvimento com disenteria, assumindo que a maioria dos casos é causada por *Shigella*	*Primeira linha:* • Ciprofloxacino* 15 mg/kg/dia VO 2 vezes/dia, por 3 dias OU • Ceftriaxona, 50 a 100 mg/kg/dia IV ou IM 1 vez/dia, por 3 dias para doença grave que requeira terapia parenteral OU • Azitromicina* 12 mg/kg 1 vez/dia no 1º dia, depois 6 mg/kg 1 vez/dia nos dias 2 a 4 (curso total: 4 dias) *Segunda linha:* • Cefixima 8 mg/kg, 1 vez/dia, durante 3 dias OU • Sulfametoxazol-trimetoprima 4 mg/kg/dia de TMP e 20 mg/kg/dia de SMX 2 vezes/dia, durante 5 dias (se a suscetibilidade for conhecida ou provável com base em dados locais)
ETEC	Diarreia aquosa em um viajante que retorna de uma área endêmica que interfira nas atividades planejadas ou seja persistente	*Primeira linha:* • Azitromicina* 12 mg/kg 1 vez/dia no 1º dia, depois 6 mg/kg 1 vez/dia nos dias 2 e 3 (curso total: 3 dias) *Segunda linha:* • Ciprofloxacino* 15 mg/kg/dia, 2 vezes/dia, por 3 dias
STEC	Evite fármacos antimicrobianos e antimotilidade	
Salmonella não tifoide	Antibióticos para gastrenterite não complicada no hospedeiro normal são ineficazes e podem prolongar a excreção e não são recomendados O tratamento deve ser reservado para a infecção em lactentes com menos de 3 meses e pacientes imunocomprometidos, malignidade, doença GI crônica, anemia hemolítica da colite grave ou infecção pelo HIV. A maioria das cepas são resistentes a vários antibióticos	Ver tratamento de *Shigella*. Pacientes sem bacteriemia podem ser tratados VO, por 5 a 7 dias. Pacientes com bacteriemia (comprovados ou até que os resultados da hemocultura estejam disponíveis em um hospedeiro de alto risco) devem ser tratados por via parenteral por 10 a 14 dias. Infecções invasivas focais ou disseminadas (p. ex., osteomielite, meningite) e pacientes bacteriêmicos com HIV/AIDS devem ser tratados parenteralmente por 4 a 6 semanas
Yersinia spp.	Antibióticos geralmente não são necessários para a diarreia, que geralmente é autolimitada e os benefícios clínicos dos antibióticos não são estabelecidos Bacteriemia e infecções invasivas focais devem ser tratadas A terapia com deferoxamina deve ser suspensa para infecções graves ou bacteriemia associada	Para bacteriemia ou infecções invasivas focais, use cefalosporinas de terceira geração. Também pode-se considerar carbapeném, doxiciclina (para crianças ≥ 8 anos) associado a um aminoglicosídeo, TMP-SMX ou fluoroquinolona nas doses recomendadas para sepse. Comece IV e depois mude para oral quando clinicamente estável, para um curso total de 2 a 6 semanas
Campylobacter spp.	Disenteria, gastrenterite moderada e grave ou com risco de doença grave (p. ex., idosos, grávidas ou imunocomprometidos) e bacteriemia ou infecção invasiva focal devem ser tratadas. O tratamento da gastrenterite parece eficaz se administrado dentro de 3 dias após o início da doença	*Para gastrenterite ou disenteria:* • Eritromicina VO 40 mg/kg/dia, 4 vezes/dia, por 5 dias OU • Azitromicina VO 10 mg/kg/dia por 3 dias *Para bacteriemia ou infecção invasiva local:* Considere macrolídios por via parenteral ou carbapenêmicos dependendo dos resultados de suscetibilidade. Resistência à fluoroquinolona ocorre em > 50% em algumas partes do mundo
Clostridium difficile	Colite • Interrompa o uso de antibióticos, se possível • Consulte um infectologista se a doença for persistente ou recorrente	*Primeira linha (colite leve a moderada):* • Metronidazol VO 30 mg/kg/dia, 3 ou 4 vezes/dia, por 10 dias; máx. 500 mg/dose OU • Vancomicina VO 40 mg/kg/dia, 4 vezes/dia, por 10 dias, máx. 125 mg/dose *Segunda linha (colite grave):* • Vancomicina VO 40 mg/kg/dia, 4 vezes/dia, por 10 dias, máx. 500 mg/dose OU • Em caso de íleo paralítico, administre a mesma dose VR diluída em 500 mg/100 mℓ de solução salina normal por enema de retenção com ou sem associação com metronidazol IV 30 mg/kg/dia, 3 vezes/dia, por 10 dias; máx. 500 mg/dose • Fidaxomicina ainda não aprovada para crianças; ver texto
Entamoeba histolytica	Trate as seguintes condições: • Eliminadores assintomáticos de cistos • Doença intestinal leve a moderada • Doença intestinal ou extraintestinal grave (incluindo abscesso hepático)	*Eliminadores assintomáticos de cistos:* • Iodoquinol VO 30 a 40 mg/kg/dia, máx. 2 g, 3 vezes/dia, por 20 dias OU • Paromomicina VO 25 a 35 mg/kg/dia, dose 3 vezes/dia, por 7 dias

(*continua*)

Tabela 366.14 Antibioticoterapia para a diarreia infecciosa. (*continuação*)

MICRORGANISMO	INDICAÇÃO PARA TERAPIA	POSOLOGIA E DURAÇÃO DO TRATAMENTO
Entamoeba histolytica (continuação)		*Doença intestinal leve a moderada e doença intestinal ou extraintestinal grave:* • Metronidazol VO 30 a 40 mg/kg/dia, 3 vezes/dia, por 7 a 10 dias OU • Tinidazol VO 50 mg/kg, dose única, máximo de 2 g (para crianças com idade ≥ 3 anos), por 3 dias OU 5 dias para doença grave SEGUIDO POR (para evitar recidivas) • Iodoquinol VO 30 a 40 mg/kg/dia 3 vezes/dia, por 20 dias OU • Paromomicina VO 25 a 35 mg/kg/dia, 3 vezes/dia, por 7 dias
Giardia intestinalis	Sintomas persistentes	• Tinidazol VO 50 mg/kg, dose única, máximo de 2 g (para crianças com idade ≥ 3 anos) OU • Nitazoxanida VO OU – Idade 1 a 3 anos: 100 mg 2 vezes/dia, por 3 dias – Idade 4 a 11 anos: 200 mg 2 vezes/dia, por 3 dias – Idade acima de 11 anos: 500 mg 2 vezes/dia, por 3 dias • Metronidazol VO 30 a 40 mg/kg/dia, 3 vezes/dia, por 7 dias (máximo de 250 mg por dose)
Cryptosporidium spp.	Trate hospedeiros imunocomprometidos e infectados pelo HIV, embora a eficácia seja equívoca Pode não ser necessário tratamento em hospedeiros normais	*Crianças imunocompetentes:* • Nitazoxanida, como para *Giardia* *Transplantados de órgãos sólidos:* • Nitazoxanida, como para *Giardia*, por ≥ 14 dias; reduza a imunossupressão, se possível, e considere a paromomicina combinada com azitromicina para sintomas graves ou falha do tratamento. *Crianças infectadas pelo HIV:* • A terapia antirretroviral combinada é o tratamento primário • Nitazoxanida, como para *Giardia*, geralmente por 3 a 14 dias enquanto aguarda a recuperação das células CD4 OU • Considerar paromomicina isolada ou combinada com azitromicina em doença grave ou falha do tratamento
Cyclospora spp. *Isospora belli* (atualmente designado *Cystoisospora belli*)	Todas as crianças sintomáticas	TMP VO 5 mg/kg/dia e SMX 25 mg/kg/dia VO 2 vezes/dia, por 7 dias
Blastocystis hominis	O significado de *B. hominis* como causa da doença é controverso; portanto, o tratamento deve ser reservado para aqueles com sintomas sugestivos e nenhum outro patógeno que possa ser a causa	• Metronidazol VO 30 a 40 mg/kg/dia 3 vezes/dia, por 7 a 10 dias OU • Nitazoxanida, como para *Giardia* OU • TMP-SMX como para *Cyclospora* OU • Tinidazol, como para *Giardia*

ETEC, E. coli enterotoxigênica; *GI*, gastrintestinal; *IM*, via intramuscular; *IV*, via intravenoso; *máx.*, máximo; *SMX*, sulfametoxazol; *STEC, E. coli* produtora de toxina Shiga; *TMP*, trimetoprima; *VO*, via oral. *Azitromicina e fluoroquinolonas devem ser evitadas em pacientes que tomam arteméter antimalárico. Esses medicamentos podem prolongar o intervalo QT no eletrocardiograma e desencadear arritmias.

PREVENÇÃO

Promoção do aleitamento materno exclusivo e vitamina A

O aleitamento materno exclusivo (sem administração de qualquer outro líquido ou alimento nos primeiros 6 meses de vida) protege os lactentes muito pequenos de doenças diarreicas por meio da promoção de imunidade passiva e redução da ingestão de água e alimentos potencialmente contaminados. Em países em desenvolvimento, o aleitamento materno exclusivo nos primeiros 6 meses de vida é amplamente considerado como uma das intervenções mais efetivas para reduzir o risco de mortalidade infantil prematura e tem o potencial de prevenir 12% de todas as mortes de crianças com menos de 5 anos. A suplementação de vitamina A reduz a mortalidade infantil por todas as causas em 25% e a mortalidade específica por diarreia em 30%.

Imunização contra rotavírus

Três vacinas de vírus vivos orais contra **rotavírus** estão licenciadas: a vacina pentavalente G1, G2, G3, G4, P[8] bovina-humana de três doses (RotaTeq®), a vacina monovalente G1P[8] humana de duas doses (Rotarix®) e a vacina monovalente 116E G6P[11] bovino- humana de três doses (Rotavax®). O resultado foram reduções substanciais nas hospitalizações associadas a rotavírus e por todas as causas de doença diarreica em lactentes vacinados (proteção direta) e não vacinados (proteção indireta ou de rebanho), bem como reduções de consultas em consultório por diarreia por rotavírus menos grave. Redução nas mortes por diarreia por todas as causas foram demonstradas em alguns países.

A adoção sistemática de vacinação ainda é lenta em locais com poucos recursos, onde ocorrem mais doenças graves e mortes; no entanto, a organização internacional público-privada Gavi ("Vaccine Alliance"), apoiou a introdução da vacina contra rotavírus em mais de 40 países até o momento. Embora a eficácia da vacina contra a GEA grave por rotavírus seja menor (50 a 64%) em países com baixo índice de recursos, a redução do número de casos graves devido à vacinação das crianças é maior porque a taxa basal de casos graves por rotavírus em países em desenvolvimento é substancialmente maior.

Foi descrita a ocorrência de infecção por rotavírus associada à vacina (de vírus vivo) em crianças com doença por imunodeficiência combinada grave, porém a vacina demonstrou ser segura em populações infectadas pelo HIV.

Duas vacinas inativadas orais em duas doses eficazes contra a **cólera** (Dukoral® para crianças acima de 2 anos e ShanChol® para crianças acima de 1 ano) estão disponíveis em diversos países, mas atualmente não têm indicação específica em contextos endêmicos e epidêmicos, nos quais poderiam potencialmente reduzir o impacto de diarreia grave e mortalidade em crianças pequenas. Nos EUA, foi recentemente licenciada para viajantes uma vacina viva oral em dose única contra a cólera (Vaxchora®). Além disso, duas formas de vacinas contra febre tifoide estão disponíveis: uma vacina polissacarídica aplicada IM que pode ser administrada em crianças acima de 2 anos (Vivotif®) e uma vacina vivo-atenuada administrada por via oral a crianças acima de 6 anos (Typhim Vi®). Vacinas contra a febre tifoide polissacarídicas conjugadas que podem ser administradas a crianças com menos de 2 anos estão atualmente disponíveis. Em 2018, a OMS estabeleceu uma recomendação para o uso dessa vacina em lactentes e crianças com 6 meses ou mais que vivam em áreas endêmicas, com campanha de vacinação *catch-up*, se possível, para crianças acima de 15 anos. A vacina ainda não está disponível nos EUA ou Europa.

Melhoria da água e das condições sanitárias e promoção da higiene pessoal e doméstica

Grande parte da redução da prevalência da diarreia no mundo desenvolvido é o resultado de melhorias nos padrões de higiene, saneamento e abastecimento de água. De modo surpreendente, 88% de todas as mortes por diarreia no mundo inteiro, segundo estimativas, podem ser atribuídas a ingestão de água insalubre, saneamento inadequado e falta de higiene. A lavagem das mãos com sabão e o saneamento seguro podem reduzir o risco de diarreia em 48 e 36%, respectivamente, bem como uma redução estimada de 17% em virtude da melhora na qualidade da água.

A bibliografia está disponível no GEN-io.

366.1 Diarreia do Viajante

Karen L. Kotloff

A diarreia do viajante é uma complicação comum dos visitantes de países em desenvolvimento, causada por uma variedade de patógenos e depende, em parte, da estação e da região visitada. É o problema de saúde associado a viagens mais comum (28%) em crianças. A diarreia do viajante pode se manifestar com diarreia aquosa ou disenteria. Sem tratamento, ocorre resolução em 90% dos casos dentro de 1 semana e 98% dentro de 1 mês após o início. Alguns indivíduos desenvolvem diarreia mais grave ou persistente, tornam-se desidratados ou indispostos e podem apresentar complicações como bacteriemia e perfuração intestinal. Crianças com menos de 2 anos correm maior risco de ter diarreia do viajante, além de doença mais grave. De acordo com a FoodNet, os patógenos mais comumente identificados em viajantes nos EUA foram *Campylobacter* (42%), NTS (32%) e *Shigella* (13%). ETEC e protozoários intestinais (*G. intestinalis* e *E. histolytica*) também são importantes.

TRATAMENTO

Nos lactentes e nas crianças, a reidratação, conforme discutido no Capítulo 366, é apropriada, seguida de dieta padrão. Os adolescentes e adultos devem aumentar a sua ingestão de líquidos ricos em eletrólitos. Caulim-pectina, agentes anticolinérgicos, *Lactobacillus* e salicilato de bismuto não são terapias eficazes. A loperamida, um agente antimotilidade e antissecretor, reduz o número de evacuações em crianças de mais idade com diarreia aquosa e melhora os resultados, quando usada em associação com antibióticos na diarreia do viajante. Todavia, a loperamida não deve ser administrada a pacientes febris ou toxêmicos com disenteria ou àqueles com diarreia sanguinolenta, e a crianças com menos de 6 anos.

A eficácia dos antibióticos depende do patógeno e do seu perfil de suscetibilidade. Ao formar um plano de tratamento, os potenciais efeitos colaterais devem ser pesados contra a necessidade de tratamento para uma doença de curta duração e autolimitada, como a diarreia do viajante. Os antibióticos não são recomendados para diarreia leve que seja tolerável, não seja angustiante e não interfira nas atividades planejadas. Quando a terapia empírica for necessária no exterior, a azitromicina é recomendada para crianças pequenas. As fluoroquinolonas são recomendadas para crianças mais velhas e adultos e como terapia de segunda linha para crianças mais novas. A terapia de curta duração (3 dias) é eficaz. Os viajantes devem ser lembrados de que a diarreia pode ser um sintoma de outras doenças graves, como a malária. Portanto, se a diarreia persistir ou ocorrerem sintomas adicionais, como febre, os viajantes devem procurar orientação médica. Para obter informações atualizadas sobre patógenos locais e padrões de resistência, ver www.cdc.gov/travel.

Se o paciente retornou para casa ainda com diarreia, uma avaliação microbiológica pode ser obtida antes de iniciar a antibioticoterapia. A diarreia prolongada deve levar a uma investigação mais aprofundada sobre possíveis infecções parasitárias ou NTS. Antibióticos profiláticos para viajantes não são recomendados.

PREVENÇÃO

Em uma consulta pré-viagem, os responsáveis devem ser avisados sobre a prevenção da diarreia, os sinais, os sintomas e o tratamento da desidratação e o uso de SRO. SRO e antibióticos apropriados à idade devem ser incluídos em um pacote de saúde de rotina. Os viajantes devem consumir bebidas engarrafadas, bebidas enlatadas ou água fervida. Eles devem evitar gelo, saladas e frutas descascadas. Os alimentos devem ser consumidos quentes, se possível. Frutos do mar crus ou malcozidos são um risco, assim como comer em restaurantes e não em casa. Piscinas e outros locais de recreação na água também podem estar contaminados.

A quimioprofilaxia não é recomendada rotineiramente para crianças ou adultos previamente saudáveis. Entretanto, os viajantes devem levar azitromicina (pare menores de 16 anos) ou ciprofloxacino (para maiores de 16 anos) e começar a terapia antimicrobiana caso ocorra diarreia.

A bibliografia está disponível no GEN-io.

Capítulo 367
Diarreia Crônica

Anat Guz-Mark e Raanan Shamir

DEFINIÇÃO EPIDEMIOLÓGICA

A diarreia **crônica** é definida como a ocorrência de um volume fecal superior a 10 g/kg/dia em lactentes/crianças de colo e maior que 200 g/dia em crianças maiores que dura por 4 semanas ou mais. A diarreia **persistente** inicia-se de modo agudo, mas dura mais de 14 dias. Na prática, geralmente isso significa apresentar fezes moles ou aquosas mais de 3 vezes/dia. *Acordar durante a noite para defecar frequentemente é sinal de causa orgânica da diarreia.* Do ponto de vista epidemiológico, há dois padrões distintos. Nos países *em desenvolvimento*, a diarreia crônica é, em muitos casos, o resultado de uma infecção intestinal que persiste por mais tempo que o esperado. Essa síndrome costuma ser definida como **diarreia protraída ou persistente**, mas não existe uma clara distinção entre esta e a diarreia crônica. Nos países com condições socioeconômicas mais elevadas, a diarreia crônica é menos frequente e geralmente a etiologia varia com a idade. A evolução da diarreia depende da sua causa e varia desde as condições benignas e autolimitantes, como a diarreia da criança, até os distúrbios congênitos graves, tais como a doença de inclusão das microvilosidades, que pode acarretar uma progressiva disfunção intestinal.

FISIOPATOLOGIA

Geralmente, os mecanismos da diarreia são divididos em **secretório** e **osmótico**, mas em geral a diarreia é uma *combinação de ambos os mecanismos*. Além disso, *inflamação e distúrbios da motilidade* podem contribuir para a diarreia. Na maioria das vezes, a diarreia secretória está associada a grandes volumes de fezes aquosas e persiste quando a alimentação oral é suspensa. A diarreia osmótica é dependente da alimentação oral e os volumes de fezes geralmente não são tão massivos como na diarreia secretória (Figura 367.1).

A **diarreia secretória** é caracterizada por fluxos ativos de eletrólitos e água na direção do lúmen intestinal resultantes da inibição da absorção de NaCl neutro nos enterócitos das vilosidades ou de aumento na secreção eletrogênica de cloreto nas células secretoras da cripta como resultado da abertura do canal de cloreto do regulador da condutância transmembrana da fibrose cística (CFTR), ou de ambos. O desfecho é mais secreção das criptas do que absorção nos enterócitos das vilosidades, condição que persiste inclusive durante o jejum. Os outros componentes do sistema secretor de íons dos enterócitos são (1) o cotransportador Na-K 2Cl para a entrada de cloreto eletroneutro no enterócito; (2) a bomba de sódio-potássio, que diminui a concentração intracelular de Na^+, determinando então o gradiente para um influxo adicional de Na^+; e (3) o canal seletor de K^+, que ativa o K^+, depois de entrar na célula junto com o Na^+, para retornar ao fluido extracelular.

A secreção eletrogênica é induzida por um aumento da concentração intracelular de monofosfato cíclico de adenosina (cAMP), de monofosfato cíclico de guanosina (GMPc) ou de cálcio em resposta a enterotoxinas microbianas ou a moléculas endógenas endócrinas ou não endócrinas, incluindo as citocinas inflamatórias. Outro mecanismo da diarreia secretória é a inibição da via eletroneutra acoplada ao NaCl que envolve os trocadores Na^+/H^+ e Cl^-/HCO_3^-. Os defeitos nos genes destes trocadores são responsáveis pelas diarreias congênitas de Na^+ e Cl^-.

A **diarreia osmótica** é causada por nutrientes não absorvidos no lúmen intestinal como resultado de um ou mais dos seguintes mecanismos: (1) dano intestinal (p. ex., infecção entérica); (2) área da superfície de absorção reduzida (p. ex., doença celíaca ativa); (3) enzima digestiva ou transportador de nutrientes defeituoso (p. ex., deficiência de lactase); (4) tempo de trânsito intestinal diminuído (p. ex., diarreia funcional); e (5) sobrecarga de nutrientes excedendo a capacidade digestiva (p. ex., superalimentação, sorbitol em suco de frutas). Qualquer que seja o mecanismo, a força osmótica gerada pelos solutos não absorvidos impulsiona água para o lúmen intestinal. Um exemplo muito comum de diarreia osmótica é a intolerância à lactose. Se não for absorvida no intestino delgado, a lactose chega ao cólon, onde é convertida em ácidos orgânicos de cadeia curta, liberando então hidrogênio (detectado no teste respiratório do hidrogênio expirado para o diagnóstico da intolerância à lactose) e gerando uma sobrecarga osmótica. Outro risco de diarreia osmótica crônica frequentemente observado nos pacientes com diarreia associada à síndrome do intestino irritável são os alimentos que contêm oligossacarídeos, dissacarídeos, monossacarídeos e polióis fermentáveis (FODMAPs; do inglês, *fermentable oligo-di-monosaccharides and polyols*), que são mal absorvidos pelo organismo.

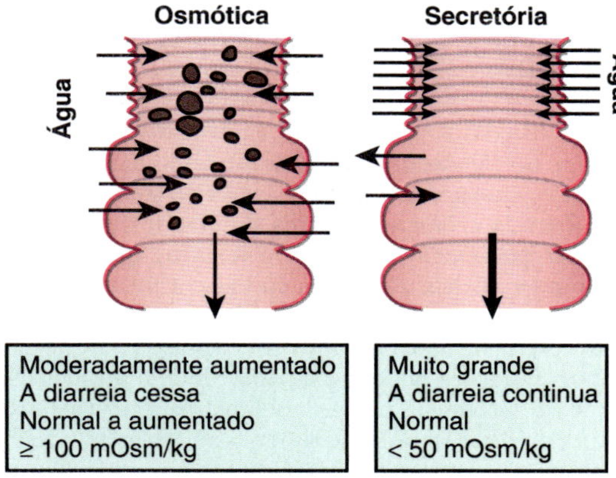

Figura 367.1 Vias das diarreias osmótica e secretória. A diarreia osmótica é causada por lesão funcional ou estrutural do epitélio intestinal. Os solutos ativos não absorvidos osmoticamente direcionam a água para o interior do lúmen intestinal. A osmolaridade fecal e o hiato aniônico (*ion gap*) geralmente estão aumentados. Nas crianças, a diarreia cessa quando elas não se alimentam. Na diarreia secretória, os íons são ativamente bombeados para o interior do intestino pela ação de secretagogos exógenos e endógenos. Geralmente, não ocorre lesão intestinal. A osmolaridade e o hiato aniônico permanecem dentro dos níveis normais. Grandes volumes de fezes são perdidos independentemente da ingestão de alimentos.

Em muitas crianças, a diarreia crônica pode ser causada por múltiplos mecanismos.

ETIOLOGIA

A Tabela 367.1 resume as principais causas da diarreia crônica em bebês e crianças.

Infecções

As **infecções entéricas** constituem a causa mais frequente de diarreia crônica ou persistente tanto em países em desenvolvimento como em países industrializados; no entanto, muitas vezes os desfechos são bastante diferentes. Nos primeiros, comorbidades como HIV/AIDS, malária ou tuberculose causam uma desnutrição que afeta a resposta imune da criança, potencializando, portanto, a probabilidade de diarreia prolongada ou de aquisição de outra infecção entérica. Nas crianças com HIV/AIDS, a própria infecção viral compromete a função imune e pode desencadear um círculo vicioso com desnutrição. Infecções sequenciais com o mesmo ou diferentes patógenos também podem ser responsáveis pela diarreia crônica. Nos países *em desenvolvimento*, a *Escherichia coli* e a *Giardia lamblia* têm sido implicadas na diarreia crônica, ao passo que, nos países *desenvolvidos*, a diarreia infecciosa crônica geralmente apresenta uma evolução mais benigna e, na maioria das vezes, a etiologia é viral, com predominância de rotavírus e norovírus (Tabela 367.2).

Tabela 367.1 Principais causas da diarreia crônica nas crianças maiores e menores de 2 anos.

ETIOLOGIA	MENORES DE 2 ANOS	MAIORES DE 2 ANOS
Infecções	+++	+++
Síndrome pós-enterite	+++	+++
Imunodeficiência	++	Rara
Doença celíaca	+++ (após a introdução do glúten)	+++
Alergia alimentar	+++	+
Doença inflamatória intestinal	+ (rara)	+++
Insuficiência pancreática	++	++
Colestase e insuficiência de ácidos biliares	++	++
Fibrose cística	++	+
Intolerância à lactose	++ (principalmente pós-infecciosa)	+++
Linfangiectasia intestinal	+	+
Distúrbios de motilidade	++	Rara
Síndrome do intestino curto	+++	+
Diarreias funcional e da criança	++	++
Ingestão excessiva de sucos de frutas e líquidos	++	++
Distúrbios diarreicos congênitos, incluindo os defeitos de enterócitos estruturais e as síndromes de má absorção enzimática ou de transporte	++	Improvável

Tabela 367.2 Lista comparativa de agentes e doenças prevalentes na diarreia infecciosa persistente infantil em países industrializados e em desenvolvimento.

AGENTE/DOENÇA	
PAÍSES INDUSTRIALIZADOS	**PAÍSES EM DESENVOLVIMENTO**
Clostridium difficile *Escherichia coli* enteroagregativa (EAEC)	*E. coli* enteroagregativa (EAEC) *E. coli* enteropatogênica atípica (aEPEC) *Shigella* *E. coli* enterotoxigênica (ETEC) produtora de toxina termoestável e/ou termolábil
Astrovírus Norovírus Rotavírus* Supercrescimento bacteriano do intestino delgado Síndrome da diarreia pós-enterite	Rotavírus* *Cryptosporidium* *Giardia lamblia* Espru tropical

*Mais frequente em países industrializados do que em países em desenvolvimento como agente de diarreia crônica.

A diarreia crônica em viajantes ou em expatriados de países em desenvolvimento pode depender do país de origem. No entanto, patógenos comuns são *Giardia*, *E. coli*, *Shigella*, *Campylobacter*, *Salmonella* e vírus entéricos. Também são descritos patógenos menos comuns associados à amebíase, à estrongiloidíase e ao espru tropical.

Os microrganismos oportunistas induzem exclusivamente diarreia mais intensamente ou por períodos mais longos em populações específicas, como as crianças imunocomprometidas. Agentes específicos causam diarreia crônica ou exacerbam a diarreia em muitas doenças crônicas. *Clostridium difficile* e citomegalovírus agem como agentes oportunistas em pacientes oncológicos, bem como em pacientes com doenças intestinais inflamatórias. *Cryptosporidium* pode induzir diarreia intensa e protraída em pacientes com AIDS.

O **supercrescimento bacteriano no intestino delgado** resulta em diarreia crônica ou por interação direta entre o microrganismo e o enterócito, ou como consequência da desconjugação e desidroxilação de sais biliares e a hidroxilação de ácidos graxos devido à alta proliferação de bactérias na porção proximal do intestino.

A **síndrome da diarreia pós-enterite** (ver Capítulo 364.4) é um quadro clínico patológico em que uma lesão na mucosa intestinal persiste após a gastrenterite aguda. Sensibilização a antígenos alimentares, deficiência secundária de dissacaridases, infecções persistentes, reinfecção com um patógeno entérico ou efeitos colaterais de medicamentos podem ser responsáveis por causar a síndrome da diarreia pós-enterite, embora esta esteja relacionada à desregulação da microbiota intestinal. A diarreia funcional, que pode estar relacionada à patogênese da síndrome do intestino irritável, pode ser causada por complicações da gastrenterite aguda.

Inflamatória/imunológica

A **doença celíaca** (ver Capítulo 364.2) é uma intolerância permanente ao glúten geneticamente determinada que, dependendo da origem geográfica, afeta cerca de um em cada 100 indivíduos. No hospedeiro geneticamente suscetível, a gliadina, a principal proteína do glúten, reage com o sistema imune para causar atrofia vilosa. A redução da superfície absortiva é responsável pela diarreia na doença celíaca, que é reversível por meio da restrição de glúten na dieta.

A **alergia alimentar** (principalmente a **alergia à proteína do leite de vaca**, Capítulo 176) pode se apresentar durante a infância como diarreia crônica. Uma resposta imune anormal contra proteínas alimentares pode causar proctite/colite ou enteropatia. A **gastrenterite eosinofílica** é caracterizada pela infiltração eosinofílica da parede intestinal e está fortemente associada à atopia. Entretanto, enquanto na alergia alimentar a diarreia responde à suspensão do alimento responsável, isso nem sempre ocorre na gastrenterite eosinofílica, na qual pode ser necessária a supressão imune.

Doenças inflamatórias intestinais, tais como a doença de Crohn, a colite ulcerativa e a doença inflamatória intestinal indeterminada, causam diarreia crônica, que frequentemente está associada a dor abdominal, a marcadores inflamatórios elevados e a concentrações elevadas de calprotectina ou lactoferrina fecal (ver Capítulo 362). A faixa etária do início da doença inflamatória intestinal é ampla, com casos raros descritos nos primeiros meses de vida, mas o pico de incidência ocorre na adolescência. A gravidade dos sintomas é altamente variável, havendo um padrão caracterizado por longos períodos de bem-estar seguidos por exacerbações.

Os **processos autoimunes** podem atingir o epitélio intestinal isoladamente ou em associação com sintomas extraintestinais. A **enteropatia autoimune** está associada com a produção de anticorpos antienterócitos e anticélulas caliciformes, principalmente imunoglobulina A, mas também imunoglobulina G, direcionada contra componentes da borda em escova ou do citoplasma dos enterócitos, e ocorre uma resposta autoimune mediada por células com ativação das células T da mucosa. Uma desregulação imune, a poliendocrinopatia e a enteropatia ligada ao X (**síndrome IPEX**) está associada a mutações genéticas variáveis e fenótipos da diarreia crônica (mais informações sobre a enteropatia autoimune e a síndrome IPEX estão disponíveis no Capítulo 364.3).

Nas crianças, a **deficiência imunológica** pode se apresentar como diarreia crônica. Nesses casos (p. ex., imunodeficiência combinada grave ou AIDS), a criança pode estar infectada por um patógeno oportunista, pode exibir diarreia persistente devido a um patógeno que geralmente causa gastrenterite aguda, ou ser infectada por vários patógenos diferentes e recorrentes causando danos às mucosas no intestino. Outros defeitos imunorregulatórios, encontrados em pacientes com agamaglobulinemia, deficiência isolada de imunoglobulina A e distúrbio comum de imunodeficiência variável, podem resultar em diarreia infecciosa persistente leve.

Deficiência pancreática

A diarreia crônica pode ser a manifestação de má digestão causada por distúrbios do pâncreas exócrino (ver Capítulos 376 e 378.2). Na maioria dos pacientes com **fibrose cística**, a insuficiência pancreática exócrina acarreta esteatorreia e má absorção de proteínas. Na **síndrome de Shwachman-Diamond**, a hipoplasia pancreática exócrina pode estar associada a neutropenia, alterações ósseas e enteropatia perdedora de proteínas. Determinados defeitos isolados de enzimas pancreáticas, como a deficiência de lipase, causam má absorção de gorduras e/ou de proteínas. A pancreatite familiar, que está vinculada à mutação no gene do tripsinogênio, pode estar associada à insuficiência pancreática exócrina e à diarreia crônica. Mutações nos genes *CFTR*, *CTRC*, *PRSS1*, *PRSS2*, *SPINK 1* e *SPINK 5* estão associadas à pancreatite hereditária.

Distúrbios hepáticos e dos ácidos biliares

Os distúrbios no fígado e a **colestase** podem causar redução nas reservas de ácidos biliares, ocasionando então má absorção de gorduras que causa diarreia crônica na forma de esteatorreia. A perda de ácidos biliares pode estar associada a doenças que afetam o íleo terminal, como a doença de Crohn, ou induzir uma ressecção ileal. Na **má absorção primária de ácidos biliares**, os neonatos e os lactentes apresentam diarreia crônica e má absorção de gorduras causadas por mutações no transportador de bile do íleo. Além da má absorção de gorduras, a perda de ácido biliar do lúmen intestinal é uma forma de diarreia secretória por si só (chamada de **diarreia colorreica**, que geralmente está significativamente associada à dermatite da fralda).

Má absorção de carboidratos

Mutações genéticas raras (ver Capítulos 364.9 e 364.11) podem causar má absorção de carboidratos. Mais comumente, a **intolerância à lactose** é *secundária* à deficiência de lactase causada por danos na mucosa intestinal (geralmente como parte da síndrome pós-enterite, que é um processo autolimitante). Dependendo da etnia, perda progressiva da atividade da lactase relacionada à idade pode começar por volta dos 7 anos e afetar aproximadamente 80% da população não branca, e a hipolactasia adquirida pode ser responsável pela diarreia crônica nas crianças maiores que estão recebendo leite de vaca (deficiência de lactase do tipo adulto).

Da mesma forma, a **má absorção de frutose** é comum nos países ocidentais, com estimativas de até 40% da população. Esses indivíduos não conseguem absorver a frutose e frequentemente desenvolvem inchaço, dor abdominal, diarreia e flatulência. Tipicamente, eles não têm doença hepática. Isso contrasta com a **intolerância hereditária à frutose**, um distúrbio genético raro com incidência estimada em 1 em 20.000 a 30.000 indivíduos. Esta doença está associada a mutações no gene *ASDOB*, que codifica a enzima aldolase B, esta encontrada principalmente no fígado e envolvida no metabolismo da frutose. As pessoas com intolerância hereditária à frutose podem ter náuseas, dor abdominal/inchaço, vômito, diarreia e hipoglicemia. A ingestão contínua de frutose resulta em *hepatomegalia* e, eventualmente, cirrose.

Enteropatia perdedora de proteínas

A diarreia crônica pode ser a manifestação de drenagem linfática intestinal obstruída causando enteropatia perdedora de proteínas com esteatorreia, diarreia e linfopenia. Além da **linfangiectasia intestinal**, muitas doenças que causam lesão na mucosa intestinal também podem resultar em enteropatia perdedora de proteínas, que é caracterizada por baixos níveis séricos de proteínas e elevação da α_1-antitripsina fecal (ver Capítulo 364.3).

Distúrbios da motilidade

Os distúrbios da motilidade intestinal incluem desenvolvimento e função anormais do sistema nervoso entérico, como na **doença de Hirschsprung** e na **pseudo-obstrução intestinal crônica** (que engloba as formas neurogênica e miogênica). Outros distúrbios da motilidade podem ser secundários a distúrbios extraintestinais, como no *hipertireoidismo* e na *esclerodermia*. Os distúrbios da motilidade estão associados à constipação intestinal e à diarreia, ou a ambas, sendo que a primeira costuma dominar o quadro clínico.

Síndrome do intestino curto

A síndrome do intestino curto é a etiologia única mais frequente de insuficiência intestinal em crianças (ver Capítulo 364.7). Muitas anormalidades intestinais, como a estenose, a atresia segmentar, a gastrósquise e a má rotação, podem exigir uma ressecção cirúrgica, mas a causa primária mais frequente do intestino curto é a enterocolite necrosante. Muito ocasionalmente, uma criança pode nascer com intestino delgado curto. Nessas condições, o intestino residual pode ser insuficiente para desempenhar suas funções digestivas e absortivas, o que resulta em diarreia crônica grave, desnutrição e atraso no crescimento, sendo a nutrição parenteral o tratamento a longo prazo.

Diarreia não específica, incluindo diarreia da criança

A etiologia mais benigna e comum da diarreia crônica é a diarreia inespecífica que engloba a **diarreia funcional** (ou **diarreia da criança**) em crianças com menos de 4 anos e a **síndrome do intestino irritável** em crianças de 5 anos ou mais. É a principal causa de diarreia crônica em uma criança em bom estado de saúde. A diarreia da criança é definida pela ocorrência de quatro ou mais defecações diárias e indolores de fezes não formadas persistindo por quatro ou mais semanas e com início na infância ou na pré-escola. A defecação noturna geralmente está ausente. A criança parece tranquila apesar da diarreia, não há evidências de falha no desenvolvimento e os sintomas desaparecem espontaneamente na idade escolar.

A diarreia pode ser também o resultado de **ingestão excessiva de líquidos e carboidratos não absorvíveis.** Se a ingestão de líquidos pela criança for superior a 150 mℓ/kg/24 h, ela deverá ser reduzida para, no máximo, 90 mℓ/kg/24 h para diminuir a frequência e o volume das fezes. Se a anamnese alimentar sugerir que a criança está ingerindo volumes significativos de suco de frutas, principalmente de maçã, o consumo deverá ser diminuído. *O sorbitol, um açúcar não absorvível, é encontrado nos sucos de maçã, de pera e de ameixa, frequentemente causando diarreia em crianças pequenas.* Além disso, os sucos de maçã e de pera contêm quantidades mais elevadas de frutose do que de glicose, característica considerada como causadora de diarreia nas crianças menores. Nas crianças maiores, a síndrome do intestino irritável frequentemente está associada à dor abdominal, e pode estar relacionada à ansiedade, à depressão e a outros transtornos psicológicos (ver Capítulo 368). Quando a causa da diarreia permanece indeterminada e o curso clínico é incompatível com os distúrbios orgânicos, deve ser considerado transtorno **factício** imposto a outra pessoa.

Distúrbios diarreicos congênitos

A etiologia mais grave de diarreia crônica inclui as várias doenças heterogêneas congênitas que frequentemente causam as síndromes referidas como **diarreia intratável ou protraída**. Isso resulta de um defeito permanente na estrutura ou na função dos enterócitos ocasionando progressiva e potencialmente irreversível insuficiência intestinal. As bases genética e molecular das muitas causas de diarreia protraída foram identificadas recentemente e foi proposta uma nova classificação de **distúrbios diarreicos congênitos (CDDs**; do inglês, *congenital diarrheal disorders*) (Tabela 367.3). Os CDDs são um grupo de enteropatias raras, mas graves, com quadro clínico similar, apesar de apresentarem patogênese e desfecho diferentes. Dependendo do defeito específico, a diarreia pode ser secretória ou osmótica. Muitas vezes, uma diarreia grave se apresenta ao nascimento ou logo após; porém, nas formas mais leves, a diarreia pode não ser reconhecida por vários anos. Os CDDs podem ser classificadas em quatro grupos: defeitos de digestão, absorção e transporte de nutrientes e eletrólitos, defeitos de diferenciação e polarização de enterócitos, defeitos de diferenciação de células enteroendócrinas e defeitos de modulação da resposta imune intestinal.

Ainda que os CDDs sejam doenças raras, na maioria dos distúrbios específicos os defeitos genético e da transmissão são conhecidos. A incidência dos distúrbios genéticos associados a CDD pode variar de 1 em 2.500 indivíduos na fibrose cística, 1 em 5.000 na deficiência de sacarase-isomaltase, 1 em 60.000 na deficiência congênita de lactase até 1 em 400.000 na síndrome trico-hepatoentérica. Para a maioria dos CDDs, como IPEX ou síndrome poliglandular autoimune tipo 1, a aplicação clínica do sequenciamento do exoma provavelmente aumentará a identificação de mais pacientes com essas causas raras de diarreia crônica. CDDs específicos são mais frequentes em grupos étnicos nos quais os casamentos consanguíneos são comuns, ou em algumas áreas geográficas devido a efeitos fundadores. Por exemplo, a deficiência congênita de lactase é mais comum na Finlândia; a intolerância à proteína lisinúrica tem incidência mais elevada na Finlândia e no Japão devido ao efeito fundador, sendo que mutação específica é tipicamente encontrada em cada um destes grupos étnicos. Um defeito no gene *DGAT1* foi identificado por meio de sequenciamento total do exoma em uma família de judeus asquenazes e esteve associado ao início precoce de vômitos e diarreia não sanguinolenta com enteropatia perdedora de proteínas. Para saber mais sobre CDDs específicos, ver Capítulos 364.3 e 364.11.

A maioria dos casos de síndrome da diarreia protraída não é de fácil tratamento. O curso natural da diarreia protraída está relacionado à doença intestinal primária e ao defeito específico na absorção de nutrientes. O tratamento é mais favorável para os distúrbios da motilidade e para a enteropatia autoimune do que para os defeitos estruturais dos enterócitos. As crianças com distúrbios da motilidade podem apresentar sintomas persistentes, mas eles raramente são fatais; enquanto as crianças com defeitos estruturais dos enterócitos têm evolução mais grave, prognóstico mais desfavorável e maior probabilidade de se tornarem candidatas ao transplante intestinal (ver Capítulo 365). Alguns CDDs de início tardio podem ser relativamente leves e são reconhecidos somente em uma fase mais avançada da vida.

AVALIAÇÃO DOS PACIENTES

Em decorrência do espectro das etiologias, a abordagem clínica deve ser baseada em algoritmos de diagnóstico que comecem com a avaliação das causas infecciosas e, a seguir, considerem a idade e o crescimento da criança mais fatores clínicos e epidemiológicos. O início precoce no período neonatal é raro e pode sugerir uma condição congênita ou grave (ver também Tabela 364.3); no entanto, as infecções e as alergias alimentares são mais frequentes nessa faixa etária e, juntamente com as malformações gastrintestinais, devem ser avaliadas no diagnóstico

Tabela 367.3 Classificação das doenças diarreicas congênitas baseada na alteração molecular e na herança genética.

DEFEITOS DE DIGESTÃO, ABSORÇÃO E TRANSPORTE DE NUTRIENTES E ELETRÓLITOS

DOENÇA	NOME DO GENE	LOCALIZAÇÃO DO GENE	TRANSMISSÃO E INCIDÊNCIA	MECANISMO
GENES QUE CODIFICAM ENZIMAS DA BORDA EM ESCOVA				
Deficiência congênita de lactase	*LCT*	2q21.3	AR, 1 em cada 60.000 indivíduos na Finlândia; mais baixa em outros grupos étnicos	Osmótico
Deficiência congênita de sacarase-isomaltase	*SI*	3q26.1	AR, 1 em cada 5.000 indivíduos; maior incidência em Groenlândia, Alasca e Canadá	Osmótico
Deficiência congênita de maltase-glicoamilase	Não definido	–	Poucos casos descritos	Osmótico
GENES QUE CODIFICAM TRANSPORTADORES DE MEMBRANA				
Má absorção de glicose-galactose	*SLC5A1*	22q13.1	AR, poucas centenas de casos descritos	Osmótico
Má absorção de frutose	Não definido	–	Até 40%	Osmótico
Síndrome de Fanconi-Bickel	*SLC2A2*	3q26.2	AR, rara, frequência mais elevada em consanguíneos	Osmótico
Acrodermatite enteropática	*SLC39A4*	8q24.3	AR, 1 em cada 500.000 indivíduos	Osmótico
Cloridorreia congênita	*SLC26A3*	7q31.1	AR, esporádica; frequente em algumas etnias	Osmótico
Intolerância à proteína lisinúrica	*SLC7A7*	14q11.2	AR, cerca de 1 em cada 60.000 indivíduos na Finlândia e no Japão; rara em outros grupos étnicos	Osmótico
Má absorção de ácidos biliares primários	*SLC10A2*	13q33.1	AR	Secretor
Fibrose cística	*CFTR*	7q31.2	AR, 1 em cada 2.500 indivíduos	Osmótico
GENES QUE CODIFICAM ENZIMAS PANCREÁTICAS				
Deficiência de enteroquinase	*PRSS7*	21q21	AR	Osmótico
Pancreatite hereditária	*PRSS1* *PRSS2* *SPINK1* *CTRC*	7q34 7q34 5q32 1p36.21	AD, casos com mutações compostas em diferentes genes; mutações em *SPINK1* também podem causar pancreatite tropical	Osmótico
Ausência congênita de lipase pancreática	*PNLIP*	10q25.3	AR	Osmótico
GENES QUE CODIFICAM PROTEÍNAS DO METABOLISMO DE LIPOPROTEÍNAS				
Abetalipoproteinemia	*MTP*	4q27	AR, cerca de 100 casos descritos; maior frequência entre judeus asquenazes	Osmótico
Hipobetalipoproteinemia	*APOB*	2p24.1	Autossômica codominante	Osmótico
Doença de retenção de quilomícrons	*SAR1B*	5q31.1	AR, cerca de 40 casos descritos	Osmótico
GENES QUE CODIFICAM OUTROS TIPOS DE PROTEÍNAS				
Diarreia de sódio congênita (CSD)	*SPINT2* (somente CSD sindrômica) *SLC9A3*	19q13.2 5p15.33	AR	Osmótico
Síndrome de Shwachman-Diamond	*SBDS*	7q11	AR	Osmótico
Ativação de mutação na guanilato ciclase C	*GUCY2C*	12p12.3	AD	Secretor
GENES QUE CODIFICAM OUTRAS ENZIMAS				
Defeito na síntese de triglicerídeos	*DGAT1*	8q24.3	AR	Enteropatia perdedora de proteínas
DEFEITOS DA DIFERENCIAÇÃO E POLARIZAÇÃO DE ENTERÓCITOS				
Doença de inclusão das microvilosidades	*MYO5B*	18q21.1	AR; rara; maior frequência entre os índios navajos	Secretor
Enteropatia congênita com formação de tufos epiteliais	*EPCAM*	2p21	AR; 1 em cada 50.000 a 100.000 indivíduos; maior frequência em árabes	Secretor
Síndrome trico-hepatoentérica	*TTC37* *SKIV2L*	5q15 6p21.33	AR, 1 em cada 400.000 indivíduos	Secretor
DEFEITOS DA DIFERENCIAÇÃO DE CÉLULAS ENTEROENDÓCRINAS				
Diarreia congênita de má absorção	*NEUROG3*	10q22.1	AR; poucos casos descritos	Osmótico
Deficiência de pró-proteína convertase 1/3	*PCSK1*	5q15	AR	Osmótico
DEFEITOS DA MODULAÇÃO DA RESPOSTA IMUNE INTESTINAL				
Síndrome poliglandular autoimune tipo 1	*AIRE*	21q22.3	AR; AD (1 família)	Secretor
Disfunção imune, poliendocrinopatia, ligadas ao cromossomo X (IPEX)	*FOXP3*	Xp11.23	Ligada ao cromossomo X (casos autossômicos descritos), muito rara	Secretor
Síndrome do tipo IPEX	Não definido	–	Não ligada ao cromossomo X	Secretor

AD, autossômica dominante; *AR*, autossômica recessiva.

diferencial. No fim da primeira infância e até os 2 anos, as infecções e as alergias são mais comuns; as doenças inflamatórias são mais frequentes nas crianças maiores e adolescentes. A doença celíaca, bem como uma diarreia inespecífica, sempre deve ser considerada independentemente da idade devido à sua frequência relativamente elevada em todas as idades.

Indícios específicos nos históricos familiar e pessoal podem fornecer indicações úteis, sugerindo etiologia congênita, alérgica ou inflamatória. Um histórico de *polidrâmnio* é compatível com cloridorreia congênita (na qual está presente um típico achado ultrassonográfico de alças intestinais fetais dilatadas), fibrose cística e outros CDDs, além de um histórico familiar de diarreia crônica ou intratável em uma apresentação por volta do 1º mês de vida, como também a *consanguinidade*. O início agudo de diarreia que segue uma evolução protraída sugere diarreia pós-enterite, deficiência secundária à lactase, supercrescimento bacteriano no intestino delgado ou o início de uma diarreia crônica inespecífica (diarreia da criança). A associação da diarreia com determinados alimentos pode indicar uma base alimentar, como a intolerância a certos nutrientes (frutose). A avaliação antropométrica é essencial para entender se a diarreia afetou o ganho de peso e o crescimento, o que possibilita uma estimativa da sua gravidade. Peso e crescimento normais apontam fortemente para uma diarreia funcional, que pode responder a um simples manejo na dieta. Deve-se notar que uma criança com diarreia funcional pode ser inadequadamente "tratada" com uma dieta hipocalórica diluída em um esforço para reduzir o problema, o que resulta em crescimento prejudicado.

O exame clínico inicial deve incluir a avaliação dos estados geral e nutricional. Desidratação, marasmo ou kwashiorkor (desnutrição proteico-calórica) exigem intervenções imediatas de suporte para estabilizar o paciente. A avaliação nutricional deve começar pelas curvas de peso e altura e pelo índice peso/altura para determinar o impacto da diarreia no crescimento. Geralmente, o peso é comprometido antes da altura; porém, com o tempo, o crescimento linear também é afetado e ambos os parâ metros podem ficar igualmente anormais a longo prazo. A avaliação do estado nutricional inclui anamnese alimentar, exame físico e testes bioquímicos incluindo investigações nutricionais. A ingestão calórica deve ser quantitativamente determinada, requerimentos energéticos determinados e a relação entre as modificações no peso e a ingestão de energia deve ser cuidadosamente considerada. A avaliação da composição corporal pode ser realizada pela medição do perímetro braquial e da espessura da dobra de pele do tríceps por meio da análise da impedância bioelétrica, por exames de absorciometria de raios X de dupla emissão ou por pletismografia aérea. Marcadores bioquímicos como albumina, pré-albumina, proteína de ligação ao retinol, ferro sérico e transferrina podem auxiliar na classificação da desnutrição, pois a meia-vida das proteínas séricas pode distinguir entre a desnutrição de curto e longo prazo. A avaliação das concentrações de micronutrientes sempre deve ser considerada. Deficiências de zinco, magnésio, vitamina A e folato estão associadas à diarreia crônica e devem ser corrigidas caso necessário.

Nos bebês com diarreia crônica, a anamnese alimentar deve ser cuidadosamente obtida para fornecer pistas para alergia ou uma intolerância alimentar específica, como a alergia às proteínas do leite de vaca ou a deficiência de sacarase-isomaltase. Os sintomas associados e as investigações selecionadas fornecem pistas valiosas para o diagnóstico. Sinais de inflamação geral como febre, fezes com muco ou sangue e dor abdominal podem sugerir doença inflamatória intestinal. A presença de eczema ou asma está associada a um distúrbio alérgico, enquanto manifestações extraintestinais específicas (artrite, diabetes, trombocitopenia etc.) podem sugerir doença autoimune. Lesões cutâneas específicas podem ser sugestivas de **acrodermatite enteropática**, que pode responder à suplementação de zinco. Anormalidades faciais típicas e cabelo lanoso estão associados à diarreia fenotípica.

INVESTIGAÇÕES

A investigação microbiológica deve incluir uma lista completa de patógenos bacterianos, virais e protozoários. O supercrescimento bacteriano no intestino proximal pode ser determinado pelo teste do hidrogênio expirado com lactulose, mas são comuns os resultados falso-positivos (ver Capítulo 364.4).

As investigações iniciais em uma criança com diarreia crônica devem sempre incluir avaliação da inflamação intestinal usando-se calprotectina ou lactoferrina fecal, como também sorologia para doença celíaca (ver Capítulo 364.2). A necessidade de uma biopsia da mucosa é determinada por avaliação diagnóstica não invasiva em consulta a um gastroenterologista pediátrico.

A avaliação não invasiva das funções digestiva e absortiva, assim como da inflamação intestinal, desempenha um papel essencial na investigação diagnóstica (Tabela 367.4). Anormalidades nos testes destas funções sugerem um comprometimento do intestino delgado, ao passo que uma inflamação intestinal demonstrada pelo aumento de calprotectina ou lactoferrina fecal indica colite.

É importante determinar a natureza osmótica *versus* secretora da diarreia, especialmente em neonatos e lactentes com diarreia prolongada. O ***gap* osmolar fecal**, às vezes chamado hiato aniônico fecal, é calculado como 290 mOsm/kg (ou osmolaridade medida das fezes) menos (2 × [sódio fecal + potássio fecal]). Se o *gap* osmolar for superior a 100 mOsm/kg, a osmolaridade fecal é derivada de solutos osmoticamente ativos ingeridos ou não absorvidos, ou íons não medidos. Por outro lado, um *gap* baixo (< 50 mOsm/kg) é normalmente observado na

Tabela 367.4 Testes não invasivos para as funções de digestão e absorção e para a inflamação intestinal.

TESTE	VALORES NORMAIS	IMPLICAÇÃO
Concentração de α_1-antitripsina	< 0,9 mg/g	Permeabilidade intestinal elevada/perda de proteínas
Esteatócrito	Aumento < 2,5% (acima de 2 anos) acima dos valores relacionados à idade (abaixo de 2 anos)	Má absorção de gorduras
Substâncias redutoras de fezes	Ausente	Má absorção de carboidratos
Concentração de elastase	> 200 μg/g	Função pancreática
Concentração de quimiotripsina	> 7,5 unidades/g > 375 unidades/24 h	Função pancreática
Sangue oculto nas fezes	Ausente	Perda de sangue pelas fezes/inflamação
Concentração de calprotectina nas fezes	< 100 μg/g (em crianças até 4 anos) < 50 μg/g (acima de 4 anos)	Inflamação intestinal
Leucócitos fecais	< 5/campo microscópico	Inflamação colônica
Lactoferrina fecal	Ausente	Inflamação
Óxido nítrico no dialisado retal	< 5 μM de NO_2^-/NO_3^-	Inflamação retal
Teste de absorção de duplo açúcar (celobiose/manitol)	Taxa de excreção urinária: 0,010 ± 0,018	Permeabilidade intestinal elevada
Carga oral de xilose	25 mg/dℓ	Superfície intestinal reduzida

diarreia secretória. Também é importante medir a concentração de cloro nas fezes para descartar CDD, que é caracterizado por baixo *gap* osmolar devido à alta perda fecal de cloro (> 90 mmol/ℓ).

Considerando que a maioria das causas de diarreia crônica pode ser exacerbada pela alimentação e ter natureza osmótica ou mista nas fezes, a diarreia secretória requer investigação de defeitos congênitos nos enterócitos, defeitos na resposta imune intestinal (IPEX e enteropatia autoimune) e distúrbios da má absorção de ácidos biliares. Devido à sobreposição entre as características secretórias e osmóticas da diarreia em muitas doenças, também foi introduzida uma classificação baseada na resposta ao repouso intestinal. A diarreia grave que persiste no repouso intestinal é característica das **enteropatias congênitas** (doença de inclusão das microvilosidades, enteropatia com formação de tufos epiteliais, diarreia sindrômica). A diarreia que desaparece no repouso intestinal pode implicar síndromes de má absorção de carboidratos ou gorduras, além de defeitos nas células enteroendócrinas. Na maioria das outras causas, a diarreia pode diminuir significativamente, mas não desaparecer, em resposta ao repouso intestinal, o que inclui algumas doenças congênitas, bem como enteropatias inflamatórias adquiridas e outras.

A histologia é importante no estabelecimento do comprometimento da mucosa ao apontar alterações nas células epiteliais ou ao identificar corpos de inclusão intracelular específicos causados por patógenos, como o citomegalovírus ou a presença de parasitas. A microscopia eletrônica é essencial para detectar anormalidades estruturais subcelulares, como a doença de inclusão das microvilosidades. A imuno-histoquímica permite o estudo da imunidade da mucosa, além de outros tipos de células (células da musculatura lisa e células neuronais entéricas).

Os exames de imagem têm um importante papel na abordagem diagnóstica. A ultrassonografia abdominal pode ajudar a detectar anormalidades hepáticas e pancreáticas ou um aumento na espessura da parede ileal distal, que sugere doença inflamatória intestinal. Uma radiografia abdominal simples preliminar é útil para detectar distensão abdominal, que é sugestiva de obstrução intestinal ou aumento da retenção de fezes no cólon. Podem ser observados gases intramurais ou portais na enterocolite necrosante ou na intussuscepção. Anormalidades estruturais, como divertículos, má rotação, estenose, alça cega, intestino curto congênito, além de distúrbios da motilidade, podem ser investigadas por meio de ingestão de bário e um exame contrastado do trânsito no intestino delgado. A endoscopia capsular pode ser feita em pacientes com mais de 10 kg e permite a exploração de todo o trato gastrintestinal na busca por alterações estruturais, inflamação ou sangramento; a nova SmartPill® (cápsula inteligente) mede a pressão, o pH e a temperatura ao se movimentar através do trato gastrintestinal avaliando a motilidade.

Devem ser realizadas investigações específicas para indicações diagnósticas distintas. Os testes de puntura e de contato podem indicar o diagnóstico de alergia alimentar. Entretanto, a suspensão da dieta do alimento prejudicial suspeito e o subsequente teste de desafio constituem a estratégia mais confiável para o estabelecimento do diagnóstico. A má absorção biliar pode ser explorada pela retenção do ácido homocólico-taurina marcado com selênio-75 (^{75}SeHCAT), um análogo do ácido biliar, na circulação enteropática. Uma cintilografia com octreotida marcada com rádio é indicada na suspeita de proliferação neoplásica de células de captação (APUD). Em outras doenças, técnicas de imagem específicas, como a tomografia computadorizada, a colangiopancreatografia endoscópica retrógrada e a colangiopancreatografia por ressonância magnética, podem ter um importante valor diagnóstico.

Depois que os agentes infecciosos tiverem sido excluídos e a avaliação nutricional tiver sido realizada, poderá ser aplicada uma abordagem gradual à criança com diarreia crônica. As principais causas de diarreia crônica devem ser investigadas com base nas características do distúrbio e do(s) nutriente(s) específico(s) que tiver(em) sido afetado(s). O uso do sequenciamento total do exoma ou uma análise molecular específica podem ser essenciais nas crianças com suspeita de apresentarem CDD. A abordagem diagnóstica gradativa é importante para minimizar o uso desnecessário de procedimentos invasivos, além do custo, ao mesmo tempo que otimiza o resultado da avaliação diagnóstica (Tabela 367.5).

TRATAMENTO

A diarreia crônica associada a um estado nutricional comprometido deve ser sempre considerada uma doença grave e o tratamento deve ser iniciado de imediato. Ele inclui medidas gerais de suporte, reabilitação nutricional, dieta de eliminação e medicamentos. Estes últimos incluem terapias para causas específicas, além de intervenções direcionadas para neutralizar a secreção de líquidos e/ou promover a

Tabela 367.5 Abordagem diagnóstica gradual para crianças e bebês com diarreia crônica.

AVALIAÇÃO INICIAL	
• Anamneses pessoal e familiar: ultrassonografia pré-natal; histórico de alimentação; histórico familiar de diarreia prolongada; consanguinidade • Exame físico: dismorfismo; anormalidades esqueléticas; organomegalia; dermatite	• Investigação infecciosa: culturas fecais para parasitas, vírus • Investigação alérgica: ensaio de dieta de eliminação
⇩	
TESTES LABORATORIAIS	
• Análise das fezes: *volume das fezes após o jejum; eletrólitos de fezes e hiato aniônico; pH e substâncias redutoras; esteatócrito; leucócitos e calprotectina fecais; elastase fecal; α_1-antitripsina*	• Análises sanguínea e sérica: eletrólitos séricos; perfil lipídico; albumina e pré-albumina; amilase e lipase; marcadores inflamatórios; amônia; sorologia celíaca
⇩	
IMAGEM	
• Ultrassonografia abdominal: espessamento da parede intestinal; distúrbios hepáticos e biliares	• Estudos de raios X e de contraste: malformação congênita; sinais de distúrbios da motilidade
⇩	
ENDOSCOPIA E HISTOLOGIA INTESTINAL	
Endoscopia e histologia padrão do jejuno/cólon;* morfometria; coloração com PAS; imuno-histoquímica intestinal; microscopia eletrônica	
⇩	
INVESTIGAÇÃO GENÉTICA	
• Análise molecular específica	• Sequenciamento completo do exoma
⇩	
OUTRAS INVESTIGAÇÕES ESPECIAIS	
Teste de suor; testes respiratórios específicos para carboidratos; medição do ^{75}SeHCAT; anticorpos antienterócitos; investigação de doenças metabólicas; estudos de motilidade; marcadores tumorais neuroendócrinos	

*A decisão de realizar uma endoscopia alta ou baixa pode ser corroborada por testes não invasivos. *PAS*, ácido periódico de Schiff; *^{75}SeHCAT*, ácido homocólico-taurina marcado com selênio-75.

Tabela 367.6 Tratamento antimicrobiano para a diarreia persistente.

	FÁRMACO	INDICAÇÕES	DOSAGEM	DURAÇÃO
Antibióticos	Sulfametoxazol-trimetoprima	*Salmonella* spp., *Shigella* spp.	6 a 12 mg/kg/dia (de trimetoprima) dividida em 2 doses VO	5 a 7 dias
	Azitromicina	*Shigella* spp., *Campylobacter* spp.	1º dia: 12 mg/kg/dia 1 vez/dia VO 2º ao 5º dia: 6 mg/kg/dia 1 vez/dia VO *Alternativa: 10 mg/kg/dia 1 vez/dia durante 3 dias VO	5 dias
	Ciprofloxacino	*Shigella* spp.	20 a 30 mg/kg/dia em 2 doses divididas – VO ou IV	3 dias
	Ceftriaxona	*Shigella* spp.	50 a 100 mg/kg/dia dose única – IM ou IV	2 a 5 dias
	Metronidazol	Giardíase, amebíase, blastocistose, *Clostridium difficile*	15 a 35 mg/kg/dia em 2 a 3 doses – VO	7 a 10 dias
	Paromomicina	Amebíase	25 a 35 mg/kg/dia em 3 doses divididas – VO	7 dias
	Vancomicina	*Clostridium difficile*	40 mg/kg/em 4 doses divididas – VO	10 dias
Antiparasitários	Nitazoxanida	Amebíase, giardíase, blastocistose, criptosporidiose	100 mg a cada 12 h para crianças de 12 a 47 meses 200 mg a cada 12 h para crianças de 4 a 11 anos 500 mg a cada 12 h para crianças acima de 11 anos	3 dias
	Albendazol	Ascaridíase, ancilostomíase	400 mg	Uma única vez

Depende do perfil de suscetibilidade local. *IM*, via intramuscular; *IV*, via intravenosa.

restauração do epitélio intestinal comprometido. Uma vez que o óbito, na maioria das vezes, é causado por desidratação, a reposição de líquidos e eletrólitos é a intervenção inicial mais importante.

Frequentemente, a reabilitação nutricional é essencial e se baseia nas avaliações clínica e bioquímica. Na desnutrição moderada a grave, a ingestão calórica deve ser cuidadosamente retomada para evitar o desenvolvimento da síndrome de realimentação e ela pode ser aumentada progressivamente para 50% ou mais acima da ingestão alimentar recomendada. A capacidade de absorção do intestino deve ser monitorada por testes de função digestiva. Nas crianças com esteatorreia, os triglicerídeos de cadeia média podem ser a principal fonte de lipídios. Uma dieta livre de lactose deve ser iniciada em todas as crianças com diarreia crônica, conforme recomendado pela Organização Mundial da Saúde. Geralmente, a lactose é substituída pela maltodextrina ou por uma combinação de carboidratos complexos. Uma dieta livre de sacarose é indicada na deficiência de sacarase-isomaltase. As dietas semielementares ou elementares têm a finalidade dupla de superar a intolerância alimentar, que pode ser a principal causa de diarreia crônica, principalmente no lactente e na infância, e facilitar a absorção de nutrientes. Dependendo da situação da criança, a sequência de eliminação deve ir de regimes alimentares menos restritos a mais restritos, ou seja, de hidrolisado de proteínas do leite de vaca a fórmulas baseadas em aminoácidos. Nos bebês gravemente comprometidos, pode ser prudente começar com a alimentação baseada em aminoácidos.

Quando a nutrição oral não for possível ou falhar, deverá ser considerada a nutrição enteral ou parenteral. A nutrição enteral pode ser fornecida por sonda nasogástrica ou tubo de gastrostomia e é indicada para as crianças que não conseguem se alimentar VO devido à incapacidade de tolerar as necessidades nutricionais ou devido à fraqueza extrema. Nos casos de fraqueza extrema e de dano significativo ou disfunção da mucosa intestinal, a nutrição enteral pode não ser tolerada, sendo necessária a **nutrição parenteral**.

A suplementação de micronutrientes e vitaminas é parte da reabilitação nutricional, principalmente nas crianças desnutridas em países em desenvolvimento. A suplementação de zinco é importante para a prevenção e para a terapia de diarreia crônica, pois promove a absorção iônica, restaura a proliferação epitelial e estimula a resposta imune. A reabilitação nutricional apresenta um efeito benéfico abrangente no estado geral, na função intestinal e na resposta imune do paciente.

As crianças com **diarreia funcional** podem se beneficiar de uma dieta com base nos princípios dos "4 F" (redução de frutose e fluidos [líquidos], e aumento de gorduras [do inglês *fat*] e de fibras). O uso de probióticos nas diarreias infecciosa e pós-infecciosa persistentes em crianças parece ser promissor como uma terapia adjuvante com redução na duração dos sintomas, mas as evidências ainda são insuficientes para recomendar seu uso rotineiro.

A terapia farmacológica baseada na etiologia inclui medicamentos anti-infecciosos, supressão imune e fármacos que possam inibir a perda de líquidos e promover o crescimento celular. Se for detectado algum agente bacteriano, deverão ser prescritos antibióticos específicos. Pode ser usada a antibioticoterapia empírica nas crianças com supercrescimento bacteriano no intestino delgado ou com suspeita de diarreia infecciosa. A Tabela 367.6 resume o tratamento antimicrobiano da diarreia infecciosa persistente. Deve ser considerada a supressão imune em determinadas doenças, como a enteropatia autoimune e a doença inflamatória intestinal.

O tratamento também pode ser direcionado para modificar processos fisiopatológicos específicos. A secreção de íons pode ser reduzida por agentes antissecretórios, como a racecadotrila, que é inibidora da encefalinase. Foi descrito um benefício do uso de absorventes, como a diosmectita, que reduziu a duração da diarreia infecciosa. Na diarreia causada por tumores neuroendócrinos, na doença de inclusão das microvilosidades e na diarreia intensa induzida por enterotoxina, pode ser considerada a utilização da octreotida, análoga da somatostatina. O zinco promove o crescimento de enterócitos e a absorção de íons, além de poder ser eficaz quando a atrofia intestinal e a secreção de íons estão associadas. Entretanto, quando as tentativas terapêuticas e outros suportes nutricionais falham, a única opção para tratar as crianças com insuficiência intestinal mantendo crescimento e desenvolvimento adequados pode ser a nutrição parenteral a longo prazo ou, eventualmente, o transplante intestinal.

A bibliografia está disponível no GEN-io.

367.1 Diarreia por Tumores Neuroendócrinos

Shimon Reif e Raanan Shamir

A incidência de tumores neuroendócrinos (NET; do inglês, *neuroendocrine tumors*) originários do trato gastrintestinal está aumentando globalmente. A noção comumente percebida é de que os NETs são neoplasias de crescimento lento com um curso benigno. De fato, GI-NETs bem diferenciados podem exibir um comportamento clínico indolente, mas estudos recentes indicam que eles frequentemente já são metastáticos no diagnóstico. O tumor mais comum nas crianças é o **carcinoide,** e na maioria das vezes é um tumor de baixo grau, especialmente quando pequeno, ou seja, menor que 1 cm. É igualmente distribuído entre o intestino delgado e o grosso, e pode ser encontrado no apêndice. A maioria dos carcinoides é encontrada incidentalmente e é assintomática, especialmente aqueles que estão localizados no apêndice. Alguns pacientes com NET (cerca de 10%) desenvolverão diarreia secretória, necessitando então de controle dos sintomas para otimizar a qualidade de vida e os resultados clínicos. Esses pacientes são definidos como portadores da síndrome carcinoide, que é caracterizada pela produção excessiva de um ou mais peptídeos que, quando liberados na circulação, exercem seus efeitos endócrinos e podem ser medidos por métodos radioimunológicos (no plasma ou como seus metabólitos urinários). Esses peptídeos, portanto, também atuam como marcadores tumorais. Nos tumores clinicamente funcionais, os peptídeos secretados causam uma síndrome reconhecível que pode incluir a diarreia aquosa. Comparados aos carcinoides, os vipomas (tumores produtores de polipeptídeo intestinal vasoativo [VIP; do inglês, *vasoactive intestinal polypeptide*]) são muito menos frequentes. Por secretar o VIP, um peptídeo vasoativo muito potente, induz diarreia mais abundante, com até 70% dos pacientes com volumes superiores a 3 ℓ/dia. Embora raro como causa de diarreia aquosa, um NET deve ser considerado no diagnóstico diferencial quando a diarreia é incomumente grave ou segue um curso crônico (resultando em depleção de eletrólitos e líquidos). Os GI-NETs podem estar associados a rubor, palpitações ou broncospasmo. Além disso, os pacientes podem ter um histórico familiar positivo de síndrome das neoplasias endócrinas múltiplas (MEN; do inglês, *multiple endocrine neoplasia*) tipos 1 ou 2 (Tabela 367.7).

Dependendo da síndrome suspeitada, os testes de marcadores basais devem incluir a cromogranina A (CGA) plasmática e o ácido 5-hidroxi-indoloacético urinário (5-HIAA, um metabólito da serotonina), assim como outros marcadores bioquímicos específicos (ver Tabela 367.7). A localização de qualquer NET é mais bem alcançada usando-se uma abordagem de multimodalidade. Podem ser necessárias tomografia computadorizada de corpo inteiro, imagem de ressonância magnética e cintilografia com receptores da somatostatina (porque quase todos os NETs expressam receptores de membrana para peptídeos pequenos; por exemplo, somatostatina), sendo que a tomografia de emissão de pósitrons de gálio-68 é recomendada para a detecção de um tumor primário desconhecido. As intervenções terapêuticas a serem consideradas incluem terapias cirúrgica, farmacológica e radioisotópica. Os detalhes a serem considerados para a tomada de decisões terapêuticas incluem extensão, localização e grau do tumor; ritmo de progressão da doença; sintomas e comorbidades.

A ressecção tumoral é o tratamento de escolha quando o tumor é pequeno e localizado. No entanto, a ressecção é potencialmente perigosa, pois pode precipitar crises adrenérgicas com risco à vida. Quando sua origem é no apêndice, os tumores carcinoides com menos de 2 cm de tamanho podem ser tratados por uma apendicectomia simples. Quando maiores que 2 cm de tamanho ou provenientes da base do apêndice, é indicada uma hemicolectomia direita. Felizmente, nos pacientes pediátricos, as metástases (mais frequentemente no fígado) são raras. A histoquímica do tumor confirmará o tipo e a classe do NET. O tratamento farmacológico pode incluir o uso de análogos da somatostatina de ação prolongada. Geralmente, isso resulta em melhora acentuada dos sintomas, incluindo a diarreia. No entanto, a melhora é quase sempre temporária, com muitos pacientes se tornando resistentes à somatostatina. Um medicamento oral, o everolimo um alvo mais específico do inibidor da rapamicina (mTOR), foi relatado como um tratamento complementar à octreotida, principalmente em

Tabela 367.7 Diarreia causada por tumores neuroendócrinos.

TUMOR E TIPO CELULAR	LOCAL	MARCADORES	SINAIS DE HIPERSECREÇÃO HORMONAL	TERAPIA
Carcinoide	Células argentafins intestinais, tipicamente intestino médio, também intestinos proximal e distal, árvore brônquica ectópica	**Serotonina (5-HT), urina 5-HIAA*** (diagnóstico) Também produz substância P, neuropeptídeo K, somatostatina, cromogranina A do VIP	Diarreia secretória, cólica abdominal, rubor, sibilos (e lesão na valva cardíaca se o local for o intestino proximal)	Ressecção Análogo da somatostatina (paliativo) MEN-1 genética
Gastrinoma, síndrome de Zollinger-Ellison	Pâncreas, intestino delgado, fígado e baço	**Gastrina**	Múltiplas úlceras pépticas, diarreia secretória	Bloqueadores de H_2, PPI, ressecção do tumor (gastrectomia) MEN-1 genética
Mastocitoma	Cutâneo, intestino, fígado, baço	**Histamina, VIP**	Prurido, rubor, apneia Se VIP, diarreia	Bloqueadores de H_1 e H_2, esteroides, ressecção se único
Carcinoma medular	Células C da tireoide	**Calcitonina, VIP, prostaglandinas**	Diarreia secretória	Tireoidectomia radical ± linfadenectomia (MEN-2A/B genética, MTC familiar)
Ganglioneuroma, feocromocitoma, ganglioneuroblastoma, neuroblastoma	Células cromafins; abdominal > outros locais; extrassuprarrenal ou suprarrenal	**Metanefrinas** e **catecolaminas, VIP** VMA, HMA no neuroblastoma	Hipertensão, taquicardia, palpitações paroxísticas, sudorese, ansiedade, diarreia aquosa†	Bloqueios perioperatórios alfa-adrenérgico (PA) e beta-adrenérgico com ressecção tumoral com suporte de volume MEN-2 genética (gene *RET*), VHL, NF-1, SDH
Somatostatinoma	Pâncreas	**Somatostatina**	Diarreia secretória, esteatorreia, colelitíase, diabetes	Ressecção MEN-1 genética
Vipoma	Pâncreas	**VIP, prostaglandinas**	Diarreia secretória, acloridria, hipopotassemia	Análogos da somatostatina, ressecção MEN-1 genética

*O negrito indica os principais marcadores. †A diarreia foi relatada somente em pacientes adultos com feocromocitoma. *H_1*, receptor de histamina tipo 1; *H_2*, receptor de histamina tipo 2; *HMA*, ácido homovanílico; *MEN-1*, neoplasia endócrina múltipla tipo 1; *MTC*, carcinoma medular da tireoide; *NF-1*, neurofibromatose tipo 1; *PA*, pressão arterial; *PPI*, inibidor da bomba de prótons; *SDH*, succinato desidrogenase; *VHL*, doença de von Hippel-Lindau; *VIP*, polipeptídio intestinal vasoativo; *VMA*, ácido vanilmandélico. (Modificada de Spoudeas HA, editor: *Paediatric endocrine tumours. A multidisciplinary consensus statement of best practice from a working group convened under the auspices of the British Society of Paediatric Endocrinology and Diabetes (BSPED) and the United Kingdom Children's Cancer Study Group (UKCCSG)*, Crawley, West Sussex, 2005, Novo Nordisk.)

pacientes adultos. Na diarreia, os dados sugerem um efeito positivo da ondansetrona, um antagonista dos receptores da serotonina-3. A terapia com receptores de peptídeos radiomarcados também tem sido relatada como modalidade eficaz.

As crianças diagnosticadas com um NET devem ser encaminhadas para uma avaliação genética para excluir a ocorrência de uma síndrome de predisposição tumoral familiar.

A bibliografia está disponível no GEN-io.

Capítulo 368
Distúrbios Gastrintestinais Funcionais

Asim Maqbool e Chris A. Liacouras

Os distúrbios gastrintestinais funcionais (FGIDs; do inglês, *functional gastrintestinal disorders*) abrangem um grupo de afecções que se relacionam com o trato gastrintestinal. Esses distúrbios não podem ser completamente explicados por anormalidades anatômicas ou bioquímicas (infecciosas, inflamatórias). Comumente, os FGIDs afligem as crianças com uma ampla variedade de manifestações e são definidos principalmente pelos sintomas. Os critérios baseados em sintomas empregados para classificar os FGIDs foram desenvolvidos por consenso e opiniões de especialistas sob os auspícios da Rome Foundation e são denominados Critérios de Roma IV. Os FGIDs representam um desafio diagnóstico, uma vez que não existem exames anatômicos ou laboratoriais para defini-los. Os critérios de definição dos FGIDs se empenham em não ser inteiramente baseados em diagnósticos de exclusão, mas têm o propósito de se referenciar em paradigmas objetivos, claros e precisos decorrentes da apresentação, que são elucidados durante a obtenção da anamnese e da realização de um exame clínico. Esses critérios tentam ser uniformes, confiáveis, reprodutíveis, minimizando, assim, avaliações e testes desnecessários com baixo suporte ao diagnóstico ou relevância. Os FGIDs muitas vezes coexistem com todo o espectro dos distúrbios gastrintestinais, como a doença inflamatória intestinal, a doença celíaca ou a síndrome do intestino irritável (SII). Os FGIDs podem ser influenciados por estressores psicossociais, ou ser resultantes de um episódio benigno de dor abdominal por outra causa. O eixo cérebro-intestino provavelmente tem um papel proeminente na fisiopatologia de muitos FGIDs. Algumas manifestações de FGID podem estar relacionadas com disbiose e a microbiota intestinal. Também pode haver uma base genética em alguns desses distúrbios. Estressores físicos ou psicológicos no início da vida podem se manifestar, posteriormente, como FGID. Respostas desadaptativas ou falta de habilidades de enfrentamento adequadas podem complicar o tratamento dos FGIDs, mas também podem permitir uma abordagem valiosa ao tratamento por meio de terapias comportamentais.

Os FGIDs abrangem duas faixas etárias: bebês e crianças pequenas ou crianças e adolescentes. Aerofagia, constipação intestinal funcional e vômitos cíclicos afetam as duas faixas etárias (Figura 368.1).

A **regurgitação infantil** consiste na passagem retrógrada e involuntária sem esforço do conteúdo do estômago em direção cefálica e é mais comumente denominada refluxo gastresofágico (Tabela 368.1). Quando o material do refluxo atinge a orofaringe e se torna visível, é denominado regurgitação. Esse fenômeno é normal em bebês saudáveis, a menos que ocorram complicações associadas ao processo, como inflamação no esôfago, disfagia, dificuldades de se alimentar, ingestão oral inadequada para suprir as necessidades, ocasionando retardo do

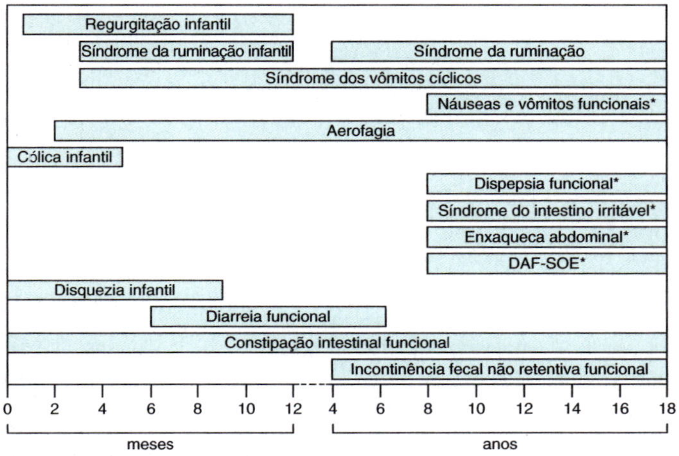

Figura 368.1 **Distribuição etária dos distúrbios gastrintestinais funcionais em bebês, crianças pequenas, crianças e adolescentes.** *A anamnese talvez não seja confiável abaixo dessa idade. *DAF-SOE*, Dor abdominal funcional – sem outra especificação. (*Modificada de Benninga MA, Nurko S, Faure C et al.: Childhood functional gastrintestinal disorders: neonate/toddler*, Gastroenterology *150[6]:1443–1455.e2, 2016.*)

Tabela 368.1 Critérios diagnósticos para a regurgitação infantil.
Devem incluir ambos os fatores a seguir em bebês de outra forma saudáveis entre 3 semanas e 12 meses de vida: 1. Regurgitação duas ou mais vezes/dia durante 3 ou mais semanas 2. Ausência de ânsia de vômito, hematêmese, aspiração, apneia, retardo do crescimento, dificuldade na alimentação e na deglutição ou postura anormal

De Benninga MA, Nurko S, Faure C *et al.*: Childhood functional gastrintestinal disorders: neonate/toddler, *Gastroenterology* 150(6):1443–1455.e2, 2016.

crescimento, ou a incapacidade de proteger as vias respiratórias contra o risco de aspiração; nessas situações, *doença* do refluxo gastresofágico é a designação correta (ver Capítulo 349). Ao contrário dos vômitos, a regurgitação não inclui a expulsão forçada do conteúdo gástrico pela boca. A ruminação é um fenômeno diferente, em que alimentos previamente ingeridos e deglutidos são trazidos de volta para a cavidade oral, remastigados e, subsequentemente, redeglutidos.

A **ruminação infantil** é definida como uma regurgitação habitual do conteúdo gástrico para a orofaringe para permitir a remastigação e a redeglutição (Tabela 368.2). Acredita-se que seja uma forma de autoestimulação e pode ocorrer em casos de privação emocional ou sensorial.

Tabela 368.2 Critérios diagnósticos para a síndrome da ruminação infantil.
Deverão incluir todos os seguintes fatores por, pelo menos, 2 meses: 1. Contrações repetitivas dos músculos abdominais, diafragma e língua 2. Regurgitação sem esforço do conteúdo gástrico, que é expelido pela boca ou remastigado e redeglutido 3. Três ou mais dos seguintes fatores: a. Início entre 3 e 8 meses de vida b. Ausência de resposta ao tratamento para a doença do refluxo gastresofágico e regurgitação c. Ausência de sinais de desconforto d. Não ocorre durante o sono e quando o bebê interage com indivíduos no ambiente

De Benninga MA, Nurko S, Faure C *et al.*: Childhood functional gastrintestinal disorders: neonate/toddler, *Gastroenterology* 150(6):1443–1455.e2, 2016.

A regurgitação do conteúdo gástrico ocorre sem esforço e ele pode ser remastigado e redeglutido em vez de ser expulso através da orofaringe. A ruminação infantil ocorre entre 3 e 8 meses de vida e não responde às medidas usadas para controlar a regurgitação. Esse fenômeno não ocorre durante a socialização/interação com as pessoas, não ocorre durante o sono e não está associado a desconforto. Empatia e cuidados formam a base do tratamento. O tratamento comportamental é importante para a resolução desse fenômeno.

A **cólica infantil** (ver Capítulo 22.1) é um processo normal de desenvolvimento associado a inquietação, irritabilidade e dificuldade de confortar o bebê (Tabela 368.3). Não existe um gatilho identificável. Geralmente, esse fenômeno ocorre entre 1 e 4 meses de vida. Frequentemente, o comportamento típico acarreta uma consulta com o pediatra ou o gastroenterologista pediátrico na suspeita de dor abdominal. Muitas vezes, os pacientes são tratados desnecessariamente para refluxo gastresofágico, gases ou suspeita de alergia à proteína do leite de vaca ou à soja, o que leva a mudanças alimentares e ao uso de medicamentos para o tratamento de acidez ou gases. Os probióticos estão sendo investigados como um possível tratamento. Os probióticos podem ser mais benéficos para os bebês alimentados com leite materno do que com leite de vaca. Acalmar o bebê em um ambiente silencioso e calmo também pode ser eficaz. Proporcionar tranquilização, educação, apoio, garantir habilidades de enfrentamento adequadas e suporte familiar são essenciais. Esse é um fenômeno autolimitante que apresenta resolução espontânea.

A diarreia funcional muitas vezes é denominada *diarreia das crianças pequenas* (Tabela 368.4). Esse quadro exclui a esteatorreia. A ingestão excessiva de suco de frutas com carboidratos não absorvíveis (p. ex., sorbitol) associada a uma dieta de baixo teor de gorduras ativa esse processo osmótico. É importante uma avaliação da dieta quanto à existência de outras possíveis etiologias, além de uma pesquisa por infecções, inflamações e o uso de antibióticos e laxativos. Além disso, é importante acompanhar o crescimento e descartar impactação fecal e encoprese por meio de exame de toque retal. Geralmente, a diarreia apresenta fezes coloridas, é indolor, de consistência líquido-aquosa e pode conter alimentos não digeridos. Geralmente, o crescimento não é afetado. Mudanças alimentares, como a redução na ingestão de suco de frutas e de frutose, são úteis para a eliminação dos sintomas.

A **disquezia infantil** manifesta-se pelo esforço do bebê antes da defecação associado a visível desconforto, choro, descoloração facial vermelha/púrpura, com sintomas persistindo por 10 a 20 min e sendo aliviados pela eliminação das fezes. Ela se limita a bebês com menos de 9 meses. Não existe obstrução ou anomalia anal associada; ocorre a eliminação de fezes várias vezes por dia sem associação com outros problemas de saúde. Acredita-se que a disquezia represente uma descoordenação entre a contração da musculatura intra-abdominal e o relaxamento do assoalho pélvico. Uma boa anamnese, juntamente com exames neurológicos e de toque, é essencial para descartar anormalidades anatômicas ou neuromusculares. Espera-se que o crescimento seja normal. A base do tratamento é tranquilizar os cuidadores. Não são necessários laxativos, supositórios ou manipulação digital, que podem produzir efeitos contrários ao desejado.

A **constipação intestinal funcional** (ver Capítulo 358.3) está associada a comportamentos de retenção, que podem, por sua vez, estar relacionados com estressores sociais ou mudanças nas situações sociais (Tabela 368.5). Muitas vezes isso ocorre no momento de mudanças alimentares em bebês e no início do treinamento esfincteriano em crianças pequenas. No caso dos comportamentos de retenção, observa-se a eliminação de fezes duras e de grande calibre menos de 2 vezes/semana. Nas crianças previamente submetidas a treinamento esfincteriano, frequentemente é observada incontinência fecal ou encoprese. Também são frequentemente observadas fezes de grande calibre que obstruem o vaso sanitário. O exame abdominal pode revelar massa palpável e o toque retal pode indicar uma grande massa fecal no reto. O diagnóstico diferencial para a constipação intestinal é extenso, sendo comuns constipação intestinal funcional e constipação intestinal de trânsito lento. Fatores alimentares podem influenciar, da mesma forma que malformações anorretais e problemas neuromusculares e de motilidade. A doença de Hirschsprung faz parte do diagnóstico diferencial. A avaliação e o tratamento baseiam-se em uma anamnese detalhada e em um exame físico completo. O histórico de evacuações desde o primeiro ou o segundo dia de vida é particularmente importante, pois quase todos os bebês apresentam seu primeiro movimento intestinal nas primeiras 48 h de vida. A avaliação de sinais e sintomas associados e as tendências de crescimento são importantes. Os sinais de alerta são indicados na Tabela 368.6. Os exames de imagem são úteis e a biopsia por sucção retal ou mesmo a biopsia retal de espessura total pode ser necessária para descartar doença de Hirschsprung em casos

Tabela 368.3 Critérios diagnósticos para a cólica infantil.

Para fins clínicos, deverão incluir todos os seguintes fatores:

1. Um bebê com menos de 5 meses quando os sintomas começam e param
2. Períodos recorrentes e prolongados de choro, inquietação ou irritabilidade do bebê relatados pelo cuidador que ocorrem sem uma causa óbvia e não podem ser evitados ou resolvidos por ele
3. Sem evidências de retardo do crescimento, febre ou doença no bebê

"Inquietação" se refere a uma vocalização angustiada intermitente, que foi definida como "[comportamento] que não é exatamente de choro, não estando acordado e tampouco satisfeito". Os bebês muitas vezes flutuam entre o choro e a inquietação, de modo que na prática os dois sintomas são difíceis de ser distinguidos.

Para fins de pesquisa clínica, o diagnóstico de cólica infantil deve satisfazer os critérios diagnósticos precedentes e também incluir ambos os fatores a seguir:

1. Em uma entrevista de triagem por telefone ou pessoal com um pesquisador ou clínico, o cuidador relata que o bebê chorou ou ficou inquieto por 3 h por dia ou mais durante 3 dias ou mais dias em 7 dias
2. Confirmação de que os períodos de choro e inquietação em um total de 24 h no grupo seleto de bebês são de 3 h ou mais quando medidos por pelo menos um diário comportamental de 24 h

De Benninga MA, Nurko S, Faure C *et al.*: Childhood functional gastrintestinal disorders: neonate/toddler, *Gastroenterology* 150(6):1443–1455.e2, 2016.

Tabela 368.4 Critérios diagnósticos para a diarreia funcional.

Deverão incluir todos os seguintes fatores:

1. Quatro ou mais evacuações indolores e recorrentes diárias de fezes volumosas e amorfas
2. Sintomas com duração superior a 4 semanas
3. Início entre 6 meses e 5 anos
4. Sem retardo do crescimento se a ingestão calórica for adequada

De Benninga MA, Nurko S, Faure C *et al.*: Childhood functional gastrintestinal disorders: neonate/toddler, *Gastroenterology* 150(6):1443–1455.e2, 2016.

Tabela 368.5 Critérios diagnósticos para a constipação intestinal funcional.

Deverão incluir 1 mês de pelo menos dois dos fatores a seguir em crianças de até 4 anos:

1. Duas evacuações ou menos por semana
2. Histórico de retenção fecal excessiva
3. Histórico de movimentos intestinais dolorosos ou com fezes duras
4. Histórico de fezes de grande diâmetro
5. Presença de grande massa fecal no reto

No caso das crianças com controle do esfíncter, os seguintes critérios adicionais podem ser usados:

6. Pelo menos um episódio semanal de incontinência depois de desfraldação
7. Histórico de fezes de grande calibre que podem obstruir o vaso sanitário

De Benninga MA, Nurko S, Faure C *et al.*: Childhood functional gastrintestinal disorders: neonate/toddler, *Gastroenterology* 150(6):1443–1455.e2, 2016.

Tabela 368.6	Possíveis características de alarme na constipação intestinal.
Período de eliminação de mecônio superior a 48 h em um recém-nascido a termo	
Constipação intestinal começando no primeiro mês de vida	
Histórico familiar doença de Hirschsprung	
Fezes em fita	
Sangue nas fezes na ausência de fissuras anais	
Retardo do crescimento	
Vômitos biliosos	
Distensão abdominal grave	
Glândula tireoide anormal	
Posição anormal do ânus	
Reflexo anal ou cremastérico ausente	
Diminuição da força/tônus/reflexo dos membros inferiores	
Fosseta sacral	
Tufo de pelos na coluna	
Desvio da fenda glútea	
Cicatrizes anais	

De Hyams JS, Di Lorenzo C, Saps M *et al.*: Childhood functional gastrintestinal disorders: child/adolescent, *Gastroenterology* 150(6):1456–1468.e2, 2016 (Table 3, p. 1465).

com alto índice de suspeita. O manejo abrange mudanças alimentares e no estilo de vida, juntamente com medicamentos para amolecimento das fezes com laxativos osmóticos no lugar de laxativos estimulantes. O objetivo é atingir evacuações indolores e suprimir o medo e a retenção referentes à defecação. A modificação comportamental, que inclui tranquilização e sistemas positivos de recompensas e incentivos, é útil. Geralmente, é defendido que se evite o treinamento esfincteriano até a resolução dos sintomas e a criança mostrar interesse ou disposição de colaborar.

DISTÚRBIOS GASTRINTESTINAIS FUNCIONAIS EM CRIANÇAS E ADOLESCENTES

Náuseas funcionais e vômitos funcionais podem coexistir ou podem ocorrer de maneira independente (Tabela 368.7). Essas afecções acontecem sem dor abdominal concomitante. A apresentação pode acompanhar *sintomas autonômicos*, tais como diaforese, palidez, taquicardia e tontura. O diagnóstico diferencial inclui etiologias anatômicas, inflamatórias, infecciosas e relativas à motilidade. Nesses FGIDs, ansiedade e outros quadros comportamentais podem estar presentes, e devem ser avaliados e tratados adequadamente. A cipro-heptadina pode ser eficaz no controle das náuseas.

A **ruminação** em crianças *maiores* e em adolescentes pode estar associada a uma sensação desagradável ou a um desconforto, tais como pressão abdominal ou queimação (Tabela 368.8). Regurgitação e remastigação repetidas ou repulsa oral ao conteúdo gástrico regurgitado ocorrem logo após a ingestão de alimentos e não acontecem durante o sono. Esse quadro não é precedido pela expulsão ativa de conteúdo gástrico/ânsia de vômito e não pode ser explicado por qualquer outra condição clínica. Também podem estar presentes *transtornos alimentares* e estes devem ser levados em consideração. Não se espera que crianças maiores e adolescentes precisem ser tratados ou deixem de responder ao tratamento de refluxo gastresofágico para que esse diagnóstico seja determinado. Um evento deflagrador pode ser identificado antes dos sintomas, podendo ocorrer após a resolução de uma doença infecciosa ou com estresse psicossocial. Outros problemas gastrintestinais que devem ser levados em consideração são os distúrbios anatômicos, infecciosos, inflamatórios e de motilidade. Uma importante distinção entre ruminação e outras etiologias gastrintestinais de vômitos inclui regurgitação sem esforço em contraste com regurgitação com esforço, assim como o momento da ocorrência, que, geralmente, é logo após a ingestão de alimentos. Dado o significativo componente comportamental, uma terapia voltada para o comportamento é essencial no tratamento.

Muitas vezes observa-se **aerofagia** em pacientes com deficiências neurocognitivas. A deglutição de ar é descrita como excessiva, ocorrendo durante todo o dia com progressiva distensão abdominal e com repetitiva eliminação de gases por eructações e/ou flatos. Os sintomas podem ser mais intensos nas crianças que não conseguem arrotar. Mascar chiclete e deglutir líquidos com rapidez podem ser fatores de risco em crianças cognitivamente normais. Os sintomas não são atribuíveis a quaisquer outras causas, tais como obstruções parciais, supercrescimento bacteriano no intestino delgado, alteração da motilidade do trato gastrintestinal (pseudo-obstrução) ou síndromes de má absorção. Dor abdominal, náuseas e saciedade precoce são os sintomas gastrintestinais relatados; também são relatadas dificuldade de dormir, cefaleia e tontura. A ansiedade é uma comorbidade frequente e pode contribuir para o comportamento. O tratamento é multidisciplinar e pode incluir terapia comportamental e medicamentos para alívio da ansiedade.

DISTÚRBIOS DA DOR ABDOMINAL FUNCIONAL

Dispepsia funcional

A **dispepsia funcional** abrange plenitude pós-prandial e saciedade precoce, além de dor epigástrica ou queimação que é exclusiva da defecação e não completamente explicável por outra afecção clínica ou subjacente (Tabela 368.9). Os subtipos podem incluir a *síndrome do desconforto pós-prandial* (os sintomas podem impedir a conclusão de uma refeição ou se manifestar por meio de distensão abdominal, náuseas e eructações excessivas após a refeição) e a *síndrome da dor epigástrica* (dor epigástrica/queimação suficiente para impedir ou interromper as atividades normais, com dor não generalizada ou localizada em outras regiões do abdome ou tórax, não aliviada pela

Tabela 368.7 Critérios diagnósticos* para náuseas funcionais e vômitos funcionais.

NÁUSEAS FUNCIONAIS

Deverão incluir todos os seguintes fatores por, pelo menos, 2 meses:

1. Náuseas incômodas como sintoma predominante, ocorrendo pelo menos 2 vezes/semana, geralmente não associadas às refeições
2. Não consistentemente associadas a vômitos
3. Depois de uma avaliação adequada, as náuseas não podem ser completamente explicadas por outra afecção clínica

VÔMITOS FUNCIONAIS

Deverão incluir todos os seguintes fatores:

1. Na média, um ou mais episódios de vômito por semana
2. Ausência de vômitos autoinduzidos ou de critérios para um transtorno alimentar ou ruminação
3. Depois de uma avaliação adequada, os vômitos não podem ser completamente explicados por outra afecção clínica

*Critérios satisfeitos por pelo menos 2 meses antes do diagnóstico. De Hyams JS, Di Lorenzo C, Saps M *et al.*: Childhood functional gastrintestinal disorders: child/adolescent, *Gastroenterology* 150(6):1456–1468, 2016 (p. 1457).

Tabela 368.8 Critérios diagnósticos* para a síndrome da ruminação em crianças.

Deverão incluir todos os seguintes fatores:

1. Regurgitação e remastigação repetidas ou expulsão de alimentos que:
   a. Comecem logo após a ingestão de uma refeição
   b. Não ocorram durante o sono
2. Não sejam precedidas por ânsia de vômito
3. Depois de uma avaliação adequada, os sintomas não podem ser completamente explicados por outra afecção clínica. Deve ser descartado transtorno alimentar

*Critérios satisfeitos por pelo menos 2 meses antes do diagnóstico. De Hyams JS, Di Lorenzo C, Saps M *et al.*: Childhood functional gastrintestinal disorders: child/adolescent, *Gastroenterology* 150(6):1456–1468, 2016 (p. 1458).

Tabela 368.9	Critérios diagnósticos para a dispepsia funcional.

Deverão incluir um ou mais dos seguintes sintomas incômodos durando pelo menos 4 dias por mês:
1. Plenitude pós-prandial
2. Saciação precoce
3. Dor ou queimação epigástrica não associada à evacuação
4. Depois de uma avaliação adequada, os sintomas não podem ser completamente explicados por outra afecção clínica

Dentro da dispepsia funcional, os seguintes subtipos são agora adotados:
1. A síndrome do desconforto pós-prandial inclui plenitude pós-prandial ou saciação precoce que evitam a conclusão de uma refeição regular. As características que dão suporte ao diagnóstico são distensão na parte superior do abdome, náuseas pós-prandiais ou excesso de eructações
2. Síndrome da dor epigástrica, que inclui todos os seguintes fatores: dor ou queimação incômoda (suficientemente intensa para interferir com as atividades normais) localizada no epigástrio. A dor não é generalizada ou localizada em outras regiões do abdome ou tórax e não apresenta alívio com evacuação ou eliminação de flatos. Os critérios de suporte podem incluir (a) dor em queimação, mas sem um componente retroesternal; e (b) dor comumente induzida ou aliviada pela ingestão de uma refeição, mas podendo ocorrer durante períodos de jejum.

*Critérios satisfeitos por pelo menos 2 meses antes do diagnóstico. De Hyams JS, Di Lorenzo C, Saps M *et al.*: Childhood functional gastrintestinal disorders: child/adolescent, *Gastroenterology* 150(6):1456–1468, 2016 (p. 1460).

evacuação ou eliminação de gases). Reflexo de acomodação gástrica alterado, alergia alimentar, esvaziamento gástrico lento ou gastroparesia pós-viral são as condições implicadas. Também existe a suspeita de aumento da hipersensibilidade visceral. O diagnóstico diferencial inclui etiologias gastrintestinais de dor epigástrica. As causas para preocupação podem ser orientadas pelo histórico familiar e pela natureza dos sintomas, incluindo dor abdominal e outros sinais de alarme (Tabelas 368.10 e 368.11). A avaliação é baseada nos sintomas. As medidas iniciais de tratamento englobam um teste dietético (evitar alimentos condimentados, café, AINEs) e mudanças no estilo de vida se os gatilhos alimentares puderem ser identificados, e terapia para redução da acidez gástrica. Frequentemente são realizadas avaliações por um gastroenterologista pediátrico e por uma endoscopia alta/esofagogastroduodenoscopia. Pode-se tentar um tratamento adicional com cipro-heptadina para melhorar a acomodação gástrica ou diminuir a hipersensibilidade visceral. O uso de amitriptilina ou de medicamentos procinéticos pode ser considerado. A estimulação elétrica do estômago (ou percutânea) é uma opção possível para os pacientes que não respondem à terapia padrão.

Tabela 368.10	Sintomas de alarme que geralmente exigem investigações adicionais em crianças com dor abdominal crônica.

- Dor que desperta a criança do sono
- Dor persistente no quadrante superior ou inferior direito
- Vômitos significativos (vômitos biliosos, vômitos prolongados, vômitos cíclicos ou em um padrão aflitivo para o médico)
- Febre não explicada
- Sintomas do trato geniturinário
- Disfagia
- Odinofagia
- Diarreia crônica intensa ou diarreia noturna
- Sangramento gastrintestinal
- Perda de peso involuntária
- Desaceleração do crescimento linear
- Retardo da puberdade
- Histórico familiar de doença inflamatória intestinal, doença celíaca e úlcera péptica

Tabela 368.11	Sinais de alarme que geralmente exigem investigações adicionais em crianças com dor abdominal crônica.

- Sensibilidade localizada no quadrante *superior* direito
- Sensibilidade localizada no quadrante *inferior* direito
- Plenitude ou massa localizada
- Hepatomegalia
- Esplenomegalia
- Icterícia
- Sensibilidade no ângulo costovertebral
- Artrite
- Dor na coluna
- Doença perianal
- Achados físicos anormais ou não explicados
- Hematoquezia
- Anemia

SII pediátrica

A **síndrome do intestino irritável (SII) pediátrica** pode ser classificada em quatro grupos: SII com constipação intestinal predominante (SII-C), SII com diarreia predominante (SII-D), SII com constipação intestinal e diarreia e SII não especificada. Este distúrbio engloba queixas de dor abdominal por 4 dias/mês ou mais associada à evacuação e/ou a uma alteração na frequência das fezes com relação à linha basal e/ou a uma alteração na forma/aparência das fezes (Tabela 368.12). Vale a pena destacar que a dor não desaparece após a resolução da constipação intestinal; se ela desaparecer, será reclassificada como constipação intestinal funcional. Na realidade, muitas vezes a SII-C é confundida com a constipação intestinal funcional. A SII não pode ser explicada por outra afecção clínica ou subjacente. Acredita-se que a fisiopatologia desta síndrome envolva o eixo cérebro-intestino e inclua um componente estressor psicossocial. A hipersensibilidade visceral pode ser atenuada ou aumentada por fatores psicossociais. Pode ocorrer dor abdominal ou retal. É sabido que um fenômeno de SII *pós-infecciosa* ocorre em crianças, adolescentes e adultos e pode ser deflagrado por citocinas inflamatórias. As perturbações na microbiota intestinal ou por disbiose podem ser coincidentes, tendo causalidades ou consequências ainda não estabelecidas. O diagnóstico diferencial de afecções do trato gastrintestinal inclui distúrbios anatômicos, infecciosos, inflamatórios e de motilidade, além de quadros associados à má absorção. A diferenciação entre esses distúrbios gastrintestinais e SII é orientada pela anamnese e pelo exame físico, e, particularmente nas fezes, os marcadores de inflamação, como a calprotectina fecal, são clinicamente úteis (ver Tabelas 368.10 e 368.11). O manejo dos sintomas pode incluir modificações alimentares para reduzir ou restringir alimentos que podem provocar sintomas ou gases (ver Capítulo 57, seção sobre fibras e FODMAPs [*fermentable oligo-di-monosaccharides and polyols* – oligossacarídeos, dissacarídeos, monossacarídeos e polióis fermentáveis]).

Tabela 368.12	Critérios diagnósticos* para a síndrome do intestino irritável.

Deverão incluir todos os seguintes fatores:
1. Dor abdominal pelo menos quatro vezes por mês associada a um ou mais dos seguintes fatores:
   a. Relacionada com a evacuação
   b. Mudança na frequência das evacuações
   c. Mudança na forma (aparência) das fezes
2. Nas crianças com constipação intestinal, a dor não desaparece com a resolução do problema (as crianças em que a dor desaparece têm constipação intestinal funcional, e não síndrome do intestino irritável)
3. Depois de uma avaliação adequada, os sintomas não podem ser completamente explicados por outra afecção clínica

*Critérios satisfeitos por pelo menos 2 meses antes do diagnóstico. De Hyams JS, Di Lorenzo C, Saps M *et al.*: Childhood functional gastrintestinal disorders: child/adolescent, *Gastroenterology* 150(6):1456–1468, 2016 (p. 1461).

Tabela 368.13 Recomendações para o tratamento da síndrome do intestino irritável.

RECOMENDAÇÕES PARA O TRATAMENTO DA SII
- Sintomas leves frequentemente respondem a mudanças alimentares
- Se necessário, podem ser usados antiespasmódicos para dor abdominal ou sintomas pós-prandiais
- Os antidepressivos podem melhorar a dor abdominal e os sintomas gerais. O uso desses medicamentos pode ser considerado para os pacientes com sintomas leves a moderados

SII COM CONSTIPAÇÃO INTESTINAL (SII-C)
- A ingestão de fibras pode aliviar a constipação intestinal em pacientes com sintomas leves
- O polietilenoglicol pode aumentar a frequência dos movimentos intestinais, mas pode não melhorar os sintomas gerais ou a dor abdominal
- A administração de lubiprostona ou linaclotida pode ser tentada em pacientes cujos sintomas não tenham respondido ao polietilenoglicol

SII COM DIARREIA (SII-D)
- Se for necessária, a administração de loperamida pode reduzir a urgência pós-prandial e a frequência das evacuações, mas não melhora os sintomas globais
- Rifaximina e eluxadolina são ligeiramente mais eficazes do que placebo para o alívio dos sintomas
- A alosetrona deve ser reservada para as mulheres com SII-D crônica grave que não responda a outros medicamentos

SII, Síndrome do intestino irritável. De Drugs for irritable bowel syndrome, *The Medical Letter* 58(1504):121-126, 2016 (p. 121).

A alteração da microbiota pelo uso de probióticos tem sido eficaz; a terapia medicamentosa para SII é indicada na Tabela 368.13. Foi demonstrado que o óleo de hortelã-pimenta reduz a dor em crianças com SII. A terapia cognitivo-comportamental é importante para identificar possíveis estressores psicossociais e para ajudar a identificar mecanismos de enfrentamento. Os dados preliminares sugerem que a neuroestimulação transcutânea também pode ser valiosa.

Enxaqueca abdominal

A **enxaqueca abdominal** compartilha algumas características com a síndrome dos vômitos cíclicos. Padrões e sintomas estereotipados afligem os pacientes e normalmente são de início agudo, intensos, duram pelo menos 1 h, são periumbilicais ou generalizados e, geralmente, debilitantes durante uma crise (Tabela 368.14). Os episódios podem incluir anorexia, náuseas, vômitos, cefaleia, fotofobia e palidez. As ocorrências são separadas por semanas a meses, com as crises acontecendo ao longo de um período de pelo menos 6 meses. Entre as crises, os pacientes retornam às funções basais e ficam livres de sintomas. Os *gatilhos* incluem interrupção da higiene do sono, fadiga, viagens e geralmente são aliviados pelo sono. O diagnóstico diferencial inclui afecções anatômicas, infecciosas ou inflamatórias, além de distúrbios hepatobiliares e pancreáticos, quadros neurológicos e metabólicos e transtornos psiquiátricos. A obstrução anatômica do trato gastrintestinal ou urológico deve ser incluída no diagnóstico diferencial. É importante evitar a exposição a gatilhos conhecidos, uma vez identificados. Da mesma forma que para a síndrome dos vômitos cíclicos, podem ser eficazes a cipro-heptadina, o propranolol e a amitriptilina. Pizotifeno (antisserotonina, anti-histamínico) VO constitui um agente profilático eficaz. Terapias antienxaquecosas, como triptanos, podem ser eficazes para interromper as crises. Esse distúrbio compartilha muitos aspectos com a síndrome dos vômitos cíclicos e com cefaleias enxaquecosas, e pode evoluir para cefaleias enxaquecosas na vida adulta.

Dor abdominal funcional sem outra especificação

A **dor abdominal funcional sem outra especificação** ocorre pelo menos 4 vezes/mês com dor abdominal intermitente ou contínua não associada a uma atividade específica ou coincidente com *outro evento fisiológico*, como fluxo menstrual ou alimentação, não pode ser explicada por outra afecção clínica ou subjacente e tem duração igual ou superior a 2 meses. De muitas maneiras, é um FGID de exclusão, pois não satisfaz os critérios de SII, dispepsia funcional ou enxaqueca abdominal. Estressores

Tabela 368.14 Critérios diagnósticos* para a enxaqueca abdominal.

Deverão incluir todos os seguintes fatores que ocorrerem no mínimo duas vezes:
1. Episódios paroxísticos de dor abdominal aguda intensa periumbilical na linha média ou difusa e com duração de 1 h ou mais (este deve ser o sintoma mais grave e desconfortável)
2. Os episódios são separados por semanas a meses
3. A dor é incapacitante e interfere nas atividades normais
4. Padrão e sintomas estereotipados em cada paciente
5. A dor está associada a dois ou mais dos fatores a seguir:
   a. Anorexia
   b. Náuseas
   c. Vômitos
   d. Enxaqueca
   e. Fotofobia
   f. Palidez
6. Depois de uma avaliação adequada, os sintomas não podem ser completamente explicados por outra afecção clínica

*Critérios satisfeitos por pelo menos 6 meses antes do diagnóstico. De Hyams JS, Di Lorenzo C, Saps M *et al.*: Childhood functional gastrintestinal disorders: child/adolescent, *Gastroenterology* 150(6):1456–1468, 2016 (p. 1462).

psicossociais podem influenciar. Pode haver uma coincidência maior com a hipotensão ortostática postural. As abordagens comportamentais podem ser úteis para identificar e controlar estressores e exacerbadores.

DISTÚRBIOS DE DEFECAÇÃO FUNCIONAIS

Constipação intestinal funcional

Em crianças e adolescentes, a **constipação intestinal funcional** pode ser desencadeada por um estressor social ou mudança na condição social, e seu pico ocorre no período do treinamento esfincteriano, quando surgem comportamentos de retenção (Tabela 368.15). Pode ocorrer encoprese sem que a criança perceba se o reto estiver suficientemente distendido de forma crônica. Anorexia, distensão abdominal e dor frequentemente são concomitantes. O diagnóstico se baseia em anamnese e exame físico, incluindo o exame de toque retal. Não é necessária uma radiografia abdominal para a determinação do diagnóstico se puder ser realizado um exame de toque retal para avaliar a massa fecal. O diagnóstico diferencial para a constipação intestinal em crianças e adolescentes é similar ao diagnóstico diferencial para bebês e crianças pequenas e constitui a base para a avaliação e o tratamento da constipação intestinal (ver Tabela 368.6). O tratamento inclui desimpactação seguida por abordagens alimentares e relacionadas com o estilo de vida, laxantes osmóticos para amolecer as fezes e abordagens comportamentais similares às empregadas para crianças menores discutidas anteriormente (ver Capítulo 358.3).

Tabela 368.15 Critérios diagnósticos para a constipação intestinal em crianças com dor abdominal crônica.

Deverão incluir dois ou mais dos fatores a seguir ocorrendo pelo menos 1 vez/semana por no mínimo 1 mês e com critérios insuficientes para um diagnóstico de síndrome do intestino irritável:
1. Criança desfraldada com idade de desenvolvimento mínima de 4 anos apresentando duas evacuações ou menos por semana
2. Pelo menos um episódio de incontinência fecal por semana
3. Histórico de postura de retenção ou de excessiva retenção fecal voluntária
4. Histórico de movimentos intestinais dolorosos ou com fezes duras
5. Presença de grande massa fecal no reto
6. Histórico de fezes de grande diâmetro que podem obstruir o vaso sanitário

Depois de uma avaliação adequada, os sintomas não podem ser completamente explicados por outra afecção clínica

De Hyams JS, Di Lorenzo C, Saps M *et al.*: Childhood functional gastrintestinal disorders: child/adolescent, *Gastroenterology* 150(6):1456–1468, 2016 (p. 1464).

Incontinência fecal não retentiva

A **incontinência fecal não retentiva** ocorre na ausência de retenção fecal em situações inadequadas para determinada sociedade e cultura, sem evidências de outra afecção clínica ou subjacente e ocorrendo por 1 mês ou mais em crianças de 4 anos ou maiores. Por outro lado, esses pacientes têm padrões e funcionamento de evacuação normais, o que faz a diferenciação de constipação intestinal funcional. Nesses casos, deve haver a suspeita de um transtorno ou perturbação emocional. São necessários exame físico e anamnese detalhados para uma avaliação completa dos fatores que estão envolvidos na doença. O exame retal é importante para diferenciar esse quadro de constipação intestinal funcional e encoprese. Dada a significativa comorbidade de problemas comportamentais e do eixo emocional, o envolvimento de profissionais de saúde do setor comportamental é essencial na avaliação e no tratamento dessa condição.

A bibliografia está disponível no GEN-io.

Capítulo 369

Síndrome dos Vômitos Cíclicos

Asim Maqbool, B. U. K. Li e Chris A. Liacouras

A síndrome dos vômitos cíclicos (SVC) é um distúrbio idiopático que se manifesta como vômitos episódicos, geralmente de início súbito e com alta intensidade/frequência (quatro por hora, 12 a 15 episódios por dia) dos vômitos, que, por fim, apresentam resolução e retorno a uma condição normal entre as crises. As crises típicas duram por 24 a 48 horas e, geralmente, respondem rapidamente à hidratação. Para cumprir os critérios para SVC, doenças orgânicas identificáveis são excluídas após uma investigação adequada (Tabela 369.1).

A prevalência de SVC em crianças é estimada em, aproximadamente, 2% em populações predominantemente brancas, embora a síndrome ocorra em pessoas de ascendência africana ou asiática e de etnia hispânica. Existe uma leve predominância do sexo feminino. A idade mediana do início é 5 anos, mas pode começar na primeira infância e na adolescência. Normalmente, existe um retardo de 2,5 anos na determinação do diagnóstico, apesar de múltiplos episódios e atendimentos no setor de emergência. A história natural da SVC indica que a maioria das crianças supera a síndrome durante a pré-adolescência ou adolescência e muitas delas desenvolverão enxaqueca. A abertura do quadro também pode ocorrer em subgrupos com idade pediátrica mais avançada (idade média de 13 anos) e com idade adulta (idade média de 32 anos), indicando que, em menor escala, a síndrome pode começar ou persistir na idade adulta.

Um aspecto clínico essencial da SVC é seu padrão consistente e estereotipado de apresentação nos indivíduos. Normalmente, os sintomas começam ao mesmo tempo, muitas vezes durante as primeiras horas da manhã, com a mesma duração e apresentando sintomas autonômicos idênticos de palidez e desatenção, náusea incessante, dor abdominal e, em menos da metade dos casos, cefaleia e fotofobia. Os surtos de SVC ocorrem, no mínimo, cinco vezes ou três vezes em um período de 6 meses. Aproximadamente metade dos casos ocorre em um ciclo de frequência mensal; alguns ciclos ocorrem a cada 3 ou 4 meses. Os demais pacientes possuem crises esporádicas imprevisíveis que podem estar associadas a um gatilho específico. Os possíveis gatilhos incluem doenças infecciosas, estresse e, principalmente, agitação (feriados), privação do sono (festas do pijama), gatilhos alimentares (chocolate, glutamato monossódico), alergia alimentar, início da menstruação e mudanças no tempo. Com frequência, os surtos de vômitos são particularmente intensos, com mais de quatro crises por hora no pico, podendo incluir conteúdo gástrico ou ânsia de vômito frequente. Embora a maioria das crises dure 2 dias, um episódio pode durar de poucas horas a, raramente, 10 dias. As crises de SVC são debilitantes, o que muitas vezes necessita de reidratação IV e resulta em hospitalização. Aparentemente, ocorre variação sazonal em aproximadamente um terço dos pacientes, com mais crises no inverno e menos durante o verão. Em alguns pacientes adolescentes, é desenvolvida uma *forma coalescente*, com náuseas diárias entre os episódios de vômitos (que se tornam menos frequentes).

Diversas *comorbidades* podem comprometer ainda mais a qualidade de vida entre os episódios, incluindo ansiedade, síndrome do intestino irritável com predominância de constipação intestinal, fadiga crônica ou limitação da energia, transtornos do sono, síndrome da taquicardia ortostática postural, náuseas diárias e síndrome complexa de dor regional.

Em todos os casos de SVC, uma etiologia causadora subjacente (anatômica, infecciosa, inflamatória, neoplásica e metabólica ou endócrina) não pode ser identificada. Tipicamente, existe uma história familiar positiva de enxaqueca em crianças com SVC; as crises de ambas as afecções compartilham muitos aspectos clínicos. Embora a fisiopatologia não seja completamente conhecida, existem evidências sugestivas de que eixo hipotálamo-hipófise-suprarrenal super-responsivo (incluindo o fator liberador da corticotrofina), desregulação do sistema nervoso autônomo (predominância simpática), disfunção mitocondrial (16519T e 3010A) e mutações nucleares *(RYR2)* possam desempenhar funções contribuintes. Embora o papel da maconha seja desconhecido na SVC, a *síndrome da hiperêmese por canabinoide* compartilha muitos aspectos com a SVC, incluindo o alívio dos sintomas por meio de duchas de água quente (ver Capítulo 140.3).

Pacientes com vômitos crônicos devem sempre ser avaliados quanto a possíveis etiologias além da SVC. O diagnóstico diferencial inclui anomalias do trato gastrintestinal (má rotação, cistos de duplicação, cistos do colédoco, intussuscepções recorrentes), distúrbios do SNC (neoplasia, epilepsia, patologia vestibular), nefrolitíase, colelitíase, hidronefrose, distúrbios endócrino-metabólicos (ciclo da ureia, distúrbios mitocondriais, metabolismo dos ácidos graxos, doença de Addison, porfiria, angioedema hereditário, febre familiar do Mediterrâneo), apendicite crônica e doença inflamatória intestinal. A avaliação laboratorial é baseada em anamnese e exame físico cuidadosos e pode incluir, se for indicado, endoscopia, radiografia gastrintestinal com contraste, RM cerebral e estudos metabólicos

Tabela 369.1 Definição de consenso para critérios diagnósticos e sinais de alerta para a síndrome dos vômitos cíclicos.

CRITÉRIOS DIAGNÓSTICOS
- Crises episódicas (≥ 2 ou mais) de náuseas e vômitos paroxísticos intensos com duração de horas a dias em um período de 6 meses
- Padrão e sintomas estereotipados em cada paciente
- Episódios são separados por semanas a meses
- Retorno ao estado de normalidade entre os episódios
- Não atribuível a outro distúrbio

SINAIS DE ALERTA
- Vômitos biliosos, sensibilidade abdominal à palpação e/ou dor abdominal intensa
- Crises precipitadas por doença intercorrente, jejum e/ou refeição rica em proteínas
- Anormalidades neurológicas (alterações do estado mental, anormalidades oftalmológicas, assimetria/alterações focais, ataxia)
- Padrão atípico de progressão/deterioração de uma apresentação típica individualmente a um padrão mais contínuo ou crônico

Modificada de Rome IV Criteria: Li BU, Lefevre F, Chelimsky GG *et al.*: North American Society for Pediatric Gastroenterology, Hepatology and Nutrition consensus statement on the diagnosis and management of cyclic vomiting syndrome, *J Pediatr Gastroenterol Nutr* 47(3):379-393, 2008.

(lactato, ácidos orgânicos, amônia). Vômitos biliosos geralmente sugerem obstrução do intestino delgado e são considerados sinais de alerta; entretanto, crianças com SVC podem ter vômitos com coloração biliosa. Um abdome sensível à palpação também é pouco usual para SVC e justifica uma investigação adicional. Apendicite (aguda e crônica) pode mimetizar SVC. Cirurgia abdominal prévia pode aumentar o risco de obstruções intestinais relacionadas a aderências (Tabela 369.1).

As causas não gastrintestinais de vômitos frequentes incluem doenças renais, metabólicas, endócrinas e neurológicas. As anormalidades renais a serem consideradas incluem obstrução aguda ou crônica da junção ureteropélvica (JUP) apresentando-se com hidronefrose (crise de Dietl) e nefrolitíase. O médico também deve considerar distúrbios metabólicos, principalmente em lactentes ou crianças com menos de 2 anos. Jejum ou refeições ricas em proteínas que provocam vômitos ativam sinais de alerta para distúrbios metabólicos, como distúrbios da oxidação dos ácidos graxos, acidemias orgânicas ou deficiência parcial de ornitina transcarbamilase. Porfiria aguda intermitente pode se apresentar no adolescente, deflagrada por álcool ou medicamentos. Distúrbios endócrinos, incluindo cetoacidose diabética, doença de Addison e feocromocitoma, podem mimetizar episódios de SVC. Embora seja uma apresentação atípica, pacientes com tumores do SNC podem apresentar vômitos e papiledema episódicos; alteração do estado mental e achados neurológicos focais são sinais que indicam a necessidade de exames de neuroimagem. A gravidez pode apresentar sintomas similares aos da SVC.

Crianças que preenchem os critérios diagnósticos para SVC e não apresentam sinais de alerta devem ser submetidas a testes para a detecção de anormalidades eletrolíticas, acidose, hipoglicemia e disfunção renal durante os episódios, e a uma radiografia do trato gastrintestinal superior para descartar má rotação. Sintomas gastrintestinais (vômitos biliosos, sensibilidade abdominal à palpação), metabólicos (induzidos por jejum ou refeições) e neurológicos (papiledema, alteração do estado mental) justificam uma avaliação adicional (Tabela 369.1).

No manejo de episódios agudos, a hidratação precoce e agressiva (especialmente com dextrose) pode encurtar os episódios, além de corrigir as perdas hídricas. A redução da estimulação sensorial extrínseca, semelhante à abordagem de tratamento de enxaquecas, também pode ser benéfica (Tabela 369.2). Independentemente da intervenção, os episódios acabarão por apresentar resolução espontânea com o retorno a uma condição normal. Triptanos podem ser usados como *medicação abortiva* em pacientes com história familiar de enxaqueca, no início dos sintomas. A ondansetrona pode reduzir as náuseas e os vômitos. A sedação pode reduzir a intensidade ou interromper um episódio de SVC; os medicamentos incluem anti-histamínicos, como difenidramina e prometazina. Também se pode utilizar diazepam por via retal ou lorazepam. As medidas são empíricas; a falta de uma base de evidências limita o nosso conhecimento sobre a eficácia de tais medidas. Para os raros casos refratários, porém graves, utiliza-se anestesia geral. Uma alteração drástica na apresentação das crises sugere sinais de alerta, como hidronefrose aguda, ou obstrução do intestino delgado por vólvulo.

O tratamento *profilático* é iniciado com modificações do estilo de vida (fluidoterapia de manutenção, calorias adequadas, higiene do sono e exercícios), incluindo a abstenção de gatilhos alimentares conhecidos (alergênios, chocolate, queijos envelhecidos, glutamato monossódico; Tabela 369.3). As recomendações de tratamento profilático incluem cipro-heptadina em pacientes com menos de 5 anos e amitriptilina em pacientes com idade igual ou superior a 5 anos; o propranolol atua como um agente secundário em ambas as faixas etárias.

Tabela 369.2 Abordagens na síndrome dos vômitos cíclicos.

CUIDADOS GERAIS		
Controle hidreletrolítico	Solução de dextrose a 10% e soro fisiológico como infusão única ou como infusão em Y	
Nutrição	• Retomar a nutrição enteral o mais rapidamente possível • Se o paciente for incapaz de tolerar nutrição enteral e satisfizer os critérios, iniciar nutrição parenteral depois de 3 a 4 dias	
Medicações	Antieméticos	Ondansetrona • 0,3 a 0,4 mg/kg/dose IV a cada 4 a 6 h (máximo de 16 mg/dose) • Efeito colateral: constipação intestinal, prolongamento do intervalo QT Alternativa: granisetrona
	Sedativos	Difenidramina • 1 a 1,25 mg/kg/dose IV a cada 6 h Lorazepam 0,05 a 0,1 mg/kg/dose IV a cada 6 h • Efeitos colaterais: depressão respiratória, alucinações Clorpromazina 0,5 a 1 mg/kg/dose a cada 6 a 8 h + difenidramina IV
	Analgésicos	Cetorolaco 0,5 mg/kg/dose IV a cada 6 h (dose máxima 30 mg)
Tratamento de sinais e sintomas específicos	Dor epigástrica • Terapia de redução de ácidos com um ARH_2 ou um IBP Diarreia • Antidiarreicos Hipertensão • Inibidores da ECA de curta duração, como captopril	
Tratamento de complicações específicas	• Desidratação e deficiências eletrolíticas: repor as deficiências calculadas • Acidose metabólica: determinar a etiologia e corrigir • SIADH: restringir a ingestão livre de água • Hiperêmese: redução de ácidos IV • Perda de peso: nutrição enteral ou parenteral	
PARA INTERRUPÇÃO DE VÔMITOS		
Antienxaquecosos (triptanos)	Sumatriptana • 20 mg por via nasal no início do episódio • Efeitos colaterais: dor cervical/queimação, vasospasmo coronariano • Contraindicações: enxaqueca da artéria basilar	
RECUPERAÇÃO E REINTRODUÇÃO DA ALIMENTAÇÃO		
• Oferecer alimentos à vontade quando a criança informar que o episódio terminou		

Os medicamentos indicados anteriormente são para uso *off-label*. Modificada de Li BU, Lefevre F, Chelimsky GG *et al.*: North American Society for Pediatric Gastroenterology, Hepatology and Nutrition consensus statement on the diagnosis and management of cyclic vomiting syndrome, *J Pediatr Gastroenterol Nutr* 47(3):379-393, 2008.

Tabela 369.3 Mudanças profiláticas do estilo de vida e opções farmacológicas para a síndrome dos vômitos cíclicos.

MODIFICAÇÕES DO ESTILO DE VIDA		
Orientação para tranquilização e prevenção	• Os episódios são involuntários • A história natural de SVC indica que ocorrerá a resolução com o tempo	
Abstenção de gatilhos	• Identificar gatilhos nutricionais ("diário dos vômitos") e evitar fatores desencadeadores • Os alimentos desencadeadores podem incluir chocolate, queijo, glutamato monossódico • Jejum é um gatilho comum • Agitação é um gatilho potencial • Atividade/exaustão excessiva • Evitar privação do sono e praticar boa higiene do sono	
Controlar os gatilhos	• Fornecer energia suplementar, como carboidratos, para episódios induzidos por jejum • Ingerir lanches entre as refeições, antes de dormir e antes de esforços	
Intervenções no estilo de vida para cefaleia enxaquecosa	• Exercícios aeróbicos e evitar esforços excessivos • Horário regular das refeições – evitar pular refeições • Evitar/moderar a ingestão de cafeína	
ABORDAGENS FARMACOLÓGICAS PROFILÁTICAS		
	Idade < 5 anos Anti-histamínicos: • Cipro-heptadina – 0,25 a 0,5 mg/kg/dia em duas doses diárias divididas ou como dose única ao deitar-se – Efeitos colaterais de aumento do apetite, ganho de peso e sedação • Pizotifeno Betabloqueadores (2ª opção): • Propranolol – 0,25 a 1 kg/kg/dia, mais frequentemente 10 mg, 2 a 3 vezes/dia – Os efeitos colaterais incluem letargia e tolerância reduzida a exercícios – Contraindicado em asma, diabetes, cardiopatia, depressão – Diminuir a dose gradualmente ao longo de 1 a 2 semanas para descontinuar	Idade ≥ 5 anos Antidepressivos tricíclicos: • Amitriptilina – Começar com 0,25 a 0,5 mg/kg ao deitar-se e aumentar 5 a 10 mg semanalmente até atingir 1 a 1,5 mg/kg – Monitorar o ECG para verificar a ocorrência de prolongamento do intervalo QT na linha basal antes do início e 10 dias após a dose máxima ser atingida – Efeitos colaterais: constipação intestinal, sedação, arritmias, alterações comportamentais Alternativas: nortriptilina Betabloqueadores (2ª opção): • Propranolol Outros agentes: Anticonvulsivantes: • Fenobarbital 2 mg/kg ao deitar-se • Efeitos colaterais: sedação, comprometimento cognitivo Alternativas: • Topiramato, ácido valproico, gabapentina, levetiracetam
SUPLEMENTOS ALIMENTARES		
	• L-carnitina 50 a 100 mg/kg/dia divididos 2 a 3 vezes/dia, dose máxima de 2 g 2 vezes/dia • Coenzima Q10 200 mg, 2 vezes/dia, divididos 2 a 3 vezes/dia, dose máxima 100 mg 3 vezes/dia	

Os medicamentos indicados anteriormente são para uso *off-label*. *SVC*, síndrome dos vômitos cíclicos. Modificada de Li BU, Lefevre F, Chelimsky GG *et al.*: North American Society for Pediatric Gastroenterology, Hepatology and Nutrition consensus statement on the diagnosis and management of cyclic vomiting syndrome, *J Pediatr Gastroenterol Nutr* 47(3):379-393, 2008.

Relata-se, ocasionalmente, que suplementos, como coenzima Q10 e L-carnitina, são adjuvantes úteis. Quando os cuidados padrões não são eficazes, implementa-se a adição de anticonvulsivantes, como topiramato. Para pacientes com SVC catamenial, a administração de contraceptivos orais de baixa dosagem de estrogênio ou acetato de medroxiprogesterona pode evitar os episódios. O tratamento de *comorbidades*, principalmente ansiedade (terapia cognitivo-comportamental ansiolíticos) e síndrome da taquicardia ortostática postural (fluidos, sal, fludrocortisona), pode ser necessário para o controle eficaz da SVC.

A bibliografia está disponível no GEN-io.

Capítulo **370**

Apendicite Aguda

John J. Aiken

A apendicite aguda continua a ser o quadro cirúrgico agudo mais comum em crianças e a principal causa de morbidade infantil e de gastos com os cuidados de saúde, principalmente quando associados à apendicite complicada/perfurada (AP). O pico de incidência da apendicite aguda ocorre em crianças na segunda década, e aproximadamente 100 mil delas são tratadas para apendicite em hospitais infantis a cada ano. O amplo espectro de manifestações clínicas na apendicite aguda tem estado associado a uma significativa variação na avaliação clínica, nas medidas diagnósticas, no tratamento da dor abdominal e na apendicite suspeitada A estratégia tradicional do uso geral da tomografia computadorizada (TC) para evitar diagnósticos incorretos e cirurgias precoces a fim de impedir a progressão para a perfuração não obteve validação em grandes estudos revisionais, o que resultou em altas taxas de apendicectomias negativas e exposição excessiva à radiação. Nas últimas décadas, as taxas de perfuração permaneceram em torno de 40% e as taxas de apendicectomias negativas atingiram 10 a 20%. Na prática atual, a maioria dos centros médicos adotou diretrizes para a prática clínica (DPCs) combinando anamnese, achados do exame físico, dados laboratoriais e sistemas de pontuação de risco de apendicite para padronizar os cuidados e melhorar a precisão do diagnóstico e dos resultados, direcionando então a utilização dos recursos para uma abordagem consciente dos custos. A ultrassonografia (US) do apêndice surgiu como modalidade de imagem altamente sensível e específica para o diagnóstico, levando a uma redução significativa no uso da TC e da exposição à radiação na avaliação inicial de crianças com dor abdominal e possível existência de apendicite. Embora a apendicectomia imediata continue sendo o tratamento padrão para a apendicite aguda, os avanços na tecnologia dos exames de imagem, um regime terapêutico com antibióticos mais adequado, o aumento do uso dos procedimentos de drenagem percutânea por radiologistas intervencionistas e os novos dados sobre as altas taxas de sucesso no tratamento inicial com antibióticos levaram a um aumento da abordagem não cirúrgica tanto para a apendicite simples como para a complicada (abscesso, fleimão). A apendicectomia laparoscópica (AL, uma técnica minimamente invasiva) emergiu como o procedimento cirúrgico preferido tanto para a forma simples quanto para a AP, com uma abordagem cirúrgica aberta reservada como uma alternativa para determinados casos ou quando a tentativa de AL é tecnicamente difícil e/ou considerada insegura.

EPIDEMIOLOGIA

A incidência de apendicite aguda aumenta com a idade, de uma taxa de um a dois casos para cada 10 mil crianças, desde o nascimento até os 4 anos, elevando para uma taxa anual de 19 a 28 casos para cada 10 mil crianças com até 14 anos. As crianças têm um risco à vida de 7 a 9% e a apendicite é diagnosticada entre 1 e 8% daquelas que se dirigem ao setor de emergência para avaliação de dor abdominal. A apendicite é mais comum nas crianças maiores, com um pico de incidência entre as idades de 10 e 18 anos; é rara nas crianças menores de 5 anos (< 5% dos casos) e extremamente rara (< 1% dos casos) nas crianças menores de 3 anos.

Os lactentes com apendicite são frequentemente diagnosticados erroneamente com sepse e, devido ao atraso do diagnóstico, apresentam-se em estágios avançados da doença. A maioria dos casos infantis é primária, mas alguns podem estar associados à doença de Hirschsprung, à fibrose cística, à hérnia inguinal, à prematuridade, à síndrome do tampão meconial ou a síndromes complexas de múltiplos órgãos.

As taxas de incidência de apendicite aguda são maiores nas pessoas do sexo masculino, brancas e hispânicas do que nas afro-americanas e asiáticas. Os hispânicos, os asiáticos e os pacientes com seguro de saúde não privado têm maiores probabilidades de perfuração. Nos EUA, há um pico de incidência de apendicite no terceiro trimestre entre julho e setembro, e as ocorrências são mais frequentes nas regiões Oeste e Centro-Norte do que nos estados do Meio-Atlântico. As razões para essas disparidades étnicas, geográficas e socioeconômicas permanecem obscuras, com possibilidades que incluem diferenças culturais na interação com o sistema médico de saúde, limitações no acesso à saúde ou diferenças na progressão da doença de acordo com a raça.

A mortalidade é baixa (< 1%), mas a morbidade continua alta, principalmente em associação com a AP. Até 40% das crianças apresentam AP e as taxas de perfuração se aproximam de 90% nas crianças pequenas (< 3 anos). Aquelas com apendicite simples (não perfurada) geralmente se recuperam facilmente, com baixa taxa de complicações e rápido retorno ao estado pré-mórbido e às atividades plenas. Em contrapartida, a AP está associada a uma substancial morbidade pós-operatória, o que inclui taxas de readmissão estimadas em 12,8%, taxa de abscesso intra-abdominal pós-operatório de cerca de 20%, taxa de infecção no sítio cirúrgico (ISC) de aproximadamente 20%, tempo prolongado de internação, necessidade de exposição prolongada a antibióticos, aumento do uso da TC no pós-operatório, e significativo atraso no retorno às atividades normais e ao bem-estar. O Healthcare Cost and Utilization Project estimou que a apendicite com peritonite foi responsável por 25.410 internações hospitalares pediátricas em 2012, com um tempo médio de internação de 5,2 dias e custos médios de US$ 13.076.

FISIOPATOLOGIA

A entidade clínica da inflamação aguda do apêndice seguida por perfuração, formação de abscesso e peritonite é mais provavelmente uma doença de múltiplas etiologias; a via final comum envolve a invasão da parede do apêndice por bactérias. As etiologias genéticas, ambientais e infecciosas (bacterianas, virais, fúngicas e parasitárias) estão todas envolvidas com a apendicite aguda. Um histórico familiar confere um risco quase três vezes maior de apendicite. Uma via para a apendicite aguda é iniciada pela obstrução luminal; foram descritos material fecal espessado, hiperplasia linfoide, corpo estranho ingerido, parasitas e tumores. A obstrução do lúmen do apêndice inicia uma cascata progressiva envolvendo aumento da pressão intraluminal, congestão e edema linfático e venoso, perfusão arterial comprometida, isquemia da parede apendicular, proliferação bacteriana e invasão da parede e necrose. Essa sequência correlaciona-se com a progressão clínica da doença, que vai de apendicite simples até apendicite gangrenosa e, posteriormente, perfuração do apêndice.

Como o apêndice tem a maior concentração no tecido linfoide associado ao intestino (GALT; do inglês, *gut-associated lymphoid tissue*) no intestino, alguns autores propuseram a hipótese de que o apêndice pode ter uma função imune semelhante à do timo ou da bursa de Fabricius. Os folículos linfoides submucosos, que podem obstruir o lúmen apendicular, são poucos no nascimento, mas se multiplicam constantemente durante a infância, alcançando um pico em número durante a adolescência, quando a apendicite aguda é mais comum.

Provavelmente, a infecção entérica desempenha um papel em muitos casos de apendicite aguda em associação com a ulceração da mucosa e a invasão da parede apendicular por bactérias. Microrganismos como *Yersinia*, *Salmonella* e *Shigella* spp., e vírus como os da mononucleose infecciosa, caxumba, vírus Coxsackie B e adenovírus estão implicados. Além disso, relatos de casos informam a ocorrência de apendicite proveniente de corpos estranhos ingeridos em associação a tumores carcinoides do apêndice, infestação por *Ascaris* e, muito ocasionalmente, após traumatismo abdominal contuso. As crianças com fibrose cística apresentam aumento na incidência de apendicite; acredita-se que a causa seja o espessamento anormal do muco. A apendicite em neonatos é rara e justifica a avaliação diagnóstica de fibrose cística e de doença de Hirschsprung.

A apendicectomia reduz o risco de colite ulcerativa e aumenta o de *colite recorrente associada ao Clostridium difficile*. Os apendicólitos e a apendicite são mais comuns em países desenvolvidos com dietas refinadas e com pouca fibra do que em países em desenvolvimento com dieta rica em fibras; nenhuma relação causal foi estabelecida entre a falta de fibra alimentar e a apendicite. Em uma análise de um grande banco de dados relacionados à herdabilidade genética da apendicite, um *locus* teve ampla significância genômica e foi identificado um gene candidato (*PITX2*) estando associado a um risco protetor de apendicite. Um histórico familiar está associado a um risco quase três vezes maior de apendicite e os fatores genéticos podem representar um risco de 30%.

Características clínicas

Nas crianças, a apendicite apresenta um espectro muito amplo de apresentação clínica; menos de 50% dos casos têm uma apresentação clássica. Os sinais e sintomas da apendicite aguda podem variar dependendo do momento da apresentação, da idade do paciente, da localização abdominal/pélvica do apêndice e, mais importante, da variabilidade individual na evolução do processo da doença. No início do processo da doença, as crianças podem parecer bem e demonstrar sintomas leves, achados mínimos no exame físico e estudos laboratoriais normais, enquanto aquelas com perfuração e peritonite avançada podem demonstrar doença grave com obstrução intestinal, insuficiência renal e choque séptico. A maioria dos pacientes com apendicite apresenta um início insidioso da doença caracterizado por mal-estar generalizado ou anorexia nas primeiras 12 horas, e uma progressão na gravidade dos sinais e sintomas ao longo de 2 a 3 dias com aumento da dor abdominal, vômitos, febre e taquicardia; a perfuração é comum 48 horas após o acometimento. Assim, nas crianças a oportunidade para o diagnóstico antes da perfuração na apendicite aguda geralmente é mais breve (48 a 72 h) e uma alta porcentagem delas apresenta apendicite perfurada.

A dor abdominal é, consistentemente, o sintoma *primário* na apendicite aguda, começando logo (em horas) após o início da doença. Como em outros órgãos viscerais, não existem fibras dolorosas somáticas no apêndice; portanto, a inflamação inicial do apêndice resulta em uma dor vaga, mal localizada, não relacionada à atividade ou posição, frequentemente em cólica e periumbilical em sua localização, como resultado da inflamação visceral proveniente do apêndice distendido. A evolução do processo inflamatório nas próximas 24 horas acarreta o envolvimento das superfícies peritoneais parietais adjacentes, resultando em dor somática localizada no quadrante inferior direito (QID), *daí a descrição clássica de dor abdominal periumbilical migrando para o QID. A posição do apêndice é um fator crucial que afeta a interpretação dos sinais e sintomas apresentados e o diagnóstico preciso.* Quando o apêndice está em uma posição retrocecal ou pélvica, esta localização caracteriza uma progressão mais lenta da doença e provavelmente um adiamento da manifestação clínica. A dor localizada no QID causa espasmos nos músculos da parede abdominal, passando a ser exacerbada pelo movimento. Frequentemente, a criança descreve desconforto intenso com os solavancos do trajeto do carro até o hospital, movimenta-se com cautela e apresenta dificuldade em subir na maca da sala de exame. Ocorrem náuseas e vômitos em mais da metade dos pacientes e, geralmente, acompanham o início da dor abdominal por várias horas. A anorexia é um achado clássico e compatível com a apendicite aguda; porém, ocasionalmente, os pacientes afetados sentem fome. Diarreia e sintomas urinários também são comuns, particularmente nos casos de AP, quando há uma provável inflamação próxima ao reto e um possível abscesso na pelve. A micção dolorosa pode não ser causada por disúria, mas devido à pressão transmitida a um peritônio inflamado. À medida que evolui, frequentemente a apendicite associa-se ao íleo paralítico, levando à queixa de constipação intestinal e a possíveis diagnósticos incorretos.

Uma vez que infecções entéricas podem causar apendicite, a diarreia pode ser a manifestação e a gastrenterite pode ser o diagnóstico presumido. Ao contrário da gastrenterite, a dor abdominal na apendicite precoce é *constante* (sem cólica ou alívio à defecação), a êmese pode adquirir coloração biliosa e ser persistente, e a evolução clínica é continuamente agravada, em vez de demonstrar uma alternância do padrão que se observa geralmente na gastrenterite viral. É comum a ocorrência de febre na apendicite, normalmente sendo baixa, a menos que tenha ocorrido perfuração. A maioria dos pacientes demonstra, pelo menos, leve taquicardia, provavelmente em virtude da dor e da desidratação. A progressão temporal dos sintomas, que vão de uma dor vaga e leve, mal-estar e anorexia até dor intensa localizada, febre e vômitos, normalmente ocorre rapidamente entre 24 e 48 horas na maioria dos casos. Se o diagnóstico ocorrer depois de 48 horas, é possível que haja perfuração (> 65%). Quando se passaram vários dias na evolução da apendicite, os pacientes geralmente desenvolvem sinais e sintomas que evidenciam um estágio avançado da doença, o que inclui agravamento e dor difusa, distensão abdominal e êmese biliosa sugestiva de desenvolvimento de obstrução do intestino delgado. O apêndice retrocecal pode demonstrar sintomas sugestivos de artrite séptica do quadril ou abscesso do músculo psoas.

Um dos principais focos no tratamento da apendicite é evitar a sepse e as complicações infecciosas que levam ao aumento da morbidade, observadas principalmente na AP.

As bactérias podem ser cultivadas a partir da superfície serosa do apêndice antes que ocorra a perfuração microscópica ou macroscópica, e a invasão bacteriana das veias mesentéricas (pileflebite) pode (raramente) levar a trombose e possível abscesso hepático ou hipertensão portal. Após a perfuração, foi descrito um período de redução da dor abdominal e dos sintomas agudos, presumivelmente devido à eliminação da pressão dentro do apêndice. Se, após a perfuração, o omento ou o intestino adjacente for capaz de isolar a contaminação fecal, a evolução da doença é menos previsível, sendo provável que ocorra atraso na manifestação. Se a perfuração acarretar peritonite difusa, geralmente a criança apresentará uma crescente dor abdominal difusa e um rápido desenvolvimento da toxicidade evidenciado por desidratação e sinais de sepse, incluindo hipotensão, oligúria, acidose e febre alta. As crianças pequenas têm um omento pouco desenvolvido e muitas vezes são incapazes de controlar a disseminação da infecção. A perfuração e a formação de abscessos com apendicite pode levar à formação de fístula intestinal, celulite escrotal e abscesso através do conduto peritoniovaginal patente (hérnia inguinal indireta) ou obstrução do intestino delgado. O diagnóstico mais provável nas crianças que apresentam sinais e sintomas de obstrução mecânica do intestino delgado que não passaram por intervenção cirúrgica abdominal prévia é a apendicite complicada.

Exame físico

Embora as características para diagnosticar a apendicite aguda continuem a ser a anamnese e um exame físico cuidadoso e completo, todos os médicos conhecem a natureza oculta desta condição, pois as características clínicas compatíveis ou típicas não estão presentes em todos os pacientes e o diagnóstico pode ser uma experiência humilhante mesmo para os médicos mais experientes. O foco primário da avaliação inicial é voltar a atenção para a evolução temporal da doença em relação a sinais e sintomas manifestos específicos. Em alguns pacientes, o diagnóstico pode ser feito apenas com base na anamnese e no exame físico; na prática atual, o uso seletivo de métodos de obtenção de imagens avançadas melhorou a precisão do diagnóstico e resultou em um progresso significativo na redução das taxas de apendicectomia negativa.

O exame físico começa com a inspeção do comportamento da criança e da aparência do abdome. Uma vez que, na maioria das vezes, a apendicite tem um início insidioso, as crianças raramente apresentam sintomas menos de 12 horas depois do início da doença. Aquelas com sintomas precoces de apendicite (18 a 36 h) normalmente aparentam estar levemente doentes e movem-se hesitantes, curvadas para frente, e muitas vezes com uma leve claudicação preservando o lado direito. Na posição supina, frequentemente elas se deitam sobre o lado direito com os joelhos recolhidos para relaxar os músculos abdominais e, quando solicitadas para se colocarem em decúbito dorsal ou para se sentarem, se movem com cuidado e usam uma das mãos para proteger o QID. No início da apendicite, normalmente o abdome se apresenta plano; a distensão abdominal sugere uma doença mais avançada, característica de perfuração ou de desenvolvimento de obstrução do intestino delgado. A ausculta pode revelar ruídos intestinais normais ou hiperativos no início da apendicite, que são substituídos por ruídos intestinais hipoativos à medida que a doença evolui para a perfuração. *O uso criterioso da analgesia com morfina para aliviar a dor abdominal não altera a precisão diagnóstica ou interfere na tomada de decisão cirúrgica, e os pacientes devem receber um tratamento para o controle adequado da dor.* A dor abdominal localizada é o achado mais confiável no diagnóstico da apendicite aguda. McBurney descreveu o ponto clássico da dor localizada na apendicite aguda, que se situa na junção dos terços lateral e médio da linha que liga a crista ilíaca anterossuperior direita ao umbigo, mas ela também pode se localizar em qualquer dos sítios aberrantes do apêndice. A dor localizada é um achado tardio e menos consistente quando o apêndice se encontra em posição retrocecal (> 50% dos casos). Nos casos de apêndice localizado inteiramente na pelve, a dor pode ser mínima ao exame abdominal. Um leve toque no braço da criança no começo do exame ajuda a passar tranquilidade de que o exame abdominal será igualmente delicado, podendo estabelecer a confiança e aumentar a chance de o exame ser confiável e reproduzível. É melhor iniciar a investigação na porção inferior esquerda do abdome, de modo que a etapa inicial do exame não seja desconfortável e seja conduzida em sentido anti-horário movendo-se cuidadosamente para a parte superior esquerda do abdome, para a parte superior direita e, por fim, para a parte inferior direita. Isso deve aliviar a ansiedade, permitir o relaxamento da musculatura abdominal e reforçar a confiança. O médico fará movimentos circulares no abdome com pressão crescente. Uma parede abdominal mole, compressível e indolor é tranquilizadora. Na apendicite, qualquer movimento da parede abdominal, inclusive a tosse (sinal de Dunphy), pode induzir a dor. Um achado consistente na apendicite aguda é a defesa – rigidez dos músculos da parede abdominal sobrepostos ao QID. Esta rigidez pode ser voluntária, para proteger a área de sensibilidade da mão do médico, ou involuntária, caso a inflamação venha a evoluir para uma peritonite causando espasmo muscular sobreposto.

O desconforto abdominal pode ser vago ou mesmo estar ausente no início da evolução da apendicite e, frequentemente, é difuso após a ruptura. A dor à descompressão e a dor referida (sinal de Rovsing) também são achados consistentes na apendicite aguda, porém nem sempre presentes. A dor à descompressão é induzida pela palpação profunda do abdome seguida pela súbita retirada da mão. Muitas vezes isso é muito doloroso para a criança e tem demonstrado uma fraca correlação com peritonite; portanto, deve ser evitada. A percussão digital leve é um teste melhor para a irritação peritoneal. Igualmente, o toque retal é desconfortável e pouco provavelmente contribuirá para a avaliação da apendicite na maioria dos casos em crianças. Os sinais do psoas e do obturador interno são dor com alongamento passivo desses músculos. O sinal do psoas é induzido com a flexão ativa da coxa direita ou com a extensão passiva do quadril e normalmente é positivo nos casos de apêndice retrocecal. O sinal do obturador é demonstrado pela dor no adutor após rotação interna da coxa fletida e normalmente é positivo nos casos de apêndice pélvico. O exame físico pode demonstrar um volume no QID representando massa inflamatória (fleimão) em torno do apêndice ou um abscesso intra-abdominal localizado (coleção de líquido).

SISTEMAS DE PONTUAÇÃO DE RISCO DE APENDICITE

Diversos sistemas de pontuação de risco se tornaram ferramentas comumente usadas para promover a padronização da abordagem da criança com dor abdominal e suspeita de apendicite. O objetivo claro é maximizar a precisão do diagnóstico na apendicite aguda e orientar a avaliação por imagem, assim como a utilização dos recursos. Todos combinam o valor preditivo dos sintomas compatíveis, os achados do exame físico e os dados laboratoriais, resultando então em uma pontuação numérica. Os sistemas mais utilizados são o escore de Alvarado e o Pediatric Appendicitis Score (PAS). O PAS combina os elementos da anamnese (migração da dor, anorexia, náuseas e vômitos) com os achados do exame físico (sensibilidade no QID, hipersensibilidade e febre) e os dados laboratoriais (leucócitos [WBC, do inglês *white blood cell*] > 10.000, neutrófilos polimorfonucleares > 75%) para atribuir um escore de risco nas faixas de baixo, intermediário ou alto risco para apendicite aguda (Tabela 370.1). Escores menores ou igual a 4 sugerem uma probabilidade muito baixa de apendicite, enquanto escores iguais ou maiores que 8 são altamente sensíveis e específicos para apendicite. As pontuações intermediárias, ou seja, entre 4 e 7 no PAS, são consideradas inconclusivas e tipicamente levam a estudos avançados de imagem. A US direcionada (apendicular) demonstrou altas sensibilidade e especificidade (cerca de 90%) no diagnóstico de apendicite aguda em centros que possuem experiência com a técnica e tornou-se o estudo de imagem inicial de escolha para suspeita de apendicite. Os notáveis benefícios da US em comparação com a TC incluem que ela é bem tolerada, não invasiva e carece de exposição à radiação ionizante. A TC é reservada para os casos de não visualização do apêndice na US ou quando os achados ultrassonográficos são inconclusivos.

O uso de sistemas de pontuação de risco para apendicite, em conjunto com o parecer clínico, demonstrou altas sensibilidade e especificidade para a apendicite aguda (80 a 90%) e sua aplicação minimizou a variabilidade da prática clínica, melhorou a precisão do diagnóstico, diminuiu a exposição à radiação pré-operatória e possibilitou a utilização dos recursos de forma eficiente – todos os elementos importantes das iniciativas atuais de melhoria da qualidade e da segurança. Seu maior valor até hoje parece ser a previsão de pacientes que tenham baixa probabilidade de diagnóstico de apendicite (valor preditivo negativo), evitando assim estudos de imagem e, principalmente, a exposição à radiação ionizante.

ACHADOS LABORATORIAIS

Diversos exames laboratoriais têm sido usados para a avaliação de crianças com suspeita de apendicite. Individualmente, nenhum é muito sensível ou específico para apendicite, mas, de forma conjunta, eles podem influenciar o nível de suspeita e a tomada de decisão por parte do médico em relação à busca de uma avaliação por especialista em cirurgia pediátrica, ao recebimento de alta hospitalar ou à realização de novos exames de imagem.

Tabela 370.1 Escores para a apendicite pediátrica.

CARACTERÍSTICA	ESCORE
Febre > 38°C	1
Anorexia	1
Náuseas/vômitos	1
Sensibilidade à tosse/percussão/descompressão	2
Dor no quadrante inferior direito	2
Migração da dor	1
Leucocitose > 10.000 ($10^9/\ell$)	1
Neutrófilos polimorfonucleares > 7.500 ($10^9/\ell$)	1
Total	10

De Acheson J, Banerjee J: Management of suspected appendicitis in children, *Arch Dis Child Educ Pract Ed* 95:9-13, 2010.

É realizado um hemograma completo com diferencial e urinálise. A contagem de leucócitos na apendicite precoce pode ser normal, e comumente se apresenta apenas levemente elevada (11.000 a 16.000/mm^3) com um desvio para a esquerda à medida que a doença progride nas 24 a 48 h iniciais. Enquanto uma contagem de leucócitos normais nunca elimina completamente a apendicite, uma contagem menor que 8.000/mm^3 em um paciente com um episódio de doença por mais de 48 h deve ser vista como altamente suspeita para um diagnóstico alternativo. A contagem de leucócitos pode estar acentuadamente elevada (> 20.000/mm^3) na AP e raramente nos casos de ausência de perfuração; deve-se levantar suspeita de um diagnóstico alternativo quando houver contagem de leucócito acentuadamente elevada, a não ser em casos de AP avançada. Frequentemente a urinálise demonstra alguns glóbulos brancos ou vermelhos como resultado da proximidade do apêndice inflamado com o ureter ou bexiga, mas deve estar livre de bactérias. Muitas vezes a urina é concentrada e contém cetonas desencadeadas pela redução da ingestão oral e por vômitos. A hematúria macroscópica é incomum e, associada a lesões cutâneas purpúricas e artrite, pode indicar púrpura de Henoch-Schönlein.

Geralmente, os eletrólitos e as provas de função hepática estão normais, a menos que tenha havido um atraso no diagnóstico que levou à desidratação grave e/ou sepse. A amilase e as enzimas hepáticas são úteis apenas para excluir diagnósticos alternativos, como pancreatite e colecistite, e não são comumente obtidas quando a apendicite é a principal hipótese diagnóstica. A proteína C reativa (PC-R) aumenta proporcionalmente em relação ao grau de inflamação apendicular. Não demonstrou alta sensibilidade ou especificidade no diagnóstico de apendicite; alguns estudos demonstraram uma associação entre a gravidade da doença (AP e a formação de abscesso) e níveis elevados de PC-R. Nesse contexto, a PC-R pode ter um papel na identificação de pacientes com apendicite complicada que possa ser tratada inicialmente de forma não cirúrgica com antibióticos e drenagem das coleções de líquido.

EXAMES DE IMAGEM

Após uma avaliação inicial completa, que inclui anamnese, exame físico, revisão de sinais vitais e exames laboratoriais, caso o diagnóstico permaneça indefinido, os estudos radiográficos podem melhorar substancialmente a precisão diagnóstica.

Radiografias simples

Na maioria dos casos, a US apendicular e a TC tornaram-se os estudos predominantes nos casos inconclusivos de apendicite aguda. As radiografias abdominais simples podem ser úteis em raros casos selecionados de dor abdominal/suspeita de apendicite. As radiografias abdominais simples podem demonstrar vários achados sugestivos de apendicite aguda, tais como alças-sentinela do intestino e íleo localizado, escoliose proveniente do espasmo do músculo psoas, nível hidroaéreo colônico acima da fossa ilíaca direita (sinal de corte do cólon), massa de tecido mole no QID, ou um apendicólito calcificado (5 a 10% dos casos); estas radiografias são normais em 50% dos pacientes, têm baixa sensibilidade e geralmente não são recomendadas (Figura 370.1). As películas simples são mais úteis na avaliação de casos complicados nos quais se suspeita de obstrução do intestino delgado ou ar livre.

Ultrassonografia

A US surgiu como a ferramenta de primeira escolha para crianças que necessitam de um exame de imagem na avaliação de suspeita de apendicite aguda. Esta técnica demonstrou sensibilidade e especificidade aproximando-se de 90% em centros pediátricos que possuem experiência com este procedimento, apresentando então vantagens substanciais, como baixo custo, disponibilidade imediata, rapidez, sem necessidade de sedação, de agentes contrastantes e de exposição à radiação. A US pode ser particularmente útil em adolescentes do sexo feminino, um grupo com alta taxa de apendicectomia negativa (apêndice normal encontrado na cirurgia) devido à sua capacidade de avaliar a patologia ovariana sem radiação ionizante. A compressão abdominal gradual é usada para deslocar o ceco e o cólon ascendente e identificar o apêndice,

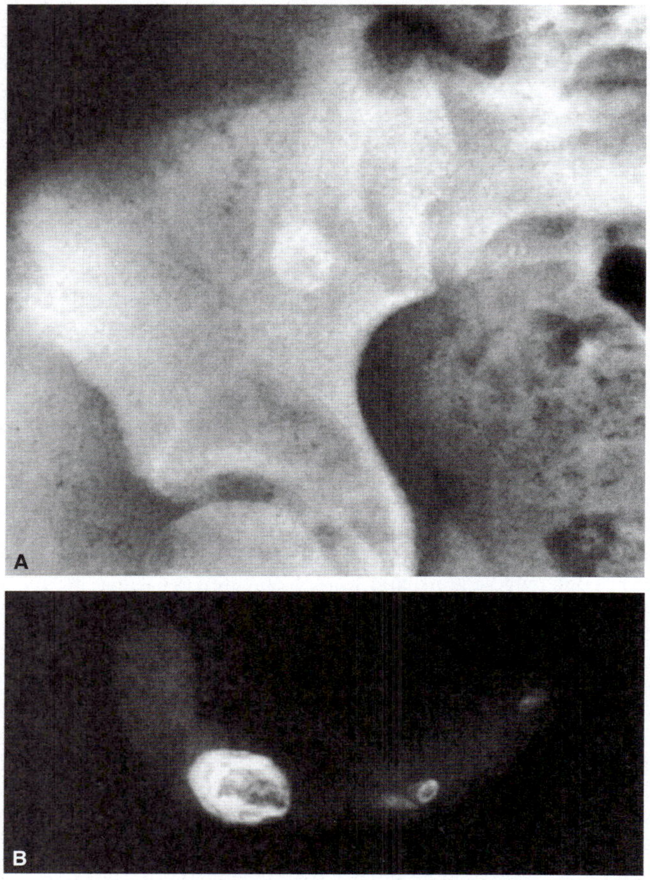

Figura 370.1 São observados apendicólitos calcificados em uma imagem cônica anteroposterior do quadrante inferior direito (**A**) e no apêndice ressecado de menina de 10 anos com apendicite aguda (**B**). *(De Kuhn JP, Slovis TL, Haller JO:* Caffrey's pediatric diagnostic imaging, *vol 2, ed 10, Philadelphia, 2004, Mosby, p. 1682.)*

que tem uma aparência típica de alvo (Figura 370.2). Os critérios ultrassonográficos para a apendicite incluem espessura da parede igual ou maior que 6 mm, distensão luminal, ausência de compressibilidade, massa complexa no QID ou um apendicólito. Geralmente, o apêndice visualizado coincide com a região da dor e do desconforto. Além disso, a ultrassonografia pode identificar a AP na *avaliação inicial*; o tratamento inicial da AP está cada vez mais direcionado para os procedimentos de drenagem percutânea, antibióticos de amplo espectro e tratamento não cirúrgico. Apêndice aumentado (> 6 mm), hiperemia, ausência de compressibilidade da parede do apêndice, sensibilidade localizada e fluidos ou cordões de gordura mesentérica associados, todos são compatíveis com um quadro de apendicite aguda. Os achados ultrassonográficos que sugerem apendicite avançada incluem espessamento assimétrico da parede, formação de abscesso, líquido livre intra-abdominal/pélvico associado, edema tecidual adjacente e diminuição da sensibilidade local à compressão. *A principal limitação da US é a incapacidade de visualizar o apêndice, cuja dificuldade é relatada em 25 a 60% dos casos.* Tem sido postulado que um apêndice normal deve ser visualizado para excluir o diagnóstico de apendicite pela US; no entanto, um relato concluiu que, nos pacientes com apêndice não visualizado por US e sem evidência de alterações inflamatórias secundárias, a probabilidade de apendicite é menor que 2%. Certas condições previsivelmente diminuem a sensibilidade e a confiabilidade da US para a apendicite, tais como obesidade, distensão intestinal e dor descontrolada.

Tomografia computadorizada

A TC tem sido o exame de imagem padrão-ouro para avaliar crianças com suspeita de apendicite, e tem sensibilidade de 97%, especificidade de 99%, valor preditivo positivo de 98% e valor preditivo negativo também de 98% (Figuras 370.3 e 370.4). As vantagens da TC incluem disponibilidade imediata, tempo de aquisição rápido, além de não ser dependente de operador. A TC possui significativos efeitos negativos da exposição das crianças à radiação ionizante e acarreta aumento dos custos. O exame pode ser realizado com contraste intravenoso e enteral (oral ou retal); no entanto, a administração de contraste enteral tem várias desvantagens, tais como aumento da distensão abdominal, risco de êmese e aspiração, além do aumento da exposição à radiação sem melhora evidente na precisão do diagnóstico. O uso de contraste oral deve ser reservado para os pacientes nos quais haja suspeita de diagnósticos alternativos, particularmente a doença de Crohn. Em virtude de o achado de cordões de gordura nos tecidos adjacentes ser um componente-chave na avaliação da apendicite por TC, este procedimento se torna menos confiável nas crianças magras com pouca gordura corporal.

A adoção de procedimentos como evitar o uso do contraste enteral, a obtenção de imagens tomográficas direcionadas e o uso de protocolos pediátricos específicos poderá reduzir significativamente as dosagens de radiação sem afetar a precisão diagnóstica. O uso de sistemas de pontuação de risco para apendicite em conjunto com as DPCs e o aumento do conhecimento com a US apendicular levaram a menor uso da TC (< 6,6% na maioria dos relatos) sem afetar negativamente o tempo para apendicectomia ou as taxas de apendicectomias negativas.

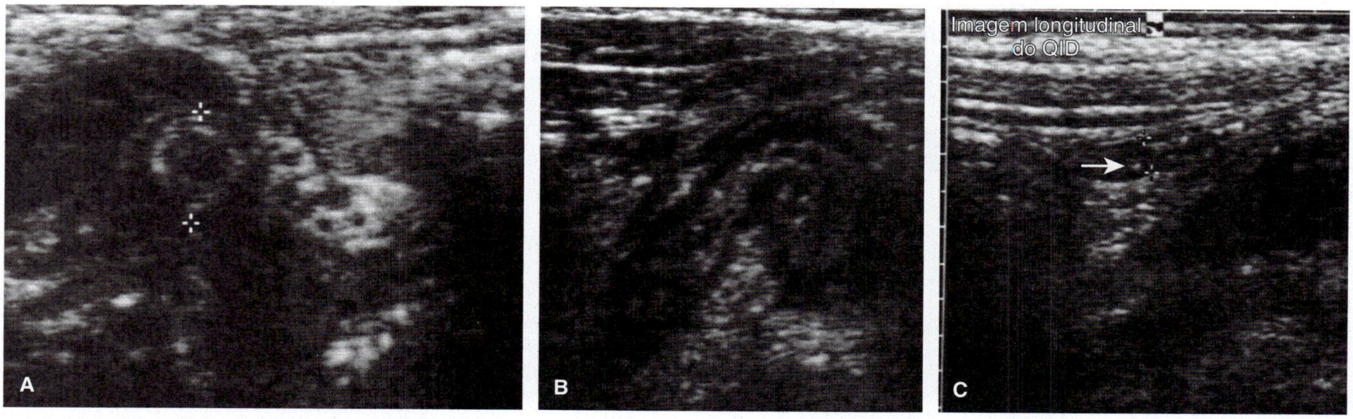

Figura 370.2 **Ultrassonografia de pacientes com apendicite.** **A.** Ultrassonografia transversal do apêndice mostrando o característico "sinal em alvo". Nesse caso, a porção mais interna está hipoecogênica, o que é compatível com líquido ou pus. **B.** Imagem longitudinal de outro paciente mostrando camadas hiperecoicas e hipoecoicas alternadas com uma camada mais externa hipoecoica, o que sugere fluido periapendicular. **C.** Ultrassonografia longitudinal do quadrante inferior direito mostrando um apêndice dilatado e não compressível. A área ecogênica dentro do apêndice representa um apendicólito com sombra acústica (*seta*). *(De Kuhn JP, Slovis TL, Haller JO:* Caffrey's pediatric diagnostic imaging, *vol 2, ed 10, Philadelphia, 2004, Mosby, p. 1684.)*

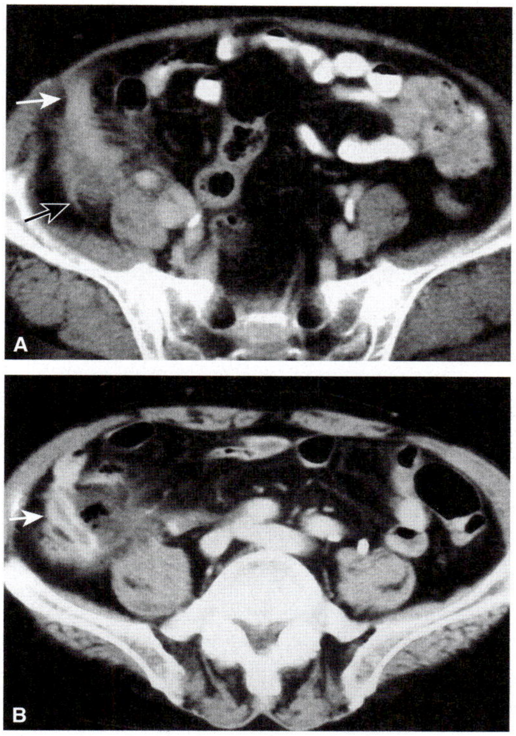

Figura 370.3 **A.** Um fleimão (*seta branca*) é observado em torno do apêndice hipertrofiado (*seta preta*) na apendicite perfurada. **B.** O ar extraluminal é mostrado adjacente ao apêndice de parede contrastada (*seta*) na apendicite perfurada. (*De Yeung KW, Chang MS, Hsiao CP: Evaluation of perforated and non-perforated appendicitis with CT*, Clin Imaging *28(6):422-427, 2004.*)

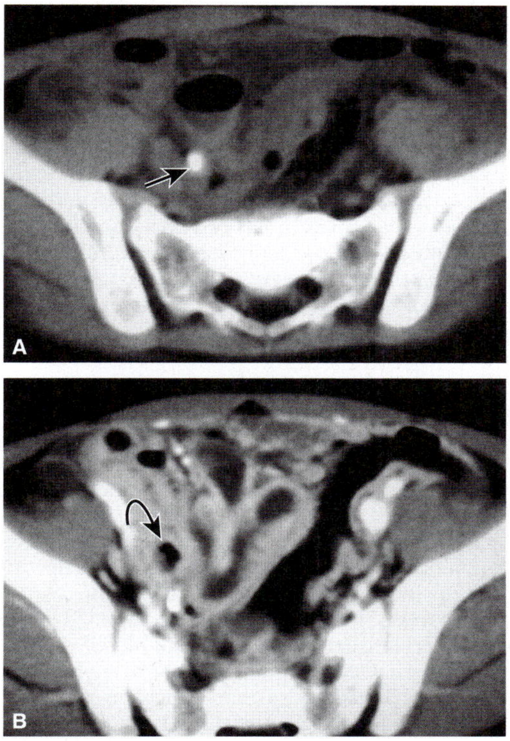

Figura 370.4 **A.** A TC realçada com pré-contraste revela um apendicólito (*seta*) na apendicite perfurada. **B.** A TC realçada pós-contraste (1 cm abaixo do nível em **A**) revela ar intraluminal no apêndice (*seta curva*) associado à parede ileal contrastada na apendicite perfurada. (*De Yeung KW, Chang MS, Hsiao CP: Evaluation of perforated and non-perforated appendicitis with CT*, Clin Imaging *28(6):422-427, 2004.*)

Ressonância magnética e exame leucocitário

A RM é pelo menos equivalente à TC na acurácia diagnóstica para a apendicite e não envolve radiação ionizante; entretanto, seu uso na avaliação de apendicite é limitado porque é menos disponível, associada a custos mais elevados, frequentemente requer sedação e não oferece acesso equivalente para drenagem de coleções de líquido. A RM pode ser mais útil nas adolescentes do sexo feminino quando for necessário um exame de imagem mais avançado. O exame de leucócitos marcados com radionuclídeos também tem sido usado em alguns centros na avaliação de casos atípicos de possível apendicite em crianças e demonstrou alta sensibilidade (97%), mas apenas modesta especificidade (80%).

DIAGNÓSTICO E TRATAMENTO

Acredita-se que a apendicite aguda seja uma condição sensível ao tempo; portanto, qualquer atraso no diagnóstico ou no tratamento pode levar a um aumento do risco de perfuração e de sua concomitante morbidade. O diagnóstico errado de apendicite é superado apenas pela meningite como uma causa de processos de negligência médica nas unidades de atendimento de emergência pediátrica. A anamnse cuidadosa e o exame físico ainda permanecem o foco principal na avaliação inicial de uma criança que apresente sintomas abdominais. O sintoma clássico na apendicite aguda, embora possivelmente não seja o mais comum, é um episódio com manifestação de 24 horas de dor difusa no meio do abdome que migra e se torna localizada no QID. Os pacientes devem ser submetidos a uma contagem leucocitária com análise diferencial, já que este é um componente que faz parte da maioria dos sistemas de pontuação de apendicite. Tipicamente, também é realizada uma urinálise, assim como um teste de gravidez nas pacientes apropriadamente selecionadas. As DPCs tornaram-se prática comum em muitos centros na avaliação de pacientes com dor abdominal e suspeita de apendicite, o que minimiza a variabilidade da prática clínica, como também melhora a precisão do diagnóstico e a utilização dos recursos. Demonstrou-se que as DPCs têm um altos valores preditivos positivo e negativo (cerca de 95%), diminuindo tanto o tempo de internação quanto os custos sem o aumento da morbidade ou das complicações. Essas diretrizes combinam a anamnese inicial, o exame físico e os dados dos exames laboratoriais com os sistemas de pontuação de risco preditivo, classificando assim o grupo de pacientes de acordo com o risco baixo, intermediário ou alto no diagnóstico de apendicite aguda. De maneira geral, os pacientes de baixo risco podem receber alta sem exames de imagem, os pacientes de alto risco precisam de uma avaliação de um especialista em cirurgia pediátrica e o grupo de risco intermediário ou inconclusivo provavelmente se beneficiaria mais de um período de observação ou de continuação com exames mais avançados de imagem. Se a avaliação inicial levar a um alto nível de suspeita de apendicite, a avaliação por um cirurgião pediátrico deve ser o próximo passo, havendo a probabilidade de uma apendicectomia sem exames adicionais. Nos pacientes com baixa suspeita de apendicite, a criança pode receber alta com orientação familiar sobre o curso e a progressão natural da apendicite aguda, advertindo-se os pais para retornar para uma nova avaliação caso a criança não se recupere com líquidos e uma dieta leve nas próximas 24 h. O grupo de pacientes com um escore de risco intermediário prosseguiria com a US direcionada ao apêndice caso a unidade médica tenha experiência com esta técnica. Se o estudo ultrassonográfico não for capaz de visualizar o apêndice, ou caso o apêndice seja visualizado porém os achados sejam inconclusivos, as próximas etapas incluirão internação hospitalar para um período de observação e uma reavaliação planejada por meio de uma TC ou laparoscopia diagnóstica.

O uso de unidades de observação, onde a criança possa ser tratada com fluidos intravenosos, receba acompanhamento dos sinais vitais e reavaliação com novos exames, é outra estratégia. No fim do período de observação, normalmente entre 12 e 24 h, o médico decide a alta com base no estado clínico favorável, ou prossegue para a laparoscopia diagnóstica e a apendicectomia, ou continua com uma avaliação por imagem mais avançada. O período de observação pode ocorrer em casa desde que o paciente esteja fisiologicamente bem; porém uma unidade de observação hospitalar tem a vantagem de fornecer fluidos intravenosos. Uma estratégia de observação parece ser mais útil em pacientes que apresentam um histórico recente da doença (< 12 h), quando os exames de imagem avançados provavelmente têm menores sensibilidade e especificidade. Caso o diagnóstico dos pacientes em observação permaneçam inconclusivos, são necessários exames de imagem mais avançados, já que estes apresentam maior confiabilidade no processo da doença.

DIAGNÓSTICO DIFERENCIAL

A lista de doenças que podem simular apendicite aguda é extensa porque muitos distúrbios gastrintestinais, ginecológicos e inflamatórios podem se manifestar com curso, sinais e sintomas similares. O diagnóstico diferencial, mesmo limitado aos quadros comuns, inclui gastrenterite, adenite mesentérica, divertículo de Meckel, intussuscepção, doença inflamatória intestinal, diabetes melito, anemia falciforme, faringite estreptocócica, pneumonia do lobo inferior, colecistite, pancreatite, infecção do trato urinário (ITU), enterite infecciosa e, nas pacientes do sexo feminino, torção ovariana, gravidez ectópica, cisto ovariano rompido ou hemorrágico e doença inflamatória pélvica (incluindo abscesso tubo-ovariano). A *apendagite epiploica*, uma inflamação das estruturas ricas em gordura na superfície antimesentérica do cólon, pode apresentar dor abdominal aguda no quadrante inferior após torção, trombose e lesão isquêmica da estrutura. As infecções virais, bacterianas e parasitárias podem simular a apendicite aguda. O linfoma do trato intestinal, os tumores do apêndice (carcinoide em crianças) e os tumores ovarianos são raros, mas também podem simular apendicite aguda. A púrpura de Henoch-Schönlein pode inicialmente se manifestar como dor abdominal intensa. As causas urinárias da dor abdominal incluem ITU, nefrolitíase e pielonefrite. Nos pacientes com pielonefrite, a febre e a contagem de leucócitos provavelmente estarão muito mais elevadas, sintomas de disúria estarão presentes e a dor estará mais localizada no flanco ou no ângulo costovertebral. Muito ocasionalmente, a apendicite pode apresentar recorrência no coto de uma apendicectomia prévia. *As crianças abaixo de 3 anos e as meninas adolescentes tradicionalmente apresentam risco elevado de diagnóstico incorreto.*

As doenças virais são comuns nas crianças, muitas vezes estão associadas a dor abdominal e vômitos e, assim, mimetizam a apendicite aguda. O paciente clássico com apendicite aguda descreve a dor abdominal como um sintoma proeminente e, em geral, os sintomas de doenças sistêmicas, como dor de cabeça, calafrios e mialgias, são pouco frequentes na apendicite e são comuns quando da manifestação de doença viral.

O diagnóstico de apendicite em adolescentes do sexo feminino é especialmente desafiador, e algumas séries relatam taxas de apendicectomia negativa tão altas quanto 30 a 40%. Os cistos ovarianos costumam ser muito doloridos em decorrência de crescimento rápido, ruptura ou hemorragia. A ruptura de um folículo ovariano associado à ovulação geralmente causa dor lateralizada no meio do ciclo (*mittelschmerz)*, mas não há avanço dos sintomas nem doença sistêmica. Os tumores e a torção ovarianos também podem mimetizar apendicite aguda, embora a torção ovariana seja tipicamente caracterizada pelo início agudo de dor intensa e esteja associada a náuseas e vômitos mais frequentes e fortes do que geralmente é visto na apendicite precoce. Na doença inflamatória pélvica, a dor é tipicamente suprapúbica, bilateral e de maior duração. A necessidade de um diagnóstico preciso e urgente em mulheres é influenciada pela preocupação de que a AP possa predispor a paciente a uma futura gravidez ectópica ou à infertilidade tubária, embora os dados não tenham demonstrado consistentemente aumento na incidência de infertilidade após a AP. Por essas razões, estudos adjuntos de diagnóstico (US, TC, RM ou laparoscopia diagnóstica) devem ser usados de forma mais liberal em mulheres para manter baixas as taxas de apendicectomia negativa.

A torção de um testículo criptorquídico e a epididimite são comuns, mas devem ser descobertas no exame físico. A diverticulite de Meckel é um quadro pouco frequente, mas sua apresentação clínica pode simular apendicite. Geralmente, o diagnóstico é feito na cirurgia. Tradicionalmente, observa-se peritonite bacteriana primária espontânea (PBE) em meninas na pré-puberdade ou em pacientes com síndrome nefrótica ou cirrose, sendo frequentemente confundida com a apendicite.

São esperadas apresentações atípicas de apendicite em associação a outras condições, como gravidez, doença de Crohn, tratamento com esteroides e terapia imunossupressora. A apendicite associada à doença de Crohn geralmente tem uma apresentação prolongada com um padrão atípico de dor abdominal recorrente, porém localizada. Deve-se reconhecer que a apendicite "não detectada" é a causa mais comum de obstrução do intestino delgado em crianças sem histórico de cirurgia abdominal prévia.

ANTIBIÓTICOS

Quando for confirmado o diagnóstico de apendicite ou houver uma forte suspeita, os antibióticos devem ser iniciados imediatamente. Os antibióticos diminuem substancialmente a incidência de infecções pós-operatórias de feridas, ISC e nos abscessos intra-abdominais – a fonte da maioria da morbidade e de custos substanciais na AP. Muitos acreditam que o tempo desde o início da doença até o início dos antibióticos tem mais impacto nas taxas de complicações pós-operatórias, no tempo de internação e nos custos gerais do que o tempo entre o diagnóstico e a cirurgia.

O regime antibiótico deve ser direcionado contra a flora bacteriana típica encontrada no apêndice, como organismos anaeróbios (*Bacteroides, Clostridia* e *Peptostreptococcus* spp.) e bactérias aeróbias gram-negativas (*Escherichia coli, Pseudomonas aeruginosa, Enterobacter* e *Klebsiella* spp.). Muitas combinações de antibióticos demonstraram eficácia equivalente em ensaios controlados em termos de taxa de infecção da ferida, resolução da febre, tempo de internação hospitalar e incidência de complicações. Tradicionalmente, o padrão é um regime de três antibióticos consistindo em ampicilina, gentamicina e clindamicina. Foram realizadas exaustivas pesquisas com diferentes regimes de antibióticos visando principalmente à redução de custos e frequência da dosagem, porém mantendo a eficácia. Tanto piperacilina/tazobactam como cefoxitina demonstraram eficácia equivalente e podem diminuir os custos farmacêuticos e com internação hospitalar em comparação com o regime triplo de antibiótico.

Para a apendicite simples (não perfurada), uma dose pré-operatória de um único agente de amplo espectro (piperacilina/tazobactam) ou equivalente é suficiente. Na AP, o antibiótico deve ser mantido IV por 2 a 3 dias no pós-operatório até que a criança esteja afebril (≥ 24 horas), aceitando uma dieta geral e pronta para a alta. Alguns centros preferem adicionar metronidazol na AP para aumentar a cobertura de anaeróbios. A decisão de dar alta hospitalar aos pacientes com AP tratados com um ciclo de antibióticos orais (geralmente de 3 a 5 dias) e submetidos a uma apendicectomia prévia permanece controversa. A literatura não aponta evolução nos resultados com a AP caso os antibióticos sejam estendidos para um ciclo além de 4 a 5 dias.

INTERVENÇÃO CIRÚRGICA

Na prática atual, o tratamento padrão para a apendicite aguda, simples ou complicada é a apendicectomia imediata tão logo seja confirmado o diagnóstico ou exista uma alta suspeição de apendicite. A AL (técnica minimamente invasiva) é a abordagem cirúrgica preferida (65 a 70%) tanto na forma simples quanto na AP, estando acentuadamente em declínio a apendicectomia aberta na última década. A abordagem laparoscópica demonstrou uma ligeira evolução nos índices de resultados clínicos (taxa de infecção da ferida operatória, abscesso intra-abdominal, necessidade de analgesia, cosmética da ferida e retorno à atividade plena); no entanto, os custos podem ser mais elevados. A abordagem laparoscópica (laparoscopia diagnóstica/AL) tem vantagens específicas para pacientes obesos, quando há suspeita de diagnósticos alternativos, e para meninas adolescentes, para melhor avaliação de patologia ovariana e de diagnósticos alternativos, evitando também a radiação ionizante associada à TC. A cirurgia deve ser realizada de forma semieletiva no período entre 12 e 24 horas após o diagnóstico. Tipicamente, as crianças com apendicite estão levemente desidratadas e devem receber assistência de apoio antes da cirurgia, incluindo a reanimação hídrica, a fim de corrigir a hipovolemia e as anormalidades eletrolíticas, como também antipiréticos para reduzir a febre e antibióticos de amplo espectro. Esses importantes fundamentos de cuidados garantem uma anestesia segura e otimizam os resultados. Na maioria dos casos, o tratamento pré-operatório pode ser realizado durante o período de avaliação diagnóstica, assim como a apendicectomia imediata. O tratamento da dor começa antes mesmo de um diagnóstico definitivo, e, caso ela exista, é aconselhável uma avaliação do serviço hospitalar voltado para a dor. A cirurgia de emergência (meio da noite) *raramente* é indicada na apendicite aguda e só deve ser realizada em algumas poucas circunstâncias, quando a reanimação fisiológica exigir um controle urgente da sepse intra-abdominal avançada e não passível de drenagem percutânea por radiologistas intervencionistas ou quando esta não estiver disponível. Quando a cirurgia ocorre dentro de 24 horas após o diagnóstico, nenhuma correlação foi demonstrada entre o momento da operação e as taxas de perfuração ou a morbidade pós-operatória. Ao se comparar a apendicectomia emergente (dentro de 5 horas após a internação) com a apendicectomia urgente (dentro de 17 horas após a internação), não foi observada nenhuma diferença na AP, como tempo de cirurgia, taxas de reinternação, complicações pós-operatórias, tempo de internação ou custos hospitalares. Além disso, uma patologia ocasionalmente inesperada (tumor apendicular, linfoma intestinal, anomalias renais congênitas, doença de Crohn) pode ser detectada durante a cirurgia, o que gera a necessidade de uma biopsia intraoperatória com a participação de outros especialistas e/ou uma avaliação da amostra de tecido por congelamento. A abordagem laparoscópica em conjunto com os protocolos de recuperação padronizados e rápidos no pós-operatório mais os regimes antibióticos aperfeiçoados (com um único fármaco) e em menor tempo levaram à redução do tempo de internação tanto na apendicite simples quanto na complicada (perfurada). Na maioria dos centros de referência, os períodos médios de internação são de aproximadamente 24 h para a apendicite simples e de 4 a 5 dias para os casos em que ocorreu perfuração, desde que não existam complicações pós-operatórias. Na apendicite simples, algumas unidades hospitalares passaram a dar alta no mesmo dia.

APENDICITE PERFURADA

Uma importante área de atenção e desafio no tratamento da apendicite aguda é o grupo de pacientes com apresentação tardia (> 48 horas de sintomas). Principalmente nos grandes centros, já que a apendicite aguda geralmente tem um início insidioso de mal-estar generalizado, 40 a 50% dos pacientes apresentam manifestação tardia. Uma grande coorte de pacientes apresenta alta incidência de AP na apresentação (40 a 59%) e um tempo de internação hospitalar 56% maior do que aqueles que apresentaram manifestações em até 24 horas desde o início dos sintomas. O risco de desenvolver complicações pós-operatórias (ISC, abscesso intra-abdominal, obstrução do intestino delgado) é de aproximadamente 20 a 30% nas crianças com AP, frente a um risco de aproximadamente 3% de complicações nos pacientes com apendicite simples.

As opções de tratamento para as crianças que apresentam AP incluem a apendicectomia inicial após um breve período de estabilização com fluidos intravenosos e antibióticos, antibióticos isolados e antibióticos em conjunto com a drenagem percutânea das coleções de líquido intra-abdominais/abscessos. A última década testemunhou uma forte tendência para o tratamento não cirúrgico de crianças com apresentação tardia e suspeita de AP com a finalidade de evitar as altas taxas de complicações que acontecem nesses pacientes, assim como de proteger dos potenciais desafios técnicos que o tratamento cirúrgico apresenta em um contexto de inflamação intra-abdominal/peritonite. Com base no estado do paciente, nos achados dos exames de imagem e na disponibilidade de experientes radiologistas intervencionistas, o tratamento não cirúrgico inicial da AP por meio da drenagem percutânea das coleções de líquidos, além dos fluidos intravenosos e dos antibióticos de amplo espectro, trouxe um resultado favorável para mais de 80% dos pacientes. Geralmente, os antibióticos são mantidos IV durante 1 a 2 dias, juntamente com a analgesia. Na hipótese de a criança demonstrar recuperação clínica com resolução da febre e da dor e podendo tolerar uma dieta livre, o antibiótico passa a ser administrado por via oral, sendo dada alta hospitalar para completar o ciclo ambulatorial do antibiótico (tipicamente entre 7 e 10 dias de ciprofloxacino/metronidazol). Um paciente que não demonstre recuperação clínica é submetido à apendicectomia imediata. O tratamento não cirúrgico e especialmente a transição para os antibióticos orais contribuíram para redução no tempo de internação e nos custos do tratamento da AP. Os pacientes que não foram submetidos a uma apendicectomia prévia precisarão de uma decisão sobre uma apendicectomia intervalar (AI) dentro de um período de 4 a 6 semanas, desde que não ocorra a falência do tratamento não cirúrgico após a alta por recorrência de dor, febre ou vômitos.

TRATAMENTO NÃO CIRÚRGICO DA APENDICITE NÃO COMPLICADA

Vários estudos com adultos demonstraram um tratamento altamente eficaz da apendicite somente com antibióticos. Além disso, outras condições semelhantes à apendicite, tais como a diverticulite, o abscesso intra-abdominal na doença de Crohn e o abscesso tubo-ovariano, são tratadas apenas com antibióticos, sendo a cirurgia reservada apenas para os casos refratários ao tratamento clínico. Esses resultados levaram muitos centros médicos a considerar o tratamento inicial não cirúrgico da apendicite aguda (simples) em crianças e vários estudos randomizados controlados estão em andamento atualmente. Estudos anteriores evidenciaram uma taxa de sucesso de 75 a 80% no tratamento não cirúrgico da apendicite simples em crianças sem que ocorresse aumento nas taxas de AP em pacientes que não obtiveram êxito no tratamento inicial não cirúrgico. As vantagens da abordagem antibiótica isolada/não cirúrgica na apendicite aguda incluem evitar as possíveis complicações operatórias e o risco da anestesia geral, assim como um procedimento cirúrgico que pode ser desnecessário. Em alguns centros pediátricos, a abordagem não cirúrgica está sendo oferecida como um protocolo experimental. Geralmente, os critérios de seleção para o tratamento não cirúrgico incluem sintomas com duração de menos de 48 horas, idade acima de 7 anos, confirmação por imagem de apendicite aguda não perfurada, diâmetro apendicular menor que 1,2 cm, *ausência* de apendicólito, abscesso ou fleimão, mais de 5 mil leucócitos e menos de 18 mil células/$\mu\ell$. A conduta clínica para as crianças que atendam estes critérios consiste em um período inicial de 1 a 2 dias de antibióticos de amplo espectro intravenosos e analgesia. Caso a criança venha a demonstrar recuperação clínica com resolução da dor e da febre, e esteja tolerando uma dieta livre, ela recebe alta para completar o regime de 7 a 10 dias de antibióticos VO. Na hipótese de a criança não demonstrar recuperação clínica, ela é submetida à apendicectomia imediata. Estudos iniciais mostraram que os fatores preditores de insuficiência do tratamento não cirúrgico incluíam dor que dura mais de 48 h, presença de apendicólito, massa inflamatória ou abscesso nos exames de imagem e valores laboratoriais elevados (WBC > 18.000 e PC-R > 4 mg/dℓ). Os relatos dessa abordagem sugerem um retorno mais rápido às atividades plenas e menores custos associados à hospitalização para o tratamento não cirúrgico; no entanto, houve outros relatos de que pacientes com tratamento não cirúrgico tiveram que comparecer mais vezes à unidade de emergência, sendo então submetidos a exames de imagem avançados e a hospitalizações, em comparação com aqueles que receberam um tratamento cirúrgico imediato.

APENDICITE RECORRENTE

Estudos prospectivos da incidência de apendicite recorrente precoce (dentro de 1 ano) descrevem um intervalo entre 10 e 20% em pacientes inicialmente tratados de forma não cirúrgica. Nas crianças tratadas de forma não cirúrgica, o risco de apendicite recorrente ao longo da vida é desconhecido. Permanecem as controvérsias em torno do tratamento inicial não cirúrgico da AP. A maioria dos estudos relatou um número significativamente menor de complicações gerais (infecções de feridas, abscessos intra-abdominais, obstrução intestinal, reoperações) nos pacientes com tratamento inicial não cirúrgico da AP em comparação com os pacientes com AP inicialmente tratados com apendicectomia;

outras revisões confirmaram a apendicectomia precoce na AP, já que o tratamento inicial não cirúrgico e a apendicectomia tardia estiveram associados a um tempo significativamente maior para retornar às atividades normais e a uma taxa de eventos adversos de 30% contra 55% na coorte inicial não cirúrgica. O tratamento inicial não cirúrgico e os pacientes com apendicectomia tardia também geraram custos mais elevados. Atualmente, está sendo revisada a necessidade da AI tardia em pacientes com apendicite complicada inicialmente tratada de forma não cirúrgica. Embora a tendência nos casos de AP na apresentação seja na direção do tratamento inicial não cirúrgico, os dados ainda permanecem obscuros e não há dados convincentes para recomendar a mesma abordagem para todos os pacientes.

APENDICECTOMIA INTERVALAR

Nos pacientes com AP que inicialmente foram tratados de forma não cirúrgica, a decisão de prosseguir com a AI, tipicamente entre 4 e 6 semanas, é outra área que carece de consenso. Tradicionalmente, a maioria dos cirurgiões recomenda a AI com o propósito de evitar a apendicite recorrente e confirmar o diagnóstico original citando relatos que demonstraram uma incidência inesperada da patologia em 30% das amostras cirúrgicas de AI. Isso tem sido questionado no tratamento não cirúrgico da apendicite simples, está ganhando aceitação e muitos especialistas estão debatendo o risco de apendicite recorrente (5 a 20%) por acreditarem que esse número seja menor. O risco de apendicite recorrente ao longo da vida é desconhecido. A tomada de decisão para AI deve ser individualizada a fim de equilibrar os riscos de apendicite recorrente com os riscos da anestesia e de comorbidades como obesidade, cardiopatia congênita, condições respiratórias crônicas, além de outras.

APENDICÓLITOS INCIDENTAIS

A questão do apendicólito incidental é interessante para os pediatras. Os pacientes não apresentam apendicite, porém nos exames de imagem foi visualizado um apendicólito. Um apendicólito é definido como uma calcificação dentro do lúmen apendicular. Nos adultos, os apendicólitos incidentais identificados por TC variaram em incidência de menos de 1 até 10%. Apresentam uma peculiar aparência densa e laminada em comparação com outras calcificações do abdome inferior, incluindo os flebólitos (calcificações venosas) e, nas mulheres, as calcificações ovarianas, mais comumente observadas nos tumores ovarianos. Os apendicólitos podem ser visualizados por meio de radiografias simples, US e TC. Quando um apendicólito é observado na avaliação de uma criança com dor abdominal e suspeita de apendicite, este achado confirma o diagnóstico; a avaliação cirúrgica vai indicar a apendicectomia imediata. Podem ser vistos apendicólitos na avaliação de pacientes que não apresentam sinais de apendicite, como nas imagens obtidas após traumatismo ou queixas abdominais inespecíficas nos indivíduos com baixa probabilidade de apendicite. Neste cenário, a preocupação é que o apendicólito possa fazer com que aumentem as possibilidades de desenvolver uma eventual apendicite aguda. Além disso, existe a preocupação de que a apendicite se desenvolva em associação a um apendicólito, podendo então haver um avanço de intensidade rápida e a perfuração precoce. Alguns médicos acreditam que um apendicólito persistente possa estar associado à dor recorrente no QID/fossa ilíaca.

Os apendicólitos incidentais podem ser transitórios e, na maioria dos estudos de acompanhamento a curto prazo, apresentaram baixo risco de apendicite aguda subsequente. Além disso, o risco ao longo da vida para o desenvolvimento de apendicite nos pacientes com um apendicólito incidental é de aproximadamente 5%, o que não é diferente da população normal. O risco de apendicite subsequente pode ser maior naqueles com dor abdominal ou com menos de 19 anos. Geralmente, os apendicólitos incidentais detectados radiograficamente são tratados com observação, acompanhamento planejado e orientação ao paciente quanto aos sinais de apendicite aguda. Depois de discutir os riscos e os benefícios com a família e a persistência do apendicólito, é melhor uma abordagem individualizada entre o médico e a família em relação à apendicectomia eletiva.

A bibliografia está disponível no GEN-io.

Capítulo 371
Quadros Cirúrgicos do Ânus e do Reto

371.1 Malformações Anorretais

Christina M. Shanti

Para o entendimento completo do espectro das anomalias anorretais, é necessário considerar a importância do complexo esfincteriano, a massa de fibras musculares que circunda a área anorretal (ver Figura 371.1). Esse complexo é a combinação dos músculos puborretal, levantador do ânus, dos esfíncteres externo e interno e dos músculos esfincterianos superficiais externos, todos reunidos no reto. As malformações anorretais são definidas pela relação do reto com esse complexo e incluem graus variados de estenose até a completa atresia. A incidência é de um em 3.000 nascidos vivos. As preocupações significativas a longo prazo se concentram no controle intestinal e nas funções urinária e sexual.

EMBRIOLOGIA

O intestino posterior se forma precocemente como parte do tubo intestinal primitivo que se estende para o interior da prega caudal na segunda semana de gestação. Em torno do 13º dia, ele desenvolve um divertículo ventral, o alantoide ou bexiga primitiva. A junção do alantoide e do intestino posterior origina a cloaca, no interior da qual os tubos genital, urinário e intestinal desembocam. Ela é recoberta pela membrana cloacal. O septo urorretal desce dividindo esse canal comum com formação de cristas laterais, que se desenvolvem e se fundem no meio da sétima semana. A abertura da porção posterior da membrana (a membrana anal) ocorre na oitava semana. Falhas em qualquer parte desses processos podem levar ao espectro clínico de anomalias anogenitais.

O **ânus imperfurado** pode ser dividido em lesões baixas, nas quais o reto desce através do complexo do esfíncter e em lesões altas, nas quais isso não ocorre. A maioria dos pacientes com ânus imperfurado apresenta fístula. Existe um espectro de malformações em meninos e meninas. No sexo masculino, geralmente, as lesões baixas se manifestam com uma coloração meconial em alguma parte do períneo ao longo da rafe mediana (ver Figura 371.2*A*). As lesões baixas em indivíduos do sexo feminino também se manifestam como o espectro de um ânus que se localiza ligeiramente anterior no corpo perineal, uma fístula na comissura posterior dos pequenos lábios se abre na mucosa úmida do introito distal ao hímen (ver Figura 371.3*A*). O ânus imperfurado alto, no sexo masculino, não apresenta abertura cutânea ou fístula aparente, mas, geralmente, apresenta uma fístula para o trato urinário – na uretra ou bexiga (Figura 371.2*B*). Embora ocasionalmente ocorra

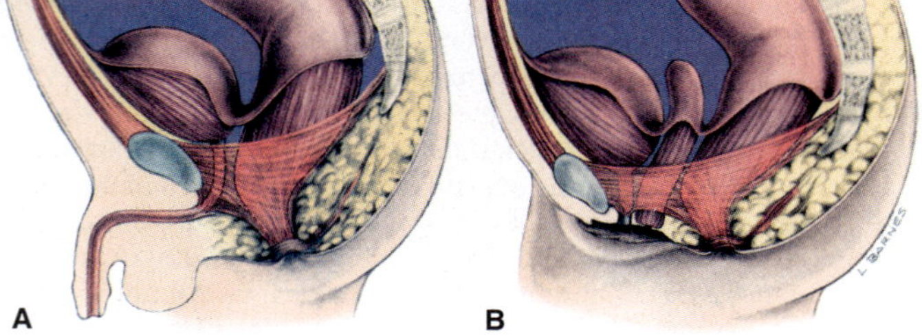

A B

Figura 371.1 Anatomia anorretal normal em relação às estruturas pélvicas. **A.** Sexo masculino. **B.** Sexo feminino. (*De Peña A:* Atlas of surgical management of anorectal malformations, *New York, 1989, Springer-Verlag, p 3.*)

uma fístula retovaginal, no sexo feminino, as lesões altas são geralmente anomalias da cloaca nas quais o reto, a vagina e a uretra desembocam no interior de um canal comum ou tronco da cloaca de comprimento variável (ver Figura 371.3*B*). A categoria especial de ânus imperfurado e sem fístula, no sexo masculino, ocorre principalmente em crianças com trissomia do cromossomo 21. As lesões mais comuns são a fístula bulbar retouretral no sexo masculino e a fístula retovestibular no sexo feminino; a segunda lesão mais comum em ambos os sexos é a fístula perianal (ver Figura 371.4).

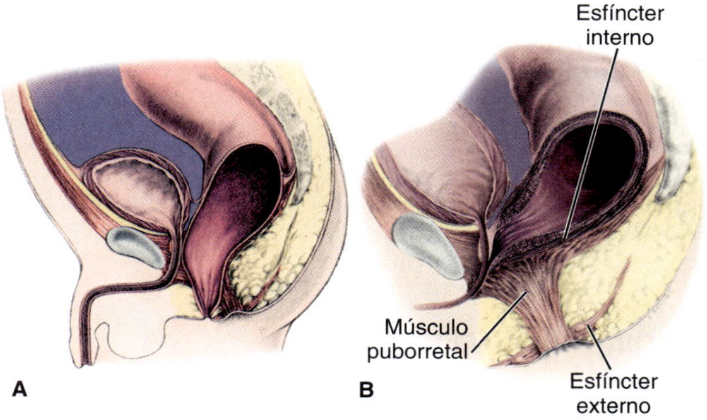

Figura 371.2 Ânus imperfurado em indivíduos do sexo masculino. **A.** Lesões baixas. **B.** Lesões altas. (*De Peña A:* Atlas of surgical management of anorectal malformations, *New York, 1989, Springer-Verlag, pp 7, 26.*)

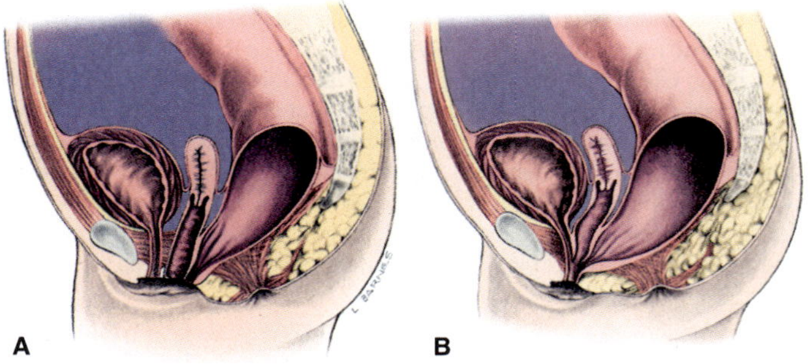

Figura 371.3 Ânus imperfurado em indivíduos do sexo feminino. **A.** Fístula vestibular. **B.** Cloaca. (*De Peña A:* Atlas of surgical management of anorectal malformations, *New York, 1989, Springer-Verlag, pp 50, 60.*)

ANOMALIAS ASSOCIADAS

Existem muitas anomalias associadas às malformações anorretais (ver Tabela 371.1). As mais comuns são as anomalias dos rins e trato urinário em conjunção com anormalidades do sacro. Esse complexo é frequentemente conhecido como a *síndrome de regressão caudal*. Indivíduos do sexo masculino com fístula retovesical e pacientes com a cloaca persistente apresentam 90% de risco de anomalia urológica. Outras anomalias comuns associadas são as anomalias cardíacas e a atresia esofágica com ou sem fístula traqueoesofágica. Essas anomalias podem estar agrupadas em qualquer combinação em um paciente. Quando combinadas, são frequentemente acompanhadas por anormalidades da face radial do membro superior e são denominadas anomalias VACTERL (anomalias vertebrais, anais, cardíacas, traqueais, esofágicas, renais e nos membros [*limb*]).

Malformações anorretais, particularmente estenose anal e atresia retal, também podem se apresentar como a tríade de Currarino, que

Tabela 371.1	Malformações associadas.
GENITURINÁRIAS • Refluxo vesicoureteral • Agenesia renal • Displasia renal • Duplicação ureteral • Criptorquidismo • Hipospadia • Útero bicorno • Septos vaginais	
VERTEBRAIS • Disrafismo espinal • Medula ancorada • Massas pré-sacrais • Meningocele • Lipoma • Dermoide • Teratoma	
CARDIOVASCULARES • Tetralogia de Fallot • Defeito do septo ventricular • Transposição dos grandes vasos • Síndrome do coração esquerdo hipoplásico	
GASTRINTESTINAIS • Fístula traqueoesofágica • Atresia duodenal • Má rotação • Doença de Hirschsprung	
SISTEMA NERVOSO CENTRAL • Espinha bífida • Medula ancorada	

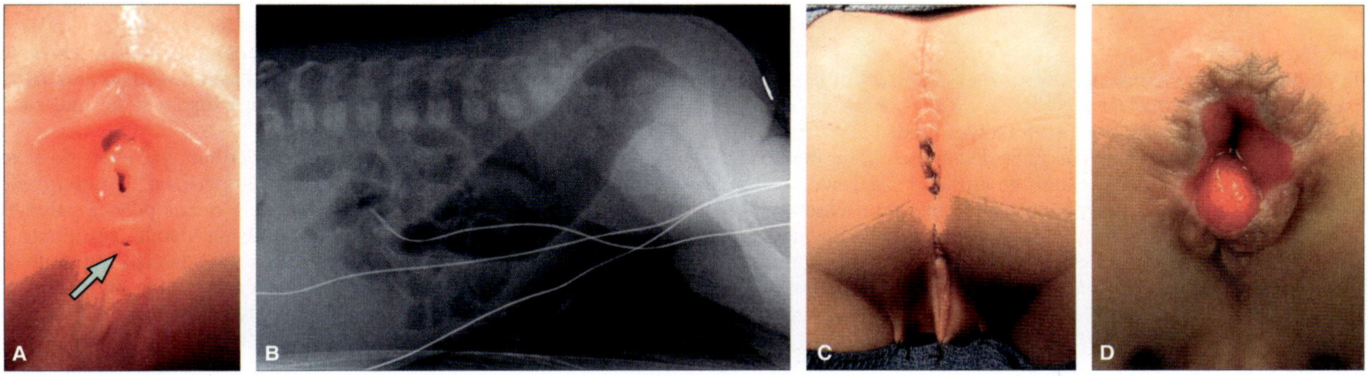

Figura 371.4 Imagens pré e pós-operatórias de malformações anorretais. **A.** Fístula retoperineal no período pré-operatório. **B.** Radiografia com incidência *cross table* lateral mostrando neonato em posição prona e gás abaixo do cóccix. **C.** Aparência pós-operatória depois de uma anorretoplastia sagital posterior. **D.** Grande anoplastia pós-operatória distendida e prolapsada. (*De Bischoff A, Bealer J, Pená A: Controversies in anorectal malformations,* Lancet Child/Adolesc *1:323-330, 2017, Fig. p. 324.*)

inclui agenesia sacral, massa pré-sacral e estenose anorretal. Esses pacientes apresentam ânus com aparência de funil, possuem defeitos ósseos no sacro na radiografia simples e massa pré-sacral (teratoma, meningocele, cisto dermoide, cisto entérico) no exame ou em estudos de imagem. É uma doença autossômica dominante decorrente, na maioria dos pacientes, de mutação no gene *MNX1*.

Existe uma boa correlação entre o grau do desenvolvimento do sacro e as funções futuras. Os pacientes com ausência de sacro, geralmente, apresentam incontinência fecal e urinária permanente. Anormalidades espinais e diferentes graus de disrafismos estão frequentemente associados a esses defeitos. A medula ancorada ocorre em aproximadamente 25% dos pacientes com malformações anorretais. A liberação da medula pode acarretar a melhora da continência urinária e retal em alguns pacientes, embora ela raramente reverta os distúrbios neurológicos estabelecidos. O diagnóstico de distúrbio medular pode ser detectado nos primeiros 3 meses de vida por ultrassonografia (US) da medula, embora a ressonância magnética (RM) seja o método de imagem de escolha na suspeita de lesão. Em pacientes mais velhos, é necessária RM.

MANIFESTAÇÕES E DIAGNÓSTICO

Lesões baixas

O exame de um neonato inclui a inspeção do períneo. A ausência de um orifício anal na posição correta acarreta avaliações adicionais. Formas brandas de ânus imperfurado muitas vezes são denominadas *estenose anal* ou *ânus ectópico anterior*. Provavelmente, essas formas constituem ânus imperfurado com uma fístula perineal. A posição normal do ânus no períneo é aproximadamente metade da distância (relação 0,5) entre o cóccix e o escroto ou introito. Embora sintomas, principalmente constipação intestinal, tenham sido atribuídos ao ânus ectópico anterior (relação: < 0,34 no sexo feminino, < 0,46 no sexo masculino), muitos pacientes não apresentam sintomas.

Se o ânus ou a fístula não for visível, pode ocorrer uma lesão baixa ou *ânus coberto*. Nesses casos, existem glúteos bem-formados e, frequentemente, uma rafe espessada ou em *alça de balde*. Após 24 h, pode ser observado mecônio saliente, criando uma aparência azul ou negra. Nesses casos, um procedimento perineal imediato muitas vezes pode ser realizado, seguido por um programa de dilatação.

No sexo masculino, a fístula perineal (cutânea) pode se localizar anteriormente ao longo da rafe mediana, através do escroto e até mesmo da haste do pênis. Geralmente, ela é uma faixa fina, com um reto normal, frequentemente a poucos milímetros da pele. Anomalias extraintestinais são observadas em menos de 10% desses pacientes.

No sexo feminino, uma lesão baixa penetra no vestíbulo ou comissura posterior dos pequenos lábios (a mucosa úmida fora do hímen, mas dentro do introito). Nesse caso, o reto desceu através do complexo do esfíncter. Crianças com lesão baixa geralmente podem ser tratadas inicialmente com manipulação e dilatação perineal. A visualização dessas fístulas baixas é tão importante na avaliação e tratamento que deve-se evitar passar uma sonda nasogástrica nas primeiras 24 h para permitir que o abdome e o intestino se distendam, impulsionando o mecônio para o interior do reto distal.

Lesões altas

Em indivíduos do sexo masculino com ânus imperfurado alto, o períneo parece plano. Pode ocorrer a passagem de ar ou mecônio através da uretra quando a fístula for alta, penetrando na uretra bulbar ou prostática ou mesmo na bexiga. Nas *fístulas retobulbares uretrais* (as mais comuns no sexo masculino), o mecanismo do esfíncter é satisfatório, o sacro pode se encontrar subdesenvolvido e apresentar uma fosseta anal. Em *fístulas retoprostáticas uretrais*, o sacro se apresenta inadequadamente desenvolvido, o escroto pode ser bífido e a fosseta anal, próxima ao escroto. Em *fístulas retovesiculares*, o mecanismo do esfíncter se apresenta inadequadamente desenvolvido e o sacro é hipoplásico ou ausente. Em meninos com trissomia do cromossomo 21, todas as características de uma lesão alta podem estar presentes, mas não há fístula; o sacro e os mecanismos do esfíncter geralmente estão bem desenvolvidos e o prognóstico é bom.

Em indivíduos do sexo feminino com ânus imperfurado alto, pode aparecer uma fístula retovaginal. Uma fístula retovaginal verdadeira é rara. A maioria delas consiste em fístulas da comissura posterior dos pequenos lábios descritas anteriormente ou em forma de uma anomalia cloacal.

Cloaca persistente

Na cloaca persistente, o estágio embriológico persiste, no qual o reto, a uretra e a vagina se comunicam em um orifício comum, a cloaca. É importante entender isso, em virtude do reparo, que frequentemente é necessário, para o reposicionamento da uretra e da vagina, assim como do reto. Crianças de ambos os sexos com lesão alta necessitam de uma colostomia antes do reparo.

Atresia retal

A atresia retal é um defeito raro que ocorre em apenas 1% das anomalias anorretais. Ela apresenta as mesmas características em ambos os sexos. A característica exclusiva desse defeito é que os pacientes afetados apresentam um canal anal normal e um ânus normal. Frequentemente, o defeito é descoberto quando a temperatura retal é medida. O local aproximado da obstrução é 2 cm abaixo do nível da pele. Esses pacientes necessitam de uma colostomia protetora. O prognóstico funcional é excelente porque eles apresentam o mecanismo esfincteriano normal (e sensação normal), localizado no canal anal.

ABORDAGEM AO PACIENTE

A avaliação inclui a identificação das anomalias associadas (ver Tabela 371.1). A inspeção cuidadosa do períneo é importante para determinar a presença ou a ausência de fístula. Se for observada fístula nesse local, será uma lesão baixa. O invertograma ou a radiografia invertida é de pequeno valor, mas uma radiografia simples em posição prona lateral cruzada com 24 horas de vida (para permitir que o intestino se dilate com a deglutição de ar) com um marcador radiopaco no períneo, pode detectar lesão baixa ao mostrar a bolha de gás retal a menos de 1 cm da pele do períneo (ver Figura 371.4). Uma radiografia simples do sacro inteiro, incluindo ambas as asas do ilíaco, é importante para identificar anomalias e a proporcionalidade do sacro. Devem ser realizadas US pélvica e uretrocistografia miccional. O médico também deve passar uma sonda nasogástrica para identificar a atresia esofágica e deve solicitar um ecocardiograma. Em indivíduos do sexo masculino com lesão alta, frequentemente, a uretrocistografia miccional identifica a fístula retourinária. Em indivíduos do sexo feminino com lesão alta, frequentemente é necessária uma avaliação mais invasiva, incluindo vaginograma e endoscopia, para o detalhamento cuidadoso da anomalia cloacal.

A boa avaliação clínica e urinálise fornecem dados suficientes em 80 a 90% dos pacientes do sexo masculino para determinar a necessidade de colostomia. Músculos esfincterianos voluntários circundam a parte mais distal do intestino em casos de fístulas perineais e retouretrais e a pressão intraluminal intestinal deve ser suficientemente elevada para superar o tônus desses músculos antes que possa ser observado mecônio na urina ou no períneo. A presença de mecônio na urina e glúteos planos são considerados indícios para a confecção de uma colostomia. Achados clínicos consistentes com o diagnóstico de fístula perineal representam indicação de anoplastia sem uma colostomia protetora. A US é valiosa não apenas para a avaliação do trato urinário, mas também pode ser usada para investigar anomalias medulares no recém-nascido e determinar a distância do reto até o períneo.

Em mais de 90% das vezes, o diagnóstico nos pacientes do sexo feminino pode ser estabelecido na inspeção perineal. A presença de um único orifício perineal é uma cloaca. A massa pélvica palpável (hidrocolpo) reforça esse diagnóstico. Uma fístula vestibular é diagnosticada pela separação cuidadosa dos lábios, expondo o vestíbulo. O orifício retal é situado imediatamente em frente ao hímen, no interior da genitália e no vestíbulo. Fístulas perineais são de fácil diagnóstico. O orifício retal está localizado em algum local entre a genitália feminina e o centro do esfíncter e é circundado por pele. Menos de 10% dessas pacientes não permitem a passagem de mecônio através da genitália ou períneo após 24 horas de observação. Essas pacientes podem necessitar de uma radiografia em posição prona lateral cruzada.

REPARO CIRÚRGICO

Às vezes, uma fístula perineal pode ser tratada por simples dilatação, se estiver aberta em uma boa posição. São empregados dilatadores Hegar, iniciando com um nº 5 ou 6 e permitindo que o lactente vá para casa quando a mãe puder utilizar o dilatador nº 8. As dilatações, 2 vezes/dia, são feitas em casa, aumentando o tamanho a cada semana até atingir o dilatador nº 14. Até um 1 ano, as fezes são geralmente bem formadas e não são necessárias dilatações adicionais. Quando o dilatador nº 14 for atingido, o examinador geralmente poderá inserir o dedo mínimo. Se o anel anal estiver liso e flexível, a dilatação poderá ser reduzida em frequência ou descontinuada.

Ocasionalmente, não existe fístula visível, mas pode ser observado que o reto está preenchido com mecônio projetando-se no períneo, ou existe a suspeita de um ânus coberto. Se confirmado por radiografia simples ou ultrassonografia do períneo que o reto está a menos de 1 cm da pele, o médico poderá fazer um procedimento perineal menor para perfurar a pele e, a seguir, executar a dilatação ou fazer uma anoplastia perineal simples.

Quando o orifício da fístula está muito próximo do introito ou do escroto, muitas vezes é adequado movê-lo para trás cirurgicamente. Isso também necessita de dilatação pós-cirúrgica para evitar a formação de estenose. Esse procedimento pode ser realizado em qualquer ocasião entre o período neonatal até 1 ano. É preferível esperar até que as dilatações tenham sido realizadas por várias semanas e que a criança esteja maior. A área anorretal é um pouco mais fácil de dissecar nessa ocasião. A abordagem sagital posterior de Peña é usada, fazendo uma incisão em torno da fístula e, a seguir, na linha média, até a parede posterior do novo local. A dissecção prossegue na linha média, usando um estimulador muscular para garantir que haja músculo suficiente em ambos os lados. A fístula deve ser dissecada em direção cefálica por vários centímetros para permitir o posicionamento posterior sem tensão. Se for conveniente, parte da fístula distal é ressecada antes da anastomose para a pele perineal.

Em crianças com lesão alta, realiza-se colostomia em duplo barril. Esse procedimento separa com eficácia o fluxo fecal do trato urinário. Isso permite a realização de uma colografia com pressão aumentada antes do reparo para identificar a posição exata do reto distal e da fístula. O reparo definitivo ou anorretoplastia sagital posterior (ARPSP) é realizado em torno do primeiro ano de vida. É feita uma incisão na linha média, geralmente dividindo o cóccix e mesmo o sacro. Usando um estimulador muscular, o cirurgião localiza precisamente na linha média e divide o complexo do esfíncter e identifica o reto. Em seguida, o reto é aberto na linha média e a fístula é identificada pelo interior do reto. Isso permite uma divisão da fístula sem lesão do trato urinário. A seguir, o reto é dissecado proximalmente até que se obtenha comprimento suficiente para suturá-lo em uma posição perineal adequada. Os músculos do complexo esfincteriano são suturados em torno (e, principalmente, atrás) do reto.

Outras abordagens cirúrgicas (como uma abordagem anterior) são usadas, mas o procedimento mais popular é por laparoscopia. Essa operação permite a divisão da fístula sob visualização direta e a identificação do complexo esfincteriano por transiluminação do períneo. Outras técnicas de imagem para o tratamento de malformações anorretais incluem US endorretal 3D, RM intraoperatória e ARPSPs assistidas por colonoscopia, que podem ajudar na realização de uma operação tecnicamente melhor. Nenhum desses outros procedimentos ou inovações demonstrou melhora nos desfechos.

Um procedimento similar pode ser executado para anomalias altas em pacientes do sexo feminino com variações para abordar a separação da vagina e do reto de dentro do tronco da cloaca. Quando o comprimento do tronco é superior a 3 cm, esse procedimento se torna especialmente difícil e complexo.

Geralmente, a colostomia pode ser fechada no mínimo 6 semanas após a ARPSP. Duas semanas após o procedimento anal, são realizadas duas dilatações diárias pela família. Com a realização de dilatações frequentes, ocorre menos dor e menos traumatismo tecidual, inflamação e cicatrizes.

RESULTADO

A capacidade de obtenção da continência retal depende de elementos motores e sensoriais. A musculatura do complexo esfincteriano deve ser adequada e o reto deve estar corretamente posicionado no interior do complexo. Além disso, a inervação do complexo e dos elementos sensoriais deve estar intacta, o que também deve ocorrer na área anorretal. Pacientes com lesões baixas provavelmente obtêm continência mais facilmente. Entretanto, eles são mais propensos a constipações, o que causa incontinência por transbordamento. É muito importante que todos esses pacientes sejam rigorosamente acompanhados e que a constipação intestinal e a dilatação anal sejam bem conduzidas até que o treinamento esfincteriano seja bem-sucedido. As Tabelas 371.2 e 371.3 resumem os resultados de continência e constipação intestinal com relação à malformação encontrada.

Crianças com lesões altas, principalmente meninos com fístulas uretrais retoprostáticas e meninas com anomalias na cloaca, apresentam menor probabilidade de obter a continência, mas geralmente podem atingir um padrão de defecação socialmente aceitável (sem colostomia) por meio de um programa de controle intestinal. Frequentemente, o programa de controle intestinal consiste em um enema diário para manter o cólon vazio e o paciente limpo até o próximo enema. Se o programa for bem-sucedido, o *enema de continência anterógrado* (ACE; do inglês, *antegrade continence enema*), às vezes denominado procedimento de Malone ou MACE, pode melhorar a qualidade de vida do paciente. Esses procedimentos fornecem acesso ao cólon direito trazendo o apêndice para fora do umbigo de maneira

Tabela 371.2 Tipos de malformação anorretal por sexo.

SEXO MASCULINO (PROBABILIDADE PERCENTUAL DE CONTROLE INTESTINAL)*
- Fístula retoperineal (100%)
- Fístula bulbar retouretral (85%)
- Ânus imperfurado sem fístula (90%)
- Fístula prostática retouretral (65%)
- Fístula retovesical (15%)

SEXO FEMININO (PROBABILIDADE PERCENTUAL DE CONTROLE INTESTINAL)*
- Fístula retoperineal (100%)
- Fístula retovestibular (95%)
- Ânus imperfurado sem fístula (90%)
- Fístula retovaginal (anomalia rara)†
- Cloaca (70%)‡

*Desde que os pacientes tenham sacro normal, não tenham medula ancorada e sejam submetidos a uma cirurgia tecnicamente correta sem complicações. †Anomalias retovaginais são extremamente incomuns; geralmente, o prognóstico é semelhante ao de fístula retovestibular. ‡A cloaca representa um espectro; as que têm comprimento do canal comum < 3 cm têm o melhor prognóstico funcional.
De Bischoff A, Bealer J, Penã A: Controversies in anorectal malformations, *Lancet Child/Adolesc* 1:323-330, 2017 (Panel p. 323).

Tabela 371.3 Constipação intestinal e tipo de malformação anogenital.

TIPO	PORCENTAGEM
Fístula vestibular	61
Fístula bulbar retouretral	64
Atresia/estenose retal	50
Imperfuração sem fístula	55
Fístula perineal	57
Cloaca longa	35
Fístula prostática	45
Cloaca curta	40
Fístula do colo vesical	16

Adaptada de Levitt MA, Peña A: Outcomes from the correction of anorectal malformations, *Curr Opin Pediatr* 17:394-401, 2005.

em que não ocorra refluxo ou pela colocação de um botão plástico no quadrante inferior esquerdo para acesso ao ceco. O paciente pode, portanto, sentar-se no vaso e administrar o enema através do ACE, limpando todo o cólon. Os esquemas anterógrados podem produzir índices de limpeza de até 95% por 24 h. É de especial interesse o achado clínico de que a maioria dos pacientes melhora seu controle com o crescimento. Pacientes que usaram fraldas na escola primária muitas vezes usam roupas de baixo regulares no ensino médio. Alguns grupos obtiveram benefícios das evidências das influências psicológicas para iniciar a modificação do comportamento precocemente com bons resultados.

A bibliografia está disponível no GEN-io.

371.2 Fissura Anal

Christina M. Shanti

Uma fissura anal é uma laceração da junção mucocutânea anal. É uma lesão adquirida de etiologia desconhecida. Embora seja provavelmente secundária à passagem forçada de fezes endurecidas, ela é observada principalmente em lactentes com menos de 1 ano, quando as fezes frequentemente são muito pastosas. As fissuras podem ser consequência, e não causa de constipação intestinal.

MANIFESTAÇÕES CLÍNICAS

Frequentemente, é descrito um histórico de constipação intestinal com evacuação dolorosa recente, correspondente à formação da fissura após a passagem de fezes duras. O paciente voluntariamente retém as fezes para evitar outra evacuação dolorosa, exacerbando a constipação intestinal, ocasionando fezes mais duras. Muitas vezes ocorrem queixas de dor durante a defecação e sangue vivo na superfície das fezes.

O diagnóstico é definido pela inspeção da região perineal. Os quadris do lactente são mantidos em flexão aguda, as nádegas são separadas para expandir as dobras da pele perianal e a fissura se torna evidente na forma de uma pequena laceração. Muitas vezes se observa um pequeno apêndice cutâneo na região periférica da lesão. Essa *dobra de pele*, na realidade, representa tecido granulomatoso de epitelização, formado em resposta à inflamação crônica. Os achados no exame retal podem incluir fezes endurecidas na ampola e espasmo retal.

TRATAMENTO

Os pais devem ser orientados quanto à origem da laceração e ao mecanismo do ciclo de constipação intestinal. O objetivo é que o paciente tenha fezes pastosas para evitar o excesso de tensão no ânus. O processo de cicatrização pode levar várias semanas ou até mesmo vários meses. Um único episódio de impactação com evacuação de fezes duras pode exacerbar o problema. O tratamento requer que a causa primária da constipação intestinal seja identificada. O uso de mudanças na dieta e no comportamento e de um laxativo é indicado. Os pais devem ajustar a dose do laxativo com base na resposta do paciente ao tratamento. A ação laxativa é melhor executada com o aumento da ingestão de água ou pelo uso de polietilenoglicol 3350. A intervenção cirúrgica, incluindo dilatação do ânus, esfincterectomia anal "interna" ou excisão da fissura, não é indicada, pois não é amparada por evidências científicas.

Fissuras anais crônicas em pacientes mais velhos estão associadas a constipações, cirurgia retal prévia, doença de Crohn e diarreia crônica. Inicialmente, o manejo é semelhante ao adotado em lactentes, com laxativos e banhos de assento. O uso tópico de trinitrato de glicerina a 0,2% reduz o espasmo anal e cicatriza as fissuras, mas muitas vezes está associado à ocorrência de cefaleia. Bloqueadores dos canais de cálcio, como pomada de diltiazem a 2% e creme de nifedipino a 0,5%, são mais eficazes e causam menos cefaleia do que o trinitrato de glicerina. A injeção de 1,25 a 25 unidades de toxina botulínica também é eficaz e provavelmente replica quimicamente a ação da esfincterectomia interna, que é o tratamento mais eficaz em adultos, embora raramente seja usado em crianças.

A bibliografia está disponível no GEN-io.

371.3 Abscesso e Fístula Perianais

Christina M. Shanti

Geralmente, abscessos perianais se manifestam na infância e são de etiologia desconhecida. A fístula parece ser secundária ao abscesso, em vez de ser uma causa. Foram propostos vínculos com criptas de Morgagni congenitamente anormais, sugerindo que criptas mais profundas (3 a 10 mm, em vez da profundidade normal de 1 a 2 mm) acarretam a retenção de detritos e criptite (Figura 371.5).

As doenças associadas ao risco da ocorrência de fístula anal incluem doença de Crohn, tuberculose, doença pilonidal, hidradenite, HIV, traumatismo, corpos estranhos, cistos dérmicos, teratoma sacrococcígeo, actinomicose, linfogranuloma venéreo e radioterapia.

Os organismos mais comumente isolados nos abscessos perianais são da flora mista aeróbia (*Escherichia coli, Klebsiella pneumoniae, Staphylococcus aureus*) e anaeróbia (*Bacteroides* spp., *Clostridium, Veillonella*). Um total de 10 a 15% apresentam crescimento puro de *E. coli, S. aureus* ou *Bacteroides fragilis*. Entre os indivíduos afetados existe uma grande predominância de pacientes do sexo masculino, na faixa abaixo de 2 anos. Esse desequilíbrio se corrige em pacientes mais velhos, em que a etiologia muda para doenças associadas, como doença inflamatória intestinal, leucemia ou estados imunocomprometidos.

MANIFESTAÇÕES CLÍNICAS

Em pacientes mais jovens, os sintomas geralmente são brandos e podem consistir em febre baixa, dor retal leve e uma região de celulite perianal. Muitas vezes, a celulite drena espontaneamente e apresenta resolução espontânea. Em pacientes mais velhos com doenças predisponentes subjacentes, a evolução clínica pode ser mais grave. Um sistema imune comprometido pode mascarar a febre e permitir a rápida evolução para toxicidade e sepse. Abscessos nesses pacientes podem ser mais profundos na fossa isquiorretal ou mesmo no músculo supraelevador, ao contrário do que ocorre em pacientes mais jovens, em que geralmente são adjacentes à cripta envolvida.

A evolução para fístula em pacientes com abscessos perianais ocorre em até 85% dos casos e geralmente se manifesta por drenagem na pele perianal ou por múltiplas recorrências. De maneira semelhante à formação de abscessos, as fístulas têm uma forte predominância do sexo masculino. A avaliação histológica dos tratos das fístulas normalmente revela revestimento epitelial de células escamosas estratificadas associado à inflamação crônica. Ela também pode revelar uma etiologia alternativa, como os granulomas da doença de Crohn ou mesmo evidências de tuberculose.

TRATAMENTO

Raramente, indica-se tratamento em lactentes sem doença predisponente, pois a condição muitas vezes é autolimitada. Mesmo em casos de fistulização, o tratamento tradicional (observação) é defendido, pois a fístula muitas vezes desaparece espontaneamente. Em um estudo, 87% das fístulas (em 97/112 lactentes) se fecharam após média de 5 meses de observação e tratamento conservador. Antibióticos não

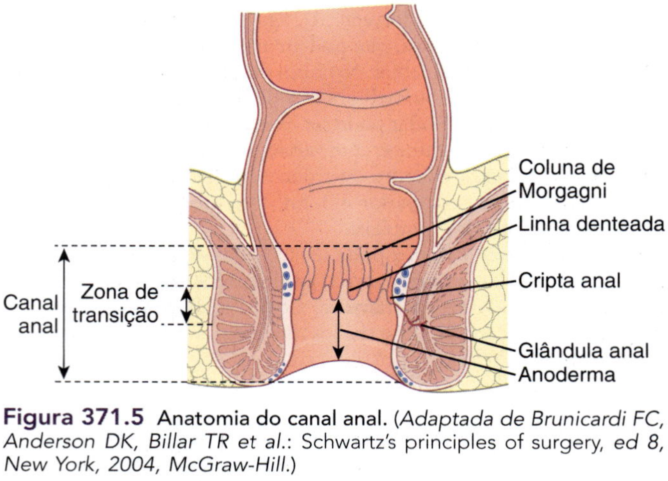

Figura 371.5 Anatomia do canal anal. (*Adaptada de Brunicardi FC, Anderson DK, Billar TR et al.*: Schwartz's principles of surgery, *ed 8, New York, 2004, McGraw-Hill.*)

são úteis nesses pacientes. De acordo com o desconforto do paciente, os abscessos podem ser drenados com anestesia local. As fístulas que exigirem intervenção cirúrgica poderão ser tratadas por fistulotomia (remoção da superfície ou abertura), fistulectomia (excisão do trato, deixando-o aberto para cicatrização secundária) ou pela colocação de um sedenho (forte sutura passada através da fístula, trazendo o ânus para fora e solidamente atada). Em pacientes com doença inflamatória intestinal, o uso tópico de tacrolimo tem sido eficaz.

Crianças mais velhas com doenças predisponentes também devem se beneficiar com intervenções mínimas. Se houver algum desconforto sem febre ou outro sinal de doença sistêmica, higiene local e antibióticos podem constituir a melhor opção. O perigo de intervenção cirúrgica em um paciente imunocomprometido é a criação de uma ferida maior que não apresente cicatrização. Certamente, existem pacientes com sintomas sistêmicos graves que necessitam de uma intervenção mais agressiva, juntamente com o tratamento da doença predisponente. Em casos que envolvam sepse e celulite em expansão, devem ser administrados antibióticos de cobertura de amplo espectro e é obrigatória a execução de uma ampla excisão e drenagem.

Fístulas em pacientes mais velhos estão associadas, principalmente, à doença de Crohn, a um histórico de cirurgia de abaixamento do cólon para tratamento de doença de Hirschsprung ou, em casos raros, de tuberculose. Essas fístulas geralmente são resistentes a terapias e exigem o tratamento da doença predisponente.

As complicações do tratamento incluem recorrência e, raramente, incontinência.

A bibliografia está disponível no GEN-io.

371.4 Hemorroidas

Christina M. Shanti

A doença hemorroidária ocorre em crianças e adolescentes, frequentemente relacionada com uma dieta deficiente em fibras e hidratação insuficiente. Em crianças menores, a presença de hemorroidas deve também aumentar a suspeita de hipertensão portal. Um terço dos pacientes com hemorroidas necessita de tratamento.

MANIFESTAÇÕES CLÍNICAS

A apresentação depende do local das hemorroidas. As hemorroidas externas ocorrem abaixo da linha denteada (ver Figuras 371.5 e 371.6) e estão associadas a dor extrema e prurido, frequentemente decorrentes de trombose aguda. As hemorroidas internas estão localizadas acima da linha denteada e se manifestam principalmente com sangramento, prolapso e encarceramento ocasional.

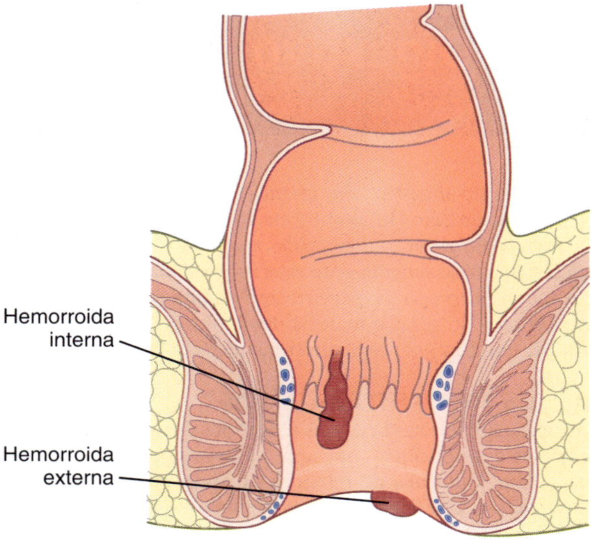

Figura 371.6 Formação de hemorroidas.

TRATAMENTO

Na maioria dos casos, o tratamento tradicional, como a modificação nutricional, a diminuição do esforço e a adoção de tempo menor no vaso sanitário, resulta na resolução do quadro. O desconforto pode ser tratado com analgésicos ou anti-inflamatórios tópicos, como pramocaína com ou sem hidrocortisona e banhos de assento. A evolução natural das hemorroidas trombosadas envolve o aumento da dor, que atinge seu máximo em 48 a 72 horas, com remissão gradual à medida que o trombo se organiza e sofre involução ao longo da primeira e segunda semanas seguintes ao evento. Em casos em que o paciente com hemorroidas externas se apresenta com dor lancinante logo após o início dos sintomas, pode ser indicada a trombectomia. Esse procedimento é mais bem executado com a infiltração local de bupivacaína a 0,25% com epinefrina a 1:200.000, seguida por incisão da veia ou da dobra de pele e da extração do coágulo. A manobra proporciona alívio imediato; a recorrência é rara e não necessita de acompanhamento adicional.

Hemorroidas internas podem se tornar dolorosas quando o prolapso causa encarceramento e necrose. A dor geralmente apresenta resolução com a redução do tecido hemorroidário. O tratamento cirúrgico é reservado para pacientes nos quais o tratamento tradicional não foi eficaz. As técnicas descritas em adultos incluem excisão, banda elástica, grampeamento e excisão com o uso do dispositivo LigaSure™. As complicações são raras (menos de 5%) e incluem recorrência, sangramento, infecção, lesões que não cicatrizam e formação de fístulas.

A bibliografia está disponível no GEN-io.

371.5 Prolapso da Mucosa Retal

Christina M. Shanti

O prolapso da mucosa retal é a exteriorização da mucosa retal através do ânus. Na ocorrência pouco usual em que todas as camadas da parede retal são envolvidas, ela é chamada de *procidência* ou *retocele*. A maioria dos casos de tecido retal proeminente através do ânus caracteriza prolapso e não pólipos, hemorroidas, intussuscepção ou outro tecido.

A maioria dos casos de prolapso é idiopática. Frequentemente, o início acontece entre 1 e 5 anos. Ele ocorre geralmente quando a criança começa a ficar de pé, e apresenta resolução entre 3 e 5 anos, quando o sacro terá atingido um formato mais adulto e o lúmen anal se orientará posteriormente. Portanto, todo o peso das vísceras abdominais deixa de empurrar o reto, como ocorre na fase de desenvolvimento inicial.

Outros fatores predisponentes incluem parasitas intestinais (particularmente em áreas endêmicas), desnutrição, diarreia, colite ulcerativa, coqueluche, síndrome de Ehlers-Danlos, meningocele (na maioria das vezes associada à procidência decorrente da falta de suporte do músculo perineal), fibrose cística e constipação intestinal crônica. Pacientes tratados cirurgicamente para ânus imperfurado também podem apresentar graus variados de prolapso da mucosa retal. Isso é particularmente comum em pacientes com desenvolvimento esfincteriano incompleto. O prolapso retal também é observado com maior incidência em pacientes portadores de problemas mentais e comportamentais. Esses pacientes são particularmente difíceis de tratar e o tratamento clínico, provavelmente, não terá sucesso.

MANIFESTAÇÕES CLÍNICAS

Geralmente, o prolapso da mucosa retal ocorre durante a defecação, especialmente durante o treinamento esfincteriano. A redução do prolapso pode ser espontânea ou realizada manualmente pelo paciente ou pelos pais. Em casos graves, a mucosa prolapsada se torna congestionada e edematosa, dificultando a redução. O prolapso retal é geralmente indolor ou produz desconforto leve. Se o reto apresentar prolapso após a defecação, poderá ser traumatizado pelo atrito com as roupas de baixo, ocorrendo sangramento, umidade e, potencialmente, ulceração. A aparência do prolapso varia de vermelho-brilhante a vermelho-escuro, e se assemelha a uma colmeia. Seu comprimento pode ser de 10 a 12 cm. Ver Capítulo 372 para conhecer a diferença entre pólipo e prolapso.

TRATAMENTO

A avaliação inicial deve incluir testes para descartar quaisquer doenças predisponentes, principalmente fibrose cística e lesões da raiz sacral. A redução da protrusão é ajudada por pressão com compressas mornas. Um método fácil de redução é cobrir o dedo com um pedaço de papel higiênico, introduzi-lo no lúmen da massa e cuidadosamente empurrá-la para o interior do reto do paciente. O dedo é retirado imediatamente. O papel higiênico adere à membrana da mucosa, permitindo a liberação do dedo. O papel, ao ficar mole, é expelido mais tarde.

O tratamento tradicional consiste na cuidadosa redução manual do prolapso após a defecação, em tentativas de evitar esforços excessivos durante a evacuação (com os pés do paciente fora do chão), no uso de laxantes para evitar constipação intestinal, em evitar doenças inflamatórias do reto e no tratamento de parasitose intestinal, quando presente. Se isso não funcionar, poderá ser indicado tratamento cirúrgico. As opções cirúrgicas existentes estão associadas a alguma morbidade e, por esse motivo, o tratamento clínico sempre deve ser a primeira opção.

Injeções de substâncias esclerosantes têm sido associadas a complicações, como bexiga neurogênica. Consideramos a cauterização linear eficaz, apresentando poucas complicações, a não ser recorrência. Na sala de cirurgia, o prolapso é recriado por tração da mucosa. São feitas queimaduras lineares, com eletrocautério, em quase toda a espessura da mucosa. Geralmente, podem ser feitas oito queimaduras lineares no lado externo e quatro no lado interno da mucosa prolapsada. No período pós-operatório imediato, ainda pode ocorrer prolapso; porém, nas semanas seguintes, as áreas queimadas se contraem e mantêm a mucosa no interior do canal anal. A ressecção em manga da mucosa, pela técnica de Delorme, trata o prolapso retal por meio de uma abordagem transanal, com incisão e amputação da mucosa redundante. Em seguida, o defeito resultante da mucosa é aproximado com sutura absorvível.

Para pacientes com procidência ou prolapso de espessura total ou intussuscepções do retossigmoide (geralmente em decorrência de mielodisplasia ou outras lesões da raiz sacral), existem outras opções mais invasivas. As opções mais comumente usadas por cirurgiões pediátricos atualmente incluem: modificação do procedimento de Thiersch, envolvendo a colocação de uma sutura subcutânea para estreitar a abertura anal. As complicações incluem obstrução, impactação fecal e formação de fístulas. A retopexia laparoscópica é eficaz e pode ser executada em ambiente ambulatorial. A retossigmoidoscopia perineal de Altemeier é uma ressecção transanal de espessura total de intestino redundante com uma anastomose primária no ânus.

A bibliografia está disponível no GEN-io.

371.6 Seio e Abscesso Pilonidais

Christina M. Shanti

A etiologia da doença pilonidal permanece desconhecida; três hipóteses explicando sua origem foram propostas. A primeira afirma que traumatismos, como os decorrentes de períodos prolongados em posição sentada, impactam nos pelos, que movem-se para o interior do tecido subcutâneo, o que representa um foco de infecção. A segunda sugere que, em alguns pacientes, existem folículos pilosos nos tecidos subcutâneos, talvez resultantes de alguma anormalidade embriológica, que funcionam como pontos focais de infecção, principalmente com a secreção dos óleos capilares. A terceira especula que o movimento das nádegas perturba uma dobra particularmente profunda da linha média e desenvolve bactérias e pelos sob a pele. Essa teoria surge dos resultados melhorados aparentes, de curto e longo prazos, de operações que fecham a ferida fora da linha média, obstruindo a fenda natal profunda.

A doença pilonidal geralmente se manifesta em adolescentes ou adultos jovens com um volume significativo de pelos ao longo da linha média das regiões sacral e coccígea. Ela pode ocorrer como um abscesso agudo com edema sensível, morno, floculento e eritematoso ou como fístulas de drenagem. Essa doença não apresenta resolução com tratamento não operatório. Um abscesso agudo deve ser drenado e mantido aberto com uma compressa, sob anestesia adequada. São prescritos antibióticos orais de amplo espectro cobrindo os germes em geral isolados (espécies de *S. aureus* e *Bacteroides*) e a família do paciente deve remover a compressa no curso de 1 semana. Após a remoção total da compressa, a região pode ser mantida limpa por meio do banho. A ferida geralmente cicatriza por completo em 6 semanas. Após a cicatrização da ferida, a maioria dos cirurgiões pediátricos acredita que deva ser programada uma excisão eletiva para evitar recorrência. Contudo, existem alguns relatos que recomendam que o procedimento apenas seja necessário em caso de recorrência. Geralmente, os pacientes que apresentam fístulas são tratados por uma única excisão eletiva.

A maioria dos cirurgiões identifica cuidadosamente a extensão de cada fístula e executa a excisão da pele e do tecido subcutâneo envolvido na fáscia que cobre o sacro e o cóccix. Alguns cirurgiões fecham a ferida na linha média; outros a deixam aberta e colocam uma compressa para cicatrização por intenção secundária. Esse método foi modificado pela aplicação de um curativo com vacuoaspiração (esponja VAC). Esse é um sistema que aplica sucção contínua a um curativo poroso. Ele geralmente é trocado a cada 3 dias, podendo a troca ser feita em casa com a ajuda de um enfermeiro. Alguns realizam a marsupialização da ferida através da sutura das bordas cutâneas para a fáscia exposta, que recobre o sacro e o cóccix. Aparentemente, o sucesso é maior com excisão e fechamento quando a linha de sutura não se localiza na linha média. Atualmente, estão sendo usados métodos menos radicais introduzidos por Bascon, tratando a fístula simples com pequenos procedimentos locais e limitando a excisão apenas aos tecidos afetados, ao mesmo tempo mantendo a incisão fora da linha média. Recorrência ou problemas de cicatrização de feridas são relativamente comuns, ocorrendo em 9 a 27% dos casos. A variedade de tratamentos e procedimentos descritos com frequência indica que todos eles estão associados a complicações e atrasos significativos no retorno à atividade normal. Ainda assim, é raro que os problemas persistam por mais de 1 a 2 anos. Os casos refratários são tratados por um grande retalho glúteo ou por enxerto cutâneo de espessura total.

Uma simples reentrância localizada na fenda interglútea da linha média, no nível do cóccix, é comumente visualizada em bebês normais. Nenhuma evidência indica que esse pequeno seio provoque qualquer problema para o paciente. Um seio dérmico aberto é uma condição benigna assintomática que não necessita de intervenção cirúrgica.

A bibliografia está disponível no GEN-io.

Capítulo 372

Tumores do Trato Digestivo

Danielle Wendel e Karen F. Murray

Tumores do trato digestivo em crianças são, na maioria das vezes, polipoides. Eles também são comumente tumores sindrômicos e tumores com identificação genética conhecida (ver Tabela 372.1). Geralmente, se manifestam como sangramento retal indolor, mas, quando grandes, podem causar obstrução ou servir como pontos de acometimento de intussuscepção. No geral, a maioria dos tumores intestinais pode ser classificada em dois grupos: hamartomatosos ou adenomatosos.

TUMORES HAMARTOMATOSOS

Hamartomas são tumores benignos compostos de tecidos normalmente encontrados em um órgão, mas que não são organizados de forma normal. Pólipos juvenis, de retenção ou inflamatórios, são pólipos hamartomatosos, que representam os tumores intestinais mais comuns da infância, ocorrendo em 1 a 2% das crianças. Geralmente, os pacientes apresentam os sintomas na primeira década, mais frequentemente

Tabela 372.1 Características gerais das síndromes hereditárias de câncer colorretal.

SÍNDROME	DISTRIBUIÇÃO DE PÓLIPOS	IDADE DE INÍCIO	RISCO DE CÂNCER DE CÓLON	LESÃO GENÉTICA	MANIFESTAÇÕES CLÍNICAS	LESÕES ASSOCIADAS
PÓLIPOS HAMARTOMATOSOS						
Polipose juvenil	Pólipos gástricos e no intestino grosso e delgado	1ª década	Cerca de 10 a 50%	*PTEN, SMAD4, BMPR1A* Autossômica dominante	Possível sangramento retal, dor abdominal, intussuscepção	Anormalidades congênitas em 20% do tipo não familiar, baqueteamento digital, malformações AV
Síndrome de Peutz-Jeghers	Intestino grosso e delgado	1ª década	Elevado	*LKB1/STK11* Autossômica dominante	Possível sangramento retal, dor abdominal, intussuscepção	Manchas orocutâneas pigmentares de melanina
Síndrome de Cowden	Cólon	2ª década	Não elevado	Gene *PTEN*	Macrocefalia, câncer de mama/tireoide/endométrio, retardo no desenvolvimento	
Síndrome de Bannayan-Riley-Ruvalcaba	Cólon	2ª década	Não elevado	Gene *PTEN*	Macrocefalia, pênis salpicado, câncer de tireoide/mama, hemangiomas, lipomas	
PÓLIPOS ADENOMATOSOS						
Polipose adenomatosa familiar (PAF)	Intestino grosso, muitas vezes > 100	16 anos (intervalo: 8 a 34 anos)	100%	5q (gene *APC*), autossômica dominante	Sangramento retal, dor abdominal, obstrução intestinal	Desmoides, HCEPR, pólipos do trato GI superior, osteoma, hepatoblastoma, câncer de tireoide
Polipose adenomatosa familiar atenuada (PAFA)	Cólon (menor em número)	> 18 anos	Elevado	Gene *APC*	Mesmas que na PAF	Menos lesões associadas
Polipose associada ao MYH	Cólon	> 20 anos	Alto risco	*MYH*, autossômica recessiva	Mesmas que na PAF	Pode ser confundida com PAF ou PAFA esporádica; poucos achados extraintestinais
Síndrome de Gardner	Intestino grosso e delgado	16 anos (intervalo: 8 a 34 anos)	100%	5q (gene *APC*)	Sangramento retal, dor abdominal, obstrução intestinal	Tumores desmoides, múltiplos osteomas, fibromas, cistos epidermoides
Câncer colorretal hereditário não associado a polipose (síndrome de Lynch)	Intestino grosso	40 anos	30%	Genes de reparo de DNA alterado (*MMR*) Autossômica dominante	Sangramento retal, dor abdominal, obstrução intestinal	Outros tumores (p. ex., ovário, ureter, pâncreas, estômago)

APC, polipose adenomatosa do cólon; *AV*, arteriovenosas; *HCEPR*, hipertrofia congênita do epitélio pigmentar da retina; *GI*, gastrintestinal; *PTEN*, fosfatase e homóloga de tensina.

entre 2 e 5 anos e, raramente, abaixo de 1 ano. Os pólipos podem ser encontrados em qualquer lugar do trato gastrintestinal (GI), mais comumente no cólon retossigmoide; muitas vezes eles são solitários, mas podem ser múltiplos.

Histologicamente, pólipos juvenis são compostos de aglomerados hamartomatosos de elementos glandulares e estromais cheios de muco com inflamação infiltrada, revestidos com uma fina camada de epitélio. Esses pólipos frequentemente são volumosos, vasculares e com tendência a apresentar sangramento, pois seu crescimento excede seu suprimento sanguíneo, resultando em ulceração da mucosa ou autoamputação, com sangramento de uma artéria central residual.

Muitas vezes, os pacientes apresentam sangramento retal indolor após a defecação. O sangramento geralmente é escasso e intermitente; raramente, o principal sintoma manifesto é anemia ferropriva e/ou hipoalbuminemia. Pode ocorrer sangramento extenso, mas geralmente autolimitado, necessitando de cuidados de suporte até que ocorra a interrupção espontânea após autoamputação. Ocasionalmente, é necessária polipectomia endoscópica para controle do sangramento. Dor abdominal ou cólicas são incomuns, a não ser que estejam associadas à intussuscepção. Os pacientes podem apresentar prolapso, com massa escura, edematosa e pedunculada projetando-se do reto. Secreção de muco e prurido estão associados ao prolapso.

Os pacientes que se apresentam com sangramento retal necessitam de uma investigação completa; o diagnóstico diferencial inclui fissura anal, outras síndromes de polipose intestinal, divertículo de Meckel, doença inflamatória intestinal, infecções intestinais, púrpura de Henoch-Schönlein ou coagulopatia.

O diagnóstico e a terapia são mais bem viabilizados por meio de endoscopia. Os pólipos podem ser visualizados por meio de ultrassonografia ou estudos transversais de imagem, mas esse método não proporciona qualquer vantagem terapêutica. A colonoscopia propicia a realização de biopsia, polipectomia com alça e a visualização de lesões síncronas; até 50% das crianças têm um ou mais pólipos adicionais, e cerca de 20% pode ter mais de cinco pólipos. Os pólipos removidos devem ser enviados para avaliação histológica e obtenção do diagnóstico definitivo.

Síndrome da polipose juvenil

Pacientes com síndrome da polipose juvenil (SPJ) apresentam múltiplos pólipos juvenis, ≥ 5, normalmente de 50 a 200. Os pólipos podem ser isolados no cólon ou distribuídos por todo o trato GI. Frequentemente, existe um histórico familiar (20 a 50%), com padrão autossômico dominante de penetrância variável. Alterações nas vias do fator de transformação de crescimento beta foram identificadas em alguns pacientes e famílias com SPJ; mutações em *SMAD4* ou *BMPR1A* são encontradas em 50 a 60% dos pacientes com SPJ. O teste genético para ambas as mutações está disponível. O diagnóstico clínico da SPJ é estabelecido pela presença de um dos seguintes fatores: um total de cinco ou mais pólipos juvenis no cólon, pólipos juvenis fora do cólon; ou qualquer número de pólipos juvenis em um paciente com histórico familiar de SPJ.

Histologicamente, esses pólipos são idênticos aos pólipos juvenis solitários; entretanto, o risco de malignidade gastrintestinal é bastante elevado (10 a 50%). A maioria dos tumores malignos é colorretal, embora tenham sido descritos tumores gástricos, do trato GI superior e do pâncreas. O risco de malignidade é maior em pacientes com uma carga de pólipos elevada e histórico familiar positivo. Esses pacientes devem, portanto, ser submetidos à esofagogastroduodenoscopia, à colonoscopia e a estudos de rotina do trato GI superior com contraste. Se possível, deve ser realizada polipectomia seriada ou biopsia do pólipo. Se for encontrada displasia ou degeneração maligna, indica-se a colectomia total.

A polipose juvenil da infância é caracterizada pelo aparecimento precoce de formação de pólipos (com menos de 2 anos) e pode estar associada à enteropatia perdedora de proteínas, à hipoproteinemia, à anemia, ao retardo no crescimento pôndero-estatural e à intussuscepção. Pode ser necessária intervenção endoscópica ou cirúrgica precoce.

Síndrome de Peutz-Jeghers

A síndrome de Peutz-Jeghers é uma rara doença autossômica dominante (incidência: cerca de 1 : 120.000 indivíduos) caracterizada por pigmentação mucocutânea e extensa polipose hamartomatosa GI. Lesões maculares pigmentadas podem ser de coloração marrom-escura a azul-escura e são encontradas, principalmente, em torno dos lábios e na mucosa oral, embora essas lesões também possam ser encontradas nas mãos, nos pés ou no períneo. As lesões podem desaparecer até a puberdade ou a vida adulta.

Os pólipos são encontrados principalmente no intestino delgado (em ordem de prevalência: jejuno, íleo, duodeno), mas também podem ser colônicos ou gástricos. Histologicamente, os pólipos são definidos por epitélio normal circundando feixes de músculo liso em um padrão de ramo ou folhagem. Os sintomas que surgem dos pólipos gastrintestinais na síndrome de Peutz-Jeghers são semelhantes aos de outras síndromes de polipose, especificamente sangramento e cólicas abdominais por obstrução ou intussuscepção recorrente. Os pacientes podem necessitar de laparotomias e ressecções intestinais repetidas.

O diagnóstico de síndrome de Peutz-Jeghers é feito clinicamente em pacientes com comprovação histológica de pólipos hamartomatosos se dois de três critérios forem preenchidos: histórico familiar positivo com padrão de herança autossômica dominante, hiperpigmentação mucocutânea e polipose do intestino delgado. O teste genético pode revelar mutações em *LKB1/STK11* (19p13.3), uma serino/treoninoquinase que age como um gene supressor de tumores. Até 94% dos pacientes com características clínicas de síndrome de Peutz-Jeghers possuem mutação nesse *locus*. Somente 50% dos pacientes com síndrome de Peutz-Jeghers têm um membro da família afetado, sugerindo um alto índice de mutações espontâneas.

Pacientes com síndrome de Peutz-Jeghers apresentam risco elevado de malignidades do trato GI, assim como extraintestinais. O risco de câncer ao longo da vida foi relatado na faixa entre 47 e 93%. Tumores colorretais, de mama e do sistema reprodutor são os mais comuns. A pesquisa do trato GI deve começar na infância (em torno dos 8 anos ou quando ocorrerem sintomas) por meio de endoscopia digestiva alta e baixa. O intestino delgado pode ser avaliado radiograficamente por enterografia com ressonância magnética, endoscopicamente por enteroscopia com balão ou *push*-enteroscopia, ou por cápsula endoscópica. Pólipos com tamanho superior a 1,5 cm devem ser removidos, embora a ressecção não diminua o risco de câncer e seja realizada principalmente para evitar complicações. Após os 18 anos, exames para câncer de mama, ginecológico e testicular devem ser rotineiros.

Síndromes do tumor hamartoma PTEN

Mutações no gene de supressão de tumores da proteína tirosina fosfatase e homóloga de tensina (PTEN; do inglês, *protein tyrosine phosphatase and tensin*) estão associadas a diversas síndromes autossômicas dominantes raras, incluindo a síndrome de Cowden e a síndrome de Bannayan-Riley-Ruvalcaba. Esses pacientes têm múltiplos hamartomas na pele (99%), cérebro, mama, tireoide, endométrio e trato gastrintestinal (60%). Outras manifestações extraintestinais incluem macrocefalia, retardo do desenvolvimento, lipomas e pigmentação genital. Os pacientes apresentam risco elevado de malignidades de mama e tireoide; o risco de câncer GI não parece ser alto.

TUMORES ADENOMATOSOS

Síndromes de polipose associadas à polipose adenomatosa do cólon

A polipose adenomatosa familiar (PAF) é a síndrome de polipose genética mais comum (incidência de 1: 5.000 a 1: 17.000 indivíduos) e é caracterizada por numerosos pólipos adenomatosos em todo o cólon, além de manifestações extraintestinais. A PAF e as síndromes relacionadas (PAF atenuada; síndromes de Gardner e Turcot) são vinculadas a mutações no gene supressor tumoral da polipose adenomatosa do cólon (APC; do inglês, *adenomatous polyposis coli*), mapeado em 5q21. O *APC* regula a degradação da betacatenina, proteína com funções na regulação do citoesqueleto, na organização da arquitetura tecidual, na migração e aderência celular e diversas outras funções. O acúmulo intracelular de betacatenina pode ser responsável pela proliferação de células epiteliais do cólon e pela formação de adenoma. Foram descritas mais de 400 mutações no gene *APC* e até 30% dos pacientes não apresentam histórico familiar (mutações espontâneas).

Os pólipos geralmente se desenvolvem no fim da primeira década de vida ou na adolescência (a idade média da apresentação é 16 anos). Na ocasião do diagnóstico, cinco ou mais pólipos adenomatosos estão presentes no cólon e no reto. Até o início da vida adulta, o número normalmente aumenta para centenas ou mesmo milhares. Pólipos adenomatosos (ou adenomas) são lesões pré-cancerosas na superfície do epitélio do intestino, apresentando vários graus de displasia. Sem intervenção, o risco do surgimento de câncer de cólon é de 100% até a quinta década de vida (a idade média do diagnóstico de câncer é 40 anos). Outros adenomas gastrintestinais podem se desenvolver, particularmente no estômago e no duodeno (50 a 90%). O risco de carcinoma periampular ou duodenal é significativamente elevado (4 a 12% de risco ao longo da vida). Malignidades extraintestinais ocorrem com uma frequência maior na PAF, incluindo hepatoblastoma em pacientes jovens (1,6% antes dos 5 anos) e câncer folicular ou papilar de tireoide em adolescentes.

Manifestações *extraintestinais* de PAF podem estar presentes desde o nascimento ou se desenvolver na primeira infância. As lesões incluem hipertrofia congênita do epitélio pigmentar da retina, tumores desmoides, cistos epidermoides, osteomas, fibromas e lipomas. Muitos desses tumores benignos do tecido mole surgem antes do desenvolvimento de pólipos intestinais. A expressão dos achados extraintestinais pode depender do local da mutação do gene *APC*.

Outras síndromes associadas às mutações do *APC* incluem a *síndrome de Gardner*, classicamente caracterizada por múltiplos pólipos colorretais, tumores desmoides e tumores de tecido mole, incluindo fibromas, osteomas (tipicamente mandibulares), cistos epidermoides e lipomas. Considerada uma entidade clínica distinta no passado, a síndrome de Gardner apresenta muitas características da PAF. Até 20% dos pacientes com PAF apresentam as manifestações intestinais clássicas anteriormente associadas à síndrome de Gardner. Alguns casos (mas não todos) da *síndrome de Turcot* também estão relacionados com o *APC*. Esses pacientes apresentam polipose colorretal e tumores cerebrais primários (meduloblastomas). A PAF atenuada é caracterizada por um risco significativamente elevado de câncer colorretal, mas menos pólipos do que a PAF clássica (média: 30 pólipos). A idade média do diagnóstico de câncer nessa forma de PAF é 50 a 55 anos. Tumores do trato GI superior e manifestações extraintestinais podem estar presentes, mas são menos comuns.

A apresentação clínica da PAF é variável. Os pólipos são geralmente sésseis, de tamanho variável e inicialmente assintomáticos. Caso se desenvolvam sintomas, estes poderão incluir sangramento retal (possivelmente com anemia secundária), cólicas e diarreia. A presença de sintomas não se correlaciona com alterações malignas. O diagnóstico pode ser sugerido com base no histórico familiar, e exames subsequentes de colonoscopia são confirmatórios. O exame histológico de pólipos submetidos à biopsia revela uma arquitetura adenomatosa (ao contrário de pólipos inflamatórios ou hamartomatosos encontrados em outras síndromes de polipose) com graus variáveis de displasia. O teste genético para mutações no gene *APC* está clinicamente disponível e os pacientes índice devem ser testados. Se for identificada mutação, membros afetados da mesma família deverão ser examinados e o aconselhamento genético adequado deverá ser fornecido. Se o paciente índice não demonstrar mutação definida, os membros da família poderão se submeter a teste genético, que poderá identificar novas mutações no gene *APC*. Crianças com mutações identificadas no gene *APC* devem se submeter a uma vigilância cuidadosa por colonoscopia a cada 1 ou 2 anos. Uma vez que tenham sido identificados pólipos, a colonoscopia deverá ser realizada anualmente. Os pacientes também devem ser submetidos à endoscopia digestiva alta após o desenvolvimento de pólipos colônicos para monitorar lesões gástricas e, principalmente, duodenais.

O tratamento de PAF requer proctocolectomia profilática para prevenção de câncer. Procedimentos de abaixamento ileoanal restauram a continuidade intestinal, com resultados funcionais aceitáveis. A ressecção deve ser feita após a polipose se tornar extensa (> 20 a 30) ou até o meio da adolescência. Agentes anti-inflamatórios não esteroidais, como sulindaco e inibidores da ciclo-oxigenase 2, como celecoxibe, podem inibir a evolução dos pólipos. Entretanto, nenhuma diretriz foi estabelecida; sua eficácia em evitar transformações malignas de pólipos existentes é desconhecida.

Carcinoma

Carcinomas primários do intestino delgado ou do cólon são extremamente raros em crianças. O desenvolvimento de adenocarcinoma na adolescência ou no início da vida adulta pode estar associado à predisposição genética ou síndrome, como PAF, câncer colorretal hereditário não polipose, síndrome de Peutz-Jeghers, exposição à radiação ou doenças inflamatórias intestinais, como doença de Crohn ou colite ulcerativa.

O câncer colorretal, embora raro (incidência relatada de 1 caso para cada 1.000.000 pessoas abaixo de 19 anos), é o carcinoma primário do trato gastrintestinal mais comum em crianças. Muitos casos são espontâneos (*i. e.*, não associados a predisposição genética ou síndrome). Histologicamente, os tumores tendem a ser inadequadamente diferenciados e patologicamente agressivos. Os pacientes podem ser assintomáticos ou apresentar sinais e sintomas inespecíficos, como dor abdominal, constipação intestinal e vômitos. O retardo no diagnóstico é comum. Muitos pacientes apresentam doença em estágio avançado, com metástases microscópicas ou macroscópicas na ocasião do diagnóstico. A ressecção cirúrgica é a principal modalidade de tratamento, embora, nos casos de apresentação tardia e doença em estágio avançado, a ressecção completa possa não ser possível. Quimioterapia e radiação têm um papel limitado em pacientes com doença metastática.

OUTROS TUMORES GASTRINTESTINAIS

Linfoma

Linfoma é a malignidade do trato GI mais comum na população pediátrica. Aproximadamente 30% das crianças com linfoma não Hodgkin apresentam tumores abdominais. Pacientes imunocomprometidos têm alta incidência de linfoma. Os fatores predisponentes incluem HIV/AIDS, agamaglobulinemia, doença celíaca de longa duração e transplante de medula óssea ou de órgãos sólidos. O linfoma pode ocorrer em qualquer parte do trato GI, mas ocorre mais comumente no intestino delgado distal e na região ileocecal. Os sintomas manifestos incluem dor em cólica, vômitos, obstrução, sangramento ou massa palpável. A ocorrência de linfoma deve ser considerada em pacientes acima de 3 anos que apresentem intussuscepção. O tratamento consiste em uma combinação de ressecção cirúrgica e quimioterapia, dependendo da extensão da carga tumoral.

Hiperplasia nodular linfoide

Folículos linfoides na lâmina própria e na submucosa intestinal normalmente se agrupam nas placas de Peyer, principalmente no íleo distal. Esses folículos podem se tornar hiperplásicos, formando nódulos que se projetam para o lúmen do intestino durante períodos de proliferação de linfoides durante o desenvolvimento, como na primeira infância e na adolescência. Algumas etiologias sugeridas são infecciosas (classicamente *Giardia*), alérgicas ou imunológicas. A hiperplasia nodular linfoide foi descrita em lactentes com enterocolite secundária associada à sensibilidade à proteína alimentar. Esse fenômeno também foi descrito em pacientes com doença inflamatória intestinal e doença de Castleman. Os pacientes podem ser assintomáticos ou, principalmente em casos de imunodeficiência, apresentar dor abdominal, sangramento retal, diarreia ou intussuscepção. A hiperplasia nodular linfoide geralmente apresenta resolução espontânea. O uso de medicamentos anti-inflamatórios ou de dietas de eliminação provavelmente não mudará a evolução clínica, embora, em casos de dor ou sangramento intenso, corticosteroides possam ser eficazes.

Tumor carcinoide

Tumores carcinoides são tumores neuroendócrinos das células enterocromafins, que podem ocorrer em todo o trato GI mas, em crianças, normalmente são encontrados no apêndice. Esse, frequentemente, é um diagnóstico incidental no momento da apendicectomia. A ressecção completa de tumores pequenos (< 1 cm), com margens cirúrgicas claras, é curativa. Tumores apendiculares > 2 cm necessitam de uma ressecção intestinal adicional. Tumores carcinoides fora do apêndice (intestino delgado, reto, estômago) têm maior probabilidade de metastatizar. Tumores carcinoides metastáticos no fígado podem originar síndrome carcinoide. O tumor produz serotonina, 5-hidroxitriptofano ou histamina e níveis séricos elevados causam cólicas, diarreia, distúrbios vasomotores (rubor), broncoconstrição e insuficiência cardíaca direita. O diagnóstico é confirmado pelo nível elevado de ácido 5-hidroxi-indolacético na urina. O alívio dos sintomas carcinoides pode ser obtido com a administração de análogos da somatostatina (octreotida).

Leiomioma

Leiomiomas são tumores benignos raros que podem surgir em qualquer porção do trato GI, com maior frequência no estômago, jejuno ou íleo distal. A idade de apresentação é variável, desde o período neonatal até a adolescência. Os pacientes podem ser assintomáticos ou apresentar massa abdominal, obstrução, intussuscepção, vólvulo ou dor e sangramento oriundos da necrose central do tumor. A ressecção cirúrgica é o tratamento de escolha. Patologicamente, esses tumores podem ser difíceis de ser diferenciados de leiomiossarcomas malignos. Tumores da musculatura lisa ocorrem com maior incidência em crianças com HIV ou nas que necessitam de imunossupressão após transplante.

Tumores estromais gastrintestinais

Tumores estromais gastrintestinais (TEGIs) são tumores do mesênquima intestinal que, provavelmente, surgem das células intersticiais de Cajal ou de suas células precursoras. Historicamente, esses tumores podem ter sido diagnosticados como tumores de musculatura lisa ou originários de células neurais. Em 1990, a Organização Mundial da Saúde (OMS) reconheceu o TEGI como uma neoplasia distinta. Os TEGIs surgem mais comumente em adultos, após a terceira década. Também foram relatados casos na população pediátrica, geralmente em adolescentes, com predominância no sexo feminino. Na população pediátrica, os tumores são mais frequentemente encontrados no estômago, embora possam ocorrer em qualquer local do trato GI ou até mesmo no mesentério ou omento. Muitos pacientes (cerca de 45%) apresentam doença metastática principalmente nos linfonodos, embora também ocorram metástase no peritônio ou fígado. Os pacientes podem se mostrar assintomáticos por anos ou décadas ou apresentar massa abdominal, hemorragia digestiva baixa ou obstrução. O tratamento consiste na ressecção cirúrgica da doença local. As taxas de recorrência são altas e é recomendada vigilância pós-operatória precoce. Os TEGIs que ocorrem em adultos estão tipicamente associados à mutação no oncogene *KIT*. Essa mutação é encontrada menos comumente em TEGIs pediátricos (cerca de 15%). A terapia adjuvante para lesões no KIT^+ consiste em imatinibe ou sunitinibe, inibidores da tirosinoquinase disponíveis como terapia oral. Pacientes com doença persistente ou metástases podem se beneficiar do tratamento.

Tumores vasculares

Malformações vasculares e hemangiomas são raras em crianças. A apresentação usual é sangramento retal indolor, que pode ser crônico ou agudo, com hemorragia maciça ou até mesmo fatal. Geralmente, não há sintomas associados, embora tenha sido descrita intussuscepção. Metade dos pacientes apresenta hemangiomas ou telangiectasias cutâneas. Essas lesões podem estar associadas à síndrome do nevo em bolha de borracha azul, à telangiectasia hemorrágica hereditária ou a outras síndromes. Cerca da metade dessas lesões se localiza no cólon e pode ser identificada na colonoscopia. Durante episódios agudos, o sangramento pode ser localizado por meio de pesquisas de sangramento por medicina nuclear, angiografia mesentérica ou endoscopia. O sangramento colônico pode ser controlado por métodos endoscópicos. A intervenção cirúrgica só é necessária ocasionalmente, para lesões isoladas.

A bibliografia está disponível no GEN-io.

Capítulo 373

Hérnias Inguinais

John J. Aiken

Hérnias inguinais constituem uma das afecções mais comumente observadas na prática pediátrica, com uma incidência global de 0,8 a 4,5% em lactentes nascidos a termo e crianças, aumentando até quase 30% em lactentes prematuros e com baixo peso ao nascer (< 1 kg). O reparo de hérnias inguinais congênitas constitui o procedimento cirúrgico mais comumente realizado na prática cirúrgica pediátrica. A frequência desse quadro, associada a sua morbidade potencial de lesão isquêmica no intestino, testículos ou ovário, torna o diagnóstico e o tratamento corretos um aspecto importante da prática diária para clínicos e cirurgiões pediátricos. A maioria das hérnias inguinais em lactentes e crianças é constituída de hérnias **congênitas indiretas** (99%) como consequência do processo vaginal (PV) patente, uma evaginação do peritônio na região inguinal, importante para a descida testicular. Raramente existe um defeito ou uma deficiência na musculatura da parede abdominal na hérnia inguinal congênita indireta. As hérnias inguinais são mais comuns no sexo masculino (relação 8:1), mas o sexo feminino apresenta maior incidência de hérnias inguinais bilaterais (cerca de 25%) em comparação com o sexo masculino (cerca de 12%). Dois outros tipos de hérnia inguinal raramente são observados em crianças: hérnia **direta** (adquirida) (0,5 a 1,0%) e hérnia **femoral** (menos de 0,5%). As hérnias femorais são substancialmente mais comuns no sexo feminino (relação 2:1). Aproximadamente 50% das hérnias inguinais se manifestam clinicamente no primeiro ano de vida, principalmente nos primeiros 6 meses. A incidência de encarceramento em hérnias não tratadas varia entre 6 e 18% em todas as idades. O risco de encarceramento é maior na infância, com alguns relatos de índices de encarceramento de 30 a 40% no primeiro ano de vida, obrigando à identificação e ao reparo cirúrgico imediatos para minimizar a morbidade e as complicações relacionadas com encarceramento e estrangulamento. A incidência do reparo laparoscópio da hérnia inguinal está aumentando cada vez mais em muitos centros pediátricos como alternativa eficaz para o reparo aberto tradicional.

EMBRIOLOGIA E PATOGÊNESE

Hérnias inguinais indiretas em lactentes e crianças são congênitas e resultam de uma falha no desenvolvimento embriológico; falha na obliteração do PV em vez de uma fraqueza na musculatura da parede abdominal. A anatomia pertinente ao desenvolvimento da hérnia inguinal indireta se relaciona com o desenvolvimento das gônadas e com a descida dos testículos através do canal inguinal para o interior do escroto no fim da gestação. Os testículos descem da crista urogenital no retroperitônio para a área do anel interno aproximadamente na 28ª semana de gestação. A descida final dos testículos para o escroto ocorre no fim da gestação, entre a 28ª e a 36ª semana, guiada pelo PV e pelo gubernáculo. O PV, uma expansão do peritônio na região inguinal, está presente no feto em desenvolvimento na 12ª semana de gestação. O PV se desenvolve lateralmente aos vasos epigástricos inferiores profundos e desce anteriormente ao longo do cordão espermático no interior da fáscia cremastérica através do anel inguinal interno. O testículo acompanha o PV quando ele sai do abdome e desce para o escroto. O gubernáculo do testículo se forma do mesonefro (rim em desenvolvimento), une-se ao polo inferior do testículo e o direciona através do anel interno e do canal inguinal para o escroto. O testículo passa através do canal inguinal em poucos dias, mas demora cerca de 4 semanas para migrar do anel externo para sua posição final no escroto. As estruturas do gubernáculo, semelhantes a cordões, ocasionalmente passam para locais ectópicos (períneo ou região femoral), resultando em testículos ectópicos.

Nas últimas semanas de gestação ou logo após o nascimento, as camadas do PV normalmente se fundem e bloqueiam a patência da cavidade peritoneal através do canal inguinal para o testículo. O PV também é bloqueado logo acima dos testículos e a porção do PV que envolve o testículo se torna a túnica vaginal. Nas meninas, o PV é obliterado mais cedo, em torno do 7º mês de gestação, o que pode explicar por que as meninas apresentam uma incidência muito menor de hérnia inguinal. O fechamento adequado do PV *veda* adequadamente a abertura da cavidade abdominal para a região inguinal, retendo as vísceras no interior da cavidade abdominal. A falha no fechamento do PV permite que líquido ou vísceras abdominais saiam da cavidade abdominal para o canal inguinal extra-abdominal, o que causa diversas anormalidades inguinais e escrotais comumente observadas no lactente e na infância. A involução do PV do lado esquerdo precede a do lado direito; isso é consistente com a incidência elevada de hérnias inguinais indiretas do lado direito (60%).

Os ovários descem para a pelve oriundos da crista urogenital, mas não saem da cavidade abdominal. A porção cranial do gubernáculo, nas meninas, se torna o ligamento ovariano e a face inferior do gubernáculo se torna o ligamento redondo, que passa através do anel interno e termina nos grandes lábios. O PV, nas meninas, também é conhecido como canal de Nuck.

Hormônios androgênicos, produzidos pelos testículos do feto, receptores adequados de órgãos-alvo e fatores mecânicos, como pressão intra-abdominal elevada, se combinam para regular a descida completa dos testículos. Os testículos e as estruturas dos cordões espermáticos (vasos espermáticos e canal deferente) estão localizados no retroperitônio, mas são afetados por aumentos na pressão intra-abdominal como consequência de sua ligação íntima com o PV descendente. O nervo genitofemoral também tem uma função importante: ele inerva o músculo cremáster, que se desenvolve no interior do gubernáculo, e a divisão experimental ou lesão em ambos os nervos no feto evita a descida testicular. Foi postulado que a falha na regressão da musculatura lisa (presente para fornecer a força para a descida do testículo) tem um papel no desenvolvimento de hérnias inguinais indiretas. Diversos estudos investigaram os genes envolvidos no controle da descida testicular quanto ao seu papel no fechamento do PV patente, por exemplo, o fator de crescimento de hepatócitos e o peptídeo relacionado com o gene da calcitonina. Ao contrário das hérnias em adultos, não parece haver quaisquer deficiências na síntese do colágeno associada a hérnias inguinais em crianças (Figura 373.1).

Uma **hérnia inguinal direta** resulta de fraqueza na musculatura da parede abdominal na região inguinal, especificamente no músculo transverso abdominal, que forma o assoalho do canal inguinal. Uma hérnia inguinal direta se origina **medialmente** aos vasos epigástricos inferiores profundos e é externa à fáscia cremastérica; a hérnia forma uma bolsa através da parede posterior do canal inguinal e não se projeta através do anel externo. Uma **hérnia femoral** se origina medialmente à veia femoral e desce inferiormente ao ligamento inguinal, ao longo do canal femoral.

Incidência

A incidência estimada de hérnia inguinal indireta congênita em neonatos a termo é de 3,5 a 5,0%. A incidência de hérnia em prematuros e neonatos de baixo peso é consideravelmente mais elevada, variando

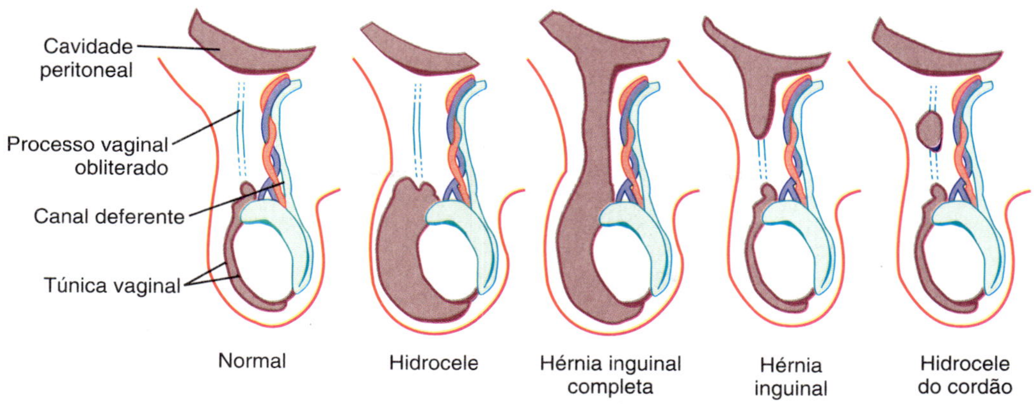

Figura 373.1 Hérnia e hidrocele. (*Adaptada de Scherer LR III, Grosfeld JL: Inguinal and umbilical anomalies,* Pediatr Clin North Am *40:1121–1131, 1993.*)

de 9 a 11%, chegando a 30% em neonatos de peso muito baixo (< 1 kg) e prematuros (abaixo da 28ª semana de gestação). A hérnia inguinal é muito mais comum em meninos do que em meninas, em uma proporção aproximada de 8:1. Cerca de 60% das hérnias inguinais ocorrem do lado direito, 30% do lado esquerdo e 10% são bilaterais. A incidência de hérnias bilaterais é mais elevada em meninas (20 a 40%) e em crianças pequenas (< 2 anos). Uma incidência elevada de hérnia inguinal congênita foi documentada em gêmeos e em familiares de pacientes com hérnia inguinal. Existem outros casos de hérnia inguinal na família em 11,5% dos pacientes. As irmãs de meninas afetadas apresentam risco mais elevado, com risco relativo de 17,8. Em geral, o risco para irmãos de menino ou menina afetado(a) é de cerca de 4 a 5, assim como o risco para a irmã de um menino afetado. Um modelo de limite multifatorial e dominância autossômica com penetrância incompleta e influência do sexo foi sugerido como explicação para esse padrão de herança.

Hérnia inguinal, hidrocele escrotal (comunicante ou não comunicante) e hidrocele do cordão espermático são condições que resultam de graus variados de falha de fechamento do PV. O fechamento do PV geralmente é incompleto ao nascimento e continua após o nascimento; a taxa de patência é inversamente proporcional à idade da criança. Foi estimado que a taxa de patência do PV é da ordem de 80% ao nascimento e diminui para aproximadamente 40% durante o primeiro ano de vida e que cerca de 20% dos meninos apresentam patência persistente do PV aos 2 anos. A patência do PV após o nascimento é uma abertura da cavidade abdominal para a região inguinal constituindo, portanto, uma hérnia em potencial; porém, nem todos os pacientes desenvolvem uma hérnia clínica. Uma hérnia inguinal ocorre clinicamente quando um conteúdo intra-abdominal sai da cavidade abdominal e penetra na região inguinal através da patência do PV. Dependendo da extensão da patência do PV, a hérnia pode ficar confinada à região inguinal ou passar para o escroto. A total falta de obliteração do PV, observada principalmente em lactentes, predispõe a uma hérnia inguinal completa, caracterizada por uma protuberância do conteúdo abdominal para o canal inguinal, que se estende até o escroto. A obliteração do PV distalmente (em torno do testículo), com patência proximalmente localizada, ocasiona a clássica hérnia inguinal indireta com uma saliência no canal inguinal.

A **hidrocele** ocorre quando somente o líquido penetra no PV patente; o edema pode existir somente no escroto (hidrocele escrotal), somente ao longo do cordão espermático na região inguinal (hidrocele do cordão espermático), ou abranger o escroto, passar pelo canal inguinal e chegar ao abdome (hidrocele abdominoescrotal). A hidrocele é denominada **hidrocele comunicante** e apresenta flutuação de tamanho, geralmente aumentando após alguma atividade e, em outras ocasiões, diminuindo quando o líquido escoa para a cavidade peritoneal, frequentemente após a posição reclinada. Ocasionalmente a hidrocele se desenvolve em crianças mais velhas após traumatismo, inflamação, torção dos apêndices testiculares ou em associação com tumores do testículo.

Embora os motivos para falha no fechamento do PV sejam desconhecidos, ela é mais comum em casos de não descida testicular (criptorquidismo) e prematuridade. Além disso, a patência persistente do PV é duas vezes mais comum do lado direito, presumivelmente relacionada com a descida mais tardia do testículo direito e à interferência com a obliteração do PV pela veia cava inferior e pela veia ilíaca externa em desenvolvimento. A Tabela 373.1 apresenta os fatores de risco identificados como contribuintes à falha no fechamento do PV e ao desenvolvimento clínico da hérnia inguinal. A incidência de hérnia inguinal em pacientes com fibrose cística é de aproximadamente 15%, supostamente relacionada à embriogênese alterada das estruturas dos ductos wolffianos, acarretando a ausência de canal deferente e infertilidade em indivíduos do sexo masculino com essa condição. Também existe uma incidência elevada de hérnia inguinal em pacientes com **síndrome da feminização testicular** e outros distúrbios do desenvolvimento sexual. A taxa de ocorrência de hérnia inguinal após o reparo, em pacientes com doença do tecido conjuntivo, é de aproximadamente 50%; muitas vezes, o diagnóstico de doença do tecido conjuntivo em crianças é resultante de uma investigação subsequente ao desenvolvimento de hérnia inguinal recorrente.

Quadro clínico e diagnóstico

A hérnia inguinal normalmente surge como uma saliência ou massa intermitente e assintomática na região inguinal ou no escroto, mais frequentemente observada pelo médico durante o exame físico de rotina ou pelos pais. As apresentações clássicas ocorrem após o banho ou depois de urinar. Nas meninas, a massa normalmente ocorre na porção superior dos grandes lábios. A saliência ou massa é mais visível em ocasiões de irritabilidade ou aumento da pressão abdominal (por choro, esforços, tosse). A maioria das hérnias inguinais se apresenta clinicamente

Tabela 373.1 Fatores predisponentes para hérnias.

- Prematuridade
- Urogenitais
  - Criptorquidismo
  - Extrofia de bexiga ou cloaca
  - Genitália ambígua
  - Hipospadia/epispadia
- Aumento do líquido peritoneal
  - Ascite
  - Derivação ventriculoperitoneal
  - Cateter de diálise peritoneal
- Pressão intra-abdominal elevada
  - Reparo de defeitos na parede abdominal
  - Ascite grave (quilosa)
  - Peritonite meconial
- Doença respiratória crônica
  - Fibrose cística
- Distúrbios do tecido conjuntivo
  - Síndrome de Ehlers-Danlos
  - Síndrome de Hunter-Hurler
  - Síndrome de Marfan
  - Mucopolissacaridose

em crianças pequenas, aproximadamente 50% no primeiro ano de vida, e a maioria é assintomática ou minimamente sintomática. A história clássica contada pelos pais aborda o aparecimento de edema na virilha, nos grandes lábios ou no escroto, que reduz espontaneamente, mas aumenta de tamanho gradualmente ou é mais persistente e de redução mais difícil. Os **sinais característicos** de uma hérnia inguinal ao exame físico são massa lisa e firme que surge através do anel inguinal externo, lateralmente ao tubérculo pubiano e cresce com o aumento da pressão intra-abdominal. Quando a criança relaxa, a hérnia normalmente reduz espontaneamente ou pode ser reduzida por uma leve pressão, primeiramente em direção posterior para liberá-la do anel externo e, a seguir, para cima, na direção da cavidade peritoneal. Nos meninos, o saco herniário contém parte do intestino; as meninas muitas vezes apresentam um ovário e uma tuba uterina no saco herniário.

O diagnóstico de hérnia inguinal é clínico e geralmente é feito por análise de anamnese e exame físico. Os métodos usados para demonstrar a hérnia ao exame físico variam, dependendo da idade da criança. Os músculos abdominais de uma criança podem ser forçados ao esticar a criança em posição supina na cama, com as pernas estendidas e os braços mantidos retos, acima da cabeça. A maioria das crianças luta para se libertar, o que aumenta a pressão intra-abdominal, empurrando a hérnia para fora. Crianças mais velhas podem ser solicitadas a executar a manobra de Valsalva ao soprar um balão ou tossir. Uma criança mais velha deve ser examinada de pé; o exame após a micção também pode ser útil. Com o aumento da pressão intra-abdominal, a massa saliente é mais notável na inspeção da região inguinal ou pode ser palpada por um dedo, através do escroto, para palpar o anel externo. Outro teste é o *sinal da luva de seda*, que descreve a sensação das camadas do saco herniário à medida que elas deslizam pelas estruturas do cordão espermático, rolando-o por baixo do dedo indicador no tubérculo pubiano. Na ausência de saliência, o aumento da espessura das estruturas do canal inguinal à palpação também sugere o diagnóstico de hérnia inguinal. No exame, é importante observar a posição dos testículos, pois testículos retráteis são comuns em lactentes e meninos, e podem simular uma hérnia inguinal com uma saliência na região do anel externo. Uma vez que, em pacientes do sexo feminino, 20 a 25% das hérnias inguinais são hérnias por **deslizamento** (o conteúdo do saco herniário adere ao interior do saco, não sendo, portanto, redutível), pode ser possível palpar uma tuba uterina ou ovário no canal inguinal na forma de massa indolor firme e ligeiramente móvel nos lábios ou no canal inguinal. Uma hérnia **femoral** surge como uma protuberância na face medial da coxa, abaixo da região inguinal e não penetra no escroto ou nos lábios.

Como a maioria das hérnias em crianças pequenas sofre redução espontânea, o exame físico no consultório pode ser ambíguo. Lactentes e crianças com anamnese consistente sugestiva de hérnia inguinal e com um exame clínico ambíguo podem ser submetidos a uma ultrassonografia ou encaminhados a um cirurgião pediátrico. A laparoscopia diagnóstica tem sido cada vez mais usada para avaliar a suspeita de hérnia inguinal, principalmente em lactentes com risco elevado de encarceramento e potencial lesão nos intestinos ou testículos. Em uma criança mais velha com baixo risco de encarceramento, os pais podem ser tranquilizados e instruídos com relação ao baixo risco de encarceramento e morbidade. Na existência de uma hérnia inguinal, presumivelmente ela será cada vez mais observada. É prudente e seguro planejar um período de observação, e os pais podem ser solicitados a obter uma imagem digital em casa, se a protuberância for observada.

AVALIAÇÃO DE EDEMA INGUINOESCROTAL AGUDO

Na prática clínica, comumente a massa inguinoescrotal surge repentinamente em um lactente ou criança, sendo associada a dor e desconforto. O diagnóstico diferencial engloba hérnia inguinal encarcerada, hidrocele aguda, torção de um testículo criptorquídico, infecção (epididimite/orquite) e linfadenite inguinal supurativa. A diferenciação entre hérnia inguinal encarcerada e hidrocele aguda provavelmente é a mais difícil. O lactente ou criança com hérnia inguinal encarcerada provavelmente apresenta achados associados sugestivos de obstrução intestinal, como dor abdominal em cólica, distensão abdominal, vômitos e prisão de ventre, e pode parecer indisposto. As radiografias simples normalmente mostram intestinos distendidos com múltiplos níveis hidroaéreos. O lactente com hidrocele aguda pode apresentar desconforto, mas tolera alimentos sem demonstrar sinais ou sintomas sugestivos de obstrução intestinal.

Ao examinar uma criança com hidrocele escrotal aguda, o clínico pode observar que a massa é um pouco móvel. Além disso, a região inguinal é achatada e a massa, confinada ao escroto. Na hérnia encarcerada, ocorre falta de mobilidade da massa na virilha e um edema ou massa nítida estendendo-se da massa escrotal, passando pela área inguinal e subindo, englobando o anel interno. Um médico experiente pode usar seletivamente um exame bimanual para ajudar a diferenciar anormalidades na região da virilha. O examinador palpa o anel interno pelo reto, com a outra mão exercendo leve pressão na região inguinal sobre o anel interno. Em casos de hérnia inguinal indireta, uma víscera intra-abdominal pode ser palpada, estendendo-se através do anel interno.

Outro método usado na avaliação diagnóstica é a **transiluminação**, para determinar se a massa contém apenas líquido (hidrocele) ou intestino (hérnia). Entretanto, deve-se observar que a transiluminação pode ser enganosa, pois a fina parede do intestino do lactente pode se aproximar da parede da hidrocele e ambas sofrerem transiluminação. Também é por esse motivo que a aspiração, para avaliar o conteúdo de massa na virilha, não é incentivada. A **ultrassonografia** pode ajudar a diferenciar hérnia de hidrocele e de linfadenopatia e é um teste simples e bem tolerado. É importante que ocorra a determinação rápida do diagnóstico para evitar as potenciais complicações de uma hérnia encarcerada, as quais podem se desenvolver rapidamente. A laparoscopia diagnóstica, por cirurgiões pediátricos, é uma ferramenta eficaz e confiável nessa situação, mas requer anestesia geral.

A ocorrência de adenopatia supurativa na região inguinal pode ser confundida com uma hérnia inguinal encarcerada. O exame da região limítrofe dos linfonodos inguinais pode revelar uma lesão cutânea superficial infectada ou em crosta. Além disso, o edema associado à linfadenopatia inguinal tipicamente se localiza em uma posição mais abaixo e lateral do que a massa de uma hérnia inguinal e pode haver outros nódulos aumentados na região. A torção de um testículo criptorquídico pode se manifestar como massa eritematosa dolorida na virilha. A ausência de um testículo no escroto ipsilateral deve determinar o diagnóstico. As etiologias infecciosas tipicamente demonstram edema e dor no testículo. Porém, frequentemente existem sintomas urinários associados e o edema é confinado ao escroto e não se estende para o canal inguinal.

Hérnia encarcerada

O encarceramento é uma consequência comum da hérnia inguinal não tratada em lactentes e se apresenta como massa *não redutível* no canal inguinal, no escroto ou nos grandes lábios. As estruturas contidas podem incluir intestino delgado, apêndice, omento, cólon, bexiga ou, raramente, divertículo de Meckel. Em meninas, o encarceramento comumente abrange o ovário, a tuba uterina ou ambos. Raramente, o útero em lactentes também pode ser deslocado para o saco herniário. A **hérnia estrangulada** é estreitada na sua passagem pelo canal inguinal e, como resultado, seu conteúdo se torna isquêmico ou gangrenoso. A incidência de encarceramento de uma hérnia inguinal se situa entre 6 e 18% durante a infância, e dois terços das hérnias encarceradas ocorrem no primeiro ano de vida. O maior risco ocorre em lactentes abaixo de 6 meses, com incidências de encarceramento relatadas entre 25 e 30%. Os relatos variam, mas muitos especialistas acreditam que uma história de prematuridade represente um risco elevado de encarceramento no primeiro ano de vida.

Embora o encarceramento possa ser tolerado em adultos por vários anos, hérnias inguinais não redutíveis em crianças, a menos que sejam tratadas, progridem rapidamente para o *estrangulamento*, com possível infarto do conteúdo da hérnia ou obstrução intestinal. Inicialmente, a pressão nas vísceras contidas na hérnia causa deficiência na drenagem linfática e venosa. Isso acarreta edema das vísceras herniadas, o que aumenta ainda mais a compressão no canal inguinal, resultando, por fim, na oclusão total do suprimento arterial para as vísceras aprisionadas. Ocorrem alterações isquêmicas progressivas, culminando em gangrena e/ou perfuração das vísceras herniadas. O testículo corre risco de isquemia devido à compressão dos vasos sanguíneos testiculares pela hérnia estrangulada. Em meninas, herniação/encarceramento do ovário coloca esse órgão em risco de torção, com resultante isquemia.

Os sintomas de hérnia encarcerada são irritabilidade, intolerância alimentar e distensão abdominal no lactente; e dor em crianças mais velhas. Em poucas horas, o lactente se torna inconsolável; a não eliminação de gases ou fezes sinaliza obstrução intestinal completa. Massa um pouco rígida e não flutuante se apresenta na região inguinal e pode se estender para o escroto ou grandes lábios. A massa é bem-definida, firme e não sofre redução. Com o início das alterações isquêmicas, a dor se torna mais intensa e os vômitos se tornam biliosos ou fecaloides. Pode ser observado sangue nas fezes. A massa tipicamente é sensível e muitas vezes há edema e eritema da pele sobrejacente. Os testículos podem ser normais, demonstrar uma hidrocele reativa, ou podem estar edemaciados e duros do lado afetado, em virtude de congestão venosa resultante da compressão das veias espermáticas e dos canais linfáticos no anel inguinal, pela massa herniária fortemente estrangulada. As radiografias abdominais demonstram aspectos de obstrução intestinal parcial ou total, podendo ser observado gás nos segmentos intestinais encarcerados abaixo do ligamento inguinal ou no interior do escroto.

Genitália ambígua

Lactentes com distúrbios do desenvolvimento sexual comumente apresentam hérnias inguinais, frequentemente contendo uma gônada, necessitando de consideração especial. Em lactentes do sexo feminino com hérnias inguinais, particularmente se a apresentação consistir em massas bilaterais, deve-se suspeitar de **síndrome da feminização testicular** (mais de 50% de pacientes com feminização testicular apresentam hérnia inguinal; ver Capítulo 606). Por outro lado, a verdadeira incidência de feminização testicular em lactentes do sexo feminino com hérnias inguinais é difícil de ser determinada, mas é de, aproximadamente, 1%. Nas pacientes fenotípicas, se houver a suspeita de feminização testicular na fase pré-operatória, a criança deverá ser examinada por meio de esfregaço bucal, quanto à existência de corpúsculos de Barr, e por uma avaliação genética adequada antes de realizar o reparo da hérnia. O diagnóstico de feminização testicular ocasionalmente é feito na ocasião da cirurgia pela identificação da gônada anormal (testículo) no interior do saco herniário ou pela ausência do útero no exame laparoscópico ou retal. Na lactente normal, o útero é facilmente palpado como uma estrutura distinta na linha média abaixo da sínfise púbica no exame retal. O diagnóstico pré-operatório da síndrome da feminização testicular ou de outros distúrbios do desenvolvimento sexual, como disgenesia gonadal mista e determinados pseudo-hermafroditas, permite que a família receba aconselhamento genético; a gonadectomia pode ser realizada na ocasião do reparo da hérnia, se for indicado.

Indicações de cirurgia

A presença de hérnia inguinal na faixa etária pediátrica constitui a indicação para reparo cirúrgico. Uma hérnia inguinal não apresenta resolução espontânea e o reparo imediato elimina o risco de encarceramento e das potenciais complicações associadas, particularmente nos primeiros 6 a 12 meses de vida. O momento para o reparo cirúrgico depende de vários fatores, incluindo idade, quadro geral do paciente e condições comórbidas. Em lactentes saudáveis nascidos a termo (abaixo de 1 ano) com hérnia inguinal, a cirurgia deve ser realizada de imediato (em 2 a 3 semanas) após o diagnóstico, pois cerca de 70% das hérnias inguinais encarceradas, que necessitam de cirurgia de emergência, ocorrem em lactentes com menos de 11 meses. Além disso, a incidência de complicações associadas ao reparo eletivo da hérnia (lesão intestinal, atrofia testicular, hérnia recorrente, infecção da ferida) é baixa (cerca de 1%), mas aumenta para 18 a 20% quando o reparo é realizado emergencialmente na ocasião do encarceramento. A incidência de atrofia testicular após encarceramento em lactentes com menos de 3 meses de vida foi relatada como da ordem de 30%. Portanto, justifica-se a abordagem enfatizando o reparo eletivo imediato em lactentes; os riscos anestésicos devem ser considerados na determinação da ocasião da cirurgia eletiva para reparo de hérnia inguinal. Os fatores de risco para apneia subsequentes à anestesia geral incluem prematuridade, múltiplas anomalias congênitas, história de apneia e bradicardia, doença pulmonar crônica, idade pós-concepção < 60 semanas na ocasião da cirurgia e anemia. Infelizmente, embora essa faixa etária de pacientes seja ideal para o reparo de hérnia inguinal com anestesia regional (espinal/caudal), o reparo nesse grupo muitas vezes é tecnicamente muito desafiador mesmo para cirurgiões pediátricos experientes, e o sucesso com as técnicas regionais é errático. A vantagem do desfecho de uma técnica regional é perdida se for necessária sedação intravenosa adicional. Lactentes com menos de 3 meses nascidos a termo e lactentes prematuros com menos de 60 semanas de idade pós-concepção devem ser observados após o reparo por, no mínimo, 12 horas e, possivelmente, durante a noite subsequente ao uso de anestesia geral quanto ao desenvolvimento de apneia e bradicardia.

Em crianças acima de 1 ano, o risco de encarceramento é menor e o reparo pode ser programado com menos urgência. Para a hérnia redutível de rotina, a operação deve ser realizada eletivamente logo após o diagnóstico. O reparo eletivo da hérnia inguinal em crianças saudáveis pode ser realizado com segurança em ambiente ambulatorial e a expectativa de recuperação completa é de até 48 horas. Um bloqueio regional caudal ou um bloqueio local do nervo inguinal, usando anestesia local, é útil para diminuir a dor peroperatória e otimizar a recuperação. Antibióticos profiláticos não são usados rotineiramente, exceto para doenças associadas, como cardiopatia congênita ou na presença de uma derivação ventriculoperitoneal. *A cirurgia deve ser realizada em uma instituição que permita a hospitalização do paciente de acordo com a necessidade, caso surjam preocupações ou complicações.*

Existem controvérsias quanto à ocasião ideal da herniorrafia em lactentes prematuros e de baixo peso. Nas últimas duas décadas, a maioria dos cirurgiões pediátricos tem planejado o reparo das hérnias pouco antes da alta da unidade de terapia intensiva neonatal. Essa faixa etária tem um alto índice de encarceramento, mas também um alto risco na anestesia com relação a complicações pós-operatórias com cirurgia eletiva, como apneia, bradicardia, impossibilidade de extubação, instabilidade hemodinâmica (5 a 10%) e até mesmo parada cardiopulmonar. Além disso, essa faixa etária também tem um alto índice de complicações cirúrgicas pós-operatórias, como infecção da ferida (5 a 10%) e hérnia recorrente (10%). Atualmente, estão sendo realizados estudos para o desenvolvimento de dados, baseados em evidências, para o reparo de hérnias inguinais em lactentes prematuros, mas não existe um consenso; os pacientes devem ser individualizados, e é importante a realização de uma consulta com um neonatologista e um anestesista pediátrico. A operação é realizada, na maioria das vezes, com anestesia geral, mas pode ser utilizada anestesia espinal/caudal em certos casos de lactentes com risco elevado, em que seja preferível evitar a intubação (p. ex., em virtude de doença pulmonar crônica ou displasia broncopulmonar). Nessa situação, o reparo aberto é preferível à abordagem laparoscópica, pois pode ser realizado segundo técnicas locais/regionais.

Uma hérnia encarcerada e irredutível, sem evidências de estrangulamento, em um paciente clinicamente estável, deve ser inicialmente tratada de maneira não operatória, a menos que existam evidências de obstrução intestinal, peritonite ou instabilidade hemodinâmica, pois 70 a 95% das hérnias inguinais encarceradas são reduzidas com sucesso. A redução manual é executada por meio de uma técnica cirúrgica denominada *taxis*, inicialmente com tração em direção caudal e posterior para liberar a massa do anel inguinal externo e, a seguir, para cima, para recolocar o conteúdo na cavidade peritoneal. As tentativas de redução geralmente requerem sedação (intravenosa) e analgésicos. Portanto, a experiência adequada com monitoramento e controle das vias respiratórias é uma preocupação essencial. Além disso, se a redução da hérnia encarcerada for bem-sucedida, o lactente poderá rapidamente ficar sonolento e apneico, necessitando de importantes medidas de suporte por uma equipe capacitada. Outras técnicas defendidas para ajudar a redução não cirúrgica de uma hérnia inguinal encarcerada incluem a elevação da parte inferior do tronco e das pernas. Devem ser evitadas compressas de gelo em lactentes devido ao risco de hipotermia, mas elas podem ser usadas por breves períodos em crianças maiores. Se a redução for bem-sucedida, mas difícil, o paciente deverá ser observado (várias horas) para garantir que os alimentos sejam tolerados e que não tenha ocorrido a redução de intestino necrótico; felizmente, essa é uma ocorrência incomum. Devido ao risco de encarceramento recorrente precoce após uma redução bem-sucedida, recomenda-se que a herniorrafia seja realizada após um breve período (1 a 4 dias), quando haverá menos edema, o manuseio do saco será mais fácil e o risco de complicações será reduzido.

Se não for possível reduzir a hérnia inguinal, ou se houver a preocupação de uma redução incompleta, as reduções cirúrgicas deverão ser realizadas emergencialmente. Além disso, para qualquer paciente que apresentar história prolongada de encarceramento de uma hérnia inguinal, sinais de irritação peritoneal ou obstrução do intestino delgado, deverão ser realizados a cirurgia de urgência e a redução e o reparo operatório da hérnia. O manejo inicial inclui passagem de sonda nasogástrica, fluidoterapia intravenosa e a administração de antibióticos de amplo espectro. Quando o desequilíbrio hidreletrolítico tiver sido corrigido e o estado da criança for satisfatório, a exploração cirúrgica será realizada. Na prática atual, a abordagem laparoscópica pode ter vantagens, pois a insuflação da cavidade abdominal expande o anel interno, potencialmente ajudando na redução das vísceras encarceradas, além de permitir a visualização das vísceras para verificar a existência de lesão isquêmica e/ou perfuração. O risco de complicações pós-operatórias, como atrofia testicular, isquemia intestinal, lesões na ferida e recorrência da hérnia é elevado após o reparo emergencial de uma hérnia inguinal, entre 4,5 e 33%, em comparação com 1% no reparo eletivo em lactentes nascidos a termo.

Uma apresentação comum em pacientes do sexo feminino é a do ovário não redutível na hérnia inguinal em paciente assintomática. A massa inguinal é mole e não dolorosa a um exame cuidadoso e não há inchaço ou edema; portanto, não existem achados sugerindo estrangulamento. Isso representa uma hérnia por *deslizamento*, com a tuba ovariana e o ovário fundidos à parede do saco herniário, prevenindo a redução da cavidade abdominal. Tentativas cuidadosas para reduzir a hérnia não são recomendadas, pois essas podem lesionar a tuba e o ovário. A probabilidade de que o encarceramento cause estrangulamento é desconhecida, a maior frequência é decorrente de torção do ovário nessa situação. A maioria dos cirurgiões pediátricos recomenda o reparo eletivo da hérnia em 24 a 48 horas.

A aparência de ovários e testículos necróticos na ocasião da operação não evidencia, consistentemente, dano irreversível nem prevê a funcionalidade futura. Diversos estudos relatam que, mesmo quando os ovários parecem persistentemente isquêmicos após o alívio do encarceramento e do destorcimento, a maioria dos ovários – caso esses sejam preservados – se recuperará e demonstrará evidências de desenvolvimento folicular. De maneira similar, testículos com aparência isquêmica, após o alívio do encarceramento, sobrevivem em cerca de 50% dos casos. A atrofia testicular ocorre em 2,5 a 15% das hérnias encarceradas. Devido ao potencial de manutenção da funcionalidade, recomenda-se, atualmente, evitar a ressecção testicular, a menos em caso de necrose patente.

Reparo aberto da hérnia inguinal

A técnica aberta para o reparo eletivo da hérnia inguinal em lactentes e crianças tem sido o tratamento padrão desde sua introdução, há mais de 50 anos. O operação é realizada através de uma pequena incisão (2 a 3 cm) na dobra cutânea inguinal. O procedimento envolve a abertura do canal inguinal, a redução do conteúdo do saco herniário, se houver, a separação cuidadosa do saco herniário das fibras do músculo cremastérico, dos vasos do cordão espermático e do canal deferente para evitar lesões nessas estruturas do canal inguinal, a divisão do saco herniário e a ligação alta do saco herniário no anel interno, evitando a protrusão do conteúdo abdominal para o canal inguinal. Em uma hidrocele comunicante é usada a mesma técnica, a separação das estruturas do cordão espermático do saco herniário, a ligação alta da porção proximal do saco herniário e a abertura do saco distal para aliviar a hidrocele. Em crianças mais velhas com hidrocele não comunicante, a abordagem deve ser por meio de uma incisão no escroto, o que evita a manipulação dos vasos do cordão espermático e do canal deferente. O reparo aberto da hérnia inguinal apresenta baixo índice de recorrência, de lesão no canal deferente e de atrofia testicular (cerca de 1 a 2%).

Em meninas o reparo cirúrgico é mais simples, pois o saco herniário e o ligamento redondo podem ser ligados sem a preocupação de lesão no ovário e no seu suprimento sanguíneo, que geralmente permanecem no interior do abdome. O saco herniário e o ligamento redondo são divididos a partir da sua ligação distal nos grandes lábios, dissecção proximal fora das fibras do músculo cremastérico para o anel interno e ligação alta no anel interno. Em lactentes do sexo feminino, a abertura do saco para visualizar o ovário e a tuba ovariana pode ajudar a evitar lesões nessas estruturas durante a sutura do saco e também a descartar a síndrome da feminização testicular. Se o ovário e a tuba ovariana estiverem no interior do saco e forem irredutíveis, o saco será ligado distalmente a essas estruturas e o anel interno será fechado após a redução do saco e do seu conteúdo para a cavidade abdominal.

Reparo laparoscópico da hérnia inguinal

Embora o reparo aberto clássico da hérnia inguinal seja realizado com maior frequência, o reparo laparoscópico é usado pela maioria dos cirurgiões pediátricos. Existem várias técnicas descritas, transperitoneal e pré-peritoneal, dependendo da preferência do cirurgião. Como na técnica aberta, a técnica laparoscópica é, fundamentalmente, uma ligação alta do saco herniário inguinal indireto (PV) no anel interno para evitar a protrusão das vísceras abdominais para o interior do canal inguinal. A técnica laparoscópica permite a confirmação do diagnóstico, além da inspeção do lado contralateral para verificação da presença de hérnia ou PV patente (hérnia potencial). As vantagens relatadas do reparo laparoscópico em comparação com o reparo aberto incluem melhor cosmética, menor período de internação, recuperação mais rápida e maior capacidade de visualizar e reparar uma hérnia contralateral.

No reparo laparoscópico, o canal inguinal não é explorado e as estruturas do cordão espermático não são manipuladas, o que pode acarretar um risco menor ao suprimento sanguíneo testicular ou ao canal deferente, particularmente em pacientes mais jovens. As desvantagens do reparo laparoscópico em lactentes e crianças menores são o aumento do risco associado à anestesia geral, os potenciais efeitos hemodinâmicos da insuflação abdominal (acidose) e os desafios técnicos da abordagem laparoscópica. A duração da cirurgia é similar para as abordagens aberta e laparoscópica; entretanto, existe uma ampla variabilidade na técnica laparoscópica baseada na experiência do cirurgião e da equipe cirúrgica. Procedimentos laparoscópicos em lactentes sempre devem ser realizados com rapidez e baixas pressões de insuflação para evitar o risco de comprometimento cardiorrespiratório e o desenvolvimento de acidose. A dor pós-operatória em ambas as técnicas é controlada por meio de paracetamol oral por 24 a 48 horas; crianças maiores podem necessitar de um breve período de narcóticos pós-operatórios. Em um estudo randomizado prospectivo, a abordagem laparoscópica foi associada à diminuição da dor e à percepção, por parte dos pais, de recuperação mais rápida e melhor cosmética na incisão. Atualmente, os desfechos, as taxas de recorrência, as métricas de recuperação, as complicações e a satisfação da família aparentemente são similares para ambas as abordagens (aberta e laparoscópica). Não existem evidências para se recomendar uma ou outra abordagem.

Exploração inguinal contralateral

A maioria das crianças (85%) apresenta hérnia inguinal unilateral. Existem controvérsias quanto à ocasião da realização da exploração da virilha contralateral. O único objetivo da exploração contralateral é evitar a posterior ocorrência de hérnia nesse lado. As vantagens da exploração contralateral incluem a prevenção da ansiedade parental e, possivelmente, de uma segunda anestesia, o custo de uma cirurgia adicional e o risco de encarceramento contralateral. As desvantagens incluem potencial lesão nos vasos do cordão espermático, no canal deferente e no testículo; tempo elevado de cirurgia e anestesia, além do fato de que, em muitos casos, é um procedimento desnecessário.

Com a introdução de técnicas minimamente invasivas e da laparoscopia, grande parte das discussões sobre a exploração inguinal contralateral foi resolvida, pois a laparoscopia possibilita a avaliação do lado contralateral sem risco de lesão nas estruturas do cordão espermático ou do testículo. No reparo aberto, o laparoscópio pode ser introduzido através de uma incisão umbilical ou pela passagem de um instrumento óptico com inclinação de 30° ou 70° através do saco herniário aberto antes da ligação do saco herniário no lado envolvido. Se for demonstrada patência do lado contralateral, o cirurgião poderá executar o reparo da hérnia bilateral e, se o lado contralateral estiver adequadamente obliterado, serão evitadas a exploração e potenciais complicações. Ao ser executada a abordagem laparoscópica, a visualização do lado contralateral é facilmente obtida. O aspecto negativo dessa abordagem inclui os riscos da laparoscopia e o fato de que o procedimento é incapaz de diferenciar um PV patente de uma hérnia verdadeira (ver Figuras 373.2 e 373.3). Lactentes e crianças com fatores de risco para o desenvolvimento de hérnia inguinal ou com condições clínicas que aumentem o risco de anestesia geral devem ser tratados com baixo limiar para exploração contralateral de rotina.

HÉRNIA INGUINAL DIRETA

Hérnias inguinais diretas são raras em crianças: a incidência aproximada é de 0,5 a 1%. Hérnias diretas surgem como massas na virilha que se estendem na direção dos vasos femorais ao esforço ou tensão. A etiologia é de um defeito ou fraqueza muscular no assoalho do canal inguinal *medial* aos vasos epigástricos. Portanto, hérnias inguinais diretas em crianças geralmente são consideradas um problema adquirido. Em um terço dos casos, o paciente tem uma história de reparo de hérnia indireta no lado da hérnia direta, o que sugere a possibilidade da não detecção da hérnia direta na cirurgia inicial, ou de lesão nos músculos do assoalho do canal inguinal na ocasião da primeira herniorrafia. Pacientes com **doenças do tecido conjuntivo**, como síndrome de Ehlers-Danlos ou síndrome de Marfan, e mucopolissacaridose, como síndrome de Hunter-Hurler, apresentam risco elevado de desenvolver hérnias inguinais diretas independentemente ou após o reparo de uma hérnia inguinal indireta.

O reparo cirúrgico de uma hérnia inguinal direta envolve o reforço do assoalho do canal inguinal, e muitas técnicas padrão têm sido descritas, semelhantes às técnicas de reparo usadas em adultos. O reparo pode ser executado por meio de uma única incisão limitada e, portanto, o reparo laparoscópico não oferece vantagem significativa. A recorrência após o reparo, ao contrário do que ocorre em adultos, é extraordinariamente rara. Como, no geral, a região de fraqueza muscular é pequena e os tecidos pediátricos têm maior elasticidade, o reparo primário costuma ser possível. Material protético (tela) para reparo da hérnia direta ou outras abordagens, como o reparo pré-peritoneal, raramente são necessários na faixa etária pediátrica. Crianças mais velhas com hérnia inguinal direta e doença do tecido conjuntivo podem ser a exceção, sendo que, nesse caso, abordagem laparoscópica e material protético podem ser úteis no reparo.

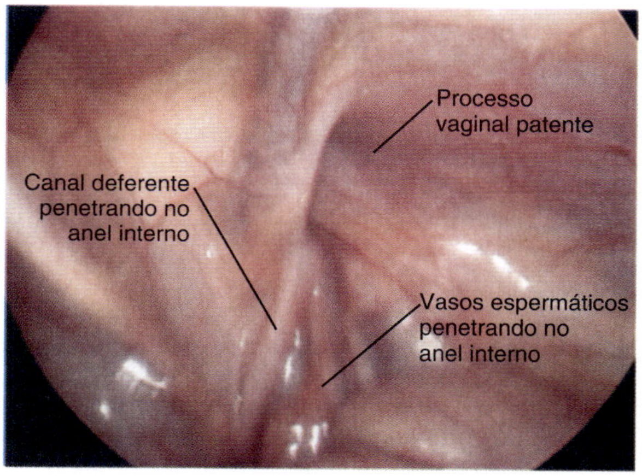

Figura 373.2 Imagem de laparoscopia de processo vaginal patente do lado direito.

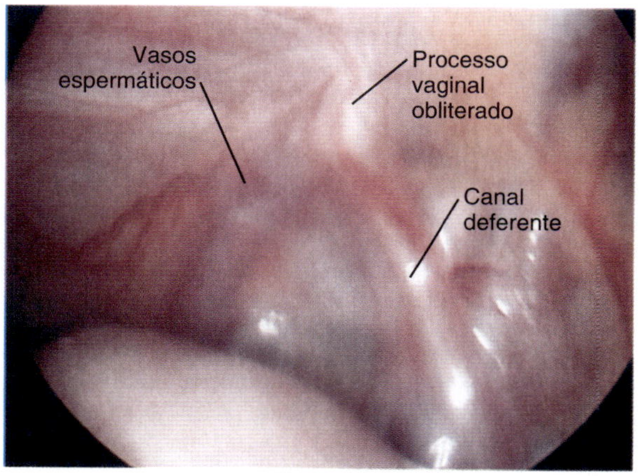

Figura 373.3 Imagem, na laparoscopia diagnóstica, de processo vaginal obliterado no lado esquerdo.

HÉRNIA FEMORAL

Hérnias femorais são raras em crianças (menos de 1% das hérnias inguinais em crianças). Elas são mais comuns em meninas do que em meninos (em uma relação de 2:1). São extremamente raras na infância e geralmente ocorrem em crianças mais velhas, supostamente sendo um defeito adquirido. Hérnias femorais representam uma protuberância através do canal femoral. A saliência de uma hérnia femoral se localiza abaixo do ligamento inguinal e tipicamente se projeta na face medial da parte proximal da coxa. Hérnias femorais deixam de ser diagnosticadas clinicamente com maior frequência do que hérnias diretas no exame físico ou na ocasião do reparo de uma hérnia indireta. O reparo de uma hérnia femoral envolve o fechamento do defeito no canal femoral, geralmente com a sutura do ligamento inguinal ao ligamento/fáscia pectínea.

COMPLICAÇÕES

Complicações após reparos eletivos de hérnia inguinal são incomuns (cerca de 1,5%), mas o índice aumenta em associação ao encarceramento (aproximadamente 10%). O maior risco do reparo eletivo da hérnia inguinal em lactentes e crianças está relacionado com a necessidade de anestesia geral. Deve ser cogitado o uso de anestesia espinal/caudal com base na experiência do cirurgião e da equipe de anestesia. Complicações cirúrgicas podem estar associadas a fatores técnicos (recorrência, criptorquidismo iatrogênico ou *testículo aprisionado*, lesão involuntária no canal deferente ou vasos espermáticos) ou ao processo subjacente, como isquemia intestinal, infarto gonadal e atrofia testicular subsequentes ao encarceramento. A complicação cirúrgica mais crítica do reparo da hérnia inguinal envolve lesão nos vasos testiculares e no canal deferente, atrofia testicular ou criptorquidismo iatrogênico (testículo aprisionado). Uma vez que o reparo laparoscópico geralmente não envolve exploração inguinal ou manipulação dos vasos testiculares ou do canal deferente, o risco de lesão é potencialmente menor, porém dados de suporte ainda estão indisponíveis no momento.

Infecção da ferida

Infecção da ferida ocorre em menos de 1% dos casos de reparos eletivos de hérnia inguinal em lactentes e crianças, mas a incidência aumenta para 5 a 7% em associação com o encarceramento e reparo emergencial. O paciente comumente desenvolve febre e irritabilidade 3 a 5 dias após a cirurgia e a ferida apresenta calor, eritema e flutuação. A conduta consiste em abrir e drenar a ferida, administrar ciclo curto de antibióticos e aplicar curativo diário. Os organismos mais comuns são gram-positivos (*Staphylococcus* e *Streptococcus* spp.), e deve-se considerar a cobertura do *Staphylococcus aureus* resistente à meticilina. A ferida geralmente cicatriza em 1 a 2 semanas com baixa morbidade e tem um bom resultado cosmético.

Hérnia recorrente

O índice de recorrência de hérnias inguinais após o reparo eletivo da hérnia inguinal geralmente é de 0,5 a 1%, com índices de 2% em bebês prematuros. O índice de recorrência após o reparo de emergência de uma hérnia encarcerada é muito mais elevado, da ordem de 3 a 6%, na maioria dos grandes estudos. A verdadeira incidência da recorrência certamente é ainda maior, devido ao problema do acompanhamento preciso a longo prazo. No grupo de pacientes que desenvolvem hérnia inguinal recorrente, a recorrência ocorre em 50% dos pacientes até 1 ano após o reparo inicial e em 75% até 2 anos após o procedimento. A recorrência de uma hérnia indireta pode resultar de um problema técnico no procedimento original, como uma falha em identificar adequadamente o saco, uma falha na realização da ligação alta do saco no nível do anel interno ou um rasgo no saco que deixe uma faixa de peritônio ao longo das estruturas do cordão espermático. A recorrência na forma de hérnia direta pode ser resultante de lesão no assoalho inguinal (fáscia transversal) durante o procedimento original ou, mais provavelmente, de falha na identificação de uma hérnia direta durante a exploração original. Pacientes com *doenças do tecido conjuntivo* (deficiência de colágeno) ou afecções que causem o *aumento da pressão intra-abdominal* (derivações ventriculoperitoneais, ascite, doença pulmonar crônica, diálise peritoneal) apresentam risco mais elevado de recorrência.

Criptorquidismo iatrogênico (testículo aprisionado)

O criptorquidismo iatrogênico descreve o mau posicionamento do testículo após o reparo da hérnia inguinal. Essa complicação geralmente está relacionada com o rompimento da ligação testicular no escroto na ocasião do reparo da hérnia ou na falha em reconhecer um testículo criptorquídico durante o processo original, causando a retração dos testículos, normalmente para a região do anel externo. Após a conclusão do reparo da hérnia inguinal, o testículo deverá ser colocado em posição intraescrotal dependente. Se o testículo não permanecer nessa posição, deverá ser realizada sua devida fixação no escroto, na ocasião do reparo da hérnia.

Encarceramento

O encarceramento de uma hérnia inguinal pode acarretar lesão nos intestinos, na tuba ovariana e no ovário ou no testículo ipsilateral. A incidência de encarceramento de uma hérnia inguinal indireta congênita é de 6 a 18% durante a infância e de 30% em lactentes abaixo de 6 meses. Uma lesão intestinal que necessite de ressecção é incomum, ocorrendo em apenas 1 a 2% das hérnias encarceradas. Em casos de encarceramento em que a hérnia seja reduzida não cirurgicamente, a probabilidade de lesão intestinal é baixa; entretanto, esses pacientes devem ser cuidadosamente observados durante as 6 a 12 horas subsequentes à redução da hérnia persistente, quanto a sinais e sintomas de obstrução intestinal, como febre, vômitos, distensão abdominal ou fezes sanguinolentas. A laparoscopia oferece a oportunidade de inspecionar as vísceras reduzidas quanto à existência de lesão ou necrose, em determinados casos.

A incidência relatada de infarto testicular e de atrofia testicular após o encarceramento é de 4 a 12%, com índices mais elevados entre casos irredutíveis que necessitem de redução cirúrgica e reparo de emergência. A lesão testicular pode ser causada por compressão dos vasos gonadais pela massa da hérnia encarcerada ou como resultado de lesão incorrida durante o reparo cirúrgico. Lactentes menores apresentam o risco mais elevado, com índices de infarto testicular na ordem de 30% em lactentes abaixo de 2 a 3 meses de vida. Esses problemas salientam a necessidade da redução imediata e o reparo precoce de hérnias encarceradas após o diagnóstico, para evitar a repetição de episódios de encarceramento.

Lesão no canal deferente e fertilidade masculina

De maneira similar aos vasos gonadais, o canal deferente pode ser lesionado como consequência da compressão de uma hérnia encarcerada ou durante o reparo cirúrgico. Essa lesão quase nunca é relatada, pois provavelmente não é reconhecida até a vida adulta e, assim mesmo, possivelmente só será reconhecida se for bilateral. Embora a vulnerabilidade do canal deferente tenha sido documentada em muitos estudos, não existem dados suficientes quanto à verdadeira incidência dessa complicação. Um estudo relatou uma incidência de lesões no canal deferente da ordem de 1,6%, com base em patologias que demonstraram segmentos do vaso deferente na amostra do saco herniário; esse resultado pode ser exagerado, pois outros estudos mostraram que pequenas inclusões glandulares encontradas no saco herniário podem representar remanescentes do ducto mülleriano e não têm relevância clínica. A relação entre a fertilidade masculina e o reparo prévio de hérnia inguinal é desconhecida. Parece haver uma associação entre homens estéreis com atrofia masculina e contagem espermática anormal e um reparo de hérnia anterior. Também foi informada uma relação entre homens estéreis com anticorpos espermáticos autoaglutinantes e reparo anterior de hérnia inguinal. A etiologia proposta descreve que lesões operatórias no canal deferente durante reparos de hérnia inguinal podem causar obstrução do canal, com desvio de espermatozoides para os canais linfáticos testiculares, e esse rompimento da barreira hematotesticular produz um desafio antigênico, resultando na formação de anticorpos espermáticos autoaglutinantes.

A bibliografia está disponível no GEN-io.

Seção 5
Pâncreas Exócrino

Capítulo 374
Embriologia, Anatomia e Fisiologia do Pâncreas

Steven L. Werlin e Michael Wilschanski

O pâncreas humano se desenvolve a partir dos domínios ventral e dorsal do endoderma do duodeno primitivo, surgindo aproximadamente na 5ª semana de gestação (Figura 374.1). O anexo dorsal, que é o maior, forma a cauda, o corpo e parte da cabeça do pâncreas e origina-se diretamente do duodeno. O anexo ventral, que é o menor, desenvolve-se como um ou dois brotos do fígado primitivo e, no fim, forma a porção principal da cabeça do pâncreas. Aproximadamente na 17ª semana de gestação, os anexos dorsal e ventral se fundem quando os brotos se desenvolvem e o intestino sofre rotação. O ducto ventral forma a porção proximal do ducto pancreático principal de Wirsung, que se abre na ampola de Vater. O ducto dorsal forma a porção distal do ducto de Wirsung e o ducto acessório de Santorini, que drena independentemente em cerca de 5% das pessoas. Variações na fusão podem ser responsáveis por anomalias do desenvolvimento pancreático. A agenesia pancreática foi associada a uma deleção de pares de base no gene 1-*HOX* do fator promotor de insulina e nos genes *PDX1 (PAGEN1)*, *PTF1A (PAGEN2)*, *haploinsuficiência de GATA 6* e *FS123TER*. Outros genes envolvidos na organogênese pancreática incluem *IHH*, *SHH* ou gene *sonic hedgehog*, *SMAD2* e os genes do fator de transformação de crescimento-β1.

O pâncreas localiza-se transversalmente no abdome superior entre o duodeno e o baço no retroperitônio (Figura 374.2). A cabeça, que se apoia sobre a veia cava e na veia renal, apresenta-se aderente à alça em C do duodeno e envolve o ducto biliar distal comum. A cauda do pâncreas alcança o hilo esplênico esquerdo e passa por cima do rim esquerdo. O saco menor separa a cauda do pâncreas do estômago.

Por volta da 13ª semana de gestação, células exócrinas e endócrinas podem ser identificadas. Ácinos primitivos que contêm grânulos de zimogênio imaturo são encontrados na 16ª semana. Grânulos de zimogênio maduros que contêm amilase, tripsinogênio, quimiotripsinogênio e lipase estão presentes na 20ª semana. Células centroacinares e ductais, que são responsáveis pela secreção de água, eletrólitos e bicarbonato, são também encontradas na 20ª semana. A estrutura tridimensional final do pâncreas consiste em uma série complexa de ductos ramificados envolvidos por

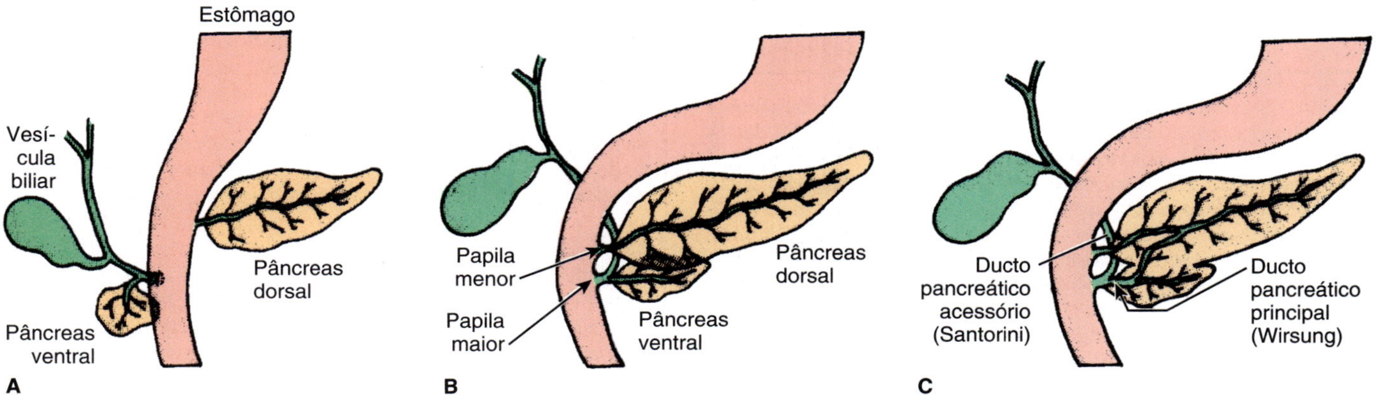

Figura 374.1 Desenvolvimento do pâncreas exócrino. **A.** Idade gestacional de 6 semanas. **B.** Idade gestacional de 7 a 8 semanas. O pâncreas ventral apresenta rotação, mas ainda não foi fundido com o pâncreas dorsal. **C.** Os sistemas ductais pancreáticos ventral e dorsal sofrem fusão. (*De Werlin SL: The exocrine pancreas. In Kelly VC, editor*: Practice of pediatrics, *vol 3, Hagerstown, MD, 1980, Harper and Row, Fig. 16.1.*)

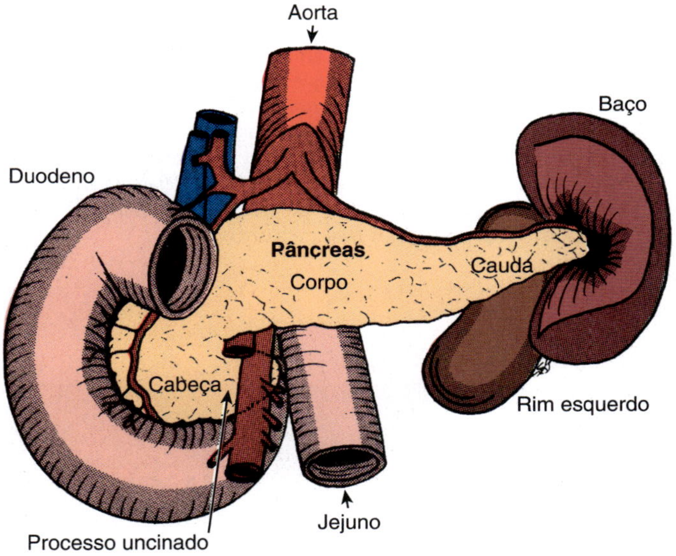

Figura 374.2 Imagem anterior do pâncreas: relação com estruturas adjacentes. (*De Werlin SL: The exocrine pancreas. In Kelly VC, editor*: Practice of pediatrics, *vol 3, Hagerstown, MD, 1980, Harper and Row, Fig. 16.2.*)

grupamentos de células epiteliais semelhantes a cachos de uva. As células que contêm glucagon estão presentes na 8ª semana. As ilhotas de Langerhans surgem entre a 12ª e a 16ª semana.

A bibliografia está disponível no GEN-io.

374.1 Anormalidades Anatômicas do Pâncreas

Steven L. Werlin e Michael Wilschanski

A **agenesia pancreática** completa ou parcial é uma condição rara. A agenesia completa está associada ao diabetes neonatal grave e geralmente ao óbito em idade precoce (ver Capítulo 607). Muitas vezes, a agenesia pancreática parcial ou dorsal é assintomática, mas pode estar associada ao diabetes, à doença cardíaca congênita, à poliesplenia e à pancreatite recorrente. A agenesia pancreática também está associada à má absorção.

O **pâncreas anular** resulta da rotação incompleta do anexo pancreático esquerdo (ventral), que pode ser resultado de mutações recessivas dos genes *IHH* ou *SHH*. Geralmente, os pacientes apresentam-se na infância com sintomas de obstrução intestinal completa, parcial ou na 4ª ou 5ª década de vida. Muitas vezes, existe uma história de polidrâmnio materno. Outras anomalias congênitas, como síndrome de Down, fístula traqueoesofágica, atresia intestinal, ânus imperfurado, má rotação, anormalidades cardiorrenais e pancreatite podem estar associadas ao pâncreas anular. Algumas crianças apresentam vômitos crônicos, pancreatite ou cólica biliar. O tratamento de escolha é a duodenojejunostomia. A divisão do anel pancreático não é tentada, pois, frequentemente, uma membrana duodenal ou uma estenose do duodeno acompanham o pâncreas anular.

Remanescentes pancreáticos ectópicos no estômago ou no intestino delgado ocorrem em aproximadamente 3% da população. A maioria dos casos (70%) é encontrada no trato intestinal superior. Reconhecidos por sua aparência umbilicada típica em estudos contrastados com bário, eles raramente apresentam importância clínica. Na endoscopia, aparecem como nódulos amarelos irregulares com 2 a 4 mm de diâmetro. Um remanescente pancreático raramente pode ser o ponto guia para intussuscepção, produzir hemorragia ou causar obstrução intestinal.

O **pâncreas *divisum***, que ocorre em 5 a 15% da população, é a anomalia mais comum do desenvolvimento pancreático. Como resultado da falha na fusão dos anexos pancreáticos dorsal e ventral, a cauda, o corpo e parte da cabeça do pâncreas drenam pelo pequeno ducto acessório de Santorini, em vez de pelo ducto principal de Wirsung. Alguns pesquisadores acreditam que essa anomalia possa estar associada à pancreatite recorrente quando ocorre uma obstrução relativa do fluxo de saída do pâncreas ventral. O diagnóstico é determinado pela colangiopancreatografia endoscópica retrógrada ou pela colangiopancreatografia por ressonância magnética. Mostrou-se, recentemente, que a pancreatite em pacientes com pâncreas *divisum* está associada a mutações no gene *CFTR*. A esfincterotomia não é recomendada nesses pacientes, a menos que estejam presentes outras anomalias ou que o paciente tenha a dor clássica do tipo pancreatobiliar, pancreatite recorrente ou pancreatite crônica e que nenhuma outra etiologia seja encontrada.

Cistos do colédoco são dilatações do trato biliar que geralmente acarretam sintomas do trato biliar, como icterícia, dor e febre. Ocasionalmente, a apresentação pode ser de pancreatite. Geralmente, o diagnóstico é feito com ultrassonografia, TC ou cintilografia de vias biliares ou colangiopancreatografia por ressonância magnética. De forma semelhante, uma coledococele, cisto do colédoco intraduodenal, pode se manifestar com pancreatite. O diagnóstico pode ser difícil e necessitar de uma colangiopancreatografia por ressonância magnética, de uma colangiopancreatografia endoscópica retrógrada ou de uma ultrassonografia endoscópica.

Diversas condições raras, como as síndromes de Ivemark (mutação no gene *GDF*) e Johanson-Blizzard (mutação no gene *UBR1*), incluem disgenesia ou disfunção pancreática entre suas características. Muitas dessas síndromes incluem disgenesia renal e hepática, juntamente com as anomalias pancreáticas.

A bibliografia está disponível no GEN-io..

374.2 Fisiologia do Pâncreas

Steven L. Werlin e Michael Wilschanski

O ácino é a unidade funcional do pâncreas exócrino. As células acinares são agrupadas em um semicírculo em torno de um lúmen. Os ductos que drenam os ácinos são revestidos por células centroacinares e ductulares. Esse arranjo permite a mistura das secreções dos vários tipos de células.

As células acinares sintetizam, armazenam e secretam mais de 20 enzimas, que são armazenadas em grânulos de zimogênio, algumas em formas inativas. A concentração relativa das diversas enzimas presentes no suco pancreático é afetada e, talvez, controlada pela dieta, provavelmente pela regulação da síntese de um RNA mensageiro específico. As principais enzimas envolvidas na digestão incluem *amilase*, que quebra amido em maltose, isomaltose, maltotriose; dextrinas; e *tripsina* e *quimiotripsina*, endopeptidases secretadas pelo pâncreas como proenzimas inativas. O tripsinogênio é ativado no lúmen intestinal pela enteroquinase, que é uma enzima da borda em escova. A tripsina, então, transforma o tripsinogênio, o quimotripsinogênio e a procarboxipeptidase nas suas respectivas formas ativas A lipase pancreática necessita da *colipase*, uma coenzima também encontrada no líquido pancreático, para sua atividade. A lipase libera ácidos graxos das posições 1 e 3 dos triglicerídeos, deixando um monoglicerídeo.

Os estímulos para a secreção pancreática exócrina são neurais e hormonais. A acetilcolina medeia a fase cefálica; a colecistoquinina (CCK) medeia a fase intestinal. A CCK é liberada da mucosa duodenal por aminoácidos luminais e ácidos graxos. A regulação por *feedback* da secreção pancreática é mediada por proteases pancreáticas no duodeno. A secreção de CCK é inibida pela digestão de um peptídeo liberador de CCK sensível à tripsina liberado no lúmen do intestino delgado ou por um peptídeo monitor liberado no líquido pancreático.

As células centroacinares e ductulares secretam água e bicarbonato. A secreção de bicarbonato é controlada por *feedback* e é regulada pelo pH intraluminal do duodeno. O estímulo para a produção de bicarbonato é a secretina, juntamente com CCK. As células de secretina são abundantes no duodeno.

Embora a função pancreática normal seja necessária para a digestão, a má digestão só ocorre depois de considerável redução na função pancreática; a secreção de lipase e colipase deverá ser diminuída em 90 a 98% antes da ocorrência de má digestão de gorduras.

Embora a amilase e a lipase estejam presentes no pâncreas no início da gestação, a secreção de amilase e lipase é baixa nos bebês. Os níveis adultos dessas enzimas não são atingidos no duodeno até o fim do primeiro ano de vida. A digestão dos amidos encontrados em muitas fórmulas infantis depende, em parte, dos baixos níveis de amilase salivar que atingem o duodeno. Isso explica a diarreia que pode ser observada em bebês alimentados por fórmulas com altos teores de polímeros de glicose ou amido. A secreção neonatal de tripsinogênio e quimotripsinogênio é de aproximadamente 70% do nível encontrado em bebês de 1 ano. Os baixos níveis de amilase e lipase no conteúdo duodenal dos bebês pode ser parcialmente compensado pela amilase salivar e pela lipase lingual. Isso explica a relativa intolerância de bebês prematuros a amido e gorduras.

A bibliografia está disponível no GEN-io.

Capítulo 375 Testes da Função Pancreática

Michael Wilschanski e Steven L. Werlin

A função pancreática pode ser medida por métodos diretos e indiretos. A medição da *elastase fecal* é um método indireto que se tornou o teste de triagem padrão para insuficiência pancreática, com sensibilidade e especificidade > 90%. Quando comparado com um conteúdo de gordura nas fezes de 72 horas, em pacientes com e sem insuficiência pancreática, o valor de elastase fecal de 100 μg/g de fezes possui um valor preditivo de 99% para exclusão de insuficiência pancreática, baseada em um achado anormal de gordura nas fezes. Resultados falsamente anormais podem ocorrer em muitas enteropatias, e também quando as fezes estiverem muito moles. A atividade de outras enzimas pancreáticas nas fezes raramente é medida.

TESTE DIRETO

Classicamente, um tubo de triplo lúmen é usado para isolar as secreções pancreáticas no duodeno. A medição da concentração de bicarbonato e da atividade enzimática (*tripsina*, *quimiotripsina*, *lipase* e *amilase*) é realizada nas secreções aspiradas. O teste é incômodo e usado com pouca frequência. O teste direto mais comumente usado é a coleta de suco pancreático na endoscopia após estímulo com secretina e/ou colecistoquinina. Uma coleta de fezes de 72 horas para análise quantitativa do conteúdo de gordura é o padrão-ouro para o diagnóstico de má absorção. A coleta geralmente é feita em casa e os pais são solicitados a manter um cuidadoso registro alimentar diário, a partir do qual é calculada a ingestão de gordura. É usado um recipiente plástico selado e previamente pesado, mantido no congelador. O congelamento ajuda a preservar a amostra e a reduzir o odor. Os lactentes devem usar fraldas descartáveis com o lado plástico voltado para a pele, de maneira que toda a amostra possa ser transferida para o recipiente. A absorção de gordura normal é > 93% da ingestão. A presença de má absorção de gordura não diferencia a disfunção pancreática de enteropatias, como doença celíaca. O exame qualitativo das fezes para verificação de glóbulos de gordura microscópicos pode dar resultados falso-positivos e falso-negativos.

A bibliografia está disponível no GEN-io.

Capítulo 376 Distúrbios do Pâncreas Exócrino

Steven L. Werlin e Michael Wilschanski

DISTÚRBIOS ASSOCIADOS À INSUFICIÊNCIA PANCREÁTICA

Além da fibrose cística (FC), condições que causam insuficiência pancreática são muito raras em crianças. Estão incluídas a síndrome de Shwachman-Diamond (SSD), a síndrome de Johanson-Blizzard, a síndrome de Ivemark, a síndrome de Pearson, deficiências enzimáticas isoladas, deficiência de enteroquinase (ver Capítulo 364), pancreatite crônica, desnutrição proteico-calórica (ver Capítulos 57 e 364) e IMNEPD (doença neurológica, endócrina e pancreática multissistêmica de início na infância).

FIBROSE CÍSTICA (VER CAPÍTULO 432)

Até o fim do primeiro ano de vida, 85 a 90% das crianças com FC têm insuficiência pancreática que, se não for tratada, acarreta desnutrição. O tratamento da insuficiência pancreática associada causa melhora da absorção e do crescimento, além de fezes mais normais. A função pancreática pode ser monitorada em crianças com FC por meio de medidas em série da elastase fecal. Dez a 15% das crianças apresentam obstrução intestinal neonatal denominada íleo meconial; em um estágio mais avançado da vida, uma complicação intestinal comum é a síndrome da obstrução intestinal distal, que é exclusiva da FC. Dez por cento dos pacientes com FC desenvolvem grave doença hepática. Dez a 15% dos pacientes com FC têm suficiência pancreática e a apresentação clínica tende a ocorrer em um estágio mais avançado da vida, incluindo pancreatite recorrente, infertilidade masculina e bronquiectasia crônica. A FC constitui parte da triagem realizada em neonatos em todos os estados dos EUA e na maioria dos países do mundo ocidental.

SÍNDROME DE SHWACHMAN-DIAMOND (VER CAPÍTULO 157)

A SSD é uma síndrome autossômica recessiva (1 em cada 20.000 nascimentos) causada por mutação no gene Shwachman-Bodian-Diamond síndrome (*SBDS*) no cromossomo 7, que causa disfunção ribossômica em 90 a 95% dos pacientes. Os sinais e sintomas da SSD incluem insuficiência pancreática; neutropenia, que pode ser cíclica, defeitos na quimiotaxia de neutrófilos, disostose metafisária, retardo no crescimento pôndero-estatural e baixa estatura. Alguns pacientes com SSD apresentam comprometimento hepático ou renal, doenças dentárias ou dificuldade no aprendizado. SSD é uma causa comum de neutropenia congênita.

Os pacientes normalmente apresentam os sintomas na infância, com crescimento insuficiente e esteatorreia. Fenótipos mais variados foram descritos, incluindo ausência de lipomatose pancreática nos estudos de imagem, níveis normais de elastase fecal e exame esquelético normal. Essas crianças podem ser imediatamente diferenciadas das que têm FC por seus níveis normais de cloro no suor, falta de mutações no gene *CF*, lesões metafisárias características e pâncreas gorduroso, caracterizado por uma aparência hipodensa nas imagens de TC e RM (Figura 376.1).

Apesar da terapia adequada de reposição enzimática do pâncreas e da correção da desnutrição, o crescimento insuficiente normalmente continua. A insuficiência pancreática muitas vezes é transitória e a esteatorreia frequentemente melhora de forma espontânea com a idade. Infecções piogênicas recorrentes (otite média, pneumonia, osteomielite, dermatite, sepse) são frequentes e são uma causa comum de óbito. A Trombocitopenia ocorre em 70% dos pacientes e a anemia em 50%. Pode ocorrer o desenvolvimento de anemia aplásica ou de uma *síndrome mielodisplásica*, com transformação em *leucemia mieloide aguda* em 24% dos pacientes. Os ácidos pancreáticos são substituídos por gordura com pouca fibrose. As células e os ductos das ilhotas são normais. O transplante de medula óssea é o tratamento de escolha em pacientes que desenvolvem leucemia mieloide aguda.

SÍNDROME DE PEARSON

A síndrome de Pearson (medula-pâncreas) é causada pela depleção contígua de genes mitocondriais envolvendo vários genes mitocondriais que afetam a fosforilação oxidativa; manifesta-se em lactentes como **anemia macrocítica** grave e **trombocitopenia variável**. A medula óssea demonstra vacúolos nos precursores eritroides e mieloides, além de sideroblastos em anel. Além desse papel na insuficiência grave da medula óssea, a insuficiência pancreática contribui para o déficit no crescimento. Mutações no DNA mitocondrial são transmitidas por herança materna para ambos os sexos ou são esporádicas.

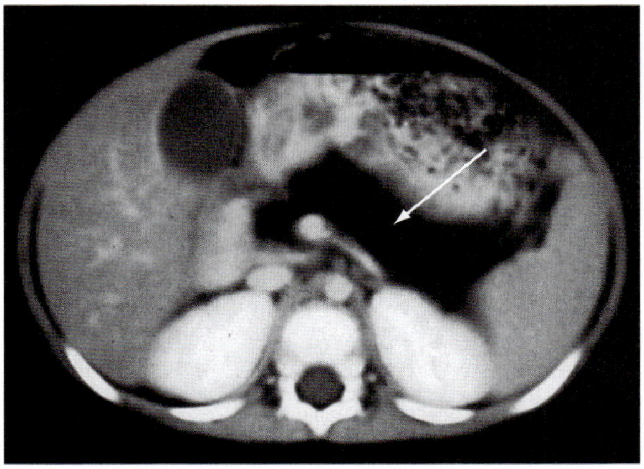

Figura 376.1 Aparência do pâncreas na TC de um paciente com síndrome de Shwachman-Diamond. Observar que o pâncreas (*seta*) mantém tamanho e formato típicos, mas é altamente gorduroso aparecendo, portanto, como uma estrutura de muito baixa densidade. (*Cortesia do Prof. Peter Durie, Hospital for Sick Children, Toronto, Ontario.*)

SÍNDROME DE JOHANSON-BLIZZARD

As características da síndrome de Johanson-Blizzard incluem deficiência pancreática exócrina, aplasia ou hipoplasia das asas nasais, surdez congênita, hipotireoidismo, retardo no desenvolvimento, baixa estatura, defeitos ectodérmicos no couro cabeludo, ausência de dentes permanentes, malformações urogenitais e ânus imperfurado. Essa síndrome é causada por mutação no gene *UBR1*, localizado no cromossomo 15. A proteína UBR1 age como uma ubiquitina ligase.

DEFICIÊNCIAS ENZIMÁTICAS ISOLADAS

Foram relatadas deficiências isoladas de tripsinogênio, enteroquinase, lipase e colipase. Embora a enteroquinase seja uma enzima da borda em escova, a deficiência causa insuficiência pancreática, pois a enteroquinase é necessária para transformar tripsinogênio em tripsina no duodeno. Deficiências de tripsinogênio ou enteroquinase se manifestam com retardo no crescimento pôndero-estatural, hipoproteinemia e edema. A deficiência de amilase isolada está tipicamente relacionada com o desenvolvimento e apresenta resolução até os 2 ou 3 anos.

OUTRAS SÍNDROMES ASSOCIADAS À INSUFICIÊNCIA PANCREÁTICA

Agenesia pancreática, hipoplasia pancreática congênita e rubéola congênita são causas raras de insuficiência pancreática. Também foi descrita insuficiência pancreática na atresia e na estenose duodenais; também pode ser vista em lactentes com hipoglicemia hiperinsulinêmica familiar ou não familiar, que necessitam de uma pancreatectomia de 95 a 100% para controlar a hipoglicemia. Foram descritas mutações em, pelo menos, seis genes. A insuficiência pancreática, que pode ser encontrada em crianças com doença celíaca e subnutrição, é curada com reabilitação nutricional.

IMNEPD é uma rara doença decorrente de mutações no gene *PTRH2*. Características neurológicas dominam o fenótipo (microcefalia, incapacidade intelectual, atrofia cerebelar, surdez e neuropatia), mas insuficiência pancreática é observada na maioria dos pacientes.

A bibliografia está disponível no GEN-io.

Capítulo 377
Tratamento da Insuficiência Pancreática

Michael Wilschanski e Steven L. Werlin

O tratamento mais importante para insuficiência pancreática (IP) é a terapia de reposição de enzimas pancreáticas (TREP). As enzimas, nas cápsulas modernas, são revestidas entericamente para proteção contra a degradação pelo ácido gástrico e autodigestão no intestino delgado. É comum que os pacientes mudem de um produto para outro usando uma relação de lipase de 1:1, ajustando, em seguida, para máxima eficácia (Tabela 377.1).

A North American CF Foundation publicou diretrizes de posologia com base na idade e na ingestão de lipídios (Tabela 377.2). Como esses produtos contêm protease em excesso, em comparação com a lipase, a dosagem é estimada com base na necessidade de lipase. A dose final de TREP para crianças geralmente é estabelecida por tentativa e erro. A dose adequada é aquela que é seguida pela retomada do crescimento normal e pelo retorno das fezes com conteúdo normal de gordura, o qual pode ser verificado por uma coleta de fezes de 72 horas, quando desejado, e pela normalização da cor e consistência

Tabela 377.1 Produtos para reposição de enzimas pancreáticas aprovados pela FDA.*

MEDICAMENTO	POTÊNCIAS DISPONÍVEIS	CUSTO ($)[†]
LIBERAÇÃO IMEDIATA		
Viokace® (Allergan)[‡,§,‖]	10.440 ou 20.880 unidades de lipase[¶]	8,80
LIBERAÇÃO RETARDADA		
Creon® (Abbvie)	3.000, 6.000, 12.000, 24.000 ou 36.000 USP unidades de lipase[¶,**]	8,20
Pancreaze® (Janssen)	2.600, 4.200, 10.500, 16.800 ou 21.000 unidades de lipase[¶,**]	8,80
Pertzye® (Digestive Care)	4.000, 8.000, 16.000 ou 24.000 unidades de lipase[¶,**]	8,40
Zenpep® (Allergan)	3.000, 5.000, 10.000, 15.000, 20.000, 25.000 ou 40.000 unidades de lipase[¶,**]	9,60

*Produtos de pancrelipase não são intercambiáveis. Todos esses produtos contêm uma combinação de lipases, proteases e amilases derivadas de suínos. †WAC aproximado para uma dose (o mais próximo possível de 35.000 unidades de USP de lipase usando formulações disponíveis) para um paciente de 70 kg. WAC é o custo de aquisição de varejistas (*wholesaler acquisition cost*), ou o preço publicado do fabricante para varejistas; WAC representa os preços publicados de catálogo ou de lista e pode não representar o preço transacional real. Fonte: AnalySource Monthly. 5 de setembro de 2017. Reimpressa de First Databank, Inc. Todos os direitos reservados. ©2017. www.fdbhealth.com/policies/drug-pricing-policy/. ‡Viokace® só é aprovado para uso em adultos. §Deve ser usado em combinação com um inibidor da bomba de prótons para maximizar a absorção no duodeno. ‖Aprovado pela FDA somente para tratamento de adultos com IPE decorrente de pancreatite crônica ou pancreatectomia. ¶Não deve ser esmagado ou mastigado. **As cápsulas podem ser abertas e o conteúdo espalhado em alimentos levemente ácidos (pH $\leq$ 4,5), como purê de maçã. De The Medical Letter: Pancreatic enzyme replacement products, *Med Lett* 59(1531):170, 2017.

Tabela 377.2 Terapia de reposição de enzimas pancreáticas: declaração de consenso da North American CF Foundation.

Lactentes (até 12 meses)	2.000 a 4.000 unidades de lipase/120 mℓ de leite materno ou fórmula
12 meses a 4 anos	1.000 unidades de lipase/kg/refeição inicialmente, em seguida ajustar de acordo com a resposta
Crianças acima de 4 anos e adultos	500 unidades de lipase/kg/refeição inicialmente, até o máximo de 2.500 unidades de lipase/kg/refeição ou 10.000 unidades de lipase/kg/dia ou 4.000 unidades de lipase/g de gordura ingerida por dia

Em associação com: metade da dose padrão de refeição deve ser administrada com lanches.

das fezes. Como não há elastase nas preparações enzimáticas, a elastase fecal não pode ser usada para monitorar a adequação da dose de TREP. A reposição enzimática deve ser dividida e administrada no início e durante as refeições. As enzimas não devem ser mastigadas, esmagadas ou dissolvidas nos alimentos, pois isso permitiria a penetração dos ácidos gástricos no revestimento entérico, causando a destruição das enzimas. As enzimas também devem ser administradas com lanches que contenham gordura. O aumento da suplementação de enzimas acima da dose recomendada não melhora a absorção, mas pode retardar o crescimento e causar colonopatia fibrosante (ver a seguir).

Uma questão importante é a ingestão de enzimas por lactentes. A importância da ingestão correta de enzimas em lactentes e crianças é óbvia, mas pode ser difícil administrar as microesferas ao lactente, por menores que elas sejam. Microesferas revestidas entericamente podem ser misturadas ao purê de maçã para uso oral ou esmagadas para uso em sonda enteral. Pacientes tratados com essa abordagem atingem crescimento e ganho de peso. Foram desenvolvidas enzimas pancreáticas especificamente preparadas para lactentes e crianças pequenas com grânulos menores.

O tratamento de insuficiência pancreática exócrina por reposição enzimática oral geralmente corrige a má absorção proteica, mas é difícil corrigir por completo a esteatorreia. Os fatores que contribuem para a má absorção das gorduras incluem dose inadequada, horário incorreto da administração das doses com relação ao consumo de alimentos ou ao esvaziamento gástrico, inativação da lipase pelo ácido gástrico e a observação de que a *quimiotripsina* das preparações enzimáticas digere a *lipase*, inativando-a.

Quando não ocorre a absorção adequada de gordura, a neutralização de ácido gástrico por um antagonista do receptor H_2 ou, mais comumente, por um inibidor da bomba de prótons, diminui a inativação das enzimas pelo ácido gástrico e, portanto, melhora a chegada de lipase no intestino. O revestimento entérico também protege a lipase da inativação ácida.

Os efeitos adversos secundários à TREP incluem reações alérgicas e cálculos renais. Pode ocorrer colonopatia fibrosante, que consiste em fibrose e estenose do cólon, 7 a 12 meses após a superdosagem de TREP.

Suplementos vitamínicos lipossolúveis são necessários para pacientes com IP devido à má absorção leve a moderada que ocorre, apesar da TREP.

A bibliografia está disponível no GEN-io.

Capítulo 378
Pancreatite

378.1 Pancreatite Aguda

Steven L. Werlin e Michael Wilschanski

A incidência de pancreatite aguda, a doença pancreática mais comum em crianças, está aumentando, e 50 casos ou mais são geralmente observados nos principais centros pediátricos anualmente. Em crianças, lesões abdominais contusas, doenças multissistêmicas (como síndrome hemolítico-urêmica e doença inflamatória intestinal), cálculos biliares ou microlitíase (sedimentos/lamas biliares) e toxicidade medicamentosa são as etiologias mais comuns. Embora muitos medicamentos e toxinas possam induzir pancreatite aguda em indivíduos suscetíveis, em crianças ácido valproico, L-asparaginase, 6-mercaptopurina e azatioprina são as causas mais comuns de pancreatite induzida por medicamentos. O consumo de álcool deve ser considerado nos adolescentes. Outros casos ocorrem após transplantes de órgãos, ou são causados por infecções ou distúrbios metabólicos ou mutações em genes de suscetibilidade (ver Capítulo 378.1). Somente 10 a 20% dos casos são idiopáticos (Tabela 378.1).

Depois de uma lesão inicial, como ruptura ou obstrução ductal, ocorre a conversão prematura de tripsinogênio em tripsina no interior das células acinares. Em seguida, a tripsina ativa outras proenzimas pancreáticas causando autodigestão, ativação adicional de enzimas e liberação de proteases ativas. Hidrolases lisossômicas se situam, junto com as proenzimas pancreáticas, no interior das células acinares. Ocorre pancreastase (similar, em conceito, à colestase), com a síntese contínua das enzimas. A lecitina é ativada pela fosfolipase A_2 na tóxica lisolecitina. A pró-fosfolipase é instável e pode ser ativada por quantidades mínimas de tripsina. Após a lesão, são liberadas citocinas e outros mediadores pró-inflamatórios.

O pâncreas saudável é protegido da autodigestão: pelas proteases pancreáticas que são sintetizadas como proenzimas inativas; por enzimas digestivas que são segregadas nos grânulos secretórios com pH de 6,2 pela baixa concentração de cálcio, que minimiza a atividade da tripsina; pela presença de inibidores de protease no citoplasma e nos grânulos de zimogênio; e pelas enzimas que são secretadas diretamente nos ductos.

Histopatologicamente, ocorre edema intersticial no início. Posteriormente, com a evolução do episódio de pancreatite, pode ocorrer

Tabela 378.1 Etiologia de pancreatite aguda e recorrente em crianças.

MEDICAMENTOS E TOXINAS
- Ácido valproico
- Álcool
- Azatioprina
- Carbamazepina
- Cimetidina
- Citarabina
- Corticosteroides
- Dapsona
- Didanosina
- Enalapril
- Eritromicina
- Estrogênio
- Furosemida
- Hidrocarbonetos voláteis
- Interferona α
- Intoxicação por organofosforados
- Isoniazida
- L-asparaginase
- Lamivudina
- Lisinopril
- Maconha
- 6-Mercaptopurina
- Mesalazina
- Metildopa
- Metronidazol
- Octreotida
- Pentamidina
- Peptídeos semelhantes ao glucagon 1
- Procainamida
- Retrovirais: DDC (dideoxicitidina), DDI (dideoxi-inosina), tenofovir
- Rifampicina
- Sulfonamidas: mesalazina, 5-aminossalicitatos, sulfassalazina, sulfametoxazol-trimetoprima
- Sulindaco
- Superdosagem de paracetamol
- Tetraciclina
- Tiazidas
- Veneno (aranha, escorpião, lagarto monstro-de-Gila)
- Vincristina

GENÉTICA
- Gene da fibrose cística *(CFTR)*
- Gene da quimiotripsina C *(CTRC)*
- Gene inibidor da tripsina *(SPINK1)*
- Gene tripsinogênio catiônico *(PRSS1)*

INFECCIOSA
- Ascaridíase
- Caxumba
- Choque séptico
- Ecovírus
- Enterovírus
- Hepatites A, B
- Herpes-vírus
- Infecção na tireoide
- Influenza A, B
- Leptospirose
- Malária
- Micoplasma
- Raiva
- Rubéola
- Sarampo
- Síndrome de Reye: varicela, influenza B
- Vírus Coxsackie B
- Vírus Epstein-Barr

OBSTRUTIVA
- Anormalidades do ducto pancreático
- Ascaridíase
- Cisto de duplicação
- Cisto do colédoco
- Coledococele
- Colelitíase, microlitíase e coledocolitíase (cálculos ou sedimento)
- Complicação de colangiopancreatografia endoscópica retrógrada (CPRE)
- Disfunção do esfíncter de Oddi
- Doença ampular
- Malformações do trato biliar
- *Pancreas divisum*
- Pós-operatório
- Tumor

DOENÇA SISTÊMICA
- Acidemia orgânica
- Desnutrição
- Diabetes melito (cetoacidose)
- Doença de Crohn
- Doença de Kawasaki
- Doenças vasculares do colágeno
- Hemocromatose
- Hiperlipidemia: tipos I, IV, V
- Hiperparatireoidismo/hipercalcemia
- Insuficiência renal
- Lipodistrofia parcial congênita
- Lúpus eritematoso sistêmico
- Pancreatite autoimune (doença sistêmica relacionada com a IgG_4)
- Periarterite nodosa
- Púrpura de Henoch-Schönlein
- Síndrome hemolítico-urêmica
- Transplante: medula óssea, coração, fígado, rim, pâncreas
- Traumatismo cranioencefálico
- Tumor cerebral
- Úlcera péptica
- Vasculite
- Veneno de escorpião

TRAUMÁTICA
- Abuso infantil
- Hipotermia
- Imobilização de corpo inteiro
- Queimaduras
- Traumatismo cirúrgico
- Traumatismo contuso

o desenvolvimento de necrose localizada e confluente, ruptura de vasos sanguíneos, causando hemorragia, e uma resposta inflamatória pode se desenvolver no peritônio.

O diagnóstico de pancreatite em crianças é feito quando dois dos três fatores a seguir estão presentes: dor abdominal; amilase sérica e/ou atividade de lipase pelo menos três vezes maior do que o limite superior do normal; e achados de imagens característicos ou compatíveis com pancreatite aguda.

MANIFESTAÇÕES CLÍNICAS

A gravidade da pancreatite aguda em crianças foi definida por um consenso realizado por um comitê.

Pancreatite aguda leve. Pancreatite aguda que não é associada à falência de órgãos, a complicações locais ou sistêmicas e, geralmente, apresenta resolução na primeira semana após o surgimento dos sintomas. Essa é a forma mais comum de pancreatite aguda pediátrica.

O paciente com pancreatite aguda leve apresenta dor abdominal moderada a intensa, vômitos persistentes e, possivelmente, febre. A dor é epigástrica ou em um dos quadrantes superiores, é constante e muitas vezes faz com que a criança assuma uma posição antálgica com quadris e joelhos flexionados, sentando-se ereta ou deitando-se de lado. A criança se mostra muito desconfortável e irritada e parece agudamente doente. O abdome pode estar distendido e doloroso, massa pode ser palpável. A dor pode aumentar de intensidade por 24 a 48 horas, período em que os vômitos podem aumentar e o paciente pode precisar de hospitalização para fluidoterapia e reposição eletrolítica, além de analgesia. Não ocorre falência de órgãos e os exames de imagem não mostram necrose peripancreática ou pancreática. O prognóstico para a recuperação completa nos casos agudos sem complicações depois de 4 a 7 dias é excelente.

Pancreatite aguda moderadamente grave. Pancreatite aguda com falência/disfunção transitória de órgão (com duração inferior a 48 horas) ou o desenvolvimento de complicações locais ou sistêmicas, como exacerbação de doença comórbida previamente diagnosticada (como doença pulmonar ou renal). Os exames de imagem podem revelar necrose estéril peripancreática ou pancreática. O prognóstico para esses pacientes também é excelente, mas o tempo de recuperação pode ser prolongado.

Pancreatite aguda grave. Pancreatite aguda com desenvolvimento de disfunção orgânica que persiste por mais de 48 horas. A disfunção orgânica persistente pode ser simples ou múltipla. A pancreatite aguda grave é rara em crianças. Nesse quadro potencialmente fatal, o paciente está agudamente doente com náuseas, vômitos e dor abdominal intensa. Podem ocorrer choque, febre alta, icterícia, ascite, hipocalcemia e derrames pleurais. Pode ser observada uma descoloração azulada em torno do umbigo (sinal de Cullen) ou nos flancos (sinal de Grey Turner). O pâncreas se torna necrótico e pode ser transformado em massa inflamatória hemorrágica. A taxa de mortalidade, de aproximadamente 20%, está relacionada com: síndrome da resposta inflamatória sistêmica com disfunção de múltiplos órgãos, choque, insuficiência renal, síndrome do desconforto respiratório agudo, coagulação intravascular disseminada, hemorragia gastrintestinal e infecção sistêmica ou intra-abdominal. O percentual de necrose observado na tomografia computadorizada (TC) e o não realce do tecido pancreático na TC (sugerindo necrose) preveem a gravidade da doença.

DIAGNÓSTICO

A pancreatite aguda geralmente é diagnosticada pela medição das atividades da lipase e da amilase séricas. A lipase sérica é considerada o teste de escolha para pancreatite aguda, pois é mais específico do que a amilase para doença pancreática inflamatória aguda e deve ser determinada quando houver suspeita de pancreatite. A lipase sérica aumenta em até 4 a 8 horas, atinge o pico em 24 a 48 horas e permanece elevada por 8 a 14 dias a mais do que a amilase sérica. Lipase sérica acima de sete vezes o limite superior do normal obtida até 24 horas da apresentação pode prognosticar uma evolução grave. A lipase sérica pode estar elevada em doenças não pancreáticas. O nível de amilase sérica tipicamente permanece elevado por até 4 dias. Uma série de outras doenças também pode causar hiperamilasemia sem pancreatite (Tabela 378.2). A elevação da amilase salivar pode induzir o clínico a diagnosticar pancreatite em uma criança com dor abdominal.

Tabela 378.2 Diagnóstico diferencial de hiperamilasemia.

PATOLOGIA PANCREÁTICA
• Patologia aguda ou crônica
• Complicações de pancreatite (pseudocisto, ascite, abscesso)
• Pancreatite factícia
PATOLOGIA DAS GLÂNDULAS SALIVARES
• Parotidite (caxumba, *Staphylococcus aureus*, citomegalovírus, HIV, vírus Epstein-Barr)
• Sialadenite (cálculo, radiação)
• Transtornos alimentares (anorexia nervosa, bulimia)
PATOLOGIA INTRA-ABDOMINAL
• Doença do trato biliar (colelitíase)
• Perfuração de úlcera péptica
• Peritonite
• Obstrução intestinal
• Apendicite
DOENÇAS SISTÊMICAS
• Acidose metabólica (diabetes melito, choque)
• Insuficiência renal, transplante
• Queimaduras
• Gravidez
• Fármacos (morfina)
• Lesão cranioencefálica
• Derivação cardiopulmonar

O laboratório pode separar as isoenzimas da amilase nas frações pancreática e salivar. Inicialmente, os níveis de amilase sérica são normais em 10 a 15% dos pacientes.

Outras anormalidades laboratoriais que podem estar presentes na pancreatite aguda incluem hemoconcentração, coagulopatia, leucocitose, hiperglicemia, glicosúria, hipocalcemia, gamaglutamil transpeptidase elevada e hiperbilirrubinemia.

Radiografias torácicas e abdominais podem demonstrar achados inespecíficos, como atelectasia, infiltrados basilares, elevação do hemidiafragma, derrames pleurais do lado esquerdo (raramente do lado direito), derrame pericárdico e edema pulmonar. Radiografias abdominais podem demonstrar uma alça sentinela, dilatação do cólon transverso (sinal do *cut-off*), íleo paralítico, calcificação pancreática (se for recorrente), borramento da margem esquerda do psoas, um pseudocisto, nebulosidade difusa abdominal (ascite) e bolhas de gás extraluminais peripancreáticas.

A TC desempenha uma função essencial no diagnóstico e acompanhamento de crianças com pancreatite. Os achados podem incluir aumento do pâncreas, aparência edematosa sonolucente e hipoecoica do pâncreas, massas pancreáticas, coleções de líquidos e abscessos (Figura 378.1). Estudos de imagem normais na ocasião do diagnóstico não são incomuns. Em adultos, os achados da tomografia constituem a base de um sistema de prognósticos amplamente aceito (Tabela 378.3). A ultrassonografia é mais sensível que a TC para o diagnóstico de cálculos biliares. A colangiopancreatografia por ressonância magnética (CPRM) e a colangiopancreatografia retrógrada endoscópica (CPRE) são essenciais na investigação de pancreatite recorrente, de pancreatite de difícil resolução e doença associada a patologias da vesícula biliar. A ultrassonografia (US) endoscópica também ajuda a visualizar o sistema pancreaticobiliar. As complicações potenciais da pancreatite aguda estão indicadas na Tabela 378.4.

TRATAMENTO

Os objetivos do tratamento médico são o alívio da dor e a restauração da homeostase metabólica. A analgesia deve ser administrada em doses adequadas. Os equilíbrios hídrico, eletrolítico e mineral devem ser restaurados e mantidos. A aspiração nasogástrica é útil em pacientes com vômitos. O reinício precoce da alimentação diminui a taxa de complicações e o período de internação. Durante os vômitos, o paciente deve ser mantido em jejum. A recuperação geralmente se completa em 4 a 5 dias.

Não são recomendados antibióticos profiláticos, mas são usados antibióticos para tratar a necrose infectada. A secreção de ácido gástrico é suprimida com inibidores da bomba de prótons. A alimentação enteral

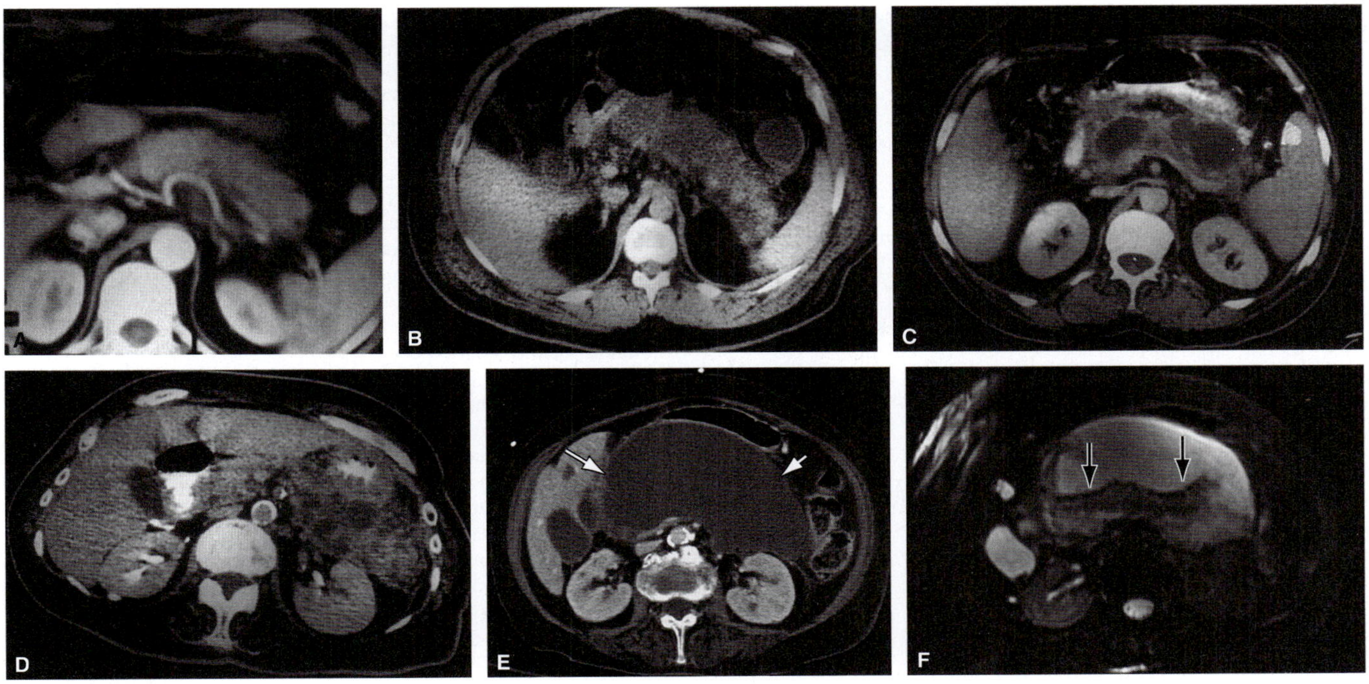

Figura 378.1 Aparência da pancreatite na TC e na RM. **A.** Pancreatite aguda leve. TC helicoidal na fase arterial. Aumento difuso do pâncreas sem acúmulo de líquido (coleções). **B.** Pancreatite aguda grave. Falta de realce do parênquima pancreático decorrente de necrose de toda a glândula pancreática. **C.** Pseudocisto pancreático. Observa-se um acúmulo de líquido com cápsula fina na bolsa omental. **D.** Pancreatite aguda grave e formação de abscesso peripancreático. A formação de abscesso peripancreático é observada no interior do espaço peripancreático e do espaço pararrenal anterior esquerdo. **E.** Necrose pancreática. Um acúmulo atenuado de líquido bem-definido no leito pancreático (*setas brancas*) observado em imagem de TC com contraste. **F.** O mesmo acúmulo tem aparência mais complexa na imagem correspondente de RM ponderada em T2. Os detritos internos e o tecido necrótico são mais bem avaliados devido ao maior contraste do tecido mole na RM (*setas pretas*). (*A-D, De Elmas N: The role of diagnostic radiology in pancreatitis,* Eur J Radiol *38[2]:120-132, 2001, Figs. 1, 3b, 4a e 5.* E e F, *De Soakar A, Rabinowitz CB, Sahani DV: Cross-sectional imaging in acute pancreatitis,* Radiol Clin North Am *45[3]:447-460, 2007, Fig. 14.*)

Tabela 378.3 Definições revisadas dos aspectos morfológicos da pancreatite aguda.

PANCREATITE EDEMATOSA INTERSTICIAL

Inflamação aguda do parênquima pancreático e dos tecidos peripancreáticos, mas sem necrose tecidual reconhecível

- Critérios da tomografia computadorizada helicoidal com contraste (TCHC)
  - Realce do parênquima pancreático por agente de contraste intravenoso
  - Sem necrose peripancreática

PANCREATITE NECROSANTE

Inflamação associada à necrose do parênquima pancreático e/ou à necrose peripancreática

- Critérios da TCHC
  - Falta de realce do parênquima pancreático por agente de contraste intravenoso
  - Presença de achados de necrose peripancreática

COLEÇÃO DE LÍQUIDO DA PANCREATITE AGUDA

Líquido peripancreático associado à pancreatite edematosa intersticial sem necrose peripancreática associada. Aplica-se apenas a regiões de líquido peripancreático observadas nas primeiras 4 semanas após o início da pancreatite edematosa intersticial e sem as características de um pseudocisto

- Critérios da TCHC
  - Ocorre no contexto de pancreatite edematosa intersticial
  - Acúmulo homogêneo com densidade de líquido
  - Confinado pelos planos fasciais peripancreáticos normais
  - Sem parede definível encapsulando a coleção
  - Adjacente ao pâncreas (sem extensão intrapancreática)

PSEUDOCISTO PANCREÁTICO

Coleção encapsulada de líquido com uma parede de inflamação bem definida, geralmente fora do pâncreas, com pouca ou nenhuma necrose. Ocorre geralmente em mais de 4 semanas após o início de pancreatite edematosa intersticial

- Critérios da TCHC
  - Bem circunscrito, geralmente redondo ou oval
  - Densidade homogênea do líquido
  - Sem componente não líquido
  - Parede bem-definida e totalmente encapsulada
  - A maturação geralmente precisa de > 4 semanas após o início de pancreatite aguda, ocorre após pancreatite edematosa intersticial

COLEÇÃO NECRÓTICA AGUDA

Acúmulo contendo volumes variáveis de líquido e necrose associados à pancreatite necrosante; a necrose pode incluir o parênquima pancreático e/ou o tecido peripancreático

- Critérios da TCHC
- Ocorre apenas no contexto de pancreatite necrosante aguda
- Densidade heterogênea e não líquida de graus variáveis em diferentes locais (alguns parecem homogêneos no início da evolução)
- Sem parede definível encapsulando a coleção
- Intrapancreático e/ou extrapancreático

NECROSE DELIMITADA

Acúmulo encapsulado maduro de necrose pancreática e/ou peripancreática que desenvolveu uma parede inflamatória bem-definida. Ocorre geralmente > 4 semanas após o início de pancreatite necrosante

- Critérios da TCHC
  - Heterogênea com densidade líquida e não líquida, com locais variáveis (algumas parecem homogêneas)
  - Parede bem-definida e totalmente encapsulada
  - Intrapancreática e/ou extrapancreática
  - A maturação geralmente precisa de > 4 semanas após o início de pancreatite necrosante aguda

De PA Banks, TL Bollen, C Dervenis *et al.*; the Acute Pancreatitis Classification Working Group Classification of acute pancreatitis–2012: revision of the Atlanta classification and definitions by international consensus *Gut* 62:102-111, 2013.

Tabela 378.4 Complicações da pancreatite aguda.

LOCAIS
Pseudocisto
Necrose estéril
Necrose infectada
Abscesso
Sangramento GI
- Relacionado com pancreatite
- Ruptura da artéria esplênica ou de pseudoaneurisma da artéria esplênica
- Ruptura da veia esplênica
- Ruptura da veia porta
- Trombose da veia esplênica causando sangramento de varizes gastresofágicas
- Hemorragia de pseudocisto ou abscesso
- Sangramento pós-necrosectomia

Não relacionada com pancreatite
- Laceração de Mallory-Weiss
- Gastropatia alcoólica
- Gastropatia da mucosa relacionada com estresse

Complicações esplênicas
- Infarto
- Ruptura
- Hematoma
- Trombose da veia esplênica

Fistulização ou obstrução do intestino delgado ou cólon
Hidronefrose

SISTÊMICAS
Insuficiência respiratória
Insuficiência renal
Choque
Hiperglicemia
Hipocalcemia
Coagulação intravascular disseminada
Necrose adiposa (nódulos subcutâneos)
Retinopatia

PSICOSE

De Tenner S, Steinberg WM: Acute pancreatitis. In Feldman M, Friedman LS, Brandt LJ, editors: *Sleisenger and Fordtran's gastrintestinal and liver disease*, ed 10, Philadelphia, 2016, Elsevier (Box 58.7, p. 991).

pela boca, por sonda nasogástrica ou por sonda nasojejunal (em casos graves ou quando houver intolerância à alimentação oral ou nasogástrica), 2 a 3 dias depois do início reduz o período internação, o índice de complicações e aumenta a sobrevida em pacientes com pancreatite aguda grave. Em crianças, a terapia cirúrgica de pancreatite aguda não traumática raramente é necessária, mas pode incluir a drenagem de material necrótico ou abscessos. A terapia endoscópica para cálculos biliares comuns, estenoses ductais e para a drenagem de acúmulos de líquidos é a abordagem padrão, quando for indicada.

PROGNÓSTICO

Crianças com pancreatite aguda leve têm bom prognóstico e se recuperam em 4 a 5 dias. Quando a pancreatite está associada a traumatismo ou doença sistêmica, o prognóstico normalmente se relaciona com o quadro clínico associado.

A bibliografia está disponível no GEN-io.

378.2 Pancreatite Aguda Recorrente e Crônica

Steven L. Werlin e Michael Wilschanski

Pancreatite aguda recorrente é definida como dois ou mais episódios de pancreatite aguda com o retorno das enzimas aos valores iniciais entre os episódios. Pancreatite crônica é definida como a presença de dor abdominal típica associada a achados de imagem característicos que incluem calcificações, inflamação e fibrose pancreáticas, ou insuficiência pancreática exócrina associada a achados de imagem, ou insuficiência pancreática endócrina associada a achados de imagem. A maioria das crianças com pancreatite crônica descreve uma história de pancreatite aguda recorrente e tendem a estar mais velhas na ocasião do diagnóstico em comparação com crianças com pancreatite aguda recorrente, sugerindo que a pancreatite aguda recorrente e a pancreatite crônica ocorram em continuidade.

Pancreatite aguda recorrente e pancreatite crônica geralmente são decorrentes de mutações genéticas ou de anomalias congênitas do sistema pancreático ou do sistema ductal biliar (Tabelas 378.5 e 378.6). Mutações no gene *PRSS1* (tripsinogênio catiônico) situado no braço longo do cromossomo 7, no gene *SPINK1* (inibidor da tripsina pancreática) localizado no cromossomo 5, no gene de fibrose cística *(CFTR)* e quimiotripsina C *(CTRC)* podem causar pancreatite crônica (Figura 378.2).

O tripsinogênio catiônico possui um sítio de clivagem sensível à tripsina. A perda desse sítio de clivagem na proteína anormal permite a conversão descontrolada de tripsinogênio em tripsina, ocasionando autodigestão do pâncreas. Mutações no gene *PRSS1* agem de forma autossômica dominante com penetrância incompleta e expressividade variável. Muitas vezes, os sintomas começam na primeira década, mas geralmente são leves no início. Embora a recuperação espontânea de cada crise ocorra em 4 a 7 dias, os episódios se tornam cada vez mais intensos. A pancreatite hereditária pode ser diagnosticada pela presença da doença em gerações sucessivas de uma família. Uma avaliação feita em intervalos sem sintomas pode não ser muito compensadora, até que se desenvolvam calcificações, pseudocistos ou insuficiência pancreática exócrina e endócrina (Figuras 378.3 e 378.2). A pancreatite crônica é um fator de risco para o futuro desenvolvimento de câncer de pâncreas. Foram descritas múltiplas mutações do gene *PRSS1* associadas à pancreatite hereditária.

Tabela 378.5 Fatores que contribuem para a etiologia da pancreatite crônica.

	Nº (%)*
Pacientes com pancreatite crônica com história de um ou mais episódios de pancreatite aguda	73 (96)
Fatores de risco para pancreatite	
Genéticos	51 (67)
PRSS1	33 (43)
SPINK1	14 (19)
CFTR	11 (14)
CTRC	2 (3)
Autoimunes	3 (4)
Obstrutivos	25 (33)
Pancreas divisum	15 (20)
Disfunção do esfíncter de Oddi	1 (1)
Cálculos biliares	3 (4)
Má união do ducto pancreático	2 (3)
Obstrução do ducto pancreático	1 (1)
Outros	5 (7)
Tóxicos/metabólicos	8 (11)
Álcool (determinado por médico)	1 (1)
Fumo passivo (exposição)	3 (4)
Hiperlipidemia	1 (1)
Medicação	1 (1)
Doença metabólica	1 (1)
Outros	1 (1)
Nenhum mencionado	8 (11)

*O total excede 100% porque algumas crianças têm mais de um fator. De Schwarzenberg SJ, Bellin M, Husain SZ *et al.*: Pediatric chronic pancreatitis is associated with genetic risk factors and substantial disease burden, *J Pediatr* 166:890-896, 2015 (Table II, p. 892).

Tabela 378.6 Classificação da pancreatite crônica.

PANCREATITE CRÔNICA CALCIFICANTE	PANCREATITE CRÔNICA OBSTRUTIVA	PANCREATITE RESPONSIVA A ESTEROIDES
Álcool Tabagismo Genética Idiopática Pancreatite tropical juvenil	**Estenose** Traumatismo contuso Colocação de *stent* endoscópico Pancreatite aguda Estenose anastomótica **Tumor** Adenocarcinoma NMPI Cistoadenoma seroso – tumor das células da ilhota	**Pancreatite autoimune** Tipo 1 Tipo 2 (PDCI)

PDCI, pancreatite ducto-central idiopática, *NMPI*, neoplasia mucinosa papilar intraductal. De Majumder S, Chari ST: Chronic pancreatitis, *Lancet* 387:1957–1966, 2016 (Fig 1, p. 1958).

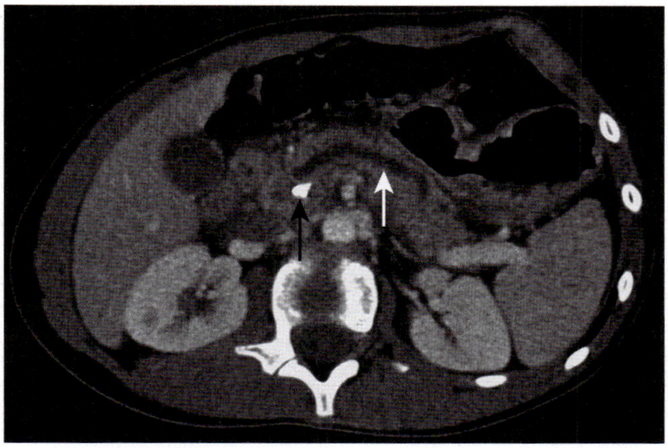

Figura 378.2 Pancreatite crônica. Tomografia computadorizada mostrando calcificação da cabeça do pâncreas (*seta preta*) e ducto pancreático dilatado (*seta branca*) em um paciente de 12 anos. (*Cortesia da Dra. Janet Reid. De Wyllie R, Hyams JS, editors:* Pediatric gastrintestinal and liver disease, *ed 3, Philadelphia, 2006, WB Saunders.*)

O inibidor da tripsina age como um mecanismo à prova de falhas para evitar a autoativação descontrolada de tripsina. Mutações no gene *SPINK1* foram associadas à pancreatite recorrente ou crônica. Nas mutações em *SPINK1*, esse mecanismo está ausente; esse gene pode ser um gene modificador e não o fator etiológico.

Mutações do gene da fibrose cística *(CFTR)* associadas à suficiência pancreática ou que normalmente não produzem doença pulmonar podem causar pancreatite crônica, possivelmente decorrente de obstrução ductal. Pacientes com genótipos associados a efeitos fenotípicos leves apresentam um risco maior de desenvolver pancreatite do que pacientes com genótipos associados a fenótipos moderados a graves.

Mutações no gene da quimiotripsina C, que causam perda de função, também podem causar pancreatite recorrente. As indicações para teste genético incluem episódios recorrentes de pancreatite aguda, pancreatite crônica, história familiar de pancreatite ou pancreatite inexplicada em crianças.

Outras doenças associadas à pancreatite crônica recidivante são hiperlipidemia (tipos I, IV e V), hiperparatireoidismo e ascaridíase. Anteriormente, a maioria dos casos de pancreatite recorrente na infância era considerada idiopática; com a descoberta das famílias de genes associadas à pancreatite recorrente, isso mudou. Anomalias congênitas dos sistemas ductais, como *pancreas divisum*, são mais comuns do que anteriormente considerado.

A pancreatite autoimune tipicamente se manifesta com icterícia, dor abdominal e perda de peso. O pâncreas normalmente se apresenta aumentado e aparece hipodenso na TC. A patogênese é desconhecida. O **tipo 1** é uma doença sistêmica e está associada à elevação do nível sérico de IgG4. Além da pancreatite tipo 1, o paciente pode ter fibrose retroperitoneal, inflamação orbital, aortite, colangite esclerosante, vasculite cutânea, fibrose pulmonar e sialoadenite. Essas características extrapancreáticas também podem estar presentes na ausência de pancreatite (Tabela 378.7). A biopsia tecidual mostra fibrose, plasmacitose e coloração positiva para IgG4; os níveis séricos de IgG4 nem sempre estão elevados.

O **tipo 2** é limitado a um envolvimento difuso ou focal somente do pâncreas. Os níveis de IgG4 são normais. *Ambos os tipos respondem a esteroides.* Crianças com pancreatite autoimune tipicamente têm o tipo 2.

A pancreatite tropical juvenil é a forma mais comum de pancreatite crônica nos países equatoriais em desenvolvimento. A prevalência mais elevada é no estado indiano de Kerala. A pancreatite tropical ocorre no fim da infância ou no início da vida adulta, manifestando-se com

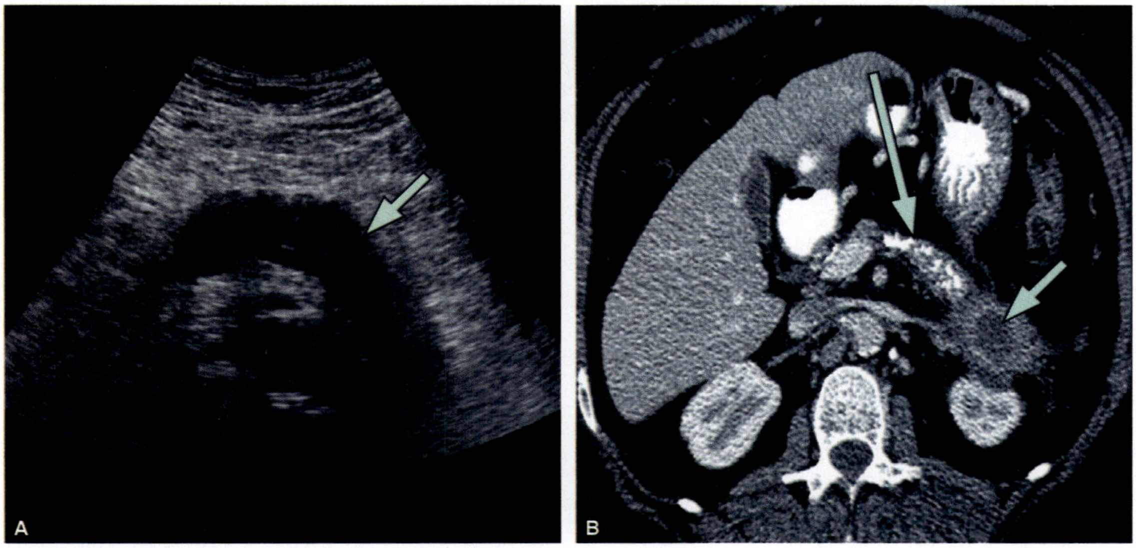

Figura 378.3 Exemplos de imagens ultrassonográficas e de TC com multidetectores em pacientes com pancreatite crônica. **A.** Ultrassonografia transabdominal mostrando pâncreas hipoecoico uniformemente edemaciado (*seta*) típico de pancreatite autoimune. **B.** TC com multidetectores mostrando cálculos pancreáticos em pâncreas atrófico (*seta longa*) e um pseudocisto na cauda do pâncreas (*seta curta*). (*De Braganza JM, Lee SH, McCloy RF, McMahon MJ: Chronic pancreatitis,* Lancet *377:1184–1197, 2011, Fig. 5, p 1191.*)

Tabela 378.7	Classificação dos quadros de distúrbios crônicos atualmente reconhecidos como parte de doença relacionada com IgG4.
Pancreatite autoimune (pancreatite esclerosante linfoplasmacítica)	
Fibrose angiocêntrica eosinofílica (afetando as órbitas e o trato respiratório superior)	
Mediastinite fibrosante	
Paquimeningite hipertrófica	
Nefrite tubulointersticial hipocomplementêmica idiopática com depósitos tubulointersticiais extensos	
Pseudotumor inflamatório (afetando órbitas, pulmões, rins e outros órgãos)	
Tumor de Küttner (afetando as glândulas submandibulares)	
Doença de Mikulicz (afetando as glândulas salivares e lacrimais)	
Fibroesclerose multifocal (comumente afetando órbitas, glândula tireoide, retroperíneo, mediastino e outros tecidos e órgãos)	
Periaortite e periarterite	
Aneurisma aórtico inflamatório	
Fibrose retroperineal (doença de Ormond)	
Tireoidite de Riedel	
Mesenterite esclerosante	
Quadros anteriormente considerados como distúrbios individuais, agora reconhecidos como parte de doença relacionada com IgG4	

De Kamisawa T, Zen Y, Pillai S, Stone JH: IgG4-related disease, *Lancet* 385:1460–1471, 2015 (Panel 1, p. 1461).

dor abdominal e insuficiência pancreática irreversível, seguida por diabetes melito no prazo de 10 anos. Os ductos pancreáticos são obstruídos por secreções espessas, que posteriormente calcificam. Esse quadro, em 50% dos casos, está associado a mutações no gene *SPINK*.

É indicada uma avaliação diagnóstica completa de cada criança com mais de um episódio de pancreatite. Devem ser determinados os níveis séricos de lipídios, cálcio e fósforo. As fezes devem ser avaliadas quanto à presença de áscaris, e deve ser realizado o teste do suor. Deve-se avaliar radiografias abdominais simples quanto à ocorrência de calcificações pancreáticas. Deve-se realizar US ou TC do abdome para detectar a presença de pseudocisto. O trato biliar deve ser avaliado quanto à presença de cálculos. Após o aconselhamento genético, a avaliação dos genótipos de *PRSS1*, *SPINK1*, *CFTR* e *CRTC* pode ser realizada. Testes eletrofisiológicos, como o teste de diferença de potencial nasal, podem ser recomendados quando o diagnóstico de fibrose cística (FC) for incerto.

A CPRM e a CPRE são técnicas que podem ser usadas para definir a anatomia da glândula e são obrigatórias se for considerada a hipótese de cirurgia. A CPRM é o exame de escolha quando não se cogita endoterapia; o exame deve ser realizado como parte da avaliação de qualquer criança com pancreatite idiopática, de difícil resolução ou recorrente e em pacientes com pseudocisto antes da drenagem. Nesses casos, pode ser detectado um defeito anatômico que não tenha sido previamente diagnosticado e cuja abordagem seja viável por via endoscópica ou cirúrgica. Os tratamentos endoscópicos incluem esfincterectomia, extração de cálculos, drenagem de pseudocistos e inserção de endopróteses pancreáticas ou biliares. Esses tratamentos permitem o manejo não cirúrgico bem-sucedido de doenças que, anteriormente, necessitavam de intervenção cirúrgica. Em pacientes com dor intratável, realiza-se pancreatectomia total e a transfusão de células das ilhotas é realizada em centros especializados.

A bibliografia está disponível no GEN-io.

Capítulo 379 Coleções de Líquido Pancreático

Michael Wilschanski e Steven L. Werlin

A formação de pseudocisto pancreático é uma sequela incomum da pancreatite aguda ou crônica.

Um pseudocisto pancreático é uma coleção circunscrita de líquido rico em enzimas pancreáticas, sangue e tecido necrótico, tipicamente localizado no saco menor do abdome (bolsa omental). Pseudocistos pancreáticos geralmente são complicações da pancreatite, embora, nas crianças, eles frequentemente ocorram após traumatismo abdominal. Eles podem aumentar ou se estender em quase todas as direções produzindo, portanto, uma ampla variedade de sintomas (Figura 378.1C).

Suspeita-se de pseudocisto pancreático quando um episódio de pancreatite não apresenta resolução ou quando massa se desenvolve após um episódio de pancreatite. As características clínicas geralmente incluem dor, náuseas e vômitos, mas muitos pacientes são assintomáticos. Os sinais mais comuns são massa palpável em 50% dos pacientes e icterícia em 10%. Outros achados incluem ascite e derrame pleural (geralmente do lado esquerdo).

Pseudocistos pancreáticos podem ser detectados por ultrassonografia (US) transabdominal, tomografia computadorizada (TC), colangiopancreatografia por ressonância magnética (CPRM), colangiopancreatografia retrógrada endoscópica (CPRE) e ultrassonografia endoscópica (USE). Em função de sua facilidade, disponibilidade e confiabilidade, a US é a primeira escolha. Estudos sequenciais de US têm demonstrado que a maioria dos pseudocistos pequenos (< 6 cm) apresenta resolução espontânea. Recomenda-se que o paciente com pancreatite aguda se submeta a uma avaliação ultrassonográfica 4 semanas após a resolução do episódio agudo para verificar a possível formação de um pseudocisto.

TRATAMENTO DE COLEÇÕES DE LÍQUIDO E NECROSE

A drenagem percutânea ou endoscópica de pseudocistos substituiu a drenagem cirúrgica aberta, exceto em pseudocistos recorrentes ou complicados. Embora se deva deixar um pseudocisto maturar por um período de 4 a 6 semanas antes da drenagem cirúrgica, a drenagem percutânea ou endoscópica pode ser tentada antes. Em alguns casos, realiza-se uma cistogastrostomia endoscopicamente. Quando se planeja um tratamento cirúrgico, realiza-se uma CPRM ou uma CPRE para definir as anormalidades anatômicas e ajudar o cirurgião a planejar sua abordagem. A USE é útil quando se opta pela abordagem endoscópica.

Pancreatite necrosante inclui necrose da glândula pancreática e necrose da gordura peripancreática. Nas fases iniciais, o acúmulo necrótico é uma mistura de tecido semissólido e sólido. Após um período de 4 semanas ou mais, a coleção se torna mais líquida e é encapsulada por uma parede visível. Nesse ponto, o processo é denominado necrose pancreática delimitada. A necrose estéril não requer terapia, exceto no raro caso de uma coleção que obstrui uma víscera adjacente (obstrução duodenal, do ducto biliar ou gástrica).

O desenvolvimento de necrose *infectada* é a principal indicação de antibioticoterapia de amplo espectro. O desenvolvimento de febre, leucocitose e dor abdominal crescente sugere infecção do tecido necrótico. Uma TC pode revelar evidências de bolhas de ar na cavidade necrótica.

A bibliografia está disponível no GEN-io.

Capítulo 380

Tumores Pancreáticos

Meghen B. Browning, Steven L. Werlin e Michael Wilschanski

Os tumores pancreáticos podem ter origem endócrina ou não endócrina. Os tumores de origem endócrina incluem os gastrinomas e os insulinomas (ver Tabela 380.1). Esses e outros tumores funcionantes ocorrem na neoplasia endócrina múltipla tipo 1 (MEN-1), de herança autossômica dominante. A hipoglicemia acompanhada de níveis de insulina mais elevados do que o esperado ou as úlceras gástricas refratárias (síndrome de Zollinger-Ellison) indicam a possibilidade de tumor pancreático (ver Capítulo 372). Os gastrinomas surgem, em sua maioria, fora do pâncreas. O tratamento de escolha consiste em remoção cirúrgica. Se não for possível encontrar o tumor primário, ou caso tenha sofrido metástase, a cura pode não ser possível. Indica-se, então, o tratamento com um inibidor da bomba de prótons, em altas doses, para inibir a secreção de ácido gástrico.

Os insulinomas e a hipoglicemia hiperinsulinêmica persistente da infância produzem uma hipoglicemia sintomática causada por mutações em uma variedade de genes, mais comumente *GUUD1* e *KATP*. A pancreatectomia subtotal massiva ou total é o tratamento de escolha quando os tratamentos clínicos falham. Essas crianças podem então desenvolver insuficiência pancreática e diabetes como uma complicação da cirurgia.

A **síndrome de diarreia aquosa-hipopotassemia-acidose** é habitualmente produzida pela secreção do peptídeo intestinal vasoativo por um tumor de células não α (VIPoma) (ver Tabela 367.7). Os níveis séricos do peptídeo intestinal vasoativo estão frequentemente, porém nem sempre, aumentados. O tratamento consiste em remoção cirúrgica do tumor. Quando essa conduta não é possível, os sintomas podem ser controlados pelo uso de acetato de octreotida (somatostatina cíclica), um análogo sintético da somatostatina. Tumores pancreáticos que secretam uma variedade de hormônios, incluindo glucagon, somatostatina e polipeptídeo pancreático, também foram descritos. O tratamento consiste em ressecção cirúrgica, quando possível.

Pancreatoblastomas, adenocarcinomas pancreáticos, cistoadenomas e sarcomas do pâncreas são raramente encontrados. O pancreatoblastoma, um tumor embrionário maligno que secreta alfafetoproteína e que pode conter elementos tanto endócrinos quanto exócrinos, constitui a neoplasia pancreática mais comum em crianças pequenas. Deve-se considerar a quimioterapia pré-cirúrgica para as lesões que não são primariamente ressecáveis. A ressecção pode ser curativa; a quimioterapia adjuvante tem sido usada, porém a sua eficácia ainda não foi estabelecida.

Os sarcomas muito raramente são primariamente pancreáticos, mas podem incluir sarcoma de Ewing, rabdomiossarcoma ou sarcomas de tecido mole indiferenciados. Eles são tratados com terapia multimodal, que inclui quimioterapia e ressecção ou radiação.

O carcinoma de pâncreas exócrino constitui um problema importante em adultos, que responde por 2% dos diagnósticos e 5% das mortes por câncer. Essa enfermidade é muito rara na infância, e não há uma causa definida. Várias síndromes genéticas, incluindo mutações nos genes *PRSSI* e *MEN-1*, levam à incidência aumentada de câncer pancreático na vida adulta. O tumor pseudopapilar sólido do pâncreas, também chamado de tumor de Frantz, é o carcinoma pancreático mais indolente encontrado, habitualmente, em adolescentes e mulheres adultas jovens. Os sintomas de apresentação típicos consistem em dor abdominal, massa ou icterícia. O tratamento de escolha consiste em remoção cirúrgica total. O prognóstico é muito bom.

As lesões pancreáticas na **doença de von Hippel-Lindau** são habitualmente benignas e císticas. Os cistoadenomas, os adenocarcinomas familiares e os tumores de células das ilhotas são menos comuns. Foi descrita a ocorrência de metástases, porém a terapia adjuvante, após excisão cirúrgica, ainda não pode ser recomendada. O diagnóstico é sugerido por imagens de tomografia computadorizada (TC).

O prognóstico é bom para os tumores endócrinos submetidos à ressecção total, porém é muito sombrio para os sarcomas e carcinomas, exceto para subtipos raros. As crianças que sobrevivem à pancreatectomia parcial ou total podem apresentar redução da reserva pancreática exócrina e endócrina.

A bibliografia está disponível no GEN-io.

Tabela 380.1 Síndromes associadas a tumores neuroendócrinos pancreáticos (TNEp).*

SÍNDROME	INCIDÊNCIA/10^6/ANO	MALIGNIDADE (%)	HORMÔNIO
Insulinoma	1 a 2	< 10	Insulina
Gastrinoma (SZE)	0,5 a 1,5	60 a 90	Gastrina
VIPoma (síndrome de Verner-Morrison, DAHA, cólera pancreática)	0,05 a 0,2	> 60	VIP
Glucagonoma	0,01 a 0,1	50 a 80	Glucagon
Somatostatinoma	Raro	> 70	Somatostatina
GRFoma	Desconhecido	> 30	GH-RF
ACTHoma	Incomum	> 95%	ACTH
TNEp secretor de PTH-rP	Raro	84%	PTH-rP
Tumor carcinoide pancreático	Raro (< 1% de todos os carcinoides)	77%	Serotonina, taquininas
TNEp secretor de renina	Raro	Desconhecido	Renina
TNEp secretor de eritropoetina	Raro	Desconhecido	Eritropoetina
TNEp secretor de hormônio luteinizante	Raro	Desconhecido	Hormônio luteinizante
TNEp secretor de colecistocinina (CCKoma)	Raro	Desconhecido	CCK

DAHA, Diarreia aquosa, hipopotassemia, acloridria; *GH-RF*, fator liberador de hormônio do crescimento; *PTH-rP*, proteína relacionada ao hormônio da paratireoide; *SZE*, síndrome de Zollinger-Ellison; *VIP*, polipeptídeo intestinal vasoativo. *Estas síndromes também podem ser causadas por um TNE-GI (carcinoide). De Jensen RT, Norton JA, Oberg K: Neuroendocrine tumors. In Feldman M, Friedman LS, Brandt LJ, editors: *Sleisenger and Fordtran's gastrointestinal and liver disease*, ed 10, Elsevier, 2016, Philadelphia, Table 33.1.

Seção **6**

Fígado e Sistema Biliar

Capítulo **381**

Morfogênese do Fígado e do Sistema Biliar

Stacey S. Huppert e William F. Balistreri

Durante o processo embrionário inicial de gastrulação, formam-se as três camadas germinativas embrionárias (endoderma, mesoderma e ectoderma). O fígado e o sistema biliar originam-se de células do endoderma ventral do intestino primitivo anterior e o desenvolvimento deles pode ser dividido em três processos distintos (ver Figura 381.1). Em primeiro lugar, por meio de mecanismos desconhecidos, o endoderma ventral do intestino primitivo anterior adquire *competência* para receber sinais provenientes do mesoderma cardíaco. Esses sinais mesodérmicos, na forma de vários fatores de crescimento dos fibroblastos e proteínas morfogenéticas do osso, levam à *especificação* das células que têm o potencial de formar o fígado e ativar seus genes específicos. Durante esse período de decisão quanto ao destino hepático, fatores de transcrição "pioneiros", incluindo o *Foxa* e o *Gata4*, ligam-se a locais específicos de ligação na cromatina compactada, abrem a estrutura da cromatina local e marcam os genes como competentes. Todavia, esses genes só irão se expressar se forem corretamente induzidos por fatores de transcrição adicionais. Em seguida, células recém-especificadas desprendem-se do endoderma ventral do intestino primitivo anterior e migram na direção cranioventral para o septo transverso, na quarta semana de gestação humana, para dar início à *morfogênese* do fígado.

O crescimento e o desenvolvimento do fígado recém-brotado exigem interações com as células endoteliais. Determinadas proteínas são importantes para o desenvolvimento do fígado em modelos animais (ver Tabela 381.1). Além dessas proteínas, microRNAs, que consistem em pequenos RNAs de filamento único não codificador, desempenham um papel funcional na regulação da expressão dos genes e no desenvolvimento hepatobiliar em modelos de peixe-zebra e de camundongo.

No mesentério ventral, a proliferação de células migratórias forma os cordões hepáticos anastomosados, sendo o padrão arquitetônico básico do lóbulo hepático estabelecido pela rede de células hepáticas primitivas, sinusoides e do mesênquima septal (ver Figura 381.2). A porção *cranial* sólida do divertículo hepático (parte hepática), por fim, forma o parênquima hepático e os ductos biliares intra-hepáticos. Os lóbulos hepáticos são identificados na sexta semana da gestação humana. As estruturas dos canalículos biliares, incluindo as microvilosidades e os complexos juncionais, constituem locais especializados da membrana da célula hepática, que aparecem bem no início da gestação e observam-se grandes canalículos delimitados por vários hepatócitos entre a 6ª e a 7ª semana.

Tanto os hepatócitos quanto as células dos ductos biliares (colangiócitos) têm os hepatoblastos como precursores comuns. A sinalização Notch, que está comprometida na síndrome Alagille, promove a diferenciação dos hepatoblastos em epitélio biliar, enquanto o fator de crescimento dos hepatócitos antagoniza essa diferenciação. O desenvolvimento dos ductos biliares intra-hepáticos é determinado pelo padrão de desenvolvimento e ramificação da veia porta. Com cerca de 8 semanas de gestação, começando no hilo do fígado, os hepatoblastos primitivos, adjacentes ao mesênquima ao redor dos ramos da veia porta, formam uma bainha cilíndrica denominada *placa ductal*.

Tabela 381.1 Fatores de crescimento, receptores, proteinoquinases e fatores de transcrição selecionados necessários para o desenvolvimento normal do fígado em modelos animais.

INDUÇÃO DO DESTINO DOS HEPATÓCITOS ATRAVÉS DO MESODERMA CARDÍACO
• Fatores de crescimento dos fibroblastos (FGFs; do inglês *fibroblast growth factors*) 1, 2, 8 • Receptores dos FGF 1, 4
INDUÇÃO DO DESTINO DOS HEPATÓCITOS ATRAVÉS DO SEPTO TRANSVERSO
• Proteínas morfogenéticas do osso 2, 4, 7
ESTÍMULO AO CRESCIMENTO E À PROLIFERAÇÃO DOS HEPATOBLASTOS
• Fator de crescimento dos hepatócitos (HGF) • Receptor c-met do HGF • Fatores de transcrição "pioneiros" Foxa1, Foxa2 e Gata4, Gata6 • Fatores de transcrição Xbp1, Foxm1b, Hlx, Hex, Prox1 • Via de sinalização wnt, betacatenina
ESPECIFICAÇÃO DA LINHAGEM DOS HEPATÓCITOS
• HGF • Fator transformador do crescimento β e seus efetores a jusante Smad 2, Smad 3 • Fatores nucleares dos hepatócitos (HNF) 1α, 4α, 6
ESPECIFICAÇÃO DA LINHAGEM DOS COLANGIÓCITOS
• Jagged1 (ligante Notch) e receptores Notch 1, 2 • HNF6, HNF1β • Via de sinalização wnt, betacatenina • Proteína vacuolar Vps33b

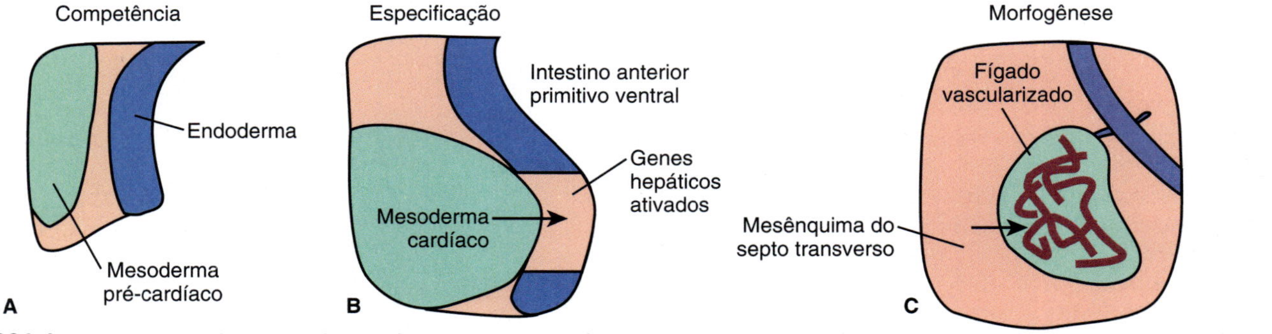

Figura 381.1 Processos envolvidos no desenvolvimento inicial do fígado. **A.** O endoderma do intestino primitivo anterior ventral adquire *competência* para receber sinais que se originam do mesoderma cardíaco. **B.** As células específicas do endoderma do intestino primitivo anterior ventral sofrem *especificação* e ativação dos genes específicos do fígado sob a influência de sinais mesodérmicos. **C.** A *morfogênese* do fígado inicia-se quando as células recém-especificadas migram para o septo transverso sob a influência de moléculas de sinalização e da matriz extracelular liberada por células mesenquimais do septo transverso e de células endoteliais primitivas. (*De Zaret KS: Liver specification and early morphogenesis*, Mech Dev 92:83-88, 2000.)

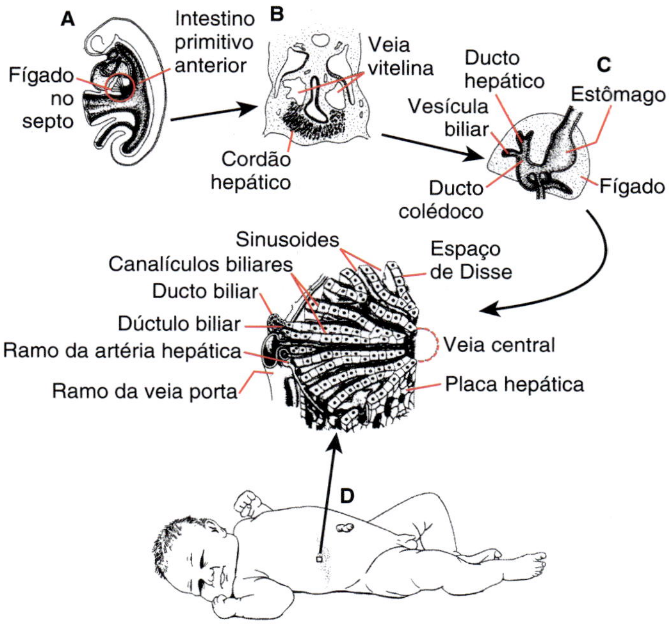

Figura 381.2 Morfogênese hepática. **A.** Crescimento ventral do divertículo hepático a partir do endoderma do intestino primitivo anterior no embrião de 3,5 semanas. **B.** Entre as duas veias vitelinas, os brotos do divertículo hepático em crescimento formam os cordões epiteliais (hepáticos), que passam a constituir o parênquima hepático ao redor do qual se estabelece o endotélio dos capilares (sinusoides) (embrião de 4 semanas). **C.** Hemissecção de embrião com 7,5 semanas. **D.** Representação tridimensional do lóbulo hepático no recém-nascido. (*De Andres JM, Mathis RK, Walker WA: Liver disease in infants. Part I: developmental hepatology and mechanisms of liver dysfunction*, J Pediatr 90:686-697, 1977.)

A partir de 12 semanas de gestação, ocorre a remodelagem da placa ductal, com alguns de seus segmentos sofrendo dilatação tubular e o excesso de suas células desaparece gradualmente. A ramificação da árvore biliar continua durante toda a vida fetal nos seres humanos e, por ocasião do nascimento, os ramos periféricos das veias porta ainda estão, em sua maioria, circundados pelas placas ductais. São necessárias 4 semanas a mais para o desenvolvimento dos ductos portais definitivos. A ausência de remodelamento da placa ductal resulta na persistência das configurações primitivas da placa ductal, uma anormalidade denominada *malformação da placa ductal*. Tem-se observado essa lesão histopatológica nas biopsias de fígado em uma variedade de distúrbios hepáticos, incluindo a fibrose hepática congênita, a doença de Caroli e a atresia biliar.

A parte *caudal* (parte cística) do divertículo hepático transforma-se na vesícula biliar, no ducto cístico e no ducto colédoco. As partes distais dos ductos hepáticos direito e esquerdo desenvolvem-se a partir dos ductos extra-hepáticos, enquanto as partes proximais desenvolvem-se a partir das primeiras placas ductais intra-hepáticas. Os ductos biliares extra-hepáticos e a árvore biliar intra-hepática em desenvolvimento mantêm uma continuidade luminal e perviedade desde o início da organogênese (ver Figura 381.2*C*).

O fluxo sanguíneo hepático do feto deriva da artéria hepática e das veias porta e umbilical, que formam o seio portal. O fluxo venoso portal é direcionado principalmente para o lobo hepático direito, enquanto o fluxo umbilical segue principalmente para o lobo esquerdo. O ducto venoso drena o sangue das veias porta e umbilical para a veia hepática, contornando, assim, a rede sinusoidal. Depois do nascimento, o ducto venoso torna-se obliterado quando a alimentação oral é iniciada. A saturação de oxigênio fetal é mais baixa no sangue venoso portal do que no umbilical; por conseguinte, o lobo hepático direito tem menos oxigenação e maior atividade hematopoética do que o lobo hepático esquerdo.

As atividades de transporte e metabolismo do fígado são facilitadas pela disposição estrutural dos cordões de células hepáticas, que são formados por fileiras de hepatócitos, separados por sinusoides, que convergem para as tributárias da veia hepática (a veia central) localizadas no centro do lóbulo (ver Figura 381.2*D*). Isso estabelece as vias e os padrões do fluxo das substâncias para e a partir do fígado. Além do suprimento arterial proveniente da circulação sistêmica, o fígado também recebe suprimento venoso proveniente do trato gastrintestinal, por meio do sistema portal. Os produtos do sistema hepatobiliar são liberados por duas vias diferentes: através da veia hepática e através do sistema biliar, de volta ao intestino. O fígado secreta proteínas plasmáticas e outros componentes do plasma. Os nutrientes absorvidos e circulantes chegam por meio da veia porta ou da artéria hepática, passam pelos sinusoides e pelos hepatócitos e atingem a circulação sistêmica na veia central. Os componentes biliares são transportados por uma série de canais de diâmetro crescente dos canalículos biliares, através dos pequenos ductos biliares até o ducto biliar comum.

A secreção da bile é observada pela primeira vez com 12 semanas da gestação humana. Os principais componentes da bile variam de acordo com o estágio do desenvolvimento. Próximo ao termo, o conteúdo de colesterol e de fosfolipídios é relativamente baixo. As baixas concentrações de ácidos biliares, a ausência de ácidos biliares derivados da ação bacteriana (secundários) e a presença de ácidos biliares incomuns refletem o fluxo biliar baixo e a imaturidade das vias da síntese dos ácidos biliares.

O fígado alcança um tamanho relativo máximo, de aproximadamente 10% do peso fetal, com 9 semanas de gestação. No início do desenvolvimento, o fígado constitui o principal local de hematopoese. Na sétima semana, o número de células hematopoéticas ultrapassa os hepatócitos funcionais no primórdio hepático. Esses hepatócitos iniciais são menores do que os maduros (cerca de 20 μm *versus* 30 a 35 μm) e contêm menos glicogênio. Próximo ao termo, a massa de hepatócitos sofre expansão e predomina no órgão, à medida que o tamanho das células e o conteúdo de glicogênio aumentam. A hematopoese praticamente está ausente por volta do segundo mês de vida pós-natal em lactentes a termo. Conforme a densidade dos hepatócitos aumenta com a idade gestacional, o volume relativo da rede sinusoidal diminui. O fígado constitui 5% do peso corporal ao nascimento, porém apenas 2% no adulto.

No recém-nascido sadio, vários processos metabólicos estão imaturos, em parte devido aos padrões fetais de atividade dos vários processos enzimáticos. Muitas funções hepáticas fetais são realizadas pelo fígado materno, que fornece nutrientes e atua como via de eliminação dos produtos finais do metabolismo e das toxinas. O metabolismo hepático do feto tem por principal função a produção das proteínas necessárias para o crescimento. Próximo ao termo, as principais funções consistem em produção e armazenamento de nutrientes essenciais, excreção da bile e estabelecimento dos processos de eliminação. A adaptação extrauterina exige a síntese de novas enzimas. A modulação desses processos depende do fornecimento de substratos e de hormônios pela placenta e do suprimento dietético e hormonal no período pós-natal.

ULTRAESTRUTURA HEPÁTICA

Os hepatócitos exibem várias características ultraestruturais que refletem suas funções biológicas (ver Figura 381.3). À semelhança de outras células epiteliais, os hepatócitos são polarizados, o que significa que a sua estrutura e função têm orientação direcional. Uma das consequências dessa polaridade é que várias regiões da membrana plasmática dos hepatócitos desempenham funções especializadas. Ocorre transporte bidirecional na superfície *sinusoidal*, onde os materiais, que alcançam o fígado pelo sistema portal, entram no hepatócito, enquanto os compostos secretados pelo fígado saem. As membranas *canaliculares* dos hepatócitos adjacentes formam os canalículos biliares, que são delimitados pela zônula de oclusão, impedindo a transferência dos compostos secretados de volta ao sinusoide. Dentro dos hepatócitos, as atividades metabólicas e de síntese ocorrem no interior de diversas organelas celulares diferentes. A oxidação e o metabolismo de classes de substratos heterogêneos, a oxidação dos ácidos graxos, os processos essenciais envolvidos na gliconeogênese e o armazenamento e a liberação de energia ocorrem nas mitocôndrias presentes em quantidade abundante.

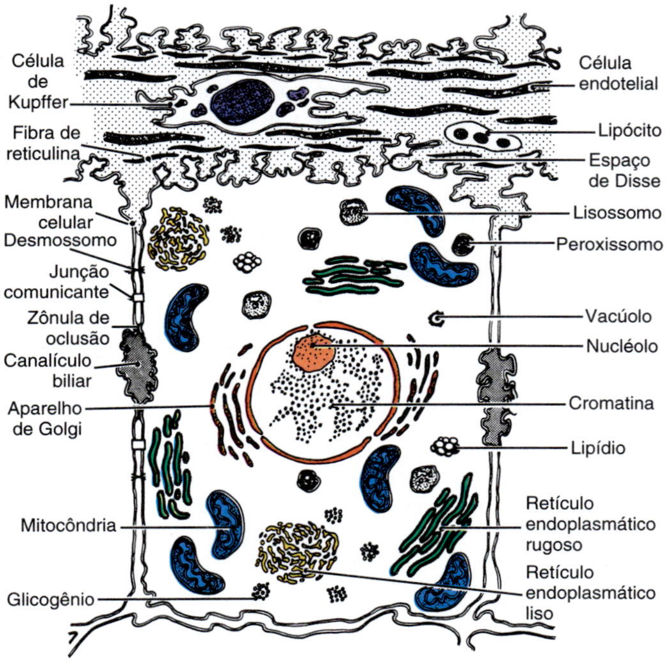

Figura 381.3 **Visão esquemática da ultraestrutura e das organelas dos hepatócitos.** (De *Sherlock S: Hepatic cell structure. In Sherlock S, editor:* Diseases of the liver and biliary system, *ed 6, Oxford,* 1981, *Blackwell Scientific, p. 10,* com autorização de *Blackwell Scientific.*)

O retículo endoplasmático, que consiste em uma rede contínua de túbulos de superfícies rugosa e lisa e cisternas, constitui o local de vários processos, incluindo a síntese de proteínas e de triglicerídeos e o metabolismo de fármacos. A baixa atividade fetal das enzimas ligadas ao retículo endoplasmático é responsável pela ineficiência relativa do metabolismo dos xenobióticos (fármacos). O aparelho de Golgi é ativo no acondicionamento das proteínas e, possivelmente, na secreção da bile. Os peroxissomos dos hepatócitos são organelas citoplasmáticas delimitadas por uma única membrana, que contêm enzimas, como a oxidase, a catalase e as que desempenham papel no metabolismo dos lipídios e dos ácidos biliares. Os lisossomos contêm numerosas hidrolases, que desempenham um papel na digestão intracelular. O citoesqueleto dos hepatócitos, que é composto de actina e outros filamentos, está distribuído por toda a célula e concentra-se próximo à membrana plasmática. Os microfilamentos e os microtúbulos desempenham um papel na endocitose mediada por receptores na secreção da bile e na manutenção da arquitetura e da motilidade dos hepatócitos.

FUNÇÕES METABÓLICAS DO FÍGADO

Metabolismo dos carboidratos

O fígado regula rigorosamente os níveis séricos de glicose por meio de vários processos, incluindo o armazenamento do excesso de carboidratos na forma de glicogênio, um polímero da glicose prontamente hidrolisado em glicose durante o jejum. Para manter os níveis séricos de glicose, os hepatócitos produzem glicose livre por meio da glicogenólise ou da gliconeogênese. Imediatamente após o nascimento, o lactente depende da glicogenólise hepática. A atividade gliconeogênica está presente em baixo nível no fígado fetal e aumenta rapidamente depois do nascimento. A síntese fetal de glicogênio começa com cerca de 9 semanas de gestação, com acúmulo mais rápido das reservas de glicogênio próximo ao termo, quando o fígado contém duas a três vezes a quantidade de glicogênio do fígado adulto. Esse glicogênio armazenado é usado, em sua maior parte, no período pós-natal imediato. Um novo acúmulo começa com cerca de 2 semanas de vida pós-natal e as reservas de glicogênio alcançam os níveis do adulto com aproximadamente 3 semanas de vida nos lactentes a termo sadios. Nos lactentes pré-termo, os níveis séricos de glicose variam, em parte, porque a regulação eficiente da síntese, do armazenamento e da degradação do glicogênio desenvolvem-se apenas no fim da gestação a termo. Os carboidratos da dieta, como a galactose, são convertidos em glicose, porém existe uma dependência substancial da gliconeogênese para a obtenção de glicose no início da vida, particularmente se as reservas de glicogênio forem limitadas.

Metabolismo das proteínas

Durante a rápida fase de crescimento fetal, as descarboxilases específicas, que limitam a velocidade da biossíntese das poliaminas fisiologicamente importantes, apresentam maior atividade do que no fígado maduro. A taxa da síntese de albumina e de proteínas secretoras no fígado em desenvolvimento acompanha paralelamente as alterações quantitativas no retículo endoplasmático. A síntese de albumina aparece com aproximadamente 7 a 8 semanas no feto humano e aumenta na proporção inversa à da alfafetoproteína, que é a proteína fetal dominante. Por volta de 3 a 4 meses de gestação, o fígado fetal é capaz de produzir fibrinogênio, transferrina e lipoproteínas de baixa densidade. A partir desse período, o plasma fetal contém cada uma das principais classes de proteínas, porém em concentrações consideravelmente abaixo daquelas alcançadas na maturidade.

Os padrões *pós-natais* da síntese de proteínas variam de acordo com a classe de proteína. As lipoproteínas de cada classe aumentam abruptamente na primeira semana após o nascimento, alcançando níveis que variam pouco até a puberdade. As concentrações de albumina estão baixas no recém-nascido (cerca de 2,5 g/dℓ) e alcançam os níveis do adulto (cerca de 3,5 g/dℓ) depois de vários meses. Os níveis de ceruloplasmina e dos fatores do complemento aumentam lentamente até os valores do adulto no primeiro ano de vida. Por outro lado, os níveis de transferrina ao nascimento assemelham-se aos do adulto, declinam por 3 a 5 meses e, em seguida, aumentam até alcançar suas concentrações finais. Os baixos níveis de atividade das proteínas específicas possuem implicações na nutrição dos lactentes. O baixo nível de atividade da cistationina gamaliase (cistationase) compromete a via da *trans*-sulfuração por meio da qual a metionina da alimentação é convertida em cisteína. Por conseguinte, essa última precisa ser obtida da dieta. Pode haver necessidades dietéticas semelhantes de outros aminoácidos que contenham enxofre, como a taurina.

Metabolismo dos lipídios

A oxidação dos ácidos graxos proporciona importante fonte de energia no início da vida, complementando a glicogenólise e a gliconeogênese. Os recém-nascidos são relativamente intolerantes ao jejum prolongado, devido, em parte, à capacidade restrita da cetogênese hepática. A rápida maturação da capacidade do fígado de oxidar ácidos graxos ocorre nos primeiros dias de vida. O leite fornece a principal fonte de calorias no início da vida; essa dieta, com elevado teor de gordura e pobre em carboidratos, exige a gliconeogênese ativa para a manutenção dos níveis de glicemia. Quando o suprimento de glicose é limitado, a produção de corpos cetônicos, a partir dos ácidos graxos endógenos, pode fornecer energia para a gliconeogênese hepática e uma fonte de combustível alternativo para o metabolismo do cérebro. Quando há excesso de carboidratos, o fígado produz triglicerídeos. Os processos metabólicos que envolvem os lipídios e as lipoproteínas são predominantemente hepáticos e a imaturidade do fígado ou a presença de doença hepática afeta as concentrações dessas substâncias.

Biotransformação

Os recém-nascidos possuem menor capacidade de metabolizar e destoxificar determinados fármacos devido ao desenvolvimento insuficiente do componente microssomal hepático, que constitui o local das reações específicas de oxidação, redução, hidrólise e conjugação necessárias para essas biotransformações. Os principais componentes do sistema da mono-oxigenase, como o citocromo P450, o citocromo-*c* redutase e a forma reduzida do fosfato de nicotinamida adenina dinucleotídio, estão presentes em baixas concentrações nas preparações microssomais fetais. Nos lactentes a termo, a uridina difosfato glicuronosiltransferase hepática e as enzimas envolvidas na oxidação dos hidrocarbonetos aromáticos policíclicos estão expressas em níveis muito baixos.

As diferenças na farmacocinética relacionadas à idade variam de um composto para outro. A meia-vida do paracetamol no recém-nascido assemelha-se àquela do adulto, enquanto a teofilina apresenta meia-vida de aproximadamente 100 horas nos prematuros, em comparação com 5 a 6 horas no adulto. Essas diferenças no metabolismo e em fatores como a ligação às proteínas plasmáticas e a depuração renal, determinam a dose apropriada do fármaco para obter a máxima eficiência e evitar, ao mesmo tempo, a toxicidade. Exemplos notáveis da suscetibilidade dos recém-nascidos à toxicidade dos fármacos incluem a resposta ao cloranfenicol (síndrome do *bebê cinzento*) ou ao álcool benzílico e seus produtos metabólicos, que envolvem a conjugação ineficaz do glicuronídio e da glicina, respectivamente. As baixas concentrações de antioxidantes (vitamina E, superóxido dismutase, glutationa peroxidase) no fígado do feto e do recém-nascido levam a maior suscetibilidade aos efeitos deletérios da toxicidade do oxigênio e lesão oxidativa por meio da peroxidação dos lipídios.

As reações de conjugação, que convertem os fármacos ou os metabólitos em formas hidrossolúveis passíveis de eliminação na bile, também são catalisadas por enzimas microssômicas hepáticas. Os recém-nascidos apresentam menor atividade da uridina difosfato glicuronosiltransferase hepática, que converte a bilirrubina não conjugada em um conjugado de glicuronídio prontamente excretado e que constitui a enzima de limitação da velocidade na excreção da bilirrubina. Observa-se o rápido desenvolvimento pós-natal da atividade de transferase, independentemente da idade gestacional, o que sugere que fatores relacionados ao nascimento, além daqueles relacionados à idade, são de importância primordial para o desenvolvimento pós-natal da atividade dessa enzima. A atividade microssomal pode ser estimulada pela administração de fenobarbital, rifampicina ou outros indutores do citocromo P450. De modo alternativo, os fármacos como a cimetidina podem inibir a atividade microssomal P450.

Função excretora do fígado

A função excretora hepática e o fluxo biliar estão estreitamente relacionados à excreção hepática dos *ácidos biliares* e à recirculação êntero-hepática. Os ácidos biliares, que constituem os principais produtos da degradação do colesterol, são incorporados em micelas mistas com o colesterol e os fosfolipídios. Essas micelas atuam como eficiente veículo para a solubilização e a absorção intestinal de compostos lipofílicos, como as gorduras e as vitaminas lipossolúveis da dieta. A secreção de ácidos biliares pelas células hepáticas constitui o principal determinante do fluxo biliar no animal maduro. Por conseguinte, a maturidade dos processos metabólicos dos ácidos biliares afeta a função excretora global do fígado, incluindo a excreção biliar de compostos endógenos e exógenos.

Nos seres humanos, os dois principais ácidos biliares, o ácido cólico e o ácido quenodesoxicólico, são sintetizados no fígado. Antes da excreção, eles são conjugados com a glicina e a taurina. Em resposta a uma refeição, a contração da vesícula biliar libera ácidos biliares no intestino para auxiliar na digestão e na absorção de gorduras. Após mediar a digestão da gordura, os próprios ácidos biliares são reabsorvidos no íleo terminal, por meio de processos específicos de transporte ativo, retornam ao fígado pelo sangue portal, são captados pelas células hepáticas e novamente excretados na bile. Nos adultos, essa circulação êntero-hepática envolve 90 a 95% do reservatório *(pool)* de ácidos biliares circulantes. Os ácidos biliares que escapam da reabsorção no íleo alcançam o cólon, onde a microbiota, por meio de di-hidroxilação e desconjugação, produz os ácidos biliares secundários, o desoxicolato e o litocolato. Nos adultos, a composição da bile reflete a excreção dos ácidos biliares primários e também dos secundários, que são reabsorvidos no trato intestinal distal.

As concentrações intraluminais de ácidos biliares estão baixas nos recém-nascidos e aumentam rapidamente depois do nascimento. A expansão do reservatório *(pool)* de ácidos biliares é crucial, visto que os ácidos biliares são necessários para a estimulação do fluxo biliar e para a absorção dos lipídios, um dos principais componentes da dieta dos recém-nascidos. Os receptores nucleares, como o receptor farnesoide X, controlam a homeostase intra-hepática dos ácidos biliares por meio de vários mecanismos, incluindo a regulação da expressão dos genes que codificam duas proteínas fundamentais, a colesterol 7α-hidroxilase (CYP7A1) e a bomba de exportação de sais biliares (BSEP; do inglês, *bile salt export pump*). Essas proteínas são importantes para a síntese de ácidos biliares e a secreção canalicular, respectivamente. A expressão neonatal desses receptores nucleares varia, dependendo do modelo animal estudado, porém é, em grande parte, desconhecida nos seres humanos.

Tabela 381.2	Causas de comprometimento do metabolismo dos ácidos graxos e da circulação êntero-hepática.
DEFEITO NA SÍNTESE OU NO TRANSPORTE DOS ÁCIDOS BILIARES	
• Erros inatos na síntese de ácidos biliares (deficiência da redutase, deficiência na isomerase)	
• Colestase intra-hepática familiar progressiva (PFIC1, PFIC2, PFIC3)	
• Colestase intra-hepática (hepatite neonatal)	
• Defeitos adquiridos na síntese dos ácidos biliares secundários a doença hepática grave	
ANORMALIDADES NA LIBERAÇÃO DOS ÁCIDOS BILIARES NO INTESTINO	
• Doença celíaca (contração lenta da vesícula biliar)	
• Obstrução extra-hepática dos ductos biliares (p. ex., atresia biliar, cálculos biliares)	
PERDA DA CIRCULAÇÃO ÊNTERO-HEPÁTICA DOS ÁCIDOS BILIARES	
• Fístula biliar externa	
• Fibrose cística	
• Síndrome de supercrescimento bacteriano do intestino delgado (com precipitação dos ácidos biliares, aumento da absorção jejunal e "curto-circuito")	
• Retenção dos ácidos biliares no lúmen intestinal induzido por fármacos (p. ex., colestiramina)	
MÁ ABSORÇÃO DOS ÁCIDOS BILIARES	
• Má absorção primária de ácidos biliares (transporte ileal ativo ausente ou ineficiente)	
• Má absorção secundária de ácidos biliares	
• Doença ou ressecção do íleo	
• Fibrose cística	
CAPTAÇÃO DEFICIENTE OU ALTERAÇÃO DO METABOLISMO INTRACELULAR	
• Doença parenquimatosa (hepatite aguda, cirrose)	
• Regurgitação celular	
• Derivação (*shunting*) portossistêmico	
• Colestase	

Em virtude da reabsorção ileal ineficiente dos ácidos biliares e da baixa taxa de depuração hepática dos ácidos biliares do sangue portal, as concentrações séricas de ácidos biliares estão comumente elevadas nos recém-nascidos sadios, frequentemente a níveis que seriam sugestivos de doença hepática nos indivíduos de mais idade. Com frequência, podem ser observadas as fases transitórias de colestase fisiológica e de esteatorreia fisiológica nos lactentes de baixo peso ao nascer e em lactentes a termo após o estresse perinatal, como hipoxia ou infecção; todavia, são incomuns nos recém-nascidos a termo sadios.

Muitos dos processos relacionados à imaturidade na morfogênese e na função do fígado do recém-nascido, conforme discutido anteriormente, estão implicados na maior suscetibilidade dos lactentes à doença hepática associada à nutrição parenteral. A redução do reservatório *(pool)* de sais biliares, a depleção da glutationa hepática e a sulfatação deficiente contribuem para a produção de ácidos biliares litocólicos tóxicos e para a colestase, enquanto a deficiência de aminoácidos essenciais, incluindo a taurina e a cisteína e a infusão excessiva de lipídios podem levar à esteatose hepática nesses lactentes. Depois do período neonatal, os distúrbios no metabolismo dos ácidos biliares podem ser responsáveis por diversos efeitos sobre a função hepatobiliar e intestinal (ver Tabela 381.2).

A bibliografia está disponível no GEN-io.

Capítulo 382

Manifestações da Doença Hepática

James E. Squires e William F. Balistreri

MANIFESTAÇÕES PATOLÓGICAS

As alterações congênitas ou adquiridas na estrutura e na função hepáticas (agudas ou crônicas) manifestam-se por variados padrões de reação do fígado à lesão celular. A lesão do hepatócito pode ser causada por infecção viral, substâncias ou toxinas, hipoxia, distúrbios imunológicos e estruturais ou erros inatos do metabolismo. A lesão resulta em infiltrado celular inflamatório e morte celular (necrose), que pode ser seguida por um processo de cura com formação de cicatriz (fibrose) e, potencialmente, a formação de nódulos (regeneração). A cirrose é o resultado final de qualquer hepatopatia fibrótica progressiva.

A **colestase** é uma resposta alternativa ou concomitante à lesão causada por obstrução extra-hepática ou intra-hepática ao fluxo biliar. As substâncias que, normalmente, são excretadas na bile, como os ácidos biliares, bilirrubina conjugada, colesterol e os oligoelementos, acumulam-se no soro. Pode-se observar o acúmulo de pigmento biliar no parênquima hepático nas amostras de biopsia hepática. Na obstrução *extra-hepática*, o pigmento biliar pode ser visível nos ductos biliares intralobulares ou por todo o parênquima, como lagos biliares ou infartos. Na colestase *intra-hepática*, a lesão dos hepatócitos ou a alteração na fisiologia hepática, leva à redução na taxa de secreção de solutos e água. As causas incluem as alterações na atividade dos transportadores enzimáticos ou canaliculares, na permeabilidade do aparato canalicular biliar, nas organelas responsáveis pela secreção biliar ou na ultraestrutura do citoesqueleto do hepatócito. O resultado final pode ser clinicamente indistinguível da colestase obstrutiva.

A **cirrose**, definida histologicamente pela presença de bandas de tecido fibroso que ligam as áreas centrais às áreas portais e formam os nódulos parenquimatosos, é o estágio final de qualquer hepatopatia aguda ou crônica. A cirrose pode ser *macronodular*, com nódulos de vários tamanhos (até 5 cm) separados por amplos septos ou *micronodular*, com nódulos de tamanhos uniformes (< 1 cm) separados por septos finos; há manifestações mistas. A cicatrização progressiva resulta em alteração do fluxo sanguíneo hepático, com maior disfunção da célula hepática. O aumento da resistência intra-hepática ao fluxo sanguíneo portal leva à hipertensão portal.

O fígado pode ser envolvido secundariamente nos processos neoplásicos (metastáticos) e não neoplásicos (doenças de armazenamento, infiltração gordurosa), assim como em uma série de condições sistêmicas e processos infecciosos. Ele pode ser afetado por congestão crônica passiva (insuficiência cardíaca congestiva) ou hipoxia aguda, com dano hepatocelular.

MANIFESTAÇÕES CLÍNICAS

Hepatomegalia

O aumento do fígado pode ser causado por vários mecanismos (ver Tabela 382.1). As estimativas do tamanho normal do fígado são baseadas nos índices clínicos relacionados à idade, tais como o grau de extensão

Tabela 382.1 Mecanismos da hepatomegalia.

AUMENTO NO NÚMERO OU NO TAMANHO DAS CÉLULAS INTRÍNSECAS AO FÍGADO ***Armazenamento*** Gordura: desnutrição, obesidade, hepatopatia metabólica (distúrbios de oxidação de ácidos graxos e doenças semelhantes à síndrome de Reye), infusão de lipídios (nutrição parenteral total), fibrose cística, relacionada ao uso de medicamentos, gravidez Doenças específicas do armazenamento de gordura: doença de Gaucher, Niemann-Pick, doença de Wolman Glicogênio: doenças do armazenamento de glicogênio (múltiplos defeitos enzimáticos); nutrição parenteral total; neonato de mãe diabética, síndrome de Beckwith, diabetes melito tipo 1 mal controlado (síndrome de Mauriac) Diversas: deficiência de α_1-antitripsina, doença de Wilson, hipervitaminose A ***Inflamação*** Aumento dos hepatócitos (hepatite) • Viral: aguda e crônica • Bacteriana: sepse, abscesso, colangite • Tóxica: medicamentos • Autoimune Aumento das células de Kupffer • Sarcoidose • Lúpus eritematoso sistêmico • Linfo-histiocitose hemofagocítica • Síndrome de ativação do macrófago	• Cisto parasitário • Abscesso piogênico ou amebiano ***Tumores hepáticos primários: malignos*** Hepatocelulares • Hepatoblastoma • Carcinoma hepatocelular Mesodérmicos • Angiossarcoma • Sarcoma embrionário indiferenciado Processos secundários ou metastáticos • Linfoma • Leucemia • Doença linfoproliferativa • Histiocitose das células de Langerhans • Neuroblastoma • Tumor de Wilms
INFILTRAÇÃO DE CÉLULAS ***Tumores hepáticos primários: benignos*** Hepatocelular • Hiperplasia nodular focal • Hiperplasia nodular regenerativa • Adenoma hepatocelular Mesodérmico • Hemangioendotelioma hepático infantil • Hamartoma mesenquimal hepático Tumores císticos • Cisto do colédoco • Cisto hepático • Hematoma	**AUMENTO DO TAMANHO DO ESPAÇO VASCULAR** Obstrução intra-hepática do fluxo da veia hepática • Doença veno-oclusiva • Trombose da veia hepática (síndrome de Budd-Chiari) • Membrana na veia hepática Supra-hepática • Insuficiência cardíaca congestiva Doença pericárdica/pericardite tamponada/pericardite constritiva Após procedimento de Fontan Hematopoético: anemia falciforme, talassemia **AUMENTO DO TAMANHO DO ESPAÇO BILIAR** Fibrose hepática congênita Doença de Caroli Obstrução extra-hepática **IDIOPÁTICA** Diversas • Lobo de Riedel • Variante normal • Deslocamento inferior do diafragma

da borda hepática abaixo da margem costal, extensão do som à percussão ou comprimento do eixo vertical do fígado, conforme estimados por técnicas de imagem. Nas crianças, podemos sentir a borda do fígado normal até 2 cm abaixo da margem costal direita. No neonato, a extensão da borda hepática mais de 3,5 cm abaixo da margem costal, na linha hemiclavicular direita, sugere aumento hepático. A hepatimetria é realizada pela extensão do som maciço na percussão da margem superior e palpação da borda inferior na linha hemiclavicular direita. Isso pode ser mais confiável do que apenas a extensão da margem do fígado. As 2 formas de aferição podem ter má correlação.

O fígado aumenta de tamanho de maneira linear com o peso corporal e a idade, em ambos os sexos, variando de aproximadamente 4,5 a 5,0 cm na primeira semana de vida a aproximadamente 7 a 8 cm em meninos e 6,0 a 6,5 cm em meninas, aos 12 anos. A borda inferior do lobo hepático direito estende-se para baixo (lobo de Riedel) e, em algumas pessoas, normalmente, podemos palpá-la como uma vasta massa. Em alguns pacientes com cirrose, o aumento no lobo hepático esquerdo é palpável na região epigástrica. O deslocamento inferior do fígado, pelo diafragma (hiperinsuflação) ou dos órgãos torácicos, pode criar a impressão errônea de hepatomegalia.

Ao exame do fígado deve-se notar a consistência, contorno, sensibilidade e a presença de qualquer massa ou murmúrio, assim como a avaliação do tamanho do baço, juntamente com a documentação da presença de ascite e qualquer indício de hepatopatia crônica.

A ultrassonografia (US) é útil na avaliação do tamanho e da consistência hepática, assim como do tamanho da vesícula biliar. Normalmente, o comprimento da vesícula biliar varia de 1,5 a 5,5 cm (média: 3 cm) nas crianças, e de 4 a 8 cm nos adolescentes; com pequenas variações de 0,5 a 2,5 cm em todas as idades. Pode-se observar a distensão da vesícula biliar nas crianças com sepse, o que frequentemente, não ocorre nas crianças com atresia biliar.

Icterícia

A coloração amarelada da esclera, pele e mucosas é um sinal de hiperbilirrubinemia (ver Capítulo 123.3). A icterícia, clinicamente aparente, em crianças e adultos, ocorre quando a concentração sérica de bilirrubina atinge de 2 a 3 mg/dℓ (34 a 51 μmol/ℓ), o neonato pode não parecer ictérico até que os níveis de bilirrubina estejam > 5 mg/dℓ (> 85 μmol/ℓ). A icterícia pode ser o mais precoce e o único sinal de disfunção hepática. Deve-se suspeitar de hepatopatia no lactente que pareça somente discretamente ictérico, mas que apresente urina escura ou fezes alcoólicas (de coloração clara). É necessária avaliação imediata para o estabelecimento da causa.

A aferição da concentração sérica de bilirrubina total permite a quantificação da icterícia. A bilirrubina ocorre no plasma de quatro maneiras: a bilirrubina *não conjugada*, firmemente ligada à albumina; a *bilirrubina livre* ou *não ligada* (responsável pelo *kernicterus*, pois pode atravessar as membranas celulares); a *bilirrubina conjugada* (única fração que aparece na urina) e a *fração* δ (bilirrubina ligada de maneira covalente à albumina), que surge no soro quando a excreção hepática da bilirrubina conjugada é prejudicada nos pacientes acometidos por doença hepatobiliar. A fração δ permite que a bilirrubina conjugada persista na circulação e adie a cura da icterícia. Embora os termos bilirrubina *direta* e *indireta* sejam utilizados equivalentemente à bilirrubina *conjugada* e *não conjugada*, isso não é quantitativamente correto, pois a fração direta inclui tanto a bilirrubina conjugada, quanto a bilirrubina δ.

A investigação da icterícia em um neonato ou em uma criança com mais idade deve incluir a determinação do acúmulo tanto da bilirrubina não conjugada, quanto da conjugada. A hiperbilirrubinemia não conjugada pode indicar o aumento da produção, hemólise, redução da remoção hepática ou alteração do metabolismo da bilirrubina (ver Tabela 382.2). A hiperbilirrubinemia conjugada reflete a diminuição da excreção pelas células parenquimatosas hepáticas lesadas ou por doença do trato biliar, o que pode ser o resultado de obstrução, sepse, toxinas, inflamação e distúrbios genéticos ou metabólicos (ver Tabela 382.3).

Prurido

Frequentemente, pode ocorrer prurido generalizado intenso nos pacientes acometidos por hepatopatia crônica associado à colestase (hiperbilirrubinemia conjugada). Os sintomas podem ser generalizados

Tabela 382.2 Diagnósticos diferenciais da hiperbilirrubinemia não conjugada.

AUMENTO DA PRODUÇÃO DE BILIRRUBINA NÃO CONJUGADA PELO HEME
Doença hemolítica (hereditária ou adquirida)
Anemia hemolítica autoimune (neonatal, reação transfusional imediata ou tardia, autoimune)
• Incompatibilidade sanguínea referente ao Rh
• Incompatibilidade ABO
• Outras incompatibilidades no grupo sanguíneo
Esferocitose congênita
Eliptocitose hereditária
Picnocitose infantil
Distúrbios enzimáticos eritrocitários
Hemoglobinopatia
• Anemia falciforme
• Talassemia
• Outros
Sepse
Microangiopatia
• Síndrome hemolítico-urêmica
• Hemangioma
• Trauma mecânico (valva cardíaca)
Eritropoese ineficaz
Medicamentos
Infecção
Hematoma confinado
Policitemia
• Diabetes materno
• Transfusão fetal (receptor)
• Atraso no pinçamento do cordão umbilical
DIMINUIÇÃO DO FORNECIMENTO DE BILIRRUBINA NÃO CONJUGADA (NO PLASMA) AO HEPATÓCITO
Insuficiência cardíaca congestiva direita
Desvio portocava
DIMINUIÇÃO DA CAPTAÇÃO DE BILIRRUBINA ATRAVÉS DA MEMBRANA DO HEPATÓCITO
Deficiência presumida de transportador enzimático
Inibição competitiva
• Icterícia do leite materno
• Síndrome de Lucey-Driscoll
• Inibição de substância (material de contraste radiográfico)
Diversas
• Hipotireoidismo
• Hipoxia
• Acidose
DIMINUIÇÃO DO ARMAZENAMENTO DE BILIRRUBINA NÃO CONJUGADA NO CITOSOL (DIMINUIÇÃO DAS PROTEÍNAS Y E Z)
Inibição competitiva
Febre
DIMINUIÇÃO DA BIOTRANSFORMAÇÃO (CONJUGAÇÃO)
Icterícia neonatal (fisiológica)
Inibição (fármacos)
Hereditária (síndrome de Crigler-Najjar)
• Tipo I (deficiência enzimática completa)
• Tipo II (deficiência enzimática parcial)
Doença de Gilbert
Disfunção hepatocelular
CIRCULAÇÃO ÊNTERO-HEPÁTICA
Icterícia do leite materno
Obstrução intestinal
• Atresia ileal
• Doença de Hirschsprung
• Fibrose cística
• Estenose pilórica
Administração de antibióticos

Tabela 382.3 Diagnóstico diferencial da colestase neonatal e infantil.

INFECCIOSA

Sepse bacteriana generalizada

Hepatite viral

- Hepatites A, B, C, D, E
- Citomegalovírus
- Vírus da rubéola
- Herpes-vírus: herpes simples, herpes-vírus humano 6 e 7
- Vírus da varicela
- Vírus Coxsackie
- Vírus ECHO
- Reovírus tipo 3
- Parvovírus B19
- HIV
- Adenovírus

Outros

- Toxoplasmose
- Sífilis
- Tuberculose
- Listeriose
- Infecção no trato urinário

TÓXICA

Sepse

Relacionada à nutrição parenteral

Relacionada a medicamento, suplemento alimentar e ervas

METABÓLICA

Distúrbios do metabolismo de aminoácidos

- Tirosinemia

Distúrbios do metabolismo lipídico

- Doença de Wolman
- Doença de Niemann-Pick (tipo C)
- Doença de Gaucher

Distúrbio do armazenamento de éster de colesterol

Distúrbios do metabolismo de carboidratos

- Galactosemia
- Frutosemia
- Glicogenose do tipo IV

Distúrbios da biossíntese de ácido biliar

Outros defeitos metabólicos

- Deficiência de α_1-antitripsina
- Fibrose cística
- Hipopituitarismo
- Hipotireoidismo
- Síndrome de Zellweger (cérebro-hepatorrenal)
- Doença de Wilson
- Doença hepática gestacional aloimune (anteriormente hemocromatose neonatal)
- Cirrose infantil indiana/sobrecarga de cobre infantil
- Defeitos congênitos da glicosilação
- Hepatopatias mitocondriais
- Deficiência de citrina

GENÉTICA OU CROMOSSÔMICA

Trissomia do 17, 18, 21

SÍNDROMES DE COLESTASE INTRA-HEPÁTICA

Hepatite neonatal "idiopática"

Síndrome de Alagille

Colestase intra-hepática (colestase intra-hepática familiar progressiva [PFIC])

- Deficiência de FIC1
- Deficiência na bomba de exportação dos sais biliares (BSEP)
- Deficiência de MDR3
- Deficiência de proteína de junção oclusiva (*tight junction*) tipo 2
- Mutações do receptor farnesoide X (FXR)

Colestase recorrente benigna familiar associada ao linfedema (síndrome de Aagenaes)

Síndrome ARC (artrogripose, disfunção renal e colestase)

Doença de Caroli (dilatação cística dos ductos intra-hepáticos)

DOENÇAS EXTRA-HEPÁTICAS

Atresia biliar

Colangite esclerosante

Constrição/estenose do ducto biliar

Anomalia da junção colédoco-ducto pancreático

Perfuração espontânea do ducto biliar

Cisto do colédoco

Massa (neoplasia, cálculo)

Plugue biliar/mucoso ("bile espessa")

DIVERSAS

Choque e hipoperfusão

Associada à enterite

Associada à obstrução intestinal

Lúpus eritematoso neonatal

Doença mieloproliferativa (trissomia do 21)

Linfo-histiocitose hemofagocítica (LHH)

Síndrome de COACH (coloboma, oligofrenia, ataxia, hipoplasia do vérmis cerebelar, fibrose hepática)

Defeitos nos cílios dos colangiócitos

ou localizados (comumente nas palmas das mãos e nas plantas dos pés), geralmente pioram à noite, são exacerbados por estresse e pelo calor e são aliviados por baixa temperatura. O prurido não está relacionado ao grau de hiperbilirrubinemia, os pacientes profundamente ictéricos podem ser assintomáticos.

A patogênese do prurido permanece desconhecida; embora, tenham sido relatados múltiplos agentes desencadeantes do prurido, incluindo os ácidos biliares, a histamina, serotonina, metabólitos da progesterona, opioides endógenos, o potente ativador neural ácido lisofosfatídico (LPA; do inglês, *lysophosphatidic acid*) e a enzima formadora do LPA, a autotaxina (ATX). Por fim, suspeita-se de um processo multifatorial, como comprovado pelo alívio sintomático do prurido após a administração de diversos agentes terapêuticos, incluindo agentes sequestradores do ácido biliar (colestiramina), agentes coleréticos (ácido ursodesoxicólico), antagonistas opioides, anti-histamínicos, inibidores da recaptação da serotonina (sertralina) e antibióticos. Têm-se utilizado a plasmaférese, terapia com sistema de recirculação de adsorventes moleculares e derivação cirúrgica da bile (derivação biliar parcial e total) como tentativas de fornecer alívio ao prurido refratário a medicamentos.

Aranhas vasculares

As aranhas vasculares (*telangiectasias*) caracterizam-se por arteríolas centrais pulsantes, das quais irradiam pequenas vênulas muito delgadas, que podem ser observadas em pacientes com hepatopatia crônica, as quais, normalmente, são mais proeminentes na área de distribuição da veia cava superior (na face e no tórax). O tamanho dessas arteríolas varia entre 1 e 10 mm e elas exibem clareamento central quando pressionadas. Elas, presumivelmente, refletem a alteração do metabolismo do estrógeno na presença de disfunção hepática.

Eritema palmar

Manchas eritematosas, mais perceptíveis sobre as eminências tenar e hipotenar e nas pontas dos dedos, também são notadas nos pacientes acometidos por hepatopatia crônica. Os níveis séricos anormais de estradiol e as alterações regionais na circulação periférica foram identificados como as possíveis causas.

Xantomas

A elevação acentuada dos níveis séricos de colesterol (> 500 mg/dℓ) associada a algumas formas de colestase crônica, especialmente a síndrome de Alagille, pode causar o depósito de lipídios na derme e no tecido subcutâneo. Pode haver o desenvolvimento de nódulos marrons, inicialmente sobre as superfícies extensoras das extremidades, raramente ocorre a xantelasma das pálpebras.

Hipertensão portal

A hipertensão portal ocorre quando há o aumento da resistência portal e/ou o aumento do fluxo portal. O sistema portal drena a área esplâncnica (porção abdominal do trato gastrintestinal, pâncreas e baço) até os sinusoides hepáticos. A pressão portal normal varia entre 1 e 5 mmHg. A hipertensão portal é definida como a pressão portal maior ou igual a 6 mmHg. Ela é clinicamente significativa quando a pressão excede o limiar entre 10 e 12 mmHg. A hipertensão portal é a principal complicação da cirrose, diretamente responsável por duas das complicações mais comuns e potencialmente letais: a ascite e a hemorragia varicosa.

Ascite

A ascite é a consequência do aumento das pressões hidrostática e oncótica dentro dos capilares hepáticos e mesentéricos, que resulta na transferência de líquido dos vasos sanguíneos para os vasos linfáticos, ultrapassando a capacidade de drenagem do sistema linfático. A ascite também pode estar associada à síndrome nefrótica e outras anormalidades do trato urinário, distúrbios metabólicos (como as doenças do armazenamento lisossomal), cardiopatias congênitas ou adquiridas e hidropisia fetal. Os fatores que favorecem o acúmulo intra-abdominal de líquido incluem a diminuição da pressão osmótica coloidal no plasma (albumina), aumento da pressão hidrostática capilar, aumento da pressão osmótica coloidal do líquido ascítico e diminuição da sua pressão hidrostática. A retenção renal anormal de sódio desempenha papel central.

Hemorragia gastrintestinal

A hepatopatia crônica pode manifestar como hemorragia gastrintestinal. A hemorragia pode ser resultado da gastropatia hipertensiva portal, ectasia vascular do antro gástrico ou ruptura de varizes. O tipo varicoso possui, classicamente, origem esofágica, mas pode ser causada por varizes gástricas, duodenais, periestomais ou retais. A hemorragia varicosa resulta do aumento da pressão dentro das varizes, o que leva a alterações no diâmetro delas e aumento da tensão da parede. Quando a força da parede varicosa é excedida, ocorre a ruptura física das varizes. Devido ao alto fluxo sanguíneo e à alta pressão no sistema colateral portossistêmico, associados à ausência de um mecanismo natural para o tamponamento da hemorragia varicosa, a intensidade da hemorragia pode ser surpreendente.

Encefalopatia

A encefalopatia pode manifestar-se como qualquer disfunção neurológica, porém, mais provavelmente está presente de maneira sutil, como em deterioração da *performance* escolar, transtornos do sono, depressão ou nos ataques emocionais. Ela pode ser recorrente e precipitada por doenças intercorrentes, fármacos ou substâncias ilícitas, hemorragias ou distúrbios eletrolíticos e ácido-básicos. O surgimento da encefalopatia hepática depende da presença de desvio portossistêmico, alterações na barreira hematencefálica e de interações de metabólitos tóxicos com o sistema nervoso central (SNC). As causas postuladas incluem a alteração do metabolismo da amônia, neurotoxinas sinérgicas, diminuição do metabolismo aeróbico e do fluxo sanguíneo cerebrais ou os falsos neurotransmissores com desequilíbrio dos aminoácidos plasmáticos.

Anormalidades endócrinas

As anormalidades endócrinas são mais comuns no fim da adolescência e nos adultos com hepatopatia do que em crianças. Elas refletem alterações nas funções de síntese, armazenamento e metabolismo hepático, incluindo aquelas relacionadas ao metabolismo hormonal no fígado. As proteínas que se ligam aos hormônios no plasma são sintetizadas no fígado e os hormônios esteroides são conjugados no fígado e excretados na urina, a falha de tais funções pode ter consequências clínicas. As anormalidades endócrinas também podem resultar de desnutrição ou de deficiências específicas.

Disfunção renal

Doenças sistêmicas ou toxinas podem afetar o fígado e os rins simultaneamente, ou a doença hepática parenquimatosa pode ocasionar distúrbio secundário da função renal. Nos distúrbios hepatobiliares, pode haver alterações renais com relação à retenção de sódio e água, perda da capacidade de concentração renal e alterações no metabolismo do potássio. A ascite nos pacientes com cirrose pode estar relacionada à retenção inapropriada de sódio pelos rins e à expansão do volume plasmático, ou pode estar relacionada à retenção de sódio mediada por diminuição do volume plasmático efetivo.

Define-se a **síndrome hepatorrenal** como a insuficiência renal funcional nos pacientes com doença hepática, em estágio final. A fisiopatologia da síndrome hepatorrenal está relacionada à vasodilatação esplâncnica, angiogênese mesentérica e à diminuição do volume sanguíneo efetivo, resultando na diminuição da perfusão renal. A principal característica é a intensa vasoconstrição renal (mediada por mecanismos hemodinâmicos, humorais ou neurogênicos) com vasodilatação sistêmica coexistente. O diagnóstico é embasado pelos achados de oligúria (< 1 mℓ/kg/dia), padrão característico de anormalidades eletrolíticas na urina (sódio urinário < 10 mEq/ℓ, excreção fracionária de sódio de < 1%, urina: creatinina plasmática < 10 e sedimento urinário normal), ausência de hipovolemia e exclusão de outras patologias renais. O melhor tratamento da síndrome hepatorrenal é o oportuno transplante hepático, com a completa recuperação renal esperada.

Envolvimento pulmonar

A **síndrome hepatopulmonar** (SHP) caracteriza-se pela típica tríade de hipoxemia, dilatações vasculares intrapulmonares e hepatopatia. Há o desvio de sangue intrapulmonar da direita para a esquerda, resultante da dilatação dos vasos pulmonares, o que impede a exposição adequada das hemácias, que seguem pelo centro do vaso, aos alvéolos ricos em oxigênio. Acredita-se que haja contribuição do desvio dos mediadores vasodilatadores oriundos do mesentério para fora do fígado. Deve-se suspeitar e investigar a SHP na criança com hepatopatia crônica com histórico de dispneia ou intolerância ao exercício e achados ao exame clínico de cianose (principalmente nos lábios e dedos), baqueteamento digital e saturação de oxigênio menor que 96%, particularmente em posição ereta. O tratamento envolve o transplante hepático oportuno; geralmente, ocorre a resolução do envolvimento pulmonar.

A **hipertensão portopulmonar** é uma condição que se caracteriza pelo aumento da resistência ao fluxo sanguíneo arterial pulmonar em situações de hipertensão portal. É definida pela pressão arterial pulmonar maior que 25 mmHg, em repouso e acima de 30 mmHg, após exercício, elevação da resistência vascular pulmonar com pressão de oclusão arterial pulmonar ou pressão diastólica ventricular esquerda final menor que 15 mmHg. Embora a fisiopatologia seja incerta, a deficiência na síntese de prostaciclina endotelial e o aumento da endotelina-1 circulante foram implicadas como causa da vasculopatia. Necropsias demonstraram que a coexistência de hipertensão portal, tromboembolismo arterial pulmonar microscópico, proliferação endotelial e da musculatura lisa, e agregados plaquetários contribuem para o desenvolvimento da hipertensão portopulmonar. Os sintomas que sugerem o diagnóstico incluem dispneia de esforço, fadiga, síncope, palpitações e dor torácica. A terapia direcionada para artéria pulmonar é o fundamento do tratamento, juntamente com a consideração de transplante de fígado.

Colangite recorrente

Frequentemente, observa-se infecção ascendente do sistema biliar nos distúrbios colestáticos pediátricos, mais comumente em razão dos organismos entéricos gram-negativos, como a *Escherichia coli*, *Klebsiella*, *Pseudomonas* e o *Enterococcus*. O transplante hepático é o tratamento definitivo para a colangite recorrente, especialmente quando a terapia médica não for eficaz.

Manifestações diversas da disfunção hepática

Sinais inespecíficos de hepatopatia aguda e crônica incluem a anorexia, a qual frequentemente afeta os pacientes com hepatite sem icterícia e com cirrose associada à colestase crônica; dor ou distensão abdominal resultante de ascite; peritonite espontânea ou visceromegalia; desnutrição ou crescimento deficiente e hemorragia, que pode ser resultado da alteração da síntese dos fatores de coagulação (obstrução biliar com deficiência da vitamina K ou lesão hepática excessiva) ou da hipertensão portal com hiperesplenismo. Na presença de hiperesplenismo, pode haver diminuição da síntese dos fatores específicos de coagulação, produção de proteínas qualitativamente anormais ou alterações no número e na função das plaquetas. A alteração do metabolismo dos medicamentos pode prolongar a meia-vida biológica de fármacos comumente administrados.

A bibliografia está disponível no GEN-io.

382.1 Avaliação dos Pacientes com Possível Disfunção Hepática

James E. Squires e William F. Balistreri

A avaliação adequada de um lactente, criança ou adolescente com suspeita de hepatopatia começa com anamnese apropriada e exata, exame físico cuidadosamente realizado e a eficaz interpretação dos sinais e sintomas. A avaliação adicional é auxiliada pela seleção criteriosa dos exames diagnósticos, seguida pela utilização de modalidades de imagem e/ou biopsia hepática (ver Figura 382.1). A maioria dos assim chamados testes de "função" hepática *não* afere nenhuma função hepática específica: o aumento nos níveis séricos de aminotransferase reflete *lesão* de células hepáticas, o incremento nos níveis de imunoglobulina reflete resposta imunológica à lesão ou a elevação nos níveis séricos de bilirrubina pode refletir qualquer um dos diversos distúrbios do metabolismo da bilirrubina (ver Tabela 382.2). Qualquer análise bioquímica por si só fornece informação limitada, que deve ser colocada no contexto de toda a situação clínica. A abordagem de maior custo-efetividade é tornar-se familiarizado com os fundamentos, implicações e limitações de um seleto grupo de testes, fazendo com que haja resposta às questões específicas. Deve-se avaliar imediatamente os lactentes com icterícia colestática para a identificação dos pacientes que necessitem de tratamento médico específico ou de intervenção cirúrgica.

Para um paciente com suspeita de hepatopatia, a avaliação remete às seguintes questões em sequência: existe hepatopatia? Se houver, qual é a natureza? Qual a gravidade? Existe tratamento específico disponível? Como podemos monitorar a resposta ao tratamento? Qual é o prognóstico?

TESTES BIOQUÍMICOS

Os testes laboratoriais comumente utilizados para a avaliação ou a confirmação de suspeita de hepatopatia incluem as aferições dos níveis de aminotransferase sérica (ver Tabela 382.4), bilirrubina (total e fracionada), fosfatase alcalina (FA) e os níveis de gamaglutamil transpeptidase (GGT), assim como a determinação do tempo de protrombina (TP) ou da razão normalizada Internacional (RNI) e dos

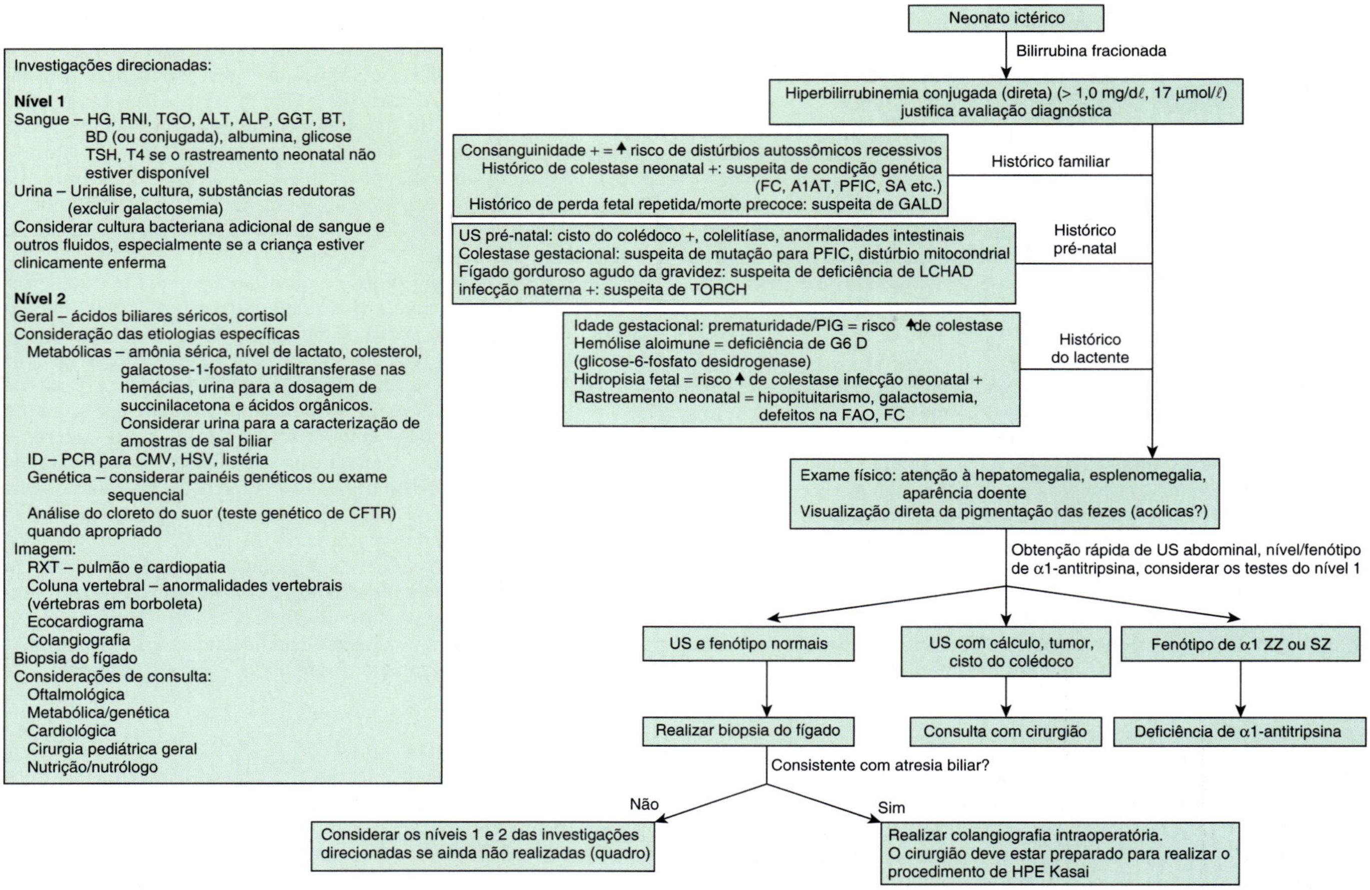

Figura 382.1 Algoritmo do tratamento para uma criança de 2 a 8 semanas de vida com colestase, baseado nas diretrizes da prática clínica. A1AT, deficiência de alfa-1-antitripsina; ALT, alanina aminotransferase; AST, aspartato aminotransferase; BD, bilirrubina direta; BT, bilirrubina total; CFTR, regulador da condutância da transmembrana da fibrose cística; CMV, citomegalovírus; FA, fosfatase alcalina; FAO, oxidação de ácidos graxos; FC, fibrose cística; GALD, doença hepática gestacional aloimune (do inglês, *gestational alloimmune liver disease*); GGT, gamaglutamil transpeptidase; HG, hemograma completo; HPE, portoenterostomia; HSV, herpes-vírus simples; LCHAD, deficiência de 3-hidroxiacil-CoA desidrogenase de cadeia longa (do inglês, *long-chain 3-hydroxyacyl-coenzyme*); PCR, reação em cadeia da polimerase; PFIC, colestase intra-hepática familiar progressiva (do inglês, *progressive familial intrahepatic cholestasis*); PIG, pequeno para a idade gestacional; RNI, razão normatizado internacional; RXT, raios X do tórax; SA, síndrome de Alagille; TSH, hormônio estimulador da tireoide (do inglês *thyroid stimulating hormone*); US, ultrassonografia. (*Dados de Fawaz R, Baumann U, Ekong U* et al.: *Guideline for the evaluation of cholestatic jaundice in infants: joint recommendations of the North American Society for pediatric gastroenterology, hepatology, and nutrition, and the European Society for Pediatric Gastroenterology, Hepatology, and Nutrition*, J Pediatr Gastroenterol Nutr *64(1):154-168, 2017; e de Feldman AG, Mack CL: Biliary atresia: clinical lessons learned*, J Pediatr Gastroenterol Nutr *61(2):167-75, 2015.*)

Tabela 382.4 Causas dos níveis elevados da aminotransferase sérica.*

ELEVAÇÃO CRÔNICA, LEVE, TGP > TGO
(< 150 U/ℓ OU 5 × NORMAL)
Causas hepáticas
Deficiência de α_1-antitripsina
Hepatite autoimune
Hepatite viral crônica (B, C e D)
Hemocromatose
Medicamentos e toxinas
Esteatose e esteato-hepatite
Doença de Wilson
Causas não hepáticas
Doença celíaca
Hipertireoidismo
ELEVAÇÃO GRAVE, AGUDA, TGP > TGO
(> 1.000 U/ℓ OU > 20 a 25 × NORMAL)
Causas hepáticas
Obstrução aguda do ducto biliar
Síndrome de Budd-Chiari aguda
Hepatite viral aguda
Hepatite autoimune
Medicamentos e toxinas
Ligação arterial hepática
Hepatite isquêmica
Doença de Wilson
ELEVAÇÃO GRAVE, AGUDA, TGO > TGP
(> 1.000 U/ℓ OU > 20 a 25 × NORMAL)
Causa hepática
Medicamentos ou toxinas no paciente com lesão hepática alcoólica subjacente
Causa não hepática
Rabdomiólise aguda
ELEVAÇÃO LEVE, CRÔNICA, TGO > TGP
(< 150 U/ℓ, < 5 × NORMAL)
Causas hepáticas
Lesão hepática relacionada ao álcool (TGO/TGP > 2:1, TGO quase sempre < 300 U/ℓ)
Cirrose
Causas não hepáticas
Hipotireoidismo
Macro-TGO
Miopatia
Exercícios extenuantes
ELEVAÇÃO LEVE, CRÔNICA, TGP > TGO
(< 150 U/ℓ OU 5 vezes o NORMAL)

*Praticamente, qualquer hepatopatia pode causar moderada elevação da aminotransferase (5 a 15 × normal).

níveis de albumina sérica. Esses testes são complementares e fornecem uma estimativa das funções de síntese e de excreção, e podem sugerir a origem do distúrbio (inflamação ou colestase).

A gravidade da hepatopatia pode refletir nos sinais clínicos ou nas alterações bioquímicas. Os primeiros incluem a encefalopatia, hemorragia varicosa, piora da icterícia, retração aparente da massa hepática devido à necrose massiva ou o início de ascite. As alterações bioquímicas que refletem a gravidade incluem hipoglicemia, acidose, hiperamonemia, desequilíbrio eletrolítico, hiperbilirrubinemia persistente, hipoalbuminemia acentuada ou TP ou RNI prolongados, que não respondem à administração parenteral de vitamina K.

A lesão aguda das células hepáticas (doença parenquimatosa) causada por hepatite viral, hepatopatia induzida por medicamentos ou toxinas, choque, hipoxemia ou doença metabólica é melhor sugerida pelo aumento acentuado nos níveis séricos de aminotransferase. A colestase (doença obstrutiva) envolve a regurgitação dos componentes biliares no soro, e os níveis de bilirrubina total e conjugada e dos ácidos biliares séricos estão elevados. As elevações nos níveis de FA, 5-nucleotidase e GGT séricos também são indicadores sensíveis de obstrução ou inflamação do trato biliar. A divisão do nível total de bilirrubina sérica em frações conjugadas e não conjugadas de bilirrubina ajuda a distinguir entre as elevações causadas por processos, como hemólise, e aqueles causados por disfunção hepática. A elevação predominante no nível de bilirrubina conjugada fornece um índice relativamente sensível da doença hepatocelular ou da disfunção excretora hepática.

A alanina aminotransferase (ALT ou TGP, transaminase glutamato-piruvato sérica) é específica do *fígado*, enquanto a aspartato aminotransferase (AST ou TGO, transaminase glutâmico-oxalacética sérica) ocorre em outros órgãos além do fígado. As elevações mais marcantes dos níveis de TGO e TGP podem ser notadas nos pacientes com lesão hepatocelular aguda; a elevação da ordem de vários milhares pode resultar de hepatite viral aguda, lesão tóxica (p. ex., paracetamol), hipoxia ou hipoperfusão (ver Tabela 382.4). Após traumatismo abdominal contuso, elevações paralelas nos níveis de aminotransferase podem fornecer indicativo precoce de lesão hepática. A elevação ou queda diferencial nos níveis de TGP e TGO algumas vezes fornece informações úteis. Na hepatite aguda, a elevação na TGP pode ser maior do que o aumento do TGO. Há relatos de elevações mais predominantes nos níveis de TGO na lesão hepática induzida pelo álcool, infecção fulminante por vírus ECHO e em várias doenças metabólicas. Na hepatopatia crônica ou na obstrução biliar intra-hepática ou extra-hepática, as elevações de TGO e TGP podem ser menos acentuadas. Os níveis séricos elevados de aminotransferase são observados nos pacientes com hepatopatia gordurosa não alcoólica e esteato-hepatite não alcoólica (EHNA).

A função da síntese hepática reflete-se nos níveis de albumina e de proteínas séricas e no TP ou RNI. O exame de concentração de globulina sérica e da quantidade relativa de frações de globulina podem ser úteis. Os pacientes com hepatite autoimune, frequentemente, apresentam altos níveis de gamaglobulina e aumento dos títulos de anticorpos antimúsculo liso, antinucleares e antimicrossomal de fígado e rim. Também pode-se encontrar os anticorpos antimitocondriais nos pacientes com hepatite autoimune. O reaparecimento dos níveis de alfafetoproteína pode sugerir hepatoma, hepatoblastoma ou tirosinemia hereditária. A hipoalbuminemia causada pela diminuição da síntese pode complicar as hepatopatias graves e serve como fator prognóstico. A deficiência do fator V e dos fatores dependentes da vitamina K (II, VII, IX e X) podem ocorrer em pacientes com hepatopatia grave ou insuficiência hepática fulminante. Se o TP ou o RNI estiverem prolongados – como resultado de má absorção intestinal de vitamina K (resultado de colestase) ou da diminuição de ingestão nutricional de vitamina K –, a administração parenteral dessa deve corrigir a coagulopatia, levando à normalização dentro de 12 a 24 h. A *ausência de resposta à vitamina K parenteral sugere hepatopatia grave*. Níveis persistentemente baixos do fator VII evidenciam um prognóstico ruim nos pacientes com hepatopatia fulminante.

A interpretação dos resultados dos testes bioquímicos da estrutura e da função hepática deve ser feita no contexto das alterações relacionadas à idade. A atividade da FA varia consideravelmente com a idade. As crianças com crescimento normal apresentam elevações significativas da atividade sérica da FA, resultado do influxo ao soro da isoenzima que se origina nos ossos, particularmente nos adolescentes com rápido crescimento. O aumento isolado na FA não indica doença hepática ou biliar, se outros testes hepáticos estiverem dentro da normalidade. Outras enzimas, como a 5-nucleotidase e a GGT, estão aumentadas nas condições colestáticas e podem ser mais específicas para a doença hepatobiliar. A 5-nucleotidase não é encontrada nos ossos. A GGT exibe alta atividade enzimática no início da vida, mas declina rapidamente com o avançar da idade. As concentrações de colesterol aumentam durante a vida, mas podem estar acentuadamente elevadas nos pacientes acometidos por colestase intra ou extra-hepática e diminuídas na hepatopatia aguda grave, como a hepatite.

A interpretação dos valores séricos de amônia deve ser realizada com precaução em razão da variabilidade em seus determinantes fisiológicos e da dificuldade inerente à aferição laboratorial.

BIOPSIA HEPÁTICA

Na maioria dos casos, a biopsia hepática combinada aos dados clínicos pode sugerir a causa da lesão hepatocelular ou da doença colestática. Pode-se usar amostras de tecido hepático para determinar o diagnóstico histológico preciso em pacientes com colestase neonatal, hepatite crônica, hepatopatia gordurosa não alcoólica ou EHNA, hepatopatia metabólica, colestase intra-hepática, fibrose hepática congênita ou hipertensão portal indefinida. A amostra pode ser sujeita à análise enzimática para detectar os erros inatos do metabolismo e para análise de material acumulado, como o ferro, cobre ou metabólitos específicos. As biopsias hepáticas podem monitorar as respostas à terapia ou detectar as complicações do tratamento com agentes potencialmente hepatotóxicos, como o ácido acetilsalicílico, antimicrobianos (minociclina, cetoconazol, isoniazida), antimetabólitos, antineoplásicos ou os agentes anticonvulsivantes.

Nos lactentes e nas crianças, a biopsia hepática por agulha é facilmente obtida pela via percutânea. A quantidade de tecido obtido, mesmo nos lactentes de pouco peso, geralmente, é suficiente para a interpretação histológica e para as análises bioquímicas, se essas forem tidas como necessárias. Pode-se realizar a biopsia hepática percutânea com segurança em neonatos com 1 semana de vida. As contraindicações a essa abordagem incluem TP ou RNI prolongados, trombocitopenia, suspeita de lesão vascular cística ou infecciosa no trajeto da agulha e ascite grave. Se a administração de plasma fresco congelado ou as transfusões de plaquetas falhar em corrigir TP ou RNI prolongados ou trombocitopenia, pode-se obter uma amostra tecidual por meio de técnicas alternativas. As opções consideradas incluem tanto a abordagem por laparotomia aberta (em cunha), por um cirurgião geral, ou a abordagem transjugular, sob orientação por US e fluoroscópica, por um radiologista intervencionista pediátrico experiente em uma sala apropriadamente equipada com fluoroscopia. O risco de complicação, como hemorragia, hematoma, criação de fístula arteriovenosa, pneumotórax ou peritonite biliar é pequeno.

PROCEDIMENTOS DE IMAGEM HEPÁTICA

Várias técnicas ajudam a definir o tamanho, a forma e a arquitetura do fígado, e a anatomia das árvores biliares intra-hepática e extra-hepática. Embora a imagem possa não fornecer o diagnóstico histológico e bioquímico preciso, pode responder a questões específicas, como se há relação entre a hepatomegalia e o acúmulo de gordura ou de glicogênio, ou se ela é causada por tumor ou cisto. Esses exames podem direcionar para avaliações adicionais, como a biopsia percutânea e tornar possível o encaminhamento imediato dos pacientes com obstrução biliar a um cirurgião. A escolha do procedimento de imagem deve fazer parte da abordagem diagnóstica cuidadosamente formulada, evitando demonstrações redundantes por várias técnicas.

O *exame radiográfico simples* pode sugerir hepatomegalia, mas o exame físico cuidadosamente realizado fornece avaliação mais confiável do tamanho do fígado. Esse pode parecer menos denso do que o normal nos pacientes com infiltração gordurosa ou mais denso com o depósito de metais pesados, como o ferro. A massa hepática ou no trato biliar pode deslocar uma alça intestinal preenchida por gás. Podem estar evidentes calcificações no fígado (doença parasitária ou neoplásica), vascular (trombose da veia porta), na vesícula biliar ou na árvore biliar (cálculos biliares). Podem-se observar as coleções de gás dentro do fígado (abscesso), trato biliar ou circulação portal (enterocolite necrosante).

A *US* fornece informações sobre o tamanho, a composição e o fluxo sanguíneo do fígado. Nota-se o aumento da ecogenicidade com infiltração gordurosa; e os tumores, de 1 a 2 cm, já podem ser vistos. A US substituiu a colangiografia na detecção de cálculos na vesícula biliar ou na árvore biliar. Mesmo em neonatos, a US pode avaliar exatamente o tamanho da vesícula biliar, detectar a dilatação do trato biliar e definir cisto do colédoco. Nos lactentes com atresia biliar, os achados ultrassonográficos podem incluir a vesícula biliar pequena ou ausente, a não visualização do ducto comum e a presença do sinal do cordão triangular – uma densidade ecogênica de formato triangular ou tubular na bifurcação da veia porta –, que representa os remanescentes fibrosos na *porta hepatis*. O parênquima hepático hiperecogênico pode ser visto nas doenças metabólicas (doença de armazenamento de glicogênio) ou no fígado gorduroso (obesidade, desnutrição, alimentação parenteral, corticosteroides). Nos pacientes com hipertensão portal, a US com Doppler pode avaliar a patência da veia porta, demonstrar a circulação colateral e avaliar o tamanho do baço e a quantidade de ascite. Pode-se também detectar quantidade relativamente pequena de *líquido ascítico*. A utilização da US com Doppler tem sido útil na determinação da patência vascular após transplante hepático. Nos pacientes com lesões hepáticas, os novos agentes intravenosos que consistem em bolhas de gás insolúvel com um escudo de lipoproteína, têm possibilitado a caracterização da lesão por US realçada com contraste, sem os riscos associados, geralmente, acompanhados pelas modalidades de imagem mais tradicionais como a tomografia computadorizada (TC; radiação, lesão renal induzida pelo contraste) e a *ressonância magnética* (RM; sedação).

A *TC* fornece informações semelhantes àquelas obtidas pela US, mas é de utilização menos viável nos pacientes com menos de 2 anos, em razão do pequeno tamanho das estruturas, escassez de gordura intra-abdominal para contraste e a necessidade de sedação pesada ou de anestesia geral. A TC pode ser mais exata do que a US na detecção de lesões focais, como tumores, cistos e abscessos. Quando realçada por meio de contraste, a TC pode revelar a densidade de tumor neoplásico apenas discretamente diferente daquela do fígado normal. Atualmente, quando há suspeita de tumor hepático, a TC é considerada o melhor método para definir a extensão anatômica, a natureza sólida ou cística e a vascularização. A TC também pode revelar diferenças sutis na densidade do parênquima hepático, sendo a média do coeficiente de atenuação do fígado reduzido com a infiltração gordurosa.

A *RM* é uma alternativa útil que limita a exposição à radiação. A colangiografia por RM pode ter valor ao diferenciar as lesões do trato biliar. A RM com gadoxetato dissódico pode auxiliar na detecção e na caracterização das lesões hepáticas focais conhecidas ou suspeitas. Na diferenciação entre a colestase obstrutiva da não obstrutiva, a TC ou a RM identifica o nível preciso da obstrução mais frequentemente do que a US. Tanto a TC quanto a US podem ser usadas para guiar as finas agulhas colocadas percutaneamente para biopsias, aspiração de lesões específicas ou colangiografia.

A *elastografia* é um método moderno, não invasivo, que avalia a *elasticidade* hepática, medida do desenvolvimento da fibrose hepática nos pacientes com hepatopatia. Tanto os métodos por US, quanto por RM foram desenvolvidos. Essas técnicas não invasivas permitem o monitoramento da progressão da fibrose e o desenvolvimento de cirrose, melhora da caracterização dos tumores hepáticos e a estratificação do prognóstico de doenças, como a hepatopatia gordurosa não alcoólica e EHNA.

A imagem *por radionuclídeos* baseia-se na captação seletiva de um radiofármaco. Os agentes comumente utilizados incluem: o enxofre coloidal marcado com tecnécio-99, o qual sofre fagocitose pelas células de Kupffer; os agentes como o ácido iminodiacético marcado com o Tc^{99m}, captados pelos hepatócitos e excretados na bile de maneira semelhante à bilirrubina; e o gálio-67, que se concentra nas células inflamatórias e neoplásicas. A possível resolução anatômica com cintilografias hepáticas, geralmente, é menor do que aquela obtida por TC, RM ou US.

A imagem por meio do enxofre coloidal Tc^{99m} pode detectar lesões focais (tumores, cistos, abscessos) maiores do que 2 a 3 cm de diâmetro. Essa modalidade pode ajudar a avaliar os pacientes com possível cirrose e com captação hepática irregular e o desvio da captação do coloide do fígado para a medula óssea.

A *colangiografia*, visualização direta da árvore biliar intra e extra-hepática após injeção de material opaco, pode ser necessária em alguns pacientes para a avaliação da causa, a localização ou a extensão da obstrução biliar. A colangiografia trans-hepática percutânea com agulha fina é a técnica de escolha nos lactentes e nas crianças de menor idade. A probabilidade de opacificação do trato biliar é excelente nos pacientes cuja TC, RM ou US demonstre ductos dilatados. A colangiografia trans-hepática percutânea tem sido utilizada para delinear o sistema ductal biliar.

A *colangiopancreatografia retrógrada endoscópica* é um método alternativo de exame dos ductos biliares em crianças mais velhas. A papila de Vater é canulada sob visão direta por meio de um endoscópio com fibra óptica e o material de contraste é injetado nos ductos biliares e pancreáticos para delinear a anatomia. A vantagem da colangiopancreatografia retrógrada endoscópica é permitir intervenções terapêuticas da árvore biliar extra-hepática (extração de cálculos, implantação de *stent*).

A angiografia seletiva das artérias celíaca, mesentérica superior ou hepática pode ser utilizada para a visualização da circulação hepática ou portal. Ambos os sistemas circulatórios, arterial e venoso do fígado podem ser examinados. Frequentemente, a angiografia é necessária para a definição do suprimento sanguíneo de tumores, antes da cirurgia e é útil no estudo de pacientes com hipertensão portal, conhecida ou presumida. A patência do sistema portal, a extensão da circulação colateral e o calibre dos vasos sob consideração, para o procedimento de desvio, podem ser avaliados. A RM pode fornecer informações semelhantes.

ABORDAGEM DIAGNÓSTICA NOS LACTENTES COM ICTERÍCIA

Os lactentes com boa aparência podem apresentar icterícia colestática. A atresia biliar e a hepatite neonatal são as causas mais comuns de colestase no início da infância. A atresia biliar prenuncia um prognóstico ruim, a menos que seja identificada precocemente. O melhor resultado para esse distúrbio ocorre com a reconstrução cirúrgica precoce (45 a 60 dias de vida). A anamnese, o exame físico e a detecção de hiperbilirrubinemia conjugada, pelo exame da bilirrubina total e direta, são os primeiros passos na avaliação do lactente ictérico (ver Figura 382.1). A consulta com um gastroenterologista pediatra deve ser sugerida precocemente no curso da avaliação.

A bibliografia está disponível no GEN-io.

Capítulo 383 Colestase

383.1 Colestase Neonatal

H. Hesham Abdel-Kader Hassan e William F. Balistreri

A colestase neonatal é definida, bioquimicamente, como a elevação prolongada dos níveis séricos de bilirrubina conjugada além dos primeiros 14 dias de vida. A icterícia que aparece depois de 2 semanas e continua evoluindo, ou que não desaparece por volta dessa idade, deve ser avaliada e deve-se determinar o nível de bilirrubina conjugada.

A colestase no recém-nascido pode ser causada por infecções, anormalidades genéticas, metabólicas ou indefinidas, o que origina a obstrução *mecânica* do fluxo biliar ou o *comprometimento funcional* da função hepática excretora e secreção de bile (ver Tabela 383.1). As lesões mecânicas incluem estenose ou obstrução do ducto colédoco; a atresia biliar é o protótipo da anormalidade obstrutiva. O comprometimento funcional da secreção de bile pode resultar de defeitos congênitos, ou de lesão das células hepáticas, ou do aparelho de secreção biliar.

A colestase neonatal pode ser dividida em doenças extra-hepática e intra-hepática (ver Figura 383.1). As manifestações clínicas de qualquer forma de colestase são semelhantes. No recém-nascido afetado, o diagnóstico de determinadas entidades, como galactosemia, fibrose cística, sepse ou hipotireoidismo, é relativamente simples e constitui parte da maioria dos programas de triagem neonatal. Na maioria dos casos, a etiologia da colestase é mais obscura. A diferenciação entre atresia biliar e hepatite neonatal idiopática é particularmente difícil.

MECANISMOS

A doença hepática metabólica causada por erros inatos da síntese dos ácidos biliares, ou do transporte desses, está associada ao acúmulo de ácidos biliares tóxicos atípicos e à incapacidade de produzir ácidos biliares coleréticos e tróficos normais. As manifestações clínicas e

Tabela 383.1 Subtipos propostos de colestase intra-hepática.

A. Distúrbios do transporte através da membrana e secreção
   1. Distúrbios da secreção canalicular
      a. Transporte de ácidos biliares: deficiência da BSEP
         i. Progressiva, persistente (PFIC tipo 2)
         ii. Benigna recorrente (BRIC tipo 2)
      b. Transporte de fosfolipídios: deficiência de MDR3 (PFIC tipo 3)
      c. Transporte de íons: fibrose cística (CFTR)
      d. Defeito da junção oclusiva (deficiência de TJP2)
   2. Distúrbios complexos ou de múltiplos órgãos
      a. Deficiência de FIC1
         i. Progressiva persistente (PFIC tipo 1, doença de Byler)
         ii. Benigna recorrente (BRIC tipo 1)
      b. Colangite esclerosante neonatal (*CLDN1*)
      c. Síndrome de artrogripose-disfunção renal-colestase (*VPS33B*)
B. Distúrbios da biossíntese, conjugação e regulação dos ácidos biliares
   1. Deficiência de Δ^4-3-oxosteroide-5β-redutase
   2. Deficiência de 3β-hidroxi-5-C27-esteroide desidrogenase/isomerase
   3. Deficiência de oxisterol 7α-hidroxilase
   4. Deficiência de ácido biliar-CoA ligase
   5. Deficiência de BAAT (hipercolanemia) familiar
   6. Deficiência do receptor farnesoide X (FXR)
C. Distúrbios da embriogênese
   1. Síndrome de Alagille (defeito de Jagged1, hipoplasia de ductos biliares sindrômica)
   2. Malformação da placa ductal (DRPAR, DHPAD, doença de Caroli)
D. Não classificada ("hepatite neonatal" idiopática): mecanismo desconhecido

Nota: A deficiência de FIC1, a deficiência de BSEP e alguns dos distúrbios de biossíntese dos ácidos biliares se caracterizam, clinicamente, por baixos níveis séricos de GGT, apesar da presença de colestase. Em todos os distúrbios relacionados, os níveis séricos de GGT estão elevados.
BAAT, Transportador de ácidos biliares; BRIC, colestase intra-hepática recorrente benigna; BSEP, bomba de exportação de sais biliares; CFTR, regulador transmembrana da fibrose cística; DHPAD, doença hepática policística autossômica dominante (presença de cistos apenas no fígado); DRPAR, doença renal policística autossômica recessiva (presença de cistos no fígado e nos rins); GGT, gamaglutamil transpeptidase; PFIC, colestase intra-hepática familiar progressiva.
De Balistreri WF, Bezerra JA, Jansen P, *et al*: Intrahepatic cholestasis: summary of an American Association for the study of liver diseases single-topic conference, *Hepatology* 42(1):222-235, 2005.

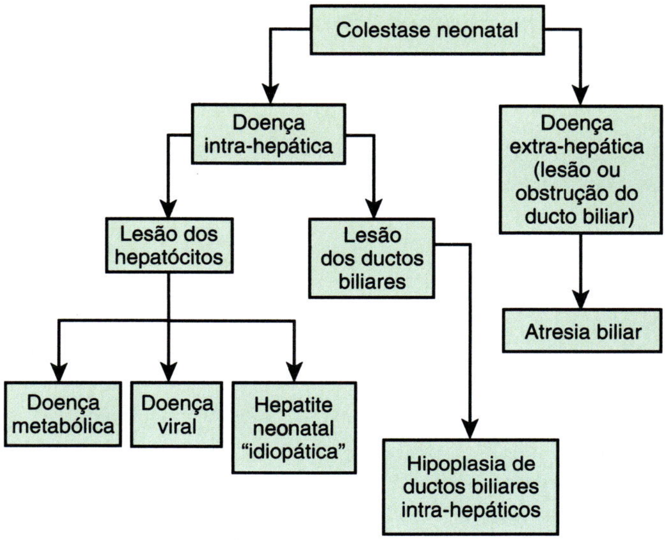

Figura 383.1 Colestase neonatal. Abordagem conceitual para o grupo de doenças que se manifesta na forma de colestase em recém-nascidos. Existem áreas de superposição. Pacientes com atresia biliar podem exibir algum grau de lesão intra-hepática. Pacientes com hepatite neonatal "idiopática" podem, no futuro, desenvolver uma doença metabólica primária ou viral.

histológicas são inespecíficas e se assemelham àquelas observadas em outras formas de lesão hepatobiliar neonatal. Os mecanismos autoimunes também podem ser responsáveis por algumas das manifestações enigmáticas de lesão hepática neonatal.

Algumas das manifestações histológicas da lesão hepática no início da vida não são observadas em pacientes de idade mais elevada. A transformação dos hepatócitos em células gigantes ocorre comumente em lactentes com colestase e pode ser observada em qualquer forma de lesão hepática neonatal. É mais frequente e mais grave nas formas intra-hepáticas de colestase. Os achados clínicos e histológicos em pacientes com hepatite neonatal e naqueles com atresia biliar são semelhantes, mas há características distinguíveis. O processo básico comum a ambos consiste em uma lesão inicial indefinida que provoca inflamação das células hepáticas ou das células do trato biliar. Se o epitélio do ducto biliar for o local predominante de doença, pode ocorrer colangite, levando à esclerose progressiva e ao estreitamento da árvore biliar, cujo estágio final é a obliteração completa (*atresia biliar*). A lesão das células hepáticas pode apresentar o quadro clínico e histológico de "hepatite neonatal". Esse conceito não explica o mecanismo preciso envolvido, mas oferece uma explicação para os casos bem documentados de evolução inesperada dos processos patológicos pós-natal; lactentes com diagnóstico inicial de hepatite neonatal, com sistema biliar patente na colangiografia, podem manifestar posteriormente a atresia das vias biliares.

As anormalidades funcionais na geração do fluxo biliar também podem causar colestase neonatal. O fluxo biliar depende diretamente da excreção hepática efetiva de ácidos biliares pelos hepatócitos. Durante a fase de transporte e metabolismo relativamente ineficientes de ácidos biliares pelas células hepáticas no início da vida, graus menores de lesão hepática podem diminuir ainda mais o fluxo biliar e levar à produção de ácidos biliares atípicos e potencialmente tóxicos. O comprometimento seletivo de uma única etapa na série de eventos envolvidos na excreção hepática produz a expressão completa de uma síndrome colestática. São observados defeitos específicos na síntese de ácidos biliares em lactentes com várias formas de colestases intra-hepáticas (ver Tabela 383.1). As formas graves de colestase familiar estão associadas à hemocromatose neonatal, uma doença gestacional aloimunomediada (anticorpos maternos dirigidos contra os hepatócitos fetais), que responde à imunoglobulina intravenosa materna. Sabe-se que a sepse causa colestase, presumivelmente mediada por uma endotoxina produzida por *Escherichia coli*.

AVALIAÇÃO

A identificação da colestase justifica um esforço imediato de diagnosticar, com precisão, a causa (ver Tabela 383.2). Embora a colestase no recém-nascido possa ser a manifestação inicial de numerosos distúrbios potencialmente graves, as manifestações clínicas são, em geral, semelhantes e fornecem poucos indícios sobre a etiologia. Os lactentes afetados apresentam icterícia, urina escura, fezes claras ou acólicas e hepatomegalia, todas elas como resultado de uma redução do fluxo biliar em consequência de lesão dos hepatócitos ou obstrução dos ductos biliares. A disfunção da síntese hepática pode levar à hipoprotrombinemia e sangramento. A administração de vitamina K deve ser incluída no tratamento inicial de lactentes com colestase para prevenir a ocorrência de hemorragia (intracraniana).

Diferentemente da hiperbilirrubinemia não conjugada, que pode ser fisiológica, a colestase (elevação de qualquer grau da bilirrubina conjugada) no recém-nascido é **sempre patológica**, e a diferenciação imediata da sua causa é imperativa. A principal prioridade é reconhecer as condições que causam a colestase e para as quais uma terapia específica está disponível para evitar danos adicionais e complicações a longo prazo, como sepse, endocrinopatia (hipotireoidismo, pan-hipopituitarismo), hepatotoxicidade nutricional causada por uma doença metabólica específica (galactosemia) ou outras doenças metabólicas (tirosinemia).

Outra potencial doença metabólica tratável, a deficiência de lipase ácida lisossomal (LAL-D), uma doença rara, de armazenamento lisossomal, herdada de maneira autossômica recessiva, que resulta em uma mutação no gene da lipase ácida lisossomal (LIPA; do inglês, *lysosomal acid lipase*). A mutação cria um declínio na atividade de LAL, resultando no acúmulo de ésteres de colesterol e, em menor grau, triglicerídeos em múltiplos órgãos, incluindo fígado, baço, glândulas suprarrenais, linfonodos, mucosa intestinal, endotélio vascular e músculo esquelético. Clinicamente, a doença pode se apresentar em dois fenótipos principais: doença de Wolman (DW) de início na infância e doença de armazenamento de éster de colesterol de início tardio (CESD; do inglês, *cholesterol ester storage disease*). A LAL-D geralmente se apresenta em lactentes com curso agudo e grave, progredindo para insuficiência hepática. A alfassebelipase (enzima LAL humana recombinante) está aprovada para o tratamento de pacientes com LAL-D.

A doença hepatobiliar pode ser a manifestação inicial da deficiência de α_1-antitripsina homozigota ou da fibrose cística. A doença hepática neonatal também pode estar associada à sífilis congênita e a infecções virais específicas, notavelmente vírus ECHO e herpes-vírus, incluindo citomegalovírus. Essas condições podem responder por uma pequena porcentagem de casos de síndrome de hepatite neonatal. Os vírus da hepatite (A, B, C) raramente provocam colestase neonatal.

Os distúrbios mitocondriais podem se apresentar com insuficiência hepática neonatal aguda ou colestase; os defeitos da cadeia respiratória e as síndromes de depleção de DNA mitocondrial são proeminentes dentre esses distúrbios (ver Tabela 383.3).

A etapa final e de importância crítica na avaliação de recém-nascidos com colestase consiste em diferenciar a atresia das vias biliares da hepatite neonatal.

Tabela 383.2 Valores de testes específicos na avaliação de pacientes com suspeita de colestase neonatal.

TESTE	JUSTIFICATIVA
Fracionamento da bilirrubina sérica (*i. e.*, avaliação do nível sérico de bilirrubina conjugada)	Indica colestase
Avaliação da cor das fezes (o lactente apresenta fezes pigmentadas ou acólicas?)	Indica fluxo de bile para o intestino
Medição dos ácidos biliares séricos e urinários	Confirma a colestase; níveis baixos indicam erro inato na biossíntese dos ácidos biliares
Função de síntese hepática (albumina, perfil da coagulação)	Indica gravidade da disfunção hepática
Fenótipo de α_1-antitripsina	Sugere (ou exclui) fenótipo ZZ do inibidor da protease
Tiroxina e hormônio estimulante da tireoide	Sugere (ou exclui) endocrinopatia
Atividade da enzima lipase ácida lisossomal	Sugere (ou exclui) deficiência da lipase ácida lisossomal
Cloreto no suor e análise de mutação	Sugere (ou exclui) a fibrose cística
Aminoácidos séricos e urinários e substâncias redutoras na urina	Sugere (ou exclui) uma doença hepática metabólica
Ultrassonografia	Sugere (ou exclui) um cisto do colédoco; pode detectar o sinal do cordão triangular, sugerindo atresia biliar
Biopsia de fígado	Distingue a atresia biliar; sugere um diagnóstico alternativo

Tabela 383.3 Classificação fenotípica de hepatopatias mitocondriais primárias.

Defeitos CR (transporte de elétrons) (OXPHOS).
- Insuficiência hepática neonatal
  - Deficiência do complexo I
  - Deficiência do complexo IV (mutações em *SCO1*)
  - Deficiência do complexo III (mutações em *BCS1L*)
  - Deficiência de coenzima Q
  - Deficiência de múltiplos complexos (mutações do fator de transferência e alongamento)
  - Síndrome de depleção do DNA mitocondrial (*DNAmt*) (mutações em *DUGOK, MPV17, POLG, SUCLG1, C10orf2/Twinkle*)
- Disfunção ou falência hepáticas tardias
  - Doença de Alpers-Huttenlocher (mutações em *POLG*)
  - Síndrome de Pearson (medula-pâncreas) (deleção do DNAmt)
  - Encefalopatia neurogastrintestinal mitocondrial (mutações em *TYMP*)
  - NHN (mutações em *MPV17*)

Defeitos de oxidação de ácidos graxos
  - 3-hidroxiacil-coenzima A desidrogenase de cadeia longa
  - Deficiências da carnitina palmitoiltransferase I e II
  - Deficiência de carnitina-acilcarnitinatranslocase

Deficiências enzimáticas do ciclo da ureia

Deficiência de flavoproteína de transferência de elétrons e de flavoproteína de transferência de elétrons desidrogenase

Deficiência de fosfoenolpiruvato carboxiquinase (mitocondrial); hiperglicemia não cetótica

Deficiência de citrina; colestase intra-hepática neonatal causada por deficiência de citrina (mutações em *SLC25A13*)

NHN, neuro-hepatopatia de Navajo; OXPHOS, fosforilação oxidativa; *CR*, cadeia respiratória. De Lee WS, Sokol RJ: Mitochondrial hepatopathies: advances in genetics, therapeutic approaches, and outcomes, *J Pediatr* 163[4]:942-948, 2013, Table 1, p. 943.

COLESTASE INTRA-HEPÁTICA

Hepatite neonatal

O termo *hepatite neonatal* implica a ocorrência de colestase intra-hepática (ver Figura 383.1), que possui várias formas (ver Tabelas 383.1 e 383.3).

A **hepatite neonatal idiopática,** que pode ocorrer de maneira esporádica ou familiar, é uma doença de etiologia desconhecida. Os pacientes com a forma esporádica presumivelmente apresentam uma doença metabólica ou viral específica ainda não definida. Por outro lado, as formas familiares provavelmente refletem uma alteração genética ou metabólica; no passado, os pacientes com deficiência de α_1-antitripsina foram incluídos nessa categoria.

A **síndrome de Aagenaes** é uma forma de colestase intra-hepática familiar idiopática associada ao linfedema dos membros inferiores. A relação entre a doença hepática e o linfedema não está elucidada e pode ser atribuída a uma diminuição do fluxo linfático hepático ou à hipoplasia linfática hepática. Em geral, os pacientes afetados apresentam episódios de colestase, com elevação dos níveis séricos de aminotransferase, fosfatase alcalina e ácidos biliares. Entre os episódios, os pacientes são habitualmente assintomáticos, e observa-se uma melhora dos índices bioquímicos. Em comparação com outros tipos de colestase neonatal hereditária, os pacientes com síndrome de Aagenaes possuem um prognóstico relativamente satisfatório. O *locus* para a síndrome de Aagenaes foi mapeado em um intervalo de 6,6 cM no cromossomo 15q.

A **síndrome de Zellweger (cérebro-hepatorrenal)** é um distúrbio genético autossômico recessivo raro, caracterizado por degeneração progressiva do fígado e dos rins. A incidência é estimada em 1 em cada 100.000 nascimentos, e a doença é habitualmente fatal entre 6 e 12 meses. Os lactentes afetados apresentam hipotonia generalizada grave e comprometimento acentuado da função neurológica, com retardo psicomotor. Os pacientes têm cabeça com formato anormal e fácies incomum, hepatomegalia, cistos corticais renais, calcificações puntiformes da patela e do trocanter maior e anormalidades oculares. No exame ultraestrutural, as células hepáticas revelam a ausência de peroxissomos. O diagnóstico pré-natal pode ser realizado através de ensaios de atividade de enzimas peroxissomais (di-hidroacetona-fosfato acetiltransferase), metabólitos peroxissomais ou técnicas de avaliação molecular. A ressonância magnética (RM) realizada no terceiro trimestre pode possibilitar a análise dos giros cerebrais e da mielinização, facilitando o diagnóstico pré-natal da síndrome de Zellweger.

A **doença de depósito de ferro neonatal (hemocromatose neonatal, doença hepática aloimune gestacional)** é uma doença rapidamente progressiva, caracterizada por depósito aumentado de ferro no fígado, no coração e nos órgãos endócrinos, sem aumento das reservas de ferro no sistema reticuloendotelial. Os pacientes apresentam falência múltipla de órgãos e redução da sobrevida. Nos casos familiares relatados, são comuns recém-nascidos afetados em uma mesma família. Trata-se de um distúrbio aloimune com anticorpos maternos dirigidos contra o fígado do feto. A lesão hepática resulta na expressão diminuída da hepcidina hepática e, portanto, na desregulação do fluxo de ferro placentário. A hematocromatose neonatal (ou perda fetal) parece ser uma **doença aloimune** gestacional, e a recorrência de hematocromatose neonatal grave em gravidez de risco pode ser reduzida pelo tratamento materno com altas doses semanais de imunoglobulina intravenosa (1 g/kg), com início na idade gestacional de 18 semanas.

Os achados laboratoriais incluem hipoglicemia, hiperbilirrubinemia, hipoalbuminemia, níveis elevados de ferritina e hipoprotrombinemia importante. Os níveis séricos de aminotransferases podem estar inicialmente elevados, porém normalizam-se com a evolução da doença. O diagnóstico é habitualmente confirmado por biopsia da mucosa oral ou por RM, ao sinalizar a presença de siderose extra-hepática. O prognóstico é sombrio; entretanto, o transplante de fígado pode ser curativo.

Embora o transplante de fígado para lactentes com hemocromatose neonatal tenha uma alta taxa de perda do enxerto e morte, os resultados são equivalentes aos receptores de mesma idade com insuficiência hepática aguda devido a outras causas. Foi relatado que as terapias imunes com exsanguinotransfusão e imunoglobulina intravenosa melhoram o resultado e reduzem a necessidade de transplante hepático em pacientes com hematocromatose neonatal. O diagnóstico diferencial inclui a linfo-histiocitose hemofagocítica familiar.

Distúrbios de transporte, secreção, conjugação e biossíntese de ácidos biliares

A colestase intra-hepática familiar progressiva do tipo 1 (PFIC1) ou doença de FIC1 (anteriormente conhecida como **doença de Byler**) é uma forma grave de colestase intra-hepática. A doença foi inicialmente descrita na família Amish de Jacob Byler. Os pacientes afetados apresentam esteatorreia, prurido, raquitismo com deficiência de vitamina D, desenvolvimento gradual de cirrose e **baixos** níveis de gamaglutamil transpeptidase (GGT). A **PFIC1** (deficiência de FIC1) foi mapeada no cromossomo 18ql2 e resulta de defeito no gene para FIC1 (ATP8B1; ver Tabelas 383.4 e 383.5), que é uma adenosina trifosfatase tipo P, que atua como aminofosfolipídio flipase, ao facilitar a transferência de fosfatidilserina e fosfatidiletanolamina do hemifolheto externo para o hemifolheto interno da membrana celular. A FIC1 também pode desempenhar um papel na absorção intestinal dos ácidos biliares, conforme sugerido pelo elevado nível de expressão no intestino. A deficiência de FIC1 também pode resultar em outra forma de colestase intra-hepática: a **colestase intra-hepática recorrente benigna (BRIC) tipo I.** A doença caracteriza-se por surtos recorrentes de colestase, icterícia e prurido intenso. Os episódios variam desde poucos por ano a um episódio por década, mas podem afetar profundamente a qualidade de vida. As mutações sem sentido, de fase de leitura e por deleção, causam a PFIC tipo 1; as mutações de sentido incorreto e de tipo *split* resultam em BRIC tipo I. Tipicamente, os pacientes com BRIC tipo I apresentam níveis normais de colesterol e de GGT.

A **PFIC tipo 2** (deficiência de BSEP) foi mapeada no cromossomo 2q24 e assemelha-se à PFIC1. A doença resulta de defeitos no transportador canalicular de ácidos biliares dependente de trifosfato de adenosina BSEP (ABCB11). A doença hepática progressiva resulta do acúmulo de ácidos biliares em consequência da redução na secreção canalicular de ácidos biliares. Foi também descrita a ocorrência de mutação em ABC11 em outro distúrbio, a BRIC tipo 2, caracterizada por surtos recorrentes de colestase.

Tabela 383.4 Defeitos moleculares que causam doença hepática.

GENE	PROTEÍNA	FUNÇÃO, SUBSTRATO	DISTÚRBIO
ATP8B1	FIC1	ATPase tipo P; aminofosfolipídio translocase que movimenta a fosfatidilserina e a fosfatiletenolamina da camada externa para a camada interna da membrana canalicular	PFIC 1 (doença de Byler), BRIC 1, CFG
ABCB11	BSEP	Proteína canalicular com cassete de ligação do ATP (família ABC de proteínas); atua como bomba para o transporte de ácidos biliares através do domínio canalicular	PFIC 2, BRIC 2
ABCB4	MDR3	Proteína canalicular com cassete de ligação do ATP (família ABC de proteínas); atua como flipase dos fosfolipídios na membrana canalicular	PFIC 3, CIG, colelitíase
AKR1D1	5β-redutase	Gene da Δ^4-3-oxiesteroide-5β-redutase; regula a síntese de ácidos biliares	BAS: colestase neonatal com hepatite de células gigantes
HSD3B7	C27-3β-HSD	Gene da 3β-hidroxi-5-C27-esteroide oxidorredutase (C27-3β-HSD); regula a síntese de ácidos biliares	BAS: colestase intra-hepática crônica
CYP7BI	CYP7BI	Oxiesterol 7α-hidroxilase; regula a via ácida de síntese de ácidos biliares	BAS: colestase neonatal com hepatite de células gigantes
JAG1	JAG1	Proteínas transmembrana, de superfície celular, que interagem com receptores Notch para regular o destino das células durante a embriogênese	Síndrome de Alagille
TJP2	Proteína da zônula de oclusão	Pertence à família de homólogos da guanilato quinase associados à membrana, que estão envolvidos na organização das junções intercelulares no epitélio e endotélio; regula a permeabilidade paracelular	Colestase intra-hepática
NR1H4	Receptor do hormônio nuclear	Receptor farnesoide X (FXR), um hormônio nuclear que regula o metabolismo do ácido biliar	Colestase intra-hepática
BAAT	BAAT	Enzima que transfere o componente ácido biliar da acil coenzima A tioéster para a glicina ou a taurina	HCF
EPHX1	Epóxido hidrolase	A epóxido hidrolase microssomal regula a ativação e a destoxificação de substâncias químicas exógenas	HCF
ABCC2	MRP2	Proteína canalicular com cassete de ligação do ATP (família ABC de proteínas); regula o transporte canalicular de conjugados de GSH e arsênico	Síndrome de Dubin-Johnson
ATP7B	ATP7B	ATPase tipo P; atua como bomba de exportação de cobre	Doença de Wilson
CLDN1	Claudina 1	Proteína da zônula de oclusão	CEN
CIRH1A	Cirina	Sinalização da célula?	CIINA
CFTR	CFTR	Canal de cloreto com cassete de ligação de ATP (família ABC de proteínas); regula o transporte de cloreto	Fibrose cística
PKHD1	Fibrocistina	Proteína envolvida na função ciliar e tubulogênese	DRPAR
PRKCSH	Hepatocistina	Montagem com a subunidade α da glicosidase II no retículo endoplasmático	DHPAD
VPS33B	Proteína vascular classificação 33	Regula a fusão de proteínas à membrana celular	ARC

ARC, síndrome de artrogripose-disfunção renal-colestase; ATP, trifosfato de adenosina; ATPase, adenosina trifosfatase; BAAT, transportador de ácidos biliares; BAS, defeito na síntese de ácidos biliares; BRIC, colestase intra-hepática recorrente benigna; BSEP, bomba de exportação de sais biliares; CEN, colangite esclerosante neonatal com ictiose, vacúolos leucocitários e alopecia; CFG, colestase familiar da Groenlândia; CFTR, regulador de condutância transmembrana da fibrose cística; CIG, colestase intra-hepática da gravidez; CINNA, cirrose infantil dos nativos norte-americanos; DHPAD, doença hepática policística autossômica dominante; *DRPAR, doença renal policística autossômica recessiva; GSH, glutationa; HCF, hipercolanemia familiar; PFIC (do inglês *progressive familial intrahepatic cholestasis*), colestase intra-hepática familiar progressiva. **GGT baixa (PFIC tipos 1 e 2, BRIC tipos 1 e 2, ARC). De Balistreri WF, Bezerra JA, Jansen P *et al.*: Intrahepatic cholestasis: summary of an American Association for the study of liver diseases single-topic conference, *Hepatology* 42(1):222-235, 2005.

Diferentemente da PFIC1 e da PFIC2, os pacientes com **PFIC tipo 3** (*doença de MDR3*) apresentam níveis *elevados* de GGT. A doença resulta de defeitos em uma flipase de fosfolipídios canalicular, MDR3 (*ABCB4*), que resulta na translocação deficiente de fosfatidil colina através da membrana canalicular. As mães heterozigotas para esse gene podem desenvolver colestase intra-hepática durante a gravidez.

A **hipercolanemia familiar** caracteriza-se por concentrações séricas elevadas de ácidos biliares, prurido, deficiência de crescimento e coagulopatia. A hipercolanemia familiar é um traço genético complexo associado a uma mutação da coenzima A (CoA) dos ácidos biliares e do aminoácido *N*-aciltransferase (codificada pelo transportador de ácido biliar [*BAAT*]), bem como a mutações na proteína 2 da zônula de oclusão (*tight junction*) (codificada por *TJP 2,* também conhecida como *ZO-2*). A mutação de BAAT, que é uma enzima de conjugação de ácidos biliares, anula a atividade da enzima. Os pacientes homozigotos para essa mutação apresentam apenas ácidos biliares não conjugados na bile. A mutação tanto de BAAT quanto de TJP 2 pode comprometer o transporte e a circulação dos ácidos biliares. Os pacientes com hipercolanemia familiar respondem habitualmente à administração de ácido ursodesoxicólico.

A **biossíntese defeituosa dos ácidos biliares** foi considerada como fator iniciador ou perpetuador nos distúrbios colestáticos neonatais; a hipótese aventada é que a presença de erros inatos na biossíntese de ácidos biliares leva à ausência de ácidos biliares primários normais tróficos ou coleréticos e ao acúmulo de metabólitos atípicos (hepatotóxicos). Os erros inatos na biossíntese de ácidos biliares causam doença hepática aguda e crônica; o reconhecimento precoce possibilita a

Tabela 383.5 Colestase intra-hepática familiar progressiva.

	PFIC1	PFIC2	PFIC3
Transmissão	Autossômica recessiva	Autossômica recessiva	Autossômica recessiva
Cromossomo	18q21-22	2q24	7q21
Gene	*ATP8B1/F1C1*	*ABCB11/BSEP*	*ABCB4/MDR3*
Proteína	FIC1	BSEP	MDR3
Localização	Hepatócito, cólon, intestino, pâncreas; nas membranas apicais	Membrana canalicular dos hepatócitos	Membrana canalicular dos hepatócitos
Função	Aminofosfolipídio flipase dependente de ATP; efeitos desconhecidos na sinalização intracelular	Transporte de ácidos biliares dependente de ATP	Translocação de fosfatidilcolina dependente de ATP
Fenótipo	Colestase progressiva, diarreia, esteatorreia, retardo do crescimento, prurido intenso	Hepatite colestática de células gigantes rapidamente progressiva, retardo do crescimento, prurido	Colestase de início tardio, hipertensão portal, prurido mínimo, litíase intraductal e da vesícula biliar
Histologia	Doença colestática inicial leve; bile canalicular granular grosseira ao ME	Hepatite neonatal de células gigantes, bile canalicular amorfa ao ME	Proliferação dos dúctulos biliares, fibrose periporta, por fim, cirrose biliar
Características bioquímicas	Nível sérico normal de GGT; ácidos biliares com concentrações séricas elevadas e baixas concentrações na bile	Nível sérico normal de GGT; ácidos biliares com concentrações séricas elevadas e baixas concentrações na bile	Nível sérico elevado de GGT; PC biliar baixa a ausente; LPX sérica ausente; concentrações normais de ácidos biliares na bile
Tratamento	Desvio biliar, exclusão ileal, transplante de fígado, porém diarreia, esteatorreia, esteatose hepática pós-TOF	Desvio biliar, transplante de fígado	UDCA, se houver secreção residual de PC; transplante de fígado

ATP, trifosfato de adenosina; BSEP, bomba de exportação de sais biliares; GGT, gamaglutamil transpeptidase; LPX, lipoproteína X; ME, microscópio eletrônico; PC, fosfatidilcolina; PFIC, colestase intra-hepática familiar progressiva; TOF, transplante ortotópico de fígado; UDCA, ácido ursodesoxicólico. De Suchy FJ, Sokol RJ, Balistreri WF, editors: *Liver disease in children*, ed 4, New York, 2014, Cambridge University Press.

instituição de uma reposição direcionada com ácidos biliares, o que reverte à lesão hepática. Foram descritos vários defeitos específicos:

- A **deficiência de Δ^4-3-oxosteroide-5β-redutase,** a quarta etapa na via de degradação do colesterol para os ácidos biliares primários, manifesta-se com colestase significativa e insuficiência hepática, que se desenvolvem pouco depois do nascimento, com coagulopatia e lesão hepática metabólica semelhante à tirosinemia. A histologia hepática se caracteriza por um desarranjo lobular com células gigantes, transformação pseudoacinar e estase biliar canalicular. A espectrometria de massa irá demonstrar a excreção urinária aumentada de ácidos biliares e o predomínio dos ácidos oxo-hidroxi e oxodi-hidroxi colenoicos. O diagnóstico pode ser estabelecido pela análise de mutações no *SRD5B1 (AKR1D1)*, o gene que codifica a Δ^4-3-oxosteroide-5β-redutase. O tratamento com ácido cólico e com ácido ursodesoxicólico está associado à normalização das manifestações bioquímicas, histológicas e clínicas
- A **deficiência de 3β-hidroxi-Δ^5-C^{27}-esteroide oxidorredutase (3β-HSD)**, a segunda etapa na biossíntese dos ácidos biliares a partir do colesterol, provoca PFIC. Os pacientes afetados habitualmente apresentam icterícia, com aumento dos níveis de aminotransferases e hepatomegalia; os níveis de GGT e os níveis séricos de colilglicina estão *normais*. A histologia é variável, incluindo desde hepatite de células gigantes até hepatite crônica. O diagnóstico, sugerido pela detecção por espectrometria de massa de ácidos biliares C^{24} na urina, os quais retêm a estrutura 3β-hidroxi-Δ^5, pode ser confirmado pela análise genética de mutações em *HSD3B7*, o gene que codifica a 3β-HSD. A terapia com ácidos biliares primários, administrada por via oral para regular negativamente a atividade do colesterol 7α-hidroxilase, limitar a produção de ácidos biliares 3β-hidroxi-Δ^5 e facilitar a depuração hepática, tem sido efetiva na reversão da lesão hepática.

DEFICIÊNCIA DA ÁCIDO BILIAR-COENZIMA A LIGASE

A conjugação com os aminoácidos glicina e taurina constitui a etapa final na síntese de ácidos biliares. Duas enzimas catalisam a amidação dos ácidos biliares. Na primeira reação, um tioésterCoA é formado pela ácido biliar-CoA ligase limitadora de velocidade. A outra reação envolve o acoplamento da glicina ou da taurina e é catalisada por uma ácido biliar-CoA citosólica: a aminoácido *N*-aciltransferase. Os pacientes afetados apresentam hiperbilirrubinemia conjugada, deficiência de crescimento ou deficiência de vitaminas lipossolúveis, e, nesses pacientes, foi identificada uma mutação do gene da ácido biliar-CoA ligase. A administração de conjugados do ácido biliar primário, o ácido glicocólico, pode ser benéfica e pode corrigir a má absorção de vitaminas lipossolúveis e melhorar o crescimento.

DISTÚRBIOS DA EMBRIOGÊNESE

A **síndrome de Alagille** (displasia artério-hepática) é a síndrome mais comum com hipoplasia de ductos biliares intra-hepáticos. A *hipoplasia* de ductos biliares (frequentemente denominada de maneira errônea *atresia biliar intra-hepática*) consiste na ausência ou redução acentuada no número de ductos biliares interlobulares nas tríades portais, com ramos da veia porta e arteríola hepática de tamanho normal. A biopsia no início da vida frequentemente revela um processo inflamatório que acomete os ductos biliares. As amostras subsequentes de biopsias revelam, então, uma diminuição da inflamação, com redução residual no número e no diâmetro dos ductos biliares, de modo análogo à *síndrome do desaparecimento dos ductos biliares* observada em adultos com distúrbios imunomediados. A avaliação seriada da histologia hepática frequentemente sugere uma destruição progressiva dos ductos biliares.

As **manifestações clínicas** da síndrome de Alagille são expressas em vários graus e podem ser inespecíficas; consistem em características faciais incomuns (fronte larga; olhos fundos e largamente espaçados; nariz reto e longo; e subdesenvolvimento da mandíbula). Além disso, podem ocorrer anormalidades oculares (embriotoxon posterior, microcórnea, drusas do disco óptico, câmara anterior rasa), anormalidades cardiovasculares (habitualmente estenose pulmonar periférica, algumas vezes tetralogia de Fallot, atresia pulmonar, comunicação interventricular deficiente, comunicação interatrial deficiente, coarctação da aorta), defeitos vertebrais (vértebras em borboleta, fusão de vértebras, espinha bífida oculta, anomalias das costelas) e nefropatia tubulointersticial (ver Tabela 383.6, Figuras 383.2 e 383.3). Outros achados, como baixa estatura, insuficiência pancreática, vasculopatia (síndrome *moyamoya*, acidente vascular encefálico) e espermatogênese defeituosa, podem refletir ou produzir deficiência nutricional. Pacientes com a

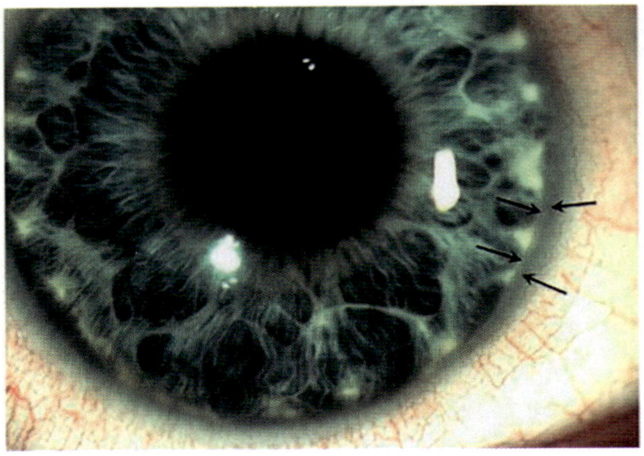

Figura 383.2 Embriotoxon posterior. (*De Turnpenny PD, Ellard S: Alagille syndrome*: pathogenesis, diagnosis and management, Eur J Hum Genet *20[3]:251–257, 2012, Fig. 1.*)

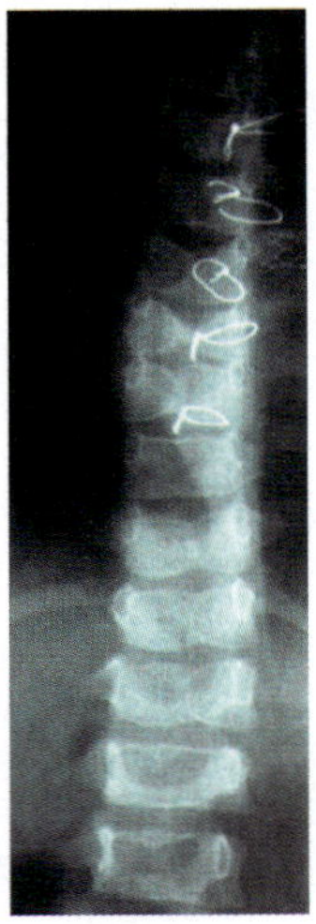

Figura 383.3 Vértebras em borboleta vista nas regiões torácica e lombar superior. A criança foi submetida a uma cirurgia cardíaca, por isso a presença de arames visíveis. (*De Turnpenny PD, Ellard S: Alagille syndrome: pathogenesis, diagnosis and management,* Eur J Hum Genet *20[3]:251-257, 2012, Fig. 2.*)

síndrome de Alagille tendem a apresentar prurido, xantomas com acentuada elevação dos níveis séricos de colesterol e complicações neurológicas da deficiência de vitamina E, quando não tratados. As mutações no gene Jagged 1 (*JAG1*) humano, que codifica um ligante para o receptor notch, estão ligadas a cerca de 90% dos pacientes com síndrome de Alagille. A síndrome de Alagille do tipo 2 é decorrente de mutações em *NOTCH2*. Embora a cirrose e manifestações da doença hepática em estágio final sejam incomuns no início da vida, alguns pacientes podem desenvolver essas complicações posteriormente. O cuidado a longo prazo inclui o monitoramento cardíaco e da função renal, assim como a avaliação do desenvolvimento de carcinoma hepatocelular.

ATRESIA BILIAR

O termo *atresia biliar* é impreciso, visto que a anatomia dos ductos biliares anormais nos pacientes afetados varia acentuadamente. Uma terminologia mais apropriada deveria refletir a fisiopatologia, isto é, colangiopatia obliterativa não cística. A chamada *colangiopatia obliterativa* pode ser dividida em dois tipos principais: cística e não cística. O distúrbio cístico inclui os diferentes tipos de **cistos do colédoco**, enquanto as formas não císticas são variantes diferentes da atresia biliar, além da colangite esclerosante neonatal.

A **atresia biliar cística** é uma variante incomum da atresia biliar (cerca de 10 a 20% dos casos) e tem um prognóstico relativamente favorável, particularmente na cirurgia precoce. Este distúrbio é muitas vezes subdiagnosticado como um cisto de colédoco. Entretanto, pode ser diferenciado pela ausência de revestimento epitelial na atresia biliar, bem como pela falta de comunicação com os ductos biliares intra-hepáticos, como observado na colangiografia intraoperatória.

Existem três principais variantes da **atresia biliar não cística** (ver Figura 383.4). O **primeiro tipo** (atresia biliar corrigível), que se apresenta em apenas 7% dos casos, é caracterizado pela patência dos ductos biliares extra-hepáticos proximais com atresia do ducto biliar distal. No **segundo tipo**, observado em 15% dos casos, há atresia do ducto hepático comum em diferentes níveis. A patência da vesícula biliar, do ducto cístico e do ducto biliar comum pode ser vista em alguns casos. A vesícula biliar e os ductos biliares podem ser usados como ductos biliares. No **terceiro tipo** (a variante mais *comum*) não há patência de todo o sistema biliar extra-hepático e dos ductos biliares intra-hepáticos no hilo.

A atresia biliar também pode ser classificada em 3 categorias com base na presença ou ausência de anomalias associadas. O tipo mais comum, conhecido como atresia biliar *perinatal*, afeta cerca de 70% dos pacientes e não está associado com outras anomalias ou malformações. Os pacientes podem não apresentar icterícia ao nascimento. Um processo evolutivo leva à icterícia progressiva e fezes acólicas. Outro tipo, visto em cerca de 15% dos casos, pode estar associado com as malformações de heterotaxia, o que inclui *situs inversus*, mal rotação, poliesplenia, veia cava inferior interrompida e insuficiência cardíaca congênita. Esse tipo também é conhecido como **síndrome da malformação esplênica de atresia biliar (BASM)** e geralmente apresenta um prognóstico desfavorável. Outras malformações congênitas tais como os cistos de colédoco, anomalias renais e defeitos cardíacos podem ser vistas no terceiro tipo, que afeta os 15% restantes dos casos.

A atresia biliar tem sido detectada em 1 a cada 10.000 a 15.000 nascidos vivos. A atresia biliar é mais comum nos países do leste asiático, e os pacientes podem nascer a termo ou prematuramente. A triagem

Tabela 383.6 Critérios clássicos, baseados em cinco sistemas corporais para o diagnóstico da síndrome de Alagille.

SISTEMA/PROBLEMA	DESCRIÇÃO
Fígado/colestase	Geralmente se apresentando como icterícia com hiperbilirrubinemia conjugada no período neonatal, muitas vezes com fezes pálidas
Fácies dismórficas	Testa larga, olhos profundos, às vezes com fissura palpebrais inclinadas para cima, orelhas proeminentes, nariz reto com ponta em forma de bulbo e queixo pontiagudo que dão ao rosto uma aparência um tanto triangular
Cardiopatia congênita	Estenose da artéria pulmonar periférica mais frequentemente, mas também atresia pulmonar, defeito do septo atrial, defeito do septo ventricular e tetralogia de Fallot
Esqueleto axial/anomalias vertebrais	Vértebras em "borboletas" podem ser vistas em uma radiografia anteroposterior e, ocasionalmente, hemivértebras, fusão de vértebras adjacentes e espinha bífida oculta
Olho/embriotoxon posterior	Defeitos da câmara anterior, mais comumente o embriotoxon posterior, que é a proeminência do anel de Schwalbe na junção da íris e córnea

De Turnpenny PD, Ellard S: Alagille syndrome: pathogenesis, diagnosis and management, *Eur J Hum Genet* 20(3):251-257, 2012, Table 1, p. 252.

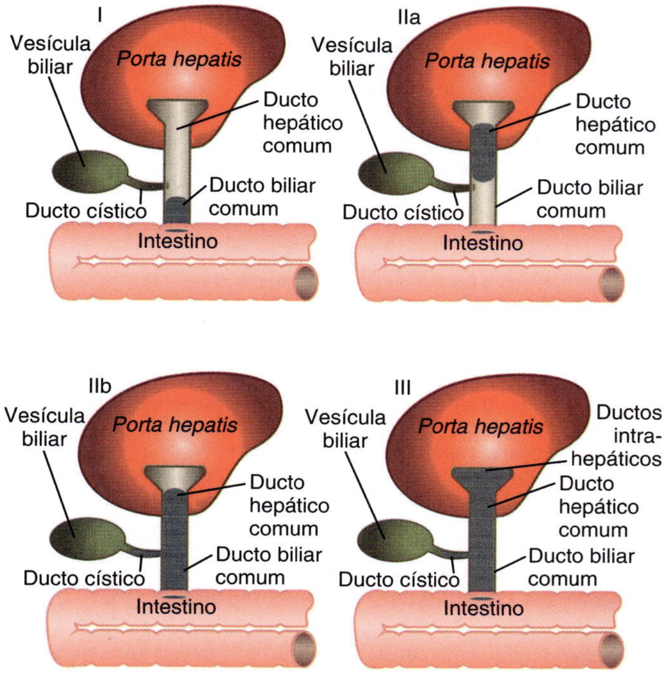

Figura 383.4 **Atresia biliar classificada de acordo com a área de envolvimento (*cor cinza*).** Tipo I: atresia do ducto biliar distal com ducto biliar extra-hepático proximal patente. Tipo IIa: atresia do ducto hepático comum. Tipo IIb: atresia do ducto hepático comum, ducto cístico e ducto biliar comum. Tipo III: não patência de todo o sistema biliar extra-hepático e ductos biliares intra-hepáticos no hilo. (*Adaptada de A-Kader HH, Feerick J, Rodriguez-Davalos M: After two centuries biliary atresia remains the darkest chapter in pediatric hepatology,* Ann Pediatr Child Health *3[2]:1044, 2015, Fig. 2.*)

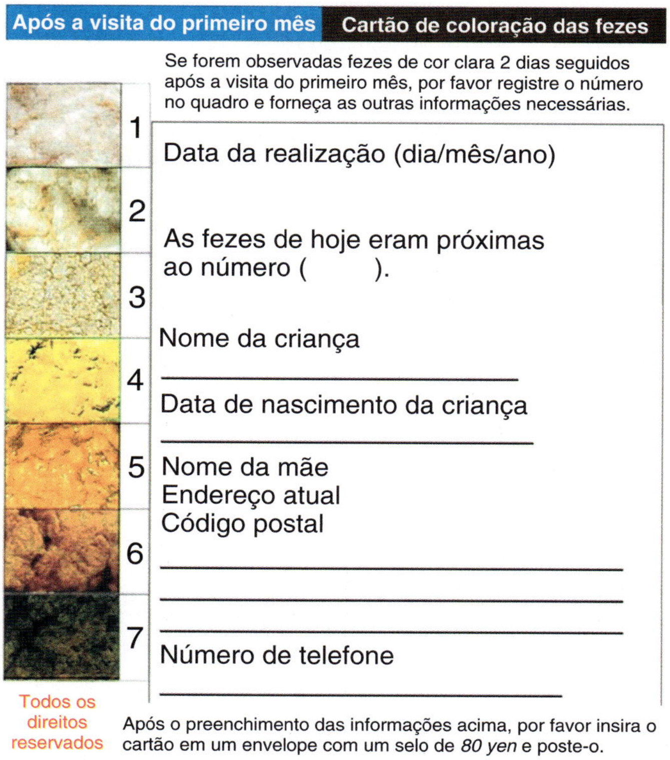

Figura 383.5 Um exemplo de um cartão colorido de fezes foi o usado na prefeitura de Tochigi, de agosto de 1994 a março de 2011, e consistiu em 7 imagens fotográficas de fezes coloridas em bebês saudáveis e lactentes com atresia biliar. As imagens 1 a 3 denotam fezes de coloração anormais, enquanto as imagens 4 a 7 refletem a cor das fezes normais. (*De Gu YH, Yokoyama K, Mizuta K et al.: Stool color card screening for early detection of biliary atresia and long-term native liver survival: a 19-year cohort study in Japan,* J Pediatr *166[4]:897-902, 2015, Fig. 2.*)

para atresia biliar em lactentes após o nascimento não é universal; entretanto, os cartões de coloração das fezes que ajudam a detectar fezes acólicas têm sido usados com algum sucesso (ver Figura 383.5). Além disso, em todo lactente com início recente de icterícia ou com icterícia persistente depois de 2 semanas de vida, deve-se efetuar uma triagem com nível de bilirrubina total e conjugado para a detecção de colestase.

Diferenciação entre hepatite neonatal idiopática e atresia biliar

Pode ser difícil diferenciar claramente os lactentes com atresia biliar que necessitam de correção cirúrgica, daqueles com doença intra-hepática (hepatite neonatal) e ductos biliares patentes. Nenhum exame bioquímico ou procedimento de imagem, isoladamente, é totalmente satisfatório. Os esquemas para diagnóstico incorporam características clínicas, do histórico, bioquímicas e radiológicas.

A hepatite neonatal idiopática apresenta uma incidência familiar de cerca de 20%, enquanto a atresia biliar tem pouca probabilidade de sofrer recidiva na mesma família. Alguns lactentes com atresia biliar de início fetal exibem uma incidência aumentada de outras anormalidades, como síndrome de poliesplenia com heterotaxia abdominal, má rotação, levocardia e anomalias vasculares intra-abdominais. A eliminação persistente de fezes acólicas sugere obstrução biliar (atresia biliar), porém os pacientes com hepatite neonatal idiopática grave podem ter comprometimento grave e transitório da excreção de bile. A eliminação de fezes consistentemente pigmentadas descarta a probabilidade de atresia biliar. A palpação do fígado pode revelar um tamanho ou consistência anormais em pacientes com atresia biliar; esse achado é menos comum na hepatite neonatal idiopática.

A ultrassonografia (US) abdominal constitui uma ferramenta diagnóstica útil na avaliação da colestase neonatal, visto que o exame identifica a presença de coledocolitíase, perfuração do ducto biliar ou outras anormalidades estruturais da árvore biliar, como cisto do colédoco. Em pacientes com atresia biliar, a US pode detectar anomalias associadas, como poliesplenia abdominal e malformações vasculares. Nos pacientes com atresia biliar, a vesícula biliar não é visualizada, ou verifica-se a presença de uma microvesícula biliar. As crianças com colestase intra-hepática causada por hepatite neonatal idiopática, fibrose cística ou nutrição parenteral total podem apresentar achados semelhantes na US. O sinal do cordão triangular na US, que representa uma massa fibrótica em formato de cone cranial à bifurcação da veia porta, pode ser observado em pacientes com atresia biliar (ver Figuras 383.6 e 383.7). A densidade ecogênica, que representa os remanescentes fibrosos na *porta hepatis* nos casos de atresia biliar na cirurgia, pode constituir uma ferramenta diagnóstica útil na avaliação de pacientes com colestase neonatal. As imagens de US de alta frequência (HUS) produzem uma resolução espacial muito melhor através do sacrifício da profundidade de penetração e podem se mostrar superiores à US convencional no processo diagnóstico da atresia biliar.

A cintilografia hepatobiliar com derivados do ácido iminodiacético marcado com tecnécio é um exame sensível, porém de pouca especificidade para a atresia biliar. Esse exame não identifica outras anormalidades estruturais da árvore biliar ou anomalias vasculares. A falta de especificidade do exame e o atraso inerente (5 dias de pré-carregamento com fenobarbital) fazem com que esse procedimento seja impraticável e de valor limitado na avaliação de crianças com suspeita de atresia biliar.

O papel da colangiopancreatografia retrógrada endoscópica CPRE no processo diagnóstico da atresia biliar continua indeterminado. Similarmente, o valor da colangiopancreatografia por ressonância magnética (CPRM) no diagnóstico da atresia biliar ainda não foi estabelecido.

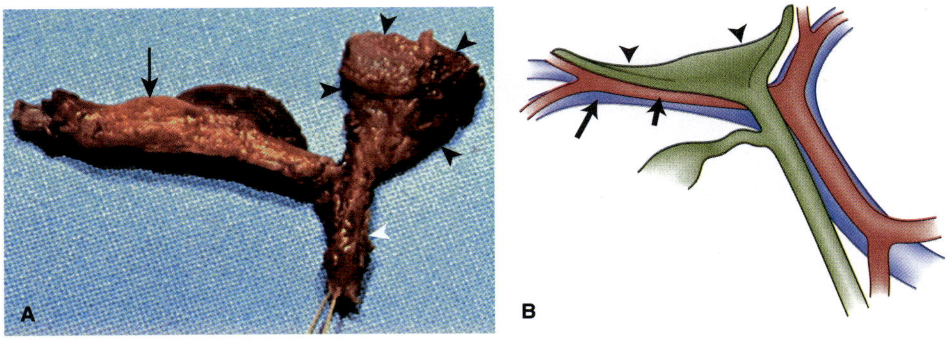

Figura 383.6 Achados cirúrgicos de atresia biliar. **A.** Fotografia de amostra cirúrgica dos ductos biliares extra-hepáticos obliterados, mostrando o remanescente do ducto fibroso (*pontas de seta pretas*) na *porta hepatis*, vesícula biliar atrésica (*seta*) e ducto colédoco fibroso (*ponta de seta branca*). O remanescente do ducto fibroso é massa triangular em formato de cone. **B.** Desenho esquemático representando a relação anatômica entre o remanescente do ducto fibroso e os vasos sanguíneos ao redor da *porta hepatis*. O remanescente do ducto fibroso triangular em formato de cone (*pontas de seta pretas, verde*) está posicionado anterior e ligeiramente superior à veia porta (*seta longa, azul*) e a artéria hepática (*seta curta, vermelho*). (**A** *de Park WH, Choi SO, Lee HJ et al.: A new diagnostic approach to biliary atresia with emphasis on the ultrasonographic triangular cord sign: comparison of ultrasonography, hepatobiliary scintigraphy, and liver needle biopsy in the evaluation of infantile cholestasis,* J Pediatr Surg *32:1555-1559, 1997.*)

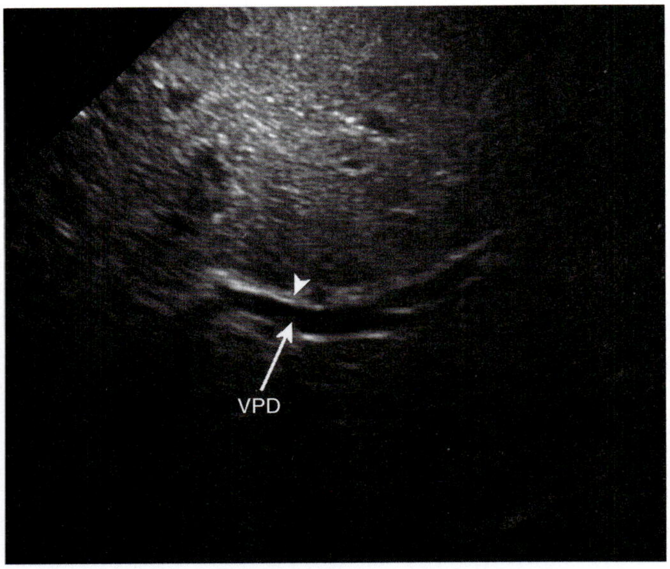

Figura 383.7 Atresia biliar em um menino de 8 semanas com bilirrubina conjugada elevada. A ultrassonografia transversa mostra o sinal do cordão triangular, visualizado como um cordão linear ecogênico (*ponta de seta*) ao longo da veia porta direita (*VPD*). (*De Lowe LH: Imaging hepatobiliary disease in children*, Semin Roentgenol *43:39-49, 2008, Fig. 1B.*)

A biopsia hepática percutânea é o procedimento mais valioso na avaliação das doenças hepatobiliares neonatais e fornece as evidências discriminatórias mais confiáveis. A atresia biliar se caracteriza pela proliferação dos dúctulos biliares, presença de tampões de bile (*plugues* biliares), edema e fibrose portal ou perilobular, com integridade da arquitetura básica dos lóbulos hepáticos. Na hepatite neonatal, ocorre doença hepatocelular difusa e grave, com distorção da arquitetura lobular, acentuada infiltração com células inflamatórias e necrose hepatocelular focal; os dúctulos biliares exibem pouca alteração. A transformação em células gigantes é observada em lactentes com ambos os distúrbios e carece de especificidade diagnóstica.

As alterações histológicas observadas em pacientes com hepatite neonatal idiopática também ocorrem em outras doenças, incluindo deficiência de α_1-antitripsina, galactosemia e várias formas de colestase intra-hepática. Embora se possa detectar uma hipoplasia de ductos biliares intra-hepáticos na biopsia do fígado, mesmo nas **primeiras** semanas de vida, as biopsias subsequentes nesses pacientes revelam um padrão mais característico.

Tratamento de pacientes com suspeita de atresia biliar

Todos os pacientes com suspeita de atresia biliar devem ser submetidos à laparotomia exploradora e à colangiografia direta para determinar a presença e o local da obstrução. Pode-se efetuar uma drenagem direta nos pacientes com lesão passível de correção. Quando nenhuma lesão corrigível é detectada, o exame de congelação dos cortes obtidos pela transecção da *porta hepatis* pode detectar a presença de epitélio biliar e determinar o tamanho e a patência dos ductos biliares residuais. Em alguns casos, a colangiografia indica que a árvore biliar está pérvia, porém com calibre diminuído, sugerindo que a colestase não é causada pela obliteração do trato biliar, mas pela hipoplasia de ductos biliares ou pela acentuada redução do fluxo na presença de doença intra-hepática. Nesses casos, deve-se evitar a transecção ou dissecção adicional dentro da *porta hepatis*.

Nos pacientes nos quais não se identifica uma lesão passível de correção, deve-se efetuar o **procedimento de hepatoportoenterostomia (Kasai)**. A justificativa dessa operação é a de que os diminutos remanescentes dos ductos biliares, que representam canais residuais, podem estar presentes no tecido fibroso da *porta hepatis*; esses canais podem estar em continuidade direta com o sistema ductular intra-hepático. Nesses casos, a transecção da *porta hepatis* com anastomose do intestino na superfície proximal da transecção pode possibilitar a drenagem biliar. Se o fluxo não for rapidamente estabelecido no primeiro mês de vida, ocorrerão obliteração progressiva e cirrose. Se forem encontrados canais microscópicos com diâmetro de > 150 μm, é provável o estabelecimento do fluxo biliar no pós-operatório. *A taxa de sucesso para o estabelecimento de um fluxo biliar adequado após a cirurgia de Kasai é muito maior (90%) quando o procedimento é realizado antes de 8 semanas de vida.* Por conseguinte, o encaminhamento precoce e a avaliação imediata de lactentes com suspeita de atresia biliar são importantes. O esclarecimento dos pacientes, a maior conscientização dos profissionais de saúde e a implementação mais ampla dos programas de cartões comparativos para coloração de fezes são imperativos para evitar atrasos do diagnóstico e atingir resultados mais favoráveis.

Alguns pacientes com atresia biliar, mesmo do tipo *não corrigível*, obtêm benefícios, a longo prazo, de intervenções como o procedimento de Kasai. Na maioria, observa-se a persistência de certo grau de disfunção hepática. Os pacientes com atresia biliar habitualmente apresentam inflamação persistente da árvore biliar intra-hepática, o que sugere que a atresia biliar reflete um processo dinâmico que envolve todo o sistema hepatobiliar. Isso pode explicar o desenvolvimento final de complicações como hipertensão portal. O benefício a curto prazo da hepatoportoenterostomia consiste na descompressão e drenagem suficientes para evitar o desenvolvimento de cirrose e sustentar o crescimento até que se possa realizar um transplante de fígado bem-sucedido. O uso de esteroides após o procedimento de Kasai não apresentou melhora nas taxas de sobrevivência do paciente ou do fígado nativo. Similarmente, não há dados convincentes para dar suporte ao uso de antibióticos ou agentes coleréticos após a cirurgia.

TRATAMENTO DA COLESTASE CRÔNICA

Na presença de qualquer forma de colestase neonatal, independentemente da doença primária consistir em hepatite neonatal idiopática, colestase intra-hepática ou atresia biliar, os pacientes afetados têm risco aumentado de evolução e complicações da colestase crônica. Isso reflete vários graus de capacidade funcional hepática residual e deve-se, direta ou indiretamente, a uma diminuição do fluxo biliar. Qualquer substância normalmente excretada na bile é retida no fígado, com acúmulo subsequente nos tecidos e no soro. As substâncias envolvidas incluem ácidos biliares, bilirrubina, colesterol e oligoelementos. A menor liberação de ácidos biliares na parte proximal do intestino leva a uma digestão e absorção inadequadas dos triglicerídeos de cadeia longa e das vitaminas lipossolúveis da dieta. O comprometimento da função metabólica do fígado pode alterar o equilíbrio hormonal e a utilização de nutrientes. O dano hepático progressivo pode levar à cirrose biliar, hipertensão portal e insuficiência hepática.

O tratamento dos pacientes com colestase é empírico e é orientado por monitoramento cuidadoso (ver Tabela 383.7). Não existe nenhuma terapia conhecida que seja efetiva para deter a evolução da colestase ou evitar qualquer dano hepatocelular adicional e o desenvolvimento de cirrose. O retardo do crescimento constitui uma preocupação importante e está relacionado, em parte, com a má absorção e desnutrição em consequência da digestão e absorção ineficientes da gordura da dieta. O uso de uma fórmula contendo triglicerídeos de cadeia média pode melhorar o balanço calórico. Com a colestase crônica e a sobrevida prolongada, as crianças que apresentam doença hepatobiliar podem sofrer deficiências das vitaminas lipossolúveis (A, D, E e K). A doença óssea metabólica é comum. É essencial monitorar o estado nutricional das vitaminas lipossolúveis nos pacientes.

Uma **síndrome neuromuscular degenerativa** é observada em pacientes com colestase crônica causada por deficiência de vitamina E; as crianças afetadas apresentam arreflexia progressiva, ataxia cerebelar, oftalmoplegia e sensação vibratória diminuída. Foram observadas lesões morfológicas específicas no sistema nervoso central, nos nervos periféricos e nos músculos. Essas lesões são passíveis de prevenção e, atualmente, não são comumente observadas; podem ser potencialmente reversíveis em crianças com menos de 3 a 4 anos. As crianças afetadas apresentam baixas concentrações séricas de vitamina E, hemólise aumentada com peróxido de hidrogênio e baixa razão entre a vitamina E sérica e os lipídios séricos totais (< 0,6 mg/g para crianças com menos de 12 anos e < 0,8 mg/g para pacientes de idade mais elevada). A prevenção da deficiência de vitamina E é possível pela administração oral de doses elevadas (até 1.000 UI/dia); os pacientes incapazes de absorver quantidades suficientes podem exigir a administração de 1.000 UI de succinato de D-α-tocoferol polietilenoglicol VO. Os níveis séricos devem ser monitorados como guia para a eficácia.

O **prurido** é uma complicação particularmente perturbadora da colestase crônica, que frequentemente ocorre com o aparecimento de xantomas. Ambas as manifestações parecem estar relacionadas ao acúmulo de colesterol e de ácidos biliares no soro e nos tecidos. A eliminação desses compostos retidos é difícil quando há obstrução dos ductos biliares; todavia, se houver qualquer grau de desobstrução dos ductos biliares, a administração de ácido ursodesoxicólico pode aumentar o fluxo biliar ou interromper a circulação êntero-hepática de ácidos biliares e, assim, diminuir os xantomas e melhorar o prurido (ver Tabela 383.7). A terapia com ácido ursodesoxicólico também pode reduzir os níveis séricos de colesterol. A dose inicial recomendada é de 15 mg/kg/dia. A inibição do transportador apical de ácido biliar dependente do sódio previne a reabsorção de ácidos biliares no íleo terminal e está atualmente sob investigação, podendo apresentar benefícios terapêuticos para aliviar o prurido e melhorar a qualidade de vida.

O desvio biliar externo parcial (PEBD) se mostra eficaz no controle do prurido refratário ao tratamento clínico e produz um resultado favorável em um grupo selecionado de pacientes com colestase crônica que ainda não desenvolveram cirrose. A técnica cirúrgica envolve a ressecção de um segmento do intestino a ser usado como conduto biliar. Uma extremidade do conduto é fixada à vesícula biliar, enquanto a outra extremidade é transportada até a pele, formando um estoma. A principal desvantagem do procedimento reside na necessidade de utilizar uma bolsa de ostomia. A colecistostomia de botão aberto e a PEBD laparoscópica são abordagens cirúrgicas modificadas, que foram relatadas como eficazes no alívio de prurido. A exclusão ileal tem sido usada com sucesso, mas é menos eficaz em comparação com a PEBD. Infelizmente, em alguns pacientes que continuam apresentando prurido escoriante, o transplante de fígado é a única consideração remanescente.

A fibrose e a cirrose progressivas levam ao desenvolvimento de hipertensão portal e, consequentemente, à ascite e varizes hemorrágicas. A presença de ascite constitui um fator de risco para o desenvolvimento de peritonite bacteriana espontânea. *O primeiro passo no tratamento de pacientes com ascite consiste em descartar a possibilidade de peritonite bacteriana espontânea e restringir a ingestão de sódio para 0,5 g (cerca de 1 a 2 mEq/kg/dia)*. Não há necessidade de restrição hídrica em pacientes com débito renal adequado. Se essa medida não for efetiva, os diuréticos podem ser úteis. O diurético de escolha é a espironolactona (1 a 3,3 mg/kg/dia oralmente ou dividido a cada 12 h). Se a espironolactona isoladamente não controlar a ascite, pode ser benéfico acrescentar

Tabela 383.7 Tratamento clínico sugerido da colestase persistente.

COMPROMETIMENTO CLÍNICO	TRATAMENTO
Desnutrição em decorrência de má absorção de triglicerídeos de cadeia longa da dieta	Reposição com fórmula dietética ou suplementos contendo triglicerídeos de cadeia média
Má absorção de vitaminas lipossolúveis:	
Deficiência de vitamina A (cegueira noturna, pele espessa)	Reposição com 10.000 a 15.000 UI/dia de palmitato de retinol
Deficiência de vitamina E (degeneração neuromuscular)	Reposição com 50 a 400 UI/dia na forma de alfatocoferol ou TPGS VO
Deficiência de vitamina D (doença óssea metabólica)	Reposição com 5.000 a 8.000 UI/dia de vitamina D_2 ou 3 a 5 μg/kg/dia de 25-hidroxicolecalciferol
Deficiência de vitamina K (hipoprotrombinemia)	Reposição com 2,5 a 5,0 mg em dias alternados com derivado hidrossolúvel de menadiona
Deficiência de micronutrientes	Suplementação de cálcio, fosfato ou zinco
Deficiência de vitaminas hidrossolúveis	Suplementação com o dobro da dose diária recomendada
Retenção de constituintes biliares, como colesterol (prurido ou xantomas)	Administração de ácidos biliares coleréticos (ácido ursodesoxicólico, 15 a 30 mg/kg/dia)
Doença hepática progressiva; hipertensão portal (sangramento de varizes, ascite, hiperesplenismo)	Tratamento provisório (controle do sangramento; restrição de sal; espironolactona)
Doença hepática terminal (falência hepática)	Transplante

TPGS, succinato de D-α-tocoferol polietilenoglicol 1000.

outro diurético, como tiazídico ou furosemida. Os pacientes com ascite, porém sem edema periférico, correm risco de redução do volume plasmático e débito urinário diminuído durante a terapia com diuréticos. A ascite tensa altera o fluxo sanguíneo renal e a hemodinâmica sistêmica. A paracentese e a infusão de albumina intravenosa podem melhorar a hemodinâmica, a perfusão renal e os sintomas. O acompanhamento inclui aconselhamento dietético e monitoramento das concentrações séricas e urinárias dos eletrólitos.

Nos pacientes com hipertensão portal, é comum a ocorrência de hemorragia digestiva por varizes e o desenvolvimento de hiperesplenismo. É importante verificar a causa do sangramento, visto que os episódios de hemorragia gastrintestinal em pacientes que apresentam doença hepática crônica podem também resultar de gastrite ou doença ulcerosa péptica. Devido a diferenças no tratamento dessas complicações, é necessário fazer o diagnóstico diferencial, possivelmente por via endoscópica, antes de iniciar o tratamento. Se o paciente tiver depleção de volume, a transfusão de sangue deve ser cuidadosamente administrada, evitando uma transfusão excessiva, que pode precipitar mais sangramento. Não se recomenda o tamponamento com balão em crianças, visto que pode estar associado a complicações significativas. A escleroterapia ou a ligadura endoscópica de varizes podem constituir medidas paliativas úteis no tratamento do sangramento das varizes e podem ser superiores às alternativas cirúrgicas.

Em pacientes com doença hepática avançada, o transplante de fígado pode ter uma taxa de sucesso de > 90%. Se a cirurgia for tecnicamente viável, ela irá prolongar a vida e poderá corrigir o erro metabólico em doenças como a deficiência de α_1-antitripsina, a tirosinemia e a doença de Wilson. O sucesso depende dos cuidados intraoperatórios, pré-operatórios e pós-operatórios adequados, bem como do uso cauteloso de agentes imunossupressores. A escassez de doadores de fígado pequenos limita a aplicação do transplante de fígado a lactentes e crianças. O uso nos transplantes de enxerto de tamanho reduzido e de doadores vivos aumenta a capacidade de tratar com sucesso as crianças pequenas.

PROGNÓSTICO

Em pacientes com hepatite neonatal idiopática, o prognóstico variável pode refletir a heterogeneidade da doença. Nos casos esporádicos, 60 a 70% recuperam-se sem nenhuma evidência de comprometimento hepático estrutural ou funcional. Cerca de 5 a 10% apresentam fibrose ou inflamação persistentes, enquanto uma porcentagem menor tem doença hepática mais grave, como cirrose. Em geral, os lactentes morrem precocemente na evolução da doença, em consequência de hemorragia ou de sepse. Entre os lactentes com hepatite neonatal idiopática da variedade familiar, apenas 20 a 30% recuperam-se; 10 a 15% evoluem para doença hepática crônica com cirrose. Pode haver necessidade de transplante de fígado.

383.2 Colestase na Criança de Mais Idade

H. Hesham Abdel-Kader Hassan e William F. Balistreri

A colestase que surge depois do período neonatal é, com mais frequência, causada por hepatite viral aguda ou pela exposição a agentes hepatotóxicos. Entretanto, muitas das condições que causam colestase neonatal também podem provocar colestase crônica em pacientes com idade mais avançada. Por conseguinte, as crianças de mais idade e os adolescentes com hiperbilirrubinemia conjugada devem ser avaliados quanto à possibilidade de hepatite viral aguda e crônica, deficiência de α_1-antitripsina, doença de Wilson, doença hepática associada à doença inflamatória intestinal, colangite esclerosante, hepatite autoimune, lesão hepática induzida por fármacos ou substâncias ilícitas e síndromes de colestase intra-hepática. Outras causas incluem obstrução causada por colelitíase, tumores abdominais, aumento dos linfonodos ou inflamação hepática em consequência da ingestão de medicamentos. O tratamento da colestase na criança de idade mais avançada assemelha-se àquele proposto para a colestase neonatal (ver Tabela 383.7).

A bibliografia está disponível no GEN-io.

Capítulo 384
Doenças Metabólicas do Fígado

Anna L. Peters e William F. Balistreri

As doenças metabólicas do fígado em crianças, embora individualmente raras, no conjunto representam uma causa significativa de morbidade e mortalidade. Isto acontece porque o fígado desempenha um papel central nas vias de síntese, degradação e regulação que envolvem o metabolismo de carboidratos, proteínas, lipídios, oligoelementos e vitaminas. Portanto, erros inatos de metabolismo vão resultar em anormalidades metabólicas, defeitos ou deficiências enzimáticas específicas e distúrbios do transporte de proteínas, que podem ter efeitos primários ou secundários sobre o fígado (ver Tabela 384.1). A doença hepática pode se originar quando a ausência de uma enzima produz um bloqueio em uma via metabólica, quando substratos não metabolizados se acumulam proximais a um bloqueio, quando se desenvolve a deficiência de uma substância essencial produzida distalmente a uma reação química aberrante, ou quando ocorre a síntese de um metabólito anormal. O espectro de alterações patológicas inclui **lesão dos hepatócitos**, com subsequente falência de outras funções metabólicas, que frequentemente resulta em cirrose e/ou câncer hepático; **armazenamento** anormal de lipídios, glicogênio ou outros produtos que se manifestam como hepatomegalia e, geralmente, com complicações específicas do desarranjo do metabolismo (hipoglicemia com doença do armazenamento de glicogênio); e ausência de alteração estrutural, apesar dos profundos **efeitos metabólicos**, como ocorre com os defeitos do ciclo da ureia. As manifestações clínicas das doenças metabólicas do fígado mimetizam infecções, intoxicações e doenças hematológicas e imunológicas (ver Tabela 384.2).

Muitas doenças metabólicas são detectadas em programas de triagem neonatal expandida de doenças metabólicas (ver Capítulo 102). Os indícios são fornecidos pela história familiar de enfermidade similar ou pela observação de que o início dos sintomas está intimamente relacionado a uma alteração nos hábitos dietéticos; nos pacientes com intolerância hereditária à frutose, os sintomas se seguem à ingestão de frutose (sacarose). As evidências clínicas e laboratoriais em geral conduzem a avaliação. A biopsia hepática oferece estudo morfológico e permite ensaios enzimáticos, além de ensaios qualitativos e quantitativos de vários outros constituintes (p. ex., conteúdo de cobre hepático na doença de Wilson). Também estão disponíveis as abordagens diagnósticas genéticas e moleculares. Tais estudos requerem a cooperação de laboratórios experientes e atenção cuidadosa à coleta e ao manuseio das amostras. O tratamento depende do tipo específico de defeito e, embora relativamente incomuns, as doenças metabólicas do fígado são responsáveis por até 10% das indicações de transplantes hepáticos em crianças, um número que pode ser subestimado dada a natureza aguda de algumas dessas condições, excluindo a investigação diagnóstica completa antes do transplante.

384.1 Deficiência Hereditária da Conjugação de Bilirrubina (Hiperbilirrubinemia Familiar Não Conjugada, Não Hemolítica)

Anna L. Peters e William F. Balistreri

A bilirrubina é o produto metabólico final do heme. Antes da excreção na bile, a bilirrubina é primeiramente glicuronada e convertida em hidrossolúvel pela enzima bilirrubina-uridina difosfoglicuronato glicuronosil transferase (UDPGT). A atividade da UDPGT é deficiente ou alterada em três distúrbios genética e funcionalmente distintos (síndromes de Crigler-Najjar [CN] tipos I e II e síndrome de Gilbert), produzindo a hiperbilirrubinemia **não conjugada**, não hemolítica,

Tabela 384.1 Erros inatos do metabolismo que afetam o fígado.

DISTÚRBIOS DO METABOLISMO DE CARBOIDRATOS
- Distúrbios do metabolismo da galactose
  - Galactosemia (deficiência de galactose-1-fosfato uridiltransferase)
- Distúrbios do metabolismo da frutose
  - Intolerância hereditária à frutose (deficiência de aldolase)
  - Deficiência de frutose-1,6 difosfatase
- Doenças do armazenamento do glicogênio (glicogenoses)
  - Tipo I
  - Tipo Ia Von Gierke (deficiência de glicose-6-fosfatase)
  - Tipo Ib (defeito no transporte da glicose-6-fosfatase)
  - Tipo III Cori/Forbes (deficiência da enzima desramificadora do glicogênio)
  - Tipo IV Andersen (deficiência da enzima ramificadora do glicogênio)
  - Tipo VI Hers (deficiência da fosforilase hepática)
- Distúrbios congênitos da glicosilação (vários subtipos)

DISTÚRBIOS DO METABOLISMO DOS AMINOÁCIDOS E DAS PROTEÍNAS
- Distúrbios do metabolismo da tirosina
  - Tirosinemia hereditária tipo I (deficiência de fumarilacetoacetato)
  - Tirosinemia tipo II (deficiência de tirosina aminotransferase)
- Defeitos enzimáticos hereditários do ciclo da ureia
  - Deficiência de CPS (deficiência de carbamoil fosfato sintetase I)
  - Deficiência de OTC (deficiência de ornitina transcarbamilase)
  - Citrulinemia tipo I (deficiência de argininossuccinato sintetase)
  - Acidúria argininossuccínica (deficiência de argininossuccinato)
  - Argininemia (deficiência de arginase)
  - Deficiência de N-AGS (deficiência de *N*-acetilglutamato sintetase)
- Doença da urina do xarope de bordo (múltiplos defeitos possíveis)*

DISTÚRBIOS DO METABOLISMO DOS LIPÍDIOS
- Doença de Wolman (deficiência de lipase ácida lisossomal)
- Doença do armazenamento de ésteres do colesterol (deficiência de lipase ácida lisossomal)
- Hipercolesterolemia familiar homozigota (deficiência de receptores para lipoproteínas de baixa densidade)
- Doença de Gaucher tipo I (deficiência de β-glicocerebrosidase)
- Niemann-Pick tipo C (mutações do NPC 1 e 2)

DISTÚRBIOS DO METABOLISMO DE ÁCIDOS BILIARES
- Defeitos na síntese de ácidos biliares (várias deficiências enzimáticas específicas)
- Síndrome Zellweger – cérebro-hepatorrenal (mutações múltiplas nos genes da biogênese dos peroxissomos)

DISTÚRBIOS DO METABOLISMO DOS METAIS
- Doença de Wilson (mutações em *ATP7B*)
- Sobrecarga de cobre hepático
- Cirrose infantil indiana
- Doença do armazenamento de ferro neonatal

DISTÚRBIOS DO METABOLISMO DA BILIRRUBINA
- Crigler-Najjar (mutações na bilirrubina-uridina difosfoglicuronato glicuroniltransferase)
  - Tipo I
  - Tipo II
- Doença de Gilbert (polimorfismo da bilirrubina-uridina difosfoglicuronato glicuroniltransferase)
- Síndrome de Dubin-Johnson (mutação na proteína resistente a múltiplos fármacos 2)
- Síndrome de Rotor

MISCELÂNEA
- Deficiência de α_1-antitripsina
- Citrulinemia tipo II (deficiência de citrina)
- Fibrose cística (mutações nos reguladores da condutância transmembrana da fibrose cística)
- Protoporfiria eritropoética (deficiência de ferroquelatase)
- Doença do rim policístico
- Hepatopatias mitocondriais (ver Tabela 383.3 e Capítulo 388)

*A doença da urina do xarope de bordo pode ser causada por mutações na desidrogenase dos alfacetoácidos de cadeia ramificada, decarboxilase dos cetoácidos, lipoamida desidrogenase ou di-hidrolipoamida desidrogenase.

Tabela 384.2 Manifestações clínicas que sugerem a possibilidade de doenças metabólicas.

Vômitos recorrentes, déficit de desenvolvimento, baixa estatura
Características dismórficas
Icterícia, hepatomegalia (± esplenomegalia), insuficiência hepática fulminante, edema/anasarca
Hipoglicemia, acidemia orgânica, acidemia láctica, hiperamonemia, hemorragia (coagulopatia)
Atraso no desenvolvimento/retardo psicomotor, hipotonia, deterioração neuromuscular progressiva, convulsões, miopatia, neuropatia
Disfunção/insuficiência cardíaca
Odores não habituais
Raquitismo
Catarata

não obstrutiva, congênita. A UGT1A1 é a isoforma primária da UDPGT necessária para a glicuronidação da bilirrubina, e a ausência completa de atividade da UGT1A1 causa CN tipo I. A CN tipo II é causada pela atividade reduzida da UGT1A1 para cerca de 10% do normal.

A **síndrome de Gilbert**, a síndrome de hiperbilirrubinemia hereditária mais comum, ocorre em 5 a 10% da população branca. Polimorfismos comuns resultam em uma inserção de TA na região promotora da *UGT1A1*, que leva à ligação reduzida da proteína de ligação TATA e reduz a atividade normal do gene a aproximadamente 30%. A genotipagem por *snapback primer* pode distinguir todos os promotores dos genótipos *UGT1A1* e fornecer um diagnóstico definitivo. Diferentemente das síndromes de CN, a síndrome de Gilbert em geral ocorre após a puberdade; ela não está associada à doença hepática crônica e não há necessidade de tratamento. As manifestações da doença incluem elevações leves flutuantes das concentrações séricas de bilirrubina total, que variam de 1 a 6 mg/dℓ, sem evidência de lesão hepática ou hemólise. Como a UGT1A1 catalisa a glicuronidação hidrossolúvel e a destoxificação de múltiplos substratos diferentes da bilirrubina (p. ex., medicamentos, hormônios, toxinas ambientais e hidrocarbonetos aromáticos), implicam-se as mutações no gene *UGT1A1* no risco de câncer e na predisposição à toxicidade por fármacos e icterícia episódica, especificamente na quimioterapia para câncer.

SÍNDROME DE CRIGLER-NAJJAR TIPO I (DEFICIÊNCIA DE GLICURONIL TRANSFERASE)

A CN tipo I é uma doença autossômica, recessiva e rara, causada por mutações homozigóticas ou heterozigóticas compostas no gene *UGT1A1*, que resultam em um códon de parada prematuro ou mutação na fase de leitura, e, na completa ausência de atividade de UGT1A1. Até o momento foram identificadas pelo menos 59 mutações. Os pais das crianças acometidas têm defeitos parciais na conjugação, que são determinados por ensaio enzimático hepático específico ou por mensuração da formação do glicuronídeo, mas suas concentrações séricas de bilirrubina não conjugada são normais.

Manifestações clínicas

Desenvolve-se grave hiperbilirrubinemia não conjugada nos lactentes homozigotos acometidos, já nos primeiros 3 dias de vida. Sem tratamento, as concentrações séricas de bilirrubina não conjugada alcançam de 25 a 35 mg/dℓ no primeiro mês, o que pode causar ***kernicterus***. As fezes têm cor amarelo pálido. A persistência de hiperbilirrubinemia não conjugada em níveis superiores a 20 mg/dℓ após a primeira semana de vida, na ausência de hemólise, deve sugerir a síndrome.

Diagnóstico

O diagnóstico da CN tipo I baseia-se na idade precoce de início e na elevação extrema do nível de bilirrubina na ausência de hemólise. Na bile dos bebês afetados, a concentração de bilirrubina é inferior a 10 mg/dℓ, comparada às concentrações normais de 50 a 100 mg/dℓ, e não há glicuronato de bilirrubina. Estabelece-se o diagnóstico definitivo pela mensuração da atividade da glicuronil transferase hepática em uma amostra de fígado obtida por biopsia hepática percutânea; deve-se evitar a biopsia aberta, porque cirurgia e anestesia podem precipitar o *kernicterus*. O diagnóstico pelo DNA também está disponível e pode ser preferível. A identificação do estado heterozigoto nos pais também é fortemente sugestiva do diagnóstico. O diagnóstico diferencial de hiperbilirrubinemia não conjugada é discutido no Capítulo 123.3.

Tratamento

A concentração sérica de bilirrubina não conjugada deve ser mantida em níveis inferiores a 20 mg/dℓ durante as primeiras semanas de vida; em lactentes com baixo peso, os níveis devem ser mantidos ainda mais baixos. Isso geralmente requer transfusões de troca repetidas (exsanguinotransfusão) e **fototerapia** no período neonatal imediato. A suplementação oral de fosfato de cálcio torna a fototerapia mais eficaz porque forma complexos com a bilirrubina no intestino. Deve-se considerar o tratamento com fenobarbital, por meio da indução enzimática com CYP450, para determinar a resposta e a diferenciação entre os tipos I e II de CN. Nos pacientes com CN tipo I não há resposta ao tratamento com fenobarbital.

O risco de *kernicterus* persiste na vida adulta, embora os níveis séricos de bilirrubina necessários para produzir lesão cerebral além do período neonatal sejam consideravelmente maiores (em geral superiores a 35 mg/dℓ). Portanto, a fototerapia é geralmente continuada durante os primeiros anos de vida. Em lactentes e crianças mais velhas, a fototerapia é usada principalmente durante o sono, a fim de que não interfira nas atividades normais. Apesar da administração de intensidades crescentes de luz por períodos mais longos, a resposta da bilirrubina sérica à fototerapia diminui com a idade. A terapia adjuvante, usando agentes que se ligam aos produtos da fotobilirrubina, como a colestiramina ou o ágar, pode ser usada para interferir na recirculação êntero-hepática de bilirrubina.

O tratamento imediato de intercorrências infecciosas, de episódios febris e outros tipos de doença, pode ajudar a prevenir o desenvolvimento mais tardio de *kernicterus*, que pode ocorrer com níveis de bilirrubina de 45 a 55 mg/dℓ. Todos os pacientes com CN tipo I acabam apresentando *kernicterus* grave na fase de jovem adulto.

O transplante hepático ortotópico cura a doença e tem sucesso em um pequeno número de pacientes; o transplante isolado de hepatócitos foi relatado como uma terapia de ponte para o transplante hepático, com a maioria, mas não todos os pacientes requerendo transplante ortotópico. Outras modalidades terapêuticas incluem a plasmaférese e a limitação da produção de bilirrubina. A última opção, inibir a geração de bilirrubina, é possível pela via de inibição da heme oxigenase usando a terapia da metaloporfirina.

SÍNDROME DE CRIGLER-NAJJAR TIPO II (DEFICIÊNCIA PARCIAL DE GLICURONIL TRANSFERASE)

Assim como a CN tipo I, a CN tipo II é uma doença autossômica recessiva; causada por mutações homozigotas do tipo sem sentido na UGT1A1, resultando em atividade enzimática (parcialmente) reduzida. Mais de 45 mutações foram identificadas até o momento. A doença tipo II pode ser diferenciada do tipo I pelo acentuado declínio do nível sérico de bilirrubina após tratamento com fenobarbital, evento secundário à resposta induzida pelo fenobarbital na região promotora do UGT1A1.

Manifestações clínicas

Quando esse distúrbio aparece no período neonatal, a hiperbilirrubinemia não conjugada geralmente ocorre nos primeiros 3 dias de vida; as concentrações séricas de bilirrubina podem estar dentro de uma variação compatível com icterícia fisiológica ou podem estar em níveis patológicos. De maneira característica, as concentrações permanecem elevadas na terceira semana de vida e depois disso, persistindo em uma variação de 1,5 a 22 mg/dℓ; as concentrações no limite inferior da variação podem criar incerteza a respeito da presença ou não de hiperbilirrubinemia crônica. O desenvolvimento de *kernicterus* não é comum. A coloração das fezes é normal, e os lactentes não apresentam sinais clínicos ou sintomas de doença. Não há evidências de hemólise. As enzimas hepáticas, albumina e tempo de protrombina (TP)/razão normalizada internacional (RNI) estão tipicamente normais.

Diagnóstico

A concentração de bilirrubina na bile está próxima do normal nos pacientes com CN tipo II. Os lactentes e crianças pequenas ictéricas com síndrome tipo II respondem rapidamente a 5 mg/kg/dia de fenobarbital oral, com redução na concentração de bilirrubina sérica a 2 a 3 mg/dℓ em 7 a 10 dias.

Tratamento

A redução a longo prazo nos níveis séricos de bilirrubina pode ser obtida com a administração continuada de fenobarbital a 5 mg/kg/dia. O tratamento deve durar toda a vida. O benefício cosmético e psicossocial deve ser pesado contra os riscos de uma dose eficaz do fármaco, porque há um pequeno risco de *kernicterus* a longo prazo, mesmo na ausência de doença hemolítica. O orlistate, um inibidor irreversível da lipase intestinal, aumenta a excreção de gordura nas fezes e pode diminuir as concentrações plasmáticas de bilirrubina não conjugada (cerca de 10%) nos pacientes com CN tipos I e II.

HIPERBILIRRUBINEMIA CONJUGADA HEREDITÁRIA

A hiperbilirrubinemia conjugada pode ser causada por condições autossômicas recessivas raras, caracterizadas por icterícia leve assintomática. Nessas condições, a transferência de bilirrubina e outros ânions orgânicos das células hepáticas para a bile ocorre de maneira incorreta. A hiperbilirrubinemia conjugada crônica leve é geralmente detectada durante a adolescência ou início da idade adulta, mas pode ocorrer mais cedo, mesmo no segundo ano de vida. Os resultados de outros exames rotineiros de função hepática são normais. A icterícia pode ser exacerbada por infecção, gestação, contraceptivos orais, consumo de álcool e cirurgia. Em geral não há morbidade e a expectativa de vida é normal.

SÍNDROME DE DUBIN-JOHNSON

A síndrome de Dubin-Johnson é um defeito autossômico recessivo hereditário na secreção de glicuronato de bilirrubina pelos hepatócitos. O defeito na função excretória hepática não se limita à excreção da bilirrubina conjugada, mas envolve também vários ânions orgânicos normalmente excretados das células hepáticas para a bile. A doença resulta da ausência de função da proteína 2 associada à resistência a múltiplos fármacos (MRP2; do inglês, *multidrug resistance-associated protein 2;* codificada pelo gene *ABCC2*), um transportador canalicular dependente de trifosfato de adenosina. Foram identificadas mais de 10 mutações diferentes, incluindo a mutação heterozigota composta no gene *CMOAT*, que, ou afetam a localização da MRP2 com resultante aumento na degradação, ou prejuízo da atividade do transportador MRP2 na membrana canalicular. A excreção e o nível sérico de ácidos biliares estão normais. A excreção urinária total de coproporfirina está normal em quantidade, mas a excreção de coproporfirina I aumenta até aproximadamente 80% com redução concomitante na excreção de coproporfirina III. Normalmente, a coproporfirina III corresponde a mais de 75% do total. A colangiografia não permite a visualização das vias biliares e a radiografia da vesícula biliar também está anormal. Histologicamente, o fígado demonstra arquitetura normal, mas os hepatócitos contêm pigmento negro similar à melanina. A função hepática está normal e o prognóstico é excelente. Os sintomas mais comumente relatados são dor abdominal e fadiga, icterícia, urina escura e leve aumento do fígado. A icterícia flutua em intensidade e é agravada por doença intercorrente. Raramente, a síndrome de Dubin-Johnson pode apresentar-se no período neonatal com hiperbilirrubinemia conjugada grave, com bilirrubina sérica > 20 mg/dℓ e hepatoesplenomegalia. Nenhum tratamento é indicado para a doença que se apresenta fora do período neonatal.

Síndrome de Rotor

A síndrome de Rotor é uma doença autossômica recessiva resultante de mutações inativadoras bialélicas em *SLCO1B1* e *SLCO1B3*, que resultam em deficiências funcionais das proteínas OATP1B1 e OATP1B. De modo importante, essas mutações podem conferir risco significativo de toxicidade por fármacos. Esses pacientes têm uma apresentação similar às da síndrome de Dubin-Johnson, com hiperbilirrubinemia conjugada leve assintomática e flutuante, com níveis de bilirrubina sérica total entre 2 e 5 mg/dℓ. Diferentemente da síndrome de Dubin-Johnson, a excreção urinária total de coproporfirina está elevada, com aumento relativo na quantidade do isômero coproporfirina I. Se for realizada a biopsia hepática, não há pigmentação anormal, ao contrário da Dubin-Johnson. A vesícula biliar está normal pela radiografia. A síndrome de Rotor é benigna e nenhum tratamento é indicado.

A bibliografia está disponível no GEN-io.

384.2 Doença de Wilson

Anna L. Peters e William F. Balistreri

A doença de Wilson (degeneração hepatolenticular) é um distúrbio autossômico recessivo que pode estar associado a alterações degenerativas no cérebro, doença hepática e anéis de Kayser-Fleischer (K-F) na córnea (ver Figura 384.1). A incidência é de aproximadamente 1 em 30.000 dos nascimentos no mundo. O tratamento específico está disponível; contudo, a doença é progressiva e potencialmente fatal se não for tratada. A rápida avaliação diagnóstica da doença de Wilson em todos os pacientes com mais de 5 anos que apresentem qualquer forma de doença hepática facilita a instituição precoce do tratamento da doença de Wilson, o aconselhamento genético apropriado, a triagem dos parentes de primeiro grau e permite também o tratamento apropriado da doença hepática não wilsoniana, quando a toxicose pelo cobre é descartada.

PATOGÊNESE

O gene anormal para doença de Wilson está localizado no cromossomo 13 (13q14.3) e codifica *ATP7B,* uma adenosina trifosfatase (ATPase) tipo P transportadora de cobre, que é expressa principalmente, mas não exclusivamente, nos hepatócitos e é essencial na excreção biliar de cobre e na incorporação de cobre na ceruloplasmina. A ausência ou a disfunção da ATP7B resulta em excreção reduzida biliar de cobre e acúmulo difuso de cobre no citosol dos hepatócitos. Com o tempo, as células hepáticas se tornam sobrecarregadas e o cobre é redistribuído a outros tecidos, incluindo cérebro e rins, causando toxicidade, primariamente, como inibidor potente dos processos enzimáticos. O cobre iônico inibe a piruvato oxidase no cérebro e a ATPase nas membranas, levando a uma redução na quantidade de adenosina trifosfato-fosfocreatina e potássio do tecido.

Identificaram-se mais de 500 mutações no gene, das quais mais de 380 têm papel confirmado na patogênese da doença; o teste genético deve ser capaz de identificar uma variante patológica. A maioria dos pacientes é heterozigota composta. As mutações que destroem completamente a função do gene estão associadas ao início dos sintomas da doença em um momento precoce da vida, com até 3 anos, quando a doença de Wilson pode não ser considerada no diagnóstico diferencial. Mutações mais leves podem estar associadas a sintomas neurológicos ou doença hepática de ocorrência tardia, até os 80 anos. A mutação em *ATP7B* causadora de doença que ocorre com mais frequência resulta em uma proteína que se liga ao cobre, mas que é incapaz de trafegar eficazmente para a superfície apical dos hepatócitos para executar a função de exportação do cobre. A inibição farmacológica das vias de sinalização de proteinoquinases ativadas por mitógeno, quinases p38 e Jun N-terminal (JNK MAPK), *in vitro,* conseguem resgatar esse defeito e são novos agentes terapêuticos em potencial.

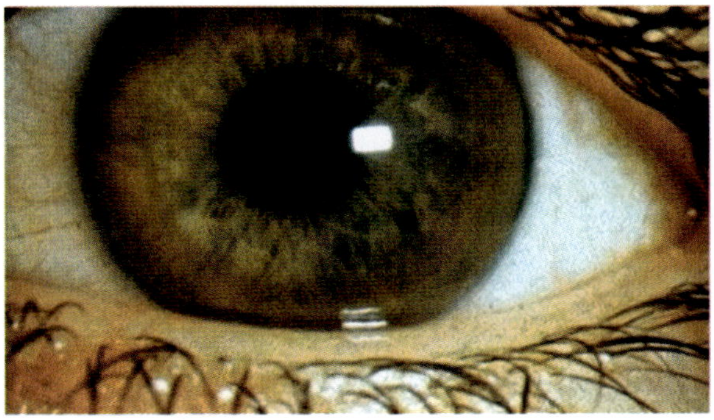

Figura 384.1 Anel de Kayser-Fleischer. Há uma descoloração castanha na margem externa da córnea em função da deposição de cobre na membrana de Descemet. Aqui ela é observada claramente contra a íris verde-clara. É necessário usar a lâmpada de fenda para detecção segura. (*De Ala A, Walker AP, Ashkan K et al.: Wilson's disease,* Lancet *369:397-408, 2007.*)

MANIFESTAÇÕES CLÍNICAS

As formas da doença hepática na doença de Wilson incluem hepatomegalia assintomática (com ou sem esplenomegalia), hepatite subaguda ou crônica e insuficiência hepática aguda (com ou sem anemia hemolítica). Cirrose criptogênica, hipertensão portal, ascite, edema, hemorragia de varizes ou outros efeitos de disfunção hepática (puberdade tardia, amenorreia, defeitos de coagulação) podem ser manifestações da doença de Wilson.

As apresentações da doença são variáveis, com tendência a padrões familiares. A doença hepática é a manifestação mais comum em crianças e pode preceder os sintomas neurológicos em até 10 anos. Indivíduos do sexo feminino são 3 vezes mais suscetíveis do que os homens a apresentarem insuficiência hepática aguda. Quando a doença de Wilson se apresenta após os 20 anos, os *sintomas neurológicos* são a manifestação mais comum.

Os **distúrbios neurológicos** podem se desenvolver insidiosamente ou repentinamente, com tremor intencional, disartria, distonia rígida, parkinsonismo, movimentos coreiformes, perda de coordenação motora, declínio no desempenho escolar, psicose ou alterações comportamentais. Os anéis de K-F estão ausentes nos pacientes jovens com doença de Wilson hepática em até 50% das vezes, mas estão presentes em 95% dos pacientes com sintomas neurológicos. As **manifestações psiquiátricas** incluem depressão, alterações de personalidade, ansiedade, comportamento obsessivo-compulsivo ou psicose.

A **anemia hemolítica** Coombs negativa pode ser uma manifestação inicial, possivelmente relacionada à liberação de grandes quantidades de cobre dos hepatócitos lesionados; sem transplante, essa forma de doença de Wilson é geralmente fatal. Durante os episódios hemolíticos, a excreção urinária de cobre e os níveis séricos de cobre estão acentuadamente elevados. Podem estar presentes manifestações renais da síndrome de Fanconi e insuficiência renal progressiva com alterações no transporte tubular de aminoácidos, glicose e ácido úrico. Manifestações não usuais incluem artrite, pancreatite, nefrolitíase, infertilidade ou abortos recorrentes, cardiomiopatia e hipoparatireoidismo.

PATOLOGIA

Todos os graus de lesão hepática ocorrem nos pacientes com doença de Wilson, sendo os mais comuns esteatose, balonização e degeneração hepatocelular, grânulos de glicogênio, inflamação mínima e células de Kupffer aumentadas. A característica histológica mais precoce da doença de Wilson é a esteatose leve, que pode mimetizar a doença hepática gordurosa não alcoólica ou esteato-hepatite não alcoólica. Além disso, a lesão pode ser indistinguível daquela que ocorre na hepatite autoimune. Com a lesão parenquimatosa progressiva, desenvolvem-se fibrose e cirrose. As alterações ultraestruturais envolvem primariamente a mitocôndria e incluem: densidade elevada de material da matriz; inclusões de material lipídico e granular; e espaço intracristal aumentado com dilatação das extremidades das cristas.

DIAGNÓSTICO

A doença de Wilson deve ser considerada em crianças e adolescentes com doença hepática aguda ou crônica inexplicável, sintomas neurológicos de causa desconhecida, hemólise aguda, doenças psiquiátricas, alterações comportamentais, síndrome de Fanconi, ou doença óssea (osteoporose, fraturas) ou muscular (miopatia, artralgia) inexplicáveis. A suspeita clínica é confirmada por estudo dos índices de metabolismo do cobre.

A maioria dos pacientes com doença de Wilson tem níveis séricos reduzidos de ceruloplasmina (< 20 mg/dℓ). A incapacidade de incorporação do cobre à ceruloplasmina faz com que a proteína plasmática tenha meia-vida mais curta e, assim, um nível reduzido de concentração de ceruloplasmina na circulação. Deve-se tomar cuidado ao interpretar os níveis séricos de ceruloplasmina. Estados inflamatórios agudos e nível de estrógeno elevado (gravidez, terapia hormonal ou uso de contracepção oral) podem aumentar falsamente os níveis de ceruloplasmina. Além disso, a ceruloplasmina sérica pode estar baixa na hepatite autoimune, doença celíaca, aceruloplasminemia familiar ou nos carreadores de mutações em ATP7B (variantes brandas da doença de Menkes: síndrome do corno occipital) que não exibem doença por sobrecarga de cobre. O nível sérico de cobre "livre" pode estar elevado na fase inicial da doença de Wilson (> 1,6 µmol/ℓ), a excreção urinária de cobre (em geral < 40 µg/dia) aumenta acima de 100 µg/dia e frequentemente chega a 1.000 µg ou mais por dia. A excreção urinária de cobre típica em pacientes com doença de Wilson não tratada é > 1,6 µmol/24 h em adultos e > 0,64 µmol/24 h em crianças. Em casos ambíguos, a resposta do débito urinário de cobre à quelação pode ajudar no diagnóstico. Antes de uma coleta de urina de 24 h, administram-se aos pacientes doses orais de 2.500 mg de D-penicilamina a cada 12 h; os pacientes acometidos excretam mais de 1.600 µg/24 h.

A demonstração de anéis K-F, que não devem estar presentes em crianças pequenas, requer um exame com lâmpada de fenda por um oftalmologista. Após o tratamento adequado, os anéis de K-F se resolvem. A biopsia hepática tem valor para determinar a extensão e o grau da doença hepática e para mensurar o conteúdo de cobre hepático (normalmente < 10 µg/g de peso seco), mas é necessária apenas se os sinais clínicos e os testes não invasivos não permitirem um diagnóstico final ou se houver suspeita de outra doença hepática. O acúmulo de cobre no fígado é a marca da doença de Wilson, e a mensuração da concentração de cobre no parênquima hepático é o método de eleição para o diagnóstico. O conteúdo de cobre no fígado geralmente acima de 250 µg/g de matéria seca (> 4 µmol/g de matéria seca) é a maior evidência bioquímica da doença de Wilson, mas a redução do limite para 1,2 µmol/g de matéria seca aumenta a sensibilidade sem afetar significativamente a especificidade. Níveis intermediários de cobre hepático podem estar presentes nos portadores assintomáticos. Nos estágios finais da doença de Wilson, o conteúdo de cobre hepático pode não ser confiável porque a cirrose leva a distribuição variável do cobre hepático e erro de amostragem.

Os parentes de primeiro grau dos pacientes com doença de Wilson devem ser rastreados quanto à doença pré-sintomática. Tal triagem deve incluir determinação do nível sérico de ceruloplasmina e a excreção urinária de cobre no período de 24 h. Se esses resultados forem anormais ou ambíguos, deve-se realizar a biopsia hepática, a fim de determinar a morfologia e o conteúdo hepático de cobre. É possível a triagem genética por análise da ligação ou por análise direta da mutação do DNA, especialmente se a mutação para o caso familiar for conhecida ou se o paciente for de uma região em que mutação específica seja prevalente, como na Europa central e oriental, onde a mutação de *H1069Q* está presente em 50 a 80% dos pacientes.

TRATAMENTO

Uma vez feito o diagnóstico de doença de Wilson, deve-se iniciar o tratamento que é permanente e focado em limitar a captação de cobre e promover a sua excreção através de medidas alimentares e farmacológicas. A dieta normal contém de 2 a 5 mg de cobre por dia. Para pacientes com doença de Wilson, a ingestão alimentar de cobre deve se restringir a < 1 mg/dia. Alimentos com alto teor de cobre, como fígado, mariscos, nozes e chocolate, devem ser evitados. Se a quantidade de cobre da água de bebida exceder 0,1 mg/ℓ, pode ser necessário desmineralizá-la.

O tratamento inicial nos pacientes sintomáticos é a administração de agentes quelantes do cobre, que levam à excreção rápida do excesso de cobre depositado. A terapia quelante é feita com a administração oral de D-penicilamina (β,β-dimetilcisteína) na dose de 1 g/dia em duas doses antes das refeições para adultos e 20 mg/kg/dia para pacientes pediátricos, ou di-hidrocloreto de trietileno tetramina na dose de 0,5 a 2,0 g/dia para adultos e 20 mg/kg/dia para crianças. Em resposta à quelação, a excreção urinária de cobre aumenta bastante, com grande melhora nas funções hepática e neurológica e com o desaparecimento dos anéis de K-F.

Aproximadamente 10 a 50% dos pacientes tratados inicialmente com penicilamina, com sintomas neurológicos, apresentam piora de sua condição. Os efeitos tóxicos da penicilamina ocorrem em 10 a 20% e consistem em reações de hipersensibilidade (*i. e.*, síndrome de Goodpasture, lúpus eritematoso sistêmico e polimiosite); interação com colágeno e elastina; deficiência de outros elementos, como o zinco; anemia aplásica e nefrose. Como a penicilamina é um antimetabólito da vitamina B_6, são necessárias quantidades maiores dessa vitamina. Por essas razões, a trientina é a alternativa preferida, e é considerada o tratamento de primeira linha para alguns pacientes. A trientina tem poucos efeitos colaterais conhecidos. O tetratiomolibdato de amônio é uma alternativa de agente quelante que está sendo investigado para pacientes com doença neurológica; os resultados iniciais sugerem que um número significantemente menor de pacientes apresentaram deterioração neurológica com esse fármaco, quando comparado à penicilamina. A dose inicial é 120 mg/dia (20 mg entre as refeições 3 vezes/dia e 20 mg com as refeições 3 vezes/dia). Os efeitos colaterais incluem anemia, leucopenia, trombocitopenia e leves aumentos da alanina aminotransferase (ALT) e da aspartato aminotransferase (AST). Em função de seu efeito extensivo de quelação do cobre, o tetratiomolibdato de amônio também apresenta efeitos antiangiogênicos.

O **zinco** também é usado como tratamento adjuvante, de manutenção ou primário em pacientes pré-sintomáticos, graças a sua capacidade única de impedir a absorção gastrintestinal de cobre. O acetato de zinco é administrado em adultos a uma dose de 25 a 50 mg de zinco elementar, 3 vezes/dia; e 25 mg, 3 vezes/dia, em crianças com idade superior a 5 anos. Os efeitos colaterais são predominantemente limitados por causa da irritação gástrica, mas também incluem a redução da quimiotaxia de leucócitos e elevações na lipase e/ou amilase séricas. As diretrizes atuais recomendam que todos os pacientes sintomáticos com doença de Wilson recebam um agente quelante (penicilamina ou trientina). Os pacientes devem ser aconselhados a não interromper repentinamente essas medicações, já que a descontinuação repentina do tratamento pode precipitar a doença de Wilson fulminante. O zinco pode ter um papel como tratamento de primeira linha nos pacientes com doença neurológica, mas a monoterapia exclusiva com zinco na doença hepática sintomática é controversa e não recomendada. Os antioxidantes (vitamina E e curcumina) e chaperonas farmacológicas (4-fenilbutirato e curcumina) podem desempenhar um papel como tratamento adjuvante, mas há necessidade de mais pesquisas.

PROGNÓSTICO

Os pacientes não tratados com doença de Wilson podem morrer de complicações hepáticas, neurológicas, renais ou hematológicas. O tratamento medicamentoso raramente é eficaz nos pacientes que se apresentam com insuficiência hepática aguda. O prognóstico para pacientes que recebem penicilamina pronta e continuamente é variável e depende do tempo de início da quelação e da resposta individual. O transplante de fígado deve ser considerado nos pacientes com doença hepática aguda ou cirrose descompensada associada à doença de Wilson. O transplante hepático para doença neurológica progressiva permanece controverso. O transplante de fígado é curativo, com índice de sobrevivência de 5 anos de aproximadamente 85 a 90%. Em irmãos assintomáticos de pacientes acometidos, a instituição precoce de terapia de quelação ou à base de zinco pode prevenir a doença.

A bibliografia está disponível no GEN-io.

384.3 Cirrose Infantil Indiana

Anna L. Peters e William F. Balistreri

A cirrose infantil indiana (CII) é uma doença hepática crônica em bebês e crianças jovens, exclusiva do subcontinente indiano, mas variantes dessa síndrome foram descritas em outras populações e denominadas correspondentemente (cirrose infantil tirolesa ou norte-americana). Uma doença similar à CII também foi relatada em Oriente Médio, África Ocidental e América Central. As crianças afetadas apresentam icterícia, prurido, letargia e hepatoesplenomegalia com rápida evolução para cirrose. A CII grave não tratada apresenta mortalidade de 40 a 50% em 4 semanas. Histologicamente é caracterizada por necrose de hepatócitos, corpúsculos de Mallory, fibrose intralobular, inflamação e deposição de cobre hepático excessiva. O tratamento é de suporte, especialmente nos estágios finais da doença. A quelação do cobre com D-penicilamina foi benéfica em casos pré-ictéricos de CII; contudo, não está claro se esses casos foram simplesmente afetados com gravidade menor e teriam melhorado espontaneamente sem tratamento.

A etiologia da CII permanece indefinida; já se acreditou que a ingestão excessiva de cobre no cenário de suscetibilidade genética à toxicose por cobre fosse a causa mais provável. Dados epidemiológicos mostram que a teoria da toxicidade por cobre é improvável. A quantidade elevada de cobre hepático, em geral maior que 700 μg/g de matéria seca, presente na CII, é observada somente nos últimos estágios da doença e é acompanhada por níveis até mais elevados de zinco, um metal não hepatotóxico. Além disso, os utensílios contaminados por cobre usados para alimentar lactentes e implicados na ingestão excessiva de cobre são encontrados em somente 10 a 15% de todos os casos. A hipótese atual implica o uso pós-natal de soluções terapêuticas hepatotóxicas, embora o agente etiológico exato seja desconhecido. A CII norte-americana deve-se a mutações no gene *UTP4*.

Nas últimas décadas, à medida que a consciência sobre a doença aumentou, a incidência de CII diminuiu e foi mesmo virtualmente eliminada em algumas áreas da Índia. No entanto, casos estabelecidos e atípicos provavelmente são perdidos por falta de confirmação histológica e desconhecimento das manifestações complexas e da história natural dessa doença.

A bibliografia está disponível no GEN-io.

384.4 Hepatite Aloimune Gestacional (Doença do Armazenamento de Ferro Neonatal)

Anna L. Peters e William F. Balistreri

A doença do armazenamento de ferro neonatal (DAFN), também conhecida como **hemocromatose neonatal**, é uma forma rara de doença hepática fulminante que se manifesta nos primeiros dias de vida. A doença não está relacionada às formas familiares de hemocromatose hereditária que ocorrem na vida adulta. A DAFN tem alto índice de recorrência em famílias, com aproximadamente 80% de probabilidade de que recém-nascidos subsequentes sejam acometidos. Postula-se que a DAFN seja uma doença aloimune gestacional e ela foi também classificada como **hepatite aloimune gestacional**. Durante a gestação, o sistema imune materno fica sensibilizado para a superfície celular de um hepatócito fetal. A imunoglobulina G materna para esse antígeno fetal cruza, então, a placenta e induz à lesão hepática por meio de ativação do sistema imune. A característica que define a doença hepática aloimune gestacional é a lesão do hepatócito mediada pelo complemento, evidenciada pela detecção do complexo C5b-9 por imuno-histoquímica no tecido hepático dos bebês afetados. Outra evidência de insulto gestacional é que lactentes acometidos podem nascer prematuramente ou com restrição no crescimento intrauterino. Vários lactentes com DAFN apresentam também disgenesia renal.

O excesso de ferro não ligado à transferrina na doença hepática aloimune gestacional pode ser resultado da lesão hepática fetal, que causa síntese reduzida de proteínas fundamentais no transporte e na regulação do ferro. O padrão de siderose extra-hepática parece ser determinado pela capacidade normal de vários tecidos de importar o ferro não ligado à transferrina e de não exportar o ferro celular. Acredita-se, atualmente, que a lesão hepática fetal seja o evento primário levando ao desenvolvimento do fenótipo observado na hemocromatose neonatal, fornecendo evidências adicionais de que ela não é uma doença primária de sobrecarga de ferro.

A DAFN é uma doença progressiva, rapidamente fatal, caracterizada por hepatomegalia, hipoglicemia, hipoprotrombinemia, hipoalbuminemia, hiperferritinemia e hiperbilirrubinemia. A coagulopatia é refratária ao tratamento com vitamina K. A biopsia hepática demonstra lesão hepática grave com inflamação aguda e crônica, fibrose e cirrose; em alguns casos não há hepatócitos sobreviventes. O diagnóstico é estabelecido no neonato com grave lesão hepática e evidência de siderose extra-hepática indicada pelo aumento da deposição de ferro em órgãos como pâncreas ou coração na RM ou por meio da coloração do ferro na biopsia da glândula submucosa oral. O diagnóstico diferencial inclui outras causas de insuficiência hepática neonatal, como a deficiência de citrina, hepatite por herpes-vírus simples (HSV) e linfo-histiocitose hemofagocítica familiar.

O prognóstico para lactentes acometidos geralmente é ruim. A administração de imunoglobulina intravenosa (IGIV) combinada com transfusão do dobro de volume de troca também mostrou remover a imunoglobulina G materna causadora da lesão e melhorar os resultados em bebês com DAFN. O transplante de fígado deve ser também uma consideração inicial. As recorrências de DAFN nas gestações subsequentes podem ser modificadas com IGIV administrada à mãe 1 vez/semana, da 14ª semana de gestação até o parto. A maior experiência relata 48 mulheres com neonatos prévios com DAFN, que deram à luz com sucesso 52 bebês após o tratamento IGIV. A maioria dos neonatos tinha evidências bioquímicas de doença hepática com alfafetoproteína e ferritina séricas elevadas. Todos os neonatos sobreviveram com ou sem tratamento médico.

A bibliografia está disponível no GEN-io.

384.5 Miscelânea de Doenças Metabólicas do Fígado

Anna L. Peters e William F. Balistreri

DEFICIÊNCIA DE α_1-ANTITRIPSINA

A deficiência de α_1-antitripsina é um transtorno autossômico recessivo causado pela mutação no gene *SERPINA1*. A α_1-antitripsina, um inibidor de protease (Pi) sintetizado pelo fígado, protege os tecidos alveolares pulmonares da destruição pela elastase neutrofílica (ver Capítulo 421). A α_1-antitripsina está presente em mais de 20 diferentes alelos codominantes, mas somente alguns deles são associados a defeitos nos inibidores de proteases. O alelo mais comum do sistema Pi é o M e o fenótipo normal é PiMM. O alelo Z predispõe à deficiência clínica; os pacientes com doença hepática são geralmente homozigotos PiZZ e têm níveis séricos de α_1-antitripsina menores de 2 mg/mℓ (cerca de 10 a 20% do normal). A incidência do genótipo PiZZ na população branca é estimada em 1 entre 2.000 e 4.000 nascidos vivos. Uma pequena porcentagem dos pacientes homozigotos para deficiência do Pi α_1-antitripsina sérica desenvolve colestase neonatal ou cirrose de início tardio na infância. Heterozigotos compostos PiZ-, PiSZ, PiZI não são causadores de doença hepática isoladamente, mas podem atuar como genes modificadores, aumentando o risco de progressão de outras doenças hepáticas como a doença hepática gordurosa não alcoólica e a hepatite C. O fenótipo nulo causa apenas doença pulmonar e resulta de códons de parada na codificação éxon do gene *SERPINA1* ou da exclusão completa da codificação éxon do *SERPINA1*, levando à ausência completa da proteína α_1-antitripsina.

O polipeptídeo α_1-antitripsina recém-formado normalmente entra no retículo endoplasmático, onde sofre modificação enzimática e enrolamento (*folding*) antes de ser transportado para a membrana plasmática, onde é excretado como uma glicoproteína de 55 kDa. Nos pacientes acometidos com PiZZ, a velocidade na qual o polipeptídio α_1-antitripsina é enrolado está diminuída, e, esse atraso, permite a formação de polímeros que são retidos no retículo endoplasmático. A forma pela qual os polímeros causam lesão hepática não está elucidada, mas pesquisas indicam que o acúmulo de proteínas anormalmente enroladas leva à ativação de estresse e vias pró-inflamatórias no retículo endoplasmático e à morte celular programada do hepatócito. Nas biopsias hepáticas dos pacientes, os peptídeos α_1-antitripsina polimerizados podem ser vistos por microscopia eletrônica e histoquimicamente como grânulos ácido peróxido de Schiff-positivos e resistentes à diastase, primariamente nos hepatócitos periportais, mas também nas células de Kupffer e células epiteliais biliares. O padrão de lesão hepática neonatal pode ser altamente variável, e as biopsias do fígado podem demonstrar necrose hepatocelular, infiltração de células inflamatórias, proliferação de ducto biliar, fibrose periporta ou cirrose.

Nos pacientes acometidos por deficiência de α_1-antitripsina, o curso da doença hepática é altamente variável. Estudos prospectivos na Suécia mostraram que apenas 10% dos pacientes desenvolvem doença hepática clinicamente significante por volta da quarta década de vida, indicando que outras características genéticas ou fatores ambientais provavelmente influenciam o desenvolvimento da doença. Os lactentes com doença hepática são indistinguíveis de outros lactentes com hepatite neonatal "idiopática", dos quais eles correspondem a aproximadamente 5 a 10% dos casos. Icterícia, fezes acólicas e hepatomegalia estão presentes na primeira semana de vida, mas a icterícia geralmente se resolve entre o segundo e o quarto mês de vida. Podem se seguir resolução completa, doença hepática persistente ou o desenvolvimento de cirrose. Crianças mais velhas podem se apresentar com hepatomegalia assintomática, ou manifestações de doença hepática crônica, ou cirrose com evidências de hipertensão portal. Pacientes com cirrose por deficiência de α_1-antitripsina têm um alto risco de desenvolver carcinoma hepatocelular. O enfisema não é observado tipicamente em crianças, mas há relato de risco aumentado de desenvolvimento de asma. O tabagismo promove o desenvolvimento da doença pulmonar; portanto os pais devem ser aconselhados a cessar o tabagismo e reduzir a exposição, como parte de sua orientação preventiva, e as crianças mais velhas e adolescentes devem ser aconselhados a não fumar ou a cessar o tabagismo, quando fumantes.

O tratamento é de suporte, embora existam pesquisas em andamento para desenvolver terapias para hepatite associada à deficiência de α_1-antitripsina que estimulam a degradação intracelular dos polímeros de proteína Z dobrados anormalmente. O transplante hepático é indicado para o carcinoma hepatocelular ou hepatite em estágio final com hipertensão portal, promovendo taxas de sobrevivência de cerca de 90%.

DEFICIÊNCIA DE CITRINA

A colestase intra-hepática neonatal causada pela deficiência de citrina (CINDC) apresenta-se nos primeiros meses de vida com manifestações que inicialmente podem ser indistinguíveis de outras causas de colestase neonatal, especialmente atresia biliar. Os pacientes podem apresentar icterícia, hepatomegalia, disfunção hepática com coagulopatia, infiltração gordurosa do fígado e hiperamonemia com ou sem hipoglicemia. Os pacientes pré-sintomáticos podem ser identificados a partir da triagem neonatal de distúrbios metabólicos com hipergalactosemia, hipermetionemia e hiperfenilalaninemia; mas nem todos os pacientes são identificados pela triagem neonatal.

Mutações no gene *SLC25A13* causam CINDC com um padrão de herança autossômica recessiva. O *SLC25A13* codifica a citrina, uma proteína carreadora mitocondrial (carreadora de aspartato-glutamato ligado ao cálcio) envolvida no ciclo da ureia, na gliconeogênese e na glicólise. As mutações são mais comuns em descendentes do Leste Asiático. Os lactentes acometidos apresentam hipergalactosemia, ácidos biliares elevados, coagulopatia dependente de vitamina K e níveis elevados de citrulina e metionina. O tratamento é de suporte na forma de suplementação vitamínica lipossolúvel e dieta com fórmula de baixo teor de galactose/lactose enriquecida com triglicerídeos de cadeia média. Os pacientes mais gravemente acometidos podem desenvolver insuficiência hepática, necessitando de transplante de fígado no primeiro ano de vida.

A bibliografia está disponível no GEN-io.

Capítulo 385
Hepatite Viral

M. Kyle Jensen e William F. Balistreri

A hepatite viral continua a ser um problema de saúde relevante, tanto nos países em desenvolvimento quanto nos desenvolvidos. Houve progresso significativo nos esforços para reconhecer e tratar indivíduos infectados. Esse distúrbio é causado por no mínimo cinco vírus hepatotrópicos patogênicos reconhecidos até o momento: os vírus das hepatites A (HAV), B (HBV), C (HCV), D (HDV) e E (HEV) (ver Tabela 385.1). Muitos outros vírus (e doenças) podem causar hepatite, geralmente como componente de uma doença multissistêmica. Esses incluem herpes-vírus simples, citomegalovírus, vírus Epstein-Barr, vírus varicela-zóster, além de HIV, vírus da rubéola, adenovírus, enterovírus, parvovírus B19 e arbovírus (Tabela 385.2).[5]

Os vírus hepatotrópicos são um grupo heterogêneo de agentes infecciosos que causam doença clínica aguda similar. Na maioria dos pacientes pediátricos, a fase aguda pode não causar doença clínica ou causar doença leve. A morbidade está relacionada com casos raros de **falência hepática aguda (FHA)**, em pacientes suscetíveis, e ao estado crônico da doença, além de concomitantes complicações que diversos desses vírus (hepatites B, C e D) podem causar.

ASPECTOS COMUNS A TODAS AS APRESENTAÇÕES DE HEPATITES VIRAIS

Diagnóstico diferencial

Frequentemente, o que traz o paciente com hepatite à consulta médica é a icterícia clínica, com pele e/ou membranas mucosas amareladas. O fígado geralmente está aumentado e doloroso à palpação e à percussão. Pode apresentar esplenomegalia e linfadenopatia. Sintomas extra-hepáticos (erupções na pele, artrite) são observados mais frequentemente nas

[5]N.R.T.: No Brasil, em decorrência da situação epidemiológica, arboviroses como dengue e febre amarela devem ser lembradas.

Tabela 385.1 Aspectos dos vírus hepatotrópicos.

VIROLOGIA	HAV RNA	HBV DNA	HCV RNA	HDV RNA	HEV RNA
Incubação (dias)	15 a 19	60 a 180	14 a 160	21 a 42	21 a 63
Transmissão					
• Parenteral	Rara	Sim	Sim	Sim	Não
• Fecal-oral	Sim	Não	Não	Não	Sim
• Sexual	Não	Sim	Rara	Sim	Não
• Perinatal	Não	Sim	Incomum (5 a 15%)	Sim	Não
Infecção crônica	Não	Sim	Sim	Sim	Não
Doença fulminante	Rara	Sim	Rara	Sim	Sim

HAV, vírus da hepatite A; HBV, vírus da hepatite B; HCV, vírus da hepatite C; HDV, vírus da hepatite D; HEV, vírus da hepatite E.

Tabela 385.2 Causas e diagnósticos diferenciais de hepatites em crianças.

INFECCIOSAS Vírus hepatotrópicos • Vírus da hepatite A (HAV) • Vírus da hepatite B (HBV) • Vírus da hepatite C (HCV) • Vírus da hepatite D (HDV) • Vírus da hepatite E (HEV) • Vírus da hepatite não A-E Infecção sistêmica que pode incluir hepatite • Adenovírus • Arbovírus • Vírus Coxsackie • Citomegalovírus • Enterovírus • Vírus Epstein-Barr • Vírus "exóticos" (p. ex., febre amarela) • Herpes-vírus simples • Vírus da imunodeficiência humana (HIV) • Paramixovírus • Rubéola • Varicela-zóster Outras	**AUTOIMUNES** Colangite esclerosante Hepatite autoimune Outras (p. ex., lúpus eritematoso sistêmico, artrite reumatoide juvenil) **METABÓLICAS** Deficiência de α_1-antitripsina Doença de Wilson Tirosinemia Outras **TÓXICAS** Iatrogênicas ou induzidas por fármacos (p. ex., paracetamol) Ambientais (p. ex., pesticidas) **ANATÔMICAS** Cisto de colédoco Atresia biliar Outras
INFECÇÕES HEPÁTICAS NÃO VIRAIS Abscesso Amebíase Sepse bacteriana Brucelose Síndrome de Fitz-Hugh-Curtis Histoplasmose Leptospirose Tuberculose Outras	**HEMODINÂMICAS** Choque Insuficiência cardíaca congestiva Síndrome de Budd-Chiari Outras **DOENÇAS HEPÁTICAS GORDUROSAS NÃO ALCOÓLICAS** Idiopáticas Síndrome de Reye Outras

De Wyllie R, Hyams JS, editors: *Pediatric gastrointestinal and liver disease*, ed 3, Philadelphia, 2006, WB Saunders.

infecções por HBV e HCV. Os sinais clínicos como hemorragia, sensório alterado ou hiper-reflexia devem ser cuidadosamente procurados, porque eles marcam o início de encefalopatia e FHA.

O diagnóstico diferencial varia com a idade na apresentação. Nos recém-nascidos, a infecção é uma causa comum de hiperbilirrubinemia conjugada; a causa da infecção é um agente bacteriano (p. ex., *Escherichia coli*, *Listeria*, sífilis) ou um vírus não hepatotrópico (p. ex., herpes-vírus simples, enterovírus, citomegalovírus, que podem causar uma hepatite grave não ictérica). Devem sempre ser excluídas doenças metabólicas (deficiência de α_1-antitripsina, fibrose cística, tirosinemia) e anatômicas (atresia biliar, cistos de colédoco), além de apresentações hereditárias de colestase intra-hepática.

Na fase mais tardia da infância, devem ser descartados obstrução extra-hepática (cálculos biliares, colangite esclerosante primária, doenças pancreáticas), condições inflamatórias (hepatite autoimune, artrite reumatoide juvenil, doença de Kawasaki), desequilíbrio imunológico (linfo-histiocitose hemofagocítica), distúrbios infiltrativos (malignidades), toxinas, medicamentos, distúrbios metabólicos (doença de Wilson, fibrose cística) e infecções (vírus Epstein-Barr, varicela, malária, leptospirose, sífilis).

Patogênese

A resposta aguda do fígado aos vírus hepatotrópicos envolve lesão citopática direta e mediada por mecanismo imune. O fígado inteiro é afetado. A necrose geralmente é mais acentuada nas áreas centrolobulares. Um infiltrado inflamatório misto agudo predomina nas áreas portais, mas também afeta os lóbulos. A arquitetura lobular permanece intacta, embora possam ocorrer balonização e necrose de células parenquimatosas únicas ou em grupo. A transformação gordurosa é rara, exceto com a infecção por HCV. É comum a proliferação, mas não a lesão, de ductos biliares. É evidente a hiperplasia de células de Kupffer difusas nos sinusoides. Os neonatos frequentemente respondem à lesão hepática formando *células gigantes*.

Na hepatite fulminante, ocorre colapso parenquimatoso sobre o cenário recém-descrito. Com a recuperação, a morfologia hepática retorna ao normal após 3 meses da infecção aguda. Se a hepatite crônica se desenvolver, o infiltrado inflamatório se estabelece nas áreas periportais e geralmente leva à cicatrização progressiva. Ambas as características da hepatite crônica são observadas em casos de HBV e HCV.

Perfis bioquímicos comuns na fase infecciosa aguda

A lesão hepática aguda causada pelos vírus hepatotrópicos manifesta-se nos três principais perfis bioquímicos de função hepática. Eles servem como um guia importante para o diagnóstico, o tratamento de suporte e o monitoramento na fase aguda da infecção de todos os vírus. Como um reflexo da *lesão citopática* aos hepatócitos, há aumento nos níveis séricos de alanina aminotransferase (ALT) e aspartato aminotransferase (AST). A magnitude da elevação enzimática não está correlacionada com a extensão da necrose hepatocelular e tem pequeno valor prognóstico. Geralmente, há melhora lenta, em semanas, mas os níveis de AST e ALT se *atrasam* em relação ao nível sérico de bilirrubina, que tende a se normalizar antes. A queda rápida nos níveis de aminotransferases pode prognosticar um desfecho ruim, particularmente se seu declínio ocorrer em conjunto com a elevação no nível de bilirrubina e tempo de protrombina TP prolongado; essa combinação de achados geralmente indica a ocorrência de lesão hepática intensa.

A *colestase*, definida pelos níveis séricos elevados de bilirrubina conjugada, resulta de fluxo anormal de bile em níveis celular e canalicular, como consequência de lesão hepática e mediadores inflamatórios. As elevações séricas de fosfatase alcalina, 5′-nucleotidase e gamaglutamil transpeptidase caracterizam a colestase. A ausência de marcadores colestáticos não descarta a progressão para a cronicidade nas infecções por HCV ou HBV.

A *alteração da função de síntese* é o marcador mais importante de lesão hepática. A disfunção sintética é refletida por uma combinação de síntese proteica anormal (TP prolongado, alta razão normalizada internacional [RNI], baixos níveis séricos de albumina), distúrbios metabólicos (hipoglicemia, acidose láctica, hiperamonemia), baixa depuração de medicamentos dependentes da função hepática e sensório alterado com reflexos tendinosos profundos aumentados (encefalopatia hepática). O monitoramento da função de síntese deve ser o principal foco no acompanhamento clínico para definir a gravidade da doença. Na fase aguda, o grau de disfunção da síntese hepática conduz o tratamento e ajuda a estabelecer critérios para intervenção. *A função sintética hepática anormal é um marcador da falência hepática e é uma indicação para encaminhamento imediato para um centro de transplante.* É necessária a avaliação seriada, porque a disfunção hepática não progride de maneira linear.

HEPATITE A

A hepatite A é a forma mais prevalente. Este vírus é também responsável pela maior parte das apresentações de hepatite aguda e benigna; embora possa ocorrer falência hepática fulminante devido ao HAV, ela é rara (menos de 1% dos casos nos EUA) e acomete mais frequentemente adultos que crianças em comunidades hiperendêmicas.

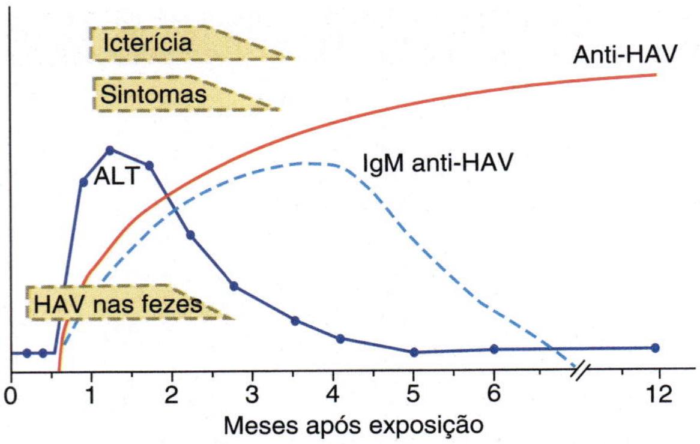

Figura 385.1 Curso sorológico da hepatite A aguda. ALT, alanina aminotransferase; HAV, vírus da hepatite A, IgM, imunoglobulina da classe M. (*De Goldman L, Ausiello D*: Cecil textbook of medicine, *ed 22, Philadelphia, 2004, WB Saunders, p 913.*)

Etiologia

O HAV é um vírus RNA, membro da família picornavírus. É estável ao calor e tem variedade limitada de hospedeiros – a saber, os seres humanos e outros primatas.

Epidemiologia

A infecção por HAV ocorre em todo o mundo, porém, é mais prevalente nos países em desenvolvimento. Nos EUA, 30 a 40% da população adulta apresentam evidências de infecção anterior por HAV. Acredita-se que a hepatite A seja responsável por aproximadamente 50% de todas as hepatites virais clinicamente aparentes nos EUA. Como resultado da implementação agressiva de estratégia de vacinação na infância, a prevalência de casos sintomáticos de HAV declinou significantemente no mundo todo. Entretanto, surtos em países subdesenvolvidos e em creches (onde a propagação pode ocorrer facilmente de crianças pequenas não ictéricas), bem como surtos originados por alimentos ou água justificam a implementação de um programa universal de vacinação intensificado.[6]

A infecção por HAV é altamente contagiosa. A transmissão é quase sempre por contato pessoa a pessoa, por vias fecal e oral. A transmissão perinatal ocorre raramente. Nenhuma outra forma de transmissão é reconhecida. A infecção por HAV durante a gestação ou no momento do parto não parece resultar em aumento de complicações na gestação ou doença clínica no neonato. Nos EUA, encontra-se risco aumentado de infecção no contato com pessoas infectadas, em creches e em contatos domiciliares. A infecção é também associada ao contato com alimento ou água contaminados e após viagem para áreas endêmicas. Surtos de fontes comuns, cuja origem seja alimento ou água, têm ocorrido, incluindo vários causados por mariscos, polpas congeladas e vegetais crus contaminados; em aproximadamente metade dos casos, não se encontra fonte conhecida.

O período de incubação médio para HAV é de aproximadamente 3 semanas. A excreção fecal do vírus começa tardiamente no período de incubação, atinge seu pico imediatamente antes do início dos sintomas e se resolve por volta da segunda semana após o início da icterícia nos pacientes mais velhos. A duração da excreção viral é prolongada em lactentes. O paciente é, portanto, contagioso antes do aparecimento dos sintomas clínicos e permanece como tal até que cesse a eliminação do vírus.

Manifestações clínicas

O HAV é responsável apenas pela hepatite aguda. Frequentemente, é uma doença em que *não há icterícia*, com sinais clínicos indistinguíveis de outras apresentações de gastrenterite viral, particularmente em crianças jovens.

Há muito mais probabilidade de que a doença seja sintomática em adolescentes mais velhos ou em adultos, em pacientes com distúrbios hepáticos subjacentes e naqueles imunocomprometidos. É caracteristicamente uma doença febril aguda, com início abrupto de anorexia, náuseas, indisposição, vômitos e icterícia. A duração típica da doença é de 7 a 14 dias (ver Figura 385.1).

Outros órgãos podem ser afetados durante a infecção aguda pelo HAV. Os linfonodos regionais e o baço podem estar aumentados. A medula óssea pode estar moderadamente hipoplásica, e há relato de anemia aplásica. O tecido do intestino delgado pode mostrar alterações na estrutura das vilosidades e pode ocorrer ulceração do trato gastrintestinal, especialmente nos casos fatais. Embora de ocorrência rara, foram relatadas pancreatite aguda e miocardite; os imunocomplexos circulantes podem dar origem a doenças com nefrite, artrite, vasculite leucocitoclástica e crioglobulinemia.

Diagnóstico

A infecção aguda pelo HAV é diagnosticada pela detecção de anticorpos contra o HAV, especificamente, anti-HAV (imunoglobulina [Ig]M) por radioimunoensaio ou, raramente, pela identificação de partículas virais nas fezes. O ensaio de reação em cadeia da polimerase (PCR) viral está disponível para uso em pesquisa (ver Tabela 385.3). Os anticorpos anti-HAV são detectáveis quando os sintomas forem clinicamente aparentes, e permanecem positivos por 4 a 6 meses após a infecção aguda. O anti-HAV neutralizante (IgG) é em geral detectado em 8 semanas do início dos sintomas e é mensurado como parte do anti-HAV total no soro. Os anticorpos anti-HAV (IgG) conferem proteção a longo prazo. Elevações nos níveis séricos de ALT, AST, bilirrubinas, fosfatase alcalina, 5′-nucleotidase e gamaglutamil transpeptidase são quase universalmente encontradas e não ajudam a diferenciar a causa de hepatite.

Complicações

Embora a maioria dos pacientes obtenha recuperação completa, complicações distintas podem ocorrer. A *FHA* proveniente da infecção por HAV é uma complicação infrequente da HAV. Os pacientes com risco de desenvolver essa complicação são os adolescentes e os adultos, mas também os pacientes imunocomprometidos ou aqueles com distúrbios hepáticos subjacentes. A magnitude da viremia por HAV pode ser relacionada com a gravidade da hepatite. Nos EUA, o HAV representa menos de 0,5% dos casos de FHA nos pacientes pediátricos e é responsável por até 3% de mortalidade na população adulta com FHA. Em regiões endêmicas do mundo, o HAV constitui até 40% de todos os casos de FHA pediátrica. O HAV pode também progredir para uma *síndrome colestática prolongada* com remissões e recidivas por vários meses. O prurido e a má absorção de gorduras são problemáticos e requerem suporte sintomático com medicamentos antipruriginosos e suplementação com vitaminas lipossolúveis. Essa síndrome ocorre na ausência de qualquer disfunção de síntese hepática e se resolve sem sequelas.

---

[6]N.R.T.: No Brasil, essa vacina faz parte do Plano Nacional de Imunizações desde 2014 e é oferecida para todas as crianças aos 15 meses de vida, em dose única. Está também disponível nos Centros de Referência para Imunobiológicos Especiais (CRIE) para algumas situações previstas. (Fonte: http://www.AIDS.gov.br/pagina/vacina-hepatites.)

Tabela 385.3 Testes sanguíneos diagnósticos: sorologia e PCR viral.

HAV	HBV	HCV	HDV	HEV
INFECÇÃO AGUDA/ATIVA				
Anti-HAV IgM (+) PCR sanguínea positiva*	Anti-HBc IgM (+) HBsAg (+) Anti-HBs (–) HBV DNA (+) (PCR)	Anti-HCV (+) HCV RNA (+) (PCR)	Anti-HDV IgM (+) PCR sanguínea (+) HBsAg (+) Anti-HBs (–)	Anti-HEV IgM (+) PCR sanguínea (+)
INFECÇÃO PASSADA (RECUPERADA)				
Anti-HAV IgG (+)	Anti-HBs (+) Anti-HBc IgG (+)	Anti-HCV (+) PCR sanguínea (–)†	Anti-HDV IgG (+) PCR sanguínea (–)	Anti-HEV IgG (+) PCR sanguínea (–)
INFECÇÃO CRÔNICA				
N/A	Anti-HBc IgG (+) HBsAg (+) Anti-HBs (–) PCR (+) ou (–)	Anti-HCV (+) PCR sanguínea (+)	Anti-HDV IgG (+) PCR sanguínea (–) HBsAg (+) Anti-HBs (–)	N/A
RESPOSTA VACINAL				
Anti-HAV IgG (+)	Anti-HBs (+) Anti-HBc (–)	N/A	N/A	N/A

*Ferramenta para pesquisa. †Apresenta risco de reativação viral. HAV, vírus da hepatite A; HBs, superfície hepatite B; HBsAg, antígeno de superfície da hepatite B; Ig, imunoglobulina; PCR, reação em cadeia da polimerase.

Tratamento

Não há tratamento específico para hepatite A. O tratamento de suporte consiste em hidratação intravenosa conforme o necessário e agentes antipruriginosos e vitaminas lipossolúveis para a apresentação colestática prolongada da doença. O monitoramento seriado para os sinais de FHA é prudente, e se a FHA for diagnosticada, o rápido encaminhamento para um centro de transplante pode salvar vidas.

Prevenção

Os pacientes infectados com HAV são contagiosos por 2 semanas antes e aproximadamente 7 dias depois do início da icterícia e devem ser afastados da escola, creche ou trabalho durante esse período. É necessária a lavagem cuidadosa das mãos, particularmente após trocar fraldas e antes de preparar e servir alimentos. No cenário hospitalar, recomendam-se precauções de contato e padronizadas por 1 semana após o início dos sintomas.

Imunoglobulina

As indicações para a administração intramuscular de imunoglobulina (Ig) incluem a profilaxia pré e pós-exposição (ver Tabela 385.4). Recomenda-se a Ig para a profilaxia *pré-exposição* para pessoas suscetíveis que viajam para países onde o HAV é endêmico; a Ig fornece proteção eficaz por até 2 meses. *A vacina contra HAV* administrada a qualquer tempo antes da viagem é preferível para a profilaxia *pré-exposição* em pessoas saudáveis, mas a Ig assegura profilaxia apropriada em crianças com *idade inferior a 12 meses,* pacientes alérgicos a um componente da vacina, ou aqueles não elegíveis para receber a vacina. Se a viagem estiver planejada para um período inferior a 2 semanas, pacientes mais velhos, hospedeiros imunocomprometidos, aqueles com doença hepática crônica ou outras condições médicas, devem receber *tanto* a Ig *quanto* a vacina contra o HAV.

A profilaxia com Ig nas situações de *pós-exposição* deve ser usada assim que possível (não é eficaz se administrada mais que 2 semanas após a exposição). É exclusivamente usada em crianças com idade inferior a 12 meses, em hospedeiros imunocomprometidos, nos pacientes com doença hepática crônica ou naqueles nos quais a vacina seja contraindicada. A Ig é preferível nos pacientes com idade superior a 40 anos, e a vacina é preferível em pessoas saudáveis com idade entre 12 meses e 40 anos. Uma abordagem alternativa é imunizar previamente, assim que possível, os pacientes não vacinados *com idade de 12 meses ou mais,* com a dosagem de vacina apropriada à idade. A Ig não é recomendada rotineiramente para exposição esporádica não doméstica (p. ex., proteção de funcionários de hospitais ou creches). A vacina tem várias vantagens em relação à Ig, incluindo proteção a longo prazo, disponibilidade e facilidade de administração, e com custos similares aos da Ig, ou até menores.

Tabela 385.4 Indicações e recomendações de dosagem atualizadas para a imunoglobulina humana GamaSTAN® S/D para profilaxia pré-exposição e pós-exposição contra infecção por hepatite A.

INDICAÇÃO	RECOMENDAÇÃO DE DOSAGEM ATUALIZADA
Profilaxia pré-exposição	
Até 1 mês de viagem	0,1 mℓ/kg
Até 2 meses de viagem	0,2 mℓ/kg
2 meses de viagem ou mais	0,2 mℓ/kg (repetir a cada 2 meses)
Profilaxia pós-exposição	0,1 mℓ/kg

De Nelson NP: Updated dosing instruction for immune globulin (human) gamaSTAN S/D for hepatitis A virus prophylaxis, *MMWR* 66(36):959-960, 2017, Table, p. 959.

Vacina

A disponibilidade de duas vacinas inativadas, altamente imunogênicas e seguras contra o HAV tem exercido um impacto considerável na prevenção da infecção por HAV. Ambas as vacinas são aprovadas para crianças com idade superior a 12 meses. Elas são administradas pela via intramuscular em um esquema de duas doses, sendo que a segunda dose é dada 6 a 12 meses após a primeira. As taxas de soroconversão em crianças excedem 90% após uma dose inicial e alcançam 100% após a segunda dose; o título de anticorpos protetores persiste por mais de 10 anos na maioria dos pacientes. A resposta imune em pessoas imunocomprometidas, pacientes idosos e aqueles com doenças crônicas pode ser subótima; nesses pacientes, indica-se a combinação de vacina e Ig para profilaxia pré e pós-exposição. A vacina contra HAV pode ser administrada simultaneamente com outras vacinas. Uma combinação de vacina contra HAV e HBV está aprovada em adultos com idade superior a 18 anos. Para pessoas saudáveis com no mínimo 12 meses, a vacina é preferível à Ig para profilaxia pré e na pós-exposição (ver Tabela 385.3).

Nos EUA e em alguns outros países, recomenda-se, atualmente, a vacinação universal para todas as crianças com mais de 12 meses.[7] Entretanto, estudos mostram que menos de 50% dos adolescentes norte

[7]N.R.T.: No Brasil, a vacina consta no Plano Nacional de imunizações em dose única aos 15 meses, mas contempla crianças até 5 anos incompletos que não receberam nenhuma dose. (Fonte: Calendário Nacional de Vacinação da Criança – PNI –2020.)

americanos receberam uma dose da vacina, e menos de 30% receberam a série completa de vacinas. A vacina é eficaz no controle de surtos graças à rápida soroconversão e ao longo período de incubação da doença.

Prognóstico

O prognóstico para os pacientes com HAV é excelente, sem sequelas a longo prazo. A única complicação a ser temida é a FHA. A infecção por HAV permanece como uma causa importante de morbidade; tem grande impacto socioeconômico durante as epidemias e em áreas endêmicas.

HEPATITE B

Etiologia

O HBV é um membro da família Hepadnaviridae. Tem um genoma de dupla fita de DNA parcialmente circular, composto de aproximadamente 3.200 nucleotídios. Quatro genes foram identificados: S (superfície), C (núcleo ou *core*), X e P (polímero). A superfície do vírus inclui partículas designadas como antígeno de superfície da hepatite B (HBsAg), que é uma partícula esférica com 22 nm de diâmetro e uma partícula tubular com 22 nm de largura, com comprimento variável de até 200 nm. A porção interior do vírion contém antígeno do núcleo da hepatite B (HBcAg), um nucleocapsídio que codifica o DNA viral e um antígeno não estrutural chamado antígeno "e" da hepatite B (HBeAg), que é solúvel, não particulado e derivado do HBcAg por autoclivagem proteolítica. O HBeAg serve como marcador da replicação viral ativa e em geral se relaciona aos níveis de DNA do HBV. A replicação do HBV tem lugar predominantemente no fígado, mas também pode ocorrer em linfócitos, baço, rim e pâncreas.

Epidemiologia

O HBV foi detectado em todo o mundo, com um total estimado de 400 milhões de pessoas infectadas cronicamente. As áreas de maior prevalência da infecção por HBV são África Subsaariana, China, partes do Oriente Médio, Bacia Amazônica e Ilhas do Pacífico. Nos EUA, a população nativa no Alasca tinha a maior taxa de prevalência antes da implantação de programas universais de vacinação. Estima-se que 1,25 milhão de pessoas nos EUA sejam carreadoras crônicas de HBV, com ocorrência de aproximadamente 300 mil novos casos a cada ano, sendo que a maior incidência acontece em adultos com 20 a 39 anos. Um em quatro carreadores crônicos de HBV desenvolverá sequelas graves durante a vida. Acredita-se que o número de novos casos em crianças relatado a cada ano seja baixo, mas é difícil estimar pois muitas infecções em crianças são assintomáticas. Nos EUA, desde 1982, quando se introduziu a primeira vacina para HBV, a incidência global da infecção por HBV reduziu-se até mais da metade. Desde a implantação dos programas universais de vacinação em Taiwan e nos EUA,[8] obteve-se um progresso substancial para a eliminação da infecção pelo HBV em crianças nesses países. De fato, no Alasca, onde o HBV se aproximava de proporções epidêmicas, a vacinação universal de neonatos com triagem e imunização de nativos suscetíveis virtualmente eliminou o HBV sintomático e o carcinoma hepatocelular associado.

O HBV está presente em altas concentrações no sangue, soro e exsudatos serosos; e em concentrações moderadas na saliva, nos fluidos vaginais e no sêmen. A transmissão eficiente ocorre pela exposição ao sangue e contato sexual. Os fatores de risco para a infecção por HBV em crianças e adolescentes incluem aquisição por meio de produtos sanguíneos ou substâncias intravenosas, agulhas contaminadas usadas para acupuntura ou tatuagens, contato sexual, cuidados institucionais e contato íntimo com carreadores. Em aproximadamente 40% dos casos, nenhum fator de risco é identificado. Não se acredita que o HBV seja transmitido por exposição indireta, como o compartilhamento de brinquedos. Após infecção, o período de incubação varia de 45 a 160 dias, com média de aproximadamente 120 dias. Em crianças, o fator de risco mais importante para aquisição do HBV permanece a exposição perinatal à mãe HBsAg-positiva. O risco de transmissão é maior se a mãe for também HBeAg-positiva; até 90% desses lactentes se tornam cronicamente infectados se não forem tratados. Os fatores de risco adicionais incluem altas cargas virais de HBV materna (HBeAg/títulos do DNA de HBV) e nascimento de um lactente que desenvolveu HBV devido à ausência de profilaxia apropriada. Na maioria dos casos, os marcadores biológicos de infecção e antigenemia aparecem 1 a 3 meses após o nascimento, sugerindo que a transmissão tenha ocorrido no momento do parto. Os vírus contidos no líquido amniótico, nas fezes ou no sangue maternos podem ser as fontes. A imunoprofilaxia com Ig para hepatite B (HBIG) associada à imunização contra HBV, administrada nas 12 h após o parto, é bastante eficaz na prevenção da infecção e protege mais de 95% dos neonatos nascidos de mães HBsAg-positivas. Das 22 mil crianças nascidas a cada ano de mães HBsAg-positivas nos EUA, mais de 98% recebem imunoprofilaxia e estão, portanto, protegidas. Crianças que não recebem a série completa de vacinação (p. ex., crianças sem-teto, adotados estrangeiros e crianças nascidas fora dos EUA) têm a mais alta incidência de desenvolvimento da doença crônica. Essas e todas as crianças nascidas de mães HBsAg-positivas devem ser testadas para HBsAg e anti-HBs para determinar o acompanhamento apropriado. As mães (HBeAg-positivas) desses lactentes que desenvolvem infecção crônica por HBV devem receber terapia antiviral durante o terceiro trimestre para gestações posteriores.

O HBsAg foi demonstrado de modo inconsistente no leite humano de mães infectadas. A amamentação no seio materno de lactentes não imunizados por mães infectadas não confere risco maior de hepatite que as fórmulas alimentares.

O risco de desenvolvimento de infecção crônica por HBV, assim considerada quando positiva para HBsAg por tempo maior que 6 meses, está inversamente relacionado à idade de aquisição. Nos EUA, embora menos de 10% das infecções ocorram em crianças, essas infecções respondem por 20 a 30% de todos os casos crônicos. Esse risco de infecção crônica é de 90% em crianças com menos de 1 ano, 30% naquelas com 1 a 5 anos e 2% em adultos. A infecção crônica por HBV está associada ao desenvolvimento de doença hepática crônica e carcinoma hepatocelular. O risco para carcinoma é independente da presença de cirrose e foi a causa de morte relacionada a câncer mais prevalente em adultos jovens na Ásia, onde o HBV era endêmico.

O HBV tem 10 genótipos (A-J). A é pandêmico; B e C são prevalentes na Ásia; D é observado no sul da Europa; E, na África; F, nos EUA; G, nos EUA e na França; e H, na América Central;[9] I, Sudeste Asiático; e J, no Japão. Variantes genéticas tornaram-se resistentes a alguns agentes antivirais.

Patogênese

A resposta aguda do fígado ao HBV é semelhante à dos outros vírus. A persistência de alterações histológicas nos pacientes com hepatite B indica o desenvolvimento de doença hepática crônica. O HBV, diferentemente de outros vírus hepatotrópicos, é um vírus predominantemente não citopatogênico e causa lesão principalmente por processos mediados por mecanismos imunes. A gravidade da lesão ao hepatócito reflete o grau da resposta imune, com a mais completa resposta imune sendo associada à maior probabilidade de eliminação viral, mas também de lesão mais grave aos hepatócitos. O primeiro passo no processo de hepatite aguda é a infecção dos hepatócitos pelo HBV, resultando em expressão dos antígenos virais na superfície celular. Os mais importantes desses antígenos virais podem ser os antígenos do nucleocapsídio – HBcAg e HBeAg. Esses antígenos, em combinação com proteínas de histocompatibilidade principal de classe I, fazem da célula um alvo para lise pelas células T citotóxicas.

O mecanismo para o desenvolvimento da hepatite B crônica não é tão bem compreendido. Para permitir que os hepatócitos continuem a ser infectados, a proteína do núcleo ou a proteína de histocompatibilidade principal de classe I pode não ser reconhecida, os linfócitos

[8]N.R.T.: No Brasil, a vacina contra a hepatite B está incluída no Plano Nacional de Imunizações para indivíduos de todas as idades. (Fonte: PNI 2020.)

[9]N.R.T.: No Brasil, são mais prevalentes os genótipos A, D e F. (Fonte: Brazilian Society of Hepatology and Brazilian Society of Infectious Diseases Guidelines for the Diagnosis and Treatment of Hepatitis B. The Brazilian Journal of Infectious Diseases. setembro de 2020;24(5):434-51.)

citotóxicos podem não ser ativados, ou algum outro mecanismo desconhecido pode interferir na destruição dos hepatócitos. Esse fenômeno de tolerância predomina nos casos adquiridos no período perinatal, resultando em alta incidência de infecção persistente em crianças com nenhuma ou pequena inflamação no fígado, enzimas hepáticas normais e carga viral por HBV marcantemente elevada. Embora a doença hepática em estágio final raramente se desenvolva nesses pacientes, o risco inerente de carcinoma hepatocelular é muito alto, possivelmente relacionado, em parte, com os ciclos de replicação viral sem controle.

A FHA é observada em lactentes de mães carreadoras crônicas que têm anti-HBe ou são infectadas com uma cepa mutante pré-*core*. Esse fato levou a postular que a exposição ao HBeAg no útero em lactentes de mães carreadoras crônicas provavelmente induz à tolerância ao vírus, uma vez que a infecção ocorre no período pós-natal. Na ausência dessa tolerância, o fígado é atacado de modo significativo pelas células T e o paciente se apresenta com FHA.

Os processos mediados por mecanismos imunes estão envolvidos nas condições extra-hepáticas que podem estar associadas às infecções pelo HBV. Complexos imunes circulantes contendo HBsAg podem resultar em poliarterite nodosa, glomerulonefrite membranosa ou membranoproliferativa, polimialgia reumática, vasculite leucocitoclástica e síndrome de Guillain-Barré.

Manifestações clínicas

Muitos casos agudos de infecção por HBV em crianças são assintomáticos, fato evidenciado pelo alto índice de marcadores séricos em pessoas que não têm história de hepatite aguda (ver Tabela 385.5). O episódio sintomático agudo usual é similar ao das infecções por HAV e HCV, mas pode ser mais grave e tem maior probabilidade de incluir envolvimento da pele e articulações (ver Figura 385.2).

A primeira evidência bioquímica de infecção pelo HBV é a elevação dos níveis séricos de ALT, que começa a ocorrer logo antes do desenvolvimento de fadiga, anorexia e indisposição, e acontece aproximadamente 6 a 7 semanas após a exposição. Em algumas crianças, a doença é precedida por um precursor similar à doença do soro, marcado por artralgia ou lesões de pele, incluindo erupções urticariformes, purpúricas, maculares ou maculopapulosas. Também pode ocorrer acrodermatite papulosa, a síndrome de Gianotti-Crosti. Outras condições extra-hepáticas associadas às infecções pelo HBV em crianças incluem poliarterite nodosa, glomerulonefrite e anemia aplásica. A icterícia está presente em aproximadamente 25% dos pacientes agudamente infectados e geralmente se inicia aproximadamente em 8 semanas após a exposição e dura cerca de 4 semanas.

No curso usual de resolução da infecção por HBV, os sintomas estão presentes por 6 a 8 semanas. A porcentagem de crianças nas quais se desenvolvem evidências clínicas de hepatite é maior para HBV que para HAV, e a frequência de FHA é também maior. A maioria dos pacientes se recupera, mas o *estado de carreador crônico* complica até 10% dos casos adquiridos na fase adulta. O índice de desenvolvimento da infecção crônica depende significativamente mais da forma e idade de aquisição e ocorre em até 90% dos casos perinatais. Cirrose e carcinoma hepatocelular são vistos somente com a infecção crônica. A infecção crônica por HBV tem três fases identificadas: imunotolerante, imunoativa e inativa. A maioria das crianças se enquadra na fase *imunotolerante*, contra a qual não se desenvolveu nenhum tratamento eficaz. A maior parte dos tratamentos visa a fase *imunoativa* da doença, caracterizada por inflamação ativa, níveis elevados de ALT/AST e fibrose progressiva. A soroconversão espontânea do HbeAg, definida quando há o desenvolvimento de anti-HBe e a conversão para HBeAg-negativo, na fase imunotolerante, ocorre em taxas baixas de 4 a 5% ao ano. É mais comum no HBV adquirido na infância que nas infecções transmitidas no período perinatal. A soroconversão pode ocorrer por muitos anos, durante os quais é possível que se desenvolvam lesões significativas no fígado. Não há grandes estudos que ajudem de modo acurado a avaliar os riscos e as morbidades durante a vida de crianças com infecção crônica por HBV, dificultando bastante a decisão sobre a escolha do momento de realizar tratamentos, ainda longe de serem os ideais. A reativação da infecção crônica foi relatada em crianças imunossuprimidas tratadas com quimioterapia, imunomoduladores biológicos como o infliximabe, agentes que causam depleção das células T, levando a risco elevado de FHA ou à doença hepática fibrótica rapidamente progressiva (ver Tabela 385.6).

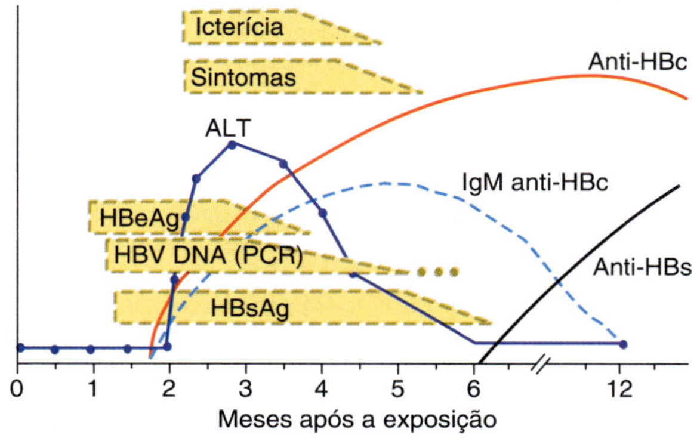

Figura 385.2 **Curso sorológico da hepatite B aguda.** ALT, alanina aminotransferase; HBc, núcleo da hepatite B; HBeAg, antígeno "e" da hepatite B; HBsAg, antígeno de superfície da hepatite B; HBV DNA, DNA do vírus da hepatite B; IgM, imunoglobulina da classe M; PCR, reação em cadeia da polimerase. (*De Goldman L, Ausiello D:* Cecil textbook of medicine, *ed 22, Philadelphia, 2004, WB Saunders, p 914.*)

Tabela 385.5 Interpretação típica dos resultados do teste para infecção pelo vírus da hepatite B.

HBsAg	ANTI-HBc TOTAL	IGM ANTI-HBc	ANTI-HBs	HBV DNA	INTERPRETAÇÃO
–	–	–	–	–	Nunca infectado
+	–	–	–	+ ou –	Infecção aguda precoce; transitório (até 18 dias) após a vacinação
+	+	+	–	+	Infecção aguda
–	+	+	+ ou –	+ ou –	Infecção de resolução aguda
–	+	–	+	–	Recuperado de infecção anterior e imune
+	+	–	–	+	Infecção crônica
–	+	–	–	+ ou –	Falso-positivo (*i. e.*, suscetível); infecção passada; infecção crônica de "baixo nível"; ou transferência passiva de anti-HBc para bebê nascido de mãe HBsAg-positiva
–	–	–	+	–	Imune se a concentração de anti-HBs for ≥ 10 mUI/mℓ após o término da série vacinal; transferência passiva após administração de imunoglobulina contra hepatite B

–, negativo; +, positivo; anti-HBc, anticorpos para hepatite B e antígeno do núcleo; anti-HBs, anticorpos para hepatite B e antígenos de superfície; HBsAg, antígenos de superfície para hepatite B; HBV DNA, ácido desoxirribonucleico do vírus B; IgM, imunoglobulina da classe M. De Schillie S, Vellozzi C, Reingold A *et al.*: Prevention of hepatitis B virus infection in the United States: recommendations of the advisory committee on immunization practices, *MMWR* 67(1):1-29, 2018, Table 1, p. 7.

Tabela 385.6 Causas da ativação da hepatite em pacientes com hepatite B crônica.

CAUSA DA ATIVAÇÃO	COMENTÁRIOS
Espontânea	Fatores que precipitam a replicação viral são pouco esclarecidos
Terapia imunossupressiva	Ativações são frequentemente observadas durante a retirada do agente; terapia antiviral preventiva é necessária
Terapia antiviral para HBV	
Interferona	Ativações são frequentemente observadas durante o segundo ao terceiro mês da terapia em 30% dos pacientes; pode anunciar resposta virológica
Análogo de nucleosídio	
Durante o tratamento	Ativações não são mais comuns do que com placebo
HBV resistente ao medicamento	Consequências graves podem acontecer em pacientes com doença hepática avançada
Na retirada	Ativações são causadas por rápida reemergência do HBV do tipo selvagem; consequências graves podem ocorrer em pacientes com doença hepática avançada
Tratamento do HIV	Ativações podem ocorrer como um resultado da toxicidade direta da TARV ou com reconstituição imune; HBV aumenta o risco de hepatotoxicidade por medicamentos antirretrovirais
Variação genotípica	
Mutações pré-*core* e dos promotores do núcleo	Flutuações nos níveis séricos da alanina aminotransferase são comuns com a mutação pré-*core*
Superinfecção com outras hepatites virais	Está possivelmente associada à supressão da replicação do HBV

HBV, vírus da hepatitis B; TARV, terapia antirretroviral. A partir de Wells JT, Perillo R: Hepatitis B. In Feldman M, Friedman LS, Brandt LJ, editors: *Sleisenger and Fordtran's gastrointestinal and liver disease*, 10/e, Philadelphia, 2016, Elsevier, Table 79.1.

Diagnóstico

O perfil sorológico da infecção pelo HBV é mais complexo que o da infecção pelo HAV e difere dependendo do grau da doença, se aguda ou crônica (ver Figura 385.3, Tabela 385.5). Vários antígenos e anticorpos são usados para confirmar o diagnóstico da infecção aguda por HBV (ver Tabela 385.3). A triagem de rotina para infecções por HBV requer o ensaio de múltiplos marcadores sorológicos (HBsAg, anti-HBc, anti-HBs). O HBsAg é o primeiro marcador sorológico da infecção a aparecer e é encontrado em quase todas as pessoas infectadas; sua elevação coincide intimamente com o início dos sintomas. A persistência de HBsAg além de 6 meses define o estado de infecção crônica. Durante a recuperação da infecção aguda, como os níveis de HBsAg caem antes dos sintomas regredirem, os anticorpos imunoglobulina de classe M (IgM) contra o HBcAg (IgM anti-HBc) podem ser o único marcador da infecção aguda. A IgM anti-HBc eleva-se precocemente após a infecção e permanece positiva por muitos meses, antes de ser substituída pela IgG anti-HBc, que então persiste por anos. O anti-HBs marca recuperação e proteção sorológicas. Somente o anti-HBs está presente em pessoas imunizadas com vacina contra a hepatite B, enquanto tanto o anti-HBs quanto o anti-HBc são detectados em pessoas com a infecção resolvida. O HBeAg está presente na infecção ativa aguda ou crônica e é um marcador de infectividade. O desenvolvimento de anti-HBe, chamado de soroconversão, marca melhora e é um objetivo do tratamento nos pacientes cronicamente infectados. O DNA HBV pode ser detectado no soro de pacientes infectados de modo agudo e carreadores crônicos. Altos títulos de DNA são observados em pacientes com HBeAg, e eles geralmente caem assim que o anti-HBe se desenvolve.

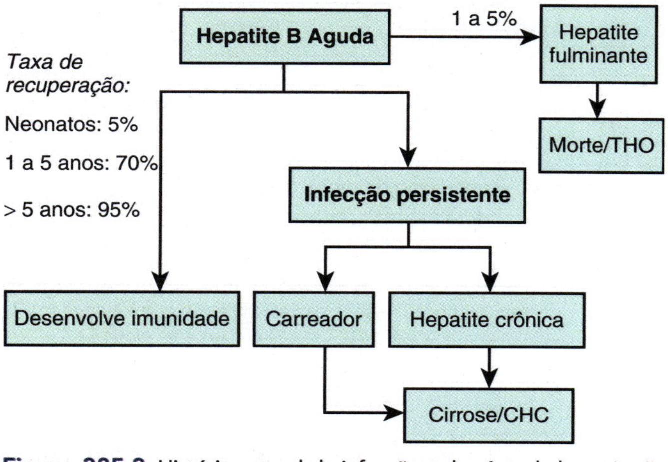

Figura 385.3 História natural da infecção pelo vírus da hepatite B. CHC, carcinoma hepatocelular; THO, transplante hepático ortotópico.

Complicações

A falência hepática aguda com coagulopatia, encefalopatia e edema cerebral ocorre mais comumente com o HBV que com outros vírus hepatotrópicos. O risco de FHA aumenta mais quando há coinfecção ou superinfecção com HDV e em um hospedeiro imunossuprimido. A mortalidade por FHA é maior que 30%, e o transplante de fígado é a única intervenção eficaz. O tratamento de suporte direcionado a manter os pacientes e encaminhá-los rapidamente a um centro de transplante hepático pode salvar suas vidas. Como mencionado, a infecção por HBV pode resultar também em hepatite crônica, a qual pode levar a cirrose, complicações da doença hepática em estágio final e carcinoma hepatocelular. A glomerulonefrite membranosa com deposição de complemento e HBeAg nos capilares glomerulares é uma complicação rara da infecção por HBV.

Tratamento

O tratamento da infecção *aguda* por HBV é principalmente de suporte. O monitoramento estreito para falência hepática e morbidades extra-hepáticas é fundamental. O tratamento da infecção *crônica* por HBV está em evolução; no momento, nenhum fármaco consegue obter a erradicação consistente e completa do vírus. A história natural da infecção crônica por HBV em crianças é complexa, e há falta de dados confiáveis de resultados a longo prazo para basear as recomendações para o tratamento. O tratamento da infecção crônica por HBV em crianças deve ser individualizado e feito sob os cuidados de um hepatologista pediátrico experiente em tratar a doença.

O objetivo do tratamento é reduzir a replicação viral, definida por apresentar DNA do HBV indetectável no soro e desenvolvimento de anti-HBe, chamado de soroconversão. O desenvolvimento de anti-HBe transforma a doença em uma apresentação inativa, diminuindo, assim, a infectividade, a lesão e a inflamação hepáticas ativas, a progressão da fibrose e o risco de carcinoma hepatocelular. O tratamento é indicado somente para pacientes na apresentação da forma imunoativa da doença, evidenciada por ALT e/ou AST elevadas; ou que apresentem fibrose à biopsia hepática, que resulta em alto risco de desenvolver cirrose durante a infância.

Estratégias de tratamento

A interferona-$\alpha 2b$ (IFN-$\alpha 2b$) tem efeitos imunomodulatórios e antivirais (ver Tabela 385.7). Tem sido usado em crianças, com índices de respostas

Tabela 385.7 Fatores positivos e negativos para considerar na decisão de tratar hepatite B com peginterferona ou um nucleosídio ou análogo de nucleotídio.

AGENTE	FATORES POSITIVOS	FATORES NEGATIVOS
Peginterferona	Duração finita do tratamento Resposta duradora fora do tratamento Desaparecimento mais rápido do HBsAg Imunoestimulatório bem como intrinsecamente antiviral Melhor tolerabilidade comparado com seu uso na hepatite C	Injeção subcutânea incômoda Efeitos colaterais frequentes Eliminação do HBsAg em uma pequena minoria de pacientes dependendo do genótipo Risco potencial da ativação de ALT em pacientes com fibrose hepática avançada Contraindicação relativa em pacientes acima dos 60 anos ou aqueles com comorbidades
Nucleosídio ou análogo de nucleotídio	Efeitos colaterais negligenciáveis Conveniência; pronta aceitação pelos pacientes Inibição potente da replicação do vírus Redução da resistência dos medicamentos com análogos de nucleosídios de terceira geração	Risco leve de nefropatia com análogos de nucleotídios (adefovir, tenofovir) Custo de medicamentos pode ser considerável com uso em longo prazo Tratamento longo ou indeterminado, necessário tanto para pacientes HBeAg-positivos quanto HBeAg-negativos Questões de acesso em países em desenvolvimento

HBeAg, antígeno "e" da hepatite B; HBsAg, antígeno de superfície da hepatite B. De Wells JT, Perillo R: Hepatitis B. In Feldman M, Friedman LS, Brandt LJ, editors: *Sleisenger and Fordtran's gastrointestinal and liver disease*, 10/e, Philadelphia, 2016, Elsevier, Table 79.4.

virais a longo prazo semelhantes ao índice de 25% relatado em adultos. O uso de interferona (IFN) é limitado por sua administração subcutânea, duração do tratamento de 24 semanas e possíveis efeitos colaterais (sintomas semelhantes aos da gripe, supressão medular, depressão, alterações na retina, distúrbios autoimunes). A IFN é ainda contraindicada na cirrose descompensada. Uma vantagem da IFN, comparada a outros tratamentos, é que a resistência viral não se desenvolve com seu uso.

A lamivudina é um análogo de nucleosídio sintético oral que inibe a enzima viral transcriptase reversa. Em crianças com idade superior a 2 anos, seu uso por 52 semanas resultou na eliminação do HBeAg em 34% dos pacientes com ALT duas vezes maior que o normal; 88% permaneceram em remissão por 1 ano. Tem um bom perfil de segurança. A lamivudina tem de ser usada por 6 meses ou mais após a eliminação viral, e a emergência de uma cepa viral mutante (YMDD) põe uma barreira em seu uso por tempo prolongado. O tratamento combinado em crianças, usando a IFN e a lamivudina, não parece melhorar os índices de resposta na maioria dos casos.

O adefovir (um análogo de purina que inibe a replicação viral) é aprovado para uso em crianças com idade superior a 12 anos, nas quais um estudo prospectivo de 1 ano mostrou 23% de soroconversão. Não se observou resistência viral nesse estudo, mas foi relatada em adultos.

O entecavir (um análogo de nucleosídio que inibe a replicação) é atualmente aprovado para uso em crianças com idade superior a 2 anos. Dados prospectivos mostram taxa de soroconversão de 21% em adultos, com um desenvolvimento mínimo de resistência. Os pacientes nos quais se desenvolveu resistência ao desenvolvimento de lamivudina têm risco aumentado de desenvolverem resistência a entecavir.

O tenofovir (um análogo de nucleotídio que inibe a replicação viral) é também aprovado para uso em crianças com idade superior a 12 anos. Dados prospectivos mostram um índice de soroconversão de 21% com um índice muito baixo de desenvolvimento de resistência. Os pacientes com mutações resistentes à lamivudina não parecem ter um índice aumentado de resistência. Há questionamento quanto ao uso prolongado da substância e suas consequências para a densidade mineral óssea.

A peginterferona α_2 tem o mesmo mecanismo de ação que a IFN, mas é administrada 1 vez/semana. Essa formulação não foi aprovada nos EUA, mas é recomendada para o tratamento de HBV crônico em outros países. Os pacientes que provavelmente mais respondem aos fármacos disponíveis atualmente apresentam baixos títulos séricos de DNA do HBV, são HBeAg-positivos, têm inflamação hepática ativa (ALT maior que duas vezes o limite normal superior por no mínimo 6 meses), e adquiriram a doença recentemente.

Os pacientes imunotolerantes – aqueles com ALT e AST normais, que são HBeAg-positivos com carga viral elevada – atualmente não são considerados para tratamento, embora a emergência de novos tratamentos seja promissora para esse grande subgrupo de pacientes, ainda difícil de tratar.

Prevenção

As estratégias de prevenção mais eficazes resultam da triagem de mães grávidas e do uso de HBIG e vacina contra hepatite B em lactentes (ver Tabelas 385.8 a 385.11). Em mães HBsAg-positivas e HBeAg-positivas, existe um risco de 10% de infecção crônica por HBV comparado ao risco de 1% em mães HBeAg-negativas. Esse conhecimento oferece estratégias de triagem que podem afetar tanto a mãe quanto o lactente por meio do uso de medicamentos antivirais durante o terceiro trimestre. Diretrizes recentes sugerem que mães com carga viral de DNA do HBV maior ou igual a 200.000 UI/mℓ recebam um antiviral como telbivudina, lamivudina ou tenofovir durante o terceiro trimestre, especialmente se elas tiveram uma criança anterior que desenvolveu HBV crônica após receber HBIG e vacina contra hepatite B. Esta prática tem provado ser segura, com crescimento e desenvolvimento normais em lactentes de mães tratadas.

Tabela 385.8 Estratégia para eliminar a transmissão do vírus da hepatite B nos EUA.*

• Avaliação do HBsAg em todas mulheres grávidas
Teste DNA HBV para mulheres grávidas HBsAg-positivas, com sugestão de terapia antiviral maternal para reduzir a transmissão perinatal quando o DNA HBV for maior ou igual a 200.000 UI/mℓ
Profilaxias (vacina contra hepatite B e imunoglobulina contra hepatite B) para lactentes nascidos de mulheres HBsAg-positivas[†]
• Vacinação universal de todas crianças começando ao nascimento[‡,§] como garantia para lactentes nascidos de mães infectadas não identificadas no pré-natal
• Vacinação de rotina de crianças não vacinadas previamente abaixo dos 19 anos
• Vacinação de adultos em risco de infecção por HBV, incluindo aqueles que solicitam proteção para HBV sem o reconhecimento de um fator de risco específico

*Fontes: Mast EE, Margolis HS, Fiore AE *et al.*: A comprehensive immunization strategy to eliminate transmission of hepatitis B virus infection in the United States: recommendations of the Advisory Committee on Immunization Practices (ACIP). Part 1: immunization of infants, children, and adolescents, *MMWR Recomm Rep 54*(No. RR-16):1-31, 2005; Mast EE, Weinbaum CM, Fiore AE *et al.*: A comprehensive immunization strategy to eliminate transmission of hepatitis B virus infection in the United States: recommendations of the Advisory Committee on Immunization Practices (ACIP). Part II: immunization of adults, *MMWR Recomm Rep55*(No. RR-16):1-33, 2006. [†]Ver Tabela 385.9 para obter recomendações profiláticas para lactentes nascidos de mães com *status* de HBsAg desconhecido. [‡]Dentro de 24 h do nascimento de lactentes clinicamente estáveis pesando igual ou mais que 2.000 g. [§]Ver Tabela 385.9 para obter as doses recomendadas ao nascimento para lactentes pesando menos que 2.000 g. HBsAg, antígeno de superfície da hepatite B; HBV, vírus da hepatite B. De Schillie S, Vellozzi C, Reingold A *et al.*: Prevention of hepatitis B virus infection in the United States: recommendations of the advisory committee on immunization practices, *MMWR* 67[1]:1-29, 2018, Box 2, p. 5.

Os contatos familiares, sexuais e de compartilhamento de agulhas devem ser identificados e vacinados se forem suscetíveis a infecção por HBV. Os pacientes devem ser avisados sobre o risco de transmissão de HBV por contato íntimo e perinatal. O HBV não se propaga por amamentação, beijo, abraço ou compartilhamento de água ou utensílios. As crianças com HBV não devem ser excluídas de escolas, jogos ou creches, a menos que sejam inclinadas a morder. Um grupo de apoio pode ajudar as crianças a lidar melhor com sua doença. As famílias não devem se sentir obrigadas a revelar o diagnóstico, já que essa informação pode levar a preconceito ou discriminação em relação ao paciente ou à família do paciente. Todos os pacientes positivos para HBsAg devem ser relatados ao departamento de saúde local ou estadual, e a cronicidade deve ser diagnosticada se eles permanecerem positivos após 6 meses da HBIG.

A HBIG é indicada somente para circunstâncias específicas de *pós-exposição* e fornece proteção apenas temporária (3 a 6 meses; ver Tabela 385.5). Ela desempenha papel crucial na prevenção da transmissão *perinatal* quando administrada em até 12 h após o nascimento.

Vacinação universal

Duas vacinas de antígeno único (Recombivax® HB e Engerix®-B) são aprovadas para crianças e são as únicas preparações aprovadas para bebês com menos de 6 meses. Podem ser utilizadas três vacinas combinadas para dosagem subsequente de imunização e permitir a integração da vacina contra o HBV no esquema regular de imunização. O perfil de segurança da vacina contra o HBV é excelente. Os efeitos colaterais mais relatados são dor no local da injeção (até 29% dos casos) e febre (até 6% dos casos). A soropositividade é superior a 95% em todas as vacinas, alcançada após a segunda dose na maioria dos pacientes. A terceira dose serve como reforço e pode afetar a manutenção da imunidade a longo prazo. Em pacientes imunossuprimidos e bebês cujo peso ao nascer é inferior a 2.000 g, recomenda-se uma quarta dose (a dose ao nascer não conta como parte da série de três doses) e esses bebês devem ser verificados quanto a anti-HBs e HBsAg após a conclusão dessas doses. Nesse grupo de bebês, se o nível de anti-HBs for inferior a 10 mUI/mℓ, eles devem repetir a série de três doses. Apesar do declínio no título anti-HBs com o tempo, a maioria das pessoas vacinadas e saudáveis permanece protegida contra a infecção pelo HBV.

As recomendações atuais de vacinação contra o HBV são as indicadas nas Tabelas 385.9 a 385.11.

O teste pós-vacinação para HBsAg e anti-HBs deve ser realizado entre 9 e 18 meses. Se o resultado for positivo para anti-HBs, a criança é imune ao HBV. Se o resultado for positivo apenas para o HBsAg, os pais devem ser aconselhados e a criança avaliada por um hepatologista pediátrico. Se o resultado for negativo para HBsAg e anti-HBs, deve ser administrada uma segunda série completa de vacinas contra hepatite B, seguida de testes para anti-HBs para determinar se são necessárias doses subsequentes.

A administração de quatro doses da vacina é permitida quando as vacinas combinadas são usadas após a dose ao nascimento; isso não afeta a resposta da vacina.

Tabela 385.9 Esquema vacinal contra hepatite B para bebês, por peso ao nascer e *status* de antígeno de superfície da hepatite materna.

PESO AO NASCIMENTO	*STATUS* HBsAg MATERNO	VACINA COM UM ÚNICO ANTÍGENO		VACINA COM ANTÍGENO ÚNICO + COMBINADOS†	
		DOSE	IDADE	DOSE	IDADE
≥ 2.000 g	Positivo	1	Nascimento (≤ 12 h)	1	Nascimento (≤ 12 h)
		HBIG‡	Nascimento (≤ 12 h)	HBIG	Nascimento (≤ 12 h)
		2	1 a 2 meses	2	2 meses
		3	6 meses§	3	4 meses
				4	6 meses§
	Desconhecido*	1	Nascimento (≤ 12 h)	1	Nascimento (≤ 12 h)
		2	1 a 2 meses	2	2 meses
		3	6 meses§	3	4 meses
				4	6 meses§
	Negativo	1	Nascimento (≤ 24 h)	1	Nascimento (≤ 24 h)
		2	1 a 2 meses	2	2 meses
		3	6 a 18 meses§	3	4 meses
				4	6 meses§
< 2.000 g	Positivo	1	Nascimento (≤ 12 h)	1	Nascimento (≤ 12 h)
		HBIG	Nascimento (≤ 12 h)	HBIG	Nascimento (≤ 12 h)
		2	1 mês	2	2 meses
		3	2 a 3 meses	3	4 meses
		4	6 meses§	4	6 meses§
	Desconhecido	1	Nascimento (≤ 12 h)	1	Nascimento (≤ 12 h)
		HBIG	Nascimento (≤ 12 h)	HBIG	Nascimento (≤ 12 h)
		2	1 mês	2	2 meses
		3	2 a 3 meses	3	4 meses
		4	6 meses§	4	6 meses§
	Negativo	1	Alta hospitalar ou idade de 1 mês	1	Alta hospitalar ou idade de 1 mês
		2	2 meses	2	2 meses
		3	6 a 18 meses§	3	4 meses
				4	6 meses§

*As mães devem ter sangue colhido e testado para HBsAg o mais rápido possível após a admissão para o parto; se a mãe for HBsAg-positiva, a criança deve receber HBIG o mais rápido possível e no máximo até 7 dias. †Pediarix™ não deve ser administrada antes de 6 semanas de vida. ‡HBIG deve ser administrada em um local anatômico separado da vacina. §A dose final no ciclo de vacinas não deve ser administrada antes das 24 semanas de vida (164 dias). HBIG, imunoglobulina da hepatite B; HBsAg, antígeno de superfície da hepatite B. De Schillie S, Vellozzi C, Reingold A *et al.*: Prevention of hepatitis B virus infection in the United States: recommendations of the advisory committee on immunization practices, *MMWR* 67(1):1-29, 2018, Table 3, p. 12.

Tabela 385.10 Doses recomendadas da vacina da hepatite B por grupo e tipo de vacina.

	VACINA COM UM ANTÍGENO				VACINA COMBINADA			
	RECOMBIVAX®		ENGERIX®		PEDIARIX™*		TWINRIX®†	
Grupo etário (anos)	*Dose (μg)*	*Vol (mℓ)*	*Dose (μg)*	*Vol (mℓ)*	*Dose (μg)*	*Vol (mℓ)*	*Dose (μg)*	*Vol (mℓ)*
Nascimento a 10	5	0,5	10	0,5	10*	0,5	N/A	N/A
11 a 15	10‡	1	N/A	N/A	N/A	N/A	N/A	N/A
11 a 19	5	0,5	10	0,5	N/A	N/A	N/A	N/A
≥ 20	10	1	20	1	N/A	N/A	20†	1
PACIENTES EM HEMODIÁLISE E OUTRAS PESSOAS IMUNOCOMPROMETIDAS								
< 20	5	0,5	10	0,5	N/A	N/A	N/A	N/A
≥ 20	40	1	40	2	N/A	N/A	N/A	N/A

*Pediarix™ é aprovada para uso em pessoas de 6 semanas a 6 anos (antes do sétimo aniversário). †Twinrix® é aprovada para uso em pessoas com idade igual ou superior a 18 anos. ‡Formulação adulta administrada em um esquema de duas doses. N/A, não aplicável. De Schillie S, Vellozzi C, Reingold A *et al.*: Prevention of hepatitis B virus infection in the United States: recommendations of the advisory committee on immunization practices, *MMWR* 67(1):1-29, 2018, Table 2, p. 10.

Tabela 385.11 Esquema vacinal contra hepatite B para crianças, adolescentes e adultos.

GRUPO ETÁRIO	CRONOGRAMA* (INTERVALO REPRESENTA TEMPO EM MESES DA PRIMEIRA DOSE)
Crianças (1 a 10 anos)	0, 1 e 6 meses 0, 1, 2 e 12 meses
Adolescentes (11 a 19 anos)	0, 1 e 6 meses 0, 12 e 24 meses 0 e 4 a 6 meses† 0, 1, 2 e 12 meses 0, 7 dias, 21 a 30 dias, 12 meses‡
Adultos (≥ 20 anos)	0, 1 e 6 meses 0, 1, 2 e 12 meses 0, 1, 2 e 6 meses§ 0, 7 dias, 21 a 30 dias, 12 meses‡

*Consulte as bulas para obter mais informações. Para todas as idades, quando a programação da vacina HepB for interrompida, a série de vacinas não precisa ser reiniciada. Se a série for interrompida após a 1ª dose, a 2ª dose deve ser administrada o mais rápido possível, e as 2ª e 3ª doses devem ser separadas por um intervalo de pelo menos 8 semanas. Se apenas a 3ª dose tiver sido adiada, ela deve ser administrada o mais rápido possível. A dose final da vacina deve ser administrada pelo menos 8 semanas após a 2ª dose e deve seguir a 1ª dose em pelo menos 16 semanas; o intervalo mínimo entre as 1ª e 2ª doses é de 4 semanas. As doses inadequadas da vacina contra hepatite B ou as doses recebidas após um intervalo de dose menor que o recomendado devem ser novamente administradas, usando a dose ou o esquema correto. As doses de vacina administradas ≤ 4 dias antes do intervalo ou idade mínima são consideradas válidas. Devido ao cronograma acelerado exclusivo da Twinrix®, a diretriz de 4 dias não se aplica às três primeiras doses desta vacina quando administrada em um esquema de 0 dia, 7 dias, 21 a 30 dias e 12 meses (nova recomendação). †Um esquema de 2 doses da formulação para adultos Recombivax® (10 μg) é licenciado para adolescentes de 11 a 15 anos. Quando programados para receber a segunda dose, os adolescentes com idade > 15 anos devem passar para uma série de 3 doses, com as doses 2 e 3 consistindo na formulação pediátrica administrada em um esquema apropriado. ‡Twinrix® é aprovada para uso em pessoas com idade ≥ 18 anos e está disponível em uma programação acelerada com doses administradas em 0, 7, 21 a 30 dias e 12 meses. §Recomenda-se um esquema de quatro administrações de Engerix® com duas doses de 1 mℓ (40 μg) nos meses 0, 1, 2 e 6 para pacientes em hemodiálise. De Schillie S, Vellozzi C, Reingold A *et al.*: Prevention of hepatitis B virus infection in the United States: recommendations of the advisory committee on immunization practices, *MMWR* 67(1):1-29, 2018, Table 4, p. 13.

Profilaxia pós-exposição

As recomendações para a profilaxia pós-exposição para a prevenção da hepatite B dependem das condições sob as quais a pessoa é exposta ao HBV (ver Tabela 385.11). A vacinação nunca deve ser adiada se os registros sobre o histórico de imunização da pessoa exposta não estiverem disponíveis, mas devem-se fazer todos os esforços para a obtenção de tais registros.

Populações especiais

Os pacientes com cirrose podem não responder tão bem à vacina contra HBV e deve-se repetir a dosagem dos títulos de anti-HBs. Estudos em adultos sugerem que dosagem maior ou intervalos mais curtos entre as dosagens pode elevar a eficácia da imunização. Evidências recentes mostram que pacientes com doença inflamatória intestinal frequentemente não são imunizados ou não desenvolveram imunidade completa ao HBV, fato demonstrado por níveis inadequados de anticorpos anti-HBs. Esses pacientes podem estar em risco de desenvolver HBV fulminante (reativação) quando iniciam a imunossupressão, como parte de seu regime terapêutico, especialmente com agentes biológicos como o infliximabe.

Prognóstico

Em geral, o desfecho após a infecção aguda por HBV é favorável, apesar do risco de FHA. O risco de desenvolvimento de infecção crônica provoca principalmente os riscos de cirrose hepática e carcinoma hepatocelular. A transmissão perinatal levando à cronicidade é responsável pelo alto índice de carcinoma celular em adultos jovens nas áreas endêmicas. É importante salientar que a infecção pelo HBV e suas complicações são efetivamente controladas e prevenidas com a vacinação, e que vários ensaios clínicos estão em andamento em um esforço para melhorar e guiar os regimes de tratamento.

HEPATITE C

Etiologia

O HCV é um RNA-vírus de fita simples, classificado como um gênero isolado dentro da família Flaviviridae, com acentuada heterogeneidade genética. Ele tem seis genótipos principais e numerosos subtipos e quase espécies, que permitem que o vírus escape da vigilância imunológica do hospedeiro. A variação genotípica pode explicar parcialmente as diferenças no curso clínico e na resposta ao tratamento. O genótipo 1b é o mais comum nos EUA e é o menos responsivo aos medicamentos disponíveis atualmente.[10]

Epidemiologia

Nos EUA, a infecção por HCV é a causa mais comum de doença hepática crônica em adultos e resulta em 8.000 a 10.000 mortes por ano. Estima-se que aproximadamente 4 milhões de pessoas nos EUA e 170 milhões de pessoas no mundo estejam infectadas com o HCV. Aproximadamente 85% dos adultos infectados permanecem cronicamente infectados. Em crianças, a soroprevalência do HCV é de 0,2% naquelas com idade inferior a 11 anos, e de 0,4% naquelas com idade igual ou superior a 11 anos. Entretanto, até mais crianças podem estar infectadas, já que apenas uma pequena porcentagem é identificada, e um número até menor subsequentemente recebe tratamento. Devem-se implantar a identificação apropriada e a triagem para os indivíduos infectados.

[10] N.R.T.: No Brasil, o mais comum também é o genótipo 1, com pequenas variações na proporção de prevalência. O genótipo 2 é frequente na região Centro-Oeste (11% dos casos), enquanto o genótipo 3 é mais comumente detectado na região Sul (43%). (Fonte: Protocolo clínico e diretrizes terapêuticas para hepatite C e coinfecções. 1ª edição. Ministério da Saúde, 2019.)

Os fatores de risco da transmissão de HCV nos EUA incluíam a transfusão de sangue antes de 1992 como a via de infecção mais comum, mas, com as práticas de triagem atuais, o risco de transmissão do HCV é de aproximadamente 0,001% por unidade transfundida. O uso de drogas ilícitas com exposição ao sangue ou produtos do sangue de pessoas infectadas pelo HCV é responsável por mais da metade dos casos em adultos nos EUA. A transmissão sexual, especialmente por intermédio de vários parceiros sexuais, é a segunda causa mais comum de infecção. Outros fatores de risco incluem exposição ocupacional, mas aproximadamente 10% das novas infecções não têm fonte de transmissão conhecida. Em crianças, a transmissão perinatal é o modo de transmissão *mais* prevalente (ver Tabela 385.1). A transmissão perinatal ocorre em até 5% dos lactentes nascidos de mães virêmicas. A coinfecção pelo HIV e altos títulos de viremia (HCV RNA-positivo) na mãe podem aumentar a taxa de transmissão para 20%. O período de incubação é de 7 a 9 semanas (média: 2 a 24 semanas).

Patogênese

O padrão de lesão hepática aguda é indistinguível do encontrado em outras viroses hepatotrópicas. Nos casos crônicos, observam-se folículos ou agregados linfoides nos tratos portais, isolados ou como parte de um infiltrado inflamatório geral das áreas portais. Frequentemente é observada também esteatose nessas amostras hepáticas. O HCV parece causar lesão primariamente por mecanismos citopáticos, mas a lesão imunomediada pode também ocorrer. O componente citopático parece ser discreto, porque a doença aguda é geralmente a menos grave de todas as infecções hepatotrópicas.

Manifestações clínicas

A infecção *aguda* por HCV tende a ser leve e insidiosa no início (ver Figura 385.4; Tabela 385.1). A FHA ocorre raramente. O HCV é o vírus hepatotrópico que mais provavelmente causa infecção crônica (ver Figura 385.5). Dos adultos acometidos, menos de 15% eliminam o vírus; o restante desenvolve hepatite crônica. Nos estudos pediátricos, 6 a 19% de crianças alcançaram a eliminação espontânea persistente do vírus durante observação por 6 anos.

A infecção *crônica* por HCV também é clinicamente silenciosa até que se desenvolva uma complicação. Os níveis séricos de aminotransferase flutuam e algumas vezes são normais, mas a inflamação histológica é universal. A progressão da fibrose hepática é lenta por vários anos, a menos que fatores de comorbidade estejam presentes, os quais podem acelerar a progressão da fibrose. Aproximadamente 25% dos pacientes infectados progridem, em última instância, para cirrose, falência hepática e, ocasionalmente, carcinoma hepatocelular primário (CHC) em 20 a 30 anos da infecção aguda. Embora a progressão seja rara na faixa etária pediátrica, a cirrose e o CHC proveniente do HCV foram relatados

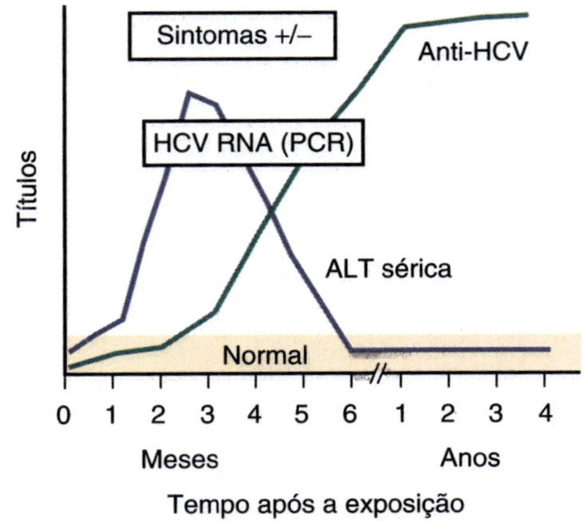

Figura 385.4 **Curso sorológico da hepatite C aguda típica, seguida pela recuperação.** Sintomas podem ou não estar presentes durante a infecção aguda. ALT, alanina aminotransferase; Anti-HCV, anticorpo para HCV; HCV, vírus da hepatite C; PCR, reação em cadeia da polimerase. (*Adaptada de Centers for Disease Control and Prevention,* www.cdc.gov/hepatitis/Resources/Professionals/Training/Serology/. training.htm#one.)

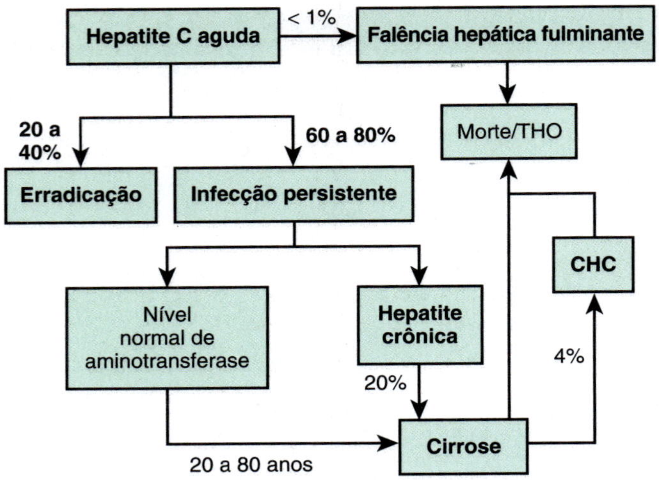

Figura 385.5 História natural da infecção pelo vírus da hepatite C. CHC, carcinoma hepatocelular; THO, transplante hepático ortotópico. (*De Hochman JA, Balistreri WF: Chronic viral hepatitis: always be current!* Pediatr Rev *24:399-410, 2003.*)

em crianças. As morbidades a longo prazo constituem o embasamento racional para o diagnóstico e tratamento em crianças com HCV.

A infecção crônica por HCV está possivelmente associada à vasculite de pequenos vasos e é uma causa comum de crioglobulinemia essencial mista. Outras manifestações extra-hepáticas, observadas predominantemente em adultos, incluem vasculite cutânea, porfiria cutânea tardia, líquen plano, neuropatia periférica, cerebrite, poliartrite, glomerulonefrite membranoproliferativa e síndrome nefrótica. Podem estar presentes anticorpos antimúsculo liso, anticorpos antinucleares e níveis baixos de hormônios tireoidianos.

Diagnóstico

Os ensaios clinicamente disponíveis para detecção de infecção pelo HCV baseiam-se na detecção de anticorpos contra os antígenos HCV ou na detecção de RNA viral (ver Tabela 385.3); nenhum pode prever a gravidade da doença hepática.

O teste sorológico mais amplamente usado é o imunoensaio enzimático de terceira geração para detectar anticorpos anti-HCV. O valor preditivo desse ensaio é o maior em populações de alto risco, mas o índice de falso-positivos pode chegar a 50 a 60% nas populações em baixo risco. Resultados falso-negativos também ocorrem porque os anticorpos permanecem negativos de 1 a 3 meses após o início clínico da doença. O anticorpo anti-HCV não é protetor e não confere imunidade; ele em geral está presente simultaneamente com o vírus.

O ensaio virológico mais comumente usado para o HCV é a PCR, que possibilita a detecção de pequenas quantidades de RNA do HCV no soro e amostras de tecidos dias após a infecção. A detecção *qualitativa* obtida pela PCR é útil, especialmente em pacientes com infecção recente ou perinatal, hipogamaglobulinemia ou imunossupressão e é bastante sensível. A PCR *quantitativa* ajuda a identificar os pacientes que provavelmente responderão ao tratamento e a monitorar a resposta ao tratamento.

A triagem para HCV deve incluir todos os pacientes com os seguintes fatores de risco: história de uso de substâncias ilícitas (mesmo se somente uma vez), recebimento de fatores de coagulação feitos anteriormente a 1987 (quando os procedimentos de inativação foram introduzidos) ou produtos do sangue antes de 1992, hemodiálise, doença hepática idiopática e crianças nascidas de mães infectadas pelo HCV (PCR qualitativa no lactente e anti-HCV após 12 a 18 meses). Em crianças, é também importante considerar se a mãe tem qualquer um dos fatores de risco mencionados anteriormente que aumentariam a possibilidade de ela desenvolver HCV. Não se recomenda a triagem de rotina de todas as gestantes. O Centers for Disease Control (CDC) recomenda que todos os indivíduos nascidos entre 1945 e 1965 sejam rastreados.

Determinar o genótipo do HCV também é importante, particularmente quando se considera o tratamento, porque a resposta aos agentes terapêuticos atuais varia muito. O genótipo 1 é pouco responsivo; os genótipos 2 e 3 são mais seguramente responsivos ao tratamento. Agentes mais novos, entretanto, têm levado a mudanças na duração do tratamento e no início antecipado desse (como será discutido adiante).

Os níveis de aminotransferase geralmente flutuam durante a infecção por HCV e não se correlacionam ao grau de fibrose hepática. A biopsia hepática era o único meio de avaliar a presença e extensão da fibrose hepática, além dos sinais manifestos de doença hepática crônica. Modalidades mais novas não invasivas usando elastografia por ultrassonografia ou por ressonância magnética, entretanto, são agora usadas para estimar o grau de fibrose e diminui a necessidade de biopsia. Essa tecnologia associada com o regime de medicamentos mais novos acabou com a necessidade de biopsia hepática em alguns casos de HCV. A biopsia agora é indicada principalmente para descartar outras causas de doença hepática.

Complicações

O risco de FHA causada por HCV é baixo, mas o risco de hepatite crônica é o mais alto entre todos os vírus hepatotrópicos. Em adultos, os fatores de risco para a progressão para fibrose hepática incluem idade avançada, obesidade, sexo masculino e ingestão de álcool, mesmo que moderada (dois drinques de 30 mℓ/dia). A progressão para cirrose ou CHC é uma importante causa de morbidade e a indicação mais comum para transplante de fígado nos EUA.

Tratamento

Em adultos, a *peginterferona* (SC, semanalmente), combinada à *ribavirina* (VO, diariamente) foi o tratamento padrão até 2012 para o genótipo 1. O tratamento de primeira linha para adultos recomendado atualmente inclui um ou dois medicamentos orais com propriedades antivirais de ação direta, por 12 a 24 semanas, dependendo do genótipo do HCV e outros fatores clínicos. Estudos mostram que esses tratamentos são mais eficazes e melhor tolerados, e esses mesmos medicamentos são atualmente avaliados em crianças e adolescentes.

Tradicionalmente, é provável que os pacientes que mais respondam apresentem hepatite leve, duração mais curta de infecção, baixos títulos virais e vírus com genótipo 2 ou 3. Os pacientes com vírus com genótipo 1 respondem mal. A resposta à alfapeginterferona/ribavirina pode ser prevista pelos polimorfismos de nucleotídios únicos próximos ao gene da interleucina 28B, mas com esses regimes de tratamento mais recentes são relatados excelentes índices de respostas com duração mais curta, os regimes livres de IFN.

O objetivo do tratamento é alcançar uma resposta viral sustentada (RVS), definida pela ausência de viremia após a interrupção dos medicamentos; a RVS está associada à melhora histológica e risco de morbidades reduzido.

A história natural da infecção por HCV em crianças está ainda sendo definida. Acredita-se que as crianças tenham um índice maior de eliminação espontânea que os adultos (até 45% por volta dos 19 anos). Um estudo multicêntrico acompanhou 359 crianças infectadas com HCV por 10 anos. Apenas 7,5% haviam eliminado o vírus, e 1,8% havia progredido para cirrose descompensada. O tratamento em adultos com HCV *agudo* em um estudo-piloto mostrou RVS em 88% nas pessoas com genótipo 1 (tratadas com IFN e ribavirina por 24 semanas). Tais dados, se confirmados, poderiam, de fato, levantar a questão se as crianças com duração menor de infecção e menos condições de comorbidades que os adultos poderiam ser os candidatas ideais para o tratamento. Dados os efeitos adversos do tratamento disponível atualmente, essa estratégia não é recomendada sem os ensaios clínicos.

A peginterferona, a IFN-α2b e a ribavirina são aprovadas pela Food and Drug Administration (FDA) para uso em crianças com idade superior a 3 anos com hepatite por HCV. Estudos de monoterapia com IFN em crianças demonstraram RVS maior que em adultos, com melhor adequação e menos reações adversas. Alcançou-se RVS de até 49% para o genótipo 1 em estudos múltiplos. Fatores associados a maior probabilidade de resposta são idade inferior a 12 anos, genótipos 2 e 3 e, nos pacientes com genótipo 1b, título para RNA menor que 2 milhões de cópias/mℓ de sangue, além de resposta viral (PCR na 4ª e 12ª semanas de tratamento). Os efeitos adversos dos medicamentos levam à interrupção do tratamento em grande proporção de pacientes; esses incluem sintomas semelhantes aos da gripe, anemia e neutropenia. Os efeitos a longo prazo desses medicamentos também precisam ser avaliados, já que diferenças significativas foram observadas no peso, na altura, no índice de massa corpórea e na composição corpórea das crianças. A maioria desses atrasos melhorou após a interrupção do tratamento, mas o escore z de altura continuou defasado.

Deve-se considerar o tratamento para todas as crianças infectadas com os genótipos 2 e 3, porque elas apresentam índice de resposta de 80 a 90% ao tratamento com peginterferona e ribavirina. Se a criança tiver o vírus com genótipo 1b, a escolha do tratamento permanece controversa como os regimes mais novos que estão disponíveis.

As diretrizes pediátricas recomendam o tratamento para erradicar a infecção pelo HCV, evitar a progressão da doença hepática e o desenvolvimento de CHC e remover o estigma associado ao HCV. Deve-se considerar o tratamento para os pacientes com evidências de fibrose avançada ou lesão observadas na biopsia hepática. O tratamento aprovado atualmente consiste em 24 a 48 semanas de peginterferona e ribavirina (o tratamento deve ser interrompido se ainda for detectável na PCR viral na 24ª semana do tratamento). Além disso, sofosbuvir isolado ou em combinação com o ledipasvir são aprovados pela FDA para crianças de 12 a 17 anos. A associação é indicada para os genótipos 1, 4, 5 e 6 do HCV, enquanto o sofosbuvir com ribavirina é indicado para os genótipos 2 ou 3 do HCV; ambos regimes são usados em crianças com cirrose moderada ou sem cirrose.

Tratamentos mais recentes

Vários regimes livres de IFN estão hoje disponíveis para todos os genótipos de HCV, possibilitando maior probabilidade de alcançar a erradicação viral, com regimes de medicamentos orais, e sem o uso de IFN e suas respectivas reações adversas. Com o desenvolvimento rápido dos novos medicamentos e regimes, a revisão frequente dos recursos atualizados, como no *site* www.hcvguidelines.org, será vital para fornecer o tratamento ideal (ver Tabela 385.12).

Tabela 385.12 Estudos recém-concluídos e em andamento com combinações de antivirais de ação direta em crianças com infecção crônica pelo vírus da hepatite C.

	GENÓTIPO	ESTIMATIVAS DE INSCRITOS	FAIXA ETÁRIA (ANOS)	IDENTIFICADOR	CONCLUSÃO
Sofosbuvir + ledipasvir, com ou sem ribavirina	1,4,5,6	222	3 a 17	NCT02249182	Julho 2018
Sofosbuvir + ribavirina	2,3	104	3 a 17	NCT02175758	Abril 2018
Ombitasvir + paritaprevir + ritonavir, com ou sem dasabuvir, com ou sem ribavirina	1,4	74	3 a 17	NCT02486406	Setembro 2019
Sofosbuvir + daclatasvir	4	40	8 a 17	NCT03080415	Junho 2018
Sofosbuvir + ledipasvir	1,4	40	12 a 17	NCT02868242	Abril 2019
Sofosbuvir + velpatasvir	1 a 6	200	3 a 17	NCT03022981	Dezembro 2019
Glecaprevir + pibrentasvir	1 a 6	110	3 a 17	NCT03067129	Maio 2022
Gratisovir + ribavirina	1 a 6	41	10 a 17	NCT02985281	Junho 2017

De Indolfi G, Serranti D, Resti M: Direct-acting antivirals for children and adolescents with chronic hepatitis C. *Lancet Child Adolesc* 2:298-304, 2018 (Table 1, p. 299).

Prevenção
Não há vacina disponível para a prevenção de HCV, embora as pesquisas em andamento sugiram que isso será possível no futuro. As preparações atuais de Ig não trazem benefícios, provavelmente porque as preparações de Ig produzidas nos EUA não contêm anticorpos contra o HCV, já que os doadores de sangue e plasma são rastreados para anti-HCV e excluídos do grupo de doadores. Descobriu-se que os anticorpos neutralizantes contra o HCV são protetores e poderiam abrir caminho para o desenvolvimento de vacina.

Uma vez identificada a infecção por HCV, os pacientes devem passar por um rastreamento anual, com ultrassonografia do fígado e alfafetoproteína sérica, para CHC, bem como para quaisquer evidências clínicas de doença hepática. A vacinação de pacientes acometidos contra HAV e HBV impedirá a superinfecção com esses vírus e o risco aumentado de desenvolver falência hepática grave.

Prognóstico
Os títulos virais devem ser avaliados anualmente para documentar remissão espontânea. A maioria dos pacientes desenvolve hepatite crônica. A lesão hepática progressiva é maior naqueles com fatores comórbidos adicionais, como consumo de álcool, variações genotípicas virais, obesidade e predisposições genéticas subjacentes. Recomenda-se enfaticamente o encaminhamento a um hepatologista pediátrico para ter acesso aos regimes de monitoramento atualizados e para aprimorar sua inserção em protocolos de tratamento quando disponíveis.

HEPATITE D
Etiologia
O HDV, o menor vírus animal conhecido, é considerado defectivo, pois não pode produzir infecção sem uma infecção concomitante pelo HBV. O vírus, que mede 36 nm de diâmetro, é incapaz de fazer seu próprio envelope proteico; seu envelope externo é composto por HBsAg excedente do HBV. A porção interna (núcleo) do vírus é uma fita simples de RNA circular que expressa o antígeno HDV.

Epidemiologia
O HDV pode causar uma infecção ao mesmo tempo que a infecção inicial pelo HBV (coinfecção) ou pode infectar uma pessoa que já esteja infectada pelo HBV (superinfecção). A transmissão geralmente ocorre por contato intrafamiliar ou íntimo em áreas de alta prevalência, que são primariamente os países em desenvolvimento (ver Tabela 385.1). Em áreas de baixa prevalência, como os EUA, a via parenteral é de longe a mais comum.[11] As infecções por HDV são raras em crianças nos EUA, mas devem ser consideradas na ocorrência de FHA. O período de incubação para a superinfecção por HDV é de aproximadamente 2 a 8 semanas; com a coinfecção, o período de incubação é similar ao da infecção por HBV.

Patogênese
A patologia do fígado na hepatite por HDV não tem características diferenciadoras, exceto o fato de que a lesão é geralmente bastante grave. Diferentemente do HBV, o HDV causa lesão diretamente por mecanismos citopáticos. Os casos mais graves de infecção pelo HBV parecem resultar de coinfecção de HBV e HDV.

Manifestações clínicas
Os sintomas de hepatite D são similares aos das infecções causadas pelos outros vírus hepatotrópicos, mas geralmente são mais graves. O desfecho clínico depende do mecanismo de infecção. Na coinfecção, a hepatite *aguda*, que é muito mais grave que a causada somente pelo HBV, é comum, mas o risco de desenvolvimento de hepatite crônica é baixo. Na superinfecção, a doença aguda é rara, e a hepatite crônica é comum. O risco de FHA é o maior na superinfecção. A hepatite D deve ser considerada em qualquer criança que apresente FHA.

Diagnóstico
O HDV não foi isolado e nenhum antígeno circulante foi identificado. O diagnóstico é feito pela detecção de anticorpos IgM contra o HDV; os anticorpos contra o HDV se desenvolvem aproximadamente 2 a 4 semanas após a coinfecção e aproximadamente 10 semanas após uma superinfecção. Há um teste para anticorpos anti-HDV disponível comercialmente. Os ensaios de PCR para o RNA viral estão disponíveis como ferramentas para pesquisa (ver Tabela 385.2).

Tratamento
O tratamento baseia-se em medidas de suporte assim que a infecção é identificada. Até o momento, não há tratamentos específicos direcionados ao HDV. O tratamento baseia-se principalmente em controlar e tratar a infecção por HBV, sem o qual o HDV não consegue induzir hepatite. Pequenos estudos de pesquisa sugerem que a IFN é o regime terapêutico preferido, mas estudos em andamento ainda buscam a estratégia ideal de manejo, e o regime deve ser personalizado para cada paciente.

Prevenção
Não há vacina para a hepatite D. Como a replicação do HDV não pode ocorrer sem a coinfecção com a hepatite B, a imunização contra o HBV também impede a infecção pelo HDV. As vacinas contra o HBV e HBIG são usadas para as mesmas indicações que o são para a hepatite B isolada.

HEPATITE E
Etiologia
O HEV foi clonado usando-se técnicas moleculares. Esse RNA-vírus tem formato esférico não envelopado com espigas e estruturalmente é similar ao calicivírus.

Epidemiologia
A hepatite E é a apresentação epidêmica da que era conhecida, anteriormente, como hepatite não A, não B. A transmissão é fecal-oral (frequentemente pela água) e é associada à perda de partículas de 27 a 34 nm nas fezes (ver Tabela 385.1). A maior prevalência da infecção pelo HEV foi relatada no subcontinente indiano, Oriente Médio, Sudeste Asiático e México, especialmente em áreas sem saneamento. A prevalência, entretanto, parece aumentar nos EUA e em outros países desenvolvidos, e postula-se que seja a causa mais comum de hepatite aguda e icterícia no mundo. O período de incubação médio é de aproximadamente 40 dias (variação: 15 a 60 dias).

Patogênese
O HEV provavelmente atua como um vírus citopático. Os achados patológicos são similares aos de outras hepatites virais.

Manifestações clínicas
A doença clínica associada à infecção por HEV é similar àquela observada com o HAV, mas é frequentemente mais grave. Como ocorre com o HAV, não há doença crônica – a única exceção até o momento é a hepatite E crônica que ocorre em pacientes imunossuprimidos (p. ex., pós-transplantados). Além de frequentemente causar um episódio mais grave que o HAV, o HEV tende a acometer pacientes mais velhos, com pico de idade entre 15 e 34 anos. O HEV é um patógeno importante em gestantes, nas quais ele causa FHA com alta incidência de fatalidade. O HEV poderia levar também à descompensação de doença hepática crônica preexistente.

Diagnóstico
A tecnologia de DNA recombinante tem resultado no desenvolvimento de anticorpos contra as partículas de HEV, e os ensaios de IgM e IgG estão disponíveis para a distinção entre infecções agudas e resolvidas (ver Tabela 385.3). O anticorpo IgM contra o antígeno viral torna-se positivo após aproximadamente 1 semana da doença. O RNA viral pode ser detectado nas fezes e no soro pela PCR.

---
[11]N.R.T.: No Brasil, a região amazônica ocidental apresenta uma das maiores incidências no mundo. (Fonte: Doenças infecciosas e parasitárias: guia de bolso. 8ª ed. rev. Ministério da Saúde, 2010.)

Prevenção

Uma vacina recombinante contra hepatite E é altamente eficaz em adultos. Nenhuma evidência sugere que a Ig seja eficaz na prevenção de infecções pelo HEV. Um combinado de Ig de pacientes em áreas endêmicas poderia se mostrar eficaz.

ABORDAGEM NA HEPATITE AGUDA OU CRÔNICA

A contribuição principal do pediatra é identificar o agravamento do quadro do paciente com hepatite aguda e o desenvolvimento de FHA (ver Figura 385.6). Se a FHA for identificada, o médico deve encaminhar imediatamente o paciente para um centro de transplante; isso pode significar o salvamento de uma vida.

Assim que a infecção crônica for identificada, recomenda-se acompanhamento estrito e encaminhamento para um hepatologista pediátrico, a fim de inscrever o paciente nos ensaios terapêuticos apropriados. Enquanto as indicações, o tempo dos regimes de tratamento e os resultados permanecerem indefinidos, deve-se oferecer tratamento às crianças com HBV e HCV crônicos com base em dados obtidos de ensaios pediátricos controlados; o tratamento não pode simplesmente ser extrapolado de dados de adultos. Todos os pacientes com hepatite viral crônica devem evitar, tanto quanto possível, lesões adicionais ao fígado; recomenda-se a vacina para HAV. Os pacientes devem evitar o consumo de álcool e a obesidade, e devem tomar cuidado ao ingerir novos medicamentos, incluindo fármacos sem prescrição e medicamentos à base de ervas.

A adoção internacional de crianças e a facilidade para viajar continuam a mudar a epidemiologia das hepatites causadas por vírus. Nos EUA, HBV e HCV crônicas têm alta prevalência entre os pacientes adotados fora do país; é necessária vigilância para estabelecer o diagnóstico precoce, a fim de oferecer medidas profiláticas e tratamento apropriados para limitar a propagação viral.

A hepatite crônica pode ser uma doença estigmatizante para as crianças e suas famílias. O pediatra deve oferecer, com argumentação proativa, o suporte apropriado para elas, bem como instruções para seu círculo social. Dados e informações científicos sobre grupos de suporte estão disponíveis para as famílias nos *sites* da American Liver Foundation (www.liverfoundation.org) e da North American Society for Pediatric Gastroenterology, Hepatology and Nutrition (www.naspghan.org), bem como nos centros de gastrenterologia pediátrica.

A bibliografia está disponível no GEN-io.

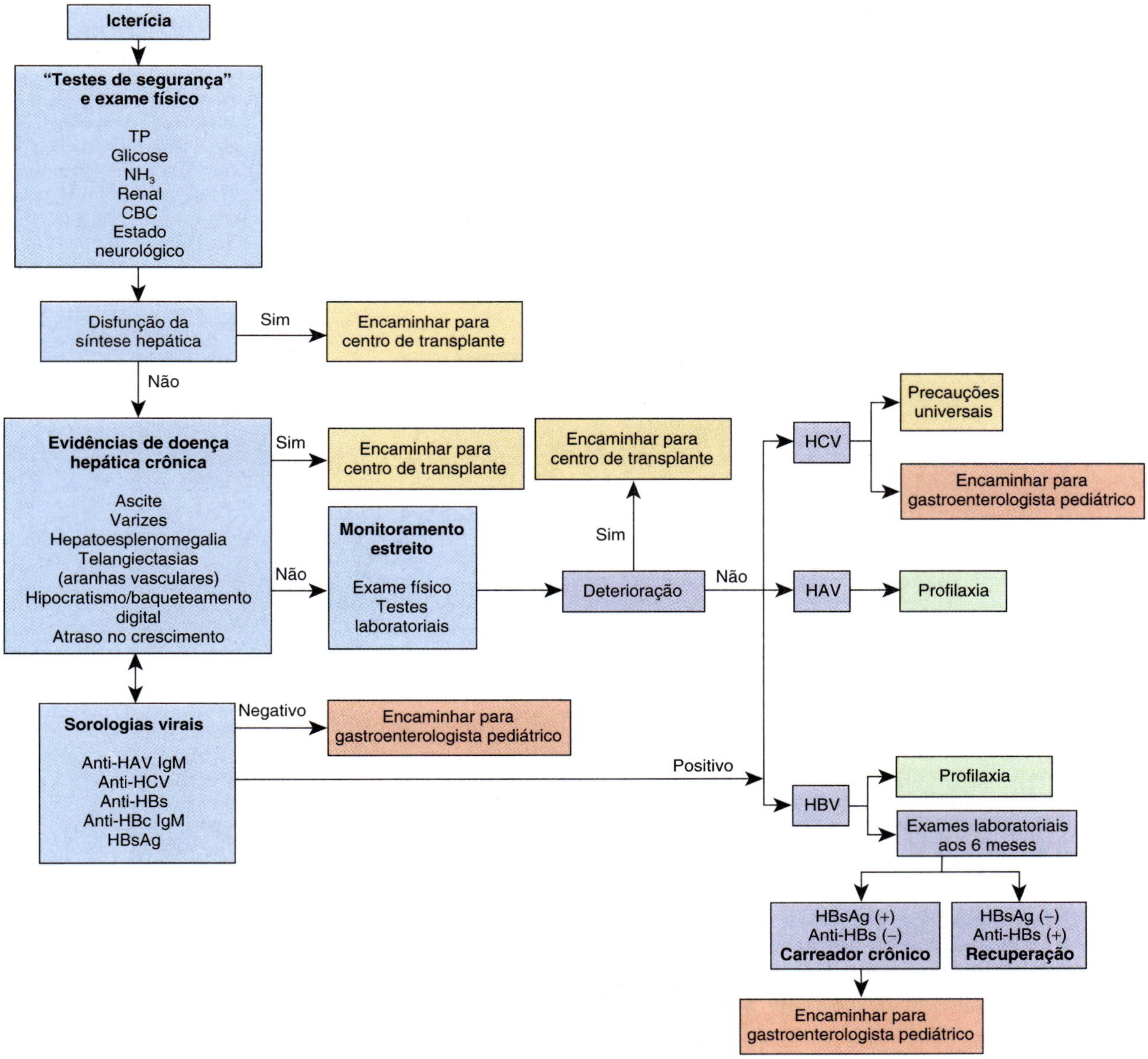

Figura 385.6 Abordagem clínica à hepatite viral. CBC, hemograma completo; HAV, vírus da hepatite A; HBc, núcleo da hepatite B; HBsAg, antígeno de superfície hepatite B; HBV, vírus da hepatite B, HCV, vírus da hepatite C; IgM, imunoglobulina M; NH_3, amônia; TP, tempo de protrombina.

Capítulo 386

Abscesso Hepático

Joshua K. Schaffzin e Robert W. Frenck Jr

Os abscessos hepáticos geralmente têm uma de duas etiologias infecciosas: piogênicas, ou seja, que envolvem bactérias, ou parasitárias, como a amebíase, a ascaridíase ou a toxocaríase. Abscessos hepáticos são normalmente difíceis de detectar devido à apresentação inespecífica, e o diagnóstico requer um alto índice de suspeição. O diagnóstico radiográfico geralmente contribui, mas muitas vezes é indicada uma confirmação adicional para diferenciar abscesso infeccioso de cisto hidático e causas não infecciosas, como malignidade (hepática primária ou metástase). O diagnóstico diferencial também inclui lesão traumática (incluindo procedimentos, como um cateter vascular mal posicionado).

Os **abscessos hepáticos piogênicos** são incomuns em crianças, mas foram relatados em todas as idades. As bactérias podem invadir o fígado por uma entre quatro fontes: hematogenicamente, pela artéria hepática (p. ex., em caso de bacteriemia), pelo trato biliar, pela veia porta (sepse portal) e diretamente por infecção contígua. Em neonatos, uma fonte na veia porta pode incluir a veia umbilical (p. ex., na presença de onfalite ou lesão causada por um cateter venoso umbilical). Os abscessos piogênicos no fígado, de fonte desconhecida, são classificados como criptogênicos. As crianças com doença granulomatosa crônica (DGC), síndrome da hiperimunoglobulina E (hiper IgE) ou neoplasias apresentam maior risco de abscesso hepático. Os abscessos hepáticos piogênicos também são incomuns em adultos, embora a incidência anual seja mais alta no Sudeste Asiático (população estimada em 17,6/100.000) do que nos EUA ou na Europa (população estimada em 2 a 5/100.000). Eles tendem a ocorrer com mais frequência em homens, em pacientes com idade mais avançada e que apresentem diabetes ou histórico de transplante de fígado ou malignidade.

Os sinais e sintomas clínicos de abscesso hepático piogênico são inespecíficos e podem incluir febre, calafrios, mal-estar, fadiga, náuseas, dor abdominal (com ou sem sensibilidade no quadrante superior direito) e hepatomegalia; icterícia é incomum. Os achados laboratoriais anormais mais comuns são marcadores inflamatórios elevados e hipoalbuminemia. O teste da função hepática geralmente está anormalmente elevado e a leucocitose é comum. A confirmação radiológica é frequentemente obtida por ultrassonografia (US) ou tomografia computadorizada (TC; ver Figura 386.1). A radiografia de tórax pode mostrar elevação do hemidiafragma direito com derrame pleural direito. As lesões solitárias do lobo hepático direito são mais comuns, embora os abscessos solitários possam aparecer em qualquer lobo hepático ou como múltiplas lesões disseminadas (como candidíase disseminada, bartonelose ou, raramente, brucelose).

As culturas de abscessos piogênicos no fígado geralmente produzem populações mistas. Nas crianças, *Staphylococcus aureus*, *Streptococcus* spp., organismos gram-negativos entéricos (*Escherichia coli*, *Klebsiella pneumoniae* e *Serratia*, em pacientes com DGC) e organismos anaeróbios são os mais comuns. Entre os adultos, *K. pneumoniae* predomina, seguida por *E. coli*; os organismos gram-positivos aeróbios e organismos anaeróbios são menos comuns. As hemoculturas geralmente são positivas e podem ser úteis para determinar um plano terapêutico.

Devido à grande variedade de organismos causadores (*i. e.*, gram-negativos aeróbios, *S. aureus* e organismos anaeróbios), o tratamento antimicrobiano empírico precisa ser amplo. As opções antimicrobianas empíricas potenciais incluem piperacilina-tazobactam, ampicilina-sulbactam ou metronidazol com uma cefalosporina de terceira geração. Dependendo da prevalência local e do grau de suspeita, a vancomicina pode ser adicionada para cobrir *S. aureus* resistente à meticilina. A terapia pode ser modificada com base nas sensibilidades da cultura. A duração do tratamento não é padronizada e deve basear-se em resolução da febre, melhora dos marcadores clínicos e inflamatórios e monitoramento seriado por US. Muitas fontes recomendam completar 4 a 6 semanas de terapia, com as duas primeiras semanas administradas por via parenteral. Dependendo do tamanho e da extensão da(s) lesão(ões), a drenagem percutânea

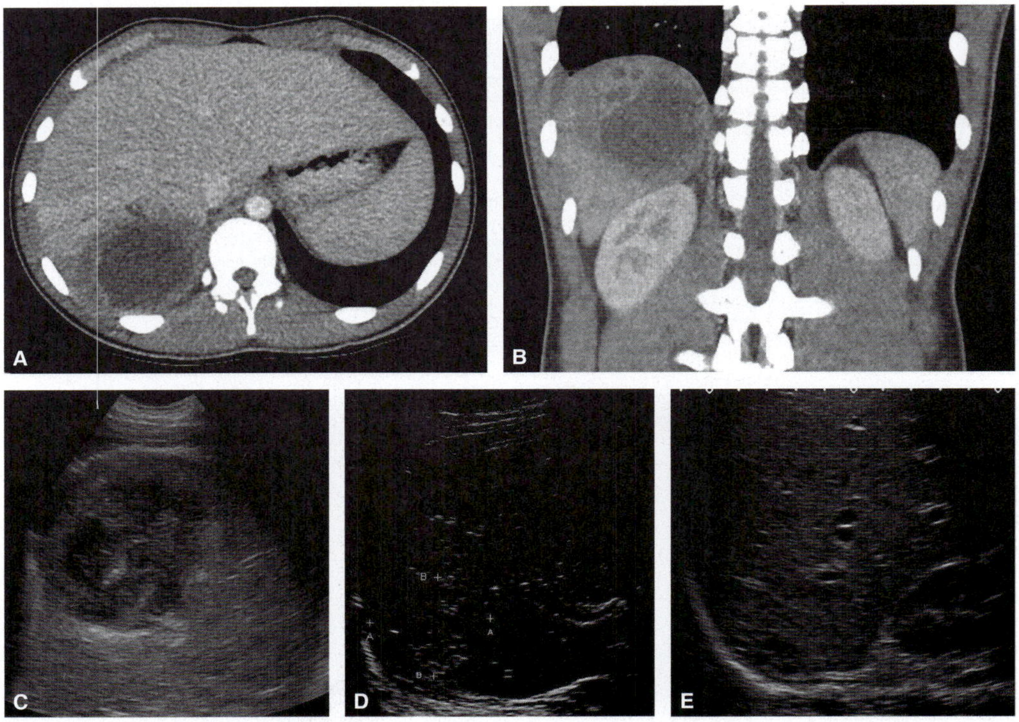

Figura 386.1 Imagens de tomografia computadorizada (**A** e **B**) e ultrassonografia (**C**) de um abscesso hepático criptogênico em um adolescente de 16 anos sem fatores de risco conhecidos. A lesão foi drenada percutaneamente e as culturas produziram múltiplos organismos anaeróbios (*Fusobacterium nucleatum e Parvimonas micra*). Ele foi tratado com sucesso com 2 semanas de terapia parenteral seguidas de 4 semanas de terapia oral e foi acompanhado com ultrassonografias seriadas com 5 dias (**D**) e 34 dias (**E**) após a drenagem. (*Cortesia de Dr. Alexander Towbin, Cincinnati Children's Hospital, Cincinnati, Ohio.*)

ou cirúrgica pode ser adicionada para obter amostras para culturas e reduzir a duração da doença. As opções percutâneas incluem aspiração por agulha ou cateter de passagem única, ou inserção de um cateter de drenagem contínua. Em adultos, a menos que haja evidência de ruptura ou disseminação, a drenagem percutânea deve ser tentada primeiro para lesões grandes (≥ 5 a 7 cm de diâmetro). Numerosas séries de casos de abscesso hepático piogênico em prematuros descreveram a resolução completa apenas com antibioticoterapia, e alguns defendem que esta seja a abordagem inicial em lesões menores. A resolução pode ser monitorada pela tendência dos marcadores inflamatórios e/ou por imagens seriadas.

O **abscesso hepático amebiano** (AHA) é a manifestação extraintestinal mais comum da infecção por *Entamoeba histolytica*. Embora sejam mais comuns em áreas endêmicas, os casos podem ser diagnosticados nos EUA entre viajantes e imigrantes de áreas endêmicas. A apresentação pode ser tardia após meses ou anos. O AHA é mais comum entre adultos de 18 a 55 anos e predomina nos homens. Os trofozoítos amebianos invadem a mucosa colônica e atingem o fígado através da circulação portal. Os pacientes podem não ter colite associada. Febre, dor no quadrante superior direito, anorexia e perda de peso estão frequentemente presentes. A avaliação laboratorial normalmente revela leucocitose sem eosinofilia e aumento da fosfatase alcalina. A US ou a TC demonstram o abscesso (ver Figura 386.2).

O diagnóstico de AHA é frequentemente confirmado por ELISA sérico. A sorologia é considerada confiável em áreas não endêmicas, mas pode ser propensa a falso-negativos no início da infecção e não pode distinguir a infecção ativa da exposição anterior. O teste da presença de *E. histolytica* nas fezes é específico, mas não muito sensível, e os pacientes com AHA podem não apresentar organismo detectável nas fezes. O mais sensível e específico dos exames de fezes é a reação em cadeia da polimerase (PCR), seguida pela detecção do antígeno nas fezes, e a menos confiável é a microscopia, porque *E. histolytica* não pode ser facilmente distinguida microscopicamente de seus parentes clinicamente benignos *Entamoeba dispar* e *Entamoeba moshkovskii*.

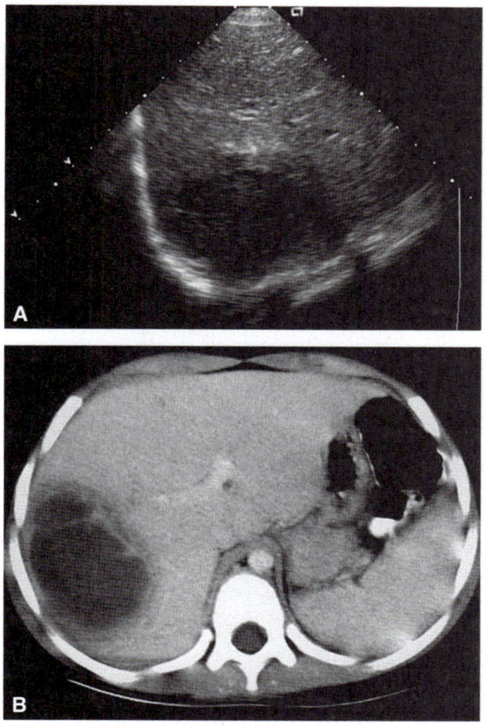

Figura 386.2 Abscesso amebiano. **A.** O sonograma demonstra massa hipoecogênica no lobo direito do fígado com uma borda circundante mais hipoecogênica. **B.** A tomografia computadorizada demonstra massa de baixa atenuação no lobo direito do fígado com um halo proeminente. (*De Kuhn JP, Slovis TL, Haller JO:* Caffrey's pediatric diagnostic imaging, *vol 2, ed 10, Philadelphia, 2004, Mosby, p. 1473.)*

Antes do tratamento efetivo, a mortalidade associada ao AHA era alta; desde então, diminuiu significativamente. O tratamento envolve 7 a 10 dias de um nitroimidazol (mais comumente metronidazol) para matar trofozoítos, seguidos por 7 dias de um agente luminal (como a paromomicina) para matar cistos do cólon. Pacientes com grandes abscessos (≥ 5 a 7 cm de diâmetro) podem se beneficiar da aspiração percutânea, além da terapia médica.

A bibliografia está disponível no GEN-io.

Capítulo 387
Doença Hepática Associada a Distúrbios Sistêmicos

Bernadette E. Vitola e William F. Balistreri

A doença hepática ocorre em uma ampla variedade de doenças sistêmicas, tanto em consequência de processo patológico primário quanto como resultado de complicação secundária de doença ou de terapia associada.

DOENÇA INTESTINAL INFLAMATÓRIA

A colite ulcerativa e a doença de Crohn (ver Capítulo 362) estão associadas à doença hepatobiliar, que inclui processos autoimunes e inflamatórios relacionados à doença intestinal inflamatória (DII) (colangite esclerosante, hepatite autoimune [HAI]), toxicidade de fármacos (tiopurinas, metotrexato, 5-ASA, biológicos), desnutrição e distúrbio da fisiologia (esteatose hepática, colelitíase), translocação bacteriana e infecções sistêmicas (abscesso hepático, trombose da veia porta), hipercoagulabilidade (infarto, síndrome de Budd-Chiari) e complicações a longo prazo dessas doenças hepáticas, como colangite ascendente, cirrose, hipertensão portal e carcinoma biliar. As manifestações hepatobiliares podem progredir, até mesmo quando os sintomas intestinais estão bem controlados, e não estão relacionadas à gravidade ou à duração da doença intestinal.

A **colangite esclerosante** é a doença hepatobiliar mais comumente associada à DII, que ocorre em 2 a 8% dos pacientes adultos com colite ulcerativa e, com menos frequência, na doença de Crohn. Por outro lado, 70 a 90% dos pacientes com colangite esclerosante apresentam colite ulcerativa. Em pacientes pediátricos com DII, o diagnóstico tipicamente é estabelecido na segunda década de vida, com idade mediana de 14 anos. A colangite esclerosante caracteriza-se por inflamação e fibrose progressiva de segmentos dos ductos biliares intra e extra-hepáticos e pode evoluir para a obliteração completa. Foi demonstrada uma suscetibilidade genética. Muitos pacientes são assintomáticos, e a doença é inicialmente diagnosticada com base em provas de função hepática de rotina, que revelam elevação da fosfatase alcalina (FA) sérica, 5'-nucleotidase ou gamaglutamil transpeptidase (GGT) ativas. Pode-se observar também a presença de anticorpos antinucleares ou antimúsculo liso no soro. De 10 a 15% dos adultos apresentam sintomas, incluindo anorexia, perda de peso, prurido, fadiga, dor no quadrante superior direito e icterícia; além disso, pode ocorrer colangite aguda intermitente, acompanhada de febre, icterícia e dor no quadrante superior direito. Pode haver desenvolvimento de hipertensão portal nos casos de doença progressiva. Esses sintomas são menos comuns em crianças, nas quais a doença hepatobiliar frequentemente é reconhecida por meio de triagem de rotina das provas de função hepática. Em crianças com colangite esclerosante, cerca de 11% apresentam manifestações hepáticas inicialmente, e a DII assintomática associada só é descoberta com a realização de endoscopia subsequente.

A colangiografia por ressonância magnética é um exame complementar de primeira linha estabelecido para o diagnóstico de colangite esclerosante. Os achados característicos consistem em ductos biliares intra e extra-hepáticos irregulares e semelhantes a contas de rosário. Tipicamente, a biopsia hepática revela fibrose e inflamação periductal, colangite fibro-obliterativa e fibrose portal; todavia, a sua realização não é necessária para o diagnóstico em pacientes com evidências radiológicas de colangite esclerosante. No entanto, a biopsia é necessária para avaliar a sobreposição com hepatite autoimune ou colangite esclerosante autoimune.

A colangite esclerosante está fortemente associada a neoplasias malignas hepatobiliares (colangiocarcinoma, carcinoma hepatocelular, carcinoma da vesícula biliar), com incidência relatada que varia entre 9 e 14%. Em uma grande série, os pacientes com DII e colangite esclerosante tiveram um risco 10 vezes maior de carcinoma colorretal e um risco 14 vezes maior de câncer de pâncreas, em comparação com a população geral. Os marcadores tumorais (CA 19 a 9) e o exame de imagem do fígado em cortes transversais podem constituir uma estratégia de triagem útil para a identificação de pacientes com colangite esclerosante que correm risco aumentado de colangiocarcinoma.

Não existe nenhum tratamento clínico definitivo para a colangite esclerosante; o transplante de fígado é a única opção a longo prazo nos casos de cirrose progressiva, e a doença autoimune pode sofrer recidiva no aloenxerto em 20 a 25% dos pacientes. O tratamento a curto prazo tem como meta melhorar a drenagem biliar e procura retardar o processo de obliteração. O ácido ursodesoxicólico, em uma dose de 15 mg/kg/24 h, pode melhorar o fluxo biliar e os parâmetros laboratoriais, porém não foi demonstrado que possa melhorar a evolução clínica. As estenoses biliares extra-hepáticas dominantes podem ser dilatadas ou receber *stents* por via endoscópica. A terapia imunossupressora com corticosteroides e/ou azatioprina pode melhorar os parâmetros bioquímicos, porém não alcançou os resultados esperados em sua ação ao deter a progressão histológica a longo prazo. O tratamento sintomático deve ser iniciado para o prurido (rifampicina, ácido ursodesoxicólico, difenidramina), a desnutrição (suplementação enteral) e a colangite ascendente (antibióticos), quando indicado. A colectomia total não foi benéfica na prevenção ou no tratamento das complicações hepatobiliares em pacientes com colite ulcerativa. No entanto, em pacientes com doença hepática terminal que necessitam de transplante hepático, aqueles com DII ativa apresentam 10 vezes mais probabilidades de perder os enxertos.

A HAI associada à DII pode assemelhar-se estreitamente à colangite esclerosante associada à DII, uma condição frequentemente designada como **síndrome de sobreposição** ou colangite esclerosante autoimune (CEA). Tipicamente, esses pacientes exibem hiperglobulinemia (aumento acentuado dos níveis séricos de imunoglobulina [Ig] G). Em algumas crianças, a doença é inicialmente diagnosticada como HAI, e, posteriormente, verifica-se que se trata de colangite esclerosante, após a realização de colangiografia. Em outros casos, a HAI manifesta-se bem após o diagnóstico de colangite esclerosante associada à DII. A biopsia hepática em pacientes com CEA revela uma hepatite de interface, além da lesão dos ductos biliares associada à colangite esclerosante. Os fármacos imunossupressores (corticosteroides e/ou azatioprina) constituem a base da terapia para a CEA; a resposta a longo prazo não parece ser tão favorável quanto aquela observada na HAI isolada. A sobrevida a longo prazo de crianças com CEA parece ser semelhante àquela de crianças com colangite esclerosante, com sobrevida mediana global (50%) de 12,7 anos sem transplante de fígado.

A **esteatose hepática** também pode ser mais prevalente em pacientes adultos com DII, variando de 25 a 40% em uma grande série; com frequência, correlaciona-se com a gravidade da DII. Os cálculos biliares são mais prevalentes nos pacientes com doença de Crohn (11%) do que naqueles com colite ulcerativa (7,5%) e indivíduos normais (5%). Entretanto, a verdadeira prevalência dessas doenças hepáticas associadas à DII em pacientes pediátricos não é conhecida.

SEPSE BACTERIANA

A sepse pode simular uma doença hepática e deve ser descartada em qualquer paciente em estado crítico que desenvolve colestase na ausência de elevação acentuada dos níveis séricos de aminotransferases ou FA, mesmo quando outros sinais de infecção não são evidentes. Com mais frequência, são isolados microrganismos gram-negativos em hemoculturas, particularmente *Escherichia coli, Klebsiella pneumoniae* e *Pseudomonas aeruginosa*. Acredita-se que lipopolissacarídios e outras endotoxinas bacterianas possam interferir na secreção biliar ao alterar diretamente a estrutura ou a função das proteínas de transporte da membrana dos canalículos biliares. O nível sérico de bilirrubina, predominantemente a fração conjugada, deverá estar elevado. As atividades da FA e aminotransferases séricas também podem estar elevadas. A biopsia hepática revela colestase intra-hepática, com pouca ou nenhuma necrose dos hepatócitos. A hiperplasia das células de Kupffer e o aumento das células inflamatórias também são comuns. Pode haver achados semelhantes em caso de urossepse.

DOENÇA CELÍACA

A doença celíaca (ver Capítulo 364.2) pode exibir níveis elevados das aminotransferase e prolongamento do tempo de protrombina, bem como alterações hepáticas histológicas, como inflamação periporta e lobular leve. Tipicamente, todas essas anormalidades melhoram com uma dieta sem glúten. Pode não haver sintomas gastrintestinais. Outras doenças hepáticas autoimunes (HAI, colangite esclerosante primária) também estiveram associadas à doença celíaca, embora possam não responder de modo tão favorável a uma dieta isenta de glúten.

DOENÇA CARDÍACA

Pode ocorrer lesão hepática como complicação de insuficiência cardíaca congestiva aguda ou crônica grave (ver Capítulo 469), cardiopatia congênita cianótica (ver Capítulos 456 e 457) e choque isquêmico agudo. Em todas essas condições, a congestão passiva e a redução do débito cardíaco podem contribuir para o dano hepático. A pressão venosa central elevada é transmitida às veias hepáticas, às vênulas menores e, por fim, aos hepatócitos circundantes, o que resulta em atrofia hepatocelular na zona centrolobular do fígado. Devido à diminuição do débito cardíaco, ocorre redução do fluxo sanguíneo arterial para o fígado, com consequente hipoxia centrolobular. A necrose hepática leva à acidose láctica, à elevação dos níveis de aminotransferases, à colestase, ao prolongamento do tempo de protrombina, à cirrose e, possivelmente, à hipoglicemia, devido ao comprometimento do metabolismo hepatocelular. Pode ocorrer icterícia, hepatomegalia dolorosa e, em alguns casos, ascite e esplenomegalia. Todavia, os níveis de aminotransferases com frequência exibem elevação mínima nos casos de fibrose lentamente progressiva, em virtude de ocorrer inflamação ou morte celular mínima.

Após a ocorrência de choque hipovolêmico agudo, os níveis séricos de aminotransferases podem atingir níveis extremamente altos; entretanto, normalizam-se rapidamente quando a perfusão e a função cardíaca melhoram. Podem ocorrer necrose hepática e insuficiência hepática aguda em lactentes com síndrome de hipoplasia cardíaca esquerda e coarctação da aorta. A pressão venosa sistêmica elevada após procedimentos de Fontan também pode levar à disfunção hepática, caracterizada por prolongamento do tempo de protrombina e cirrose cardíaca. Em todas as causas de doença hepática associada à doença cardíaca, a meta da terapia consiste em melhorar o débito cardíaco, reduzir a pressão venosa sistêmica e monitorar outros sinais de hipoperfusão. Mesmo a presença de doença hepática leve pode ter um impacto sobre a mortalidade após cirurgia cardíaca, com resultados mais precários em caso de agravamento progressivo da doença hepática. Em adultos com cirrose submetidos à cirurgia cardíaca, a taxa de mortalidade global foi de 17%, porém variou significativamente de 5% na presença de doença leve, até 70% para doença hepática avançada.

COLESTASE ASSOCIADA À NUTRIÇÃO PARENTERAL TOTAL CRÔNICA

A nutrição parenteral total (NPT) pode causar uma variedade de doenças hepáticas, incluindo cirrose hepática, lesão da vesícula biliar e dos ductos biliares e colestase. A colestase é a complicação mais grave, que pode levar à fibrose progressiva e cirrose. Trata-se do principal fator que limita o uso efetivo a longo prazo de NPT em crianças e adultos. Os fatores de risco para colestase associada à NPT incluem duração prolongada da NPT (principalmente lipídios à base de soja), prematuridade, baixo peso ao nascer, sepse, enterocolite necrosante e síndrome do intestino curto.

A patogenia da colestase associada à NPT é multifatorial. A sepse, o aporte calórico excessivo, as quantidades elevadas de proteínas, lipídios ou carboidratos, a toxicidade de aminoácidos específicos, as deficiências de nutrientes e as toxicidades relacionadas com componentes como manganês, albumina e cobre, podem contribuir para a lesão hepática. O tipo (à base de soja), o volume e a frequência de administração de lipídios pode ser um fator importante. O jejum enteral prolongado compromete a integridade da mucosa e aumenta a translocação de bactérias. O jejum também diminui a liberação de colecistocinina, que promove o fluxo de bile. Isso leva a estase biliar, colestase e formação de lama e cálculos biliares, o que exacerba a disfunção hepática. A sepse, particularmente devido às bactérias gram-negativas e às endotoxinas associadas, também pode exacerbar o dano hepático.

Os achados histológicos iniciais consistem em esteatose macrovesicular, colestase canalicular e inflamação periporta. Essas alterações podem regredir após a interrupção de NPT de curta duração. A duração prolongada da NPT caracteriza-se por proliferação dos ductos biliares ou ductopenia, fibrose portal e expansão das tríades portais, que pode evoluir para a cirrose e a doença hepática terminal.

Tipicamente, a apresentação clínica caracteriza-se por colestase de início gradual, que se desenvolve após mais de 2 semanas de NPT. Em lactentes com baixo peso ao nascer, o aparecimento da icterícia pode sobrepor-se à fase de hiperbilirrubinemia fisiológica (não conjugada). Em todo lactente ictérico que tenha recebido NPT por mais de 1 semana, deve-se dosar a bilirrubina fracionada. Com a duração prolongada da NPT, pode haver aumento do fígado ou esplenomegalia. As concentrações séricas de ácidos biliares podem aumentar. A elevação dos níveis séricos das aminotransferases pode ser um achado tardio. A elevação da atividade sérica da FA pode ser devido ao raquitismo, uma complicação comum da NPT em lactentes com baixo peso ao nascer.

Além da colestase, as complicações biliares da nutrição intravenosa incluem colelitíase e formação de lama biliar, associada a um conteúdo espesso e compacto da vesícula biliar. Essas complicações podem ser assintomáticas. Além disso, podem ocorrer esteatose hepática e níveis séricos elevados de aminotransferases na ausência de colestase, particularmente em crianças de mais idade. Em geral, esse quadro é leve e regride após a suspensão da NPT. Os níveis séricos de bilirrubina e de ácidos biliares permanecem dentro da faixa normal. Outras causas de doença hepática também devem ser consideradas, particularmente se as evidências de disfunção hepática persistirem, apesar da suspensão da NPT e do início da alimentação enteral. Se os níveis séricos de FA ou de aminotransferases permanecerem elevados, pode ser necessária a realização de biopsia hepática para um diagnóstico acurado.

O tratamento da colestase associada à NPT tem como foco evitar a lesão hepática progressiva, por meio da limitação da duração da infusão, sempre que possível. A alimentação enteral deve ser iniciada assim que for tolerada, e deve-se evitar o jejum prolongado. Até mesmo pequenos volumes de dieta administrados por via oral intermitente ou por sonda nasogástrica contínua promovem o fluxo de bile, a recirculação êntero-hepática de ácidos biliares e a motilidade intestinal, e também aumentam a função da barreira da mucosa, reduzindo o risco de translocação bacteriana. As soluções aprimoradas de NPT para suprir as necessidades específicas dos recém-nascidos podem evitar deficiências e toxicidades. O risco de lesão hepática adicional sempre deve ser considerado quando se pondera a opção de continuar a NPT indefinidamente, e todos os esforços devem ser aplicados para tentar avançar para uma alimentação enteral, sempre que possível. Foi considerado que a infusão lipídica à base de soja fornecida com a NPT pudesse constituir um fator contribuinte significativo para a colestase associada à NPT, em consequência dos ácidos graxos ômega-6 pró-inflamatórios. Várias estratégias foram usadas para minimizar a exposição a esses ácidos graxos ao limitar os lipídios totais e/ou ao introduzir fontes alternativas de lipídios, incluindo óleo de peixe e óleo de oliva, para fornecer maior quantidade de ácidos graxos ômega-3. Os efeitos a longo prazo dessas estratégias sobre a deficiência de ácidos graxos essenciais ou o crescimento não estão bem definidos, embora haja algumas evidências de que a colestase associada à NPT possa melhorar.

A terapia com ácido ursodesoxicólico pode ser benéfica para melhorar a icterícia e a hepatoesplenomegalia. Outras terapias, como a administração de antibióticos para reduzir a proliferação bacteriana intraluminal ou a administração oral de taurina ou de colecistocinina, ainda são experimentais.

FIBROSE CÍSTICA

A fibrose cística (FC) (ver Capítulo 432) é causada por mutações do gene *CFTR*, que comprometem o transporte de cloreto através das membranas apicais das células epiteliais em numerosos órgãos (incluindo os colangiócitos). Muitos pacientes com FC apresentam alguma evidência de doença hepatobiliar; todavia, menos de um terço desses pacientes desenvolve doença hepática clinicamente significativa. As complicações hepatobiliares são responsáveis por aproximadamente 2,5% da mortalidade global em pacientes com FC. O início da doença hepática é observado em uma idade mediana de 10 anos, e > 90% dos casos ocorrem aos 20 anos.

A **cirrose biliar focal** constitui a lesão hepática patognomônica da FC, e postula-se que resulte, em parte, do comprometimento da função secretora do epitélio dos ductos biliares. O bloqueio dos ductos biliares em consequência de secreções viscosas resulta em inflamação periductal, proliferação dos ductos biliares e expansão da fibrose no trato portal focal. Pode haver evolução gradual para a cirrose multilobular, que resulta em hipertensão portal e doença hepática terminal em 1 a 8% dos pacientes. A doença hepática tende a ocorrer principalmente em pacientes do sexo masculino com insuficiência pancreática e exige a ocorrência de duas mutações CFTR sem função residual. Um modificador gênico candidato para os fenótipos clínicos da doença hepática relacionada à FC que demonstra uma forte associação é o SERPINA1. Entretanto, é necessário estudo adicional da análise mutacional para sermos capazes de prever quais pacientes com FC irão desenvolver doença hepática. Os fatores de risco clínicos que podem estar associados à doença hepática incluem idade mais avançada, insuficiência pancreática, sexo masculino e, possivelmente, histórico de íleo meconial.

O tratamento com ácido ursodesoxicólico oral (10 a 15 mg/kg/dia) pode ser benéfico para melhorar a função hepática, presumivelmente ao melhorar o fluxo biliar; é necessária uma pesquisa adicional para determinar se existe algum benefício verdadeiro a longo prazo. Devido à dificuldade em prever quais pacientes irão desenvolver doença hepática, a terapia profilática não é possível. A evolução da doença hepática geralmente é lenta, sendo a principal preocupação o desenvolvimento da hipertensão portal e as complicações associadas.

TRANSPLANTE DE MEDULA ÓSSEA

A doença hepática é comum em pacientes que se submeteram ao transplante de células-tronco (TCT) hematopoéticas, independentemente de as células serem coletadas da medula óssea ou do sangue periférico (ver Capítulos 161 a 165). A patogenia é variada e inclui: infecções (virais, bacterianas ou fúngicas); toxicidade da nutrição parenteral, quimioterapia ou radioterapia; doença veno-oclusiva (DVO); doença de enxerto *versus* hospedeiro (DEVH); ou hemossiderose secundária à sobrecarga de ferro em consequência de transfusões de sangue frequentes. A DEVH, a toxicidade farmacológica e a sepse constituem as causas mais comuns de disfunção hepática após TCT alogênico.

Com frequência, o diagnóstico representa um desafio devido à coexistência de múltiplos fatores de risco. É preciso considerar a evolução clínica, os sinais e sintomas, as provas de função hepática e os testes sorológicos para vírus para estabelecer um diagnóstico correto. Pode haver necessidade de biopsia hepática percutânea; a histologia pode revelar lesão extensa dos ductos biliares na DEVH, inclusões virais na doença por citomegalovírus ou lesão endotelial característica na DVO. É importante estabelecer um diagnóstico acurado da causa, visto que o tratamento para a DEVH difere acentuadamente daquele de outras condições (*i. e.*, imunossupressão para a DEVH) e pode agravar a hepatite secundária a infecções.

A **DEVH do fígado** pode ser aguda ou crônica, porém ocorre frequentemente na presença de DEVH em outros órgãos-alvo, como a pele e o intestino (ver Capítulo 163). A DEVH hepática é causada por uma reação imunológica ao epitélio dos ductos biliares, levando a uma colangite não supurativa. As características histológicas da DEVH incluem perda dos ductos biliares intralobulares, lesão endotelial de vênulas hepáticas e portais e necrose hepatocelular.

O início normalmente ocorre no momento do enxerto do doador (14 a 21 dias após o TCT). Na DEVH hepática aguda, os níveis séricos de aminotransferases podem aumentar acentuadamente na ausência de níveis elevados de bilirrubina, FA e GGT, simulando a hepatite viral. A DEVH hepática aguda pode se manifestar tanto precocemente (14 a 21 dias) quanto tardiamente (> 70 dias) após o TCT alogênico. Na DEVH hepática crônica, os níveis séricos de aminotransferase não aumentam de modo tão acentuado, e a colestase é mais proeminente, com elevação acentuada dos níveis séricos de bilirrubina conjugada, GGT e FA. Outros sinais e sintomas podem incluir fígado dolorido, urina escura, fezes acólicas, prurido e anorexia.

A **DVO do fígado** desenvolve-se habitualmente nas primeiras 3 semanas após o TCT. A incidência varia de 5 a 39% em pacientes pediátricos e as taxas de mortalidade relatadas variam de 0 a 47%. Os fatores de risco incluem traumatismo, esquemas de condicionamento em altas doses, coagulopatias, anemia falciforme, leucemia, policitemia vera, talassemia maior, abscessos hepáticos, irradiação, DEVH, sobrecarga de ferro, doença hepática preexistente e o fato de ter pouca idade. A DVO é causada pela obliteração fibrosa das vênulas hepáticas terminais e veias lobulares pequenas, com consequente dano dos hepatócitos e sinusoides circundantes. A DVO não está associada à formação de trombos, diferentemente da síndrome de Budd-Chiari, que envolve a oclusão das veias hepáticas maiores ou da veia cava inferior por membrana, massa ou trombo.

As alterações patológicas em pacientes com DVO são mais bem demonstradas usando colorações especiais (tricrômicas) para realçar as veias centrais. As lesões podem ser de distribuição irregular. Mais tarde na evolução clínica, pode ocorrer obliteração completa das vênulas hepáticas.

Tipicamente, os sintomas incluem icterícia, hepatomegalia dolorosa, rápido ganho de peso e ascite, embora a icterícia possa estar ausente em quase um terço dos pacientes pediátricos com DVO. A DVO regride na maioria dos pacientes, mas também pode levar a falência de órgãos multissistêmica, encefalopatia hepática e insuficiência hepática fulminante. As formas menos graves podem se caracterizar por icterícia e ascite, com resolução lenta; nos casos muito leves, as alterações histológicas podem constituir a única manifestação. O diagnóstico baseia-se na exclusão de outras doenças, como DEVH, miocardiopatia congestiva, pericardite constritiva e síndrome de Budd-Chiari.

O tratamento da DVO com defibrotida, um agente com propriedades antitrombóticas e trombolíticas, em doses de 20 a 40 mg/kg/dia, foi bem-sucedido em estudos multicêntricos, tanto com pacientes adultos quanto pediátricos. As taxas de resposta completa variam entre 36 e 76%, e a sobrevida > 100 dias após TCT varia de 32 a 79%, com melhores resultados em pacientes pediátricos. Foi observada pouca toxicidade; entretanto, os pacientes pediátricos correm maior risco de hemorragia com o tratamento, em comparação com os adultos. O ácido ursodesoxicólico oral pode diminuir a incidência de doença hepática grave em pacientes submetidos ao TCT, reduzindo a incidência de DVO e a mortalidade relacionada com o transplante em adultos. O tratamento de suporte inclui a manutenção da hidratação intravenosa e da perfusão renal.

HEMOGLOBINOPATIAS

Os pacientes com anemia falciforme (ver Capítulo 489.1) ou talassemia (ver Capítulo 489.10) podem apresentar disfunção hepática, em virtude de hepatite viral aguda ou crônica, hemossiderose em consequência de transfusões frequentes, crises hepáticas relacionadas à colestase intra-hepática grave, ao sequestro ou à necrose isquêmica. A colelitíase e a hemossiderose são comuns e tratáveis. Transfusões de maiores volumes estão associadas a um conteúdo de ferro hepático mais alto e à fibrose. A terapia de quelação para a sobrecarga de ferro é habitualmente segura e efetiva, porém precisa ser adequadamente tratada e monitorada por meio de exames de imagem e acompanhamento da dosagem dos níveis séricos de ferritina.

A **crise falciforme hepática** ou "hepatopatia falciforme" ocorre em aproximadamente 10% dos pacientes com doença falciforme. Manifesta-se por dor intensa e hipersensibilidade no QSD, febre, leucocitose e icterícia. Os níveis de bilirrubina podem estar acentuadamente elevados, enquanto os níveis séricos da FA podem exibir elevação apenas moderada. Pode ser difícil distinguir a hepatopatia falciforme da hepatite viral, da colecistite aguda ou da coledocolitíase; por conseguinte, deve-se descartar a possibilidade dessas condições. Em geral, a crise falciforme hepática é autolimitada, e os sintomas regridem dentro de 1 a 3 semanas. A **colestase intra-hepática da anemia falciforme** manifesta-se na forma de hepatomegalia, dor abdominal, hiperbilirrubinemia e coagulopatia e pode evoluir para a insuficiência hepática aguda, tornando o transplante a única opção terapêutica. O transplante está associado a um alto risco de perda do enxerto devido a complicações vasculares.

Em certas ocasiões, as crianças com doença falciforme apresentam elevação benigna dos níveis de bilirrubina superiores a 20 mg/dℓ, que não são acompanhados de dor intensa ou febre. Não há nenhuma alteração no hematócrito ou na contagem de reticulócitos, nem qualquer associação a uma crise hemolítica.

DISTÚRBIOS HISTIOCÍTICOS

A histiocitose de células de Langerhans (ver Capítulo 534.1), a mais comum das histiocitoses, afeta geralmente o osso e a pele. Entretanto, pode causar infiltração de órgãos de alto risco, como o fígado, resultando em inflamação periporta e colangite esclerosante. Com frequência, o comprometimento hepático resulta em prognóstico mais grave. A linfo-histiocitose hemofagocítica (LHH) (ver Capítulo 534.2) é um processo inflamatório multiorgânico, grave e potencialmente fatal, associado à ativação dos macrófagos, que simula a sepse. A manifestação hepática da LHH consiste habitualmente em insuficiência hepática aguda, com infiltrados inflamatórios portais e hemofagocitose identificados na biopsia hepática.

A bibliografia está disponível no GEN-io.

387.1 Doença Hepática Gordurosa Não Alcoólica

Bernadette E. Vitola e William F. Balistreri

A **doença hepática gordurosa não alcoólica (DHGNA)** um espectro das doenças hepáticas fortemente associadas à obesidade, constitui a doença hepática crônica mais comum em crianças. A DHGNA pode incluir desde esteatose hepática isolada até uma tríade de infiltração gordurosa, inflamação e fibrose, denominada **esteato-hepatite não alcoólica (EHNA)**, que se assemelha à hepatopatia alcoólica, mas que ocorre com pouca ou nenhuma exposição ao etanol. Diferentemente dos adultos, a EHNA em crianças apresenta dois tipos histológicos distintos. A **EHNA tipo 1** assemelha-se aos achados histológicos de adultos, com esteatose e degeneração dos hepatócitos por balonização e/ou fibrose periporta. A **EHNA do tipo 2** inclui esteatose e inflamação portal.

Muitos pacientes com DHGNA são assintomáticos. A histologia hepática realizada a partir de dados de necropsias sugere que 10% das crianças e 38% das crianças obesas com 2 a 19 anos apresentam DHGNA. O risco é menor em crianças afro-americanas. Os níveis séricos elevados de aminotransferases não são marcadores sensíveis ou específicos de DHGNA. Observa-se a presença de níveis séricos normais de ALT em 21 a 23% dos pacientes pediátricos com DHGNA. Embora a ultrassonografia possa detectar a presença de DHGNA, não existe atualmente nenhuma modalidade de exame de imagem capaz de diferenciar uma esteatose simples de uma EHNA. Pode ser necessária uma biopsia hepática para esclarecer o diagnóstico. Não há biomarcadores confiáveis disponíveis para servir como alternativa à biopsia hepática.

Acredita-se que a prevalência estimada de doença hepática gordurosa em adultos seja de até 15 a 20% para a DHGNA de modo geral e 2 a 4% para a EHNA. Os fatores de risco em coortes pediátricas incluem obesidade, sexo masculino, origem étnica branca ou hispânica, hipertrigliceridemia e resistência à insulina. A esteatose hepática isolada pode ser benigna, porém até 25% dos pacientes com EHNA podem desenvolver fibrose progressiva, com consequente cirrose. O prognóstico a longo prazo da EHNA com início na infância não é conhecido.

As crianças com diagnóstico de DHGNA devem ser submetidas à triagem para comorbidades, incluindo diabetes, hipertensão, dislipidemia e apneia obstrutiva do sono. As obesas e aquelas com sobrepeso e outros fatores de risco, acima de 3 anos, devem ser submetidas à triagem para DHGNA com determinação dos níveis de aminotransferases e ultrassonografia do fígado, embora nenhum desses exames seja altamente sensível ou específico. A ressonância magnética (RM) está sendo empregada em ensaios clínicos, porém são necessários mais estudos antes de torná-la padrão no atendimento ao paciente. A **deficiência da lipase ácida lisossomal (LAL-D)**, um distúrbio autossômico recessivo devido a mutações no gene *LIPA*, pode produzir uma síndrome semelhante à esteatose hepática. Em contraste com a DHGNA, os pacientes com LAL-D geralmente apresentam esteatose microvesicular, ou ambas, micro e macrovesicular, sem alterações macrovesiculares.

Ensaios terapêuticos em crianças e adolescentes com DHGNA/EHNA comprovada por meio de biopsia são raros. Embora não exista nenhum tratamento definitivo para a DHGNA, a perda de peso gradual é efetiva para normalizar os níveis séricos de ALT e melhorar a DHGNA. Os alimentos com baixo índice glicêmico e a substituição de gorduras saturadas por ácidos graxos de gorduras poli-insaturadas podem ajudar. As vitaminas E e C não fornecem benefício adicional à eficácia das intervenções no estilo de vida (dieta e exercícios) para melhorar a esteatose ou as anormalidades bioquímicas na DHGNA pediátrica. Entretanto, a vitamina E melhorou a degeneração por balonização em crianças com EHNA. A metformina produziu resultados mistos no tratamento da DHGNA. As tiazolidinedionas (pioglitazona, rosiglitazona) melhoram a histologia hepática em adultos com EHNA, porém não foram estudadas em crianças. Tendo em vista o papel potencial do microbioma intestinal na contribuição da patogenia da DHGNA, o papel dos probióticos como adjuvantes nas mudanças do estilo de vida está em fase de pesquisa. Um estudo preliminar utilizando o ácido ômega 3 docosa-hexaenoico em crianças mostrou melhora da sensibilidade à insulina, ALT, triglicerídeos, IMC e histologia em crianças com DHGNA. O bitartarato de cisteamina (de liberação lenta), um precursor potencial da glutationa, um antioxidante, pode reduzir os níveis das enzimas hepáticas, bem como os níveis séricos de leptina e adiponectina, e também é um candidato potencial para o tratamento da DHGNA. O GLP-1 é um neuropeptídeo (incretina) que exerce efeito anti-hiperglicêmico. Metanálise demonstrou redução da ALT, assim como melhor avaliação nos exames de imagem, bem como nas características histológicas em adultos com DHGNA e diabetes tratados com agonistas do receptor GLP-1. Em adultos, um agente do tipo fator de crescimento de fibroblastos 19 (FGF-19) mostrou resultados preliminares positivos. O FGF-19 regula os ácidos biliares, os carboidratos e o metabolismo energético.

A bibliografia está disponível no GEN-io.

Capítulo 388
Hepatopatias Mitocondriais

Samar H. Ibrahim e William F. Balistreri

Uma ampla variedade de distúrbios mitocondriais está associada com a doença hepática. Os hepatócitos contêm uma alta densidade de mitocôndrias, pois o fígado, com suas funções biossintéticas e destoxificantes, é altamente dependente da adenosina trifosfato. Defeitos na função mitocondrial podem levar a distúrbios na fosforilação oxidativa, aumento da geração de espécies reativas de oxigênio, problemas em outras vias metabólicas e ativação de mecanismos de morte celular.

Distúrbios mitocondriais podem ser divididos em primários, nos quais o defeito mitocondrial é a causa primária do distúrbio, e secundários, nos quais a função mitocondrial é comprometida por lesão exógena ou mutação genética que afete proteínas não mitocondriais (ver Capítulo 105.4). Os distúrbios mitocondriais primários podem ser causados por mutações afetando o DNA mitocondrial (mtDNA) ou por genes nucleares que codificam proteínas mitocondriais ou cofatores (ver Tabela 383.3 no Capítulo 383 e Tabela 388.1). Podem ser observados padrões específicos (ver Tabela 388.2). Os distúrbios mitocondriais secundários incluem doenças com etiologia incerta, como a síndrome de Reye; distúrbios causados por toxinas endógenas ou exógenas, fármacos ou metais; e outras condições nas quais a lesão oxidativa mitocondrial possa estar envolvida na patogênese da lesão hepática.

EPIDEMIOLOGIA

Os distúrbios da cadeia respiratória mitocondrial de todos os tipos afetam uma em 20.000 crianças com menos de 16 anos; o envolvimento hepático foi relatado em 10 a 20% dos pacientes com defeito na cadeia respiratória. Os distúrbios mitocondriais primários, incluindo as síndromes de depleção de mtDNA (SDMs), ocorrem em um a cada 5.000 nascidos vivos e são uma causa conhecida de insuficiência hepática aguda em crianças menores que 2 anos.

Foram identificados mais de 200 pontos de mutação patogênicos, deleções, inserções e rearranjos que envolvem o mtDNA e o DNA nuclear e codificam proteínas mitocondriais. A genética mitocondrial é singular porque as mitocôndrias são capazes de replicar, transcrever e traduzir seu DNA derivado das mitocôndrias independentemente. Um hepatócito típico contém aproximadamente 1.000 cópias de mtDNA. A fosforilação oxidativa (o processo da produção de adenosina trifosfato) ocorre na cadeia respiratória localizada na membrana mitocondrial interna e é dividida em cinco complexos de várias enzimas: nicotinamida adenina dinucleotídio reduzida coenzima Q redutase (complexo I), succinato-coenzima Q redutase (complexo II), coenzima Q-citocromo-*c* redutase (complexo III), citocromo-*c* oxidase (complexo IV) e adenosina trifosfato sintase (complexo V). Os componentes peptídicos da cadeia respiratória são codificados tanto pelos genes nucleares quanto pelo mtDNA, fazendo com que mutações em ambos os genomas possam resultar em distúrbios da fosforilação oxidativa. Treze polipeptídeos essenciais são sintetizados a partir do pequeno mtDNA circular de fita dupla com 16,5 quilobases. O mtDNA também codifica as 24 transferências de RNA necessárias para a síntese de proteínas intramitocondriais, enquanto genes nucleares codificam mais de 70 subunidades de cadeias respiratórias e uma gama de enzimas e cofatores necessários para manter o mtDNA, incluindo a DNA polimerase-γ (POLG), timidinoquinase 2 e desoxiguanosina quinase.

A expressão dos distúrbios mitocondriais é complexa e os estudos epidemiológicos são dificultados por problemas técnicos ao coletar e processar os espécimes teciduais necessários para realizar os diagnósticos acurados; outros fatores são a variabilidade da apresentação clínica e o fato de que a maioria dos distúrbios demonstra herdabilidade materna com penetrância variável (ver Capítulo 97). O mtDNA sofre mutações com frequência 10 vezes maior do que o DNA nuclear devido à ausência de íntrons, histonas protetoras e de um sistema efetivo de reparo nas mitocôndrias. A genética mitocondrial também apresenta um efeito de limiar no qual o tipo e a gravidade da mutação necessária para a expressão clínica variam entre as pessoas e sistemas de órgãos, o que é explicado pelo conceito de heteroplasmia, no qual as células e tecidos abrigam mtDNA normal e mutante em várias quantidades, por causa da segregação aleatória durante a divisão celular. As mutações, deleções ou duplicações, tanto nos genes mitocondriais quanto nucleares, podem causar doença e as mutações nos genes nucleares que controlam a replicação, transcrição e translação do mtDNA podem levar à **SDM** ou a distúrbios translacionais.

MANIFESTAÇÕES CLÍNICAS

Defeitos na fosforilação oxidativa podem afetar qualquer tecido em graus variados, sendo que os órgãos mais dependentes de energia são os mais vulneráveis. Deve-se considerar o diagnóstico de um distúrbio mitocondrial em um paciente de qualquer idade que apresente envolvimento multissistêmico progressivo que não possa ser explicado por um diagnóstico específico. Queixas gastrintestinais incluem vômitos, diarreia, constipação intestinal, baixo ganho pôndero-estatural e dor abdominal; certos distúrbios

Tabela 388.1 Classificação genotípica de hepatopatias mitocondriais primárias e órgãos envolvidos.

GENE	COMPLEXO DA CADEIA RESPIRATÓRIA	HISTOLOGIA HEPÁTICA	OUTROS ÓRGÃOS ENVOLVIDOS	CARACTERÍSTICAS CLÍNICAS
Deleção	Diversas (Pearson)	Esteatose, fibrose	Rins, coração, SNC, músculos	Anemia sideroblástica, trombocitopenia e neutropenia variáveis, diarreia persistente
MPV17	I, III, IV	Esteatose	SNC, músculos, trato gastrintestinal	Envolvimento multissistêmico de início no adulto: miopatia, oftalmoplegia, constipação intestinal grave, parkinsonismo
DGUOK	I, III, IV	Esteatose, fibrose	Rins, SNC, músculos	Nistagmo, hipotonia, síndrome renal de Fanconi, acidose
MPV17	I, III, IV	Esteatose, fibrose	SNC, SNP	Hipotonia
SUCLG1	I, III, IV	Esteatose	Rins, SNC, músculos	Miopatia, perda auditiva neurossensorial, insuficiência respiratória
POLG1	I, III, IV	Esteatose, fibrose	SNC, músculos	Insuficiência hepática precedida por sintomas neurológicos, convulsões intratáveis, ataxia, regressão psicomotora
C10orf2/Twinkle	I, III, IV	Esteatose	SNC, músculos	Ataxia espinocerebelar infantil, perda de marcos do desenvolvimento
BCS1L	III (GRACILE)		SNC ±, músculos ±, rins	Tubulopatia renal do tipo Fanconi
SCO1	IV	Esteatose, fibrose	Músculos	
TRMU	I, III, IV	Esteatose, fibrose		Insuficiência hepática infantil com recuperação subsequente
EFG1	I, III, IV	Esteatose	SNC	Encefalopatia grave e rapidamente progressiva
EFTu	I, III, IV	Desconhecida	SNC	Acidose láctica grave, encefalopatia rapidamente fatal

GRACILE, restrição de crescimento, aminoacidúria, colestase, sobrecarga de ferro, acidose láctica e morte precoce; *SNC*, sistema nervoso central; *SNP*, sistema nervoso periférico. De Lee WS, Sokol RJ: Mitochondrial hepatopathies: advances in genetics, therapeutic approaches and outcomes. *J Pediatr* 163:942-948, 2013 (Table 2, p. 944).

Tabela 388.2 Fenótipos hepáticos das citopatias mitocondriais.

- Insuficiência hepática infantil
- Colestase neonatal
- Síndrome de Pearson
- Doença de Alpers
- Doença hepática crônica
- Toxicidade mitocondrial induzida por fármacos

De Wyllie R, Hyams JS, Kay M, editors: *Pediatric gastrointestinal and liver disease*, ed 5, Philadelphia, 2016, Elsevier (Box 71.2, p. 876).

mitocondriais apresentam sinais gastrintestinais característicos. A síndrome de medula-pâncreas de Pearson se manifesta por uma anemia sideroblástica e insuficiência pancreática exócrina, enquanto a encefalomiopatia neurogastrintestinal mitocondrial se manifesta como uma pseudo-obstrução intestinal crônica e caquexia. Os sinais hepáticos variam de colestase crônica, hepatomegalia, cirrose e esteatose a insuficiência hepática fulminante e morte. Os pacientes com certas doenças mitocondriais podem ter níveis normais ou levemente elevados de lactato mesmo em uma condição de crise metabólica. A razão molar lactato-piruvato (L:P) foi proposta como um teste de avaliação para distúrbios mitocondriais porque isso reflete o equilíbrio entre o produto e o substrato da reação catalisada pela lactato desidrogenase. Uma L:P ≥ 25 foi considerada como altamente sugestiva de disfunção da cadeia respiratória; no entanto, um lactato elevado ou uma L:P elevada também pode representar uma disfunção mitocondrial secundária, como um resultado de uma doença hepática grave.

HEPATOPATIAS MITOCONDRIAIS PRIMÁRIAS

Insuficiência hepática neonatal

Uma apresentação comum de defeitos da cadeia respiratória é a insuficiência hepática grave manifestada por icterícia, hipoglicemia, coagulopatia, disfunção renal e hiperamonemia, com início entre as primeiras poucas semanas a meses de vida. A **citocromo-*c* oxidase** (complexo IV) é a deficiência mais comum nessas crianças, embora os complexos I e III e as SDMs também estejam implicados (ver Tabelas 388.1 e 383.3). As principais características bioquímicas incluem concentração plasmática de lactato marcadamente aumentada, elevada relação molar entre lactato e piruvato plasmático (L:P) (> 25) e elevada relação entre beta-hidroxibutirato e acetoacetato (> 4,0). Os sintomas são inespecíficos e incluem letargia e vômito. A maioria dos pacientes adicionalmente apresenta envolvimento neurológico, que se manifesta como fraqueza ao mamar, apneia recorrente ou epilepsia mioclônica. A biopsia hepática revela predominantemente esteatose microvesicular, colestase, proliferação de ductos biliares, depleção do glicogênio e sobrecarga de ferro. Após terapia-padrão, o prognóstico é desfavorável e a maioria dos pacientes morre por insuficiência hepática ou infecção nos primeiros poucos meses de vida.

Síndrome de Alpers (síndrome de Alpers-Huttenlocher ou polidistrofia hepatopática de Alpers)

Os critérios diagnósticos incluem convulsões refratárias do tipo misto com um componente focal; regressão psicomotora que é episódica e desencadeada por infecções recorrentes; e hepatopatia com ou sem

Tabela 388.3 Estadiamento clínico da síndrome de Reye e doenças que a simulam.

Sintomas no momento da admissão:

I. Geralmente quieto, **letárgico** e sonolento, vômitos, evidência laboratorial de disfunção hepática
II. Letargia profunda, **confusão**, delírio, irritabilidade, hiperventilação, hiper-reflexia
III. Embotado, **coma leve** ± convulsões, rigidez **decorticada**, reação de luz pupilar intacta
IV. Convulsões, coma profundo, **rigidez descerebrada**, perda de reflexos oculocefálicos, pupilas fixas
V. Coma, perda de reflexos tendinosos profundos, parada respiratória, pupilas dilatadas fixas, **flacidez/descerebração** (intermitente); eletroencefalograma isoelétrico

insuficiência hepática aguda. A síndrome de Alpers se manifesta a partir da infância até os 8 anos com convulsões, hipotonia, dificuldades de alimentação, regressão psicomotora e ataxia. Os pacientes desenvolvem hepatomegalia e icterícia e apresentam progressão mais lenta até a insuficiência hepática, quando comparados àqueles com deficiência da citocromo-*c* oxidase. Níveis elevados sanguíneos ou cerebrospinais liquóricos de lactato e piruvato dão suporte ao diagnóstico, além dos achados eletroencefalográficos característicos (atividade lenta com alta amplitude, com vários picos), respostas evocadas visuais anormais e assimétricas e áreas de baixa densidade ou atrofia nos lobos occipital ou temporal na tomografia computadorizada (TC) do cérebro. Em alguns pacientes, a deficiência do complexo I foi observada nas mitocôndrias hepáticas ou musculares. A doença é hereditária de modo autossômico recessivo; mutações na subunidade catalítica do gene nuclear do mtDNA *POLG* foram identificadas em várias famílias com síndrome de Alpers, levando ao advento do diagnóstico molecular para esse distúrbio. Pacientes com mutações em *POLG* são suscetíveis à *disfunção hepática induzida pelo valproato.*

Síndrome da depleção do DNA mitocondrial

A SDM é caracterizada por redução tecidual específica no número de cópias do mtDNA, levando a deficiências nos complexos I, III e IV. A SDM se manifesta com heterogeneidade fenotípica, sendo que as formas da doença multissistêmica e localizada incluem apresentações miopática, hepatocerebral e restrita ao fígado. Lactentes com a forma hepatocerebral apresentam o distúrbio no período neonatal. Os primeiros sintomas são metabólicos; esses progridem rapidamente para insuficiência hepática com hipoglicemia e vômitos. Esse estágio é seguido por envolvimento neurológico afetando os sistemas central e periférico. Estudos laboratoriais são caracterizados por acidose láctica, hipoglicemia e níveis marcantemente elevados de alfafetoproteína no plasma. Em alguns pacientes, a sobrecarga de ferro foi observada com elevação da saturação de transferrina, altos níveis de ferritina e acúmulo de ferro em hepatócitos e células de Kuppfer. Frequentemente, a morte ocorre com 1 ano. A recuperação espontânea foi relatada em um paciente com doença restrita ao fígado. A herdabilidade é autossômica recessiva e mutações no gene nuclear desoxiguanosina quinase (*DGUOK*) têm sido identificadas em vários pacientes acometidos por SDM hepatocerebral. A **timidinoquinase 2** tem sido implicada na forma miopática; nenhum defeito genético conhecido foi identificado na SDM restrita ao fígado. Vários outros genes nucleares, incluindo *POLG, MPV17*, gene helicase *Twinkle* e *SUCLG1*, foram implicados na SDM hepatocerebral. Biopsias hepáticas de pacientes com SDM revelam esteatose microvesicular, colestase, necrose biliar citoplasmática focal e citossiderose em hepatócitos e células sinusoidais. Alterações ultraestruturais são características após transformação oncocítica das mitocôndrias, a qual é caracterizada por mitocôndrias com cristas esparsas, matriz granular e inclusões densas ou vesiculares. Se o complexo II nativo codificado pelo DNA for normal e as atividades de outros complexos estiverem diminuídas, deve ser investigado o número de cópias de mtDNA para uma SDM. O diagnóstico é estabelecido pela demonstração de baixa relação do mtDNA (< 10%) com relação ao DNA nuclear em tecidos afetados e/ou testes genéticos. É importante salientar que a sequência do genoma mitocondrial é normal.

Neuro-hepatopatia de Navajo

A neuro-hepatopatia de Navajo (NHN) é uma neuropatia sensorial e motora autossômica recessiva com hepatopatia progressiva, observada somente em índios Navajo do sudoeste dos EUA. A incidência é de um em 1.600 nascidos vivos. Os critérios diagnósticos incluem neuropatia sensorial; neuropatia motora; anestesia corneana; hepatopatia; complicações metabólicas ou infecciosas, que incluem o retardo de desenvolvimento, a baixa estatura, o atraso na puberdade ou a infecção sistêmica; e evidência de desmielinização na imagem radiográfica e biopsias de nervos periféricos. A mutação do gene *MPV17* é implicada na patogenia da NHN. De maneira interessante, esse é o mesmo gene implicado na SDM (com citado anteriormente), demonstrando que a NHN pode ser um tipo específico de SDM observada apenas em Navajos. A NHN é dividida em três variações fenotípicas com base na idade de aparecimento dos sinais e achados clínicos.

Primeiro, a **NHN clássica** surge na infância com deterioração neurológica progressiva grave, manifestando clinicamente fraqueza, hipotonia, perda de sensibilidade com mutilação de extremidades concomitantes, ulcerações corneanas e deficiência de crescimento. A hepatopatia, presente na maioria dos pacientes, é secundária e variável; ela inclui elevações assintomáticas dos testes de função hepática, episódios semelhantes à síndrome de Reye e carcinoma hepatocelular, ou cirrose. Os níveis de gamaglutamil transpeptidase tendem a ser maiores do que em outras formas de NHN. A biopsia hepática pode revelar inflamação crônica do trato portal e cirrose, mas há menos colestase, balonização dos hepatócitos e transformação das células gigantes do que outras formas de NHN.

A **NHN infantil** se manifesta entre o primeiro e o sexto mês de vida com icterícia e falência do crescimento e progride para insuficiência hepática e morte até os 2 anos de vida. Os pacientes apresentam hepatomegalia com elevações moderadas na aspartato aminotransferase, alanina aminotransferase e gamaglutamil transpeptidase. A biopsia hepática demonstra formação pseudoacinar, células gigantes multinucleadas, inflamação lobular e portal, colestase canalicular e esteatose microvesicular. Os sintomas neurológicos progressivos não são em geral notados no momento do atendimento inicial, mas ocorrem posteriormente.

A **NHN infantil tardia** se manifesta na idade de 1 a 5 anos, com início agudo de insuficiência hepática fulminante, com consequente morte dentro de alguns meses. A maioria dos pacientes também apresenta evidências de neuropatia no momento do atendimento. As biopsias hepáticas são semelhantes àquelas da NHN infantil, exceto por significativas balonização de hepatócitos e necrose e proliferação de ductos biliares e cirrose, que também são observadas.

Não existe nenhuma terapia efetiva para qualquer uma das formas de NHN, e os sintomas neurológicos frequentemente justificam o transplante hepático. A mesma mutação do *MPV17* é observada em pacientes, tanto com a forma infantil quanto com as formas clássicas de NHN, destacando a heterogeneidade clínica da NHN.

Síndrome de Pearson

A síndrome de medula-pâncreas de Pearson apresenta início durante o período neonatal, com grave anemia macrocítica, neutropenia variável, trombocitopenia e sideroblastos em anéis na medula óssea. Diarreia e má absorção de gordura ocorrem no início da infância e são secundárias a extensa fibrose pancreática, atrofia acinar e atrofia vilositária parcial no intestino delgado. O envolvimento hepático inclui hepatomegalia, esteatose e cirrose. Insuficiência hepática e morte foram relatadas antes dos 4 anos. Outras características da síndrome incluem doença tubular renal, fotossensibilidade, diabetes melito, hidropisia fetal e o desenvolvimento tardio de distúrbios visuais, tremores, ataxia, fraqueza dos músculos proximais, oftalmoplegia externa e retinopatia pigmentar. A acidúria metilglutacônica é um marcador diagnóstico útil. Grandes deleções de mtDNA são relatadas na maioria dos pacientes e resultam em deficiências dos complexos I e III. As deleções do mtDNA podem ser detectadas em cultura de fibroblastos dos pacientes, assim como em linfócitos do sangue periférico.

Síndrome da atrofia vilosa

Crianças com essa enfermidade apresentam anorexia grave, vômitos, diarreia crônica e atrofia vilosa no primeiro ano de vida. O envolvimento hepático inclui elevação discreta dos níveis de aminotransferase, hepatomegalia e esteatose. A acidose láctica sofre piora pelas infusões intravenosas de soluções ricas em dextrose ou após nutrição enteral. O quadro de diarreia apresenta melhora aos 5 anos em associação com a normalização das biopsias intestinais. Subsequentemente, pacientes desenvolvem retinite pigmentosa, ataxia cerebelar, surdez neurossensorial e fraqueza dos músculos proximais, com eventual morte na primeira década de vida. A doença é atribuída a um defeito de rearranjo do mtDNA. Uma deficiência do complexo III foi observada no músculo de pacientes afetados.

Síndrome GRACILE

O acrônimo GRACILE (do inglês, *growth restriction, aminoaciduria, cholestasis, iron overload, lactic acidosis, early death*) resume as mais importantes características clínicas; nomeadamente, há restrição do crescimento fetal (peso ao nascimento de aproximadamente –4 DP), aminoacidúria (causada pela tubulopatia do tipo Fanconi), colestase (com esteatose e cirrose), sobrecarga de ferro, grave acidose láctica e morte precoce. A síndrome está associada a mutações do fator BCS1L, do complexo III. A histologia hepática revela esteatose microvesicular e colestase com abundante acúmulo de ferro em hepatócitos e células de Kupffer. O conteúdo de ferro no fígado diminui discretamente com a idade, concomitantemente ao aumento de fibrose e cirrose. Níveis anormais de aminotransferase e distúrbios na coagulação são observados, mas a causa da morte parece estar relacionada mais à depleção de energia do que à insuficiência hepática. Cerca de metade desses pacientes morre nas primeiras 2 semanas de vida.

Mutações nos fatores de translação nuclear e de alongamento dos genes

Mutações nos fatores de translação dos genes nucleares (*TRMU*) dos complexos de enzimas das cadeias respiratórias foram identificadas como etiologia da insuficiência hepática aguda que se manifesta na idade de 1 dia a 6 meses. O déficit da cadeia respiratória era semelhante àquele visto na SDM, em que a atividade do complexo II codificado pelo DNA nativo foi normal, enquanto os complexos I, III e IV estavam diminuídos. A mutação do fator de alongamento EFG1 (gene *GFM1*) estava associada à restrição do crescimento fetal, à acidose láctica, à disfunção hepática que progride para insuficiência hepática e à morte. A mutação no fator de alongamento EFTu se manifesta como acidose láctica grave e encefalopatia letal com discreto envolvimento hepático.

Hepatopatias mitocondriais secundárias

As hepatopatias mitocondriais secundárias são causadas por exposição a metal, fármacos, toxina ou metabólito endógeno hepatotóxico. No passado, a hepatopatia secundária mitocondrial mais comum foi a **síndrome de Reye**, a qual apresentou picos de prevalência na década de 1970 e taxa de mortalidade maior que 40%. Embora a mortalidade não tenha mudado, a prevalência diminuiu de mais de 500 casos em 1980 para aproximadamente 35 casos por ano desde então. O declínio na incidência relatada da síndrome de Reye pode estar parcialmente relacionado aos diagnósticos modernos mais acurados de doenças infecciosas, metabólicas ou tóxicas, reduzindo assim a porcentagem de casos idiopáticos ou verdadeiros de síndrome de Reye. A síndrome de Reye é precipitada em uma pessoa geneticamente suscetível pela interação de uma infecção viral (influenza, varicela) e com a utilização de salicilatos ou antieméticos. Clinicamente, é caracterizada por uma doença viral precedente que parece estar em resolução e início agudo de vômitos e encefalopatia (ver Tabela 388.3). Os sintomas neurológicos podem progredir rapidamente para convulsões, coma e morte. A disfunção hepática está invariavelmente presente quando ocorrem os episódios de vômitos, em conjunto com coagulopatia e níveis séricos elevados de aspartato aminotransferase, alanina aminotransferase e amônia. De maneira importante, os pacientes permanecem sem icterícia e com níveis séricos de bilirrubina normais. As biopsias hepáticas revelam esteatose microvesicular sem evidências de inflamação ou necrose hepáticas. A morte em geral é secundária ao aumento da pressão intracraniana e herniação cerebral. Os pacientes que sobrevivem apresentam recuperação completa da função hepática, mas devem ser cuidadosamente avaliados com relação a defeitos de oxidação e transporte de ácidos graxos (ver Tabela 388.4).

Anormalidades adquiridas da função mitocondrial podem ser causadas por diversos fármacos e toxinas, incluindo ácido valproico, cianeto, amiodarona, cloranfenicol, ferro, toxina emética do *Bacillus cereus* e análogos de nucleosídios. O ácido valproico é um ácido graxo ramificado que pode ser metabolizado na toxina mitocondrial ácido 4-envalproico. Crianças com defeitos subjacentes de cadeia respiratória parecem mais sensíveis aos efeitos tóxicos desse medicamento e relata-se que o ácido valproico precipite a insuficiência hepática em pacientes com **síndrome de Alpers** e **deficiência do citocromo-*c* oxidase.** Análogos de nucleotídios inibem diretamente os complexos das cadeias respiratórias mitocondriais. Os inibidores de transcriptase reversa zidovudina, didanosina, estavudina e zalcitabina – utilizados para tratar pacientes infectados pelo HIV – inibem a POLG do DNA de mitocôndrias e podem bloquear o alongamento do mtDNA, o que resulta em depleção. Outras condições que podem levar ao estresse oxidativo mitocondrial incluem colestase, esteato-hepatite não alcoólica, deficiência de α_1-antitripsina e doença de Wilson.

Tabela 388.4 Doenças que apresentam um quadro clínico ou patológico que se assemelha à síndrome de Reye.

- Doença metabólica
  - Acidúria orgânica
  - Distúrbios da fosforilação oxidativa
  - Defeitos do ciclo da ureia (carbamoil fosfato sintetase, ornitina transcarbamilase)
  - Defeitos no metabolismo de oxidação de ácidos graxos
  - Deficiências da acil-coenzima A desidrogenase
  - Deficiência sistêmica de carnitina
  - Deficiência de carnitina palmitoiltransferase hepática
  - Deficiência de 3-OH, 3-metilglutaril-coenzima A-liase
  - Frutosemia
  - Síndrome da insuficiência hepática infantil 1. Causada por mutações no gene da leucil-tRNA sintetase (LARS)
- Infecções do sistema nervoso central ou intoxicações (meningite), encefalite, encefalopatia tóxica
- Choque hemorrágico com encefalopatia
- Ingestão de fármacos ou toxinas (salicilato, valproato)

AVALIAÇÃO DIAGNÓSTICA

Os testes de triagem incluem testes bioquímicos comuns (perfil metabólico completo, RNI, alfafetoproteína, CPK, fósforo, hemograma completo, amônia, lactato, piruvato, corpos cetônicos séricos: ambos 3-hidroxibutirato quantitativo e acetoacetato quantitativo, ácidos graxos livres totais, perfil de acilcarnitina sérica; carnitinas livres e totais no soro, ácidos orgânicos na urina e aminoácidos séricos) (ver Tabela 388.5). Esses resultados guiarão os testes confirmatórios subsequentes para

Tabela 388.5 Investigações escalonadas na suspeita de doença hepática mitocondrial.

NÍVEL 1

Lactato, glicose, ácidos graxos livres e 3-OH plasmáticos pré e pós-prandiais

Carnitina e acilcarnitinas plasmáticas

Aminoácidos, creatinoquinase e timidina plasmáticos

Ácidos orgânicos e aminoácidos urinários, taxa de reabsorção tubular de fosfato, relação albumina/creatinina; relação lactato/proteína no LCR (se viável)

Eletrocardiografia e ecocardiografia

Eletroencefalografia e potenciais evocados visuais

Mutações comuns em *POLG, DGUOK, MPV17* e *TRMU*

NÍVEL 2

Análise tecidual

Biopsia hepática: (se viável). Tecido para microscopia óptica, microscopia eletrônica e coloração óleo vermelho O

Tecido congelado para análise da atividade enzimática da cadeia respiratória e número de cópias do mtDNA

Biopsia muscular: tecido para microscopia óptica, microscopia eletrônica, coloração óleo vermelho O e histoquímica para complexos de cadeia respiratória

Tecido congelado para análise da atividade enzimática da cadeia respiratória e número de cópias do mtDNA

Biopsia da pele: para cultura do fibroblasto

NÍVEL 3

RM craniana ou RM de crânio com espectroscopia

NÍVEL 4

Triagem molecular estendida. Isto será guiado pelo fenótipo clínico, pelos resultados da análise do tecido, e pelas facilidades locais

Genes sugeridos atualmente devem incluir *SUCLG1, BCS1L, SOC1, TFSM, TWINKLE, ACAD9, EARS2, GFM1, RRM2B, TK2* e *SUCLA2*

LCR, líquido cefalorraquidiano; mtDNA, ácido desoxirribonucleico mitocondrial; RM, ressonância magnética. De Wyllie R, Hyams JS, Kay M, editors: *Pediatric gastrointestinal and liver disease*, ed 5, Philadelphia, 2016, Elsevier (Box 71-3, p. 876).

estabelecer um diagnóstico molecular. A genotipagem, incluindo o rastreamento de um único gene ou painel para doenças mitocondriais comuns, é usada na prática clínica. O exoma completo ou o sequenciamento do genoma também é útil e está substituindo o teste de um único gene ou painel genético. No entanto, a identificação de múltiplas variantes genéticas de significado incerto requer confirmação clínica e bioquímica detalhada para interpretação. O tecido (biopsia hepática, fibroblasto de pele e biopsia muscular) pode ser necessário para fazer um diagnóstico bioquímico específico.

TRATAMENTO DE HEPATOPATIAS MITOCONDRIAIS

Não existe terapia efetiva para a maioria dos pacientes acometidos por hepatopatias mitocondriais; o envolvimento neurológico frequentemente exclui a possibilidade do transplante hepático ortotópico. Pacientes com distúrbios mitocondriais permanecem sob risco de piora da doença metabólica subjacente relacionada ao transplante, especialmente os pacientes com doença relacionada com *POLG*. Várias combinações de fármacos terapêuticos – incluindo antioxidantes, vitaminas, cofatores e aceptores de elétrons – foram propostos, mas nenhum estudo randômico controlado foi concluído a fim de avaliá-los. Estratégias terapêuticas atuais são de suporte e incluem a infusão de bicarbonato de sódio para a acidose metabólica aguda, transfusões para anemia e trombocitopenia e enzimas pancreáticas exócrinas para insuficiência pancreática. É importante descontinuar ou evitar medicamentos que possam exacerbar a hepatopatia, incluindo valproato de sódio, tetraciclina, antibióticos macrolídios, azatioprina, cloranfenicol, quinolonas e linezolida. A solução de lactato de Ringer deve ser evitada porque os pacientes com disfunção hepática podem não ser capazes de metabolizar o lactato. O propofol deve ser evitado durante a anestesia devido à potencial interferência na função mitocondrial. Em pacientes com acidose láctica, os níveis de lactato devem ser monitorados durante os procedimentos. É importante manter o anabolismo, por meio de ingestão equilibrada de gordura e carboidratos, assim como evitar a ingestão desequilibrada (p. ex., glicose intravenosa apenas em alta taxa) ou jejum por > 12 horas.

A bibliografia está disponível no GEN-io.

Capítulo 389
Hepatite Autoimune

Benjamin L. Shneider e Frederick J. Suchy

HEPATITE AUTOIMUNE

Doença hepática crônica

A hepatite autoimune é um processo inflamatório hepático crônico manifestado pela elevação das concentrações séricas de aminotransferases, autoanticorpos séricos associados ao fígado e/ou hipergamaglobulinemia. O perfil sorológico de autoanticorpos define dois tipos principais de hepatite autoimune: HAI tipo 1, com positividade para anticorpos antinucleares (ANA) e/ou anticorpo antimúsculo liso (anti-ML) e a HAI tipo 2, com positividade para anticorpo antimicrossomal de fígado e rim tipo 1 (anti-LKM-1; do inglês, *anti-liver kidney microsomal type 1*). Os alvos do processo inflamatório podem incluir hepatócitos e, em menor extensão, o epitélio do ducto biliar. A cronicidade é determinada pela duração da hepatopatia (tipicamente mais de 3 a 6 meses), ou pela evidência de descompensação hepática crônica (hipoalbuminemia, trombocitopenia) ou estigmas físicos da hepatopatia crônica (baqueteamento, telangiectasia, esplenomegalia, ascite). A gravidade é variável; a criança afetada pode apresentar somente evidências bioquímicas de disfunção hepática, pode ter estigmas de hepatopatia crônica ou pode apresentar insuficiência hepática.

A **hepatite crônica** também pode ser causada por infeção viral persistente (ver Capítulo 358), fármacos (ver Capítulo 363), doenças metabólicas (ver Capítulo 361), doença hepática gordurosa ou distúrbios idiopáticos, que podem ter características de autoimunidade (ver Tabela 389.1). Mais de 90% das infecções por hepatite B no primeiro ano de vida se tornam crônicas, comparadas com 5 a 10% dentre as crianças mais velhas e adultos. A hepatite crônica ocorre em mais de 50% das infecções agudas pelo vírus da hepatite C. A transmissão pode ocorrer durante o período perinatal, pela mãe infectada, ou em adolescentes, como consequência de abuso parenteral de substâncias ilícitas. A hepatite A não leva à hepatopatia crônica. A hepatite E pode se tornar crônica em pacientes imunocomprometidos. **Fármacos** comumente utilizados em crianças que podem causar lesão hepática crônica, os quais podem mimetizar a hepatite autoimune, incluem isoniazida, metildopa, pemolina, nitrofurantoína, dantroleno, minociclina e sulfonamidas. As **doenças metabólicas** podem levar à hepatite crônica, incluindo deficiência de α_1-antitripsina, erros inatos da biossíntese de ácidos biliares e doença de Wilson. A **esteato-hepatite não alcoólica**, em geral associada a obesidade e resistência à insulina, é outra causa comum de hepatite crônica. Ela pode progredir para cirrose, mas responde à redução de peso. Em vários casos, a causa da hepatite crônica é desconhecida; em alguns, um mecanismo autoimune é sugerido pelo achado de anticorpos antinucleares séricos e antimúsculo liso e por envolvimento multissistêmico (artropatia, tireoidite, exantema, anemia hemolítica positiva para Coombs).

A **hepatite autoimune** é uma constelação clínica que sugere um processo imunomediado; é responsivo à terapia imunossupressora (ver Tabela 389.2). A hepatite autoimune tipicamente se refere a um processo primariamente específico de hepatócitos, enquanto a colangiopatia autoimune e a colangite esclerosante envolvem, predominantemente, a lesão dos ductos biliares intra e extra-hepáticos. A sobreposição do processo envolvendo lesões direcionadas tanto ao hepatócito quanto ao ducto biliar, podem ser mais comuns em crianças. A hepatite *de novo* pode ser observada em um subgrupo de receptores, após transplante hepático, cuja doença inicial não era autoimune.

ETIOLOGIA

Linfócitos T

Gene regulador autoimune

A hepatite autoimune surge em um hospedeiro geneticamente predisposto depois que um ativador desconhecido leva a uma resposta imune mediada por células T, cujo alvo são os autoantígenos hepáticos. Um denso infiltrado celular mononuclear portal invade o parênquima circundante e compreende linfócitos T e B, macrófagos e plasmócitos. O mecanismo imunopatogênico básico da hepatite autoimune ainda

Tabela 389.1	Distúrbios que causam hepatite crônica.

- Hepatite viral crônica
  - Hepatite B
  - Hepatite C
  - Hepatite D
- Hepatite autoimune
  - Anticorpos antiactina positivos
  - Anticorpos antimicrossomais de fígado-rim positivos
  - Anticorpos antiantígenos hepáticos solúveis positivos
  - Outros (inclui anticorpos contra lipoproteínas específicas do fígado ou assialoglicoproteína)
  - Síndrome sobreposta com colangite esclerosante e autoanticorpos
  - Lúpus eritematoso sistêmico
  - Doença celíaca
- Hepatite induzida por medicamentos
- Distúrbios metabólicos associados à hepatopatia crônica
  - Doença de Wilson
  - Esteato-hepatite não alcoólica
  - Deficiência de α_1-antitripsina
  - Tirosinemia
  - Doença de Niemann-Pick tipo 2
  - Distúrbio de armazenamento de glicogênio tipo IV
  - Fibrose cística
  - Galactosemia
  - Anormalidades da biossíntese dos ácidos biliares

Tabela 389.2 Classificação da hepatite autoimune.

VARIÁVEL	HEPATITE AUTOIMUNE TIPO 1	HEPATITE AUTOIMUNE TIPO 2
Autoanticorpos caraterísticos	Anticorpo antinuclear* Anticorpo antimúsculo liso* Anticorpo antiactina† Anticorpos contra antígeno hepático solúvel e antígeno fígado-pâncreas‡ Anticorpo citoplasmático antineutrófilo peri-nuclear atípico	Anticorpos antimicrossomais fígado-rim tipo 1* Anticorpos anticitosol hepático tipo 1* Anticorpos antimicrossomais fígado-rim tipo 3
Variação geográfica	Por todo o mundo	Por todo o mundo; rara na América do Norte
Idade de surgimento dos sinais	Qualquer idade	Predominantemente na infância e início da vida adulta
Sexo dos pacientes	Mulheres em cerca de 75% dos casos	Mulheres em cerca de 95% dos casos
Associação com outras doenças autoimunes	Comum	Comum§
Gravidade clínica	Amplo espectro, variável	Geralmente grave
Características histopatológicas na apresentação	Amplo espectro, doença leve a cirrose	Geralmente avançadas
Falha no tratamento	Infrequente	Frequente
Recidiva após remoção do tratamento	Variável	Comum
Necessidade para manutenção a longo prazo	Variável	Cerca de 100%

*O método convencional de detecção é a imunofluorescência. †Testes para esse anticorpo estão raramente disponíveis em laboratórios comerciais. ‡Esse anticorpo é detectado pelo ensaio imunoabsorvente ligado a enzimas. §A distrofia ectodérmica-candidíase-poliendocrinopatia autoimune é observada somente em pacientes com doença tipo 2. Adaptada de Krawitt EL: Autoimmune hepatitis, *N Engl J Med* 354:54-66, 2006.

é indefinido. Os fatores desencadeantes podem incluir mimetismo molecular, infecções, fármacos e o ambiente (toxinas) em um hospedeiro geneticamente suscetível. Diversas moléculas de classe II de antígenos de leucócitos humanos - particularmente as isoformas de DR3, DR4 e DR7 - conferem suscetibilidade à hepatite autoimune. Peptídeos autoantigênicos são processados por populações de células apresentadoras de antígenos e apresentados a células T efetoras CD4 e CD8. Linfócitos T CD4+ que reconhecem um peptídeo hepático autoantigênico orquestram a lesão hepática. A lesão mediada por células via citocinas liberadas pelas células T citotóxicas CD8+ e/ou citotoxicidade mediada por anticorpos podem ser operantes. Há também evidências de que células T regulatórias oriundas de pacientes com hepatite autoimune apresentam distúrbios em sua capacidade de controlar a proliferação de células efetoras CD4 e CD8. O citocromo P450 2D6 é o principal autoantígeno na hepatite autoimune do tipo 2.

Hepatócitos revestidos por anticorpos podem sofrer lise pelo complemento ou por linfócitos *natural killer* ligante de Fc. Mutações heterozigóticas no **gene regulador autoimune** (*AIRE*; do inglês, *autoimmune regulator*), o qual codifica um fator de transcrição que controla a seleção negativa de timócitos autorreativos, podem ser encontradas em algumas crianças com hepatite autoimune dos tipos 1 e 2. Mutações *AIRE* também causam **distrofia ectodérmica-candidíase-poliendocrinopatia autoimune** (também chamada de síndrome da poliendocrinopatia autoimune), na qual a hepatite autoimune ocorre em aproximadamente 20% dos pacientes.

PATOLOGIA

As características histológicas comuns aos casos não tratados incluem infiltrados inflamatórios, consistindo em linfócitos e plasmócitos que expandem as áreas portais e frequentemente penetram o lóbulo (hepatite de interface); moderada a grave necrose gradativa de hepatócitos estendendo-se para fora da placa limitante; necrose variável, fibrose e zonas de colapso parenquimatoso abrangendo tríades portais vizinhas ou entre a tríade portal e a veia central (necrose em ponte); e graus variáveis de lesão epitelial do ducto biliar. A distorção da arquitetura hepática pode ser grave; a cirrose pode estar presente em crianças no momento do diagnóstico. Características histológicas na insuficiência hepática aguda podem ser mascaradas por necrose massiva e colapso multilobular. Outras características histológicas podem sugerir um diagnóstico alternativo: característico teste positivo para ácido periódico de Schiff e grânulos resistentes à diastase são observados na deficiência de α_1-antitripsina; esteatose macrovesicular e microvesicular é observada em casos de esteato-hepatite não alcoólica e frequentemente na doença de Wilson. A lesão do ducto biliar pode sugerir uma colangiopatia autoimune ou uma síndrome sobreposta. A análise ultraestrutural pode sugerir tipos distintos de distúrbios de armazenamento.

MANIFESTAÇÕES CLÍNICAS

As características clínicas e a evolução da hepatite autoimune são extremamente variáveis. Os sinais e sintomas na apresentação compreendem um amplo espectro da doença, incluindo um número substancial de pacientes assintomáticos e alguns que apresentam um início agudo, até mesmo fulminante. Em 25 a 30% dos pacientes com hepatite autoimune, particularmente crianças, a doença mimetiza a hepatite viral aguda. Na maioria, o início é insidioso. Os pacientes podem ser assintomáticos ou apresentar fadiga, indisposição, alterações comportamentais, anorexia e amenorreia, algumas vezes por vários meses antes do reconhecimento de icterícia ou estigmas de hepatopatias crônicas. As manifestações extra-hepáticas podem incluir artrite, vasculite, nefrite, tireoidite, anemia Coombs-positiva e exantema. Algumas características clínicas iniciais de pacientes refletem cirrose (ascite, hiperesplenismo, varizes esofágicas hemorrágicas ou encefalopatia hepática).

Pode haver icterícia discreta a moderada em casos graves. Telangiectasias e eritema palmar podem estar presentes. O fígado pode estar doloroso e discretamente aumentado, mas pode não ser palpável em pacientes com cirrose. O baço está comumente aumentado. Edema e ascite podem estar presentes em casos avançados.

RESULTADOS LABORATORIAIS

Os achados estão relacionados à gravidade da apresentação clínica. Em vários casos assintomáticos, as aminotransferases séricas variam entre 100 e 300 UI/ℓ, enquanto níveis acima de 1.000 UI/ℓ podem ser observados em pacientes jovens sintomáticos. As concentrações de bilirrubina sérica podem estar normais em casos leves, mas estão geralmente entre 2 e 10 mg/dℓ em casos mais graves. As atividades da fosfatase alcalina sérica e gamaglutamil transpeptidase estão normais ou discretamente aumentadas, mas podem ser mais significativamente aumentadas na colangiopatia autoimune ou na situação de sobreposição com colangite esclerosante. Os níveis séricos de gamaglobulina podem revelar elevações policlonais. A hipoalbuminemia é comum. O tempo de protrombina está prolongado, mais frequentemente como resultado da deficiência de vitamina K, mas também como reflexo de função hepatocelular deteriorada. Uma anemia normocítica normocrômica, leucopenia e trombocitopenia estão presentes e se tornam mais graves com o desenvolvimento de hipertensão portal e hiperesplenismo.

A maioria dos pacientes com hepatite autoimune apresenta hipergamaglobulinemia. Os níveis séricos de imunoglobulina G em geral excedem 16 g/ℓ. Os padrões característicos dos **autoanticorpos** séricos definem subgrupos distintos de hepatite autoimune (ver Tabela 389.2). O padrão mais comum (tipo 1) está associado à formação de anticorpos não específicos de nenhum órgão, como a **antiactina (músculo liso)** e anticorpos ANA. Aproximadamente 50% desses pacientes estão na faixa de 10 a 20 anos. Altos títulos de um anticorpo **microssomal fígado-rim** são detectados em outra forma (tipo 2) que em geral afeta crianças de 2 a 14 anos. Um subgrupo de mulheres primariamente jovens pode demonstrar autoanticorpos contra um antígeno hepático solúvel, mas não contra proteínas nucleares ou microssomais. Anticorpos citoplasmáticos antineutrófilos podem ser observados mais comumente na colangiopatia autoimune. Autoanticorpos são raros em crianças saudáveis, o que faz com que títulos baixos, como de 1:40, sejam significativos, embora a elevação inespecífica de autoanticorpos possa ser observada em uma série de hepatopatias. Até 20% dos pacientes com hepatite autoimune aparente podem não apresentar autoanticorpos no momento inicial da doença, mas demonstram características histológicas e curso clínico consistentes com o distúrbio. Além disso, autoanticorpos menos comuns incluem fator reumatoide, anticorpos anticélulas parietais, anticorpos antitireoide e anticorpos anticitosol hepático tipo 1 (anti-LC-1; do inglês, *anti-liver cytosol type 1*). Anemia hemolítica com Coombs positivo pode ocorrer.

DIAGNÓSTICO

Não há um teste específico para a hepatite autoimune; ela apresenta um diagnóstico clínico baseado em certos critérios diagnósticos. Os critérios diagnósticos com sistemas de escore foram desenvolvidos para adultos e levemente modificados para crianças, apesar de esses sistemas de escores terem sido desenvolvidos mais para pesquisas do que para ferramentas diagnósticas. Importantes características positivas incluem o sexo feminino, elevação de transminases mas não de fosfatase alcalina (ou GGT), elevação dos níveis de gamaglobulina, presença de autoanticorpos (mais comumente antinucleares, músculo liso ou microssomais fígado-rim) e achados histológicos característicos (ver Figura 389.1). Importantes características negativas incluem a ausência de marcadores virais (hepatite B, C, D) de infecção, ausência de histórico de abuso de substâncias ilícitas ou exposição a hemocomponentes e consumo de álcool insignificante.

Condições comuns que podem levar à hepatite crônica devem ser excluídas (ver Tabela 389.1). Os diagnósticos diferenciais incluem deficiência de α_1-antitripsina (ver Capítulo 357) e doença de Wilson (ver Capítulo 357.2). O primeiro distúrbio deve ser excluído pela realização da fenotipagem da α_1-antitripsina, e o segundo pela medição da ceruloplasmina sérica e excreção urinária de cobre em 24 h e/ou níveis de cobre hepáticos. A hepatite crônica pode ocorrer em pacientes com doença inflamatória intestinal, mas a disfunção hepática em tais pacientes é mais comumente causada por pericolangite ou colangite esclerosante. A doença celíaca (ver Capítulo 338) está associada à hepatopatia que é semelhante à hepatite autoimune; testes sorológicos apropriados devem ser realizados, incluindo ensaios para anticorpos antitransglutaminase tecidual ou anticorpos antiendomísio. Uma ultrassonografia (US) deve ser realizada a fim de identificar um cisto de colédoco ou outros distúrbios estruturais do sistema biliar. A colangiografia por ressonância magnética (RM) pode ser muito útil para avaliação de evidências de colangite esclerosante. Uma síndrome sobreposta com características de colangite esclerosante primária e hepatite autoimune está sendo crescentemente reconhecida com aplicação mais ampla da colangiografia por RM (ver Tabela 389.3). Pacientes com colangite esclerosante primária podem ter níveis elevados de gamaglobulina e autoanticorpos; portanto, os achados na biopsia hepática nessas crianças podem ser especialmente importantes. Veias dilatadas ou obliteradas na US sugerem a possibilidade de síndrome de Budd-Chiari. O diagnóstico de doença hepática autoimune no contexto de insuficiência hepática aguda é difícil e deve-se tomar cuidado na aplicação de abordagens padronizadas. A hepatite autoimune "soronegativa" tem sido descrita, então a ausência de marcadores autoimunes clássicos não exclui este diagnóstico.

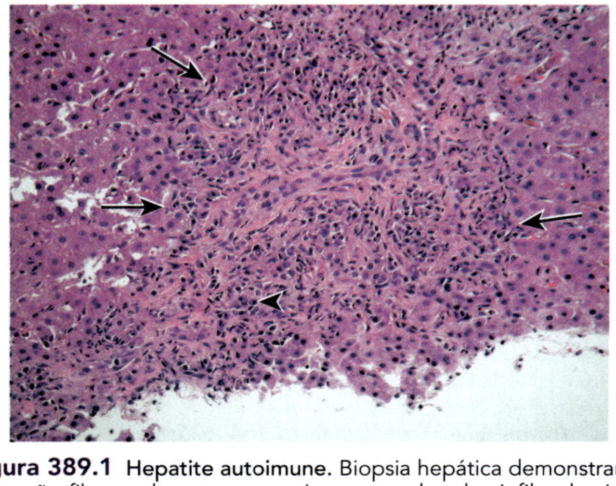

Figura 389.1 **Hepatite autoimune.** Biopsia hepática demonstrando expansão fibrosa dos tratos portais com moderados infiltrados inflamatórios linfocíticos portais ricos em plasmócitos (*ponta de seta*). Há extensa hepatite de interface (*setas*). Aumento original de 20×. (*Cortesia de Margret Magid, Mount Sinai School of Medicine.*)

TRATAMENTO

Prednisona, com ou sem azatioprina ou 6-mercaptopurina, melhora as características clínicas, bioquímicas e histológicas na maioria dos pacientes com hepatite autoimune e prolonga a sobrevida na maioria dos pacientes com doença grave. O objetivo é suprimir ou eliminar a inflamação hepática com efeitos colaterais mínimos. A prednisona em uma dose inicial de 1 a 2 mg/kg/24 h é continuada até que os valores de aminotransferases retornem a menos que o dobro do limite superior do normal. A dose então deve ser diminuída em decréscimos de 5 mg durante 2 a 4 meses até que a dose de manutenção de 0,1 a 0,3 mg/kg/24 h seja alcançada. Em pacientes que não respondem bem, que sofrem com efeitos colaterais ou que não podem ser mantidos com baixas doses de esteroides, a azatioprina (1,5 a 2 mg/kg/24 h, até 100 mg/24 h) pode ser adicionada, com frequente monitoramento para supressão da medula óssea. A aferição da atividade da tiopurina metiltransferase deve ser realizada antes do início do tratamento com as substâncias tiopurínicas, azatioprina e 6-mercaptopurina. Pacientes com baixa atividade (10% de prevalência) ou atividade ausente (0,3% de prevalência) possuem risco de desenvolvimento de grave mielotoxicidade induzida por fármacos, devido ao acúmulo de substâncias não metabolizadas. A aferição de metabólitos dos fármacos, nucleotídio de 6-tioguanina e 6-metilmercaptopurina, é útil na determinação do motivo pelo qual um paciente não está respondendo a uma dose padrão de uma tiopurina e pode ajudar a evitar a mielossupressão e hepatotoxicidade. A terapia com um único agente com corticosteroides em dias alternados deve ser utilizada com grande cuidado, embora a adição de azatioprina a esteroides em dias alternados possa ser uma abordagem efetiva, que minimiza a toxicidade relacionada aos corticosteroides. Em pacientes com uma apresentação clínica discreta e relativamente assintomática, pode ser usada uma dose inicial menor de prednisona (10 a 20 mg) associada à administração precoce simultânea seja do 6-mercaptopurina (1,0 a 1,5 mg/kg/24 h) ou da azatioprina (1,5 a 2 mg/kg/24 h). Pacientes acometidos pela síndrome de sobreposição primária colangite esclerosante/hepatite autoimune respondem de maneira semelhante à terapia imunossupressora. Critérios diagnósticos precisos para a doença autoimune em situações de colangite esclerosante não existem. Níveis de marcadores autoimunes e imunoglobulinas estão frequentemente elevados em crianças com colangite esclerosante e não necessariamente indicam um diagnóstico de hepatite autoimune coincidente. O agente colerético, ácido ursodeoxicólico, é frequentemente utilizado em doenças do trato biliar, mas estudos em adultos com colangite esclerosante primária não demonstraram eficácia, e pacientes sofreram intoxicação com doses maiores. Há um papel potencial para a budesonida combinada à azatioprina no tratamento de pacientes não cirróticos. A budesonida é um corticosteroide com alto *clearance* na primeira passagem hepática e menores efeitos colaterais

Tabela 389.3 Síndromes sobrepostas da hepatite autoimune.

	HEPATITE AUTOIMUNE COM CARACTERÍSTICAS DE SOBREPOSIÇÃO DE:		
	Colangite biliar primária*	**Colangite esclerosante primária**	**Colestase**
Características clínicas e laboratoriais	AMA + FA sérica frequentemente > 2 vezes LSN	AMA – FA sérica frequentemente > 2 vezes LSN DII comum Colangiografia anormal (exceto na doença do ducto pequeno)	AMA – FA sérica frequentemente > 2 vezes LSN Sem colite ulcerosa Colangiografia normal
Histologia	Colangite destrutiva Ductopenia Colestase	Ductopenia Proliferação de colangiócitos Tratos portais fibróticos inchados	Infiltrado linfoplasmocitário portal e acinar Colangite destrutiva linfocítica Hepatócitos inchados
Tratamento	Prednisona (10 mg/dia) em associação com azatioprina (50 mg/dia) se FA ≤ 2 × LSN Prednisona (10 mg/dia) em associação com azatioprina (50 mg/dia) e UDCA de baixa dose (13 a 15 mg/kg/dia) se as lesões de FA > 2 × LSN e/ou lesões ductais floridas	Prednisona (10 mg/dia) em associação com azatioprina (50 mg/dia) e UDCA de dose baixa (13 a 15 mg/kg/dia)	Prednisona (10 mg/dia) em associação com azatioprina (50 mg/dia) e/ou UDCA de baixa dose (13 a 15 mg/kg/dia), dependendo do nível de FA e características histológicas

*Colangite biliar primária antigamente chamada de cirrose biliar primária. AMA, anticorpos antimitocondriais; DII, doença inflamatória intestinal; FA, nível de fosfatase alcalina; LSN, limite superior ao normal; UDCA, ácido ursodesoxicólico. De Czaja AJ: Autoimmune hepatitis. In Feldman M, Friedman LS, Brandt LJ, editors: *Sleisenger and Fordtran's gastrointestinal and liver disease*, ed 10, Philadelphia, 2016: Elsevier (Table 90.4).

sistêmicos, incluindo supressão do eixo hipotalâmico-hipofisário. Ciclosporina, tacrolimo, micofenolato de mofetila e sirolimo têm sido utilizados no tratamento de casos refratários à terapia padrão. A utilização desses agentes deve ser reservada a médicos com extensa experiência em sua administração, pois tais agentes possuem uma relação mais estreita entre a dose terapêutica e a tóxica.

O progresso histológico não necessariamente precisa ser avaliado com biopsias hepáticas sequenciais, embora a remissão bioquímica não garanta resolução histológica. O acompanhamento pela biopsia hepática é uma consideração importante em pacientes para os quais é considerada a descontinuação da terapia corticosteroide. Em pacientes com desaparecimento dos sintomas e anormalidades bioquímicas e resolução do processo inflamatório e necrótico na biopsia, essa é justificada por uma tentativa de descontinuação gradual da medicação. Há uma alta taxa de recidiva após a descontinuação da terapia.

A recidiva pode justificar a reinstituição terapêutica da dose de indução imunossupressora a fim de controlar a doença.

PROGNÓSTICO

A resposta inicial à terapia na hepatite autoimune é geralmente imediata, com uma taxa de remissão maior que 75%. As transaminases e bilirrubina caem a níveis próximos dos normais, frequentemente nos primeiros 3 meses de tratamento. Quando presentes, anormalidades na albumina sérica e no tempo de protrombina respondem após um período maior (3 a 9 meses). Em pacientes que possuem os critérios para desmame e posterior retirada do tratamento (25 a 40% das crianças), 50% são desmamados totalmente da medicação; nos outros 50%, a recidiva ocorre após um período variável. A recidiva em geral responde à realização de novo tratamento. Várias crianças não atingirão os critérios para tentativa de descontinuação da imunossupressão e devem ser mantidas com a menor dose da prednisona que minimize a atividade bioquímica da doença. Um balanço cuidadoso dos riscos da imunossupressão continuada e hepatite existente deve ser continuamente avaliado. Isso requer a avaliação contínua de complicações da terapia médica (monitoramento da velocidade de crescimento linear, exame oftalmológico, aferição da densidade óssea, monitoramento da pressão sanguínea). Crises intermitentes de hepatite podem ocorrer e necessitar de reciclagem da terapia com prednisona.

Algumas crianças apresentam uma forma de hepatite resistente a esteroides. Avaliações mais extensas da etiologia da hepatite devem ser realizadas, particularmente direcionadas à reavaliação da presença de colangite esclerosante ou doença de Wilson. A não adesão à terapia médica é uma das causas mais comuns de "resistência" à terapia medicamentosa. A progressão à cirrose pode ocorrer na hepatite autoimune, apesar de uma boa resposta à terapia com medicamentos e do prolongamento da vida. A terapia com corticosteroide na doença autoimune fulminante pode ser útil, embora seja administrada com precaução, dada a predisposição desses pacientes a infecções sistêmicas bacterianas e fúngicas.

O transplante hepático foi eficaz em pacientes acometidos por hepatopatia em estágio final ou fulminante associada à hepatite autoimune (ver Capítulo 368). A doença reincide após o transplante em aproximadamente 30% dos pacientes e está associada ao aumento das concentrações de autoanticorpos séricos e à hepatite de interface na biopsia hepática. Os pacientes geralmente respondem bem a um aumento na imunossupressão, particularmente à adição de azatioprina.

A bibliografia está disponível no GEN-io.

Capítulo 390
Lesão Hepática Induzida por Fármacos e Toxinas

Frederick J. Suchy e Amy G. Feldman

O fígado é o principal local de metabolismo de substâncias e é particularmente suscetível à lesão estrutural e funcional após ingestão, administração parenteral ou inalação de agentes químicos, fármacos, derivados de plantas (remédios caseiros), suplementos fitoterápicos ou nutricionais ou toxinas ambientais. A possibilidade de utilização de fármacos ou exposição a toxinas em casa ou no local de trabalho dos pais deve ser explorada em todo caso de disfunção hepática infantil. O espectro clínico de doenças pode variar de anormalidades bioquímicas assintomáticas da função hepática à insuficiência fulminante. A lesão hepática pode ser a única característica clínica de uma reação adversa a medicamentos ou pode estar acompanhada por manifestações sistêmicas e lesão a outros órgãos. Em pacientes hospitalizados, os achados clínicos e laboratoriais podem ser confundidos com a doença de base. Após o paracetamol, os antimicrobianos, os suplementos e os agentes do sistema nervoso central (SNC) são as classes de medicamentos mais comumente implicadas como causa de lesão hepática em crianças.

Há uma crescente preocupação sobre hepatotoxinas ambientais que possuem efeito insidioso. Várias toxinas ambientais – incluindo plastificantes, bisfenol-A e ftalatos – são ligantes de receptores nucleares, que ativam pela transcrição os promotores de vários genes envolvidos no metabolismo de xenobióticos e lipídios e podem contribuir para obesidade e hepatopatia gordurosa não alcoólica. Alguns suplementos fitoterápicos para perda de peso e para ganho de massa muscular têm sido associados a lesão hepática ou mesmo insuficiência hepática (ver Tabela 390.1) relacionadas à sua toxicidade intrínseca ou à contaminação por toxinas fúngicas, pesticidas ou metais pesados.

Tabela 390.1 Remédios fitoterápicos, suplementos dietéticos e produtos para perda de peso hepatotóxicos.

REMÉDIOS	USO POPULAR	FONTE	COMPONENTE HEPATOTÓXICO	TIPO DE DANO HEPÁTICO
Cáscara	Laxativo	*Cascara sagrada*	Glicosídeo antracênico	Hepatite colestática
Cássia-amarela (*barakol*)	Ansiolítico	*Cassia siamea*	Incerto	Hepatite reversível ou colestase
Chá de plantas "*bush tea*"	Febre	*Senecio, Heliotropium, Crotalaria* spp.	Alcaloides de pirrolizidina	SOS
Chaso/onshido	Perda de peso	–	*N*-nitro-fenfluramina	Hepatite aguda, IHF
Confrei	Chá fitoterápico	*Symphytum* spp.	Alcaloide da pirrolizidina	SOS aguda, cirrose
Erva-de-são-cristóvão	Sintomas da menopausa	*Cimicifuga racemosa*	Incerto	Hepatite (causalidade incerta)
Escutelária	Ansiolítico	*Scutellaria*	Diterpenoides	Hepatite
Extrato de folha de chá-verde	Múltiplo	*Camellia sinensis*	Catequinas	Hepatite (causalidade questionada)
Fitoterapia ayurvédica	Múltiplo	Múltiplas	Incerto (pode conter metais pesados contaminantes)	Hepatite
Folha chaparral (graxeira, arbusto de creosoto)	"Tônico hepático", queimadura, perda de peso	*Larrea tridentata*	Ácido nordi-hidroguaiarético	Hepatite aguda e crônica, IHF
Germândrea	Perda de peso, febre	*Teucrium chamaedry, T. capitatum, T. polium*	Diterpenoides, epóxidos	Hepatite aguda e crônica, IHF, lesão autoimune
Herbalife®	Suplemento nutritional, perda de peso	–	Vários; éfedra	Hepatite grave, IHF
Hydroxycut®	Perda de peso	*Camellia sinensis*, junto com outros constituintes	Incerto	Hepatite aguda, IHF
Impila	Múltiplo	*Callilepsis laureola*	Atractilato de potássio	Necrose hepática
Jin bu huan	Auxílio para dormir, analgésico	*Lycopodium serratum*	Levo-tetra-hidropalmitina	Hepatite aguda ou crônica ou colestase, esteatose
Kava	Ansiolítico	*Piper methysticum*	Kavalactona, pipermetistina	Hepatite aguda, colestase, IHF
Kombucha	Perda de peso	Alcaloide liquenoide	Ácido úsnico	Hepatite aguda
Limbrel® (Flavocoxid)	Osteoartrite	Bioflavonoides vegetais	Baicalina, epicatequina	Lesão mista hepatocelular-colestática aguda
Lipokinetix®	Perda de peso	Alcaloide liquenoide	Ácido úsnico	Hepatite aguda, icterícia, IHF
Ma huang	Perda de peso	*Ephedra* spp.	Efedrina	Hepatite grave, IHF
Medicina tradicional chinesa				
Óleo de cravo	Dor de dente	Alimentos variados, óleos	Eugenol	Necrose zonal
Óleo de poejo	Abortivo	*Hedeoma pulegoides, Mentha pulegium*	Pulegona, monoterpenos	Necorse hepatocelular grave
Prostatal®	Prostatismo	Múltiplas	Incerto	Colestase crônica
Quelidônia-maior	Cálculos biliares, SII	*Chelidonium majus*	Alcaloides de isoquinolinas	Hepatite colestática, fibrose
Sassafrás	Chá fitoterápico	*Sassafras albidum*	Safrol	CHC (em animais)
Sene	Laxativo	*Cassia angustifolia*	Alcaloides senosídeos; antronas	Hepatite aguda

(*continua*)

Tabela 390.1 Remédios fitoterápicos, suplementos dietéticos e produtos para perda de peso hepatotóxicos. (*continuação*)

REMÉDIOS	USO POPULAR	FONTE	COMPONENTE HEPATOTÓXICO	TIPO DE DANO HEPÁTICO
Shou-wu-pian	Antienvelhecimento, neuroproteção, laxante	*Polygonum multiflorum* Thunb (raiz de *fleeceflower*)	Antraquinona	Hepatite aguda ou colestase
Syo-saiko-to	Múltiplo	Raiz de *Scutellaria*	Diterpenoides	Necrose hepatocelular, colestase, esteatose, granulomas
Valeriana	Sedativo	*Valeriana officinalis*	Incerto	Enzimas hepáticas elevadas
Visco-branco	Asma, infertilidade	*Viscus album*	Incerto	Hepatite (em combinação com escutelária)

CHC, carcinoma hepatocelular; IHF, insuficiência hepática fulminante; SOS, síndrome de obstrução sinusoidal. A partir de Lewis JH: Liver disease caused by anesthetics, chemicals, toxins, and herbal preparations. In Feldman M, Friedman LS, Brandt LJ, editors: *Sleisenger and Fordtran's gastrointestinal and liver disease*, ed 10, Philadelphia, 2016, Elsevier (Table 89.6).

O metabolismo hepático de fármacos e toxinas é mediado por uma sequência de reações enzimáticas que, em sua maioria, transformam moléculas hidrofóbicas e menos solúveis em compostos hidrofílicos não tóxicos que podem ser prontamente excretados na urina ou bile (ver Capítulo 72). Tamanho hepático relativo, fluxo sanguíneo hepático e extensão da ligação a proteínas também influenciam o metabolismo dessas substâncias. A fase 1 do processo envolve a ativação enzimática do substrato a intermediários reativos contendo um grupamento carboxil, fenol, epóxido ou hidroxila. As mono-oxigenases de função mista, a citocromo-*c* redutase, diversas hidrolases e o sistema citocromo P450 (CYP) estão envolvidos nesse processo. A indução inespecífica dessas vias enzimáticas, a qual pode acontecer durante infecções virais intercorrentes, com jejum prolongado e após administração de determinados fármacos, tais como anticonvulsivantes, pode alterar o metabolismo dos fármacos e aumentar o potencial para hepatotoxicidade. Um único agente pode ser metabolizado por mais de uma reação bioquímica. Os intermediários reativos que são potencialmente lesivos à célula são enzimaticamente conjugados nas reações de fase 2 com ácido glicurônico, sulfato, acetato, glicina ou glutatião Algumas substâncias podem ser metabolizadas diretamente por essas reações de conjugação sem passar inicialmente pela ativação da fase 1. A fase 3 é a excreção – dependente de energia – dos metabólitos das substâncias e de seus conjugados, por uma gama de transportadores de membrana no fígado e rins, tais como a proteína 1 resistente a múltiplos fármacos.

As vias para biotransformação são expressas precocemente no feto e neonato, mas muitas enzimas de fase 1 e de fase 2 são imaturas, especialmente no primeiro ano de vida. CYP3A4 é o principal CYP hepático expresso no período pós-natal e metaboliza mais de 75 substâncias terapêuticas comumente utilizadas e vários poluentes ambientais e pró-carcinogênicos. A atividade do CYP3A4 hepático é expressa de maneira pobre no feto, mas aumenta após o nascimento até alcançar 30% dos valores de adultos com 1 mês e atinge 50% desse valor entre 6 e 12 meses. CYP3A4 pode ser induzido por uma série de substâncias, incluindo fenitoína, fenobarbital e rifamicina. A produção aumentada de metabólitos tóxicos pode sobrecarregar a capacidade das reações de fase 2. De maneira contrária, numerosos inibidores do CYP3A4 por várias diferentes classes terapêuticas, como a eritromicina e a cimetidina, podem levar ao acúmulo tóxico de substratos do CYP3A4. Por outro lado, embora o CYP2D6 também seja regulado pelo desenvolvimento do indivíduo (com maturação aos 10 anos), sua atividade depende mais de polimorfismos genéticos do que da sensibilidade a indutores e inibidores, já que mais de 70 variantes alélicas do CYP2D6 influenciam de maneira significativa o metabolismo de várias substâncias. A uridina-difosfato-glicoronosiltransferase 1A6, uma enzima de fase 2 que conjuga glicoronídeo ao paracetamol, também está ausente no feto humano, aumenta discretamente no período neonatal, mas não alcança níveis adultos até cerca dos 10 anos. Os mecanismos para a captação e excreção de íons orgânicos também podem ser deficientes no início da vida. O metabolismo de substâncias, prejudicado por meio de reações de fase 1 e fase 2, presentes nos primeiros meses de vida, é seguido por um período de melhora do metabolismo de tais substâncias em crianças com 10 anos, comparadas com adultos.

Os polimorfismos genéticos em genes que codificam enzimas e transportadores que medeiam reações de fase 1, 2 e 3 também podem estar associados à disfunção do metabolismo de substâncias e ao maior risco de hepatotoxicidade. Alguns casos de hepatotoxicidade idiossincrática podem ocorrer como resultado de aberrações (polimorfismos) na fase 1 do metabolismo terapêutico, produzindo intermediários de potencial hepatotóxico incomuns, combinados à ineficiência desenvolvida, adquirida ou relativa das reações de conjugação da fase 2. Estudos de associação genômica ampla identificaram associações HLA em certos casos de lesão hepática induzida por fármacos e toxinas (**DILI**; do inglês, *drug-induced liver injury*). As crianças podem ser mais ou menos suscetíveis do que adultos a reações hepatotóxicas; o dano hepático após a utilização do anestésico halotano é raro em crianças e a intoxicação por paracetamol é menos comum em neonatos do que em adolescentes, enquanto a maioria dos casos de hepatotoxicidade fatal associada à utilização de valproato sódico tem sido relatada em crianças. A administração terapêutica excessiva ou prolongada de paracetamol combinada a reduções na ingestão calórica ou proteica pode causar hepatotoxicidade em crianças. Nesta situação, o metabolismo do paracetamol pode estar prejudicado pela síntese reduzida de metabólitos sulfatados e glicuronados e estoques menores de glutatião. A imaturidade das vias metabólicas hepáticas de substâncias pode impedir a degradação de um agente tóxico; mas sob outras circunstâncias, a mesma imaturidade pode limitar a formação de metabólitos tóxicos. A grave hepatotoxicidade pelo valproato sódico está frequentemente associada a um distúrbio mitocondrial hereditário subjacente (síndrome de Alper).

A hepatotoxicidade química pode ser previsível ou idiossincrática. A hepatotoxicidade previsível implica uma alta incidência de lesão hepática em pessoas expostas, com dependência da dose. É compreensível que somente algumas substâncias utilizadas em situações clínicas façam parte dessa categoria. Esses agentes podem lesionar o hepatócito diretamente, mediante alteração dos lipídios de membrana (peroxidação) ou pela desnaturação de proteínas; tais agentes incluem tetracloreto de carbono e tricloroetileno. A lesão indireta pode ocorrer por meio da interferência com vias metabólicas essenciais para a integridade celular ou pela distorção de constituintes celulares por ligação covalente de um metabólito reativo; exemplos incluem a lesão hepática causada pelo paracetamol ou por antimetabólitos, como o metotrexato ou 6-mercaptopurina.

A **hepatotoxicidade idiossincrática** é imprevisível e compreende a maioria das reações adversas. Ao contrário dos dogmas anteriores de que as reações idiossincráticas ocorriam independentemente da dose, existem novas informações de que doses maiores de fármacos metabolizados no fígado apresentam maior risco de hepatotoxicidade. As reações idiossincráticas de fármacos em certos pacientes podem refletir vias aberrantes para o metabolismo desses, possivelmente relacionadas a polimorfismos genéticos, com produção de intermediários tóxicos (isoniazida e valproato sódico podem causar lesão hepática por esse mecanismo). A duração da utilização da substância antes da lesão hepática varia (de semanas a mais de 1 ano) e a resposta à reexposição pode ser tardia.

Uma reação idiossincrática pode ser mediada imunologicamente como resultado de sensibilização prévia (hipersensibilidade); manifestações extra-hepáticas de hipersensibilidade podem incluir febre, urticárias, artralgia e eosinofilia. A duração da exposição antes da reação é de geralmente 1 a 4 semanas, com imediata recidiva da lesão em casos de reexposição. Estudos indicam que óxidos de areno, gerados pelo metabolismo oxidativo (CYP) de anticonvulsivantes aromáticos (fenitoína, fenobarbital, carbamazepina), podem iniciar a patogênese de algumas reações de hipersensibilidade. Óxidos de areno, formados *in vivo*, podem se ligar a macromoléculas celulares, perturbando assim a função celular e possivelmente iniciando mecanismos imunológicos de lesão hepática.

Embora a geração de metabólitos reativos quimicamente tenha recebido grande atenção na patogênese da hepatotoxicidade, evidências crescentes existem atualmente para a natureza multifatorial do processo, em particular sobre o papel desempenhando pelo sistema imunológico do hospedeiro. A ativação das células de Kupffer não parenquimatosas e a infiltração por neutrófilos perpetuam a lesão tóxica por várias substâncias, por meio da liberação de espécies reativas de oxigênio e de nitrogênio, assim como de citocinas. As células estreladas também podem ser ativadas, levando potencialmente a fibrose hepática e cirrose.

O espectro patológico da hepatopatia induzida por fármacos é extremamente amplo, raramente específico, e pode mimetizar outras hepatopatias (ver Tabela 390.2). Hepatotoxinas previsíveis, como o paracetamol, causam necrose centrolobular de hepatócitos. A esteatose é uma importante característica das intoxicações por tetraciclina (microvesicular) e etanol (macrovesicular). Hepatite colestática pode ser observada, com lesão causada por estolato de eritromicina e clorpromazina. A colestase sem inflamação pode ser um efeito tóxico de estrógenos e esteroides anabolizantes. A utilização de contraceptivos orais e andrógenos também tem sido associada a tumores hepáticos benignos e malignos. Algumas reações a substâncias idiossincrásicas podem causar padrões mistos de lesão, com colestase difusa e necrose celular. A hepatite crônica tem sido associada à utilização de metildopa e nitrofurantoína.

As manifestações clínicas podem ser discretas e inespecíficas, como febre e indisposição. Febre, exantema e artralgia podem ser proeminentes em casos de hipersensibilidade. Em pacientes doentes hospitalizados, os sinais e sintomas da intoxicação hepática por medicamentos podem ser de difícil distinção da doença de base. Os diagnósticos diferenciais devem incluir hepatite viral aguda e crônica, doença do trato biliar, septicemia, lesão hepática isquêmica e hipóxica, infiltração neoplásica maligna e hepatopatia metabólica hereditária.

Os achados laboratoriais da hepatopatia relacionada a fármacos ou toxinas são extremamente variáveis. A lesão aos hepatócitos pode levar a elevações das atividades séricas de aminotransferases e níveis séricos de bilirrubina e ao prejuízo da função sintética, conforme evidenciado pela diminuição sérica dos fatores de coagulação e albumina. A hiperamonemia pode ocorrer após insuficiência hepática ou após inibição seletiva do ciclo da ureia (valproato sódico). Os testes toxicológicos de amostras de sangue e urina podem auxiliar a detectar a exposição a fármacos ou toxinas. A biopsia hepática percutânea pode ser necessária, a fim de distinguir a lesão causada pelos fármacos de complicações de um distúrbio subjacente ou de infecção recorrente. A síndrome do desaparecimento do ducto biliar pode ser observada em uma pequena porção de pacientes com DILI idiossincrática.

A elevação discreta das atividades séricas de aminotransferases (geralmente menos que 2 a 3 vezes que o normal) pode ocorrer durante a terapia com medicamentos, particularmente anticonvulsivantes, capazes de induzir vias microssomais para o metabolismo de substâncias. A biopsia hepática revela proliferação de retículo endoplasmático liso sem lesão hepática significativa. As anormalidades dos exames hepáticos frequentemente desaparecem após terapia médica contínua.

Tabela 390.2 Padrões de danos hepáticos por fármacos ou substâncias psicoativas.

DOENÇA	SUBSTÂNCIA/FÁRMACO
Necrose centrolobular	Paracetamol Tetracloreto de carbono Cocaína *Ecstasy* Ferro Halotano
Esteatose microvesicular	Ácido valproico Tetraciclina Tolueno Metotrexato
Hepatite aguda	Isoniazida Agentes do fator de necrose antitumoral Ácido valproico
Hipersensibilidade geral	Sulfonamidas Fenitoína Minociclina
Fibrose	Metotrexato
Colestase	Clorpromazina Anilina Eritromicina Paraquat Estrógenos Sertralina
Síndrome de obstrução sinusoidal (doença veno-oclusiva)	Irradiação mais busulfano Arsênico Ciclofosfamida
Trombose da veia porta e hepática	Estrógenos Andrógenos
Lama biliar	Ceftriaxona
Adenoma hepático ou carcinoma hepatocelular	Contraceptivos orais Esteroides anabolizantes

TRATAMENTO

O tratamento de lesões hepáticas relacionadas a fármacos ou toxinas é principalmente de suporte. O contato com o agente agressor deve ser evitado. Os corticosteroides podem ter uma função em doenças imunomediadas. A terapia com *n*-acetilcisteína, pela estimulação da síntese do glutatião, é efetiva na prevenção ou atenuação de hepatotoxicidade quando administrada dentro de 16 h após uma sobredose aguda de paracetamol e parece melhorar a sobrevida em pacientes com lesão hepática grave, até mesmo 36 h após a ingestão (ver Capítulo 63). A administração intravenosa de L-carnitina pode ser valiosa no tratamento da hepatotoxicidade induzida por ácido valproico. O transplante hepático ortotópico pode ser necessário para o tratamento da insuficiência hepática induzida por fármacos ou toxinas.

PROGNÓSTICO

O prognóstico DILI depende do tipo e da gravidade. Em geral, a lesão é completamente reversível quando o fator hepatotóxico é retirado. A mortalidade da necrose hepática submassiva com insuficiência hepática fulminante pode, entretanto, exceder 50%. Hiperbilirrubinemia, coagulopatia e elevados níveis séricos de creatinina estão associados a um aumento do risco de morte ou necessidade de transplante hepático. Com o uso contínuo de certas substâncias, como o metotrexato, os efeitos da hepatotoxicidade podem prosseguir de maneira insidiosa até a cirrose, mesmo com testes hepáticos normais ou próximos da normalidade. A neoplasia pode ocorrer após terapia androgênica a longo prazo. Novo teste terapêutico com uma substância suspeita de ter causado lesão hepática prévia é raramente justificado e pode resultar em necrose hepática fatal.

PREVENÇÃO

A prevenção da lesão hepática induzida por fármacos permanece desafiadora. o monitoramento dos testes bioquímicos hepáticos pode ser útil em alguns casos, mas pode ser difícil manter agentes utilizados durante muitos anos. Tais exames podem ser particularmente importantes em pacientes com hepatopatia preexistente. Para fármacos com potencial hepatotóxico, mesmo se os episódios forem infrequentes em crianças, como após a utilização de isoniazida, os pacientes devem ser aconselhados a parar imediatamente a medicação após o início de náuseas, vômitos, dor abdominal e fadiga, até que seja excluída a possibilidade de dano hepático. Sintomas óbvios de hepatopatia como icterícia e urina de coloração escura podem ocorrer após grave lesão hepatocelular. O monitoramento para metabólitos tóxicos e a genotipagem podem ser eficazes para prevenção de toxicidade grave pelo uso da azatioprina. Avanços na farmacogenômica, como a utilização de *chips* genéticos para detecção de variantes em algumas das enzimas CYP, aumentam a expectativa de uma abordagem personalizada, a fim de prevenir a hepatotoxicidade.

A bibliografia está disponível no GEN-io.

Capítulo 391

Insuficiência Hepática Aguda

Frederick J. Suchy e Amy G. Feldman

A insuficiência hepática aguda é uma síndrome clínica, que resulta de necrose maciça dos hepatócitos ou de grave comprometimento funcional dessas células. As funções de síntese, excreção e destoxificação do fígado estão todas gravemente comprometidas. Nos adultos, a encefalopatia hepática tem sido uma característica essencial no diagnóstico. No entanto, na pediatria, essa definição restrita pode ser problemática, visto que pode ser difícil detectar a encefalopatia hepática em seu estágio inicial em lactentes e crianças, e algumas crianças com insuficiência hepática aguda podem não desenvolver encefalopatia. A definição aceita em crianças inclui evidências bioquímicas de lesão hepática aguda (habitualmente inferior a 8 semanas de duração); ausência de evidências de doença hepática crônica; e coagulopatia de origem hepática, definida por tempo de protrombina (TP) superior a 15 segundos ou por razão normalizada internacional (RNI) superior a 1,5 não corrigida pela vitamina K na presença de encefalopatia hepática clínica, ou TP superior a 20 segundos, ou RNI superior a 2, independentemente da presença de encefalopatia hepática clínica.

A insuficiência hepática no período perinatal pode estar associada à lesão hepática pré-natal e até mesmo à cirrose. Os exemplos incluem doença hepática aloimune gestacional (DHAG), tirosinemia, linfo-histiocitose hemofagocítica familiar (LHH) e alguns casos de infecção viral congênita (herpes-vírus simples [HSV]). Pode-se observar a presença de doença hepática por ocasião do nascimento ou após vários dias de aparente bem-estar. A doença de Wilson fulminante e a hepatite autoimune fulminante também ocorrem em crianças de mais idade previamente assintomáticas, mas que, por definição, apresentam doença hepática preexistente. Outras formas de insuficiência hepática aguda a crônica podem ocorrer quando um paciente com uma doença hepática subjacente, tal como a atresia biliar, desenvolve descompensação hepática após uma lesão hepática induzida por vírus ou fármacos. Em alguns casos de insuficiência hepática, particularmente na forma idiopática de insuficiência hepática aguda, o início da encefalopatia é observado mais tarde, entre 8 e 28 semanas após o início da icterícia.

ETIOLOGIA

Infecção

A insuficiência hepática aguda pode ser uma complicação da **hepatite viral** (A, B, D e raramente E), vírus Epstein-Barr, herpes-vírus simples, adenovírus, enterovírus, influenza A, citomegalovírus, parvovírus B19, herpes-vírus humano-6, infecção por varicela-zóster, parechovírus e outras doenças respiratórias. Uma taxa incomumente alta de insuficiência hepática fulminante ocorre em indivíduos jovens que apresentam infecções combinadas pelos vírus da hepatite B (HBV) e da hepatite D. As mutações nas regiões pré-*core* e/ou promotora do DNA do HBV estão associadas à hepatite fulminante e grave. O HBV também é responsável por alguns casos de insuficiência hepática fulminante na ausência de marcadores sorológicos de infecção pelo HBV, porém com detecção do DNA do HBV no fígado. O vírus da hepatite E é uma causa incomum de insuficiência hepática fulminante nos EUA, mas pode ocorrer em mulheres grávidas, nas quais as taxas de mortalidade aumentam drasticamente até 25%. Os pacientes com hepatite C crônica correm risco quando adquirem superinfecção pelo vírus da hepatite A.

Hepatite autoimune

A insuficiência hepática aguda também é causada por **hepatite autoimune** em cerca de 5% dos casos. Os pacientes apresentam um marcador autoimune positivo (p. ex., anticorpo antinuclear, anticorpo antimúsculo liso, anticorpo microssomal de fígado-rim ou antígeno hepático solúvel) e, possivelmente, nível sérico elevado de imunoglobulina G. Se a biopsia puder ser realizada, a histologia hepática frequentemente demonstra uma hepatite de interface e infiltrado de células plasmáticas.

Doenças metabólicas

Distúrbios metabólicos associados à insuficiência hepática incluem doença de Wilson, fígado gorduroso agudo da gestação, galactosemia, tirosinemia hereditária, intolerância hereditária à frutose, defeitos na betaoxidação de ácidos graxos e deficiências do transporte de elétrons mitocondriais, em particular distúrbios de depleção do DNA mitocondrial. Pacientes com doença de Wilson que apresentam insuficiência hepática aguda geralmente têm altos níveis de bilirrubina, *baixos* níveis de fosfatase alcalina, baixos níveis de ácido úrico, níveis de aspartato aminotransferase maiores que os níveis de alanina aminotransferase e anemia hemolítica com Coombs negativo.

Neoplasia

A insuficiência hepática aguda pode ocorrer com malignidades incluindo leucemia, linfoma e **LHH familiar**. A insuficiência hepática aguda é uma característica comum da LHH causada por vários defeitos genéticos, infecções pela maioria dos vírus do grupo herpes e por uma variedade de outras condições, incluindo transplante de órgãos e neoplasias malignas. O comprometimento da função das células *natural killer* e dos linfócitos T citotóxicos – com hemofagocitose descontrolada e produção excessiva de citocinas – é característico das formas genéticas e adquiridas de LHH. Pacientes com LHH se apresentam com uma combinação de febre, esplenomegalia, citopenias, níveis altos de triglicerídeos, níveis muito altos de ferritina, atividade baixa das células *natural killer*, níveis elevados de CD25 solúvel; eles também podem ter hemofagocitose na biopsia da medula óssea ou do fígado (ver Capítulo 534).

Doença hepática aloimune gestacional

A DHAG é a causa mais comum de insuficiência hepática aguda no recém-nascido. Nesse processo aloimune, os anticorpos maternos da imunoglobulina (Ig) G se ligam aos antígenos do fígado fetal e ativam a cascata terminal do complemento, resultando em lesão e morte do hepatócito. Os lactentes com DHAG apresentam aminotransferases baixas/normais que são desproporcionais ao seu grau de insuficiência hepática. Podem ter hipoglicemia, icterícia, coagulopatia e hipoalbuminemia significativas. Os níveis de alfafetoproteína são tipicamente altos, assim como os níveis séricos de ferritina.

Lesão hepática induzida por substâncias

Vários fármacos e substâncias químicas hepatotóxicos também podem causar lesões hepáticas induzidas por fármacos e insuficiência hepática aguda. Pode ocorrer lesão hepática previsível após exposição ao tetracloreto de carbono, ao cogumelo *Amanita phalloides*, ou após superdosagem de paracetamol. Nos EUA e na Inglaterra, o paracetamol constitui a etiologia identificável mais comum de insuficiência hepática aguda em crianças e adolescentes. Além da ingestão intencional aguda de uma dose maciça, pode ocorrer também uma adversidade terapêutica que leva a grave lesão hepática em crianças doentes que recebem doses de paracetamol superiores às recomendações baseadas no peso durante muitos dias. Esses pacientes podem apresentar redução das reservas de glutationa depois de uma doença prolongada e um período de nutrição deficiente. O uso de substâncias como halotano, isoniazida, *ecstasy* ou valproato de sódio pode ser acompanhado de lesão idiossincrásica. Os suplementos fitoterápicos e para perda de peso constituem causas adicionais de insuficiência hepática (ver Capítulo 390).

Vascular

Isquemia e hipoxia resultantes da oclusão vascular hepática, insuficiência cardíaca grave, cardiopatia congênita cianótica ou choque circulatório podem produzir insuficiência hepática.

Insuficiência hepática aguda idiopática

A insuficiência hepática aguda idiopática é responsável por 40 a 50% dos casos de insuficiência hepática aguda em crianças. A doença ocorre esporadicamente e geralmente sem os fatores de risco para causas comuns de hepatite viral. É provável que a etiologia desses casos seja heterogênea, incluindo vírus não identificados ou variantes, ativação imunológica excessiva e distúrbios genéticos ou metabólicos não diagnosticados. Há um crescente reconhecimento de algumas crianças que apresentam hepatite aguda indeterminada ou insuficiência hepática aguda e que apresentam evidências de ativação imunológica, incluindo níveis de sIL-2R significativamente elevados, mas que nunca preenchem os critérios diagnósticos para LHH.

A insuficiência hepática aguda recorrente foi relatada com início na infância devido a mutações do gene da sequência amplificada do neuroblastoma (*NBAS*; do inglês, *neuroblastoma amplified sequence*). Os episódios são geralmente precipitados pela febre e caracterizados por episódios de vômitos e letargia. Níveis de aminotransferase e coagulopatia maciçamente elevados estão presentes. A esteatose microvesicular é proeminente na biopsia hepática. A maioria dos pacientes se recuperou com a restauração da função hepática normal após o controle da febre e a manutenção do balanço energético com a infusão de glicose intravenosa. A função da proteína NBAS permanece incerta, mas parece estar envolvida no transporte retrógrado entre o retículo endoplasmático e o aparelho de Golgi.

PATOLOGIA

A biopsia hepática habitualmente revela necrose focal ou maciça confluente dos hepatócitos. A necrose multilobular ou confluente pode estar associada ao colapso da estrutura de reticulina do fígado. Pode ocorrer pouca ou nenhuma regeneração dos hepatócitos. Pode-se observar um padrão zonal de necrose em certos insultos. A lesão centrolobular está associada à hepatotoxicidade por paracetamol ou choque circulatório. Em certas ocasiões, as evidências de disfunção grave dos hepatócitos, e não de necrose celular, constituem o achado histológico predominante (observa-se um infiltrado gorduroso microvesicular dos hepatócitos na síndrome de Reye, nos defeitos de betaoxidação e na toxicidade da tetraciclina).

PATOGÊNESE

Os mecanismos que levam à insuficiência hepática aguda não estão bem elucidados. Não se sabe por que apenas cerca de 1 a 2% dos pacientes com hepatite viral apresentam insuficiência hepática. A destruição maciça dos hepatócitos poderia representar tanto um efeito citotóxico direto do vírus quanto uma resposta imune aos antígenos virais. Dos pacientes com insuficiência hepática induzida por HBV, de um terço a metade se tornam negativos para o antígeno de superfície da hepatite B sérico dentro de alguns dias após a apresentação e, com frequência, não têm nenhum antígeno do HBV ou DNA do HBV detectáveis no soro. Esses achados sugerem uma resposta hiperimune ao vírus que está subjacente à necrose hepática maciça. A formação de metabólitos hepatotóxicos que se ligam de modo covalente a constituintes celulares macromoleculares está envolvida na lesão hepática provocada por fármacos, como paracetamol e isoniazida; pode ocorrer insuficiência hepática aguda após a depleção de substratos intracelulares envolvidos na destoxificação, particularmente a glutationa. Qualquer que seja a causa inicial da lesão dos hepatócitos, diversos fatores podem contribuir para a patogenia da insuficiência hepática, incluindo comprometimento da regeneração dos hepatócitos, alteração da perfusão parenquimatosa, endotoxemia e diminuição da função do retículo endotelial hepático.

MANIFESTAÇÕES CLÍNICAS

A insuficiência hepática aguda pode constituir a forma de apresentação da doença hepática, ou pode complicar uma doença hepática previamente conhecida (insuficiência hepática aguda sobre crônica). Uma história de atraso do desenvolvimento e/ou disfunção neuromuscular pode indicar um defeito mitocondrial ou de betaoxidação subjacente. Uma criança com insuficiência hepática aguda em geral era previamente saudável e, com mais frequência, não tinha nenhum fator de risco para doença hepática, como exposição a toxinas ou hemoderivados. É comum a ocorrência de icterícia progressiva, hálito hepático, febre, anorexia, vômitos e dor abdominal. A rápida ocorrência de diminuição do tamanho do fígado sem melhora clínica constitui um sinal sombrio. Pode haver desenvolvimento de diátese hemorrágica e ascite.

Os pacientes devem ser cuidadosamente observados quanto à possibilidade de encefalopatia hepática, que inicialmente se caracteriza por distúrbios menores da consciência ou da função motora. A irritabilidade, a alimentação precária e a mudança no ritmo do sono podem constituir os únicos achados em lactentes; pode-se demonstrar a presença de asterixe em crianças de mais idade. Com frequência, os pacientes são sonolentos, confusos ou agressivos ao acordar e, por fim, podem tornar-se responsivos apenas a estímulos dolorosos. Os pacientes podem progredir rapidamente para estágios de coma mais profundo, em que surgem respostas extensoras e postura descerebrada e decorticada. No início, as respirações estão habitualmente aumentadas, porém pode ocorrer insuficiência respiratória no coma de estágio IV (ver Tabela 391.1). A patogênese da encefalopatia hepática está provavelmente relacionada ao aumento dos níveis séricos de amônia, falsos neurotransmissores, aminas, aumento da atividade do receptor do ácido gama-aminobutírico ou aumento dos níveis circulantes de compostos endógenos semelhantes aos benzodiazepínicos. A diminuição da depuração hepática dessas substâncias pode causar disfunção acentuada do sistema nervoso central (SNC). Os mecanismos responsáveis pelo edema cerebral e pela hipertensão intracraniana na insuficiência hepática aguda (IHA) sugerem lesão citotóxica e vasogênica.

Tabela 391.1 Estágios da encefalopatia hepática.

	ESTÁGIOS			
	I	II	III	IV
Sintomas	Períodos de letargia, euforia; reversão do sono dia-noite; pode estar alerta	Sonolência, comportamento inadequado, agitação, ampla flutuação do humor, desorientação	Estupor, porém, acordado; confuso, fala incoerente	Coma: IVa responde a estímulos nociceptivos IVb sem resposta
Sinais	Problemas no desenho de figuras, na realização de tarefas mentais	Asterixe, hálito hepático, incontinência	Asterixe, hiper-reflexia, reflexos extensores, rigidez	Arreflexia, ausência de asterixe, flacidez
Eletroencefalograma	Normal	Lentidão generalizada, ondas q	Acentuadamente anormal, ondas trifásicas	Lentidão bilateral acentuadamente anormal, ondas d, silêncio eletrocortical

Há evidências crescentes de uma resposta inflamatória (síntese e liberação de fatores inflamatórios da micróglia ativada e células endoteliais) que atua em sinergia com a hiperamonemia para causar edema grave de astrócitos/cerebral.

ACHADOS LABORATORIAIS

Os níveis séricos de bilirrubina direta e indireta e a atividade das aminotransferases séricas podem estar acentuadamente elevados. As atividades das aminotransferases séricas não estão bem correlacionadas com a gravidade da doença e podem diminuir à medida que o estado do paciente deteriora. A concentração de amônia no sangue está habitualmente aumentada; todavia, pode ocorrer coma hepático em pacientes com nível sanguíneo normal de amônia. O TP e a RNI estão prolongados e, com frequência, não melhoram após a administração parenteral de vitamina K. Pode ocorrer hipoglicemia, particularmente em lactentes. Pode-se observar também o desenvolvimento de hipopotassemia, hiponatremia, acidose metabólica ou alcalose respiratória.

TRATAMENTO

As terapias específicas para as causas identificáveis de insuficiência hepática aguda incluem *N*-acetilcisteína (paracetamol), aciclovir (herpes-vírus simples), penicilina (cogumelo *Amanita*), análogos de nucleosídios ou nucleotídios, como entecavir (vírus da hepatite B [HBV]) e prednisona (hepatite autoimune). A imunossupressão com corticosteroides também deve ser considerada em crianças com a forma indeterminada de insuficiência hepática fulminante com ativação imune para evitar a progressão para o transplante de fígado ou morte. No entanto, estudos controlados mostraram um resultado pior em pacientes tratados com corticosteroides sem base imunológica para lesão hepática. O tratamento de DHAG envolve uma combinação de transfusão de troca (exsanguinotransfusão) de volume duplo para remover o anticorpo reativo existente seguido imediatamente pela administração de imunoglobulina intravenosa de alta dose (IVIG; do inglês, *intravenous immunoglobulin*) (1 g/kg) para bloquear a ativação do complemento induzida por anticorpo. O manejo de outros tipos de insuficiência hepática aguda é de suporte. Não existe nenhuma terapia conhecida capaz de reverter a lesão dos hepatócitos ou de promover a regeneração hepática.

O lactente ou a criança com insuficiência hepática aguda devem ser tratados em uma instituição capaz de realizar transplante de fígado, se necessário; devem ser internados em uma unidade de terapia intensiva com monitoramento contínuo das funções vitais. A intubação endotraqueal pode ser necessária para evitar a aspiração, reduzir o edema cerebral por hiperventilação e facilitar a higiene pulmonar. Com frequência, há necessidade de ventilação mecânica e suplementação de oxigênio no coma avançado. Os sedativos devem ser evitados, a não ser que sejam necessários para o paciente intubado, visto que esses agentes podem agravar a encefalopatia ou precipitá-la. Os opiáceos podem ser mais bem tolerados do que os benzodiazepínicos. Deve-se considerar o uso profilático de inibidores da bomba de prótons, devido ao alto risco de sangramento gastrintestinal.

A hipovolemia deve ser evitada e tratada com infusões cautelosas de líquidos *isotônicos* e hemoderivados. A disfunção renal pode resultar de desidratação, necrose tubular aguda ou insuficiência renal funcional (síndrome hepatorrenal). Devem-se administrar soluções de eletrólitos e glicose por via intravenosa, a fim de manter o débito urinário, corrigir ou prevenir a hipoglicemia e manter concentrações séricas normais de potássio. A hiponatremia é comum e deve ser evitada; ela é habitualmente dilucional e não resulta da depleção de sódio. Pode ser necessária uma suplementação parenteral com cálcio, fósforo e magnésio. A hipofosfatemia, que provavelmente é um reflexo da regeneração hepática, e a administração precoce de fósforo estão associadas a um prognóstico mais satisfatório na insuficiência hepática aguda, enquanto a hiperfosfatemia indica uma falha na recuperação espontânea. A coagulopatia deve ser tratada com administração parenteral de vitamina K. Plasma fresco congelado, crioprecipitado, plaquetas, fator VII ativado ou concentrados do complexo da protrombina podem ser usados para o tratamento de sangramento clinicamente significativo ou podem ser administrados se for necessária a realização de um procedimento invasivo como o posicionamento de uma linha central ou um monitoramento intracraniano. A plasmaférese pode possibilitar a correção temporária da diátese hemorrágica, sem resultar em sobrecarga de volume. A hemofiltração contínua é útil para o tratamento de sobrecarga hídrica, insuficiência renal aguda e hiperamonemia.

Os pacientes devem ser rigorosamente monitorados quanto à ocorrência de infecção, incluindo sepse, pneumonia, peritonite e infecções do trato urinário. Pelo menos 50% dos pacientes apresentam infecção grave. Os microrganismos gram-positivos (*Staphylococcus aureus, Staphylococcus epidermidis*) constituem os patógenos mais comuns; todavia, são também observadas infecções por microrganismos gram-negativos e infecções fúngicas.

A hemorragia gastrintestinal, a infecção, a constipação intestinal, o uso de sedativos, o desequilíbrio eletrolítico e a hipovolemia podem desencadear a encefalopatia e devem ser identificados e corrigidos. A ingestão de proteína deve ser inicialmente restrita ou eliminada, dependendo do grau de encefalopatia. Se ocorrer encefalopatia ou hiperamonemia, a lactulose ou rifaximina podem ser administradas. A *N*-acetilcisteína não é efetiva na melhora dos resultados de pacientes com insuficiência hepática aguda não associada ao uso de paracetamol.

O edema cerebral é uma complicação extremamente grave da encefalopatia hepática, que responde de modo precário a medidas como administração de corticosteroides e diurese osmótica. O monitoramento da pressão intracraniana pode ser útil na prevenção do edema cerebral grave, na manutenção da pressão de perfusão cerebral e no estabelecimento da adequação do paciente para o transplante de fígado.

O suporte hepático temporário continua sendo avaliado como ponte para transplante ou regeneração do fígado no paciente com insuficiência hepática. Sistemas não biológicos, essencialmente na forma de diálise hepática com dialisado contendo albumina, e dispositivos biológicos de suporte hepático que envolvem a perfusão do sangue do paciente através de um cartucho contendo linhagens celulares hepáticas ou hepatócitos porcinos podem remover algumas toxinas, melhorar as anormalidades bioquímicas do soro e, em alguns casos, melhorar a função neurológica; todavia, há poucas evidências de melhora da sobrevida e poucas crianças foram tratadas dessa maneira.

O transplante ortotópico de fígado pode salvar a vida de pacientes que alcançam estágios avançados (III, IV) do coma hepático. Os aloenxertos de tamanho reduzido e o transplante de doador vivo foram importantes avanços no tratamento de lactentes com insuficiência hepática. O transplante de fígado ortotópico ou heterotópico parcial auxiliar foi bem-sucedido em um pequeno número de crianças e, em alguns casos, possibilitou a regeneração do fígado nativo e a suspensão subsequente da imunossupressão. O transplante ortotópico de fígado não deve ser realizado em pacientes com insuficiência hepática e disfunção neuromuscular secundária a um distúrbio mitocondrial, visto que é provável que a deterioração neurológica progressiva continue depois do transplante.

PROGNÓSTICO

As crianças com insuficiência hepática aguda evoluem melhor do que os adultos. A melhora da sobrevida pode ser atribuída à terapia intensiva cuidadosa e, se necessário, transplante de fígado. No estudo prospectivo de maior porte do Pediatric Acute Liver Failure Study Group, 709 crianças foram avaliadas em 21 dias: 50,3% dos pacientes sobreviveram com cuidados de suporte apenas, 36,2% sobreviveram após transplante hepático e 13,4% morreram. Um sistema de escore baseado nos valores máximos das concentrações de bilirrubina sérica total, TP e amônia plasmática faz uma previsão da sobrevida sem transplante. O prognóstico varia de modo considerável com a causa da insuficiência hepática e estágio da encefalopatia hepática. As taxas de sobrevida com cuidados de suporte podem alcançar até 90% na superdosagem de paracetamol e na hepatite A fulminante. Em contrapartida, pode-se esperar recuperação espontânea em apenas cerca de 40% dos pacientes com insuficiência hepática causada pela forma idiopática (indeterminada) de insuficiência hepática aguda ou início agudo de doença de Wilson. O prognóstico também é desfavorável para a recuperação espontânea em paciente com déficits mitocondriais, síndromes hemofagocíticas, doenças do herpes simples e reações idiossincráticas a fármacos. Nos pacientes que evoluem para o coma de estágio IV (ver Tabela 391.1), o prognóstico é extremamente sombrio. A herniação do tronco encefálico constitui a causa mais comum de morte. As principais complicações, como sepse, hemorragia grave ou insuficiência renal, aumentam a mortalidade. O prognóstico é particularmente sombrio em pacientes com necrose hepática e falência múltipla de órgãos.

Idade inferior a 1 ano, encefalopatia de estágio 4, valor de RNI superior a 4, TP superior a 90 s, níveis baixos de fator V e necessidade de diálise antes do transplante estão associados ao aumento da mortalidade. A concentração sérica de bilirrubina antes do transplante ou a elevação das enzimas hepáticas não são preditivas de sobrevida após o transplante. Uma concentração plasmática de amônia superior a 200 μmol/ℓ está associada a um aumento de cinco vezes no risco de morte. As crianças com insuficiência hepática aguda têm mais probabilidade de morrer enquanto estão na lista de espera, em comparação com crianças com outros diagnósticos que requerem transplante hepático. Em virtude da gravidade da doença, a sobrevida de 6 meses após transplante de fígado é de aproximadamente 75% para a insuficiência hepática aguda, e é significativamente mais baixa do que o valor de 90% obtido em crianças com doença hepática crônica. Os pacientes que se recuperam da insuficiência hepática fulminante apenas com cuidados de suporte, habitualmente, não desenvolvem cirrose nem doença hepática crônica. A anemia aplásica ocorre em cerca de 10% das crianças com a forma idiopática da insuficiência hepática fulminante e é frequentemente fatal sem um transplante de medula óssea. Os sobreviventes a longo prazo demonstram QI e capacidade visual médios, mas apresentam deficiências maiores do que o esperado nas habilidades motoras, de atenção, em funções executivas e na qualidade de vida relacionada à saúde.

A bibliografia está disponível no GEN-io.

Capítulo 392
Doenças Císticas do Trato Biliar e do Fígado

Frederick J. Suchy e Amy G. Feldman

As lesões císticas do fígado podem ser inicialmente reconhecidas na lactância e na infância. A fibrose hepática também pode ocorrer como parte de um defeito de desenvolvimento associado (ver Tabela 392.1). A doença *renal* cística está habitualmente associada e, com frequência, determina a apresentação clínica e o prognóstico. Praticamente todas as proteínas codificadas por genes que sofreram mutação em doenças císticas combinadas do fígado e dos rins estão, pelo menos parcialmente, localizadas nos cílios primários das células tubulares renais e colangiócitos.

Um cisto hepático congênito e solitário (não parasitário) pode ocorrer na infância e foi identificado em alguns casos em ultrassonografia (US) pré-natal. A distensão abdominal e a dor podem estar presentes e massa mal definida no quadrante superior direito pode ser palpável. Essas lesões benignas são preferencialmente deixadas intactas, a menos que comprimam estruturas adjacentes ou ocorra uma complicação, como hemorragia no cisto. O tratamento cirúrgico é geralmente reservado para pacientes sintomáticos e cistos que aumentam.

CISTOS DE COLÉDOCO

Os cistos de colédoco são dilatações congênitas do ducto colédoco, que podem causar obstrução biliar progressiva e cirrose biliar. Os tipos mais comuns consistem em cistos dos ductos extra-hepáticos cilíndricos (fusiformes) e esféricos (saculares) (ver Tabela 392.1). Os cistos de colédoco são classificados de acordo com o método Todani (ver Figura 392.1). Os cistos de colédoco tipo 1, a variante mais comum, envolvem uma dilatação sacular ou fusiforme do ducto biliar comum.

Tabela 392.1 Síndromes associadas com a fibrose hepática congênita.

DISTÚRBIO	CARACTERÍSTICAS ASSOCIADAS
Doença renal policística autossômica recessiva	Malformação da placa ductal, síndrome de Caroli
Doença renal policística autossômica dominante	Malformação da placa ductal, síndrome de Caroli
Doença hepática policística autossômica dominante	Raramente, insuficiência cardíaca congestiva
Síndrome de Jeune	Distrofia torácica asfixiante, com displasia tubular renal cística, síndrome de Caroli
Síndrome de Joubert	Defeitos do sistema nervoso central, malformações cardíacas
Síndrome COACH	Hipoplasia do vérmis cerebelar, oligofrenia, ataxia congênita, coloboma ocular, fibrose hepática
Síndrome de Meckel-Gruber	Displasia renal cística, desenvolvimento anormal do ducto biliar com fibrose, encefalocele posterior e polidactilia
Síndrome da glicoproteína deficiente em carboidrato tipo 1b	Diarreia crônica na deficiência da isomerase fosfomanose-1, enteropatia de perda de proteínas
Síndrome de Ivemark tipo 2	Displasia renal-hepática-pancreática autossômica recessiva
Nefronoftise tipo 3	Degeneração tapeto-retiniana
Síndrome de Bardet-Biedl	Degeneração retiniana, obesidade, deformidades nos membros, hipogonadismo
Síndrome orofaciodigital tipo 1	Fendas orais, hamartomas ou cistos da língua, anomalias digitais e cistos pancreáticos
Diversas síndromes	Linfangiectasia intestinal, enterocolite, síndrome da costela curta cística (Beemer-Langer), osteocondrodisplasia

De Suchy FJ, Sokol RJ, Balistreri WF, editors: *Liver disease in children*, ed 3, New York, 2017, Cambridge University Press, p. 713.

Os cistos tipo II são divertículos congênitos que se projetam do ducto biliar comum. Os cistos do tipo III ou coledococeles envolvem uma herniação do segmento intraduodenal do ducto biliar comum no duodeno. Os cistos do tipo IVa ou **doença de Caroli** envolvem múltiplos cistos intra-hepáticos e extra-hepáticos. Os cistos do tipo IVb envolvem apenas o ducto extra-hepático. Cistos hepáticos solitários (tipo V) são muito raros.

A patogenia dos cistos do colédoco permanece incerta. Alguns relatos sugerem que a junção do ducto colédoco com o ducto pancreático, antes de sua entrada no esfíncter de Oddi, poderia possibilitar o refluxo de enzimas pancreáticas para dentro do ducto colédoco, causando inflamação, fragilidade localizada e dilatação do ducto. Foi também proposto que um segmento de estenose congênita distal da árvore biliar leva a um aumento da pressão intraluminal e da dilatação biliar proximal. Outras possibilidades são as de que os cistos do colédoco representam malformações do ducto colédoco, ou que eles ocorram como parte do espectro de uma doença infecciosa que inclui hepatite neonatal e atresia biliar.

Cerca de 75% dos casos aparecem durante a infância. Tipicamente, o lactente apresenta icterícia colestática; a disfunção hepática grave, incluindo ascite e coagulopatia, pode evoluir rapidamente se a obstrução biliar não for reduzida. Raramente é possível palpar massa abdominal. Em uma criança de mais idade ocorre a tríade clássica de dor abdominal, icterícia e massa em menos de 33% dos pacientes. Pode-se observar

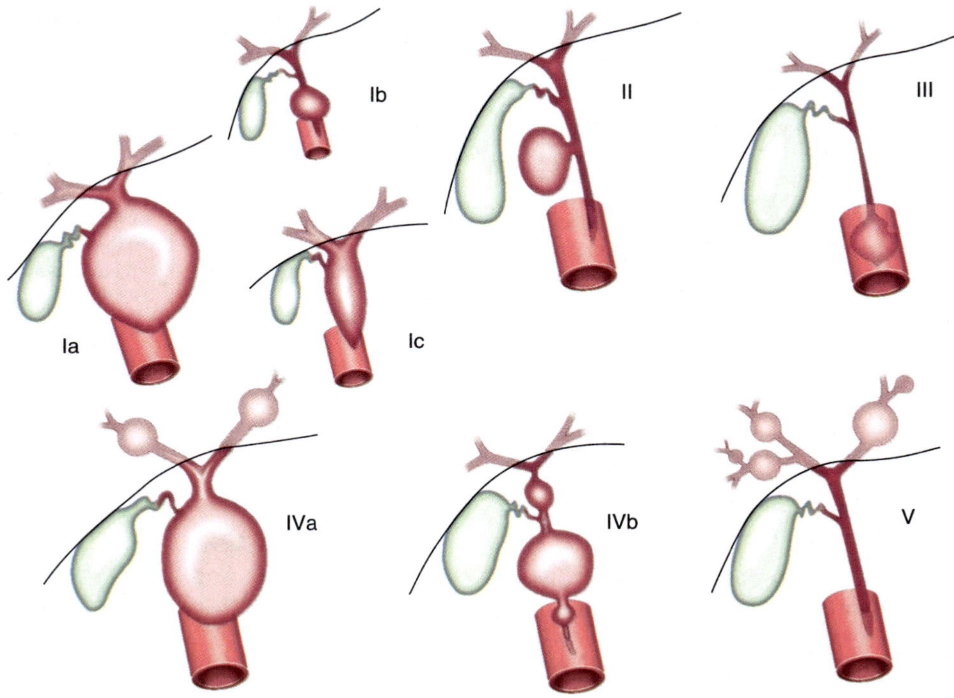

Figura 392.1 Classificação de cistos de colédoco de acordo com Todani *et al.* Ia, tipo comum; Ib, dilatação segmentar; Ic, dilatação difusa; II, divertículo; III, coledococele; IVa, cistos múltiplos (intra e extra-hepáticos); IVb, cistos múltiplos (extra-hepáticos); V, dilatações únicas ou múltiplas dos ductos intra-hepáticos (doença de Caroli). (*De Savader SJ, Benenati JF, Venbrux AC et al. Choledochal cysts: Classification and cholangiographic appearance. AJR Am J Roentgenol 1991;156:327-31.*)

a presença de características de colangite aguda (febre, hipersensibilidade no quadrante superior direito, icterícia e leucocitose). O diagnóstico é estabelecido por US; com o uso dessa técnica, foram identificados cistos do colédoco no período pré-natal. A colangiografia por ressonância magnética mostra-se útil na avaliação pré-operatória da anatomia dos cistos de colédoco.

Os cistos de colédoco têm o potencial de desenvolver colangiocarcinoma; portanto o tratamento de escolha consiste em excisão primária do cisto e coledocojejunostomia em Y de Roux. A evolução pós-operatória pode ser complicada por colangite recorrente ou estenose no local da anastomose. O acompanhamento a longo prazo é necessário para assegurar que nenhuma malignidade se desenvolva.

Doença renal policística autossômica recessiva

A doença renal policística autossômica recessiva (DRPAR) manifesta-se predominantemente na infância (ver Capítulo 541.2). O aumento bilateral dos rins é causado por uma dilatação generalizada dos túbulos coletores. O distúrbio invariavelmente está associado a fibrose hepática congênita e graus variáveis de ectasia dos ductos biliares, discutidos de modo detalhado mais adiante.

O gene da doença renal e hepática policística 1 (*PKHD1*; do inglês, *polycystic kidney and hepatic disease 1*), que sofreu mutação na DRPAR, codifica uma proteína denominada fibrocistina/poliductina, que está localizada nos cílios do domínio apical das células coletoras renais e colangiócitos. O defeito primário na DRPAR pode consistir em uma disfunção ciliar relacionada com a anormalidade dessa proteína. A fibrocistina/poliductina parece desempenhar um papel na regulação da adesão, repulsão e proliferação celulares e/ou na regulação e manutenção dos túbulos coletores renais e ductos biliares, porém o seu papel exato nos epitélios normais e císticos permanece desconhecido. A doença renal e a doença hepática são independentes e variáveis na gravidade; elas não são explicáveis pelo tipo de mutação em *PKHD1*. A variabilidade fenotípica entre irmãos afetados sugere a importância de genes modificadores, bem como possivelmente influências ambientais.

Na DRPAR, os cistos surgem como expansões ectásicas dos túbulos coletores e ductos biliares, que permanecem em continuidade com suas estruturas de origem. A DRPAR ocorre habitualmente no início da vida, frequentemente logo depois do nascimento e, em geral, é mais grave do que a doença renal policística autossômica dominante (DRPAD). A US fetal pode possibilitar a visualização de rins grandes e ecogênicos, também descritos como brilhantes, com pequena quantidade ou ausência de líquido amniótico (oligoidrâmnio). Todavia, em muitos casos, as características da DRPAR não são visualizadas na US até o terceiro trimestre de gestação ou depois do nascimento.

Os pacientes portadores de DRPAR podem morrer no período perinatal em consequência de insuficiência renal ou disgenesia pulmonar. Os rins desses pacientes estão, em geral, acentuadamente aumentados e disfuncionais. A insuficiência respiratória pode resultar da compressão torácica pelos rins visivelmente aumentados, da retenção de líquido ou de hipoplasia pulmonar concomitante. Os achados clínicos patológicos dentro de uma família tendem a passar para a prole, embora se tenha observado alguma variabilidade na gravidade da doença e na idade de apresentação dentro da mesma família. Nos pacientes que sobrevivem à lactância, em virtude de um fenótipo renal mais leve, a doença hepática pode constituir uma parte proeminente do distúrbio. A doença hepática na DRPAR está relacionada a malformação do fígado, com graus variáveis de fibrose periporta, hiperplasia, ectasia e disgenesia dos ductos biliares. Os sintomas iniciais estão relacionados com o fígado em cerca de 26% dos pacientes. Isso pode se manifestar clinicamente na forma de dilatação cística variável da árvore biliar intra-hepática com fibrose hepática congênita. A fibrose hepática congênita e a doença de Caroli provavelmente resultam de uma anormalidade na remodelagem da placa ductal embrionária do fígado. A **malformação da placa ductal** refere-se à persistência em excesso de estruturas embrionárias dos ductos biliares nos tratos portais. Os pacientes com DRPAR com colangite recorrente ou complicações da hipertensão portal podem requerer um transplante combinado fígado-rim.

Dilatação cística dos ductos biliares intra-hepáticos (doença de Caroli/síndrome de Caroli)

Na doença de Caroli há ectasia isolada ou dilatação segmentar não obstrutiva dos ductos intra-hepáticos maiores. A síndrome de Caroli é a variante mais comum, na qual as malformações dos ductos biliares pequenos estão associadas com a fibrose hepática congênita.

A dilatação sacular congênita pode afetar vários segmentos dos ductos biliares intra-hepáticos; os ductos dilatados são revestidos por epitélio cuboide e estão em continuidade com o sistema ductal principal, que habitualmente está normal. A doença de Caroli também foi associada a cistos do colédoco. A dilatação dos ductos biliares leva a estagnação de bile e formação de lâmina biliar e litíase intraductal. Há uma acentuada predisposição à colangite ascendente, que pode ser exacerbada pela formação de cálculos dentro dos ductos biliares anormais.

Os pacientes afetados habitualmente apresentam sintomas de colangite aguda quando crianças ou adultos jovens. Ocorrem febre, dor abdominal, icterícia leve e prurido, e pode-se palpar um fígado ligeiramente aumentado e doloroso. Durante episódios de infecção aguda, podem-se observar elevação da atividade da fosfatase alcalina e dos níveis de bilirrubina direta, bem como leucocitose. Em pacientes com doença de Caroli, as características clínicas podem resultar de uma combinação de episódios recorrentes de colangite, que refletem as anormalidades dos ductos intra-hepáticos e sangramento hipertensivo portal decorrente da fibrose hepática. A US revela os ductos intra-hepáticos dilatados, porém o diagnóstico definitivo e a extensão da doença precisam ser determinados por meio de colangiografia trans-hepática percutânea, endoscopia ou por ressonância magnética.

A colangite e a sepse deveriam ser tratadas com antibióticos apropriados. Os cálculos podem exigir cirurgia. A hepatectomia parcial pode ser curativa nos raros casos em que a doença cística se limita a um único lobo. O prognóstico é, nos demais aspectos, reservado, devido, em grande parte, às dificuldades no controle da colangite e da litíase biliar e a um risco significativo de desenvolvimento de colangiocarcinoma.

Fibrose hepática congênita

A fibrose hepática congênita está habitualmente associada à DRPAR e caracteriza-se, do ponto de vista patológico, por fibrose periporta e perilobular difusa em faixas largas, que contêm estruturas distorcidas semelhantes a ductos biliares e que frequentemente comprimem ou incorporam veias centrais ou sublobulares (ver Tabela 392.1). Ilhas irregulares de parênquima hepático contêm hepatócitos de aparência normal. A doença de Caroli e os cistos do colédoco estão associados. A maioria dos pacientes apresenta doença renal, particularmente doença renal policística autossômica recessiva e, em raros casos, nefronoftise. A fibrose hepática congênita também ocorre como parte da síndrome COACH (hipoplasia do vérmis do cerebelo, oligofrenia, ataxia congênita, coloboma e fibrose hepática). A fibrose hepática congênita foi descrita em crianças com distúrbio congênito de glicosilação, causado por mutações no gene que codifica a fosfomanose isomerase (ver Capítulo 105.6).

Várias formas diferentes de fibrose hepática congênita foram definidas clinicamente: hipertensiva portal (mais comum), colangítica, mista e latente. O distúrbio habitualmente tem o seu início clínico na infância, com hepatoesplenomegalia ou sangramento secundário à hipertensão portal. Em um estudo recente, a esplenomegalia, como marcador de hipertensão portal, surgiu no início da vida e foi observada em 60% das crianças com menos de 5 anos.

Pode ocorrer colangite nesses pacientes, visto que apresentam tratos biliares anormais, mesmo na ausência de doença de Caroli. Habitualmente, a função hepatocelular está bem preservada. A atividade das aminotransferases séricas e os níveis de bilirrubina estão habitualmente normais na ausência de colangite e coledocolitíase; a atividade da fosfatase alcalina sérica pode estar ligeiramente elevada. O nível sérico de albumina e o tempo de protrombina estão normais. A biopsia hepática raramente é necessária para o estabelecimento do diagnóstico, particularmente em pacientes com doença renal óbvia.

O tratamento desse distúrbio deve se concentrar no controle do sangramento de varizes esofágicas e no tratamento antibiótico agressivo da colangite. Os episódios infrequentes de sangramento leve podem ser tratados por meio de escleroterapia endoscópica ou ligadura elástica das varizes. Após a ocorrência de hemorragia mais grave, a anastomose portocava pode aliviar a hipertensão portal. Pode-se melhorar acentuadamente o prognóstico por meio de um procedimento de derivação, porém a sobrevida de alguns pacientes pode ser limitada em virtude da insuficiência renal.

DOENÇA RENAL POLICÍSTICA AUTOSSÔMICA DOMINANTE

A DRPAD (ver Capítulo 541.3), doença renal cística hereditária mais comum, afeta um em cada 1.000 nascidos vivos. Caracteriza-se pelo desenvolvimento progressivo de cistos renais, que aumentam de tamanho, e por uma variedade de manifestações extrarrenais. Observa-se um alto grau de variabilidade intrafamiliar e interfamiliar na expressão clínica da doença.

A DRPAD é causada por mutação em um de dois genes, *PKD1* ou *PKD2*, que são responsáveis, respectivamente, por 85 a 90% e 10 a 15% dos casos. As proteínas codificadas por esses genes, a policistina-1 e a policistina-2, são expressas nas células tubulares renais e nos colangiócitos. A policistina-1 atua como sensor mecânico nos cílios, detectando o movimento de líquido através dos túbulos e transmitindo os sinais por meio da policistina-2, que atua como canal de cálcio.

Observam-se mais comumente cistos dilatados sem comunicação. Outras lesões hepáticas raramente estão associadas à DRPAD, incluindo malformação da placa ductal, fibrose hepática congênita e micro-hamartomas biliares (os complexos de von Meyenburg). Aproximadamente 50% dos pacientes com insuficiência renal apresentam cistos hepáticos demonstráveis que derivam do trato biliar, porém sem continuidade com ele. Os cistos hepáticos aumentam de tamanho com a idade. Em um estudo, a prevalência dos cistos hepáticos foi de 58% em pacientes com 15 a 24 anos. A cistogênese hepática parece ser influenciada pelos estrogênios. Embora a frequência de cistos seja semelhante em ambos os sexos, o desenvolvimento de grandes cistos hepáticos constitui uma complicação observada principalmente em meninas. Com frequência, os cistos hepáticos são assintomáticos, mas podem causar dor e, em certas ocasiões, são complicados por hemorragia, infecção, icterícia por compressão dos ductos biliares, hipertensão portal com sangramento de varizes ou obstrução do efluxo venoso hepático por compressão mecânica das veias hepáticas, resultando em hepatomegalia dolorosa e ascite exsudativa. Pode ocorrer colangiocarcinoma. A hemorragia subaracnóidea pode resultar dos aneurismas arteriais cerebrais associados.

Pacientes selecionados com doença hepática policística sintomática grave e anatomia favorável beneficiam-se da ressecção ou fenestração hepática. Pode haver necessidade de transplante de fígado-rim combinado. Existem evidências consideráveis que apontam para um papel da adenosina monofosfato cíclico na proliferação epitelial e na secreção de líquido na doença cística renal e hepática experimental. Vários ensaios clínicos realizados em adultos demonstraram que análogos da somatostatina podem impedir a expansão dos cistos hepáticos ao bloquear a geração de adenosina monofosfato cíclico induzida por secretina e a secreção de líquido dos colangiócitos.

DOENÇA HEPÁTICA POLICÍSTICA AUTOSSÔMICA DOMINANTE

A doença hepática policística autossômica dominante é uma entidade clínica e genética distinta, caracterizada pelo desenvolvimento de múltiplos cistos que não estão associados à doença renal cística. Os cistos hepáticos originam-se do trato biliar, porém não estão em continuidade com ele. As meninas são mais comumente afetadas do que os meninos, e, com frequência, os cistos aumentam de tamanho durante a gravidez. Os cistos raramente são identificados em crianças. As complicações dos cistos estão relacionadas aos efeitos de compressão local, à infecção, à hemorragia ou à ruptura. Os genes associados à doença hepática policística autossômica dominante são *PRKCSH* e *SEC63,* que codificam hepatocistina e Sec63, respectivamente. A hepatocistina é um substrato da proteinoquinase C adK-H, a qual está envolvida no dobramento e na maturação apropriados das glicoproteínas. Foi localizada no retículo endoplasmático. O gene *SEC63* codifica a proteína SEC63P, que é um componente do mecanismo de translocação de proteínas no retículo endoplasmático.

A bibliografia está disponível no GEN-io.

Capítulo 393

Doenças da Vesícula Biliar

Frederick J. Suchy e Amy G. Feldman

A incidência da doença da vesícula biliar, particularmente a colelitíase e a discinesia biliar, tem aumentado em crianças e tem sido associada com o aumento no número de colecistectomias.

ANOMALIAS

A ausência congênita da vesícula biliar é observada em cerca de 0,1% da população. A hipoplasia ou ausência da vesícula biliar podem estar associadas à atresia biliar extra-hepática ou à fibrose cística. A duplicação da vesícula biliar raramente ocorre. Pode haver ectopia da vesícula biliar, com localização transversal, intra-hepática, do lado esquerdo ou retrocolocada. A vesícula biliar multisseptada, caracterizada pela presença de múltiplos septos que dividem o seu lúmen, constitui outra anomalia congênita rara da vesícula biliar.

HIDROPISIA AGUDA

A Tabela 393.1 fornece uma lista das condições associadas à hidropisia da vesícula biliar.

A distensão não inflamatória e não calculosa aguda da vesícula biliar pode ocorrer em lactentes e crianças. É definida pela ausência de cálculos, infecções bacterianas ou anomalias congênitas do sistema biliar. O distúrbio pode complicar infecções agudas e a doença de Kawasaki, porém a etiologia frequentemente não é identificada. A hidropisia da vesícula biliar também pode desenvolver-se em pacientes que recebem nutrição parenteral a longo prazo, presumivelmente por causa da estase da vesícula biliar durante o período de jejum enteral. A hidropisia distingue-se da colecistite acalculosa pela ausência de processo inflamatório significativo e por ter um prognóstico geralmente benigno.

Os pacientes afetados habitualmente apresentam dor no quadrante superior direito, com massa palpável. Pode-se verificar a presença de febre, vômitos e icterícia, que habitualmente estão associados a uma doença sistêmica, como infecção estreptocócica. A ultrassonografia (US) revela acentuada distensão da vesícula biliar não ecogênica, sem dilatação da árvore biliar. A hidropisia aguda é habitualmente tratada de maneira conservadora, com foco nos cuidados de suporte e no tratamento da doença intercorrente; raramente, há necessidade de colecistostomia e drenagem. A resolução espontânea e a normalização da função da vesícula biliar habitualmente ocorrem dentro de um período de várias semanas. Se houver necessidade de laparotomia, encontra-se uma vesícula biliar grande e edemaciada, contendo bile branca, amarela ou verde. Em certas ocasiões, observa-se a obstrução do ducto cístico por adenopatia mesentérica. A colecistectomia é necessária se a vesícula biliar estiver gangrenada. O exame patológico da parede vesicular revela edema e inflamação leve. As culturas de bile habitualmente são estéreis.

COLECISTITE E COLELITÍASE

A colecistite aguda acalculosa é incomum em crianças e habitualmente é causada por uma infecção. Os patógenos incluem estreptococos (grupos A e B), microrganismos gram-negativos, particularmente *Salmonella* e *Leptospira interrogans*, e inúmeras infecções virais (hepatite A, vírus Epstein-Barr e citomegalovírus). Pode ocorrer infestação parasitária por *Ascaris* ou *Giardia lamblia*. A colecistite acalculosa pode estar associada a casos de traumatismo abdominal ou lesões por queimadura, ou com uma doença sistêmica grave tal como leucemia, doença hepática de estágio final e com vasculite sistêmica.

As características clínicas consistem em dor epigástrica ou no quadrante superior direito, náuseas, vômitos, febre e icterícia. Observa-se a presença de defesa e hipersensibilidade no quadrante superior direito. A US revela uma vesícula biliar aumentada, com paredes espessas e sem cálculos. A atividade da fosfatase alcalina sérica e os níveis de bilirrubina direta estão elevados. A leucocitose é comum.

Os pacientes podem se recuperar com tratamento da infecção sistêmica e biliar. Como a vesícula biliar pode se tornar gangrenada, a US diária é útil para monitoramento da distensão da vesícula biliar e espessura de sua parede. A colecistectomia é necessária em pacientes que não conseguem melhorar com o tratamento conservador. A drenagem por colecistostomia constitui uma abordagem alternativa no paciente em estado crítico.

A colelitíase é relativamente rara em crianças sadias sob os demais aspectos e ocorre mais comumente em pacientes que apresentam vários distúrbios predisponentes (ver Tabela 393.2). Os cálculos biliares raramente são detectados por US no feto, mas geralmente permanecem assintomáticos e se resolvem espontaneamente durante o primeiro ano de vida. Em uma pesquisa de US em 1.570 crianças de 6 a 19 anos, a prevalência global de litíase biliar foi de 0,13%, enquanto nos indivíduos do sexo feminino foi de 0,27%. Relatos antigos demonstraram consistentemente que mais de 70% dos cálculos biliares eram do tipo pigmentado, 15 a 20% eram cálculos de colesterol e os demais eram uma mistura de colesterol, matriz orgânica e bilirrubinato de cálcio. Os cálculos biliares de pigmento negro, que são constituídos principalmente de bilirrubinato de cálcio e matriz glicoproteica, constituem uma complicação frequente das anemias hemolíticas crônicas. No entanto, por causa da obesidade, os cálculos biliares de colesterol predominam em crianças, enquanto o número de pacientes com cálculos biliares associados à anemia hemolítica permaneceu estável.

Tabela 393.1	Condições associadas à hidropisia da vesícula biliar.
Colelitíase	
Colecistite	
Doença de Kawasaki	
Faringite estreptocócica	
Infecção estafilocócica	
Leptospirose	
Ascaridíase	
Oxiuríase	
Crise falcêmica	
Febre tifoide	
Talassemia	
Nutrição parenteral total	
Jejum prolongado	
Hepatite viral	
Sepse	
Púrpura de Henoch-Schönlein	
Adenite mesentérica	
Enterocolite necrosante	

Tabela 393.2	Condições associadas à colelitíase.
Doença hemolítica crônica (anemia falciforme, esferocitose, talassemia, doença de Gilbert)	
Ressecção ou doença ileal	
Fibrose cística	
Cirrose	
Colestase	
Doença de Crohn	
Obesidade	
Resistência à insulina	
Nutrição parenteral prolongada	
Prematuridade com evolução clínica ou cirúrgica complicada	
Jejum prolongado ou rápida redução do peso	
Tratamento de câncer infantil	
Cirurgia de abdome	
Gravidez	
Sepse	
Colestase intra-hepática familiar progressiva genética (*ABCB4, ABCG5/G8*)	
Cefalosporinas	

Os cálculos de pigmento marrom formam-se, em sua maior parte, em lactentes como consequência de infecção do trato biliar. A bilirrubina não conjugada é o componente predominante, formada pela alta atividade de betaglicuronidase da bile infectada. Os cálculos biliares de colesterol são compostos exclusivamente de colesterol ou contêm mais de 50% de colesterol, juntamente com matriz glicoproteica de mucina e bilirrubinato de cálcio. Foram também descritos cálculos de carbonato de cálcio em crianças.

Os pacientes com doença hemolítica (incluindo anemia falciforme, talassemias e enzimopatias eritrocitárias) e doença de Wilson correm risco aumentado de colelitíase de pigmento negro. Na doença falciforme, pode haver formação de cálculos biliares pigmentares antes dos 4 anos, e a sua presença foi relatada em 17 a 33% dos pacientes com 2 a 18 anos. Uma variação genética no promotor da uridina difosfato glicuronosiltransferase 1A1 (os genótipos [TA]7/[TA]7 e [TA]7/[TA]8) está na origem da **síndrome de Gilbert**, uma forma crônica relativamente comum de hiperbilirrubinemia não conjugada, e constitui um fator de risco para a formação de cálculos biliares pigmentares na doença falciforme.

A cirrose e a colestase crônica também aumentam o risco de cálculos biliares pigmentares. Os lactentes prematuros doentes também podem ter cálculos biliares; o tratamento é frequentemente complicado por fatores como ressecção intestinal, enterocolite necrosante, nutrição parenteral prolongada sem alimentação enteral, colestase, transfusões de sangue frequentes e uso de diuréticos. A colelitíase em lactentes prematuros frequentemente é assintomática e pode sofrer resolução espontânea. São encontrados cálculos de pigmento marrom em lactentes que apresentam icterícia obstrutiva e ductos biliares intra e extra-hepáticos infectados. Em geral, esses cálculos são radiotransparentes, em virtude de menor conteúdo de fosfato de cálcio e carbonato e maior quantidade de colesterol, em comparação com os cálculos pigmentares negros. A deficiência de MDR3, causada por mutações *ABCB4*, é uma síndrome colestática relacionada com o comprometimento da excreção de fosfolipídio biliar. Está associada à colelitíase sintomática e recorrente. Os pacientes podem apresentar litíase intra-hepática, lama ou microlitíase ao longo da árvore biliar.

A obesidade assumiu um papel cada vez mais importante como fator de risco para colelitíase de colesterol em crianças, particularmente em adolescentes do sexo feminino. Os cálculos biliares de colesterol também são encontrados em crianças com distúrbios da circulação êntero-hepática de ácidos biliares, incluindo pacientes com doença ileal e má absorção de ácidos biliares, como aqueles com ressecção ileal, doença de Crohn ileal e fibrose cística. Nesses pacientes, podem também ocorrer cálculos pigmentares.

A formação de cálculos biliares de colesterol resulta de um excesso de colesterol em relação à capacidade de transporte de colesterol das micelas na bile. A supersaturação da bile por colesterol, que pode resultar da diminuição dos ácidos biliares ou de um aumento da concentração de colesterol na bile, leva à formação de cristais e de cálculos. Outros fatores desencadeantes que podem ser importantes na formação de cálculos incluem estase da vesícula biliar ou presença de mucoproteínas anormais ou pigmentos biliares na bile, que podem servir de nicho para a cristalização do colesterol.

O uso prolongado de altas doses de ceftriaxona, uma cefalosporina de terceira geração, foi associado à formação de precipitados de sais de cálcio-ceftriaxona (*pseudolitíase biliar*) na vesícula biliar. Pode-se detectar a presença de lama biliar ou colelitíase em mais de 40% das crianças tratadas com ceftriaxona durante pelo menos 10 dias. Em raros casos, as crianças tornam-se ictéricas e apresentam dor abdominal; em geral, os precipitados sofrem resolução espontânea dentro de vários meses após a suspensão do fármaco.

A colecistite aguda ou crônica com frequência está associada a cálculos biliares. A forma aguda pode ser precipitada pela impactação de um cálculo no ducto cístico. A proliferação de bactérias no lúmen obstruído da vesícula biliar pode contribuir para o processo e levar à sepse biliar. A colecistite crônica calculosa é mais comum. Pode desenvolver-se de modo insidioso ou ocorrer após vários episódios de colecistite aguda. O epitélio da vesícula biliar costuma desenvolver úlceras e cicatrizes.

Mais de 50% dos pacientes com cálculos biliares apresentam sintomas e 18% exibem uma complicação como primeira indicação de colelitíase, como pancreatite, coledocolitíase ou colecistite aguda calculosa. A característica clínica mais importante da colelitíase é a dor abdominal recorrente, que frequentemente é em cólicas e localizada no quadrante superior direito. A criança de mais idade pode ter intolerância aos alimentos gordurosos. A colecistite aguda caracteriza-se por febre, dor no quadrante superior direito e, com frequência, massa palpável. A icterícia ocorre mais comumente nas crianças do que nos adultos. A dor pode irradiar-se para uma área imediatamente abaixo da escápula direita. A radiografia simples de abdome pode revelar cálculos opacos, porém os cálculos radiotransparentes (de colesterol) não são visualizados. Por conseguinte, a US constitui o método de escolha para a detecção de cálculos biliares. A cintilografia hepatobiliar é um adjuvante valioso, visto que a não visualização da vesícula biliar fornece uma evidência de colecistite.

A avaliação laboratorial pode revelar níveis elevados de aminotransferase, leucocitose e hiperbilirrubinemia leve. Elevações marcadas dos níveis de bilirrubina direta, fosfatase alcalina ou GGT devem levar à avaliação da coledocolitíase.

Pacientes com colecistite e febre persistente ou com possibilidade de obstrução devem ser hospitalizados e iniciar o uso de antibióticos. A colecistectomia é curativa. A colecistectomia laparoscópica é realizada rotineiramente em lactentes e crianças sintomáticas com colelitíase. Os cálculos no ducto colédoco são incomuns em crianças e ocorrem em 2 a 6% dos casos de colelitíase, frequentemente em associação com icterícia obstrutiva e pancreatite. Entretanto, deve-se efetuar uma colangiografia operatória na ocasião da cirurgia, a fim de detectar cálculos não suspeitos no ducto colédoco. A colangiografia retrógrada endoscópica com extração dos cálculos no ducto colédoco é uma opção antes da realização de colecistectomia laparoscópica em crianças de mais idade e adolescentes.

Os pacientes assintomáticos com colelitíase representam um problema mais difícil quanto ao tratamento. Estudos realizados em adultos indicam um intervalo superior a uma década entre a formação inicial de um cálculo biliar e o aparecimento de sintomas. Foi relatada a ocorrência de resolução espontânea da colelitíase em lactentes e crianças. Entretanto, se a cirurgia de qualquer paciente for adiada, os pais devem ser orientados acerca dos sinais e sintomas compatíveis com colecistite ou obstrução do ducto colédoco por um cálculo biliar. Em pacientes com hemólise crônica ou doença ileal, a colecistectomia pode ser realizada simultaneamente com outro procedimento cirúrgico. Como a cirurgia laparoscópica pode ser efetuada com segurança em crianças com doença falciforme, a colecistectomia eletiva está sendo realizada com mais frequência por ocasião do diagnóstico de cálculos biliares, antes do aparecimento de sintomas ou complicações. Nos casos associados a doença hepática, obesidade grave ou fibrose cística, o risco cirúrgico da colecistectomia pode ser substancial, de modo que é preciso considerar cuidadosamente os riscos e os benefícios da operação.

DISCINESIA BILIAR

A discinesia biliar é um distúrbio de motilidade do trato biliar, que pode causar cólica biliar em crianças, frequentemente em associação com náuseas e intolerância a alimentos gordurosos, mas os sintomas podem se sobrepor com dor abdominal funcional. Não há cálculos biliares nos exames de imagem. A disfunção do esfíncter de Oddi pode ser uma variante que pode se caracterizar por dor abdominal crônica e pancreatite recorrente. O diagnóstico baseia-se em uma cintilografia com colecistocinina-ácido di-isopropil iminodiacético ou US feita com uma refeição gordurosa, demonstrando uma fração de ejeção da vesícula biliar inferior a 35%. A reprodução da dor com a administração de colecistocinina também pode ser observada, bem como a ausência de enchimento da vesícula biliar em um exame de US normal sob os demais aspectos. Embora a colecistectomia laparoscópica seja realizada para muitos pacientes com esse distúrbio, a melhora dos sintomas a prazo tanto curto quanto longo é altamente variável.

A bibliografia está disponível no GEN-io.

Capítulo 394

Hipertensão Portal e Varizes

Amy G. Feldman e Frederick J. Suchy

A hipertensão portal, definida como uma elevação da pressão portal maior que 10 a 12 mmHg ou um gradiente de pressão venosa hepática superior a 4 mmHg, é uma importante causa de morbidade e mortalidade em crianças com hepatopatia. A hipertensão portal ocorre quando há resistência portal elevada ou fluxo sanguíneo elevado através do sistema portal. Quando a hipertensão portal ocorre, as crianças podem desenvolver varizes, esplenomegalia, ascite e sangramento gastrintestinal.

ETIOLOGIA

A hipertensão portal pode resultar de obstrução do fluxo sanguíneo portal em qualquer ponto ao longo do trajeto do sistema venoso portal (pré-hepático, intra-hepático e pós-hepático). A Tabela 394.1 destaca os diversos distúrbios associados à hipertensão portal.

A **trombose da veia porta** é a causa mais comum de hipertensão portal extra-hepática. A obstrução pode ocorrer em qualquer nível da veia porta. Em recém-nascidos, a trombose da veia porta pode ocorrer por infecção umbilical (onfalite) com ou sem histórico de cateterização da veia umbilical, desidratação e/ou sepse. As anomalias de desenvolvimento raras que produzem hipertensão portal extra-hepática incluem agenesia, atresia, estenose ou uma rede da veia portal. Em crianças mais velhas, a trombose da veia porta pode ocorrer com infecção intra-abdominal (apendicite, peritonite, pancreatite), doença intestinal inflamatória, colangite esclerosante primária ou infecção biliar. A trombose da veia porta também está associada a estados de hipercoagulabilidade, como deficiências do fator V de Leiden, proteína C ou proteína S. A veia porta pode ser substituída por um remanescente fibroso ou conter um trombo organizado. Pelo menos metade dos casos relatados não possui causa definida. De maneira incomum, a hipertensão pré-sinusoidal pode ser causada por aumento do fluxo pelo sistema portal, como resultado de uma fístula arteriovenosa congênita ou adquirida.

As causas intra-hepáticas de hipertensão portal são numerosas. A causa mais comum de hipertensão portal em crianças é a **cirrose**. As inúmeras causas de cirrose incluem distúrbios reconhecidos, tais como atresia biliar, hepatite autoimune, hepatite viral crônica, e doenças hepáticas metabólicas, tais como deficiência da α_1-antitripsina, doença de Wilson, doença do armazenamento de glicogênio tipo IV, intolerância hereditária à frutose e fibrose cística.

A infiltração portal por células neoplásicas ou granulomas também podem contribuir. Uma forma idiopática de hipertensão portal caracterizada por esplenomegalia, hiperesplenismo e hipertensão portal sem oclusão de veias porta ou esplênica e sem doença hepática óbvia foi descrita. Em alguns pacientes, a fibrose portal não cirrótica tem sido observada.

Causas pós-sinusoidais de hipertensão portal também são observadas durante a infância. A **síndrome de Budd-Chiari** ocorre pela obstrução de veias hepáticas em qualquer local entre as veias hepáticas eferentes e a entrada da veia cava inferior no átrio direito. Na maioria dos casos, não pode ser encontrada nenhuma causa específica, mas a trombose pode ocorrer por estados hereditários e adquiridos de hipercoagulabilidade (deficiência de antitrombina III, deficiência da proteína C ou S, mutações do fator V de Leiden ou da protrombina, hemoglobinemia paroxística noturna, gravidez, contraceptivos orais) e podem complicar neoplasias hepáticas ou metastáticas, doença vascular do colágeno, infecção e traumatismo. Causas adicionais da síndrome de Budd-Chiari incluem síndrome de Behçet, doença inflamatória intestinal, aspergilose, terapia com dacarbazina, síndromes de febre recorrente autoinflamatória e redes da veia cava inferior.

A **síndrome da obstrução sinusoidal** (doença veno-oclusiva) é a causa mais comum de obstrução da veia hepática em crianças. Nesse distúrbio, ocorre a oclusão das vênulas centrolobulares ou veias hepáticas sublobulares. O distúrbio acontece mais frequentemente nos receptores de transplante de medula após irradiação corporal total com ou sem terapia com fármacos citotóxicos, mas também pode ser visto em pacientes que tomam azatioprina, mercaptopurina, tioguanina e naqueles que ingerem medicamentos fitoterápicos contendo alcaloides de pirrolizidina.

Tabela 394.1 Causas de hipertensão portal.
HIPERTENSÃO PORTAL EXTRA-HEPÁTICA
Agenesia, atresia ou estenose da veia porta
Trombose ou transformação cavernosa da veia porta
Trombose da veia esplênica
Aumento do fluxo portal
Fístula arteriovenosa
HIPERTENSÃO PORTAL INTRA-HEPÁTICA
Doença hepatocelular
Hepatite viral aguda e crônica
Cirrose
Fibrose hepática congênita
Doença de Wilson
Deficiência de α_1-antitripsina
Doença de armazenamento de glicogênio tipo IV
Hepatotoxicidade
Metotrexato
Nutrição parenteral
Doença do trato biliar
Atresia biliar extra-hepática
Fibrose cística
Cisto de colédoco
Colangite esclerosante
Escassez intra-hepática de ductos biliares
Hipertensão portal idiopática
Obstrução pós-sinusoidal
Síndrome de Budd-Chiari
Doença veno-oclusiva

FISIOPATOLOGIA

A anormalidade hemodinâmica primária na hipertensão portal é o aumento da resistência do fluxo sanguíneo portal. Este é o caso se a resistência ao fluxo portal possui uma causa intra-hepática, como cirrose, ou devido à obstrução da veia porta. O desvio portossistêmico deve descomprimir o sistema portal e, assim, diminuir significativamente as pressões portais. No entanto, a despeito do desenvolvimento de vasos colaterais significativos desviando o sangue portal em direção a veias sistêmicas, a hipertensão portal é mantida por um aumento geral no fluxo venoso portal, mantendo assim a hipertensão portal. Uma circulação hiperdinâmica é obtida por taquicardia, aumento no débito cardíaco, diminuição da resistência vascular sistêmica e dilatação esplâncnica elevada. De maneira geral, o aumento do fluxo portal provavelmente contribui para o aumento na pressão transmural das varizes. O aumento no fluxo sanguíneo portal está relacionado à contribuição do fluxo hepático e colateral; o fluxo sanguíneo portal real que alcança o fígado está reduzido. Também é provável que a disfunção hepatocelular e o desvio portossistêmico levem à geração de diversos fatores humorais que causam vasodilatação e aumento no volume plasmático.

Várias complicações da hipertensão portal podem ser responsáveis pelo desenvolvimento de uma considerável circulação colateral. Vasos colaterais podem ser formados proeminentemente em áreas nas quais o epitélio absortivo se junta ao epitélio estratificado, particularmente no esôfago ou região anorretal. Os colaterais submucosos superficiais, especialmente aqueles no esôfago e estômago e, em menor extensão, aqueles no duodeno, cólon ou reto, são predispostos a ruptura e hemorragia sob pressões aumentadas. Na hipertensão portal, a vascularidade do estômago também é anormal e demonstra comunicações arteriovenosas submucosas proeminentes entre a muscular da mucosa e pré-capilares ou veias dilatadas. A lesão resultante, uma ectasia vascular, tem sido chamada *gastropatia congestiva* e contribui para um risco significativo de hemorragia oriunda do estômago.

MANIFESTAÇÕES CLÍNICAS

A hemorragia é a apresentação mais comum de hipertensão portal em crianças. Em grandes séries de crianças com hipertensão portal, dois terços apresentaram hematêmese ou melena, mais comumente de ruptura de uma variz esofágica. Menos comumente, os pacientes sangram da gastropatia portal, ectasia antral gástrica ou varizes estomacais, intestinais ou anorretais. O risco de um primeiro sangramento em crianças com cirrose é de 22%, mas aumenta para 38% em crianças com varizes conhecidas, ao longo de um período de 5 anos. Em crianças com atresia biliar, 15 a 25% apresentam sangramento no seguimento a longo prazo. A idade da primeira hemorragia depende da etiologia subjacente da hipertensão portal. A hemorragia, particularmente em crianças com obstrução da veia porta, pode ser precipitada por febre leve ou doença intercorrente. O mecanismo é frequentemente incerto; o ácido acetilsalicílico ou outros medicamentos anti-inflamatórios não esteroides podem ser um fator contribuinte pelo distúrbio da integridade da mucosa gástrica congesta ou pela interferência com a função plaquetária. A tosse durante uma doença respiratória pode também aumentar a pressão dentro das varizes.

A esplenomegalia é o segundo achado mais comum em crianças com hipertensão portal e pode ser inicialmente descoberta no exame físico de rotina. Como mais da metade dos pacientes em muitas séries com obstrução da veia porta não apresentam sangramento até os 6 anos, a doença hepática subjacente deve ser considerada em qualquer criança com esplenomegalia, especialmente se houver citopenias concomitantes. A maioria das crianças com esplenomegalia é assintomática.

A ascite é o sinal de apresentação da hipertensão portal em 7 a 21% das crianças. A ascite pode se desenvolver a qualquer momento com cirrose, ou se houver, uma nova obstrução na veia porta. As crianças com hipertensão portal também podem sofrer de comprometimento do crescimento, encefalopatia hepática mínima e comprometimento da qualidade de vida. Alguns desenvolvem **biliopatia hipertensiva portal**, em que a obstrução da veia porta resulta na compressão externa dos ductos biliares pela transformação cavernosa da veia porta.

As crianças com hipertensão portal também podem desenvolver complicações pulmonares, incluindo **síndrome hepatopulmonar** (SHP) e **hipertensão portopulmonar** (PP-HTN). A SHP é definida como um defeito de oxigenação arterial induzido por dilatação microvascular intrapulmonar, resultante da liberação de várias moléculas vasoativas endógenas, incluindo endotelina-1 e óxido nítrico na circulação venosa. SHP se desenvolve em cerca de 10% dos pacientes com hipertensão portal. Pacientes com SHP podem apresentar dispneia, cianose, baqueteamento digital e aranhas vasculares. A PP-HTN é definida por pressão arterial pulmonar maior que 25 mmHg em repouso ou a pressão diastólica final ventricular esquerda menor que 15 mmHg. Pacientes com PP-HTN, mais comumente, apresentam dispneia ao realizar esforço. Histologicamente, esses pacientes apresentam arteriopatia pulmonar com fibrose da túnica íntima.

DIAGNÓSTICO

Em pacientes com hepatopatia crônica estabelecida, ou naqueles em que há suspeita de obstrução da veia porta, um ultrassonografista experiente deve ser capaz de demonstrar a patência da veia porta, e a ultrassonografia (US) com Doppler pode demonstrar a direção do fluxo dentro do sistema portal. O padrão do fluxo se correlaciona com a gravidade da cirrose e encefalopatia. A reversão do fluxo sanguíneo da veia porta (fluxo hepatofugal) mais provavelmente está associada à hemorragia de varizes. A US também é efetiva para detecção da presença de varizes esofágicas. Outra característica importante da obstrução extra-hepática da veia porta é a transformação cavernosa da veia porta, na qual um extenso complexo de pequenos vasos colaterais é formado no sistema venoso paracolédoco e epicolédoco para desviar da obstrução. Outras técnicas de imagem também contribuem para definição maior da anatomia da veia porta, mas são necessárias com menor frequência; tomografia computadorizada (TC) contrastada e angiografia por ressonância magnética (RM) fornecem informações semelhantes às da US. A arteriografia seletiva do eixo celíaco, artéria mesentérica superior e veia esplênica pode ser útil para o mapeamento preciso da anatomia vascular extra-hepática. Isso não é necessário para estabelecer um diagnóstico, mas pode ser valioso no planejamento da descompressão cirúrgica da hipertensão portal. A contagem plaquetária, o comprimento do baço aferido pela US, e a albumina sérica são os melhores preditores não invasivos da hipertensão portal em crianças.

Em um paciente com hipoxia (SHP), a dilatação microvascular intrapulmonar é demonstrada pelo ecocardiograma com contraste acentuado por bolhas, que revela um aparecimento tardio no coração esquerdo de microbolhas oriundas de um bólus de solução salina injetada em uma veia periférica.

A endoscopia é o método mais fidedigno para a detecção de varizes esofágicas e para a identificação da fonte da hemorragia gastrintestinal. Embora a hemorragia por varizes esofágicas ou gástricas seja mais comum em crianças com hipertensão portal, até um terço dos pacientes, particularmente aqueles com cirrose, apresentam sangramento oriundo de outra fonte, tal qual gastropatia hipertensiva portal, ou ulcerações gástricas ou duodenais. Há uma forte correlação entre o tamanho das varizes, conforme avaliado endoscopicamente, e a probabilidade de hemorragia. Manchas vermelhas aparentes sobre varizes no momento da endoscopia são um forte preditor de hemorragia iminente.

TRATAMENTO

A terapia da hipertensão portal pode ser dividida em tratamento emergencial da hemorragia, que potencialmente leva a risco à vida, e profilaxia direcionada à prevenção de hemorragia inicial ou subsequente. Deve ser enfatizado que a utilização de várias terapias é baseada na experiência em adultos com hipertensão portal; existem alguns estudos randomizados de terapias para a hipertensão portal na população pediátrica.

O tratamento de pacientes com hemorragia de varizes aguda deve focar na estabilização do paciente. A reanimação por fluidos deve ser administrada, inicialmente na forma de infusão cristaloide, seguida pela reposição de hemácias. Deve-se ter cuidado para evitar a transfusão excessiva nas crianças com hemorragia induzida por hipertensão portal, já que isso pode resultar em enchimento excessivo do espaço intravascular e pressão portal elevada. Um nível-alvo razoável de hemoglobina após uma hemorragia varicosa é 7 a 9 g/dℓ. A correção da coagulopatia pela administração de vitamina K e/ou infusão de plaquetas ou plasma fresco congelado pode ser necessária. Um tubo nasogástrico deve ser implantado a fim de documentar a presença de sangue dentro do estômago e para monitorar a hemorragia ativa. Um bloqueador de receptores H_2 ou inibidor da bomba de prótons deve ser administrado por via intravenosa a fim de reduzir os riscos de hemorragia por erosões gástricas. Antibióticos intravenosos devem ser considerados, já que há um alto risco de complicações infecciosas durante a hemorragia varicosa.

A terapia farmacológica para diminuição da pressão portal deveria ser iniciada em pacientes com hemorragia contínua. A vasopressina ou um de seus análogos é comumente utilizada, e possivelmente atua pelo aumento do tônus vascular esplâncnico, diminuindo assim o fluxo sanguíneo portal. A vasopressina é administrada inicialmente em bólus de 0,33 unidade/kg durante 20 min, seguida por uma infusão contínua da mesma dose a cada hora ou infusão contínua de 0,2 unidade/1,73 m^2/min. O fármaco possui meia-vida de aproximadamente 30 minutos. Sua utilização pode ser limitada pelos efeitos colaterais da vasoconstrição, os quais podem prejudicar a função cardíaca e a perfusão ao coração, intestino e rins, e pode também, como resultado, exacerbar a retenção de líquido. O análogo da somatostatina, a octreotida é mais comumente utilizado e diminui o fluxo sanguíneo esplâncnico, e apresenta menos efeitos colaterais. A octreotida é inicialmente administrada com um bólus de 1 μg/kg seguido por infusão intravenosa contínua de 1,0 a 5,0 μg/kg/h. Um total de 15% das crianças com sangramento por hipertensão portal terá hemorragia persistente, apesar do início de alguma forma de vasoconstrição esplâncnica.

Após um episódio de hemorragia de varizes ou em pacientes nos quais a hemorragia não pode ser controlada com terapia farmacológica, uma endoscopia com ligadura elástica varicosa ou escleroterapia varicosa deve ser realizada. A ligadura elástica endoscópica é preferível, já que se demostrou em adultos que é mais efetiva e tem menos efeitos colaterais. Para crianças menores, nas quais o dispositivo de ligadura não pode ser usado, esclerosantes podem ser injetados tanto intra quanto paravaricosamente até que o sangramento pare. Os tratamentos de escleroterapia podem estar associados a eventos hemorrágicos, bacteriemia, ulceração esofágica e formação de constrições. Após a ligadura elástica ou escleroterapia, devem ser realizadas repetidas endoscopias, até que as varizes sejam obliteradas.

Em pacientes que continuam a sangrar apesar dos métodos farmacológicos e endoscópicos para controle da hemorragia, um tubo de Sengstaken-Blakemore pode ser emergencialmente colocado a fim de cessar a hemorragia pela compressão mecânica de varizes esofágicas e gástricas. O dispositivo é raramente utilizado atualmente, mas pode ser a única opção para o controle de hemorragias que levam a risco à vida, até que um procedimento mais definitivo possa ser realizado. Apresenta taxa significativa de complicações e alta incidência de hemorragia quando o dispositivo é removido, e ocasiona um risco particularmente alto de ocorrência de aspiração pulmonar. O tubo não é bem tolerado em crianças sem intubação e sedação significativa.

Diversos procedimentos cirúrgicos têm sido desenvolvidos para desviar o fluxo sanguíneo portal e diminuir a pressão portal. Um *shunt* portocava desvia quase todo o fluxo sanguíneo portal em direção à veia cava direita inferior sub-hepática. Embora a pressão portal seja significativamente reduzida, por causa do desvio significativo do sangue do fígado, pacientes com doença hepática parenquimatosa apresentam risco grave de ocorrência de encefalopatia hepática. Até uma encefalopatia hepática discreta pode prejudicar a função cognitiva, incluindo o desempenho escolar. Procedimentos de desvio mais seletivos, como o desvio mesocava ou esplenorrenal distal, podem descomprimir efetivamente o sistema portal, ao mesmo tempo em que permitem maior fluxo sanguíneo portal ao fígado. O pequeno tamanho dos vasos torna essas cirurgias tecnicamente desafiadoras em neonatos e crianças pequenas, e há um risco significativo de falha como resultado de trombose no desvio. Um desvio pode ser uma boa opção para uma criança com função hepática relativamente bem preservada, como algumas vezes ocorre em pacientes com atresia biliar, fibrose hepática congênita ou fibrose cística. Para crianças com trombose da veia porta extra-hepática, um *shunt* Meso-Rex (derivação da veia mesentérica superior para a veia porta esquerda), pode restaurar de maneira bem-sucedida o fluxo sanguíneo portal fisiológico e o influxo de fatores hepatotróficos. Na experiência de um único grande centro, 84% das crianças com trombose da veia porta extra-hepática idiopática foram tratadas com sucesso usando um *shunt* Meso-Rex. O crescimento e a função cognitiva melhoram após esse procedimento. Um desvio portossistêmico intra-hepático transjugular, no qual um *stent* é posicionado por um radiologista intervencionista, entre a veia hepática direita e o ramo direito ou esquerdo da veia porta, pode auxiliar no tratamento da hipertensão portal em crianças, especialmente naquelas que necessitam de alívio temporário antes do transplante hepático. O procedimento de desvio portossistêmico intra-hepático transjugular pode precipitar a encefalopatia hepática e predispõe à ocorrência de trombose.

O transplante hepático ortotópico representa uma terapia muito melhor para hipertensão portal ocasionada por doença intra-hepática e cirrose. Uma cirurgia de desvio portossistêmico prévia não impede a obtenção de sucesso do transplante hepático, mas torna a cirurgia tecnicamente mais difícil.

A terapia a longo prazo com betabloqueadores não específicos, como o propranolol, tem sido extensivamente utilizada em adultos com hipertensão portal. Esses agentes podem atuar pela diminuição do débito cardíaco e pela indução de vasoconstrição esplâncnica. Evidências em pacientes adultos mostram que betabloqueadores podem reduzir a incidência de hemorragias de varizes e melhorar a sobrevida a longo prazo. É sugerido que o efeito terapêutico ocorra quando a frequência de pulso seja reduzida em mais de 25%. Há limitada experiência publicada com a utilização dessa terapia em crianças.

PROGNÓSTICO

A hipertensão portal secundária à doença intra-hepática apresenta um prognóstico reservado. A hipertensão portal é em geral progressiva nesses pacientes e está frequentemente associada à deterioração da função hepática. Os esforços devem ser direcionados para o tratamento imediato da hemorragia aguda e prevenção da hemorragia recorrente através dos métodos disponíveis. Os pacientes com hepatopatia progressiva e varizes esofágicas significativas necessitam finalmente de transplante hepático ortotópico. O transplante hepático é a única terapia efetiva para a SHP e deve também ser considerada para pacientes acometidos por hipertensão portal secundária à obstrução da veia hepática ou como resultado de grave doença veno-oclusiva.

A bibliografia está disponível no GEN-io.

Capítulo 395
Transplante de Fígado

Jorge D. Reyes e Evelyn Hsu

As taxas de sobrevivência para o transplante de fígado pediátricas agora são superiores a 90% nos EUA, em grande parte pelos refinamentos realizados na conduta do atendimento crítico de crianças com insuficiência hepática, pelos avanços no atendimento perioperatório e na conduta imunossupressora. Protocolos que melhoraram a tolerância da retirada da imunossupressão introduziram a possibilidade de transplante sem a necessidade de imunossupressão de longa duração. Nos EUA, um sistema de alocação nacional combina os doadores de órgãos com os candidatos na lista de espera (Organ Procurement and Transplantation Network e United Network for Organ Sharing [UNOS]); essa organização recebeu a responsabilidade de alocar órgãos escassos para os pacientes mais necessitados e passou por revisões contínuas com esse objetivo em mente – a mais significativa foi em 2002, com a adoção dos sistemas de pontuação de gravidade da doença Pediatric End-Stage Liver Disease e Medical End-Stage Liver Disease (para adolescentes).

INDICAÇÕES

As doenças para as quais o transplante de fígado é indicado podem ser categorizadas entre os seguintes grupos:

- *Doença obstrutiva do trato biliar*: atresia biliar, colangite esclerosante, lesão traumática ou pós-cirúrgica
- *Distúrbios metabólicos com doença do parênquima hepático*: deficiência de α_1-antitripsina, tirosinemia tipo I, doença de armazenamento de glicogênio tipo IV, doença de Wilson, doença hepática aloimune gestacional (DHAG; conhecida anteriormente como hemocromatose neonatal), fibrose cística
- *Distúrbios metabólicos sem doença do parênquima hepático:* Crigler-Najjar tipo I, hipercolesterolemia familiar, oxalose primária (associação renal), acidemia orgânica, defeitos do ciclo da ureia
- *Hepatite aguda*: insuficiência hepática fulminante, induzida por vírus, toxina ou por medicamento
- *Hepatite crônica com cirrose*: hepatite B ou C, autoimune
- *Colestase intra-hepática:* hepatite neonatal idiopática, síndrome de Alagille, colestase intra-hepática familiar progressiva, distúrbios de síntese de ácidos biliares
- *Tumores hepáticos primários:* tumores benignos (hamartomas, hemangioendotelioma), hepatoblastoma irressecável e carcinoma hepatocelular
- *Diversos:* cirrose criptogênica, fibrose hepática congênita, doença de Caroli, fibrose cística, rim policístico e doença hepática, cirrose induzida por nutrição parenteral total
- *Indicações emergentes:* doença do enxerto *versus* hospedeiro (uma complicação de transplante de medula óssea), hemofilia e derivações portossistêmicas.

A indicação mais comum para transplante hepático em crianças é a **atresia biliar**, contabilizando mais da metade de todos os transplantes hepáticos realizados nos EUA, seguida por doença hepática metabólica e erros inatos do metabolismo, distúrbios colestáticos autoimune e familiar e necrose hepática aguda. A atresia biliar pode se apresentar com dois padrões clínicos: uma forma adquirida, para a qual pode haver um conjunto não aleatório de potenciais etiologias (80% dos casos), e uma forma sindrômica/embrionária, que inclui outras anomalias, tais como poliesplenia da veia porta pré-duodenal, má rotação intestinal, anomalias locais e ausência da veia cava retro-hepática. A hepatoportoenterostomia pode beneficiar a sobrevida, se realizada dentro dos primeiros 60 dias de vida; no entanto, alguns pacientes com drenagem bem-sucedida mais tarde desenvolvem cirrose com hipertensão portal (sangramento de varizes e ascite). Crianças com atresia biliar (ou qualquer outro distúrbio biliar obstrutivo), que não conseguem a drenagem bem-sucedida, apresentarão declínio contínuo e a doença hepática em estágio terminal geralmente requer transplante de fígado no primeiro ano de vida.

Erros inatos do metabolismo resultam da deficiência de uma única enzima que gera a alteração de síntese, degradação, transporte ou função de carboidratos, gorduras ou proteínas. Esses distúrbios podem ser agrupados em: doenças que causam distúrbio do parênquima hepático e eventual cirrose com doença hepática terminal, bem como câncer de fígado (p. ex., a deficiência de α_1-antitripsina, doença de Wilson, fibrose cística, colestase intra-hepática familiar progressiva) e aqueles erros inatos que se manifestam, principalmente, por deficiência de enzima hepática sem lesão hepatocelular; ocorrem complicações nos sistemas "satélites", tais como o cérebro (condições hiperamonêmicas), o rim (hiperoxalúria do tipo 1) ou o coração (hipercolesterolemia familiar). Alguns distúrbios metabólicos colocam os pacientes em risco de descompensação durante toda a vida, e outros se manifestam principalmente após a adolescência. O transplante de fígado é uma forma de substituir a enzima; o valor e o risco-benefício de fazê-lo na ausência de cirrose levou à busca da terapia genética e de transplantes de hepatócitos como possíveis alternativas, mas o benefício terapêutico dessas modalidades ainda é ambíguo.

Embora uma proporção de crianças com **necrose hepática aguda** sobrevivam sem o transplante, a doença é responsável por aproximadamente 13% dos transplantes hepáticos pediátricos e tem exigido concentração mais intensa de manejo multimodal/suporte já descobertos. Esse diagnóstico carece de etiologia clara, na maioria dos casos, e a sobrevivência pós-transplante varia, mas é pior que na população geral, provavelmente por questões multifatoriais relacionadas às comorbidades e disponibilidade de opção de enxerto em lista para transplante.

Neoplasias hepáticas primárias são raras em crianças, representam menos de 2% de todos os tumores malignos pediátricos e um pouco menos de 5% dos transplantes pediátricos. O hepatoblastoma é responsável pela maioria dos casos (75% de tumores hepáticos primários na infância) e normalmente se apresenta em fase avançada; a quimioterapia adjuvante e a hepatectomia total com transplante oferecem cura e sobrevivência a longo prazo para a maioria dessas crianças. Foi relatada uma sobrevivência superior a 85% pela International Society of Pediatric Oncology e vários centros nos EUA.

O impacto da doença hepática crônica e seu efeito no crescimento, desenvolvimento e qualidade de vida das crianças pode ser devastador; sendo assim, o transplante de fígado é uma terapia válida de cura. A distribuição de enxertos de fígado segue orientações baseadas na gravidade da doença hepática, como refletido no sistema de escore do Pediatric End-Stage Liver Disease/Model for End-Stage Liver Disease (PELD/MELD) implementado em 2002, que é calculado a partir de valores mensuráveis de bilirrubina, albumina ou creatinina (dependendo da idade) e razão normalizada internacional (RNI). O sistema de escore PELD foi modelado inicialmente a partir de um estudo de coorte, com 884 crianças na lista de espera para o transplante hepático pediátrico, planejado para predizer morte, descompensação ou transplante dentro de 3 meses. Desde 2002 o número de transplantes de fígado realizados em crianças nos EUA se manteve relativamente estável, enquanto o número de transplantes hepáticos realizados em adultos tem aumentado constantemente em aproximadamente 10% ao ano. Devido a um algoritmo de alocação, que prioriza adultos locais a crianças gravemente doentes em nível nacional, uma proporção significante de fígados de doadores pediátricos falecidos tem sido transplantada em adultos sem nunca terem sido oferecidos a uma criança. Essa e outras questões ressaltam a importância do apoio em nome das crianças nesse campo, que é crescente.

Contraindicações para o transplante de fígado incluem infecção descontrolada de origem extra-hepática, tumores extra-hepáticos e doença gravemente incapacitante e incurável em outros sistemas de órgãos, principalmente o cérebro, o coração e os pulmões. Embora o transplante combinado de fígado e coração ou pulmão tenha sido realizado em adultos e crianças, tais casos requerem uma consideração especial e centros dedicados às complexidades do manejo pós-transplante.

INOVAÇÕES TÉCNICAS

Não existem limitações sobre a idade ou peso para o transplante de fígado; para melhorar a disponibilidade de enxertos hepáticos para crianças e otimizar o tempo de transplante, foram desenvolvidas técnicas que permitem o uso de enxertos de tamanho reduzido ou segmentado (um lobo direito ou esquerdo do fígado, ou o segmento lateral esquerdo do lobo esquerdo); isso permite que o fígado de um doador grande seja implantado em uma criança, superando a barreira da incompatibilidade de tamanho. Na mesma era, técnicas foram desenvolvidas para o uso de segmentos de doadores vivos (geralmente o segmento lateral esquerdo para um receptor pediátrico pequeno), e então a divisão de enxertos hepáticos de doadores falecidos, em que o segmento lateral esquerdo é transplantado em uma criança e os segmentos remanescentes do lobo direito e segmento medial do lobo esquerdo transplantados em um adulto, permitindo o aumento da utilização dos enxertos de doador falecido sem afetar a mortalidade de adultos na lista de espera. A redução de um enxerto de fígado é realizada *ex vivo* (*i. e.*, fora do corpo); cirurgia de aquisição de segmentos do fígado pode ser realizada tanto *ex vivo* como *in situ* (em doador com morte cerebral hemodinamicamente estável). Doadores adequados para as variantes de enxerto referidas anteriormente devem, idealmente, ser jovens (abaixo de 45 anos), saudáveis e não obesos; no entanto, as variações são orientadas pela gravidade da doença e pela urgência do receptor para o transplante. Nem todos os centros possuem o grau de experiência cirúrgica necessário para realizar essas cirurgias mais complexas; assim, as opções podem ser limitadas para crianças em centros que aceitam somente órgãos com compatibilidade de tamanho.

A implantação de um fígado (tanto do órgão inteiro como de um segmento) envolve a remoção do fígado nativo e engloba quatro anastomoses: veia cava supra-hepática, veia porta, artéria hepática e do ducto biliar. Modificações do procedimento geralmente envolvem retenção (ou não) da veia cava retro-hepática, realização (ou não) de um *shunt* portocava temporário para descomprimir o sistema venoso esplâncnico durante a fase anepática e uso de homoenxertos vasculares da veia ou artéria ilíaca do doador para substituir o nativo (orientado pela presença de anomalias do receptor ou trombose dos vasos nativos). O ducto biliar do doador pode ser conectado a uma alça intestinal do receptor (Y de Roux dos ramos) ou ao canal biliar nativo. A UNOS relatou resultados que analisam tipos de enxertos e esses demonstraram melhor sobrevida do enxerto em crianças menores de 3 anos, para enxertos de doadores vivos, quando comparados a enxertos inteiros, segmentados ou reduzidos de doadores falecidos. Após o primeiro ano, no entanto, a sobrevida de pacientes e aloenxertos foi semelhante, independentemente do tipo de enxerto.

IMUNOSSUPRESSÃO

O objetivo da imunossupressão clínica eficaz a longo prazo, após o transplante de órgãos sólidos, é inibir a ativação dos linfócitos T e a produção de citocinas, ambas induzidas por antígeno, e interromper o reconhecimento do complexo principal de histocompatibilidade aloimune. Para evitar enfraquecer excessivamente a resposta do hospedeiro à infecção, esses objetivos devem ser atingidos enquanto se preserva a imunocompetência do hospedeiro. A principal ênfase é a prevenção da rejeição aguda e crônica e preservar a capacidade para reverter a rejeição aguda refratária. Esses esforços têm sido bem-sucedidos; o desafio para o futuro do transplante de fígado pediátrico é atingir a sobrevivência e a qualidade de vida a longo prazo; inerentemente, isso envolve estratégias para minimizar a toxicidade da terapia com fármaco imunossupressor a longo prazo, que pode resultar em insuficiência renal, complicações cardiovasculares e infecções. Estratégias para minimização medicamentosa, terapia livre de esteroides e remoção completa de medicamentos foram realizadas em pacientes selecionados e sob atenciosa supervisão médica.

A terapia imunossupressora de indução imediatamente peri ou pós-transplante pode envolver a indução de anticorpo antilinfócito com anticorpos de depleção (monoclonais ou policlonais), como o anticorpo globulina antitimócito, ou a utilização de um anticorpo quimérico humano-camundongo que bloqueia o receptor de interleucina-2 da célula T, evitando assim a ativação e replicação de células T selecionadas por antígeno. Os corticosteroides atuam por meio da supressão da produção de anticorpo e da síntese de citocinas (interleucina-2 e interferona-γ), diminuindo a proliferação de células T (*helper*, supressora e citotóxicas), células B e neutrófilos. A manutenção da imunossupressão é atingida mediante uso de inibidor de atividade da fosfatase da calcineurina (ciclosporina ou tacrolimo); esses fármacos interferem na produção e liberação de interleucina-2, um fator determinante na resposta de células T citotóxicas. Os inibidores da atividade da fosfatase da calcineurina são direcionados de modo mais efetivo no sentido de inibir a rejeição celular aguda mediada por células T. O tacrolimo é o pilar da maioria dos regimes imunossupressores e de sua habilidade em progredir ou iniciar imunossupressão de manutenção; na ausência de corticosteroides, é de particular benefício para crianças. A imunossupressão adjuvante, tal como azatioprina ou micofenolato mofetila, que inibe a síntese de nucleotídios de purina e, subsequentemente, a proliferação de linfócitos T e B, bem como a formação de anticorpos, pode ser adicionada para melhorar o perfil antirrejeição, permitir a redução na dosagem de calcineurina ou administrar a rejeição crônica. A rapamicina, um macrolídio que se liga ao seu alvo molecular do receptor de rapamicina em mamíferos, diminui a produção de interleucina-2 e, consequentemente, a ativação e a proliferação de células T e B.

COMPLICAÇÕES

Complicações pós-transplante podem estar relacionadas à condição pré-transplante do receptor e à compatibilidade e ao tipo do doador, às respostas imunológicas ao enxerto, à necessidade de reforço de terapia medicamentosa imunossupressora e aos efeitos tóxicos desses fármacos ou infecções devido à elevada imunossupressão. Essas complicações pós-transplante podem ocorrer em variações de frequências específicas ao longo de um curso de tempo bem definido (precoce, tardio, remoto).

As complicações precoces mais esperadas envolvem aquelas inerentes à cirurgia do transplante: disfunção primária do enxerto, trombose da artéria hepática, estenoses ou oclusões da veia porta/hepática e estenoses biliares. A disfunção primária do enxerto é rara em receptores pediátricos, dado o critério de seleção dos potenciais doadores. A trombose da artéria hepática é a complicação vascular mais frequente e mais precoce; ela ocorre em 5 a 10% dos receptores e pode ter consequências devastadoras sobre o enxerto (necrose e gangrena agudas, vazamento/estenose/bilomas biliares) e pode requerer retransplante de urgência. As estenoses/oclusões da veia porta ou veia hepática são raras e geralmente ocorrem tardiamente no pós-transplante. Estenoses biliares são as complicações cirúrgicas mais frequentes (10 a 30%) após o transplante hepático e devem ser incluídas no diagnóstico diferencial de qualquer disfunção do aloenxerto de fígado pós-transplante. O manejo dessas complicações varia e pode incluir procedimentos intervencionistas radiológicos, reoperação ou retransplante. Avanços na técnica radiológica intervencionista permitiram uma abordagem menos invasiva e igualmente eficaz para resolver essas complicações.

A rejeição geralmente ocorre após as primeiras 2 semanas pós-transplante, com maior incidência (30 a 60%) nos primeiros 90 dias. Há a suspeita do diagnóstico de rejeição com base em avaliações de função hepática anormal; raramente há sinais sistêmicos como febre, dor abdominal e novos episódios de ascite ou hidrotórax. O diagnóstico de rejeição requer confirmação por biopsia; algoritmos de tratamento incluem altas doses de corticosteroides e anticorpos antilinfocitários. A rejeição crônica é menos frequente (5 a 10%) e é caracterizada por lesão progressiva e perda de ductos biliares com consequente colestase; o tratamento envolve reforço a longo prazo da manutenção da imunossupressão com corticosteroides e outros agentes.

A necessidade de tratar a rejeição pode colocar o paciente em maior risco de toxicidade por fármaco ou infecção. As infecções mais comuns relacionadas aos transplantes são citomegalovírus e infecções por vírus Epstein-Barr, para as quais existem algoritmos bem desenvolvidos de profilaxia e avaliação. A **doença linfoproliferativa pós-transplante** (DLPT) induzida por vírus Epstein-Barr representa uma complicação única de excesso de imunossupressão e a infecção ocorre em aproximadamente 10% dos pacientes. Ela é conduzida inicialmente com a remoção das terapias imunossupressoras e uso de antivirais; alguns pacientes necessitam de quimioterapia.

RESULTADOS

Desde a década de 1990, os avanços clínicos, cirúrgicos e da terapia imunossupressora por medicamentos melhoraram drasticamente a sobrevivência do transplante de fígado em crianças. Os dados da UNOS revelam sobrevida de 1 ano para atresia biliar e para enxerto em 95% e 87% dos casos, respectivamente. A avaliação de 5 anos de 461 sobreviventes de transplante hepático pediátrico em um registro da América do Norte encontrou uma primeira sobrevivência de 88% do enxerto, com 12% necessitando de um segundo enxerto e 2% de um terceiro transplante. Os mesmos pesquisadores publicaram um estudo de 10 anos em 167 sobreviventes e observaram que somente 30% do grupo apresentou um "resultado ideal" de enzimas normais associadas ao fígado, sem retransplante e sem evidência de DLPT, rejeição crônica, hipertensão ou doença renal. A sobrevivência a longo prazo é inerentemente dependente da adequação da gestão da imunossupressão a longo prazo, da adesão aos protocolos de tratamento e da prevenção da infecção, toxicidades e rejeição crônica.

Receptores hepáticos pediátricos apresentam sobrevida excelente e sustentada após o transplante infantil. Com a melhoria da sobrevida, a nova fronteira do atendimento precisa enfrentar as questões de crescimento, perda do paciente com enxerto funcional, função cognitiva e qualidade de vida. Os objetivos dessa área foram restabelecidos para descobrir os protocolos de indução e estratégia a longo prazo, que possam promover a minimização da terapia medicamentosa e até mesmo a indução da tolerância e uma vida livre da carga de imunossupressão.

A bibliografia está disponível no GEN-io.

Seção 7
Peritônio

Capítulo 396
Malformações Peritoneais

Assim Maqbool e Chris A. Liacouras

Bandas peritoneais congênitas representam porções anatomicamente não absorvidas do omento e mesentério, e ocorrem de maneira mais comum nas regiões do duodeno, flexura duodenojejunal, junção ileocecal e cólon ascendente. Embora geralmente benignas, podem ser responsáveis por obstrução intestinal ou vólvulo do intestino médio, resultando em necrose intestinal. Herniações intra-abdominais ocorrem com menor frequência através de formações do tipo anel, produzidas por bandas peritoneais anômalas. Podem ocorrer diversas outras anomalias no curso do desenvolvimento do peritônio, mas raramente são de importância clínica. Raramente ocorre ausência do omento ou sua duplicação. Cistos omentais surgem de canais linfáticos obstruídos dentro do omento. Eles podem ser congênitos ou resultado de traumatismo e geralmente são assintomáticos. Dor abdominal ou obstrução parcial do intestino delgado podem resultar da compressão ou da torção do intestino delgado pela tração do omento.

Cistos mesentéricos também são raros e podem coexistir com cistos omentais. Eles originam-se do retroperitônio, do mesentério do intestino delgado ou mesmo do cólon sigmoide. Os cistos mesentéricos, muito frequentemente, envolvem o intestino delgado, porém também há relatos da associação do cólon. Cistos podem ser únicos ou múltiplos, e geralmente são grandes. A apresentação é variável, mas muito frequentemente envolve dor abdominal e apreciação de massa abdominal no exame físico. Os sintomas gastrintestinais também podem incluir náuseas, vômitos, constipação intestinal ou fezes amolecidas. Os cistos mesentéricos geralmente são lesões benignas, porém podem atuar como fatores predisponentes para torção e intussuscepção. Geralmente os cistos são bem definidos e identificados por imagem por intermédio de ultrassonografia ou tomografia computadorizada (TC). O tratamento é com uma excisão simples, a qual, na maioria dos casos, pode ser realizada por meio de laparoscopia com resultados excelentes e bom prognóstico geral.

AGRADECIMENTO
Melissa Kennedy, MD contribuiu com a versão anterior deste capítulo.

A bibliografia está disponível no GEN-io.

Capítulo 397
Ascite

Asim Maqbool, Jessica W. Wen e Chris A. Liacouras

A ascite é o acúmulo patológico de líquido dentro da cavidade peritoneal. Várias causas de ascite já foram descritas em diferentes grupos de idade (ver Tabelas 397.1 a 397.3). Em crianças, hepatopatias e nefropatias são as causas mais comuns, mas a ascite pode ser causada por cardiopatias, traumatismo, infeção ou neoplasia.

Tabela 397.1 Causas de ascite fetal.

Distúrbios gastrintestinais Peritonite meconial Má rotação intestinal Atresia do intestino delgado ou colônica Intussuscepção Vólvulo Fibrose cística Atresia biliar Malformações venosas portais Infecciosas Parvovírus Sífilis Citomegalovírus Toxoplasmose Hepatite materna aguda Distúrbios geniturinários Hidronefrose Doença renal policística Obstrução urinária Cisto ovariano Cloaca persistente	Ascite quilosa Distúrbios cardíacos Arritmia Insuficiência cardíaca Anomalias cromossômicas Trissomia Síndrome de Turner Neoplasia Hematológicas Anemia hemolítica Hemocromatose neonatal Doenças metabólicas Niemann-Pick tipo C Distúrbios congênitos de glicosilação Doença de Wolman Doença de armazenamento lisossomal Outras Abuso materno/fetal Idiopática

De Giefer MJ, Murray KF, Colletti RB: Pathophysiology, diagnosis, and management of pediatric ascites, *J Pediatr Gastroenterol Nutr* 52(5):503-513, 2011 (Table 1).

Tabela 397.2 Causas de ascite neonatal.

Distúrbios hepatobiliares Cirrose Deficiência de alfa-1-antitripsina Fibrose hepática congênita Hepatite viral Síndrome de Budd-Chiari Atresia biliar Perfuração do ducto biliar Malformação venosa portal Hamartoma mesenquimal rompido Distúrbios gastrintestinais Má rotação intestinal Perfuração intestinal Apendicite aguda Atresia intestinal Pancreatite Ascite quilosa Linfangiectasia intestinal Obstrução do ducto linfático Traumatismo do ducto linfático Extravasamento da nutrição parenteral Doença metabólica	Distúrbios geniturinários Uropatia obstrutiva Válvulas uretrais posteriores Ureterocele Estenose ureteral inferior Atresia ureteral Hímen imperfurado Ruptura da bexiga Lesão na bexiga por cateterização da artéria umbilical Síndrome nefrótica Cisto do corpo-lúteo rompido Cardíacas Arritmia Insuficiência cardíaca Hematológica Hemocromatose neonatal Outras Cútis *marmorata* telangiectásica congênita Vitamina E intravenosa Pseudoascite Duplicação do intestino delgado Traumatismo abdominal Idiopática

De Giefer MJ, Murray KF, Colletti RB: Pathophysiology, diagnosis, and management of pediatric ascites, *J Pediatr Gastroenterol Nutr* 52(5):503-513, 2011 (Table 2).

Tabela 397.3 Causas da ascite em lactentes e crianças.

Distúrbios hepatobiliares Neoplasia Cirrose Fibrose hepática congênita Hepatite aguda Síndrome de Budd-Chiari Perfuração do ducto biliar Transplante hepático Distúrbios gastrintestinais Apendicite aguda Atresia intestinal Pancreatite Duplicação pilórica Serosite Doença de Crohn Enteropatia eosinofílica Púrpura de Henoch-Schönlein Ascite quilosa Linfangiectasia intestinal Obstrução do canal linfático Traumatismo do ducto linfático Extravasamento da nutrição parenteral Infecciosas Tuberculose Abscesso Esquistossomose Neoplasia	Linfoma Tumor de Wilms Sarcoma renal de células claras Glioma Tumor de células germinativas Tumor do ovário Mesotelioma Neuroblastoma Doença metabólica Distúrbios geniturinários Síndrome nefrótica Diálise peritoneal Cardíaca Insuficiência cardíaca Pseudoascite Doença celíaca Mesotelioma cístico Cisto omental Cisto no ovário Outras Lúpus eritematoso sistêmico Derivação ventriculoperitoneal Toxicidade da vitamina A Doença granulomatosa crônica Traumatismo não acidental Enteropatia perdedora de proteínas Idiopática

Modificada de Giefer MJ, Murray KF, Colletti RB: Pathophysiology, diagnosis, and management of pediatric ascites, *J Pediatr Gastroenterol Nutr* 52(5):503-513, 2011 (Table 3).

A principal característica clínica da ascite é a distensão abdominal. A saciedade precoce e a dispneia podem ocorrer com uma quantidade moderada de ascite. Líquido intraperitoneal considerável pode ser acumulado antes que a ascite seja detectável pelos sinais físicos clássicos: flancos abaulados, macicez à percussão, macicez móvel, uma onda líquida (sinal do piparote) e *sinal da poça* (percussão do abdome de uma pessoa em posição supina sobre o umbigo se torna maciça conforme o paciente é colocado em posição pronada e o líquido ascítico é represado em determinadas regiões). A herniação umbilical pode estar associada à ascite tensa. O exame ultrassonográfico é útil para a detecção de pequenas quantidades de líquido.

A paracentese abdominal pode fornecer alívio sintomático e pode ser diagnosticada como causa da ascite. A determinação do gradiente entre a albumina do soro e do líquido ascítico pode ajudar a determinar a causa da ascite. Um gradiente maior que 1,1 g/dℓ (ascite de alto gradiente) é consistente com ascite ocasionada por hipertensão portal, enquanto um gradiente menor que 1,1 g/dℓ (ascite de baixo gradiente) indica ascite de etiologia hipertensiva não portal.

A evolução, o prognóstico e o tratamento da ascite dependem inteiramente da causa. Para a maioria dos pacientes, o tratamento consiste em restrição dietética de sódio e terapia diurética com espironolactona, com adição de furosemida em casos mais graves. A suplementação de albumina também pode ajudar na mobilização de fluido ascítico. Casos refratários podem necessitar de paracentese de grande volume ou derivação portossistêmica intra-hepática transjugular. Pacientes com qualquer tipo de ascite apresentam maior risco de peritonite bacteriana espontânea.

A bibliografia está disponível no GEN-io.

397.1 Ascite Quilosa

Asim Maqbool, Jessica W. Wen e Chris A. Liacouras

A ascite quilosa refere-se ao líquido peritoneal que contém a drenagem linfática, com uma aparência caracteristicamente leitosa e rica em triglicerídeos. A ascite quilosa pode resultar de anomalia congênita, lesão ou obstrução da porção intra-abdominal do ducto torácico. Embora incomum, pode ocorrer em qualquer idade. Na população pediátrica, a causa mais comum é a malformação linfática (linfangectasia). Outras causas incluem lesão cirúrgica aos vasos linfáticos, traumatismo, cirrose, bandas peritoneais, linfangiomatose generalizada, processos inflamatórios crônicos do intestino e infecção micobacteriana. Neoplasias malignas são uma causa comum na população adulta, mas incomum em crianças. Anomalias congênitas do sistema linfático podem estar associadas às síndromes de Turner, Noonan, unha amarela e Klippel-Trenaunay-Weber. Outras etiologias incluem síndrome nefrótica, miopatia visceral hereditária, sarcoidose, má rotação e vólvulo intestinais, pancreatite, pericardite constritiva, doença de Behçet e após apendicectomia.

A apresentação clínica mais comum é distensão abdominal indolor e pode estar acompanhada por baixo ganho de peso e fezes pastosas. O edema periférico é comum. A ascite quilosa grave pode ocasionar edema escrotal, herniação inguinal e umbilical e dificuldade respiratória.

O diagnóstico da ascite quilosa depende da demonstração do líquido ascítico leitoso obtido por paracentese após uma alimentação contendo gordura. A análise do líquido ascítico revela conteúdo alto de proteína, níveis elevados de triglicerídeos e linfocitose. Se o paciente não ingeriu nada por via oral, o líquido pode parecer seroso. Hipoalbuminemia, hipogamaglobulinemia e linfopenia são comuns nesses pacientes.

O tratamento inclui uma dieta com altos níveis proteicos e com pouca gordura, suplementada com triglicerídeos de cadeia média que são absorvidos diretamente na circulação portal e diminuem a produção de linfa. A alimentação parenteral pode ser necessária se a nutrição permanecer prejudicada por via enteral; também pode diminuir significativamente o fluxo linfático e facilitar a selagem no ponto de vazamento linfático. A octreotida, um análogo da somatostatina, tem sido utilizada subcutaneamente em casos de ascite quilosa. O mecanismo não foi completamente elucidado; entretanto, diminui o fluxo sanguíneo intestinal levando à diminuição da pressão portal e também inibindo a secreção linfática por receptores de somatostatina na parede intestinal. A paracentese deve ser repetida somente se a distensão abdominal estiver causando insuficiência respiratória. A linfangiografia associada à embolização pode ser muito bem-sucedida no tratamento da ascite quilosa, cujo local de vazamento foi identificado. Por fim, a laparotomia pode ser indicada se o tratamento convencional não obtiver sucesso, para a potencial ligação cirúrgica dos vasos linfáticos.

A bibliografia está disponível no GEN-io.

Capítulo 398

Peritonite

Asim Maqbool, Jessica W. Wen e Chris A. Liacouras

A inflamação do revestimento peritoneal da cavidade abdominal pode ser resultado de processos infecciosos, autoimunes, neoplásicos e químicos. A peritonite infecciosa é em geral definida como primária (espontânea) ou secundária. Na peritonite primária, a fonte da infecção se origina fora do abdome e penetra na cavidade peritoneal via disseminação hematogênica, linfática ou transmural. A peritonite secundária surge dentro da própria cavidade abdominal mediante extensão ou ruptura de vísceras intra-abdominais ou abscesso dentro de um órgão. A peritonite terciária refere-se à doença recorrente difusa ou localizada e está associada a piores resultados do que a peritonite secundária.

Clinicamente, os pacientes apresentam dor abdominal, sensibilidade e rigidez abdominais ao exame. A peritonite pode resultar de ruptura de vísceras ocas, como o apêndice ou divertículo de Meckel; ruptura do peritônio por traumatismo ou cateter de diálise peritoneal; peritonite química por outro líquido corporal, incluindo bile e urina; e infecção. A peritonite por mecônio é descrita no Capítulo 123.1. A peritonite é considerada uma emergência cirúrgica e requer exploração e lavagem do abdome, exceto na peritonite bacteriana espontânea.

A bibliografia está disponível no GEN-io.

398.1 Peritonite Primária Aguda

Asim Maqbool, Jessica W. Wen e Chris A. Liacouras

ETIOLOGIA E EPIDEMIOLOGIA

A peritonite primária em geral se refere à infecção bacteriana da cavidade peritoneal sem uma fonte intra-abdominal demonstrável. A maioria dos casos ocorre em crianças com ascite decorrente de cirrose e síndrome nefrótica. A infecção pode resultar de translocação de bactérias intestinais, assim como de disfunção imune. Raramente, a peritonite primária ocorre em crianças previamente sadias. Pneumococos (mais comuns), estreptococos grupo A, enterococos, estafilococos e bactérias entéricas gram-negativas, especialmente *Escherichia coli* e *Klebsiella pneumoniae*, são mais comumente observadas. *Mycobacterium tuberculosis*, *Neisseria meningitidis* e *Mycobacterium bovis* são causas raras.

MANIFESTAÇÕES CLÍNICAS

O início pode ser insidioso ou rápido e é caracterizado por febre, dor abdominal e aparência toxêmica. Vômitos e diarreia podem estar presentes. Hipotensão e taquicardia são comuns em conjunto com respiração superficial e rápida, em razão do desconforto associado à respiração. A palpação abdominal pode demonstrar sensibilidade à descompressão e rigidez em resposta. O peristaltismo intestinal é reduzido ou ausente. Entretanto, os sinais e sintomas podem ser sutis em alguns momentos e a vigilância aumentada é necessária em pacientes cirróticos com ascite que apresentam leucocitose, azotemia ou acidose metabólica inexplicáveis.

DIAGNÓSTICO E TRATAMENTO

Leucocitose periférica com predominância marcante de células polimorfonucleares é comum, embora a contagem de células brancas (leucócitos) possa ser afetada por hiperesplenismo preexistente em pacientes com cirrose. Pacientes com síndrome nefrótica geralmente apresentam proteinúria e baixos níveis séricos de albumina nestes pacientes estão associados a maior risco de peritonite. Exames radiográficos do abdome revelam dilatação dos intestinos delgado e grosso, com aumento da separação das alças, secundário ao espessamento das paredes intestinais. A distinção entre peritonite primária e apendicite pode ser impossível em pacientes sem um histórico de síndrome nefrótica ou cirrose; consequentemente, o diagnóstico da peritonite primária é realizado por exame de tomografia computadorizada (TC), laparoscopia ou laparotomia. Em uma criança sabidamente com hepatopatia ou nefropatia e ascite, a presença de sinais peritoneais deve levar à paracentese diagnóstica imediata. O líquido infectado em geral apresenta uma contagem de leucócitos maior ou igual a 250 células/mm^3, com mais de 50% de células polimorfonucleares.

A peritonite primária é geralmente causada por um único agente microbiano. A presença de microbiota intestinal mista no exame do líquido ascítico ou ar livre em radiografias abdominais em crianças com presunção de peritonite justifica a realização de laparotomia, a fim de localizar uma perfuração como uma provável fonte intra-abdominal de infecção. A inoculação do líquido ascítico obtido na paracentese diretamente no recipiente de hemocultura aumenta a chance de obtenção de culturas positivas. A terapia antibiótica parenteral com amplo espectro de cobertura, como cefotaxima, deve ser iniciada imediatamente, com subsequentes alterações dependentes do teste de sensibilidade (vancomicina para pneumococos resistentes). A terapia deve ser mantida durante 10 a 14 dias.

A **ascite neutrofílica com cultura negativa** é uma variante da peritonite primária com líquido ascítico, com contagem leucocitária superior a 500 células/mm^3, cultura negativa, sem nenhuma fonte intra-abdominal de infecção e sem tratamento prévio com antibióticos. Deve ser tratada de maneira semelhante à peritonite primária.

A bibliografia está disponível no GEN-io.

398.2 Peritonite Secundária Aguda

Asim Maqbool, Jessica W. Wen e Chris A. Liacouras

A peritonite secundária aguda mais frequentemente resulta da entrada de bactérias intestinais na cavidade peritoneal por um defeito necrótico na parede dos intestinos ou outras vísceras, como resultado de obstrução ou infarto, ou após ruptura de um abscesso visceral intra-abdominal. Segue mais comumente a perfuração do apêndice. Outras causas incluem hérnias encarceradas, ruptura do divertículo de Meckel, vólvulo intestinal, intussuscepção, síndrome hemolítico-urêmica, úlcera péptica, doença inflamatória intestinal, colecistite necrosante, enterocolite necrosante, tiflite e perfuração traumática.

A peritonite no período neonatal ocorre mais frequentemente como uma complicação da enterocolite necrosante, mas pode estar associada ao íleo meconial ou ruptura espontânea (ou induzida por indometacina) do estômago ou intestinos. Em meninas após a puberdade, bactérias do trato genital (*Neisseria gonorrhoeae*, *Chlamydia trachomatis*) podem ter acesso à cavidade peritoneal via tubas uterinas, causando peritonite secundária. A presença de um corpo estranho, como um cateter ventriculoperitoneal ou cateter de diálise peritoneal, pode predispor à peritonite, com microrganismos cutâneos, como *Staphylococcus epidermidis*, *Staphylococcus aureus* e *Candida albicans*, contaminando a derivação. A peritonite secundária resulta de efeitos tóxicos diretos de bactérias, bem como da liberação local e sistêmica de mediadores inflamatórios em resposta aos organismos e seus produtos (endotoxina lipopolissacarídica). O desenvolvimento de sepse depende de diversos fatores do hospedeiro e da doença, assim como da rapidez da intervenção antimicrobiana e cirúrgica.

MANIFESTAÇÕES CLÍNICAS

Similarmente à peritonite primária, os sintomas característicos incluem febre, dor abdominal difusa, náuseas e vômitos. Os achados físicos da inflamação peritoneal incluem descompressão dolorosa, rigidez da parede abdominal, redução da movimentação corporal (o indivíduo permanece deitado e parado), e diminuição ou ausência dos sons de peristaltismo intestinal por íleo paralítico. A exsudação massiva de líquido na cavidade peritoneal, em conjunto com a liberação sistêmica de substâncias vasodilatadoras, pode levar ao rápido desenvolvimento de choque. Aparência toxêmica, irritabilidade e inquietude são comuns. Atelectasia basilar, assim como desvio intrapulmonar, podem ocorrer, com progressão para síndrome da angústia respiratória aguda.

Estudos laboratoriais revelam uma contagem leucocitária periférica maior que 12.000 células/mm^3, com predominância marcante das formas polimorfonucleares. Radiografias abdominais podem revelar ar livre na cavidade peritoneal (pneumoperitônio), evidência do íleo paralítico ou obstrução, líquido peritoneal e borramento da sombra do psoas. Outros achados do líquido peritoneal sugestivos de peritonite secundária incluem elevação da proteína total (> 1 g/dℓ) e glicose baixa (< 50 mg/dℓ).

TRATAMENTO

A reanimação volêmica agressiva e o suporte da função cardiovascular devem ser iniciados imediatamente. A estabilização do paciente antes da intervenção cirúrgica é mandatória. A antibioticoterapia deve fornecer cobertura para organismos que predominam no local da origem presumida da infecção. Ao contrário da peritonite primária, a peritonite secundária é tipicamente causada por vários agentes microbianos. Para perfuração do trato gastrintestinal inferior, um regime terapêutico de ampicilina, gentamicina e clindamicina ou metronidazol atingirá adequadamente infecções por *E. coli*, *Klebsiella*, *Bacteroides* spp. e enterococos. Terapias alternativas podem incluir piperacilina/tazobactam ou carbapenêmicos (imipeném-cilastatina, meropeném, ertapeném ou doripeném). A cirurgia para reparo de uma víscera perfurada deve ser feita após estabilização do paciente e início da antibioticoterapia. Culturas intraoperatórias do líquido peritoneal indicarão se uma alteração no regime de antibióticos será necessária. O tratamento empírico para a peritonite relacionada com o cateter de diálise peritoneal pode incluir cefepima ou cefazolina intraperitoneal com ceftazidima. Infecções graves por cateteres de diálise peritoneal podem geralmente ser prevenidas com a boa higiene do cateter e com a remoção imediata e substituição após sinais de infecção progressiva.

A bibliografia está disponível no GEN-io.

398.3 Peritonite Secundária Aguda Localizada (Abscesso Peritoneal)

Asim Maqbool, Jessica W. Wen e Chris A. Liacouras

ETIOLOGIA

Abscessos intra-abdominais acometem menos comumente crianças e neonatos do que adultos, mas podem ocorrer em órgãos intra-abdominais viscerais (abscessos hepáticos, esplênicos, renais, pancreáticos e tubo-ovarianos) ou nos espaços interintestinal, periapendicular, subdiafragmático, sub-hepático, pélvico ou retroperitoneal. Mais comumente, abscessos periapendiculares e pélvicos surgem de uma perfuração do apêndice. A inflamação transmural com formação de fístulas pode resultar na formação de abscessos intra-abdominais em crianças com doença inflamatória intestinal.

MANIFESTAÇÕES CLÍNICAS

Febre prolongada, anorexia, vômito e prostração sugerem o desenvolvimento de um abscesso intra-abdominal. A contagem leucocitária periférica está elevada, bem como a taxa de hemossedimentação.

Com um abscesso apendicular, há sensibilidade localizada e massa palpável no quadrante inferior direito. Um abscesso pélvico é sugerido por distensão abdominal, tenesmo retal, com ou sem passagem de fezes mucosas com pouco volume, e irritabilidade vesical. O exame retal pode revelar massa dolorosa anterior. Coleção de gás na região subfrênica, atelectasia basal, hemidiafragma elevado e efusão pleural podem estar presentes por um abscesso subdiafragmático. O abscesso do psoas pode ocorrer pela extensão da infecção oriunda de apendicite retroperitoneal, doença de Crohn ou abscesso perirrenal ou intrarrenal. Os achados abdominais podem ser mínimos e a apresentação clínica pode incluir claudicação, dor no quadril e febre. Exame ultrassonográfico, TC e ressonância magnética (RM) podem ser utilizados para localizar abscessos intra-abdominais; a RM fornece a melhor resolução do envolvimento da doença.

TRATAMENTO

O abscesso deve ser drenado e antibioticoterapia adequada deve ser instituída. A drenagem pode ser realizada sob controle radiológico (guiada por ultrassonografia ou TC), seja por meio da implantação de um cateter de drenagem permanente ou de cirurgia, dependendo da localização do abscesso. A cobertura antibiótica de amplo espectro inicial, como a combinação de ampicilina, gentamicina e clindamicina ou ciprofloxacino e metronidazol, deve ser iniciada e pode ser modificada dependendo dos resultados do antibiograma. O tratamento da ruptura do apêndice complicada com a formação de abscesso pode ser problemático, pois a formação de fleimão intestinal pode tornar a ressecção cirúrgica mais difícil. A antibioticoterapia intensiva durante 4 a 6 semanas, seguida pela apendicectomia intervalada, é frequentemente o regime terapêutico adotado.

A bibliografia está disponível no GEN-io.

Capítulo 399
Hérnia Epigástrica

John J. Aiken

Hérnias epigástricas em crianças são hérnias ventrais na linha média da parede abdominal, entre o apêndice xifoide do esterno e o umbigo. As hérnias epigástricas têm maior probabilidade de serem congênitas do que adquiridas. O defeito geralmente contém somente gordura pré-peritoneal sem saco peritoneal ou vísceras abdominais. Como a maioria das hérnias epigástricas é pequena e assintomática, a verdadeira incidência é desconhecida, porém a incidência relatada na infância varia entre menos de 1 até 5%. A etiologia da hérnia epigástrica é desconhecida. As duas principais hipóteses são a hipótese de lacunas vasculares e a hipótese de decussação de fibras tendíneas: a primeira propõe que a protrusão ocorre através de pequenos espaços criados, em que as lacunas vasculares penetram na linha alba, e a segunda, que a hérnia epigástrica ocorre exclusivamente nos locais em que os pacientes afetados não possuem linhas triplas de decussação. Além disso, distúrbios de colágeno não diagnosticados, aumento de pressão intra-abdominal e, em pacientes idosos, incisão prévia da linha média podem ter um papel no desenvolvimento da hérnia epigástrica. Hérnias epigástricas podem ser únicas ou múltiplas e são duas a três vezes mais comuns no sexo masculino do que no feminino. Através do pequeno defeito na linha média há frequentemente a herniação da gordura pré-peritoneal para a parede abdominal superficial, embora à medida que o defeito se torne progressivamente maior, exista a possibilidade de herniação dos conteúdos intra-abdominais. Hérnias epigástricas (incisionais) podem ocorrer em um local de incisão anterior ou estar associadas à derivação ventriculoperitoneal.

APRESENTAÇÃO CLÍNICA

Hérnias epigástricas geralmente aparecem em crianças jovens como massa visível ou palpável na linha média, entre o umbigo e o apêndice xifoide do esterno, observada pelos pais ou médicos. A massa é quase sempre pequena (menor que 1 cm), assintomática e geralmente descrita como sempre presente, porém mais aparente em momentos de irritabilidade ou esforço. Ocasionalmente, a massa é intermitente e a criança relata dor restrita ao local da hérnia. O exame físico demonstra massa firme, localizada na linha média, em qualquer lugar entre o umbigo e o apêndice xifoide do esterno. A massa pode ser intermitente se a gordura reduzir-se com o relaxamento dos músculos abdominais. Hérnias epigástricas geralmente contêm apenas gordura pré-peritoneal e a maioria não é redutível, devido ao pequeno tamanho do defeito da fáscia. Raramente, um defeito da fáscia é observado sem massa palpável. A herniação dos intestinos ou vísceras abdominais na hérnia epigástrica é excepcionalmente rara, embora o defeito aumente com o passar do tempo. A massa pode ser sensível ao exame, mas o estrangulamento do conteúdo da hérnia é incomum. O exame físico quase sempre faz o diagnóstico definitivo, e estudos de imagem geralmente são desnecessários. Se o diagnóstico não estiver claro, o exame de imagem pode ser útil. A ultrassonografia apresenta, tipicamente, uma pequena massa que é isoecoica à gordura subcutânea adjacente e uma possível conexão com a gordura pré-peritoneal através de um pequeno defeito da fáscia. A ressonância magnética (RM) pode ser útil no diagnóstico, porém não é utilizada de rotina.

A progressão natural da hérnia epigástrica é o alargamento gradual ao longo do tempo, uma vez que, de modo intermitente, mais gordura pré-peritoneal é expulsa através do defeito em momentos de esforço ou aumento da pressão intra-abdominal. Se não tratado, o defeito pode ampliar e permitir a herniação de vísceras intra-abdominais dentro do saco peritoneal, o que, na maioria das vezes, é observado em adultos. As hérnias epigástricas não se resolvem espontaneamente e, portanto, a correção cirúrgica é o tratamento recomendado. O local deve ser cuidadosamente marcado no pré-operatório, porque a massa e o defeito podem ser difíceis de localizar em uma parede abdominal relaxada após a indução anestésica. Uma incisão transversal limitada é feita sobre a massa e realiza-se dissecação para delimitar as margens do defeito da fáscia. Se houver gordura herniada, ela é liberada dos tecidos subcutâneos através da dissecação e pode ser reduzida ou ligada e excisada. O defeito é fechado utilizando-se fio absorvível. A pele é fechada com uma sutura subcutânea com fio absorvível. As complicações pós-operatórias são raras e a taxa de recorrência é baixa.

A bibliografia está disponível no GEN-io.

399.1 Hérnia Incisional

John J. Aiken

A formação de hérnia no local de uma laparotomia anterior é pouco frequente na infância. As hérnias incisionais também podem ocorrer nos locais de incisão da técnica laparoscópica utilizada em cirurgia minimamente invasiva. Fatores associados ao maior risco de hérnia incisional incluem aumento da pressão intra-abdominal, infecções de feridas e incisão na linha média. Os locais de incisão laparoscópicos apresentam um desafio técnico para visualizar a fáscia em uma pequena incisão. Incisões abdominais transversais são preferidas em razão de maiores resistência e aporte sanguíneo, o que reduz a probabilidade de infecção da ferida e hérnia incisional. Embora a maioria das hérnias incisionais necessite de reparação, a operação deve ser adiada até que a criança esteja em condições médicas ideais. Algumas hérnias incisionais resolvem-se, especialmente aquelas que ocorrem em crianças. Alguns médicos recomendam bandagem elástica para evitar o alargamento da hérnia e promover a cura espontânea. A conduta inicial deve ser conservadora, com a cirurgia ocorrendo por volta de 1 ano. O encarceramento é bastante incomum nas hérnias incisionais, mas é um indicador para o reparo imediato. Recém-nascidos com defeitos da parede abdominal representam o maior grupo de crianças com hérnias incisionais.

A bibliografia está disponível no GEN-io.

Sistema Respiratório

PARTE 18

Seção 1

Desenvolvimento e Função

Capítulo 400

Abordagem Diagnóstica às Doenças Respiratórias

Julie Ryu, James S. Hagood e Gabriel G. Haddad

ANAMNESE

A anamnese começa com uma narrativa fornecida por um dos pais ou cuidador com informações do paciente. Ela deve incluir perguntas sobre sintomas respiratórios (dispneia, tosse, dor, sibilância, ronco, apneia, cianose, intolerância ao exercício), além de cronicidade, momento durante o dia ou noite e associações com atividades, incluindo exercícios ou ingestão de alimentos. O sistema respiratório interage com vários outros sistemas, e perguntas relacionadas com os sistemas cardíaco, gastrintestinal, nervoso central, hematológico e imunológico podem ser relevantes. Questões associadas a refluxo gastrintestinal, anormalidades congênitas (anomalias das vias respiratórias, discinesia ciliar) ou estado imunológico podem ser importantes em um paciente com pneumonias de repetição. A história familiar é essencial e precisa incluir perguntas a respeito de irmãos e outros parentes próximos com sintomas similares e qualquer doença crônica com repercussões respiratórias.

EXAME FÍSICO

A disfunção respiratória geralmente causa alterações detectáveis no padrão da respiração. Valores para frequência respiratória normal estão mostrados na Tabela 81.1 e dependem de muitos fatores, principalmente idade. São necessárias repetidas medidas da frequência respiratória porque, em especial nas crianças mais jovens, essa é extremamente sensível a estímulos externos. Frequências respiratórias durante o sono são mais reproduzíveis em crianças do que aquelas mensuradas durante alimentação ou atividade física. As frequências variam entre as crianças, mas correspondem a 40 a 50 ciclos respiratórios/min, em média, nas primeiras semanas de vida e, geralmente, inferiores a 60 respirações/minuto nos primeiros dias de vida.

Anormalidades do controle respiratório podem fazer com que a criança respire em uma baixa frequência ou periodicamente. Anormalidades mecânicas produzem mudanças compensatórias que são geralmente direcionadas no sentido de mudar a ventilação por minuto para manter a ventilação alveolar. Diminuição na complacência pulmonar requer incrementos na força muscular e na frequência respiratória, levando a aumentos variáveis nas retrações da caixa torácica e alargamento das narinas. As incursões respiratórias de crianças com doença restritiva são superficiais. Um gemido expiratório é comum se a criança tentar aumentar a **capacidade residual funcional (CRF)** por meio do fechamento da glote ao fim da expiração. A CRF corresponde ao volume de ar que permanece nos pulmões após a expiração corrente. Crianças com doença obstrutiva podem exibir respirações mais lentas e profundas. Quando a obstrução é **extratorácica** (do nariz para a traqueia média), a inspiração é mais prolongada do que a expiração e um estridor inspiratório (ruído monofônico inspiratório predominante) pode, geralmente, ser ouvido (ver Figura 400.1). Quando a obstrução é **intratorácica**, a expiração é mais prolongada que a inspiração, e o paciente precisa utilizar músculos expiratórios auxiliares frequentemente. A obstrução intratorácica resulta no aprisionamento do ar e, dessa maneira, em maior volume residual e, provavelmente, maior CRF (ver Figura 400.2).

A aplicação da *percussão pulmonar* tem valor limitado em crianças pequenas porque por meio dela não é possível discriminar entre ruídos originados a partir de tecidos próximos. Em adolescentes e adultos, a percussão geralmente resulta em sons abafados nas doenças restritivas com efusão pleural, pneumonia e atelectasia, mas ela é timpânica nas doenças obstrutivas (asma, pneumotórax).

A *ausculta* confirma a presença de prolongamento inspiratório ou expiratório e fornece informações sobre simetria e qualidade do movimento do ar. Além disso, essa técnica geralmente detecta sons anormais ou adventícios como **estridor**; **crepitações** ou **estertores**, sons estridentes e descontínuos ouvidos durante a inspiração e, mais raramente, durante o início da expiração, que denotam a abertura de espaços aéreos previamente fechados; ou **sibilos**, sons musicais, contínuos, geralmente causados pelo desenvolvimento de fluxo turbulento em vias respiratórias estreitas (ver Tabela 400.1). O **baqueteamento digital** é um sinal de hipoxia crônica e doença pulmonar crônica (ver Figura 400.3), mas pode ser derivado de etiologias extrapulmonares (ver Tabela 400.2).

ANÁLISE DO CONTEÚDO GASOSO SANGUÍNEO

A principal função do sistema respiratório é remover o dióxido de carbono e adicionar oxigênio ao sangue venoso sistêmico através do pulmão. A composição de gás inspirado, ventilação, perfusão, difusão e metabolismo tecidual exerce influência significativa na gasometria arterial.

A pressão total da atmosfera ao nível do mar é 101.325 Pa (760 torr). Com o aumento da altitude, a pressão atmosférica diminui. A pressão atmosférica total é igual à soma das pressões parciais exercidas por cada um dos seus gases componentes. O ar alveolar é 100% umidificado; portanto, nos cálculos de gás alveolar, o gás inspirado também é, presumivelmente, 100% umidificado. A uma temperatura de 37°C e umidade de 100%, o vapor d'água exerce uma pressão de 6.266 Pa (47 torr), independentemente da altitude. Em um ambiente normal, a atmosfera consiste em 20,93% de oxigênio. A **pressão parcial de oxigênio no gás inspirado (P_{IO_2})** ao nível do mar é, portanto (760 − 47) × 20,93% = 149 torr [19.865 Pa]. Na respiração de 40% de oxigênio ao nível do mar, a P_{IO_2} é (760 − 47) × 40% = 285 torr [37.997 Pa]. Em maiores altitudes, na respiração de diferentes concentrações de oxigênio, a P_{IO_2} é menor do que ao nível do mar, dependendo das pressões atmosféricas prevalentes. Em Denver (altitude de 1.524 metros e pressão barométrica de 632 torr [84.260 Pa]), a P_{IO_2} no ar ambiente é (632 − 47) × 20,93% = 122 torr [16.265 Pa] e, em 40% de oxigênio, é (632 − 47) × 40% = 234 torr [31.197 Pa].

Volume minuto é o produto de V_T pela frequência respiratória. Parte do V_T ocupa as vias respiratórias condutoras (espaço morto anatômico) e não contribui para a troca gasosa nos alvéolos. **Ventilação alveolar** é o volume de ar atmosférico que entra nos alvéolos e é calculado como (V_T − espaço morto) × frequência respiratória. A ventilação alveolar é inversamente proporcional à P_{CO_2} arterial (Pa_{CO_2}). Quando a ventilação alveolar cai à metade, Pa_{CO_2} é dobrada. Por outro lado, dobrar a ventilação alveolar diminui a Pa_{CO_2} em 50%. A **P_{O_2} alveolar (PA_{O_2})** é calculada pela **equação do ar alveolar** a seguir, em que R é o quociente respiratório. Para finalidades práticas, a Pa_{CO_2} é substituída pela **P_{CO_2} arterial** (Pa_{CO_2}) e R supostamente é 0,8. De acordo com a equação de ar alveolar, para uma dada P_{IO_2}, um aumento na

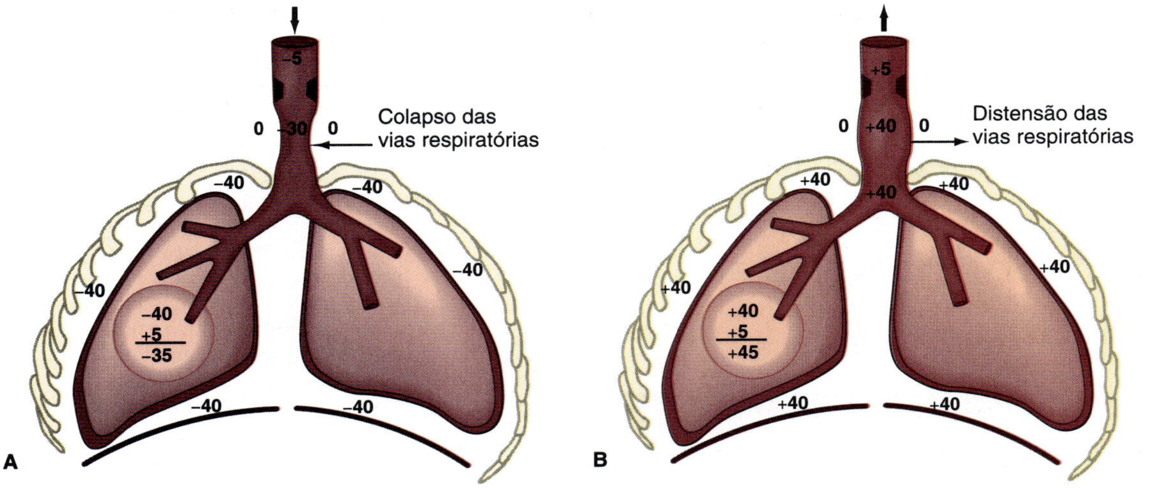

Figura 400.1 **A.** Na obstrução das vias respiratórias extratorácicas, a pressão negativa elevada durante a inspiração é transmitida até o local da obstrução. Isso resulta em colapso das vias respiratórias abaixo do local da obstrução, que se agrava durante a inspiração. Observe que as pressões são comparadas com a pressão atmosférica, que tradicionalmente é representada como 0 cm. A pressão terminal das vias respiratórias é calculada como a pressão intrapleural mais a pressão de recolhimento do pulmão. A pressão de recolhimento do pulmão é arbitrariamente escolhida como 5 cm para fins de simplicidade. **B.** Durante a expiração, a pressão positiva abaixo do local da obstrução resulta em distensão das vias respiratórias extratorácicas e em melhora dos sintomas.

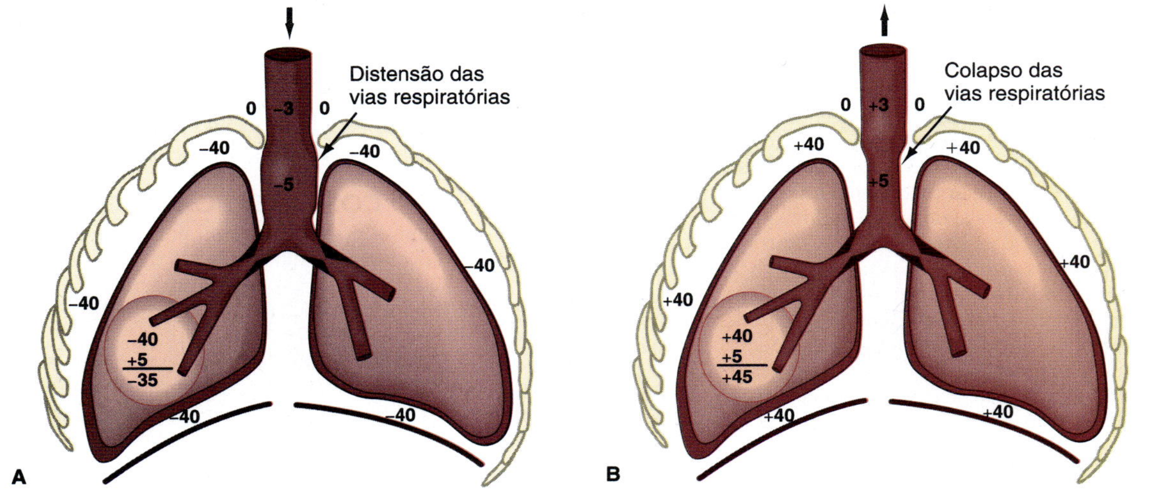

Figura 400.2 **A** e **B.** Na obstrução das vias respiratórias intrapulmonares, mesmo um segmento mais largo das vias respiratórias intratorácicas está sujeito a alterações de pressão em comparação com as pressões observadas na obstrução das vias respiratórias intratorácico-extrapulmonares. Essas lesões são associadas ao aumento acentuado da obstrução das vias respiratórias durante a expiração.

Tabela 400.1 Sons respiratórios.

SONS BÁSICOS	MECANISMOS	ORIGEM	ACÚSTICA	RELEVÂNCIA
Pulmão	Fluxo turbulento, vórtices, outros	Central (expiração), lobar para vias respiratórias segmentares (inspiração)	Ruído filtrado em baixa frequência (< 100 a > 1.000 Hz)	Ventilação regional, calibre das vias respiratórias
Traqueal	Fluxo turbulento, fluxo invadindo paredes das vias respiratórias	Faringe, laringe, traqueia, grandes vias respiratórias	Ruído com ressonâncias (< 100 a > 3.000 Hz)	Configuração das vias respiratórias
SONS ADVENTÍCIOS				
Sibilos	Vibração da parede das vias respiratórias, vórtex, outros	Vias respiratórias centrais e inferiores	Senoidal (< 100 a > 1.000 Hz, duração típica > 80 ms)	Obstrução das vias respiratórias, limitação do fluxo
Roncos	Ruptura das películas do líquido, vibração das paredes das vias respiratórias	Vias respiratórias maiores	Série de senoides rapidamente amortecidas (tipicamente < 300 Hz e duração < 100 ms)	Secreções, capacidade de colapso anormal das vias respiratórias
Estertores	Estresse-relaxamento da parede das vias respiratórias	Vias respiratórias centrais e inferiores	Deflexões de ondas rapidamente amortecidas (duração típica < 20 ms)	Fechamento das vias respiratórias, secreções

Adaptada de Pasterkamp H, Kraman SS, Wodicka GR: Respiratory sounds. Advances beyond the stethoscope. *Am J Respir Crit Care Med* 156[3]:974–987, 1997.

Tabela 400.2	Doenças não pulmonares associadas ao baqueteamento.
CARDÍACAS	
Cardiopatia congênita cianótica	
Endocardite bacteriana	
Insuficiência cardíaca crônica	
HEMATOLÓGICAS	
Talassemia	
Metemoglobinemia congênita (rara)	
GASTRINTESTINAIS	
Doença de Crohn	
Colite ulcerativa	
Doença celíaca	
Disenteria crônica, espru	
Polipose adenomatosa do cólon	
Hemorragia gastrintestinal grave	
Linfoma do intestino delgado	
Cirrose hepática (incluindo deficiência de α_1-antitripsina)	
Hepatite ativa crônica	
OUTRAS	
Deficiência da tireoide (acropatia da tireoide)	
Tirotoxicose	
Pielonefrite crônica (rara)	
Tóxicos (p. ex., arsênico, mercúrio, berílio)	
Granulomatose linfomatoide	
Doença de Fabry	
Doença de Raynaud, esclerodermia	
Doença de Hodgkin	
Familiares	
BAQUETEAMENTO UNILATERAL	
Doenças vasculares (como aneurisma da artéria subclávia, fístula arteriovenosa braquial)	
Subluxação do ombro	
Lesão no nervo mediano	
Traumatismo local	

De Pasterkamp H: The history and physical examination. Em Wilmott RW, Boat TF, Bush A, et al, editors: *Kendig and Chernick's disorders of the respiratory tract in children*, ed 8, Philadelphia, 2012, Elsevier.

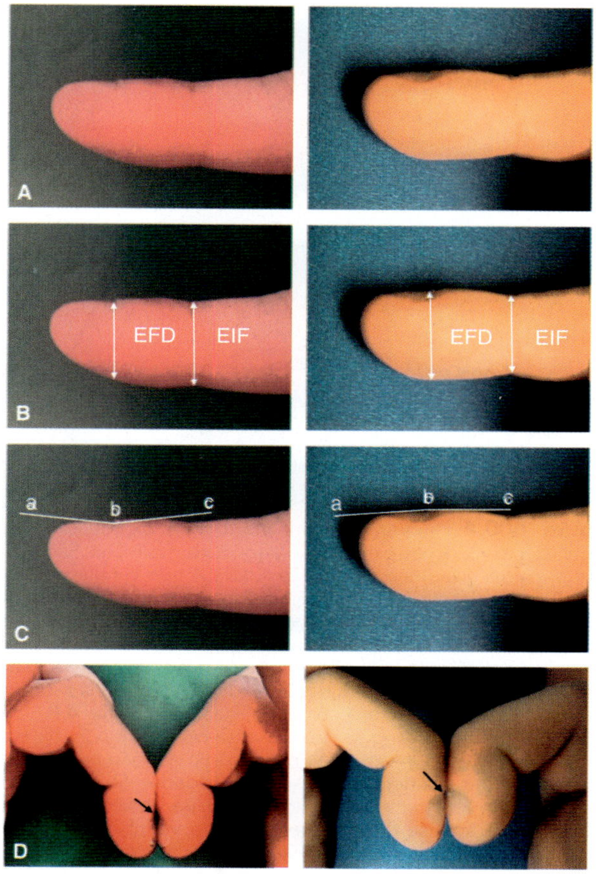

Figura 400.3 **A.** Dedo normal e com baqueteamento digital em vista de perfil. **B.** O dedo normal apresenta uma relação entre a espessura falangeana distal *(EFD)* e a espessura interfalangeana *(EIF)* < 1. O dedo com baqueteamento apresenta uma relação EFD/EIF > 1. **C.** O dedo normal à esquerda mostra um perfil normal *(abc)* com ângulo inferior a 180°. O dedo com baqueteamento apresenta um ângulo de perfil > 180°. **D.** O sinal de Schamroth é demonstrado no dedo com baqueteamento com a perda da janela em formato de diamante entre os leitos ungueais *(seta)*, presente no dedo normal. (De Wilmott RW, Bush A, Deterding RR, et al: *Kendig's disorders of the respiratory tract in children*, ed 9, Philadelphia, 2019, Elsevier [Fig. 1.14, p. 20].)

Pa_{CO_2} de 10 torr resulta em diminuição na PA_{O_2} de 10 ÷ 0,8, ou 10 × 1,25, ou 12,5 torr [1.667 Pa]. Portanto, proporcionalmente, alterações inversas na PA_{O_2} ocorrem na proporção de 1,25 × as alterações na PA_{CO_2} (ou Pa_{CO_2}).

Depois que a composição de gás alveolar é determinada pelas condições do gás inspirado e pelo processo de ventilação, a troca gasosa ocorre pelo processo de difusão e equilíbrio do gás alveolar com o sangue dos capilares pulmonares. A difusão depende da barreira alveolocapilar e da quantidade de tempo disponível para o equilíbrio. Na saúde, o equilíbrio entre o gás alveolar e o sangue dos capilares pulmonares é completo para oxigênio e dióxido de carbono. Em doenças em que a barreira alveolocapilar está aumentada de maneira anormal (doenças intersticiais alveolares) e/ou quando o tempo disponível para o equilíbrio é menor (aumento da velocidade do fluxo sanguíneo), a difusão é incompleta. Devido a sua maior solubilidade em meio líquido, o dióxido de carbono é 20 vezes mais difusível que o oxigênio. Portanto, doenças com defeitos de difusão são caracterizadas por gradientes de **oxigênio alveoloarterial (A-aO_2)** e hipoxemia acentuados. A elevação significativa de CO_2 não ocorre como resultado de um defeito na difusão, a menos que haja hipoventilação coexistente.

O sangue venoso levado aos pulmões é "arterializado" após a conclusão da difusão. Após a completa arterialização, o sangue dos capilares pulmonares deve ter as mesmas P_{O_2} e P_{CO_2} que as existentes nos alvéolos. A composição da gasometria arterial é diferente da dos alvéolos, mesmo em condições normais, porque existe uma certa quantidade de ventilação no espaço morto, além da mistura venosa em um pulmão normal. A ventilação no espaço morto ocasiona uma Pa_{CO_2} maior que a PA_{CO_2}, ao passo que a mistura venosa ou o desvio da direita para esquerda resulta em Pa_{O_2} mais baixa, em comparação com a composição de gás alveolar (ver Figura 400.4). A Pa_{O_2} é um reflexo da quantidade de oxigênio dissolvido no sangue, que é um componente menor do conteúdo total de oxigênio no sangue. Para cada 100 torr de P_{O_2} [13.332 Pa], há 0,3 mℓ de O_2 dissolvido em 100 mℓ de sangue. O conteúdo total de oxigênio no sangue é composto do oxigênio dissolvido e pelo oxigênio ligado à hemoglobina (Hb). Cada grama de Hb carrega 1,34 mℓ de O_2 no caso de saturação de oxigênio de 100%. Portanto, 15 g de Hb carregam 20,1 mℓ de oxigênio. O **conteúdo de oxigênio arterial (Ca_{O_2})**, expresso como mℓ O_2/dℓ de sangue, pode ser calculado como (Pa_{O_2} × 0,003) + (Hb × 1,34 × So_2), em que Hb está em gramas de Hb por decilitro de sangue e So_2 é o percentual de saturação da oxi-hemoglobina. A relação entre P_{O_2} e a quantidade de oxigênio carregada pela Hb é a base da curva de dissociação O_2-Hb (ver Figura 400.5). A P_{O_2} em que Hb tem saturação de 50% é denominada P_{50}. Em um pH normal, Hb tem saturação de 94% em P_{O_2} de 70, e um pouco mais de ganho na saturação é atingido a uma P_{O_2} mais elevada. Em P_{O_2} inferior a 50, ocorre diminuição abrupta na saturação e, consequentemente, no conteúdo de oxigênio.

O fornecimento de oxigênio aos tecidos é um produto do conteúdo de oxigênio e do débito cardíaco. Quando Hb está com saturação de quase 100%, o sangue contém aproximadamente 20 mℓ de oxigênio por 100 mℓ, ou 200 mℓ/ℓ. Em um adulto saudável, o débito cardíaco é aproximadamente 5 ℓ/min, o fornecimento de oxigênio é de 1.000 mℓ/min e o consumo de oxigênio é de 250 mℓ/min. O sangue

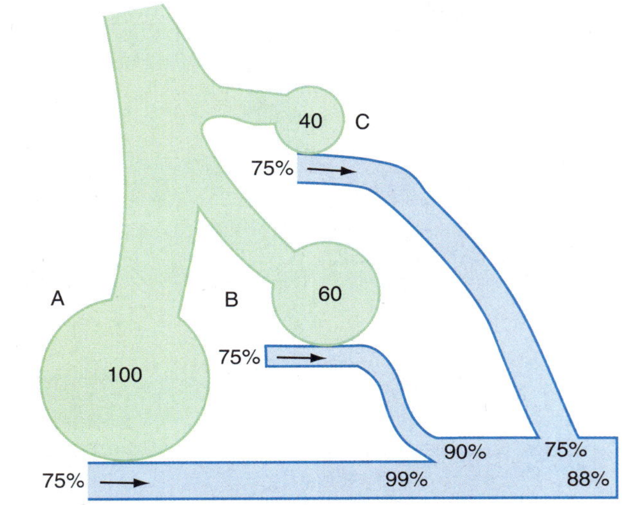

Figura 400.4 Diagrama demonstrando os efeitos das relações ventilação-perfusão da oxigenação arterial nos pulmões. São ilustradas três unidades alveolocapilares. A unidade *A* tem ventilação normal e uma P_{O_2} alveolar de 100 mmHg (mostrada pelo número no meio do espaço). O sangue que circula através dessa unidade eleva sua saturação de 75% (saturação do sangue venoso misturado) para 99%. A unidade *B* tem relação ventilação-perfusão mais baixa e P_{O_2} alveolar de 60 mmHg. O sangue que circula através dessa unidade atinge uma saturação de somente 90%. Finalmente, a unidade *C* não é ventilada. A P_{O_2} alveolar é equivalente à do sangue venoso, que circula através da unidade sem sofrer alteração. A saturação de oxigênio do sangue arterial reflete as contribuições ponderadas dessas três unidades. Se for suposto que cada unidade tem o mesmo fluxo de sangue, o sangue arterial terá saturação de apenas 88%. O desequilíbrio ventilação-perfusão é o mecanismo mais comum da hipoxemia arterial na doença pulmonar. O oxigênio suplementar aumenta a P_{O_2} arterial ao aumentar a P_{O_2} alveolar nas unidades pulmonares que, como *B*, apresentam relação ventilação-perfusão > 0.

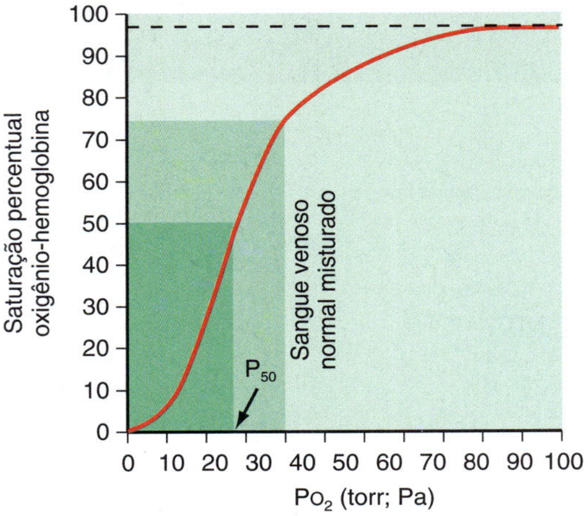

Figura 400.5 Curva de dissociação oxigênio-hemoglobina. A P_{50} do sangue do adulto é de cerca de 27 torr [3.600 Pa]. Em condições basais, o sangue venoso misturado tem P_{O_2} de 40 torr [5.333 Pa] e saturação oxigênio-hemoglobina de 75%. No sangue arterial, esses valores são 100 torr [13.332 Pa] e 97,5%, respectivamente. Observar que existe uma diminuição abrupta na saturação oxigênio-hemoglobina em Pa_{O_2} < 50 torr [6.666 Pa], mas um aumento relativamente pequeno na saturação ocorre quando P_{O_2} > 70 torr [9.333 Pa].

venoso misturado que retorna ao coração tem P_{O_2} de 40 torr [5.333 Pa] e saturação de oxigênio de 75%. O conteúdo de oxigênio no sangue, o débito cardíaco e o consumo de oxigênio são importantes determinantes da saturação venosa mista de oxigênio. Dado um conteúdo de oxigênio no sangue e um consumo de oxigênio em estado estacionário, a saturação venosa mista é um importante indicador do débito cardíaco. Uma saturação venosa mista em declínio nesse estado estacionário indica diminuição do débito cardíaco.

Observações clínicas e interpretação dos valores de gasometria são essenciais para localizar a lesão e estimar sua gravidade (ver Tabela 400.3). Em obstruções das vias respiratórias acima da carina (estenose subglótica, anel vascular), a gasometria reflete a hipoventilação alveolar global. Isso é manifestado pela elevação da PA_{CO_2} e pela diminuição proporcional na Pa_{O_2} segundo determinado pela equação de ar alveolar. Um aumento na Pa_{CO_2} de 20 torr [2.666 Pa] diminui a Pa_{O_2} em 20 × 1,25 ou 25 torr [3.333 Pa]. Na ausência de doença significativa do parênquima e de *shunt* intrapulmonar, essas lesões respondem muito bem à suplementação de oxigênio para reversão de hipoxemia. Valores de gasometria similares, demonstrando hipoventilação alveolar e resposta ao oxigênio suplementar, são observados em pacientes com centro respiratório deprimido e função neuromuscular ineficaz, resultando em insuficiência respiratória. Esses pacientes podem ser facilmente diferenciados dos que têm obstrução das vias respiratórias devido ao seu esforço respiratório insuficiente.

Na obstrução das vias respiratórias intrapulmonares (asma, bronquiolite), a gasometria reflete desequilíbrio de ventilação-perfusão e mistura venosa. Nessas doenças, a obstrução não é uniforme em todo o pulmão, resultando em áreas hiperventiladas e outras hipoventiladas. O sangue dos capilares dos pulmões proveniente de áreas hiperventiladas tem P_{O_2} mais alta e P_{CO_2} mais baixa, enquanto o sangue proveniente de áreas hipoventiladas tem P_{O_2} mais baixa e P_{CO_2} mais alta. Uma P_{CO_2} menor no sangue pode compensar a P_{CO_2} mais alta, porque a curva de dissociação Hb-CO_2 é relativamente linear. Na doença leve, as áreas hiperventiladas predominam, resultando em hipocarbia. Uma Pa_{O_2} elevada em áreas hiperventiladas não pode compensar a diminuição de Pa_{O_2} em áreas hipoventiladas devido ao formato da curva de dissociação O_2-Hb. Isso resulta em mistura venosa, dessaturação arterial e diminuição da Pa_{O_2} (ver Figura 400.4). Com o aumento da gravidade da doença, mais áreas se tornam hipoventiladas, resultando em normalização da Pa_{CO_2} com diminuição adicional na Pa_{O_2}. Uma Pa_{CO_2} normal ou ligeiramente elevada na asma deve ser

Tabela 400.3 Interpretação dos valores de gasometria arterial.

LESÃO	EFEITO	GA TÍPICA
Obstrução das vias respiratórias centrais (acima da carina) ou Centro respiratório deprimido ou Função neuromuscular ineficaz	Hipoventilação alveolar uniforme	Aumento precoce na PCO_2 Diminuição proporcional em PO_2 dependente da equação de ar alveolar Resposta ao oxigênio suplementar: excelente
Obstrução das vias respiratórias intrapulmonares	Desequilíbrio da mistura venosa	Leve: ↓ PCO_2, ↓ PO_2 Moderada: PCO_2 "normal", ↓↓ PO_2 Grave: ↑↑ PCO_2, ↓↓↓ PO_2 Resposta ao oxigênio suplementar: boa
Patologia alveolointersticial	Defeito de difusão – *shunt* E → D	Diminuição precoce na PO_2 dependendo da gravidade PCO_2 normal ou baixa, ↑ PCO_2 desenvolvida na fadiga Resposta ao oxigênio suplementar: razoável a insuficiente

GA, gasometria arterial.

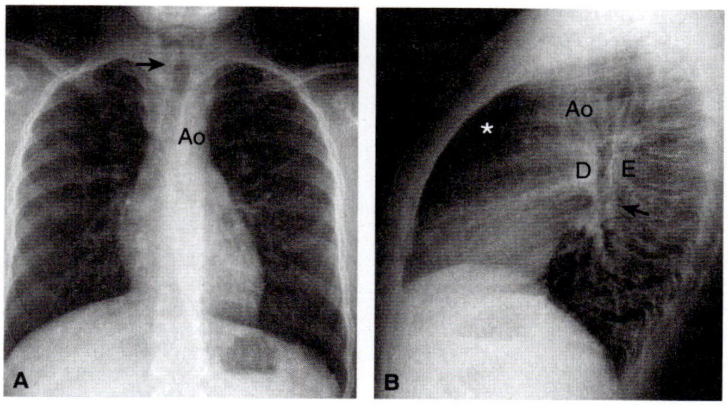

Figura 400.6 Aparência normal da traqueia e dos pulmões na radiografia torácica. **A.** Na incidência frontal, ocorre a convexidade normal da traqueia subglótica *(seta)*. A traqueia desce com um diâmetro razoavelmente uniforme até o nível da carina, exceto por um leve recuo no nível do arco aórtico *(Ao)*. Os pulmões estão simetricamente insuflados, com arborização normal da vasculatura. Os hemidiafragmas são côncavos, em vez de achatados. O tamanho normal do coração corresponde a menos de 50% da dimensão transversal do tórax. **B.** Na incidência lateral, a traqueia tem diâmetro uniforme até o nível do arco aórtico, com exceção de uma leve impressão proveniente do arco aórtico anteriormente (Ao). Os hemidiafragmas são côncavos. O coração ocupa menos de 50% da dimensão anteroposterior do tórax e não deve preencher o espaço retroesternal desobstruído *(asterisco)*. O brônquio intermediário *(seta)* passa posteriormente à artéria pulmonar direita *(D)* e o arco da artéria pulmonar esquerda *(E)* se projeta posteriormente à carina. (De Walters MM, Robertson RL, editors: *Pediatric radiology–The requisites*, ed 4, Philadelphia, 2017, Elsevier [Fig. 2.11].)

considerada preocupante, pois é um indicador potencial de insuficiência respiratória iminente. Na obstrução grave das vias respiratórias intrapulmonares, as áreas hipoventiladas predominam, causando hipercarbia, acidose respiratória e hipoxemia. O grau ao qual o oxigênio suplementar eleva a Pa_{O_2} depende da gravidade da doença e do grau de mistura venosa.

Nas doenças alveolares e intersticiais, os valores da gasometria refletem *shunt* intrapulmonar direita-esquerda e uma barreira de difusão. A hipoxemia é um sinal característico dessas condições, que ocorre no início do processo da doença. A Pa_{CO_2} está normal ou diminuída. Um aumento na Pa_{CO_2} só é observado posteriormente, pois a fadiga muscular e a exaustão causam hipoventilação. A resposta ao oxigênio suplementar é relativamente ruim na presença de *shunt* e de distúrbios de difusão em comparação com outras lesões.

A maioria das entidades clínicas está presente com lesões mistas. Uma criança com anel vascular também tem uma área de atelectasia; a gasometria arterial reflete ambos os processos. Os valores da gasometria refletem a lesão mais dominante.

A análise da gasometria arterial provavelmente é o mais rápido e útil teste da função pulmonar. Embora essa análise não especifique a causa da doença ou a natureza específica do processo da doença, ela pode fornecer uma avaliação global do estado funcional do sistema respiratório e indícios sobre a patogênese da doença. Uma vez que a detecção de cianose é influenciada por cor da pele, perfusão e concentração sanguínea de Hb, a detecção clínica por inspeção é um sinal não confiável de hipoxemia. Hipertensão arterial, taquicardia e diaforese são sinais tardios e não exclusivos de hipoventilação.

A oxigenação é avaliada com maior precisão pela medição direta da pressão arterial de oxigênio (P_{O_2}), pressão de dióxido de carbono (P_{CO_2}) e pH. A amostra de sangue deve ser coletada anaerobicamente em uma seringa heparinizada contendo um volume de solução de heparina suficiente para deslocar o ar da seringa. A seringa deve ser selada, colocada em gelo e analisada imediatamente. Embora essas medidas não tenham substitutas em muitas doenças, elas requerem punção arterial. Elas têm sido substituídas, em grande parte, por monitoramento não invasivo, como amostras de sangue capilar e/ou saturação de oxigênio.

A idade e a condição clínica do paciente precisam ser levadas em consideração na interpretação das tensões dos gases sanguíneos. Com exceção dos neonatos, valores de P_{O_2} arterial inferiores a 85 mmHg geralmente são anormais para uma criança que respira ar ambiente ao nível do mar. O cálculo do gradiente de oxigênio alveoloarterial é útil na análise da oxigenação arterial, particularmente quando o paciente não está respirando ar ambiente ou na presença de hipercarbia. Valores de P_{CO_2} arterial superiores a 45 mmHg geralmente indicam hipoventilação ou um grave desequilíbrio ventilação-perfusão, a menos que reflitam uma compensação respiratória para alcalose metabólica (ver Capítulo 68).

TRANSILUMINAÇÃO DO TÓRAX

Em crianças com até 6 meses de vida, um pneumotórax (ver Capítulo 122.14) pode geralmente ser diagnosticado por meio da transiluminação da caixa torácica por meio de uma sonda de fibra óptica. Ar livre no espaço pleural costuma resultar em um halo grande e diferenciado de luz sob a pele ao redor da sonda. A comparação com o lado do tórax contralateral é normalmente muito útil na interpretação dos achados. Esse teste não é confiável em pacientes mais velhos e naqueles com enfisema subcutâneo ou atelectasia.

TÉCNICAS RADIOGRÁFICAS

Radiografias torácicas

Devem ser obtidas incidências posteroanterior e lateral (vertical e durante inspiração total), exceto em situações nas quais a criança esteja clinicamente instável (ver Figura 400.6). Apesar de vantajosas nessas últimas situações, as imagens obtidas em aparelhos portáteis podem se apresentar distorcidas. Imagens expiratórias podem ser mal interpretadas, embora a comparação entre imagens expiratórias e inspiratórias possa ser útil na avaliação de uma criança com suspeita de presença de corpo estranho (uma falha localizada no esvaziamento pulmonar reflete obstrução brônquica: ver Capítulo 414). Embora as imagens em posição reclinada sejam difíceis de interpretar quando há líquido no espaço pleural ou em uma cavidade, se houver suspeita de derrame pleural (ver Capítulo 429), as imagens em decúbito são mais indicadas.

Imagens das vias respiratórias superiores

Uma incidência lateral do pescoço pode tornar-se uma informação muito valiosa no caso de obstrução de vias respiratórias superiores (ver Capítulo 412) e, particularmente, sobre a condição dos espaços retrofaríngeo, supraglótico e subglótico (que deveriam também ser visualizados em projeção anteroposterior) (ver Figura 400.7). Conhecer a fase da respiração durante a qual a imagem foi obtida, muitas vezes, é essencial para a interpretação correta. As imagens ampliadas das vias respiratórias frequentemente são úteis no delineamento de vias respiratórias superiores. Pacientes com suspeita de obstrução não devem ficar desacompanhados no setor de radiologia.

Imagens dos seios da face e nasais

A utilidade geral dos exames radiográficos dos seios é incerta devido ao grande número de pacientes com achados positivos (baixas sensibilidade e especificidade). Estudos com imagens não são necessários para confirmar o diagnóstico de sinusite em crianças com menos de 6 anos. Imagens por tomografia computadorizada (TC) são indicadas se a cirurgia for necessária, em casos de complicações causadas por infecção sinusal, em pacientes com imunodeficiência e para infecções recorrentes que não respondam ao tratamento medicamentoso.

Exames de imagem do tórax por tomografia computadorizada e ressonância magnética

Exames do tórax por TC ou ressonância magnética (RM) podem potencialmente produzir imagens de maiores qualidade e sensibilidade em comparação com outras modalidades. A TC torácica identifica anormalidades precoces em crianças mais novas com fibrose cística, antes que as mudanças patológicas sejam detectáveis por radiografias torácicas simples ou teste da função pulmonar. Em contrapartida,

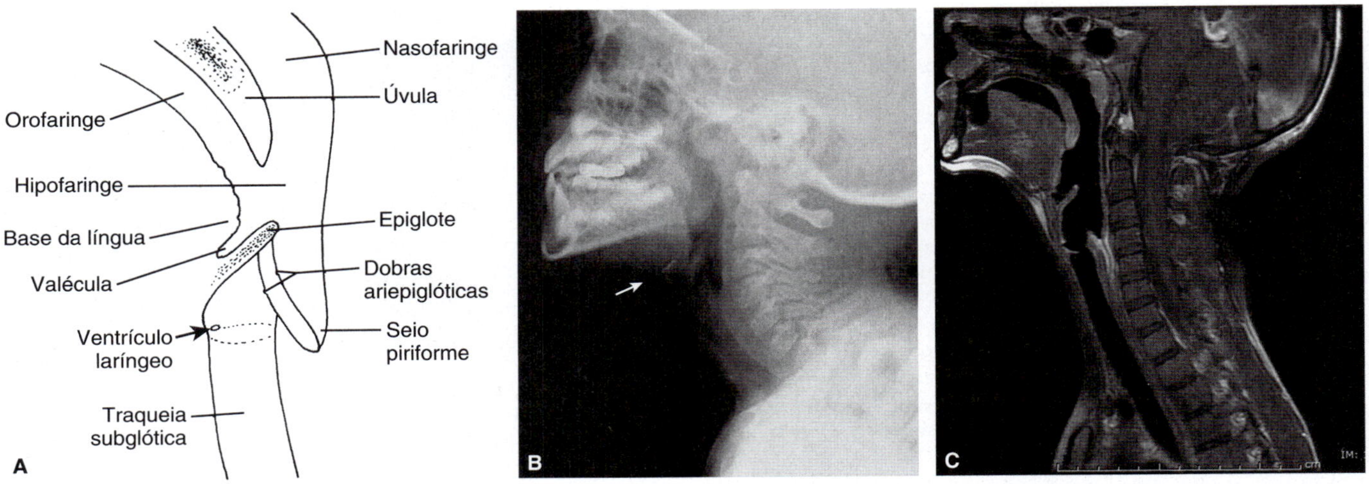

Figura 400.7 **A.** Diagrama mostrando a anatomia normal das vias respiratórias superiores. **B.** Radiografia lateral correspondente dos tecidos moles cervicais. **C.** Imagem de ressonância magnética sagital ponderada em T1. O osso hioide "aponta" para a epiglote na radiografia *(seta)*. (De Walters MM, Robertson RL editors: *Pediatric radiology–The requisites*, ed 4, Philadelphia, 2017, Elsevier [Fig. 2.5].)

diversas ressalvas devem ser feitas. A TC torácica convencional envolve doses de radiação consideravelmente mais altas do que as usadas nas radiografias simples (ver Capítulo 736). O tempo necessário para realizar uma TC torácica e as complicações resultantes dos movimentos respiratórios e corporais demandam o uso de sedação para esse procedimento em muitos lactentes e crianças. No entanto, aperfeiçoamentos em *hardware* e *software* de imagem reduziram drasticamente as doses de radiação necessárias e o tempo do exame, evitando a necessidade de sedação em muitos pacientes. A TC torácica é particularmente útil na avaliação de lesões muito pequenas (p. ex., metástase inicial, lesões no mediastino e pleura, lesões parenquimatosas sólidas ou císticas, embolia pulmonar e bronquiectasia). O uso de material de contraste intravenoso durante a TC realça as estruturas vasculares, distinguindo os vasos dos outros tecidos moles com diferentes densidades. A RM não utiliza radiação ionizante, mas ainda necessita de longos intervalos de tempo para capturar as imagens, e a sedação será necessária para limitar o movimento espontâneo. A utilidade da RM torácica é muito limitada à análise mediastinal, hilar e da anatomia vascular. Estruturas e lesões do parênquima não são bem avaliadas pela RM.

Fluoroscopia

Fluoroscopia é especialmente útil para avaliar estridor e movimento anormal do diafragma ou mediastino. Muitos procedimentos, como aspiração por agulha ou biopsia de uma lesão periférica, são mais bem executados com o auxílio de fluoroscopia, TC ou ultrassonografia. A gravação em vídeo, que não aumenta a exposição à radiação, permite um estudo detalhado por meio da capacidade de rever a ação durante uma breve exposição à fluoroscopia.

Esofagografia baritada

Estudos de esofagografia baritada, executados com fluoroscopia e imagens pontuais, são indicados na avaliação de pacientes com pneumonia de repetição, tosse persistente sem causa determinada, estridor ou sibilância persistente. Essa técnica pode ser modificada pelo uso de bário de diferentes texturas e espessuras, variando de líquido a sólido, para avaliar a mecânica da deglutição, a presença de anéis vasculares (ver Capítulo 413) e fístulas traqueoesofágicas (ver Capítulo 345), especialmente quando houver suspeita de aspiração. O esofagograma com contraste tem sido usado na avaliação de neonatos com suspeita de atresia esofágica, mas esse procedimento envolve alto risco de aspiração pulmonar e não é em geral recomendado. A esofagografia baritada é útil na avaliação de suspeita de refluxo gastresofágico (ver Capítulo 349), mas em razão da alta incidência de refluxo assintomático em lactentes, a aplicabilidade dos achados ao problema clínico pode ser complicada.

Arteriografia pulmonar e aortografias

A arteriografia pulmonar tem sido utilizada para permitir a avaliação detalhada da vasculatura pulmonar. Essa técnica de exame de imagem também é útil em avaliar o fluxo sanguíneo pulmonar e no diagnóstico de anormalidades congênitas, como agenesia lobar, pulmão hiperlucente unilateral, anéis vasculares e malformações arteriovenosas. Além disso, a arteriografia pulmonar às vezes é útil na avaliação de lesões sólidas ou císticas. A aortografia torácica evidencia o arco aórtico, seus vasos principais e a circulação pulmonar sistêmica (brônquica). Ela é usada na avaliação de anéis vasculares e na suspeita de sequestro pulmonar. Embora a maioria das hemoptises se origine nas artérias brônquicas, a arteriografia brônquica raramente é útil no diagnóstico ou no tratamento de hemorragia intrapulmonar em crianças. A ecocardiografia em tempo real com Doppler e a TC torácica com contraste são dois métodos não invasivos que, frequentemente, fornecem informações similares; portanto, atualmente, a arteriografia raramente é realizada.

Relação ventilação-perfusão e cintilografias pulmonares

A força gravitacional desloca o pulmão para longe da parte não dependente da pleura parietal. Consequentemente, os alvéolos e as vias respiratórias das partes não dependentes (lobos superiores na posição ereta) do pulmão estão sujeitas a uma pressão intrapleural negativa maior durante a respiração corrente e permanecem relativamente mais insuflados em comparação com os alvéolos e vias respiratórias dependentes (lobos inferiores na posição ereta). Os alvéolos não dependentes são menos complacentes porque já estão mais insuflados. Portanto, a ventilação ocorre preferencialmente nas porções dependentes do pulmão, que são mais receptivas à expansão durante a inspiração corrente. Embora a perfusão também seja maior nas porções dependentes do pulmão em virtude da maior pressão hidrostática arterial pulmonar pela gravidade, o aumento na perfusão é maior do que o aumento na ventilação nas porções dependentes do pulmão. Portanto, as relações favorecem a ventilação nas porções não dependentes e a perfusão nas porções dependentes. Como as vias respiratórias na porção dependente do pulmão são mais estreitas, elas fecham mais cedo durante a expiração. O volume pulmonar no qual as vias respiratórias dependentes começam a fechar é denominado **capacidade de fechamento**. Em crianças normais, a CRF é maior do que a capacidade de fechamento. Durante a respiração corrente, as vias respiratórias ficam desobstruídas nas porções dependentes e nas não dependentes do pulmão. Em neonatos, a capacidade de fechamento é maior do que a CRF, resultando na perfusão de alvéolos insuficientemente ventilados durante a respiração corrente. Portanto, neonatos normais têm uma Pa_{O_2} mais baixa, comparada com a de crianças maiores.

A relação é adversamente afetada em diversos estados fisiopatológicos. O movimento do ar em áreas mal perfundidas é denominado **ventilação do espaço morto**. Exemplos de ventilação do espaço morto incluem tromboembolismo pulmonar e hipovolemia. A perfusão de alvéolos insuficientemente ventilados é denominada ***shunt* intrapulmonar direita-esquerda** ou **mistura venosa**. Os exemplos incluem pneumonia, asma e doença da membrana hialina. Na obstrução das vias respiratórias intrapulmonares, a capacidade de fechamento é anormalmente elevada e pode exceder a CRF. Nessas situações, a perfusão de alvéolos insuficientemente ventilados durante a respiração corrente resulta em mistura venosa.

Os exames usuais utilizam injeção intravenosa de material (albumina sérica humana macroagregada marcada com ^{99m}Tc) que será aprisionado no leito dos capilares pulmonares. A distribuição da radioatividade, proporcional ao fluxo sanguíneo dos capilares pulmonares, é útil na avaliação de embolia pulmonar, bem como nos defeitos cardiovasculares e pulmonares congênitos. Mudanças agudas na distribuição da perfusão pulmonar podem causar alterações da ventilação pulmonar.

A distribuição da ventilação pulmonar também pode ser determinada por varredura realizada após a inalação de gás radioativo pelo paciente, como o xenônio-133. Após a injeção intravenosa de xenônio-133 dissolvido em solução salina, perfusão e ventilação pulmonares podem ser avaliadas por meio do registro contínuo da taxa de surgimento e desaparecimento do xenônio sobre o pulmão. O surgimento do xenônio logo após a injeção é uma medida da perfusão, e a taxa de desaparecimento do contraste (*washout*) durante a respiração é uma medida da ventilação na população pediátrica. A indicação mais importante para esse teste é demonstrar defeitos na distribuição arterial pulmonar que podem ocorrer com malformações congênitas ou embolia pulmonar. A **TC helicoidal** com realce por meio de contraste é muito útil na avaliação de trombos e êmbolos pulmonares. Anormalidades na ventilação regional são também facilmente demonstráveis no enfisema lobar congênito, na fibrose cística e na asma.

TESTES DE FUNÇÃO PULMONAR

Tradicionalmente, os volumes pulmonares são medidos com um espirograma (ver Figura 400.8). O **volume corrente (V_T)** é a quantidade de ar que entra e sai dos pulmões durante cada respiração; em repouso, o V_T normalmente é 6 a 7 mℓ/kg de peso corporal. **Capacidade inspiratória** é a quantidade de ar inspirada por um esforço inspiratório máximo após uma expiração corrente. O **volume de reserva expiratória** é a quantidade de ar expirada por um esforço expiratório máximo após uma expiração corrente. O volume de gás que permanece nos pulmões após a expiração máxima é o **volume residual**. **Capacidade vital (CV)** é definida como a quantidade de ar que entra e sai dos pulmões por meio de inspiração e expiração máximas. CV, capacidade inspiratória e volume de reserva expiratória estão reduzidos em patologias pulmonares, mas também dependem de esforço. **Capacidade pulmonar total (CPT)** é o volume de gás que ocupa os pulmões após inalação máxima.

A **relação fluxo-volume** oferece um meio valioso à beira do leito ou no consultório para detectar mecanismos pulmonares anormais e a resposta à terapia com dispositivos relativamente baratos e de fácil utilização. Após a inspiração máxima, o paciente expira vigorosamente através de um bocal para o interior do dispositivo até que seja atingido o volume residual, seguido por uma inspiração máxima (ver Figura 400.9). O fluxo é representado graficamente em função

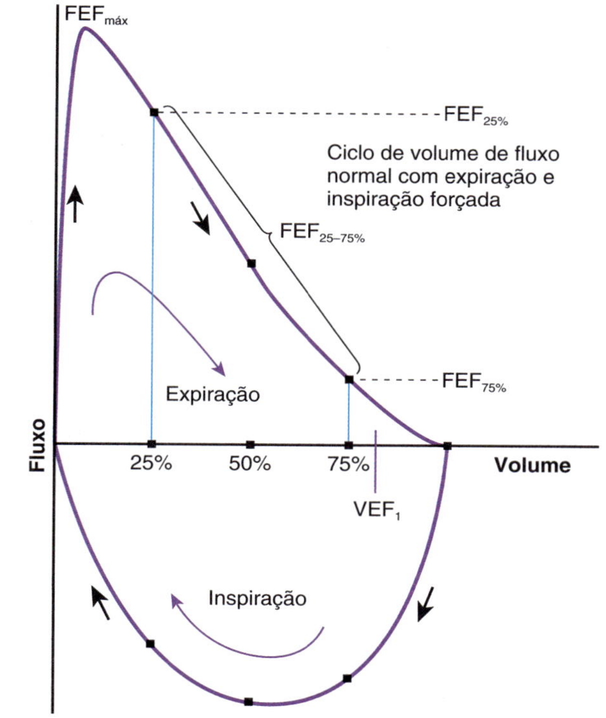

Figura 400.9 Ciclo fluxo-volume em uma pessoa normal executado após inspiração máxima seguida por expiração forçada completa e inalação forçada completa. O fluxo expiratório forçado máximo (*FEF$_{máx}$*) representa o fluxo máximo durante a expiração. Esse fluxo é atingido logo após o início da expiração. A diminuição no fluxo expiratório é gradual até chegar a zero após a conclusão da expiração. FEF$_{25-75\%}$ representa o fluxo médio de 25% (FEF$_{25\%}$) a 75% (FEF$_{75\%}$) do volume expiratório forçado (*VEF*), também denominado capacidade vital forçada (CVF). VEF$_1$ é o volume após 1 segundo de expiração forçada. Normalmente, VEF$_1$ é cerca de 80% de CVF.

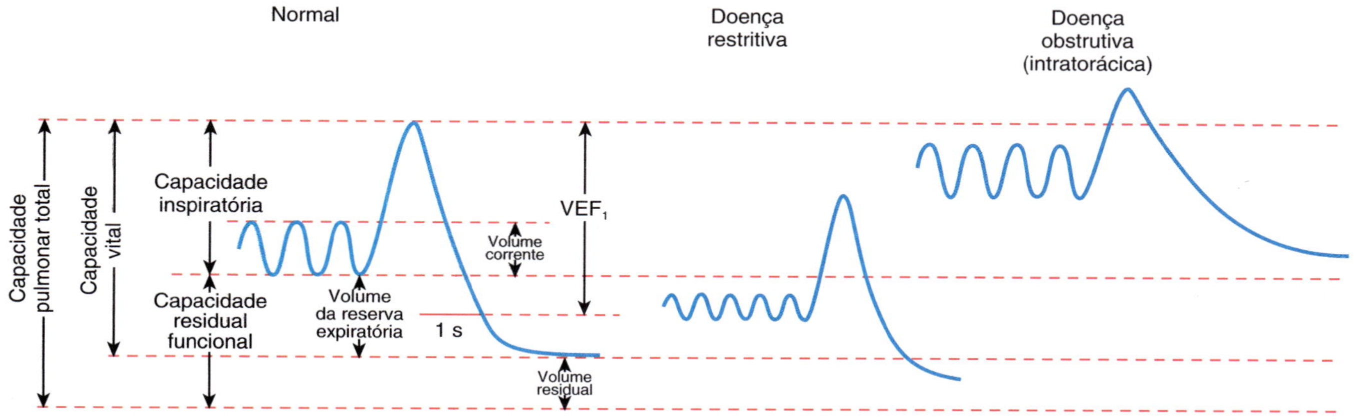

Figura 400.8 Espirograma mostrando volumes e capacidades pulmonares. O volume expiratório forçado 1 (*VEF$_1$*) é o volume máximo expirado em 1 segundo após inspiração máxima. As doenças restritivas geralmente estão associadas a volumes e capacidades pulmonares reduzidas. A obstrução das vias respiratórias intratorácicas está associada a aprisionamento de ar e a capacidade residual funcional e volume residual anormalmente elevados. O VEF$_1$ e a capacidade vital são reduzidos em doenças restritivas e doenças obstrutivas. A relação entre o VEF$_1$ e a capacidade vital é normal na doença restritiva, mas reduzida na doença obstrutiva.

do volume. O **fluxo expiratório forçado máximo ($FEF_{máx}$)** é gerado na parte inicial da expiração, e é um indicador de obstrução das vias respiratórias na asma ou em outras lesões obstrutivas, comumente usado. Uma vez que seja consistentemente gerada uma pressão máxima durante a expiração, a diminuição do fluxo reflete o aumento da resistência das vias respiratórias (R_{VA}). O volume total expirado durante essa manobra é a **capacidade vital forçada (CVF)**. O **volume expirado em um segundo** é denominado **volume expiratório forçado 1 (VEF_1)**. A relação VEF_1/CVF é expressa como uma porcentagem da CVF. $FEF_{25-75\%}$ é o fluxo médio entre 25 e 75% da CVF e é considerado relativamente independente de esforço. Valores e formatos individuais das curvas fluxo-volume mostram alterações características nas doenças respiratórias obstrutivas e restritivas (ver Figura 400.10). Na obstrução das vias respiratórias intrapulmonares, como na asma ou fibrose cística, existe redução de $FEF_{máx}$, $FEF_{25-75\%}$, CVF e VEF_1/VCF. Também existe uma concavidade característica na parte média da curva expiratória. Em doenças pulmonares restritivas, como pneumonia intersticial (ver Capítulo 327.5) e cifoescoliose (ver Capítulo 445.5), a CVF diminui com preservação relativa do fluxo de ar e da relação VEF_1/VCF. A curva fluxo-volume assume um formato verticalmente oblongo comparado com o normal. Alterações no formato do ciclo da curva fluxo-volume e os valores individuais dependem do tipo de doença e da extensão da gravidade. Determinações seriadas fornecem informações valiosas acerca da evolução da doença e da resposta à terapia.

A CRF tem importantes implicações fisiopatológicas. A complacência da parede torácica é um dos principais fatores determinantes da CRF. Como a parede torácica e os pulmões se retraem em direções opostas no repouso, a CRF é atingida no ponto em que o retraimento elástico da caixa torácica para fora contrabalança o recolhimento do pulmão para dentro. Esse equilíbrio é atingido em um volume pulmonar inferior nas costelas de um lactente, porque elas são orientadas muito mais horizontalmente e o diafragma é mais plano e menos côncavo. Consequentemente, o lactente é incapaz de duplicar a eficiência do movimento para cima e para fora das costelas obliquamente orientadas ou do deslocamento para baixo de um diafragma côncavo em um adulto para expandir a capacidade torácica. Isso cria uma complacência torácica extremamente elevada em comparação com crianças mais velhas e adultos (ver Figura 400.11). A CRF medida em lactentes é maior do que a esperada, porque os músculos respiratórios do lactente mantêm a caixa torácica em uma posição inspiratória o tempo todo. Além disso, crianças pequenas apresentam algum volume de aprisionamento de ar durante a expiração.

A composição do gás alveolar muda durante a inspiração e a expiração. A **P_{O_2} alveolar (PA_{O_2})** aumenta e a **P_{CO_2} alveolar (PA_{CO_2})** diminui durante a inspiração à medida que ar atmosférico fresco entra nos pulmões. Durante a expiração, a PA_{O_2} diminui e a PA_{CO_2} aumenta à medida que o sangue dos capilares dos pulmões continua a remover oxigênio e a adicionar CO_2 para o interior dos alvéolos (ver Figura 400.12). A CRF atua como amortecedor, minimizando as alterações na PA_{O_2} e na PA_{CO_2} durante a inspiração e a expiração. A CRF representa o ambiente disponível para o sangue dos capilares pulmonares na troca gasosa em todas as ocasiões.

Frequentemente, é encontrada diminuição na CRF nas doenças alveolares intersticiais e em deformidades torácicas. A principal consequência fisiopatológica da diminuição da CRF é a **hipoxemia**. CRF reduzida resulta em diminuição da Pa_{O_2} durante a expiração porque um volume limitado está disponível para a troca gasosa. Portanto, a P_{O_2} do sangue dos capilares pulmonares diminui excessivamente durante a expiração, causando um declínio na **P_{O_2} arterial (Pa_{O_2})**. Qualquer aumento na PA_{O_2} (e, portanto, em Pa_{O_2}) durante a inspiração não pode compensar a diminuição de Pa_{O_2} durante a expiração. A explicação para isso é dada pelo formato da curva de dissociação O_2-Hb, que tem um formato sigmoide (ver Figura 400.5). Uma vez que a maior parte do oxigênio do sangue é combinado com a Hb, é o percentual da **oxi-hemoglobina (So_2)** que é considerado, e não a P_{O_2}. Embora um aumento na P_{O_2} arterial não possa aumentar a saturação O_2-Hb > 100%, existe uma dessaturação abrupta de Hb abaixo de P_{O_2} de 50 torr (6.666 Pa); portanto, a So_2 diminuída durante a expiração como resultado da baixa CRF ocasiona dessaturação arterial global e

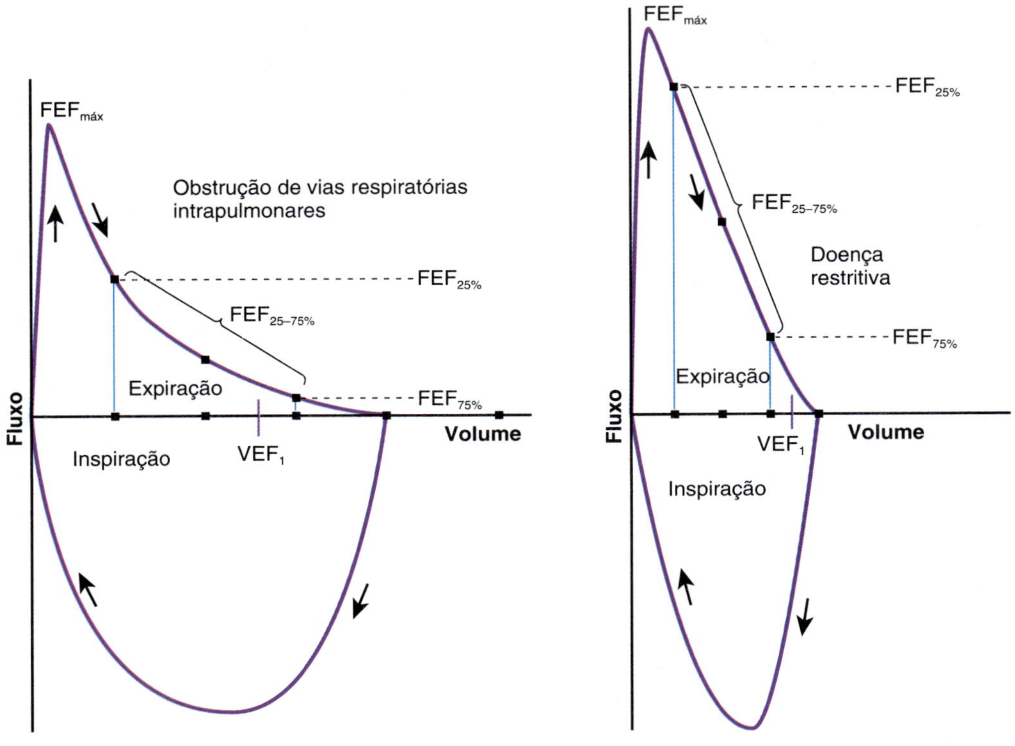

Figura 400.10 Ciclos fluxo-volume em obstrução das vias respiratórias intrapulmonares e em doenças restritivas. Observar que, na obstrução das vias respiratórias intrapulmonares, existe uma diminuição no fluxo expiratório forçado máximo (*$FEF_{máx}$*), $FEF_{25-75\%}$, e na relação volume expiratório forçado 1/capacidade vital forçada (*VEF_1/CVF%*). A parte média do ciclo expiratório é côncava. Na doença restritiva, o ciclo fluxo-volume assume um formato mais verticalmente oblongo com redução na CVF, mas não na relação VEF_1/CVF%. Os fluxos expiratório e inspiratório são relativamente conservados.

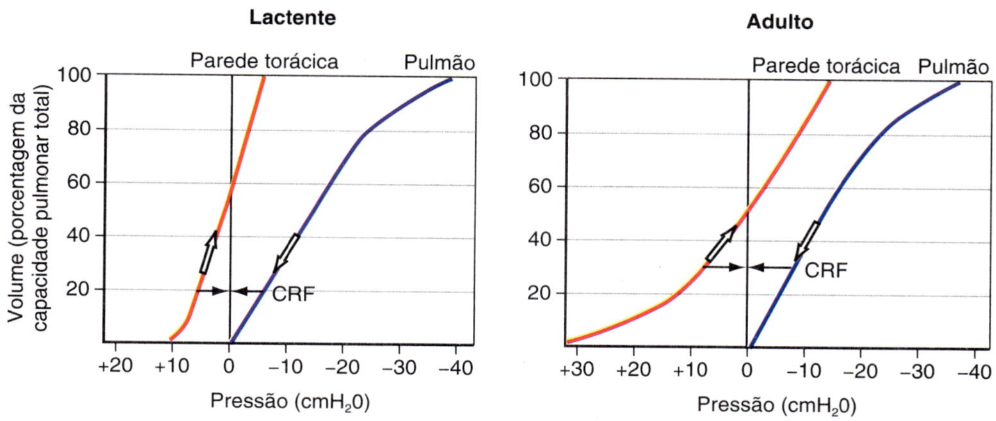

Figura 400.11 Esquema da interação da parede torácica com o recolhimento do pulmão em lactentes comparada com a de adultos. O recolhimento elástico de uma parede torácica relativamente mais complacente é compensado pelo recolhimento do pulmão em uma capacidade residual funcional (CRF) de menor volume em lactentes em comparação com adultos.

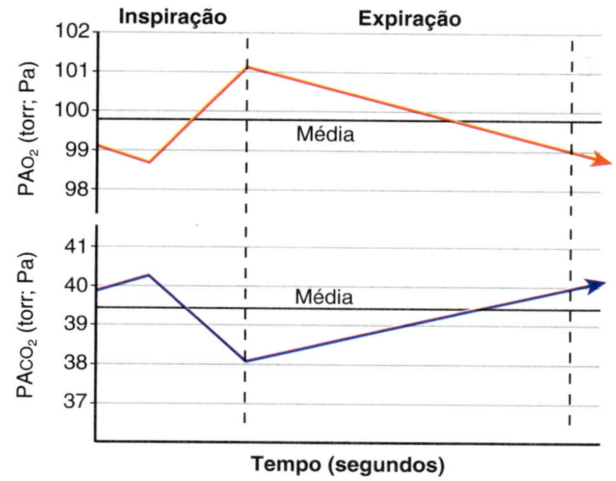

Figura 400.12 A P_{O_2} alveolar aumenta e P_{CO_2} diminui durante a inspiração quando o ar atmosférico fresco entra nos pulmões. Durante a expiração, as alterações opostas ocorrem quando o sangue dos capilares dos pulmões continua a remover O_2 e adicionar CO_2 dos alvéolos sem enriquecimento atmosférico. Observar que, durante a parte inicial da inspiração, a P_{O_2} alveolar continua a diminuir e P_{CO_2} continua a aumentar devido à inspiração do espaço morto que está ocupado pelo gás previamente expirado. (Modificada de Comroe JH: *Physiology of respiration*, ed 2, Chicago, 1974, Year Book Medical Publishers, p 12.)

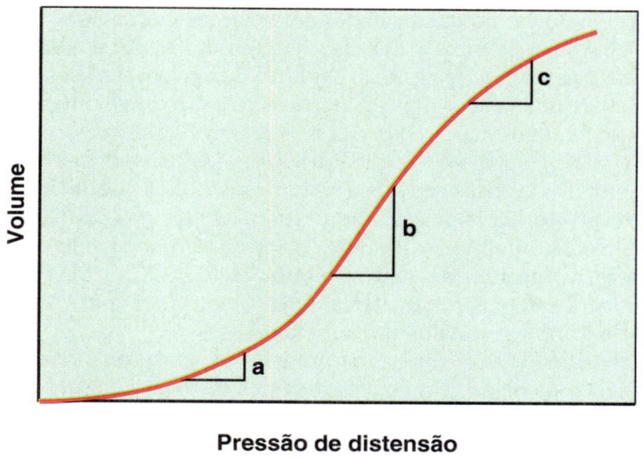

Figura 400.13 A complacência pulmonar é significativamente influenciada pela capacidade residual funcional (CRF). A mesma alteração na pressão está associada a menor alteração no volume quando CRF está anormalmente reduzida *(a)* ou anormalmente aumentada *(c)* em comparação com o estado normal *(b)*.

hipoxemia. As consequências fisiopatológicas adversas da diminuição da CRF são melhoradas com a aplicação de **pressão expiratória final positiva (PEEP)** e com o aumento do tempo inspiratório durante a ventilação mecânica.

A relação entre pressão pulmonar e volume é acentuadamente influenciada pela CRF (ver Figura 400.13). A complacência pulmonar diminui com um valor anormalmente baixo ou alto da CRF.

A CRF cresce de maneira anormal na obstrução das vias respiratórias intratorácicas, o que causa uma expiração incompleta, e diminui de maneira anormal nas doenças alveolares intersticiais. Com uma CRF excessivamente alta ou baixa, a respiração corrente requer pressões de insuflação maiores, em comparação com a CRF normal. Anormalidades na CRF resultam no aumento do trabalho respiratório na respiração espontânea e barotraumatismo elevado na ventilação mecânica.

A medição da função respiratória em lactentes e crianças pequenas pode ser difícil devido à falta de cooperação. Tentativas para contornar essa limitação têm sido feitas pela criação de exames padronizados que não necessitam da participação ativa do paciente. Os testes da função respiratória ainda proporcionam apenas uma ideia parcial dos mecanismos das doenças respiratórias em idades precoces.

Seja restritiva ou obstrutiva, a maior parte das doenças respiratórias causa mudanças no volume pulmonar e em suas subdivisões. Doenças restritivas diminuem tipicamente a **capacidade pulmonar total (CPT)**. A CPT inclui o volume residual, que não é acessível a determinações diretas. Portanto, ele deve ser mensurado indiretamente pelo método de diluição gasosa ou, preferencialmente, pela **pletismografia**. A doença restritiva também diminui a **capacidade vital (CV)**. Doenças obstrutivas resultam em aprisionamento gasoso e, portanto, aumento do volume residual e da CRF, particularmente quando essas medidas são consideradas em relação à CPT.

A obstrução das vias respiratórias é mais comumente avaliada pela determinação do fluxo gasoso durante uma manobra de expiração forçada. O **pico de fluxo expiratório** é reduzido em doença obstrutiva avançada. A grande disponibilidade de equipamentos simples que realizam essa medição à beira do leito é útil para avaliar crianças com obstrução das vias respiratórias. A avaliação dos fluxos de pico requer um esforço voluntário, e os fluxos de pico podem não estar alterados em caso de obstrução leve ou moderada. Outra medição do fluxo gasoso requer que a criança inale até a CPT e, então, expire tanto e tão rápido quanto possível, por vários segundos. A cooperação do paciente e uma boa força muscular são, portanto, necessárias para que a mensuração seja reproduzível. O VEF_1 se correlaciona bem com a gravidade das doenças obstrutivas. A taxa de **fluxo máximo médio expiratório**, o fluxo médio durante 50% da capacidade vital forçada, é um indicador mais confiável da obstrução leve das vias respiratórias. No entanto, como esse parâmetro é afetado por mudanças em volume residual e CV, seu uso é limitado em crianças com doença mais grave. A construção das curvas de relação fluxo-volume durante manobras de CV forçada supera algumas dessas limitações pela expressão de fluxos expiratórios em função do volume pulmonar.

Um **espirômetro** é usado para medir a CV e suas subdivisões e o fluxo expiratório (ou inspiratório) (ver Figura 400.8). Um manômetro simples pode medir as forças máximas expiratória e inspiratória que um indivíduo consegue gerar, normalmente pelo menos 30 cmH_2O. Esse método é útil na avaliação do componente neuromuscular da ventilação. Valores normais esperados para CV, CRF, CPT e volume residual são obtidos a partir de equações baseadas na altura corpórea.

A taxa de fluxos medidos por espirometria geralmente inclui o VEF_1 e a taxa de **fluxo máximo médio expiratório**. Mais informações podem ser obtidas a partir da curva fluxo-volume expiratório máximo, na qual o fluxo expiratório é representado em um gráfico em função do volume expiratório pulmonar (expresso em termos de CV ou CPT). As taxas de fluxos com volumes pulmonares menores que aproximadamente 75% da CV são relativamente independentes do esforço voluntário. As taxas de fluxos expiratórios com baixos volumes pulmonares (< 50% CV) são influenciadas muito mais pelas pequenas vias respiratórias do que os fluxos em volumes pulmonares elevados (VEF_1). A taxa de fluxo a 25% da CV é um índice útil da função das pequenas vias respiratórias. Taxas de baixos fluxos com elevados volumes pulmonares associados a fluxos normais com baixos volumes pulmonares sugerem obstrução das vias respiratórias superiores.

A **resistência das vias respiratórias** (R_{VR}) é mensurada por pletismografia ou alternativamente, a recíproca da R_{VR}, a **condutância das vias respiratórias** pode ser usada. Como as medidas da R_{VR} variam com o volume pulmonar no qual é captada, é conveniente utilizar a **resistência específica das vias respiratórias**, RE_{VR} ($RE_{VR} = R_{VR}$/volume pulmonar), que é aproximadamente constante para indivíduos com mais de 6 anos (normalmente < 7 s/cmH_2O).

A **capacidade de difusão de monóxido de carbono** é relacionada com a difusão de oxigênio e é medida por meio da reinalação de um recipiente que contenha uma concentração inicial conhecida de monóxido de carbono ou pelo uso da técnica de uma única respiração. Reduções na capacidade de difusão do monóxido de carbono refletem diminuição na área da superfície capilar alveolar eficaz ou reduções na capacidade de difusão gasosa através da membrana alveolocapilar. Anormalidades primárias da difusão não são comuns em crianças; dessa maneira, esse teste é mais comumente empregado em crianças com doenças reumatológicas ou autoimunes e naquelas que foram expostas a substâncias tóxicas aos pulmões (p. ex., pacientes oncológicos) ou radiação na parede torácica. Trocas gasosas locais podem ser convenientemente estimadas pela cintilografia ventilação-perfusão com xenônio. A determinação dos níveis de gasometria arterial também evidencia a eficácia da troca gasosa alveolar.

O teste da função pulmonar, embora raramente resulte no diagnóstico, é útil na definição do tipo de processo (obstrução, restrição) e do grau de comprometimento funcional, para seguir o curso e o tratamento da doença, além de estimar o prognóstico. É também útil na avaliação pré-operatória e na confirmação do comprometimento funcional em pacientes que apresentam queixas subjetivas, mas exame físico normal. Na maioria dos pacientes com doença obstrutiva, justifica-se a repetição do teste após a administração de um broncodilatador.

A maioria dos testes requer alguma cooperação e compreensão pelo paciente. A interpretação é bastante facilitada se as condições do teste e o comportamento do paciente durante o teste são conhecidos. Lactentes e crianças que não possam ou não queiram cooperar com os procedimentos do teste podem ser estudados por um número limitado de maneiras, que frequentemente requerem sedação. As taxas de fluxos e as pressões durante a respiração corrente, com ou sem interrupção transitória do fluxo, podem ser úteis para avaliar alguns aspectos da R_{VR} ou obstrução e para mensurar a complacência dos pulmões e do tórax. As taxas de fluxo expiratório podem ser estudadas em lactentes sedados com compressão passiva do tórax e abdome por meio de uma jaqueta rapidamente inflável. Diluição gasosa ou métodos pletismográficos podem também ser utilizados em lactentes sedados para medir CRF e R_{VR}.

A medição da **fração expirada de óxido nítrico (FENO)** é usada como medição substituta para inflamação eosinofílica das vias respiratórias inferiores. Ela pode ser usada como parte de uma avaliação diagnóstica de asma, como ferramenta para prever ou avaliar a resposta de um indivíduo à terapia anti-inflamatória e para monitorar a adesão ao tratamento. Existem diversos dispositivos comercialmente disponíveis para a medição da FENO. É necessário um certo grau de cooperação, mas a FENO tem sido medida em crianças em idade pré-escolar. Os valores normais de corte variam com a idade e o dispositivo. A FENO tem sido usada para diferenciar asma (particularmente asma alérgica) de outros fenótipos sibilantes. A FENO atinge um desempenho diagnóstico moderado para a detecção de asma em crianças, com sensibilidade, especificidade e razões de chances diagnósticas de 0,79, 0,81 e 16,52, respectivamente. Crianças tratadas por meio da FENO podem apresentar menos exacerbações de asma. A diminuição de 20% na FENO é considerada indicativa de resposta positiva à terapia anti-inflamatória. Alguns estudos usando FENO apresentam resultados contraditórios, e é provável que a FENO possa ser mais útil em alguns fenótipos de asma que em outros.

A medição do **óxido nítrico nasal** (NOn) é realizada por meio da coleta do gás expirado de uma narina durante fechamento da glote e está correlacionada com inflamação da mucosa nasal. Existe um grande interesse no uso do NOn para diagnosticar **discinesia ciliar primária** (DCP, ver Capítulo 404), devido aos desafios de se diagnosticar DCP com as técnicas atualmente disponíveis. Um valor de corte menor ou igual a 77 nℓ/min mostra excelentes sensibilidade e especificidade usando uma técnica padronizada em diversos centros. Valores de sensibilidade e especificidade de 0,95 e 0,94 são excelentes. O equipamento para a medição do NOn ainda não é aprovado pela FDA, nos EUA.

MICROBIOLOGIA: EXAME DAS SECREÇÕES PULMONARES

O diagnóstico específico de infecção do trato respiratório inferior depende de manuseio e coleta adequados de amostra de secreção pulmonar. Culturas realizadas a partir de amostras nasofaríngeas ou faríngeas são frequentemente utilizadas, mas podem não se correlacionar com culturas obtidas por técnicas mais direcionadas para vias respiratórias inferiores. Amostras de escarro são preferidas em pacientes que não expectoram, muitas vezes são obtidas por *swab* profundo da orofaringe pós-tosse ou por nebulização com solução salina. As amostras podem também ser obtidas diretamente da árvore traqueobrônquica por aspiração nasotraqueal (em geral, fortemente contaminada) e por meio de aspiração transtraqueal através da membrana cricotireoidiana (útil em adultos e adolescentes, mas perigosa em crianças), e em crianças, as amostras podem ser obtidas por um cateter estéril inserido na traqueia tanto durante laringoscopia direta ou por tubo endotraqueal recém-inserido. Uma amostra também pode ser obtida por broncoscopia. Uma biopsia pulmonar percutânea ou uma biopsia aberta é a única forma de obter uma amostra absolutamente livre de flora oral.

Geralmente se supõe que uma amostra obtida por expectoração direta seja de origem traqueobrônquica, mas, muitas vezes, especialmente em crianças, não provém dessa fonte. A presença de macrófagos alveolares (grandes células mononucleares) é o sinal característico de secreções traqueobrônquicas. Secreções nasofaríngeas e traqueobrônquicas podem conter células epiteliais ciliadas, que são mais comumente encontradas no escarro. Secreções nasofaríngeas e orais contêm, com frequência, grande número de células epiteliais escamosas. O escarro pode conter tanto células epiteliais ciliadas quanto escamosas.

Durante o sono, o transporte mucociliar traz, continuamente, secreções traqueobrônquicas para a faringe, onde são deglutidas. Um aspirado gástrico em jejum logo pela manhã frequentemente contém material do trato traqueobrônquico que é adequado para a cultura para bacilos álcool-ácido-resistentes.

A ausência de leucócitos polimorfonucleares na técnica de coloração por Wright do escarro ou líquido proveniente do **lavado broncoalveolar** (LBA) contendo números adequados de macrófagos pode ser uma evidência significativa contra um processo bacteriano infeccioso no trato respiratório inferior, supondo-se que o paciente apresente contagens de neutrófilos e funções normais. Eosinófilos sugerem doença alérgica. Colorações para ferro revelam grânulos de hemossiderina no interior dos macrófagos, sugerindo hemossiderose pulmonar. As amostras também devem ser examinadas por coloração de Gram. Bactérias no interior ou próximas a macrófagos e neutrófilos podem ser significativas. Pneumonia viral pode ser acompanhada por corpos de inclusão intranucleares ou citoplasmáticos visíveis pela coloração de Wright em esfregaços, e formas fúngicas podem ser identificáveis pela coloração de Gram ou de prata.

Com avanços na área da genômica e com a velocidade na qual é possível identificar microrganismos, a análise microbiológica tem sido expandida. Bactérias específicas nos pulmões de crianças com fibrose cística (ver Capítulo 432) estão associadas à morbidade e à mortalidade. Existe uma correlação entre a idade do paciente e a morbidade e a mortalidade (conforme esperado), mas existem importantes microrganismos que estão correlacionados tanto negativa quanto positivamente com processos patogênicos iniciais ou tardios. *Haemophius influenzae* (ver Capítulo 221) está negativamente correlacionado e *Pseudononas aeruginosa* e *Stenotrophomonas maltophilia* (ver Capítulo 232.3) possuem forte correlação positiva com a idade do paciente na fibrose cística. A diversidade da microbiota é muito mais ampla nos indivíduos saudáveis ou nos pacientes mais novos com fibrose cística do que na população mais velha e doente.

Além disso, os microbiomas (ver Capítulo 196) do sistema respiratório de fumantes e não fumantes diferem substancialmente. Em todos os pacientes, a maioria das bactérias encontradas nos pulmões também está presente na cavidade oral, embora algumas bactérias, como *Haemophilus* e enterobactérias, sejam muito mais representadas nos pulmões do que na boca. As principais diferenças na composição dos microbiomas entre fumantes e não fumantes são encontradas na boca. Por exemplo, os níveis de *Neisseria* são muito inferiores nos fumantes, em comparação com os não fumantes.

MICROBIOMA (VER CAPÍTULO 196)

Testes de exercício

Os testes de exercício (ver Capítulo 450.5) representam uma abordagem mais direta para a detecção de problemas de difusão e outras formas de doença respiratória. A atividade física é um forte provocador de broncospasmo em pacientes suscetíveis, de modo que os testes de exercício podem ser úteis no diagnóstico de pacientes com asma que seja apenas evidente com a atividade. Medidas da frequência cardíaca e respiratória, ventilação por minuto, consumo de oxigênio, produção de dióxido de carbono e gasometria arterial durante cargas incrementais de exercício frequentemente fornecem informações valiosas sobre a natureza funcional da doença. Muitas vezes a simples verificação da tolerância do paciente ao exercício físico, em conjunção com outras formas mais estáticas de teste de função respiratória, pode permitir a distinção entre doenças respiratórias ou não respiratórias em crianças.

Estudos do sono

Ver Capítulo 31.

VISUALIZAÇÃO DAS VIAS RESPIRATÓRIAS E TESTES DIAGNÓSTICOS BASEADOS EM AMOSTRAS PULMONARES

Laringoscopia

Avaliação de estridor, de problemas com vocalização e de outras anormalidades das vias respiratórias superiores geralmente requer inspeção direta. Embora a laringoscopia indireta (feita com espelhos) possa ser razoável em crianças com mais idade e em adultos, ela é raramente viável em lactentes e crianças pequenas. A laringoscopia direta pode ser realizada tanto com instrumento rígido quanto flexível. O uso seguro de um laringoscópio rígido para examinar as vias respiratórias superiores requer anestesia local e também sedação ou anestesia geral, ao passo que um laringoscópio flexível pode ser utilizado no consultório com ou sem sedação. Outras vantagens dos laringoscópios flexíveis incluem a habilidade de avaliar as vias respiratórias sem a distorção que pode ser introduzida pelo uso de um laringoscópio rígido e a capacidade de avaliar a dinâmica das vias respiratórias com mais precisão. Como existe uma incidência relativamente elevada de lesões concomitantes encontradas nas vias respiratórias superiores e inferiores, muitas vezes é prudente observar as vias respiratórias acima e abaixo da glote, mesmo quando a indicação primária ocorre nas vias respiratórias superiores (estridor).

Broncoscopia e lavado broncoalveolar

A broncoscopia é a inspeção das vias respiratórias. A broncoscopia flexível é comumente usada em pediatria para visualização das vias respiratórias. Existem vários tamanhos de broncoscópios que permitem a visualização das vias respiratórias proximais e distais. Muitos instrumentos de fibra óptica também têm um canal que permite a coleta de fluidos ou, em instrumentos maiores, permite a inserção de ferramentas, como pinças, cestas ou escovas. O menor broncoscópio tem diâmetro externo de 2,2 mm e não tem canal; portanto, somente a visualização das vias respiratórias é possível. O menor broncoscópio com canal tem 2,8 mm de diâmetro externo canal de trabalho de 1,2 mm. Esse instrumento comumente é usado em pediatria e é predominantemente empregado para visualizar as vias respiratórias e coletar uma amostra de lavado. Em laringoscópios maiores, "de adultos" (4,9 a 5,5 mm de diâmetro externo e 2,0 mm de canal de trabalho), pequenos instrumentos, como pinças, podem ser introduzidos. Broncoscópios terapêuticos requerem um canal de trabalho ainda maior (2,8 mm de canal de trabalho, que requer um diâmetro externo maior de 6,0 a 6,3 mm); portanto, não são usados na população pediátrica. Um broncoscópio menor (diâmetro externo de 4,1 mm) e com um canal de trabalho maior (2,0 mm) foi disponibilizado e poderá tornar as broncoscopias pediátricas intervencionais mais comuns no futuro.

A visualização das vias respiratórias tem melhorado com os recentes avanços na óptica e nas ferramentas inseríveis. Broncoscópios de **imagem de banda estreita** e de **autofluorescência** são dois tipos de broncoscópios que podem ajudar na detecção de lesões das vias respiratórias. Esses broncoscópios não parecem diferentes dos broncoscópios tradicionais, mas usam larguras de banda de luz distintas para realçar a vasculatura da mucosa e da submucosa. Esses broncoscópios permitem que o operador detecte lesões das mucosas das vias respiratórias que teriam visualização difícil ou impossível sob a luz branca normal. Os broncoscópios de autofluorescência usam fluoróforos, como triptofano, colágeno, elastina e porfirinas no interior do tecido das vias respiratórias para emitir fluorescência, quando irradiados por uma fonte de luz. As alterações nas concentrações dos fluoróforos na mucosa dos brônquios aparecem como lesões irregulares, quando visualizadas com um broncoscópio de autofluorescência. O broncoscópio de imagem de banda estreita também usa as características de absorção de luz da Hb para realçar imagens dos vasos sanguíneos. Esse broncoscópio usa comprimentos de onda da luz azul na faixa de 390 a 445 nm para visualizar os capilares da camada da mucosa e os comprimentos de onda da luz verde de 530 e 550 nm para detectar os vasos espessos mais profundos da submucosa. Ambos os tipos de broncoscópio permitem que o operador detecte achados que não seriam observados à luz branca normal. Esses instrumentos estão sendo usados mais frequentemente em adultos em que as lesões são submetidas à biopsia para detectar lesões pré-malignas e malignas. São broncoscópios não invasivos e que seriam bem tolerados em crianças, mas estão disponíveis, no momento, somente em tamanhos maiores, "de adultos".

A **EBUS, ultrassonografia endobrônquica**, é um processo que permite que imagens de ultrassonografia sejam capturadas pela ponta do broncoscópio, que também contém um canal de trabalho para a realização de uma biopsia por agulha. Essa tecnologia é particularmente útil na avaliação de linfonodos do mediastino. Esse instrumento pode ser útil no diagnóstico de outras doenças, como sarcoidose, tuberculose e estadiamento de cânceres pulmonares. A EBUS está, no momento, sendo investigada em pacientes pediátricos maiores, como uma alternativa para a aspiração transtorácica por agulha fina guiada por TC para a avaliação de linfonodos do mediastino. A EBUS tem a vantagem de não usar radiação, mas não foi extensivamente estudada em pediatria.

A **termoplastia brônquica** (TB) é uma tecnologia que pode ser usada para tratar pacientes com asma grave. Essa técnica usa o canal de trabalho de um broncoscópio de fibra óptica para fornecer energia térmica direcionada às vias respiratórias para realizar a ablação da musculatura lisa das vias respiratórias (ASM; do inglês, *airway smooth muscle*). A ablação da ASM pode reduzir a capacidade de broncoconstrição. Ela também pode afetar a função da ASM na imunomodulação, acabando por alterar a fisiopatologia da asma. A TB requer um canal de trabalho de 2 mm, no mínimo, o que limita essa tecnologia a broncoscópios com diâmetro externo mínimo de 4,1 mm. Em geral, a TB é realizada em três sessões de broncoscopia para a ablação de diferentes seções do pulmão: lobo inferior direito, lobo inferior esquerdo e lobos superiores bilaterais. O lobo médio direito geralmente não sofre ablação devido ao risco potencial de estenose. Os tratamentos são divididos em três procedimentos separados para permitir tempos de procedimento mais curtos (30 a 60 minutos por sessão) e diminuir o risco de irritação disseminada. Os pacientes também recebem esteroides por via oral durante 3 dias antes do procedimento para diminuir a inflamação das vias respiratórias associada ao procedimento de ablação. Embora a TB esteja ganhando espaço no tratamento de asma grave na população adulta, as ramificações a longo prazo da ablação da musculatura lisa das vias respiratórias em uma criança ainda são desconhecidas. Em estudos realizados em adultos, que investigaram a TB como ferramenta terapêutica para asma, pequenos estudos demonstraram melhora nos sintomas clínicos e, em uma coorte menor de pacientes (12 pacientes), não foram observadas anormalidades estruturais significativas em radiografias torácicas realizadas 5 anos após o procedimento.

A ferramenta diagnóstica mais comum usada em conjunção com a broncoscopia de fibra óptica é o **lavado broncoalveolar (LBA)**. O LBA é o método usado para obter uma amostra representativa do líquido e das secreções do trato respiratório inferior, o que é útil para o diagnóstico microbiológico e citológico de doenças pulmonares, especialmente em indivíduos que são incapazes de expectorar escarro. O LBA é realizado após a inspeção geral das vias respiratórias e antes que amostras de tecido sejam retiradas com escovas ou pinças de biopsia. O LBA é executado encostando-se gentilmente o broncoscópio em um brônquio lobar, segmentar ou subsegmentar, aplicando e sugando sequencialmente solução salina estéril e não bacteriostática em volume suficiente para garantir que parte do líquido aspirado contenha material originário do espaço alveolar. O LBA não broncoscópico pode também ser realizado em pacientes intubados através de injeção, e retirada de solução salina através de um cateter que passa pela via respiratória artificial e é posicionado cegamente na via respiratória distal, embora com menos precisão e geralmente com resultados menos confiáveis. Em ambos os casos, a presença de macrófagos alveolares atesta que foi realmente obtida uma amostra alveolar. Como os métodos utilizados para realizar o LBA envolvem a introdução de um equipamento nas vias respiratórias superiores, existe risco de contaminação das amostras por secreções das mesmas. Um cuidadoso exame citológico e culturas microbiológicas quantitativas são importantes para interpretar corretamente os dados. O LBA frequentemente pode evitar procedimentos mais invasivos, como a biopsia aberta do pulmão, especialmente em pacientes imunocomprometidos.

Entre as indicações para a broncoscopia diagnóstica e LBA estão pneumonia recorrente ou persistente ou atelectasia, sibilância sem explicação ou localizada e persistente, suspeita da presença de corpo estranho, hemoptise, suspeita de anomalias congênitas, lesões expansivas, doença intersticial e pneumonia no hospedeiro imunocomprometido. Como indicações para a broncoscopia terapêutica e LBA estão incluídas obstrução brônquica por lesões expansivas, corpos estranhos ou tampões mucosos, higienização brônquica geral e lavado broncopulmonar. Os pacientes submetidos à broncoscopia ventilam ao redor do laringoscópio flexível, enquanto, com o laringoscópio rígido, a ventilação é realizada através do aparelho. Broncoscópios rígidos são preferivelmente indicados para a extração de corpos estranhos e para a remoção de massas teciduais. Também são indicados em pacientes com hemoptise maciça. Em outros casos, o laringoscópio flexível oferece múltiplas vantagens: ele pode passar através de tubos endotraqueais e de traqueostomia, pode ser introduzido em brônquios que fazem ângulos agudos com as vias respiratórias e podem ser inseridos com segurança e eficiência sob anestesia tópica e sedação consciente.

Independentemente do instrumento utilizado, do procedimento realizado ou de suas indicações, as complicações mais comuns estão relacionadas com a sedação. Com relação à broncoscopia em si, as complicações mais comuns incluem hipoxemia transitória, laringospasmo, broncospasmo e arritmias cardíacas. Infecção iatrogênica, sangramento, pneumotórax e pneumomediastino são raros, mas são relatos de complicações por broncoscopia ou LBA. A broncoscopia, no contexto de possível abscesso pulmonar ou hemoptise, deve ser realizada com preparações prévias para o total controle das vias respiratórias, levando em conta a possibilidade da existência de pus ou sangue nas vias respiratórias. Edema subglótico é uma complicação mais comum de broncoscópios rígidos do que de flexíveis, em que os instrumentos são menores e menos sujeitos a traumatizar a mucosa. O crupe pós-broncoscópico é tratado com oxigênio, nebulização, aerossóis vasoconstritores e corticosteroides, conforme a necessidade.

Toracoscopia

A cavidade pleural pode ser examinada por meio de um toracoscópio, que é similar a um broncoscópio rígido. O toracoscópio é inserido através de um espaço intercostal com o pulmão parcialmente desinflado, permitindo que o operador visualize a superfície do pulmão, a superfície pleural do mediastino e o diafragma, além da pleura parietal. Diversos instrumentos toracoscópicos podem ser inseridos, permitindo biopsia endoscópica do pulmão ou da pleura, ressecção de bolhas, abrasão da pleura e ligação de anéis vasculares.

Toracocentese

Para fins diagnósticos e terapêuticos, os líquidos podem ser removidos do espaço pleural por uma seringa. De maneira geral, deve ser retirado tanto líquido quanto possível e deve ser obtida uma radiografia do tórax em posição ortostática após o procedimento. As complicações da toracocentese incluem infecção, pneumotórax e hemorragia. A toracocentese no lado direito pode ser complicada pela punção ou laceração da cápsula do fígado e, no lado esquerdo, pela punção ou laceração da cápsula do baço. As amostras obtidas devem sempre ser submetidas à cultura, examinadas microscopicamente quanto a evidências de infecção bacteriana e avaliadas quanto a proteínas totais e contagem diferencial de células. A determinação de desidrogenase de ácido láctico, glicose, colesterol, triglicerídeos (quiloso) e amilase também pode ser útil. Na suspeita de neoplasia, o exame citológico é obrigatório.

Os transudatos resultam de fatores mecânicos que influenciam a taxa de formação ou de reabsorção do líquido pleural e, em geral, não requerem nenhum diagnóstico posterior. Os exsudatos resultam de inflamação ou de outras doenças da superfície pleural e do pulmão subjacente, e necessitam de uma avaliação diagnóstica mais completa. Em geral, os transudatos apresentam proteína total < 3 g/dℓ ou razão entre a proteína pleural e a proteína sérica $< 0{,}5$, contagem total de leucócitos inferior a 2.000/mm^3, com predominância de células mononucleares, e baixos níveis de desidrogenase láctica. Os exsudatos apresentam elevados níveis de proteína e predominância de células polimorfonucleares (embora derrames malignos ou tuberculosos possam ter um percentual mais elevado de células mononucleares). Exsudatos complicados frequentemente necessitam de drenagem contínua por tubo torácico e têm pH inferior a 7,2. Os derrames tuberculosos podem ter baixo conteúdo de glicose e alto conteúdo de colesterol.

Punção pulmonar

Usando uma técnica similar à usada na toracocentese, a punção pulmonar percutânea é o método mais direto para a obtenção de amostras bacteriológicas do parênquima pulmonar e é a única técnica, além da biopsia pulmonar aberta, que não está associada a algum risco de contaminação pela flora oral. Depois de anestesia local, uma agulha acoplada a uma seringa contendo solução salina não bacteriostática é inserida por técnica asséptica através da face inferior de um espaço intercostal na área de interesse. A agulha é rapidamente conduzida para o interior do pulmão; a solução salina é injetada e novamente aspirada e a agulha é retirada. Essas ações são realizadas o mais rapidamente possível. Esse procedimento geralmente coleta algumas gotas de líquido do pulmão, que deve ser submetido à cultura e examinado microscopicamente.

As principais indicações para uma punção pulmonar são infiltrados de causas indeterminadas, principalmente os que não respondem ao tratamento em pacientes imunossuprimidos que sejam suscetíveis a organismos pouco comuns. As complicações são as mesmas que as da toracocentese, mas a incidência de pneumotórax é maior e um tanto dependente da natureza do processo da doença subjacente. Em pacientes com baixa complacência pulmonar, como crianças com pneumonia por *Pneumocystis*, o índice pode se aproximar de 30%, sendo que 5% necessitam de tubos torácicos. O lavado broncopulmonar substitui as punções pulmonares para a maioria das finalidades.

Biopsia pulmonar

A biopsia pulmonar pode ser a única maneira de estabelecer um diagnóstico, especialmente em doença não infecciosa e prolongada. Em lactentes e crianças pequenas, a toracoscopia ou as biopsias cirúrgicas abertas são os procedimentos de escolha e apresentam baixa morbidade em mãos experientes. A biopsia realizada por broncoscópios pediátricos com 3,5 mm de diâmetro limita o tamanho da amostra e a capacidade diagnóstica. Além de garantir que uma amostra adequada seja obtida, o cirurgião pode inspecionar a superfície do pulmão e escolher o melhor lugar para a biopsia. Em crianças mais velhas, podem ser realizadas biopsias transbrônquicas por meio de pinças flexíveis através de um broncoscópio, de um tubo endotraqueal ou de um broncoscópio rígido, geralmente guiadas por fluoroscopia. Essa técnica é mais apropriada quando a doença é difusa, como no caso de pneumonia por *Pneumocystis*, ou após rejeição de um pulmão transplantado. As limitações diagnósticas relacionadas com o pequeno tamanho da amostra da biopsia podem ser atenuadas pela capacidade de se obterem diversas amostras. O risco de pneumotórax associado à broncoscopia é elevado quando biopsias transbrônquicas são parte do procedimento; no entanto, a capacidade de obtenção de amostras de biopsia em um procedimento realizado com anestesia local e sedação consciente oferece vantagens.

Teste do suor

Ver Capítulo 432.

A bibliografia está disponível no GEN-io.

Capítulo 401
Sintomas Respiratórios Crônicos ou Recorrentes

Anne G. Griffiths

Os sintomas do sistema respiratório, incluindo tosse, chiado ou sibilo e estridor, ocorrem frequentemente ou persistem por longos períodos em um número substancial de crianças; outras crianças apresentam infiltrados pulmonares persistentes ou recorrentes com ou sem sintomas. Determinar a causa desses achados crônicos pode ser difícil, pois os sintomas podem ser causados por uma estreita sucessão de infecções agudas do sistema respiratório, não relacionadas, ou por um único processo fisiopatológico. Não existem testes diagnósticos específicos e facilmente realizados para muitas condições respiratórias agudas e crônicas. A pressão exercida pela família da criança para um remédio rápido, dada a preocupação com os sintomas relacionados à respiração, pode complicar os esforços diagnósticos e terapêuticos.

Uma abordagem sistemática para o diagnóstico e o tratamento dessas crianças consiste em avaliar se os sintomas indicam a manifestação de um pequeno problema ou um processo de risco à vida; determinar o mecanismo patogênico subjacente mais provável; selecionar a terapia efetiva mais simples para o processo subjacente, que é muitas vezes apenas uma terapia sintomática; e avaliar cuidadosamente o efeito da terapia. A falha dessa abordagem para identificar o processo responsável ou para melhoria dos efeitos sinaliza a necessidade de esforços diagnósticos mais amplos e talvez invasivos, incluindo a broncoscopia.

ANÁLISE DA GRAVIDADE DAS QUEIXAS RESPIRATÓRIAS CRÔNICAS

As manifestações clínicas sugerindo que a doença do sistema respiratório possa ser de risco à vida ou associada ao potencial de incapacidade crônica estão listadas na Tabela 401.1. Se nenhum desses achados for detectado, o processo respiratório crônico é provavelmente considerado benigno. Crianças ativas, de crescimento adequado e bem nutridas, que manifestam respiração ruidosa intermitente, mas sem outras anormalidades físicas ou laboratoriais, necessitam apenas de tratamento sintomático e tranquilidade parental. Sintomas de aspecto benigno mas persistentes são ocasionalmente a indicação de um problema grave do trato respiratório inferior. Por outro lado, ocasionalmente, crianças (p. ex., com asma relacionada à infecção) apresentam episódios recorrentes de risco à vida, mas com poucos ou nenhum sintoma nos intervalos. Os exames repetidos durante um período prolongado, quando a criança tem aspecto saudável e também quando a criança é sintomática, podem ser úteis na classificação de gravidade e cronicidade da doença pulmonar.

TOSSE RECORRENTE OU PERSISTENTE

A tosse é uma resposta reflexa do trato respiratório inferior à estimulação de receptores irritantes ou de tosse nas mucosas das vias respiratórias. A causa mais comum de tosse recorrente ou persistente em crianças é a reatividade das vias respiratórias (asma). Como os receptores de tosse também residem em faringe, seios paranasais, estômago e canal auditivo externo, a fonte de tosse persistente pode precisar ser investigada além dos pulmões. Estímulos respiratórios inferiores específicos incluem secreções excessivas, material estranho aspirado, inalação de partículas de poeira ou gases nocivos, ar frio ou seco e uma resposta inflamatória a agentes infecciosos ou a processos alérgicos. A Tabela 401.2 lista algumas das condições responsáveis pela tosse crônica. A Tabela 401.3 apresenta as características da tosse que podem auxiliar na identificação da origem da tosse. Informação útil adicional pode incluir história de condições atópicas (asma, eczema, urticária, rinite alérgica), variação sazonal ou ambiental em frequência ou intensidade da tosse e história familiar marcante de condições atópicas, sugerindo uma causa alérgica; sintomas de má absorção ou história familiar indicando fibrose cística; sintomas relacionados à nutrição, sugerindo aspiração ou refluxo gastresofágico; episódio de asfixia, sugerindo aspiração de corpo estranho; cefaleia ou edema facial associado à sinusite; e história de tabagismo em crianças mais velhas e adolescentes ou a presença de um fumante na família (ver Tabela 401.4).

O exame físico pode fornecer mais informação relativa à causa da tosse crônica. A drenagem faríngea posterior combinada à tosse noturna sugere doença crônica das vias respiratórias superiores, tais como sinusite. Um tórax insuflado excessivamente sugere obstrução crônica

Tabela 401.1	Indicadores de doença crônica grave no trato respiratório inferior em crianças.
Febre persistente	
Limitação permanente da atividade	
Falha no crescimento	
Incapacidade para ganhar peso adequadamente	
Baqueteamento digital	
Taquipneia persistente e trabalho ventilatório	
Dificuldade em respirar e intolerância ao exercício	
Escarro crônico purulento	
Hiperinsuflação persistente	
Hipoxemia substancial e contínua	
Infiltrados refratários no exame de raios X do tórax	
Anormalidades persistentes na função pulmonar	
Hemoptise	
História familiar de doença pulmonar hereditária	
Cianose e hipercapnia	
Infecções não pulmonares incomuns (oportunísticas) ou recorrentes	

Tabela 401.2 Diagnóstico diferencial de tosse recorrente e persistente em crianças.

TOSSE RECORRENTE
- Doença reativa das vias respiratórias (asma)
- Drenagem das vias respiratórias superiores
- Aspiração
- Infecções do sistema respiratório frequentemente recorrentes em pacientes imunocompetentes ou imunodeficientes
- Malformação de Chiari tipo sintomática
- Hemossiderose pulmonar idiopática
- Pneumonite de hipersensibilidade (alérgica)

TOSSE PERSISTENTE
- Hipersensibilidade de receptores de tosse após infecção
- Doença reativa das vias respiratórias (asma)
- Sinusite crônica
- Rinite crônica (alérgica ou não alérgica)
- Bronquite ou traqueíte causada por infecção ou exposição ao cigarro
- Bronquiectasia, incluindo fibrose cística, discinesia ciliar primária, imunodeficiência
- Tosse habitual
- Aspiração de corpo estranho
- Aspiração recorrente em virtude de incompetência faríngea, fissura traqueolaringoesofágica ou fístula traqueoesofágica
- Refluxo gastresofágico, com ou sem aspiração
- Coqueluche
- Compressão extrínseca do trato traqueobrônquico (anel vascular, neoplasia, linfonodo, cisto pulmonar)
- Traqueomalacia, broncomalacia
- Tumores endobrônquicos ou endotraqueais
- Tuberculose endobrônquica
- Pneumonite de hipersensibilidade
- Infecções fúngicas
- Irritantes inalados, incluindo o tabagismo
- Irritação de canal auditivo externo
- Inibidores da enzima conversora de angiotensina

Tabela 401.3 Características da tosse e outros aspectos clínicos e possíveis causas.

SINTOMAS E SINAIS	POSSÍVEL ETIOLOGIA SUBJACENTE*
Achados auscultatórios (chiado, crepitações/estertores, sons diferenciais de respiração)	Asma, bronquite, pneumonia, doença pulmonar congênita, aspiração do corpo estranho, anormalidade das vias respiratórias
Características da tosse (p. ex., tosse com asfixia, qualidade da tosse, tosse a partir do nascimento	Anormalidades congênitas pulmonares ou das vias respiratórias
Anormalidades cardíacas (incluindo sopro)	Qualquer doença cardíaca
Dor torácica	Asma, função, pleurite
Deformidade da parede torácica	Qualquer doença pulmonar crônica, distúrbios neuromusculares
Tosse diária produtiva ou úmida	Bronquite crônica, doença pulmonar supurativa
Baqueteamento digital	Doença pulmonar supurativa, desvio arteriovenoso
Dispneia (sob esforço ou em repouso)	Função pulmonar comprometida de qualquer doença pulmonar ou cardíaca crônica
Falha no desenvolvimento	Função pulmonar comprometida, imunodeficiência, fibrose cística
Dificuldades para alimentação (incluindo asfixia e vômito)	Função pulmonar comprometida, aspiração, distúrbios anatômicos
Hemoptise	Bronquite, aspiração de corpo estranho, traumatismo por aspiração, hemorragia pulmonar
Imunodeficiência	Infecções respiratórias ou não respiratórias recorrentes atípicas e típicas
Medicamentos ou drogas	Inibidores da enzima conversora da angiotensina, nebulizadores, uso de drogas ilícitas
Anormalidade no neurodesenvolvimento	Aspiração
Pneumonia recorrente	Imunodeficiência, problema pulmonar congênito, anormalidade das vias respiratórias
Sintomas de infecção do trato respiratório superior	Podem coexistir ou ser estímulos para um problema subjacente

*Não é uma lista aprofundada; apenas as doenças respiratórias mais comuns são mencionadas.
Modificada de Chang AB, Landau LI, Van Asperen PP et al.: *Cough in children*: definitions and clinical evaluation. Thoracic Society of Australia and New Zealand, Med J Aust 184(8):398–403, 2006, Table 2, p. 399.

das vias respiratórias, como na asma ou fibrose cística. Um sibilo ou chiado expiratório, com ou sem intensidade reduzida de sons respiratórios, sugere fortemente asma ou bronquite asmática, mas também pode ser consistente com um diagnóstico de fibrose cística, broncomalacia, anel vascular, aspiração de material estranho ou hemossiderose pulmonar. A ausculta cuidadosa durante a expiração forçada pode revelar sibilos expiratórios que, de outro modo, são indetectáveis e representam a única indicação de vias respiratórias subjacentes reativas. Crepitações grosseiras sugerem bronquiectasia, incluindo fibrose cística, mas podem ocorrer também com exacerbação subaguda da asma. O baqueteamento digital é observado na maioria dos pacientes com bronquiectasia, apenas em algumas outras condições respiratórias com tosse crônica (ver Tabela 401.2). O desvio traqueal sugere aspiração de corpo estranho, derrame pleural ou massa no mediastino.

É importante proporcionar tempo suficiente de exame para detectar a tosse espontânea. Se a tosse espontânea não ocorrer, pedir à criança que respire profundamente e expire vigorosa e repetidamente em geral induz um reflexo de tosse. A maioria das crianças pode tossir mediante solicitação a partir dos 4 aos 5 anos. Crianças que apresentam tosse com regularidade, várias vezes por minuto, provavelmente têm tosse habitual (tique) (ver Capítulo 37). Caso a tosse seja produtiva, todo esforço deve ser feito para obter o escarro; muitas crianças maiores podem consentir. Às vezes é possível obter pequenas amostras de escarro com um *swab* de garganta, rapidamente inserido na porção inferior da faringe, enquanto a criança apresenta tosse com a língua protrusa. O escarro mucoide claro é frequentemente associado a uma reação alérgica ou bronquite asmática. O escarro turvo (purulento) sugere infecção do sistema respiratório, mas também pode refletir celularidade aumentada (eosinofilia) por um processo asmático. O escarro muito purulento é característico de bronquiectasia (ver Capítulo 430). As expectorações fétidas sugerem infecção anaeróbia dos pulmões. Na fibrose cística (ver Capítulo 432), o escarro, mesmo quando purulento, raramente tem odor fétido.

Os testes laboratoriais podem auxiliar na avaliação de tosse crônica. Apenas os espécimes de escarro contendo macrófagos alveolares devem ser interpretados como refletindo processos do trato respiratório inferior. A eosinofilia no escarro sugere asma, bronquite asmática ou reações de hipersensibilidade pulmonar (ver Capítulo 418), mas uma resposta

Tabela 401.4 Sinais clínicos de tosse.

CARACTERÍSTICA	PENSAR EM
Staccato, paroxística	Coqueluche, fibrose cística, corpo estranho, *Chlamydia* spp., *Mycoplasma* spp.
Seguida por "tosse convulsa"	Coqueluche
Todo dia, nunca durante o sono	Tosse habitual
Tosse ruidosa, "de cão"	Crupe, tosse habitual, traqueomalacia, traqueíte, epiglotite
Rouquidão	Comprometimento laríngeo (crupe, comprometimento do nervo laríngeo), papilomatose
Início abrupto	Corpo estranho, embolia pulmonar
Durante ou após o exercício	Doença reativa das vias respiratórias
Acompanha alimentação, bebida	Aspiração, refluxo gastresofágico, fístula esofagotraqueal
Limpeza da garganta	Gotejamento pós-nasal, tiques vocais
Produtiva (escarro)	Infecção, fibrose cística, bronquiectasia
Tosse noturna	Sinusite, doença reativa das vias respiratórias, refluxo gastresofágico
Sazonal	Rinite alérgica, doença reativa das vias respiratórias
Paciente imunossuprimido	Pneumonia bacteriana, *Pneumocystis jirovecii*, *Mycobacterium tuberculosis*, *Mycobacterium avium-intracellulare*, citomegalovírus, fungos
Dispneia	Hipoxia, hipercapnia
Exposição a animais	*Chlamydia psittaci* (aves), *Yersinia pestis* (roedores), *Francisella tularensis* (coelhos), febre Q (ovelha, gado bovino), hantavírus (roedores), histoplasmose (pombos)
Geográfica (nos EUA)	Histoplasmose (Mississipi, Missouri, Ohio River Valley), coccidioidomicose (sudeste), blastomicose (norte e meio-oeste)
Dias úteis com compensação em dias de folga	Exposição ocupacional

De Kliegman RM, Greenbaum LA, Lyle PS: *Practical strategies in pediatric diagnosis and therapy*, ed 2, Philadelphia, 2004, WB Saunders, p. 19.

de células polimorfonucleares sugere infecção; se o escarro não estiver disponível, a presença de eosinofilia em secreções nasais também sugere doença atópica. Se a maioria das células no escarro for composta por macrófagos, a hipersensibilidade pós-infecciosa de receptores de tosse deve ser suspeitada. Os macrófagos do escarro podem ser corados para o conteúdo de hemossiderina, que é considerado diagnóstico de hemossiderose pulmonar (ver Capítulo 435) ou para o conteúdo lipídico, que em grandes quantidades sugere, mas não é específico de aspiração repetitiva. Raramente, crianças podem expectorar cilindros parciais das vias respiratórias, que podem ser caracterizados na investigação de causas da bronquite plástica. Crianças cujas tosses persistem por mais de 6 semanas devem ser examinadas para fibrose cística, independentemente da raça ou etnia (ver Capítulo 432). A cultura do escarro é útil na avaliação de fibrose cística, mas menos importante para outras condições, pois a microbiota da garganta pode contaminar a amostra.

A análise hematológica pode revelar anemia microcítica, que é resultante de hemossiderose pulmonar (ver Capítulo 435) ou hemoptise ou da eosinofilia que acompanha a asma e outras reações de hipersensibilidade do pulmão. Os infiltrados na radiografia torácica sugerem fibrose cística, bronquiectasia, corpo estranho, pneumonite por hipersensibilidade, tuberculose ou outra infecção. Quando a tosse equivalente à asma é sugerida, um ensaio terapêutico utilizando broncodilatadores pode ter valor diagnóstico. Se a tosse não responder aos esforços terapêuticos iniciais, procedimentos diagnósticos mais específicos podem ser necessários, incluindo avaliação imunológica ou alérgica, imagem do tórax e seio paranasal, esofagograma, testes para refluxo gastresofágico (ver Capítulo 349) e estudos microbiológicos específicos, incluindo teste viral rápido. A avaliação da morfologia ciliar, endoscopia nasal, laringoscopia e broncoscopia também podem ser indicadas.

A **tosse habitual (tique) ou distúrbio somático da tosse** (tosse psicogênica) deve ser considerada em qualquer criança com tosse que dure há semanas ou meses, refratária ao tratamento e que desapareça com o sono ou com distração. Em geral, a tosse é abrupta e alta, além de apresentar qualidade desarmoniosa, semelhante a ruído de ganso ou ladrante. A desconexão entre a intensidade da tosse e o afeto da criança geralmente é evidente. Essa tosse pode estar ausente, se o médico escutar de fora do consultório, mas confiavelmente surge imediatamente com a atenção direta na criança e nos sintomas. Normalmente começa com uma infecção do trato respiratório superior, mas que em seguida persiste. A criança perde muitos dias de ida à escola, pois a tosse interrompe a aula. Esse distúrbio é responsável por muitos procedimentos médicos desnecessários e períodos de medicação. É tratável com a garantia de que a condição patológica pulmonar esteja ausente e que a criança deva retomar a atividade integral, incluindo a escola. Essa garantia, juntamente com as técnicas de terapia fonoaudiológica, que permitem a redução da tensão musculoesquelética no pescoço e tórax da criança e que aumentam a consciência da criança quanto às sensibilidades iniciais que estimulam a tosse, é realizada com muito sucesso. A auto-hipnose é outra terapia bem-sucedida, frequentemente eficiente com uma sessão. A designação "tosse com tique" ou "distúrbio somático da tosse" é preferível em relação à "tosse habitual" ou "tosse psicogênica", pois não carrega nenhum estigma e a maioria dessas crianças não apresenta problemas emocionais significativos. Quando a tosse desaparece, não reaparece como outro sintoma. Entretanto, outros sintomas como a síndrome do intestino irritável podem estar presentes no paciente ou família.

ESTRIDOR FREQUENTEMENTE RECORRENTE OU PERSISTENTE

O **estridor**, um som inspiratório, de tom médio-agudo, desagradável e associado à obstrução da área laríngea ou da traqueia extratorácica, é muitas vezes acompanhado por tosse cruposa e voz rouca. O estridor é mais comumente observado em crianças com crupe (ver Capítulo 412); corpos estranhos e traumatismo também podem causar estridor agudo. Algumas crianças, porém, adquirem estridor recorrente ou manifestam estridor persistente a partir dos primeiros dias ou semanas de vida (ver Tabela 401.5). A maioria das anomalias congênitas das vias respiratórias maiores, que produzem estridor, torna-se sintomática logo após o nascimento. O aumento do estridor, quando uma criança está em posição supina, sugere **malacia das vias respiratórias**, tais como laringomalacia ou traqueomalacia. É importante notar que, ao avaliar uma causa anatômica específica de sons respiratórios anormais, não é incomum identificar anomalias congênitas adicionais nas vias respiratórias. Uma história associada de rouquidão ou afonia sugere comprometimento das cordas vocais. A disfagia associada pode sugerir também um anel vascular. Na criança com estridor intermitente (com

Tabela 401.5	Causas de estridor recorrente ou persistente em crianças.

RECORRENTE
Crupe alérgico (espasmódico)
Infecções respiratórias em uma criança que, de outra forma, apresentam estreitamento anatômico assintomático das vias respiratórias
Laringomalacia

PERSISTENTE
Obstrução laríngea
- Laringomalacia
- Papilomas, hemangiomas, outros tumores
- Cistos e laringoceles
- Membranas laríngeas
- Paralisia bilateral dos abdutores das cordas vocais
- Corpo estranho

Doença traqueobrônquica
- Traqueomalacia
- Membranas traqueais subglóticas
- Tumores endobrônquicos, endotraqueais
- Estenose traqueal subglótica, congênita ou adquirida

Massas extrínsecas
- Massas mediastinais
- Anel vascular
- Enfisema lobar
- Cistos broncogênicos
- Aumento da tireoide
- Corpo estranho esofágico

Fístula traqueoesofágica

OUTROS
Refluxo gastresofágico
Macroglossia, síndrome de Pierre Robin
Síndrome do *cri-du-chat* (miado de gato; 5p-)
Disfunção paradoxal das cordas vocais
Hipocalcemia
Paralisia das cordas vocais
Crise de Chiari
Laringospasmo episódico neonatal grave causado pela mutação de *SCN4A*

chiado) que acompanha a atividade física e não é responsiva às terapias para a asma, a **disfunção paradoxal das cordas vocais** pode ser considerada. A disfunção paradoxal das cordas vocais pode ser extremamente sustentada pela anamnese e confirmada pela laringoscopia durante um teste de provocação com exercícios, se os sintomas forem induzidos com sucesso. A fonoterapia e a modificação do comportamento podem ser terapêuticas.

O exame físico para estridor recorrente ou persistente geralmente é ingrato, embora alterações em sua gravidade e intensidade por modificações da posição corporal devam ser examinadas. Radiografias anteroposteriores e laterais, esofagografia contrastada, fluoroscopia, tomografia computadorizada (TC) e ressonância magnética (RM) são ferramentas diagnósticas potencialmente úteis. Na maioria dos casos, a observação direta pela laringoscopia é necessária para o diagnóstico definitivo. Visões não distorcidas da laringe são obtidas de maneira mais adequada pela laringoscopia com fibra óptica.

CHIADO (SIBILO) RECORRENTE OU PERSISTENTE

Ver também Capítulo 418.

Os pais queixam-se frequentemente dos chiados da criança, quando, de fato, estão relatando ruídos respiratórios audíveis sem a necessidade de um estetoscópio, com a produção de ressonância palpável em todo o tórax e ocorrendo principalmente na inspiração. Algumas dessas crianças manifestam estridor, embora muitas apresentem ruídos audíveis, quando as vias respiratórias supraglóticas não estão completamente limpas de alimentos ou secreções.

O chiado verdadeiro é manifestação relativamente comum e particularmente inoportuna de doença obstrutiva do trato respiratório *inferior* em crianças. O sítio de obstrução pode estar localizado em qualquer região da traqueia intratorácica até os pequenos brônquios ou bronquíolos maiores, mas o som é gerado pela turbulência nas vias respiratórias maiores que sofrem colapso com a expiração forçada (ver Capítulo 400). Crianças com menos de 2 a 3 anos são particularmente predispostas ao chiado, pois broncospasmo, edema das mucosas e acúmulo de secreções excessivas têm efeito obstrutivo relativamente maior nas vias respiratórias de menor calibre. Além disso, as vias respiratórias complacentes em crianças pequenas entram em colapso mais rapidamente com a expiração ativa. Episódios isolados de chiado agudo, como ocorrem na bronquiolite, não são incomuns, mas o chiado recorrente ou persistente por mais de 4 semanas sugere outros diagnósticos (ver Tabela 418.1 no Capítulo 418). Grande proporção dos casos de chiado recorrente ou persistente em crianças é resultante da reatividade das vias respiratórias. Fatores ambientais inespecíficos, como o tabagismo, podem ser importantes colaboradores.

O chiado frequentemente recorrente ou persistente, que inicia ao nascimento ou logo depois, sugere uma variedade de outros diagnósticos, incluindo anormalidades estruturais congênitas envolvendo o trato respiratório inferior ou traqueobroncomalacia (ver Capítulo 413). O chiado que está presente na fibrose cística é mais comum no primeiro ano de vida. O início súbito de chiado grave em uma criança previamente sadia deve sugerir aspiração de corpo estranho.

Tanto o chiado ou a tosse, quando associada a taquipneia e hipoxemia, podem ser sugestivos de **doença pulmonar intersticia**l (ver Capítulo 427.5). No entanto, muitos pacientes com doença pulmonar intersticial não demonstram sintomas além da respiração rápida no exame físico inicial. Apesar de as radiografias simples do tórax poderem ser normais na doença pulmonar intersticial, anormalidades difusas na radiografia de tórax podem apoiar a avaliação adicional em pacientes suspeitos de apresentarem doença pulmonar intersticial com achados característicos descritos na imagem de TC de alta resolução e biopsia pulmonar.

A repetição do exame pode ser necessária para verificar uma história de chiado em uma criança com sintomas episódicos e deve ser direcionada para o exame da circulação de ar, adequação da ventilação e evidências de doença pulmonar crônica, tais como hiperinsuflação fixa do tórax, falha no crescimento e baqueteamento digital. Pacientes devem ser avaliados quanto à presença de disfagia orofaríngea em casos de suspeita de aspiração recorrente. O baqueteamento sugere infecção pulmonar crônica e é raramente evidente na asma não complicada. O desvio traqueal por aspiração de corpo estranho deve ser investigado. É essencial excluir o chiado secundário à insuficiência cardíaca congestiva. Rinite alérgica, urticária, eczema ou evidência de ictiose vulgar sugerem asma ou bronquite asmática. O nariz deve ser examinado para pólipos, que podem existir em condições alérgicas ou na fibrose cística.

A eosinofilia no escarro e os níveis séricos de imunoglobulina E sugerem reações alérgicas. Um aumento de 15% no volume expiratório forçado em um segundo, em resposta aos broncodilatadores, confirma as vias respiratórias reativas. Estudos microbiológicos específicos, estudos de imagem especiais das vias respiratórias e das estruturas cardiovasculares, estudos diagnósticos de fibrose cística e broncoscopia devem ser considerados, se a resposta for insatisfatória.

INFILTRADOS PULMONARES RECORRENTES E PERSISTENTES

Os infiltrados pulmonares observados nos exames radiológicos e resultantes da pneumonia aguda geralmente se resolvem em 1 a 3 semanas, mas um número substancial de crianças, particularmente lactentes, não consegue eliminar completamente os infiltrados em um período de 4 semanas. Essas crianças podem estar febris ou afebris e podem exibir uma ampla gama de sintomas e sinais respiratórios. Os infiltrados persistentes ou recorrentes representam um desafio diagnóstico (ver Tabela 401.6).

Sintomas associados a infiltrados pulmonares crônicos nas primeiras semanas de vida (mas não relacionados à síndrome do desconforto respiratório neonatal) sugerem infecção adquirida pela via intrauterina ou durante a descida pelo canal do parto. O surgimento precoce dos infiltrados crônicos também pode estar associado a fibrose cística ou anomalias congênitas que resultam em aspiração ou obstrução das vias respiratórias. História de infiltrados recorrentes, tais como **síndrome do lobo médio** (ver Capítulos 430 e 437), chiado e tosse podem refletir asma, mesmo no primeiro ano de vida.

Tabela 401.6 Doenças associadas a infiltrados pulmonares recorrentes, persistentes ou migratórios além do período neonatal.

Aspiração
- Incompetência faríngea (p. ex., fenda palatina)
- Fenda laringotraqueoesofágica
- Fístula traqueoesofágica
- Refluxo gastresofágico
- Aspiração lipídica
- Disfagia neurológica
- Disfagia no desenvolvimento

Anomalias congênitas
- Cistos pulmonares (malformação adenomatoide cística)
- Sequestro pulmonar
- Estenose brônquica ou brônquio anômalo
- Anel vascular
- Doença cardíaca congênita com extensa derivação da esquerda para a direita
- Linfangiectasia pulmonar

Condições genéticas
- Deficiência de α_1-antitripsina
- Fibrose cística
- Discinesia ciliar primária (incluindo síndrome de Kartagener)
- Doença falciforme (síndrome torácica aguda)

Imunodeficiência, deficiência fagocítica
- Condições de imunodeficiência humoral, celular, combinada
- Doença granulomatosa crônica e defeitos fagocíticos relacionados
- Síndromes da hiperimunoglobulina E
- Condições de deficiência do complemento

Doenças imunológicas e autoimunes
- Asma
- Aspergilose broncopulmonar alérgica
- Pneumonite de hipersensibilidade
- Hemossiderose pulmonar
- Doenças vasculares do colágeno

Infecção, congênita
- Citomegalovírus
- Rubéola
- Sífilis

Infecção, adquirida
- Citomegalovírus
- Tuberculose
- HIV
- Outros vírus
- *Chlamydia*
- *Mycoplasma, Ureaplasma*
- Coqueluche
- Fungos
- *Pneumocystis jirovecii*
- Larva *migrans* visceral
- Infecção bacteriana tratada inadequadamente

Pneumonite intersticial e fibrose
- Pneumonite intersticial comum
- Linfoide (AIDS)
- Distúrbios genéticos da síntese, secreção de surfactante
- Descamativa
- Aguda (Hamman-Rich)
- Proteinose alveolar
- Inflamação e fibrose induzidas por radiação, induzidas por medicamentos

Neoplasias e condições neoplásicas
- Tumores pulmonares primários ou metastáticos
- Leucemia
- Histiocitose
- Pneumonias eosinofílicas

Outras etiologias
- Bronquiectasia
  - Congênita
  - Pós-infecciosa
- Sarcoidose

Uma associação controversa foi proposta considerando os infiltrados pulmonares recorrentes na hemossiderose pulmonar relacionada a hipersensibilidade ao leite de vaca ou causas desconhecidas desenvolvidas no primeiro ano de vida. Crianças com história de displasia broncopulmonar frequentemente apresentam episódios de desconforto respiratório com a presença de chiado e novos infiltrados pulmonares. A **pneumonia recorrente** em uma criança com otite média frequente, nasofaringite, adenite ou manifestação dermatológica sugere uma condição de imunodeficiência, deficiência do complemento ou defeito no sistema fagocítico (ver Capítulos 148, 156 e 160). A discinesia ciliar primária também é considerada em pacientes com otite média e doença sinopulmonar supurativa frequentes, com ou sem heterotaxia associada ou história de desconforto respiratório neonatal (ver Capítulo 433). Pode haver suspeita de sequestro pulmonar em pacientes com achados recorrentes na radiografia que ocorrem no mesmo local, ambos presentes durante a doença e na condição sadia (ver Capítulo 423). A bronquiectasia de tração também pode ser sugerida na radiografia com achados persistentes em determinada região do filme de raios X, após história de infecção respiratória. Atenção particular deve ser direcionada à possibilidade de que os infiltrados representem pneumonite intersticial linfocítica ou infecção oportunística associada à infecção pelo HIV (ver Capítulo 302). História de tosse paroxística em uma criança sugere síndrome coqueluchoide ou fibrose cística. Infiltrados persistentes em um bebê, principalmente com perda de volume, podem sugerir aspiração de corpo estranho.

A presença de insuflação excessiva e de infiltrados sugere fibrose cística ou asma crônica. O tórax silencioso com infiltrados deve indicar a suspeita de proteinose alveolar (ver Capítulo 434), infecção por *Pneumocystis jirovecii* (ver Capítulo 271), distúrbios genéticos de síntese e secreção de surfactantes causando pneumonite intersticial ou tumores. O crescimento deve ser cuidadosamente analisado para determinar se o processo pulmonar apresentou efeitos sistêmicos, indicando gravidade e cronicidade substancial como na fibrose cística ou proteinose alveolar. Catarata, retinopatia ou microcefalia sugerem infecção intrauterina. A rinorreia crônica pode estar associada a doença atópica, intolerância ao leite de vaca, fibrose cística, discinesia ciliar primária ou sífilis congênita. A ausência de tonsilas e linfonodos cervicais sugere um estado de imunodeficiência.

Estudos diagnósticos devem ser realizados seletivamente, com base na anamnese do paciente e no exame físico, além de uma compreensão detalhada das condições listadas na Tabela 401.6. A avaliação citológica do escarro, se disponível, pode ser útil. A TC torácica frequentemente fornece detalhe anatômico mais preciso em relação ao infiltrado ou permite a caracterização adicional de uma região com anormalidade anatômica. A broncoscopia é indicada para detecção de corpos estranhos, anomalias congênitas ou adquiridas do trato traqueobrônquico e obstrução por massas endobrônquicas ou extrínsecas (ver Capítulos 413 a 417). A broncoscopia fornece acesso às secreções que podem ser investigadas por exames citológicos e microbiológicos. O fluido derivado do lavado broncoalveolar é diagnóstico de proteinose alveolar e hemossiderose pulmonar persistente, assim como, pode sugerir síndromes por aspiração. A biopsia ciliar pode ser obtida da superfície epitelial inferior das conchas nasais ou das vias respiratórias inferiores durante a broncoscopia. Se todos os estudos apropriados foram concluídos e a condição permanecer sem diagnóstico, a biopsia pulmonar pode levar a um diagnóstico definitivo, tal como em doença pulmonar intersticial ou doença fúngica.

O tratamento médico ou cirúrgico ideal de infiltrados pulmonares crônicos muitas vezes depende de um diagnóstico específico, mas as condições crônicas podem ser autolimitantes (infecções virais graves e prolongadas em crianças); nesses casos, a terapia sintomática pode manter a função pulmonar adequada até que ocorra a melhora espontânea. Medidas úteis incluem inalação e fisioterapia para secreções excessivas, antibióticos para infecções bacterianas, oxigênio suplementar para hipoxemia e manutenção de nutrição adequada. Como o pulmão de uma criança pequena apresenta notável potencial de recuperação, a função normal dos pulmões pode, em última análise, ser alcançada com o tratamento, apesar da gravidade da lesão pulmonar que ocorre na infância ou primeira infância.

A bibliografia está disponível no GEN-io.

401.1 Doenças Extrapulmonares com Manifestações Pulmonares

Susanna A. McColley

Sintomas respiratórios originam-se comumente de processos extrapulmonares. O sistema respiratório adapta-se às demandas metabólicas e é minuciosamente responsivo ao estímulo cortical; portanto, a **taquipneia** é comum na presença de estresse metabólico, assim como a febre, enquanto a dispneia pode estar relacionada à ansiedade. A **tosse** origina-se mais comumente de distúrbios do trato respiratório superior ou inferior, mas pode ter origem do sistema nervoso central, como ocorre na tosse com tique ou tosse psicogênica e pode ser um sintoma evidente em crianças com doença do refluxo gastresofágico. A **dor torácica** não surge comumente de processos pulmonares em crianças saudáveis, mas apresenta muitas vezes uma etiologia neuromuscular ou inflamatória. A **cianose** pode ser causada por distúrbios cardíacos ou hematológicos, além de **dispneia** e **intolerância ao exercício,** que podem ter várias causas extrapulmonares. Esses distúrbios podem ser suspeitados com base na anamnese e exame físico ou podem ser considerados em crianças nas quais os estudos diagnósticos apresentem achados atípicos ou que tenham baixa resposta à terapia usual. A Tabela 401.7 lista as causas mais comuns desses sintomas.

AVALIAÇÃO

Na avaliação de uma criança ou adolescente com sintomas respiratórios, é importante obter uma história patológica pregressa detalhada, história familiar e a revisão dos sistemas para avaliar a possibilidade de origem extrapulmonar. Um exame físico completo também é essencial para a obtenção de sinais diagnósticos para doença extrapulmonar.

Distúrbios de outros sistemas orgânicos, assim como de muitas doenças sistêmicas, podem apresentar comprometimento significativo do sistema respiratório. Embora seja mais comum encontrar essas complicações em pacientes com diagnósticos conhecidos, a doença do sistema respiratório é, por vezes, o único ou o sintoma mais evidente durante a apresentação clínica. A aspiração aguda durante a alimentação pode ser a manifestação de doença neuromuscular em uma criança que inicialmente parece ter tônus muscular e desenvolvimento normais. Complicações podem ser de risco à vida, particularmente em pacientes imunocomprometidos. O início dos achados respiratórios pode ser insidioso; por exemplo, o comprometimento vascular pulmonar em pacientes com vasculite sistêmica pode surgir como uma anormalidade na capacidade de difusão pulmonar do monóxido de carbono antes do início dos sintomas. A Tabela 401.8 lista os distúrbios que comumente apresentam complicações respiratórias.

A bibliografia está disponível no GEN-io.

Tabela 401.7 Sinais e sintomas respiratórios provenientes de fora do sistema respiratório.

SINAL OU SINTOMA	CAUSA(S) NÃO RESPIRATÓRIA(S)	FISIOPATOLOGIA	SINAIS PARA O DIAGNÓSTICO
Dor torácica	Doença cardíaca	Inflamação (pericardite), isquemia (artéria coronária anômala, doença vascular)	Dor pré-cordial, atrito; dor por esforço, radiação para o braço ou pescoço
Dor torácica	Doença do refluxo gastresofágico	Inflamação esofágica e/ou espasmo	Azia, dor abdominal
Cianose	Doença cardíaca congênita	Derivação da direita para a esquerda	Início neonatal, ausência de resposta ao oxigênio
	Metemoglobinemia	Níveis aumentados de metemoglobina interferem na distribuição de oxigênio aos tecidos	Exposição a medicamentos ou toxinas, falta de resposta ao oxigênio
Dispneia	Exposição a toxina, efeito adverso dos medicamentos ou dose excessiva (*overdose*)	Variável, mas frequentemente acidose metabólica	Exposição a medicamentos ou toxinas confirmada por anamnese ou exame toxicológico, saturação de oxigênio normal mensurada por oximetria de pulso
	Ansiedade, transtorno do pânico	Estímulo respiratório aumentado e maior percepção de esforços respiratórios	Ocorre durante situação de estresse, outros sintomas de ansiedade ou depressão
Intolerância ao exercício	Anemia	Distribuição inadequada de oxigênio aos tecidos	Palidez, taquicardia, história de hemorragia, história de dieta inadequada
Intolerância ao exercício	Descondicionamento	Autoexplicativa	História de inatividade, obesidade
Hemoptise	Hemorragia nasal	Fluxo posterior da hemorragia causa o aparecimento de origem pulmonar	História e achados físicos sugerem fonte nasal; exame do tórax e radiografia torácica normais
	Hemorragia do trato gastrintestinal superior	Hematêmese mimetiza a hemoptise	Anamnese e exame físico sugerem fonte gastrintestinal; exame do tórax e radiografia torácica normais
Chiado, tosse, dispneia	Doença cardíaca congênita ou adquirida	Hiperfluxo pulmonar (defeito atriosseptal, defeito ventriculosseptal, persistência do canal arterial), disfunção ventricular esquerda	Sopro Refratário aos broncodilatadores Alterações radiológicas (vascularização pulmonar evidente, edema pulmonar)
Chiado, tosse	Doença do refluxo gastresofágico	Resposta laríngea e brônquica aos conteúdos estomacais	Êmese, dor, azia
		Broncoconstrição mediada por nervo vago	Refratário aos broncodilatadores

Tabela 401.8 Distúrbios com complicações frequentes no sistema respiratório.

DOENÇA(S) DE BASE	COMPLICAÇÕES RESPIRATÓRIAS	TESTES DIAGNÓSTICOS
Distúrbios autoimunes	Doença vascular pulmonar, doença pulmonar restritiva, efusão pleural (principalmente lúpus eritematoso sistêmico), doença das vias respiratórias superiores (granulomatose de Wegener)	Espirometria, determinação do volume pulmonar, oximetria, capacidade difusora do pulmão para o monóxido de carbono, radiografia do tórax, endoscopia das vias respiratórias superiores e/ou TC
Sistema nervoso central (estático ou progressivo)	Aspiração de conteúdos orais ou gástricos	Radiografia do tórax, estudo videofluoroscópico da deglutição, sonda esofágica de monitoramento do pH, broncoscopia de fibras ópticas
Imunodeficiência	Infecção, bronquiectasia	Radiografia torácica, broncoscopia de fibras ópticas, TC do tórax
Doença hepática	Efusão pleural, síndrome hepatopulmonar	Radiografia torácica, avaliação da ortodeoxia
Malignidade e terapias associadas	Infiltração, metástase, efusão maligna ou infecciosa, infecção do parênquima, doença do enxerto *versus* hospedeiro (transplante da medula óssea)	Radiografia torácica, TC do tórax, broncoscopia de fibra óptica, biopsia pulmonar
Doença neuromuscular	Hipoventilação, atelectasia, pneumonia	Espirometria, determinação do volume pulmonar, medidas da força muscular respiratória
Obesidade	Doença pulmonar restritiva, síndrome de apneia obstrutiva do sono, asma	Espirometria, determinação do volume pulmonar, polissonografia noturna

TC, tomografia computadorizada.

Capítulo 402

Síndrome da Morte Súbita Infantil

Fern R. Hauck, Rebecca F. Carlin, Rachel Y. Moon e Carl E. Hunt

A síndrome da morte súbita infantil (SMSI) é definida como a morte súbita e inesperada de um lactente que não é explicada por exames *post mortem* meticulosos, os quais incluem uma autópsia completa, investigação da cena de morte e revisão da história pregressa. Uma autópsia é essencial para identificar explicações naturais plausíveis para a morte súbita, como anomalias congênitas ou infecção, e diagnosticar abuso infantil traumático (ver Tabelas 402.1 a 402.3; Capítulo 16). Tipicamente, a autópsia não consegue distinguir entre SMSI e sufocamento intencional, mas a investigação da cena de morte e a história pregressa podem ajudar caso haja inconsistências. A **síndrome da morte infantil inesperada (SMII)** abrange todas as mortes infantis inesperadas que ocorrem durante o sono, incluindo SMSI (CID-10 R95), sufocamento e estrangulamento acidentais na cama (CID-10 W75) e mortes por causas mal definidas, também conhecidas como indeterminadas (CID-10 R99).

EPIDEMIOLOGIA

A SMSI é a terceira causa de morte infantil nos EUA, sendo responsável por aproximadamente 7% das mortes de lactentes. É a causa mais comum de morte infantil pós-natal, representando 21% de todos os óbitos entre 1 mês e 1 ano. Antes de 1992, a taxa anual de SMSI nos EUA permaneceu estável em 1,3 e 1,4 por 1.000 nascidos vivos (aproximadamente 7.000 lactentes/ano), quando foi recomendado que eles não dormissem em decúbito ventral para reduzir o risco de SMSI. Desde então, especialmente depois do início da campanha nacional Dormir em Decúbito Dorsal (*Back to Sleep*) em 1994, a taxa de SMSI declinou progressivamente até alcançar um patamar, em 2001 de 0,55 por 1.000 nascidos vivos (2.234 lactentes). A taxa tem permanecido estável desde então; em 2015, era de 0,39 por 1.000 nascidos vivos (1.568 lactentes). A redução desse número de mortes nos EUA e em outros países tem sido atribuída ao aumento do uso da posição supina para dormir. Em 1992, nos EUA, 82% dos lactentes investigados eram colocados para dormir em decúbito ventral. Outros países reduziram a incidência dos que dormem em decúbito ventral para valores menores ou iguais a 2%, mas nos EUA em 2010 (último ano em que esses dados foram coletados pelo estudo *National Infant Sleep Position*), 13,5% dos lactentes ainda eram colocados em decúbito ventral para dormir e 11,9% na posição lateral. Entre os afro-americanos, a taxa era ainda maior: 27,6% em decúbito ventral e 16,1% na posição lateral em 2009.

Existem cada vez mais evidências de que mortes infantis previamente classificadas como SMSI são agora categorizadas pelos legistas como de outras causas, principalmente **sufocamento e estrangulamento acidental na cama** e **mortes por causas mal definidas**. Entre 1994 e 2013, houve um aumento de sete vezes na taxa de sufocamento e estrangulamento acidental na cama, de 0,03 a 0,21 morte por 1.000 nascidos vivos. Também houve um aumento na taxa de mortes por causas mal definidas entre 1995 e 2013 de 0,21 a 0,28 óbito por 1.000 nascidos vivos. Essas mortes infantis súbitas e inesperadas estão associadas principalmente a um ambiente inseguro para dormir, como na posição de decúbito ventral, compartilhamento da cama com outras pessoas e uso de roupas de cama moles no ambiente de dormir. Com base nessa tendência e na frequência dos vários fatores de risco do ambiente que estão associados à SMSI e outras SMII relacionadas ao sono, mais adiante descreveremos medidas de redução de riscos aplicáveis a todas as SMII relacionadas ao sono.

PATOLOGIA

Não há achados patognomônicos de SMSI na autópsia, não existindo nenhum achado necessário para o diagnóstico. Existem alguns achados comuns no exame pós-morte. Hemorragias petequiais são encontradas em 68 a 95% dos casos, sendo mais extensas do que em causas explicáveis de mortalidade infantil. Edema pulmonar está frequentemente presente, podendo ser substancial. As razões para esses achados são desconhecidas. As crianças mortas por SMSI apresentam níveis mais elevados de fator de crescimento endotelial vascular (VEGF; do inglês, *vascular endothelial growth factor*) no líquido cefalorraquidiano. Esses aumentos podem estar associados aos polimorfismos do VEGF (ver "Fatores de risco genéticos" mais adiante e Tabela 402.4) ou podem indicar eventos hipóxicos recentes, pois o VEGF é estimulado pela hipoxemia.

As crianças com SMSI apresentam diversas alterações identificáveis nos pulmões e outros órgãos. Quase 65% desses lactentes possuem evidências estruturais de asfixia de baixo grau crônica preexistente, e outros estudos identificaram marcadores bioquímicos de asfixia. Alguns estudos mostraram anormalidades no corpo carotídeo, relacionadas à disfunção do quimiorreceptor arterial periférico na SMSI. Numerosos estudos mostraram anormalidades cerebrais que podem causar ou contribuir para o comprometimento da resposta autonômica a um

Tabela 402.1 Diagnóstico diferencial da síndrome da morte infantil inesperada.

CAUSA DA MORTE	CRITÉRIOS DIAGNÓSTICOS PRIMÁRIOS	POTENCIAIS FATORES DE CONFUSÃO	DISTRIBUIÇÃO DA FREQUÊNCIA (%)
EXPLICADA NA AUTÓPSIA			
Natural			18 a 20*
Infecções	Anamnese, necropsia e culturas	Em caso de achados mínimos: SMSI	35 a 46†
Anomalia congênita	Anamnese e necropsia	Em caso de achados mínimos: SMSI	14 a 24†
Lesão involuntária	Anamnese, investigação da cena, autópsia	Abuso infantil traumático	15*
Abuso infantil traumático	Autópsia e investigação da cena	Lesão involuntária	13 a 24*
Outras causas naturais	Anamnese e autópsia	Em caso de achados mínimos: SMSI ou sufocamento intencional	12 a 17*
NÃO EXPLICADA NA AUTÓPSIA			
SMSI	Anamnese, investigação da cena, ausência de causa explicável na autópsia	Sufocamento intencional	80 a 82
Sufocamento intencional (filicídio)	Confissão do criminoso, ausência de causa explicável na autópsia	SMSI	Desconhecida, mas <5% de todas as SMII
Sufocamento ou estrangulamento acidental na cama (ASSB)	Anamnese e investigação da cena, incluindo a reprodução usando um boneco	Designado o código da CID-10 (SMSI) para o banco de dados estatísticos do registro civil dos EUA Inexplicado Indeterminado	Varia para cada legista
Mutações genéticas	*SCN5A SCN1B-4B, SCN4A*, síndrome do QT longo, mais Tabela 402.4	Pode haver uma história familiar secundária a mutações recessivas, mutação *de novo* ou penetrância incompleta	Desconhecida, talvez <10%

*Como percentual de todas as mortes infantis súbitas e inesperadas explicadas na autópsia.
†Como percentual de todas as mortes infantis súbitas e inesperadas por causas naturais explicadas na autópsia.
CID-10, Classificação Internacional de Doenças, Versão 10; *SMSI*, síndrome da morte súbita infantil; *SMII*, síndrome da morte infantil inesperada.
Modificada de Hunt CE: Sudden infant death syndrome and other causes of infant mortality: diagnosis, mechanisms and risk for recurrence in siblings. *Am J Respir Crit Care Med* 164(3):346–357, 2001.

Tabela 402.2 Condições que podem causar eventos com aparente risco à vida* ou síndrome da morte infantil inesperada.

SISTEMA NERVOSO CENTRAL Malformação arteriovenosa Hematoma subdural Convulsões Hipoventilação central congênita Distúrbios neuromusculares (doença de Werdnig-Hoffmann) Crise de Chiari Síndrome de Leigh	Acidúria glutárica Deficiência de carnitina (sistêmica ou secundária) Doença de depósito de glicogênio tipo 1 Doença da urina do xarope de bordo Acidose láctica congênita Deficiência de biotinidase
CARDÍACAS Fibroelastose subendocárdica Estenose aórtica Artéria coronária anômala Miocardite Cardiomiopatia Arritmias (síndrome do QT prolongado, síndrome de Wolff-Parkinson-White, bloqueio atrioventricular congênito)	**INFECÇÃO** Sepse Meningite Encefalite Abscesso cerebral Pielonefrite Bronquiolite (vírus sincicial respiratório) Botulismo de lactentes Coqueluche
PULMONARES Hipertensão pulmonar Paralisia das cordas vocais Aspiração Doença laringotraqueal	**TRAUMATISMO** Abuso infantil Sufocamento acidental ou intencional Trauma físico Síndrome factícia (anteriormente síndrome de Münchausen) por procuração
GASTRINTESTINAIS Diarreia e/ou desidratação Refluxo gastresofágico Vólvulo	**INTOXICAÇÃO (INTENCIONAL OU INVOLUNTÁRIA)** Ácido bórico Monóxido de carbono Salicilatos Barbituratos Ipeca Cocaína Insulina Outros
ENDOCRINOMETABÓLICAS Hiperplasia suprarrenal congênita Hiperpirexia maligna Deficiência de desidrogenase de acil-CoA de cadeia longa ou média Hiperamonemias (deficiências das enzimas do ciclo da ureia)	

*A terminologia recomendada atual é "eventos inexplicados com rápida resolução". De Kliegman RM, Greenbaum LA, Lye PS: *Practical strategies in pediatric diagnosis and therapy*, ed 2, Philadelphia, 2004, Elsevier Saunders, p. 98.

Tabela 402.3 Diagnóstico diferencial de morte súbita infantil recorrente em um irmão.

IDIOPÁTICO
Síndrome da morte súbita infantil recorrente
SISTEMA NERVOSO CENTRAL
Hipoventilação central congênita
Distúrbios neuromusculares
Síndrome de Leigh
CARDÍACO
Fibroelastose endocárdica
Síndrome de Wolff-Parkinson-White
Síndrome do QT longo ou outra canalopatia cardíaca
Bloqueio atrioventricular congênito
PULMONAR
Hipertensão pulmonar
ENDOCRINOMETABÓLICO
Ver Tabela 402.2
INFECÇÃO
Doenças da defesa imunológica do hospedeiro
ABUSO INFANTIL
Filicídio ou infanticídio
Síndrome factícia (anteriormente síndrome de Münchausen) por procuração

De Kliegman RM, Greenbaum LA, Lye PS: *Practical strategies in pediatric diagnosis and therapy*, ed 2, Philadelphia, 2004, Elsevier Saunders, p 101.

estressor exógeno, inclusive no hipocampo e no tronco encefálico; este último é a principal área responsável pela regulação respiratória e autonômica. Os núcleos afetados do tronco encefálico incluem os núcleos retrotrapezoidais e o núcleo motor dorsal do vago, locais principais de quimiorrecepção e estímulo respiratório. Anormalidades estruturais e da expressão do gene *PHOX2B*, que está envolvido na maturação neuronal, também foram relatadas em um número significativamente maior de casos de SMSI do que no grupo-controle.

A região ventral do bulbo tem sido o principal foco de estudos sobre a SMSI. Ela é uma área integral para as funções autonômicas vitais, incluindo a respiração, o despertar e a função quimiossensorial. Alguns bebês com SMSI apresentam hipoplasia do núcleo arqueado e até 60% manifestam evidências histopatológicas de hipoplasia bilateral ou unilateral menos extensa. Coerente com a aparente superposição entre os mecanismos aventados de SMSI e da morte fetal tardia inesperada, aproximadamente 30% dos natimortos inesperados e inexplicáveis também apresentam hipoplasia do núcleo arqueado. Estudos de imagem de espectrometria de massa de tecido medular pós-morte identificaram expressão anormal de 41 peptídeos, principalmente nos núcleos da rafe, do hipoglosso e do trato piramidal que incluem componentes para o crescimento neuronal, glial e axonal, metabolismo celular, citoarquitetura e apoptose. Esses estudos sugerem que as vítimas de SMSI têm um desenvolvimento neurológico anormal, contribuindo para a patogênese, com as deficiências sugerindo maturação neurológica tardia.

Estudos de neurotransmissores do núcleo arqueado também identificaram anormalidades dos receptores relevantes para o controle autonômico estado-dependente, em geral, e do controle respiratório e responsividade ao estímulo de despertar, em particular. Essas deficiências incluem reduções significativas na ligação aos receptores de cainato, colinérgicos muscarínicos e de serotonina (5-HT). Estudos da região ventral do bulbo identificaram alterações morfológicas e bioquímicas nos neurônios 5-HT e redução da ligação do receptor A do ácido gama-aminobutírico no sistema serotoninérgico bulbar. Análises imuno-histoquímicas revelam número aumentado de neurônios 5-HT e aumento na fração de neurônios 5-HT que apresentam morfologia imatura, sugerindo falha ou demora no amadurecimento desses neurônios. Níveis neuronais elevados de interleucina-1β estão presentes nos núcleos arqueado e vago dorsal nas vítimas de SMSI quando comparados com os controles, talvez contribuindo para as interações moleculares que afetam as respostas cardiorrespiratórias ao estímulo de despertar.

Os dados neuropatológicos fornecem evidências convincentes da homeostase 5-HT alterada, criando uma vulnerabilidade basal que contribui para a SMSI. A 5-HT é um neurotransmissor importante e os neurônios 5-HT bulbares projetam-se extensivamente para os neurônios no tronco encefálico e medulares que influenciam o estímulo respiratório e o despertar, o controle cardiovascular, incluindo a pressão arterial, a regulação circadiana e o sono de movimentos não rápidos dos olhos (REM; do inglês, *non-rapid eye movement*), a regulação térmica e os reflexos das vias respiratórias superiores. Foram observadas reduções na imunorreatividade do receptor 5-HT_{1A} e 5-HT_{2A} no núcleo dorsal do vago, no núcleo do trato solitário e no bulbo ventrolateral. Existem anormalidades serotoninérgicas extensas no tronco encefálico de lactentes com SMSI, incluindo aumento do número de neurônios 5-HT, menor densidade dos locais de ligação do receptor 5-HT_{1A} nas regiões bulbares envolvidas na homeostasia e menor razão entre a densidade da ligação do transportador de 5-HT (5-HTT) e o número de neurônios 5-HT no bulbo. Os lactentes do sexo masculino com SMSI apresentam densidade menor de ligação do receptor do que os do sexo feminino. De maneira geral, esses achados sugerem que a síntese e a disponibilidade de 5-HT encontram-se reduzidas nas vias 5-HT e que os níveis de 5-HT nos tecidos bulbares e sua enzima biossintética primária (triptofano hidroxilase) são menores nos casos de SMSI, comparados aos pacientes-controle da mesma idade.

FATORES DE RISCO AMBIENTAIS

Ocorreu um declínio de 50% ou mais na taxa de SMSI nos EUA e no mundo após campanhas de educação nacionais direcionadas à redução dos fatores de risco associados à SMSI (ver Tabela 402.5). Apesar de muitos não serem modificáveis e a maioria dos fatores modificáveis não ter mudado significativamente, o tabagismo materno autorrelatado durante a gravidez diminuiu 25% na última década, nos EUA.

Fatores de risco ambientais não modificáveis

Um nível socioeconômico mais baixo tem estado consistentemente associado a risco maior, apesar de a SMSI afetar lactentes de todas as classes sociais. Nos EUA, os afro-americanos, povos originários e nativos do Alasca apresentam chances duas a três vezes maiores do que os brancos de morrer de SMSI, enquanto os bebês asiáticos, das ilhas do Pacífico e hispânicos têm as menores taxas. Uma parte dessa disparidade pode estar relacionada a maior concentração de pobreza e outros fatores ambientais adversos encontrados em algumas, mas não em todas, as comunidades com maior incidência.

Os lactentes apresentam risco maior de SMSI entre 1 e 4 meses, com a maioria das mortes ocorrendo até os 6 meses. Essa idade característica reduziu-se em alguns países conforme a incidência de SMSI declinou, com as mortes ocorrendo em uma idade mais jovem com um achatamento do pico da incidência por idade. Da mesma maneira, a predominância de SMSI no inverno, comumente observada, foi reduzida ou desapareceu em alguns países conforme a prevalência de decúbito ventral se reduziu, apoiando os achados anteriores de interação da posição de dormir com os fatores mais comuns nos meses mais frios (superaquecimento devido à temperatura interna aumentada, sobreposição de cobertores e roupas pesadas ou infecção). Os lactentes do sexo masculino têm probabilidade 30 a 50% maior de serem afetados do que os do sexo feminino.

Fatores de risco ambientais modificáveis

Fatores relacionados à gravidez

Um aumento no risco de SMSI está relacionado a diversos fatores obstétricos, sugerindo que o ambiente uterino dos futuros bebês com SMSI não seja totalmente adequado. Essas crianças geralmente não são primogênitas, independentemente da idade materna e da gravidez com um intervalo menor entre as gestações. As mães de crianças com SMSI geralmente recebem menos cuidados pré-natais e iniciam esse cuidado mais tarde na gestação. Além disso, baixo peso ao nascer, parto prematuro e crescimento uterino e pós-natal mais lento são fatores de risco.

Tabagismo

Existe uma grande associação entre a **exposição intrauterina ao cigarro** e o risco de SMSI. A incidência de SMSI é duas a três vezes maior nos filhos de mães que fumam, segundo estudos conduzidos antes das campanhas de redução de SMSI, e quatro vezes maior nos estudos após a implementação das campanhas de redução de riscos. O risco de morte é progressivamente maior conforme aumenta a quantidade de cigarros fumados por dia. Os efeitos do tabagismo pelo pai e outros membros da casa são mais difíceis de interpretar porque se correlacionam fortemente com o tabagismo materno. Parece haver um pequeno efeito independente do tabagismo paterno, mas os dados referentes aos membros da casa têm sido inconsistentes. Não se acredita que o efeito do tabagismo pré-natal no risco de SMSI seja causado por um peso mais baixo ao nascer, que muitas vezes ocorre em lactentes nascidos de mães fumantes.

É muito difícil verificar os efeitos independentes da exposição dos lactentes à **fumaça ambiental do cigarro,** porque os comportamentos de tabagismo dos pais durante e depois da gravidez também apresentam uma forte correlação. Entretanto, observa-se um aumento de duas vezes no risco de SMSI em lactentes expostos apenas ao tabagismo materno pós-parto. Existe uma dose-resposta para número de membros da casa que fumam, número de fumantes no mesmo ambiente que o lactente e número de cigarros fumados. Esses dados sugerem que manter o lactente livre do tabagismo ambiental pode reduzir mais ainda o risco de SMSI.

Uso de substâncias ilícitas e álcool

A maioria dos estudos associa o uso materno pré-natal de substâncias ilícitas, especialmente opiáceos, a um risco de 2 a 15 vezes maior de SMSI. Os estudos que analisaram a associação entre o uso de álcool no período pré-natal ou pós-natal e a SMSI apresentaram resultados conflitantes. Em um estudo com os povos originários das planícies do norte dos EUA, o uso periconcepcional de álcool e a continuação do uso no primeiro trimestre de gestação estavam associados a um risco seis vezes e oito vezes maior de SMSI, respectivamente. Um estudo de coorte dinamarquês observou que as mães internadas por transtorno relacionado ao álcool ou a substâncias ilícitas em qualquer época, antes ou depois do nascimento de seus filhos, apresentavam um risco três vezes maior de mortalidade por SMSI, enquanto um estudo holandês relatou que o consumo materno de álcool nas 24 h anteriores à morte de seu filho apresentou um risco oito vezes maior de SMSI. Os irmãos de lactentes com a síndrome alcoólica fetal apresentam um risco 10 vezes maior de SMSI quando comparados com o grupo-controle. Embora haja relatos conflitantes do uso de substâncias ilícitas e a SMSI como um todo, o uso pré-natal de substâncias ilícitas ou analgésicos, principalmente opiáceos, está associado a um risco de SMSI, 2 a 15 vezes maior. Os dados sobre o uso de maconha e SMSI são extremamente limitados, sendo que somente um estudo da Nova Zelândia apontou resultados para o uso materno pós-parto. Esse estudo revelou que o uso noturno de maconha estava associado a um risco duas vezes maior de SMSI, enquanto o uso durante o dia não foi associado a aumento no risco.

Ambiente de dormir do lactente

Foi demonstrado consistentemente que dormir em decúbito ventral aumenta o risco de SMSI. Conforme a incidência de dormir nessa posição se reduziu na população em geral, a razão de chances de SMSI nos bebês que ainda dormem nessa posição aumentou. *A maior taxa de SMSI ocorre em bebês que não são colocados em decúbito ventral para dormir, mas que foram colocados nessa posição da última vez ("não acostumados") ou que foram encontrados nessa posição ("em decúbito ventral secundário").* É mais provável que os "não acostumados" ocorram na creche ou em outro local que não a sua casa, ressaltando a necessidade de todos os que cuidam de lactentes serem educados sobre a posição de dormir apropriada.

Dormir de lado: fator de risco significativo. As recomendações iniciais da campanha de redução de risco de SMSI consideravam dormir de lado quase equivalente ao decúbito dorsal na redução do risco. Estudos subsequentes documentaram que os que dormiam de lado apresentavam um risco duas vezes maior de morrer de SMSI do que os que dormiam em decúbito dorsal. Esse risco aumentado pode estar relacionado à instabilidade relativa da posição. Os lactentes que são colocados de lado e rolam para o decúbito ventral apresentam um risco excepcional. Um estudo constatou que eles têm uma probabilidade nove vezes maior de morrer de SMSI do que os que são colocados em decúbito dorsal. Embora a maioria das ocorrências de SMSI ainda seja associada a lactentes encontrados em decúbito ventral, uma proporção maior de SMSI está sendo atribuída atualmente a colocá-los para dormir em decúbito lateral e não em decúbito ventral. As recomendações atuais são de que todos os bebês sejam colocados para dormir em decúbito dorsal, exceto os poucos que apresentam condições médicas específicas para as quais se justifica recomendar uma posição diferente, especialmente em lactentes com comprometimento anatômico ou funcional das vias respiratórias superiores.

Inicialmente, muitos pais e profissionais de saúde estavam preocupados com o fato de que dormir em decúbito dorsal estaria associado a um aumento de consequências adversas como dificuldade para dormir, vômitos ou aspiração. Entretanto, as evidências sugerem que o risco de regurgitação e engasgo é maior nos que dormem em decúbito ventral. Os cuidadores de alguns berçários de recém-nascidos ainda preferem o decúbito lateral, dando um exemplo inapropriado aos pais. Os lactentes que dormem em decúbito dorsal não apresentam mais episódios de cianose ou apneia, e os relatos de eventos com aparente risco à vida, na realidade, diminuíram na Escandinávia depois do aumento do uso do decúbito dorsal. Entre os lactentes nos EUA que mantiveram a mesma posição para dormir com 1, 3 e 6 meses, os episódios de sintomas clínicos ou razões para visitas ambulatoriais (incluindo febre, tosse, sibilos, dificuldade para respirar ou dormir, vômitos, diarreia ou doenças respiratórias) foram menos frequentes nos que dormiam em decúbito dorsal ou lateral em comparação com os que dormiam em decúbito ventral. Três sintomas eram menos comuns nos que dormiam em decúbito dorsal ou lateral: febre com 1 mês, congestão nasal aos 6 meses e dificuldade para dormir aos 6 meses. As visitas ambulatoriais para infecção de ouvido foram menos frequentes aos 3 e 6 meses para os que dormiam em decúbito dorsal e também menos frequentes aos 3 meses nos que dormiam em decúbito lateral. Esses resultados tranquilizam os pais e profissionais de saúde, devendo contribuir para a aceitação universal do decúbito dorsal como a posição mais segura e ideal para os lactentes dormirem.

Superfícies de dormir moles e roupa de cama mole ou folgada. Superfícies de dormir moles e roupa de cama mole ou folgada, como edredons, travesseiros, almofadas, bichos de pelúcia, colchas, cobertores, travesseiros de bolinhas de poliestireno e colchões velhos ou moles, estão associados a um aumento no risco de SMSI. Suportes para posicionamento do lactente, como travesseiros e posicionadores triangulares, muitas vezes comercializados para manter os lactentes de lado ou em um ângulo para evitar refluxo, também não são recomendados. Com base em pesquisas, embrulhar ou **enrolar o lactente** em um cobertor não é recomendado como estratégia para reduzir SMSI. Os lactentes embrulhados e que rolam para a posição de decúbito ventral apresentam um risco particularmente elevado de SMSI. O uso de cueiros é uma alternativa aceitável.

Superaquecimento. O **superaquecimento**, baseado em indicadores, como temperatura ambiente mais elevada, história de febre, sudorese e excesso de roupas ou de roupas de cama, foi associado ao risco elevado de SMSI. Alguns estudos identificaram interação entre de superaquecimento com dormir em decúbito ventral, sendo que o superaquecimento aumenta o risco de SMSI somente em lactentes que estão dormindo em decúbito ventral. Uma temperatura externa mais alta não foi associada a maior incidência de SMSI nos EUA.

Compartilhar a cama. Diversos estudos indicaram o hábito de **compartilhar a cama** como um fator de risco para a SMSI. Esse hábito é particularmente perigoso quando outras crianças estão na mesma cama, quando um dos pais está dormindo com o bebê no sofá ou em outra superfície mole ou confinada, quando a mãe é tabagista e quando o adulto que está na cama tiver consumido álcool, substâncias ilícitas ou medicamentos. Os lactentes com menos de 4 meses apresentam um risco maior mesmo quando as mães não fumam. Metanálise de 19 estudos descobriu que lactentes de baixo risco (*i. e.*, que mamavam no seio e nunca foram expostos ao cigarro no útero ou após o nascimento) ainda apresentavam um risco cinco vezes maior de SMSI até os 3 meses no caso de compartilhamento da cama. O risco também aumenta quanto maior for a duração do compartilhamento da cama à noite, ao passo que colocar o bebê no berço não está associado a risco aumentado. Dividir o mesmo quarto sem dividir a mesma cama está associado à redução na incidência de SMSI e, portanto, é recomendado.

Práticas e exposições da alimentação do lactente

O aleitamento materno está associado a um risco mais baixo da síndrome da morte súbita infantil. Metanálise descobriu que o aleitamento materno estava associado a uma redução de 45% na SMSI, após ser feito um ajuste das variáveis de confusão, e que esse efeito protetor aumentava no aleitamento materno exclusivo em comparação com o aleitamento materno parcial.

O uso da **chupeta** está associado a um risco menor de SMSI na maioria dos estudos. Apesar de não se saber se isso é atribuído a um efeito direto da chupeta ou a um comportamento associado do bebê ou dos pais, o uso da chupeta é protetor mesmo se ela for expelida durante o sono. Existe a preocupação sobre a recomendação das chupetas como maneira de reduzir o risco de SMSI por medo das consequências adversas, especialmente a interferência com o aleitamento materno. Entretanto, estudos bem estruturados não verificaram nenhuma associação entre as chupetas e a duração do aleitamento materno.

Descobriu-se que as infecções do trato respiratório superior geralmente não são um fator de risco independente de SMSI, mas essas e outras infecções menores ainda podem desempenhar um papel causal na SMSI quando outros fatores de risco estão presentes. Foi constatado que o risco de SMSI aumentou depois de uma doença entre os que dormiam em decúbito ventral, os que estavam muito agasalhados e aqueles cujas cabeças estavam cobertas durante o sono.

Não foi encontrada uma associação adversa entre a vacinação e a SMSI. De fato, é menos provável que os bebês com SMSI tenham sido vacinados do que o grupo-controle e, nos que foram vacinados, não foi identificada uma relação temporal entre a administração da vacina e a morte. Em metanálise de estudos ajustada para fatores de confusão em potencial, o risco de SMSI para os lactentes que foram vacinados contra difteria, tétano e coqueluche equivalia à metade do risco daqueles que não foram vacinados.

A taxa de SMSI permanece alta entre os povos originários americanos, os nativos do Alasca e os afro-americanos. Isso pode ser parcialmente devido a diferenças na adoção do decúbito dorsal para dormir ou outras práticas de redução dos fatores de risco. São necessários mais esforços para abordar essa disparidade persistente e para garantir que a educação sobre a redução dos riscos de SMSI chegue a todos os pais e todos que cuidam das crianças, incluindo outros membros da família e funcionários das creches.

FATORES DE RISCO GENÉTICOS

Conforme resumido na Tabela 402.4, diversas diferenças genéticas foram identificadas nos bebês que morreram de SMSI em comparação com os bebês saudáveis e com os que morreram por outras causas. Os polimorfismos que ocorrem com maior incidência na SMSI em comparação ao grupo-controle incluem diversos genes de alterações nos canais de íons cardíacos que são pró-arrítmicos, genes do desenvolvimento do sistema nervoso autônomo, genes pró-inflamatórios relacionados com infecção e imunidade e diversos genes da 5-HT.

Diversos estudos confirmam a importância de uma causa de SMSI que envolve a disfunção dos canais de sódio ou potássio cardíacos, o que resulta na **síndrome do QT longo (SQTL)** ou outros quadros de arritmia. A SQTL é uma causa conhecida de morte súbita e inesperada em adultos e crianças, resultante de um potencial de ação cardíaco prolongado que aumenta a corrente de despolarização ou reduz a de repolarização (ver Figura 402.1). A primeira evidência que dá suporte a um papel causal para a SQTL na SMSI foi um grande estudo italiano no qual um intervalo QT corrigido superior a 440 ms em um eletrocardiograma realizado entre o terceiro e o quarto dia de vida foi associado a uma razão de chances de 41 para SMSI. Diversos relatos de casos subsequentemente forneceram provas do conceito de que polimorfismos que causam patologias nos canais de íons estão associados à SMSI. A SQTL está associada a polimorfismos relacionados, principalmente, com mutações de ganho de função no **gene do canal de sódio** *(SCN5A)* que codifica subunidades α formadoras de poros críticas ou proteínas essenciais de interação dos canais. A SQTL também está associada, principalmente, a polimorfismos de perda de função nos genes dos canais de potássio. A **síndrome do QTS curto (SQTC)** foi mais recentemente reconhecida como outra causa de arritmia potencialmente fatal ou morte súbita, em geral durante o descanso ou sono. As mutações de ganho de função nos genes, incluindo *KCNH2* e *KCNQ1*, foram causalmente vinculadas à SQTC, e algumas dessas mortes ocorreram em lactentes, sugerindo que a SQTC possa estar causalmente vinculada à SMSI.

Além da SQTL e da SQTC, os outros polimorfismos associados às patologias dos canais de íons cardíacos também são pró-arrítmicos, incluindo a síndrome de Brugada *(BrS1, BrS2)* e a taquicardia ventricular paroxística catecolaminérgica *(CPVT1)*. Coletivamente, essas mutações

Tabela 402.4 Genes identificados para os quais a distribuição de polimorfismos difere em vítimas da síndrome da morte súbita infantil em comparação com bebês de controle.

CANALOPATIAS CARDÍACAS
Genes dos canais iônicos de potássio (*KCNE2, KCNH2, KCNQ1, KCNJ8*)
Gene do canal iônico de sódio (*SCN5A*) (síndrome do QT longo tipo 3, síndrome de Brugada)
Conexina 43 codificada por GPD1-L (síndrome de Brugada)
SCN3B (síndrome de Brugada)
CAV3 (síndrome do QT longo tipo 9)
SCN4B (síndrome do QT longo tipo 10)
SNTA-1 (síndrome do QT longo tipo 11)
RyR2 (taquicardia ventricular polimórfica catecolaminérgica)
SEROTONINA (5-HT)
Proteína transportadora de 5-HT (*5-HTT*)
Íntron 2 do *SLC6A4* (polimorfismo do número variável de repetições em série [VNTR; do inglês, *variable number tandem repeat*])
Gene da quinta variante de Ewing (FEV) 5-HT
GENES PERTINENTES AO DESENVOLVIMENTO DO SISTEMA NERVOSO AUTÔNOMO
Paired-like homeobox 2a (*PHOX2A*)
PHOX2B
Fator do gene *RET*, de reorganização durante a transfecção (do inglês, *rearranged during transfection*)
Enzima conversora de endotelina-1 (*ECE1*)
T-cell leukemia homeobox (*TLX3*)
Engrailed-1 (*EN1*)
Tirosina hidroxilase (*THO1*)
Monamina oxidase A (*MAOA*)
Trocador de sódio/próton 3 (*NHE3*) (controle respiratório medular)
INFECÇÃO E INFLAMAÇÃO
Complemento C4A
Complemento C4B
Gene da interleucina-1 (IL-1RN) (codifica o antagonista do receptor da interleucina-1 [IL-1 ra]; pró-inflamatório)
Interleucina-6 (IL-6; pró-inflamatório)
Interleucina-8 (IL-8; pró-inflamatório; associado a dormir em posição de decúbito ventral)
Interleucina-10 (IL-10)
Fator de crescimento endotelial vascular (VEGF) (pró-inflamatório)
Fator de necrose tumoral (TNF)-α (pró-inflamatório)
OUTROS
Polimorfismos do DNA mitocondrial (mtDNA) (produção de energia)
Flavina mono-oxigenase 3 (*FMO3*) (a enzima metaboliza a nicotina; fator de risco em mães fumantes)
Aquaporina-4 (alelo T e genótipo CT/TT associado ao tabagismo materno e a uma relação cérebro/peso corporal elevada em bebês vítimas da SMSI)
SCN4A (miotonia não distrófica, laringospasmo)

Modificada de Hunt CE, Hauck FR: Sudden infant death syndrome: gene-environment interactions. In Brugada R, Brugada J, Brugada P, editors: *Clinical care in inherited cardiac syndromes*, Guildford, UK, 2009, Springer-Verlag London.

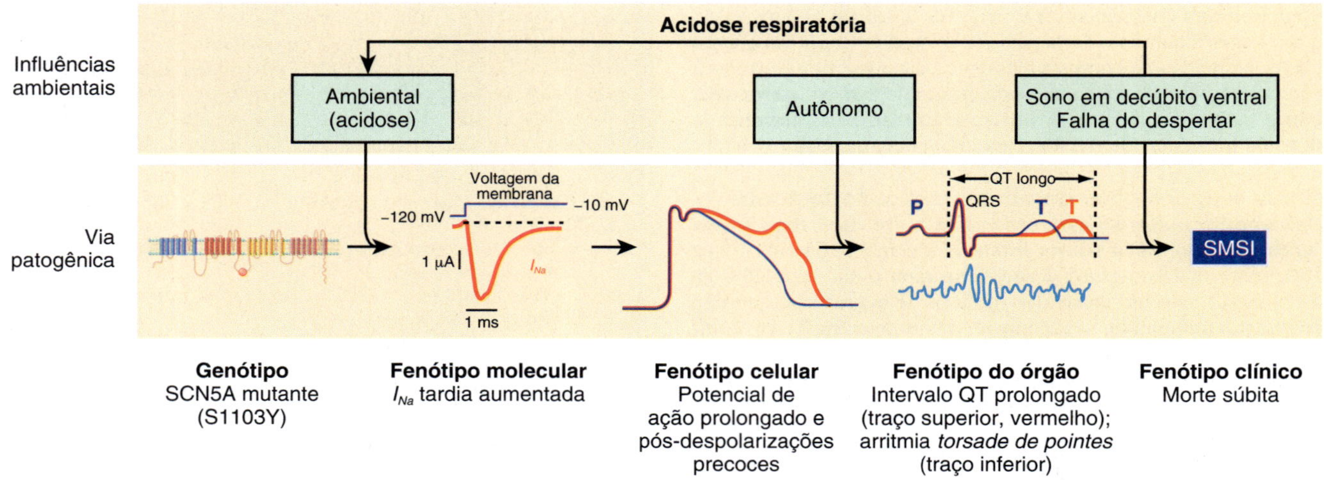

Figura 402.1 Uma via patogenética arritmogênica para a síndrome da morte súbita infantil *(SMSI)* do genótipo para o fenótipo clínico do paciente com as influências ambientais apontadas. A anormalidade genética – nesse caso, um polimorfismo no canal de Na^+ cardíaco SCN5A – causa um fenótipo molecular com aumento da corrente tardia de Na^+ (I_{Na}) sob a influência de fatores ambientais, como a acidose. Interagindo com outras correntes iônicas que podem ser alteradas por fatores genéticos e ambientais, a corrente de Na^+ tardia causa um fenótipo celular de duração prolongada do potencial de ação, assim como pós-despolarizações precoces. O prolongamento do potencial de ação nas células miocárdicas ventriculares e a interação adicional com fatores ambientais, como a inervação autonômica, os quais, por sua vez, podem ser afetados por fatores genéticos, produz um fenótipo de prolongamento do intervalo QT no eletrocardiograma (ECG) e arritmia *torsade de pointes* em todo o coração. Se essa situação for sustentada ou degenerar para fibrilação ventricular, resultará no fenótipo clínico de SMSI. Fatores ambientais e diversos fatores genéticos podem interagir em muitos níveis diferentes para produzir os fenótipos característicos nos níveis molecular, celular, tecidual, do órgão e clínico. (De Makielski JC: SIDS: genetic and environmental influences may cause arrhythmia in this silent killer, *J Clin Invest* 116(2):297–299, 2006.)

nos canais de íons cardíacos fornecem um substrato arritmogênico letal a alguns bebês (ver Figura 402.1) e podem ser responsáveis por 10% ou mais de casos de SMSI.

A regulação central deficiente da respiração é uma anormalidade biológica importante na SMSI. Foram identificados polimorfismos genéticos nos lactentes com SMSI que afetam neurônios serotoninérgicos e adrenérgicos. A monoaminoxidase A metaboliza esses dois neurotransmissores, e um estudo recente observou associação elevada entre a SMSI e alelos com expressão baixa em lactentes do sexo masculino, talvez contribuindo para a maior incidência de SMSI nesse grupo. Muitos genes estão envolvidos no controle de síntese, armazenamento, absorção e metabolismo da 5-HT. Polimorfismos na região promotora do gene da proteína 5-HTT ocorrem com maior frequência na SMSI do que no grupo-controle. O alelo "L" longo aumenta a eficácia da região promotora e reduz as concentrações extracelulares de 5-HT nas terminações nervosas, em comparação com o alelo curto "S". Lactentes brancos, afro-americanos e japoneses com SMSI apresentavam maior probabilidade de ter um alelo "L" (longo) do que os pacientes-controle da mesma etnia e também havia uma associação negativa entre a SMSI e o genótipo S/S. O genótipo L estava associado a aumento dos transportadores de 5-HT nos estudos pós-morte e de neuroimagem. Entretanto, em um grande conjunto de dados de lactentes com SMSI em San Diego, não foi observada nenhuma relação entre a SMSI e o alelo L ou o genótipo LL.

Também foi observada uma associação entre a SMSI e um polimorfismo no íntron 2 do 5-HTT que regula diferencialmente a expressão do *5-HTT*. Houve uma associação positiva entre a SMSI e a distribuição do genótipo do íntron 2 em lactentes afro-americanos, em comparação com os pacientes-controle do mesmo grupo étnico-racial. O gene *FEV* humano se expressa especificamente nos neurônios 5-HT no cérebro, com um papel previsto na especificação e manutenção do fenótipo serotoninérgico neuronal. Foi identificada mutação de inserção no íntron 2 do gene *FEV*, e a distribuição dessa mutação difere significativamente na SMSI em comparação com lactentes de grupo-controle.

Estudos moleculares genéticos em vítimas de SMSI também identificaram mutações pertinentes ao desenvolvimento embrionário precoce do sistema nervoso autônomo (ver Tabela 402.4). Foram identificadas mutações de alteração de proteínas relacionadas com os genes *PHOX2a*, *RET*, *ECE1*, *TLX3* e *EN1*, particularmente em lactentes afro-americanos que morreram de SMSI. Oito polimorfismos no gene *PHOX2B* ocorreram com uma frequência significativamente maior na SMSI em comparação com lactentes de grupo-controle. Um estudo relatou uma associação entre a SMSI e um alelo distinto do gene da tirosina hidroxilase *(THO1)*, que regula a expressão do gene e a produção de catecolamina.

Diversos estudos observaram a expressão alterada dos genes envolvidos no processo inflamatório e na regulação do sistema imunológico. Foram relatadas diferenças genéticas nos bebês com SMSI comparados com os do grupo-controle para dois genes do complemento *C4*. Algumas vítimas de SMSI apresentaram polimorfismos de perda de função na região promotora do gene da IL-10, outra citocina anti-inflamatória. Os polimorfismos de IL-10 associados à redução nos níveis de IL-10 podem contribuir para a SMSI ao retardar o início da produção de anticorpos protetores ou reduzir a capacidade de inibir a produção de citocinas inflamatórias. Entretanto, outros estudos não encontraram diferenças nos genes IL-10 na SMSI em comparação com os pacientes-controle da mesma idade.

Foi relatada uma associação com polimorfismos de nucleotídios simples no gene pró-inflamatório que codifica IL-8 e SMSI em lactentes encontrados em posição de decúbito ventral, em comparação com vítimas de SMSI encontradas em outras posições de dormir. O IL-1 é outro gene pró-inflamatório e foi relatada em vítimas de SMSI uma prevalência mais alta do antagonista do receptor da IL-1 que as predisporia a maior risco de infecção. Também foram relatadas associações significativas com a SMSI para polimorfismos no VGEF, IL-6 e fator de necrose tumoral-α (TNFα). Essas três citocinas são pró-inflamatórias e esses polimorfismos de ganho de função resultariam em um aumento da resposta inflamatória aos estímulos infecciosos ou inflamatórios, consequentemente contribuindo para o desequilíbrio entre as citocinas inflamatórias e anti-inflamatórias. Como uma prova aparente, níveis elevados de lL-6 e VGEF foram relatados no líquido cefalorraquidiano de vítimas de SMSI. Não foi observada nenhuma diferença no polimorfismo IL6-174G/C em um estudo norueguês sobre a SMSI; porém, mesmo assim, as evidências agregadas sugerem um sistema imunológico ativado na SMSI, implicando os genes envolvidos com o sistema imunológico. Quase todas as vítimas de SMSI em um estudo apresentaram história de dormir em decúbito ventral e febre antes de morrer, além de expressão do HLA-DR na mucosa laríngea. A expressão elevada de HLA-DR estava associada a níveis elevados de IL-6 no líquido cefalorraquidiano.

INTERAÇÃO DE GENES E MEIO AMBIENTE

As interações de fatores de risco genéticos e ambientais determinam o risco real de SMSI nos lactentes (ver Figura 402.2). Também é importante observar que existe uma interação dinâmica da vulnerabilidade genética ou intrínseca com o ambiente de dormir (ver Figura 402.3). Parece haver interação de dormir em decúbito ventral com redução na responsividade ventilatória e ao despertar. Ocasionalmente, os lactentes que dormem em decúbito ventral às vezes são encontrados com o rosto para baixo ou quase para baixo, mas os lactentes normalmente saudáveis acordam antes que tais episódios se tornem potencialmente fatais. Entretanto, os bebês com responsividade de despertar insuficiente à hipoxia podem apresentar risco maior de morte súbita resultante de obstrução das vias respiratórias e asfixia. Também existe um vínculo entre os fatores de risco modificáveis, como roupa de cama mole, decúbito ventral ao dormir e estresse térmico, e os fatores de risco genético, como anormalidades ventilatórias,

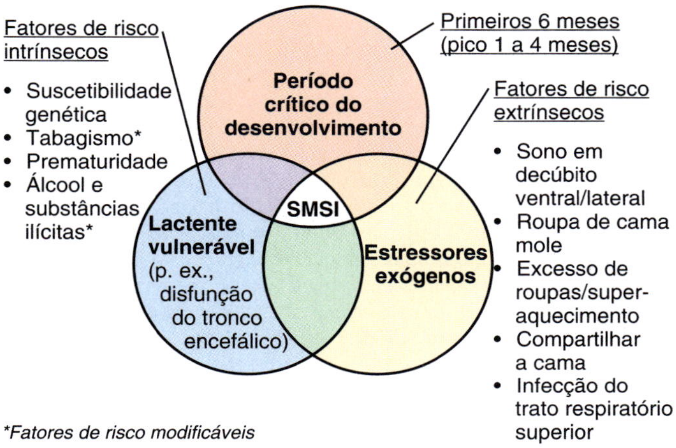

Figura 402.2 Esquema do modelo do risco triplo para a síndrome da morte súbita infantil *(SMSI)* mostrando as interações críticas dos fatores de risco intrínsecos (incluindo os fatores de risco genéticos), resultando em um bebê vulnerável, um período ou idade crítica de desenvolvimento e estressores exógenos ou fatores de risco extrínsecos. (Modificada de Filiano JJ, Kinney HC: A perspective on the neuropathologic findings in victims of the sudden infant death syndrome: the triple risk model, *Biol Neonate* 65(3–4):194–197, 1994.)

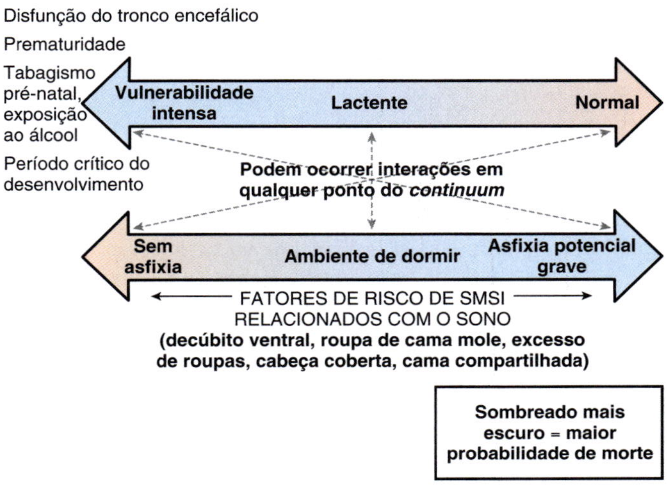

Figura 402.3 Interações dinâmicas da vulnerabilidade intrínseca à SMSI com o grau de risco do ambiente de dormir, variando de sem asfixia (completamente seguro) a asfixia potencial grave (muito inseguro). A vulnerabilidade intrínseca pode estar relacionada com fatores de risco genéticos, com exposições do feto ou do neonato ou com outros fatores. (Modificada de Hunt CE, Darnall RA, McEntire BL, Hyma BA: Assigning cause for sudden unexpected infant death, *Forensic Sci Med Pathol* 11(2):283–288, 2015.)

na responsividade ao despertar e déficits na regulação metabólica ou da temperatura. Os déficits do controle cardiorrespiratório podem estar relacionados com polimorfismos na 5-HTT, por exemplo, ou com polimorfismos nos genes pertinentes ao desenvolvimento do sistema nervoso autônomo. Os lactentes afetados podem apresentar risco maior para a hipoxemia relacionada ao sono e, consequentemente, ser mais suscetíveis aos eventos adversos associados a uma posição de dormir ou roupa de cama insegura. Os lactentes com risco aumentado de hipoxemia relacionada ao sono também apresentariam risco maior de arritmias fatais na presença de polimorfismo nos canais de íons cardíacos.

Em mais de 50% das vítimas de SMSI, foi documentada uma doença febril recente, frequentemente relacionada à infecção do trato respiratório superior (ver Tabela 402.5). Infecções benignas podem aumentar o risco de SMSI se houver interação com respostas imunológicas pró-inflamatórias ou deficientes determinadas geneticamente. Também pode ocorrer responsividade inflamatória deficiente das interleucinas, como resultado da desgranulação dos mastócitos, o que foi relatado em vítimas da SMSI. Isso é consistente com uma reação anafilática a uma toxina bacteriana, e alguns familiares de bebês vítimas de SMSI também apresentam aumento da liberação e desgranulação dos mastócitos, sugerindo que maior suscetibilidade a uma reação anafilática é outro fator genético que associa desfechos fatais a infecções de pequeno porte nos lactentes. Interações de infecções do trato respiratório superior ou outras doenças menores e outros fatores com dormir em decúbito ventral também podem desempenhar um papel na patogênese da SMSI.

O aumento no risco de SMSI associado à exposição fetal e pós-natal ao cigarro pode estar parcialmente relacionado a fatores genéticos ou epigenéticos, incluindo os que afetam o controle autonômico no tronco encefálico. Estudos com lactentes documentaram responsividade ventilatória e de despertar menor à hipoxia após a exposição fetal à nicotina e redução na autorreanimação após a apneia foi associada à exposição pós-natal à nicotina. A imunorreatividade reduzida do tronco encefálico a determinadas isoformas da proteinoquinase C e óxido

Tabela 402.5 Fatores de risco associados à síndrome da morte súbita infantil.

FATORES DE RISCO MATERNOS E PRÉ-NATAIS
Alfafetoproteína sérica elevada no 2º trimestre
Tabagismo
Uso de álcool
Uso de substâncias ilícitas (cocaína, heroína)
Deficiência nutricional
Pré-natal inadequado
Baixa condição socioeconômica
Mãe muito jovem
Baixo nível educacional
Mãe solteira
Intervalo mais curto entre gestações
Hipoxia intrauterina
Restrições ao crescimento fetal
FATORES DE RISCO DO LACTENTE
Idade (pico 1 a 4 meses)
Sexo masculino
Raça e etnia (afro-americanos, povos originários americanos, nativos do Alasca, outras minorias)
Retardo no crescimento
Falta de aleitamento materno
Não usar chupeta
Prematuridade
Dormir em decúbito ventral e lateral
Recente doença febril (leves infecções)
Vacinações inadequadas
Exposição à fumaça de cigarro (períodos pré e pós-natal)
Superfície de dormir e roupa de cama mole
Compartilhar a cama com os pais ou outras crianças
Estresse térmico, superaquecimento
Ausência de aquecimento central no inverno

nítrico sintase neuronal ocorre em ratos expostos à fumaça do cigarro no período pré-natal, outra causa potencial da redução da responsividade à hipoxia. A exposição ao cigarro também aumenta a suscetibilidade às infecções virais e bacterianas e aumenta a ligação bacteriana após o revestimento das superfícies mucosas com componentes da fumaça do cigarro, implicando interações de tabagismo, controle cardiorrespiratório e estado imunológico. A flavina mono-oxigenase 3 *(FMO3)* é uma das enzimas que metaboliza a nicotina. Recentemente, foi identificado um polimorfismo que ocorre com maior frequência nos bebês vítimas da SMSI do que nos controles e mais comumente naqueles cujas mães relataram tabagismo pesado (ver Tabela 402.4). Esse polimorfismo ocasiona níveis elevados de nicotina e é, portanto, um fator de risco genético potencial para a SMSI nos bebês expostos à fumaça do cigarro.

Nos bebês com patologias nos canais de íons cardíacos, o risco de uma arritmia fatal durante o sono pode estar substancialmente aumentado por perturbações que aumentam a instabilidade elétrica. Essas perturbações podem incluir o sono REM com surtos de ativação vagal e simpática, infecções respiratórias menores ou qualquer outra causa de hipoxemia ou hipercapnia relacionada com o sono, especialmente as que causam acidose. A posição de dormir em decúbito ventral está associada ao aumento na atividade simpática.

GRUPOS DE LACTENTES COM RISCO AUMENTADO DE SÍNDROME DA MORTE SÚBITA INFANTIL

Irmãos subsequentes de uma vítima da síndrome da morte súbita infantil

Os irmãos subsequentes de um primogênito que morreu de uma causa natural não infecciosa apresentam um risco significativamente aumentado de morte da mesma causa, incluindo SMSI. O risco relativo é de 9,1 para a mesma causa de morte *versus* 1,6 para uma causa de morte diferente. O risco relativo de SMSI recorrente (variação: 5,4 a 5,8) é semelhante ao risco relativo para outras causas de morte recorrente (variação: 4,6 a 12,5). O risco de mortalidade infantil recorrente pela mesma causa que o irmão índice parece estar aumentado em um grau semelhante nos irmãos subsequentes para as causas explicáveis e SMSI. Esse risco aumentado para SMSI recorrente nas famílias é consistente com os fatores de risco genéticos que interagem com os fatores de risco ambientais (ver Tabelas 402.4 e 402.5 e Figuras 402.2 e 402.3). Entretanto, a SMSI em uma família também deve alertar o clínico para considerar outras causas de morte súbita e inesperada (ver Tabela 402.2).

Prematuridade

Apesar da redução de mais de 50% da SMSI e SMII nos prematuros desde o início da campanha Dormir em Decúbito Dorsal (*Back to Sleep*) nos EUA em 1994, o risco de morte permanece significativamente maior para esse grupo, quando comparado aos bebês nascidos a termo. Esse risco aumenta à medida que a idade gestacional diminui. Comparada com bebês que nasceram com 37 a 42 semanas, a razão de chances para SMSI é maior para os que nasceram com 24 a 28 semanas de gestação (2,57%, intervalo de confiança de 95% de 2,08, 3,17). Mesmo nos nascimentos com idade gestacional de 33 a 36 semanas, o risco de SMSI permanece significativamente elevado, comparado com bebês nascidos a termo. A idade cronológica máxima para SMSI é mais tardia em bebês prematuros; a idade cronológica no óbito é inversamente proporcional à idade gestacional no nascimento.

Embora bebês prematuros apresentem risco elevado de apneia, a apneia do prematuro por si só *não* parece estar relacionada com o risco elevado de SMSI. Esse risco aumentado provavelmente está parcialmente relacionado com a imaturidade das respostas do tronco encefálico; estudos fisiológicos encontraram comprometimento do despertar cortical, sensibilidade barorreflexa mais baixa e alteração no controle autonômico. Os riscos sociodemográficos e ambientais também são importantes. Bebês prematuros apresentam mais fatores de risco sociodemográficos, de maneira geral, do que bebês nascidos a termo. Além disso, bebês prematuros têm maior probabilidade de ser colocados em decúbito ventral em casa. Talvez isso se deva, em parte, ao fato de que esses bebês frequentemente são colocados em decúbito ventral na unidade de terapia intensiva neonatal (UTIN), e as práticas seguras de dormir muitas vezes não são bem definidas durante o período de permanência na UTIN. A associação entre a posição de decúbito ventral e a SMSI em prematuros e bebês com peso baixo ao nascer é maior ou igual a essa associação em bebês nascidos a termo.

Estudos fisiológicos

Foram realizados estudos fisiológicos em lactentes saudáveis, alguns dos quais morreram mais tarde de SMSI. Esses estudos também foram feitos em um grupo de bebês supostamente com risco aumentado de SMSI, especialmente aqueles com eventos inexplicados com rápida resolução (BRUE; do inglês, *brief resolved unexplained events*, anteriormente conhecidos como eventos potencialmente letais aparentemente inexplicados; Capítulo 403) e os irmãos subsequentes dos que morreram de SMSI. No conjunto, esses estudos indicaram anormalidades no tronco encefálico, no controle da neurorregulação cardiorrespiratória ou outras funções autonômicas, e são consistentes com os achados na autópsia e com estudos genéticos nas vítimas de SMSI (ver "Patologia" e "Fatores de risco genéticos"). Além das anormalidades fisiológicas na sensibilidade do quimiorreceptor, foram encontradas outras anormalidades fisiológicas observadas no padrão respiratório, no controle da frequência ou variabilidade cardíaca e respiratória e na responsividade do despertar à asfixia. Um déficit na responsividade do despertar pode ser um pré-requisito necessário para que ocorra a SMSI, mas pode ser insuficiente para causar a SMSI na ausência de outros fatores de risco genéticos ou ambientais. A **autorreanimação (respiração profunda)** é um componente crítico da resposta de despertar causada pela asfixia e uma insuficiência na autorreanimação nos bebês com SMSI pode ser a falha fisiológica final e mais devastadora. Em um estudo, a maioria dos bebês a termo normais com menos de 9 semanas despertou em resposta à hipoxemia leve, mas apenas 10 a 15% dos bebês com mais de 9 semanas despertaram. Esses dados sugerem que a capacidade de despertar em resposta a um estímulo hipóxico leve a moderado pode estar no nível mais baixo na faixa etária de maior risco para a SMSI.

A capacidade de encurtamento do intervalo QT conforme a frequência cardíaca aumenta está, aparentemente, diminuída em algumas vítimas de SMSI, o que sugere que esses bebês podem estar predispostos à arritmia ventricular. Isso é consistente com as observações de polimorfismos no gene do canal de íons em outras vítimas de SMSI (ver Tabela 402.4), mas não existem dados sobre o intervalo QT antes da morte desses bebês que confirmem a importância desse achado. Lactentes que foram estudados fisiologicamente e morreram de SMSI algumas semanas depois apresentavam frequência cardíaca mais elevada e variabilidade mais baixa da frequência cardíaca em todas as fases do ciclo dormir-despertar, além de variabilidade da frequência cardíaca diminuída durante a vigília. Esses lactentes também apresentavam um intervalo QT mais longo do que os pacientes-controle no sono REM e não REM, especialmente tarde da noite, quando a maioria das SMSI ocorre. Entretanto, em apenas uma dessas crianças o intervalo QT excedeu 440 milissegundos.

Foi postulado que a variabilidade reduzida da frequência cardíaca e a frequência cardíaca elevada observada em lactentes que, posteriormente, morreram de SMSI pode estar relacionada com redução do tônus vagal, talvez decorrente de neuropatia vagal ou dano no tronco encefálico nas áreas responsáveis pelo controle parassimpático do coração. A análise do espectro de potência da variabilidade da frequência cardíaca constitui uma maneira de avaliar os controles cardíacos simpático e parassimpático. Em uma comparação do espectro de potência da frequência cardíaca antes e depois da apneia obstrutiva em lactentes clinicamente assintomáticos, os que mais tarde morreram de SMSI não apresentaram reduções nas relações entre baixa frequência e alta frequência observadas nos que sobreviveram. Portanto, algumas futuras vítimas de SMSI apresentam responsividade autonômica diferente à apneia obstrutiva, talvez indicando comprometimento do controle do sistema nervoso autônomo associado a maior vulnerabilidade a fatores de estresse externos ou endógenos e, consequentemente, a uma estabilidade elétrica reduzida do coração; isso pode criar vulnerabilidade à SMSI.

Monitores cardíacos domésticos com capacidade de memória registraram os eventos terminais em algumas vítimas de SMSI. Esses registros não incluíram oximetria de pulso e não foram capazes de identificar obstrução da respiração, pois dependiam da impedância transtorácica para detectar a respiração. Na maioria dos casos, houve bradicardia grave súbita e de progressão rápida que não estava associada à apneia central ou parecia ter ocorrido muito precocemente para ser explicada pela apneia central. Essas observações são consistentes com uma anormalidade no controle autonômico da variabilidade da frequência cardíaca ou com obstrução da respiração, que resulta em bradicardia ou hipoxemia e está associada ao comprometimento da autorreanimação ou despertar.

ESTRATÉGIAS CLÍNICAS

Monitoramento doméstico

A SMSI não pode ser *evitada* individualmente porque não é possível identificar possíveis vítimas de SMSI e não foi estabelecida nenhuma intervenção eficaz mesmo que lactentes com risco de SMSI pudessem ser identificados. Os estudos do padrão cardiorrespiratório ou de outras anormalidades não apresentam sensibilidade e especificidade suficientes para ser clinicamente úteis como testes de triagem. A fiscalização eletrônica doméstica pelo uso da tecnologia existente *não* reduz o risco de SMSI. Apesar de um intervalo QT prolongado em um lactente poder ser tratado se for diagnosticado, não se estabeleceram o papel da triagem eletrocardiográfica pós-natal de rotina, a relação custo-benefício entre diagnóstico e tratamento e tampouco a segurança do tratamento nos lactentes (ver Capítulo 456). A triagem com eletrocardiograma dos pais não é útil, em parte, porque mutações espontâneas são comuns.

Redução do risco da síndrome da morte súbita infantil

Reduzir os comportamentos de risco e aumentar os comportamentos protetores entre os cuidadores dos lactentes para alcançar maior redução e, por fim, a eliminação da SMSI são objetivos críticos. Platôs recentes no hábito de colocar os bebês para dormir em decúbito dorsal nos EUA em aproximadamente 75% para todas as raças e apenas 56% para os afro-americanos representam uma causa para preocupação, requerendo novos esforços educacionais. As diretrizes da American Academy of Pediatrics (AAP) para reduzir o risco de SMSI foram atualizadas em 2016 e têm o objetivo de reduzir o risco de todas as mortes súbitas e inexplicáveis de bebês relacionadas com o sono. As diretrizes são apropriadas para a maioria dos bebês, mas os médicos e outros profissionais de saúde devem, ocasionalmente, considerar abordagens alternativas. Os principais componentes das diretrizes da AAP são:

- Lactentes nascidos a termo e prematuros devem ser colocados em decúbito dorsal para dormir. Não existem resultados adversos negativos associados a essa posição. Não se recomenda o decúbito lateral
- Os lactentes devem ser colocados para dormir em um colchão firme. Camas d'água, sofás, colchões ou outras superfícies moles não devem ser utilizados. Além disso, assentos de carro, carrinhos, balanços ou outros dispositivos para sentar não devem ser usados para dormir. Se o bebê dormir sentado, poderá ocorrer refluxo gastresofágico ou obstrução das vias respiratórias superiores causada pela flexão da cabeça
- O aleitamento materno é recomendado. Se possível, a mãe deve amamentar ou alimentar o lactente com leite humano ordenhado até os 6 meses de vida
- Recomenda-se que os bebês durmam no mesmo quarto que seus pais, mas no seu próprio berço ou cesto, e que este siga os padrões de segurança da Consumer Product Safety Commission. Colocar o berço ou cesto próximo da cama da mãe facilita a amamentação e o contato. Se a mãe trouxer o bebê para sua cama para amamentá-lo, deverá recolocá-lo em uma superfície de dormir separada quando ela estiver pronta para dormir
- Materiais moles e roupa de cama folgada no ambiente de dormir do lactente – sobre, sob ou próximo a ele – devem ser evitados. Nisso estão incluídos travesseiros, edredons, colchas, revestimentos de pele de carneiro, protetores de berço e animais de pelúcia. Podem ser usados cueiros no lugar de cobertores
- Pode ser oferecida uma chupeta na hora de dormir e em um cochilo. A chupeta deverá ser usada quando o bebê for colocado para dormir e não precisará ser recolocada se cair. Para os bebês que são amamentados no seio, retarde a introdução da chupeta até depois que a amamentação no seio esteja bem estabelecida
- As mães não devem fumar durante a gravidez ou após o parto e os bebês não devem ser expostos à fumaça
- As mães devem evitar bebidas alcoólicas e substâncias ilícitas durante a gravidez e após o parto
- Evitar superaquecer e colocar roupas em excesso no bebê. O lactente deve usar uma roupa leve para dormir e o termostato deve estar a uma temperatura confortável
- As grávidas devem ser submetidas ao pré-natal regular, seguindo as diretrizes das visitas pré-natais
- Os lactentes devem ser vacinados de acordo com as recomendações da AAP e do Centers for Disease Control and Prevention. Não existem evidências de que a vacinação aumente o risco de SMSI. De fato, evidências recentes sugerem que a vacinação pode ter um efeito protetor contra a SMSI
- Evitar o uso de dispositivos comercializados que sejam inconsistentes com as práticas seguras de dormir. Dispositivos anunciados para manter a posição no sono, "proteger" um lactente que divide a cama ou reduzir o risco de respirar o ar exalado não são recomendados porque não existem evidências que comprovem sua segurança ou eficácia
- Monitoramento cardiorrespiratório e/ou da saturação de O_2 doméstico pode ser útil em determinados bebês que apresentam instabilidade extrema, mas não existem evidências de que o monitoramento reduza a incidência de SMSI, não sendo, portanto, recomendado para esse propósito
- O lactente deve permanecer algum tempo em decúbito ventral (*tummy time*) enquanto estiver acordado e sendo observado. Alternar a posição da cabeça do lactente e também a orientação no berço pode minimizar o risco de achatamento na cabeça provocado pelo decúbito dorsal (plagiocefalia posicional)
- Enrolar o bebê em um cueiro não pode ser recomendável como estratégia para reduzir SMSI. Se o bebê for colocado em um cueiro, este deverá estar apertado em torno dos ombros e mais frouxo em torno dos quadris para evitar displasia dos quadris. Crianças em cueiros devem ser sempre colocadas em decúbito dorsal e seu uso deverá ser descontinuado assim que o bebê for capaz de rolar para decúbito ventral
- Profissionais de saúde, equipes dos berçários e das UTIN e cuidadores de crianças devem adotar as recomendações para redução da SMSI a partir do nascimento do bebê para modelar as práticas seguras de dormir para cuidadores
- A mídia e os fabricantes devem seguir as diretrizes de segurança para dormir nas suas mensagens e propagandas
- A campanha norte-americana "Safe to Sleep" deve prosseguir dando ênfase adicional às estratégias para aumentar o aleitamento materno, ao mesmo tempo diminuir o compartilhamento da cama e a exposição à fumaça de cigarro. A campanha deve continuar a ser direcionada especialmente aos grupos com taxas mais elevadas de SMSI, incluindo estratégias educacionais ajustadas a cada grupo étnico-racial. Os cuidadores secundários devem receber essas mensagens educacionais, incluindo os que trabalham em creches, avós, pais adotivos e babás. Também devem ser feitos esforços para introduzir as práticas seguras de dormir antes da gravidez e, de maneira ideal, no currículo das escolas secundárias
- Devem prosseguir as pesquisas e a fiscalização de fatores de risco, causas e mecanismos fisiopatológicos da SMSI e outras SMII relacionadas ao sono com o objetivo de prevenir essas mortes. As agências de financiamento federal e privadas precisam permanecer comprometidas com essa pesquisa.

A bibliografia está disponível no GEN-io.

402.1 Colapso Pós-natal Súbito Inesperado

Sarah Vepraskas

EPIDEMIOLOGIA

O colapso pós-natal súbito inesperado (SUPC; do inglês, *sudden unexplained postnatal collapse*) é um evento raro, mas potencialmente fatal, que ocorre em neonatos a termo saudáveis e que inclui qualquer condição que resulte na interrupção temporária ou permanente da respiração ou em parada cardiorrespiratória. O SUPC ocasiona óbito em cerca da metade dos lactentes e um comprometimento significativo em muitos sobreviventes.

O SUPC, em algumas definições, inclui eventos graves aparentemente letais (atualmente denominados BRUE) e SMII que ocorrem na primeira *semana de vida pós-natal*. Em geral, SMII é um termo que abrange todas as SMIIs. Alguns BRUEs podem ser de baixo risco e requerem intervenções simples, como mudanças posicionais, breve estimulação ou procedimentos para eliminar obstruções das vias respiratórias; esses eventos aparentemente mais benignos estão em oposição ao SUPC, que é potencialmente fatal.

A definição de SUPC usada no relatório sobre práticas seguras de dormir e método canguru da AAP foi dada pela British Association of Perinatal Medicine e inclui qualquer bebê a termo ou quase a termo (definido como gravidez além da 35ª semana) que cumpra os seguintes critérios: (1) bom estado de saúde no nascimento (Apgar normal aos 5 minutos e considerado bem o suficientemente para receber cuidados de rotina), (2) entra em colapso inesperadamente em um estado cardiorrespiratório grave tal que se torna necessária reanimação por meio de ventilação intermitente com pressão positiva, (3) entra em colapso nos primeiros 7 dias de vida e (4) vai a óbito, é submetido à terapia intensiva ou desenvolve encefalopatia. A maioria dos eventos informados ocorre nas primeiras duas horas após o nascimento, frequentemente na hora da primeira tentativa de amamentação. Outros quadros clínicos potenciais que trazem um risco maior aos bebês, como prematuridade (< 35 semanas de gestação), asfixia perinatal, sepse ou malformações congênitas, devem ser excluídos para o diagnóstico de SUPC.

A incidência de SUPC é estimada em 2,6 a 133 por 100.000 nascidos vivos. Entretanto, a incidência varia amplamente porque não existe consenso quanto à definição, os critérios de inclusão e exclusão são discrepantes e não há um sistema de relatos padronizado. Além disso, não foi estabelecido um consenso para a codificação do SUPC, o que provavelmente contribui para a deficiência de relatos.

As estimativas publicadas de SUPC são mais baixas do que o que ocorre no hospital e só refletem os eventos críticos. Quando uma ocasião definida para o evento de SUPC é descrita, cerca de um terço dos eventos informados ocorre durante as primeiras 2 horas, outro terço ocorre entre a segunda e as 24 horas seguintes, e o terço restante, entre 1 e 7 dias após o nascimento.

PATOGÊNESE

O mecanismo do SUPC não é completamente conhecido. Muitos dos eventos podem estar relacionados com sufocamento ou imobilização do bebê. Também existe a hipótese de que a transição entre a vida fetal e a extrauterina possa tornar o neonato mais vulnerável durante a primeira hora de vida. Durante o parto, ocorre um surto inicial de adenosina e prostaglandinas, seguido por um surto pós-natal de catecolaminas. Um neonato saudável se mostra desperto após o parto e inicia movimentos respiratórios contínuos. Logo após o parto, existe uma rápida queda na adenosina neuromoduladora inibitória, pois a pressão parcial de oxigênio no sangue arterial aumenta rapidamente e contribui para a atividade aumentada do neonato com relação ao feto. Subsequentemente aos surtos hormonais, ocorre um período de diminuição da responsividade a estímulos externos e de aumento do tônus vagal; é possível que uma instabilidade autonômica possa tornar os bebês vulneráveis durante esse período de transição.

Também é possível que o comprometimento do controle cardiorrespiratório resultante de uma lesão hipóxico-isquêmica ocorrida antes do parto contribua para casos fatais de SUPC. Foi encontrada na autópsia de sete lactentes com SUPC uma leve gliose nas áreas do tronco encefálico envolvidas no controle cardiorrespiratório. Entretanto, não existem dados suficientes para dar suporte a uma associação entre eventos hipóxicos antes do parto e SUPC.

FATORES DE RISCO

Muitos dos casos relatados de SUPC ocorrem enquanto o lactente está em posição de decúbito ventral durante o uso do método canguru (SSC; do inglês, *skin-to-skin contact*) com a mãe. O SSC tradicionalmente começa no parto e perdura continuamente até o fim da primeira amamentação.

Os riscos adicionais de SUPC incluem a primeira tentativa de amamentação, dormir com os pais, mãe na posição de episiotomia, mãe primípara e pais deixados sozinhos com o bebê na primeira hora após o parto.

O SSC e o alojamento conjunto (*rooming-in*) se tornaram práticas comuns para neonatos saudáveis e estão alinhados com a iniciativa Hospital Amigo da Criança (IHAC), programa global lançado por Organização Mundial da Saúde (OMS) e Fundo das Nações Unidas para a Infância (UNICEF) para incentivar e dar reconhecimento a hospitais e maternidades que promovem um nível excepcional de atendimento para a alimentação de lactentes e o vínculo entre a mãe e o bebê. A IHAC reconhece e recompensa as maternidades que implementam com êxito as "Dez Etapas para o Aleitamento Bem-sucedido", cuja etapa 4 consiste em iniciar a amamentação na primeira hora após o parto e cuja etapa 7 recomenda a prática de alojamento conjunto. O relatório clínico da AAP sobre práticas seguras de dormir e SSC no período pós-natal revisa as evidências do suporte ao SSC e ao alojamento conjunto nesse período, ao mesmo tempo que aborda as preocupações referentes à segurança e fornece sugestões para melhorar a segurança após o parto. A literatura que dá suporte ao SSC também enfatiza a importância de que a mãe e o bebê não devem ser deixados desacompanhados durante esse período inicial.

DIAGNÓSTICO E DIAGNÓSTICO DIFERENCIAL

O diagnóstico de SUPC deve ser determinado somente depois que as causas patológicas forem excluídas. Um estudo abrangendo 45 casos de colapso inesperado em neonatos constatou que um terço dos lactentes tinha uma condição clínica ou patológica subjacente, como sepse, cardiopatia congênita canal-dependente, hérnia diafragmática congênita, hemorragia intracraniana ou um distúrbio metabólico (um lactente com síndrome de Zellweger e outro com um distúrbio metabólico não identificado). Outras etiologias a considerar incluem obstrução das vias respiratórias, pneumonia, síndrome do desconforto respiratório, hipoglicemia, trombose vascular ou embolia, além de hipertensão pulmonar do neonato. O diagnóstico diferencial de SUPC é amplo, e muitas afecções se sobrepõem ao diagnóstico diferencial de BRUE (ver Capítulo 403), SMII e SMSI.

Para os lactentes que sobrevivem ao evento, deve ser realizado um teste para verificação de uma patologia subjacente ajustado aos detalhes específicos de cada caso. Devem ser realizados anamnese e exame físico completos antes do início da investigação do diagnóstico, para ajudar o médico a direcionar a avaliação. Os testes laboratoriais que devem ser considerados incluem eletrólitos, avaliação metabólica (glicose, amônia e lactato), avaliação de infecções (hemocultura, urinálise e urocultura) e análise do LCR com cultura. Radiografia torácica, exames de neuroimagem, ecocardiograma, eletrocardiograma e uma avaliação metabólica abrangente (incluída como parte da triagem de neonatos na maioria dos estados dos EUA) também podem ser ferramentas diagnósticas úteis. Exames *post mortem* no caso de óbito por suspeita de SUPC também devem ser cogitados, porque a etiologia subjacente do evento pode ser descoberta durante a autópsia.

RESULTADO

Acredita-se que aproximadamente a metade dos casos de SUPC resulte em morte. Uma análise de casos de SUPC na Alemanha (17) e no Reino Unido (45) mostrou taxas de mortalidade de 42% e 27%, respectivamente. No estudo da Alemanha, quase dois terços dos sobreviventes apresentaram deficiências neurológicas e, no Reino Unido, um terço dos lactentes foi a óbito ou apresentou deficiências neurológicas residuais. As taxas de mortalidade e de anormalidades neurológicas relatadas nos dois estudos citados são comparáveis com outros relatos de casos disponíveis.

TRATAMENTO

Esses dados sugerem que o tratamento por hipotermia pode melhorar os desfechos neurológicos depois de um evento de SUPC que resulte em encefalopatia hipóxico-isquêmica (EHI) (ver Capítulo 120.4). O tratamento por hipotermia de quatro pacientes com EHI depois de SUPC foi considerado bem-sucedido. O acompanhamento em 24 meses indicou três crianças com desenvolvimento normal e uma criança com leve paralisia cerebral.

PREVENÇÃO

Os fatores de risco conhecidos para SUPC podem ser usados para ajudar nos esforços de prevenção. Especificamente, deve ser enfatizada a segurança durante SSC e alojamento conjunto.

As iniciativas desenvolvidas para padronizar o procedimento de SSC imediatamente após o parto não demonstraram redução do risco de SUPC. Devem ser realizadas avaliações frequentes dos neonatos, incluindo observação de respiração, atividade, cor, tônus e posição, para garantir que eles estejam na posição correta para evitar obstrução respiratória ou eventos que causem SUPC. Também é sugerido que seja feito um monitoramento contínuo por profissionais treinados durante o SSC. Entretanto, isso pode constituir uma intrusão no vínculo entre a mãe e o bebê. Alguns especialistas sugeriram o monitoramento da oximetria de pulso durante esse período, mas não existem evidências que deem suporte a essa prática. Além disso, esse excesso de monitoramento poderia acarretar uma preocupação desnecessária para os pais. Uma vez que muitos casos de SUPC ocorrem nas primeiras horas de vida, a maternidade deve possuir uma equipe que proporcione avaliações contínuas do neonato, ao mesmo tempo preservando o desenvolvimento do vínculo entre a mãe e o bebê.

Muitas das mesmas preocupações com segurança presentes durante o SSC imediatamente após o parto continuam a prevalecer durante o alojamento conjunto, se a mãe não receber orientações sobre as práticas seguras de alojamento conjunto. Dormir junto aos pais não deve ser permitido na unidade de pós-parto. As mães e famílias precisam ser informadas sobre os riscos de dormir junto aos bebês. As equipes de atendimento devem estar adequadamente dimensionadas para satisfazer as necessidades da mãe e do bebê, permitindo avaliações frequentes, respostas rápidas às luzes indicativas de chamada e tempo para a educação materna.

A bibliografia está disponível no GEN-io.

Capítulo 403

Eventos Inexplicados com Rápida Resolução e Outros Eventos Agudos em Lactentes

Joel S. Tieder

HISTÓRICO

Os lactentes comumente apresentam alterações agudas com resolução espontânea em respiração, tônus, estado mental e cor da pele. Geralmente, esses eventos são manifestações normais de imaturidade do desenvolvimento. Entretanto, os cuidadores podem ter a preocupação de que o evento agudo possa ter trazido riscos à vida ou que tenha sido um sinal de um problema clínico não diagnosticado e, portanto, buscarão atendimento médico. Na maioria dos casos, depois de anamnese e exame físico cuidadoso, o médico determinará que o evento não passou de um processo benigno ou normal, como refluxo gastresofágico (RGE) ou respiração periódica do neonato. Contudo, às vezes, o evento resiste a uma simples explicação e traz incertezas sobre o risco de uma causa subjacente grave ou de um evento futuro. Essa situação é um desafio de diagnóstico e de tratamento tanto para a família quanto para o médico.

Historicamente, esses eventos eram temidos como precursores da síndrome da morte súbita infantil (SMSI) e eram denominados *quase morte súbita, morte de berço abortada* ou *eventos com aparente risco à vida (ALTEs*; do inglês, *apparent life-threatening events*). Esses termos foram substituídos porque sabemos que eles não estão associados à SMSI e, raramente, trazem risco à vida. O uso clínico de ALTE como termo diagnóstico é adicionalmente problemático, pois depende da interpretação subjetiva do cuidador e inclui uma variedade de sintomas inespecíficos. Ele também não diferencia pacientes aparentemente em boas condições dos que têm sintomas.

A maioria desses eventos agudos em lactentes é mais bem descrita como eventos inexplicados com rápida resolução (BRUEs; inglês, *brief resolved unexplained events*). Um BRUE constitui um diagnóstico de exclusão e só deve ser usado quando o evento for transitório e permanecer sem explicação depois de uma avaliação médica adequada.

DEFINIÇÃO

Um BRUE é um evento que ocorre em uma criança com menos de 1 ano e que normalmente dura menos de 30 segundos, sendo descrito pelo observador como um episódio súbito, breve e com rápida resolução que envolveu um dos seguintes sintomas:

- Cianose ou palidez
- Respiração ausente, diminuída ou irregular
- Alteração marcante no tônus, com hipo ou hipertonia
- Alteração no nível de responsividade.

O diagnóstico de BRUE só se aplica a bebês que eram assintomáticos antes do evento e durante a avaliação, e quando não é encontrada uma explicação para o evento por meio de anamnese e exame físico completos.

Bebês que sofrem um BRUE são categorizados como de risco mais baixo ou mais alto para um evento subsequente ou para uma doença subjacente grave com base nos fatores do paciente, na caracterização do evento, em fatores históricos adicionais e no exame físico.

Um bebê com risco mais baixo é definido por:

- Idade > 60 dias
- Idade gestacional ≥ 32ª semana e idade pós-concepcional ≥ 45ª semana
- Ocorrência de somente um BRUE (nenhum evento prévio de BRUE e sem ocorrência em série)
- Duração do evento < 1 min
- Não é necessária reanimação cardiopulmonar (RCP) por um profissional de saúde treinado
- Sem característica histórica preocupante
- Sem achado preocupante no exame físico.

EPIDEMIOLOGIA

A incidência de BRUEs é desconhecida. Entretanto, estudos de pacientes com ALTE fornecem algumas informações porque BRUEs são um subconjunto do que foi considerado ALTE. Hospitalizações para ALTE eram comuns; um de cada 2,5 a 9,4/1.000 bebês foi hospitalizado por um ALTE. Eventos agudos que não acarretam hospitalização são ainda mais comuns, segundo extensos estudos epidemiológicos de bebês sadios. Entre bebês normais acompanhados logitudinalmente por monitoramento doméstico, 43% tiveram um episódio de apneia com duração de 20 segundos ao longo de um período de 3 meses. Entre os pais indagados sobre o assunto quando o bebê tinha 1 ano de vida, 5% se lembraram de um evento de apneia.

BRUEs não são precursores de SMSI. A incidência de mortalidade após um episódio de BRUE por uma causa subjacente é desconhecida; porém, provavelmente também é extremamente incomum. Os poucos relatos de mortalidade em estudos sobre ALTE são limitados a pacientes que não estariam qualificados como BRUE, devido à presença de outros sintomas ou de um diagnóstico esclarecedor.

Entretanto, para pacientes que apresentam um BRUE, vários riscos precisam ser considerados. O primeiro é o risco de um diagnóstico subjacente grave. Embora cada uma delas seja rara, os médicos devem levar em consideração uma ampla variedade de doenças, como arritmia cardíaca, distúrbios metabólicos e lesão cerebral (ver Tabela 403.1). O risco da existência de um diagnóstico subjacente grave em pacientes com um BRUE é muito menor que o índice relatado na pesquisa sobre ALTE, em que muitos dos pacientes apresentavam afecções subjacentes ou sintomas contínuos (p. ex., infecção do trato respiratório inferior). Em bebês que satisfazem critérios de risco baixo, a probabilidade de uma causa subjacente grave é extremamente baixa. Em bebês de risco mais elevado, a probabilidade é desconhecida, mas provavelmente muito inferior à sugerida pela pesquisa sobre ALTEs. O segundo é o risco de um evento recorrente que, no momento, é desconhecido. Esses eventos podem ser estressantes para os cuidadores, particularmente quando a causa é desconhecida. O terceiro é o risco de que o cuidador fique desnecessariamente preocupado com uma criança saudável. Os médicos devem estar cientes dos desafios que os cuidadores enfrentam ao detectar uma ameaça de que perderão a criança, de que exista incerteza médica ou de que a criança seja hospitalizada. O quarto consiste nos riscos associados ao atendimento médico, como infecções hospitalares e testes imprecisos.

Tabela 403.1 Abordagem a BRUEs baseada em sintomas: condições possíveis e adicionais que podem ser confundidas com BRUE.

CARACTERÍSTICAS DO DIAGNÓSTICO	CAUSAS COMUNS E/OU PREOCUPANTES A CONSIDERAR	ACHADOS HISTÓRICOS SUGESTIVOS	ACHADOS SUGESTIVOS DO EXAME FÍSICO	TESTES A CONSIDERAR
Gastrintestinais	RGE Intussuscepção Vólvulo Disfagia orofaríngea	Tosses, vômitos, engasgos, arquejo temporariamente relacionados com alimentos ou regurgitação de conteúdo gástrico Dificuldades na alimentação Alimento ingerido recentemente Irritabilidade após a alimentação Presença de leite na boca/nariz Vômito bilioso Pernas puxadas para o tórax Fezes com sangue/muco Letargia após o evento	Conteúdo gástrico no nariz e na boca Engasgo, ânsia de vômito ou dessaturação de oxigênio temporariamente relacionada com a alimentação ou regurgitação do conteúdo gástrico	Trato GI superior para avaliar anormalidades anatômicas Avaliação clínica da deglutição Ultrassonografia abdominal Sonda de pH
Infecciosas	Infecção do trato respiratório superior e inferior (VSR, coqueluche, pneumonia) Bacteriemia Meningite Infecção do trato urinário	Sintomas anteriores de ITRS Múltiplos eventos no dia da apresentação Exposições a doentes Urina com odor desagradável	Febre/hipotermia Letargia Aspecto doentio Coriza Tosse Sibilo Taquipneia	*Swab* nasofaríngeo para VSR, coqueluche Radiografia torácica Hemograma completo e hemocultura Análise e cultura do líquido cefalorraquidiano Urinálise e urocultura
Neurológicas	Convulsões Crises de perda de fôlego Síndrome da hipoventilação central congênita Distúrbios neuromusculares Malformações congênitas do cérebro e tronco encefálico Neoplasia Hemorragia intracraniana	Múltiplos eventos Perda da consciência Tônus alterado Movimentos musculares anormais Desvio ocular Gatilhos precedentes	Papiledema Movimentos musculares anormais Hipertonicidade ou flacidez Reflexos anormais Micro ou macrocefalia Características dismórficas Sinais de traumatismo ou intoxicação (ver "Maus-tratos à criança" adiante)	EEG Exames de neuroimagem
Respiratórias/ otorrinolaringológicas	Apneia da prematuridade Apneia da infância Respiração periódica Anormalidade nas vias respiratórias Aspiração Corpo estranho Apneia obstrutiva do sono	Prematuridade Corpo estranho Aspiração Respiração ruidosa	Sibilância Estridor Estertores Roncos Taquipneia	Radiografia torácica Radiografia cervical Laringoscopia Broncoscopia Esofagoscopia Polissonografia
Maus-tratos à criança	Traumatismo cranioencefálico não acidental Sufocamento Intoxicação Síndrome factícia (anteriormente síndrome de Münchausen) por procuração	Múltiplos eventos Vômitos ou irritabilidade não explicados BRUEs recorrentes Discrepâncias históricas Histórico familiar de morte inexplicada, SMSI ou BRUEs Única testemunha do evento Atraso em procurar atendimento	Hematomas (especialmente em bebês que não andam) Traumatismo de orelha Abdome agudo Dores nos membros Sangramento/traumatismo oral Ruptura do frênulo Irritabilidade não explicada Hemorragias na retina Estado mental deprimido	Exame esquelético Tomografia computadorizada/Ressonância magnética do crânio Fundoscopia com dilatação da pupila em caso de imagem craniana indicando suspeita de trauma Triagem toxicológica Avaliação por assistente social

(continua)

Tabela 403.1 Abordagem a BRUEs baseada em sintomas: condições possíveis e adicionais que podem ser confundidas com BRUE. *(continuação)*

CARACTERÍSTICAS DO DIAGNÓSTICO	CAUSAS COMUNS E/OU PREOCUPANTES A CONSIDERAR	ACHADOS HISTÓRICOS SUGESTIVOS	ACHADOS SUGESTIVOS DO EXAME FÍSICO	TESTES A CONSIDERAR
Cardíaca	Arritmia (síndrome do QT prolongado, síndrome de Wolff-Parkinson-White) Cardiomiopatia Cardiopatia congênita Miocardite	Dificuldade na alimentação Dificuldade no crescimento Diaforese Prematuridade	Frequência/ritmo cardíaco anormal Sopro cardíaco Pulsos femorais diminuídos	Pressão arterial nos quatro membros Medidas da saturação de oxigênio pré e pós-ductal ECG Ecocardiograma Eletrólitos séricos, cálcio, magnésio
Metabólicas/genéticas	Hipoglicemia Erros inatos do metabolismo Anormalidades eletrolíticas Síndromes genéticas, incluindo as que têm malformações genéticas	Evento inicial grave Múltiplos eventos Evento associado a período de estresse ou jejum Retardo do desenvolvimento Anomalias associadas Dificuldade no crescimento Doenças graves/frequentes Histórico familiar de BRUE, consanguinidade, distúrbio convulsivo ou SMSI	Características dismórficas Microcefalia Hepatomegalia	Eletrólitos séricos, níveis de glicose, cálcio e magnésio Lactato Amônia Piruvato Aminoácidos séricos e orgânicos da urina Triagem dos neonatos

BRUE, evento inexplicado com rápida resolução; *ECG*, electrocardiograma; *EEG*, eletroencefalograma; *RGE*, refluxo gastresofágico; *GI*, gastrintestinal; *VSR*, vírus sincicial respiratório; *SMSI*, síndrome da morte súbita infantil; *ITRS*, infecção do trato respiratório superior.
De Kliegman RK, Lye PS, Bordini BJ, et al: *Nelson pediatric symptom-based diagnosis*, Philadelphia, 2018, Elsevier. Table 5.3.

ANAMNESE INICIAL

Anamnese e exame físico adequados são essenciais para a avaliação de um bebê que apresentou um evento agudo (ver Tabela 403.2). Deve ser dada atenção à caracterização do evento e à interpretação da experiência subjetiva do cuidador quanto ao fornecimento de uma descrição objetiva. As perguntas a seguir podem orientar esse processo:

O que o bebê estava fazendo antes, durante e após o evento? Um evento que ocorre durante ou após uma refeição provavelmente terá uma explicação diferente de um que ocorre durante o sono ou depois de chorar. A sequência de eventos também pode ser diagnóstica. Uma **crise de perda de fôlego** começa com choro seguido por um período de apneia, cianose perioral, alteração da consciência e retorno à situação inicial.

O bebê mudou de cor? Muitas vezes, é normal que os bebês apresentem descoloração azulada (**cianose perioral ou acrocianose**) em torno dos lábios ou nas mãos, decorrente de imaturidade circulatória. Também é comum que o bebê fique avermelhado ou arroxeado ao chorar ou se irritar. O objetivo do médico é distinguir mudança na cor, menos preocupante, de **cianose central**, que consiste em descoloração de face, tronco, gengivas ou língua que pode indicar hipoxemia.

O bebê apresentou apneia central ou obstrutiva, ou apenas sufocamento ou ânsia de vômito? É normal que os bebês tenham pausas respiratórias de até 20 segundos enquanto estão acordados ou dormindo. Essas pausas podem refletir **respiração periódica do neonato** ou sono REM normal. Muito mais preocupantes são os períodos sem movimento de ar que duram mais de 20 segundos. A **apneia obstrutiva** causa movimento paradoxal do diafragma e das vias respiratórias superiores. Em bebês, isso é mais comumente causado por infecções do trato respiratório superior e inferior (p. ex., bronquiolite) e pode preceder o reconhecimento de sintomas normalmente observados em infecções respiratórias virais. É comum que os bebês também tenham ânsia de vômito ou se engasguem durante ou logo após as refeições ou com RGE ou vômitos. A consequente pausa reflexa na respiração para proteger as vias respiratórias às vezes é denominada **laringospasmo**. A **apneia central** sempre é preocupante e ocorre quando o tronco encefálico não controla adequadamente os músculos respiratórios. Isso pode ser observado em uma lesão cerebral decorrente de **traumatismo não acidental** e em raros distúrbios, como a **síndrome da hipoventilação central congênita.**

Houve alguma alteração preocupante no tônus muscular? As crises em bebês são preocupantes e de difícil diagnóstico e raramente se apresentam como uma crise típica. As crises podem se apresentar como episódios catatônicos, períodos de aumento ou diminuição periódica do tônus ou **espasmos infantis**. É normal que os bebês tenham rápidos movimentos espasmódicos devido à imaturidade neurológica e reflexos infantis (p. ex., reflexo de Moro, de sobressalto e do esgrimista) e, às vezes, estes podem ser similares a crises. Uma das causas de crises ou de apneia central mais graves e sensíveis ao tempo é a lesão cerebral não diagnosticada decorrente de traumatismo não acidental, que pode não apresentar outros sintomas ou achados no exame físico, na apresentação.

Houve alguma alteração no nível de responsividade? Alterações episódicas na consciência e no estado mental podem ser de difícil avaliação em bebês devido à imaturidade neurológica e à variabilidade nos ciclos de sono-vigília. Entretanto, alterações abruptas em que o bebê parece perder a consciência depois de episódios de apneia ou de mudança de cor podem ser preocupantes para casos de hipoxemia, hipoglicemia ou convulsões.

O evento apresentou resolução espontânea ou foi necessária alguma intervenção? Bebês que se engasgam por RGE, vômitos ou dificuldades na alimentação geralmente melhoram espontaneamente ou com ajuda na desobstrução das vias respiratórias. Uma causa subjacente grave é mais provável se tiver sido indicada e aplicada RCP, embora isso seja difícil de avaliar, se nenhum profissional com prática clínica tiver testemunhado o evento.

Anamnese adicional

Uma anamnese cuidadosa e detalhada pode levar a uma explicação; os principais elementos são resumidos nas Tabelas 403.1 e 403.2. O médico deve indagar sobre outros sintomas (febre, sintomas de infecção do trato respiratório superior [ITRS], golfadas). É importante pesquisar história de problemas respiratórios, preocupações pré ou perinatais, prematuridade e problemas do crescimento e desenvolvimento. Bebês prematuros, principalmente abaixo da 43ª semana após a correção da idade gestacional, apresentam risco mais elevado de causas subjacentes, como apneia da prematuridade. Uma história detalhada dos hábitos alimentares pode detectar disfagia orofaríngea ou problemas relacionados com RGE (p. ex., laringospasmo).

Uma história familiar direcionada pode revelar risco de morte súbita, arritmias cardíacas e doença metabólica, genética e neurológica.

Uma história social, colhida particularmente por alguém treinado em detectar lesões não acidentais, pode revelar traumatismo recente, interferência prévia no bem-estar da criança, abuso de substâncias, intoxicação ou uso indevido de medicamentos e exposições ambientais

Tabela 403.2 Características históricas importantes de um BRUE.

PRÉ-EVENTO	
Condição da criança	Em vigília *versus* acordado
Localização da criança	Posição em decúbito ventral *versus* decúbito dorsal, estirada ou aprumada, no berço/assento do carro, com travesseiros, cobertores
Atividade	Sendo alimentada, chorando, dormindo
EVENTO	
Esforço respiratório	Nenhum, raso, arquejante, aumentado Duração do esforço respiratório
Cor	Pálida, avermelhada, cianótica Periférica, corpo inteiro, circum-oral, iluminação do aposento
Tônus/movimento	Rígido, tônico-clônico, diminuído, frouxo Focal *versus* difuso Capacidade de suprimir movimentos
Nível de consciência	Alerta, interativo, sonolento, não responsivo
Duração	Tempo até a respiração normal, tônus normal, comportamento normal História detalhada das ações do cuidador durante o evento para ajudar na definição do curso do tempo
Sintomas associados	Vômitos, produção de catarro, sangue na boca/nariz, rolamento dos olhos
PÓS-EVENTO	
Condição	Retorno à situação inicial, sonolento, pós-ictal, chorando No caso de alteração após o evento, período de retorno à situação inicial
INTERVENÇÕES	
O que foi realizado	Estimulação cuidadosa, sopro no rosto, respiração boca a boca, reanimação cardiopulmonar
Quem realizou a intervenção	Profissional de saúde *versus* cuidador
Resposta à intervenção	Resolução do evento *versus* resolução espontânea
Duração da intervenção	Por quanto tempo a intervenção foi realizada
HISTÓRICO MÉDICO	
História de doença presente	Doenças anteriores, febre, erupção cutânea, irritabilidade, contatos com doentes
História médica pregressa	Prematuridade, exposições pré-natais, idade gestacional, traumatismo no parto Respiração ruidosa desde o parto Qualquer problema clínico, quadros clínicos prévios, hospitalizações anteriores Retardo do desenvolvimento Medicamentos
História de alimentação	Ânsia de vômito, tosse ao comer, baixo ganho de peso
Histórico familiar	Problemas neurológicos Arritmias cardíacas Morte súbita, mortes na infância, BRUEs Problemas neonatais Consanguinidade
História social	Situação doméstica Cuidadores Exposição a fumaça de cigarro Medicamentos em casa

BRUE, Evento inexplicado com rápida resolução.
De Kliegman RK, Lye PS, Bordini BJ et al: *Nelson pediatric symptom-based diagnosis*, Philadelphia, 2018, Elsevier. Table 5.4.

(p. ex., mofo, fumaça expelida de cigarro). É importante entender quem observou o evento, quem normalmente toma conta do bebê e se existem discrepâncias na explicação do evento.

Considerar a exposição a infecções. Bebês expostos a familiares não vacinados apresentam risco de coqueluche. Bebês com vírus sincicial respiratório (VSR) e outros vírus respiratórios, além de coqueluche, podem apresentar apneia antes do início dos sintomas de ITRS.

Exame físico

Um exame físico cuidadoso pode revelar um diagnóstico causador ou subjacente. A circunferência e o crescimento anormais da cabeça podem refletir problemas alimentares, neurológicos e do desenvolvimento. Sinais vitais e oximetria de pulso anormais podem sugerir anormalidades infecciosas, cardíacas e neurológicas. O exame cuidadoso da pele e da boca pode revelar sinais sutis. Por exemplo, deve haver a suspeita de abuso infantil em bebês com hematomas, petéquias ou torção no frênulo. Sinais de anormalidades nas vias respiratórias, como estridor inspiratório ou expiratório, podem levar a um diagnóstico de infecções respiratórias, anéis vasculares, hemangioma, laringomalacia, traqueomalacia ou dismorfismo facial.

Testes

No passado, era comum que os médicos prescrevessem rotineiramente aos bebês que apresentassem esses eventos hemograma completo, culturas adequadas e teste para RGE. Entretanto, sabe-se que esses testes pouco provavelmente revelarão uma causa e terão uma probabilidade ainda maior de levar a um resultado falso-positivo. Por sua vez, os falso-positivos podem contribuir para diagnósticos errados, testes adicionais desnecessários, danos ao paciente, maior preocupação para os pais e mais gastos.

Em bebês de menor risco, testes laboratoriais e de imagem de rotina (hemograma completo, culturas bacterianas, gasometria e glicose sanguínea, perfis metabólicos, urinálise, teste para RGE, radiografia torácica, eletroencefalograma [EEG], estudo do sono) não são recomendados. *As poucas situações em que a realização de testes pode ser considerada na população de baixo risco incluem:*

- Teste para *coqueluche* em indivíduos não vacinados ou expostos
- O ECG pode revelar síndrome do QT longo, particularmente nos casos em que houver uma história familiar preocupante
- Testes rápidos para vírus podem ajudar no diagnóstico de causas virais subclínicas, mas esses testes podem ser positivos devido a infecções recentes que podem não ser a causa do evento preocupante
- Um breve período de oximetria de pulso contínua e observações seriadas para detectar hipoxemia e apneia.

Em bebês de maior risco, teste de triagem de rotina podem não ser necessários. Os testes devem ser realizados em virtude de preocupações provenientes da anamnese e do exame físico, ou para caracterizar ainda mais BRUEs de repetição.

- Oximetria de pulso ou monitoramento cardiorrespiratório contínuo durante um período de observação pode ajudar a caracterizar eventos de repetição
- A avaliação da deglutição por um especialista em alimentação pode revelar disfagia orofaríngea em bebês prematuros ou lactentes
- Exames de TC ou de RM do crânio são indicados quando houver suspeita de lesão não acidental evidenciada por hematomas em bebês de colo, por padrões de hematomas preocupantes, por história de morte de irmão não explicada ou por história inconsistente do evento
- A consulta com um neurologista, um EEG ou exames de imagem do crânio podem levar a um diagnóstico de epilepsia se houver preocupações com convulsões. Entretanto, é razoável que essa consulta e esses testes sejam feitos ambulatorialmente em bebês em aparente bom estado
- Consulta com um otorrinolaringologista para detectar doenças anatômicas das vias respiratórias (como laringomalacia, traqueomalacia e fístula traqueoesofágica)
- Consulta com um pneumologista/especialista em medicina do sono para detectar distúrbios respiratórios (como apneia central e apneia obstrutiva do sono).

Tratamento

Embora o valor da internação hospitalar seja discutível, bebês de menor risco têm uma probabilidade muito menor de se beneficiar da internação do que bebês de maior risco. Para todos os BRUEs, é incomum que a internação hospitalar leve a um diagnóstico de doença subjacente grave. Entretanto, às vezes, um período de observação mais longo do que o usual em uma clínica ou setor de emergência pode ajudar a caracterizar eventos de repetição em caso de recorrência, e a reduzir a incerteza de um evento recorrente para os pais. Como benefícios adicionais da hospitalização, podem ser citadas avaliações seriadas de alimentação, respiração, sono e padrões sociais. *A decisão quanto à internação deve incorporar as necessidades e preferências da família e do paciente, além da capacidade de se fazer um acompanhamento rigoroso com um médico de atenção primária.* Na análise dos riscos e benefícios dessa decisão, é importante reconhecer que a hospitalização pode aumentar desnecessariamente o estresse da família e do paciente por meio de complicações iatrogênicas e alarmes falsos. Deve-se considerar educação sobre RCP para todas as famílias. Não deve ser feito monitoramento doméstico de apneia. O acompanhamento ambulatorial rigoroso com um médico de atenção primária é importante para o monitoramento de eventos de repetição e do suporte do cuidador.

A bibliografia está disponível no GEN-io.

Seção 2
Distúrbios do Sistema Respiratório

Capítulo 404
Distúrbios Congênitos do Nariz

Joseph Haddad Jr. e Sonan N. Dodhia

NARIZ DO RECÉM-NASCIDO NORMAL

Diferentemente das crianças e dos adultos, que respiram preferencialmente pelo nariz, exceto na presença de obstrução nasal, os recém-nascidos são, em sua maioria, respiradores nasais obrigatórios. A presença de obstrução nasal significativa ao nascimento, como a que ocorre na atresia de cóanas, pode constituir uma situação com risco à vida para o lactente, a não ser que se estabeleça uma alternativa para as vias respiratórias nasais. A congestão nasal com obstrução é comum durante o primeiro ano de vida e pode afetar a qualidade da respiração durante o sono; pode estar associada a uma via respiratória nasal estreita, infecção viral ou bacteriana, aumento de adenoides ou estímulos dos estrogênios maternos, semelhantes à rinite da gravidez. As vias respiratórias nasais internas duplicam de tamanho nos primeiros 6 meses de vida, levando à resolução dos sintomas em muitos lactentes. Os cuidados de suporte com seringa e gotas de solução salina, descongestionantes nasais tópicos e antibióticos, quando indicados, melhoram os sintomas nos lactentes afetados.

FISIOLOGIA

O nariz é responsável pelo aquecimento e umidificação iniciais do ar inspirado e pela olfação. Na cavidade nasal anterior, o fluxo de ar turbulento e os pelos grosseiros aumentam o depósito de partículas grandes; as vias respiratórias nasais restantes filtram partículas pequenas, de apenas 6 μm de diâmetro. Na região das conchas nasais, o fluxo de ar torna-se laminar e a corrente de ar é estreitada e dirigida superiormente, aumentando o depósito de partículas, o aquecimento e a umidificação. As vias nasais contribuem com até 50% da resistência total da respiração normal. A dilatação nasal, um sinal de angústia respiratória, reduz a resistência ao fluxo de ar inspiratório através do nariz e pode melhorar a ventilação (ver Capítulo 400).

Embora a mucosa nasal seja mais vascularizada (particularmente na região das conchas nasais) do que as vias respiratórias inferiores, o epitélio de superfície é semelhante, com células ciliadas, células caliciformes, glândulas submucosas e um tapete de muco. As secreções nasais contêm lisozima e imunoglobulina A (IgA) secretória, ambas com atividade antimicrobiana, e IgG, IgE, albumina, histamina, bactérias, lactoferrina e restos celulares, bem como glicoproteínas mucosas, que conferem propriedades viscoelásticas. Com a ajuda das células ciliadas, o muco flui em direção à nasofaringe, onde a corrente de ar se amplia, o epitélio torna-se pavimentoso, e as secreções são removidas pela deglutição. Ocorre reposição das camadas de muco aproximadamente a cada 10 a 20 min. As estimativas da produção diária de muco variam de 0,1 a 0,3 mg/kg/24 h, sendo a maior parte do muco produzida pelas glândulas submucosas.

DISTÚRBIOS CONGÊNITOS

As *malformações congênitas das estruturas nasais* são incomuns, em comparação às anormalidades adquiridas. Os ossos nasais podem estar congenitamente ausentes, de modo que a ponte do nariz não se desenvolve, resultando em *hipoplasia nasal.* A ausência congênita do nariz (*arrinia*), a duplicação completa ou parcial ou uma única narina de localização central podem ocorrer de modo isolado, porém habitualmente constituem parte de uma síndrome de malformações. Raramente, podem ser encontrados *dentes supranumerários no nariz*, ou dentes podem crescer dentro do nariz a partir da maxila.

Pode haver malformação dos ossos nasais o suficiente para produzir grave estreitamento das passagens nasais. Com frequência, esse estreitamento está associado ao palato duro alto e estreito. As crianças com esses defeitos podem apresentar obstrução significativa ao fluxo de ar durante infecções das vias respiratórias superiores e são mais suscetíveis ao desenvolvimento de hipoventilação crônica ou recorrente (ver Capítulo 31). Raramente, as asas do nariz são finas e de suporte deficiente para resultar em obstrução inspiratória, ou pode ocorrer obstrução congênita do ducto nasolacrimal, com extensão cística para a nasofaringe, causando angústia respiratória.

ATRESIA DE CÓANAS

Trata-se da anomalia congênita mais comum do nariz, com frequência aproximada de 1 em cada 7.000 nascidos vivos. Consiste em um septo ósseo (90%) ou membranoso (10%) unilateral ou bilateral entre o nariz e a faringe; a maioria dos casos apresenta uma combinação de atresia óssea e membranosa. A patogenia não é conhecida, porém as teorias formuladas incluem a persistência das membranas bucofaríngeas ou a incapacidade de ruptura da membrana oronasal. O defeito unilateral é mais comum, e a proporção entre indivíduos do sexo feminino e do sexo masculino é de cerca de 2:1. Aproximadamente 50 a 70% dos lactentes afetados apresentam outras anomalias congênitas (síndrome CHARGE [ver a seguir], Treacher-Collins, síndrome de Kallman, associação de VATER [defeitos vertebrais, ânus imperfurado, fístula traqueoesofágica e defeitos renais], síndrome de Pfeiffer), que ocorrem mais frequentemente nos casos bilaterais.

A **síndrome CHARGE** (coloboma, doença cardíaca, atresia ou estenose das cóanas, retardo do crescimento e do desenvolvimento ou anomalias do sistema nervoso central (SNC) ou ambos, anomalias genitais ou hipogonadismo ou ambos e anomalias da orelha [orelha externa, média e interna] ou surdez ou ambas) constitui uma das anomalias mais comuns associadas à atresia de cóanas – presente em aproximadamente 10 a 20% destes pacientes. O envolvimento do SNC (cerca de 90%) inclui a função reduzida dos nervos cranianos I, V, VII, VIII, IX e X, assim como déficits em visão e audição. A maioria dos pacientes (cerca de 90%) com síndrome CHARGE apresenta mutações no gene *CHD7*, que está envolvido na organização da cromatina. Podem ser observadas deficiências imunológicas que se sobrepõem com a síndrome da deleção de 22q11.2.

Manifestações clínicas

Os recém-nascidos têm capacidade variável de respirar pela boca, de modo que a obstrução nasal não produz os mesmos sintomas em todos eles. Quando a obstrução é unilateral, o lactente pode permanecer assintomático por um período prolongado, frequentemente até a primeira infecção respiratória, quando a secreção nasal unilateral ou a persistência da obstrução nasal podem sugerir o diagnóstico. Os lactentes com atresia bilateral de cóanas, que têm dificuldade de respirar pela boca, fazem tentativas vigorosas para inspirar, frequentemente sugam os lábios e desenvolvem cianose. As crianças com angústia respiratória choram (o que alivia a cianose) e tornam-se mais calmas, com coloração normal da pele, apenas para repetir o ciclo após fechar a boca. As crianças que são capazes de respirar pela boca experimentam dificuldades durante a sucção e a deglutição, tornando-se cianóticas quando tentam se alimentar.

Diagnóstico

O diagnóstico é estabelecido pela incapacidade de introduzir um cateter firme através de cada narina por 3 a 4 cm dentro da nasofaringe. A placa atrésica pode ser observada diretamente por meio de rinoscopia com fibra óptica. A anatomia é mais bem avaliada com a TC de alta resolução (ver Figura 404.1).

Tratamento

O tratamento inicial consiste na colocação imediata de uma via respiratória oral, manutenção da boca em posição aberta ou intubação. Pode-se utilizar uma via respiratória oral padrão (como aquela usada em anestesia), ou um bico de mamadeira pode ser adaptado com grandes orifícios na ponta para facilitar a passagem de ar. Uma vez estabelecida uma via respiratória oral, o lactente pode ser alimentado por gavagem até que a respiração e a alimentação sejam possíveis sem a via respiratória assistida. Nos casos bilaterais, a intubação ou, com menos frequência, a traqueostomia podem estar indicadas. Se a criança não tiver outros problemas clínicos graves, a intervenção cirúrgica é considerada no recém-nascido; o tratamento de escolha consiste em reparo transnasal, com a introdução de pequenos endoscópios com ampliação e instrumentos menores e brocas cirúrgicas. Em geral, são utilizados *stents*, que são mantidos no local por várias semanas após o reparo para impedir o fechamento ou a estenose, embora uma grande metanálise tenha demonstrado que não há benefício na colocação de um *stent*. Outra opção é o reparo transpalatino e isso é feito quando o endoscópio transnasal não pode ser posicionado através do nariz devido à atresia por espessamento ósseo ou estenose. Deve-se considerar a traqueostomia nos casos de atresia bilateral, quando a criança apresenta outros problemas que potencialmente tragam risco à vida, e quando o reparo cirúrgico precoce da atresia de cóanas não for apropriado ou possível. A correção cirúrgica de uma obstrução unilateral pode ser adiada por vários anos. Nos casos tanto unilaterais quanto bilaterais, é comum a ocorrência de reestenose, com necessidade de dilatação, ou reoperação, ou ambas. A mitomicina C tem sido usada para ajudar a evitar o desenvolvimento de tecido de granulação e estenose, embora sua eficácia seja questionável.

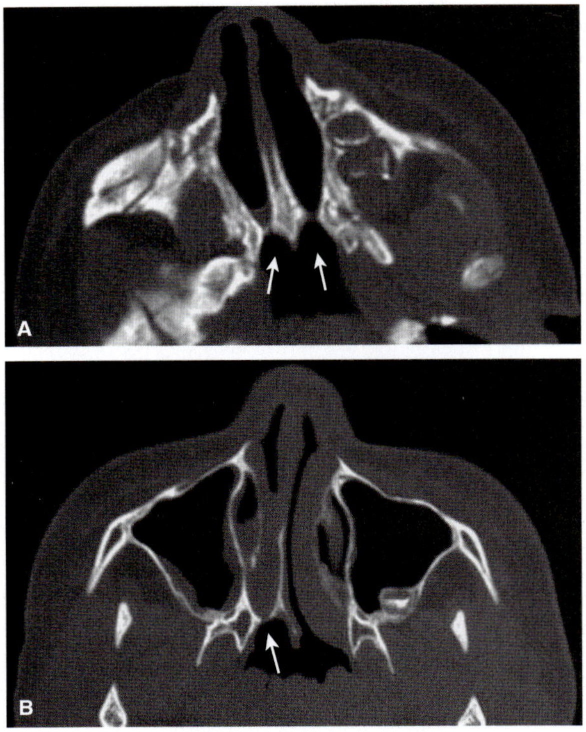

Figura 404.1 Atresia das cóanas. **A.** Imagem de TC axial em um recém-nascido de 1 dia com desconforto respiratório grave mostrando atresia óssea bilateral com retenção de líquido na cavidade nasal direita, curvatura medial da parede nasal lateral e vômito espessado (*setas*). **B.** Imagem de TC axial em criança de 12 anos com obstrução nasal crônica e rinorreia purulenta mostrando atresia óssea unilateral (*direita*) com fluido na cavidade nasal (*seta*). (De Coley BD (ed): *Caffey's pediatric diagnostic imaging*, ed 12, vol 1, Philadelphia, 2013, Saunders, Fig. 8.13.)

DEFEITOS CONGÊNITOS DO SEPTO NASAL

A **perfuração do septo** é mais comumente adquirida após o nascimento, em consequência de infecção, como sífilis ou tuberculose, ou devido a traumatismo. Raramente, constitui um problema de desenvolvimento. As cânulas para pressão positiva contínua das vias respiratórias (CPAP) constituem uma causa de perfuração iatrogênica. O traumatismo do parto representa a causa mais comum de desvio do septo observado no nascimento. Quando reconhecido precocemente, pode ser corrigido com realinhamento imediato por meio do uso de sondas, cotonetes e anestesia tópica. A correção cirúrgica formal, quando necessária, é habitualmente adiada para evitar distúrbios com o crescimento da região média da face.

Os **desvios de septo leves** são comuns e, habitualmente, assintomáticos; a formação anormal do septo é rara, a não ser que outras malformações estejam presentes, como fenda labial ou palatina.

A ausência isolada congênita do septo nasal membranoso também foi relatada.

ESTENOSE DA ABERTURA PIRIFORME

Os lactentes com essa anomalia óssea da abertura nasal anterior apresentam obstrução nasal grave ao nascimento ou logo depois, levando à respiração ruidosa e à angústia respiratória, que se agravam com a alimentação e melhoram com o choro. Pode ocorrer de modo isolado ou em associação com outras malformações, incluindo holoprosencefalia, hipopituitarismo e malformações cardíacas e urogenitais. O diagnóstico é estabelecido com base na TC do nariz (ver Figura 404.2) com uma largura de abertura piriforme menor que cerca de 11 mm. Pode-se utilizar o tratamento clínico (descongestionantes nasais, umidificação, inserção de uma via respiratória nasofaríngea, controle do refluxo) que é tipicamente tentado por cerca de 2 semanas; se a criança ainda não puder se alimentar ou respirar sem dificuldade, então o reparo cirúrgico, por meio de uma abordagem anterior sublabial, pode ser necessário. Utiliza-se uma broca para aumentar as aberturas da estenose óssea anterior.

MASSAS NASAIS CONGÊNITAS DA LINHA MÉDIA

Cistos dermoides, gliomas e *encefaloceles* (por ordem decrescente de frequência) ocorrem em regiões intra ou extranasais e podem ter conexões intracranianas, ou exibir extensão intracraniana com comunicação com o espaço subaracnóideo. A teoria do desenvolvimento embriológico das massas nasais congênitas da linha média consiste na retração defeituosa do divertículo dural. Os cistos dermoides e epidermoides constituem o tipo mais comum de massa nasal congênita da linha média, e foi relatado que eles representam até 61% das lesões. Os cistos dermoides nasais são firmes, não comprimíveis e indolores e frequentemente apresentam uma depressão ou cova no dorso nasal (algumas vezes com presença de pelos). Eles podem predispor a infecções intracranianas se houver uma fístula ou seio intracraniano, embora a infecção recorrente do próprio cisto dermoide seja mais comum; devido

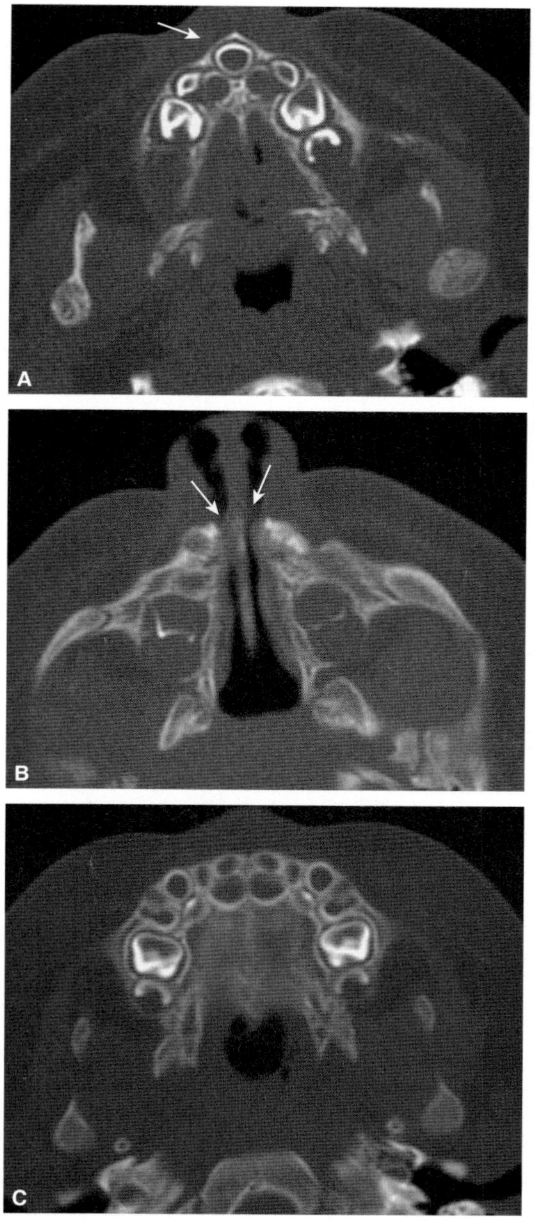

Figura 404.2 Estenose da abertura piriforme nasal congênita em um lactente de 1,5 mês com episódios de desconforto respiratório durante a amamentação. **A.** Imagem axial de TC mostrando o palato duro triangular e um megaincisivo maxilar central solitário (*seta*). **B.** Imagem de TC axial mostrando estreitamento das passagens nasais anterior e inferior (*setas*). **C.** Maxila infantil normal para comparação. (De Coley BD (ed): *Caffey's pediatric diagnostic imaging*, ed 12, vol 1, Philadelphia, 2013, Saunders, Fig. 8.14.)

ao risco de infecção grave, a excisão cirúrgica é sempre indicada para os dermoides nasais. Os gliomas ou tecido cerebral heterotópico são firmes, enquanto as encefaloceles são moles e aumentam quando a criança chora ou realiza a manobra de Valsalva. O diagnóstico baseia-se nos achados do exame físico e nos resultados dos exames de imagem. A TC oferece os melhores detalhes ósseos, porém a ressonância magnética (RM) também é útil, em virtude de sua melhor capacidade de definir a extensão intracraniana (ver Figura 404.3). Em geral, há necessidade de excisão cirúrgica dessas massas, e extensão e abordagem cirúrgica baseiam-se no tipo e tamanho da massa.

Outras massas nasais incluem *hemangiomas*, *obstrução congênita do ducto nasolacrimal* (que pode ocorrer como massa intracraniana) (ver Figura 404.4), pólipos nasais e tumores, como o rabdomiossarcoma

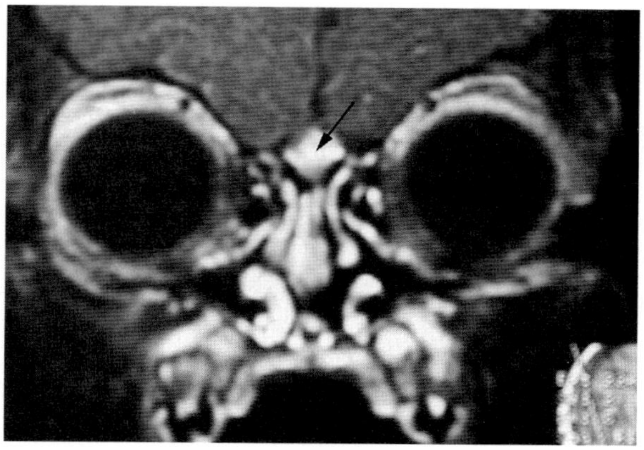

Figura 404.3 Tomografia computadorizada coronal de dermoide nasal com extensão intracraniana (*seta*). (De Manning SC, Bloom DC, Perkins JA, et al: *Diagnostic and surgical challenges in the pediatric skull base*, Otolaryngol Clin North Am 38:773–794, 2005, Fig. 2.)

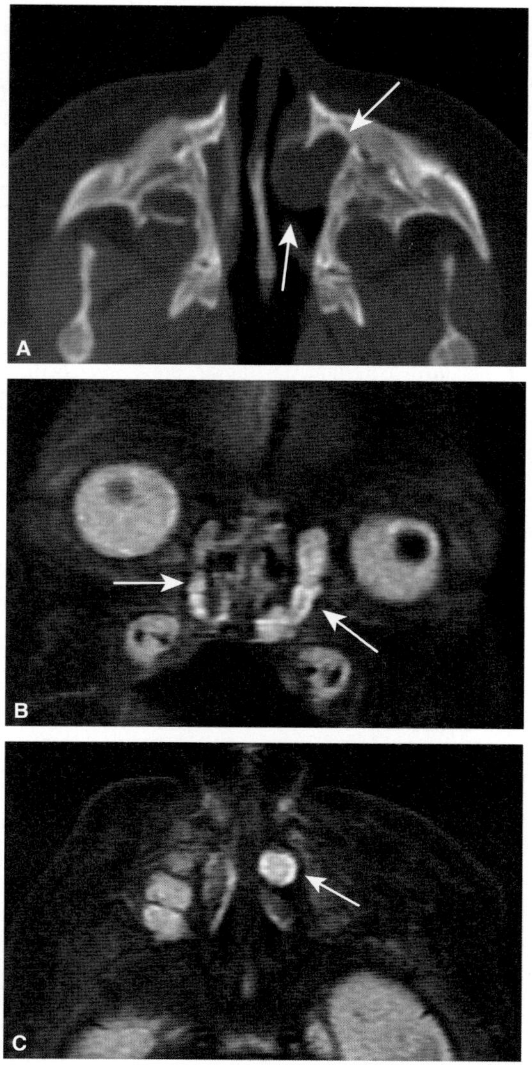

Figura 404.4 Mucocele do ducto nasolacrimal congênito em um recém-nascido de 1 dia. **A.** Imagem de TC axial mostrando massa de tecido mole redondo nasal esquerda com aumento de ducto e canal nasolacrimais ipsilaterais (*setas*). **B** e **C.** Imagens de ressonância magnética com recuperação de inversão de eco de rotação rápida coronal e axial mostram aumento cístico bilateral dos sacos e ductos nasolacrimais (*setas*). (De Coley BD (ed): *Caffey's pediatric diagnostic imaging*, ed 12, vol 1, Philadelphia, 2013, Saunders, Fig. 8.15, p. 78.)

(ver Capítulo 527). Os pólipos nasais raramente estão presentes ao nascimento, porém outras massas são observadas com frequência ao nascimento e no início da lactância (ver Capítulo 406).

O desenvolvimento deficiente dos seios paranasais e uma via respiratória nasal estreita estão associados à infecção recorrente ou crônica das vias respiratórias superiores na síndrome de Down (ver Capítulo 98).

DIAGNÓSTICO E TRATAMENTO

Em crianças com distúrbios nasais congênitos, são fornecidos cuidados de suporte das vias respiratórias até que o diagnóstico seja estabelecido. O diagnóstico é confirmado com base em uma combinação de endoscópio flexível e exames de imagem, principalmente TC. No caso de problemas congênitos passíveis de correção cirúrgica, como atresia de cóanas, a cirurgia é realizada após a criança ser considerada saudável e livre de problemas que tragam risco à vida, como cardiopatia congênita.

A bibliografia está disponível no GEN-io.

Capítulo 405
Distúrbios Nasais Adquiridos

Joseph Haddad Jr. e Sonan N. Dodhia

Tumores, perfurações septais e outras anormalidades nasais e dos seios paranasais adquiridas podem manifestar-se por epistaxe. Traumatismo da região média da face com uma fratura nasal ou facial também pode ser acompanhado por epistaxe. Traumatismo do nariz pode causar *hematoma septal*; se o tratamento tardar, pode levar a necrose da cartilagem septal e uma *deformidade de nariz em sela*. Outras anormalidades que podem causar alteração no formato do nariz e dos ossos paranasais, que causam obstrução e alguns poucos sintomas, incluem *lesões fibro-ósseas* (fibroma ossificante, displasia fibrosa, fibroma cemento-ossificante) e *mucoceles dos seios paranasais*. Essas condições podem ser suspeitadas durante o exame físico e confirmadas por imagem de tomografia computadorizada (TC) e biopsia. Embora estas lesões sejam consideradas benignas, elas podem mudar significativamente a anatomia das estruturas ósseas e geralmente necessitam de intervenção cirúrgica e acompanhamento.

405.1 Corpos Estranhos Nasais

Joseph Haddad Jr. e Sonan N. Dodhia

ETIOLOGIA

Os corpos estranhos (comida, miçangas, lápis de cor, pequenos brinquedos, borrachas, bolinhas de papel, botões, baterias, feijões, pedras, pedaços de esponja e outros pequenos objetos) são geralmente introduzidos no nariz por crianças pequenas ou com atraso do desenvolvimento mental, constituindo menos de 1% das emergências pediátricas. Os corpos estranhos nasais podem também ficar escondidos por longos períodos porque eles inicialmente causam poucos sintomas e são difíceis de visualizar. Os primeiros sintomas incluem obstrução unilateral, espirros, desconforto relativamente pequeno e, raramente, dor. Os sintomas clínicos presentes abrangem história de inserção de corpos estranhos (86%), excreção nasal mucopurulenta (24%), ausência de odor nasal (9%), epistaxe (6%), obstrução nasal (3%) e respiração bucal (2%). A irrigação resulta em edema da mucosa porque alguns corpos estranhos são higroscópicos e aumentam de tamanho à medida que a água é absorvida; os sinais de obstrução local e desconforto aumentam com o tempo. O paciente pode também apresentar um odor corporal generalizado conhecido como *bromidrose*.

DIAGNÓSTICO

O surgimento de corrimento nasal unilateral e obstrução sugere a presença de um corpo estranho, que geralmente pode ser visto por meio de exame com espéculo nasal ou otoscópio amplo posicionado no nariz. Pode ser necessário remover secreções purulentas para que o corpo estranho seja visualizado; uma lanterna de cabeça, sucção e descongestionantes nasais tópicos são geralmente necessários. O objeto costuma estar situado anteriormente, mas tentativas de remoção efetuadas por mãos destreinadas geralmente aprofundam ainda mais o objeto no nariz. Um corpo estranho que permaneça no organismo por muito tempo se tornará envolto por tecido granulomatoso ou mucoso e parecerá massa nasal. Uma radiografia lateral do crânio auxilia no diagnóstico se o corpo estranho for metálico ou radiopaco ou se houver suspeita de um corpo estranho, mas a endoscopia sinusal ou a rinoscopia anterior forem negativas.

TRATAMENTO

Um exame nasal inicial é realizado para determinar se um corpo estranho está presente, e se ele necessita ser removido urgentemente. Há, então, o planejamento para remoção do corpo estranho em ambiente ambulatorial ou hospitalar. A retirada precoce minimiza o perigo de aspiração e necrose do tecido local e isso pode ser realizado com o auxílio de anestesia tópica, com fórceps ou sucção nasal. Técnicas comuns não invasivas incluem o assopro simples do nariz e a técnica de "beijo da mamãe". A abordagem "*beijo da mamãe*" tem sido bem-sucedida em situações agudas nas quais uma pessoa oclui a narina não afetada da criança atendida e, ligando seus lábios em vedação completa com a boca da criança, tenta desalojar o corpo estranho através de um sopro. Uma abordagem similar utiliza um reanimador manual ambu sobre a boca com a narina não afetada ocluída. Outras opções não invasivas incluem sopro de ar em um canudo na boca da criança e a aplicação de um alto fluxo de oxigênio (10 a 15 ℓ/min) na narina não afetada. Alternativamente, um cateter de Katz (feito especificamente para a remoção de corpo estranho do nariz e do ouvido) pode ser inserido acima e distalmente ao objeto, inflado e puxado de volta com tração suave. Se houver um grande edema, sangramento ou crescimento acentuado de tecido, a anestesia geral pode ser necessária para remover o objeto. A infecção costuma desaparecer rapidamente após a remoção deste e, em geral, nenhuma terapia adicional é necessária. Ímãs podem ser utilizados para a remoção de corpos estranhos metálicos; lidocaína a 2% pode ser usada para matar insetos vivos antes de sua remoção, e a inoculação de água deveria ser evitada ao lidar com matéria vegetal ou esponjas, pelo risco de inchaço do corpo estranho. A idade (inferior a 5 anos) e o corpo estranho em forma de disco são preditores de remoção em sala cirúrgica.

COMPLICAÇÕES

Sérias complicações incluem deslocamento e aspiração, traumatismo causado pelo objeto em si ou tentativas de remoção, infecções e estenose coanal. A infecção é uma complicação comum e origina corrimento purulento, malcheiroso ou sanguinolento. O dano tecidual local causado por objetos alojados por muito tempo ou lesão alcalina provocada por baterias pode levar a perda local de tecido e destruição da cartilagem. Uma sinequia ou uma cicatriz podem então se formar, causando obstrução nasal. A perda da mucosa septal e da cartilagem pode causar perfuração septal ou nariz em sela. As baterias em disco são especialmente perigosas quando colocadas no nariz; elas vazam um composto básico, que causa dor e destruição tecidual local em questão de horas. Ímãs também apresentam risco de perfuração septal e necrose.

O tétano é uma complicação rara de corpos estranhos nasais mantidos por muito tempo em crianças não imunizadas (ver Capítulo 238). A síndrome do choque tóxico é também rara e decorre principalmente de tampões nasais cirúrgicos (ver Capítulo 208.2); assim, antibióticos orais deveriam ser administrados quando se utiliza tampão nasal.

PREVENÇÃO

Objetos tentadores, como miçangas redondas e brilhantes, deveriam ser utilizados apenas sob a supervisão de um adulto. As baterias de relógio deveriam ser armazenadas longe do alcance de crianças pequenas.

A bibliografia está disponível no GEN-io.

405.2 Epistaxe

Joseph Haddad Jr. e Sonan N. Dodhia

Os sangramentos nasais, embora raros na infância, são comuns em crianças entre os 3 e 8 anos e a incidência declina após a puberdade. Eles também são mais comuns durante os meses de inverno. O diagnóstico e o tratamento dependem da localização e da causa do sangramento.

ANATOMIA

O local mais comum de sangramento nasal é o plexo de Kiesselbach, uma área no septo anterior onde os vasos sanguíneos de ambas as carótidas interna (artérias etmoidais anteriores e posteriores) e externa (ramificações esfenopalatinas e ramificações terminais da artéria interna) convergem. A fina mucosa dessa área, bem como a localização anterior a tornam propensa ao ar seco e traumatismo.

ETIOLOGIA

A epistaxe pode ser classificada como primária (idiopática; na maioria dos casos) ou secundária com base na causa, e isso tem impacto no diagnóstico e no tratamento. Causas comuns de sangramentos nasais secundários a partir do septo anterior abrangem traumatismo digital, corpos estranhos, ar seco e inflamação, incluindo infecções do trato respiratório superior, sinusite e rinite alérgica (ver Tabela 405.1). Existe geralmente um histórico familiar na epistaxe infantil. Os aerossóis nasais com esteroides são comumente utilizados em crianças, e seu uso crônico pode estar associado ao sangramento da mucosa nasal. As crianças muito novas com refluxo gastresofágico significativo no nariz raramente apresentam epistaxe secundária à inflamação de mucosa. A suscetibilidade está aumentada durante infecções respiratórias e no inverno, quando o ar seco irrita a mucosa nasal, resultando na formação de fissuras e crostas. Sangramento grave pode ser encontrado simultaneamente a anormalidades vasculares congênitas, tais como *telangiectasia hemorrágica hereditária* (ver Capítulo 459.3), varicosidades, hemangiomas e, em crianças com trombocitopenia, deficiência dos fatores de coagulação, particularmente doença de von Willebrand (ver Capítulo 504), hipertensão, insuficiência renal ou congestão venosa. Epistaxe recorrente, apesar de cauterizações, está associada a distúrbios leves na coagulação. O histórico familiar pode ser importante nos casos de sangramentos anormais (epistaxe ou outros sangramentos); o teste específico para doença de von Willebrand é indicado quando o tempo de protrombina ou tromboplastina parcial forem normais apesar do distúrbio de sangramento. Os pólipos nasais ou outros crescimentos intranasais podem estar associados à epistaxe. Sangramentos nasais unilaterais, recorrentes e geralmente graves podem ser o sintoma inicial do **angiofibroma nasal juvenil**, que ocorre em adolescentes do sexo masculino.

Tabela 405.1	Possíveis causas de epistaxe.
Epistaxe digitorum (estimulação nasal com os dedos)	
Rinite (alérgica ou viral)	
Sinusite crônica	
Corpos estranhos	
Neoplasia intranasal ou pólipos	
Substâncias irritativas (p. ex., fumaça de cigarro)	
Desvio septal	
Perfuração septal	
Traumatismo, incluindo abuso infantil	
Malformação vascular ou telangiectasia (telangiectasia hemorrágica hereditária)	
Hemofilia	
Doença de von Willebrand	
Disfunção plaquetária	
Trombocitopenia	
Hipertensão	
Leucemia	
Doença hepática (p. ex., cirrose)	
Medicamentos (p. ex., ácido acetilsalicílico, anticoagulantes, fármacos anti-inflamatórios não esteroidais, corticosteroides tópicos)	
Abuso de substâncias ilícitas – cocaína	

De Kucik CJ, Clenney T: Management of epistaxis, *Am Fam Physician* 71(2):305–311, 2005.

MANIFESTAÇÕES CLÍNICAS

A epistaxe geralmente ocorre sem aviso, com sangue escorrendo lenta e livremente de uma narina ou, algumas vezes, de ambas. Em crianças com lesões nasais, o sangramento pode seguir-se ao exercício físico. Quando o sangramento ocorre durante a noite, o sangue pode ser deglutido e só tornar-se aparente quando a criança vomita ou evacua. A epistaxe posterior pode manifestar-se como o sangramento nasal anterior ou, se a hemorragia for abundante, o paciente pode vomitar sangue como sintoma inicial.

TRATAMENTO

A maior parte dos sangramentos nasais cessa espontaneamente após alguns minutos. As narinas devem ser comprimidas e a criança mantida o mais quieta possível, na posição sentada e com a cabeça inclinada para frente, a fim de evitar que o sangue escorra para a garganta. Compressa fria aplicada à narina pode ajudar também. Se essas medidas não cessarem a hemorragia, indica-se a aplicação local de oximetazolina ou fenilefrina (0,25 a 1%), que pode ser útil. Se o sangramento persistir, pode ser necessária a inserção de um tampão nasal; caso a hemorragia seja originada da cavidade nasal posterior, é necessário tamponamento nasal anterior e posterior combinados. Após controlar a hemorragia, se o local de sangramento for identificado, sua obliteração através de cauterização com nitrato de prata pode evitar dificuldades futuras. Como a cartilagem septal é nutrida a partir do mucopericôndrio sobrejacente, apenas um lado do septo deveria ser cauterizado por vez para reduzir a chance de perfuração septal. Durante o inverno, ou em clima seco, a epistaxe pode ser prevenida pelo uso de umidificador de ambiente, gotas de solução salina e também *petrolatum* (vaselina) aplicado ao septo. As pomadas previnem a infecção, aumentam a umidificação, diminuem o sangramento e são comumente utilizadas na prática clínica. O creme antisséptico (p. ex., mupirocina) tem sido usado para epistaxe porque se descobriu que muitos pacientes com epistaxe idiopática têm colonização bacteriana nasal com subsequente inflamação, nova formação de vasos e irritação, provavelmente levando à epistaxe. No entanto, os estudos que mostram a eficácia dos antissépticos na epistaxe são controversos. Em pacientes com epistaxe grave ou persistente, além das medidas tradicionais, intervenção cirúrgica de ligação ou embolização podem ser necessárias. A avaliação otolaringológica é indicada para essas crianças e para aquelas com sangramento bilateral ou com hemorragia que não se origina do plexo de Kiesselbach. Para aquelas com epistaxe recorrente, pode haver benefícios a curto prazo pelo uso de eletrocauterização bipolar sobre a cauterização química com nitrato de prata, embora os tratamentos sejam incertos após 2 anos. Epistaxe secundária deveria ser direcionada para identificação da causa, aplicação de terapia nasal apropriada e acompanhamento médico sistêmico. Avaliação hematológica (para coagulopatia e anemia), em conjunto com endoscopia nasal e diagnóstico por imagem, pode ser necessária para realização de diagnóstico definitivo em casos de epistaxe grave e recorrente. A reposição de fatores de coagulação deficitários pode ser requerida em pacientes com distúrbios hematológicos subjacentes (ver Capítulo 503). Epistaxe profusa unilateral associada à presença de massa nasal em meninos próximos à puberdade pode ser um sinal de **angiofibroma nasofaríngeo juvenil**. Esse tumor não usual também tem sido descrito em crianças com 2 anos e até em adultos com 30 a 40 anos, mas os picos de incidência encontram-se em meninos na pré-adolescência e na adolescência. Imagens de TC com contraste e ressonância magnética (RM) são parte da avaliação inicial; arteriografia, embolização e cirurgia extensa podem ser necessárias.

A intervenção cirúrgica pode também ser necessária para o sangramento originado da artéria maxilar interna ou outros vasos também que podem causar sangramento na cavidade nasal posterior.

PREVENÇÃO

Deve-se inibir a introdução dos dedos nas narinas e prestar atenção à umidificação apropriada do quarto durante os meses de inverno, a fim de auxiliar na prevenção da epistaxe. Atenção rápida a infecções nasais e alergias é benéfica à higiene nasal. A interrupção de aerossóis nasais contendo esteroides evita sangramento contínuo.

A bibliografia está disponível no GEN-io.

Capítulo 406

Pólipos Nasais

Joseph Haddad Jr. e Sonam N. Dodhia

ETIOLOGIA

Os pólipos nasais são tumores pedunculados benignos formados a partir de edema da mucosa nasal, em geral cronicamente inflamada. Eles normalmente surgem do seio etmoidal e ocorrem no meato médio. Ocasionalmente, aparecem dentro do antro maxilar e podem estender-se para a nasofaringe (pólipo antrocoanal).

Estima-se que entre 1 e 4% da população irão desenvolver pólipos nasais em algum momento; a incidência de pólipos nasais aumenta com a idade. Os pólipos antrocoanais representam apenas 4 a 6% de todos os pólipos nasais da população em geral, mas são responsáveis por cerca de um terço dos pólipos na população pediátrica. Pólipos grandes ou múltiplos podem obstruir completamente a passagem nasal. Os pólipos com origem no seio etmoidal são geralmente menores e múltiplos quando comparados ao pólipo antrocoanal, que é grande e, na maioria das vezes, único.

A fibrose cística (FC; ver Capítulo 432) é a causa mais comum de polipose nasal na infância e até 50% dos pacientes com FC são acometidos pela polipose nasal obstrutiva, que é rara em crianças sem FC. Portanto, deve-se suspeitar de FC em qualquer criança com menos de 12 anos com pólipos nasais, mesmo na ausência de sintomas respiratórios e digestivos típicos. A polipose nasal também está associada a sinusite crônica (ver Capítulo 408) e rinite alérgica. Grandes estudos populacionais observaram um risco congênito significativo de ter rinossinusite crônica com a polipose. Além disso, tem sido observado em um número substancial de estudos que níveis reduzidos de vitamina D estão relacionados à rinossinusite crônica polipoide, provavelmente relacionada ao papel que a vitamina D possui como um imunomodulador no epitélio respiratório. Na *tríade de Samter*, pólipos nasais estão relacionados com sensibilidade ao ácido acetilsalicílico e asma; essa condição é rara em crianças.

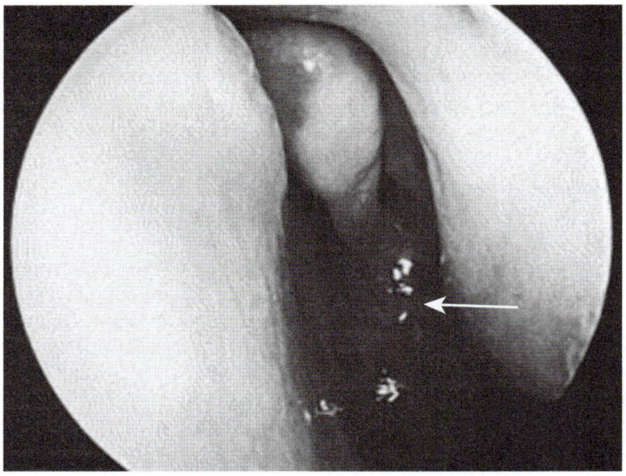

Figura 406.1 Pólipo antrocoanal visto por endoscopia (*seta*). (De Basak S, Karaman CZ, Akdilli A, et al: Surgical approaches to antrochoanal polyps in children, *Int J Pediatr Otorhinolaryngol* 46:197–205, 1998.)

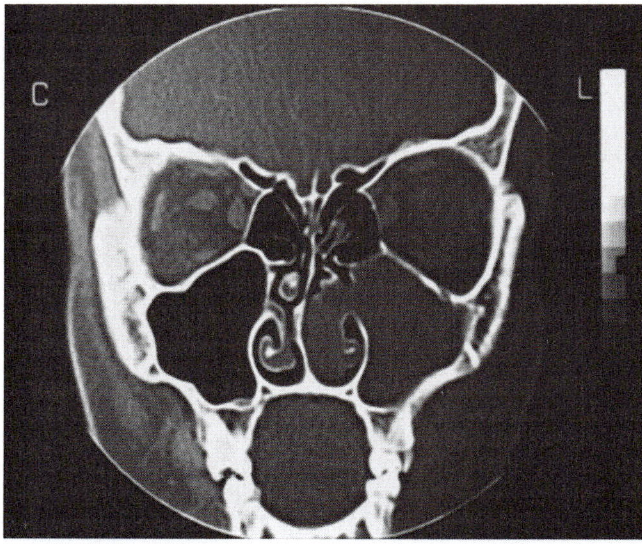

Figura 406.2 Uma imagem típica de TC de um pólipo antrocoanal isolado no lado esquerdo. (De Basak S, Karaman CZ, Akdilli A, et al: Surgical approaches to antrochoanal polyps in children, *Int J Pediatr Otorhinolaryngol* 46:197–205, 1998.)

MANIFESTAÇÕES CLÍNICAS

A obstrução das vias nasais é proeminente, com associação de fala anasalada e respiração bucal. Rinorreia profusa mucoide ou mucopurulenta unilateral também pode estar presente. Um exame das vias nasais mostra massas brilhantes, de coloração cinza, tipo uva, espremidas entre os cornetos nasais e o septo.

DIAGNÓSTICO E DIAGNÓSTICO DIFERENCIAL

Devem ser realizados exame externo do nariz e rinoscopia. Os pólipos etmoidais podem ser prontamente distinguidos do tecido bem vascularizado do corneto, que é cor-de-rosa ou vermelho; pólipos antrocoanais podem ter aparência de carne (ver Figura 406.1). Pode ocorrer o prolapso de pólipos antrocoanais para a nasofaringe; a nasofaringoscopia com endoscópio flexível pode ajudar nesse diagnóstico. A presença prolongada de pólipos etmoidais em uma criança pode ampliar a ponte nasal e corroer as estruturas ósseas adjacentes. Os tumores nasais são os que mais causam destruição e distorção da anatomia local. A tomografia computadorizada (TC) da região maxilar é a chave para o diagnóstico e o planejamento do tratamento cirúrgico (ver Figura 406.2).

TRATAMENTO

Descongestionantes locais ou sistêmicos geralmente não são eficazes na redução dos pólipos, embora possam proporcionar alívio sintomático do edema de mucosa. Aerossóis intranasais de esteroides e, por vezes, esteroides sistêmicos podem fornecer alguma retração dos pólipos nasais com alívio sintomático, e provaram ser úteis em crianças com FC e adultos com pólipos nasais. A terapia nasal tópica com esteroides, como fluticasona, mometasona e budesonida, parece resultar em melhora dos sintomas nasais, porém não apresentou nenhum efeito naqueles com FC. A doxiciclina (100 mg/dia) tem um efeito significativo sobre o tamanho dos pólipos nasais, nos sintomas nasais e nos marcadores de inflamação da mucosa e sistêmicos. Os pólipos devem ser removidos cirurgicamente se houver obstrução completa, rinorreia não controlada ou deformidade nasal. Se o mecanismo patogênico de base não puder ser eliminado (como FC), os pólipos podem recidivar rapidamente. A cirurgia sinusal endoscópica funcional proporciona completa remoção do pólipo e o tratamento de outras doenças nasais associadas; em alguns casos, essa técnica tem reduzido a necessidade de cirurgias frequentes. Logo que ocorre a cicatrização pós-cirúrgica, aerossóis nasais de esteroides também devem ser administrados de maneira preventiva.

Os pólipos antrocoanais não respondem ao tratamento clínico e devem ser removidos cirurgicamente, geralmente por cirurgia endoscópica do seio nasal ou, alternativamente, com procedimento mini-Caldwell. Uma vez que esses tipos de pólipos não estão associados a qualquer processo patológico de base, a taxa de recorrência é muito menor do que para outros tipos de pólipos.

A bibliografia está disponível no GEN-io.

Capítulo 407
Resfriado Comum

Santiago M. C. Lopez e John V. Williams

O resfriado comum é uma infecção viral aguda do trato respiratório superior, na qual os principais sintomas são rinorreia e obstrução nasal. Os sinais e sintomas sistêmicos, como dor de cabeça, mialgia e febre de os estão ausentes ou são leves. O resfriado comum é frequentemente chamado de *rinite infecciosa*, mas também pode incluir o envolvimento autolimitado da mucosa sinusal, sendo mais corretamente denominado *rinossinusite*.

ETIOLOGIA

Os patógenos mais frequentemente associados ao resfriado comum são os mais de 200 tipos de rinovírus humanos (ver Capítulo 290), porém a síndrome pode ser causada por muitas famílias de diferentes vírus (ver Tabela 407.1). Os rinovírus (HRV) estão associados a mais de 50% dos resfriados em adultos e crianças. Em crianças pequenas, outras etiologias virais do resfriado comum incluem o vírus sincicial respiratório (VSR; Capítulo 287), o metapneumovírus humano (MPV; ver Capítulo 288), os vírus parainfluenza (VPIs; ver Capítulo 286) e os adenovírus (ver Capítulo 289). Os sintomas do resfriado comum também podem ser causados por vírus influenza, enterovírus não pólio e coronavírus humanos. Muitos vírus que causam rinite também estão associados a outros sinais e sintomas, como tosse, sibilância e febre.

EPIDEMIOLOGIA

Resfriados ocorrem durante todo o ano, mas a incidência é maior a partir do início do outono até o fim da primavera, refletindo uma prevalência sazonal dos patógenos virais associados aos sintomas de resfriado. No hemisfério Norte, a maior incidência de infecção por HRV ocorre no início do outono (agosto–outubro) e no fim da primavera (abril–maio). A incidência sazonal para os VPI geralmente atinge seu pico no fim do outono e no fim da primavera e é mais elevada entre dezembro e abril para VSR, vírus influenza, MPV e coronavírus. Os adenovírus são detectados em baixa prevalência ao longo da estação fria, e os enterovírus também podem ser identificados nos meses de verão ou durante todo o ano.

As crianças pequenas têm média de seis a oito resfriados por ano, mas 10 a 15% das crianças apresentam pelo menos 12 infecções por ano. A incidência da doença diminui com o aumento da idade, com duas a três infecções por ano na idade adulta. A incidência de infecção ocorre principalmente em função da exposição ao vírus. Crianças em creches durante o primeiro ano de vida têm 50% mais resfriados do que aquelas cuidadas somente em casa. A diferença na incidência da doença entre os dois grupos de crianças diminui à medida que aumenta a quantidade de tempo que a criança fica na creche, embora a incidência da doença permaneça mais elevada no grupo que frequenta creche durante pelo menos os três primeiros anos de vida. Quando elas começam a escola primária, as crianças que frequentavam creches têm resfriados menos frequentes do que aquelas que não o fizeram. A deficiência da lectina de ligação à manose com o comprometimento da imunidade inata pode estar associada a um aumento da incidência de resfriados em crianças.

PATOGÊNESE

Os vírus que causam o resfriado comum são disseminados por três mecanismos: contato manual direto (autoinoculação da própria mucosa nasal e conjuntiva depois de tocar uma pessoa ou objeto contaminados), inalação de pequenas partículas aerossóis que estão no ar após a tosse, ou deposição de partículas grandes de aerossóis que são expelidas durante um espirro e atingem a mucosa nasal ou conjuntiva. Apesar de os diferentes patógenos causadores do resfriado comum poderem se disseminar por qualquer um desses mecanismos, algumas vias de transmissão parecem ser mais eficientes do que outras para determinados vírus. Estudos com HRV e VSR sugerem que o contato direto seja um mecanismo eficiente de transmissão desses vírus, embora a transmissão por partículas grandes de aerossóis também possa ocorrer. Em contrapartida, os vírus influenza e coronavírus parecem ser mais eficientemente dispersos por partículas pequenas de aerossóis.

Os vírus respiratórios desenvolveram diferentes mecanismos para evitar as defesas do hospedeiro. As infecções por HRV e adenovírus resultam no desenvolvimento de imunidade protetora sorotipo-específica. As infecções repetidas com esses agentes patogênicos ocorrem porque há um grande número de sorotipos diferentes para cada vírus. Os vírus influenza alteram os antígenos presentes na superfície do vírus devido à deriva genética e assim comportam-se como se houvesse múltiplos sorotipos virais. A interação dos coronavírus (ver Capítulo 291) com a imunidade do hospedeiro não está bem definida, mas parece que múltiplas cepas distintas de coronavírus são capazes de induzir pelo menos uma imunidade protetora de curta duração. Existem quatro tipos de vírus PVI e dois subgrupos antigênicos de VSR, e quatro genótipos de MPV. Além da diversidade antigênica, muitos desses vírus são capazes de reinfectar as vias respiratórias superiores devido à imunoglobulina A (IgA) de mucosa induzida pela infecção anterior ser de curta duração, e o período de incubação breve desses vírus permite o estabelecimento da infecção antes das respostas imunes de memória. Embora a reinfecção não seja completamente evitada pela resposta adaptativa do hospedeiro a estes vírus, a gravidade da doença é moderada pela imunidade preexistente.

A infecção viral do epitélio nasal pode estar associada à destruição do revestimento epitelial, como acontece com os vírus influenza e adenovírus, ou pode não haver dano histológico aparente, como com HRV, coronavírus e VSR. Independentemente dos achados histopatológicos, a infecção do

N.E.: Segundo o Sistema de Informação sobre Mortalidade (SIM/MS), em 2020 foram 1.027 óbitos de crianças entre 0 e 18 anos por Covid-19, sendo que metade tinha menos de 2 anos. Ver https://portal.fiocruz.br/noticia/fiocruz-analisa-dados-sobre-mortes-de-criancas-por-covid-19

Tabela 407.1 Patógenos associados ao resfriado comum.

ASSOCIAÇÃO	PATÓGENO	FREQUÊNCIA RELATIVA*	OUTROS SINTOMAS E SINAIS COMUNS
Agentes principalmente associados ao resfriado comum	Rinovírus humanos	Frequente	Sibilância/bronquiolite
	Coronavírus	Frequente	
Agentes principalmente associados a outras síndromes clínicas que também causam sintomas de resfriado comum	Vírus sincicial respiratório	Ocasional	Bronquiolite em crianças com menos de 2 anos
	Metapneumovírus humano	Ocasional	Pneumonia e bronquiolite
	Vírus influenza	Incomum	Gripe, pneumonia, diarreia
	Vírus parainfluenza	Incomum	Diarreia, bronquiolite
	Adenovírus	Incomum	Febre faringoconjuntival (conjuntivite palpebral, secreção ocular muito fluida, eritema faríngeo)
	Enterovírus	Incomum	Herpangina (febre e pápulas ulceradas na orofaringe posterior)
	Vírus Coxsackie A		
	Outro enterovírus não pólio		Meningite asséptica

*Frequência relativa de resfriados causados pelo agente.

epitélio nasal está associada a uma resposta inflamatória aguda, caracterizada pela liberação de uma variedade de citocinas inflamatórias e pela infiltração da mucosa por células inflamatórias. Essa resposta inflamatória aguda parece ser parcialmente, ou em grande parte, responsável por muitos dos sintomas associados ao resfriado comum. A excreção viral da maioria das viroses respiratórias atinge o ápice de 3 a 5 dias após a inoculação, muitas vezes coincidindo com o início dos sintomas; baixos níveis de excreção viral podem persistir por até 2 semanas no hospedeiro saudável em recuperação. A inflamação pode obstruir os óstios dos seios ou a tuba auditiva, predispondo à sinusite bacteriana ou à otite média, respectivamente.

O sistema imune do hospedeiro é responsável pela maioria dos sintomas do resfriado, em vez dos danos diretos ao trato respiratório. As células infectadas liberam citocinas, tais como a interleucina-8, que atraem as células polimorfonucleares na submucosa e no epitélio nasal. Os HRV também aumentam a permeabilidade vascular na submucosa nasal, liberando bradicinina e albumina, o que pode contribuir para os sintomas.

MANIFESTAÇÕES CLÍNICAS

Os sintomas do resfriado comum podem variar com a idade e o vírus. Em lactentes, febre e rinorreia podem predominar. A febre é incomum em crianças mais velhas e adultos. O aparecimento de sintomas do resfriado comum ocorre normalmente de 1 a 3 dias após a infecção viral. Em geral, o primeiro sintoma observado é dor ou sensação de arranhado na garganta, seguido por obstrução nasal e coriza. A dor de garganta geralmente se resolve rapidamente e, pelo 2º ou 3º dia da doença, os sintomas nasais predominam. A tosse está associada a dois terços dos resfriados em crianças e, na maioria das vezes, inicia-se após o surgimento dos sintomas nasais. A tosse pode persistir por 1 ou 2 semanas adicionais após a resolução dos outros sintomas. Os vírus influenza, VSR, MPV e adenovírus são mais propensos do que os HRV ou coronavírus a estarem associados a febre e outros sintomas constitucionais. Outros sintomas de um resfriado podem incluir dor de cabeça, rouquidão, irritabilidade, dificuldade para dormir ou diminuição do apetite. Vômitos e diarreia são incomuns. O resfriado geralmente persiste por cerca de 1 semana, embora em 10% dos casos perdure por 2 semanas.

Os achados físicos do resfriado comum estão limitados ao trato respiratório superior. A secreção nasal aumentada é normalmente óbvia; é comum uma alteração na cor ou consistência das secreções durante o curso da doença, o que não indica sinusite ou superinfecção bacteriana, mas pode sugerir o acúmulo de células polimorfonucleares. O exame da cavidade nasal pode revelar cornetos nasais eritematosos e edemaciados, embora esse achado não seja específico e tenha valor diagnóstico limitado. Pressão anormal da orelha média é comum durante o curso de um resfriado. Linfadenopatia cervical anterior ou hiperemia conjuntival também podem ser observadas no exame.

DIAGNÓSTICO

A tarefa mais importante do médico ao cuidar de um paciente com resfriado é a de excluir outras condições que sejam potencialmente mais graves ou tratáveis. O diagnóstico diferencial do resfriado comum inclui doenças não infecciosas e outras infecções do trato respiratório superior (ver Tabela 407.2).

ACHADOS LABORATORIAIS

Exames laboratoriais de rotina não são úteis para o diagnóstico e tratamento do resfriado comum. Um esfregaço nasal para pesquisa de eosinófilos (coloração Hansel®) pode ser útil se houver a suspeita de rinite alérgica (ver Capítulo 168). A predominância de polimorfonucleares nas secreções nasais é característica de resfriados sem complicações e *não* indica superinfecção bacteriana. Anomalias radiográficas autolimitadas dos seios paranasais são comuns durante um resfriado simples; o exame de imagem *não é* indicado para a maioria das crianças com rinite simples.

Os agentes patogênicos virais associados ao resfriado comum podem ser detectados por reação em cadeia da polimerase (PCR), cultura, detecção de antígenos ou métodos sorológicos. Esses estudos não são geralmente indicados em pacientes com resfriados, pois um diagnóstico etiológico específico só é útil quando o tratamento com um agente antiviral é contemplado, tal como para os vírus influenza. As culturas bacterianas, a PCR ou a detecção de antígeno são úteis apenas quando houver suspeita de estreptococos do grupo A (ver Capítulo 210) ou *Bordetella pertussis* (ver Capítulo 224). O isolamento de outros patógenos bacterianos a partir de amostras da nasofaringe não é uma indicação de infecção bacteriana nasal e não constitui um marcador específico do agente etiológico na sinusite.

N.E.: Na verdade, febre e outros sintomas constitucionais são comuns na infecção pelo SARS-CoV-2.

Tabela 407.2 Condições que podem mimetizar o resfriado comum.

CONDIÇÃO	CARACTERÍSTICAS DIFERENCIAIS
Rinite alérgica	Prurido proeminente e espirros, eosinófilos nasais. Coloração Hansel® pode ajudar no diagnóstico
Rinite vasomotora	Pode ser desencadeada por agentes irritantes, mudanças climáticas, alimentos picantes etc.
Rinite medicamentosa	Histórico de uso de descongestionante nasal
Corpo estranho	Unilateral, secreções de odor ruim Secreções nasais hemorrágicas
Sinusite	Presença de febre, dor de cabeça ou dor facial, ou edema periorbital ou persistência da rinorreia e tosse por mais de 10 a 14 dias
Estreptococose	Coriza nasal mucopurulenta que fere as narinas, sem tosse
Coqueluche	Aparecimento de tosse paroxística grave ou persistente
Sífilis congênita	Rinorreia persistente com início nos primeiros 3 meses de vida

TRATAMENTO

O tratamento do resfriado comum consiste principalmente em cuidados de suporte e orientação preventiva, como recomendado pelas diretrizes da American Academy of Pediatrics e do United Kingdom National Institute for Health and Clinical Excellence.

Tratamento antiviral

A terapia antiviral específica não está disponível para infecções por HRV. A ribavirina, que está aprovada para o tratamento de infecções graves por VSR, não tem eficácia no tratamento do resfriado comum. Os inibidores da neuraminidase, como o oseltamivir e o zanamivir, têm um efeito modesto sobre a duração dos sintomas associados a infecções por vírus influenza em crianças. O oseltamivir também reduz a frequência de otite média associada à *influenza*. A dificuldade em distinguir o vírus influenza de outros patógenos do resfriado comum e a necessidade de instituir a terapia no início da doença (dentro de 48 horas do início dos sintomas), para que seja benéfica, são limitações práticas para a utilização desses agentes para infecções leves do trato respiratório superior. *A terapêutica antibacteriana não apresenta benefício no tratamento do resfriado comum e deve ser evitada para minimizar os possíveis efeitos adversos e o desenvolvimento de resistência aos antibióticos.*

Cuidados de suporte e tratamento sintomático

Intervenções de suporte são frequentemente recomendadas pela equipe de saúde. Manter a hidratação oral adequada pode ajudar a prevenir a desidratação, fluidificar as secreções e aliviar a mucosa respiratória. O tratamento caseiro comum com ingestão de líquidos aquecidos pode aliviar a mucosa, aumentar o fluxo de muco nasal ou liberar as secreções respiratórias. O uso de soro fisiológico nasal tópico pode remover temporariamente as secreções, e a irrigação salina nasal pode reduzir os sintomas. Ar fresco e umidificado não foi bem estudado, mas pode liberar as secreções nasais; no entanto, umidificadores e vaporizadores devem ser limpos após cada utilização. A Organização Mundial da Saúde (OMS) sugere que vaporizadores, bem como a terapia com umidificadores não sejam utilizados no tratamento de um resfriado.

O uso de terapias orais **sem receita médica** (normalmente contendo anti-histamínicos, antitussígenos e descongestionantes) para os sintomas do resfriado em crianças é controverso. Embora alguns desses medicamentos sejam eficazes em adultos, nenhum estudo demonstra um efeito significativo nas crianças e pode haver efeitos colaterais graves. As crianças pequenas não conseguem cooperar na avaliação da gravidade dos sintomas, por isso os estudos desses tratamentos em crianças têm sido geralmente baseados em observações por parte dos pais ou de outros adultos, um método que é suscetível de ser insensível para a detecção dos efeitos do tratamento. Por causa da falta de evidência direta para a eficácia e o potencial de efeitos colaterais indesejados, é recomendado que produtos para tosse e resfriado sem prescrição *não* sejam utilizados em lactentes e mesmo em crianças com menos de 6 anos. Uma decisão de utilizar esses medicamentos em crianças mais velhas deve considerar a probabilidade de benefício clínico em comparação aos potenciais efeitos adversos desses medicamentos. Os sintomas proeminentes ou mais incômodos dos resfriados variam no decorrer da doença. Se forem utilizados tratamentos sintomáticos, é razoável direcionar a terapia para sintomas específicos e deve-se tomar cuidado para assegurar que cuidadores compreendam o efeito a que se destinam e possam determinar a dosagem apropriada dos medicamentos.

O zinco, administrado como pastilhas orais a pacientes previamente saudáveis, reduz a duração, mas não a gravidade dos sintomas de um resfriado comum se iniciado no prazo de 24 horas dos sintomas. A função da protease 3C do HRV, uma enzima essencial para a replicação do HRV, é inibida pelo zinco, mas não houve nenhuma evidência de efeito antiviral do zinco *in vivo*. O efeito do zinco nos sintomas tem sido inconsistente, com alguns estudos relatando efeitos dramáticos do tratamento (em adultos), enquanto outros estudos não encontram nenhum benefício. Os efeitos colaterais são comuns e incluem diminuição do paladar, paladar ruim e náuseas.

Febre

A febre não está normalmente associada a um resfriado comum simples, e o tratamento antipirético geralmente não é indicado. Os anti-inflamatórios não esteroides (AINEs) podem diminuir o desconforto causado por dores de cabeça ou mialgias relacionadas ao resfriado.

Obstrução nasal

Tanto agentes adrenérgicos tópicos quanto orais podem ser utilizados como descongestionantes nasais em crianças mais velhas e adultos. Os agentes adrenérgicos tópicos eficazes, como xilometazolina, oximetazolina ou fenilefrina, estão disponíveis como gotas intranasais ou *sprays* nasais. As formulações de menor potência desses medicamentos estão disponíveis para uso em crianças mais jovens, embora elas não sejam recomendadas para administração em crianças com menos de 6 anos. A absorção sistêmica das imidazolinas (oximetazolina, xilometazolina) tem sido muito raramente associada à bradicardia, à hipotensão e ao coma. A utilização prolongada de agentes adrenérgicos tópicos deve ser evitada para prevenir o desenvolvimento de **rinite medicamentosa**, um efeito rebote aparente que provoca a sensação de obstrução nasal quando o medicamento é interrompido. Os agentes adrenérgicos orais são menos eficazes do que as preparações tópicas e estão ocasionalmente associados a efeitos sistêmicos, tais como estimulação do sistema nervoso central (SNC), hipertensão e palpitações. Pseudoefedrina pode ser mais eficaz que a fenilefrina como agente oral no tratamento da congestão nasal. Os vapores aromáticos (p. ex., mentol), para massagem no esterno, podem melhorar a sensação de permeabilidade nasal, mas não afetam a espirometria.

Gotas salinas nasais (lavagem, irrigação) podem melhorar os sintomas nasais e ser utilizadas em todos os grupos etários.

Rinorreia

A primeira geração de anti-histamínicos pode reduzir rinorreia em 25 a 30%. O efeito dos anti-histamínicos na rinorreia parece estar relacionado com as propriedades anticolinérgicas desses medicamentos em vez das anti-histamínicas e, por conseguinte, os anti-histamínicos de segunda geração ou não sedativos não têm efeito sobre os sintomas do resfriado comum. Os principais efeitos adversos associados ao uso dos anti-histamínicos são sedação ou hiperatividade paradoxal. A superdosagem pode ser associada à depressão respiratória ou a alucinações. Rinorreia também pode ser tratada com brometo de ipratrópio, um agente anticolinérgico tópico. Esse medicamento produz um efeito comparável ao dos anti-histamínicos, mas não está associado à sedação. Os efeitos colaterais mais comuns do ipratrópio são irritação nasal e sangramento.

Dor de garganta

A dor de garganta associada a resfriados geralmente não é grave, mas o tratamento com analgésicos moderados é ocasionalmente indicado, particularmente se estiver associada a mialgia ou dor de cabeça. O uso de paracetamol durante a infecção por HRV está associado à supressão de respostas de anticorpos neutralizantes, mas essa observação não tem significado clínico aparente. O ácido acetilsalicílico *não deve* ser administrado a crianças com infecções respiratórias devido ao risco de síndrome de Reye em crianças com infecção por *influenza* (ver Capítulo 388). **Anti-inflamatórios não hormonais** podem ser eficazes no alívio da dor causada por um resfriado, mas não há nenhuma evidência clara de efeito sobre os sintomas respiratórios.

Tosse

A supressão da tosse geralmente não é necessária em pacientes com resfriados. A tosse em alguns pacientes parece ser decorrente da irritação do trato respiratório superior associada ao gotejamento pós-nasal. A tosse nestes pacientes é mais proeminente durante os períodos de maiores sintomas nasais, e o tratamento com um anti-histamínico de primeira geração pode ser útil. Pastilhas para a tosse podem ser temporariamente eficazes e é pouco provável que sejam nocivas a crianças, desde que não representem risco de aspiração (com idade superior a 6 anos). O **mel** (5 a 10 mℓ em crianças com 1 ano ou mais) tem um efeito modesto para o alívio da tosse noturna e é pouco provável que seja prejudicial para crianças com mais de 1 ano. O mel deve ser evitado em crianças com menos de 1 ano por causa do risco de botulismo (ver Capítulo 237).

Em alguns pacientes, a tosse pode ser resultado de uma **doença reativa das vias respiratórias induzida por vírus**. Esses pacientes podem ter tosse que persiste por dias ou semanas após a doença aguda e podem se beneficiar de broncodilatadores ou outras terapias. A codeína ou o bromidrato de dextrometorfano não têm efeito sobre a tosse de resfriados e apresentam maior potencial de toxicidade. Expectorantes, como a guaifenesina, não são agentes antitussígenos eficazes. A combinação de cânfora, mentol e óleos de eucalipto pode aliviar a tosse noturna, mas os estudos de eficácia são limitados.

Tratamentos ineficazes

A vitamina C, a guaifenesina e a inalação de ar quente e umidificado não são mais eficazes do que o placebo para o tratamento de sintomas do resfriado.

A equinácea é uma erva de tratamento popular para o resfriado comum. Embora os extratos de equinácea tenham efeitos biológicos, a erva não é eficaz como tratamento do resfriado comum. A falta de padronização de produtos comerciais contendo equinácea também representa um tremendo obstáculo para a avaliação racional do uso dessa terapia.

Não há evidência de que o resfriado comum ou a rinite purulenta aguda persistente com menos de 10 dias de duração sejam beneficiados com o uso de antibióticos. De fato, há evidências de que os antibióticos causam efeitos adversos significativos quando administrados para rinite purulenta aguda.

COMPLICAÇÕES

A complicação mais comum de um resfriado é a **otite média aguda** (**OMA**; ver Capítulo 658), que pode ser evidenciada por febre de início recente e dor de ouvido após os primeiros dias de sintomas de resfriado. A OMA é relatada em 5 a 30% das crianças que têm um resfriado, com a maior incidência ocorrendo em lactentes jovens e crianças que frequentem creches. O tratamento sintomático dos sintomas do resfriado comum não tem nenhum efeito sobre o desenvolvimento subsequente da OMA.

A **sinusite** é outra complicação do resfriado comum (ver Capítulo 408). A inflamação autolimitada dos seios nasais é uma parte da fisiopatologia do resfriado comum, mas 0,5 a 2% das infecções virais do trato respiratório superior em adultos, e 5 a 13% em crianças, têm a sinusite bacteriana aguda como complicação. A diferenciação dos sintomas do resfriado comum e da sinusite bacteriana pode ser difícil. O diagnóstico de sinusite bacteriana deve ser considerado caso coriza e tosse diurna persistam sem melhora por pelo menos 10 a 14 dias, se os sintomas agudos piorarem com o tempo, ou se houver sinais agudos de envolvimento mais grave dos seios da face, tais como febre, dor facial ou desenvolvimento de edema facial. Não há evidência de que o tratamento sintomático do resfriado comum altere a frequência de desenvolvimento da sinusite bacteriana. A pneumonia bacteriana é uma complicação rara do resfriado comum.

A exacerbação da **asma** é uma complicação potencialmente grave de resfriados. A maioria das exacerbações da asma em crianças está associada a vírus comuns do resfriado. Não há nenhuma evidência de que o tratamento dos sintomas do resfriado comum evite essa complicação; no entanto, estudos estão em andamento em pacientes com asma subjacente para determinar a eficácia do tratamento preventivo ou agudo no início dos sintomas da infecção do trato respiratório superior.

Apesar de não ser uma complicação, outra consequência importante do resfriado comum é o uso inadequado de antibióticos para essas doenças e a contribuição associada para o problema do aumento da resistência antibiótica de bactérias patogênicas respiratórias, bem como os efeitos adversos dos antibióticos.

PREVENÇÃO

A quimioprofilaxia ou a imunoprofilaxia geralmente não estão disponíveis para o resfriado comum. A imunização ou a quimioprofilaxia contra *influenza* podem prevenir resfriados provocados por esses agentes, mas os vírus influenza são responsáveis por apenas uma pequena proporção de todos os resfriados. Palivizumabe é recomendado para prevenir a infecção respiratória inferior por VSR em recém-nascidos de alto risco, mas não impede infecções respiratórias superiores por esse vírus. A vitamina C, o alho ou a equinácea não previnem o resfriado comum. A profilaxia com vitamina C pode reduzir a duração dos sintomas do resfriado. A deficiência de vitamina D está associada ao risco aumentado de infecção viral do trato respiratório em alguns estudos; no entanto, a profilaxia com vitamina D não diminui a incidência ou a gravidade do resfriado comum em adultos e estudos em crianças são escassos. O sulfato de zinco administrado por um período mínimo de 5 meses pode reduzir a taxa de desenvolvimento de resfriados. No entanto, por causa da duração de utilização e efeitos adversos como náuseas e paladar ruim, essa não é uma modalidade de prevenção recomendada para crianças.

A transmissão de mão para mão do HRV, seguida por autoinoculação, pode ser prevenida pela lavagem frequente das mãos e evitando-se tocar a boca, as narinas e os olhos. Alguns estudos relatam que o uso de desinfetantes para as mãos à base de álcool e tratamentos viricidas das mãos foram associados à redução da transmissão. No cenário experimental, desinfetantes viricidas ou tecidos impregnados com virucidas também reduzem a transmissão dos vírus causadores de resfriado; sob condições naturais, nenhuma dessas intervenções impede os resfriados comuns.

A bibliografia está disponível no GEN-io.

Capítulo 408

Sinusite

Diane E. Pappas e J. Owen Hendley†

A sinusite é uma doença comum na infância e na adolescência. Há dois tipos comuns de sinusite – viral e bacteriana – com significativa morbidade aguda e crônica, além do potencial para complicações graves. A sinusite fúngica, embora possa ocorrer, é rara em pacientes imunocompetentes. O resfriado comum leva a uma *rinossinusite* viral autolimitada (ver Capítulo 407). Aproximadamente 0,5 a 2% das infecções virais do trato respiratório superior em crianças e adolescentes são complicadas por sinusite bacteriana sintomática aguda. Algumas crianças com condições subjacentes apresentam doença sinusal crônica que não parece ser infecciosa. Os procedimentos para diagnóstico adequado e tratamento ideal da sinusite permanecem controversos.

Normalmente, os seios etmoidal e maxilar estão presentes ao nascimento, mas somente os seios etmoidais são pneumatizados. Os seios maxilares não estão pneumatizados até os 4 anos. Os seios esfenoidais estão presentes aos 5 anos. Já o desenvolvimento dos seios frontais se inicia entre 7 e 8 anos e estes não estão completamente desenvolvidos até a adolescência. Os óstios de drenagem dos seios são estreitos (1 a 3 mm) e drenam para o complexo ostiomeatal no meato médio. Os seios paranasais são normalmente estéreis, mantidos pelo sistema de depuração mucociliar.

ETIOLOGIA

Os patógenos bacterianos que causam **sinusite bacteriana aguda** em crianças e adolescentes incluem *Streptococcus pneumoniae* (cerca de 30%; ver Capítulo 209), *Haemophilus influenzae* não tipável (cerca de 30%; ver Capítulo 221) e *Moraxella catarrhalis* (cerca de 10%; ver Capítulo 223). Aproximadamente 50% dos casos de *H. influenzae* e 100% dos casos de *M. catarrhalis* são causados por cepas betalactamase-positivas. Cerca de 25% das cepas de *S. pneumoniae* podem ser resistentes à penicilina. *Staphylococcus aureus*, outros estreptococos e anaeróbios são causas incomuns de sinusite bacteriana *aguda* em crianças. Embora *S. aureus* (ver Capítulo 208.1) seja um patógeno incomum de sinusite aguda em crianças, o aumento da prevalência de *S. aureus* resistente à meticilina é uma preocupação significativa. *H. influenzae*, estreptococos alfa-hemolíticos e beta-hemolíticos, *M. catarrhalis*, *S. pneumoniae* e estafilococos *coagulase*-negativos são comumente encontrados em crianças com doença sinusal *crônica*.

EPIDEMIOLOGIA

A sinusite bacteriana aguda pode ocorrer em qualquer idade. As condições predisponentes incluem infecções virais do trato respiratório superior (associadas à exposição em creche ou a um irmão em idade escolar), rinite alérgica e exposição à fumaça de tabaco. Crianças com imunodeficiências, particularmente de produção de anticorpos [imunoglobulina (Ig) G, subclasses de IgG, IgA; ver Capítulo 150], fibrose cística (ver Capítulo 432), disfunção ciliar (ver Capítulo 433), anormalidades da função fagocítica, refluxo gastresofágico, defeitos anatômicos (fenda palatina), pólipos nasais, uso abusivo de cocaína e corpos estranhos nasais (incluindo sondas nasogástricas), podem desenvolver a doença sinusal crônica ou recorrente. A imunossupressão em casos de transplante de medula óssea ou em malignidades com neutropenia e linfopenia profundas predispõe à sinusite fúngica grave (aspergilose, mucormicose), frequentemente com extensão intracraniana. Os pacientes com intubação nasotraqueal ou sonda nasogástrica podem ter obstrução dos óstios sinusais e desenvolver sinusite por organismos resistentes a múltiplos medicamentos da unidade de terapia intensiva.

A sinusite aguda é definida por duração inferior a 30 dias, a subaguda por duração de 1 a 3 meses e a crônica por duração maior que 3 meses.

PATOGÊNESE

A sinusite bacteriana aguda normalmente acompanha uma infecção viral do trato respiratório superior. Inicialmente, a infecção viral causa rinossinusite viral; a avaliação por imagem por ressonância magnética (RM) dos seios paranasais demonstra anormalidades (espessamento, edema e inflamação da mucosa) dos seios paranasais em 68% das crianças saudáveis no curso normal do resfriado comum. O ato de assoar o nariz gera força suficiente para propelir secreções nasais para as cavidades dos seios. As bactérias da nasofaringe que entram nos seios costumam ser prontamente eliminadas, mas, durante uma rinossinusite viral, a inflamação e o edema podem bloquear a drenagem do seio e prejudicar a depuração mucociliar de bactérias. As condições de crescimento são favoráveis, levando a concentrações elevadas de bactérias.

†*In memoriam.*

MANIFESTAÇÕES CLÍNICAS

Crianças e adolescentes com sinusite podem apresentar queixas inespecíficas, incluindo congestão nasal, secreção nasal purulenta (unilateral ou bilateral), febre e tosse. Os sintomas menos comuns incluem mau hálito (halitose), diminuição do olfato (hiposmia) e edema periorbital (ver Tabela 408.1). As queixas de dor de cabeça e dor facial são raras em crianças. Sintomas adicionais incluem desconforto dos dentes maxilares e dor ou pressão exacerbada ao curvar-se para frente. O exame físico pode revelar eritema e edema da mucosa nasal com secreção nasal purulenta. Pode ser detectada sensibilidade dos seios em adolescentes e adultos. A transiluminação revela um seio opaco, com pouca transmissão de luz.

A diferenciação entre sinusite bacteriana e um resfriado pode ser difícil, mas há certos padrões sugestivos de sinusite que podem ser identificados. Esses incluem *persistência* da congestão nasal, rinorreia (de qualquer qualidade) e tosse diurna por mais de 10 dias sem melhora; *sintomas graves* de temperatura igual ou superior a 39°C, com secreção nasal purulenta por 3 dias ou mais; e *agravamento dos sintomas*, seja por recorrência dos sintomas após melhora inicial ou por novos sintomas de febre, corrimento nasal e tosse diurna (dupla piora; ver Figura 408.1).

Tabela 408.1 Critérios convencionais para o diagnóstico de sinusite baseada na presença de no mínimo dois sintomas principais ou um principal e dois ou mais secundários.

SINTOMAS PRINCIPAIS	SINTOMAS SECUNDÁRIOS
• Secreção nasal anterior purulenta	• Dor de cabeça
• Secreção nasal posterior purulenta ou sem cor	• Dor, pressão ou plenitude auricular
• Congestão ou obstrução nasal	• Halitose
• Congestão ou plenitude facial	• Dor de dente
• Dor ou pressão facial	• Tosse
• Hiposmia ou anosmia	• Febre (por sinusite subaguda ou crônica)
• Febre (somente por sinusite aguda)	• Cansaço

De Chow AW, Benninger MS, Brook I, et al: IDSA clinical practice guideline for acute bacterial rhinosinusitis in children and adults. *CID* 54:e72–e112, 2012, Table 2, p. e78.

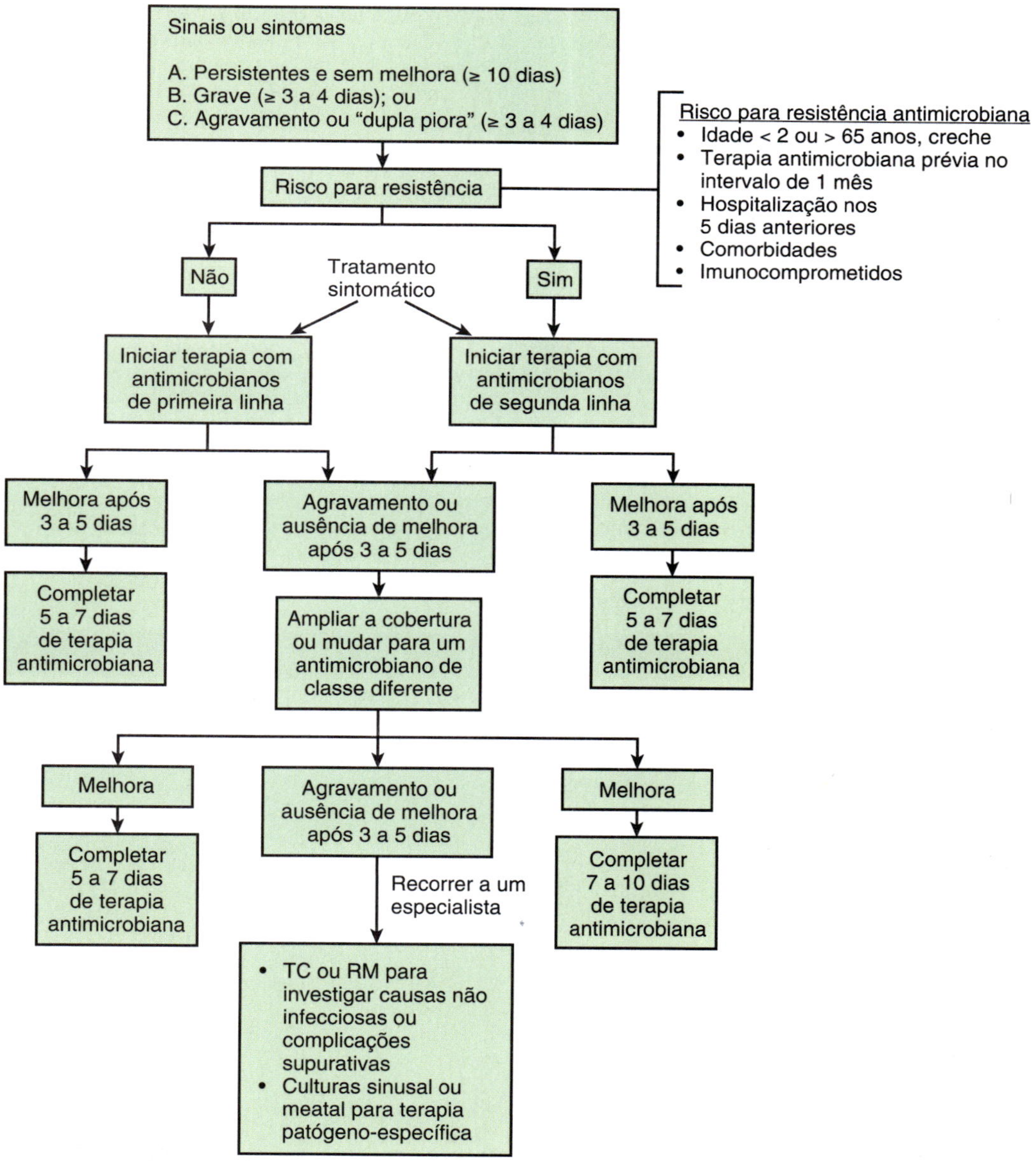

Figura 408.1 Algoritmo para o tratamento da rinossinusite bacteriana aguda. (De Chow AW, Benninger MS, Brook I, et al: Infectious Diseases Society of America. IDSA clinical practice guideline for acute bacterial rhinosinusitis in children and adults. *Clin Infect Dis* 54(8):e72–e112, 2012, Fig. 1.)

DIAGNÓSTICO

O diagnóstico clínico da sinusite bacteriana *aguda* baseia-se no histórico. Sintomas persistentes de infecção do trato respiratório superior, como secreção nasal e tosse, por mais de 10 dias sem melhora, ou sintomas respiratórios graves, incluindo temperatura de pelo menos 39°C e secreção nasal purulenta por 3 a 4 dias consecutivos, sugerem uma sinusite bacteriana aguda complicada. As bactérias são isoladas a partir de aspirados dos seios maxilares em 70% das crianças avaliadas com esses sintomas persistentes ou graves. Crianças com sinusite *crônica* têm um histórico de sintomas respiratórios persistentes, incluindo tosse, secreção nasal ou congestão nasal, com duração superior a 90 dias.

A *cultura do aspirado sinusal* é o único método preciso de diagnóstico, mas não é prático para uso rotineiro em pacientes imunocompetentes. Pode ser um procedimento necessário para pacientes imunocomprometidos com suspeita de sinusite fúngica. Em adultos, a *endoscopia nasal rígida* é um método menos invasivo para a obtenção de material sinusal para cultura, mas detecta um número excessivo de culturas positivas em comparação com aspirados. Os achados dos estudos radiográficos [radiografias simples, tomografia computadorizada (TC) dos seios paranasais] como opacificação, espessamento da mucosa ou presença de um nível hidroaéreo, não são diagnósticos e não são recomendados em crianças saudáveis. Tais achados podem confirmar a presença de inflamação sinusal, mas não podem ser usados para diferenciar entre as causas virais, bacterianas ou alérgicas da inflamação.

Dado o quadro clínico inespecífico, as considerações para o diagnóstico diferencial incluem infecção viral do trato respiratório superior, rinite alérgica, rinite não alérgica e presença de corpo estranho nasal. As infecções virais do trato respiratório superior são caracterizadas por secreção nasal clara e, em geral, não purulenta, tosse e febre inicial; os sintomas normalmente não persistem além de 10 a 14 dias, embora algumas crianças (10%) apresentem sintomas persistentes mesmo após 14 dias. Em um estudo recente com amostras de secreção nasal, novos vírus estavam presentes em 29% dos episódios de sinusite em crianças, sugerindo que infecções sequenciais das vias respiratórias superiores sejam a causa dos sintomas persistentes em muitos casos. A rinite alérgica pode ser sazonal; e a avaliação das secreções nasais deve revelar eosinofilia significativa.

TRATAMENTO

Não está claro se o tratamento antimicrobiano de sinusite bacteriana aguda diagnosticada clinicamente oferece algum benefício substancial. Um estudo clínico randomizado controlado por placebo, comparando um tratamento de 14 dias de crianças com sinusite clinicamente diagnosticada com amoxicilina, amoxicilina-clavulanato ou placebo, concluiu que a terapia antimicrobiana não afetou a resolução dos sintomas, a duração dos sintomas ou os dias de ausência escolar. Um estudo similar em adultos demonstrou melhora dos sintomas no 7º dia, mas não no 10º dia do tratamento. As principais diretrizes recomendam o tratamento antimicrobiano para sinusite bacteriana aguda com início grave ou em caso de agravamento para promover a resolução dos sintomas e prevenir complicações supurativas, embora 50 a 60% das crianças com sinusite bacteriana aguda se recuperem sem terapia antimicrobiana.

A terapia inicial com amoxicilina (45 mg/kg/dia em dose fracionada) é adequada para a maioria das crianças com sinusite bacteriana aguda não complicada de gravidade leve a moderada (ver Tabela 408.2). Os tratamentos alternativos para os pacientes alérgicos à penicilina incluem cefdinir, axetilcefuroxima, cefpodoxima ou cefixima. Em crianças de maior idade, o levofloxacino é um antimicrobiano alternativo. A *azitromicina e o sulfametoxazol-trimetoprima não são mais indicados em razão de elevada prevalência de resistência a essas medicações.* Para as crianças com fatores de risco (terapia antimicrobiana prévia no período de 1 a 3 meses, frequência a creche ou idade inferior a 2 anos) para aquisição de bactérias resistentes e para aquelas que não respondem à terapia inicial com amoxicilina no prazo de 72 horas, ou com sinusite grave, o tratamento com doses elevadas de amoxicilina-clavulanato (80 a 90 mg/kg/dia de amoxicilina) deve ser iniciado. Ceftriaxona (50 mg/kg, IV ou IM) pode ser administrada a crianças que estejam vomitando ou em risco de baixa adesão; deve-se, em seguida, instituir um tratamento com antibióticos orais. A falta de resposta a esses regimes requer encaminhamento a um otorrinolaringologista para uma avaliação mais aprofundada, pois pode ser necessária a aspiração do seio maxilar para a cultura e o teste de suscetibilidade a antimicrobianos (ver Tabela 408.3). A duração adequada da terapia para sinusite ainda precisa ser definida; a individualização da terapia é uma abordagem razoável, com o tratamento recomendado por um período mínimo de 10 dias ou 7 dias após a resolução de sintomas (ver Figura 408.1).

A sinusite frontal pode evoluir rapidamente para complicações intracranianas graves e, portanto, necessita de tratamento com ceftriaxona parenteral até que ocorra melhora clínica substancial (ver Figuras 408.2 e 408.3). O tratamento é, então, complementado com antibioticoterapia oral.

O uso de descongestionantes, anti-histamínicos, mucolíticos e corticosteroides intranasais não foi adequadamente estudado em crianças e não é recomendado para o tratamento de sinusite bacteriana aguda não complicada. Além disso, lavagens nasais com solução salina ou

Tabela 408.2 Regimes antimicrobianos para rinossinusite bacteriana aguda em crianças.

INDICAÇÃO	PRIMEIRA LINHA (DOSE DIÁRIA)	SEGUNDA LINHA (DOSE DIÁRIA)
Terapia empírica inicial	Amoxicilina-clavulanato (45 mg/kg/dia VO 2 vezes/dia)	• Amoxicilina-clavulanato (90 mg/kg/dia VO 2 vezes/dia)
ALERGIA A BETA-LACTÂMICOS		
Hipersensibilidade tipo I		• Levofloxacino (10 a 20 mg/kg/dia VO a cada 12 a 24 h)
Hipersensibilidade não tipo I		• Clindamicina* (30 a 40 mg/kg/dia VO 3 vezes/dia) + cefixima (8 mg/kg/dia VO 2 vezes/dia) ou cefpodoxima (10 mg/kg/dia VO 2 vezes/dia)
Risco de resistência antimicrobiana ou falha da terapia inicial		• Amoxicilina-clavulanato (90 mg/kg/dia VO 2 vezes/dia) • Clindamicina* (30 a 40 mg/kg/dia VO 3 vezes/dia) + cefixima (8 mg/kg/dia VO 2 vezes/dia) ou cefpodoxima (10 mg/kg/dia VO 2 vezes/dia) • Levofloxacino (10 a 20 mg/kg/dia VO a cada 12 a 24 h)
Infecção grave com necessidade de hospitalização		• Ampicilina/sulbactam (200 a 400 mg/kg/dia IV a cada 6 h) • Ceftriaxona (50 mg/kg/dia IV a cada 12 h) • Cefotaxima (100 a 200 mg/kg/dia IV a cada 6 h) • Levofloxacino (10 a 20 mg/kg/dia IV a cada 12 a 24 h)

*Resistência a clindamicina (cerca de 31%) é frequentemente observada em amostras de *Streptococcus pneumoniae* do sorotipo 19A em diferentes regiões dos EUA.
IV, via intravenosa; *VO*, via oral.
De Chow AW, Benninger MS, Brook I, et al: IDSA clinical practice guideline for acute bacterial rhinosinusitis in children and adults. *CID* 54:e72–e112, 2012, Table 9, p. e94.

Tabela 408.3 Indicações para encaminhamento a um especialista.

• Infecção grave (febre alta persistente com temperatura > 39°C; edema orbital; dor de cabeça grave, distúrbio visual, estado mental alterado, sinais meníngeos) • Infecção recalcitrante com falha na resposta a ciclos prolongados de terapia antimicrobiana • Hospedeiro imunocomprometido • Múltiplos problemas médicos que podem comprometer a resposta ao tratamento (p. ex., comprometimento hepático ou renal, hipersensibilidade a agentes antimicrobianos, transplante de órgãos)	• Patógenos incomuns ou resistentes • Sinusite fúngica ou doença granulomatosa • Infecção nosocomial • Defeitos anatômicos que causam obstrução e necessitam de intervenção cirúrgica • Múltiplos episódios recorrentes de rinossinusite bacteriana aguda (3 a 4 episódios por ano), sugerindo sinusite crônica • Rinossinusite crônica (com ou sem pólipos ou asma) com exacerbações recorrentes de rinossinusite bacteriana aguda • Avaliação da imunoterapia para rinite alérgica

De Chow AW, Benninger MS, Brook I, *et al:* IDSA clinical practice guideline for acute bacterial rhinosinusitis in children and adults. *CID* 54:e72–e112, 2012, Table 14, p. e106.

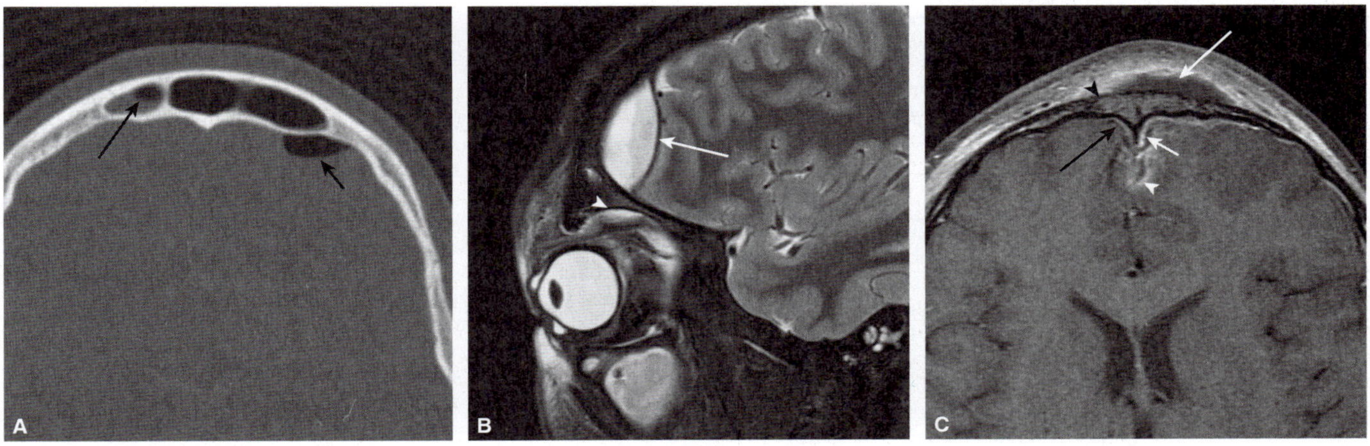

Figura 408.2 **Sinusite complicada aguda. A.** Sinusite frontal e abscesso epidural. A imagem de tomografia computadorizada em plano axial mostra um nível hidroaéreo no seio frontal *(seta longa).* Há, também, um nível hidroaéreo intracraniano associado a um abscesso epidural *(seta curta).* **B.** Sinusite frontal, abscesso epidural e abscesso orbital. A imagem por ressonância magnética (RM) ponderada em T2 com supressão de gordura em plano sagital demonstra um abscesso epidural biconvexo *(seta)* contendo um nível de sedimento. Há, também, um pequeno abscesso subperiósteo extraconal superior *(ponta de seta).* STS periorbital está presente e há secreções dentro do antro maxilar. **C.** Tumor de Pott, osteomielite frontal e empiema subdural. A imagem por RM ponderada em T1 com supressão de gordura e realce à base de gadolínio em plano axial mostra inchaço frontal do couro cabeludo ventral a um abscesso subperiósteo frontal (*seta branca longa*) elíptico de intensidade de sinal baixa, realçando perifericamente. Há realce do osso frontal subjacente, consistente com osteomielite (*ponta de seta preta*). Há, também, realce dural (*seta preta*) e um pequeno empiema subdural inter-hemisférico frontal esquerdo (*seta branca curta*) com realce sutil das leptomeninges frontais adjacentes e do córtex, causado por meningite e cerebrite (*ponta de seta branca*). (De Walters MM, Robertson RL, editors: *Pediatric radiology, the requisites*, ed 4, Philadelphia, 2017, Elsevier, Fig. 10.40.)

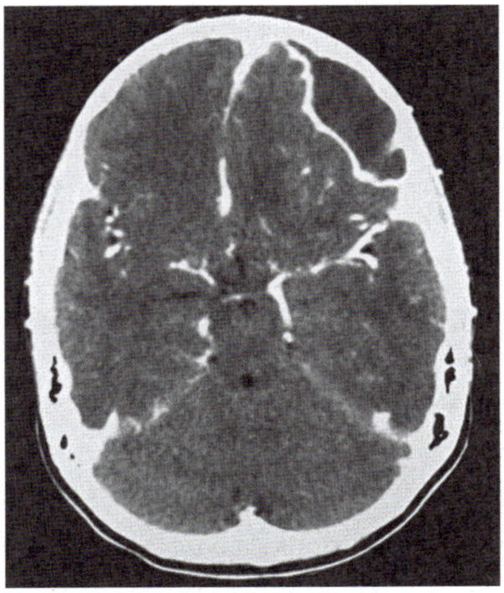

Figura 408.3 Imagem de TC realçada por contraste em plano axial de menina de 11 anos prostrada com um abscesso do lobo subfrontal secundário à sinusite frontal. A TC demonstra uma cavidade de forma elíptica com realce do anel e preenchida com fluido adjacente ao lobo frontal com deslocamento contralateral da linha média. (De Parikh SR, Brown SM: Image-guided frontal sinus surgery in children, *Operative Tech Otolaryngol Head Neck Surg* 15:37–41, 2004.)

uso de *sprays* nasais podem ajudar a liquefazer as secreções e atuar como vasoconstritores leves, mas os efeitos não foram sistematicamente avaliados em crianças.

COMPLICAÇÕES

Em razão da íntima proximidade dos seios paranasais com o cérebro e os olhos, graves **complicações intracranianas** e/ou orbitais podem advir de uma sinusite bacteriana aguda e progredir rapidamente. As complicações orbitais, como *celulite periorbitária* e, mais frequentemente, *celulite orbitária* (ver Capítulo 634), são, na maioria das vezes, secundárias à etmoidite bacteriana aguda. A infecção pode se disseminar diretamente através da lâmina papirácea, uma fina placa óssea que forma a parede lateral do seio etmoidal. A celulite periorbitária causa eritema e edema dos tecidos que circundam o globo, enquanto a celulite orbitária envolve as estruturas intraorbitárias e resulta em proptose, quemose, diminuição da acuidade visual, visão dupla e comprometimento dos movimentos extraoculares, além de dor nos olhos (ver Figura 408.4). A avaliação deve incluir TC de órbitas e seios paranasais, em conjunto com a avaliação oftalmológica e otorrinolaringológica. O tratamento com antimicrobianos por via intravenosa deve ser iniciado. A celulite orbitária pode exigir a drenagem cirúrgica dos seios etmoidais ou da órbita.

Complicações intracranianas podem incluir abscesso epidural, meningite, trombose do seio cavernoso, empiema subdural e abscesso cerebral (ver Capítulo 622). As crianças com alteração do estado mental, rigidez da nuca, dor de cabeça intensa, achados neurológicos focais ou sinais de pressão intracraniana aumentada (dor de cabeça, vômitos)

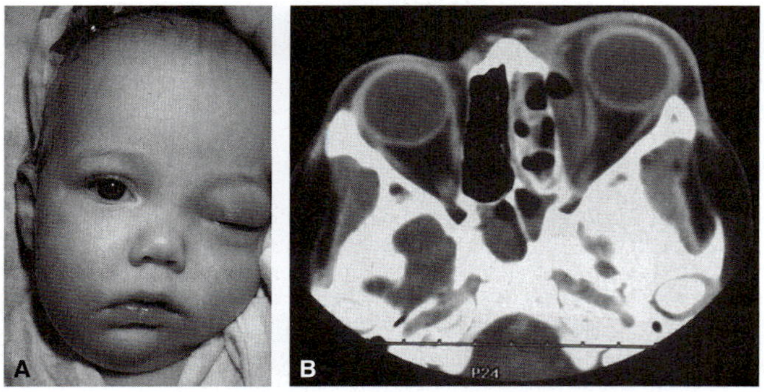

Figura 408.4 Complicações orbitais da sinusite aguda. **A.** Uma criança de 11 meses com olho esquerdo inchado e movimento ocular limitado. **B.** TC em plano axial mostra opacificação dos seios e massa inflamatória com um nível hidroaéreo deslocando lateralmente o reto medial. (De Cooper, ML, Slovis T: The sinuses. In Slovis T, editor: *Caffey's pediatric diagnostic imaging*, ed 11, Philadelphia, 2008, Mosby, Fig. 43-7, p. 573.)

necessitam de TC imediata de cérebro, órbitas e seios paranasais para avaliar a presença de complicações intracranianas a partir da sinusite bacteriana aguda. Crianças de origem étnico-racial negra e indivíduos do sexo masculino estão em maior risco, mas não há evidência de risco aumentado devido à condição socioeconômica. O tratamento com antimicrobianos de amplo espectro (geralmente cefotaxima ou ceftriaxona combinada com vancomicina) por via intravenosa deve ser iniciado imediatamente, enquanto se aguardam os resultados da cultura e do teste de suscetibilidade aos antimicrobianos. Em 50% dos casos, o abscesso é uma infecção polimicrobiana. Os abscessos podem necessitar de drenagem cirúrgica. Outras complicações incluem osteomielite do osso frontal (**tumor de Potts**), que é caracterizada por edema e inchaço da testa (ver Figura 408.2), e **mucoceles**, que são lesões inflamatórias crônicas geralmente localizadas nos seios frontais que podem expandir, causando deslocamento do olho e resultando em diplopia. A drenagem cirúrgica normalmente é necessária.

PREVENÇÃO

A prevenção é mais eficiente por meio da lavagem frequente das mãos e evitando-se o contato com pessoas que estejam resfriadas. Como a sinusite bacteriana aguda pode complicar a infecção por *influenza*, a prevenção dessa doença com a vacina anual evitará alguns casos de sinusite complicada. A imunização e a quimioprofilaxia contra *influenza* com oseltamivir ou zanamivir podem ser úteis para a prevenção das doenças respiratórias causadas por esse patógeno e das complicações associadas; entretanto, *influenza* é responsável por apenas uma pequena proporção de todas as doenças respiratórias.

A bibliografia está disponível no GEN-io.

Capítulo 409
Faringite Aguda

Robert R. Tanz

Faringite refere-se à inflamação da faringe, incluindo eritema, edema, exsudados ou um enantema (úlceras, vesículas). A inflamação da faringe pode estar associada a exposições ambientais, tais como tabagismo, poluentes do ar e alergênios; ao contato com substâncias cáusticas, comida quente e líquidos; e com agentes infecciosos. A faringe e a boca podem estar envolvidas em vários estados inflamatórios, como síndrome de febre periódica, estomatite aftosa, faringite, adenite (PFAFA; do inglês, *periodic fever, aphthous stomatitis, pharyngitis, adenitis*), doença de Kawasaki, doença inflamatória do intestino (DII), síndrome de Stevens-Johnson e lúpus eritematoso sistêmico (LES). As etiologias não infecciosas estão normalmente evidentes no histórico e exame físico; entretanto, pode ser mais difícil para diferenciação entre as inúmeras causas infecciosas de faringite aguda.

Infecções agudas do trato respiratório superior são responsáveis por um número substancial de visitas aos pediatras e muitas apresentam dor de garganta como um sintoma ou evidência de faringite no exame físico. A importância clínica consiste em distinguir causas importantes, potencialmente graves e tratáveis de faringite aguda daquelas que são autolimitadas e não requerem tratamento específico ou acompanhamento. Especificamente, a identificação de pacientes que têm faringite por **estreptococos do grupo A** (EGA; *Streptococcus pyogenes*; ver Capítulo 210) e a prescrição do antibiótico específico constituem o cerne do paradigma do tratamento.

ETIOLOGIAS INFECCIOSAS

Vírus

Na América do Norte e nos países mais industrializados, o EGA é a causa bacteriana mais importante de faringite aguda, mas os vírus predominam como as etiologias infecciosas agudas de faringite. As infecções virais do trato respiratório superior são normalmente transmitidas pelo contato com secreções orais ou respiratórias e ocorrem mais frequentemente no outono, inverno e primavera – isto é, a estação respiratória. Os vírus importantes que causam faringite incluem influenza, parainfluenza, adenovírus, coronavírus, enterovírus, rinovírus, vírus sincicial respiratório (VSR), citomegalovírus, vírus Epstein-Barr (VEB), herpes-vírus simples (VHS) e metapneumovírus humano (MPVH) (ver Tabela 409.1). A maioria das faringites virais, exceto a mononucleose, costuma ser leve. Os sintomas inespecíficos comuns, como coriza e tosse, desenvolvem-se gradualmente antes que se tornem proeminentes. No entanto, os achados específicos, por vezes, são úteis na identificação do agente infeccioso viral (ver Tabela 409.2).

Gengivoestomatite e vesículas ulcerosas por toda a faringe anterior e nos lábios e pele perioral são vistas na infecção primária pelo VHS oral. Febre alta e dificuldade em tomar líquidos por via oral são comuns. Essa infecção pode durar por 14 dias.

Lesões **papulovesiculares** discretas ou **ulcerações** na orofaringe posterior, dor de garganta significativa e febre são características de **herpangina**, causada por vários enterovírus. Na **doença mão-pé-boca**, há vesículas ou úlceras em toda a orofaringe, vesículas nas palmas das mãos e plantas dos pés, e, por vezes, no tronco e extremidades; *Coxsackie* A16 é o agente mais comum, mas enterovírus 71 e *Coxsackie* A6 também podem causar essa síndrome. As infecções por enterovírus são mais comuns no verão.

Vários adenovírus provocam faringite. Quando há **conjuntivite** concomitante à síndrome, essa é chamada de febre *faringoconjuntival*. Em seguida, a faringite tende a se resolver no prazo de 7 dias, mas a conjuntivite pode persistir por até 14 dias. A febre faringoconjuntival pode ser epidêmica ou esporádica; surtos têm sido associados à exposição em piscinas.

Tabela 409.1 Agentes infecciosos que causam faringite.

VÍRUS	BACTÉRIAS
Adenovírus	*Streptococcus pyogenes* (estreptococos do grupo A)
Coronavírus	*Arcanobacterium haemolyticum*
Citomegalovírus	*Fusobacterium necrophorum*
Vírus Epstein-Barr	*Corynebacterium diphtheriae*
Enterovírus	*Neisseria gonorrhoeae*
Herpes-vírus simples (1 e 2)	Estreptococos do grupo C
Vírus da imunodeficiência humana	Estreptococos do grupo G
Metapneumovírus humano	*Francisella tularensis*
Vírus influenza (A e B)	*Yersinia pestis*
Vírus do sarampo	*Chlamydophila pneumoniae*
Vírus parainfluenza	*Chlamydia trachomatis*
Vírus sincicial respiratório	*Mycoplasma pneumoniae*
Rinovírus	Anaeróbios mistos (angina de Vincent)

Tabela 409.2 Aspectos epidemiológicos e clínicos sugestivos de faringite estreptocócica e viral do grupo A.

CARACTERÍSTICA, POR AGENTE ETIOLÓGICO SUSPEITO

Estreptococos do grupo A
- Início súbito de dor de garganta
- Idade 5 a 15 anos
- Febre
- Dor de cabeça
- Náuseas, vômito, dor abdominal
- Inflamação amigdalofaríngea
- Exsudatos tonsilofaríngeos irregulares
- Petéquias palatinas
- Adenite cervical anterior (linfonodos)
- Inverno e apresentação do início da primavera
- Histórico de exposição à faringite por estreptococos
- Erupção cutânea escarlatiniforme

Viral
- Conjuntivite
- Coriza
- Tosse
- Diarreia
- Rouquidão
- Estomatite ulcerativa discreta
- Exantema viral

De Shulman ST, Bisno AL, Clegg HW, et al: Clinical practice guideline for the diagnosis and management of group A streptococcal pharyngitis: 2012 update by the Infectious Diseases Society of America. *Clin Infect Dis* 55(10):e86–e102, 2012, Table 4, p. e91.

As manchas de Koplik e o eritema faríngeo difuso intensos e o enantema patognomônico ocorrem antes da erupção característica do sarampo. Esplenomegalia, linfadenopatia ou hepatomegalia podem ser as pistas para o diagnóstico da mononucleose infecciosa pelo VEB em um adolescente com amigdalite exsudativa. A infecção primária com HIV pode manifestar-se como a **síndrome retroviral aguda**, com faringite não exsudativa, febre, artralgia, mialgia, adenopatias e, muitas vezes, erupção maculopapular.

Outras bactérias não estreptococos do grupo A

Além de EGA, as bactérias que causam faringite incluem estreptococos do grupo C e do grupo G, *Arcanobacterium haemolyticum*, *Francisella tularensis*, *Neisseria gonorrhoeae*, *Mycoplasma pneumoniae*, *Chlamydophila* (anteriormente *Chlamydia*) *pneumoniae*, *Chlamydia trachomatis*, *Fusobacterium necrophorum* e *Corynebacterium diphtheriae*. *Haemophilus influenzae* e *Streptococcus pneumoniae* podem ser cultivados a partir das orofaringes de crianças com faringite, mas seu papel na causa da faringite não foi estabelecido.

Faringites por estreptococos do grupo C e grupo G e *A. haemolyticum* foram diagnosticadas mais comumente em adolescentes e adultos. Elas lembram as faringites por estreptococos beta-hemolítico do grupo A (EGA). Uma erupção semelhante à escarlatina pode estar presente com as infecções por *A. haemolyticum*.

F. necrophorum tem sido sugerido como uma causa muito comum de faringite em adolescentes mais velhos e adultos (15 a 30 anos). A prevalência em estudos tem variado de 10 a 48% dos pacientes com faringite não EBHGA, mas grandes estudos de vigilância não foram realizados. *F. necrophorum* foi detectado por PCR em 20,5% dos pacientes com faringite, em um estudo realizado na clínica de uma universidade, e em 9,4% de uma amostra de conveniência assintomática; alguns pacientes tiveram mais de uma espécie bacteriana detectada por PCR. Pacientes com faringite *F. necrophorum* tinham sinais e sintomas semelhantes à faringite por EGA: cerca de um terço tinha febre, um terço tinha exsudado tonsilar, dois terços tinham adenopatia cervical anterior e a maioria não apresentava tosse. Esse organismo é difícil de cultivar a partir da garganta, e o teste diagnóstico com PCR geralmente não está disponível. A faringite *por F. necrophorum* está associada ao desenvolvimento da **síndrome de Lemierre** (ver Capítulo 410), tromboflebite séptica da veia jugular interna. Aproximadamente 80% dos casos de síndrome de Lemierre são causados por essa bactéria. Os pacientes apresentam-se inicialmente com febre, dor de garganta, faringite exsudativa e/ou abscessos peritonsilares. Os sintomas podem persistir, desenvolver dor e edema no pescoço, e o paciente parece intoxicado. O choque séptico pode acontecer simultaneamente a complicações metastáticas de êmbolos sépticos que podem envolver pulmões, ossos e articulações, sistema nervoso central, órgãos abdominais e tecidos moles. A taxa de letalidade é de 4 a 9%.

Infecções gonocócicas da faringe são geralmente assintomáticas, mas podem causar faringite ulcerativa aguda ou exsudativa com febre e linfadenite cervical. As crianças pequenas com doença gonocócica comprovada devem ser avaliadas para abuso sexual.

A difteria é extremamente rara em países mais desenvolvidos devido à extensa imunização com toxoide diftérico. No entanto, continua a ser endêmica em muitas áreas do mundo, incluindo os países do antigo bloco soviético, África, Ásia, Oriente Médio e América Latina. Ela pode ser considerada em pacientes com viagem recente de ou para essas áreas e em pacientes não imunizados. Os principais achados físicos incluem pescoço de touro (edema extremo do pescoço) e uma pseudomembrana cinza da faringe que pode causar obstrução respiratória.

A ingestão de água, leite ou carne malcozida contaminados por *F. tularensis* pode levar à tularemia orofaríngea. Dor de garganta significativa, amigdalite, adenite cervical, ulcerações orais e uma pseudomembrana (como na difteria) podem estar presentes. *M. pneumoniae* e *C. pneumoniae* causam faringite, mas outras infecções respiratórias superiores e inferiores são mais importantes e mais facilmente reconhecidas. O desenvolvimento de tosse grave ou persistente após a faringite pode ser o indicativo para a infecção por um desses organismos.

Estreptococos do grupo A

A faringite estreptocócica é relativamente incomum antes de 2 a 3 anos, é bastante usual entre as crianças de 5 a 15 anos e diminui de frequência no fim da adolescência e na idade adulta. A doença ocorre durante todo o ano, porém é mais prevalente no inverno e na primavera. É facilmente transmitida entre irmãos e colegas de escola. Os EGA provocam 15 a 30% das faringites em crianças em idade escolar.

A colonização da faringe por EGA pode resultar em portadores assintomáticos ou infecções agudas. Após um período de incubação de 2 a 5 dias, a infecção da faringe com o EGA apresenta-se classicamente como início rápido de dor de garganta significativa e febre (ver Tabela 409.2). A faringe fica avermelhada, as amígdalas aumentadas e frequentemente cobertas com um exsudato branco, cinzento ou amarelo, que pode estar tingido de sangue. Pode haver petéquias ou lesões em formato de rosca no palato mole e faringe posterior, e a úvula pode estar avermelhada e edemaciada (ver Figura 411.1). A superfície da língua pode assemelhar-se a um morango quando as papilas estão inflamadas e proeminentes (língua de morango). A princípio, a língua está frequentemente revestida de branco e com as papilas inchadas, sendo chamada de *língua de morango branco* (ver Figura 210.1B). Quando o revestimento branco desaparece depois de alguns dias, a língua está frequentemente bastante vermelha, sendo denominada *língua de morango vermelho* (ver Figura 210.1C). Os linfonodos cervicais anteriores aumentados e macios estão frequentemente presentes. Dor de cabeça, dor abdominal e vômitos estão frequentemente associados à infecção, mas na ausência de faringite clínica, sinais e sintomas gastrintestinais não devem ser atribuídos ao EGA. Dor de ouvido é uma queixa frequente mas as membranas do tímpano geralmente estão normais. Diarreia, tosse, coriza, ulcerações, difteria, laringite, rouquidão e conjuntivite *não estão* associados à faringite por EGA e aumentam a probabilidade de uma etiologia viral (ver Tabela 409.2).

Pacientes infectados por EGA que produzem exotoxina estreptocócica pirogênica A, B, ou C podem apresentar a **escarlatina** com erupção papular vermelha (em lixa) (ver Figura 210.1A). Ela começa no rosto e, em seguida, torna-se generalizada. As bochechas ficam vermelhas, e a área ao redor da boca é menos intensamente vermelha (mais pálida), dando o aspecto de palidez perioral. A erupção empalidece com a pressão, e pode ser mais intensa nas dobras da pele, especialmente nas fossas antecubitais, axilas e pregas inguinais (linhas ou sinal de Pastia).

Linhas de Pastia são, por vezes, petéquias ou hemorragias leves. A fragilidade capilar pode causar petéquias distais a um garrote ou constrição de vestuário, uma prova do laço positiva ou o fenômeno Rumpel-Leeds. O eritema desaparece em poucos dias e, quando a erupção se resolve, geralmente, a pele descasca como uma queimadura leve de sol. Às vezes, há uma descamação em folhas ao redor das margens livres das unhas dos dedos. A exotoxina estreptocócica pirogênica A, codificada pelo gene *spe* A, é a exotoxina mais comumente associada à febre escarlatiniforme.

A proteína M é um importante fator de virulência EGA que facilita a resistência à fagocitose. A proteína M é codificada pelo gene *emm* e determina o tipo M (ou tipo *emm*). Os métodos moleculares identificaram mais de 200 genes *emm* (tipos *emm*, tipos M). A proteína M é imunogênica e protege contra reinfecção com o tipo M homólogo; um indivíduo pode experimentar vários episódios de faringite EGA na vida porque a imunidade natural é específica para o tipo M e não previne a infecção por um novo tipo M. Vários EGA tipo M podem circular em uma comunidade ao mesmo tempo, e eles entram e saem das comunidades de maneira imprevisível e por motivos desconhecidos.

DIAGNÓSTICO

As apresentações clínicas da faringite estreptocócica e viral muitas vezes se sobrepõem. Em particular, a faringite da mononucleose pode ser difícil de distinguir da faringite por EGA. Médicos, confiando apenas na avaliação clínica, costumam superestimar a probabilidade de uma etiologia estreptocócica. Vários sistemas de pontuação clínica têm sido descritos para ajudar a identificar pacientes que possam ter faringite por EGA. Os critérios desenvolvidos para adultos por Centor e modificados para as crianças por McIsaac dão um ponto para cada um dos seguintes critérios: histórico de temperatura superior a 38°C (100,4°F), ausência de tosse, adenopatia cervical anterior suave, edema ou exsudato tonsilar e idade entre 3 e 14 anos. Ele subtrai um ponto para 45 anos ou mais. Na melhor das hipóteses, uma pontuação de McIsaac igual ou superior a 4 está associada a um teste laboratorial positivo para EGA em menos de 70% das crianças com faringite (ver Tabela 409.3), por isso, também, superestima a probabilidade de EGA. *Consequentemente, testes de laboratório são essenciais para um diagnóstico preciso.* Os achados clínicos e/ou sistemas de pontuação podem ser mais bem utilizados para auxiliar o clínico na identificação de pacientes com necessidade de testes. Avaliar pacientes indiscriminadamente pode levar a sobrediagnóstico e sobretratamento. Os testes de anticorpos de estreptococos não são úteis na avaliação de pacientes com faringite aguda.

A cultura da orofaringe e testes rápidos de detecção de antígeno (TRDAs) são os testes de diagnóstico disponíveis para EGA no atendimento clínico de rotina. A cultura da orofaringe realizada em ágar-sangue continua a ser o padrão-ouro para o diagnóstico de faringite estreptocócica. Há tanto culturas falso-negativas, como consequência de erros de coleta de amostras ou por tratamento anterior com antibiótico, quanto culturas falso-positivas, como consequência de erro na identificação de outras bactérias como EGA. Os TRDAs estreptocócicos detectam os carboidratos dos EGA grupo A. Eles são utilizados pela maioria dos pediatras clínicos. Todos os TRDAs têm especificidade muito elevada, em geral igual ou superior a 95%, de modo que, quando um TRDA é positivo, assume-se como preciso e torna-se desnecessária a cultura de garganta. Uma vez que os TRDAs são geralmente muito menos sensíveis que a cultura, é recomendada a confirmação de um teste rápido negativo com uma cultura de orofaringe. Os TRDAs e a cultura de orofaringe apresentam um espectro tendencioso: eles são mais sensíveis quando a probabilidade pré-teste de EGA é elevada (sinais e sintomas são típicos de infecção por EGA, escores mais altos de McIsaac), e menos sensíveis quando a probabilidade pré-teste é baixa. Evitar os testes quando os pacientes apresentam sinais e sintomas mais sugestivos de uma infecção viral é recomendado por orientações de especialistas.

Muitos laboratórios substituíram a cultura da orofaringe por um dos **testes moleculares de EGA** altamente sensíveis e específicos. Uma variedade de métodos está disponível para amplificar o DNA de um gene EGA específico de *swab* da orofaringe em menos de 1 hora. Nos estudos, tanto a sensibilidade quanto a especificidade são relatadas como iguais ou superiores a 98% quando comparadas com a cultura padrão da orofaringe. A reação em cadeia da polimerase (PCR) geralmente coincide com o teste molecular quando usada para julgar a discrepância entre a cultura e os resultados dos testes moleculares. Alguns desses testes de amplificação de ácido nucleico são aprovados pela Alliance Defending Freedom (ADF) para uso em laboratórios de consultórios médicos e podem ser usados como teste inicial para EGA ou como um teste confirmatório quando o TRDA for negativo. Diferentemente da cultura da orofaringe e TRDAs, testes moleculares podem não apresentar viés de espectro – isto é, embora a sensibilidade do teste seja extremamente alta, é independente da probabilidade pré-teste de que o EGA seja a causa da doença (usando sinais e sintomas, escore McIsaac) aumentando, assim, o potencial para identificar um portador crônico de EGA que na realidade tem uma doença intercorrente não devida a EGA (discutido mais adiante). No entanto, a capacidade desses testes independentes de fornecer um resultado definitivo em menos de 1 hora os torna atraentes (há um teste que leva 15 minutos). O potencial para realizar *swab* em crianças sintomáticas, fazer com que elas aguardem ou mandá-las para casa, e eletronicamente prescrever um antibiótico quando o teste for positivo pode acelerar o início da terapia e posterior retorno à escola e às atividades. O papel dos testes moleculares no diagnóstico da faringite por EGA atualmente não é claro devido a três preocupações: (1) eles são tão sensíveis que podem causar tratamento desnecessário de mais pacientes que são portadores do que normalmente ocorreria com TRDA e/ou cultura; (2) a menos que uma técnica rigorosa seja seguida, eles podem estar propensos à contaminação com DNA EGA exógeno de outros *swabs*, uma preocupação particular nos consultórios médicos quando realizada por funcionários que não sejam técnicos de laboratório treinados; e (3) são muito mais caros do que a cultura da orofaringe.

Testes para outras bactérias que não EGA são realizados com pouca frequência, e devem ser reservados para pacientes com sintomas persistentes e sintomas sugestivos de uma faringite bacteriana não EGA específica – por exemplo, quando há preocupação com infecção gonocócica ou abuso sexual. Meios de cultura especiais e incubação prolongada são obrigatórios para a detecção de *A. haemolyticum*. Uma contagem completa de células do sangue mostrando muitos linfócitos

Tabela 409.3 Valor preditivo positivo da pontuação de McIsaac em crianças em estudos clínicos.*

PONTUAÇÃO	McISAAC, 2004 (*N* = 454) (%)	EDMONSON, 2005 (*N* = 1.184) (%)	TANZ, 2009 (*N* = 1.848) (%)	FINE, 2012 (*N* = 64.789) (%)
0	–	–	7	17
1	–	0,5	19	23
2	20,5	8,9	20	34
3	27,5	42,4	29	50
≥ 4	67,8	48,2	49	68
Prevalência de EGA	34	38	30	37

*Um ponto é atribuído para cada um dos seguintes critérios: histórico de temperatura > 38°C; ausência de tosse; adenopatia cervical anterior suave; inchaço ou exsudato tonsilar; e idade de 3 a 14 anos. Note que na pontuação Centor falta apenas o critério de idade. O valor preditivo positivo refere-se à proporção de pacientes com EGA documentada por teste rápido de detecção de antígeno e/ou cultura da orofaringe.

atípicos e um teste de aglutinação de mononucleose positivo podem ajudar a confirmar a suspeita clínica de mononucleose infecciosa por VBE. As culturas virais são escassas e, em geral, muito caras e lentas para serem clinicamente úteis. A PCR, mais rápida, e o teste PCR multiplex (painel viral respiratório) para patógenos respiratório podem identificar uma variedade de agentes virais e bacterianos dentro de algumas horas. Isso pode ser útil na determinação da necessidade de isolamento de pacientes hospitalizados, auxiliando no prognóstico do paciente e na epidemiologia, mas na ausência de um tratamento específico para a maioria das infecções virais, tais testes geralmente não são necessários ou úteis. De fato, a interpretação de tais testes pode ser difícil, a menos que o paciente tenha sinais ou sintomas característicos de um patógeno específico.

TRATAMENTO

Uma terapia específica não está disponível para a maioria das faringites virais. No entanto, a terapia não específica, sintomática, pode ser uma parte importante do plano global de tratamento. Um agente oral antipirético e analgésico (paracetamol ou ibuprofeno) pode aliviar a febre e a dor de garganta. *Sprays* anestésicos e pastilhas (muitas vezes contendo benzocaína, fenol ou mentol) podem proporcionar alívio local em crianças com desenvolvimento adequado para sua utilização. Corticosteroides sistêmicos são por vezes utilizados em crianças que têm evidências de comprometimento das vias respiratórias superiores devido à mononucleose. Embora os corticosteroides sejam comumente utilizados em adultos com faringite, estudos em larga escala capazes de fornecer dados de segurança e eficácia são escassos em crianças. *Corticosteroides não podem ser recomendados para o tratamento da maioria das faringites pediátricas.*

A terapia com antibióticos para faringite bacteriana depende do organismo identificado. Com base em dados de suscetibilidade *in vitro*, penicilina oral é muitas vezes sugerida para pacientes com isolados de estreptococos do grupo C e a eritromicina oral é recomendada para pacientes com *A. haemolyticum*, mas o benefício clínico de tal tratamento é incerto.

A maioria dos episódios não tratados de faringite EGA resolve-se sem intercorrências dentro de alguns dias, mas a antibioticoterapia precoce acelera a recuperação clínica entre 12 e 24 horas e também reduz as complicações supurativas da faringite por EGA, como abscesso peritonsilar e adenite cervical. *O principal benefício e objetivo do tratamento antibiótico é a prevenção da febre reumática aguda (FRA)*, sendo altamente eficaz quando começado dentro de 9 dias do início da doença. A antibioticoterapia não impede a glomerulonefrite pós-estreptocócica aguda (GNPEA). O tratamento com antibiótico não deve ser adiado para crianças com faringite sintomática e um teste positivo para EGA. O tratamento antibiótico presuntivo pode ser iniciado quando existe um diagnóstico clínico de escarlatina, uma criança sintomática que teve contato domiciliar com caso de faringite estreptocócica, ou há um histórico de FRA no paciente ou um membro da família, porém testes diagnósticos devem ser realizados para confirmar a presença de EGA e os antibióticos devem ser interrompidos se o EGA não for identificado.

Uma variedade de agentes antimicrobianos mostra-se eficaz para a faringite por EGA (ver Tabela 409.4). Os estreptococos do grupo A são universalmente sensíveis à penicilina e a todos os outros antibióticos betalactâmicos. A penicilina tem baixo custo, um espectro estreito de atividade e tem poucos efeitos adversos. A amoxicilina é frequentemente preferida para as crianças por causa do sabor, da disponibilidade na forma de comprimidos mastigáveis e líquido e a conveniência de dosagem única diária. A duração da penicilina oral e da terapia com amoxicilina é de 10 dias. Uma dose intramuscular única de penicilina benzatina ou uma combinação de penicilina G benzatina-procaína é eficaz e segura. Testes de acompanhamento de EGA são desnecessários após a conclusão da terapia e não são recomendados, a menos que os sintomas retornem.

Os pacientes alérgicos às penicilinas podem ser tratados com um curso de 10 dias de uma cefalosporina de primeira geração de espectro estreito (cefalexina ou cefadroxila) se a reação anterior à penicilina não foi uma reação de hipersensibilidade imediata do tipo I. Frequentemente, pacientes alérgicos à penicilina são tratados durante 10 dias com eritromicina, claritromicina, clindamicina ou durante 5 dias com azitromicina.

O aumento da utilização de macrolídios e antibióticos relacionados para uma variedade de infecções, especialmente azalídeos azitromicina, está associado ao aumento das taxas de resistência a esses fármacos entre casos de EGA em muitos países. Cerca de 5% dos casos de EGA nos EUA e mais de 10% no Canadá são macrolídio-resistentes (a resistência a macrolídios inclui a resistência a azalídeos), mas há uma variação local considerável em ambos os países. As taxas são muito mais elevadas em muitos países europeus e asiáticos. Alguns isolados de EGA macrolídio-resistentes são também resistentes à clindamicina. Apesar de não ser um grande obstáculo para o tratamento da faringite, a resistência à clindamicina pode ser importante no tratamento de infecções invasivas por EGA. O uso de macrolídios e antibióticos relacionados deve ser restrito a pacientes que não puderem receber com segurança um fármaco betalactâmico para faringite por EGA. Tetraciclinas, sulfonamidas ou fluoroquinolonas *não* devem ser utilizadas no tratamento de faringite por EGA.

Tabela 409.4 Tratamento recomendado para faringite estreptocócica aguda.

MAIORIA DOS PACIENTES				
	PESO < 27 kg	**PESO ≥ 27 kg**	**VIA**	**DURAÇÃO**
Amoxicilina	50 mg/kg 1 vez/dia (no máximo de 1.000 mg)		Oral	10 dias
Penicilina V	250 mg 2 vezes/dia	500 mg 2 vezes/dia	Oral	10 dias
Penicilina G benzatina	600.000 unidades	1,2 milhão de unidades	IM	Uma vez
Penicilina G benzatina + penicilina G procaína	900.000 unidades + 300.000 unidades	900.000 unidades + 300.000 unidades	IM	Uma vez
PACIENTES ALÉRGICOS À PENICILINA				
	DOSE ORAL		**FREQUÊNCIA**	**DURAÇÃO**
Cefalosporinas*	Varia de acordo com o agente escolhido			10 dias
Eritromicinas				
Etilsuccinato	40 mg/kg/dia até 1.000 mg/dia		2 vezes/dia	10 dias
Estolato	20 a 40 mg/kg/dia até 1.000 mg/dia		2 vezes/dia	10 dias
Claritromicina	15 mg/kg/dia até 500 mg/dia		2 vezes/dia	10 dias
Azitromicina†	12 mg/kg dia 1; 6 mg/kg dias 2 a 5		1 vez/dia	5 dias
Clindamicina	20 mg/kg/dia até 1,8 g/dia		3 vezes/dia	10 dias

*Cefalosporinas de primeira geração são preferidas; a dosagem e a frequência variam entre os agentes. Não utilizar em pacientes com histórico de hipersensibilidade imediata (anafilática) à penicilina e outros antibióticos betalactâmicos.
†A dose máxima é de 500 mg no primeiro dia, 250 mg nos dias subsequentes.

GRUPO CRÔNICO: PORTADORES DE ESTREPTOCOCOS DO GRUPO A

Portadores de estreptococos são pacientes que continuam a abrigar EGA na faringe, apesar do tratamento antibiótico adequado ou quando estão bem. Eles têm pouca ou nenhuma evidência de uma resposta inflamatória do organismo. A patogênese da presença crônica não é conhecida; certamente não está relacionada à resistência à penicilina ou à não adesão à terapia, e há pouca evidência direta para apoiar o conceito de copatogenicidade (presença de organismos produtores de betalactamases na faringe). A presença geralmente representa um risco reduzido para pacientes e seus contatos, mas pode confundir os testes em episódios subsequentes de inflamação na garganta. Uma criança que seja cronicamente colonizada com EGA (portadora de estreptococos) pode ter um teste positivo para EGA quando avaliada para faringite que, na verdade, é causada por uma infecção viral. Os pacientes com faringite e teste positivo repetido criam ansiedade entre os seus familiares e médicos. Geralmente, é desnecessária a tentativa de eliminar a presença crônica. Em vez disso, a avaliação e o tratamento da faringite clínica devem ser realizados sem levar em consideração a presença crônica, usando critérios clínicos para determinar a necessidade de testes, tratando de maneira rotineira os pacientes com testes positivos e evitando antibióticos em pacientes que tiverem testes negativos. Essa abordagem geralmente requer um esforço considerável para assegurar ao paciente e à família que a presença crônica não é um risco significativo para a saúde. A opinião de especialistas sugere que a erradicação pode ser tentada em certas circunstâncias: um surto de FRA ou GNPEA na comunidade; histórico pessoal ou familiar de FRA; um surto de faringite por EGA em uma comunidade fechada ou semifechada, casa de repouso ou instituição de saúde; repetidos episódios de faringite sintomática por EGA em uma família com transmissão e retransmissão entre os membros da família, apesar da terapêutica adequada; quando amigdalectomia estiver sendo considerada por causa da presença crônica ou faringite estreptocócica recorrente; e ansiedade incontrolável extrema relacionada à presença de EGA ("estreptofobia") entre os membros da família. A clindamicina administrada por via oral durante 10 dias é uma terapia eficaz (20 mg/kg/dia divididos em três doses; a dose adulta é de 150 a 450 mg 3 vezes/dia). Amoxicilina-clavulanato (40 mg de amoxicilina/kg/dia até 2.000 mg de amoxicilina/dia 3 vezes/dia divididos por 10 dias) e 4 dias de rifampicina oral (20 mg/kg/dia até 600 mg divididos em duas doses), em conjunto com penicilina benzatina intramuscular administrada uma vez ou com penicilina oral administrada durante 10 dias, também têm sido utilizados (a rifampicina é iniciada no primeiro dia de terapia com penicilina).

FARINGITES RECORRENTES

A faringite recorrente verdadeira por EGA pode ocorrer por várias razões: reinfecção com o mesmo tipo M caso não se desenvolvam anticorpos específicos; baixa adesão ao tratamento antibiótico por via oral; resistência a macrolídio se um macrolídio foi utilizado para o tratamento; e infecção com um novo tipo M. Infelizmente, a determinação do tipo M do EGA em uma infecção aguda não está disponível para o médico. O tratamento com penicilina benzatina intramuscular elimina a não adesão à terapêutica. As recorrências aparentes podem representar faringite de outra causa, na presença de um portador estreptocócico. A presença crônica de EGA é particularmente provável caso as doenças sejam moderadas e de outra forma atípica para faringite EGA.

A amigdalectomia pode diminuir a incidência de faringite por 1 a 2 anos entre as crianças com episódios frequentes de faringite documentada (≥ 7 episódios no ano anterior ou ≥ 5 em cada um dos 2 anos anteriores, ou ≥ 3 em cada um dos 3 anos anterior). No entanto, a frequência de faringite (EGA e não EGA) geralmente diminui ao longo do tempo. Por 2 anos após a amigdalectomia, a incidência de faringite em crianças gravemente afetadas é semelhante entre aquelas que fizeram a amigdalectomia e aquelas que não a fizeram. O fato de poucas crianças serem tão significativamente afetadas e o benefício clínico limitado da amigdalectomia para a maioria devem ser pesados contra os riscos de anestesia e cirurgia. *Históricos não documentados de faringite recorrente são uma base inadequada para a recomendação da amigdalectomia.*

A faringite recorrente por EGA é rara, quase nunca constituindo um sinal de distúrbio imunológico. No entanto, a faringite recorrente pode ser parte de uma síndrome de febre recorrente ou síndrome autoinflamatória, como a síndrome FPAFA. A faringite prolongada (mais de 1 semana) pode ocorrer na mononucleose infecciosa e na síndrome de Lemierre, mas também sugere a possibilidade de outros distúrbios, como neutropenia, síndrome de febre recorrente ou doença autoimune como lúpus eritematoso sistêmico (LES) ou doença de Crohn. Em tais casos, a faringite seria uma dentre um número de achados clínicos que, juntos, devem sugerir o diagnóstico subjacente.

COMPLICAÇÕES E PROGNÓSTICO

Infecções respiratórias virais podem predispor a infecções bacterianas da orelha média e sinusite bacteriana. As complicações da faringite EGA incluem complicações locais supurativas, como abscesso parafaríngeo e doenças não supurativas subsequentes, tais como FRA, GNPEA, artrite reativa pós-estreptocócica e, possivelmente, TNAPAS (transtornos neuropsiquiátricos autoimunes pediátricos associados a estreptococos) (às vezes referido como CANS [síndrome neuropsiquiátrica pediátrica de início agudo; do inglês, *childhood acute neuropsychiatric symptoms*] ou SNAP [síndrome neuropsiquiátrica pediátrica de início agudo], reconhecendo que muitas outras infecções além do EGA podem predispor a essas síndromes).

PREVENÇÃO

Vacinas destinadas a prevenir a infecção com vários vírus (p. ex.,VSR) e EGA estão sendo desenvolvidas. Uma vacina EGA tipo-M multivalente recombinante utiliza as porções terminais de várias proteínas M por conta da sua imunogenicidade. Outras vacinas EGA são baseadas em epítopos mais conservados, a fim de evitar a necessidade de combinar a vacina com os tipos M prevalentes em uma comunidade ou população-alvo. Nenhuma das vacinas experimentais EGA está perto do licenciamento para utilização. Um estudo abrangente recente sobre a resposta imune à aquisição faríngea de EGA na infância levanta questões sobre a melhor forma de criar vacinas eficazes. Isto é complicado pela variedade de cenários clínicos e síndromes clínicas associadas ao EGA e pela necessidade de determinar o(s) benefício(s) clínico(s) pretendido(s) da vacinação. A profilaxia antimicrobiana com penicilina oral diária previne infecções recorrentes por EGA, mas é recomendada apenas para prevenir recorrências de FRA.

A bibliografia está disponível no GEN-io.

Capítulo 410

Abscesso Retrofaríngeo, Abscesso Faríngeo Lateral (Parafaríngeo) e Abscesso/Celulite Peritonsilar

Diane E. Pappas e J. Owen Hendley†

Os *linfonodos retrofaríngeos e faríngeos laterais* que drenam as superfícies mucosas das vias respiratórias superiores e sistema digestório estão localizados no pescoço dentro do *espaço retrofaríngeo* (situado entre a faringe e as vértebras cervicais e estendendo-se para baixo no mediastino superior) e no *espaço faríngeo lateral* (delimitado pela faringe medialmente, a bainha carotídea posteriormente e os músculos

†*In memoriam.*

do processo estiloide lateralmente). Os linfonodos nesses espaços profundos do pescoço comunicam-se, permitindo que as bactérias a partir da celulite ou do abscesso de um nódulo se espalhem para outros nódulos. A infecção dos nódulos geralmente ocorre como resultado da extensão de uma infecção localizada da orofaringe. Um **abscesso retrofaríngeo** também pode resultar de traumatismo penetrante na orofaringe, infecções dentárias e osteomielite vertebral. Uma vez infectados, os nódulos podem progredir por três fases: *celulite*, *fleimão* e *abscesso*. A infecção nos espaços retrofaríngeo e faríngeo lateral pode resultar em comprometimento das vias respiratórias ou mediastinite posterior, tornando importante o diagnóstico a tempo. A incidência baseada na análise de um banco de dados nacional de 2009 é estimada em 4,6 por 100.000 crianças nos EUA.

ABSCESSOS RETROFARÍNGEO E FARÍNGEO LATERAL

O **abscesso retrofaríngeo** ocorre mais comumente em crianças com menos de 3 a 4 anos; como os linfonodos retrofaríngeos involuem após 5 anos, a infecção em crianças mais velhas e adultos é muito menos frequente. Nos EUA, a formação de abscessos ocorre mais comumente no inverno e início da primavera.

Os indivíduos do sexo masculino são afetados com maior frequência do que os do sexo feminino e aproximadamente dois terços dos pacientes têm uma história de infecção recente em orelha, nariz ou faringe.

As manifestações clínicas de abscesso retrofaríngeo são não específicas e incluem febre, irritabilidade, diminuição da ingestão oral e sialorreia. Rigidez do pescoço, torcicolo e recusa em movimentar o pescoço também podem estar presentes. A criança verbal pode queixar-se de dor de garganta e dor no pescoço. Outros sinais podem abranger voz abafada, estridor, desconforto respiratório ou até mesmo apneia obstrutiva do sono. O exame físico pode revelar abaulamento da parede posterior da faringe, embora isso esteja presente em menos de 50% dos lactentes com abscesso retrofaríngeo. A linfadenopatia cervical também pode estar presente.

O abscesso faríngeo lateral comumente apresenta-se como febre, disfagia e protuberância proeminente da parede lateral da faringe, às vezes com deslocamento medial da amígdala.

O diagnóstico diferencial inclui epiglotite aguda e aspiração de corpo estranho. Na criança jovem com mobilidade cervical limitada, a meningite também deve ser considerada. Outras possibilidades incluem linfoma, hematoma e osteomielite vertebral.

A incisão, a drenagem e a cultura de um nódulo com abscesso fornecem o diagnóstico definitivo, mas a tomografia computadorizada (TC) pode ser útil para identificar a presença de um abscesso retrofaríngeo, faríngeo lateral ou parafaríngeo (ver Figuras 410.1 e 410.2). Infecções cervicais profundas podem ser precisamente identificadas e localizadas com TC; contudo, a TC identifica precisamente a formação de abscessos em apenas 63% dos pacientes. As radiografias cervicais de tecidos moles obtidas durante a inspiração com o pescoço estendido podem mostrar aumento da largura ou um nível de ar e fluido no espaço retrofaríngeo. A TC com intensificação por meio de contraste pode revelar hipodensidade central, contraste em anel ou bordas curvas nas paredes de um linfonodo. Acredita-se que as bordas curvas na parede do abscesso sejam uma constatação tardia e indiquem a formação de abscesso.

As infecções retrofaríngeas e faríngeas laterais são mais frequentemente polimicrobianas; os patógenos habituais abrangem estreptococos do grupo A (ver Capítulo 210), bactérias anaeróbias da orofaringe (ver Capítulo 240) e *Staphylococcus aureus* (ver Capítulo 208). Em crianças com menos de 2 anos, houve um aumento na incidência de abscesso retrofaríngeo, particularmente com *S. aureus*, incluindo cepas resistentes à meticilina. A mediastinite pode ser identificada na TC em alguns desses pacientes. Outros patógenos podem incluir *Haemophilus influenzae, Klebsiella* e *Mycobacterium avium-intracellulare*.

As opções de tratamento incluem antibióticos intravenosos com ou sem drenagem cirúrgica. Uma cefalosporina de terceira geração combinada com ampicilina e sulbactam ou clindamicina mostra-se efetiva para fornecer cobertura anaeróbia. A prevalência crescente de *S. aureus* resistente à meticilina pode influenciar a antibioticoterapia empírica. Estudos mostram que mais de 50% das crianças com abscesso retrofaríngeo ou faríngeo lateral, conforme identificado pela TC, podem ser tratadas com sucesso sem drenagem cirúrgica; quanto mais velha

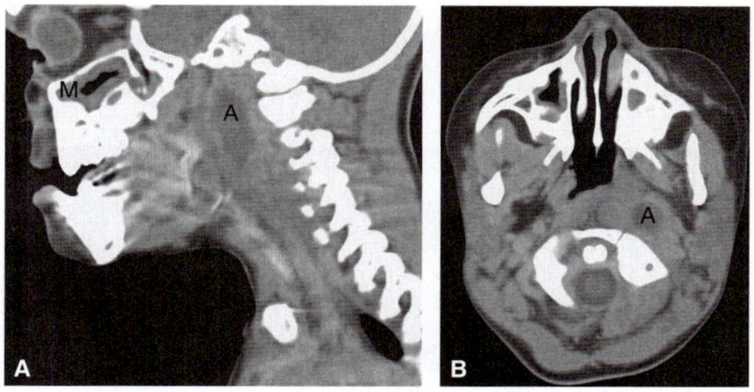

Figura 410.2 TC de abscesso parafaríngeo em uma criança de 3 anos. **A.** Corte sagital demonstrando abscesso parafaríngeo *(A)* e edema da mucosa *(M)* do seio maxilar. **B.** Corte coronal do abscesso parafaríngeo *(A)*.

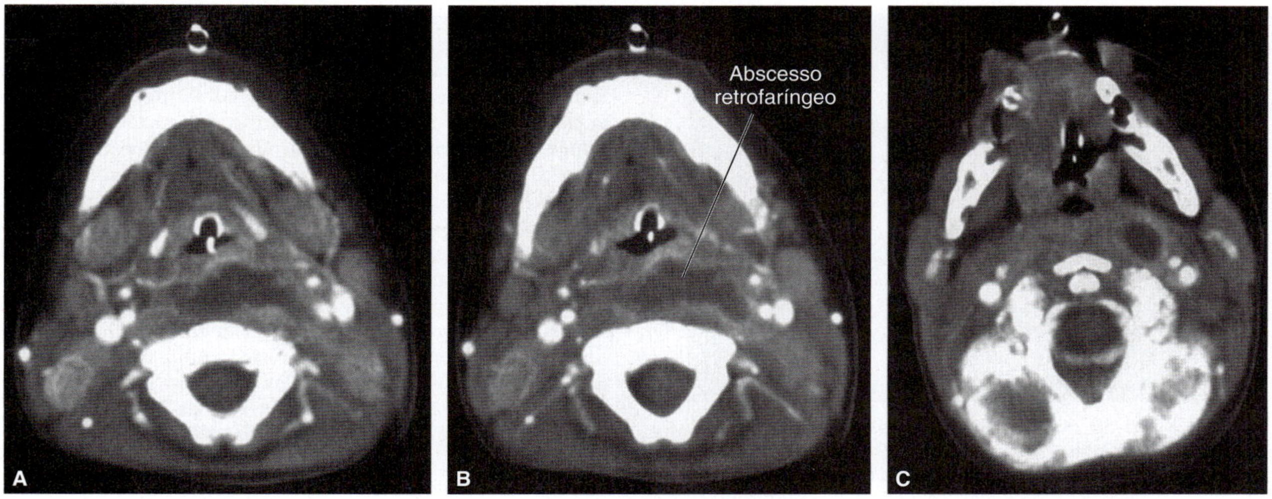

Figura 410.1 TC de abscesso retrofaríngeo. **A.** Imagem de TC no nível da epiglote. **B.** Cortes de TC sequenciais exibindo lesão que apresenta contraste em sua periferia. **C.** Cortes de TC sequenciais demonstrando a extensão inferior da lesão. (De Philpott CM, Selvadurai D, Banerjee AR: Paediatric retropharyngeal abscess, *J Laryngol Otol* 118:925, 2004.)

a criança, maior a probabilidade de sucesso do tratamento antimicrobiano. A drenagem é necessária no paciente com insuficiência respiratória ou que não obteve melhora com o tratamento antibiótico intravenoso. A duração do tratamento é desconhecida; o curso de tratamento típico é a administração de antibiótico por via intravenosa, terapia realizada durante vários dias até que o paciente comece a melhorar, seguida por um ciclo de antibióticos orais.

As complicações do **abscesso** retrofaríngeo ou faríngeo lateral incluem obstrução significativa das vias respiratórias superiores, ruptura que leva à pneumonia por aspiração e extensão ao mediastino. A tromboflebite da veia jugular interna e a erosão da bainha da artéria carótida também podem ocorrer.

Uma infecção rara, mas característica do espaço parafaríngeo, é a **doença de Lemierre**, em que a infecção proveniente da orofaringe se estende para causar tromboflebite séptica da veia jugular interna e abscessos embólicos nos pulmões (ver Figura 410.3). O patógeno causador é *Fusobacterium necrophorum*, uma bactéria anaeróbia da flora da orofaringe. A apresentação típica é aquela de um adolescente previamente saudável ou adulto jovem com histórico de faringite recente que se torna gravemente doente com febre, hipoxia, taquipneia e desconforto respiratório. A radiografia de tórax demonstra múltiplos nódulos cavitários, com frequência bilaterais e acompanhados por efusão pleural. A hemocultura pode ser positiva. O tratamento envolve terapia antibiótica intravenosa prolongada com penicilina ou cefoxitina; a drenagem cirúrgica de abscessos metastáticos extrapulmonares pode ser necessária (ver Capítulos 409 e 411).

CELULITE E/OU ABSCESSO PERITONSILAR

A celulite e/ou abscesso peritonsilar, que é relativamente comum em comparação às infecções cervicais profundas, é causada pela invasão bacteriana através da cápsula da amígdala, que conduz a celulite e/ou formação de abscesso nos tecidos circundantes. O paciente típico com um abscesso peritonsilar é um adolescente com um histórico recente de faringoamigdalite aguda. As manifestações clínicas incluem dor de garganta, febre, trismo, voz abafada ou truncada e disfagia. O exame físico revela uma protuberância tonsilar assimétrica com deslocamento da úvula. Uma protuberância tonsilar assimétrica é diagnóstica, mas pode ser mal visualizada por causa de trismo. A TC é útil para revelar o abscesso, porém pequenos estudos recentes em adultos e crianças demonstraram que a ultrassonografia pode ser usada para diferenciar o abscesso peritonsilar da celulite peritonsilar e evitar a exposição à radiação, bem como a necessidade de sedação, muitas vezes necessárias para realização desse exame em crianças. Os estreptococos do grupo A e os anaeróbios mistos da orofaringe são os patógenos mais comuns, com mais de quatro isolados bacterianos por abscesso geralmente encontrados na aspiração com agulha.

O tratamento inclui a drenagem cirúrgica e a antibioticoterapia efetiva contra os estreptococos do grupo A e anaeróbios. A drenagem cirúrgica pode ser realizada por meio de aspiração com agulha, incisão e drenagem ou amigdalectomia. A aspiração por agulha pode envolver a aspiração das porções superior, média e inferior da amígdala para localizar o abscesso. O ultrassom intraoral pode ser utilizado para diagnosticar e orientar a aspiração com agulha de um abscesso peritonsilar. A anestesia geral pode ser necessária para o paciente que não coopera. Aproximadamente 95% dos abscessos peritonsilares resolvem-se após a aspiração com agulha e antibioticoterapia. Uma pequena porcentagem desses pacientes necessita de aspiração com agulha repetida. Os 5% com infecção que não se consegue resolver com aspiração por agulha exigem incisão e drenagem. A amigdalectomia deve ser considerada quando não for possível obter melhora dentro de 24 horas da terapia com antibióticos e aspiração com agulha, em casos de história de abscesso recorrente peritonsilar ou amigdalite recorrente, ou complicações por abscesso peritonsilar. A complicação temida, embora rara, é a ruptura do abscesso levando à pneumonia por aspiração. Há um risco de recidiva de 10% para abscesso peritonsilar.

A bibliografia está disponível no GEN-io.

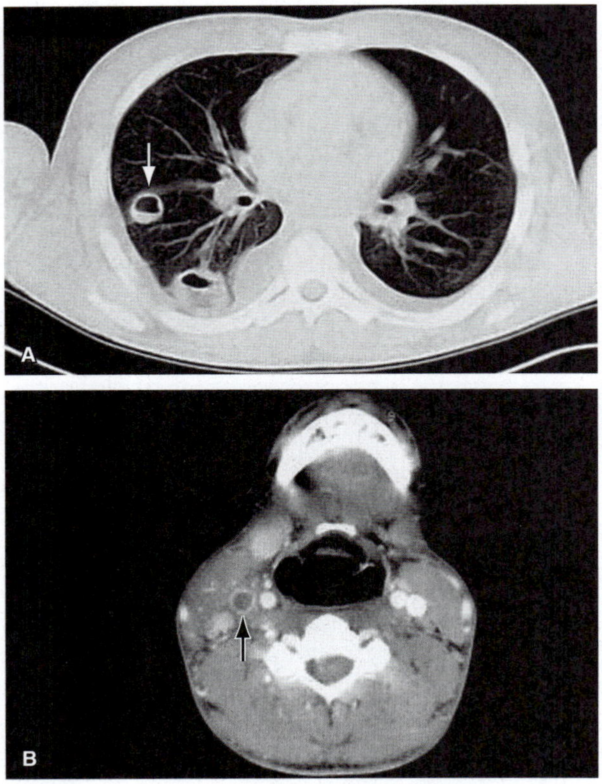

Figura 410.3 TC de doença de Lemierre. **A.** TC demonstrando aspecto nodular dos infiltrados pulmonares *(seta)*. **B.** TC de pescoço mostrando trombose da veia jugular interna direita *(seta)*. (De Plymyer MR, Zoccola DC, Tallarita G: An 18 year old man presenting with sepsis following a recent pharyngeal infection, *Arch Pathol Lab Med* 128:813, 2004. Reimpresso com permissão de Archives of Pathology & Laboratory Medicine. Copyright 2004. College of American Pathologists.)

Capítulo 411
Amígdalas e Adenoides
Ralph F. Wetmore

ANATOMIA

O *anel de Waldeyer* (o tecido linfoide que circunda a abertura das cavidades oral e nasal dentro da faringe) compreende a amígdala palatina, a amígdala faríngea ou adenoide, o tecido linfoide em torno do orifício da tuba auditiva nas paredes laterais da nasofaringe, a amígdala lingual na base da língua e o tecido linfoide distribuído ao longo do resto da faringe, particularmente atrás dos pilares posteriores da faringe e ao longo da parede faríngea posterior. A *amígdala palatina* consiste em um tecido linfoide localizado entre as formas da prega palatoglossa (pilar amigdaliano anterior) e a prega palatofaríngea (pilar amigdaliano posterior). Esse tecido linfoide é separado da musculatura faríngea circundante por uma cápsula fibrosa grossa. A *adenoide* é uma agregação única de tecido linfoide que ocupa o espaço entre o septo nasal e a parede faríngea posterior. Uma cápsula fibrosa fina a separa das estruturas subjacentes; a adenoide não contém as criptas complexas que são encontradas nas amígdalas palatinas, mas suas criptas são muito mais simples. O tecido linfoide na base da língua forma a *amígdala lingual*, que também contém criptas amigdalianas simples.

FUNÇÃO NORMAL

Localizadas na abertura da faringe para o ambiente externo, as amígdalas e a adenoide estão bem situadas para fornecer a defesa primária contra corpos estranhos. O papel imunológico das amígdalas e adenoide é induzir a imunidade secretora e regular a produção das imunoglobulinas secretoras. As fendas profundas dentro do tecido amigdaliano formam criptas amigdalianas que estão alinhadas com o epitélio escamoso e abrigam uma concentração de linfócitos em suas bases. O tecido linfoide do anel de Waldeyer é mais ativo imunologicamente entre 4 e 10 anos, com diminuição após a puberdade. A hipertrofia adenoamigdaliana é maior entre 3 e 6 anos; na maioria das crianças, as amígdalas começam a involuir após os 8 anos. Nenhuma deficiência imunológica maior foi demonstrada após a remoção de uma ou de ambas as amígdalas e a adenoide.

PATOLOGIA

Infecção aguda

A maioria dos episódios de faringoamigdalite aguda é causada por vírus (ver Capítulo 409). Os estreptococos beta-hemolíticos do grupo A (EBHGA) são a causa mais comum de infecção bacteriana na faringe (ver Capítulo 210).

Infecção crônica

As amígdalas e as adenoides podem ser cronicamente infectadas por vários micróbios, o que pode incluir uma alta incidência de organismos que produzem betalactamase. Predominam espécies aeróbias, como estreptococos e *Haemophilus influenzae*, e espécies anaeróbias, como *Peptostreptococcus*, *Prevotella* e *Fusobacterium*. As criptas amigdalianas podem acumular células epiteliais descamadas, linfócitos, bactérias e outros detritos, causando amigdalite críptica. Com o tempo, esses tampões crípticos podem se calcificar, formando cáseos. Os biofilmes parecem desempenhar um papel na inflamação crônica das amígdalas.

Obstrução das vias respiratórias

O aumento das amígdalas e das adenoides constitui importante causa de obstrução das vias respiratórias superiores em crianças, manifestando-se tipicamente com distúrbios respiratórios do sono, incluindo apneia obstrutiva do sono, hipopneia obstrutiva do sono e síndrome de resistência das vias respiratórias superiores (ver Capítulo 31). Os distúrbios respiratórios do sono secundários à respiração adenoamigdaliana podem gerar déficit de crescimento (ver Capítulo 59).

Neoplasia amigdaliana

O rápido aumento de volume de uma amígdala em crianças é altamente sugestivo de malignidade amigdaliana, geralmente linfoma em crianças.

MANIFESTAÇÕES CLÍNICAS

Infecção aguda

Os sintomas da infecção EBHGA incluem odinofagia, ressecamento da orofaringe, mal-estar, febre e calafrios, disfagia, otalgia referida, dor de cabeça, dores musculares e linfonodos cervicais aumentados. Os sinais incluem ressecamento da língua, amígdalas aumentadas e eritematosas, exsudato amigdaliano ou faríngeo, petéquias palatinas e aumento de volume e sensibilidade dos linfonodos jugulodigástricos (ver Figura 411.1 e Capítulo 210).

Infecção crônica

Crianças com amigdalite crônica ou críptica frequentemente apresentam halitose, dor de garganta crônica, sensação de corpo estranho ou histórico de expelir secreções caseosas de gosto ruim e odor fétido. O exame revela amígdalas de variados tamanhos, muitas vezes contendo abundantes detritos nas criptas. O organismo ofensor não é normalmente EBHGA.

Obstrução das vias respiratórias

O diagnóstico de obstrução das vias respiratórias (ver Capítulo 31) pode frequentemente ser feito pela história e pelo exame físico. Os sintomas diurnos de obstrução das vias respiratórias, secundários à hipertrofia adenoamigdaliana, incluem respiração bucal crônica, obstrução nasal, fala anasalada, hiposmia, diminuição do apetite, mau desempenho escolar e, raramente, sintomas de insuficiência cardíaca direita. Os sintomas noturnos consistem em roncos de alto volume, episódios de sufocamento e de dificuldade para respirar, apneias evidentes, sono agitado, posições anormais de sono, sonambulismo, terrores noturnos, diaforese, enurese e fala durante o sono. Amígdalas grandes são tipicamente observadas no exame, embora o tamanho absoluto possa não indicar o grau de obstrução. O tamanho do tecido da adenoide pode ser demonstrado em uma radiografia lateral do pescoço ou com endoscopia flexível. Outros sinais que podem contribuir para a obstrução das vias respiratórias incluem a presença de síndrome craniofacial ou hipotonia.

Neoplasia amigdaliana

O rápido aumento de volume unilateral de uma amígdala, especialmente se acompanhado por sinais sistêmicos de suores noturnos, febre, perda de peso e linfadenopatia, é altamente sugestivo de uma malignidade amigdaliana. O diagnóstico de malignidade amigdaliana também deve ser cogitado se a amígdala parecer grosseiramente anormal. Entre 54.901 pacientes submetidos à amigdalectomia, 54 malignidades foram identificadas (prevalência de 0,087%); dessas, seis tinham sido suspeitadas com base nas características anatômicas do pré-operatório.

TRATAMENTO

Tratamento clínico

O tratamento de faringoamigdalite aguda é discutido no Capítulo 409 e o tratamento com antibióticos para EBHGA no Capítulo 210. Como os copatógenos (p. ex., estafilococos ou anaeróbios) podem produzir betalactamase capaz de inativar a penicilina, a utilização de cefalosporinas ou clindamicina pode ser mais eficaz no tratamento de infecções crônicas da orofaringe. Cálculos ou detritos podem ser retirados manualmente com um aplicador com ponta de algodão ou um jato de água. As criptas amigdalianas cronicamente infectadas podem ser cauterizadas usando-se nitrato de prata.

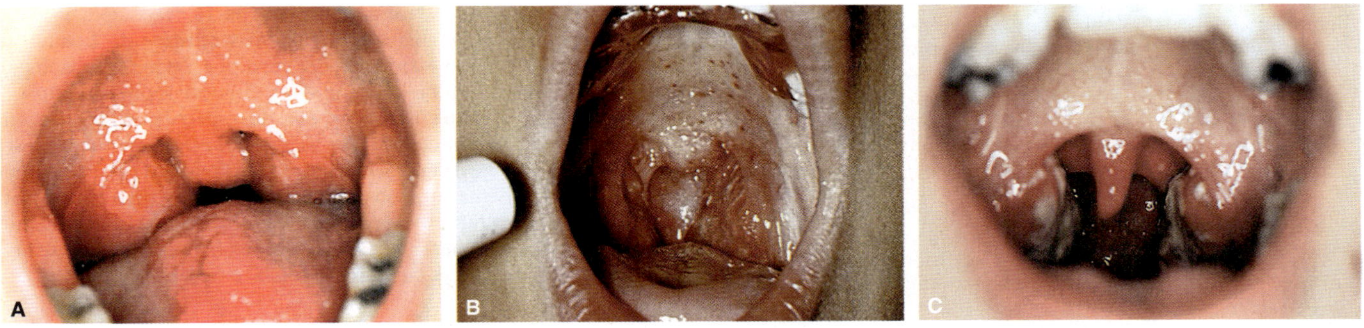

Figura 411.1 Faringotonsilite. Esta síndrome comum tem uma série de patógenos causadores e um amplo espectro de gravidade. **A.** O eritema amigdaliano e faríngeo difuso observado aqui é um achado inespecífico que pode ser produzido por uma variedade de patógenos. **B.** Esse eritema intenso, observado em associação com o aumento de volume amigdaliano agudo e petéquias palatais, é altamente sugestivo de infecção por estreptococos beta-hemolítico do grupo A, apesar de outros patógenos poderem produzir esses achados. **C.** Esse quadro de amigdalite exsudativa é mais comumente observado com a infecção por estreptococos do grupo A ou pelo vírus Epstein-Barr. (*B*, Cortesia Michael Sherlock, MD, Lutherville, MD. De Yellon RF, McBride TP, Davis HW: Otolaryngology. In Zitelli BJ, Davis HW, editors: *Atlas of pediatric physical diagnosis*, ed 4, Philadelphia, 2002, Mosby, p. 852.)

Amigdalectomia

A amigdalectomia isolada é mais comumente realizada para faringoamigdalite recorrente ou crônica. A amigdalectomia demonstrou ser eficaz na redução do número de infecções e sintomas da amigdalite crônica, como halitose, dores de garganta persistentes ou recorrentes e adenite cervical recorrente em pacientes gravemente afetados. Em casos resistentes de amigdalite críptica, a amigdalectomia pode ser curativa. Raramente em crianças, a amigdalectomia é indicada para biopsia de uma amígdala ampliada unilateralmente para excluir neoplasia ou para tratar hemorragia recorrente a partir dos vasos sanguíneos superficiais. A amigdalectomia não mostrou oferecer benefício clínico em relação ao tratamento conservador em crianças com sintomas leves ou naquelas com infecções graves 2 anos após a cirurgia.

Há grandes variações nas taxas cirúrgicas entre as crianças em todos os países: 144 em 10.000 na Itália; 115 em 10.000 na Holanda; 65 em 10.000 na Inglaterra; e 50 em 10.000 nos EUA. As taxas são geralmente mais elevadas nos meninos. Com a publicação de diretrizes práticas, essas variações podem diminuir. A American Academy of Otolaryngology (AAO)- Head and Neck Surgery *Taskforce on Clinical Practice Guidelines: Tonsillectomy in Children* publicou diretrizes baseadas em evidências em 2019 (ver Tabela 411.1). A Tabela 411.2 ilustra as diferenças e as semelhanças entre essas orientações e as dos outros grupos profissionais maiores em todo o mundo. As diretrizes de 2019 recomendam vigilância atenta para as infecções recorrente da garganta se houver pelo menos sete episódios no último ano, pelo menos cinco episódios/ano nos últimos 2 anos, ou pelo menos três episódios/ano nos últimos 3 anos.

Adenoidectomia

A adenoidectomia isolada pode ser indicada para o tratamento da infecção crônica nasal (adenoidite crônica), infecções sinusais crônicas que falharam com o tratamento médico e episódios recorrentes de otite média aguda, incluindo aqueles em crianças com sondas de timpanostomia que sofrem de otorreia recorrente. A adenoidectomia pode ser útil em crianças com otite média crônica ou recorrente com efusão. A adenoidectomia isolada pode ser curativa no tratamento de pacientes com obstrução nasal, respiração bucal crônica e ronco alto sugerindo distúrbios respiratórios do sono. A adenoidectomia também pode ser indicada para crianças nas quais a obstrução das vias respiratórias superiores é suspeita de causar anormalidades oclusivas ou no desenvolvimento craniofacial.

Tabela 411.1 Critérios Paradise para amigdalectomia.

CRITÉRIOS	DEFINIÇÃO
Frequência mínima de episódios de dor de garganta	Pelo menos sete episódios no ano anterior, pelo menos cinco episódios em cada um dos 2 anos anteriores ou pelo menos três episódios em cada um dos 3 anos anteriores
Características clínicas	Dor de garganta mais pelo menos uma das seguintes características qualifica como um episódio: • Temperatura acima de 38,3°C • Adenopatia cervical (linfonodos sensíveis ou tamanho de linfonodo > 2 cm) • Exsudato amigdaliano • Cultura positiva para estreptococos beta-hemolíticos do grupo A
Tratamento	Antibióticos administrados na dosagem convencional para episódios provados ou suspeitos de estreptococos
Documentação	Cada episódio característico de amigdalite e a qualificação de suas características baseadas em achados contemporâneos em relatório médico Se os episódios não forem completamente documentados, observação subsequente pelo médico de dois episódios de infecção da garganta com padrões de frequência e características clínicas consistentes com a história inicial*

*Permite a amigdalectomia em pacientes que preencherem todos os critérios, exceto os de documentação. Um período de observação de 12 meses é normalmente recomendado antes de se considerar a amigdalectomia.
Adaptada de Baugh RF, Archer SM, Mitchell RB, et al: American Academy of Otolaryngology-Head and Neck Surgery Foundation. Clinical practice guideline: tonsillectomy in children. *Otolaryngol Head Neck Surg* 144(1 Suppl):S8, 2011, Table 5.

Amigdalectomia e adenoidectomia

Os critérios para amigdalectomia e adenoidectomia como tratamento de infecções recorrentes são os mesmos que aqueles para amigdalectomia isolada. A outra grande indicação para a realização de ambos os procedimentos em conjunto é a obstrução das vias respiratórias superiores secundárias à hipertrofia adenoamigdaliana, que resulta em distúrbios respiratórios do sono, insuficiência de crescimento, anormalidades oclusivas ou no desenvolvimento craniofacial, anormalidades da fala ou, raramente, *cor pulmonale*. Uma alta proporção de crianças com atraso no crescimento relacionado à hipertrofia adenoamigdaliana resultando em distúrbio do sono experimenta aceleração significativa do crescimento após a cirurgia.

COMPLICAÇÕES

Glomerulonefrite pós-estreptocócica e febre reumática aguda

As duas principais complicações da infecção EBHGA não tratada são glomerulonefrite pós-estreptocócica e febre reumática aguda (ver Capítulos 537.4.1 e 210).

Infecção periamigdaliana

A infecção periamigdaliana pode ocorrer como celulite ou como um abscesso franco na região superior e lateral à cápsula amigdaliana (ver Capítulo 409). Essas infecções geralmente ocorrem em crianças com uma história de infecção recorrente e são polimicrobianas, incluindo tanto aeróbios quanto anaeróbios. Dor de garganta unilateral, otalgia referida, salivação excessiva e trismo são sintomas presentes. A amígdala afetada é deslocada para baixo e medialmente pelo edema do pilar amigdaliano anterior e do palato. O diagnóstico de um abscesso pode ser confirmado por TC ou por aspiração com agulha, cujo conteúdo deve ser enviado para cultura.

Infecção do espaço retrofaríngeo

As infecções no espaço retrofaríngeo desenvolvem-se nos linfonodos que drenam a orofaringe, o nariz e a nasofaringe (ver Capítulo 410).

Infecção do espaço parafaríngeo

A infecção das amígdalas pode estender-se para o espaço parafaríngeo, causando sintomas de febre, cervicalgia e rigidez, e os sinais de edema da parede faríngea lateral e pescoço no lado afetado. O diagnóstico é confirmado pela tomografia computadorizada (TC) com contraste, e o tratamento inclui antibióticos intravenosos e incisão externa, com drenagem se um abscesso for demonstrado na TC (ver Capítulo 410). A tromboflebite séptica da veia jugular, a **síndrome de Lemierre**, manifesta-se com febre, toxicidade, dor cervical e rigidez e desconforto respiratório como resultado de embolia pulmonar séptica múltipla e é uma complicação de uma infecção do espaço parafaríngeo ou odontogênica por *Fusobacterium necrophorum*. A mononucleose concorrente pelo vírus Epstein-Barr (ver Capítulo 281) pode ser um evento predisponente antes do aparecimento súbito de febre, calafrios e dificuldade respiratória em um paciente adolescente. O tratamento inclui altas doses de antibióticos intravenosos (ampicilina-sulbactam, clindamicina, penicilina ou ciprofloxacino) e heparinização.

Faringoamigdalite recorrente ou crônica

Ver Capítulo 409.

OBSTRUÇÃO CRÔNICA DAS VIAS RESPIRATÓRIAS

Embora raro, crianças com obstrução crônica das vias respiratórias pelo aumento de volume de amígdalas e adenoides podem apresentar *cor pulmonale*.

Tabela 411.2 Comparação de diretrizes norte-americanas, italianas e escocesas para amigdalectomia em crianças e adolescentes.

PARÂMETROS	DIRETRIZES DE AAO-HNS	DIRETRIZES ITALIANAS	DIRETRIZES ESCOCESAS
Público	Multidisciplinar	Multidisciplinar	Multidisciplinar
População-alvo	Crianças e adolescentes de 1 a 18 anos	Crianças e adultos	Crianças de 4 a 16 anos e adultos
Objetivo	Tratamento de crianças que sejam candidatas à amigdalectomia	Adequabilidade e segurança de amigdalectomia	Tratamento de dor de garganta e indicações para amigdalectomia
Métodos	Baseado em um protocolo *a priori*, revisão sistemática da literatura, escala de equivalência de qualidade da American Academy of Pediatrics	Revisão sistemática da literatura, escore de qualidade de evidência do Italian National Program Guidelines	Baseado em um protocolo *a priori*, revisão sistemática da literatura, escore de evidência de qualidade da Scottish Intercollegiate Guidelines Network
Recomendações			
Infecção recorrente	A amigdalectomia é uma opção para as crianças com infecção na garganta recorrente que preencham os critérios Paradise (ver Tabela 411.1) para frequência, gravidade, tratamento e documentação dos episódios	A amigdalectomia é indicada em pacientes com pelo menos 1 ano de amigdalite recorrente (cinco ou mais episódios por ano) que seja incapacitante e prejudique as atividades normais, mas apenas após 6 meses de observação para avaliar o padrão de sintomas utilizando registro clínico	A amigdalectomia deve ser considerada para dor de garganta recorrente, incapacitante, causada por amigdalite aguda quando os episódios forem bem documentados, adequadamente tratados e preencherem os critérios Paradise (ver Tabela 411.1) para frequência dos episódios
Controle da dor	Recomendação para o alívio da dor (p. ex., fornecer informações, prescrever) e informar os responsáveis sobre a importância de tratar e avaliar a dor	Recomendação para uso de paracetamol antes e depois da cirurgia	Recomendação para uso de dose adequada de paracetamol para alívio da dor em crianças
Uso de antibióticos	Contraindicação ao uso de antibióticos peroperatórios	Recomendação para uso de antibióticos peroperatórios a curto prazo*	NA
Uso de esteroides	Recomendação para uma única dose intraoperatória de dexametasona	Recomendação para uma única dose intraoperatória de dexametasona	Recomendação para uma única dose intraoperatória de dexametasona
Respiração difícil durante o sono	Recomendação para aconselhar os responsáveis sobre a amigdalectomia como um meio de melhorar a saúde em crianças com distúrbio respiratório durante o sono e com comorbidades	Recomendação para teste diagnóstico em crianças com suspeita de distúrbios respiratórios do sono	NA
Polissonografia	Recomendação para aconselhar os responsáveis sobre a amigdalectomia como um meio de melhorar a saúde em crianças com polissonografia anormal	Recomendação para polissonografia quando os resultados da oximetria de pulso não forem conclusivos de acordo com os critérios de Brouillette	NA
Técnica cirúrgica	NA	Recomendação para hipotermia	NA
Hemorragia	Recomendação para que o cirurgião documente a hemorragia primária e secundária após a amigdalectomia pelo menos anualmente	NA	NA
Terapia adjunta	NA	NA	Recomendação contra *Echinacea purpurea* para tratamento de dor de garganta Recomendação para acupuntura em pacientes em risco de náuseas e vômito pós-operatórios que não possam tomar medicamentos antieméticos

*Alegação feita antes da revisão Cochrane mais recente.
AAO-HNS, American Academy of Otolaryngology-Head and Neck Surgery; *NA*, não se aplica.
Adaptada com permissão de Baugh RF, Archer SM, Mitchell RB, et al: American Academy of Otolaryngology-Head and Neck Surgery Foundation. Clinical practice guideline: tonsillectomy in children. *Otolaryngol Head Neck Surg* 144(1 Suppl):S23, 2011, Table 9.

Os efeitos da obstrução crônica das vias respiratórias e da respiração bucal sobre o crescimento facial continuam a ser um assunto de controvérsia. Os estudos de respiração bucal crônica, tanto em seres humanos quanto em animais, mostraram alterações no desenvolvimento facial, incluindo o prolongamento da altura facial anterior total e uma tendência em direção à mandíbula retrognática, a chamada face adenoideana. A adenoamigdalectomia pode reverter algumas dessas anormalidades. Outros estudos contestaram essas conclusões.

Amigdalectomia e adenoidectomia

Os riscos e os benefícios potenciais da cirurgia devem ser considerados (ver Tabela 411.3). O sangramento pode ocorrer no período pós-operatório imediato ou ser tardio (considerar doença de *von Willebrand*) após a separação do tecido comprometido. As *Clinical Guidelines for Tonsillectomy* incluem recomendação para uma dose intravenosa única de dexametasona intraoperatória (0,5 mg/kg), que diminui náuseas e vômitos pós-operatórios e reduz o edema. Não há nenhuma evidência de que a utilização de dexametasona no pós-operatório de pacientes de amigdalectomia resulte em aumento do risco de sangramento pós-operatório. O uso rotineiro de antibióticos no pós-operatório é ineficaz e, portanto, as *AAO Clinical Practice Guidelines* desaconselham seu uso, embora esta recomendação não seja a mesma entre as principais organizações profissionais que emitiram diretrizes (ver Tabela 411.2). A codeína está associada à sedação excessiva e a fatalidades, não sendo recomendada.

Tabela 411.3 Riscos e benefícios potenciais da amigdalectomia ou adenoidectomia ou ambas.

RISCOS
• Custo*
• Risco de acidentes anestésicos
  • Hipertermia maligna
  • Arritmia cardíaca
  • Traumatismo das cordas vocais
  • Aspiração com obstrução broncopulmonar resultante ou infecção
• Risco de complicações cirúrgicas ou pós-operatórias diversas
  • Hemorragia
  • Obstrução das vias respiratórias por edema da língua, palato ou nasofaringe, ou hematoma retrofaríngeo
  • Apneia central
  • Paralisia muscular prolongada
  • Desidratação
  • Insuficiência palatofaríngea
  • Otite média
  • Estenose nasofaríngea
  • Torcicolo refratário
  • Edema facial
	• Transtorno emocional
	• Riscos desconhecidos
	
	BENEFÍCIOS POTENCIAIS
	• Redução da frequência de doenças de orelha, nariz e garganta, e, portanto, de:
	  • Desconforto
	  • Inconveniência
	  • Absentismo escolar
	  • Ansiedade dos pais
	  • Falta dos responsáveis ao trabalho
	  • Custos de consultas médicas e medicamentos
	• Redução da obstrução nasal com melhora em:
	  • Função respiratória
	  • Conforto
	  • Sono
	  • Crescimento e desenvolvimento craniofacial
	  • Aparência
	• Redução de comprometimento auditivo
	• Melhora do crescimento e bem-estar geral
	• Redução da ansiedade dos pais a longo prazo

*Custo para amigdalectomia isolada ou adenoidectomia isolada é um pouco mais baixo.
Modificada de Bluestone CD, editor: *Pediatric otolaryngology*, ed 4, Philadelphia, 2003, WB Saunders, p. 1213.

O edema da língua e do palato mole pode levar à obstrução aguda das vias respiratórias nas primeiras horas após a cirurgia. As crianças com hipotonia subjacente ou anomalias craniofaciais estão em maior risco de sofrer essa complicação. A desidratação por odinofagia não é incomum na primeira semana de pós-operatório. As complicações raras incluem insuficiência velofaríngea, estenose da nasofaringe ou orofaringe e problemas psicológicos.

A bibliografia está disponível no GEN-io.

Capítulo 412
Obstrução Inflamatória Aguda das Vias Respiratórias Superiores (Crupe, Epiglotite, Laringite e Traqueíte Bacteriana)

Kristine Knuti Rodrigues e Genie E. Roosevelt

A resistência das vias respiratórias é inversamente proporcional à quarta potência do raio (ver Capítulo 400). Considerando que o lúmen das vias respiratórias de uma criança ou bebê é estreito, reduções menores na área da seção transversal resultantes de edema da mucosa ou outros processos inflamatórios causam aumento exponencial na resistência das vias respiratórias e incremento significativo no trabalho respiratório. A laringe é composta por quatro grandes cartilagens (cartilagens epiglótica, aritenoide, tireoide e cricoide, ordenadas a partir da área superior para a inferior) e dos tecidos moles que as circundam. A cartilagem cricoide envolve as vias respiratórias logo abaixo das cordas vocais e define a porção mais estreita das vias respiratórias superiores nas crianças com idade inferior a 10 anos.

A inflamação envolvendo as cordas vocais e as estruturas inferiores a essas cordas vocais é denominada **laringite, laringotraqueíte** ou **laringotraqueobronquite,** e a inflamação das estruturas superiores às cordas vocais (*i. e.*, aritenoides, pregas ariepiglóticas ["falsas cordas vocais"], epiglote) é chamada de **supraglotite**. O termo **crupe** refere-se a um grupo heterogêneo de processos infecciosos e principalmente agudos que são caracterizados por tosse forte ou estridente, podendo estar associados a rouquidão, estridor inspiratório e desconforto respiratório. O **estridor** é um som respiratório áspero, de alta intensidade, que geralmente é inspiratório, mas pode ser bifásico e é produzido por fluxo de ar turbulento; não é um diagnóstico, mas um sinal de obstrução das vias respiratórias superiores (ver Capítulo 400). O crupe afeta especificamente laringe, traqueia e brônquios. Quando o envolvimento da laringe é suficiente para produzir sintomas, esses sintomas dominam o quadro clínico mais do que os sinais da traqueia e dos brônquios. Uma diferenciação foi realizada entre o crupe espasmódico ou recorrente e a laringotraqueobronquite. Os médicos consideram que o crupe espasmódico pode ter um componente alérgico e melhora rapidamente sem tratamento, ao passo que a laringotraqueobronquite costuma estar associada a uma infecção viral do sistema respiratório. Outros consideram que os sinais e sintomas são semelhantes o suficiente para considerá-los dentro do espectro de uma única doença, em parte porque os estudos documentaram etiologias virais em ambos os processos de crupe agudo e recorrente.

412.1 Obstrução Infecciosa das Vias Respiratórias Superiores

Kristine Knuti Rodrigues e Genie E. Roosevelt

ETIOLOGIA E EPIDEMIOLOGIA

Com as exceções representadas pela difteria (ver Capítulo 214), traqueíte bacteriana e epiglotite, a maioria das infecções agudas das vias respiratórias superiores é causada por vírus. Os vírus parainfluenza (tipos 1, 2 e 3; ver Capítulo 286) são responsáveis por aproximadamente 75% dos casos; outros vírus associados ao crupe incluem vírus influenza A e B, adenovírus, vírus sincicial respiratório e sarampo. O vírus influenza A está associado à laringotraqueobronquite grave. Pneumonia por micoplasma (*Mycoplasma pneumoniae*) raramente tem sido isolada a partir de crianças com crupe e causa doença leve (ver Capítulo 250). A maioria dos pacientes com crupe tem entre 3 meses e 5 anos, com o pico no segundo ano de vida. A incidência de crupe é mais elevada nos meninos. Esse processo ocorre mais comumente no fim do outono e inverno, porém pode ocorrer durante todo o ano. Aproximadamente 15% dos pacientes possuem um forte histórico familiar de crupe. As recorrências são frequentes a partir dos 3 a 6 anos e apresentam redução com o crescimento das vias respiratórias. O crupe recorrente é definido como dois ou mais episódios semelhantes ao crupe. Pacientes com crupe recorrente apresentam maior incidência de asma, alergias e refluxo gastresofágico; menos de 9% dos pacientes com crupe recorrente demonstram achados clinicamente significativos na broncoscopia (p. ex., estenose subglótica, alterações de refluxo, bronco/traqueomalacia).

No passado, o *Haemophilus influenzae* tipo b era a etiologia identificada mais comumente para a **epiglotite aguda**. Desde o uso generalizado da vacina contra o vírus *H. influenzae* tipo b, a doença invasiva causada por esse vírus nos pacientes pediátricos foi reduzida em 99% (ver Capítulo 221). Dessa maneira, outros agentes, como *Streptococcus pyogenes, Streptococcus pneumoniae, H. influenzae* não tipável e *Staphylococcus aureus,* representam uma parcela maior de casos pediátricos de epiglotite nas crianças vacinadas. Na era pré-vacina, o paciente específico com epiglotite causada pelo *H. influenzae* tipo b apresentava idade de 2 a 4 anos, embora tenham sido observados casos no primeiro ano de vida e em pacientes com idade superior a 7 anos. Atualmente, a apresentação mais comum de epiglotite é em um adulto com inflamação da garganta, embora ainda ocorram casos em crianças subimunizadas; falhas de vacinas raramente foram relatadas.

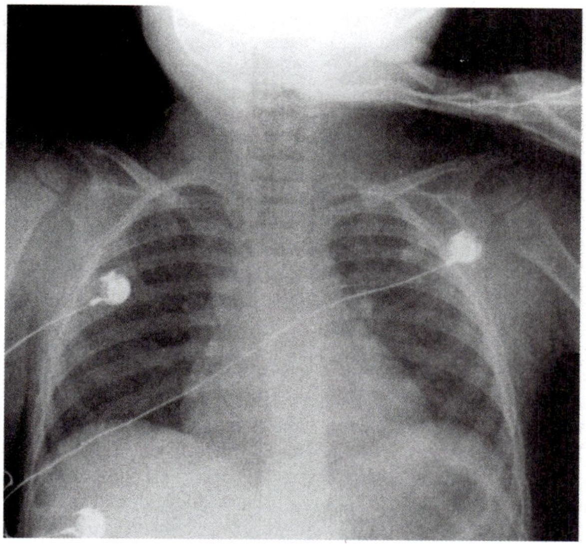

Figura 412.1 Radiografia de via respiratória de um paciente com crupe, demonstrando estreitamento subglótico característico (sinal do campanário).

MANIFESTAÇÕES CLÍNICAS

Crupe (laringotraqueobronquite)

O crupe é causado normalmente por vírus, a forma mais comum de obstrução aguda do trato respiratório superior. O termo laringotraqueobronquite refere-se à infecção viral das regiões glótica e subglótica. Alguns médicos usam o termo *laringotraqueíte* para a forma mais comum e característica de crupe, reservando a denominação *laringotraqueobronquite* para a forma mais grave, que é considerada uma extensão da laringotraqueíte associada à superinfecção bacteriana que ocorre em 5 a 7 dias no período de evolução clínica.

A maioria dos pacientes apresenta uma infecção do trato respiratório superior com alguma manifestação associada de rinorreia, faringite, tosse leve e febre baixa durante 1 a 3 dias antes de os sinais e sintomas de obstrução das vias respiratórias superiores serem evidenciados. A criança desenvolve, então, as características de tosse estridente, rouquidão e estridor inspiratório. A febre baixa pode persistir, embora as temperaturas atinjam eventualmente 39 a 40°C, enquanto algumas crianças podem estar afebris. Os sintomas pioram principalmente à noite, retornando muitas vezes com uma intensidade reduzida durante vários dias, e esse processo apresenta resolução completa dentro de 1 semana. A agitação e o choro agravam acentuadamente os sinais e sintomas. A criança pode preferir a posição de manter-se sentada na cama ou permanecer na posição vertical. Outros membros da família podem apresentar doenças respiratórias leves com laringite. A maioria dos pacientes jovens com crupe tem evolução clínica apenas como estridor e ligeira dispneia, antes de iniciar a recuperação.

O exame físico pode revelar voz rouca, coriza, faringe normal a moderadamente inflamada, além de frequência respiratória ligeiramente aumentada. Os pacientes apresentam uma variação significativa na escala de desconforto respiratório. A obstrução das vias respiratórias superiores raramente evolui e é acompanhada por aumento de frequência respiratória; irritação (ou ardência) nasal; retrações supraesternais, infraesternais e intercostais; e estridor contínuo. Crupe é uma doença das vias respiratórias superiores, e a troca gasosa alveolar geralmente é normal. Hipoxia e baixa saturação de oxigênio são observadas apenas quando a obstrução completa das vias respiratórias é iminente. *A criança que se apresenta hipóxica, cianótica, pálida ou debilitada necessita de tratamento imediato das vias respiratórias.* Eventualmente, o padrão de laringotraqueobronquite grave apresenta uma certa dificuldade para ser diferenciado da epiglotite, apesar de essa ter início normalmente mais agudo e evolução rápida.

O diagnóstico do crupe é clínico e não requer radiografia do pescoço. As radiografias do pescoço podem demonstrar o estreitamento subglótico característico, ou o sinal do campanário de crupe na visualização posteroanterior (ver Figura 412.1). Entretanto, o sinal do campanário pode estar ausente nos pacientes com crupe, pode estar presente nos pacientes sem crupe como uma variante normal, e raramente pode estar presente nos pacientes com epiglotite. As radiografias não se correlacionam de maneira adequada com a gravidade da doença. As radiografias devem ser consideradas somente após a estabilização das vias respiratórias nas crianças com evidências de um quadro atípico ou de evolução clínica. Embora as radiografias possam ser úteis na diferenciação entre a laringotraqueobronquite e a epiglotite, o tratamento das vias respiratórias sempre deve ser prioritário.

Epiglotite aguda (supraglotite)

Essa condição atualmente mais rara, porém ainda drástica e potencialmente letal, é caracterizada por evolução aguda rapidamente progressiva e potencialmente fulminante de febre alta, inflamação da garganta, dispneia e obstrução respiratória rapidamente progressiva. O grau de desconforto respiratório quando esse processo se apresenta é variável. A ausência inicial de desconforto respiratório pode induzir o médico desatento a erro; o desconforto respiratório também pode ser a primeira manifestação. Muitas vezes, a criança até então saudável desenvolve repentinamente inflamação da orofaringe e febre. Em questão de horas, o paciente apresenta sinais de toxicidade, deglutição difícil e respiração forçada. Geralmente há sialorreia e o pescoço se apresenta hiperestendido em uma tentativa para manter as vias respiratórias abertas. A criança pode assumir a posição de tripé, sentanda na vertical e inclinando-se para a frente com o queixo para cima e a boca aberta enquanto se apoia nos braços. Um breve período de apneia com inquietação pode ser seguido pelo aumento rápido da cianose e coma. O estridor é um achado tardio e sugere uma obstrução quase completa das vias respiratórias. Obstrução completa das vias respiratórias e morte podem ocorrer, a menos que seja introduzido um tratamento adequado. *A tosse estridente específica de crupe é rara.* Em geral, nenhum outro membro da família fica doente com sintomas respiratórios agudos.

O diagnóstico exige a visualização por laringoscopia em circunstâncias controladas de uma epiglote aumentada e edemaciada, de coloração vermelho-cereja. Ocasionalmente, as outras estruturas supraglóticas, em especial as pregas ariepiglóticas, estão mais envolvidas do que a própria epiglote. Em um paciente no qual o diagnóstico é certo ou provável de acordo com os fundamentos clínicos, a laringoscopia deve ser realizada rapidamente em um ambiente controlado, como em uma sala cirúrgica ou uma unidade de terapia intensiva (UTI). As intervenções que provoquem ansiedade, como flebotomia, instalação de cateter intravenoso, posicionamento da criança em decúbito dorsal ou inspeção direta da cavidade oral, devem ser evitadas até que as via respiratórias estejam seguras. Se a epiglotite for considerada possível, mas incerta, em um paciente com obstrução aguda das vias respiratórias superiores, esse paciente deve ser submetido primeiramente a radiografias laterais dessa região. As radiografias clássicas de uma criança que apresenta epiglotite evidenciam o sinal do polegar (ver Figura 412.2). O posicionamento adequado do paciente para a radiografia lateral do pescoço é decisivo a fim de evitar algumas das armadilhas associadas à interpretação do filme. A hiperextensão de cabeça e pescoço é necessária. Além disso, a epiglote pode parecer arredondada se a região lateral do pescoço for projetada em um ângulo oblíquo. Se a preocupação com a epiglotite ainda persistir após as radiografias, deve ser realizada a visualização direta. Um médico qualificado no tratamento das vias respiratórias e no uso de equipamento para intubação deve acompanhar os pacientes com suspeita de epiglotite em todos os momentos. Uma criança mais velha cooperativa pode abrir voluntariamente a boca de maneira ampla o suficiente para a visualização direta da epiglote inflamada.

O estabelecimento de uma via respiratória pela intubação endotraqueal ou nasotraqueal ou, com menor frequência, por traqueostomia é indicado nos pacientes com epiglotite, independentemente do grau de desconforto respiratório aparente, considerando que pelo menos 6% das crianças com epiglotite sem uma via respiratória artificial vão a óbito, comparadas com menos de 1% de crianças com uma via respiratória artificial. Ainda não existem características clínicas reconhecidas que possam prever a mortalidade. O edema pulmonar pode estar associado à obstrução aguda das vias respiratórias. A duração da intubação depende da evolução clínica do paciente e da duração do edema da epiglote, conforme determinado pelo exame frequente usando a laringoscopia direta ou a laringoscopia com fibra óptica flexível. Em geral, crianças com epiglotite são intubadas durante 2 a 3 dias, considerando que a resposta aos antibióticos normalmente é rápida. A maioria dos pacientes apresenta bacteriemia concomitante; eventualmente, outras infecções estão presentes, como pneumonia, adenopatia cervical ou otite média. Meningite, artrite e outras infecções invasivas como *H. influenzae* tipo b raramente são detectadas juntamente à epiglotite.

Laringite infecciosa aguda

A laringite é uma doença comum. Os vírus causam a maioria dos casos; a difteria é uma exceção, porém é extremamente rara nos países desenvolvidos (ver Capítulo 214). O início geralmente é caracterizado por uma infecção do trato respiratório superior durante a qual aparecem inflamação da orofaringe, tosse e rouquidão. A doença geralmente é leve; o desconforto respiratório é raro, exceto nos lactentes. A rouquidão e a perda da voz podem apresentar-se desproporcionais em relação aos sintomas e sinais sistêmicos. O exame físico geralmente não é significativo, exceto para detectar evidências de inflamação faríngea. O edema inflamatório de cordas vocais e tecido subglótico pode ser demonstrado por laringoscopia. O principal sítio de obstrução geralmente é a área subglótica.

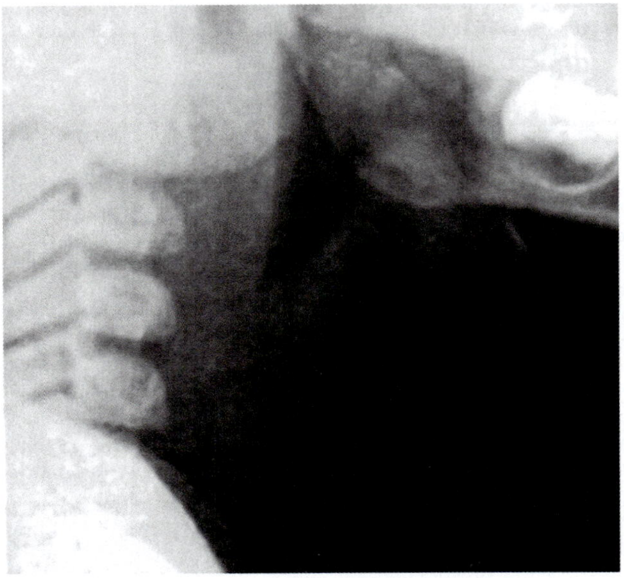

Figura 412.2 O exame radiográfico da via respiratória superior revela a epiglote edemaciada (sinal do polegar).

Crupe espasmódico

O crupe espasmódico ocorre com maior frequência em crianças de 1 a 3 anos e é clinicamente similar à laringotraqueobronquite aguda, exceto quando o histórico de um pródromo viral e febre frequentes no paciente e familiares estiver ausente. A causa é viral em alguns casos, mas fatores alérgicos e outros fatores também podem contribuir.

Ocorrendo mais comumente à tarde ou à noite, o crupe espasmódico manifesta-se por início repentino que pode ser precedido por coriza leve a moderada e rouquidão. A criança acorda com tosse metálica, estridente, inspiração nasal e desconforto respiratório, parecendo ansiosa e amedrontada. O paciente normalmente está afebril. A gravidade dos sintomas diminui geralmente dentro de algumas horas e, no dia seguinte, o paciente com frequência parece bem, exceto por ligeira rouquidão e tosse. De modo semelhante, porém normalmente com menor gravidade, crises sem desconforto respiratório extremo podem ocorrer durante uma noite ou duas. Esses episódios muitas vezes apresentam várias recorrências. O crupe espasmódico pode representar mais uma reação alérgica a antígenos virais do que uma infecção direta, embora a patogênese seja desconhecida.

DIAGNÓSTICO DIFERENCIAL

Essas quatro síndromes devem ser diferenciadas entre si e de uma variedade de outros episódios clínicos que podem apresentar obstrução das vias respiratórias superiores. A **traqueíte bacteriana** é a consideração mais importante no diagnóstico diferencial e apresenta um risco elevado de obstrução das vias respiratórias. O crupe diftérico é extremamente raro na América do Norte, embora um grande surto epidêmico de difteria tenha ocorrido em países da antiga União Soviética no início da década de 1990 pela ausência de uma rotina de imunização. Os primeiros sintomas de **difteria** incluem mal-estar, inflamação da orofaringe, anorexia e febre baixa. Dentro de 2 a 3 dias, o exame faríngeo evidencia a típica membrana cinza-esbranquiçada, que pode variar no tamanho, cobrindo desde um pequeno pedaço da amígdala até a maior parte do palato mole. A membrana apresenta-se aderida ao tecido, e as tentativas forçadas para removê-la causam sangramento. De modo geral, a evolução é insidiosa, porém a obstrução respiratória pode ocorrer repentinamente. O crupe do **sarampo** quase sempre coincide com as manifestações completas da doença sistêmica e a evolução pode ser letal (ver Capítulo 273).

O início repentino da obstrução respiratória pode ser causado pela aspiração de um **corpo estranho** (ver Capítulo 405.1). Essa criança geralmente tem entre 6 meses a 3 anos. Asfixia e tosse ocorrem de maneira repentina, geralmente sem os sinais pródromos de infecção, embora as crianças com uma infecção viral também possam aspirar um corpo estranho. Um **abscesso retrofaríngeo** ou **periamigdaliano** pode simular uma obstrução respiratória (ver Capítulo 410). A triagem por tomografia computadorizada (TC) das vias respiratórias superiores pode ser útil na avaliação da possibilidade de um abscesso retrofaríngeo. O abscesso periamigdaliano é um diagnóstico clínico. Outras causas possíveis de obstrução das vias respiratórias superiores incluem a compressão extrínseca das vias respiratórias (rede laríngea, anel vascular) e a obstrução intraluminar de massas (papiloma laríngeo, hemangioma subglótico); esses processos tendem a apresentar sintomas crônicos ou recorrentes.

A obstrução das vias respiratórias superiores está eventualmente associada a **angioedema** das áreas subglóticas como parte da anafilaxia e reações alérgicas generalizadas, edema após intubação endotraqueal para anestesia geral ou insuficiência respiratória, tétano hipocalcêmico, mononucleose infecciosa, traumatismo e tumores ou malformações da laringe. A tosse de crupe pode ser um sinal precoce de asma. Também pode ocorrer disfunção das cordas vocais. Epiglotite, com as manifestações características de sialorreia ou disfagia e estridor, também pode resultar da ingestão acidental de líquido muito quente.

COMPLICAÇÕES

As complicações ocorrem em aproximadamente 15% dos pacientes com crupe viral. A mais comum é a extensão do processo infeccioso para envolver outras regiões do sistema respiratório, como orelha média, bronquíolos terminais ou parênquima pulmonar. A traqueíte bacteriana pode ser uma complicação de crupe viral em vez de uma doença distinta. Se estiver associada a *S. aureus* produtor de toxina ou *S. pyogenes*, pode desenvolver-se a síndrome do choque tóxico. A **traqueíte bacteriana** pode manifestar-se como uma doença em duas fases, com a segunda fase após uma doença semelhante ao crupe associada a febre alta, toxicidade e obstrução das vias respiratórias. Por outro lado, o início da traqueíte pode ocorrer sem uma segunda fase e surgir como uma continuação da doença inicial semelhante ao crupe, porém com febre mais alta e agravamento do desconforto respiratório em vez da recuperação normal após 2 a 3 dias de crupe viral. Pneumonia, linfadenite cervical, otite média ou, raramente, meningite ou artrite séptica podem ocorrer na evolução da epiglotite. Pneumomediastino e pneumotórax são as complicações mais comuns da traqueostomia.

TRATAMENTO

A base de tratamento para crianças com **crupe** é o controle das vias respiratórias e o tratamento da hipoxia. O tratamento do desconforto respiratório deve ser a prioridade máxima sobre quaisquer outras avaliações. A maioria das crianças com crupe espasmódico agudo ou crupe infeccioso pode ser tratada em casa com segurança. Apesar da observação de que o ar frio da noite é benéfico, uma avaliação de Cochrane não detectou nenhuma evidência como suporte para o uso de nebulização com ar frio no departamento de emergência para o tratamento de crupe.

A *epinefrina racêmica nebulizada é o tratamento estabelecido para o crupe moderado ou grave*. O mecanismo de ação se dá pela constrição das arteríolas pré-capilares através dos receptores beta-adrenérgicos, causando a reabsorção de líquido a partir do espaço intersticial e redução no edema da mucosa laríngea. Normalmente, a epinefrina racêmica, uma mistura 1:1 dos isômeros D e L de epinefrina, tem sido administrada. Uma dose de 0,25 a 0,5 mℓ de epinefrina racêmica a 2,25% em 3 mℓ de solução salina normal pode ser usada a cada 20 minutos. A epinefrina racêmica foi selecionada inicialmente em detrimento da L-epinefrina mais ativa e mais prontamente disponível para minimizar os efeitos secundários cardiovasculares esperados, tais como taquicardia e hipertensão. Evidências atuais não favorecem a epinefrina racêmica sobre L-epinefrina (5 mℓ de solução 1:1.000) em termos de eficácia ou segurança.

As indicações para a administração de epinefrina nebulizada incluem estridor em repouso moderado a grave, possível necessidade para intubação, desconforto respiratório e hipoxia. A duração da atividade da epinefrina racêmica é inferior a 2 horas. Desse modo, é necessária uma observação cuidadosa. Os sintomas de crupe podem reaparecer, porém a epinefrina racêmica não causa rebote e agravamento da obstrução. Os pacientes podem receber alta hospitalar com segurança após 2 a 3 horas de observação, desde que não apresentem nenhum episódio de estridor em repouso; com boa entrada de ar, oximetria de pulso normal, adequado nível de consciência; e administração de corticosteroides. A epinefrina nebulizada ainda deve ser usada cuidadosamente em pacientes com taquicardia, condições cardíacas como a tetralogia de Fallot ou obstrução da saída ventricular devido a possíveis efeitos colaterais.

A eficácia dos corticosteroides orais no crupe viral é bem estabelecida. Os corticosteroides reduzem o edema na mucosa laríngea por meio de sua ação anti-inflamatória. Os corticosteroides orais são benéficos, mesmo no crupe leve, conforme observado por redução das hospitalizações, períodos menores de hospitalização e decréscimo na necessidade para intervenções subsequentes como a administração de epinefrina. A maioria dos estudos demonstrou a eficácia da dexametaxona oral usada em dose única de 0,6 mg/kg; uma dose de 0,15 mg/kg pode apresentar a mesma eficácia. A dexametasona intramuscular e a budesonida nebulizada apresentam efeito clínico equivalente; a dose oral de dexametasona é tão efetiva quanto a administração intramuscular. Uma dose única de prednisolona oral é menos efetiva; um estudo controlado randomizado não encontrou diferença na eficácia da prednisolona 2 mg/kg/dia durante 3 dias *versus* uma dose de dexametasona 0,6 mg/kg. O único efeito adverso no tratamento de crupe com corticosteroides é o desenvolvimento de laringotraqueíte por *Candida albicans* em um paciente que recebeu dexametasona, 1 mg/kg/dia durante 8 dias. Os corticosteroides não devem ser administrados em crianças com varicela ou tuberculose (a não ser que o paciente esteja recebendo terapia adequada antituberculose), considerando que esses medicamentos podem agravar a evolução clínica.

Antibióticos não são indicados no crupe. Medicamentos isentos de prescrição médica para tosse e resfriado não devem ser usados em crianças com idade inferior a 6 anos. Uma mistura de hélio-oxigênio (heliox) pode ser utilizada no tratamento de crianças com crupe grave, para as quais a intubação esteja sendo considerada, embora as evidências sejam inconclusivas. As crianças com crupe devem ser hospitalizadas na ocorrência dos seguintes quadros clínicos: estridor progressivo, estridor grave em repouso, desconforto respiratório, hipoxia, cianose, estado mental deprimido, ingestão oral insatisfatória ou necessidade de observação confiável.

A **epiglotite** é uma emergência médica e exige o tratamento imediato com uma via respiratória artificial colocada sob condições controladas, em uma sala cirúrgica ou em uma unidade de terapia intensiva. Todos os pacientes devem receber oxigênio durante a evolução do tratamento, a menos que a máscara cause agitação excessiva. A epinefrina racêmica e os corticosteroides são ineficazes. As culturas de sangue, superfície epiglótica e, em casos selecionados, do líquido cefalorraquidiano devem ser coletadas após a estabilização das vias respiratórias. Ceftriaxona, cefepima ou meropeném devem ser administrados por via parenteral, enquanto são aguardados os relatórios de cultura e de suscetibilidade, considerando que 10 a 40% dos casos de *H. influenzae* tipo b são resistentes à ampicilina. Após a inserção da via respiratória artificial, o paciente deve melhorar imediatamente e o desconforto respiratório e a cianose devem desaparecer. A epiglotite é resolvida após alguns dias com a administração de antibióticos, e o paciente deve ser extubado; a terapia com antibióticos deve prosseguir durante pelo menos 10 dias. A quimioprofilaxia não é recomendada rotineiramente para os contatos de familiares, creches ou berçários de pacientes com infecção invasiva por *H. influenzae* tipo b, porém a observação cuidadosa é obrigatória, com avaliação médica imediata quando as crianças expostas desenvolverem uma doença febril. As **indicações para a profilaxia com rifampicina** (20 mg/kg VO 1 vez/dia durante 4 dias; dose máxima: 600 mg) para todos os membros da família incluem uma criança na casa que apresenta idade inferior a 4 anos e esteja imunizada de maneira incompleta, uma criança com idade inferior a 12 meses que não tenha completado as doses primárias de vacinação ou se apresente imunocomprometida.

O edema agudo da laringe em uma **base alérgica** responde à epinefrina (diluição 1:1.000 na dosagem de 0,01 mℓ/kg a um máximo de 0,5 mℓ/dose) administrada por via intramuscular ou epinefrina racêmica (dose de 0,5 mℓ de epinefrina racêmica a 2,25% em 3 mℓ de solução salina normal) (ver Capítulo 174). Com frequência, os corticosteroides são necessários (1 a 2 mg/kg/24 horas de prednisona durante 3 a 5 dias). Após a recuperação, o paciente e os familiares devem ser liberados com uma seringa pré-preparada de epinefrina para ser usada em emergências. Edema reativo da mucosa, estridor grave e desconforto respiratório não responsivo à terapia de nebulização podem seguir para a anestesia geral para o procedimento de intubação endotraqueal em crianças. A epinefrina racêmica e os corticosteroides são úteis.

Intubação endotraqueal/nasotraqueal e traqueostomia

Com a introdução da intubação de rotina ou, com menor frequência, da traqueostomia para a epiglotite, a taxa de mortalidade para a epiglote diminuiu para quase zero. Esses procedimentos devem ser realizados sempre em uma sala cirúrgica ou em uma unidade de terapia intensiva, se o tempo permitir; intubação e anestesia geral prévias facilitam a realização de uma traqueostomia sem complicações. O uso de um tubo endotraqueal ou nasotraqueal, que é 0,5 a 0,1 mm menor do que o estimado por idade ou altura, é recomendado para facilitar a intubação e reduzir as sequelas a longo prazo. A escolha do procedimento deve basear-se no conhecimento local e experiência com o procedimento e os cuidados pós-operatórios.

A intubação ou, menos frequentemente, a traqueostomia é um procedimento necessário para a maioria dos pacientes com traqueíte bacteriana e para todos os pacientes jovens com epiglotite. Raramente é necessário para os pacientes com laringotraqueobronquite, crupe espasmódico ou laringite. As formas graves de laringotraqueobronquite que exigem a intubação em uma taxa elevada de pacientes foram relatadas durante os surtos epidêmicos graves de sarampo e do vírus influenza tipo A. A avaliação da necessidade para esses procedimentos exige experiência e julgamento, considerando que essa decisão não deve ser postergada até o desenvolvimento da cianose e agitação extrema (ver Capítulo 89). Recomenda-se um tubo endotraqueal ou nasotraqueal 0,5 a 1 mm menor do que o estimado por idade ou altura.

O tubo endotraqueal ou a traqueostomia devem permanecer no local até que o edema e o espasmo tenham diminuído e o paciente seja capaz de lidar com as secreções de maneira satisfatória. Esse tubo deve ser removido assim que possível, geralmente em alguns dias. A resolução adequada da inflamação epiglótica que tenha sido confirmada por uma laringoscopia por fibra óptica, o que permite uma extubação muito mais rápida, costuma ocorrer em 24 horas. A epinefrina racêmica e a dexametasona (0,5 mg/kg/dose a cada 6 a 12 horas antes da extubação, e a seguir a cada 6 horas para seis doses com uma dose máxima de 10 mg) podem ser úteis no tratamento de edema das vias respiratórias superiores observado na pós-intubação.

PROGNÓSTICO

Em geral, o período de hospitalização e a taxa de mortalidade para os casos de obstrução aguda das vias respiratórias superiores aumentam quando a infecção se estende para envolver uma grande parte do sistema respiratório, exceto na epiglotite, na qual a própria infecção localizada pode revelar-se fatal. A maioria das mortes decorrentes de crupe é causada por obstrução laríngea ou por complicações da traqueostomia. Raramente foram relatadas crises fatais fora do hospital causadas pela laringotraqueobronquite viral, especialmente em crianças e pacientes cuja evolução clínica foi complicada pela traqueíte bacteriana. A epiglotite não tratada apresenta taxa de mortalidade de 6% em alguns estudos; porém, se o diagnóstico for realizado e o tratamento adequado for iniciado antes de o paciente tornar-se agonizante, o prognóstico é excelente. Os resultados de laringotraqueobronquite aguda, laringite e crupe espasmódico também são excelentes.

A bibliografia está disponível no GEN-io.

412.2 Traqueíte Bacteriana

Kristine Knuti Rodrigues e Genie E. Roosevelt

A traqueíte bacteriana é uma infecção bacteriana aguda das vias respiratórias superiores que é potencialmente fatal. *S. aureus* (ver Capítulo 208.1) é o patógeno mais comumente isolado, com relatos específicos de *S. aureus* resistente à meticilina. *S. pneumoniae, S. pyogenes, Moraxella catarrhalis, H. influenzae* não tipável e organismos anaeróbios também têm sido envolvidos. A idade média está entre 5 e 7 anos. Há ligeira predominância do sexo masculino. A traqueíte bacteriana ocorre com frequência após uma infecção respiratória viral (especialmente a laringotraqueíte) e, desse modo, pode ser considerada uma complicação bacteriana de uma doença viral, em vez de uma doença bacteriana primária. Essa entidade fatal é mais comum do que a epiglotite nas populações vacinadas.

MANIFESTAÇÕES CLÍNICAS

Em geral, a criança apresenta tosse estridente, provavelmente como parte de uma laringotraqueobronquite viral. Febre alta e toxicidade com desconforto respiratório podem ocorrer imediatamente ou após alguns dias de aparente melhora. O paciente pode permanecer deitado, não apresenta sialorreia nem disfagia associada à epiglotite. O tratamento usual para o crupe (epinefrina racêmica) é ineficaz. A intubação ou a traqueostomia podem ser necessárias, porém apenas 50 a 60% dos pacientes necessitam da intubação para o tratamento; os pacientes mais jovens são mais propensos a necessitar de intubação. A principal característica patológica parece ser o edema da mucosa no nível da cartilagem cricoide, complicado por secreções purulentas, espessas e abundantes, algumas vezes causando pseudomembranas. A aspiração dessas secreções, embora proporcionando ocasionalmente um alívio temporário, de modo geral não impede a necessidade da inserção de uma via respiratória artificial.

DIAGNÓSTICO

O diagnóstico baseia-se na evidência de doença bacteriana das vias respiratórias superiores, que inclui febre alta, secreções purulentas das vias respiratórias e ausência dos achados clássicos de epiglotite. As radiografias não são necessárias, porém podem demonstrar os achados clássicos (ver Figura 412.3); o material purulento é observado abaixo das cordas vocais durante a intubação endotraqueal (ver Figura 412.4).

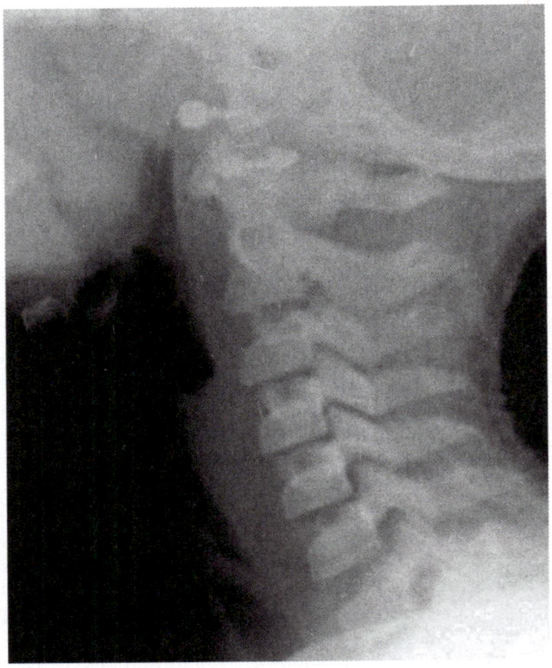

Figura 412.3 Radiografia lateral do pescoço de um paciente com traqueíte bacteriana evidenciando o descolamento de pseudomembranas na traqueia. (De Stroud RH, Friedman NR: An update on inflammatory disorders of the pediatric airway: epiglottitis, croup, and tracheitis, *Am J Otolaryngol* 22:268–275, 2001. Cortesia do Department of Radiology, University of Texas Medical Branch at Galveston.)

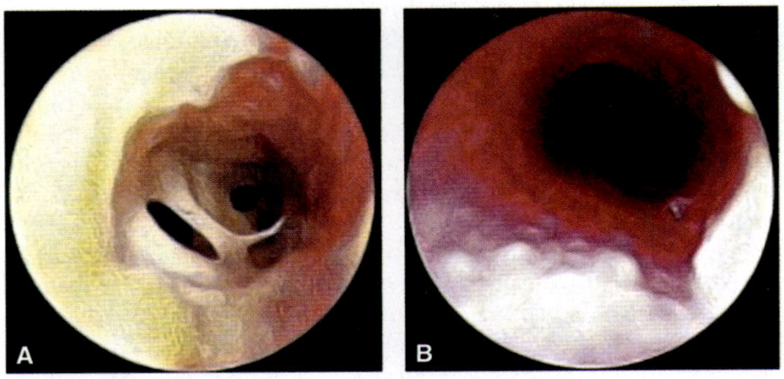

Figura 412.4 Membranas traqueais espessas observadas na broncoscopia rígida. A supraglote estava normal. **A.** Secreções membranosas espessas e aderentes. **B.** A árvore traqueobrônquica distal está normal. Ao contrário do crupe, secreções viscosas são observadas em toda a traqueia e, ao contrário da bronquite, os brônquios não estão afetados. (De Salamone FN, Bobbitt DB, Myer CM, et al: Bacterial tracheitis reexamined: is there a less severe manifestation. *Otolaryngol Head Neck Surg* 131:871–876, 2004. © 2004 American Academy of Otolaryngology–Head and Neck Surgery Foundation, Inc.)

TRATAMENTO

A terapia antimicrobiana adequada, que inclui normalmente agentes antiestafilocócicos, deve ser instituída em qualquer paciente cuja evolução clínica sugira a traqueíte bacteriana. As recomendações de terapia empírica para a traqueíte bacteriana incluem vancomicina ou clindamicina e uma cefalosporina de terceira geração (p. ex., ceftriaxona ou cefepima). Quando a traqueíte bacteriana é diagnosticada pela laringoscopia direta ou é fortemente suspeitada com base nos sintomas clínicos, uma via respiratória artificial deve ser considerada em caráter prioritário. O oxigênio suplementar geralmente é necessário.

COMPLICAÇÕES

As radiografias torácicas evidenciam, com frequência, infiltrados irregulares e podem demonstrar densidades focais. O estreitamento subglótico e uma coluna de ar irregular e desigual podem ser demonstrados em radiografias. Se o controle das vias respiratórias não for conduzido de modo ideal, pode ocorrer parada cardiorrespiratória. A síndrome do choque tóxico tem sido associada à traqueíte por estafilococos e estreptococos do grupo A (ver Capítulo 208.2).

PROGNÓSTICO

O prognóstico para a maioria dos pacientes é excelente. Os pacientes normalmente se apresentam afebris dentro de 2 a 3 dias da introdução de terapia antimicrobiana adequada, porém a hospitalização pode ser necessária. Nos últimos anos, parece haver tendência direcionada a uma condição menos mórbida. Com a redução no edema da mucosa e das secreções purulentas, a extubação pode ser realizada com segurança e o paciente deve ser observado cuidadosamente enquanto prossegue a terapia com antibióticos e oxigênio.

A bibliografia está disponível no GEN-io.

Capítulo 413 Anomalias Congênitas de Laringe, Traqueia e Brônquios

Jill N. D'Souza e James W. Schroeder Jr.

A laringe funciona como uma passagem ar, uma válvula para proteger os pulmões, sendo o órgão primário de comunicação. Os sintomas de anomalias laríngeas são aqueles de obstrução das vias respiratórias, respiração com ruído, dificuldade de alimentação e alterações na fala (Capítulo 400). As lesões congênitas obstrutivas das vias respiratórias superiores produzem um fluxo de ar turbulento de acordo com as leis da dinâmica dos fluidos. Esse fluxo de ar turbulento e rápido por meio de um segmento estreito do trato respiratório produz sons distintos que são úteis como diagnóstico para o médico. A localização da obstrução produz mudanças características no som da inspiração e/ou expiração. Lesões intratorácicas normalmente causam sibilos expiratórios e estridor, com frequência confundidos com asma. A sibilância expiratória contrasta com o estridor inspiratório causado pelas lesões extratorácicas de anomalias laríngeas congênitas, especificamente a laringomalacia e a paralisia bilateral das cordas vocais. Estertor descreve o som do ronco inspiratório de baixa frequência em geral produzido pela obstrução nasal ou nasofaríngea.

O período de respiração ruidosa em relação ao ciclo de sono e vigília é importante. A obstrução da via respiratória faríngea (pelo aumento das amígdalas, adenoides, língua ou síndromes com hipoplasia do terço médio da face) leva caracteristicamente a um agravamento maior desse quadro clínico durante o sono em relação ao período em que o paciente está desperto. A obstrução laríngea, traqueal ou brônquica é pior quando o paciente está acordado e é exacerbada pelo esforço. O local da obstrução determina a fase respiratória, o tom e a natureza do som, e esses aspectos direcionam o diagnóstico diferencial.

A gravidade da obstrução e o esforço respiratório determinam a necessidade de procedimentos diagnósticos e intervenções cirúrgicas. Os sintomas obstrutivos variam de estridor leve a grave com episódios de apneia, cianose, retrações supraesternais e subcostais, dispneia e taquipneia. Anomalias congênitas de traqueia e brônquios podem resultar em graves dificuldades respiratórias a partir dos primeiros minutos de vida, e às vezes podem ser diagnosticadas no período pré-natal. Se houver uma suspeita de obstrução grave no período pré-natal, um plano de parto com foco na via respiratória deve ser desenvolvido por um especialista em medicina fetal materna de alto risco, um neonatologista e um cirurgião de via respiratória pediátrica. A *síndrome congênita de obstrução respiratória alta,* ou SCORA, pode levar a desconforto pós-natal imediato.

A bibliografia está disponível no GEN-io.

413.1 Laringomalacia

Jill N. D'Souza e James W. Schroeder Jr.

MANIFESTAÇÕES CLÍNICAS

A laringomalacia é responsável por 45 a 75% das anomalias laríngeas congênitas em crianças com estridor. O estridor é inspiratório, de baixa frequência e exacerbado por qualquer esforço: choro, agitação ou alimentação. Ele é causado, em parte, pela redução do tônus da laringe, levando ao colapso supraglótico durante a inspiração. Os sintomas normalmente aparecem nas 2 primeiras semanas de vida e tornam-se mais intensos até os 6 meses, embora a melhora gradual possa ocorrer a qualquer momento. A doença de refluxo gastresofágico, a doença do refluxo laringofaríngeo e a doença neurológica influenciam a gravidade desse processo e, desse modo, alteram também a evolução clínica.

DIAGNÓSTICO

O diagnóstico é realizado principalmente com base nos sintomas, e é confirmado pela laringoscopia flexível realizada no consultório (Figura 413.1). Quando o esforço respiratório estiver moderado ou grave, são indicados vídeos das vias respiratórias e radiografias

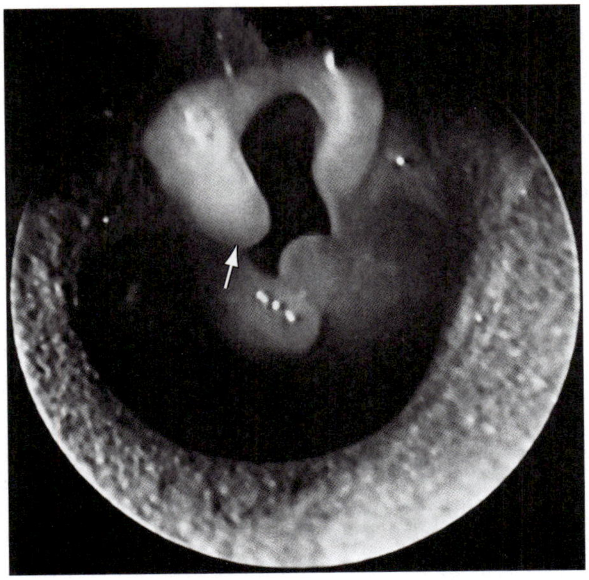

Figura 413.1 Exemplo endoscópico de laringomalacia. Na inspiração, as dobras epiglóticas colapsam nas vias respiratórias. As partes laterais da epiglote também estão colapsando internamente *(seta).* (De Slovis TL, editor: *Caffey's pediatric diagnostic imaging,* ed 11, Philadelphia, 2008, Mosby.)

torácicas. A laringomalacia pode contribuir para as dificuldades de alimentação e disfagia em algumas crianças, considerando a redução da sensibilidade laríngea e a coordenação insatisfatória de respiração, deglutição e sucção. Quando o estridor inspiratório apresenta um som semelhante a um líquido ou está associado à tosse, ou quando há histórico de recorrência de doença do trato respiratório superior ou pneumonia, deve ser considerada a possibilidade de disfagia. Quando houver suspeita de disfagia, devem ser considerados um estudo de deglutição com contraste e/ou uma avaliação endoscópica por fibra óptica da deglutição (AEFD). Considerando que 15 a 60% das crianças com laringomalacia apresentam simultaneamente anomalias das vias respiratórias, a broncoscopia completa é realizada em pacientes com obstrução moderada a grave.

TRATAMENTO

O monitoramento controlado é um procedimento adequado para a maioria das crianças, considerando que grande parte dos sintomas é resolvida de modo espontâneo quando a criança e as vias respiratórias crescem. O refluxo laringofaríngeo é tratado de forma agressiva com medicamentos antirrefluxo, como os antagonistas dos receptores H2 da histamina (ARH2) ou inibidores da bomba de prótons (IBP). O risco/benefício deve ser avaliado em cada paciente, pois esses medicamentos, particularmente os IBP, têm sido associados a anemia por deficiência de ferro, aumento da incidência de pneumonia, gastrenterites e infecções por *Clostridim difficile,* entre outros. Em 15 a 20% dos pacientes, os sintomas são graves o suficiente para causar desconforto respiratório, cianose, falha de crescimento ou *cor pulmonale.* Nesses pacientes, é considerada uma intervenção cirúrgica por meio da supraglotoplastia. Esse procedimento apresenta probabilidade de 90% de ser bem-sucedido no alívio da obstrução das vias respiratórias superiores causada pela laringomalacia.

A bibliografia está disponível no GEN-io.

413.2 Estenose Subglótica Congênita

Jill N. D'Souza e James W. Schroeder Jr.

MANIFESTAÇÕES CLÍNICAS

A estenose subglótica congênita é a segunda causa mais comum de estridor. A subglote é a parte mais estreita da via respiratória superior em uma criança e está localizada no espaço que se estende a partir da região abaixo da superfície das cordas vocais verdadeiras até a margem inferior da cartilagem cricoide. A estenose subglótica é um estreitamento da laringe subglótica e manifesta-se no lactante com dificuldade respiratória e estridor bifásico ou primariamente inspiratório. A estenose subglótica pode ser congênita ou adquirida. Em geral, os sintomas ocorrem com uma infecção do trato respiratório, com edema e secreções espessadas de um resfriado comum estreitando uma via respiratória já comprometida, conduzindo a sintomas recorrentes ou persistentes, como o crupe.

O estridor bifásico ou primariamente inspiratório é o sintoma típico para a estenose subglótica congênita. O edema e as secreções espessadas do resfriado comum causam o estreitamento adicional de uma via respiratória já reduzida, levando aos sintomas semelhantes ao crupe. Em uma criança com bronquiolite recorrente, o diagnóstico de estenose subglótica congênita deve ser considerado. A estenose pode ser causada por uma cartilagem cricoide de formato anormal; por um anel traqueal retido sob a cartilagem cricoide; ou pelo espessamento de tecidos moles decorrente de cistos ductais, hiperplasia das glândulas submucosas ou fibrose. A estenose subglótica adquirida refere-se à estenose causada por fatores extrínsecos, mais comumente resultante da intubação prolongada, e é discutida em maiores detalhes no Capítulo 415.

DIAGNÓSTICO

O diagnóstico realizado por radiografias das vias respiratórias é confirmado pela laringoscopia direta. Durante a laringoscopia diagnóstica, a laringe subglótica é visualizada diretamente e dimensionada de maneira objetiva com uso de tubos endotraqueais (Figura 413.2).

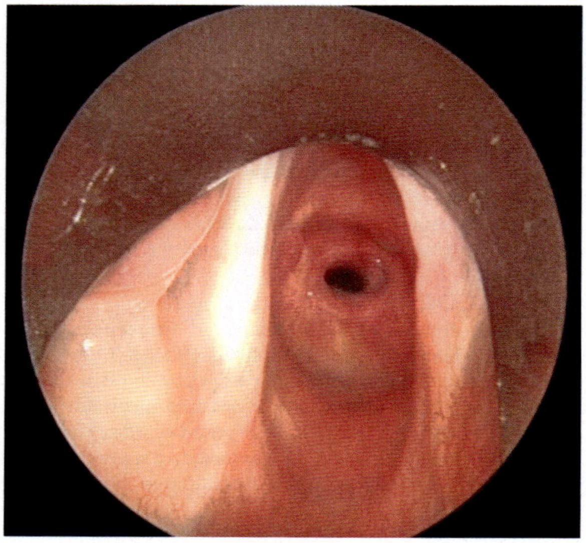

Figura 413.2 Estenose subglótica. (Cortesia RN Cantab, Wikipedia Commons.)

A porcentagem de estenose é determinada pela comparação do tamanho da laringe dos pacientes com um padrão de dimensões laríngeas com base na idade. A estenose superior a 50% geralmente é sintomática e, com frequência, exige tratamento. Como ocorre em todos os casos de obstrução das vias respiratórias superiores, a traqueostomia é evitada sempre que possível. A estenose subglótica normalmente é medida usando o sistema Myer-Cotton, com estenose subglótica de grau I até grau IV, indicando a gravidade do estreitamento. A dilatação e a cirurgia endoscópica a *laser* podem ser tentadas nos graus I e II, embora possam não ser eficazes, pois a maioria das estenoses congênitas é cartilaginosa. A reconstrução anterior com divisão cricoide ou a laringotraqueal com aumento do enxerto de cartilagem é normalmente usada em estenoses subglóticas graus III e IV. O diagnóstico diferencial inclui outras anomalias anatômicas, bem como hemangioma ou papilomatose.

A bibliografia está disponível no GEN-io.

413.3 Paralisia das Cordas Vocais

Jill N. D'Souza e James W. Schroeder Jr.

A paralisia das cordas vocais é a terceira anomalia laríngea congênita mais comum que causa estridor nos lactentes e crianças. As lesões congênitas do sistema nervoso central, como malformação de Arnold-Chiari, mielomeningocele e hidrocefalia ou traumatismo do nascimento podem estar associadas à paralisia bilateral. A paralisia bilateral das cordas vocais resulta em obstrução das vias respiratórias, que se manifesta por desconforto respiratório e estridor inspiratório agudo, som afônico ou disfônico ou choro fraco inspiratório.

A paralisia unilateral das cordas vocais frequentemente é iatrogênica, em decorrência de tratamento cirúrgico para anomalias aerodigestiva (fístula traqueoesofágica) e cardiovascular (reparo do ducto arterioso patente), embora também possa ser idiopática. A paralisia unilateral causa aspiração, tosse e asfixia; o choro é fraco e rouco, porém o estridor e outros sintomas de obstrução das vias respiratórias são menos comuns. A paralisia das cordas vocais em crianças mais velhas pode ser devido a malformação de Chiari ou tumores que comprimem o nervo vago ou laríngeo recorrente.

DIAGNÓSTICO

O diagnóstico de paralisia das cordas vocais é realizado por meio da laringoscopia flexível com o paciente acordado. O exame demonstrará incapacidade de afastar a corda vocal envolvida. Também é indicada investigação completa para detectar a causa primária subjacente.

Tendo em vista a associação com outras lesões congênitas, a avaliação inclui a solicitação de avaliação neurológica e cardiológica, imagens do curso do nervo laríngeo recorrente e endoscopia diagnóstica de laringe, traqueia e brônquios.

TRATAMENTO

O tratamento é baseado na gravidade dos sintomas. A paralisia idiopática das cordas vocais em crianças geralmente é resolvida de maneira espontânea dentro de 6 a 12 meses. Se não for resolvida até 2 ou 3 anos, a função normalmente não se recupera.

Para a paralisia unilateral das cordas vocais, a corda vocal paralisada é desviada lateralmente, de modo que a corda sem alterações passe a tocar a corda paralisada medialmente, reduzindo a aspiração e as complicações relacionadas. Os procedimentos de reinervação que usam a alça cervical foram bem-sucedidos para recuperar alguma função da corda vocal unilateral paralisada.

A paralisia bilateral pode exigir traqueostomia temporária em 50% dos pacientes. Os procedimentos para o aumento da via respiratória na paralisia bilateral das cordas vocais em geral se concentram no alargamento da glote posterior, como um enxerto de cartilagem glótica posterior endoscopicamente posicionado ou aberto, aritenoidectomia ou lateralização aritenóidea. Esses procedimentos em geral são bem-sucedidos na redução da obstrução; no entanto, podem resultar em disfagia e aspiração.

A bibliografia está disponível no GEN-io.

413.4 Membranas Laríngeas Congênitas e Atresia Laríngea

Jill N. D'Souza e James W. Schroeder Jr.

As membranas laríngeas congênitas estão normalmente localizadas na glote anterior com extensão subglótica e estenose subglótica associada e resultam da recanalização incompleta do tubo laringotraqueal. Os recém-nascidos podem ser assintomáticos. Membranas laríngeas espessas podem ser suspeitadas pelas radiografias laterais das vias respiratórias. As anomalias cromossômicas e cardiovasculares, bem como a deleção do cromossomo 22q11, são comuns em pacientes com membrana laríngea congênita. O diagnóstico pode ser realizado pela laringoscopia direta (Figura 413.3). O tratamento pode exigir apenas incisão ou dilatação. As membranas com estenose subglótica associada provavelmente exigem aumento da cartilagem cricoide (reconstrução laringotraqueal). A atresia laríngea ocorre como uma membrana glótica completa devido à falha de recanalização laríngea e traqueal e pode estar associada a agenesia da traqueia e fístula traqueoesofágica. A atresia laríngea pode ser detectada no período pré-natal, e as preparações devem ser feitas para o estabelecimento da via respiratória definitiva ao nascimento. Outras vezes, a atresia laríngea congênita é uma causa de desconforto respiratório no recém-nascido e é diagnosticada apenas na laringoscopia direta inicial.

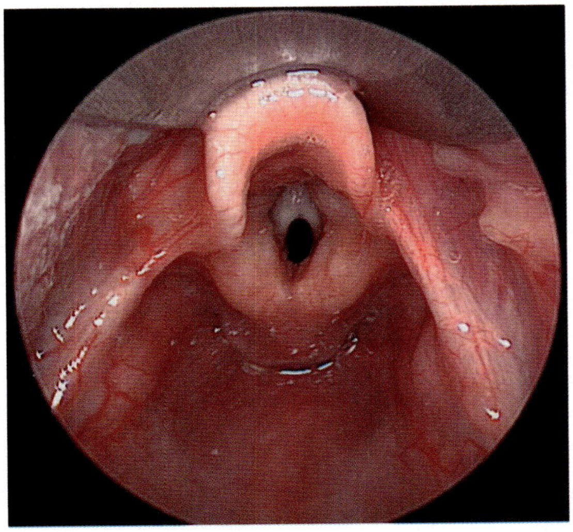

Figura 413.3 Membrana glótica anterior, visão endoscópica. (Cortesia de Dr. Jeff Rastatter, Division of Pediatric Otolaryngology, Lurie Children's Hospital, Chicago, IL.)

A bibliografia está disponível no GEN-io.

413.5 Hemangioma Subglótico Congênito

Jill N. D'Souza e James W. Schroeder Jr.

O hemangioma subglótico é uma causa rara de desconforto respiratório na primeira infância. Os sintomas ocorrem geralmente nos primeiros 2 a 6 meses de vida. O sintoma mais comum é o estridor bifásico, sendo um pouco mais acentuado durante a inspiração. Isso é exacerbado pelo choro e doenças virais agudas. Tosse estridente, rouquidão e sintomas de crupe recorrente ou persistente são sintomas típicos. Apenas 1% das crianças com hemangiomas cutâneos poderá apresentar hemangioma subglótico. No entanto, 50% das crianças com hemangioma subglótico poderão apresentar hemangioma cutâneo. O hemangioma facial nem sempre está presente, porém, quando é evidenciado (apresenta-se distribuído na região mentoniana/mandibular) em um recém-nascido com desconforto respiratório, deve haver uma investigação mais detalhada. As radiografias de tórax e do pescoço podem demonstrar o estreitamento assimétrico característico da laringe subglótica. As lesões vasculares das vias respiratórias também podem estar associadas à **síndrome PHACES** (*Posterior fossa malformations*, *Hemangioma*, *Arterial lesions of head and neck*, *Cardiac anomalies*, *Eye anomalies* e *Sternal cleft* – malformações da fossa posterior, hemangioma, lesões arteriais de cabeça e pescoço, anomalias cardíacas, anomalias oculares e fissura esternal). Mais de 50% das crianças com síndrome PHACES apresentam lesão vascular das vias respiratórias. As opções de tratamento vão desde monitoramento conservador e injeção de esteroides até traqueostomia e reconstrução das vias respiratórias. O propranolol tornou-se um dos pilares da terapia inicial do hemangioma subglótico; no entanto, estima-se que até 50% dos pacientes com hemangioma subglótico possam não ter uma resposta a longo prazo ao propranolol, indicando a necessidade de monitoramento das vias respiratórias nesses pacientes (Figura 413.4). O tratamento é discutido em detalhes no Capítulo 417.

A bibliografia está disponível no GEN-io.

413.6 Laringoceles e Cistos Saculares

Jill N. D'Souza e James W. Schroeder Jr.

A laringocele é uma dilatação anormal preenchida por ar dos sáculos da laringe que surge verticalmente entre a falsa corda vocal, a base da cartilagem epiglótica e a superfície interna da cartilagem tireóidea. Esse processo comunica-se com o lúmen laríngeo e, quando preenchido de forma intermitente com ar, causa rouquidão e dispneia. Um cisto sacular (cisto congênito da laringe) é diferenciado da laringocele, pois seu lúmen é isolado a partir do interior da laringe e contém muco, e não ar. Em lactentes e crianças, as laringoceles causam rouquidão e dispneia que podem aumentar com o choro. Os cistos saculares podem causar desconforto respiratório e estridor no nascimento e podem exigir intervenção precoce nas vias respiratórias. A intubação pode ser desafiadora porque a anatomia supraglótica e laríngea pode ser distorcida. Além disso, a obstrução completa das vias respiratórias pode ocorrer na indução com bloqueio neuromuscular agindo sobre o tônus laríngeo. Um cisto sacular pode ser visualizado na radiografia, porém o diagnóstico é realizado por laringoscopia (Figura 413.5). A aspiração do cisto por agulha confirma o diagnóstico, mas raramente proporciona cura. A excisão cirúrgica é a terapia de escolha para o

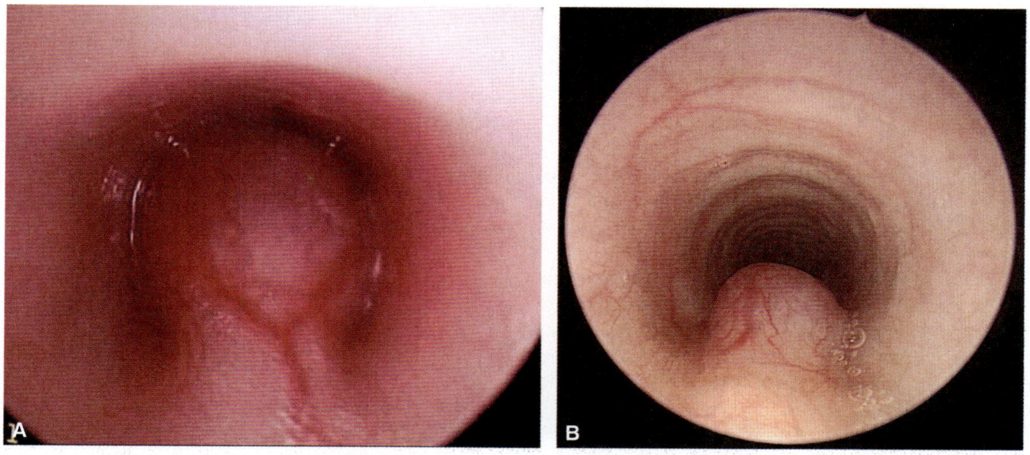

Figura 413.4 A e B. Caso de hemangioma traqueal pré-propranolol e pós-terapia com propranolol (fotos com 2 semanas de intervalo). (De Bush A, Abel R, Chitty L, et al: Congenital lung disease. In Wilmott RW, Deterding R, Li A, et al, editors: *Kendig's disorders of the respiratory tract in children*, ed 9, Philadelphia, 2019, Elsevier, Fig. 18.18, p. 308.)

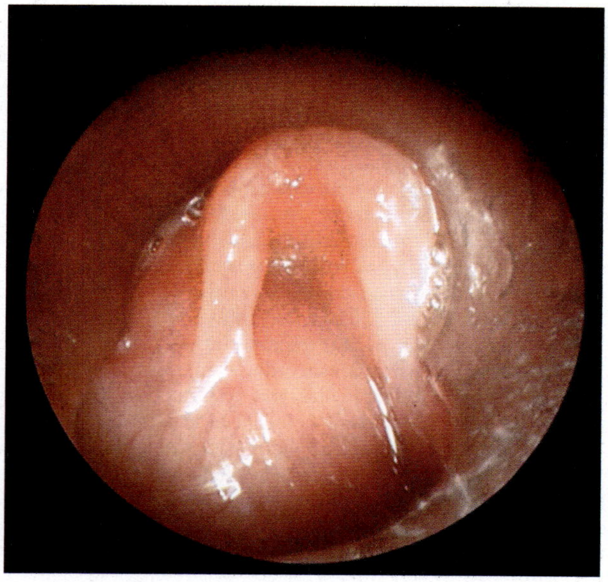

Figura 413.5 Fotografia endoscópica de um cisto sacular. (De Ahmad SM, Soliman AMS: Congenital anomalies of the larynx, *Otolaryngol Clin North Am* 40:177–191, 2007, Fig. 3.)

tratamento de cistos saculares e laringoceles. As abordagens incluem excisão endoscópica com *laser* de CO_2, ventriculostomia endoscópica estendida ("marsupialização" ou decapsulação) ou, tradicionalmente, excisão externa.

A bibliografia está disponível no GEN-io.

413.7 Fenda Laríngea Posterior e Fenda Laringotraqueoesofágica

Jill N. D'Souza e James W. Schroeder Jr.

A fenda laríngea posterior é caracterizada pela aspiração, e é resultado de uma deficiência na linha média da laringe posterior. As fendas laríngeas posteriores são classificadas em quatro tipos. As fendas do tipo I são leves, e a incisura interaritenoide estende-se apenas até o nível das cordas vocais verdadeiras; 60% dessas fendas podem não causar sintomas e não exigir reparação cirúrgica. Nos casos graves, a fenda (tipo IV) estende-se para a região inferior na traqueia cervical ou torácica; desse modo, não há separação entre a traqueia e o esôfago, produzindo uma fenda laringotraqueoesofágica. As fendas da laringe podem ser de origem familiar e provavelmente estão associadas a agenesia da traqueia, fístula traqueoesofágica e anomalias congênitas múltiplas, assim como síndrome G, síndrome de Opitz-Frias e síndrome de Pallister-Hall.

Os sintomas iniciais são os de aspiração e infecções respiratórias recorrentes. O esofagograma é realizado para avaliar a presença de aspiração ou penetração laríngea do material de contraste ingerido. Um exame de AEFD pode ser realizado por otorrinolaringologista com assistência de uma equipe de fonoaudiologia para observar o padrão de derramamento de líquido durante a deglutição, e pode identificar uma fenda. No entanto, o padrão-ouro de diagnóstico continua sendo a laringoscopia operatória e a broncoscopia com palpação da laringe posterior. Isso ajuda a determinar o comprimento da fenda e orientar as opções de tratamento. Uma fenda tipo I se estende (mas não além) nas cordas vocais. Uma fenda tipo II se estende além das cordas vocais, mas não através da cartilagem cricoide. Uma fenda tipo III se estende através da cricoide até a traqueia cervical. Uma fenda tipo IV se estende para a traqueia torácica. O tratamento é baseado no tipo de fenda e nos sintomas; em geral, uma fenda tipo I pode ser tratada endoscopicamente, enquanto graus mais elevados podem exigir procedimento aberto. A estabilização das vias respiratórias é a principal prioridade. O refluxo gastresofágico deve ser controlado, e uma avaliação cuidadosa para outras anomalias congênitas deve ser realizada antes da reparação. Diversas reparações cirúrgicas transtorácicas, cervicais abertas e endoscópicas têm sido descritas.

A bibliografia está disponível no GEN-io.

413.8 Anomalias Cardíacas e Vasculares

Jill N. D'Souza e James W. Schroeder Jr.

A anatomia vascular cardiopulmonar aberrante pode impactar diretamente a traqueia e os brônquios. A artéria inominada aberrante é a causa mais comum de traqueomalacia secundária (Capítulo 459). Pode ser assintomática e detectada casualmente ou causar sintomas graves. Em geral, ocorrem sibilos expiratórios e tosse; é raro que sejam evidenciados apneia reflexa ou "períodos agonizantes". Também é raro que a intervenção cirúrgica seja necessária. As crianças são mais comumente tratadas com conduta expectante, tendo em vista que o problema é, muitas vezes, autolimitado.

O termo *anel vascular* é usado para descrever anomalias vasculares que resultam do desenvolvimento anormal do complexo do arco aórtico. O duplo arco aórtico é o mais comum anel vascular completo, circundando a traqueia e o esôfago e comprimindo ambos. Com poucas exceções, esses pacientes são sintomáticos aos 3 meses. Os sintomas respiratórios predominam, mas a disfagia pode estar presente. O diagnóstico é estabelecido pela esofagografia com bário, que evidencia uma endentação posterior do esôfago pelo anel vascular (Figura 459.2 no Capítulo 459). O TC ou RM com angiografia fornece ao cirurgião as informações necessárias.

Outras anomalias vasculares incluem a alça da artéria pulmonar, que também exige correção cirúrgica. O anel vascular aberto (incompleto) mais comum é o arco aórtico esquerdo com artéria subclávia direita aberrante. Embora comum, esse processo geralmente é assintomático, porém a disfagia lusória pode ser descrita. Caracteriza-se como disfagia causada por uma subclávia aberrante correndo atrás do esôfago, levando a compressão esofágica e dificuldade com trânsito em *bolus*.

Os defeitos cardíacos congênitos são capazes de comprimir o brônquio principal esquerdo ou a traqueia inferior. Qualquer condição que cause hipertensão pulmonar significativa aumenta o tamanho das artérias pulmonares e, como consequência, leva à compressão do brônquio principal esquerdo. A correção cirúrgica da patologia subjacente para aliviar a hipertensão pulmonar diminui a compressão das vias respiratórias.

A bibliografia está disponível no GEN-io.

413.9 Estenoses Traqueais, Membranas e Atresia

Jill N. D'Souza e James W. Schroeder Jr.

A estenose traqueal congênita de segmento longo com anéis traqueais completos apresenta-se no primeiro ano de vida, geralmente após uma crise precipitada por uma doença respiratória aguda. O diagnóstico pode ser indicado por radiografias simples. A tomografia computadorizada (TC) com contraste define as anomalias intratorácicas associadas, como a alça da artéria pulmonar, que ocorre em um terço dos pacientes; um quarto dos pacientes manifesta anomalias cardíacas associadas. A broncoscopia é o melhor método para definir o grau e a extensão da estenose e o padrão de ramificação brônquica anormal associado. O tratamento da estenose clinicamente significativa envolve a ressecção traqueal de estenose de segmento curto, traqueoplastia de deslizamento para estenose de segmento longo ou anéis traqueais. As estenoses congênitas de tecidos moles e membranas finas são raras. A dilatação esofágica pode ser o procedimento primordial necessário.

A bibliografia está disponível no GEN-io.

413.10 Cistos do Intestino Anterior Embrionário

Jill N. D'Souza e James W. Schroeder Jr.

O intestino anterior embrionário dá origem à faringe, ao trato respiratório inferior, ao esôfago, ao estômago, ao duodeno e ao trato hepatobiliar, e cistos de duplicação podem ocorrer em qualquer lugar ao longo do trato respiratório. O cisto broncogênico, o cisto esofágico intramural (duplicação esofágica) e o cisto entérico podem causar sintomas de obstrução respiratória e disfagia. O diagnóstico pode ser suspeitado quando as radiografias torácicas ou a TC definem a lesão e, no caso do cisto entérico, a anomalia vertebral associada. O tratamento de todos os cistos de intestino anterior é a excisão cirúrgica.

A bibliografia está disponível no GEN-io.

413.11 Traqueomalacia e Broncomalacia

Ver Capítulo 416.

Capítulo 414
Corpos Estranhos nas Vias Respiratórias

Allison R. Hammer e James W. Schroeder Jr.

EPIDEMIOLOGIA E ETIOLOGIA

A asfixia é a principal causa de morbidade e mortalidade entre crianças, especialmente abaixo dos 4 anos. Grande parte das vítimas de aspiração de corpo estranho são lactentes e crianças um pouco maiores (Figura 414.1); indivíduos do sexo masculino são 1,7 vez mais propensos do que os do sexo feminino. Estudos demonstram que crianças com menos de 4 anos correspondem a 61,7 a 70% dos casos de corpo estranho nas vias respiratórias. Os objetos com os quais as crianças mais comumente se engasgam são os alimentos (59,5 a 81% de todos os casos). Castanhas, sementes, salsichas, balas duras, chicletes, ossos, frutas e vegetais frescos são os itens mais frequentemente aspirados. De 2001 a 2009, em média 12.435 crianças com idade entre 0 e 14 anos foram tratadas nos EUA em departamentos de emergência devido a asfixias com alimentos sem fatalidade. Os objetos inorgânicos comuns com os quais as crianças comumente se asfixiam incluem moedas, balões de látex, alfinetes, joias, ímãs, tampas de caneta e brinquedos. Objetos globulares, compressíveis ou redondos, como salsichas, uvas, castanhas, balas, *marshmallows*, carnes e doces são particularmente perigosos devido à sua capacidade de ocluir completamente a via respiratória.

Crianças pequenas apresentam maior risco de aspiração de corpo estranho, em grande parte devido às suas vulnerabilidades de desenvolvimento, como a própria capacidade de deglutição. Além disso, bebês utilizam frequentemente a boca para explorar o ambiente, e crianças, em geral, são mais propensas a se distrair, brincar ou se locomover enquanto comem. Lactentes são capazes de realizar sucção e deglutição e possuem reflexos involuntários (engasgo, tosse e fechamento da glote) que auxiliam na proteção contra a aspiração durante a deglutição. A dentição desenvolve-se aproximadamente aos 6 meses com a erupção dos incisivos. Os molares não nascem até aproximadamente 1,5 ano; a mastigação madura leva mais tempo para ser desenvolvida. Mesmo com um reflexo de tosse vigoroso, as vias respiratórias de uma criança são mais suscetíveis à obstrução do que as de adultos. Inclusive, crianças menores são mais propensas a sofrer bloqueio significativo por corpos estranhos pequenos devido ao diâmetro de suas vias respiratórias. O muco e as secreções podem

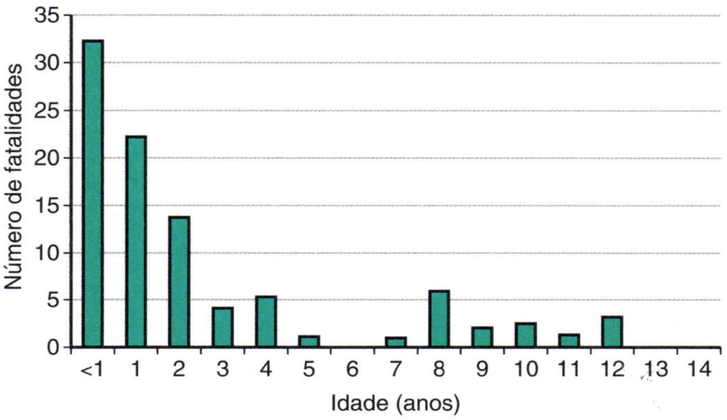

Figura 414.1 Número de fatalidades *versus* idade da vítima, todos os tipos de fatalidade. (De Milkovich SM, Altkorn R, Chen X, et al: Development of the small parts cylinder: lessons learned, *Laryngoscope* 118[11]:2082-2086, 2008.)

formar uma vedação ao redor do corpo estranho, tornando-o mais difícil de ser deslocado pela força do ar. Adicionalmente, a força gerada pela tosse de um lactente ou de uma criança pequena é menos eficaz em promover o deslocamento de uma obstrução de via respiratória. Recomenda-se que as crianças com menos de 5 anos evitem caramelos não mastigáveis e gomas de mascar. Ademais, frutas e vegetais crus devem ser cortados em pedaços pequenos. Outros fatores, como retardos no desenvolvimento ou distúrbios neurológicos ou musculares também podem aumentar o risco de uma criança apresentar aspiração de corpo estranho.

MANIFESTAÇÕES CLÍNICAS

Corpos estranhos das vias respiratórias podem apresentar manifestações e complicações variáveis, dependendo das características, da duração e da localização do corpo estranho. As manifestações clínicas variam desde um estado assintomático até a dificuldade respiratória grave. A complicação mais séria da aspiração de corpo estranho é a obstrução completa da via respiratória, que pode ser reconhecida na criança consciente como uma dificuldade respiratória súbita seguida de incapacidade de falar ou tossir.

Há tipicamente três estágios de sintomas que podem resultar da aspiração de um objeto nas vias respiratórias:

1. **Evento inicial**: Paroxismos de tosse, asfixia, engasgos e possivelmente obstrução das vias respiratórias ocorrem imediatamente após aspiração do corpo estranho. Por vezes, a criança consegue expeli-lo durante esse estágio.
2. **Intervalo assintomático**: O corpo estranho torna-se alojado, os reflexos são fatigados e os sintomas de irritação imediata diminuem. *A ausência de sintomas pode ser particularmente problemática ao tutor de uma criança que se apresenta nesse estágio* e corresponde a uma grande porcentagem dos diagnósticos retardados e corpos estranhos negligenciados. Uma grande metanálise com mais de 30.000 pacientes demonstrou que o diagnóstico demora mais de 25 horas em aproximadamente 40% dos casos de corpos estranhos das vias respiratórias.
3. **Complicações**: Desenvolvem-se obstrução, erosão ou infecção, que mais uma vez direcionam a atenção à presença de um corpo estranho. Nesse terceiro estágio, as complicações incluem febre, tosse, hemoptise, pneumonia e atelectasia. Complicações agudas ou crônicas já foram relatadas em quase 15% dos casos de corpos estranhos das vias respiratórias.

DIAGNÓSTICO

A história é o fator mais importante na determinação da necessidade de broncoscopia. Uma história positiva nunca deve ser ignorada; contudo, uma história negativa pode induzir ao erro. Visto que castanhas e sementes são os corpos estranhos bronquiais mais comuns, os médicos devem especificamente questionar os pais da criança acerca desses itens, sendo necessária a broncoscopia imediata. O exame físico detalhado também é essencial, incluindo avaliação do nariz, da cavidade oral, da faringe, do pescoço e dos pulmões. Episódios de asfixia ou tosse acompanhados por sibilos recentes e ruídos respiratórios assimétricos são altamente sugestivos de corpo estranho nas vias respiratórias. Juntamente com anamnese e exame físico, exames radiográficos exercem importante papel no diagnóstico. Inicialmente, recomenda-se a radiografia simples, embora muitos corpos estranhos sejam radiolucentes (80 a 96%). Por essa razão, os profissionais devem primeiro se apoiar nos achados secundários (como sequestro de ar, hiperinsuflação assimétrica, enfisema obstrutivo, atelectasia, desvio mediastinal e consolidação) para indicar a suspeita de corpo estranho. Exames em decúbito lateral ou expiratórios podem auxiliar na revelação desses achados secundários sugestivos. A indicação da tomografia computadorizada de tórax tem sido explorada na atualidade devido a suas alta sensibilidade e especificidade, sua capacidade de detectar objetos radiolucentes e seu potencial de eliminar a necessidade de procedimento anestésico. Todavia, os riscos conhecidos de radiação certamente devem ser considerados. Caso haja alto índice de suspeita mesmo com exames de imagem inconclusivos ou negativos, a broncoscopia deverá ser realizada.

TRATAMENTO

O tratamento de escolha para corpos estranhos em vias respiratórias é a remoção endoscópica imediata com instrumentos rígidos por um especialista (otorrinolaringologista ou pneumologista). A broncoscopia é protelada somente até que os pediatras tenham obtido exames pré-operatórios e o paciente esteja preparado com hidratação e jejum adequados. Os corpos estranhos são geralmente removidos das vias respiratórias no mesmo dia em que o diagnóstico é considerado pela primeira vez. Assim como em qualquer modalidade de tratamento, a equipe clínica deve levar em consideração os riscos e benefícios da broncoscopia diante de um diagnóstico incerto. Potenciais complicações da broncoscopia rígida incluem broncospasmo, dessaturação, hemorragia e edema de vias respiratórias, além dos riscos inerentes à anestesia.

Além da compreensão acerca do diagnóstico e do manejo de corpos estranhos nas vias respiratórias, há grande necessidade de conscientização, educação e prevenção dentre os tutores, pediatras e fabricantes de alimentos e brinquedos.

414.1 Corpos Estranhos na Laringe

Allison R. Hammer e James W. Schroeder

Embora os corpos estranhos da laringe sejam menos comuns (2 a 12% dos casos) comparados aos corpos estranhos bronquiais ou traqueais, são particularmente perigosos devido ao risco de obstrução completa, que pode levar a criança à asfixia, exceto quando prontamente aliviada por meio da manobra de Heimlich (ver Capítulo 81 e Figuras 81.6 e 81.7). Os objetos parcialmente obstrutivos da laringe são, em geral, planos e finos, alojando-se entre as cordas vocais no plano sagital e causando sintomas de crupe, rouquidão, tosse, estridores e dispneia.

414.2 Corpos Estranhos Traqueais

Allison R. Hammer e James W. Schroeder

Corpos estranhos traqueais correspondem a 3 a 12% dos casos de corpo estranho das vias respiratórias. Crianças com corpos estranhos na traqueia podem apresentar disfonia, disfagia, tosse seca ou estridor bifásico. A radiografia cervical de tecidos moles posteroanterior e lateral (radiografia de vias respiratórias) encontra-se anormal em 92% das crianças, ao passo que a radiografia torácica se apresenta anormal em apenas 58% dos casos.

414.3 Corpos Estranhos Bronquiais

Allison R. Hammer e James W. Schroeder

A maioria dos corpos estranhos das vias respiratórias aloja-se em um brônquio (80 a 90% dos casos). Ocasionalmente, fragmentos de um corpo estranho podem produzir envolvimento bilateral ou infiltrações variáveis quando se movem de um lobo a outro. Algumas crianças com corpos estranhos bronquiais são assintomáticas, enquanto outras apresentam ruídos assimétricos, tosse e sibilo. A radiografia torácica posteroanterior e lateral (incluindo o abdome) é padrão na avaliação de lactentes e de crianças com suspeita de aspiração de corpo estranho. O exame torácico posteroanterior expiratório é de grande valia no diagnóstico. Durante a expiração, o corpo estranho bronquial obstrui a saída do ar do hemitórax ocluído, produzindo enfisema obstrutivo e sequestro de ar. A insuflação persistente desse lado causa desvio do mediastino em direção ao lado oposto (Figura 414.2). O sequestro de ar é uma complicação imediata, ao passo que a atelectasia é um achado tardio. As radiografias torácicas em decúbito lateral ou a fluoroscopia fornecem a mesma informação de uma radiografia expiratória, porém, muitas vezes são desnecessárias. A história e o exame físico determinam a indicação para broncoscopia, não para radiografia.

A bibliografia está disponível no GEN-io.

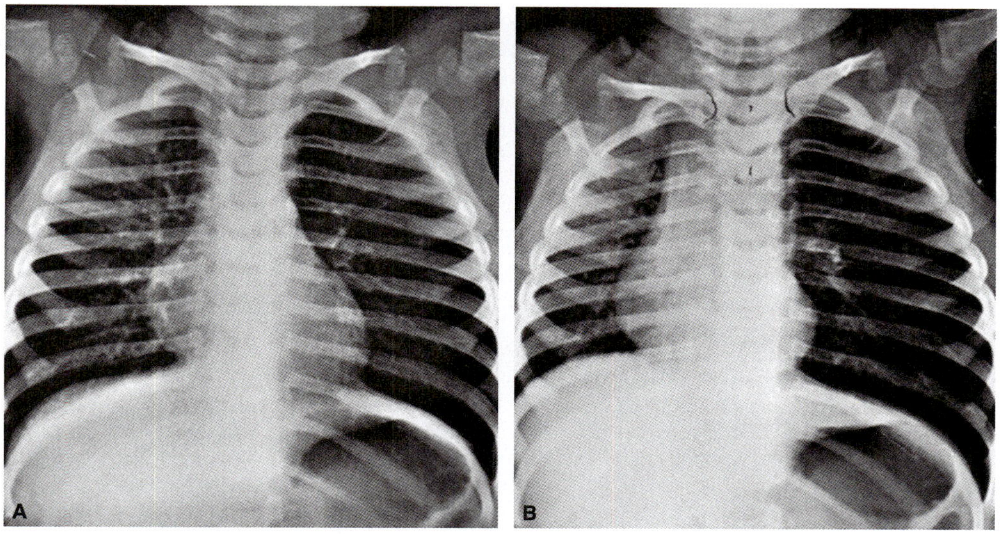

Figura 414.2 **A.** Radiografia torácica inspiratória normal em uma criança pequena com um fragmento de amendoim no brônquio-fonte esquerdo. **B.** Radiografia expiratória da mesma criança demonstrando o clássico enfisema obstrutivo (aprisionamento de ar) do lado envolvido (*esquerdo*). O ar é expirado normalmente no lado direito, permitindo a desinsuflação do pulmão. O mediastino desvia-se em direção ao lado não obstruído.

Capítulo **415**

Estenose Laringotraqueal e Subglótica

Taher Valika e James W. Schroeder Jr.

A estenose laringotraqueal é a segunda causa mais comum de estridor em neonatos e é a causa mais frequente de obstrução das vias respiratórias que demanda traqueostomia em crianças. A glote (cordas vocais) e a porção superior da traqueia são comprometidas na maioria das estenoses de laringe, particularmente nas que se desenvolvem após intubação endotraqueal. A estenose subglótica é o estreitamento da laringe subglótica, que corresponde ao espaço que se estende desde a superfície inferior das verdadeiras cordas vocais até a margem inferior da cartilagem cricoide. A **estenose subglótica** é considerada congênita quando não há outra causa aparente, como histórico de traumatismo de laringe ou intubação. Aproximadamente 90% dos casos manifestam-se ao longo do primeiro ano de vida. O manejo baseia-se na manutenção precisa da via respiratória ao mesmo tempo que se assegura o crescimento do paciente. O conhecimento acerca das medidas preventivas é imperativo a todos os membros da equipe de atendimento.

415.1 Estenose Subglótica Congênita

(Ver Capítulo 413.2.)

415.2 Estenose Laringotraqueal Adquirida

Taher Valika e James W. Schroeder Jr.

Noventa por cento das estenoses adquiridas resultam da intubação endotraqueal. A porção mais estreita da laringe pediátrica é a região subglótica, devido à estreita cartilagem cricoide. Quando a pressão do tubo endotraqueal contra a mucosa da cricoide se torna maior que a pressão capilar, ocorre isquemia seguida de necrose e ulceração. A exposição da cartilagem causa o desenvolvimento de pericondrite e infecção secundária (Figura 415.1). Há formação de tecido de granulação ao redor das ulcerações. Após a extubação, essas alterações e o edema ao longo da laringe geralmente se resolvem de maneira espontânea. Edema crônico e estenose fibrosa desenvolvem-se em apenas uma pequena porcentagem dos casos.

Diversos fatores predispõem pacientes ao desenvolvimento de estenose de laringe. Sabe-se que o refluxo laringotraqueal de ácidos e pepsina advindos do estômago exacerba o traumatismo causado pelo tubo. O dano é maior nas áreas desprotegidas devido à lesão da mucosa. A estenose subglótica congênita estreita a laringe, o que torna o paciente mais suscetível ao desenvolvimento de estenose subglótica adquirida, visto que a lesão significativa é mais provável com o emprego de tubos de tamanho apropriado para a idade. Outros

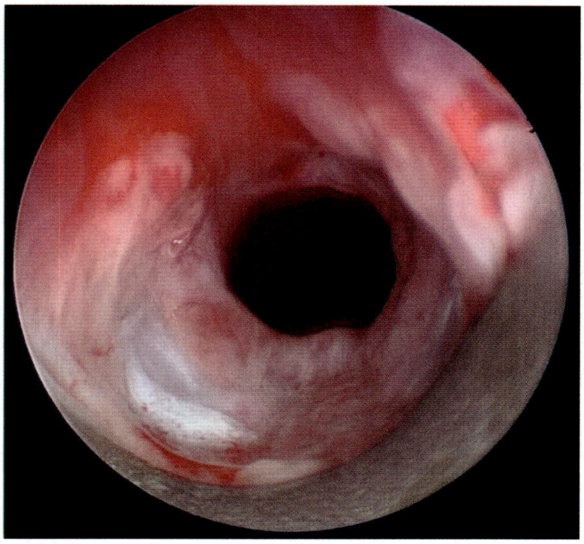

Figura 415.1 **Broncoscopia de um bebê de 2 meses demonstrando erosão na mucosa e exposição da cartilagem na região subglótica.** A criança foi intubada com tubo de tamanho adequado à idade, porém com excesso de ar no *cuff*. (Cortesia de Dr. Taher Valika, Division of Pediatric Otolaryngology, Ann & Robert H. Lurie Children's Hospital of Chicago.)

fatores de risco de desenvolvimento da estenose adquirida incluem septicemia, má nutrição, distúrbios inflamatórios crônicos e imunossupressão. Um tubo de tamanho maior que o necessário é o fator que mais comumente contribui para causar lesão na laringe. Já um tubo que permita leve vazamento de ar ao fim do ciclo inspiratório minimiza o traumatismo potencial. Outros fatores extrínsecos – intubação traumática, reintubações múltiplas, movimento do tubo e duração da intubação – podem contribuir com variados graus em pacientes individuais.

MANIFESTAÇÕES CLÍNICAS

Os sintomas da estenose adquirida e congênita são similares. A tosse espasmódica ou a manifestação súbita de obstrução respiratória significativa nas primeiras horas da manhã é geralmente causada por refluxo laringofaríngeo com laringospasmo transitório e subsequente edema de laringe. Esses episódios assustadores resolvem-se rapidamente, muitas vezes antes que a família da criança chegue ao atendimento de emergência. Outras apresentações também podem envolver neonatos que falham na extubação mesmo com múltiplas tentativas, ou crianças com dispneia permanente, estridor ou disfonia.

DIAGNÓSTICO

O diagnóstico pode ser realizado por radiografias das vias respiratórias em projeções posteroanterior e lateral. Os padrões-ouro para confirmação do diagnóstico são a laringoscopia e a broncoscopia diretas na sala de cirurgia. A tomografia computadorizada de alta resolução e a ultrassonografia têm valor limitado. Essa conduta assemelha-se àquela associada à estenose subglótica congênita.

TRATAMENTO

A gravidade, a localização e o tipo (cartilaginoso ou de tecidos moles) da estenose determinam o tratamento. Casos leves podem ser tratados sem intervenção cirúrgica, uma vez que as vias respiratórias irão aumentar conforme a criança cresce. Estenoses de tecidos moles moderadas são tratadas por meio de endoscopia utilizando leves dilatações ou *laser* de CO_2. A estenose grave é mais propensa à necessidade de cirurgia reconstrutiva (expansão) laringotraqueal ou à ressecção de uma porção da laringe ou da traqueia (ressecção cricotraqueal). Todo o esforço é direcionado a se evitar uma traqueostomia utilizando técnicas endoscópicas ou procedimentos cirúrgicos abertos.

O conhecimento fundamental da via respiratória pode auxiliar na redução da incidência de estenoses. Na última década, o emprego de tubos apropriados à idade e sem *cuff*, o tratamento de refluxo gastresofágico e a diminuição da duração da ventilação mecânica têm resultado em decréscimo no número de estenoses laringotraqueais.

A bibliografia está disponível no GEN-io.

Capítulo 416
Broncomalacia e Traqueomalacia

Jonathan D. Finder

A traqueomalacia e a broncomalacia referem-se à condromalacia de uma via respiratória central, levando a insuficiência da cartilagem em manter a desobstrução das vias respiratórias durante o ciclo respiratório. Essas são causas comuns de sibilância persistente na infância, e podem ser primárias ou secundárias (Tabela 416.1). As primárias são, em geral, observadas em lactentes prematuros, embora os pacientes mais afetados sejam nascidos a termo. As secundárias referem-se à situação em que a via respiratória central é comprimida por uma estrutura adjacente (p. ex., anel vascular; ver Capítulo 345) ou deficiente em cartilagem por causa da fístula traqueoesofágica (ver Capítulo 345).

Tabela 416.1 Classificação da traqueomalacia.

TRAQUEOMALACIA PRIMÁRIA
Ausência congênita de cartilagens de suporte traqueal
TRAQUEOMALACIA SECUNDÁRIA
Atresia esofágica, fístula traqueoesofágica
Anéis vasculares (arco aórtico duplo)
Compressão traqueal por uma artéria inominada aberrante
Compressão traqueal por massas mediastinais
Cartilagens traqueais anormalmente moles associadas a distúrbios de tecido conjuntivo
Ventilação mecânica prolongada, doença pulmonar crônica

De McNamara VM, Crabbe DC: Tracheomalacia, *Paediatr Respir Rev* 5:147-154, 2004.

A broncomalacia é comum após o transplante de pulmão, considerada secundária à perda de suprimento da artéria brônquica, levando à isquemia da cartilagem brônquica. Esta forma de broncomalacia pode levar meses para se apresentar após o transplante. A laringomalacia pode acompanhar a broncomalacia ou traqueomalacia primárias. O envolvimento de toda a via respiratória central (laringotraqueobroncomalacia) também é observado.

MANIFESTAÇÕES CLÍNICAS

A traqueomalacia e a broncomalacia primárias são, principalmente, distúrbios de lactentes, com uma proporção de sexo masculino para sexo feminino de 2:1. O achado dominante, o sibilo de baixa intensidade, é ouvido predominantemente durante a expiração, sendo mais proeminente ao longo das vias respiratórias centrais. Os pais com frequência descrevem uma congestão respiratória persistente, mesmo na ausência de infecção respiratória viral. Quando a lesão envolve apenas um brônquio principal (mais comumente o esquerdo), o ruído é mais alto daquele lado e pode haver um frêmito unilateral palpável. Em casos de traqueomalacia, o chiado é mais alto ao longo da traqueia. Hiperinsuflação e/ou retrações subcostais não ocorrem a menos que o paciente também tenha asma concomitante, bronquiolite viral ou outras causas de obstrução das vias respiratórias periféricas. Na ausência de asma, os pacientes com traqueomalacia e broncomalacia não são beneficiados pela administração de um broncodilatador. Traqueomalacia e broncomalacia adquiridas são observadas em associação com a compressão vascular (anéis vasculares, bandas e compressão da artéria inominada) ou em associação com a perda de suprimento de artérias brônquicas no transplante de pulmão. A traqueomalacia é a regra após a correção da fístula traqueoesofágica. Outra causa de traqueomalacia adquirida, que pode persistir após uma correção cirúrgica, é a cardiomegalia. A importância do exame físico não pode ser subestimada; um estudo descobriu que os pneumologistas pediátricos fizeram uma avaliação correta da malacia com base nos sintomas, no histórico e na função pulmonar antes da broncoscopia em 74% dos casos.

DIAGNÓSTICO

Os diagnósticos definitivos de traqueomalacia e broncomalacia são estabelecidos por broncoscopia flexível ou rígida (Figura 416.1). A lesão é difícil de ser detectada em radiografias simples. Embora a fluoroscopia possa demonstrar colapso dinâmico e evitar a necessidade de técnicas de diagnóstico invasivas, ela é pouco sensível. O teste de função pulmonar pode mostrar um padrão de diminuição do pico de fluxo e achatamento da alça de volume de fluxo. Outras modalidades de diagnóstico importantes incluem ressonância magnética (RM) e tomografia computadorizada (TC). A RM com angiografia é especialmente útil quando houver a possibilidade de anel vascular e deve ser realizada quando um arco aórtico direito for observado na radiografia simples.

TRATAMENTO

A drenagem postural pode ajudar na eliminação de secreções. Os agentes beta-adrenérgicos devem ser evitados na ausência de asma, porque podem exacerbar a perda de permeabilidade das vias respiratórias em virtude da diminuição do tônus dessas vias. A nebulização com o brometo de ipratrópio pode ser útil. Os *stents* endobrônquicos têm

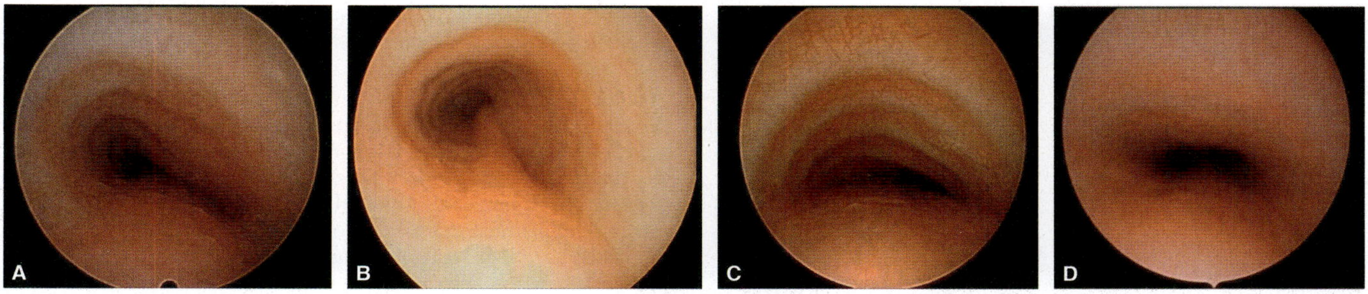

Figura 416.1 Quatro exemplos de aparências da traqueomalacia. **A.** Traqueia em forma de vírgula causada por compressão da artéria inominada que requer aortopexia. **B.** Músculo traqueal torcido e traqueia comprimida causada por um duplo arco aórtico. **C.** Traqueia achatada e aumento do diâmetro da traqueia com fístula traqueoesofágica na parede posterior. **D.** Traqueia em forma ovoide devido à compressão externa por artéria inominada. (De Deacon JWF, Widger J, Soma MA: Paediatric tracheomalacia–A review of clinical features and comparison of diagnostic imaging techniques, *Int J Pediatr Otorhinolaryngol* 98:75–81, 2017.)

sido utilizados em pacientes gravemente doentes, mas têm uma alta incidência de complicações, variando desde a obstrução das vias respiratórias por causa do tecido de granulação até a erosão em estruturas vasculares adjacentes. A pressão positiva contínua das vias respiratórias através da traqueostomia pode ser indicada para casos graves. Uma abordagem cirúrgica (aortopexia e broncopexia) raramente é necessária, sendo recomendada apenas para os pacientes que têm apneia com risco de morte, cianose e bradicardia (crises de cianose) pela obstrução das vias e/ou que demonstraram sinais de compressão vascular. Relatos de criação e uso de *stents* traqueobrônquicos externos biorreabsorvíveis, tridimensionais e impressos em 3D, em pacientes pediátricos com traqueobroncomalacia grave, mostraram-se promissores.

PROGNÓSTICO

A broncomalacia e a traqueomalacia primárias têm excelentes prognósticos porque o fluxo de ar melhora à medida que a criança e as vias respiratórias crescem. Os pacientes com malacia da via respiratória primária geralmente levam mais tempo para se recuperar de infecções respiratórias comuns. É habitual que a sibilância em repouso se resolva por volta dos 3 anos. A bronquite bacteriana prolongada foi relatada como uma complicação de broncomalacia. O prognóstico em formas secundárias e adquiridas varia de acordo com a causa. Os pacientes com asma concomitante precisam de tratamento de suporte considerável e monitoramento cuidadoso do estado respiratório.

A bibliografia está disponível no GEN-io.

Capítulo **417**

Neoplasias da Laringe, da Traqueia e dos Brônquios

Saied Ghadersohi e James W. Schroeder Jr.

417.1 Nódulos Vocais

Saied Ghadersohi e James W. Schroeder Jr.

Os **nódulos vocais**, que não são neoplasias verdadeiras, constituem a causa mais comum de rouquidão crônica em crianças. O abuso ou mau uso vocal crônico (*i. e.*, gritos e berros frequentes) produz congestão vascular localizada, edema, hialinização e espessamento epitelial nas cordas vocais bilaterais. Isto aparece grosseiramente como nódulos que interrompem a vibração normal das cordas durante a fonação. O **abuso vocal** é o principal fator, e a voz é pior à noite. O diferencial pode incluir lesões unilaterais, como **cistos e pólipos das cordas vocais**; no entanto, estes geralmente têm um evento desencadeante agudo e são mais raros em crianças.

O tratamento é principalmente não cirúrgico, com terapia de voz utilizada em crianças > 4 anos que consigam participar de terapia, e monitoramento clínico com terapia comportamental em crianças menores ou com atraso no desenvolvimento. Além disso, o refluxo laringofaríngeo comumente exacerba a irritação induzida pelo abuso vocal da corda. Portanto, a terapia antirrefluxo também pode ser implementada (ver Capítulo 349). A excisão cirúrgica de lesões das cordas vocais em crianças é controversa e raramente é indicada, mas pode ser necessária se a criança for incapaz de se comunicar adequadamente, tornar-se afônica ou exigir tensão e esforço para pronunciar qualquer declaração que seja.

417.2 Papilomatose Respiratória Recorrente

Saied Ghadersohi e James W. Schroeder Jr.

Os papilomas são as neoplasias do trato respiratório mais comuns em crianças, ocorrendo em 4,3 em 100.000. Eles são simplesmente verrugas – tumores benignos – causadas pelo papilomavírus humano (HPV), mais comumente os tipos 6 e 11 (ver Capítulo 239). Setenta e cinco por cento dos casos recorrentes de papiloma respiratório (RPR) ocorrem em crianças com menos de 5 anos, mas o diagnóstico pode ser feito em qualquer idade. Em geral, a doença de início neonatal é um fator prognóstico negativo, com maior mortalidade e necessidade de traqueostomia. Sessenta e sete por cento das crianças com RPR nascem de mães que tinham condiloma durante a gravidez ou no parto. O modo de transmissão do HPV ainda não está claro. Existem registros de recém-nascidos com RPR, sugerindo a transmissão intrauterina de HPV. Apesar da estreita associação com o condiloma vaginal, apenas 1 em 231 a 400 partos vaginais desenvolve papilomatose respiratória. Portanto, outros fatores de risco contribuem para a transmissão, e o parto cesariano para prevenção não pode ser recomendado. No entanto, medidas preventivas podem incluir o uso prospectivo generalizado da vacina quadrivalente contra o HPV para ajudar a eliminar os reservatórios de HPV materno e paterno e, possivelmente, diminuir os casos de RPR causados por HPV 6 e 11.

MANIFESTAÇÕES CLÍNICAS

O curso clínico envolve remissões e exacerbações de papilomas recorrentes mais comumente na laringe (em geral, as cordas vocais), causando piora progressiva da rouquidão, distúrbios respiratórios do sono, dispneia aos esforços, estridor e, se não tratadas, eventualmente obstrução grave das vias respiratórias (Figura 417.1). Embora seja uma doença benigna, as lesões podem se espalhar por todo o trato aerodigestivo em 31% dos pacientes, mais comumente na cavidade oral,

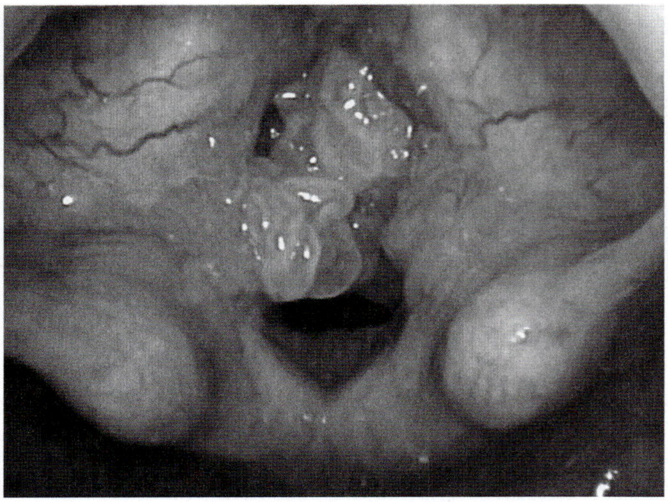

Figura 417.1 Vista laringoscópica dos papilomas respiratórios que causam a quase obstrução completa em nível glótico. (De Derkay CS, Wiatrak B: Recurrent respiratory papillomatosis: a review, *Laryngoscope* 118:1236-1245, 2008.)

na traqueia e nos brônquios. Raramente essas lesões sofrem conversão maligna (1,6%); no entanto, alguns pacientes podem ter remissão espontânea. Os pacientes também podem ser inicialmente diagnosticados com asma, crupe, nódulos vocais ou alergias.

TRATAMENTO

O tratamento de RPR é a remoção cirúrgica endoscópica com três objetivos. Em primeiro lugar, citorredução/remoção completa das lesões; em segundo lugar, a preservação de estruturas normais e, finalmente, a prevenção da formação de cicatrizes nas áreas afetadas. A maioria dos cirurgiões na América do Norte prefere o microdebridador, embora as técnicas de microcirurgia, CO_2 e *laser* de KTP tenham sido descritas. Apesar dessas técnicas, pode ser necessária alguma forma de terapia adjuvante em até 20% dos casos. As indicações mais amplamente aceitas para a terapia adjuvante são: necessidade maior do que quatro procedimentos cirúrgicos por ano, crescimento rápido de novos papilomas com comprometimento das vias respiratórias ou propagação para múltiplos locais distais da doença. As terapias adjuvantes podem ser inaladas ou administradas por via intralesional ou sistêmica e incluem modalidades antivirais (interferona, ribavirina, aciclovir, cidofovir), agentes antiangiogênicos como o bevacizumabe, terapia fotodinâmica, suplemento dietético (indol-3-carbinol), medicamentos anti-inflamatórios não esteroides (inibidores de COX2, celecoxibe), retinoides e vacinação contra caxumba.

A bibliografia está disponível no GEN-io.

417.3 Hemangioma Subglótico Congênito

Saied Ghadersohi e James W. Schroeder Jr.

MANIFESTAÇÕES CLÍNICAS

Tipicamente, os hemangiomas subglóticos congênitos são sintomáticos nos primeiros 2 meses de vida, quase todos ocorrendo antes de 6 meses. Assim como os hemangiomas infantis cutâneos, essas lesões têm duas fases: uma **fase proliferativa** com crescimento rápido nos primeiros 6 meses de vida, que depois se estabilizam por 1 ano, e uma **fase de involução** lenta normalmente aos 3 anos. Os pacientes apresentam estridor inspiratório, mas às vezes bifásico. A criança pode ter tosse forte e responder temporariamente aos esteroides, semelhantes a crupe persistente. Cinquenta por cento dos hemangiomas subglóticos congênitos estão associados a lesões faciais, mas o inverso não é verdadeiro. As radiografias classicamente delineiam um estreitamento subglótico assimétrico e o diagnóstico é feito por laringoscopia direta.

TRATAMENTO

O tratamento médico dos hemangiomas era realizado tradicionalmente com esteroides sistêmicos a longo prazo, que frequentemente apresentavam efeitos colaterais graves, incluindo retardo de crescimento e supressão suprarrenal. A prednisona, na dosagem de 2 a 4 mg/kg/dia, é administrada oralmente por 4 a 6 semanas, tipicamente com regressão parcial da lesão. A dosagem é, então, diminuída de maneira gradual. Se não houver resposta, o medicamento é interrompido. O propranolol foi introduzido em 2008 e rapidamente se tornou o tratamento de primeira linha de hemangiomas infantis e subglóticos, incluindo um ensaio clínico randomizado recente comparando-o com esteroides sistêmicos. Acredita-se que o mecanismo seja por intermédio do VEGF ou das vias vasoconstritoras adrenérgicas e possa involuir a lesão em poucos dias. Normalmente, o tratamento é feito com 1 a 3 mg/kg/dia de propranolol por 4 a 12 meses, com base no monitoramento clínico, conforme observado em uma diretriz de consenso de 2011. Recomenda-se a pré-seleção de enfermos com avaliação cardiológica (*i. e.*, eletrocardiograma). Os efeitos colaterais incluem hipotensão, bradicardia, broncospasmo e hipoglicemia; as crianças tratadas com propranolol precisam ser monitoradas de perto.

O tratamento cirúrgico pode variar de injeção esteroide intralesional para evitar efeitos colaterais de esteroides sistêmicos, CO_2 ou excisão endoscópica por *laser* de KTP. Finalmente, como último recurso, a traqueostomia pode estabelecer uma via respiratória segura, dando tempo para a lesão involuir em seu curso natural.

A bibliografia está disponível no GEN-io.

417.4 Malformações Vasculares

Saied Ghadersohi e James W. Schroeder Jr.

Com base no sistema de classificação da International Society for the Study of Vascular Anomalies, essas lesões podem ser classificadas como malformações e tumores, ambos vasculares. Os tumores vasculares mais comuns são os hemangiomas infantis/subglóticos e foram previamente discutidos. Já as malformações vasculares não são verdadeiras lesões neoplásicas. Elas têm uma taxa normal de renovação endotelial e várias anormalidades dos vasos. São subcategorizados com base no fluxo alto ou baixo e pelo seu tipo predominante (capilar, venoso, arterial, linfático ou uma combinação delas). Em geral, as malformações vasculares são incomuns e raramente ocorrem na laringe e nas vias respiratórias. Quando ocorrem, muitas vezes são uma extensão de outras partes da cabeça e do pescoço. Deve-se notar que essas lesões são capazes de se expandir com uma infecção respiratória superior viral, podendo ser diagnosticadas com visualização direta durante a laringoscopia ou broncoscopia ou vistas em exames de imagem por tomografia computadorizada/ressonância magnética. O tratamento geralmente envolve abordagem de uma equipe multiprofissional com ressecção cirúrgica, a *laser* ou escleroterapia precoces.

A bibliografia está disponível no GEN-io.

417.5 Outras Neoplasias da Laringe

James W. Schroeder Jr. e Lauren D. Holinger

A **neurofibromatose** (ver Capítulo 614.1) raramente envolve a laringe. Quando as crianças são afetadas, a ressecção local limitada é realizada para manter as vias respiratórias e otimizar a voz. A extirpação cirúrgica completa é praticamente impossível sem a ressecção debilitante de estruturas vitais da laringe. A maioria dos cirurgiões seleciona a opção de cirurgia sintomática menos agressiva por causa da natureza pouco circunscrita e infiltrativa destes fibromas. O **rabdomiossarcoma** (ver Capítulo 527) e outros tumores malignos da laringe são raros. Os sintomas de rouquidão e obstrução progressiva das vias respiratórias indicam a avaliação inicial imediata pela laringoscopia flexível no consultório.

417.6 Neoplasias Traqueais

Saied Ghadersohi, James W. Schroeder Jr. e Lauren D. Holinger

Os tumores de traqueia são extremamente raros e incluem neoplasias malignas e benignas; eles podem inicialmente ser diagnosticados erroneamente como asma. Os dois tumores benignos mais comuns são o pseudotumor inflamatório e o hamartoma. O **pseudotumor inflamatório** é provavelmente uma reação a uma infecção brônquica anterior ou insulto traumático. O crescimento é lento, e o tumor pode ser localmente invasivo. Os hamartomas consistem em tumores de elementos de tecido primário que são anormais em proporção e disposição.

As neoplasias traqueais manifestam-se com estridor, sibilância, tosse ou pneumonia e raramente são diagnosticadas até 75% do lúmen ter sido obstruído (Figura 417.2). As radiografias de tórax ou vídeos das vias respiratórias podem identificar a obstrução. Os estudos de função pulmonar demonstram curva de fluxo-volume anormal. A resposta leve à terapia broncodilatadora pode ser enganosa. O tratamento é baseado na histopatologia.

A bibliografia está disponível no GEN-io.

417.7 Tumores Brônquicos

Saied Ghadersohi e James W. Schroeder Jr.

Os tumores brônquicos são raros. Em uma série, os tumores carcinoides foram os mais comuns, seguidos pelos mucoepidermoides e pseudotumores. Esses pacientes podem apresentar pneumonia persistente, apesar do tratamento adequado. O diagnóstico é confirmado na broncoscopia e na biopsia; o tratamento depende da histopatologia.

A bibliografia está disponível no GEN-io.

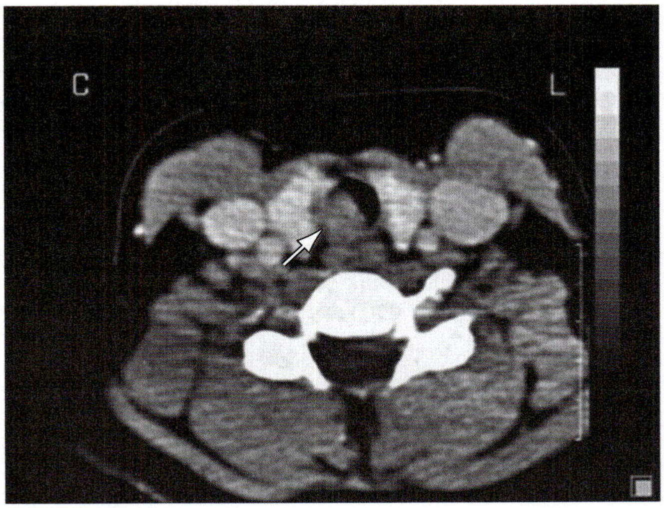

Figura 417.2 Uma TC da traqueia com massa traqueal intraluminal circunscrita (*seta*) na parede traqueal. (De Venizelos I, Papathomas T, Anagnostou E et al.: Pediatric inflammatory myofibroblastic tumor of the trachea: a case report and review of the literature, *Pediatr Pulmonol* 43:831-835, 2008.)

Capítulo 418
Sibilância, Bronquiolite e Bronquite

418.1 Sibilância em Lactentes: Bronquiolite

Samantha A. House e Shawn L. Ralston

FISIOPATOLOGIA GERAL DA SIBILÂNCIA EM LACTENTES

Sibilância, a produção de um som musical contínuo que se origina nas vias respiratórias estreitadas, é ouvida na expiração como consequência da obstrução das vias respiratórias. Lactentes são mais propensos a sibilos do que crianças mais velhas, como resultado de diferentes mecanismos pulmonares. A obstrução do fluxo de ar é acometida tanto pelo calibre das vias respiratórias quanto pela complacência do pulmão do lactente. A resistência ao fluxo de ar através de um tubo está inversamente relacionada ao raio do tubo elevado à quarta potência. Em crianças abaixo dos 5 anos, as vias respiratórias periféricas de pequeno calibre podem contribuir com até 50% da resistência total da via respiratória. O estreitamento marginal secundário, como aquele causado por inflamação relacionada à infecção viral, tem maior probabilidade de resultar em sibilância.

A complacência da parede torácica da criança é também bastante alta, portanto, a pressão interna produzida na expiração normal submete as vias respiratórias intratorácicas ao colapso. As diferenças na cartilagem traqueal e no tônus do músculo liso das vias respiratórias aumentam a capacidade de colapso das vias dos lactentes em comparação com crianças mais velhas. Esses mecanismos são combinados a fim de tornar o lactente mais suscetível a obstrução das vias respiratórias, resistência aumentada e sibilância subsequente. A porção mecânica da propensão do lactente ao sibilo é resolvida com o crescimento normal e o desenvolvimento muscular.

Embora a sibilância em lactentes resulte mais frequentemente de inflamação por causa de infecções virais agudas, existem muitas causas potenciais para sua ocorrência (Tabela 418.1).

Tabela 418.1	Diagnóstico diferencial de sibilância no lactente.
INFECÇÃO	
Viral	
Vírus sincicial respiratório	
Metapneumovírus humano	
Parainfluenza	
Adenovírus	
Influenza	
Rinovírus	
Bocavírus	
Coronavírus	
Enterovírus	
Outros	
Chlamydia trachomatis	
Tuberculose	
Histoplasmose	
Papilomatose	
ASMA	
ANORMALIDADES ANATÔMICAS	
Anormalidades das vias respiratórias centrais	
Malacia de laringe, traqueia e/ou brônquios	
Rede laríngea ou traqueal	
Fístula traqueoesofágica (especificamente fístula tipo H)	
Fenda laríngea (resultando em aspiração)	

(continua)

Tabela 418.1 Diagnóstico diferencial de sibilância no lactente. *(continuação)*

Anomalias extrínsecas das vias respiratórias que resultam em compressão das vias respiratórias
Anel ou anormalidade (*sling*) vascular
Linfadenopatia mediastinal por infecção ou tumor
Massa ou tumor mediastinal
Corpo estranho esofágico
Anomalias intrínsecas das vias respiratórias
Hemangioma das vias respiratórias, outro tumor
Malformação congênita das vias respiratórias pulmonares (malformação adenomatoide cística)
Cisto brônquico ou pulmonar
Enfisema lobar congênito
Brônquio traqueal aberrante
Sequestro
Doença cardíaca congênita com *shunt* esquerda-direita (edema pulmonar aumentado)
Corpo estranho
Estados de imunodeficiência
Deficiência de imunoglobulina A (IgA)
Deficiências das células B
AIDS
Bronquiectasia
DISTÚRBIOS DA LIMPEZA MUCOCILIAR
Fibrose cística
Discinesia ciliar primária
Bronquiectasia
SÍNDROMES DE ASPIRAÇÃO
Doença do refluxo gastresofágico
Disfunção da faringe/deglutição
OUTROS
Displasia broncopulmonar
Granulomatose eosinofílica com poliangiite
Doença pulmonar intersticial, incluindo bronquiolite obliterante
Insuficiência cardíaca
Anafilaxia
Lesão de inalação – queimadura

Bronquiolite aguda

É um termo diagnóstico utilizado para descrever o quadro clínico produzido por várias infecções virais diferentes do trato respiratório inferior em lactentes e crianças muito pequenas. Os achados respiratórios observados na bronquiolite são taquipneia, sibilância, crepitações e roncos que resultam da inflamação das pequenas vias pequenas (Figura 418.1). Apesar de sua semelhança, não existe um conjunto universal de critérios diagnósticos para bronquiolite, com divergência significativa sobre o limite superior de idade para o uso adequado do diagnóstico. Alguns médicos restringem o termo a crianças menores de 1 ano, e outros o estendem até os 2 anos ou mais.

A fisiopatologia da bronquiolite aguda é caracterizada por obstrução bronquiolar com edema, muco e detritos celulares (ver Figura 418.1). A resistência nas pequenas passagens de ar aumenta durante a inspiração e a expiração, mas porque o raio de uma via respiratória é menor durante a expiração, o resultado da obstrução respiratória leva a sibilância expiratória, aprisionamento de ar e hiperinsuflação pulmonar. Caso a obstrução se torne completa, haverá reabsorção do ar distal aprisionado e a criança desenvolverá atelectasia. A hipoxemia é uma consequência da incompatibilidade ventilação-perfusão. A hipercapnia pode se desenvolver com doença obstrutiva grave.

O vírus sincicial respiratório (VSR) é responsável por mais de 50% dos casos de bronquiolite na maior parte das notificações. Outros agentes são metapneumovírus humano, rinovírus, parainfluenza, influenza, bocavírus e adenovírus. A coinfecção viral é relatada no que diz respeito ao seu impacto na gravidade e nas manifestações clínicas, embora a sua importância permaneça em debate. Os vírus respiratórios podem ser identificados em mais de 1/3 dos pacientes assintomáticos com menos de 1 ano, pondo em dúvida a especificidade dos testes atuais para infecção ativa. Embora a pneumonia bacteriana às vezes seja confundida clinicamente com bronquiolite, raras vezes a bronquiolite viral é seguida por superinfecção bacteriana.

O número de crianças pequenas hospitalizadas com o diagnóstico de bronquiolite ultrapassa a marca de 100 mil/ano nos EUA, tornando-se o diagnóstico mais comum a ocasionar a hospitalização de crianças com menos de 1 ano no país nas últimas décadas. As taxas crescentes de hospitalização por bronquiolite observadas de 1980 a 1996 (consideradas para refletir o aumento na frequência de lactentes em creches, mudanças nos critérios de admissão hospitalar relacionados ao uso de oximetria de pulso e/ou melhora na sobrevida de recém-nascidos prematuros e outras crianças em risco de doença grave) não se estenderam. Essas taxas têm se mantido estáveis após esse período, apesar da introdução e do uso rotineiro da imunoprofilaxia do VSR em populações de alto risco.

A bronquiolite é mais comum no sexo masculino, em indivíduos expostos ao tabagismo passivo, nos que não foram amamentados e naqueles que vivem em condições de aglomeração. O risco também é maior para lactentes com mães tabagistas durante a gravidez. Membros adultos da família, incluindo irmãos mais velhos, são uma fonte comum de infecção; eles podem apresentar apenas sintomas respiratórios superiores discretos (resfriados), uma vez que o edema bronquiolar pode ser menos aparente clinicamente conforme o tamanho das vias respiratórias aumenta.

A **asma** (ver Capítulo 169) é outra causa importante de sibilância, e a possibilidade desse diagnóstico complica o tratamento de crianças pequenas com bronquiolite, embora o diagnóstico preciso de asma em crianças muito jovens possa ser difícil. Em estudos prospectivos longitudinais de coorte populacional de lactentes, até metade da coorte sofreu uma doença sibilante antes da idade escolar, embora, quando acompanhados até a idade adulta, apenas cerca de 5 a 8% dos pacientes tenham sido verificados com asma. Na maior coorte dos EUA, três padrões de sibilância infantil foram propostos: sibilância transitória precoce, compreendendo cerca de 20% da coorte, caracterizada por função pulmonar inferior no nascimento que melhora com o crescimento, ocasionando a resolução da sibilância aos 3 anos; sibilância persistente, compreendendo cerca de 14% da coorte, caracterizada por declínio da função pulmonar e sibilância antes e depois dos 3 anos; e sibilância de início tardio, compreendendo 15% da coorte, caracterizada por função pulmonar relativamente estável e sibilância que só começa após os 3 anos. Os 50% restantes da população não sofreram uma doença sibilante. O seguimento da coorte até a idade adulta revelou declínios contínuos nas taxas de sintomas persistentes. Padrões semelhantes também são vistos em estudos de coorte de nascimentos em outros países.

Vários estudos com tentativa de prever quais crianças que sofriam de doença sibilante precoce teriam asma mais tarde na vida não conseguiram obter validade discriminante. Curiosamente, em ambas as coortes prospectivas nos EUA e do Reino Unido, a sibilância com início após os primeiros 18 a 36 meses de vida é um dos mais fortes preditores de eventual asma nos dois grupos. Outros fatores de risco propostos para sibilância persistente incluem história familiar de asma e alergias, tabagismo materno, rinite persistente (exceto infecções agudas do trato respiratório superior), sensibilização a alergênios, eczema e eosinofilia periférica, embora nenhum fator isolado seja fortemente discriminativo. Apesar de vários estudos randomizados, não há evidências de que a administração precoce de corticosteroides inalatórios a populações de alto risco possa prevenir o desenvolvimento de asma.

MANIFESTAÇÕES CLÍNICAS

Anamnese e exame físico

A anamnese inicial de um lactente com sibilância deve descrever o evento recente, incluindo início, duração e fatores associados (Tabela 418.2). A *história do nascimento* abrange semanas de gestação; complicações neonatais, incluindo história de intubação ou necessidade de oxigênio; complicações maternas; e exposição pré-natal ao fumo. A história clínica pregressa inclui quaisquer comorbidades. Deve ser obtida *história familiar* de fibrose cística, imunodeficiências, asma em parente de primeiro grau ou quaisquer outros quadros respiratórios

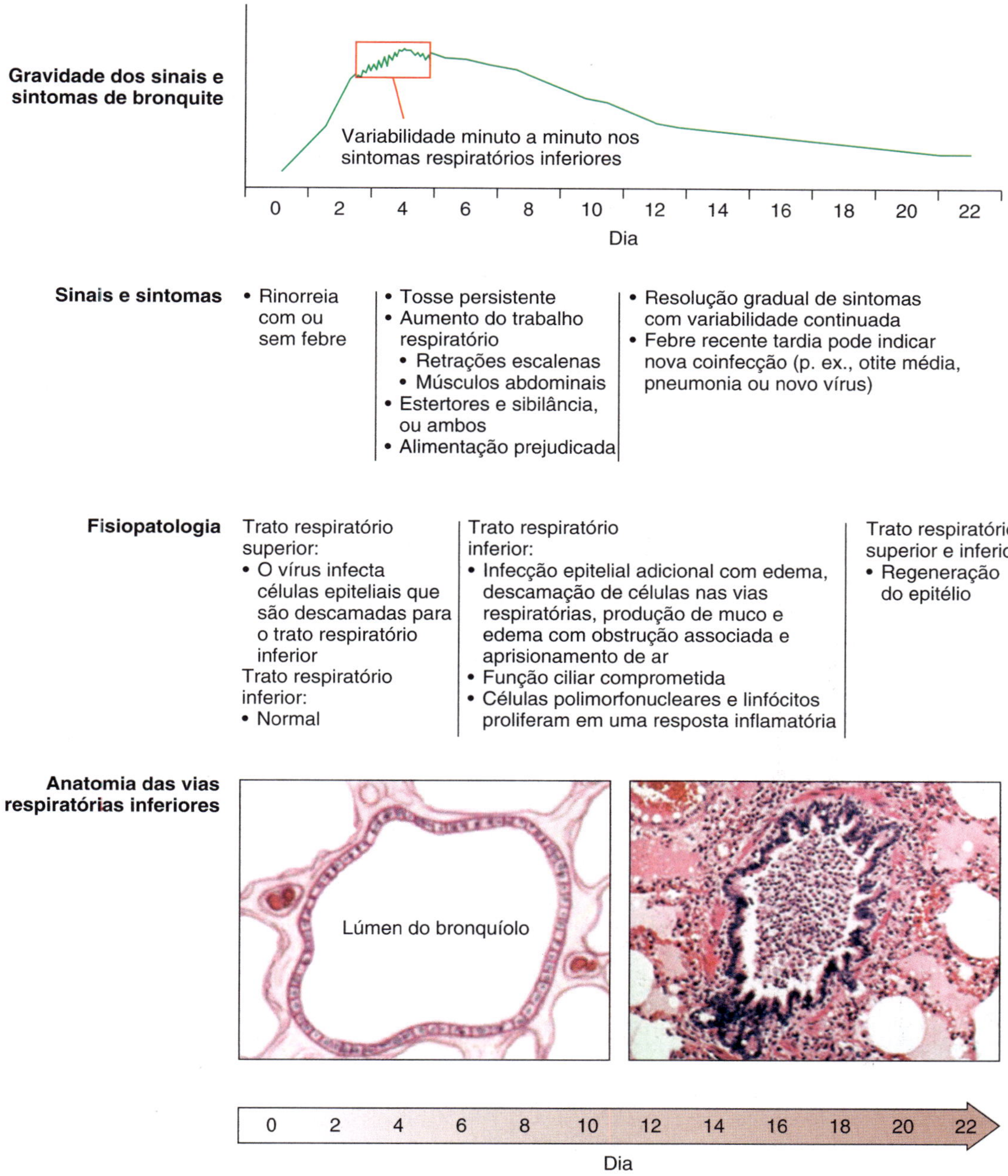

Figura 418.1 **Curso clínico típico e fisiopatologia da bronquiolite viral.** (De Florin TA, Plint PC, Zorc JJ: Viral bronchiolitis, *Lancet* 389:211-224, 2017. [Fig. 1, p. 212].)

Tabela 418.2 Anamnese pertinente no lactente com sibilância.

Os primeiros sintomas começaram ao nascimento ou depois? O lactente tem respiração ruidosa? Quando ela é mais proeminente? A respiração ruidosa está presente na inspiração, expiração ou em ambas? Há história de tosse além de sibilância? Houve infecção anterior do trato respiratório inferior? Há história de infecções recorrentes do trato respiratório superior ou inferior? Houve alguma visita ao pronto-socorro, hospitalizações ou admissões em unidade de terapia intensiva por desconforto respiratório? Existe história de eczema? O lactente tosse após choro ou à noite? Como estão o crescimento e o desenvolvimento do lactente?	Há insuficiência de crescimento associada? Existe história de anormalidades eletrolíticas? Há sinais de má absorção intestinal, incluindo fezes gordurosas ou oleosas frequentes? Há história materna de infecção por herpes-vírus simples genital? Qual era a idade gestacional no momento do parto? O paciente foi intubado enquanto recém-nascido? O lactente toma mamadeira na cama ou no berço, principalmente em posição apoiada? Há alguma dificuldade de alimentação, incluindo asfixia, engasgo, arqueamento ou vômito durante a refeição? Alguma exposição alimentar recente? Há criança pequena em casa ou negligência na supervisão na qual a aspiração de corpo estranho possa ter ocorrido? Troca de cuidadores ou provável traumatismo não acidental?

recorrentes em crianças. A *história social* deve incluir qualquer exposição ao tabagismo passivo ou outro tipo de fumaça, frequência em creches, número de irmãos, animais de estimação e preocupações com a limpeza do ambiente doméstico (p. ex., ácaros, poeira de construção, técnicas de aquecimento e resfriamento, mofo, baratas etc.). O gráfico de crescimento do paciente deve ser revisto para sinais de insuficiência de crescimento.

É comum a **bronquiolite aguda** ser precedida pela exposição a contatos com uma doença respiratória leve na semana anterior (ver Figura 418.1). O lactente primeiro desenvolve sinais de infecção do trato respiratório superior com espirros e rinorreia clara. Isso pode ser acompanhado por diminuição do apetite e febre. O desconforto respiratório segue de forma gradual, com tosse paroxística, dispneia e irritabilidade. O lactente costuma estar com taquipneia, o que pode interferir na alimentação. A apneia pode preceder os sinais respiratórios inferiores no início da doença, sobretudo em lactentes muito jovens. Recém-nascidos a termo (RNT) em idade pós-concepção < 44 semanas e recém-nascidos prematuros (RNPT) com idade pós-concepção < 48 semanas correm maior risco de eventos *apneicos*.

No exame físico, a avaliação dos sinais vitais do paciente por meio do atento controle de frequência respiratória e saturação de oxigênio é uma etapa inicial importante. Em geral, o exame é predominado por sibilância e crepitações. O tempo expiratório pode ser prolongado. É possível que o trabalho respiratório esteja acentuadamente elevado, com dilatação nasal e retrações. *A obstrução completa ao fluxo de ar pode eliminar a turbulência que provoca sibilância; portanto, a ausência de sibilo audível não é tranquilizadora se o lactente mostrar outros sinais de desconforto respiratório.* Sons respiratórios pouco audíveis sugerem doença grave com obstrução bronquiolar quase completa.

Avaliação diagnóstica

A avaliação da sibilância na infância e primeira infância depende da suspeita da etiologia. O diagnóstico de **bronquiolite aguda** é clínico, em particular no lactente previamente saudável que apresenta um primeiro episódio de sibilância após um período de sintomas respiratórios superiores. A radiografia de tórax não é indicada de forma rotineira em crianças com suspeita de bronquiolite. Áreas de atelectasia associada à bronquiolite são frequentemente observadas em radiografias de tórax e podem ser difíceis de distinguir da pneumonia bacteriana; como resultado, a obtenção de radiografia em um paciente cujos curso clínico e exame sejam consistentes com bronquiolite pode encorajar a prescrição desnecessária de antibióticos. Exames laboratoriais também não são indicados com frequência; os leucócitos e as contagens diferenciais são geralmente normais e não preditivos de superinfecção bacteriana. O teste viral (reação em cadeia da polimerase ou imunofluorescência rápida) não é recomendado rotineiramente no diagnóstico de bronquiolite, mas pode ser útil se esse teste impedir avaliações mais invasivas. É improvável a ocorrência de infecção bacteriana grave concomitante (sepse, pneumonia e meningite), embora a confirmação de bronquiolite viral possa evitar a necessidade de uma avaliação de sepse em lactente febril. Otite média pode agravar o quadro de bronquiolite.

Para crianças pequenas com sibilância em quem a apresentação não se encaixa clinicamente ao diagnóstico de bronquiolite, incluindo aquelas sem outros sinais de infecção viral, com apresentação muito grave ou curso clínico complicado, exames complementares devem ser considerados e determinados pelo contexto clínico individual. Crianças com episódios recorrentes ou refratários de sibilância na infância, sobretudo se associadas a insuficiência de crescimento, talvez requeiram avaliação para distúrbios crônicos, como fibrose cística ou imunodeficiência.

Tratamento

O tratamento de crianças com **bronquiolite** viral é um manejo de suporte. Aqueles que apresentam desconforto respiratório (hipoxia, incapacidade de se alimentar, apneia e taquipneia extrema) devem ser hospitalizados. Os fatores de risco para doença grave são tenra idade, parto prematuro ou comorbidades subjacentes, como doenças cardiovasculares, pulmonares, neurológicas ou imunológicas. Crianças hipoxêmicas devem receber suplementação de oxigênio (O_2). Há um consenso em desenvolvimento em torno das saturações de O_2-alvo; diretrizes nacionais nos EUA propõem um limiar de 90%. O oxigênio pode ser administrado por meio de inúmeros dispositivos de distribuição, e algumas crianças com doença grave podem necessitar de ventilação com pressão positiva. A cânula nasal de alto fluxo é um modo não invasivo de fornecimento de O_2, capaz de fornecer alguma pressão expiratória final positiva (PEEP), sobretudo em crianças pequenas. Alguns profissionais usam alto fluxo como terapia de resgate em pacientes que não respondem ao tratamento padrão. A utilização da cânula nasal de alto fluxo para evitar a intubação em algumas crianças e reduzir a duração da suplementação de O_2 necessária vem sendo ativamente explorada porque os dados atuais são imprecisos.

Algumas crianças também podem precisar de suporte com hidratação suplementar. O fluido pode ser administrado por vias intravenosa ou enteral através de sonda nasogástrica, com certa preferência pela última em razão de uma associação entre melhores resultados e fornecimento contínuo de nutrição enteral. Se fluidos intravenosos forem administrados, deve-se tomar cuidado ao usar os isotônicos por causa do risco de hiponatremia. A aspiração frequente de secreções nasais e orais geralmente proporciona alívio do desconforto e melhora o trabalho respiratório e a capacidade de alimentação, embora a aspiração deva ser limitada às narinas ou à orofaringe, pois a aspiração traqueal profunda não oferece benefícios adicionais. A fisioterapia torácica tem sido bastante avaliada e *não oferece benefícios* para crianças com bronquiolite.

Os agentes farmacológicos têm se mostrado em grande medida *ineficazes* no manejo da bronquiolite. Revisões Cochrane vêm fracassando em demonstrar qualquer impacto nos resultados clínicos com a utilização de salbuterol ou corticosteroides na bronquiolite; nesse momento, nenhum dos dois é recomendado para o tratamento. A resposta aos broncodilatadores é improvável e imprevisível em crianças menores de 1 ano, e não há método reconhecido de avaliação da resposta no meio clínico. O uso de esteroides inalados ou orais em crianças muito jovens com sibilância não tem dado provas de que previna a progressão da sibilância na infância ou o desenvolvimento de asma. Há um debate sobre o uso de solução salina hipertônica em crianças com bronquiolite, embora a maioria dos estudos e metanálises não demonstre nenhum benefício. Não foi constatada melhora no tempo de permanência ou nos desfechos clínicos entre pacientes internados com bronquiolite com o uso de epinefrina racêmica, embora haja algumas evidências indicando que o seu uso em ambiente ambulatorial pode reduzir o risco de hospitalização. A ribavirina, único fármaco antiviral atualmente disponível que combate o VSR, também *não* é recomendada hoje em dia, por causa do impacto mínimo nos desfechos da doença e porque é dispendiosa, difícil de administrar e associada a importantes toxicidades.

PROGNÓSTICO

Lactentes com **bronquiolite aguda** apresentam risco muito alto de comprometimento respiratório adicional nas primeiras 72 horas após início de tosse e dispneia. A taxa de mortalidade é < 1% em países desenvolvidos, sendo a causa da morte a parada e/ou insuficiência respiratória ou desidratação grave e distúrbios eletrolíticos. *A maioria das mortes por bronquiolite ocorre em crianças com condições clínicas complexas ou comorbidades, como displasia broncopulmonar, cardiopatia congênita ou imunodeficiência.* A duração média dos sintomas em pacientes ambulatoriais é de aproximadamente 14 dias; 10% podem ser sintomáticos durante 3 semanas. A infecção grave do trato respiratório inferior em idade precoce tem sido identificada como um possível fator de risco para o desenvolvimento de asma, embora a maioria das crianças com sibilância na primeira infância não venha a sofrer de asma. Não está claro se as infecções virais causadoras da bronquiolite estimulam uma resposta imune que se manifesta mais tarde na vida como asma, ou se esses lactentes têm uma predisposição inerente para asma que se manifesta primeiro como bronquiolite viral.

PREVENÇÃO

A higiene meticulosa das mãos é a melhor medida de prevenção para a transmissão dos vírus responsáveis pela bronquiolite. Para populações de alto risco, o **palivizumabe,** um anticorpo monoclonal intramuscular para a proteína F do VSR, pode ser administrado como agente profilático.

Palivizumabe tem ajudado a reduzir o risco de hospitalização por causa de bronquiolite por VSR em certas populações; não foi provado que diminua a mortalidade e não protege contra bronquiolite provocada por outros vírus, além de ser bastante caro. Como resultado, há alguma controvérsia em torno de quais populações devem receber o anticorpo. As diretrizes norte-americanas sugerem o uso em crianças nascidas com menos de 29 semanas de idade gestacional completa ou naquelas com doença cardíaca significativa ou doença pulmonar crônica da prematuridade, até o primeiro ou segundo (para aqueles com doença pulmonar crônica persistente da prematuridade) ano de vida. A profilaxia pode ser considerada em lactentes com doença neuromuscular e condições de imunocomprometimento. O desenvolvimento de uma estratégia preventiva eficaz disponível a um custo mais baixo seria muito vantajoso nos países em desenvolvimento, onde o acesso aos cuidados e intervenções para bronquiolite grave são mais limitados.

A bibliografia está disponível no GEN-io.

418.2 Bronquite

Lauren E. Camarda e Denise M. Goodman

A inflamação brônquica inespecífica é denominada bronquite e ocorre em variadas condições da infância. A bronquite aguda é uma síndrome, geralmente de origem viral, com tosse como característica proeminente.

Traqueobronquite aguda é um termo utilizado quando a traqueia é afetada de forma proeminente. Há também a possibilidade de manifestação da nasofaringite, e uma variedade de agentes virais e bacterianos, como aqueles causadores de *influenza*, coqueluche e difteria, podem ser responsáveis. O isolamento de bactérias comuns do escarro, como *Staphylococcus aureus* e *Streptococcus pneumoniae*, talvez não seja indicação de uma causa bacteriana que requeira terapia com antibióticos.

BRONQUITE AGUDA

Manifestações clínicas

A bronquite aguda muitas vezes ocorre após uma infecção viral do trato respiratório superior. É mais comum no inverno, quando predominam as síndromes virais respiratórias. O epitélio traqueobrônquico é invadido pelo agente infeccioso, provocando ativação de células inflamatórias e liberação de citocinas. Seguem-se sintomas constitucionais, incluindo febre e mal-estar. Esse epitélio pode ficar danificado ou hipersensibilizado de forma significativa, causando tosse prolongada durante 1 a 3 semanas.

A criança primeiro apresenta sintomas infecciosos inespecíficos do trato respiratório superior, como rinite. Três a 4 dias mais tarde, desenvolve-se tosse seca e frequente, a qual pode ou não ser produtiva. Após alguns dias, o escarro pode se tornar purulento, indicando migração leucocitária, mas não necessariamente infecção bacteriana. Muitas crianças engolem sua expectoração, o que pode produzir vômitos. Dor torácica pode ser uma queixa proeminente em crianças mais velhas e é exacerbada pela tosse. O muco fluidifica de forma gradual, em geral dentro de 5 a 10 dias, e então a tosse regride aos poucos. O episódio inteiro normalmente dura cerca de 2 semanas e raras vezes mais do que 3 semanas.

Os achados no exame físico variam com a idade do paciente e o estágio da doença. Achados iniciais incluem febre baixa ou inexistente e sinais respiratórios superiores, como nasofaringite, conjuntivite e rinite. A ausculta do tórax pode ser normal nessa fase inicial. Conforme a síndrome progride e a tosse piora, os sons respiratórios tornam-se ásperos, com estertores finos e grosseiros e sibilos difusos e estridentes. Radiografias de tórax são normais ou podem apresentar imagens brônquicas aumentadas.

O principal objetivo do clínico é excluir coqueluche e pneumonia, a qual é mais provável de ser ocasionada por agentes bacterianos que requerem antibioticoterapia. Ausência de anormalidade dos sinais vitais (taquicardia, taquipneia e febre) e um exame físico normal do tórax reduzem a probabilidade de pneumonia.

Diagnóstico diferencial

Sintomas persistentes ou recorrentes devem levar o clínico a considerar outras entidades além da bronquite aguda. Muitas entidades se manifestam com tosse como um sintoma proeminente (Tabela 418.3).

Tratamento

Não há terapia específica para bronquite aguda. A doença é autolimitada, e antibióticos, embora prescritos com frequência, não aceleram a melhora. Mudanças constantes de posição podem facilitar a drenagem pulmonar em lactentes. As crianças mais velhas às vezes ficam mais confortáveis com ar umidificado, mas isso não encurta o curso da doença. Supressores da tosse podem aliviar os sintomas, bem como aumentar o risco de supuração e secreções espessas e, portanto, devem ser usados com cautela. Anti-histamínicos secam as secreções e não são úteis; expectorantes também não são indicados. Medicamentos sem prescrição para tosse e gripe não devem ser utilizados em crianças menores de 4 anos, e seu uso deve ser feito com cautela em crianças entre 4 e 11 anos.

BRONQUITE CRÔNICA

A bronquite crônica é bem reconhecida em adultos, definida formalmente como 3 meses ou mais de tosse produtiva a cada ano, com duração de 2 ou mais anos. A doença pode se desenvolver de forma insidiosa, com episódios de obstrução aguda alternando com períodos de repouso. Algumas condições predisponentes podem provocar progressão da obstrução ao fluxo de ar ou doença pulmonar obstrutiva crônica, sendo o tabagismo o fator principal (até 80% dos pacientes têm história de tabagismo). Outras condições são poluição do ar, exposições ocupacionais e infecções repetidas. Em crianças, fibrose cística, displasia broncopulmonar e bronquiectasia devem ser descartadas.

A aplicabilidade dessa definição para crianças não é clara. A existência de bronquite crônica como condição distinta em crianças é controversa. Como os adultos, as crianças com doenças inflamatórias crônicas ou aquelas com exposições a substâncias tóxicas podem desenvolver dano ao epitélio pulmonar. Portanto, a tosse crônica ou recorrente em crianças deve levar o clínico a procurar distúrbios pulmonares ou sistêmicos subjacentes (ver Tabela 418.3). Uma entidade proposta que compartilha características com asma e outras formas de doença pulmonar supurativa é a bronquite bacteriana persistente ou prolongada. A prolongada é definida como tosse úmida crônica (> 3 semanas), caracterizada por

Tabela 418.3 Doenças com tosse como um achado proeminente.

CATEGORIA	DIAGNÓSTICOS
Inflamatória	Asma
Processos pulmonares crônicos	Displasia broncopulmonar Bronquiectasia pós-infecciosa Fibrose cística Traqueomalacia ou broncomalacia Anormalidades ciliares Outras doenças pulmonares crônicas
Outras doenças crônicas ou distúrbios congênitos	Fenda laríngea Transtornos de deglutição Refluxo gastresofágico Compressão das vias respiratórias (com um anel vascular ou um hemangioma) Doença cardíaca congênita
Transtornos infecciosos ou imunológicos	Imunodeficiência Doença pulmonar eosinofílica Tuberculose Alergia Sinusite Tonsilite ou adenoidite *Chlamydia, Ureaplasma* (lactentes) *Bordetella pertussis* *Mycoplasma pneumoniae*
Adquiridas	Aspiração de corpo estranho, traqueal ou esofágica

contagens bacterianas ≥ 10^4 unidades formadoras de colônias/mℓ ou mais de lavagem broncoalveolar e resolução da tosse dentro de 2 semanas de tratamento com antibioticoterapia.

FUMAÇA DE TABACO E POLUIÇÃO ATMOSFÉRICA

Exposição a irritantes ambientais, como fumaça de tabaco e poluição atmosférica, pode incitar ou agravar tosse. Há uma associação bem estabelecida entre exposição ao tabaco e doença pulmonar, incluindo bronquite e sibilância. Isso pode ocorrer pelo tabagismo ativo ou passivo. A fumaça da maconha e os inalantes são outros irritantes às vezes esquecidos ao se obter a história do paciente.

Diversos poluentes comprometem o desenvolvimento do pulmão e, provavelmente, precipitam doenças pulmonares, incluindo partículas em suspensão, ozônio, vapores ácidos e dióxido de nitrogênio. Proximidade ao trânsito de veículos motorizados é uma fonte importante desses poluentes. Uma vez que essas substâncias coexistem na atmosfera, a contribuição relativa de qualquer uma para sintomas pulmonares é difícil de discernir.

A bibliografia está disponível no GEN-io.

Capítulo 419

Bronquite Plástica

Brett J. Bordini

A bronquite plástica é uma condição rara caracterizada por episódios recorrentes de obstrução das vias respiratórias, secundária à formação de grandes moldes (ou cilindros) ramificados proteicos que assumem a forma e obstruem a árvore traqueobrônquica. Não é uma entidade única de doença, mas representa um estado de função epitelial respiratória alterada e é mais frequentemente encontrada no contexto de doença pulmonar ou cardíaca subjacente, embora a bronquite plástica também possa surgir em distúrbios linfáticos, em infecções pulmonares e na síndrome torácica aguda da doença falciforme (ver Tabela 419.1). Em comparação com os menores cilindros brônquicos e bronquiolares vistos com o tamponamento mucoso, as lesões de bronquite plástica são mais extensas, com cilindros que podem delinear grandes segmentos das vias respiratórias no nível dos bronquíolos terminais (ver Figura 419.1). Esses cilindros podem ser expectorados espontaneamente ou podem exigir remoção broncoscópica para alívio da obstrução potencialmente fatal das vias respiratórias. A composição do cilindro varia, embora normalmente consista em matriz laminada predominante de fibrina ou predominante de mucina, com ou sem infiltração de células inflamatórias. A bronquite plástica pode ser classificada de acordo com doenças subjacentes associadas, histologia do molde ou uma combinação desses fatores.

Tabela 419.1 Condições associadas à bronquite plástica.

CONDIÇÕES COMPROVADAS
Cardiopatia congênita com fisiologia de Fontan
Anomalias linfáticas pulmonares
Infecção pulmonar por influenza A
POSSÍVEIS CONDIÇÕES
Inalação tóxica
Síndrome torácica aguda de células falciformes
Asma hipersecretória e quase fatal (moldes [ou cilindros] eosinofílicos)
CONDIÇÕES INCOMPARÁVEIS E IMPRÓPRIAS
Fibrose cística
Doença de obstrução pulmonar crônica
Bronquiectasia
Pneumonia bacteriana

De Rubin BK: Bronquite plástica, *Clin Chest Med* 37: 405-408, 2016 (Box 1, p. 406).

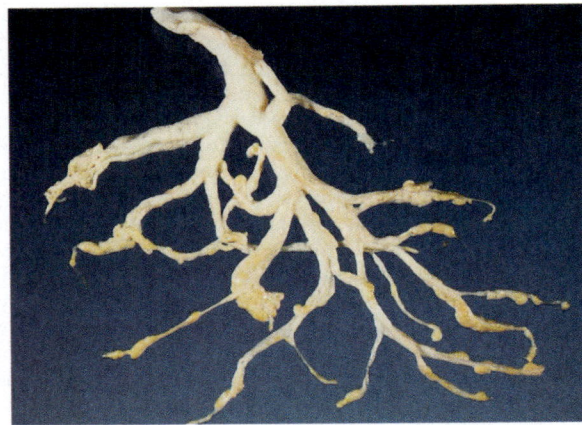

Figura 419.1 Cilindros traqueobrônquicos após extração broncoscópica. Os moldes mostram uma arquitetura ramificada correspondente à árvore brônquica. (De Corrin B, Nicholson AG: *Pathology of the lungs*, ed 3, London, 2011, Churchill Livingstone. Fig 3.20.)

EPIDEMIOLOGIA

A bronquite plástica é rara e sua verdadeira prevalência na população pediátrica não é conhecida, mas é estimada em 6,8 casos por 100.000 pacientes. A prevalência varia em relação ao estado de doença associada subjacente, com taxas tão altas quanto de 4 a 14%, estimadas em pacientes que foram submetidos à paliação escalonada de doença cardíaca congênita complexa e taxas muito mais baixas observadas enquanto complicação em asma e doença atópica. Uma ligeira predominância em indivíduos do sexo masculino existe para a formação do molde na configuração de doença cardíaca, enquanto a formação de molde no cenário de asma e doença atópica demonstra predominância no sexo feminino. Crianças com fisiologia de Fontan de ventrículo único apresentam alto risco de desenvolver bronquite plástica.

PATOGÊNESE

O mecanismo de formação do cilindro não é claro, embora se acredite que varie com base na associação da doença subjacente e no tipo de molde (cilindro). Um sistema de classificação diferencia os cilindros inflamatórios tipo 1, compostos principalmente de fibrina com infiltração neutrofílica ou mais frequentemente eosinofílica, e cilindros acelulares tipo 2, compostos principalmente de mucina com pouca a nenhuma infiltração celular. Cilindros do tipo 1 tendem a ser associados com doenças inflamatórias e infecciosas do pulmão, enquanto os moldes do tipo 2 tendem a estar associados a doenças cardíacas estruturais paliativas cirurgicamente, particularmente lesões de ventrículo único. No entanto, essas distinções não são absolutas; pacientes com doença cardíaca estrutural podem ter cilindros com predomínio de fibrina e pacientes com asma ou doença atópica podem ter cilindros predominantemente de mucina, com cilindros de mucina e cilindros de fibrina demonstrando vários graus de infiltração celular.

A formação de moldes no cenário de doença cardíaca estrutural pode resultar de alterações no fluxo sanguíneo pulmonar ou drenagem linfática, particularmente após paliação cirúrgica escalonada. Nessas circunstâncias, acredita-se que o aumento da pressão venosa central comprometa a integridade da mucosa brônquica, impedindo o fluxo linfático e resultando no desenvolvimento de vasos linfáticos colaterais e potencialmente de fístulas linfoalveolares que podem exsudar material proteico para dentro do lúmen das vias respiratórias.

MANIFESTAÇÕES CLÍNICAS

Pacientes com bronquite plástica podem apresentar tosse, dispneia, sibilo ou dor torácica pleurítica. Dependendo do grau de obstrução das vias respiratórias, os pacientes podem estar hipoxêmicos ou com dificuldade respiratória grave. A expectoração de cilindros grandes e ramificados, que muitas vezes são de cor bronzeada e com a consistência de borracha, é patognomônica para bronquite plástica. O exame no pulmão pode revelar sons respiratórios diminuídos ou respiração ofegante na área afetada. Raramente, a ausculta pode revelar um som semelhante a uma bandeira balançando ao vento (*bruit de drapeau*), que se acredita estar relacionado com a extremidade livre de um cilindro atingindo a parede brônquica durante a inspiração ou expiração. Um exame mais aprofundado pode fornecer pistas para comorbidades subjacentes.

DIAGNÓSTICO

A expectoração ou descoberta endoscópica de grandes moldes traqueobrônquicos é patognomônica para bronquite plástica. A história deve ser dirigida à avaliação de condições conhecidas por risco associado de formação de cilindro traqueobrônquico, como doença cardíaca congênita complexa não corrigida ou cirurgicamente paliativa (fisiologia de Fontan); história de doenças atópicas ou asma; distúrbios linfáticos, como a síndrome de Noonan, a síndrome de Turner, linfangiectasia e síndrome da unha amarela; anemia falciforme e exposições infecciosas, particularmente a tuberculose ou micobactérias atípicas. Outras condições predisponentes incluem fibrose cística, aspergilose broncopulmonar alérgica, bronquiectasia, inalantes tóxicos e doenças pulmonares granulomatosas.

O exame físico pode fornecer indicações de um diagnóstico subjacente. Baqueteamento digital dos dedos das mãos ou dos pés pode sugerir hipoxemia de longa data associada à doença cardíaca ou pulmonar. O exame cardíaco pode fornecer informações que sugerem a presença de doença cardíaca estrutural não reconhecida.

A radiografia de tórax pode demonstrar colapso das áreas afetadas do pulmão ou áreas de bronquiectasia distal aos locais de obstrução de longa data.

Deve haver um alto índice de suspeita de bronquite plástica em pacientes com comorbidades conhecidas que apresentam descompensação respiratória súbita. Na ausência de expectoração do cilindro, visualização direta dos moldes por broncoscopia é necessária para o diagnóstico e é potencialmente terapêutica no alívio da obstrução das vias respiratórias. A histologia do cilindro deve ser definida de modo a permitir terapias específicas dirigidas para aliviar a obstrução residual ou a prevenção de recorrência. Em particular, o componente predominante da matriz laminada do molde – fibrina ou mucina – deve ser definido, e sinais de inflamação ou infiltração, como a presença de neutrófilos, eosinófilos ou cristais de Charcot-Leyden, devem ser documentados.

TRATAMENTO

O tratamento é direcionado a corrigir a condição subjacente associada com o desenvolvimento de bronquite plástica, ao alívio de obstrução aguda das vias respiratórias, secundária à presença de moldes, e à prevenção do desenvolvimento de novos cilindros. A broncoscopia rígida ou flexível é tipicamente necessária para a remoção do molde, e se o conteúdo predominante dele for conhecido, a terapia com fibrinolíticos, como ativadores do plasminogênio tecidual ou mucolíticos, *N-acetilcisteína* ou desoxirribonuclease, pode ser considerada como um complemento à remoção direta. Heparina em aerossol ou mucolíticos também têm sido usados para tratamento ou prevenção de recorrência e apresentam sucesso variável.

No cenário de doença inflamatória das vias respiratórias, medidas preventivas adicionais incluem o uso adequado de broncodilatadores, conforme indicado, bem como corticosteroides inalatórios ou sistêmicos, azitromicina em baixa dosagem e inibidores de leucotrieno para minimizar a inflamação das vias respiratórias.

Em pacientes com doença cardíaca congênita complexa submetidos a cirurgia paliativa, medidas destinadas a diminuir a pressão venosa central, como sildenafila ou fenestração de conduto de Fontan, tiveram sucesso variado. A linfangiografia pode ser realizada para identificar vasos linfáticos aberrantes que contribuem para a bronquite plástica no contexto de doenças cardíacas congênitas ou distúrbios linfangíticos, e embolização linfática seletiva guiada por ressonância magnética (RM) desses canais levou à resolução da bronquite plástica, preservando o fluxo linfático central. Transplante cardíaco tipicamente resulta na resolução da bronquite plástica no contexto de doença cardíaca congênita complexa reparada.

COMPLICAÇÕES E PROGNÓSTICO

O prognóstico está relacionado principalmente à condição subjacente associada com o desenvolvimento de bronquite plástica. Pacientes cuja bronquite plástica esteja relacionada à cardiopatia congênita complexa paliada cirurgicamente apresentam alto risco de mortalidade relacionada à bronquite plástica. A mortalidade pode ser alta se os moldes obstruírem porções significativas das vias respiratórias, independentemente da etiologia subjacente. As estimativas de mortalidade variam de 6 a 50% no cenário de asma ou doença atópica e de 14 a 50% no cenário de doença cardíaca congênita complexa, com obstrução das vias respiratórias centrais levando à morte na maioria dos pacientes.

A bibliografia está disponível no GEN-io.

Capítulo 420
Enfisema e Hiperinsuflação

Steven R. Boas e Glenna B. Winnie

O **enfisema pulmonar** consiste em distensão dos espaços aéreos com a ruptura irreversível do septo alveolar. Ele pode envolver o pulmão em parte ou totalmente. **Hiperinsuflação** é a distensão com ou sem ruptura alveolar e muitas vezes é reversível. A **hiperinsuflação compensatória** pode ser aguda ou crônica, ocorrendo no tecido pulmonar normalmente funcionante quando, por qualquer motivo, uma porção considerável do pulmão é removida ou se torna completa ou parcialmente sem ar, o que pode ocorrer nos casos de pneumonia, atelectasia, empiema e pneumotórax. A **hiperinsuflação obstrutiva** resulta da obstrução parcial de um brônquio ou bronquíolo quando se torna mais difícil para o ar sair dos alvéolos do que para entrar. O ar acumula-se gradualmente à obstrução, o que é denominado *bypass*, mecanismo valvular ou aprisionamento aéreo.

HIPERINSUFLAÇÃO OBSTRUTIVA LOCALIZADA

Quando uma obstrução do tipo mecanismo valvular oclui parcialmente o brônquio principal, todo o pulmão se torna hiperinsuflado; os lobos são afetados individualmente quando a obstrução ocorre nos brônquios lobares. Segmentos e subsegmentos são afetados quando seus brônquios individuais são obstruídos. Quando a maior parte ou a totalidade do lobo está envolvida, a percussão torácica mostra hipersonoridade sobre a área e os sons respiratórios diminuem em intensidade. O pulmão distendido pode se estender através do mediastino na direção do hemitórax oposto. Ao exame fluoroscópico (radioscopia) durante a expiração, a área hiperinsuflada não diminui e o coração e o mediastino se desviam para o lado oposto porque o pulmão não obstruído se esvazia normalmente.

Pulmão hipertransparente unilateral

O diagnóstico diferencial do **pulmão hipertransparente unilateral** é bastante amplo e pode envolver alterações no parênquima pulmonar, vias respiratórias, vasculatura pulmonar, parede torácica (ver Capítulo 445) e mediastino. As obstruções localizadas que podem ser responsáveis por hiperinsuflação são: corpos estranhos das vias respiratórias e consequente reação inflamatória (ver Capítulo 414), muco espesso de forma anormal (fibrose cística, ver Capítulo 432), tuberculose endobrônquica ou tuberculose traqueobrônquica por nódulos linfáticos (ver Capítulo 242) e tumores endobrônquicos ou mediastinais.

Os pacientes com pulmão hipertransparente unilateral podem se apresentar com manifestações clínicas de pneumonia, mas em alguns pacientes, a condição é descoberta somente quando uma radiografia torácica é realizada por um motivo não relacionado. Poucos pacientes têm hemoptise. Os achados do exame físico podem incluir hiper-ressonância e um pulmão pequeno com o mediastino deslocado para o pulmão anormal.

Síndrome de Swyer-James ou de Macleod

A condição é decorrente de um insulto do trato respiratório inferior mais comumente por adenovírus (ver Capítulo 289), ou vírus sincicial respiratório (ver Capítulo 287), *Mycoplasma pneumoniae* (ver Capítulo 250) ou sarampo (ver Capítulo 273). A infecção pode causar hipoplasia vascular pulmonar com hipoperfusão resultante levando a um pulmão hipertransparente unilateral (subdesenvolvimento). Clinicamente, as crianças com essa síndrome muitas vezes apresentam tosse crônica, pneumonia recorrente, hemoptise e sibilância, embora algumas sejam assintomáticas. Alguns pacientes mostram classicamente o desvio do mediastino para o lado contrário à lesão durante a expiração. TC ou broncografias podem algumas vezes demonstrar bronquiectasias. A avaliação toracoscópica pode ser útil. A tríade de pulmão hipertransparente unilateral, diminuição da ventilação de forma difusa e correspondência da diminuição da perfusão do pulmão afetado sustenta o diagnóstico. Em alguns pacientes, as radiografias torácicas anteriores são normais ou mostraram apenas pneumonia aguda, sugerindo que um pulmão hipertransparente é uma lesão adquirida. Para aqueles com infecção recorrente ou destruição grave do pulmão, o tratamento pode incluir imunização com vacinas contra *influenza* e pneumococo, bem como ressecção cirúrgica. No entanto, sem tratamento, alguns indivíduos podem se tornar menos sintomáticos com o tempo.

Enfisema lobar congênito (lobo hiperlucente grande congênito)

O enfisema lobar congênito (ELC) pode resultar em insuficiência respiratória grave no início da infância e pode ser causado por obstrução localizada. A ocorrência familiar tem sido relatada. Em 50% dos casos, uma causa de ELC pode ser identificada. Deficiência congênita da cartilagem brônquica, compressão externa por vasos aberrantes, estenose brônquica, retalhos redundantes da mucosa brônquica e torção do brônquio causada por hérnia no mediastino foram descritos como levando à obstrução brônquica e ELC subsequente e afetam comumente o lobo superior esquerdo.

As manifestações clínicas geralmente se tornam aparentes no período neonatal, mas somente podem ser identificadas por volta dos 5 a 6 anos em 5% dos pacientes. Muitos casos são diagnosticados por ultrassom pré-natal. Bebês com casos diagnosticados no pré-natal nem sempre são sintomáticos ao nascimento. Em alguns pacientes, ELC permanece sem diagnóstico até a idade escolar ou mais além. Os sinais clínicos variam de leve taquipneia e sibilância até dispneia grave com cianose. ELC pode afetar um ou mais lobos, como os lobos superior e médio. O lobo superior esquerdo é o local mais comum. O lobo afetado é essencialmente não funcionante devido à hiperdistensão e pode ocorrer atelectasia do pulmão normal ipsilateral. Com a progressão da distensão, o mediastino é deslocado para o lado contralateral, com dificuldades de funcionamento também (Figura 420.1). Um lobo radiolucente e um desvio do mediastino geralmente são revelados por exame radiográfico. Uma TC pode demonstrar a anatomia aberrante da lesão e RM ou a angiorressonância podem demonstrar lesões vasculares, causando compressão extraluminal. Estudos de imagem nuclear são úteis para demonstrar defeitos de perfusão no lobo afetado. A Figura 420.2 descreve a avaliação de um lactente apresentando suspeita de ELC. O diagnóstico diferencial inclui pneumonia com ou sem derrame, pneumotórax e malformação adenomatoide cística.

O tratamento por meio de cirurgia imediata e excisão do lobo pode ser salvador quando houver cianose e insuficiência respiratória grave, mas alguns pacientes respondem ao tratamento clínico. A intubação seletiva do pulmão não afetado pode ser valiosa. Algumas crianças com aparente ELC têm hiperinsuflação reversível sem a ruptura do septo alveolar clássico, implícita no termo *enfisema*. A broncoscopia pode revelar uma lesão endobrônquica.

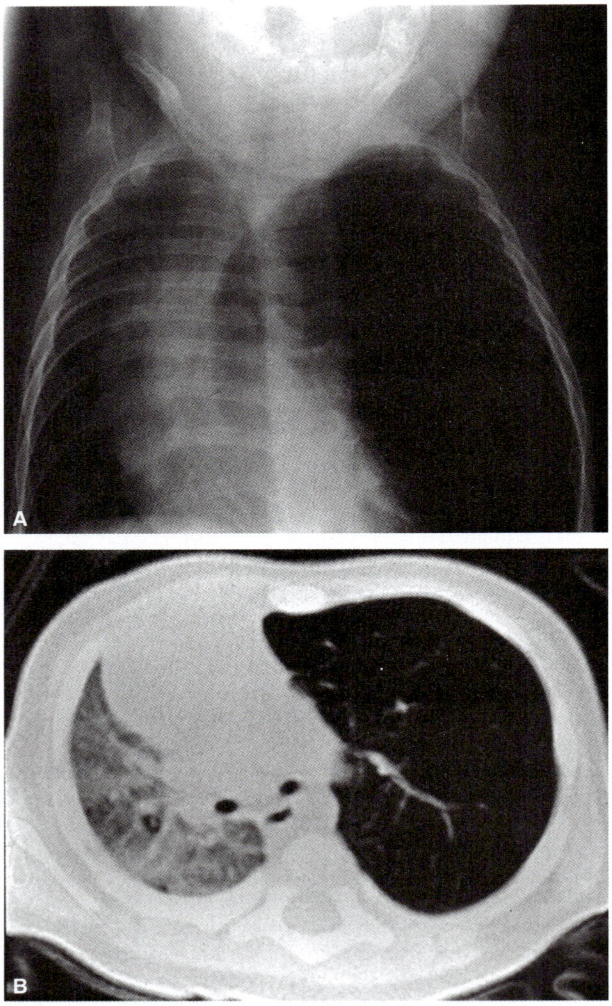

Figura 420.1 **A.** Radiografia de tórax. **B.** Tomografia computadorizada de um lobo hipertransparente congênito grande (enfisema lobar congênito). (De Bush A, Abel R, Chitty L, et al: Congenital lung disease. In Wilmott RW, Deterding R, Li A et al., editors: *Kendig's disorders of the respiratory tract in children*, 9th ed. Elsevier, Philadelphia, 2019. Fig. 18.32.)

Anormalidades vasculares pulmonares

A hipertransparência unilateral pode ser decorrente de **agenesia pulmonar unilateral** (ver Capítulo 423) que normalmente se apresenta no período neonatal. Há perda de volume do pulmão afetado e desvio do mediastino com hiperinsuflação do pulmão contralateral. A **origem anômala da artéria pulmonar esquerda** (ver Capítulo 459), também conhecida como alça da artéria pulmonar, pode interferir com o brônquio principal direito, resultando em hiperinsuflação do lado direito ou atelectasia, produzindo hipertransparência em ambos os lados, ipsilateral ou contralateral.

A **síndrome venolobar pulmonar** (ver Capítulo 453), também conhecida como **síndrome da cimitarra**, pode resultar no pulmão contralateral hipertransparente dependendo da extensão de hipoplasia do pulmão direito.

HIPERINSUFLAÇÃO OBSTRUTIVA GENERALIZADA

A hiperinsuflação generalizada aguda do pulmão resulta do acometimento disseminado dos bronquíolos e geralmente é reversível. Ocorre com mais frequência em lactentes que em crianças e pode ser secundária a várias condições clínicas, incluindo asma, fibrose cística, bronquiolite aguda, pneumonite intersticial, formas atípicas de laringotraqueobronquite aguda, aspiração de estearato de zinco em pó, congestão passiva crônica secundária à lesão cardíaca congênita e tuberculose miliar.

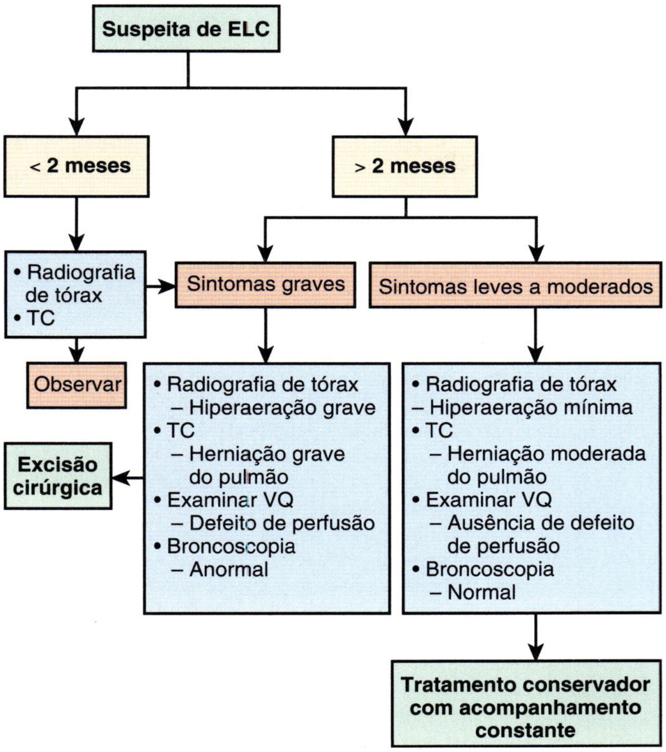

Figura 420.2 Algoritmo para avaliação e tratamento de enfisema lobar congênito (ELC). (Adaptada de Karnak I, Senocak ME, Ciftci AO, et al: Congenital lobar emphysema: diagnostic and therapeutic considerations, *J Pediatr Surg* 34:1347-1351, 1999, Fig. 4.)

Patologia

Na hiperinsuflação crônica, muitos alvéolos estão rompidos e se comunicam entre si, produzindo sáculos distendidos. O ar também pode entrar no tecido intersticial (ou seja, enfisema intersticial), resultando em pneumotórax e pneumomediastino (ver Capítulos 439 e 440).

Manifestações clínicas

A hiperinsuflação obstrutiva generalizada caracteriza-se por dispneia, com dificuldade na expiração. Os pulmões se tornam progressivamente distendidos e o tórax permanece expandido durante a expiração. O aumento da frequência respiratória e a diminuição da incursão respiratória resultam da hiperdistensão dos alvéolos e da sua incapacidade de se esvaziar normalmente através dos bronquíolos estreitados. A "fome de ar" é responsável pelos movimentos respiratórios forçados. A hiperfunção dos músculos acessórios da respiração resulta em retrações na fúrcula supraesternal, nos espaços supraclaviculares, na margem inferior do tórax e nos espaços intercostais. Ao contrário do tórax plano que ocorre durante a inspiração e expiração nos casos de obstrução da laringe, observa-se diminuição mínima do tamanho do tórax em hiperdistensão durante a expiração. À percussão nota-se hiper-ressonoridade. Na ausculta, a fase inspiratória é geralmente menos proeminente do que a fase expiratória, que é prolongada e ruidosa. Estertores finos ou médios podem ser ouvidos. A cianose é mais comum nos casos mais graves.

Diagnóstico

Exames radiológicos e fluoroscópicos do tórax auxiliam a estabelecer o diagnóstico. Ambas as cúpulas do diafragma estão rebaixadas e achatadas, as costelas estão mais afastadas do que o habitual e os campos pulmonares são menos densos. O movimento do diafragma durante a expiração é diminuído e a incursão do diafragma é rebaixada e, em casos graves, é quase imperceptível. O diâmetro anteroposterior do tórax é aumentado e o esterno pode estar abaulado para fora.

Enfisema bolhoso

Bolhas ou cistos enfisematosos (pneumatoceles) resultam de hiperdistensão e ruptura dos alvéolos durante o nascimento ou logo depois, ou podem ser sequelas de pneumonia e outras infecções. São observadas em lesões tuberculosas durante terapias antibacterianas específicas e na doença pulmonar por fibrose cística em estágio terminal. Essas áreas enfisematosas presumivelmente resultam da ruptura dos alvéolos distendidos, formando uma cavidade única ou multiloculada. Os cistos podem crescer e conter um pouco de líquido; um nível hidroaéreo pode ser bem demonstrado na radiografia (Figura 420.3). Os cistos devem ser diferenciados dos abscessos pulmonares. Na maioria dos casos, o tratamento não é necessário, pois os cistos desaparecem espontaneamente em alguns meses, apesar de serem capazes de persistir por 1 ano ou mais. Aspiração ou cirurgia não são indicadas, exceto nos casos de comprometimento respiratório e cardíaco mais grave.

Enfisema subcutâneo

O enfisema subcutâneo resulta de qualquer processo que permita que o ar entre livremente no tecido subcutâneo (Figura 420.4). As causas mais comuns incluem pneumotórax ou pneumomediastino (ver Capítulos 439 e 440). Além disso, pode ser a complicação de uma fratura de órbita, permitindo que o ar livre escape dos seios nasais. No pescoço e no tórax, o enfisema subcutâneo pode ocorrer após traqueostomia, ulceração profunda na região da faringe, ferimentos esofágicos ou qualquer lesão perfurante da laringe ou da traqueia. Ocasionalmente, ele é uma complicação da toracocentese, asma ou cirurgia abdominal. Raramente, o ar é formado no tecido subcutâneo por bactérias produtoras de gases.

A sensibilidade sobre o local do enfisema e crepitação à palpação da pele são as manifestações clássicas. O enfisema subcutâneo geralmente é um processo autolimitado e não requer tratamento específico. Minimização das atividades que possam aumentar a pressão das vias respiratórias (tosse, realização de manobras das provas de função pulmonar de alta pressão) é recomendada. A resolução ocorre pela reabsorção do ar subcutâneo após a eliminação de sua fonte. Raramente, a compressão perigosa da traqueia pelo ar nos tecidos moles ao seu redor requer intervenção cirúrgica.

A bibliografia está disponível no GEN-io.

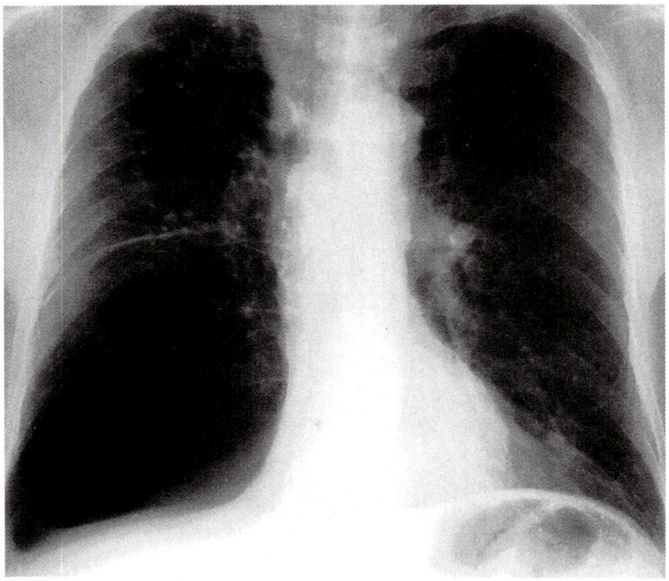

Figura 420.3 Aumento transradiante na zona inferior direita. Uma grande bolha enfisematosa ocupa a metade inferior do pulmão direito e as alterações apicais decorrem de tuberculose prévia. (De Padley SPG, Hansell DM: Imaging techniques. In Albert RK, Spiro SG, Jett JR, editors: *Clinical respiratory medicine*, ed 3, Philadelphia, 2008, Mosby, Fig. 1.48.)

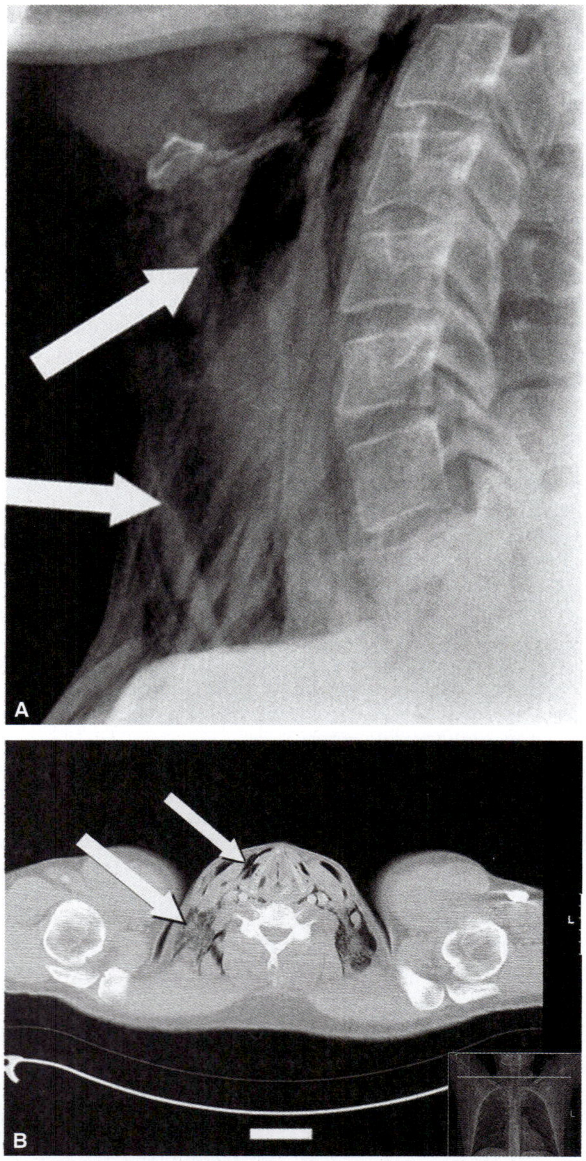

Figura 420.4 **A.** Radiografia lateral do pescoço mostrando enfisema subcutâneo. **B.** Corte axial da TC no pescoço/tórax mostrando enfisema subcutâneo e pneumomediastino. (De Zakaria R, Khwaja H. Subcutaneous emphysema in a case of infective sinusitis: a case report. *J Med Case Rep* 4:235, 2010, Figs. 1 e 2.)

Capítulo 421

Deficiência de α_1-Antitripsina e Enfisema

Glenna B. Winnie e Steven R. Boas

A deficiência homozigótica de α_1-antitripsina (α_1-AT) raramente causa doença pulmonar em crianças, mas é uma causa importante de enfisema panlobular pulmonar grave de início precoce em adultos na terceira e na quarta década de vida. É também uma causa significativa de doença hepática em crianças (ver Capítulo 384.5) e está associada à paniculite e à vasculite em adultos.

PATOGÊNESE

O tipo e a concentração de α_1-AT são herdados como uma série de alelos codominantes no segmento cromossômico 14q31-32.3. (Ver o Capítulo 384.5 para uma discussão de genótipos e doença hepática.) A deficiência autossômica recessiva afeta 1 em 1.600 a 2.500 indivíduos, mas permanece subdiagnosticada. O maior risco para deficiência de α_1-AT é encontrado em brancos, seguidos por hispânicos e negros, com a menor prevalência entre os mexicano-americanos e pouco ou nenhum risco para os asiáticos. Em todo o mundo, há uma estimativa de 116.000.000 de portadores e 1.100.000 de indivíduos com deficiência grave de α_1-AT. A proteína PiM α_1-AT normal é secretada pelo fígado para a circulação a uma taxa de aproximadamente 34 mg/kg/dia; também é produzida por células epiteliais do pulmão e monócitos. A proteína mutante não é produzida (nula) ou o é de forma errada (PiZ e outros), podendo se polimerizar no retículo endoplasmático ou ser degradada, com baixos níveis séricos subsequentes. O enfisema no adulto de início precoce associado à deficiência de α_1-AT ocorre com mais frequência em indivíduos PiZZ (mutação no gene *SERPINA1*), embora Pi (nulo) e, em menor grau, outros tipos de Pi mutantes, tais como SZ, tenham sido associados a enfisema.

A α_1-AT e outras antiproteases séricas ajudam na inativação de enzimas proteolíticas liberadas por bactérias mortas ou leucócitos no pulmão. A deficiência dessas antiproteases leva ao acúmulo de enzimas proteolíticas no pulmão, resultando em destruição do tecido pulmonar com o desenvolvimento subsequente de enfisema. A proteína mutante polimerizada nos pulmões também pode ser pró-inflamatória e há evidências de aumento do estresse oxidativo. A concentração de proteases (elastase) nos leucócitos de um indivíduo também pode ser um fator importante na determinação da gravidade da doença clínica pulmonar com determinado nível de α_1-AT.

MANIFESTAÇÕES CLÍNICAS

A maioria dos pacientes que tem o defeito PiZZ apresenta pouca ou nenhuma doença pulmonar detectável durante a infância. Alguns manifestam sintomas pulmonares crônicos de início bastante precoce, incluindo dispneia, sibilos e tosse, com o enfisema panlobular documentado pela biopsia pulmonar. É provável que esses achados ocorram secundariamente à infecção que causou inflamação com consequente doença precoce. Fumar aumenta o risco de enfisema em pacientes com tipos Pi mutantes. Embora o rastreamento de recém-nascidos para identificar as crianças com fenótipo PiZZ possa não afetar os hábitos tabagistas dos pais, ele visa diminuir a frequência de tabagismo para os adolescentes afetados.

Em geral, o exame físico na *infância* é normal. Raramente as crianças afetadas apresentam deficiência do crescimento, aumento do diâmetro anteroposterior do tórax com hiper-ressonoridade à percussão, estertores crepitantes, se houver infecção ativa, e baqueteamento digital. O enfisema grave pode rebaixar o diafragma, tornando o fígado e o baço mais facilmente palpáveis.

ACHADOS LABORATORIAIS

O imunoensaio sérico detecta baixos níveis de α_1-AT; níveis séricos normais são de cerca de 80 a 220 mg/dℓ. A eletroforese sérica revela o fenótipo, e o genótipo é determinado por meio da reação em cadeia de polimerase; o sequenciamento do gene inteiro é possível. Nos raros pacientes com doença pulmonar na adolescência, a radiografia de tórax revela hiperinsuflação e diafragma rebaixado. A TC do tórax pode demonstrar mais hiperdistensão das zonas inferiores dos pulmões, com bronquiectasias ocasionais; a densitometria óssea pode ser um método sensível para acompanhar a evolução da doença pulmonar. O teste de função pulmonar geralmente é normal em crianças, mas pode mostrar obstrução do fluxo aéreo e aumento dos volumes pulmonares, especialmente em adolescentes que fumam.

TRATAMENTO

A terapia para a deficiência de α_1-AT é a reposição intravenosa (aumento) com enzima derivada do plasma humano acumulado. Um nível de 80 mg/dℓ é protetor para o enfisema. Este nível-alvo para a terapia de reposição costuma ser alcançado com doses iniciais de 60 mg/kg por via intravenosa semanalmente e resulta no aparecimento da antiprotease transfundida no líquido do lavado pulmonar. A Food and Drug Administration (FDA) dos EUA aprovou o uso de enzima humana derivada de sangue purificada para pacientes ZZ e nulo/nulo. A terapia de reposição é indicada para aqueles com doença pulmonar obstrutiva moderadamente grave (volume expiratório forçado em um segundo é 30 a 65% do previsto) ou para aqueles com doença pulmonar leve que apresentam rápido declínio na função do pulmão. A terapia de reposição não é indicada para pessoas com o tipo PiMZ que têm a doença pulmonar, porque a sua doença não é decorrente da deficiência enzimática. Fontes recombinantes de α_1-AT estão em desenvolvimento, mas os produtos atuais são rapidamente eliminados da circulação quando administrados por via intravenosa; eles podem ser úteis para a terapia inalatória. A inalação do produto derivado do plasma está sob avaliação. O transplante de pulmão tem sido realizado para o estágio final da doença. Múltiplas estratégias para terapia gênica estão em desenvolvimento.

TERAPIA DE SUPORTE

A terapia de suporte padrão para doenças pulmonares crônicas envolve tratamento agressivo das infecções pulmonares, uso rotineiro de vacinas contra pneumococos e *influenza*, broncodilatadores e aconselhamento sobre os riscos do tabagismo. Esse tratamento também é indicado para os membros da família assintomáticos encontrados com fenótipos PiZZ ou nulo/nulo, mas não para aqueles com o tipo PiMZ. O significado clínico do tipo PiSZ não é claro, mas o tratamento não específico é razoável. Todas as pessoas com baixos níveis de antiprotease sérica devem ser avisadas de que o desenvolvimento de enfisema é parcialmente mediado por fatores ambientais e que o tabagismo é particularmente prejudicial. Embora a identificação precoce das pessoas afetadas possa ajudar a prevenir o desenvolvimento da doença pulmonar obstrutiva, programas de rastreamento populacionais estão sendo considerados, ainda que estejam atualmente suspensos.

A bibliografia está disponível no GEN-io.

Capítulo 422

Outras Doenças das Vias Respiratórias Distais

422.1 Bronquiolite Obliterante

Steven R. Boas

EPIDEMIOLOGIA

A bronquiolite obliterante (BO) é um diagnóstico histopatológico caracterizado pela doença pulmonar obstrutiva crônica (DPOC) dos bronquíolos e pequenas vias respiratórias, resultante de uma lesão ao trato respiratório inferior que leva a inflamação e fibrose das pequenas vias respiratórias. No paciente não transplantado, a ocorrência de BO é mais comum na população pediátrica após infecções respiratórias, particularmente por adenovírus (ver Capítulo 289), mas também por *Mycoplasma pneumoniae* (ver Capítulo 250), sarampo (ver Capítulo 273), *Legionella pneumophila* (ver Capítulo 235), influenza (ver Capítulo 285) e coqueluche (ver Capítulo 224); outras causas incluem: doenças inflamatórias (artrite idiopática juvenil, lúpus eritematoso sistêmico [ver Capítulo 183]; esclerodermia [ver Capítulo 185]; síndrome de Stevens-Johnson [ver Capítulo 177); e inalação de gases tóxicos ou exposição a partículas (dióxido de nitrogênio [NO_2,], cinzas de incinerador, hidróxido de amônia [NH_3], aromatizantes de diacetil de pipoca de micro-ondas, papaverina e fibra de vidro – Tabela 422.1). Obliterantes pós-infecção podem ser mais comuns no hemisfério Sul e entre pessoas de ascendência asiática. BO também é frequentemente observada em receptores pós-transplante de pulmão ou medula óssea.

Tabela 422.1 Etiologia de bronquiolite obliterante.
PÓS-INFECÇÃO
Adenovírus tipos 3, 7 e 21
Influenza
Parainfluenza
Sarampo
Vírus sincicial respiratório
Varicela
Mycoplasma pneumoniae
PÓS-TRANSPLANTE
Rejeição crônica de transplante de pulmão ou coração/pulmão
Doença do enxerto *versus* hospedeiro associada com transplante da medula óssea
DOENÇA DO TECIDO CONJUNTIVO
Artrite idiopática juvenil
Síndrome de Sjögren
Lúpus eritematoso sistêmico
INALAÇÃO DE GASES TÓXICOS
NO_2
NH_3
Aromatizantes de diacetil (pipoca de micro-ondas)
PNEUMONITE DE HIPERSENSIBILIDADE CRÔNICA
Antígenos aviários
Mofo
ASPIRAÇÃO
Conteúdo estomacal: refluxo gastresofágico
Corpos estranhos
FÁRMACOS/DROGAS
Penicilina
Cocaína
SÍNDROME DE STEVENS-JOHNSON
Idiopática
Induzida por fármacos
Relacionada com infecção

De Moonnumakal SP, Fan LL: Bronchiolitis obliterans in children, *Curr Opin Pediatr* 20:272-278, 2008.

A **síndrome de bronquiolite obliterante (SBO)** é um diagnóstico clínico relacionado à deterioração do enxerto após o transplante, definida como um declínio progressivo da função pulmonar com base no volume expiratório forçado no primeiro segundo (VEF1). A obstrução das vias respiratórias geralmente é irreversível. A SBO é considerada uma vez que outras causas de obstrução das vias respiratórias tenham sido excluídas. É reconhecida como uma complicação a longo prazo do transplante de pulmão (mais de 1/3 dos sobreviventes deste transplante desenvolvem SBO) e medula óssea. Os fatores de risco para seu desenvolvimento incluem: presença de pneumonite por citomegalovírus (CMV); colonização por aspergilose; disfunção primária do enxerto; refluxo gastresofágico; e vírus respiratórios adquiridos na comunidade, bem como o tempo de isquemia prolongado do transplante.

PATOGÊNESE

Após lesão inicial, a inflamação que afeta bronquíolos terminais e respiratórios e ductos alveolares pode ter como consequência a obliteração do lúmen das vias respiratórias (Figura 422.1). O dano epitelial resultando em reparação anormal é característico de BO. A obstrução completa ou parcial do lúmen das vias respiratórias pode resultar em aprisionamento de ar ou atelectasia. O envolvimento parenquimatoso não é observado. A **bronquiolite obliterante com pneumonia em organização (BOOP)** ou o que também foi denominado **pneumonia em organização criptogênica** é um diagnóstico histopatológico. Embora seja semelhante a muitas das características histológicas da BO, a BOOP também é caracterizada pela extensão do processo inflamatório dos ductos alveolares distais dentro dos alvéolos com proliferação de fibroblastos (envolvimento do parênquima).

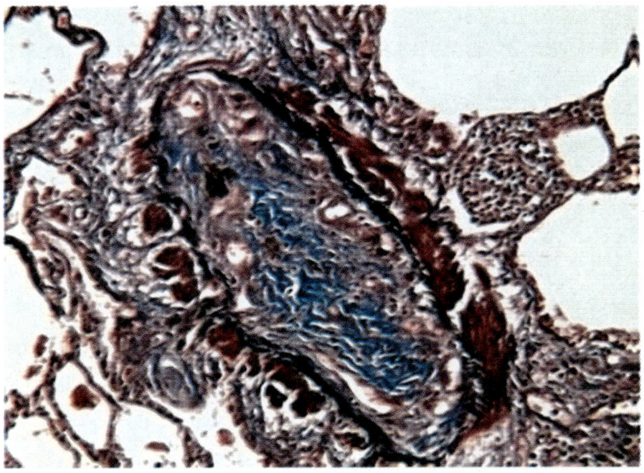

Figura 422.1 Obliteração completa do lúmen das vias respiratórias com tecido fibromixoide em receptor de transplante pulmonar com bronquiolite obliterante. (De Kurland G, Michelson P: Bronchiolitis obliterans in children, *Pediatr Pulmonol* 39:193-208, 2005.)

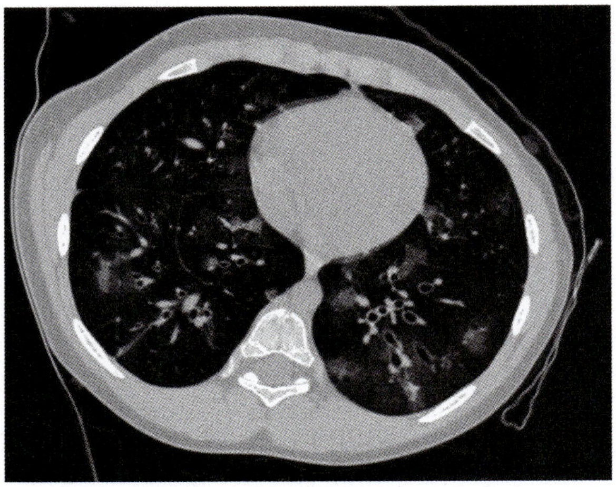

Figura 422.2 Tomografia computadorizada de alta resolução do tórax de uma criança com bronquiolite obliterante demonstrando perfusão mosaica e atenuação vascular. O aprisionamento de ar é demonstrado pela ausência de aumento na atenuação ou diminuição no volume pulmonar em pulmão dependente. (Cortesia de Alan Brody, MD, Cincinnati Children's Hospital Medical Center, Ohio.)

MANIFESTAÇÕES CLÍNICAS E DIAGNÓSTICO

Tosse, febre, cianose, dispneia, dor torácica e dificuldade respiratória seguida de melhora inicial podem ser os sinais iniciais de BO. Nessa fase, ela é facilmente confundida com pneumonia, bronquite ou bronquiolite. Há a possibilidade de ocorrência da progressão da doença, com dispneia crescente, tosse crônica, produção de catarro e sibilância. Em geral, os achados do exame físico são inespecíficos e podem incluir sibilância, hipoxemia e estertores crepitantes. Radiografias de tórax talvez sejam relativamente normais em comparação com a extensão dos achados físicos, mas podem demonstrar hiperlucência e infiltrados irregulares. Às vezes, desenvolve-se síndrome de Swyer-James (pulmão hiperlucente unilateral; ver Capítulo 420). Os testes de função pulmonar demonstram achados variáveis, mas apresentam sinais de obstrução das vias respiratórias com um grau variável de resposta broncodilatadora na maioria dos casos, embora mais comumente irreversíveis. O teste de esforço mostra a capacidade de exercício reduzida e consumo de oxigênio prejudicado. Cintilografias de ventilação-perfusão revelam uma aparência típica de "roído de traça" com vários defeitos correspondentes na ventilação-perfusão. A tomografia computadorizada (TC) de tórax de alta resolução com frequência demonstra áreas irregulares ou um padrão em mosaico de hiperlucência, aprisionamento de ar e bronquiectasia (Figura 422.2). A Tabela 422.2 fornece uma visão geral dos achados de TC de BO e distúrbios relacionados. Os sinais físicos e radiológicos podem aumentar e diminuir ao longo de semanas ou meses. A biopsia pulmonar a céu aberto ou transbrônquica permanece como a melhor forma de estabelecer o diagnóstico de BO ou BOOP.

TRATAMENTO

Não existe terapia definitiva para BO. A administração de corticosteroides pode ser benéfica. Agentes imunomoduladores, como sirolimo, tacrolimo, ciclosporina na forma de aerossol, hidroxicloroquina e antibióticos macrolídios, têm sido utilizados em receptores pós-transplante de pulmão acometidos por BO com êxito variável. As medidas de suporte com oxigênio, antibióticos para infecções secundárias e broncodilatadores são terapias suplementares. O papel do refluxo gastresofágico e sua associação com a BO tem sido levantado, com tratamento sugerido sempre que o diagnóstico é feito. A azitromicina pode ser eficaz em pacientes com SBO. Para BOOP, o uso de corticosteroides orais por até 1 ano tem sido defendido como terapia de primeira linha para doença sintomática e progressiva. Pacientes com BOOP assintomática ou não progressiva podem ser apenas observados.

Tabela 422.2 Padrões de tomografia computadorizada de alta resolução em crianças com doença pulmonar intersticial.

	ESTUDOS (N)	ATENUAÇÃO EM VIDRO FOSCO	SEPTOS GROSSOS	NÓDULOS	PADRÃO MOSAICO	FAVEOLAMENTO
Bronquiolite obliterante	4	–	–	–	X	–
Pneumonite intersticial não específica	6	X	–	–	–	X
Pneumonite intersticial descamativa	4	X	–	–	–	X
Bronquite folicular ou hiperplasia de células neuroendócrinas do lactente	4	X	–	–	X	–
Pneumonite intersticial linfocítica	4	–	–	X	–	–
Linfangiomatose	2	–	X	–	–	–
Linfangiectasia	2	–	X	–	–	–
Proteinose alveolar pulmonar	2	X	X	–	–	–

De Long FR, Interstitial lung disease. In Slovis TL, editor. *Caffey's pediatric diagnostic imaging*, ed 11, Philadelphia, 2008, Mosby, Table 74.1; dados originais de Lynch DA, Hay T, Newell JD Jr, et al: Pediatric diffuse lung disease: diagnosis and classification using high-resolution CT, *AJR Am J Roentgenol* 173:713-718, 1999, e Copley SJ, Coren M, Nicholson AG, et al: Diagnostic accuracy of thin-section CT and chest radiography of pediatric interstitial lung disease, *AJR Am J Roentgenol* 174:549-554, 2000.

PROGNÓSTICO

Alguns pacientes com BO sofrem rápida deterioração em sua condição e vão a óbito dentro de semanas após os sintomas iniciais; a maioria dos pacientes não transplantados sobrevive com deficiência crônica. Uma vez que a progressão aconteça, a BO tende a ser grave. Em contraste com BO, há melhor prognóstico para pacientes acometidos por BOOP, com recuperação completa observada em muitos deles, embora o desfecho dependa da doença sistêmica subjacente. A BOOP pode ter recidiva, especialmente se a duração do tratamento for < 1 ano; ela é responsiva à repetição da administração de corticosteroides orais. Ao contrário da BOOP idiopática mais comum, a progressiva caracterizada por síndrome do desconforto respiratório agudo (SDRA) é rara, mas é agressiva em seu curso clínico, conduzindo a óbito.

A bibliografia está disponível no GEN-io.

422.2 Bronquite Folicular

Steven R. Boas

A bronquite folicular é um distúrbio pulmonar linfoproliferativo caracterizado pela presença de folículos linfoides ao longo das vias respiratórias (brônquios ou bronquíolos) e infiltração das paredes dos brônquios e bronquíolos. Embora a causa seja desconhecida, tem sido proposta uma etiologia infecciosa (viral, *L. pneumophila*; ver Capítulo 235). Esse distúrbio vem sendo relatado após transplante de pulmão e em criança HIV-positiva; pode acometer adultos e crianças. Em crianças, o aparecimento dos sintomas ocorre geralmente por volta das 6 semanas e os picos entre 6 e 18 meses. Tosse, dificuldade respiratória moderada, febre e estertores finos são achados clínicos comuns. Em geral, os estertores finos persistem ao longo do tempo e a recorrência dos sintomas é comum. Radiografias de tórax podem ser relativamente benignas no início (aprisionamento de ar e espessamento peribrônquico), mas evoluem para o padrão intersticial típico. TC de tórax pode mostrar um padrão reticular fino, bem como bronquiectasias e ramificação centrolobular, mas também pode parecer normal (ver Tabela 422.2). O diagnóstico definitivo é feito por biopsia de pulmão a céu aberto (Figura 422.3). O tratamento é limitado, embora alguns pacientes com bronquite folicular respondam à terapia com corticosteroides. O prognóstico é variável, com alguns pacientes apresentando progressão significativa da doença pulmonar e outros desenvolvendo apenas doença obstrutiva leve das vias respiratórias. Em crianças, ela geralmente está associada à imunodeficiência; o diagnóstico diferencial inclui complicações pulmonares da infecção pelo HIV (ver Capítulo 302).

A bibliografia está disponível no GEN-io.

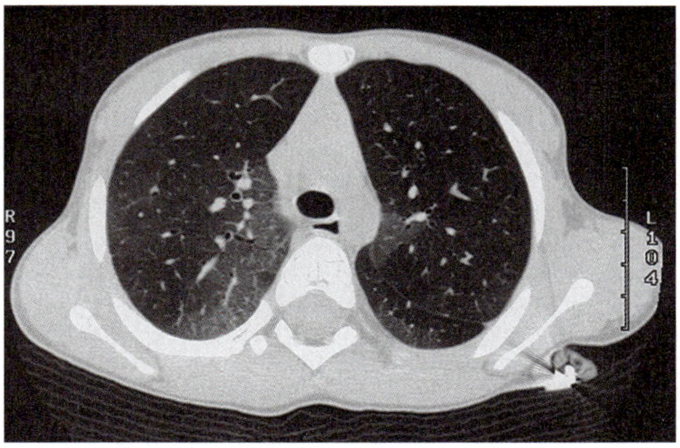

Figura 422.3 **Bronquiolite folicular em menina de 3 anos com atenuação mosaica e bronquiectasia cilíndrica.** Os achados da tomografia computadorizada sugeriram bronquiolite obliterante, mas uma biopsia evidenciou a presença de bronquiolite folicular. (De Long FR, Druhan SM, Kuhn JP. Diseases of the bronchi and pulmonary aeration. In Slovis TL, editor: *Caffey's pediatric diagnostic imaging,* ed 11, Philadelphia, 2008, Mosby, Fig. 73-71.)

422.3 Microlitíase Alveolar Pulmonar

Steven R. Boas

A microlitíase alveolar pulmonar (MAP) é uma doença rara caracterizada pela formação de concreções lamelares de fosfato de cálcio ou "micrólitos" dentro dos alvéolos, criando um padrão clássico na radiografia (Figura 422.4).

EPIDEMIOLOGIA E ETIOLOGIA

Embora a média de idade no momento do diagnóstico seja cerca de 30 anos, o início da doença pode ocorrer durante a infância e em recém-nascidos. A MAP é herdada de um padrão autossômico recessivo e é causada por uma mutação no cotransportador de fosfato de sódio tipo II NPT2b (*SCL34A2*). Existem mais de 15 mutações. Esse gene é expresso em níveis elevados nos pulmões, predominantemente na superfície das células alveolares do tipo II. Embora o papel preciso dessa proteína seja desconhecido, especula-se que ela ajude a remover o fosfato gerado pelo metabolismo do surfactante no espaço alveolar, além de funcionar como reguladora do composto em outros órgãos.

Em algumas famílias, a progressão da doença é rápida. É observada uma incidência igual entre homens e mulheres. Embora a MAP seja encontrada em todo o mundo, a incidência é alta na Turquia e menor na Itália, no Japão e na Índia.

MANIFESTAÇÕES CLÍNICAS

Nos estágios iniciais da doença, os pacientes geralmente são assintomáticos. Quando sintomáticos, é comum os acometidos com PAM se queixarem de dispneia aos esforços físicos e tosse não produtiva.

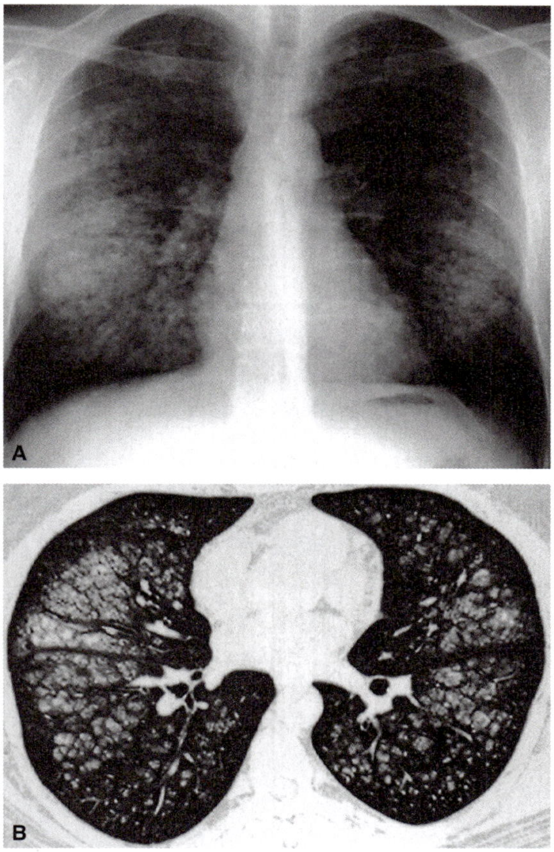

Figura 422.4 Características radiográficas de microlitíase alveolar pulmonar. **A.** Radiografia de tórax posteroanterior mostrando a aparência clássica de "jato de areia" da microlitíase alveolar pulmonar, incluindo doença micronodular aguda difusa, irregular e bilateral. **B.** Tomografia computadorizada de alta resolução do tórax mostrando densidades micronodulares. (De Brandenburg VM, Schubert H. Images in clinical medicine. Pulmonary alveolar microlithiasis, *N Engl J Med* 348:1555, 2003.)

O exame físico dos pulmões pode revelar estertores inspiratórios finos e sons respiratórios diminuídos. Ocorre baqueteamento digital, embora este seja normalmente um sinal mais avançado. A discordância entre manifestações clínicas e radiográficas é comum. Muitas crianças costumam ser assintomáticas na apresentação inicial e manifestam sintomas durante a vida adulta. Têm sido relatados complicações de pneumotórax, aderências e calcificações pleurais, fibrose pleural, bolhas apicais e sítios extrapulmonares de micrólitos (rins, próstata, cadeia simpática e testículos).

DIAGNÓSTICO

Na maioria dos casos, a radiografia de tórax revela infiltrados bilaterais com aparência micronodular fina ou de "jato de areia" com maior densidade nos campos pulmonares inferior e médio (ver Figura 422.4). A TC de tórax mostra densidades calcificadas micronodulares difusas, com espessamento dos micrólitos ao longo dos septos e em torno dos bronquíolos distais, sobretudo nas regiões inferior e posterior (ver Tabela 422.2). A captação difusa de tecnécio-99 difosfonato de metileno na cintilografia nuclear tem sido relatada. Biopsias de pulmão aberta e pulmonar transbrônquica revelam concreções calcificadas laminadas de 0,1 a 0,3 mm dentro dos alvéolos. Embora esses sejam frequentemente normais no início, é comum suceder a progressão para fibrose pulmonar com o avanço da doença. A expectoração do escarro pode revelar pequenos micrólitos, ainda que esse achado não seja diagnóstico de MAP nem tipicamente observado em crianças. A detecção de depósitos de cálcio no fluido de lavado broncoalveolar (LBA) em broncoscopia auxilia o diagnóstico. O teste de função pulmonar revela doença pulmonar restritiva com capacidade de difusão prejudicada conforme a sua progressão, enquanto o teste de esforço demonstra dessaturação de oxigênio arterial. Em geral, o diagnóstico pode ser estabelecido por radiografia. No entanto, biopsia do tecido pulmonar, BAL e detecção de mutação no gene *SCL34A2* também podem ser utilizados para ajudar na confirmação do diagnóstico. O diagnóstico diferencial inclui: sarcoidose, tuberculose miliar, hemossiderose, histoplasmose disseminada curada, calcinose pulmonar e calcificações pulmonares metastáticas.

TRATAMENTO

Nenhum tratamento específico é eficaz, embora alguns médicos tenham utilizado glicocorticosteroides, etidronato dissódico e lavado broncopulmonar com sucesso limitado. O transplante pulmonar tem sido realizado para essa condição sem recorrência no pulmão transplantado.

PROGNÓSTICO

É possível ocorrer doença cardiopulmonar progressiva, levando a *cor pulmonale*, infecções sobrepostas e subsequente óbito na metade da idade adulta. Em decorrência da natureza familiar dessa doença, aconselhamento e radiografias de tórax de membros da família são indicados.

A bibliografia está disponível no GEN-io.

Capítulo 423 Malformações Congênitas do Pulmão

423.1 Agenesia e Aplasia Pulmonar

Joshua A. Blatter e Jonathan D. Finder

ETIOLOGIA E PATOLOGIA

A agenesia pulmonar difere da hipoplasia porque a agenesia envolve a ausência completa de um pulmão. A agenesia se diferencia da aplasia pela ausência de uma terminação brônquica ou carina que é observada na aplasia. A agenesia pulmonar bilateral é incompatível com a vida, manifestando-se como grave angústia e insuficiência respiratória. Acredita-se que agenesia pulmonar seja um traço autossômico recessivo, com incidência estimada de 1:10.000 a 15.000 nascimentos.

MANIFESTAÇÕES CLÍNICAS E PROGNÓSTICO

Agenesia unilateral ou hipoplasia pulmonar pode ter poucos sintomas e achados inespecíficos, resultando em apenas 33% dos casos diagnosticados enquanto o paciente está vivo. Os sintomas tendem a estar associados a complicações das vias respiratórias centrais, como compressão, estenose e/ou traqueobroncomalacia. Em pacientes sem o pulmão direito, a aorta pode comprimir a traqueia e levar a sintomas de compressão de vias respiratórias centrais. A agenesia do pulmão direito cursa com maiores morbidade e mortalidade do que a do esquerdo. A agenesia pulmonar é frequentemente encontrada em associação com outras anomalias congênitas, como a **sequência VACTERL** (anomalias *v*ertebrais, atresia *a*nal, doença cardíaca *c*ongênita, fístula *t*raqueoesofágica, anomalias *r*enais e anomalias de membros – *l*imbs), malformações esqueléticas faciais e ipsilaterais e malformações do sistema nervoso central (SNC) e cardíacas. O crescimento compensatório do pulmão remanescente permite melhora da troca gasosa, mas o desvio do mediastino pode causar escoliose e compressão das vias respiratórias. A escoliose também pode resultar do crescimento desigual do tórax.

DIAGNÓSTICO E TRATAMENTO

Achados radiográficos de colapsos pulmonar ou lobar unilaterais com desvio de estruturas mediastinais em direção ao lado afetado podem de imediato indicar suspeita de aspiração de corpo estranho, oclusão do tampão mucoso ou outras lesões de massa brônquicas. O diagnóstico requer um alto índice de suspeita para evitar os riscos desnecessários da broncoscopia, incluindo possível perfuração do brônquio rudimentar. A tomografia computadorizada (TC) de tórax é diagnóstica, ainda que o diagnóstico possa ser sugerido por alterações crônicas no aspecto contralateral da parede torácica e expansão pulmonar nas radiografias de tórax. Como a agenesia pulmonar pode estar associada a ampla variedade de lesões congênitas, a ressonância magnética (RM) de corpo inteiro talvez seja útil para determinar se outros sistemas (p. ex., cardíaco e gastrintestinal) são afetados. O tratamento conservador é recomendado com frequência, embora a cirurgia tenha oferecido benefícios em casos selecionados.

A bibliografia está disponível no GEN-io.

423.2 Hipoplasia Pulmonar

Joshua A. Blatter e Jonathan D. Finder

ETIOLOGIA E PATOLOGIA

A hipoplasia pulmonar (HP) envolve diminuição nos números de alvéolos e vias respiratórias geradas. A hipoplasia pode ser bilateral em casos de restrição pulmonar em ambos os lados, como no oligo-hidrâmnio ou na distrofia torácica. A HP geralmente é secundária a outros distúrbios intrauterinos que acarretam comprometimento do desenvolvimento normal do pulmão (ver Capítulo 122). Condições como deformidades da coluna torácica e do gradil costal (distrofia torácica), derrames pleurais com hidropisia fetal, malformação congênita das vias respiratórias pulmonares (CPAM; do inglês, *congenital pulmonary airway malformation*) e hérnia diafragmática congênita comprometem fisicamente desenvolvimento do pulmão. Qualquer condição que produza oligo-hidrâmnio (insuficiência renal fetal ou ruptura prematura prolongada de membranas) pode levar também à diminuição do crescimento pulmonar. Nessas condições, as vias respiratórias e as ramificações arteriolares são inibidas, limitando, assim, a área de superfície capilar. Lesões unilaterais grandes, como hérnia diafragmática congênita ou malformação das vias respiratórias pulmonares, podem deslocar o mediastino e, dessa forma, produzir hipoplasia contralateral, embora, com frequência, não seja tão grave quanto a observada no lado ipsilateral.

MANIFESTAÇÕES CLÍNICAS

A HP geralmente é reconhecida no período neonatal, seja por insuficiência respiratória ou pela apresentação de hipertensão pulmonar persistente (ver Capítulo 122.7). A apresentação tardia (taquipneia) com estresse ou infecção viral respiratória pode ser observada em lactentes com HP moderada.

DIAGNÓSTICO E TRATAMENTO

Diversas técnicas de imagem com avaliação de oligo-hidrâmnio, incluindo RM e ultrassonografia (USG), podem auxiliar na identificação da hipoplasia, mas não predizem a função pulmonar. Ventilação mecânica e oxigenoterapia podem ser necessários para promover a troca gasosa. Também pode ser útil a terapia específica para o controle da hipertensão pulmonar associada, como óxido nítrico por inalação. Em casos de hipoplasia grave, a capacidade limitada do pulmão para a troca gasosa pode ser inadequada para a manutenção da vida. A oxigenação por membrana extracorpórea (ECMO) pode promover troca gasosa durante o período crítico e permitir a sobrevivência. Dispositivos de expansão costal (costelas protéticas de titânio expansíveis verticalmente) podem melhorar a sobrevida de pacientes com distrofias torácicas (ver Capítulo 720).

A bibliografia está disponível no GEN-io.

423.3 Malformação Cística Congênita (Malformação Congênita das Vias Respiratórias Pulmonares)

Joshua A. Blatter e Jonathan D. Finder

PATOLOGIA

A **malformação congênita das vias respiratórias pulmonares (CPAM)**, anteriormente conhecida como malformação adenomatoide cística, consiste em tecido pulmonar displásico ou hamartomatoso entremeado a um pulmão próximo do normal, geralmente restrito a um lobo. Esse distúrbio pulmonar congênito ocorre em cerca de 1 a 4:100 mil nascimentos. Os achados de USG pré-natais são classificados como **macrocísticos** (cistos únicos ou múltiplos > 5 mm) ou **microcísticos** (cistos ecogênicos < 5 mm). Cinco padrões histológicos têm sido descritos. O **tipo 0** (displasia acinar) é o menos comum (< 3%) e abrange doença microcística em meio aos pulmões. O prognóstico é mais desfavorável nesse tipo, e os lactentes morrem ao nascer. O **tipo 1** (60%) é macrocístico e consiste em um ou vários cistos grandes (> 2 cm de diâmetro) revestidos por epitélio pseudoestratificado ciliado; a lesão é localizada e envolve apenas uma parte de um lobo. Um terço dos casos tem células secretórias de muco. A manifestação ocorre dentro do útero ou no período neonatal. A cartilagem raramente é vista na parede do cisto. Esse tipo tem um bom prognóstico para sobrevida. O **tipo 2** (20%) é microcístico e consiste em múltiplos cistos pequenos com histologia similar à da lesão tipo 1. O tipo 2 está associado a outras anomalias congênitas graves (renais, cardíacas e hérnia diafragmática) e possui prognóstico desfavorável. O **tipo 3** (< 10%) é observado sobretudo em homens; a lesão é um misto de microcistos e tecido sólido com estruturas semelhantes a bronquíolos, revestidas por epitélio cuboide ciliado e separadas pelas áreas do não ciliado. O prognóstico para esse tipo, assim como o tipo 0, é desfavorável. O **tipo 4** (10%) é comumente macrocístico e não possui células mucosas. Está associado à malignidade (blastoma pleuropulmonar [BPP]) e pode se manifestar durante a infância ou em adultos assintomáticos.

ETIOLOGIA

A lesão provavelmente resulta de um dano embriológico antes do 35º dia de gestação, com desenvolvimento deficiente das estruturas bronquiolares terminais. O exame histológico revela pouco tecido pulmonar normal e muitos elementos glandulares. Os cistos são muito comuns; a cartilagem é rara. A presença de cartilagem pode ser indicação de dano embriológico um pouco tardio, talvez estendendo-se até a 10ª ou a 24ª semana. Embora os mecanismos de interação e sinalização do fator de crescimento tenham sido implicados na morfogênese de ramificações pulmonares alteradas, os papéis exatos no desenvolvimento deficiente visto aqui permanecem obscuros.

DIAGNÓSTICO

Malformações císticas das vias respiratórias podem ser diagnosticadas ainda no útero por meio de USG (Figura 423.1). Anormalidades pulmonares císticas fetais podem incluir volume de CPAM (40%), sequestro pulmonar (14%) (ver Capítulo 423.4) ou ambos (26%); em geral, a idade média no diagnóstico é de 21 semanas de idade gestacional (IG). Em um estudo realizado com fetos, apenas 7% apresentavam sinais graves de sofrimento fetal, incluindo hidropisia, derrame pleural, poli-hidrâmnio, ascite ou edema facial grave; e 96% deles nasceram vivos, dois dos quais morreram no período neonatal. O volume de CPAM (*i. e.*, razão de volume CPAM [RVC]) pode ser utilizado para predizer o risco de hidropisia. Lesões que causam hidropisia fetal têm prognóstico desfavorável. Lesões maiores, por compressão do pulmão adjacente, podem produzir hipoplasia pulmonar em lobos não afetados (ver Capítulo 423.2). Mesmo as lesões que parecem grandes no início da gestação podem regredir de forma considerável ou diminuir em tamanho relativo e estar associadas à função pulmonar adequada na infância. A TC permite diagnóstico preciso e dimensionamento da lesão e é indicada mesmo em recém-nascidos assintomáticos.

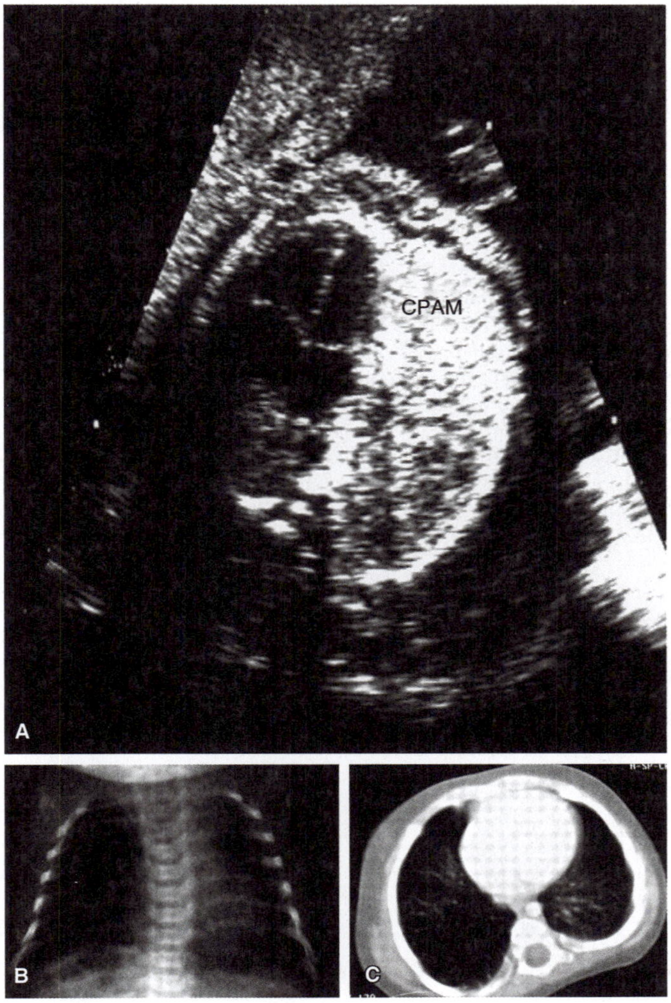

Figura 423.1 Imagens de malformação congênita das vias respiratórias pulmonares (CPAM) no mesmo paciente. **A.** Ultrassonografia pré-natal. **B.** Radiografia de tórax. **C.** Tomografia computadorizada. Observe que a lesão não é visível na radiografia de tórax. (De Lakhoo K: Management of congenital cystic adenomatous malformations of the lung, *Arch Dis Child Fetal Neonatal* Ed 94:F73-F76, 2009.)

MANIFESTAÇÕES CLÍNICAS

Pacientes podem apresentar angústia respiratória, infecção respiratória recorrente e pneumotórax no período neonatal ou início da primeira infância. A lesão pode ser confundida com hérnia diafragmática (ver Capítulo 122.10). Pacientes com lesões menores geralmente são assintomáticos até metade da infância, quando surgem episódios de infecção pulmonar persistente ou recorrente ou dor torácica. No exame físico, ruídos respiratórios podem estar diminuídos, com desvio do mediastino em sentido oposto à lesão. As radiografias de tórax revelam massa cística, algumas vezes com desvio do mediastino (Figura 423.2). Ocasionalmente, uma interface ar-líquido sugere abscesso pulmonar (ver Capítulo 431).

TRATAMENTO

A intervenção pré-natal em lactentes afetados de forma grave é controversa, mas pode incluir excisão do lobo afetado para lesões microcísticas, aspiração de lesões macrocísticas e, raramente, cirurgia fetal aberta. No período pós-natal, a cirurgia é indicada para pacientes sintomáticos. Embora a cirurgia possa ser protelada em lactentes assintomáticos porque a resolução pós-natal tem sido relatada, a verdadeira resolução parece ser bastante rara, uma vez que as anormalidades geralmente permanecem detectáveis à TC ou à RM. As degenerações sarcomatosa e carcinomatosa já foram descritas em pacientes com CPAM; portanto, é recomendada ressecção cirúrgica ao 1º ano de vida para limitar o potencial de malignidade. A taxa de mortalidade é < 10%. Outra indicação para cirurgia é descartar o **BPP**, uma malignidade que pode se manifestar de modo radiograficamente similar à CPAM de tipo 1. Ele está associado a mutações da linhagem *DICER1*. Além do risco de malignidade, pacientes "assintomáticos" podem ter inflamação crônica com manifestações sistêmicas sutis, as quais os pais relatam desaparecer após a ressecção da lesão.

A bibliografia está disponível no GEN-io.

423.4 Sequestro Pulmonar

Joshua A. Blatter e Jonathan D. Finder

O sequestro pulmonar é uma anomalia congênita do desenvolvimento pulmonar que pode ser intra ou extrapulmonar, segundo localização na pleura visceral. A maioria dos sequestros é intrapulmonar.

FISIOPATOLOGIA

No sequestro, o tecido pulmonar não se conecta a um brônquio e recebe seu aporte sanguíneo arterial de artérias sistêmicas (comumente advindas da aorta), retornando o sangue venoso para o lado direito do coração por meio da veia cava inferior (**extralobar**) ou das veias pulmonares (**intralobar**). O sequestro funciona como uma lesão que ocupa espaço dentro do tórax; não participa da troca gasosa nem leva a *shunt* esquerda-direita ou espaço morto alveolar. A comunicação com as vias respiratórias pode acontecer em decorrência da ruptura de material infectado dentro de uma via respiratória adjacente. É possível que haja ventilação colateral dentro das lesões intrapulmonares pelos poros de Kohn. Sequestros pulmonares podem surgir por meio do mesmo mecanismo embriopatológico que um remanescente de um crescimento diverticular do esôfago. Alguns pesquisadores propõem que o sequestro intrapulmonar seja uma lesão adquirida e causada principalmente por infecção e inflamação; essa última leva a alterações císticas e hipertrofia de uma artéria sistêmica de nutrição do tecido local. Isso é compatível com a raridade dessa lesão em séries de autópsias de recém-nascidos. Pode-se encontrar tecido gástrico ou pancreático em meio ao sequestro. É possível que também haja cistos. Outras anomalias congênitas associadas, incluindo CPAM (ver Capítulo 423.3), hérnia diafragmática (ver Capítulo 122.10) e cistos esofágicos, são comuns. Alguns pesquisadores acreditam que o sequestro intrapulmonar seja com frequência manifestação de CPAM e questionam a sua existência como entidade independente.

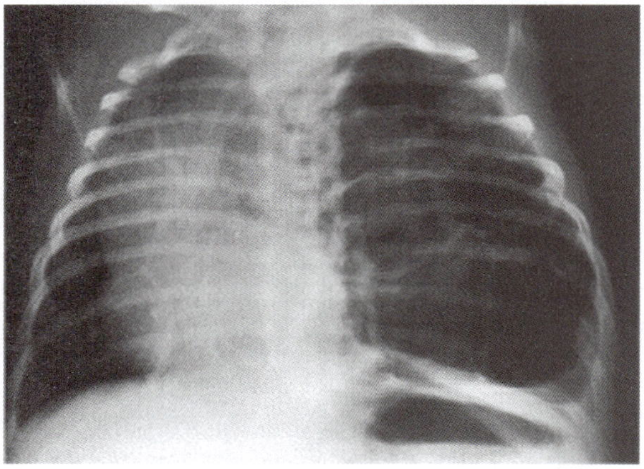

Figura 423.2 Radiografia de tórax neonatal mostrando grande massa multicística no hemitórax esquerdo com desvio do mediastino como resultado de malformação congênita das vias respiratórias pulmonares. (De Williams HJ, Johnson KJ: Imaging of congenital cystic lung lesions, *Paediatr Respir Rev* 3:120-127, 2002.)

MANIFESTAÇÕES CLÍNICAS E DIAGNÓSTICO

Achados físicos em pacientes com sequestro incluem uma área de macicez à percussão e redução de ruídos respiratórios sobre a lesão. Durante a infecção, pode haver também presença de crepitações. É possível auscultar um sopro contínuo ou simplesmente sistólico na região dorsal. Se os achados das radiografias de tórax de rotina forem compatíveis com o diagnóstico, indica-se investigação ampliada antes da intervenção cirúrgica (Figura 423.3). TC com contraste pode demonstrar tanto a extensão da lesão quanto seu aporte vascular. Angiorressonância magnética também é útil. A USG talvez ajude a descartar hérnia diafragmática e a demonstrar artéria sistêmica; recomenda-se a remoção cirúrgica. Identificar o aporte sanguíneo antes da cirurgia evita dano inadvertido à artéria sistêmica. A embolização com espirais destacáveis (transumbilical em recém-nascidos; arterial em pacientes mais velhos) tem sido bem-sucedida no tratamento de pacientes com sequestro.

Em geral, o **sequestro intrapulmonar** é encontrado no lobo inferior e não possui pleura própria. É comum pacientes apresentarem infecção. Naqueles mais velhos, hemoptise é frequente. Radiografia de tórax durante período sem infecção ativa revela uma lesão de massa; pode ocorrer interface ar-líquido. Durante a infecção, as margens da lesão podem ficar borradas. Não há diferença na incidência dessa lesão em cada pulmão.

O **sequestro extrapulmonar** é muito mais comum em meninos e quase sempre envolve o pulmão esquerdo. Essa lesão é recoberta por pleura e associada a hérnia diafragmática e outras anormalidades, como duplicação do cólon, anormalidades vertebrais e hipoplasia pulmonar. Muitos desses pacientes são assintomáticos quando a massa é descoberta por radiografia de tórax de rotina. Outros apresentam sintomas respiratórios ou insuficiência cardíaca. O sequestro extrapulmonar subdiafragmático pode se manifestar como massa abdominal na USG pré-natal. O advento desse tipo de USG também propiciou evidências de que os sequestros pulmonares fetais possam regredir espontaneamente.

TRATAMENTO

O tratamento do sequestro intrapulmonar é a remoção cirúrgica da lesão, procedimento que geralmente requer excisão de todo o lobo envolvido. A ressecção segmentar é suficiente em alguns casos; a cirúrgica da área envolvida também é recomendada para sequestros extrapulmonares, assim como a observação pode ser considerada para pacientes assintomáticos com pequenas lesões. A embolização da artéria que nutre a região, utilizando espirais destacáveis, tem sido bem-sucedida.

A bibliografia está disponível no GEN-io.

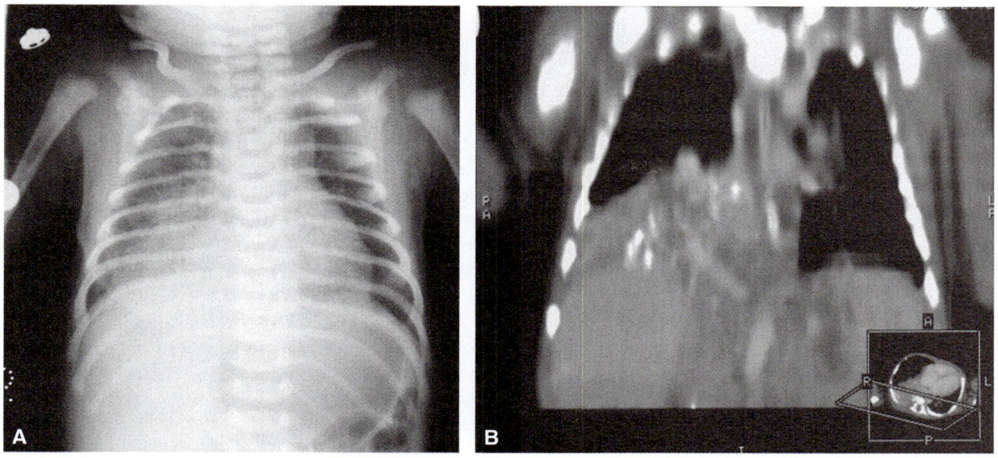

Figura 423.3 **A.** Radiografia simples de tórax mostrando alterações na região do lobo inferior/médio direito do pulmão. **B.** Tomografia computadorizada mostrando alterações parenquimatosas no lobo inferior direito do pulmão, condizentes com um sequestro. (De Corbett HJ, Humphrey GME: Pulmonary sequestration, *Paediatr Respir Rev* 5:59-68, 2004.)

423.5 Cistos Broncogênicos

Joshua A. Blatter e Jonathan D. Finder

ETIOLOGIA E PATOLOGIA

Cistos broncogênicos surgem de brotamentos anormais do divertículo traqueal do intestino anterior antes da 16ª semana de gestação e são originalmente revestidos por epitélio ciliado. É mais comum encontrá-los no lado direito e próximo a estruturas da linha média (traqueia, esôfago e carina); contudo, os cistos periféricos no lobo inferior e peri-hilares intrapulmonares são frequentes. O diagnóstico pode ser precipitado pelo alargamento do cisto, o qual causa sintomas de pressão sobre vias respiratórias adjacentes. Quando o diagnóstico é tardio, após a ocorrência de infecção, o epitélio ciliado pode ser perdido e o diagnóstico preciso torna-se impossível. É muito rara a presença de cistos ao nascimento. Posteriormente, alguns cistos tornam-se sintomáticos por causa de infecção ou alargamento, comprometendo a função de uma via respiratória adjacente.

MANIFESTAÇÕES CLÍNICAS E TRATAMENTO

Febre, dor torácica e tosse produtiva são os sintomas mais comuns. Pode ocorrer disfagia, embora alguns cistos broncogênicos sejam assintomáticos. A radiografia de tórax revela o cisto, que pode conter nível hidroaéreo (Figura 423.4). TC ou RM são utilizadas em grande parte dos casos para mostrar melhor a anatomia e a extensão da lesão antes da ressecção cirúrgica. Cistos assintomáticos são tratados com excisão cirúrgica após o manejo com antibioticoterapia apropriada; eles geralmente são excisados em vista de sua alta taxa de infecção.

A bibliografia está disponível no GEN-io.

423.6 Linfangiectasia Pulmonar Congênita

Joshua A. Blatter e Jonathan D. Finder

ETIOLOGIA E PATOLOGIA

A linfangiectasia pulmonar congênita caracteriza-se por ductos linfáticos amplamente dilatados ao longo do pulmão. Pode ocorrer em três circunstâncias patológicas: **obstrução venosa pulmonar** que produz uma pressão transvascular elevada e ingurgita os vasos linfáticos pulmonares; **linfangiectasia generalizada**, como uma doença generalizada de diversos sistemas orgânicos, incluindo linfedema, pulmões e intestinos, associada ou não a outras síndromes (Noonan, Hennekam, unha amarela e trissomia do 21). A doença de Gorham-Stout (osteólise maciça idiopática) se apresenta com derrames pulmonares e abdominais quilosos, cistos destrutivos ósseos e múltiplos linfangiomas; e **linfangiectasia primária** limitada ao pulmão como manifestação de anormalidade do desenvolvimento linfático.

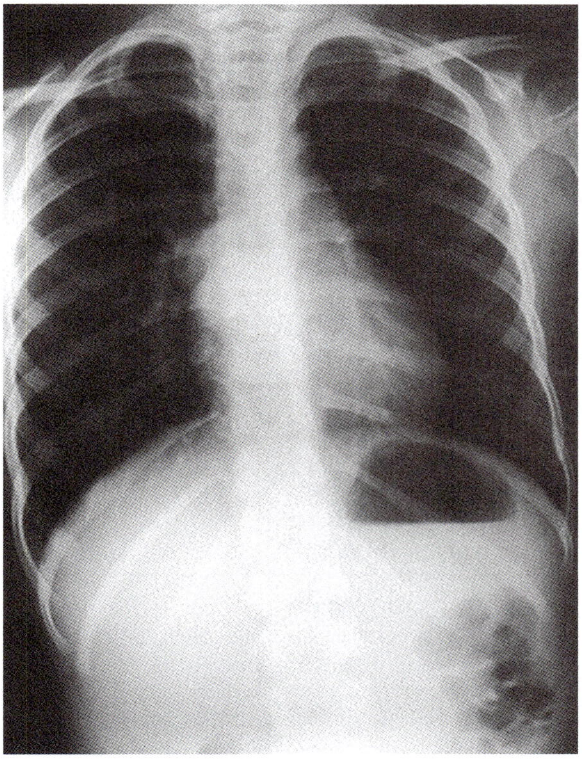

Figura 423.4 Radiografia de tórax mostrando densidade de tecido mole ovoide, bem definida, que provoca o deslocamento da carina em razão de cisto broncogênico. (De Williams HJ, Johnson KJ: Imaging of congenital cystic lung lesions, *Paediatr Respir Rev* 3:120-127, 2002.)

MANIFESTAÇÕES CLÍNICAS E TRATAMENTO

Crianças com obstrução venosa pulmonar ou linfangiectasia pulmonar grave apresentam dispneia e cianose no período neonatal. A hidropisia fetal pode ser diagnosticada no período pré-natal. Radiografias de tórax revelam densidades reticulares densas e difusas com proeminência de linhas B de Kerley. Derrames pleurais são comuns; a toracocentese revelará **quilotórax** nesse cenário. Se o pulmão não estiver completamente envolvido, as áreas poupadas aparecem radiolucentes. A respiração fica comprometida por causa de difusão prejudicada e diminuição da complacência pulmonar. O diagnóstico pode ser sugerido por TC e/ou cateterismo cardíaco; o diagnóstico definitivo requer linfangiografia ou biopsia pulmonar (toracoscópica ou aberta) (Figura 423.5).

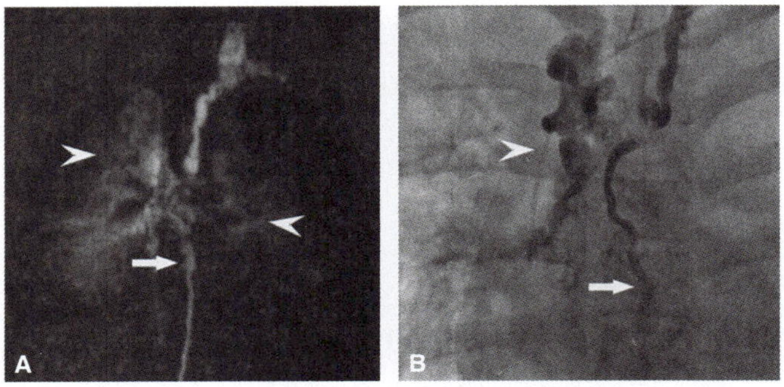

Figura 423.5 **A.** Linfangiograma dinâmico por RM com contraste (LDRMC) em paciente com linfangiectasia pulmonar mostrando ducto torácico (DT) dilatado (*seta branca*) e perfusão linfática pulmonar anormal no hilo pulmonar (*pontas de seta brancas*). **B.** Imagem de fluoroscopia correspondente do DT do mesmo paciente, após injeção de material de contraste por meio de microcateter posicionado na parte proximal do DT, confirma a dilatação do DT (*seta branca*) e o fluxo retrógrado do contraste nos ductos linfáticos mediastinais (*ponta de seta branca*). (De Itkin M, McCormack FX: Nonmalignant adult thoracic lymphatic disorders, *Clin Chest Med* 37:409-420, 2016. Fig 7.)

O tratamento é de suporte, com fornecimento de oxigênio, ventilação mecânica, suporte nutricional (incluindo gastrostomia e alimentos que contenham triglicerídeos de cadeia média) e manejo cuidadoso de fluidos com diuréticos. Octreotida, o análogo da somatostatina, pode diminuir o derrame quiloso em alguns pacientes. Em recém-nascidos, a linfangiectasia pulmonar primária pode produzir disfunção pulmonar grave com necessidade de ventilação mecânica prolongada; sobrevida a longo prazo e resolução da insuficiência respiratória são possíveis mesmo em casos graves, sobretudo se for factível o manejo do derrame quiloso. Ocasionalmente, a obstrução venosa pulmonar é secundária a lesões cardíacas do lado esquerdo; a atenuação de tais lesões pode acarretar melhora na disfunção pulmonar. A linfangiectasia generalizada produz disfunção pulmonar mais leve, e a sobrevida é comum até o meio e mais adiante da infância.

A bibliografia está disponível no GEN-io.

423.7 Hérnia Pulmonar

Joshua A. Blatter e Jonathan D. Finder

ETIOLOGIA E PATOLOGIA

Hérnia pulmonar é uma protrusão do pulmão além de seus limites torácicos normais. Cerca de 20% são congênitas, e o remanescente é observado após traumatismo ou cirurgia do tórax ou em pacientes com doenças pulmonares, como fibrose cística (ver Capítulo 432) ou asma (ver Capítulo 169), que causam tosse frequente e geram pressão intratorácica alta. A fraqueza congênita da membrana suprapleural (fáscia de Sibson) ou da musculatura cervical pode contribuir para o aparecimento de uma hérnia pulmonar. Mais da metade das hérnias pulmonares congênitas e quase todas as adquiridas são cervicais. Em geral, as hérnias cervicais congênitas ocorrem previamente por meio de uma falha entre os músculos escaleno anterior e esternocleidomastóideo. De modo geral, a herniação cervical é impedida pelo músculo trapézio (posteriormente, na entrada do tórax) e por três músculos escalenos (lateralmente).

MANIFESTAÇÕES CLÍNICAS E TRATAMENTO

Em geral, o sinal de apresentação da hérnia cervical (hérnia de Sibson) é a massa no pescoço percebida durante esforço ou tosse. Algumas lesões são assintomáticas e detectadas apenas quando uma imagem de tórax é realizada por outra razão. Os achados no exame físico são normais, exceto durante a manobra de Valsalva, quando é possível notar uma protuberância mole no pescoço. Na maior parte dos casos, nenhum tratamento é necessário, ainda que essas hérnias possam causar problemas durante as tentativas de colocar um acesso venoso central nas veias jugulares ou subclávias. Elas podem desaparecer de forma espontânea.

Hérnias paravertebrais ou paraesternais geralmente estão associadas a anomalias de costelas. Em geral, hérnias intercostais ocorrem em localização paraesternal, onde o músculo intercostal externo encontra-se ausente. Posteriormente, embora o músculo intercostal interno pareça inadequado, os músculos paraespinais previnem a herniação na maior parte dos casos. Esforço, tosse ou a prática de tocar um instrumento musical podem contribuir na determinação das hérnias intercostais; mas na maioria dos casos, é provável que haja um defeito preexistente na parede torácica.

Às vezes, o tratamento cirúrgico para a hérnia pulmonar se justifica por motivos estéticos. Em pacientes com doença pulmonar crônica grave e tosse crônica e para os quais a supressão da tosse seja contraindicada, a correção permanente pode não ser alcançada.

A bibliografia está disponível no GEN-io.

423.8 Outras Malformações Congênitas do Pulmão

Joshua A. Blatter e Jonathan D. Finder

ENFISEMA LOBAR CONGÊNITO E CISTOS PULMONARES

Ver Capítulo 420.

MALFORMAÇÕES ARTERIOVENOSAS PULMONARES

Ver Capítulos 459 e 471.

FÍSTULA BRONCOBILIAR

Fístula broncobiliar é uma conexão fistulosa entre o brônquio do lobo médio direito e o sistema ductal hepático esquerdo. Embora o diagnóstico possa ser protelado até a idade adulta, essa anomalia rara tipicamente se manifesta com infecções broncopulmonares com risco de morte na primeira infância. Meninas são mais comumente afetadas. O diagnóstico definitivo requer endoscopia ou cirurgia exploratória. O tratamento inclui excisão cirúrgica de toda a porção intratorácica da fístula. Se a porção hepática da fístula não se comunicar com o sistema biliar ou duodeno, pode ser necessária também a ressecção do segmento envolvido. Comunicações broncobiliares também ocorrem como lesões adquiridas resultantes de doença hepática complicada por infecção.

A bibliografia está disponível no GEN-io.

Capítulo 424
Edema Pulmonar

Brandon T. Woods e Robert L. Mazor

O edema pulmonar é um acúmulo de líquidos no interstício e espaços aéreos do pulmão, resultando em dessaturação de oxigênio, redução na complacência pulmonar e angústia respiratória. Essa condição é comum em crianças com doenças agudas.

FISIOPATOLOGIA

Embora o edema pulmonar seja tradicionalmente separado em duas categorias, de acordo com a causa (*cardiogênico* e *não cardiogênico*), o resultado final de ambos os processos é acúmulo de líquido no interstício e espaços alveolares. O edema pulmonar não cardiogênico, em seu estado mais grave, também é conhecido como síndrome da angústia respiratória aguda (ver Capítulos 89 e 400).

As *pressões hidrostática* e *coloidosmótica (oncótica)* em ambos os lados da parede vascular pulmonar, juntamente com a permeabilidade vascular, são as forças e fatores físicos que determinam o movimento de líquido através da parede vascular. As condições basais levam a uma filtração de líquido do espaço intravascular para o interstício. Esse líquido intersticial extra geralmente é reabsorvido de forma muito rápida pelos vasos linfáticos pulmonares. Condições que levam à permeabilidade vascular alterada, elevam a pressão vascular pulmonar e reduzem a pressão oncótica intravascular aumentam o fluxo de líquido para fora do vaso (Tabela 424.1). Uma vez excedida a capacidade dos vasos linfáticos de remover o líquido, a água se acumula nos pulmões.

Para entender a sequência do acúmulo de água nos pulmões, é útil considerar sua distribuição entre os quatro compartimentos distintos listados a seguir:

- *Compartimento vascular*: é formado por todos os vasos sanguíneos que participam na troca de líquido com o interstício. Ele é separado do interstício por células endoteliais capilares. Diversos mediadores inflamatórios endógenos, bem como toxinas exógenas, estão implicados na patogênese do dano endotelial dos capilares pulmonares, levando ao extravasamento observado em vários processos sistêmicos
- *Compartimento intersticial*: a importância desse espaço reside na sua interposição entre os compartimentos alveolar e vascular. Conforme o líquido deixa o compartimento vascular, ele se armazena no interstício antes de extravasar para os espaços aéreos do compartimento alveolar
- *Compartimento alveolar*: é revestido com células epiteliais tipos 1 e 2. Estas têm um papel no transporte ativo de líquido do compartimento alveolar e atuam como uma barreira para retirar o líquido do espaço alveolar. O volume potencial de líquido do espaço alveolar muitas vezes é maior do que o do espaço intersticial, dando, talvez, outra justificativa pela qual o edema alveolar se resolva mais lentamente do que o intersticial
- *Compartimento linfático pulmonar*: a rede linfática pulmonar é extensa. O excesso de líquido presente nos compartimentos alveolar e intersticial é drenado pelo sistema linfático. Quando a capacidade para a drenagem pelos vasos linfáticos é ultrapassada, ocorre o acúmulo de líquido.

Tabela 424.1 Etiologia do edema pulmonar.

AUMENTO DA PRESSÃO CAPILAR PULMONAR
Cardiogênico, como insuficiência do ventrículo esquerdo
Não cardiogênico, como na doença venoclusiva pulmonar, fibrose venosa pulmonar e tumores do mediastino
AUMENTO DA PERMEABILIDADE CAPILAR
Pneumonia bacteriana e viral
Síndrome da angústia respiratória aguda
Inalação de agentes tóxicos
Toxinas circulantes
Substâncias vasoativas, como histamina, leucotrienos e tromboxanos
Síndrome do vazamento capilar difuso, como na sepse
Reações imunológicas, como reações à transfusão
Inalação de fumaça
Pneumonia/pneumonite por aspiração
Afogamento e quase afogamento
Pneumonia por radiação
Uremia
INSUFICIÊNCIA LINFÁTICA
Congênita e adquirida
REDUÇÃO DA PRESSÃO ONCÓTICA
Hipoalbuminemia, como em doenças renais e hepáticas, estados com perda de proteína e desnutrição
AUMENTO DA PRESSÃO NEGATIVA INTERSTICIAL
Lesões obstrutivas das vias respiratórias superiores, como crupe e epiglotite
Edema pulmonar de reexpansão
CAUSAS MISTAS OU DESCONHECIDAS
Edema pulmonar neurogênico
Edema pulmonar de altitude elevada
Eclâmpsia
Pancreatite
Embolia pulmonar
Edema pulmonar por heroína (narcótico)

Modificada de Robin E, Carroll C, Zelis R: Pulmonary edema, *N Engl J Med* 288;239, 292, 1973, e Desphande J, Wetzel R, Rogers M: In Rogers M, editor: *Textbook of pediatric intensive care*, ed 3, Baltimore, 1996, Williams & Wilkins, pp. 432-442.

ETIOLOGIA

Os achados clínicos específicos variam de acordo com o mecanismo responsável (ver Tabela 424.1).

A transudação de líquido como resultado do aumento da pressão vascular pulmonar (*pressão hidrostática capilar*) ocorre em vários processos cardíacos. Uma lesão de *shunt* esquerda-direita significativa, como em um defeito do septo, causa sobrecarga de pressão e volume na vasculatura pulmonar. O edema pulmonar resultante é uma das características da insuficiência cardíaca congestiva (ICC). Insuficiência ventricular esquerda, doença da valva mitral e lesões venosas pulmonares obstrutivas causam aumento da pressão retrógrada na vasculatura pulmonar. Isso resulta em aumento na pressão capilar pulmonar.

O *aumento da permeabilidade capilar* é geralmente secundário ao dano endotelial. Esse dano pode ser secundário à lesão direta do epitélio alveolar ou indiretamente por meio de processos sistêmicos que liberam mediadores inflamatórios circulantes ou toxinas para os pulmões. Mediadores inflamatórios (fator de necrose tumoral, leucotrienos e tromboxanos) e agentes vasoativos (óxido nítrico e histamina) formados durante processos pulmonares e sistêmicos potencializam a permeabilidade capilar alterada que ocorre em muitas doenças, com a sepse sendo uma causa comum.

A homeostasia do líquido nos pulmões depende em grande parte da drenagem pelos vasos linfáticos. Na prática, o edema pulmonar ocorre com obstrução do sistema linfático. Em estados edematosos crônicos, verificam-se o aumento do fluxo linfático e a dilatação dos vasos linfáticos.

Redução na pressão oncótica intravascular leva a edema pulmonar, alterando as forças que promovem a reentrada de líquido no espaço vascular. Isso ocorre em distúrbios hidreletrolíticos, como sobrecarga de líquido com soluções hipotônicas, e em estados com perda de proteína, como síndrome nefrótica e desnutrição.

A **pressão intersticial excessivamente negativa** observada em doenças das vias respiratórias superiores, como crupe e laringospasmo, pode promover edema pulmonar. Além das forças físicas presentes nessas doenças, outros mecanismos podem estar envolvidos. As teorias sugerem aumento na tensão de CO_2, redução na tensão de O_2 e aumentos extremos na pós-carga cardíaca, levando à insuficiência cardíaca transitória.

O mecanismo que causa o **edema pulmonar neurogênico** não está claro. Uma descarga simpática maciça secundária à lesão cerebral pode produzir aumento na vasoconstrição pulmonar e sistêmica, resultando em desvio do sangue para a vasculatura pulmonar, aumento na pressão capilar e formação de edema. Mecanismos inflamatórios também contribuem para o aumento da permeabilidade capilar.

O mecanismo responsável pelo **edema pulmonar secundário à altitude elevada** não está claro, mas pode estar relacionado ao fluxo simpático, elevação da pressão vascular pulmonar e aumento na permeabilidade capilar induzido por hipoxia (ver Capítulo 90).

O transporte ativo de íons seguido por movimento passivo e osmótico da água é importante para escoar o líquido do espaço alveolar. Existem alguns dados experimentais mostrando que os beta-agonistas e os fatores de crescimento aumentam a remoção do líquido alveolar. Diferenças genéticas entre indivíduos nas taxas desses processos de transporte podem ser importantes para determinar quais indivíduos são suscetíveis ao edema pulmonar relacionado à altitude. Embora a existência desses mecanismos sugira que intervenções terapêuticas talvez sejam desenvolvidas para promover a resolução do edema pulmonar, nenhuma dessas terapias existe no momento.

MANIFESTAÇÕES CLÍNICAS

As características clínicas dependem do mecanismo de formação do edema. Em geral, edemas intersticial e alveolar impedem a insuflação dos alvéolos, levando a atelectasia e redução na produção de surfactante. Isso resulta em diminuição da complacência pulmonar e do volume corrente. O paciente deve aumentar o esforço respiratório e/ou frequência respiratória para manter a ventilação por minuto. Os sinais clínicos mais precoces de edema pulmonar são aumento do esforço respiratório, taquipneia e dispneia. Conforme o líquido se acumula no espaço alveolar, a ausculta revela estertores crepitantes e sibilos, especialmente nas porções pulmonares inferiores. No edema pulmonar cardiogênico, pode haver terceira bulha, assim como edema periférico e distensão das veias jugulares.

Radiografias de tórax podem fornecer dados auxiliares úteis, embora haja a possibilidade de os achados das radiografias iniciais serem normais. Sinais radiográficos precoces que representam o acúmulo de edema intersticial incluem infiltrados peribrônquico e perivascular. Condensação linear difusa reflete edema interlobular e vasos linfáticos pulmonares distendidos. Densidades irregulares e difusas, também chamadas de padrão borboleta, representam infiltrados intersticiais ou alveolares bilaterais e são um sinal tardio. Com frequência, a cardiomegalia é observada com causas cardiogênicas de edema pulmonar. O tamanho do coração é geralmente normal no edema pulmonar não cardiogênico (Tabela 424.2). A tomografia de tórax demonstra acúmulo de edema nas porções inferiores dos pulmões. Como resultado, a mudança de posição do paciente pode alterar as diferenças regionais em complacência pulmonar, capacidade residual funcional (CRF) e ventilação alveolar.

Os níveis do peptídeo natriurético cerebral, frequentemente elevado em doença cardíaca, podem ajudar a diferenciar causas cardíacas de pulmonares no edema pulmonar. Um nível de peptídeo natriurético cerebral > 500 pg/mℓ sugere doença cardíaca; um nível < 100 pg/mℓ sugere doença pulmonar.

TRATAMENTO

O tratamento de um paciente com edema pulmonar não cardiogênico é amplamente de suporte, com o objetivo principal de assegurar ventilação e oxigenação adequadas. O tratamento adicional é direcionado para a causa subjacente. Os pacientes devem receber suplementação de oxigênio para aumentar a tensão alveolar de O_2 e vasodilatação pulmonar. Aqueles com edema pulmonar de causas cardiogênicas devem ser tratados com diuréticos, agentes inotrópicos e vasodilatadores sistêmicos para reduzir a pós-carga do ventrículo esquerdo (ver Capítulo 442). Os diuréticos também são valiosos no tratamento do edema pulmonar associado ao excesso de líquido total no corpo (sepse e insuficiência renal). A morfina costuma ser útil como vasodilatador e sedativo leve.

A pressão positiva nas vias respiratórias melhora a troca gasosa em pacientes com edema pulmonar. Naqueles com intubação traqueal, pode-se usar pressão expiratória final positiva (PEEP) para otimizar a mecânica pulmonar. Formas de ventilação não invasiva, como pressão positiva contínua nas vias respiratórias (CPAP) com máscara ou cateter nasal, também são eficazes. O mecanismo pelo qual a pressão positiva nas vias respiratórias melhora o edema pulmonar não é totalmente claro, mas não está associado à redução na quantidade de água nos pulmões. O mais provável é que a CPAP impeça o fechamento completo dos alvéolos nos volumes baixos presentes no fim da expiração. Ela também pode recrutar unidades alveolares já colapsadas. Isso leva a aumento da CRF, melhora da complacência pulmonar e da função do surfactante e diminuição da resistência vascular pulmonar. Esses efeitos reduzem o trabalho da respiração, melhoram a oxigenação e reduzem a pós-carga cardíaca.

Quando a ventilação mecânica se torna necessária, especialmente no edema pulmonar não cardiogênico, deve-se ter cuidado para minimizar o risco de desenvolvimento de complicações decorrentes de volutraumatismo ou barotraumatismo, incluindo pneumotórax, pneumomediastino e dano alveolar primário (ver Capítulo 89.1). Estratégias para proteção dos pulmões incluem ajuste de volumes correntes baixos, PEEP relativamente alta, permitindo a hipercapnia permissiva.

O edema pulmonar de grande altitude deve ser tratado com transporte para altitudes mais baixas e suplementação de oxigênio. CPAP ou câmara hiperbárica, ambas portáteis, também são úeis. Nifedipino (10 mg no início e depois 20 a 30 mg por liberação lenta, a cada 12 a 24 horas) em adultos também é útil. Se houver história da doença, a administração de nifedipino e agonistas beta-adrenérgicos (inalados) pode evitar a recorrência (ver Capítulo 90).

A bibliografia está disponível no GEN-io.

Tabela 424.2 Características radiográficas que podem auxiliar na diferenciação entre edema pulmonar cardiogênico e não cardiogênico.

CARACTERÍSTICA RADIOGRÁFICA	EDEMA CARDIOGÊNICO	EDEMA NÃO CARDIOGÊNICO
Tamanho do coração	Normal ou maior do que o normal	Geralmente normal
Largura do pedículo vascular*	Normal ou maior do que o normal	Geralmente normal ou menor do que o normal
Distribuição vascular	Balanceada ou invertida	Normal ou balanceada
Distribuição do edema	Uniforme ou central	Irregular ou periférico
Derrame pleural	Presente	Geralmente não está presente
Infiltrados peribrônquicos	Presentes	Geralmente não estão presentes
Linhas septais	Presentes	Geralmente não estão presentes
Broncogramas aéreos	Geralmente não estão presentes	Geralmente estão presentes

*A largura do pedículo vascular em adultos é determinada traçando-se uma linha perpendicular do ponto em que a artéria subclávia esquerda sai do arco aórtico e medindo até o ponto em que a veia cava superior cruza o brônquio direito. Um pedículo vascular > 70 mm em uma radiografia anteroposterior digital do tórax obtida com o paciente em supino é ideal para diferenciar o volume intravascular elevado de normal a baixo. De Ware LB, Matthay MA: Acute pulmonary edema, *N Engl J Med* 352:2788-2796, 2005.

Capítulo 425

Síndromes Aspirativas Pulmonares

John L. Colombo

SÍNDROMES ASPIRATIVAS

A aspiração de material estranho para as vias respiratórias inferiores produz um espectro clínico diverso, que variam de uma condição assintomática até eventos agudos com risco à vida, como ocorre com a aspiração maciça de conteúdo gástrico ou hidrocarbonetos. Outros capítulos discutem a obstrução mecânica das vias respiratórias de grosso e médio calibres, conforme acontece com corpos estranhos (ver Capítulo 414) e complicações infecciosas de aspiração e microaspiração recorrente (ver Capítulo 426), como pode ocorrer com refluxo gastresofágico (ver Capítulo 349.1) ou disfagia (ver Capítulo 332). A aspiração oculta de secreções nasofaríngeas para o trato respiratório inferior é um evento normal em pessoas saudáveis, geralmente sem significado clínico aparente.

CONTEÚDO GÁSTRICO

A aspiração de quantidades substanciais de conteúdo gástrico ocorre geralmente dentro de um quadro de vômitos. É uma complicação rara de anestesia geral, gastrenterite ou alteração do nível de consciência.

Entre 63.180 pacientes pediátricos submetidos à anestesia geral, ocorreram 24 casos de aspiração, mas apenas nove desses pacientes desenvolveram os sintomas. As consequências fisiopatológicas podem variar, dependendo primariamente de pH e volume do aspirado e da quantidade de material particulado. Nota-se um aumento na gravidade clínica com volumes maiores do que 0,8 mℓ/kg e/ou pH < 2,5. Hipoxemia, pneumonite hemorrágica, atelectasias, alterações no volume intravascular e edema pulmonar ocorrem de forma rápida após aspiração maciça. Esses ocorrem mais cedo, tornam-se mais graves e duram mais tempo com aspiração ácida. A maioria das manifestações clínicas se apresenta dentro de minutos a 1 a 2 horas após o evento de aspiração. Nas 24 a 48 horas seguintes, há um aumento acentuado nos infiltrados neutrofílicos no parênquima pulmonar, descamação da mucosa e consolidação alveolar que com frequência se correlaciona a aumento de infiltrados na radiografia (RX) do tórax. Essas alterações tendem a ocorrer tardiamente e são mais prolongadas após a aspiração de material particulado. Apesar de a infeção, em geral, não desempenhar um papel na lesão pulmonar inicial depois da aspiração do conteúdo gástrico, a aspiração pode diminuir as defesas pulmonares, predispondo o paciente à pneumonia bacteriana secundária. Nos casos com melhora clínica seguida de piora do quadro, especialmente se houver febre e leucocitose, deve-se suspeitar de pneumonia bacteriana secundária.

Tratamento

Se a aspiração de grande volume ou substância altamente tóxica ocorrer em um paciente com via respiratória artificial já instalada, é importante realizar a aspiração imediata dessa via. Se não for possível realizá-la, a aspiração posterior ou broncoscopia é geralmente de valor terapêutico limitado, exceto quando houver suspeita de aspiração significativa de matéria particulada. As tentativas de neutralizar o ácido não são garantidas porque ele é rapidamente neutralizado pelo epitélio respiratório. Pacientes com suspeita de aspiração de grande volume ou tóxica devem ser observados e submetidos à medição de oxigenação por oximetria ou análise dos gases sanguíneos (gasometria) e RX de tórax, mesmo que assintomáticos. Se os achados RX de tórax e a saturação de oxigênio forem normais e o paciente permanecer assintomático, a observação domiciliar é suficiente após período de acompanhamento hospitalar ou no consultório. Nenhum tratamento é indicado nesse momento, mas os responsáveis devem ser orientados a trazer o paciente de volta ao atendimento médico caso surjam sintomas respiratórios ou febre. Para aqueles que apresentam achados anormais ou nos quais esses achados se desenvolvem durante a observação, administra-se oxigenoterapia para corrigir a hipoxemia. Em geral, intubação endotraqueal e ventilação mecânica são necessárias para os casos mais graves. Pode-se tentar o uso de broncodilatadores, embora muitas vezes tenham benefício limitado. Estudos em animais indicam que o tratamento com corticosteroides não traz benefícios, a não ser que sejam administrados quase simultaneamente com a aspiração; o uso desses agentes pode aumentar o risco de infecção secundária. O uso profilático de antibióticos não está indicado, embora o uso precoce desses fármacos possa ser apropriado em paciente com reserva limitada. Se utilizados, os antibióticos com cobertura para os organismos anaeróbios devem ser considerados. Se a aspiração ocorrer em um paciente hospitalizado ou com doença crônica, a cobertura de *Pseudomonas*, *Staphylococcus aureus* e organismos entéricos gram-negativos deve ser ponderada. Várias opções de antibióticos têm incluído clindamicina mais ampicilina-sulbactam ou um carbapenêmico ou uma fluoroquinolona respiratória. Se antibióticos empíricos forem administrados, eles devem ser descontinuados quando as culturas e o progresso do paciente permitirem. Uma taxa de mortalidade ≤ 5% é observada se três ou menos lobos estiverem envolvidos. A maioria dos pacientes se recupera em 2 a 3 semanas, a não ser que se desenvolvam complicações, como infecção ou barotraumatismo. Dano pulmonar prolongado pode persistir, incluindo cicatrização, bronquiolite obliterante e bronquiectasia.

Prevenção

A prevenção da aspiração deve ser sempre o objetivo quando a manipulação das vias respiratórias for necessária para intubação ou outros procedimentos invasivos. A alimentação parenteral com sondas posicionadas além do piloro, elevação da cabeceira da cama 30 a 45° nos pacientes em ventilação mecânica e a descontaminação oral reduzem a incidência de complicações da aspiração na unidade de terapia intensiva (UTI). Minimizar o uso de sedação, monitoramento de resíduo gástrico e supressão da secreção de ácido gástrico podem ajudar o máximo possível a evitar a aspiração. Entretanto, esse último apresenta controvérsias. Qualquer paciente com alteração no nível de consciência, especialmente aquele com alimentação parenteral, deve ser considerado com risco elevado para aspiração. A restrição pré-operatória de líquidos orais para crianças normais por 6 horas não parece ser mais benéfica em comparação àquela por apenas 2 horas em relação ao risco de aspiração.

ASPIRAÇÃO DE HIDROCARBONETOS

Tipicamente, aspiração e consequente pneumonite são as complicações mais perigosas da ingestão aguda de hidrocarbonetos (ver Capítulo 77). Apesar de ocorrer pneumonite significativa em < 2% de todas as ingestões de hidrocarbonetos, cerca de 20 mortes acontecem anualmente por aspiração dessas substâncias em crianças e adultos. Algumas dessas mortes representam suicídios. Hidrocarbonetos com menor tensão na superfície (gasolina, essência de terebintina e naftaleno) têm mais potencial de toxicidade após aspiração do que minerais mais pesados ou óleos combustíveis. A ingestão de > 30 mℓ (volume aproximado de um gole de adulto) de hidrocarboneto está associada ao aumento no risco de pneumonite grave. Achados clínicos, incluindo retrações torácicas, roncos, tosse e febre, podem ocorrer em até 30 minutos após a aspiração ou demorar várias horas. Alterações na RX de pulmão geralmente ocorrem dentro de 2 a 8 horas, com pico em 48 a 72 horas (Figura 425.1). Há a possibilidade de pneumatoceles e derrame pleural. Pacientes que se apresentam inicialmente com tosse, dispneia ou hipoxemia têm risco elevado para desenvolver pneumonite. Anormalidades persistentes da função pulmonar podem surgir muito anos após a aspiração de hidrocarbonetos. Outros sistemas, especialmente fígado, SNC e coração, podem sofrer danos graves. É possível ocorrerem arritmias cardíacas, que podem ser exacerbadas por hipoxia e distúrbios do equilíbrio acidobásico e eletrolítico.

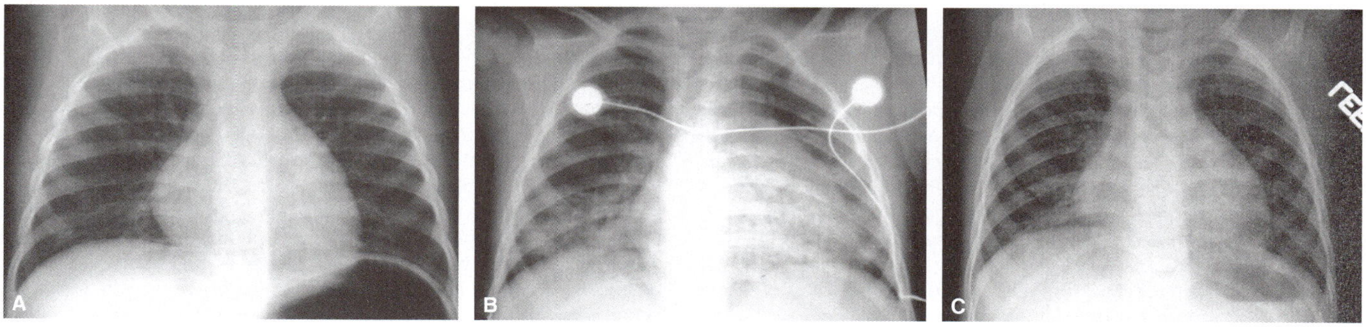

Figura 425.1 Radiografias de tórax de lactente com 17 meses que ingeriu lustra-móveis. **A.** Três horas após a ingestão, os pulmões estão claros. **B.** Às 24 horas, há opacidades nodulares coalescentes bibasilares. **C.** Três dias depois, há bastante clareamento. (De Slovis TL, editor: *Caffey's pediatric diagnostic imaging*, ed. 11, Philadelphia, 2008, Mosby, p. 1287.)

Tratamento

O esvaziamento gástrico é contraindicado em quase todas as situações porque o risco de aspiração é maior do que qualquer toxicidade sistêmica. Em geral, o tratamento é de suporte e compõe-se de oxigênio, fluidos e suporte ventilatório e, raramente, oxigenação por membrana extracorpórea (ECMO). Em relatos de casos, a administração de surfactante exógeno foi descrita como sendo útil. A criança sem sintomas e com achados de RX de tórax normal deve ser observada por 6 a 8 horas para garantir alta segura.

Determinados hidrocarbonetos têm maior toxicidade inerente. A sigla mnemônica **CHAMP** se refere aos seguintes hidrocarbonetos: ***c***ânfora, carbonos ***h***alogenados, hidrocarbonetos ***a***romáticos e aqueles associados a ***m***etais e ***p***esticidas. Os pacientes que ingerem esses compostos em volumes > 30 mℓ, como é possível ocorrer com superdosagem intencional, *podem* se beneficiar do esvaziamento gástrico. Este ainda é um procedimento de alto risco que pode resultar em mais aspiração. Se houver a possibilidade de se colocar um tubo endotraqueal com balão sem induzir vômito, deve-se considerar esse procedimento, especialmente na presença de alteração do estado mental. O tratamento de cada caso deve ser ponderado de forma individual, com a orientação de um centro de controle de intoxicações.

Outras substâncias particularmente tóxicas que causam lesão pulmonar significativa quando aspiradas ou inaladas são: talco para lactentes, cloreto, goma-laca, berílio e vapores de mercúrio. Exposição repetida a baixas concentrações desses agentes pode levar à doença pulmonar crônica, como pneumonite intersticial e formação de granuloma. Os corticosteroides podem ajudar na atenuação do desenvolvimento de fibrose e na melhora da função pulmonar, embora as evidências em relação a esse benefício sejam limitadas.

A bibliografia está disponível no GEN-io.

Capítulo 426

Aspiração Crônica Recorrente

John L. Colombo

ETIOLOGIA

A aspiração repetida de pequenas quantidades de conteúdo gástrico, nasal ou oral pode causar bronquite ou bronquiolite recorrente, pneumonia recorrente, atelectasias, sibilância, tosse, apneia e/ou laringospasmo. As consequências patológicas são: inflamação granulomatosa, inflamação intersticial, fibrose, pneumonia lipoídica e bronquiolite obliterante. A maioria dos casos se manifesta clinicamente como inflamação das vias respiratórias, sendo raro estar associada a morbidade significativa. A Tabela 426.1 lista os distúrbios associados com frequência à aspiração recorrente. A incoordenação orofaríngea é o problema subjacente mais comum associado a pneumonias recorrentes em crianças hospitalizadas. Em dois relatos da literatura, entre 26 e 48% dessas crianças tinham disfagia seguida de aspiração. A pneumonia lipoídica ou lipoide pode ocorrer após o uso de remédios caseiros/populares ("garrafadas") que envolvem a administração oral ou nasal de óleos animais ou vegetais para tratar diversas doenças infantis. A pneumonia lipoídica foi relatada como uma complicação dessas práticas no Oriente Médio, na Ásia, na Índia, no Brasil e no México. O tipo de doença, as barreiras linguísticas e a crença de que estes não sejam medicamentos podem retardar o diagnóstico (ver Capítulo 11).

A **doença do refluxo gastresofágico (DRGE;** ver Capítulo 349) também é um achado frequente que pode predispor à doença respiratória recorrente, mas é associada com menos frequência à pneumonia recorrente do que à disfagia (ver Capítulo 349). A DRGE está associada à microaspiração e à bronquiolite obliterante em transplantados de

Tabela 426.1 Condições que predispõem à aspiração pulmonar em crianças.

ANATÔMICAS E MECÂNICAS
Fístula gastresofágica
Fenda laríngea
Anel vascular
Fenda palatina
Micrognatia
Macroglossia
Cistos, tumores
Acalasia
Corpo estranho esofágico
Traqueostomia
Tubo endotraqueal
Tubo de alimentação nasal ou oral
Doenças do colágeno (esclerodermia, dermatomiosite)
Doença do refluxo gastresofágico
Obesidade
NEUROMUSCULARES
Alteração da consciência
Imaturidade da deglutição/prematuridade
Disautonomia
Aumento da pressão intracraniana
Hidrocefalia
Paralisia das cordas vocais
Paralisia cerebral
Distrofia muscular
Hipotonia
Miastenia *gravis*
Síndrome de Guillain-Barré
Atrofia muscular espinal
Ataxia-telangiectasia
Acidente vascular encefálico
VÁRIAS
Má higiene oral
Gengivite
Hospitalização prolongada
Obstrução da saída gástrica ou intestinal
Má técnica de alimentação (apoiar a mamadeira, alimentar demais, comidas inapropriadas para crianças pequenas)
Displasia broncopulmonar
Infecção/bronquiolite viral

pulmão. Também se observou aspiração em lactentes com sintomas respiratórios, mas sem outras anormalidades aparentes. Há relatos de microaspiração recorrente em recém-nascidos aparentemente normais, em especial em prematuros. A aspiração é também um risco em pacientes com doença respiratória aguda por outras causas, como a infecção pelo vírus sincicial respiratório (ver Capítulo 287). O estudo da deglutição com bário e a videofluoroscopia podem revelar aspiração silenciosa nesses pacientes. Esse achado enfatiza a necessidade de alto grau de suspeita clínica de aspiração continuada em crianças com doença respiratória aguda, sob alimentação enteral, que apresentam deterioração inesperada.

DIAGNÓSTICO

Alguns fatores predisponentes (ver Tabela 426.1) são, em geral, clinicamente aparentes, mas requerem avaliação adicional mais específica. A avaliação inicial começa com história e exame físico detalhados. Deve-se perguntar ao responsável sobre a presença de cuspe, vômitos, distensão ou desconforto epigástrico em crianças mais velhas; o início dos sintomas em relação à alimentação; e mudanças de posição e sintomas noturnos, como tosse e sibilância. É importante lembrar que a tosse ou a sufocação pode ser mínima ou ausente em uma criança com um reflexo de tosse deprimido. Observar a alimentação é parte essencial do exame quando se considera o diagnóstico de aspiração recorrente. Deve-se dar atenção especial ao refluxo nasofaríngeo, à dificuldade de sugar ou engolir e à tosse ou ao engasgo associados. Deve-se reparar em alterações da voz (voz molhada) e respiração ruidosa (molhada). Além disso, deve-se inspecionar a cavidade oral quanto à presença de anormalidades grosseiras e estimulá-la para avaliar o reflexo de vômito. A sialorreia ou o acúmulo excessivo de secreções na boca sugere disfagia. A ausculta pulmonar pode revelar a presença de estertores crepitantes ou sibilos transitórios após a alimentação, em especial nos segmentos pulmonares inferiores.

O diagnóstico da microaspiração recorrente é desafiador devido à falta de testes altamente específicos e sensíveis (Tabela 426.2). Uma radiografia simples de tórax em geral é o exame inicial para as crianças com suspeita de presença de aspiração recorrente. Podem-se encontrar os achados clássicos de infiltrados segmentares ou lobares localizados nos campos inferiores (Figura 426.1*A*), mas existe uma variedade de achados radiológicos, como infiltrados difusos, infiltrados lobares, espessamento da parede brônquica, hiperinsuflação e, até mesmo, nenhuma anormalidade. A tomografia computadorizada, apesar de não costumar ser indicada para o diagnóstico de aspiração, pode mostrar infiltrados com redução da atenuação sugestivos de pneumonia lipoídica (Figura 426.1*B*). Uma esofagografia contrastada é útil para identificar anormalidades anatômicas, como um anel vascular, estreitamento, hérnia de hiato e fístula traqueoesofágica; além de fornecer informações qualitativas sobre a motilidade esofágica e, quando estendida, sobre o esvaziamento gástrico. Entretanto, basicamente devido a pouco tempo de observação, a esofagografia apresenta baixa sensibilidade e não é específica para aspiração ou DRGE. A deglutição de bário com videofluoroscopia (estudo de deglutição pela videofluoroscopia) costuma ser considerada o padrão-ouro para avaliar o mecanismo da deglutição. Deve-se realizar esse exame com a assistência de um especialista em nutrição pediátrica e um dos pais para tentar estimular a técnica usual de alimentação da criança. A criança deve estar sentada na posição normal para comer, devendo ser oferecidas várias consistências de bário ou comidas impregnadas com bário. Esse exame é mais sensível para demonstrar a presença de aspiração do que a avaliação à beira do leito ou a esofagografia tradicional. A sensibilidade da deglutição de bário modificada é tanta que ocasionalmente detecta aspiração em pacientes sem anormalidades respiratórias aparentes.

A cintilografia gastresofágica com leite oferece vantagens teóricas sobre a deglutição com bário, pois é mais fisiológica, fornecendo uma janela de visibilidade maior do que a esofagografia com bário para a detecção de aspiração e DRGE. No entanto, descobriu-se que esse estudo tem baixa sensibilidade e fornece relativamente poucos detalhes anatômicos. Outra modalidade de imagem com radionuclídeo, chamada de salivograma, também pode ser útil para a avaliação da aspiração do conteúdo esofágico. Quando esse exame é realizado por pessoas com experiência, sua sensibilidade parece ser comparável com a da

Tabela 426.2 Resumo dos exames diagnósticos para aspiração.

AVALIAÇÃO	BENEFÍCIOS	LIMITAÇÕES
Radiografia de tórax	Barata e amplamente disponível Avalia o acúmulo de lesões com o passar do tempo	Insensível para as alterações precoces de lesão pulmonar
TC de alta resolução	Sensível na detecção de lesão pulmonar, como bronquiectasias, opacidades em árvore em brotamento e espessamento brônquico Menos radiação do que a TC convencional Avalia o acúmulo de lesões com o passar do tempo	Mais exposição à radiação do que a radiografia simples Cara
Estudo da deglutição com vídeo	Avalia todas as fases da deglutição Avalia múltiplas consistências Recomendações quanto à alimentação feitas na hora do exame	Informação limitada se a criança consumir apenas pequenas quantidades Difícil de realizar em uma criança que não tenham se alimentado pela boca A exposição à radiação é proporcional à duração do exame Não pode ser realizado no leito Avaliação limitada da anatomia Avalia um momento Caro
AEFD/com teste sensorial	Habilidade de avaliar meticulosamente a anatomia funcional Avalia múltiplas consistências Pode avaliar o risco de aspiração em crianças que não se alimentam oralmente; pode avaliar os reflexos protetores das vias respiratórias Recomendações quanto à alimentação feitas na hora do exame Demonstração visual para os responsáveis Pode ser realizado no leito Sem exposição à radiação	Não mostra a fase esofágica e a deglutição real Invasivo e pode não representar as condições fisiológicas da deglutição Avalia um momento Não está amplamente disponível Caro
LBA	Avalia a anatomia das vias respiratórias superiores e inferiores Coleta amostras do órgão lesionado (pulmões) Amostras disponíveis para vários exames citológicos e microbiológicos Amplamente disponível	Incerteza a respeito da interpretação do índice de macrófagos repletos de lipídios O índice é difícil de ser calculado Requer sedação ou anestesia Invasivo Caro
Monitoramento do pH esofágico	Atualmente, é o padrão-ouro para o diagnóstico de refluxo gastresofágico Dados normativos estabelecidos em crianças	Não identifica a maioria dos eventos de refluxo (não ácidos) Difícil de estabelecer a relação casual entre o refluxo gastresofágico e a aspiração Um pouco invasivo Avalia um curto espaço de tempo

(continua)

Tabela 426.2 Resumo dos exames diagnósticos para aspiração. *(continuação)*

AVALIAÇÃO	BENEFÍCIOS	LIMITAÇÕES
Monitoramento da impedância esofágica	Provavelmente o padrão-ouro para o estabelecimento da DRGE com manifestações supraesofágicas Capaz de detectar refluxo ácido e não ácido Detecta refluxo proximal Capaz de avaliar a DRGE sem parar os medicamentos	Ausência de dados normativos em crianças Um pouco invasivo Caro e difícil de interpretar Não está amplamente disponível Avalia um curto espaço de tempo
Cintilografia gastresofágica	Feito sob condições fisiológicas Baixa exposição à radiação	Baixa sensibilidade Pode não diferenciar a aspiração da disfagia da DRGE
Salivograma por radionuclídeo	Não é preciso submeter a criança ao desafio com um bolo alimentar Baixa exposição à radiação	Sensibilidade desconhecida A relação com o desfecho da doença é desconhecida Avalia um momento
Estudos com corantes	Podem ser de triagem ou de confirmação Podem avaliar aspiração de secreções ou alimentos A repetição permite uma avaliação mais ampla	Incerteza na interpretação devido à variabilidade na técnica Só podem ser realizados em crianças com traqueostomia
Outros marcadores biológicos (pepsina, ácidos biliares), proteína do leite	Teoricamente apresenta altas especificidade e sensibilidade	Disponibilidade e padronização limitadas Resultados variáveis

AEFD, avaliação endoscópica por fibra óptica da deglutição; *DRGE*, doença do refluxo gastresofágico; *LBA*, lavado broncoalveolar.
Modificada de Boesch RP, Daines C, Willging JP, *et al*: Advances in the diagnosis and management of chronic pulmonary aspiration in children, *Eur Respir J* 28:847-861, 2006; e Tutor JD, Gosa MM: Dysphagia and aspiration in children, *Pediatr Pulmonol* 47(4):321-337, 2012.

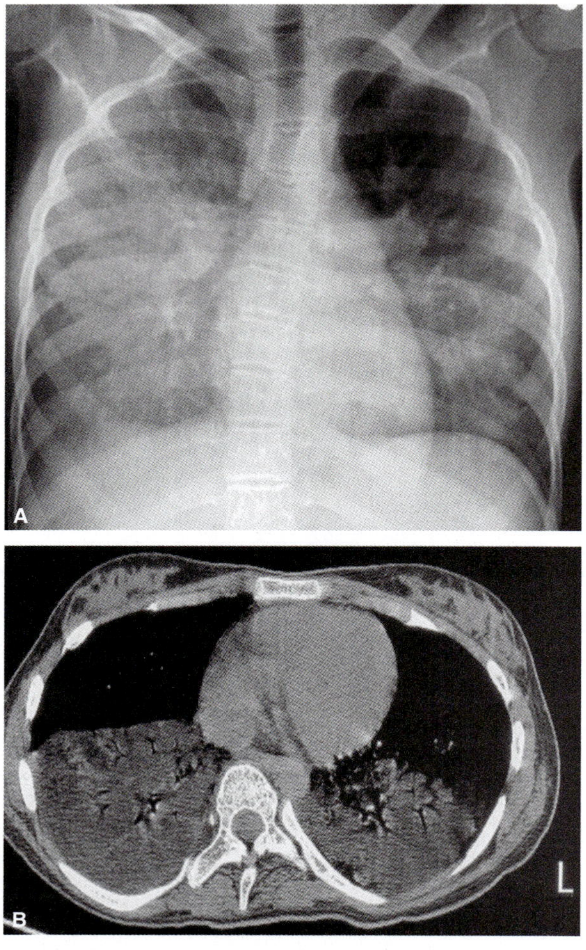

Figura 426.1 **A.** Radiografia de tórax de um adolescente com 15 anos com retardo do desenvolvimento com aspiração crônica da fórmula oral. Repare na distribuição posterior (áreas inferiores) poupando o limite do coração. **B.** Tomografia computadorizada de tórax do mesmo paciente. Observe que a consolidação pulmonar em regiões dependentes é de densidade semelhante à da gordura subcutânea.

deglutição com bário modificada. A avaliação da deglutição pela endoscopia por fibra óptica (fibro-endoscopia) demonstrou ser útil em adultos e em alguns pacientes pediátricos para observar a deglutição diretamente sem exposição à radiação. Dependendo do nível de conforto e cooperação, a reação da criança à colocação do endoscópio pode alterar a avaliação da função.

Os aspirados traqueobrônquicos podem ser examinados à procura de diversas entidades na avaliação da aspiração. Nos pacientes com via respiratória artificial, o uso de um corante oral e o exame visual das secreções traqueais apresentam utilidade. Esse teste não deve ser realizado cronicamente, como em alimentações por sonda, devido à possibilidade de toxicidade do contraste. Ao se usar esse teste de forma aguda, o melhor método é colocar algumas gotas de corante na língua do paciente e, nos minutos seguintes, aspirar as vias respiratórias. Demonstrou-se que a quantificação dos macrófagos alveolares carregados de lipídios nos aspirados brônquicos é um teste sensível para aspiração nas crianças, mas testes falso-positivos ocorrem, em especial quando há: obstrução endobrônquica, uso de lipídios intravenosos, sepse e sangramento pulmonar. Também pode-se examinar o lavado brônquico para verificar a presença de vários alimentos, incluindo lactose, glicose, fibras alimentares e antígenos do leite, assim como pepsina. A especificidade e a sensibilidade desses testes não foram bem estudadas.

TRATAMENTO

Se a aspiração crônica estiver associada a outra condição médica subjacente, o tratamento deve ser direcionado para aquele problema. O nível de morbidade dos problemas respiratórios deve determinar o nível da intervenção. Em geral, a disfagia leve pode ser tratada alterando-se a posição da criança na hora da alimentação, limitando-se a textura dos alimentos para aqueles que sejam mais bem tolerados na esofagografia com bário (em geral, alimentos mais grossos) ou limitando-se a quantidade da alimentação. No momento, não há evidências de que se deva restringir a ingesta oral de água de crianças cuja aspiração é principalmente de líquidos mais fluidos. A alimentação por meio de sonda nasogástrica pode ser usada temporariamente durante períodos de disfunção temporária das cordas vocais ou outra disfagia. A alimentação pós-pilórica também pode ser útil, em especial se houver a presença de refluxo gastresofágico, apesar de essa via não eliminar o refluxo. Diversos procedimentos cirúrgicos podem ser considerados. Apesar de a traqueostomia às vezes predispor à aspiração, pode ser útil na melhora da higiene brônquica e melhorar a possibilidade de aspiração do material aspirado. Demonstrou-se que o uso de uma válvula unidirecional (Passy-Muir) no tubo de traqueostomia melhora a deglutição. A fundoplicatura com a colocação de uma sonda de alimentação por gastrostomia ou jejunostomia reduz a probabilidade de aspiração induzida pelo refluxo gastresofágico, mas as pneumonias recorrentes costumam persistir devido à disfagia e à aspiração das secreções das vias respiratórias superiores. O tratamento clínico com anticolinérgicos, como glicopirrolato ou escopolamina, pode reduzir significativamente a morbidade da aspiração de saliva, mas apresenta efeitos colaterais frequentes. Pode-se considerar a intervenção cirúrgica agressiva com excisão das glândulas salivares, ligação dos ductos, separação laringotraqueal ou desconexão esofagogástrica nos casos graves que não apresentam resposta. Apesar de, em geral, ser reservado para casos mais graves, o tratamento cirúrgico pode melhorar significativamente a qualidade de vida e facilitar o cuidado de alguns pacientes.

A bibliografia está disponível no GEN-io.

Capítulo 427
Doença Pulmonar Imune e Inflamatória

427.1 Pneumonia de Hipersensibilidade

Kevin J. Kelly e Michelle L. Hernandez

A pneumonia de hipersensibilidade (PH), também conhecida como *alveolite alérgica extrínseca* porque o agente desencadeante é quase sempre inalado do meio ambiente, consiste em uma síndrome imunológica complexa dos alvéolos e interstício pulmonar. Existem várias denominações específicas de doenças para descrever a PH com base na origem do antígeno causador inalado. O reconhecimento imediato dos sinais e sintomas permite a reversão completa da doença sem consequências adversas a longo prazo, se a fonte da exposição for conhecida e eliminada. A ausência do reconhecimento da doença precocemente pode levar a alterações pulmonares crônicas irreversíveis com persistência dos sintomas no paciente.

ETIOLOGIA

As fontes mais comuns dos agentes agressores que causam a PH são aerossóis agrícolas, antígenos proteicos de animais inalados, antígenos de origem bacteriana, fúngica ou de protozoários, assim como substâncias químicas de baixo ou alto peso molecular (Tabela 427.1). Apesar de um número grande de agentes desencadeadores estar associado a *doenças ocupacionais* nas quais crianças não estão envolvidas, as mesmas doenças podem ocorrer devido à exposição à fonte de antígenos similares em um ambiente não ocupacional, ou em ambiente ocupacional com adolescentes trabalhadores. Além da PH, os mesmos antígenos podem levar à asma alérgica ou à bronquite crônica, conforme observado com proteínas animais, líquidos de locais de trabalho contaminados com metais e outros antígenos inalados.

Mais de 300 antígenos têm sido associados a PH. Em crianças, a fonte primária de PH resulta da exposição a pássaros de estimação (ou penas em travesseiros e roupas de cama), como periquitos, canários, calopsitas ou cacatuas. A propagação de aerossóis de excrementos de pássaros também pode ocorrer por orifícios de secadoras de roupas ou pelo aquecimento de ventilação de uma garagem em que as aves de estimação foram alojadas. Umidificadores e banheiras de hidromassagem são reconhecidos pela contaminação com organismos termofílicos (bactérias e mofo), assim como pelo complexo do *Mycobacterium avium*. Edifícios com ventilação inadequada e circulação de ar insuficiente apresentam um risco aumentado de exposição a fungos devido a inundações prévias ou condensação úmida. Apesar da exposição à mesma fonte de antígenos, membros da mesma família podem exibir diferentes manifestações de doenças alérgicas. Alguns membros da família podem apresentar sintomas de asma ou rinite, enquanto outros podem apresentar PH.

PATOGÊNESE

A PH foi tradicionalmente classificada como aguda, subaguda ou crônica. Durante a fase aguda, o antígeno agressor desencadeia uma resposta inflamatória promovendo o desenvolvimento de complexos imunes. Esses complexos imunes ativam a via do complemento, resultando em última análise no acúmulo de neutrófilos nas vias respiratórias que liberam enzimas como a elastase neutrofílica, que danificam o tecido pulmonar. Os macrófagos ativados no pulmão promovem o recrutamento de linfócitos para os tecidos. A patologia mostra alveolite com uma infiltração celular mista composta por linfócitos, macrófagos, plasmócitos e neutrófilos. A exposição continuada ao antígeno agressor levará à PH subaguda ou crônica. Essa exposição crônica resulta na formação de granulomas soltos e não caseosos localizados próximo aos bronquíolos respiratórios ou terminais. Quando uma biopsia estiver sendo realizada (transbrônquica ou cirúrgica) é

Tabela 427.1 Fontes de antígenos associadas a causas específicas de pneumonite de hipersensibilidade.

PNEUMONITE DE HIPERSENSIBILIDADE	FONTES DE ANTÍGENOS	PNEUMONITE DE HIPERSENSIBILIDADE	FONTES DE ANTÍGENOS
Alveolite pelo reagente de Pauli	Sulfato de diazobenzeno sódico	Doença do trabalhador da polpa de madeira (carvalho e árvores de bordo)	*Penicillium* spp.
Bagaçose (mofo na cana de açúcar prensada)	*Thermoactinomyces sacchari* *Thermoactinomyces vulgaris*	Febre de umidificador	*Thermoactinomyces (T. vulgaris, T. sacchari, T. candidus)* *Klebsiella oxytoca* *Naegleria gruberi* *Acanthamoeba polyphaga* *Acanthamoeba castellani*
Bissinose ("pulmão marrom") (não está claro se é uma verdadeira causa de pneumonite por hipersensibilidade; asma é comum)	Poeira de fábrica de algodão (áreas de cardação e fiação de algodão, linho e cânhamo macio)		
Doença da casca do bordo (casca de bordo mofado)	*Cryptostroma corticale*	Febre do pato	Penas, proteínas séricas
Doença da criação de peru	Proteínas séricas (produtos de peru)	Feno mofado, grãos, silagem (pulmão do agricultor)	Actinomicetos termofílicos Fungos (p. ex., *Aspergillus umbrosus*)
Doença do aparador de madeira (aparas de madeira contaminada)	*Rhizopus* spp., *Mucor* spp.	Licoperdonose (bolas de *Lycoperdon*)	Esporos de bola de fungos
Doença do inalador de rapé de hipófise	Fezes de gado secas, em pó ou proteínas pituitárias de porco	Piretro (pesticida)	*Tanacetum cinerarifolium*
Doença do produtor de malte (cevada mofada)	*Aspergillus fumigatus*, *Aspergillus clavatus*	Pneumonite da concha de ostra de pérola	Conchas de ostra

(continua)

Tabela 427.1 Fontes de antígenos associadas a causas específicas de pneumonite de hipersensibilidade. *(continuação)*

PNEUMONITE DE HIPERSENSIBILIDADE	FONTES DE ANTÍGENOS
Pneumonite de hipersensibilidade pela concha do molusco	Concha de lesmas-marinhas
Pneumonite de hipersensibilidade química	Di-isocianato de difenilmetano (DIM) Di-isocianato de tolueno (DIT)
Pneumonite de lama (esgoto) contaminada	*Cephalosporium*
Pneumonite por poeira de madeira (carvalho, cedro e poeira de mogno, pinho e polpa de abeto)	*Alternaria* spp. *Bacillus subtilis*
Pneumonite tipo verão	*Trichosporon cutaneum*
Pó esparto (molde em poeira de gesso)	*Aspergillus fumigatus* Actinomicetos termofílicos
Pulmão de banheira quente (névoas; mofo no teto e ao redor da banheira)	*Cladosporium* spp. Complexo *Mycobacterium avium*
Pulmão de colhedores de café	Pó de café em grão
Pulmão de compostor	*T. vulgaris* *Aspergillus* spp.
Pulmão de copta (pulmão de manipulador de múmia)	Envoltórios de pano de múmias
Pulmão de edredom (travesseiro) de penas	Penas de ganso ou pato
Pulmão de impressor da Bíblia	Água tipográfica mofada
Pulmão de instrumento de sopro	Contaminação de bactérias ou mofo do instrumento
Pulmão de Miller (grão contaminado com poeira)	*Sitophilus granarius* (p. ex., gorgulho-do-trigo)
Pulmão de morcego (excremento de morcegos)	Proteína de soro de morcego
Pulmão de putrefação seca	*Merulius lacrymans*
Pulmão de resina epóxi	Anidrido ftálico (resina epóxi aquecida)
Pulmão de salva-vidas	Endotoxina em aerossol de pulverizadores e fontes de água da piscina
Pulmão de telhado de palha (cabanas na Nova Guiné)	*Saccharomonospora viridis* (gramas e folhas mortas)
Pulmão do criador de canário	Proteínas séricas
Pulmão do criador de pássaros (periquitos, pombos)	Excrementos, penas, proteínas séricas
Pulmão do cultivador de cogumelo	Esporos de cogumelos Actinomicetos termofílicos
Pulmão do descascador de batata (feno mofado em torno das batatas)	Actinomicetos termofílicos *T. vulgaris* *Faenia rectivirgula* *Aspergillus* spp.
Pulmão do fabricante de detergente (pulmão de sabão em pó)	Enzimas de *Bacillus subtilis*
Pulmão do fatiador de páprica (vagens de páprica mofada)	*Mucor stolonifer*
Pulmão do fazendeiro	Actinomicetos termofílicos e outros
Pulmão do lavador de queijo (queijo mofado)	*Penicillium casei* *Aspergillus clavatus*
Pulmão do manipulador de veludo	Desconhecido (fibra de náilon de veludo, ácido tânico, amido de batata?)
Pulmão do medidor de grãos	Grãos de cereais (*Sporobolomyces*) Pó de grãos (mistura de poeira, sílica, fungos, insetos e ácaros)
Pulmão do operador da máquina	*Pseudomonas fluorescens* Fluido usado no trabalho de metais em aerossol
Pulmão do peleiro (costurar peles; pó de pelo de animal)	Peles de animais
Pulmão do produtor de chá	Plantas de chá
Pulmão do produtor de tabaco	*Aspergillus* spp. *Scopulariopsis brevicaulis*
Pulmão do produtor de vinho (mofo em uvas)	*Botrytis cinerea*
Pulmão do pulverizador da vinha	Sulfato de cobre (mistura de bordô)
Pulmão do trabalhador avícola (doença do depenador de penas)	Proteínas séricas (produtos de frango)
Pulmão do trabalhador da farinha de peixe	Farinha de peixe
Pulmão do trabalhador de laboratório (ratos, roedores)	Urina, soro, peles, proteínas
Pulmão do usuário de sauna	*Aureobasidium* spp., outras fontes
Sequoiose (poeira de madeira mofada)	*Graphium* *Pullularia* *Trichoderma* spp. *Aureobasidium pullulans*
Suberose (poeira de cortiça mofada)	*Thermoactinomyces viridis* *Penicillium glabrum* Conídios de *Aspergillus*
Tecido de estofamento (filamento de náilon, algodão/poliéster e adesivo de látex)	Fungos produtores de aflatoxinas, *Fusarium* spp.
Tomar banho sem ventilação	*Epicoccum nigrum*

fundamental que o patologista saiba que há possibilidade de PH, pois há outras doenças pulmonares intersticiais (DPIs) que produzem granulomas semelhantes com diferenças sutis de localização, dependendo de sua origem.

MANIFESTAÇÕES CLÍNICAS E CLASSIFICAÇÃO

A **PH aguda** geralmente é causada pela exposição intensa a um antígeno agressor. Essa é a forma mais comum de exposição, mas frequentemente não é reconhecida. Os sintomas são confundidos com doença bacteriana ou viral, levando ao tratamento com antibióticos. Quatro a oito horas após a exposição, os pacientes podem apresentar um início abrupto de tosse, aperto no peito, dispneia, febre, calafrios e fadiga (Tabela 427.2). Raramente, os achados de sibilância estão presentes no exame inicial. Em vez disso, taquipneia com crepitações finas podem ser ouvidas pela ausculta nas bases pulmonares. No entanto, a ausculta pode ser normal nessa fase. Após a interrupção da exposição, os sintomas podem diminuir após 24 a 48 horas.

Quando a **PH subaguda recorrente** está presente, os sintomas se tornam progressivos com apneia e tosse (produtiva), perda de peso, mal-estar e perda de apetite. Quando a PH se torna crônica e *progressiva*, o paciente fica hipoxêmico e o baqueteamento digital é evidente. Se a doença progridir para fibrose intersticial, os sintomas tendem a não responder à terapia e o risco de mortalidade aumenta. À histologia é difícil de distinguir da **fibrose pulmonar idiopática** nessa fase.

Distinguir a doença crônica da doença subaguda é difícil sem critérios de diferenciação claros, mas um diagnóstico da PH em qualquer estágio

Tabela 427.2 Pistas em história clínica que levam ao diagnóstico de pneumonite de hipersensibilidade.
Pneumonia recorrente
Pneumonia após exposições repetidas (semanal, sazonal, situacional)
Tosse, febre e sintomas torácicos após mudança de emprego ou de casa
Tosse, febre, sibilos após o retorno à escola ou apenas na escola
Exposição a animais domésticos (especialmente pássaros que descamam poeira, como pombos, canários, periquitos, cacatuas)
Exposição a contaminantes aviários (p. ex., infestação de pombos)
Exposição rural a pássaros e feno
História de danos causados pela água apesar da limpeza convencional
Uso de banheira quente, sauna, piscina
Outros familiares ou trabalhadores com sintomas recorrentes semelhantes
Melhora depois de mudança temporária de ambiente (p. ex., férias)

resulta no clínico recomendando intervenções muito específicas para melhoria. A PH é caracterizada como (1) aguda, não progressiva e intermitente, (2) aguda, progressiva e intermitente, (3) crônica, não progressiva e (4) crônica e progressiva (Tabela 427.3). Um diagnóstico de PH é certo quando a exposição conhecida como resposta imune ao antígeno agressor for identificada; a história médica e o achado físico são anormais no exame; **lavado broncoalveolar (LBA)** e biopsia pulmonar são anormais. Alguns médicos abandonam a biopsia pulmonar quando ocorre uma série de casos e a biopsia de um paciente apresenta-se anormal.

LABORATÓRIO

A maioria dos achados laboratoriais anormais da PH é inespecífica, representando evidência de marcadores inflamatórios ativados ou lesão pulmonar. Também pode-se encontrar elevação inespecífica das imunoglobulinas ou da velocidade de hemossedimentação e da proteína C reativa. Pode-se detectar complexos imunes circulantes. A desidrogenase láctica pode estar elevada na presença de inflamação pulmonar, normalizando-se em resposta ao tratamento.

As preciptinas IgG séricas ao agente causador são frequentemente positivas e têm um valor preditivo positivo baixo para a doença. Entre os criadores de pombos assintomáticos, os anticorpos precipitantes são quase universais. Podem também ser observados falso-negativos devido à flutuação dos níveis de anticorpos no soro ao longo do tempo e à falta de antígenos e reagentes comerciais padronizados disponíveis para testes laboratoriais. É fundamental que os laboratórios familiarizados com o desempenho desses testes sejam utilizados. Esses laboratórios geralmente reconhecem o valor do processamento de antígenos de precipitação *diretamente da fonte ambiental* como substrato de teste com o soro do paciente. O teste cutâneo para doença mediada por IgE não é necessário, a menos que haja evidência de patologia pulmonar mista, como asma e opacidades pulmonares intersticiais.

Radiologia

A radiografia de tórax quase sempre precede o uso de tomografia computadorizada de alta resolução (TCAR) de tórax em crianças devido à necessidade de sedação e à preocupação a respeito do risco da dose de radiação da TCAR. A radiografia simples geralmente demonstra uma aparência de vidro fosco, infiltrado intersticial com predominância nos campos pulmonares superiores e médios. É comum uma radiografia de tórax ser considerada normal por um radiologista nas fases iniciais da doença. Mais tarde, a fibrose intersticial pode tornar-se proeminente na presença de dispneia crescente, hipoxemia em ar ambiente e baqueteamento digital. Aumento do mediastino devido à linfadenopatia geralmente *não* está presente; quando presente, os linfonodos são proeminentes ao longo das vias respiratórias, próximos à carina, sugerindo que o antígeno foi inalado, apresentando resposta do sistema imunológico.

Tabela 427.3 Critérios utilizados no diagnóstico da pneumonite de hipersensibilidade.
1. Exposição identificada a(os) antígeno(s) causador(es) pela: • História médica de exposição a um antígeno suspeito no ambiente do paciente • Investigação do ambiente confirma a presença de um antígeno desencadeador • Identificação de resposta imunológica específica (precipitina sérica da classe IgG contra o antígeno identificado) é sugestiva de uma etiologia em potencial, mas não é o suficiente para confirmar o diagnóstico
2. Achados clínicos, radiológicos ou fisiológicos compatíveis com a pneumonite de hipersensibilidade: • Sinais e sintomas respiratórios e frequentemente constitucionais • Crepitações na ausculta pulmonar • Perda de peso • Tosse • Dispneia • Febre episódica • Sibilos • Fadiga NOTA: Esses achados são especialmente sugestivos de pneumonite de hipersensibilidade quando aparecem ou pioram várias horas após a exposição ao antígeno. • Opacidade reticular, nodular ou em vidro fosco na radiografia de tórax ou TC de alta resolução • Anormalidades nas seguintes provas de função pulmonar: • Espirometria (padrão restritivo, obstrutivo ou misto) • Volumes pulmonares (baixo ou aumentado) • Capacidade de difusão reduzida do monóxido de carbono • Troca de gás alterada em repouso ou com exercício (pressão parcial de oxigênio arterial reduzida na gasometria sanguínea ou oxímetro de pulso)
3. Lavado broncoalveolar com linfocitose: • Geralmente com razão CD4:CD8 baixa (*i. e.*, CD8 é maior do que o normal) • Estimulação dos linfócitos pelo antígeno desencadeador resulta em proliferação e produção de citocinas
4. Resposta anormal ao teste de provocação com inalação do antígeno desencadeador: • Reexposição ao ambiente • Desafio de inalação ao antígeno suspeito (raramente feito devido ao risco de exacerbação da doença)
5. Histopatologia mostra alterações compatíveis com a pneumonite de hipersensibilidade com um desses achados: • Granulomas malformados sem necrose caseosa (mais frequentemente encontrado próximo ao epitélio respiratório onde ocorre o depósito de antígeno desencadeador) • Infiltrado celular mononuclear no interstício pulmonar

Os achados clássicos de opacidades nos segmentos pulmonares superiores e médios com aparência de vidro fosco e nodulações na TCAR, na presença de exame físico típico de PH (estertores crepitantes, tosse, dispneia) e linfocitose no LBA, são praticamente suficientes para fazer o diagnóstico (Figura 427.1). Esses achados devem alertar o médico para a identificação da exposição a fim de assegurar o diagnóstico e eliminar o antígeno desencadeador. Sem tratamento, a resposta inflamatória progressiva resulta em aprisionamento de ar, faveolamento alveolar, enfisema e fibrose leve na fase crônica. Nesse estágio mais tardio, é difícil diferenciar fibrose pulmonar idiopática e fibrose intersticial inespecífica. Foi questionado se existe fibrose pulmonar idiopática verdadeira em crianças nas quais foram encontrados focos de fibroblastos na biopsia com fibrose intersticial usual.

Lavado broncoalveolar (LBA)

O LBA é um dos exames mais sensíveis e muito útil para a clínica no apoio para o diagnóstico de PH. Linfocitose, frequentemente excedendo 50% das células recuperadas, é vista no LBA, devendo servir de alerta para o médico sobre a possibilidade de PH. Sarcoidose, fibrose pulmonar

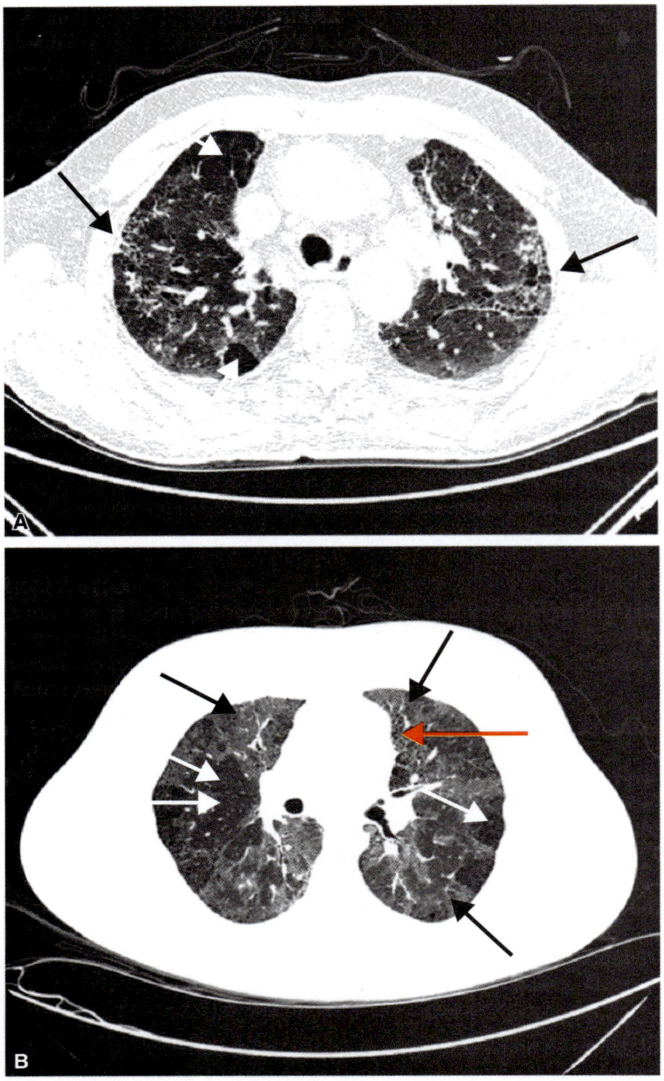

Figura 427.1 Achados radiológicos na pneumonite de hipersensibilidade subaguda (A) e crônica (B). **A.** Fibrose intersticial (*setas pretas*) e alterações enfisematosas (*setas brancas*) na PH crônica com PH subaguda sobreposta. **B.** Opacidades em vidro fosco (*setas pretas*), perfusão em mosaico (*setas brancas*) e fibrose (*seta vermelha*) na PH crônica causada pela exposição a pombos. (De Douglas JA, Sandrini A, Holgate ST, O'Hehir RE. Allergic bronchopulmonary aspergillosis and hypersensitivity pneumonitis. In Adkinson AF, editor: *Middleton's allergy principles and practice*, Philadelphia, 2014, Elsevier, Fig. 61.5.)

idiopática, pneumonia criptogênica organizativa, beriliose, silicose, pneumonia por amiodarona, linfoma e histiocitose de células de Langerhans podem apresentar linfocitose no LBA. Todas as amostras de LBA devem ser submetidas a medições de citometria de fluxo para os marcadores das células T (pelo menos CD3, CD4 e CD8). O fenótipo predominante da linfocitose é CD3+/CD8+/CD56+/CD57+/CD10–. Na circulação normal, predominam os linfócitos com o marcador CD4, a uma razão de aproximadamente 2:1 se comparados aos linfócitos CD8. *No parênquima pulmonar com PH, essa razão torna-se aproximadamente igual ou menor que 1 (CD4:CD8 ≤ 1), com aumento nos linfócitos CD8 ou redução nos linfócitos CD4.* Essa razão auxilia o médico no diagnóstico de PH. Isso está em contraste com outras doenças granulomatosas linfocíticas, como a sarcoidose, em que a CD4:CD8 é maior ou igual a 2, ou a fibrose pulmonar associada à doença do tecido conjuntivo. A pneumonia criptogênica organizativa, doença rara em crianças, também pode apresentar-se com uma CD4:CD8 no LBA menor ou igual a 1, podendo ser inicialmente confundida com a PH.

Biopsia pulmonar

A biopsia pulmonar é necessária para confirmar o diagnóstico de PH na ausência de elementos críticos, como exposição ao antígeno, histórico clínico típico, exame físico característico e células $CD8^+$ no LBA. A biopsia pulmonar aberta é sempre a escolha em crianças pequenas em razão da dificuldade de se obterem quantidades satisfatórias de tecido com segurança pela biopsia transbrônquica. A ausência de precipitinas no soro, positivas ao antígeno desencadeador, e história de exposição são razões comuns para se obter biopsia pulmonar. É crucial informar ao patologista da suspeita de PH de modo que os achados possam ser interpretados adequadamente.

Na histologia, granulomas sem necrose caseosa malformados são vistos próximo aos bronquíolos respiratórios e terminais em células gigantes multinucleadas. Isso contrasta com os granulomas da sarcoidose que são bem formados. Linfócitos e plasmócitos infiltram a parede alveolar, predominantemente em um padrão broncocêntrico. Fibrose da região peribronquiolar apoia o diagnóstico de PH. Citoplasma espumoso nos histiócitos alveolares e intersticiais pode ser um achado característico.

Provocação com antígeno inalado

Desafio de inalação pode apoiar o diagnóstico de PH, demonstrando uma relação causal entre a exposição ambiental e os sintomas. A provocação com inalantes pode ser realizada por dois métodos: (1) reexposição do paciente ao meio ambiente em que o antígeno suspeito está presente e (2) provocação direta pela inalação no hospital com o material coletado na fonte suspeita do antígeno. Como o segundo método tem resultado em exacerbações graves da doença em alguns indivíduos, seu uso tem sido desencorajado.

Duas respostas anormais aos padrões podem ser observadas. Mais frequentemente, em casos de PH sem asma, os sintomas ocorrem de 8 a 12 horas depois da provocação direta no hospital, ou na reexposição à fonte do antígeno. As provocações replicam alguns ou todos os sintomas observados na síndrome de apresentação com febre, dispneia, fadiga e crepitações na ausculta pulmonar. O sangue coletado antes do teste de provocação e repetido durante os sintomas normalmente demonstra aumento nos neutrófilos quando comparado com o exame inicial. Os testes de função pulmonar demonstram redução na capacidade vital forçada (CVF) e, em geral, queda do volume expiratório forçado no primeiro segundo (VEF_1), com uma relação estável ou crescente na razão do percentual do VEF_1 percentual de CVF refletindo um defeito restritivo. A hipoxemia pode acompanhar esse declínio na função pulmonar, assim como a queda na capacidade de difusão do monóxido de carbono (DL_{CO}). Para ver o efeito completo, o teste de exercício nesse período pode demonstrar uma queda considerável na oxigenação, embora a tensão de oxigênio arterial e a oximetria de pulso sejam normais em repouso. Esse achado denota o início da piora da doença pulmonar restritiva.

Pacientes atópicos podem apresentar resposta bifásica ao desafio da inalação. Esses pacientes podem desenvolver redução precoce do VEF_1, seguida de 4 a 6 horas por uma segunda queda no VEF_1, acompanhada de diminuição do VEF_1 e da CVF, febre e leucocitose.

TRATAMENTO

O controle da exposição ambiental ao antígeno desencadeador é a chave para a cura da PH, permanecendo como método de tratamento ideal e de prevenção da recorrência. As manifestações clínicas e patológicas da PH aguda e subaguda são reversíveis com a remoção do antígeno agressor. É importante o aconselhamento sobre o risco para as crianças sobre a exposição a pássaros e roupas de cama com penas, ou outros antígenos ambientais, aerossóis biológicos ou poeiras agrícolas que reconhecidamente induzam à PH. Certamente, a fonte e o tipo de antígeno parecem afetar a resposta ao tratamento e o prognóstico a longo prazo. Indivíduos mais velhos que desenvolvem pulmão de fazendeiro provavelmente se recuperam com efeitos residuais permanentes mínimos, ao passo que aqueles com o pulmão de criador de pássaros causado por antígenos produzidos pelos pombos apresentam um prognóstico pior, especialmente se for detectada fibrose na biopsia pulmonar. O pediatra deve recomendar fortemente a remoção da fonte do antígeno do meio ambiente da criança afetada.

Isso pode ser um desafio extraordinário devido às circunstâncias de vida de várias crianças e à falta de controle independentemente do ambiente em que elas vivem.

Além disso, o pediatra deve estar familiarizado com as recomendações sobre a manutenção dos sistemas de aquecimento, ventilação e ar-condicionado, assim como de umidificadores e vaporizadores. Drenagem diária, limpeza dos resíduos e limpeza rotineira com peróxido de hidrogênio ou água sanitária ajudam a livrar os umidificadores e vaporizadores de patógenos prejudiciais que causam a PH.

Uma dose de glicocorticoides de 0,5 mg/kg/dia ou equivalente (até dose máxima de 60 mg de prednisona diária) irá reduzir a resposta inflamatória imune pulmonar. Em alguns casos, é necessária a administração de metilprednisolona intravenosa (IV) por pulso em altas doses, suplementada pelo tratamento com prednisolona oral ou outras terapias imunossupressoras, incluindo ciclosporina ou azatioprina. Estudos comparativos em adultos demonstram que seu uso durante 4 semanas é tão eficaz quanto a terapia durante 12 semanas. Apenas a remoção do antígeno é suficiente para normalizar a função pulmonar na maioria dos pacientes, mas os sintomas e a função pulmonar normalizam-se mais rapidamente com o uso de glicocorticoides. Devido à rápida reversão dos sintomas, a adequação do ambiente é, às vezes, comprometida quando a família vê melhora antes da remoção da fonte do antígeno.

A bibliografia está disponível no GEN-io.

427.2 Doença Pulmonar Ocupacional e Ambiental

Kevin J. Kelly e Michelle L. Hernandez

As doenças pulmonares ocupacionais e ambientais constituem grande parte do cuidado primário em pediatria, emergência pediátrica e outras subespecialidades pediátricas, mais do que a maioria dos pediatras espera ou se dá conta. Apesar de doenças pulmonares ocupacionais e ambientais compreenderem **asma ocupacional, síndrome de disfunção reativa das vias respiratórias (SDVR),** PH, doença pulmonar por inalação de metais pesados, beriliose e poluição do ar, este capítulo foca na asma ocupacional e SDVR. A beriliose tem uma propensão para formar granulomas (ver Capítulo 427.3). Embora algumas doenças sejam vistas regularmente, o papel importante que um local de trabalho em meio expediente, escola, creche, casa de um vizinho, casa com várias famílias e ambientes internos e externos têm na causa dos sinais e sintomas no paciente nem sempre é considerado pelo médico.

A ampla variedade de exposições que causam doença pulmonar é assustadora, como a inalação de farinha de trigo ou de produtos de limpeza caseiros, que causam asma, exposição ao diacetil da pipoca de forno de micro-ondas, resultando em bronquiolite obliterante, e exposição a organismos termofílicos ou mofo, levando à pneumonite de hipersensibilidade. As pneumonias eosinofílicas agudas associadas ao início do tabagismo e inalação química de 1,1,1-tricloroetano (Scotchgard™) requerem um índice de suspeita elevado e linhas especiais de questionamento. O mesmo antígeno encontrado em um ambiente de trabalho, escolar, domicílio ou ambiente externo pode resultar em manifestação diferente devido a fatores do hospedeiro, dose de exposição e suscetibilidade genética. Um dos exemplos mais proeminentes é a investigação de trabalhadores que inalaram fluido de metais no trabalho, o que resulta no desenvolvimento de asma em alguns casos, PH em outros ou mesmo ausência de sintomas. A avaliação imunológica em algumas exposições demonstrou resposta imunológica semelhante em indivíduos diferentes, mas ampla variedade de doenças. Quando proteínas de alto peso molecular causam asma, os sintomas de rinoconjuntivite frequentemente precedem o início dos sintomas pulmonares. A história clínica nas doenças pulmonares ocupacionais e ambientais tem usado um acrônimo simples, ***WHACOS*** (Tabela 427.4).

É importante lembrar que, em pacientes com doenças ocupacionais ou ambientais, o início dos sintomas apresenta um lapso de tempo entre a exposição e seu desenvolvimento. Na **asma ocupacional,** pode haver uma resposta imediata em 1 a 2 horas de exposição, demonstrada como redução na função pulmonar, especificamente no VEF_1. Em geral, a função pulmonar retorna ao normal espontaneamente, a não ser que ocorra exposição persistente. Alguns pacientes não apresentam redução imediata na função pulmonar, mas sim uma resposta retardada que ocorre 4 a 6 horas depois da exposição. Os médicos podem tirar vantagem dessa fisiologia na asma ocupacional e ambiental usando a espirometria antes e depois do trabalho ou escola ou medindo o *peak flow* a cada hora durante a exposição e depois de deixar o local de exposição. Como trabalhadores e crianças em idade escolar apresentam períodos de exposição prolongados seguidos de alguns dias sem exposição, o uso de testes de função pulmonar para pesquisa de hiper-responsividade brônquica é útil (p. ex., metacolina). Provas de função pulmonar antes de iniciar a segunda-feira de trabalho de uma típica semana de trabalho podem ser normais. Em uma sexta-feira de atividades típicas, as provas de função pulmonar podem mostrar redução nos parâmetros e a resposta brônquica pode ter se tornado mais sensível a uma concentração menor de histamina, metacolina ou manitol. Na segunda-feira seguinte, os exames podem ter retornado ao normal ou estar quase normais, sem nenhuma alteração além da redução à exposição.

No caso da PH, um período de 4 a 8 horas entre a exposição e o início de febre, tosse e dispneia é comum. Infelizmente, o retorno para casa depois da hospitalização por pneumonia com cultura negativa a um antígeno causador de PH geralmente resulta em recorrência completa dos sintomas. Os médicos devem ter um alto índice de suspeição de PH se houver recorrência de infiltrados pulmonares pouco depois da reexposição (ver Capítulo 427.1).

Tabela 427.4 Um construto (WHACOS) que tem sido usado na entrevista médica de pacientes, colegas de trabalho e membros da família quando a doença pulmonar ocupacional ou ambiental está sendo considerada.

W	(*What*) O que você faz?
H	(*How*) Como você faz o seu trabalho?
A	(*Acute*) Os seus sintomas são agudos ou crônicos?
C	(*Coworkers*) Alguns dos seus colegas de trabalho, familiares, colegas de classe ou amigos têm os mesmos sintomas?
O	(*Outside*) Você tem algum *hobby*, viagem ou exposição a animais/animais de estimação fora da escola ou do trabalho?
S	(*Satisfied*) Você está satisfeito com seu trabalho ou escola?

CLASSIFICAÇÃO E PATOGÊNESE

As doenças pulmonares ocupacionais e ambientais compreendem numerosas síndromes de doença pulmonar, como **asma ocupacional, SDVR**, pneumonite de hipersensibilidade (ver Capítulo 427.1), doença induzida pela poluição do ar, doença de inalação de metais pesados, beriliose, câncer pulmonar ocupacional (p. ex., mesotelioma devido a asbestose) e doença pulmonar obstrutiva crônica não relacionada ao tabagismo. A maioria dessas doenças não é problemática para crianças e adolescentes, mas os adolescentes podem ser expostos por meio do trabalho em tempo parcial ou por uma única exposição, como é visto na SDVR.

Asma ocupacional e ambiental

Os princípios gerais do diagnóstico, sinais e sintomas, tratamento e causas da asma são abordados no Capítulo 169. *Partículas de alto peso molecular* da asma ocupacional e ambiental podem ser caracterizadas como alergênios, os quais são normalmente proteínas e enzimas, inalados de diversas fontes (Tabela 427.5). Eles compreendem diversos animais, frutos do mar, peixes, enzimas (p. ex., *Bacillus subtilis* no sabão em pó) e farinha de trigo ou cereais. A asma ocupacional e ambiental também é causada por várias substâncias químicas de baixo peso molecular, incluindo substâncias químicas reativas, metal de transição

Tabela 427.5 Antígenos de alto peso molecular que induzem asma ocupacional ou ambiental.

OCUPAÇÃO OU AMBIENTE	FONTE
ÁCAROS	
Fazendeiro	Ácaro do celeiro, ácaro rajado (*Tetranychus urticae*), ácaro de grãos
Horticultor	*Amblyseius cocumeris*
Manipulador de farinha	Ácaros e parasitas
Manipulador de frangos	Ácaro-de-galinha
Plantação de laranjas	Ácaro purpúreo (*Paronychus citri*)
Plantação de maçãs	Ácaro vermelho europeu (*Panonychus ulmi*)
Plantador de videiras	Ácaro McDaniel (*Tetranychus mcdanieli*)
Trabalhador em silos de grãos	Ácaro de grãos
ALGAS	
Farmacêutico	*Chlorella*
Talassoterapeuta	Algas (espécie não especificada)
ANTÍGENOS DERIVADOS DE ANIMAIS	
Açougueiro	Pó de osso de vaca, porco, pelo de cabra
Apanhador de sapos	Sapo
Botão de madrepérola	Poeira de madrepérola
Cabelereiro	Sericina
Cozinheiro	Carne crua
Curtidor	Caseína (leite de vaca)
Diversos	Fezes de morcego
Farmacêutico	Glândulas endócrinas
Fazendeiro	Pelo de cervo, urina de marta (mamífero mustelídio)
Funcionário de galinheiro	Galinha
Guarda de zoológico	Pássaros
Indústria de laticínios	Soro de leite, lactoalbumina
Manipulador de marfim	Poeira de marfim
Panificação	Lactoalbumina
Produtor de ovos	Proteína de ovo
Produtor de porcos	Intestino de porco (vapor da água de imersão)
Técnico de laboratório	Albumina do soro bovino, animal de laboratório, pelo de macaco
Trabalhador na agricultura	Pelo de vacas
Veterinário	Pelo de cabra
ARTRÓPODES	
Agrônomo	*Bruchus lentis*
Celeiro de sementes	Gorgulho-do-feijão mexicano (*Zabrotes subfasciatus*)
Criador de galinhas	Anasiquíase (*Anisakis simplex*)
Curador de museu	Besouros (Coleoptera)
Engarrafador	Inseto da família Lygaeidae
Engenheiro de usina elétrica	Mosca-d'água (Phryganeidae)
Entomologista	Cascudinho da cama das aves (*Alphitobius diaperinus* Panzer), mariposa, borboleta
Fazendeiro	Pragas de grãos (*Eurygaster* e *Pyrale*)
Manipulador de isca de peixe	Larvas de insetos (*Galleria mellonella*), larva da farinha (*Tenebrio monitor*), larva de *Lucila caesar*, dáfnia, larva de *Echinodorus* na comida de peixe (*Echinodorus plasmosus*), mosca de cromídeos (*Chironomus thummi thummi*)
Mecânico em fábrica de centeio	Besouro-da-farinha (*Tribolium confusum*)
Processador de mel	Abelha
Processamento de peixes	Anasiquíase (*Anasakis simplex*)
Sericultura	Bicho-da-seda, larva do bicho-da-seda
Técnico	Artrópodes (*Chrysoperla carnea*, *Leptinotarsa decemlineata*, *Ostrinia nubilalis* e *Ephstia kuehniella*), mosca-varejeira de ovelhas (*Lucilia cuprina*)
Trabalhador de laboratório	Grilo, mosca-de-frutas, gafanhoto (*Locusta migratoria*), locusta
Trabalhador em estação de tratamento de esgoto	Mosca de esgoto (*Psychoda alternata*)
Trabalhador na indústria de fiação de lã	*Dermestidae* spp.
Tripulação de voo	Milíase (*Cochliomya hominivorax*)
COGUMELOS	
Agricultor	*Agaricus bisporus* (cogumelo branco)
Gerente de hotel	*Boletus edulis*
Padeiro	Fermento de padaria (*Saccharomyces cerevisiae*), *Boletus edulis*
Processador de sopa de cogumelos	Cogumelo não especificado
Produtor de cogumelo	*Pleurotus cornucopiae*
Trabalhador em escritório	*Boletus edulis*
Trabalhador em estufa	Ervilha-de-cheiro (*Lathyrus odoratus*)
Vendedor	*Pleurotus ostreatus* (esporos de fungo causador da podridão branca da madeira ou mofo branco das folhas)
CRUSTÁCEOS, FRUTOS DO MAR, PEIXES	
Criação de ostras	Ascídia (camarão de criação de ostras ou tunicado)
Fábrica de comida de peixe	Camarão *gammarus*
Fábrica de enlatados	Polvo
Fábrica de processar vieiras	Vieiras
Manipulador de frutos do mar em restaurantes	Vieira ou camarão
Moedor de laboratório	Esponja marinha
Pescador	Coral-vermelho mole, siba
Polidor de joias	Osso de siba
Processador de peixe	Molusco, camarão, caranguejo, pitu, salmão, truta, lagosta, rodovalho, diversos peixes
Suplementos dietéticos	Cartilagem de tubarão
Técnico	Farinha de camarão (*Artemia salina*)
ENZIMAS BIOLÓGICAS	
Farmacêutico	Bromelina, flavistase, lactase, pancreatina, papaína, pepsina, peptidase de *Serratia* e cloreto de lisozima; lisozima do ovo, tripsina
Indústria de detergente	Esterase, *Bacillus subtilis*
Padeiro	Amilase fúngica, amiloglicosidase fúngica e hemicelulase
Plástico	Tripsina
Processador de frutas	Pectinase e glucanase
Produtor de queijo	Diversas enzimas na produção do coalho (proteases, pepsina, quimosinas)
Trabalhador de fábrica	*Bacillus subtilis*
Trabalhador de hospital	Empinase (pronase B)
Trabalhador de laboratório	Xilanase, fitase do *Aspergillus niger*

(*continua*)

Tabela 427.5 Antígenos de alto peso molecular que induzem asma ocupacional ou ambiental. *(continuação)*

OCUPAÇÃO OU AMBIENTE	FONTE
FARINHAS	
Forragem animal	Farinha de cravo-de-defunto (*Tagetes erecta*)
Padeiro	Farinha de trigo, centeio, soja e trigo sarraceno; farinha de Konjac; farinha de ervilha branca (*Lathyrus sativus*)
Processador de alimentos	Farinha de tremoço (*Lupinus albus*)
GOMA DE VEGETAIS	
Cabeleireiro	Goma karaya
Dentista	Guta-percha
Importador de goma	Goma tragacanto
Impressor	Acácia
Manufatura de tapetes	Goma guar
MOFO	
Agricultor	*Plasmopara viticola*
Barista	*Chrysonilia sitophila*
Lenhador	*Chrysonilia sitophila*
Mineiro de carvão	*Rhizopus nigricans*
Operário	Mofo preto (*Ascomycetes*, deuteromicetos)
Padeiro	*Alternaria*, *Aspergillus* (não especificado)
Processamento de linguiça	*Penicillium nalgiovense*
Serralheiro	*Trichoderma koningii*
Técnico	*Dictyostelium discoideum* (mofo), *Aspergillus niger*
Trabalhador com reboco	*Mucor* spp. (fibras de esparto contaminadas)
Trabalhador de açúcar de beterrabas	*Aspergillus* (não especificado)
Trabalhador de fábrica de compensado	*Neurospora*
PLANTAS	
Açougueiro	Ervas aromáticas
Cabelereiro	Hena (não especificada)
Cosmético	Poeira de sementes de amendoim-inca (*Plukenetia volubilis*), camomila (não especificada)
Decorador	Favas-do-mar (*Entage gigas*)
Descascador	Poeira de casca de amêndoa
Esgoto	Sumaúma
Fabricante de escova	Fibra de piaçava nas folhas de agave
Fabricante de tabaco	Folha de tabaco
Farmacêutico	Rosa-mosqueta, flor de maracujá (*Passiflora alata*), cáscara-sagrada (*Rhamnus purshiana*)
Fitoterapeuta	Raízes de alcaçuz (*Glycyrrhiza spp.*), polígala (*Polygala tenuifolia*), material erval
Horticultor	Frésia (*Freesia hybrida*), páprica (*Capsicum annuum*), ginseng do Brasil (*Pfaffia paniculata*)
Indústria alimentícia	Anis, feno-grego, pêssego, poeira de alho, aspargos, grão de café, semente de gergelim, poeira de cereais, cenoura (*Daucus carota L.*), feijão-verde (*Phaseolus multiflorus*), feijão-fava (*Phaseolus lunatus*), cebola, batata, acelga (*Beta vulgaris L.*), abobrinha, feijão de alfarroba, poeira de espinafre, couve-flor, repolho, chicória, semente de erva-doce, semente de cebola (*Allium cepa*, cebola-roxa), arroz, açafrão (*Crocus sativus*), temperos, poeira de grãos
Indústria petrolífera	Mamona, azeite
Jardineiro	Acáfila-verde (*Acalypha wilkesiana*), suco de grama, figo-chorão (*Ficus benjamina*), guarda-chuva (*Schefflera spp.*), Amarílis (*Hippeastrum spp.*), seiva de jasmim de Madagascar (*Stephanotis floribunda*), ervilhaca (*Vicia sativa*)
Manipulador de estuque	Esparto (*Stipa tenacissima* e *Lygeum spartum*)
Poeira	Poeira de licopódio
Processador de chá de ervas	Chá de ervas, raiz de salsaparrilha, inhame-da-china (*Dioscorea batatas*), ginseng coreano (*Panax ginseng*), poeira de plantas de chá (*Camellia sinensis*), camomila (não especificado)
Químico	Óleo de linhaça, poeira da semente de *Voacanga africana*
Químico de cervejaria	Lúpulo
Trabalhador	Manipulação de alimentos cítricos (*dl*-limoneno, *l*-citronelol e diclorofeno)
Trabalhador floral	Flor decorativa, cártamo (*Carthamus tinctorius*) e milefólio (*Achillea millefolium*), flor de espata, lavanda marinha (*Limonium tataricum*), mosquitinho (*Gypsophila paniculata*), hera (*Hedera helix*), flor (vários), lavanda do mar (*Limonium sinuatum*)
PÓLEN	
Floricultor	Cíclame-da-europa, rosa
Jardineiro	Palmeira-das-canárias (*Phoenix canariensis*), sino-irlandês (*Moluccella laevis*), pimentão, crisântemo, berinjela (*Solanum melongena*), *Brassica oleracea* (couve-flor e brócolis)
Plantador de oliveiras	Mostarda-branca (*Sinapis alba*)
Trabalhador de laboratório	Girassol (*Heliantus* spp.), arabidópsis (*Arabidopsis thaliana*)
Trabalhador de processamento	*Helianthus annuus*
PRODUTOS NATURAIS DERIVADOS DE PLANTAS	
Doceiro	Pectina
Extração de rosas	Óleo de rosa
Fabricante de luvas	Látex
Padeiro	Glúten, lecitina de soja
Profissional de saúde	Látex

e poeiras de madeira (Tabela 427.6). Estes *agentes de baixo peso molecular* são suficientes para levar a uma resposta imune, mas geralmente não induzida pelo mecanismo da IgE. Essas substâncias químicas de baixo peso molecular parecem agir como haptenos que se ligam a proteínas humanas, causando uma resposta imunológica no hospedeiro.

A patogênese da asma em pacientes expostos a antígenos com peso molecular elevado simula a asma não ocupacional em pacientes nos quais atopia, gênero, genética, concentração do antígeno, duração da exposição e outros fatores individuais contribuem para o desenvolvimento da doença. A maioria dos indivíduos requer que a concentração e duração da exposição sejam suficientes para causar a sensibilização do anticorpo IgE para responder ao alergênio agressor com o desenvolvimento de hiper-responsividade brônquica e doença inflamatória das vias respiratórias na reexposição. Se a exposição ao alergênio for suficiente, essas proteínas podem direcionar a resposta imunológica para um fenótipo de linfócito T tipo 2 (Th2), mesmo em pacientes sem predisposição atópica prévia. Isso ocorreu em casos de alergia ao látex, em que vários indivíduos não atópicos e pacientes expostos ao alergênio desenvolveram alergia ocupacional a diversas proteínas do látex natural. Indivíduos atópicos apresentam um risco maior de desenvolver alergia ao látex. Um estudo longitudinal demonstrou que a poeira das luvas de látex, com teor elevado de alergênio, foram a causa da epidemia de alergia ao látex e asma ocupacional. Infelizmente, apesar da remoção primária do agente sensibilizador agressor, os sintomas de asma e a hiper-responsividade brônquica induzida por múltiplas causas persistem em aproximadamente 70% dos indivíduos com asma ocupacional.

Tabela 427.6 Substâncias químicas de baixo peso molecular que induzem asma ocupacional ou ambiental.

SUBSTÂNCIA QUÍMICA	OCUPAÇÃO OU FONTE AMBIENTAL
Di-isocianatos	
• Difenilmetano	• Poliuretano
• Hexametileno	• Material para impermeabilização de telhado
• Naftaleno	• Isolamento
• Tolueno	• Tinta
Anidridos	Fabricantes ou usuários
• Trimelíticos	• Tinta
• Ftálico	• Plásticos
	• Resinas de epóxi
Corantes	Uso pessoal ou negócios de corantes
• Antraquinona	• Tinta de cabelo
• Carmim	• Corante de pele
• Hena	• Corante de tecidos
• Persulfato	
Cola ou resina	Plástico
• Metacrilato	• Fabricantes
• Acrilatos	• Profissionais de saúde
• Epóxi	• Ortopedistas
Metais	Metalurgia
• Ácido crômico	• Laminação
• Dicromato de potássio	• Solda
• Sulfato de níquel	
• Vanádio	
• Sais de platina	
Fármacos	Exposição a fármacos no meio ambiente
• Betalactâmicos	• Trabalhadores na indústria farmacêutica
• Opioides	• Fazendeiros
• Outros	• Profissionais da saúde
Substâncias químicas	Exposição no campo de saúde
• Formaldeído	• Trabalhador de laboratório
• Glutaraldeído	• Profissionais de saúde
• Óxido de etileno	
Poeira de madeira	Trabalhadores/amadores
• Cedro-vermelho ocidental (ácido plicático)	• Serraria
• Madeiras exóticas	• Carpintaria
• Bordo	• Artesão em madeira
• Carvalho	

Síndrome da disfunção reativa das vias respiratórias e asma induzida por substâncias irritantes

A SDVR apresenta-se com o desenvolvimento de sintomas respiratórios agudos minutos a horas depois de uma única inalação de uma *concentração elevada* de um gás, aerossol ou fumaça irritantes. A manifestação clínica e a fisiopatologia da SDVR têm sido estudados por meio de desenhos experimentais ou estudos epidemiológicos após exposição ao cloro gasoso, ácido acético, dimetilaminoetanol, clorofluorocarbonetos, epicloridrina e diisocianatos.

A Tabela 427.7 apresenta os critérios para o diagnóstico de SDVR. Segue-se o desenvolvimento de sintomas semelhantes ao da asma e hiper-responsividade das vias respiratórias, que persistem por períodos prolongados. Ao contrário da asma típica, a SDVR geralmente não é reversível com o uso do broncodilatador. Esta é provavelmente uma consequência da lesão direta ao epitélio e subsequente fibrose submucosa.

A *asma induzida por substâncias irritantes* está intimamente relacionada à forma de asma resultante da provocação não imunológica de hiper-responsividade brônquica com obstrução ao fluxo de ar. Em contraste com a SDVR, a asma induzida por irritantes ocorre após exposição única ou múltipla a produtos químicos irritantes em baixas concentrações. Se os sintomas pulmonares resultantes ocorrerem após múltiplas exposições, ela é chamada de *asma não imunologicamente induzida*.

Os fatores predisponentes para o desenvolvimento da SDVR não estão bem caracterizados. A atopia e o tabagismo podem aumentar o risco de se desenvolver SDVR quando expostos mediante inalação de substâncias químicas irritantes. Além dos fatores do hospedeiro, o tipo de substância química parece ser importante. Concentrações mais elevadas da substância química, o tipo (vapor ou aerossol úmido) e agentes branqueadores são as substâncias que mais causam essa síndrome. É menos provável que ela seja causada por aerossóis com partículas secas. A análise dos bombeiros que trabalharam após os ataques ao World Trade Center indicou que a presença de hiper-responsividade brônquica antes da exposição química *não aumenta* o risco do indivíduo em desenvolver SDVR.

A patogênese da SDVR segue um padrão típico, impulsionado pela lesão inicial do epitélio das vias respiratórias. A histologia inicial demonstra desnudamento rápido da mucosa acompanhado de exsudato fibrinoso e hemorrágico na submucosa. Subsequentemente, ocorre edema subepitelial com alguma regeneração da camada epitelial, proliferação basocelular e parabasal e, eventualmente, áreas de fibrose.

Tabela 427.7 Critérios para o diagnóstico da doença reativa das vias respiratórias.

- Ausência de sintomas respiratórios documentados previamente
- Início dos sintomas ocorre mais frequentemente depois de uma única exposição específica
- A exposição é mais frequentemente a altas concentrações de gás, fumaça, vapor ou vapor irritante
- Os sintomas ocorrem 24 h depois da exposição, persistindo por 3 meses ou mais
- Os sintomas mimetizam a asma com tosse, sibilos, apneia e/ou dispneia
- Provas de função pulmonar demonstram obstrução ao fluxo de ar, mas nem sempre
- A hiper-responsividade brônquica é documentada pelo teste de provocação com metacolina
- Incapacidade de encontrar uma doença pulmonar alternativa

Descamação, fibrose subepitelial, espessamento da membrana basal e regeneração basocelular são mais proeminentes na SDVR do que na asma ocupacional. Isso pode explicar a resposta limitada aos broncodilatadores nessa síndrome se comparada à asma.

As manifestações clínicas da SDVR e da asma induzida por substâncias irritantes são diferentes entre si, principalmente em relação ao início dos sintomas. Os pacientes com SDVR podem, tipicamente, indicar exatamente quando os sintomas começaram, assim como quantas horas após a exposição eles ocorreram. Os sintomas são tão graves que quase 80% dos indivíduos em um estudo procuraram um serviço de emergência. Os sintomas referentes às vias respiratórias inferiores, como tosse, dispneia, aperto no peito e sibilos, são proeminentes na SDVR, sendo a tosse o sintoma mais prevalente. Devido à natureza tóxica da substância química inalada, é previsível que uma síndrome das vias respiratórias superiores, com queimação da garganta e nariz, acompanhe os sintomas das vias respiratórias inferiores. Essa parte do complexo é denominada **síndrome da disfunção das vias respiratórias superiores.**

Os indivíduos com **asma induzida por substâncias irritantes** se apresentam com um início mais insidioso dos sintomas. Devido à natureza recorrente da baixa concentração da substância química, inicialmente os pacientes podem ser incapazes de identificar o fator desencadeador. Semelhante à rinite alérgica, os pacientes podem descrever congestão nasal, rinorreia, espirros, gotejamento pós-nasal, irritação ocular e injeção das conjuntivas. Os sintomas pulmonares incluem os tipicamente vistos na exacerbação da asma.

A avaliação inicial do paciente com SDVR ou asma induzida por substâncias irritantes geralmente inclui anamnese, exame físico e oximetria de pulso. Devido à natureza aguda da SDVR, a radiografia de tórax permite descartar outras causas agudas de dispneia, incluindo pneumonia ou edema pulmonar. Em pacientes com SDVR e asma induzida por irritantes, a radiografia de tórax é frequentemente normal ou pode mostrar hiperinsuflação. Idealmente, se o paciente não apresentar angústia respiratória significativa, provas de função pulmonar com espirometria, volumes pulmonares e capacidade de difusão são bastante úteis na avaliação inicial. A ausência de anormalidade na radiografia de tórax inicial assegura ao médico que a TCAR não esteja indicada.

TRATAMENTO

O tratamento da SDVR e asma induzida por irritantes é focado na prevenção da exposição. Como a exposição na SDVR geralmente está associada a uma única e conhecida exposição, essa tarefa já está cumprida. As exposições de baixo nível e persistentes são mais difíceis de identificar e remover.

Recomenda-se a implementação de diretrizes de tratamento para asma devido a todas as causas quando há necessidade de intervenção, além da remoção do antígeno. O tratamento de uma apresentação aguda da SDVR é essencialmente o mesmo que o tratamento de uma exacerbação aguda da asma. O tratamento beta-agonista de curta duração pode não ser eficaz na maioria dos pacientes; um teste com ipratrópio inalado pode trazer benefícios a curto prazo. Para sintomas moderados a graves e VEF_1 menor do que 70% do previsto, a administração de glicocorticoides sistêmicos (2 mg/kg equivalente à prednisona, até 60 mg/dia) pode ser benéfica com base em alguns estudos de casos clínicos e estudos em animais. Ao contrário dos ciclos típicos de 5 dias de glicocorticoides sistêmicos para as exacerbações da asma, muitos pacientes permanecem sintomáticos além de 5 dias devido à extensão da lesão epitelial das vias respiratórias. O tratamento com esteroides pode ser prolongado de 10 a 15 dias após o início dos sintomas, por meio da redução lenta dos corticosteroides. Corticosteroides inalados em altas doses (CSI) podem ser adicionados enquanto os esteroides sistêmicos são reduzidos. A dose inicial do CSI é baseada nas diretrizes do National Asthma Education and Prevention Program (NAEPP) e da Global Initiative for Asthma (GINA). Para pacientes cujos sintomas iniciais forem menos graves e/ou a espirometria demonstrar uma obstrução mais leve das vias respiratórias (VEF_1 maior que 70% do previsto), a terapia com altas doses de CSI sozinha pode ser iniciada sem a necessidade de tratamento sistêmico com corticosteroides. Quando os sintomas da asma dos pacientes melhorarem, as doses de CSI podem ser diminuídas em incrementos de 25 a 50% em um período de até 6 meses em algumas séries de casos com base nos sintomas do paciente. No entanto, o tratamento prolongado com CSI além de 6 meses também foi observado.

A bibliografia está disponível no GEN-io.

427.3 Doença Pulmonar Granulomatosa

Kevin J. Kelly e Timothy J. Vece

POLIANGIITE GRANULOMATOSA

A poliangiite granulomatosa (PAG) é uma doença que envolve os tratos respiratórios inferior e superior com inflamação granulomatosa dos pequenos vasos; era conhecida como *granulomatose de Wegener* (ver Capítulo 192). A doença pulmonar é frequentemente associada à glomerulonefrite. A presença simultânea das doenças pulmonar e renal deve levantar a suspeita imediata de que PAG, poliangiite microscópica ou doença antimembrana basal glomerular (anti-MBG) (ver Capítulo 427.5) seja a causa da doença.

Etiologia e epidemiologia

A prevalência de PAG parece ter aumentado quatro vezes nas últimas duas décadas, mas sem predominância por sexo. Exames diagnósticos aprimorados, como anticorpos antineutrófilos, podem explicar uma parte desse aumento na prevalência.

Patogênese

Clinicamente, o desenvolvimento de doença das vias respiratórias superiores e inferiores com granulomas na PAG implica o envolvimento da exposição ao antígeno nas vias respiratórias de uma fonte endógena ou exógena, com uma resposta imunológica celular aberrante. A expressão de citocinas pelos linfócitos sanguíneos periféricos CD4+ e células coletadas no LBA indica que existe, predominantemente, uma reposta do linfócito T tipo 1 com expressão exagerada da interferona-γ (IFN-γ) e fator de necrose tumoral (TNF; do inglês, *tumor necrosis factor*). Estudos *in vitro* demonstram uma resposta distorcida dos linfócitos T tipo 17 pelas células T do sangue CD4+ na PAG, sugerindo que exista um defeito imunológico regulador que leve à produção excessiva de citosinas dos linfócitos T tipo 1/linfócitos T tipo 17 (interleucina [IL]-17, TNF e IFN-γ) presumivelmente do ambiente ou autoantígenos. Tal resposta inflamatória pode ser suficiente para induzir e sustentar a formação do granuloma.

Detecção de *autoanticorpos reativos contra proteínas nos grânulos citoplasmáticos dos neutrófilos e monócitos (anticorpos citoplasmáticos antineutrófilos [ANCAs])* são encontrados em 90% dos pacientes com PAG. O primeiro tipo principal de ANCA é direcionado contra a proteinase-3 citoplasmática, sendo frequentemente chamado de **c-ANCA**. O segundo tipo principal de ANCA reconhece a enzima mieloperoxidase. Ela é encontrada em um pequeno número (menos de 10%) dos pacientes com PAG, mas é frequente em poliangiite microscópica. A fluorescência dos anticorpos antimieloperoxidase em um padrão perinuclear é frequentemente chamada de ANCA perinuclear ou **p-ANCA**. Em contrapartida, alguns pacientes desenvolvem o fenótipo clínico de PAG na ausência de ANCA detectável.

Manifestações clínicas

Crianças com PAG manifestam queixas respiratórias acompanhadas de febre, perda de energia e queixas articulares. Algumas podem apresentar-se com doença nasal grave que se manifesta com ulceração, perfuração do septo, dor, sinusite e/ou epistaxe. A perfuração do septo pode levar à deformação da ponte nasal devido à erosão da cartilagem, mas é mais comum em adultos. A doença pulmonar ocorre na maioria dos pacientes, como observado anteriormente. Os sintomas variam de tosse, hemoptise (observada em menos de 50% dos pacientes), dispneia e desconforto torácico a infiltrados assintomáticos na radiografia de tórax. Ocasionalmente, os pacientes com PAG apresentarão hemoptise ou infiltrados passageiros recorrentes devido à *hemorragia pulmonar*. A patologia é confusa porque pode ser difícil demonstrar a presença de doença granulomatosa, e *capilarite pulmonar*, o outro componente principal visto na histologia, pode ser vista em outros distúrbios, incluindo doença anti-MBG, poliangiite microscópica, capilarite pulmonar idiopática e púrpura de Henoch-Schönlein. Diferenciar a PAG de outras síndromes pulmonares e renais é mais fácil quando existem sintomas clássicos de doença das vias respiratórias superiores (nasal/seios da face), doença das vias respiratórias inferiores com necrose, granulomas com vasculite na biopsia pulmonar e doença renal consistente com glomerulonefrite.

Até 20% dos pacientes com PAG apresentam estenose subglótica ou endobrônquica da cicatrização e alterações inflamatórias. Apesar de poder ser o sintoma de apresentação, geralmente ocorre em conjunção com outras manifestações da doença. Dispneia e alterações da voz são queixas comuns dos pacientes.

Sintomas cutâneos, oculares e articulares são comuns na PAG, acompanhando a doença pulmonar e renal, na maioria das séries, em 50% ou mais dos casos. A biopsia da pele pode demonstrar vasculite leucocitoclástica inespecífica, venulite ou capilarite.

Laboratório e patologia

Anticorpos c-ANCA ou antiproteinase-3 estão presentes em 90% dos pacientes com PAG. No entanto, eles também são encontrados em outros tipos de vasculite, não sendo suficientes para fazer o diagnóstico sem uma biopsia (ver Capítulo 192). Devido à natureza necrosante da vasculite, o tecido pulmonar é necessário para um diagnóstico definitivo de doença pulmonar. A biopsia das vias respiratórias superiores pode demonstrar evidência de doença granulomatosa, mas é raro encontrar evidência de vasculite sendo necessário realizar a biopsia pulmonar. A patologia usual demonstra múltiplos nódulos parenquimatosos que podem estar localizados nos tecidos brônquico, vascular ou intersticial (Figura 427.2). A inflamação granulomatosa é frequentemente vista em áreas de necrose e/ou vasculite.

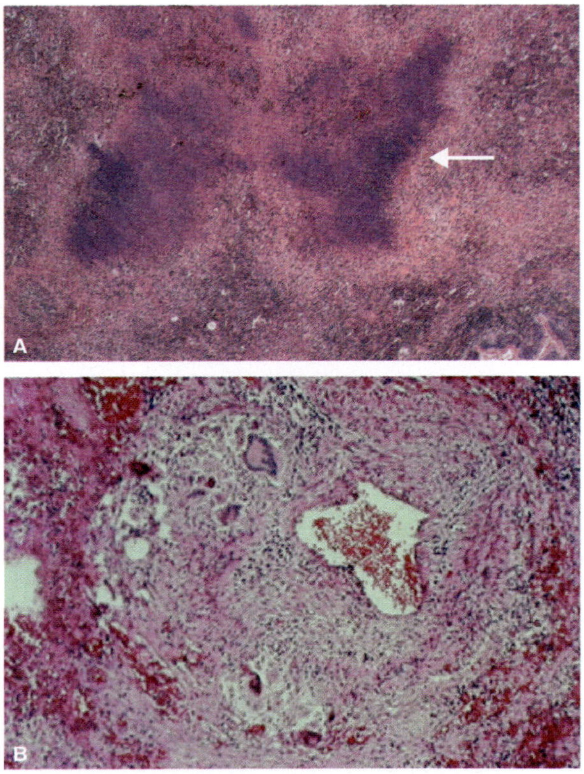

Figura 427.2 **A.** Visualização baixa de inflamação granulomatosa e necrose geográfica (*seta*) em uma biopsia pulmonar de um paciente com PAG. **B.** Vasculite granulomatosa envolvendo uma pequena artéria pulmonar no pulmão de um paciente com PAG. A parede vascular apresenta espessamento acentuado com um infiltrado inflamatório que inclui células gigantes multinucleadas. (De Sneller MC, Fontana JR, Shelhamer JH. Immunologic nonasthmatic diseases of the lung. In Adkinson AF, editor: *Middleton's allergy principles and practice*, Philadelphia, 2014, Elsevier, Fig. 61.1B and C.)

A biopsia renal raramente é capaz de demonstrar granulomas ou vasculite. Em vez disto, o tecido renal pode mostrar glomerulonefrite focal, segmentar ou necrosante sem depósito de complexos imunes. Quando não se demonstram os achados clássicos nos tecidos, deve-se considerar diversas doenças (p. ex., tuberculose, sarcoidose, poliangiite microscópica, carcinoma e outros distúrbios autoimunes).

Radiologia

A radiografia de tórax na PAG mostra múltiplos infiltrados, nódulos, lesões cavitárias ou doença intersticial pulmonar. Infiltrados transitórios podem ser vistos quando hemorragia recorrente faz parte das manifestações clínicas. A TCAR geralmente demonstra doença pulmonar mais extensa e a cavitação associada à natureza necrosante da doença (Figura 427.3).

Tratamento

Doença rapidamente progressiva e debilitante pode ocorrer quando a falha no diagnóstico de PAG leva ao tratamento inadequado. Uma série de pacientes mostrou que a morte ocorreu em 90% dos pacientes em até 2 anos depois do diagnóstico. O tratamento apenas com glicocorticoides resultou em recorrências e controle inadequado da doença em diversos pacientes.

A terapia é dividida em fases de *indução* e de *manutenção*. Corticosteroides sistêmicos, ineficazes como monoterapia, são o principal tipo de terapia em conjunto com outros agentes imunossupressores. Prednisona pode ser administrada por via oral na dosagem de 1 a 2 mg/kg/dia (máximo 60 mg). Alternativamente, metilprednisolona IV pode ser administrada na dosagem de 10 a 30 mg/kg (máximo 1 g) dada semanalmente ou por 3 dias consecutivos mensais. A terapia combinada tradicionalmente incluiu a ciclofosfamida administrada por via oral a 2 mg/kg/dia ou IV em dose de 15 mg/kg mensalmente. O rituximabe, um anticorpo anti-CD20, é tão eficaz quanto a ciclofosfamida na indução de remissão da PAG. A dose de rituximabe é de 350 mg/m^2 administrada semanalmente durante as primeiras 4 semanas ou 500 mg/m^2 administradas no início da terapia e 2 semanas após o início. Uma segunda dose de 500 mg/m^2 é geralmente administrada 6 meses após a primeira dose de rituximabe. Terapia de indução deve ser continuada entre 3 e 6 meses.

A terapia continuada é necessária após a fase inicial de indução para manter a remissão; no entanto, devido à toxicidade da ciclofosfamida, outros agentes imunossupressores são preferidos. Tanto o metotrexato quanto a azatioprina demonstraram ser igualmente eficazes como a ciclofosfamida na manutenção da remissão. O micofenolato de mofetila, em contraste, tem taxas de recidiva mais altas do que a azatioprina e deve ser evitado em vasculites associadas a ANCA. Dosagens sistêmicas de esteroides devem ser progressivamente desmamadas no início da fase de manutenção da terapia para uma dose de 5 a 10 mg/dia. A terapia deve ser continuada por um período

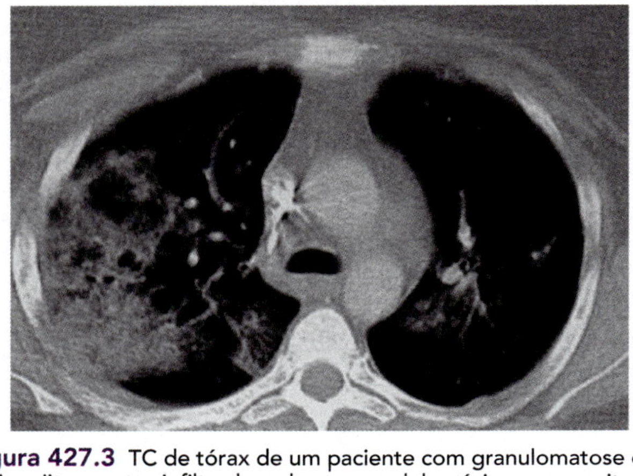

Figura 427.3 TC de tórax de um paciente com granulomatose com poliangiite mostra infiltrado pulmonar nodular típico com cavitação. (De Sneller MC, Fontana JR, Shelhamer JH. Immunologic nonasthmatic diseases of the lung. In Adkinson AF, editor: *Middleton's allergy principles and practice*, Philadelphia, 2014, Elsevier, Fig. 61.1A.)

adicional de 1,5 a 2 anos. O rituximabe, administrado a cada 6 meses por 2 anos, é pelo menos tão efetivo em manter a remissão quanto outros regimes.

Terapia adjuvante com plasmaférese pode ser considerada quando o paciente apresentar doença por PAG potencialmente fatal. Esse tratamento é defendido na premissa de que os ANCAs estão induzindo à doença e serão removidos da circulação com essa intervenção; seu uso foi avaliado favoravelmente na doença renal induzida pela PAG. A plasmaférese como tratamento adjuvante tem sido estudada principalmente em pacientes com vasculite renal grave, mas há também relatos de sucesso em hemorragia pulmonar grave. Os resultados de metanálise de pacientes com vasculite renal em nove estudos sugerem que a plasmaférese adjuvante pode estar associada a um desfecho renal melhor.

A *doença recorrente* permanece como um grande problema, com taxas de até 50% relatadas na maioria dos estudos. Demonstrou-se que os níveis de ANCA não se correlacionam com a atividade ou gravidade da doença. Não se faz tal terapia tóxica nos pacientes com doença isolada dos seios da face e nariz. O tratamento com corticosteroides tópicos e antibióticos para infecção parece ser o suficiente. Se não for bem-sucedido, o tratamento com corticosteroide e metotrexato parece ser eficaz.

O desenvolvimento de estenose subglótica requer tratamento específico. O uso de ciclofosfamida com corticosteroide oral pode apresentar uma resposta incompleta ou ausência de resposta nas vias respiratórias. A injeção local de corticosteroide de ação prolongada parece estar indicada para reduzir a inflamação e prevenir mais cicatrização. Se essa complicação for verificada na apresentação, intervenção simultânea nas vias respiratórias com indução por corticosteroide e ciclofosfamida é justificada e encorajada.

SARCOIDOSE

A sarcoidose é uma doença inflamatória idiopática que envolve diversos órgãos, com histologia característica com granulomas sem necrose caseosa (ver Capítulo 190). Tem sido postulado que a sarcoidose representa uma resposta imune a um agente ainda não identificado no meio ambiente, provavelmente inalado, em um hospedeiro suscetível. Permanece como diagnóstico de exclusão de outras doenças com formação de granulomas na histologia, como imunodeficiência da doença granulomatosa crônica (DGC), doença pulmonar intersticial (DPI) linfocítica granulomatosa associada à imunodeficiência comum variável (IDCV), PH associada a alguns fármacos e agentes inalados, granuloma com poliangiite, *Mycobacterium* típico e atípico, pneumonia por *Pneumocystis jiroveci* e carcinoma.

Epidemiologia e patogênese

Indivíduos do sexo feminino afro-americanos são desproporcionalmente mais afetados pela sarcoidose; entretanto, a doença pode estar presente em qualquer grupo. Como a distribuição do tipo sarcoidose assintomático de granulomas não caseosos pode ser encontrado frequentemente na autópsia, a contribuição dos granulomas para a doença nem sempre é clara. Alguns países fazem triagem em massa com radiografia de tórax para diversas doenças. Nesse cenário, até 50% das sarcoidoses diagnosticadas são assintomáticas. A gravidade da doença parece ser maior entre afro-americanos que tendem a apresentar doença aguda, enquanto indivíduos caucasianos são mais provavelmente assintomáticos, com doença mais crônica. Tem havido agrupamentos da doença em famílias e exames genéticos sugerem que a ligação com o complexo principal de histocompatibilidade (CPH) localizado no braço curto do cromossomo 6 é o mais provável.

A sarcoidose raramente é encontrada em crianças com menos de 8 anos; os descendentes de africanos são mais afetados. A apresentação da doença é semelhante à dos adultos, sendo mais comum a doença envolvendo diversos sistemas. Exantema cutâneo, iridociclite e artrite são vistos mais frequentemente sem sintomas pulmonares. No norte da Europa, eritema nodoso com envolvimento ocular pela iridociclite é visto com mais frequência. A despeito da ausência de sintomas, a radiografia de tórax pode ser anormal em aproximadamente 90% das crianças. A doença pulmonar parece ser menos progressiva se comparada aos adultos, com os pacientes se recuperando espontaneamente sem corticosteroides. Raramente, a doença pulmonar pode progredir para fibrose. É mais provável que a doença ocular seja progressiva, justificando a intervenção, pois a resposta inflamatória pode levar à cegueira devido a complicações da irite.

A infecção não reconhecida ou a inalação de um antígeno indutor de uma resposta imune continuam em primeiro plano na consideração como causa da doença. Apoiam essa hipótese os agrupamentos de sarcoidose em populações pequenas, com variação da prevalência de acordo com a geografia e etnia; a transferência da doença pode ocorrer por meio de transplante de órgãos e há reprodutibilidade da formação de granulomas apenas em pacientes com sarcoidose na pele quando o linfonodo homogeneizado de pacientes com sarcoidose é injetado intradermicamente (teste de Kveim-Siltzbach).

Manifestações clínicas

O mais provável é que pacientes com doença pulmonar estejam assintomáticos, pois a apresentação geralmente pode ser uma radiografia de tórax anormal. Quando sintomáticos, os pacientes apresentam falta de ar, tosse e dispneia. As crianças mais frequentemente manifestam a doença como iridociclite, exantema cutâneo e artrite. Crianças afro-americanas parecem ter envolvimento dos linfonodos mais frequentemente, elevação não específica da gamaglobulina, eritema nodoso e hipercalcemia. O exame físico pode revelar apenas uma frequência respiratória elevada sem estertores crepitantes ou subcrepitantes na ausculta. O envolvimento pleural é raro. Quando presente, um exsudato predominantemente linfocítico pode ser observado na avaliação laboratorial do líquido pleural. Achados raros, mas relatados, são os casos de pneumotórax, hemotórax e quilotórax. Uma síndrome específica, a **síndrome de Lofgren**, com linfadenopatia hilar, eritema nodoso e poliartralgias migratórias, é vista quase exclusivamente no sexo feminino. Essa síndrome apresenta uma forte associação com o HLA-DQB1*0201 e polimorfismos no receptor da quimiocina C-C 2 (CCR2); esses marcadores genéticos predizem um bom resultado.

Apesar de quase 90% dos pacientes com sarcoidose demonstrarem doença parenquimatosa ou mediastinal na radiografia de tórax, muitos têm sintomas mínimos ou nenhum sintoma. Aproximadamente 40% dos adultos com doença do estágio inicial apresentam envolvimento endobrônquico na broncoscopia. Quanto maior o nível de estadiamento da doença, maior a porcentagem de pessoas com envolvimento das vias respiratórias.

Teste laboratorial diagnóstico

Os achados mais comuns, porém inespecíficos, são hipergamaglobulinemia, hipercalciúria, hipercalcemia, fosfatase alcalina elevada quando a doença hepática estiver presente e, ocasionalmente, anemia de doença crônica. A enzima conversora de angiotensina sérica pode estar elevada em 75% dos pacientes com sarcoidose não tratada. Resultados falso-positivos ocorrem em outras doenças e, portanto, não é considerado um teste diagnóstico, mas que apoia fortemente o diagnóstico.

É possível realizar testes de função pulmonar com precisão na maioria das crianças com mais de 4 anos. Não existem achados diagnósticos específicos de espirometria, volumes pulmonares ou capacidade de difusão na sarcoidose. O teste de exercício associado a provas de função pulmonar pode demonstrar declínio na capacidade de difusão quando a alveolite está presente na PH e pode ser útil ao médico tentando diferenciar a sarcoidose da PH antes da biopsia.

O **LBA** é muito útil na diferenciação da PH da sarcoidose. O LBA na sarcoidose mostra predominância acentuada de células CD4. Uma *porcentagem de linfócitos superior a 16% no LBA, a razão CD4:CD8 superior a 4 e granulomas sem necrose caseosa na biopsia brônquica na presença de níveis anormais da enzima conversora da angiotensina quase sempre indicam o diagnóstico de sarcoidose.* Além disso, as células T são ativadas no LBA. LBA na PH mostra alteração significativa no equilíbrio entre as células CD4 e CD8, com os dois tipos celulares estando quase iguais comparados à leve predominância normal das células CD4 na circulação. Uma razão CD4:CD8 inferior a 1 prediz que 100% dos pacientes com linfocitose no LBA *não* apresentam sarcoidose. A contagem de neutrófilos superior a 2% e/ou de eosinófilos superior a 1% exclui o diagnóstico de sarcoidose.

A análise do D-dímero no LBA de indivíduos com sarcoidose demonstra uma elevação em 80% dos pacientes em comparação a níveis não detectáveis de D-dímeros nos controles não afetados.

Histopatologia

A característica da sarcoidose é a formação de granulomas sem necrose caseosa nos pulmões (Figura 427.4). Esses granulomas são encontrados em paredes brônquicas, septos alveolares e paredes vasculares das artérias e veias pulmonares. A formação de granulomas sem necrose caseosa é provavelmente precedida de alveolite envolvendo o interstício mais do que os espaços alveolares. Há acúmulo de células inflamatórias, incluindo monócitos, macrófagos e linfócitos que acompanham os granulomas. Células gigantes multinucleadas são frequentemente encontradas entre as células epitelioides dentro de um folículo granulomatoso. Elas podem apresentar inclusões citoplasmáticas (p. ex., corpos asteroides e corpos de Schaumann), assim como algumas partículas cristalinas birrefringentes feitas de oxalato de cálcio e outros sais de cálcio. Elas são identificadas mais frequentemente nos lobos superiores dos pulmões, podendo levar à confusão com doenças como pneumonite de hipersensibilidade, granuloma eosinofílico, doenças vasculares do colágeno, pneumoconiose, beriliose e doenças infecciosas, como tuberculose ou histoplasmose.

Radiologia

Exames de imagem pulmonar na sarcoidose têm incluído radiografia de tórax, CTAR, tomografia com emissão de prótons usando flúor-18-fluorodesoxiglicose e cintilografia com gálio-67. O estágio da sarcoidose é feito usando-se a radiografia simples, como descrito a seguir:

- Estágio I – Linfadenopatia hilar bilateral acompanhada de linfadenopatia paratraqueal direita.
- Estágio II – Linfadenopatia hilar bilateral acompanhada de opacidades reticulares. Se os pacientes estiverem sintomáticos, apresentam tosse e dispneia. Febre e fadiga ocasionais acompanham os sintomas respiratórios.
- Estágio III – Opacidades reticulares são vistas predominantemente nos lobos superiores com regressão da linfadenopatia hilar.
- Estágio IV – As opacidades reticulares começam a coalescer, levando a perda do volume dos campos pulmonares, bronquiectasia de tração pela aglomeração dos tecidos inflamados. Depósitos extensos de cálcio podem ser vistos neste estágio.

A TCAR pode ser útil no estágio da doença, bem como na revelação de anormalidades não vistas na radiografia de tórax. Os achados na TCAR em pacientes com sarcoidose incluem linfadenopatia hilar, nódulos paratraqueais, aparência em vidro fosco do parênquima pulmonar médio a superior, espessamento da parede brônquica, bronquiectasias, alterações císticas e fibrose. A aparência de vidro fosco sugere presença de alveolite, como a vista na PH. A biopsia geralmente mostra a formação de granuloma como achado histológico predominante.

Tratamento

Como a sarcoidose pulmonar apresenta resolução espontânea sem tratamento em quase 75% dos pacientes, são necessárias diretrizes claras de tratamento focado em minimizar os efeitos colaterais da terapia. Os glicocorticoides (GCs) têm sido o pilar do tratamento dessa doença, sendo frequentemente utilizados devido à doença extrapulmonar. Quando a doença pulmonar é progressiva, o objetivo dos GCs é prevenir a fibrose, o faveolamento e a doença pulmonar irreversível. É importante garantir que infecções disseminadas, insuficiência cardíaca, tromboembolismo ou hipertensão pulmonar não estejam presentes. Além da TCAR do tórax, deve-se considerar a realização de provas de função pulmonar, eletrocardiograma e ecocardiograma antes do início do tratamento com GCs.

O tratamento com GCs, frequentemente, não é iniciado quando no estágio I ou II sem sintomas. O exame cuidadoso dos benefícios da terapia foi destacado quando a avaliação prospectiva do tratamento com GCs para a doença pulmonar mostrou que quase 50% dos pacientes recebendo essa terapia apresentou doença ativa ou recaída da doença 2 anos depois. Em contrapartida, 90% dos pacientes que não receberam GCs apresentaram remissão espontânea; os outros 10% necessitaram de intervenção após 2 anos. Indicações absolutas incluem doença no estágio III progressiva com sintomas como dispneia, tosse ou outros sintomas torácicos, como dor. A restrição progressiva identificada nas provas de função pulmonar é uma indicação para o tratamento. Alterações específicas na função pulmonar como declínio 10% ou mais na capacidade pulmonar, declínio 15% ou mais da CVF, ou degradação de 20% ou mais na capacidade de difusão são indicações para intervenção com GCs.

O uso de prednisona oral na dose de 0,3 a 0,5 mg/kg é um ponto de partida razoável, dependendo da gravidade dos sintomas. A estabilidade é geralmente atingida dentro de 6 a 8 semanas e, em seguida, deve-se retirar os GCs progressiva e lentamente a cada 4 a 8 semanas. Muitos recomendam o uso de esteroides em dias alternados para reduzir os efeitos colaterais dos GCs, mas existem poucos dados sobre a eficácia dessa estratégia.

Nos pacientes que não toleram os GCs ou desenvolvem doença progressiva, o uso alternativo de imunossupressores pode trazer benefícios. A doença progressiva também serve de lembrança para que o médico reavalie o diagnóstico de sarcoidose e reveja as chances de que a beriliose seja a causa subjacente da doença progressiva.

Avaliou-se o uso de GCs inalados em pacientes com doença no estágio I com resultados variáveis. A avaliação do tratamento com provas de função pulmonar e sintomas é o melhor método para julgar a resposta a esse tratamento. Sintomas persistentes depois de 4 a 8 semanas de tratamento sugerem a necessidade de indicação de GCs sistêmicos.

BERILIOSE

A doença de berílio crônica ou beriliose é um exemplo de exposição ambiental e uma resposta granulomatosa única nos pulmões. O berílio é um metal alcalino que apresenta diversos usos industriais.

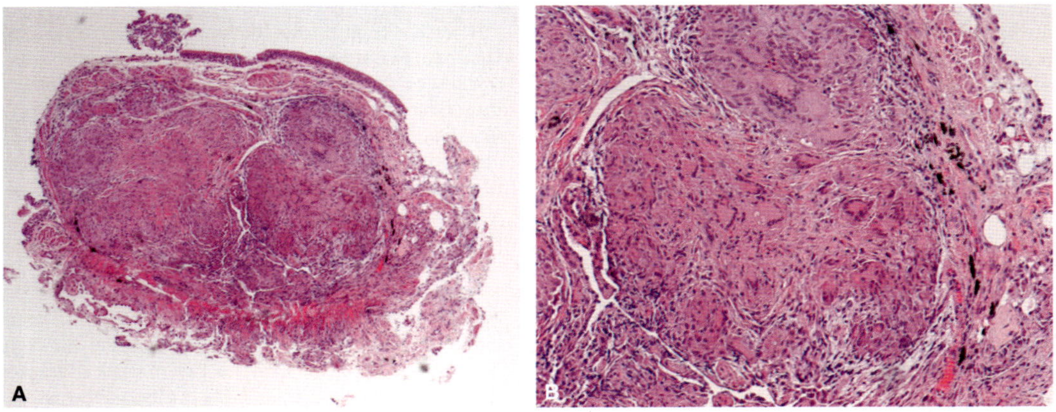

Figura 427.4 Biopsia transbrônquica mostrando um granuloma de sarcoidose. **A.** Os granulomas estão localizados abaixo da camada epitelial bronquiolar que aparece na parte superior da foto. **B.** Um aumento maior da mesma biopsia. O granuloma epitelioide está repleto de células gigantes multinucleadas. Não há necrose caseosa. Coloração especial para bacilos ácido-resistentes e fungos foi negativa. (De Sneller MC, Fontana JR, Shelhamer JH. Immunologic nonasthmatic diseases of the lung. In Adkinson AF, editor: *Middleton's allergy principles and practice*, Philadelphia, 2014, Elsevier, Fig. 61.6.)

O diagnóstico de beriliose requer o preenchimento de três critérios: (1) história de exposição ao berílio; (2) resposta positiva aos testes de proliferação linfocitária ao berílio em linfócitos obtidos no LBA ou exame de sangue; e (3) granulomas sem necrose caseosa na biopsia pulmonar. A exposição ao berílio pode ocorrer na indústria automotiva, de cerâmica, aeroespacial, mineração, eletrônica, computação, joalheria e ligas dentárias. Adolescentes que trabalham em empregos temporários no verão operando máquinas, trabalhando com cerâmica ou produção de fios podem ser expostos. A sensibilização está associada à dose e à duração da exposição, sendo de até 20% em determinadas indústrias. Secretárias que trabalham em prédios em que a manufatura com berílio é ativa desenvolveram beriliose.

Patogênese

A suscetibilidade genética associada à resposta imunológica ao berílio são os dois componentes essenciais ao desenvolvimento da doença. Uma hipersensibilidade celular tardia dos linfócitos T ao berílio parece ser o mecanismo envolvido na formação do granuloma no pulmão. A proliferação dos linfócitos T ao berílio é específica e não ocorre em reação com outros metais. Semelhante à sarcoidose, as células T CD4+ predominam na resposta broncoalveolar. O berílio parece ser inalado e depois se liga a proteínas nos pulmões ou pode ser ingerido pelas células apresentadoras de antígenos. As citocinas produzidas e a formação do granuloma sugerem que a sensibilização é primariamente uma resposta dos linfócitos T tipo 1 com produção elevada de interferona-γ e IL-2.

Manifestações clínicas

As manifestações clínicas da beriliose são inespecíficas. Tosse seca, febre, fadiga, perda de peso e dispneia podem estar presentes. Apesar de sintomas manifestarem-se em até 3 meses, detectou-se a doença até 3 décadas após a exposição. O exame físico é um pouco diferente do indicado para PH e sarcoidose, com estertores crepitantes basais na ausculta. As outras doenças mencionadas são mais proeminentes nos lobos superiores. Também pode haver a presença de um nódulo pequeno na pele exposta.

Testes laboratoriais

A suspeita de beriliose deve motivar o médico a realizar estudos de proliferação dos linfócitos sanguíneos para o berílio, assim como provas de função pulmonar. Esses exames devem ser encaminhados para um centro especial em que se fazem inúmeros testes de comparação para controles positivo e negativo adequados. Quando positivo, o exame apresenta especificidade de 96% para definir a presença de beriliose. Entretanto, a sensibilidade do exame fica em menos de 70%, sugerindo que aproximadamente 30% de quem tem a doença possa apresentar resultado negativo ao exame.

Semelhante a outras doenças granulomatosas pulmonares, encontra-se frequentemente a produção aumentada de calcitriol. A fonte dessa forma ativa de vitamina D está nos macrófagos pulmonares ativados, podendo resultar em hipercalciúria e hipercalcemia.

Radiografia

Deve-se obter radiografia de tórax em todos os pacientes com suspeita de beriliose. Ela pode ser normal, mostrar linfadenopatia hilar, nódulos pulmonares, aparência de vidro fosco ou opacidades alveolares. As anormalidades parenquimatosas podem ser difusas ou ser proeminentes nos lobos superiores. Esses achados dependem do estágio da doença.

A TCAR é o exame mais sensível para identificar a beriliose crônica. Quase 25% dos exames de TCAR em pacientes com beriliose na biopsia são normais. Semelhante a outras doenças granulomatosas dos pulmões e PH, os achados desse exame TCAR incluem nódulos parenquimatosos de tamanhos variados, linhas septais espessas, opacidades em vidro fosco, cavitações císticas e linfadenopatia no hilo ou mediastino. Anormalidades pleurais são menos comuns, mas espessamento pode ser observado na proximidade dos nódulos parenquimatosos.

Tratamento

O tratamento da beriliose envolve evitar exposição adicional e glicocorticoides ou outro agente imunossupressor. A decisão de intervenção depende da gravidade dos sintomas, do prejuízo fisiológico baseado nas provas de função pulmonar e da extensão das alterações radiológicas. Geralmente inicia-se o tratamento quando o paciente apresenta dispneia ou tosse, declínio superior a 10% nos volumes pulmonares ou troca gasosa ou provas de função pulmonar anormais na apresentação inicial.

Pequenas séries de casos demonstraram a eficácia dos corticosteroides pela melhora dos sintomas, melhora radiográfica e melhora nas provas de função pulmonar, incluindo a capacidade de difusão. Alguns pacientes, a despeito da melhora dos sintomas, apresentam recaída que pode progredir para fibrose e doença pulmonar persistente.

É importante diferenciar a beriliose da sarcoidose para desfechos a longo prazo. Parece que a demora em prescrever GCs aos pacientes com beriliose pode levá-los a um estado em que a doença pulmonar não apresenta resposta ao tratamento. Em contrapartida, o uso de esteroides em sarcoidose pode ocasionar maior taxa de recorrência da doença. Não se sabe o que faz as duas respostas serem tão diferentes.

A dose dos esteroides é semelhante à da sarcoidose com uma dose inicial de 0,5 mg/kg/dia de prednisona durante 6 a 12 semanas. Uma vez que uma resposta tenha sido estabelecida, deve-se converter para o tratamento em dias alternados na mesma dose seguida pela redução da dose até que se atinja a menor dose que controle a doença. Os pacientes podem requerer terapia persistente para o resto da vida. A suscetibilidade genética à doença pode predizer a reincidência da doença. Mutações no gene HLA-DPB1 (homozigoto para a substituição do glutamato na posição β69) parecem predizer pacientes específicos que são suscetíveis à recorrência dos sintomas.

Quando os pacientes não apresentam resposta ou têm recidivas recorrentes, a dose baixa de metotrexato tem proporcionado uma resposta favorável em alguns pacientes, assim como na sarcoidose. Também pode-se considerar o uso de azatioprina, já que na sarcoidose essa substância apresentou resposta favorável; no entanto, não existem estudos publicados usando agentes imunossupressores. Um pequeno número de casos tem também mostrado resultado promissor com os inibidores do TNF-α, tanto na doença sarcoidose quanto na beriliose.

DOENÇA PULMONAR GRANULOMATOSA NA IMUNODEFICIÊNCIA PRIMÁRIA

A imunodeficiência primária (IDP) geralmente está presente com sintomas pulmonares recorrentes ou persistentes secundários a infecções recorrentes, pneumonia, bronquiectasia e doença intersticial pulmonar com ou sem fibrose. Ocorre desregulação imunológica em diversas IDPs com o desenvolvimento de doença pulmonar granulomatosa e doença autoimune. A maior parte dos esforços está concentrada na descoberta de patógenos infecciosos na IDP que causam os distúrbios pulmonares, mas a desregulação pode ser o problema primário que causa os sintomas e progressão da doença. Isso requer terapias imunossupressoras juntamente ao tratamento das imunodeficiências. As duas principais IDPs associadas à doença pulmonar granulomatosa são a **doença granulomatosa crônica (DGC)** (ver Capítulo 156) e a **imunodeficiência comum variável (ICV)** (ver Capítulo 150).

O *Mycobacterium tuberculosis* é o protótipo do microrganismo que leva à formação de granulomas nos pulmões. Infecções micobacterianas não tuberculosas também podem causar granulomas na presença de IDP específica. Elas têm sido observadas com a diminuição na expressão da IL-12/IL-23/IFN-γ ou a presença de **autoanticorpos à IFN-γ**. Também foram descritos pacientes com regulação defeituosa do fator-kappa B nuclear (**defeitos do modificador essencial fator-kappa B nuclear**), assim como com micobactérias não tuberculosas. O médico deve ter certeza de que este organismo de baixa virulência não esteja causando a doença antes de considerar tratar a desregulação imunológica.

Patogênese

A DGC é uma IDP envolvendo múltiplos defeitos no sistema da nicotinamida adenina dinucleotídio fosfato oxidase, que prejudica a capacidade de explosão respiratória para gerar espécies reativas de oxigênio (ver Capítulo 156).

Até 25% dos pacientes com **ICV** desenvolvem doença pulmonar (ver Capítulo 150). Essas alterações pulmonares são pneumonia organizativa, doença intersticial pulmonar, linfoma do tecido linfoide associado à mucosa e granulomas não caseosos observados na doença pulmonar intersticial granulomatosa e linfocítica (DPIGL). Níveis elevados de TNF, devido a polimorfismos do TNF, foram implicados como um mecanismo possível. A DPIGL está sendo reconhecida mais frequentemente na ICV. É definida pela presença de granulomas e um padrão de proliferação linfocítica nos pulmões. Os granulomas são encontrados em outros órgãos, como medula óssea, baço, trato gastrintestinal, pele e fígado.

A etiologia da DPIGL é desconhecida. Em um estudo de coorte, descobriu-se que a maioria dos pacientes com achados anatomopatológicos de DPIGL tinha infecção pulmonar com o herpes-vírus 8. Eles podem representar um subgrupo de pacientes com DPIGL, indicando um mecanismo responsável pelo desenvolvimento de granulomas pulmonares.

A DPIGL é, às vezes, diagnosticada erroneamente como sarcoidose, inicialmente porque ambas envolvem granulomas pulmonares, em geral acompanhados de linfadenopatia hilar e/ou mediastinal. A sarcoidose possui diversas características que a distinguem da DPIGL, como níveis séricos normais ou elevados de imunoglobulinas e remissões espontâneas frequentes.

Manifestações clínicas da doença pulmonar granulomatosa na imunodeficiência primária

A doença respiratória crônica resultante de infecções recorrentes é comum na DGC. Em alguns pacientes, é acompanhada de baqueteamento digital e de outras manifestações em pele, fígado e tratos geniturinário e gastrintestinal. Os granulomas são especialmente problemáticos nos tratos gastrintestinal e geniturinário. A inalação de esporos e hifas de fungos leva à pneumonia aguda na DGC com rápida progressão para insuficiência respiratória com hipoxemia, dispneia e febre. Essa entidade, caracterizada como *mulch pneumonia*, é mais bem tratada com medicações antifúngicas e corticosteroides.

Radiografia

A linfadenopatia hilar e/ou mediastinal ocorre com o envolvimento granulomatoso pulmonar, que pode manifestar-se como nódulos parenquimatosos e/ou anormalidades em vidro fosco, vistos comumente na ICV e na DGC. A diferenciação das causas infecciosas do infiltrado pulmonar na DPI é difícil na radiografia de tórax; a TCAR geralmente é mandatória na avaliação inicial dos pacientes com ICV.

Testes laboratoriais e de função pulmonar

O diagnóstico definitivo é feito pela biopsia pulmonar. A biopsia transbrônquica em crianças geralmente não é suficiente, sendo preferível a biopsia pulmonar pela toracoscopia videoassistida ou a biopsia aberta. A não ser que a deficiência imunológica do paciente seja desconhecida, outros exames laboratoriais, exceto os para organismos infecciosos, não contribuem significativamente para o diagnóstico. Quando a criança tem idade suficiente, deve-se obter provas de função pulmonar com espirometria, curva fluxo-volume, volumes pulmonares e capacidade de difusão, as quais devem ser obtidas no início dos estudos e, depois, seriamente acompanhadas para detectar a resposta ao tratamento ou progressão da doença.

Terapia

A presença de DPIGL na ICV pode estar associada a morbidade significativa e, possivelmente, morte. Sem tratamento, podem ocorrer fibrose pulmonar progressiva e insuficiência respiratória na DPIGL. A doença parenquimatosa pode não ser controlada ou aliviada pelo tratamento com glicocorticoides. Outros tratamentos indicados são antagonistas do TNF, ciclosporina ou um tratamento combinado com rituximabe e azatioprina. A resposta ao tratamento é monitorada clinicamente e por intervalos pela TCAR de tórax e por provas de função pulmonar, incluindo espirometria, volumes pulmonares e capacidade de difusão.

A bibliografia está disponível no GEN-io.

427.4 Doença Pulmonar Eosinofílica

Kevin J. Kelly e Timothy J. Vece

As doenças pulmonares eosinofílicas consistem em um grupo heterogêneo de distúrbios pulmonares com um infiltrado predominantemente eosinofílico dos espaços alveolares ou intersticiais pulmonares. A arquitetura pulmonar está bem preservada durante a resposta inflamatória, geralmente com reversão completa da inflamação sem sequelas a longo prazo na maioria dos casos. A contagem periférica de leucócitos frequentemente (mas nem sempre) revela elevação dos eosinófilos. O reconhecimento imediato da natureza dessas doenças permite a instituição de intervenções que potencialmente salvam vidas, como na idiopática **síndrome da pneumonia eosinofílica aguda (PEA)**, ou na resolução dos sintomas persistentes, nos pacientes com doença crônica.

ETIOLOGIA

As doenças pulmonares eosinofílicas são geralmente classificadas de duas maneiras: doença idiopática e de causa conhecida (Tabelas 427.8 a 427.10). Elas são frequentemente subdivididas em aguda e crônica ou infecciosa e não infecciosa. A divisão entre aguda e crônica é arbitrária, sendo baseada na duração dos sintomas presentes, mas é relevante para o médico na determinação da etiologia dos sintomas no diagnóstico diferencial (Tabela 427.11). A pneumonia eosinofílica de Löffler, induzida pelo *Ascaris lumbricoides* e outros vermes da família Ascarididae, produz sintomas transitórios de autorresolução, e não é classificada nem como aguda, nem como crônica. A síndrome de Löffler tem sido mais corretamente denominada **síndrome de infiltrados pulmonares com eosinofilia**, sendo a doença eosinofílica infiltrativa mais comum em crianças.

PATOLOGIA E PATOGÊNESE

A doença pulmonar eosinofílica, a despeito do estágio da doença ou etiologia, mostra infiltrado celular misto dos espaços alveolares e intersticiais com predomínio de eosinófilos quando é realizada biopsia de pulmão transbrônquica ou aberta. Esse achado pode ser acompanhado de exsudato fibrinoso com arquitetura pulmonar intacta. Outros achados são: microabscessos eosinofílicos, vasculite não necrosante não granulomatosa e células gigantes multinucleadas ocasionais sem formação de granuloma. O LBA é o procedimento diagnóstico de escolha, especialmente nos tipos agudos com pneumonia eosinofílica, em que a eosinofilia periférica costuma estar ausente; a contagem de células no LBA mostra valores menores ou iguais a 25% de eosinófilos e geralmente é superior a 40%. Esse exame é altamente sensível e específico, permitindo que os médicos dispensem a biopsia pulmonar.

Os eosinófilos estão cheios de inúmeros grânulos tóxicos. Pode-se encontrar evidência de degranulação de eosinófilos na microscopia eletrônica, biopsia, excreção urinária e fluido de LBA. Mais comumente, a neurotoxina derivada de eosinófilos, leucotrieno E_4, outras proteínas granulares, como a proteína principal básica, cristais de Charcot Leyden ou citocinas pró-inflamatórias são identificados, apoiando a evidência de que os eosinófilos não estão apenas presentes, mas contribuem para o processo da doença.

MANIFESTAÇÕES CLÍNICAS

Doenças eosinofílicas específicas dos pulmões apresentam-se com um quadro clínico variável; entretanto, existem alguns achados em comum em muitas delas. A dispneia é o sintoma mais comum e prevalente nos pacientes com pneumonia eosinofílica aguda ou crônica, sendo acompanhada de tosse na maioria dos pacientes (90%). Sintomas de rinite e sinusite têm uma prevalência pequena, apresentando uma grande variabilidade nas crianças com doença pulmonar eosinofílica. A **pneumonia eosinofílica aguda (PEA)** frequentemente se manifesta com insuficiência respiratória e há necessidade de ventilação mecânica com altos níveis de pressão expiratória final positiva e altas concentrações de oxigênio, enquanto a pneumonia eosinofílica crônica tem uma apresentação mais indolente (ver Tabela 427.11). Apesar de a neoplasia (p. ex., leucemia eosinofílica) e a pneumonia organizativa

Tabela 427.8 Elementos principais na anamnese e exame físico que levantam a suspeita clínica de doença pulmonar eosinofílica.

Anamnese e exame físico

- Exposição a fármacos (especialmente antibióticos, AINEs, antiepilépticos, modificadores dos leucotrienos na GEP) (ver Tabela 478.10)
- Exposição à inalação de poeiras ou substâncias químicas inaladas
- Recomeço do tabagismo
- Viajante ou imigrante de áreas endêmicas com vários parasitas e coccidioidomicose
- Asma (pode ser grave ou mal controlada com ABPA SCS ou é de início recente com PEAI)
- A ABPA afeta 7 a 10% dos pacientes com fibrose cística
- Sintomas extrapulmonares sugestivos de vasculite, neuropatia, insuficiência cardíaca ou neoplasia
- Exantema (erupção migratória na larva *migrans* visceral ou ulceração na GEP)

Exames de imagem e laboratoriais

- A radiografia é útil em PEA, PEC e ABPA
- A radiografia não é diagnóstica na GEP ou doença pulmonar eosinofílica induzida por fármacos
- Achados na radiografia de tórax
- Infiltrado não lobar
- Descrição clássica como imagem semelhante ao edema pulmonar com infiltrados periféricos
- Derrame pleural bilateral na PEA
- Bronquiectasia central na ABPA
- Tomografia computadorizada de alta resolução de tórax
- Infiltrados não lobares no lobo médio e superior com áreas com aparência de vidro fosco
- Rolha de muco na ABPA
- Bronquiectasia central na ABPA (confundida com a fibrose cística)
- Contagem de eosinófilos sanguíneos
- Elevada em diversas doenças eosinofílicas pulmonares
- A magnitude da contagem de eosinófilos sanguíneos não se distingue entre diferentes doenças pulmonares
- Geralmente não está elevada na PEA (doença eosinofílica compartimentalizada aos pulmões)
- Ocasionalmente pode não estar elevada na PEC ou após o uso de corticosteroides
- IgE sérica elevada na ABPA, mas nem sempre em pacientes com fibrose cística e ABPA
- Sorologia para infeções helmínticas ou parasitárias pode ser diagnóstica, mas geralmente não está disponível agudamente
- P-ANCA (ANCA MPO) é positivo em 40 a 70% dos pacientes com GEP (SCS)
- Porcentagem de eosinófilos no LBA
- ≥ 25% de eosinófilos são diagnóstico de PEA
- ≥ 40% de eosinófilos são diagnóstico de PEC ou eosinofilia pulmonar tropical
- Porcentagem de eosinófilos abaixo desses níveis pode necessitar de biopsia pulmonar
- < 25% de eosinófilos são observados nas doenças do tecido conjuntivo, sarcoidose, doença induzida por fármacos, histiocitose X das células de Langerhans pulmonares e fibrose intersticial pulmonar
- Biopsia pulmonar
- Biopsia pulmonar aberta ou cirurgia toracoscópica videoassistida quando o LBA é não diagnóstico
- Biopsia transbrônquica geralmente não é suficiente com doença infiltrativa periférica
- Histologia com infiltrados alveolares e intersticiais de eosinófilos, vasculite não necrosante não granulomatosa, células gigantes multinucleadas sem granuloma
- A GEP é rica em eosinófilos nos vasos pequenos a médios, vasculite necrosante, vasculite granulomatosa

ABPA, aspergilose broncopulmonar alérgica; *AINE*, anti-inflamatório não esteroide; *ANCA MPO*, anticorpo citoplasmático antineutrófilo antimieloperoxidase; *GEP*, granulomatose eosinofílica com poliangiite; *LAB*, lavado broncoalveolar; *PEA*, pneumonia eosinofílica aguda; *PEAI*, pneumonia eosinofílica aguda idiopática; *PEC*, pneumonia eosinofílica crônica; *SCS*, síndrome de Churg-Strauss; *P-ANCA*, anticorpo citoplasmático antineutrófilo perinuclear.

Tabela 427.9 Classificação das pneumonias eosinofílicas na prática clínica.

Pneumonias eosinofílicas de causa desconhecida

Pneumonias eosinofílicas idiopáticas solitárias

Pneumonia eosinofílica crônica idiopática
Pneumonia eosinofílica aguda idiopática

Pneumonia eosinofílica em síndromes sistêmicas

Granulomatose eosinofílica com poliangiite
Síndromes hipereosinofílicas idiopáticas (variante linfocítica ou mieloproliferativa)

Pneumonias eosinofílicas de causa conhecida

Aspergilose broncopulmonar alérgica e síndromes relacionadas (incluindo granulomatose broncocêntrica)
Pneumonias eosinofílicas de origem parasitária
Pneumonias eosinofílicas de outras causas infecciosas
Pneumonias eosinofílicas induzidas por medicamentos
Doenças eosinofílicas das vias respiratórias
Asma eosinofílica
Asma hipereosinofílica
Bronquite constritiva hipereosinofílica idiopática
Outras síndromes pulmonares com possível eosinofilia geralmente leve
Pneumonia organizativa, asma, fibrose pulmonar idiopática, histiocitose de células de Langerhans, malignidades e assim por diante

De Cottin V: Eosinophilic lung diseases, *Clin Chest Med* 37:535–556, 2016 (Box 1, p. 536).

Tabela 427.10 Medicamentos que geralmente causam pneumonia eosinofílica.

Anti-inflamatórios e afins: ácido acetilsalicílico, diclofenaco, ibuprofeno, naproxeno, fenilbutazona, piroxicam, sulindaco e ácido tolfenâmico
Antibióticos: etambutol, fembufeno, minociclina, nitrofurantoína, penicilinas, pirimetamina, sulfamidas, sulfonamidas e sulfametoxazol-trimetoprima
Outras substâncias: captopril, carbamazepina e GM-CSF
Uma lista mais extensa de medicamentos relatados como causadores de pneumonia eosinofílica pode ser encontrada em www.pneumotox.com

De Cottin V, Cordier JF: Eosinophilic lung diseases, *Immunol Allergy Clin North Am* 32(4):557–586, 2012 (Box 6, p. 575).

Tabela 427.11 Critérios diagnósticos para pneumonia eosinofílica crônica idiopática e para pneumonia eosinofílica idiopática aguda.

PNEUMONIA EOSINOFÍLICA CRÔNICA IDIOPÁTICA

1. Consolidação alveolar pulmonar difusa com broncograma aéreo e/ou opacidades em vidro fosco ao exame de imagem de tórax, principalmente com predomínio periférico.
2. Eosinofilia na contagem diferencial de células do lavado broncoalveolar ≥ 40% (ou eosinófilos no sangue periférico ≥ 1.000/mm³).
3. Sintomas respiratórios presentes por pelo menos 2 a 4 semanas.
4. Ausência de outras causas conhecidas de doença pulmonar eosinofílica (especialmente exposição a medicamentos suscetíveis de induzir eosinofilia pulmonar).

PNEUMONIA EOSINOFÍLICA AGUDA IDIOPÁTICA

1. Início agudo com manifestações respiratórias febris (≤ 1 mês e especialmente ≤ 7 dias de duração antes do exame médico).
2. Infiltrados difusos bilaterais na imagem.
3. PaO_2 no ar do ambiente ≤ 60 mmHg (8 kPa) ou PaO_2/FIO_2 ≤ 300 mmHg (40 kPa) ou saturação de oxigênio no ar ambiente < 90%.
4. Eosinofilia pulmonar, com eosinófilos ≥ 25% na contagem celular diferencial de LBA (ou pneumonia eosinofílica na biopsia pulmonar quando realizada).
5. Ausência de causa determinada de pneumonia eosinofílica aguda (incluindo infecção ou exposição a substâncias conhecidas por induzir eosinofilia pulmonar). Início recente de tabagismo ou exposição a poeiras inaladas pode estar presente.

LBA, Lavado broncoalveolar. De Cottin V: Eosinophilic lung diseases, *Clin Chest Med* 37:535–556, 2016 (Box 2, p. 538).

poderem se apresentar com a necessidade de ventilação mecânica, essas são menos comuns. O histórico de asma é comum nas pneumonias eosinofílicas crônicas e na aspergilose broncopulmonar alérgica (**ABPA**), geralmente precedendo o diagnóstico dessas duas condições.

Outros sintomas como febre, mialgia, fadiga, perda de peso, diminuição do apetite e suores noturnos podem acompanhar as pneumonias eosinofílicas agudas ou crônicas. Quando são detectadas anormalidades hepáticas ou artralgia, alterações cutâneas, derrame pericárdico ou neuropatia periférica acompanham a apresentação da doença, deve-se investigar agressivamente o diagnóstico de **granulomatose eosinofílica com poliangiite** (GEP) (antigamente conhecida como síndrome de Churg-Strauss) ou de **síndrome hipereosinofílica** (SHE).

Exames de imagem pulmonar

A radiografia de tórax é um dos exames mais úteis na avaliação da criança com dispneia. O traço característico dos infiltrados alveolares suaves no campo pulmonar periférico é o clássico (Figura 427.5). As imagens podem ser facilmente reconhecidas por médicos perspicazes que identificaram a etiologia da doença sem a contagem de eosinófilos no LBA.

A TCAR é a melhor modalidade de imagem avançada para a doença pulmonar eosinofílica. A migração espontânea das opacidades pulmonares é comumente vista nas pneumonias crônicas. Mais frequentemente, a TCAR mostra evidência simultânea de infiltrados alveolares bilaterais com consolidação confluente e aparência de vidro fosco. As áreas mais proeminentes de anormalidades são visualizadas nos lobos superiores e regiões subpleurais. Doenças específicas apresentam achados únicos, como *bronquiectasias proximais*, na **ABPA**, e derrame pleural, na pneumonia eosinofílica aguda. A TCAR é mais sensível na identificação da etiologia correta da doença quando os achados radiográficos não são específicos.

SÍNDROME DE LÖFFLER

Os **infiltrados pulmonares transitórios com síndrome de eosinofilia** mais frequentemente observados nas crianças (antigamente conhecida como síndrome de Löffler) são caracterizados por infiltrados pulmonares migratórios com eosinofilia no sangue periférico causada por infeções helmínticas. O *A. lumbricoides* ou lombriga é o parasita que mais comumente causa essa doença nos EUA. Quando um ovo fertilizado é ingerido por meio de comida contaminada, ele se torna uma larva que pode penetrar no duodeno (intestino delgado) e migrar na circulação para o fígado, coração e pulmões. Na circulação venosa pulmonar, a larva pode passar através do espaço intersticial para os alvéolos. A larva jovem pode migrar, subsequentemente, para a traqueia, onde desencadeia tosse e depois é deglutida. O ciclo pode, então, ocorrer novamente com a absorção subsequente dos ovos que são produzidos no trato intestinal. Outros vermes nematódeos não podem amadurecer no trato intestinal, de modo que a doença é limitada por uma única passagem pelos pulmões.

A **larva *migrans* visceral**, causada por múltiplos nematódeos, pode causar essa doença. A causa mais comum inclui a lombriga do cachorro, *Toxocara canis*, enquanto *Toxocara cati, Strongyloides stercoralis, Baylisascaris procyonis* e *Lagochilascaris minor* podem todos produzir a larva *migrans* visceral. Fora dos EUA, a paragonimíase, causada pelo *Paragonimus westermani*, pode causar uma doença pulmonar semelhante nas crianças mais velhas e adolescentes. A África Ocidental, as Américas Central e do Sul e o Extremo Oriente são regiões em que se pode encontrar a paragonimíase, especialmente naqueles que comem caranguejo e lagostim crus. Outros parasitas podem ter uma síndrome pulmonar transitória, mas suas doenças se manifestam mais comumente em outros órgãos.

A síndrome pulmonar é clássica com tosse, dispneia, infiltrados pulmonares periféricos migratórios e eosinofilia sanguínea autolimitada. Crianças pequenas apresentam mais frequentemente uma história de pica e comer terra contaminada com ovos. Como a larva pode migrar para outros órgãos e se multiplicar no trato intestinal e biliar, sintomas como dor abdominal, vômitos, raramente obstrução, colecistite e pancreatite podem ser observados. O diagnóstico é frequentemente feito pelo exame de fezes em que os ovos podem ser detectados microscopicamente. O objetivo do tratamento é a doença intestinal e não a pulmonar em si. É possível que o tratamento anti-helmíntico da doença em outro órgão durante a fase pulmonar aumente a resposta inflamatória nos pulmões, o que pode requerer terapia com corticosteroides.

PNEUMONIA EOSINOFÍLICA AGUDA

A pneumonia eosinofílica aguda (**PEA**) é uma apresentação única e dramática das pneumonias eosinofílicas (ver Tabela 427.11). PEA mimetiza a pneumonia infecciosa ou síndrome da angústia respiratória aguda com seu início rápido e hipoxemia acentuada. Na pediatria, a doença ocorre, mais frequentemente, nos adolescentes. Adultos jovens contraem essa doença idiopática mais comumente. Essencialmente, todos os pacientes apresentam sintomas até 7 dias após as primeiras manifestações da doença, como dispneia, febre e tosse, e mais de 50% manifestam dor torácica. Com frequência, mialgia e dor abdominal também acompanham essa doença. Raramente, os pacientes ultrapassam 4 a 5 semanas após os primeiros sintomas. O exame físico mostra a presença de taquipneia, taquicardia e estertores pulmonares. Vários pacientes apresentam deterioração rápida, requerendo ventilação mecânica.

Constata-se *ausência* de eosinofilia na circulação, contrastando com o número incrível de eosinófilos vistos no LBA, que representam pelo menos 25% das células inflamatórias (frequentemente de 40 a 55%) (Figura 427.6). Essa característica ajuda a distingui-la de uma doença pulmonar crônica de origem eosinofílica.

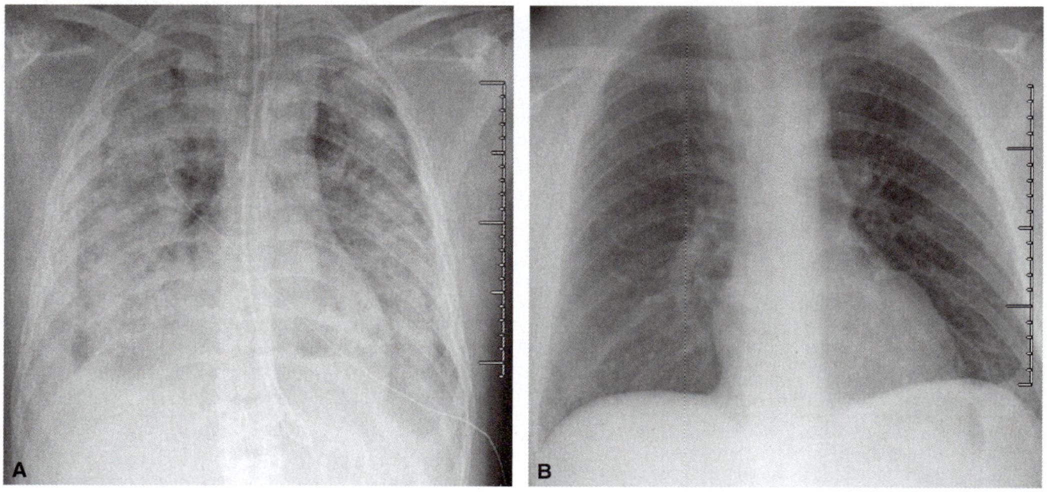

Figura 427.5 Pneumonia eosinofílica aguda mostra imagem semelhante ao (**A**) edema pulmonar com derrame pleural à direita, na internação, e (**B**) resolução completa na alta hospitalar depois do tratamento com corticosteroide.

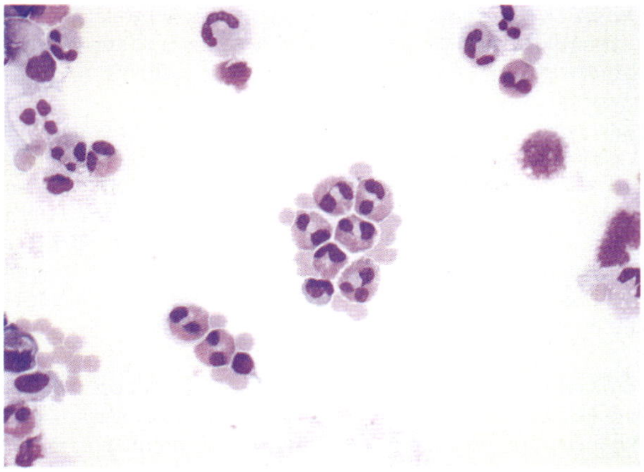

Figura 427.6 Microscopia óptica de eosinófilos no fluido da lavagem broncoalveolar.

Apesar de essa doença ter sido rotulada como idiopática, houve exposições identificáveis (p. ex., 1,1,1-tricloroetano ou Scotchgard™). Inúmeros relatos ligam seu início ao ato de consumir tabaco, à alteração na frequência do tabagismo, ao reinício do tabagismo em adolescentes ou adultos jovens do sexo masculino e, até mesmo, à exposição maciça ao tabagismo secundário como associações críticas com o início da PEA. A poeira do World Trade Center foi associada ao desenvolvimento de PEA. Um único estudo sobre o desafio da fumaça está associado com recorrências. Alguns medicamentos também foram ligados ao início de PEA. O Drug Induced Respiratory Disease Website (http://www.pneumotox.com) é a fonte mais completa e atualizada das substâncias associadas à doença pulmonar. Quando se identifica a PEA em um paciente, o pediatra deve orientar o paciente e sua família sobre a ligação entre a exposição ao tabagismo e o risco de desenvolver a PEA, assim como o risco de reexposição.

Além da exposição ao tabagismo, relatou-se a PEA horas ou dias depois de fumar cocaína. Se essa é uma resposta eosinofílica única à cocaína que representa manifestação do *pulmão do crack* ou é uma doença isolada, é desconhecido. O pulmão do *crack* refere-se à alveolite difusa com hemorragia pulmonar de mecanismo desconhecido que ocorre em até 48 horas após a inalação da fumaça da cocaína.

A função pulmonar não é verificada frequentemente nessa doença, pois os pacientes foram rapidamente encaminhados para o CTI necessitando de ventilação mecânica. Quando medidos, o padrão de doença pulmonar restritiva e a redução na capacidade de difusão são achados frequentes. Os gases sanguíneos arteriais também mostraram um aumento significativo do gradiente alveoloarterial.

Os critérios para o diagnóstico são início agudo da doença, infiltrados pulmonares bilaterais, redução na saturação de oxigênio ou Pa_{O_2} inferior ou igual a 60 mmHg, LBA superior ou igual a 25% e ausência de uma causa determinada de eosinofilia (ver Tabela 427.11). O início recente da exposição ao tabaco, poeira ou inalação química representa um fator que confirma o diagnóstico.

Em geral, o tratamento tem sido o uso de corticosteroides (p. ex., metilprednisolona 1 a 2 mg/kg/dia) intravenoso ou oral durante 2 a 4 semanas. Não foi determinado um tempo de tratamento mínimo ou máximo. Mortes raras foram relatadas. A recuperação completa tem sido observada em dias, com resolução do derrame pleural com 4 semanas de tratamento. Mais importante, recidiva e sintomas persistentes são raros, o que contrasta fortemente com as pneumonias eosinofílicas idiopáticas crônicas. O teste de função pulmonar no acompanhamento geralmente é normal, apoiando a afirmação de que há cura do parênquima pulmonar sem evidência de comprometimento ou fibrose.

PNEUMONIA EOSINOFÍLICA CRÔNICA

A pneumonia eosinofílica crônica é outra condição idiopática sem exposição conhecida a uma toxina, poeira ou inalação química. Eosinófilos infiltram o parênquima pulmonar, o que resulta em dispneia, tosse, febre e perda de peso. É primariamente um problema para os adultos, com predominância no sexo feminino (a razão entre sexo feminino:masculino é de 2:1), na maioria das vezes em pacientes não fumantes. O exame do tórax revela taquipneia e crepitações; sibilos ocasionais, como pré-sintoma de asma, são achados comuns. O achado clássico na radiografia de tórax de *edema pulmonar com radiografia negativa* é encontrado nos pacientes com campos pulmonares limpos centralmente, mas com infiltrados periféricos discretos no parênquima pulmonar.

Quando comparado à PEA, o início da doença é indolente e sutil, mas a febre que a acompanha e a perda de peso pode causar preocupação no médico, representando um sintoma de malignidade subjacente, antes da radiografia do tórax e da investigação laboratorial. A eosinofilia no sangue *periférico* é frequentemente de 5.000/mm^3 ou maior, acompanhada de eosinofilia no LBA superior a 40% na contagem diferencial (ver Tabela 427.11). A eosinofilia periférica nitidamente contrasta com a falta de eosinofilia vista no sangue de pacientes com PEA. A TCAR caracteriza a PEA com derrame pleural como um achado raro, assim como a cavitação também é rara.

Contrapondo-se à PEA, as provas de função pulmonar mostram um padrão obstrutivo e restritivo misto quando a asma ocorre ao mesmo tempo que a pneumonia.

Marcadores inflamatórios associados à migração e à ativação dos eosinófilos são previsivelmente encontrados no LBA e na urina. Trata-se de citocinas dos linfócitos T do tipo 2 como IL-4, IL-5, IL-6, IL-10, IL-13 e IL-18. Entretanto, as citocinas dos linfócitos T do tipo 1, como a IL-2 e IL-12, também estão presentes com muitas substâncias quimiotáticas potentes para os eosinófilos, como a CCL5 (RANTES [regulado sob ativação, expresso e secretado por células T normais]) e CCL11 (eotaxina-1). Proteínas granulares tóxicas da principal proteína básica, neurotoxina derivada de eosinófilo e proteína catiônica eosinofílica, são frequentemente encontradas. Infelizmente, essas moléculas importantes ajudam a confirmar a natureza eosinofílica da doença, mas sua presença não adiciona nenhuma sensibilidade ou especificidade adicional sobre a presença de eosinofilia no LBA.

O tratamento é semelhante ao da maioria das síndromes eosinofílicas pulmonares, nas quais os corticosteroides (orais) representam o principal tratamento. A dose mínima de corticosteroide necessária para induzir a remissão é desconhecida, mas a maioria dos médicos recomenda uma dose de prednisona (ou equivalente) de 0,5 mg/kg/dia durante 2 semanas. A dose é reduzida para metade (0,25 mg/kg/dia) por mais 2 semanas se os sintomas estiverem reduzidos. Deve-se reduzir o restante do esteroide em um período de 6 meses. Os sintomas e infiltrados pulmonares desaparecem rapidamente depois do início desse tratamento, mas recorrências acontecem com frequência com a retirada lenta dos corticosteroides. A asma concomitante em pacientes com pneumonia eosinofílica crônica identifica um fenótipo da doença que parece ter um risco de recorrência menor; ainda assim, até 50% de todos os pacientes com pneumonia eosinofílica crônica apresentam recorrência durante ou após a redução lenta dos corticosteroides.

Muitos acreditam que essa doença seja precursora do desenvolvimento da GEP (antigamente conhecida como síndrome de Churg-Strauss). A utilidade dos corticosteroides inalados na pneumonia eosinofílica crônica é desconhecida, mas seu uso é justificado para o fenótipo da doença com asma persistente. Um conjunto de pacientes desenvolve obstrução permanente irreversível das vias respiratórias inferiores, o que requer que os pacientes com essa doença sejam acompanhados cuidadosamente com monitoramento rotineiro das provas de função pulmonar.

GRANULOMATOSE EOSINOFÍLICA COM POLIANGIITE (SÍNDROME DE CHURG-STRAUSS)

A síndrome GEP é uma doença sistêmica que envolve diversos órgãos, mas com mais proeminência os pulmões. Os pacientes apresentam asma de difícil controle, rinite alérgica e eosinofilia no sangue periférico (> 10% ou > 1.500 células/μℓ). Deve haver evidências clínicas de vasculite em pelo menos dois órgãos. A poliangiite aparece mais tarde na evolução da doença, com a asma sendo o sintoma precursor em mais de 90% dos casos relatados. A GEP afeta múltiplos órgãos, incluindo pele, coração, trato gastrintestinal, rins e sistema nervoso central (Tabela 427.12). A rinite está presente em 75% dos

Tabela 427.12 Granulomatose eosinofílica com poliangiite.

	FENÓTIPO VASCULÍTICO	FENÓTIPO DE DOENÇA TISSULAR EOSINOFÍLICA
Frequência respectiva	Cerca de 40%	Cerca de 60%
ANCA	Presente (principalmente perinuclear-ANCA com especificidade anti-MPO)	Ausente
Manifestações predominantes	Doença renal glomerular Neuropatia periférica Púrpura Vasculite comprovada por biopsia	Envolvimento cardíaco (miocardite eosinofílica) Pneumonia eosinofílica Febre

ANCA, anticorpo citoplasmático antineutrófilo; *MPO*, mieloperoxidase. Dados de Sablé-Fourtassou R, Cohen P, Mahr A, et al.: Antineutrophil cytoplasmic antibodies and the Churg-Strauss syndrome, *Ann Intern Med* 2005; 143: 632-638; e Sinico RA, Di Toma L., Maggiore U, et al.: Prevalence and clinical significance of antineutrophil cytoplasmic antibodies in Chung-Strauss syndrome, *Arthritis Rheum* 2005; 52: 2926-2935. De Cottin V, Cordier JF: Eosinophilic lung diseases, *Immunol Allergy Clin North Am* 32(4):557–586, 2012 (Table 2, p. 569).

pacientes, mas não é específica. Complexos de sintomas com febre, perda de peso, fadiga, artralgia e mialgia podem ser vistos em aproximadamente dois terços dos pacientes. O envolvimento cardíaco e renal é insidioso no início, devendo-se fazer a triagem procurando-o. É o envolvimento de diversos órgãos que resulta na morbidade e mortalidade dessa doença. Sua progressão típica ocorre em três fases: primeiro, rinite e asma, em segundo lugar, eosinofilia tecidual e, finalmente, vasculite sistêmica.

A patogênese da GEP ainda é desconhecida, mas diversos fatores são suspeitos de contribuir para seu desenvolvimento. A possível ligação entre os antagonistas do receptor de leucotrienos (zafirlucaste, montelucaste ou pranlucaste) é controversa, mas ainda é considerada possível. Suspeita-se que o uso dessa classe de medicamentos adjuvantes na asma grave permita a redução do uso de corticosteroides, levando à manifestação total (identificação) da GEP. O uso isolado dos antagonistas do receptor de leucotrienos pode induzir à doença, levar à remissão com a sua suspensão e causar recorrência da GEP após a reintrodução dessa classe de medicamentos. Muitos evitam usar os antagonistas do receptor de leucotrienos quando a GEP for diagnosticada.

Os achados clínicos e laboratoriais são capazes de indicar o diagnóstico com altas especificidade (99,7%) e sensibilidade (85%) quando estão presentes quatro de seis critérios (asma, eosinofilia > 10%, mononeuropatia ou polineuropatia, infiltrados pulmonares não fixos, anormalidades nos seios da face e infiltrados eosinofílicos extravasculares na biopsia). Contrapondo-se à PAG, a rinite não é destrutiva, não ocorrendo a perfuração do septo nasal na GEP.

Radiografia de tórax ou TCAR demonstram opacidades migratórias, predominantemente periféricas, com aparência que varia de vidro fosco à consolidação. Relataram-se bronquiectasia e espessamento da parede brônquica. O derrame pleural deve levantar a suspeita da presença de insuficiência cardíaca secundária à **cardiomiopatia**.

Os achados laboratoriais são eosinofilia acentuada com valores geralmente entre 5.000 e 20.000/mm^3 na época do diagnóstico. Essa contagem frequentemente é paralela à atividade da vasculite. O LBA mostra eosinofilia acentuada com contagem diferenciada superior a 60%. O nível em outros órgãos reflete a atividade dos eosinófilos, não sendo específico para o diagnóstico da GEP.

Os ANCAs podem estar presentes na síndrome de GEP. O ANCA-perinuclear específico para mieloperoxidase é encontrado especificamente na GEP em cerca de 40% dos pacientes; a ausência de ANCA-mieloperoxidase não exclui o diagnóstico. É menos provável a detecção de ANCA-mieloperoxidase nos pacientes com pneumonia eosinofílica, febre e envolvimento cardíaco. Naqueles que apresentam neuropatia periférica, doença glomerular renal e púrpura cutânea geralmente ocorre detecção de ANCA-mieloperoxidase (ver Tabela 427.12).

Os testes de função pulmonar, apesar do uso de broncodilatadores e corticosteroides inalados para asma, mostram um padrão obstrutivo. A obstrução pulmonar apresenta resposta aos corticosteroides orais, mas ela persiste ligeiramente.

O tratamento da GEP com corticosteroides orais sistêmicos permanece sendo a base principal, com uma dose inicial de 1 mg/kg/dia durante 4 semanas. Em geral, esse tratamento é necessário por até 12 meses ou mais seguido da retirada lenta. A GEP resistente aos corticosteroides tem apresentado resposta a ciclofosfamida, IFN-α, ciclosporina, imunoglobulina intravenosa e plasmaférese. O uso de anti-IL-5 (mepolizumabe) tem sido encorajador, podendo ser empregado futuramente como maneira de reduzir a dose de corticosteroide no futuro.

ASPERGILOSE BRONCOPULMONAR ALÉRGICA

A aspergilose broncopulmonar alérgica (ABPA) é uma reação de hipersensibilidade imunológica mista e complexa, nos pulmões e brônquios, em resposta à exposição e à colonização por espécie de *Aspergillus* (geralmente o *Aspergillus fumigatus*; ver Capítulo 264). Essa doença ocorre quase exclusivamente em pacientes com asma preexistente e em até 15% dos pacientes com fibrose cística (ver Capítulo 432). A quantidade da exposição ao *Aspergillus* não se correlaciona à gravidade da doença.

O padrão clínico da doença (Tabela 427.13) é notavelmente muito semelhante à apresentação clínica da asma de difícil tratamento: períodos de doença pulmonar obstrutiva aguda com rolhas de muco, anticorpos IgE totais elevados, anticorpos IgE e IgG específicos anti-*Aspergillus* elevados, teste cutâneo positivo para *Aspergillus* sp., precipitação de anticorpos anti-*Aspergillus* sp., assim como bronquiectasias proximais. Outras manifestações clínicas são dispneia, tosse, falta de ar, eosinofilia periférica, além de eosinofilia pulmonar com infiltração do parênquima. O uso de corticosteroides sistêmicos pode reduzir os níveis de IgE de modo que o diagnóstico pode ser questionado nos primeiros exames que são realizados.

Deve-se considerar a ABPA em pacientes com fibrose cística quando ocorre a deterioração clínica sem evidência de uma causa identificável. Os sintomas que anunciam tal deterioração abrangem aumento da tosse, sibilância, perda da tolerância aos exercícios físicos, piora da asma induzida pelos exercícios físicos, redução na função pulmonar ou aumento da produção de expectoração sem outra razão discernível. Achados clínicos de anticorpos IgE total aumentada, IgE anti-*Aspergillus*, anticorpos precipitantes para o *A. fumigatus* e/ou novas anormalidades na radiografia de tórax que não melhoram com antibióticos devem alertar o médico para a possibilidade de ABPA.

Ao avaliar a criança com sintomas de asma, o médico deve distinguir a asma da ABPA. Se houver a suspeita do diagnóstico, é essencial a realização do teste cutâneo para evidências de anticorpo IgE específico direto contra *A. fumigatus*. Pode-se realizar o teste intradérmico quando

Tabela 427.13 Critérios para o diagnóstico de aspergilose broncopulmonar alérgica.

Aspergilose broncopulmonar alérgica – bronquiectasia central
- História médica de asma*
- Reação imediata no teste cutâneo aos antígenos do *Aspergillus**
- Anticorpos séricos precipitantes (IgG) contra *Aspergillus fumigatus**
- Concentração de IgE total > 417 UI/mℓ (> 1.000 mg/mℓ)*
- Bronquiectasia central na TC de tórax*
- Eosinofilia no sangue periférico > 500/mm^3
- Infiltrados pulmonares na radiografia de tórax ou TCAR do tórax
- IgG e IgE séricas específicas para *A. fumigatus*

Aspergilose broncopulmonar alérgica soropositiva†
- História médica de asma†
- Reação imediata ao teste cutâneo para *A. fumigatus*†
- Anticorpos séricos precipitantes (IgG) contra *A. fumigatus*†
- Concentração de IgE total > 417 UI/mℓ (> 1.000 ng/mℓ)†

*Os critérios necessários para o diagnóstico de ABPA com bronquiectasia central. †Os primeiros quatro critérios são necessários para o diagnóstico de ABPA soropositivo. *ABPA*, aspergilose broncopulmonar alérgica; *TCAR*, tomografia computadorizada de alta resolução.

o teste cutâneo for negativo, apesar de não ser feito rotineiramente devido a baixa especificidade. A ausência de um teste cutâneo e teste intradérmico positivo para o *A. fumigatus* virtualmente exclui o diagnóstico de ABPA. Avaliou-se prevalência dessa doença em pacientes com o diagnóstico de asma e uma resposta anormal imediata no teste cutâneo para o *A. fumigatus*. Entre 2 e 32% dos pacientes com asma e teste cutâneo positivo para o *Aspergillus* apresentam evidências de ABPA.

É incomum que um paciente com fibrose cística desenvolva ABPA antes dos 6 anos. Quando o anticorpo IgE total em pacientes com fibrose cística excede 500 UI/mℓ (1.200 ng/mℓ), é necessária a forte suspeita clínica de ABPA.

A patologia de ABPA tem achados característicos como oclusão brônquica por muco, pneumonia eosinofílica e granulomas broncocêntricos além das características histológicas típicas de asma. Hifas septadas são encontradas frequentemente na árvore brônquica cheia de muco. Entretanto, os fungos não invadem a mucosa nessa doença ímpar. Pode-se fazer culturas de escarro para *Aspergillus* em mais de 60% dos pacientes com ABPA. O interessante é que nem sempre são vistas hifas na microscopia.

O estadiamento (Tabela 427.14) representa fases distintas da doença, mas não necessariamente progressão dos estágios 1 para o 5. O estadiamento da ABPA é importante para o tratamento. Em diversas doenças de hipersensibilidade em que o anticorpo IgE contribui para a patogênese (p. ex., asma), o nível de IgE total é frequentemente utilizado para fazer a triagem do estado de atopia, mas não é um exame que auxilie o médico com medições seriadas. Em nítido contraste, a determinação dos níveis de IgE durante as exacerbações agudas, remissão e ABPA recorrente é útil para identificar a atividade da doença e pode anunciar a recorrência. Durante o estágio 1, o nível de IgE é geralmente bastante elevado. Durante a remissão do estágio 2, pode haver queda de até 35% ou mais nos níveis de IgE. A recorrência da doença pode resultar em elevação acentuada nos níveis de IgE total com o dobro do nível inicial observado durante a remissão. Durante o tratamento com glicocorticoides, deve-se fazer o acompanhamento com níveis de IgE mensais ou bimestrais para ajudar o médico na lenta retirada da medicação. Como a exacerbação da ABPA é assintomática em aproximadamente 25% das recorrências, níveis seriais de IgE acompanhados de radiografia de tórax são úteis para auxiliar o médico no tratamento.

Tabela 427.14 Estadiamento da aspergilose broncopulmonar alérgica.

Estágio 1	Aguda	Infiltrado nos lobos superior e médio	IgE elevada
Estágio 2	Remissão	Sem infiltrado > 6 meses sem corticosteroides	IgE normal a elevada
Estágio 3	Exacerbação	Infiltrados nos lobos superior e médio	IgE elevada
Estágio 4	Asma DCS	Infiltrado mínimo	IgE normal a elevada
Estágio 5	Estágio terminal	Fibrose e/ou bolhas	Normal

DCS, dependente de corticosteroide.

Radiografia

A radiografia de tórax mostra evidência de infiltrados, especialmente nos lobos superiores, e achados clássicos de bronquiectasia (Figura 427.7). A TCAR demonstra bronquiectasias centrais nas regiões centrais dos pulmões (Figura 427.8). A TCAR pode ser útil no paciente com um teste cutâneo positivo e radiografia de tórax normal na detecção de anormalidades características de ABPA.

Tratamento

Os glicocorticoides sistêmicos têm sido o principal tratamento da ABPA associados a tratamentos coadjuvantes, medicamentos antifúngicos e à terapia anti-IgE com omalizumabe. As exacerbações nos estágios 1 e 3 são tratadas por 14 dias com 0,5 a 1 mg/kg de glicocorticoide,

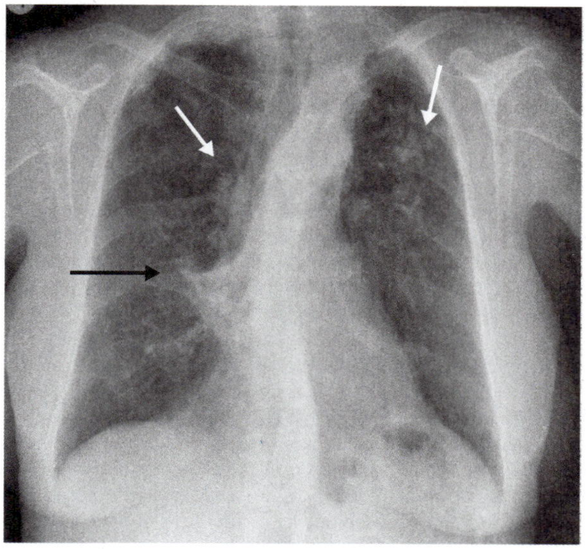

Figura 427.7 Opacidades transitórias (*setas brancas*) e colapso lobar (*seta preta*) em paciente com aspergilose broncopulmonar alérgica. (De Douglas JA, Sandrini A, Holgate ST, O'Hehir RE: Allergic bronchopulmonary aspergillosis and hypersensitivity pneumonitis. *In* Adkinson AF, editor: *Middleton's allergy principles and practice*, Philadelphia, 2014, Elsevier, Fig. 61-2.)

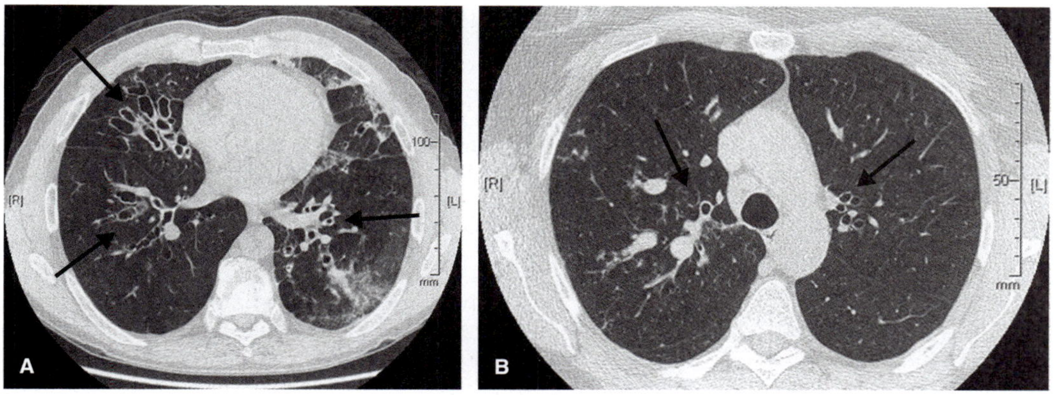

Figura 427.8 **A.** Bronquiectasias centrais em um paciente com ABPA (*setas*). **B.** Bronquiectasias centrais nos lobos superiores (*setas*). (De Douglass JA, Sandrini A, Holgate ST, O'Hehir RE: Allergic bronchopulmonary aspergillosis and hypersensitivity pneumonitis. *In* Adkinson AF, editor: *Middleton's allergy principles and practice*, Philadelphia, 2014, Elsevier, Fig. 61.3.)

seguido de dose em dias alternados e redução em um período de 3 meses ou até 6 meses. A fase 2 e o estágio 5, em que ocorre fibrose, não requerem terapia com glicocorticoides. O estágio 4 representa um estado em que a retirada lenta de glicocorticoides não tem apresentado sucesso, requerendo a continuação do tratamento.

A terapia antifúngica com itraconazol durante 16 semanas melhora a taxa de resposta durante as exacerbações, permitindo a redução na dose dos glicocorticoides em 50%, acompanhada de uma redução da IgE sérica de 25% ou mais. O mecanismo de ação proposto tem sido a redução da carga de antígeno responsável pela resposta imunológica ou a possibilidade de elevação dos níveis séricos de corticosteroides retardando seu metabolismo. Esse último mecanismo seria verdadeiro para a prednisona, que é metilada no fígado, mas não para a metil-prednisolona, que não requer metilação.

A recomendação de dose de itraconazol para os adultos é de 200 mg 3 vezes/dia durante 3 dias, seguido de 200 mg 2 vezes/dia pelo restante das 16 semanas. Crianças devem receber 5 mg/kg/dia em uma única dose. Se a dose calculada exceder 200 mg, então deve-se dividir e administrar a dose 2 vezes/dia. Níveis séricos de itraconazol são necessários para assegurar que esteja havendo a absorção adequada do medicamento a partir da cápsula. A forma líquida é absorvida mais rapidamente, atingindo níveis substancialmente mais elevados. O uso de inibidores da bomba de prótons e antagonistas do receptor de histamina 2 pode reduzir a absorção devido ao bloqueio da produção de ácido. O voriconazol tem sido utilizado como medicação antifúngica substituta. Estabeleceu-se a dose adequada para a doença invasiva causada pelo *Aspergillus*, mas não para a ABPA. A dose típica de 7 mg/kg/dia em crianças pode causar hepatotoxicidade; portanto, deve-se monitorar a função hepática.

O omalizumabe, um anticorpo monoclonal anti-IgE humanizado, tem sido utilizado em séries de pacientes com fibrose cística e ABPA, assim como uma pequena coorte de adultos sem fibrose cística, mas com ABPA. Ambas as séries de casos demonstraram uma redução significativa nas exacerbações de asma, exacerbações de ABPA e uso de glicocorticoides. A dose prescrita tem sido de 300 a 375 mg a cada 2 semanas, por injeção subcutânea.

SÍNDROME HIPEREOSINOFÍLICA

Ver Capítulo 155.

A síndrome hipereosinofílica (SHE) é um nome descritivo de um grupo de distúrbios caracterizados pela produção exagerada e persistente de eosinófilos acompanhada pela infiltração de eosinófilos em diversos órgãos, ocasionando dano devido à liberação de mediadores. O termo SHE só deve ser usado quando houver eosinofilia com dano ao órgão-alvo provocado pelos eosinófilos e não por outra causa. A descoberta de razões genéticas, bioquímicas ou neoplásicas para a SHE levaram à classificação em primária, secundária e idiopática (Tabela 427.15).

Tabela 427.15	Variantes da síndrome hipereosinofílica.
Mieloproliferativa	Não clonal Leucemia eosinofílica crônica clonal-FIP1L1/PDGFRA-positiva
Linfocítica	Células T não clonais Expansão clonal com ativação das células T
Superposição	Restrita ao órgão
Familiar	História familiar de eosinofilia sem uma causa conhecida
Associada	Eosinofilia nas doenças crônicas como doença inflamatória intestinal ou GEP (síndrome de Churg-Strauss)
Indefinida	Assintomática Angioedema cíclico com eosinofilia (síndrome de Gleich) Sintomática sem mieloproliferação ou forma linfocítica

GEP, granulomatose eosinofílica com poliangiite; *PDGFRA*, receptor-α do fator de crescimento derivado de plaquetas.

Síndromes específicas, como a GEP (ou síndrome de Churg-Strauss) têm eosinofilia, mas a contribuição dos eosinófilos para o dano do órgão não é completamente entendida.

Algumas variações da SHE apresentam mutações genéticas no receptor tirosinoquinase derivado do receptor alfaplaquetário do fator de crescimento (*PDGFRA*); indivíduos do sexo masculino são quase exclusivamente afetados. Por outro lado, a SHE parece apresentar uma distribuição igual entre os sexos masculino e feminino.

A hipereosinofilia é definida com uma contagem absoluta de eosinófilos que excede $1,5 \times 10^9$ eosinófilos em duas ocasiões diferentes, separadas por pelo menos 1 mês. Os tecidos são anormais quando mais de 20% das células nucleadas na medula óssea são compostas por eosinófilos; o patologista determina a presença de eosinofilia ou a presença de proteínas granulares eosinofílicas extensas que são determinadas pela biopsia para serem depositadas em grandes quantidades. Esses destúrbios podem ser classificados em primário (neoplásico), secundário (reativo) e idiopático (Figura 427.9).

As manifestações clínicas da SHE compreendem o envolvimento do coração (5%), gastrintestinal (14%), da pele (37%) e pulmonar (25 a 63%). Pode ser complicada por trombose e/ou doença neurológica em muitos pacientes, apesar de a prevalência exata desse problema não estar completamente categorizada. Neuropatia periférica, encefalopatia, trombose do seio transverso ou êmbolos cerebrais são as complicações neurológicas mais comuns. O mecanismo exato das manifestações não está claro, especialmente na trombose de uma artéria principal, como a artéria femoral.

Os sintomas pulmonares mais frequentes são tosse e dispneia. Muitos pacientes têm doença pulmonar obstrutiva com sibilos clínicos. Evidências de fibrose e êmbolos pulmonares são vistas regularmente. Como a biopsia mostra infiltrados eosinofílicos semelhantes a outras doenças eosinofílicas pulmonares, é a constelação de envolvimento de outros órgãos ou fenômenos tromboembólicos que deve levar o médico a um alto índice de suspeição para a SHE.

A avaliação laboratorial deve incluir avaliação das enzimas hepáticas, testes de função renal, creatinoquinase e troponina. A extensão do envolvimento cardíaco deve ser avaliada pelo eletrocardiograma e ecocardiograma. Alguns biomarcadores únicos devem ser testados ao avaliar os diagnósticos das doenças mieloproliferativa e linfócitos T para SHE. A vitamina B_{12} e a triptase sérica podem estar elevadas, especialmente a última, quando a doença mieloproliferativa é acompanhada de mastocitose. Esses dois biomarcadores estão mais frequentemente elevados quando ocorre mutação ou há fusão nos sítios FIP1L1/PDGFRA.

Devido à extensão da doença pulmonar observada na SHE, as provas de função pulmonar devem ser realizadas no diagnóstico sempre que possível, incluindo espirometria e volumes pulmonares. A ventilação do espaço morto pode apresentar elevação significativa em pacientes com embolia pulmonar. O oxímetro de pulso também pode ser bastante útil na avaliação.

A radiografia e a tomografia computadorizada (TC) de tórax são úteis na avaliação. A TC em espiral de tórax também deve ser realizada quando êmbolos pulmonares estão sendo considerados. Em uma série de pacientes, quase metade dos pacientes com SHE apresentou evidência de anormalidades pulmonares, tais como infiltrados com aparência de vidro fosco, embolia pulmonar, linfadenopatia no mediastino e/ou derrame pleural.

O tratamento da SHE depende da variante (mieloproliferativa, forma linfocítica, indefinida, associada a doenças sistêmicas, como a GEP, ou familiar). Raramente, alguns pacientes apresentam-se com eosinofilia acentuada cuja contagem excede 100.000 células/$\mu\ell$ e sintomas de insuficiência vascular. A prednisona, 15 mg/kg, está indicada para reduzir agudamente a contagem de eosinófilos, após realização de exames diagnósticos, quando então for mais seguro. Se o paciente estiver instável, deve-se administrar o glicocorticoide para prevenir a progressão dos sintomas. O objetivo de outros tratamentos usados na fase aguda, como vincristina, mesilato de imatinibe ou até mesmo a leucoforese, é a redução dos eosinófilos.

Quando a contagem de eosinófilos não for tão elevada, o tratamento começa com glicocorticoides, 1 mg/kg, para os pacientes que não apresentam a mutação FIP1L1/PDGFRA. Os pacientes com essa

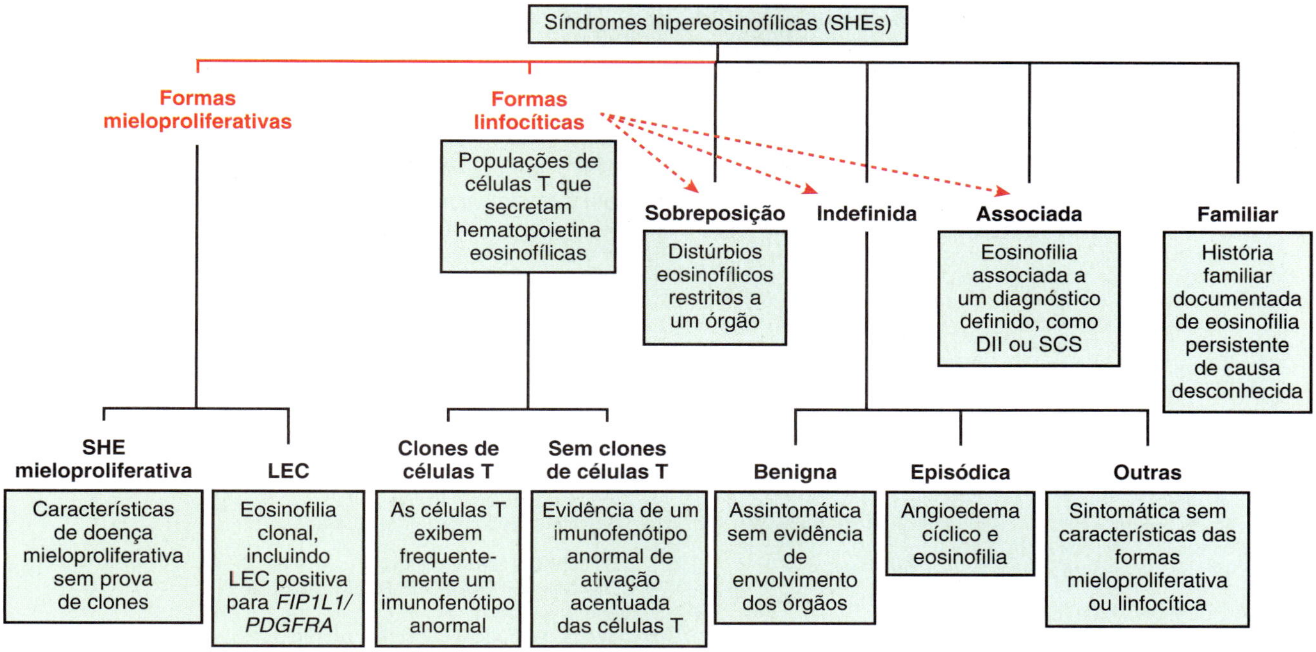

Figura 427.9 Classificação revisada da síndrome hipereosinofílica (*SHE*). Alterações na antiga classificação estão indicadas em vermelho. *Setas tracejadas* identificam formas de SHE nas quais pelo menos alguns pacientes têm doença estimulada pelas células T. A classificação das formas mieloproliferativas foi simplificada, e os pacientes com SHE e células T produtoras de hematopoietina eosinofílica na ausência de clones de células T estão incluídos nas formas linfocíticas de SHE. *SCS*, síndrome de Churg-Strauss; *DII*, doença inflamatória intestinal. (De Simon H, Rothenberg ME, Bochner BS, et al. Refining the definition of hypereosinophilic syndrome. *J Allergy Clin Immunol* 126:45-49, 2010, Fig. 1.)

mutação são resistentes aos glicocorticoides e o tratamento inicial deve ser com imatinibe, um inibidor da tirosinoquinase. Como esse exame genético nem sempre está disponível, marcadores substitutos para a presença dessa mutação são os níveis da vitamina B_{12} superiores a 2.000 pg/mℓ ou de triptase sérica superiores a 11,5 mg/mℓ. Isso denota a presença de doença resistente que deve ser tratada, inicialmente, com imatinibe. Os objetivos do tratamento são a redução e a manutenção da contagem de eosinófilos abaixo de $1,5 \times 10^9$ na menor dose de prednisona possível para a redução ou evitar os efeitos colaterais do corticosteroide. Se as doses de corticosteroides não puderem ser reduzidas abaixo de 10 mg/dia, pode-se adicionar o imatinibe para reduzir a dose de corticosteroide. Deve-se ter cuidado na presença de doença cardíaca, pois a introdução de imatinibe tem precipitado insuficiência ventricular esquerda.

Terapias adicionais ou alternativas que têm se mostrado promissoras incluem hidroxiureia, interferona-α, anticorpo monoclonal anti-IL-5 e anticorpo monoclonal dirigido contra CD-52. A ausência de resposta aos tratamentos mencionados anteriormente pode sinalizar para a necessidade de transplante de células-tronco. Esse tratamento tem apresentado sucesso em alguns pacientes.

A bibliografia está disponível no GEN-io.

427.5 Doença Pulmonar Intersticial

Kevin J. Kelly e Timothy J. Vece

A **doença pulmonar intersticial** (DPI) em crianças é causada por um grande grupo de doenças incomuns heterogêneas, familiares ou esporádicas que envolvem o parênquima pulmonar, resultando em redução significativa nas trocas gasosas (Tabelas 427.16 e 427.17). Enquanto há algumas doenças compartilhadas, a DPI na pediatria é frequentemente diferente da DPI em adultos, especialmente notável pela ausência de fibrose pulmonar idiopática em crianças. Apesar das amplas variações de causa, esses distúrbios são classificados em conjunto devido aos processos clínicos, fisiológicos, radiográficos e patológicos similares que envolvem a interrupção do interstício alveolar e das vias respiratórias. As estimativas de prevalência variam amplamente, com um intervalo de 0,13 a 16,2 casos/100.000 crianças, provavelmente devido à falta de padronização das doenças incluídas na definição de DPI em crianças. Acredita-se que a fisiopatologia em crianças seja mais complexa que a da doença em adultos, porque a lesão pulmonar ocorre durante o processo de crescimento e diferenciação pulmonar. Na DPI, a lesão inicial causa danos ao epitélio alveolar e ao endotélio capilar. A cicatrização anormal do tecido lesionado pode ser mais proeminente do que a inflamação nas etapas iniciais do desenvolvimento da DPI crônica. Causas genéticas de DPI estão se tornando cada vez mais importantes, especialmente distúrbios do metabolismo do surfactante (DMS) e distúrbios imunológicos desreguladores.

CLASSIFICAÇÃO E PATOLOGIA

Por meio do trabalho da rede de pesquisa de DPI das crianças nos EUA e do grupo de DPI-União Europeia das crianças na Europa, o consenso sobre um esquema de classificação foi alcançado. A classificação é dividida por idade com ponto de corte aos 2 anos e por padrão histológico. O esquema de classificação foi primeiramente aplicado a biopsias de crianças menores de 2 anos e foi estendido a crianças com mais de 2 anos (ver Tabelas 427.16 e 427.17). Distúrbios de crescimento como simplificação alveolar, doenças únicas de lactentes como hiperplasia de células neuroendócrinas da infância (**HCNI**) e **DMS** eram comuns em crianças menores de 2 anos. Em contraste, distúrbios do hospedeiro imunocomprometido, como DPI relacionada à deficiência imunológica, e distúrbios de doenças sistêmicas, como os distúrbios vasculares do colágeno, eram muito mais comuns em crianças mais velhas.

Hiperplasia celular neuroendócrina da infância

Ver Capítulo 427.6.

Distúrbios do metabolismo do surfactante

Um dos grupos mais importantes de distúrbios na DPI pediátrica é o **DMS** (Tabela 427.18). Esses distúrbios provavelmente são responsáveis por casos previamente desconhecidos de insuficiência respiratória neonatal em recém-nascidos a termo. A deficiência de proteína B

Tabela 427.16 Doenças pulmonares intersticiais pediátricas em crianças menores de 2 anos.

DOENÇAS PULMONARES INTERSTICIAIS RELACIONADAS À IDADE NA INFÂNCIA E NA PRIMEIRA INFÂNCIA	Doença pulmonar intersticial linfocítica granulomatosa associada à síndrome da imunodeficiência variável comum
Distúrbios difusos do desenvolvimento	Pneumonia intestinal linfoide (infecção pelo HIV)
Displasia acinar	Intervenções terapêuticas: quimioterapia, radiação, transplante e rejeição
Displasia alveolar congênita	**DOENÇAS PULMONARES INTERSTICIAIS IDIOPÁTICAS**
Displasia capilar alveolar com desalinhamento das veias pulmonares (algumas devido à mutação *FOXF1*)	Pneumonite intersticial usual
Anormalidades de crescimento refletindo alveolarização deficiente	Pneumonite intersticial descamativa
Hipoplasia pulmonar	Pneumonite intersticial linfocítica e distúrbios relacionados
Doença pulmonar neonatal crônica	Pneumonite intersticial não específica (celular/fibrótica)
Distúrbios cromossômicos	Pneumonia eosinofílica
Doença cardíaca congênita	Síndrome de bronquiolite obliterante
Hiperplasia das células neuroendócrinas da infância	Hemossiderose pulmonar e hemorragia pulmonar idiopática aguda da infância
Glicogenose intersticial pulmonar (pneumonia intersticial celular infantil)	Proteinose alveolar pulmonar
Distúrbios da disfunção do surfactante (proteinose alveolar pulmonar)	Distúrbios vasculares pulmonares
Mutação da proteína B surfactante	Distúrbios linfáticos pulmonares
Mutação da proteína C surfactante	Microlitíase pulmonar
Mutação *ABCA3*	Taquipneia persistente da infância
Mutação do receptor do fator estimulante de colônias de granulócitos-macrófagos (*CSF2RA*)	Síndrome cérebro-tireoide-pulmão
NKX2.1 (fator de transcrição para SP-B, SPC, ABCA3)	**DISTÚRBIOS SISTÊMICOS COM MANIFESTAÇÕES PULMONARES**
DOENÇA PULMONAR INTERSTICIAL COM ASSOCIAÇÕES CONHECIDAS	Doença anti-MBG
Processos infecciosos/pós-infecciosos	Doença de Gaucher e outras doenças de armazenamento
Adenovírus	Infiltrados malignos
Vírus influenza	Linfo-histiocitose hemofagocítica
Chlamydia pneumoniae	Histiocitose de células de Langerhans
Mycoplasma pneumoniae	Sarcoidose
Agentes ambientais	Esclerose sistêmica
Pneumonite de hipersensibilidade	Polimiosite/dermatomiosite
Inalação tóxica	Lúpus eritematoso sistêmico
Síndromes de aspiração	Artrite reumatoide
DOENÇAS PULMONARES ASSOCIADAS À DEFICIÊNCIA IMUNOLÓGICA PRIMÁRIA E SECUNDÁRIA	Linfangioleiomiomatose
Infecções oportunistas	Hemangiomatose pulmonar
	Síndromes neurocutâneas
	Síndrome de Hermansky-Pudlak

Modificado de Deutsch GH, Young LR, Deterding RR, et al: Diffuse lung disease in young children: application of a novel classification scheme, *Am J Respir Crit Care Med* 176:1120–1128, 2007.

Tabela 427.17 Doenças pulmonares intersticiais pediátricas em crianças com mais de 2 anos.

DISTÚRBIOS DO HOSPEDEIRO IMUNOCOMPETENTE

Distúrbios da infância

- Anormalidades de crescimento
- HNEI
- Distúrbios do metabolismo do surfactante

Doenças sistêmicas

- Distúrbios mediados por imunidade
  - Doença pulmonar relacionada à doença do tecido conjuntivo
  - Síndromes de hemorragia pulmonar
- Doenças de armazenamento
- Sarcoidose

DISTÚRBIOS DO HOSPEDEIRO IMUNOCOMPROMETIDO

- Infecções oportunistas
- Relacionado ao tratamento
- Quimioterapia
- Radiação
- Hipersensibilidade a medicamentos
- Relacionado ao transplante
- Rejeição
- DECH
- DLPT
- Infiltrados linfoides

DECH, doença do enxerto *versus* hospedeiro; *HNEI*, hiperplasia das células neuroendócrinas da infância; *DLPT*, doença linfoproliferativa pós-transplante. Modificada de Fan LL, Dishop MK, Galambos C, et al.: Diffuse lung disease in biopsied children 2 to 18 years of age. Application of the chILD Classification Scheme, *Ann Am Thorac Soc* 2015;12(10):1498–1505.

surfactante, causada por mutações no gene da proteína B surfactante, é uma causa de desconforto respiratório neonatal grave. A TC de tórax geralmente apresenta um padrão de opacidades difusas em vidro fosco com espessamento septal. A histopatologia revela proteinose alveolar com alargamento intersticial e a microscopia eletrônica mostra corpos lamelares desorganizados. A maioria das crianças morre nos primeiros 2 meses de vida sem um transplante de pulmão. A deficiência de proteína C surfactante pode causar doenças em crianças mais velhas, crianças ou adultos. A TC de tórax pode mostrar opacidades difusas em vidro fosco com espessamento septal no início da doença ou fibrose e faveolamento significativos em quadros mais avançados da doença. Os achados histopatológicos variam com idade, proteinose alveolar e alargamento intersticial observados em crianças pequenas e fibrose observada em crianças mais velhas e adultos. A microscopia eletrônica revela corpos lamelares normais. Mutações ABCA3 causam doença pulmonar variável em crianças com algumas doenças graves semelhantes à deficiência de proteína B surfactante, enquanto outras crianças têm doença menos graves, semelhantes à proteína C surfactante. A TC de tórax mostra opacidades difusas em vidro fosco com espessamento septal no início da doença (Figura 427.10). A histopatologia depende da idade da criança semelhante à proteína C surfactante, no entanto, a microscopia eletrônica mostra mudanças características nos corpos lamelares com um corpo eletrondenso excêntrico sem os círculos concêntricos característicos – a chamada aparência de ovo frito. **DMS** devido a mutações no gene NKX2.1 também foram descritos. O NKX2.1 codifica o fator 1 de transcrição da tireoide (TTF-1), que é um dos principais reguladores ou a transcrição da proteína surfactante. As mutações no NKX2.1 causam doenças variáveis nos pulmões, cérebro e tireoide (ver Tabela 427.18). A doença pulmonar é variável e pode se apresentar de maneira semelhante à deficiência de proteína B

Tabela 427.18 Características clínicas, idade e início das síndromes de disfunção proteica do surfactante (SDPS).

SDPS	CARACTERÍSTICAS CLÍNICAS	IDADE E INÍCIO
SFTPB	Neonatal ▸ Angústia respiratória	Recém-nascido, agudo
ABCA3	Neonatal ▸ Angústia respiratória Infância (lactente) ▸ Tosse ▸ Taquipneia, hipoxemia ▸ Retardo no desenvolvimento Infância ▸ Chiado, crepitações ▸ Intolerância ao exercício ▸ Dispneia ▸ Retrações, crepitações, baqueteamento digital ▸ Baixo peso corporal	Recém-nascido, agudo Primeira infância (lactente) e infância, subaguda Infância tardia e idade adulta, crônica
SFTPC	Neonatal ▸ Angústia respiratória Infância ▸ Tosse ▸ Taquipneia, hipoxemia	Recém-nascido, agudo (raro) Primeira Infância (lactente) e infância, subaguda Infância tardia e idade adulta, crônica
NKX2.1	Respiratório ▸ Angústia respiratória neonatal ▸ Infecções recorrentes ▸ Doença pulmonar intersticial crônica Neurológico ▸ Coreia ▸ Ataxia ▸ Atraso no desenvolvimento ▸ Hipotonia Hipotireoidismo	Qualquer idade Agudo ou crônico

ABCA3, cassete de ligação ao ATP número A3. De Gupta A, Zheng SL: Genetic disorders of surfactant protein dysfunction: when to consider and how to investigate, *Arch Dis Child* 102:84–90, 2017 (Table 2, p. 86).

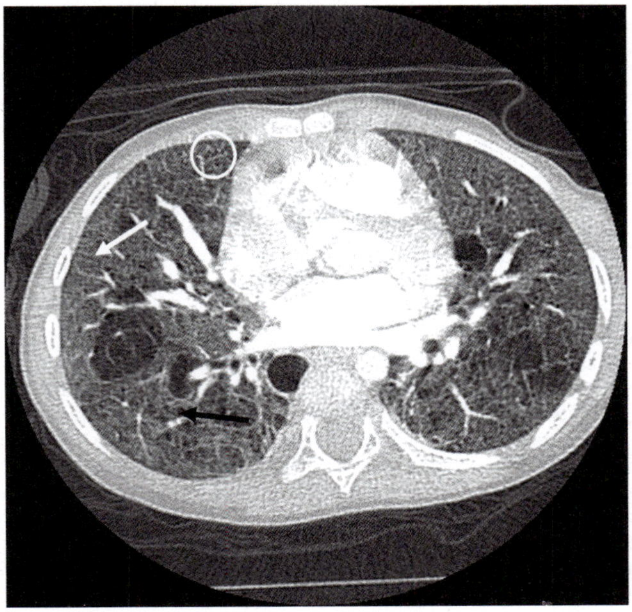

Figura 427.10 TC de tórax de uma criança de 2 anos com distúrbio do metabolismo do surfactante a partir de mutações no ABCA3. Observe as opacidades em vidro fosco (*seta branca*) e o espessamento septal (*círculo branco*) e a formação precoce de cisto (*seta preta*). (Cortesia R. Paul Guillerman, MD.)

surfactante, ou como infecções pulmonares recorrentes. Finalmente, mutações nas subunidades alfa e beta do receptor do fator estimulante de colônias de granulócitos-macrófagos (GM-CSF) causam falha de resposta ao GM-CSF pelos macrófagos alveolares pulmonares. Isso leva a uma incapacidade de reciclar o surfactante com subsequente acumulação de material proteico e proteinose alveolar pulmonar.

Doença pulmonar intersticial devido à doença sistêmica

DPI devido à doença sistêmica é mais comum em crianças mais velhas com doença pulmonar difusa. A doença pulmonar mais comum observada na biopsia é a pneumonia intersticial inespecífica; no entanto, outros padrões são observados dependendo do distúrbio subjacente, como pneumonia intersticial linfocítica na síndrome de Sjögren ou pneumonia organizativa criptogênica na dermatomiosite. A TC depende da DPI subjacente com pneumonia intersticial inespecífica, com áreas de opacidades em vidro fosco e espessamento septal na fase celular precoce da doença (Figura 427.11), progredindo para fibrose difusa com bronquiectasias de tração e cistos periféricos no estágio fibrótico tardio da doença. O mecanismo exato da doença é desconhecido, mas provavelmente é devido a autoanticorpos para o tecido respiratório.

A vasculite pulmonar, seja por causa da GEP, poliangiite microscópica, capilarite pulmonar idiopática ou síndrome da membrana basal antiglomerular (antiga doença de Goodpasture) é outra manifestação comum de doenças sistêmicas. A doença é provavelmente desencadeada pela estimulação de linfócitos por autoanticorpos com inflamação resultante do endotélio pulmonar causando alterações intersticiais e hemorragia pulmonar. A histopatologia revela hemorragia alveolar difusa, alargamento intersticial e, com exceção da doença antimembrana basal glomerular, inflamação neutrofílica da vasculatura pulmonar.

Causas genéticas de desregulação imune também podem ser responsáveis pela DPI em crianças. Mutações em *STAT3b* e *LRBA* mostraram causar pneumonia intersticial linfocítica e doença linfoproliferativa. Mutações em *COPA*, uma proteína envolvida no transporte do retículo endoplasmático para o complexo de Golgi, causam hemorragia pulmonar familiar e/ou DPI.

Sintomas pulmonares persistentes podem ocorrer após **infecções respiratórias** causadas por adenovírus, vírus influenza, *Chlamydia pneumoniae* e *Mycoplasma pneumoniae*. A doença pulmonar resultante é chamada de **bronquiolite obliterante** e é caracterizada por doença pulmonar obstrutiva e obliteração ou constrição dos bronquíolos na biopsia pulmonar. Há uma aparência característica na TCAR com mosaicismo, atenuação vascular e bronquiectasia central, que, se presentes, podem evitar a necessidade de biopsia pulmonar (Figura 427.12). A **aspiração** é uma causa frequente de doença pulmonar crônica na

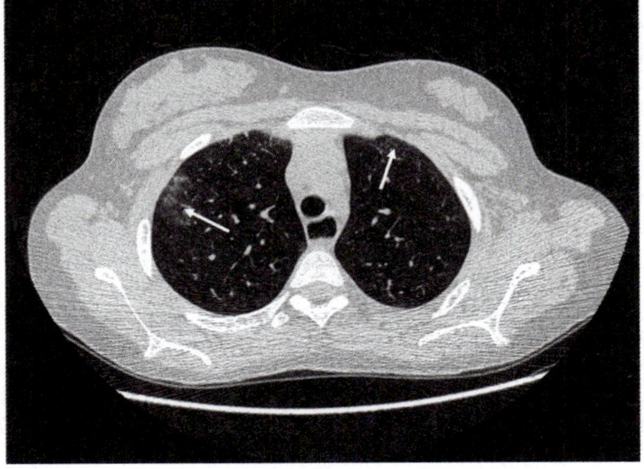

Figura 427.11 TC de tórax de paciente com 11 anos com esclerose sistêmica e pneumonia intersticial celular inespecífica. Observe as áreas de opacidade em vidro fosco na periferia (*seta branca*). (Cortesia R. Paul Guillerman, MD.)

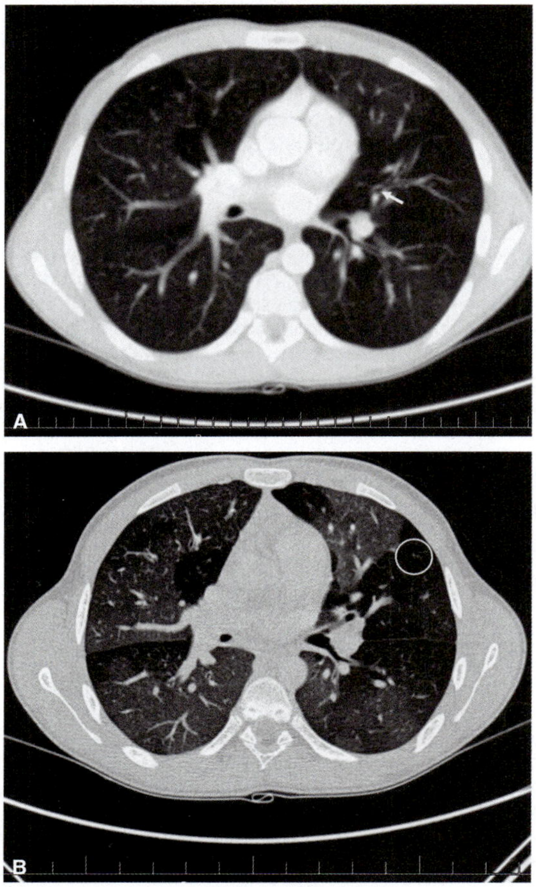

Figura 427.12 TC de tórax de paciente com 11 anos com bronquiolite obliterante após síndrome de Stevens-Johnson. **A.** Imagem volumétrica com inspiração completa mostra bronquiectasia central (*seta*) e atenuação em mosaico. **B.** Imagem de alta resolução obtida na expiração destaca melhor a atenuação do mosaico, bem como a atenuação vascular (*círculo*).

infância e pode mimetizar a DPI. Crianças com retardo de desenvolvimento ou fraqueza neuromuscular apresentam risco aumentado de aspiração de alimentos, saliva ou substâncias estranhas secundárias a disfunção da deglutição e/ou refluxo gastresofágico (RGE). Fístula traqueoesofágica não diagnosticada também pode resultar em complicações pulmonares relacionadas à aspiração do conteúdo gástrico e à pneumonia intersticial.

Crianças que experimentam uma resposta imunológica exagerada a poeira orgânica, fungos ou antígenos de aves podem demonstrar pneumonite por hipersensibilidade. Crianças com malignidades podem ter DPI relacionada a malignidade primária, infecção oportunista ou tratamento de quimioterapia ou radioterapia.

MANIFESTAÇÕES CLÍNICAS

Necessita-se de uma história detalhada para avaliar a gravidade dos sintomas e a possibilidade de uma doença sistêmica subjacente em um paciente com suspeita de DPI, bem como qualquer história familiar de doença pulmonar. Os fatores de identificação e precipitação, como exposição ao mofo ou a pássaros e uma infecção grave do trato respiratório inferior são importantes para estabelecer o diagnóstico e instituir medidas de prevenção. A maioria dos pacientes desenvolve hipoxia e hipercarbia, geralmente uma complicação tardia e ameaçadora. Os sintomas geralmente são insidiosos e ocorrem em um padrão contínuo, não episódico. Taquipneia, estertores crepitantes na ausculta e retrações são observadas no exame físico em crianças com DPI, mas os achados do exame físico do tórax podem ser normais. Chiado e febre são achados incomuns na DPI pediátrica. A cianose acompanhada por um som cardíaco P2 proeminente é indicativa de doença grave com o desenvolvimento de hipertensão pulmonar secundária. Anemia ou hemoptise sugerem doença vascular pulmonar ou hemossiderose pulmonar. Erupções cutâneas ou queixas articulares são sintomas consistentes de uma doença subjacente do tecido conjuntivo.

DIAGNÓSTICO

Radiografia

Anormalidades na radiografia do tórax podem ser classificadas como padrão intersticial, reticular, nodular, reticulonodular ou faveolar. A aparência radiográfica torácica também pode ser normal a despeito de comprometimento clínico significativo, podendo não apresentar correlação com a extensão da doença. A TCAR de tórax define melhor a extensão e distribuição da doença, e pode fornecer informação específica para a seleção do local da biopsia. Protocolos inspiratório completo e expiratório final de volume controlado usados durante a TCAR podem fornecer mais informação, mostrando aprisionamento de ar, padrão em vidro fosco, padrão de atenuação em mosaico, hiperinsuflação, bronquiectasia, cistos e/ou opacidades nodulares. A TCAR serial tem sido benéfica na monitoramento da progressão e gravidade da doença.

Testes de função pulmonar

Provas de função pulmonar são importantes na definição do grau de disfunção pulmonar e na resposta ao tratamento. Na DPI, as anormalidades na função pulmonar demonstram um déficit ventilatório restritivo com redução dos volumes pulmonares e da complacência pulmonar. A capacidade residual funcional é geralmente reduzida, mas menos afetada do que a capacidade vital e a capacidade pulmonar total (CPT). O volume residual (VR) geralmente está mantido; portanto, as relações da capacidade residual funcional:capacidade pulmonar total (CPT) e o volume residual (VR):CPT estão aumentadas. Em geral, a capacidade de difusão do pulmão está reduzida. O teste de esforço pode detectar disfunção pulmonar, mesmo nos estágios iniciais da DPI, com declínio na saturação de oxigênio.

Lavado broncoalveolar

O LBA pode fornecer informações úteis a respeito de infecção secundária, sangramento e aspiração, permitindo citologia e análise molecular. A avaliação da contagem de células, diferencial e marcadores linfocitários pode ser útil na determinação da presença de pneumonite de hipersensibilidade ou de sarcoidose. Apesar de o LBA geralmente não determinar o diagnóstico exato, ele pode ser diagnóstico para distúrbios como a proteinose alveolar pulmonar.

Biopsia do pulmão

A biopsia pulmonar, por histologia pela toracotomia convencional ou por toracoscopia videoassistida, *é geralmente a etapa final, sendo frequentemente necessária para o diagnóstico*, exceto em **HCNI** e bronquiolites obliterantes. A biopsia pode ter um rendimento diagnóstico maior do que 80% dos pacientes. Devido ao pequeno tamanho das biopsias obtidas e baixo rendimento diagnóstico, as biopsias transbrônquicas não são recomendadas para a avaliação da DPI em crianças. O teste genético para análise mutacional de disfunção do surfactante está disponível. A avaliação para possível doença sistêmica também pode ser necessária.

TRATAMENTO

O tratamento de apoio dos pacientes com DPI é essencial e inclui oxigênio suplementar para a hipoxia e nutrição adequada para o déficit de crescimento. O tratamento antimicrobiano pode ser necessário para infecções secundárias. Algumas crianças podem ter alívio sintomático com o uso de broncodilatadores. O tratamento anti-inflamatório com corticosteroides permanece sendo o tratamento de escolha inicial. Entretanto, faltam estudos controlados com crianças e o relato das respostas em estudos de casos são variáveis. A dose usual de prednisona é de 1 a 2 mg/kg/24 h ou 10 a 30 mg/kg de metilprednisolona IV administrada semanalmente ou por 3 dias consecutivos por mês. A duração do tratamento varia, mas geralmente é administrada inicialmente por 3 a 6 meses com redução da dose ditada pela resposta clínica. Os agentes alternativos, mas não adequadamente avaliados, incluem hidroxicloroquina, azatioprina, ciclofosfamida, ciclosporina, metotrexato e imunoglobulina IV. Abordagens investigacionais envolvem agentes específicos direcionados contra a ação de citocinas, fatores de crescimento ou oxidantes. O transplante de pulmão para DPI progressiva ou em estágio terminal é utilizado e os resultados são semelhantes aos de outras doenças pulmonares em estágio terminal em crianças, como a fibrose cística. O tratamento apropriado para doença sistêmica subjacente é indicado. Medidas preventivas incluem evitar todos os irritantes inalatórios, como fumaça de tabaco e, quando apropriado, fungos e antígenos de aves. Programas supervisionados de reabilitação pulmonar podem ser úteis.

Aconselhamento genético

A alta incidência de DPI em algumas famílias sugere uma predisposição genética para o desenvolvimento da doença ou sua gravidade. O aconselhamento genético pode ser benéfico se houver uma história familiar positiva.

PROGNÓSTICO

A mortalidade geral da DPI varia e depende do diagnóstico específico. Algumas crianças se recuperam espontaneamente sem tratamento, mas outras crianças progridem gradualmente para a morte. Hipertensão pulmonar, crescimento tardio e fibrose grave são considerados indicadores de prognósticos sombrios.

DOENÇA ANTIMEMBRANA BASAL GLOMERULAR (DOENÇA ANTI-MBG)

A doença antimembrana basal glomerular (**doença anti-MBG**), anteriormente conhecida como doença de Goodpasture, é a DPI prototípica mediada imunologicamente (ver Capítulo 538.4). Por causa da apresentação concomitante de doença renal e pulmonar, o diagnóstico diferencial se concentra na distinção entre doença anti-MBG do GPA, poliangiite microscópica, púrpura de Henoch-Schönlein e síndromes de hemorragia pulmonar idiopática.

Fisiopatologia

Fatores imunológicos

O desenvolvimento de anticorpos anti-MBG correlaciona-se diretamente com o desenvolvimento da doença pulmonar e renal. A remoção desses anticorpos pela plasmaférese resulta na melhora da doença em alguns pacientes, mas não em todos. Os anticorpos anti-MBG são IgG1 e IgG4, subclasses ligantes complementares do IgG que ativam o complemento. Fragmentos do complemento sinalizam o recrutamento de neutrófilos e macrófagos na membrana basal dos pulmões e rins, resultando em lesão e capilarite.

Fatores genéticos

A genética parece contribuir muito para o desenvolvimento dessa doença com a presença dos alelos DR15, DR4, DRB1*1501, DRB1*04 e DRB1*03 da classe II do complexo principal de histocompatibilidade predispõem à doença.

Fatores ambientais

A exposição à fumaça do cigarro parece ser um fator importante no desenvolvimento da doença anti-MBG. Se o tabagismo altera a ultraestrutura da membrana basal ou partículas exógenas ou substâncias nocivas na fumaça alteram o colágeno tipo IV, é desconhecido. Os fumantes têm mais predisposição para desenvolver hemorragia pulmonar do que os não fumantes com doença anti-MBG. Relataram-se outras lesões alveolares causadas por infecções, inalação de hidrocarboneto ou de cocaína em associação a eventos anteriores ao desenvolvimento da doença anti-MBG.

Manifestações clínicas

A maioria dos pacientes apresenta-se com vários dias ou semanas de tosse, dispneia, fadiga e, às vezes, hemoptise. Crianças pequenas tendem a engolir pequenas quantidades de sangue de hemoptise, podendo apresentar vômitos de sangue. Ocasionalmente, a hemoptise é resultante da perda de grandes quantidades de sangue, cuja consequência é a anemia. O comprometimento renal é visto pelas provas de função renal anormais. Pacientes mais jovens tendem a apresentar a síndrome pulmonar e renal simultaneamente. Os adultos apresentam menos chance de desenvolver doença pulmonar.

Laboratório

A detecção sorológica de anticorpos anti-MBG é positiva em mais de 90% dos pacientes com essa afecção. O hemograma completo mostra anemia normocítica e normocrômica, como a vista na doença inflamatória crônica. A urinálise pode revelar hematúria e proteinúria, e o exame de sangue mostra comprometimento renal com ureia, nitrogênio e creatinina elevados.

Deve-se também realizar estudos de pANCA (ANCA antimieloperoxidase), que é positivo em aproximadamente 25 a 30% dos pacientes simultaneamente com anticorpos anti-MBG. A doença clínica pode ser mais difícil de tratar, e a presença desses anticorpos pode sinalizar uma forma mais grave da doença.

Radiografia de tórax

A radiografia de tórax na doença anti-MBG geralmente mostra infiltrados pulmonares difusos. Se os infiltrados são periféricos, pode ser difícil distingui-los das doenças eosinofílicas pulmonares. Também pode-se encontrar padrões intersticiais de espessamento. Geralmente não se faz a TCAR nessa doença, pois a constelação de hemorragia pulmonar, comprometimento renal e exames sorológicos positivos com anticorpos anti-MBG detectados geralmente dispensa a necessidade desse exame.

Teste de função pulmonar

A espirometria pulmonar frequentemente revela um defeito restritivo com redução da capacidade vital forçada (CVF) e volume expiratório forçado no primeiro segundo (VEF_1). A DL_{CO} é um exame valioso quando se considera fortemente a presença de hemorragia pulmonar. A intenção desse exame é medir a capacidade pulmonar de transferir o gás inalado para as células vermelhas do sangue no leito da capilaridade pulmonar. Esta é uma vantagem, pois a hemoglobina tem alta afinidade para se ligar ao monóxido de carbono. Imaginava-se que a redução da DL_{CO} representasse uma medida da redução da área dos alvéolos. Os dados atuais sugerem que ela se correlaciona diretamente com o volume de sangue no leito capilar pulmonar. Nas síndromes hemorrágicas pulmonares, o sangue nos alvéolos mais o sangue no leito capilar pulmonar aumentam a DL_{CO} significativamente, devendo alertar o médico para a possibilidade de hemorragia pulmonar.

Broncoscopia e lavado broncoalveolar

As anormalidades pulmonares geralmente podem ser avaliadas pela broncoscopia com LBA. A presença visual de sangue na inspeção, assim como no LBA, será óbvia. Deve-se descartar a presença de infecção em muitos casos, adicionando um valor significativo a esse exame. A contagem celular no LBA mostrará macrófagos repletos de hemossiderina (siderófagos) que ingeriram e destruíram as hemácias, deixando o ferro nessas células.

Biopsia pulmonar

A biopsia pulmonar nos pacientes com doença ativa revela capilarite dos neutrófilos, macrófagos repletos de hemossiderina, hiperplasia de pneumócitos do tipo II e espessamento intersticial ao nível dos alvéolos. A coloração para IgG e complemento são encontrados por imunofluorescência ao longo da membrana basal em um padrão linear. Esse padrão de deposição de anticorpos leva à investigação de antígenos endógenos na membrana basal.

Tratamento

Mais da metade dos pacientes com doença anti-MBG que recusam o tratamento morrem em cerca de 2 anos por insuficiência respiratória, insuficiência renal ou ambos. Depois que o diagnóstico é feito, inicia-se o tratamento com corticosteroides (p. ex., prednisona, 1 mg/kg/dia) juntamente à ciclofosfamida oral (2,5 mg/kg/dia). A adição da plasmaférese diária durante 2 semanas pode acelerar a melhora. A ciclofosfamida pode ser descontinuada depois de 2 a 3 meses. Em geral, os corticosteroides costumam ser desmamados lentamente em um período de 6 a 9 meses. A sobrevivência é afetada pela necessidade de diálise continuada. Os pacientes que não necessitam de diálise persistente apresentam uma taxa de sobrevivência em 1 ano de 80% ou mais.

A bibliografia está disponível no GEN-io.

427.6 Hiperplasia Celular Neuroendócrina da Infância

W. Adam Gower

CONTEXTO/RESUMO

A hiperplasia de células neuroendócrinas da infância (HNEI) (anteriormente chamada de taquipneia persistente da infância) é uma forma idiopática de doença pulmonar difusa que tipicamente se manifesta no 1º ano de vida com taquipneia persistente, retrações, hipoxemia, crepitações, déficit de crescimento e achados característicos em exames de imagem de tórax e histopatologia pulmonar. Estudos de função pulmonar tipicamente demonstram um quadro obstrutivo com aprisionamento aéreo. Não existem terapias específicas eficazes para a HNEI, e a abordagem usual é o cuidado de suporte. O curso natural é tipicamente de melhora gradual dos sintomas, embora exacerbações possam ocorrer durante toda a infância. As consequências a longo prazo dessa desordem não são totalmente conhecidas.

EPIDEMIOLOGIA

A prevalência de HNEI não é conhecida, mas é geralmente considerada uma doença pulmonar rara. Crianças com HNEI foram responsáveis por cerca de 10% das crianças que tiveram biopsias pulmonares em série de casos multicêntricos anteriores. Não parece haver uma clara predisposição racial ou de gênero, e nenhum outro fator de risco materno ou de nível de paciente foi identificado. Casos de HNEI foram relatados na literatura das Américas do Norte e do Sul, Europa, Ásia e Austrália.

FISIOPATOLOGIA

A principal pista para a fisiopatologia da HNEI é o aumento do número de células neuroendócrinas pulmonares, nas vias respiratórias das crianças afetadas. Essas células são normalmente encontradas nas vias respiratórias, em que existem como agregados inervados conhecidos como NEB e secretam fatores como bombesina e serotonina (5-HT). Acredita-se que eles estejam envolvidos na detecção local de oxigênio e podem transmitir sinais neuroendócrinos para outras células. Aumentos nas células neuroendócrinas pulmonares são observados em outros distúrbios respiratórios da infância, geralmente com outros achados adicionais. Não está claro se a presença deles em números aumentados na HNEI causa o quadro clínico, ou é o resultado de fisiologia pulmonar anormal secundária para algum outro fator primário. Números aumentados das células neuroendócrinas parecem estar associados ao aumento da obstrução de pequenas vias respiratórias.

Embora a maioria dos casos pareça esporádica, a HNEI familiar tem sido descrito, o que sugere um possível mecanismo hereditário e/ou influências ambientais compartilhadas. A associação de HNEI com heterozigosidade para uma variante no gene *Nkx2.1*, que codifica a proteína TTF-1, foi descrita em uma família. Sabe-se também que variantes nesse gene são conhecidas por causar um amplo espectro de distúrbios, incluindo formas mais graves de doença pulmonar difusa (ver Capítulo 427.5).

APRESENTAÇÃO CLÍNICA

Os sintomas da HNEI caracteristicamente aparecem durante a infância, embora o diagnóstico possa ser adiado até depois do primeiro ano de vida. A apresentação típica inclui taquipneia persistente, hipoxemia, retrações e ganho de peso insuficiente em uma criança saudável. O exame geralmente revela crepitações ou sons pulmonares claros, enquanto tosse e chiado são incomuns. Normalmente, os lactentes afetados não têm história de parto prematuro. Ecocardiogramas geralmente mostram ausência de doença cardíaca estrutural ou hipertensão pulmonar.

DIAGNÓSTICO

O diagnóstico de HNEI requer que outras causas mais comuns dos sintomas presentes sejam descartadas. Embora as crianças que apresentam HNEI possam ter RGE e/ou disfunção da deglutição, isso não é considerado suficiente para causar todos os achados e pode ser secundário à taquipneia e ao aumento do trabalho respiratório. As imagens de tórax podem mostrar hiperinsuflação. Quando o material da biopsia do pulmão é corado com bombesina, um número maior de células com coloração positiva é observado nas vias respiratórias. Em geral, as biopsias de crianças que apresentam HNEI são notavelmente isentas de fibrose, inflamação ou sinais de lesão das vias respiratórias ou do parênquima (Figura 427.13).

Embora o padrão de hiperplasia das células neuroendócrinas pulmonares observado na histopatologia tenha sido classicamente o padrão-ouro para o diagnóstico de HNEI, a TC de tórax de alta resolução tem alta especificidade, de tal forma que a biopsia pode ser evitada na maioria dos casos. O padrão clássico observado na TC do tórax são opacidades em vidro fosco na região da língula, do lobo médio direito e da região peri-hilar, com aprisionamento aéreo nas imagens expiratórias. Os pulmões, por outro lado, parecem normais (Figura 427.14). Alguns designam um diagnóstico feito clinicamente sem biopsia como **síndrome HNEI** e reservam o termo HNEI para um diagnóstico feito por biopsia. Se um paciente com síndrome de HNEI diagnosticada clinicamente apresentar um curso clínico mais grave do que o esperado, a biopsia pode ser útil para descartar outra patologia.

O diagnóstico de HNEI pode ser apoiado por um padrão obstrutivo que não reverte com broncodilatadores, tanto no teste da função pulmonar infantil (TFPi) como na espirometria padrão. Os volumes pulmonares estáticos podem mostrar aprisionamento aéreo com

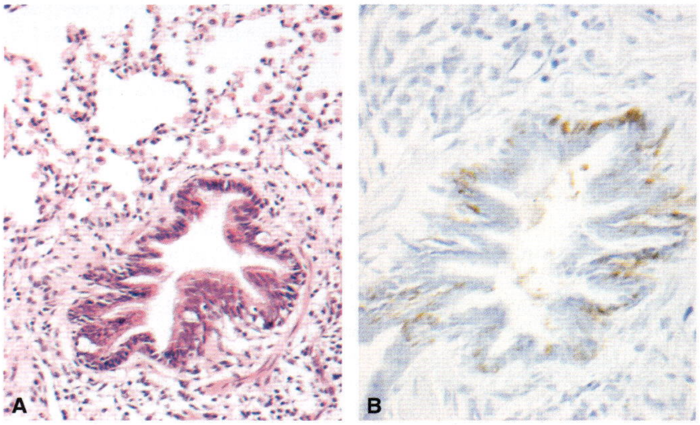

Figura 427.13 Hiperplasia das células neuroendócrinas da infância. **A.** Uma via respiratória pequena mostra apenas inflamação crônica mínima na coloração de rotina. **B.** Porém, a coloração para a bombesina mostra números aumentados de células neuroendócrinas dentro do epitélio de superfície. (De Corrin B, Nicholson AG: *Pathology of the lungs*, ed 3, Churchill Livingstone, 2011. Fig. 2.19.)

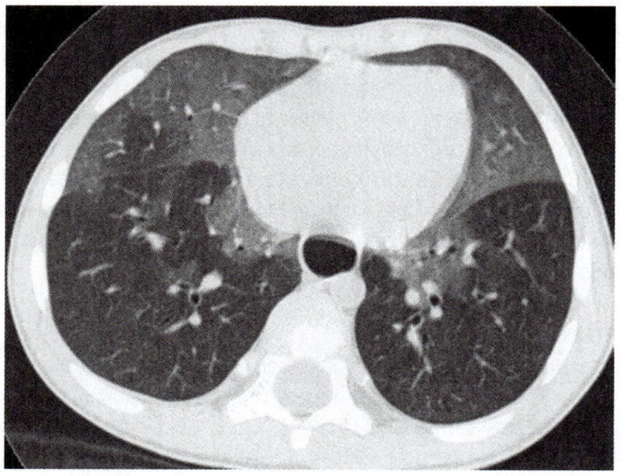

Figura 427.14 Menino de 2 anos com hiperplasia de células neuroendócrinas da infância. A TC mostra áreas bem definidas de opacidade em vidro fosco, vistas centralmente e no lobo médio direito e na língula. (De Brody AS: Imaging considerations: interstitial lung disease in children, *Radiol Clin North Amer* 43: 391–403, 2005. Fig. 4.)

aumento do VR em relação à CPT. Os achados do LBA são notáveis pela falta de marcadores inflamatórios, quando comparados a outras doenças pulmonares da infância.

O teste genético pode ser útil para descartar o DMS e outras causas de doença pulmonar difusa na infância. Testes direcionados para variantes em *Nkx2.1* podem ser considerados, mas como essa associação foi encontrada em apenas um parente até o momento, o valor preditivo desse teste é limitado.

CURSO NATURAL E TRATAMENTO

Como os sintomas da HNEI geralmente melhoram e, em geral, se resolvem em grande parte nos primeiros anos de vida, a abordagem padrão para o tratamento da HNEI é de suporte. O intervalo de tempo para a melhora clínica na HNEI é variável, e os sintomas com o repouso podem melhorar, enquanto aqueles em esforço ou com sono persistem. Até que isso aconteça, as crianças afetadas podem precisar de oxigênio suplementar para manter as saturações normais, às vezes apenas com sono ou indisposição, mas frequentemente em todos os momentos. O grau de obstrução nos TFPis pode ser um pouco preditivo do grau de dessaturação e obstrução no futuro.

Uma vez que podem gastar mais energia para respirar, as crianças com HNEI podem ter dificuldade em ganhar peso, e muitas vezes necessitam de nutrição suplementar. Esta é muitas vezes fornecida por sonda alimentar. O gerenciamento do RGE, quando presente, pode ser útil. Quando a doença melhora, a necessidade de oxigênio suplementar e/ou suporte nutricional normalmente diminui. *Os corticosteroides inalatórios ou sistêmicos geralmente não são considerados úteis no tratamento das manifestações primárias da HNEI.* Crianças que apresentam HNEI, cujos sintomas mostraram melhora, podem sofrer exacerbações mais tarde na infância. Esses episódios estão associados ao aumento do aprisionamento aéreo.

Embora os sintomas da HNEI geralmente se resolvam durante a infância, dados limitados sugerem que alguns sintomas podem persistir até a idade adulta. Isso pode se manifestar como intolerância ao exercício ou um quadro semelhante à asma. Obstrução com aprisionamento aéreo pode ser observada na TFP e anormalidades persistentes podem ser identificadas na tomografia computadorizada do tórax. Não foram relatados casos de insuficiência respiratória, necessidade de transplante de pulmão ou morte associados à HNEI. A **hiperplasia das células epiteliais neuroendócrinas idiopáticas difusas** pode ser um distúrbio relacionado, mas é observada predominantemente em mulheres adultas com nódulos pulmonares difusos e obstrução fixa ou doença pulmonar obstrutiva/restritiva nos testes de função pulmonar.

A bibliografia está disponível no GEN-io.

427.7 Doença Pulmonar Fibrótica

Deborah R. Liptzin, Jason P. Weinman e Robin R. Deterding

A fibrose pulmonar é uma cicatrização no parênquima pulmonar (em oposição à bronquiectasia, que é a cicatrização das vias respiratórias). A fibrose pulmonar idiopática é uma forma comum de doença pulmonar fibrótica em adultos. Ela se apresenta com pneumonia intersticial comum (um achado patológico com fibrose intersticial irregular, focos fibroblásticos e faveolamento) (ver Capítulo 427.5). As doenças pulmonares fibróticas adicionais em adultos incluem sarcoidose, silicose, pneumoconiose dos trabalhadores do carvão e pneumonite de hipersensibilidade (p. ex., pulmão do agricultor). Em crianças, a doença pulmonar fibrótica é rara e a fibrose pulmonar *idiopática* não foi descrita. O diagnóstico diferencial de doença pulmonar *fibrótica* inclui mutações de disfunção do surfactante (ver Capítulo 423), fibrose induzida por radiação, bronquiolite obliterante (ver Capítulo 422.1), pneumonia intersticial não específica (distúrbios do tecido conjuntivo) (ver Capítulo 427), pneumonite de hipersensibilidade (ver Capítulo 427.1) e aspiração (ver Capítulo 425) (Tabelas 427.19 a 427.21).

APRESENTAÇÃO CLÍNICA

Em geral, pacientes com fibrose pulmonar apresentam sintomas respiratórios inespecíficos como tosse, crepitações, sibililância, fase expiratória prolongada, intolerância ao exercício e hipoxemia, especialmente à noite. O início dos sintomas pode ser insidioso ou rápido.

AVALIAÇÃO

Os testes de função pulmonar geralmente mostram restrição e redução da capacidade de difusão. Aprisionamento de ar também pode ser visto. Os pacientes podem dessaturar com exercícios ou caminhadas de 6 minutos.

Há uma variedade de achados a partir de TC que sugerem fibrose pulmonar. Esses incluem opacidades reticulares, distorção arquitetônica, bronquiectasia de tração e faveolamento. Um achado tardio comum em várias etiologias de doença pulmonar fibrótica em crianças é a pneumonia intersticial inespecífica: preservação subpleural, opacidade

Tabela 427.19 Doenças associadas à fibrose pulmonar.

- Fibrose pulmonar idiopática/pneumonia intersticial não específica
- Fibrose pulmonar familiar/pneumonia intersticial familiar
- Pneumonite de hipersensibilidade (muitos agentes)
- Pneumonia organizativa criptogênica
- Reação adversa à terapia (medicamentos, radiação)
- Fibroelastose pleuroparenquimatosa
- Síndrome de Hermansky-Pudlak
- Sarcoidose
- Pneumonia eosinofílica (primária ou parasitária)
- Histiocitose de células de Langerhans
- Disqueratose congênita
- Esclerose tuberosa
- Neurofibromatose
- Doença de Erdheim-Chester
- Doença de Gaucher
- Doença de Niemann-Pick
- Hipercalcemia hipocalciúrica familiar
- Intolerância à proteína lisinúrica
- Doença imunomediada por IgG4
- Síndrome mielodisplásica
- Esclerose sistêmica progressiva
- Outras doenças do tecido conjuntivo (LES, dermatomiosite)
- Granulomatose com poliangiite
- Granulomatose eosinofílica com poliangiite

Tabela 427.20 Doenças pulmonares fibróticas pediátricas.

DOENÇAS	ACHADOS EM TC	ACHADOS PATOLÓGICOS	AVALIAÇÃO ADICIONAL	TRATAMENTO
Disfunção do surfactante	**Precoce:** vidro fosco difuso, espessamento septal (pavimento louco) **Crônico:** ver PINS	Variável: fibrose, faveolamento no estágio terminal, PINS, CPI, poucos glóbulos de proteinose alveolar pulmonar, macrófagos espumosos e fendas de colesterol (pneumonia lipoide endógena)	Teste genético	Hidroxicloroquina, azitromicina, esteroides intravenosos em altas doses. Aconselhamento genético

(continua)

Tabela 427.20 Doenças pulmonares fibróticas pediátricas. *(continuação)*

DOENÇAS	ACHADOS EM TC	ACHADOS PATOLÓGICOS	AVALIAÇÃO ADICIONAL	TRATAMENTO
Aspiração	**Aguda:** consolidação e nódulos centrolobulares (árvore em botão) com distribuição dependente **Crônica:** possível PIU com faveolamento	Lesões centradas nas vias respiratórias/bronquiolite, partículas alimentares com ou sem granulomas, macrófagos espumosos (pneumonia lipoide endógena), pneumonia em organização	Avaliação de deglutição videofluoroscópica	Parar a aspiração com o uso de alimentos espessantes, alimentos gástricos, reparação de fissuras
Fibrose de radiação	Distorção arquitetural, perda de volume, bronquiectasia de tração. Frequentemente com distribuição geométrica relacionada ao campo de radiação	Fibrose pleural, septal e parasseptal; atipia reativa do epitélio alveolar e do endotélio		
Displasia broncopulmonar	Regiões hiperlucentes, distorção arquitetural (opacidades triangulares lineares e subpleurais)	Simplificação e ampliação alveolar. Hiperinsuflação irregular. Fibrose intersticial, com ou sem fibrose septal interlobular		Cuidados de suporte. Considerar corticosteroides inalados
Pneumonia intersticial não específica (PINE)	Achados predominantes basilares de opacidades em vidro fosco (frequentemente com preservação subpleural), reticulação, distorção arquitetural e bronquiectasia de tração	Inflamação linfocítica intersticial e fibrose com distribuição homogênea		
Pneumonite de hipersensibilidade (crônica)	Reticulação irregular e muitas vezes para-hilar, vidro fosco, nódulos centrolobulares. Faveolamento (raro)	Granulomas pequenos não caseosos centrados na via respiratória, células gigantes multinucleadas, bronquiolite linfocítica e peribronquiolite, fibrose das vias respiratórias, pneumonia em organização	Linfocitose no lavado broncoalveolar, precipitinas para antígeno específico	Remover gatilho, esteroides intravenosos
Distúrbios autoimunes do tecido conjuntivo (doença vascular do colágeno)	Ver PINE. Faveolamento (raro)	PINE. Hiperplasia linfoide. Fibrose e alteração cística. Pleurite e fibrose pleural (variável). Vasculopatia crônica (variável). Fibrose das vias respiratórias (variável)	Estudos sorológicos	Modulação imunológica específica para doenças
Reações a fármacos/ substâncias ilícitas	Consolidação predominante periférica ou vidro fosco. Sinal de halo reverso. Ver PINE. Faveolamento (raro)	Variável: pneumonia em organização, PINE, PIU, DAD, hemorragia pulmonar, pneumonia eosinofílica.		Evitar consumo de substâncias ilícitas
Infecção	**Aguda:** consolidação e nódulos centrolobulares (árvore em botão). Aparência e distribuição variam com o tipo de infecção **Crônica:** pode progredir para FIP/PIU com faveolamento	**Aguda:** alveolite neutrofílica (bacteriana) ou bronquiolite linfocítica (viral) **Crônica:** Fibrose das vias respiratórias variável (bronquiolite constritiva/obliterativa) e fibrose intersticial		Antimicrobianos
Immunodeficiência	Bronquiectasia, consolidação, nódulos centrolobulares	Bronquiolite folicular ou hiperplasia linfoide difusa. PINE. LIP. DPILG	Testes imunológicos e genéticos	Tratar a imunodeficiência subjacente
Pneumonia intersticial usual (PIU)	Faveolamento, reticulação, bronquiectasia de tração, vidro fosco (menos proeminente que PINE)	Focos de fibroblastos. Fibrose intersticial, septal e pleural com distribuição heterogênea. Mínimo para ausência de inflamação	Teste genético	

Tabela 427.21 Genes associados à fibrose pulmonar familiar* ou idiopática.

GENE	FUNÇÃO DO GENE
IL1RN	Inibidor do efeito pró-inflamatório de IL-1 alfa e IL-1 beta
IL8	Citocina pró-inflamatória
FAM13A	Transdução de sinal
TLR3	Reconhecimento de patógenos e ativação da imunidade inata
TERT	Enzima no complexo de telomerase mantendo o comprimento dos telômeros
HLA-DRB1	Complexo principal de histocompatibilidade – sistema imunológico
DSP	Liga firmemente as células adjacentes
OBFC1	Estimula a atividade da DNA polimerase alfaprimase
MUC5B	Influencia as propriedades reológicas do muco das vias respiratórias, transporte mucociliar e defesa das vias respiratórias
MUC2	Produção de mucina
TOLLIP	Regulador da resposta imune inata mediada por receptor *toll-like* e via de sinalização do fator de crescimento transformador β
ATP11A	Translocação de fosfolipídios
MDGA2	Interação célula-célula
MAPT	Promove montagem e estabilidade de microtúbulos
SPPL2C	Clivagem proteica
DPP9	Adesão célula-célula
TGFB1	Conjunto de peptídeos que controla a proliferação, diferenciação e outras funções em muitos tipos de células
SFTPC†	Componente do fluido surfactante
SFTPA2†	Modular a imunidade inata e adaptativa
ABCA3†	Transporte de lipídios através da membrana plasmática
TERC†	Modelo no complexo de telomerase
DKC1†	Estabilização do modelo no complexo telomerase
TINF2†	Manutenção de telômeros
RTELI†	Helicase do DNA
PARN†	Estabilidade do mRNA

*Também chamada de pneumonia intersticial familiar. †Variante mais rara. Adaptada de Kaur A, Mathai SK, Schwartz DA: Genetics in idiopathic pulmonary fibrosis pathogenesis, prognosis, and treatment. *Frontiers Med* 4:154, 2017. Tables 1 and 2.

em vidro fosco, alteração reticular e bronquiectasia. Os achados tomográficos típicos em pacientes pediátricos com pneumonia intersticial inespecífica incluem opacidades basilares predominantes em vidro fosco, reticulação, alteração cística leve e bronquiectasias (Figura 427.15).

Em certos processos da doença, como mutações de disfunção do surfactante (teste genético positivo) ou bronquiolite obliterante (declínio da função pulmonar e tomografia computadorizada típica), a biopsia não é necessária para o diagnóstico. Na ausência de um diagnóstico definitivo, uma biopsia por toracoscoscopia em cunha é necessária para o diagnóstico e para orientar o tratamento. As biopsias transtorácicas em pediatria são de utilidade limitada porque os pequenos instrumentos normalmente obtêm amostras de tecido inadequadas; biopsias transtorácicas em pediatria são limitadas ao monitoramento pós-transplante pulmonar e diagnóstico de sarcoidose. Os achados patológicos na fibrose pulmonar são variáveis, dependendo da duração e etiologia da doença (ver Tabela 427.20), mas tipicamente incluem um componente de inflamação intersticial, expansão intersticial por colágeno denso e remodelação lobular (distorção da arquitetura

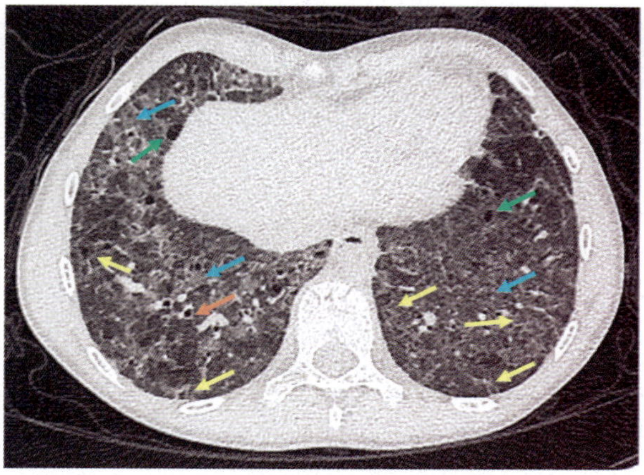

Figura 427.15 TC de tórax mostra achados tomográficos típicos em um paciente pediátrico com pneumonia intersticial inespecífica, incluindo opacidades em vidro fosco basilar-predominantes (*setas azuis*), reticulação (*setas amarelas*), alteração cística leve (*setas verdes*) e bronquiectasias (*seta laranja*).

parenquimatosa e faveolamento). Fibrose septal interlobular, fibrose pleural e arteriopatia pulmonar crônica são achados comuns associados. Raros glóbulos densos de material de proteinose alveolar pulmonar podem indicar um distúrbio genético do metabolismo do surfactante. Folículos linfoides reativos sugerem um processo imunológico, como doença autoimune ou imunodeficiência. A pneumonia organizativa (agregados polipoides de fibroblastos, *corpos de Masson*) é uma característica comum na pneumonite de hipersensibilidade e nas doenças autoimunes. O padrão usual de pneumonia intersticial é sinalizado por focos de fibroblastos que surgem em um contexto de fibrose intersticial densa, o que é um padrão raro de doença em crianças. Coloração de tecido conjuntivo, como tricrômio de Masson, Elastic Verhoff von Giesen e pentacromo de Movat, auxiliam na determinação da gravidade e distribuição da deposição de colágeno.

TRATAMENTO

O tratamento varia com base no processo da doença (ver Tabelas 427.19 a 427.21). Devido à natureza das doenças raras, os regimes de tratamento baseiam-se largamente na opinião de especialistas, uma vez que os ensaios clínicos controlados são difíceis de realizar. Agentes antifibróticos aprovados em adultos com fibrose pulmonar idiopática (pirfenidona e nintedanibe) não são aprovados para uso em crianças.

Pacientes com doença pulmonar fibrótica devem ser acompanhados de perto por especialistas pediátricos pulmonares para monitoramento de doenças e comorbidades. O monitoramento pode incluir avaliação da função pulmonar (espirometria, volumes pulmonares e capacidade de difusão), avaliação funcional do exercício (caminhada de 6 minutos) e triagem de comorbidades como hipertensão pulmonar, aspiração e distúrbios respiratórios do sono. O tratamento é específico da doença, mas também deve incluir suporte nutricional secundário ao aumento das demandas metabólicas. O suporte respiratório varia de acordo com as necessidades de cada paciente, desde ausência de suporte até oxigênio através de cânula nasal durante o sono apenas, oxigênio via cânula nasal o tempo todo ou com ventilação (não invasiva ou invasiva). Comorbidades devem ser tratadas adequadamente. O aconselhamento genético e o risco de recorrência devem ser indicados, segundo indícios genéticos de doença pulmonar fibrótica. Os pacientes devem ser aconselhados sobre a prevenção de mais danos aos pulmões causados por poluição do ar, tabagismo (cigarro, cigarros eletrônicos, narguilé, cachimbo de água, *cannabis* etc.) e exposição ao tabagismo passivo.

RESULTADOS

Os resultados variam dependendo do processo de doença subjacente.

A bibliografia está disponível no GEN-io.

Capítulo 428

Pneumonia Adquirida na Comunidade

Matthew S. Kelly e Thomas J. Sandora

EPIDEMIOLOGIA

A pneumonia, definida como a inflamação do parênquima pulmonar, é a principal causa infecciosa de morte entre crianças com menos de 5 anos no mundo, com estimativa de 920.000 óbitos por ano (Figura 428.1). A mortalidade por pneumonia está intimamente ligada à pobreza. Mais de 99% das mortes por pneumonia ocorrem em países de baixa e média renda, com as maiores taxas de mortalidade observadas em países pouco desenvolvidos da África e do sul da Ásia (Tabela 428.1).

Nos EUA, a mortalidade por pneumonia em crianças diminuiu 97% entre 1939 e 1996. É provável que esse declínio seja consequência da introdução de antibióticos e vacinas, além da expansão da cobertura de planos de saúde para crianças. Vacinas eficazes contra sarampo (ver Capítulo 273) e coqueluche (ver Capítulo 224) contribuíram para a diminuição da mortalidade relacionada à pneumonia durante o século XX. *Haemophilus influenzae* tipo b (ver Capítulo 221) foi uma importante causa de pneumonia bacteriana em crianças jovens, mas tornou-se incomum após o licenciamento de uma vacina conjugada em 1987. A introdução das vacinas pneumocócicas conjugadas (VPCs) (ver Capítulo 209) contribuiu substancialmente para mais reduções na mortalidade relacionada à pneumonia alcançadas ao longo dos últimos 15 anos.

ETIOLOGIA

Embora a maioria dos casos de pneumonia seja causada por microrganismos, as causas não infecciosas incluem aspiração (de alimentos ou ácido gástrico, corpos estranhos, hidrocarbonetos e substâncias lipoides), reações de hipersensibilidade e pneumonite induzida por radiação ou fármacos (ver Capítulo 427). Determinar a causa da pneumonia em um paciente é, muitas vezes, difícil, porque a obtenção de uma amostra direta de tecido pulmonar é feita por métodos invasivos e, portanto, são raramente executados. Culturas bacterianas realizadas a partir do escarro ou de amostras do trato respiratório superior de crianças normalmente não refletem com precisão a causa da infecção do trato respiratório inferior. *Streptococcus pneumoniae* (pneumococo) é o patógeno bacteriano mais comum em crianças entre 3 semanas e 4 anos, ao passo que *Mycoplasma pneumoniae* e *Chlamydophila pneumoniae* são os patógenos bacterianos mais frequentes em crianças com idade maior ou igual a 5 anos. Além do pneumococo, outras causas bacterianas de pneumonia em crianças previamente saudáveis nos EUA são estreptococos do grupo A (*Streptococcus pyogenes*; ver Capítulo 210) e *Staphylococcus aureus* (ver Capítulo 208.1) (Tabelas 428.2, 428.3 e 428.4). A pneumonia por *S. aureus* muitas vezes complica uma doença causada pelo vírus influenza.

S. pneumoniae, *H. influenzae* e *S. aureus* são as principais causas de hospitalização e morte por pneumonia bacteriana entre crianças de países em desenvolvimento, embora *Mycobacterium tuberculosis* (ver Capítulo 242), micobactérias não tuberculosas (ver Capítulo 244), *Salmonella* (ver Capítulo 225), *Escherichia coli* (ver Capítulo 227), *Pneumocystis jiroveci* (ver Capítulo 271) e citomegalovírus (ver Capítulo 282) devam ser considerados em crianças com infecção pelo HIV. Houve redução significativa da incidência de pneumonia causada por *H. influenzae* ou *S. pneumoniae* em áreas nas quais a vacinação de rotina foi implementada.

Os patógenos virais são as causas mais comuns de infecções no trato respiratório inferior em lactentes e crianças com idade entre 1 mês e 5 anos. Os vírus podem ser detectados em 40 a 80% das crianças com pneumonia utilizando-se métodos de diagnóstico molecular [p. ex., reação em cadeia da polimerase (PCR)]. Entre os vírus respiratórios, o vírus sincicial respiratório (VSR; ver Capítulo 287) e os rinovírus (ver Capítulo 290) são os patógenos identificados em maior frequência, especialmente em crianças com idade inferior a 2 anos. No entanto, o papel dos rinovírus em infecções graves do trato respiratório inferior permanece mal definido, uma vez que esses vírus são frequentemente detectados com outros patógenos em coinfecções e entre crianças assintomáticas. Outros vírus comuns causadores de pneumonia são vírus influenza (ver Capítulo 285), metapneumovírus humano (ver Capítulo 288), vírus parainfluenza (ver Capítulo 286), adenovírus (ver Capítulo 289) e enterovírus (ver Capítulo 277). A infecção por mais de um vírus respiratório ocorre em até 20% dos casos. A idade do paciente pode sugerir os prováveis agentes patogênicos (Tabela 428.3).

As infecções virais do trato respiratório inferior são muito mais comuns no outono e no inverno nos hemisférios Norte e Sul quando comparadas com as epidemias sazonais de vírus respiratórios que ocorrem a cada ano. O padrão típico dessas epidemias costuma iniciar-se no outono, quando surgem as infecções por parainfluenza e, com

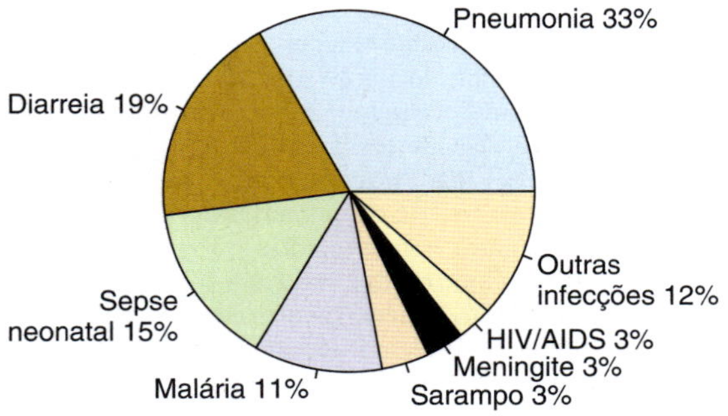

Figura 428.1 **A pneumonia é a principal causa de mortalidade por doenças infecciosas em crianças em todo o mundo, como mostra esta ilustração da distribuição global da mortalidade por causas infecciosas específicas entre crianças com idade inferior a 5 anos em 2015.** A pneumonia é responsável por um terço de todos os óbitos causados por doenças infecciosas em crianças com idade inferior a 5 anos. (De World Health Organization and Maternal and Child Epidemiology Estimation Group estimates, 2015.)

Tabela 428.1 Casos de pneumonia e taxa de mortalidade em crianças com idade inferior a 5 anos por regiões da UNICEF, 2015.

REGIÕES DA UNICEF	CASOS DE PNEUMONIA EM CRIANÇAS < 5 ANOS	TAXA DE MORTALIDADE POR PNEUMONIA (ÓBITOS EM CRIANÇAS < 5 ANOS POR 1.000 NASCIDOS VIVOS)
África Ocidental e Central	298.000	16,2
África Subsaariana	490.000	13,7
África Oriental e sul da África	177.000	10,9
Sul da Ásia	282.000	7,9
Oriente Médio e norte da África	46.000	4,1
Ásia Oriental e Pacífico	81.000	2,7
América Latina e Caribe	23.000	2,1
Países menos desenvolvidos	363.000	12,0
Mundo	920.000	6,6

De United Nations Children's Fund: One is too many–ending child deaths from pneumonia and diarrhoea. https://data.unicef.org/resources/one-many-ending-child-deaths-pneumonia-diarrhoea/. Acesso em 21 de janeiro de 2017.

Tabela 428.2 Causas de pneumonia infecciosa.

BACTERIANAS	
COMUNS	
Streptococcus pneumoniae	Consolidação, empiema
Estreptococos do grupo B	Recém-nascidos
Estreptococos do Grupo A	Empiema
Staphylococcus aureus	Pneumatoceles, empiema; lactentes; pneumonia nosocomial
*Mycoplasma pneumoniae**	Adolescentes; epidemias de verão/outono
*Chlamydophila pneumoniae**	Adolescentes
Chlamydia trachomatis	Lactentes
Anaeróbios mistos	Pneumonia por aspiração
Gram-negativos entéricos	Pneumonia nosocomial
INCOMUNS	
Haemophilus influenzae tipo b	Não imunizados
Moraxella catarrhalis	
Neisseria meningitidis	
Francisella tularensis	Contato com animais, carrapato, mosca; bioterrorismo
Espécies de *Nocardia*	Pacientes imunocomprometidos
*Chlamydophila psittaci**	Contato com pássaros (especialmente periquitos)
Yersinia pestis (peste)	Contato com ratos; bioterrorismo
Espécies de *Legionella**	Exposição à água contaminada; nosocomial
*Coxiella burnetii** (febre Q)	Exposição a animais (caprinos, ovinos, bovinos)
VIRAIS	
COMUNS	
Vírus sincicial respiratório	Bronquiolite
Parainfluenza tipos 1 a 4	Crupe
Influenza A, B	Febre alta, meses de inverno
Adenovírus	Pode ser grave; muitas vezes ocorre entre janeiro e abril
Metapneumovírus humano	Similar ao vírus sincicial respiratório
INCOMUNS	
Rinovírus	Rinorreia
Enterovírus	Recém-nascidos
Herpes simples	Recém-nascidos, pessoas imunocomprometidas
Citomegalovírus	Bebês, pessoas imunocomprometidas (particularmente bebês infectados pelo HIV)
Sarampo	Erupção cutânea, coriza, conjuntivite
VIRAIS *(continuação)*	
Varicela	Não imunizados, pessoas imunocomprometidas
Hantavírus	Sudoeste dos EUA, roedores
Coronavírus [síndrome respiratória aguda grave (SARS), síndrome respiratória do Oriente Médio (MERS)]	Ásia, Península Arábica
FÚNGICAS	
Histoplasma capsulatum	Ohio/Vale do Rio Mississippi; contato com pássaros, morcegos
Blastomyces dermatitidis	Ohio/Vale do Rio Mississippi
Coccidioides immitis	Sudoeste dos EUA, estados dos Grandes Lagos
Cryptococcus neoformans and *C. gattii*	Contato com pássaros; imunocomprometidos; noroeste dos EUA (*C. gattii*)
Espécies de *Aspergillus*	Pessoas imunocomprometidas; infecção pulmonar nodular
Mucormicose	Pessoas imunocomprometidas
Pneumocystis jiroveci	Pessoas imunocomprometidas (particularmente bebês infectados pelo HIV); esteroides
RIQUETSIAIS	
Rickettsia rickettsiae	Picada de carrapato
MICOBACTERIANAS	
Mycobacterium tuberculosis	Viagem à região endêmica; exposição a pessoas de alto risco
Complexo *Mycobacterium avium*	Pessoas imunocomprometidas (particularmente bebês infectados pelo HIV)
Outras micobactérias não tuberculosas	Pessoas imunocomprometidas; fibrose cística
PARASITÁRIAS	
Vários parasitas (p. ex., *Ascaris*, espécies de *Strongyloides*)	Pneumonia eosinofílica

*Síndrome da pneumonia atípica; pode apresentar manifestações extrapulmonares, febre baixa, infiltrados difusos irregulares, resposta ruim a antibióticos betalactâmicos.
Adaptada de Kliegman RM, Greenbaum LA, Lye PS: *Practical strategies in pediatric diagnosis & therapy*, ed 2, Philadelphia, 2004, Elsevier, p. 29.

Tabela 428.3 Agentes etiológicos de pneumonia agrupados pela idade do paciente.

FAIXA ETÁRIA	PATÓGENOS FREQUENTES (POR ORDEM DE FREQUÊNCIA)
Recém-nascidos (< 3 semanas)	Estreptococo do grupo B, *Escherichia coli*, outros bacilos gram-negativos, *Streptococcus pneumoniae*, *Haemophilus influenzae* (tipo b,* não tipável)
3 semanas a 3 meses	Vírus sincicial respiratório, outros vírus respiratórios (rinovírus, vírus parainfluenza, vírus influenza, metapneumovírus humano, adenovírus), *S. pneumoniae*, *H. influenzae* (tipo b,* não tipável); se o paciente não estiver febril, considerar *Chlamydia trachomatis*
4 meses a 4 anos	Vírus sincicial respiratório, outros vírus respiratórios (rinovírus, vírus parainfluenza, vírus influenza, metapneumovírus humano, adenovírus), *S. pneumoniae*, *H. influenzae* (tipo b,* não tipável), *Mycoplasma pneumoniae*, estreptococo do grupo A
≥ 5 anos	*M. pneumoniae*, *S. pneumoniae*, *Chlamydophila pneumoniae*, *H. influenzae* (tipo b,* não tipável), vírus influenza, adenovírus, outros vírus respiratórios, *Legionella pneumophila*

**H. influenzae* tipo b é incomum com imunização de rotina. Adaptada de Kliegman RM, Marcdante KJ, Jenson HJ, et al: *Nelson essentials of pediatrics*, ed 5, Philadelphia, 2006, Elsevier, p. 507.

Tabela 428.4 Pneumonia: etiologia sugerida por histórico de exposição.

HISTÓRICO DE EXPOSIÇÃO	AGENTE INFECCIOSO
Exposição a doenças concomitantes em dormitórios escolares ou ambientes domésticos	*Neisseria meningitidis*, *Mycoplasma pneumoniae*
EXPOSIÇÕES AMBIENTAIS	
Exposição a aerossóis contaminados (p. ex., resfriadores de ar, abastecimento de água de hospitais)	Doença do legionário
Exposição ao pelo de caprinos, lã crua, peles de animais	Antraz
Ingestão de leite não pasteurizado	Brucelose
Exposição a excrementos de morcegos (espeleologia) ou poeira do solo enriquecida com excrementos de aves	Histoplasmose
Exposição à água contaminada com urina animal	Leptospirose
Exposição a excrementos de roedores, urina, saliva	Hantavírus
Potencial de exposição em casos de bioterrorismo	Antraz, peste, tularemia
EXPOSIÇÕES ZOONÓTICAS	
Emprego em abatedouro ou veterinário	Brucelose
Exposição a bovinos, caprinos, suínos	Antraz, brucelose
Exposição a esquilos, coelhos, cães de estimação, ratos na África ou no sudoeste dos EUA	Peste
Caça ou exposição a coelhos, raposas, esquilos	Tularemia
Picadas de moscas ou carrapatos	Tularemia
Exposição a aves (papagaios, periquitos, cacatuas, pombos, perus)	Psitacose
Exposição a cães e gatos infectados	*Pasteurella multocida*, febre Q (*Coxiella burnetii*)
Exposição a caprinos, bovinos, ovinos e animais domésticos infectados e suas secreções (leite, líquido amniótico, placenta, fezes)	Febre Q (*C. burnetii*)
EXPOSIÇÕES EM VIAGEM	
Residência ou viagem para o Vale de San Joaquin, sul da Califórnia, sudoeste do Texas, sul do Arizona, Novo México	Coccidioidomicose
Residência ou viagem para os vales dos rios Mississippi ou Ohio, estados dos Grandes Lagos, Caribe, América Central ou África	Histoplasmose, blastomicose
Residência ou viagem para o sul da China	SARS, gripe aviária
Residência ou viagem para a Península Arábica	MERS-CoV
Residência ou viagem para o Sudeste Asiático	Paragonimíase, melioidose
Residência ou viagem para Caribe, Austrália ou Guam	Melioidose

MERS-CoV, coronavírus da síndrome respiratória do Oriente Médio; *SARS*, síndrome respiratória aguda grave. De Ellison RT III, Donowitz GR: Acute pneumonia, In Bennett JE, Dolin R, Blaser MJ, editors: *Mandell, Douglas, and Bennett' s principles and practice of infectious diseases*, ed 8, vol 1, Philadelphia, 2015, Elsevier, Table 69.3, p. 828.

frequência, manifestam-se como crupe. Depois, no inverno, o VSR, o metapneumovírus humano e o vírus influenza causam infecção disseminada, incluindo infecções do trato respiratório superior, bronquiolite e pneumonia. O VSR é particularmente grave em lactentes e crianças mais novas, ao passo que o vírus influenza causa doenças e excesso de internações em razão da doença respiratória aguda em todas as faixas etárias. O conhecimento dos vírus que circulam predominantemente em uma comunidade pode propiciar um diagnóstico inicial presuntivo.

O estado da imunização é relevante, pois crianças totalmente imunizadas contra *H. influenzae* tipo b e *S. pneumoniae* são menos suscetíveis à pneumonia causada por esses patógenos. Crianças imunocomprometidas ou portadoras de certas comorbidades médicas podem apresentar risco de infecções por patógenos específicos, como *Pseudomonas* spp. em pacientes com fibrose cística (ver Capítulo 432).

PATOGÊNESE

O trato respiratório inferior possui uma série de mecanismos de defesa contra infecções, que incluem depuração mucociliar, macrófagos e imunoglobulina A secretora, além da desobstrução das vias respiratórias por meio da tosse. Anteriormente, acreditava-se que o trato respiratório inferior fosse – na ausência de infecção – mantido estéril por esses mecanismos, com base primariamente em estudos baseados em cultura. No entanto, o uso recente de técnicas independentes de cultura, como métodos de sequenciamento de alta *performance*, sugere que o trato respiratório inferior contém comunidades microbianas diversas. Estes dados têm desafiado o modelo tradicional da patogênese da pneumonia, que sustentava que a pneumonia fosse o resultado da invasão do trato respiratório inferior estéril por um patógeno. Modelos conceituais mais recentes postulam que a pneumonia seja decorrente da perturbação de um complexo ecossistema respiratório inferior, que consiste em um sítio de interações dinâmicas de patógenos potenciais de pneumonia, comunidades microbianas residentes e defesas imunológicas do hospedeiro.

A **pneumonia viral** é, muitas vezes, consequência da propagação da infecção ao longo das vias respiratórias, acompanhada por lesão direta do epitélio respiratório, o que resulta na obstrução das vias respiratórias em razão de edema, secreções anormais e restos celulares. O pequeno calibre das vias respiratórias em lactentes torna esses pacientes particularmente suscetíveis a infecções graves. Atelectasias, edema intersticial e hipoxemia por incompatibilidade ventilação-perfusão muitas vezes acompanham a obstrução das vias respiratórias. A infecção viral do trato respiratório também pode predispor à infecção bacteriana secundária por interferir no funcionamento dos mecanismos normais de defesa do hospedeiro, alterar secreções e por meio de perturbações na microbiota respiratória.

A **pneumonia bacteriana** ocorre com mais frequência quando organismos do trato respiratório colonizam a traqueia e, em seguida, alcançam os pulmões, mas a pneumonia também pode ser consequência da infecção direta do tecido pulmonar após bacteriemia. Quando a infecção bacteriana se estabelece no parênquima pulmonar, o processo patológico varia de acordo com o organismo invasor. *M. pneumoniae* (ver Capítulo 250) se liga ao epitélio respiratório, inibe a ação ciliar e provoca destruição celular e uma resposta inflamatória na submucosa. À medida que a infecção progride, restos celulares, células inflamatórias e muco causam a obstrução das vias respiratórias, com propagação da infecção ao longo da árvore brônquica, como ocorre na pneumonia viral. *S. pneumoniae* causa edema local, que auxilia na proliferação de organismos e em sua propagação para áreas adjacentes do pulmão, muitas vezes resultando no envolvimento lobar focal característico. Tipicamente, os estreptococos do grupo A promovem infecção do trato respiratório inferior com envolvimento pulmonar mais difuso, resultando em pneumonia intersticial. A patologia inclui necrose da mucosa traqueobrônquica; formação de grandes quantidades de exsudato, edema e hemorragia local, com extensão para os septos interalveolares; e envolvimento de vasos linfáticos com envolvimento pleural frequente. A pneumonia por *S. aureus* manifesta-se como broncopneumonia confluente, que costuma ser unilateral e caracterizada pela presença de áreas extensas de necrose hemorrágica e áreas irregulares de cavitação do parênquima pulmonar, o que resulta em pneumatoceles, empiema ou, às vezes, fístulas broncopulmonares.

Tabela 428.5	Diagnóstico diferencial da pneumonia recorrente.
DOENÇAS HEREDITÁRIAS	
Fibrose cística	
Anemia falciforme	
DISTÚRBIOS DA IMUNIDADE	
HIV/AIDS	
Agamaglobulinemia de Bruton	
Deficiências seletivas de subclasses de imunoglobulina G	
Síndrome da imunodeficiência comum variável	
Síndrome da imunodeficiência combinada grave	
Doença granulomatosa crônica	
Síndromes de hiperimunoglobulina E	
Defeitos na adesão leucocitária	
DISTÚRBIOS DOS CÍLIOS	
Discinesia ciliar primária	
Síndrome de Kartagener	
DISTÚRBIOS ANATÔMICOS	
Sequestro pulmonar	
Enfisema lobar	
Malformação adenomatoide cística congênita	
Refluxo gastresofágico	
Corpo estranho	
Fístula traqueoesofágica (tipo H)	
Bronquiectasias	
Aspiração (incoordenação orofaríngea)	
Brônquio aberrante	

Adaptada de Kliegman RM, Marcdante KJ, Jenson HJ, et al: *Nelson essentials of pediatrics*, ed 5, Philadelphia, 2006, Elsevier, p. 507.

A **pneumonia recorrente** é definida *como dois ou mais* episódios em 1 ano *ou três ou mais* episódios durante a vida, com melhora radiográfica entre as ocorrências. Se uma criança apresentar pneumonia recorrente, a existência de uma doença subjacente deve ser considerada (Tabela 428.5).

MANIFESTAÇÕES CLÍNICAS

A pneumonia muitas vezes é precedida por vários dias de sintomas de uma infecção do trato respiratório superior, tipicamente rinite e tosse. Na pneumonia viral, costuma haver febre, mas as temperaturas são, geralmente, inferiores às observadas na pneumonia bacteriana. A taquipneia é a manifestação clínica mais consistente de pneumonia. É comum ocorrer aumento do trabalho respiratório acompanhado por retrações intercostais, subcostais e supraesternais, dilatação nasal e utilização de músculos acessórios. Uma infecção grave pode ser acompanhada por cianose e letargia, especialmente em lactentes. A ausculta do tórax pode revelar estertores e sibilos, mas costuma ser difícil localizar a origem desses ruídos adventícios em crianças muito pequenas com tórax hiper-ressonante. Muitas vezes, não é possível distinguir clinicamente a pneumonia viral (especialmente por adenovírus) da doença causada por *Mycoplasma* e outros patógenos bacterianos.

Normalmente, a pneumonia bacteriana em adultos e crianças de maior idade começa subitamente, com febre alta, tosse e dor no peito. Outros sintomas que podem ser observados são sonolência com períodos intermitentes de inquietação; respiração rápida; ansiedade; e, ocasionalmente, delírio. Em muitas crianças, nota-se imobilização do tórax no lado afetado a fim de minimizar a dor pleurítica e melhorar a ventilação; essas crianças podem deitar-se de lado com os joelhos dobrados até o peito.

Os achados físicos dependem do estágio da pneumonia. No início do curso da doença, costuma-se ouvir murmúrio vesicular diminuído, estertores dispersos e roncos sobre a área afetada do pulmão. Com o desenvolvimento da consolidação progressiva ou de complicações da pneumonia, tais como derrame pleural ou empiema, observa-se embotamento à percussão (submacicez) e o murmúrio vesicular pode estar diminuído. Um atraso na excursão respiratória geralmente ocorre no lado afetado. A distensão abdominal pode ser proeminente em razão da dilatação gástrica causada por ar deglutido ou íleo paralítico. A dor abdominal é comum na pneumonia que acomete o lobo inferior. O fígado pode parecer dilatado em razão do deslocamento descendente do diafragma causado pela hiperinsuflação dos pulmões ou pela insuficiência cardíaca congestiva sobreposta.

Os sintomas descritos em adultos com pneumonia pneumocócica podem ser observados em crianças mais velhas, mas raramente em lactentes e crianças mais jovens, nos quais o quadro clínico é muito mais variável. Em lactentes, pode haver pródromo de infecção do trato respiratório superior e má alimentação, levando ao início abrupto de febre, inquietação, apreensão e desconforto respiratório. Esses lactentes parecem tipicamente doentes, com desconforto respiratório manifestando-se por meio de gemidos; dilatação nasal; retrações das áreas supraclavicular, intercostal e subcostal; taquipneia; taquicardia; falta de ar; e, muitas vezes, cianose. A ausculta pode ser enganosa, particularmente em lactentes mais jovens, com escassos achados desproporcionais ao grau de taquipneia. Alguns lactentes com pneumonia bacteriana podem apresentar distúrbios gastrintestinais associados, caracterizados por vômito, anorexia, diarreia e distensão abdominal devido a um íleo paralítico. A progressão rápida dos sintomas é característica nos casos mais graves de pneumonia bacteriana.

DIAGNÓSTICO

Em 2011, a Pediatric Infectious Diseases Society (PIDS) e a Infectious Diseases Society of America (IDSA) publicaram diretrizes de prática clínica para pneumonia adquirida na comunidade em crianças com mais de 3 meses. Essas diretrizes baseadas em evidências fornecem recomendações para testes de diagnóstico e tratamento de crianças previamente saudáveis com pneumonia em ambientes ambulatoriais e de internação.

Um infiltrado na radiografia torácica (em incidências posteroanterior e lateral) permite o diagnóstico de pneumonia; a imagem também pode indicar complicações, como derrame pleural ou empiema. A pneumonia viral é, geralmente, caracterizada por hiperinsuflação com infiltrados intersticiais bilaterais e espessamento peribrônquico (Figura 428.2). Em geral, observa-se consolidação lobar confluente na pneumonia pneumocócica (Figura 428.3). O aspecto radiográfico por si só não indica precisamente a etiologia da pneumonia e outras características clínicas devem ser consideradas. Repetidas radiografias torácicas não são necessárias para comprovar a cura em pacientes com pneumonia não complicada. Além disso, as diretrizes atuais da PIDS–IDSA não recomendam a realização de radiografia torácica em crianças com suspeita de pneumonia (tosse, febre, estertores localizados ou murmúrios vesiculares diminuídos) que estejam bem o suficiente para serem tratadas como pacientes ambulatoriais, já que o exame de imagem, nesse contexto, raramente muda o manejo.

A utilização "à beira do leito" (*point-of-care*) da ultrassonografia portátil ou manual é altamente sensível e específica no diagnóstico de pneumonia em crianças ao determinar consolidações pulmonares e broncogramas aéreos ou derrames (Figura 428.4). No entanto, a confiabilidade dessa modalidade de imagem para o diagnóstico de pneumonia é altamente dependente do usuário, o que tem limitado seu uso mais difundido.

A contagem de leucócitos periféricos pode ser útil na diferenciação entre pneumonia viral e bacteriana. Na pneumonia viral, a contagem de leucócitos pode ser normal ou elevada, mas não costuma ser superior a 20.000/mm^3, com predomínio de linfócitos. A pneumonia bacteriana é frequentemente associada a uma contagem elevada de leucócitos, na faixa de 15.000 a 40.000/mm^3, e predominância de polimorfonucleares. Grande derrame pleural, consolidação lobar e febre alta no início da doença também são sugestivos de etiologia bacteriana. A pneumonia atípica causada por *C. pneumoniae* ou *M. pneumoniae* é difícil de distinguir da pneumonia pneumocócica com base em achados radiográficos e laboratoriais. Embora a pneumonia pneumocócica esteja associada a contagem de leucócitos, taxa de sedimentação de eritrócitos, procalcitonina e nível de proteína C reativa mais elevados, há uma sobreposição considerável.

O diagnóstico definitivo de uma infecção viral baseia-se na detecção do genoma viral ou de antígenos em secreções do trato respiratório. Testes confiáveis de PCR para a detecção rápida de muitos vírus

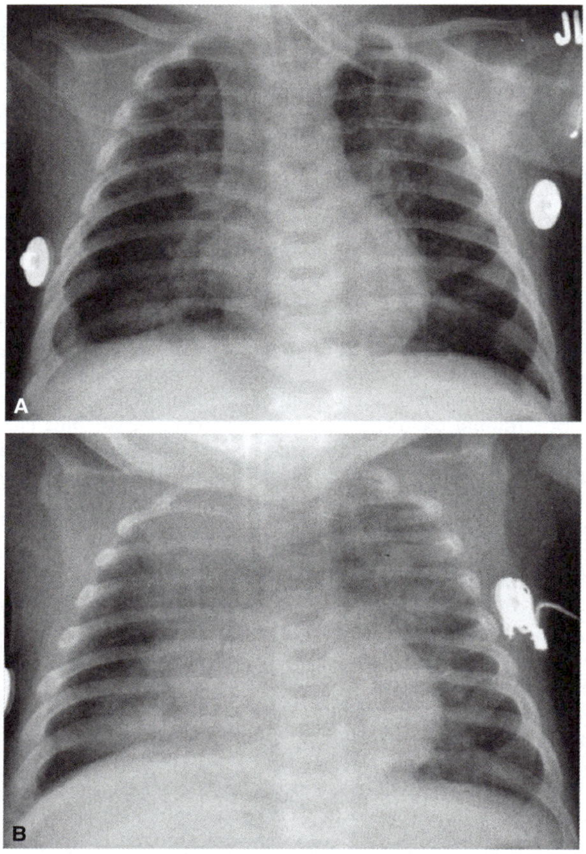

Figura 428.2 **A.** Achados radiográficos característicos de pneumonia por vírus sincicial respiratório em um lactente de 6 meses com respirações rápidas e febre. A radiografia anteroposterior do tórax exibe hiperexpansão dos pulmões com doença do espaço aéreo bilateral e estrias de densidade, o que indica a presença de pneumonia e atelectasia. Um tubo endotraqueal está inserido. **B.** Um dia depois, a radiografia anteroposterior do tórax mostra aumento da pneumonia bilateral.

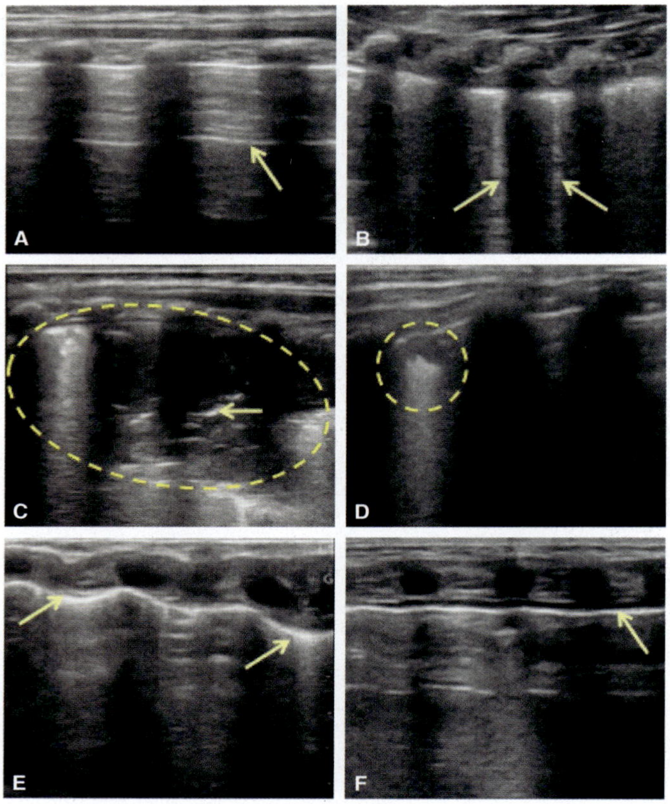

Figura 428.4 Padrões de ultrassom pulmonar. **A.** Padrão de ultrassom pulmonar negativo com linha A *(seta)* e nenhum outro achado. **B.** Padrões de ultrassom pulmonar positivos com linhas B *(setas)*. **C.** Grande consolidação (> 1 cm) com ecotextura semelhante a tecido *(círculo)* e broncogramas ultrassonográficos *(seta)*. **D.** Pequena consolidação (< 1 cm; *círculo*). **E.** Anormalidade da linha pleural com espessamento e irregularidade *(setas)*. **F.** Derrame pleural *(seta)*. (De Varshney T, Mok E, Shapiro AJ, et al: Point-of-care lung ultrasound in young children with respiratory tract infections and wheeze, *Emerg Med J* 33(9):603–610, 2016, Fig. 1, p. 604.)

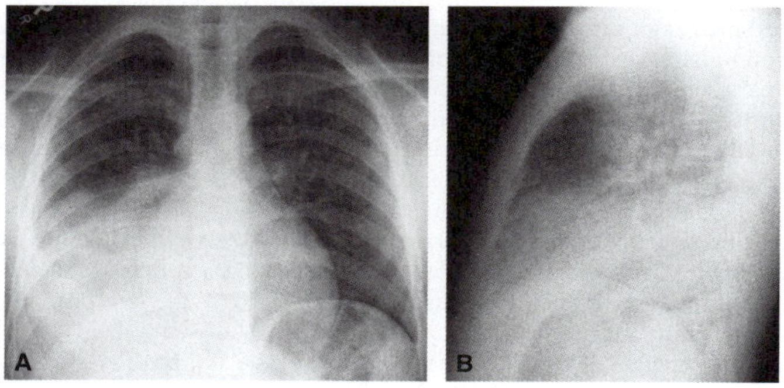

Figura 428.3 Achados radiográficos característicos de pneumonia pneumocócica em um menino de 14 anos com tosse e febre. As radiografias posteroanterior (**A**) e lateral (**B**) do tórax revelam consolidação no lobo inferior direito, um forte indício de pneumonia bacteriana.

respiratórios, incluindo VSR, parainfluenza, influenza, metapneumovírus humano, adenovírus, enterovírus e rinovírus, estão amplamente disponíveis. Técnicas sorológicas também podem ser usadas para diagnosticar uma infecção viral respiratória recente, mas costumam ser exigidos testes de amostras sorológicas das fases aguda e convalescente para verificar o aumento de anticorpos a um agente viral específico. Esta técnica de diagnóstico é trabalhosa, lenta e não costuma ser clinicamente útil, pois muitas vezes a infecção já se resolveu quando ocorre a confirmação sorológica. O teste sorológico pode ser valioso como uma ferramenta epidemiológica com o intuito de definir a incidência e a prevalência dos vários patógenos virais respiratórios.

O diagnóstico definitivo de uma infecção bacteriana típica requer o isolamento de um organismo a partir do sangue, líquido pleural ou pulmão. A cultura do escarro tem pouco valor no diagnóstico da pneumonia em crianças jovens, enquanto a aspiração pulmonar percutânea é invasiva e não realizada rotineiramente. A hemocultura é positiva em apenas 10% das crianças com pneumonia pneumocócica e não é recomendada para crianças aparentemente atóxicas tratadas como pacientes ambulatoriais. As hemoculturas são recomendadas para crianças que não melhoram ou apresentam deterioração clínica, que apresentam pneumonia complicada (Tabela 428.6) ou que necessitam de internação. Testes que detectam antígenos na urina não devem ser usados para diagnosticar pneumonia causada por *S. pneumoniae* em crianças devido a uma alta taxa de falso-positivos em decorrência da colonização nasofaríngea. A coqueluche pode ser diagnosticada por PCR ou cultura de espécimes nasofaríngeos; embora a cultura seja considerada o padrão-ouro para o diagnóstico da coqueluche, é menos sensível que os ensaios de PCR disponíveis. A infecção aguda causada por *M. pneumoniae* pode ser diagnosticada com base em um teste de PCR a partir de um espécime respiratório ou soroconversão em um ensaio de imunoglobulina G. Crioaglutininas em títulos > 64 (diluição > 1:64) também são encontradas no sangue de aproximadamente metade dos pacientes com infecções por *M. pneumoniae*; porém, os achados de crioaglutininas são inespecíficos, já que outros patógenos, como vírus influenza, também podem causar elevações. Evidências sorológicas, como os títulos de antiestreptolisina O e anti-DNase B, podem ser úteis no diagnóstico de pneumonia por estreptococos do grupo A.

Tabela 428.6	Fatores que sugerem a necessidade de hospitalização de crianças com pneumonia.

Idade < 6 meses
Estado imunocomprometido
Aparência tóxica
Desconforto respiratório moderado a grave
Hipoxemia (saturação de oxigênio < 90% ao respirar ar ambiente, nível do mar)
Pneumonia complicada*
Anemia falciforme com síndrome torácica aguda
Vômitos ou incapacidade de aceitar líquidos ou medicamentos orais
Desidratação grave
Nenhuma resposta à antibioticoterapia oral adequada
Fatores sociais (p. ex., incapacidade dos cuidadores de administrar medicamentos em casa ou da realização de acompanhamento adequado)

*Derrame pleural, empiema, abscesso, fístula broncopleural, pneumonia necrosante, síndrome da angústia respiratória aguda, infecção extrapulmonar (meningite, artrite, pericardite, osteomielite, endocardite), síndrome hemolítico-urêmica ou sepse. Adaptada de Baltimore RS: Pneumonia. In Jenson HB, Baltimore RS, editors: *Pediatric infectious diseases: principles and practice*, Philadelphia, 2002, WB Saunders, p. 801.

Há um grande interesse em desenvolver um teste de diagnóstico não invasivo que possa diferenciar com precisão crianças com pneumonia de etiologia bacteriana ou viral. Vários biomarcadores, incluindo proteína C reativa, procalcitonina, lipocalina-2 e ligante indutor de apoptose relacionado ao fator de necrose tumoral, foram avaliados quanto à sua capacidade de diferenciar essas etiologias de pneumonia. Para muitos desses biomarcadores, os valores diferem em crianças com pneumonia bacteriana em comparação com aquelas que apresentam pneumonia de etiologia viral, mas a confiabilidade desses testes não é alta o suficiente para justificar o uso rotineiro. Os estudos desses biomarcadores também têm sido prejudicados pela falta de um padrão-ouro para determinar a etiologia da pneumonia, além da ocorrência relativamente frequente de coinfecções entre vírus e bactérias. A determinação de padrões de expressão gênica de células periféricas de pacientes por PCR de transcrição reversa por *microarray* é uma tecnologia emergente que pode ajudar a diferenciar pneumonias de causas bacterianas e virais, embora sejam necessários mais estudos.

TRATAMENTO

O tratamento na suspeita de pneumonia bacteriana baseia-se na causa provável, além da idade e aparência clínica da criança. Para crianças com enfermidade branda que não necessitam de hospitalização, recomenda-se a amoxicilina. Em razão da emergência de pneumococos resistentes à penicilina, deve-se prescrever doses elevadas de amoxicilina (90 mg/kg/dia por via oral fracionada em duas vezes), a menos que dados locais indiquem uma baixa prevalência de resistência (Tabela 428.7). Alternativas terapêuticas incluem cefuroxima e amoxicilina-clavulanato. Para crianças em idade escolar e adolescentes, ou quando houver suspeita de infecção por *M. pneumoniae* ou *C. pneumoniae*, a opção adequada para tratamento de pacientes ambulatoriais é um antibiótico macrolídio ou derivado. A azitromicina é geralmente preferida, enquanto claritromicina ou doxiciclina (para crianças com idade maior ou igual a 8 anos) são alternativas. Para adolescentes, uma fluoroquinolona respiratória (levofloxacino, moxifloxacino) também pode ser uma alternativa se houver contraindicações para outros agentes antimicrobianos.

Tabela 428.7 Seleção de terapia antimicrobiana para patógenos específicos.

PATÓGENO	TERAPIA PARENTERAL	TERAPIA ORAL [TERAPIA DESCENDENTE (*STEP-DOWN*) OU INFECÇÃO BRANDA]
Streptococcus pneumoniae com CMIs para penicilina ≤ 2,0 μg/mℓ	Preferida: ampicilina (150 a 200 mg/kg/dia a cada 6 h) ou penicilina (200.000 a 250.000 U/kg/dia a cada 4 a 6 h) Alternativas: ceftriaxona (50 a 100 mg/kg/dia a cada 12 a 24 h) (preferida para terapia parenteral de pacientes ambulatoriais); pode também ser eficaz: clindamicina (40 mg/kg/dia a cada 6 a 8 h) ou vancomicina (40 a 60 mg/kg/dia a cada 6 a 8 h)	Preferida: amoxicilina (90 mg/kg/dia em duas doses ou 45 mg/kg/dia em três doses) Alternativas: cefalosporina de segunda ou terceira geração (cefpodoxima, cefixima, cefprozila); levofloxacino oral, se suscetível (16 a 20 mg/kg/dia em duas doses para crianças de 6 meses a 5 anos e 8 a 10 mg/kg/dia 1 vez/dia para crianças de 5 a 16 anos; dose máxima diária, 750 mg) ou linezolida oral (30 mg/kg/dia em três doses para crianças com < 12 anos e 20 mg/kg/dia em duas doses para crianças ≥ 12 anos)
S. pneumoniae resistente à penicilina, com CMIs ≥ 4,0 μg/mℓ	Preferida: ceftriaxona (100 mg/kg/dia a cada 12 a 24 h) Alternativas: ampicilina (300 a 400 mg/kg/dia a cada 6 h), levofloxacino (16 a 20 mg/kg/dia a cada 12 h para crianças de 6 meses a 5 anos e 8 a 10 mg/kg/dia 1 vez/dia para crianças de 5 a 16 anos; dose máxima diária, 750 mg), ou linezolida (30 mg/kg/dia a cada 8 h para crianças < 12 anos e 20 mg/kg/dia a cada 12 h para crianças ≥ 12 anos); pode também ser eficaz: clindamicina (40 mg/kg/dia a cada 6 a 8 h) ou vancomicina (40 a 60 mg/kg/dia a cada 6 a 8 h)	Preferida: levofloxacino oral (16 a 20 mg/kg/dia em duas doses para crianças de 6 meses a 5 anos e 8 a 10 mg/kg/dia 1 vez/dia para crianças de 5 a 16 anos, dose máxima diária, 750 mg), se suscetível, ou linezolida oral (30 mg/kg/dia em três doses para crianças < 12 anos e 20 mg/kg/dia em duas doses para crianças ≥ 12 anos) Alternativa: clindamicina oral (30 a 40 mg/kg/dia em três doses)
Estreptococo do grupo A	Preferida: penicilina intravenosa (100.000 a 250.000 U/kg/dia a cada 4 a 6 h) ou ampicilina (200 mg/kg/dia a cada 6 h) Alternativas: ceftriaxona (50 a 100 mg/kg/dia a cada 12 a 24 h); pode também ser eficaz: clindamicina, se suscetível (40 mg/kg/dia a cada 6 a 8 h) ou vancomicina (40 a 60 mg/kg/dia a cada 6 a 8 h)	Preferida: amoxicilina (50 a 75 mg/kg/dia em duas doses) ou penicilina V (50 a 75 mg/kg/dia em três ou quatro doses) Alternativa: clindamicina oral (40 mg/kg/dia em três doses)

(*continua*)

Tabela 428.7 Seleção de terapia antimicrobiana para patógenos específicos. (*continuação*)

PATÓGENO	TERAPIA PARENTERAL	TERAPIA ORAL [TERAPIA DESCENDENTE (*STEP-DOWN*) OU INFECÇÃO BRANDA]
Staphylococcus aureus, suscetível à meticilina (terapia combinada não é bem estudada)	Preferida: cefazolina (150 mg/kg/dia a cada 8 h) ou penicilina semissintética, por exemplo, oxacilina (150 a 200 mg/kg/dia a cada 6 a 8 h) Alternativas: clindamicina (40 mg/kg/dia a cada 6 a 8 h) ou vancomicina (40 a 60 mg/kg/dia a cada 6 a 8 h)	Preferida: cefalexina oral (75 a 100 mg/kg/dia em três ou quatro doses) Alternativa: clindamicina oral (30 a 40 mg/kg/dia em três ou quatro doses)
S. aureus, resistente à meticilina, suscetível à clindamicina (terapia combinada não é bem estudada)	Preferida: vancomicina (40 a 60 mg/kg/dia a cada 6 a 8 h ou dosagem para atingir uma razão ASC/CMI > 400) ou clindamicina (40 mg/kg/dia a cada 6 a 8 h) Alternativas: linezolida (30 mg/kg/dia a cada 8 h para crianças < 12 anos e 20 mg/kg/dia a cada 12 h para crianças ≥ 12 anos)	Preferida: clindamicina oral (30 a 40 mg/kg/dia em três ou quadro doses) Alternativas: linezolida oral (30 mg/kg/dia em três doses para crianças < 12 anos e 20 mg/kg/dia em duas doses para crianças ≥ 12 anos)
S. aureus, resistente à meticilina, resistente à clindamicina (terapia combinada não é bem estudada)	Preferida: vancomicina (40 a 60 mg/kg/dia a cada 6 a 8 h ou dosagem para atingir uma razão ASC/CMI > 400) Alternativas: linezolida (30 mg/kg/dia a cada 8 h para crianças < 12 anos e 20 mg/kg/dia a cada 12 h para crianças ≥ 12 anos)	Preferida: linezolida oral (30 mg/kg/dia em três doses para crianças < 12 anos e 20 mg/kg/dia em duas doses para crianças ≥ 12 anos) Alternativas: nenhuma; pode ser necessária terapia parenteral ao longo de todo o curso do tratamento
Haemophilus influenzae, tipável (A a F) ou não tipável	Preferida: ampicilina intravenosa (150 a 200 mg/kg/dia a cada 6 h) se betalactamase-negativo, ceftriaxona (50 a 100 mg/kg/dia a cada 12 a 24 h) se produtor de betalactamase Alternativas: ciprofloxacino intravenoso (30 mg/kg/dia a cada 12 h) ou levofloxacino intravenoso (16 a 20 mg/kg/dia a cada 12 h para crianças de 6 meses a 5 anos e 8 a 10 mg/kg/dia 1 vez/dia para crianças de 5 a 16 anos; dose máxima diária, 750 mg)	Preferida: amoxicilina (75 a 100 mg/kg/dia em três doses) se betalactamase-negativo ou amoxicilina-clavulanato (componente amoxicilina, 45 mg/kg/dia em três doses ou 90 mg/kg/dia em duas doses) se produtor de betalactamase Alternativas: cefdinir, cefixima, cefpodoxima ou ceftibuteno
Mycoplasma pneumoniae	Preferida: azitromicina intravenosa (10 mg/kg nos 1º e 2º dias da terapia; transição para terapia oral, se possível) Alternativas: lactobionato de eritromicina intravenoso (20 mg/kg/dia a cada 6 h) ou levofloxacino (16 a 20 mg/kg/dia a cada 12 h; dose máxima diária, 750 mg)	Preferida: azitromicina (10 mg/kg no 1º dia, seguido por 5 mg/kg/dia 1 vez/dia entre os 2º e 5º dias) Alternativas: claritromicina (15 mg/kg/dia em duas doses) ou eritromicina oral (40 mg/kg/dia em quatro doses); para crianças > 7 anos, doxiciclina (2 a 4 mg/kg/dia em duas doses; para adolescentes com maturidade esquelética, levofloxacino (500 mg 1 vez/dia) ou moxifloxacino (400 mg 1 vez/dia)
Chlamydia trachomatis ou *Chlamydophila pneumoniae*	Preferida: azitromicina intravenosa (10 mg/kg nos 1º e 2º dias da terapia; transição para terapia oral, se possível) Alternativas: lactobionato de eritromicina intravenoso (20 mg/kg/dia a cada 6 h) ou levofloxacino (16 a 20 mg/kg/dia em duas doses para crianças de 6 meses a 5 anos e 8 a 10 mg/kg/dia 1 vez/dia para crianças de 5 a 16 anos; dose máxima diária, 750 mg)	Preferida: azitromicina (10 mg/kg no 1º dia, seguido por 5 mg/kg/dia 1 vez/dia entre os 2º e 5º dias) Alternativas: claritromicina (15 mg/kg/dia em duas doses) ou eritromicina oral (40 mg/kg/dia em quatro doses); para crianças > 7 anos, doxiciclina (2 a 4 mg/kg/dia em duas doses); para adolescentes com maturidade esquelética, levofloxacino (500 mg 1 vez/dia) ou moxifloxacino (400 mg 1 vez/dia)

Doses para terapia oral não devem exceder doses de adultos. [a]Resistência à clindamicina parece estar aumentando em certas regiões geográficas entre *S. pneumoniae* e *S. aureus*. [b]Para crianças alérgicas a betalactâmicos. *ASC*, área sob a curva de concentração sérica em função do tempo; *CMI*, concentração mínima inibitória. De Bradley JS, Byington CL, Shah SS, et al: The management of community-acquired pneumonia in infants and children older than 3 months of age: clinical practice guidelines by the Pediatric Infectious Diseases Society and the Infectious Diseases Society of America, *Clin Infect Dis* 53(7):617–630, 2011, Table 5, pp. 623–624.

O tratamento empírico em casos de suspeita de pneumonia bacteriana em uma criança hospitalizada requer uma abordagem baseada na epidemiologia local, no estado de imunização da criança e nas manifestações clínicas no momento da apresentação. Em áreas sem resistência a níveis elevados de penicilina entre *S. pneumoniae*, as crianças completamente imunizadas contra *H. influenzae* tipo b e *S. pneumoniae* e que não estejam gravemente doentes devem receber ampicilina ou penicilina G. Pode-se utilizar ceftriaxona ou cefotaxima em crianças que não atendam a esses critérios. Se as características clínicas sugerirem pneumonia estafilocócica (pneumatoceles, empiema), a terapia antimicrobiana inicial deve incluir também vancomicina ou clindamicina. Além disso, se houver suspeita de infecção por *M. pneumoniae* ou *C. pneumoniae*, deve-se incluir um macrolídio ou derivado no regime de tratamento.

Caso haja suspeita de pneumonia viral, é razoável abster-se de empregar a terapia antimicrobiana, especialmente em pacientes em idade pré-escolar que apresentam doença mais branda e evidências clínicas que sugiram infecção viral e não apresentem desconforto respiratório. No entanto, em até 30% dos pacientes com infecção viral conhecida, em particular pelo vírus influenza, pode haver patógenos bacterianos coexistentes. Portanto, se a decisão for não iniciar a terapia antimicrobiana com base no diagnóstico presuntivo de infecção viral, o agravamento do estado clínico deve sinalizar a possibilidade de infecção bacteriana concomitante e, nesta hipótese, deve-se iniciar a terapia antimicrobiana.

A Tabela 428.7 mostra as indicações para admissão em hospital. As crianças hospitalizadas devem receber cuidados de suporte e podem necessitar de fluidos intravenosos; suporte respiratório, incluindo oxigênio suplementar, pressão positiva contínua nas vias respiratórias (CPAP; do inglês, *continuous positive airway pressure*) ou ventilação mecânica; ou medicamentos vasoativos para a fisiologia da hipotensão ou sepse.

A duração ideal da terapia antimicrobiana para pneumonia não foi bem estabelecida em estudos controlados. De maneira geral, no entanto, deve-se continuar o tratamento com antibióticos até que o paciente tenha permanecido sem febre durante 72 h e a duração total não deve ser inferior a 10 dias (ou 5 dias, caso a azitromicina seja utilizada). Cursos mais curtos (5 a 7 dias) também podem ser eficazes, especialmente em crianças tratadas em regime ambulatorial, embora seja necessária a realização de estudos mais aprofundados. Os dados disponíveis não dão suporte a cursos prolongados de tratamento para pneumonia não complicada. Estudos preliminares sugerem que a redução dos níveis séricos, previamente elevados, de procalcitonina até um nível absoluto (0,1 a 0,25 μg/ℓ) pode ajudar a determinar o momento da interrupção do tratamento.

Apesar dos ganhos substanciais nos últimos 15 anos, menos de dois terços das crianças com sintomas de pneumonia em países em desenvolvimento são levadas a um cuidador apropriado, e menos da metade recebe antibióticos. A Organização Mundial da Saúde e outros grupos internacionais desenvolveram sistemas de treinamento de mães e profissionais de saúde locais para reconhecimento e tratamento antibiótico adequado da pneumonia. Além dos antibióticos, o uso de zinco por via oral (10 mg/dia ou 20 mg/dia para crianças com < 12 meses ou ≥ 12 meses de vida, respectivamente, por 7 dias) pode reduzir a mortalidade entre crianças com pneumonia grave clinicamente definida em países em desenvolvimento. O Bubble CPAP melhora a mortalidade por pneumonia com hipoxemia em comparação com a oxigenoterapia padrão em ambientes sem acesso a ventilação não invasiva (VNI) ou ventilação mecânica invasiva.

PROGNÓSTICO

Os pacientes com pneumonia bacteriana não complicada adquirida na comunidade costumam responder à terapia, com melhora nos sintomas clínicos (febre, tosse, taquipneia, dor no peito) dentro de 48 a 72 horas a partir do início da administração dos antibióticos. As evidências radiográficas de melhora demoram consideravelmente mais em relação à melhora clínica. Uma série de possibilidades deve ser considerada quando um paciente não melhora com a antibioticoterapia apropriada: (1) complicações, como derrame pleural e empiema (Tabela 428.6); (2) resistência bacteriana; (3) etiologias não bacterianas, como vírus ou fungos, e aspiração de corpos estranhos ou alimentos; (4) obstrução brônquica a partir de lesões endobrônquicas, corpo estranho ou tampões mucosos; (5) doenças preexistentes, como imunodeficiências, discinesia ciliar, fibrose cística, sequestro pulmonar ou malformação congênita das vias respiratórias pulmonares; e (6) outras causas não infecciosas (incluindo bronquiolite obliterante, pneumonite de hipersensibilidade, pneumonia eosinofílica e granulomatose com poliangiite, anteriormente denominada granulomatose de Wegener). Uma radiografia do tórax é o primeiro passo para determinar o motivo da falta de resposta ao tratamento inicial. O lavado broncoalveolar pode ser indicado em crianças com insuficiência respiratória; as tomografias computadorizadas de alta resolução podem ser melhores na identificação de complicações ou de uma causa anatômica para a má resposta à terapia.

A mortalidade por pneumonia adquirida na comunidade nos países desenvolvidos é rara e a maioria das crianças com pneumonia não sofre sequelas pulmonares a longo prazo. Alguns dados sugerem que até 45% das crianças apresentam sintomas de asma 5 anos após a hospitalização por pneumonia; este achado pode refletir asma não diagnosticada no momento da apresentação ou uma propensão para o desenvolvimento de asma após pneumonia.

COMPLICAÇÕES

As complicações da pneumonia (Tabela 428.6) costumam ser resultado da propagação direta da infecção bacteriana no interior da cavidade torácica (derrame pleural, empiema e pericardite) ou bacteriemia e disseminação hematológica (Figura 428.5). Meningite, endocardite, artrite supurativa e osteomielite são complicações raras da disseminação hematológica da infecção pneumocócica ou por *H. influenzae* tipo b.

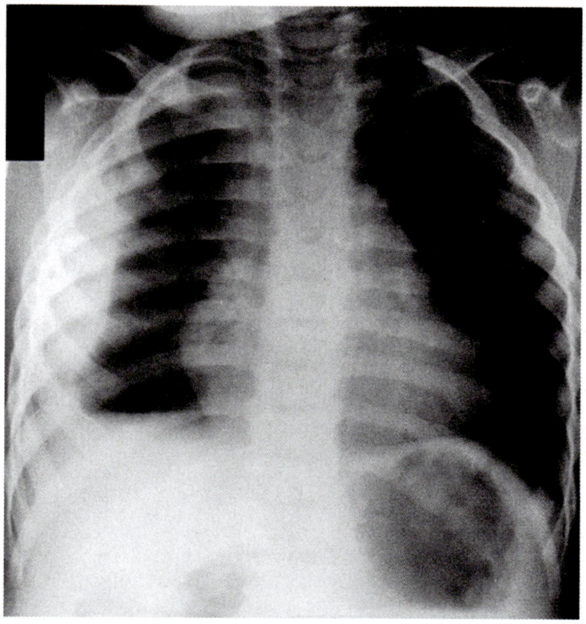

Figura 428.5 Empiema pneumocócico na radiografia do tórax de uma criança de 3 anos que apresentou sintomas respiratórios superiores e febre por 3 dias. Um acúmulo de líquido pleural pode ser observado no lado direito. O paciente teve resultado positivo de punção pleural e hemocultura para pneumococo. A criança se recuperou completamente no período de 3 semanas. (De Kuhn JP, Slovis TL, Haller JO, editors: *Caffrey's pediatric diagnostic imaging*, ed 10, Philadelphia, 2004, Mosby, p. 1002.)

S. aureus, *S. pneumoniae* e *S. pyogenes* são as causas mais comuns de derrames parapneumônicos e empiema. Entretanto, muitos derrames que complicam a pneumonia bacteriana são estéreis. A análise dos parâmetros do líquido pleural, incluindo pH, glicose, proteína e lactato desidrogenase, pode diferenciar entre derrame pleural transudativo e exsudativo (Tabela 428.8). No entanto, as diretrizes atuais da PIDS-IDSA não recomendam que esses testes sejam realizados, pois essa distinção raramente altera o manejo do paciente. O líquido pleural deve ser submetido a coloração de Gram e cultura bacteriana, já que tais métodos podem identificar a causa bacteriana da pneumonia. Métodos moleculares, incluindo ensaios de PCR específicos para espécies bacterianas ou sequenciamento do gene que codifica o RNA ribossômico 16S bacteriano, detectam DNA bacteriano e podem, com frequência, determinar a etiologia bacteriana do derrame se a cultura for negativa,

Tabela 428.8 Diferenciação entre derrame pleural exsudativo e transudativo.

CARACTERÍSTICA	TRANSUDATO	EXSUDATO
Aparência	Serosa	Turva
Contagem de leucócitos	< 10.000/mm³	> 50.000/mm³
pH	> 7,2	< 7,2
Proteína	< 3,0 g/dℓ	> 3,0 g/dℓ
Razão entre proteína do líquido pleural/soro	< 0,5	> 0,5
LDH	< 200 UI/ℓ	> 200 UI/ℓ
Razão entre LDH no líquido pleural/soro	< 0,6	> 0,6
Glicose	≥ 60 mg/dℓ	< 60 mg/dℓ

LDH, lactato desidrogenase. De Septimus EJ: Pleural effusion and empyema, In Bennett JE, Dolin R, Blaser MJ, editors: *Mandell, Douglas, and Bennett's principles and practice of infectious diseases*, ed 8, vol 1, Philadelphia, 2015, Elsevier, Table 70-1, p. 851.

principalmente se a amostra de líquido pleural foi obtida após o início da antibioticoterapia. A contagem de leucócitos no líquido pleural com diferencial pode ser útil se houver suspeita de tuberculose pulmonar ou etiologia não infecciosa do derrame pleural, como malignidade.

Pequenos (< 1 cm na radiografia de decúbito lateral) derrames parapneumônicos de fluxo livre, muitas vezes, não requerem drenagem, mas respondem à antibioticoterapia adequada. Os derrames maiores geralmente devem ser drenados, particularmente se o derrame for purulento (empiema) ou associado a desconforto respiratório. A ultrassonografia do tórax ou, alternativamente, a TC podem ser úteis para determinar se loculações estão presentes. Os pilares da terapia incluem antibioticoterapia e drenagem pleural por toracotomia com dreno tubular com instilação de agentes fibrinolíticos (uroquinase, estreptoquinase, ativador do plasminogênio tecidual). A videotoracoscopia é uma alternativa menos empregada, que permite o desbridamento ou lise de aderências e drenagem de áreas loculadas de pus. O diagnóstico e a intervenção precoces, particularmente com fibrinólise ou, com menos frequência, videotoracoscopia, podem evitar a necessidade de toracotomia e desbridamento aberto.

PREVENÇÃO

A introdução das VPCs resultou em redução substancial na incidência de hospitalizações por pneumonia entre crianças. Entre 1997 e 1999, a taxa anual de hospitalização por pneumonia de todas as causas entre crianças menores de 2 anos nos EUA foi de 12,5 por 1.000 crianças. Em 2000, a vacina pneumocócica conjugada 7-valente (VPC7) foi licenciada e recomendada. Em 2006, a taxa de hospitalização por pneumonia nesta faixa etária foi de 8,1 por 1.000 crianças, uma diminuição de 35% em relação à taxa da era pré-vacina. Em 2010, a vacina pneumocócica conjugada 13-valente (VPC13) foi licenciada nos EUA. Os dados iniciais indicam que a introdução dessa vacina resultou em redução adicional de 16 a 27% nas hospitalizações por pneumonia entre crianças em relação ao período pós-VPC7.

A vacina contra influenza também pode prevenir hospitalizações por pneumonia entre crianças e deve ser administrada a todas as crianças com mais de 6 meses. Para crianças com idade inferior a 6 meses, os contatos domiciliares e outros cuidadores primários devem ser imunizados. A manutenção de altas taxas de vacinação contra *H. influenzae* tipo b, coqueluche e sarampo continua importante para a prevenção de pneumonia por essas causas. Várias vacinas contra VSR estão atualmente em desenvolvimento; espera-se que a introdução de uma vacina eficaz contra o VSR reduza substancialmente a incidência de pneumonia entre crianças, particularmente crianças pequenas.

A bibliografia está disponível no GEN-io.

Capítulo 429
Pleurite, Derrames Pleurais e Empiema

Glenna B. Winnie, Aarthi P. Vemana, Suraiya K. Haider e Steven V. Lossef

Pleurite ou pleurisia é a inflamação da pleura, podendo ser acompanhada por um derrame. A causa mais comum de derrame pleural em crianças é a pneumonia bacteriana (ver Capítulo 428); também são causas comuns a insuficiência cardíaca (ver Capítulo 469), problemas reumatológicos e neoplasias intratorácicas metastáticas. Uma variedade de outras doenças é responsável pelas demais causas, como tuberculose (ver Capítulo 242), lúpus eritematoso (ver Capítulo 183), pneumonite por aspiração (ver Capítulo 425), uremia, pancreatite, abscesso subdiafragmático e artrite reumatoide.

Os processos inflamatórios da pleura geralmente são divididos em três tipos: pleurite seca, pleurite serofibrinosa ou serossanguinolenta, e pleurite purulenta ou empiema.

429.1 Pleurite Seca

Glenna B. Winnie, Aarthi P. Vemana, Suraiya K. Haider e Steven V. Lossef

ETIOLOGIA

Pleurite ou pleurisia seca, anteriormente denominada pleurite plástica, pode estar associada a infecções pulmonares bacterianas ou virais agudas ou se desenvolver durante a evolução de uma doença aguda do trato respiratório superior. Também está associada à tuberculose e a doenças autoimunes, como lúpus eritematoso sistêmico.

PATOLOGIA E PATOGÊNESE

O processo costuma ser limitado à pleura visceral, com um pequeno volume de fluido seroso amarelo e aderências entre as superfícies pleurais. Na tuberculose, a pleurite pode ser causada por uma grave reação de hipersensibilidade tardia ao *Mycobacterium tuberculosis*, com produção de aderências que se desenvolvem com rapidez; a pleura muitas vezes se torna espessa. Às vezes, o depósito de fibrina e as aderências são suficientemente intensos para produzir um fibrotórax, que inibe acentuadamente as excursões do pulmão.

MANIFESTAÇÕES CLÍNICAS

A doença primária costuma ofuscar os sinais e sintomas da pleurite. A dor, o principal sintoma, é exacerbada com respiração profunda, tosse e compressão. Ocasionalmente, a dor pleural é descrita como uma dor persistente, que não varia com a respiração. A dor em geral está localizada ao longo da parede torácica e é referida para o ombro ou para a coluna dorsal. A dor com a respiração é responsável por gemidos e por defesa das respirações. A criança muitas vezes fica deitada sobre o lado afetado para tentar diminuir as excursões respiratórias. No início da doença, pode ser perceptível um atrito pleural inspiratório e expiratório rígido e áspero, que no geral desaparece rapidamente. Se a camada de exsudato for espessa, podem ser percebidos aumento na macicez à percussão e diminuição nos murmúrios vesiculares. A pleurite pode ser assintomática. A pleurite crônica às vezes ocorre em quadros de atelectasia, abscesso pulmonar, doenças do tecido conjuntivo e tuberculose.

ACHADOS LABORATORIAIS

A pleurite seca pode ser detectada em radiografias como uma imprecisão difusa na superfície pleural ou como uma sombra nitidamente demarcada (Figuras 429.1 e 429.2). Esse último achado pode ser indistinguível de pequenos volumes de exsudato pleural. Os achados do raios X de tórax podem ser normais, mas os achados da ultrassonografia ou da TC serão positivos.

DIAGNÓSTICO DIFERENCIAL

A pleurite deve ser diferenciada de outras doenças, como pleurodinia epidêmica, traumatismo torácico (fratura de costela), lesões dos gânglios da raiz dorsal, tumores da medula espinal, herpes-zóster, doenças da vesícula biliar e triquinose. Mesmo se não houver evidências de líquido pleural no exame físico ou radiográfico, a análise do líquido pleural guiada por TC ou por ultrassonografia nos casos suspeitos muitas vezes resulta na coleta de um pequeno volume de exsudato que, na cultura, pode revelar a causa bacteriana subjacente em pacientes com pneumonia aguda. Pacientes com pleurite e pneumonia devem sempre ser submetidos a um exame para a detecção de tuberculose.

TRATAMENTO

A terapia deve ser direcionada para a doença subjacente. Quando houver pneumonia, não são indicadas a imobilização torácica com bandagens adesivas nem a terapia com medicamentos capazes de suprimir o reflexo da tosse. Se não houver pneumonia ou se ela estiver

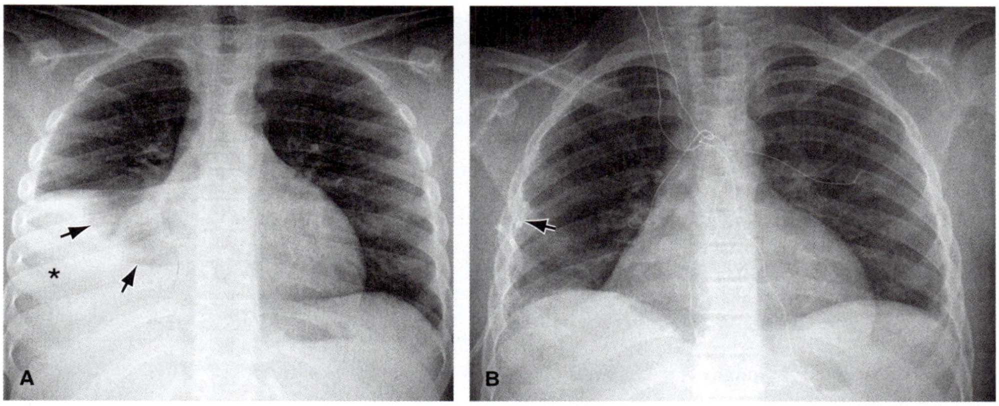

Figura 429.1 **A.** Derrame pleural no pulmão direito *(asterisco)* causado por lúpus eritematoso em uma criança de 12 anos. Observe os lobos médio e inferior do pulmão direito comprimidos *(setas)*. **B.** O derrame foi drenado e o pulmão direito foi totalmente reexpandido após a inserção de um dreno torácico *pigtail (seta)*.

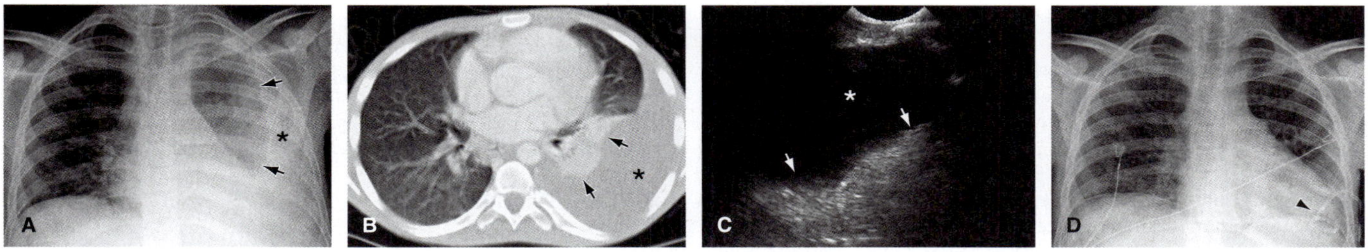

Figura 429.2 Derrame pleural no lado esquerdo do tórax de um adolescente com AIDS e infecção por *Mycobacterium avium-intracellulare*. O derrame pleural *(asterisco)* é claramente observado na radiografia torácica **(A)**, na TC **(B)** e na ultrassonografia **(C)** do lado esquerdo do tórax. As *setas* apontam para o pulmão esquerdo comprimido e com atelectasia. **D.** Foi inserido um dreno torácico *pigtail (ponta de seta)*, ocasionando a reexpansão do pulmão esquerdo.

terapeuticamente controlada, o uso de uma bandagem torácica para restringir a expansão poderá permitir o alívio da dor. Analgesia com agentes anti-inflamatórios não esteroidais pode ser útil.

A bibliografia está disponível no GEN-io.

429.2 Pleurite Serofibrinosa ou Serossanguínea com Derrame Pleural

Glenna B. Winnie, Aarthi P. Vemana, Suraiya K. Haider e Steven V. Lossef

ETIOLOGIA

Pleurite serofibrinosa é definida por um exsudato fibrinoso na superfície pleural e por um derrame exsudativo de líquido seroso na cavidade pleural. Em geral, ela está associada a infecções pulmonares ou a doenças inflamatórias do abdome ou do mediastino; às vezes, ocorre com doenças do tecido conjuntivo, como lúpus eritematoso, periarterite e artrite reumatoide, e pode ser observada em neoplasias primárias ou metastáticas do pulmão, da pleura ou do mediastino. Tumores estão comumente associados à pleurite hemorrágica.

PATOGÊNESE

O líquido pleural é originário dos capilares da pleura parietal e é absorvido a partir do espaço pleural por meio de estomas pleurais e pelos vasos linfáticos da pleura parietal. A taxa de formação de fluido é determinada pela lei de Starling, segundo a qual o movimento do fluido é determinado pelo equilíbrio entre as pressões hidrostática e osmótica no espaço pleural e no leito capilar pulmonar, e pela permeabilidade da membrana pleural. Normalmente, há cerca de 10 mℓ de fluido no espaço pleural; porém, se a formação exceder a depuração, ocorrerá acúmulo de fluido. A inflamação da pleura aumenta a permeabilidade da superfície pleural, com aumento da formação de fluido proteico; também pode haver algum grau de obstrução à absorção linfática.

MANIFESTAÇÕES CLÍNICAS

Uma vez que a pleurite serofibrinosa é precedida com frequência pelo tipo seco, os sinais e sintomas iniciais podem ser os da pleurite seca. Com o acúmulo de fluido, a dor pleurítica pode desaparecer. O paciente pode ficar assintomático se o derrame permanecer pequeno, ou pode haver somente sinais e sintomas da doença subjacente. Um acúmulo de fluido volumoso pode produzir tosse, dispneia, retrações, taquipneia, ortopneia ou cianose.

Os achados físicos dependem do volume do derrame. Macicez e som ressonante podem ser encontrados na percussão. Os murmúrios vesiculares diminuem ou são ausentes e há uma queda no frêmito tátil, um desvio do mediastino para o lado oposto ao afetado e, ocasionalmente, plenitude dos espaços intercostais. Se o fluido não for loculado, esses sinais podem variar com mudanças de posição. Se houver pneumonia extensa, estertores crepitantes e roncos também poderão ser audíveis. Em geral, atritos pleurais são detectados apenas durante o estágio plástico precoce ou tardio. Em lactentes, os sinais físicos são menos definidos e pode ser ouvida uma respiração brônquica em vez de murmúrios vesiculares diminuídos.

ACHADOS LABORATORIAIS

Os raios X de tórax mostram densidade geralmente homogênea obliterando as marcações normais do pulmão subjacente. Pequenos derrames podem causar obliteração apenas dos ângulos costofrênicos ou cardiofrênicos ou dilatação dos septos interlobares. Os exames devem ser realizados com o paciente em posição de decúbito dorsal e ereta, para demonstrar um deslocamento da efusão com a mudança de posição; a posição em decúbito pode ser útil. Exames de ultrassonografia são úteis e podem guiar a toracocentese, se o derrame for loculado. O exame do líquido é essencial para diferenciar **exsudatos** de **transudatos** e para determinar o tipo de exsudato (ver Tabela 428.8). Dependendo da situação clínica, o líquido pleural é enviado para cultura bacteriana, fúngica e micobacteriana; testes de antígenos; coloração de Gram; e avaliação química do conteúdo, incluindo proteína, desidrogenase láctica e glicose, amilase, densidade específica, celularidade diferencial e total, exame citológico e pH. Devem ser realizados hemograma completo e análise da bioquímica sérica; muitas vezes ocorre hipoalbuminemia. Os **exsudatos** em geral têm pelo menos uma das seguintes características: nível de proteína maior que 3,0 g/dℓ, com relação líquido pleural:proteína sérica maior que 0,5; valores da desidrogenase láctica do líquido pleural maiores que 200 UI/ℓ; ou relação desidrogenase láctica do líquido:sérica maior que 0,6. Embora a acidose sistêmica reduza a utilidade das medições do pH do líquido pleural, um pH menor que 7,20 sugere exsudato (ver Capítulo 400). A glicose em geral é menor que 60 mg/dℓ em neoplasias, doenças reumatoides e tuberculose; o achado de muitos linfócitos pequenos e pH menor que 7,20 sugere tuberculose. O líquido da pleurite serofibrinosa é claro ou um pouco turvo e contém relativamente poucos leucócitos e, às vezes, alguns eritrócitos. A coloração de Gram pode mostrar bactérias; contudo, a coloração para indicação de álcool-ácido-resistência raramente demonstra tuberculose.

DIAGNÓSTICO E DIAGNÓSTICO DIFERENCIAL

Deve ser realizado um procedimento de toracocentese na presença ou quando houver sugestão de líquido pleural, a menos que o derrame seja pequeno e o paciente apresente pneumonia pneumocócica lobar de aparência clássica. A toracocentese pode diferenciar pleurite serofibrinosa, empiema, hidrotórax, hemotórax e quilotórax. Exsudatos em geral estão associados a um processo infeccioso. No hidrotórax, o fluido tem densidade específica < 1,015, e o exame revela apenas algumas células mesoteliais em vez de leucócitos. Quilotórax e hemotórax costumam apresentar líquido com aparência característica; porém, a diferenciação entre pleurite serofibrinosa e purulenta é impossível sem o exame microscópico do fluido. O exame citológico pode revelar células malignas. O líquido serofibrinoso pode se tornar purulento rapidamente.

COMPLICAÇÕES

A menos que o líquido se torne purulento, ele costuma desaparecer com relativa rapidez, particularmente com o tratamento adequado de pneumonia bacteriana. Ele persiste por um período mais longo no caso de tuberculose ou doença do tecido conjuntivo e pode apresentar recorrência ou permanecer por mais tempo se a origem for uma neoplasia. À medida que o derrame é absorvido, desenvolvem-se aderências entre as duas camadas da pleura; porém, em geral, o comprometimento funcional é reduzido ou ausente. Pode ocorrer espessamento da pleura, algumas vezes confundido com pequenas quantidades de líquido ou com infiltrados pulmonares persistentes. O espessamento da pleura talvez persista por vários meses, mas o processo costuma desaparecer sem deixar resíduos.

TRATAMENTO

A terapia deve abordar a doença subjacente. Se o derrame for menor que 10 mm na radiografia torácica, não existe a necessidade de drenagem. Com uma grande efusão, a drenagem do líquido trará mais conforto ao paciente. Quando é realizada uma toracocentese diagnóstica, deve ser removido o máximo de líquido possível para fins terapêuticos. A remoção rápida de 1 ℓ ou mais de líquido pode estar associada ao desenvolvimento de edema pulmonar de reexpansão (ver Capítulo 396). Se a doença subjacente for adequadamente tratada, não será necessária drenagem adicional; porém, no caso de um novo acúmulo de líquido que cause desconforto respiratório, deverá ser colocado um dreno torácico para a sua remoção. Em crianças mais velhas com suspeita de derrame parapneumônico, a toracostomia tubular será considerada necessária se o pH do líquido pleural for menor que 7,20 ou se o nível de glicose do líquido pleural for menor que 50 mg/dℓ. Se o líquido for espesso, loculado ou evidentemente purulento, indica-se drenagem com terapia fibrinolítica ou, com menor frequência, cirurgia toracoscópica videoassistida (CTVA). Pacientes com derrame pleural podem precisar de analgesia, em especial depois de uma toracocentese ou da inserção de um dreno torácico. Indivíduos com pneumonia aguda podem necessitar de oxigênio suplementar, além da antibioticoterapia específica. Estudos em adultos sugerem que a dexametasona pode ser benéfica, além dos antibióticos e da drenagem, em pacientes com derrames parapneumônicos.

A bibliografia está disponível no GEN-io.

429.3 Empiema

Glenna B. Winnie, Aarthi P. Vemana, Suraiya K. Haider e Steven V. Lossef

ETIOLOGIA

Empiema é o acúmulo de pus no espaço pleural. Ele é mais associado à pneumonia (ver Capítulo 428) causada pelo *Streptococcus pneumoniae* (ver Capítulo 209), embora o *Staphylococcus aureus* (ver Capítulo 208.1) seja mais comum em países em desenvolvimento e na Ásia, bem como no empiema pós-traumático. A incidência relativa do empiema por *Haemophilus influenzae* (ver Capítulo 221) diminuiu desde a introdução da vacina contra o *H. influenzae* tipo b. Estreptococos do grupo A, organismos gram-negativos, tuberculose, fungos, vírus e neoplasia são causas menos comuns. A doença também pode ser decorrente do rompimento de um abscesso pulmonar para o espaço pleural, por contaminação introduzida por traumatismo ou cirurgia torácica ou, raramente, por mediastinite ou pela extensão de abscessos intra-abdominais.

EPIDEMIOLOGIA

O empiema é mais frequente em lactentes e crianças em idade pré-escolar. Embora as taxas de pneumonia bacteriana tenham diminuído, a incidência de derrames parapneumônicos aumentou. Isso pode estar relacionado com um direcionamento para organismos mais virulentos após a introdução da vacina pneumocócica heptavalente, com uma tendência na direção de sorotipos não cobertos pela vacina. Empiemas ocorrem em 5 a 10% das crianças com pneumonia bacteriana e em até 86% das crianças com pneumonia necrosante.

PATOLOGIA

O empiema tem três estágios: exsudativo, fibrinopurulento e organizacional. Durante o estágio exsudativo, é formado exsudato fibrinoso nas superfícies pleurais. No estágio fibrinopurulento, são formados septos fibrinosos, causando a loculação do líquido e o espessamento da pleura parietal. Se o pus não for drenado, poderá dissecar através da pleura e atingir o parênquima pulmonar, produzindo fístulas broncopleurais e piopneumotórax, ou atingir a cavidade abdominal. O pus raramente disseca através da parede torácica (*i. e.*, empiema de necessidade). Durante o estágio organizacional, há proliferação de fibroblastos; bolsas de pus loculado podem se desenvolver e produzir cavidades de abscessos de paredes espessas; ou o pulmão pode sofrer colapso e ficar cercado por um envelope inelástico e espesso ("casca").

MANIFESTAÇÕES CLÍNICAS

Os sinais e sintomas iniciais são, principalmente, os de pneumonia bacteriana. Crianças tratadas com agentes antibióticos podem ter um intervalo de alguns dias entre a fase clínica da pneumonia e as evidências de empiema. A maioria dos pacientes apresenta febre, desenvolve aumento do trabalho respiratório ou desconforto respiratório e muitas vezes parece estar mais doente. Os achados físicos são idênticos aos descritos para pleurite serofibrinosa, e as duas afecções são diferenciadas somente por toracocentese, que sempre deve ser realizada na suspeita de empiema.

ACHADOS LABORATORIAIS

Radiograficamente, todos os derrames pleurais são similares, mas a ausência de um deslocamento de líquido com mudança de posição indica empiema loculado (Figuras 429.3 a 429.5). Embora, na ultrassonografia, um formato lenticular possa indicar a presença de fluido loculado, os septos são mais bem visualizados com a TC. Deve ser coletado por toracocentese o volume máximo de líquido possível, que deverá ser estudado segundo descrito no Capítulo 429.2. O derrame é um empiema se houver bactérias na coloração de Gram, se o pH for menor que 7,20 e se houver mais de 100 mil neutrófilos/μℓ (ver Capítulo 428). As culturas do líquido devem sempre ser feitas para ajudar a identificar o organismo causador. Por meio dos métodos padronizados de cultura, o organismo pode ser identificado em até 60% dos casos. O benefício melhora significativamente com o uso concomitante de técnicas de amplificação de ácidos nucleicos. As hemoculturas podem ser positivas e ter um benefício maior do que as culturas do líquido pleural. Podem ser encontradas leucocitose e alta velocidade de hemossedimentação.

COMPLICAÇÕES

Com infecções estafilocócicas, desenvolvem-se fístulas broncopleurais e piopneumotórax. Outras complicações locais incluem pericardite purulenta, abscessos pulmonares, peritonite por extensão através do diafragma e osteomielite das costelas. Também podem ocorrer complicações sépticas, como meningite, artrite e osteomielite. A septicemia ocorre frequentemente em infecções pneumocócicas e por *H. influenzae*. O derrame pode se organizar em uma "casca" espessa, que pode restringir a expansão pulmonar e estar associada a febre persistente e escoliose temporária.

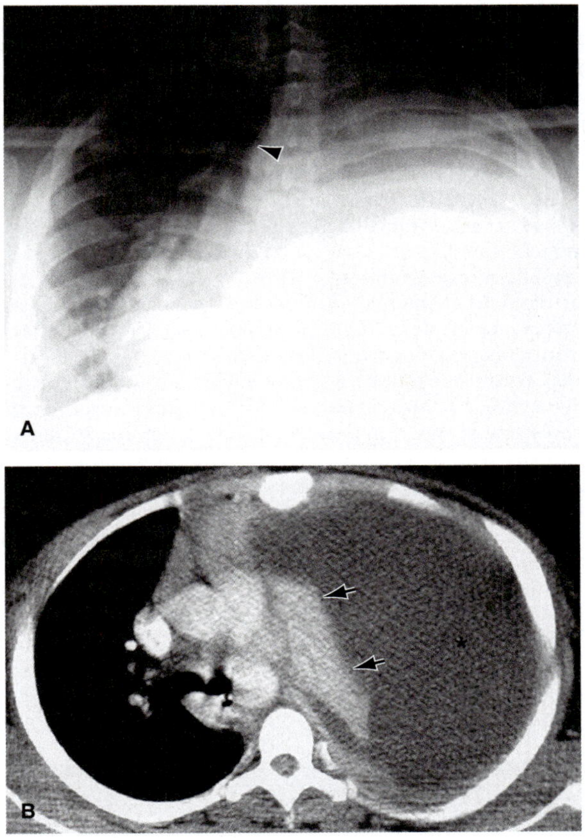

Figura 429.3 Empiema e pneumonia em um adolescente. **A.** A radiografia torácica mostra opacificação do lado esquerdo do tórax. Observe o deslocamento do mediastino e da traqueia *(ponta de seta)* para a direita. **B.** A TC torácica mostra derrame pleural maciço no lado esquerdo do tórax *(asterisco)*. Observe a compressão e a atelectasia do pulmão esquerdo *(setas)* e o deslocamento do mediastino para a direita.

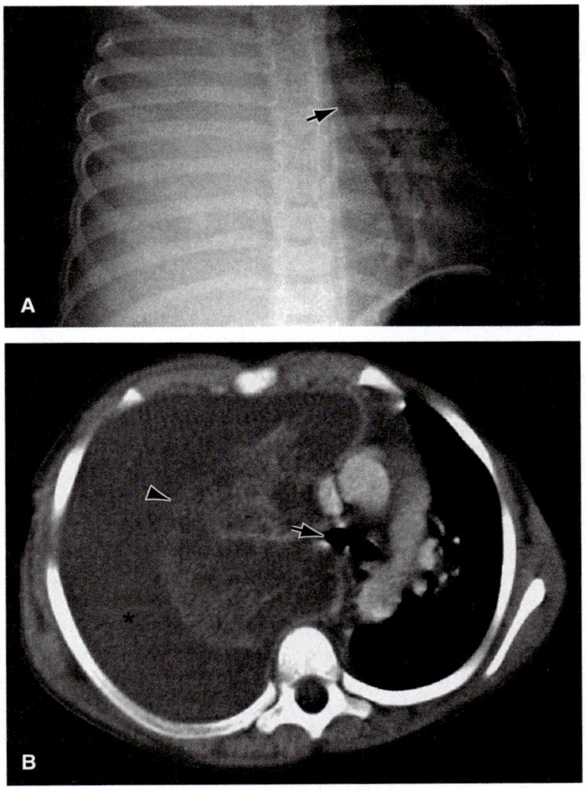

Figura 429.4 Pneumonia e derrame parapneumônico em uma criança de 4 anos. **A.** A radiografia torácica mostra opacificação completa do lado direito do tórax como resultado de um grande derrame pleural. Observe o deslocamento do mediastino e da traqueia *(seta)* para a esquerda. **B.** A TC torácica mostra um grande derrame pleural do lado direito do tórax *(asterisco)* circundando e comprimindo o pulmão direito consolidado *(ponta de seta)*. Observe o deslocamento do mediastino e da carina traqueal *(seta)* para a esquerda.

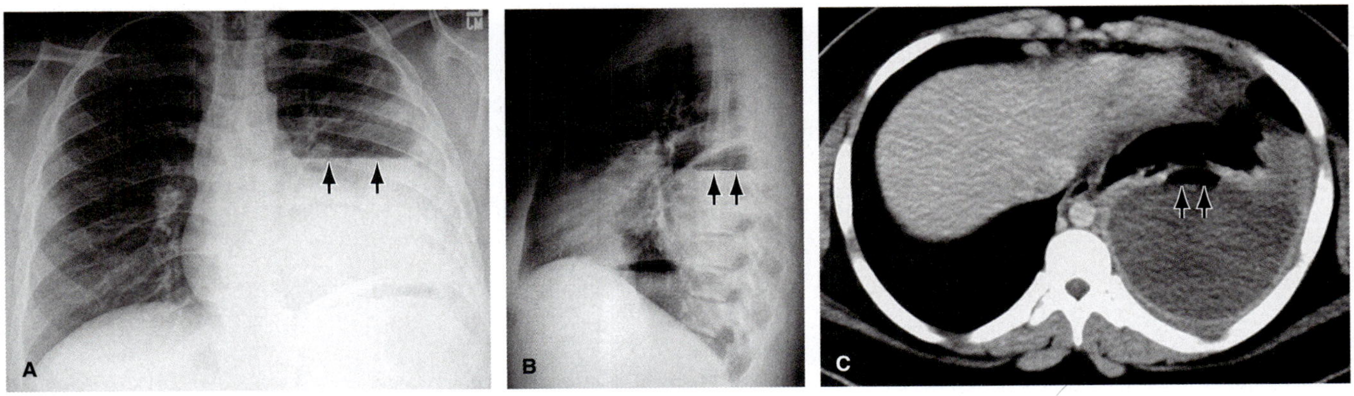

Figura 429.5 Hidropneumotórax loculado. As radiografias torácicas frontal (**A**) e lateral (**B**) mostram um hidropneumotórax loculado que trouxe complicações para a pneumonia em um adolescente de 14 anos. As *setas* apontam para o nível hidroaéreo horizontal na interface entre o derrame pleural e o ar. A TC torácica ajuda a localizar o hidropneumotórax loculado, com seu nível hidroaéreo *(setas)* (**C**).

TRATAMENTO

O objetivo do tratamento de empiema é esterilizar o líquido pleural e restaurar a função pulmonar normal. O tratamento inclui antibióticos sistêmicos, toracocentese e drenagem torácica, inicialmente com um agente fibrinolítico; se não houver melhora, é indicada CTVA. A decorticação aberta é indicada se a fibrinólise e a CTVA forem ineficazes (ver Capítulo 439). Se o empiema for diagnosticado precocemente, antibioticoterapia e toracocentese possibilitam a cura completa. A escolha do antibiótico deve ser baseada nas sensibilidades *in vitro* do organismo responsável. Ver Capítulos 208, 209 e 221 quanto ao tratamento de infecções por *Staphylococcus, S. pneumoniae* e *H. influenzae*, respectivamente. A resposta clínica no empiema é baixa, podendo ser necessários antibióticos sistêmicos por até 4 semanas. A instilação de antibióticos na cavidade pleural não melhora os resultados.

Quando se obtém pus por toracocentese ou quando a septação do fluido pleural for detectada em estudos radiográficos, o procedimento inicial é a drenagem torácica sob sistema fechado com fibrinolíticos, seguida por CTVA, se não houver melhora. Não devem ser tentadas múltiplas aspirações da cavidade pleural. A drenagem torácica sob sistema fechado é controlada por sifonagem subaquática ou por sucção contínua; algumas vezes, é necessário mais de um dreno para o procedimento em regiões loculadas. A drenagem fechada ocorre geralmente de forma contínua por 5 a 7 dias. Os drenos torácicos que não estão mais retirando fluido são removidos.

A instilação de agentes fibrinolíticos na cavidade pleural por meio do dreno torácico muitas vezes promove a drenagem e diminui o tempo em que o dreno permanece no local, a febre, a necessidade de intervenção cirúrgica e o tempo de hospitalização. O agente fibrinolítico ideal e as dosagens não foram determinadas. Na população pediátrica, têm sido usadas 15 mil unidades/kg de estreptoquinase em 50 mℓ de solução salina a 0,9%; 40 mil unidades/kg de uroquinase em 40 mℓ de solução salina; e 4 mg de alteplase (tPA) em 40 mℓ de solução salina. A combinação de terapia fibrinolítica com DNase é superior ao uso isolado de fibrinolíticos para promover drenagem torácica. Existe um risco de anafilaxia com a estreptoquinase, e todos os três fármacos podem ser associados a hemorragias e outras complicações.

Podem ocorrer extensas alterações fibrinosas na superfície dos pulmões em virtude de empiema, mas elas eventualmente apresentarão resolução espontânea com o tempo. Em crianças que permanecem febris e dispneicas por mais de 72 h após o início da terapia com antibióticos intravenosos e drenagem torácica, a decorticação cirúrgica por CTVA ou, menos frequentemente, por toracotomia aberta pode acelerar a recuperação. Se ocorrer a formação de pneumatoceles, não é recomendável tratá-las cirurgicamente ou por aspiração, a menos que elas atinjam um tamanho grande o suficiente para causar comprometimento respiratório ou que se tornem secundariamente infectadas. As pneumatoceles geralmente apresentam resolução espontânea com o tempo. O prognóstico clínico a longo prazo para um empiema adequadamente tratado é excelente. Os estudos de acompanhamento da função pulmonar sugerem que a ocorrência de doença restritiva residual é incomum, com ou sem intervenção cirúrgica.

A bibliografia está disponível no GEN-io.

Capítulo 430
Bronquiectasia

Oren J. Lakser

A bronquiectasia é caracterizada pela dilatação anormal e irreversível e pela distorção anatômica da árvore brônquica, representando um estágio final comum de muitos eventos antecedentes inespecíficos e não relacionados. Sua incidência tem diminuído nos países industrializados, mas persiste como um problema em países de baixa e média renda, bem como entre alguns grupos étnicos em nações industrializadas (particularmente em crianças aborígenes). As mulheres são afetadas com mais frequência do que os homens.

FISIOPATOLOGIA E PATOGÊNESE

Nas nações industrializadas, a fibrose cística (ver Capítulo 432) é a causa mais comum de bronquiectasia clinicamente significativa. Outras condições associadas à doença são discinesia ciliar primária (ver Capítulo 433), aspiração de corpo estranho (ver Capítulo 405), aspiração de conteúdos gástricos, síndromes de imunodeficiência (em particular, a imunidade humoral) e infecção, em especial a coqueluche, o sarampo e a tuberculose (Tabela 430.1). A bronquiectasia também pode ser congênita, tal como na **síndrome de Williams-Campbell**, na qual há ausência de cartilagem brônquica anular, e na **síndrome de Mounier-Kuhn** (traqueobroncomegalia congênita), em que há um distúrbio do tecido conjuntivo. Outras entidades patológicas associadas à bronquiectasia são a **síndrome das unhas amarelas** (derrame pleural, linfedema, unhas descoloridas) e a **síndrome do lobo médio direito,** a qual é associada principalmente a outras causas generalizadas de bronquiectasia, incluindo asma, fibrose cística, discinesia ciliar primária, pneumonia grave, pneumonia por aspiração, corpos estranhos e estados imunodeficientes. As fases iniciais da síndrome do lobo médio direito se manifestam como infiltrados persistentes ou recorrentes do lobo médio direito (pneumonia). Ela pode ser classificada como obstrutiva intrínseca ou extrínseca (tumores, granulomas, linfadenopatia) e não obstrutiva (aspiração, asma, fibrose cística).

Três mecanismos básicos estão envolvidos na patogênese da bronquiectasia. A **obstrução** pode ocorrer em virtude de tumor; corpo estranho; muco impactado devido à depuração mucociliar inadequada; compressão externa; redes brônquicas; e atresia. As **infecções** causadas por *Bordetella pertussis*, sarampo, rubéola, togavírus, vírus sincicial respiratório, adenovírus e *Mycobacterium tuberculosis* induzem inflamação crônica, dano progressivo à parede brônquica e dilatação. Mais recentemente, o *Haemophilus influenzae* não tipificável parece ser uma causa comum de infecção em adultos e crianças com bronquiectasia. *Streptococcus pneumoniae* e *Moraxella catarrhalis* são mais comuns em crianças com bronquiectasia do que em adultos. A **inflamação crônica** contribui da mesma forma para o mecanismo por meio do qual a obstrução leva à bronquiectasia.

Tabela 430.1 Condições que predispõem à bronquiectasia em crianças.
ESTREITAMENTO PROXIMAL DAS VIAS RESPIRATÓRIAS
Compressão da parede das vias respiratórias (*i. e.*, anel vascular, adenopatia compressiva nas vias respiratórias)
Obstrução intraluminal das vias respiratórias (p. ex., corpo estranho inalado, tecido de granulação)
Estenose das vias respiratórias e malacia
LESÃO DAS VIAS RESPIRATÓRIAS
Bronquiolite obliterante (p. ex., pós-viral, após transplante de pulmão)
Pneumonite ou pneumonia recorrente (p. ex., pneumonia pneumocócica, pneumonia por aspiração)
ALTERAÇÃO NAS DEFESAS PULMONARES DO HOSPEDEIRO
Fibrose cística
Discinesia ciliar
Tosse prejudicada (p. ex., condições de fraqueza neuromuscular)
ESTADOS IMUNOLÓGICOS ALTERADOS
Anomalias primárias (p. ex., hipogamaglobulinemia, imunodeficiência variável comum)
Anomalias secundárias (p. ex., infecção pelo HIV, agentes imunossupressores)
OUTROS
Aspergilose broncopulmonar alérgica
Bronquite plástica
Síndrome do lobo médio direito

De Redding GJ: Bronchiectasis in children, *Pediatr Clin North Am* 56:157-171, 2009, Box 1, p. 158.

Respostas imunológicas inadequadas e exageradas/desreguladas podem desempenhar um papel no desenvolvimento de bronquiectasias. A ativação dos receptores do tipo *Toll* resulta na ativação do fator nuclear κB e na liberação de citocinas proinflamatórias interleucina (IL)-1β, IL-8 e fator de necrose tumoral α. A IL-8 é um quimioatraente para neutrófilos, que são a principal célula inflamatória envolvida na patogênese da bronquiectasia. Uma vez ativados, os neutrófilos produzem elastase de neutrófilos e metaloproteinases de matriz, MMP-8 e MMP-9. A IL-6, IL-8 e o fator de necrose tumoral α encontram-se elevados nas vias respiratórias de pacientes com bronquiectasia. Os eosinófilos também estão elevados nas vias respiratórias de crianças dos povos originários com bronquiectasias que promovem recrutamento de neutrófilos, hiperplasia de células caliciformes e destruição das vias respiratórias. Há um aumento nos linfócitos T citotóxicos pró-inflamatórios no sangue periférico de crianças com bronquiectasia. O mecanismo pelo qual a bronquiectasia ocorre em formas congênitas provavelmente está relacionado com a formação anormal de cartilagem. O traço comum na patogênese da bronquiectasia consiste na dificuldade para eliminar secreções e nas infecções recorrentes, com um "círculo vicioso" de infecção e inflamação, resultando em lesão e remodelação das vias respiratórias (Figura 430.1). Nos estágios iniciais, a bronquiectasia consiste principalmente em espessamento da parede bronquiolar e destruição da elastina, resultando em dilatação brônquica. Em estágios posteriores, as paredes dos brônquios desenvolvem a destruição da cartilagem com remodelação vascular associada da artéria pulmonar/arteríola, resultando em hipertensão pulmonar.

A bronquiectasia pode manifestar-se em qualquer combinação de três formas patológicas, mais bem definidas por tomografia computadorizada de alta resolução (TCAR) (Figura 430.2). Na bronquiectasia **cilíndrica**, os contornos dos brônquios são regulares, mas observa-se uma dilatação difusa da unidade brônquica. O lúmen dos brônquios termina abruptamente devido à formação de tampões mucosos. Na bronquiectasia **varicosa**, o grau de dilatação é maior e as constrições locais causam uma irregularidade do contorno do brônquio que se assemelha ao de veias varicosas; também pode haver pequenas saculações. Na bronquiectasia **sacular** (cística), a dilatação brônquica progride e resulta em baloneamento dos brônquios, que leva a sacos repletos de líquido ou muco; esta é a forma mais grave da doença. A bronquiectasia encontra-se dentro de um espectro de doenças pediátricas pulmonares crônicas e supurativas. As seguintes definições já foram propostas: **pré-bronquiectasia** (infecção endobrônquica crônica ou recorrente com alterações inespecíficas na TCAR; pode ser reversível); **bronquiectasia TCAR** (sintomas clínicos com evidências na TCAR de dilatação brônquica; pode persistir, progredir ou melhorar e resolver-se); **bronquiectasia estabelecida** (como a anterior, mas sem resolução no prazo de 2 anos). O diagnóstico precoce e a terapia agressiva são importantes para prevenir o desenvolvimento da bronquiectasia estabelecida.

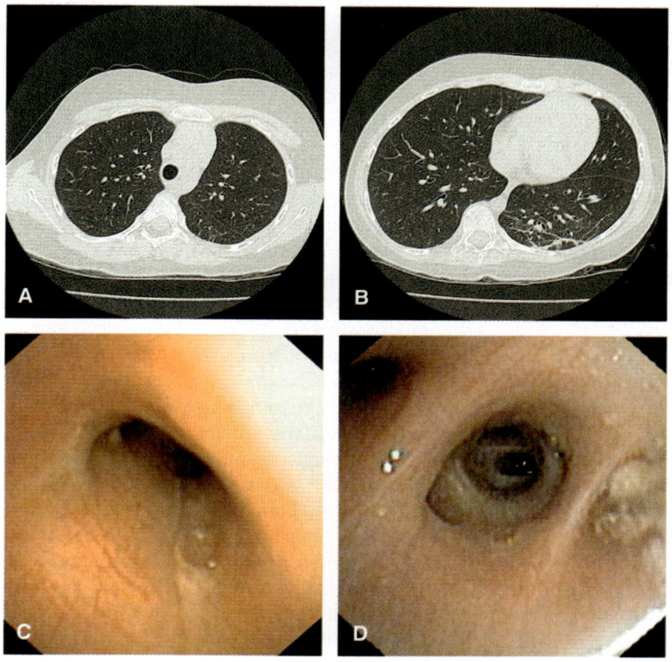

Figura 430.1 Tomografia computadorizada de alta resolução (**A** e **B**) e broncoscopia (**C** e **D**) de tórax em criança com bronquiectasia. (**C** e **D**) Achados da broncoscopia. Imagens de uma tomografia computadorizada de alta resolução de tórax (**A** e **B**) em menina de 10 anos que apresentou tosse produtiva crônica. A criança fez um tratamento de 2 semanas com antibióticos IV (após tratamento com antibiótico oral). A varredura foi relatada como sem evidência de bronquiectasia por radiologistas pediátricos. Na broncoscopia, o muco/pus espesso era visto na traqueia (**C**) e no lobo inferior direito (**D**). O caso destaca a necessidade de considerar o diagnóstico de bronquiectasia com base na anamnese, nos achados do exame físico e no uso do ponto de corte pediátrico (razão broncoarterial > 0,8) 104 para definir bronquiectasias na tomografia. (De Goyal V, Grimwood K, Marchant J et al.: Pediatric bronchiectasis: no longer an orphan disease, *Pediatr Pulmonol* 51:450-469, 2016.)

MANIFESTAÇÕES CLÍNICAS

As queixas mais comuns em pacientes com bronquiectasia incluem tosse e produção abundante de escarro purulento. As crianças mais jovens podem deglutir o escarro. Observa-se hemoptise com alguma frequência. Pode ocorrer febre com exacerbações infecciosas. Anorexia e ganho insuficiente de peso podem ocorrer à medida que o tempo passa. O exame físico costuma revelar crepitações localizadas na área

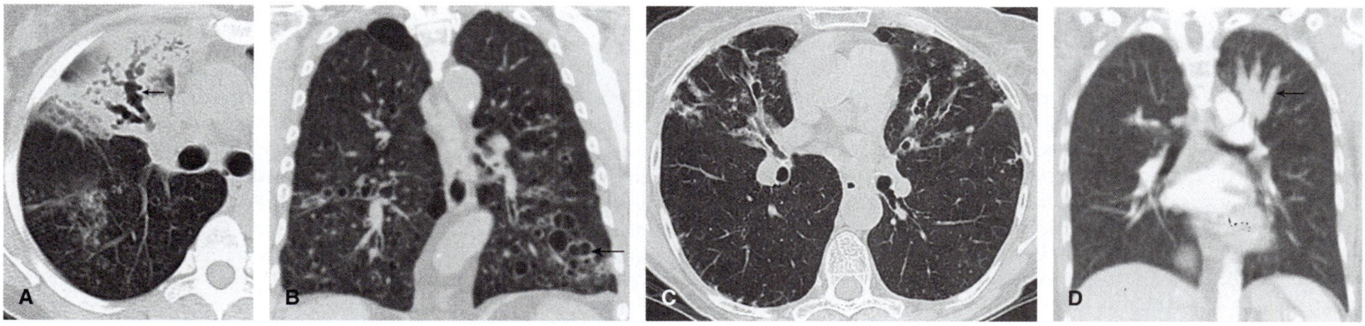

Figura 430.2 Bronquiectasia. **A.** Esta imagem de TC axial demonstra uma aparência de contas de brônquios dilatados (*seta*) no lobo superior direito, consistente com bronquiectasias varicoides. **B.** Esta imagem de TC de reconstrução coronal mostra múltiplos focos de bronquiectasia cística, com poucos níveis de ar-líquido (*seta*). Observe também o enfisema parasseptal, mais marcado no ápice direito. **C.** Forma bronquiectásica de infecção micobacteriana atípica crônica. Esta TC axial mostra extensa bronquiectasia, espessamento da parede brônquica e nódulos centrolobulares, mais graves no lobo médio e na língula. **D.** Aspergilose broncopulmonar alérgica. Esta imagem de TC de reconstrução coronal demonstra os brônquios impactados no lobo superior esquerdo (*seta*), produzindo uma aparência de "dedo enluvado". (De Boiselle PM: Airway. In Haaga JR, Boll DT: *CT and MRI of the whole body*, ed 6, Philadelphia, 2017, Elsevier, Figs 40-30, 32-34.)

afetada, mas também pode ocorrer sibilância, assim como baqueteamento digital. Em casos graves, podem ocorrer dispneia e hipoxemia. Estudos de função pulmonar podem demonstrar padrão obstrutivo, restritivo ou misto. Normalmente, a capacidade de difusão prejudicada é um achado tardio.

DIAGNÓSTICO

Devem ser excluídas as condições que podem ser associadas à bronquiectasia por meio de investigação apropriada (p. ex., teste do suor, investigação imunológica). As radiografias de tórax de pacientes com bronquiectasia tendem a ser inespecíficas. Os achados típicos podem abranger aumento do tamanho e perda de definição das marcas broncovasculares, aglomeração de brônquios e perda do volume pulmonar. Nas formas mais graves, podem ocorrer espaços císticos, ocasionalmente com nível hidroaéreo e faveolamento. É possível observar hiperinsuflação compensatória do pulmão não afetado. A TCAR com cortes finos é o padrão-ouro, pois tem excelentes sensibilidade e especificidade. A TC fornece informações mais detalhadas sobre a localização da doença, a presença de lesões do mediastino e o grau de envolvimento segmentar. A adição da inalação de aerossóis radiomarcados à TC pode revelar ainda mais informações. Os achados da TC em pacientes com bronquiectasia são, tipicamente, formas cilíndricas ("linhas de bonde" ou "trilhos de trem", "aparência de anel de sinete"), varicosas (brônquios com "contorno em forma de contas"), císticas (cistos em "cadeias e cachos") ou mistas (ver Figura 430.2). Os lobos inferiores são os mais comumente afetados.

TRATAMENTO

A terapia inicial para pacientes com bronquiectasia é medicamentosa e tem como objetivo diminuir a obstrução das vias respiratórias e controlar a infecção. Técnicas de desobstrução das vias respiratórias (p. ex., drenagem assistida por gravidade, ciclo ativo da respiração, pressão expiratória positiva [PEP], *acapella*, oscilação da parede torácica de alta frequência), antibióticos e broncodilatadores são essenciais. Duas a 4 semanas de antibióticos por via parenteral costumam ser necessárias para tratar adequadamente as exacerbações agudas. As exacerbações podem ser definidas como a presença de um critério principal (tosse produtiva com duração superior a 72 h, aumento da frequência da tosse por 72 h) *mais* um critério laboratorial (proteína C reativa > 3 mg/ℓ, IL-6 sérica > 2 ng/ℓ, proteína amiloide A sérica > 5 mg/ℓ, elevação percentual de neutrófilos), dois critérios principais, ou um critério principal *mais* dois critérios secundários (mudança na cor do escarro, falta de ar, dor no peito, crepitações, sibilação). A escolha do antibiótico é ditada pela identificação e pela sensibilidade dos organismos encontrados no fundo da garganta, escarro (induzido ou espontâneo) ou cultura do líquido do lavado broncoalveolar. Os organismos mais comumente encontrados em crianças com bronquiectasia são *S. pneumoniae*, *H. influenzae* não b, *M. catarrhalis* e *Mycoplasma pneumoniae*. A amoxicilina/ácido clavulânico (22,5 mg/kg/dose 2 vezes/dia) tem sido bem-sucedida no tratamento da maioria das exacerbações pulmonares. Vírus (mais comumente rinovírus humano) são encontrados com frequência em crianças com bronquiectasia que sofrem de uma exacerbação. Antibióticos macrolídios profiláticos a longo prazo ou antibióticos nebulizados (p. ex., tobramicina, colistina, aztreonam) podem ser benéficos (exacerbações e hospitalizações reduzidas, melhora da função pulmonar), mas também podem aumentar a resistência aos antibióticos. A hidratação das vias respiratórias (solução salina hipertônica inalada ou manitol) também melhora a qualidade de vida em adultos com bronquiectasia. Quaisquer distúrbios subjacentes (imunodeficiência, aspiração) que possam estar contribuindo devem ser tratados. Quando a bronquiectasia localizada se torna mais grave ou resistente ao tratamento médico, pode-se justificar uma ressecção segmentar ou lobar. O transplante de pulmão também pode ser realizado em pacientes com bronquiectasia. Uma revisão de estudos randomizados entre crianças e pacientes adultos com bronquiectasia não encontrou fortes evidências para corroborar o uso rotineiro de corticosteroides inalados, embora alguns estudos demonstrem melhora na qualidade de vida e redução das exacerbações em pacientes com bronquiectasia tratados com corticosteroides inalados. Embora estratégias preventivas, como a imunização contra agentes patogênicos respiratórios típicos (gripe, pneumococos), costumem ser recomendadas, ainda não foram realizados estudos para analisar a eficácia dessas recomendações.

PROGNÓSTICO

Crianças com bronquiectasia muitas vezes sofrem de doenças pulmonares recorrentes, o que resulta em absenteísmo escolar, crescimento comprometido, osteopenia e osteoporose. O prognóstico para pacientes com bronquiectasia melhorou consideravelmente nas últimas décadas, sendo as prováveis razões o reconhecimento precoce e a prevenção de condições predisponentes, o tratamento multidisciplinar especializado, o uso de antibióticos mais poderosos e de amplo espectro e resultados cirúrgicos aperfeiçoados.

A bibliografia está disponível no GEN-io.

Capítulo 431
Abscesso Pulmonar

Oren J. Lakser

A infecção dos pulmões que destrói o parênquima pulmonar, levando a cavitações e à necrose central, e pode resultar em áreas localizadas compostas de material purulento de paredes espessas denomina-se abscesso pulmonar. Os abscessos pulmonares primários ocorrem em pacientes previamente saudáveis, sem distúrbios médicos subjacentes, e costumam ser solitários. Já os abscessos pulmonares secundários ocorrem em pacientes com condições subjacentes ou predisponentes e podem ser múltiplos. Os abscessos pulmonares são muito menos comuns em crianças (a estimativa é de 0,7 em 100 mil internações por ano) do que em adultos.

PATOLOGIA E PATOGÊNESE

Uma série de condições predispõe as crianças ao desenvolvimento de abscessos pulmonares, incluindo aspiração; pneumonia; fibrose cística (ver Capítulo 432); refluxo gastresofágico (ver Capítulo 349); fístula traqueoesofágica (ver Capítulo 345); imunodeficiências; complicações no pós-operatório de amigdalectomia e adenoidectomia; convulsões; uma variedade de doenças neurológicas; e outras condições associadas à defesa mucociliar comprometida. Em crianças, a aspiração de materiais infectados ou de um corpo estranho é a fonte predominante dos organismos que causam abscessos. Inicialmente, a pneumonite prejudica a drenagem de fluidos ou do material aspirado. Ocorre obstrução vascular inflamatória, que leva a necrose dos tecidos, liquefação e formação de abscesso. Os abscessos também podem ocorrer como resultado de pneumonia e disseminação hematogênica a partir de outro local.

Se a aspiração tiver ocorrido enquanto a criança estava em decúbito, os lobos superiores direito e esquerdo e o segmento apical dos lobos inferiores direitos são as áreas dependentes com maior probabilidade de serem afetadas. Na criança que estava na posição vertical, os segmentos posteriores dos lobos superiores estavam dependentes e, por conseguinte, são mais suscetíveis de serem afetados. Os abscessos primários são encontrados com mais frequência no lado direito, enquanto os abscessos pulmonares secundários, em especial em pacientes imunocomprometidos, têm predileção pelo lado esquerdo.

Tanto os organismos anaeróbios quanto os aeróbios podem causar abscessos pulmonares. As bactérias anaeróbias comuns que podem provocar o abscesso pulmonar são *Bacteroides* spp., *Fusobacterium* spp. e *Peptostreptococcus* spp. Os abscessos podem ser causados por organismos aeróbios, como *Streptococcus* spp., *Staphylococcus aureus*, *Escherichia coli*, *Klebsiella pneumoniae*, *Pseudomonas aeruginosa* e, muito raramente, *Mycoplasma pneumoniae*. Culturas aeróbias e anaeróbias devem ser parte da investigação diagnóstica para todos os pacientes com abscesso pulmonar. Às vezes, uma infecção viral-bacteriana concomitante pode ser detectada. Os fungos também podem causar abscessos pulmonares, em especial em pacientes imunocomprometidos.

MANIFESTAÇÕES CLÍNICAS

Os sintomas mais comuns de abscesso pulmonar na população pediátrica são: febre, tosse e vômitos. Outros sintomas comuns incluem taquipneia, dispneia, dor torácica, produção de escarro, perda de peso e hemoptise. O exame físico costuma revelar taquipneia, dispneia, retrações com uso de músculos acessórios, diminuição dos sons respiratórios e macicez à percussão na área afetada. Crepitações e ocasionalmente uma fase expiratória prolongada podem ser auscultadas no exame dos pulmões.

DIAGNÓSTICO

O diagnóstico costuma ser feito com base em uma radiografia do tórax, a qual, classicamente, mostra inflamação do parênquima, com uma cavidade que contém nível hidroaéreo (Figura 431.1). A tomografia computadorizada (TC) de tórax pode proporcionar melhor definição anatômica de um abscesso, incluindo localização e tamanho (Figura 431.2).

Em geral, o abscesso é uma lesão de paredes espessas com um centro de baixa densidade que progride para nível hidroaéreo. Os abscessos devem ser distinguidos de pneumatoceles, que muitas vezes complicam pneumonias bacterianas graves e se caracterizam por acúmulos localizados de ar, parede fina e lisa, com ou sem nível hidroaéreo (Figura 431.3). As pneumatoceles em geral resolvem-se espontaneamente com o tratamento da causa específica da pneumonia.

A determinação etiológica da bactéria causadora do abscesso pulmonar pode ser muito útil para guiar a escolha do antibiótico. Embora a coloração de Gram do escarro possa fornecer uma pista precoce em relação à classe das bactérias envolvidas, as culturas do escarro normalmente identificam microbiota bacteriana mista e, portanto, nem sempre são confiáveis. As tentativas de evitar a contaminação pela microbiota oral incluem punção pulmonar direta, aspiração percutânea (auxiliada por orientação por TC) ou transtraqueal e amostras de lavado broncoalveolar obtidas broncoscopicamente. A aspiração broncoscópica deve ser evitada, pois pode ser complicada por aspiração intrabronquial maciça, devendo-se tomar muito cuidado durante o procedimento. Para evitar procedimentos invasivos em pacientes previamente normais, a terapia empírica pode ser iniciada na ausência de material cultivável.

TRATAMENTO

O tratamento conservador é recomendado para o abscesso pulmonar. A maioria dos especialistas defende um curso de 2 a 3 semanas de antibióticos por via parenteral para casos não complicados, seguido por um curso de antibióticos orais para completar um total de 4 a 6 semanas. A escolha do antibiótico deve ser orientada pelos resultados da coloração de Gram e da cultura, mas, inicialmente, deve incluir agentes com cobertura aeróbia e anaeróbia. Os regimes de tratamento

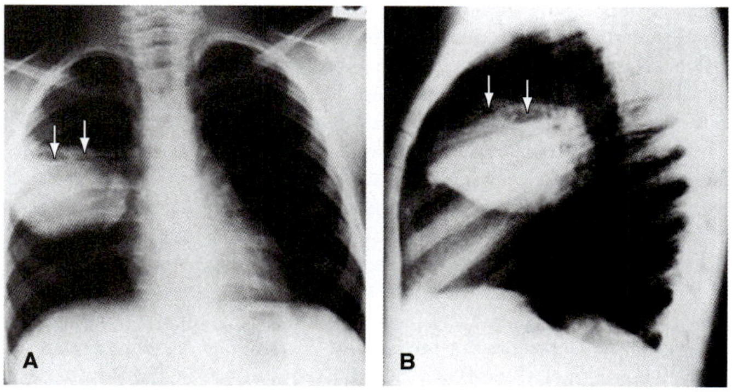

Figura 431.1 **A** e **B.** Abscesso pulmonar multiloculado (*setas*). (De Brook I: Lung abscess and pulmonary infections due to anaerobic bacteria. In Chernick V, Boat TF, Wilmott RW et al., editors: *Kendig's disorders of the respiratory tract in children*, ed 7, Philadelphia, 2006, WB Saunders, p. 482.)

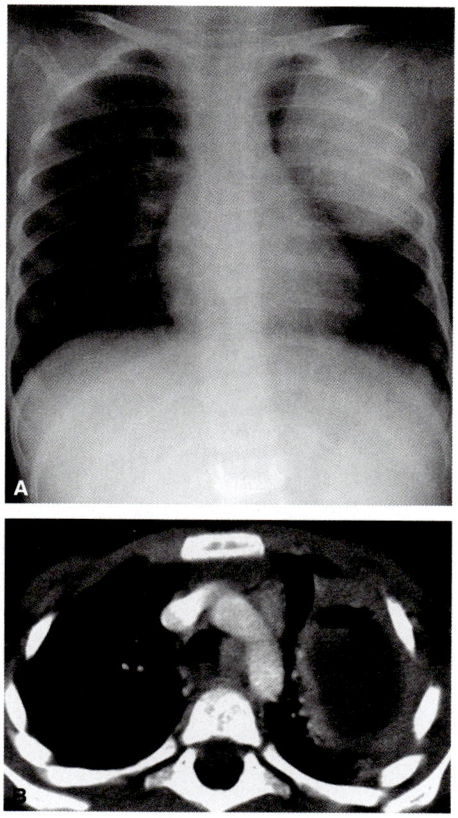

Figura 431.2 **Abscesso pulmonar em um menino de 2 anos com tosse persistente. A.** Esta radiografia de tórax mostra uma grande massa oval no lobo superior esquerdo. **B.** Esta TC mostra um abscesso com uma parede espessa que contém ar e fluido. (De Slovis TL, editor: *Caffey's pediatric diagnostic imaging*, ed 11, Philadelphia, 2008, Mosby, Figura 78.3, p. 1297.)

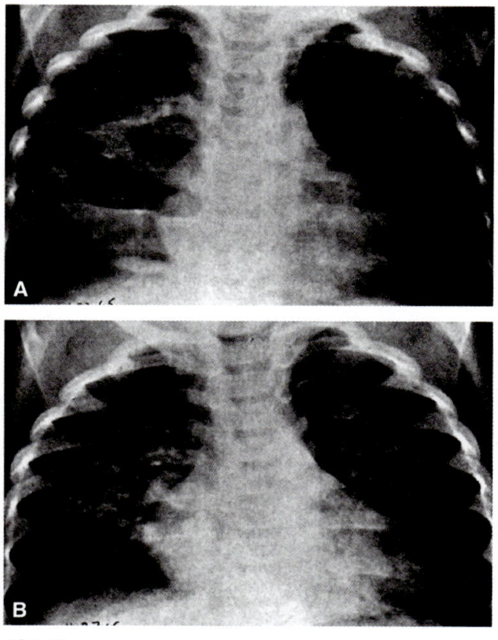

Figura 431.3 **Aparência durante um período de 5 dias de uma grande pneumatocele multiloculada em um segmento de consolidação alveolar. A.** Há uma grande cavidade com dois níveis hidroaéreos em um segmento de pneumonia alveolar no lobo superior direito. **B.** Após 5 dias, a cavidade e a maior parte da consolidação pneumônica desapareceram. (De Silverman FN, Kuhn JP: *Essentials of Caffey's pediatric x-ray diagnosis*, Chicago, 1990, Year Book, p. 303.)

devem incluir um agente resistente à penicilina ativo contra *S. aureus* e cobertura anaeróbia, tipicamente com clindamicina ou ticarcilina/ácido clavulânico. Se houver suspeita ou isolamento de bactérias gram-negativas, deve-se adicionar um aminoglicosídeo. A aspiração percutânea precoce orientada por TC ou a drenagem torácica tem sido defendida, pois pode acelerar a recuperação e encurtar o curso da terapia parenteral com antibióticos necessária.

Para pacientes gravemente enfermos, pacientes com abscesso maior ou aqueles sem melhora após 7 a 10 dias de terapia antimicrobiana adequada, a intervenção cirúrgica deve ser considerada. Técnicas de aspiração percutânea minimamente invasivas, em geral com orientação por TC, costumam ser a intervenção inicial e, muitas vezes, a única requerida. A drenagem toracoscópica também tem sido usada com sucesso, com complicações mínimas. Em casos complicados raros, a toracotomia com drenagem cirúrgica ou lobectomia e/ou a decorticação podem ser necessárias. A drenagem do abscesso é supostamente necessária em cerca de 20% dos casos de abscesso pulmonar em crianças.

PROGNÓSTICO

Em geral, o prognóstico de crianças com abscessos pulmonares primários é excelente. A presença de organismos aeróbios pode ser um indicador de prognóstico negativo, em particular naquelas com abscessos pulmonares secundários. A maioria das crianças fica assintomática dentro de 7 a 10 dias, embora a febre possa persistir por até 3 semanas. Anomalias radiológicas geralmente se resolvem em 1 a 3 meses, mas podem persistir por anos.

A bibliografia está disponível no GEN-io.

Capítulo 432

Fibrose Cística

Marie E. Egan, Michael S. Schechter e Judith A. Voynow

A fibrose cística (FC) é uma doença multissistêmica hereditária, presente em crianças e adultos; é o traço genético recessivo limitante da vida mais comum entre grupos étnicos brancos. A disfunção da proteína reguladora da condutância transmembrana da fibrose cística (CFTR), é o defeito principal, que provoca um amplo e variado conjunto de manifestações e complicações.

A FC é responsável pela maioria dos casos de insuficiência pancreática exócrina no início da vida e é a principal causa de doença pulmonar crônica grave em crianças. Também é responsável por muitos casos de depleção hiponatrêmica de sódio, polipose nasal, pansinusite, prolapso retal, pancreatite, colelitíase e hiperglicemia não autoimune dependente de insulina. Uma vez que a FC pode se manifestar como déficit de ganho pôndero-estatural e disfunção hepática, incluindo cirrose, esse distúrbio entra no diagnóstico diferencial de muitas condições pediátricas (Tabela 432.1).

Tabela 432.1 Complicações da fibrose cística.

RESPIRATÓRIAS
Bronquiectasia, bronquite, bronquiolite, pneumonia
Atelectasia
Hemoptise
Pneumotórax
Pólipos nasais
Sinusite
Doença reativa das vias respiratórias
Impactação mucosa dos brônquios
Aspergilose broncopulmonar alérgica
Cor pulmonale
Insuficiência respiratória
GASTRINTESTINAIS
Íleo meconial, rolha meconial (neonatal)
Peritonite meconial (neonatal)
Síndrome de obstrução intestinal distal (obstrução não neonatal)
Prolapso retal
Intussuscepção
Vólvulo
Colonopatia fibrosante (estenose)
Apendicite
Atresia intestinal
Pancreatite
Cirrose biliar (hipertensão portal: varizes esofágicas, hiperesplenismo)
Icterícia obstrutiva neonatal
Esteatose hepática
Refluxo gastresofágico
Colelitíase
Hérnia inguinal
Deficiência do crescimento (má absorção)
Estados de deficiência de vitaminas (vitaminas A, K, E, D)
Deficiência de insulina, hiperglicemia sintomática, diabetes
Malignidade (raro)
OUTRAS
Infertilidade
Puberdade atrasada
Edema-hipoproteinemia
Desidratação-exaustão pelo calor
Osteoartropatia hipertrófica-artrite
Hipocratismo digital
Amiloidose
Diabetes melito
Ceratodermia palmoplantar aquagênica (enrugamento da pele)

Adaptada de Silverman FN, Kuhn JP: *Essentials of Caffey's pediatric x-ray diagnosis*, Chicago, 1990, Year Book, p. 649.

GENÉTICA

A FC ocorre com maior frequência em populações brancas do norte da Europa, da América do Norte e Austrália/Nova Zelândia. A prevalência nessas populações varia, mas se aproxima de 1 indivíduo em cada 3.500 nascidos vivos (1 em 9.200 indivíduos de ascendência hispânica e 1 em 15.000 afro-americanos). Embora menos frequente em populações africanas, hispânicas, do Oriente Médio e da Ásia meridional e oriental, o distúrbio também ocorre nessas populações (Figura 432.1).

A FC é herdada como um traço autossômico recessivo. O gene da FC codifica a proteína CFTR, que é composta de 1.480 aminoácidos. A CFTR é expressa em grande parte por células epiteliais das vias respiratórias, do sistema digestório (incluindo pâncreas e sistema biliar), das glândulas sudoríparas e do sistema geniturinário. A CFTR é um membro da superfamília de proteínas de membrana com cassetes de ligação ao trifosfato de adenosina. Funciona como um canal de cloreto e apresenta outras funções reguladoras que são afetadas de modo variável pelas diferentes mutações. Mais de 1.900 polimorfismos de *CFTR* foram descritos, muitos dos quais não são claramente de significado clínico. Aqueles que estão associados a manifestações clínicas podem ser agrupados em seis classes principais com base em como eles impactam na estrutura e função da proteína (Tabela 432.2; Figura 432.2). As classes de mutação I a III são geralmente consideradas como mutações *graves*, na medida em que levam a uma ausência completa ou quase completa da função de CFTR, enquanto as mutações classe IV a VI estão associadas a alguma proteína funcional residual. A mutação mais prevalente de *CFTR* é a deleção de um único resíduo de fenilalanina no aminoácido 508 (F508del). Essa mutação é responsável pela elevada incidência da FC em populações do norte da Europa e é muito menos frequente em outras populações, tais como as do sul da Europa e de Israel. Quase 50% dos indivíduos com FC no Registro de Pacientes da Cystic Fibrosis Foundation (CFF) dos EUA são homozigotos para F508del, e aproximadamente 87% carregam pelo menos um gene F508del. Os demais pacientes apresentam um extenso conjunto de mutações, nenhuma das quais com prevalência maior que vários pontos percentuais, exceto em certas populações; por exemplo, a mutação

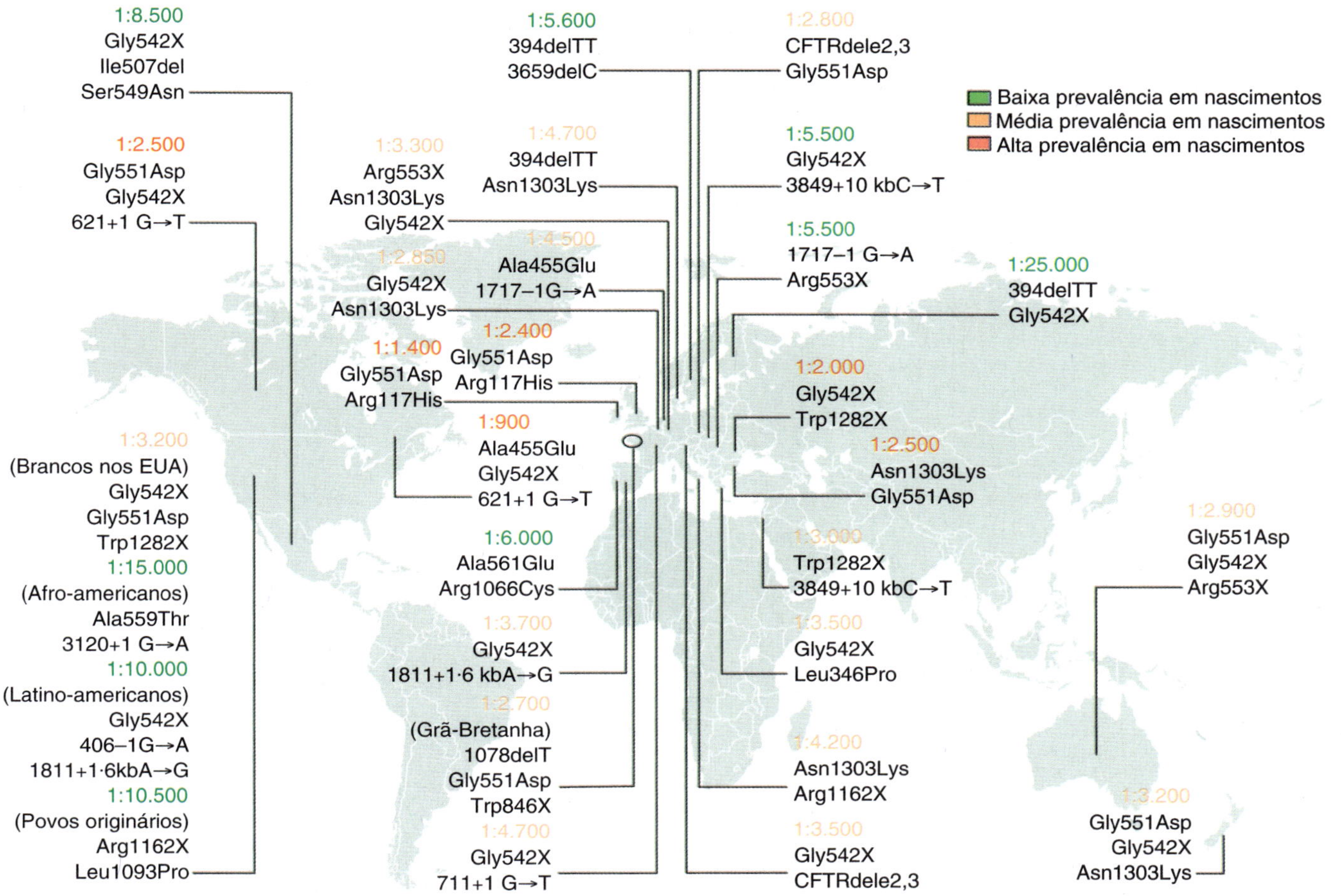

Figura 432.1 **Prevalência aproximada de nascimentos com fibrose cística e mutações comuns em determinados países.** A prevalência de nascimentos é informada como número de nascidos vivos por caso de fibrose cística. As mutações comuns/importantes em cada região estão relacionadas abaixo dos números de prevalência. A prevalência de nascimentos pode variar muito entre os grupos étnicos de um país. (De O'Sullivan BP, Freedman SD: Cystic fibrosis, *Lancet* 373:1891-1902, 2009.)

Tabela 432.2 Classificação proposta das mutações da proteína reguladora da condutância transmembrana da fibrose cística (CFTR).

CLASSE	EFEITO NA CFTR	CFTR FUNCIONAL PRESENTE?	MUTAÇÕES NAS AMOSTRAS
I	Ausência de produção de proteínas	Não	Códons de parada (designação em X; p. ex., Trp1282X, Gly542X); defeitos de *splicing* sem produção de proteína (p. ex., 711+1G→T, 1717–1G→A)
II	Defeito no tráfego de proteína com ubiquitinação e degradação no retículo endoplasmático/complexo de Golgi	Não/bastante reduzida	Phe508del, Asn1303Lys, Gly85Gly, leu1065Pro, Asp507, Ser549Arg
III	Regulação defeituosa; CFTR não ativada por adenosina trifosfato ou adenosina monofosfato cíclico	Não (CFTR não funcional presente na membrana apical)	Gly551Asp, Ser492Phe, Val520Phe, Arg553Gly, Arg560Thr, Arg560Ser
IV	Transporte reduzido de cloreto por meio da CFTR na membrana apical	Sim	Ala455Glu, Arg117Cys, Asp1152His, Leu227Arg, Arg334Trp, Arg117His*
V	Defeito de *splicing* com reduzida produção de CFTR	Sim	3849+10kbC→T, 1811+16 kbA→G IVS8-5T, 2789+5G→A

*O funcionamento de Arg117His depende do comprimento do percurso da politimidina no mesmo cromossomo no íntron 8 (IVS8): 5T, 7T ou 9T. Há um funcionamento mais normal da CFTR com um percurso mais longo da politimidina. De O'Sullivan BP, Freedman SD: Cystic fibrosis, *Lancet* 373:1891-1902, 2009.

W1282X ocorre em 60% dos judeus asquenazes com FC. Por meio do uso de sondas para 40 das mutações mais comuns, o genótipo de 80 a 90% dos americanos com FC pode ser determinado. A genotipagem usando um painel discriminador de sondas de mutação é rápida e menos dispendiosa do que um sequenciamento mais abrangente e é a abordagem normalmente usada em programas estaduais de rastreamento neonatal. Nos pacientes restantes, o sequenciamento de todo o gene *CFTR* e a procura de deleções e duplicações são necessários para estabelecer o genótipo. À medida que as tecnologias de sequenciamento evoluem e os custos diminuem, o sequenciamento de todo o gene *CFTR* pode se tornar convencional para todos os pacientes.

A relação entre o genótipo CFTR e o fenótipo clínico é altamente complexa. A classe de mutações CFTR está fortemente associada à disfunção pancreática e geralmente prevê essa manifestação em qualquer

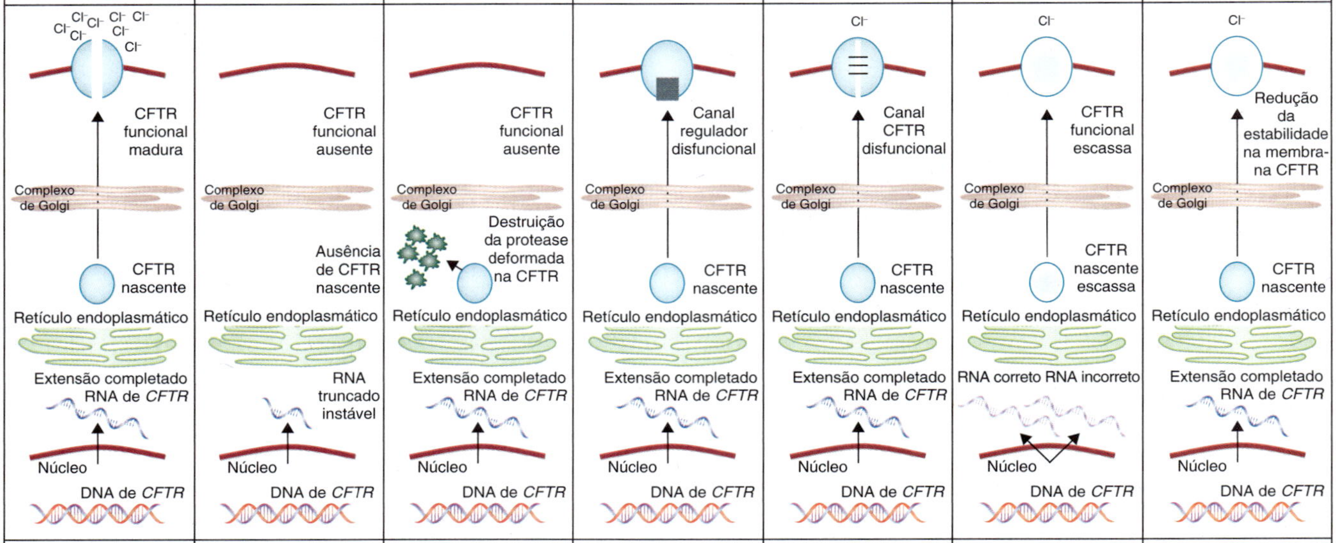

	Normal	I	II	III	IV	V	VI
Disfunção na CFTR		Proteína CFTR disfuncional	Disfunção no tráfego de CFTR	Canal regulador disfuncional	Redução na condução do canal	Síntese reduzida de CFTR	Estabilidade reduzida de CFTR
Tipo de mutações		Mutação sem sentido; mudança da matriz de leitura; *splicing* canônico	Mutação de sentido errado; deleção de aminoácidos	Mutação de sentido errado; mudança de aminoácidos	Mutação de sentido errado; mudança de aminoácidos	Defeito em *splicing*; mutação de sentido errado	Mutação de sentido errado; mudança de aminoácido
Exemplos de mutações *splicing*		Gly542X Trp1282X Arg553X 621+1G→T	Phe508del Asn1303Lys Ile507del Arg560Thr	Gly551Asp Gly178Arg Gly551Ser Ser549Asn	Arg117His Arg347Pro Arg117Cys Arg334Trp	3849+10kbC→T 2789+5G→A 3120+1G→A 5T	4326delTC Gln1412X 4279insA

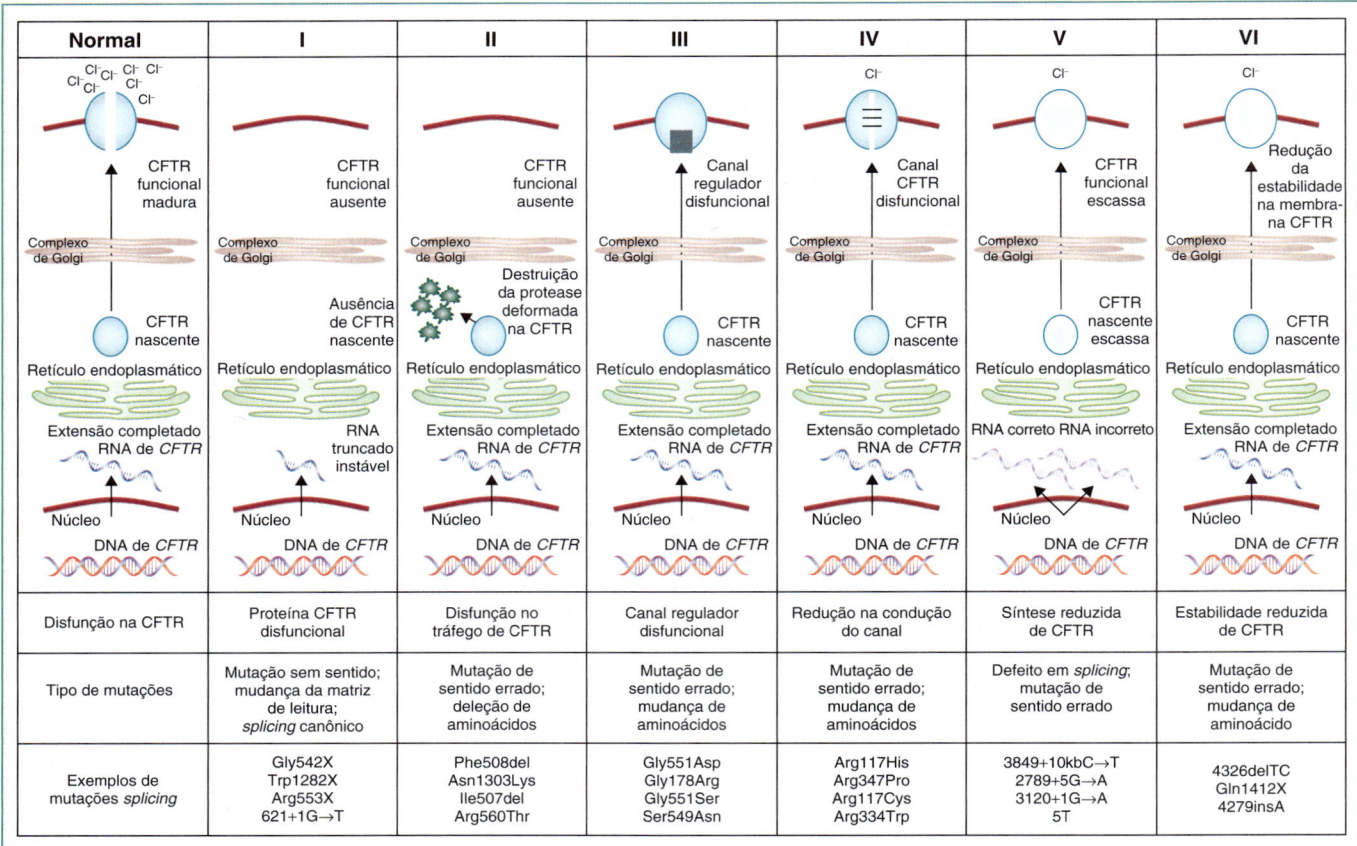

Figura 432.2 Classes de mutações no gene regulador da condutância transmembrana da fibrose cística (*CFTR*). Mutações no gene *CFTR* podem ser divididas em seis classes. As mutações de classe I não resultam em produção de proteínas. Mutações de classe II (incluindo a mais prevalente, Phe508del) causam a retenção de uma proteína deformada no retículo endoplasmático e a subsequente degradação no proteassoma. Mutações de classe III afetam a regulação do canal, prejudicando a abertura do canal (p. ex., Gly551Asp). As mutações de classe IV apresentam uma condução reduzida, isto é, diminuição do fluxo de íons (p. ex., Arg117His). As mutações de classe V causam redução substancial de mRNA ou proteína, ou ambas. As mutações de classe VI causam instabilidade substancial da membrana plasmática e incluem Phe508del quando resgatadas pela maioria dos corretores (rPhe508del). (De Boyle MP, De Boeck K: A new era in the treatment of cystic fibrosis: correction of the underlying CFTR defect, *Lancet Respir Med* 1:158-63, 2013.)

paciente. As complicações respiratórias e o declínio da função pulmonar também estão correlacionados com a gravidade da classe de mutações, mas com maior variação devido à influência de polimorfismos genéticos modificadores não CFTR e influências ambientais nas manifestações da doença pulmonar em qualquer indivíduo. Estudos identificaram genes específicos modificadores não CFTR de importância; estudos de associação genômica identificaram um polimorfismo no cromossomo 11 na região intergênica entre o EHF (um fator de transcrição epitelial) e o AIP (um inibidor de apoptose) que está associada à gravidade da doença pulmonar e pode influenciar a expressão do EHF e do AIP, assim como de outros genes da região, incluindo *PDHX*, *CD44* e *ELF5*. Verificou-se igualmente que uma região no cromossomo 20 também pode relacionar-se com a gravidade da doença pulmonar. Essa região engloba vários genes (*MC3R*, *CASS4*, *AURKA*) que podem desempenhar um papel na defesa pulmonar do hospedeiro envolvendo a função neutrofílica, a apoptose e a fagocitose. Estudos de associação genômica ampla também identificaram regiões genéticas que predispõem ao risco para doença hepática, diabetes relacionado com FC e íleo meconial.

A alta frequência de mutações em *CFTR* foi atribuída à resistência para morbidade e mortalidade associadas a disenterias infecciosas ao longo de anos. A cultura de células epiteliais intestinais de FC homozigóticas para a mutação F508del cultivadas não respondeu aos efeitos secretores da toxina da cólera. Camundongos heterozigotos para CFTR apresentaram mortalidade mais baixa quando tratados com a toxina da cólera em comparação a outros camundongos de tipo selvagem da mesma ninhada não afetados.

PATOGÊNESE

Diversas observações de longa duração da FC são de importância fisiopatológica fundamental; incluem incapacidade de eliminar secreções mucosas, escassez de água nas secreções mucosas, conteúdo elevado de sal no suor e em outras secreções serosas e infecção crônica limitada ao trato respiratório. Além disso, há uma diferença de potencial negativo através do epitélio respiratório de pacientes com FC maior que no epitélio respiratório de indivíduos do grupo-controle. As propriedades elétricas aberrantes também são demonstradas para o epitélio retal e de ductos de glândulas sudoríparas. As membranas de células epiteliais de FC são incapazes de secretar cloreto ou bicarbonato em resposta aos sinais mediados pela adenosina monofosfato cíclico, e, pelo menos, nas células epiteliais respiratórias, quantidades excessivas de sódio são absorvidas através dessas membranas. Esses defeitos podem ser atribuídos a uma disfunção de CFTR. A função de CFTR é altamente regulada e depende da energia; requer tanto a fosforilação da proteinoquinase estimulada por adenosina monofosfato cíclico quanto do domínio regulador de ligação e hidrólise do ATP nos domínios de ligação dos nucleotídios. CFTR também interage com outros canais iônicos, proteínas de transdução de sinal e citoesqueleto (ver Figura 432.3; ver Figura 432.2).

Postularam-se muitas hipóteses para explicar como a disfunção de CFTR resulta no fenótipo clínico (Figura 432.4). É provável que nenhuma hipótese única explique o espectro completo da doença. Um modelo é que a homeostase da hidratação das vias respiratórias requer CFTR e secreção de cloreto ativada por cálcio e regulada por $P2Y_2$. Quando o ATP extracelular é depletado, como após infecções virais, a secreção

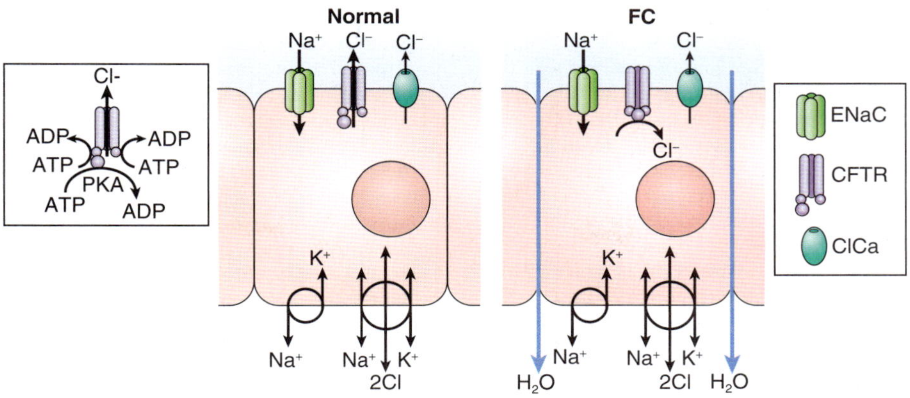

Figura 432.3 Diagrama esquemático que descreve os defeitos do canal epitelial da fibrose cística (FC), caracterizados por secreção deficiente de cloreto, absorção maciça de sódio e movimento da água pelo epitélio, levando a uma superfície desidratada da via respiratória. *ADP*, adenosina difosfato; *ATP*, trifosfato de adenosina; *CFTR*, proteína reguladora de condutância transmembrana da fibrose cística; *ClCa*, canal de cloreto alternativo; *ENaC*, canal de sódio epitélio; *PKA* (do inglês, *protein kinase A*), proteinoquinase A. (De Michelson P, Faro A, Ferkol T: Pulmonary disease in cystic fibrosis. In *Kendig's Disorders of the Respiratory Tract in Children*, ed 9, Philadelphia, 2019, Elsevier, [Fig. 51.1, p. 778].)

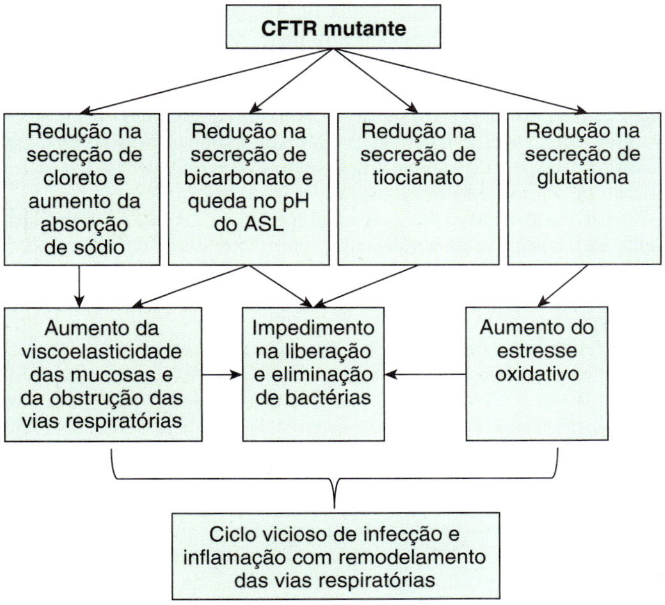

Figura 432.4 Esquema de mecanismos mutantes da proteína reguladora da condutância transmembrana da fibrose cística (CFTR) da doença crônica das vias respiratórias. CFTR transporta vários ânions, incluindo cloreto, bicarbonato, tiocianato e glutationa. A perda da função de CFTR afeta as funções epiteliais das vias respiratórias críticas: (1) Aumenta o risco de desidratação do líquido da superfície das vias respiratórias (ASL; do inglês, *airway surface liquid*) com perda de efluxo de cloreto e associado ao aumento da atividade do canal de sódio. (2) A perda de bicarbonato secretado e/ou pH ácido do ASL aumenta a viscoelasticidade da mucosa, resultando em falha do transporte mucociliar. (3) O pH ácido no ASL prejudica a eliminação imunológica inata normal das bactérias. (4) A perda de tiocianato prejudica a morte bacteriana por lactoperoxidase. (5) A perda da secreção de glutationa esgota a capacidade antioxidante das vias respiratórias, resultando em aumento da inflamação, aumento da secreção da mucosa e aumento da viscoelasticidade das mucosas. Esses fatores levam a um ciclo vicioso de infecção e inflamação que é progressivo.

de cloreto ativada por cálcio não é ativada e a falha da secreção de cloreto com CFTR mutante resulta em secreções desidratadas das vias respiratórias, aumento da concentração de mucina e mais muco viscoelástico que não é eliminado pelo transporte mucociliar normal. Outro mecanismo que é apoiado por estudos primários da via respiratória humana e investigações em porcos com FC é que CFTR mutante causa a falha da secreção de HCO_3^- e um líquido mais ácido na superfície das vias respiratórias, o que aumenta a viscoelasticidade da mucosa, resultando em desobstrução mucociliar deficiente. As secreções mucosas são presas nos ductos da glândula submucosa e são retidas e obstruem as vias respiratórias, começando naquelas de menor calibre, os bronquíolos. A obstrução do fluxo aéreo no nível das pequenas vias respiratórias é a primeira anomalia fisiológica observável do sistema respiratório. A disfunção de CFTR no músculo liso das vias respiratórias tem sido implicada em anormalidades traqueais e das vias respiratórias em humanos e em modelos animais da doença (porcos e camundongos). Esses dados sugerem que a expressão de CFTR nesse tecido não epitelial contribui para a constrição das vias respiratórias.

É plausível que eventos fisiopatológicos semelhantes ocorram nos ductos pancreáticos e biliares (e no canal deferente), levando a dessecação das secreções proteicas e obstrução. Como a função das células do ducto das glândulas sudoríparas é absorver cloreto em vez de secretá-lo, o sal não é recuperado do suor primário isotônico à medida que é transportado para a superfície da pele; os níveis de cloro e sódio, consequentemente, ficam elevados.

A **infecção crônica** na FC é limitada às vias respiratórias. Uma explicação para a infecção é uma sequência de acontecimentos que começa com a incapacidade de eliminar prontamente as bactérias inaladas e, então, segue com infecção persistente e resposta inflamatória nas paredes das vias respiratórias. Outra explicação para a infecção precoce é a insuficiência das proteínas imunes inatas em matar as bactérias em um ambiente de via respiratória anormalmente ácida. Além disso, foi proposto que a CFTR anormal cria um estado pró-inflamatório ou amplifica a resposta inflamatória a infecções iniciais (virais ou bacterianas). Alguns pesquisadores identificaram diferenças primárias em células do sistema imunológico afetadas pela FC (incluindo macrófagos, neutrófilos, linfócitos e células dendríticas) e sugeriram que essas alterações contribuem para esse estado pró-inflamatório, bem como para uma resposta imunológica desregulada. Parece que eventos inflamatórios ocorrem primeiro nas pequenas vias respiratórias, talvez porque seja mais difícil eliminar as secreções alteradas e microrganismos dessas regiões. Entre os agentes responsáveis pelas lesões das vias respiratórias estão os produtos de neutrófilos, tais como radicais oxidativos e proteases, e produtos de reações imunológicas. Esses produtos inflamatórios agravam ainda mais a obstrução das vias respiratórias, aumentando a secreção de mucina e alterando a estrutura da mucina, promovendo interações intramoleculares e intermoleculares. Polímeros de células inflamatórias excessivas no escarro da FC, incluindo DNA, actina filamentosa e glicosaminoglicanos, contribuem ainda mais para propriedades viscoelásticas da mucosa anormal e obstrução das vias respiratórias. Bronquiolite crônica e bronquite são as manifestações pulmonares iniciais (ver Capítulo 418), mas após meses a anos, alterações estruturais nas paredes das vias respiratórias produzem bronquiolectasias e **bronquiectasias.** Com a doença pulmonar avançada, a infecção pode se estender para o parênquima pulmonar peribrônquico.

Uma característica central da doença pulmonar em pacientes com FC é a alta prevalência de infecção das vias respiratórias por ***Staphylococcus aureus*** (ver Capítulo 208.1), ***Pseudomonas aeruginosa*** (ver Capítulo 232.1) e **complexo *Burkholderia cepacia*** (ver Capítulo 232.2), organismos que raramente infectam os pulmões de outros indivíduos. Postulou-se que as células epiteliais das vias respiratórias ou líquidos da superfície na FC podem proporcionar um ambiente favorável para abrigar esses organismos. O epitélio das vias respiratórias na FC pode estar comprometido em relação às suas defesas inatas contra esses organismos, seja por meio de alterações adquiridas ou genéticas. A atividade antimicrobiana está diminuída nas secreções na FC; essa redução pode estar relacionada com os líquidos hiperácidos da superfície ou outros efeitos na imunidade inata. Outro enigma é a propensão de *P. aeruginosa* a sofrer transformação mucoide nas vias respiratórias na FC. O complexo polissacarídeo produzido por esses organismos produz um biofilme que fornece um ambiente hipóxico, protegendo, assim, *Pseudomonas* contra agentes antimicrobianos.

A homeostase lipídica alterada tem sido implicada como um fator predisponente para infecção e inflamação do trato respiratório. Concentrações de lipoxinas – moléculas que suprimem a inflamação neutrofílica – são suprimidas nas vias respiratórias da FC. Há um desequilíbrio de lipídios com aumento do ácido araquidônico e diminuição do ácido docosaexaenoico, que promove a inflamação. Há também um desequilíbrio de ceramida na via respiratória da FC que é pró-inflamatório. Apoiando a ideia de que a absorção lipídica alterada afeta a infecção e a inflamação está a observação de que 10 a 15% dos indivíduos com FC retêm uma função pancreática exócrina substancial, os quais tiveram atraso na aquisição de *P. aeruginosa* e deterioração mais lenta da função pulmonar. No entanto, parece que os fatores nutricionais são contributivos apenas porque a preservação da função pancreática não impede o desenvolvimento da doença pulmonar típica.

A variação na progressão da doença pulmonar observada em pacientes com FC é largamente influenciada por fatores sociais e do ambiente físico, cujo impacto corresponde ao do genótipo CFTR. A exposição à fumaça do cigarro e a poluentes do ar exterior, a aquisição precoce de infecções por vírus respiratórios, bem como organismos patogênicos como *P. aeruginosa* e *S. aureus* resistente à meticilina, foram implicados como causas de agravamento da doença. As disparidades entre sexo e gênero também parecem existir, com indivíduos do sexo feminino tendo pior prognóstico. Embora estudos tenham sugerido que o estrogênio possa influenciar as exacerbações da doença, a diferença parece estar diminuindo na última década.

Embora a maioria dos cuidados com FC seja oferecida em centros especializados e seja amplamente influenciada pelas atuais diretrizes clínicas, há variabilidade suficiente nas abordagens de tratamento para causar uma grande variação nos resultados respiratórios e nutricionais em todas as redes de atendimento na América do Norte e na Europa. Os determinantes sociais da saúde estão associados a disparidades significativas no resultado; o *status* socioeconômico tem se mostrado um forte preditor de mortalidade, bem como o estado nutricional e a função pulmonar em ambos os lados do Atlântico. O mecanismo específico de efeito não é claro, mas as evidências sugerem um papel para as diferenças relacionadas ao *status* socioeconômico nos comportamentos de saúde e nas práticas de autogestão da doença, questões de estresse e saúde mental e exposição ambiental à fumaça de cigarro. O acesso diferenciado a cuidados especiais e medicamentos não é um fator importante nas crianças norte-americanas (a falta de seguro em alguns adultos é um problema); no entanto, as diferenças nos resultados das doenças nos países europeus de riqueza variável são bastante claras.

PATOLOGIA

A primeira lesão patológica no pulmão é a da **bronquiolite** (*tampão* mucoso e resposta inflamatória nas paredes das pequenas vias respiratórias); com o tempo, o acúmulo de muco e a inflamação se estendem para as grandes vias respiratórias (**bronquite**) (ver Capítulo 418.2). Hiperplasia das células caliciformes e hipertrofia da glândula submucosa tornam-se achados patológicos proeminentes, o que é, mais provavelmente, uma resposta à infecção crônica das vias respiratórias. Os organismos parecem estar confinados ao espaço endobrônquico; a infecção bacteriana invasiva não é característica. Com a longa duração da doença, evidências de destruição das vias respiratórias, como **obliteração bronquiolar**, **bronquiolectasia** e **bronquiectasia** (ver Capítulo 430), tornam-se proeminentes. As modalidades de exame por imagem demonstram o aumento da espessura da parede das vias respiratórias e da área luminal de seção transversal relativamente cedo na avaliação da doença pulmonar. Cistos bronquiectásicos e bolhas enfisematosas ou subpleurais são frequentes na doença pulmonar avançada, sendo que os lobos superiores são os mais comumente envolvidos. Esses espaços aéreos aumentados podem romper-se e causar pneumotórax. A doença intersticial não é uma característica proeminente, embora áreas de fibrose apareçam com o tempo. As artérias brônquicas estão aumentadas e tortuosas, contribuindo para uma propensão para hemoptise nas vias respiratórias bronquiectásicas. As pequenas artérias pulmonares apresentam, por fim, hipertrofia medial, o que seria esperado na hipertensão pulmonar secundária.

Os **seios paranasais** estão uniformemente preenchidos com secreções contendo produtos inflamatórios, e o revestimento epitelial exibe elementos secretores hiperplásicos e hipertrofiados (ver Capítulo 408). Há relatos de lesões polipoides dentro dos seios e erosão do osso. A mucosa nasal pode formar **pólipos** grandes ou múltiplos, geralmente a partir de uma base em torno dos óstios dos seios maxilares e etmoidais.

O **pâncreas** normalmente é pequeno, ocasionalmente cístico e, muitas vezes, difícil de ser encontrado no exame *post mortem*. O grau de envolvimento varia no nascimento. Em lactentes, os ácinos e ductos geralmente estão distendidos e cheios de material eosinofílico. Em 85 a 90% dos pacientes, a lesão progride para a ruptura total ou quase total dos ácinos e substituição por tecido fibroso e gordura. Raramente, focos de calcificação podem ser observados em radiografias do abdome. As ilhotas de Langerhans contêm células β de aparência normal, embora possam começar a apresentar uma ruptura da arquitetura pelo tecido fibroso na segunda década de vida.

O **trato intestinal** exibe apenas alterações mínimas. As glândulas esofágicas e duodenais geralmente estão distendidas com secreções mucosas, podem formar-se concreções no lúmen apendicular ou ceco. As criptas do apêndice e do reto podem estar dilatadas e cheias de secreções.

A **cirrose biliar focal** em consequência da obstrução dos ductos biliares intra-hepáticos é rara no início da vida, embora seja responsável por casos esporádicos de icterícia neonatal prolongada. Essa lesão torna-se muito mais prevalente e extensa com a idade e é encontrada em 70% dos pacientes no exame *post mortem*. Esse processo pode progredir para cirrose biliar multilobular sintomática, que tem um padrão distinto de grandes nódulos parenquimatosos irregulares e faixas intercaladas de tecido fibroso. Aproximadamente 30 a 70% dos pacientes apresentam infiltração de gordura no fígado, em alguns casos, apesar de uma nutrição aparentemente adequada. Na necropsia, a congestão hepática decorrente de *cor pulmonale* é frequentemente observada. A vesícula biliar pode estar hipoplásica e preenchida com material mucoide e, frequentemente, conter cálculos. O revestimento epitelial frequentemente costuma exibir extensa metaplasia mucosa. Foram observadas atresia do ducto cístico e estenose do ducto biliar comum distal.

As glândulas do **colo uterino** estão distendidas com muco, e quantidades abundantes desse muco se acumulam no canal cervical. Em mais de 95% dos indivíduos do sexo masculino, o corpo e a cauda do epidídimo, o canal deferente e as vesículas seminais estão obliterados ou atrésicos, resultando em infertilidade masculina.

MANIFESTAÇÕES CLÍNICAS

Desde a adoção universal do rastreamento de recém-nascidos com FC nos EUA e no exterior, bem como a evolução de abordagens de tratamento agressivas e proativas, a face clínica da FC é muito diferente da que era nas décadas anteriores. O diagnóstico é normalmente realizado antes de 1 mês de vida, previamente a quaisquer sinais ou sintomas clínicos óbvios, e o tratamento é direcionado para corrigir imediatamente as deficiências nutricionais e retardar as complicações respiratórias da doença. A interação da heterogeneidade mutacional com os fatores ambientais leva a um envolvimento altamente variável dos pulmões, pâncreas e outros órgãos. Um resumo do curso do tempo do desenvolvimento potencial de manifestações clínicas é mostrado na Figura 432.5.

	Primeira infância	Infância	Adolescência/vida adulta
Sinopulmonar	• Infecção	• ABPA • Sinusite • Polipose	• ABPA • Hemoptise, pneumotórax • Falha respiratória • Sinusite, polipose, anosmia
Gastrintestinal	• Intestino ecogênico fetal • Íleo meconial • Insuficiência pancreática • Prolapso retal	• DIOS • Invaginação • Esteatose hepática, fibrose biliar • Prolapso retal	• DIOS • Invaginação • Fibrose biliar, cirrose • Câncer no sistema digestório (adenocarcionoma)
Renal, endócrino, outros	• Desidratação • Acidose metabólica hipoclorêmica hiponatrêmica	• Cálculo renal • Acidose metabólica hipoclorêmica hiponatrêmica	• Pubertade tardia, osteoporose, DMFC • Cálculos renais, insuficiência renal • CBAVD, HPOA • Artrite, vasculite • Acidose metabólica hipoclorêmica hiponatrêmica

Figura 432.5 Idade aproximada do início das manifestações clínicas da fibrose cística. *ABPA*, aspergilose broncopulmonar alérgica; *CBAVD* (do inglês, *congenital bilateral absense of the vas deferens*), ausência bilateral congênita do ducto deferente; *DMFC*, diabetes melito relacionado à fibrose cística; *DIOS*, síndrome de obstrução intestinal distal; *HPOA* (do inglês, *hypertrophic pulmonary osteoarthritis*), osteoartrite pulmonar hipertrófica. (De O'Sullivan BP, Freedman SD: Cystic fibrosis, *Lancet* 373:1891–1902, 2009.)

Trato respiratório

Os lactentes diagnosticados por rastreamento neonatal com FC são geralmente assintomáticos do ponto de vista respiratório. No entanto, a maioria está infectada com *S. aureus*, *Haemophilus influenzae* ou mesmo *P. aeruginosa* no primeiro mês de vida, e tomografia computadorizada (TC) de tórax mostra aprisionamento aéreo heterogêneo característico em 2/3 dos bebês no primeiro ano de vida; bronquiectasias são encontradas em mais de 10% com 1 ano e em aproximadamente 60% das crianças com 5 anos. O sintoma em geral mais precoce é a tosse que pode começar como uma infecção viral do trato respiratório, mas persiste, a menos que seja tratada com antibióticos. Com o tratamento, o objetivo geralmente é que os pacientes permaneçam assintomáticos durante toda a infância, exceto pelo desenvolvimento periódico de tosse, congestão no peito, produção de escarro e/ou sibilância que definem a *exacerbação pulmonar*.

A taxa de progressão da doença pulmonar é o principal determinante de morbidade e mortalidade. À medida que a doença pulmonar progride lentamente, tosse crônica, produção de expectoração, intolerância a exercícios, apneia e deficiência no desenvolvimento são observadas. *Cor pulmonale*, insuficiência respiratória e morte acabam por sobrevir, a menos que um transplante de pulmão seja realizado; isso se tornou cada vez mais incomum na infância. A infecção por certas cepas de *B. cepacia* e outros organismos multirresistentes podem estar associada a deterioração pulmonar particularmente rápida e morte.

Eventuais achados físicos iniciais incluem o aumento do diâmetro anteroposterior do tórax, hiper-ressonância generalizada, estertores ruidosos dispersos ou localizados e baqueteamento digital. É possível ouvir sibilos expiratórios, manifestação de inflamação das vias respiratórias e edema que podem ou não estar associados à responsividade ao broncodilatador. A cianose é um sinal tardio. As complicações pulmonares comuns incluem atelectasia, hemoptise, pneumotórax e *cor pulmonale*; que costumam aparecer no fim da adolescência ou posteriormente.

Mesmo que os seios paranasais estejam quase sempre opacificados na radiografia, a sinusite aguda é pouco frequente. Obstrução nasal e rinorreia são comuns, causadas por membranas mucosas inchadas e inflamadas, ou, em alguns casos, polipose nasal. Pólipos nasais são mais problemáticos entre 5 e 20 anos.

Trato intestinal

Em 15 a 20% dos recém-nascidos com FC, o íleo está completamente obstruído por mecônio (**íleo meconial**). A frequência é maior entre irmãos nascidos após uma criança com íleo meconial e é particularmente notável em gêmeos monozigóticos, refletindo a contribuição genética de um ou mais genes modificadores desconhecidos. Distensão abdominal, vômitos e incapacidade de eliminar mecônio aparecem nas primeiras 24 a 48 horas de vida (ver Capítulos 123.1 e 356.2) e muitas vezes requerem intervenção cirúrgica. As radiografias abdominais (Figura 432.6) mostram alças intestinais dilatadas com níveis hidroaéreos e, frequentemente, uma coleção de material granular "em vidro fosco" na região central do abdome inferior. Raramente, **peritonite meconial** resulta da ruptura intrauterina da parede da alça do intestino e pode ser detectada por meio de radiografia pela presença de calcificações peritoneais ou escrotais.

A obstrução ileal com material fecal (**síndrome de obstrução intestinal distal** [**DIOS**]) ocorre em crianças mais velhas, causando

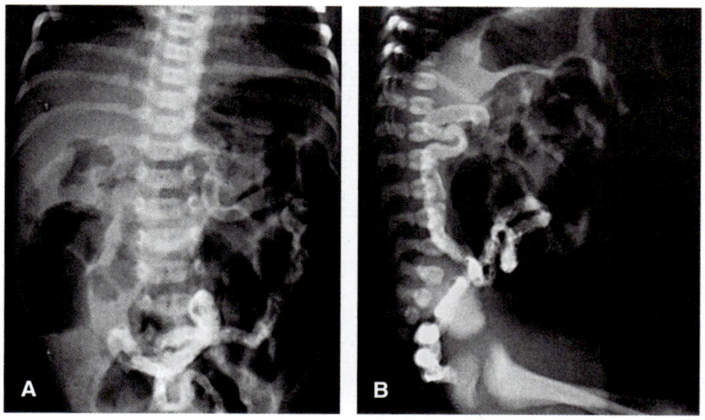

Figura 432.6 **A** e **B.** Estudo com enema de contraste em um recém-nascido com distensão abdominal e falha na passagem do mecônio. Observe o pequeno diâmetro do cólon sigmoide e ascendente e as alças de intestino delgado preenchidas com ar. Vários níveis de ar-fluido no intestino delgado são visíveis na vista lateral vertical.

cólica abdominal, distensão abdominal e obstrução, que podem ser tratadas com abordagens clínicas para a evacuação intestinal.

Mais de 85% das crianças afetadas com FC apresentam insuficiência pancreática *exócrina*, causando má absorção de proteína e gordura. Os sintomas, se não forem tratados, incluem fezes frequentes, volumosas e gordurosas, e incapacidade de ganhar peso, mesmo quando a ingestão de alimentos parece ser grande. O ganho de peso pode ser desafiador, mas a obtenção de crescimento e desenvolvimento normais é uma expectativa de tratamento. Abdome protuberante, massa muscular diminuída, crescimento insuficiente e maturação tardia são sinais físicos clássicos e raramente vistos. O excesso de flatulência pode ser um problema. A suplementação com preparações vitamínicas solúveis em gordura tornou as deficiências de vitaminas A, E e K incomuns, mas a deficiência de vitamina D continua a ser prevalente e, embora o raquitismo seja raro, a osteoporose é comum, especialmente em pacientes mais velhos e com doença pulmonar mais grave. As mutações de classes IV a VI estão associadas à suficiência pancreática, mas os pacientes com essas mutações são propensos à pancreatite quando atingem a adolescência.

Historicamente um evento relativamente comum, o **prolapso retal** ocorre com muito menos frequência como resultado do diagnóstico precoce e do início da terapia de reposição de enzimas pancreáticas.

Trato biliar

Os lactentes podem ocasionalmente apresentar **icterícia neonatal** sugestiva de obstrução biliar. A evidência de disfunção hepática é mais frequentemente detectada nos primeiros 15 anos de vida e pode ser encontrada em até 30% dos indivíduos. A **cirrose biliar** torna-se sintomática em apenas 5 a 7% dos pacientes. As manifestações podem incluir icterícia, ascite, hematêmese em consequência de varizes esofágicas e evidências de hiperesplenismo. A cólica biliar secundária à colelitíase pode ocorrer na segunda década ou mais tarde. A doença hepática ocorre independentemente do genótipo, mas está associada ao íleo meconial e à insuficiência pancreática.

Diabetes e pancreatite relacionados à fibrose cística

A insuficiência pancreática *endócrina* tende a se desenvolver na segunda década e mais adiante na vida e é mais comum em pacientes com história familiar de diabetes melito tipo II. Geralmente começa com hiperglicemia pós-prandial e pode ou não ser acompanhada por perda de peso ou estagnação do ganho de peso. Hiperglicemia em jejum e hemoglobina A_{1c} elevada são manifestações tardias. A cetoacidose geralmente não ocorre, mas problemas oculares, renais e outras complicações vasculares têm sido observados em pacientes que vivem 10 anos ou mais após o início da hiperglicemia. A pancreatite recorrente e aguda acomete ocasionalmente indivíduos que têm função pancreática exócrina residual e pode ser a única manifestação das mutações homozigóticas do CFTR.

Trato geniturinário

Praticamente todos os homens são **azoospérmicos** em razão da falha do desenvolvimento das estruturas do ducto de Wolff, mas a função sexual geralmente está intacta. A taxa de fertilidade nas mulheres está diminuída, especialmente em mulheres que têm má nutrição ou doença pulmonar avançada. A gravidez geralmente é bem tolerada por mulheres com boa função pulmonar, mas pode acelerar a progressão da patologia pulmonar naquelas com problemas pulmonares avançados e pode desencadear intolerância à glicose. A incontinência urinária associada à tosse ocorre em 18 a 47% das crianças e adolescentes do sexo feminino.

Glândulas sudoríparas

A perda excessiva de sal no suor predispõe as crianças pequenas a episódios de depleção de sal, especialmente durante episódios de gastrenterite e durante períodos mais quentes. Essas crianças podem apresentar **alcalose hipoclorêmica**. A hiponatremia é um risco, particularmente em climas quentes. Com frequência, os pais percebem a formação de *crostas* de sal na pele ou um gosto salgado quando beijam a criança. Alguns genótipos estão associados a valores normais de cloro no suor.

DIAGNÓSTICO E AVALIAÇÃO

O diagnóstico de FC baseia-se em um teste do suor quantitativo positivo ($Cl^- \geq 60$ mEq/ℓ), em conjunto com uma ou mais das seguintes características: identificação de duas mutações CFTR, doença pulmonar obstrutiva crônica típica, insuficiência pancreática exócrina documentada e histórico familiar positivo. Com o rastreamento neonatal, o diagnóstico geralmente é feito antes de manifestações clínicas óbvias, tais como insuficiência de crescimento e tosse crônica. Critérios diagnósticos recomendaram a inclusão de procedimentos adicionais para testes (Tabela 432.3).

Teste do suor

O teste do suor, que envolve o uso de iontoforese por pilocarpina para coletar o suor e realizar a análise química de seu teor de cloro, é a abordagem padrão para o diagnóstico da FC. O procedimento requer cuidado e precisão. Uma corrente elétrica é usada para conduzir a pilocarpina para a pele do antebraço e estimular localmente as glândulas sudoríparas. Se uma quantidade adequada de suor for recolhida, as amostras são analisadas em relação a sua concentração de cloro. Os recém-nascidos com rastreamento neonatal positivo para FC devem realizar o teste do cloro após 36 semanas de idade gestacional corrigida e com peso superior a 2 kg e com idade maior que 10 dias para aumentar a probabilidade de coleta de suor suficiente para um estudo preciso. Os resultados positivos devem ser confirmados; para um resultado negativo, o teste deve ser repetido se permanecerem suspeitas a respeito do diagnóstico.

Valor superior a 60 mmol/ℓ de cloreto de suor é diagnóstico de FC quando um ou mais outros critérios estiverem presentes. Em indivíduos com rastreamento neonatal positivo, um nível de cloro no suor menor que 30 mmol/ℓ indica que a FC é improvável. Há registros de valores limítrofes (ou intermediários) de 30 a 59 mmol/ℓ em pacientes de todas as idades que apresentam FC com envolvimento atípico, o que exige testes adicionais. A Tabela 432.4 reúne as condições associadas a resultados falso-negativos e falso-positivos do teste de suor.

Teste de DNA

Vários laboratórios comerciais realizam testes para 30 a 96 das mutações mais comuns em *CFTR*. Esses testes identificam um percentual de 90% ou mais de indivíduos com duas mutações em FC. Descobriu-se que algumas crianças com manifestações típicas de FC têm uma ou nenhuma mutação detectável por essa metodologia. Alguns laboratórios realizam análises abrangentes de mutações, rastreando as mais de 1.900 mutações identificadas.

Outros testes diagnósticos

O achado de aumento de divergências de potencial através do epitélio nasal (diferença de potencial nasal), que é o aumento da resposta de voltagem com a aplicação tópica de amilorida, seguido pela ausência de resposta de voltagem a um agonista beta-adrenérgico, tem sido utilizado para confirmar o diagnóstico de FC em pacientes com valores claramente normais ou equivocados de cloro no suor. Esse teste é usado principalmente em aplicação de pesquisas e nunca passou por uma validação extensiva como ferramenta clínica.

Tabela 432.3 Critérios diagnósticos para fibrose cística (FC).

Presença de características clínicas típicas (respiratórias, gastrintestinais ou geniturinárias)
ou
História de FC em um irmão
ou
Teste de rastreamento neonatal positivo
acrescidos de
Evidência laboratorial para disfunção da CFTR (proteína reguladora da condutância transmembrana de FC):
Duas concentrações elevadas de cloreto no suor obtidas em dias separados
ou
Identificação de duas mutações de FC
ou
Mensuração anormal da diferença de potencial nasal

Tabela 432.4 Condições associadas a resultados falso-positivos e falso-negativos de testes do suor.

COM RESULTADOS FALSO-POSITIVOS
Eczema (dermatite atópica)
Displasia ectodérmica
Desnutrição/baixo ganho pôndero-estatural/privação
Anorexia nervosa
Hiperplasia suprarrenal congênita
Insuficiência suprarrenal
Deficiência de glicose-6-fosfatase
Síndrome de Mauriac
Fucosidose
Hipoparatireoidismo familiar
Hipotireoidismo
Diabetes insípido nefrogênico
Pseudo-hipoaldosteronismo
Síndrome de Klinefelter
Síndrome colestática familiar
Disfunção autonômica
Infusões de prostaglandina E
Síndrome de Munchausen por procuração
COM RESULTADOS FALSO-NEGATIVOS
Diluição
Desnutrição
Edema
Quantidade insuficiente de suor
Hiponatremia
Mutações da proteína reguladora da condutância transmembrana da fibrose cística com preservação da função do ducto sudoríparo

Função pancreática

O diagnóstico de má absorção pancreática pode ser feito pela quantificação da *atividade da elastase-1* em amostras de fezes frescas por meio de um ensaio imunoabsorvente ligado à enzima específica para a elastase humana. A quantificação da má absorção de gordura com uma coleta de fezes por 72 h raramente é necessária no contexto clínico. O diabetes relacionado à FC afeta aproximadamente 20% dos adolescentes e 40 a 50% dos adultos, e as diretrizes clínicas recomendam realizar anualmente o teste oral de tolerância à glicose (TOTG) após os 10 anose. TOTG às vezes pode ser clinicamente indicado em uma idade mais precoce. O exame pontual dos níveis de glicose no sangue e urina e os níveis de hemoglobina glicosilada não são suficientemente sensíveis.

Radiologia

A hiperinsuflação dos pulmões ocorre no início e é frequentemente acompanhada por espessamento peribrônquico inespecífico (Figura 432.7). Espessamento e obstrução brônquicos e presença de sombras em anel sugerindo bronquiectasia geralmente aparecem primeiro nos lobos superiores. Densidades nodulares, atelectasia dispersa e infiltrados confluentes surgem posteriormente. Os linfonodos hilares podem estar proeminentes. Com o avanço da doença, é possível observar hiperinsuflação maciça, com diafragma marcadamente rebaixado, arqueamento anterior do esterno e estreita sombra cardíaca. Formação de cistos, bronquiectasia extensa, segmentos dilatados da artéria pulmonar e atelectasia segmentar ou lobar geralmente tornam-se aparentes na doença avançada. A maioria dos centros para tratamento da FC obtêm radiografias de tórax (posteroanterior [PA] e lateral) pelo menos anualmente. Escore padronizado de alterações radiológicas tem sido utilizado para acompanhar a progressão da doença pulmonar. A TC do tórax pode detectar hiperinsuflação heterogênea e espessamento localizado das paredes brônquicas, obstruções mucosas, hiperinsuflação focal e bronquiectasia inicial (Figura 432.8). Anormalidades na TC são comumente vistas em uma idade jovem, mesmo em crianças assintomáticas com função pulmonar normal.

As radiografias dos seios paranasais revelam pan-opacificação e, frequentemente, falha de desenvolvimento do seio frontal. A TC proporciona melhor resolução das alterações nos seios, caso essa informação seja requerida clinicamente. A ultrassonografia fetal pode mostrar alterações pancreáticas indicativas de FC e sugerir obstrução ileal com mecônio no início do segundo trimestre, mas esse achado não é preditivo de íleo meconial ao nascimento.

Função pulmonar

O teste da função pulmonar infantil é feito rotineiramente para avaliação clínica em alguns centros de FC, mas, devido à sua complexidade e à necessidade de sedação, a maior parte é reservada para protocolos de pesquisa. O índice de desobstrução pulmonar (IDP) medido por lavado múltiplo pode ser feito em lactentes e crianças pequenas e é medida sensível da falta de homogeneidade da ventilação causada por doença das pequenas vias respiratórias. Atualmente, é usado principalmente para pesquisa, mas devido à facilidade e à aplicabilidade, pode ser adotado como uma ferramenta de monitoramento padrão no futuro, à medida que os centros de atendimento da FC se acostumarem com seu uso.

As provas de função pulmonar padronizadas são geralmente obtidas a partir de aproximadamente 4 anos e são rotineiramente feitas aos 6 anos. O **volume expiratório forçado em 1 segundo** (VEF_1) é a medida que se mostrou mais correlacionada com a mortalidade e mostra um declínio gradual em média de 2 a 3% ao ano durante toda a infância. Embora um pequeno número de crianças possa já apresentar evidências de obstrução das vias respiratórias aos 6 anos, a tendência das últimas décadas, conforme relatado pelo registro de pacientes da CFF, mostram melhora constante na média do VEF_1 da população com FC e, a partir de 2015, 75% tinham função pulmonar normal ou quase normal aos 18 anos. O volume residual e a capacidade residual funcional aumentam precocemente no curso da doença pulmonar e são a causa da diminuição da medição da capacidade vital forçada (CVF). Alterações restritivas, caracterizadas pelo declínio na capacidade pulmonar total e na capacidade vital, correlacionam-se com extensas lesões do pulmão e fibrose e são um achado tardio. Recomenda-se o teste em cada visita clínica para avaliar o curso do comprometimento pulmonar e permitir a intervenção precoce quando se documentam decréscimos clinicamente significativos – esse é provavelmente o indicador mais sensível da exacerbação pulmonar que deve ser tratada com antibióticos sistêmicos.

Estudos microbiológicos

H. influenzae e *S. aureus* são os organismos mais comumente encontrados em crianças pequenas (ver Figura 432.9). *Pseudomonas* pode ser adquirida cedo e é, eventualmente, um organismo de importância fundamental. *P. aeruginosa* parece ter uma propensão especial para a via respiratória da FC e, ao longo do tempo, desenvolve caracteristicamente um biofilme associado a aparência mucoide no laboratório de microbiologia e que se correlaciona com a progressão mais rápida da doença pulmonar. Uma vez que *P. aeruginosa* desenvolva um fenótipo mucoide, é extremamente difícil erradicá-la da via respiratória. Uma vasta gama de outros organismos é frequentemente recuperada, especialmente na doença pulmonar avançada; entre esses organismos estão uma variedade de bastonetes gram-negativos, incluindo *Burkholderia cepacia*, que pode estar associado a um curso de declive fulminante (a síndrome *cepacia*); *Stenotrophomonas maltophilia* e *Achromobacter xylosoxidans*; variados fungos, especialmente *Aspergillus fumigatus*, que é mais importante devido ao desenvolvimento relativamente comum de **aspergilose broncopulmonar alérgica**; e espécies de micobactérias não tuberculosas, em particular o complexo e *Mycobacterium avium e Mycobacterium abscessus.* Culturas das vias respiratórias são obtidas regularmente, mais comumente usando *swabs* orofaríngeos em crianças pequenas e, em seguida, expectoração (que pode ser induzida) em crianças mais velhas capazes de expectorar. Os esfregaços orofaríngeos normalmente fornecem uma boa indicação da microbiota das vias respiratórias inferiores, mas a fibrobroncoscopia pode ser usada para coletar secreções do trato respiratório inferior em lactentes e crianças jovens, que não expectoram, se houver uma preocupação com culturas falso-negativas, especialmente quanto à presença de *P. aeruginosa.*

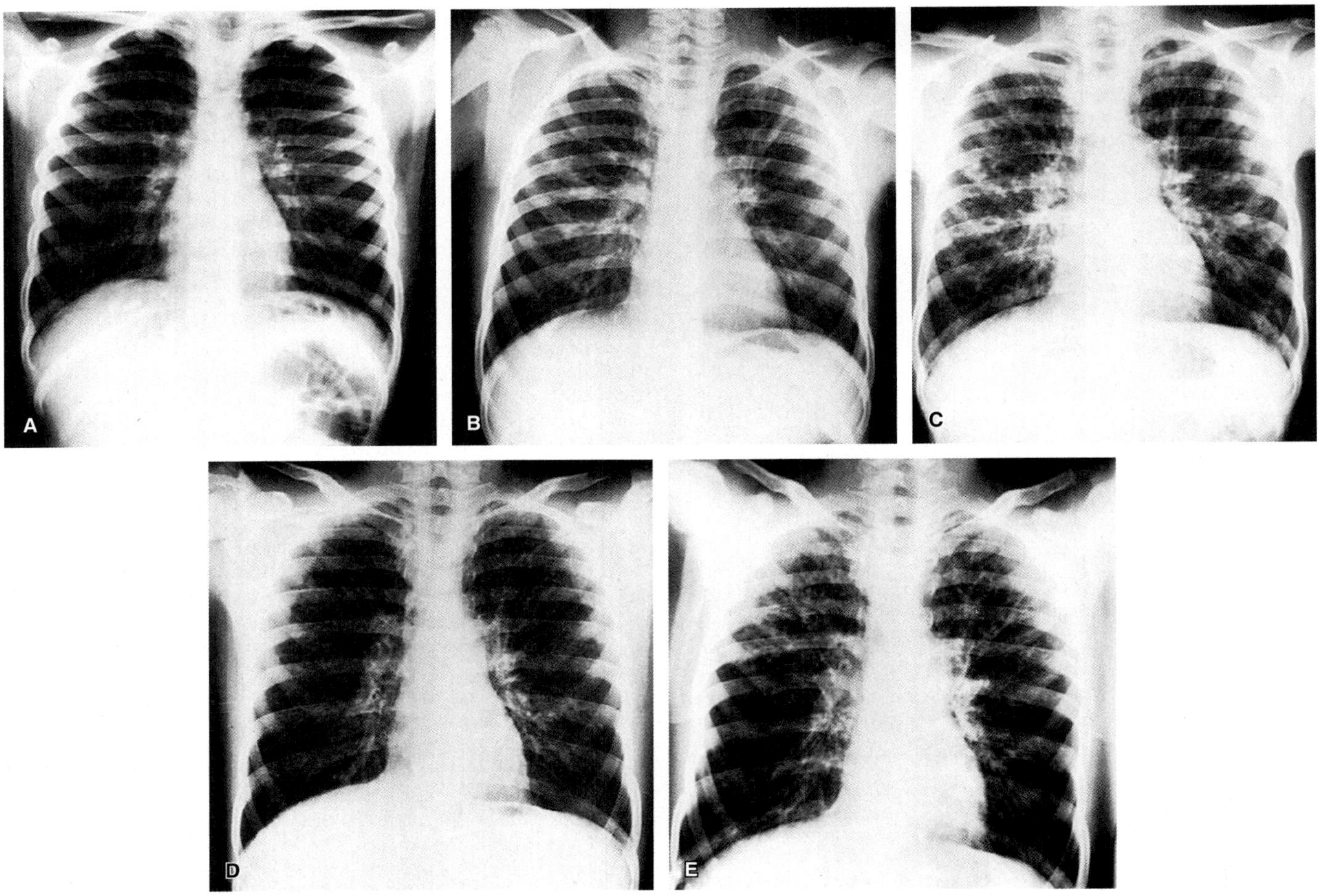

Figura 432.7 Série de radiografias em um menino mostra a mudança de aparência da fibrose cística ao longo de 6 anos. **A.** Aos 9 anos, radiografia frontal mostra espessamento peribronquiolar mínimo e pulmões hiperaerados indistinguíveis da asma. **B.** Dezenove meses depois, a imagem radiográfica piorou consideravelmente. Observam-se agora extenso espessamento peribrônquico e impactação mucoide do brônquio no lobo superior esquerdo, e as sombras hilares tornaram-se anormalmente proeminentes. **C.** Dez meses mais tarde, há óbvia deterioração ainda maior. Observam-se alterações típicas generalizadas de fibrose cística (FC) em ambos os pulmões. **D.** Estudos de acompanhamento mostram melhora considerável, o que sugere que algumas das mudanças evidentes em **C** foram causadas por infecção sobreposta. **E.** Um ano mais tarde, observe as mudanças progressivas de FC – mais grave nos lobos superiores bilateralmente. (De Long FR, Druhan SM, Kuhn JP. Diseases of the bronchi and pulmonary aeration. In Slovis TL, editor, *Caffey's pediatric diagnostic imaging*, ed 11, Philadelphia, 2008, Mosby, Fig. 73-54.)

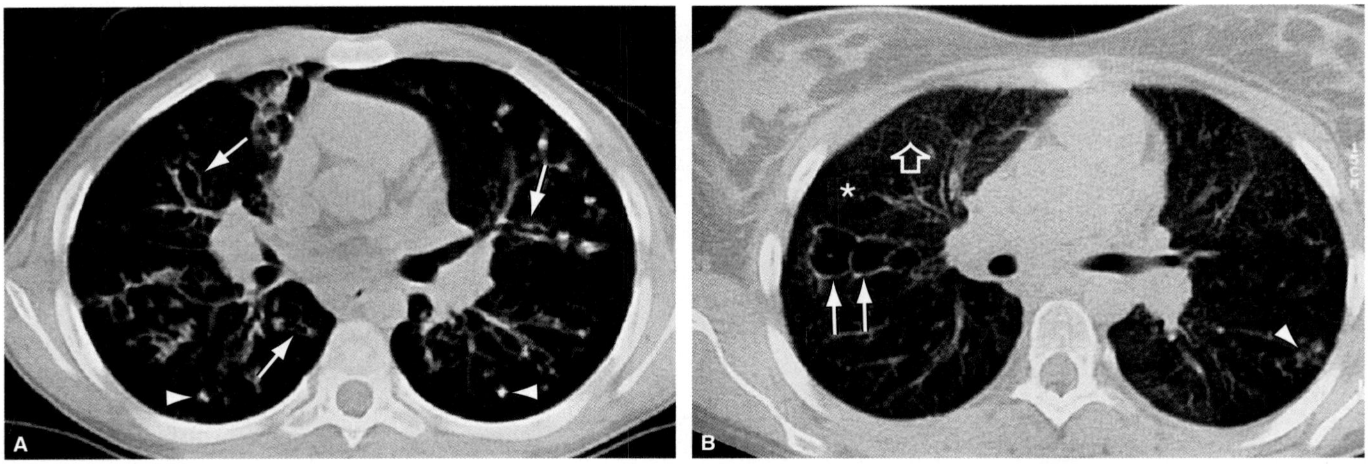

Figura 432.8 Tomografias computadorizadas do tórax na fibrose cística. **A.** Um menino de 12 anos com doença pulmonar moderada. Há presença de alterações nas vias respiratórias e no parênquima em ambos os pulmões. É possível observar várias áreas de bronquiectasias (*setas*) e tampões mucosos (*pontas de seta*). **B.** Uma jovem de 19 anos apresenta pulmão quase normal com uma área de bronquiectasia sacular no lobo superior direito (*setas*) e uma área focal de tampão mucoso periférico no lobo inferior direito (*pontas de seta*). A densidade pulmonar é heterogênea com áreas de pulmão normal (*seta aberta*) e áreas de baixa atenuação refletindo aprisionamento de ar segmentar e subsegmentar (*asterisco*).

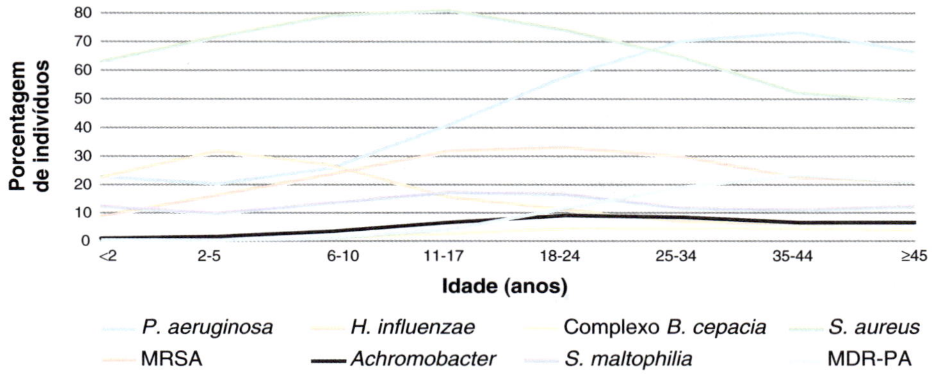

Figura 432.9 **Prevalência de microrganismos respiratórios por faixa etária.** Em pacientes jovens, ocorre a colonização precoce com *Haemophilus influenzae* e *Staphylococcus aureus*. Com o tempo, a *Pseudomonas aeruginosa* é detectada em culturas respiratórias e pode se tornar crônica. *P. aeruginosa* pode mudar ao longo do tempo para se tornar mucoide, e *P. aeruginosa* está em risco de se tornar multirresistente (*MDR*; do inglês, *multidrug resistant*). Outros organismos podem infectar a via respiratória da FC, incluindo *S. aureus* resistente à meticilina (*MRSA*), *Achromobacter*, complexo *Burkholderia cepacia* e *Stenotrophomonas maltophilia*. (De Cystic Fibrosis Foundation Patient Registry 2015. Annual Data Report. ©2016 Cystic Fibrosis Foundation, Bethesda, Maryland.)

O microbioma das vias respiratórias FC consiste em grande número de organismos adicionais, especialmente anaeróbios que são identificados por meio da detecção de antígeno, mas não por métodos de cultura. A significância desse achado e suas implicações terapêuticas permanecem um tanto incertas, mas tem sido considerado que a resposta ao tratamento antibiótico das exacerbações pulmonares nem sempre é previsível com base na cultura e na sensibilidade das culturas das vias respiratórias.

Rastreamento neonatal

O rastreamento neonatal para FC é obrigatório em todos os 50 estados dos EUA e é a forma mais comum de diagnóstico da FC. Uma variedade de algoritmos de rastreamento neonatal está disponível para a identificação de lactentes com FC. A maioria dos algoritmos usa uma combinação de resultados de tripsinogênio imunorreativo (TRI) e exames de DNA limitados em manchas de sangue; como nem todas as mutações podem ser encontradas usando essa abordagem, bebês com TRI elevado e uma única mutação detectada são considerados positivos no rastreamento, e todos os rastreamentos positivos são seguidos por análise confirmatória de suor. Dependendo da raça e da etnia, cerca de 10 a 15% dos lactentes com rastreamento positivo baseado no achado de apenas uma mutação da FC terão FC. Esse teste de rastreamento tem aproximadamente 95% de sensibilidade e deve resultar em média de idade ao diagnóstico de menos de 1 mês. Os diagnósticos de recém-nascidos podem evitar deficiências nutricionais precoces e melhorar o crescimento a longo prazo e a função cognitiva. É importante ressaltar que um bom estado nutricional (peso no percentil 50 para comprimento ou índice de massa corporal no percentil 50) está associado a melhor função pulmonar aos 6 anos.

Um paciente ocasional pode passar despercebido pelo rastreamento neonatal, e aqueles que cuidam de adolescentes e adultos precisam estar cientes de que a maioria desses pacientes mais velhos não passou pelo rastreamento ao nascimento e pode apresentar alterações em idades mais tardias, até o fim da idade adulta. Antes do advento do rastreamento neonatal, lactentes e crianças comumente apresentavam má absorção e déficit de crescimento, além dos sintomas respiratórios. A maioria dos pacientes mais velhos cujo diagnóstico foi omitido no início da vida apresentará mutações de classe IV, V ou VI incomuns e, portanto, função pancreática *normal*. Eles apresentarão mais tipicamente tosse produtiva crônica devido à bronquite ou à sinusite crônica e podem ter pólipos nasais ou aspergilose broncopulmonar alérgica ou bronquiectasia inexplicada. As manifestações não respiratórias mais comuns serão a ausência congênita bilateral dos ductos deferentes (ACBDD), no sexo masculino, ou pancreatite recorrente. É importante reconhecer que o teste de suor em um laboratório especializado (geralmente limitado a centros de atendimento credenciados pela CFF) é a maneira mais precisa de diagnosticar a FC nesse grupo. O teste de mutação CFTR com painéis padrão nunca é tão sensível quanto o teste do suor e, com frequência, não detectará as mutações incomuns vistas mais comumente em pessoas que se apresentam tardiamente dessa maneira.

Há um subconjunto de lactentes com rastreamento neonatal positivo para FC que têm cloreto de suor não diagnóstico (30 a 59 mmol/ℓ) e/ou uma ou duas mutações de CFTR que não causam claramente doenças. Esses lactentes apresentam **síndrome metabólica relacionada à CFTR** (**CRMS,** também chamada de doença relacionada à CFTR) e devem ser acompanhados em um centro de FC de perto até o 1º ano e depois anualmente para avaliá-los para o desenvolvimento de sintomas de FC. De fato, em alguns pacientes (cerca de 10%), o teste do suor se torna claramente anormal com o tempo e eles podem ser diagnosticados como portadores de FC. Como a CRMS é uma condição definida pela detecção assintomática no contexto do rastreamento neonatal e o rastreamento de recém-nascidos com FC tem sido comumente realizado apenas na última década ou mais, não está claro se algumas crianças nesse grupo acabarão desenvolvendo manifestações de distúrbio relacionado à CFTR, como ACBDD, sinusite crônica, pancreatite recorrente ou até mesmo bronquiectasia. Uma abordagem para a avaliação de pacientes com CRMS é vista na Figura 432.10.

TRATAMENTO

Abordagem geral para o tratamento

Os esforços iniciais após o diagnóstico devem ser intensivos e devem incluir avaliação inicial, começo do tratamento para prevenir o comprometimento pulmonar em lactentes jovens ou revertê-lo naqueles diagnosticados posteriormente, manutenção ou remediação nutricional e orientação ao paciente e a seus pais. As avaliações de acompanhamento são agendadas a cada 1 a 3 meses, dependendo da idade no momento do diagnóstico, porque muitos aspectos da condição exigem um acompanhamento cuidadoso. Deve ser obtida uma anamnese sobre o intervalo entre as consultas, além do exame físico em cada visita. Uma amostra de escarro ou, caso esse não esteja disponível, um *swab* da parte inferior da faringe colhido durante ou após uma tosse forçada, é obtido para cultura e testes de sensibilidade a antibióticos. Como a perda irreversível da função pulmonar em consequência da infecção de baixo grau pode ocorrer de modo gradual e sem sintomas agudos, a ênfase é dirigida a uma história pulmonar detalhada, exame físico e teste rotineiro da função pulmonar. A Tabela 432.5 reúne os sinais e sintomas que sugerem a necessidade de um tratamento mais intenso com antibióticos e fisioterapia (FT). A proteção contra exposição a *S. aureus* resistente à meticilina, *P. aeruginosa*, *B. cepacia* e outros organismos gram-negativos resistentes é essencial, incluindo procedimentos de isolamento de contato e atenção cuidadosa à limpeza dos equipamentos de terapia inalatória. Enfermeiros, fisioterapeutas, terapeutas respiratórios, assistentes sociais e nutricionistas, como membros da equipe multiprofissional, devem avaliar as crianças regularmente e contribuir para o desenvolvimento de um plano de

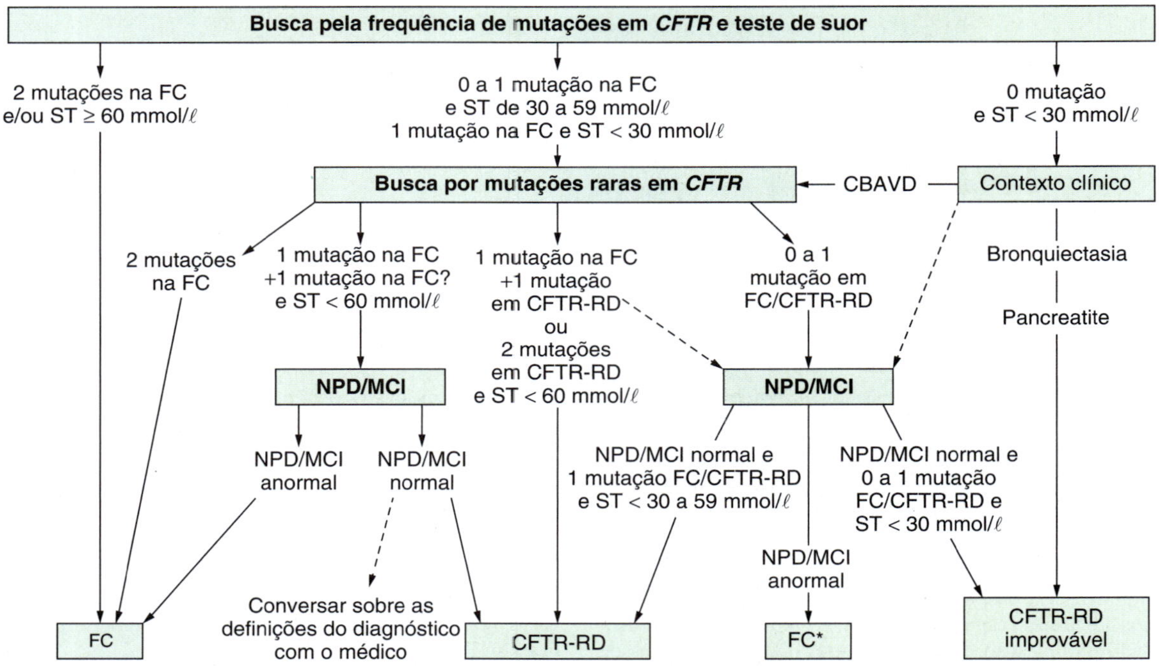

Figura 432.10 Processo recomendado para o diagnóstico de CFTR-RD em 2015 pela European Cystic Fibrosis Society. Algoritmo de diagnóstico global para FC e CFTR-RD. Um fluxograma global de testes de diagnóstico genético e funcional em FC e CFTR-RD é apresentado. *CBAVD*, ausência bilateral congênita do ducto deferente; *FC*, fibrose cística; *mutação na FC?*, mutação de significância clínica não comprovada ou incerta; *FC**, diagnóstico de FC ou considerar esse diagnóstico; *CFTR*, proteína reguladora de condutância transmembrana da fibrose cística; *CFTR-RD*, distúrbios relacionados com CFTR; *MCI*, medida da corrente intestinal; *NPD* (do inglês, *nasal potencial difference*), diferença de potencial nasal; *ST* (do inglês, *sweat test*), teste do suor (repetido; falso-positivo deve ser excluído/procurado em um centro especializado). (De Bombieri C, Claustres M, De Boeck K, Derichs N, Dodge J, Girodon E et al. Recommendations for the classification of diseases as CFTR-related disorders, *J Cyst Fibros* 10 (Suppl 2):S86–102, 2011. Fig 1.)

Tabela 432.5 Sintomas e sinais associados à exacerbação da infecção pulmonar em pacientes com fibrose cística.

SINTOMAS
Aumento da frequência e da duração da tosse
Aumento da produção de escarro
Mudança na aparência do escarro
Aumento da apneia
Diminuição de tolerância ao exercício
Diminuição do apetite
Sensação de aumento da congestão torácica
SINAIS
Aumento da frequência respiratória
Uso de músculos acessórios para respirar
Retrações intercostais
Alteração nos resultados do exame auscultatório do tórax
Declínio nas medidas da função pulmonar compatíveis com a presença de doença obstrutiva das vias respiratórias
Febre e leucocitose
Perda ponderal
Novo infiltrado na radiografia de tórax

De Ramsey B: Management of pulmonary disease in patients with cystic fibrosis, *N Engl J Med* 335:179, 1996.

tratamento diário e abrangente. Oferecer treinamento e programas para capacitar as famílias e crianças mais velhas a assumirem responsabilidade pelo tratamento provavelmente resultará em uma adesão maior aos programas de cuidados diários. Espera-se que o rastreamento de pacientes e cuidadores para ansiedade e depressão anualmente identifique questões que possam interferir na adesão ao cuidado diário. A padronização da prática, por parte tanto dos cuidadores quanto das famílias, bem como um monitoramento atento e intervenção precoce em caso de sintomas novos ou progressivos parecem resultar em melhores resultados a longo prazo.

Como as secreções de pacientes com FC não são adequadamente hidratadas, a atenção, na primeira infância, à hidratação oral, especialmente durante as épocas mais quentes ou na presença de gastrenterite aguda, pode minimizar as complicações associadas à eliminação deficitária do muco. O tratamento intravenoso para tratar a desidratação deve ser iniciado precocemente.

O objetivo do tratamento é manter uma condição estável durante períodos prolongados. Isso pode ser alcançado com a maioria dos pacientes por meio da avaliação dos intervalos entre consultas e de ajustes do programa de tratamento no domicílio. Algumas crianças têm infecção pulmonar aguda episódica ou crônica de baixo grau que progride. Para esses pacientes, inalação intensiva e desobstrução das vias respiratórias e antibióticos intravenosos são indicados. A melhora é alcançada de maneira mais confiável em ambiente hospitalar; pacientes selecionados demonstraram desfechos bem-sucedidos ao concluir esses tratamentos em casa. A necessidade de antibióticos intravenosos pode ocorrer com pouca frequência ou a cada 2 a 3 meses. O objetivo do tratamento consiste em recuperar a condição funcional e pulmonar anterior dos pacientes.

O programa básico de cuidados diários varia de acordo com a idade da criança, o grau de comprometimento pulmonar, o comprometimento de outros sistemas e o tempo disponível para o tratamento. Os principais componentes desses cuidados são os tratamentos pulmonar e nutricional. Como o tratamento faz uso intensivo de medicação, é comum o surgimento de problemas iatrogênicos. Monitorar essas complicações também é uma parte importante do tratamento.

Tratamento pulmonar

O objetivo do tratamento pulmonar é eliminar as secreções das vias respiratórias e controlar a infecção. Quando uma criança não está indo bem, cada aspecto potencialmente útil do tratamento deve ser reconsiderado.

Tratamento inalatório

A DNase recombinante humana (2,5 mg) dissolve enzimaticamente o DNA extracelular liberado pelos neutrófilos, um dos principais contribuintes para as secreções caracteristicamente pegajosas e viscosas das vias respiratórias da FC. É geralmente administrada em dose única diária de aerossol, melhora a função pulmonar, diminui o número de exacerbações pulmonares e promove uma sensação de bem-estar. O benefício para aqueles com doença pulmonar leve, moderada e grave foi documentado. A melhora é sustentada por 12 meses ou mais com terapia contínua.

Acredita-se que a solução salina hipertônica nebulizada, atuando como um agente hiperosmolar, leve água para dentro das vias respiratórias e reidrate o muco e a camada de fluido periciliar, resultando na melhora do *clearance* mucociliar. A solução salina hipertônica nebulizada 2 a 4 vezes/dia aumenta a desobstrução da mucosa e reduz a exacerbação pulmonar, apresentando apenas ligeira melhora a curto prazo na função pulmonar.

Tratamento de desobstrução das vias respiratórias

O tratamento de desobstrução das vias respiratórias começa na infância com percussão torácica (com ou sem drenagem postural) e está fundamentado na ideia de que a tosse elimina o muco das grandes vias respiratórias, mas as vibrações torácicas são necessárias para retirar ou mover as secreções das pequenas vias respiratórias, em que as taxas de fluxo expiratório são baixas. A **FT respiratória** pode ser particularmente útil para os pacientes com FC, porque esses acumulam secreções nas pequenas vias respiratórias primeiro, mesmo antes do início dos sintomas. A interrupção da FT torácica em crianças com limitação leve a moderada do fluxo aéreo resulta em deterioração da função pulmonar dentro de 3 semanas, e a melhora imediata da função ocorre quando a terapia é reiniciada, mas é menos claro qual modalidade disponível é melhor. A terapia de limpeza das vias respiratórias é recomendada de 2 a 4 vezes/dia, dependendo da gravidade da disfunção pulmonar, e geralmente é aumentada durante as exacerbações agudas. Tosse e expirações forçadas são incentivadas intermitentemente durante toda a sessão. Os percussores mecânicos do tipo colete (*oscilação da parede torácica de alta frequência*) são comumente usados desde a infância devido a sua conveniência, assim como uma variedade de dispositivos de pressão expiratória oscilatória positiva (como Acapella e Aerobika) e outras técnicas de respiração controlada (p. ex., *drenagem autogênica*). Os exercícios aeróbicos de rotina parecem diminuir a taxa de declínio da função pulmonar; além disso, também foram documentados benefícios com exercícios de levantamento de peso. Nenhuma técnica de desobstrução das vias respiratórias pode ser mostrada superior a qualquer outra; portanto, todas as modalidades devem ser consideradas no desenvolvimento de uma prescrição de desobstrução das vias respiratórias. A adesão ao tratamento diário é essencial, mas raramente alcançada; por conseguinte, os planos com técnicas de desobstrução das vias respiratórias são individualizados para cada paciente.

Antibioticoterapia

Os antibióticos são o pilar do tratamento concebido para controlar a progressão da infecção pulmonar. O objetivo é reduzir a intensidade da infecção endobrônquica e retardar a lesão pulmonar progressiva. As diretrizes usuais para infecções pulmonares agudas, como febre, taquipneia ou dor no peito, costumam estar ausentes. Consequentemente, todos os aspectos da anamnese do paciente e de seu exame, incluindo anorexia, perda ponderal e atividade diminuída, devem ser utilizados para orientar a frequência e a duração do tratamento. A antibioticoterapia varia de cursos intermitentes de curta duração com um antibiótico até o tratamento quase contínuo com um ou mais antibióticos. As dosagens para alguns antibióticos são, frequentemente, de duas a três vezes a quantidade recomendada para infecções menos graves, porque os pacientes com FC têm, proporcionalmente, mais massa corporal magra e taxas mais altas de *clearance* para muitos antibióticos que outros indivíduos. Além disso, é difícil alcançar níveis terapêuticos eficazes com muitos antimicrobianos nas secreções do trato respiratório.

Antibioticoterapia oral

As indicações para antibioticoterapia oral em um paciente com FC incluem a presença de sintomas do trato respiratório, sinais físicos ou alterações nos testes de função pulmonar ou radiografia de tórax. O tratamento é orientado pela identificação de organismos patogênicos em culturas do trato respiratório e testes de sensibilidade *in vitro*. Organismos comuns, incluindo *S. aureus* (*MRSA ou MSSA*), *H. influenzae* não tipável, *P. aeruginosa*, *B. cepacia* e outros bastonetes gram-negativos, são encontrados com frequência cada vez maior. O curso usual da terapia é de 2 semanas ou mais, e recomendam-se doses máximas. A Tabela 432.6 reúne antibióticos orais úteis. As quinolonas são os únicos antibióticos orais com eficácia ampla para a infecção por *Pseudomonas*, mas a resistência contra esses agentes também pode acontecer. Os macrolídios podem reduzir as propriedades de virulência de *P. aeruginosa*, como a produção de biofilme, e contribuir para os efeitos anti-inflamatórios. O tratamento a longo prazo com azitromicina 3 vezes/semana melhora a função pulmonar em pacientes com infecção crônica por *P. aeruginosa*.

Tabela 432.6 Agentes antimicrobianos para infecção pulmonar na fibrose cística.

VIA	ORGANISMOS	AGENTES	DOSAGEM (mg/kg/24 h)	Nº DE DOSES/24 h
Oral	*Staphylococcus aureus*	Dicloxacilina	25 a 50	4
		Linezolida	20	2
		Cefalexina	50	4
		Clindamicina	10 a 30	3 a 4
		Amoxicilina com clavulanato	25 a 45	2 a 3
	Haemophilus influenzae	Amoxicilina	50 a 100	2 a 3
	Pseudomonas aeruginosa	Ciprofloxacino	20 a 30	2 a 3
	Burkholderia cepacia	Trimetoprima com sulfametoxazol	8 a 10*	2 a 4
	Empíricos	Azitromicina	10, 1º dia; 5, dias 2 a 5	1
		Eritromicina	30 a 50	3 a 4
Intravenosa	*S. aureus*	Nafcilina	100 a 200	4 a 6
		Vancomicina	40	3 a 4
	P. aeruginosa	Tobramicina	8 a 12	1 a 3
		Amicacina	15 a 30	2 a 3
		Ticarcilina	400	4
		Piperacilina	300 a 400	4
		Ticarcilina com clavulanato	400†	4
		Piperacilina com tazobactam	240 a 400‡	3
		Meropeném	60 a 120	3
		Imipeném com cilastatina	45 a 100	3 a 4
		Ceftazidima	150	3
		Aztreonam	150 a 200	4
	B. capacia	Cloranfenicol	50 a 100	4
Aerossol		Tobramicina (inalação)	300§	2
		Aztreonam (inalação)	75	3

*Quantidade de trimetoprima. †Quantidade de ticarcilina. ‡Quantidade de piperacilina. §Em mg por dose.

Antibioticoterapia em aerossol

Os antibióticos em aerossol são frequentemente utilizados como parte da terapia diária quando as vias respiratórias estão infectadas com *P. aeruginosa*. Solução ou pó para inalação de tobramicina em aerossol, ou solução para inalação de aztreonam usada como terapia supressora (em 1 mês, com intervalo de 1 mês), pode reduzir os sintomas, melhorar a função pulmonar e diminuir a ocorrência de exacerbações pulmonares. Embora essas terapias sejam às vezes usadas em exacerbações pulmonares agudas, a evidência para apoiar esta aplicação é limitada.

Outra indicação importante para a terapia com antibióticos em aerossol é erradicar *P. aeruginosa* nas vias respiratórias após a detecção inicial. Infecções precoces podem ser eliminadas por alguns meses até anos, embora reinfecção eventual seja comum. Outros antibióticos têm sido utilizados via inalação, incluindo amicacina lipossomal e levofloxacino para *P. aeruginosa*, e não houve inferioridade da eficácia em comparação com a tobramicina inalada.

Antibioticoterapia intravenosa

Para o paciente que não respondeu a antibióticos orais e medidas domiciliares intensivas com retorno de sinais, sintomas e VEF_1 aos valores basais, a antibioticoterapia intravenosa é indicada. Essa terapia geralmente é iniciada no hospital, mas às vezes é completada em ambulatório se a probabilidade de adesão completa ao regime terapêutico for boa. A duração ideal do tratamento é desconhecida; embora muitos pacientes apresentem melhora em 7 dias, muitos médicos de FC acreditam que seja geralmente aconselhável prolongar o período de tratamento para pelo menos 14 dias. Pode-se obter um acesso intravenoso permanente para cursos frequentes ou de longa duração do tratamento no hospital ou em casa. Deve-se considerar o rastreamento de trombofilia antes do uso de dispositivos intravenosos totalmente implantáveis ou para problemas recorrentes com cateteres venosos.

A Tabela 432.6 relaciona os antibióticos intravenosos comumente usados. Em geral, o tratamento da infecção por *Pseudomonas* requer terapia com dois fármacos. Um terceiro agente pode ser necessário para a cobertura ideal de *S. aureus* ou outros organismos. Os aminoglicosídeos geralmente são eficazes quando administrados a cada 24 h para minimizar a toxicidade e otimizar a conveniência. Alguns médicos de FC usam níveis máximos e mínimos para orientar a dosagem, mas a maioria dos farmacêuticos clínicos recomenda medir os níveis em outros momentos, geralmente entre 2 e 12 h, para usar cálculos farmacocinéticos para orientar a dosagem. Mudanças na terapia devem ser guiadas pela falta de melhoria mais do que pelos resultados da cultura; sensibilidades nem sempre predizem resposta à terapia, e isso pode ser devido à presença de outros organismos que não são detectados por métodos de cultura. Se os pacientes não apresentarem melhora, complicações, como insuficiência cardíaca direita, asma ou infecção por vírus, *A. fumigatus* (especialmente ABPA; ver Capítulo 237), micobactérias não tuberculosas (ver Capítulos 217 e 399) ou outros organismos incomuns devem ser considerados. O complexo *B. cepacia* e *Acinetobacter* são bastonetes gram-negativos que podem ser particularmente refratários ao tratamento antimicrobiano. O controle da infecção, tanto no ambiente médico hospitalar quanto no ambulatorial, é extremamente importante para evitar a disseminação nosocomial de organismos bacterianos resistentes entre os pacientes.

Terapia broncodilatadora

A obstrução reversível das vias respiratórias ocorre em muitas crianças com FC, às vezes em conjunto com asma ou aspergilose broncopulmonar alérgica. A obstrução reversível é convencionalmente definida como melhora de 12% no VEF_1 ou CVF após inalação de um broncodilatador. Em muitos pacientes com FC, esses podem melhorar em apenas 5 a 10% (resposta fisiológica), mas os indivíduos podem relatar benefício subjetivo.

Agentes anti-inflamatórios

Os corticosteroides são úteis para o tratamento da aspergilose broncopulmonar alérgica e da asma grave ocasionalmente encontradas em crianças com FC. O tratamento prolongado com corticosteroides sistêmicos da doença pulmonar por FC reduz o declínio da função pulmonar modestamente, mas causa efeitos colaterais previsíveis e proibitivos. Os corticosteroides inalados têm apelo teórico, mas existem dados contraditórios e fracos sobre a eficácia, a menos que o paciente tenha asma clinicamente diagnosticável. O ibuprofeno, administrado cronicamente em altas doses ajustadas para atingir um pico de concentração sérica de 50 a 100 μg/mℓ, está associado ao retardamento da progressão da doença, particularmente em pacientes mais jovens com doença pulmonar leve. No entanto, existem preocupações sobre os efeitos colaterais de fármacos anti-inflamatórios não esteroides, por isso, essa terapia não ganhou ampla aceitação. Os antibióticos macrolídios têm efeito anti-inflamatório e a azitromicina com duração de 3 dias/semana demonstrou reduzir a probabilidade de desenvolvimento de exacerbações pulmonares, especialmente em pacientes com infecção crônica por *Pseudomonas*; portanto, esta é uma terapia comumente usada.

Terapias moduladoras da proteína reguladora da condutância transmembrana da fibrose cística

Um grande avanço na terapia com FC é o ivacaftor, um potenciador de pequena molécula da mutação CFTR, a G551D (presente em aproximadamente 5% dos pacientes). O ivacaftor ativa a proteína mutante CFTR-G551D, uma mutação CFTR de classe III que resulta em proteína localizada na membrana plasmática, mas perda da função do canal de cloreto (Figura 432.11). A terapêutica com ivacaftor resultou

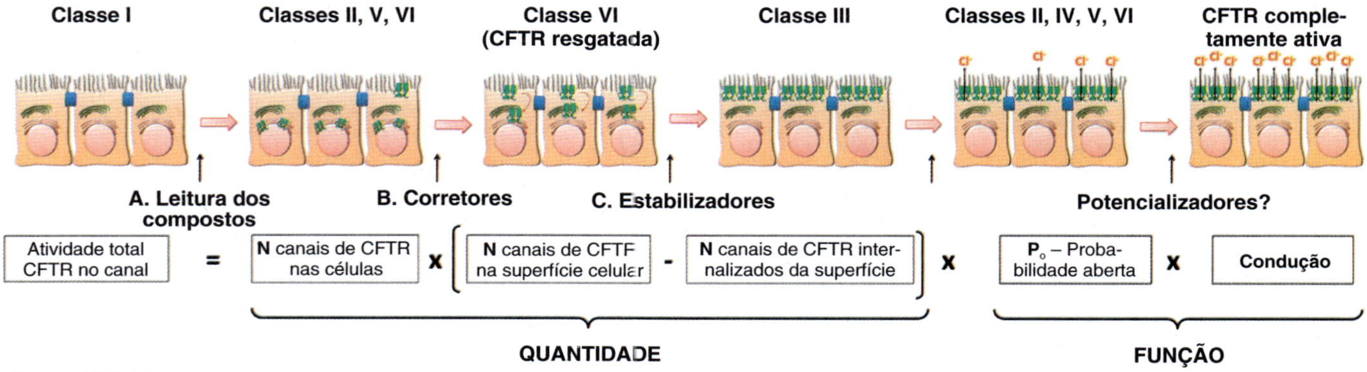

Figura 432.11 Os moduladores farmacológicos da proteína reguladora da condutância transmembrana da fibrose cística (*CFTR*) têm diferentes modos de ação. **A.** Os compostos de leitura que incluem antibióticos aminoglicosídeos (p. ex., gentamicina, tobramicina) agem suprimindo códons de terminação prematura (PTCs), permitindo, assim, que a tradução continue até a terminação normal do transcrito e aumentando a quantidade total de CFTR completa produzida na célula. **B.** Corretores (p. ex., VX-809, também conhecido como lumacaftor; VX-661) promovem potencialmente o dobramento da proteína CFTR mutante, permitindo que ela escape da degradação no RE e alcance a superfície celular, aumentando, assim, o número de canais presentes na membrana plasmática. **C.** Os estabilizadores incluem compostos (p. ex., fator de crescimento de hepatócitos) que melhoram a retenção de CFTR/ancoragem na superfície celular, contribuindo, assim, para aumentar o número de canais presentes na superfície da célula. **D.** Potenciadores (p. ex., VX-770, também conhecido como ivacaftor) ativam CFTR, ou seja, aumentam a probabilidade de abertura (P_o) do canal, regulando a sua propagação e, possivelmente, também a condutância. (De Bell SC, De Boeck K, Amaral MD: New pharmacological approaches for cystic fibrosis: promises, progress, pitfalls, *Pharmacol Therapeu* 145:19-34, 2015 [Fig. 4, p. 26].)

em melhora de 10,6% no VEF_1, redução de 55% na frequência de exacerbações pulmonares, diminuição de 48 mEq/ℓ no cloro no suor e aumento médio de 2,7 kg no peso. O ivacaftor é aprovado para pacientes com mais de 2 anos com mutações de classe III e classe IV.

A combinação de ivacaftor com lumacaftor, um corretor que estabiliza F508del dobrado de maneira incorreta e permite o tráfego da molécula mutante para a membrana celular apical, onde é potenciada pelo ivacaftor, está disponível para doentes com mais de 6 anos que sejam homozigóticos para a mutação F508del (ver Figura 432.11). Esse medicamento está associado a incrementos menores nos resultados pulmonares e nutricionais, mas é um importante tratamento de prova de conceito.

Tezacaftor e ivacaftor são outra combinação indicada para pacientes com idade igual ou superior a 12 anos com um ou dois alelos Phe508del. Essa combinação melhora o VEF_1 previsto e o bem-estar geral (Tabela 432.7). O VX-445 combinado com o tazacaftor-ivacaftor adiciona outro agente de correção CFTR; a combinação tripla melhora o VEF_1 previsto e reduz os níveis de cloreto no suor.

Outros tratamentos

Tentativas de eliminar atelectasias recalcitrantes e obstrução das vias respiratórias com lavado broncopulmonar e instalação direta de vários medicamentos são algumas vezes usadas em casos excepcionais; não há evidência de benefício sustentado de procedimentos repetidos. Expectorantes, como iodetos e guaifenesina não auxiliam, de modo efetivo, na remoção de secreções do trato respiratório. O treinamento muscular inspiratório pode aumentar o consumo máximo de oxigênio durante o exercício, bem como no VEF_1.

TRATAMENTO DE COMPLICAÇÕES PULMONARES

Atelectasia

A atelectasia lobar ocorre com pouca frequência; pode ser assintomática e observada apenas no momento de uma radiografia de tórax de rotina. A antibioticoterapia intravenosa intensiva e o aumento da fisioterapia respiratória direcionada ao lobo afetado podem ser eficazes. Caso não haja melhora entre 5 e 7 dias, o exame broncoscópico das vias respiratórias pode ser indicado. Se a atelectasia não se resolver, um tratamento domiciliar intensivo é indicado, pois a atelectasia pode se resolver durante um período de semanas ou meses.

Hemoptise

O sangramento endobrônquico normalmente reflete a erosão da parede das vias respiratórias em vasos brônquicos hipertrofiados secundários à infecção. Embora seja mais comum em pacientes com doença avançada, às vezes é visto em adolescentes com doença pulmonar relativamente leve. A presença de sangue no escarro é particularmente comum. A hemoptise de pequeno volume (< 20 mℓ) é geralmente considerada uma necessidade para intensificação do tratamento antimicrobiano e da FT torácica. A **hemoptise maciça**, definida como perda total de sangue superior ou igual a 250 mℓ em um período de 24 horas, é rara na 1ª década e ocorre em menos de 1% dos adolescentes, mas exige monitoramento cuidadoso e capacidade de repor as perdas de sangue rapidamente. A broncoscopia raramente revela o local da hemorragia. A embolização da artéria brônquica pode ser útil no controle da hemoptise persistente e significativa.

Pneumotórax

O pneumotórax (ver Capítulo 439) é encontrado raramente em crianças e adolescentes com FC, embora possa levar a um comprometimento significativo da função pulmonar e, ocasionalmente, pode ser fatal. O episódio pode ser assintomático, mas costuma ser acompanhado de dor no peito e ombro, apneia ou hemoptise. Um pequeno acúmulo de ar que não aumenta pode ser observado atentamente. A colocação de dreno de tórax, com ou sem pleurodese, costuma ser o tratamento inicial. Antibióticos intravenosos também são iniciados no momento da admissão. A cirurgia toracoscópica videoassistida (CTVA) com plicatura de bolhas, decorticação pleural apical e abrasão pleural basal devem ser consideradas se o vazamento de ar persistir. A intervenção cirúrgica geralmente é bem tolerada, mesmo em casos de doença pulmonar avançada. O tubo de toracotomia é retirado o mais rapidamente possível. O pneumotórax prévio com ou sem pleurodese não é uma contraindicação para um subsequente transplante pulmonar.

Aspergilose broncopulmonar alérgica

A aspergilose broncopulmonar alérgica ocorre em 5 a 10% dos pacientes com FC e pode manifestar-se como sibilância, aumento da tosse, apneia e hiperinsuflação acentuada, ou mais comumente, uma diminuição no VEF_1 que não responde à antibioticoterapia (ver Capítulos 237 e 399). Em alguns pacientes, uma radiografia de tórax mostra novos infiltrados focais. Um nível sérico de imunoglobulina E total (IgE) muito elevado (> 1.000) é geralmente a indicação inicial do diagnóstico. A presença de escarro com cor de ferrugem, a recuperação de *Aspergillus* no escarro, um teste cutâneo positivo para *A. fumigatus*, a demonstração de anticorpos IgE e IgG contra *A. fumigatus* ou a presença de eosinófilos em uma amostra fresca de escarro corrobora o diagnóstico. O tratamento é direcionado para o controle da reação inflamatória com corticosteroides orais. Os antifúngicos orais são geralmente reservados para pacientes que recaem após o tratamento inicial com esteroides. Para casos refratários, o omalizumabe, anti-IgE monoclonal humanizado, tem sido eficaz.

Infecção por micobactérias não tuberculosas

Ver Capítulo 244.

As vias respiratórias lesionadas com *clearance* deficiente podem estar colonizadas com complexo *Mycobacterium avium*, mas também com *Mycobacterium abscessus*, *Mycobacterium chelonae* e *Mycobacterium kansasii*. Fazer a distinção entre colonização endobrônquica (frequente) e infecção invasiva (pouco frequente) é um desafio. Febre persistente e novos infiltrados ou lesões císticas, junto com o achado de organismos álcool-ácido-resistentes no escarro, sugerem infecção. A infecção com esses organismos, ou pelo menos seu reconhecimento, tornou-se cada vez mais comum. O tratamento é prolongado e requer múltiplos agentes antimicrobianos. Os sintomas podem melhorar, mas as microbactérias não tuberculosas geralmente não são eliminadas dos pulmões.

Tabela 432.7 Moduladores da proteína reguladora transmembrana da fibrose cística para a fibrose cística.

MEDICAMENTO	INDICAÇÃO APROVADA PELO FDA	FORMULAÇÕES	DOSAGEM USUAL
Ivacaftor	≥ 12 meses com uma mutação responsiva[1]	Comprimidos de 150 mg; sachês de grânulos com 7050 75 mg[2]	≥ 6 anos: 150 mg 12/12 h[3]
Lumacaftor/ivacaftor	≥ 2 anos, F508del-homozigoto	Comprimidos de 100/125, 200/125 mg; sachês de grânulos com 100/125 e 150/188 mg[2]	6 a 11 anos: 200/250 mg 12/12 h ≥ 12 anos: 400/250 mg 12/12 h[4]
Tezacaftor/ivacaftor	≥ 12 anos, F508del-homozigoto ou F508del-heterozigoto com outra mutação responsiva[1]	Comprimidos de 100/150 mg coembalados com comprimidos de ivacaftor 150 mg	≥ 12 anos: comprimidos de 100/150 mg pela manhã, depois 150 mg de ivacaftor à tarde

[1]As mutações responsivas são aquelas em que se prevê que o transporte de cloreto aumente para pelo menos 10% do normal não tratado em relação ao valor basal com a terapia medicamentosa, com base em dados clínicos ou *in vitro*. [2]Os grânulos devem ser misturados com 5 mℓ de comida pastosa ou líquido, a temperatura ambiente ou fria e consumidos dentro de 1 h. [3]Em pacientes de 12 meses a 6 anos, a dose recomendada é de 50 mg a cada 12 h para aqueles com peso < 14 kg e de 75 mg a cada 12 h para aqueles com peso ≥ 14 kg. [4]Em pacientes de 2 a 5 anos, a dosagem recomendada é de 100/125 mg a cada 12 h para aqueles com peso < 14 kg e 150/188 mg a cada 12 h para aqueles com peso ≥ 14 kg. Adaptada de The Medical Letter on Drugs and Therapeutics: Tezacaftor/Ivacaftor (Symdeko) for cystic fibrosis; *Med Lett* 60(1558):174-176, 2018 (Table 3, p. 175).

Complicações ósseas e articulares

A **osteoartropatia hipertrófica** provoca a elevação do periósteo sobre as porções distais dos ossos longos e dor óssea, edema sobrejacente e derrames articulares. O paracetamol ou o ibuprofeno podem proporcionar alívio. O controle da infecção pulmonar geralmente reduz os sintomas. Uma artropatia intermitente, não relacionada com outros distúrbios reumatológicos, pode ocorrer eventualmente; não tem patogênese reconhecida e, normalmente, responde a fármacos anti-inflamatórios não esteroides. Dor nas costas ou fraturas de costelas em consequência de tosse vigorosa podem exigir o tratamento da dor para permitir a adequada desobstrução das vias respiratórias. Essas e outras fraturas podem ter origem na diminuição da mineralização óssea, ou podem ser resultado de redução da absorção de vitamina D, terapia com corticosteroides, diminuição dos exercícios de levantamento de peso, e, talvez, outros fatores. Pode haver um fenótipo ósseo na FC que não esteja relacionado com os tratamentos ou a condição nutricional e que pode ser decorrente da disfunção de CFTR.

Distúrbios respiratórios do sono

Particularmente na doença pulmonar avançada e durante as exacerbações torácicas, indivíduos com FC podem apresentar mais despertares do sono, menos tempo na fase de movimento rápido do olho, hipoxemia noturna, hipercapnia e prejuízo neurocomportamental associado. A hipoxemia noturna pode acelerar o aparecimento de hipertensão pulmonar e insuficiência cardíaca direita. A eficácia de intervenções específicas para essa complicação da FC ainda não foi sistematicamente avaliada. O tratamento imediato dos sintomas das vias respiratórias e a suplementação noturna de oxigênio ou pressão positiva com dois níveis de pressão nas vias respiratórias devem ser considerados em casos selecionados, especialmente em pacientes com doença pulmonar avançada.

Insuficiência respiratória aguda

A insuficiência respiratória aguda (ver Capítulo 89) raramente ocorre em pacientes com doença pulmonar leve a moderada e, geralmente, é o resultado de uma doença viral ou infecciosa grave. Como os pacientes com essa complicação podem recuperar sua condição prévia, a terapia intensiva é indicada. Além de aerossóis, drenagem postural e antibioticoterapia intravenosa, é necessário oxigênio para elevar a Pa_{O_2} arterial. Um aumento da P_{CO_2} pode demandar assistência ventilatória. A sucção endotraqueal ou broncoscópica pode ser necessária para eliminar as secreções espessas das vias respiratórias e pode ser repetida diariamente. A insuficiência cardíaca direita deve ser tratada vigorosamente. Esteroides de altas doses foram relatados como benéficos nesse cenário. A recuperação costuma ser lenta. A antibioticoterapia intravenosa intensiva e a drenagem postural devem ser continuadas 1 a 2 semanas após o paciente ter recuperado a condição inicial.

Insuficiência respiratória crônica

Os pacientes com FC adquirem insuficiência respiratória crônica após a deterioração prolongada da função pulmonar. Embora essa complicação possa ocorrer em qualquer idade, no momento é observada com mais frequência em pacientes adultos. Como uma Pa_{O_2} inferior a 50 mmHg prolongada promove o desenvolvimento de insuficiência cardíaca direita, os pacientes geralmente se beneficiam de baixo fluxo de oxigênio para elevar a P_{O_2} arterial a 55 mmHg ou mais. A hipercapnia crescente pode impedir o uso de fração ideal de oxigênio inspirado. A maioria dos pacientes apresenta certa melhora com antibioticoterapia e terapia pulmonar intensivas e pode receber alta hospitalar. A terapia com oxigênio de baixo fluxo é necessária em casa, especialmente durante o sono. O suporte ventilatório não invasivo pode melhorar a troca gasosa, e há registros de melhora da qualidade de vida. O suporte ventilatório pode ser particularmente útil para os pacientes que aguardam transplante de pulmão. Esses pacientes geralmente apresentam hipertensão pulmonar e *cor pulmonale* e essa complicação deve ser tratada. Deve-se ter cautela para evitar alcalose metabólica supressora de ventilação, a qual resulta da depleção de cloreto relacionada com a FC e, em muitos casos, da retenção de bicarbonato induzida por diuréticos. A dor crônica (dor de cabeça, dor no peito, dor abdominal e dor nos membros) é frequente no fim da vida e responde à utilização criteriosa de analgésicos, incluindo opioides. A dispneia foi melhorada com fentanila nebulizada.

O transplante pulmonar é uma opção para a doença pulmonar em estágio terminal que é cada vez mais oferecido (ver Capítulo 470). Os critérios para encaminhamento continuam a ser objeto de investigação e, idealmente, incluem estimativas de longevidade com e sem o transplante com base na função pulmonar e informações sobre a tolerância a exercícios. Sobrevivência e qualidade de vida após o transplante pulmonar são melhores em pacientes com FC do que outras doenças pulmonares crônicas, provavelmente devido à idade relativamente mais jovem dos receptores com FC, mas a sobrevida atual estimada de 5 anos é de cerca de 50%, um pouco reduzida comparada a outros transplantes de órgãos sólidos. Por causa da bronquiolite obliterante (ver Capítulo 422.1) e outras complicações, não se pode esperar que os pulmões transplantados funcionem pelo tempo de vida de um receptor, e a repetição de transplantes é cada vez mais comum. A demanda por pulmões de doadores excede a oferta, e as listas de espera, bem como a duração das esperas, continuam sendo um problema.

Hipertensão pulmonar e *cor pulmonale*

Os indivíduos com doença pulmonar avançada e duradoura, especialmente os com hipoxemia grave (Pa_{O_2} < 50 mmHg), muitas vezes adquirem hipertensão pulmonar e insuficiência cardíaca crônica do lado direito. Frequentemente encontram-se evidências de disfunção ventricular esquerda concomitante. A P_{O_2} arterial deve ser mantida acima de 50 mmHg, se possível, e hipercarbia corrigida com ventilação não invasiva ou intubação, se necessário. A terapia pulmonar intensiva, incluindo antibióticos por via intravenosa, é muito importante. Pode ser indicada terapia adjuvante com restrição de sal, diuréticos e vasodilatadores pulmonares. O prognóstico para insuficiência cardíaca é desfavorável, mas diversos pacientes sobrevivem 5 anos ou mais após o surgimento da insuficiência cardíaca. O transplante cardiopulmonar pode ser uma opção (ver seção anterior).

Tratamento nutricional

Até 90% dos pacientes com FC apresentam perda da função pancreática exócrina, levando a digestão e absorção inadequadas de gorduras e proteínas. Eles demandam ajustes e aumento da dieta, reposição de enzimas pancreáticas e suplemento vitamínico. Em geral, as crianças com FC precisam exceder a ingestão calórica diária necessária usual para crescer. Há a necessidade de suplementos diários de vitaminas lipossolúveis.

Dieta

Historicamente, no momento do diagnóstico, muitos lactentes apresentam déficits nutricionais; e essa situação mudou devido ao rastreamento neonatal, mas mesmo em 2 a 4 semanas não é incomum ver que o ganho de peso começou a cair na curva padrão.

A maioria das crianças com FC tem uma necessidade calórica maior que o normal por causa da má absorção, apesar do uso de suplementação enzimática pancreática. É importante o encorajamento para ingerir alimentos de alto teor calórico, que muitas vezes começa com fórmulas mais concentradas, com alto teor calórico no primeiro ano. Mesmo assim, a maioria das mães pode amamentar com sucesso. É vitalmente importante promover um ganho de peso adequado nos primeiros anos, tanto por causa de uma relação clara com a função pulmonar posterior como porque as deficiências precoces dificultam o crescimento tardio. Não raro, as interações de pais e filhos no momento da alimentação são inadequadas, e intervenções comportamentais podem melhorar a ingestão calórica. O uso de estimulantes do apetite, especialmente a cipro-heptadina na primeira infância, torna a luta um pouco mais fácil. Doenças pulmonares mal controladas aumentam o metabolismo e diminuem o apetite e precisam ser consideradas quando os esforços para melhorar o ganho de peso não são bem-sucedidos.

A manutenção de um bom ganho de peso e índice de massa corporal no primeiro ano de vida leva a melhor preservação da função pulmonar a longo prazo, mas há uma forte correlação entre o índice de massa corporal e o VEF_1 que persiste em todas as idades em pessoas com FC. Melhor nutrição também leva a melhor qualidade de vida e bem-estar psicológico e fornece melhores reservas quando a perda de peso ocorre em associação com exacerbações pulmonares agudas intermitentes.

A má absorção é um importante contribuinte para as deficiências nutricionais, e é importante assegurar que a dosagem da enzima pancreática seja adequada e consistente, sendo tomadas corretamente com todas as refeições e alimentação. Os estimulantes de apetite, quando a cipro-heptadina não for bem-sucedida, podem incluir megestrol, oxandrolona, dronabinol, antidepressivos como a mirtazapina e até hormônio do crescimento. O diabetes relacionado à FC precisa ser descartado.

Quando todas essas terapias falharem, a estabilização ou o ganho de peso podem ser conseguidos com a alimentação noturna via sonda nasogástrica ou sonda de gastrostomia. Tais recursos são mais comumente utilizados em bebês e adolescentes, os dois grupos etários que têm mais dificuldade com o ganho de peso devido às altas demandas normais.

Reposição de enzimas pancreáticas

O tratamento de reposição pancreática exócrina administrado com alimentos ingeridos reduz, mas não corrige totalmente, as perdas de gordura e nitrogênio nas fezes. Os produtos atuais são microesferas enzimáticas sensíveis ao pH, com revestimento entérico, que vêm em cápsulas e são administradas às crianças antes que elas possam engolir, abrindo a cápsula e misturando os grânulos em pequenas quantidades de alimentos ácidos, como purê de maçã. Dosagens que variam de 3 a 40.000 UI de lipase/cápsula estão disponíveis. A administração de doses excessivas tem sido associada à colonopatia fibrosante e **estenoses do cólon**, por isso as recomendações são que a dosagem da enzima fique abaixo de 2.500 unidades de lipase/kg/refeição na maioria das circunstâncias. Os lanches também devem ser incluídos. Algumas pessoas necessitam de tratamento com inibidores da bomba de prótons para corrigir o pH ácido no duodeno, o qual se deve à falta de secreções pancreáticas exócrinas; a neutralização do pH duodenal possibilita a ativação de grânulos com revestimento entérico para o tratamento de reposição pancreática exócrina.

Suplementos vitamínicos e minerais

Como a insuficiência pancreática resulta em má absorção de vitaminas lipossolúveis (A, D, E, K), a suplementação vitamínica é recomendada. Várias preparações vitamínicas contendo as quatro vitaminas para pacientes com FC estão disponíveis. Elas devem ser administradas diariamente. Apesar dessa suplementação, a deficiência de vitamina D é comum e deve ser tratada com doses de colecalciferol (vitamina D3) em vez de ergocalciferol (vitamina D2) na faixa de 1.000 unidades/kg/semana. A suplementação de sal também é necessária durante a infância e é iniciada no momento do diagnóstico.

TRATAMENTO DE COMPLICAÇÕES INTESTINAIS

Íleo meconial

Quando houver suspeita de íleo meconial (ver Capítulo 102) os enemas de diatrizoato de meglumina com refluxo de material de contraste no íleo não só confirmam o diagnóstico, mas também podem resultar na passagem de mecônio e desobstrução. Crianças nas quais esse procedimento não é bem-sucedido necessitam de intervenção cirúrgica. As crianças que tiveram íleo meconial correm maior risco de deficiência nutricional e são mais propensas a desenvolver problemas com DIOS quando mais velhas. Bebês com íleo meconial devem ser considerados como tendo FC, a menos que se prove o contrário.

Síndrome de obstrução intestinal distal e outras causas de sintomas abdominais

Apesar da adequada substituição das enzimas pancreáticas, vários pacientes acumulam material fecal na porção terminal do íleo e no ceco, o que pode resultar em obstrução parcial ou completa. Para sintomas intermitentes, deve-se continuar ou mesmo aumentar a substituição de enzimas pancreáticas e deve-se administrar hidratantes de fezes, como o polietilenoglicol 3350. Se isso falhar ou os sintomas forem mais graves, a lavagem intestinal de grande volume com uma solução salina balanceada contendo polietilenoglicol pode ser administrada por via oral ou por sonda nasogástrica. Quando houver obstrução completa, um enema com diatrizoato, acompanhado por grandes quantidades de fluidos por via intravenosa, pode ser terapêutico.

Prolapso retal

Ver Capítulo 371.5.

Embora raro, o prolapso retal ocorre com mais frequência em lactentes com FC e com menos frequência em crianças mais velhas com a doença. Foi muito mais frequente no passado entre crianças pequenas não diagnosticadas com esteatorreia, desnutrição e tosse repetitiva. De maneira geral, o prolapso retal pode ser reposicionado manualmente por meio de pressão suave contínua com o paciente posicionado com os joelhos no peito. A sedação pode ser útil.

A fim de evitar a recorrência imediata, as nádegas podem ser temporariamente unidas com fita adesiva. A adequada substituição de enzimas pancreáticas, os amolecedores de fezes e o controle da infecção pulmonar resultam em melhora. Por vezes, um paciente pode continuar a ter prolapso retal e pode ser necessário submeter-se à escleroterapia ou à cirurgia.

Doença hepatobiliar

Alterações da função hepática associadas à cirrose biliar podem ser corrigidas por tratamento com ácido ursodesoxicólico. A capacidade dos ácidos biliares de impedir a progressão da cirrose não foi claramente documentada. É fato ocorrer hipertensão portal com varizes esofágicas, hiperesplenismo ou ascite em 8% ou menos das crianças com FC (ver Capítulo 394).

Icterícia obstrutiva em recém-nascidos com FC não necessita de tratamento específico uma vez estabelecida a etiologia. Doença hepática em estágio terminal é uma indicação para transplante de fígado em crianças com FC (ver Capítulo 395).

Pancreatite

A pancreatite recorrente é observada principalmente em pacientes com suficiência pancreática e pode levar ao desenvolvimento de insuficiência pancreática. Os pacientes podem ser tratados com terapia com enzimas pancreáticas e uma dieta com baixo teor de gordura (em pacientes bem nutridos) para descansar o pâncreas. O tratamento adicional desse distúrbio é discutido no Capítulo 378.

Hiperglicemia relacionada à fibrose cística e ao diabetes

O início da hiperglicemia ocorre com mais frequência *após* a 1ª década de vida. Aproximadamente 20% dos jovens adultos são tratados para hiperglicemia, embora a incidência de diabetes relacionado com FC possa ser de até 50% em adultos com FC. Raramente observa-se cetoacidose. A patogênese inclui secreção reduzida de insulina e resistência à insulina. O rastreamento de rotina, que consiste em um teste oral de tolerância à glicose anual de 2 horas, é recomendado em crianças com mais de 10 anos, embora alguns casos possam ter início mais cedo. A intolerância à glicose com açúcar no sangue que permanece abaixo de 200 geralmente não é tratada, a menos que a nutrição esteja comprometida ou a função pulmonar pareça afetada. Quando o tratamento é indicado, a insulinoterapia deve ser instituída. O desenvolvimento de hiperglicemia significativa favorece a aquisição de *P. aeruginosa* e *B. cepacia* nas vias respiratórias e pode afetar negativamente a função pulmonar, especialmente em mulheres. Assim, o controle cuidadoso do nível de glicose no sangue é um objetivo importante. É possível que ocorram complicações vasculares a longo prazo do diabetes, o que fornece mais uma justificativa para o bom controle dos níveis de glicose no sangue.

OUTRAS COMPLICAÇÕES

Pólipos nasais

Pólipos nasais (ver Capítulo 406) ocorrem em 15 a 20% dos pacientes com FC e são mais prevalentes na 2ª década de vida. Corticosteroides locais e descongestionantes nasais às vezes proporcionam algum alívio. Quando os pólipos obstruírem completamente a via respiratória nasal, a rinorreia tornar-se constante ou for observada dilatação da ponte nasal, a remoção cirúrgica dos pólipos é indicada; os pólipos podem retornar prontamente ou depois de um intervalo assintomático de meses a anos. Os pólipos inexplicavelmente param de se desenvolver em muitos adultos.

Rinossinusite

A opacificação dos seios paranasais é universal na FC e não é uma indicação para intervenção. Os sintomas agudos ou crônicos relacionados com a sinusite são tratados inicialmente com antimicrobianos, com ou sem aspiração do seio maxilar para cultura. Observou-se que a cirurgia endoscópica funcional dos seios episodicamente tem proporcionado benefícios.

Depleção de sódio

A perda de sódio pelo suor em pacientes com FC pode ser elevada, especialmente em climas áridos quentes. As crianças devem ter livre acesso ao sal, especialmente quando estiverem com sede em clima quente. Suplementos de sódio são muitas vezes prescritos para recém-nascidos e para crianças que vivem em climas quentes. Deve-se suspeitar de alcalose hipoclorêmica em qualquer paciente que não se sinta bem em clima quente ou que tenha apresentado sintomas de gastrenterite, e um imediato tratamento com fluidos e eletrólitos deve ser instituído, conforme necessário.

Cirurgia

Pacientes com quadro pulmonar bom ou excelente conseguem tolerar anestesia geral sem quaisquer medidas pulmonares intensivas antes do procedimento, mas devem estar aderentes a sua terapia usual de limpeza das vias respiratórias prescrita. Aqueles pacientes com infecção pulmonar moderada ou grave costumam responder melhor a um curso de 1 a 2 semanas de tratamento antibiótico intensivo e aumento do *clearance* das vias respiratórias antes da cirurgia. Se essa abordagem for impossível, indica-se imediata antibioticoterapia intravenosa assim que identificada a necessidade de uma grande cirurgia. A anestesia geral pode proporcionar uma oportunidade de realizar a broncoscopia para avaliar as vias respiratórias e obter boas culturas, e isso deve ser considerado em qualquer criança com FC que se submeta à cirurgia para qualquer indicação.

Após uma grande cirurgia a tosse deve ser incentivada e os tratamentos de desobstrução das vias respiratórias devem ser reintroduzidos o mais rápido possível, geralmente dentro de 24 horas.

PROGNÓSTICO

A FC ainda é um distúrbio limitador da vida, embora a sobrevida tenha melhorado drasticamente (Figura 432.12). Com exceções, a maioria das crianças permanece relativamente saudável na adolescência ou na idade adulta. A lenta progressão da doença pulmonar acaba atingindo proporções incapacitantes. Os dados da tabela de vida indicam uma sobrevida acumulada mediana de mais de 40 anos, e espera-se que as crianças mais jovens com a doença tenham uma expectativa de vida muito acima dessa estimativa. Os resultados são variáveis e relacionados com a classe de mutações CFTR, genes modificadores, exposições biológicas e químicas, controle de doenças e *status* socioeconômico.

Crianças com FC não devem ser restringidas em suas atividades. Uma alta porcentagem acaba por frequentar e concluir faculdades. A maioria dos adultos com FC encontra um emprego satisfatório e um número crescente se casa. Os cuidados de transição dos centros pediátricos para os centros de atendimento de adultos por volta dos 21 anos são um importante objetivo e requerem uma abordagem atenciosa e incentivadora que envolva especialistas em pediatria e em medicina interna.

Com o aumento da expectativa de vida para pacientes com FC, surgiu um novo conjunto de considerações psicossociais, incluindo questões de dependência e independência, cuidados pessoais, relacionamento entre pares, sexualidade, reprodução, uso abusivo de substâncias, planejamento escolar e profissional, custos de cuidados médicos e outros encargos financeiros e ansiedade relativa à saúde e ao prognóstico. Ansiedade e depressão são prevalentes, como em qualquer outra doença crônica, e impactam a qualidade de vida e o autogerenciamento da doença; o rastreamento para ambos agora é parte do atendimento integral. Muitas dessas questões são mais bem abordadas de maneira antecipada, antes do início da disfunção psicossocial. Com apoio médico e psicossocial adequados, crianças e adolescentes com FC costumam enfrentar bem essas questões. A conquista de uma vida adulta independente e produtiva é meta realista para muitos deles.

A bibliografia está disponível no GEN-io.

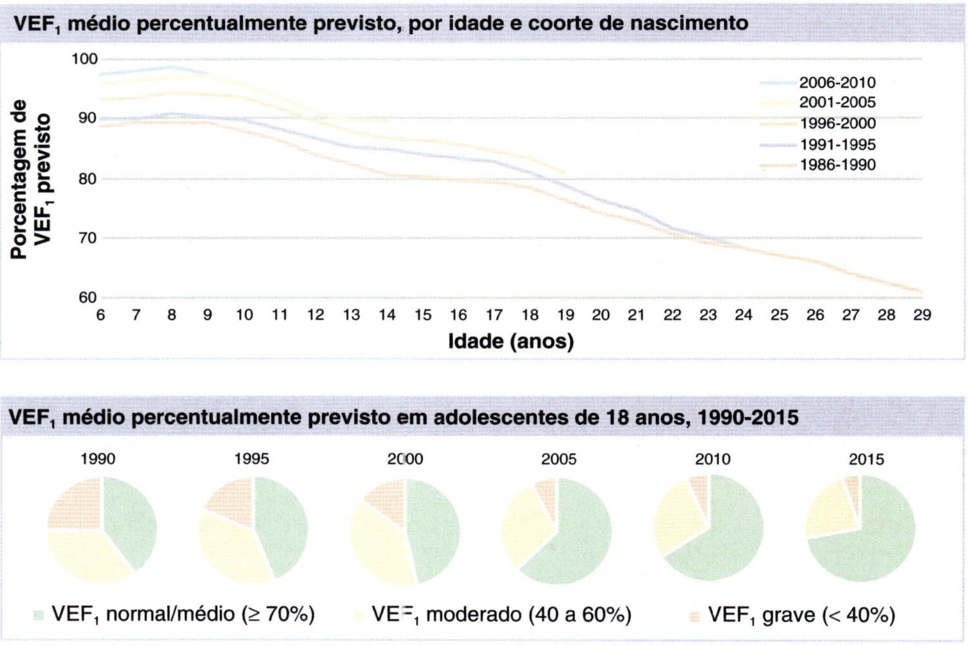

Figura 432.12 O percentual previsto do volume expiratório forçado em 1 segundo (VEF_1), **está melhorando constantemente e atualmente é maior do que 90% do previsto no início da adolescência.** A proporção de pessoas com FC de 18 anos que estão na categoria normal/leve ($VEF_1 \geq 70\%$ do previsto) aumentou de 39,9% em 1990 para 72,1% em 2015, enquanto a proporção na categoria grave ($VEF_1 < 40\%$ previsto) diminuiu de 24,9% para 5,3%. (De The Cystic Fibrosis Foundation Patient Registry 2015. Annual Data Report. ©2016 Cystic Fibrosis Foundation, Bethesda, Maryland.)

Capítulo 433

Discinesia Ciliar Primária (Síndrome dos Cílios Imóveis, Síndrome de Kartagener)

Thomas W. Ferkol Jr.

A **discinesia ciliar primária (DCP)** é um distúrbio hereditário, caracterizado por função ciliar prejudicada, que leva a diversas manifestações clínicas, incluindo doença sinopulmonar crônica, efusões persistentes da orelha média, defeitos de lateralidade e infertilidade. A frequência estimada de DCP é de 1 em 12.000 a 1 em 20.000 nascidos vivos, mas sua prevalência em crianças com infecções respiratórias de repetição foi estimada em até 5%.

FUNÇÃO E ULTRAESTRUTURA CILIAR NORMAL

Existem três tipos de cílios nos seres humanos: cílios móveis; cílios primários (sensoriais); e cílios nodais. O epitélio respiratório na nasofaringe, na orelha média, nos seios paranasais e nas vias respiratórias de maior calibre é revestido por um epitélio colunar ciliado e pseudoestratificado, que é essencial para a depuração mucociliar. Uma célula epitelial ciliada madura tem aproximadamente 200 **cílios móveis** uniformes, organelas semelhantes a pelos que movimentam fluidos, muco e partículas inaladas, vetorialmente, na condução das vias respiratórias (Figura 433.1). Os cílios motores são anatômica e funcionalmente voltados para mesma a direção, movendo-se com sincronia intra e intercelular. Ancorado por um corpo basal ao citoplasma apical e estendendo-se da superfície da célula apical para o lúmen das vias respiratórias, cada cílio é uma estrutura especializada e complexa, constituída de centenas de proteínas, e que contém um cilindro de pares de microtúbulos organizados em torno de um par central de microtúbulos (Figura 433.2), que leva ao característico arranjo "9 + 2" visto em cortes transversais em microscópio eletrônico de transmissão. Uma membrana contínua com a membrana plasmática cobre a estrutura fibrilar central, ou axonema. O axonema ciliar é altamente conservado entre as espécies, e os elementos estruturais dos flagelos de algas simples e dos cílios de mamíferos são semelhantes. Presos aos microtúbulos A como braços distintos internos e externos de dineína, múltiplas adenosinas trifosfatases, chamadas de dineínas, servem como motores do cílio e promovem o deslizamento dos microtúbulos, o qual é convertido em flexão. Cada braço de dineína é um multímero com cadeias pesadas, intermediárias e leves, com cada proteína de dineína codificada por um gene diferente. O braço interno de dineína influencia a forma curva do cílio, enquanto o braço externo de dineína controla a frequência e a força da batida. O braço interno de dineína e os raios radiais também são partes do complexo regulador da dineína, um regulador-chave da atividade motora. As ligações de nexina conectam os pares de microtúbulos externos adjacentes e limitam o grau de deslizamento entre os microtúbulos. Todas essas estruturas levam a um batimento ciliar sincronizado, que resulta em movimento ciliar e batida coordenada a uma frequência constante ao longo das vias respiratórias, 8 a 20 batidas/s, mas que podem ser negativamente afetados por vários fatores, tais como agentes anestésicos e desidratação. Por outro lado, a frequência da batida pode ser acelerada por exposição a agentes irritantes ou moléculas bioativas, incluindo agentes beta-adrenérgicos, acetilcolina e serotonina. A frequência da batida ciliar pode ser aumentada pela atividade de óxido nítrico sintases que estão localizadas no citoplasma apical. O padrão coordenado, semelhante a uma onda, do movimento ciliar tem funções importantes no movimento de fluidos e células, e qualquer perturbação no movimento preciso e orquestrado dos cílios pode levar a uma doença.

Os **cílios primários (sensoriais)** são organelas solitárias que estão presentes durante a interfase da maioria dos tipos de células. Estão ausentes nesses cílios um par central de microtúbulos e os braços de dineína, criando, assim, um arranjo "9 + 0" e deixando-os imóveis (Figura 433.2). Essas estruturas já foram consideradas restos vestigiais não funcionais, mas os cílios primários são importantes organelas de sinalização que sentem o ambiente extracelular. Eles são mecanorreceptores, sensores químicos, osmossensores e, em casos especializados, detectam mudanças na luz, na temperatura e na gravidade. Os defeitos (ciliopatias) estão ligados a uma grande variedade de condições pediátricas, tais como várias doenças renais policísticas, nefronoftise, síndrome de Bardet-Biedl, síndrome de Meckel-Gruber, síndrome de Joubert, síndrome de Alström, síndrome de Ellis-van Creveld e síndrome de Jeune.

O terceiro tipo de cílios existe apenas durante um breve período de desenvolvimento embrionário. Os **cílios nodais** têm um arranjo de microtúbulos "9 + 0" semelhante ao dos cílios primários, mas exibem um movimento de rotação, como um redemoinho (Figura 433.2), que resulta em um fluxo para a esquerda de fluido extracelular que estabelece a lateralidade do corpo. Os defeitos nos cílios nodais resultam em anormalidades na orientação do corpo, tais como ***situs inversus totalis***, ***situs ambiguus*** e **heterotaxia** associada a doença cardíaca congênita, asplenia e poliesplenia (ver Capítulo 458.11).

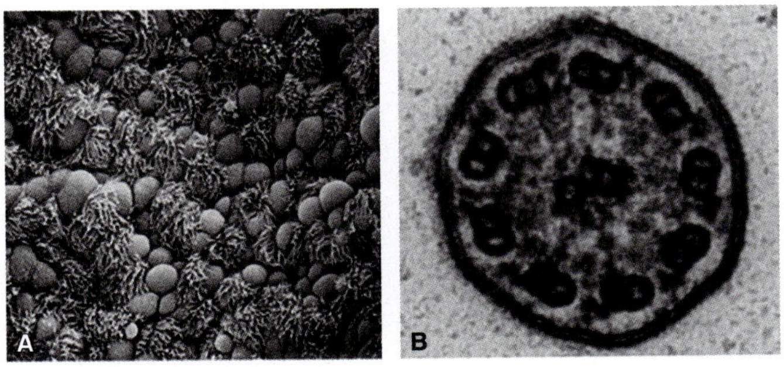

Figura 433.1 Microfotografias eletrônicas mostram (**A**) epitélio das vias respiratórias cultivado em cultura primária, com células ciliadas e não ciliadas, e (**B**) um cílio motor normal.

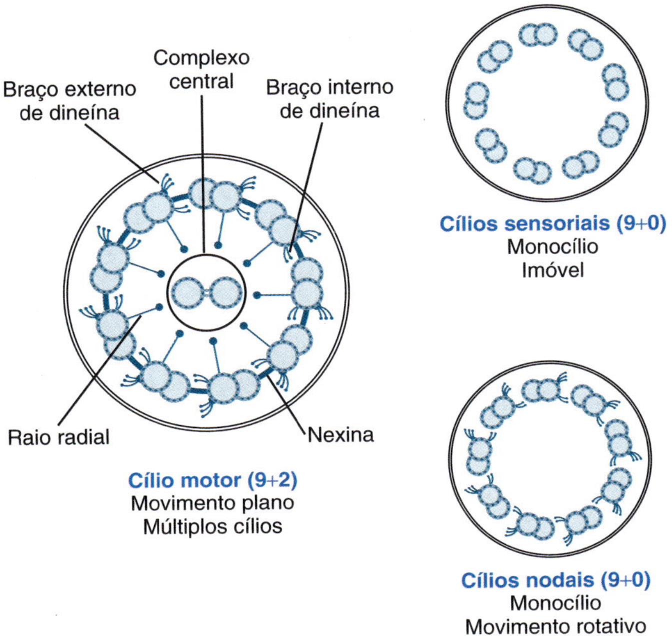

Figura 433.2 Diagrama mostra as três classes gerais de cílios normais (móveis "9 + 2", móveis "9 + 0" e imóveis "9 + 0"), o que demonstra a complexa estrutura e disposição do axonema ciliar.

GENÉTICA DA DISCINESIA CILIAR PRIMÁRIA

A DCP geralmente tem padrões recessivos autossômicos de herança, embora tenha sido relatada herança ligada ao X. A DCP é uma doença geneticamente heterogênea que envolve múltiplos genes; mutações em qualquer proteína que esteja envolvida em construção, estrutura ou função ciliar poderiam, teoricamente, provocar a doença. Estudos iniciais de ligação mostraram heterogeneidade substancial de *locus*, o que dificultou as correlações entre defeitos ciliares e mutações subjacentes. Mutações em 40 genes diferentes foram ligadas à DCP (Figura 433.3), incluindo aquelas que codificam proteínas integrantes do braço externo de dineína: *DNAH5, DNAH1, DNAI1, DNAL1, DNAI2, TXNDC3, CCDC114, CCDC151, ARMC4* e *TTC25*; complexo regulador de dineína e componentes da nexina: *CCDC39, CCDC40* e *GAS8*; e raios radiais e proteínas do aparelho central: *RSPH1, RSPH3, RSPH4A, RSPH9, HYDIN* e *DNAJB13*. Mutações em genes que codificam várias proteínas citoplasmáticas, que não fazem parte do axonema dos cílios, também foram identificadas e parecem ter funções na montagem de cílios ou transporte de proteínas, incluindo: *HEATR2, DNAAF1, DNAAF2, DNAAF3, CCDC103, LRRC6, DYX1C1, SPAG1, ZMYND10*, e uma sequência de quadros de leitura aberta, *C21orf59*. Nem todos os pacientes com DCP têm mutação genética identificável.

As bases genéticas das ciliopatias produziram maior compreensão das relações genótipo-fenótipo na DCP. As mutações nas proteínas do complexo regulador da nexina-dineína criam anormalidades ultraestruturais inconsistentes, caracterizadas pela ausência de braços internos de dineína em todos os axônios, mas raios radiais mal posicionados e desorganização microtubular em apenas alguns cílios. Um estudo transversal mostrou que crianças que tinham desorganização microtubular, principalmente devido a mutações bialélicas em *CCDC39* ou *CCDC40*, tinham doença pulmonar mais grave. Em contraste, pacientes com mutações na *RSPH1* parecem ter fenótipos respiratórios mais leves.

MANIFESTAÇÕES CLÍNICAS DA DISCINESIA CILIAR PRIMÁRIA

Ver Tabela 433.1.

A DCP tem várias características clínicas. O desconforto respiratório neonatal (DRN) é uma característica comum, e os recém-nascidos a termo mais afetados desenvolvem aumento do trabalho respiratório,

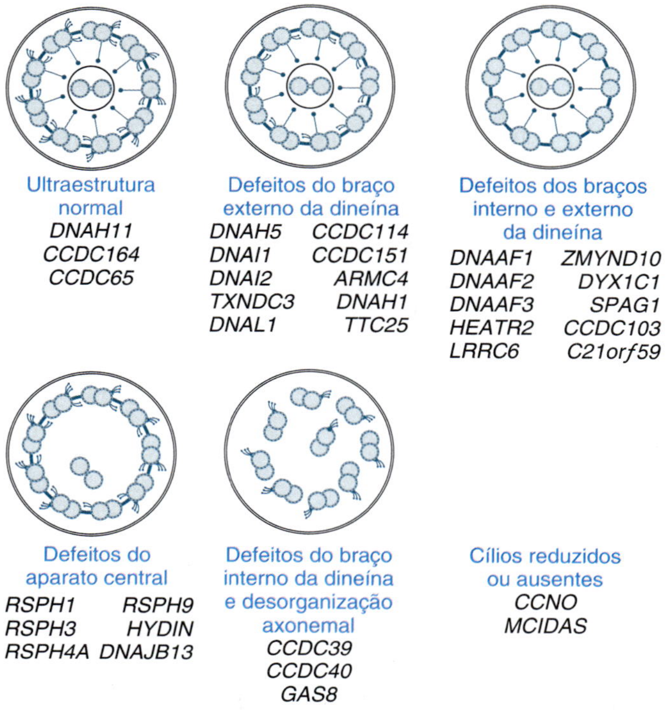

Figura 433.3 Classificação de genes mutados na discinesia ciliar primária com base em achados ultraestruturais.

Tabela 433.1 Manifestações clínicas da discinesia ciliar primária.

RESPIRATÓRIAS
- Desconforto respiratório inexplicável em recém-nascido a termo
- Tosse diária produtiva (úmida) desde a primeira infância
- Rinossinusite não sazonal diária desde a primeira infância
- Otite média crônica e efusões persistentes da orelha média
- Baqueteamento digital (raro em crianças)
- Asma atípica que não responde à terapia
- Pneumonias recorrentes
- Bronquiectasia

DEFEITOS DE LATERALIDADE ESQUERDA-DIREITA
- *Situs inversus totalis*
- Heterotaxia com ou sem doença cardíaca congênita complexa

DIVERSAS
- Infertilidade masculina, espermatozoides imóveis
- Subfertilidade feminina, gravidez ectópica
- Hidrocefalia (rara)

taquipneia e atelectasia de lobos superior e médio em radiografias de tórax. A associação entre desconforto respiratório em *recém-nascidos a termo* e DCP tem sido subestimada. Frequentemente diagnosticados apresentando taquipneia transitória do recém-nascido ou pneumonia, os recém-nascidos com DCP muitas vezes necessitam de fluxo suplementar de oxigênio por dias ou semanas. Quando o DRN ocorre em lactentes com anomalias de localização, a DCP é altamente provável.

A tosse produtiva (úmida) crônica durante todo o ano, que começa na infância, é uma característica quase universal da DCP. As culturas bacterianas de escarro ou fluido de lavado frequentemente revelaram *Haemophilus influenzae* não tipável (ver Capítulo 221), *Staphylococcus aureus* (ver Capítulo 208.1), *Streptococcus pneumoniae* (ver Capítulo 209) e *Pseudomonas aeruginosa* (ver Capítulo 232.1). Infecção e inflamação persistentes das vias respiratórias levam à **bronquiectasia**, mesmo em crianças em idade pré-escolar. O baqueteamento digital é um sinal da doença pulmonar de longa data.

A congestão nasal e a rinite persistente são comuns, apresentando-se tipicamente na primeira infância, com pouca ou nenhuma variação sazonal. A maioria dos pacientes descreve a drenagem nasal mucopurulenta crônica. O *clearance* mucoso inato inadequado leva à sinusite crônica (ver Capítulo 408) e à polipose nasal. A doença da orelha média ocorre em quase todas as crianças com DCP, com diferentes graus de **otite média crônica**, o que leva à perda auditiva condutiva e exige a colocação de tubo de miringotomia, que, muitas vezes, é complicada por otorreia intratável. Os achados da orelha média podem ser mais úteis para distinguir a DCP da fibrose cística ou outras causas da doença pulmonar crônica.

Defeitos na lateralidade direita-esquerda (p. ex., *situs inversus totalis*) são encontrados em 50% do total de crianças com DCP. Com a ausência de cílios nodais funcionais durante o período embrionário, a orientação toracoabdominal é aleatória. Aproximadamente 25% dos pacientes que apresentam *situs inversus totalis* também apresentam DCP; portanto, a presença isolada de *situs inversus totalis* não estabelece o diagnóstico. Outras alterações da lateralidade, como heterotaxia, também estão associadas à DCP e podem coexistir com defeitos cardíacos congênitos, asplenia ou poliesplenia.

A maioria dos homens com DCP apresenta espermatozoides imóveis porque a ultraestrutura flagelar e ciliar é semelhante. A infertilidade masculina é típica, mas nem sempre encontrada nessa doença. A subfertilidade também foi relatada em mulheres afetadas e pode ser devido à disfunção ciliar nas tubas uterinas.

Alguns poucos relatos de casos associaram a **hidrocefalia neonatal** à DCP. Os epêndimas dos ventrículos cerebrais são revestidos por epitélio ciliado e são importantes para o fluxo do fluido cerebrospinal por meio dos ventrículos e do aqueduto de Sylvius. O achado de ventrículos cerebrais dilatados em sonogramas, quando relacionado com *situs inversus totalis*, tem sido proposto como um marcador de diagnóstico pré-natal de DCP. A retinite pigmentosa ligada ao cromossomo X tem sido associada a infecções respiratórias recorrentes em famílias com mutações no gene *RPGR*. As proteínas de transporte intraflagelar são essenciais para a montagem de fotorreceptores e, quando sofrem mutação, levam à apoptose do epitélio pigmentar da retina (ver Capítulo 648).

DIAGNÓSTICO DE DISCINESIA CILIAR PRIMÁRIA

Deve-se suspeitar do diagnóstico de DCP em crianças com sintomas crônicos ou recorrentes dos tratos respiratórios superior e inferior que comecem na primeira infância; tal diagnóstico atualmente baseia-se na presença de um fenótipo clínico característico e em defeitos ultraestruturais dos cílios, embora esta abordagem possa deixar de diagnosticar indivíduos afetados (Tabela 433.2). O diagnóstico geralmente é feito tardiamente, mesmo em crianças que apresentam características clínicas clássicas, como o *situs inversus totalis*. Um alto índice de suspeita é necessário. O diagnóstico deve ser feito em lactentes e crianças com DRN inexplicado em recém-nascidos a termo, tosse produtiva diária (úmida) que começa na infância, rinossinusite persistente e defeitos de lateralidade esquerda-direita.

Os exames de imagem mostram envolvimento extenso dos seios paranasais. As radiografias de tórax frequentemente demonstram hiperinsuflação pulmonar bilateral, infiltrados peribrônquicos e atelectasia lobar. A tomografia computadorizada do tórax muitas vezes revela bronquiectasia, que comumente envolve a língula ou lobo médio direito anatômico, mesmo em crianças muito jovens. A presença de *situs inversus totalis* em uma criança que tem sintomas crônicos do trato respiratório é altamente sugestiva de DCP, mas esta configuração ocorre em apenas 50% dos pacientes com DCP. Os testes de função pulmonar podem ser normais no início, mas demonstram doença obstrutiva das vias respiratórias à medida que a doença progride. Os achados típicos incluem diminuição do fluxo expiratório e aumento do volume residual. A responsividade ao broncodilatador é variável. Análises longitudinais de crianças com DCP mostram grande variação na obstrução intratorácica das vias respiratórias.

A microscopia eletrônica de transmissão é o padrão-ouro atual para avaliar defeitos estruturais no interior do cílio. Esses defeitos ultraestruturais são encontrados nos cílios ao longo das vias respiratórias superiores e inferiores e no oviduto, bem como nos flagelos espermáticos. A curetagem do epitélio nasal ou escovado endobrônquico pode fornecer uma amostra adequada para análise. A identificação de um defeito consistente e discreto em qualquer aspecto da estrutura ciliar, com características fenotípicas simultâneas, é suficiente para fazer o diagnóstico. Existem várias anormalidades ciliares características: defeitos do braço externo da dineína, defeitos combinados dos braços interno e externo da dineína, defeitos do aparato central e defeitos do braço interno da dineína com desorganização microtubular. Somente defeitos no braço interno da dineína são incomuns. O exame ultraestrutural dos cílios como teste diagnóstico para DCP apresenta limitações. Em primeiro lugar, a ausência de defeitos nos axonemas não exclui a DCP; quase 30% de todos os indivíduos afetados têm ultraestrutura ciliar normal. Outros pacientes com sintomas consistentes com DCP apresentaram aplasia ciliar ou poucos cílios motores na superfície epitelial (Tabela 433.3).

É necessária a interpretação cuidadosa dos achados ultraestruturais, porque é possível ver mudanças inespecíficas em relação à exposição a poluentes ambientais ou infecção. Os defeitos ciliares podem ser adquiridos. A inflamação ou infecção aguda das vias respiratórias pode resultar em mudanças estruturais (p. ex., cílios compostos ou bolhas). A desorientação ciliar foi proposta como uma apresentação de DCP, mas este fenômeno é o resultado de lesões das vias respiratórias. Frequentemente, o diagnóstico de DCP pode ser feito tardiamente ou passar despercebido por causa de inadequada coleta de tecido ou processamento da amostra ou por causa de interpretação errada de defeitos ciliares. Alguns pesquisadores defendem que se cultivem células epiteliais das vias respiratórias e que se permita que as alterações secundárias se resolvam.

Testes qualitativos para avaliar a função ciliar têm sido utilizados para o rastreamento de DCP. Medições da frequência do batimento ciliar que usam técnicas microscópicas convencionais têm sido usadas como rastreamento, mas esse método isolado pode deixar passar casos de DCP. A inspeção dos cílios com o uso da microscopia óptica padrão é insuficiente para corroborar ou excluir o diagnóstico. O exame por imagem digital de alta resolução e de alta velocidade do movimento ciliar em múltiplos planos possibilitou a análise abrangente do batimento ciliar, o que mostra que certos padrões de batimento estão associados a defeitos ultraestruturais específicos. Essa abordagem está disponível apenas em um número limitado de centros clínicos, principalmente na Europa, e exige *software* sofisticado e conhecimento especializado. A coloração por imunofluorescência para proteínas ciliares é uma abordagem mais recente que é promissora e pode abordar algumas limitações da microscopia eletrônica de transmissão. Essa abordagem é atualmente uma ferramenta de pesquisa e não está amplamente disponível.

Outra abordagem promissora tem explorado a observação de que as concentrações de óxido nítrico nasal estão reduzidas em indivíduos com DCP. Como as medições de óxido nítrico nasal são relativamente fáceis de serem obtidas e não são invasivas, esse método é um meio

Tabela 433.2 Novos critérios diagnósticos de discinesia ciliar primária (DCP) baseados em consenso por idade.

RECÉM-NASCIDOS (0 a 1 MÊS)

Situs inversus totalis e desconforto respiratório neonatal (DRN) a termo inexplicável, além de pelo menos um dos seguintes:
- Ultraestrutura ciliar diagnóstica em micrografias eletrônicas ou duas mutações no gene associado à DCP

CRIANÇAS (1 MÊS A 5 ANOS)

Dois ou mais critérios clínicos principais de DCP (DRN,* tosse úmida diária, congestão nasal persistente, defeito de lateralidade), além de pelo menos um dos seguintes (óxido nítrico nasal não incluído neste grupo etário por ainda não estar suficientemente testado):
- Ultraestrutura ciliar diagnóstica em micrografias eletrônicas
- Duas mutações no gene associado a 1 DCP
- Anormalidades da forma de onda ciliar persistente e diagnóstica na videomicroscopia de alta velocidade, em múltiplas ocasiões

CRIANÇAS (5 a 18 ANOS) E ADULTOS

Dois ou mais critérios clínicos de DCP (DRN,* tosse produtiva diária ou bronquiectasia, congestão nasal persistente, defeito de lateralidade), além de pelo menos um dos seguintes:
- Óxido nítrico nasal durante platô < 77 nℓ/min em duas ocasiões, > 2 meses de intervalo (excluindo FC)
- Ultraestrutura ciliar diagnóstica em micrografias eletrônicas
- Duas mutações no gene associado a 1 DCP
- Anormalidades da forma de onda ciliar persistente e diagnóstica na videomicroscopia de alta velocidade, em múltiplas ocasiões

*Em recém-nascidos a termo.

Tabela 433.3 Achados à microscopia eletrônica na discinesia ciliar primária.

DEFEITOS DO BRAÇO DA DINEÍNA
- Ausência total ou parcial de braços externos da dineína
- Ausência total ou parcial de braços internos e externos da dineína
- Ausência total ou parcial de braços internos da dineína isoladamente (rara)

DEFEITOS DO RAIO RADIAL
- Ausência total dos raios radiais
- Ausência das cabeças do raio radial

DEFEITOS DE TRANSPOSIÇÃO MICROTUBULAR
- Defeito no braço interno da dineína com desarranjo microtubular (em alguns axonemas)
- Ausência do par central de túbulos com transposição dupla externa

OUTROS
- Agenesia microtubular central
- Aplasia ciliar ou redução dos números ciliares
- Ultraestrutura normal

de rastreamento promissor e, potencialmente, um exame diagnóstico para DCP, desde que a fibrose cística tenha sido descartada do diagnóstico (ver Capítulo 432). Relataram-se poucos estudos em crianças < 5 anos, e a precisão das medições de óxido nítrico nasal em lactentes não foi estabelecida.

A DCP é altamente heterogênea, dado o grande número de proteínas envolvidas na construção e na função dos cílios. Os recentes avanços nas técnicas de sequenciamento genético levaram à identificação de um crescente número de genes associados à DCP. Mutações bialélicas causadoras de doenças foram encontradas em mais de 70% dos casos conhecidos.

Existem limitações nas abordagens tradicionais de diagnóstico. Por exemplo, demonstrou-se que as mutações *DNAH11* causam fenótipos clínicos típicos sem defeitos ultraestruturais ou frequência reduzida do batimento ciliar. Crianças com mutações na ciclina O (CCNO) e diferenciação multiciliada e proteína do ciclo celular associada à síntese de DNA (MCIDAS) apresentam sintomas consistentes com a DCP, com apenas cílios raros na superfície epitelial. Assim, o teste genético tornou-se uma importante ferramenta de diagnóstico para a DCP.

TRATAMENTO

Não há terapias para corrigir a disfunção ciliar na DCP. Muitos dos tratamentos aplicados a pacientes com DCP são semelhantes aos utilizados em outras doenças pulmonares supurativas crônicas caracterizadas pela desobstrução prejudicada das vias respiratórias e bronquiectasia, tais como fibrose cística, mas não houve estudos adequados que demonstrassem a eficácia na DCP.

As estratégias para melhorar o transporte mucociliar são fundamentais na terapia para DCP, e a desobstrução de rotina das vias respiratórias com a utilização de técnicas de drenagem postural, coletes vibratórios, dispositivos de pressão expiratória positiva ou outras técnicas devem ser estabelecidas diariamente. Como a função ciliar está prejudicada, a tosse torna-se um mecanismo fundamental para a eliminação do muco e não deve ser suprimida. A prática de exercícios físicos pode melhorar a desobstrução das vias respiratórias em pacientes com DCP e deve ser incentivada. Frequentemente usam-se agentes mucolíticos inalados no tratamento da fibrose cística, mas poucos relatos de caso mostraram melhora da função pulmonar em pacientes com DCP após o tratamento.

Quando crianças com DCP desenvolvem aumento de sintomas respiratórios compatíveis com infecção, o tratamento antimicrobiano deve ser instituído com base nos resultados de culturas respiratórias e sensibilidades bacterianas. Estratégias precoces de erradicação para eliminar as bactérias do pulmão com DCP não foram estudadas. O tratamento de manutenção com antibióticos inalados ou orais pode ser usado com precaução em pacientes com DCP que tenham bronquiectasia ou exacerbações frequentes, embora não haja evidências na literatura atual para corroborar a terapia antimicrobiana de longa duração. As vacinas contra coqueluche, *influenza* e pneumococo são a base do tratamento. Outras medidas de prevenção incluem evitar fumaça de cigarro e outros irritantes das vias respiratórias.

Embora os agonistas beta-adrenérgicos aumentem a frequência do batimento ciliar em células epiteliais normais, não existem dados que mostrem que esses agentes melhorem a função dos cílios discinéticos. Além disso, eles não fornecem, necessariamente, broncodilatação em pacientes com DCP e doença obstrutiva das vias respiratórias.

Realizou-se a ressecção cirúrgica do pulmão bronquiectásico em pacientes com DCP, geralmente em casos de doença localizada com hemoptise grave ou infecções intratáveis. Não está claro se intervenções cirúrgicas representam uma redução nos sintomas ou um benefício de sobrevida.

Há relatos de progressão para doença pulmonar em estágio terminal e insuficiência respiratória em pacientes com DCP. Pacientes adultos foram submetidos a transplantes bem-sucedidos de coração-pulmão, pulmão bilateral ou pulmonar lobar de doador vivo. A presença de *situs inversus totalis* complica o procedimento por causa das considerações anatômicas. De outro modo, a sobrevida é semelhante à de outros receptores de transplante.

O tratamento da otite média crônica e efusões da orelha média em pacientes com DCP é controverso. Frequentemente, colocam-se tubos de miringotomia em crianças afetadas, mas não sem complicações, pois podem levar a otorreia mucoide crônica, timpanosclerose e perfuração permanente da membrana. Os tubos de miringotomia não melhoraram, de modo mensurável, a acuidade auditiva. Embora tenda a melhorar com o tempo, a audição dos pacientes deve ser rotineiramente examinada, e, quando necessário, aparelhos auditivos devem ser utilizados.

Rinite crônica e sinusite são manifestações clínicas frequentes da DCP. Nenhum tratamento demonstrou ser eficaz, embora os pacientes sejam, muitas vezes, tratados com lavagens nasais e dos seios paranasais e antibióticos sistêmicos, quando estão sintomáticos. Como acontece com qualquer uso excessivo de agentes antimicrobianos, o desenvolvimento de organismos resistentes é uma preocupação. Quando os sintomas nasais forem graves ou refratários ao tratamento clínico, a cirurgia endoscópica dos seios da face pode ser usada para promover a drenagem ou a administração local de medicamentos, mas o benefício pode ser de curta duração.

PROGNÓSTICO

Embora os sinais e sintomas relacionados com o comprometimento do trato respiratório superior predominem no início da DCP, as manifestações clínicas de doença respiratórias do trato inferior tendem a aumentar com a idade e a se tornarem a causa principal de morbidade e mortalidade em pacientes com DCP. Acredita-se que a progressão e a extensão da doença pulmonar possam ser retardadas com diagnóstico precoce e terapia. Assim, os estudos de vigilância de rotina recomendados para o tratamento de crianças com DCP incluem: (1) espirometria regular para monitorar a função pulmonar; (2) exames de imagem do tórax; e (3) culturas de escarro ou da orofaringe para avaliar a microbiota respiratória.

Os pacientes que apresentam DCP costumam ter um declínio da função pulmonar mais lento que aqueles que apresentam fibrose cística. Seu prognóstico e sobrevida a longo prazo são melhores. Muitos pacientes têm expectativa de vida normal ou quase normal, enquanto outros podem sofrer com bronquiectasia progressiva e deterioração respiratória em uma idade mais jovem.

A bibliografia está disponível no GEN-io.

Capítulo 434
Doenças Pulmonares Difusas na Infância

Ver também Capítulo 427.

434.1 Doenças Hereditárias do Metabolismo do Surfactante

Jennifer A. Wambach, Lawrence M. Nogee, F. Sessions Cole III e Aaron Hamvas

O surfactante pulmonar é uma mistura de fosfolipídios e proteínas sintetizada, acondicionada e secretada pelos pneumócitos alveolares tipo II (AEC2s) que revestem os espaços aéreos distais. Esta mistura forma uma monocamada na interface ar-líquido que reduz a tensão superficial no fim da expiração do ciclo respiratório, evitando atelectasia e desequilíbrio ventilação-perfusão. Quatro proteínas associadas ao surfactante já foram descritas: as proteínas surfactantes A e D (SP-A, SP-D) participam da defesa do hospedeiro no pulmão, ao passo que as proteínas surfactantes B e C (SP-B, SP-C) contribuem para a atividade de redução da tensão superficial do surfactante pulmonar. O membro A3 da proteína cassete de ligação à adenosina trifosfato, ABCA3, é um transportador localizado na membrana limitante de corpos lamelares, a organela de armazenamento de surfactante no interior das células alveolares tipo II, e tem um papel essencial no metabolismo de fosfolipídios do surfactante. A expressão correta das proteínas de surfactante e de ABCA3 depende de uma série de fatores de transcrição, particularmente do fator de transcrição da tireoide 1 (TTF-1). Dois genes para SP-A (*SFTPA1*, *SFTPA2*) e um gene para a SP-D (*SFTPD*) estão localizados no cromossomo humano 10, ao passo que um único gene codifica SP-B (*SFTPB*), SP-C (*SFTPC*), TTF-1 (*NKX2-1*) e ABCA3 (*ABCA3*), que estão localizados nos cromossomos humanos 2, 8, 14 e 16, respectivamente. Nos seres humanos, foram reconhecidos distúrbios herdados de SP-B, SP-C, ABCA3 e TTF-1; tais distúrbios são coletivamente denominados **distúrbios da disfunção do surfactante** (Tabela 434.1).

PATOLOGIA

Histopatologicamente, esses distúrbios compartilham um conjunto único de características, que incluem hiperplasia AEC2, acúmulo alveolar de macrófagos, espessamento e inflamação intersticiais e proteinose alveolar. Uma série de diferentes termos descritivos tem sido aplicada historicamente a esses distúrbios, alguns deles, inclusive, emprestados das formas adultas da doença pulmonar intersticial (**pneumonia intersticial descamativa**, pneumonia intersticial inespecífica), bem como de um distúrbio exclusivo da infância (**pneumonite crônica da infância**). Em lactentes e crianças, esses diagnósticos são fortemente indicativos de distúrbios da disfunção do surfactante, mas não distinguem qual gene é responsável. Como o prognóstico e os padrões de herança genética diferem dependendo do gene envolvido, devem ser oferecidos testes genéticos quando uma destas condições for constatada na biopsia de pulmão ou na necropsia de uma criança.

DEFICIÊNCIA DE PROTEÍNA SURFACTANTE B (DISFUNÇÃO NO METABOLISMO DO SURFACTANTE, PULMONAR, 1; SMDP1; OMIM #265120)

Manifestações clínicas

Os lactentes com uma deficiência herdada de SP-B apresentam-se no período neonatal *imediato* com insuficiência respiratória. Este distúrbio autossômico recessivo é clínica e radiograficamente similar à síndrome do desconforto respiratório (SDR) de bebês prematuros (ver Capítulo 122.3), mas, em geral, afeta crianças nascidas a termo. O grau inicial de desconforto respiratório é variável, mas a doença é progressiva e refratária a ventilação mecânica, terapia de reposição de surfactante e administração de glicocorticoides. A deficiência de SP-B é observada em diversos grupos raciais e étnicos. Quase todos os pacientes afetados morreram sem o transplante de pulmão, mas a sobrevida prolongada é possível nos casos de deficiência parcial de SP-B. Os seres humanos heterozigotos para mutações de perda de função em *SFTPB* são clinicamente normais quando adultos, mas podem estar em risco aumentado para doença pulmonar obstrutiva se também tiverem um histórico de tabagismo.

Genética

Foram identificadas múltiplas mutações de perda de função em *SFTPB*. A mais comum é a inserção de dois pares de bases no códon 133 (originalmente denominado "121ins2", atualmente denominado c.397delCinsGAA, p.Pro133Glu*fs**95) que resulta em um deslocamento do quadro de leitura (*frameshift*), um transcrito SP-B instável, e ausência de produção da proteína SP-B. Esta mutação é responsável por 60 a 70% dos alelos encontrados até hoje nas crianças identificadas com deficiência de SP-B e, em projetos de sequenciamento em larga escala, está presente em aproximadamente 0,07% dos indivíduos descendentes de europeus. A maioria das outras mutações é específica da família. Também foi relatada uma longa deleção que abrange dois éxons do gene SP-B.

Diagnóstico

É possível estabelecer um diagnóstico rápido e definitivo com a análise da sequência de *SFTPB*, que está disponível por meio de laboratórios de análises clínicas (http://www.genetests.org). Enquanto o sequenciamento de SFTPB sozinho está disponível, como o fenótipo de deficiência de SP-B sobrepõe-se ao de outros distúrbios da disfunção do surfactante, os painéis multigene com o uso dos métodos de sequenciamento de nova geração (NGS) estão ultrapassando o sequenciamento de genes únicos. No caso das famílias nas quais se identificou anteriormente mutação *SFTPB*, o diagnóstico pré-natal pode ser estabelecido por diagnóstico genético pré-implantacional ou por ensaios moleculares de DNA a partir da biopsia de vilosidades

Tabela 434.1 Comparação dos distúrbios da disfunção do surfactante.

	DEFICIÊNCIA DE SP-B	DOENÇA SP-C	DEFICIÊNCIA DE ABCA3	TRANSTORNOS TTF-1
Nome do gene	*SFTPB*	*SFTPC*	*ABCA3*	*NKX2-1*
Idade de início	Nascimento	Nascimento-idade adulta	Nascimento-infância; raramente adulto	Nascimento-infância
Herança	Recessiva	Dominante/esporádica	Recessiva	Esporádica/dominante
Mecanismo	Perda de função	Ganho de função tóxica ou dominante negativo	Perda de função	Perda de função Ganho de função
Curso natural	Letal	Variável	Geralmente letal, pode ser crônica	Variável
DIAGNÓSTICO				
Bioquímico (*aspirado traqueal*)	Ausência de SP-B e presença de pró-SP-C incompletamente processada	Nenhum	Nenhum	Nenhum
Genético (DNA)	Sequência de SFTPB	Sequência de SFTPC	Sequência de ABCA3	Sequência de NKX2-1; análise de deleção
Ultraestrutural (biopsia pulmonar-microscopia eletrônica)	Corpos lamelares desorganizados	Inespecífico; pode ter agregados densos	Pequenos corpos lamelares densos com núcleos densos dispostos excentricamente	Variável
Tratamento	Transplante de pulmão ou tratamento compassivo	Tratamento de suporte, transplante de pulmão caso progrida	Transplante de pulmão ou cuidado compassivo para lactentes com mutações bialélicas nulas; transplante de pulmão para outras mutações caso progrida	Tratamento de suporte; tratar as condições coexistentes (hipotireoidismo)

SP, proteína surfactante.

coriônicas ou amniócitos, o que permite o planejamento avançado de um regime terapêutico. Outros exames laboratoriais permanecem sob investigação, incluindo a análise de efluente traqueal para avaliar a presença ou ausência da proteína SP-B e para os peptídeos precursores pró-SP-C processados incompletamente que foram identificados em bebês humanos com deficiência de SP-B. A imunocoloração de tecido pulmonar obtido por biopsia para verificar a presença de proteínas surfactantes pode auxiliar no diagnóstico, embora os ensaios de imuno-histoquímica para SP-B e SP-C também costumem estar disponíveis apenas para pesquisa. Geralmente, a coloração para SP-B está ausente, mas a coloração extracelular intensa para peptídeos pró-SP-C por causa de peptídeos pró-SP-C processados incompletamente é observada e é diagnóstica para a deficiência de SP-B. Tais estudos requerem uma biopsia pulmonar na criança em estado grave, mas podem ser realizados em blocos pulmonares adquiridos no momento da necropsia, permitindo o diagnóstico retrospectivo. Com a microscopia eletrônica, falta de mielina tubular, corpos lamelares desorganizados e acúmulo de corpos multivesiculares de aparência anormal sugerem agrupamento e secreção anormais de lipídios.

ANOMALIAS GENÉTICAS DE PROTEÍNA SURFACTANTE C (DISFUNÇÃO NO METABOLISMO DO SURFACTANTE, PULMONAR, 2; SMDP2; OMIM #610913)

A SP-C é uma proteína de peso molecular muito baixo e extremamente hidrofóbica que, juntamente com a SP-B, melhora as propriedades de redução da tensão superficial de fosfolipídios de surfactantes. Ela é derivada do processamento proteolítico de uma proteína precursora maior (pró-SP-C).

Manifestações clínicas

A apresentação clínica dos pacientes com mutações em *SFTPC* é bastante variável. Alguns pacientes apresentam, já ao nascimento, sintomas, sinais e achados radiológicos típicos da SDR. Outros manifestarão sintomas em um momento posterior de suas vidas, *que pode ir desde a primeira infância até a idade adulta*, com início gradual de insuficiência respiratória, hipoxemia, insuficiência de crescimento e demonstração radiográfica torácica de doença pulmonar intersticial, ou na quinta ou sexta década de vida como **fibrose pulmonar**. A idade e a gravidade da doença variam mesmo dentro de famílias com a mesma mutação. O curso natural também é bastante variável, com alguns pacientes melhorando espontaneamente ou como resultado de terapia ou ventilação mecânica prolongada, outros com uma persistente insuficiência respiratória, e alguns piorando ao ponto de precisarem de transplante de pulmão. Esta variabilidade na gravidade e no processo da doença não parece se correlacionar com a mutação específica e também dificulta uma avaliação precisa do prognóstico.

Genética

Foram identificadas múltiplas mutações em *SFTPC* em associação com doenças pulmonares aguda e crônica em pacientes que variam de recém-nascidos a adultos. Uma mutação em apenas *um* alelo de *SFTPC* é suficiente para causar a doença. Cerca de metade destas mutações surge espontaneamente, resultando em doença esporádica, mas o restante é herdado como *um traço dominante*. Uma substituição de treonina por isoleucina no códon 73 (denominado p.I73T ou p.Ile73Thr) foi responsável por 25 a 35% dos casos identificados até o momento, mas é rara (não identificada em gnomAD em cerca de 123 mil indivíduos). Foram identificadas mutações *SFTPC* em diversos grupos raciais e étnicos. Acredita-se que as mutações em *SFTPC* resultem na produção de pró-SP-C inadequadamente enovelada que se acumula dentro da célula alveolar tipo II e provoca lesão celular ou altera o direcionamento intracelular normal da pró-SP-C.

Diagnóstico

O sequenciamento de *SFTPC*, o único teste diagnóstico definitivo, está disponível em laboratórios de análises clínicas. O tamanho relativamente pequeno do gene facilita tais análises, que são bastante sensíveis; mas, como a maioria das mutações de *SFTPC* é *missense*, pode ser difícil distinguir as verdadeiras mutações causadoras de doenças das variações raras, embora benignas, de sequências. A imunocoloração de tecido pulmonar pode demonstrar agregados de pró-SP-C, mas ela está disponível apenas em um contexto de pesquisa.

DOENÇA CAUSADA POR MUTAÇÕES EM ABCA3 (DISFUNÇÃO NO METABOLISMO DO SURFACTANTE, PULMONAR, 3; SMDP3; OMIM #610921)

Manifestações clínicas

A doença pulmonar causada por mutações em *ABCA3* geralmente se apresenta como uma forma grave e letal que se manifesta no *período neonatal imediato* e que é clinicamente semelhante à deficiência de SP-B, ou como uma forma crônica que aparece, mais tipicamente no primeiro ano de vida, com uma **doença intersticial pulmonar** semelhante àquela associada à SP-C. Os lactentes que são homozigotos ou heterozigotos compostos para mutações nulas – ou seja, prevê-se que a mutação resulte na ausência de expressão da proteína (*i. e.*, mutações *nonsense* ou *frameshift*) – tipicamente se apresentam com insuficiência respiratória neonatal letal, ao passo que as crianças com outros tipos de mutações têm idade de início e resultados mais variáveis. A heterozigosidade para uma mutação em *ABCA3* pode contribuir para o risco de SDR em prematuros tardios e bebês a termo que, diferentemente dos bebês com deficiência de ABCA3 com mutações em ambos os alelos, podem no futuro se recuperar completamente de sua doença pulmonar inicial.

Genética

Mutações recessivas em *ABCA3* foram primeiramente descritas entre as crianças que apresentavam SDR letal no período neonatal, mas agora já foram identificadas em bebês maiores e crianças com doença pulmonar intersticial. Existe uma heterogeneidade alélica considerável: já foram identificadas mais de 400 mutações espalhadas por todo o gene, das quais a maioria é específica da família. A presença de mutações nulas em ambos os alelos, que se prevê que impeçam qualquer produção de ABCA3, esteve associada à doença de início precoce e a um prognóstico uniformemente fatal. Uma mutação *missense* que resulta em uma substituição de valina por glutamina no códon 292 (p.E292V ou p.Glu292Val) em associação com uma segunda mutação em *ABCA3* foi encontrada em crianças com insuficiência respiratória neonatal grave e em crianças maiores com doença pulmonar intersticial, estando presente em aproximadamente 0,7% dos descendentes de europeus. As mutações em *ABCA3* foram identificadas em diversos grupos étnicos e raciais. A frequência precisa da doença é desconhecida, mas os projetos de sequenciamento em larga escala indicam que o índice geral de portadores de mutações em *ABCA3* pode ser de 1 em 50, chegando a 1 em 70 indivíduos. A deficiência de ABCA3 pode contribuir, assim, para uma proporção substancial de *doença pulmonar fatal inexplicável* em bebês nascidos a termo e de *doença pulmonar intersticial* em crianças.

Diagnóstico

A análise da sequência de *ABCA3* está disponível em laboratórios clínicos e é a abordagem mais definitiva para o diagnóstico. A variação considerável em *ABCA3* requer interpretação cuidadosa no que diz respeito à funcionalidade de uma variante individual e sua contribuição para a apresentação clínica. Além disso, *a análise de sequência não é 100% sensível*, uma vez que mutações funcionalmente significativas podem existir em regiões não traduzidas que não são comumente analisadas. Nestas situações, a biopsia pulmonar com microscopia eletrônica para examinar a morfologia do corpo lamelar pode ser um complemento útil para a abordagem diagnóstica. É possível observar pequenos corpos lamelares que contêm inclusões eletrodensas em associação com mutações em *ABCA3*. Estes achados corroboram a hipótese de que a função de ABCA3 seja necessária para a biogênese do corpo lamelar. Não existem marcadores bioquímicos para estabelecer o diagnóstico.

DOENÇA CAUSADA POR MUTAÇÕES EM *NKX2-1* (FATOR DE TRANSCRIÇÃO DA TIREOIDE 1, COREOATETOSE, HIPOTIREOIDISMO E DESCONFORTO RESPIRATÓRIO NEONATAL, OMIM #600635)

Manifestações clínicas

Uma grande deleção da região do cromossomo 14 (14q13.3) que engloba o *locus NKX2-1* foi reconhecida pela primeira vez em um bebê com hipotireoidismo e SDR neonatais. Desde então, várias grandes deleções envolvendo o *locus NKX2-1* e genes contíguos, bem como mutações *missense*, *frameshift*, *nonsense* e pequenas inserções ou deleções espalhadas por todo o gene foram relatadas em indivíduos com hipotireoidismo, doença pulmonar e sintomas neurológicos, incluindo coreia familiar benigna. A manifestação de disfunção nos três sistemas orgânicos tem sido denominada **síndrome cérebro-tireoide-pulmão**, mas a doença pode manifestar-se em apenas um ou desses sistemas. A doença pulmonar pode variar de *desconforto respiratório neonatal grave e posteriormente fatal a uma doença pulmonar crônica na infância e na idade adulta*. São relatadas infecções pulmonares recorrentes, provavelmente provocadas pelas expressões reduzidas das colectinas pulmonares, da SP-A e da SP-D, mas poderiam resultar também da diminuição da expressão de outras proteínas. Não surgiram correlações genótipo-fenótipo claras, mas as crianças portadoras de deleções completas de genes apresentam uma tendência a ter uma doença mais grave e de início mais precoce. Essa observação também pode estar relacionada com a deleção de outros genes adjacentes. Embora os dados disponíveis sejam limitados, o fenótipo pulmonar pode depender da expressão de quais genes-alvo *NKX2-1* são mais afetados. As crianças com diminuição da expressão de SP-B ou ABCA3 podem apresentar insuficiência respiratória neonatal aguda, ao passo que aquelas com diminuição da expressão de SP-C ou de colectina pulmonar são mais propensas a ter doença pulmonar crônica.

Genética

O gene é pequeno, mede menos de 3 mil bases e tem apenas três éxons. O TTF-1 é expresso não apenas no pulmão, mas também na glândula tireoide e no sistema nervoso central. No pulmão, ele é importante para a expressão de uma grande variedade de proteínas, incluindo proteínas surfactantes, ABCA3, proteína secretora de células em clava e muitos outra. Foram reconhecidos dois transcritos que diferem dependendo se o local de início da transcrição está no primeiro ou no segundo éxon, embora o transcrito mais curto seja aquele predominante no pulmão. Acredita-se que a maioria das mutações resulte em perda de função, com o mecanismo da doença sendo, portanto, a haploinsuficiência, mas foram relatados efeitos diferentes em distintos genes-alvo. As mutações de perda de função em *NKX2-1* são raras em grandes projetos de sequenciamento, mas a prevalência da doença é desconhecida. Foram reconhecidas mutações em diversos grupos étnicos. A maioria das mutações e deleções relatadas ocorreu *de novo*, resultando em doença esporádica, mas a doença hereditária, transmitida de forma dominante, já foi reconhecida.

Diagnóstico

A análise da sequência do gene *NKX2*-1 está disponível por meio de laboratórios de análises clínicas e é o método preferido para o diagnóstico. Como as deleções compreendem uma fração significativa dos alelos mutantes relatados, também devem ser realizados métodos específicos para procurá-las, tal como ensaio de hibridização genômica comparativa, amplificação de múltiplas sondas dependentes de ligação ou utilizando-se a metodologia NGS. Uma mutação em um único alelo é suficiente para causar a doença. Embora a doença pulmonar isolada tenha sido reconhecida, a maioria dos indivíduos afetados relatados tem manifestações em dois ou mais outros sistemas orgânicos. Assim, a presença de **hipotireoidismo** ou de anomalia neurológica em um probando, ou uma história familiar de coreia, deve ser levada em consideração para o diagnóstico. O achado neurológico mais específico encontrando é a **coreia**, mas hipotonia, atraso de desenvolvimento, ataxia e disartria já foram relatados. Nos lactentes muito pequenos e que ainda não andam, os sintomas neurológicos podem não estar evidentes, ou a fraqueza muscular ou a hipotonia podem ser atribuídas à gravidade da doença pulmonar ou como um resultado do hipotireoidismo. Os indivíduos afetados podem não estar abertamente hipotireóideos, mas ter hipotireoidismo compensado com baixo limite de T4 (tiroxina) e altos níveis de hormônio estimulante da tireoide. A patologia pulmonar associada a mutações em *NKX2-1* pode ser típica como aquela de outros distúrbios da disfunção do surfactante; mas, como o *NKX2-1* é importante para o desenvolvimento pulmonar, também é possível observar anomalias de crescimento e interrupção do desenvolvimento pulmonar. Os estudos de imunocoloração de expressão de proteína surfactante produziram resultados variáveis, e foi possível observar em alguns pacientes a diminuição da expressão de uma ou mais proteínas relacionadas com o surfactante. Não se identificou nenhum achado característico na microscopia eletrônica.

TRATAMENTO DOS DISTÚRBIOS DA DISFUNÇÃO DO SURFACTANTE

Praticamente todos os pacientes com deficiência de SP-B morrem no primeiro ano de vida. As intervenções convencionais do tratamento intensivo neonatal podem manter a função dos órgãos extrapulmonares por um tempo limitado (de semanas a meses). A terapia de reposição com os surfactantes comercialmente disponíveis é ineficaz. O transplante de pulmão foi bem-sucedido, mas os tratamentos médico e cirúrgico pré-transplante, durante o transplante e pós-transplante são altamente especializados e estão disponíveis apenas em centros de transplante pulmonar pediátrico; o pronto reconhecimento é crucial se os pacientes estiverem sendo considerados para o transplante de pulmão. A consulta para cuidados paliativos é útil.

Não há tratamento específico disponível para os pacientes com doença pulmonar causada por mutações em *SFTPC* ou *ABCA3*. Há relatos de abordagens terapêuticas usadas para as doenças pulmonares intersticiais, tais como a utilização de corticosteroides, quinolonas e antibióticos macrolídios, mas ainda não foram sistematicamente avaliadas (Figura 434.1). Os lactentes com insuficiência respiratória grave e progressiva atribuível à deficiência de ABCA3 podem ser candidatos ao transplante de pulmão. O curso natural variável nos pacientes com mutações em *SFTPC* e nas crianças maiores com deficiência de ABCA3 dificulta as previsões de prognóstico. O transplante de pulmão é reservado para os pacientes com insuficiência respiratória progressiva e refratária que, de outra forma, estariam qualificados para o transplante independentemente de seu diagnóstico.

O tratamento para os pacientes com mutações em *NKX2-1* é amplamente favorável. Caso esteja presente, o hipotireoidismo deve ser tratado com reposição hormonal. Os corticosteroides e outros agentes usados para outros tipos de disfunção de surfactante ainda não foram avaliados formalmente. Alguns indivíduos têm doença pulmonar progressiva e foram submetidos ao transplante de pulmão.

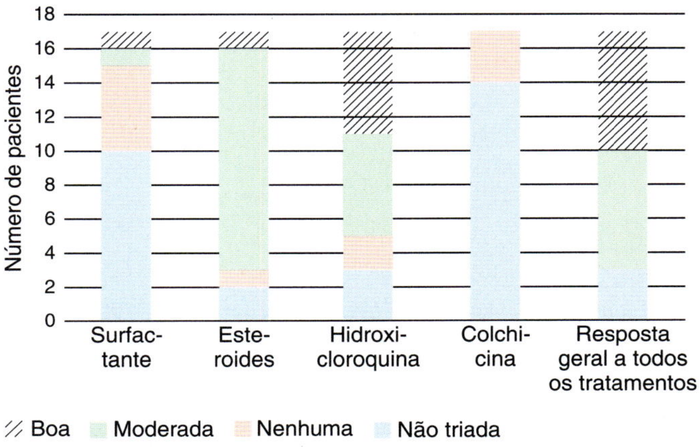

Figura 434.1 Resposta às terapias de 17 pacientes com mutações em *SFTPC*. (Dados de Kröner C, Reu S, Teusch V et al.: Genotype alone does not predict the clinical course of SFTPC deficiency in paediatric patients, *Eur Respir J* 46:197–206, 2015.)

A progressão variável da doença e a presença de doença extrapulmonar podem particularmente dificultar a avaliação e a seleção de indivíduos para o transplante.

Deve-se oferecer aconselhamento genético aos pais de crianças com distúrbios da disfunção do surfactante para informar o risco de recorrência em futuras gestações, apresentar opções de diagnóstico pré-natal e oferecer um centro de cuidados intensivos neonatais e facilitar as discussões sobre se os testes deverão ser oferecidos a outros membros da família que possam não estar sintomáticos.

A bibliografia está disponível no GEN-io.

434.2 Proteinose Alveolar Pulmonar

Jennifer A. Wambach, Lawrence M. Nogee, F. Sessions Cole III e Aaron Hamvas

A proteinose alveolar pulmonar (PAP) é uma síndrome rara caracterizada pelos acúmulos intra-alveolar e terminal de surfactante que levam à insuficiência respiratória hipoxêmica progressiva. A PAP pode ser um resultado de anormalidades na produção e na liberação de surfactante. O exame histopatológico mostra os espaços aéreos distais preenchidos com um material granular eosinofílico que se cora positivamente com ácido periódico-reagente de Schiff e é diastase-resistente. Esse material contém grandes quantidades de proteínas e lipídios de surfactante, e o mecanismo primário para o seu acúmulo é o catabolismo prejudicado dos macrófagos alveolares. A PAP é classificada como *primária* devido à ruptura da sinalização do fator estimulante de colônias de granulócitos-macrófagos (GM-CSF) ou como *secundária* devido a várias doenças diferentes que reduzem o número ou a função dos macrófagos alveolares (Tabela 434.2). Uma forma fulminante e normalmente letal de PAP que se manifesta logo após o nascimento foi denominada **proteinose alveolar congênita**; mas, como esta condição é causada pela interrupção do metabolismo do surfactante ou pela disfunção do surfactante dentro das células alveolares tipo II, a doença está inclusa em "Doenças Hereditárias do Metabolismo do Surfactante" (ver Capítulo 434.1).

ETIOLOGIA E FISIOPATOLOGIA

Proteinose alveolar primária

A sinalização desordenada do GM-CSF que leva à maturação deficiente de macrófagos alveolares é a principal causa subjacente da PAP primária em crianças e adultos. A maioria dos casos de PAP primária em crianças mais velhas e adultos é mediada por autoanticorpos neutralizantes dirigidos contra o GM-CSF, que podem ser detectados no soro e no fluido de lavado broncoalveolar (LBA). Esses autoanticorpos bloqueiam a ligação do GM-CSF ao seu receptor, inibindo, assim, a maturação de macrófagos alveolares e a função e a liberação de surfactante. As mutações nos genes que codificam as subunidades α e β do receptor de GM-CSF (*CSF2RA, CSFR2B*) nas crianças com proteinose alveolar primária constituem uma base genética para alguns casos de PAP primária na infância.

Proteinose alveolar secundária

A proteinose alveolar também foi relatada em crianças, incluindo bebês pequenos, com intolerância à proteína lisinúrica, uma doença autossômica recessiva rara causada por mutações no transportador catiônico de aminoácidos SLC7A7 (ver Capítulo 103.14). Geralmente, essas crianças apresentam-se com vômitos, hiperamonemia e insuficiência de crescimento, embora sua doença pulmonar possa ser fatal. Demonstrou-se função defeituosa dos macrófagos na intolerância à proteína lisinúrica, e um caso de *recorrência* da doença após transplante pulmonar também corroborou o papel primordial da disfunção de macrófagos alveolares na patogênese da PAP associada à intolerância à proteína lisinúrica. A PAP também é uma característica proeminente em pacientes com mutações bialélicas no gene que codifica a metionil tRNA sintetase (*MARS*), que tem um fenótipo de múltiplos órgãos que também inclui a doença hepática como uma característica proeminente, e é prevalente entre indivíduos na Ilha da Reunião. O mecanismo da PAP nos pacientes com mutações *MARS* é desconhecido. As mutações heterozigotas no gene que codifica o fator de transcrição GATA2 também estiveram associadas a um fenótipo que inclui PAP, bem como imunodeficiências, mielodisplasia e anormalidades linfáticas. O mecanismo da PAP nos pacientes com tais mutações está provavelmente relacionado ao papel do GATA2 no desenvolvimento de macrófagos alveolares. A PAP também pode estar associada a alguns subtipos da doença de Niemann-Pick (ver Capítulo 104.4).

A proteinose alveolar secundária pode também ocorrer em associação com *infecção*, especialmente em indivíduos imunocomprometidos. Contudo, como o mesmo processo patológico ocorre em camundongos com imunodeficiência grave criados em um ambiente livre de patógenos, não está claro se este fenótipo resulta de uma infecção secundária ou da imunodeficiência subjacente. Exposições ambientais a pó, sílica, produtos químicos e agentes quimioterápicos, distúrbios hematológicos (especialmente a síndrome mielodisplásica) e neoplasias não hematológicas também têm sido associados ao desenvolvimento de proteinose alveolar secundária.

Tabela 434.2 Comparação das síndromes da proteinose alveolar pulmonar.

	AUTOIMUNE	DEFICIÊNCIA DO RECEPTOR DE GM-CSF	INTOLERÂNCIA ÀS PROTEÍNAS LISINÚRICAS	DEFICIÊNCIA DE MARS	DEFICIÊNCIA DE GATA2
Gene(s)		*CSFR2A, CSFR2B*	*SLC7A7*	*MARS*	*GATA2*
Idade de início	Adulto > criança	Infância para adulto	Infância	Infância para adulto	Infância para adulto
Herança	N.A.	Recessiva	Recessiva	Recessiva	Esporádico/dominante
Mecanismo	Anticorpos neutralizantes para o GM-CSF	Perda de função	Perda de função	Perda de função	Perda de função; haploinsuficiência
Outras manifestações			Êmese; atraso do crescimento	Doença hepática; hipotireoidismo	Deficiência imunológica; mielodisplasia
DIAGNÓSTICO					
Bioquímico	Detecção de autoanticorpo sérico GM-CSF	Níveis séricos elevados de GM-CSF	Aminoácidos catiônicos aumentados na urina, especialmente lisina	Nenhum	Nenhum
Genético (*DNA*)	N.A.	Sequência *CSFR2A, CSFR2B*	Sequência *SLC7A7*	Sequência *MARS*	Sequência *GATA2*
Tratamento	Lavado pulmonar total; GM-CSF inalado	Lavado pulmonar total; transplante de medula óssea	Lavado pulmonar total, restrição proteica dietética, administração de citrulina e fármacos eliminadores de nitrogênio	Lavado pulmonar total	Lavado pulmonar total; transplante de medula óssea

GM-CSF, fator estimulador de colônias de granulócitos e macrófagos.

MANIFESTAÇÕES CLÍNICAS

Os lactentes e as crianças com PAP apresentam-se com dispneia, fadiga, tosse, perda de peso, dor no peito ou hemoptise. Nos estágios mais avançados, observam-se cianose e baqueteamento digital. As alterações da função pulmonar incluem diminuição da capacidade de difusão do monóxido de carbono, volumes pulmonares com anomalia restritiva e valores da gasometria arterial indicando hipoxemia acentuada e/ou acidose respiratória crônica. A proteinose alveolar em bebês e crianças é rara e os meninos são afetados três vezes mais que as meninas.

DIAGNÓSTICO

O exame histopatológico das amostras de biopsia pulmonar continua sendo atualmente o padrão-ouro para o diagnóstico de PAP em crianças, embora seja provável que isso mude à medida que ensaios moleculares sejam disponibilizados. A marcação imuno-histoquímica revela quantidades abundantes de proteínas de surfactantes alveolares e intracelulares A, B e D. Os testes de aglutinação em látex para detectar a presença de anticorpos anti-GM-CSF no fluido de lavado broncoalveolar ou no sangue são altamente sensíveis e específicos para as formas autoimunes de proteinose alveolar. Elevações do GM-CSF no sangue periférico sugerem um defeito do receptor de GM-CSF, e a análise molecular desses genes deve ser feita. O exame do escarro ou do fluido do LBA para componentes de surfactante foi utilizado diagnosticamente em adultos, mas esses métodos ainda não foram validados em crianças. O exame do sangue periférico e/ou da medula óssea à procura de estimulação clonogênica de precursores de monócitos-macrófagos e de expressão de receptor e de ligante de GM-CSF, assim como os estudos de ligação e de sinalização de GM-CSF estão disponíveis por meio de protocolos de pesquisa.

TRATAMENTO

O curso natural da PAP primária é altamente variável, dificultando o prognóstico e as decisões terapêuticas. O lavado pulmonar total esteve associado a remissões prolongadas da PAP em adultos e continua a ser uma opção terapêutica para os pacientes com PAP infantil (Figura 434.2). Os lactentes menores portadores de PAP podem ser mais propensos a ter mecanismos genéticos subjacentes à sua doença, e o papel de repetidos LBAs em crianças ainda não foi bastante estudado, nem é provável que seja eficaz. Eles podem fornecer uma medida temporizadora em algumas circunstâncias e podem beneficiar os pacientes com PAP autoimune ou secundária. A administração subcutânea ou inalada de GM-CSF recombinante pode melhorar a função pulmonar em alguns adultos com PAP de início mais tardio. Nas crianças, o papel do tratamento com GM-CSF exógeno ainda não foi bastante estudado, embora haja relatos de tratamento bem-sucedido em um adolescente com PAP mediada por processo autoimune. Como as crianças com defeitos no receptor de GM-CSF geralmente apresentam níveis séricos elevados deste fator, parece improvável que o GM-CSF exógeno seja eficaz na maioria desses casos. Dependendo da natureza da(s) mutação(ões) responsável(is) pela deficiência, é possível que alguma capacidade de resposta do receptor possa ser mantida, de modo que uma reação ao GM-CSF exógeno seja possível. Uma vez que o defeito primário para a PAP reside no macrófago alveolar, que é uma célula derivada da medula óssea, não se espera que o transplante de pulmão corrija a PAP primária.

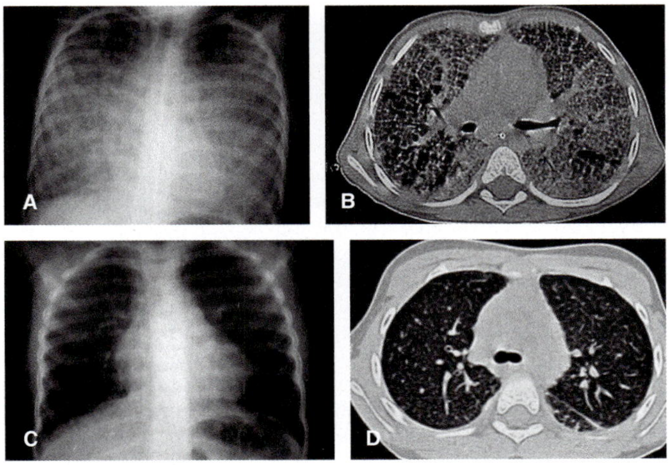

Figura 434.2 **A** e **B.** Proteinose alveolar pulmonar grave em um menino de 5 anos antes do lavado pulmonar terapêutico. **A.** A radiografia do tórax mostra infiltrados intersticiais alveolares difusos. **B.** A TC demonstra grandes opacidades do espaço aéreo e padrão com pavimentação em mosaico. **C** e **D.** O mesmo paciente após 12 lavados pulmonares terapêuticos. **C.** A radiografia do tórax demonstra melhora dos infiltrados intersticiais alveolares. **D.** A tomografia computadorizada mostra a regressão das opacidades do espaço aéreo com um padrão micronodular residual. (De Blic J: Pulmonary alveolar proteinosis in children, *Paediatr Respir Rev* 5:316-322, 2004.)

A bibliografia está disponível no GEN-io.

Capítulo 435
Hemossiderose Pulmonar

Mary A. Nevin

A hemorragia pulmonar pode ser caracterizada como focal ou difusa com base na(s) localização(ões) do sangramento. Há uma revisão detalhada da hemorragia pulmonar no Capítulo 436.2. O diagnóstico de hemossiderose pulmonar refere-se ao subgrupo de pacientes com **hemorragia alveolar difusa (HAD)**. O sangramento na HAD ocorre como resultado de lesão da microvasculatura do pulmão e pode ser lento e insidioso em razão da baixa pressão da circulação pulmonar. A hemossiderose pulmonar foi classicamente caracterizada pela tríade de anemia por deficiência de ferro, hemoptise e evidência radiográfica de infiltração alveolar. No entanto, é grande a probabilidade de que muitas das pessoas afetadas, em particular os pacientes jovens, se apresentem de forma atípica e deve-se manter um alto índice de suspeita para esta condição. A hemossiderose pulmonar pode existir isoladamente, porém ocorre mais comumente associada a uma condição subjacente. Nem sempre é possível encontrar uma etiologia precisa da hemorragia. Um diagnóstico de **hemossiderose pulmonar idiopática (HPI)** é feito quando a HAD ocorre de maneira isolada e descobre-se que a avaliação exaustiva para uma etiologia patológica subjacente nada esclarece ou não é diagnóstica.

ETIOLOGIA

As variadas etiologias da hemossiderose pulmonar são classificadas com base na presença ou ausência de **capilarite** pulmonar, um processo patológico que se caracteriza por inflamação e rompimento celular do interstício alveolar e do leito capilar. Embora o achado de capilarite pulmonar seja inespecífico no que diz respeito ao diagnóstico subjacente, sua presença parece ser um importante fator prognóstico negativo na HAD e pode indicar um processo de vasculite sistêmica subjacente ou uma doença vascular do colágeno.

Os distúrbios associados à capilarite pulmonar podem incluir lúpus eritematoso sistêmico (LES; ver Capítulo 183), capilarite induzida por fármacos, granulomatose com poliangiite (anteriormente chamada granulomatose de Wegener), síndrome de Goodpasture e púrpura de Henoch-Schönlein (ver Capítulo 192). O achado de HAD em pacientes com granulomatose com poliangiite e poliangiite microscópica (MPA; ver Capítulo 192) está frequentemente associado à evidência patológica de capilarite pulmonar. Nos pacientes com síndrome de Goodpasture ou LES, há relatos de HAD tanto com quanto sem o achado associado à capilarite. Uma série de distúrbios autoimunes sistêmicos e inflamatórios pode predispor um hospedeiro à HAD com capilarite pulmonar. Da mesma forma, uma variedade de fármacos tem sido associada ao achado de capilarite pulmonar, mas os mecanismos de desarranjo celular ainda não foram identificados.

Esses distúrbios diferenciam-se daqueles que não apresentam capilarite pulmonar. Os distúrbios nos quais o achado patológico de ruptura da rede capilar está ausente dividem-se, ainda, em etiologias cardíacas (hipertensão pulmonar, estenose mitral) e não cardíacas (imunodeficiência, síndrome de Heiner, coagulopatias, HPI). A Tabela 435.1 fornece um resumo e uma classificação dos diagnósticos que podem manifestar-se como sangramento pulmonar recorrente ou crônico.

EPIDEMIOLOGIA

Os distúrbios que se apresentam como HAD são altamente variáveis em sua gravidade, bem como em sua sintomatologia associada e anomalias identificáveis em exames laboratoriais; o diagnóstico pode demorar muito a ser realizado, fazendo com que as estimativas de frequência não sejam confiáveis. Da mesma forma, a prevalência de HPI é, em grande parte, desconhecida. Das crianças e adultos jovens diagnosticados com HPI no passado, foi postulado que a etiologia da hemorragia já poderia ter sido descoberta se eles fossem examinados com as técnicas diagnósticas mais recentes e mais avançadas disponíveis atualmente; os exames sorológicos específicos melhoraram muito nossa capacidade de avaliar a doença imunomediada. As estimativas de prevalência obtidas de análises de casos retrospectivos suecos e japoneses variam de 0,24 a 1,23 caso por milhão. As crianças e os adolescentes são responsáveis por 30% dos casos. A proporção entre homens afetados e mulheres afetadas é de 1:1 no grupo de diagnóstico na infância, e os homens são apenas ligeiramente mais acometidos no grupo diagnosticado como adultos jovens.

Tabela 435.1 Síndromes da hemorragia alveolar difusa.

CLASSIFICAÇÃO	SÍNDROME
DISTÚRBIOS COM CAPILARITE PULMONAR	
	Capilarite pulmonar idiopática (isolada) (positividade ou negatividade para ANCA)
	Granulomatose com poliangiite (granulomatose de Wegener)
	Poliangiite microscópica
	Lúpus eritematoso sistêmico (LES)
	Esclerodermia
	Polimiosite
	Síndrome de Goodpasture
	Síndrome do anticorpo antifosfolipídio
	Púrpura de Henoch-Schönlein
	Nefropatia por imunoglobulina A
	Síndrome de Behçet
	Crioglobulinemia
	Capilarite induzida por fármacos (fenitoína, ácido retinoico, propiltiouracila)
	Síndrome idiopática pulmonar-renal
	Rejeição aguda de transplante de pulmão
	Angiite granulomatosa eosinofílica (síndrome de Churg-Strauss)
	Fibrose pulmonar idiopática
DISTÚRBIOS SEM CAPILARITE PULMONAR	
Causas não cardiovasculares	Hemossiderose pulmonar idiopática
	Síndrome de Heiner
	Hemorragia pulmonar idiopática aguda da infância
	Transplante de medula óssea
	Imunodeficiência
	Distúrbios de coagulação
	Síndrome hemolítico-urêmica
	Doença celíaca (síndrome de Lane-Hamilton)
	LES
	Traumatismo não acidental
	Terapia de radiação
	Infecção (HIV, criptococose, doença dos legionários)
	Drogas–toxinas
Causas cardiovasculares	Estenose mitral
	Doença veno-oclusiva pulmonar
	Malformações arteriovenosas
	Linfangioleiomiomatose pulmonar
	Hipertensão pulmonar
	Hemangiomatose capilar pulmonar
	Insuficiência cardíaca crônica
	Trombose vascular com infarto
	Endocardite

Modificada de Susarla SC, Fan LL: Diffuse alveolar hemorrhage syndromes in children, *Curr Opin Pediatr* 19:314-320, 2007.

PATOLOGIA

Na capilarite pulmonar, as principais características histológicas incluem: (1) trombos de fibrina, que obstruem os capilares; (2) formação de coágulos de fibrina aderentes ao septo interalveolar; (3) necrose fibrinoide das paredes dos capilares; e (4) eritrócitos intersticiais e hemossiderina. Achados patológicos ilustrativos, mas inespecíficos, como hipertrofia vascular do músculo liso (hipertensão pulmonar), edema (estenose mitral) ou trombose (trombose vascular com infarto), podem ser encontrados nos distúrbios que causam a HAD sem capilarite pulmonar. A presença de sangue nas vias respiratórias ou alvéolos é representativa de hemorragia recente. Com repetidos episódios de hemorragia pulmonar, o tecido do pulmão torna-se marrom em consequência da presença de hemossiderina. *Macrófagos carregados de hemossiderina* (*MCHs*) são vistos na hemorragia pulmonar recorrente crônica ou em recuperação e são identificáveis tanto no fluido de lavado broncoalveolar quanto em amostras patológicas do tecido pulmonar. Leva de 48 a 72 horas para que os macrófagos alveolares convertam o ferro dos eritrócitos em hemossiderina. Em um modelo murino, os MCHs aparecem 3 dias após um episódio único de hemorragia pulmonar e atingem o pico em 7 a 10 dias. Os MCHs podem ser detectados por semanas a meses após um evento hemorrágico. Outros achados patológicos inespecíficos incluem espessamento de septos alveolares, hiperplasia de células caliciformes e hipertrofia de pneumócitos tipo II. É possível observar fibrose com a doença crônica.

FISIOPATOLOGIA

Hemorragia alveolar difusa associada à capilarite pulmonar

A **granulomatose com poliangiite** é uma etiologia reconhecida para a HAD em crianças. Classicamente, esta doença caracteriza-se pela formação de granulomas necrosantes (com ou sem cavitação) dos tratos respiratórios superior e inferior e por glomerulonefrite necrosante e vasculite de pequenos vasos. Nas crianças, as apresentações atribuíveis às vias respiratórias superiores, incluindo estenose subglótica, podem sugerir o diagnóstico. A presença de anticorpos anticitoplasma de neutrófilos (ANCAs) pode ser útil no diagnóstico e no tratamento, mas o médico deve estar ciente de que outras vasculites ANCA-positivas, como a MPA e a síndrome de Churg-Strauss, podem compartilhar este achado laboratorial inespecífico. Em vasculites de pequenos vasos, os ANCAs causam uma reação inflamatória que resulta em lesão da microvasculatura. Os anticorpos antiproteinase-3 (cANCA) estão tradicionalmente associados à granulomatose com poliangiite, ao passo que os anticorpos antimieloperoxidase (pANCA) normalmente são encontrados em pacientes com MPA.

Os pacientes com **MPA** (anteriormente a variante microscópica da poliarterite nodosa) demonstram vasculite necrosante sistêmica com predileção por vasos pequenos (vênulas, arteríolas, capilares), mas sem formação de granulomas necrosantes. Este diagnóstico é excluído pelo achado de deposição de imunocomplexos, de modo a diferenciar a MPA de outras doenças (púrpura de Henoch-Schönlein, vasculite crioglobulinêmica) que estão associadas à vasculite de pequenos vasos mediada por imunocomplexos.

A **síndrome de Goodpasture** é uma doença mediada por imunocomplexos na qual o anticorpo antimembrana basal glomerular (MBG) se liga à membrana basal tanto do alvéolo quanto do glomérulo. Os anticorpos MBG prendem-se ao colágeno tipo IV contido no endotélio vascular. Em nível alveolar, a imunoglobulina (Ig) G, a IgM e o complemento são depositados nos septos alveolares. A microscopia eletrônica mostra rompimento das membranas basais e da integridade vascular, que permite que o sangue escape para os espaços alveolares.

Embora não seja frequente encontrar hemorragia alveolar em associação com o LES, sua ocorrência costuma ser grave e potencialmente fatal; as taxas de mortalidade são superiores a 50%. As características patológicas de vasculite podem estar ausentes. Alguns estudos de imunofluorescência revelaram depósitos de IgG e C3 nos septos alveolares. No entanto, ainda não foi estabelecida uma clara ligação entre a formação de imunocomplexos e a hemorragia alveolar.

Na **púrpura de Henoch-Schönlein**, a hemorragia pulmonar é uma complicação rara, porém reconhecida. Os achados patológicos incluíram infiltração neutrofílica transmural de pequenos vasos, inflamação dos septos alveolares e hemorragia intra-alveolar. Vasculite é o mecanismo proposto da hemorragia.

As **síndromes renais pulmonares** são definidas como aquelas nas quais as manifestações de doenças pulmonares e renais são predominantes. Essas incluem a granulomatose com poliangiite mencionada anteriormente, a síndrome de Goodpasture, o LES e a MPA. Como a púrpura de Henoch-Schönlein também pode ter envolvimento renal, sugeriu-se sua inclusão como uma síndrome pulmonar renal.

Hemorragia alveolar difusa não associada à capilarite pulmonar

A evolução neonatal de um RN prematuro pode ser complicada por hemorragia pulmonar. As redes alveolares e vasculares são imaturas e particularmente propensas a inflamação e danos por ventilação mecânica, barotraumatismo, estresse oxidativo e infecção. A hemorragia pulmonar pode ser não reconhecida se o volume de sangue for insuficiente para atingir as regiões proximais das vias respiratórias. Os achados da radiografia de tórax na hemorragia pulmonar podem ser avaliados, então, como um quadro agravado de síndrome do desconforto respiratório, edema ou infecção.

A hemossiderose pulmonar associada à **hipersensibilidade ao leite de vaca** foi primeiramente relatada por Heiner em 1962. Esta condição é caracterizada por sintomas variáveis de intolerância ao leite. Estes podem incluir fezes macroscopicamente sanguinolentas ou heme-positivas ocultas, vômitos, insuficiência de crescimento, sintomas de refluxo gastresofágico e/ou congestão das vias respiratórias superiores. Os achados patológicos incluíam elevações na IgE e eosinofilia periférica, bem como depósitos alveolares de IgG, IgA e C3. A associação com hemorragia pulmonar permanece controversa, mas várias séries de casos corroboraram a associação empírica. Em uma série, os bebês apresentavam sintomas respiratórios recorrentes e anemia por deficiência de ferro; todos os lactentes melhoraram com a eliminação do leite de vaca de suas dietas e depois disso alguns deles apresentaram recorrência da doença pulmonar com um teste com leite de vaca. No entanto, muitos pacientes com precipitinas do leite não apresentaram sintomas de hemossiderose e os pacientes com hemossiderose nem sempre tiveram precipitinas do leite; a relação pode ser uma associação, e não uma causalidade.

Diversos relatos de casos e séries de casos sugeriram uma associação entre a **doença celíaca** (ver Capítulo 364.2) e a HAD. Nesses relatos, observou-se resolução dos sintomas intestinais e pulmonares juntamente com a resolução da doença radiográfica após a adoção de dieta livre de glúten. Sugere-se considerar a realização de exames para doença celíaca naqueles pacientes com hemorragia pulmonar; a sintomatologia gastrintestinal sugestiva pode ser justificada.

Existe uma série de condições e exposições adicionais associadas que funcionam como causas para a HAD. Tipicamente, elas têm natureza anti-inflamatória e podem ser diversamente atribuíveis a etiologias cardíacas, vasculares, linfáticas ou hematológicas. A **doença do enxerto *versus* hospedeiro** tem estado implicada em receptores de transplantes e ocasionalmente a HAD pode ser atribuível a um traumatismo não acidental. Essas etiologias da HAD ocorrem com pouca frequência na população pediátrica, e os mecanismos sugeridos para a hemorragia são variáveis.

O diagnóstico de HPI é feito por exclusão e só é confirmado quando houver evidência de HAD crônica ou recorrente, e quando exaustivas avaliações para etiologias primárias ou secundárias tiveram resultados negativos. Os envolvimentos renal e sistêmico devem estar ausentes, e a amostra da biopsia não deve revelar nenhuma evidência de doença granulomatosa, vasculite, infecção, infarto, deposição de imunocomplexos ou malignidade. Alguns pacientes inicialmente diagnosticados com HPI serão diagnosticados posteriormente com síndrome de Goodpasture, LES ou MPA; portanto, alguns casos de HPI podem representar distúrbios imunomediados não reconhecidos.

MANIFESTAÇÕES CLÍNICAS

A apresentação clínica da hemossiderose pulmonar é altamente variável. Na maioria dos casos sintomáticos, a HAD é sinalizada por sintomas de hemoptise e dispneia com hipoxemia associada e o achado de infiltração alveolar na radiografia de tórax. O diagnóstico pode ser problemático, uma vez que as crianças pequenas geralmente não têm a capacidade para expectorar de forma eficaz e podem não se apresentar com hemoptise. Como a presença de sangue no pulmão é um gatilho para a irritação e a inflamação das vias respiratórias, após um episódio de hemorragia o paciente pode apresentar-se com sibilância, tosse, dispneia e alterações nas trocas gasosas, refletindo broncospasmo, edema, tampões de muco e inflamação; esta apresentação pode resultar em um diagnóstico incorreto de asma ou bronquiolite. A falta de sintomas pulmonares não exclui o diagnóstico de HAD e as crianças podem apresentar apenas fadiga crônica ou palidez. Particularmente, lactentes jovens e crianças com HAD podem chamar a atenção com uma sintomatologia totalmente inespecífica e não pulmonar, como a falta de crescimento ou icterícia.

Os sintomas primários ou relatados podem refletir um processo de doença subjacente associada, ou uma condição comórbida. As apresentações podem variar muito, indo de uma relativa falta de sintomas até choque ou morte súbita. Ocasionalmente, o sangramento pode ser reconhecido pela presença de infiltrados alveolares em uma radiografia de tórax isolada. Deve-se observar, no entanto, que a ausência de infiltrado não exclui um processo hemorrágico em curso.

Ao exame físico, o paciente pode estar pálido, com taquicardia e taquipneia. Durante uma exacerbação aguda, as crianças frequentemente estão febris. O exame do tórax pode revelar retrações e aeração diferencial ou diminuída com estertores ou sibilos. O paciente pode apresentar-se em choque e com insuficiência respiratória em decorrência de hemoptise massiva.

ACHADOS LABORATORIAIS E DIAGNÓSTICO

A hemorragia pulmonar está tradicionalmente associada à anemia microcítica e hipocrômica. Reduções dos níveis séricos de ferro, capacidade total de ligação do ferro normal ou diminuída e níveis de ferritina normais a aumentados podem ser encontrados juntamente com a doença crônica. Uma elevada taxa de sedimentação de eritrócitos constitui um achado inespecífico. A contagem de reticulócitos frequentemente está elevada. Os pacientes com capilarite pulmonar têm hematócritos diminuídos e taxas de sedimentação de eritrócitos mais elevadas. A anemia da HPI pode mimetizar a anemia hemolítica. Os aumentos da bilirrubina plasmática são causados por absorção e degradação da hemoglobina nos alvéolos. Qualquer uma ou todas essas manifestações hematológicas podem estar ausentes na presença de hemorragia recente.

O montante de glóbulos brancos, com contagem diferencial, deve ser avaliado para a possível evidência de infecção e eosinofilia. Um esfregaço periférico e o teste de Coombs direto podem sugerir um processo de vasculite. Uma amostra de fezes positiva para sangue oculto pode sugerir doenças gastrintestinais associadas, mas também pode refletir sangue ingerido. As funções renais e hepáticas devem ser analisadas. Deve-se realizar urinálise para avaliar a presença de uma síndrome pulmonar-renal. São recomendados perfil de coagulação, imunoglobulinas quantitativas (incluindo IgE) e estudos complementares. O exame para a doença de von Willebrand também é indicado.

Os estudos para ANCA (cANCA, pANCA), anticorpo antinuclear, DNA de dupla-hélice, fator reumatoide, anticorpo antifosfolipídio e anticorpo MBG avaliam a presença de uma série de processos imunomediados e vasculíticos que podem estar associados à capilarite pulmonar.

O escarro ou as secreções pulmonares devem ser analisados em busca de evidência significativa de sangue ou MCHs e podem fornecer evidências em um paciente que seja capaz de adequadamente expectorar secreções das vias respiratórias inferiores. As secreções gástricas também podem revelar MCHs. A broncoscopia flexível proporciona a visualização de todas as áreas de sangramento ativo. Com o lavado broncoalveolar, as secreções pulmonares podem ser enviadas para exame patológico e análise da cultura. A capacidade de executar a broncoscopia flexível será limitada se houver grandes quantidades de sangue ou coágulos nas vias respiratórias. O sangramento ativo pode ser exacerbado pela oclusão das vias respiratórias com um broncoscópio e pela instilação de fluido. Um paciente com insuficiência respiratória pode ser ventilado de forma mais eficaz por meio de um broncoscópio rígido.

As radiografias de tórax podem revelar evidência de doença aguda ou crônica. Frequentemente nota-se hiperaeração, em especial durante uma hemorragia aguda. Geralmente, os infiltrados são simétricos e podem preservar os ápices pulmonares. Também pode ser observada atelectasia. Na doença crônica, é possível observar fibrose, linfadenopatia e nodularidade. Os achados da tomografia computadorizada (TC) podem demonstrar um processo patológico subclínico e contributivo. A presença de um sopro cardíaco, de cardiomegalia na radiografia ou uma suspeita clínica de lesão cardíaca no lado esquerdo sugerem a necessidade de avaliação cardíaca completa, incluindo eletrocardiograma e ecocardiograma.

O teste de função pulmonar provavelmente revelará doença obstrutiva primária na fase aguda. Com a doença tornando-se mais crônica, a fibrose e a doença restritiva tendem a predominar. Os níveis de saturação de oxigênio podem estar diminuídos. Os volumes pulmonares podem revelar aprisionamento agudo de ar e diminuições na capacidade pulmonar total de forma crônica. A capacidade de difusão de monóxido de carbono pode estar baixa ou normal na fase crônica, mas provavelmente estará elevada no contexto de hemorragia aguda porque o monóxido de carbono se liga à hemoglobina em glóbulos vermelhos extravasados.

Há justificativa para a biopsia pulmonar quando a HAD ocorre sem etiologia discernível, doença extrapulmonar ou anticorpos MBG em circulação. Quando cirurgicamente obtido, o tecido pulmonar deve ser avaliado em busca de evidência de vasculite, deposição de imunocomplexos e doença granulomatosa.

Muitos especialistas têm apoiado um diagnóstico de HPI sem a biopsia pulmonar se o paciente tiver apresentação típica com infiltração difusa na radiografia, anemia, MCHs no lavado broncoalveolar, escarro ou aspirado gástrico, ausência de doença sistêmica e sorologia negativa para doença imunomediada. No entanto, na avaliação de amostras patológicas de tecidos pulmonares provou-se que diversos pacientes que atendem a esses critérios apresentam capilarite pulmonar. Portanto, recomenda-se a biopsia pulmonar em qualquer criança que apresente HAD de etiologia incerta.

TRATAMENTO

A terapia de suporte, incluindo reposição volêmica, suporte ventilatório, oxigênio suplementar e transfusão de hemoderivados, pode ser necessária no paciente que apresenta agudamente hemorragia pulmonar. A terapia cirúrgica ou médica deve concentrar-se em qualquer condição subjacente tratável. Na HPI, os corticosteroides sistêmicos são frequentemente usados como tratamento de primeira linha e se espera que sejam particularmente benéficos no contexto de doença imunomediada. Os esteroides modulam o afluxo de neutrófilos e a inflamação associada à hemorragia; consequentemente, eles podem diminuir a progressão em direção à doença fibrótica.

A dosagem de medicamentos pode variar em relação ao diagnóstico primário, idade, comorbidades e outros fatores. Defende-se uma correlação clinicofarmacológica.

O tratamento pode ser fornecido sob a forma de metilprednisolona 2 a 4 mg/kg/dia dividida a cada 6 h ou sob a forma de prednisona 0,5 a 1 mg/kg/dia e depois diminuída para dias alternados após a resolução dos sintomas agudos. A cura bem-sucedida também está associada à utilização de pulsoterapia com esteroides; a metilprednisolona pode ser administrada a uma dose de 10 a 30 mg/kg (máximo 1 g) em infusão por 1 h durante 3 dias consecutivos e repetida semanalmente ou mensalmente. O tratamento precoce com corticosteroides parece diminuir os episódios de hemorragia. A terapia com esteroides está associada à melhora na sobrevida e pode ser reduzida conforme tolerado com a remissão da doença ou mantida cronicamente.

Uma variedade de agentes imunossupressores alternativos e poupadores de esteroides, incluindo ciclofosfamida, azatioprina, hidroxicloroquina, metotrexato, rituximabe, 6-mercaptopurina e Ig intravenosa, tem sido empiricamente utilizada com sucesso como terapia adjuvante em pacientes com doença grave, crônica, incessante ou hemorrágica recorrente. A terapia de manutenção com 6-mercaptopurina pode levar a resultados favoráveis na obtenção da remissão a longo prazo.

A plasmaférese é uma terapia reconhecida para a doença do anticorpo anti-MBG. A Ig intravenosa tem sido usada na doença mediada pelo complexo imune.

Nas crianças mais gravemente doentes, podem ser necessárias intervenções adicionais de sustentação da vida; foi relatado que a oxigenação por membrana extracorpórea (ECMO) combinada com a imunossupressão foi bem-sucedida em permitir a recuperação de uma hemorragia grave com insuficiência respiratória hipoxêmica no contexto de MPA positiva para pANCA. Nas hemorragias pulmonares neonatal e infantil, foram descritas as melhoras clínicas dos gases sanguíneos e das exigências ventilatórias com a administração intrapulmonar de surfactante exógeno.

Os potenciais efeitos adversos dessas intervenções farmacológicas e terapêuticas devem ser reconhecidos, e os pacientes tratados precisam ser monitorados rigorosamente por conta das complicações relacionadas com o fármaco. A síndrome de Cushing é uma complicação reconhecida da corticoterapia crônica. Também há relatos de trombocitopenia associada a uma dose baixa de ciclofosfamida. Os pacientes cronicamente imunossuprimidos estão em risco de infecções oportunistas; foi descrita a pneumonia por *Legionella* em um sobrevivente de HPI.

Na doença crônica, a progressão para fibrose pulmonar debilitante já foi descrita. O transplante de pulmão foi realizado em pacientes com HPI refratários à terapia imunossupressora. Em um estudo de caso relatado, houve recorrência de HPI no pulmão transplantado.

Muitos pacientes (cerca de 50%) são diagnosticados com HPI 2 meses após a apresentação. Além disso cerca de 15% são diagnosticados após um período de 6 meses.

PROGNÓSTICO

O desfecho para os pacientes que sofrem de HAD depende em grande medida do processo patológico subjacente. Algumas condições respondem bem às terapias imunossupressoras e há remissões da doença bem documentadas. Outras síndromes, especialmente aquelas associadas à capilarite pulmonar, apresentam um prognóstico pior. Na HPI, a mortalidade é normalmente atribuível a hemorragia massiva ou fibrose progressiva, insuficiência respiratória e insuficiência cardíaca do lado direito.

O prognóstico a longo prazo em pacientes com HPI varia entre os estudos. As revisões de estudos de caso iniciais sugeriram uma sobrevida média de apenas 2,5 anos após o aparecimento dos sintomas. Nesta revisão inicial, uma minoria dos pacientes foi tratada com esteroides. Revisões recentes demonstraram sobrevidas de 5 anos (86%) e de 8 anos (93%) amplamente melhoradas em associação com o uso de terapias imunossupressoras. Até o momento, regimes de tratamento específicos com imunossupressores ainda não foram estudados de forma prospectiva.

A bibliografia está disponível no GEN-io.

Capítulo 436
Embolia Pulmonar, Infarto e Hemorragia

436.1 Embolia Pulmonar e Infarto

Mary A. Nevin

A doença tromboembólica venosa (TEV) tornou-se um problema crítico cada vez mais reconhecido em crianças e adolescentes com doenças crônicas, assim como em pacientes sem fatores de risco identificáveis (Tabela 436.1). A melhora na sobrevida de pacientes com doença crônica provavelmente contribuiu para o maior número de crianças apresentando esses eventos tromboembólicos; eles são uma fonte significativa de

Tabela 436.1	Fatores de risco para embolia pulmonar.

AMBIENTAIS
Viagens aéreas de longa distância (> 4 h)
Obesidade
Tabagismo
Hipertensão
Imobilidade

SAÚDE FEMININA
Contraceptivos orais, incluindo as pílulas com progesterona apenas e, especialmente, as de terceira geração
Gravidez ou puerpério
Terapia de reposição hormonal
Aborto séptico

DOENÇA CLÍNICA
História pessoal ou familiar de embolia pulmonar ou trombose venosa profunda
Câncer
Insuficiência cardíaca
Doença pulmonar obstrutiva crônica
Diabetes melito
Doença inflamatória intestinal
Uso de substâncias antipsicóticas
Cateter venoso central de longa permanência
Marca-passo permanente
Desfibrilador cardíaco implantável
Acidente vascular encefálico com paresia de membro
Lesão da medula espinal
Residência em lar de idosos ou internação hospitalar corrente ou repetida

PROCEDIMENTOS CIRÚRGICOS
Traumatismo
Cirurgia ortopédica
Cirurgia geral
Neurocirurgia, especialmente craniotomia para tumor cerebral
Anomalias vasculares
Síndrome de May-Turner

TROMBOFILIA
Mutação do fator V de Leiden
Mutação do gene da protrombina (20210G A)
Hiper-homocisteinemia (incluindo mutação na metilenotetra-hidrofolato redutase)
Síndrome do anticorpo antifosfolipídio
Deficiência de antitrombina III, proteína C ou proteína S
Elevadas concentrações de fator VIII ou XI
Aumento da lipoproteína (a)

NÃO TROMBÓTICOS
Ar
Partículas estranhas (p. ex., cabelo, talco, como consequência do uso indevido de substâncias intravenosas)
Fluido amniótico
Fragmentos de ossos, medula óssea
Gordura
Tumores (tumor de Wilms)

Adaptada de Goldhaber SZ: Pulmonary embolism, *Lancet* 363:1295-1305, 2004.

morbidade e mortalidade, e podem só ser reconhecidos no exame *post mortem*. Recomenda-se, portanto, um alto nível de suspeita clínica e de identificação adequada de indivíduos em risco.

ETIOLOGIA

Uma série de fatores de risco pode ser identificada em crianças e adolescentes; imobilidade, malignidade, gravidez, infecção, cateteres venosos centrais de longa permanência e diversas condições trombofílicas herdadas e adquiridas foram identificados como fatores que colocam um indivíduo em risco. Nas crianças, uma porcentagem significativamente maior de TEV representa um risco associado em comparação com os adultos. As crianças com **trombose venosa profunda (TVP)** e **embolia pulmonar (EP)** são muito mais propensas a ter uma ou mais condições ou circunstâncias identificáveis colocando-as em risco. Diferentemente do que acontece com os adultos, a trombose idiopática é uma ocorrência rara na população pediátrica. Em uma coorte retrospectiva de pacientes com TEV em hospitais pediátricos nos EUA de 2001 a 2007, descobriu-se que a maioria (63%) das crianças afetadas tinha uma ou mais comorbidades médicas crônicas. Em um grande registro canadense, verificou-se que 96% dos pacientes pediátricos tinham um fator de risco e 90% apresentavam dois ou mais fatores de risco. Por outro lado, cerca de 60% dos adultos com este distúrbio têm um fator de risco identificável (Tabela 436.1). Os fatores de risco identificados mais comuns em crianças incluem infecção, cardiopatia congênita e presença de cateter venoso central de longa permanência.

Nas crianças, a doença embólica é variada em sua origem. Um êmbolo pode conter trombo, ar, fluido amniótico, material séptico ou tecido neoplásico metastático. Os tromboêmbolos são o tipo mais comumente encontrado. Um fator de risco frequentemente encontrado para TVP e EP na população pediátrica é a presença de um cateter venoso central. Mais de 50% das TVPs em crianças e mais de 80% em recém-nascidos são encontrados em pacientes com cateteres venosos centrais de longa permanência. A presença de um cateter no lúmen de um vaso, bem como de medicamentos instilados, pode induzir danos endoteliais e favorecer a formação de trombos.

As crianças com neoplasias malignas também estão em risco considerável. Apesar de a EP ser descrita em crianças com leucemia, o risco deste distúrbio é mais significativo em crianças com tumores sólidos, em vez de hematológicos. Uma criança com malignidade pode ter numerosos fatores de risco associados ao processo patológico primário e às intervenções terapêuticas. A infecção por imunossupressão crônica pode interagir com a hipercoagulabilidade da malignidade e com os efeitos quimioterápicos no endotélio. Em uma coorte retrospectiva de pacientes com TEV de 2001 a 2007, a malignidade pediátrica foi a condição médica mais fortemente associada à TEV recorrente.

No período neonatal, a doença tromboembólica e a EP podem estar relacionadas com cateteres de longa permanência utilizados na nutrição parenteral e na aplicação de medicamentos. O tromboembolismo pulmonar em recém-nascidos geralmente ocorre como uma complicação de doença subjacente; o diagnóstico associado mais comum é o de doença cardíaca congênita, mas sepse e asfixia durante o nascimento também são condições associadas notáveis. Outros fatores de risco incluem relativa imaturidade da coagulação dos recém-nascidos; concentrações plasmáticas dos fatores de coagulação dependentes da vitamina K (II, VII, IX, X); fatores XII, XI e pré-calicreína e cininogênio de alto peso molecular correspondem a apenas cerca de metade dos níveis de adultos (ver Capítulo 502). Ocasionalmente, a EP em recém-nascidos pode refletir os fatores de risco maternos, como diabetes e toxemia gravídica. Os lactentes com deficiências homozigóticas congenitamente adquiridas de antitrombina, proteína C e proteína S também são mais propensos a apresentar doença tromboembólica no período neonatal (ver Capítulo 505).

A **embolia aérea pulmonar** é uma entidade definida em recém-nascidos ou lactentes e é atribuída à ventilação convencional desses pacientes criticamente doentes (e, em geral, prematuros) com doença pulmonar grave. Na maioria dos casos, a embolia aérea pulmonar é precedida por uma síndrome de escape de ar. Os lactentes podem tornar-se sintomáticos e criticamente comprometidos a partir de 0,4 mℓ/kg de ar intravascular; acredita-se que esses distúrbios fisiológicos sejam secundárias aos efeitos do nitrogênio.

A doença protrombótica também pode manifestar-se em lactentes maiores e em crianças. A doença pode ser congênita ou adquirida. Entre as **condições trombofílicas herdadas**, estão as deficiências de antitrombina, proteína C e proteína S, bem como as mutações no fator V de Leiden (G1691A) (ver Capítulo 505) e na protrombina (mutação 20210A no fator II) (ver Capítulo 505), e valores elevados de lipoproteína A. Além disso, existem várias condições trombofílicas adquiridas; estas incluem a presença de anticoagulante lúpico (pode estar presente sem o diagnóstico de lúpus eritematoso sistêmico), anticorpos anticardiolipina e anticorpos anti-β_2-glicoproteína 1. Por fim, condições como hiper-homocisteinemia (ver Capítulo 104) podem ter determinantes tanto herdados quanto dietéticos. Todos foram ligados à doença tromboembólica. A TVP/EP pode ser a apresentação inicial.

As crianças com doença falciforme também apresentam elevado risco de infarto e embolia pulmonar. A doença protrombótica adquirida é vista em condições como síndrome nefrótica (ver Capítulo 545) e síndrome do anticorpo antifosfolípidio. Entre um quarto e metade das crianças com lúpus eritematoso sistêmico (ver Capítulo 183) tem doença tromboembólica. Há uma associação significativa com o início da TEV em crianças para cada traço trombofílico herdado avaliado, elucidando, assim, a importância do rastreamento para possíveis condições trombofílicas naqueles em risco de TEV. Os êmbolos sépticos são raros em crianças, mas podem ser causados por osteomielite, tromboflebite de veia umbilical ou de veia jugular, celulite, infecção do trato urinário e endocardite do lado direito.

Outros fatores de risco incluem infecção, doença cardíaca, cirurgia recente e traumatismo. Acredita-se que o risco cirúrgico seja mais significativo quando a imobilidade será um procedimento proeminente para a recuperação. O uso de contraceptivos orais confere um risco adicional, embora o nível de risco nas pacientes que fazem uso destes medicamentos pareça estar diminuindo, talvez por causa das quantidades mais baixas de estrogênio nas formulações atuais. Em um paciente adolescente previamente saudável, geralmente os fatores de risco são desconhecidos ou são similares aos dos adultos (Tabelas 436.1 e 436.2).

Tabela 436.2 Regras de decisão clínica para trombose venosa profunda e embolia pulmonar.

ESCORE DE WELLS PARA TROMBOSE DA VEIA PROFUNDA*		
Câncer ativo	+1	NA
Paralisia, paresia ou gesso recente nas extremidades inferiores	+1	NA
Imobilização recente > 3 dias ou cirurgia de grande porte nas últimas 4 semanas	+1	NA
Sensibilidade localizada do sistema venoso profundo	+1	NA
Edema de perna inteira	+1	NA
Edema de panturrilha > 3 cm comparado com o lado assintomático	+1	NA
Edema unilateral por corrosão	+1	NA
Veias superficiais colaterais	+1	NA
Trombose venosa profunda previamente documentada	+1	NA
Diagnóstico alternativo pelo menos tão provável quanto a trombose venosa profunda	−2	NA
ESCORE DE WELLS PARA EMBOLIA PULMONAR[†,‡]		
Diagnóstico alternativo menos provável que embolia pulmonar	+3	+1
Sinais e sintomas clínicos de trombose venosa profunda	+3	+1
Frequência cardíaca > 100 bpm	+1,5	+1
Trombose venosa profunda ou embolia pulmonar prévias	+1,5	+1
Imobilização ou cirurgia nas últimas 4 semanas	+1,5	+1
Câncer ativo	+1	+1
Hemoptise	+1	+1
ESCORE DE GENEBRA REVISTO PARA EMBOLIA PULMONAR,[§,‖]		
Frequência cardíaca ≥ 95 bpm	+5	+2
Frequência cardíaca 75 a 94 bpm	+3	+1
Dor à palpação venosa profunda dos membros inferiores e edema unilateral	+4	+1
Dor unilateral dos membros inferiores	+3	+1
Trombose venosa profunda ou embolia pulmonar prévias	+3	+1
Câncer ativo	+2	+1
Hemoptise	+2	+1
Cirurgia ou fratura nas últimas 4 semanas	+2	+1
Idade > 65 anos	+1	+1

*Classificação do escore original de Wells para trombose venosa profunda: trombose venosa profunda improvável se a pontuação for > 2; trombose venosa profunda provável se a pontuação for > 2. [†]Classificação do escore original de Wells para embolia pulmonar: embolia pulmonar improvável se a pontuação for ≤ 4; embolia pulmonar provável se a pontuação for > 4. [‡]Classificação do escore simplificado de Wells para embolia pulmonar: embolia pulmonar improvável se a pontuação for ≤ 1; embolia pulmonar provável se a pontuação for > 1. [§]Classificação do escore original de Genebra revisado para embolia pulmonar: baixa probabilidade de embolia pulmonar se a pontuação for ≤ 10; alta probabilidade de embolia pulmonar se a pontuação for > 10. [‖]Classificação do escore simplificado de Genebra revisado para embolia pulmonar: baixa probabilidade de embolia pulmonar se a pontuação for ≤ 4; alta probabilidade de embolia pulmonar se a pontuação for > 4. De Di Nisio M, van Es N, Büller HR: Deep vein thrombosis and pulmonary embolism, *Lancet* 388:3060-3069, 2016 (Table 1, p. 3062).

EPIDEMIOLOGIA

Um estudo de coorte retrospectivo foi realizado com pacientes com menos de 18 anos que receberam alta de 35 a 40 hospitais pediátricos nos EUA entre 2001 e 2007. Durante esse período, observou-se um aumento drástico na incidência de TEV; a taxa anual desse distúrbio aumentou em 70% de 34 a 58 casos por 10 mil internações hospitalares. Apesar de este aumento na incidência ter sido observado em todas as faixas etárias, foi encontrada uma distribuição bimodal das idades dos pacientes, o que foi compatível com os estudos anteriores; crianças com menos de 1 ano e adolescentes constituíram a maioria das admissões por TEV, mas os recém-nascidos continuam a estar em risco mais elevado. O pico de incidência de TEV na infância parece ocorrer no primeiro mês de vida. É neste período neonatal que os eventos tromboembólicos são mais problemáticos, provavelmente como resultado de um desequilíbrio entre fatores pró-coagulantes e fibrinólise. A incidência anual de eventos venosos foi estimada em 5,3/10.000 internações hospitalares em crianças e 24/10.000 no tratamento intensivo neonatal.

As análises de necropsias pediátricas estimaram que a incidência de doença tromboembólica em crianças situa-se entre 1 e 4%, embora nem todas sejam clinicamente significativas. A doença pulmonar tromboembólica geralmente não é reconhecida, e os estudos *ante mortem* podem subestimar a verdadeira incidência. As mortes pediátricas em decorrência de embolia pulmonar isolada são raras. A maioria dos tromboêmbolos está relacionada com os cateteres venosos centrais. A fonte dos êmbolos pode estar em veias das extremidades inferiores ou superiores, bem como da pelve e do coração direito. Em adultos, o local mais comum para TVP é a parte inferior da perna. No entanto, um dos maiores registros pediátricos de TEV/EP apontou que dois terços das TVPs ocorrem nas extremidades superiores.

FISIOPATOLOGIA

As condições favoráveis para a formação de trombos incluem lesão no endotélio dos vasos, hemostase e hipercoagulabilidade. No caso da EP, um trombo desaloja-se de uma veia, desloca-se através do átrio direito e se aloja dentro das artérias pulmonares. Nas crianças, os êmbolos que obstruem menos de 50% da circulação pulmonar costumam ser clinicamente silenciosos, a menos que haja uma significativa doença cardiopulmonar coexistente. Na doença grave, a pós-carga ventricular direita está aumentada, com resultantes dilatação do ventrículo direito e elevação das pressões arterial pulmonar e ventricular direita. Nos casos graves, a redução do débito cardíaco e a hipotensão podem resultar de concomitantes reduções no enchimento ventricular esquerdo. Nos raros casos de morte por EP maciça, geralmente estão presentes aumentos acentuados na resistência vascular pulmonar e insuficiência cardíaca.

A hipoxemia arterial resulta de ventilação e perfusão desiguais; a oclusão do vaso envolvido impede a perfusão das unidades alveolares distais, criando, assim, aumento no espaço morto e hipoxia com uma elevada diferença alveoloarterial de oxigênio (ver Capítulo 400). A maioria dos pacientes está hipocárbica em consequência da hiperventilação, o que costuma persistir mesmo quando a oxigenação é otimizada. As anomalias de oxigenação e de ventilação provavelmente são menos significativas na população pediátrica, possivelmente em razão de menos doenças cardiopulmonares subjacentes e maior reserva. O suprimento vascular para o tecido pulmonar é abundante e o infarto pulmonar é incomum nos casos de embolia pulmonar, mas pode resultar da oclusão arterial distal e de hemorragia alveolar.

MANIFESTAÇÕES CLÍNICAS

A apresentação é variável e muitas embolias pulmonares são silenciosas. Raramente, uma EP maciça pode manifestar-se como insuficiência cardiopulmonar. As crianças são mais propensas a ter processos patológicos subjacentes ou fatores de risco, mas ainda podem apresentar-se de forma assintomática com pequenos êmbolos. Os sintomas e sinais comuns da EP causada por êmbolos maiores incluem hipoxia (cianose), dispneia, taquicardia, tosse, dor torácica pleurítica e hemoptise. A dor torácica pleurítica é o sintoma mais comum em adolescentes (84%), ao passo que a taquipneia inexplicável e persistente pode sugerir EP em todos os pacientes pediátricos. Ocasionalmente, podem ser observados estertores localizados durante o exame. Um alto nível de suspeita clínica é necessário, pois uma variedade de condições pode causar sintomas semelhantes; as queixas inespecíficas podem, frequentemente, ser atribuídas a um processo patológico subjacente ou a um diagnóstico incorreto/não relacionado. Devem ser realizados exames confirmatórios após uma suspeita clínica de EP. Para adolescentes e adultos mais velhos, foram publicadas regras de predição clínica baseadas em fatores de risco, sinais clínicos e sintomas (Tabela 436.2). Nenhuma dessas regras de predição clínica foi validada na população pediátrica.

ACHADOS LABORATORIAIS E DIAGNÓSTICO

Eletrocardiograma, gasometria arterial e radiografia de tórax podem ser usados para descartar alguma patologia contribuinte ou comorbidades, mas não são sensíveis ou específicos no diagnóstico de EP. Os eletrocardiógrafos podem revelar alterações do segmento ST ou evidência de hipertensão pulmonar com insuficiência ventricular direita (*cor pulmonale*); essas alterações são inespecíficas e não diagnósticas. As imagens radiográficas do tórax costumam estar normais em uma criança com EP e quaisquer anomalias tendem a ser não específicas. Os pacientes com embolia séptica podem ter várias áreas de nodularidade e cavitação, que normalmente estão localizadas perifericamente em ambos os campos pulmonares. Muitos pacientes com EP apresentam hipoxemia. A diferença alveoloarterial de oxigênio é mais sensível na detecção de distúrbios na troca gasosa.

Uma revisão dos resultados de hemograma completo, exame de urina e perfil de coagulação é justificada. Deve-se manter um alto nível de suspeita para doenças trombóticas com base na história médica ou familiar; as avaliações laboratoriais adicionais incluem ensaios de fibrinogênio, proteína C, proteína S, estudos de antitrombina III, análise para detecção de mutação no fator V de Leiden, bem como uma avaliação para anticorpos anticoagulante lúpico e anticardiolipina.

Pode haver justificativa para um ecocardiograma a fim de avaliar tamanho e função ventriculares. O ecocardiograma é necessário se houver qualquer suspeita de trombos intracardíacos ou endocardite.

Exames de ultrassom venoso não invasivo com Doppler podem ser usados para confirmar a TVP nos membros inferiores; a ultrassonografia pode não detectar a presença de trombos nas extremidades superiores ou na pelve (Figura 436.1*A*). Nos pacientes com uma significativa trombose venosa, os D-dímeros costumam estar elevados. É um exame sensível, mas inespecífico, para trombose venosa. O D-dímero pode não ser clinicamente relevante nas crianças com EP, uma vez que este grupo tem maior probabilidade de apresentar uma condição comórbida subjacente que também esteja associada a aumento do nível de D-dímero. Quando houver elevado grau de suspeita, devem ser realizados exames de confirmação com venografia. A TVP pode ser recorrente e multifocal, bem como levar a episódios repetidos de EP.

Embora muito mais comumente encontrada na população adulta, a migração de trombos para a circulação pulmonar em crianças e adolescentes pode ser evitada por meio da colocação cirúrgica de um filtro de veia cava inferior (VCI). Isso pode ser considerado quando a TVP for detectada e o risco de trombo pulmonar for alto, ou quando houver contraindicação médica ou intolerância à terapia anticoagulante. O filtro de VCI também pode ser considerado profilaticamente no contexto de traumatismo.

Embora a cintilografia de ventilação-perfusão ($\dot{V} - \dot{Q}$) seja um método não invasivo e potencialmente sensível para a detecção de embolia pulmonar, a interpretação de cintilografias $\dot{V} - \dot{Q}$ pode ser problemática. *A TC helicoidal ou espiral com um agente de contraste intravenoso é valiosa e constitui o exame diagnóstico de escolha para detectar EP* (Figura 436.1*B*). Os exames de TC detectam êmbolos nos vasos lobares e segmentares com sensibilidades aceitáveis. É possível encontrar sensibilidades mais fracas na avaliação da vasculatura pulmonar subsegmentar. A angiografia pulmonar é o padrão-ouro para o diagnóstico de EP; mas, com a disponibilidade da angiotomografia espiral com múltiplos detectores, ela não é necessária, exceto em casos incomuns.

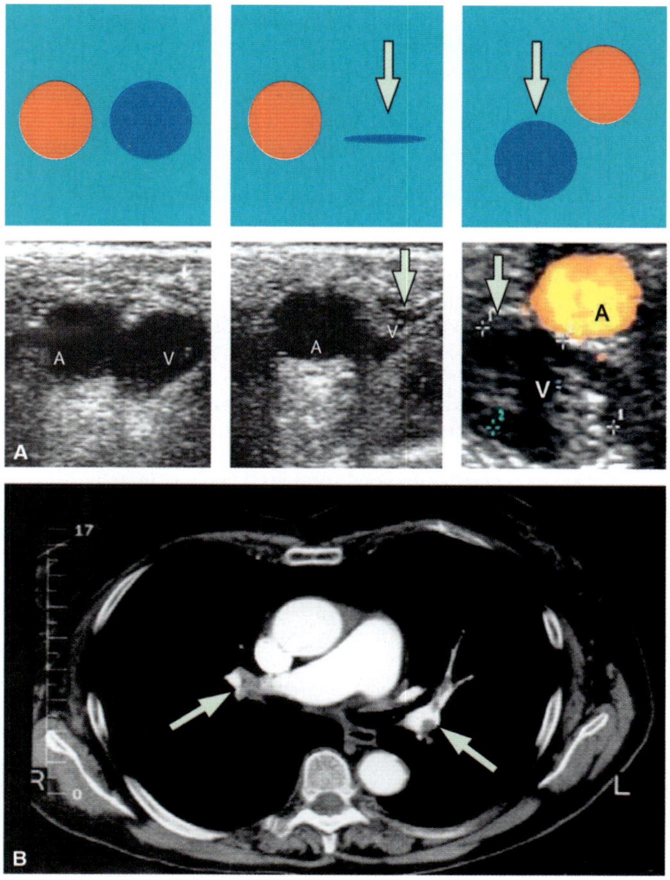

Figura 436.1 **A.** Ultrassom com compressão. Série superior, da esquerda para a direita, representação de veia e artéria sem e com (*seta*) compressão suave com a sonda de ecocardiografia; série inferior, achados ecocardiográficos correspondentes. A terceira imagem a partir da esquerda mostra um trombo na veia (veia não compressível pela sonda). **B.** Angiotomografia. Angiotomografia mostra vários êmbolos (*setas*) na artéria pulmonar principal direita e nas artérias lobar esquerda e segmentar. *A*, artéria; *V*, veia. (De Goldhaber SZ, Bounameaux H: Pulmonary embolism and deep vein thrombosis. *Lancet* 379:1835-1844, 2012, Fig. 2, p. 1838.)

A RM pode estar surgindo como uma opção de diagnóstico para pacientes com TEV. A precisão deste método é semelhante à da TC com múltiplos detectores. Ela pode ser preferível em pacientes com reações alérgicas ao material de contraste e em pacientes pediátricos nos quais tenha sido estabelecido o risco de exposição precoce à radiação ionizante.

TRATAMENTO

O tratamento inicial deve ser sempre direcionado para a estabilização do paciente. Abordagens cuidadosas de ventilação, reanimação volêmica e suporte inotrópico são sempre indicadas, pois a melhora em uma área de descompensação pode muitas vezes exacerbar a patologia coexistente.

Depois que o paciente com EP tiver sido estabilizado, o próximo passo terapêutico é a anticoagulação. As avaliações para doença pró-trombótica devem preceder a anticoagulação. A terapia de anticoagulação na fase aguda pode ser fornecida com heparina não fracionada (HNF) ou heparina de baixo peso molecular (HBPM). As heparinas atuam por intermédio de aumento da atividade da antitrombina. A HBPM geralmente é preferida em crianças; este fármaco pode ser administrado por via subcutânea e a necessidade de monitoramento sérico é pequena. O risco de trombocitopenia induzida por heparina é também reduzido com a HBPM em comparação com a HNF. Por outro lado, prefere-se a HNF em pacientes que apresentem risco elevado de sangramento, uma vez que a HNF tem meia-vida mais curta do que a HBPM. A HNF também é utilizada preferencialmente em pacientes com função renal comprometida. No monitoramento dos níveis do fármaco, os laboratórios devem estar cientes da substância escolhida para utilizar o ensaio apropriado. No caso da HNF, a faixa terapêutica é de 0,3 a 0,7 unidade de atividade anti-Xa/mℓ. No caso da HBPM, a faixa terapêutica é de 0,5 a 1 unidade/mℓ. Quando o ensaio do anti-Xa não estiver disponível, o tempo de tromboplastina parcial ativada pode ser usado com a meta de 60 a 85 s ou aproximadamente 1,5 a 2 vezes o limite superior dos valores normais apropriados para a idade. A duração recomendada da heparinização durante o tratamento agudo é de 5 a 10 dias; essa duração de terapia foi estimada a partir de dados de adultos. O tratamento a longo prazo com heparina deve ser evitado sempre que possível. Os efeitos colaterais incluem a já mencionada trombocitopenia induzida por heparina, bem como sangramento e osteoporose.

A extensão da terapia de anticoagulação ocorre na fase subaguda e pode-se usar HBPM ou varfarina. Geralmente, a varfarina é iniciada depois que se estabelece anticoagulação eficaz com a heparina, pois as deficiências congênitas graves de proteína C podem estar associadas à necrose de pele induzida por varfarina. Quando o índice internacional normalizado (INR) é medido entre 1,0 e 1,3, a dose inicial de varfarina em crianças é recomendada como 0,2 a 0,3 mg/kg administrada por via oral 1 vez/dia. A titulação da dosagem pode ser necessária para atingir um INR terapêutico de 2 a 3. Os requisitos de dosagem podem variar e uma correlação clinicofarmacológica é necessária. Geralmente, o INR é monitorado 5 dias após o início da terapia ou um período similar após mudanças na dose e semanalmente depois disso até que o paciente esteja estável. O INR deve ser obtido caso haja qualquer evidência de sangramento anormal e o tratamento deve ser interrompido pelo menos 5 dias antes de procedimentos invasivos. A utilização de terapias combinadas de anticoagulação e/ou algoritmos de tratamento estabelecidos é recomendada a fim de otimizar a segurança do paciente. Em uma primeira ocorrência de TEV, recomenda-se a anticoagulação por 3 a 6 meses no cenário de um fator de risco identificável, reversível e resolvido (p. ex., estado pós-operatório). Um tratamento mais longo é indicado para pacientes com TEV idiopática (6 a 12 meses) e para aqueles com fatores de risco clínicos crônicos (12 meses a vitalício). No contexto de uma condição trombofílica congênita, a duração da terapia costuma ser indefinida. Os inibidores do fator Xa (rivaroxabana etc.) podem tornar-se uma terapia alternativa tanto para a EP aguda quanto para o tratamento a longo prazo (Tabela 436.3).

Os agentes trombolíticos, tais como o ativador de plasminogênio tecidual recombinante, podem ser utilizados em combinação com anticoagulantes nas etapas iniciais do tratamento; seu uso é mais provável de ser considerado em crianças com EP hemodinamicamente significativa (evidência ecocardiográfica de disfunção ventricular direita) ou outras sequelas clínicas potencialmente graves da TEV. A terapia combinada pode reduzir a incidência de tromboembolismo progressivo, embolia pulmonar e síndrome pós-trombótica. A taxa de mortalidade não parece ser afetada pelas terapias adicionais; no entanto, o risco teórico adicional de hemorragia limita o uso do tratamento de combinação em todos os pacientes, exceto naqueles mais comprometidos. É contraindicado o uso de trombolíticos em pacientes com sangramento ativo, acidentes vasculares encefálicos recentes ou traumatismo.

Tabela 436.3 Terapias anticoagulantes para trombose venosa profunda e embolia pulmonar.

	VIA DE ADMINISTRAÇÃO	DEPURAÇÃO RENAL (%)	MEIA-VIDA	DOSAGEM DO TRATAMENTO INICIAL	DOSAGEM DO TRATAMENTO DE MANUTENÇÃO	DOSAGEM DO TRATAMENTO ESTENDIDO
Heparina não fracionada (HNF)	Intravenosa	~30	~1,5 h	Manter TTPa 1,5 vez do limite superior do normal		
Heparina de baixo peso molecular (HBPM)	Subcutânea	~80	3 a 4 h	Dosagem baseada no peso	Dosagem baseada no peso*	
Fondaparinux	Subcutânea	100	17 a 21 h	Dosagem baseada no peso	Dosagem baseada no peso	
Antagonistas da vitamina K	Oral	Insignificante	Acenocumarol 8 a 11 h; varfarina 36 h; femprocumona160 h	Alvo em INR em 2,0 a 3,0 e administrar paralelamente tratamento com heparina durante pelo menos 5 dias	Manter INR em 2,0 a 3,0	Manter INR em 2,0 a 3,0
Dabigatrana	Oral	~80†	14 a 17 h	Requer pelo menos 5 dias de introdução de heparina	150 mg 2 vezes/dia	150 mg 2 vezes/dia
Rivaroxabana	Oral	~33‡	7 a 11 h	15 mg 2 vezes/dia durante 3 semanas	20 mg 1 vez/dia	20 mg 1 vez/dia
Apixabana	Oral	~25‡	8 a 12 h	10 mg 2 vezes/dia durante 1 semana	5 mg 2 vezes/dia	2,5 mg 2 vezes/dia
Edoxabana	Oral	~35‡	6 a 11 h	Requer pelo menos 5 dias de introdução de heparina	60 mg uma vez por dia§	60 mg 1 vez/dia§
Ácido acetilsalicílico	Oral	~10	15 min			80 a 100 mg 1 vez/dia

A dosagem de medicamentos pode variar em relação ao diagnóstico primário, idade, comorbidades e outros fatores. A correlação clinicofarmacológica é defendida. *O tratamento com heparina de baixo peso molecular é recomendado para pacientes com câncer ativo e mulheres grávidas. †A dabigatrana é contraindicada em pacientes com depuração de creatinina abaixo de 30 mℓ/min. ‡Apixabana, edoxabana e rivaroxabana são contraindicadas em pacientes com depuração de creatinina abaixo de 15 mℓ/min. §A dose recomendada de edoxabana é de 30 mg 1 vez/dia para pacientes com depuração de creatinina de 30 a 50 mℓ/min, peso corporal menor ou igual a 60 kg, ou para aqueles com certos inibidores fortes de glicoproteína P. *INR*, índice internacional normalizado; *TTPa*, tempo de tromboplastina parcial ativada. De Di Nisio M, van Es N, Büller HR: Deep vein thrombosis and pulmonary embolism, *Lancet* 388:3060–3069, 2016 (Table 2, p. 3065).

A embolectomia cirúrgica é invasiva e está associada a significativa mortalidade. Sua aplicação deve ser limitada aos pacientes com grandes êmbolos que resultem em persistente comprometimento hemodinâmico refratário à terapia-padrão.

PROGNÓSTICO

É provável que a mortalidade em pacientes pediátricos com EP seja atribuída a um processo patológico subjacente, e não ao próprio êmbolo. As complicações a curto prazo incluem hemorragia grave (seja em razão de trombose ou em consequência da anticoagulação). As condições associadas a um prognóstico pior incluem malignidade, infecção e doença cardíaca. A taxa de mortalidade por EP em crianças é de 2,2%. Uma doença tromboembólica recorrente pode complicar a recuperação. O médico deve realizar uma extensa avaliação em busca de alguma patologia subjacente de modo a prevenir a doença progressiva. A síndrome pós-trombótica é outra complicação conhecida da doença trombótica pediátrica. O dano valvular venoso pode ser iniciado pela presença de TVP, levando a hipertensão venosa persistente com a deambulação e refluxo valvular. Os sintomas incluem edema, dor, aumento na pigmentação e ulcerações. Os pacientes pediátricos afetados podem sofrer de deficiência vitalícia.

A bibliografia está disponível no GEN-io.

436.2 Hemorragia Pulmonar e Hemoptise

Mary A. Nevin

A hemorragia pulmonar é relativamente incomum, mas é uma ocorrência potencialmente fatal em crianças. O paciente com suspeita de hemoptise pode apresentar-se de forma aguda ou subaguda e para uma variedade de diferentes médicos de distintas áreas de especialidade. O sangramento lento e difuso nas vias respiratórias inferiores pode tornar-se grave e manifestar-se como anemia, fadiga ou comprometimento respiratório sem que o paciente jamais chegue a sofrer episódios de hemoptise. A hemoptise também deve ser separada dos episódios de hematêmese ou epistaxe, cada um dos quais pode ter apresentações indistinguíveis no paciente jovem.

ETIOLOGIA

As Tabelas 436.4 e 435.1 (no Capítulo 435) apresentam as condições que podem manifestar-se como hemorragia pulmonar e hemoptise em crianças. A presença crônica (em oposição à presença aguda) de um corpo estranho pode levar a inflamação e/ou infecção, induzindo, assim, a hemorragia. O sangramento é mais provável de ocorrer associado a um corpo estranho de origem vegetal cronicamente retido.

Mais comumente, a hemorragia reflete inflamação e infecção crônicas como as observadas na bronquiectasia devido à fibrose cística ou na doença cavitária em associação com tuberculose infecciosa. Ocasionalmente, a hemoptise pode manifestar uma condição infecciosa aguda e intensa como bronquite ou broncopneumonia.

Outras etiologias relativamente comuns são doença cardíaca congênita e traumatismo. A hipertensão pulmonar em consequência de doença cardíaca é uma etiologia importante para a hemoptise em pacientes sem fibrose cística. A irritação ou lesão traumática das vias respiratórias pode ter natureza acidental. Uma lesão traumática das vias respiratórias e uma contusão pulmonar podem resultar de acidentes com veículos motorizados ou outros ferimentos por força direta. O sangramento também pode estar relacionado com instrumentação ou irritação iatrogênica das vias respiratórias, como é comumente visto em uma criança com traqueostomia ou uma criança com repetido traumatismo por sucção nas vias respiratórias superiores. Também é possível encontrar sangue na boca ou nas vias respiratórias de crianças que foram vítimas de traumatismo não acidental ou asfixia deliberada (ver Capítulo 16). A hemoptise fictícia pode ser ocasionalmente encontrada no contexto do transtorno factício por procuração (anteriormente denominado síndrome de Munchausen por procuração; ver Capítulo 16.2).

Entre as causas da hemoptise estão os tumores e as anomalias vasculares como malformações arteriovenosas (Figura 436.2). As malformações vasculares congênitas nos pulmões também podem estar

Tabela 436.4 Etiologia da hemorragia pulmonar (hemoptise).

HEMORRAGIA FOCAL
Bronquite e bronquiectasia (especialmente relacionadas com fibrose cística)
Infecção (aguda ou crônica), pneumonia, abscesso
Tuberculose
Traumatismo
Malformação arteriovenosa pulmonar (com ou sem telangiectasia hemorrágica hereditária)
Corpo estranho (crônico)
Neoplasia incluindo hemangioma
Embolia pulmonar com ou sem infarto
Cistos broncogênicos
HEMORRAGIA DIFUSA
Idiopática da infância
Doença cardíaca congênita (incluindo hipertensão pulmonar, doença veno-oclusiva, insuficiência cardíaca congestiva)
Prematuridade
Hiper-reatividade ao leite de vaca (síndrome de Heiner)
Síndrome de Goodpasture
Doenças vasculares do colágeno (lúpus eritematoso sistêmico, artrite reumatoide)
Púrpura de Henoch-Schönlein e distúrbios vasculíticos
Doença granulomatosa (granulomatose com poliangiite)
Doença celíaca
Coagulopatia (congênita ou adquirida)
Malignidade
Imunodeficiência
Toxinas exógenas, especialmente as inaladas
Hiperamonemia
Hipertensão pulmonar
Proteinose alveolar pulmonar
Hemossiderose pulmonar idiopática
Esclerose tuberosa
Linfangiomiomatose ou linfangioleiomiomatose
Lesão ou abuso físico
Catamenial

*Ver também Tabela 435.1.

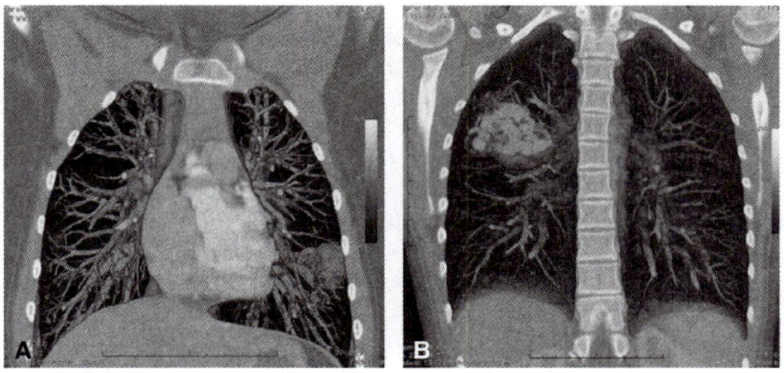

Figura 436.2 **A.** Reconstrução por renderização de volume da TC espiral com contraste mostrando uma grande fístula arteriovenosa no lobo superior esquerdo (língula). **B.** Reconstrução por renderização de volume da TC espiral com contraste mostrando uma fístula arteriovenosa no lobo superior direito. (De Grzela K, Krenke K, Kulus M: Pulmonary arteriovenous malformations: clinical and radiological presentation. *J Pediatr* 158:856, 2011, Figs. 1 e 2, p. 856.)

associadas à **telangiectasia hemorrágica hereditária**. Os tumores devem ser cuidadosamente investigados quando encontrados com um broncoscópio de fibra óptica flexível, uma vez que o sangramento pode ser maciço e difícil de ser controlado.

As síndromes associadas a distúrbios vasculíticos, autoimunes e idiopáticos podem estar ligadas à hemorragia alveolar difusa (ver Capítulo 435).

A **hemorragia pulmonar idiopática aguda da infância** é uma entidade distinta e é descrita como um episódio de hemorragia pulmonar em uma criança anteriormente saudável nascida com mais de 32 semanas de gestação, com menos de 1 ano de vida e com os seguintes sintomas: (1) início abrupto ou súbito de sangramento notório ou de evidência manifesta de sangue nas vias respiratórias; (2) apresentação grave que leva à angústia ou insuficiência respiratória aguda, exigindo tratamento intensivo e suporte ventilatório invasivo; e (3) infiltração bilateral difusa em radiografias ou TC de tórax. Sugestões anteriores de uma associação entre hemorragia pulmonar idiopática aguda da infância e exposição a fungos tóxicos não foram corroboradas em revisão posterior.

EPIDEMIOLOGIA

A frequência com que a hemorragia pulmonar ocorre na população pediátrica é difícil de definir. Esta dificuldade está em grande parte relacionada com a variabilidade na apresentação da doença. A bronquiectasia crônica, conforme vista na fibrose cística (ver Capítulo 432) ou na discinesia ciliar (ver Capítulo 433), pode causar hemoptise, mas geralmente ocorre em crianças com mais de 10 anos. A incidência de hemorragia pulmonar pode estar significativamente subestimada porque muitas crianças e adultos jovens engolem o muco em vez de expectorá-lo, um comportamento que pode impedir o reconhecimento da hemoptise, o principal sintoma de apresentação do distúrbio.

FISIOPATOLOGIA

A hemorragia pulmonar pode ser localizada ou difusa. A hemorragia focal decorrente de uma lesão brônquica isolada frequentemente deriva de infecção ou inflamação crônica. A erosão de uma via respiratória cronicamente inflamada através da parede de uma artéria brônquica adjacente é um mecanismo da hemorragia potencialmente maciça. É mais provável que o sangramento em decorrência de tal lesão seja vermelho-brilhante, vivo e derivado do aumento das artérias brônquicas e das pressões arteriais sistêmicas. A gravidade da hemorragia mais difusa pode ser difícil de determinar. A taxa de perda de sangue pode ser insuficiente para atingir as vias respiratórias proximais. Por conseguinte, o paciente pode não apresentar hemoptise. O diagnóstico da hemorragia pulmonar geralmente é feito pela descoberta de evidência de sangue ou hemossiderina no pulmão. Dentro de 48 a 72 h após um episódio de sangramento, os macrófagos alveolares convertem o ferro dos eritrócitos em hemossiderina. Pode levar semanas para eliminar completamente esses macrófagos carregados de hemossiderina dos espaços alveolares. Este fato pode permitir a diferenciação entre hemorragia aguda e crônica. A hemorragia costuma ser seguida pelo influxo de neutrófilos e outros mediadores pró-inflamatórios. Na hemorragia repetida ou crônica, a fibrose pulmonar pode tornar-se um achado patológico proeminente.

MANIFESTAÇÕES CLÍNICAS

A gravidade da apresentação em pacientes com hemoptise e hemorragia pulmonar é altamente variável. Crianças maiores e adultos jovens com hemorragia focal podem queixar-se de calor ou de uma sensação de "borbulhas" na parede torácica. Ocasionalmente, isso pode auxiliar o médico na localização da área envolvida. A perda rápida e em grande volume de sangue manifesta-se como sintomas de cianose, angústia respiratória e choque. A perda de sangue crônica e subclínica pode manifestar-se como anemia, fadiga, dispneia ou tolerância alterada à atividade física. Menos comumente, os pacientes apresentam infiltrados persistentes na radiografia de tórax ou sintomas de doença crônica, como crescimento insuficiente. As malformações arteriovenosas pulmonares podem causar hemoptise, hemotórax, massa arredondada na radiografia ou na TC, baqueteamento digital, cianose ou fenômeno embólico (sistema nervoso central).

ACHADOS LABORATORIAIS E DIAGNÓSTICO

Um paciente com suspeita de hemorragia deve ser encaminhado para avaliação laboratorial com hemograma completo e estudos da coagulação. O resultado do hemograma completo pode demonstrar anemia microcítica e hipocrômica, mas pode ser normal no início de um episódio de sangramento agudo. Se os suprimentos de ferro forem suficientes, reticulocitose pode estar presente. Outros achados laboratoriais são altamente dependentes do diagnóstico subjacente. Um exame de urina pode mostrar evidência de nefrite em pacientes com comorbidade como a síndrome pulmonar-renal. O achado clássico e definitivo na hemorragia pulmonar são os **macrófagos carregados de hemossiderina** nas secreções pulmonares. Os macrófagos carregados de hemossiderina podem ser detectados por meio da análise do escarro com coloração azul da Prússia quando um paciente for capaz de expectorar de maneira bem-sucedida o escarro das vias respiratórias inferiores. Em crianças mais novas ou em pacientes fracos ou com comprometimento do desenvolvimento neurológico incapazes de expectorar, o escarro induzido pode fornecer uma amostra aceitável; como alternativa, a broncoscopia flexível com **lavado broncoalveolar** pode ser necessária para a obtenção da amostra.

As radiografias de tórax podem demonstrar infiltrados intersticiais, conforme visto na hemorragia pulmonar idiopática aguda da infância (Figura 436.3), ou a consolidação heterogênea vista na hemossiderose pulmonar idiopática (Figura 436.4). Os infiltrados alveolares observados na radiografia de tórax podem ser considerados como um sinal de sangramento recente, mas sua ausência não descarta a ocorrência de hemorragia pulmonar. Quando presentes, esses infiltrados costumam ser simétricos e difusos, e podem estar preferencialmente localizados

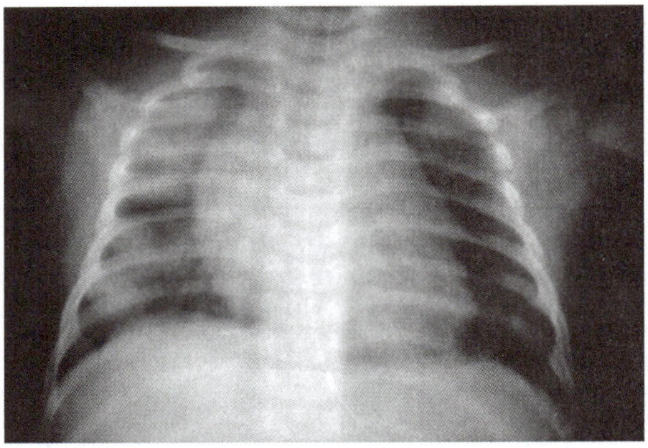

Figura 436.3 Aparência radiográfica da hemorragia pulmonar idiopática aguda da infância. (De Brown CM, Redd SC, Damon SA, Centers for Disease Control and Prevention [CDC]: Acute idiopathic pulmonary hemorrhage among infants: recommendations from the Working Group for Investigation and Surveillance, *MMWR Recomm Rep* 53:1-12, 2004.)

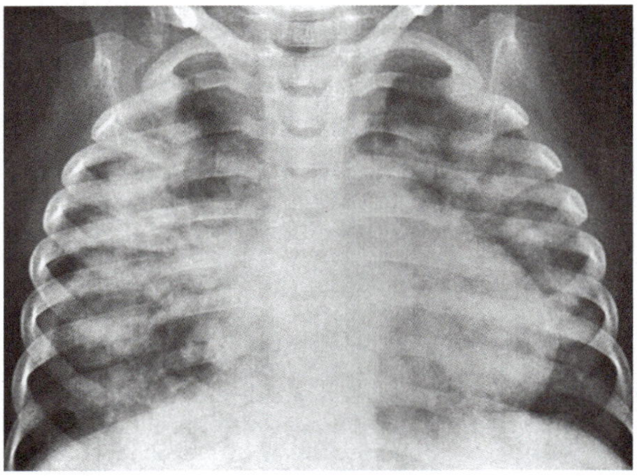

Figura 436.4 **Hemorragia pulmonar difusa que parecia ser o resultado de hemossiderose pulmonar idiopática em um menino de 3 anos.** A radiografia frontal revela consolidação bilateral irregular do espaço aéreo. O lavado traqueal continha um grande número de macrófagos carregados de hemossiderina. Dez dias depois, a maioria das alterações consolidativas nos pulmões havia desaparecido. A anemia do paciente foi tratada de modo bem-sucedido com transfusão de sangue. (De Slovis T, editor: *Caffey's pediatric diagnostic imaging*, ed 11, Philadelphia, 2008, Mosby/Elsevier; cortesia de Bertram Girdany, MD, Pittsburgh, PA.)

nas regiões peri-hilares e nos lobos inferiores. Os ângulos costofrênicos e os ápices pulmonares frequentemente são poupados. A TC pode ser indicada para avaliar possíveis processos patológicos subjacentes.

A biopsia pulmonar raramente é necessária, a menos que o sangramento seja crônico ou uma etiologia não possa ser determinada com outros métodos. O teste de função pulmonar, incluindo a determinação da troca gasosa, é importante para avaliar a gravidade do defeito ventilatório. Nas crianças maiores, a espirometria pode demonstrar evidência de doença predominantemente obstrutiva no período agudo. A doença restritiva secundária à fibrose é tipicamente vista com distúrbio mais crônico. As medições da capacidade de difusão de monóxido de carbono costumam estar elevadas no contexto de hemorragia pulmonar em razão da forte afinidade da hemoglobina intra-alveolar pelo monóxido de carbono.

TRATAMENTO

Nos quadros com perda intensa de sangue, a reposição volêmica e a transfusão de hemoderivados são necessárias. A manutenção da ventilação adequada e da função circulatória é crucial. A broncoscopia rígida pode ser utilizada para a localização do sangramento e para a remoção dos detritos, mas o sangramento ativo pode ser agravado pela manipulação das vias respiratórias. A broncoscopia flexível e o lavado broncoalveolar podem ser necessários para o diagnóstico. Idealmente, o tratamento é dirigido para o processo patológico específico responsável pela hemorragia. Quando a bronquiectasia for uma entidade conhecida e uma artéria danificada puder ser localizada, a embolização da artéria brônquica geralmente é a terapia de escolha. Se a embolização não for bem-sucedida, uma lobectomia total ou parcial pode ser necessária. A embolização é o tratamento inicial de escolha para a malformação arteriovenosa. Em circunstâncias de hemorragia difusa, os corticosteroides e outros agentes imunossupressores vêm mostrando-se benéficos. A emboloterapia vasoclusiva transcateter com bobinas de aço inoxidável destacáveis ou outros dispositivos oclusivos é o tratamento de escolha para a malformação arteriovenosa pulmonar (MAV pulmonar). O prognóstico depende em grande parte do processo patológico subjacente e da cronicidade do sangramento.

A bibliografia está disponível no GEN-io.

Capítulo 437
Atelectasia

Ranna A. Rozenfeld

A atelectasia é a expansão incompleta ou o colapso completo do tecido condutor de ar resultante da obstrução da entrada de ar nos sacos alveolares. O colapso segmentar, lobar ou de todo o pulmão está associado à absorção do ar contido nos alvéolos, que não são mais ventilados.

FISIOPATOLOGIA

Podemos dividir as causas da atelectasia em cinco grupos (Tabela 437.1). Nas crianças pequenas, o vírus sincicial respiratório (ver Capítulo 287) e outras infecções virais, incluindo os vírus da gripe, podem causar múltiplas áreas de atelectasia. Tampões de muco são um fator predisponente comum à atelectasia. O colapso maciço de um ou ambos os pulmões costuma ser uma complicação pós-operatória, mas, ocasionalmente, resulta de outras causas, tais como traumatismo, asma, pneumonia, pneumotórax hipertensivo (ver Capítulo 439), aspiração de corpo estranho (ver Capítulos 414 e 425), paralisia, ou após a extubação. Geralmente, a atelectasia maciça é produzida por uma combinação de fatores, incluindo imobilização ou diminuição do uso do diafragma e dos músculos respiratórios, obstrução da árvore brônquica e supressão do reflexo da tosse.

Tabela 437.1 Causas anatômicas da atelectasia.

CAUSA	EXEMPLOS CLÍNICOS
Compressão externa no parênquima pulmonar	Derrame pleural, pneumotórax, tumores intratorácicos, hérnia diafragmática
Obstrução endobrônquica bloqueando completamente a entrada de ar	Linfonodos aumentados, tumor, hipertrofia cardíaca, corpo estranho, tampão mucoso, broncolitíase
Obstrução intraluminal de um brônquio	Corpo estranho, asma, tecido granulomatoso, tumor, secreções incluindo tampões mucosos, bronquiectasia, abscesso pulmonar, bronquite crônica, laringotraqueobronquite aguda, bronquite plástica
Obstrução intrabronquiolar	Bronquiolite, pneumonite intersticial, asma
Comprometimento ou paralisia respiratória	Alterações neuromusculares, deformidades ósseas, ataduras e curativos cirúrgicos excessivamente restritivos, movimento defeituoso do diafragma ou restrição do esforço respiratório

MANIFESTAÇÕES CLÍNICAS

Os sintomas variam de acordo com a causa e a extensão da atelectasia. Uma área pequena provavelmente será assintomática. Quando uma área grande do pulmão anteriormente normal tornar-se atelectásica, especialmente quando isso acontecer repentinamente, ocorre dispneia acompanhada de respiração rápida e superficial, taquicardia, tosse e, geralmente, cianose. Se a obstrução for removida, os sintomas desaparecem rapidamente. Embora se acreditasse que a atelectasia por si só poderia causar febre, os estudos não mostraram nenhuma associação entre atelectasia e febre. Os achados físicos incluem limitação da expansibilidade torácica, diminuição da intensidade dos sons respiratórios e crepitações ásperas. Os sons respiratórios estão diminuídos ou ausentes em áreas atelectásicas extensas.

A atelectasia pulmonar maciça geralmente se apresenta com dispneia, cianose e taquicardia. Uma criança afetada fica extremamente ansiosa e, caso tenha idade suficiente, queixa-se de dores no peito. O tórax parece achatado no lado afetado, no qual também se observam diminuição da excursão respiratória, macicez à percussão e sons respiratórios fracos ou ausentes. A atelectasia pós-operatória geralmente se manifesta dentro de 24 horas após a operação, mas pode não ocorrer por vários dias.

O colapso lobar agudo é uma ocorrência frequente em pacientes que receberam tratamento intensivo. Se não detectado, pode levar a troca de gases prejudicada, infecção secundária e subsequente fibrose pulmonar. Inicialmente, a hipoxemia pode ser o resultado do desequilíbrio ventilação-perfusão. Em comparação com a atelectasia nos pacientes adultos, nos quais os lobos inferiores, em particular o lobo inferior esquerdo, são mais frequentemente envolvidos, 90% dos casos em crianças envolvem os lobos superiores e 63% envolvem o lobo superior direito. Há também uma alta incidência de atelectasia do lobo superior e, especialmente, de colapso do lobo superior direito em pacientes com atelectasia sendo tratados em unidades de cuidados intensivos neonatais. Essa elevada incidência pode ser o resultado do movimento do tubo endotraqueal no brônquio principal direito, o qual ele obstrui ou causa inflamação do brônquio no lobo superior direito.

DIAGNÓSTICO

Normalmente, o diagnóstico de atelectasia pode ser estabelecido por radiografia de tórax. Os achados típicos incluem perda de volume e deslocamento das fissuras. As apresentações atípicas incluem a atelectasia manifestando-se como opacidade com aparência de massa e atelectasia em uma localização incomum. A atelectasia lobar pode estar associada ao pneumotórax.

Nas crianças asmáticas, a radiografia de tórax demonstra taxa de anormalidade de 44% em comparação com taxa de anormalidade de 75% na tomografia computadorizada de alta resolução do tórax. As crianças com asma e atelectasia apresentam aumento da incidência da síndrome do lobo médio direito, exacerbações de asma agudas, pneumonia e infecções das vias respiratórias superiores.

Na aspiração de corpo estranho, a atelectasia é um dos achados radiográficos mais comuns. O local da atelectasia geralmente indica o local do corpo estranho (ver Capítulo 405.1). A atelectasia é mais comum quando o diagnóstico de aspiração de corpo estranho demora mais de 2 semanas para ser feito. O exame broncoscópico revela um brônquio principal colapsado quando a obstrução está na junção traqueobrônquica e também pode revelar a natureza da obstrução.

Geralmente, a atelectasia pulmonar maciça é diagnosticada na radiografia do tórax. Os achados típicos incluem elevação do diafragma, estreitamento dos espaços intercostais e deslocamento das estruturas do mediastino e do coração na direção do lado afetado (Figura 437.1).

TRATAMENTO

O tratamento depende da causa do colapso (Tabela 437.2). Se efusão ou pneumotórax forem os responsáveis, a compressão externa deve ser removida primeiro. Geralmente, esforços vigorosos para tossir, respiração profunda e percussão facilitam a expansão. A aspiração com cateteres traqueais estéreis pode facilitar a remoção de tampões de muco. A pressão positiva contínua nas vias respiratórias pode melhorar a atelectasia.

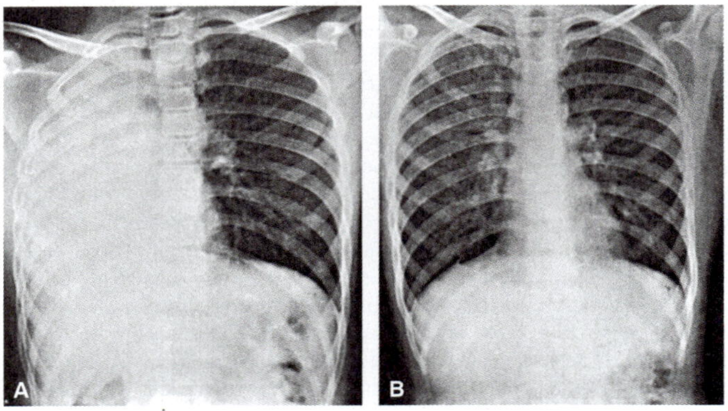

Figura 437.1 **A.** Atelectasia maciça do pulmão direito. O paciente tem asma. O coração e outras estruturas do mediastino se deslocam para a direita durante a fase atelectásica. **B.** Estudo comparativo após reaeração posterior à remoção broncoscópica de um tampão mucoso do brônquio principal direito.

Tabela 437.2 Tratamento para a atelectasia.

CAUSA DA ATELECTASIA	TRATAMENTO
Derrame pleural ou pneumotórax	Aliviar a compressão
Tampão mucoso	Aspiração traqueal ou broncoscópica Pressão positiva contínua nas vias respiratórias
Corpo estranho	Exame broncoscópico
Asma	Tratamento com broncodilatador e com corticosteroides Desoxirribonuclease humana recombinante (uso *off label*) Solução salina hipertônica com ou sem broncodilatador
Doenças neuromusculares	Respiração com pressão positiva intermitente Insuflador-exsuflador mecânico Ventilação não invasiva com pressão positiva de dois níveis
Fibrose cística	Terapias de desobstrução das vias respiratórias Solução salina hipertônica com ou sem broncodilatador

O exame broncoscópico é imediatamente indicado se a atelectasia for o resultado de um corpo estranho ou de qualquer outra obstrução brônquica que possa ser aliviada. No caso de atelectasia bilateral, a broncoaspiração também deve ser realizada imediatamente. Ela também é indicada quando uma área isolada de atelectasia persistir por várias semanas. Se não for encontrada nenhuma base anatômica para a atelectasia e não for possível obter nenhum material por sucção, a introdução de uma pequena quantidade de solução salina seguida por sucção permite a recuperação de secreções brônquicas para cultura e, possivelmente, para exame citológico. Mudanças frequentes na posição da criança, respiração profunda e fisioterapia respiratória podem ser benéficas. A ventilação intrapulmonar percussiva é uma técnica de fisioterapia respiratória que é segura e eficaz. A oxigenoterapia é indicada quando houver dispneia ou dessaturação. A respiração por pressão positiva intermitente e a espirometria de incentivo são recomendadas quando a atelectasia não melhorar após a fisioterapia respiratória.

Em certas condições, tais como asma, o tratamento com broncodilatador e corticosteroide pode acelerar a desobstrução da atelectasia. A desoxirribonuclease humana recombinante, que é aprovada apenas para o tratamento da fibrose cística, tem sido utilizada *off-label* para pacientes sem fibrose cística que tenham atelectasia persistente. Esse produto reduz a viscosidade dos detritos brônquicos purulentos. Nos pacientes com asma grave aguda, frequentemente ocorre a formação de tampões difusos nas vias respiratórias com secreções viscosas espessas, e a atelectasia que resulta disso normalmente é refratária ao tratamento convencional. A desoxirribonuclease humana recombinante é utilizada tanto na modalidade nebulizada para os pacientes não intubados com asma aguda como intratraquealmente para a atelectasia em asmáticos intubados com a resolução da atelectasia não responsiva aos tratamentos convencionais para asma. A desoxirribonuclease humana recombinante também é utilizada em lactentes e crianças ventiladas e com atelectasia não causada por asma.

A solução salina hipertônica aumenta a depuração mucociliar em pacientes com asma, bronquiectasia e fibrose cística e em bebês com bronquiolite aguda. Ela é fornecida por meio de nebulização, seja por máscara de rosto, seja por tubo endotraqueal. Pode ser fornecida sozinha ou combinada com um broncodilatador. Esse tratamento vem sendo usado nos ambientes ambulatorial e hospitalar, assim como na unidade de tratamento intensivo neonatal e na unidade de terapia intensiva pediátrica, para ajudar a facilitar a liberação das vias respiratórias, embora os estudos de seu uso na bronquiolite tenham obtido resultados variados (ver Capítulo 418.1).

A atelectasia lobar na fibrose cística é discutida no Capítulo 432.

A atelectasia pode ocorrer em pacientes com doenças neuromusculares, os quais tendem a ter tosse ineficaz e dificuldade para expelir secreções do trato respiratório, o que leva à pneumonia e à atelectasia. Vários dispositivos e tratamentos estão disponíveis para ajudar esses pacientes, incluindo a respiração por pressão positiva intermitente, um dispositivo mecânico de insuflação-exsuflação e ventilação não invasiva com dois níveis de pressão positiva por meio de máscara nasal ou máscara facial total. Os pacientes com doença neuromuscular submetidos a cirurgia correm risco substancial de atelectasia pós-operatória e pneumonia subsequente. A atelectasia migratória no recém-nascido, uma apresentação rara e única, pode ser secundária a uma doença neuromuscular.

Existe uma associação entre o desenvolvimento de colapso lobar e a necessidade de ventilação mecânica. Embora o colapso lobar raramente seja uma causa para morbidez a longo prazo, sua ocorrência pode exigir prorrogação da ventilação mecânica ou reintubação. Para os pacientes sob ventilação, geralmente é indicada a pressão positiva no fim da expiração ou a pressão positiva contínua nas vias respiratórias.

Os tratamentos de desobstrução das vias respiratórias para adultos geralmente são também recomendados e/ou utilizados em populações pediátricas. No entanto, dadas as diferenças em fisiologia e anatomia respiratórias de crianças e adultos, as práticas aplicáveis a um podem ou não se aplicar a outro. A atelectasia causada por fibrose cística é a única entidade pediátrica que claramente se beneficia do tratamento de desobstrução das vias respiratórias, embora a atelectasia causada por doença neuromuscular, paralisia cerebral ou ventilação mecânica provavelmente se beneficie de tal tratamento. Até agora, nenhum tratamento específico de desobstrução das vias respiratórias demonstrou ser superior.

A bibliografia está disponível no GEN-io.

Capítulo **438**

Tumores Pulmonares

Susanna A. McColley

ETIOLOGIA

Tumores primários do pulmão são raros em crianças e adolescentes. Não é possível uma estimativa precisa da frequência atual porque a literatura é composta de relatos e séries de casos. A alta incidência de "pseudotumores inflamatórios" obscurece ainda mais as estatísticas. Os adenomas brônquicos (incluindo carcinoide brônquico, carcinoma adenoide cístico e carcinoma mucoepidermoide) são os tumores primários mais comuns; os tumores carcinoides brônquicos representam cerca de 80%. Carcinoides são neoplasias malignas de baixo grau; a síndrome carcinoide é rara em crianças. As lesões metastáticas são as formas mais comuns de malignidade pulmonar em crianças; os processos primários incluem o tumor de Wilms, o sarcoma osteogênico e o hepatoblastoma (ver Parte XXI: Câncer e Tumores Benignos). Adenocarcinoma e histologia não diferenciada são os achados patológicos mais comuns no câncer de pulmão primário; o blastoma pulmonar é mais raro e frequentemente ocorre no cenário de doença pulmonar cística. O acometimento do mediastino com linfoma é mais frequente do que com neoplasias malignas pulmonares primárias.

MANIFESTAÇÕES CLÍNICAS E AVALIAÇÃO

Tumores pulmonares podem manifestar-se com febre, hemoptise, sibilos, tosse, efusão pleural, dor torácica, dispneia ou pneumonia ou atelectasia recorrente ou persistente. Sibilos localizados e sibilos que não respondem a broncodilatadores podem ocorrer com tumores brônquicos. As radiografias de tórax simples podem levantar suspeita de tumores; a tomografia computadorizada do tórax é necessária para a definição anatômica precisa (Figura 438.1). Dependendo do tamanho e da localização do tumor, os testes de função pulmonar podem ser normais ou mostrar um padrão obstrutivo, restritivo ou misto; tal como acontece com o exame físico, não há nenhuma responsividade a broncodilatadores. Ocasionalmente, os tumores brônquicos são diagnosticados durante a broncoscopia de fibra óptica realizada para infiltrados pulmonares persistentes ou recorrentes ou para hemoptise.

Os pacientes com sintomas ou com achados radiográficos ou outros achados laboratoriais que sugerem malignidade pulmonar devem ser avaliados cuidadosamente quanto a tumores em outro local antes da excisão cirúrgica. Lesões primárias isoladas e lesões metastáticas isoladas descobertas muito depois da remoção do tumor primário são mais bem tratadas por excisão. O prognóstico varia e depende do tipo de tumor envolvido; os resultados para pseudotumores inflamatórios e tumores carcinoides pulmonares primários tratados com ressecção são bons.

A bibliografia está disponível no GEN-io.

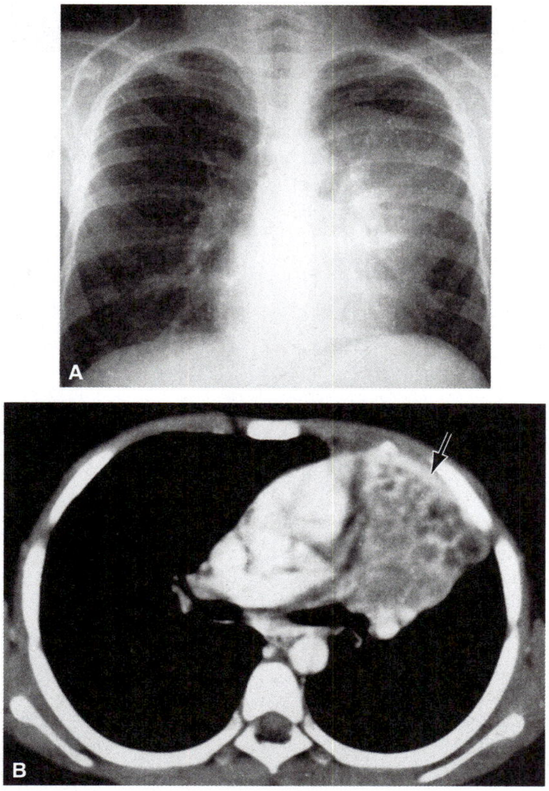

Figura 438.1 Carcinoma mucoepidermoide endobrônquico em um menino de 10 anos que se apresentou com tosse e febre. **A.** A radiografia de tórax mostra massa no lobo superior esquerdo, lobo inferior esquerdo hiperinflado e hilo esquerdo proeminente. **B.** Na tomografia computadorizada, observa-se obstrução completa do brônquio do lobo superior esquerdo por massa de baixa atenuação (*seta*) que se estende para o brônquio principal esquerdo. (De Slovis TL, editor: *Caffey's pediatric diagnostic imaging*, ed 11, Philadelphia, 2008, Mosby, Fig. 78-20.)

Capítulo **439**

Pneumotórax

Glenna B. Winnie, Suraiya K. Haider, Aarthi P. Vemana e Steven V. Lossef

Pneumotórax é o acúmulo de ar extrapulmonar no tórax, mais comumente decorrente do escapamento de ar do pulmão. Os vazamentos de ar podem ser primários ou secundários, e podem ser espontâneos, traumáticos, iatrogênicos ou catameniais (Tabela 439.1). O pneumotórax no período neonatal também é discutido no Capítulo 122.1.

ETIOLOGIA E EPIDEMIOLOGIA

Um **pneumotórax espontâneo primário** ocorre sem traumatismo ou doença pulmonar subjacente. O pneumotórax espontâneo com ou sem esforço manifesta-se ocasionalmente em adolescentes e adultos jovens, mais frequentemente em homens que são altos, magros e supostamente têm bolhas subpleurais. Tabagismo e asma também são fatores de risco para o desenvolvimento de pneumotórax. Existem casos familiares de pneumotórax espontâneo e eles têm estado associados a mutações no gene da foliculina (*FCLN*). Mais de 150 mutações do *FCLN* únicas têm estado associadas à síndrome de Birt-Hogg-Dube (fibrofoliculomas cutâneos, múltiplos cistos pulmonares basais, malignidades renais) ou

Tabela 439.1 Causas de pneumotórax em crianças.

ESPONTÂNEAS
Primária idiopática (sem doença pulmonar subjacente)
Ruptura espontânea de bolhas subpleurais
Secundária (doença pulmonar subjacente)
Doença pulmonar congênita:
• Malformação adenomatoide cística congênita
• Cistos broncogênicos
• Hipoplasia pulmonar*
• Síndrome de Birt-Hogg-Dube
Condições associadas a aumento da pressão intratorácica:
• Asma
• Bronquiolite
• Fibrose cística
• Corpo estranho nas vias respiratórias
• Fumo (cigarros, maconha, *crack*, cocaína)
Infecção:
• Tuberculose
• *Pneumocystis carinii* (*jirovecii*)
• Equinococose
• Pneumatocele
• Abscesso pulmonar
• Fístula broncopleural
Doença pulmonar:
• Histiocitose de células de Langerhans
• Esclerose tuberosa
• Síndrome de Marfan
• Síndrome de Ehlers-Danlos
• Fibrose pulmonar
• Sarcoidose
• Artrite reumatoide, esclerodermia, espondilite anquilosante
• Neoplasia metastática – geralmente osteossarcoma (rara)
• Blastoma pulmonar
TRAUMÁTICAS
Não iatrogênicas
• Traumatismo penetrante
• Traumatismo contuso
Iatrogênicas
• Toracotomia
• Toracoscopia, toracocentese
• Traqueostomia
• Punção por dreno ou agulha
• Ventilação mecânica
• Terapia de alto fluxo (deslocada das não iatrogênicas)

Adaptada de Noppen M. Spontaneous pneumothorax: epidemiology, pathophysiology and cause. *Eur Respir Rev* 19:117, 217–219, 2010 (Table 1, 2, p 218).

em pacientes com pneumotórax espontâneo recorrente ou familiar. Os indivíduos com outras doenças hereditárias como α_1-antitripsina (ver Capítulo 421) e homocistinúria também estão predispostos ao pneumotórax. Os pacientes com defeitos na síntese de colágeno, como a doença de Ehlers-Danlos (ver Capítulo 678) e a síndrome de Marfan (ver Capítulo 722), estão em maior risco para o desenvolvimento de pneumotórax.

O pneumotórax que surge como uma complicação de uma doença pulmonar subjacente, mas sem traumatismo, é um **pneumotórax espontâneo secundário**. O pneumotórax pode ocorrer em casos de pneumonia, geralmente com empiema; também pode ser secundário a abscesso pulmonar, gangrena, infarto, ruptura de um cisto ou uma bolha enfisematosa (na asma), ou corpos estranhos no pulmão. Nos lactentes com pneumonia estafilocócica, a incidência de pneumotórax é relativamente alta. Pode ser encontrado em crianças hospitalizadas com exacerbações de asma, e geralmente se resolve sem tratamento. O pneumotórax é uma complicação séria na fibrose cística (ver Capítulo 432). Também ocorre em pacientes com linfoma ou outras malignidades e na doença do enxerto *versus* hospedeiro com bronquiolite obliterante.

Um traumatismo contuso ou penetrante externo no tórax ou no abdome pode romper um brônquio ou vísceras abdominais, com vazamento de ar para o espaço pleural. O uso abusivo de maconha, *crack*, cocaína e *ecstasy* (metilenodioximetanfetamina) está associado ao pneumotórax.

O pneumotórax iatrogênico pode complicar a aspiração transtorácica com agulha, a traqueostomia, a punção de veia subclávia, a toracocentese ou a biopsia transbrônquica. Pode ocorrer durante ventilação mecânica ou não invasiva, terapia com cânula nasal de alto fluxo, acupuntura e outros procedimentos diagnósticos ou terapêuticos.

O pneumotórax catamenial, uma condição incomum relacionada com a menstruação, está associado a defeitos diafragmáticos e bolhas pleurais.

O distúrbio pode também estar associado a efusão serosa (hidropneumotórax), purulenta (piopneumotórax) ou sanguínea (hemopneumotórax). O pneumotórax bilateral é raro após o período neonatal, mas tem sido relatado depois de transplante pulmonar e com infecção e tuberculose por *Mycoplasma pneumoniae*.

PATOGÊNESE

A tendência do pulmão de entrar em colapso, ou sofrer recuo elástico, é equilibrada no estado normal de repouso pela tendência inerente da parede torácica de se expandir para o exterior, criando, então, pressão negativa no espaço intrapleural. Quando o ar entra no espaço pleural, o pulmão entra em colapso. A hipoxemia é decorrente de hipoventilação alveolar, incompatibilidade ventilação-perfusão e desvio intrapulmonar. Nos casos de pneumotórax simples, a pressão intrapleural é atmosférica e o pulmão entra em colapso em até 30%. Nos casos de **pneumotórax de tensão**, o vazamento contínuo provoca aumento da pressão positiva no espaço pleural, havendo, então, mais compressão do pulmão, desvio das estruturas do mediastino para o lado contralateral e diminuição do retorno venoso e débito cardíaco, o que causa instabilidade hemodinâmica.

MANIFESTAÇÕES CLÍNICAS

Geralmente, o início do quadro de pneumotórax é abrupto, e a gravidade dos sintomas depende da extensão do colapso do pulmão e da doença pulmonar preexistente. O pneumotórax pode causar dispneia, dor torácica e cianose. Quando ocorre na infância, os sintomas e os sinais físicos podem ser difíceis de reconhecer. Um pneumotórax moderado pode causar um pequeno deslocamento dos órgãos intratorácicos e poucos ou nenhum sintoma. A intensidade da dor geralmente não reflete diretamente a extensão do colapso.

Em geral, ocorre angústia respiratória com retrações, sons respiratórios acentuadamente diminuídos e percussão com hipertimpanismo sobre o hemitórax envolvido. A laringe, a traqueia e o coração podem ser desviados em direção ao lado não afetado. Quando há líquido, geralmente há uma área bem limitada de timpanismo acima do nível de macicez à percussão. A ocorrência de sons respiratórios bronquiais ou, quando há líquido na cavidade pleural, de sons borbulhantes durante a respiração sugere uma fístula aberta conectando-se a tecidos contendo ar.

DIAGNÓSTICO E DIAGNÓSTICO DIFERENCIAL

Geralmente, o diagnóstico de pneumotórax é estabelecido pelo exame radiográfico (Figuras 439.1 a 439.6). A quantidade de ar fora do pulmão varia com o tempo. A radiografia que é realizada precocemente mostra menos colapso do pulmão do que a feita mais tardiamente se o vazamento continuar. Raios X na fase expiratória acentuam o contraste entre as marcas do pulmão e a área clara do pneumotórax (ver Figura 439.1). Existem variações nas técnicas de medição que definem o tamanho de um pneumotórax. Um pneumotórax grande é medido pelo American College of Chest Physicians como ≥ 3 cm a partir do ápice do pulmão até a cúpula torácica, e pela British Thoracic Society como ≥ 2 cm a partir da margem pulmonar até a parede torácica ao nível do hilo.

Pode ser difícil determinar se um pneumotórax está sob tensão. O pneumotórax de tensão está presente quando há um desvio de estruturas mediastinais para o lado oposto do vazamento de ar. Pode não haver desvio em situações em que o outro hemitórax resiste ao desvio, como no caso de pneumotórax bilateral. Atualmente, o diagnóstico de pneumotórax de tensão é feito apenas com base em evidências de

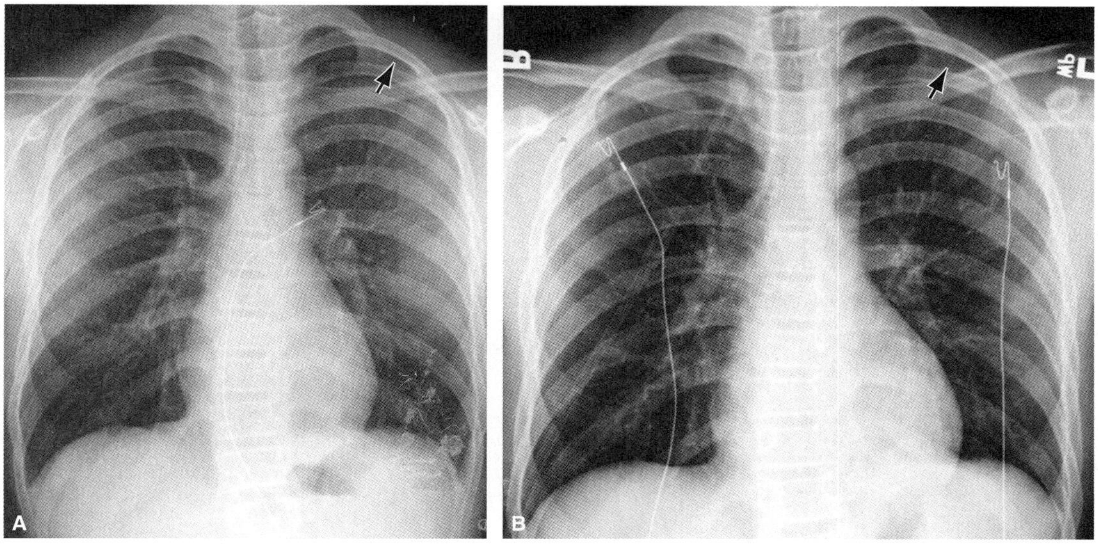

Figura 439.1 Utilidade de uma radiografia expiratória na detecção de pneumotórax pequeno. **A.** Radiografia de tórax inspiratória de um adolescente com ferida por facada e sutil radiolucência na região apical esquerda (*seta*). A margem da pleura visceral é muito pouco visível. **B.** Em uma radiografia expiratória, o pneumotórax (*seta*) é mais óbvio já que o pulmão direito esvaziou-se e se tornou mais opaco, proporcionando melhor contraste com o ar no espaço pleural.

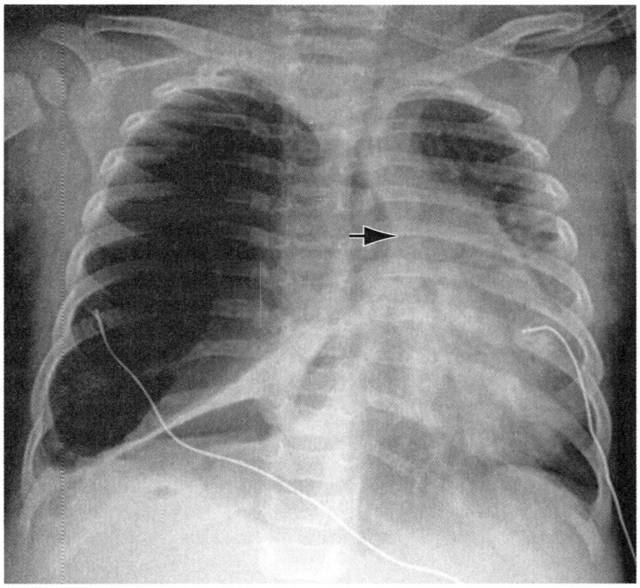

Figura 439.2 Pneumotórax direito com colapso de pulmão complacente. O deslocamento do mediastino para a esquerda (*seta*) indica que se trata de um pneumotórax de tensão.

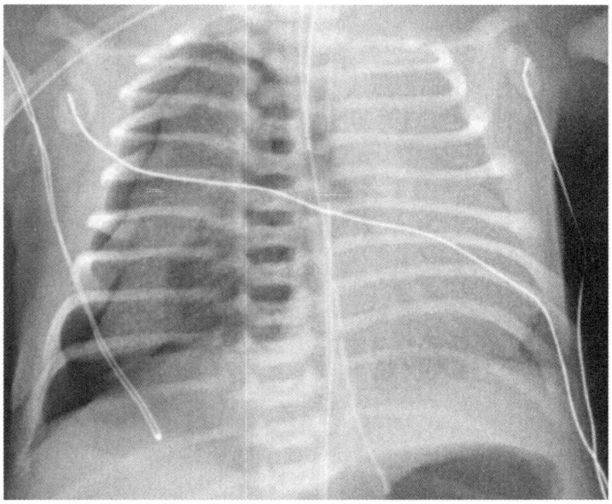

Figura 439.3 Pneumotórax direito com apenas colapso limitado de um pulmão pouco complacente.

comprometimento circulatório ou na ausculta de um "chiado" de saída rápida de ar sob tensão com a inserção do dreno de toracostomia. Quando ambos os pulmões estão rígidos, como na fibrose cística ou na síndrome do desconforto respiratório, o pulmão não afetado pode não entrar em colapso facilmente, e o desvio pode não ocorrer (ver Figura 439.3).

O pneumotórax deve ser diferenciado do enfisema localizado ou generalizado, de uma bolha enfisematosa extensa, das grandes cavidades pulmonares ou outras formações císticas, da hérnia diafragmática, da expansão compensatória excessiva com atelectasia contralateral e da distensão gasosa do estômago. Na maioria dos casos, a radiografia de tórax ou a tomografia computadorizada (TC) diferenciam essas possibilidades. Além disso, a TC pode identificar uma patologia subjacente, como bolhas (Figura 439.7). Outras avaliações para determinar se uma hérnia diafragmática está presente devem incluir

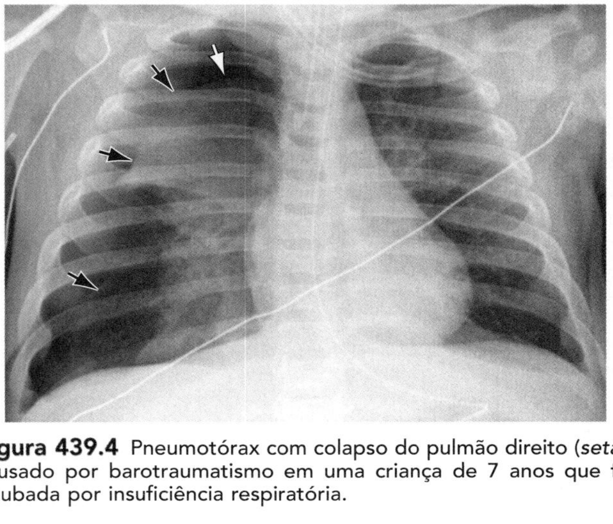

Figura 439.4 Pneumotórax com colapso do pulmão direito (*setas*) causado por barotraumatismo em uma criança de 7 anos que foi intubada por insuficiência respiratória.

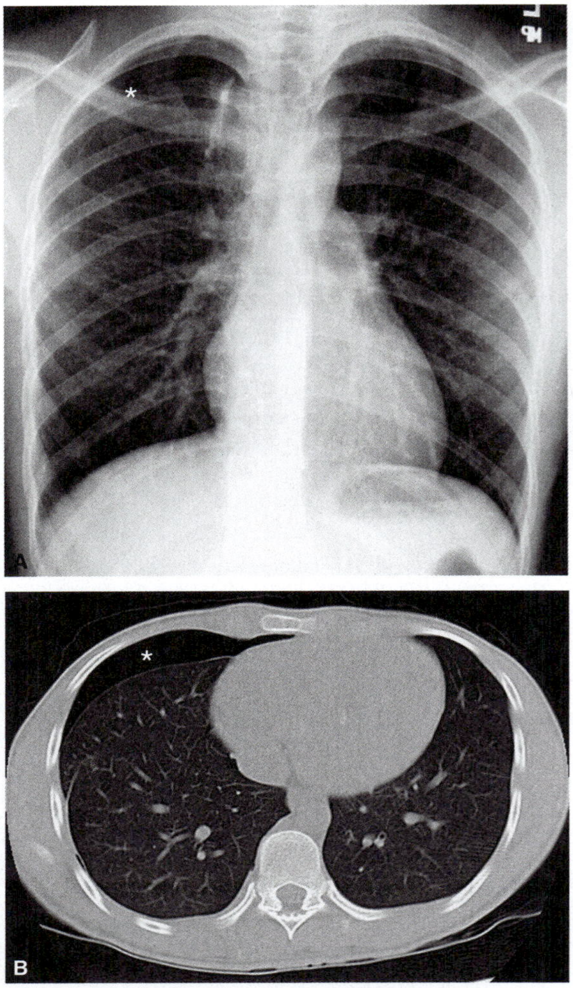

Figura 439.5 **Adolescente no qual se desenvolveu pneumotórax direito espontâneo por causa de uma bolha.** Apesar da ressecção cirúrgica recente da bolha apical causal, ele teve persistente vazamento de ar. A radiografia do tórax (**A**) e a TC (**B**) mostram claramente o pneumotórax persistente (*asterisco*).

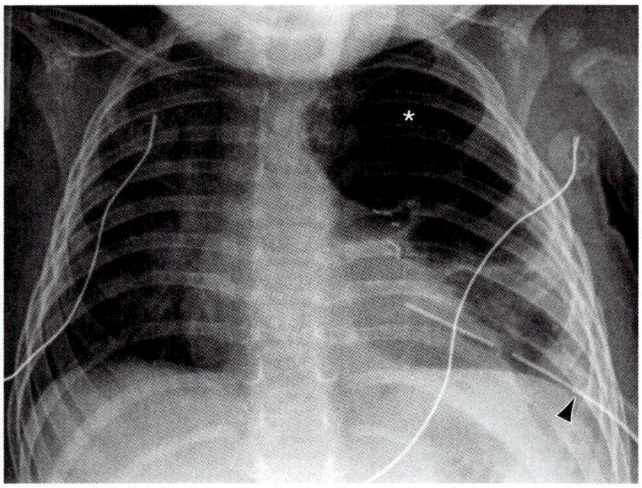

Figura 439.6 **Fístula broncopleural após ressecção cirúrgica do lobo superior esquerdo em consequência de enfisema lobar congênito.** A radiografia do tórax mostra pneumotórax (*asterisco*) localizado que persistiu apesar da inserção prévia de um dreno torácico de grande calibre (*ponta de seta*).

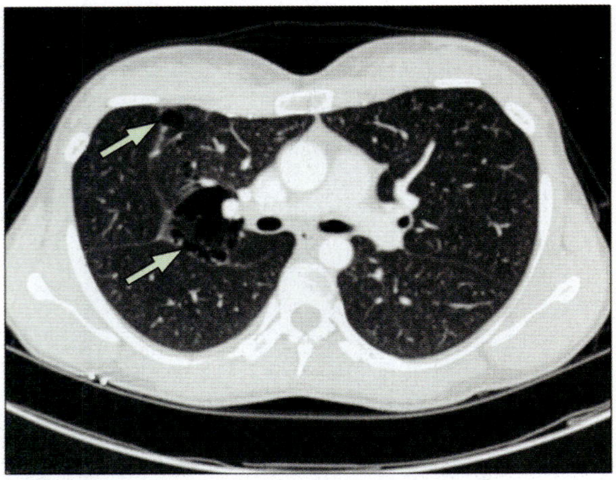

Figura 439.7 **TC do tórax de alta resolução mostra vários cistos basais.** (De Hopkins TG, Maher ER, Reid E, Marciniak S: Recurrent pneumothorax. *Lancet* 377:1624, 2011, Fig. 1, p. 1624.)

a deglutição de uma pequena quantidade de bário para demonstrar que não se trata de ar livre, e sim uma porção do sistema gastrintestinal que está na cavidade torácica (ver Capítulo 122.10). A ultrassonografia também pode ser usada para estabelecer o diagnóstico.

TRATAMENTO

O tratamento varia com a extensão do colapso e a natureza e a gravidade da doença subjacente. Um pneumotórax pequeno ou até mesmo de tamanho moderado em uma criança normal pode se resolver sem tratamento específico em 1 semana geralmente. Um pneumotórax pequeno complicando a asma também pode se resolver espontaneamente. A administração de oxigênio a 100% pode acelerar a resolução, mas os pacientes com hipoxemia crônica devem ser acompanhados de perto durante a administração de oxigênio suplementar. Dor pleural requer tratamento analgésico. Em uma emergência para pneumotórax de tensão, a aspiração com agulha no segundo espaço intercostal na linha medioclavicular pode ser necessária e é tão eficaz quanto um dreno de toracostomia no manejo na sala de emergência de pneumotórax espontâneo primário. Se o pneumotórax for recorrente, secundário ou estiver sob tensão, ou houver mais do que um pequeno colapso, a drenagem torácica pode ser necessária. O pneumotórax que complica a fibrose cística frequentemente se repete, e o tratamento definitivo pode ser justificado no primeiro episódio. Da mesma forma, se um pneumotórax complicando uma neoplasia maligna não melhorar rapidamente de forma espontânea, a pleurodese química ou a toracotomia cirúrgica são geralmente necessárias. Nos casos de grave vazamento de ar ou fístula broncopleural, a oclusão com um balão endobrônquico tem sido bem-sucedida.

A toracotomia fechada (inserção simples de um dreno torácico) e a drenagem do ar através de um cateter cuja abertura externa seja mantida sob uma coluna de água são adequadas para reexpandir o pulmão na maioria dos pacientes; os cateteres espirais (*pigtail*) são usados frequentemente. Nos casos de pneumotórax recorrente, um procedimento esclerosante pode ser indicado para induzir a formação de aderências fortes entre o pulmão e a parede torácica com a introdução de talco, doxiciclina ou iodopovidona no espaço pleural (pleurodese química). Toracotomia aberta por meio de uma incisão limitada com plicatura de bolhas, fechamento de fístula, descamação da pleura (geralmente no pulmão apical, onde o cirurgião tem visão direta) e abrasão pleural basilar também é um tratamento eficaz para o pneumotórax recorrente. A descamação e a abrasão da pleura deixam as superfícies inflamadas e escoriadas, que se curam com aderências selantes. A dor pós-operatória é comparável com a da pleurodese química, mas geralmente o dreno torácico pode ser removido em 24 a 48 horas, em comparação com as habituais 72 horas mínimas para a toracotomia fechada e a pleurodese. A cirurgia videotoracoscópica (VATS) é o procedimento preferencial para bulectomia, descamação pleural, escovação pleural e instilação de agentes esclerosantes, pois apresenta menos morbidade do que ocorre com a toracotomia aberta tradicional. Na população pediátrica, há risco de recorrência após a VATS, embora isso geralmente não esteja relacionado com falha cirúrgica, mas sim associado à formação de novas bolhas.

Aderências pleurais ajudam a evitar o pneumotórax recorrente, mas também dificultam a cirurgia torácica subsequente. Quando o transplante de pulmão puder ser considerado futuramente (p. ex., na fibrose cística), deve-se, se possível, tomar providências para evitar pleurodeses química e mecânica. Também se deve ter em mente que, quanto mais tempo o dreno torácico for mantido, maior será a chance de deterioração pulmonar, especialmente em pacientes com fibrose cística, nos quais tosse forte, respiração profunda e drenagem postural são importantes. Esses procedimentos são difíceis de serem realizados nos pacientes com dreno torácico.

A bibliografia está disponível no GEN-io.

Capítulo 440

Pneumomediastino

Glenna B. Winnie, Aarthi P. Vemana e Suraiya K. Haider

A presença de ar ou de gás no mediastino é chamada de **pneumomediastino**.

ETIOLOGIA

O pneumomediastino é causado tipicamente pela ruptura alveolar que pode ser devida a uma causa espontânea ou traumática. Um pneumomediastino espontâneo pode ser primário, sem uma etiologia subjacente, ou pode ser secundário a uma causa subjacente. O pneumomediastino primário pode ser decorrente do aumento da pressão intratorácica, como é observado em manobra de Valsalva, vômito, síndrome de Boerhaave (perfuração esofágica), levantamento de peso e eventos asfixiantes. Nas crianças com menos de 7 anos, as causas comuns do pneumomediastino secundário são as infecções do trato respiratório inferior e as exacerbações da asma. O pneumotórax simultâneo é incomum nesses pacientes. Outras causas do pneumomediastino secundário são anorexia nervosa, menstruação normal (pneumotórax catamenial) e diabetes melito com cetoacidose. As causas traumáticas do pneumomediastino incluem as iatrogênicas (extrações dentais, adenotonsilectomia, terapia com cânula nasal de alto fluxo, perfuração esofágica e inalação do gás hélio) e as não iatrogênicas (corpo estranho inalado, traumatismo torácico penetrante e uso de drogas ilícitas).

PATOGÊNESE

De acordo com o mecanismo denominado **efeito de Macklin**, após uma ruptura alveolar intrapulmonar, o ar atravessa, ao longo do gradiente de pressão, as bainhas perivasculares e outros tecidos moles, segue em direção ao hilo e entra no mediastino.

MANIFESTAÇÕES CLÍNICAS

Dispneia e dor torácica transitória lancinante que pode irradiar para o pescoço são as principais características de pneumomediastino. Outros sintomas podem estar presentes e podem incluir globo faríngeo, dor abdominal, tosse, opressão torácica, inchaço facial, engasgos, taquipneia, febre, estridor e dor de garganta. O pneumomediastino é difícil de ser detectado pelo exame físico isoladamente. Na maioria dos pacientes, está presente um enfisema subcutâneo. Neste caso, o **sinal de Hamman** (um "ruído" mediastinal) é quase patognomônico para o pneumomediastino. A macicez cardíaca à percussão pode estar diminuída, mas o tórax de muitos pacientes com pneumomediastino está cronicamente superinflado, sendo improvável que o clínico esteja seguro deste achado.

ACHADOS LABORATORIAIS

A radiografia de tórax revela ar mediastinal e uma borda cardíaca mais bem delimitada do que o normal (Figuras 440.1 e 440.2). Um "sinal de vela grande", ou "sinal de asa do anjo", ocorre quando o ar se desvia do timo para cima e para fora, o que é observado mais frequentemente em pacientes pediátricos. Na projeção lateral, as estruturas mediastinais posteriores estão claramente definidas, podendo haver um anel lucente ("sinal de anel") circundando a artéria pulmonar direita e, em geral, ar retroesternal. São normalmente observadas linhas verticais de ar no mediastino e ar no tecido subcutâneo (ver Figura 440.1). Se houver suspeita clínica de pneumomediastino, mas este não for visualizado na radiografia do tórax, uma TC do tórax pode ser realizada para fornecer evidência radiológica adicional.

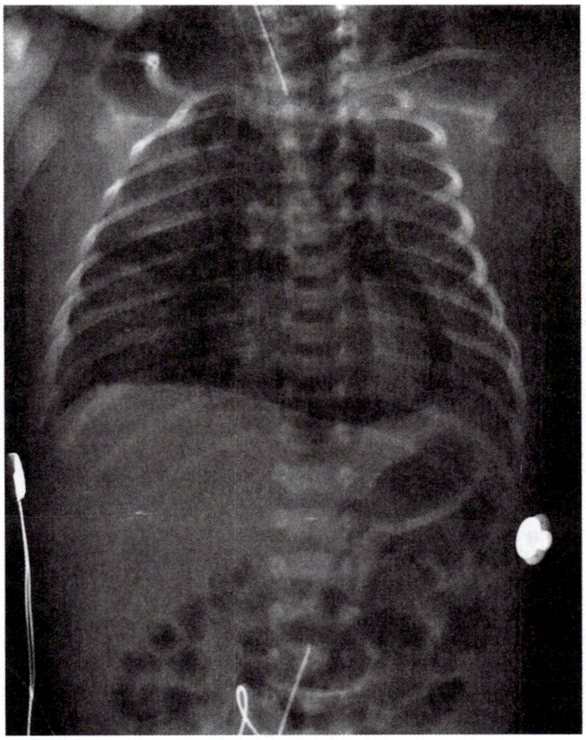

Figura 440.1 Pneumomediastino grande circundando o coração e passando para o pescoço. (De Clark DA: *Atlas of neonatology*, ed 7, Philadelphia, 2000, WB Saunders.)

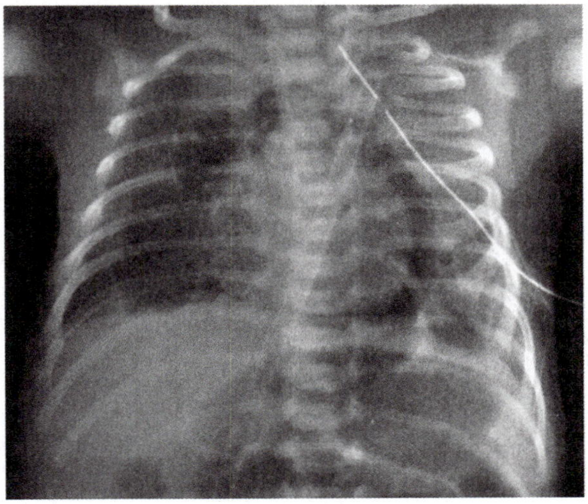

Figura 440.2 Sinal de vela – elevação tímica. (De Clark DA: *Atlas of neonatology*, ed 7, Philadelphia, 2000, WB Saunders, p. 94.)

TRATAMENTO

O tratamento é dirigido inicialmente à doença pulmonar obstrutiva subjacente ou outra condição precipitante. As crianças que tiveram pneumomediastino devem ser rastreadas para a asma. Os analgésicos são ocasionalmente necessários para a dor torácica. As crianças podem ser observadas no pronto-socorro e receber alta se estáveis. Elas devem ser advertidas para evitar o levantamento de objetos pesados e a manobra de Valsalva. A admissão hospitalar com administração suplementar de oxigênio é mais comum em pacientes com pneumomediastino secundário.Ocasionalmente, o enfisema subcutâneo pode causar compressão traqueal suficiente para justificar a traqueotomia; a traqueotomia também descomprime o mediastino.

COMPLICAÇÕES

O pneumomediastino raramente é um problema grave nas crianças maiores porque o mediastino pode ser despressurizado pela saída de ar para o pescoço ou o abdome. No recém-nascido, contudo, a saída do ar do mediastino é limitada e o pneumomediastino pode levar a um perigoso comprometimento cardiovascular ou a pneumotórax (ver Capítulos 122.14 e 439).

A bibliografia está disponível no GEN-io.

Capítulo 441

Hidrotórax

Glenna B. Winnie, Aarthi P. Vemana e Suraiya K. Haider

Hidrotórax é uma efusão pleural transudativa; normalmente, é causado por gradientes de pressão anormais no pulmão.

ETIOLOGIA

O hidrotórax está mais frequentemente associado a doença cardíaca, renal ou hepática. Também pode ser manifestação de edema nutricional grave e hipoalbuminemia. Ocasionalmente, resulta da obstrução da veia cava superior por neoplasias, linfonodos aumentados, embolia pulmonar ou aderências. Pode ocorrer devido a uma derivação ventriculoperitoneal, cateter venoso central ou diálise peritoneal.

MANIFESTAÇÕES CLÍNICAS

Geralmente, o hidrotórax é bilateral, mas na doença cardíaca ou hepática pode estar limitado ao lado direito ou ser maior no lado direito do que no esquerdo. Os sinais físicos são os mesmos descritos para a pleurisia serofibrinosa (ver Capítulo 429.2), mas no hidrotórax há alterações mais rápidas do nível de macicez de acordo com as mudanças de posição. Dependendo da etiologia, pode estar associado a um acúmulo de líquido em outras partes do corpo.

ACHADOS LABORATORIAIS

O líquido é **transudativo**, não inflamatório, tem poucas células e apresenta densidade específica mais baixa (< 1,015) do que a de um exsudato serofibrinoso (ver Capítulos 428 e 429). A razão entre proteína no líquido pleural e proteína total sérica é menor que 0,5, a razão entre desidrogenase láctica no líquido pleural e desidrogenase láctica sérica é menor que 0,6, e o valor de desidrogenase láctica no líquido pleural é inferior a 66% do limite superior da variação de desidrogenase láctica sérica normal. Em um paciente com derivação ventriculoperitoneal, os ensaios de B-transferrina e a série da derivação do traçado do radionuclídeo podem ser úteis para o diagnóstico. A cintilografia peritônio pode ser considerada para avaliar um escape peritoneal-pleural. No hidrotórax hepático, o líquido pleural assemelha-se à peritonite bacteriana espontânea com culturas bacterianas positivas e contagens de leucócitos polimorfonucleares maiores que 250 células/mm^3.

TRATAMENTO

O tratamento é direcionado ao distúrbio subjacente. Se houver suspeita clínica de um fluido transudativo, a aspiração pode não ser necessária, a menos que sintomas de pressão sejam observados ou existam manifestações atípicas como febre, dor pleurítica ou efusões assimétricas.

A bibliografia está disponível no GEN-io.

Capítulo 442

Hemotórax

Glenna B. Winnie, Suraiya K. Haider, Aarthi P. Vemana e Steven V. Lossef

Hemotórax é definido como um acúmulo de sangue na cavidade pleural, sendo raro em crianças.

ETIOLOGIA

O sangramento na cavidade torácica mais comumente ocorre após traumatismo torácico, contuso ou penetrante. Pode ser o resultado de traumatismo iatrogênico, incluindo procedimentos cirúrgicos e inserção de acesso venoso. O hemotórax também pode resultar da erosão de um vaso sanguíneo em associação com processos inflamatórios como tuberculose e empiema. Pode complicar uma variedade de anomalias congênitas, tais como sequestro, persistência do canal arterial e malformação arteriovenosa pulmonar (ver Figura 436.2 no Capítulo 436). É também manifestação ocasional de neoplasias intratorácicas, exostoses costais, discrasias sanguíneas, diáteses hemorrágicas ou terapia trombolítica. A ruptura de um aneurisma é improvável na infância. O hemotórax pode ocorrer espontaneamente em recém-nascidos e crianças maiores, mas é muito raro. A hemorragia pleural associada ao pneumotórax é denominada *hemopneumotórax*; é geralmente o resultado de uma ruptura de bolha com perda de volume pulmonar causando rompimento da aderência pleural.

MANIFESTAÇÕES CLÍNICAS

Além dos sintomas e dos sinais de derrame pleural (ver Capítulo 429.2), o hemotórax está associado ao comprometimento hemodinâmico relacionado com a quantidade e a rapidez da hemorragia levando a colapso ventilatório. O hemotórax espontâneo apresenta início súbito de dor torácica ou nas costas, ou dispneia, e pode progredir rapidamente para choque hemorrágico.

DIAGNÓSTICO

O diagnóstico de hemotórax é inicialmente suspeitado a partir de radiografias ou TC, mas pode ser definitivamente feito com toracocentese (Figura 442.1). Em todos os casos, deve-se esgotar esforços para determinar e tratar a causa.

TRATAMENTO

O tratamento inclui oxigênio suplementar, reposição volêmica (incluindo possível transfusão de sangue) e toracostomia tubular. Para a maioria dos pacientes com sinais vitais estáveis, a cirurgia toracoscópica assistida por vídeo (VATS) pode ser considerada para visualizar a fonte de sangramento, remover coágulos de sangue, ressecar bolhas e realizar pleurodese. A toracotomia aberta pode ser indicada se houver sangramento descontrolado ou para um paciente hemodinamicamente comprometido. A remoção inadequada do sangue no hemotórax extensivo que conduz a um hemotórax retido pode aumentar o risco de desenvolvimento de pneumonia, empiema ou doença restritiva grave secundária à organização de fibrina. A terapia fibrinolítica, ou uma decorticação, pode então ser necessária. A embolização é o tratamento preferencial para a malformação arteriovenosa.

A bibliografia está disponível no GEN-io.

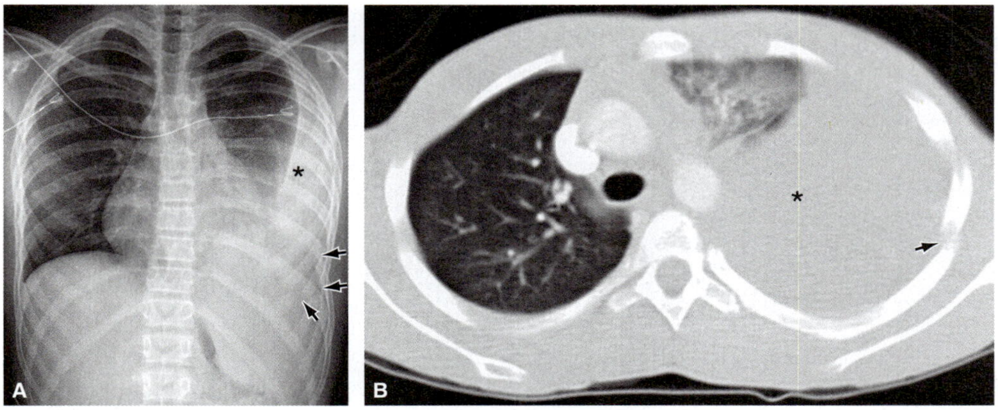

Figura 442.1 Hemotórax (*asterisco*) e fraturas de costela associadas (*setas*) em uma adolescente vítima de acidente de automóvel. **A.** Radiografia do tórax. **B.** TC.

Capítulo **443**

Quilotórax

Glenna B. Winnie, Suraiya K. Haider, Aarthi P. Vemana e Steven V. Lossef

Quilotórax é uma coleção pleural de líquido formada pelo escape de quilo do ducto torácico ou dos vasos linfáticos para a cavidade torácica.

ETIOLOGIA

Nas crianças, o quilotórax ocorre mais frequentemente devido à lesão do ducto torácico como uma complicação de cirurgia cardiotorácica (após cirurgia de Fontan) (Figura 443.1). Outros casos estão associados a lesão torácica (Figura 443.2), oxigenação de membrana extracorpórea ou malignidade intratorácica primária ou metastática, principalmente linfoma. Nos recém-nascidos, o rápido aumento da pressão venosa durante o parto pode levar à ruptura do ducto torácico. O quilotórax também tem estado associado a síndrome de Down, síndrome de Noonan e síndrome de Turner. As causas menos comuns incluem linfangiomatose (Figura 443.3); doenças pulmonares restritivas; trombose do ducto, da veia cava superior ou da veia subclávia; tuberculose ou histoplasmose; e anomalias congênitas do sistema linfático (Figura 443.4). O quilotórax refratário no feto tem sido associado a uma mutação *missense* no gene

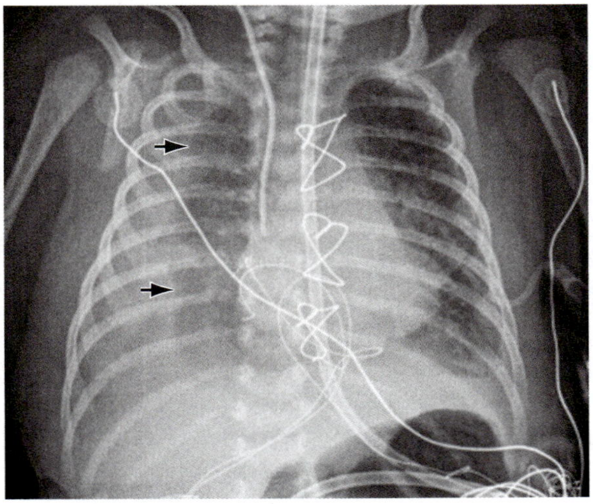

Figura 443.1 Quilotórax (*setas*) após cirurgia cardíaca em um lactente de 2 semanas.

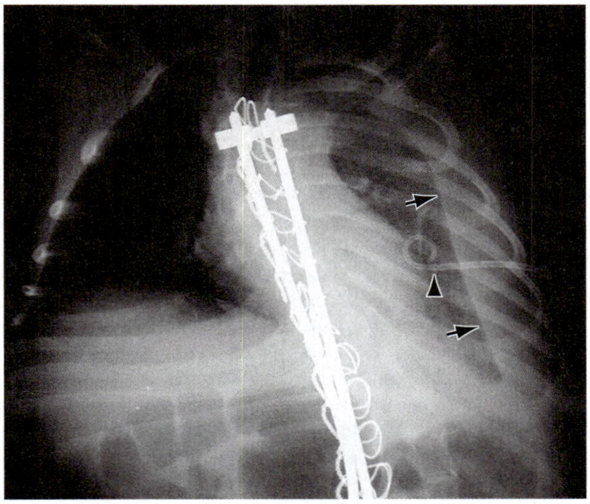

Figura 443.2 Quilotórax esquerdo (*setas*) após fusão espinal com hastes de Harrington. Postula-se que o ducto torácico tenha sido lesionado durante cirurgia da coluna vertebral. O dreno torácico espiral (*pigtail*) (*ponta de seta*) precisou ser retraído para melhorar a drenagem da efusão.

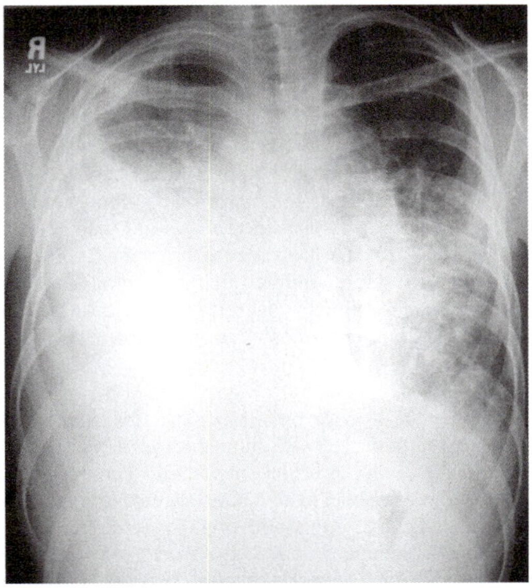

Figura 443.3 Ampla efusão de quilo à direita opacificando grande parte do tórax de uma adolescente com linfangiomatose e hemangiomatose pulmonares. Observe a doença pulmonar intersticial associada.

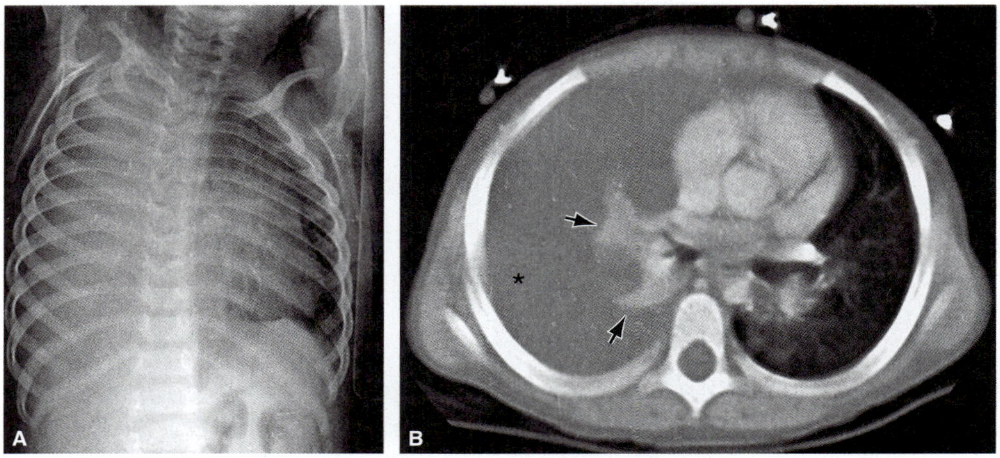

Figura 443.4 Quilotórax espontâneo em um paciente de 4 anos com duplicação do cromossomo 6. **A.** A radiografia mostra opacificação do tórax direito. **B.** A TC revela efusão pleural de quilo (*asterisco*) comprimindo o pulmão direito atelectásico (*setas*).

$\alpha_9\beta 1$ da integrina. O quilotórax pode ocorrer em casos de traumatismo e abuso infantil (ver Capítulo 16). É importante estabelecer a etiologia porque o tratamento varia segundo a causa. Em alguns pacientes, nenhuma causa específica é identificada.

MANIFESTAÇÕES CLÍNICAS

Os sinais e os sintomas do quilotórax são os mesmos que os de uma efusão pleural de tamanho similar, incluindo tosse, desconforto torácico e dispneia. O **quilo** não é irritante, então a dor pleurítica é incomum. Geralmente, o início é gradual. No entanto, após o traumatismo do ducto torácico, o quilo pode acumular-se no mediastino posterior por dias e, então, romper-se no espaço pleural, ocorrendo, então, início súbito de dispneia, hipotensão e hipoxemia. Aproximadamente 50% dos recém-nascidos com quilotórax apresentam angústia respiratória no primeiro dia de vida. Raramente o quilotórax é bilateral e, em geral, ocorre no lado direito.

ACHADOS LABORATORIAIS

As radiografias de tórax podem ajudar a delinear a localização da efusão; a TC mostra espessura pleural normal e pode demonstrar massa mediastinal semelhante a um linfoma como a etiologia do quilotórax. A toracentese demonstra efusão de quilo, líquido leitoso contendo triglicerídios, proteínas, linfócitos e outros constituintes do quilo; o líquido pode ser amarelo ou sanguinolento. Nos recém-nascidos ou naqueles que não estão ingerindo alimento, o líquido pode ser claro. Um líquido leitoso de pseudoquilo pode estar presente na efusão serosa crônica, na qual o material gorduroso se origina de alterações degenerativas no líquido, e não da linfa. No quilotórax, o nível de triglicerídios do líquido é maior que 110 mg/dℓ, a razão líquido pleural:triglicerídio sérico é maior que 1,0, e a razão líquido pleural:colesterol sérico é menor que 1,0; a análise de lipoproteínas revela quilomícrons. Os níveis de imunoglobulina líquida são elevados. As células são principalmente (cerca de 90%) linfócitos T e geralmente excedem 1.000 células por mm^3. Após o diagnóstico de quilotórax, um linfangiograma pode localizar o local do vazamento, e a linfocintilografia pode demonstrar anormalidades nos troncos linfáticos e nos vasos linfáticos periféricos.

TRATAMENTO

A recuperação espontânea ocorre em mais de 50% dos casos de quilotórax neonatal. O tratamento inicial inclui alimentação enteral com baixo teor de gordura ou triglicerídios de cadeia média, dieta com alto de teor de proteínas ou nutrição parenteral total. A toracocentese é repetida conforme necessário para aliviar os sintomas de pressão; geralmente é realizada uma toracostomia com dreno. Somatostatina e octreotida têm sido usadas para controlar o quilotórax. Várias dosagens de octreotida foram descritas na literatura, tais como 1 a 4 μg/kg/h IV e 10 μg/kg/dia SC; no entanto, a dose ideal não é conhecida, e são necessários mais estudos. Outras abordagens terapêuticas incluem embolização percutânea do ducto torácico, ventilação com controle de pressão com pressão positiva no fim da expiração e inalação de óxido nítrico. Se o tratamento medicamentoso não for bem-sucedido, as opções cirúrgicas devem ser consideradas e estas podem incluir derivação pleuroperitoneal, ligação do ducto torácico e pleurodese com o uso de um agente esclerosante como cola de fibrina, talco ou iodopovidona. O manejo é semelhante para o quilotórax traumático. Pleurodese química ou irradiação é usada nos casos de quilotórax maligno. OK432 (Picibanil®) tem sido utilizado para tratar quilotórax fetal e neonatal. A etilefrina, um agente simpatomimético com atividade alfa e beta-adrenérgica, tem sido utilizada com sucesso em alguns pacientes. A constrição do ducto torácico por este fármaco pode reduzir o acúmulo de quilo pleural. A embolização percutânea do ducto torácico ou o tratamento de outros vasos linfáticos é uma estratégia de radiologia intervencionista de grande sucesso. A cirurgia deve ser imediatamente considerada para os recém-nascidos com quilotórax maciço e produção de quilo maior que 50 mℓ/kg/dia, apesar da terapia medicamentosa máxima por 3 dias.

COMPLICAÇÕES

Se repetidas toracocenteses forem necessárias devido ao rápido reacúmulo de quilo, pode ocorrer desnutrição com perda significativa de calorias, proteínas e eletrólitos. As imunodeficiências, incluindo a hipogamaglobulinemia e as respostas imunes anormais mediadas por células, estiveram associadas a toracocenteses repetidas e crônicas para quilotórax. A perda de linfócitos T está associada ao aumento do risco de infecção em neonatos; por outro lado, a infecção é incomum, mas os pacientes não devem receber vacinas de vírus vivos. A falta de resolução do quilotórax pode levar a desnutrição, infecção e morte.

A bibliografia está disponível no GEN-io.

Capítulo **444**

Displasia Broncopulmonar

Sharon A. McGrath-Morrow e J. Michael Collaco

DISPLASIA BRONCOPULMONAR

A displasia broncopulmonar (DBP) é uma doença pulmonar crônica da infância e da criança que ocorre principalmente em recém-nascidos prematuros (RNP) nascidos com menos de 32 semanas de gestação. É caracterizada por hipoplasia alveolar, muitas vezes com disfunção das pequenas vias respiratórias concomitante e comprometimento do crescimento vascular pulmonar. Fatores contribuintes para o seu desenvolvimento podem incluir idade gestacional (IG) precoce, baixo peso ao nascer, barotraumatismo pulmonar, hiperoxia, inflamação pulmonar e infecções pré e pós-natais, bem como genes modificadores potenciais e fatores epigenéticos. Atualmente, a definição aceita compreende uma demanda de oxigênio durante 28 dias após o parto, e o distúrbio é classificado como leve, moderado ou grave com base nos requerimentos de suplementação de oxigênio e parâmetros ventilatórios por determinado período (Tabela 444.1). Para apresentação e tratamento inicial do paciente internado, ver Capítulo 122.

MANIFESTAÇÕES CLÍNICAS

Os achados físicos do exame pulmonar variam de acordo com a gravidade da doença e com a presença de distúrbios respiratórios. Embora alguns pacientes talvez pareçam respirar confortavelmente quando estão saudáveis, eles podem experimentar deterioração significativa quando doentes ou em períodos de estresse por causa da diminuição da reserva pulmonar secundária a hipoplasia alveolar e doença das pequenas vias respiratórias. Quando doentes, dependendo da gravidade do quadro, as crianças com DBP podem apresentar taquipneia, balanço da cabeça e retrações. Embora os sons respiratórios possam ser claros, muitos pacientes apresentam sibilos basais ou crepitações grosseiras. Um sibilo ou estridor fixo persistente sugere estenose subglótica (ver Capítulo 415) ou malacia das grandes vias respiratórias. Estridores podem estar presentes em pacientes propensos à sobrecarga de líquido. Radiografias de tórax podem demonstrar aprisionamento de ar, atelectasia focal, alterações intersticiais e/ou espessamento peribrônquico.

Talvez seja necessário o uso de ventilação mecânica prolongada para obter troca gasosa adequada em pacientes mais gravemente afetados. Também pode ser requerida suplementação de oxigênio (O_2) para manter saturações de O_2 em níveis aceitáveis e com frequência é necessária para minimizar o esforço respiratório. A insuficiência respiratória crônica pode ser evidenciada como na presença de elevação do bicarbonato sérico e dióxido de carbono (CO_2) na gasometria, hipoxemia ou policitemia; os casos mais graves podem requerer traqueostomia e ventilação para atingir a estabilidade respiratória a longo prazo. Os pacientes podem evoluir para hipertensão pulmonar (HP) – especialmente se precisarem de suplementação de O_2 – e insuficiência respiratória crônica.

A aspiração como consequência de disfagia e/ou doença do refluxo gastresofágico (DRGE) (ver Capítulo 349) pode comprometer o estado pulmonar. É possível que o risco de aspiração aumente durante os períodos de doença em razão de agravamento da taquipneia e aprisionamento de ar. Outras comorbidades resultantes de parto prematuro que complicam o manejo da DBP incluem: obstrução fixa e funcional das vias respiratórias superiores; lesões do sistema nervoso central (SNC) que levam a controle anormal da respiração; tônus anormal das vias respiratórias; aumento do risco de aspiração; dismotilidade gastrintestinal, hipertensão arterial sistêmica; e crescimento prejudicado. É importante notar que lactentes com doenças pulmonares significativas podem apresentar deficiência de crescimento graças ao gasto energético elevado, essencial para manter as demandas metabólicas aumentadas de respiração e/ou hipoxia em curso.

A *piora da função pulmonar* em criança com DBP normalmente é desencadeada durante por infecções virais das vias respiratórias superiores. Outros fatores de risco frequentes para esse quadro podem incluir mudanças climáticas, exposição à fumaça de cigarro, convívio em creche e aspiração. Durante a piora da função pulmonar, o paciente pode apresentar maior esforço respiratório, crepitação e sibilo, com taquipneia e retrações se tornando mais proeminentes. Com a piora da função pulmonar, há também a possibilidade de agravamento da HP subjacente.

TRATAMENTO

O tratamento é direcionado para a redução do esforço respiratório e a normalização da troca gasosa, a fim de permitir crescimento e neurodesenvolvimento adequados. Após a alta hospitalar inicial, lactentes e crianças com DBP apresentam alto risco de reinternação. Até 50% dos lactentes acometidos são readmitidos por causa de doenças respiratórias agudas nos primeiros 2 anos de vida. Essas crianças também podem necessitar de medicação diária, suplementação de O_2 e/ou ventilação crônica.

A adesão aos regimes de medicação diários prescritos pode reduzir o risco de agudização do quadro e sintomas respiratórios crônicos; no entanto, não há diretrizes padrão para o manejo da DBP em relação aos cuidados após período em unidade de cuidados intensivos neonatal (UCIN). Embora seja comum a sua utilização, não há dados suficientes sobre a eficácia de diuréticos no ambiente ambulatorial.

Com relação ao suporte respiratório, as saturações de O_2 direcionadas devem ser $\geq 92\%$ fora da UCIN para garantir o crescimento adequado e o desenvolvimento neurocognitivo. Oximetria de pulso e polissonografia podem ser úteis para fins de titulação. Antes da alta hospitalar inicial, lactentes e crianças com necessidade de suporte ventilatório crônico têm confirmado se beneficiar de protocolos padronizados para determinar a prontidão médica, avaliar a proficiência familiar em cuidados respiratórios e estabelecer suporte em ambiente ambulatorial. Após a alta, esses pacientes precisarão de acompanhamento rigoroso de pneumologistas e otorrinolaringologistas para administrar a titulação e o desmame do ventilador e também os cuidados e decanulação de traqueostomia, respectivamente. Como lactentes e crianças com traqueostomia apresentam alto risco para eventos adversos, incluindo óbito, recomenda-se o acompanhamento por um cuidador treinado, acordado e alerta, o tempo todo.

Testes de função pulmonar em crianças com história de DBP têm demonstrado doença obstrutiva das pequenas vias respiratórias de forma constante. A doença nessa população pode ser parcialmente responsiva aos broncodilatadores, mas também ter um componente obstrutivo fixo. Corticosteroides inalatórios e beta-agonistas talvez sejam eficazes no tratamento de sintomas, como sibilo ou tosse crônica. Agentes modificadores de leucotrieno podem ser uma terapia adjuvante útil.

Tabela 444.1 Definições de displasia broncopulmonar.

CARACTERÍSTICAS DE TODAS AS DISPLASIAS BRONCOPULMONARES	CARACTERÍSTICAS ADICIONAIS		
	DBP LEVE	**DBP MODERADA**	**DBP GRAVE**
< 32 semanas de idade gestacional ao nascimento Demanda de oxigênio por pelo menos 28 dias	Respiração em ar ambiente na 36ª semana de IPM ou na alta, o que ocorrer primeiro	< 30% de oxigênio suplementar na 36ª semana de IPM ou na alta, o que ocorrer primeiro	> 30% de oxigênio suplementar ou VPP na 36ª semana de IPM ou na alta, o que ocorrer primeiro
> 32 semanas de idade gestacional ao nascimento Demanda de oxigênio por pelo menos 28 dias	Respiração em ar ambiente no 56º de vida ou na alta, o que ocorrer primeiro	< 30% de oxigênio suplementar no 56º dia de vida ou na alta, o que ocorrer primeiro	> 30% de oxigênio suplementar e/ou VPP no 56º dia de vida ou na alta, o que ocorrer primeiro

IPM, idade pós-menstrual; *VPP*, ventilação com pressão positiva.

A ingestão calórica adequada é importante para garantir a recuperação do crescimento do pulmão. Algumas crianças podem precisar de leite materno fortificado ou fórmula para atingir um crescimento adequado. Pacientes em risco de aspiração e aqueles com ingestão oral inadequada talvez requeiram alimentação por sonda para atender aos objetivos nutricionais. A gastrostomia deve ser considerada antes da alta hospitalar para evitar o deslocamento inadvertido. Aspiração secundária à disfagia e/ou refluxo gastresofágico deve ser considerada em pacientes com sintomas respiratórios recorrentes ou pneumonia sem etiologias infecciosas aparentes. Em razão de seu estado respiratório tênue, é possível que alguns lactentes e crianças com DBP não sejam capazes de tolerar até mesmo quantidades mínimas de aspiração do refluxo gastresofágico. Existem dados limitados sobre os riscos e benefícios do uso de antirrefluxo em lactentes com DBP, como bloqueadores de histamina-2, inibidores da bomba de prótons e agentes de motilidade. Medicamentos que reduzem a acidez gástrica podem aumentar o risco de pneumonia em algumas crianças. Pode-se considerar fundoplicatura de Nissen ou tubos de gastrojejunostomia em casos de ineficácia da terapia medicamentosa antirrefluxo.

Até 15 a 25% dos lactentes com DBP grave serão diagnosticados com **HP**, a qual pode ser secundária ao crescimento vascular pulmonar reduzido e/ou um leito vascular reativo. Outros fatores de risco para o seu desenvolvimento podem incluir prematuridade extrema e diminuição do crescimento intrauterino; aspiração, hipoxia e hipercapnia recorrentes podem aumentar a gravidade. A HP está associada ao aumento de morbidade e mortalidade em comparação com lactentes não acometidos por ela. Embora o seu diagnóstico definitivo requeira cateterismo cardíaco, a ecocardiografia transtorácica fornece uma ferramenta de rastreamento de baixo risco na prática. O rastreamento também deve buscar a identificação de possíveis causas estruturais da HP, como estenose da veia pulmonar. Biomarcadores séricos, como a proteína natriurética cerebral, podem ser úteis para rastrear a resposta à terapia. A piora súbita da HP (*crises hipertensivas pulmonares*) pode ocorrer em caso de doenças e com anestesia. As crises podem surgir mesmo em crianças estáveis com história de HP que adoecem de forma aguda. Embora a HP associada à DBP possa melhorar com o crescimento adequado do pulmão, terapias como sildenafila e outros agentes anti-hipertensivos pulmonares têm sido utilizadas no tratamento.

A prevenção de doença respiratória viral é de vital importância; a lavagem frequente das mãos pelos cuidadores (especialmente antes de lidarem com o lactente) e a restrição do contato com crianças e adultos em vigência de sintomas respiratórios são essenciais. A imunoprofilaxia do vírus sincicial respiratório (ver Capítulo 260) deve ser considerada com base na gravidade da doença pulmonar, bem como na IG e na idade atual do paciente. A exposição ao tabagismo passivo é outro fator ambiental que pode piorar os sintomas respiratórios (ver Capítulo 737.1).

PROGNÓSTICO

Em geral, o prognóstico para lactentes com DBP é bom, embora a presença dela possa resultar em hospitalização inicial mais longa em comparação com os RNP sem a doença. A maioria dos lactentes é desmamada do oxigênio durante o primeiro ano de vida, e aqueles com necessidade de ventilação mecânica em casa são geralmente desmamados desse suporte na primeira infância. Muitas crianças exibem um fenótipo semelhante ao da asma durante essa fase, caracterizado por episódios de sibilos ou tosse desencadeados por infecções do trato respiratório superior, esforço, alergênios etc. Para algumas delas, os sintomas melhoram na idade escolar; outras podem continuar a ter agravamentos semelhantes à asma com doenças virais e exercícios ao longo da infância, com possibilidade de permanência na idade adulta. É provável que mesmo pacientes assintomáticos com história de DBP continuem a manifestar pequenas limitações de fluxo das vias respiratórias por espirometria.

A bibliografia está disponível no GEN-io.

Capítulo 445
Doenças Esqueléticas que Influenciam a Função Pulmonar

Steven R. Boas

A função pulmonar é influenciada pela estrutura da parede torácica (ver Capítulo 400). As anomalias da parede torácica podem causar doença pulmonar restritiva ou obstrutiva, comprometimento da força muscular respiratória e diminuição do desempenho ventilatório em resposta ao estresse físico. As deformidades congênitas da parede torácica incluem: *pectus excavatum*, *pectus carinatum*, *fendas esternais*, *síndrome de Poland* e *displasias* esqueléticas e *cartilaginosas*. Anomalias vertebrais, como cifoescoliose, podem alterar a função pulmonar em crianças e adolescentes.

445.1 *Pectus Excavatum* (Tórax em Funil)

Steven R. Boas

ETIOLOGIA

Pectus excavatum, definido como estreitamento da linha média torácica, geralmente é uma anomalia esquelética isolada. A causa é desconhecida. É possível a sua ocorrência de forma isolada ou associada a um distúrbio do tecido conjuntivo (síndrome de Marfan [ver Capítulo 722] ou de Ehlers-Danlos [ver Capítulo 678]). Pode ser manifestação secundária de doença pulmonar crônica, doença neuromuscular ou traumatismo.

EPIDEMIOLOGIA

Pectus excavatum ocorre em 1:400 nascimentos, com preponderância de 9:1 no sexo masculino; é responsável por mais de 90% das anomalias congênitas da parede torácica. Há história familiar positiva em 1/3 dos casos.

MANIFESTAÇÕES CLÍNICAS

A deformidade é perceptível ao nascimento, ou logo em seguida, em 1/3 dos casos, mas não é comum estar associada a algum sintoma nesse momento. Com o tempo, é possível que se apresentem fadiga, dor no peito, palpitações, infecções respiratórias recorrentes, sibilos, estridor e tosse. A diminuição da resistência ao exercício é um dos sintomas mais comuns. Por causa da natureza estética dessa deformidade, crianças podem sofrer estresse psicológico significativo. Há a probabilidade de o exame físico revelar depressão esternal, ombros extremamente largos, cifoescoliose, lordose dorsal, expansão da costela inferior, rigidez da cavidade torácica, inclinação da cabeça para frente, escápula alada e perda dos contornos vertebrais (Figura 445.1). Os pacientes exibem movimento paroxístico do esterno e um desvio do ponto de íctus para a esquerda. Murmúrios sistólicos inócuos podem ser ouvidos.

ACHADOS LABORATORIAIS

Radiografias laterais do tórax demonstram depressão esternal. O índice de Haller na tomografia computadorizada (TC) de tórax (diâmetro transversal interno máximo do tórax dividido pelo diâmetro anteroposterior mínimo no mesmo nível), em comparação com valores normais apropriados para o sexo e a idade, tem sido historicamente usado para auxiliar a definição da extensão da anormalidade anatômica. No entanto, a correlação do índice de Haller com o comprometimento fisiológico ou sistemas associados parece insuficiente. A aplicação do exame de imagem óptica 3D do tórax ou "mapeamento

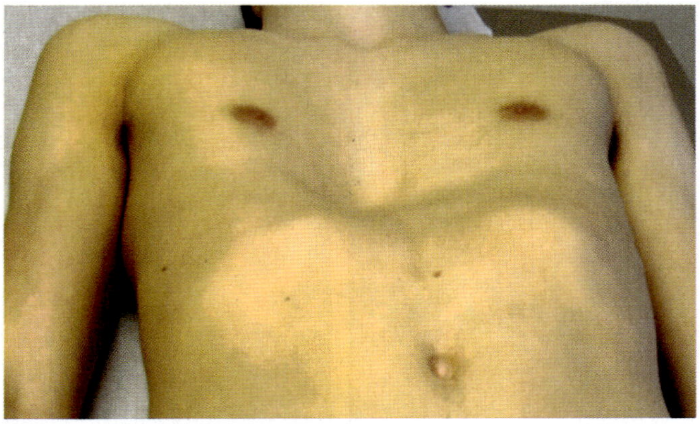

Figura 445.1 *Pectus excavatum* em paciente de 15 anos. Observe a presença de ombros largos, a expansão das costelas inferiores e a depressão esternal.

de superfície" vem ganhando popularidade na avaliação. A eletrocardiografia pode mostrar um desvio do eixo à direita ou síndrome Wolff-Parkinson-White (ver Capítulo 463); a ecocardiografia pode demonstrar prolapso da valva mitral (ver Capítulo 455.3) e compressão ventricular. É possível que os resultados dos testes de função pulmonar estática sejam normais, mas em geral mostram um defeito obstrutivo nas vias respiratórias inferiores e, com menos frequência, um defeito restritivo como resultado de mecânica anormal da parede torácica. O teste ergométrico pode demonstrar tolerância normal ou limitações da disfunção cardiopulmonar subjacente que estão associadas à gravidade do defeito. Limitações pulmonares, como limitações ventilatórias e anormalidades associadas da curva de volume do fluxo, são comumente observadas em crianças pequenas e adolescentes, enquanto outras limitações cardíacas secundárias a deficiências do volume sistólico são mais frequentemente vistas em adolescentes mais velhos e jovens adultos.

TRATAMENTO

O tratamento tem como base a gravidade da deformidade e a extensão do comprometimento fisiológico, conforme definido por exame físico e avaliação fisiológica da função cardiopulmonar (avaliação de função pulmonar e tolerância ao exercício). As opções terapêuticas incluem: observação cuidadosa; fisioterapia para tratar o comprometimento musculoesquelético; cirurgias reparadora e estética; e técnicas toracoscópicas não invasivas. Para pacientes com comprometimento fisiológico significativo, o reparo cirúrgico pode melhorar a deformidade estética e ajudar na redução da progressão ou até mesmo melhorar o comprometimento cardiopulmonar. As duas principais intervenções cirúrgicas são os procedimentos de Ravitch e Nuss. A superioridade de uma das abordagens não foi estabelecida. A extensão do defeito anatômico, incluindo o grau de assimetria, pode ajudar na definição da abordagem cirúrgica apropriada. Embora o reparo cirúrgico possa resultar em melhora da tolerância ao exercício para alguns indivíduos, geralmente observado em intensidades insuficientes de exercício, muitos pacientes não apresentam melhora na função respiratória ou cardíaca. A normalização dos exames de perfusão pulmonar e a ventilação voluntária máxima também têm sido observadas após a cirurgia. A utilização de órtese magnética com remodelamento gradual (procedimento com Magnetic Mini-Mover) da deformidade do tórax está sob investigação clínica. Implantes de silicone colocados cirurgicamente para fins estéticos também têm sido utilizados com grande satisfação dos pacientes. Para pacientes selecionados, uma abordagem menos invasiva (ventosa de sucção) vem ganhando popularidade. Não importa a abordagem do tratamento, a discussão sobre os achados musculoesqueléticos secundários é comumente aplicada antes e depois de qualquer intervenção.

A bibliografia está disponível no GEN-io.

445.2 *Pectus Carinatum* e Fendas Esternais

Steven R. Boas

PECTUS CARINATUM

Etiologia e epidemiologia

Pectus carinatum é uma deformidade esternal responsável por 5 a 15% das anomalias congênitas da parede torácica. Deslocamentos anteriores das porções média e inferior do esterno e das cartilagens costais adjacentes são os tipos mais comuns. Eles são mais comumente associados à protrusão do esterno superior; a depressão do esterno inferior ocorre em apenas 15% dos pacientes. A assimetria do esterno é comum, e uma depressão localizada do tórax anterolateral inferior também é muito observada. Os homens são afetados com frequência quatro vezes maior do que as mulheres. Há ocorrência familiar elevada e uma associação comum de escoliose leve a moderada. Doença da valva mitral e coarctação da aorta estão relacionadas com essa anomalia. Verificam-se três tipos de deformidade anatômica: *pectus carinatum* superior, inferior e lateral, com as correspondentes alterações fisiológicas e algoritmos de tratamento.

Manifestações clínicas

Na primeira infância, os sintomas parecem mínimos. É comum crianças e adolescentes em idade escolar queixarem-se de dispneia acerca de esforço leve, diminuição da resistência ao praticar atividade física e sibilância induzida por exercício. A incidência de infecções respiratórias agudas e do uso de fármacos para asma é maior do que em indivíduos não afetados. No exame físico, observa-se aumento acentuado no diâmetro torácico anteroposterior com consequente redução na excursão e na expansão do tórax (Figura 445.2). A espirometria tem demonstrado padrões restritivos e obstrutivos, embora a maioria dos indivíduos apresente valores normais. Muitas vezes, há aumento no volume residual que resulta em taquipneia e respiração diafragmática. O teste de esforço mostra resultados variáveis. As radiografias de tórax revelam diâmetro anteroposterior aumentado da parede torácica, pulmões com aparência enfisematosa e sombra cardíaca estreita. O escore de gravidade do *pectus* (largura do tórax dividida pela distância entre o esterno e a coluna vertebral; análogo ao índice de Haller) é reduzido.

TRATAMENTO

Para pacientes sintomáticos com *pectus carinatum*, os procedimentos de reparo cirúrgico minimamente invasivos podem proporcionar melhora dos sintomas clínicos. Muitos cirurgiões preferem utilizar

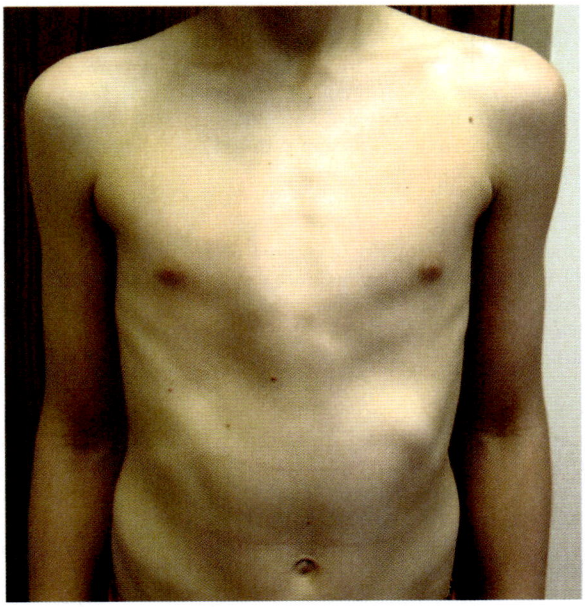

Figura 445.2 *Pectus carinatum* em paciente de 13 anos. Observe a proeminência do esterno central.

técnicas com órtese como tratamento de primeira linha. Embora a cirurgia seja feita para alguns indivíduos sintomáticos, ela muitas vezes é realizada por motivos estéticos e psicológicos.

FENDAS ESTERNAIS

São malformações congênitas raras que resultam da falha da fusão do esterno durante a 8ª semana de gestação. Nenhuma predisposição familiar foi descrita até o momento. As fendas esternais ocorrem em menos de 1% de todas as deformidades da parede torácica; elas são classificadas como parciais ou completas. As parciais são mais comuns e podem acometer o esterno superior em associação com outras lesões, como displasias vasculares e rafe supraumbilical, ou fendas esternais inferiores, que com frequência associam-se a outros defeitos da linha média (pentalogia de Cantrell). As completas com falha total da fusão esternal são raras. Esses distúrbios também podem ocorrer de forma isolada. O movimento paradoxal de órgãos torácicos com a respiração pode alterar a mecânica pulmonar. Raramente, tem-se como resultado infecções respiratórias e até mesmo um comprometimento significativo. A cirurgia é requerida nos primeiros anos de vida, antes que a fixação e a imobilidade ocorram.

A bibliografia está disponível no GEN-io.

445.3 Distrofia Torácica Asfixiante (Distrofia Torácico-Pélvico-Falangeana)

Steven R. Boas

ETIOLOGIA

Definida como distúrbio autossômico recessivo multissistêmico, a distrofia torácica asfixiante resulta em constrição e estreitamento da cavidade torácica. Também conhecida como *síndrome de Jeune*, a doença está associada a anomalias esqueléticas características, bem como ao envolvimento variável de outros sistemas, incluindo distúrbios renais, hepáticos, neurológicos, pancreáticos e da retina (ver Capítulo 720).

MANIFESTAÇÕES CLÍNICAS

A maioria dos pacientes com esse distúrbio falece por insuficiência respiratória logo após o nascimento, embora formas menos agressivas tenham sido relatadas em crianças mais velhas. Naqueles que sobrevivem ao período neonatal, observa-se insuficiência respiratória progressiva, em virtude de comprometimento do crescimento pulmonar, pneumonia recorrente e atelectasia proveniente da parede torácica rígida.

DIAGNÓSTICO

O exame físico mostra um tórax estreito que, ao nascimento, é muito menor do que o perímetro cefálico. As costelas são horizontais, e a criança tem membros curtos. Radiografias de tórax demonstram uma cavidade torácica em forma de sino, com costelas expandidas, horizontais e curtas, e clavículas altas.

TRATAMENTO

Não há tratamento específico, embora toracoplastia para expandir a parede torácica e ventilação mecânica prolongada tenham sido testadas. Procedimentos de expansão das costelas (costela de titânio protética vertical expansível/[VEPTR]) têm resultado em melhora da sobrevida (Figura 445.3).

PROGNÓSTICO

Para algumas crianças com distrofia torácica asfixiante, a melhora das anormalidades ósseas ocorre com a idade. Entretanto, crianças com menos de 1 ano muitas vezes sucumbem a infecções e insuficiência respiratórias. Em geral, a doença renal progressiva acomete crianças mais velhas. A aplicação de vacinas para *influenza* e outros patógenos respiratórios é fundamentada, assim como o uso agressivo de antibióticos para infecções respiratórias.

A bibliografia está disponível no GEN-io.

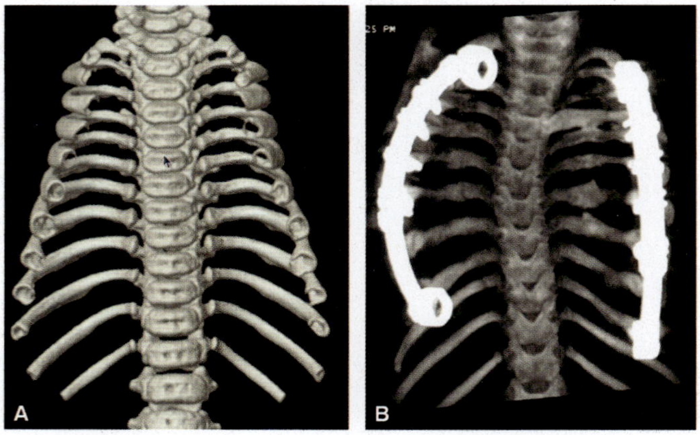

Figura 445.3 **A.** Paciente de 7 meses com síndrome de Jeune no pré-operatório. **B.** 18 meses após a inserção de VEPTR. (De Mayer OH: Chest wall hypoplasia – principles and treatment. *Pediatr Respir Rev* 16:30-34, 2015, Fig. 3, p. 34.)

445.4 Acondroplasia

Steven R. Boas

ETIOLOGIA

A acondroplasia é a condição mais comum caracterizada por baixa estatura desproporcional (ver Capítulo 716). Ela é herdada como uma doença autossômica dominante que resulta em distúrbios do crescimento. Tem-se aprendido muito sobre esse distúrbio, incluindo suas origens genéticas (95% dos casos causados por mutações no gene que codifica o receptor tipo 3 do fator de crescimento de fibroblasto) e como minimizar suas complicações graves.

MANIFESTAÇÕES CLÍNICAS

A doença pulmonar restritiva (atingindo menos de 5% das crianças com acondroplasia que são menores de 3 anos) tem mais probabilidade de ocorrência em altitudes elevadas. É comum a associação com infecções recorrentes, *cor pulmonale* e dispneia. Há um risco aumentado de apneia obstrutiva do sono ou hipopneias; hipoxemia durante o sono é uma característica comum. Os primeiros sinais de doença pulmonar restritiva podem aparecer em uma idade muito precoce. No exame físico, o padrão respiratório é rápido e superficial, com respiração abdominal associada. O diâmetro anteroposterior do tórax é reduzido. Curvas de crescimento especiais para circunferência do tórax de pacientes com acondroplasia desde o nascimento até os 7 anos estão disponíveis. Existem três fenótipos distintos: os pacientes do grupo fenotípico 1 têm hipertrofia adenotonsilar relativa; os do grupo 2 sofrem de obstrução muscular das vias respiratórias superiores e hidrocefalia progressiva; e os do grupo 3 apresentam obstrução das vias respiratórias superiores sem hidrocefalia. A cifoescoliose pode se desenvolver durante a infância.

DIAGNÓSTICO

Os testes de função pulmonar revelam capacidade vital reduzida que é mais acentuada no sexo masculino. Os pulmões são pequenos, mas funcionalmente normais. Estudos do sono são recomendados em razão da alta prevalência de distúrbios respiratórios do sono. As radiografias de tórax demonstram a diminuição do diâmetro anteroposterior junto com a depressão anterior das costelas. O grau de envolvimento do forame magno tem relação com a extensão da disfunção respiratória.

TRATAMENTO

O tratamento da apneia do sono, se houver, é de suporte (ver Capítulo 31). Fisioterapia e uso de órtese podem minimizar as complicações de cifose e lordose graves. O tratamento agressivo de infecções respiratórias e escoliose é justificado.

PROGNÓSTICO

A expectativa de vida é normal para a maioria das crianças nessa condição, afora os grupos fenotípicos com hidrocefalia ou compressão grave da coluna vertebral cervical ou lombar.

A bibliografia está disponível no GEN-io.

445.5 Cifoescoliose: Escoliose Idiopática do Adolescente e Escoliose Congênita

Steven R. Boas

ETIOLOGIA

A escoliose idiopática do adolescente (EIA) é caracterizada pela flexão lateral da coluna vertebral (ver Capítulo 699). É comum acometer indivíduos durante a adolescência, bem como em períodos de crescimento rápido. A causa é desconhecida. Escoliose congênita não é comum (atinge mais o sexo feminino do que o masculino) e é perceptível no primeiro ano de vida (ver Capítulo 699.2).

MANIFESTAÇÕES CLÍNICAS

As manifestações pulmonares de escoliose podem incluir retração da parede torácica, levando à redução da capacidade pulmonar total (CPT), troca gasosa anormal, obstrução das vias respiratórias e hipoinsuflação com atelectasia associada. O ângulo de deformidade da escoliose tem sido correlacionado com o grau de comprometimento pulmonar apenas para pacientes com curvas torácicas. Capacidade vital (CV), volume expiratório forçado no primeiro segundo (VEF_1), capacidade de trabalho (esforço), consumo de oxigênio, capacidade de difusão, complacência da parede torácica e pressão parcial de oxigênio no sangue arterial (Pa_{O_2}) diminuem conforme a gravidade da curva torácica aumenta. Esses achados podem ser encontrados até mesmo em EIA leve a moderada (ângulo de Cobb menor que 30°), mas geralmente não ocorrem em outras curvas não torácicas. O comprometimento respiratório costuma ser mais grave em crianças menores de 5 anos com grandes curvas escolióticas. A redução da função muscular periférica é associada à EIA por meio de mecanismos intrínsecos ou pelo descondicionamento. O comprometimento grave pode levar a *cor pulmonale* ou insuficiência respiratória e ocorrer antes dos 20 anos. Há a probabilidade de crianças com escoliose grave (ângulo de Cobb > 70°), sobretudo do sexo masculino, terem anormalidades na respiração durante o sono, e os períodos resultantes de hipoxemia podem contribuir para o eventual desenvolvimento de hipertensão pulmonar.

DIAGNÓSTICO

Exame físico e radiografia posteroanterior vertical com subsequente medição do ângulo de curvatura (técnica de Cobb) permanecem como o padrão-ouro para avaliação da escoliose. Curvas de mais de 10° definem a presença de escoliose. A determinação de volume pulmonar, força muscular respiratória e capacidade de exercício é essencial para avaliar o grau de comprometimento respiratório associado à escoliose.

TRATAMENTO

Dependendo da extensão da curva e do grau de maturação esquelética, as opções de tratamento incluem: tranquilização do paciente quanto a sua condição, observação, uso de órtese e cirurgia (fusão espinal). A vacina contra *influenza* deve ser administrada, dada a extensão do comprometimento pulmonar que pode coexistir. Como a CV é um forte preditor para o desenvolvimento de insuficiência respiratória em EIA não tratada, os objetivos cirúrgicos são diminuir a curva escoliótica, manter a correção e evitar a deterioração da função pulmonar. As anormalidades da CV e da CPT, a intolerância ao exercício e a taxa de alteração dessas variáveis ao longo do tempo devem ser levadas em consideração no momento do reparo cirúrgico. A avaliação pré-operatória da função pulmonar (ou seja, volumes pulmonares, consumo de oxigênio, força muscular e ventilação/perfusão) pode auxiliar na previsão de dificuldades pulmonares pós-cirúrgicas. Muitos pacientes submetidos a reparo cirúrgico podem ser tratados no pós-operatório sem ventilação mecânica. Mesmo aqueles com escoliose leve podem ter comprometimento pulmonar logo após a fusão espinal, secundário à dor e ao gesso corporal que pode dificultar a respiração e interferir na tosse. Crianças com VEF_1 pré-operatório < 40% do previsto correm o risco de necessitar de ventilação mecânica pós-operatória prolongada. Os procedimentos de expansão da parede costal têm sido bem-sucedidos em casos graves de escoliose congênita. A escolha da abordagem cirúrgica também pode afetar a função pulmonar no pós-operatório.

A bibliografia está disponível no GEN-io.

445.6 Anomalias Congênitas das Costelas

Steven R. Boas

MANIFESTAÇÕES CLÍNICAS

Defeitos isolados das costelas superiores e inferiores têm consequências clínicas pulmonares mínimas. A falta de costelas mediotorácicas está associada à ausência do músculo peitoral (síndrome de Poland) e a função pulmonar pode ficar comprometida. Cifoescoliose associada e hemivértebras podem acompanhar esse defeito. Se o defeito da costela for pequeno, não há sequelas significativas. Quando a 2ª até a 5ª costelas estão ausentes anteriormente, ocorrem hérnia pulmonar e respiração anormal significativa. O pulmão é macio e indolor e pode ser facilmente redutível no exame físico. Sequelas agravantes incluem restrição pulmonar grave (secundária à escoliose), *cor pulmonale* e insuficiência cardíaca congestiva (ICC). Os sintomas são muitas vezes mínimos, mas podem ocasionar dispneia. O desconforto respiratório é raro na infância.

DIAGNÓSTICO

As radiografias de tórax demonstram deformação e ausência de costelas com escoliose secundária. A maioria das anomalias nas costelas é descoberta como achados incidentais em um desses exames.

TRATAMENTO

Se os sintomas forem graves o suficiente para provocar suspeita clínica ou hérnia pulmonar significativa, então o enxerto de costela homólogo pode ser realizado. Procedimentos de expansão costal também são muito importantes. Um procedimento de Nuss modificado tem sido utilizado para corrigir anomalias da parede torácica associadas às anormalidades das costelas. Adolescentes do sexo feminino com anomalias congênitas das costelas podem necessitar de cirurgia estética da mama.

A bibliografia está disponível no GEN-io.

Capítulo 446

Insuficiência Respiratória Crônica

446.1 Insuficiência Respiratória Crônica e Ventilação Mecânica a Longo Prazo

Denise M. Goodman e Steven O. Lestrud

EPIDEMIOLOGIA

Os dispositivos invasivos (ventilação por traqueostomia) e não invasivos (ventilação por máscara) estão melhorando continuamente para o cuidado das condições que predispõem à necessidade de ventilação crônica, como insuficiência respiratória aguda, prematuridade e doença neuromuscular. Embora seja difícil determinar a prevalência de ventilação crônica, as estimativas variam de aproximadamente 4 a 6/100.000 crianças. Com uma estimativa do Censo dos EUA de 73.604.909 crianças com menos de 18 anos em 2015 [https://www.census.gov/quickfacts/table/PST045216/00. Acesso em 17 de janeiro de 2017], isso significa que 3 mil a 4 mil crianças atualmente recebem ventilação domiciliar. Esse número pode ser muito maior, pois os estudos raramente se concentram apenas nas crianças (um estudo canadense encontrou prevalência de 12,9/100 mil na população geral) e estudos podem relatar ventilação invasiva, não invasiva ou total. Pode haver aproximadamente três vezes mais crianças recebendo ventilação por máscara do que ventilação mecânica invasiva. Um estudo que utilizou o banco de dados de crianças internadas relatou que houve 7.812 altas em 2006 de crianças sob ventilação invasiva ou não invasiva a longo prazo. As condições que levam à necessidade de ventilação doméstica são diversas. A maior parte da literatura se concentra na experiência de centro único, mas emergem temas amplos. Cerca de dois terços das crianças têm uma indicação neurológica primária, incluindo fraqueza neuromuscular ou controle ventilatório anormal, e cerca de um terço tem doença pulmonar crônica (Tabela 446.1).

Pacientes com indicações principalmente pulmonares têm maior probabilidade de serem afastados da necessidade de ventilação do que aqueles com doença neuromuscular ou do sistema nervoso central. A mortalidade de pacientes que necessitam de ventilação crônica é relatada em aproximadamente 12 a 34%, dependendo da doença subjacente. A faixa de mortalidade mais baixa é para crianças com doença pulmonar neonatal, com maior valor para crianças com doença cardíaca congênita. Uma taxa de mortalidade geral de 20% é comum. Aproximadamente 12 a 40% das crianças acabam sendo retiradas da ventilação e decanuladas, refletindo novamente a causa subjacente para a qual a ventilação é necessária. Isso geralmente pode ser realizado nos primeiros 5 anos de vida. No entanto, o cuidado dessas crianças pode ser desafiador. Um estudo relatou que até 40% das crianças com ventilação crônica são readmitidas no primeiro ano de alta, geralmente nos primeiros 3 meses. As crianças que necessitam de ventilação mecânica a longo prazo (VML) se beneficiam de uma coordenação abrangente de cuidados, incorporando generalistas, especialistas, enfermagem domiciliar, terapias e um recurso de equipamento médico durável (EMD).

MODALIDADES DE SUPORTE RESPIRATÓRIO

Os objetivos da ventilação mecânica doméstica são manter oxigenação e ventilação adequadas, minimizando as demandas metabólicas da insuficiência respiratória crônica para garantir crescimento somático adequado e ganhos ideais de desenvolvimento (ver Capítulo 446.4).

Tabela 446.1 Indicações para ventilação mecânica a longo prazo.
ALVEOLARES/PULMONARES
DISPLASIA BRONCOPULMONAR
PARDS (doença pulmonar adquirida grave, como após a síndrome do desconforto respiratório agudo em crianças)
Síndromes de fibrose pulmonar
VIAS RESPIRATÓRIAS
Traqueomalacia grave
Broncomalacia grave
Apneia obstrutiva do sono
Doenças de armazenamento
TORÁCICAS (VER CAPÍTULO 445)
Cifoescoliose
Displasias esqueléticas
Obesidade
NEUROMUSCULARES
Atrofia muscular espinal
Lesão da medula espinal
Disfunção diafragmática
Doenças mitocondriais
SNC
Síndrome de hipoventilação central congênita (SHCC)
Obesidade de início rápido com desregulação hipotalâmica, hipoventilação e disfunção autonômica (ROHHAD)
Lesão cerebral isquêmica grave
Mielomeningocele com malformação de Arnold-Chiari tipo II
Síndromes de hipoventilação adquiridas

Ventilação invasiva por pressão positiva

O termo *invasivo* designa ventilação por meio de uma traqueostomia. Alguns dispositivos são adequados para ventilação não invasiva por pressão positiva (VNPP) e ventilação invasiva, enquanto outros são adequados para apenas uma abordagem. O ventilador doméstico ideal é leve, portátil e silencioso. Todos os ventiladores domésticos diferem dos ventiladores hospitalares, pois o movimento do ar é afetado por um pistão ou turbina controlada eletricamente. Isso contrasta com os ventiladores hospitalares, que geralmente são movidos a gás. Um ventilador doméstico deve ser capaz de fornecer fluxo contínuo e ter uma ampla variedade de configurações (particularmente por pressão, volume, pressão de suporte e frequência) que permitam suporte ventilatório desde a infância até a idade adulta. A energia da bateria do ventilador, interna e externa, deve ser suficiente para permitir portabilidade irrestrita em casa e na comunidade. O equipamento também deve ser impermeável à interferência eletromagnética e deve ser relativamente fácil de entender e solucionar problemas. Está disponível uma variedade de ventiladores aprovados para uso doméstico e é necessário familiarizar-se com esses dispositivos para escolher a melhor opção para cada criança.

Embora as famílias e as equipes de atendimento possam, inicialmente, resistir à colocação, a traqueostomia tem várias vantagens. Ela fornece uma via respiratória segura e estável, uma interface padronizada para conectar o circuito do ventilador ao paciente e a capacidade de remover facilmente as secreções das vias respiratórias e fornecer medicamentos inalados. Os tubos de traqueostomia pediátrica geralmente têm um único lúmen e podem ter um manguito inflável. Os tubos de traqueostomia com/sem insuflação do balonete devem ser dimensionados para controlar o vazamento de ar ao redor do tubo e promover a troca gasosa adequada, e ainda permitir espaço suficiente ao redor do tubo para facilitar a vocalização e evitar a irritação traqueal e a erosão do tubo. Os cuidadores da criança devem aprender o cuidado do estoma, mudanças de traqueostomia eletivas e emergentes, fixação correta do tubo, aspiração de secreções e reconhecimento de situações de emergência, tais como obstrução do tubo ou decanulação.

Suporte ideal do ventilador

Fatores como doença neuromuscular subjacente; medicamentos como sedativos, analgésicos, esteroides e relaxantes musculares; e imobilidade prolongada, bem como a utilização de ventilação mecânica, podem descondicionar os músculos respiratórios e, mais ainda, o diafragma, resultando em fraqueza muscular. Consequentemente, é importante evitar a sincronia do paciente por 24 h/dia com a ventilação e titular a quantidade de suporte do ventilador para evitar fadiga, além de facilitar a respiração espontânea. Embora seja necessário avaliar o ventilador, é necessária a avaliação frequente das trocas gasosas, mas geralmente pode ser feita de forma não invasiva. As configurações do ventilador devem permanecer estáveis por um período de tempo, determinado pela gravidade da doença pulmonar, antes da alta para casa.

OUTRAS CONSIDERAÇÕES DO MANEJO

Liberação das vias respiratórias

Uma das considerações mais importantes é a manutenção da permeabilidade das vias respiratórias. A remoção adequada das secreções pode minimizar infecções pulmonares intercorrentes. Por sua vez, as infecções podem causar aumento transitório das secreções, exigindo uma escalada nas estratégias de eliminação. Se a criança tiver tosse adequada, pode ser necessária a sucção periódica. Algumas crianças, no entanto, precisam de ajuda adicional para mobilizar e limpar as secreções. Isso se torna particularmente importante em crianças com doença neuromuscular, para as quais as terapias regulares de depuração sejam um imperativo. Dois tipos principais de dispositivos são usados. **A terapia do colete** (oscilação da parede torácica de alta frequência) usa um colete inflável que circunda o tórax. O ar infla e esvazia o colete com pulsos fásicos contra a parede torácica, afrouxando as secreções. Este dispositivo ainda requer tosse preservada e forte o suficiente para expulsar secreções. O dispositivo de **assistência à tosse** fornece liberação mais ativa das vias respiratórias, provendo pressão positiva forte durante a inspiração e pressão negativa ativa durante a expiração. Assim, a tosse é mais eficaz devido às rápidas mudanças de pressão. A assistência à tosse pode ser usada com uma via respiratória artificial ou máscara. Os controles definirão as pressões e os períodos inspiratórios e expiratórios.

Medicamentos para inalação

A eliminação das secreções pode ser promovida com a administração de nebulizações hipertônicas (solução salina a 3%). Estas são frequentemente programadas com as sessões de auxílio à tosse para maximizar os benefícios de eliminação. As crianças que necessitam de ventilação também precisam de broncodilatadores.

Mucolíticos e anticolinérgicos

Alguns pacientes podem precisar de intervenções adicionais devido ao excesso de secreções. Os fármacos anticolinérgicos, principalmente o glicopirrolato, geralmente são eficazes, mas devem ser administrados com cuidado para evitar o espessamento excessivo das secreções, o que pode levar a inspiração das secreções e obstrução das vias respiratórias com risco à vida. Às vezes, as secreções orais são passíveis de injeção localizada de toxina botulínica ou de uma ligadura cirúrgica selecionada dos ductos salivares. Também é aconselhável garantir que o paciente esteja adequadamente hidratado, pois a desidratação pode produzir secreções tenazes espessas. Às vezes, um mucolítico pode ser usado. A solução salina hipertônica é o mucolítico mais comum, mas vários outros agentes foram experimentados, como a dornase alfa e a N-acetilcisteína.

Monitoramento

Um paciente que é ventilado em casa deve ser monitorado eletronicamente e/ou fisicamente o tempo todo. Bebês e crianças pequenas, crianças com comprometimento cognitivo e crianças totalmente dependentes da traqueostomia por causa da permeabilidade das vias respiratórias devida à obstrução supraestomal devem estar sempre sob observação direta dos cuidadores. Os cuidadores também devem monitorar de perto as crianças cujo estado pulmonar seja frágil ou flutuante. O monitoramento contínuo da saturação de O_2 e da frequência cardíaca é recomendado durante o sono e monitoramento contínuo ou intermitente durante o dia, dependendo da estabilidade do paciente. Pacientes com síndrome da hipoventilação central congênita (SHCC) ou hipertensão pulmonar são particularmente vulneráveis a episódios de hipoxemia e/ou hipercarbia, e aqueles com hipertensão pulmonar são particularmente suscetíveis a quedas rápidas na saturação de O_2.

Oxigênio suplementar

O oxigênio suplementar pode ser fornecido a partir de um tanque ou concentrador. Seja com ar ambiente ou oxigênio basal, até infecções intercorrentes leves podem levar a um aumento na necessidade de oxigênio. Nessas situações, a criança deve ser avaliada pessoalmente e não por telefone, para garantir que uma doença mais grave não esteja se desenvolvendo.

Nutrição

Pacientes ventilados podem ter necessidades nutricionais iguais, maiores ou menores do que as de crianças da mesma idade. O crescimento deve ser rastreado a cada consulta de assistência à infância e de uma subespecialidade. O crescimento excessivo é tão prejudicial quanto o inadequado, e o excesso de calorias pode levar ao aumento da produção de dióxido de carbono (CO_2). Antropometria ou gasto energético medido podem ser necessários para garantir uma prescrição mais precisa do suporte nutricional. Muitas crianças com traqueostomia têm aversão oral e/ou descoordenação da deglutição, com risco resultante de aspiração. Nessas crianças, um tubo de gastrostomia pode garantir nutrição adequada enquanto a fonoterapia em curso promove a alimentação oral.

Fisioterapia, terapia ocupacional, fonoterapia

A tecnologia necessária para apoiar o bem-estar físico não deve ofuscar as necessidades inerentes ao desenvolvimento comuns a todas as crianças – brincar, crescer, desenvolver-se e interagir. A fisioterapia, a terapia ocupacional e a fonoterapia contínuas podem ajudar a criança a atingir o seu potencial máximo, e muitas alcançam o desenvolvimento completo de recuperação. Programas de intervenção precoce e acesso a grupos de brincadeiras são fatores importantes para alcançar marcos cognitivos e sociais. Quando o desenvolvimento normal não for atingível, as terapias podem melhorar a mobilização e a força muscular. A força do tronco central e abdominal é particularmente importante para a reabilitação pulmonar e essencial para o sucesso do desmame da ventilação. Outras habilidades importantes incluem habilidades oromotoras para alimentação e comunicação. A avaliação da deglutição é um componente essencial da terapia para crianças com insuficiência respiratória crônica. A linguagem de sinais é frequentemente usada para comunicação devido ao atraso na fala ou à perda auditiva. Os especialistas em audiologia devem estar envolvidos na avaliação da audição, porque há maior incidência de perda auditiva em pacientes submetidos à ventilação prolongada.

PREPARO PARA A ALTA

Vários componentes precisam se unir para que haja uma alta segura e eficaz, incluindo estabilidade médica, educação familiar, apoio financeiro (seguro ou programa de inserção estadual), disponibilidade de uma empresa de EMD e, quando apropriado, enfermagem domiciliar privada. Um resultado ruim pode ocorrer com qualquer um dos inúmeros fatores médicos ou processuais, ou fatores familiares, incluindo não apenas a educação, mas também a prontidão do lar e o apoio psicossocial. Um processo de alta padronizado pode garantir que todos os detalhes sejam abordados, minimizando o tempo de permanência e melhorando a segurança. Um cuidador treinado e atento deve estar sempre em casa com a criança com ventilação invasiva; essa expectativa pode diferir para quem recebe VNPP, dependendo das circunstâncias clínicas. Para aqueles que recebem ventilação invasiva, o cuidador pode ser um enfermeiro, mas os recursos de enfermagem geralmente são escassos; muitos programas requerem dois cuidadores familiares treinados. O treinamento ministrado à família inclui cuidados com estoma de traqueostomia, aspiração, especialização em equipamentos, administração de medicamentos e instalação com outros dispositivos, como tubos de gastrostomia. Além disso, a família é instruída sobre a preparação para emergências, incluindo o que fazer para mudanças agudas no estado clínico, dessaturação ou obstrução ou decanulação das vias respiratórias. O treinamento de reanimação cardiopulmonar é essencial. Os pais também devem poder se deslocar com a criança e o equipamento. Uma bolsa de emergência padronizada contendo traqueostomia crítica e suprimentos de ventilação deve acompanhar a criança o tempo todo. Outras preparações estão centradas na prontidão da casa, incluindo acessibilidade (número de escadas, se houver, membros da família disponíveis, garantia de não fumar em casa) e notificação de empresas de serviços públicos, como a empresa de eletricidade ou aquecimento, para garantir que a casa seja atendida rapidamente no evento de interrupção de energia. A família também deve ter um telefone funcionando para garantir acessibilidade e comunicação adequadas entre a família e a equipe de assistência. Para aqueles que voltam para casa com ventilação mecânica invasiva, pode ser necessário um ventilador primário e um de reserva, além de baterias, bolsa e máscara autoinfláveis, equipamento de sucção, oxigênio suplementar e monitoramento adequado, incluindo um oxímetro de pulso. O treinamento da família geralmente culmina em permanência autônoma de 24 horas *no hospital*, período em que um cuidador deve permanecer continuamente acordado, e todos os cuidados, incluindo checagem do ventilador, sucção, trocas de tubo de traqueostomia, medicamentos e similares são fornecidos pela família.

CUIDADOS PELO PEDIATRA GERAL

Ver os Capítulos 446.4 e 734.1.

Infecções

Traqueíte (ver Capítulo 412.2), bronquite (ver Capítulo 418.2) e pneumonia (ver Capítulo 426 e 428) são comuns em pacientes com insuficiência respiratória crônica. As infecções podem ser causadas por vírus adquiridos na comunidade (adenovírus, influenza, vírus sincicial respiratório, parainfluenza, rinovírus) ou bactérias adquiridas na comunidade ou no hospital. Patógenos comuns são os gram-negativos e altamente resistentes a antimicrobianos que podem causar maior deterioração da função pulmonar. A infecção bacteriana é mais provável na presença de febre, deterioração da função pulmonar (hipoxia, hipercarbia, taquipneia e retrações), leucocitose e escarro mucopurulento. A presença de leucócitos e organismos na coloração de Gram do aspirado traqueal, bem como a visualização de novos infiltrados nas radiografias, pode ser compatível com a infecção bacteriana.

A infecção deve ser diferenciada da *colonização* traqueal de bactérias, que é assintomática e associada a quantidades normais de secreções traqueais claras. A colonização também pode ser diferenciada da infecção, pois a colonização geralmente possui poucos leucócitos, se houver algum, na coloração de Gram das secreções traqueais. Se houver suspeita de infecção, ela deve ser tratada com antibióticos, com base na cultura e nas sensibilidades dos organismos recuperados do aspirado traqueal. Às vezes, antibióticos inalados, como a tobramicina, podem evitar a progressão da infecção. Antibióticos devem ser usados criteriosamente para evitar mais colonização por organismos resistentes a medicamentos. No entanto, alguns pacientes com infecções recorrentes podem se beneficiar da profilaxia com antibióticos inalatórios. Decisões clínicas serão baseadas na aparência da criança, em qualquer aumento da necessidade de ventilação ou oxigênio suplementar e consulta com o subespecialista. Uma ressalva final é que, se um painel viral respiratório for desejado, isso deve ser obtido a partir de secreções nasais semelhantes a uma criança saudável; o aspirado traqueal não fornece uma amostra apropriada.

CUIDADO PELA EQUIPE DE SUBESPECIALISTAS

Ver o Capítulo 734.1.

DESMAME DO VENTILADOR

Um número substancial de crianças acaba sendo desmamado da ventilação mecânica. Normalmente, as configurações do ventilador são reduzidas, minimizando os parâmetros do ventilador para atingir taxas respiratórias fisiológicas e volumes correntes de 6 a 8 mℓ/kg. As manobras subsequentes avaliarão a respiração livre do paciente, inicialmente com tempos de transição simples observados de 5 a 10 minutos, prolongando o tempo de retirada conforme indicado clinicamente. Isso pode ser feito no ambulatório durante as visitas ao pneumologista ou outro subespecialista responsável pelo manuseio do ventilador. Fatores adicionais que refletem a tolerância ao aumento do trabalho respiratório, incluindo ganho de peso, níveis de energia, comportamento geral e padrões de sono, também são monitorados com cuidado. Quando a criança desmamar completamente do suporte ventilatório enquanto estiver acordada e estiver necessitando apenas de suporte no ventilador por aproximadamente 6 horas durante o sono, um estudo de polissonografia da *performance* ventilatória pode ser considerado antes da liberação completa do dispositivo de ventilação mecânica. A liberação bem-sucedida da ventilação mecânica, se ocorrer, geralmente acontece entre 2 e 5 anos. Acredita-se que, com a deambulação e o desenvolvimento da força central, a reserva respiratória melhore, facilitando o desmame. Mesmo assim, a doença pulmonar residual é comum. Crianças com história de displasia broncopulmonar (DBP) e dependência prévia de ventilação geralmente apresentam obstrução significativa das vias respiratórias nos testes de função pulmonar.

CONSIDERAÇÕES PSICOSSOCIAIS

Cuidar de uma criança com suporte ventilatório prolongado em casa é um processo complexo, fisicamente exigente, emocionalmente desgastante e caro para a família. Isto altera as rotinas da família, as prioridades e o estilo de vida geral e pode afetar adversamente os relacionamentos dentro da família e com os parentes e amigos. Considerações práticas incluem perda de espontaneidade em passeios em família, transtornos do sono, despesas extras, ter estranhos na casa cuidando e adesão a esquemas médicos e visitas de acompanhamento. As tensões intangíveis também são proeminentes, incluindo as interrupções nas funções habituais dos cuidados de pais e filhos e tensões entre os parceiros dos pais e com outros filhos. Perda de normalidade, sensação de isolamento e preocupações com o que é melhor para a criança são fontes adicionais de angústia. Para as crianças com uma condição limitante da vida, há a necessidade adicional de rever periodicamente o estado médico atual da criança, a sensação de bem-estar e o curso da doença, já que acabarão surgindo decisões críticas em relação aos cuidados de fim de vida. A pediatria geral geralmente pode ser um lugar seguro, familiar e confortável para explorar essas questões, pois os pais podem entrar em conflito por quererem ser bons pais, ao passo que se sentem culpados por suas próprias necessidades e vulnerabilidades.

TRANSIÇÃO PARA A IDADE ADULTA

Há um número crescente de crianças que sobrevivem à idade adulta que necessitam de ventilação crônica. Há poucos dados empíricos sobre essa transição, incluindo a identificação de pacientes para os quais a transição seja apropriada, a implementação de um processo de transição padronizado, a parceria com pneumologistas adultos ou a replicação em um ambiente adulto da coordenação de cuidados prestada pela equipe de cuidados pediátricos. A equipe pulmonar inicia, idealmente, discussões contínuas sobre as responsabilidades de autocuidado e a transição dos cuidados médicos para prestadores de serviços adultos com o adolescente e seus pais quando o paciente chega ao início da adolescência. A discussão sobre autocuidado deve levar em consideração as expectativas realistas sobre as capacidades físicas e cognitivas do adolescente. A transição real dos cuidados ocorre para a maioria dos jovens entre 18 e 21 anos e inclui encaminhamento a um internista (clínico geral) e a um pneumologista de adultos. A transição dos cuidados médicos também inclui a transição de serviços de suporte pediátrico para adultos com fontes de financiamento e cuidados de enfermagem. Idealmente, uma consulta ambulatorial que inclua médicos atuais e futuros médicos de adultos deve ser programada para facilitar a comunicação e fazer a transição formal dos cuidados.

A bibliografia está disponível no GEN-io.

446.2 Síndrome de Hipoventilação Central Congênita

Debra E. Weese-Mayer, Casey M. Rand, Amy Zhou e Michael S. Carroll

A síndrome de hipoventilação central congênita (SHCC) é uma *neurocristopatia* clinicamente complexa que inclui gravidade variável da desregulação respiratória e autonômica, bem como a doença de Hirschsprung e os tumores da crista neural em um subconjunto de pacientes. Na apresentação clássica da SHCC, os sintomas da hipoventilação alveolar se manifestam no período do recém-nascido e apenas durante o sono – com volume corrente diminuído e frequência respiratória tipicamente monótona, levando a cianose e hipercarbia. Nos casos mais graves de SHCC, a hipoventilação se manifesta durante a vigília e o sono. Nos casos de início tardio da SHCC (SHCC-IT), os sintomas aparecem após 1 mês ou mais (geralmente na infância e na idade adulta). A hipoventilação ocorre tipicamente apenas durante o sono e geralmente mais leve nos casos de início tardio do que nos pacientes que se apresentam no período neonatal. SHCC e SHCC-IT são ainda caracterizados pela falha parcial a completa dos quimiorreceptores periféricos e centrais em responder adequadamente a hipercarbia e hipoxemia durante a vigília e o sono, juntamente com a regulação fisiológica e/ou anatômica do sistema nervoso autônomo (SNA) e sua desregulação (DSNA). A desregulação fisiológica pode incluir todos os sistemas orgânicos afetados pelo SNA, especificamente os sistemas respiratório, cardíaco, sudomotor, vasomotor, oftalmológico, neurológico e entérico (Tabela 446.2). A DSNA anatômica ou estrutural inclui doença de Hirschsprung e tumores de origem na crista neural (neuroblastoma, ganglioneuroma ou ganglioneuroblastoma).

Tabela 446.2 Sintomas relacionados à síndrome da hipoventilação central congênita.

OS SINTOMAS EMERGEM DE DIFERENTES SISTEMAS DE ORGÃOS E PODERÃO SER SUBESTIMADOS PELOS CLÍNICOS	
Sintomas respiratórios	Hipoventilação noturna e possível hipoventilação diurna Capacidade de prender a respiração por um longo período de tempo e ausência de avidez por ar posteriormente
Sintomas cardiovasculares	Arritmias Variabilidade da frequência cardíaca reduzida Síncope vasovagal Síncope Extremidades frias Hipotensão postural
Sintomas neurológicos	Atraso no desenvolvimento Convulsões (principalmente durante a infância) Atraso motor e de fala Dificuldades de aprendizagem Percepção alterada da dor
Sintomas gastrintestinais	Sintomas relacionados à doença de Hirschsprung: disfagia, constipação intestinal e refluxo gastresofágico
Sintomas oftalmológicos	Pupilas não reativas/lentas Lacrimejamento e reação à proximidade alterados Anisocoria, miose e ptose Estrabismo
Instabilidade da temperatura	Transpiração alterada Ausência de febre com infecções
Malignidades	Tumores de origem da crista neural
Psicológico	Diminuição da ansiedade

De Lijubić K, Fister I Jr, Fister I: Congenital central hypoventilation syndrome: a comprehensive review and future challenges, *J Respir Med* 856149:1-8, 2014 (Table 1, p. 3).

GENÉTICA

O gene *homeobox* 2B (*PHOX2B*) do tipo pareado é o gene que define a doença para o SHCC. *O PHOX2B* codifica um fator de transcrição de homeodomínio altamente conservado, é essencial para o desenvolvimento embriológico do SNA a partir da crista neural e é expresso nas principais regiões e sistemas que explicam grande parte do fenótipo SHCC. Indivíduos com SHCC são heterozigotos para uma *mutação de expansão por repetição de polialanina* (PARM) no éxon 3 do gene *PHOX2B* (número normal de alaninas é 20 com genótipo normal 20/20), de modo que indivíduos com SHCC têm 24 a 33 alaninas no alelo afetado (o intervalo de genótipo é 20/24 a 20/33) ou *mutação de expansão repetida não polialanina* (NPARM) resultante de mutação *missense* (troca de sentido), *nonsense* (sem sentido), *frameshift* (por deslocamento), *stop codon* (códon terminal) ou *splice site* (mutações silenciosas). Aproximadamente 90 a 92% dos casos de SHCC têm PARM e os outros 8 a 10% dos casos têm NPARM.

Os casos de SHCC-IT consistentemente tiveram PARM curtos (primariamente o genótipo 20/25, mas também o genótipo 20/24 se apresenta como SHCC-IT) ou, em algumas ocasiões NPARM muito leves. O tipo específico de mutação *PHOX2B* é clinicamente significativo, pois pode ajudar com orientações antecipadas no gerenciamento do paciente. Menos de 1% dos casos de SHCC terão uma deleção da maior parte do éxon 3 ou de todo o gene *PHOX2B*, embora o fenótipo específico relacionado a essas grandes mutações de deleção não seja totalmente claro. Recomenda-se o teste clínico passo a passo do *PHOX2B* para probandos com o fenótipo SHCC – etapa 1: Teste de Rastreamento *PHOX2B (PHOX2B Screening Test)* (análise de fragmentos); e, se negativo, etapa 2: Teste de Rastreamento sequencial *PHOX2B (PHOX2B Sequencing Test);* e, se negativo, etapa 3: Teste de Amplificação de Sonda-dependente *PHOX2B* (MLPA) – (PHOX2B *Multiplex Ligation-dependent Probe Amplification Test*) para minimizar os gastos e acelerar a confirmação do diagnóstico.

A maioria dos casos de SHCC ocorre devido a uma mutação *de novo PHOX2B*, mas até 35% das crianças com SHCC herdam a mutação de maneira autossômica dominante de um genitor aparentemente assintomático que é um mosaico para a mutação do *PHOX2B*. Um indivíduo com SHCC apresenta 50% de chance de transmissão da mutação, e do fenótipo da doença resultante, para cada membro da prole. Os genitores mosaicos apresentam até 50% de chance de transmitir a mutação *PHOX2B* para cada descendência sucessiva, com risco relacionado à porcentagem de mosaicismo. O aconselhamento genético é essencial para o planejamento familiar e para a preparação da sala de parto em antecipação ao nascimento do SHCC. O teste *PHOX2B* também é recomendado para ambos os genitores de uma criança com SHCC, a fim de antecipar o risco de recorrência em gestações subsequentes (se mosaico) e determinar se um genitor ainda não diagnosticou o SHCC-IT. O teste *PHOX2B* de análise de fragmento (também conhecido como *Screening Test*) identificará melhor mosaicismo somático de baixo nível. O teste pré-natal da mutação *PHOX2B* está disponível clinicamente (www.genetests.org) para famílias com mutação conhecida *PHOX2B*.

Dependência do ventilador e controle da respiração

Pacientes com SHCC apresentam sensibilidade deficiente ao CO_2 durante a vigília e o sono, de forma que não respondem com um aumento normal da ventilação em ambos os estados, nem despertam em resposta a hipercarbia e/ou hipoxemia durante o sono. Durante a vigília, um subconjunto de pacientes pode responder suficientemente para evitar hipercarbia significativa, mas a maioria dos indivíduos com SHCC apresenta hipoventilação grave o suficiente para que a hipercarbia seja aparente no estado de repouso em vigília. As crianças com SHCC também apresentam sensibilidade alterada à hipoxia enquanto acordadas e dormindo. Uma característica fundamental da SHCC é a falta de desconforto respiratório ou sensação de asfixia com comprometimento fisiológico (hipercarbia e/ou hipoxemia). Essa falta de resposta à hipercarbia e/ou hipoxemia, que pode resultar em insuficiência respiratória, não melhora consistentemente com o avanço da idade. Um subconjunto de crianças mais velhas com SHCC pode mostrar aumento na ventilação (especificamente aumento na frequência respiratória em vez de aumento no volume corrente) quando exercitadas em várias taxas de trabalho. Essa resposta é possivelmente secundária aos reflexos neurais dos movimentos rítmicos dos membros, embora o aumento na ventilação minuto seja muitas vezes insuficiente para evitar comprometimentos fisiológicos. O relato de contraceptivos orais melhorando a quimiossensibilidade ao CO_2 em duas mulheres adultas sugere a necessidade de mais investigações.

Quanto maior o número de alaninas extras, maior a probabilidade de necessidade de suporte ventilatório contínuo, pelo menos entre os genótipos mais comuns do *PHOX2B* PARM (20/25, 20/26, 20/27). Assim, pacientes com o genótipo 20/25 raramente necessitam de suporte ventilatório acordados, embora exijam ventilação artificial durante o sono. Pacientes com o genótipo 20/26 têm necessidades variáveis de suporte acordados, mas todos requerem ventilação artificial durante o sono. Pacientes com o genótipo 20/27 e aqueles com NPARM provavelmente precisarão de suporte ventilatório contínuo. Embora o genótipo *PHOX2B* pareça prever a gravidade da hipoventilação, ele não se correlaciona com as respostas exógenas ao desafio ventilatório. Lactentes e crianças pequenas como um grupo têm melhorado as inclinações da resposta ventilatória enquanto acordados, mas essa vantagem parece desaparecer com a idade escolar.

Doença de Hirschsprung (ver Capítulo 358)

Em geral, 20% das crianças com SHCC também apresentam doença de Hirschsprung (HSCR), e qualquer lactente ou criança com SHCC ou SHCC-IT que apresente constipação intestinal deve ser submetida à biopsia retal para rastrear a ausência de células ganglionares. A frequência da doença de Hirschsprung parece aumentar com os tratos repetidos de polialanina mais longos (genótipos 20/27 a 20/33) e naqueles com NPARM. Até agora, apenas um lactente com o genótipo 20/25 já foi relatado como portador da doença de Hirschsprung. Mesmo em casos sem doença de HSCR franca, indivíduos com SHCC talvez apresentem sintomas de anormalidades gastrintestinais, como constipação intestinal grave e motilidade esofágica anormal, sugerindo disfunção das células ganglionares.

Tumores de origem da crista neural (ver Capítulo 525)

Tumores de origem da crista neural são mais frequentes em pacientes com NPARM (50%) do que naqueles com PARM (1%). Esses tumores extracranianos são mais frequentemente neuroblastomas em indivíduos com NPARM, mas ganglioneuromas e ganglioneuroblastomas em um pequeno subconjunto de pacientes com PARM mais longos (apenas genótipo 20/29, 20/30 e 20/33). Até o momento, foi relatado que apenas um lactente com PARM (genótipo 20/33) apresentou neuroblastoma.

Assistolia cardíaca

Pausas sinusais transitórias, abruptas e prolongadas foram identificadas em pacientes com SHCC, necessitando do implante de marca-passos cardíacos quando as pausas são ≥ 3 s. Entre os pacientes com os genótipos *PHOX2B* mais comuns, 19% daqueles com o genótipo 20/26 e 83% daqueles com o genótipo 20/27 apresentam pausas cardíacas de 3 s ou mais. Nas crianças com o genótipo 20/25 não foram observadas assistolias prolongadas, apesar de dois adultos diagnosticados com SHCC-IT terem demonstrado assistolias prolongadas de 4 a 8 s de duração. Atualmente, o risco de pausas sinusais entre crianças com NPARM é desconhecido.

A variabilidade da frequência cardíaca é caracteristicamente diminuída na SHCC devido a diminuição da sensibilidade barorreflexa cardíaca e resposta simpática embotada. Um relatório recente demonstrou uma relação genótipo-fenótipo para a variabilidade da frequência cardíaca durante o teste de resposta ventilatória exógena, solicitando avaliação do risco de pausas sinusais. A introdução de registros de Holter de 72 h a cada 12 meses, no mínimo, permitiu a identificação precoce dessas pausas sinusais, possibilitando o implante oportuno de marca-passo cardíaco.

Desregulação do sistema nervoso autônomo

Um número maior de repetições de polialanina no alelo afetado entre pacientes com PARM está associado a um número aumentado de sintomas fisiológicos da DSNA. Além disso, existe um espectro de sintomas fisiológicos de DSNA, incluindo diminuição da variabilidade da frequência cardíaca, dismotilidade esofágica/gástrica/colônica, diminuição da resposta pupilar à luz, temperatura corporal basal reduzida, distribuição e quantidade alteradas de diaforese, tônus vasomotor alterado e percepção à dor e ansiedade alteradas.

Neuropatologia

Estudos de imagem cerebral e respostas funcionais à ressonância nuclear magnética (RNMf) identificaram deficiências estruturais nos casos de SHCC que podem contribuir para os fenótipos respiratórios e autonômicos observados. Esses achados podem dever-se principalmente à falha da neurogênese induzida pela mutação *PHOX2B* no embrião humano, mas uma contribuição significativa dos danos hipóxicos, hipercárbicos ou de perfusão pós-natal não pode ser excluída. Os defeitos neuroanatômicos na SHCC provavelmente são o resultado da (má) expressão focal de *PHOX2B* juntamente com sequelas de hipoxemia/hipercarbia recorrentes no subconjunto de pacientes com tratamento desfavorável. Com base em estudos com roedores e estudos de RNMf em humanos, as seguintes regiões pertinentes ao controle respiratório na ponte e bulbo do tronco encefálico mostram expressão de *PHOX2B*: *locus coeruleus*, grupo respiratório dorsal, núcleo ambíguo, grupo respiratório parafacial, entre outras áreas. As evidências fisiológicas sugerem que a insuficiência respiratória nessas crianças se baseie principalmente em defeitos nos mecanismos centrais, mas mecanismos periféricos (principalmente corpos carotídeos) também podem ser importantes.

MANIFESTAÇÕES CLÍNICAS

Pacientes com SHCC geralmente apresentam sintomas nas primeiras horas após o nascimento. A maioria das crianças é fruto de gestações sem intercorrências e são lactentes a termo com peso adequado para a idade gestacional. Pontuações variáveis de Apgar foram relatadas. Os lactentes afetados não apresentam sinais de desconforto respiratório, mas suas respirações superficiais e pausas respiratórias (apneia) geralmente evoluem para insuficiência respiratória com cianose aparente nos primeiros dias de vida. Em neonatos com SHCC, a Pa_{CO_2} acumula-se durante o sono em níveis muito altos, às vezes > 90 mmHg, e pode cair para níveis normais após o despertar dos lactentes. Esse problema se torna mais aparente quando várias tentativas de extubação falham em um recém-nascido intubado, que parece bem com suporte ventilatório, mas desenvolve insuficiência respiratória após a remoção do suporte. No entanto, lactentes mais gravemente afetados hipoventilam acordados e adormecidos; portanto, a diferença descrita anteriormente na Pa_{CO_2} entre os estados pode não ser aparente. Muitas vezes, a frequência respiratória é maior no sono com movimentos oculares rápidos (REM) do que no sono não REM em indivíduos com SHCC, e, em geral, as frequências respiratórias são mais altas em lactentes e crianças com SHCC do que em seus pares com controle intacto da respiração.

Deve-se suspeitar de SHCC-IT em lactentes, crianças e adultos que tenham hipoventilação mediada centralmente inexplicada e/ou convulsões ou cianose, especialmente após o uso de agentes anestésicos e/ou sedação, doença respiratória aguda ou doença respiratória grave recorrente com dificuldade de desmame do suporte ventilatório (e falha na extubação) e apneia do sono potencialmente obstrutiva (AOS) que não respondem à intervenção tradicional. Esses indivíduos podem ter outras evidências de hipoventilação crônica, incluindo hipertensão pulmonar, policitemia, concentração elevada de bicarbonato, dificuldade de concentração e comprometimento neurocognitivo leve inexplicável. Um nível elevado de suspeita levou a um número crescente de crianças mais velhas e adultos diagnosticados com SHCC-IT recebendo tratamento adequado. Esta apresentação posterior reflete a penetrância variável de um subconjunto de mutações *PHOX2B* e o papel potencial de um cofator ambiental.

Além do tratamento para a hipoventilação alveolar, as crianças com SHCC requerem avaliação fisiológica abrangente durante o sono e a vigília, incluindo atividades da vida diária, como comer, pois sua hipoxemia e hipercarbia por ventilação artificial insuficiente podem passar despercebidas. É necessário fornecer cuidados coordenados para gerenciar de maneira otimizada as anormalidades multissistêmicas associadas, como doença de Hirschsprung, tumores de origem da crista neural e sintomas de DSNA fisiológico, incluindo assistolia cardíaca, entre outros achados (detalhes fornecidos na American Thoracic Society 2010 Statement on SHCC).

DIAGNÓSTICO DIFERENCIAL

O teste deve ser realizado para descartar doenças neuromusculares, pulmonares e cardíacas primárias, bem como uma lesão identificável do tronco encefálico que possa ser responsável pela constelação completa dos sintomas característicos da SHCC. A disponibilidade dos testes genéticos clínicos do *PHOX2B* permite o diagnóstico precoce e definitivo da SHCC (Tabela 446.3). Como as características individuais da SHCC imitam muitas doenças tratáveis e/ou genéticas, os seguintes distúrbios também devem ser considerados: vias respiratórias ou anatomia intratorácica alteradas (diagnóstico feito com broncoscopia e TC do tórax), disfunção do diafragma (diagnóstico feito com fluoroscopia do diafragma), anormalidade estrutural do rombencéfalo ou do tronco encefálico (diagnóstico feito com RNM do cérebro e tronco encefálico), síndrome de Möbius (diagnóstico feito com RNM do cérebro e tronco encefálico e exame neurológico) e doenças metabólicas específicas, como síndrome de Leigh, deficiência de piruvato desidrogenase e deficiência discreta de carnitina. No entanto, a hipercarbia profunda sem dificuldade respiratória durante o sono levará rapidamente o médico a considerar o diagnóstico de SHCC ou SHCC-IT.

MANEJO

Ventilação suportada – estimulação do diafragma

Dependendo da gravidade da hipoventilação, o indivíduo com SHCC pode ter várias opções para ventilação artificial: ventilação com pressão positiva (não invasiva via máscara ou traqueostomia) ou ventilação com pressão negativa (veste pneumática, couraça torácica ou estimulação do diafragma). A ventilação mecânica crônica é abordada nos Capítulos 446.1 e 446.4. A estimulação do diafragma oferece outro modo de ventilação suportada, envolvendo a implantação cirúrgica bilateral de eletrodos sob os nervos frênicos, com a conexão de fios a receptores implantados subcutaneamente. O transmissor externo, que é muito

Tabela 446.3 Diagnósticos diferenciais da síndrome de hipoventilação central congênita.

METABÓLICOS
Defeitos mitocondriais, por exemplo, doença de Leigh
Deficiência de piruvato desidrogenase
Hipotireoidismo
NEUROLÓGICOS
Anormalidades estruturais do sistema nervoso central, por exemplo, malformação de Arnold Chiari, síndrome de Moebius
Lesão vascular, por exemplo, hemorragia do sistema nervoso central (SNC), infarto
Traumatismo
Tumor
PULMONARES
Doença pulmonar primária
Fraqueza muscular respiratória, por exemplo, paralisia do diafragma, miopatia congênita
GENÉTICOS
Síndrome de Prader-Willi
Disautonomia familiar
FÁRMACOS SEDATIVOS
OUTROS
Obesidade de início rápido, hipoventilação da desregulação hipotalâmica, desregulação autonômica (ROHHAD)

Modificada de Healy F, Marcus CL: Congenital central hypoventilation syndrome in children, *Pediatr Respir Rev* 12:253-263, 2011 (Table 1, p. 258).

menor e mais leve que um ventilador, envia um sinal para antenas planas em forma de rosca que são colocadas na pele sobre os receptores implantados subcutaneamente. Um sinal viaja do transmissor externo para o nervo frênico para estimular a contração do diafragma. Normalmente, é necessária uma traqueostomia, porque os marca-passos induzem pressão negativa sobre a inspiração como resultado da contração do diafragma sem oposição por dilatação da faringe, resultando em obstrução das vias respiratórias com respirações compassadas. Indivíduos com SHCC dependentes de ventilador por 24 h por dia são candidatos ideais à estimulação do diafragma para proporcionar maior liberdade ambulatorial (sem a "prisão do ventilador") enquanto estão acordados; no entanto, eles ainda precisam de suporte do ventilador mecânico enquanto dormem. Esse equilíbrio entre estimulação acordado e ventilação mecânica dormindo permite um descanso da estimulação do nervo frênico à noite. Além disso, um número crescente de crianças e adultos que necessitam de suporte ventilatório artificial apenas durante o sono agora está usando a estimulação do diafragma. Provavelmente, isso se deve à introdução do implante de marca-passo de diafragma toracoscópico e ao tempo de recuperação pós-operatório reduzido. No entanto, na ausência de traqueostomia, a estimulação do diafragma durante o sono pode causar obstrução das vias respiratórias em níveis variados, dependendo do paciente específico. O potencial dessas obstruções precisa ser cuidadosamente considerado antes da implantação do marca-passo do diafragma e, definitivamente, antes da decanulação traqueal.

Monitoramento domiciliar

O monitoramento domiciliar de indivíduos com SHCC e SHCC-IT é distintamente diferente e mais conservador do que o de outras crianças que necessitam de ventilação prolongada, porque os indivíduos com SHCC não têm respostas ventilatórias e de excitação inatas a hipoxemia e hipercarbia. Em caso de comprometimento fisiológico, outras crianças mostrarão sinais clínicos de insuficiência respiratória. Por outro lado, para crianças e adultos com SHCC e SHCC-IT, o único meio de determinar ventilação e oxigenação adequadas é com medidas objetivas de um oxímetro de pulso, monitor de CO_2 no fim da expiração e supervisão rigorosa desses valores por um enfermeiro licenciado altamente treinado em casa e na escola. Enquanto acordados, os pacientes com SHCC são incapazes de sentir ou responder adequadamente a um desafio respiratório que pode ocorrer com doenças respiratórias resultantes, maior esforço ou mesmo a simples atividade de comer. No mínimo, é essencial que indivíduos com SHCC tenham monitoramento contínuo com oximetria de pulso e CO_2 no fim da expiração com supervisão do enfermeiro licenciado durante todo o tempo de sono, mas idealmente 24 h/dia. Essas recomendações se aplicam a todos os pacientes com SHCC e SHCC-IT, independentemente da natureza de seu suporte ventilatório artificial, mas principalmente aqueles com marca-passo do diafragma, pois não possuem alarmes intrínsecos no dispositivo do marca-passo do diafragma.

Equipamento não invasivo

O oxigênio suplementar com suporte de pressão positiva pode ser administrado por cânulas nasais. O sistema de cânula nasal tem a capacidade de fornecer gases aquecidos, supersaturados e de alto fluxo. Existem vários dispositivos mecânicos disponíveis para o fornecimento de ventilação em dois níveis por meio de um ventilador real, mas isso é adequado apenas para crianças com hipoventilação mais leve durante o sono. O uso prolongado da ventilação com máscara em crianças pequenas pode resultar em displasia no meio da face ou ferimentos por pressão.

Ventiladores de pressão positiva

Idealmente, um ventilador destinado ao uso doméstico é leve, pequeno e silencioso, para que não interfira nas atividades da vida diária ou do sono, seja capaz de absorver o ar ambiente, de preferência com fluxo contínuo e com uma ampla variedade de configurações (principalmente para pressão de suporte, pressão, volume e frequência) que permite suporte ventilatório desde a infância até a idade adulta. A energia da bateria do ventilador, interna e externa, deve ser suficiente para permitir portabilidade irrestrita em casa e na comunidade. O equipamento também deve ser impermeável à interferência eletromagnética e deve ser relativamente fácil de entender e solucionar problemas. Está disponível uma variedade de ventiladores aprovados para uso doméstico e é necessário familiarizar-se com esses dispositivos para escolher a melhor opção para cada criança. As crianças que são ventiladas cronicamente por ventilação com pressão positiva precisarão da colocação cirúrgica de um tubo de traqueostomia. O tubo de traqueostomia fornece acesso estável às vias respiratórias, em uma interface padronizada para conectar o circuito do ventilador ao paciente e a capacidade de remover facilmente as secreções das vias respiratórias ou fornecer medicamentos inalados. Os tubos de traqueostomia pediátrica geralmente têm um único lúmen e podem ter um manguito inflável. Os tubos de traqueostomia com/sem insuflação do *cuff* devem ser dimensionados para controlar o vazamento de ar ao redor do tubo e promover a troca gasosa adequada, e ainda permitir espaço suficiente ao redor do tubo para facilitar a vocalização e evitar a irritação traqueal e a erosão do tubo.

Quando um tubo de traqueostomia é colocado cirurgicamente, uma abertura de fenda é feita na traqueia entre os anéis cartilaginosos. As suturas de suporte são presas às margens da incisão para facilitar a substituição emergente do tubo antes da cicatrização do trato estomacal. O tubo de traqueostomia geralmente é trocado eletivamente por ENT cerca de 1 semana após a colocação inicial, e a criança é posteriormente liberada para troca de tubo de traqueostomia pela equipe de enfermagem. Os cuidadores da criança, geralmente pais ou membros da família e pessoal de enfermagem domiciliar, são instruídos em todos os aspectos dos cuidados com a traqueostomia: cuidados com o estoma, mudança de traqueostomia eletiva e emergente, fixação adequada do tubo de traqueostomia, aspiração de secreções e reconhecimento da obstrução ou decanulação do tubo. Os cuidadores da criança devem demonstrar competência com todas as tarefas, e com reanimação cardiopulmonar, antes da alta para casa.

Otimização do desempenho neurocognitivo

O fornecimento prejudicado de oxigênio ao cérebro, seja agudo ou crônico, pode ter efeitos prejudiciais no desenvolvimento neurocognitivo. A declaração ATS recomenda ventilação por pressão positiva via traqueostomia nos primeiros anos de vida para garantir oxigenação e ventilação ideais. O método preferido nos anos posteriores dependerá de vários fatores, incluindo gravidade da doença, idade do paciente, nível de cooperação entre paciente e família, disponibilidade e qualidade dos cuidados de saúde em casa, entre outros fatores. O nível de estabilidade do oxigênio obtido com cada um é variável. Assim, é provável que o método de assistência respiratória, principalmente na infância e na primeira infância, desempenhe um fator no resultado neurocognitivo.

A literatura indicou deficiências de habilidades mentais em crianças em idade escolar com SHCC. Mesmo nos anos pré-escolares, crianças com SHCC demonstram desempenho neurocognitivo reduzido. Nesses casos, o genótipo *PHOX2B* está claramente associado a resultados mentais e motores. Essa associação também é encontrada com características relacionadas à SHCC, como fortes períodos de respiração cianótica, pausas sinusais, convulsões e gravidade da hipoventilação. Não está claro se essa associação é intrínseca à mutação específica, aos fenótipos associados à mutação ou, provavelmente, a ambos. Apesar dos atrasos observados, 29% dos pré-escolares apresentaram pontuações médias de desenvolvimento mental e 13% tiveram desempenho acima desse nível. Esses achados sugerem o potencial para um excelente resultado neurocognitivo. Esse potencial parece maior em indivíduos com um genótipo 20/25 (escores mentais de Bayley acima da média da população de 100). No entanto, um relatório de 2015 identificou QI notavelmente baixo em uma coorte de 19 crianças japonesas com o genótipo 20/25, com 42% desses casos relatados apresentando comprometimento cognitivo. Muitos desses pacientes japoneses com genótipo 20/25 foram diagnosticados após o primeiro mês de vida, e alguns foram tratados com suporte mínimo, incluindo apenas oxigênio doméstico, apesar das recomendações claras contra esse suporte. Esses resultados contrastantes, indicando disparidade dentro do mesmo genótipo, enfatizam a necessidade de reconhecimento precoce e gestão conservadora para garantir resultados neurocognitivos otimizados. Reconhecendo isso, o monitoramento do desenvolvimento neurológico seria mais benéfico no início da primeira infância.

Esforços estão sendo feitos para avaliar e caracterizar o fenótipo SHCC longitudinalmente por meio do International CCHS Registry (https://clinicaltrials.gov/show/NCT03088020) (Northwestern University). A definição de marcadores da progressão da doença e a compreensão das manifestações clínicas da SHCC com o avanço da idade fornecerão orientações mais precisas aos profissionais de saúde, permitindo que médicos, famílias e pacientes prevejam melhor as necessidades de saúde dos indivíduos afetados.

A bibliografia está disponível no GEN-io.

446.3 Outras Condições que Afetam a Respiração

Zehava L. Noah e Cynthia Etzler Budek

MIELOMENINGOCELE COM MALFORMAÇÃO DE ARNOLD-CHIARI TIPO II

A malformação de Arnold-Chiari tipo II (ver Capítulo 609) está associada a mielomeningocele, hidrocefalia e hérnia das tonsilas do cerebelo, tronco encefálico caudal e quarto ventrículo através do forame magno. Há relatos de distúrbios respiratórios do sono, incluindo AOS e hipoventilação. A pressão direta nos centros respiratórios ou núcleos do tronco encefálico ou aumento da pressão intracraniana devido à hidrocefalia pode ser responsável. Também foram relatadas paralisia das cordas vocais, apneia, hipoventilação e bradiarritmias. Pacientes com malformação de Arnold-Chiari tipo II apresentam respostas embotadas a hipercapnia e, em menor grau, hipoxia.

MANEJO

A mudança aguda no estado ventilatório de um paciente com essa malformação requer avaliação imediata. Deve-se considerar a descompressão da fossa posterior e/ou o tratamento da hidrocefalia. Se esse tratamento não for bem-sucedido na resolução da hipoventilação central ou apneia, a traqueostomia e a VML devem ser consideradas.

OBESIDADE DE INÍCIO RÁPIDO, DISFUNÇÃO HIPOTALÂMICA E DESREGULAÇÃO AUTONÔMICA

Ver o Capítulo 60.1.

SÍNDROME DE HIPOVENTILAÇÃO DA OBESIDADE

Como o próprio nome indica, a síndrome da hipoventilação da obesidade é uma síndrome da hipoventilação central durante a vigília em pacientes obesos com distúrbios respiratórios do sono. Embora tenha sido inicialmente descrita principalmente em pacientes obesos adultos, crianças obesas também demonstraram a síndrome. A respiração com transtornos do sono é uma combinação de AOS, hipopneia e/ou síndrome de hipoventilação do sono. Os pacientes apresentam hipercapnia com comprometimento cognitivo, cefaleia matinal e hipersonolência durante o dia. A hipoxemia crônica pode levar a hipertensão pulmonar e *cor pulmonale*.

A obesidade está associada a redução da complacência do sistema respiratório, aumento da resistência das vias respiratórias, redução da capacidade residual funcional e aumento do trabalho respiratório. Os pacientes afetados são incapazes de aumentar seu impulso respiratório em resposta à hipercapnia. A leptina pode ter um papel nessa síndrome. Os distúrbios respiratórios do sono levam à alcalose metabólica compensatória. Devido à meia-vida longa do bicarbonato, sua elevação causa acidose respiratória compensatória durante a vigília com Pa_{CO_2} elevada.

MANEJO

O uso de **CPAP** durante o sono pode ser suficiente para muitos pacientes. Pacientes com hipoxemia podem precisar de **BiPAP** e oxigênio suplementar. A traqueostomia pode ser considerada em pacientes que não toleram a ventilação com máscara.

HIPOVENTILAÇÃO ALVEOLAR ADQUIRIDA

Lesões traumáticas, isquêmicas e inflamatórias no tronco encefálico, infarto do tronco encefálico, tumores cerebrais, poliomielite bulbar e encefalite paraneoplásica viral também podem resultar em hipoventilação central.

APNEIA OBSTRUTIVA DO SONO (AOS)

Epidemiologia

O ronco habitual durante o sono é extremamente comum durante a infância. Até 27% das crianças que roncam são afetadas pela **AOS.** A atual epidemia de obesidade afetou a epidemiologia dessa condição. A prevalência máxima é de 2 a 8 anos. A proporção entre o ronco habitual e a AOS é de 4:1 a 6:1.

Fisiopatologia

A AOS ocorre quando a área da seção transversal luminal das vias respiratórias superiores é significativamente reduzida durante a inspiração. Com maior resistência das vias respiratórias e ativação reduzida dos dilatadores da faringe, a pressão negativa leva ao colapso das vias respiratórias superiores. O local do fechamento das vias respiratórias superiores em crianças com AOS está no nível das amígdalas e adenoides. O tamanho das amígdalas e adenoides aumenta ao longo da infância até os 12 anos. Irritantes ambientais, como fumaça de cigarro ou rinite alérgica, podem acelerar o processo. Relatos sugerem que infecções virais precoces podem afetar a proliferação adenotonsilar.

Apresentação clínica

Ronco durante o sono, transtornos comportamentais, dificuldades de aprendizagem, sonolência diurna excessiva, problemas metabólicos e morbidade cardiovascular pode alertar o genitor ou médico quanto à AOS. O diagnóstico é feito com a ajuda de radiografias das vias respiratórias e polissonografia.

Tratamento

Quando houver suspeita de hipertrofia adenotonsilar, pode ser indicada uma consulta com um otorrinolaringologista para adenoidectomia e/ou amigdalectomia. Para pacientes que não são candidatos à intervenção cirúrgica ou continuarem com AOS, apesar da adenoidectomia e/ou amigdalectomia, CPAP ou BiPAP durante o sono podem aliviar a obstrução (ver Capítulo 31).

LESÃO DA MEDULA ESPINAL

Epidemiologia

Estima-se que haja 11 mil novas lesões na medula espinal **(LME)** anualmente nos EUA, com mais de 50% resultando em quadriplegia. A LME é relativamente rara em pacientes pediátricos, com uma incidência de 1 a 13% de todos os pacientes com LME. A incidência na infância e na primeira infância é semelhante para meninos e meninas. A preponderância de LME em adolescentes é em homens. Acidentes com veículos motorizados, quedas, lesões esportivas e agressões são as principais causas. A LME geralmente leva à incapacidade ao longo da vida.

Fisiopatologia

Crianças com LME apresentam envolvimento desproporcionalmente mais alto da coluna cervical superior, alta frequência de LME sem anormalidade radiográfica, atraso no início de déficits neurológicos e maior proporção de lesões completas. Assim, existe uma alta probabilidade na LME pediátrica de quadriplegia com músculo intercostal e/ou paralisia diafragmática levando à insuficiência respiratória.

Manejo

A imobilização e a estabilização da coluna vertebral devem ser realizadas simultaneamente com a reanimação inicial do paciente. As crianças com LME alta geralmente necessitam de ventilação por toda a vida; portanto, a decisão de colocar uma traqueostomia para suporte ventilatório crônico geralmente é tomada no início de seu tratamento. Dependendo da idade e do estado geral da criança, a estimulação diafragmática pode ser considerada. Frequentemente, pacientes com estimulação diafragmática precisam de colocação de traqueostomia se houver descoordenação entre estimulação e abertura glótica. Em geral, espasmos musculares ocorrem em pacientes com LME e são tratados com relaxantes musculares. Ocasionalmente, os espasmos musculares envolvem o tórax e apresentam um sério impedimento à ventilação. A infusão intratecal contínua de relaxante muscular por meio de uma bomba subcutânea implantada pode ser indicada (ver Capítulo 83).

DOENÇA METABÓLICA

Mucopolissacaridoses

Ver Capítulo 107.

As mucopolissacaridoses são um grupo de distúrbios hereditários progressivos que não possuem as enzimas lisossômicas que degradam os glicosaminoglicanos. Os mucopolissacarídeos incompletamente catabolizados se acumulam no tecido conjuntivo por todo o corpo. A herança é autossômica recessiva, exceto pela síndrome de Hunt, que é ligada ao X. O diagnóstico é sugerido pela presença de glicosaminúria e é confirmado por um ensaio enzimático lisossômico. A mucolipidose tipo II (doença das células de inclusão – *cell I*) é uma doença lisossômica herdada com acúmulo de mucolipídios. Fenotipicamente, é semelhante às mucopolissacaridose, mas a idade de início é menor e não há mucopolissacaridúria. Depósitos de mucopolissacarídeos são frequentemente encontrados na cabeça e no pescoço e causam obstrução das vias respiratórias. Normalmente, a criança afetada tem face grosseira e língua grande. Depósitos significativos são encontrados nas adenoides, amígdalas e cartilagem. As radiografias das vias respiratórias e a polissonografia podem ajudar a definir a gravidade da obstrução das vias respiratórias superiores.

As opções de tratamento incluem terapia de reposição enzimática e transplante de células-tronco com sucesso limitado. Adenoidectomia e/ou amigdalectomia podem ser indicadas, mas a cirurgia isolada raramente resolve o problema de obstrução das vias respiratórias. CPAP ou BiPAP não invasivas ou traqueostomia com suporte ventilatório podem ser úteis.

Displasias

A displasia campomélica (ver Capítulo 718) e a displasia tanatofórica (ver Capítulo 716) afetam o tamanho, a forma e a conformidade da caixa torácica, levando à insuficiência respiratória. A maioria dos pacientes com esses distúrbios não sobrevive além da primeira infância. Traqueostomia e ventilação podem prolongar a vida.

Glicogenose tipo II

Ver Capítulo 105.1.

A glicogenose tipo II é um distúrbio autossômico recessivo. As manifestações clínicas incluem cardiomiopatia e fraqueza muscular generalizada. Problemas cardíacos podem incluir insuficiência cardíaca e arritmias. A fraqueza muscular leva a insuficiência respiratória e distúrbios respiratórios do sono. O tratamento inclui terapias emergentes, como terapia de reposição enzimática, moléculas de chaperona e terapia genética. A terapia de suporte pode consistir em ventilação não invasiva ou traqueostomia e ventilação mecânica. Medicamentos cardíacos, nutrição rica em proteínas e fisioterapia criteriosa são medidas adicionais que podem ser utilizadas.

Traqueomalacia grave e/ou broncomalacia (malacia das vias respiratórias)

As condições associadas à malacia das vias respiratórias incluem fístula traqueoesofágica, compressão da artéria inominada e suporte da artéria pulmonar após reparo cirúrgico (ver Capítulo 416). Pacientes com traqueobroncomalacia apresentam tosse, obstrução das vias respiratórias inferiores e chiado no peito. O diagnóstico é feito por broncoscopia, preferencialmente com o paciente respirando espontaneamente, para avaliar a função dinâmica das vias respiratórias. A titulação positiva da pressão expiratória final durante a broncoscopia ajuda a identificar a pressão ideal nas vias respiratórias, necessária para manter a permeabilidade das vias respiratórias e evitar o colapso traqueobrônquico.

Neuropatia de doenças graves

Em geral, as crianças que se recuperam de doenças graves na unidade de terapia intensiva apresentam fraqueza neuromuscular, em virtude de nutrição insuficiente, que talvez seja devastadora quando associada aos efeitos catabólicos de doenças graves e aos efeitos residuais de sedativos, analgésicos e relaxantes musculares, principalmente se corticosteroides foram administrados. Crianças com comprometimento neuromuscular têm capacidade limitada de aumentar a ventilação e geralmente o fazem aumentando a frequência respiratória. Por causa da fraqueza, retrações costais e esternais podem não ser observadas. Crianças com neuromiopatia grave podem responder ao aumento da carga respiratória ao se tornarem apneicas. Um olhar de pânico, mudança nos sinais vitais, como taquicardia ou bradicardia significativa, e cianose podem ser os únicos sinais de insuficiência respiratória iminente.

Doenças mitocondriais

Ver Capítulo 106.

As mitocôndrias são as principais responsáveis pela produção de trifosfato de adenosina. As doenças mitocondriais são um grupo heterogêneo de doenças nas quais a produção de trifosfato de adenosina é interrompida. As doenças mitocondriais são cada vez mais reconhecidas e diagnosticadas na população pediátrica. Órgãos com requisitos de alta energia, como neurônios e músculos esqueléticos e cardíacos, são particularmente vulneráveis. Embora a miopatia seja a apresentação mais frequentemente reconhecida da doença mitocondrial, ela geralmente faz parte de um processo de doença multissistêmica. As complicações neurológicas incluem miopatia proximal progressiva, cifoescoliose, discinesia, distonia e espasticidade, acidente vascular encefálico, epilepsia e deficiência visual e auditiva. As manifestações não neurológicas incluem cardiomiopatia, dismotilidade gastrintestinal, refluxo gastresofágico, retardo no esvaziamento gástrico e pseudo-obstrução.

As complicações respiratórias da doença mitocondrial são multifatoriais. Fraqueza muscular, cifoescoliose, espasmos musculares e distúrbios do movimento podem resultar em um padrão restritivo e comprometimento respiratório. Além disso, deglutição descoordenada e refluxo podem resultar em aspiração. Em algumas doenças mitocondriais, como a síndrome de Leigh (ver Capítulo 106), a hipoventilação central é parte integrante da doença. Os cuidados de suporte para esses pacientes podem incluir ventilação não invasiva ou invasiva, colocação de traqueostomia, diuréticos, nutrição adequada e suplementos alimentares.

446.4 Ventilação Mecânica a Longo Prazo

Robert J. Graham

Ver também Capítulo 734.1.

OBJETIVOS E TOMADA DE DECISÃO

A decisão de implementar a VML tem muitos desafios decorrentes de vários fatores, como fisiopatologia subjacente, cursos incertos de doenças, desenvolvimento de novas terapias específicas da condição, experiências pessoais e valores mantidos pelos prestadores de cuidado, pacientes, pais e comunidade em geral, variabilidade de recursos e falta de padrões. Embora a otimização das trocas gasosas (ou seja, oxigenação e remoção de CO_2) continue sendo um objetivo principal, ela representa uma ferramenta para o atendimento abrangente de crianças com necessidades complexas (ver Capítulos 446.1 e 734.1).

A VML tem um papel no espectro dos cuidados paliativos. É utilizada proativamente para atenuar morbidades cumulativas (respiratórias e cardíacas) associadas a condições neuromusculares progressivas, como a distrofia muscular de Duchenne. A VML também é usada reativamente quando a doença aguda (p. ex., síndrome do desconforto respiratório agudo) não se resolve. Em lactentes com doença pulmonar prematura ou anomalias complexas das vias respiratórias, a VML pode ser implementada como medida temporária, pois essas condições podem resolver-se com maturidade ou intervenções cirúrgicas. A VML também pode representar uma ponte para o transplante de pulmão para aqueles com doença intrínseca pulmonar ou vascular pulmonar. A VML tornou-se uma terapia final para otimizar o manejo de sintomas e prolongar a vida em condições complexas. A etiologia da insuficiência respiratória inclui, mas não se limita a, anomalias congênitas (p. ex., condições cardíacas complexas, distúrbios do sistema nervoso central, interrupções na morfogênese aerodigestiva e displasias esqueléticas), lesões neurológicas centrais adquiridas por eventos perinatais, infecciosos, traumáticos e hipóxico-isquêmicos, distúrbios metabólicos ou condições neuromusculares progressivas. O progresso em outras áreas da medicina, como terapia direcionada a genes na atrofia muscular espinal e miopatia miotubular, pode alterar o cenário de tomada de decisão da VML, à medida que as famílias preveem a perspectiva de melhora.

SUPORTES NÃO INVASIVOS E TRANSTRAQUEAIS

As modalidades essenciais para a VML incluem pressão negativa, ventilação não invasiva por pressão positiva (VNIPP com suporte contínuo ou bifásico fornecido por meio de uma interface de máscara oclusiva) ou pressão positiva transtraqueal. As considerações para determinado paciente devem incluir, entre outros, fatores anatômicos, objetivos fisiológicos, objetivos de cuidados a longo prazo, conforto, tolerabilidade/conformidade e segurança (mobilidade/portabilidade, monitoramento, disponibilidade e *backup* do dispositivo, capacidade de treinamento).

Os dispositivos de *pressão negativa*, como o ventilador do tipo couraça, não requerem nenhuma interface com a face ou a traqueia e são mais *naturais* do ponto de vista mecânico. *A VNIPP* pode solucionar a obstrução dinâmica das vias respiratórias superiores, bem como aumentar a mecânica respiratória e as trocas gasosas. Essa modalidade pode, no entanto, ter limitações se a obstrução das vias respiratórias superiores for grave ou fixa, ou se a necessidade de suplementação de oxigênio for alta. Máscaras, pinos e travesseiros de tamanhos variados estão disponíveis para interface nasal, oral, combinada e completa, incluindo aqueles para bebês. A interface do bocal também demonstrou ser eficaz e viável. A escolha da pressão positiva contínua nas vias respiratórias (CPAP) *versus* pressão positiva bifásica nas vias respiratórias (BiPAP) depende da fisiopatologia subjacente. Conceitualmente, o CPAP pode superar uma obstrução dinâmica das vias respiratórias superiores e permitir ventilação espontânea, enquanto a BiPAP é mais versátil na compensação da obstrução das vias respiratórias superiores e no apoio ao recrutamento pulmonar e à troca de gases. Na prática, a CPAP é limitada ao manejo de AOS leve. Embora a VNIPP possa ser mantida 24 h/dia, eficácia da ventilação, considerações sobre as vias respiratórias difíceis (p. ex., a criança pode ser entubada?), necessidades de desenvolvimento, implicações para hipoplasia da face média e liberação de secreção estão entre os fatores que afetam a decisão de buscar a colocação de traqueostomia e VML invasiva.

A VML *transtraqueal* fornece o suporte respiratório mais seguro e eficaz. A obstrução fixa e dinâmica das vias respiratórias superiores é contornada com a colocação do tubo de traqueostomia. As secreções são mais prontamente removidas das vias respiratórias inferiores. A administração de pressão positiva e fornecimento de oxigênio por meio de um tubo de traqueostomia aborda de maneira mais consistente as deficiências primárias nas trocas gasosas (dentro dos limites), bem como as desvantagens mecânicas da insuficiência neuromuscular e da doença restritiva. Quando possível, a colocação de um tubo de traqueostomia em uma criança deve ser coordenada em uma instituição com experiência em pediatria, porque as morbidades a curto prazo e, potencialmente, a mortalidade não são insignificantes.

Indivíduos que usam VNIPP estão em risco de ulcerações por pressão na face e no couro cabeludo. O ajuste adequado da interface deve ser garantido, pois um ajuste mais rígido não é necessariamente proporcional ao melhor suporte. As máscaras alternadas regularmente podem aliviar a pressão em determinado local. Curativos não adesivos adicionais também podem ser usados para facilitar a vedação da máscara e minimizar a ruptura da pele. Para aqueles com um tubo de traqueostomia, é necessário cuidar das ligações da traqueostomia e avaliar regularmente o estoma. Os curativos especiais que absorvem a umidade podem atenuar o risco de maceração, mas seu uso deve ser equilibrado com a utilidade da exposição ao ar para secagem. A avaliação estomacal deve incluir avaliação de granulação, fissuras e tração criada por torção adicional do tubo do ventilador, que deve ser mantido na linha média e sem deslocamento de peso no próprio tubo de traqueostomia. Quaisquer áreas de interrupção do tegumento são potenciais nichos para infecção e são de grande preocupação para hospedeiros imunocomprometidos.

LIBERAÇÃO AUMENTADA DE SECREÇÃO

Ver Capítulo 446.1.

CONSIDERAÇÕES AERODIGESTIVAS E DE COMUNICAÇÃO

A avaliação da capacidade de deglutição e fala deve fazer parte de uma avaliação da VML e pode ajudar a orientar a modalidade. Em geral, a implementação de suportes não invasivos ou transtraqueais não prejudicará ainda mais nenhuma dessas funções. Ao contrário, a condição subjacente é o principal determinante. Essa consideração é mais notável em pacientes com lesão neurológica ou condições neuromusculares. A tomada de decisão em torno da colocação de um tubo de alimentação enteral gástrica ou gastrojejunal transabdominal, se ainda não estiver em vigor, deve coincidir com as decisões em torno da VML. Deve-se observar que as sondas nasogástricas podem prejudicar a vedação da máscara da VNIPP e causar irritação da laringe a longo prazo.

O uso da VNIPP deve ser abordado com cautela naqueles com comprometimento da deglutição, pois a pressão positiva aumentará o risco de macro e microaspiração. Indivíduos que usam a VNIPP podem comer e beber enquanto estão com o suporte com a determinação de risco *versus* benefício e qualidade de vida. A aerofagia na VNIPP também é problemática, independentemente da função bulbar e da capacidade de deglutição; a distensão abdominal é desconfortável, contribui para a saciedade e também para o risco de vômito, além de prejudicar a mecânica respiratória com diminuição da capacidade residual funcional e aumento da carga de trabalho inspiratória. Se houver uma gastrostomia, a evacuação ativa do ar engolido e o uso de tubos de *ventilação* passivos podem ser úteis.

Crianças com capacidade de deglutição podem continuar ingerindo alimentos e líquidos por via oral com um tubo de traqueostomia na VML. A presença de um tubo de traqueostomia com *cuff* não impede a aspiração se a deglutição estiver prejudicada. A fala pode ser facilitada pela VML, pois as configurações podem ser aumentadas ou uma válvula de fala pode ser utilizada para aumentar o fluxo de ar pelas cordas vocais. Independentemente disso, o atendimento multidisciplinar com um fonoaudiólogo, especialista em alimentação e serviços de comunicação ampliada pode ser útil para muitas crianças e suas famílias que utilizam a VML. Aversões condicionadas à estimulação oral podem ser desafiadoras para bebês, mas os ganhos no desenvolvimento não devem ser impedidos pela VML.

OBJETIVOS DE TROCA GASOSA E ESTRATÉGIAS DE VENTILAÇÃO

Os modos regulados por pressão ou volume, configurações espontâneas ou controladas e modos mistos são todos viáveis para VNIPP e suportes transtraqueais com novos dispositivos. O suporte apropriado deve coincidir com as metas de oxigenação e ventilação, caso a caso. Deve-se considerar, no entanto, o local de atendimento e as contingências para apresentação para a cura aguda durante doenças intercorrentes ou emergências. Os provedores de cuidado devem avaliar as limitações na suplementação de oxigênio fora do hospital; o oxigênio inspirado fracionado fornecido (FI_{O_2}) medido ou estimado informará às famílias e aos provedores a capacidade ao adicionar oxigênio no fluxo de litros/minuto ao circuito do ventilador; a diluição pode ter um efeito dramático, e alcançar $FI_{O_2} > 0{,}60$ talvez seja difícil quando o oxigênio é adicionado ao circuito do ventilador doméstico. As permissões de segurança também devem levar em consideração a duração do fornecimento portátil de oxigênio, que se baseia no fluxo de litros e no volume do tanque/reservatório.

O monitoramento de CO_2 na configuração de assistência domiciliar não é habitual, embora dispositivos portáteis de CO_2 no fim da expiração estejam disponíveis. Condições como a síndrome de hipoventilação central congênita justificam a vigilância, e parâmetros para implementação ou titulação da ventilação mecânica devem ser discutidos com as famílias. É necessário reconhecer que hipercapnia significativa e inerte pode preceder a hipoxia, e os efeitos a longo prazo na vasculatura cerebral e pulmonar devem ser considerados. Na ausência de monitoramento direto de CO_2, a medição periódica do bicarbonato sérico pode ser útil para avaliar a compensação renal pela alteração na depuração de CO_2; a interpretação, no entanto, pode ser alterada na presença de terapia diurética, doença metabólica ou dietas cetogênicas.

INTERAÇÕES CARDIOPULMONARES

Estreitamente ligadas aos objetivos da troca gasosa, há considerações para interações cardiopulmonares. Embora existam implicações sutis para o retorno venoso sistêmico de qualquer forma de ventilação com pressão positiva, a VML pode ser usada para diminuir a carga miocárdica transmural e otimizar a pós-carga do ventrículo direito por meio do recrutamento pulmonar e reatividade vascular pulmonar. A sobrevivência prolongada de jovens do sexo masculino com distrofia muscular de Duchenne deve-se, em parte, ao suporte respiratório consistente para otimizar a saúde pulmonar e atenuar a disfunção miocárdica. A hipertensão pulmonar primária ou secundária, manifesta ou inerte, requer consideração dos objetivos de oxigenação e ventilação. Os ecocardiogramas não são necessários para todos os pacientes com VML, mas essa modalidade pode ser útil para orientar o manejo em coortes com lesões cardíacas congênitas, cardiomiopatias, doença pulmonar obstrutiva grave, desregulação central significativa, e caso a caso.

Ao considerar os objetivos de trocas gasosas e as interações cardiopulmonares, os profissionais também devem considerar as diferenças diurnas e noturnas. A hipoventilação de origem neuromuscular é mais proeminente à noite, assim como a doença obstrutiva das vias respiratórias superiores; o último é mais importante para quem usa VML não invasiva. O fornecimento de suporte diurno deve ser responsável pelo aumento no consumo e na demanda de oxigênio, com base nas atividades variáveis e nos estressores, incluindo a temperatura ambiente. Os provedores de cuidado e as famílias devem levar em consideração a mobilidade, a tolerância comportamental e a qualidade de vida.

PAREDE TORÁCICA/CONFIGURAÇÃO TORÁCICA

A pressão positiva por meio da VML na primeira infância para crianças com condições neuromusculares e/ou doença pulmonar restritiva também é usada para melhorar complacência e configuração torácicas. A insuflação pulmonar pode ser usada para atenuar o impacto da asfixia torácica, bem como a deformação torácica progressiva "em guarda-chuva" em condições dependentes do diafragma, como atrofia muscular espinal. Esse uso tem implicações para atelectasia e inspeção de secreção, vasoconstrição pulmonar associada e mecânica pulmonar restritiva ou assimétrica cumulativa.

NUTRIÇÃO E GANHO DE PESO

Ver o Capítulo 446.1.

CONSIDERAÇÕES DE DESENVOLVIMENTO

As decisões relacionadas à modalidade VML, não invasiva ou transtraqueal, também requerem consideração do desenvolvimento. Além dos fatores de segurança, tolerância às intervenções, disponibilidade de interfaces de tamanho apropriado e portabilidade, permanece um grande fator subjetivo no que diz respeito à perspectiva sobre as implicações para as interações sociais (ou seja, dispositivos que cobrem o rosto *versus* um dispositivo no pescoço). Embora não haja séries publicadas, a VNI a longo prazo ou quase contínua também tem implicações para a hipoplasia da face média e potencialmente compõe os sintomas obstrutivos das vias respiratórias superiores, como é evidente pelas imagens dos *rostos da BiPAP*. Deglutição e capacidade de fala refletem principalmente a condição subjacente da criança, em vez da VML.

INTERVENÇÕES E NECESSIDADES PROJETADAS

O curso e o manejo da doença subjacente, bem como o manejo dos sintomas, são fatores primários na determinação da necessidade e duração da VML. As partes interessadas também devem considerar intervenções futuras, especificamente procedimentos cirúrgicos. A VML, não invasiva ou transtraqueal, pode ser utilizada para otimizar a permanência peroperatória e facilitar a recuperação e o fornecimento de analgesia baseada em opiáceos que pode alterar a unidade respiratória. A manutenção de um tubo de traqueostomia na antecipação de cirurgias sequenciais (p. ex., instrumentação da coluna vertebral, reconstrução craniofacial e das vias respiratórias ou intervenções cardíacas em série) talvez seja necessária por motivos práticos, mas também minimiza a necessidade de repetidas intubações.

MONITORAMENTO

Conceitualmente, o monitoramento é usado para detectar alterações fisiológicas precoces e determinar a adequação da VML para minimizar as morbidades cumulativas e o risco de mortalidade. As recomendações para o monitoramento de crianças e jovens adultos em VML variam de acordo com a vulnerabilidade subjacente, o ambiente de atendimento e a atividade (p. ex., casa, instituição de longa permanência, escola ou transporte por carro) e apoios adjuvantes (p. ex., enfermagem domiciliar ou assistência de cuidados pessoal). A oximetria de pulso pode ser usada de forma intermitente ou contínua, com parâmetros de oxigênio e frequência cardíaca determinados caso a caso. As configurações de alarme do ventilador interno, para ventiladores da VNI e da traqueia, são utilizadas para monitorar parâmetros de alta e baixa pressão e ventilação por minuto. As partes interessadas devem reconhecer, no entanto, que os alarmes internos podem ser insuficientes na configuração de uma grande máscara ou vazamento peritraqueal ou no evento de mau funcionamento do dispositivo. Há também considerações pragmáticas do sinal-ruído ao determinar os parâmetros de monitoramento; recorrentes alarmes falsos irão dessensibilizar os provedores e podem perturbar o sono da criança; por outro lado, amplos parâmetros de alarme contornam os sistemas de alerta precoce com consequências significativas.

TRANSIÇÃO DE CUIDADOS INTENSIVOS PARA REABILITAÇÃO OU AMBIENTE COMUNITÁRIO

A disposição de crianças e jovens adultos com VML variará com base em sua relativa estabilidade, serviços de apoio local e objetivos de atendimento. É necessário um modelo de atendimento proativo e abrangente para garantir a provisão segura e eficaz. O impacto das necessidades de cuidados na criança e na família está intrinsecamente ligado.

MANUTENÇÃO DE ROTINA DE SAÚDE

Avaliação das vias respiratórias

Não existe um padrão para a avaliação regular das vias respiratórias em crianças com VML, especificamente naquelas com suporte transtraqueal, mas deve ocorrer pelo menos uma avaliação anual. A endoscopia transtraqueal com tubo no consultório pode facilitar a avaliação do aumento do tamanho do tubo para crescimento linear, presença de tecido de granulação, inflamação das vias respiratórias e integridade geral da mucosa. A laringoscopia diagnóstica formal e a broncoscopia sob anestesia geral são necessárias para avaliar a patologia dos níveis supraestomal e laríngeo, bem como as raras fístulas traqueoesofágicas adquiridas. É importante ressaltar que, independentemente da avaliação de rotina, o sangramento traqueal recorrente ou inesperado pode justificar a avaliação de uma fístula traqueovascular por angiografia por TC e broncoscopia.

Colonização bacteriana

A insuficiência respiratória crônica é oportuna para a colonização bacteriana das vias respiratórias devido a alterações na liberação de secreção, interações aerodigestivas, presença de vias respiratórias artificiais com o desenvolvimento de biofilmes e outros fatores. Bactérias hidrofílicas e gram-negativas (p. ex., *Pseudomonas, Serratia* e *Stenotrophomonas*) não são incomuns. Não existe um padrão de atendimento para determinar patogenicidade *versus* colonização. O uso de agentes antibacterianos sistêmicos ou inalatórios para diminuir a carga de colonização, a frequência das trocas de tubos de traqueostomia para reduzir o acúmulo de biofilme, a utilidade do rastreamento viral e o limiar para o tratamento de um processo agudo das vias respiratórias inferiores ou traqueíte são dependentes do provedor e do caso. Os provedores devem entender que o tratamento antibacteriano empírico recorrente pode selecionar cepas bacterianas resistentes e tem implicações na colonização bacteriana entérica.

Cuidado dental

O atendimento odontológico diário e de rotina no consultório deve seguir as recomendações padrão para todas as crianças. A extrapolação do cenário de tratamento agudo e da população em geral sugeriria que o cuidado orofaríngeo e a minimização do crescimento bacteriano impactariam o risco de doença respiratória sobreposta na VML e nos resultados cardiovasculares a longo prazo, respectivamente. Considerações especiais em relação ao risco de aspiração, tolerância ao desenvolvimento e profilaxia e sedação processual para intervenção podem exigir o envolvimento de profissionais especializados.

Imunizações

Não há imunizações especificamente indicadas para indivíduos que recebem VML. Recomenda-se o fornecimento de rotina, incluindo vacinas sazonais para patógenos virais.

Radiografia, avaliação laboratorial, polissonografia e teste da função pulmonar

Não há recomendações para radiografia de tórax de rotina, padrão ou transversal, no contexto da VML. A exposição cumulativa à radiação precisaria ser considerada. A adequação das trocas gasosas pode frequentemente ser avaliada de forma não invasiva. A punção venosa, capilar ou arterial para determinar o estado de repouso e oxigenação e ventilação a longo prazo pode ter utilidade e validade limitadas, pois doenças intercorrentes, técnica com torniquete e agitação associada alteram os resultados. Recomendações de teste específicos da condição (p. ex., distrofia muscular, polissonografia, espirometria ou função pulmonar) foram estabelecidas. A avaliação regular também pode ser útil ao avaliar a trajetória da doença, a titulação da VML, os parâmetros de segurança e o potencial de desmame.

DESMAME DA VENTILAÇÃO MECÂNICA A LONGO PRAZO E DECANULAÇÃO TRAQUEAL

A reavaliação do papel da VML deve fazer parte dos cuidados de rotina e centrados na família. A determinação deve incluir, mas não se limita aos fatores descritos anteriormente, com a discussão aberta de objetivos de assistência, adequação ao desenvolvimento, considerações fisiológica e anatômica, implicações de crescimento e contingências. Como não existem regimes de condicionamento definitivos ou estratégias de desmame da VML, os provedores podem determinar o valor do tempo de retirada *versus* o nível reduzido de suportes, bem como considerações pragmáticas para a criança e a família. A continuidade do cuidado, no entanto, tem valor implícito. A provisão de monitoramento pode precisar ser aumentada durante o desmame. Se a decanulação traqueal for necessária, a laringoscopia diagnóstica formal e a broncoscopia devem ser consideradas para descartar granulação (supra e infraestomacal), bem como colapso dinâmico das vias respiratórias que possam impedir a remoção imediata do tubo de traqueostomia. Se pressão positiva ou suplementação de oxigênio ainda forem necessárias após a decanulação, a determinação da tolerância da criança à VNI ou às outras intervenções (p. ex., assistência à tosse) deve ser avaliada com antecedência. Pode ser necessário dessensibilização.

Por fim, a VML tem um papel crescente no apoio a crianças e adultos jovens com insuficiência respiratória crônica. A transição do serviço pediátrico para o de adulto deve ser antecipada à medida que essa população envelhece. Pesquisas adicionais são necessárias para informar todas as partes interessadas sobre as decisões diárias de manejo, bem como a utilização de recursos de saúde e os resultados a longo prazo centrados no paciente.

A bibliografia está disponível no GEN-io.

Sistema Cardiovascular

PARTE 19

Seção 1

Desenvolvimento Biológico do Sistema Cardiovascular

Capítulo 447

Desenvolvimento Cardíaco

Daniel Bernstein

O conhecimento dos mecanismos celulares e moleculares do desenvolvimento cardíaco é necessário para a compreensão de defeitos cardíacos congênitos e será ainda mais importante no desenvolvimento de estratégias de prevenção, sejam terapias celulares ou moleculares, sejam procedimentos cardíacos intervencionistas fetais. Os defeitos cardíacos têm sido tradicionalmente agrupados em padrões morfológicos comuns: por exemplo, anormalidades dos tratos de saída (**lesões conotruncais** como tetralogia de Fallot e *truncus arteriosus*) e **anormalidades da septação atrioventricular** (comunicação interatrial tipo *ostium primum*, defeito do septo atrioventricular total). Essas categorias morfológicas podem ser revistas ou eventualmente suplantadas por novas conforme a progressão de nossa compreensão sobre a base genética da doença cardíaca congênita.

447.1 Morfogênese Cardíaca Inicial

Daniel Bernstein

No embrião pré-somito inicial, os primeiros grupos de células cardíacas progenitoras estão dispostas no mesoderma da placa lateral anterior em ambos os lados do eixo central do embrião; esses aglomerados formam pares de tubos cardíacos por volta do 18º dia de gestação. A *zona do progenitor cardíaco* é formada por um gradiente equilibrado de sinais positivos e negativos provenientes dos tecidos circundantes das células do mesoderma cardíaco, com sinais dos tecidos ventrais/laterais circundantes que promovem a cardiogênese por meio de moléculas sinalizadoras, tais como a **BMP** (proteína óssea morfogenética) e o **FGF8** (fator 8 de crescimento de fibroblastos), e sinais de estruturas dorsais/medianas, tais como os membros da cardiogênese da via Wnt/β-catenina. Os sinais cardiológicos ativam a expressão de fatores de transcrição cardíacos específicos (p. ex., Tbx, GATA, Nkx2.5) para ativar a expressão gênica cardíaca. Os tubos pareados fundem-se na linha média e na superfície ventral do embrião para formar o *tubo primitivo do coração* por volta do 22º dia. Este tubo cardíaco reto é composto por uma camada miocárdica externa, um endocárdio interno e uma camada média de matriz extracelular (MEC) conhecida como *geleia cardíaca*. Existem duas linhagens celulares distintas: o **primeiro campo cardíaco** (regulado principalmente por Nkx2.5) fornece células precursoras para o ventrículo esquerdo; o **segundo campo cardíaco** (regulado principalmente por Isl1) fornece células precursoras para os átrios e o ventrículo direito. As células pré-miocárdicas, incluindo as células epicárdicas e as células derivadas da crista neural, continuam sua migração para a região do tubo cardíaco. A regulação desta fase inicial da morfogênese cardíaca é controlada, em parte, pela interação de moléculas ou ligantes de sinalização específicos, geralmente expressos por um tipo celular, com receptores específicos, normalmente expressos por outro tipo celular. A informação posicional é transmitida para o mesoderma cardíaco em desenvolvimento por fatores como os *retinoides* (isoformas da vitamina A), que se ligam a receptores nucleares específicos e regulam a transcrição genética. A migração das células epiteliais para o tubo cardíaco em desenvolvimento é direcionada por proteínas da MEC (p. ex., a fibronectina) que interagem com receptores da superfície celular (as *integrinas*). A importância clínica destas vias de sinalização é revelada pelo espectro dos **efeitos teratogênicos cardíacos** causados pela substância do tipo retinoide isotretinoína.

Entre o 20º e o 22º dia, antes da formação da alça cardíaca, o coração embrionário começa a contrair e exibir fases do ciclo cardíaco que são surpreendentemente similares às do coração maduro. Os morfologistas inicialmente identificaram segmentos do tubo cardíaco que acreditavam corresponder a estruturas no coração maduro (Figura 447.1): o *seio venoso* e o átrio (átrios direito e esquerdo), o ventrículo primitivo (ventrículo esquerdo), o bulbo cardíaco (ventrículo direito) e o *truncus arteriosus* (aorta e artéria pulmonar). Entretanto, este modelo é excessivamente simplificado. Somente as porções **trabeculares** (mais fortemente muscularizadas) do miocárdio do ventrículo esquerdo estão presentes no tubo cardíaco inicial; as células que se tornam a porção da entrada do ventrículo esquerdo migram para o tubo cardíaco em um estágio mais tardio (após o início da formação da alça cardíaca). Com aparecimento ainda mais tardio, temos as células primordiais que dão origem às artérias grandes (*truncus arteriosus*), incluindo as células derivadas da crista neural, que não estão presentes até o término da formação da alça cardíaca. Fatores de transcrição específicos para câmaras participam na diferenciação dos átrios em relação aos ventrículos e na dos ventrículos direito e esquerdo. O fator de transcrição básico de hélice-alça-hélice (**bHLH**) dHAND é expresso no ventrículo direito em desenvolvimento; a ruptura neste gene ou de outros fatores de transcrição, como os fatores amplificadores de miócitos 2C (MEF2C) em camundongos, leva à hipoplasia do ventrículo direito. Outros marcadores genéticos das células do segundo campo cardíaco (ventrículo direito inicial) são Irx4, Tbx20, Isl1, TnT, MLC2v e Tbx1. O fator de transcrição eHAND é expresso no ventrículo esquerdo em desenvolvimento e no cone truncal, e também é importante para seu desenvolvimento. Outros marcadores genéticos das células do primeiro campo cardíaco incluem Tbx5, Ncx2.5, TnT, MLC2V e HCN4.

As pesquisas recentes têm focado em como a regulação de grupos de desenvolvimento coordenados de genes é obtida. Um mecanismo se dá por meio da expressão de RNAs pequenos não codificantes conhecidos como **micro**RNAs, cada um deles regulando a expressão de vários genes-alvo. Outro ocorre mediante modificações na **cromatina**, a estrutura de DNA que atua como controlador da expressão genética. A remodelagem da cromatina mediada por fatores como Brg1, Chd7, demetilases da histona e metiltransferases está associada a defeitos do desenvolvimento cardíaco.

447.2 Formação da Alça Cardíaca

Daniel Bernstein

Aproximadamente por volta do 22º ao 24º dia, o tubo cardíaco começa a se curvar ventralmente e para a direita (ver Figura 447.1). O coração é o primeiro órgão a escapar da simetria bilateral do embrião inicial. Um programa de sinalização assimétrica que também afeta a posição

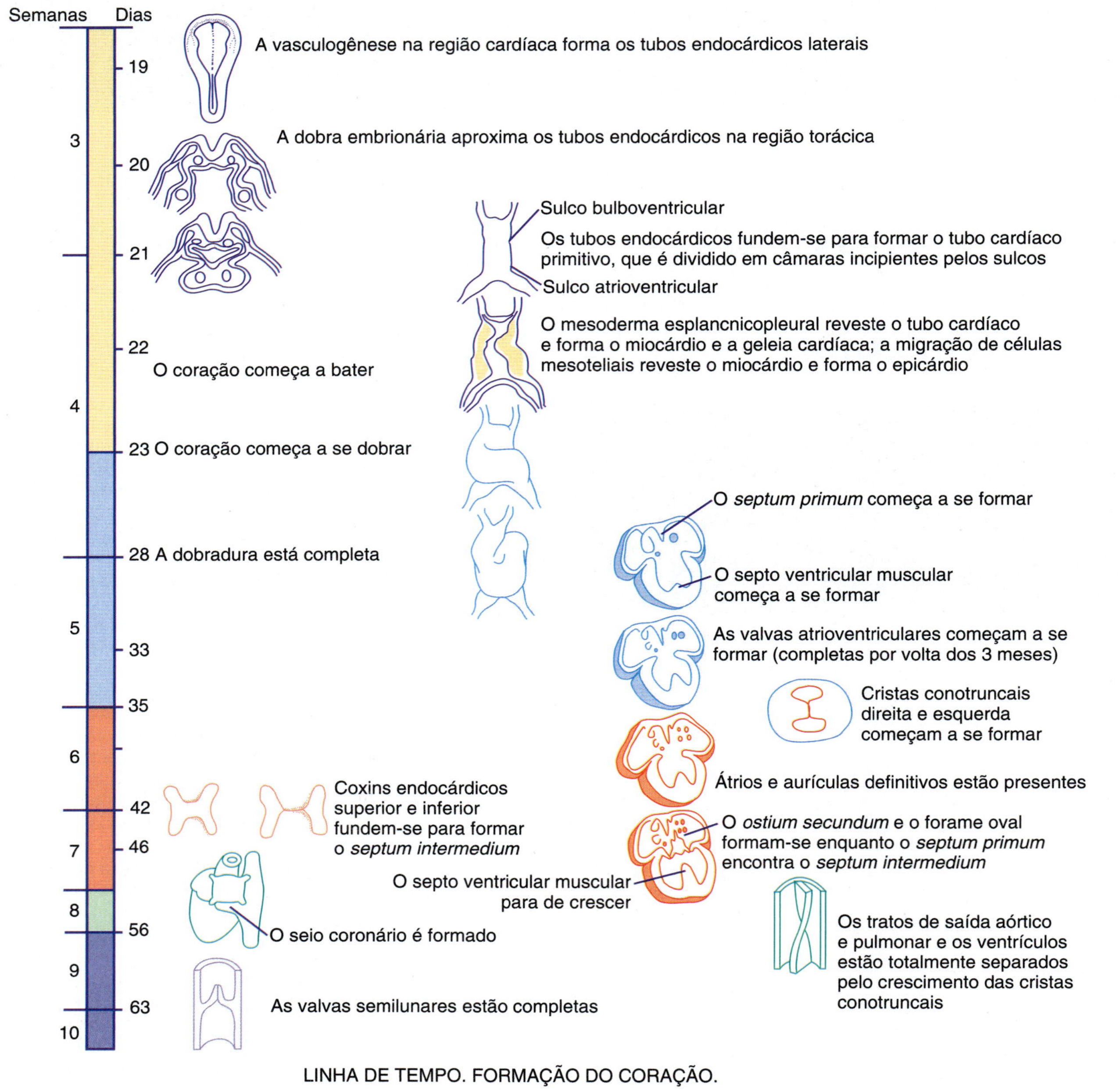

Figura 447.1 Linha de tempo da morfogênese cardíaca. (*De Larsen WJ*: Essentials of human embryology, *New York, 1998, Churchill Livingstone.*)

dos pulmões, do fígado, do baço e do trato gastrintestinal determina a direção dos laços cardíacos. Durante a gastrulação, antes do início da formação de órgãos, a expressão assimétrica de *sonic hedgehog* (SHH) e nodal (um membro da família TGF-β) é direcionada no mesoderma lateral. Esses sinais de direcionalidade estabelecem um gradiente de concentração entre os lados direito e esquerdo do embrião na expressão de moléculas sinalizadoras cruciais. Esta sinalização assimétrica é então amplificada e propagada por intermédio do fator de transcrição Pitx2, que é expresso no lado esquerdo do tubo cardíaco inicial, lefty1 e dineína LR. Curiosamente, os camundongos nos quais o gene da dineína LR foi inativado exibem orientação aleatória esquerda-direita (E-D) do coração e das vísceras abdominais, com 50% de seus corações dando voltas para a direita e 50% voltando para a esquerda. Outros mecanismos potenciais para a alça cardíaca incluem taxas diferenciais de crescimento para miócitos na superfície convexa *versus* côncava da curva, taxas diferenciais de morte celular programada (apoptose) e forças mecânicas geradas nas células miocárdicas nas bordas interna e externa do tubo cardíaco em dobramento através do seu citoesqueleto de actina.

A formação da alça traz o futuro ventrículo esquerdo mais para a esquerda e em continuidade com o seio venoso (futuros átrios esquerdo e direito), enquanto o futuro ventrículo direito é desviado para mais para a direita e em continuidade com o *truncus arteriosus* (futura aorta e artéria pulmonar). Este padrão de desenvolvimento explica a ocorrência relativamente comum de anomalias cardíacas de **dupla via de saída do ventrículo direito** e **dupla via de entrada do ventrículo esquerdo** e as extremas raridades de dupla via de saída do ventrículo esquerdo e dupla via de entrada do ventrículo direito (ver Capítulo 457). Quando a formação da alça cardíaca é anormal (***situs inversus*, heterotaxia**), a incidência de malformações cardíacas graves é alta, geralmente havendo anormalidades associadas na padronização esquerda-direita (E-D) de pulmões e vísceras abdominais, incluindo ausência do baço (**asplenia**) ou múltiplos baços pequenos (**polisplenia**).

447.3 Septação Cardíaca

Daniel Bernstein

Quando a formação da alça se completa, a aparência externa do coração é similar à do órgão maduro; internamente, a estrutura se assemelha a um tubo único, apesar de agora apresentar vários abaulamentos resultando no aparecimento das câmaras primitivas. O átrio comum (que compreende os átrios direito e esquerdo) é conectado ao ventrículo primitivo (futuro ventrículo esquerdo) por intermédio do canal atrioventricular. O ventrículo primitivo está conectado ao *bulbo cardíaco* (futuro ventrículo direito) via *forame bulboventricular*. A porção distal do bulbo cardíaco está conectada ao *truncus arteriosus* via um segmento de saída (o *cone*).

O tubo cardíaco agora consiste em várias camadas de miocárdio e uma camada única de endocárdio separadas pela geleia cardíaca (MEC acelular secretada pelo miocárdio). A septação do coração começa aproximadamente no 26º dia com a proliferação de grandes massas de tecidos, os *coxins endocárdicos*, nas junções atrioventricular e conotruncal (ver Figura 447.1). Esses coxins consistem em protrusões da MEC (geleia cardíaca) que, além de seu papel no desenvolvimento, também funcionam como valvas cardíacas primitivas. As células endocárdicas diferenciam-se e migram para a geleia cardíaca na região dos coxins endocárdicos, eventualmente tornando-se células mesenquimais (transformação endotélio-mesenquimal) que farão parte das valvas atrioventriculares. O endocárdio, o campo cardíaco secundário e a crista neural contribuem para a formação dos folhetos valvares. Além da contribuição direta para o tecido valvar, essas células progenitoras também interagem umas com as outras e com outras células do coração para orquestrar o desenvolvimento da valva cardíaca.

A septação completa do canal atrioventricular ocorre com a fusão dos coxins endocárdicos. A maior parte do tecido valvar atrioventricular deriva do miocárdio ventricular em um processo que envolve a redução das paredes ventriculares. Como esse processo ocorre de modo assimétrico, o sítio do anel da valva tricúspide se acomoda mais próximo ao ápice do coração do que o anel da valva mitral. A separação física dessas duas valvas produz o septo atrioventricular, cuja ausência é o defeito primário comum nos pacientes com **defeito do septo atrioventricular** (ver Capítulo 453.5). Se o processo de redução estiver incompleto, a valva atrioventricular direita poderá não se separar normalmente do miocárdio ventricular, uma causa possível da **anomalia de Ebstein** (ver Capítulo 457.7).

A septação dos átrios começa por volta dos 30 dias com o crescimento para baixo do *septum primum* na direção dos coxins endocárdicos (ver Figura 447.1). O orifício que permanece é o *ostium primum*. Os coxins endocárdicos fundem-se e, juntamente com o *septum primum* completado, dividem o canal atrioventricular em segmentos direito e esquerdo. Uma segunda abertura aparece na porção posterior do *septum primum*, o *ostium secundum*, e ela permite que uma porção do retorno venoso fetal para o átrio direito passe para o átrio esquerdo. Finalmente, o *septum secundum* cresce para baixo imediatamente à direita do *septum primum*. Juntamente com um retalho do *septum primum*, o *ostium secundum* forma o *forame oval*, através do qual o sangue fetal passa da veia cava inferior para o átrio esquerdo (ver Capítulo 448).

A septação dos ventrículos começa por volta do 25º dia com protrusões do endocárdio tanto para o segmento de entrada (ventrículo primitivo) quanto para o de saída (bulbo cardíaco) do coração. As protrusões de entrada fundem-se no septo bulboventricular e se estendem posteriormente na direção do coxim endocárdico inferior, onde dão origem às porções da entrada e trabecular do septo interventricular. Os **defeitos septais ventriculares** podem ocorrer em qualquer porção do septo interventricular em desenvolvimento (ver Capítulo 453.6). A via de saída ou o septo conotruncal desenvolve-se a partir de cristas da geleia cardíaca, similar aos coxins atrioventriculares. Essas cristas fundem-se para formar um septo espiral que coloca a futura artéria pulmonar em comunicação com o ventrículo direito posicionada anteriormente e para a direita e a futura aorta em comunicação com o ventrículo esquerdo voltada mais para a esquerda. As diferenças no crescimento celular do septo de saída levam ao alongamento do segmento de musculatura lisa abaixo da valva pulmonar (cone), um processo que separa as valvas tricúspide e pulmonar. Em contrapartida, o desaparecimento do segmento da valva aórtica leva à continuidade fibrosa das valvas mitral e aórtica. Dentro do lúmen da via de saída distal, surgem edemas teciduais locais (*coxins tronculares*) que, posteriormente, são povoados por células mesenquimais provenientes da crista neural, participando, então, da formação das valvas semilunares (pulmonares e aórticas). Os defeitos nesses processos são responsáveis por **anomalias conotruncais** e do **arco aórtico** (*truncus arteriosus*, tetralogia de Fallot, atresia pulmonar, dupla via de saída de ventrículo direito, interrupção do arco aórtico), um grupo de cardiopatias geralmente associadas a deleções da região crucial de DiGeorge do **cromossomo 22q11** (ver Capítulos 450 e 451). O fator de transcrição Tbx1 foi implicado como um gene candidato que pode ser responsável pela síndrome de DiGeorge. Vários genes foram envolvidos na formação da valva, incluindo o *PTPN11*, que codifica a tirosina fosfatase Shp-2 e, quando presente em uma forma mutada, é um dos responsáveis pela **síndrome de Noonan**, associada à estenose da valva pulmonar, e pelo **NOTCH1**, um regulador da diferenciação celular associado com a doença da valva aórtica.

447.4 Desenvolvimento do Arco Aórtico

Daniel Bernstein

O arco aórtico, os vasos da cabeça e do pescoço, as artérias pulmonares proximais e o canal arterial desenvolvem-se a partir do saco aórtico, dos arcos arteriais e das aortas dorsais. Quando o tubo cardíaco reto se desenvolve, a porção de saída distal bifurca-se em primeiros arcos aórticos direito e esquerdo, que se unem ao par de aortas dorsais (Figura 447.2). As aortas dorsais fundem-se para formar a aorta descendente. Da valva aórtica até a artéria carótida esquerda, a aorta proximal origina-se do saco aórtico. Em grande parte, o primeiro e o segundo arcos regridem por volta de 22 dias, com o primeiro arco aórtico dando origem à artéria maxilar e o segundo às artérias estapedial e hióidea. Os terceiros arcos participam na formação da artéria inominada e das carótidas comuns e internas. O quarto arco direito dá origem às artérias inominada e subclávia direita, e o esquerdo participa da formação do segmento do arco aórtico entre a carótida esquerda e o canal arterial. O quinto arco não persiste como uma estrutura importante na circulação madura. Os sextos arcos unem-se às artérias pulmonares mais distais, com o direito dando origem a uma porção da artéria pulmonar direita e o esquerdo ao canal arterial. O arco aórtico entre o canal arterial e a artéria subclávia esquerda deriva da aorta dorsal do lado esquerdo, enquanto o arco distal à subclávia esquerda deriva da fusão das aortas dorsais direita e esquerda. As anormalidades no desenvolvimento do par de arcos aórticos são responsáveis pelo **arco aórtico direito, duplo arco aórtico** e **anéis vasculares** (ver Capítulo 459.1).

447.5 Diferenciação Cardíaca

Daniel Bernstein

O processo pelo qual as células totipotenciais do embrião inicial se tornam comprometidas para linhagens celulares específicas é denominado *diferenciação*. As células do mesoderma pré-cardíaco diferenciam-se em células musculares cardíacas maduras com um complemento apropriado de elementos contráteis cardíacos específicos, proteínas regulatórias, receptores e canais iônicos. A expressão da proteína contrátil miosina ocorre em um estágio inicial do desenvolvimento cardíaco, antes mesmo da fusão dos primórdios cardíacos bilaterais. A diferenciação destas células mesodérmicas iniciais é regulada por sinais do endoderma anterior, um processo conhecido como *indução*. As moléculas de sinalização iniciais são várias, incluindo o fator de crescimento de fibroblastos, a activina e a insulina, e interagem com receptores na superfície celular; esses receptores ativam os segundos mensageiros que, por sua vez, ativam fatores de transcrição nuclear específicos (GATA-4, MEF2, Nkx, bHLH e a família receptora do ácido retinoico) que induzem a expressão de produtos genéticos específicos para regular a diferenciação cardíaca. Alguns dos distúrbios primários do músculo cardíaco, as **cardiomiopatias**, podem estar relacionadas a defeitos em algumas destas moléculas de sinalização (ver Capítulo 466).

Os processos de desenvolvimento são específicos para as câmaras. No início, miócitos ventriculares expressam as isoformas ventriculares e atriais de várias proteínas, como o peptídeo natriurético atrial (ANP)

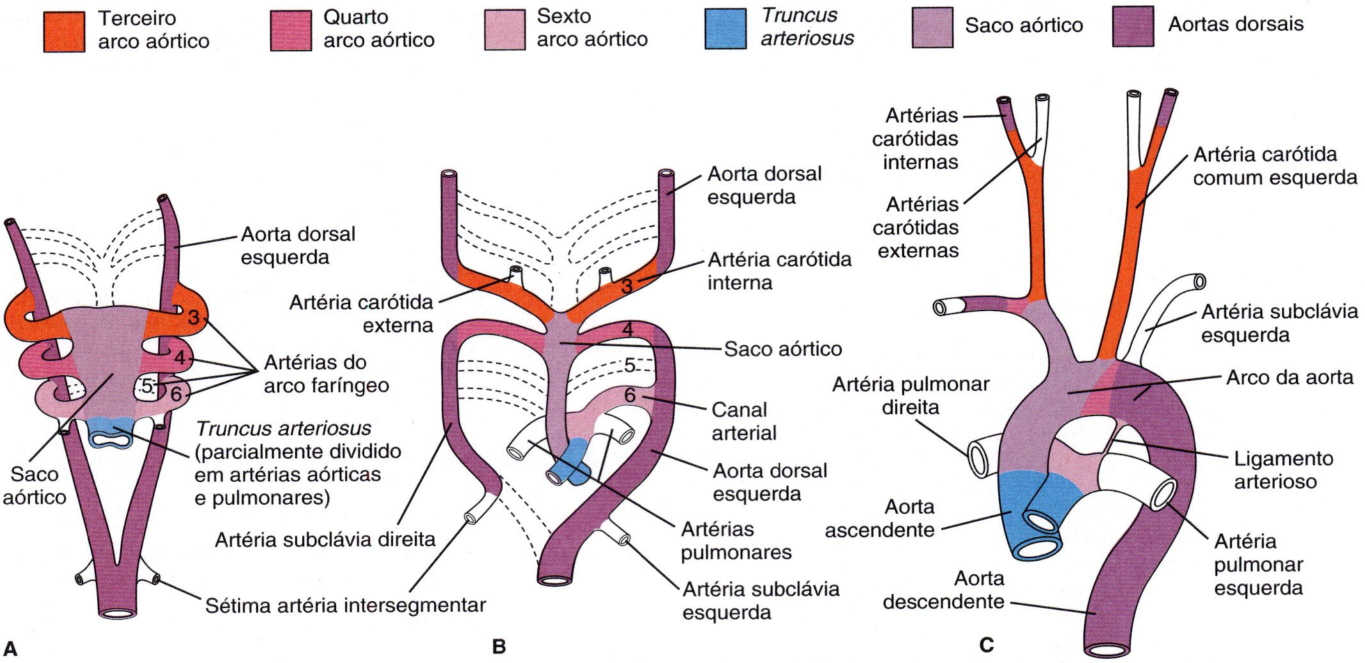

Figura 447.2 **Representações esquemáticas ilustrando as alterações que ocorrem durante a transformação de *truncus arteriosus*, saco aórtico, arcos aórticos e aortas dorsais para o padrão arterial adulto.** Os vasos que *não* estão sombreados ou coloridos não derivam destas estruturas. **A.** Arcos aórticos na 6ª semana; neste estágio, os dois primeiros pares de arcos aórticos desapareceram em grande parte. **B.** Arcos aórticos na 7ª semana; as partes das aortas dorsais e dos arcos aórticos que normalmente desaparecem estão indicadas pelas *linhas tracejadas*. **C.** Vasos arteriais em um lactente com 6 meses de vida. (*De Moore KL, Persaud TVN, Torchia M*: The developing human, *Philadelphia, 2007, Elsevier.*)

e a miosina de cadeia leve (MCL). Os miócitos ventriculares maduros não expressam ANP e expressam somente as isoformas MLC2v ventrículo-específicas, enquanto os atriais expressam ANP e uma isoforma MLC2a átrio-específica. A insuficiência cardíaca (ver Capítulo 469), a sobrecarga de volume (ver Capítulos 453 e 455) e a hipertrofia por sobrecarga de pressão (ver Capítulo 454) estão associadas à recapitulação dos fenótipos de células fetais nos quais miócitos maduros expressam proteínas fetais. Como diferentes isoformas possuem distintos comportamentos contráteis (ativação rápida *versus* lenta, atividade alta *versus* baixa da adenosina trifosfatase), a expressão de diferentes isoformas pode ter importantes consequências funcionais.

447.6 Alterações de Desenvolvimento na Função Cardíaca

Daniel Bernstein

Durante o desenvolvimento, a composição do miocárdio sofre profundas alterações que resultam em aumento no número e no tamanho dos miócitos. Durante a vida pré-natal, esse processo envolve a divisão e o aumento no número de miócitos (**hiperplasia**), enquanto, após as primeiras semanas pós-natais, o subsequente crescimento cardíaco ocorre principalmente por aumento no tamanho dos miócitos (**hipertrofia**). Os miócitos propriamente ditos mudam do formato arredondado para o cilíndrico à medida que aumenta a proporção de miofibrilas (que contêm o aparato contrátil) e essas se tornam mais regulares em sua orientação.

A *membrana plasmática* (conhecida como *sarcolema* nos miócitos) é o local dos canais iônicos e dos receptores transmembranares que regulam a troca de informações químicas da superfície celular para o interior da célula. O fluxo de íons através desses canais controla os processos de despolarização e repolarização. Foram descritas alterações no desenvolvimento da bomba de sódio-potássio, do trocador de sódio-hidrogênio e dos canais de cálcio dependentes de voltagem. Conforme os miócitos amadurecem, desenvolvem-se extensões do sarcolema na direção ao interior da célula (o sistema de túbulos t), o que aumenta substancialmente sua área de superfície e amplifica a rápida ativação do miócito. Com o desenvolvimento, a regulação dos receptores adrenérgicos α e β da membrana aumenta a capacidade do sistema nervoso central em controlar a função cardíaca conforme o coração amadurece.

O *retículo sarcoplasmático* (RS), uma série de túbulos ao redor das miofibrilas, controla a concentração intracelular de cálcio. Várias bombas regulam a liberação de cálcio para as miofibrilas para o desencadeamento da contração (canal de cálcio sensível à rianodina) e para a captação de cálcio para o início do relaxamento (bomba de cálcio do RS dependente de adenosina trifosfato). Este sistema de transporte de cálcio no RS é menos desenvolvido em corações imaturos, o que depende grandemente do transporte de cálcio de fora da célula para a contração. No coração maduro, a maior parte do cálcio para ativar a contração é oriunda do RS. Este fenômeno do desenvolvimento pode explicar a sensibilidade do coração do lactente aos bloqueadores de canais de cálcio do sarcolema, como o verapamil, que podem resultar em depressão acentuada na contratilidade (ver Capítulo 462).

As principais proteínas contráteis (miosina, actina, tropomiosina e troponina) organizam-se na unidade funcional da contração cardíaca, o *sarcômero*. Cada uma delas possui várias isoformas que se expressam diferencialmente segundo a localização (átrio *versus* ventrículo) e o estágio de desenvolvimento (embrião, feto, recém-nascido, adulto).

As alterações na estrutura do miocárdio e na bioquímica dos miócitos resultam em diferenças facilmente quantificáveis na função cardíaca com o desenvolvimento. A função cardíaca fetal é menos responsiva às alterações na pré-carga (volume de enchimento) e na pós-carga (resistência sistêmica). Os meios mais efetivos de aumento da função em um feto são mediante aumento da frequência cardíaca. Após o nascimento e com maior maturação, a pré e a pós-carga desempenham um papel cada vez maior na regulação da função cardíaca. A frequência de relaxamento cardíaco também é alterada durante o desenvolvimento. A competência reduzida da bomba de cálcio do RS imaturo em remover o cálcio do aparato contrátil manifesta-se por uma capacidade reduzida do coração fetal em aumentar seu relaxamento em resposta à estimulação simpática.

A bibliografia está disponível no GEN-io.

Capítulo 448

Transição da Circulação Fetal para a Neonatal

448.1 Circulação Fetal

Daniel Bernstein

A circulação fetal humana e seus ajustes após o nascimento são similares aos de outros grandes mamíferos, apesar de as velocidades de maturação serem diferentes. Na circulação fetal, os ventrículos direito e esquerdo existem em um circuito em paralelo, ao contrário dos circuitos em série de um recém-nascido ou adulto (Figura 448.1*A*). No feto, a placenta é o local onde ocorre a troca de gases e metabólitos. Como os pulmões não fazem essa troca, os vasos pulmonares sofrem constrição, desviando então o sangue para fora da circulação pulmonar. Três estruturas cardiovasculares únicas do feto são importantes na manutenção desta circulação em paralelo: o ducto venoso, o forame oval e o canal arterial.

A placenta não é um órgão tão eficiente para a troca de oxigênio quanto os pulmões, de modo que a pressão parcial venosa umbilical de oxigênio (P_{O_2}), o maior nível de O_2 fornecido ao feto, é de somente 30 a 35 mmHg. Aproximadamente 50% do sangue venoso umbilical entram na circulação hepática, enquanto o resto não passa pelo fígado e entra pela veia cava inferior (VCI) via ducto venoso, onde se mistura parcialmente com o sangue mal oxigenado da VCI que deriva da parte inferior do corpo fetal. Este fluxo sanguíneo da parte inferior do corpo mais o sangue venoso umbilical combinados (P_{O_2} de 26 a 28 mmHg) entram no átrio direito e são direcionados preferencialmente por um *flap* de tecido na junção átrio direito-VCI, a valva de Eustáquio, através do forame oval até o átrio esquerdo (ver Figura 448.1*B*). Esta é a principal fonte de fluxo para o ventrículo esquerdo (VE) porque o retorno venoso pulmonar é mínimo. O sangue do VE é então ejetado para a aorta ascendente, onde supre predominantemente a região superior do feto e o cérebro.

O sangue fetal da veia cava superior (VCS), que é consideravelmente menos oxigenado (P_{O_2} de 12 a 14 mmHg) do que o sangue da VCI, entra no átrio direito e flui preferencialmente através da valva tricúspide, em vez do forame oval, para o ventrículo direito. Do ventrículo direito, o sangue é ejetado para a artéria pulmonar. Como a circulação pulmonar arterial está em vasoconstrição, somente aproximadamente 5% do fluxo ventricular direito (VD) entram nos pulmões. A maior porção desse sangue não passa pelos pulmões e flui da direita para a esquerda pelo canal arterial para a aorta descendente para perfundir a parte inferior do corpo fetal, incluindo o fluxo para a placenta por meio das duas artérias umbilicais. Assim, a parte superior do corpo fetal (incluindo as artérias coronárias e cerebral e aquelas para as extremidades superiores) é perfundida exclusivamente a partir do ventrículo esquerdo com sangue que apresenta uma P_{O_2} levemente maior do que a do sangue que perfunde a parte inferior do corpo fetal, que deriva principalmente do ventrículo direito. Somente um pequeno volume de sangue da aorta ascendente (10% do débito cardíaco fetal) flui ao redor do arco aórtico (istmo aórtico) para a aorta descendente.

O **débito cardíaco fetal total** – o débito combinado dos ventrículos esquerdo e direito – é de aproximadamente 450 mℓ/kg/min. Aproximadamente 65% do fluxo sanguíneo para a aorta descendente retornam para a placenta; os 35% restantes perfundem órgãos e tecidos fetais. No feto de ovelha, no qual a maioria destas vias circulatórias foi estudada, o débito do VD é aproximadamente o dobro do débito do VE. No feto humano, que possui maior porcentagem de sangue fluindo para o cérebro, o débito do VD provavelmente está próximo de 1,3 vez o fluxo do VE. Assim, durante a vida fetal, o ventrículo direito não só bombeia contra a pressão arterial sistêmica, mas também está realizando um volume de trabalho ligeiramente maior que o ventrículo esquerdo. Isso leva a parede do VD a ser tão espessa quanto a do VE durante a vida fetal e a imediata vida neonatal, o que explica as características únicas do eletrocardiograma neonatal (mostrando o que seria chamado de *hipertrofia ventricular direita* em um adulto).

Acredita-se que o fluxo sanguíneo seja um importante determinante do crescimento das câmaras cardíacas, das valvas e dos vasos sanguíneos fetais. Assim, na presença de estreitamento (estenose) de uma estrutura como a valva mitral, o fluxo para o ventrículo esquerdo é limitado e o crescimento do VE pode ficar comprometido, o que pode ser a causa da **síndrome da hipoplasia do coração esquerdo**

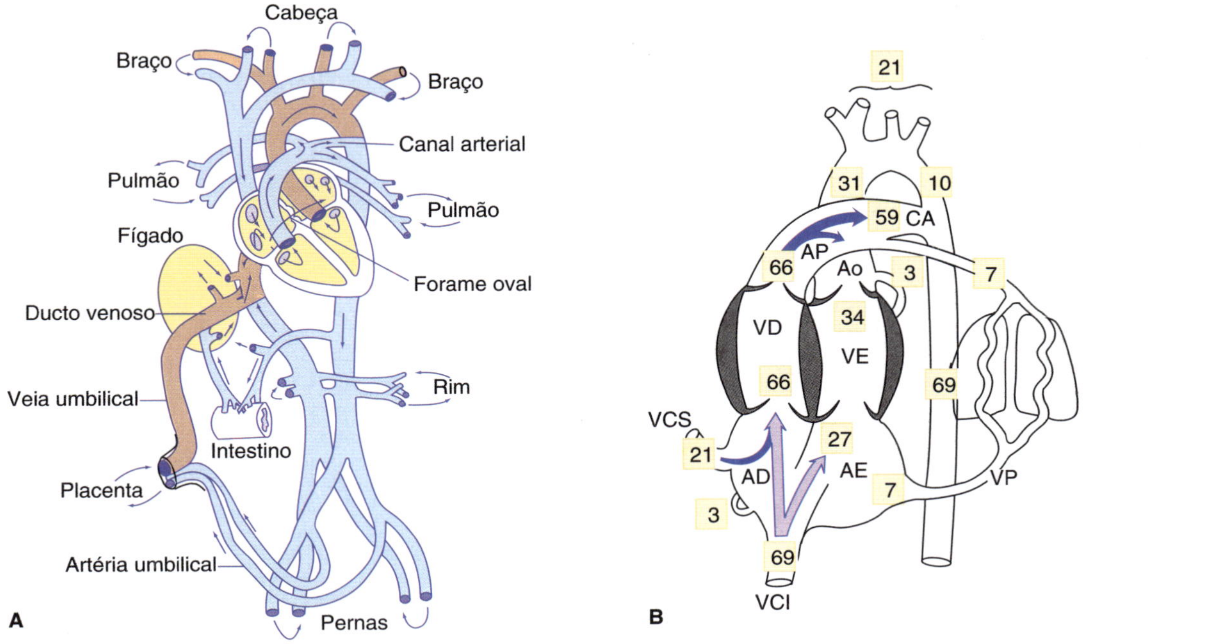

Figura 448.1 A. A circulação humana antes do nascimento (em parte segundo Dawes). O *vermelho* indica o sangue mais altamente oxigenado, e as *setas* indicam a direção do fluxo. O sangue mais altamente oxigenado da placenta flui pelo forame oval do átrio direito para o esquerdo, não passando pelos pulmões. **B.** Porcentagens do débito ventricular combinado que retornam do coração fetal, que são ejetadas por cada ventrículo e que fluem pelos principais canais vasculares. As figuras são aquelas obtidas de estudos feitos no fim da gestação de ovelhas. AD, átrio direito; AE, átrio esquerdo; Ao, Aorta; AP, artéria pulmonar; CA, canal arterial; VCI, veia cava inferior; VCS, veia cava superior; VD, ventrículo direito; VE, ventrículo esquerdo; VP, veias pulmonares. (*De Rudolph AM*: Congenital diseases of the heart, *Chicago, 1974, Year Book.*)

(SHCE; ver Capítulo 458.10). Similarmente, a estenose de uma estrutura como a valva aórtica pode diminuir o fluxo para o ventrículo esquerdo e também potencialmente levar à SHCE. Os tratamentos intervencionistas cardíacos fetais, atualmente experimentais, destinam-se à abertura de valvas aórticas estenóticas em fetos no meio da gestação a fim de permitir um crescimento mais normal do VE. No entanto, o resultado desses procedimentos não aumenta o crescimento do VE em todos os pacientes, sugerindo que em muitos casos de SHCE exista um defeito nos próprios cardiomiócitos do VE (*i. e.*, defeito celular autônomo).

448.2 Circulação de Transição

Daniel Bernstein

Ao nascimento, a expansão mecânica dos pulmões e um aumento na P_{O_2} arterial resultam em rápida diminuição na resistência vascular pulmonar (RVP). Concomitantemente, a remoção da circulação placentária de baixa resistência leva a um aumento na resistência vascular sistêmica (RVS). O débito do ventrículo direito agora flui totalmente para a circulação pulmonar e, como a RVP torna-se mais baixa do que a RVS, o *shunt* através do canal arterial se inverte e se torna da esquerda para a direita. Ao longo de vários dias, a P_{O_2} arterial alta provoca constrição e, eventualmente, fecha o canal arterial, que se torna então o ligamento arterioso. O volume aumentado do fluxo sanguíneo pulmonar que retorna para o átrio esquerdo a partir dos pulmões aumenta o volume e a pressão dessa câmara de modo suficiente para fechar funcionalmente a membrana do forame oval, apesar de poder permanecer patente por sondagem durante vários anos.

A remoção da placenta também resulta no fechamento do ducto venoso. O ventrículo esquerdo agora está acoplado à circulação de alta resistência e a espessura de sua parede e sua massa começam a aumentar. Em contraste, o ventrículo direito agora está acoplado à circulação pulmonar de baixa resistência, e a espessura de sua parede e sua massa diminuem. O ventrículo esquerdo, no qual o feto bombeava sangue somente para a parte superior do corpo e para o cérebro, agora deve lidar com todo o débito cardíaco sistêmico (aproximadamente 350 mℓ/kg/min), um aumento de quase 200% no débito. Esta elevação acentuada na *performance* no VE é obtida por meio da combinação de sinais hormonais e metabólicos, incluindo aumento no nível de catecolaminas circulantes e na densidade dos receptores miocárdicos beta-adrenérgicos, por intermédio dos quais as catecolaminas têm seu efeito.

Essas mudanças fisiológicas importantes podem ser conturbadas; os defeitos cardíacos estruturais congênitos muitas vezes impedem esta transição suave e aumentam consideravelmente a carga sobre o miocárdio do recém-nascido. Além disso, como o canal arterial e o forame oval não se fecham completamente ao nascimento, eles podem permanecer patentes em certas lesões cardíacas congênitas. A patência destes *shunts* fetais pode fornecer uma via para que o sangue faça um *bypass* pelo defeito congênito (canal patente na **atresia pulmonar** ou na **coarctação da aorta**, forame oval na **transposição de artérias grandes**) ou representar um estresse adicional para a circulação (**canal arterial patente** em um lactente prematuro, ***shunt* direita-esquerda** em lactentes com hipertensão pulmonar). As medicações podem manter essas vias fetais pérvias (p. ex., *prostaglandina* E_1) ou acelerar seu fechamento (p. ex., *indometacina*). Esta farmacologia explica por que a indometacina e medicamentos similares são contraindicados durante o terceiro trimestre da gravidez.

448.3 Circulação Neonatal

Daniel Bernstein

Ao nascer, a circulação fetal deve se adaptar à vida extrauterina conforme a troca de gases é transferida da placenta para os pulmões (ver Capítulo 122.1). Algumas destas mudanças são virtualmente instantâneas com a primeira respiração, enquanto outras se desenvolvem em horas ou semanas. Com o início da respiração e da ventilação pulmonar, a resistência vascular pulmonar diminui substancialmente como consequência de uma vasodilatação pulmonar ativa (*i. e.*, relacionada com a P_{O_2}) e uma passiva (*i. e.*, relacionada com a mecânica). No recém-nascido normal, o fechamento do canal arterial e a queda na RVP diminuem a pressão arterial pulmonar e do VD. O maior declínio na RVP dos altos níveis fetais até os níveis mais baixos de "adultos" no recém-nascido ao nível do mar geralmente ocorre entre 2 e 3 dias, mas pode se prolongar por 7 dias ou mais. Durante as próximas semanas de vida, a RVP diminui ainda mais, secundária ao remodelamento da vasculatura pulmonar, incluindo o afinamento da musculatura lisa e o recrutamento de novos vasos. Dependendo dos níveis relativos de RVS e RVP, essa diminuição influencia significativamente o momento do aparecimento clínico de muitas lesões cardíacas congênitas. O *shunt* esquerda-direita por meio de uma comunicação interventricular (CIV) pode ser mínimo na primeira semana após o nascimento, quando a RVP ainda é alta. Conforme ela diminui na primeira semana ou na semana seguinte, o volume do *shunt* esquerda-direita aumenta e eventualmente leva a sintomas de insuficiência cardíaca durante o primeiro ou segundo mês de vida pós-natal.

Diferenças significativas entre a circulação neonatal e a de lactentes maiores: (1) o *shunt* direita-esquerda ou esquerda-direita pode persistir através do forame oval patente; (2) na presença de doença cardiopulmonar, a patência continuada do canal arterial pode permitir um *shunt* esquerda-direita, direita-esquerda ou bidirecional; (3) a vasculatura pulmonar neonatal constringe-se mais vigorosamente em resposta a hipoxemia, hipercapnia e acidose; (4) a espessura da parede e a massa muscular dos ventrículos esquerdo e direito neonatais são quase iguais; e (5) recém-nascidos em repouso apresentam um consumo de oxigênio relativamente alto, o que está associado a um débito cardíaco também relativamente alto. O débito cardíaco do recém-nascido (350 mℓ/kg/min) cai durante os dois primeiros meses de vida para aproximadamente 150 mℓ/kg/min e depois mais gradualmente para o normal do adulto de 75 mℓ/kg/min. Apesar de a hemoglobina fetal ser benéfica para a liberação de oxigênio na baixa P_{O_2} da circulação fetal, uma alta porcentagem de hemoglobina fetal presente no recém-nascido pode, na realidade, interferir na liberação de oxigênio aos tecidos na elevada P_{O_2} sistêmica da circulação neonatal (ver Capítulo 122.1).

O forame oval geralmente está funcionalmente fechado por volta do terceiro mês de vida, apesar de ser possível passar uma sonda através dos folhetos superpostos em uma grande porcentagem das crianças e em 15 a 25% dos adultos. O fechamento funcional do canal arterial geralmente se completa em 10 a 15 horas de vida pós-natal em um recém-nascido normal, apesar de o canal poder permanecer patente por mais tempo na presença de doença cardíaca congênita, especialmente quando associada à cianose. Nos lactentes prematuros, podem ser audíveis um sopro sistólico com acentuação tardia ou um sopro contínuo; e, na existência de um quadro de insuficiência respiratória, deve ser suspeitada a presença de um canal arterial patente (ver Capítulo 122.5).

O canal arterial normal difere morfologicamente da aorta e da artéria pulmonar vizinhas, pois possui uma quantidade de musculatura lisa disposta circularmente em sua camada média. Durante a vida fetal, a patência do canal arterial parece ser mantida pelos efeitos relaxantes combinados de baixa tensão de oxigênio e de prostaglandinas produzidas endogenamente, especificamente a prostaglandina E_2. Em um recém-nascido a termo, o oxigênio é o fator mais importante no controle do fechamento do canal. Quando a P_{O_2} do sangue que passa através do canal chega a 50 mmHg, a parede dele começa a se constringir. Os efeitos do oxigênio sobre a musculatura lisa do canal podem ser diretos ou mediados pelos seus efeitos sobre a síntese de prostaglandinas. A idade gestacional também parece desempenhar um papel importante; o canal de um recém-nascido prematuro responde menos ao oxigênio, mesmo que sua musculatura esteja desenvolvida.

448.4 Hipertensão Pulmonar Persistente de um Recém-nascido (Persistência das Vias Circulatórias Fetais)

Ver Capítulo 129.9.

A bibliografia está disponível no GEN-io.

Seção 2

Avaliação do Sistema Cardiovascular e da Criança com Sopro Cardíaco

Capítulo 449

Anamnese e Exame Físico na Avaliação Cardíaca

Daniel Bernstein

A importância da anamnese e do exame físico não pode ser subestimada na avaliação de lactentes e crianças com suspeitas de distúrbios cardiovasculares. Um dos motivos mais comuns para a avaliação cardíaca em crianças pequenas é o sopro cardíaco; **sopros inocentes ou funcionais** podem ser ouvidos em até 30% dos pacientes em algum momento da infância. Os sopros funcionais são geralmente acentuados pela febre e observados pela primeira vez durante uma consulta por causa de uma doença intercorrente. Assim, o pediatra geral deve ser capaz de distinguir aqueles sopros funcionais daqueles potencialmente patológicos e encaminhar os pacientes com sopros de som patológico ou sopros de natureza incerta para avaliação por um cardiologista pediátrico.

Embora várias tentativas tenham sido feitas para desenvolver sistemas computadorizados para distinguir sopros inocentes de patológicos, a precisão desses sistemas ainda é insuficiente, e não há substituto para um exame cuidadoso pelo clínico. Os pacientes podem necessitar de uma avaliação laboratorial e eventualmente de tratamento, ou a família ser assegurada de que não existe nenhum problema significativo. Apesar de a disponibilidade facilitada da ecocardiografia poder levar o médico a ignorar essas etapas preliminares, a avaliação inicial por um cardiologista qualificado é a abordagem preferida por vários motivos: (1) um exame cardíaco permite que o cardiologista oriente a avaliação ecocardiográfica para confirmar ou eliminar diagnósticos específicos, aumentando sua precisão; (2) como a maioria dos sopros na infância é inocente, a avaliação de um cardiologista pediátrico pode diminuir exames laboratoriais desnecessários e dispendiosos; e (3) o conhecimento e a experiência do cardiologista são importantes na orientação do paciente e da família sobre a prevenção, impedindo que sejam passadas restrições desnecessárias à atividade física saudável. Um cardiologista pediátrico experiente pode diferenciar um sopro inocente de uma grave doença cardíaca congênita somente por intermédio da anamnese e do exame físico com altas sensibilidade e especificidade.

ANAMNESE

A avaliação começa com uma anamnese cardíaca abrangente, já que o diagnóstico de um sopro funcional só pode ser feito na ausência de qualquer sintoma, sinal ou história familiar preocupante. Uma anamnese cardíaca abrangente começa com os detalhes do período perinatal, o que inclui presença de cianose, dificuldade respiratória ou prematuridade. **Complicações maternas**, tais como diabetes gestacional, uso de medicamentos teratogênicos, lúpus eritematoso sistêmico ou abuso de substâncias, podem estar associadas a problemas cardíacos. Se os sintomas cardíacos começaram durante a infância, o momento das manifestações iniciais deve ser registrado para fornecer pistas importantes sobre uma condição cardíaca específica.

Muitos dos sintomas de **insuficiência cardíaca** em lactentes e crianças são específicos da idade. Nos lactentes, as dificuldades de alimentação são comuns. O médico deve questionar sobre a frequência e o volume de cada alimentação ou o tempo gasto em cada mamada. Uma criança com insuficiência cardíaca muitas vezes ingere menor volume por mamada e se torna dispneica ou diaforética ao sugar. Depois de cair no sono exausto, o bebê inadequadamente alimentado vai despertar para a próxima alimentação após um breve período de tempo. Esse ciclo continua durante o dia e deve ser cuidadosamente diferenciado das cólicas ou outros distúrbios alimentares. Os sintomas e os sinais adicionais incluem os da angústia respiratória: respiração rápida, abertura das asas nasais, cianose e retrações torácicas. Nas crianças maiores, a insuficiência cardíaca pode se manifestar na forma de intolerância ao exercício, dificuldade de acompanhar seus colegas durante a prática desportiva ou a necessidade de dormir após a escola, deficiência de crescimento ou queixas abdominais crônicas. Uma história de fadiga na criança mais crescida exige perguntas sobre as atividades específicas por idade, tais como subir escadas, caminhar, andar de bicicleta, aulas de educação física e esportes competitivos; devem ser obtidas informações sobre manifestações mais graves como ortopneia e dispneia paroxística noturna.

Geralmente, os pais negligenciam a **cianose** de seus bebês; ela pode ser confundida com uma variação normal na cor do indivíduo. A cianose durante o choro ou o exercício, entretanto, é considerada como anormal por pais atentos. Muitos lactentes e crianças pequenas apresentam uma coloração "azul ao redor dos lábios" ao chorarem vigorosamente ou quando prendem a respiração; esta condição deve ser cuidadosamente diferenciada da **cardiopatia cianótica** com o questionamento dos fatores desencadeantes, da duração dos episódios, e se a língua e as mucosas também parecem cianóticas. Em geral, os recém-nascidos apresentam cianose das suas extremidades (**acrocianose**) quando estão nus e com frio; esta resposta ao frio deve ser cuidadosamente diferenciada da cianose verdadeira, na qual as mucosas também ficam azuis.

A **dor torácica** é manifestação incomum da doença cardíaca em pacientes pediátricos, embora seja uma causa frequente de encaminhamento para um cardiologista pediátrico, especialmente no caso dos adolescentes. Porém, uma anamnese cuidadosa, exame físico e, se indicado, exames laboratoriais ou de imagem, ajudarão a identificar a causa da dor torácica (Tabela 449.1). Para pacientes com algumas formas de doença cardíaca congênita (DCC) reparada ou para aqueles com história de doença de Kawasaki (ver Capítulo 471.1), a dor torácica deve ser avaliada cuidadosamente para uma etiologia coronária.

A doença cardíaca pode ser manifestação de uma síndrome de malformação congênita conhecida com achados físicos típicos (Tabela 449.2) ou manifestação de distúrbio generalizado que afete o coração e outros sistemas orgânicos (Tabela 449.3). Podem ser observadas **malformações extracardíacas** em 20 a 45% das crianças com doença cardíaca congênita (DCC). Entre 5 e 10% dos pacientes apresentam uma anormalidade cromossômica conhecida; a importância da avaliação genética vai aumentar à medida que aumenta nosso conhecimento dos defeitos de genes específicos ligados às DCCs (Figura 449.1).

Uma coleta cuidadosa da história familiar também pode revelar precocemente (na idade < 50 anos) doença arterial coronária ou acidente vascular encefálico (sugestivos de hipercolesterolemia familiar ou trombofilia), morte súbita (sugestiva de cardiomiopatia ou distúrbio arrítmico familiar), doença muscular generalizada (sugestiva de uma das distrofias musculares, dermatomiosite ou cardiomiopatia familiar ou metabólica) ou parentes de primeiro grau com doença cardíaca congênita.

EXAME FÍSICO GERAL

Na avaliação de uma criança com um sopro cardíaco, a avaliação física geral é sempre realizada, com atenção especial voltada para a presença de cianose, deficiências no crescimento, anormalidades na parede torácica e qualquer evidência de desconforto respiratório. Embora o sopro possa ser a parte mais importante do exame geral, ele deve ser colocado no contexto dos outros achados físicos. Achados associados, tais como a qualidade dos pulsos, a presença de um **íctus alterado**, **frêmito** ou **desdobramento da segunda bulha**, fornecem pistas importantes para um diagnóstico cardíaco específico.

A verificação precisa da altura e do peso e o registro em um gráfico de crescimento padrão são importantes porque tanto a insuficiência cardíaca como a cianose crônica podem resultar em **falha de crescimento**. As deficiências de crescimento se manifestam predominantemente por

Tabela 449.1 Diagnóstico diferencial da dor torácica em pacientes pediátricos.

MUSCULOESQUELÉTICOS (COMUNS)
Traumatismo (acidental, abuso)
Exercício, lesão por uso excessivo (distensão, bursite)
Costocondrite (síndrome de Tietze)
Herpes-zóster (cutânea ou sem erupção)
Pleurodinia
Fibrosite
Costela deslizante
Fratura de costela
Síndrome da dor precordial
Crise vasoclusiva da anemia falciforme
Osteomielite (rara)
Tumor primário ou metastático (raro)
Fibromialgia
Aprisionamento do nervo

PULMONARES (COMUNS)
Pneumonia
Pleurisia
Asma
Tosse crônica
Pneumotórax
Infarto (anemia falciforme)
Corpo estranho
Embolismo (raro)
Hipertensão pulmonar (rara)
Tumor (raro)
Bronquiectasia

GASTRINTESTINAIS (MENOS COMUNS)
Esofagite (refluxo gastresofágico, infecções, medicamentosa)
Corpo estranho esofágico
Espasmo esofágico
Colecistite
Abscesso subdiafragmático
Peri-hepatite (síndrome de Fitz-Hugh-Curtis)
Doença da úlcera péptica
Pancreatite
Ruptura esplênica

CARDÍACOS (MENOS COMUNS)
Pericardite
Síndrome pós-pericardiotomia
Endocardite
Miocardite
Cardiomiopatia
Prolapso da valva mitral
Estenose aórtica ou subaórtica
Arritmias (supraventricular, ventricular, taquicardias)
Síndrome de Marfan (aneurisma dissecante de aorta)
Doença de Kawasaki
Cocaína, ingestão de simpatomimético
Angina (hipercolesterolemia familiar, artéria coronária anômala)
Cardiomiopatia de *takotsubo* (síndrome do coração partido; miocardiopatia por estresse) (primária ou secundária)

IDIOPÁTICOS (COMUNS)
Ansiedade, hiperventilação
Transtorno do pânico

OUTROS (MENOS COMUNS)
Compressão da medula espinal ou da raiz nervosa
Condição patológica relacionada à mama (mastalgia)
Doença de Castleman (neoplasia de linfonodos)

Tabela 449.2 Síndromes das malformações congênitas associadas à doença cardíaca congênita.

SÍNDROME	CARACTERÍSTICAS
DISTÚRBIOS CROMOSSÔMICOS	
Trissomia do 21 (síndrome de Down)	Defeito do coxim endocárdico, CIV, CIA
Trissomia do 21p (síndrome do olho de gato)	Diversos, drenagem anômala total das veias pulmonares
Trissomia do 18	CIV, CIA, PCA, coarctação da aorta, valva aórtica ou pulmonar bicúspide
Trissomia do 13	CIV, CIA, PCA, coarctação da aorta, valva aórtica ou pulmonar bicúspide
Trissomia do 9	Diversos, CIV
XXXXY	PCA, CIA
Penta X	PCA, CIV
Triploidia	CIV, CIA, PCA
XO (síndrome de Turner)	Valva aórtica bicúspide, coarctação da aorta
X frágil	Prolapso da valva mitral, dilatação da raiz aórtica
Duplicação 3q2	Diversas
Deleção 4p	CIV, PCA, estenose aórtica
Deleção 9p	Diversas
Deleção 5p (síndrome *cri du chat*)	CIV, PCA, CIA, TOF
Deleção 10q	CIV, TOF, lesões conotruncais*
Deleção 13q	CIV
Deleção 18q	CIV
Deleção 1p36	CIA, CIV, PCA, TOF, cardiomiopatia
Deleção/duplicação 1q21.1	CIA, CIV, EP
Deleção 17q11 (síndrome de William)	EA supravalvar, estenose de ramos pulmonares
Deleção 11q24-25 (síndrome de Jacobsen)	CIV, lesões esquerdas
COMPLEXOS DE SÍNDROMES	
Associação CHARGE (coloboma, coração [*h*eart], *a*tresia de cóanas, *r*etardo, anomalias *g*enitais e auditivas [*e*ar])	CIV, CIA, PCA, TOF, defeito do coxim endocárdico
Sequência DiGeorge, CATCH 22 (defeitos *c*ardíacos, fácies *a*normal, aplasia *t*ímica, fenda [*c*left] palatina, *h*ipocalcemia e deleção 22q11)	Anomalias do arco aórtico, anomalias conotruncais
Síndrome de Alagille (displasia artério-hepática)	Estenose pulmonar periférica, EP, TOF
Associação VATER (anomalias *v*ertebrais, *t*raqueo*e*sofágicas, *r*adiais e renais)	CIV, TOF, CIA, PCA
FAVS (espectro *f*acio*a*uriculo*v*ertebral)	TOF, CIV
CHILD (hemidisplasia congênita com eritrodermia ictiosiforme, defeitos nos membros)	Miscelânea
Nanismo Mulibrey (*mú*sculo, fígado [*li*ver], cérebro [*br*ain], olho [*ey*e])	Espessamento pericárdico, pericardite constritiva
Síndrome da asplenia	Complexas lesões cardíacas cianóticas com diminuição do fluxo sanguíneo pulmonar, transposição das grandes artérias, retorno venoso pulmonar anômalo, dextrocardia, ventrículo único, valva atrioventricular única

(continua)

Tabela 449.2 Síndromes das malformações congênitas associadas à doença cardíaca congênita. *(continuação)*

SÍNDROME	CARACTERÍSTICAS
COMPLEXOS DE SÍNDROMES *(continuação)*	
Síndrome da poliesplenia	Lesões acianóticas com aumento do fluxo sanguíneo pulmonar, continuação ázigo da veia cava inferior, retorno venoso pulmonar anômalo parcial, dextrocardia, ventrículo único, valva atrioventricular comum
Síndrome PHACE (anomalias da fossa *p*osterior do cérebro, *h*emangiomas faciais, anomalias arteriais, anomalias cardíacas e coarctação da aorta, anomalias oculares [*eye*])	CIV, PCA, coarctação da aorta, aneurismas arteriais
AGENTES TERATOGÊNICOS	
Rubéola congênita	PCA, estenose pulmonar periférica
Síndrome hidantoínica fetal	CIV, CIA, coarctação da aorta, PCA
Síndrome alcoólica fetal	CIA, CIV
Efeitos fetais do valproato	Coarctação da aorta, hipoplasia do lado esquerdo do coração, estenose aórtica, atresia pulmonar, CIV
Fenilcetonúria materna	CIV, CIA, PCA, coarctação da aorta
Embriopatia do ácido retinoico	Anomalias conotruncais
OUTROS	
Síndrome Apert	CIV
Doença do rim policístico autossômica dominante	Prolapso da valva mitral
Síndrome de Carpenter	PCA
Síndrome de Conradi	CIV, PCA
Doença de Crouzon	PCA, coarctação da aorta
Cutis laxa	Hipertensão pulmonar, estenose pulmonar
Síndrome de Lange	CIV
Síndrome de Ellis-van Creveld	Átrio único, CIV
Síndrome de Holt-Oram	CIA, CIV, bloqueio cardíaco de primeiro grau
Lactente de mãe diabética	Cardiomiopatia hipertrófica, CIV, anomalias conotruncais
Síndrome de Kartagener	Dextrocardia
Síndrome de Meckel-Gruber	CIA, CIV
Síndrome de Noonan	Estenose pulmonar, CIA, cardiomiopatia
Síndrome de Pallister-Hall	Defeito do coxim cardíaco
Discinesia ciliar primária	Distúrbios de heterotaxia
Síndrome de Rubinstein-Tayb	CIV
Síndrome da cimitarra	Hipoplasia do pulmão direito, drenagem venosa pulmonar anômala para a veia cava inferior
Síndrome de Smith-Lemli-Opitz	CIV, PCA
Síndrome TAR (trombocitopenia e ausência do rádio)	CIA, TOF
Síndrome de Treacher Collins	CIV, CIA, PCA

*Conotruncal inclui TOF, atresia pulmonar, *truncus arteriosus* e transposição das grandes artérias. CIA, comunicação interatrial; CIV, comunicação interventricular; EA, estenose aórtica; PCA, persistência do canal arterial; TOF, tetralogia de Fallot.

Tabela 449.3 Manifestações cardíacas das doenças sistêmicas.

DOENÇA SISTÊMICA	COMPLICAÇÕES CARDÍACAS
DISTÚRBIOS INFLAMATÓRIOS	
Sepse	Hipotensão, disfunção miocárdica, derrame pericárdico, hipertensão pulmonar
Artrite idiopática juvenil	Pericardite, raramente miocardite
Lúpus eritematoso sistêmico	Pericardite, endocardite de Libman-Sacks, arterite coronária, aterosclerose coronária (com esteroides), bloqueio atrioventricular congênito
Esclerodermia	Hipertensão pulmonar, fibrose miocárdica, cardiomiopatia
Dermatomiosite	Cardiomiopatia, arritmias, bloqueio atrioventricular
Doença de Kawasaki	Aneurisma da artéria coronária e trombose, infarto do miocárdio, miocardite, insuficiência valvar
Sarcoidose	Granuloma, fibrose, amiloidose, hipertrofia biventricular, arritmias
Doença de Lyme	Arritmias, miocardite
Síndrome hipereosinofílica de Löffler	Doença endomiocárdica
ERROS INATOS DO METABOLISMO	
Doença Refsum	Arritmia, morte súbita
Síndrome de Hunter ou Hurler	Insuficiência valvar, insuficiência cardíaca, hipertensão
Doença de Fabry	Insuficiência mitral, doença coronária com infarto do miocárdio
Doença do armazenamento de glicogênio IIa (doença de Pompe)	Intervalo P-R curto, cardiomegalia, insuficiência cardíaca, arritmias
Deficiência de carnitina	Insuficiência cardíaca, cardiomiopatia
Doença de Gaucher	Pericardite
Homocistinúria	Trombose coronária
Alcaptonúria	Aterosclerose, doença valvar
Síndrome de Morquio-Ullrich	Insuficiência aórtica
Síndrome de Scheie	Insuficiência aórtica

(continua)

Tabela 449.3 Manifestações cardíacas das doenças sistêmicas. *(continuação)*

DOENÇA SISTÊMICA	COMPLICAÇÕES CARDÍACAS
DISTÚRBIOS DO TECIDO CONJUNTIVO	
Calcificação arterial da infância	Calcinose das artérias coronárias, aorta, insuficiência cardíaca, hipertensão
Síndrome de Marfan	Insuficiências aórtica e mitral, aneurisma dissecante de aorta, prolapso da valva mitral
Aracnodactilia contratural congênita	Insuficiência ou prolapso mitral
Síndrome de Ehlers-Danlos	Prolapso da valva mitral, dilatação da raiz aórtica
Osteogênese imperfeita	Insuficiência aórtica
Pseudoxantoma elástico	Doença arterial periférica
DISTÚRBIOS NEUROMUSCULARES	
Ataxia de Friedreich	Cardiomiopatia
Distrofia de Duchenne	Cardiomiopatia, insuficiência cardíaca
Esclerose tuberal	Rabdomioma cardíaco
Surdez familiar	Ocasionalmente arritmia, morte súbita
Neurofibromatose	Estenose pulmonar, feocromocitoma, coarctação da aorta
Síndrome de Riley-Day	Hipertensão episódica, hipotensão postural
Doença de Von Hippel-Lindau	Hemangiomas, feocromocitomas
DISTÚRBIOS ENDÓCRINO-METABÓLICOS	
Doença de Graves	Taquicardia, arritmias, insuficiência cardíaca
Hipotireoidismo	Bradicardia, derrame pericárdico, cardiomiopatia, eletrocardiograma com baixa voltagem
Feocromocitoma	Hipertensão, isquemia miocárdica, fibrose miocárdica, cardiomiopatia
Carcinoide	Fibrose endocárdica no lado direito
DISTÚRBIOS HEMATOLÓGICOS	
Anemia falciforme	Insuficiência cardíaca de alto débito, cardiomiopatia, hipertensão pulmonar
Talassemia *major*	Insuficiência cardíaca de alto débito, hemocromatose
Hemocromatose (1º ou 2º grau)	Cardiomiopatia
OUTROS	
Supressores do apetite (fenfluramina e dexfenfluramina)	Valvopatia cardíaca, hipertensão pulmonar
Síndrome de Cockayne	Aterosclerose
Nanismo e nevos familiares	Cardiomiopatia
Síndrome de Jervell e Lange-Nielsen	Intervalo QT prolongado, morte súbita
Síndrome de Kearns-Sayre	Bloqueio atrioventricular
Síndrome LEOPARD (lentiginose)	Estenose pulmonar, intervalo Q-T prolongado
Progeria	Aterosclerose acelerada
Doença de Osler-Weber-Rendu	Fístula arteriovenosa (pulmão, fígado, mucosas)
Síndrome de Romano-Ward	Intervalo QT prolongado, morte súbita
Síndrome de Weill-Marchesani	Persistência do canal arterial
Síndrome de Werner	Esclerose vascular, cardiomiopatia

LEOPARD, *l*entigos múltiplos, anormalidades *e*letrocardiográficas de condução, hipertelorismo *o*cular, estenose *p*ulmonar, genitália *a*normal, *r*etardo do crescimento, surdez (*d*eafness) neurossensorial.

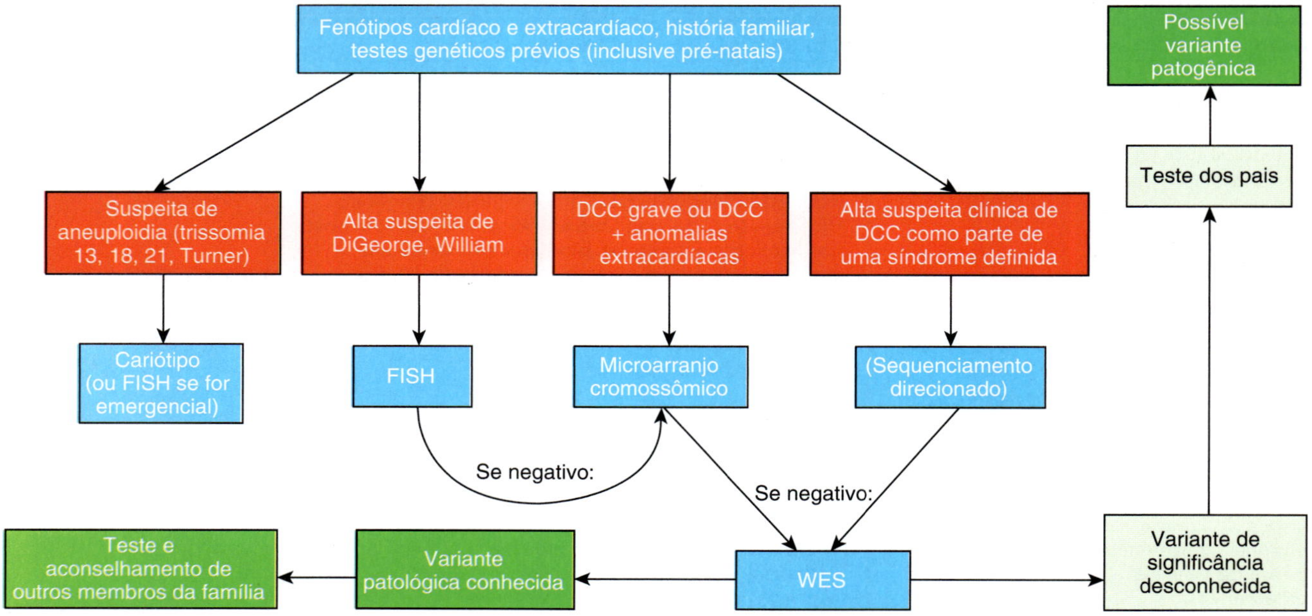

Figura 449.1 Algoritmo de triagem genética para pacientes com doença cardíaca congênita (DCC). FISH, hibridização *in situ* com fluorescência; WES, sequenciamento completo do exoma. (*De Simmons MA, Brueckner M: The genetics of congenital heart disease… understanding and improving long-term outcomes in congenital heart disease: a review for the general cardiologist and primary care physician*, Curr Opin Pediatr *29:520-528, 2017, Fig 2, p 526.*)

baixo ganho de peso; quando o comprimento ou a circunferência da cabeça também são afetados, devem ser suspeitados malformações congênitas adicionais ou distúrbios metabólicos.

A cianose leve pode ser muito sutil para ser detectada precocemente, e o baqueteamento digital em mãos e pés geralmente não se manifesta até o fim do primeiro ano de vida, mesmo na presença de dessaturação grave do oxigênio arterial.[1] A cianose é mais bem observada ao longo dos leitos ungueais, dos lábios, da língua e das mucosas. A **cianose diferencial**, que se manifesta na forma de extremidades inferiores azuis e extremidades superiores rosadas (geralmente o braço direito), é vista no *shunt* da direita para a esquerda através de um canal arterial na presença de coarctação ou interrupção do arco aórtico. A cianose perioral ou coloração azulada ao redor da testa pode ser o resultado de plexos venosos proeminentes nessas áreas, em vez de redução da saturação do oxigênio arterial. Frequentemente, as extremidades dos lactentes ficam azuis quando a criança está nua e fria (acrocianose), e esta condição pode ser distinguida da cianose central por meio do exame da língua e das mucosas.

A **insuficiência cardíaca** em lactentes e crianças geralmente resulta em algum grau de hepatomegalia e, ocasionalmente, esplenomegalia. Os locais de edema **periférico** dependem da idade. Nos lactentes, o edema geralmente é observado ao redor dos olhos e sobre os flancos, especialmente durante o início da deambulação. As crianças maiores e os adolescentes manifestam edema periorbital e dos pés. Uma queixa inicial nesses pacientes mais velhos pode ser a de que suas roupas não cabem mais.

A frequência cardíaca dos recém-nascidos é rápida e sujeita a grandes flutuações (Tabela 449.4). A frequência média varia de 120 a 140 bpm, podendo aumentar para mais de 170 bpm durante o choro e a movimentação ou cair para 70 a 90 bpm durante o sono. À medida que a criança cresce, a frequência do pulso diminui e pode chegar a 40 bpm em repouso em adolescentes que praticam esportes. A **taquicardia** persistente (> 200 bpm em recém-nascidos, 150 bpm em crianças ou 120 bpm em crianças maiores), a bradicardia ou o batimento cardíaco irregular diferente da arritmia sinusal requerem investigação para excluir arritmias patológicas (Ver Capítulo 462). A **arritmia sinusal** pode ser distinguida pela natureza rítmica das variações da frequência cardíaca que ocorrem em conjunto com o ciclo respiratório, e com uma onda P antes de cada complexo QRS.

A avaliação cuidadosa dos **pulsos** é um passo inicial importante no diagnóstico de DCC. Uma pressão de pulso elevada com pulsações amplas pode sugerir lesão de roubo de fluxo aórtico, como persistência do canal arterial (PCA), insuficiência aórtica, comunicação arteriovenosa, aumento do débito cardíaco secundário à anemia, ansiedade ou condições associadas ao aumento de catecolaminas ou à secreção do hormônio tireoidiano. A presença de pulsos diminuídos em todas as extremidades está associada a tamponamento cardíaco, obstrução da via de saída do ventrículo esquerdo ou cardiomiopatia. Os pulsos radiais e femorais sempre devem ser palpados simultaneamente. Normalmente, o pulso femoral deve ser avaliado imediatamente antes do pulso radial. Nas crianças com coarctação da aorta, os pulsos femorais podem estar diminuídos. Entretanto, nas crianças maiores com esta patologia, o fluxo de sangue para a aorta descendente pode canalizar por vasos colaterais e resultar em um pulso femoral palpável, porém tardio, ocorrendo ainda após o pulso radial (**atraso radiofemoral**).

A **pressão arterial** (PA) deve ser aferida nos membros inferiores, bem como nos superiores para assegurar que a coarctação da aorta não passará despercebida. A palpação isolada do pulso femoral ou dorsal do pé, ou de ambos, não exclui a coarctação. Nas crianças maiores, um esfigmomanômetro de mercúrio com um manguito que cubra pelo menos dois terços da parte superior do braço ou do membro inferior deve ser utilizado para a aferição da PA. Um manguito muito pequeno resulta em leituras falsamente elevadas, enquanto um manguito demasiadamente grande diminui ligeiramente a PA. Os locais de atendimento pediátrico devem estar equipados com manguitos de 3, 5, 7, 12 e 18 cm para atender ao grande espectro de tamanhos dos pacientes pediátricos. O primeiro dos **sons de Korotkoff** indica a pressão sistólica. Conforme a pressão do manguito é reduzida lentamente, os sons tornam-se normalmente abafados até desaparecerem. A pressão diastólica pode ser registrada quando os sons se tornam abafados (de preferência) ou quando eles desaparecem por completo; a primeira é geralmente um pouco maior, e a última ligeiramente inferior à verdadeira pressão diastólica. Para a determinação da PA na extremidade inferior, o estetoscópio é colocado sobre a artéria poplítea. Normalmente, a PA registrada nos membros inferiores é de cerca de 10 mmHg maior do que a verificada nos braços.

Nos lactentes, a PA pode ser determinada por ausculta, palpação ou um dispositivo oscilométrico (Dinamap®) que, quando usado corretamente, fornece aferições precisas em recém-nascidos, bem como em crianças maiores.

A pressão arterial varia com a idade da criança e está intimamente relacionada com a altura e o peso. Durante a adolescência, elevações significativas e muitas variações temporárias ocorrem antes de os níveis mais estáveis da vida adulta serem atingidos. Exercício, excitação, tosse, choro e esforço podem aumentar a PA sistólica dos lactentes e das crianças em até 40 a 50 mmHg acima de seus níveis habituais. A variabilidade da PA em crianças de idades e constituição física aproximadas deve ser esperada e aferições seriadas sempre devem ser obtidas na avaliação de um paciente com hipertensão (Figuras 449.2 e 449.3).[2]

[1]N.T.R.: A cianose só é perceptível quando a concentração de hemoglobina reduzida no sangue é maior que 5 g/dℓ. Por isso, recomenda-se a medida da saturação venosa de oxigênio com um oxímetro de pulso sempre que possível.

[2]N.T.R.: De acordo com o *Manual de Orientações de Hipertensão Arterial na Infância e Adolescência* da Sociedade Brasileira de Pediatria (abril/2019), a pressão arterial deve ser medida em todas as crianças acima de 3 anos pelo menos uma vez ao ano; e, naquelas com algum fator de risco para hipertensão arterial como doenças renais, cardiopatias congênitas e prematuridades, entre outras, aferir mesmo antes desta idade.

Tabela 449.4 Frequências do pulso em repouso.

IDADE	LIMITES INFERIORES DA NORMALIDADE (BPM)		MÉDIA (BPM)		LIMITES SUPERIORES DA NORMALIDADE (BPM)	
Recém-nascido	70		125		190	
1 a 11 meses	80		120		160	
2 anos	80		110		130	
4 anos	80		100		120	
6 anos	75		100		115	
8 anos	70		90		110	
10 anos	70		90		110	
	MENINAS	MENINOS	MENINAS	MENINOS	MENINAS	MENINOS
12 anos	70	65	90	85	110	105
14 anos	65	60	85	80	105	100
16 anos	60	55	80	75	100	95
18 anos	55	50	75	70	95	90

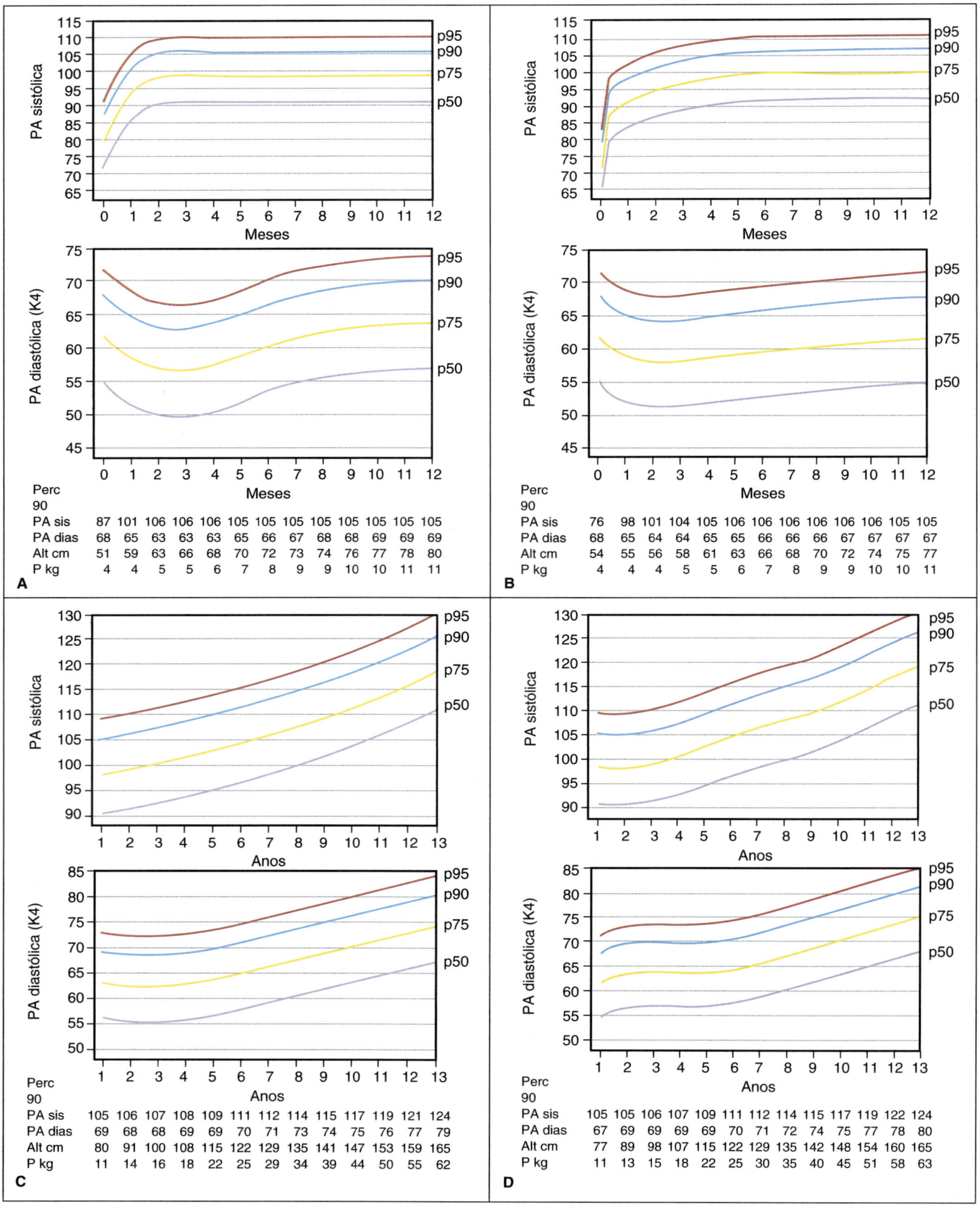

A

Perc 90	0	1	2	3	4	5	6	7	8	9	10	11	12
PA sis	87	101	106	106	106	105	105	105	105	105	105	105	105
PA dias	68	65	63	63	63	65	66	67	68	68	69	69	69
Alt cm	51	59	63	66	68	70	72	73	74	76	77	78	80
P kg	4	4	5	5	6	7	8	9	9	10	10	11	11

B

Perc 90	0	1	2	3	4	5	6	7	8	9	10	11	12
PA sis	76	98	101	104	105	106	106	106	106	106	106	105	105
PA dias	68	65	64	64	65	65	66	66	66	67	67	67	67
Alt cm	54	55	56	58	61	63	66	68	70	72	74	75	77
P kg	4	4	4	5	5	6	7	8	9	9	10	10	11

C

Perc 90	1	2	3	4	5	6	7	8	9	10	11	12	13
PA sis	105	106	107	108	109	111	112	114	115	117	119	121	124
PA dias	69	68	68	69	69	70	71	73	74	75	76	77	79
Alt cm	80	91	100	108	115	122	129	135	141	147	153	159	165
P kg	11	14	16	18	22	25	29	34	39	44	50	55	62

D

Perc 90	1	2	3	4	5	6	7	8	9	10	11	12	13
PA sis	105	105	106	107	109	111	112	114	115	117	119	122	124
PA dias	67	69	69	69	69	70	71	72	74	75	77	78	80
Alt cm	77	89	98	107	115	122	129	135	142	148	154	160	165
P kg	11	13	15	18	22	25	30	35	40	45	51	58	63

Figura 449.2 Percentis específicos à idade para mensurações da pressão arterial (PA): do nascimento aos 13 anos. **A.** Meninos do nascimento aos 12 meses de vida. **B.** Meninas do nascimento aos 12 meses de vida. **C.** Meninos de 1 a 13 anos. **D.** Meninas de 1 a 13 anos. Fase IV de Korotkoff (K4) utilizada para a PA diastólica. Alt, altura; Dias, diastólica; P, peso; Perc, percentil; Sis, sistólica. (*De Report of the Second Task Force on Blood Pressure Control in Children – 1987. National Heart, Lung, and Blood Institute, Bethesda, MD*, Pediatrics *79:1-25, 1987. Copyright 1987 de the American Academy of Pediatrics.*)

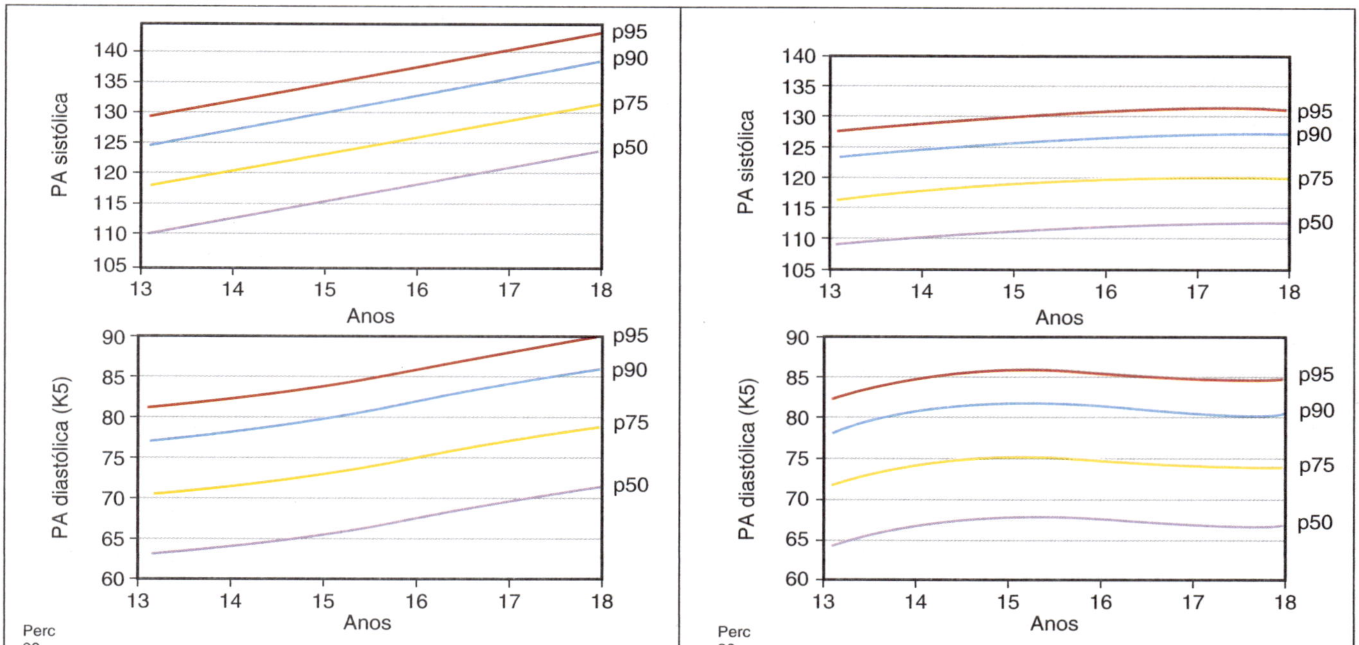

Perc 90						
PA sis	124	126	129	131	134	136
PA dias	77	78	79	81	83	84
Alt cm	165	172	178	182	184	184
P kg	62	68	74	80	84	86

A

Perc 90						
PA sis	124	126	126	127	127	127
PA dias	78	81	82	81	80	80
Alt cm	165	168	169	170	170	170
P kg	63	67	70	72	73	74

B

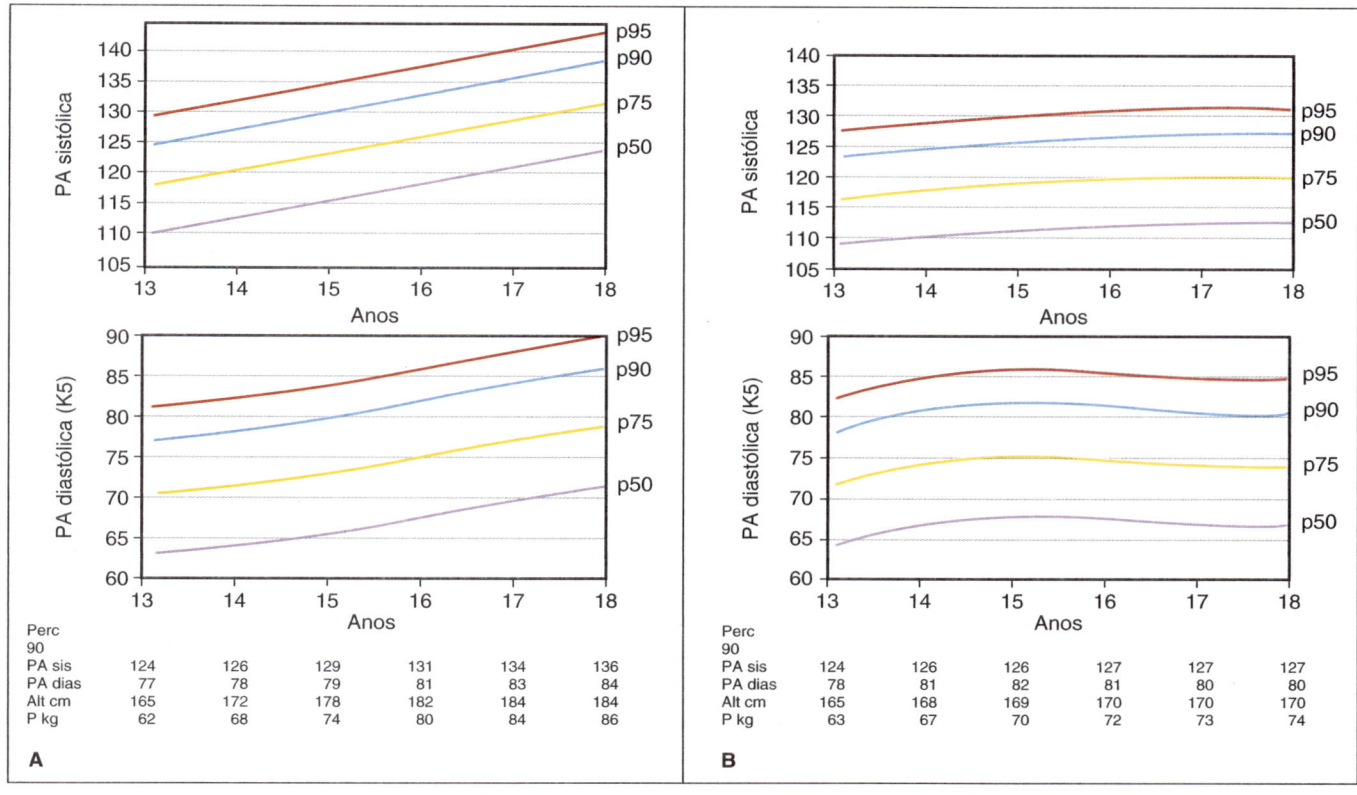

Figura 449.3 Percentis específicos à idade em mensurações da pressão arterial (PA): 13 a 18 anos. **A.** Meninos de 13 a 18 anos. **B.** Meninas de 13 a 18 anos. Fase V de Korotkoff (K5) utilizada para a PA diastólica. Alt, altura; Dias, diastólica; P, peso; Perc, percentil; Sis, sistólica. (*De Report of the Second Task Force on Blood Pressure Control in Children – 1987, National Heart, Lung, and Blood Institute, Bethesda, MD,* Pediatrics *79:1-25, 1987. Copyright 1987 de the American Academy of Pediatrics.*)

Apesar de ter pouca utilidade em lactentes, nas crianças maiores e cooperativas a inspeção da onda de **pulso venoso jugular** fornece informações sobre pressão venosa central e pressão atrial direita. As veias do pescoço devem ser inspecionadas com o paciente sentado em um ângulo de 90°. A veia jugular externa não deve estar visível acima da clavícula, a menos que a pressão venosa central esteja elevada. O aumento da pressão venosa transmitida para a veia jugular interna pode aparecer na forma de pulsações venosas sem distensão visível; essas pulsações não são vistas em crianças normais reclinadas a um ângulo de 45°. Como as veias grandes estão em comunicação direta com o átrio direito, as alterações na pressão e no volume desta câmara são também transmitidas para as veias. A única exceção ocorre na obstrução da veia cava superior, na qual a pulsatilidade venosa está perdida.

EXAME CARDÍACO

O coração deve ser examinado de forma sistemática, começando pela inspeção e palpação. Qualquer anomalia na inspeção e/ou palpação sugere fortemente uma etiologia mais patológica do que funcional de qualquer sopro cardíaco. Um **abaulamento precordial** à esquerda do esterno com o precórdio hiperdinâmico sugere hipertrofia cardíaca; tais abaulamentos geralmente podem ser mais bem avaliados na criança em decúbito dorsal com o examinador olhando por cima dos pés do paciente. Um **íctus subesternal** indica a presença de dilatação do ventrículo direito, enquanto é observado um **íctus apical** no aumento do ventrículo esquerdo. Um **precórdio hiperdinâmico** sugere sobrecarga de volume como a encontrada em um grande *shunt* esquerda-direita, embora possa ser normal em um paciente magro. Um precórdio excessivamente silencioso com um íctus apical fracamente detectável sugere derrame pericárdico ou cardiomiopatia grave, mas pode ser normal em um paciente obeso.

A relação entre o **íctus apical** e a linha hemiclavicular também é útil para a estimativa do tamanho cardíaco: o íctus se move lateral e inferiormente com a dilatação do ventrículo esquerdo e, quando deslocado para a direita, pode significar dextrocardia, pneumotórax hipertensivo ou lesões que ocupam espaço no lado esquerdo do tórax (p. ex., hérnia diafragmática).

Os **frêmitos** são o equivalente palpável dos sopros e se correlacionam com a área de intensidade auscultatória máxima do sopro. É importante palpar a fúrcula supraesternal e o pescoço na busca de sopros aórticos, o que pode indicar a presença de estenose aórtica ou, quando mais suave, estenose pulmonar. Frêmitos sistólicos na borda esternal inferior direita e no ápice são característicos da comunicação interventricular (CIV) e da insuficiência mitral, respectivamente. Frêmitos diastólicos ocasionalmente são palpáveis na presença de estenose da valva atrioventricular. O momento e a localização dos frêmitos devem ser cuidadosamente observados.

A **ausculta** é uma arte que melhora com a prática. O diafragma do estetoscópio é colocado firmemente contra o peito para captar sons de alta frequência; a campânula posicionada suavemente é ideal para os sons de baixa frequência. Inicialmente, o médico deve se concentrar nas características dos sons cardíacos normais e nas suas variações com as respirações, e depois concentrar-se nos sopros. Em algumas doenças cardíacas congênitas, tais como a comunicação interatrial (CIA), o sopro é bem inespecífico e parece idêntico a muitos sopros funcionais, e é a anormalidade da segunda bulha cardíaca que aponta para uma condição patológica. O paciente deve estar em decúbito dorsal, em silêncio e respirando normalmente. A **primeira bulha** (B_1) é mais bem auscultada no ápice, enquanto a **segunda bulha** (B_2) deve ser avaliada nas bordas esternais superiores esquerda e direita. A B_1 é causada pelo fechamento das valvas atrioventriculares (mitral e tricúspide); a B_2 é causada pelo fechamento das valvas semilunares (aórtica e pulmonar) (Figura 449.4). Durante a inspiração, a queda na pressão intratorácica resulta no aumento de enchimento venoso do lado direito do coração, que leva a um aumento do tempo de ejeção ventricular direita e retarda o fechamento da valva pulmonar; consequentemente, o **desdobramento da segunda bulha cardíaca** aumenta durante a inspiração e diminui durante a expiração.

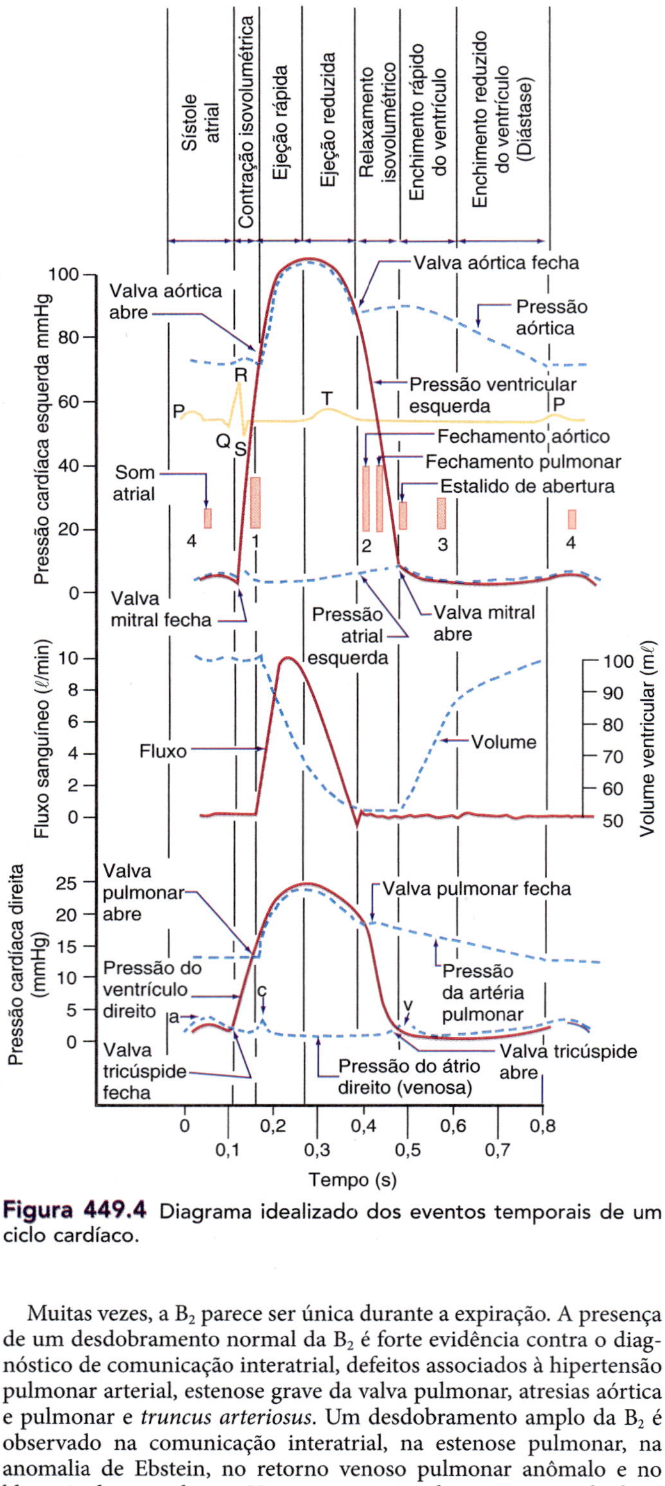

Figura 449.4 Diagrama idealizado dos eventos temporais de um ciclo cardíaco.

Muitas vezes, a B_2 parece ser única durante a expiração. A presença de um desdobramento normal da B_2 é forte evidência contra o diagnóstico de comunicação interatrial, defeitos associados à hipertensão pulmonar arterial, estenose grave da valva pulmonar, atresias aórtica e pulmonar e *truncus arteriosus*. Um desdobramento amplo da B_2 é observado na comunicação interatrial, na estenose pulmonar, na anomalia de Ebstein, no retorno venoso pulmonar anômalo e no bloqueio de ramo direito. Um componente pulmonar acentuado de B_2 com pequeno desdobramento é um sinal de hipertensão pulmonar. B_2 única ocorre na atresia pulmonar ou aórtica, ou na estenose grave, no *truncus arteriosus* e, muitas vezes, na transposição das grandes artérias.

Uma **terceira bulha cardíaca** (B_3) é mais bem auscultada com a campânula no ápice durante o meio da diástole. Uma **quarta bulha** (B_4), que ocorre junto com a contração atrial, pode ser auscultada pouco antes de B_1 no fim da diástole. A B_3 pode ser normal em um adolescente com frequência cardíaca relativamente lenta; mas, em um paciente com sinais clínicos de insuficiência cardíaca e taquicardia, pode ser auscultada como um ritmo de galope e pode fundir-se com B_4, um achado conhecido como um **galope somatório**. Um ritmo de galope é atribuído à baixa complacência do ventrículo, e o exagero de B_3 está associado ao enchimento ventricular.

Os **cliques de ejeção**, que são ouvidos no início da sístole, geralmente são causados por estenose leve a moderada da valva aórtica ou pulmonar, ou por aorta ascendente ou artéria pulmonar dilatada. Eles são ouvidos tão próximos a B_1 que podem ser confundidos com uma divisão desta. Os cliques de ejeção **da aorta** são mais bem auscultados no meio da borda esternal superior esquerda para a direita e têm intensidade constante. Eles ocorrem em condições nas quais a valva aórtica esteja estenótica ou a aorta esteja dilatada (p. ex., tetralogia de Fallot, *truncus arteriosus*). Os cliques de ejeção **pulmonar**, que estão associados à estenose pulmonar leve ou moderada, são mais bem auscultados na borda esternal esquerda média para alta e variam de acordo com as respirações, muitas vezes desaparecendo durante a inspiração. A divisão de B_1 geralmente é auscultada na borda esternal inferior esquerda. Um clique mesossistólico auscultado no ápice, geralmente antes de um sopro sistólico tardio, sugere prolapso da valva mitral.

Os **sopros** devem ser descritos de acordo com a sua intensidade, frequência (alta ou baixa), momento no ciclo cardíaco (sistólico ou diastólico), variação na intensidade, tempo até a intensidade máxima, área de maior intensidade e irradiação para outras áreas. A ausculta do sopro deve ser feita em todo o precórdio superior, abaixo da borda esternal esquerda ou direita e na direção do ápice e da axila esquerda. Deve também ser realizada na axila direita e sobre ambos os lados do dorso. Os sopros sistólicos são classificados como de ejeção, pansistólico ou sistólico tardio de acordo com o momento do sopro e a relação com B_1 e B_2. A intensidade do sopro sistólico é classificada de 1 a 6 cruzes: **1+**, quase inaudível; **2+**, média intensidade; **3+**, alto, mas sem frêmito; **4+**, alto com frêmito; **5+**, muito alto, mas ainda requer posicionamento do estetoscópio pelo menos parcialmente sobre o tórax; e **6+**, tão alto que o sopro pode ser auscultado com o estetoscópio fora do peito. Nos pacientes que se submeteram a uma cirurgia cardíaca, um sopro de grau 4+ ou superior pode ser ouvido na ausência de frêmito.

Os **sopros de ejeção sistólica** começam logo após B_1 bem distinta, aumentam em intensidade, atingem um pico e, em seguida, diminuem de intensidade e geralmente acabam antes de B_2. Entretanto, nos pacientes com estenose pulmonar grave, o sopro pode se estender além do primeiro componente de B_2, obscurecendo-a. **Sopros pansistólicos ou holossistólicos** começam quase simultaneamente a B_1 e continuam durante a sístole, decrescendo gradualmente em seguida. É útil lembrar que, após o fechamento das valvas atrioventriculares (B_1), observa-se um breve período durante o qual a pressão ventricular aumenta, mas as valvas semilunares permanecem fechadas (contração isovolumétrica; ver Figura 449.3). Assim, os sopros pansistólicos (auscultados durante tanto a contração isovolumétrica como nas fases de ejeção da sístole) não podem ser causados pelo fluxo através das valvas semilunares porque estas estão fechadas durante a contração isovolumétrica. Os sopros pansistólicos devem, portanto, estar relacionados ao sangue que, durante a contração do ventrículo, sai através de uma abertura anormal (CIV) ou por causa de insuficiência valvar atrioventricular (mitral ou tricúspide). Sopros de ejeção sistólica geralmente resultam do aumento do fluxo ou estenose através de uma das vias de saída do ventrículo (aórtica ou pulmonar). Nas crianças com frequências cardíacas rápidas, geralmente é difícil distinguir entre sopros de ejeção e pansistólicos. Se uma B_1 clara e distinta puder ser detectada, provavelmente o sopro é de ejeção.

Um **sopro contínuo** é um sopro sistólico que continua ou "invade" a diástole e indica um fluxo contínuo, como na presença de PCA ou outra comunicação aortopulmonar. Esse sopro deve ser diferenciado de um sopro **sistodiastólico**, no qual o componente sistólico do sopro termina em B_2, ou antes dela, e o sopro diastólico começa após o fechamento da valva semilunar (estenose aórtica ou pulmonar combinada com insuficiência). Um **sopro sistólico tardio** começa bem depois de B_1 e continua até o fim da sístole. Esses sopros podem ser auscultados após um clique mesossistólico em pacientes com prolapso e insuficiência da valva mitral.

Vários tipos de **sopros diastólicos** (graduados de 1+ a 4+) podem ser identificados. Um **sopro diastólico decrescente** é aquele que ocorre ao longo da borda esternal esquerda e começa com B_2 e diminui na direção do meio da diástole. Quando de alta frequência, esse sopro está associado à insuficiência da valva aórtica ou insuficiência pulmonar relacionada à hipertensão pulmonar. Quando de baixa frequência, esse sopro está associado à insuficiência da valva pulmonar na ausência de hipertensão pulmonar. Um sopro diastólico de baixa frequência tipicamente é observado após a correção cirúrgica da via de saída pulmonar em defeitos como a tetralogia de Fallot ou em doentes com ausência da valva pulmonar. Um **sopro de ruflar mesodiastólico** na borda esternal esquerda e inferior pode ser causado pelo aumento do fluxo sanguíneo pela valva tricúspide, como o que ocorre na CIA ou, menos frequentemente, nos casos de uma estenose em curso dessa valva. Quando esse sopro é auscultado no ápice, é causado pelo aumento do fluxo pela valva mitral, como o que ocorre nos grandes *shunts* da esquerda para a direita no nível ventricular (CIVs), no nível dos grandes vasos (PCAs, *shunts* aortopulmonares) ou com o aumento do fluxo causado por insuficiência mitral. Quando o sopro de ruflar diastólico apical é mais longo e acentuado no fim da diástole (pré-sistólico), ele geralmente indica estenose anatômica da valva mitral.

A ausência de sopro precordial não descarta significativa doença cardíaca congênita ou adquirida. As cardiopatias congênitas, algumas das quais são dependentes de canal, podem não demonstrar um sopro quando o canal arterial se fecha. Estas lesões incluem a atresia da valva pulmonar ou tricúspide e a transposição das grandes artérias. Os sopros podem parecer insignificantes nos pacientes com estenose aórtica grave, CIA, retorno venoso pulmonar anômalo, defeitos do septo atrioventricular, coarctação da aorta ou inserção anômala da artéria coronária. A atenção cuidadosa aos outros componentes do exame físico (crescimento deficiente, cianose, pulsos periféricos, impulso precordial, bulhas cardíacas) aumenta o índice de suspeita de defeitos cardíacos congênitos nestes pacientes. Em contraste, sopros altos podem estar presentes na ausência de uma doença cardíaca estrutural, por exemplo, em pacientes com uma grande malformação arteriovenosa não cardíaca, miocardite, anemia grave ou hipertensão.

Muitos sopros não estão associados a anormalidades hemodinâmicas significativas. Esses sopros são considerados *funcionais*, *normais*, *insignificantes* ou **inocentes** (o termo preferido). Durante a ausculta aleatória de rotina, mais de 30% das crianças podem apresentar um sopro inocente em um momento em suas vidas; essa porcentagem aumenta quando a ausculta é realizada em situações não basais (alto débito cardíaco causado por febre, infecção, ansiedade). O **sopro inocente** mais comum é o de média frequência, vibratório ou "musical", um *sopro sistólico de ejeção* relativamente curto, que é mais bem auscultado ao longo da borda esternal esquerda inferior e média sem irradiação significativa para o ápice, base ou dorso. Ele é frequentemente encontrado entre 3 e 7 anos. Geralmente, a intensidade do sopro muda com a respiração e a posição, podendo ser atenuado pela posição sentada ou decúbito ventral. Sopros *pulmonares* inocentes também são comuns em crianças e adolescentes, e se originam da turbulência normal durante a ejeção para a artéria pulmonar. Estes são sopros sistólicos iniciais breves de frequência mais elevada de graus 1+ a 2+ em intensidade e são mais bem detectados no segundo espaço paraesternal esquerdo com o paciente em decúbito dorsal. As características sugestivas de doença cardíaca incluem sopros pansistólicos, grau 3+ ou superior, com atrito e localizados na borda esternal superior esquerda, associados a um clique precoce ou mesossistólico ou B_2 anormal.

O **zumbido venoso** é outro exemplo de sopro inocente comum auscultado durante a infância. Esses sons são produzidos pela turbulência do sangue do sistema venoso jugular e não têm nenhum significado patológico, podendo ser auscultados na região cervical ou na parte anterior e superior do tórax. É constituído por um som ruidoso suave tanto na sístole como na diástole e pode aumentar ou desaparecer por meio da mudança da posição da cabeça ou ser reduzido por meio da compressão suave do sistema venoso jugular no pescoço. Estas manobras simples são suficientes para diferenciar o zumbido venoso dos sopros produzidos por doença cardiovascular orgânica, particularmente a PCA.

A ausência de significância dos sopros inocentes deve ser discutida com os pais da criança. É importante oferecer segurança completa porque a permanência de dúvidas sobre a importância de um sopro cardíaco pode ter efeitos profundos sobre a criação dos filhos, na maioria das vezes sob a forma de proteção excessiva. O medo subjacente de que uma anormalidade cardíaca esteja presente pode afetar negativamente a autoimagem da criança e influenciar sutilmente o desenvolvimento da personalidade. O médico deve explicar que um sopro inocente é simplesmente um "ruído" e não indica a presença de um defeito cardíaco significativo. Quando o médico for perguntado se "ele vai embora", a melhor resposta é afirmar que, como o sopro não tem significado clínico, não faz diferença se ele "vai embora" ou não. Os pais devem ser orientados de que a intensidade do sopro pode aumentar durante os processos febris, momento em que, normalmente, outro médico examina a criança. Entretanto, com o crescimento, os sopros inocentes deixam de ser auscultados com tanta frequência e muitas vezes desaparecem completamente. Às vezes, exames adicionais podem ser indicados para descartar um defeito cardíaco congênito. No entanto, exames eletrocardiográficos "de rotina", radiografias torácicas e exames ecocardiográficos devem ser evitados nas crianças com sopros inocentes.

A bibliografia está disponível no GEN-io.

Capítulo 450
Avaliação Cardíaca Laboratorial

450.1 Avaliação Cardíaca Radiológica

Daniel Bernstein

Apesar do amplo acesso a técnicas avançadas de imagem, como ecocardiografia, tomografia computadorizada (TC) e ressonância magnética (RM), a radiografia de tórax permanece sendo uma ferramenta diagnóstica muito valiosa e, frequentemente, é o primeiro exame de imagem realizado em uma criança com suspeita de ter um defeito cardíaco. Ela pode fornecer informações sobre tamanho e formato do coração, fluxo sanguíneo pulmonar (vascularização), edema pulmonar e anomalias pulmonares e torácicas associadas que podem estar relacionadas a síndromes congênitas (p. ex., displasia esquelética, costelas extras ou um número deficiente, anormalidades vertebrais e cirurgia cardíaca prévia). Combinada com um exame físico cuidadoso, a radiografia de tórax pode ajudar o clínico a estabelecer um diagnóstico de **cardiopatia congênita** (CC), diferenciando da doença pulmonar, e estreitar o diagnóstico diferencial para categorias específicas de cardiopatias (p. ex., *shunts* esquerda-direita *versus* lesões obstrutivas).

A medição do tamanho cardíaco usada mais frequentemente é a largura máxima da silhueta cardíaca na radiografia com incidência posteroanterior (PA) feita no meio da inspiração. Desenha-se uma linha vertical no meio da sombra do esterno e depois linhas perpendiculares da linha esternal até as margens cardíacas nas extremas direita e esquerda; a soma dessas linhas representa a **largura cardíaca máxima**. A **largura máxima da caixa torácica** é obtida desenhando-se uma linha horizontal que vai das bordas internas direita e esquerda da caixa torácica ao nível do topo do diafragma direito. Quando a largura cardíaca máxima é mais da metade da largura máxima do tórax (índice cardiotorácico > 50%), o coração está aumentado. Deve-se avaliar o tamanho do coração apenas quando a radiografia é feita durante a inspiração com o paciente em pé. Um diagnóstico de "coração aumentado" na radiografia expiratória ou deitada é uma causa comum de encaminhamentos e estudos laboratoriais desnecessários.

O **índice cardiotorácico** é um indicador de aumento cardíaco menos útil nos lactentes do que nas crianças maiores, pois a posição horizontal do coração pode aumentar o índice para mais de 50% na ausência de cardiomegalia verdadeira. Além do mais, o timo pode se sobrepor não apenas à base do coração, mas virtualmente a todo o mediastino, obscurecendo, assim, a silhueta cardíaca.

Uma radiografia *lateral* de tórax pode ser útil nos lactentes e nas crianças maiores com *pectus excavatum* (peito escavado) ou outras condições que resultem em diminuição da dimensão anteroposterior (AP) do tórax.

O coração pode parecer pequeno na radiografia com incidência de perfil, sugerindo que o aumento aparente na radiografia PA tenha sido causado pela imagem do timo (apenas o mediastino anterior) ou pelo achatamento das câmaras cardíacas como resultado de uma anormalidade torácica estrutural.

Na incidência PA, a borda esquerda da silhueta cardíaca consiste em três sombras convexas produzidas de cima para baixo pelo arco aórtico, pela artéria pulmonar principal e seu ramo esquerdo, e o ventrículo esquerdo (Figura 450.1). Nos casos de aumento moderado a acentuado do átrio esquerdo, ele pode se projetar entre a artéria pulmonar e o ventrículo esquerdo. A via de saída do ventrículo direito (VSVD) não contribui para a silhueta cardíaca esquerda. O arco aórtico não é visto com tanta facilidade nos lactentes e nas crianças como nos adultos. O lado do arco aórtico (direito ou esquerdo) pode ser deduzido como oposto ao lado da linha média no qual a traqueia é visualizada. Essa observação é importante porque um arco aórtico no lado direito está frequentemente presente na CC, especialmente na tetralogia de Fallot. Três estruturas contribuem para o lado direito da silhueta cardíaca. Vistas de cima, elas são a veia cava superior, a aorta ascendente e o átrio direito.

O **aumento** das câmaras cardíacas ou dos grandes vasos resulta na proeminência das áreas nas quais essas estruturas normalmente estão delineadas na radiografia de tórax. Em contraste, o eletrocardiograma é um índice mais sensível e exato da **hipertrofia ventricular**, que é um espessamento da parede do ventrículo e pode ou não estar associado à dilatação da câmara cardíaca afetada.

A radiografia de tórax também é uma ferramenta importante para avaliar o grau da vascularização pulmonar. O **hiperfluxo pulmonar** geralmente está associado a *shunts* esquerda-direita, enquanto o **fluxo pulmonar diminuído** está associado à obstrução da VSVD. O esôfago apresenta uma relação próxima com os grandes vasos, e uma esofagografia com bário pode ajudar a delinear essas estruturas na avaliação inicial de suspeita de anéis vasculares, apesar de ter sido substituída pela TC.

O ecocardiograma define melhor as características morfológicas das câmaras cardíacas, valvas e *shunts* intracardíacos. Usa-se a TC como um adjunto ao ecocardiograma para avaliar a morfologia vascular extracardíaca. A ressonância magnética é usada com mais frequência para fornecer uma avaliação mais quantitativa dos volumes ventriculares, da função cardíaca, do *shunt* e das frações de regurgitação do que é possível com o eco.

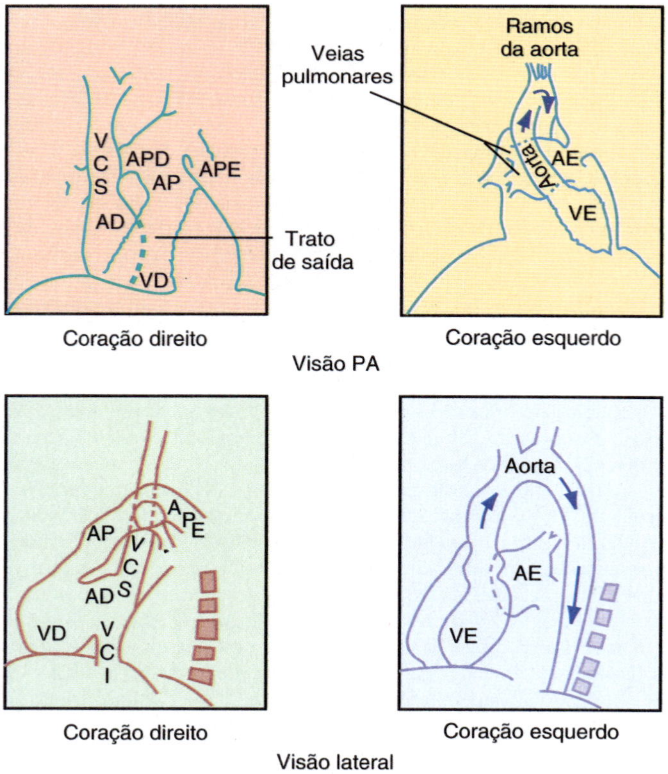

Figura 450.1 **Diagramas idealizados mostram a posição normal das câmaras cardíacas e dos grandes vasos.** AD, átrio direito; AE, átrio esquerdo; AP, artéria pulmonar; APD, artéria pulmonar direita; APE, artéria pulmonar esquerda; PA, posteroanterior; VCI, veia cava inferior; VCS, veia cava superior; VD, ventrículo direito; VE, ventrículo esquerdo. (*Adaptada e redesenhada de Dotter CT, Steinberg I: Angiocardiographic interpretation*, Radiology 153:513, 1949.)

450.2 Eletrocardiograma

Daniel Bernstein

ALTERAÇÕES DO DESENVOLVIMENTO

As alterações acentuadas que ocorrem na fisiologia e na dominância das câmaras cardíacas na transição perinatal (ver Capítulo 448) se refletem na evolução do eletrocardiograma (ECG) durante o período neonatal. Como a resistência vascular das circulações pulmonar e sistêmica é aproximadamente igual no feto a termo, o trabalho cardíaco intrauterino resulta em ventrículos de massas iguais. Após o nascimento, a resistência vascular sistêmica (RVS) aumenta quando a circulação placentária é retirada, enquanto a resistência vascular pulmonar (RVP) cai quando os pulmões se expandem. Essas alterações são refletidas no ECG conforme a parede do ventrículo direito (VD) começa a afinar.

O ECG demonstra essas características anatômicas e hemodinâmicas especialmente por meio das alterações nas características morfológicas do QRS e da onda T. Normalmente, os ECGs pediátricos incluem várias derivações adicionais raramente usadas em adultos, como V_3R ou V_4R, que são imagens espelhadas das derivações V_3 e V_4 e são importantes na avaliação da **hipertrofia ventricular direita** (HVD). Ocasionalmente, a derivação V_1 está posicionada de maneira inadequada muito à esquerda para refletir as forças do VD corretamente. Esse problema está presente especialmente nos prematuros, nos quais o gel usado pode produzir contato entre todas as derivações precordiais. Um eletrodo adicional usado em crianças é o V_7, localizado mais lateralmente que o V_6 e útil para avaliar as forças do lado esquerdo.

Durante os primeiros dias de vida pós-natal, o desvio do eixo para a direita, ondas R acentuadas e ondas T positivas nas derivações precordiais direitas (V_3R, V_4R e V_1) são normais (Figura 450.2). Conforme a RVP diminui nos primeiros dias após o nascimento, as ondas T nas derivações precordiais direitas se tornam negativas. Na maioria dos casos, essas mudanças ocorrem nas primeiras 48 horas

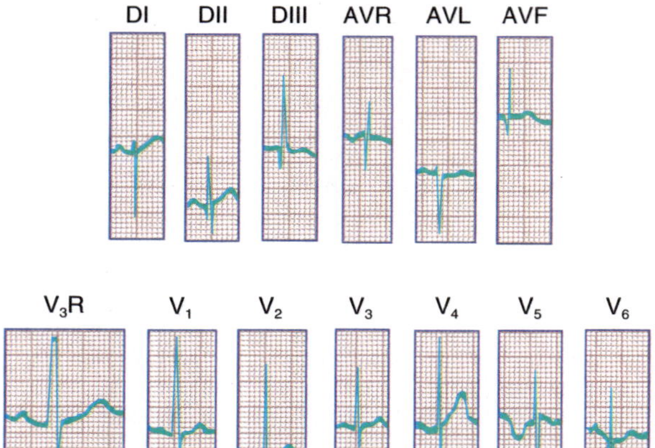

Figura 450.2 **Eletrocardiograma em um recém-nascido normal com menos de 24 horas de vida.** Observe a onda R dominante e a onda T positiva nas derivações V_3R e V_1 (velocidade do papel em V_3R = 50 mm/s).

de vida pós-natal. Ondas T positivas que persistem nas derivações V_3R, V_4R ou V_1 além da primeira semana de vida representam um achado anormal, indicando HVD ou sobrecarga no VD, mesmo na ausência de critérios de voltagem do QRS. A onda T em V_1 nunca deve ser positiva antes dos 6 anos, podendo permanecer negativa até a adolescência ou no início da idade adulta. Esse achado representa uma das diferenças mais importantes, ainda que sutil, entre os ECGs pediátrico e adulto, sendo uma fonte comum de erro quando um cardiologista de adulto interpreta um ECG pediátrico.

Nos recém-nascidos, o **eixo médio do QRS no plano frontal** normalmente é de +110 a +180°, refletindo a codominância dos ventrículos direito e esquerdo do feto. As derivações direitas revelam uma onda maior positiva (**R**) do que uma onda menor e negativa (**S**), podendo ficar assim durante vários meses porque o ventrículo direito permanece relativamente espessado durante a infância. As derivações esquerdas (V_5 e V_6) também refletem a dominância do lado direito no período neonatal inicial, quando a razão R:S nessas derivações pode ser menor que 1. Uma onda R dominante em V_5 e V_6, que reflete as forças do ventrículo esquerdo (VE), rapidamente se torna evidente nos primeiros dias de vida (Figura 450.3). Conforme a criança cresce, o eixo do QRS gradualmente muda para a esquerda enquanto as forças do VD regridem lentamente. As derivações V_1, V_3R e V_4R mostram uma onda R proeminente até os 6 meses a 8 anos. A maioria das crianças tem uma razão R:S maior que 1 na derivação V_4R até os 4 anos. Durante a infância, as ondas T estão invertidas nas derivações V_4R, V_1, V_2 e V_3, podendo permanecer assim até a segunda década de vida e além. Os processos de afinamento do VD e de crescimento do VE são mais bem refletidos no padrão do QRS-T nas derivações precordiais direitas. O diagnóstico de HVD ou de hipertrofia ventricular esquerda (HVE) em um paciente pediátrico só pode ser feito com o entendimento da fisiologia normal do desenvolvimento dessas câmaras nas diversas idades até que se atinja a fase adulta. Conforme o ventrículo esquerdo se torna dominante, o ECG evolui para o padrão característico das crianças maiores (Figura 450.4) e dos adultos (Figura 450.5).

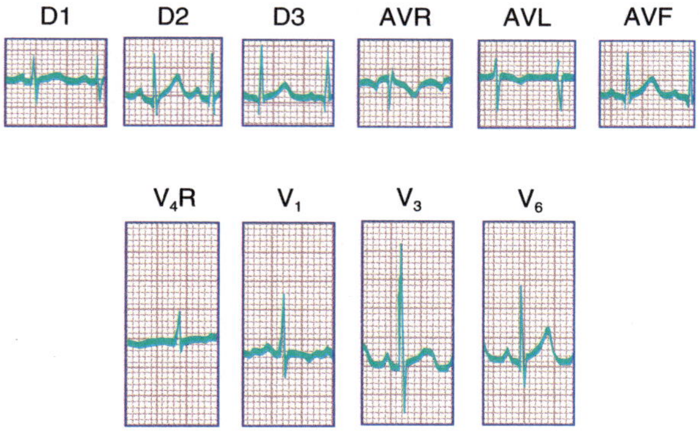

Figura 450.3 **Eletrocardiograma de um lactente normal.** Observe as ondas R altas e as ondas S pequenas em V_4R e V_1, e a onda T invertida nessas derivações. Também está presente em V_6 uma onda R dominante.

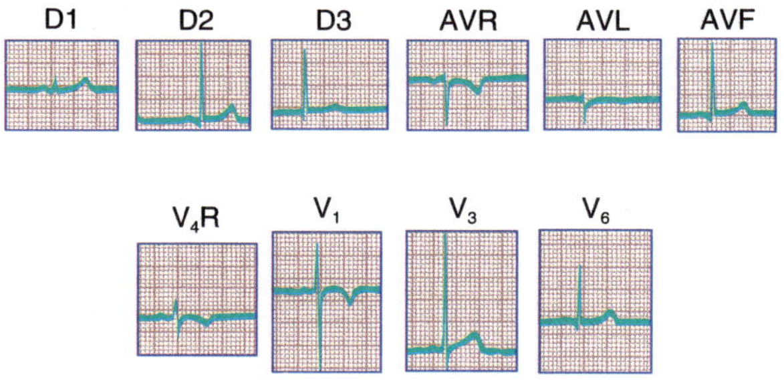

Figura 450.4 **Eletrocardiograma de uma criança normal.** Observe as ondas R relativamente altas e a inversão da onda T em V_4R e V_1.

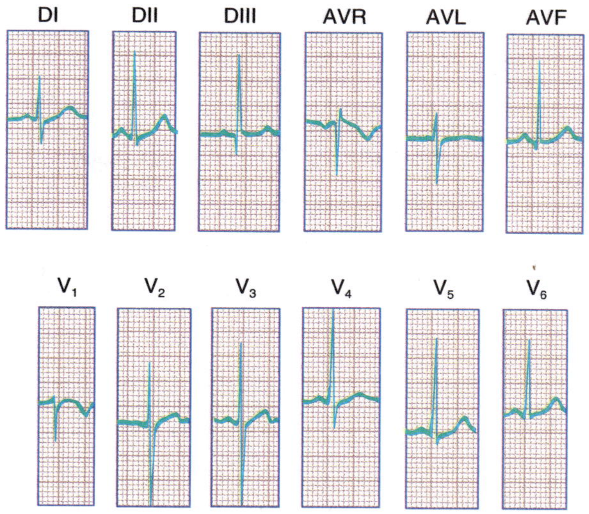

Figura 450.5 **Eletrocardiograma de um adulto normal.** Observe a onda S dominante em V_1. Em um lactente, esse padrão indicaria a presença de hipertrofia ventricular esquerda.

A **hipertrofia ventricular** pode resultar em aumento de voltagem nas ondas R e S nas derivações precordiais. A altura dessas deflexões resulta da proximidade do eletrodo específico com a superfície do coração; da sequência da ativação elétrica através dos ventrículos, que pode resultar em graus variáveis de cancelamento de forças; e da hipertrofia do miocárdio. Como a parede torácica nos lactentes e nas crianças, assim como nos adolescentes, pode ser relativamente fina, o diagnóstico de hipertrofia ventricular não deve ser baseado somente nas alterações de voltagem, a menos que essas estejam muito aumentadas.

O diagnóstico da HVD **patológica** é difícil na primeira semana de vida pós-natal, pois a HVD fisiológica é um achado normal. Geralmente são necessários traçados seriados para determinar se o desvio acentuado do eixo para a direita e as forças precordiais ou ondas T potencialmente anormais nas derivações direitas, ou ambos, persistirão além do período neonatal (Figura 450.6). Em contraste, um padrão ECG do adulto (ver Figura 450.5) visto em um recém-nascido sugere HVE. A exceção é um prematuro, que pode apresentar um ECG mais "maduro" do que um recém-nascido a termo (Figura 450.7) resultante da menor RVP secundária ao pouco desenvolvimento da camada muscular média das arteríolas pulmonares. Alguns prematuros apresentam um padrão de voltagem baixa generalizada por todo o precórdio.

Deve-se sempre avaliar sistematicamente o ECG para evitar ignorar uma anormalidade pequena, mas importante. Uma abordagem é iniciar

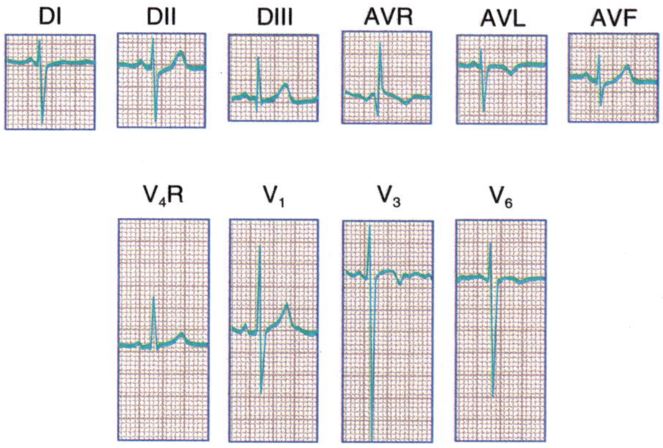

Figura 450.6 **Eletrocardiograma de um lactente com hipertrofia ventricular direita (tetralogia de Fallot).** Observe as ondas R altas nas derivações precordiais direitas e ondas S profundas em V_6. As ondas T positivas em V_4R e V_1 também são características da hipertrofia ventricular direita.

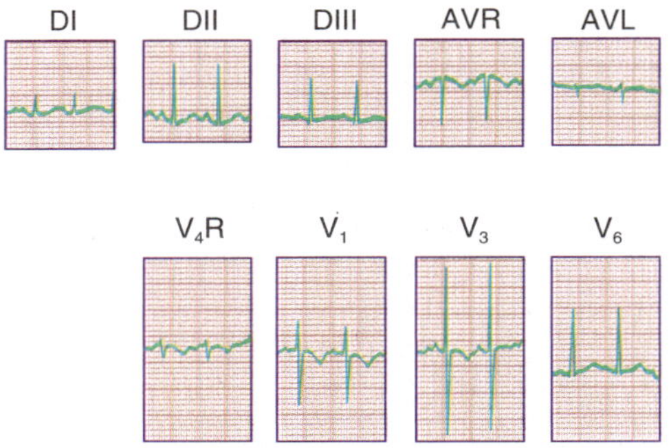

Figura 450.7 Eletrocardiograma de um prematuro. Peso de 2 kg e 5 semanas de vida na época do traçado. O sistema cardiovascular estava clinicamente normal. A dominância do ventrículo esquerdo se manifesta pela progressão da onda R através do tórax, o que é semelhante aos traçados obtidos de crianças maiores. Compare com o traçado de um lactente a termo normal (ver Figura 450.3).

com a avaliação da frequência e do ritmo, seguida do cálculo do eixo do QRS no plano frontal, medições dos intervalos dos segmentos, avaliação da voltagem e, por último, avaliação das anormalidades do segmento ST e da onda T.

FREQUÊNCIA E RITMO

O ECG deve ser examinado para avaliar se a onda P sempre precede cada complexo QRS. O eixo da onda P deve então ser estimado como uma indicação se o ritmo se originar no **nódulo sinusal**. Se os átrios estiverem localizados normalmente no tórax, a onda P deve ser positiva nas derivações I e aVF e invertida na derivação aVR. Com a inversão atrial (***situs inversus***), a onda P está invertida na derivação I. Ondas P invertidas nas derivações II e aVF são vistas em ritmo atrial inferior, nodal ou juncional. A ausência de onda P indica um ritmo que se origina mais distalmente no sistema de condução. Nesse caso, as características morfológicas dos complexos QRS são importantes para diferenciar um ritmo **juncional** (geralmente um complexo QRS estreito) de um **ventricular** (QRS alargado).

ONDAS P

Ondas P altas (> 2,5 mm), estreitas e apiculadas indicam um **aumento do átrio direito,** sendo vistas na estenose pulmonar congênita, na anomalia de Ebstein, na atresia da valva tricúspide e, às vezes, no *cor pulmonale*. Essas ondas anormais são mais óbvias nas derivações II, V_3R e V_1 (Figura 450.8*A*). Às vezes, ondas semelhantes são vistas na tireotoxicose. **Ondas P alargadas**, comumente **bífidas** e algumas vezes **bifásicas**, indicam **aumento do átrio esquerdo** (Figura 450.8*B*). Elas são vistas em alguns pacientes com grandes *shunts* esquerda-direita (comunicação interventricular [CIV], persistência do canal arterial) e com estenose ou regurgitação mitral grave. O aumento do átrio esquerdo, no entanto, é uma das leituras falsas mais comuns geradas por máquinas de ECG computadorizadas. Ondas P achatadas podem ser encontradas em paciente com hiperpotassemia.

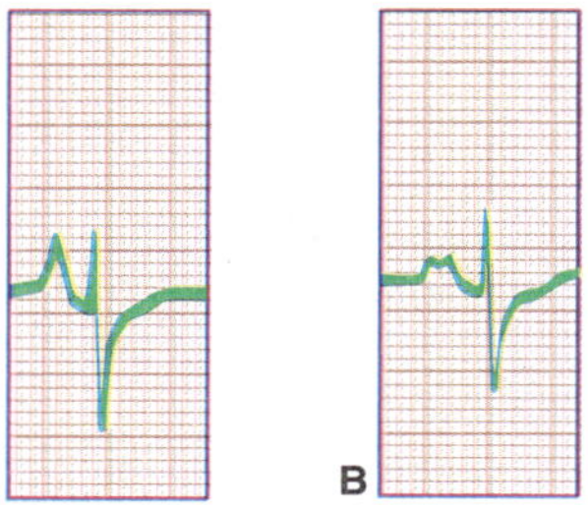

Figura 450.8 Aumento atrial. **A.** Onda P estreita e pontiaguda característica do aumento do átrio direito. **B.** Onda P bífida e alargada (com forma de M) típica do aumento do átrio esquerdo.

COMPLEXO QRS

Hipertrofia ventricular direita

Para uma avaliação mais precisa da hipertrofia ventricular, os ECGs pediátricos devem incluir a derivação precordial direita, V_3R, V_4R, ou ambas. O diagnóstico de HVD depende da demonstração das seguintes alterações (ver Figura 450.6): (1) padrão qR nas derivações da superfície do VD; (2) onda T positiva em V_3R-V_4R e em V_1-V_3 entre 6 dias e 6 anos; (3) onda R monofásica em V_3R, V_4R ou V_1; (4) padrão rsR′ nas derivações precordiais direitas com a segunda onda R maior do que a primeira; (5) aumento da voltagem da onda R corrigida para a idade nas derivações V_3R-V_4R, ou onda S nas derivações V_6-V_7, ou em ambas; (6) desvio acentuado do eixo para a direita (> 120° nos pacientes além do período neonatal); e (7) reversão completa do padrão RS precordial normal do adulto. Pelo menos duas dessas alterações devem estar presentes para apoiar o diagnóstico de HVD.

A carga ventricular anormal pode ser caracterizada como sistólica (resultante da obstrução da VSVD como na estenose pulmonar) ou diastólica (resultante do aumento do volume, como na comunicação interatrial [CIA]). Esses dois tipos de cargas anormais resultam em padrões eletrocardiográficos distintos. O **padrão de sobrecarga sistólica** é caracterizado por ondas R altas isoladas nas derivações precordiais direitas. Nas crianças maiores, as ondas T nessas derivações inicialmente estão positivas e mais tarde se invertem. Nos lactentes e nas crianças com mais de 6 anos, as ondas T em V_3R-V_4R e em V_1 estão anormalmente positivas. O **padrão de sobrecarga diastólica** (visto tipicamente nos pacientes com CIA) é caracterizado pelo padrão rsR′ (Figura 450.9) e um QRS com duração discretamente aumentada (o que é conhecido como um *pequeno atraso na condução ventricular direita*, em vez de um verdadeiro bloqueio do ramo). Os pacientes com estenose pulmonar leve a moderada também exibem um padrão rsR′ nas derivações precordiais direitas.

Hipertrofia ventricular esquerda

As seguintes características indicam a presença da HVE (Figura 450.10): (1) depressão do segmento ST e inversão das ondas T nas derivações precordiais esquerdas (V_5, V_6 e V_7), conhecidas como **padrão de *strain* esquerdo** – esses achados sugerem a presença de lesão mais grave; (2) onda Q profunda nas derivações precordiais esquerdas; e (3) aumento da voltagem da onda S em V_3R e V_1 ou da onda R em V_6-V_7, ou em ambas. Devemos enfatizar que a avaliação da HVE *não* deve ser baseada apenas no critério de voltagem, especialmente em adolescentes e adultos jovens, e, dentro desses grupos, especialmente em homens. Os conceitos de sobrecargas sistólica e diastólica, apesar de não serem sempre consistentes, também são úteis na avaliação do aumento do VE. A sobrecarga sistólica grave no ventrículo esquerdo é sugerida pela retificação dos segmentos ST e pela inversão das ondas T nas derivações precordiais esquerdas; a sobrecarga diastólica pode resultar em ondas R altas, uma onda Q alargada e ondas T normais no precórdio esquerdo. Finalmente, um lactente com um ECG que seria considerado "normal" para uma criança de fato tem HVE.

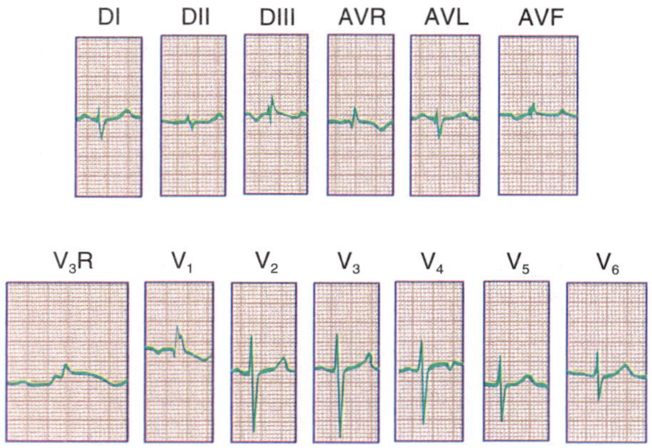

Figura 450.9 Eletrocardiograma mostrando alentecimento da condução ventricular direita caracterizada por um padrão rsR′ em V_1 e uma onda S profunda em V_6 (velocidade do papel em V_3R = 50 mm/s).

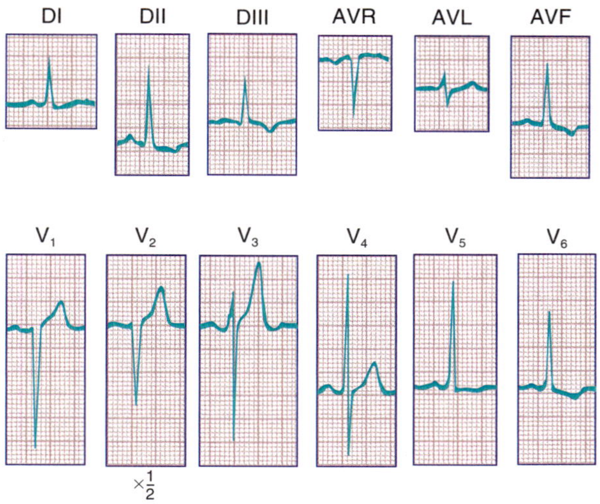

Figura 450.10 Eletrocardiograma mostrando hipertrofia do ventrículo esquerdo em uma criança de 12 anos com estenose aórtica. Observe a onda S profunda em V_1-V_3 e a onda R alta em V_5. Além disso, uma inversão da onda T está presente nas derivações II, III, aVF e V_6.

Bloqueio de ramo

Um **bloqueio completo do ramo direito** (complexo QRS prolongado, que geralmente é vertical com um rSR′ na derivação V_1; onda S larga na derivação V_6) pode ser congênito ou adquirido após uma cirurgia para CC, especialmente quando uma ventriculotomia parcial tiver sido realizada, como no reparo da tetralogia de Fallot. O **bloqueio de ramo esquerdo** (BRE; complexo QRS prolongado, que geralmente é vertical com um rSR′ na derivação V_6; onda S larga na derivação V_1) é menos comum em crianças; este padrão é frequentemente observado em adultos com cardiomiopatia. O BRE pode ser visto após a cirurgia na valva aórtica ou mitral causada pela lesão cirúrgica em um dos feixes de condução do lado esquerdo. Alternativamente, um padrão de bloqueio de ramo pode ser indicativo de via acessória (*bypass*) associada a uma das síndromes de pré-excitação (ver Capítulo 462).

INTERVALOS PR E QT

A duração do intervalo PR diminui com o aumento da frequência cardíaca; portanto, sua avaliação deve ser baseada nas tabelas de correção para idade e frequência. Um intervalo PR longo é diagnóstico de **bloqueio atrioventricular de primeiro grau**, cuja causa pode ser congênita, pós-operatória (após cirurgia cardíaca aberta), inflamatória (miocardite, pericardite, doença de Lyme, febre reumática) ou farmacológica (digitálicos).

A duração do intervalo QT varia com a frequência cardíaca; pode-se calcular o intervalo QT corrigido (QTc) dividindo-se seu valor pela raiz quadrada do intervalo RR anterior. Um intervalo QTc normal deve ser menor que 0,45 ms. Geralmente, ele está aumentado na hipopotassemia e na hipocalcemia; no primeiro caso, pode-se notar uma onda U ao fim da onda T (Figura 450.11). Vários medicamentos também podem aumentar o intervalo QT, assim como pode-se ver um aumento congênito nas crianças com uma das síndromes do QT longo (Figura 450.12). Esses pacientes apresentam um risco maior de arritmias ventriculares, incluindo uma forma de taquicardia ventricular conhecida como ***torsade de pointes***, e morte súbita (ver Capítulo 462.5).

ANORMALIDADES NO SEGMENTO ST E NA ONDA T

A isquemia coronariana levando às alterações típicas no ST e na onda T observadas em adultos é rara nas crianças. Uma elevação discreta do segmento ST (elevação do ponto J) é frequentemente observada em adolescentes normais e é atribuída à repolarização

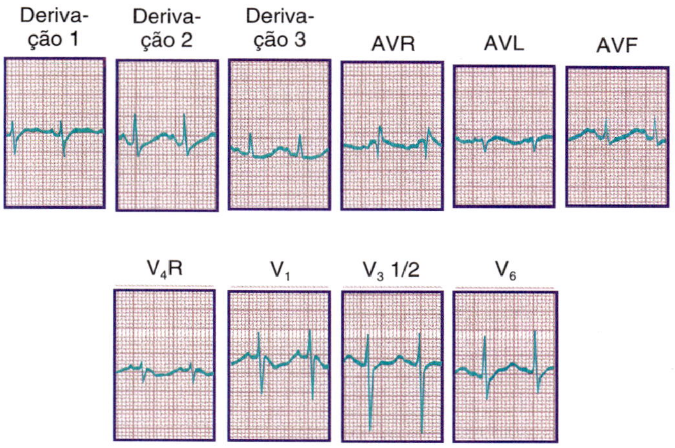

Figura 450.11 Eletrocardiograma na hipopotassemia. Potássio sérico a 2,7 mEq/ℓ e cálcio sérico a 4,8 mEq/ℓ no momento do traçado. Observe que o prolongamento da sístole elétrica é evidenciado por ondas T e U alargadas, assim como depressão do segmento ST em V_4R, V_1 e V_6.

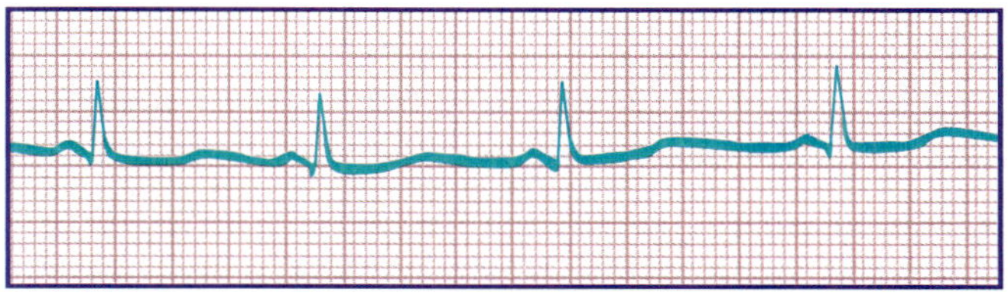

Figura 450.12 Intervalo QT prolongado em um paciente com a síndrome do QT longo.

precoce do coração. Na pericardite, a irritação do epicárdio pode causar elevação desse segmento seguida de inversão anormal da onda T conforme a cura progride. Às vezes, a administração de digitálicos está associada à depressão do segmento ST e à inversão anormal da onda T.

A depressão do segmento ST também pode ocorrer em qualquer condição que produza dano miocárdico ou isquemia, o que inclui anemia grave, envenenamento por monóxido de carbono, origem anômala da artéria coronária esquerda a partir da artéria pulmonar, doença de armazenamento de glicogênio, tumores miocárdicos e mucopolissacaridoses. Uma artéria coronária esquerda com origem anômala na artéria pulmonar pode causar alterações indistinguíveis das do infarto do miocárdio em adultos. Os achados eletrocardiográficos de isquemia podem ser observados em pacientes com doença de Kawasaki que desenvolveram aneurismas de artérias coronárias (Capítulos 191 e 471.1). Alterações semelhantes ocorrem nos pacientes com outras anormalidades raras das artérias coronárias e naqueles com cardiomiopatia, mesmo na presença de artérias coronárias normais. Frequentemente, esses padrões são lidos erroneamente em lactentes muito pequenos devido à falta de familiarização dos pediatras com esse padrão de "infarto"; portanto, deve-se manter um alto grau de suspeita nos lactentes com cardiomiopatia dilatada ou com sintomas compatíveis com isquemia coronária (p. ex., choro inconsolável).

A inversão da onda T pode ocorrer na miocardite e na pericardite, ou pode ser um sinal tanto de HVD quanto de sobrecarga ou HVE. O hipotireoidismo pode produzir ondas T invertidas ou planas associadas à baixa voltagem generalizada. Na hipercalcemia, as ondas T são geralmente de alta voltagem e apresentam o formato de uma tenda (Figura 450.13), embora possa ser um sinal precoce de infarto do miocárdio.

A bibliografia está disponível no GEN-io.

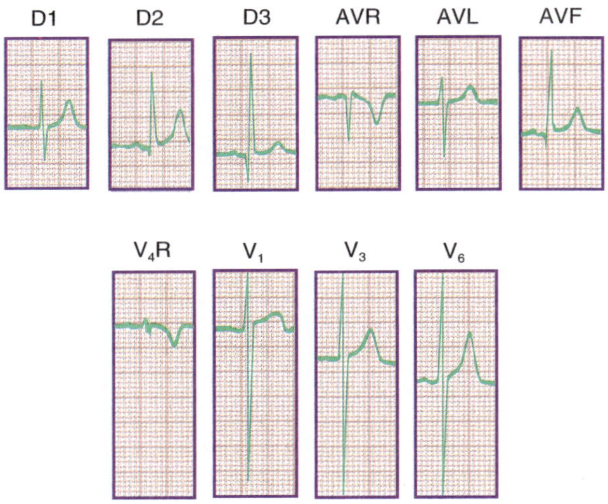

Figura 450.13 Eletrocardiograma na hiperpotassemia. Potássio sérico a 6,5 mEq/ℓ; cálcio sérico a 5,1 mEq/ℓ. Repare na onda T alta e em formato de uma tenda, especialmente nas derivações I, II e V_6.

450.3 Dados Hematológicos

Daniel Bernstein

Nos lactentes acianóticos com grandes *shunts* esquerda-direita, o início da insuficiência cardíaca muitas vezes coincide com o pico da anemia fisiológica normal do lactente. O aumento do hematócrito desses pacientes para mais de 40% pode reduzir o volume do *shunt* e melhorar os sintomas; entretanto, essa forma de tratamento geralmente é reservada para lactentes que não sejam candidatos cirúrgicos (os extremamente prematuros ou aqueles com CC cianótica extremamente complexa nos quais só a cirurgia paliativa é possível). Nesses lactentes, a avaliação regular do hematócrito e transfusões de reforço quando apropriadas são úteis para a melhora do crescimento.

Frequentemente se nota **policitemia** nos lactentes cronicamente cianóticos com *shunts* direita-esquerda. Os pacientes com policitemia grave estão em um delicado equilíbrio entre os riscos de trombose intravascular e de diátese hemorrágica. As anormalidades mais frequentes incluem fibrinólise acelerada, trombocitopenia, retração anormal do coágulo, hipofibrinogenemia e tempos de protrombina e parcial de tromboplastina prolongados. O preparo dos pacientes cianóticos e policitêmicos para cirurgias eletivas, como uma extração dentária, inclui a avaliação e o tratamento da coagulação anormal.

Devido à viscosidade elevada do sangue policitêmico (hematócrito > 65%), os pacientes com CC cianótica estão em risco de desenvolver tromboses vasculares, especialmente das veias cerebrais. A desidratação aumenta esse risco e, portanto, deve-se manter uma ingesta adequada de líquido no clima quente ou na doença gastrintestinal intercorrente. Os diuréticos devem ser usados com cuidado nesses pacientes, podendo ser necessário reduzi-los se a ingesta de líquido for uma preocupação. Os lactentes policitêmicos com concomitante **deficiência de ferro** apresentam um risco ainda maior de acidentes vasculares encefálicos, provavelmente devido à redução da capacidade de deformação dos eritrócitos microcíticos. O tratamento com ferro pode reduzir esse risco, mas a correção cirúrgica da anomalia congênita é o melhor tratamento.

Os pacientes gravemente cianóticos devem ter determinações periódicas da hemoglobina e do hematócrito. O aumento da policitemia, que está geralmente associado a cefaleia, fadiga, dispneia ou uma combinação dessas condições, é uma indicação para intervenção cirúrgica paliativa ou corretiva. Nos pacientes cianóticos com condições inoperáveis, pode ser necessária uma exsanguinotransfusão parcial para tratar aqueles que estiverem sintomáticos (na maioria das vezes cefaleia ou dor torácica) e cujo hematócrito chegado a 65 a 70%. Esse procedimento apresenta riscos, especialmente nos pacientes com extrema elevação da RVP. Como eles não toleram uma variação muito grande no volume de sangue circulante, deve-se substituir o sangue por plasma fresco congelado ou albumina.

450.4 Ecocardiograma

Daniel Bernstein

O **ecocardiograma transtorácico** (ETT) substituiu os estudos invasivos, como o cateterismo cardíaco, para o *diagnóstico* da maioria das formas de CC. Pode-se usá-lo para uma avaliação estrutural nas lesões cardíacas congênitas usando-se imagens bidimensionais (2D) e tridimensionais (3D), para estimar as pressões intracardíacas e os gradientes através de valvas e vasos estenóticos com o uso de Doppler espectral e colorido, para quantificar a função contrátil do coração (sistólica e diastólica), para determinar a direção do fluxo através de um defeito, para examinar a integridade das artérias coronárias e para detectar a presença de vegetações da endocardite, assim como a presença de líquido pericárdico, tumores cardíacos e trombos nas câmaras.

A ecocardiografia também pode ser usada para auxiliar a realização de procedimentos intervencionistas, incluindo pericardiocentese, septostomia atrial com balão (ver Capítulo 458.2), fechamento de CIA ou CIV, implante de valva percutâneo e biopsia endocárdica. O **ecocardiograma transesofágico** (ETE) é utilizado rotineiramente para monitorar a função ventricular nos pacientes durante os procedimentos cirúrgicos, podendo fornecer uma avaliação imediata dos resultados do reparo da lesão cardíaca congênita. Um ETT completo geralmente envolve uma combinação de imagens no modo M e 2D e 3D, assim como o Doppler de fluxo pulsado, contínuo ou colorido. A imagem do Doppler tecidual fornece uma avaliação mais quantitativa das funções ventriculares sistólica e diastólica.

MODO M DO ECOCARDIOGRAMA

O modo M do ecocardiograma apresenta uma fatia unidimensional da estrutura cardíaca que varia com o tempo (Figura 450.14). Ele é utilizado principalmente para medir as dimensões cardíacas (espessura da parede e tamanho das câmaras) e a função (fração de encurtamento, espessura da parede). O ecocardiograma no modo M também é útil para avaliar o movimento das estruturas intracardíacas (abertura e fechamento das valvas, movimento das paredes livres e septo) e a anatomia das valvas (Figura 450.15). O índice da função cardíaca mais usado nas crianças é a **porcentagem da fração de encurtamento** (FEn), o que é diferente dos adultos, em que a fração de ejeção é a medição funcional mais comum. A FEn é calculada como (DDVE – DSVE)/DDVE, em que DDVE representa o diâmetro diastólico do ventrículo esquerdo e DSVE é o diâmetro sistólico. A fração de encurtamento normal é de aproximadamente 28 a 42%. Outros índices da função cardíaca no modo M incluem a velocidade média do encurtamento da fibra (V_{CF} média), os intervalos de tempo sistólico (PPEVE = período de pré-ejeção do ventrículo esquerdo, TEVE = tempo de ejeção do VE) e o tempo de contração isovolumétrica. As medições do modo M são altamente suscetíveis a erros devido a diferenças no movimento da parede entre distintos segmentos do coração (mais frequentemente observadas em adultos com doença cardíaca isquêmica, mas podem também ser observadas em crianças com cardiopatia congênita ou adquirida, especialmente após reparo cirúrgico)

ECOCARDIOGRAMA BIDIMENSIONAL

O ecocardiograma bidimensional fornece uma imagem em tempo real das estruturas cardíacas. É feita uma imagem em tempo real do coração usando-se diversos modo de exibição padrão, incluindo as janelas paraesternais eixo longo (Figura 450.16) e eixo curto (Figura 450.17), apical corte quatro câmaras (Figura 450.18), subcostal (Figura 450.19) e supraesternal (Figura 450.20), cada uma das quais enfatizando estruturas específicas. Esses tipos de exame substituíram a angiografia cardíaca no diagnóstico pré-operatório e no acompanhamento da maioria das lesões cardíacas congênitas. No entanto, quando as informações do exame físico ou de outros exames não são compatíveis com os achados do ecocardiograma (p. ex., tamanho do *shunt* esquerda-direita), o cateterismo cardíaco permanece sendo uma ferramenta útil para confirmar o diagnóstico anatômico e avaliar o grau do comprometimento hemodinâmico. A ângio-RM é também um

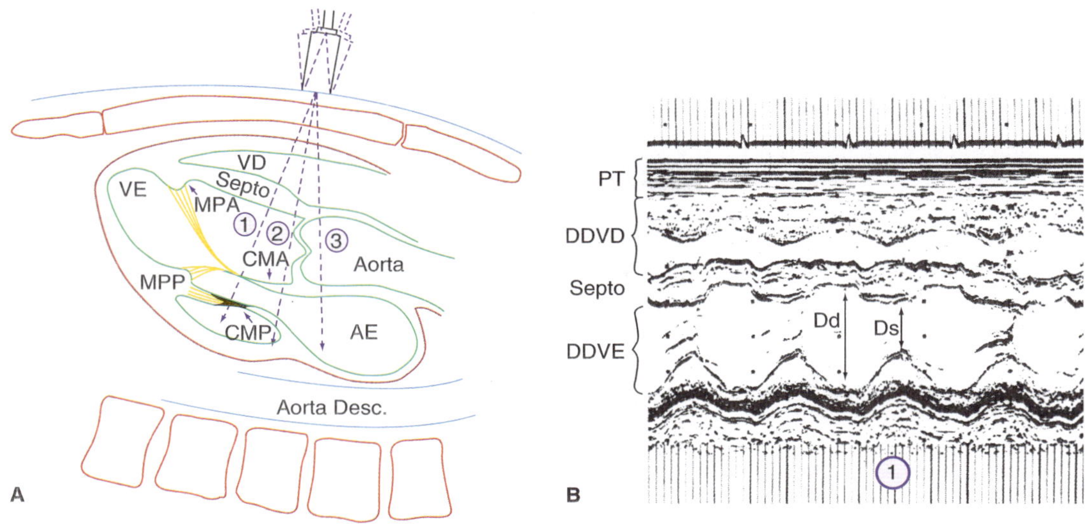

Figura 450.14 Ecocardiograma no modo M. **A.** Diagrama do corte sagital de um coração mostra as estruturas atravessadas pelo feixe do eco conforme ele é movido superiormente para as posições (1), (2) e (3). AE, átrio esquerdo; Aorta Desc., aorta descendente; CMA, cúspide mitral anterior; CMP, cúspide mitral posterior; MPA, músculo papilar anterior; MPP, músculo papilar posterior; VD, ventrículo direito; VE, ventrículo esquerdo. **B.** Ecocardiograma com o transdutor na posição (1); essa visão é a melhor para medir as dimensões cardíacas e a fração de encurtamento, que é calculada como (DDVE–DSVE)/DDVE. DDVD, diâmetro diastólico final do VD; Ds, diâmetro sistólico final do VE; DDVE, diâmetro diastólico final do VE (Dd); PT, parede torácica.

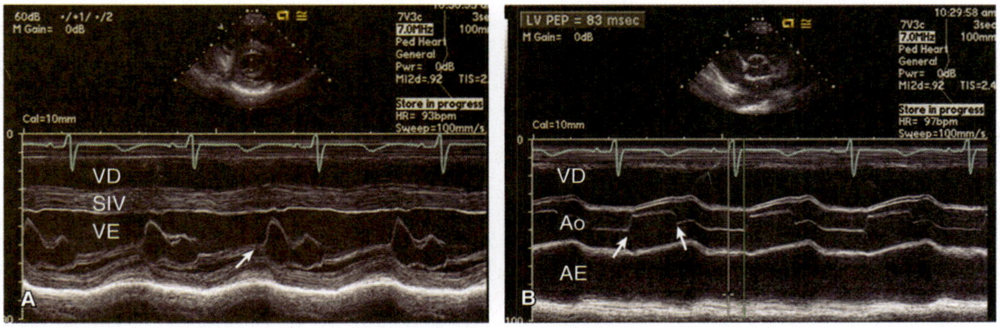

Figura 450.15 Ecocardiogramas no modo M. A figura pequena do topo de cada painel mostra a imagem do eixo curto paraesternal 2D do qual o modo M deriva. Pode-se ver o cursor na metade da imagem indicando a linha unidimensional através da qual o modo M é obtido. **A.** Ecocardiograma no modo M de uma valva mitral normal. A *seta* indica a abertura da cúspide anterior no início da diástole (observe o traçado do ECG que está localizado acima como referência). **B.** Ecocardiograma no modo M de uma valva aórtica normal. A abertura e o fechamento das cúspides aórticas na sístole são apontados por duas *setas*. Ao, Aorta; AE, átrio esquerdo; SIV, septo interventricular; VE, ventrículo esquerdo; VD, ventrículo direito.

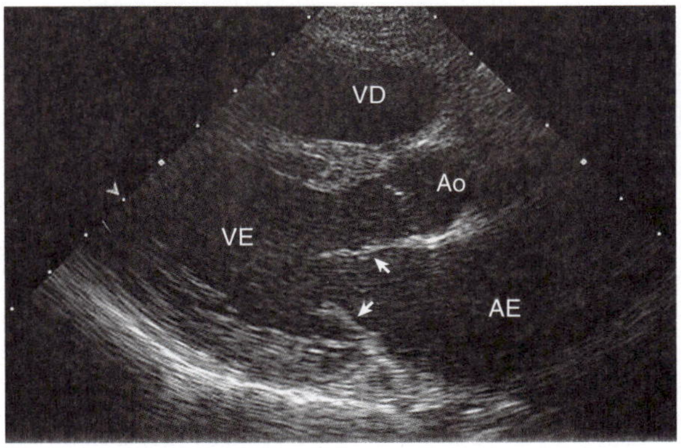

Figura 450.16 Ecocardiograma normal da janela paraesternal corte eixo longo. O transdutor está discretamente angulado posteriormente para fazer a imagem das estruturas cardíacas do lado esquerdo. Se o transdutor estivesse angulado mais anteriormente, as estruturas do ventrículo direito apareceriam. Podem-se ver as cúspides da valva mitral na posição parcialmente aberta no início da diástole (*setas*). As cúspides fechadas da valva aórtica podem ser vistas imediatamente abaixo da indicação Ao (aorta). AE, Átrio esquerdo; VE, ventrículo esquerdo; VD, ventrículo direito.

valioso complemento para proporcionar melhor quantificação de tamanho e função ventriculares.

ECOCARDIOGRAMA COM DOPPLER

O Doppler mostra o fluxo sanguíneo nas câmaras cardíacas e nos canais vasculares baseando-se na alteração da frequência transmitida por uma onda sonora pelo movimento dos eritrócitos. No Doppler pulsado e contínuo, a velocidade e a direção do fluxo sanguíneo na linha do feixe de eco alteram a frequência de referência do transdutor. Essa alteração pode ser traduzida em dados de fluxo volumétrico (ℓ/min), para se estimar o fluxo sistêmico ou pulmonar, e em dados pressóricos (mmHg), para se estimarem os gradientes através das valvas semilunares ou atrioventriculares, ou através de defeitos septais ou de comunicações vasculares, como os *shunts*. O Doppler colorido permite uma avaliação muito precisa da presença e da direção de *shunts* intracardíacos, possibilitando, então, a identificação se são esquerda-direita ou direita-esquerda, pequenos ou múltiplos (Figura 450.21). A gravidade da insuficiência valvar também pode ser avaliada qualitativamente (Figura 450.22). As alterações nos padrões de fluxo venoso do Doppler podem ser utilizadas para detectar anormalidades nas veias sistêmicas e pulmonares e nas valvas atrioventriculares, como também para avaliar as anormalidades da função ventricular diastólica,

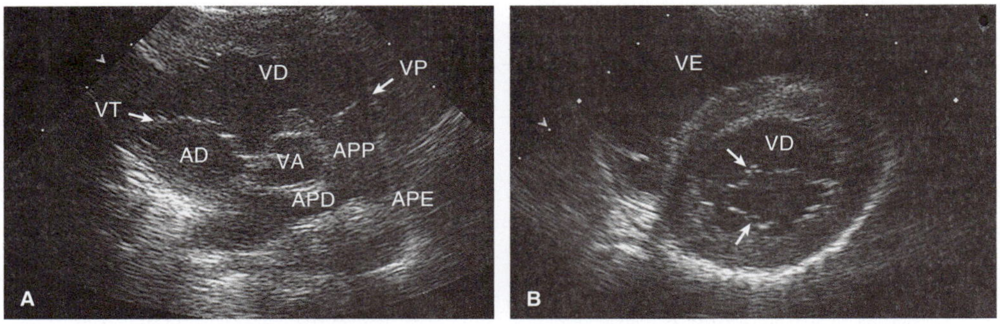

Figura 450.17 **Ecocardiograma normal da janela paraesternal corte eixo curto. A.** Com o transdutor angulado superiormente e para a direita, pode-se ver a valva aórtica (VA) cercada pelas porções de saída e de entrada do ventrículo direito (VD). AD, átrio direito; APD, artéria pulmonar direita; APE, artéria pulmonar esquerda; APP, artéria pulmonar principal; VP, valva pulmonar; VT, valva tricúspide. **B.** Com o transdutor em um ângulo inferior e para a esquerda, vê-se a câmara ventricular esquerda junto com uma seção transversal da valva mitral (*setas*). VD, Ventrículo direito; VE, ventrículo esquerdo.

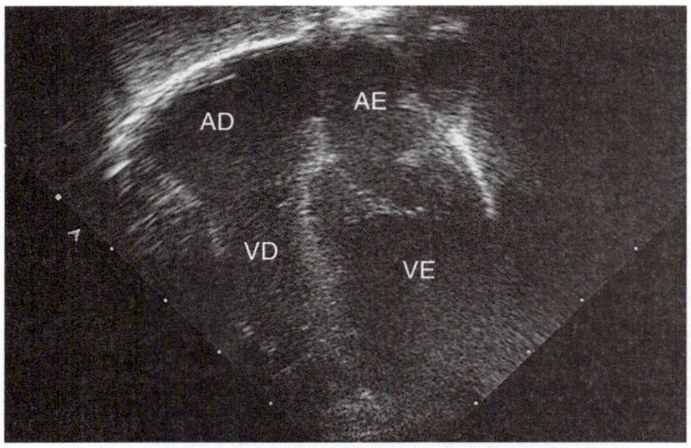

Figura 450.18 **Ecocardiograma normal da janela apical corte quatro câmaras mostra as quatro câmaras cardíacas e as duas valvas atrioventriculares abertas na diástole.** AD, Átrio direito; AE, átrio esquerdo; VD, ventrículo direito; VE, ventrículo esquerdo.

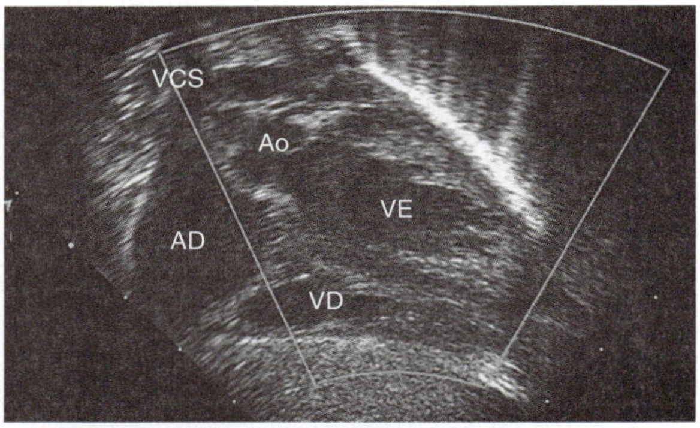

Figura 450.19 **Ecocardiograma normal da janela subcostal mostrando o trato de saída do ventrículo esquerdo.** As estruturas do lado direito não aparecem muito bem nessa incidência. Ao, Aorta ascendente; AD, átrio direito; VCS, veia cava superior; VD, ventrículo direito; VE, ventrículo esquerdo.

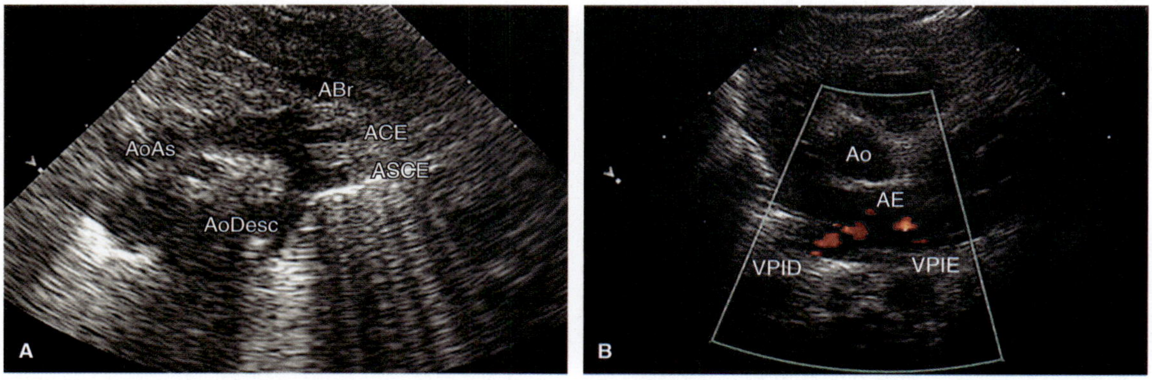

Figura 450.20 **A.** Ecocardiograma normal da janela supraesternal mostra o arco aórtico e seus principais ramos. ABr, Artéria braquiocefálica; ACE, artéria carótida esquerda; AoAs, aorta ascendente; AoDesc, aorta descendente; ASCE, artéria subclávia esquerda. **B.** Janela paraesternal alta normal mostra a imagem do Doppler colorido do retorno pulmonar venoso normal para o átrio esquerdo (AE) de ambas as veias pulmonares direita (VPID) e esquerda (VPIE) inferiores.

particularmente a **relação E/A** (relação entre a onda E no início da diástole e o pico de velocidade no fim da diástole causada pela onda de contração atrial [A]).

Os métodos de ecocardiograma modo M, 2D e Doppler para avaliar as funções sistólica e diastólica do VE (p. ex., tensão da parede ao fim da sístole, teste de estresse com dobutamina, imagem de Doppler tecidual) são úteis para uma avaliação seriada dos pacientes com risco de desenvolverem disfunção e dessincronia ventricular (em que a coordenação da contração dos ventrículos esquerdo e direito é anormal). Tais pacientes incluem os com cardiomiopatia, os que estão recebendo antraciclinas para a quimioterapia, os com risco de desenvolver sobrecarga de ferro e os que são monitorados para doença de rejeição ou doença coronariana após transplante cardíaco.

ECOCARDIOGRAMA TRIDIMENSIONAL

O ecocardiograma tridimensional em tempo real é mais valioso para a avaliação detalhada da morfologia cardíaca (Figura 450.23). Detalhes

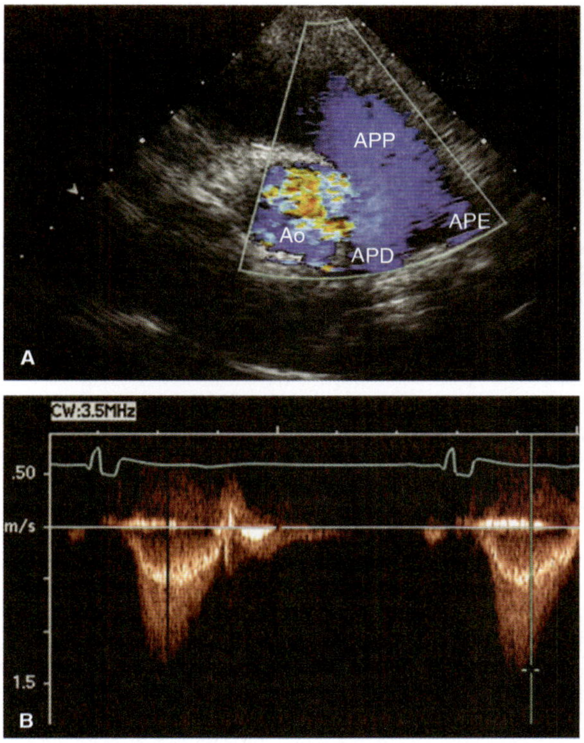

Figura 450.21 Avaliação pelo Doppler colorido e pulsado do fluxo arterial pulmonar. **A.** Doppler colorido na janela paraesternal corte eixo curto mostra o fluxo através da valva pulmonar para a artéria pulmonar principal e seus ramos. A cor do fluxo do Doppler é *azul*, o que indica que ele está se movendo para longe do transdutor (que está localizado no topo da figura, no ápice da janela *triangular* do ultrassom). Observe que a cor designada ao sinal do Doppler não indica a saturação de oxigênio no sangue. Ao, Aorta; APD, artéria pulmonar direita; APE, artéria pulmonar esquerda; APP, artéria pulmonar principal. **B.** Doppler pulsado do padrão do fluxo através da valva pulmonar mostrando um fluxo de baixa velocidade (< 1,5 m/s), o que indica a ausência de um gradiente de pressão através da valva. A curva do Doppler está abaixo da linha, um sinal de que o fluxo está se movendo para longe do transdutor.

da estrutura valvar, tamanho e localização dos defeitos septais, anormalidades no miocárdio ventricular e nos grandes vasos, que podem não ser aparentes com o ecocardiograma bidimensional, podem ser avaliados com o tridimensional. A reconstrução do que o cirurgião irá encontrar na sala de cirurgia faz dessa técnica um adjunto valioso na imagem pré-operatória.

ECOCARDIOGRAMA TRANSESOFÁGICO

O ETE é uma técnica de imagem extremamente sensível que produz uma visão clara de lesões menores, como vegetações de endocardite, especialmente nos pacientes mais obesos. Ele é útil para visualizar estruturas posteriores, como os átrios, a raiz da aorta e as valvas atrioventriculares. Também é extremamente útil como uma técnica intraoperatória para monitorar a função cardíaca durante cirurgias e para verificar a existência de defeitos residuais depois que o paciente é inicialmente retirado da circulação extracorpórea, mas antes de ser desconectado do circuito de derivação. Essa técnica tem sido especialmente útil na avaliação do grau de regurgitação ou estenose residual após reparos de valvas e à procura de pequenos defeitos septais ventriculares que podem ter sido perdidos durante o fechamento dos defeitos maiores. É sempre preferível fazer o diagnóstico da **insuficiência da valva** enquanto o paciente ainda está na sala de cirurgia para que o reparo possa ser revisado ou a valva substituída, em vez de após a cirurgia, quando o paciente já está na unidade de cuidados pós-operatórios. No entanto, as medições hemodinâmicas feitas enquanto o tórax está aberto e o paciente ainda sob anestesia podem ser diferentes daquelas feitas sob condições mais normais, como quando o paciente está pronto para receber alta hospitalar.

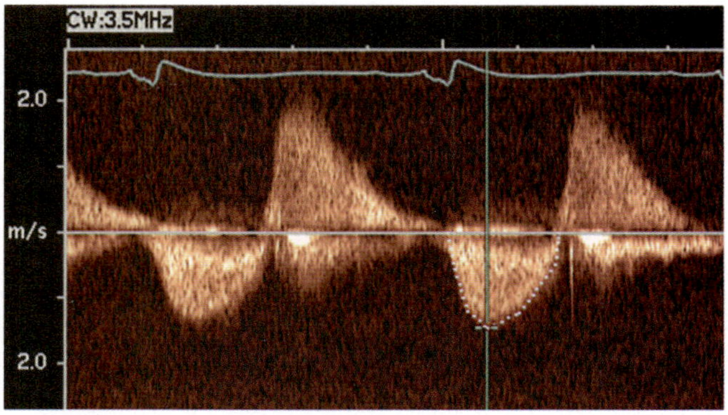

Figura 450.22 Avaliação pelo Doppler de um paciente que havia sido submetido ao reparo da tetralogia de Fallot e que tem estenose pulmonar leve e regurgitação moderada. O traçado mostra o fluxo indo e vindo através da valva pulmonar com a curva abaixo da linha representando o fluxo anterógrado para o VD na sístole (ver o traçado do ECG para referência) enquanto a curva acima da linha representa a regurgitação durante a diástole.

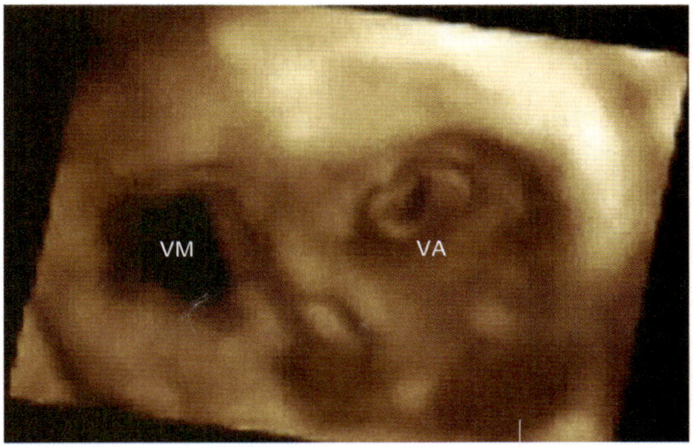

Figura 450.23 Ecocardiograma tridimensional mostra uma visão de eixo curto do ventrículo esquerdo. VA, Valva aórtica; VM, valva mitral. (*Cortesia do Dr. Norman Silverman, Stanford University, Stanford, CA.*)

ECOCARDIOGRAMA FETAL

Pode-se usar o ecocardiograma fetal para avaliar as estruturas cardíacas ou arritmias (Figura 450.24). Os obstetras são acostumados a detectar anormalidades macroscópicas no coração na ultrassonografia de rotina (visão de quatro câmaras) ou podem encaminhar a paciente devido a hidropisia fetal inexplicável, história familiar de CC ou condição materna associada à patologia cardíaca fetal, como diabetes gestacional. O ecocardiograma fetal pode diagnosticar a maioria das lesões cardíacas congênitas significativas na 17ª à 19ª semana de gestação; a precisão nesse estágio precoce é limitada, no entanto, e as famílias devem entender que esses exames não podem eliminar completamente a possibilidade de uma cardiopatia. Os ecocardiogramas fetais seriados demonstraram a importância de alterações do fluxo na patogênese da CC; os estudos mostram a progressão intrauterina de uma lesão moderada, como a estenose aórtica, para uma lesão mais grave, como a **síndrome da hipoplasia do coração esquerdo** (SHCE). O modo M pode diagnosticar arritmias no feto e determinar o sucesso de antiarrítmicos administrados na mãe. Recomenda-se um ecocardiograma de triagem nas mulheres com um filho ou parente de primeiro grau com CC, para aquelas com risco elevado de ter um filho com doença cardíaca (p. ex., pacientes diabéticas dependentes de insulina, mulheres expostas a fármacos teratogênicos no início da gravidez) e em qualquer feto com suspeita ou confirmação de defeito cromossômico.

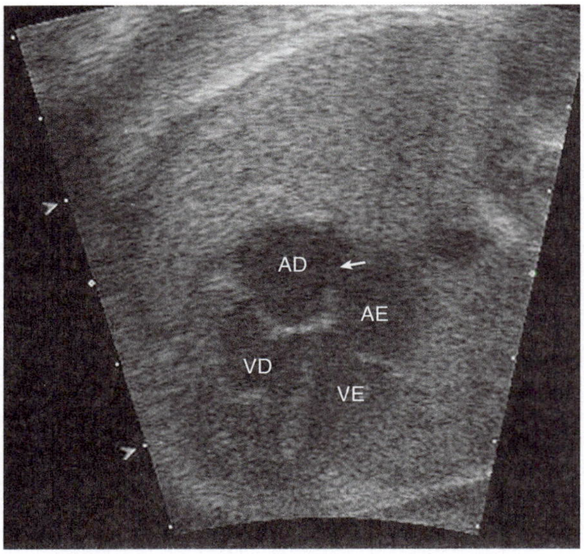

Figura 450.24 Ecocardiograma do corte quatro câmaras normal em um feto na 20ª semana de gestação. Pode-se ver o forame oval (*seta*) entre os ventrículos direito e esquerdo. AD, Átrio direito; AE, átrio esquerdo; VD, ventrículo direito; VE, ventrículo esquerdo.

A detecção precoce fornece a oportunidade para aconselhar e explicar aos pais sobre a gravidade da lesão cardíaca e as opções de tratamento terapêutico ou paliativo. Realizam-se, então, o encaminhamento para um serviço perinatal de alto risco para uma nova triagem ultrassonográfica para determinar a presença de anomalias associadas em outros órgãos e, possivelmente, uma amniocentese ou sequenciamento de DNA livre de células no sangue materno para cariotipagem. Para os fetos com lesões dependentes do canal arterial, pode-se planejar o parto em um centro terciário, evitando-se a necessidade de transporte pós-natal de um recém-nascido instável. Para aqueles com uma CC complexa com risco de complicações imediatas ao nascimento (p. ex., SHCE com septo atrial íntegro), pode-se marcar o parto com uma sala de cirurgia e um cirurgião de prontidão. O tratamento da CC intraútero ainda é um procedimento experimental, sendo o mais comum a valvoplastia aórtica por balão para SHCE. Os resultados atuais são diversos.

A bibliografia está disponível no GEN-io.

450.5 Teste de Esforço

Daniel Bernstein

O sistema cardiorrespiratório normal se adapta às demandas extensivas do exercício com um aumento de várias vezes no consumo de oxigênio e no débito cardíaco. Devido à grande capacidade para o exercício, anormalidades significativas no desempenho cardiovascular podem não ter sintomas em repouso ou durante atividades comuns. Quando os pacientes são avaliados em repouso, não se podem apreciar anormalidades significativas na função cardíaca ou, se forem detectadas, suas implicações para a qualidade de vida podem não ser reconhecidas. A permissão para que crianças com diversas doenças cardiovasculares participem de várias formas de atividades físicas é frequentemente baseada em critérios totalmente subjetivos. Conforme o reconhecimento da importância do exercício aeróbico aumenta, até mesmo para crianças com lesões cardíacas congênitas complexas, o teste de esforço pode fornecer uma avalição quantitativa da habilidade da criança para participar com segurança em esportes competitivos e não competitivos. Também pode desempenhar um papel importante na avaliação dos sintomas e quantificar a gravidade das anormalidades congênitas.

Nas crianças maiores, os testes de esforço geralmente são realizados em uma esteira graduada com intervalos de tempo em que os graus e as velocidades são aumentados. Nas crianças menores, utiliza-se uma bicicleta ergométrica. Muitos laboratórios têm a capacidade de medir as funções cardíaca e pulmonar de forma não invasiva durante o teste de esforço. Isso permite a medição do consumo de oxigênio em repouso e o máximo ($V_{O_2\ máx}$), como também o ponto em que o limite anaeróbico é atingido, que são indicadores importantes da aptidão cardíaca.

Conforme uma criança cresce, a capacidade de trabalho muscular se eleva com o aumento do tamanho corporal e da massa muscular. Todos os índices de função cardiorrespiratória não aumentam de maneira uniforme. A maior resposta ao exercício é um aumento no débito cardíaco, que é alcançado principalmente por meio do aumento da frequência cardíaca, mas também pelo aumento do volume sistólico (VS), do retorno venoso sistêmico e da pressão de pulso. A resistência vascular sistêmica se reduz consideravelmente conforme os vasos nos músculos em trabalho se dilatam em resposta às demandas metabólicas aumentadas. Conforme a criança se torna mais velha e aumenta de tamanho, a resposta da frequência cardíaca ao exercício permanece proeminente, mas o débito aumenta devido à capacidade crescente do volume cardíaco e, portanto, do VS. As respostas aos exercícios dinâmicos não dependem apenas da idade. Para qualquer área de superfície corporal, os meninos apresentam VS maior do que as meninas do mesmo tamanho. Esse aumento também é mediado pela postura. O aumento do VS com o exercício dinâmico em pé é facilitado pela ação de bomba dos músculos, que se sobrepõe aos efeitos estáticos da gravidade e aumenta o retorno venoso sistêmico.

O teste de esforço dinâmico define não apenas a resistência e a capacidade de exercício, mas também o efeito desse exercício no fluxo sanguíneo do miocárdio e no ritmo cardíaco. Uma depressão significativa do segmento ST reflete anormalidades na perfusão do miocárdio, como a isquemia subendocárdica que ocorre tipicamente durante o exercício nas crianças com ventrículo esquerdo hipertrofiado. O **ECG em exercício** é considerado anormal se a depressão do segmento ST for maior que 2 mm e se estender por pelo menos 0,06 segundo depois do ponto J (início do segmento ST) em conjunto com um segmento ST horizontal inclinando-se para cima ou para baixo. A diminuição da pressão arterial antes que o exercício máximo seja atingido é um indicador de risco em pacientes com cardiomiopatia hipertrófica. A provocação de arritmias durante um teste de esforço é um método importante para avaliar determinados pacientes com distúrbios de ritmo conhecidos ou suspeitados. Pode-se também testar o efeito do tratamento farmacológico.

A bibliografia está disponível no GEN-io.

450.6 Estudos de Imagem Cardíaca

Daniel Bernstein

A **ressonância magnética (RM)** e a **angiorressonância (ângio-RM)** são extremamente úteis no diagnóstico e no tratamento dos pacientes com CC. Essas técnicas produzem imagens tomográficas do coração em qualquer projeção (Figura 450.25), com excelente resolução da gordura, do miocárdio e dos pulmões, assim como do sangue se movendo ao longo dos vasos sanguíneos. A RM é útil na avaliação de áreas que não são bem visualizadas no ecocardiograma, como a anatomia dos ramos distais da artéria pulmonar e as anomalias nos retornos venoso sistêmico e pulmonar.

A ângio-RM permite a aquisição de imagens em diversos planos tomográficos. Em cada plano, as imagens são obtidas em diferentes fases do ciclo cardíaco. Assim, quando exibidas em um formato dinâmico de vídeo, as alterações na espessura das paredes, o volume das câmaras e a função das valvas podem ser mostrados e analisados. A velocidade e o volume do fluxo sanguíneo podem ser calculados. A ângio-RM é uma técnica excelente para acompanhar pacientes de forma seriada depois do reparo de CCs complexas, como a tetralogia de Fallot. Nesses pacientes, a angiorressonância tem sido utilizada para avaliar o volume e a massa do VD, assim como para quantificar a regurgitação através das valvas pulmonar ou tricúspide. Outras técnicas de RM, como o realce miocárdico tardio e a ponderação

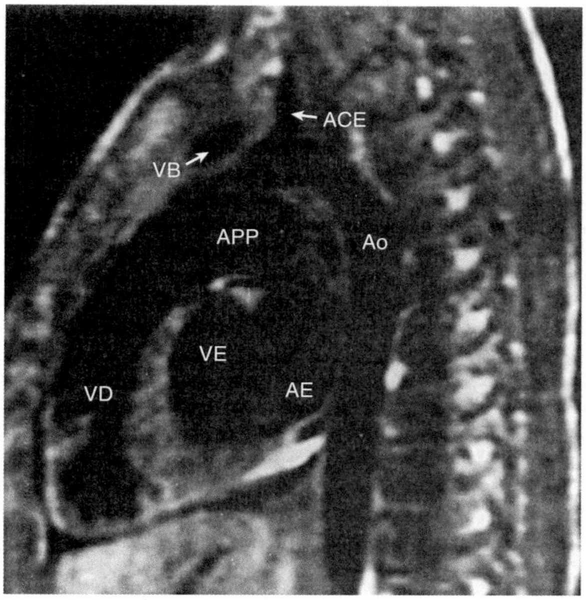

Figura 450.25 RM sagital normal. ACE, Artéria coronária esquerda; AE, átrio esquerdo; Ao, aorta; APP, artéria pulmonar principal; VB, veia braquiocefálica; VD, ventrículo direito; VE, ventrículo esquerdo. (*De Bisset GS III: Cardiac and great vessel anatomy. In El-Khoury GY, Bergman RA, Motgomery WJ, editors*: Sectional anatomy by MRI/CT, *New York, 1990, Churchill Livingstone.*)

em T1, podem ser usadas para quantificar áreas de cicatriz miocárdica em pacientes com cardiomiopatia ou em pacientes depois do reparo da CC, especialmente a tetralogia de Fallot. A **espectroscopia por ressonância magnética**, predominantemente uma ferramenta de pesquisa hoje em dia, fornece uma maneira de demonstrar concentrações relativas de metabólitos de alta energia (trifosfato de adenosina, difosfato de adenosina, fosfato inorgânico e fosfocreatina) nas regiões do miocárdio em funcionamento.

O processamento computadorizado por ângio-RM das imagens permite a visualização não invasiva do sistema cardiovascular de dentro do coração ou dos vasos, uma técnica conhecida como *fly-through imaging*. Essas imagens permitem que o cardiologista veja o interior de várias estruturas cardiovasculares (Figura 450.26). Essas técnicas são especialmente úteis para obter imagens das estenoses arteriais periféricas complexas, especialmente após a angioplastia por balão.

Nas crianças, a **TC** pode ser utilizada para formar imagens cardíacas rápidas e controladas pela respiração com resoluções de até 0,5 mm. A reconstrução tridimensional é especialmente útil para a avaliação dos ramos da artéria pulmonar, das anomalias nos retornos venoso sistêmico e pulmonar, e dos grandes vasos, como a coarctação da aorta (Figura 450.27).

A **angiografia de radionuclídeos** pode ser usada para detectar e quantificar *shunts* e analisar a distribuição do fluxo sanguíneo para cada pulmão. Essa técnica é particularmente útil na quantificação do volume de distribuição do fluxo sanguíneo entre os dois pulmões em pacientes com anormalidades na árvore vascular pulmonar, após uma operação de *shunt* (Blalock-Taussig ou Glenn) ou para quantificar o sucesso da angioplastia por balão e dos procedimentos de *stent* intravascular. A ventriculografia radioisotópica (*gated blood pool scanning*) pode ser usada para calcular medições hemodinâmicas,

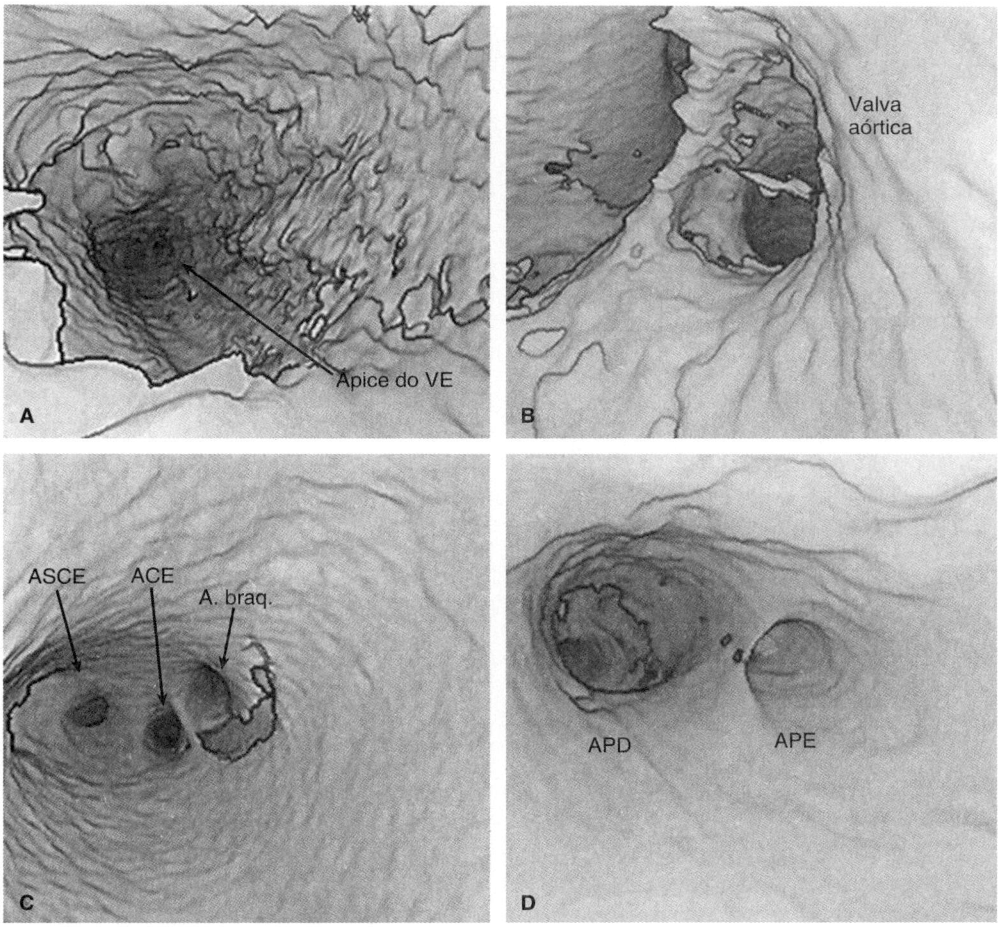

Figura 450.26 Imagem *fly-through* em um paciente com janela aortopulmonar. Essa série de imagens mostra a progressão a partir da câmara do ventrículo esquerdo (VE) **(A)**, através da valva aórtica **(B)**, até a aorta ascendente **(C)**, e através do defeito para os ramos da artéria pulmonar **(D)**. A. braq., Artéria braquiocefálica; ACE, artéria carótida esquerda; APD, artéria pulmonar direita; APE, artéria pulmonar esquerda; ASCE, artéria subclávia esquerda.

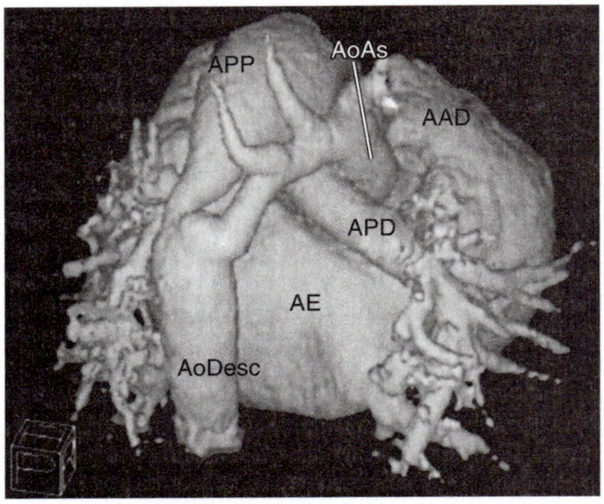

Figura 450.27 Reconstrução tridimensional de imagem de TC de um recém-nascido com coarctação grave da aorta. Pode-se ver o canal arterial patente à esquerda a partir da artéria pulmonar principal até a aorta descendente. O segmento coarctado tortuoso e estreito está à direita do canal. A aorta transversa também está hipoplásica. AAD, Apêndice atrial direito; AoAs, Aorta ascendente; AoDesc, aorta descendente; AE, átrio esquerdo; APD, artéria pulmonar direita; APP, artéria pulmonar principal. *(Cortesia do Dr. Paul Pitlick, Stanford University, Stanford, CA.)*

quantificar a regurgitação valvar e detectar anormalidades regionais no movimento da parede. O exame de imagem com tálio pode ser usado para avaliar a perfusão do músculo cardíaco. Esses métodos podem ser utilizados no leito em crianças em estado grave de forma seriada, com desconforto mínimo e baixa exposição à radiação.

A bibliografia está disponível no GEN-io.

450.7 Cateterismos Cardíacos Diagnóstico e Intervencionista

Daniel Bernstein

O laboratório de cateterismo, que já foi o local para o diagnóstico inicial de cardiopatias congênitas, se tornou o centro de intervenções de alta tecnologia, permitindo o reparo não cirúrgico ou o tratamento paliativo de defeitos cardíacos que costumavam requerer cirurgia aberta. Alguns centros desenvolveram laboratórios de cateterismo híbrido, combinando a imagem fluoroscópica com uma sala de cirurgia, o que permite abordagens mescladas para tratar lesões cardíacas congênitas complexas.

CATETERISMO CARDÍACO DIAGNÓSTICO

O cateterismo diagnóstico ainda é realizado: (1) para auxiliar no diagnóstico inicial de algumas lesões cardíacas congênitas complexas (p. ex., tetralogia de Fallot com atresia pulmonar e artérias aortopulmonares colaterais, atresia pulmonar com septo interventricular íntegro e sinusoides coronarianos, SHCE com estenose mitral); (2) em casos nos quais outros exames de imagem sejam duvidosos; (3) em pacientes nos quais a avaliação hemodinâmica é crucial (para determinar o tamanho do *shunt* esquerda-direita em casos indeterminados, ou para verificar a presença ou a ausência de doença vascular pulmonar em um paciente mais velho com *shunt* esquerda-direita); (4) entre os estágios de reparo da CC complexa (p. ex., síndromes hipoplásicas do coração esquerdo ou direito); (5) para a vigilância a longo prazo de pacientes com CC complexa (p. ex., após paliação de Fontan para ventrículos únicos); (6) para a biopsia do miocárdio no diagnóstico de cardiomiopatia ou no exame de controle de rejeição após o transplante do coração; e (7) para os estudos eletrofisiológicos na avaliação de arritmias cardíacas (ver Capítulo 462).

Deve-se realizar o cateterismo cardíaco com o paciente o mais próximo possível do estado basal. A sedação ou a anestesia leve são a regra. Se for necessário um nível mais profundo de anestesia, deve-se escolher o agente anestésico com cuidado para evitar depressão da função cardiovascular e subsequente distorção dos cálculos de débito cardíaco, RVP, RVS e *shunts*.

O cateterismo nas crianças com CC grave deve ser realizado em um centro que tenha cirurgia cardiovascular pediátrica disponível no caso de uma intervenção ser necessária. A taxa de complicação do cateterismo e da angiografia cardíacos é maior nas crianças gravemente doentes; elas devem ser estudadas em um ambiente termicamente neutro e tratadas rapidamente para hipotermia, hipoglicemia, acidose ou perda excessiva de sangue.

O cateterismo pode ser limitado às estruturas cardíacas do lado direito, do lado esquerdo ou de ambos os lados do coração. O cateter é inserido no coração guiado por fluoroscopia por meio de um ponto de entrada percutânea na veia femoral ou jugular. Nos lactentes e em algumas crianças maiores, pode-se acessar o lado esquerdo do coração introduzindo-se o cateter através do forame oval patente em direção ao átrio esquerdo e ao ventrículo esquerdo. Se o forame estiver fechado, pode-se cateterizar o lado esquerdo do coração pela introdução retrógrada do cateter através de um sítio de entrada percutânea na artéria femoral ou, se necessário, através de punção septal transatrial. O cateter pode também ser manipulado através de defeitos intracardíacos anormais (CIA, CIV). Obtêm-se amostras de sangue para determinar a saturação de oxigênio em cada câmara cardíaca ou vaso sanguíneo, permitindo então o cálculo dos volumes de *shunt*. As pressões são medidas para se calcularem gradientes, defeitos septais ou valvares e áreas de valvas. O contraste radiopaco é injetado para delinear as estruturas cardíacas e vasculares. Podem-se usar um cateter com um sensor térmico na ponta para medir o débito cardíaco por termodiluição e cateteres especializados para medir índices mais sofisticados da função cardíaca; aqueles com pontas transdutoras de pressão podem ser utilizados para medir a primeira derivada da pressão do VE (dP/dt). Os cateteres de condutância podem ser usados para gerar curvas de pressão-volume, das quais podem-se derivar os índices de contratilidade (elastância sistólica final) e de relaxamento, embora sejam quase exclusivamente utilizados em pesquisas. Podem-se calcular os índices hemodinâmicos, o que inclui o débito cardíaco, os *shunts* intracardíacos esquerda-direita e direita-esquerda, a RVS e a RVP. A Figura 450.28 apresenta a dinâmica circulatória normal.

MEDIÇÃO DO DÉBITO CARDÍACO POR TERMODILUIÇÃO

O método para avaliar o débito cardíaco por termodiluição é realizado com um cateter de artéria pulmonar direcionado pelo fluxo (Swan-Ganz) com termistor na ponta. Determinada alteração no conteúdo de calor do sangue é induzida em um ponto específico na circulação (geralmente no átrio direito ou na veia cava inferior) injetando-se soro fisiológico em temperatura ambiente, e a resultante alteração na temperatura é detectada na ponta do cateter a jusante (geralmente na artéria pulmonar). Esse método é utilizado para medir o débito cardíaco no laboratório de cateterismo em pacientes sem *shunts*. Ocasionalmente, o monitoramento do débito cardíaco por termodiluição pode ser útil no tratamento de lactentes e crianças gravemente doentes em uma unidade de terapia intensiva depois de cirurgia cardíaca ou na presença de choque. Nesse caso, um cateter de triplo lúmen é usado para a determinação do débito cardíaco, assim como para as medições da pressão nas artérias pulmonar e capilar pulmonar.

ANGIOGRAFIA

Os vasos sanguíneos principais e as câmaras cardíacas individuais podem ser visualizados pela angiografia seletiva, a injeção de material de contraste em câmaras específicas ou grandes vasos. Esse método permite a identificação de anormalidades estruturais sem interferência das sombras superpostas das câmaras normais. A **fluoroscopia** é usada para visualizar o cateter conforme ele passa através das diversas câmaras cardíacas. Depois que ele é corretamente localizado na câmara a ser estudada, uma pequena quantidade de contraste é injetada e são expostas cineangiografias a uma taxa de 15 a 60 quadros/s. Os laboratórios modernos de cateterismo utilizam a tecnologia de imagem digital, que permite a redução significativa da exposição à radiação. A **cineangiografia biplanar** permite uma avaliação detalhada de câmaras cardíacas

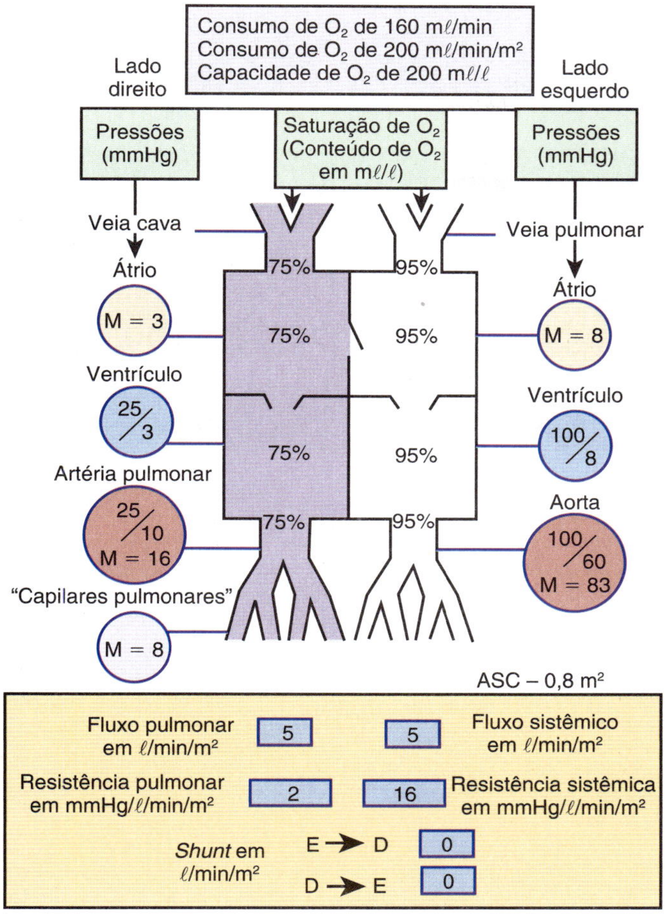

Figura 450.28 Diagrama da dinâmica circulatória normal com respectivos pressões, conteúdo de oxigênio e saturação. ASC, Área da superfície corporal. (*Modificada de Nadas AS, Fyler DC*: Pediatric cardiology, *ed 3, Philadelphia, 1972, Saunders.*)

específicas e vasos sanguíneos em dois planos simultaneamente com a injeção de um único bólus de contraste. Essa técnica é padrão nos laboratórios de cateterismo cardíaco pediátrico, e ela permite que se minimize o volume do material de contraste usado, o que é mais seguro para o paciente. Diversas vistas angulares (p. ex., oblíqua anterior esquerda, angulação cranial) são utilizadas para mostrar de maneira ideal características anatômicas específicas em lesões individuais.

A injeção rápida do meio de contraste sob pressão na circulação tem seus riscos e cada injeção deve ser planejada cuidadosamente. Os agentes de contraste consistem em soluções hipertônicas com algumas delas contendo iodetos orgânicos que podem causar complicações, tais como náuseas, sensação de queimação generalizada, sintomas do sistema nervoso central, insuficiência renal e reações alérgicas. Para os pacientes com insuficiência renal conhecida que necessitam de angiografia, existem protocolos para proteger os rins que envolvem pré-hidratação e fármacos como a *N*-acetilcisteína. Geralmente, evita-se a injeção intramiocárdica colocando-se o cateter cuidadosamente antes da injeção. A hipertonicidade do meio de contraste pode resultar em transitória depressão miocárdica e queda na pressão arterial imediatamente seguida de taquicardia, aumento no débito cardíaco e mudança do líquido intersticial para a circulação que pode aumentar transitoriamente os sintomas de insuficiência cardíaca nos pacientes gravemente doentes.

CATETERISMO CARDÍACO INTERVENCIONISTA

O tratamento hemodinâmico é a prática-padrão para a maioria dos casos de estenose isolada da valva pulmonar ou aórtica, assim como para a recoarctação da aorta. Um cateter especial com um balão no formato de salsicha na ponta distal é introduzido através da valva obstruída. O enchimento rápido do balão com uma mistura de material de contraste e soro fisiológico resulta no rompimento do tecido valvar estenótico, geralmente no local da rafe inapropriadamente fundida. A estenose da valva pulmonar pode ser tratada com a **angioplastia por balão** e, na maioria dos pacientes, ela substituiu o reparo cirúrgico como o procedimento inicial de escolha. O resultado clínico desse procedimento é semelhante ao obtido na cirurgia cardíaca aberta, mas sem a necessidade de uma esternotomia ou hospitalização prolongada. A **valvoplastia por balão** para a estenose aórtica também proporciona resultados excelentes, apesar de, similarmente à cirurgia, frequentemente haver recorrência da estenose conforme a criança cresce e, portanto, múltiplos procedimentos podem vir a ser necessários. Uma complicação tanto da valvoplastia quanto da cirurgia é a deflagração de **insuficiência valvar**, que tem implicações mais sérias quando ocorre na valva aórtica *versus* o lado pulmonar da circulação porque a regurgitação é menos tolerada na pressão arterial sistêmica.

A angioplastia por balão é o procedimento de escolha para os pacientes com reestenose da **coarctação da aorta** após uma cirurgia. Permanece controverso se a angioplastia é o melhor procedimento para a coarctação nativa (não operada) da aorta devido aos relatos de formação de aneurisma tardio, e muitos centros ainda encaminham a coarctação primária em lactentes e crianças menores para o reparo cirúrgico. Entretanto, nos pacientes mais velhos com coarctação previamente não diagnosticada, especialmente os com redução da função do VE, deve-se considerar a angioplastia primária com a colocação de um *stent*. Outras aplicações da angioplastia por balão incluem melhora da estenose mitral, dilatação de condutos cirúrgicos (p. ex., condutos VD-AP), alívio do estreitamento dos ramos da artéria pulmonar (AP), dilatação de obstruções venosas sistêmicas ou pulmonares e septostomia atrial (**procedimento de Rashkind**) para a transposição dos grandes vasos (ver Capítulo 458.2).

As técnicas de cateterismo intervencionista estão sendo adaptadas para serem usadas no **feto** com lesões, como a estenose aórtica, para prevenir sua progressão para lesões mais complexas, como a SHCE. Nesses procedimentos, após a administração da anestesia apropriada, insere-se uma agulha na parede abdominal materna, na parede uterina e no tórax fetal diretamente no ventrículo esquerdo (ver Figura 458.13). Um cateter de angioplastia por balão é introduzido por meio da agulha e ao longo da valva aórtica estenótica, que é, então, dilatada. Com a restauração do fluxo sanguíneo normal no VE, espera-se que o seu potencial crescimento normal seja restaurado. Os resultados dessa técnica na metade da gestação em um número crescente de pacientes continuam a apresentar resultados mistos, com um bom crescimento ventricular levando para a circulação biventricular em aproximadamente 25% dos pacientes altamente pré-selecionados.

Nos pacientes com estenoses de ramos da artéria pulmonar, os resultados mistos prévios com a angioplastia por balão foram melhorados com o uso de ***stents*** **intravasculares** introduzidos sobre um cateter com balão e expandidos no lúmen do vaso (Figura 450.29). Uma vez no lugar, os *stents* podem ser dilatados sucessivamente para tamanhos maiores conforme o paciente cresce, apesar de seu uso em lactentes e crianças menores ser limitado pela extensão em que podem ser expandidos. A pesquisa com *stents* biodissolvíveis pode resolver esse problema no futuro. Como mencionado, os *stents* também são usados em adolescentes e adultos jovens com coarctação da aorta.

O fechamento de uma pequena persistência do canal arterial (PCA) é realizado rotineiramente com a colocação de ***coils*** (espirais metálicas) por meio do cateter (ver Figura 453.11), enquanto uma PCA maior pode ser fechada com uma variedade de dispositivos semelhantes a sanduíches. O fechamento de conexões vasculares anômalas (fístulas coronarianas, colaterais venovenosas nas lesões cardíacas cianóticas) também pode ser conseguido com *coils*. A comunicação interatrial tipo *ostium secundum* é hoje em dia fechada rotineiramente com um dispositivo oclusor de duplo disco (ver Figura 453.3). Versões desses dispositivos estão sendo investigadas em estudos clínicos para o fechamento de comunicações interventriculares musculares difíceis de serem alcançadas e, até mesmo, para as perimembranosas comuns. Os dispositivos inseridos por cateteres também podem ser usados como um adjunto da cirurgia de reparos complexos (p. ex., dilatação ou colocação de *stent* na artéria pulmonar ou estenose das veias pulmonares). Os pacientes de alto risco submetidos à cirurgia de Fontan (ver Figura 457.9) geralmente têm uma pequena fenestração criada

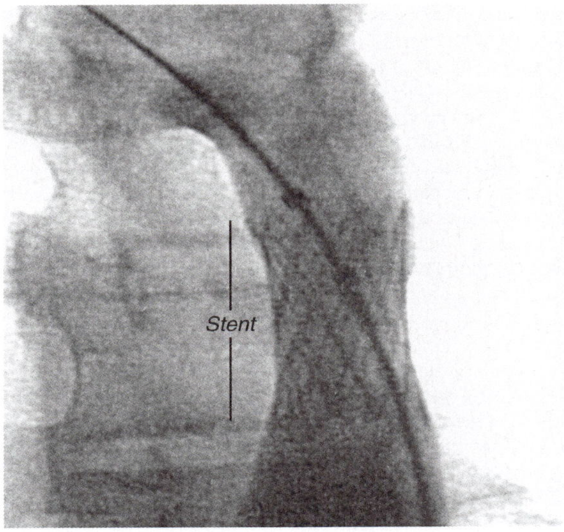

Figura 450.29 Angiografia da aorta descendente mostra o *stent* intravascular colocado para tratamento da recoarctação da aorta.

entre os lados direito e esquerdo da circulação para servir de válvula de escape para a pressão do lado direito no período cirúrgico inicial. Em geral, os pacientes com "Fontans fenestrados" são candidatos para o subsequente fechamento da fenestração com um dispositivo colocado por meio de um cateter.

Um dos maiores avanços na cateterização intervencionista na última década foi o **implante da valva transcateter.** Tipicamente, uma válvula porcina é costurada em um *stent* expansível (comercialmente disponível), que é então colapsado ao redor de um cateter com balão. O dispositivo é posicionado ao longo de uma valva aórtica ou pulmonar estenótica ou insuficiente e o balão é inflado, expandindo então tanto o *stent* quanto o tecido avaliado. O cateter com balão é posteriormente removido, deixando a nova valva no lugar, bem ancorada pelo *stent* nas paredes da artéria pulmonar principal ou na aorta. Neste momento, a aplicação mais comum em crianças é a substituição da **valva pulmonar** (Melody® Valve) naquelas que tiveram uma cirurgia para a tetralogia de Fallot (geralmente devido à insuficiência pulmonar residual) (Figura 450.30). Em adultos mais velhos, a aplicação mais comum é a substituição de uma valva aórtica estenótica, particularmente em um paciente cujo risco de se submeter a uma cirurgia cardíaca aberta é grande. Valvas de *stent* foram colocadas na posição tricúspide em crianças com insuficiência tricúspide, embora os números sejam atualmente muito pequenos para uma avaliação quanto à eficácia e à taxa de complicações.

A bibliografia está disponível no GEN-io.

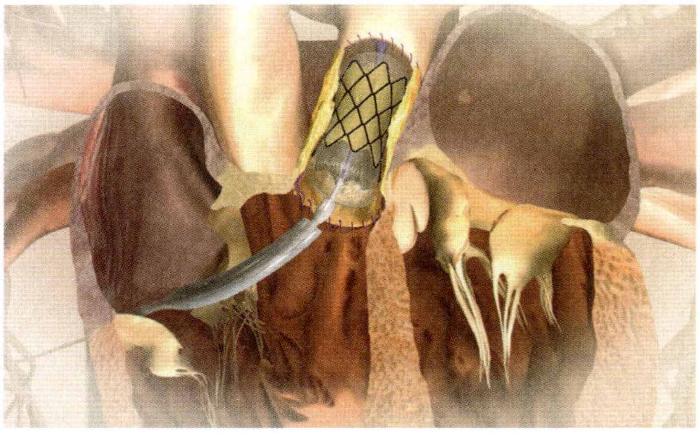

Figura 450.30 Ilustração do implante de uma valva de *stent* Melody® colocada na posição pulmonar por um cateter inserido na veia femoral direita. (© *Medtronic 2017, usada com permissão.*)

Seção 3

Cardiopatia Congênita

Capítulo 451

Epidemiologia e Base Genética das Cardiopatias Congênitas

Daniel Bernstein

PREVALÊNCIA

A cardiopatia congênita (CC) ocorre em aproximadamente 0,8% dos nascimentos vivos. A incidência é maior em natimortos (3 a 4%), abortos espontâneos (10 a 25%) e recém-nascidos prematuros (aproximadamente 2%, excluindo a persistência do canal arterial [PCA]). Esta incidência mais generalista não inclui o prolapso da valva mitral, a PCA de prematuros e a valva aórtica bicúspide (presentes em 1 a 2% dos adultos). Os defeitos cardíacos congênitos têm amplo espectro de gravidade em lactentes: aproximadamente 2 a 3 em 1.000 recém-nascidos apresentarão sintomas de doença cardíaca no primeiro ano de vida. O diagnóstico é estabelecido na primeira semana de vida em 40 a 50% dos pacientes com CC e no primeiro mês em 50 a 60%. Com os avanços nas cirurgias paliativas e corretivas, o número de crianças com CC que sobrevive até a vida adulta aumentou muito. Apesar destes avanços, a CC continua a ser a principal causa de morte em crianças com malformações congênitas. A Tabela 451.1 resume a frequência relativa das lesões cardíacas congênitas mais comuns.

A maioria dos defeitos congênitos é bem tolerada no feto devido à natureza em paralelo da circulação fetal. Até mesmo os defeitos cardíacos mais graves, como a **síndrome da hipoplasia do coração esquerdo (SHCE),**

Tabela 451.1 Frequência relativa das principais lesões cardíacas congênitas.*

LESÃO	% DE TODAS AS LESÕES
Comunicação interventricular	35 a 30
Comunicação interatrial (tipo *ostium secundum*)	6 a 8
Persistência do canal arterial	6 a 8
Coarctação da aorta	5 a 7
Tetralogia de Fallot	5 a 7
Estenose da valva pulmonar	5 a 7
Estenose da valva aórtica	4 a 7
D-Transposição das grandes artérias	3 a 5
Hipoplasia do ventrículo esquerdo	1 a 3
Hipoplasia do ventrículo direito	1 a 3
Truncus arteriosus	1 a 2
Drenagem anômala de veias pulmonares	1 a 2
Atresia tricúspide	1 a 2
Ventrículo único	1 a 2
Dupla via de saída de ventrículo direito	1 a 2
Outras	5 a 10

*Excluindo a persistência do canal arterial em recém-nascidos prematuros, a valva aórtica bicúspide, a estenose relativa de ramos da artéria pulmonar e o prolapso da valva mitral.

geralmente podem ser bem compensados pela circulação fetal. Na SHCE, todo o débito cardíaco fetal é ejetado pelo ventrículo direito através do canal arterial para as aortas descendente e ascendente (esta última sendo preenchida por fluxo retrógrado), de modo que o fluxo sanguíneo para os órgãos do feto fica minimamente prejudicado. Uma vez que a placenta faz a troca gasosa e a circulação fetal normal mistura o sangue mais rico em oxigênio com o mais pobre, o suprimento de oxigênio para os órgãos fetais também não é muito afetado. Somente depois do nascimento, quando as estruturas fetais (canal arterial e forame oval) começam a se fechar, é que o impacto hemodinâmico de uma anomalia anatômica passa a ser aparente. Uma exceção digna de nota é o caso das graves lesões regurgitantes, mais comumente da valva tricúspide. Nestas lesões, como a **anomalia de Ebstein** da valva tricúspide ou a obstrução grave do trato de saída de ventrículo direito (ver Capítulo 457.7), a circulação fetal em paralelo não pode compensar a carga volumétrica imposta pelo lado direito do coração. Podem ocorrer insuficiência cardíaca intraútero, frequentemente acompanhada por derrames pleurais e pericárdicos, e ascite generalizada (hidropisia fetal não imune).

Embora as transições circulatórias mais significativas ocorram no período perinatal imediato, a circulação continua a sofrer transformações depois do nascimento e tais mudanças tardias também podem ter impacto hemodinâmico sobre as lesões cardíacas e suas incidências aparentes. Com a queda da resistência vascular pulmonar (RVP) nas primeiras semanas de vida, o *shunt* esquerda-direita através dos defeitos intracardíacos aumenta e os sintomas passam a ser mais perceptíveis. Assim, nos pacientes com **comunicação interventricular (CIV)**, a insuficiência cardíaca é frequentemente observada pela primeira vez entre 1 e 3 meses (ver Capítulo 453.6). A gravidade de diversos defeitos pode também mudar com o crescimento; algumas CIVs podem diminuir de tamanho e até mesmo se fechar com o passar do tempo. Por outro lado, a estenose da valva aórtica ou pulmonar, que pode ser apenas moderada no período neonatal, pode piorar se o crescimento do orifício valvar não acompanhar o crescimento do paciente (ver Capítulo 454.5). O médico deve estar sempre atento para as malformações congênitas associadas, que podem afetar negativamente o prognóstico do paciente (ver Tabela 449.2).

ETIOLOGIA

A causa da maioria dos defeitos cardíacos congênitos ainda é desconhecida. Muitos casos de CC são multifatoriais e resultantes da combinação da predisposição **genética** a um estímulo **ambiental** que ainda não foi determinado. Uma pequena porcentagem das lesões cardíacas congênitas está relacionada a anomalias cromossômicas conhecidas, principalmente as trissomias dos cromossomos 21, 13 e 18 e a síndrome de Turner; observam-se cardiopatias em mais de 90% dos pacientes com trissomia do 18, em 50% dos pacientes com trissomia do 21 e em 40% daqueles com síndrome de Turner. Outros fatores genéticos podem atuar na CC; por exemplo, certos tipos de CIVs (supracristais) são mais comuns em crianças asiáticas. O risco de ocorrência de CC aumenta em caso de acometimento de um parente em primeiro grau (pais ou irmãos).

Uma crescente lista de lesões cardíacas congênitas está associada a anomalias cromossômicas específicas e várias foram relacionadas a defeitos genéticos específicos. A análise por **hibridização *in situ* por fluorescência (FISH)** permite uma rápida triagem de casos suspeitos após a identificação de uma anomalia cromossômica específica, embora os exames em laboratórios clínicos para detecção de defeitos genéticos específicos ainda sejam incomuns. As ferramentas cromossômicas de *microarray* (microarranjos de DNA), tais como a **hibridização gênomica comparativa** e o **polimorfismo de nucleotídio único (SNP)**, já identificaram variações previamente não identificadas em números de cópias (microdeleções ou microduplicações) ou variantes de um único nucleotídio em muitos pacientes com CC e suspeita de uma síndrome genética. Essas variantes são submicroscópicas e, assim, não visíveis nas análises cromossômicas de rotina. Em muitos casos, a hibridização genômica comparativa substituiu a cariotipagem de rotina nos exames clínicos de neonatos com CC.

Uma causa genética bem caracterizada de CC é a deleção de uma região grande (1,5 a 3 Mb) do cromossomo 22q11.2, conhecida como **região crítica de DiGeorge**. Pelo menos 30 genes foram mapeados na região deletada; o *Tbx1*, um fator de transcrição que participa do início do desenvolvimento do trato de saída e é um gene implicado como possível causa da síndrome de DiGeorge. A prevalência estimada das deleções em 22q11.2 é de 1/4.000 nascidos vivos. As lesões cardíacas associadas às deleções em 22q11.2 estão presentes nas síndrome de DiGeorge ou na **síndrome de Shprintzen (velocardiofacial)**. O acrônimo **CATCH 22** é usado para resumir os principais componentes destas síndromes (defeitos cardíacos, dismorfismos faciais, aplasia tímica, fenda palatina e hipocalcemia; em inglês, *cardiac defects, abnormal facies, thymic aplasia, cleft palate, e hypocalcemia*). As anomalias cardíacas específicas são os defeitos conotruncais (tetralogia de Fallot, *truncus arteriosus*, dupla via de saída de ventrículo direito, CIV subarterial) e os defeitos dos **arcos branquiais** (coarctação da aorta, interrupção do arco aórtico, arco aórtico à direita). As anomalias congênitas das vias respiratórias, como traqueomalacia e broncomalacia, estão ocasionalmente presentes. Embora a possibilidade de recorrência seja extremamente baixa na ausência de uma deleção parental em 22q11.2, o risco é de 50% caso um dos pais carregue a deleção. Mais de 90% dos pacientes com as características clínicas da síndrome de DiGeorge apresentam uma deleção em 22q11.2. Um segundo *locus* genético no braço curto do cromossomo 10 (10p13p14) foi também identificado, e sua deleção compartilha algumas, mas não todas, as características fenotípicas com a deleção em 22q11.2; os pacientes com del(10p) apresentam maior incidência de perda auditiva neurossensorial.

Outras lesões cardíacas estruturais associadas a anomalias cromossômicas específicas incluem a **comunicação interatrial (CIA) tipo *ostium secundum* familiar** associada ao **bloqueio atrioventricular** (o fator de transcrição Nkx2.5 no cromossomo 5q35), a CIA sem bloqueio atrioventricular (o fator de transcrição GATA4), a **síndrome de Alagille** (Jagged1 no cromossomo 20p12) e a **síndrome de Williams** (elastina no cromossomo 7q11). É interessante notar que os pacientes com CIVs e defeitos do septo atrioventricular apresentaram múltiplas mutações em Nkx2.5 em células isoladas dos tecidos cardíacos doentes, mas não nas células dos tecidos cardíacos normais ou dos linfócitos circulantes, indicando uma possível participação de mutações *somáticas* que levam ao mosaicismo na patogênese de defeitos cardíacos congênitos. As Tabelas 451.2 e 451.3 são uma compilação das causas genéticas conhecidas de CC.

Tabela 451.2 Genética das cardiopatias congênitas: defeitos associados a síndromes.

DOENÇA CARDIOVASCULAR	LOCALIZAÇÃO CROMOSSÔMICA	GENE(S) IMPLICADO(S)*	DEFEITOS CARDÍACOS COMUNS
Síndrome de DiGeorge, síndrome velocardiofacial	22q11.2, 11p13p14	*TBX1*	TOF, IAA, TA, CIV
CIA familiar com bloqueio cardíaco	5q35	*NKX2.5*	CIA, bloqueio cardíaco
CIA familiar sem bloqueio cardíaco	8p22-23	*GATA4*	CIA
Síndrome de Alagille (hipoplasia do ducto biliar, lesões cardíacas do lado direito)	20p12, 1p12	*JAGGED1, NOTCH2*	Hipoplasia de ramos pulmonares, EP, TOF
Síndrome de Holt-Oram (defeitos em membros, CIA)	12q24	*TBX5*	CIA, CIV, PCA

(*continua*)

Tabela 451.2 Genética das cardiopatias congênitas: defeitos associados a síndromes. *(continuação)*

DOENÇA CARDIOVASCULAR	LOCALIZAÇÃO CROMOSSÔMICA	GENE(S) IMPLICADO(S)*	DEFEITOS CARDÍACOS COMUNS
Trissomia do 21 (síndrome de Down)	21q22	Desconhecidos	DSAV
Defeito do septo AV familiar isolado (sem trissomia do 21)	1p31-p21, 3p25	*CRELD1*	DSAV
DATVP familiar	4p13-q12	Desconhecidos	DATVP
Síndrome de Noonan (EP, CIA, cardiomiopatia hipertrófica)	12q24, 12p1.21, 2p212, 3p25.2, 7q34, 15q22.31, 11p15.5, 1p13.2, 10q25.2, 11q23.3, 17q11.2	*PTPN11, KRAS, SOS1, SOS2, RAF1, BRAF, MEK1, HRAS, NRAS, SHOC2, CBL, NF1*	EP, CIA, CIV, PCA, cardiomiopatia
Síndrome de Ellis–van Creveld (polidactilia, CIA)	4p16	*EVC, EVC2*	CIA, átrio único
Síndrome de Char (defeitos craniofaciais e em membros, PCA)	6p12-21.1	*TFAP2B*	PCA
Síndrome de Williams-Beuren (EA supravalvar, EP de ramos pulmonares, hipercalcemia)	7q11.23	*ELN* (Elastina)	EA supravalvar, estenose de ramos pulmonares
Síndrome de Marfan (doença do tecido conjuntivo, dilatação da raiz aórtica)	15q21	Fibrilina	Aneurisma aórtico, doença da valva mitral
Anomalias familiares de lateralização	Xq24-2q7, 1q42, 9p13-21	*ZIC3, DNAI1*	*Situs inversus*, cardiopatia congênita complexa
Síndrome de Turner	X	Desconhecidos	Coarctação da aorta, estenose aórtica
Trissomia do 13 (síndrome de Patau)	13	Desconhecidos	CIA, CIV, PCA, anomalias valvares
Trissomia do 18 (síndrome de Edwards)	18	Desconhecidos	CIA, CIV, PCA, anomalias valvares
Síndrome do miado de gato (*cri du chat*)	5p15.2	*CTNND2*	CIA, CIV, PCA, TOF
Síndrome do olho do gato	22q11	Desconhecidos	DATVP, TOF
Síndrome de Jacobsen	11q23	*JAM3*	SHCE
Síndrome de Costello	11p15.5	*HRAS*	EP, cardiomiopatia hipertrófica, arritmias
Síndrome CHARGE	8p12, 7q21.11	*CHD7, SEMA3E*	CIA, CIV, TOF
Síndrome de Kabuki	12q13.12	*MLL2*	CIA, CIV, TOF, coarctação, TGA
Síndrome de Carney	2p16	*PRKAR1A*	Mixomas atriais e ventriculares

AV, Atrioventricular; CIA, comunicação interatrial; CIV, comunicação interventricular; DATVP, drenagem anômala total de veias pulmonares; DSAV, defeito do septo atrioventricular; EA, estenose aórtica; EP, estenose pulmonar; IAA, interrupção do arco aórtico; PCA, persistência do canal arterial; SHCE, síndrome da hipoplasia do coração esquerdo; TA, *truncus arteriosus*; TGA, transposição de grandes artérias; TOF, tetralogia de Fallot. *Em muitos casos, a mutação de um único gene esteve fortemente associada a uma doença cardiovascular específica, por exemplo, por meio do achado de alta incidência de mutações ou deleções de determinado gene em um grande grupo de pacientes. Geralmente, estes achados são confirmados por estudos em camundongos, nos quais a deleção ou a alteração de um gene induz um fenótipo cardíaco similar a uma doença humana. Em outros casos, a mutação de um gene pode aumentar o risco de doença cardiovascular, mas com menor penetrância, o que sugere que genes modificadores ou fatores ambientais possam contribuir. Por fim, em alguns casos, as mutações gênicas foram apenas identificadas em um pequeno número de linhagens e a confirmação depende da triagem de números maiores de pacientes.

Tabela 451.3 Genética da cardiopatia congênita isolada (não sindrômica).

GENE IMPLICADO*	PROTEÍNA CODIFICADA	DEFEITOS CARDÍACOS
GENES QUE CODIFICAM FATORES DE TRANSCRIÇÃO		
ANKRD1	Domínio repetido de anquirina	DATVP
CITED2	Proteína ligante do elemento responsivo a cAMP	CIA, CIV
FOG2/ZFPM2	*Friend of GATA* (FOG)	TOF
GATA6	Fator *de* transcrição GATA6	CIA, CIV, TOF, EP, DSAV, PCA
HAND2	Fator de transcrição hélice-alça-hélice	TOF
IRX4	*Iroquois homeobox 4*	CIV
MED13 l	Subunidade similar ao complexo mediador 13	TGA
NKX2-5/NKX2.5	Fator de transcrição contendo *homeobox*	CIA, CIV, TOF, SHCE, CoA, TGA, IAA
TBX20	Fator de transcrição T-Box 20	CIA, CIV, estenose mitral
ZIC3	Fator de transcrição dedo de zinco	TGA, EP, DATVP, SHCE, CIA, CIV
GENES QUE CODIFICAM RECEPTORES E MOLÉCULAS DE SINALIZAÇÃO		
ACVR1/ALK2	Receptor de proteína morfogenética óssea (BMP)	DSAV
ACVR2B	Receptor de activina	EP, DVSVD, TGA
ALDH1A2	Retinaldeído desidrogenase	TOF
CFC1/CRYPTIC	Proteína críptica	TOF, TGA, DSAV, CIA, CIV, IAA, DVSVD

(continua)

Tabela 451.3 Genética da cardiopatia congênita isolada (não sindrômica). *(continuação)*

GENE IMPLICADO*	PROTEÍNA CODIFICADA	DEFEITOS CARDÍACOS
CRELD1	Proteínas relacionadas ao fator de crescimento epidérmico	CIA, DSAV
FOXH1	Transdutor de sinal activina *forkhead* (FAST)	TOF, TGA
GDF1	Fator de diferenciação do crescimento 1	TOF, TGA, DVSVD, heterotaxia
GJA1	Conexina 43	CIA, SHCE, DATVP
LEFTY2	Fator de determinação de esquerda-direita	TGA, DSAV, IAA, CoA
NODAL	Homólogo de Nodal (superfamília do TGF-β)	TGA, AP, TOF, DVSVD, DATVP, DSAV
NOTCH1	NOTCH1 (Ligante de JAG1)	Valva aórtica bicúspide, EA, CoA, SHCE
PDGFRA	Receptor α do fator de crescimento derivado de plaquetas	DATVP
SMAD6	Proteína similar a MAD	Valva aórtica bicúspide, CoA, EA
TAB2	Quinase ativada pelo TGF-β	Defeitos dos tratos de saída
TDGF1	Fator de crescimento derivado de teratocarcinoma 1	TOF, CIV
VEGF	Fator de crescimento do endotélio vascular (VEGF)	CoA, defeitos dos tratos de saída
GENES QUE CODIFICAM PROTEÍNAS ESTRUTURAIS		
ACTC	α-Actina cardíaca	CIA
MYH11	Cadeia pesada de miosina 11	PCA, aneurisma aórtico
MYH6	Cadeia pesada de α-miosina	CIA, TA, EA, TGA
MYH7	Cadeia pesada de β-miosina	Anomalia de Ebstein, CIA

AP, Atresia pulmonar; cAMP, adenosina monofosfato cíclico; CIA, comunicação interatrial; CIV, comunicação interventricular; CoA, coarctação da aorta; DATVP, drenagem anômala total de veias pulmonares; DSAV, defeito do septo atrioventricular; DVSVD, dupla via de saída do ventrículo direito; EA, estenose aórtica; EP, estenose pulmonar; IAA, interrupção do arco aórtico; PCA, persistência do canal arterial; SHCE, síndrome da hipoplasia do coração esquerdo; TA, *truncus arteriosus*; TGA, transposição das grandes artérias; TGF, fator transformador de crescimento; TOF, tetralogia de Fallot. *Em muitos casos, a mutação de um único gene esteve fortemente associada a uma doença cardiovascular específica, por exemplo, por meio do achado de alta incidência de mutações ou deleções de determinado gene em um grande grupo de pacientes. Geralmente, estes achados são confirmados por estudos em camundongos, nos quais a deleção ou a alteração de um gene induz um fenótipo cardíaco similar a uma doença humana. Em outros casos, a mutação de um gene pode aumentar o risco de doença cardiovascular, mas com menor penetrância, o que sugere que genes modificadores ou fatores ambientais possam contribuir. Por fim, em alguns casos, as mutações gênicas foram apenas identificadas em um pequeno número de linhagens e a confirmação depende da triagem de números maiores de pacientes. Parcialmente adaptada de Fahed AC, Gelb BD, Seidman JG, Seidman CE: Genetics of congenital heart disease: the glass half empty. *Circ Res* 112:707-720, 2013.

O maior progresso na identificação da origem genética das doenças cardiovasculares foi feito nas **cardiomiopatias** genéticas e, em particular, na **cardiomiopatia hipertrófica.** Estiveram implicadas mutações em cerca de uma dúzia de genes, a maioria em codificadores de proteínas componentes do sarcômero cardíaco, sejam componentes dos filamentos grossos (miosina), sejam subunidades reguladoras associadas, embora as mutações em genes mitocondriais sejam cada vez mais reconhecidas e tenham participação maior nos pacientes que apresentam cardiomiopatia hipertrófica quando bebês em comparação a crianças maiores e adultos. As mutações no **gene da cadeia pesada da β-miosina cardíaca *MYH7*** (cromossomo 14q1) e no gene da **proteína C ligante de miosina** (cromossomo 11q11) são as mais comuns (Tabela 451.4). As mutações menos comuns incluem aquelas nos genes das troponinas cardíacas T e I, da α-tropomiosina, das cadeias leves reguladora e essencial de miosina, da titina e da cadeia pesada de α-miosina. Centenas de mutações foram identificadas nesses genes e alguns pacientes (até 15% em um estudo) podem ter mutações em mais de um gene. Hoje, existem exames laboratoriais de rotina para a detecção da maioria dessas mutações; no entanto, nem todas as mutações que causam cardiomiopatia hipertrófica foram identificadas e, assim, o exame negativo não elimina uma causa genética.

Houve também progresso na identificação da base genética da **cardiomiopatia dilatada,** que é familiar em 20 a 50% dos casos. A herança autossômica dominante é a mais comumente encontrada e, assim como na cardiomiopatia hipertrófica, múltiplos genes foram identificados (ver Tabela 451.2). A herança ligada ao cromossomo X é responsável por 5 a 10% dos casos de cardiomiopatia dilatada familiar. As mutações no gene da *distrofina* (cromossomo Xp21) são as mais comuns neste grupo e provocam a **distrofia muscular de Duchene ou de Becker**. As mutações no gene que codifica a *tafazina* estão associadas à **síndrome de Barth** e a alguns casos de miocárdio não compactado. A herança autossômica recessiva está associada à mutação na troponina cardíaca I. As miopatias mitocondriais podem ser causadas por mutações em enzimas da cadeia de transporte de elétrons codificadas pelo DNA nuclear (em que a herança segue os padrões da genética mendeliana) ou em enzimas da oxidação de ácidos graxos codificadas pelo DNA mitocondrial (que é herdado apenas da mãe). A Tabela 451.4 é uma compilação das causas genéticas mais comuns de cardiomiopatia.

A base genética das **arritmias hereditárias,** mais notavelmente a **síndrome do QT longo,** esteve associada a mutações dos genes que codificam subunidades dos canais cardíacos de potássio e sódio (ver Tabela 451.2). Outras arritmias hereditárias incluem a **displasia arritmogênica de ventrículo direito**, a fibrilação atrial familiar, o bloqueio atrioventricular total [BAVT] familiar e a **síndrome de Brugada**. A Tabela 451.5 é uma compilação das causas genéticas mais comuns de arritmias.

De todos os casos de CC, 2 a 4% são associados a condições ambientais ou maternas adversas e influências teratogênicas, o que inclui o diabetes melito e a fenilcetonúria maternos ou o lúpus eritematoso sistêmico; a síndrome da rubéola congênita; e a ingestão de substâncias pela mãe (lítio, álcool, varfarina, talidomida, antimetabólitos, derivados da vitamina A, agentes anticonvulsivos) (ver Tabela 449.2). As malformações não cardíacas associadas observadas nas síndromes identificáveis podem ser detectadas em até 25% dos pacientes com CC.

Foram identificadas diferenças de gêneros na ocorrência de lesões cardíacas específicas. A transposição das grandes artérias e as lesões obstrutivas esquerdas são ligeiramente mais comuns em meninos (65%), enquanto CIA, CIV, PCA e estenose pulmonar são mais comuns em meninas. Não foram observadas diferenças raciais na ocorrência de lesões cardíacas congênitas como um todo; em lesões específicas, como a transposição das grandes artérias, a maior ocorrência é observada entre os bebês caucasianos.

SEQUENCIAMENTO GENÔMICO DE ÚLTIMA GERAÇÃO E CARDIOPATIA CONGÊNITA

Os National Institutes of Health (NIH) dos Estados Unidos lançaram o **Pediatric Cardiac Genomics Consortium (PCGC**; Consórcio de Genômica Cardíaca Pediátrica) em 2009, com o objetivo de realizar o sequenciamento genômico em 10 mil crianças com malformações cardíacas e em ambos os pais (conhecidos como um *trio*) para identificação de variantes genéticas *de novo* associadas a cardiopatias congênitas. Em um estudo realizado com mais de 300 trios, verificou-se que as mutações *de novo* em várias centenas de genes contribuem para 10% dos casos de CC grave. Outro grande estudo do PCGC descobriu que a incidência de variantes genéticas *de novo* era 10 vezes

Tabela 451.4 Genética das cardiomiopatias.

CARDIOMIOPATIA	LOCALIZAÇÃO CROMOSSÔMICA	GENE
Cardiomiopatia hipertrófica	14q1	Cadeia pesada de β-miosina
	15q2	α-Tropomiosina
	1q31	Troponina T
	19p13.2-19q13.2	Troponina I
	11p13-q13	Proteína C ligante de miosina
	12q23	Cadeia leve reguladora da miosina lenta cardíaca
	13p21	Cadeia leve essencial da miosina lenta ventricular
	2q31	Titina
	3p25	Caveolina 3
	DNA mitocondrial	RNAt da glicina
	DNA mitocondrial	RNAt da isoleucina
Cardiomiopatia hipertrófica com síndrome de Wolff-Parkinson-White	7q36.1	Proteinoquinase ativada por AMP
Outras Doenças Genéticas que Causam Hipertrofia Cardíaca		
Amiloidose familiar	18q12.1	Transtirretina (TTR)
Síndrome de Noonan	12q24.1, 2p22.1, 3p25, 12p12.1	Proteína tirosina fosfatase 11 (PTPN11), *son of sevenless homolog 1* (SOS1), proto-oncogene RAF1, GTPase KRAS
Doença de Fabry	Xq22	α-Galactosídeo A (GLA)
Doença de Danon	Xq24	Proteína de membrana associada ao lisossomo 2 (LAMP2)
Hemocromatose hereditária	6p21.3	Proteína da hemocromatose hereditária (HFE)
Doença de Pompe	17q25	Ácido α-glicosidase (GAA)
Cardiomiopatia dilatada		
Ligada ao X	Xp21	Distrofina
	Xp28	Tafazina
Autossômica recessiva	19p13.2-19q13.2	Troponina I

Formas autossômicas dominantes: Foram identificados genes que codificam múltiplas proteínas, tais como actina cardíaca; desmina; δ-sarcoglicana; cadeia pesada de β-miosina; troponinas cardíacas C e T; α-tropomiosina; titina; metavinculina; proteína C ligante de miosina; proteína LIM muscular; α-actinina 2; fosfolambam; domínio de ligação Cypher/LIM 3; cadeia pesada de α-miosina; SUR2A (subunidade reguladora do canal de K dependente de ATP); e lamina A/C. **Miocárdio não compactado**: Foram relatados padrões de herança autossômica dominante, autossômica recessiva, ligada ao cromossomo X e mitocondrial. Entre os genes implicados estão os da α-distrobrevina, Cypher/ZASP, lamina A/C, Tafazina, MIB1 e proteína ligante de domínio LIM 3 (LDB3). Parcialmente adaptada de Dunn KE, Caleshu C, Cirino AL *et al.*: A clinical approach to inherited hypertrophy: the use of family history in diagnosis, risk assessment, and management, *Circ Cardiovasc Genet* 6:118-131, 2013.

Tabela 451.5 Genética das arritmias.

ARRITMIA	LOCALIZAÇÃO CROMOSSÔMICA	GENE(S) IMPLICADO(S)
Bloqueio atrioventricular total	19q13	Desconhecidos
Síndrome do QT longo		
SQTL1 (autossômica dominante)	11p15.5	*KVLQT1* (canal de K^+)
SQTL2 (autossômica dominante)	7q35	*HERG* (canal de K^+)
SQTL3 (autossômica dominante)	3p21	*SCN5A* (canal de Na^+)
SQTL4 (autossômica dominante)	4q25-27	Desconhecidos
SQTL5 (autossômica dominante)	21q22-q22	*KCNE1* (canal de K^+)
SQTL6	21q22.1	*KCNE2* (canal de K^+)
Síndrome de Jervell e Lange-Nielsen (autossômica recessiva, surdez congênita)	11p15.5	*KVLQT1* (canal de K^+)
SQTL8-13	Desconhecida	Mutações privadas (raras)
Displasia arritmogênica do ventrículo direito (DAVD): 11 genes estão agora associados à DAVD (*DAVD1* a *DAVD11*), geralmente com herança autossômica dominante, mas com penetrância variável. Esses genes incluem *TGFβ*$_3$ (fator transformador do crescimento β), *RYR2* (receptor de rianodina), *LAMR1* (receptor de laminina 1), *PTPLA* (proteína tirosina fosfatase), *DSP* (desmoplaquina), *PKP2* (placofilina 2), *DSG2* (desmogleína) e *DSC2* (desmocolina).		
Fibrilação atrial familiar (autossômica dominante)	10q22-q24, 6q14-16	Desconhecidos
	11p15.5	*KVLQT1* (canal de K^+)
	11p15.5	*KCNQ1* (canal de K^+)
	21q22	*KCNE2* (canal de K^+)
	17q23.1-q24.2	*KCNJ2* (canal de K^+)
	7q35-q36	*KCNH2* (canal de K^+)
Síndrome de Brugada (bloqueio do ramo direito, elevação do segmento ST, morte súbita inesperada)	3p21-p24	*SCN5A* (canal de Na^+)
	3p22-p24	*GPD-1L* (glicerol-3-fosfato desidrogenase)
Taquicardia ventricular polimórfica catecolaminérgica	–	*RYR2* (autossômica dominante)
	–	*CASQ2* (autossômica recessiva)

maior (20% *versus* 2%) em pacientes com malformações cardíacas e defeitos no desenvolvimento neurológico do que naqueles com CC isolada, ligando essas a distúrbios do desenvolvimento neurológico em nível genético.

A identificação de mutação *candidata de novo* está longe de ser uma prova do seu papel na causa da CC, que deve ser verificada em modelos animais ou por meio da observação de vários outros pacientes com conexão genótipo-fenótipo semelhante. A relação entre uma variante genética específica e a CC é ainda mais complicada pela enorme variabilidade genótipo-fenótipo; uma única mutação pode provocar diversos defeitos cardíacos ou, às vezes, nenhum.

ACONSELHAMENTO GENÉTICO

Os pais que têm um filho com CC precisam de aconselhamento quanto à probabilidade de ocorrência de malformações cardíacas em filhos subsequentes (ver Capítulo 94.1). À exceção das síndromes causadas pela mutação de um único gene, a maioria dos casos de CC é ainda relegada a um padrão multifatorial de herança, o que deve resultar em baixo risco de recidiva. No entanto, com a identificação de mais etiologias genéticas, estes riscos precisarão ser constantemente atualizados. A incidência de CC na população normal é de 0,8%, aumentando para 2 a 6% na segunda gestação depois do nascimento de uma criança cardiopata ou acometimento de um dos pais. Este risco de recorrência é altamente dependente do tipo de lesão observada no primeiro filho. Quando dois parentes em primeiro grau apresentam CC, o risco para uma criança subsequente pode chegar a 20 a 30%. Quando a segunda criança apresenta cardiopatia, a doença tende a ser de classe similar à lesão observada no parente de primeiro grau (lesões conotruncais, lesões obstrutivas do lado esquerdo ou direito, defeitos no septo atrioventricular). A gravidade pode ser variável, assim como a presença de defeitos associados. Uma cuidadosa triagem ecocardiográfica dos parentes de primeiro grau frequentemente leva à detecção de formas brandas de CC que eram clinicamente silenciosas. A incidência de valva aórtica bicúspide é mais do que o dobro (5% *versus* 2% na população geral) em pais de crianças com obstruções do trato de saída do ventrículo esquerdo (estenose aórtica, coarctação da aorta, SHCE). A consulta com um geneticista experiente é a forma mais confiável de dar informações atualizadas à família acerca do risco de recorrência.

A **ecocardiografia fetal** melhora a taxa de detecção das lesões cardíacas congênitas em pacientes de alto risco (ver Capítulo 450.4). Este tipo de ultrassom é muito mais abrangente do que o exame de triagem realizado pelo obstetra, e geralmente é solicitado e interpretado por um cardiologista pediátrico especializado. A resolução e a precisão da ecocardiografia fetal são excelentes, mas não perfeitas; as famílias devem ser informadas de que um ecocardiograma fetal normal não garante a ausência de CC. As lesões cardíacas congênitas podem evoluir durante a gestação; a estenose aórtica moderada com ventrículo esquerdo de tamanho normal na 18ª semana de gestação pode evoluir para atresia aórtica com hipoplasia do ventrículo esquerdo na 34ª semana devido ao menor fluxo por átrio, ventrículo e aorta na última metade da gravidez. Este progresso levou ao início de ensaios clínicos acerca do tratamento intervencionista, como a valvoplastia aórtica fetal com balão, para a prevenção do desenvolvimento da SHCE (ver Capítulo 450.7).

O principal fator na determinação da possibilidade de gestação de um feto a termo de **mulher com cardiopatia congênita,** operada ou não, é a condição cardiovascular da mãe. Na presença de um defeito cardíaco congênito brando ou após o sucesso no reparo de uma lesão mais complexa, é provável que a gestação seja normal. Na mulher com CC submetida a tratamento paliativo ou com função cardíaca deteriorada, no entanto, a maior carga hemodinâmica imposta pela gestação pode gerar um risco significativamente alto para a mãe e o feto, e estas gestações devem ser acompanhadas por um obstetra/perinatologista experiente em alto risco e por um cardiologista especialista em CC adulta (ver Capítulo 461.1).

A bibliografia está disponível no GEN-io.

Capítulo 452

Avaliação e Triagem de Lactentes ou Crianças com Cardiopatia Congênita

Daniel Bernstein

A avaliação inicial de uma suspeita de cardiopatia congênita (CC) envolve uma abordagem sistemática com três componentes principais. Primeiro, os defeitos cardíacos congênitos podem ser divididos em dois grupos principais com base na presença ou ausência de **cianose**, que pode ser determinada pelo exame físico com o auxílio da oximetria de pulso. Segundo, geralmente estes dois grupos podem ainda ser subdivididos de acordo com a presença, na radiografia de tórax, de trama vascular pulmonar aumentada, normal ou diminuída. Terceiro, o eletrocardiograma (ECG) pode ser usado para determinar a existência de **hipertrofia** direita, esquerda ou biventricular. As características dos sons cardíacos e a presença e o padrão de alguns sopros podem estreitar ainda mais as possibilidades de um diagnóstico diferencial. O diagnóstico final é, então, confirmado por ecocardiografia, tomografia computadorizada (TC) ou ressonância magnética (RM) cardíaca ou, ainda, cateterismo cardíaco.

Múltiplos estudos demonstram os benefícios da realização rotineira da **triagem por oximetria de pulso** de todos os recém-nascidos para detecção de CC crítica subclínica; dentre as lesões, incluem-se a síndrome da hipoplasia do coração esquerdo, a atresia pulmonar, a tetralogia de Fallot, a drenagem anômala total de veias pulmonares, a transposição das grandes artérias, a atresia tricúspide, o *truncus arteriosus*, a coarctação da aorta neonatal e a interrupção do arco aórtico. Muitas dessas lesões são ductodependentes e, no caso de fechamento do canal arterial, há grave descompensação cardíaca. Além disso, a oximetria de pulso pode detectar distúrbios respiratórios e hipertensão pulmonar primária. Tal triagem foi endossada pela American Academy of Pediatrics, pela American Heart Association, pelo American College of Cardiology e pela March of Dimes, e, nos EUA, recomendada, mas não considerada obrigatória, pelo Department of Health and Human Services. Em recém-nascidos assintomáticos, a triagem é realizada entre 24 e 48 horas de vida e antes da alta. A saturação à oximetria de pulso entre 90 e 94% na mão direita ou em qualquer um dos pés determina a realização *urgente* de uma ecocardiografia. A saturação à oximetria de pulso menor do que 95% em qualquer local ou a diferença de saturação maior do que 3% entre a mão direita e qualquer um dos pés são consideradas um resultado positivo e o exame deve ser repetido em 1 hora; se novamente positivo, deve ser repetido em 1 hora de novo. Se continuar positivo, a realização de **ecocardiografia** é indicada. Além disso, o cuidadoso reexame dos pulsos e da pressão arterial nos membros superior e inferior, assim como a ausculta cardiológica, é indicado em crianças com resultado positivo na primeira triagem.[3]

LESÕES CARDÍACAS CONGÊNITAS ACIANÓTICAS

As lesões cardíacas congênitas acianóticas podem ser classificadas de acordo com a sobrecarga fisiológica predominante que impõem ao coração. Embora muitas lesões cardíacas congênitas induzam mais do

[3]N.T.R.: Desde 2014 a medição da saturação de oxigênio por meio da oximetria de pulso no membro superior direito e em um dos membros inferiores é obrigatória em todos os recém-nascidos entre 24 e 48 h nas maternidades do Brasil (teste do coraçãozinho ou teste da oximetria) como exame de triagem neonatal para cardiopatias congênitas críticas e deve ser anotado na caderneta de vacinação do lactente.

que um distúrbio fisiológico, é bom focar na alteração da sobrecarga primária para fins de classificação. As lesões mais comuns são aquelas que produzem uma **sobrecarga volumétrica** e, dentre estas, as mais comuns são as lesões de *shunt* esquerda-direita. A regurgitação valvar atrioventricular (AV) e as cardiomiopatias dilatadas são outras causas de sobrecarga volumétrica. A segunda classe principal de lesões provoca um aumento na **carga de pressão**, mais comumente secundária à obstrução do trato de saída ventricular (estenose da valva pulmonar ou aórtica) ou à estenose de um grande vaso (estenose de ramo da artéria pulmonar ou coarctação da aorta). A radiografia de tórax e o ECG são boas ferramentas para diferenciação entre essas classes principais de lesões de sobrecargas de volume e de pressão.

Lesões que aumentam a carga volumétrica

As lesões mais comuns que aumentam a carga volumétrica são aquelas que provocam ***shunt* esquerda-direita** (ver Capítulo 453): comunicação interatrial (CIA), comunicação interventricular (CIV), defeitos do septo atrioventricular (antes chamados canais AV ou defeitos do coxim endocárdico) e persistência do canal arterial. O denominador fisiopatológico comum deste grupo é a presença de uma **comunicação** entre os lados sistêmico e pulmonar da circulação que provoca a volta de sangue completamente oxigenado para os pulmões para uma segunda passagem. Este *shunt* pode ser quantificado pelo cálculo da razão entre os fluxo sanguíneos pulmonar e sistêmico (Qp:Qs). Assim, um *shunt* 3:1 implica três vezes o fluxo sanguíneo pulmonar normal, o que é um *shunt* moderadamente grande e que provavelmente causará sintomas de insuficiência cardíaca.

A direção e a magnitude do *shunt* por meio de tal comunicação dependem do tamanho do defeito, das relações entre as pressões pulmonar e sistêmica e a resistência vascular, e das complacências das duas câmaras conectadas pelo defeito. Estes fatores são dinâmicos e podem mudar muito com a idade: os defeitos intracardíacos podem diminuir com o tempo; a resistência vascular pulmonar (RVP), que é alta no período neonatal imediato, cai ao nível normal dos adultos após várias semanas de vida; e a exposição crônica da circulação pulmonar à pressão e ao fluxo sanguíneos altos resulta no aumento gradual da RVP (**fisiologia da síndrome de Eisenmenger**; ver Capítulo 460.2). Assim, uma lesão como uma grande CIV pode estar associada a pouco *shunt* e poucos sintomas durante a primeira ou segunda semana de vida. Quando a RVP cair ao longo das 2 a 4 semanas seguintes, o volume do *shunt* esquerda-direita aumenta e os sintomas começam a aparecer.

O maior volume de sangue nos pulmões reduz a complacência pulmonar e aumenta o trabalho respiratório. Os extravasamentos de líquido para o espaço intersticial e alvéolos provocam edema pulmonar. O lactente desenvolve os sintomas da **insuficiência cardíaca**, tais como taquipneia, taquicardia, sudorese, retrações torácicas, batimento de asa de nariz e sibilos. Porém, nas crianças com *shunts* esquerda-direita grandes, o termo *insuficiência cardíaca* é impróprio; o débito ventricular esquerdo total não é menor e, na verdade, é várias vezes superior ao normal, embora muito desse débito seja ineficaz, pois volta diretamente para os pulmões. Para manter este alto nível de débito ventricular esquerdo, a frequência cardíaca e o volume sistólico se elevam devido à relação de Frank-Starling, já que o maior volume ventricular distende os sarcômeros cardíacos, e também devido ao aumento da atividade do sistema nervoso simpático. O aumento na liberação de catecolaminas, combinado com o maior trabalho respiratório, eleva o consumo corporal total de oxigênio (devido ao aumento da estimulação de β-receptores), geralmente além da capacidade de transporte de oxigênio da circulação. A ativação simpática provoca vasoconstrição periférica (devido à maior estimulação de α-receptores) e surgem sintomas como sudorese e irritabilidade, enquanto o desequilíbrio entre suprimento e demanda de oxigênio prejudica o crescimento. O coração sofre um remodelamento, predominantemente com dilatação de câmara causada pela sobrecarga volumétrica e, em menor grau, hipertrofia. Na ausência de tratamento, a RVP começa a aumentar e, em alguns anos, o volume do *shunt* diminui e os sintomas melhoram. Se não for corrigido, o *shunt* se inverte e passa a ser direita-esquerda quando a RVP aumenta ainda mais (ver Capítulo 460.2).

Outros danos que impõem uma carga volumétrica ao coração incluem as **lesões regurgitantes** (ver Capítulo 455) e as **cardiomiopatias dilatadas** (ver Capítulo 466.1). A regurgitação pelas valvas AV é mais comumente encontrada nos pacientes com defeitos parciais ou completos do septo AV (também conhecidos como defeitos do canal AV ou defeitos do coxim endocárdico). Nessas lesões, a combinação de um *shunt* esquerda-direita com a regurgitação valvar AV aumenta a carga volumétrica no coração e frequentemente provoca sintomas mais graves. A regurgitação isolada pela valva tricúspide é observada na **anomalia de Ebstein** (ver Capítulo 457.7). A regurgitação com acometimento de uma das valvas semilunares (aórtica ou pulmonar) também gera uma carga volumétrica, mas geralmente está associada a algum grau de estenose, levando, então, a uma carga combinada de pressão e volume. A regurgitação aórtica pode ser observada em pacientes com CIV diretamente abaixo da valva aórtica (CIV supracristal), o que gera duas fontes de carga volumétrica no ventrículo esquerdo.

Diferentemente dos *shunts* esquerda-direita, em que geralmente a função cardíaca está normal ou aumentada, nas cardiomiopatias a função cardíaca está diminuída. Nas **cardiomiopatias** a contratilidade sistólica e/ou o relaxamento diastólico estão alterados. A disfunção aumenta a pressão de enchimentos atrial e ventricular e, com isto, ocorre edema pulmonar secundário ao aumento da pressão capilar. O baixo débito cardíaco leva a redução do fluxo sanguíneo para os órgãos, ativação simpática e sintomas de má perfusão e redução do débito urinário. As principais causas de cardiomiopatia em lactentes e crianças são a miocardite viral, os distúrbios metabólicos e as mutações em genes do sarcômero e outros genes estruturais e funcionais (ver Capítulo 466).

Lesões que aumentam a carga de pressão

O denominador fisiopatológico comum destas lesões decorrentes do aumento da carga de pressão é uma **obstrução ao fluxo sanguíneo normal**. As mais frequentes são as **obstruções ao trato de saída ventricular**: a estenose valvar pulmonar, a estenose valvar aórtica e a coarctação da aorta (ver Capítulo 454). Menos comuns são as **obstruções ao trato de entrada ventricular**: estenose tricúspide ou mitral, *cor triatriatum* e obstrução das veias pulmonares. A obstrução do trato de saída ventricular pode ocorrer na valva, abaixo dela (ventrículo direito com dupla câmara, membrana subaórtica) ou acima da valva (estenose de ramos pulmonares ou estenose aórtica supravalvar). A não ser que a obstrução seja grave, o débito cardíaco será mantido e os sintomas clínicos de insuficiência cardíaca serão sutis ou ausentes. O coração compensa a maior pós-carga por meio do aumento da espessura da parede cardíaca (hipertrofia), mas, em estágios posteriores, a câmara acometida desenvolve fibrose e começa a se dilatar, podendo haver progressão para insuficiência ventricular.

O quadro clínico é diferente quando a obstrução ao trato de saída é grave, como geralmente observado no período neonatal imediato. O recém-nascido pode apresentar doença grave horas após o nascimento. A estenose pulmonar grave no período neonatal (chamada de **estenose pulmonar crítica**) provoca sinais de insuficiência cardíaca direita (hepatomegalia, edema periférico), assim como cianose devido ao *shunt* direita-esquerda através do forame oval. A estenose aórtica grave no período neonatal (**estenose aórtica crítica**) é caracterizada por sinais de insuficiência cardíaca do lado esquerdo (edema pulmonar, má perfusão periférica), geralmente combinados com insuficiência cardíaca direita (hepatomegalia, edema), e pode rapidamente progredir para um colapso circulatório total. Nas crianças maiores, a estenose pulmonar grave provoca sintomas de insuficiência cardíaca direita, mas geralmente não causa cianose, a não ser que haja uma via patente para ocorrer o *shunt* direita-esquerda (p. ex., forame oval).

A **coarctação da aorta** nas crianças maiores e nos adolescentes geralmente se manifesta como hipertensão na porção superior do corpo e redução dos pulsos nos membros inferiores. No período neonatal imediato, dependendo da gravidade da estenose, a coarctação pode causar desde redução dos pulsos nos membros inferiores até insuficiência cardíaca. No entanto, o quadro clínico da coarctação pode ser retardado pela persistência normal do canal arterial nos primeiros dias de vida. Nesses pacientes, mesmo quando o canal começa a se fechar, a extremidade aórtica aberta serve como um conduto para que o fluxo de sangue parcialmente ultrapasse a obstrução; nas coarctações mais graves, o sangue que deixa o ventrículo direito atravessa o canal para suprir diretamente a aorta descendente (como ocorria no feto). Esses lactentes, então, passam a apresentar sintomas, frequentemente graves, quando o canal se fecha, geralmente nas primeiras semanas de vida.

LESÕES CARDÍACAS CONGÊNITAS CIANÓTICAS

O grupo cianótico das lesões cardíacas congênitas pode também ser dividido de acordo com a fisiopatologia: se houver *diminuição* do fluxo sanguíneo pulmonar, geralmente por uma **obstrução ao trato de saída ventricular direito** (tetralogia de Fallot, tetralogia com atresia pulmonar ou atresia pulmonar com septo íntegro) ou uma **obstrução ao trato de entrada ventricular** (atresia tricúspide) ou drenagem anômala total de veias pulmonares (DATVP) obstrutiva; ou se houver *aumento* do fluxo sanguíneo pulmonar e *mistura* do sangue oxigenado e desoxigenado (transposição de grandes vasos, ventrículo único, *truncus arteriosus*, DATVP sem obstrução). A radiografia de tórax é uma ferramenta valiosa na diferenciação inicial dessas duas categorias.

Lesões cianóticas com redução do fluxo sanguíneo pulmonar

Para que haja cianose, estas lesões devem incluir uma obstrução ao fluxo sanguíneo pulmonar (na valva tricúspide ou na valva pulmonar) e uma via alternativa pela qual o sangue venoso sistêmico possa passar diretamente da direita para a esquerda e entrar na circulação sistêmica (através de um forame oval patente, CIA ou CIV). As lesões comuns deste grupo são a atresia tricúspide, a tetralogia de Fallot, a tetralogia de Fallot com atresia pulmonar, a atresia pulmonar com septo íntegro e as diversas formas de ventrículo único com estenose ou atresia pulmonar (ver Capítulo 457). Nessas lesões, o grau de cianose depende do grau de obstrução ao fluxo sanguíneo pulmonar. Se a obstrução for branda, a cianose pode estar ausente em repouso. Estes pacientes podem apresentar crises cianóticas durante condições de estresse. Por outro lado, se a obstrução for grave, o fluxo sanguíneo pulmonar pode estar totalmente dependente de um canal arterial patente. Quando o canal se fecha nos primeiros dias de vida, o recém-nascido apresenta hipoxia grave.

Lesões cianóticas com aumento do fluxo sanguíneo pulmonar

Este grupo de lesões não está associado à obstrução ao fluxo sanguíneo pulmonar. A cianose é causada por conexões ventriculoarteriais anormais ou uma mistura total dos sangues venoso sistêmico (desoxigenado) e venoso pulmonar (oxigenado) dentro do coração (ver Capítulo 458). A **transposição das grandes artérias** (ou **dos grandes vasos**) é a mais comum do primeiro grupo de lesões. Nesta doença, a aorta se origina no ventrículo direito, e a artéria pulmonar no ventrículo esquerdo. O sangue venoso sistêmico que retorna para o átrio direito é bombeado diretamente de volta para o corpo e o sangue oxigenado que volta dos pulmões para o átrio esquerdo é bombeado de volta ao pulmão. A **patência de vias fetais** (forame oval e canal arterial) permite um pequeno grau de mistura no período neonatal imediato, o que impede a queda brusca da saturação sistêmica quando o canal começa a se fechar; esses lactentes podem apresentar cianose extrema.

As **lesões de mistura total** incluem os defeitos cardíacos com um átrio ou ventrículo comum, DATVP e *truncus arteriosus* (ver Capítulo 458). Neste grupo, o sangue venoso sistêmico não oxigenado e o sangue das veias pulmonares oxigenado se misturam completamente no coração e, assim, a saturação de oxigênio é igual na artéria pulmonar e na aorta. Na ausência de obstrução ao fluxo sanguíneo pulmonar, esses lactentes apresentam uma combinação de cianose e sobrecarga da circulação pulmonar que provoca insuficiência cardíaca. Por outro lado, na presença de estenose pulmonar, esses lactentes podem apresentar cianose, similarmente aos pacientes com tetralogia de Fallot.

A bibliografia está disponível no GEN-io.

Capítulo 453
Cardiopatias Congênitas Acianóticas: Lesões de *Shunts* Esquerda-Direita

453.1 Comunicação Interatrial

Daniel Bernstein

As comunicações interatriais (**CIAs**) podem ocorrer em qualquer parte do septo interatrial (***secundum***, ***primum*** ou **seio venoso**) dependendo de qual estrutura do septo embrionário não conseguiu se desenvolver normalmente (Figura 453.1) (ver Capítulo 447). Com menos frequência, o septo interatrial pode estar quase ausente, com a criação de um átrio único funcional. As CIAs *ostium secundum* isoladas representam cerca de 7% dos defeitos cardíacos congênitos. A maioria dos casos de CIA é esporádica; a herança autossômica dominante ocorre como parte da **síndrome de Holt-Oram** (hipoplasia ou ausência de polegares, rádios, trifalangismo, focomelia, bloqueio atrioventricular de 1º grau e CIA) ou em famílias com CIA *ostium secundum* e bloqueio atrioventricular (ver Tabela 451.2).

Um **forame oval patente (FOP)** valvo-incompetente isolado é um achado ecocardiográfico comum durante a infância. Geralmente, ele não tem significado hemodinâmico e não é considerado uma CIA; um FOP pode desempenhar um papel importante se outros defeitos cardíacos estruturais estiverem presentes. Se outra anomalia cardíaca estiver causando aumento da pressão atrial direita (estenose ou atresia pulmonar, anormalidades na valva tricúspide, disfunção ventricular direita), o sangue venoso pode se desviar através do FOP para o átrio esquerdo, resultando então em cianose. Por causa da estrutura anatômica do FOP, o *shunt* esquerda-direita é incomum fora do período neonatal imediato. Na presença de uma grande sobrecarga de volume ou de um átrio esquerdo hipertensivo (p. ex., secundário à estenose mitral), o forame oval pode estar suficientemente dilatado para resultar em um *shunt* esquerda-direita significativo. Um FOP valvo-competente, mas pérvio a uma sonda (que pode ser empurrado e aberto com um cateter), pode estar presente em 15 a 30% dos adultos. Um FOP isolado não requer tratamento cirúrgico, embora possa ser um risco para a embolização sistêmica paradoxal (*shunt* direita-esquerda). O fechamento desse defeito por prótese pode ser considerado em adultos com histórico de acidente vascular encefálico (AVE) tromboembólico.

A bibliografia está disponível no GEN-io.

453.2 Defeito do Tipo *Ostium Secundum*

Daniel Bernstein

Um defeito do tipo *ostium secundum* na região da fossa oval é a forma mais comum de CIA e está associado a valvas atrioventriculares (AV) estruturalmente normais (ver Figura 453.1). O **prolapso da valva mitral** tem sido descrito em associação com esse defeito, mas raramente tem um significado clínico importante. A CIA do tipo *ostium secundum* pode ser única ou múltipla (septo interatrial fenestrado) e aberturas de 2 cm ou mais de diâmetro são comuns em crianças maiores sintomáticas. Os defeitos grandes podem se estender inferiormente em direção à veia cava inferior (VCI) e ao óstio do seio coronário, superiormente em direção à veia cava superior (VCS), ou posteriormente. A incidência em mulheres supera a dos homens (relação de 3:1). A **drenagem anômala parcial de veias pulmonares** (DAPVP), geralmente da veia pulmonar superior direita, pode ser uma lesão associada.

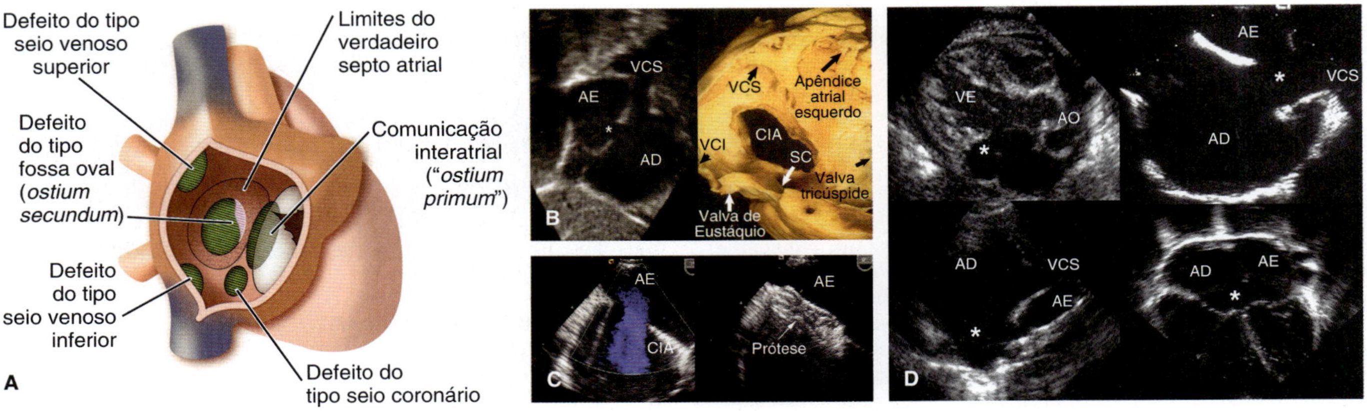

Figura 453.1 Comunicações interatriais (CIAs). **A.** Diagrama esquemático descreve os diferentes tipos de *shunt* interatrial que podem ser encontrados. Repare que somente o defeito central é adequado ao fechamento por prótese. **B.** *Painel esquerdo*, visão oblíqua anterior direita subcostal de uma CIA do tipo *ostium secundum* (asterisco) adequada para fechamento por prótese. *Painel direito*, A peça anatômica é visualizada em um corte similar descrevendo os marcos do defeito. **C.** *Imagem da esquerda*, ecocardiograma transesofágico com fluxo colorido antes do fechamento por prótese. *Imagem da direita*, obtida após a liberação de uma prótese de Amplatzer. **D.** Montagem das comunicações interatriais ecocardiográficas que não são CIAs do tipo *ostium secundum* (*asteriscos*) e, portanto, não são adequadas para o fechamento por prótese. *Imagem superior esquerda*, defeito do tipo seio coronário causado pela ausência de teto do mesmo; *imagem superior direita*, defeito do tipo seio venoso superior; *imagem inferior esquerda*, defeito do tipo seio venoso inferior; *imagem inferior direita*, CIA no contexto de um defeito septal atrioventricular. AD, átrio direito; AE, átrio esquerdo; AO, aorta; SC, seio coronário; VCI, veia cava inferior; VCS, veia cava superior; VE, ventrículo esquerdo. (*De Webb GD, Smallhorn JF, Therrien J, Redington AN: Congenital heart disease in the adult and pediatric patient. In* Braunwald's heart disease: a textbook of cardiovascular medicine, ed 11, *Philadelphia, 2018, Elsevier, Fig 75.17, p 1536.*)

FISIOPATOLOGIA

O grau do *shunt* esquerda-direita depende do tamanho do defeito, da complacência relativa dos ventrículos direito e esquerdo e da resistência vascular relativa nas circulações pulmonar e sistêmica. Em grandes defeitos, um *shunt* considerável de sangue oxigenado flui do átrio esquerdo para o direito (Figura 453.2). Esse sangue é adicionado ao retorno venoso habitual para o átrio direito e é bombeado pelo ventrículo direito para os pulmões. Com grandes defeitos, a razão entre os fluxos sanguíneos pulmonar e sistêmico (Qp:Qs) está, geralmente, entre 2:1 e 4:1. A falta de sintomas nos lactentes com CIA está relacionada com a estrutura do ventrículo direito no início da vida, quando a sua parede muscular é espessa e menos complacente, limitando, assim, o *shunt* esquerda-direita. Conforme a criança vai crescendo e a resistência vascular pulmonar (RVP) cai, a parede do ventrículo direito (VD) se torna mais fina e o *shunt* esquerda-direita através da CIA aumenta. O aumento do fluxo sanguíneo para o lado direito do coração resulta no aumento de átrio e ventrículo direitos e na dilatação da artéria pulmonar. O átrio esquerdo também pode estar aumentado, pois o fluxo sanguíneo pulmonar aumentado retorna para ele, mas o ventrículo esquerdo e a aorta permanecem normais em tamanho. Apesar do grande fluxo sanguíneo pulmonar, geralmente a pressão arterial pulmonar (PAP) está normal devido à ausência de uma comunicação de alta pressão entre as circulações pulmonar e sistêmica. A RVP mantém-se baixa durante toda a infância, embora possa começar a aumentar na idade adulta e pode, eventualmente, resultar em inversão do *shunt* e cianose clínica.

MANIFESTAÇÕES CLÍNICAS

Uma criança com uma CIA do tipo *ostium secundum* é normalmente assintomática; muitas vezes, a lesão é descoberta acidentalmente durante o exame físico. Na infância, mesmo uma CIA do tipo *ostium secundum* muito grande raramente produz evidências clínicas de insuficiência cardíaca. No entanto, na avaliação mais cuidadosa, as crianças menores podem exibir uma deficiência de crescimento sutil, e as maiores podem ter diferentes graus de intolerância ao exercício. Muitas vezes, o grau de limitação pode passar despercebido pela família até a correção, quando o crescimento ou o nível de atividade da criança aumentam significativamente (p. ex., "Nunca soube que ela corria tão rápido").

Os achados de exame físico de uma CIA geralmente são característicos, mas bastante sutis e requerem um exame cuidadoso do coração, com especial atenção para os sons cardíacos. O exame do tórax pode revelar um abaulamento precordial esquerdo suave. O íctus do ventrículo direito pode ser palpável na borda esternal esquerda. Às vezes, pode ser ouvido um clique de ejeção pulmonar. Na maioria dos pacientes com uma CIA, o achado característico é o **desdobramento amplo e fixo** da segunda bulha cardíaca (B_2) durante todas as fases da respiração. Normalmente, a duração da ejeção do ventrículo direito varia com a

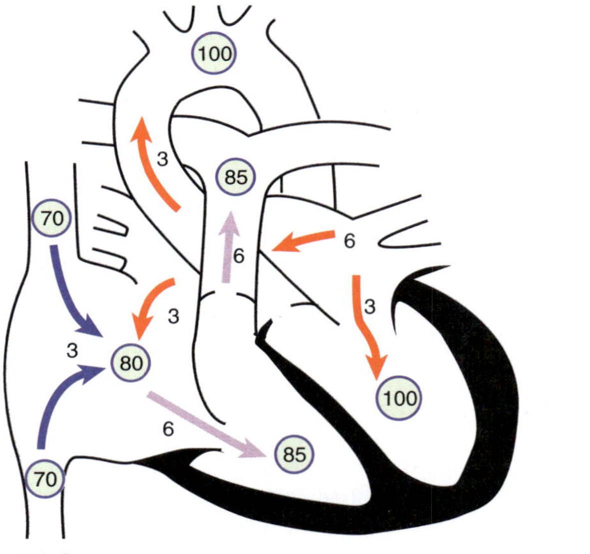

Figura 453.2 Fisiologia da comunicação interatrial. Os *números nos círculos* representam os valores de saturação de oxigênio (SO_2). Os *números ao lado das setas* representam os volumes de fluxo sanguíneo (em ℓ/min/m²). Esta ilustração mostra um paciente hipotético com uma razão entre fluxos sanguíneos pulmonar e sistêmico (Qp:Qs) de 2:1. O sangue dessaturado entra no átrio direito pela veia cava a um volume de 3 ℓ/min/m² e se mistura com 3 ℓ adicionais de sangue totalmente saturado do *shunt* esquerda-direita através da CIA; o resultado é um aumento na SO_2 no átrio direito. Os 6 ℓ de sangue correm ao longo da valva tricúspide e causam um sopro de ruflar mesodiastólico. A SO_2 pode estar ligeiramente superior no ventrículo direito devido à mistura incompleta no nível atrial. O total de 6 ℓ flui através da via de saída do ventrículo direito e causa um sopro ejetivo sistólico. Os 6 ℓ retornam ao átrio esquerdo, com 3 ℓ do *shunt* esquerda-direita através da comunicação e 3 ℓ cruzando a valva mitral para serem ejetados pelo ventrículo esquerdo para a aorta ascendente (débito cardíaco normal).

respiração, com a inspiração aumentando o volume do VD e atrasando o fechamento da valva pulmonar, o que aumenta o desdobramento da B_2. Na CIA, o volume diastólico do VD está constantemente elevado e o tempo de ejeção é prolongado ao longo de todas as fases da respiração. Pode-se auscultar um sopro sistólico de ejeção; geralmente ele não ultrapassa um tom médio de grau 3/6, sem qualidades rudes, raramente acompanhado por um frêmito e sendo mais bem auscultados nas bordas esternais esquerdas média e superior. É produzido pelo aumento do fluxo ao longo da via de saída do VD para a artéria pulmonar. O fluxo ao longo da CIA entre os dois átrios de baixa pressão não provoca um sopro audível. Um sopro de ruflar mesodiastólico e curto, produzido pelo aumento de volume do fluxo sanguíneo através da valva tricúspide, é frequentemente audível na borda esternal esquerda inferior. Este achado, que pode ser sutil e é mais bem auscultado com a campânula do estetoscópio, geralmente indica uma Qp:Qs de pelo menos 2:1.

DIAGNÓSTICO

A radiografia torácica mostra diferentes graus de dilatação de ventrículo e átrio direitos, dependendo do tamanho do *shunt*. A artéria pulmonar está dilatada e a vascularização pulmonar está aumentada. Estes sinais variam e podem não estar evidentes nos casos leves. Frequentemente, o aumento da área cardíaca é mais bem visualizado na incidência de perfil porque o ventrículo direito se projeta anteriormente conforme seu volume aumenta. O **eletrocardiograma** mostra sobrecarga de volume do ventrículo direito; o eixo de QRS pode estar normal ou apresentar desvio do eixo para a direita, e pode estar presente um distúrbio leve de condução pelo ventrículo direito (padrão rsR′ nas precordiais direitas). A **hipertrofia ventricular direita** não é comum na ausência de hipertensão pulmonar ou outras lesões (p. ex., estenose pulmonar valvar).

O **ecocardiograma** mostra achados característicos de sobrecarga de volume do ventrículo direito, incluindo um aumento da dimensão diastólica final ventricular direita e retificação e movimento anormal do septo ventricular (ver Figura 453.1). Um septo normal se move posteriormente durante a sístole e anteriormente durante a diástole (em sincronia com as contrações ventriculares esquerdas). Com a sobrecarga ventricular direita e a RVP normal, o movimento do septo é retificado ou invertido, isto é, há movimento anterior na sístole. A localização e o tamanho da CIA são prontamente observados por uma varredura bidimensional (2D), com a hiper-refringência característica da imagem de eco vista na borda do defeito provocada pelo aumento da refletividade do ultrassom na interface sangue-tecido (artefato T). O *shunt* é confirmado por Doppler pulsátil e colorido. A entrada normal de todas as veias pulmonares para o átrio esquerdo deve ser confirmada.

Os pacientes com as características clássicas de uma CIA hemodinamicamente significativa no exame físico e na radiografia de tórax, nos quais é feita a identificação ecocardiográfica de uma CIA *ostium secundum* isolada, não são submetidos a **cateterismo** diagnóstico antes do reparo, com a exceção de um paciente mais velho no qual a RVP pode ser uma preocupação. Se houver suspeita de doença vascular pulmonar, a cateterização cardíaca confirma a presença do defeito e permite quantificar o *shunt*, a pressão e a resistência pulmonares.

Se a cateterização for executada, normalmente, no momento em que for realizado o fechamento por prótese (ver Tratamento), o teor de oxigênio do sangue do átrio direito será muito maior do que o da VCS. Esta característica não é especificamente diagnóstica, pois pode ocorrer na drenagem anômala parcial das veias pulmonares (DAPVP) para o átrio direito, na **comunicação interventricular** associada à insuficiência da valva tricúspide, nos defeitos do septo atrioventricular associados a desvios do ventrículo esquerdo para o átrio direito e nas comunicações da aorta com o átrio direito (rompimento do aneurisma do seio de Valsalva). Geralmente, a pressão no lado direito do coração está normal, mas gradientes de pressão pequenos a moderados (< 25 mmHg) podem ser medidos através da via de saída do VD por causa da estenose funcional relacionada com o fluxo de sangue excessivo. Se o gradiente de pressão através da valva pulmonar for maior, provavelmente está presente uma estenose pulmonar patológica. Em crianças e adolescentes, a RVP é quase sempre normal. O *shunt* é variável e depende do tamanho do defeito, mas pode ser de volume considerável (tão alto como 20 ℓ/min/m²). A **cineangiografia**, realizada com o cateter através do defeito e na veia pulmonar superior direita, demonstra o orifício e confirma a localização da drenagem venosa pulmonar superior direita (normal ou aberrante na VCS). A **angiografia pulmonar** demonstra o defeito na *levofase* (retorno do contraste para o lado esquerdo do coração depois de passar através dos pulmões).

COMPLICAÇÕES

Geralmente, as CIAs do tipo *ostium secundum* são isoladas, embora possam estar associadas à DAPVP, à estenose valvar pulmonar, à CIV, à estenose de ramos da artéria pulmonar e à VCS esquerda persistente, bem como ao prolapso e à insuficiência da valva mitral. Podem também estar associadas à síndrome de Holt-Oram, de herança autossômica dominante, que possui o gene *TBX5*, um membro da família do fator de transcrição T-box situado na região 12q21-q22 do cromossomo 12, como responsável. Uma forma familiar de CIA do tipo *ostium secundum* associada ao distúrbio na condução AV tem estado relacionada a mutações em outro fator de transcrição, o Nkx2.5. Os pacientes com CIA familiar sem bloqueio cardíaco podem carregar uma mutação no fator de transcrição GATA4, localizado no cromossomo 8p22-23 (ver Tabela 451.2).

TRATAMENTO

O fechamento cirúrgico ou percutâneo por meio de prótese é recomendado para todos os pacientes sintomáticos, assintomáticos com uma Qp:Qs de pelo menos 2:1 e aqueles com aumento do VD. Geralmente, o momento ideal para o fechamento eletivo é após o primeiro ano de vida e antes da entrada na escola. Pode ser realizado com cirurgia de tórax aberto e está associado a uma taxa de mortalidade de menos de 1%. Preferivelmente, o reparo é feito durante a primeira infância porque a mortalidade e a morbidade cirúrgicas são significativamente maiores na idade adulta; o risco a longo prazo de arritmia causada pela dilatação atrial crônica também é maior depois do reparo da CIA em adultos. Para a maioria dos pacientes, o *procedimento de escolha é o fechamento percutâneo por cateterismo utilizando uma prótese de oclusão do septo interatrial*, sendo esta implantada por via transvenosa na sala de cateterismo cardíaco (Figura 453.3). Os resultados são excelentes e o paciente geralmente recebe alta hospitalar no dia seguinte. Com a última geração de próteses, a incidência de complicações graves, tais como a erosão da prótese, é de 0,1% e pode ser diminuída por meio da identificação dos pacientes de alto risco, caso daqueles com uma borda deficiente de septo na área onde a prótese seria ancorada. Geralmente, o ecocardiograma pode determinar se um paciente é um bom candidato para o fechamento por hemodinâmica. Nos pacientes que apresentam CIAs pequenas do tipo *ostium secundum*, com *shunts* esquerda-direita mínimos e sem dilatação do VD, o consenso é o de que o fechamento não é necessário. Os lactentes com CIAs de tamanho pequeno a moderado podem ser observados atentamente, pois frequentemente esses defeitos diminuirão de tamanho no primeiro ano de vida. Não está claro neste momento se a persistência de uma CIA pequena na idade adulta aumenta o risco de AVE o suficiente para justificar o fechamento profilático de todos esses defeitos.

PROGNÓSTICO

As CIAs de tamanho pequeno a moderado detectadas em crianças nascidas a termo podem diminuir de tamanho ou se fechar espontaneamente. As CIAs do tipo *ostium secundum* são bem toleradas durante a infância, e geralmente os sintomas não aparecem até a terceira década de vida ou até mais tarde. A hipertensão pulmonar, as arritmias atriais, a insuficiência tricúspide ou mitral e a insuficiência cardíaca são manifestações tardias; esses sintomas podem aparecer inicialmente durante a sobrecarga de volume da gravidez. A endocardite infecciosa é extremamente rara, e a profilaxia antibiótica para uma CIA do tipo *ostium secundum* isolada não é recomendada.

Os resultados após o fechamento cirúrgico ou percutâneo em crianças com comunicações moderadas a grandes são excelentes. Os sintomas, se estiverem presentes, desaparecem rapidamente, e o crescimento somático é frequentemente acentuado. O tamanho do coração diminui

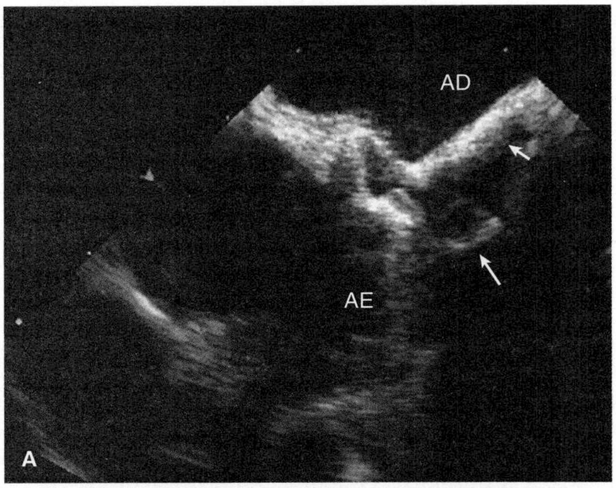

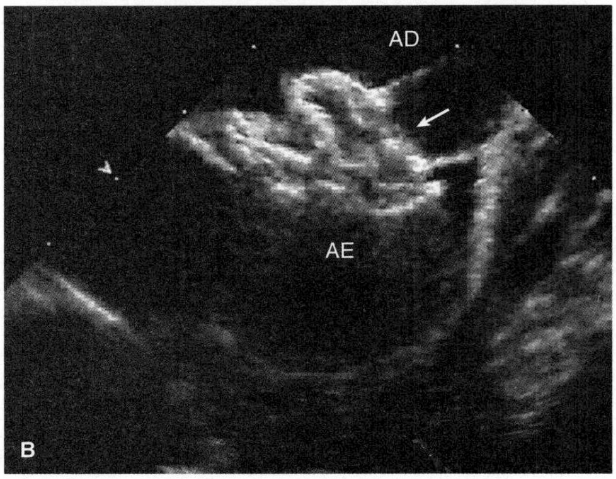

Figura 453.3 Ultrassonografia intravascular de oclusão percutânea da comunicação interatrial. **A.** Um cateter (*seta pequena*) foi inserido através da comunicação interatrial, e o disco esquerdo da prótese (*seta grande*) foi expelido da bainha para o átrio esquerdo (AE). **B.** O disco do átrio direito (*seta*) foi expelido para o átrio direito (AD). As duas metades da prótese são então engatadas uma na outra e o cateter é separado da prótese oclusora e removido.

até o normal, e o eletrocardiograma mostra diminuição das sobrecargas do ventrículo direito. A insuficiência cardíaca direita tardia e as arritmias são menos frequentes em pacientes que tiveram um reparo precoce, tornando-se mais comum em pacientes submetidos à cirurgia depois dos 20 anos. Embora os resultados iniciais e a médio prazo com o fechamento por prótese sejam excelentes, os efeitos a longo prazo ainda não são conhecidos. Os relatos de resolução de enxaqueca em pacientes pós-fechamento de CIA ou FOP por prótese são intrigantes, sugerindo uma possível etiologia tromboembólica. No entanto, há também pacientes cuja enxaqueca começou ou piorou após o procedimento hemodinâmico.

453.3 Comunicação Interatrial do Tipo Seio Venoso

Daniel Bernstein

Uma CIA do tipo seio venoso está localizada na parte superior do septo interatrial em estreita relação com a entrada da veia cava superior (ver Figura 453.1). Frequentemente, uma ou mais veias pulmonares (geralmente do pulmão direito) drenam anomalamente para a VCS, que às vezes atravessa o defeito; neste caso, um pouco de sangue venoso sistêmico entra no átrio esquerdo, mas raramente causa cianose clinicamente evidente. A alteração hemodinâmica, os achados clínicos, o eletrocardiograma e a radiografia de tórax são semelhantes aos observados na CIA do tipo *ostium secundum*. Geralmente, o **diagnóstico** pode ser feito por ecocardiografia. Se houver dúvida sobre a drenagem venosa pulmonar, a TC ou a RM cardíacas geralmente são diagnósticas. O cateterismo cardíaco raramente é necessário, com exceção dos pacientes adultos nos quais a avaliação da RVP pode ser importante. Geralmente, a **correção anatômica** requer a inserção de um *patch* para fechar o defeito, incorporando então a entrada de veias pulmonares anômalas no átrio esquerdo. Se a veia anômala drenar para uma região elevada da VCS, ela pode ser deixada intacta e a CIA pode ser fechada para incorporar a entrada da VCS dentro do átrio esquerdo. A VCS proximal à entrada venosa é então separada e anastomosada diretamente no átrio direito. Este procedimento evita a sutura direta da veia pulmonar com menos chance de estenose futura. Geralmente, os resultados cirúrgicos são excelentes. É raro os defeitos do tipo seio venoso envolverem a VCI.

453.4 Drenagem Anômala Parcial das Veias Pulmonares

Daniel Bernstein

Uma ou várias das veias pulmonares podem retornar anomalamente para a VCS ou VCI, para o átrio direito ou o seio coronário e produzir um *shunt* esquerda-direita de sangue oxigenado. A drenagem anômala parcial das veias pulmonares (DAPVP) geralmente envolve algumas ou todas as veias de apenas um pulmão, mais frequentemente o direito. Quando uma CIA associada está presente, geralmente ela é do tipo seio venoso, embora possa ser do tipo *ostium secundum* (ver Capítulos 453.2 e 453.3). Quando uma CIA é detectada pelo ecocardiograma, deve-se sempre procurar uma DAPVP associada. O curso natural, os sinais do exame físico e os resultados eletrocardiográficos e radiológicos são indistinguíveis de uma CIA do tipo *ostium secundum* isolada. Ocasionalmente, uma veia anômala que drena para a VCI é visível na radiografia de tórax como uma sombra crescente de densidade vascular ao longo da borda direita da silhueta cardíaca (**síndrome da cimitarra**); nestes casos, geralmente uma CIA não está presente, mas **sequestro pulmonar** ou **hipoplasia pulmonar ipsilateral** e um suprimento arterial anômalo para este lobo são achados comuns. A DAPVP é uma lesão cianótica e é discutida no Capítulo 458.7. Geralmente, o ecocardiograma confirma o diagnóstico. A RM e a TC também são úteis se houver dúvidas sobre a drenagem venosa pulmonar ou nos casos de síndrome da cimitarra. Se um cateterismo cardíaco for realizado, a presença de veias anômalas é demonstrada pela arteriografia pulmonar seletiva e o suprimento arterial pulmonar anômalo para o pulmão direito é demonstrado pela aortografia descendente.

O prognóstico da DAPVP é excelente, sendo semelhante ao da CIA do tipo *ostium secundum*. Quando um grande *shunt* esquerda-direita estiver presente, o reparo cirúrgico é realizado. A CIA associada deve ser fechada de tal maneira que a drenagem das veias pulmonares seja dirigida para o átrio esquerdo. Uma veia pulmonar anômala única e sem uma comunicação atrial pode ser difícil de redirecionar para o átrio esquerdo; se o *shunt* for pequeno e o ventrículo direito não estiver aumentado, ela pode permanecer inoperada.

453.5 Defeitos do Septo Atrioventricular (Comunicação do Tipo *Ostium Primum* e Defeito do Canal Atrioventricular ou do Coxim Endocárdico)

Daniel Bernstein

As anormalidades abrangidas pelos defeitos do tipo septo AV (atrioventricular) são agrupadas, pois representam um espectro de uma anormalidade embriológica básica, uma **deficiência do septo AV**. A valva tricúspide fica ligeiramente inferior (mais na direção do ápice cardíaco) do que a valva mitral e, assim, uma pequena parte do septo separa o ventrículo esquerdo do átrio direito. Este é o septo AV, que é deficiente em todas as formas de defeitos do septo AV. Quando o septo AV estiver ausente, há um defeito do tipo ***ostium primum***, que estará situado na parte inferior do septo interatrial e superiormente às valvas mitral e tricúspide. Na maioria dos casos, também é observada uma ***cleft* (fenda) no folheto anterior da valva mitral**. A valva tricúspide geralmente está funcionalmente normal, embora alguma anormalidade anatômica do folheto septal possa estar presente. O septo ventricular fica intacto.

Um defeito do septo AV, também conhecido como *defeito do canal AV* ou *defeito do coxim endocárdico*, consiste em defeitos contíguos dos septos atrial e ventricular com valvas AV significativamente anormais. A gravidade das anormalidades valvares varia consideravelmente; na forma **completa** do defeito, uma valva AV única é comum a ambos os ventrículos e consiste em um folheto de ligação anterossuperior e um folheto de ligação posteroinferior que se relacionam com o septo ventricular, além de folhetos laterais em cada ventrículo. O folheto de ligação anterior pode ser dividido nos componentes direito e esquerdo ou pode ser único e flutuar livremente sobre o septo ventricular. O defeito septal AV completo é comum nas crianças com **síndrome de Down.**

Variedades transitórias desses defeitos também ocorrem e incluem a comunicação do tipo *ostium primum* com *clefts* nos folhetos anterior da valva mitral e septal da valva tricúspide e pequenas CIVs, e, mais raramente, comunicação do tipo *ostium primum* com valvas AV normais. Em alguns pacientes, o septo interatrial está intacto, mas a CIV de entrada é similar à encontrada no defeito do septo AV completo. Às vezes, os defeitos do septo AV estão associados a vários graus de hipoplasia de um dos ventrículos, o que é conhecido como **defeito do septo atrioventricular desbalanceado com dominância esquerda ou direita**. Se a câmara ventricular afetada for muito pequena para estabelecer uma circulação biventricular, então a cirurgia paliativa visando a um eventual procedimento de Fontan é realizada (ver Capítulos 457.4 e 458.10).

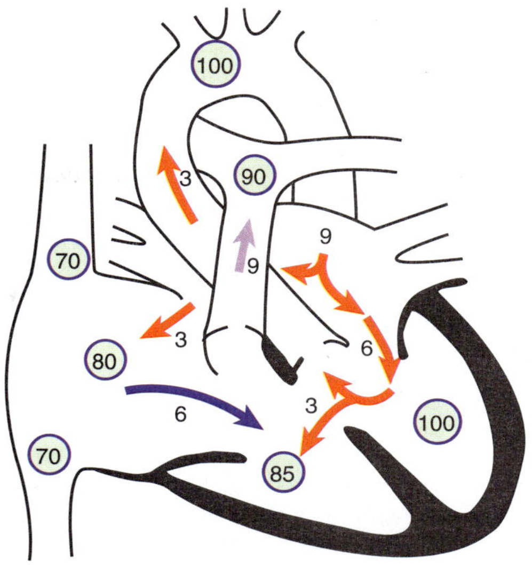

Figura 453.4 Fisiologia do defeito do septo atrioventricular (AV). Os *números nos círculos* representam os valores de saturação de oxigênio. Os *números ao lado das setas* representam os volumes de fluxo sanguíneo (em ℓ/min/m^2). Esta ilustração mostra um paciente hipotético com uma razão entre fluxos sanguíneos pulmonar e sistêmico (Qp:Qs) de 3:1. O sangue dessaturado entra no átrio direito pela veia cava a um volume de 3 ℓ/min/m^2 e se mistura com 3 ℓ de sangue totalmente saturado com *shunt* esquerda-direita através da comunicação interatrial; o resultado é um aumento na saturação de oxigênio no átrio direito. Os 6 ℓ de sangue fluem através do lado direito da valva AV única, juntam-se com 3 ℓ adicionais de sangue saturado com *shunt* esquerda-direita no nível do ventrículo, aumentando ainda mais a saturação de oxigênio no ventrículo direito. Os 9 ℓ totais fluem ao longo da via de saída do ventrículo direito para os pulmões. Eles retornam ao átrio esquerdo, com 3 ℓ sendo desviados da esquerda para a direita através do defeito e 6 ℓ cruzando o lado esquerdo da valva AV única e causando um sopro mesodiastólico. Os 3 ℓ deste volume têm *shunt* esquerda-direita pela CIV, e 3 ℓ são ejetados para a aorta ascendente (débito cardíaco normal).

FISIOPATOLOGIA

A anormalidade básica nos pacientes com comunicação do tipo *ostium primum* é a combinação de um *shunt* esquerda-direita através da comunicação interatrial com uma insuficiência mitral (ou ocasionalmente tricúspide). Geralmente, o *shunt* é moderado a grande, o grau de insuficiência mitral é geralmente leve a moderado, e a PAP está tipicamente normal ou apenas levemente aumentada. Consequentemente, a fisiologia da lesão é semelhante à de uma CIA do tipo *ostium secundum*.

Nos defeitos do septo AV totais, o *shunt* esquerda-direita ocorre tanto no nível atrial quanto ventricular (Figura 453.4). Um desvio adicional pode ocorrer diretamente do ventrículo esquerdo para o átrio direito (conhecido como *defeito de Gerbode*) por causa da ausência do septo AV. A hipertensão pulmonar e uma tendência precoce para aumentar a RVP são comuns. A insuficiência valvar AV, que pode ser moderada a grave, aumenta a sobrecarga de volume em um ou em ambos os ventrículos. Se o defeito for grande o suficiente, algum *shunt* direita-esquerda também pode ocorrer tanto em nível atrial quanto ventricular e levar a uma dessaturação arterial leve. Com o tempo, a doença vascular pulmonar progressiva aumenta o *shunt* direita-esquerda, de modo que uma cianose clínica se desenvolve (**síndrome de Eisenmenger**; ver Capítulo 460.2). O risco de desenvolvimento de doença vascular pulmonar é maior nos pacientes com síndrome de Down e, portanto, geralmente a correção cirúrgica é considerada nesses pacientes nos primeiros 3 a 6 meses de vida.

MANIFESTAÇÕES CLÍNICAS

Muitas crianças com comunicação interatrial *ostium primum* são assintomáticas, e a anomalia é descoberta durante um exame físico geral. Nos pacientes com comunicações moderadas e insuficiência mitral leve, os sinais físicos são semelhantes aos da comunicação interatrial do tipo *ostium secundum*, mas com um sopro holossistólico apical adicional causado por insuficiência mitral.

Um histórico de intolerância ao exercício, cansaço fácil e pneumonias recorrentes pode ser obtido, especialmente nas crianças com grandes *shunts* esquerda-direita e insuficiência mitral grave. Nesses pacientes, a sobrecarga cardíaca é moderada ou grave e o precórdio está hiperdinâmico. A ausculta produzida pelo *shunt* esquerda-direita inclui uma primeira bulha cardíaca normal ou acentuada; um desdobramento fixo e amplo da segunda bulha; um sopro sistólico de ejeção pulmonar, por vezes precedido por um clique; e um sopro de ruflar mesodiastólico de baixa frequência na extremidade inferior esquerda do esterno ou no ápice cardíaco, ou em ambos, como um resultado do aumento do fluxo através das valvas AV. A **insuficiência mitral** pode ser manifestada por um **sopro holossistólico apical** rude (ocasionalmente de tonalidade muito aguda) que irradia para a axila esquerda.

Nos defeitos do septo AV totais, a insuficiência cardíaca e a infecção pulmonar recorrente geralmente aparecem na infância. O fígado está aumentado e frequentemente a criança desenvolve intolerância alimentar e déficit de crescimento. A sobrecarga cardíaca é moderada a acentuada e frequentemente um frêmito sistólico é palpável na borda esternal esquerda inferior. Também podem estar presentes um abaulamento precordial e íctus de ventrículo esquerdo propulsivo. A primeira bulha cardíaca é normal ou acentuada. O desdobramento da segunda bulha é amplo se o fluxo pulmonar for intenso. Um sopro de ruflar mesodiastólico de baixa frequência é audível na borda esternal esquerda inferior, indicativo de aumento do fluxo sanguíneo através do lado direito da valva AV comum, e um sopro sistólico de ejeção pulmonar é produzido pelo grande fluxo pulmonar. O sopro holossistólico apical rude da insuficiência mitral também pode estar presente.

DIAGNÓSTICO

As radiografias torácicas de crianças com defeitos do septo AV total muitas vezes mostram um aumento de área cardíaca moderada a grave causado pelo aumento de ambos os ventrículos e átrios. A artéria pulmonar está dilatada e a vascularização pulmonar proeminente.

O eletrocardiograma nos pacientes com defeito do septo AV total é característico e geralmente diagnóstico. As alterações principais são: (1) orientação superior do eixo de QRS no plano frontal médio com desvio do eixo para o quadrante superior direito (QRS negativo nas derivações DI e aVF); (2) inscrição anti-horária da alça do vetor QRS orientada superiormente (muitas vezes se manifesta por uma onda Q nas derivações I e aVL); (3) sinais de sobrecarga biventricular ou hipertrofia isolada do ventrículo direito; (4) atraso na condução do ventrículo direito (padrão rSR′ nas derivações V_3R e V_1); (5) ondas P normais ou apiculadas; e (6) prolongamento ocasional do intervalo PR (Figura 453.5).

O ecocardiograma é diagnóstico e mostra sinais de aumento do ventrículo direito (Figura 453.6) com invasão da valva mitral na via de saída do ventrículo esquerdo. A posição anormalmente baixa das valvas AV resulta em uma deformidade em formato de "pescoço de ganso" do trato de saída do ventrículo esquerdo. Nos corações normais, a valva tricúspide se insere um pouco mais em direção ao ápice do que a valva mitral. Nos defeitos do septo AV, ambas as valvas se inserem no mesmo nível por causa da ausência do septo AV. Nos defeitos do septo AV total, o septo ventricular também está defeituoso e a valva AV comum é facilmente observada. O ecocardiograma com fluxo colorido e Doppler pulsado irá demonstrar um *shunt* esquerda-direita nos átrios, nos ventrículos ou do ventrículo esquerdo para o átrio direito, e pode ser usado para avaliar semiquantitativamente o grau de insuficiência valvar AV. O ecocardiograma é útil para determinar os pontos de inserção das cordoalhas da valva AV comum e para avaliar a presença de lesões associadas, tais como a persistência de canal arterial (PCA) ou a coarctação da aorta.

O cateterismo cardíaco raramente é necessário para confirmar o diagnóstico, a menos que haja suspeita de doença vascular pulmonar, como em um paciente cujo diagnóstico foi adiado para depois da primeira infância, especialmente naqueles com síndrome de Down em quem o desenvolvimento de doença vascular pulmonar pode ser mais rápido. A cateterização demonstra a magnitude do *shunt* esquerda-direita, o grau de elevação da resistência vascular pulmonar e a gravidade da insuficiência da valva AV única. Por oximetria, o *shunt* geralmente é demonstrável nos níveis atrial e ventricular. A saturação de oxigênio arterial está normal ou apenas ligeiramente reduzida, a menos que uma doença vascular pulmonar grave esteja presente. As crianças com comunicação do tipo *ostium primum* geralmente têm PAP normal ou apenas moderadamente elevada. Por outro lado, os defeitos do septo AV total estão associados às hipertensões ventricular direita e pulmonar e, nos pacientes mais velhos, a RVP está aumentada (ver Capítulo 460.2).

A **ventriculografia** seletiva esquerda irá demonstrar a deformidade da valva AV única e a distorção do trato de saída do ventrículo esquerdo

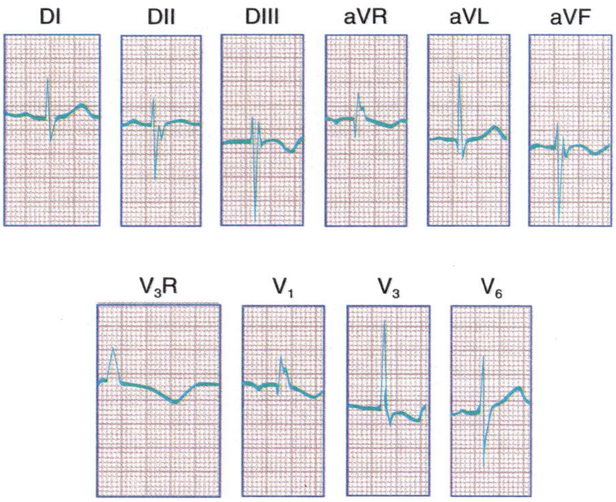

Figura 453.5 **Eletrocardiograma de uma criança com um defeito do septo atrioventricular.** Observe o eixo de QRS em −60° e o atraso na condução do ventrículo direito com um padrão de RSR′ em V_1 e V_3R (velocidade do papel em V_3R = 50 mm/s).

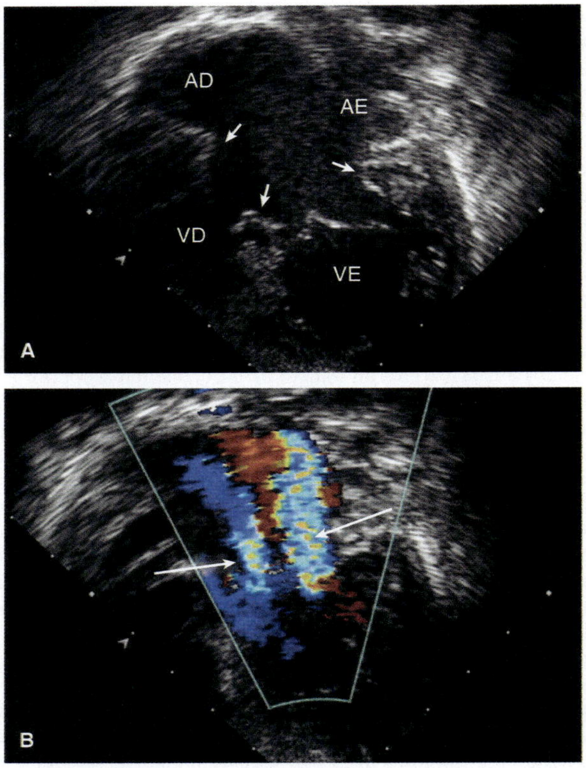

Figura 453.6 **Ecocardiograma de um defeito do septo atrioventricular.** **A.** Janela apical corte quatro câmaras mostra a valva atrioventricular única (*setas*) e os defeitos septais atrial e ventricular. **B.** O Doppler mostra dois jatos de regurgitação através do lado esquerdo da valva atrioventricular única (*setas*). AD, átrio direito; AE, átrio esquerdo; VD, ventrículo direito; VE, ventrículo esquerdo.

causada pela posição anormalmente apical desta valva (deformidade na forma de "pescoço de ganso"). O folheto anterior anormal da valva mitral é serrilhado, e a insuficiência mitral é observada. Também pode ser demonstrado o *shunt* do ventrículo esquerdo para o átrio direito.

TRATAMENTO

As comunicações do tipo *ostium primum* são abordadas cirurgicamente a partir de uma incisão no átrio direito. A *cleft* na valva mitral é localizada através da comunicação atrial e é reparada por sutura direta. A comunicação interatrial é normalmente fechada pela inserção de um *patch* de retalho cirúrgico. A taxa de mortalidade cirúrgica para o fechamento de comunicações do tipo *ostium primum* é muito baixa.

O tratamento cirúrgico dos defeitos do septo AV totais é mais complexo, embora muito bem-sucedido. O pós-operatório pode ser prolongado nos lactentes com insuficiência cardíaca grave e naqueles com hipertensão pulmonar. Devido ao risco de **doença vascular pulmonar** se desenvolver já entre os 6 e os 12 meses de vida, a intervenção cirúrgica deve ser realizada durante a infância. A correção total desses defeitos pode ser facilmente realizada na infância. A paliação com *bandagem da artéria pulmonar*, que já foi mais comum, hoje é reservada para o pequeno grupo de pacientes com outras lesões associadas que fazem com que a cirurgia corretiva precoce seja muito arriscada e possivelmente não tão eficaz nos pacientes com uma grande quantidade de regurgitação da valva AV. Os defeitos atriais e ventriculares são corrigidos usando-se um ou dois retalhos cirúrgicos, e as valvas AV são reconstruídas. As complicações incomuns são o bloqueio atrioventricular induzido cirurgicamente exigindo a colocação de um marca-passo permanente e o estreitamento excessivo da via de saída do ventrículo esquerdo que necessita de revisão cirúrgica. Mais frequentemente, pode haver regurgitação tricúspide ou mitral residual, que pode exigir supervisão e, a longo prazo, necessitar de substituição por uma valva protética.

PROGNÓSTICO

O prognóstico para os defeitos do septo AV completos não corrigidos depende da magnitude do *shunt* esquerda-direita, do grau de elevação da resistência vascular pulmonar e da gravidade da insuficiência valvar AV. A morte por insuficiência cardíaca durante a infância costumava ser frequente antes do advento da cirurgia corretiva precoce. Nos pacientes que sobreviveram sem cirurgia, houve desenvolvimento frequente de doença obstrutiva vascular pulmonar. A maioria dos pacientes com comunicação interatrial do tipo *ostium primum* e envolvimento mínimo da valva AV são assintomáticos ou têm apenas pequenos sintomas não progressivos até atingir a terceira ou quarta década de vida, o que é semelhante à evolução dos pacientes com comunicação interatrial do tipo *ostium secundum*. As **complicações** pós-operatórias tardias incluem arritmias atriais e bloqueio atrioventricular, estreitamento progressivo da via de saída do ventrículo esquerdo que necessita de revisão cirúrgica e eventual agravamento da regurgitação da valva AV (geralmente no lado esquerdo) que exige a substituição por uma valva protética.

A bibliografia está disponível no GEN-io.

453.6 Comunicação Interventricular

Daniel Bernstein

A CIV é a malformação cardíaca mais comum e responde por 25% das cardiopatias congênitas. Os defeitos podem ocorrer em qualquer parte do septo ventricular, mas a maioria é do tipo **membranoso** (Figura 453.7). Esses defeitos estão em uma posição posteroinferior, anterior ao folheto septal da valva tricúspide. As CIVs entre a crista supraventricular e o músculo papilar do cone podem estar associadas à estenose pulmonar e a outras manifestações da tetralogia de Fallot (ver Capítulo 457.1). As CIVs superiores à crista supraventricular (**supracristal** ou subpulmonar) são menos comuns; elas são encontradas logo abaixo da valva pulmonar e podem afetar o seio aórtico e causar insuficiência aórtica (ver Capítulo 453.7). As CIVs supracristais são mais comuns em pacientes de descendência asiática. As CIVs na porção média ou na região apical do septo ventricular são do tipo muscular e podem ser únicas ou múltiplas (septo em forma de "queijo suíço").

FISIOPATOLOGIA

O tamanho da CIV é um determinante importante, mas não o único, da quantidade do *shunt* esquerda-direita. Quando o defeito é grande, o nível de RVP em relação à resistência vascular sistêmica (RVS) também determina a magnitude do *shunt*. Quando uma pequena comunicação está presente (normalmente < 5 mm), a CIV é **restritiva** à transmissão de pressão, o que significa que a pressão do ventrículo direito (VD) está normal ou apenas ligeiramente elevada. A pressão mais alta no ventrículo esquerdo direciona o *shunt* esquerda-direita e o tamanho do defeito limita a magnitude do *shunt*. Em grandes CIVs **não restritivas** (geralmente > 10 mm), as pressões ventriculares direita e esquerda estão equalizadas. Nesses defeitos, a direção e a magnitude do *shunt* são determinadas pela razão RVP/RVS (Figura 453.8).

Após o nascimento, nos pacientes com uma grande CIV, a RVP pode permanecer elevada, atrasando sua redução pós-natal normal e, assim, a quantidade do *shunt* esquerda-direita pode, inicialmente, estar limitada. Devido à involução normal da túnica média das pequenas arteríolas pulmonares, a RVP começa a cair ainda nas primeiras semanas após o nascimento e o tamanho do *shunt* esquerda-direita aumenta. Eventualmente, um grande *shunt* esquerda-direita se desenvolve, e os sintomas clínicos se tornam aparentes. Na maioria dos casos durante o começo da infância, a resistência vascular pulmonar está apenas ligeiramente elevada, sendo que a maior contribuição para a hipertensão pulmonar é a grande comunicação que permite a exposição da circulação pulmonar à pressão sistêmica e ao grande fluxo sanguíneo pulmonar. Com a exposição contínua do leito vascular pulmonar à alta pressão sistólica e ao alto fluxo, eventualmente se desenvolve a doença obstrutiva vascular pulmonar. Quando a razão RVP/RVS se aproxima de 1:1, o *shunt* se torna bidirecional, os sinais de insuficiência cardíaca diminuem

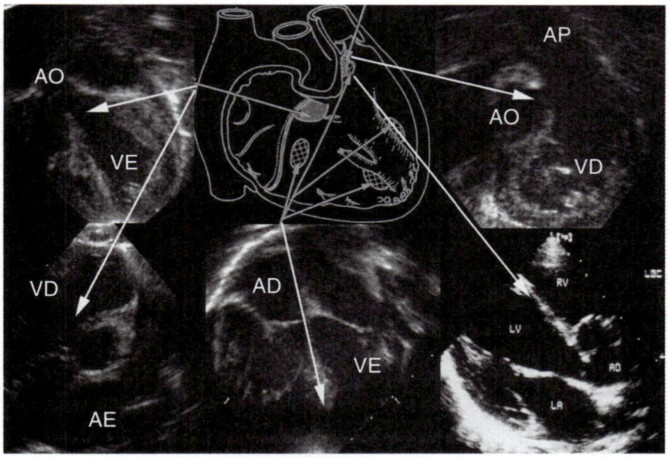

Figura 453.7 **Montagem dos diferentes tipos de comunicações interventriculares (CIVs).** O **diagrama central** descreve a localização dos vários tipos de comunicações vistas do ventrículo direito. As **duas imagens da esquerda** exibem uma CIV perimembranosa observada na janela apical corte 5 câmaras e na janela paraesternal corte eixo curto. Repare que o defeito é limitado acima pela aorta e está próximo da valva tricúspide. O ecocardiograma **inferior médio** exibe um defeito apical muscular. A **imagem superior direita** é uma janela subcostal corte oblíquo anterior direito exibindo CIV duplamente comprometida. A **imagem inferior direita** é uma janela paraesternal corte eixo curto mostrando uma CIV de via de saída aórtica com prolapso da cúspide coronária direita. AD, átrio direito; AO, Aorta; AP, artéria pulmonar; VD, ventrículo direito; VE, ventrículo esquerdo. (*De Webb GD, Smallhorn JF, Therrien J, Redington AN: Congenital heart disease in the adult and pediatric patient. In* Braunwald's heart disease, a textbook of cardiovascular medicine, *ed 11, Philadelphia, 2018, Elsevier, Fig 75.21, p 1514.*)

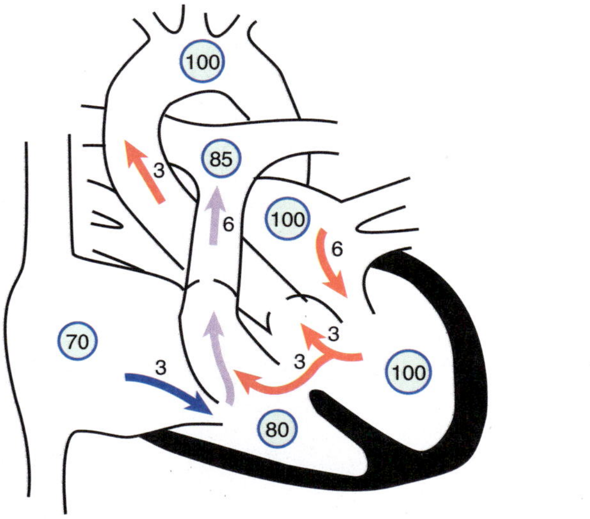

Figura 453.8 **Fisiologia de uma grande comunicação interventricular.** Os *números nos círculos* representam os valores de saturação de oxigênio. Os *números ao lado das setas* representam os volumes de fluxo sanguíneo (em ℓ/min/m^2). Esta ilustração mostra um paciente hipotético com uma razão entre os fluxos sanguíneos pulmonar e sistêmico (Qp:Qs) de 2:1. O sangue dessaturado entra no átrio direito pela veia cava a um volume de 3 ℓ/min/m^2 e flui através da valva tricúspide. Três litros adicionais de sangue atravessam pelo *shunt* esquerda-direita pela CIV, o que resulta no aumento da saturação de oxigênio no ventrículo direito. Seis litros de sangue são ejetados para dentro dos pulmões. A saturação arterial pulmonar pode estar aumentada por causa da mistura incompleta no nível ventricular direito. Seis litros retornam ao átrio esquerdo, atravessam a valva mitral e causam um ruflar mesodiastólico. Três litros deste volume atravessam pelo *shunt* esquerda-direita pela CIV, e 3 ℓ são ejetados para a aorta ascendente (débito cardíaco normal).

e o paciente começa a mostrar sinais de cianose (**síndrome de Eisenmenger**; ver Capítulo 460.2), primeiro intermitente e depois mais constante. Em algumas poucas crianças com uma grande CIV, geralmente aqueles com síndrome de Down, a RVP nunca diminui, e os sintomas podem permanecer mínimos até que a síndrome de Eisenmenger se torne evidente.

Geralmente, a magnitude do *shunt* intracardíaco é descrita pela razão Qp:Qs. Se o *shunt* esquerda-direita for pequeno (Qp:Qs < 1,5:1), as câmaras cardíacas não são sobrecarregadas e o leito vascular pulmonar provavelmente é normal. Se o *shunt* for grande (Qp:Qs > 2:1), há sobrecarga de volume do átrio e do ventrículo esquerdos, podendo também ocorrer hipertensão ventricular direita e arterial pulmonar.

MANIFESTAÇÕES CLÍNICAS

O quadro clínico de pacientes com CIV varia de acordo com o tamanho do defeito e com o fluxo e a pressão sanguínea pulmonar. As pequenas CIVs com *shunts* esquerda-direita triviais e com PAP normal são as mais comuns. Esses pacientes são assintomáticos, e normalmente a cardiopatia é encontrada durante o exame físico de rotina. Caracteristicamente, um sopro holossistólico alto, rude ou musical está presente e é mais bem auscultado sobre a borda esternal esquerda inferior, frequentemente acompanhado por frêmito. Em alguns poucos casos, o sopro termina antes da segunda bulha, presumivelmente por causa do fechamento do defeito durante o fim da sístole. Frequentemente, um sopro sistólico curto, alto e rude localizado no ápice em um recém-nascido é um sinal de uma pequena CIV no septo muscular apical. Nos prematuros, o sopro pode ser ouvido mais cedo porque a RVP diminui mais rapidamente.

As grandes CIVs com fluxo sanguíneo pulmonar excessivo e hipertensão pulmonar são responsáveis pelos sinais de insuficiência cardíaca congestiva: dispneia, dificuldade de alimentação, déficit de crescimento, transpiração abundante e infecções pulmonares recorrentes no início da infância. Geralmente, a cianose está ausente, mas às vezes é observada durante as infecções ou o choro. O abaulamento do precórdio à esquerda é comum, assim como íctus paraesternal palpável, íctus de ventrículo esquerdo deslocado lateralmente e propulsivo e frêmito sistólico. O sopro holossistólico de uma grande CIV é geralmente menos rude do que o de uma CIV pequena, e tem uma natureza mais musical devido à ausência de um gradiente de pressão significativo através do defeito. É ainda menos provável que seja proeminente no período neonatal. O componente pulmonar da segunda bulha cardíaca pode estar aumentado como resultado da hipertensão pulmonar. A presença de um sopro mesodiastólico de baixa frequência no ápice é causada pelo aumento do fluxo sanguíneo através da valva mitral e, geralmente, indica uma razão Qp:Qs maior ou igual a 2:1. Este sopro é mais bem apreciado com a campânula do estetoscópio.

DIAGNÓSTICO

Nos pacientes com pequenas CIVs, a radiografia de tórax geralmente é normal, embora possam ser observados cardiomegalia mínima e aumento discreto na vasculatura pulmonar. Normalmente, o eletrocardiograma não apresenta alterações, mas pode sugerir uma sobrecarga ventricular esquerda. A presença de hipertrofia ventricular direita é um aviso de que o defeito não é pequeno e que o paciente tem hipertensão pulmonar ou uma lesão associada, como uma estenose pulmonar. Nas grandes CIVs, a radiografia torácica mostra uma cardiomegalia significativa biventricular, do átrio esquerdo e da artéria pulmonar (Figura 453.9). A trama vascular pulmonar está aumentada, e pode estar presente um edema pulmonar franco, incluindo derrames pleurais. O eletrocardiograma mostra hipertrofia biventricular e as ondas P podem estar entalhadas (indicativo de aumento do AE).

O ecocardiograma mostra a posição e o tamanho da CIV (ver Figura 453.7). Nas pequenas comunicações, especialmente aquelas do septo muscular, o próprio defeito pode ser difícil de visualizar e é observado apenas por exame com Doppler colorido. Nos defeitos do **septo perimembranoso**, uma membrana fina (chamada de **aneurisma do septo ventricular**, mas que consiste em tecido anormal da valva tricúspide) pode cobrir parcialmente o defeito e limitar o volume do *shunt* esquerda-direita. A ecocardiografia também é útil para estimar o tamanho do *shunt* por meio da análise do grau da sobrecarga de volume de átrio e ventrículo esquerdos; na ausência de lesões associadas, a extensão das suas dimensões é um bom reflexo do tamanho do *shunt* esquerda-direita. O exame de Doppler pulsado mostra se a CIV é restritiva calculando o gradiente de pressão através do defeito. Esse cálculo permite uma estimativa da pressão ventricular direita e ajuda a determinar se o paciente está em risco de desenvolvimento de doença vascular pulmonar precoce. O ecocardiograma também pode ser útil para determinar a presença de insuficiência valvar aórtica ou prolapso do folheto aórtico no caso de CIV supracristal (subarterial).

A hemodinâmica de uma CIV também pode ser demonstrada pelo cateterismo cardíaco, embora atualmente este seja realizado apenas quando os dados do laboratório não se encaixam bem com os achados clínicos ou quando há suspeita de doença vascular pulmonar. A oximetria demonstra maior teor de oxigênio no ventrículo direito; uma vez que alguns defeitos ejetam sangue quase que diretamente para a artéria pulmonar (transmissão), a magnitude total do aumento da saturação de oxigênio é ocasionalmente aparente apenas quando se obtém amostra do sangue arterial pulmonar. As CIVs pequenas e restritivas estão associadas a pressões cardíacas direitas e RVP normais. As CIVs grandes, não restritivas, estão associadas a pressões sistêmica e pulmonar iguais ou quase iguais e a elevações variáveis da RVP. O fluxo sanguíneo pulmonar pode ser duas a quatro vezes maior que o fluxo sanguíneo sistêmico. Nos pacientes com esta "hipertensão pulmonar

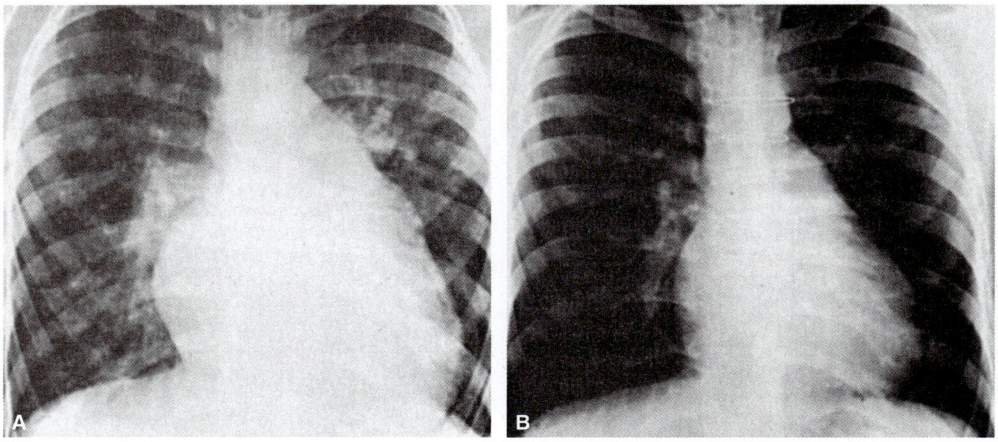

Figura 453.9 **A.** Radiografia pré-operatória de um paciente com comunicação interventricular com um grande *shunt* esquerda-direita e hipertensão pulmonar. A cardiomegalia significativa, o abaulamento do tronco da artéria pulmonar (artéria pulmonar principal, APP) e o hiperfluxo pulmonar são evidentes. **B.** Três anos após o fechamento cirúrgico da comunicação interventricular, o tamanho do coração está significativamente menor e a vasculatura pulmonar está normal.

hiperdinâmica", a PAP está em nível sistêmico, mas a RVP está apenas minimamente elevada devido ao alto fluxo sanguíneo pulmonar (resistência é igual à pressão dividida pelo fluxo). No entanto, se deixada sem tratamento até que a síndrome de Eisenmenger esteja presente, as pressões sistólica e diastólica da artéria pulmonar serão elevadas, mas o grau de *shunt* esquerda-direita será mínimo. Nesses casos, normalmente é encontrada dessaturação de sangue no ventrículo esquerdo. O tamanho, a localização e o número de defeitos ventriculares podem ser demonstrados pela ventriculografia esquerda. O meio de contraste passa através do defeito para opacificar o ventrículo direito e a artéria pulmonar. A administração de oxigênio a 100% com e sem óxido nítrico pode ser utilizada para determinar se a RVP, caso esteja elevada, ainda é reativa e, portanto, mais provável de diminuir depois do reparo cirúrgico.

TRATAMENTO

O curso natural de uma CIV depende muito do tamanho do defeito. Um número significativo (30 a 50%) de pequenos defeitos se fecha espontaneamente, mais frequentemente durante os dois primeiros anos de vida. As CIVs *musculares* pequenas são mais propensas a fechar (até 80%) do que as CIVs *perimembranosas* (até 35%). A maioria dos defeitos fecha antes de 4 anos, apesar dos relatos de fechamento em adultos. Frequentemente, as CIVs que se fecham têm tecido de aneurisma do septo ventricular (tecido de reduplicação da valva tricúspide) o que limita a magnitude do *shunt*. A maioria das crianças com pequenos defeitos restritivos permanece assintomática, sem evidência de aumento no tamanho do coração, na PAP ou na RVP; um risco é a endocardite infecciosa. Alguns estudos de seguimento a longo prazo de adultos com pequenas CIVs não operadas mostram aumento da incidência de arritmia, estenose subaórtica e intolerância ao exercício. As diretrizes do **Conselho sobre Doenças Cardiovasculares na Juventude** da American Heart Association (AHA) afirma que uma CIV isolada, pequena e hemodinamicamente sem repercussão não é uma indicação para a cirurgia. No entanto, o risco cada vez menor da cirurgia de tórax aberto sugere que todas as CIVs devem ser fechadas eletivamente durante a infância.

É menos comum as CIVs moderadas ou grandes se fecharem espontaneamente, embora até mesmo defeitos grandes o suficiente para resultar em insuficiência cardíaca possam se tornar menores e até 8% possam se fechar completamente. Mais frequentemente, as crianças com grandes defeitos têm episódios repetidos de infecção respiratória e insuficiência cardíaca, apesar do tratamento médico ideal. A insuficiência cardíaca pode se manifestar em muitas dessas crianças principalmente como um déficit de crescimento. A hipertensão pulmonar ocorre como um resultado do alto fluxo sanguíneo pulmonar. Esses pacientes estão em risco de doença vascular pulmonar se o defeito não for reparado durante o início da infância.

Os pacientes com CIV também estão em risco para o desenvolvimento de **regurgitação aórtica**, principalmente os pacientes com uma CIV subarterial (ver Capítulo 453.7), na qual a posição do defeito prejudica o suporte para o folheto coronário direito ou não coronário da valva aórtica. Um pequeno número de pacientes com CIV desenvolve **estenose infundibular pulmonar adquirida,** que protege a circulação pulmonar dos efeitos a curto prazo do hiperfluxo pulmonar e os efeitos a longo prazo da doença vascular pulmonar. Nesses pacientes, o quadro clínico muda daquele de uma CIV com um grande *shunt* esquerda-direita para o de uma CIV com estenose pulmonar. O *shunt* pode diminuir de volume, tornar-se equilibrado, ou mesmo tornar-se um *shunt* direita-esquerda mínimo. Esses pacientes devem ser cuidadosamente distinguidos daqueles cuja fisiologia de Eisenmenger se desenvolve (ver Capítulo 460.2).

Em relação aos pacientes com pequenas CIVs, os pais devem ser tranquilizados da natureza relativamente benigna da lesão, e a criança deve ser encorajada a viver uma vida normal, sem restrições de atividade física. O reparo cirúrgico não é recomendado. Como proteção contra a endocardite infecciosa, a integridade dos dentes decíduos e permanentes deve ser cuidadosamente mantida; com a última revisão das diretrizes da AHA, a profilaxia antibiótica não é mais recomendada para visitas ao dentista ou procedimentos cirúrgicos (ver Capítulo 464). Esses pacientes podem ser monitorados por uma combinação de exames clínicos e testes laboratoriais não invasivos até a CIV se fechar espontaneamente. A ecocardiografia é usada para estimar a PAP, avaliar o desenvolvimento da patologia da via de saída do ventrículo esquerdo (membrana subaórtica ou regurgitação aórtica) e para confirmar o fechamento espontâneo.

Nas crianças com uma grande CIV, o manejo clínico tem dois objetivos: controlar os sintomas de insuficiência cardíaca (ver Capítulo 469) e prevenir o desenvolvimento de doença vascular pulmonar. Se o tratamento precoce for bem-sucedido, às vezes o *shunt* pode diminuir de tamanho, com melhora espontânea, especialmente durante o primeiro ano de vida. O clínico deve estar alerta para não confundir a melhora clínica causada por redução no tamanho do defeito com as alterações clínicas provocadas pelo desenvolvimento da síndrome de Eisenmenger. Como na maioria das crianças o cateterismo ou o fechamento cirúrgico podem ser realizados com baixo risco, não se deve insistir no tratamento médico em lactentes sintomáticos após uma tentativa inicial malsucedida. Já que a doença vascular pulmonar geralmente pode ser evitada quando a cirurgia é realizada ainda no primeiro ano de vida, até mesmo crianças com insuficiência cardíaca bem controlada não devem ter a cirurgia adiada excessivamente, a menos que haja evidência de que o defeito esteja se tornando restritivo.

As indicações para o fechamento cirúrgico de uma CIV incluem os pacientes de qualquer idade com grandes defeitos nos quais os sintomas clínicos e o déficit de crescimento não podem ser controlados com medicamentos; os lactentes entre 6 e 12 meses de vida com defeitos moderados a grandes associados à hipertensão pulmonar, mesmo que os sintomas sejam controlados por medicação; e os pacientes com mais de 24 meses com uma Qp:Qs superior a 2:1. Os pacientes com uma CIV supracristal de qualquer tamanho geralmente são encaminhados para a cirurgia por causa do alto risco de desenvolver regurgitação aórtica (ver Capítulo 453.7). A doença vascular pulmonar grave que não responde aos vasodilatadores pulmonares é uma contraindicação para o fechamento de uma CIV.

O fechamento com prótese por meio de procedimento hemodinâmico tem sido bem-sucedido no tratamento das CIVs musculares maiores, que podem ser de difícil acesso por cirurgia. No caso da CIV perimembranosa, essa modalidade tem um alto risco de bloqueio cardíaco pós-procedimento e atualmente ele não é realizada rotineiramente. Os métodos híbridos que empregam esternotomia com a colocação de prótese através da parede anterior do ventrículo direito sob eco transesofágico e visualização por meio de fluoroscopia têm sido realizados em defeitos musculares de abordagem difícil.

PROGNÓSTICO

Os resultados do reparo cirúrgico primário são excelentes, e as complicações que levam a problemas a longo prazo (*shunts* ventriculares residuais que necessitam de reoperação ou bloqueio cardíaco exigindo um marca-passo) são raros. A bandagem paliativa da artéria pulmonar no fim da infância, que era comumente realizada, agora está reservada para os casos extremamente complicados ou em lactentes muito prematuros. Os riscos cirúrgicos são um pouco mais elevados para os defeitos no septo muscular, particularmente os defeitos apicais e CIVs múltiplas (tipo queijo suíço). Esses pacientes podem necessitar de uma bandagem arterial pulmonar se forem sintomáticos, com subsequente remoção e reparo dos defeitos em uma idade mais avançada.

Depois do fechamento do *shunt*, o hiperdinamismo diminui, o tamanho cardíaco é reduzido ao normal (ver Figura 453.9), frêmitos e sopros são abolidos e a hipertensão arterial pulmonar regride. O estado clínico do paciente melhora acentuadamente. A maioria das crianças começa a se desenvolver, frequentemente de maneira bem rápida após a alta hospitalar, e os medicamentos cardíacos não são mais necessários. A recuperação do crescimento normal ocorre na maioria dos pacientes no ano seguinte. Em alguns casos, após a cirurgia bem-sucedida, sopros de ejeção sistólica de baixa intensidade persistem por alguns meses. O prognóstico a longo prazo após a cirurgia é excelente. Os pacientes com uma CIV pequena e aqueles que passaram por fechamento cirúrgico sem *shunt* residual são considerados sob risco normal para os seguros de saúde e de vida.

A bibliografia está disponível no GEN-io.

453.7 Comunicação Interventricular do Tipo Subarterial com Insuficiência Aórtica

Daniel Bernstein

Uma CIV do tipo subarterial pode ser complicada pelo **prolapso da valva aórtica** para dentro do defeito e pela insuficiência aórtica, que eventualmente pode se desenvolver em 50 a 90% dos pacientes. Ela responde por aproximadamente 5% de todos os pacientes com CIV e sua incidência é maior em crianças asiáticas e nos homens. A CIV, que pode ser pequena ou moderada, localiza-se anterior e diretamente abaixo da valva pulmonar no septo de saída, superior à crista muscular conhecida como *crista supraventricular*, que separa o corpo trabecular do ventrículo direito da porção lisa da via de saída. A cúspide aórtica direita ou, menos frequentemente, a cúspide aórtica não coronariana se prolapsam para dentro do defeito e podem obstruí-lo parcial ou até mesmo completamente. Essa oclusão pode limitar a quantidade de *shunt* esquerda-direita e dar a falsa impressão de que o defeito não é grande. Na maioria das vezes, a insuficiência aórtica não é reconhecida até o quinto ano de vida, ou mesmo depois. Embora mais comum com as CIVs supracristais, a insuficiência aórtica está ocasionalmente associada às CIVs localizadas no septo membranoso.

A insuficiência cardíaca precoce secundária a um grande *shunt* esquerda-direita raramente ocorre; mas, sem cirurgia, podem acontecer insuficiência aórtica moderada a grave e insuficiência ventricular esquerda. Normalmente, o sopro de uma CIV subarterial é auscultado da borda esternal média até a superior, ao contrário de outros tipos de CIVs, que apresentam sopro mais inferiormente, e é muitas vezes confundido com o da estenose pulmonar. Um sopro diastólico decrescente será ouvido na borda esternal direita superior ou na esquerda mediana se houver insuficiência aórtica. Graus mais avançados de insuficiência aórtica estarão associados a pressão de pulso alta e precórdio hiperdinâmico. Esses achados clínicos devem ser diferenciados da PCA ou de outros defeitos associados ao fluxo de fuga da aorta.

As manifestações clínicas variam muito, desde a regurgitação aórtica trivial e pequenos *shunts* esquerda-direita em crianças assintomáticas até insuficiência aórtica importante e cardiomegalia significativa em adolescentes sintomáticos. O fechamento de todas as CIVs subarteriais no momento do diagnóstico é geralmente recomendado para prevenir o desenvolvimento da regurgitação aórtica, mesmo em uma criança assintomática. Os pacientes que já têm insuficiência aórtica significativa necessitam de intervenção cirúrgica para prevenir a disfunção ventricular esquerda irreversível. As opções cirúrgicas dependem do grau de lesão da valva. Se a insuficiência for leve, realiza-se o fechamento do defeito para reforçar o aparato da valva sem tocar na própria valva. Nos casos graves, podem ser necessárias plastia valvar, substituição por uma prótese ou homoenxerto, ou translocação aortopulmonar.

453.8 Persistência do Canal Arterial

Daniel Bernstein

Durante a vida fetal, a maior parte do sangue arterial pulmonar é desviada da direita para a esquerda através do canal arterial (CA) para a aorta (ver Capítulo 448). O fechamento funcional do CA ocorre normalmente logo após o nascimento, geralmente na primeira semana de vida; mas, se o canal permanecer patente quando a RVP cai, o sangue da aorta é então desviado da esquerda para a direita em direção à artéria pulmonar. A extremidade aórtica do canal está imediatamente distal à origem da artéria subclávia esquerda, e entra na artéria pulmonar na sua bifurcação. A incidência é maior em mulheres do que em homens em 2:1. A PCA também está associada à infecção materna por rubéola durante o início da gravidez, uma ocorrência incomum nesta era da vacinação. A PCA é um problema comum em recém-nascidos prematuros, já que o músculo liso na parede do canal antes do nascimento é menos responsivo à alta P_{O_2} e, portanto, há menor probabilidade de contrair após o nascimento. Nestes recém-nascidos o *shunt* através de uma PCA pode causar distúrbios hemodinâmicos graves e várias sequelas (ver Capítulo 122.3).

Quando um recém-nascido a termo apresenta PCA, a parede do canal é deficiente tanto na camada endotelial mucoide quanto na camada média muscular, ao passo que, no recém-nascido prematuro, geralmente o CA tem uma estrutura normal. Logo, uma PCA encontrada depois das primeiras semanas de vida de um recém-nascido a termo raramente se fecha espontaneamente ou com intervenção farmacológica; ao contrário do prematuro, no qual o fechamento espontâneo ocorre na maioria dos casos. A PCA é observada em 10% dos pacientes com outras lesões cardíacas congênitas e frequentemente desempenha um papel fundamental no fornecimento de uma fonte de fluxo sanguíneo pulmonar quando a via de saída do ventrículo direito está estenótica ou atrésica (ver Capítulo 457) ou no fornecimento de fluxo sanguíneo sistêmico na presença de coarctação ou interrupção aórtica (ver Capítulos 454.6 a 454.8).

FISIOPATOLOGIA

Como resultado da pressão aórtica maior após o nascimento, o *shunt* pelo canal se inverte da esquerda para a direita, ou seja, da aorta para a artéria pulmonar. A extensão do *shunt* depende do tamanho do canal e da relação entre RVP e RVS. Se a PCA for pequena, as pressões no interior da artéria pulmonar, no ventrículo direito e no átrio direito estão normais. Se a PCA for grande, a PAP pode estar elevada a níveis sistêmicos tanto durante a sístole quanto na diástole. Assim, os pacientes com uma PCA grande estão sob alto risco de desenvolvimento de doença vascular pulmonar se deixados sem correção cirúrgica.

MANIFESTAÇÕES CLÍNICAS

Geralmente, uma PCA pequena é assintomática. Uma PCA grande irá resultar em insuficiência cardíaca semelhante à encontrada nas crianças com uma CIV grande. O retardo do crescimento físico pode ser a manifestação nas crianças com *shunts* significativos. Uma PCA pequena está associada a pulsos periféricos normais, e em uma grande PCA estes apresentam-se *amplos com uma pressão de pulso grande* devido à fuga de sangue para a artéria pulmonar durante a diástole. Embora o coração apresente um tamanho normal quando o canal é pequeno, ele é moderado ou significativamente aumentado nos casos com uma grande comunicação. Nestes casos, o íctus de ventrículo esquerdo é proeminente e, com a hipertrofia cardíaca, propulsivo. Um **frêmito**, maior no segundo espaço intercostal esquerdo, está frequentemente presente e pode se irradiar para a clavícula esquerda, para baixo na borda esternal esquerda ou em direção ao ápice. Geralmente, ele é sistólico, mas também pode ser palpado durante todo o ciclo cardíaco. O sopro contínuo clássico é descrito como semelhante ao som de uma maquinaria. Ele começa logo após a primeira bulha cardíaca, atinge sua intensidade máxima no fim da sístole e diminui no fim da diástole. Pode estar localizado no segundo espaço intercostal esquerdo ou irradiar para baixo na borda esternal ou para a clavícula esquerda. Quando a RVP está aumentada, o componente diastólico do sopro pode ser menos audível ou ausente. Nos pacientes com um grande *shunt* esquerda-direita, um sopro mitral mesodiastólico de baixa frequência pode ser audível no ápice como resultado do aumento do volume de fluxo sanguíneo através da valva mitral.

DIAGNÓSTICO

Se o *shunt* esquerda-direita for pequeno, o eletrocardiograma é normal; se o canal for grande, uma sobrecarga ventricular esquerda ou biventricular está presente. O diagnóstico de uma PCA simples e isolada é insustentável quando a hipertrofia do ventrículo direito está presente no ECG.

Os estudos radiográficos em pacientes com uma PCA grande mostram uma artéria pulmonar proeminente com aumento da trama vascular pulmonar. O tamanho da área cardíaca depende do grau do *shunt* esquerda-direita; podendo ser normal ou de tamanho moderado a significativamente aumentado. As câmaras envolvidas são o átrio e o ventrículo esquerdos. O botão aórtico pode estar normal ou proeminente.

No ecocardiograma, as câmaras cardíacas estão normais em tamanho se o canal for pequeno. Com grandes *shunts*, as dimensões do átrio e do ventrículo esquerdos estão aumentadas. O canal pode ser fácil e diretamente visualizado, e seu tamanho pode ser estimado. Os exames de Doppler colorido e pulsado demonstram um fluxo turbulento retrógrado sistólico ou diastólico (ou ambos) na artéria pulmonar, e um fluxo retrógrado aórtico na diástole na presença de um grande *shunt* (Figura 453.10).

Na maioria dos pacientes, os sinais clínicos e os achados ecocardiográficos são suficientemente distintivos para permitir um diagnóstico preciso por métodos não invasivos. Nos pacientes com achados atípicos, raramente a cateterização cardíaca pode ser indicada para confirmação do diagnóstico. Dependendo do tamanho do canal, a cateterização cardíaca irá demonstrar se a pressão está normal ou aumentada no ventrículo direito e na artéria pulmonar. A presença de sangue oxigenado na artéria pulmonar confirma o *shunt* esquerda-direita. O cateter pode passar da artéria pulmonar através do canal para a aorta descendente. A injeção de contraste na aorta ascendente mostra a opacificação da artéria pulmonar a partir da aorta e identifica o canal.

Outras condições podem produzir sopros sistólicos e diastólicos na área pulmonar em um paciente acianótico (ver Capítulo 449). O **defeito da janela aortopulmonar** raramente pode ser clinicamente indistinguível de um canal persistente, embora, na maioria dos casos, o sopro seja apenas sistólico e mais alto na borda esternal superior direita do que na esquerda (ver Capítulo 453.9). Um aneurisma do seio de Valsalva que se rompeu para o lado direito do coração ou na artéria pulmonar, uma fístula arteriovenosa coronariana e uma artéria coronária esquerda anômala com inúmeras colaterais da coronária direita apresentam dinâmica semelhante à de uma PCA com sopro contínuo e pressão de pulso ampla. Um *truncus arteriosus* com fluxo pulmonar significativo também pode se apresentar com uma fisiologia de fuga aórtica. Uma fístula arteriovenosa periférica também resulta em pressão de pulso ampla, mas o sopro precordial característico da PCA não está presente. A CIV com insuficiência aórtica, tetralogia de Fallot corrigida e insuficiências aórtica e mitral combinadas (geralmente devido à febre reumática) podem ser confundidas com uma PCA, mas os sopros devem ser diferenciados por sua característica sisto-diastólica em vez da natureza contínua. Em um sopro sisto-diastólico, há um segmento silencioso entre os componentes sistólico e diastólico, enquanto em um sopro contínuo há uma perturbação do fluxo por todo o ciclo cardíaco (mesmo se o sopro for mais alto na sístole do que na diástole). A combinação de CIV grande e PCA resulta em achados mais semelhantes aos da CIV isolada. A ecocardiografia deve ser capaz de eliminar as outras possibilidades de diagnóstico.

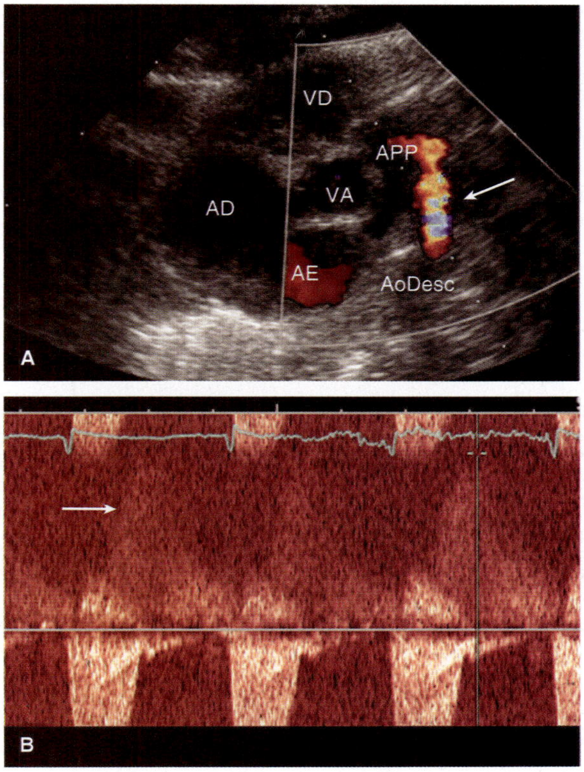

Figura 453.10 Ecocardiograma em um recém-nascido com persistência do canal arterial de tamanho pequeno a moderado. **A.** Doppler colorido realizado em uma janela paraesternal corte eixo curto mostra o fluxo (*seta*) a partir da aorta para a artéria pulmonar principal. **B.** A avaliação por Doppler mostra um fluxo diastólico retrógrado na artéria pulmonar. AD, átrio direito; AE, Átrio esquerdo; AoDesc, aorta descendente; APP, artéria pulmonar principal; VA, valva aórtica; VD, ventrículo direito.

PROGNÓSTICO E COMPLICAÇÕES

O fechamento espontâneo do canal arterial após a infância é extremamente raro. Os pacientes com uma PCA pequena podem ter duração de vida normal, com poucos ou nenhum sintoma cardíaco, mas também podem ocorrer manifestações tardias. Nos pacientes com uma PCA grande, a insuficiência cardíaca ocorre mais frequentemente na primeira infância, mas pode ocorrer mais tarde ao longo da vida, mesmo com uma comunicação de tamanho moderado.

A endarterite infecciosa pode ser vista em qualquer idade. Podem ocorrer embolias pulmonares ou sistêmicas. As complicações raras incluem a dilatação aneurismática da artéria pulmonar ou do canal, a calcificação e a trombose não infecciosa do canal com embolização e a embolia paradoxal. A hipertensão pulmonar (síndrome de Eisenmenger) geralmente se desenvolve em pacientes com uma PCA grande que não se submeteram ao seu fechamento (ver Capítulo 460.2).

TRATAMENTO

Independentemente da idade, os pacientes com PCA requerem um fechamento cirúrgico ou por cateterismo. Nos pacientes com uma PCA pequena, a justificativa para o fechamento é a prevenção da endarterite bacteriana ou de outras complicações tardias. Nos pacientes com uma PCA moderada a grande, o fechamento é realizado para tratar a insuficiência cardíaca ou prevenir o desenvolvimento de doença vascular pulmonar, ou ambos. Uma vez que seja feito o diagnóstico de uma PCA moderada a grande, o tratamento não deve ser indevidamente adiado após a terapia clínica adequada para a insuficiência cardíaca estabelecida.

O fechamento percutâneo da PCA é realizado rotineiramente no laboratório de cateterismo cardíaco (Figura 453.11). Geralmente, as PCAs pequenas são fechadas com *coils* (molas) intravasculares. As PCAs de tamanho moderado a grande podem ser fechadas com uma prótese semelhante a um guarda-chuva ou com várias *coils*. O fechamento cirúrgico de uma PCA pode ser realizado por meio de uma toracotomia esquerda, ou utilizando-se uma toracoscopia minimamente invasiva. A taxa de letalidade com tratamento cirúrgico ou percutâneo é consideravelmente menor do que 1%; assim, o fechamento do canal é indicado até mesmo em pacientes assintomáticos. A hipertensão pulmonar não é uma contraindicação para a cirurgia em qualquer idade se puder ser demonstrado no cateterismo cardíaco que o fluxo do *shunt* ainda é predominantemente da esquerda para a direita e que uma doença vascular pulmonar grave não está presente. Após o fechamento, os sintomas de insuficiência cardíaca desaparecem rapidamente. Os lactentes que tinham déficit de crescimento geralmente têm melhora imediata no desenvolvimento físico. O pulso e a pressão arterial voltam ao normal, e o sopro em maquinaria desaparece. Um sopro sistólico funcional sobre a área pulmonar pode persistir; este pode representar turbulência em uma artéria pulmonar persistentemente dilatada. Os sinais radiográficos de aumento cardíaco e hiperfluxo pulmonar desaparecem ao longo de vários meses e o eletrocardiograma torna-se normal.

PERSISTÊNCIA DO CANAL ARTERIAL EM RECÉM-NASCIDOS DE BAIXO PESO

Ver o Capítulo 122.5.

A bibliografia está disponível no GEN-io.

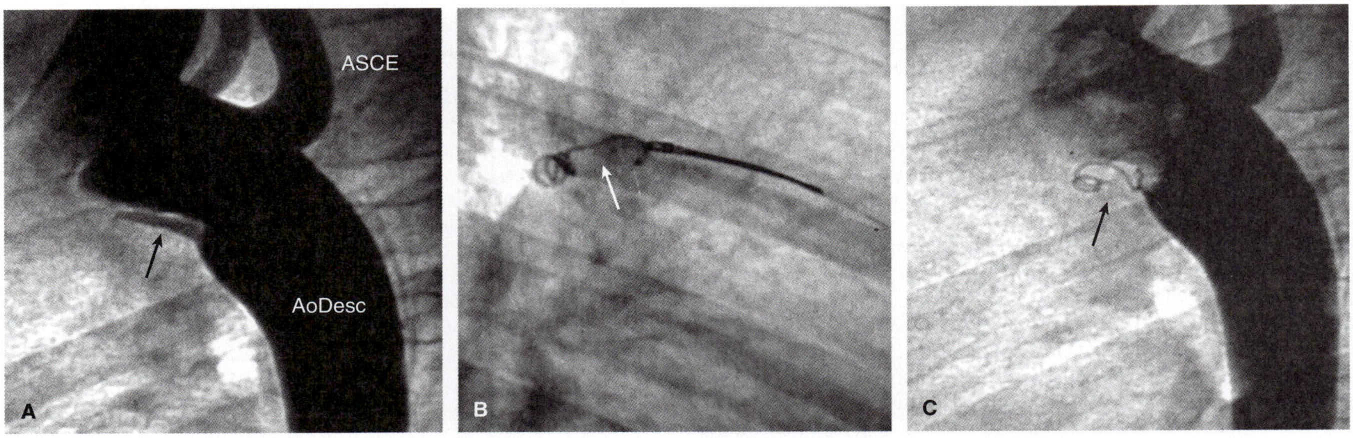

Figura 453.11 Fechamento percutâneo de uma persistência do canal arterial pequena utilizando *coil*. **A.** Angiografia das aortas transversal e descendente mostra uma PCA pequena (*seta*). **B.** A *coil* (*seta*) foi expelida da bainha e está sendo posicionada no lúmen do canal. **C.** Angiografia mostra a oclusão total da PCA pela *coil* (*seta*). AoDesc, Aorta descendente; ASCE, artéria subclávia esquerda.

453.9 Janela Aortopulmonar

Daniel Bernstein

Uma janela aortopulmonar é composta por uma comunicação entre a aorta ascendente e a artéria pulmonar principal (APP). A presença das valvas pulmonar e aórtica e de um septo interventricular intacto distingue esta anomalia do ***truncus arteriosus*** (ver Capítulo 458.8). Os sintomas de insuficiência cardíaca aparecem durante a primeira infância; ocasionalmente, está presente uma cianose mínima. Geralmente, o defeito é grande e o sopro cardíaco é frequentemente sistólico com um ruflar mesodiastólico apical como resultado do aumento do fluxo sanguíneo através da valva mitral. Em casos raros, quando a comunicação é menor e a hipertensão pulmonar está ausente, os achados no exame podem imitar os de uma PCA (pressão de pulso ampla e sopro contínuo na borda esternal superior). O eletrocardiograma mostra sobrecarga ventricular esquerda ou biventricular. Os estudos radiográficos demonstram aumento da área cardíaca e proeminência da artéria pulmonar e da trama vascular pulmonar. O ecocardiograma mostra sobrecarga das câmaras cardíacas esquerdas; a janela aortopulmonar pode ser mais bem delineada com o Doppler colorido. A angiotomografia e a angiorressonância também podem ser utilizadas para visualizar o defeito (ver Figura 450.26, Capítulo 450).

A cateterização cardíaca, normalmente executada nas crianças maiores para avaliar a RVP, revela um *shunt* esquerda-direita no nível da artéria pulmonar, bem como a hipertensão pulmonar hipercinética, porque o defeito é quase sempre grande. A aortografia seletiva com injeção de meio de contraste na aorta ascendente demonstra a lesão, e a manipulação do cateter a partir da APP diretamente para a aorta ascendente também é diagnóstica.

Uma janela aortopulmonar é corrigida cirurgicamente durante a infância. Se a cirurgia não for feita ainda nesta faixa etária, há o risco de doença vascular obstrutiva pulmonar progressiva, semelhante à de outros pacientes que têm grandes comunicações intracardíacas ou de grandes vasos.

453.10 Fístula Coronariana

Daniel Bernstein

Uma fístula congênita pode existir entre uma artéria coronária e um átrio, um ventrículo (especialmente o direito) ou a artéria pulmonar. Às vezes, existem várias fístulas. Independentemente da câmara receptora, os sinais clínicos são semelhantes aos da PCA, embora o sopro em maquinaria possa ser mais difuso. Se o fluxo for significativo, a artéria coronária comprometida pode ficar dilatada ou aneurismática. Geralmente, a anormalidade anatômica é demonstrável pelo ecocardiograma com Doppler colorido e, durante o cateterismo, por injeção de contraste na aorta ascendente. As fístulas pequenas podem ser hemodinamicamente insignificantes e até mesmo se fechar espontaneamente. Se o *shunt* for grande, o tratamento consiste tanto em embolização percutânea com *coils* quanto em fechamento cirúrgico da fístula para as lesões não passíveis de intervenção por cateterismo.

453.11 Ruptura do Aneurisma do Seio de Valsalva

Daniel Bernstein

Quando um dos seios de Valsalva da aorta é enfraquecido por doença congênita ou adquirida, um aneurisma pode se formar e, eventualmente, romper, geralmente para o átrio ou ventrículo direito. Esta condição é extremamente rara na infância. Normalmente, seu aparecimento é súbito. Este diagnóstico deve ser suspeitado em um paciente no qual os sintomas de insuficiência cardíaca aguda se desenvolvem em associação com um novo sopro sisto-diastólico. O ecocardiograma com Doppler colorido e o cateterismo cardíaco demonstram o *shunt* esquerda-direita no nível atrial ou ventricular. Geralmente, o reparo cirúrgico urgente é necessário. Esta condição está muitas vezes associada à endocardite infecciosa da valva aórtica.

Capítulo 454
Cardiopatia Congênita Acianótica: Lesões Obstrutivas

454.1 Estenose Pulmonar Valvar com Septo Interventricular Intacto

Daniel Bernstein

Das várias formas de obstrução da saída do ventrículo direito (VD) com septo interventricular intacto, a mais comum é a **estenose pulmonar valvar** isolada, que responde por 7 a 10% de todos os defeitos cardíacos congênitos. As cúspides da valva apresentam vários graus de deformação e, como resultado, a valva se abre de forma incompleta durante a sístole. A valva pode ser bicúspide ou tricúspide, e seus folhetos parcialmente fusionados com uma ejeção excêntrica. Esta fusão pode ser tão grave que resta apenas uma abertura central muito estreita. Se a valva não estiver gravemente espessada, ela produz uma obstrução em forma de cúpula na saída do VD durante a sístole. Também podem ser encontradas a estenose infundibular ou subvalvar isolada, a estenose supravalvar e a estenose de ramo da artéria pulmonar. Nos casos em que a estenose da valva pulmonar está associada a uma **comunicação interventricular (CIV)**, mas sem desvio anterior do septo infundibular e cavalgamento da aorta, ela é classificada como estenose pulmonar com CIV, e não como **tetralogia de Fallot** (ver Capítulo 457.1). Ocasionalmente, a **comunicação interatrial** (CIA) também é um defeito associado.

Os achados clínicos e laboratoriais refletem a lesão dominante, mas é importante descartar quaisquer anomalias associadas. A estenose pulmonar como resultado de displasia da valva é a anormalidade cardíaca mais comum na **síndrome de Noonan** (ver Capítulo 98), e em aproximadamente 50% dos casos está associada a uma mutação no gene *PTPN11*, que codifica a proteína tirosina fosfatase SHP-2 no cromossomo 12. O mecanismo da estenose pulmonar é desconhecido, embora tenham sido sugeridos como etiologias erros no desenvolvimento da parte distal do bulbo cardíaco e sequelas de endocardite fetal. A estenose pulmonar também pode ser um componente da **síndrome LEOPARD** (lentigo, alterações eletrocardiográficas, hipertelorismo ocular, estenose pulmonar, anormalidades da genitália, retardo do crescimento e surdez), frequentemente associada à cardiomiopatia hipertrófica. Mutações nos genes *PTPN11*, *RAF1* e *BRAF* têm sido implicadas na síndrome de LEOPARD. A estenose pulmonar, tanto da valva quanto dos ramos da artéria pulmonar, é um achado comum em pacientes com displasia artério-hepática, também conhecida como **síndrome de Alagille** (ver Capítulo 383). Nesta síndrome e em alguns pacientes com estenose pulmonar isolada, está presente uma mutação no gene *JAGGED1*.

FISIOPATOLOGIA

A obstrução do fluxo de saída do ventrículo direito para a artéria pulmonar resulta em aumento da pressão sistólica do VD e estresse parietal, o que leva à sua hipertrofia (Figura 454.1). A gravidade destas anormalidades depende do grau de restrição da abertura da valva. Nos casos graves, a pressão do VD pode ser maior do que a pressão arterial sistólica sistêmica, ao passo que, com uma obstrução mais suave, a pressão do VD é apenas leve ou moderadamente elevada. A pressão arterial pulmonar (PAP distal em relação à obstrução) está normal ou diminuída. A saturação arterial de oxigênio permanece normal mesmo nos casos de estenose grave, a menos que uma comunicação intracardíaca, como uma CIV ou uma CIA, esteja permitindo um *shunt* direita-esquerda. Quando a estenose pulmonar grave ocorre em um recém-nascido, a redução da complacência do VD muitas vezes leva à cianose como um resultado do *shunt* direita-esquerda através de um **forame oval patente (FOP)**, uma condição denominada **estenose pulmonar crítica**.

MANIFESTAÇÕES CLÍNICAS E ACHADOS LABORATORIAIS

Os pacientes com estenose leve ou moderada geralmente não apresentam sintomas. Frequentemente, o crescimento e o desenvolvimento são normais. Se a estenose for grave, os sinais de insuficiência VD, como hepatomegalia, edema periférico e intolerância ao exercício, podem estar presentes. Em um recém-nascido ou em um lactente pequeno com estenose pulmonar crítica, os sinais de insuficiência VD podem ser mais evidentes, e muitas vezes a cianose está presente por causa do *shunt* direita-esquerda no forame oval.

Em uma **estenose pulmonar leve**, a pressão venosa e o pulso estão normais. O coração não está dilatado, o impulso apical é normal e o impulso do VD não é palpável. Um clique de ejeção pulmonar agudo imediatamente após a primeira bulha cardíaca (B_1) é auscultado na borda esternal esquerda superior durante a expiração. A segunda bulha cardíaca (B_2) está desdobrada, com um componente pulmonar de intensidade normal que pode ser um pouco atrasado. Um sopro de ejeção sistólica relativamente curto e de baixa ou média frequência é audível principalmente sobre a área pulmonar e irradia minimamente

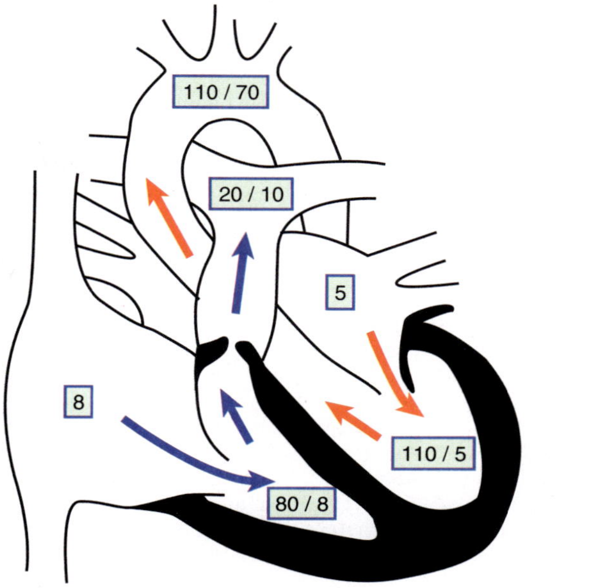

Figura 454.1 Fisiologia da estenose pulmonar valvar. Os *números em caixas* representam a pressão em mmHg. Devido à ausência de *shunt* direita-esquerda ou de *shunt* esquerda-direita, o fluxo de sangue através de todas as câmaras cardíacas é normal a 3 ℓ/min/m². A razão entre fluxos sanguíneos pulmonar e sistêmico (Qp:Qs) é de 1:1. A pressão atrial direita está ligeiramente aumentada como resultado da diminuição da complacência do ventrículo direito. O ventrículo direito está hipertrofiado e as pressões sistólica e diastólica estão elevadas. O gradiente pressórico através da valva pulmonar espessada é de 60 mmHg. A pressão da artéria pulmonar principal está um pouco mais baixa, e uma dilatação pós-estenótica está presente. A pressão da cavidade esquerda do coração é normal. A menos que um *shunt* direita-esquerda esteja ocorrendo através do forame oval, a saturação sistêmica de oxigênio do paciente será normal.

para os campos pulmonares bilateralmente. O eletrocardiograma (ECG) é normal ou com características de **hipertrofia ventricular direita** (HVD) leve; podem ser observadas inversões das ondas T nas precordiais direitas. A onda T na derivação V_1 deve estar invertida até pelo menos os 6 a 8 anos, sendo um achado normal nesta faixa etária. Portanto, uma onda T positiva em V_1 em uma criança é um sinal de HVD mesmo na ausência dos critérios de voltagem. Geralmente, a única anormalidade demonstrável radiograficamente é a dilatação pós-estenótica da artéria pulmonar. O ecocardiograma bidimensional (2D) mostra HVD e valva pulmonar levemente espessada, com abertura em formato de cúpula na sístole; o Doppler demonstra um gradiente pressórico do ventrículo direito para a artéria pulmonar (VD-AP) menor ou igual a 30 mmHg.

Na **estenose pulmonar moderada**, a pressão venosa pode estar ligeiramente elevada; nas crianças maiores, uma onda α proeminente pode ser observada no pulso jugular. Um íctus VD pode ser palpável na borda esternal esquerda inferior. A B_2 está desdobrada, com um componente pulmonar retardado e suave. Como o movimento da valva se torna mais limitado em graus mais graves de estenose, tanto o clique de ejeção pulmonar quanto o componente pulmonar da B_2 podem se tornar inaudíveis. Com o aumento do grau de estenose, o pico do sopro de ejeção sistólico é prolongado posteriormente na sístole, e sua qualidade se torna mais alta e mais rude (maior frequência). O sopro irradia mais proeminentemente para ambos os campos pulmonares.

O eletrocardiograma revela uma HVD, às vezes com uma onda P apiculada. Radiograficamente, o coração pode variar de um tamanho normal até ligeiramente aumentado com elevação da ponta por causa da hipertrofia do ventrículo direito; a vascularização pulmonar pode estar normal ou levemente diminuída. O ecocardiograma mostra valva pulmonar espessada com movimento sistólico restrito. O exame de Doppler demonstra um gradiente pressórico VD-AP de 30 a 60 mmHg. Pode estar presente regurgitação leve da tricúspide e ela permite a confirmação por Doppler da pressão sistólica do VD.

Na **estenose pulmonar grave**, cianose leve a moderada pode ser observada em pacientes com comunicação interatrial (CIA ou FOP). Na ausência de qualquer *shunt* intracardíaco, a cianose está ausente. Caso esteja presente, hepatomegalia e edema periférico indicam insuficiência do VD. A elevação da pressão venosa é comum, sendo causada por uma grande onda *a* jugular pré-sistólica. O coração apresenta sobrecarga moderada a significativa, e um íctus VD paraesternal notável está presente e muitas vezes se estende até a linha hemiclavicular esquerda. Geralmente, o componente pulmonar da B_2 é inaudível. Um sopro de ejeção sistólico alto, longo e rude, geralmente acompanhado de frêmito, é principalmente audível na área pulmonar e pode irradiar por todo o precórdio, para ambos os campos pulmonares, a região cervical e o dorso. O pico do sopro ocorre no fim da sístole, já que a abertura da valva se torna mais restrita. Frequentemente, o sopro engloba o componente aórtico da B_2, mas não é precedido por um clique de ejeção.

O ECG mostra HVD importante, frequentemente acompanhada por uma onda P alta e apiculada. Os estudos radiográficos confirmam a presença de hipertrofia do ventrículo direito e aumento do átrio direito. O abaulamento do segmento da artéria pulmonar principal (APP) pode ser visto a partir da dilatação pós-estenótica (Figura 454.2). A trama vascular pulmonar está ligeiramente diminuída. O ecocardiograma 2D mostra grave deformidade da valva pulmonar e HVD (Figura 454.3). Nos últimos estágios da doença, é possível observar a disfunção sistólica do ventrículo direito, e nestes casos o ventrículo pode se tornar dilatado e com regurgitação tricúspide evidente. O Doppler demonstra um gradiente elevado (> 60 mmHg) através da valva pulmonar. Nas crianças maiores, os achados clássicos de estenose pulmonar grave raramente são vistos por causa da intervenção precoce. Os sinais de estenose pulmonar crítica, com todas as características de estenose pulmonar grave além da cianose, são geralmente encontrados no período neonatal.

Geralmente, o cateterismo cardíaco não é necessário para fins de diagnóstico, mas é realizado como parte de um procedimento de **valvoplastia por balão**. O cateterismo demonstra um gradiente pressórico abrupto ao longo da valva pulmonar. A PAP está normal ou baixa. A gravidade da estenose é classificada com base na razão entre a pressão sistólica do VD e a pressão sistólica sistêmica ou o gradiente pressórico do VD-AP: 10 a 30 mmHg nos casos brandos, 30 a 60 mmHg nos casos moderados, e mais que 60 mmHg ou uma pressão VD maior do que a pressão sistêmica nos casos graves. Se o débito cardíaco estiver baixo ou existir um *shunt* direita-esquerda significativo ao longo do septo interatrial, o gradiente pressórico pode subestimar o grau de estenose da valva. A ventriculografia direita seletiva demonstra a valva espessada e com mobilidade muito reduzida. Na estenose leve a moderada, o abaulamento da valva na sístole é facilmente observado. O fluxo do meio de contraste através da valva estenótica na sístole ventricular produz um jato estreito de contraste que preenche a dilatada APP. Pode estar presente uma hipertrofia subvalvar intensificando a obstrução.

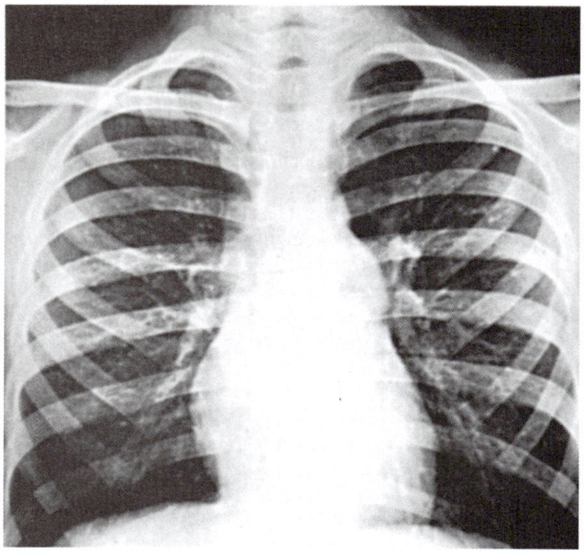

Figura 454.2 Radiografia de um paciente com estenose pulmonar valvar e raiz aórtica normal. O tamanho do coração está dentro dos limites normais, porém existe dilatação pós-estenótica da artéria pulmonar.

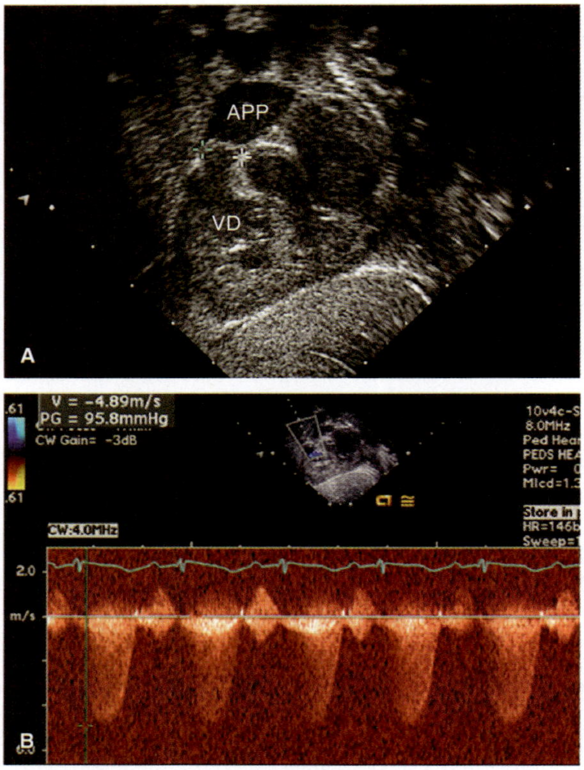

Figura 454.3 Ecocardiograma mostra estenose pulmonar valvar. **A.** A janela subcostal mostra folhetos espessados da valva pulmonar (entre cursores). **B.** Estudo por Doppler indica um pico do gradiente pressórico de 95 mmHg através da valva estenótica. APP, Artéria pulmonar principal; VD, ventrículo direito.

TRATAMENTO

Os pacientes com estenose pulmonar isolada moderada ou grave necessitam de alívio da obstrução. A valvoplastia por balão é inicialmente o tratamento de escolha para a maioria dos pacientes (Figura 454.4). Os pacientes com valvas pulmonares gravemente espessadas, comuns naqueles com síndrome de Noonan, podem exigir uma intervenção cirúrgica. Em um recém-nascido com estenose pulmonar crítica, o tratamento, seja por valvoplastia por balão, seja por valvotomia cirúrgica, deve ser realizado prontamente.

Na maioria dos pacientes, são obtidos excelentes resultados. O gradiente através da valva pulmonar está consideravelmente reduzido ou abolido. No período inicial após a valvoplastia por balão, um gradiente residual pequeno a moderado pode permanecer por causa do estreitamento infundibular muscular, que, em seguida, geralmente melhora. Um sopro diastólico curto, precoce e decrescente pode ser ouvido na linha médio-esternal até a borda esternal esquerda superior como resultado da insuficiência pulmonar valvar. O grau de insuficiência muitas vezes não é clinicamente significativo, embora possa ocasionalmente agravar-se com o tempo. Nenhuma diferença no estado do paciente após a valvoplastia ou a cirurgia é observada no acompanhamento tardio; a recorrência é incomum após um tratamento bem-sucedido, exceto nos pacientes com valvas extremamente displásicas. Em uma pequena minoria de pacientes, nos quais o grau de regurgitação pulmonar é mais grave, pode ocorrer dilatação do VD, o que necessita de acompanhamento cuidadoso pelo risco futuro de intervenção cirúrgica ou implantação de um *stent* de válvula transcateter.

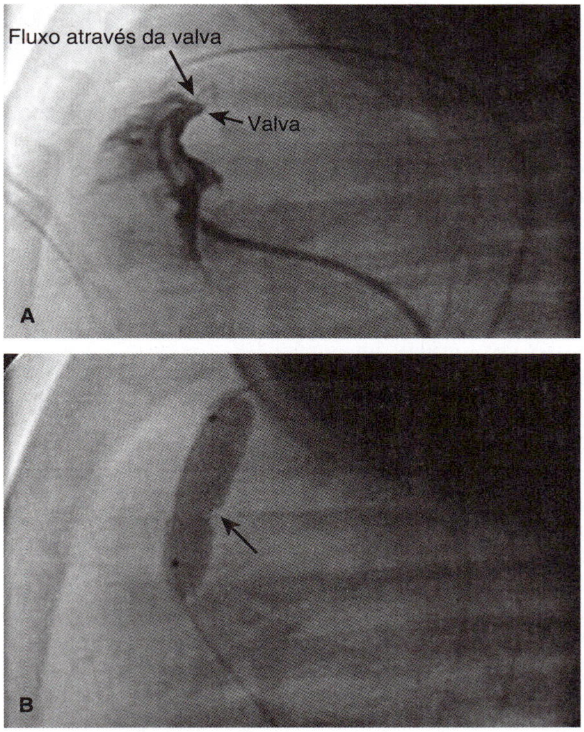

Figura 454.4 Estenose pulmonar valvar e valvoplastia por balão. **A.** Angiografia ventricular direita mostra uma valva pulmonar gravemente estenótica com um jato estreito de sangue fluindo através dela. **B.** Insuflação do cateter-balão mostra a "cintura" (*seta*) feita no balão pela valva estenótica. (*Fotografias por cortesia do Dr. Jeffrey Feinstein, Stanford University, Stanford, CA.*)

PROGNÓSTICO E COMPLICAÇÕES

A insuficiência cardíaca ocorre apenas nos casos graves e na maioria das vezes durante o primeiro mês de vida. O desenvolvimento de cianose devido a um *shunt* direita-esquerda através de forame oval é visto quase exclusivamente no período neonatal quando a estenose é grave. A endocardite infecciosa é um risco, mas não é comum na infância.

As crianças com estenose leve podem levar uma vida normal, mas o seu progresso deve ser avaliado em intervalos regulares. Os pacientes que têm pequenos gradientes raramente mostram progressão e não precisam de intervenção, mas um gradiente significativo é mais propenso a se desenvolver em crianças com estenose moderada à medida que crescem. O agravamento da obstrução também pode ser causado pelo desenvolvimento de hipertrofia subvalvar secundária dos tecidos muscular e fibroso. Na estenose grave não tratada, o curso pode se agravar abruptamente com o desenvolvimento de disfunção ventricular direita e de insuficiência cardíaca. Os lactentes com estenose pulmonar crítica requerem com urgência uma valvoplastia com cateter ou uma valvotomia cirúrgica. O desenvolvimento da insuficiência do VD muitos anos após a valvoplastia pulmonar por balão é pouco comum. No entanto, os pacientes devem ter um acompanhamento seriado a fim de observar o agravamento da insuficiência pulmonar e a dilatação do VD.

A bibliografia está disponível no GEN-io.

454.2 Estenose Pulmonar Infundibular e Ventrículo Direito com Câmara Dupla

Daniel Bernstein

A estenose pulmonar infundibular é causada pela obstrução muscular ou fibrosa na via de saída do ventrículo direito. O local da obstrução pode estar perto da valva pulmonar ou bem abaixo dela; uma câmara infundibular pode estar presente entre a cavidade ventricular direita e a valva pulmonar. Em muitos casos, uma CIV inicialmente presente pode ter se fechado espontaneamente. Quando a valva pulmonar também está estenótica, o defeito combinado é classificado principalmente como estenose valvar com hipertrofia infundibular secundária. Em sua maioria, as manifestações clínicas e hemodinâmicas dos pacientes com estenose pulmonar infundibular isolada são similares às descritas na estenose pulmonar valvar isolada (ver Capítulo 454.1).

Uma variação comum na obstrução do fluxo do VD abaixo da valva pulmonar é a de um **ventrículo direito com câmara dupla**. Nesta condição, uma banda muscular está presente na região mediana do VD; a banda divide a câmara em duas partes e cria uma obstrução entre as porções de entrada e de saída. Frequentemente observa-se uma CIV associada que pode se fechar espontaneamente. A obstrução geralmente não é vista no início da vida, mas pode aumentar rapidamente de forma semelhante à obstrução infundibular progressiva observada na tetralogia de Fallot (ver Capítulo 457.1).

O diagnóstico de estenose infundibular do VD isolada ou de ventrículo direito com câmara dupla é geralmente feito por ecocardiografia. O septo interventricular deve ser avaliado cuidadosamente para determinar se uma CIV associada está presente. O prognóstico para os casos não tratados de obstrução grave do fluxo do VD é semelhante ao da estenose pulmonar valvar. Quando a obstrução é moderada a grave, a cirurgia é indicada. Após a cirurgia, o gradiente pressórico é abolido ou consideravelmente reduzido, e as perspectivas a longo prazo são excelentes.

454.3 Estenose Pulmonar em Combinação com *Shunt* Intracardíaco

Daniel Bernstein

A estenose pulmonar infundibular ou valvar, ou ambas, podem estar associadas a qualquer CIA ou CIV. Nestes pacientes, as características clínicas dependem do grau da estenose pulmonar, o que determina se a direção do *shunt* é da esquerda para a direita ou da direita para a esquerda.

A presença de um grande *shunt* esquerda-direita no plano atrial ou ventricular é evidência de que a estenose pulmonar é leve. Esses pacientes têm sintomas semelhantes aos daqueles com CIA ou CIV isolada. Com o avançar da idade, o agravamento da obstrução pode limitar o *shunt* e resultar em melhoria gradual dos sintomas. Eventualmente, particularmente nos doentes com estenose pulmonar e CIV, o aumento da obstrução pode levar ao *shunt* direita-esquerda e à cianose. Quando um paciente com CIV tem evidências de redução da insuficiência cardíaca e aumento das forças do VD no ECG, deve-se diferenciar entre o desenvolvimento ou aumento da estenose pulmonar e o início da doença vascular pulmonar (**síndrome de Eisenmenger**; ver Capítulo 460.2).

Estas anomalias são prontamente reparadas cirurgicamente. Os defeitos no septo interatrial ou interventricular são fechados e a estenose pulmonar é aliviada pela ressecção do músculo infundibular ou por valvotomia pulmonar, ou ambos, conforme indicado. Os pacientes com *shunt* direita-esquerda predominante apresentam sintomas semelhantes aos daqueles com tetralogia de Fallot (ver Capítulo 457.1).

454.4 Estenose Pulmonar Periférica

Daniel Bernstein

Estenoses únicas ou múltiplas podem ocorrer em qualquer ponto ao longo dos principais ramos das artérias pulmonares e podem variar de leves a graves e de localizadas a extensas. Frequentemente, esses defeitos estão associados a outros tipos de doença cardíaca congênita, incluindo estenose pulmonar valvar, tetralogia de Fallot, persistência do canal arterial (PCA), CIV, CIA e estenose aórtica supravalvar. A tendência familiar tem sido reconhecida em alguns pacientes com estenose de ramos pulmonares. Uma alta incidência é encontrada em crianças com síndrome da rubéola congênita. A combinação de estenose aórtica supravalvar com estenose de ramos da artéria pulmonar, hipercalcemia idiopática da infância, fácies élfica e déficit cognitivo é conhecida como **síndrome de Williams**, uma condição associada à deleção do gene da elastina na região 7q11.23 no cromossomo 7. A estenose de ramos pulmonares também está associada à **síndrome de Alagille**, uma mutação no gene *JAGGED1*.

A estenose leve tem pouco efeito na circulação pulmonar. Com várias estenoses graves, a pressão é aumentada no ventrículo direito e na artéria pulmonar proximal ao local da obstrução. Quando a anomalia é isolada, suspeita-se do diagnóstico pela presença de sopros em vários locais sobre o tórax, seja anterior ou posteriormente. Geralmente, esses sopros são do tipo sistólico ejetivo, mas podem ser contínuos. Na maioria das vezes, os sinais clínicos mais evidentes são os da anomalia associada, como a tetralogia de Fallot (ver Capítulo 457.1).

No período neonatal imediato, pode estar presente uma forma leve e transitória de estenose de ramos pulmonares. Geralmente, os achados são limitados a um sopro de ejeção sistólico suave que pode ser auscultado sobre um ou ambos os campos pulmonares. É a ausência de outros achados da estenose pulmonar valvar (íctus VD, B_2 pulmonar suave, clique de ejeção sistólico, sopro mais alto na borda esternal esquerda superior) que confirma este diagnóstico. Esse sopro geralmente desaparece entre o 1º e o 2º mês de vida.

Se a estenose for grave, o ECG mostra evidências de hipertrofia do VD e de sobrecarga atrial direita, e a radiografia torácica mostra cardiomegalia e proeminência da APP. A trama vascular pulmonar geralmente é normal; em alguns casos, no entanto, são observadas pequenas sombras vasculares intrapulmonares, que representam áreas de dilatação pós-estenótica. A ecocardiografia possui uma capacidade limitada de visualizar os ramos distais das artérias pulmonares. O exame de Doppler mostra a aceleração do fluxo sanguíneo através das estenoses e, caso a regurgitação tricúspide esteja presente, permite uma estimativa da pressão sistólica do VD. A RM e a TC são extremamente úteis para delinear as obstruções distais. Se houver suspeita de doença moderada a grave, geralmente o diagnóstico é confirmado pelo cateterismo cardíaco.

A obstrução grave da APP e de seus ramos primários pode ser aliviada durante a cirurgia corretiva das lesões associadas, como a tetralogia de Fallot ou a estenose pulmonar valvar. Se a estenose de ramos pulmonares for isolada, ela pode ser tratada por meio da dilatação de um cateter-balão e, por vezes, com a colocação de um *stent* intravascular (ver Figura 450.29).

454.5 Estenose Aórtica

Daniel Bernstein

FISIOPATOLOGIA

A estenose aórtica congênita é responsável por aproximadamente 5% das malformações cardíacas reconhecidas na infância; uma valva aórtica bicúspide, uma das lesões cardíacas congênitas mais comuns, é identificada em até 1,5% dos adultos e pode ser assintomática na infância. A estenose aórtica é mais frequente no sexo masculino (3:1). Existem famílias com vários indivíduos afetados com valva aórtica bicúspide, e vários genes têm sido implicados, tais como o *NOTCH1* no cromossomo 9q34.3.

Na forma mais comum, a **estenose valvar aórtica**, os folhetos estão espessados e as comissuras estão fundidas em graus variados. A pressão sistólica ventricular esquerda (VE) aumenta como resultado da obstrução do fluxo de saída, levando a hipertrofia da sua parede, diminuição da complacência e aumento da pressão diastólica final.

A **estenose subvalvar (subaórtica)** com uma prateleira fibromuscular discreta abaixo da valva aórtica também é uma importante forma de obstrução do trato de saída ventricular esquerdo (TSVE). Frequentemente, esta lesão está associada a outras formas de doença cardíaca congênita, tais como a estenose mitral e a coarctação da aorta (**síndrome de Shone**), e pode progredir rapidamente em termos de gravidade. Geralmente, ela é menos diagnosticada durante o início da infância e pode se desenvolver mesmo sem registro anterior de obstrução do TSVE. A estenose aórtica subvalvar pode se tornar aparente após uma cirurgia bem-sucedida para outros defeitos cardíacos congênitos (coarctação da aorta, PCA, CIV), pode se desenvolver em associação com lesões leves que não foram corrigidas cirurgicamente ou pode ocorrer como uma anomalia isolada. A estenose aórtica subvalvar também pode ser causada por um septo interventricular muito hipertrofiado em associação à cardiomiopatia hipertrófica (ver Capítulo 466.2).

A **estenose aórtica supravalvar**, o tipo menos comum, pode ser esporádica, familiar ou associada à **síndrome de Williams**, que inclui atraso no desenvolvimento (intervalo de QI: 41 a 80), fácies élfica (face cheia, testa larga, ponte do nariz achatada, lábio superior longo e bochechas arredondadas) (Figura 454.5), assim como hipercalcemia idiopática da infância. As características adicionais incluem personalidade loquaz, hipersensibilidade a sons, espasticidade, unhas hipoplásicas, anomalias dentárias (anodontia parcial, microdontia com hipoplasia do esmalte), hipermobilidade articular, nefrocalcinose, hipotireoidismo e ganho de peso deficiente. O estreitamento dos óstios das artérias coronárias pode ocorrer em pacientes com estenose aórtica supravalvar e deve ser cuidadosamente avaliado. A estenose de outras artérias, especialmente a dos ramos das artérias pulmonares, também pode estar presente. Demonstrou-se que a síndrome de Williams é causada por uma deleção envolvendo o gene da elastina no cromossomo 7q11.23.

MANIFESTAÇÕES CLÍNICAS

Nos pacientes com estenose aórtica, os sintomas dependem da gravidade da obstrução. A estenose aórtica grave que ocorre precocemente na infância é denominada **estenose aórtica crítica** e está associada à insuficiência do VE e a sinais de baixo débito cardíaco. A insuficiência cardíaca, a cardiomegalia e o edema pulmonar são graves, o pulso é fraco em todas as extremidades e a pele pode estar pálida ou acinzentada. Pode estar presente oligúria. Se o débito cardíaco estiver significativamente diminuído, a intensidade do sopro na borda esternal direita superior pode ser mínima. A maioria das crianças com as formas menos graves de estenose aórtica permanece assintomática e apresenta desenvolvimento e crescimento normais. Geralmente, o sopro é descoberto durante o exame físico de rotina. Raramente, fadiga, angina, tonturas ou síncope podem se desenvolver em uma criança com mais idade com uma obstrução grave do fluxo de saída do VE não diagnosticada previamente. Foram relatadas mortes súbitas com estenose aórtica, mas geralmente elas ocorrem em pacientes com obstrução grave do TSVE cuja correção cirúrgica tenha sido adiada.

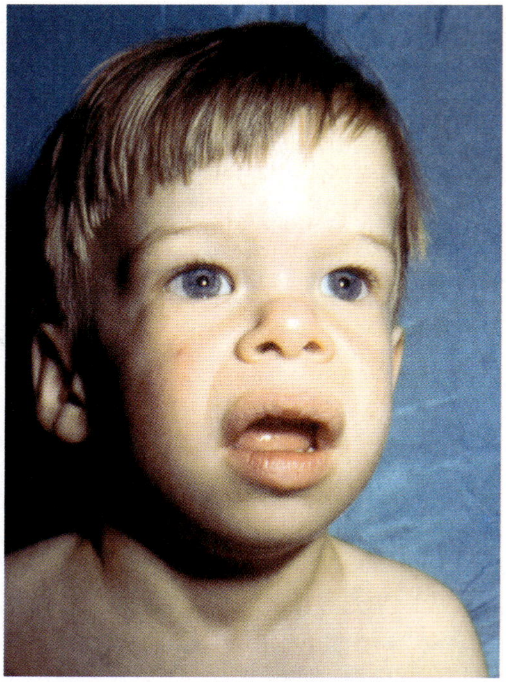

Figura 454.5 Síndrome de Williams. (*De Jones KL, Smith DW: The Williams elfin facies syndrome: a new perspective,* J Pediatr *86:718, 1975.*)

Os achados físicos dependem do grau de obstrução ao fluxo de saída do VE. Na estenose leve, os pulsos, o tamanho do coração e o íctus ventricular esquerdo estão todos normais. Com graus crescentes de gravidade, a intensidade dos pulsos diminui e o coração pode ficar sobrecarregado e com um impulso apical do VE. Geralmente, a estenose aórtica valvar leve a moderada está associada a um clique de sistólico precoce, que é mais bem auscultado na borda esternal esquerda e no ápice. Diferentemente do clique da estenose pulmonar, a sua intensidade não varia com a respiração. Os cliques são incomuns na estenose aórtica mais grave ou na estenose subaórtica discreta. Se a estenose for grave, a B_1 cardíaca pode estar diminuída por causa da redução da complacência da parede ventricular esquerda espessada. O desdobramento normal da B_2 cardíaca está presente na obstrução leve a moderada. Nos pacientes com obstrução grave, a intensidade de fechamento da valva aórtica é diminuída, e nas crianças raramente a B_2 pode estar desdobrada paradoxalmente (tornando-se mais ampla na expiração). Uma quarta bulha cardíaca (B_4) pode ser audível quando a obstrução for grave como resultado da complacência diminuída do VE.

A intensidade, o tom e a duração do sopro de ejeção sistólico são outras indicações de gravidade. Quanto mais alto, mais rude (tom mais alto) e mais longo o sopro, maior é o grau de obstrução. O sopro típico é audível principalmente na borda esternal direita superior, e irradia para a região cervical e para a borda esternal esquerda mediana. Geralmente é acompanhado por um frêmito na região supraesternal. Nos pacientes com estenose aórtica subvalvar, o sopro pode ser mais audível ao longo da borda esternal esquerda ou até mesmo no ápice. Um sopro diastólico suave, decrescente, indicativo de insuficiência aórtica está muitas vezes presente quando a obstrução é subvalvar ou nos pacientes com uma valva aórtica bicúspide. Ocasionalmente, é audível um sopro de ruflar mesodiastólico curto e apical; este sopro deve levantar a suspeita de estenose da valva mitral associada.

ACHADOS LABORATORIAIS E DIAGNÓSTICOS

O diagnóstico pode ser feito normalmente com base no exame físico e na gravidade da obstrução confirmada por exames laboratoriais. Se a estenose aórtica for leve, o ECG provavelmente é normal. Ocasionalmente, mesmo com uma obstrução mais grave, ele pode não mostrar alterações, mas a evidência de hipertrofia ventricular esquerda (HVE) e de distensão do VE (ondas T invertidas nas derivações precordiais esquerdas) geralmente estão presentes, caso a estenose grave seja de longa duração. Com frequência, a radiografia torácica mostra uma aorta ascendente abaulada, mas o botão aórtico permanece normal. Geralmente, o coração não está aumentado. Foi observada calcificação valvar apenas em crianças maiores e adultos. A ecocardiografia identifica tanto o local quanto a gravidade da obstrução. A imagem bidimensional mostra a HVE e a valva aórtica em forma de cúpula e espessada (Figura 454.6). O eco também irá demonstrar o número de folhetos da valva e a sua morfologia, assim como a presença de membrana subaórtica ou de estenose supravalvar. As anomalias associadas da valva mitral ou do arco aórtico, ou uma CIV ou PCA, estão presentes em até 20% dos casos. Na ausência de insuficiência do VE, a fração de encurtamento do VE pode estar aumentada porque o ventrículo é hipercontrátil. Nos lactentes com estenose aórtica crítica, a fração de encurtamento ventricular esquerda geralmente está diminuída e é sinal de mau prognóstico. O endocárdio pode aparecer brilhante, um indicativo do desenvolvimento de cicatriz fibrosa do endocárdio, conhecida como **fibroelastose endocárdica**. O Doppler mostra o local específico da obstrução e determina os gradientes sistólicos máximo e médio do TSVE. Quando a obstrução aórtica está associada à disfunção VE, o gradiente valvar obtido com o Doppler pode subestimar consideravelmente a gravidade da obstrução devido ao baixo débito cardíaco através da valva.

O cateterismo cardíaco esquerdo, geralmente realizado em conjunto com a valvoplastia aórtica por balão, demonstra a magnitude do gradiente pressórico do ventrículo esquerdo para a aorta. A curva de pressão aórtica é anormal se a obstrução for grave. Nos pacientes com obstrução grave e redução da complacência do VE, a pressão atrial esquerda é elevada e pode estar presente hipertensão pulmonar. Quando uma criança gravemente doente com sintomas de obstrução do TSVE passa por um cateterismo cardíaco, a função do VE geralmente fica muito reduzida. Tal como acontece com o ecocardiograma, o gradiente medido através da valva aórtica estenótica pode subestimar o grau de obstrução por causa do baixo débito cardíaco. A medição real do débito cardíaco por termodiluição e o cálculo da área da valva aórtica podem ser úteis.

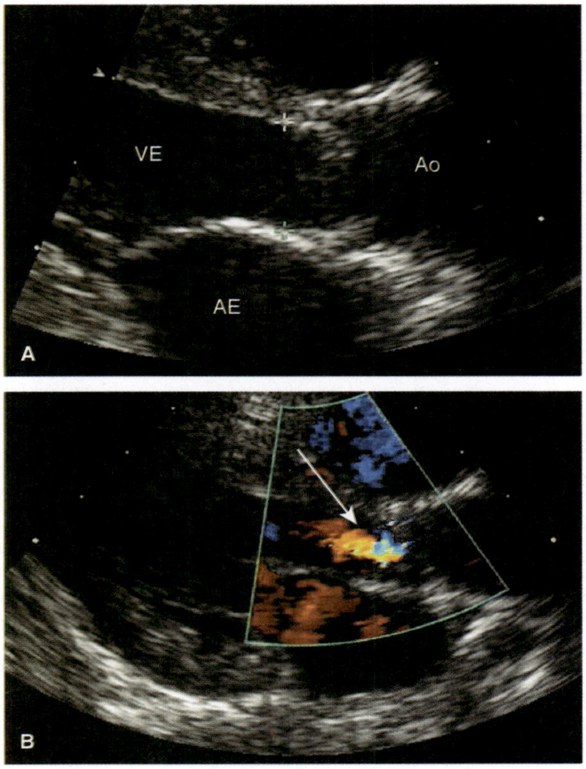

Figura 454.6 Ecocardiograma mostra estenose aórtica valvar com regurgitação. **A.** Nesta projeção da janela paraesternal corte eixo longo, a valva aórtica estenótica pode ser vista na forma de uma abóboda na sístole. Os *cursores* delineiam o anel aórtico. **B.** Estudo por Doppler mostra a presença de regurgitação aórtica (*seta*). AE, Átrio esquerdo; Ao, aorta; VE, ventrículo esquerdo.

TRATAMENTO

A **valvoplastia por balão** é indicada para crianças com estenose aórtica valvar moderada a grave para prevenir a disfunção VE progressiva e o risco de síncope e morte súbita. A valvoplastia deve ser aconselhada quando o gradiente entre o pico sistólico do ventrículo esquerdo e o pico sistólico da aorta for superior a 60 a 70 mmHg em repouso, assumindo-se que o débito cardíaco esteja normal, ou para gradientes menores quando estiverem presentes sintomas ou alterações eletrocardiográficas. Para lesões obstrutivas subaórticas com progressão mais rápida, um gradiente de 40 a 50 mmHg ou a presença de insuficiência aórtica são considerados indicações para a cirurgia. A valvoplastia por balão é o procedimento de escolha, mesmo no período neonatal. Geralmente, o tratamento cirúrgico é reservado para valvas aórticas extremamente displásicas que não sejam passíveis de terapia com balão ou em pacientes que também apresentem estenose subvalvar ou supravalvar.

A estenose subaórtica discreta pode ser removida sem danos à valva aórtica, ao folheto anterior da valva mitral ou ao sistema de condução. Este tipo de obstrução geralmente não é passível de tratamento com cateter. O alívio da estenose supravalvar também é alcançado cirurgicamente, e os resultados são excelentes se a área de obstrução for discreta e não estiver associada a uma aorta hipoplásica. Em associação com a estenose aórtica supravalvar, uma ou ambas as artérias coronárias podem estar estenóticas em suas origens por causa de uma crista fibrosa supra-aórtica espessa. Para os pacientes que têm estenose aórtica em associação com uma obstrução subaórtica grave em forma de túnel, o TSVE pode ter seu tamanho aumentado "ocupando o espaço" do trato de saída do ventrículo direito (**procedimento de Konno**).

Independentemente de o tratamento cirúrgico ou com cateter ter sido realizado, a insuficiência aórtica ou a calcificação com reestenose podem ocorrer anos ou mesmo décadas mais tarde e, eventualmente, necessitar de reoperação e frequentemente de substituição da valva aórtica. Quando a recorrência se desenvolve, ela pode não estar associada a sintomas precoces. Os sinais de reestenose incluem as alterações eletrocardiográficas típicas da HVE, um aumento no gradiente ecocardiográfico por Doppler, a deterioração dos índices ecocardiográficos da função do VE e a recorrência de sinais ou sintomas durante o exercício gradual em esteira. As evidências de insuficiência aórtica significativa incluem os sintomas de insuficiência cardíaca, o aumento da área cardíaca na radiografia e a dilatação do VE no ecocardiograma. A escolha do procedimento reparador depende do grau de estenose e regurgitação.

Quando a **substituição da valva aórtica** for necessária, a escolha do procedimento muitas vezes depende da idade do paciente. As válvulas de homoenxerto tendem a calcificar mais rapidamente nas crianças menores, porém não exigem anticoagulação crônica. As próteses mecânicas são muito mais duradouras, porém exigem anticoagulação, o que pode ser difícil de manejar em crianças pequenas. Nas adolescentes do sexo feminino que estiverem se aproximando da idade fértil, a consideração dos efeitos teratogênicos da varfarina pode justificar o uso de uma válvula de homoenxerto. Nenhuma dessas opções é perfeita para a criança pequena que requer a substituição da valva porque nem as válvulas de homoenxerto nem as mecânicas crescem com o paciente. Uma operação alternativa é a **translocação aortopulmonar** (**procedimento de Ross**); ela envolve a remoção da própria valva pulmonar do paciente e seu uso para substituir a valva aórtica anormal. Um homoenxerto é então colocado na posição pulmonar. A potencial vantagem desse procedimento é a possibilidade de crescimento da valva "neoaórtica" viva que foi translocada e o aumento da longevidade da válvula de homoenxerto quando colocada na posição pulmonar de pressão mais baixa. O sucesso a longo prazo desta operação, especialmente nas crianças menores, ainda está sendo investigado. As **válvulas de *stent* percutâneo**, que são válvulas de tecido costuradas no interior de um *stent* metálico expansível, estão atualmente na fase de ensaios clínicos com adultos, principalmente naqueles demasiadamente enfermos para serem candidatos à substituição cirúrgica padrão. Elas podem ser implantadas na sala de cateterismo cardíaco utilizando-se uma abordagem percutânea. As válvulas de substituição de bioengenharia tecidual cultivadas em laboratório a partir das próprias células endoteliais das artérias do paciente são outra perspectiva para a paliação a longo prazo e estão atualmente em desenvolvimento em modelos animais.

PROGNÓSTICO

Recém-nascidos com estenose aórtica crítica podem ter insuficiência cardíaca grave e deteriorar rapidamente para um estado de choque com baixa débito cardíaco. Uma cirurgia de emergência ou uma valvoplastia por balão pode salvar a vida do paciente, mas o risco de mortalidade não é insignificante. Os recém-nascidos que morrem de estenose aórtica crítica frequentemente têm significativa fibroelastose endocárdica do VE. Aqueles que sobrevivem podem desenvolver sinais de disfunção diastólica do VE (cardiomiopatia restritiva) e necessitar de transplante cardíaco (ver Capítulo 470).

Em lactentes maiores e crianças com estenose aórtica leve a moderada, o prognóstico é bom, embora seja comum a progressão da doença em 5 a 10 anos. Os pacientes com gradientes pela valva aórtica menor que 40 a 50 mmHg são considerados como tendo uma doença *leve*; aqueles com gradientes de 40 a 70 mmHg têm doença *moderada*. Geralmente, esses pacientes respondem bem ao tratamento (cirurgia ou valvoplastia), embora as reoperações na valva aórtica sejam muitas vezes necessárias tardiamente na infância ou na vida adulta e, eventualmente, vários pacientes requerem a substituição da valva. Naqueles não operados com obstrução grave, a morte súbita é um risco significativo e muitas vezes ocorre durante ou imediatamente após o exercício. A estenose aórtica é uma das causas de morte súbita cardíaca na faixa etária pediátrica.

Os pacientes com graus moderados a graves de estenose aórtica não devem participar de esportes ativos competitivos. Naqueles com doença mais branda, a participação em esportes é menos gravemente restringida. Os pacientes devem ser revistos pelo menos anualmente e deve ser aconselhada uma intervenção se houver progressão de sinais ou sintomas. A profilaxia contra a endocardite infecciosa não é recomendada, a menos que uma válvula protética seja inserida.[4]

As crianças maiores e os adultos com valva aórtica bicúspide isolada correm um risco maior de desenvolver dilatação da aorta ascendente, mesmo na ausência de estenose significativa. Este risco aumenta com a idade, e a taxa de aumento é maior naqueles com raízes aórticas maiores. Nas crianças, geralmente essa dilatação é leve e permanece estável ao longo de muitos anos; mas, nos pacientes mais velhos, a aorta pode dilatar de forma substancial e progressiva. Se estes pacientes tiverem alguma forma de doença do tecido conjuntivo subdiagnosticada, tal distúrbio necessita ser determinado (esta forma de dilatação é semelhante à observada na síndrome de Marfan). Os pacientes com síndrome de Turner e valva aórtica bicúspide também apresentam risco aumentado de dilatação da aorta. Apesar de dissecção e ruptura serem descritas como complicações da dilatação grave da raiz da aorta em adultos, ainda não há dados suficientes para determinar estes riscos em crianças. Somente casos isolados têm sido relatados.

A bibliografia está disponível no GEN-io.

454.6 Coarctação da Aorta

Daniel Bernstein

As estenoses da aorta de graus variáveis podem ocorrer em qualquer ponto desde o arco transverso até a bifurcação ilíaca, mas 98% delas ocorrem imediatamente abaixo de onde emerge a artéria subclávia esquerda na origem do canal arterial (**coarctação justaductal**). A anomalia ocorre duas vezes mais frequentemente em homens do que em mulheres. A coarctação da aorta pode ser uma característica da **síndrome de Turner** (ver Capítulos 98 e 604.1) e está associada a uma valva aórtica bicúspide em mais de 70% dos pacientes. As anormalidades da valva mitral (um anel mitral supravalvar ou valva mitral em forma de paraquedas) e a estenose subaórtica são lesões potenciais associadas. Quando este grupo de lesões obstrutivas do lado esquerdo ocorre em conjunto, é chamado de **síndrome de Shone**.

FISIOPATOLOGIA

A coarctação da aorta pode ocorrer como uma obstrução justaductal discreta ou como uma hipoplasia tubular da aorta transversa a partir de um dos vasos da cabeça ou do pescoço e se estendendo para a área ductal (anteriormente referida como *coarctação pré-ductal* ou *do tipo infantil*; Figura 454.7). Muitas vezes, ambos os componentes estão presentes. Postula-se que a coarctação pode ser iniciada na vida fetal pela presença de uma anormalidade cardíaca que resulta em diminuição do fluxo sanguíneo anterógrado através da valva aórtica (p. ex., valva aórtica bicúspide, CIV). Alternativamente, a coarctação pode ser causada por extensão anormal do tecido contrátil do canal na parede da aorta.

Nos pacientes com coarctação justaductal discreta, o fluxo sanguíneo da aorta ascendente flui ao longo do segmento estreitado para atingir a aorta descendente, embora resulte em hipertensão e hipertrofia do VE. Nos primeiros dias de vida, o canal arterial (CA) persistente pode atuar ampliando a área justaductal da aorta e proporcionar um alívio temporário da obstrução. Ocorre nessas crianças acianóticas um *shunt* esquerda-direita pelo CA. Na coarctação justaductal mais grave ou na presença de hipoplasia do arco transverso, o sangue do VD é ejetado através do canal para suprir a aorta descendente. A perfusão da parte inferior do corpo depende então da saída do VD (ver Figura 454.7). Nesta situação, os pulsos femorais são palpáveis e a diferença de pressão

[4]N.T.R.: A Diretriz Brasileira e Latino-Americana de Valvopatias, publicada em 2011, mantém a recomendação de profilaxia para prevenção da EI antes da realização de procedimentos odontológicos e com a manipulação dos tratos geniturinário e gastrintestinal quando associada a lesão de mucosa em pacientes com alto risco de lesão para EI devido à gravidade de uma eventual ocorrência desta patologia; estão incluídos aqueles com valvopatia aórtica significativa, mesmo que sem prótese valvar. *Arq Bras Cardiol* 2011;97(5 supl. 3):1-67.

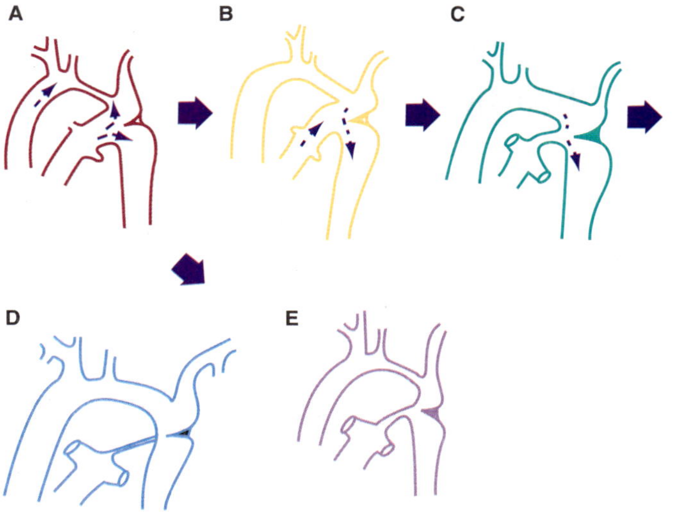

Figura 454.7 Metamorfose da coarctação. **A.** Protótipo fetal sem obstrução do fluxo. **B.** Fim da gestação. O ventrículo aórtico aumenta o seu débito e dilata o segmento hipoplásico. O fluxo aórtico anterógrado contorna a "prateleira" através do orifício ductal. **C.** Recém-nascidos. A constrição ductal inicia a obstrução removendo o desvio e aumentando o fluxo anterógrado pelo arco. **D.** Estenose justaductal madura. O desvio está completamente obliterado e a hipoplasia intimal na borda da "prateleira" está agravando a estenose. Vasos colaterais se desenvolvem. **E.** Persistência do protótipo fetal do tipo infantil. Uma obstrução intracardíaca do lado esquerdo impede o aumento do fluxo aórtico anterógrado antes ou após o nascimento. Estão presentes tanto a hipoplasia do istmo quanto a "prateleira" contraductal. O fluxo para a parte inferior do corpo muitas vezes depende da permeabilidade do ducto. (*De Gersony WM: Coarctation of the aorta. In Adams FH, Emmanouilides GC, Riemenshneider T, editors:* Moss heart disease in infants, children, and adolescents, *ed 4, Baltimore, 1989, Williams & Wilkins.*)

arterial entre os membros pode não ser útil para fazer o diagnóstico. O *shunt* direita-esquerda pelo CA é manifestado como cianose diferencial, com as extremidades superiores sendo rosa e as extremidades inferiores, azuis.

Essas crianças podem ter hipertensão pulmonar grave e alta resistência vascular pulmonar. Os sinais de insuficiência cardíaca são evidentes. Ocasionalmente, os segmentos gravemente hipoplásicos do istmo da aorta podem se tornar completamente atrésicos e resultar em interrupção do arco aórtico, com a artéria subclávia esquerda surgindo tanto proximal quanto distalmente à interrupção. A coarctação associada à hipoplasia de arco já foi chamada de *tipo infantil* devido à sua gravidade geralmente levar ao reconhecimento da condição cedo na infância. O *tipo adulto* é conhecido como coarctação justaductal isolada que, se fosse leve, não seria geralmente reconhecido até o fim da infância. Estes termos foram substituídos por termos anatômicos mais precisos descrevendo a localização e a gravidade do defeito.

A pressão arterial (PA) é elevada nos vasos que surgem proximais à coarctação; a PA, bem como a pressão de pulso, é menor abaixo da estenose. A hipertensão não é causada somente pela obstrução mecânica, mas também envolve mecanismos neuro-humorais. A menos que seja corrigida cirurgicamente na infância, a coarctação da aorta geralmente resulta no desenvolvimento de uma extensa circulação colateral, principalmente dos ramos das artérias subclávia, intercostal superior e mamárias internas, criando então canais para o sangue arterial contornar a área de coarctação. Os vasos que contribuem para a circulação colateral podem se tornar demasiadamente dilatados e tortuosos no início da idade adulta.

MANIFESTAÇÕES CLÍNICAS

Geralmente, a coarctação da aorta reconhecida após a infância não está associada a sintomas significativos. Algumas crianças ou adolescentes se queixam de fraqueza ou dor/claudicação (ou ambos) nas pernas após o exercício, mas em muitos casos mesmo pacientes com coarctação grave são assintomáticos. Frequentemente, as crianças maiores são levadas ao cardiologista quando se descobre que são hipertensas no exame físico de rotina.

O sinal clássico de coarctação da aorta é uma diferença na pulsação e na PA nos braços e nas pernas. Os pulsos femoral, poplíteo, tibial posterior e pedioso estão fracos (ou ausentes em até 40% dos pacientes), em contraste com os pulsos amplos dos braços e vasos carotídeos. Os pulsos radiais e femorais devem sempre ser palpados simultaneamente para avaliar a presença de um **atraso radial-femoral**. Normalmente, o pulso femoral ocorre um pouco antes do pulso radial. Um atraso radial-femoral ocorre quando o fluxo de sangue para a aorta descendente depende dos ramos colaterais, caso em que o pulso femoral é sentido após o pulso radial. Nas pessoas normais (com exceção dos recém-nascidos), a pressão arterial sistólica nas pernas obtida pelo manguito é 10 a 20 mmHg maior do que a medida nos braços. Na coarctação da aorta, a PA nas pernas é menor do que nos braços, porém frequentemente é difícil medi-la. Este diferencial das PAs é comum nos pacientes com coarctação que têm mais de 1 ano. Destes, aproximadamente 90% têm hipertensão sistólica em uma extremidade superior ao percentil 95 para a idade. É importante determinar a PA em cada braço; a PA maior no braço direito do que no esquerdo sugere o envolvimento da artéria subclávia esquerda na área de coarctação. Ocasionalmente, a subclávia direita pode surgir anormalmente abaixo da área de coarctação e resultar em PA maior no braço esquerdo do que no direito. Com o exercício, ocorre aumento mais proeminente na PA sistêmica e o gradiente pressórico da extremidade superior para a inferior irá aumentar.

Geralmente, o impulso precordial e as bulhas cardíacas estão normais; a presença de um clique de ejeção sistólico ou de frêmito na região supraesternal sugere uma valva aórtica bicúspide (presente em 70% dos casos). Muitas vezes um sopro sistólico curto é auscultado ao longo da borda esternal esquerda nos segundo e terceiro espaços intercostais. O sopro é bem transmitido para a área infraescapular esquerda e, ocasionalmente, para a região cervical. Frequentemente, o sopro típico da estenose aórtica leve pode ser auscultado no terceiro espaço intercostal direito. Ocasionalmente, graus mais significativos de obstrução são observados através da valva aórtica. A presença de um sopro mesodiastólico de baixa frequência no ápice sugere uma estenose da valva mitral. Nos pacientes mais velhos com o fluxo sanguíneo colateral bem desenvolvido, podem ser ouvidos sopros sistólicos ou contínuos ao longo dos lados direito e esquerdo do tórax lateral e posteriormente. Nesses pacientes, ocasionalmente pode ser sentido um frêmito palpável nos espaços intercostais no dorso.

Os recém-nascidos ou as crianças com uma coarctação mais grave, que geralmente inclui algum grau de hipoplasia do arco transverso, inicialmente têm sinais de hipoperfusão da região inferior do corpo, acidose e insuficiência cardíaca grave. O aparecimento destes sinais pode ser atrasado em dias ou semanas até ocorrer o fechamento do canal arterial. Se for detectado antes do fechamento ductal, os pacientes podem apresentar cianose diferencial, que é mais bem demonstrada por oximetria simultânea das extremidades superiores e inferiores. No exame físico, o coração é grande, e um sopro sistólico é ouvido ao longo da borda esternal esquerda com B_2 alta.

DIAGNÓSTICO

Os achados nos exames de raios X dependem da idade do paciente e dos efeitos da hipertensão e da circulação colateral. Nas crianças com coarctação grave, observam-se sobrecarga cardíaca e congestão pulmonar. Durante a infância, os resultados não são expressivos até depois da primeira década, quando o coração tende a estar leve ou moderadamente aumentado por causa da hipertrofia do VE. A artéria subclávia esquerda aumentada normalmente produz uma sombra proeminente no mediastino superior esquerdo. O **entalhe da borda inferior das costelas** decorrente da erosão por pressão pelos vasos colaterais alargados é comum no fim da infância. Na maioria dos pacientes, a aorta descendente tem uma área de dilatação pós-estenótica.

Geralmente, o ECG é normal nas crianças pequenas, mas revela evidências de hipertrofia do VE nos pacientes mais velhos. Os recém-nascidos e os lactentes pequenos exibem hipertrofia ventricular

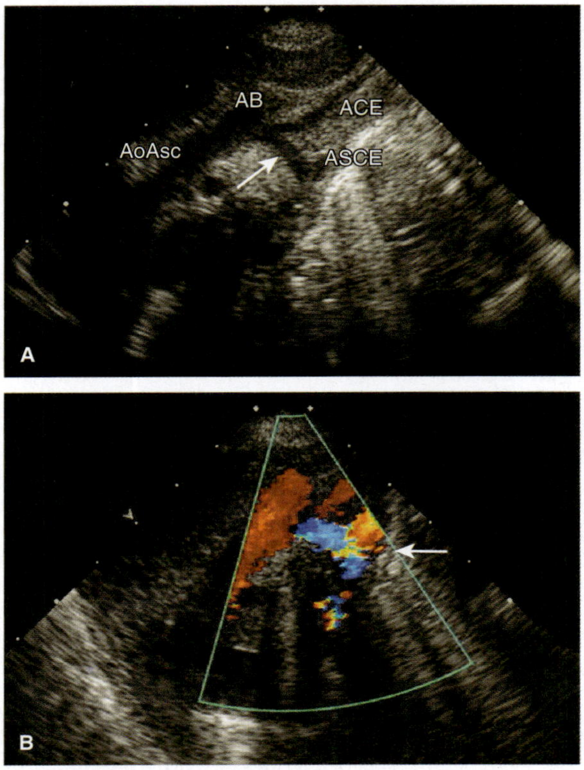

Figura 454.8 Ecocardiograma mostra coarctação da aorta com arco transverso hipoplásico. **A.** Ecocardiograma 2D da janela supraesternal mostra estreitamento acentuado começando imediatamente distal ao tronco braquiocefálico. **B.** Doppler colorido mostra fluxo turbulento na área justaductal (*seta*). AB, Artéria braquiocefálica; ACE, artéria carótida esquerda; AoAsc, aorta ascendente; ASCE, artéria subclávia esquerda.

direita ou biventricular. Geralmente, o segmento de coarctação pode ser visualizado por ecocardiografia 2D (Figura 454.8); as anomalias associadas das valvas mitral e aórtica também podem ser demonstradas. A aorta descendente é hipopulsátil. O Doppler colorido é útil para demonstrar o local específico da obstrução. Os estudos por Doppler pulsado e contínuo determinam o gradiente pressórico diretamente na área de coarctação; no entanto, na presença de um CA persistente, a gravidade do estreitamento pode ser subestimada. A TC e a RM são ferramentas não invasivas valiosas para a avaliação da coarctação quando o ecocardiograma deixa dúvidas. Ocasionalmente, o cateterismo cardíaco com aortografia e ventriculografia esquerdas seletivas é útil em pacientes com anomalias adicionais e como um meio de visualizar o fluxo sanguíneo colateral. Nos casos que são bem definidos por ecocardiografia, TC ou RM, geralmente o cateterismo diagnóstico não é necessário antes da cirurgia.

TRATAMENTO

Nos **recém-nascidos** com coarctação da aorta grave, o fechamento do canal muitas vezes resulta em hipoperfusão, acidose e rápida deterioração. Esses pacientes devem receber uma infusão de **prostaglandina E_1** para reabrir o canal e restabelecer o fluxo sanguíneo adequado na extremidade inferior. Quando o diagnóstico for confirmado e o paciente estabilizado, o reparo cirúrgico deve ser realizado. As **crianças maiores** com insuficiência cardíaca, mas boa perfusão, devem ser controladas com medidas anticongestivas para melhorar a sua situação clínica antes da intervenção cirúrgica. Geralmente, não há nenhuma razão para atrasar o reparo cirúrgico esperando pelo crescimento do paciente; já foram realizados reparos bem-sucedidos em pequenos prematuros.

As **crianças maiores** com coarctação da aorta significativa devem ser tratadas relativamente rápido após o diagnóstico. O atraso é injustificável, especialmente após a segunda década de vida, quando a operação pode ser menos bem-sucedida por causa da diminuição da função do VE e das alterações degenerativas na parede aórtica. No entanto, se a reserva cardíaca for suficiente, é possível realizar uma correção satisfatória também ao longo da vida adulta.

O procedimento de escolha para a coarctação da aorta justaductal isolada é controverso. A cirurgia continua a ser o tratamento adotado na maioria dos centros, e várias técnicas cirúrgicas são utilizadas. A área de coarctação pode ser removida e uma reanastomose primária é realizada. Na maioria das vezes, a aorta é aberta transversalmente e uma anastomose ampliada "terminoterminal" é realizada para aumentar a área transversal efetiva da reparação. O procedimento de retalho subclávio, que envolve a divisão da artéria subclávia esquerda e sua incorporação na parede da coarctação reparada, caiu em desuso por causa do maior grau de estenose residual. Alguns centros são a favor da aortoplastia com remendo, em que a área de coarctação é ampliada com um teto de material protético. O uso de **angioplastia primária** para a coarctação nativa permanece controverso devido à preocupação com a recoarctação subsequente, a dissecção aórtica e o desenvolvimento de aneurisma. A utilização da **implantação de *stent* primário** está em avaliação, sendo mais útil nas condições em que a intervenção cirúrgica possa estar associada ao risco aumentado em pacientes com disfunção do VE grave. Em adolescentes e adultos, o implante de *stent* primário após angioplastia tem sido bem-sucedido para coarctação nativa e a reestenose (Figura 454.9). Nas crianças maiores, um segundo *stent* maior pode ser necessário mais tarde para acomodar o crescimento aórtico.

Após a cirurgia, observa-se um aumento marcante na amplitude da pulsação nas extremidades inferiores. No curso do pós-operatório imediato, pode ocorrer a hipertensão de "rebote" e exigir tratamento. Essa hipertensão aguda exagerada diminui gradualmente e, na maioria dos pacientes, os medicamentos anti-hipertensivos podem ser interrompidos. Os sopros residuais são comuns e podem resultar de anomalias cardíacas associadas, de um distúrbio do fluxo residual

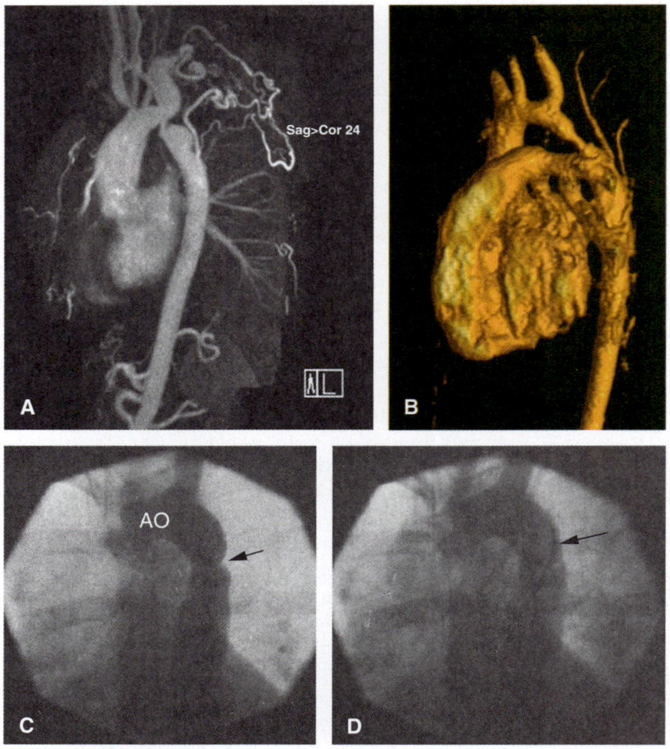

Figura 454.9 Coarctação da aorta. **A.** Angiotomografia de coarctação. **B.** Reconstrução em 3D. **C.** Angiografia da coarctação antes do implante do *stent* (seta). **D.** Angiografia após implante de *stent* (seta). AO, Aorta. (*Adaptada de Webb GD, Smallhorn JF, Therrien J, Redington AN: Congenital heart disease in the adult and pediatric patient. In* Braunwald's heart disease: a textbook of cardiovascular medicine, *ed 11, Philadelphia, 2018, Elsevier, Fig 75.41, p 1561.*)

através da área reparada ou de um fluxo sanguíneo colateral. Os problemas cirúrgicos são raros e incluem: lesão da medula espinal pelo clampeamento aórtico (se os ramos colaterais estiverem pouco desenvolvidos), quilotórax, lesão diafragmática e lesão do nervo laríngeo. Se uma abordagem com retalho da subclávia esquerda for utilizada, o pulso radial e a PA no braço esquerdo podem ficar diminuídos ou ausentes.

SÍNDROME PÓS-COARCTECTOMIA

A **arterite mesentérica** pós-operatória pode estar associada a hipertensão aguda e dor abdominal no pós-operatório imediato. A dor varia em intensidade e pode ocorrer em conjunto com anorexia, náuseas, vômitos, leucocitose, hemorragia intestinal, necrose do intestino e obstrução do intestino delgado. Geralmente, o alívio é obtido com fármacos anti-hipertensivos (p. ex., nitroprussiato, esmolol, captopril) e descompressão intestinal; a exploração cirúrgica raramente é necessária para a obstrução ou o infarto intestinais.

PROGNÓSTICO

Apesar de a reestenose em pacientes mais velhos após a correção da coarctação ser rara, um número significativo de crianças operadas antes de 1 ano necessita de revisão mais tarde na infância. Todos os pacientes devem ser cuidadosamente monitorados para o desenvolvimento de recoarctação e de um aneurisma na anastomose aórtica. Caso a recoarctação ocorra, a **angioplastia por balão** é o procedimento de escolha. Nesses pacientes, o tecido cicatricial de uma cirurgia anterior pode tornar a reoperação mais difícil, fazendo com que a angioplastia por balão seja mais segura por ter menor incidência de formação de aneurisma. Geralmente, o alívio da obstrução com esta técnica é excelente. Os ***stents* intravasculares** são normalmente usados, especialmente em adolescentes e adultos jovens, na maioria das vezes com ótimos resultados.

A correção da coarctação na segunda década de vida ou além pode estar associada a maior incidência de doença cardiovascular prematura, mesmo na ausência de alterações cardíacas residuais. Pode ocorrer início precoce da hipertensão crônica, mesmo em pacientes com coarctação adequadamente corrigida.

As anormalidades da valva aórtica estão presentes na maioria dos pacientes. As valvas aórticas bicúspides são comuns, mas geralmente não produzem sinais clínicos, a menos que a estenose seja significativa. A associação de PCA com a coarctação da aorta também é comum. Pode-se suspeitar de CIVs e CIAs pelos sinais de *shunt* esquerda-direita; eles são exacerbados pelo aumento da resistência ao fluxo do lado esquerdo do coração. As anormalidades da valva mitral também são vistas ocasionalmente, assim como a estenose aórtica subvalvar.

Raramente, podem ocorrer danos neurológicos graves ou mesmo morte por doença cerebrovascular associada. A hemorragia subaracnoide ou intracerebral pode resultar da ruptura de aneurismas congênitos no círculo de Willis, da ruptura de outros vasos com defeito das camadas elástica e média ou da ruptura de vasos normais; estes acidentes são resultantes da hipertensão. As crianças com a **síndrome PHACE** (anomalias da fossa cerebral posterior, hemangiomas faciais, anomalias arteriais, anomalias cardíacas e coarctação da aorta, e síndrome de anomalias oculares) podem sofrer acidentes vasculares encefálicos (AVEs) (ver Tabela 449.2). As anomalias das artérias subclávias podem incluir o envolvimento da artéria subclávia esquerda na área de coarctação, a estenose do seu orifício e a origem anômala da artéria subclávia direita.

Sem tratamento, a maioria dos pacientes mais velhos com coarctação da aorta evoluiria para óbito entre 20 e 40 anos, porém alguns vivem bem até a meia-idade sem grandes deficiências. As complicações graves comuns estão relacionadas à hipertensão sistêmica, que pode resultar em doença coronariana prematura, insuficiência cardíaca, encefalopatia hipertensiva ou hemorragia intracraniana. A insuficiência cardíaca pode ser agravada por anomalias associadas. A endocardite ou a endarterite infecciosas são complicações significativas em adultos. Podem se desenvolver aneurismas da aorta descendente ou dilatação dos vasos colaterais.

A bibliografia está disponível no GEN-io.

454.7 Coarctação com Comunicação Interventricular

Daniel Bernstein

A coarctação na presença de uma CIV resulta em pré-carga e pós-carga elevadas no ventrículo esquerdo, e os pacientes com esta combinação de defeitos serão reconhecidos no nascimento ou no primeiro mês de vida, e muitas vezes têm insuficiência cardíaca intratável. A magnitude do *shunt* esquerda-direita através de uma CIV depende da razão entre as resistências vasculares pulmonar e sistêmica. Na presença de coarctação, a resistência ao fluxo sistêmico é reforçada pela obstrução, e o volume do *shunt* é substancialmente aumentado. O quadro clínico é o de uma criança gravemente doente com taquipneia, déficit de crescimento e achados típicos de insuficiência cardíaca. Muitas vezes, a diferença na PA entre as extremidades superior e inferior não é muito acentuada porque o débito cardíaco pode estar baixo. O tratamento clínico deve ser usado para inicialmente estabilizar o paciente, porém não se deve atrasar a correção cirúrgica de forma injustificada.

Na maioria dos casos, a coarctação é a grande anomalia que causa os sintomas graves, e a ressecção do segmento coarctado resulta em acentuada melhora. Muitos centros rotineiramente reparam tanto a CIV quanto a coarctação na mesma operação através de uma esternotomia mediana usando a circulação extracorpórea. Já outros centros reparam a coarctação por meio de toracotomia lateral esquerda e, ao mesmo tempo, realizam a bandagem da artéria pulmonar para diminuir o nível do *shunt* ventricular. Isto pode ser realizado quando há uma CIV de mais difícil correção (CIVs múltiplas, CIV muscular apical) ou para evitar a cirurgia de tórax aberto durante a infância para estas anormalidades mais complexas do septo interventricular.

454.8 Coarctação com Outras Anomalias Cardíacas e Interrupção do Arco Aórtico

Daniel Bernstein

Geralmente, a coarctação ocorre na infância em associação com outras grandes anomalias cardiovasculares, tais como hipoplasia do coração esquerdo, doença valvar mitral ou aórtica grave, transposição das grandes artérias e variações da dupla via de saída do ventrículo direito e do ventrículo único. As manifestações clínicas dependem das malformações associadas, bem como da própria coarctação.

A coarctação da aorta associada à **doença valvar mitral** e **aórtica** grave será tratada no contexto da síndrome cardíaca esquerda hipoplásica (ver Capítulo 458.10), mesmo que a câmara VE não esteja gravemente hipoplásica. Geralmente, tais pacientes apresentam um segmento longo do arco aórtico transverso estreito, além de uma coarctação isolada no local do canal arterial. A coarctação da aorta com **transposição das grandes artérias** ou **ventrículo único** pode ser reparada isoladamente ou em combinação com outras medidas corretivas ou paliativas.

A **interrupção completa do arco aórtico** é a forma mais grave de coarctação e geralmente está associada a outras patologias intracardíacas. A interrupção pode ocorrer em qualquer nível, apesar de ser mais frequentemente observada entre a artéria subclávia esquerda e a inserção do canal arterial (**tipo A**), seguida em frequência entre a artéria subclávia esquerda e a carótida esquerda (**tipo B**), e entre a carótida esquerda e o tronco braquiocefálico (**tipo C**). Nos recém-nascidos com interrupção do arco aórtico, o canal arterial é a única fonte de fluxo sanguíneo para a aorta descendente, e é observada saturação de oxigênio diferencial entre o braço direito (saturação normal) e as pernas (saturação diminuída). Quando o canal começa a fechar, podem se desenvolver insuficiência cardíaca congestiva grave, hipoperfusão das extremidades inferiores, anúria e choque. Os pacientes com interrupção do arco aórtico devem receber um suporte de prostaglandina E_1 para manter o canal patente antes do reparo cirúrgico. Como uma das malformações conotruncais, a interrupção do arco aórtico, especialmente a do tipo B, pode estar associada à **síndrome de DiGeorge** (defeitos cardíacos, fácies anormal, hipoplasia do timo, fenda palatina, hipocalcemia).

A análise citogenética usando hibridização fluorescente *in situ* demonstra a supressão de um segmento do cromossomo 22q11, conhecido como a **região crítica de DiGeorge**.

454.9 Estenose Mitral Congênita

Daniel Bernstein

A estenose mitral congênita é uma anomalia rara que pode ser isolada ou associada a outros defeitos, sendo os mais comuns as estenoses subvalvar e valvar aórtica e a coarctação da aorta (**síndrome de Shone**). A valva mitral pode apresentar uma forma de funil, com folhetos espessados e cordas tendíneas encurtadas e deformadas. Outras anomalias da valva mitral associadas à estenose incluem a valva mitral em forma de **paraquedas**, causada por um único músculo papilar, e a valva mitral com **orifício duplo**.

Se a estenose for moderada a grave, os sintomas geralmente aparecem dentro do primeiro ou segundo ano de vida. Essas crianças têm déficit de crescimento e vários graus de dispneia e palidez. Em alguns pacientes, a sibilância pode ser um sintoma dominante, e um diagnóstico errado de bronquiolite ou doença reativa das vias respiratórias pode ser feito. O aumento cardíaco é comum devido à dilatação e à hipertrofia do ventrículo direito e do átrio esquerdo. A maioria dos pacientes tem sopros de ruflar diastólicos apicais, mas a ausculta pode ser relativamente normal. A B_2 é alta e desdobrada. Pode estar presente um estalido de abertura da valva mitral. O ECG revela HVD e pode mostrar ondas P bífidas ou apiculadas indicativas da sobrecarga atrial esquerda. Geralmente, as radiografias mostram aumento do VD e do átrio esquerdo, assim como congestão pulmonar em um padrão peri-hilar ou venoso. O ecocardiograma é característico e mostra os folhetos espessados da valva mitral causando redução significativa do seu orifício, estrutura papilar muscular anormal (ou um único músculo papilar) e átrio esquerdo aumentado com ventrículo esquerdo normal ou pequeno. Também pode ser visualizado um orifício duplo. O Doppler demonstra um gradiente pressórico médio elevado através do orifício mitral. As anomalias associadas, como estenose e coarctação aórticas, podem ser avaliadas. O cateterismo cardíaco pode ser realizado para confirmar o gradiente pressórico transmitral antes da cirurgia. Pode ser notado aumento na pressão do VD, na artéria pulmonar e na oclusão capilar pulmonar. Também pode mostrar esvaziamento retardado do átrio esquerdo e o pequeno orifício mitral.

Os resultados do tratamento cirúrgico dependem da anatomia da valva; mas, se o orifício mitral for significativamente hipoplásico, a redução do gradiente pode ser difícil. Em alguns pacientes, é necessária uma prótese da valva mitral; e, se o orifício for muito pequeno, ela pode ser colocada na posição supramitral. No entanto, qualquer que seja a prótese usada, ela deve ser substituída conforme a criança cresce. Esses pacientes devem ser tratados com anticoagulantes como a varfarina, e as complicações da anticoagulação excessiva ou da insuficiente são bastante comuns na infância. A valvoplastia percutânea com balão tem sido usada como um procedimento paliativo com resultados decepcionantes, salvo o caso da estenose mitral reumática. É animadora a experiência recente com o uso da válvula de *stent* Melody no contexto mitral em determinados pacientes.

A bibliografia está disponível no GEN-io.

454.10 Hipertensão Venosa Pulmonar

Daniel Bernstein

Uma variedade de lesões pode dar origem à hipertensão venosa pulmonar crônica, que, quando extrema, pode resultar em hipertensão arterial pulmonar e insuficiência cardíaca direita. Essas lesões incluem **estenose mitral congênita**, **insuficiência mitral**, **drenagem venosa pulmonar anômala total com obstrução**, **mixomas atriais esquerdos**, ***cor triatriatum***, **estenose venosa pulmonar** e **anéis mitrais supravalvares.** Os primeiros sintomas podem ser confundidos com os das doenças pulmonares crônicas, como a asma, por causa da falta de achados cardíacos específicos no exame físico. Sinais sutis de hipertensão pulmonar podem estar presentes. O ECG mostra HVD com ondas P apiculadas. Os estudos radiológicos revelam aumento da área cardíaca e proeminência das veias pulmonares na região hilar, de ventrículo e átrio direitos e APP; o átrio esquerdo apresenta tamanho normal ou está apenas ligeiramente aumentado.

O ecocardiograma pode demonstrar um mixoma atrial esquerdo, *cor triatriatum*, estenose de uma ou mais veias pulmonares ou uma anomalia da valva mitral, especialmente um anel supravalvar mitral. O cateterismo cardíaco exclui a presença de um *shunt* e demonstra hipertensão pulmonar com pressão de oclusão da artéria pulmonar elevada. A pressão atrial esquerda permanece normal se a lesão estiver no nível das veias pulmonares, mas é elevada se a lesão estiver no nível da valva mitral. A arteriografia pulmonar seletiva normalmente delineia a lesão anatômica. O *cor triatriatum*, o mixoma atrial esquerdo e os anéis mitrais supravalvares podem ser tratados cirurgicamente com sucesso.

O diagnóstico diferencial inclui a **doença veno-oclusiva pulmonar**, um processo idiopático que produz lesões obstrutivas em uma ou mais veias pulmonares. A causa é incerta e a doença começa em uma veia e pode se espalhar para as outras. Embora geralmente seja encontrada em pacientes após o reparo da drenagem venosa pulmonar anômala total (ver Capítulo 458.7), pode ocorrer na ausência de doença cardíaca congênita. Inicialmente, o paciente apresenta insuficiência cardíaca do lado esquerdo com os pulmões congestos e edema pulmonar aparente. A dispneia, a fadiga e os derrames pleurais são comuns. A pressão atrial esquerda está normal, mas a pressão de oclusão da artéria pulmonar geralmente está elevada. Pressão de oclusão normal pode ser encontrada se forem formados vasos colaterais ou a medida de pressão em cunha for realizada em um segmento não envolvido. Angiograficamente, as veias pulmonares retornam normalmente ao átrio esquerdo, mas uma ou mais veias pulmonares estão estreitadas, tanto focal como difusamente.

Os estudos que utilizam a biopsia pulmonar demonstraram envolvimento venoso pulmonar e, ocasionalmente, envolvimento arterial. As veias e as vênulas pulmonares apresentam estreitamento fibroso ou oclusão, e podem estar presentes trombos da artéria pulmonar. As tentativas de correção cirúrgica, a dilatação com balão e o implante percutâneo de *stent* não melhoraram significativamente o prognóstico, que é normalmente ruim nesses pacientes. Os ensaios clínicos de quimioterapia antiproliferativa estão em andamento. O transplante de coração-pulmão combinados muitas vezes é a única opção terapêutica (ver Capítulo 470.2).

Capítulo 455
Doença Cardíaca Congênita Acianótica: Lesões Regurgitantes

455.1 Insuficiência Valvar Pulmonar e Agenesia Congênita da Valva Pulmonar

Daniel Bernstein

A insuficiência valvar pulmonar ocorre mais frequentemente acompanhada por outras doenças cardiovasculares ou secundária à **hipertensão pulmonar** grave. A inabilidade da valva é um resultado esperado após uma cirurgia para correção da obstrução do trato de saída do ventrículo direito (TSVD), tais como a valvotomia pulmonar em pacientes com **estenose da valva pulmonar** ou a valvotomia com ressecção infundibular em pacientes com **tetralogia de Fallot**. A insuficiência congênita isolada da valva pulmonar é rara. Geralmente, os pacientes são assintomáticos porque normalmente ela é leve.

O sinal clínico proeminente é um sopro diastólico decrescente nas bordas superior e mediolateral esquerdas do esterno, o qual possui um tom mais grave do que o sopro da insuficiência da valva aórtica devido à menor pressão envolvida. As radiografias de tórax mostram abaulamento da artéria pulmonar principal e, se a insuficiência for grave, aumento do ventrículo direito (VD). O eletrocardiograma (ECG) encontra-se normal ou demonstra padrão rSR′ nas derivações precordiais direitas (V_1, V_2) e hipertrofia mínima do VD. Os exames com Doppler colorido e pulsado mostram fluxo retrógrado a partir da artéria pulmonar em direção ao ventrículo direito durante a diástole. A angiorressonância magnética (ARM) cardíaca é o melhor método para quantificar tanto o volume do VD quanto a fração de regurgitação, além de sua função sistólica (fração de ejeção). Geralmente, a insuficiência valvar pulmonar isolada é bem tolerada e não requer tratamento cirúrgico. Quando for grave, especialmente quando começar a se desenvolver insuficiência tricúspide, pode ser necessário realizar a substituição com um homoenxerto valvar ou um *stent* por via hemodinâmica a fim de preservar a função do VD.

A **agenesia congênita da valva pulmonar** está geralmente associada a uma comunicação interventricular (CIV), frequentemente no contexto da tetralogia de Fallot (ver Capítulo 457.1). Em muitos desses recém-nascidos, as artérias pulmonares tornam-se amplamente dilatadas e comprimem os brônquios, com subsequentes episódios de sibilos, insuficiência pulmonar e pneumonias recorrentes. A presença e o grau de cianose são variáveis. A insuficiência valvar pulmonar intensa pode não ser bem tolerada e a morte pode ocorrer por uma combinação de compressão brônquica, hipoxemia e falência cardíaca. A correção envolve a plicatura das artérias massivamente dilatadas, o fechamento da CIV e a colocação de um homoenxerto no TSVD.

A bibliografia está disponível no GEN-io.

455.2 Insuficiência Mitral Congênita

Daniel Bernstein

A insuficiência mitral congênita na forma de lesão isolada é rara, ocorrendo mais frequentemente associada a um **defeito do septo atrioventricular**, seja uma comunicação interatrial do tipo *ostium primum*, seja um defeito do septo atrioventricular completo (ver Capítulo 453.5). A insuficiência mitral também pode ser observada em pacientes com cardiomiopatia dilatada (ver Capítulo 466.1), uma vez que a função do ventrículo esquerdo (VE) encontra-se deteriorada e a dilatação do anel valvar ocorre como consequência. Também pode ser encontrada insuficiência mitral conjuntamente com a coarctação da aorta, com a CIV, com a transposição de grandes artérias corrigida, com a origem anômala da coronária esquerda a partir da artéria pulmonar ou com a síndrome de Marfan. Em um paciente com insuficiência mitral grave isolada, diante da ausência de outra doença cardíaca congênita, deve-se suspeitar de endocardite ou febre reumática (Tabela 455.1).

Na insuficiência mitral isolada, o anel da valva mitral encontra-se geralmente dilatado, as cordoalhas tendíneas estão encurtadas e podem estar inseridas de forma anômala, com deformação dos folhetos da valva. Quando for grave o suficiente para causar sintomas clínicos, o átrio esquerdo dilata-se como resultado do fluxo de regurgitação e o ventrículo esquerdo torna-se hipertrofiado e dilatado. A pressão venosa pulmonar aumenta, o que resulta em hipertensão pulmonar e hipertrofia e dilatação do VD. As lesões leves não produzem sintomas; o único sinal anormal é o sopro holossistólico apical da regurgitação mitral. Uma regurgitação grave resulta em sintomas que podem surgir em qualquer idade, o que inclui deficiência do desenvolvimento físico, infecções respiratórias frequentes, fadiga durante o esforço e episódios de edema pulmonar ou insuficiência cardíaca congestiva. Com frequência, um diagnóstico de doença reativa das vias respiratórias pode ser realizado devido à similaridade dos sintomas pulmonares, incluindo sibilo, que pode ser um achado dominante em lactentes e crianças pequenas.

O sopro típico da insuficiência mitral é holossistólico, apical e agudo. Se a insuficiência for moderada a grave, geralmente estará associada a um sopro de ruflar mesodiastólico de tom grave e apical, um indicativo do aumento do fluxo diastólico através da valva mitral. O componente pulmonar da segunda bulha cardíaca estará acentuado na presença de hipertensão pulmonar. Normalmente, o ECG demonstra ondas P bífidas compatíveis com o aumento do átrio esquerdo e com os sinais de hipertrofia do VE e, algumas vezes, do VD. O exame radiográfico revela aumento do átrio esquerdo, o qual por vezes é massivo. O ventrículo esquerdo encontra-se proeminente e a trama vascular pulmonar está normal ou aumentada. O ecocardiograma demonstra o aumento do átrio e do ventrículo esquerdos. O Doppler colorido mostra a extensão da insuficiência e o Doppler pulsado das veias pulmonares detecta um fluxo retrógrado quando a insuficiência mitral é grave. O cateterismo cardíaco mostra pressão atrial esquerda aumentada. Pode estar presente hipertensão arterial pulmonar de gravidade variável. A ventriculografia seletiva esquerda revela a gravidade da regurgitação mitral.

Uma **valvoplastia mitral** pode resultar em melhora surpreendente dos sintomas e no tamanho do coração, embora possa ser necessária a instalação de uma valva mitral protética em alguns pacientes. Antes da cirurgia, devem ser identificadas anomalias associadas. Os estudos clínicos utilizando valvas-*stent* na posição mitral indicam resultados preliminares encorajadores em alguns pacientes.

455.3 Prolapso da Valva Mitral

Daniel Bernstein

O prolapso da valva mitral resulta de um mecanismo anormal dessa valva que causa protrusão de um ou ambos os folhetos, especialmente a cúspide posterior, para dentro do átrio esquerdo ao fim da sístole. A anormalidade é predominantemente congênita, mas pode não ser reconhecida até a adolescência ou a vida adulta. Geralmente, é esporádico, mais comum nas mulheres e pode ser herdado como um traço autossômico dominante com expressão variável. O prolapso da valva mitral é frequente em pacientes com síndrome de Marfan, síndrome do dorso reto, *pectus excavatum*, escoliose, síndrome de Ehlers-Danlos, osteogênese imperfeita e pseudoxantoma elástico. Os sinais anormais dominantes são auscultatórios, embora ocasionalmente alguns pacientes

Tabela 455.1 Causas e mecanismos da regurgitação mitral.

	ORGÂNICA			FUNCIONAL
	TIPO I*	TIPO II†	TIPO IIIa‡	TIPO I*/TIPO IIIb‡
Não isquêmica	Endocardite (perfuração); degenerativa (calcificação anular); congênita (*cleft* em folheto)	Degenerativa (folhetos ondulantes/*flail*); endocardite (ruptura de cordoalhas); traumática (ruptura de cordoalhas/MP); reumática (FR aguda)	Reumática (FR crônica); iatrogênica (radiação/fármacos); inflamatória (lúpus/anticardiolipina), eosinofílica (doença do endocárdio, fibrose endomiocárdica)	Cardiomiopatia; miocardite; disfunção ventricular esquerda (por qualquer causa)
Isquêmica	–	Ruptura do MP	–	Funcional isquêmica

FR, febre reumática; MP, músculo papilar. *O mecanismo envolve movimento normal dos folhetos. †O mecanismo envolve movimento valvar excessivo. ‡Movimento valvar restrito, IIIa na diástole, IIIb na sístole. Adaptada de Sarano ME, Akins CW, Vahanian A: Mitral regurgitation, *Lancet* 373:1382–1394, 2009, p. 1383, Table 1.

possam apresentar dor torácica ou palpitações. O sopro apical ocorre ao fim da sístole e pode ser precedido por um clique; contudo, esses sinais podem variar no mesmo paciente e, por vezes, somente o clique pode estar audível. Na posição sentada ou em pé, o clique pode ocorrer mais ao início da sístole e o sopro pode estar mais proeminente em seu fim. Podem ocorrer arritmias e são primariamente extrassístoles ventriculares unifocais ou multifocais.

Geralmente, o ECG é normal, mas pode demonstrar onda T bifásica, especialmente nas derivações II, III, aVF e V_6; as anormalidades de onda T podem variar em momentos diferentes no mesmo paciente. A radiografia torácica é normal. Já a ecocardiografia demonstra um característico movimento do folheto mitral posterior durante a metade ou o fim da sístole, ou um prolapso pansistólico de ambos os folhetos. Esses achados ecocardiográficos devem ser interpretados cuidadosamente porque o aspecto de prolapso mitral mínimo pode ser uma variante normal. A definição é mais precisa como prolapso de um ou dois folhetos maior que 2 mm além do eixo longo do plano anular com ou sem espessamento dos mesmos. Quando presente, um espessamento valvar maior que 5 mm é "típico"; um grau menor seria "atípico". A ecocardiografia bidimensional em tempo real mostra que tanto a borda livre quanto o corpo dos folhetos mitrais movem-se posteriormente na sístole em direção ao átrio esquerdo. O Doppler pode avaliar a presença e a gravidade da regurgitação mitral.

A lesão não é progressiva na infância e não é indicada uma terapia específica. Não é mais recomendada a profilaxia antibiótica durante a cirurgia e os procedimentos dentais (ver Capítulo 464).

Os adultos (homens mais do que mulheres) com prolapso da valva mitral apresentam maior risco de complicações cardiovasculares (morte súbita, arritmia, acidente vascular encefálico, dilatação valvar progressiva, falência cardíaca e endocardite) diante da presença de folhetos da valva mitral espessados (> 5 mm) e redundantes. Os fatores de risco de morbidade também incluem deficiência da função do VE, regurgitação mitral moderada a grave e aumento de átrio esquerdo.

Frequentemente, há confusão com relação ao diagnóstico de prolapso da valva mitral. A alta frequência de prolapso leve à ecocardiografia na ausência de achados clínicos sugere que, nesses casos, a verdadeira síndrome do prolapso da valva mitral não esteja presente. Esses pacientes e seus pais devem ser assegurados sobre esse fato e nenhuma recomendação especial necessita ser realizada com respeito a tratamento ou frequência de exames laboratoriais.

A bibliografia está disponível no GEN-io.

455.4 Regurgitação Tricúspide

Daniel Bernstein

A regurgitação tricúspide isolada está mais frequentemente associada à **anomalia de Ebstein**. Esse distúrbio ocorre sem cianose ou com graus variados dela, dependendo da gravidade da regurgitação tricúspide e da presença de uma comunicação em nível atrial (forame oval patente ou comunicação interatrial). As crianças maiores tendem a apresentar a forma acianótica, ao passo que, se a condição for detectada no período neonatal, a anomalia de Ebstein normalmente estará associada à cianose grave (ver Capítulo 457.7).

Frequentemente, a regurgitação tricúspide acompanha a disfunção do VD. Quando o ventrículo direito se torna dilatado devido à sobrecarga de volume ou a uma doença miocárdica, ou a ambos, o anel da tricúspide também se alarga, resultando em insuficiência valvar. Essa forma de regurgitação pode melhorar se a causa da dilatação do VD for corrigida, ou pode necessitar de plicatura cirúrgica do anel valvar. Também pode ser encontrada em recém-nascidos com asfixia perinatal. A causa pode estar relacionada à suscetibilidade aumentada dos músculos papilares ao dano isquêmico e à subsequente disfunção transitória destes. Por fim, a regurgitação tricúspide é observada em até 30% das crianças após um transplante cardíaco, o que pode ser um fator de risco para a disfunção do enxerto, mas também pode ser vista como uma lesão valvar causada pela biopsia endomiocárdica.

A bibliografia está disponível no GEN-io.

Capítulo **456**

Doença Cardíaca Congênita Cianótica: Avaliação do Recém-nascido Gravemente Enfermo com Cianose e Insuficiência Respiratória

Daniel Bernstein

Ver também Capítulo 122.

Um recém-nascido gravemente enfermo com insuficiência cardiorrespiratória e cianose é um desafio diagnóstico. O clínico deve realizar uma avaliação rápida a fim de determinar se a doença cardíaca congênita é uma causa para que as medidas potencialmente salvadoras da vida possam ser instituídas. O diagnóstico diferencial de cianose neonatal está apresentado na Tabela 119.21 (ver Capítulo 119).

DOENÇA CARDÍACA QUE LEVA À CIANOSE

A cardiopatia congênita (CC) produz cianose quando a obstrução do influxo ou efluxo do ventrículo direito causa um *shunt* direita-esquerda ou quando defeitos anatômicos complexos causam mistura de retornos venosos pulmonar (desoxigenado) e sistêmico (oxigenado) no coração. A cianose por edema pulmonar também pode se desenvolver em pacientes com falência cardíaca causada por *shunts* esquerda-direita, embora geralmente o grau seja menos grave. Ela também pode ser causada por persistência de vias fetais, tais como o *shunt* direita-esquerda através do forame oval e do canal arterial na presença de obstrução do trato de saída pulmonar ou **hipertensão pulmonar persistente do recém-nascido** (HPPN) (ver Capítulo 122.9).

DIAGNÓSTICO DIFERENCIAL

O **teste de hiperóxia** é um método de se distinguir a CC cianótica da doença pulmonar. Recém-nascidos com CC cianótica geralmente são incapazes de aumentar significativamente sua pressão parcial arterial de oxigênio (Pa_{O_2}) durante a administração de oxigênio a 100%. Geralmente, este teste é realizado usando-se uma *hood* (tenda), em vez de cânula nasal ou máscara facial, para melhor garantir a entrega de quase 100% de oxigênio para o paciente. Podem ocorrer testes falso-positivos se isso não for feito corretamente. Se a Pa_{O_2} se elevar para acima de 150 mmHg durante a administração de oxigênio a 100%, um *shunt* direita-esquerda intracardíaco geralmente pode ser descartado. No entanto, isso não está totalmente confirmado, pois alguns pacientes com CC cianótica podem ser capazes de aumentar a Pa_{O_2} a mais de 150 mmHg devido a padrões favoráveis de fluxo intracardíaco. Nos pacientes com doença pulmonar, geralmente a Pa_{O_2} aumenta significativamente com oxigênio a 100% conforme os distúrbios de ventilação-perfusão são resolvidos. Nos lactentes com cianose por um distúrbio do sistema nervoso central, a Pa_{O_2} costuma se normalizar completamente durante a ventilação artificial. A hipoxia é profunda e constante em muitas lesões cardíacas, ao passo que, nos distúrbios respiratórios e na HPPN, frequentemente a Pa_{O_2} varia com o tempo ou se altera conforme o manejo do ventilador. A hiperventilação pode melhorar a hipoxia em neonatos com HPPN e apenas ocasionalmente em pacientes com CC cianótica.

Apesar de um sopro cardíaco significativo geralmente sugerir a causa cardíaca para cianose, diversos defeitos cardíacos mais graves (p. ex., transposição de grandes artérias) podem não estar inicialmente associados a um sopro. A radiografia torácica pode ser útil na diferenciação entre doenças pulmonar e cardíaca; nesta última, esse exame indica se o fluxo pulmonar está aumentado, normal ou diminuído (Figura 456.1).

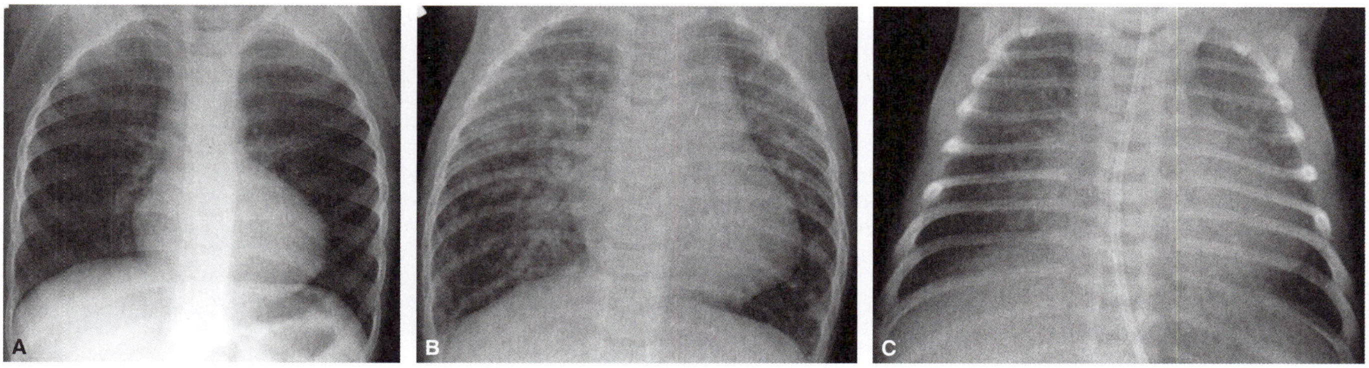

Figura 456.1 **Fisiologia da cardiopatia congênita delineada por radiografia de tórax. A.** Cardiomegalia leve com um ápice cardíaco apontado para cima, arco da artéria pulmonar principal escavado e fluxo sanguíneo pulmonar simetricamente diminuído em uma criança de 4 anos com tetralogia de Fallot/atresia pulmonar. **B.** Cardiomegalia moderada e simétrica, aumento do fluxo sanguíneo pulmonar em uma criança de 3 meses com grandes comunicações interatrial e interventricular. **C.** Cardiomegalia moderada com edema intersticial em recém-nascido de 8 dias com estenose aórtica crítica. (*De Front JL, Krishnamurthy R, Sena L: Cardiac imaging. In Walters MM, Robertson RL, editors*: Pediatric radiology–the requisites, *ed 4, Philadelphia, 2017, Elsevier, Fig 3.9, p 68.*)

A ecocardiografia bidimensional com Doppler é o teste não invasivo definitivo para determinar a presença de CC. O cateterismo cardíaco é menos frequentemente utilizado para propósitos diagnósticos e geralmente é realizado para examinar estruturas que algumas vezes são mais mal visualizadas à ecocardiografia convencional, tais como os ramos distais das artérias pulmonares ou as artérias aortopulmonares colaterais em pacientes com tetralogia de Fallot associada à atresia pulmonar (ver Capítulo 457.2), ou artérias coronárias e sinusoides ventriculares em pacientes com atresia pulmonar e septo ventricular íntegro (ver Capítulo 457.3). Se a ecocardiografia não estiver imediatamente disponível para confirmar o diagnóstico de CC cianótica, o clínico responsável por um recém-nascido com esta possível cardiopatia não deve hesitar em iniciar uma infusão de prostaglandina (para uma possível patologia dependente de ducto). Devido ao risco de hipoventilação associado às prostaglandinas, deve estar disponível um médico experiente em intubação orotraqueal neonatal.

Capítulo 457

Cardiopatias Congênitas Cianóticas: Lesões Associadas ao Fluxo Sanguíneo Pulmonar Reduzido

457.1 Tetralogia de Fallot

Daniel Bernstein

A tetralogia de Fallot pertence às famílias de lesões cardíacas **conotruncais** em que o defeito primário é um desvio anterior do *septo infundibular* (septo muscular que separa as vias de saída aórtica e pulmonar). As consequências desse desvio são os quatro componentes seguintes: (1) obstrução da via de saída do ventrículo direito (VD) (estenose pulmonar), (2) comunicação interventricular (CIV) de mau alinhamento, (3) dextroposição da aorta de modo que ela "cavalgue" o septo interventricular e (4) hipertrofia ventricular direita (Figura 457.1). A obstrução do fluxo sanguíneo arterial pulmonar geralmente ocorre tanto no infundíbulo do ventrículo direito (área subpulmonar) quanto na valva pulmonar. A artéria pulmonar principal (APP; também chamada de tronco da artéria pulmonar) também pode estar pequeno, e vários graus de estenose de ramos da artéria pulmonar podem estar presentes. A obstrução completa da via de saída do VD (tetralogia com atresia pulmonar) é classificada como uma forma *extrema* da tetralogia de Fallot (ver Capítulo 457.2). O grau de obstrução do fluxo pulmonar e o fato de o canal arterial estar aberto ou fechado determinam o grau de cianose do paciente e a idade da apresentação dos primeiros sintomas.

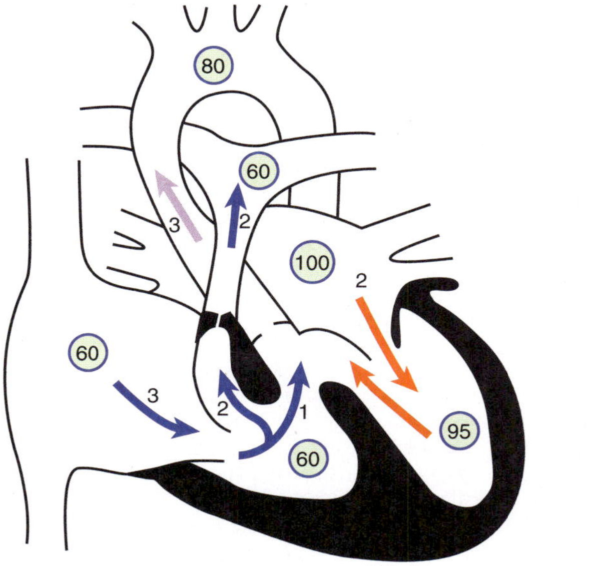

Figura 457.1 **Fisiologia da tetralogia de Fallot.** Os *números circulados* representam os valores de saturação de oxigênio. Os *números ao lado das setas* representam os volumes de fluxo sanguíneo (em ℓ/min/m²). A saturação de oxigênio atrial (venosa mista) é diminuída por causa da hipoxemia sistêmica. Um volume de 3 ℓ/min/m² de sangue dessaturado entra no átrio direito e atravessa a valva tricúspide. Dois litros fluem ao longo da via de saída do ventrículo direito para os pulmões, ao passo que ocorre um *shunt* direita-esquerda de 1 ℓ através da comunicação interventricular (CIV) para a aorta ascendente. Logo, o fluxo sanguíneo pulmonar é dois terços do normal (Qp:Qs [razão entre o fluxo sanguíneo pulmonar e o sistêmico] de 0,7:1). O sangue que retorna ao átrio esquerdo está totalmente saturado. Apenas 2 ℓ de sangue fluem através da valva mitral. A saturação do oxigênio no ventrículo esquerdo pode estar ligeiramente reduzida por causa do *shunt* direita-esquerda pela CIV. Dois litros de sangue saturado do ventrículo esquerdo misturados com 1 ℓ de sangue dessaturado do ventrículo direito são ejetados para dentro da aorta ascendente. A saturação da aorta é diminuída e o débito cardíaco é normal.

FISIOPATOLOGIA

O anel da valva pulmonar pode variar de um tamanho quase normal até gravemente hipoplásico. Muitas vezes, a valva em si é bicúspide ou monocúspide e, ocasionalmente, é o único local de estenose. Mais frequentemente, o músculo do septo subpulmonar ou infundibular, conhecido como *crista supraventricular*, está hipertrófico, o que contribui para a estenose subvalvar e resulta em uma câmara infundibular de tamanho e contorno variáveis. Quando a via de saída do ventrículo direito (VSVD) está completamente obstruída **(atresia pulmonar)**, a anatomia dos ramos da artéria pulmonar fica extremamente variável. Um segmento do TAP pode estar em continuidade com a via de saída do ventrículo direito, ambos separados por uma valva pulmonar fibrosa mas imperfurada; o TAP pode estar moderada ou fortemente hipoplásico, mas ainda fornecer parte ou todo o fluxo pulmonar; ou todo o segmento do TAP pode estar ausente. Ocasionalmente, os ramos da artéria pulmonar podem não ter continuidade. O fluxo sanguíneo pulmonar pode ser fornecido pelo **canal arterial** (CA) **patente** ou por múltiplas **artérias colaterais aortopulmonares principais** (ACAPPs) que surgem da aorta ascendente e/ou descendente e suprem vários segmentos pulmonares.

Geralmente, a CIV é não restritiva e grande, está localizada logo abaixo da valva aórtica e se relaciona com as cúspides aórticas posterior e direita. Raramente, pode estar na porção de entrada do septo interventricular (defeito do septo atrioventricular). A continuidade fibrosa normal das valvas mitral e aórtica geralmente está mantida e, se não estiver (por causa da presença de um cone muscular subaórtico), geralmente a classificação é a de **dupla via de saída de ventrículo direito** (DVSVD), em vez de tetralogia de Fallot (ver Capítulo 457.5). O arco aórtico está à direita em 20% dos casos, e a raiz da aorta é geralmente grande e cavalga a CIV em graus variados. Quando a aorta cavalga a CIV em 50% ou mais (presença também de um cone subaórtico), é classificada como uma forma de DVSVD; no entanto, a dinâmica circulatória e o método de reparo são os mesmos que os da tetralogia de Fallot.

O retorno venoso sistêmico para o átrio e o ventrículo direitos é normal. Quando o ventrículo direito se contrai na presença de estenose pulmonar significativa, o sangue é desviado pela CIV para a aorta. Isto resulta em dessaturação arterial e cianose persistentes, com o grau de anormalidade dependendo da gravidade da obstrução pulmonar. O fluxo sanguíneo pulmonar, quando seriamente restrito pela obstrução da saída do VD, pode ser completado por um CA patente. As pressões de pico sistólica e diastólica em cada ventrículo são semelhantes e em nível sistêmico. Um gradiente de pressão grande ocorre ao longo da VSVD obstruída, e a pressão arterial pulmonar é normal ou abaixo da normal. O grau de obstrução da saída do VD determina o momento de início dos sintomas, a gravidade da cianose e o grau de **hipertrofia ventricular direita** (HVD). Quando a obstrução da saída do VD é leve a moderada e um *shunt* equilibrado está presente através da CIV, o paciente pode não estar visivelmente cianótico (tetralogia de Fallot **acianótica** ou "*pink Fallot*"). Quando a obstrução é grave, a cianose vai estar presente desde o nascimento e piorar quando o canal arterial começar a se fechar.

MANIFESTAÇÕES CLÍNICAS

Os recém-nascidos com graus leves de obstrução da via de saída do VD podem até apresentar inicialmente sintomas de insuficiência cardíaca causada por *shunt* esquerda-direita em nível ventricular. Nesses pacientes, a cianose não está presente ao nascimento; mas, com o aumento da hipertrofia do infundíbulo do VD conforme o lactente cresce, a cianose ocorre mais tarde nos primeiros meses de vida. Em contraste, nas crianças com graus graves de obstrução da via de saída do VD, a cianose neonatal é notada imediatamente. Nesses pacientes, o fluxo sanguíneo pulmonar pode ser parcial ou quase totalmente dependente do fluxo através do canal arterial. Quando este começa a se fechar nas primeiras horas ou dias de vida, podem ocorrer cianose grave e colapso circulatório. Todos os graus de variação existem entre esses dois extremos. As crianças maiores com cianose de longa data que não tenham sido submetidas à cirurgia podem ter a pele azul-escura, escleras cinza com vasos sanguíneos ingurgitados e baqueteamento digital em mãos e pés. O Capítulo 461 descreve as manifestações extracardíacas a longo prazo da cardiopatia congênita cianótica.

Nas crianças maiores com tetralogia não reparada, a dispneia ocorre durante os esforços físicos. Elas podem brincar ativamente por pouco de tempo e, em seguida, sentar-se ou deitar-se. Podem ser capazes de caminhar mais ou menos uma quadra antes de pararem para descansar. Caracteristicamente, as crianças assumem uma posição **de cócoras** para o alívio da dispneia causada pelo esforço físico e geralmente são capazes de retomar a atividade física depois de alguns minutos nesta posição. Esses achados ocorrem mais frequentemente nos pacientes com cianose significativa em repouso.

As **crises cianóticas paroxísticas** (crises de hipoxia) são um problema durante o primeiro ano de vida. A criança se torna taquipneica e inquieta, a cianose aumenta, ocorrem respirações gaspeadas e posteriormente pode acontecer uma síncope. Mais frequentemente, estes eventos apresentam-se de manhã ao despertar ou após episódios de choro vigoroso. O desaparecimento temporário ou a diminuição na intensidade do sopro sistólico pode acontecer conforme o fluxo através da VSVD diminui durante a crise. As crises podem durar de poucos minutos a algumas horas. Os episódios curtos são seguidos por fraqueza generalizada e sono. Os mais graves podem evoluir para inconsciência e, ocasionalmente, para convulsões ou hemiparesia. Normalmente, o início é espontâneo e imprevisível. Estes distúrbios estão associados à redução de um fluxo sanguíneo pulmonar já comprometido, que, quando prolongada, resulta em hipoxia sistêmica grave e acidose metabólica. Os lactentes que são apenas levemente cianóticos em repouso podem ser mais propensos ao desenvolvimento de crises hipóxicas porque eles ainda não adquiriram os mecanismos de homeostase para tolerar uma diminuição rápida da saturação arterial de oxi-hemoglobina ($SatO_2$), tal como a policitemia.

Dependendo da frequência e da gravidade das crises cianóticas, um ou mais dos seguintes procedimentos devem ser instituídos em sequência: (1) colocação da criança com os membros inferiores fletidos sobre o abdome (posição genupeitoral) enquanto se assegura que as roupas não sejam constritivas; (2) administração de oxigênio (embora o aumento do oxigênio inspirado não reverta a cianose causada por *shunt* intracardíaco); e (3) injeção de morfina SC em uma dose que não exceda 0,2 mg/kg. Acalmar e acalentar o lactente em uma posição genupeitoral pode abortar a progressão de uma crise inicial. As tentativas prematuras de obter amostras de sangue podem causar mais agitação e ser prejudiciais.

Como a acidose metabólica se desenvolve quando a tensão de oxigênio arterial (Pa_{O_2}) é menor que 40 mmHg, a correção rápida (dentro de alguns minutos) com a administração intravenosa (IV) de bicarbonato de sódio é necessária se o episódio for grave e se a criança mostrar falta de resposta à terapia anterior. Uma vez que o pH retorne ao normal, geralmente a recuperação da crise é rápida. Podem ser necessárias medições repetidas do pH sanguíneo porque a recorrência rápida da acidose pode acontecer em seguida. Para as crises que são resistentes a esta terapia, a intubação e a sedação anestésica são muitas vezes suficientes para interrompê-las. Os fármacos que aumentam a resistência vascular sistêmica, tais como a fenilefrina IV, podem melhorar o fluxo de saída do VD, diminuir o *shunt* direita-esquerda e melhorar os sintomas. O bloqueio beta-adrenérgico pela administração por via intravenosa de propranolol (0,1 mg/kg administrado lentamente a um máximo de 0,2 mg/kg) também já foi usado.

O crescimento e o desenvolvimento podem ser dificultados nos pacientes com tetralogia de Fallot grave não corrigida, especialmente quando a sua saturação de oxigênio for cronicamente menor que 70%. A puberdade também pode ser atrasada nos pacientes que não se submeteram à cirurgia.

Geralmente, o pulso é normal, assim como as pressões venosa e arterial. Nos lactentes maiores e nas crianças, o hemitórax anterior esquerdo pode se elevar anteriormente por causa da HVD prolongada. Geralmente pode ser detectado um impulso causado pela HVD na região subesternal. Um frêmito sistólico pode ser sentido ao longo da borda esternal esquerda no terceiro e no quarto espaços paraesternais. Geralmente, o sopro sistólico é alto e rude; pode ser amplamente transmitido, especialmente para os pulmões, mas é mais intenso na borda esquerda do esterno. Costuma ser do tipo ejetivo na borda esternal superior, mas pode soar mais holossistólico em direção à borda esternal inferior. Este pode ser precedido por um clique. O sopro é causado pela turbulência através da VSVD. Ele tende a se tornar mais forte, mais longo e mais rude conforme a gravidade da estenose pulmonar aumenta de leve para moderada; no entanto, ele pode realmente se tornar menos audível com a obstrução grave, especialmente durante uma crise cianótica por causa do desvio de sangue da via de saída do VD para a valva aórtica. A segunda bulha (B_2) cardíaca é única ou o componente pulmonar é suave por causa da excursão diminuída da valva estenótica. Raramente um sopro contínuo pode ser audível, especialmente se colaterais proeminentes estiverem presentes.

DIAGNÓSTICO

A configuração radiológica típica, como vista na incidência anteroposterior (AP), é constituída por uma base estreita, uma concavidade na borda esquerda do coração na área normalmente ocupada pela artéria pulmonar e uma área cardíaca de tamanho normal. O ventrículo direito hipertrofiado faz com que a sombra apical arredondada seja erguida de modo que ela esteja situada mais acima do diafragma do que o normal e apontando horizontalmente para a parede torácica esquerda. A silhueta do coração tem sido comparada ao formato de um *tamanco holandês* (*"coeur en sabot"*) (Figura 457.2). As áreas hilares e os campos pulmonares estão relativamente claros por causa do fluxo sanguíneo pulmonar diminuído e/ou do tamanho pequeno das artérias pulmonares. Geralmente, a aorta está grande e em aproximadamente 20% dos pacientes ela se curva para a direita, o que resulta em um entalhamento da sombra traqueobrônquica cheia de ar, posicionada à esquerda, na incidência AP.

O eletrocardiograma (ECG) mostra um desvio do eixo para a direita e evidências de HVD. Uma onda R dominante aparece nas derivações precordiais torácicas direitas (V_1 e V_2) ou em um padrão RSR′. Em alguns casos, o único sinal de HVD pode, inicialmente, ser uma onda T positiva nas derivações V_3R e V_1. A onda P pode ser alta e apiculada, sugerindo um aumento do átrio direito (ver Capítulo 450, Figura 450.6).

O ecocardiograma bidimensional (2D) com Doppler estabelece o diagnóstico (Figura 457.3) e fornece informações sobre a extensão do cavalgamento aórtico no septo, a localização e o grau de obstrução da VSVD, o tamanho do anel da valva pulmonar e do tronco e ramos proximais da artéria pulmonar, e a lateralidade do arco aórtico. O ecocardiograma também é útil para determinar se um CA patente está fornecendo uma parte do fluxo sanguíneo pulmonar. Em um paciente com tetralogia de Fallot sem atresia pulmonar, esse exame geralmente evita a necessidade de cateterismo antes da correção cirúrgica. No entanto, nos pacientes com atresia pulmonar, o cateterismo é necessário para mapear o fornecimento de sangue e o tamanho de cada segmento vascular pulmonar.

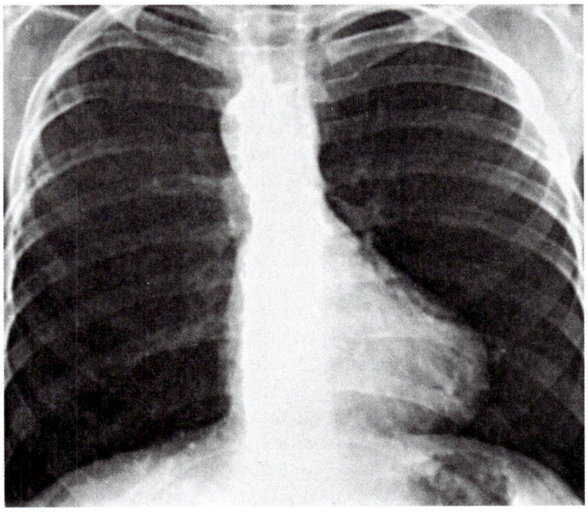

Figura 457.2 Radiografia de tórax de um menino de 8 anos com tetralogia de Fallot. Observe o tamanho normal do coração, uma certa elevação do ápice cardíaco, uma concavidade na região da artéria pulmonar principal, o arco aórtico à direita e a diminuição da vascularização pulmonar.

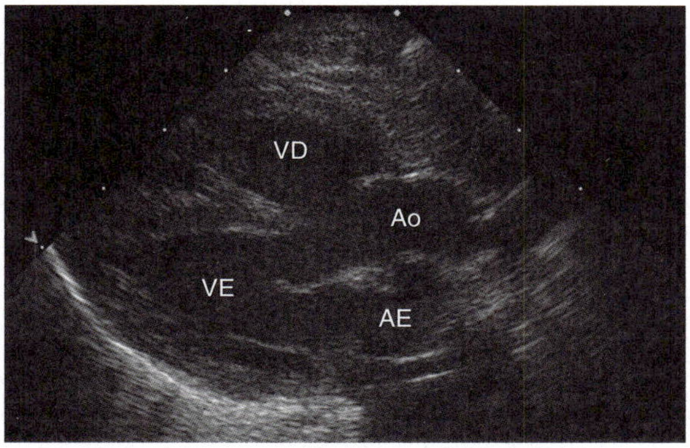

Figura 457.3 Ecocardiograma em um paciente com tetralogia de Fallot. A janela paraesternal corte eixo longo mostra o deslocamento anterior do septo de saída do ventrículo que resultou na estenose do trato de saída subpulmonar do ventrículo direito, no cavalgamento da aorta e na comunicação interventricular. AE, Átrio esquerdo; Ao, aorta cavalgada; VD, ventrículo direito; VE, ventrículo esquerdo.

O cateterismo cardíaco mostra pressão sistólica no ventrículo direito igual à pressão sistêmica, uma vez que esta cavidade está conectada diretamente à aorta cavalgada. Se a artéria pulmonar estiver pouco estenótica, a pressão é significativamente diminuída, embora o estreitamento da VSVD, especialmente nos casos graves, possa precipitar uma crise cianótica. Geralmente, a pressão arterial pulmonar está menor do que o normal, ou seja, na faixa de 5 a 10 mmHg. O nível de $SatO_2$ depende da magnitude do *shunt* direita-esquerda; no *"pink Fallot"*, a $SatO_2$ sistêmica pode estar normal, ao passo que, em um paciente moderadamente cianótico em repouso, geralmente é de 75 a 85%.

A ventriculografia direita seletiva irá demonstrar todas as características anatômicas. O meio de contraste delineia o ventrículo direito fortemente trabeculado. A estenose infundibular varia em comprimento, largura, contorno e distensibilidade (Figura 457.4). Geralmente, a valva pulmonar está mais espessa e o anel pode ser pequeno. Nos pacientes

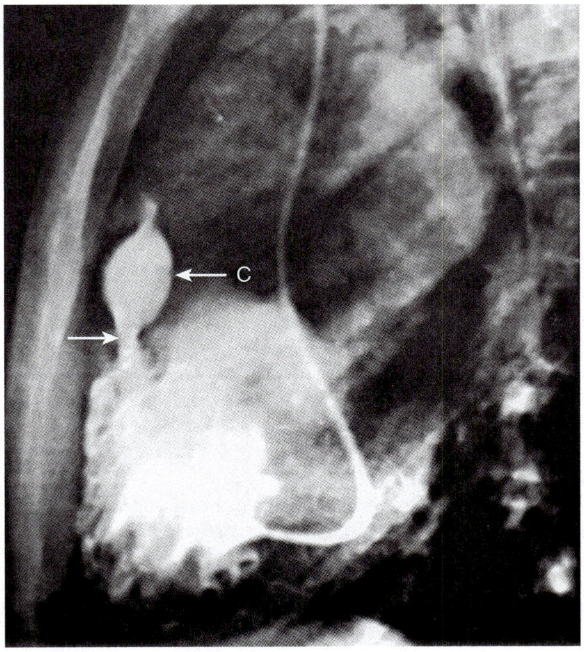

Figura 457.4 Vista lateral do ventriculograma direito seletivo em um paciente com tetralogia de Fallot. A *seta esquerda* aponta para uma estenose infundibular que está abaixo da câmara infundibular (C). O orifício da valva pulmonar estreitada é visto na extremidade distal da câmara infundibular.

com tetralogia e atresia pulmonar, a ecocardiografia por si só não é suficiente para avaliar a anatomia das artérias pulmonares verdadeiras e das ACAPPs colaterais. A angiotomografia é extremamente útil e é indicado o cateterismo cardíaco com injeção em cada vaso colateral arterial. Informações completas e precisas sobre o tamanho e a distribuição periférica das principais artérias pulmonares e de quaisquer vasos colaterais (ACAPPs) são importantes ao se avaliarem essas crianças como candidatas à cirurgia.

Aortografia ou arteriografia coronária descreve o curso das artérias coronárias. Em 5 a 10% dos pacientes com tetralogia de Fallot, podem estar presentes anomalias das artérias coronárias, mais comumente um cruzamento aberrante de uma artéria coronária sobre a VSVD; essa artéria não deve ser lesionada durante o reparo cirúrgico. A verificação dessas artérias é importante quando se considera a cirurgia em crianças pequenas que podem precisar de um *patch* sobre o anel da valva pulmonar. Geralmente, o ecocardiograma delineia sua anatomia; a angiografia é reservada para os casos em que as dúvidas permanecem.

COMPLICAÇÕES

Antes do surgimento da cirurgia corretiva, os pacientes com tetralogia de Fallot ficavam suscetíveis a várias complicações graves. Por esta razão, a maioria das crianças é submetida à correção completa (ou à paliação em alguns casos) nos primeiros meses de vida; consequentemente, essas complicações agora são raras. As **tromboses cerebrais**, que geralmente ocorrem nas veias cerebrais ou nos seios durais e ocasionalmente nas artérias cerebrais, são sequelas da policitemia extrema e da desidratação. As tromboses ocorrem mais frequentemente nos pacientes com menos de 2 anos. Essas crianças podem ter anemia por deficiência de ferro, muitas vezes com níveis de hemoglobina e hematócrito dentro do intervalo normal (mas muito baixo para uma cardiopatia cianótica). A terapia consiste em hidratação adequada e medidas de suporte. A flebotomia (exsanguinotransfusão) e a reposição de volume com albumina ou solução salina são indicadas aos pacientes extremamente policitêmicos que sejam sintomáticos.

O **abscesso cerebral** é menos comum que os eventos cerebrovasculares e é extremamente raro atualmente. Os pacientes com essa complicação geralmente têm mais de 2 anos. Frequentemente, o início da doença é insidioso e consiste em febre baixa ou em uma alteração gradual de comportamento, ou em ambos. Alguns pacientes têm um início agudo de sintomas que podem se desenvolver após episódios recentes de dor de cabeça, náuseas e vômitos. Podem ocorrer convulsões; os sinais neurológicos localizados dependem do local e do tamanho do abscesso, assim como da presença de aumento da pressão intracraniana. A TC ou a RM confirmam o diagnóstico. A antibioticoterapia pode ajudar a manter a infecção localizada, mas a drenagem cirúrgica do abscesso é normalmente necessária (ver Capítulo 622).

A **endocardite bacteriana** pode ocorrer no infundíbulo do ventrículo direito ou nas valvas pulmonar, aórtica ou, raramente, tricúspide. Ela pode complicar os *shunts* paliativos ou, nos pacientes com cirurgia corretiva, a estenose pulmonar ou a CIV residuais. A insuficiência cardíaca não é uma característica comum nos pacientes com tetralogia de Fallot, com exceção de alguns recém-nascidos com tetralogia do tipo "*pink Fallot*" ou acianótica. Como o grau de obstrução pulmonar piora com a idade, os sintomas de insuficiência cardíaca se resolvem e, eventualmente, o paciente desenvolve cianose, que costuma ocorrer dos 4 aos 6 meses. Neste momento, esses pacientes estão sob risco elevado de crises cianóticas.

ANOMALIAS ASSOCIADAS

Um CA patente pode estar presente e, ocasionalmente, são vistas comunicações interatriais. Um arco aórtico à direita ocorre em aproximadamente 20% dos pacientes, e outras anomalias das artérias pulmonares e do arco aórtico também podem ser vistas. A persistência de uma veia cava superior esquerda drenando para o seio coronário é comum, mas não é uma preocupação. Ocasionalmente, várias CIVs estão presentes e devem ser diagnosticadas antes da cirurgia corretiva. As anomalias das artérias coronárias estão presentes em 5 a 10% dos pacientes e podem complicar a correção cirúrgica. A tetralogia de Fallot também pode ocorrer com um defeito do septo atrioventricular, muitas vezes associado à síndrome de Down.

A **ausência congênita da valva pulmonar** (agenesia pulmonar) produz uma síndrome distinta que normalmente é marcada por sinais de obstrução das vias respiratórias superiores (ver Capítulo 455.1). A cianose pode estar ausente ou se apresentar nas formas leve ou moderada, o coração está grande e hiperdinâmico, e um sopro alto sistodiastólico está presente. A dilatação aneurismática significativa do tronco e de ramos da artéria pulmonar resulta na compressão dos brônquios e, em seguida, produz estridor ou sibilos respiratórios e pneumonias recorrentes. Se a obstrução das vias respiratórias for grave, pode ser necessária a reconstrução da traqueia no momento da cirurgia cardíaca corretiva para aliviar os sintomas.

A **ausência de um ramo da artéria pulmonar,** na maioria das vezes o esquerdo, deve ser investigada se a aparência radiográfica da vasculatura pulmonar diferir nos dois lados; a ausência de uma artéria pulmonar frequentemente está associada à hipoplasia do pulmão afetado. É importante reconhecer esta alteração porque a oclusão da artéria pulmonar remanescente durante a cirurgia compromete seriamente o fluxo sanguíneo pulmonar já reduzido.

Como uma das malformações conotruncais, a tetralogia de Fallot pode estar associada à **síndrome** de **DiGeorge** ou à **síndrome velocardiofacial**, também conhecida pela sigla **CATCH 22** (defeitos cardíacos, fácies anormal, hipoplasia do timo, fissura palatina, hipocalcemia). A análise citogenética usando a hibridização *in situ* por fluorescência (FISH) demonstra deleções de um grande segmento do **cromossomo 22q11.2**, conhecido como a **região crítica de DiGeorge**. A deleção ou a mutação do gene que codifica o fator de transcrição *Tbx1* tem sido implicada como uma possível causa da síndrome de DiGeorge, embora vários outros genes também possam estar relacionados diretamente ou como genes modificadores.

TRATAMENTO

O tratamento da tetralogia de Fallot depende da gravidade da obstrução da VSVD. Os lactentes com tetralogia grave necessitam de tratamento médico urgente e intervenção cirúrgica no período neonatal. A terapia visa proporcionar um aumento imediato no fluxo sanguíneo pulmonar para prevenir as sequelas de uma hipoxia grave. A criança deve ser transportada para um centro médico adequadamente equipado para avaliar e tratar recém-nascidos com cardiopatia congênita (CC) em condições ideais. Uma hipoxia grave prolongada pode levar ao choque, à insuficiência respiratória e à acidose intratáveis e irá reduzir significativamente a chance de sobrevivência, mesmo quando lesões cirurgicamente tratáveis estiverem presentes. É fundamental que a temperatura corporal normal seja mantida durante a transferência porque o frio aumenta o consumo de oxigênio, o que impõe uma pressão adicional sobre a criança cianótica, cujo fornecimento de oxigênio já é limitado. Os níveis de glicose no sangue devem ser monitorados porque a hipoglicemia é mais propensa a se desenvolver em crianças com cardiopatia cianótica.

Os recém-nascidos com uma obstrução significativa da VSVD podem piorar rapidamente porque, quando o CA começa a se fechar, o fluxo sanguíneo pulmonar fica ainda mais comprometido. A administração por via intravenosa de **prostaglandina E_1** (PGE_1; 0,01 a 0,20 μg/kg/min), um relaxante potente e específico do músculo liso ductal, provoca a dilatação do CA e, geralmente, fornece um fluxo sanguíneo pulmonar adequado até que um procedimento cirúrgico possa ser realizado. Esse agente deve ser administrado por via intravenosa logo que houver suspeita clínica de CC cianótica e continuado até o período pré-operatório e durante o cateterismo cardíaco. Como a prostaglandina pode causar apneia, deve estar prontamente disponível um indivíduo hábil na intubação orotraqueal neonatal.

Os lactentes com uma obstrução menos grave do fluxo da VSVD, que estiverem estáveis e aguardando uma intervenção cirúrgica requerem observação cuidadosa. Os pacientes acianóticos podem progredir razoavelmente rápido até apresentar episódios de cianose. A prevenção ou o tratamento imediato da desidratação é importante para evitar a hemoconcentração e possíveis episódios trombóticos. O propranolol oral (0,5 a 1 mg/kg a cada 6 h) é usado para diminuir a frequência e a gravidade das crises cianóticas; mas, com os excelentes resultados cirúrgicos disponíveis, o tratamento cirúrgico é geralmente realizado antes que os episódios cianóticos aconteçam.

Os recém-nascidos com sintomas e cianose grave no primeiro mês de vida geralmente têm uma obstrução significativa da VSVD. Duas opções estão disponíveis para essas crianças. A primeira delas é a **cirurgia corretiva de tórax aberto** realizada na primeira infância e até mesmo no período neonatal em recém-nascidos criticamente doentes. Atualmente, esta abordagem tem uma ampla aceitação com excelentes resultados a curto e longo prazos, e tem suplantado os *shunts* paliativos (mais adiante) na maioria dos casos. O reparo total precoce possui a vantagem teórica de que a correção fisiológica imediata permite melhor crescimento dos ramos das artérias pulmonares. Nas crianças com cianose menos grave, que podem ser mantidas com um bom crescimento e ausência de crises cianóticas, o reparo primário é realizado eletivamente aos 4 a 6 meses de vida.

A terapia cirúrgica corretiva consiste no alívio da obstrução do fluxo da VSVD por meio da ressecção dos feixes musculares obstrutivos e pelo fechamento corretivo da CIV. Se a valva pulmonar estiver estenótica, o que normalmente acontece, uma valvotomia é realizada. Se o anel da valva pulmonar for muito pequeno ou a valva estiver extremamente espessada, pode ser realizada uma valvectomia, o anel da valva pulmonar é aberto e um *patch* (retalho) transanular é colocado através do seu anel. Nos grandes centros, o risco cirúrgico para a correção total é menor que 5%. A ventriculotomia direita já foi a abordagem padrão; um procedimento transatrial-transpulmonar é realizado rotineiramente para reduzir os riscos a longo prazo de uma grande ventriculotomia direita. No passado, os cirurgiões colocavam grandes *patchs* transanulares com o objetivo de eliminar qualquer possibilidade de estenose pulmonar residual, mesmo que eles resultassem em uma significativa insuficiência pulmonar. Atualmente, os cirurgiões recorrem ao uso de *patchs* menores e aceitam mais os pequenos gradientes da VSVD se o grau de insuficiência valvar puder ser minimizado. Qual dessas duas abordagens resultará nos melhores resultados a longo prazo ainda é uma questão em aberto.

A segunda opção, usada mais comumente no passado, é um *shunt* arterial sistêmico-pulmonar paliativo **(*shunt* de Blalock-Taussig)** realizado para aumentar o fluxo de sangue na artéria pulmonar. A justificativa para esta cirurgia, anteriormente a única opção para esses pacientes, é aumentar o fluxo sanguíneo pulmonar para diminuir a quantidade de hipoxia e melhorar o crescimento linear, bem como aumentar o crescimento dos ramos da artéria pulmonar. O *shunt* de Blalock-Taussig modificado é atualmente o procedimento mais comum de *shunt* aortopulmonar e consiste em um tubo de Gore-Tex® anastomosado lado a lado da artéria subclávia até o ramo homolateral da artéria pulmonar (Figura 457.5). Às vezes, é feito diretamente da aorta ascendente para o TAP; neste caso, é chamado de *shunt central*. As complicações pós-operatórias depois de um *shunt* de Blalock-Taussig incluem o quilotórax, a paralisia diafragmática e a síndrome de Horner. O hiperfluxo pulmonar pós-operatório que leva a sintomas de insuficiência cardíaca pode ser causado por um *shunt* muito grande; o Capítulo 469 descreve o seu tratamento. Outros problemas vasculares, tais como pulso radial reduzido e discrepância do comprimento dos braços na extremidade superior suprida pela artéria subclávia utilizada para a anastomose, raramente são observados.

Após um *shunt* bem-sucedido, a cianose diminui. O desenvolvimento de um sopro contínuo ao longo dos campos pulmonares após a operação indica uma anastomose em funcionamento. Um bom sopro contínuo do *shunt* pode só ser auscultado vários dias após a cirurgia. A duração do alívio sintomático é variável. Conforme a criança cresce, é necessário um fluxo sanguíneo pulmonar maior e o *shunt* eventualmente se torna inadequado. Quando a cianose crescente se desenvolve rapidamente, deve-se suspeitar de trombose do *shunt*, o que muitas vezes necessita de uma intervenção cirúrgica de emergência.

Os *shunts* de Blalock-Taussig são normalmente reservados para os pacientes com comorbidades, tais como outras anomalias congênitas importantes ou prematuridade, nos quais a correção cirúrgica total seria uma opção de maior risco. No entanto, muitos cirurgiões ainda recomendam o reparo completo nessas situações, sendo preferível aos riscos combinados de um procedimento dividido em fases, e têm sido realizadas cirurgias bem-sucedidas até mesmo em prematuros pequenos.

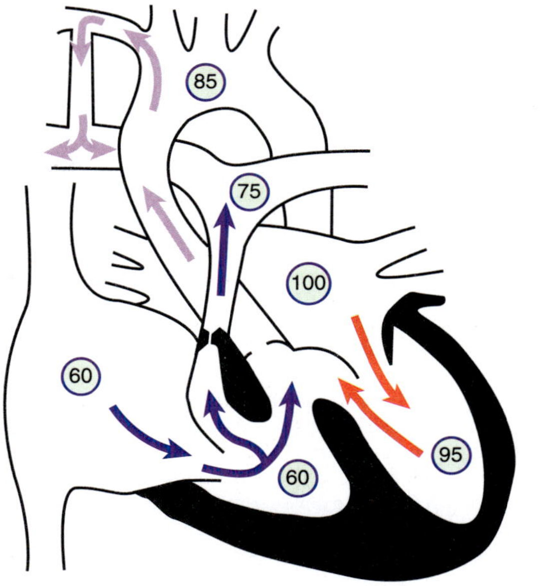

Figura 457.5 Fisiologia do *shunt* de Blalock-Taussig em um paciente com tetralogia de Fallot. Os *números circulados* representam os valores de saturação de oxigênio. O padrão de *shunt* intracardíaco é o mesmo descrito na Figura 457.1. O *shunt* sanguíneo esquerda-direita da artéria subclávia direita para a artéria pulmonar direita aumenta o fluxo sanguíneo pulmonar total e resulta em maior saturação de oxigênio do que existiria sem o *shunt*.

PROGNÓSTICO

Após a correção total bem-sucedida, geralmente os pacientes tornam-se assintomáticos e são capazes de levar uma vida sem restrições. Os problemas pós-operatórios imediatos pouco frequentes incluem a insuficiência do VD, o bloqueio atrioventricular transitório, uma CIV residual com *shunt* esquerda-direita e infarto do miocárdio pela interrupção de uma artéria coronária aberrante. Os efeitos a longo prazo da insuficiência da valva pulmonar (que é menos frequente com os *patchs* transanulares menores e mais modernos) ou da insuficiência e estenose ainda estão sendo definidos conforme mais pacientes com tetralogia de Fallot corrigida chegam à vida adulta, mas geralmente a insuficiência pulmonar é bem tolerada durante a infância e o início da adolescência. Muitos pacientes após a correção da tetralogia e todos aqueles com uso de *patch* transanular têm um sopro sistodiastólico na borda esternal esquerda, normalmente um indicativo de obstrução suave do fluxo e insuficiência pulmonar leve a moderada. Os pacientes com insuficiência da valva pulmonar mais acentuada ou de longa duração também podem ter graus moderado a grave de sobrecarga volumétrica do ventrículo direito e podem desenvolver insuficiência tricúspide conforme o anel valvar se dilata. Eles também irão desenvolver um sopro holossistólico na borda esternal esquerda inferior. Já aqueles com um gradiente residual moderado a grave (estenose) através da VSVD podem necessitar de reoperação, mas graus leves a moderados de obstrução residual normalmente não requerem uma nova intervenção.

O acompanhamento dos pacientes por 5 a 20 anos após a cirurgia indica que a melhoria significativa nos sintomas geralmente é mantida. Os indivíduos assintomáticos, no entanto, têm capacidade de exercício, frequência cardíaca máxima e débito cardíaco menores do que o normal. Estes achados anormais são mais comuns nos pacientes submetidos à colocação de um *patch* transanular na via de saída e podem ser menos frequentes quando a cirurgia é realizada em idade mais jovem. Conforme essas crianças passam para a adolescência e a idade adulta, alguns (mais frequentemente naqueles com *patchs* transanulares) irão desenvolver dilatação do VD como resultado da insuficiência pulmonar grave. Uma vigilância cuidadosa para a dilatação do VD excessiva e para os sinais precoces de disfunção é muito importante. Depois de atingir a idade adulta, é imprescindível ter um acompanhamento ao longo de toda a vida por um especialista em CC em adultos.

A ecocardiografia seriada e a angiorressonância magnética (ARM) (que é mais quantitativa) são ferramentas valiosas para avaliar o grau de dilatação do VD, a presença dos estágios iniciais da sua disfunção e para quantificar a fração de regurgitação. A substituição da valva é indicada para aqueles pacientes com aumento da dilatação do VD e insuficiência tricúspide. Para os pacientes que necessitam de substituição da valva, novas opções não cirúrgicas estão disponíveis atualmente. As válvulas do tipo *stent*, que podem ser implantadas no laboratório de cateterismo cardíaco, têm sido utilizadas com sucesso em muitos pacientes com tetralogia de Fallot corrigida. As versões iniciais destes dispositivos foram desenhadas para serem utilizadas predominantemente em pacientes que já tiveram um homoenxerto ou outro tubo artificial colocado entre o VD e as artérias pulmonares; no entanto, novas válvulas-*stent* desenhadas para serem inseridas na VSVD nativa estão em testes clínicos.

Distúrbios de condução podem ocorrer após a cirurgia. O nódulo atrioventricular e o feixe de His e suas divisões estão próximos à CIV e podem ser lesionados durante a cirurgia; no entanto, um bloqueio atrioventricular completo permanente após o reparo da tetralogia é raro. Quando presente, ele deve ser tratado por meio da colocação de um marca-passo implantado permanente. Mesmo o bloqueio atrioventricular completo transitório no período pós-operatório imediato é raro; este pode estar associado a um aumento da incidência de início tardio do bloqueio atrioventricular completo e morte súbita. Em contraste, o bloqueio do ramo direito é bastante comum no ECG pós-operatório. Foi demonstrado que a duração do intervalo QRS é capaz de predizer tanto a presença de alterações hemodinâmicas residuais quanto o risco a longo prazo de arritmias e de morte súbita. A estimulação biventricular (em que um marca-passo é usado para sincronizar a ativação dos ventrículos direito e esquerdo) mostrou melhorar a hemodinâmica em pacientes com disfunção do VD e longos atrasos de condução ventricular no ECG.

Muitas crianças têm **extrassístoles ventriculares** após o reparo da tetralogia de Fallot. Esses batimentos, se isolados e infrequentes, podem ser benignos, mas são motivo de preocupação, particularmente nos pacientes com anormalidades hemodinâmicas residuais. Conforme eles atingem a idade adulta, aproximadamente 10% dos pacientes com tetralogia estão sob risco de arritmias ventriculares fatais e 30% sob risco de arritmias atriais. Estudos de monitoramento eletrocardiográficos de longa duração, tais como Holter (24 a 48 h) ou Zio®Patch (1 a 2 semanas), devem ser realizados regularmente para se assegurar que não estejam ocorrendo episódios ocultos de taquicardia ventricular. Os testes ergométricos podem ser úteis em provocar arritmias cardíacas que não sejam aparentes em repouso. Na presença de arritmias ventriculares complexas ou de anormalidades hemodinâmicas residuais graves, a terapia antiarrítmica profilática ou um desfibrilador implantável são mais garantidos. A intervenção cirúrgica ou hemodinâmica é indicada se houver uma residual obstrução significativa do fluxo da VSVD ou uma insuficiência pulmonar grave porque o risco de arritmias pode diminuir após a hemodinâmica ser restaurada total ou parcialmente.

A bibliografia está disponível no GEN-io.

457.2 Tetralogia de Fallot com Atresia Pulmonar

Daniel Bernstein

FISIOPATOLOGIA

A tetralogia de Fallot com atresia pulmonar é a forma mais extrema de tetralogia de Fallot. A valva pulmonar está atrésica (ausente), e o tronco pulmonar também pode estar hipoplásico ou atrésico. Todo o fluxo de saída do VD é ejetado para a aorta. O fluxo sanguíneo pulmonar é, portanto, dependente das ACAPPs ou, raramente, de um CA patente. O prognóstico final depende do grau de desenvolvimento dos ramos verdadeiros da artéria pulmonar, que precisam ser avaliados por uma combinação de TC e cateterismo cardíaco. Se as artérias pulmonares estiverem gravemente hipoplásicas e não crescerem após a intervenção cirúrgica, o transplante de coração-pulmão pode ser a única alternativa terapêutica (ver Capítulo 470.2). A tetralogia de Fallot com atresia pulmonar também está associada à deleção de 22q11.2 e à síndrome de DiGeorge. A associação de **traqueomalacia** ou **broncomalacia** graves com esta forma de tetralogia/atresia pulmonar pode complicar a recuperação pós-operatória.

MANIFESTAÇÕES CLÍNICAS

Os pacientes com tetralogia de Fallot e atresia pulmonar têm resultados semelhantes aos dos pacientes com tetralogia de Fallot grave. Geralmente, a cianose aparece dentro das primeiras horas ou dias após o nascimento; no entanto, o sopro sistólico proeminente associado à tetralogia costuma estar ausente. A primeira bulha cardíaca (B_1) pode ser seguida por um clique de ejeção causado pela raiz da aorta alargada, a segunda bulha cardíaca (B_2) é única e alta, e os sopros contínuos do fluxo de vasos colaterais podem ser ouvidos em todo o precórdio, tanto anterior quanto posteriormente. A maioria dos pacientes está moderadamente cianótica e é inicialmente estabilizada com uma infusão PGE_1 enquanto aguarda o cateterismo cardíaco ou a tomografia computadorizada para delinear com mais detalhes a anatomia. Os pacientes com várias ACAPPs grandes podem estar menos cianóticos e, uma vez confirmado o diagnóstico, podem interromper a administração de prostaglandina enquanto aguardam a intervenção cirúrgica paliativa. Alguns pacientes podem até desenvolver sintomas de insuficiência cardíaca causada pelo aumento do fluxo sanguíneo pulmonar através desses vasos colaterais.

DIAGNÓSTICO

A radiografia torácica mostra coração de tamanho variado e, dependendo da quantidade de fluxo sanguíneo pulmonar, uma concavidade na posição do segmento da arterial pulmonar, assim como muitas vezes o padrão reticular do fluxo colateral brônquico. O ECG mostra a HVD. O ecocardiograma identifica o cavalgamento da aorta, a parede espessada do VD e a atresia da valva pulmonar. O Doppler pulsado e colorido mostra ausência de fluxo anterógrado através da valva pulmonar, com o fluxo sanguíneo pulmonar sendo fornecido pelas ACAPPs, que geralmente podem ser observadas surgindo da aorta descendente quando se usa o Doppler colorido. No cateterismo cardíaco, a ventriculografia direita revela uma grande aorta, opacificada imediatamente pela passagem do meio de contraste através da CIV, mas sem contraste entrando nos pulmões através da VSVD. No planejamento do reparo cirúrgico, é importante delinear cuidadosamente as artérias diminutas nativas, se presentes, para determinar se são contínuas ou descontínuas e se elas se ramificam para todos os segmentos do pulmão. A localização e a ramificação de todas as ACAPPs e a presença de qualquer estenose localizada, o que se torna mais comum conforme o paciente fica mais velho, são determinadas pela injeção seletiva de contraste em cada vaso desde sua origem até a aorta. A angiotomografia mostrou ser altamente valiosa no mapeamento do grau de ramificação das ACAPPs.

TRATAMENTO

O procedimento cirúrgico de escolha depende do fato de o segmento do TAP estar presente e, se assim for, do tamanho e do padrão de ramificação dos ramos das artérias pulmonares. Se essas artérias estiverem bem desenvolvidas, a correção cirúrgica em um único estágio com um tubo de homoenxerto entre o ventrículo direito e as artérias pulmonares e o fechamento da CIV são viáveis. Se as artérias pulmonares estiverem hipoplásicas, pode ser necessária a reconstrução extensa. Geralmente, isso envolve procedimentos cirúrgicos em vários estágios. Se a artéria pulmonar nativa estiver presente, mas for pequena, uma conexão feita entre a aorta e a artéria pulmonar hipoplásica (**janela aortopulmonar**) é realizada no período neonatal para induzir o crescimento das artérias pulmonares. Aos 3 a 4 meses de vida, as múltiplas ACAPPs são reunidas (**procedimento de unifocalização**) e, eventualmente, incorporadas no reparo final juntamente com as artérias pulmonares nativas. Isto pode ser conseguido por meio de toracotomias laterais sucessivas ou por intermédio de uma única esternotomia mediana se a anatomia for mais favorável.

Para ser um candidato ao reparo completo, as artérias pulmonares devem estar do tamanho adequado para aceitar o volume total do débito do VD. O reparo completo inclui o fechamento da CIV e a colocação de um tubo de homoenxerto do ventrículo direito até a artéria pulmonar. No momento da cirurgia reparadora, os *shunts* anteriores são retirados. Por causa do crescimento do paciente, e também do estreitamento do homoenxerto causado pela proliferação de tecido da íntima e pela calcificação, geralmente a sua substituição é necessária mais adiante ao longo da vida, e podem ser necessárias várias trocas. Muitos desses pacientes são candidatos à colocação de uma válvula de *stent* percutânea (por cateterismo) na posição pulmonar. Os pacientes com obstrução dos ramos muito distais das artérias pulmonares podem ser submetidos a repetidos procedimentos cirúrgicos ou a uma dilatação com balão e colocação de *stents* por cateterismo da estenose das artérias pulmonares multirramificadas. O acompanhamento cuidadoso é assegurado a esses pacientes para garantir a possibilidade máxima de crescimento de todos os segmentos da artéria pulmonar.

A bibliografia está disponível no GEN-io.

457.3 Atresia Pulmonar com Septo Interventricular Íntegro

Daniel Bernstein

FISIOPATOLOGIA

Na atresia pulmonar com septo interventricular íntegro, os folhetos da valva pulmonar estão completamente fundidos para formar uma membrana e a VSVD está atrésica. Como nenhuma CIV está presente, não há saída de sangue do ventrículo direito. Qualquer sangue que entra vai regurgitar de volta através da valva tricúspide para o átrio direito. A pressão atrial direita aumenta e o sangue se desvia através do forame oval para o átrio esquerdo, onde se mistura com o sangue das veias pulmonares e entra no ventrículo esquerdo (Figura 457.6).

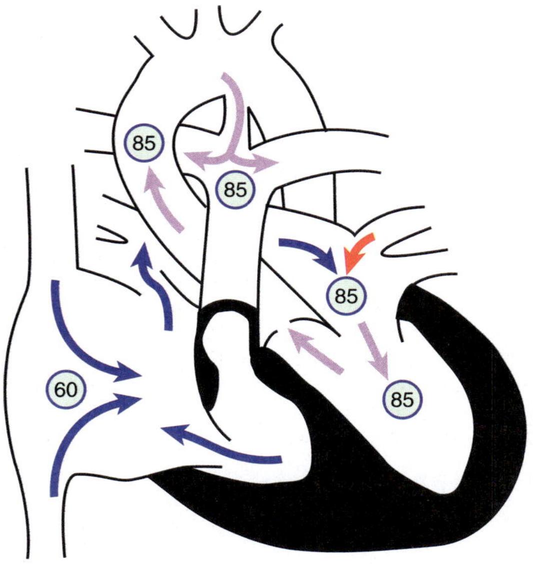

Figura 457.6 Fisiologia da atresia pulmonar com septo interventricular intacto. Os *números circulados* representam os valores de saturação de oxigênio. A saturação de oxigênio do átrio direito (venosa mista) está diminuída em decorrência da hipoxemia sistêmica. Uma pequena quantidade de sangue que entra no átrio direito poderá atravessar a valva tricúspide, que frequentemente também está estenótica. A cavidade do ventrículo direito está hipertrofiada e pode estar hipoplásica. Não existe saída do ventrículo direito por causa da valva pulmonar atrésica; logo, qualquer sangue que entre no ventrículo direito retorna ao átrio direito através da regurgitação tricúspide. A maior parte do sangue dessaturado tem *shunt* direita-esquerda através do forame oval para o átrio esquerdo, onde ele se mistura com o sangue totalmente saturado que retorna dos pulmões. A única fonte de fluxo sanguíneo pulmonar é através do canal arterial patente. As saturações de oxigênio arterial aórtica e pulmonar são idênticas (definição de uma lesão mista total).

Os débitos dos ventrículos esquerdo e direito são combinados e bombeados unicamente pelo ventrículo esquerdo para a aorta. Em um recém-nascido com atresia pulmonar, a única fonte de fluxo sanguíneo pulmonar ocorre por meio de um CA patente. O ventrículo direito e a valva tricúspide geralmente estão hipoplásicos, embora o grau de hipoplasia varie consideravelmente. Os pacientes que têm uma cavidade ventricular direita pequena também tendem a ser aqueles com os menores anéis da valva tricúspide, o que limita o fluxo de entrada no VD. Os pacientes com atresia pulmonar e septo interventricular intacto podem ter **sinusoides coronarianos** dentro da parede do VD que se comunicam diretamente com a circulação arterial coronariana. A alta pressão no VD resulta em fluxo retrógrado de sangue dessaturado através destes canais para as artérias coronárias. Às vezes, há também estenose das artérias coronárias proximais à entrada dos sinusoides, fazendo com que o fluxo da artéria coronária distal esteja dependente do fluxo do ventrículo direito (conhecida como *circulação coronária dependente do ventrículo direito*). O prognóstico nos pacientes com estes sinusoides e estenose proximal das artérias coronárias é mais reservado do que nos pacientes sem sinusoides ou com sinusoides mas sem obstruções coronarianas. Raramente, a artéria coronária proximal pode estar totalmente ausente.

MANIFESTAÇÕES CLÍNICAS

Como o canal arterial se fecha nas primeiras horas ou dias de vida, os recém-nascidos com atresia pulmonar e septo interventricular íntegro se tornam significativamente cianóticos, pois sua única fonte de fluxo sanguíneo pulmonar é removida. Quando não tratados, a maioria dos pacientes morre na primeira semana de vida. O exame físico revela cianose grave e dificuldade respiratória. A B_2, representando apenas o fechamento da valva aórtica, é única e alta. Muitas vezes, nenhum sopro é audível, mas eventualmente um sopro sistólico ou contínuo pode ser ouvido secundário ao fluxo sanguíneo ductal. Um sopro holossistólico rude pode ser auscultado na borda esternal esquerda inferior se houver insuficiência tricúspide significativa.

DIAGNÓSTICO

O ECG mostra um eixo QRS frontal entre 0 e +90°, refletindo o grau de hipoplasia do VD. Ondas P altas e apiculadas indicam aumento do átrio direito. As voltagens do QRS são compatíveis com a hipertrofia ou dominância do ventrículo esquerdo; as forças representativas do VD são diminuídas proporcionalmente ao tamanho reduzido da sua cavidade. A maioria dos pacientes com ventrículo direito pequeno têm forças representativas do VD diminuídas, mas ocasionalmente pacientes com cavidades maiores e espessadas podem ter evidências de HVD. A radiografia torácica mostra diminuição da trama vascular pulmonar, cujo grau depende do tamanho dos ramos da artéria pulmonar e da patência do canal. Ao contrário do que acontece nos pacientes com atresia pulmonar e tetralogia de Fallot, a presença de ACAPPs é rara.

O ecocardiograma 2D é útil para estimar as dimensões do VD e o tamanho do anel da valva tricúspide, dados que apresentam valor prognóstico. Muitas vezes a ecocardiografia pode sugerir a presença de sinusoides, mas não pode ser usada para avaliar as estenoses coronárias. Logo, o cateterismo cardíaco é necessário para uma avaliação completa. As medições de pressão revelam hipertensões ventricular e atrial direitas. A ventriculografia mostra o tamanho da cavidade do VD, a VSVD atrésica, o grau de insuficiência tricúspide e a presença ou ausência de sinusoides intramiocárdicos enchendo os vasos coronários. A aortografia mostra o enchimento das artérias pulmonares através do canal arterial patente e é útil para determinar o tamanho e os padrões de ramificação do leito arterial pulmonar. Uma aortografia ou, se necessário, uma angiografia coronária seletiva é realizada para avaliar a presença de estenose da artéria coronária proximal (circulação coronária dependente do VD).

TRATAMENTO

A infusão de PGE_1 (0,01 a 0,20 μg/kg/min) é geralmente eficaz em manter o canal arterial aberto antes da intervenção, reduzindo, assim, a hipoxemia e a acidose antes da cirurgia. A escolha do procedimento cirúrgico depende da existência de circulação coronária dependente do VD e do tamanho da sua cavidade. Nos pacientes com hipoplasia leve a moderada do ventrículo direito sem sinusoides, ou nos pacientes com sinusoides mas sem nenhuma evidência de estenoses coronarianas, a valvotomia pulmonar cirúrgica é realizada para aliviar a obstrução do fluxo. Muitas vezes, a VSVD é alargada com um *patch* (retalho). Para preservar um fluxo sanguíneo pulmonar adequado, um *shunt* aortopulmonar também pode ser realizado durante o mesmo procedimento. Uma abordagem alternativa utiliza o cateterismo intervencionista, no qual a valva pulmonar obstruída é primeiramente perfurada por um cateter ou por ablação por radiofrequência, seguido por uma valvoplastia por balão. Se este curso for executado, pode levar dias ou semanas antes de o músculo do VD regredir o suficiente para o paciente ser retirado da prostaglandina, e muitos desses pacientes continuam a necessitar de uma intervenção cirúrgica.

O objetivo da cirurgia ou do cateterismo intervencionista é incentivar o crescimento do VD permitindo um certo fluxo anterógrado através da valva pulmonar enquanto se garante um fluxo sanguíneo pulmonar adequado com a utilização de um *shunt*. Mais tarde, se o anel da valva tricúspide e o VD crescerem até seu tamanho adequado, o *shunt* é retirado e qualquer comunicação restante em nível atrial pode ser fechada. Se o VD continuar a ser muito pequeno para fornecer débito pulmonar, então o paciente é tratado como se tivesse uma circulação de ventrículo único com um **procedimento de Glenn** seguido por um **procedimento de Fontan** modificado (ver Capítulo 457.4), o que permite que o sangue desvie do VD hipoplásico fluindo para as artérias pulmonares diretamente a partir das veias cavas. Quando artérias coronárias estenosadas estão presentes e ocorre perfusão coronária retrógrada a partir do VD através dos sinusoides do miocárdio, o prognóstico é mais reservado devido a maior risco de arritmias, isquemia coronariana e morte súbita. É importante para esses pacientes não tentar abrir a VSVD, já que a queda na pressão do VD irá reduzir a perfusão coronária, levando à isquemia. Geralmente, esses indivíduos são tratados com um *shunt* aortopulmonar seguido pelos procedimentos de Glenn e Fontan. Embora haja maior risco do que naqueles sem obstruções coronarianas, os estudos mais recentes mostram um bom sucesso com essa abordagem. Um pequeno número destes lactentes, especialmente aqueles com atresia total de uma artéria coronária proximal, é direcionado para o transplante cardíaco.

A bibliografia está disponível no GEN-io.

457.4 Atresia Tricúspide

Daniel Bernstein

FISIOPATOLOGIA

Na atresia tricúspide, não há nenhuma saída do átrio direito para o ventrículo direito; todo o retorno venoso sistêmico deixa o átrio direito e entra no lado esquerdo do coração através do forame oval ou, mais frequentemente, através de uma comunicação interatrial (CIA) (Figura 457.7). A fisiologia da circulação e a apresentação clínica vão depender da presença de outros defeitos cardíacos congênitos, principalmente do fato de os grandes vasos serem normorrelacionados ou estarem transpostos (aorta surgindo do ventrículo direito e artéria pulmonar do ventrículo esquerdo). Nos pacientes com grandes vasos normorrelacionados, o sangue do ventrículo esquerdo (VE) supre a circulação sistêmica através da aorta. Em geral, o sangue também flui para o ventrículo direito através de uma CIV (se o septo interventricular estiver intacto, o ventrículo direito estará completamente hipoplásico e uma atresia pulmonar estará presente [ver Capítulo 457.3]). *O fluxo sanguíneo pulmonar (e, portanto, o grau de cianose) depende do tamanho da CIV e da presença e gravidade da estenose pulmonar associada*. Esse fluxo pode estar aumentado por um CA patente ou ser totalmente dependente dele. A porção de entrada do ventrículo direito está sempre ausente, mas o trato de saída é de tamanho variável. A apresentação clínica dos pacientes com atresia tricúspide e grandes vasos *normorrelacionados* dependerá do grau de obstrução pulmonar. Os pacientes com pelo menos um grau moderado de estenose pulmonar são reconhecidos nos primeiros dias ou semanas de vida pela diminuição do fluxo sanguíneo pulmonar e pela cianose. Alternativamente, naqueles

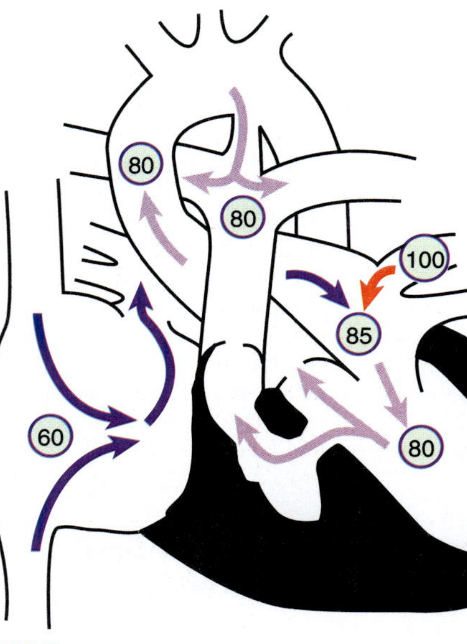

Figura 457.7 **Fisiologia da atresia tricúspide com os grandes vasos normorrelacionados.** Os *números circulados* representam os valores de saturação de oxigênio. A saturação de oxigênio do átrio direito (venosa mista) é diminuída em decorrência da hipoxemia sistêmica. A valva tricúspide não está patente, e o ventrículo direito pode manifestar diferentes graus de hipoplasia. A única saída do átrio direito envolve o *shunt* direita-esquerda através de uma comunicação interatrial ou de um forame oval patente para o átrio esquerdo. Neste local, o sangue dessaturado se mistura com o retorno venoso pulmonar saturado. O sangue entra no ventrículo esquerdo e é ejetado, seja através da aorta, seja através de uma comunicação interventricular (CIV), para o ventrículo direito. Neste exemplo, algum fluxo sanguíneo pulmonar é derivado do ventrículo direito, o resto é do canal arterial (CA) patente. Nos pacientes com atresia tricúspide, o CA patente pode se fechar ou a CIV pode diminuir e resultar em redução acentuada na saturação de oxigênio sistêmica.

com uma grande CIV e sem nenhuma obstrução ou com uma obstrução mínima da VSVD, o fluxo sanguíneo pulmonar pode estar elevado; esses pacientes têm apenas cianose leve e apresentam sinais de hiperfluxo pulmonar e insuficiência cardíaca.

Nos pacientes com atresia tricúspide **e transposição das grandes artérias (TGA)**, o sangue do VE flui diretamente para a artéria pulmonar, ao passo que o sangue sistêmico deve atravessar a CIV e o ventrículo direito para chegar à aorta. Nesses indivíduos, o fluxo sanguíneo pulmonar geralmente está significativamente aumentado e a insuficiência cardíaca se desenvolve precocemente. Se a CIV for restritiva, o fluxo sanguíneo aórtico pode ser comprometido. Frequentemente, a **coarctação da aorta** é observada neste cenário.

MANIFESTAÇÕES CLÍNICAS

Geralmente, algum grau de cianose é evidente no nascimento, com a sua extensão dependendo do grau de limitação do fluxo sanguíneo pulmonar. Um aumento do íctus do VE pode ser notado, em contraste com a maioria das outras causas da cardiopatia cianótica, em que um aumento do íctus de VD geralmente está presente. A maioria dos pacientes tem sopros holossistólicos audíveis ao longo da borda esternal esquerda; geralmente a B_2 é única. Os pulsos nas extremidades inferiores podem estar fracos ou ausentes na presença de transposição com coarctação da aorta. Os pacientes com atresia tricúspide estão sob risco de diminuição ou mesmo de fechamento espontâneo da CIV, que pode, ocasionalmente, ocorrer rapidamente e conduzir a um aumento acentuado na cianose.

DIAGNÓSTICO

Os estudos radiológicos mostram tanto hipofluxo pulmonar (geralmente em pacientes com grandes vasos normorrelacionados) quanto hiperfluxo pulmonar (geralmente em pacientes com grandes vasos transpostos). O desvio do eixo para a esquerda e a hipertrofia VE são geralmente observados no ECG (exceto nos pacientes com TGA) e essas características únicas distinguem a atresia tricúspide da maioria das outras lesões cardíacas cianóticas. Logo, a combinação de cianose com desvio do eixo para a esquerda no eletrocardiograma é altamente sugestiva de atresia tricúspide. Nas derivações precordiais direitas, a onda R normalmente ampla é substituída por um complexo rS. As derivações precordiais esquerdas mostram um complexo qR seguido por uma onda T normal, plana, bifásica ou invertida. A R de V_6 é normal ou alta, e a S de V_1 é geralmente profunda. Geralmente, as ondas P são bifásicas, com o componente inicial alto e apiculado na derivação II. A ecocardiografia 2D revela a presença de uma membrana fibromuscular no lugar da valva tricúspide, ventrículo direito variavelmente pequeno, CIV e ventrículo esquerdo grande (Figura 457.8). A relação entre os grandes vasos (normais ou transpostos) pode ser determinada. O grau de obstrução no nível da CIV ou da VSVD pode ser determinado pelo exame de Doppler. O fluxo de sangue através de um canal arterial pode ser avaliado pelo Doppler de fluxo colorido e pulsado.

O cateterismo cardíaco, geralmente indicado somente se o ecocardiograma não foi esclarecedor, mostra pressão atrial direita normal ou ligeiramente elevada com uma onda *a* proeminente. Se o ventrículo direito for penetrado através de uma CIV, a pressão pode ser inferior à do lado esquerdo se a CIV for restritiva no tamanho. A angiografia atrial direita mostra a opacificação imediata do átrio esquerdo a partir do átrio direito seguida do enchimento do ventrículo esquerdo e da visualização da aorta. A ausência de um fluxo direto para o ventrículo direito resulta em defeito de enchimento angiográfico entre o átrio direito e o ventrículo esquerdo.

TRATAMENTO

O tratamento dos pacientes com atresia tricúspide depende da adequação do fluxo sanguíneo pulmonar. Os recém-nascidos gravemente cianóticos devem ser mantidos em infusão IV de PGE_1 (0,01 a 0,20 µg/kg/min) até que um procedimento cirúrgico de *shunt* aortopulmonar possa ser realizado para aumentar o fluxo sanguíneo pulmonar. O procedimento de Blalock-Taussig (ver Capítulo 457.1) ou uma variação deste é a anastomose preferida. Os pacientes com comunicações restritivas no nível atrial também se beneficiam de atriosseptostomia com balão de Rashkind (ver Capítulo 458.2) ou septectomia cirúrgica, porém isto raramente ocorre.

Os lactentes com aumento do fluxo sanguíneo pulmonar por causa de uma via de saída pulmonar desobstruída (mais frequentemente pacientes com transposição dos grandes vasos) podem necessitar de uma bandagem arterial pulmonar para diminuir os sintomas de insuficiência cardíaca e proteger o leito pulmonar do desenvolvimento de uma doença vascular pulmonar. Os recém-nascidos com um fluxo sanguíneo pulmonar adequado e que tenham um equilíbrio entre a cianose e o hiperfluxo pulmonar podem ser acompanhados de perto para avaliar se há piora da cianose, que pode ocorrer à medida que a CIV começa a diminuir ou a via de saída pulmonar se torna mais estenótica, sendo então indicada a cirurgia.

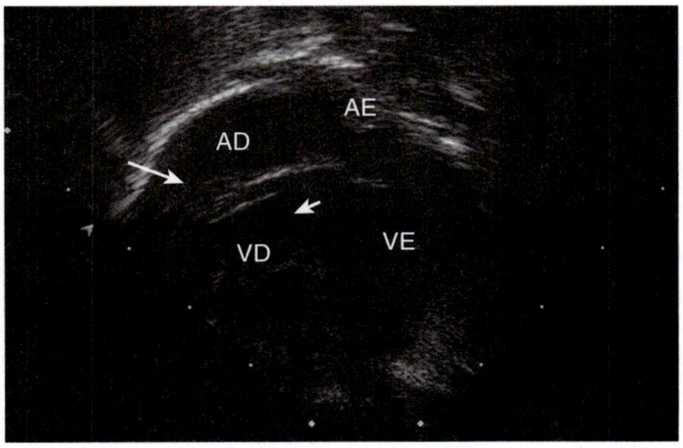

Figura 457.8 Ecocardiograma mostra atresia tricúspide. O assoalho do átrio direito é constituído por membrana fibromuscular (*seta comprida*), em vez do aparelho normal da valva tricúspide. A grande comunicação interatrial do tipo *ostium secundum* pode ser observada entre os átrios direito e esquerdo. A *seta pequena* mostra a comunicação interventricular. AD, Átrio direito; AE, átrio esquerdo; VD, ventrículo direito; VE, ventrículo esquerdo.

A próxima etapa do tratamento paliativo para os pacientes com atresia tricúspide envolve a criação de uma anastomose entre a veia cava superior e as artérias pulmonares (***shunt* de Glenn bidirecional**; Figura 457.9*A*). Em geral, este procedimento é realizado entre os 3 e 6 meses de vida. O benefício do *shunt* de Glenn é que ele reduz a sobrecarga de volume no ventrículo esquerdo e pode diminuir a probabilidade de a disfunção do VE se desenvolver mais tarde ao longo da vida.

A **operação de Fontan modificada** é a abordagem preferida para o tratamento cirúrgico posterior. É geralmente realizada entre 2 e 3 anos. Inicialmente, este procedimento era realizado por intermédio da anastomose do átrio direito ou de um apêndice atrial diretamente na artéria pulmonar. A técnica mais frequentemente utilizada atualmente é a modificação do procedimento de Fontan conhecida como **processo de isolamento cavopulmonar**, que envolve a anastomose da veia cava inferior diretamente nas artérias pulmonares por um homoenxerto ou tubo Gore-Tex® saindo do coração (conduto externo de Fontan). Uma outra variação desse procedimento usa um tubo interno que corre ao longo da parede lateral do átrio direito (túnel lateral de Fontan; Figura 457.9*B*). A vantagem destas abordagens tardias é que o sangue flui por uma rota mais direta para as artérias pulmonares, diminuindo, assim, o risco de dilatação do átrio direito e reduzindo significativamente a incidência de derrames pleurais pós-operatórios, que eram comuns com o método anterior. Em um reparo de Fontan completo, o sangue dessaturado flui de ambas as veias cavas diretamente para as artérias pulmonares. O sangue oxigenado retorna ao átrio esquerdo, entra no ventrículo esquerdo e é ejetado para a circulação sistêmica. A sobrecarga de volume é completamente removida do ventrículo esquerdo e o *shunt* direita-esquerda é abolido. Devido à dependência de enchimento passivo da circulação pulmonar, o procedimento de Fontan é contraindicado em pacientes com resistência vascular pulmonar elevada, hipoplasia da artéria pulmonar e disfunção do VE. O paciente também não deve ter insuficiência mitral significativa. A presença de ritmo não sinusal é um risco maior e, se um marca-passo for necessário nesses pacientes, a estimulação de dupla câmara é a abordagem preferida.

Os problemas pós-operatórios após o procedimento de Fontan incluem elevação significativa da pressão venosa sistêmica, retenção de líquidos e derrames pleurais ou pericárdicos. No passado, os derrames pleurais eram um problema em 30 a 40% dos pacientes que utilizavam o procedimento de Fontan padrão, mas a técnica de isolamento cavopulmonar, atualmente em uso, reduziu esta complicação para aproximadamente 5%; embora possa ocorrer drenagem prolongada pelo tubo torácico no período pós-operatório imediato, esta acaba regredindo. Alguns centros usam uma fenestração no momento do procedimento de Fontan, que consiste em uma pequena comunicação entre a veia cava inferior, o conduto da artéria pulmonar e o átrio esquerdo. Isto serve como uma "válvula de escape" durante a recuperação pós-operatória imediata e pode acelerar a alta hospitalar. A fenestração irá resultar em algum *shunt* direita-esquerda e é, portanto, normalmente fechada com uma prótese por via hemodinâmica após o período pós-operatório imediato.

As complicações tardias do procedimento de Fontan incluem estenose da anastomose da veia cava superior ou inferior, tromboembolismo da veia cava ou da artéria pulmonar, enteropatia perdedora de proteínas, bronquite plástica, deficiência imune, arritmias supraventriculares (*flutter* atrial, taquicardia atrial paroxística) e cirrose hepática (e possivelmente carcinoma hepático) como resultado da pressão venosa central persistentemente elevada. A **budesonida** ou a **sildenafila** orais foram usadas com sucesso variável para tratar a enteropatia perdedora de proteínas associada ao procedimento de Fontan. A ligadura e a embolização do ducto torácico foram usadas para tratar a bronquite plástica. A disfunção do VE pode ser uma ocorrência tardia, geralmente não antes da adolescência ou início da idade adulta. O transplante

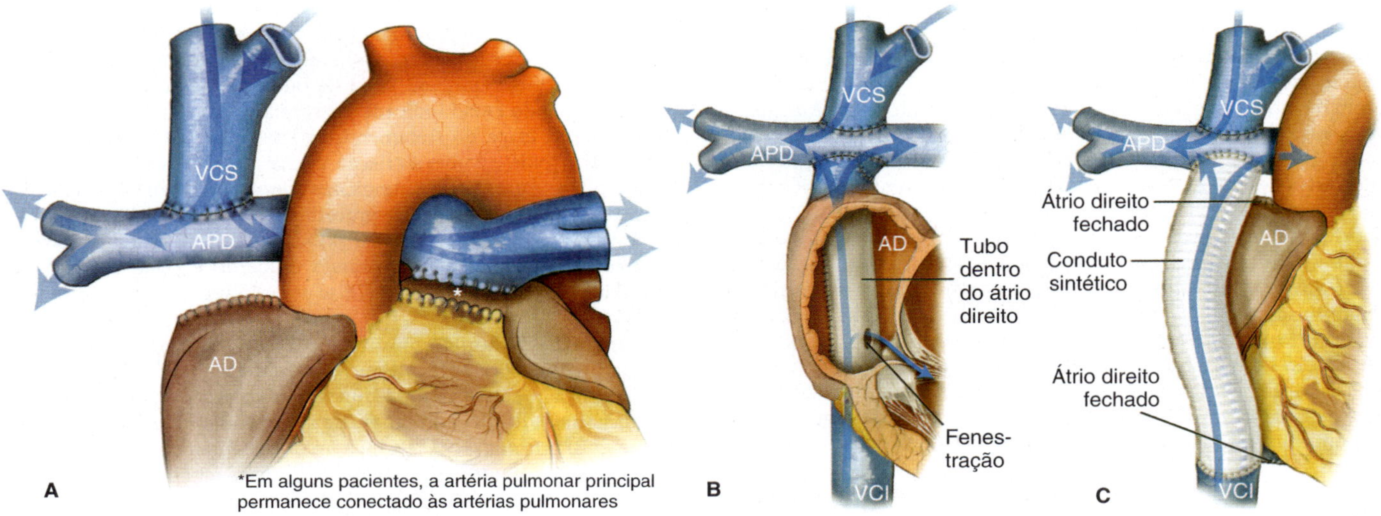

Figura 457.9 Procedimento cirúrgico em estágios para a paliação de paciente com ventrículo único. **A.** Derivação de Glenn bidirecional. A veia cava superior (VCS) é dividida e separada do átrio direito (AD) e anastomosada terminolateralmente à artéria pulmonar, que também foi dividida e separada do ventrículo direito. **B.** Túnel lateral de Fontan. O fluxo da veia cava inferior é direcionado para cima através de um tubo sintético ou pericárdico suturado à parede do AD. A porção inferior da VCS (previamente dividida durante o *shunt* de Glenn) é agora suturada diretamente na artéria pulmonar direita. Assim, o sangue flui da parte superior do corpo através da VCS diretamente para os pulmões pela derivação de Glenn anterior, e da parte inferior do corpo pelo tubo através do AD, mas não se esvaziando no AD, diretamente para os pulmões. O único fluxo sanguíneo remanescente que entra no AD é o do seio coronário, que representa a pequena quantidade de retorno venoso vindo diretamente do ventrículo esquerdo. O AD é assim excluído do circuito de Fontan. **C.** Fontan extracardíaco. A veia cava inferior (VCI) é separada do AD e um conduto ou homoenxerto sintético extracardíaco é usado para direcionar esse fluxo, fora do coração, para a face inferior da artéria pulmonar direita (APD). Ambas as abordagens de Fontan atingem o mesmo ponto final no isolamento da circulação venosa (sangue azul) da circulação arterial (sangue vermelho). O procedimento de conduto externo do Fontan é mais comum hoje em dia devido às preocupações com arritmias atriais e/ou coágulos sanguíneos relacionados ao conduto no AD. Muitos cirurgiões orientam a conexão da VCI mais centralmente sobre as artérias pulmonares do que o mostrado em **C** para evitar uma "colisão" dos fluxos dos corpos superior e inferior. Nos estudos de modelagem dinâmica de fluxo, isso reduz a eficiência da circulação de Fontan, especialmente durante o exercício. (*Adaptada de Burchill LJ, Wald RM, Mertens L. Single ventricles: echocardiographic assessment after the Fontan operation. In Otto CM (ed): The practice of clinical echocardiography, ed 5, Philadelphia, 2017, Elsevier, Figs 49-6, 8, and 9.*)

cardíaco é uma opção de tratamento eficaz para os pacientes pediátricos com circuitos de Fontan "falhos", mas é um procedimento um pouco mais arriscado em adultos. Os pacientes com insuficiência cardíaca e disfunção hepática combinadas foram tratados com transplante combinado de fígado-coração com bons resultados.

A bibliografia está disponível no GEN-io.

457.5 Dupla Via de Saída de Ventrículo Direito

Daniel Bernstein

A dupla via de saída de ventrículo direito (**DVSVD**) é caracterizada quando tanto a aorta quanto a artéria pulmonar se originam do ventrículo direito. A saída do ventrículo esquerdo ocorre através de uma CIV para o ventrículo direito. Normalmente, as valvas aórtica e mitral estão em continuidade fibrosa; na DVSVD, as valvas aórtica e mitral são separadas por um **cone** muscular suave, semelhante ao observado sob a valva pulmonar normal. As grandes artérias podem estar *normorrelacionadas*, com a aorta mais perto da CIV, ou *mal relacionadas*, com a artéria pulmonar mais perto da CIV. A grande artéria mais próxima da CIV pode cavalgar o defeito em uma extensão variável, mas está pelo menos 50% relacionada com o ventrículo direito. Quando a CIV é subaórtica, o defeito pode ser visto como uma "continuidade" da **tetralogia de Fallot**; a fisiologia, assim como a história, o exame físico, o ECG e a radiografia, irá depender do grau de estenose pulmonar, semelhante ao que acontece nessa cardiopatia (ver Capítulo 457.1). Se a CIV for subpulmonar, pode haver estenose aórtica subvalvar, valvar ou supravalvar, e a coarctação também é uma possibilidade. Isto é conhecido como **malformação de Taussig-Bing**. A apresentação clínica desses pacientes depende do grau de obstrução da aorta; mas, como a artéria pulmonar geralmente está pérvia, a apresentação inclui, normalmente, algum grau de hiperfluxo pulmonar e de insuficiência cardíaca. Se a obstrução aórtica for grave ou se houver uma coarctação, pulsos fracos, hipoperfusão e colapso cardiovascular são possíveis sinais apresentados.

O ecocardiograma 2D mostra que ambos os grandes vasos surgem do ventrículo direito e da descontinuidade mitroaórtica. As relações entre a aorta e a artéria pulmonar com a CIV podem ser delineadas, e a presença de qualquer obstrução pulmonar ou obstrução da aorta pode ser avaliada. O cateterismo cardíaco não é necessariamente obrigatório se o ecocardiograma for esclarecedor. A angiografia mostrará que as valvas aórtica e pulmonar se encontram no mesmo plano horizontal e que ambas surgem predominante ou exclusivamente a partir do ventrículo direito.

A correção cirúrgica depende da relação dos grandes vasos com a CIV. Se a CIV for *subaórtica*, a reparação pode ser semelhante à usada para a tetralogia de Fallot, ou consistir em criar um túnel intraventricular de modo que o ventrículo esquerdo ejete sangue através da CIV para dentro do túnel e para dentro da aorta. A obstrução pulmonar é aliviada com um *patch* na via de saída ou com um tubo de homoenxerto do ventrículo direito para a artéria pulmonar **(operação de Rastelli).** Se a CIV for *subpulmonar*, os grandes vasos podem ser trocados (ver Capítulo 457.6) e a operação de Rastelli realizada. No entanto, se houver obstrução aórtica significativa ou se um dos ventrículos estiver hipoplásico, pode ser necessário um reparo de ventrículo único do tipo Norwood (ver Capítulo 458.10). Nas crianças pequenas, a paliação com um *shunt* aortopulmonar proporciona melhora sintomática e permite o crescimento adequado antes de a cirurgia corretiva ser realizada.

457.6 Transposição das Grandes Artérias com Comunicação Interventricular e Estenose Pulmonar

Daniel Bernstein

A combinação de TGA com CIV e estenose pulmonar pode mimetizar a tetralogia de Fallot em suas características clínicas (ver Capítulo 457.1). No entanto, por causa da transposição dos grandes vasos, o local da obstrução está na esquerda em oposição ao ventrículo direito. A obstrução pode ser valvar ou subvalvar; este último tipo pode ser *dinâmico*, ou seja, relacionado com o septo interventricular ou com o tecido da valva atrioventricular; ou adquirido, como nos pacientes com transposição e CIV após a bandagem da artéria pulmonar.

A idade em que as manifestações clínicas aparecem varia desde logo após o nascimento até tardiamente na infância, o que depende do grau de estenose pulmonar. Os achados clínicos incluem cianose, diminuição da tolerância ao exercício e desenvolvimento físico deficiente, semelhantes aos descritos para a tetralogia de Fallot; geralmente, o coração está aumentado. A vasculatura pulmonar, como vista na radiografia, é dependente do grau de obstrução pulmonar. Geralmente, o ECG mostra desvio do eixo para a direita, hipertrofias ventriculares direita e esquerda, e às vezes ondas P altas e apiculadas. A ecocardiografia confirma o diagnóstico e é útil na avaliação sequencial do grau e da progressão da obstrução da via de saída do VE. O cateterismo cardíaco, se necessário, mostra que a pressão arterial pulmonar é baixa e que a saturação de oxigênio na artéria pulmonar é superior à da aorta. A ventriculografia direita e esquerda seletiva demonstra a origem da aorta no ventrículo direito, a origem da artéria pulmonar no ventrículo esquerdo, a CIV e o local e a gravidade da estenose pulmonar.

Uma infusão de PGE_1 (0,01 a 0,20 μg/kg/min) deve ser iniciada nos recém-nascidos que apresentam cianose. Quando necessária, a **atriosseptostomia por balão** é realizada para melhorar a mistura em nível atrial e para descomprimir o átrio esquerdo (ver Capítulo 458.2). Os lactentes cianóticos podem ser submetidos à paliação com um *shunt* aortopulmonar (ver Capítulo 457.1), seguido de uma operação de Rastelli quando maiores, como o procedimento corretivo de preferência. O procedimento de Rastelli faz uma correção fisiológica e anatômica pelo (1) fechamento da CIV usando-se um túnel interventricular de modo que o fluxo de sangue do VE seja dirigido para a aorta, e pela (2) ligação do ventrículo direito com a artéria pulmonar distal por meio de um tubo extracardíaco de homoenxerto (Figura 457.10). Com o crescimento do paciente, estas conexões acabam se tornando estenóticas ou funcionalmente restritivas e exigem substituição. Os pacientes com graus mais leves de estenose pulmonar passíveis de uma simples valvotomia podem ser capazes de se submeter à correção completa com um **procedimento de *switch* (troca) arterial** (ver Capítulo 458.2) e fechamento da CIV. A correção cirúrgica pela **operação de Mustard** (ver Capítulo 458.2) com simultâneos fechamento da CIV e alívio da obstrução da via de saída do VE pode ser uma alternativa quando a posição da CIV não for adequada para uma operação de Rastelli; no entanto, este procedimento deixa o ventrículo direito submetido a pressão sistêmica e caiu em desuso.

457.7 Anomalia de Ebstein da Valva Tricúspide

Daniel Bernstein

FISIOPATOLOGIA

A anomalia de Ebstein consiste no deslocamento inferior de uma valva tricúspide anormal para o ventrículo direito. O defeito resulta da falha do processo normal pelo qual a valva tricúspide é separada do miocárdio do VD (ver Capítulo 447). A cúspide anterior da valva mantém algum vínculo com o seu anel, mas os outros folhetos estão aderentes à parede do ventrículo direito. Este, então, está dividido em duas partes pela valva tricúspide anormal: a primeira, uma porção "atrializada" com parede fina, é contínua com a cavidade do átrio direito; a segunda,

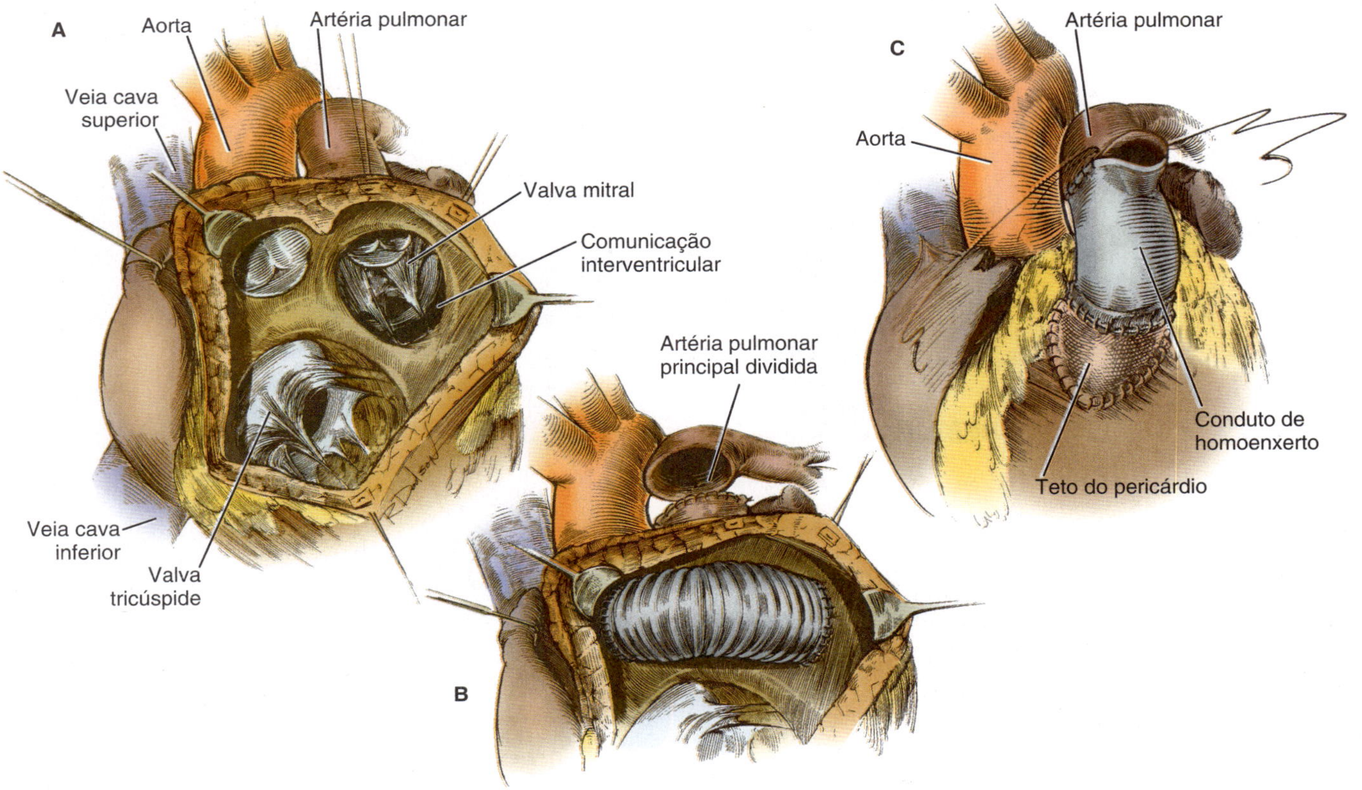

Figura 457.10 **A.** Dupla via de saída de ventrículo direito do tipo Taussig-Bing com uma estenose subpulmonar necessitando de reparo pela técnica de Rastelli. **B.** A artéria pulmonar principal é dividida e suturada proximalmente. A valva pulmonar encontra-se dentro do túnel. **C.** Conclusão do reparo de Rastelli com um conduto de aloenxerto da artéria pulmonar para o ventrículo direito. (*De Castañeda AR, Jonas RA, Mayer JE Jr et al.: Single-ventricle tricuspid atresia. In* Cardiac surgery of the neonate and infant, *Philadelphia, 1994, Saunders.*)

uma porção geralmente menor, consiste em miocárdio ventricular normal. Como um resultado da insuficiência da valva tricúspide, o átrio direito aumenta, embora o grau seja extremamente variável. Nas formas mais graves de anomalia de Ebstein, o fluxo de saída pulmonar do lado direito do coração é reduzido devido a uma combinação de ventrículo direito pequeno com funcionamento ineficiente, regurgitação tricúspide e obstrução da VSVD produzida pelo grande folheto anterior em forma de vela da valva tricúspide. Nos recém-nascidos, a função do VD pode estar tão comprometida que ele é incapaz de gerar força suficiente para abrir a valva pulmonar na sístole, produzindo, assim, uma atresia pulmonar "funcional". Algumas crianças têm uma atresia pulmonar anatômica verdadeira. O volume aumentado de sangue do átrio direito se desvia, através do forame oval (ou através de uma CIA associada), para o átrio esquerdo e produz cianose (Figura 457.11).

MANIFESTAÇÕES CLÍNICAS

A gravidade dos sintomas e o grau de cianose são altamente variáveis e dependem da extensão do deslocamento da valva tricúspide e da gravidade da obstrução da VSVD. Em muitos pacientes, os sintomas são leves e podem ser adiados até a adolescência ou a vida adulta; inicialmente, o indivíduo afetado pode ter fadiga ou palpitações como resultado de arritmias cardíacas. O *shunt* atrial direita-esquerda é responsável pela cianose e pela policitemia. A pulsação venosa jugular, um índice da pressão venosa central, pode estar normal ou aumentada nos pacientes com insuficiência tricúspide. Sob palpação, o precórdio é normodinâmico. Um sopro holossistólico causado pela insuficiência tricúspide é audível sobre a maior parte do lado anterior esquerdo do tórax. Um ritmo de galope é comum e muitas vezes associado a vários cliques na borda esternal esquerda inferior. Também pode ser auscultado um sopro diastólico rude na borda esternal esquerda que pode mimetizar um atrito pericárdico.

Os recém-nascidos com formas graves de anomalia de Ebstein têm cianose significativa, cardiomegalia intensa e sopros holossistólicos longos. A morte pode resultar da insuficiência cardíaca, da hipoxemia e da hipoplasia pulmonar, que provocam um aumento grave e por tempo prolongado do átrio direito no período intrauterino. Pode ocorrer melhora espontânea em alguns recém-nascidos conforme a resistência vascular pulmonar diminui e aumenta a capacidade do ventrículo direito de fornecer o fluxo sanguíneo pulmonar. A maioria é dependente de um CA patente e, portanto, de infusão de prostaglandina para manter o fluxo sanguíneo pulmonar. Os fetos diagnosticados com anomalia de Ebstein na ultrassonografia fetal podem apresentar um desafio particular. O vazamento intenso da valva tricúspide é uma das poucas lesões cardíacas congênitas que não podem ser contornadas pela circulação fetal paralela e, assim, podem sobrevir aumento cardíaco e insuficiência cardíaca fetal. À medida que o coração aumenta, particularmente o átrio direito, pode ocorrer compressão dos pulmões e hipoplasia pulmonar.

DIAGNÓSTICO

Geralmente, o ECG mostra um bloqueio de ramo direito sem aumento da voltagem precordial direita, ondas P normais ou altas e largas, e um intervalo PR normal ou prolongado. A **síndrome de Wolff-Parkinson-White** pode estar presente e esses pacientes podem ter episódios de taquicardia supraventricular (ver Capítulo 462). No exame radiográfico, o tamanho do coração varia de ligeiramente aumentado a uma cardiomegalia maciça em forma de caixa causada pelo alargamento do átrio direito. *Nos recém-nascidos com anomalia de Ebstein grave, o coração pode encobrir totalmente os pulmões.* A ecocardiografia é diagnóstica e mostra o grau de deslocamento apical dos folhetos da valva tricúspide, um átrio direito dilatado e a presença e o grau de obstrução da VSVD (Figura 457.12).

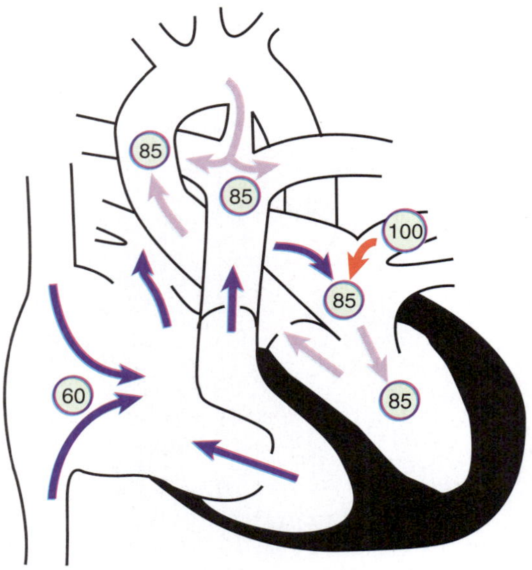

Figura 457.11 Fisiologia da anomalia de Ebstein da valva tricúspide. Os *números circulados* representam os valores de saturação de oxigênio. O deslocamento inferior dos folhetos da valva tricúspide para o ventrículo direito resultou em segmento ventricular direito "atrializado" de paredes finas e de baixa pressão. A valva tricúspide é claramente insuficiente. O fluxo sanguíneo do átrio direito tem *shunt* direita-esquerda através de uma comunicação interatrial ou de um forame oval patente para o átrio esquerdo. Um pouco de sangue pode atravessar a via de saída do ventrículo direito e entrar na artéria pulmonar; no entanto, nos casos graves, o ventrículo direito pode não gerar força suficiente para abrir a valva pulmonar, resultando, então, em "atresia pulmonar funcional". No átrio esquerdo, o sangue dessaturado se mistura com o retorno venoso pulmonar saturado. O sangue entra no ventrículo esquerdo e é ejetado através da aorta. Neste exemplo, algum fluxo sanguíneo pulmonar é derivado do ventrículo direito, o resto deriva do canal arterial persistente. A cianose grave irá se desenvolver em recém-nascidos com uma anomalia de Ebstein grave quando o canal arterial se fechar.

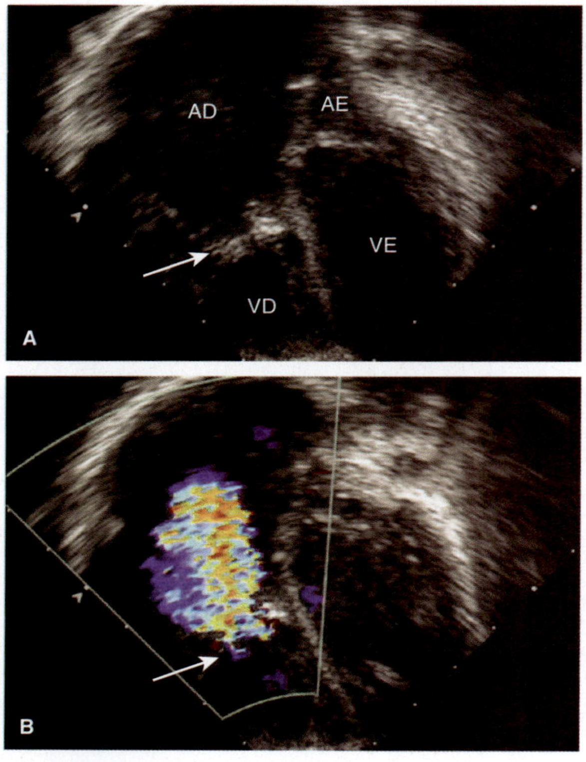

Figura 457.12 Demonstração ecocardiográfica da anomalia de Ebstein da valva tricúspide. **A.** Janela subcostal corte quatro câmaras mostra um deslocamento grave dos folhetos da valva tricúspide (*seta grande*) inferiormente para o ventrículo direito. A localização do anel da valva tricúspide é demarcada pelas setas. A porção do ventrículo direito entre o anel valvar e os folhetos é o componente "atrializado". **B.** Exame de Doppler colorido mostra regurgitação tricúspide e a valva displásica. Observe que o fluxo turbulento regurgitante (*seta*) começa a meio caminho da câmara do ventrículo direito, no local dos folhetos da valva deslocados. AD, átrio direito; AE, Átrio esquerdo; VD, ventrículo direito; VE, ventrículo esquerdo.

O exame de Doppler pulsado e colorido mostra o grau de insuficiência tricúspide. Nos casos graves, a valva pulmonar parece imóvel e o fluxo sanguíneo pulmonar pode vir apenas do canal arterial. Pode ser difícil distinguir a atresia de valva pulmonar funcional da verdadeira. O cateterismo cardíaco, que normalmente não é necessário, confirma a presença de átrio direito grande, valva tricúspide anormal e qualquer *shunt* direita-esquerda em nível atrial. O risco de arritmia é significativo durante o cateterismo e os estudos angiográficos.

PROGNÓSTICO E COMPLICAÇÕES

O prognóstico da anomalia de Ebstein é extremamente variável e depende da gravidade do defeito. É mais reservado para recém-nascidos ou crianças com sintomas intratáveis e cianose. Geralmente, os pacientes com graus mais leves da anomalia de Ebstein sobrevivem bem na vida adulta. Uma forma associada de cardiomiopatia ventricular esquerda, o **miocárdio não compactado do VE**, é vista em até 18% dos pacientes com anomalia de Ebstein, e a gravidade da disfunção do VE tem um impacto direto no prognóstico.

TRATAMENTO

Os recém-nascidos com hipoxia grave que são dependentes de prostaglandina têm sido tratados com um *shunt* aortopulmonar; reparação da valva tricúspide; ou fechamento cirúrgico com *patch* da valva tricúspide, septectomia atrial e colocação de um *shunt* aortopulmonar (com eventual reparação de ventrículo único usando-se o procedimento de Fontan [ver Capítulo 457.4]). Muitas crianças com anomalia de Ebstein que passaram por um reparo da valva ainda terão regurgitação o suficiente para que um *shunt* de Glenn seja realizado para reduzir a sobrecarga de volume no ventrículo direito (ver Capítulo 457.4). Nas crianças maiores com doença leve ou moderada, o controle das arritmias supraventriculares é de primordial importância; o tratamento cirúrgico pode não ser necessário até a adolescência ou o início da idade adulta. Os pacientes com insuficiência tricúspide grave são submetidos ao reparo ou à substituição da valva tricúspide juntamente com o fechamento da CIA. Em alguns indivíduos mais velhos, é também realizado um *shunt* de Glenn bidirecional, com a veia cava superior anastomosada à artéria pulmonar. Este procedimento reduz o volume de sangue que o lado disfuncional direito do coração tem que bombear, criando, assim, uma correção "de um ventrículo e meio".

A bibliografia está disponível no GEN-io.

Capítulo 458
Cardiopatia Congênita Cianótica: Lesões Associadas ao Fluxo Sanguíneo Pulmonar Elevado

458.1 D-Transposição das Grandes Artérias

Daniel Bernstein

A transposição das grandes artérias, ou vasos, uma anomalia congênita cianótica comum, é responsável por aproximadamente 5% de todas as cardiopatias congênitas. Neste distúrbio, as veias cavas retornam normalmente para o átrio direito e as veias pulmonares retornam para o átrio esquerdo. As conexões entre os átrios e os ventrículos também estão normais (**concordância atrioventricular**), porém a aorta surge do ventrículo direito e a artéria pulmonar do ventrículo esquerdo (Figura 458.1). Nos grandes vasos normorrelacionados, a aorta encontra-se posteriormente e à direita da artéria pulmonar. Na d-transposição das grandes artérias (**d-TGA**), a aorta está anterior e à direita da artéria pulmonar (o *d* indica uma dextroposição da aorta, a *transposição* indica que ela surge a partir do ventrículo direito anterior). O sangue dessaturado que retorna do corpo para o lado direito do coração vai inadequadamente para a aorta e volta novamente para o corpo, ao passo que o sangue venoso pulmonar oxigenado que retorna para o lado esquerdo do coração é redirecionado diretamente para os pulmões. Logo, as circulações sistêmica e pulmonar existem como dois circuitos paralelos. A sobrevivência no período neonatal imediato é proporcionada pelo forame oval e pelo canal arterial, que permitem uma certa mistura de sangue oxigenado e desoxigenado. Aproximadamente 50% dos pacientes com d-TGA também têm uma comunicação interventricular (CIV), o que normalmente proporciona maior mistura. Os achados clínicos e a hemodinâmica variam em relação à presença ou ausência de defeitos associados (p. ex., CIV ou estenose pulmonar). A d-TGA é mais comum em filhos de mães diabéticas e do sexo masculino (3:1). Especialmente quando acompanhada de outros defeitos cardíacos, tais como a estenose pulmonar ou o arco aórtico à direita, a d-TGA pode estar associada à deleção do cromossomo 22q11.2 (**síndrome de DiGeorge**; ver Capítulo 451). Antes da era moderna da cirurgia corretiva ou paliativa, a mortalidade era maior que 90% no primeiro ano de vida.

458.2 D-Transposição das Grandes Artérias com Septo Interventricular Íntegro

Daniel Bernstein

A d-TGA com septo interventricular íntegro também é conhecida como **TGA simples** ou **TGA isolada**. Antes do nascimento, a oxigenação do feto está apenas ligeiramente anormal; mas, após o nascimento, uma vez que o canal arterial começa a se fechar, a mistura mínima de sangues sistêmico e pulmonar através do forame oval patente é insuficiente e ocorre hipoxemia grave, geralmente dentro dos primeiros dias de vida.

MANIFESTAÇÕES CLÍNICAS

A cianose e a taquipneia são mais frequentemente reconhecidas dentro das primeiras horas ou dias de vida. Se não forem tratadas, a maioria dessas crianças não sobrevive ao período neonatal. Geralmente, a hipoxemia é moderada a grave, dependendo do grau de *shunt* em nível atrial e se o canal está parcialmente aberto ou totalmente fechado. Esta condição é uma emergência médica, e somente o diagnóstico precoce e a intervenção adequada podem evitar o desenvolvimento da hipoxemia grave prolongada e da acidose, que levam à morte. Os achados físicos, exceto a cianose, podem ser extremamente inespecíficos. O íctus de ventrículo esquerdo pode estar normal ou um íctus paraesternal pode estar presente. A segunda bulha cardíaca (B_2) é geralmente única e alta, embora possa estar dividida. Os sopros podem estar ausentes, ou pode ser observado um sopro sistólico suave na borda esternal mediana esquerda.

DIAGNÓSTICO

Geralmente, o eletrocardiograma (ECG) é normal, mostrando o padrão dominante direito neonatal normal. As radiografias torácicas podem mostrar uma cardiomegalia leve, um mediastino estreito (o clássico "coração ovoide"), e um fluxo sanguíneo pulmonar normal elevado. No período neonatal imediato, a radiografia torácica é geralmente normal. Como a resistência vascular pulmonar (RVP) diminui durante as primeiras semanas de vida, a evidência de aumento do fluxo sanguíneo pulmonar se torna presente. A pressão parcial arterial de oxigênio do sangue (Pa_{O_2}) é baixa e não se eleva sensivelmente depois que o paciente respira oxigênio a 100% (teste de hiperóxia), embora este teste possa não ser totalmente confiável. O ecocardiograma é diagnóstico e confirma as conexões ventriculoarteriais transpostas (Figura 458.2). O tamanho da comunicação interatrial e do canal arterial pode ser visualizado e o grau de mistura avaliado por meio do exame de Doppler pulsado e colorido. A presença

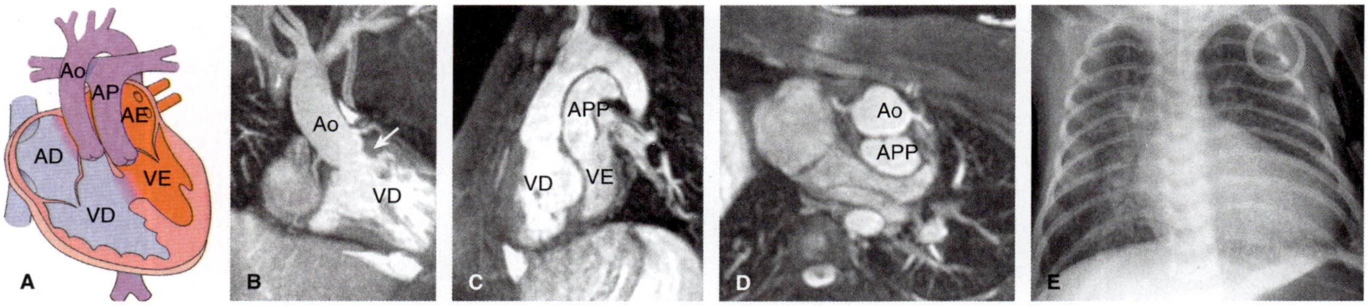

Figura 458.1 Transposição em alça-d das grandes artérias (TGA). **A.** Diagrama de d-TGA, com a artéria pulmonar principal (APP) surgindo do ventrículo esquerdo (VE) e a aorta (Ao) surgindo do ventrículo direito (VD). O grau de cianose é variável e depende da presença de *shunts* intracardíacos, como a comunicação interatrial ou a interventricular (CIV), para obter sangue oxigenado na circulação sistêmica. AD, Átrio direito; AE, átrio esquerdo; AP, artéria pulmonar. **B** e **C.** Imagens oblíquas reformatadas em 3D mostram (**B**) a Ao que se origina do VD anterior com um cone subaórtico (*seta*) e (**C**) a APP que surge do VE posterior. **D.** A Ao e a APP possuem um arranjo paralelo "de trás para frente". **E.** Este arranjo paralelo de trás para frente contribui para o mediastino estreito e a aparência de "ovo em uma corda" observada na radiografia de tórax. Este paciente tem uma grande CIV com fluxo sanguíneo pulmonar aumentado. (*De Frost JL, Krishnamurthy R, Sena L: Cardiac imaging. In Waters MM, Robertson RL editors*: Pediatric radiology–the requisites, *ed 4, Philadelphia, 2017, Elsevier, Fig 3-20, p 75.*)

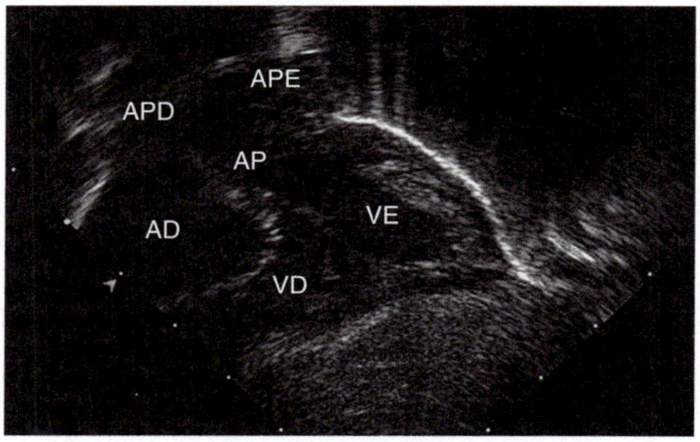

Figura 458.2 Demonstração ecocardiográfica janela subcostal corte quatro câmaras de d-transposição das grandes artérias. A artéria pulmonar (AP) pode ser vista surgindo diretamente do ventrículo esquerdo (VE). A bifurcação imediata desse grande vaso nos ramos pulmonares direito e esquerdo a diferencia da aorta, que se ramifica mais distalmente do coração. AD, Átrio direito; APD, artéria pulmonar direita; APE, artéria pulmonar esquerda; VD, ventrículo direito.

de qualquer lesão associada, como a obstrução da via de saída do ventrículo esquerdo ou uma CIV, também pode ser avaliada. As origens das artérias coronárias podem ser visualizadas, embora o cateterismo seja mais preciso para este objetivo. A avaliação hemodinâmica também pode ser realizada quando houver suspeita de uma anomalia incomum da artéria coronária ou em pacientes que necessitem de uma septostomia atrial com balão de emergência (**procedimento de Rashkind**). O cateterismo irá mostrar que a pressão do ventrículo direito é sistêmica porque esta câmara está suprindo a circulação sistêmica. O sangue no ventrículo esquerdo e na artéria pulmonar tem uma saturação de oxigênio maior do que o na aorta. Dependendo da idade no cateterismo, as pressões ventricular esquerda e arterial pulmonar podem variar de um nível sistêmico para menos que 50% da pressão em nível sistêmico. A ventriculografia direita mostra a aorta anterior e para a direita proveniente do ventrículo direito, bem como o septo interventricular íntegro. A ventriculografia esquerda mostra que a artéria pulmonar surge exclusivamente a partir do ventrículo esquerdo.

Artérias coronárias anômalas são observadas em 10 a 15% dos pacientes e são definidas por uma injeção na raiz aórtica ou pela arteriografia coronária seletiva.

TRATAMENTO

Quando há a suspeita de transposição, uma infusão de prostaglandina E_1 (PGE_1; 0,01 a 0,20 μg/kg/min) deve ser iniciada imediatamente para manter a permeabilidade do canal arterial e melhorar a oxigenação. Devido ao risco de apneia associada à infusão de prostaglandina, deve estar à disposição um indivíduo hábil na intubação orotraqueal neonatal. A hipotermia intensifica a acidose metabólica resultante da hipoxemia e, portanto, o paciente deve ser mantido aquecido. A rápida correção da acidose e da hipoglicemia é essencial.

Os lactentes que permanecem gravemente hipóxicos ou acidóticos, apesar da infusão de prostaglandina, devem ser submetidos à **atriosseptostomia com balão de Rashkind** (Figura 458.3). Este procedimento também é normalmente realizado em todos os pacientes nos quais qualquer atraso significativo na cirurgia seja necessário. Se a cirurgia estiver prevista para as duas primeiras semanas de vida e o paciente estiver estável, o cateterismo e a atriosseptostomia podem ser evitados.

Uma atriosseptostomia de Rashkind bem-sucedida deve resultar em um aumento na Pa_{O_2} para 35 a 50 mmHg e na eliminação de qualquer gradiente de pressão através do septo atrial. Alguns pacientes com TGA e CIV (ver Capítulo 458.3) podem exigir uma septostomia atrial com balão por causa da mistura deficiente, embora a CIV seja grande. Outros podem se beneficiar da descompressão do átrio esquerdo para aliviar os sintomas do aumento do fluxo sanguíneo pulmonar e da insuficiência cardíaca esquerda.

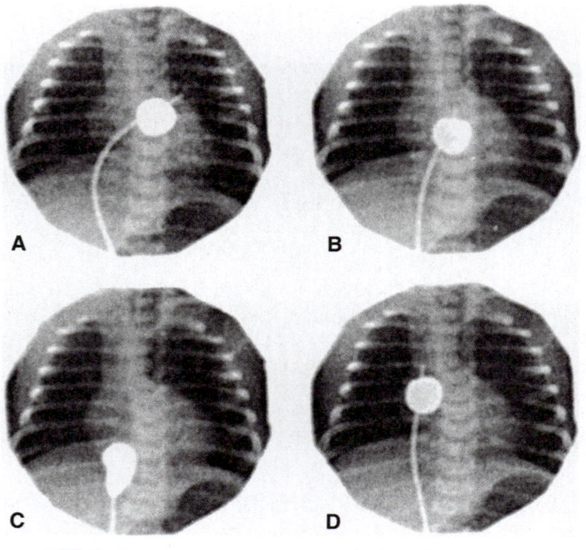

Figura 458.3 Atriosseptostomia com balão de Rashkind. Quatro quadros de uma cineangiografia contínua mostram a criação de uma comunicação interatrial em recém-nascido hipoxêmico com transposição das grandes artérias e septo interventricular íntegro. **A.** Balão inflado no átrio esquerdo. **B.** O cateter é empurrado repentinamente para que o balão rompa o forame oval. **C.** Balão na veia cava inferior. **D.** O cateter avançou para o átrio direito para esvaziar o balão. O tempo de **A** a **C** é < 1 s.

O **procedimento de *switch* (troca) arterial (cirurgia de Jatene)** é o tratamento cirúrgico de escolha para recém-nascidos com d-TGA e septo interventricular íntegro, e geralmente é realizado nas duas primeiras semanas de vida. A razão para este período de tempo é que, à medida que a RVP diminui após o nascimento, a pressão no ventrículo esquerdo (conectado ao leito vascular pulmonar) também diminui. Essa queda na pressão resulta em uma diminuição na massa do ventrículo esquerdo (VE) em relação às primeiras semanas de vida. Se houver uma tentativa de operação de *switch* arterial após a queda excessiva da pressão arterial (e da massa) ventricular esquerda, o VE será incapaz de gerar a pressão adequada para bombear o sangue para a circulação sistêmica de alta pressão. A operação de Jatene envolve a secção da aorta e da artéria pulmonar logo acima dos seios e sua reanastomose em suas posições anatômicas corretas. As artérias coronárias são removidas da raiz da aorta antiga juntamente com um botão de parede aórtica e reimplantadas na antiga raiz pulmonar (a "**neoaorta**"). Por meio de um botão de tecido dos grandes vasos, o cirurgião evita a necessidade de suturar diretamente na artéria coronária (Figura 458.4); esta é a principal inovação que permitiu que o *switch* arterial substituísse as operações anteriores de *switch* atrial para a d-TGA. Ocasionalmente, um procedimento de *switch* arterial em duas fases com a colocação inicial de uma banda de artéria pulmonar pode ser utilizado em pacientes com diagnóstico tardio que já tiveram uma redução da massa muscular e da pressão no VE.

O procedimento de *switch* arterial tem uma taxa de sobrevida maior que 95% para uma d-TGA sem anomalias associadas. Ele restaura as relações fisiológicas normais de fluxos sanguíneos sistêmico e arterial pulmonar e elimina as complicações a longo prazo do procedimento de *switch* atrial utilizado anteriormente.

As operações anteriores para a d-TGA consistiam em alguma forma de **procedimento de *switch* atrial** (operação de **Mustard** ou **Senning).** Essas abordagens produziam uma excelente sobrevida imediata (85 a 90%), mas tinham morbidades a longo prazo significativas. Essas cirurgias revertiam o fluxo de sangue em nível atrial por meio da criação de um túnel interatrial que dirigia o sangue venoso sistêmico que retornava da veia cava para o átrio esquerdo, onde ele entrava no ventrículo esquerdo e depois ia, através da artéria pulmonar, para os pulmões. O mesmo túnel também permitia que o sangue venoso pulmonar oxigenado atravessasse para o átrio direito, ventrículo direito e aorta. Os procedimentos de *switch* atrial envolvem manipulação atriais significativas e têm estado associados ao desenvolvimento tardio de distúrbios atriais de condução, síndrome do nódulo sinusal com bradiarritmia e taquiarritmia, *flutter* atrial, morte súbita, síndrome da veia cava superior ou inferior, edema, ascite e enteropatia perdedora de proteínas. Eles também deixam o ventrículo direito como uma câmara de bombeamento sistêmica e estes ventrículos direitos "sistêmicos" frequentemente começavam a falhar no início da idade adulta. Atualmente, as operações de *switch* atrial são reservadas para os pacientes cuja anatomia não permite que eles sejam candidatos para a cirurgia de Jatene.

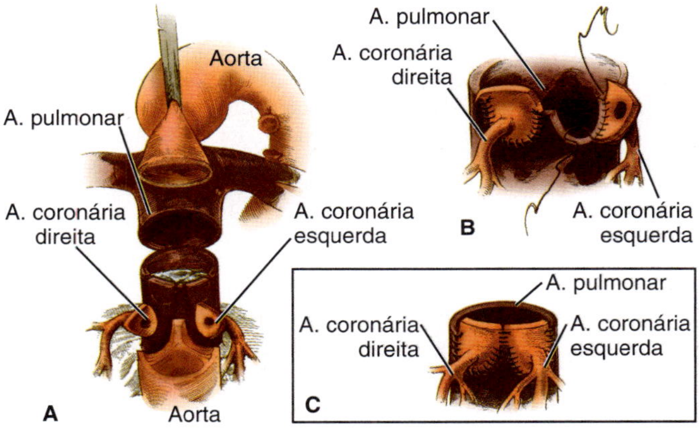

Figura 458.4 **Método para a translocação das artérias coronárias no procedimento de *switch* arterial (cirurgia de Jatene). A.** A aorta (anterior) e a artéria pulmonar (posterior) foram transeccionadas para permitir a visualização das artérias coronárias esquerda e direita. As coronárias foram retiradas de seus respectivos seios, incluindo um grande retalho (botão) da parede arterial. Segmentos equivalentes da parede da artéria pulmonar (que se tornará a neoaorta) também são removidos. **B.** Os botões aortocoronários são suturados na porção proximal da neoaorta. Com esta técnica, todas as suturas são colocadas no botão da parede da aorta, e não diretamente nas artérias coronárias. **C.** Anastomose completa das artérias coronárias esquerda e direita à neoaorta. (*Adaptada de Castañeda AR, Jonas RA, Mayer JE Jr, et al*: Cardiac surgery of the neonate and infant, *Philadelphia, 1994, Saunders.*)

458.3 Transposição das Grandes Artérias com Comunicação Interventricular

Daniel Bernstein

Se a CIV associada à d-TGA for pequena, as manifestações clínicas, os exames laboratoriais e o tratamento são semelhantes aos descritos anteriormente para a transposição com septo interventricular íntegro. Um sopro sistólico rude é audível na borda esternal esquerda inferior, resultante do fluxo através da comunicação. Eventualmente, muitas dessas pequenas comunicações se fecham espontaneamente e podem não precisar serem fechadas no momento da cirurgia.

Quando a CIV é grande e não restritiva à ejeção ventricular, normalmente ocorre uma mistura significativa de sangue oxigenado e desoxigenado e são observadas manifestações clínicas de insuficiência cardíaca. O grau de cianose pode ser sutil e às vezes pode não ser reconhecido até que a medição da saturação de oxigênio seja executada. O sopro é holossistólico e geralmente indistinguível daquele produzido por uma grande CIV em pacientes com grandes artérias normorrelacionadas. Muitas vezes o coração está significativamente aumentado.

A cardiomegalia, um mediastino superior estreito e o aumento da vascularização pulmonar são mostrados na radiografia torácica. O ECG mostra ondas P proeminentes e uma hipertrofia isolada do ventrículo direito ou biventricular. Ocasionalmente, está presente a dominância do ventrículo esquerdo. Normalmente, o eixo QRS está para a direita, mas pode estar normal ou mesmo para a esquerda. O diagnóstico é confirmado por ecocardiografia, e a extensão do fluxo sanguíneo pulmonar também pode ser avaliada pelo grau de sobrecarga de átrio e ventrículo esquerdos. Nos casos de dúvida, o diagnóstico pode ser confirmado por cateterismo cardíaco. As ventriculografias direita e esquerda indicam a presença de transposição arterial e mostram o local e o tamanho da CIV. A pressão sistólica é igual nos dois ventrículos, na aorta e na artéria pulmonar. A pressão atrial esquerda pode ser muito maior do que a pressão do átrio direito, um achado indicativo de comunicação restritiva em nível atrial. No momento do cateterismo cardíaco, a atriosseptostomia com balão de Rashkind pode ser realizada para descomprimir o átrio esquerdo, mesmo quando está ocorrendo mistura adequada em nível ventricular.

O tratamento cirúrgico é recomendado logo após o diagnóstico porque a insuficiência cardíaca e a deficiência de crescimento são difíceis de tratar e a doença vascular pulmonar pode se desenvolver extraordinariamente rápido nesses pacientes. O tratamento pré-operatório com diuréticos diminui os sintomas da insuficiência cardíaca e estabiliza o paciente antes da cirurgia.

Os indivíduos com d-TGA e uma CIV sem estenose pulmonar podem ser tratados com um procedimento de *switch* arterial combinada com fechamento da CIV. Nesses pacientes, a cirurgia de Jatene pode ser realizada com segurança depois das primeiras 2 semanas de vida porque a CIV resulta em uma pressão igual em ambos os ventrículos e impede a regressão da massa muscular do VE. Nos principais centros, no entanto, não há nenhuma razão para atrasar a correção, já que os resultados são excelentes se a cirurgia for realizada no período neonatal ou mais tarde.

458.4 L-Transposição das Grandes Artérias (Transposição Congenitamente Corrigida)

Daniel Bernstein

Na l-transposição (l-TGA), as conexões atrioventriculares estão discordantes: o átrio direito está conectado ao ventrículo esquerdo e o átrio esquerdo ao ventrículo direito (também conhecida como **inversão ventricular**). As grandes artérias também estão transpostas, com a aorta surgindo do ventrículo direito e a artéria pulmonar do esquerdo. Em contraste com a d-TGA, a aorta surge à esquerda da artéria pulmonar (daí a designação *l* para levotransposição). A aorta pode estar anterior à artéria pulmonar, embora frequentemente elas estejam quase lado a lado.

A fisiologia da l-TGA é bastante diferente da fisiologia da d-TGA. O sangue venoso sistêmico dessaturado retorna através das veias cavas a um átrio direito normal, passa através de uma valva atrioventricular bicúspide (mitral) para o ventrículo à direita que tem a arquitetura e as características morfológicas de parede lisa do ventrículo esquerdo normal (Figura 458.5). Uma vez que a transposição também está presente, o sangue dessaturado ejetado a partir deste ventrículo esquerdo entra na artéria pulmonar transposta e flui para dentro dos pulmões, como seria na circulação normal. O sangue venoso pulmonar oxigenado retorna ao átrio esquerdo normal, passa através de uma valva atrioventricular tricúspide para um ventrículo que está à esquerda, mas que tem as características morfológicas trabeculadas de um ventrículo direito normal, e depois é ejetado para a aorta transposta. A dupla inversão das relações atrioventriculares e ventriculoarteriais resulta no sangue dessaturado do átrio direito fluindo adequadamente para os pulmões e o sangue das veias pulmonares oxigenado fluindo adequadamente para a aorta. A circulação está, portanto, fisiologicamente "corrigida".

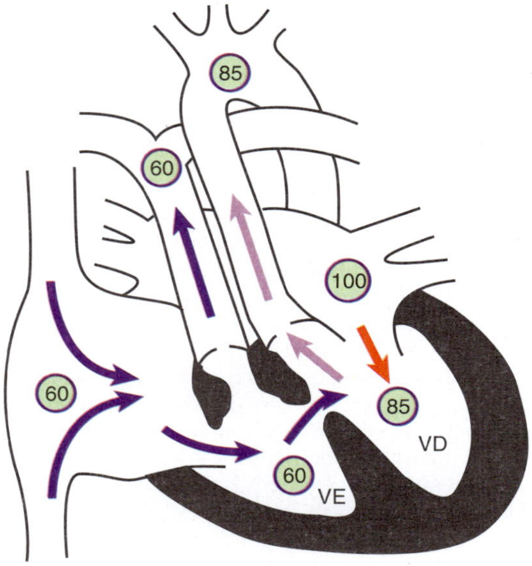

Figura 458.5 Fisiologia da l-transposição ou transposição corrigida das grandes artérias (l-TGA) com comunicação interventricular e estenose pulmonar (CIV + EP). Os *números circulados* representam os valores de saturação de oxigênio. A saturação de oxigênio no átrio direito (venoso misto) está diminuída devido à hipoxemia sistêmica. O sangue do átrio direito flui através da valva mitral para o ventrículo esquerdo "invertido" (VE). No entanto, o ventrículo esquerdo está ligado à artéria pulmonar transposta. Portanto, apesar das anomalias, o sangue dessaturado ainda acaba na circulação pulmonar. O sangue saturado retorna ao átrio esquerdo, atravessa a valva tricúspide para o ventrículo direito "invertido" (VD) e é bombeado para a aorta transposta. Essa circulação seria totalmente "corrigida", não fosse pela associação frequente de outras anomalias congênitas, no caso CIV + EP. Devido à valva pulmonar estenótica, algum fluxo sanguíneo ventricular esquerdo atravessa a CIV, o ventrículo direito e a aorta ascendente, e resulta em dessaturação sistêmica.

Sem outros defeitos, a hemodinâmica pode estar praticamente normal. Na maioria dos pacientes, coexistem anomalias associadas: CIV, anormalidades do tipo Ebstein da valva atrioventricular esquerda (tricúspide), estenose pulmonar valvar ou subvalvar (ou ambas), e distúrbios na condução atrioventricular (bloqueio cardíaco completo, vias acessórias tais como a síndrome de Wolff-Parkinson-White).

MANIFESTAÇÕES CLÍNICAS

Os sinais e os sintomas são amplamente variáveis e são determinados pelas lesões associadas. Se o fluxo pulmonar estiver desobstruído, os sinais clínicos serão semelhantes aos de uma CIV isolada. Se a l-TGA estiver associada a uma estenose pulmonar e uma CIV, os sinais clínicos são mais semelhantes aos da tetralogia de Fallot.

DIAGNÓSTICO

A radiografia torácica pode sugerir a posição anormal das grandes artérias; a aorta ascendente ocupa a borda superior esquerda da silhueta cardíaca e tem um perfil reto. Além dos distúrbios na condução atrioventricular, o ECG pode mostrar ondas P anormais; ausência de ondas Q em V_6; ondas Q anormais nas derivações III, aVR, aVF e V_1; e ondas T apiculadas em todo o precórdio. O ecocardiograma é diagnóstico. As características ecocardiográficas do ventrículo direito (banda moderadora, trabeculações grosseiras, valva tricúspide que se localiza mais inferiormente em comparação com a valva mitral bicúspide, e um cone de músculo liso ou infundíbulo separando a valva atrioventricular da valva semilunar) permitem que o ecocardiografista determine a presença de **discordância atrioventricular** (átrio direito ligado ao ventrículo esquerdo; átrio esquerdo ligado ao ventrículo direito).

O tratamento cirúrgico das anomalias associadas, mais frequentemente a CIV, é complicado pela posição do feixe de His, que pode ser lesado na cirurgia e resultar em bloqueio cardíaco. A identificação do curso normal do feixe na transposição corrigida (passando superiormente ao defeito) tem sido realizada por meio do mapeamento do sistema de condução de modo que o cirurgião possa evitá-lo durante o reparo. Mesmo sem lesão cirúrgica, os pacientes com l-TGA têm risco de bloqueio cardíaco à medida que envelhecem.

Como a correção cirúrgica simples transforma o ventrículo direito na câmara de bombeamento sistêmica, e, portanto, vulnerável à insuficiência ventricular tardia, os cirurgiões têm se tornado mais agressivos nas tentativas cirúrgicas que restabelecem o ventrículo esquerdo como a câmara de bombeamento sistêmica. Isto é obtido por meio da realização de uma operação de *switch* atrial, para redirecionar os retornos venosos sistêmico e pulmonar, em combinação com uma cirurgia de Jatene para redirecionar as saídas ventriculares **(procedimento de *double switch*)**. A vantagem dessa abordagem na preservação a longo prazo da função ventricular sistêmica ainda está sob investigação.

A bibliografia está disponível no GEN-io.

458.5 Dupla Via de Saída do Ventrículo Direito sem Estenose Pulmonar

Daniel Bernstein

Na dupla via de saída do ventrículo direito sem estenose pulmonar, tanto a aorta quanto a artéria pulmonar surgem a partir do ventrículo direito (ver Capítulo 457.5). A única saída do ventrículo esquerdo é através de uma CIV. Na falta de obstrução ao fluxo sanguíneo pulmonar, as manifestações clínicas são semelhantes às de uma CIV simples com um grande *shunt* esquerda-direita, embora a dessaturação sistêmica leve possa ocorrer por causa da mistura de sangue oxigenado e desoxigenado no ventrículo direito. Geralmente, o ECG mostra uma hipertrofia biventricular. O ecocardiograma é diagnóstico e mostra a origem ventricular direita de ambos os grandes vasos, a sua relação anteroposterior, assim como a relação da CIV com cada uma das grandes artérias. A correção cirúrgica é dependente dessas relações. Se a CIV for subaórtica, a correção é realizada pela criação de um túnel intracardíaco. O sangue é então ejetado a partir do ventrículo esquerdo através da CIV para a aorta. Se a CIV for subpulmonar, um *switch* arterial pode ser realizado em combinação com um túnel intracardíaco. Se o fluxo sanguíneo pulmonar for excessivo o suficiente para causar uma insuficiência cardíaca congestiva, pode ser necessária uma bandagem arterial pulmonar na infância, seguida de correção cirúrgica quando a criança for maior. Quando a estenose pulmonar associada está presente, a cianose é mais acentuada, o fluxo sanguíneo pulmonar é diminuído e a apresentação clínica pode ser semelhante à da tetralogia de Fallot.

458.6 Dupla Via de Saída do Ventrículo Direito com Grandes Artérias Mal Relacionadas (Anomalia de Taussig-Bing)

Daniel Bernstein

Na dupla via de saída do ventrículo direito com as grandes artérias mal relacionadas, em geral a CIV é subpulmonar e a aorta está distante do ventrículo esquerdo. Às vezes, tanto a valva pulmonar quanto a valva aórtica podem estar localizadas perto da CIV (CIV **duplamente relacionada**) e às vezes nenhuma das duas está (CIV **não relacionada**). O termo *mal relacionadas* é utilizado em vez de *transposição* porque ambas as grandes artérias surgem a partir do ventrículo direito. As lesões obstrutivas da aorta são comuns, o que inclui estenoses aórticas valvar e subvalvar, coarctação da aorta e interrupção do arco aórtico. Como o fluxo sanguíneo pulmonar está desobstruído, os pacientes experimentam insuficiência cardíaca no início da infância e estão sob risco de desenvolvimento de doença vascular pulmonar e cianose. Se as lesões obstrutivas da aorta estiverem presentes, os pacientes podem apresentar baixo débito cardíaco e colapso cardiovascular, particularmente depois que o canal começa a se fechar. A cardiomegalia normalmente está presente e é audível um sopro sistólico paraesternal, às vezes precedido por um clique de ejeção e um ruído alto de fechamento da valva pulmonar. O ECG mostra o desvio do eixo para direita e uma hipertrofia direita ou esquerda, ou biventricular. A radiografia torácica mostra a cardiomegalia e o aumento da trama vascular pulmonar. Geralmente, as características anatômicas das anomalias associadas são demonstradas pela ecocardiografia, acrescentadas, se necessário, por cateterismo cardíaco, ressonância magnética ou tomografia computadorizada. A paliação pode ser obtida pela bandagem arterial pulmonar na infância e a correção cirúrgica em uma idade mais avançada, que pode ser realizada por meio de uma cirurgia de Jatene (ver Capítulo 458.2) combinada com um túnel intracardíaco, ou alguma modificação do procedimento de Rastelli (ver Capítulo 457.5).

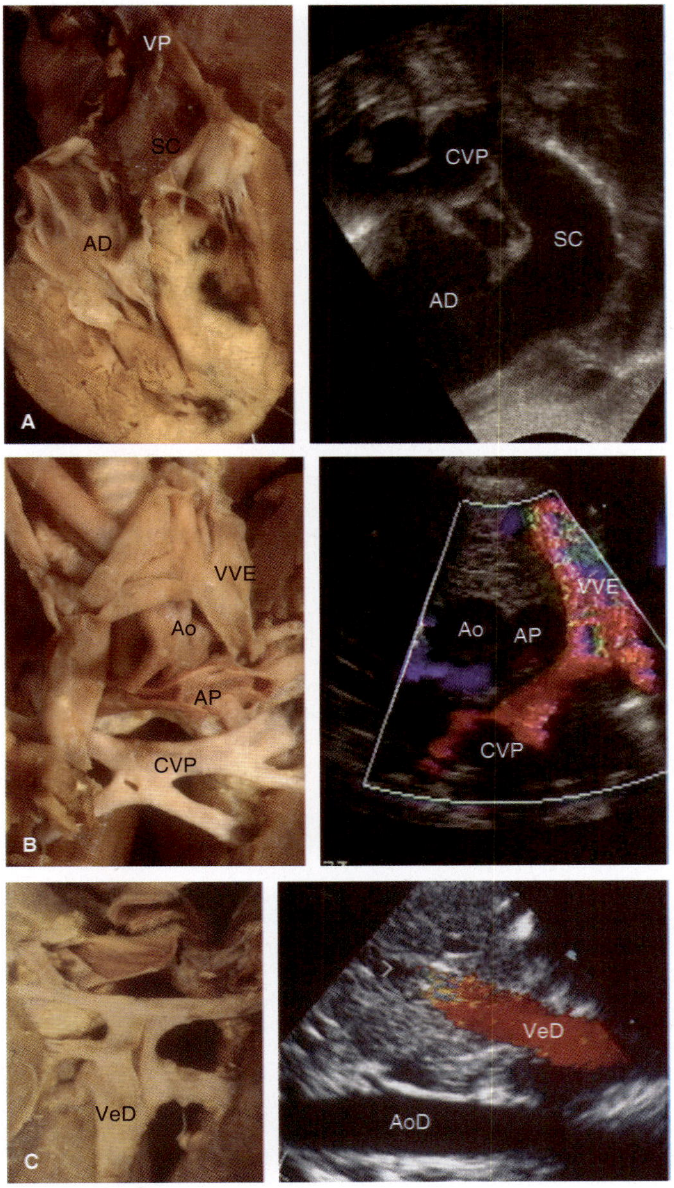

Figura 458.6 **A.** Janela subcostal mostra drenagem anômala pulmonar total para o seio coronariano. Observe o seio coronariano dilatado em ambas as imagens. O ecocardiograma também demonstra uma confluência associada que se conecta ao seio coronariano. **B.** Janela supraesternal mostra drenagem anômala total das veias pulmonares para uma veia vertical esquerda. Observe a direção do fluxo na veia vertical que a diferencia da veia cava superior esquerda. **C.** Drenagem anômala total das veias pulmonares abaixo do diafragma. A peça anatômica mostra as veias pulmonares quando elas entram na confluência, enquanto o ecocardiograma demonstra as veias descendentes quando elas entram no fígado. Observe que a direção do fluxo está longe do coração. AD, Átrio direito; AP, artéria pulmonar; Ao, aorta; AoD, aorta descendente; CVP, confluência venosa pulmonar; SC, seio coronariano; VeD, veia descendente; VP, veia pulmonar; VVE, veia vertical esquerda. (*De Webb GD, Smallhorn, JF, Therrien J, Redington, AN: Congenital heart disease in the adult and pediatric patient. In* Braunwald's heart disease: a textbook of cardiovascular medicine, *ed 11, Philadelphia, 2018, Elsevier, Fig 75-32, p 1553.*)

458.7 Drenagem Anômala Total das Veias Pulmonares

Daniel Bernstein

FISIOPATOLOGIA

O desenvolvimento anormal das veias pulmonares pode resultar tanto em drenagem anormal parcial quanto completa para a circulação venosa sistêmica. A drenagem anômala parcial das veias pulmonares é geralmente uma lesão acianótica (ver Capítulo 453.4). A drenagem anômala total das veias pulmonares (DATVP) está associada à mistura total do fluxo sanguíneo venoso sistêmico com o fluxo sanguíneo venoso pulmonar dentro do coração e, portanto, produz cianose.

Na DATVP, não há nenhuma conexão venosa pulmonar direta com o átrio esquerdo (Figura 458.6). As veias pulmonares podem drenar **acima** do diafragma para o átrio direito diretamente, para o seio coronariano ou para a veia cava superior através de uma "veia vertical"; ou elas podem drenar **abaixo** do diafragma e se juntar em uma "veia descendente" que entra na veia cava inferior ou em uma das suas principais tributárias, frequentemente através do ducto venoso. Esta última forma de drenagem anômala venosa está mais frequentemente associada à *obstrução* do fluxo venoso, geralmente quando o ducto venoso se fecha logo após o nascimento, embora as veias anômalas **supracardíacas** também possam ficar obstruídas. Ocasionalmente, a drenagem pode ser **mista**, com algumas veias drenando acima e outras abaixo do diafragma.

Todas as formas de DATVP envolvem a mistura de sangue oxigenado e desoxigenado antes ou no nível do átrio direito (**lesão total de mistura**). O sangue atrial direito misto passa para o ventrículo direito e para a artéria pulmonar ou passa através de uma comunicação interatrial (CIA) ou forame oval patente para o átrio esquerdo, que será a única fonte do fluxo sanguíneo sistêmico. Geralmente, átrio e ventrículo direitos, assim como artéria pulmonar, estão aumentados, enquanto átrio e ventrículo esquerdos podem estar normais ou pequenos. As manifestações clínicas da DATVP dependem da presença ou ausência de *obstrução* venosa (Tabela 458.1). Se o retorno venoso pulmonar estiver obstruído, uma congestão pulmonar grave e uma hipertensão pulmonar se desenvolvem; sem uma intervenção cirúrgica, ocorre rápida deterioração hemodinâmica. *A DATVP obstruída é uma emergência cirúrgica cardíaca pediátrica, pois a terapia com prostaglandina geralmente não é eficaz.*

MANIFESTAÇÕES CLÍNICAS

Dependendo da presença ou da ausência de obstrução, dois grandes padrões clínicos de DATVP são vistos. Os recém-nascidos com obstrução grave do retorno venoso pulmonar, mais prevalente no grupo **infracardíaco** (ver Tabela 458.1), apresentam cianose grave e dificuldade respiratória. Os sopros podem não estar presentes. Essas crianças estão gravemente doentes e não conseguem responder à ventilação mecânica. O diagnóstico rápido e a correção cirúrgica são necessários para a sobrevivência. Em contraste, aquelas com obstrução leve ou nenhuma obstrução do retorno venoso pulmonar normalmente são caracterizadas pelo desenvolvimento de insuficiência cardíaca conforme a resistência vascular pulmonar cai, havendo graus de dessaturação leves a moderados. Um sopro sistólico pode ser audível ao longo da borda esternal esquerda, e pode estar presente um ritmo de galope. Algumas crianças podem ter obstrução leve no período neonatal e desenvolver piora na obstrução com o passar do tempo.

DIAGNÓSTICO

O ECG mostra hipertrofia do ventrículo direito (geralmente um padrão qR em V_3R e V_1, e as ondas P frequentemente estão altas e apiculadas). Nos recém-nascidos com obstrução venosa pulmonar acentuada, a radiografia torácica mostra um padrão peri-hilar bem evidente de edema pulmonar e um coração pequeno. Às vezes, esta aparência pode ser confundida com doença pulmonar primária, e o diagnóstico diferencial inclui hipertensão pulmonar persistente do recém-nascido, síndrome do desconforto respiratório, pneumonia (bacteriana, aspiração de mecônio), linfangiectasia pulmonar e outros defeitos cardíacos (síndrome da hipoplasia do coração esquerdo). Nas crianças maiores, se as veias pulmonares anômalas entrarem na veia inominada e na veia cava superior esquerda persistente (Figura 458.7), pode ser vista uma grande sombra supracardíaca que, em conjunto com a sombra cardíaca normal, constitui uma aparência de "boneco de neve". Na maioria dos casos sem obstrução, há cardiomegalia, e a artéria pulmonar, o ventrículo direito e a trama vascular pulmonar estão aumentados.

O ecocardiograma mostra um ventrículo direito grande e, geralmente, identifica o padrão de conexões venosas pulmonares anormais (ver Figura 458.6). A demonstração de qualquer veia com fluxo por Doppler para longe do coração é patognomônica de DATVP, já que o fluxo venoso normal geralmente está em direção ao coração. Os *shunts* ocorrem da direita para a esquerda em nível atrial. Os tamanhos do átrio e do ventrículo esquerdos podem ser medidos e a presença de quaisquer defeitos cardíacos associados pode ser determinada.

Na maioria dos casos, a ecocardiografia deve ser adequada para mostrar a DATVP; no entanto, se houver dúvida sobre a drenagem de uma ou mais veias pulmonares, são realizados o cateterismo cardíaco, a ressonância magnética ou a tomografia computadorizada. O cateterismo mostra que a saturação de oxigênio do sangue em ambos os átrios e ventrículos e na aorta é semelhante, um indicativo de lesão com mistura total. Um aumento na saturação venosa sistêmica ocorre no local de entrada do canal venoso pulmonar anormal, seja acima, seja abaixo do diafragma. Nos pacientes mais velhos, a pressão arterial pulmonar e a pressão do ventrículo direito podem estar apenas moderadamente elevadas; mas, nas crianças com obstrução venosa pulmonar, a hipertensão pulmonar é comum. A arteriografia pulmonar seletiva mostra a anatomia das veias pulmonares e seu ponto de entrada na circulação venosa sistêmica.

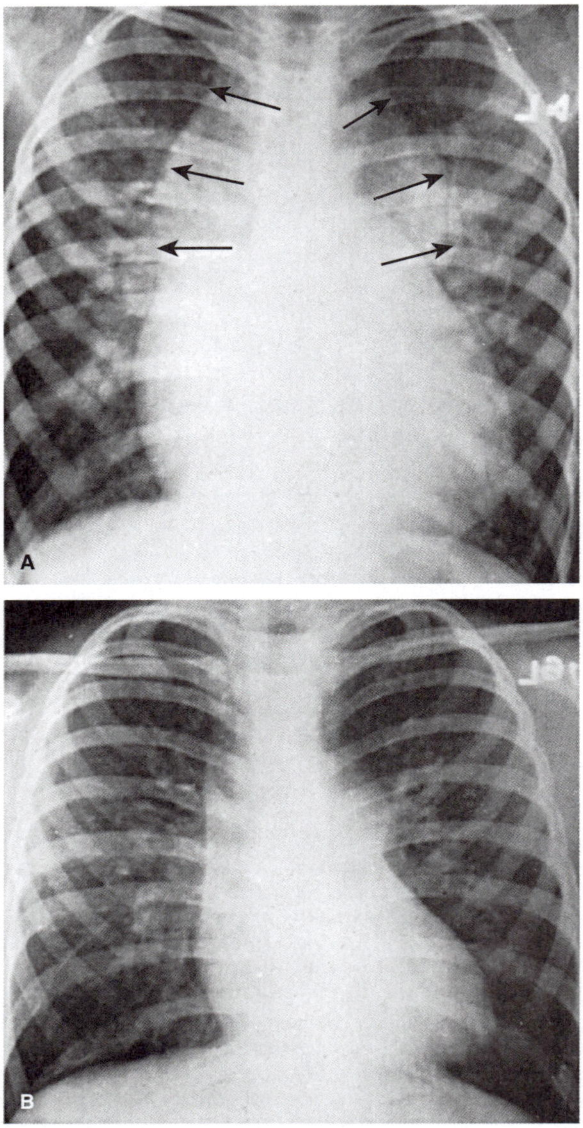

Figura 458.7 **Radiografias de tórax mostram drenagem anômala total das veias pulmonares à veia cava superior esquerda. A.** Imagem pré-operatória. As *setas* apontam para a sombra supracardíaca, que produz a configuração de "boneco de neve" ou figura em forma de 8. A cardiomegalia e o aumento da vascularização pulmonar são evidentes. **B.** Imagem pós-operatória mostrando diminuição do tamanho do coração e da sombra supracardíaca.

Tabela 458.1 Drenagem anômala total das veias pulmonares.

LOCAIS DAS CONEXÕES (% DE CASOS)	% DE OBSTRUÇÃO SIGNIFICATIVA
Supracardíaca (50)	
Veia cava superior esquerda (40)	40
Veia cava superior direita (10)	75
Cardíaca (25)	
Seio coronariano (20)	10
Átrio direito (5)	5
Infracardíaca (20)	95 a 100
Mista (5)	

TRATAMENTO

A correção cirúrgica da DATVP é indicada durante a infância, com o reparo emergencial realizado nos pacientes com o tipo obstrutivo. Se a cirurgia não puder ser realizada urgentemente, a oxigenação por membrana extracorpórea pode ser necessária para manter a oxigenação. Cirurgicamente, as veias pulmonares confluentes são anastomosadas diretamente no átrio esquerdo, a CIA é fechada e qualquer conexão com o circuito venoso sistêmico é interrompida. Geralmente, os primeiros resultados são bons, mesmo nos recém-nascidos criticamente doentes. O pós-operatório pode ser complicado por crises de hipertensão arterial pulmonar. Em alguns pacientes, especialmente aqueles nos quais o diagnóstico foi tardio ou a obstrução era grave, pode ocorrer estenose recorrente e desenvolvimento de doença veno-oclusiva pulmonar. Têm sido feitas tentativas para tratar a estenose recorrente com cirurgia, angioplastia com balão, *stents* e quimioterapia antiproliferativa. Até hoje, o prognóstico a longo prazo nestes pacientes é muito reservado. Naqueles com doença veno-oclusiva agressiva, o **transplante de coração-pulmão** pode ser a única opção (ver Capítulo 470.2).

A bibliografia está disponível no GEN-io.

458.8 *Truncus Arteriosus*

Daniel Bernstein

FISIOPATOLOGIA

No *truncus arteriosus*, um único vaso arterial (*truncus arteriosus*) surge a partir do coração e supre as circulações sistêmica, pulmonar e coronariana. Uma CIV está sempre presente, com o vaso truncal cavalgando o defeito e recebendo sangue de ambos os ventrículos direito e esquerdo (Figura 458.8). O número de cúspides da valva truncal varia de dois a seis, e a valva pode estar estenótica, regurgitante, ou ambos. A artéria pulmonar principal (APP) pode surgir do lado esquerdo posterior do *truncus* e, em seguida, se dividir nos ramos direito e esquerdo **(tipo I).** Nos tipos II e III, nenhuma APP está presente, e os ramos surgem a partir de orifícios separados nas faces posterior **(tipo II)** ou lateral **(tipo III)** do vaso truncal. O *tipo IV de truncus arteriosus* é um termo que já não é utilizado porque, neste caso, não há nenhuma conexão identificável entre o coração e as artérias pulmonares e o fluxo sanguíneo pulmonar é derivado das artérias colaterais sistêmicas decorrentes da aorta transversa ou descendente; essencialmente, esta é uma forma de atresia pulmonar (Capítulo 457.2).

Ambos os ventrículos estão sob a pressão sistêmica e ejetam sangue para o *truncus*. Quando a RVP está relativamente alta imediatamente após o nascimento, o fluxo sanguíneo pulmonar pode ser normal; como a RVP cai no primeiro mês de vida, o fluxo de sangue para os pulmões aumenta e ocorre insuficiência cardíaca. O *truncus arteriosus* é uma lesão total de mistura por agregar completamente os retornos venosos pulmonar e sistêmico. Devido ao grande volume de fluxo sanguíneo pulmonar, geralmente a cianose clínica é leve. Se a lesão não for tratada, a RVP eventualmente aumenta, o fluxo sanguíneo pulmonar diminui e a cianose se torna mais evidente (**síndrome de Eisenmenger**; ver Capítulo 460.2).

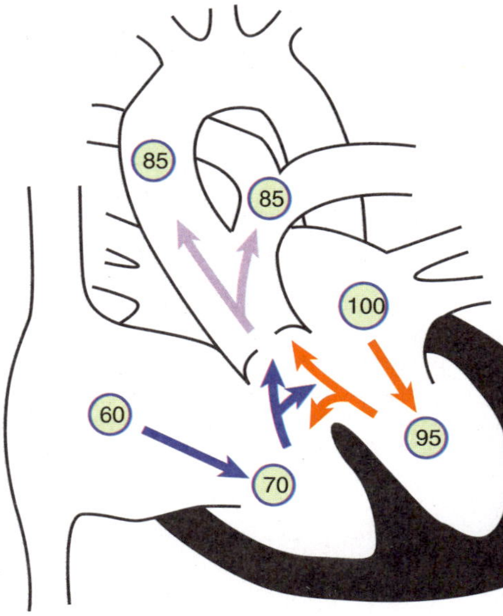

Figura 458.8 Fisiologia do *truncus arteriosus*. Os *números circulados* representam os valores de saturação de oxigênio. A saturação de oxigênio no átrio direito (venoso misto) está diminuída devido à hipoxemia sistêmica. O sangue dessaturado entra no átrio direito, flui através da valva tricúspide para o ventrículo direito e é ejetado no vaso truncal. O sangue saturado que retorna do átrio esquerdo entra no ventrículo esquerdo e também é ejetado neste vaso. O *truncus* aortopulmonar comum dá origem à aorta ascendente e às artérias pulmonares principais ou secundárias. A saturação de oxigênio na aorta e nas artérias pulmonares é geralmente a mesma (definição de uma lesão total de mistura). À medida que a resistência vascular pulmonar diminui na primeira semana de vida, o fluxo sanguíneo pulmonar aumenta dramaticamente e resulta em leve cianose e insuficiência cardíaca congestiva.

MANIFESTAÇÕES CLÍNICAS

Os sinais clínicos do *truncus arteriosus* variam com a idade e dependem do nível da RVP. No período neonatal imediato, os sinais de insuficiência cardíaca estão geralmente ausentes; sopro e cianose mínima podem ser os únicos achados iniciais. Durante os próximos 1 a 2 meses de vida, o fluxo sanguíneo pulmonar começa a aumentar e o quadro clínico é dominado por insuficiência cardíaca com a cianose ainda leve. O escape de sangue do vaso truncal para a circulação pulmonar pode resultar em uma grande pressão de pulso e em pulsos amplos. Estes achados serão ainda mais evidentes se uma insuficiência da valva truncal estiver presente. Geralmente, o coração encontra-se aumentado e o precórdio está hiperdinâmico. B_2 é alta e única. Um sopro sistólico de ejeção, por vezes acompanhado de frêmito, é geralmente audível ao longo da borda esternal esquerda. Frequentemente, ele é precedido por um clique de ejeção sistólica precoce causado pela valva truncal anormal. Na presença de insuficiência valvar truncal, um sopro de alta frequência decrescente diastólico precoce é ouvido na borda esternal mediana esquerda. É frequentemente audível com a campânula do estetoscópio um sopro de ruflar mesodiastólico apical causado pelo aumento do fluxo através da valva mitral, especialmente conforme a insuficiência cardíaca se desenvolve. O *truncus arteriosus* é malformação conotruncal e pode estar associado à **síndrome de DiGeorge,** ligada à deleção de uma grande região do **cromossomo 22q11** (ver Capítulo 451).

DIAGNÓSTICO

O ECG mostra hipertrofia ventricular direita ou esquerda, ou combinada. A radiografia torácica também mostra uma variação considerável. O aumento da área cardíaca irá se desenvolver ao longo das primeiras semanas de vida e é o resultado do aumento de ambos os ventrículos. O *truncus* pode produzir uma sombra proeminente que segue o curso normal da aorta ascendente e do botão aórtico; em 50% dos pacientes, o arco aórtico está do lado direito. Às vezes, uma protuberância elevada à esquerda do botão aórtico é produzida pela APP ou seu ramo esquerdo. A vascularização pulmonar é aumentada após as primeiras semanas de vida. A ecocardiografia é diagnóstica e mostra o grande vaso truncal cavalgando a CIV e o padrão de origem dos ramos da artéria pulmonar (Figura 458.9). Podem ser notadas anomalias associadas, tais como a interrupção do arco aórtico. Os estudos por Doppler pulsado e colorido são utilizados para avaliar a regurgitação da valva truncal. Se necessário, o cateterismo cardíaco mostra um *shunt* esquerda-direita em nível ventricular, com *shunt* direita-esquerda em direção ao *truncus*. A pressão sistólica em ambos os ventrículos e no vaso truncal é semelhante. A angiografia revela o grande *truncus* e define ainda mais a origem das artérias pulmonares.

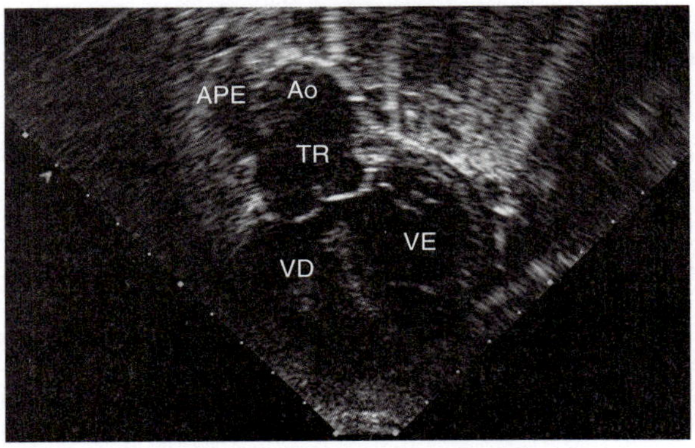

Figura 458.9 Demonstração ecocardiográfica em janela subcostal de *truncus arteriosus*. A grande valva truncal pode ser vista cavalgando a comunicação interventricular. Neste caso, apenas a artéria pulmonar esquerda (APE) surge do *truncus* (TR). As artérias pulmonares são descontínuas, e a direita se origina da aorta descendente através do canal arterial (não mostrado). Ao, Aorta; VD, ventrículo direito; VE, ventrículo esquerdo.

PROGNÓSTICO E COMPLICAÇÕES

Os resultados cirúrgicos têm sido excelentes, e muitos pacientes com *truncus* reparado estão entrando agora na idade adulta média com diversos centros relatando sobreviventes de 30 a 40 anos. A necessidade de substituir o tubo do ventrículo direito para a artéria pulmonar conforme a criança cresce significa que esses pacientes precisarão se submeter a várias operações até que eles atinjam a idade adulta. O desenvolvimento das válvulas de *stent* por via hemodinâmica pode reduzir isto no futuro (ver Capítulo 450). Quando o *truncus arteriosus* está associado à síndrome de DiGeorge, as anormalidades associadas dos sistemas endócrino, imunológico, craniofacial e das vias respiratórias podem complicar a recuperação.

TRATAMENTO

Nas primeiras semanas de vida, muitos desses recém-nascidos podem ser manejados com medicamentos anticongestivos; conforme a RVP cai, os sintomas de insuficiência cardíaca pioram e a cirurgia é indicada, geralmente dentro dos primeiros meses. O adiamento da cirurgia para muito além deste período de tempo, pode aumentar o risco de doença vascular pulmonar; muitos centros agora realizam o reparo neonatal de rotina no momento do diagnóstico. Na cirurgia, a CIV é fechada, as artérias pulmonares são separadas do *truncus* e é estabelecida uma continuidade entre o ventrículo direito e a artéria pulmonar com um tubo de homoenxerto. Os resultados cirúrgicos imediatos são excelentes, mas ao longo do tempo esses tubos irão desenvolver tanto regurgitação quanto estenose e devem ser substituídos, geralmente por diversas vezes, conforme a criança cresce. Se a regurgitação for o problema principal, os pacientes podem agora ser tratados com uma válvula de *stent* por cateterismo.

A bibliografia está disponível no GEN-io.

458.9 Ventrículo Único (Dupla Via de Entrada do Ventrículo, Coração Univentricular)

Daniel Bernstein

FISIOPATOLOGIA

Com um único ventrículo, ambos os átrios se esvaziam através de uma valva atrioventricular comum ou através de duas valvas separadas em uma câmara ventricular única, havendo então uma mistura total dos retornos venosos sistêmico e pulmonar. Essa câmara pode ter características anatômicas ventriculares esquerdas, direitas ou indeterminadas. A aorta e a artéria pulmonar surgem a partir desta câmara única, embora um dos grandes vasos possa ser originário de uma câmara de saída rudimentar. A aorta pode estar posterior, anterior (mal relacionada), ou lado a lado com a artéria pulmonar, e tanto para a direita quanto para a esquerda. A estenose e a atresia pulmonares são comuns.

MANIFESTAÇÕES CLÍNICAS

O quadro clínico é variável e depende das anomalias intracardíacas associadas. Se o fluxo pulmonar está obstruído, geralmente os resultados são semelhantes aos da tetralogia de Fallot: cianose significativa sem insuficiência cardíaca. Se a saída pulmonar estiver livre, os resultados são semelhantes aos da transposição com CIV: cianose mínima com manifestações de insuficiência cardíaca.

Nos pacientes com **estenose pulmonar**, a cianose está presente na primeira infância. A cardiomegalia é leve ou moderada, um íctus paraesternal esquerdo é palpável e um frêmito sistólico é comum. O sopro sistólico de ejeção geralmente é alto; um clique de ejeção pode ser audível, e a B_2 é única e alta. Nos pacientes com **fluxo pulmonar desobstruído**, conforme a RVP cai, um fluxo sanguíneo pulmonar aumentado se desenvolve, e esses pacientes apresentam taquipneia, dispneia, déficit de crescimento e infecções pulmonares recorrentes. A cianose é apenas leve ou moderada. Geralmente, a cardiomegalia é significativa, e um íctus paraesternal esquerdo é palpável. Um sopro sistólico de ejeção está presente, mas geralmente não é alto ou rude, e a B_2 é alta e com desdobramento marcante. Uma terceira bulha cardíaca (B_3) é comum e pode ser seguida por um sopro de ruflar mesodiastólico curto causado pelo aumento do fluxo através das valvas atrioventriculares. O eventual desenvolvimento de doença vascular pulmonar reduz o fluxo sanguíneo pulmonar de modo que a cianose aumenta e os sinais de insuficiência cardíaca parecem melhorar (síndrome de Eisenmenger; ver Capítulo 460.2).

DIAGNÓSTICO

Os achados do ECG são inespecíficos. As ondas P são normais, apiculadas ou bífidas. O padrão das derivações precordiais sugere uma hipertrofia ventricular direita, combinada ou, às vezes, uma dominância ventricular esquerda. As forças iniciais do QRS são geralmente para a esquerda e para frente. O exame radiográfico confirma o grau de cardiomegalia. Se estiver presente, uma câmara de saída rudimentar pode produzir uma protuberância na borda superior esquerda da silhueta cardíaca na projeção posteroanterior. Na ausência de estenose pulmonar, a vasculatura pulmonar é aumentada; mas, se presente, é diminuída. A ecocardiografia irá confirmar a ausência ou quase ausência de septo ventricular e, geralmente, pode determinar se o ventrículo único tem características morfológicas direitas, esquerdas ou indeterminadas. A presença de uma câmara de saída rudimentar sob um dos grandes vasos pode ser identificada, e o Doppler pulsado pode ser usado para determinar se o fluxo através desta comunicação (conhecida como *forame bulboventricular*) está obstruído.

Se um cateterismo cardíaco for realizado, a pressão na câmara ventricular única está em nível sistêmico; no entanto, pode ser demonstrado um gradiente através da entrada para a câmara de saída rudimentar. As medições da pressão e a angiografia mostram se há a presença de estenose pulmonar.

PROGNÓSTICO E COMPLICAÇÕES

Quando inoperados, alguns pacientes evoluem a óbito durante a infância por insuficiência cardíaca. Outros podem sobreviver até a adolescência e início da vida adulta, mas não resistem aos efeitos da hipoxemia crônica ou, na ausência de estenose pulmonar, aos efeitos da doença vascular pulmonar. Os pacientes com estenose pulmonar moderada têm o melhor prognóstico, pois o fluxo sanguíneo pulmonar, embora restrito, ainda é adequado. A cirurgia paliativa, que leva a uma fisiologia circulatória do tipo Fontan (ver Capítulo 457.4), tem resultados muito bons a curto e médio prazos.

TRATAMENTO

Se a estenose pulmonar for grave, é realizado um ***shunt* aortopulmonar de Blalock-Taussig** para fornecer uma fonte confiável de fluxo sanguíneo pulmonar (ver Capítulo 457.1). Se o fluxo sanguíneo pulmonar estiver aumentado, é usada a bandagem arterial pulmonar para controlar a insuficiência cardíaca e prevenir a doença vascular pulmonar progressiva. O ***shunt* bidirecional de Glenn** é normalmente realizado dos 2 aos 6 meses de vida, seguido por uma **operação de Fontan modificada** (procedimento de isolamento cavopulmonar; ver Capítulo 457.4) entre 2 e 3 anos. Se uma estenose subaórtica estiver presente por causa de uma conexão restritiva com a câmara de saída rudimentar (forame bulboventricular *restritivo*), a desobstrução pode ser realizada por meio da anastomose da artéria pulmonar proximal ao lado da aorta ascendente (**operação de Damus-Stansel-Kaye**).

458.10 Síndrome da Hipoplasia do Coração Esquerdo

Daniel Bernstein

FISIOPATOLOGIA

O termo *hipoplasia do coração esquerdo* é usado para descrever um grupo de anomalias que incluem vários graus de subdesenvolvimento do lado esquerdo do coração: estenose ou atresia das valvas aórtica e mitral, e hipoplasia da cavidade ventricular esquerda e da aorta ascendente. Duas grandes categorias incluem a atresia aórtica com valva mitral hipoplásica, mas perfurada, ou com atresia mitral. O ventrículo esquerdo pode estar apenas moderadamente hipoplásico, muito pequeno e não funcional, ou totalmente atrésico; no período neonatal imediato, o ventrículo direito mantém tanto a circulação pulmonar quanto a circulação sistêmica através do canal arterial (Figura 458.10). O sangue venoso pulmonar passa através de um forame oval dilatado ou de uma CIA (também pode ser restritiva) do lado esquerdo para o lado direito do coração, onde se mistura com o sangue venoso sistêmico (lesão de mistura total). Quando o septo ventricular está íntegro, o que é normalmente o caso, todo o sangue do ventrículo direito é ejetado para a artéria pulmonar principal (APP); a aorta descendente é suprida através do canal arterial e o fluxo do canal também preenche a aorta ascendente e as artérias coronárias de forma retrógrada. As principais alterações hemodinâmicas são a manutenção inadequada da circulação sistêmica e, dependendo do tamanho da comunicação em nível atrial, a hipertensão venosa pulmonar (forame oval restritivo) ou o hiperfluxo pulmonar (CIA moderada ou grande).

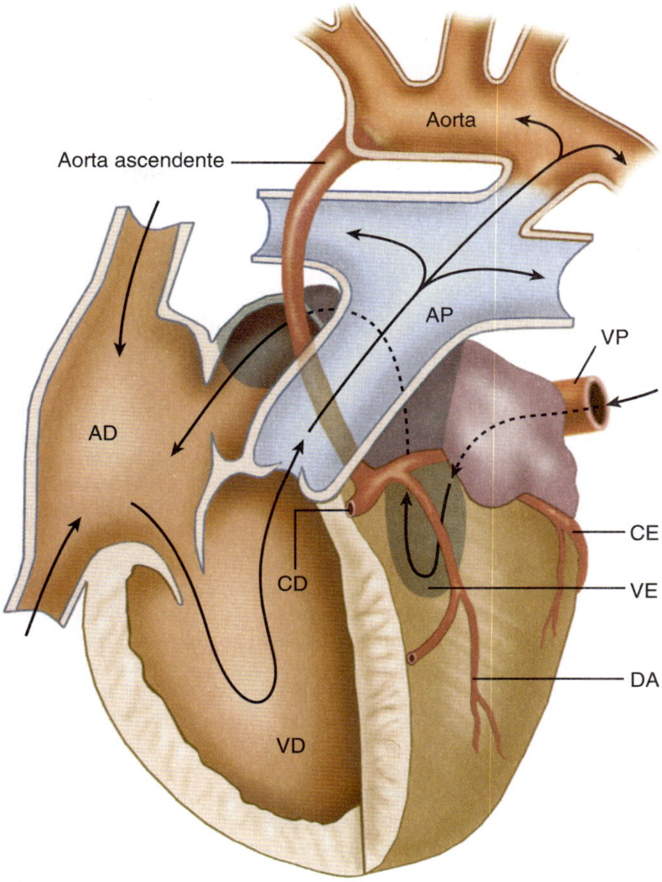

Figura 458.10 Síndrome da hipoplasia do coração esquerdo com hipoplasias da aorta, da valva mitral e do ventrículo esquerdo, e atresia da valva aórtica. AD, Átrio direito; AP, artéria pulmonar; CD, artéria coronária direita; CE, circunflexa esquerda; DA, descendente anterior; VD, ventrículo direito; VE, ventrículo esquerdo; VP, veia pulmonar. (*De Webb GD, Smallhorn, JF, Therrien J, Redington, AN: Congenital heart disease in the adult and pediatric patient. In* Braunwald's heart disease: a textbook of cardiovascular medicine, *ed 11, Philadelphia, 2018, Elsevier, Fig 75-28, p 1548. Adaptada de ilustrações históricas in Neufeld HN, Adams P Jr, Edwards JE et al.: Diagnosis of aortic atresia by retrograde aortography,* Circulation *25:278, 1962; e Edwards JE, Dry TJ, Parker RL et al.: An atlas of congenital anomalies of the heart and great vessels. Springfield, IL, 1954, Charles C Thomas.*)

MANIFESTAÇÕES CLÍNICAS

Apesar de a cianose não estar sempre evidente nas primeiras 48 h de vida, uma cor da pele cinza-azulada é logo evidente e denota uma mistura de cianose e perfusão deficiente. Esta condição é diagnosticada na maioria das crianças nas primeiras horas ou dias de vida. Uma vez que o canal arterial comece a se fechar, os sinais de perfusão sistêmica deficiente e de choque predominam. Todos os pulsos periféricos podem estar fracos ou ausentes. Pode estar presente um íctus paraesternal palpável do ventrículo direito, juntamente com um sopro sistólico indefinido.

Em 5 a 15% dos pacientes, esta lesão pode estar isolada ou associada com síndromes genéticas conhecidas, tais como a síndrome de Turner, as trissomias do 13, 18 ou 21, a síndrome de Jacobsen (deleção do 11q), a síndrome de Holt-Oram e a síndrome de Rubinstein-Taybi. Nestas circunstâncias, as manifestações não cardíacas da síndrome podem ser evidentes e influenciar a evolução clínica. Ocasionalmente, é familiar e herdada como traço autossômico recessivo.

DIAGNÓSTICO

Na radiografia torácica, o coração é variável em tamanho nos primeiros dias de vida, mas a cardiomegalia se desenvolve rapidamente e está associada ao aumento da vascularização pulmonar. O ECG inicial pode mostrar apenas o padrão neonatal normal da dominância ventricular direita, mas posteriormente as ondas P se tornam proeminentes e normalmente a hipertrofia ventricular direita ocorre com as forças do ventrículo esquerdo reduzidas. O ecocardiograma é diagnóstico e mostra a ausência ou a hipoplasia da valva mitral e da raiz da aorta, um átrio e um ventrículo esquerdos variavelmente pequenos, e um átrio e um ventrículo direitos grandes (Figura 458.11). O tamanho da comunicação interatrial, pela qual o sangue venoso pulmonar deixa o átrio esquerdo, é avaliado diretamente por meio de estudos do fluxo

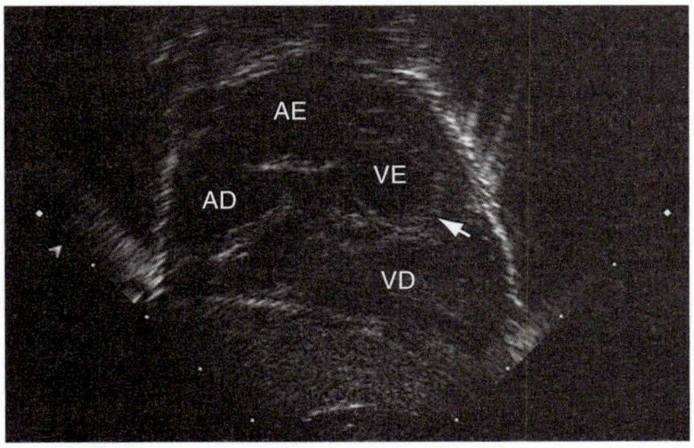

Figura 458.11 Diagnóstico ecocardiográfico em janela subcostal da síndrome da hipoplasia do coração esquerdo. A pequena câmara ventricular esquerda pode ser vista, cujo ápice (*ponta de seta*) não forma a ponta do coração. O septo interatrial pode ser visto curvando-se da esquerda para a direita, indicando que a comunicação entre os dois átrios é restritiva. AD, Átrio direito; AE, átrio esquerdo; VD, ventrículo direito; VE, ventrículo esquerdo.

por Doppler pulsado e colorido. A aorta ascendente e a aorta transversa pequenas são identificadas e pode estar presente uma coarctação discreta da aorta na área justaductal, embora na presença de um grande canal seja difícil de identificar. A ecocardiografia com Doppler mostra se as valvas mitral e aórtica estão gravemente estenosadas ou totalmente atrésicas. A presença de sinusoides coronários do ventrículo esquerdo pode ser identificada. Geralmente, o diagnóstico da síndrome da hipoplasia do coração esquerdo (SHCE) pode ser feito sem a necessidade de cateterismo cardíaco. Se este for necessário, a aorta ascendente hipoplásica é demonstrada pela angiografia.

PROGNÓSTICO E COMPLICAÇÕES

Os pacientes não tratados evoluem a óbito durante o primeiro mês de vida, geralmente na primeira ou na segunda semana de vida. Ocasionalmente, os recém-nascidos não operados podem viver por meses ou, raramente, anos. Até 30% das crianças com SHCE apresentam evidências de anomalias maiores ou menores do sistema nervoso central. Outras características dismórficas podem ser encontradas em até 40% delas. Logo, a avaliação pré-operatória cuidadosa (genética, neurológica, oftalmológica) deve ser realizada nos pacientes que são considerados para a terapêutica cirúrgica.

O acompanhamento por um prazo intermediário após a conclusão dos três estágios do procedimento de Norwood geralmente demonstra uma boa capacidade para o exercício e complicações equivalentes às de outros pacientes que tiveram o tratamento paliativo de Fontan (ver Capítulo 457.4). Alguns estudos mostram que os pacientes com SHCE têm um maior risco de problemas de desenvolvimento neurológico do que aqueles com outras lesões cardíacas congênitas complexas. Ainda é desconhecido se o aparecimento de um desenvolvimento neurológico deficiente é devido a malformações geneticamente associadas do sistema nervoso central, danos ao sistema nervoso pré-natal, alterações da hemodinâmica cerebral durante a cirurgia com circulação extracorpórea, ou à perfusão inadequada no pós-operatório. Além disso, um resultado desfavorável está associado à prematuridade, às síndromes cromossômicas e à situação socioeconômica precária.

TRATAMENTO

O tratamento cirúrgico para a SHCE está associado à melhora das taxas de sobrevida, relatadas como 90 a 95%, para a paliação de primeiro estágio em centros experientes. O reparo de primeiro estágio é realizado para construir uma fonte confiável de fluxo sanguíneo sistêmico do ventrículo direito único usando-se uma combinação de tecidos arteriais aórtico e pulmonar, e para limitar o fluxo sanguíneo pulmonar de modo a evitar a insuficiência cardíaca e prevenir o desenvolvimento de doença vascular pulmonar. Os procedimentos cirúrgicos tipicamente utilizados são **o procedimento de Norwood** (Figura 458.12) e o **procedimento de Sano**. O transplante cardíaco primário, anteriormente defendido por alguns centros, é muito menos comum por causa das taxas de sobrevida substancialmente melhoradas com a cirurgia padrão e do fornecimento limitado de doadores de órgãos nessa faixa etária.

Se um procedimento de Norwood ou de Sano estiver para ser realizado, o manejo médico pré-operatório inclui a correção da acidose e da hipoglicemia, a manutenção da permeabilidade do canal arterial com PGE_1 (0,01 a 0,20 μg/kg/min) para dar suporte ao fluxo sanguíneo sistêmico e a prevenção de hipotermia. O tratamento pré-operatório deve evitar um fluxo sanguíneo pulmonar excessivo por meio da escolha do modo ventilatório e da regulação dos parâmetros do ventilador, pelo aumento da concentração inspirada de CO_2, ou pela diminuição da concentração de O_2 inspirado. A atriosseptostomia com balão de Rashkind (se CIA restritiva) pode ser indicada.

Geralmente, o procedimento de Norwood ou de Sano é realizado em três fases. A **fase I** (ver Figura 458.12) inclui uma septectomia atrial e a transecção e ligadura do tronco da artéria pulmonar; a artéria pulmonar proximal é então ligada ao arco aórtico hipoplásico transversalmente aberto para formar uma "neoaorta", que se estende através do segmento coartado do arco aórtico justaductal. Um *shunt* aortopulmonar sintético (Blalock-Taussig) liga a aorta até a artéria pulmonar principal para fornecer um fluxo sanguíneo pulmonar controlado. Na modificação de Sano, em vez de um *shunt* aortopulmonar, é usado um tubo do ventrículo direito para a artéria pulmonar para suprir o fluxo sanguíneo pulmonar, criando temporariamente um ventrículo direito com dupla via de saída. O risco operatório desses procedimentos de primeiro estágio diminuiu dramaticamente nas últimas duas décadas e os melhores resultados relatados demonstram uma taxa de sobrevida de 90 a 95%.

A **fase II** consiste em uma anastomose de Glenn para conectar a veia cava superior nas artérias pulmonares (ver Capítulo 458.4) aos 2 a 6 meses de vida. A **fase III**, geralmente realizada aos 2 a 3 anos, é constituída por um procedimento de Fontan modificado (isolamento cavopulmonar) para ligar a veia cava inferior às artérias pulmonares, seja através de um túnel intra-atrial, seja através de um tubo externo. Após a fase III, todo o retorno venoso sistêmico entra na circulação pulmonar diretamente. O fluxo venoso pulmonar entra no átrio esquerdo e é dirigido através do septo atrial para a valva tricúspide e, posteriormente, para o ventrículo direito (agora sistêmico). O sangue sai do ventrículo direito através da neoaorta, que supre a circulação sistêmica. A raiz da antiga aorta agora ligada à neoaorta supre o fluxo sanguíneo coronário. Os riscos associados aos estágios II e III são ainda menores do que os da fase I; a mortalidade entre os estágios (geralmente entre as fases I e II) foi drasticamente reduzida com o uso de programas de monitoramento em casa. Os benefícios de curto e longo prazos da utilização do procedimento de Norwood *versus* o procedimento de Sano ainda não foram demonstrados.

Uma abordagem terapêutica alternativa é a realização de um **procedimento híbrido** para a primeira fase. Este envolve a execução de uma atriosseptostomia com balão de Rashkind, a colocação de um *stent* por meio de um cateter no canal arterial e a bandagem dos ramos da artéria pulmonar. Após o procedimento híbrido, os pacientes podem ser retirados da prostaglandina e ter alta hospitalar, mas precisam passar por um procedimento de segundo estágio mais extenso envolvendo a construção de uma nova aorta e a remoção das bandas de artéria pulmonar.

Outra opção é o **transplante cardíaco,** seja no período neonatal imediato, evitando assim a fase I do procedimento de Norwood, seja após uma fase I bem-sucedida ser realizada como uma ponte para o transplante. Após o transplante, os pacientes geralmente têm função cardíaca normal e nenhum sintoma de insuficiência cardíaca; no entanto, esses indivíduos têm o risco crônico de rejeição e terapia imunossupressora por toda a vida (ver Capítulo 470.1). A combinação da escassez de doadores e dos melhores resultados com procedimentos cirúrgicos padrão e híbrido tem levado a maioria dos centros a pararem de recomendar o transplante, exceto quando as lesões associadas tornam a operação de Norwood um procedimento excepcionalmente de alto risco, ou para pacientes que desenvolvem uma função ventricular deficiente em algum momento após a abordagem cirúrgica padrão.

Existem alguns subgrupos de pacientes com SHCE que podem estar sob maior risco cirúrgico, particularmente aqueles com estenose mitral mais atresia aórtica. Estes dados têm de ser confirmados em estudos maiores, e ainda não foram desenvolvidas abordagens alternativas. Diversos centros iniciaram estudos clínicos de terapias com células-tronco em um esforço para preservar a função ventricular direita em pacientes após a primeira fase de paliação de Norwood; no entanto, nenhum resultado está disponível até o momento.

PREVENÇÃO

A ecocardiografia fetal seriada mostra que, em alguns fetos, a SHCE pode ser uma lesão progressiva *in utero* que começa com a estenose aórtica valvar simples no meio da gestação. O fluxo diminuído através da valva aórtica estenótica reduz o fluxo através do ventrículo esquerdo durante o desenvolvimento, resultando em hipoplasia gradual da câmara ventricular. O potencial para prevenir essa hipoplasia foi demonstrado por meio da realização no útero de uma valvoplastia aórtica com balão em fetos na metade da gestação (Figura 458.13). Os primeiros resultados são animadores, embora mesmo que a valva aórtica seja aberta com êxito, o crescimento ventricular adequado ocorre em apenas cerca de 30% dos pacientes. Atualmente, este procedimento é considerado como experimental.

Devido à alta taxa de mortalidade da SHCE com septo atrial restritivo ou intacto, estão sob investigação tentativas de melhorar a mistura atrial *in utero* tanto com a septoplastia atrial fetal quanto com a colocação de *stent* atrial.

A bibliografia está disponível no GEN-io.

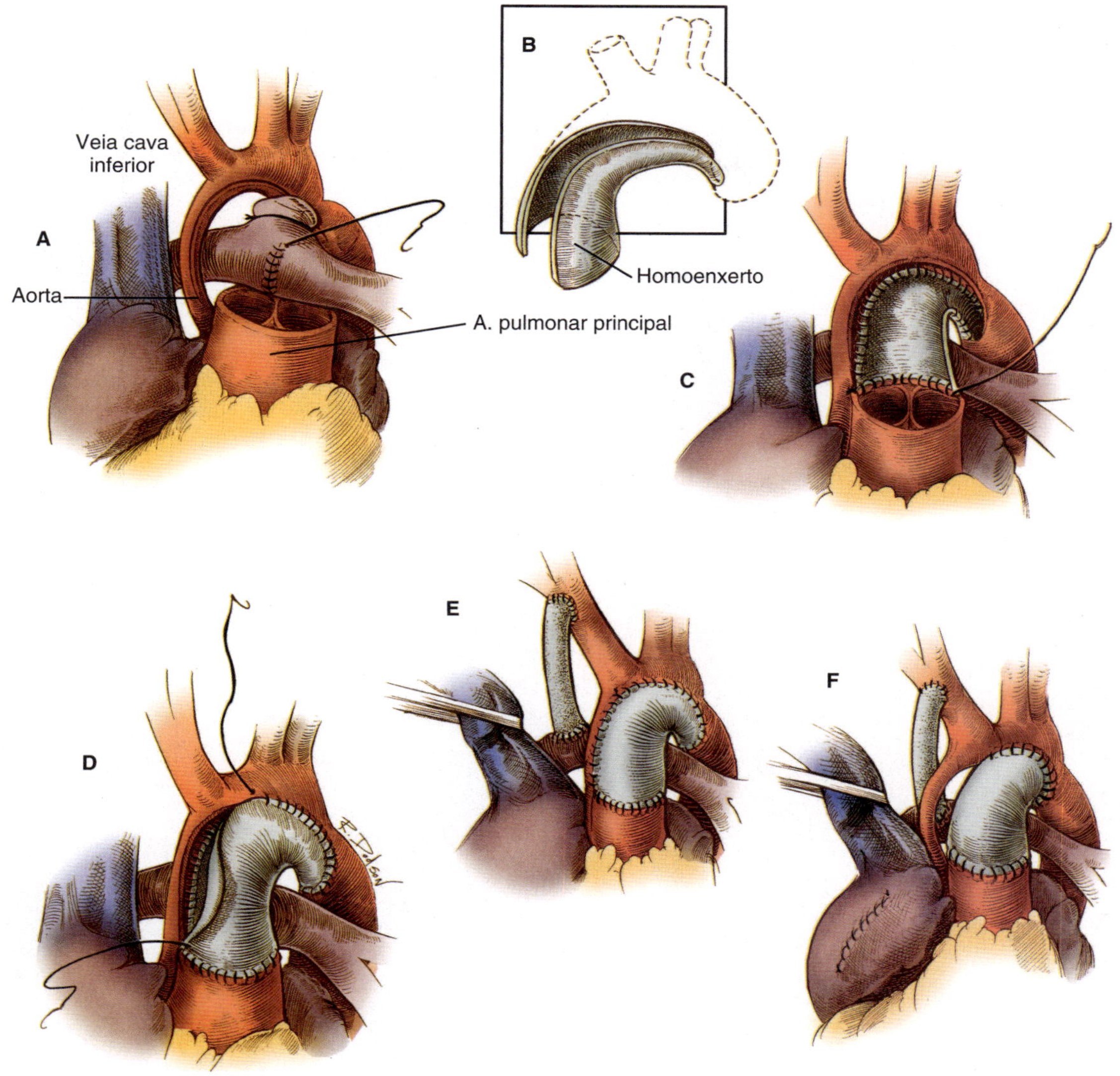

Figura 458.12 **Procedimento de Norwood, uma das duas técnicas atuais para a paliação de primeiro estágio da síndrome da hipoplasia do coração esquerdo.** **A.** As incisões utilizadas para o procedimento incorporam um remendo de aloenxerto da parede arterial. A artéria pulmonar principal dividida distalmente pode ser fechada por sutura direta ou com um retalho. **B.** Dimensões do remendo do aloenxerto da parede arterial. **C.** O aloenxerto da parede arterial é usado para ampliar a anastomose entre a artéria pulmonar principal dividida proximalmente, a aorta ascendente, o arco aórtico e a aorta descendente proximal. **D** e **E.** O procedimento é completado por uma septectomia atrial e um *shunt* de Blalock-Taussig direito modificado de 3,5 mm. **F.** Quando a aorta ascendente é particularmente pequena, um procedimento alternativo envolve a colocação de um tubo completo de aloenxerto arterial. A minúscula aorta ascendente pode ser deixada *in situ*, conforme indicado, ou implantada no lado da neoaorta. (*De Castañeda AR, Jonas RA, Mayer JE Jr, et al: Single-ventricle tricuspid atresia. In* Cardiac surgery of the neonate and infant, *Philadelphia, 1994, Saunders.*)

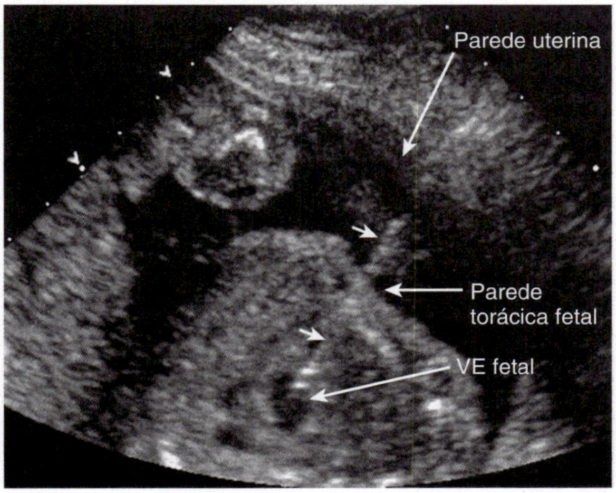

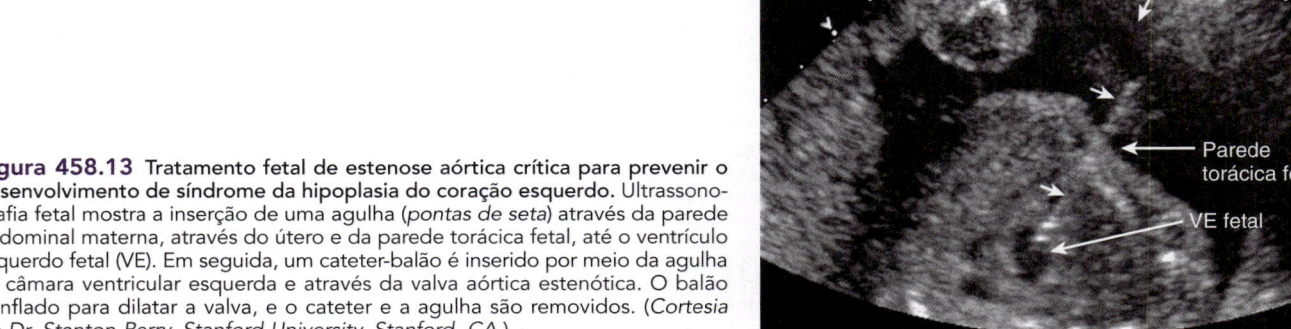

Figura 458.13 **Tratamento fetal de estenose aórtica crítica para prevenir o desenvolvimento de síndrome da hipoplasia do coração esquerdo.** Ultrassonografia fetal mostra a inserção de uma agulha (*pontas de seta*) através da parede abdominal materna, através do útero e da parede torácica fetal, até o ventrículo esquerdo fetal (VE). Em seguida, um cateter-balão é inserido por meio da agulha na câmara ventricular esquerda e através da valva aórtica estenótica. O balão é inflado para dilatar a valva, e o cateter e a agulha são removidos. (*Cortesia do Dr. Stanton Perry, Stanford University, Stanford, CA.*)

458.11 Posições Anormais do Coração e Síndromes de Heterotaxia (Asplenia, Poliesplenia)

Daniel Bernstein

A classificação e o diagnóstico da posição cardíaca anormal são mais bem realizados por meio de uma abordagem *segmentar* com a posição dos órgãos e dos átrios definida primeiramente, em seguida, a dos ventrículos e, por fim, a dos grandes vasos (Figura 458.14). A determinação do ***situs*** **toracoabdominal** pode ser feita por meio de demonstração radiográfica da posição dos órgãos abdominais e da bifurcação traqueal para o reconhecimento dos brônquios direito e esquerdo, como também pelo ecocardiograma. Geralmente, o *situs* atrial é semelhante ao *situs* dos órgãos e pulmões. No ***situs solitus***, os órgãos estão em suas posições normais (estômago e baço do lado esquerdo, fígado à direita), o pulmão direito trilobulado está à direita, e o pulmão esquerdo bilobulado do lado esquerdo; o átrio direito está do lado direito, e o átrio esquerdo está à esquerda. Quando os órgãos abdominais e a lobação do pulmão estão invertidos, ocorre um arranjo conhecido como ***situs inversus***: o átrio esquerdo está no lado direito e o átrio direito no lado esquerdo. Se o *situs* toracoabdominal não puder ser facilmente determinado, ocorre uma condição conhecida como ***situs indeterminus*** ou **heterotaxia**. As duas principais variações são a **síndrome da asplenia** (isomerismo direito ou lateralidade direita bilateral), que está associada a um fígado localizado centralmente, baço ausente e dois pulmões morfologicamente direitos (Figura 458.15); e a **síndrome da poliesplenia** (isomerismo esquerdo ou lateralidade esquerda bilateral), que está associada a vários baços pequenos, ausência da porção intra-hepática da veia cava inferior e dois pulmões morfologicamente esquerdos (Figura 458.16). As síndromes de heterotaxia estão normalmente associadas a graves lesões cardíacas congênitas:

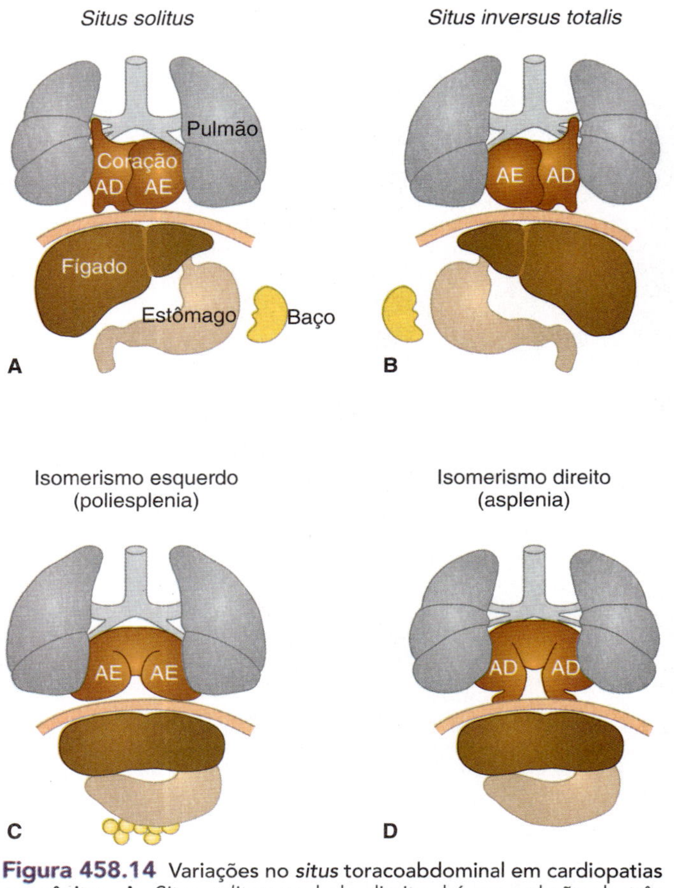

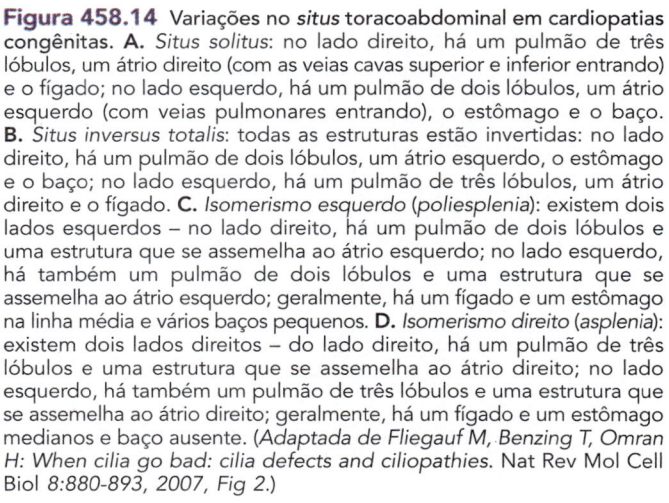

Figura 458.14 Variações no *situs* toracoabdominal em cardiopatias congênitas. **A.** *Situs solitus*: no lado direito, há um pulmão de três lóbulos, um átrio direito (com as veias cavas superior e inferior entrando) e o fígado; no lado esquerdo, há um pulmão de dois lóbulos, um átrio esquerdo (com veias pulmonares entrando), o estômago e o baço. **B.** *Situs inversus totalis*: todas as estruturas estão invertidas: no lado direito, há um pulmão de dois lóbulos, um átrio esquerdo, o estômago e o baço; no lado esquerdo, há um pulmão de três lóbulos, um átrio direito e o fígado. **C.** *Isomerismo esquerdo* (*poliesplenia*): existem dois lados esquerdos – no lado direito, há um pulmão de dois lóbulos e uma estrutura que se assemelha ao átrio esquerdo; no lado esquerdo, há também um pulmão de dois lóbulos e uma estrutura que se assemelha ao átrio esquerdo; geralmente, há um fígado e um estômago na linha média e vários baços pequenos. **D.** *Isomerismo direito* (*asplenia*): existem dois lados direitos – do lado direito, há um pulmão de três lóbulos e uma estrutura que se assemelha ao átrio direito; no lado esquerdo, há também um pulmão de três lóbulos e uma estrutura que se assemelha ao átrio direito; geralmente, há um fígado e um estômago medianos e baço ausente. (*Adaptada de Fliegauf M, Benzing T, Omran H: When cilia go bad: cilia defects and ciliopathies.* Nat Rev Mol Cell Biol *8:880-893, 2007, Fig 2.*)

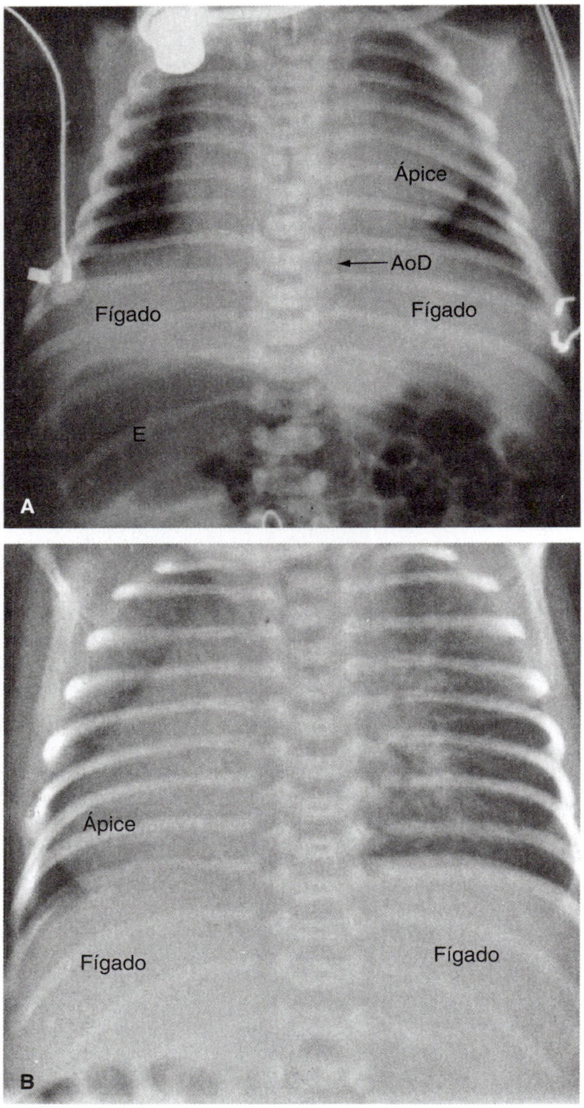

Figura 458.15 Radiografias de um recém-nascido masculino com asplenia e isomerismo direito. **A.** O fígado está transverso, o estômago (E) está à direita e o coração na linha média, mas o eixo da base para o ápice aponta para a esquerda. AoD, Aorta descendente. **B.** O fígado está transverso, o eixo da base para o ápice aponta para a direita e o coração está à direita da linha média. A aparência de vidro fosco dos pulmões foi causada por drenagem anômala total das veias pulmonares obstrutiva. (*De Perloff, JK Marelli AJ*: Perloff's clinical recognition of congenital heart disease, *ed 6, Philadelphia, 2012, Elsevier Saunders, Fig 3-31, p 32.*)

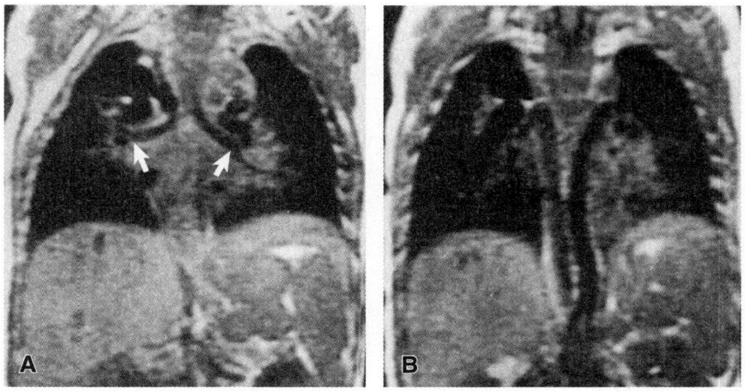

Figura 458.16 **A.** Imagem de RM ponderada em T1 no plano coronal de um paciente com síndrome de heterotaxia (poliesplenia) mostra um padrão de ramificação brônquica abaixo das artérias pulmonares (*setas*) e baços no quadrante superior esquerdo. **B.** Mais posterior, imagem de RM ponderada em T1 no plano coronal mostra continuidade à esquerda com ázigo-hemiázigo e a veia cava superior esquerda e à direita com a aorta torácica. (*De Applegate KE, Goske MJ, Pierce G, Murphy D: Situs revisited: imaging of the heterotaxy syndrome,* Radiographics *19:837-852, 1999, Fig 4.*)

CIA, CIV, defeito do septo atrioventricular, hipoplasia de um dos ventrículos, estenose ou atresia pulmonares e drenagens anômalas venosas pulmonar ou sistêmica (Tabela 458.2).

As síndromes de heterotaxia humana podem estar relacionadas a distúrbios no desenvolvimento dos eixos dos cílios e esquerdo-direito do útero. Os genes envolvidos na via de sinalização Nodal, incluindo o *NODAL* (gene assimétrico conhecido), bem como aqueles influenciados por Nodal, como a superfamília do fator de crescimento transformador (TGF)-β (*LEFTYA, LEFTYB*) e Pitx2, podem estar implicados no desenvolvimento das síndromes de heterotaxia (Figura 458.17). Encontram-se disponíveis painéis de genes diagnósticos para identificar uma possível base genética.

O próximo segmento é a localização dos **ventrículos,** que depende do sentido do desenvolvimento da alça cardíaca embrionária. A protrusão inicial da alça para a direita (**alça-d**) transporta o futuro ventrículo direito anteriormente e para a direita, ao passo que o ventrículo esquerdo permanece posterior e à esquerda. Com o *situs solitus*, uma alça-d produz conexões atrioventriculares normais (átrio direito ligado ao ventrículo direito, átrio esquerdo ligado ao ventrículo esquerdo). A protrusão da alça para a esquerda (**alça-e**) transporta o futuro ventrículo direito para o lado esquerdo e o ventrículo esquerdo para a direita. Neste caso, na presença de *situs solitus*, o átrio direito conecta-se ao ventrículo esquerdo e o átrio esquerdo ao ventrículo direito **(inversão ventricular).**

O segmento final é o dos grandes vasos. Com cada tipo de alça cardíaca, as relações ventriculoarteriais podem ser consideradas tanto como normais (ventrículo direito com artéria pulmonar, ventrículo esquerdo com aorta) quanto transpostas (ventrículo direito com aorta, ventrículo esquerdo com artéria pulmonar). Uma classificação adicional pode ser feita com base na posição da aorta (normalmente para a direita e posterior) em relação à artéria pulmonar. Na transposição, geralmente a aorta encontra-se anterior e tanto para a direita da artéria pulmonar **(d-transposição)** quanto para a esquerda **(l-transposição).**

Tabela 458.2 Comparação das síndromes de heterotaxia cardioesplênica.

CARACTERÍSTICA	ASPLENIA (ISOMERISMO DIREITO)	POLIESPLENIA (ISOMERISMO ESQUERDO)
Baço	Ausente	Múltiplos
Lateralidade	Bilateral direita	Bilateral esquerda
Pulmões	Bilateral trilobular com brônquios epiarteriais	Bilateral bilobular com brônquios hipoarteriais
Sexo	Homens (65%)	Mulheres ≥ homens
Estômago do lado direito	Sim	Menos comum
Fígado simétrico	Sim	Sim
Rotação intestinal parcial ou má rotação	Sim	Sim
Risco de vólvulo do intestino médio	Sim	Sim
Dextrocardia (%)	30 a 40	30 a 40
Fluxo sanguíneo pulmonar	Diminuído (geralmente)	Aumentado (geralmente)
Cianose grave	Sim	Não
Transposição das grandes artérias (%)	60 a 75	15
Drenagem anômala total das veias pulmonares (%)	70 a 80	Rara
Valva atrioventricular comum (%)	80 a 90	20 a 40
Ventrículo único (%)	40 a 50	10 a 15
Ausência da veia cava inferior com continuação da ázigo	Não	Característica
Veia cava superior bilateral	Sim	Sim
Outros defeitos comuns	AP, EP, arco aórtico à direita	Drenagem anômala parcial de veias pulmonares, comunicação interventricular, dupla via de saída do ventrículo direito
Risco de sepse pneumocócica	Sim	Sim
Corpos de Howell-Jolly e de Heinz, eritrócitos ocos	Sim	Não
Risco de infecção nosocomial	Sim	Sim
Vesícula biliar ausente; atresia biliar	Não	Sim

AP, atresia pulmonar; EP, estenose pulmonar.

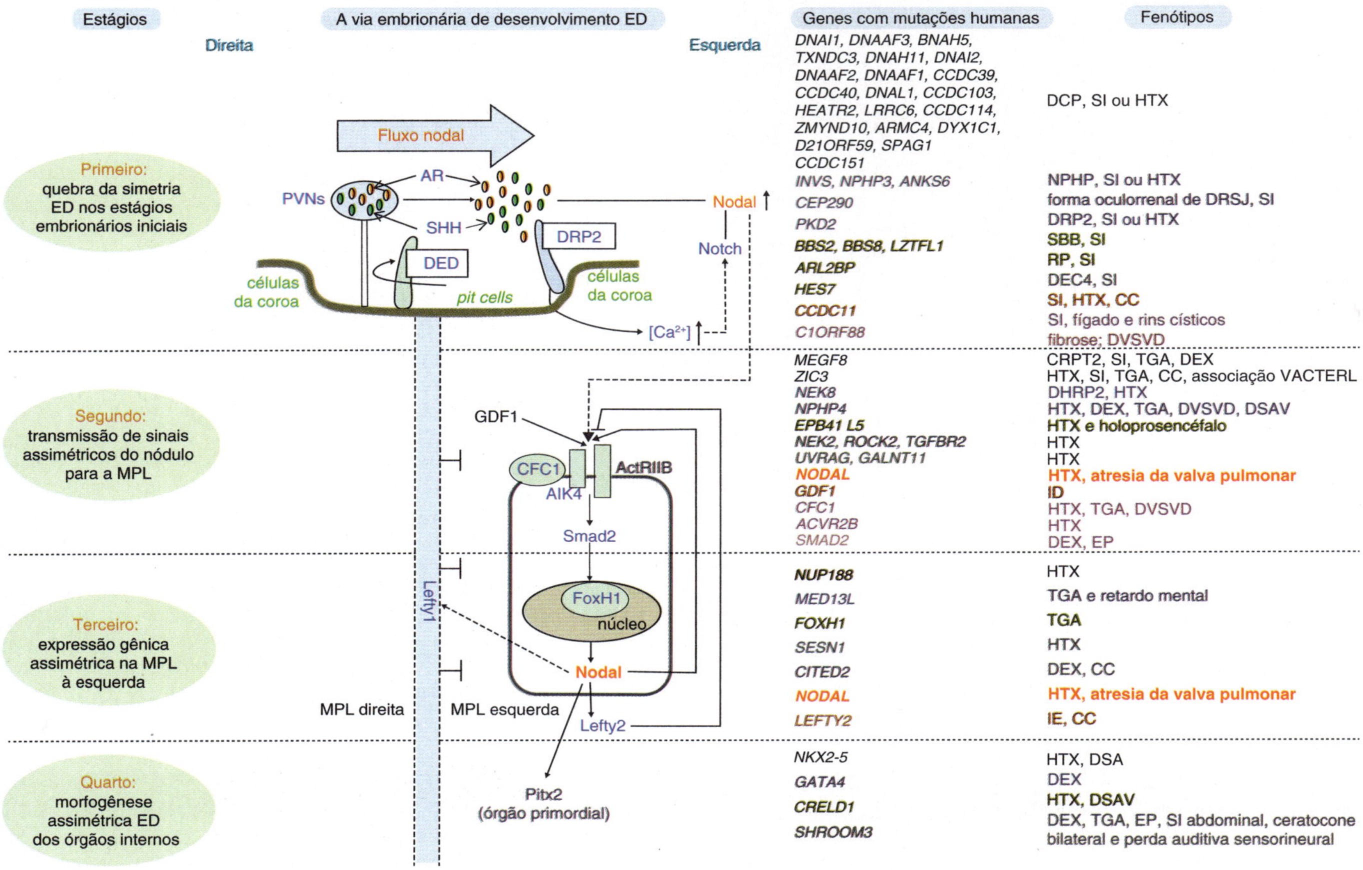

Figura 458.17 **Trajetória do desenvolvimento da esquerda para a direita (ED) no embrião de camundongo, lista de genes associados a distúrbios de assimetria ED humana e fenótipos correspondentes em humanos.** A monocilia contendo DED gera um fluxo nodal para a esquerda e um fluxo nodal com sentido ciliar contendo policistina 2 e inicia um sinal de cálcio assimétrico, que induz a expressão de Nodal ao redor do linfonodo. A sinalização Nodal está envolvida na morfogênese assimétrica por induzir a expressão dos genes responsivos a Nodal (*NODAL, LEFTY2 e PITX2*) na mesoderme da placa lateral esquerda (MPL) e a expressão de *LEFTY1* na linha média. Foram identificadas mutações de genes associados a ciliopatias e à via de transdução de sinal nodal em distúrbios de assimetria ED humanos. As *setas completas* indicam um efeito positivo direto na expressão gênica; as *setas tracejadas* indicam um efeito indireto; e as *linhas* indicam inibição. AR, Ácido retinoico; CC, cardiopatia congênita; CIA, comunicação interatrial; CRPT2, síndrome de Carpenter 2; DCP, discinesia ciliar primária; DEC4, disostose espondilocostal 4; DEX, dextrocardia; DHRP2, displasia hepatorrenal-pancreática 2; DRP2, doença renal policística 2; DRSJ, distúrbios relacionados à síndrome de Joubert; DSA, defeito do septo atrial; DSAV, defeitos do septo atrioventricular; DVSVD, dupla via de saída do ventrículo direito; EP, estenose pulmonar; HTX, heterotaxia; ID, isomerismo direito; IE, isomerismo esquerdo; NPHP, nefronoftise; PVNs, parcelas vesiculares nodais; RP, retinite pigmentosa; SBB, síndrome de Bardet-Biedl; SHH, *sonic hedgehog*; SI, *situs inversus*; TGA, transposição das grandes artérias. (*De Deng H, Xia H, Deng S: Genetic basis of human left-right asymmetry disorders,* Expert Rev Mol Med *16:e19, 2014, Fig 1.*)

Estas relações segmentares normalmente podem ser determinadas por ecocardiografia, que demonstra tanto as relações atrioventriculares quanto ventriculoarteriais. As manifestações clínicas destas síndromes de posição cardíaca anormal são determinadas principalmente pelas suas anomalias cardiovasculares associadas.

A **dextrocardia** ocorre quando o coração está no lado direito do tórax. A **levocardia** (a situação normal) está presente quando o coração está no lado esquerdo do tórax. A dextrocardia sem *situs inversus* associado e a levocardia na presença de *situs inversus* frequentemente são mais complicadas por outras malformações cardíacas graves. As pesquisas com crianças maiores e adultos indicam que a dextrocardia com *situs inversus* e grandes artérias normalmente posicionadas (dextrocardia com "imagem em espelho") está frequentemente associada a um coração funcionalmente normal, embora seja comum uma doença cardíaca congênita de natureza menos grave.

As anormalidades anatômicas ou funcionais dos pulmões, do diafragma e da caixa torácica podem resultar em deslocamento do coração para a direita **(dextroposição).** Neste caso, no entanto, normalmente o ápice cardíaco está apontado para a esquerda. Esta posição anatômica está menos frequentemente associada a lesões cardíacas congênitas, embora a hipoplasia de um pulmão possa estar acompanhada do retorno venoso pulmonar anômalo daquele pulmão (**síndrome da cimitarra;** ver Capítulo 453.4).

O ECG é difícil de interpretar na presença de lesões com anatomia discordante atrial, ventricular e dos grandes vasos. Geralmente, o diagnóstico requer estudos detalhados de caracterização ecocardiográfica e às vezes RM, TC ou cateterismo cardíaco. O **prognóstico** e o **tratamento** de pacientes com uma das anomalias cardíacas posicionais são determinados pelos defeitos subjacentes e são abordados nos seus respectivos capítulos. A asplenia aumenta o risco de infecções graves, tais como sepse bacteriana, e, portanto, requer uma profilaxia antibiótica diária. Os pacientes com poliesplenia frequentemente têm função deficiente do baço e podem exigir profilaxia contra a sepse pneumocócica. Aqueles com heterotaxia também estão sob maior risco de má rotação e vólvulo intestinais, assim como de discinesia ciliar e complicações pulmonares associadas.

A bibliografia está disponível no GEN-io.

Capítulo 459

Outras Malformações Cardíacas e Vasculares Congênitas

459.1 Anomalias do Arco Aórtico

Daniel Bernstein

ARCO AÓRTICO À DIREITA

Nessa anomalia, a aorta curva-se para o lado direito e desce pela direita da coluna vertebral. Geralmente, está associada a outras malformações cardíacas e é encontrada em 20% dos casos de tetralogia de Fallot, sendo comum também no *truncus arteriosus*. O arco aórtico direito sem outras anomalias cardíacas não está associado à ocorrência de sintomas. Frequentemente, pode ser visualizado na radiografia torácica. A traqueia é desviada ligeiramente para a esquerda da linha média, em vez de desviar-se para a direita, como quando há um arco esquerdo normal. Na **esofagografia com bário**, o esôfago apresenta uma indentação na sua margem direita no nível do arco aórtico.

ANÉIS VASCULARES

As anormalidades congênitas do arco aórtico e seus ramos maiores resultam na formação de anéis vasculares ao redor da traqueia e do esôfago com graus variados de compressão (Tabela 459.1). A origem dessas lesões pode ser mais bem compreendida pela revisão da embriologia do arco aórtico (ver Capítulo 447, Figura 447.1). As anomalias mais comuns são: (1) duplo arco aórtico (Figura 459.1*A*), (2) arco aórtico à direita com ligamento arterioso esquerdo, (3) artéria inominada anômala emergindo mais à esquerda no arco do que o usual, (4) artéria carótida esquerda anômala emergindo mais para a direita do que o usual e passando anteriormente à traqueia e (5) artéria pulmonar esquerda anômala (***sling* vascular**). Nesta última, o vaso

Tabela 459.1 Anéis vasculares.

LESÃO	SINTOMAS	RADIOGRAFIA SIMPLES	BÁRIO VIA ORAL	BRONCOSCOPIA	RESSONÂNCIA MAGNÉTICA/ ECOCARDIOGRAFIA	TRATAMENTO
DUPLO ARCO AÓRTICO						
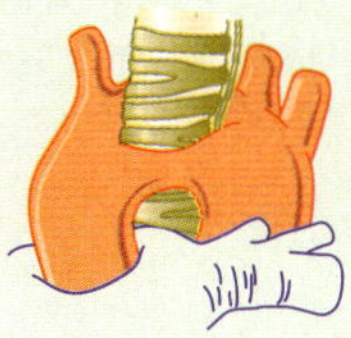	Estridor Desconforto respiratório Disfunção da deglutição Apneia reflexa	AP – base cardíaca mais alargada Lat. – traqueia estreitada desviada para frente na região C3-C4	Indentação bilateral do esôfago	Compressão traqueal bilateral – ambos os lados pulsáteis	Diagnóstica	Ligar e dividir o arco menor (geralmente o esquerdo)
ARCO AÓRTICO À DIREITA E LIGAMENTO/DUCTO ARTERIOSO ESQUERDO						
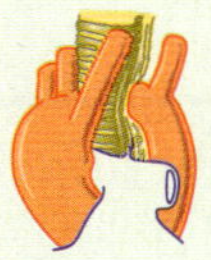	Desconforto respiratório Disfunção da deglutição	AP – desvio traqueal para a esquerda (arco à direita)	Indentação bilateral do esôfago D > E	Compressão traqueal bilateral – pulsátil à direita	Diagnóstica	Seccionar o ligamento/canal arterial
ARTÉRIA INOMINADA ANÔMALA						
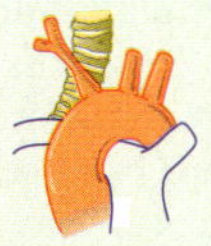	Tosse Estridor Apneia reflexa	AP – normal Lat. – compressão traqueal anterior	Normal	Compressão traqueal anterior pulsátil	Desnecessária	Conservador se não houver apneia
SUBCLÁVIA DIREITA ABERRANTE						
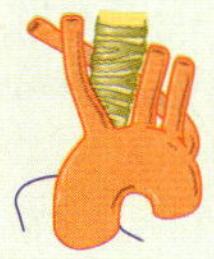	Disfunção da deglutição ocasional	Normal	AP – defeito oblíquo em direção superior e direita Lat. – pequeno defeito na parede posterior direita	Geralmente normal	Diagnóstica	Ligar a artéria
SLING PULMONAR						
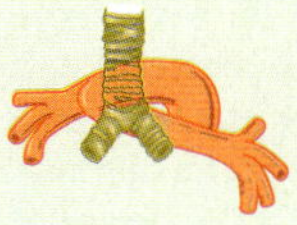	Estridor expiratório Desconforto respiratório	AP – hilo esquerdo baixo, enfisema e atelectasias à direita Lat. – arqueamento anterior do brônquio direito e da traqueia	± Indentação anterior sobre a carina entre o esôfago e a traqueia	Deslocamento da traqueia para a esquerda Compressão do brônquio-fonte direito	Diagnóstica	Seccionar e reanastomosar à artéria pulmonar principal em frente à traqueia

AP, Anteroposterior; Lat., lateral; RM, ressonância magnética. De Kliegman RM, Greenbaum LA, Lye PS: *Practical strategies in pediatric diagnosis and therapy*, ed 2, Philadelphia, 2004, Elsevier, p. 88.

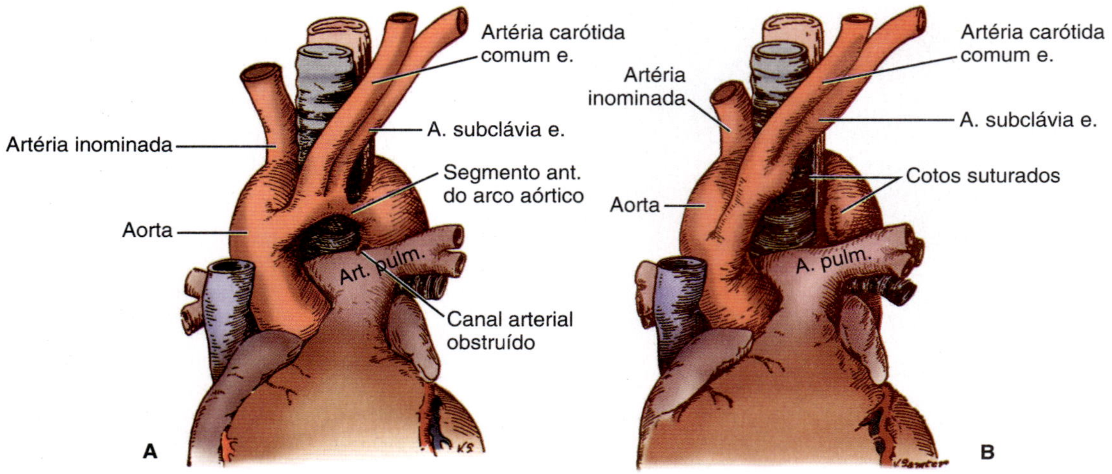

Figura 459.1 Duplo arco aórtico. **A.** Segmento anterior pequeno do duplo arco aórtico (tipo mais comum). **B.** Procedimento operatório para liberação do anel vascular. e, Esquerda; a e art., artéria; ant., anterior; pulm., pulmonar.

anômalo emerge de um tronco da artéria pulmonar alongado ou da artéria pulmonar direita. Ele cursa entre a traqueia e o esôfago, comprimindo-os. Dependendo da anomalia vascular, pode ocorrer doença cardíaca congênita associada em 5 a 50% dos pacientes.

Manifestações clínicas

Se o anel vascular produzir compressão da traqueia e do esôfago, frequentemente os sintomas estarão presentes durante a primeira infância. Sibilos crônicos são exacerbados por choro, alimentação e flexão do pescoço. A extensão do pescoço tende a aliviar a respiração ruidosa. Vômito também pode estar presente. Os lactentes afetados podem apresentar tosse metálica, pneumonia ou, em casos raros, morte súbita por broncoaspiração.

Diagnóstico

O exame radiográfico padrão geralmente não é de grande ajuda. No passado, a esofagografia com bário era o método usual de diagnóstico (Figura 459.2), agora substituída pela ecocardiografia combinada com ressonância magnética (RM) ou com tomografia computadorizada (TC). O cateterismo cardíaco é reservado aos casos com anomalias associadas ou em casos raros nos quais essas outras modalidades não sejam diagnósticas. A broncoscopia pode ser útil nos casos mais graves para determinar a extensão do estreitamento das vias respiratórias.

Tratamento

A cirurgia é aconselhada para os pacientes sintomáticos que apresentam evidência de compressão traqueal. Geralmente, o vaso anterior é dividido nos pacientes com duplo arco aórtico direito (ver Figura 459.1*B*). A

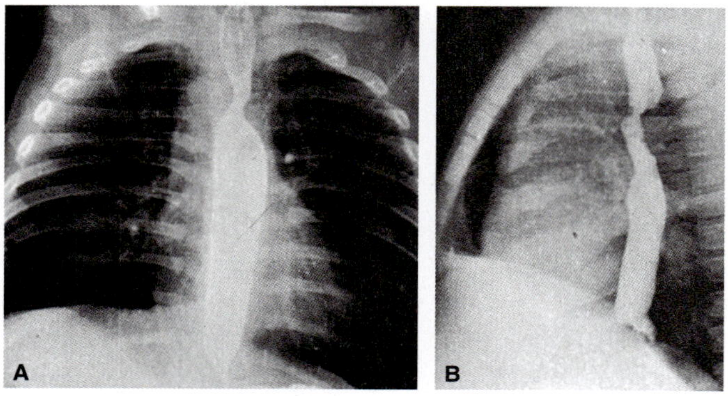

Figura 459.2 Duplo arco aórtico em um lactente de 5 meses de vida. **A.** Vista anteroposterior. O esôfago repleto de bário está comprimido em ambos os lados. **B.** Vista lateral. O esôfago está deslocado para a frente. O arco anterior era o menor e foi dividido na cirurgia.

compressão produzida pelo arco aórtico à direita e pelo ligamento arterioso esquerdo é aliviada pela secção deste último. As artérias inominadas ou carótidas anômalas não podem ser divididas; a fixação da adventícia desses vasos ao esterno geralmente alivia a compressão. A artéria pulmonar esquerda anômala pode ser corrigida pela divisão em sua origem e reanastomose no tronco da artéria pulmonar após ter sido trazida para frente da traqueia. A traqueomalacia grave, caso esteja presente, pode requerer concomitante reconstrução da traqueia.

A bibliografia está disponível no GEN-io.

459.2 Origem Anômala das Artérias Coronárias

Daniel Bernstein

A Tabela 459.2 fornece uma classificação para as anomalias arteriais coronarianas. Embora muitas destas ocorram isoladamente, anomalias congênitas podem ser observadas também em pacientes com cardiopatia congênita (tetralogia de Fallot, transposição das grandes artérias, transposição de grandes artérias corrigida congenitamente, ventrículo único, atresia tricúspide, *truncus arteriosus*, valvas aórticas quadricúspides ou bicúspides ou dupla via de saída do ventrículo direito). Além disso, as lesões adquiridas das artérias coronárias causadas por cardiopatia congênita existente podem se desenvolver como consequência de hipertensão ou alterações no fluxo sanguíneo, como acontece na coarctação da aorta, na estenose aórtica supravalvar, na regurgitação aórtica, na atresia pulmonar com septo interventricular íntegro, na síndrome da hipoplasia do coração esquerdo e na ectasia coronariana secundária à cardiopatia cianótica.

ORIGEM ANÔMALA DA ARTÉRIA CORONÁRIA ESQUERDA NA ARTÉRIA PULMONAR

Na origem anômala da artéria coronária esquerda na artéria pulmonar (**ALCAPA**), o aporte sanguíneo ao miocárdio ventricular esquerdo (VE) torna-se gravemente comprometido. Logo após o nascimento, conforme cai a pressão arterial pulmonar, a pressão de perfusão da artéria coronariana esquerda (ACE) se torna inadequada, resultando em isquemia do miocárdio, infarto e fibrose. Em alguns casos, anastomoses colaterais interarteriais se desenvolvem entre a artéria coronária direita (ACD) e a ACE. O fluxo sanguíneo na ACE é então invertido e passa a desaguar na artéria pulmonar, uma condição conhecida como síndrome do "furto miocárdico". O VE torna-se dilatado e desenvolve uma disfunção. A insuficiência mitral é uma complicação frequente secundária a um anel valvar dilatado ou infarto de um músculo papilar. Também podem se desenvolver aneurismas localizados na parede livre

Tabela 459.2 Anomalias congênitas das artérias coronárias não associadas à cardiopatia congênita.

ORIGEM AÓRTICA ANÔMALA
- Óstio excêntrico em um seio aórtico
- Óstio ectópico sobre um seio aórtico
- Artéria conal advinda do seio aórtico direito
- Artéria coronária circunflexa advinda do seio aórtico direito ou da artéria coronária direita
- Origem das artérias coronárias circunflexa e descendente em óstios separados no seio aórtico esquerdo (ausência de artéria coronária principal esquerda)
- Atresia da artéria coronária principal esquerda
- Origem da artéria coronária descendente anterior esquerda no seio aórtico direito ou na artéria coronária direita
- Origem da artéria coronária direita no seio aórtico esquerdo, no seio aórtico posterior ou na artéria coronária esquerda
- Origem de uma única artéria coronária no seio aórtico direito ou esquerdo
- Origem anômala de uma artéria sistêmica não cardíaca

ORIGEM AÓRTICA ANÔMALA COM TRAJETO PROXIMAL ANÔMALO
- Angulação proximal aguda
- Artéria coronária direita ectópica passando entre a aorta e o tronco pulmonar
  - Artéria coronária principal esquerda ectópica
  - Entre a aorta e o tronco pulmonar
  - Anterior ao tronco pulmonar
  - Posterior à aorta
- Em meio ao septo interventricular (intramiocárdica)
- Artéria coronária descendente anterior esquerda ectópica que se encontra anterior, posterior ou entre a aorta e o tronco pulmonar

ORIGEM ANÔMALA DE UMA ARTÉRIA CORONÁRIA NO TRONCO PULMONAR
- Artéria coronária principal esquerda
- Artéria coronária descendente anterior esquerda
- Artéria coronária direita
- Ambas as artérias coronárias direita e esquerda
- Artéria coronária circunflexa
- Artéria coronária acessória

De Perloff JK, Marelli J: *Perloff's clinical recognition of congenital heart disease*, ed 6, Philadelphia, 2012, Elsevier Saunders (Table 32-3, p. 532).

do VE. Ocasionalmente, alguns pacientes apresentam fluxo sanguíneo miocárdico adequado durante a infância e, posteriormente na vida, desenvolvem um sopro contínuo e um pequeno *shunt* esquerda-direita através do sistema coronariano dilatado (o fluxo vai da aorta para a ACD, depois para a ACE e, por fim, para a artéria pulmonar).

Manifestações clínicas

A falência cardíaca torna-se aparente dentro dos primeiros meses de vida e pode ser exacerbada por uma infecção respiratória. Ocorrem ataques recorrentes de desconforto, irritabilidade, sudorese, dispneia e palidez, os quais provavelmente representam uma versão infantil da **angina de peito**. O aumento do coração varia de moderado a significativo. É comum encontrar um ritmo de galope. Os sopros podem ser de ejeção não específicos ou podem ser holossistólicos devido à insuficiência mitral. Os pacientes mais velhos com anastomoses intercoronarianas abundantes podem apresentar sopros contínuos e disfunção mínima do VE. Na adolescência, podem experimentar angina durante o exercício. Casos raros de pacientes com ACD anômala podem também apresentar tais achados clínicos.

Diagnóstico

O exame radiográfico confirma a cardiomegalia. O eletrocardiograma (ECG) lembra o padrão descrito no infarto da parede lateral do miocárdio em adultos. É observado nas derivações I e aVL um padrão de QR seguido de ondas T invertidas. As derivações da superfície do VE (V_5 e V_6) podem também demonstrar ondas Q profundas e exibir segmentos ST elevados com ondas T invertidas (Figura 459.3). A ecocardiografia bidimensional (2D) com Doppler colorido pode sugerir

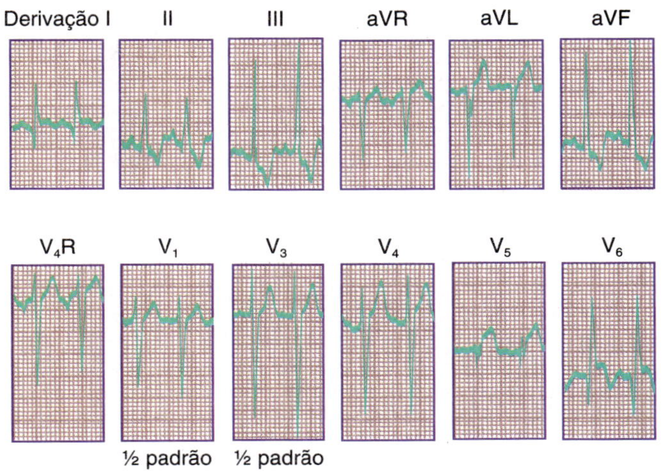

Figura 459.3 **Eletrocardiograma de uma criança de 3 meses de vida com origem anômala da artéria coronária esquerda na artéria pulmonar.** Infarto lateral do miocárdio evidenciado pelas ondas Q anormalmente grandes e alargadas nas derivações I, V_5 e V_6; segmento ST elevado em V_5 e V_6; e inversão da onda T em V_6.

o diagnóstico; contudo, pode não ser confiável. Na imagem 2D isolada, a ACE pode se apresentar como se estivesse emergindo da aorta. O uso do Doppler colorido demonstrou melhor acurácia no diagnóstico dessa lesão demonstrando a presença de fluxo retrógrado na ACE. A TC e a RM podem confirmar a origem das artérias coronárias. O cateterismo cardíaco fecha o diagnóstico; a aortografia mostra opacificação imediata apenas da ACD. Esse vaso está grande e tortuoso. Após o preenchimento das anastomoses intercoronarianas, a ACE se encontrará opacificada e o contraste poderá ser observado adentrando a artéria pulmonar. A arteriografia pulmonar pode também opacificar a origem da ACE anômala. A ventriculografia seletiva esquerda geralmente demonstra um VE dilatado que se esvazia com dificuldade e regurgitação mitral.

Tratamento e prognóstico

Se não tratada a doença, a morte frequentemente ocorre por falência cardíaca dentro dos primeiros 6 meses de vida. Geralmente, aqueles que sobrevivem apresentam anastomoses colaterais intercoronarianas abundantes. O manejo clínico inclui a terapia padrão para insuficiência cardíaca (diuréticos, inibidores da enzima conversora de angiotensina) e o controle da isquemia (nitratos, agentes betabloqueadores).

O tratamento cirúrgico consiste em desinserir a artéria coronária anômala da artéria pulmonar e anastomosá-la à aorta para reestabelecer a perfusão miocárdica normal. Nos pacientes que já sofreram um infarto significativo do miocárdio, o transplante cardíaco pode ser a única opção (ver Capítulo 470.1).

ORIGEM ANÔMALA DA ARTÉRIA CORONÁRIA DIREITA NA ARTÉRIA PULMONAR

A origem anômala da ACD na artéria pulmonar é raramente manifestada durante o período de lactente ou no início da infância. A ACE encontra-se alargada, ao passo que a ACD apresenta parede adelgaçada e levemente alargada. No início da primeira infância, a perfusão da ACD advém da artéria pulmonar, ao passo que mais tarde a perfusão advém dos ramos colaterais dos vasos coronarianos esquerdos. Podem ocorrer angina e morte súbita durante a adolescência e a vida adulta. Quando reconhecida, essa anomalia deve ser reparada por meio de reanastomose da ACD com a aorta.

ORIGEM ECTÓPICA DA ARTÉRIA CORONÁRIA A PARTIR DA AORTA COM TRAJETO PROXIMAL ABERRANTE

Na origem ectópica da artéria coronária a partir da aorta com trajeto proximal aberrante, a artéria aberrante pode ser um ramo da artéria coronária esquerda, direita ou maior. O sítio de origem pode ser o seio de Valsalva errôneo (origem anômala da artéria coronária a partir do seio oposto), ou uma artéria coronária proximal. O óstio pode encontrar-se hipoplásico, similar a uma fenda, ou de calibre normal. O vaso aberrante pode passar anteriormente, posteriormente ou entre a aorta e o trato de saída ventricular direito (TSVD); pode tunelizar-se no tecido do septo conal ou do septo interventricular. A obstrução resultante de hipoplasia dos óstios, a tunelização entre a aorta e o TSVD ou o septo interventricular, bem como a angulação aguda, causam infarto do miocárdio. Vasos não obstruídos não produzem sintomas (Tabela 459.3). Os pacientes com essa anormalidade rara são frequentemente vistos pela primeira vez com infarto grave do miocárdio, arritmias ventriculares, angina de peito ou síncope; pode ocorrer morte súbita, especialmente em atletas jovens.

As modalidades diagnósticas incluem ECG, testes de esforço, ecocardiografia, TC ou RM, cintigrafia de perfusão com radionuclídeos e cateterismo com angiografia coronariana seletiva.

O tratamento é indicado para os vasos obstruídos e consiste em aortoplastia com reanastomose do vaso aberrante ou, ocasionalmente, enxerto em ponte de artéria coronária. O manejo de pacientes assintomáticos com essas formas de origem ectópica da artéria coronária permanece controverso. Anteriormente, acreditava-se que o risco de **morte súbita ao nascimento** atribuído a certas anomalias coronarianas fosse bastante alto, visto que a avaliação do risco se baseava na necropsia. O risco atribuído a algumas artérias coronarianas anômalas é mais baixo do que se acreditava (ver Tabela 459.3). O maior perigo parece estar associado à ACE anômala originada no seio direito de Valsalva com curso interarterial, principalmente quando o paciente jovem participa de um esforço físico vigoroso, como os esportes competitivos. Um documento multicêntrico, o **Anomalous Aortic Origin of the Coronary Artery (AAOCA) Registry** da Congenital Heart Surgeons Society, encontra-se em estágio de coleta de dados para se compreender o risco de morte súbita cardíaca nessa população.

A bibliografia está disponível no GEN-io.

459.3 Fístula Arteriovenosa Pulmonar

Daniel Bernstein

As comunicações vasculares fistulares dos pulmões podem ser grandes e localizadas ou múltiplas, disseminadas e pequenas. A forma mais comum dessa condição infrequente é a **síndrome de Osler-Weber-Rendu** (telangiectasia hemorrágica hereditária tipo I), a qual também está associada a angiomas das membranas mucosas nasal e oral, do trato gastrintestinal (GI) ou do fígado. As mutações no gene da endotelina, um componente da superfície celular do complexo de receptores do fator de crescimento transformador (TGF)-β, causam essa síndrome. A comunicação usual ocorre entre a artéria e a veia pulmonar; a comunicação direta entre a artéria pulmonar e o átrio esquerdo é extremamente rara. O sangue dessaturado da artéria pulmonar é desviado através da fístula para a veia pulmonar, não passando então pelos pulmões e adentrando o lado esquerdo do coração, o que resulta em dessaturação sistêmica arterial e, algumas vezes, em cianose clinicamente detectável. O *shunt* pela fístula ocorre em baixas pressão e resistência, ou seja, a pressão da artéria pulmonar encontra-se normal; não estarão presentes a cardiomegalia e a falência cardíaca.

As manifestações clínicas dependem da magnitude do *shunt*. Fístulas grandes estão associadas a dispneia, cianose, baqueteamento digital, sopro contínuo e policitemia. A hemoptise é rara, mas, quando ocorre, pode ser massiva. As apresentações da síndrome de Osler-Weber-Rendu são observadas em aproximadamente 50% dos pacientes (ou outros membros da família) e incluem epistaxe recorrente e sangramento do trato GI. Vertigem transitória, diplopia, afasia, fraqueza motora ou convulsões podem ser resultado de trombose cerebral, abscesso ou embolia paradoxal. Podem se apresentar audíveis sobre o local da fístula sopros suaves sistólicos ou contínuos. O ECG é normal. A radiografia do tórax pode mostrar opacidades produzidas por fístulas maiores; fístulas múltiplas e pequenas podem ser visualizadas por meio de fluoroscopia (como pulsações anormais), RM ou TC. A arteriografia pulmonar seletiva mostra o local, a extensão e a distribuição das fístulas.

O tratamento, que consiste na excisão das lesões isoladas ou localizadas por meio de lobectomia ou ressecção em cunha, resulta em desaparecimento completo dos sintomas. Porém, na maioria dos pacientes, as fístulas encontram-se tão distribuídas que a cirurgia não é possível. Qualquer comunicação direta entre a artéria pulmonar e o átrio esquerdo pode ser ocluída.

Os pacientes que foram submetidos à anastomose **cavopulmonar de Glenn** para uma cardiopatia congênita cianótica (ver Capítulo 457.4) também estão em risco de desenvolver **malformações arteriovenosas** (MAVs) pulmonares. Nesses pacientes, as MAVs são geralmente múltiplas e o risco aumenta com o tempo após o procedimento de Glenn. Essas malformações raramente ocorrem depois de a doença cardíaca ser completamente paliada após a conclusão da **operação de Fontan**. Tal achado sugere que a circulação pulmonar necessita de um fator hepático ainda não determinado para suprimir o desenvolvimento de MAVs. A marca principal do desenvolvimento das MAVs pulmonares é a redução da saturação de oxigênio do paciente. Com frequência, o diagnóstico pode ser realizado utilizando-se a ecocardiografia contrastada e o cateterismo cardíaco é o teste definitivo. Após se completar o circuito de Fontan, de forma que o fluxo sanguíneo da veia cava (contendo drenagem venosa hepática) seja direcionado para os pulmões, geralmente ocorre melhora ou resolução das malformações.

A bibliografia está disponível no GEN-io.

Tabela 459.3 Classificação das anomalias coronarianas com base na isquemia.

ISQUEMIA	CLASSIFICAÇÃO
Ausência de isquemia	Maioria das anomalias (ACD dividida, ACD ectópica na cúspide direita; ACD ectópica na cúspide esquerda)
Isquemia episódica	Origem anômala de uma artéria coronária a partir do seio oposto; fístulas na artéria coronária; ponte miocárdica
Isquemia típica	Artéria coronária esquerda anômala na artéria pulmonar (ALCAPA); atresia do óstio coronariano ou estenose grave

ACD, Artéria coronária direita. De Mehran R, Dangas GD: Coronary angiography and intravascular imaging. In *Braunwald's heart disease: a textbook of cardiovascular medicine*, ed 11, Philadelphia, 2018, Elsevier (Fig 20.8, p 385).

459.4 *Ectopia Cordis*

Daniel Bernstein

Na forma mais comum de *ectopia cordis*, o esterno encontra-se dividido e o coração se exterioriza para fora do tórax. Em outras formas, o coração passa através do diafragma para dentro da cavidade abdominal ou pode estar situado no pescoço. São comuns anomalias intracardíacas associadas. A **pentalogia de Cantrell** consiste em *ectopia cordis*, defeito abdominal supraumbilical na linha média, deficiência do diafragma anterior, defeito no esterno inferior e anomalia intracardíaca (comunicação interventricular, tetralogia de Fallot ou um divertículo no ventrículo esquerdo). O óbito pode ocorrer cedo na vida, geralmente por infecção, falência cardíaca ou hipoxemia. O tratamento cirúrgico para os recém-nascidos sem anomalias cardíacas graves consiste em recobrir o coração com pele sem comprometer o retorno venoso ou a ejeção ventricular. É necessário o reparo ou a paliação dos defeitos associados.

459.5 Divertículo do Ventrículo Esquerdo

Daniel Bernstein

O divertículo do ventrículo esquerdo é uma anomalia rara na qual o divertículo faz protrusão para dentro da região epigástrica. A lesão pode ocorrer de forma isolada ou associada a anomalias cardiovasculares complexas. Geralmente, massa pulsátil é visualizada e palpada na região epigástrica. Sopros sistólicos ou sistólico-diastólicos produzidos pelo fluxo sanguíneo dentro e fora do divertículo podem estar audíveis sobre a porção inferior do esterno e da massa. O ECG demonstra um padrão de bloqueio de ramo esquerdo completo ou incompleto. As radiografias do tórax podem ou não mostrar a massa. As anormalidades associadas incluem defeitos do esterno, da parede abdominal, do diafragma e do pericárdio (ver anteriormente). O tratamento cirúrgico do divertículo e dos defeitos cardíacos associados pode ser realizado em casos selecionados. Ocasionalmente, um divertículo pode ser pequeno e não estar associado a sinais clínicos ou sintomas. Esses divertículos pequenos são diagnosticados no momento de um exame de ecocardiografia por outras indicações.

Capítulo 460
Hipertensão Pulmonar

460.1 Hipertensão Pulmonar Primária

Daniel Bernstein e Jeffrey A. Feinstein

FISIOPATOLOGIA

A hipertensão pulmonar (**HP**, pressão aumentada nas artérias pulmonares) caracteriza-se por uma doença obstrutiva vascular e falência cardíaca do lado direito. A etiologia é variável, mas todos os casos resultam em sintomas similares (Tabelas 460.1 e 460.2). Ocorre em qualquer idade, embora a idade média dos pacientes pediátricos no momento do diagnóstico seja de 7 a 10 anos. Nos pacientes com doença idiopática ou familiar, o número de indivíduos do sexo feminino afetados é maior em comparação ao sexo masculino em 1,7:1; em outros pacientes, a condição se manifesta similarmente em qualquer sexo. Foram identificadas mutações no gene responsável pelo receptor de proteína morfogenética óssea tipo 2 (*BMPR2*, um membro da família de receptores do fator de crescimento transformador [TGF]-β) no cromossomo 2q33 em 70% dos pacientes com **hipertensão pulmonar primária familiar** (conhecida como *PPH1*) e em 10 a 20% dos pacientes com HP esporádica idiopática. Outros genes com potencial de ocasionar esta doença são *PPH2*, *ALK1*, *ENG*, *SMAD9*, *CAV1* e *KCNK3*, que causam uma canalopatia nos casos familiares e esporádicos de HP primária. A infecção viral, como pelo herpes-vírus humano vasculotrópico 8, foi sugerida como fator deflagrador em alguns pacientes.

A HP está associada à obstrução pré-capilar do leito vascular pulmonar resultante de hiperplasia dos tecidos muscular e elástico e de espessamento da túnica íntima de artérias menores e arteríolas (Figura 460.1). Alterações ateroscleróticas secundárias podem ser encontradas também em artérias pulmonares maiores. Nas crianças, a **doença veno-oclusiva pulmonar** pode ser responsável por alguns casos de HP primária. Antes que um diagnóstico dessa condição possa ser realizado, devem-se eliminar as outras causas de elevação da pressão da artéria pulmonar, as quais incluem doença crônica de parênquima pulmonar, obstrução persistente das vias respiratórias superiores, malformações cardíacas congênitas, embolia pulmonar recorrente, displasia capilar alveolar, doença hepática, doença autoimune e doença de *moyamoya* (ver Tabela 460.2). A HP associada à cardiopatia congênita é, atualmente, a mais comum em pacientes pediátricos (40 a 55%), seguida dos distúrbios respiratórios crônicos (20 a 35%) e das doenças familiares ou idiopáticas (10 a 15%). A HP associada à displasia broncopulmonar em lactentes prematuros está sendo responsável por um grande aumento do número de casos novos.

A HP causa aumento da pós-carga sobre o ventrículo direito que resulta em **hipertrofia ventricular direita** (HVD). A artéria pulmonar se dilata e pode ocorrer insuficiência valvar pulmonar. Nos estágios mais avançados da doença, o ventrículo direito se dilata, desenvolve-se insuficiência tricúspide e o débito cardíaco é reduzido. As complicações comuns incluem arritmias, síncope e morte súbita.

Tabela 460.1 Classificação da hipertensão pulmonar (HP) atualizada.*

1.	Hipertensão arterial pulmonar (HAP)
1.1	HAP idiopática
1.2	HAP hereditária
1.2.1	*BMPR2*
1.2.2	*ALK1, ENG,* ***SMAD9, CAV1, KCNK3***
1.2.3	Desconhecida
1.3	Induzida por fármacos e toxinas
1.4	Associada a:
1.4.1	Doença do tecido conjuntivo
1.4.2	Infecção pelo HIV
1.4.3	Hipertensão portal
1.4.4	Cardiopatia congênita
1.4.5	Esquistossomose
1′.	Doença veno-oclusiva pulmonar e/ou hemangiomatose capilar pulmonar
1″.	**Hipertensão pulmonar persistente do neonato (HPPN)**
2.	Hipertensão pulmonar devido à doença do coração esquerdo
2.1	Disfunção sistólica do ventrículo esquerdo
2.2	Disfunção diastólica do ventrículo esquerdo
2.3	Doença valvar
2.4	Obstrução do trato de entrada/saída do coração esquerdo congênita/adquirida e cardiomiopatias congênitas
3.	Hipertensão pulmonar devido a doenças pulmonares e/ou hipoxia
3.1	Doença pulmonar obstrutiva crônica
3.2	Doença pulmonar intersticial
3.3	Outras doenças pulmonares com padrão misto restritivo e obstrutivo
3.4	Transtornos do sono
3.5	Distúrbios de hipoventilação alveolar
3.6	Exposição crônica a altitudes elevadas
3.7	Doenças pulmonares do desenvolvimento
4.	Hipertensão pulmonar por tromboembolismo crônico (HPTEC)
5.	Hipertensão pulmonar com mecanismos multifatoriais incertos
5.1	Distúrbios hematológicos: **anemia hemolítica crônica**, distúrbios mieloproliferativos, esplenectomia
5.2	Distúrbios sistêmicos: sarcoidose, histiocitose pulmonar, linfangioleiomiomatose
5.3	Distúrbios metabólicos: doença de depósito do glicogênio, doença de Gaucher, distúrbios da tireoide
5.4	Outros: obstrução tumoral, mediastinite fibrosante, insuficiência renal crônica, **HP segmentar**

BMPR2, Receptor de proteína morfogenética óssea tipo 2; CAV1, caveolina 1; ENG, endoglina; KCNK3, canal de potássio K3. *Modificada conforme comparada com a classificação Dana Point. De Simonneau G, Gatzoulis MA, Adatia I: Updated clinical classification of pulmonary hypertension, *J Am Coll Cardiol* 62:D34–D41, 2013.

Tabela 460.2 Doenças pulmonares do desenvolvimento associadas à hipertensão pulmonar.

Hérnia diafragmática congênita
Displasia broncopulmonar
Displasia capilar alveolar (DCA)
DCA com mau alinhamento de veias
Hipoplasia pulmonar ("primária" ou "secundária")
Anormalidades proteicas do surfactante
Deficiência de proteína B no surfactante (PBS)
Deficiência de PCS
Mutação do sítio de ligação de ATP A3
Mutação no sítio do fator de transcrição tireoidiano 1/Nkx2.1 *homeobox*
Glicogenólise intersticial pulmonar
Proteinose alveolar pulmonar
Linfangiectasia pulmonar

De Ivy DD, Abman SH, Barst RJ *et al.*: Pediatric pulmonary hypertension, *J Am Coll Cardiol* 62(25): D118–D126, 2013 (Table 2, p D119).

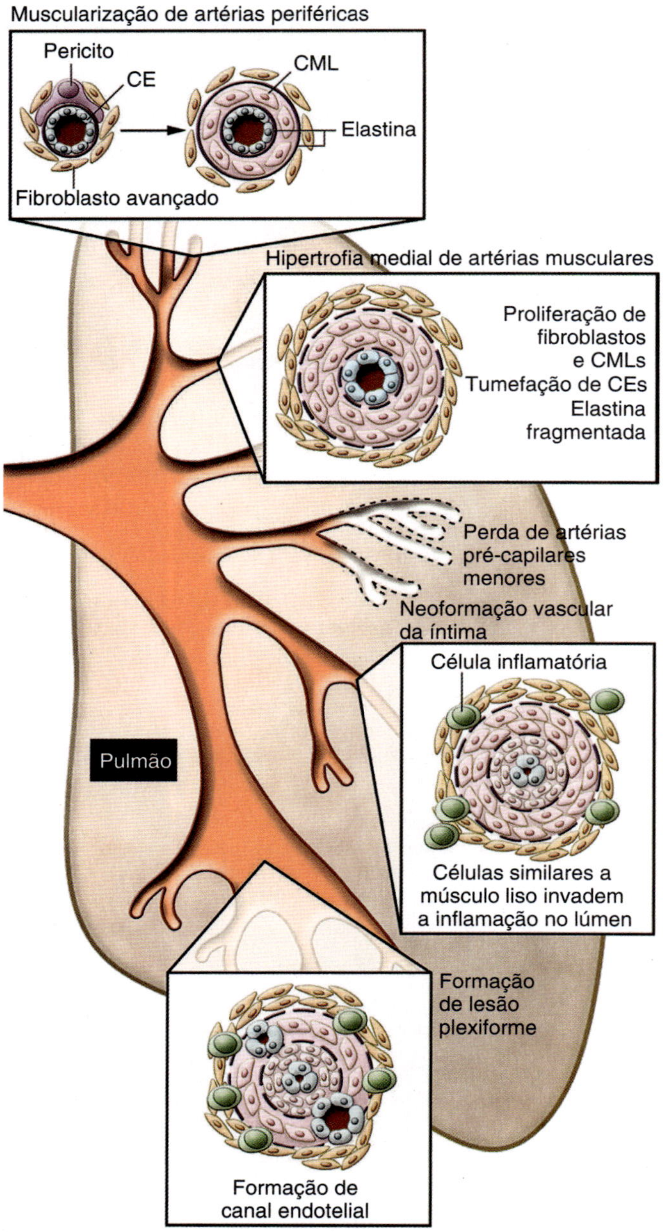

Figura 460.1 Anormalidades vasculares associadas à hipertensão arterial pulmonar: muscularização anormal das artérias pré-capilares distais e mediais, perda de artérias pré-capilares, espessamento de arteríolas pulmonares maiores e neoformação vascular da íntima com oclusão dos vasos < 500 a 100 μM e em lesões plexiformes subsequentes. CE célula endotelial; CML, célula de músculo liso. (*De Rabinovitch M: Molecular pathogenesis of pulmonary arterial hypertension.* J Clin Invest *122:4306-4313, 2012, Fig 1.*)

MANIFESTAÇÕES CLÍNICAS

Os sintomas predominantes incluem intolerância ao exercício (dispneia) e fadiga; ocasionalmente, notam-se dor torácica precordial, tonturas ou dores de cabeça. A síncope pode ser observada em aproximadamente 30% dos pacientes pediátricos. Comumente, os pacientes passam por exames inespecíficos e são tratados erroneamente para asma ou convulsões antes de um diagnóstico adequado. Pode ocorrer cianose periférica, especialmente durante o exercício ou em pacientes com persistência do forame oval, através do qual o sangue pode ser desviado da direita para esquerda. Nos estágios finais da doença, os pacientes podem apresentar extremidades frias e um aspecto acinzentado associado ao baixo débito cardíaco. A saturação de oxi-hemoglobina arterial apresenta-se geralmente normal, a não ser que exista um *shunt* intracardíaco. Se a falência cardíaca direita ocorrer, a pressão venosa jugular se tornará elevada e estarão presentes hepatomegalia e edema. A onda *a* do pulso venoso jugular ficará visível. Nos pacientes com insuficiência tricúspide funcional, pode ocorrer pulso jugular *cv* proeminente e pulsações hepáticas sistólicas. O coração apresenta-se moderadamente aumentado e pode-se notar um íctus de ventrículo direito. A primeira bulha (B_1) normalmente é seguida por um clique de ejeção causado pela artéria pulmonar dilatada. A segunda bulha (B_2) é estritamente desdobrada, intensa e, algumas vezes, hiperfonética; frequentemente, é palpável na borda superior esquerda do esterno. Um ritmo de galope pré-sistólico pode estar audível na borda inferior esquerda do esterno. O sopro sistólico é suave e curto, e algumas vezes ocorre seguido de um sopro diastólico decrescente causado pela insuficiência pulmonar. Nos estágios mais avançados, ausculta-se um sopro holossistólico advindo da insuficiência tricúspide na borda inferior esquerda do esterno.

DIAGNÓSTICO

As radiografias torácicas revelam artéria pulmonar e ventrículo direito aumentados (Figura 460.2). A vascularidade pulmonar nas áreas hilares pode encontrar-se proeminente, em contraste com os campos pulmonares periféricos, nos quais as demarcações pulmonares estarão diminuídas. O eletrocardiograma (ECG) demonstra HVD, frequentemente com ondas P apiculadas. A ecocardiografia é utilizada para investigar qualquer malformação cardíaca congênita. Caso haja insuficiência, a avaliação por Doppler da valva tricúspide permitirá estimar a pressão sistólica do ventrículo direito (e, portanto, da artéria pulmonar).

No cateterismo cardíaco, pode-se avaliar a presença de lesões obstrutivas do lado esquerdo (estenose das veias pulmonares, estenose mitral, cardiomiopatia restritiva) que resultam em hipertensão venosa pulmonar (Capítulos 454.9, 458.7 e 466.3). A presença de hipertensão arterial pulmonar (HAP) com pressão capilar pulmonar normal fecha o diagnóstico de HAP. Se a pressão capilar estiver elevada e a pressão diastólica final do ventrículo esquerdo (PDFVE) estiver normal, deve-se suspeitar de obstrução no nível das veias pulmonares, átrio esquerdo ou valva mitral. Se a PDFVE também estiver elevada, deve-se aventar o diagnóstico de cardiomiopatia restritiva. Os riscos associados ao cateterismo cardíaco são maiores nos pacientes gravemente enfermos com HP primária.

PROGNÓSTICO E TRATAMENTO

A maioria das formas de HP primária é progressiva e não há cura disponível. A Figura 460.3 fornece uma abordagem geral para o tratamento da HP. Já foi relatado algum sucesso com agentes bloqueadores de canais de cálcio (**BCCs**) VO, como o nifedipino, que demonstrou vasorreatividade pulmonar quando administrado durante o cateterismo.

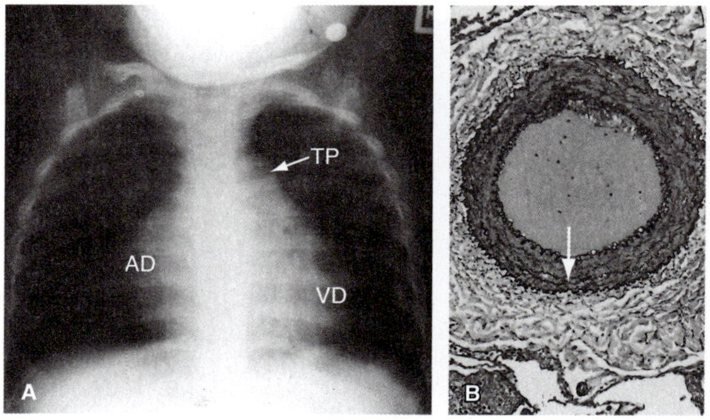

Figura 460.2 A. Radiografia de menina de 3 anos com hipertensão pulmonar primária. A vascularidade pulmonar está reduzida. O tronco pulmonar (TP), o átrio direito (AD) e o ventrículo direito (VD) encontram-se consideravelmente aumentados. **B.** A histologia de uma artéria intrapulmonar na necropsia mostra hipertrofia medial (*seta*). (*De Perloff JK, Marelli AJ:* Perloff's clinical recognition of congenital heart disease, *ed 6, Philadelphia, 2012, Elsevier Saunders, Fig 14-17, p. 207.*)

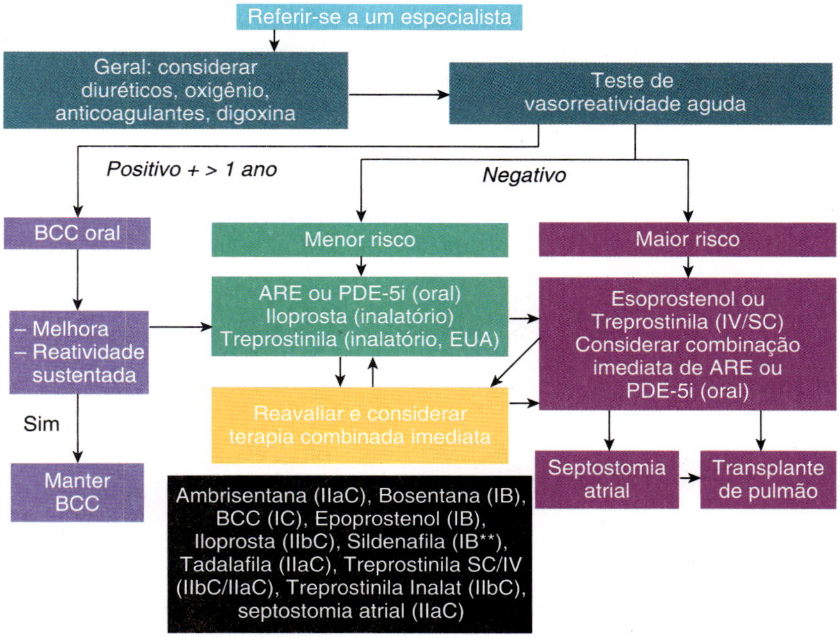

Figura 460.3 Algoritmo do Consenso de Tratamento de HAPI/HAPH Pediátrica do Simpósio Mundial de Hipertensão Pulmonar de 2013.* *O uso de todos os agentes não foi comprovado em crianças, exceto a sildenafila na Europa. **Recomendações de dose de agentes aprovados na Europa para crianças. Ver texto para se informar sobre a discussão acerca do uso de sildenafila em crianças nos EUA. ARE, Antagonista de receptores de endotelina; BCC, bloqueador de canal de cálcio; HAPH, hipertensão arterial pulmonar hereditária; HAPI, hipertensão arterial pulmonar idiopática; IV, via intravenosa; PDE-5i, inibidor da fosfodiesterase tipo 5; SC, via subcutânea. (*De Ivy DD, Abman SH, Barst RJ et al.: Pediatric pulmonary hypertension,* J Am Coll Cardiol *62(25): D118–D126, 2013, Fig 3, p D122.*)

A infusão contínua do metabólito do ácido araquidônico **prostaciclina** (epoprostenol) promove alívio enquanto a infusão é mantida. Apesar do sucesso da prostaciclina em reduzir os sintomas e melhorar a qualidade de vida, ela atrasa a progressão da doença sem, contudo, cessá-la. A **treprostinila**, um análogo da prostaciclina com meia-vida mais longa, também se mostrou eficaz. Formas nebulizadas de prostaciclina e vasodilatadores pulmonares orais (antagonistas de receptores da endotelina e inibidores da fosfodiesterase tipo 5) já foram utilizados com sucesso em adultos e em estudos clínicos em crianças (Tabela 460.3).

A anticoagulação pode ser valorosa nos pacientes com tromboembolismo pulmonar prévio; alguns deles podem responder à angioplastia com balão de segmentos arteriais pulmonares estreitados. O riociguate, um estimulador da guanilato ciclase solúvel com propriedades relaxantes vasculares, antiproliferativas e antifibróticas, provou-se eficaz em adultos com tromboembolismo crônico ou HP idiopática. Apesar de tantos avanços, o tratamento definitivo ainda é o **transplante** de pulmão ou de coração e pulmão (ver Capítulo 470.2). Nos pacientes com HP grave e débito cardíaco baixo, o evento terminal é frequentemente súbito e relacionado a uma arritmia letal. Os pacientes com HP diagnosticada na infância, em especial lactentes prematuros com doença pulmonar crônica ou estenose de veia pulmonar, frequentemente apresentam progressão rápida e alta mortalidade.

Tabela 460.3 Resumo dos fármacos utilizados[5] no tratamento da hipertensão pulmonar.*

FÁRMACO E MECANISMO DE AÇÃO	DOSES UTILIZADAS EM ESTUDOS PEDIÁTRICOS	EFEITOS ADVERSOS COMUNS
Epoprostenol (prostaciclina [PGI_2], um potente vasodilatador; também inibe a agregação plaquetária)	1 ng/kg/min inicialmente. Aumento baseado no curso clínico e tolerância até 5 a 50 ng/kg/min Alguns pacientes podem necessitar de doses ainda maiores. Deve ser administrado por infusão contínua ininterrupta	Rubor, cefaleia, náuseas, diarreia, hipotensão, dor torácica, dor mandibular
Iloprosta (análogo sintético da PGI_2)	2,5 a 50 μg 6 a 9 vezes/dia (não mais frequente que a cada 2 h) por via inalatória	Rubor, cefaleia, diarreia, hipotensão, dor mandibular, exacerbação de sintomas pulmonares (tosse, sibilo)
Treprostinila (análogo sintético da PGI_2)	1 ng/kg/min inicialmente. As doses desejadas variam de 20 a 80 ng/kg/min. Administrado IV ou SC em infusão contínua. Possui meia-vida mais longa que o epoprostenol	Rubor, cefaleia, diarreia, hipotensão, dor mandibular. Dor no local da injeção quando administrado SC
Ambrisentana (antagonista seletivo do receptor de endotelina EtA)	As doses desejadas variam de 1,25 a 10 mg. Utilizar ½ da dose no 1º mês	Rubor, cefaleia, hipotensão, retenção de líquido/edema, nasofaringite, sinusite, anemia, exacerbação da insuficiência cardíaca, anemia, palpitações
Bosentana (antagonista não seletivo dos receptores de endotelina EtA e EtB)	2 mg/kg/dose, 2 vezes/dia. Utilizar ½ da dose no primeiro mês e checar anormalidades nas EHs antes de aumentar a dose	Rubor, cefaleia, nasofaringite, retenção de líquido, exacerbação da insuficiência cardíaca, anemia, aumento de EHs, palpitações
Macitentana (antagonista não seletivo de receptores de endotelina EtA e EtB)	–	Rubor, cefaleia, retenção de líquido, exacerbação da insuficiência cardíaca, anemia, nasofaringite, bronquite, infecção por influenza, infecções do trato urinário
Sildenafila (inibidor da fosfodiesterase tipo 5 específica do cGMP)	1 mg/kg/dose 3 a 4 vezes/dia. A dosagem inicial deve equivaler a ½ da dose final almejada para avaliar a hipotensão	Rubor, cefaleia, diarreia, mialgia, hipotensão, priapismo, distúrbio visual (coloração azul), zumbido

(*continua*)

Tabela 460.3 Resumo dos fármacos utilizados[5] no tratamento da hipertensão pulmonar.* (*continuação*)

FÁRMACO E MECANISMO DE AÇÃO	DOSES UTILIZADAS EM ESTUDOS PEDIÁTRICOS	EFEITOS ADVERSOS COMUNS
Tadalafila, inibidor da fosfodiesterase tipo 5	1 mg/kg/dose diariamente. A dose inicial deve ser ½ da final desejada para avaliar a hipotensão	Rubor, cefaleia, diarreia, mialgia, hipotensão, priapismo, distúrbio visual (coloração azul), zumbido
Bloqueadores de canal de cálcio (anlodipino, diltiazem, nifedipino)	Amplamente utilizados no passado. Agora somente são indicados em pacientes que demonstram forte resposta ao óxido nítrico durante o cateterismo cardíaco	Rubor, edema, arritmia, cefaleia, hipotensão, erupção cutânea, náuseas, constipação intestinal, aumento de EHs

*Essas medicações devem ser administradas somente sob a prescrição de um especialista em hipertensão pulmonar. cGMP, Monofosfato cíclico de guanosina; EHs, enzimas hepáticas; IV, via intravenosa; SC, via subcutânea. [5]N.R.T.: Até 2021, as medicações epoprostenol, treprostinila e beraprosta não estavam disponíveis no Brasil, e apenas iloprosta, ambrisentana, bosentana, sildenafila e os bloqueadores de canais de cálcio faziam parte da *Relação Nacional de Medicamentos Essenciais* do Ministério da Saúde (2020).

460.2 Doença Vascular Pulmonar (Síndrome de Eisenmenger)

Daniel Bernstein e Jeffrey A. Feinstein

FISIOPATOLOGIA

O termo *síndrome de Eisenmenger* refere-se a pacientes com um *shunt* intracardíaco ou aortopulmonar através da qual o sangue é desviado parcial ou totalmente da direita para a esquerda como resultado do desenvolvimento de doença vascular pulmonar. Essa anormalidade fisiológica pode ocorrer com comunicação interventricular, defeito do septo atrioventricular, persistência do canal arterial, janela aortopulmonar ou qualquer outra comunicação entre a artéria aorta e a artéria pulmonar, além de muitas formas de cardiopatia congênita complexa com fluxo pulmonar aumentado. Pode ocorrer doença vascular pulmonar também na comunicação interatrial isolada, porém de forma menos comum e se manifestando mais tarde na vida adulta.

Na síndrome de Eisenmenger, a resistência vascular pulmonar (RVP) após o nascimento permanece alta ou, após haver diminuído ao longo da primeira infância, eleva-se posteriormente devido a um aumento da tensão de cisalhamento nas arteríolas pulmonares. Os fatores que exercem um papel na rapidez com que se desenvolve a doença vascular pulmonar incluem o aumento da pressão da artéria pulmonar, aumento do fluxo sanguíneo pulmonar e a presença de hipoxia ou hipercapnia. No início do curso da doença, a HP resulta do aumento acentuado do fluxo sanguíneo pulmonar (HP *hipercinética*). Esta forma de HP diminui com a administração de vasodilatadores pulmonares, como o óxido nítrico, o oxigênio, ou ambos. Com o desenvolvimento da síndrome de Eisenmenger, a HP resulta de doença vascular pulmonar (alterações patológicas obstrutivas nos vasos pulmonares). Geralmente, essa HP responde de forma mínima a vasodilatadores pulmonares ou oxigênio, ou é irresponsiva.

PATOLOGIA E FISIOPATOLOGIA

As alterações patológicas da síndrome de Eisenmenger ocorrem nas pequenas arteríolas pulmonares e artérias musculares (< 300 µm), e são classificadas com base em características histológicas (classificação de Heath-Edwards):

- **Grau I** envolve somente hipertrofia medial
- **Grau II** envolve hipertrofia medial e hiperplasia da íntima
- **Grau III** envolve obstrução quase completa do lúmen vascular
- **Grau IV** inclui dilatação arterial
- **Graus V e VI** incluem lesões plexiformes, formação angiomatosa e necrose fibrinoide.

Os graus IV a VI indicam uma doença obstrutiva vascular pulmonar irreversível. Geralmente, a fisiologia de Eisenmenger é definida por elevação absoluta na resistência arterial pulmonar maior que 12 unidades de Wood (unidades de resistência indexadas em função da área de superfície corpórea) ou por uma razão entre a resistência pulmonar e a vascular sistêmica igual ou maior que 1,0.

A doença vascular pulmonar ocorre mais rapidamente em pacientes com trissomia 21 com *shunt* esquerda-direita. Também é complicada pelo histórico natural de pacientes com pressão venosa pulmonar elevada secundariamente a uma estenose mitral ou a uma disfunção ventricular esquerda, especialmente naqueles com cardiomiopatia restritiva (ver Capítulo 466.3). A doença vascular pulmonar também pode ocorrer em qualquer paciente com transmissão da pressão sistêmica à circulação pulmonar por meio de *shunt* em nível interventricular ou de algum grande vaso, bem como em pacientes cronicamente expostos à baixa pressão parcial de oxigênio (devido à altitude elevada). Os indivíduos com cardiopatia congênita cianótica associada ao fluxo sanguíneo pulmonar aumentado apresentam risco particularmente maior.

MANIFESTAÇÕES CLÍNICAS

Geralmente, os sintomas não se desenvolvem até a segunda ou terceira década de vida, ainda que um curso mais fulminante possa ocorrer. As comunicações intra ou extracardíacas, que normalmente causariam um *shunt* esquerda-direita, têm o fluxo invertido conforme a resistência vascular pulmonar excede a resistência vascular sistêmica. A cianose torna-se aparente e iniciam-se sinais como dispneia, fadiga e tendência a arritmias. Nos estágios mais avançados da doença, pode-se observar insuficiência cardíaca, dores torácicas, dores de cabeça, síncope e hemoptise. O exame físico revela íctus do ventrículo direito e B_2 desdobrada com componente pulmonar alto. Pode estar presente uma pulsação da artéria pulmonar palpável na borda superior esquerda do esterno. Um sopro holossistólico de regurgitação tricúspide pode estar audível ao longo da borda esquerda do esterno. Também pode ser percebido um sopro diastólico decrescente de insuficiência pulmonar ao longo da borda esquerda do esterno. O grau de cianose depende do estágio da doença.

DIAGNÓSTICO

Na radiografia de tórax, o coração varia em tamanho desde normal até muito aumentado; este último ocorre mais tarde no curso da doença. Geralmente, a artéria pulmonar principal encontra-se abaulada de forma similar ao que acontece na hipertensão pulmonar primária (ver Figura 460.2*A*). Os vasos pulmonares encontram-se dilatados nas áreas hilares e se afunilam rapidamente nos ramos periféricos. Ventrículo e átrio direitos encontram-se aumentados. No ECG, observa-se acentuada HVD. A onda P pode se apresentar alta e apiculada. Os pacientes cianóticos apresentam diversos graus de policitemia, que depende da gravidade e da duração da hipoxemia.

A ecocardiografia mostra espessamento da parede ventricular direita e uma lesão cardíaca congênita subjacente. A ecocardiografia 2D pode ajudar a descartar lesões como obstrução de veias pulmonares, membrana supramitral, estenose mitral e cardiomiopatia restritiva. Os exames com Doppler colorido demonstram a direção do *shunt* intracardíaco e a presença de um traçado típico no Doppler pulsado da artéria pulmonar. As regurgitações tricúspide e pulmonar podem ser utilizadas para estimar as pressões sistólica e diastólica da artéria pulmonar.

Geralmente, o cateterismo cardíaco demonstra um *shunt* bidirecional no local do defeito. A pressão sistólica encontra-se normalmente igual nas circulações sistêmica e pulmonar. A pressão capilar pulmonar estará normal, a não ser que uma lesão obstrutiva do coração esquerdo ou uma falência ventricular esquerda sejam a causa da HAP. Dependendo da magnitude do *shunt* direita-esquerda, a saturação de oxi-hemoglobina arterial diminui. A resposta à terapia vasodilatadora (oxigênio, prostaciclina, óxido nítrico) pode identificar os pacientes com doença de menor gravidade. Em alguns casos, podem ser necessárias injeções seletivas nas artérias pulmonares se uma obstrução venosa pulmonar for suspeitada devido a alta pressão capilar pulmonar e baixa PDFVE.

TRATAMENTO

O melhor manejo para os pacientes com risco de desenvolvimento de doença pulmonar vascular tardia é a prevenção por meio de correção cirúrgica imediata dos grandes *shunts* entre grandes vasos ou intracardíacos durante a primeira infância. Alguns pacientes podem passar despercebidos por não demonstrarem manifestações clínicas iniciais. De forma rara, a RVP não chega a diminuir ao nascimento nesses lactentes e, portanto, os mesmos não desenvolvem um *shunt* esquerda-direita suficientemente perceptível de forma clínica. Esse atraso no reconhecimento representa um risco particular nos pacientes com cardiopatia congênita que vivem em grandes altitudes. Também é um risco nos lactentes com trissomia 21, os quais são mais propensos ao desenvolvimento precoce de doença vascular pulmonar. Devido à alta incidência de cardiopatia congênita associada a esta síndrome, a ecocardiografia de rotina é recomendada no momento do diagnóstico inicial, mesmo diante da ausência de outros achados clínicos.

O tratamento clínico da síndrome de Eisenmenger é primariamente voltado para os sintomas. Muitos pacientes se beneficiam substancialmente do tratamento oral (BCC, antagonistas da endotelina, inibidores da fosfodiesterase) ou da terapia intravenosa crônica (prostaciclina). O transplante pulmonar bilateral ou combinado de coração e pulmão é a única opção para muitos desses pacientes (ver Capítulo 470.2).

A bibliografia está disponível no GEN-io.

Capítulo 461
Princípios Gerais do Tratamento da Cardiopatia Congênita

Daniel Bernstein

A maior parte dos pacientes que possui cardiopatia congênita (CC) leve não requer tratamento. Pais e filhos devem ser informados de que podem levar uma vida normal, não sendo necessário restringir as atividades do filho. Pais superprotetores podem usar a presença de lesão cardíaca congênita leve ou mesmo um sopro cardíaco funcional como justificativa para exercer controle excessivo sobre as atividades de seu filho. Ainda que o medo não seja demonstrado publicamente, a criança pode se tornar ansiosa com a possibilidade de morte precoce ou debilidade, em especial quando um adulto membro da família adquire doença cardíaca sintomática não relacionada à sua. A família pode sentir um medo de morte súbita e não o expressar, mas a raridade dessa manifestação deve ser enfatizada em discussões direcionadas à melhora de seu entendimento acerca do defeito cardíaco congênito da criança. Deve-se enfatizar a diferença entre a CC e a doença coronariana degenerativa em adultos. Também se deve encorajar a manutenção geral da saúde, incluindo uma dieta balanceada e "saudável ao coração" e exercícios aeróbicos, além de se evitar o tabagismo.

Mesmo pacientes com doença cardíaca de moderada a grave não necessitam de restrição a atividades físicas, apesar de muitos tenderem a limitar suas próprias atividades. A educação física deve ser modificada de acordo com a capacidade da criança; podem ser utilizados testes de esforço adaptados para a faixa etária pediátrica para ajudar nessa adequação. Embora os esportes competitivos precisem ser desencorajados para alguns pacientes, as decisões são tomadas de forma individual. A influência da pressão gerada por um treinador ou pelos colegas de equipe deve ser levada em consideração quando se recomendam esportes competitivos ou não competitivos. Muitos cardiologistas também proibirão certas atividades de alto impacto ("esportes de colisão"), como futebol americano ou artes marciais de contato, para pacientes submetidos à cirurgia de tórax aberto.

A **imunização de rotina** deve ser fornecida, incluindo a vacina contra *influenza* quando disponibilizada. A profilaxia contra o vírus sincicial respiratório (VSR) é recomendada durante a respectiva temporada em lactentes menores com CC não tratada e anormalidades hemodinâmicas significativas. Faz-se necessária uma consideração cuidadosa acerca do momento de administração da vacina com cepa viva em pacientes potencialmente candidatos a transplantes de coração ou de coração e pulmão, visto que eles não podem receber vacinas com vírus vivo após receberem um transplante.

As infecções bacterianas devem ser tratadas vigorosamente, embora a presença de CC não seja uma razão para utilizar antibióticos de modo indiscriminado. Deve-se proceder com **profilaxia contra endocardite bacteriana** durante procedimentos odontológicos em alguns pacientes. A American Heart Association (AHA) revisou significativamente essas recomendações ao longo do tempo, e a maioria dos pacientes não necessita mais de profilaxia (ver Capítulo 464). Em geral, ela não é recomendada para procedimentos cirúrgicos, somente dentais ou orais, e não é mais realizada em procedimentos gastrintestinais ou geniturinários.

Pacientes cianóticos necessitam de monitoramento para manifestações não cardíacas de deficiência da oxigenação (Tabela 461.1). Com procedimentos cirúrgicos modernos, hoje em dia é raro um paciente permanecer significativamente cianótico após os primeiros anos de vida, embora graus leves de cianose possam ser observados naqueles com ventrículo único (p. ex., hipoplasia de coração esquerdo) com fenestração dos condutos de Fontan, permitindo *shunt* direita-esquerda. Esses pacientes também devem ser observados com cuidado em relação à **policitemia** excessiva. É preciso evitar situações nas quais ocorra desidratação, uma vez que esta leva ao aumento da viscosidade sanguínea e eleva o risco de infarto. Pode ser necessário reduzir o fornecimento de diuréticos ou descontinuá-los durante episódios de gastrenterite aguda. Altitudes elevadas e mudanças bruscas do ambiente térmico também devem ser evitadas. O tratamento da deficiência de ferro é importante em pacientes cianóticos, visto que podem apresentar concentração de hemoglobina corpuscular média diminuída, mesmo com policitemia. Esses pacientes demonstram boa tolerância ao exercício e parecem bem com a restauração dos níveis normais de hemoglobina, de forma que o risco de infarto é reduzido quando suas hemácias não estão microcíticas. A flebotomia com exsanguinotransfusão parcial só é realizada em pacientes sintomáticos com policitemia grave (em geral pacientes com hematócrito > 65%).

Pacientes com formas moderadas a graves de CC ou com história de arritmias devem ser monitorados cuidadosamente durante a anestesia, mesmo em procedimentos cirúrgicos ou dentais de rotina. Recomenda-se a consulta com um anestesista experiente no cuidado com crianças portadoras de CC, mesmo quando o procedimento cirúrgico não tem relação com o coração.

Mulheres com CC grave não tratada devem ser aconselhadas sobre os riscos associados à gestação e sobre o uso de contraceptivos ou outros métodos, como a laqueadura tubária. Aquelas com cardiopatias leve a moderada e muitas das que foram submetidas à cirurgia corretiva podem ter gestações normais, apesar de, se presentes alterações hemodinâmicas residuais ou ventrículo direito sistêmico, necessitarão de acompanhamento por um perinatologista de alto risco e um cardiologista com experiência em cuidado com adultos portadores de CC. A gestação pode ser muito perigosa para a mãe e o feto no caso de pacientes com cardiopatia complexa, cianose crônica ou hipertensão pulmonar; em pacientes com circulação de Fontan, o aborto espontâneo foi relatado em 27 a 50% e a incidência de prematuridade em 69%. Os riscos para a mãe incluem insuficiência cardíaca, tromboembolismo

Tabela 461.1 Complicações extracardíacas da cardiopatia congênita cianótica e fisiologia de Eisenmenger.

PROBLEMA	ETIOLOGIA	TERAPIA
Policitemia	Hipoxia persistente	Exsanguinotransfusão em caso sintomático
Anemia relativa	Deficiência nutricional	Reposição de ferro
Abscesso do SNC	*Shunt* da direita para a esquerda	Antibióticos, drenagem
Infarto tromboembólico do SNC	*Shunt* da direita para a esquerda ou policitemia	Anticoagulação, exsanguinotransfusão
CIVD de baixo grau, trombocitopenia	Policitemia	Nenhuma para a CIVD, a não ser que haja sangramento, então exsanguinotransfusão
Hemoptise	Infarto pulmonar, trombose ou ruptura de lesão plexiforme arterial pulmonar	Embolização
Bronquite plástica	Procedimento de Fontan	Broncoscopia, inserção de mola (*coil*) vascular, ablação linfática
Doença periodontal	Policitemia, gengivite, sangramento	Higiene dental
Gota	Policitemia, agentes diuréticos	Alopurinol
Artrite, baqueteamento digital	Osteoartropatia hipóxica	Nenhuma
Complicações da gravidez: aborto, retardo do crescimento intrauterino, aumento da prematuridade, piora da doença materna	Perfusão placentária diminuída, incapacidade de aumentar o débito cardíaco	Aconselhamento sobre prevenção da gravidez, manejo obstétrico de alto risco
Infecções	Asplenia associada, síndrome de DiGeorge, endocardite	Antibióticos
	Pneumonia por VSR fatal com hipertensão pulmonar	Ribavirina; imunoglobulina contra VSR (prevenção)
Déficit de crescimento	Aumento do consumo de oxigênio, diminuição do aporte nutricional	Tratar a falência cardíaca; corrigir o defeito precocemente; aumentar o consumo calórico
Enteropatia perdedora de proteínas	Estado após cirurgia de Fontan; altas pressões do lado direito	Budesonida ou sildenafila VO
Quilotórax	Lesão do ducto torácico	Dieta com triglicerídeos de cadeia média Octreotida Ligação cirúrgica do ducto torácico
Distúrbios do neurodesenvolvimento	Hipoxia crônica, cirurgia cardíaca, genética	Avaliação escolar e intervenção precoce
Ajuste psicossocial	Atividade limitada, aspecto cianótico, doença crônica, hospitalizações múltiplas	Aconselhamento

SNC, sistema nervoso central; CIVD, coagulação intravascular disseminada, VSR, vírus sincicial respiratório.

e arritmia. Esquemas de estratificação de risco grave foram desenvolvidos para mulheres gestantes com CC, incluindo o escore de Doença Cardíaca na Gestação (**CARPREG**), o escore **ZAHARA** (*Zwangerschap bij Aangeboren HARtAfwijkingen*) e a classificação da Organização Mundial da Saúde (OMS). Com base nesta última, a gestação é associada a risco aumentado de mortalidade e morbidade para pacientes com ventrículo direito sistêmico (p. ex., transposição corrigida), circulação de Fontan, valva aórtica bicúspide com raiz aórtica aumentada de 45 a 50 mm, **síndrome de Marfan** com raiz aórtica aumentada de 40 a 45 mm e valva protética mecânica. Por outro lado, a gestação é contraindicada para pacientes com hipertensão da artéria pulmonar, estenose mitral ou aórtica grave, coarctação de aorta não corrigida, valva aórtica bicúspide com raiz aórtica > 50 mm, síndrome de Marfan com raiz aórtica dilatada > 45 mm e disfunção ventricular sistólica com fração de ejeção < 30% ou classificação Classes III-IV da New York Heart Association.

MANEJO PÓS-OPERATÓRIO

Após cirurgia de tórax aberto bem-sucedida, a gravidade do defeito cardíaco congênito, a idade e a condição (estado nutricional) do paciente antes da cirurgia, os eventos no centro cirúrgico e a qualidade dos cuidados pós-operatórios são fatores que influenciam a evolução do paciente. Fatores **intraoperatórios** que influenciam a sobrevida e que devem ser observados quando um paciente retorna do centro cirúrgico incluem a duração da **circulação extracorpórea** (CEC), do **clampeamento aórtico** (o tempo durante o qual o coração não foi perfundido) e da **hipotermia profunda** (utilizada em alguns recém-nascidos; período durante o qual o organismo todo não foi perfundido). Novas técnicas cirúrgicas que fornecem perfusão contínua da porção superior do corpo e do encéfalo durante a cirurgia do arco aórtico (p. ex., síndrome da hipoplasia de coração esquerdo) eliminaram o uso da hipotermia profunda em muitos centros.

Os cuidados pós-operatórios imediatos devem ser fornecidos em uma unidade de terapia intensiva (UTI), que inclua uma equipe de médicos, enfermeiros e técnicos com experiência em problemas específicos encontrados após cirurgia de tórax aberto na infância. Na maior parte dos grandes centros, isso ocorre em uma UTI dedicada à pediatria cardiovascular. O preparo do monitoramento pós-operatório é iniciado no centro cirúrgico, onde o anestesista ou o cirurgião insere um cateter arterial para permitir mensuração direta da pressão arterial e coleta de amostras de sangue arterial para gasometria. Um cateter venoso central também é utilizado para a mensuração da pressão venosa central e para infusões de aminas vasoativas. Em casos mais complexos, cateteres de átrios direito e esquerdo ou de artéria pulmonar podem ser inseridos diretamente nessas estruturas e ser usados para monitoramento de pressões. Fios de marca-passo temporários são posicionados no átrio ou ventrículo, ou em ambos, caso ocorra bloqueio cardíaco temporário no período pós-operatório. A oximetria de pulso fornece monitoramento contínuo da saturação arterial de oxigênio. A espectroscopia por infravermelho tem sido utilizada para monitorar a perfusão cerebral e de outros órgãos nobres no período peroperatório.

A falência funcional de um sistema orgânico pode causar alterações bioquímicas e fisiológicas profundas em outro. Por exemplo, a insuficiência respiratória leva a hipoxia, hipercapnia e acidose, as quais, por sua vez, comprometem as funções cardíaca, vascular e renal, que não podem ser controladas com sucesso até que a ventilação adequada seja reestabelecida. Portanto, é essencial identificar e tratar a fonte primária de cada problema pós-operatório.

A **insuficiência respiratória** é uma complicação pós-operatória grave encontrada após a cirurgia de tórax aberto. A CEC realizada na presença de congestão pulmonar resulta em diminuição da complacência pulmonar; aumento de secreções traqueais e brônquicas; atelectasias; e aumento do esforço respiratório. Como a fadiga e, subsequentemente, a hipoventilação e a acidose podem ocorrer em seguida, a ventilação mecânica orotraqueal costuma ser mantida após a cirurgia por no mínimo várias horas em pacientes relativamente estáveis e por até 2 a 3 dias ou mais em pacientes mais graves, em especial lactentes. Hoje em dia, protocolos para extubação precoce têm sido utilizados com sucesso em crianças maiores sem complicações intraoperatórias. Pacientes com certas lesões cardíacas congênitas, em especial aqueles com **síndrome de DiGeorge**, podem apresentar também anormalidades das vias respiratórias (micrognatia, traqueomalacia, broncomalacia), o que pode dificultar tanto a ventilação quanto a extubação.

O eletrocardiograma (ECG) deve ser monitorado continuamente durante o período pós-operatório. Qualquer mudança na frequência cardíaca, mesmo sem arritmia, pode ser o primeiro indício de uma complicação grave, como hemorragia, hipotermia, hipoventilação ou falência cardíaca. As **arritmias** devem ser diagnosticadas rapidamente, porque uma alteração prolongada do ritmo sem tratamento pode adicionar sobrecarga hemodinâmica grave ao coração no período pós-operatório inicial crítico (ver Capítulo 462). Lesões do sistema de condução do coração durante a cirurgia podem resultar em bloqueio atrioventricular completo no período pós-operatório. Essa complicação costuma ser temporária, sendo tratada com a colocação cirúrgica de fios de marca-passo, os quais podem ser removidos depois. Às vezes, o bloqueio atrioventricular completo pode ser permanente. Assim, se persistir por mais de 10 a 14 dias após a cirurgia, é necessário inserir um marca-passo definitivo. Taquiarritmias são um problema comum em pacientes em período pós-operatório. A taquicardia ectópica juncional pode ser um ritmo particularmente problemático de se controlar, embora seja responsiva a fármacos antiarrítmicos, como a amiodarona intravenosa.

A **insuficiência cardíaca** com débito cardíaco inadequado após uma cirurgia cardíaca pode ocorrer de forma secundária a insuficiência respiratória, arritmias graves, lesões do miocárdio, hemorragia, hipovolemia, anormalidades hemodinâmicas residuais significativas ou qualquer combinação desses fatores. O tratamento deve ser instituído de forma específica para cada causa. Os agentes mais utilizados em pacientes com disfunção de miocárdio no início do período pós-operatório são catecolaminas, inibidores da fosfodiesterase, nitroprussiato ou outros agentes redutores da pós-carga, bem como diuréticos (ver Capítulo 469). A hipertensão pulmonar pós-operatória pode ser controlada por meio de hiperventilação e inalação de óxido nítrico (NO). Nos raros pacientes irresponsivos ao tratamento farmacológico padrão, muitos dispositivos de assistência ventricular estão disponíveis, dependendo do tamanho do paciente. Se a função pulmonar estiver adequada, um **dispositivo de assistência ao ventrículo esquerdo** pode ser utilizado. Se a função pulmonar não for adequada, a **oxigenação por membrana extracorpórea** (ECMO) pode ser empregada. Essas medidas extraordinárias auxiliam na manutenção da circulação até que a função cardíaca melhore, em geral dentro de 2 a 5 dias. Tais medidas também já foram utilizadas como ponte para o transplante em pacientes com falência cardíaca pós-operatória refratária.

A **acidose** secundária ao baixo débito cardíaco, a insuficiência renal ou a hipovolemia devem ser prevenidas ou, se presentes, devem ser prontamente corrigidas. É realizada de forma seriada a coleta de gasometrias arteriais e medida a concentração sérica de lactato. O pH diminuído do sangue arterial pode ser um sinal de perfusão reduzida, e a acidose pode piorar a função cardíaca e ser um preditor de arritmias ou de parada cardíaca.

A **função renal** pode estar comprometida por insuficiência cardíaca congestiva e posteriormente pelo emprego prolongado de CEC. Reposição de líquido e sangue, agentes inotrópicos e vasodilatadores em geral reestabelecem a diurese normal em pacientes com hipovolemia ou falência cardíaca. A insuficiência renal secundária à lesão tubular contribui com a sobrecarga pós-operatória de líquido e pode requerer hemodiálise, diálise peritoneal ou hemofiltração temporária.

Anormalidades neurológicas podem se desenvolver após a CEC, em especial no período neonatal. Podem ocorrer convulsões quando o paciente acorda da sedação, as quais em geral podem ser controladas com fármacos anticonvulsivantes. Diante da ausência de outros sinais neurológicos, convulsões autolimitantes isoladas no período pós-operatório imediato normalmente possuem prognóstico bom a longo prazo. O tromboembolismo e o acidente vascular são mais raros, mas são complicações graves da cirurgia de tórax aberto. A longo prazo, incapacidades de aprendizado tanto sutis quanto mais substanciais podem se desenvolver. Pacientes submetidos à cirurgia com uso de CEC, em especial durante o período neonatal, devem ser observados cuidadosamente durante seus primeiros anos escolares para um possível aparecimento de sinais de incapacidade de aprendizagem leve a moderada ou transtorno de déficit de atenção, situações que costumam ser responsivas a tratamentos medicamentosos precoces. O risco é mais elevado em pacientes que foram submetidos a reparo mediante parada circulatória sob hipotermia do que em pacientes nos quais o fluxo sanguíneo foi mantido por meio de CEC.

A **síndrome pós-pericardiotomia** pode ocorrer ao fim da primeira semana pós-operatória ou, algumas vezes, pode levar semanas ou meses para se manifestar após a cirurgia. Essa doença febril se caracteriza por febre, redução do apetite, apatia, náuseas e vômito. Nem sempre há dor torácica; portanto, é preciso ter forte suspeita com qualquer paciente em período pós-operatório recente. A ecocardiografia fecha o diagnóstico. Na maioria dos casos, a síndrome pós-pericardiotomia é autolimitante; contudo, quando há rápido acúmulo de líquido pericárdico, o perigo potencial de tamponamento cardíaco deve ser reconhecido (ver Capítulo 467). Em casos raros, podem ocorrer arritmias. Pacientes sintomáticos em geral respondem o ácido acetilsalicílico ou indometacina e repouso. A terapia com corticosteroide ou a pericardiocentese pode ser necessária. Recorrências tardias são raras e podem levar à pericardite crônica.

Observa-se **hemólise** de origem mecânica, ainda que rara, após o reparo de alguns defeitos cardíacos, como defeitos do septo atrioventricular (DSAV) ou após a inserção de uma valva protética mecânica, o que pode ser causado por uma turbulência não usual do sangue em pressão aumentada. Uma nova cirurgia pode ser necessária em raros pacientes com hemólise grave e progressiva que necessitem de transfusões sanguíneas frequentes; todavia, na maior parte dos casos, o problema regride progressivamente.

A **infecção** é outro problema pós-operatório potencialmente grave. Os pacientes costumam receber um antibiótico de amplo espectro durante o período pós-operatório inicial. Locais potenciais de infecção incluem os pulmões (em geral relacionada à atelectasia pós-operatória), tecidos subcutâneos no local da incisão, esterno e o trato urinário (em especial após a manutenção de um cateter vesical por tempo prolongado). A sepse com endocardite infecciosa é uma complicação pouco frequente e pode ser de difícil controle, em especial se algum material protético tiver sido implantado durante a cirurgia (ver Capítulo 464). Pacientes submetidos à CEC durante uma infecção viral, ainda que leve, podem desenvolver sérias complicações. Por essa razão, muitos anestesistas adiarão a cirurgia eletiva se a criança apresentar infecção viral, seja em trato respiratório superior ou gastrintestinal.

MANEJO INTERESTÁGIO

Um grupo de crianças com risco particularmente alto de morbidade e mortalidade são aquelas que completaram o 1º estágio do tratamento paliativo de **Norwood** ou **Sano** para a síndrome da hipoplasia de coração esquerdo (SHCE) e estão esperando pelo próximo estágio (**anastomose de Glenn**) de seu tratamento. A mortalidade nesse grupo de crianças foi relatada em 10 a 15%, o que motivou o National Pediatric Cardiology Quality Improvement Collaborative (**NPC-QIC**) a desenvolver um **programa de monitoramento interestágio caseiro,** que resultou em redução da mortalidade em 44%.

MANEJO A LONGO PRAZO

Com os avanços na cirurgia de tórax aberto e no manejo pós-operatório, a sobrevida para cirurgia de CC melhorou muito nas últimas duas décadas. Atualmente, há mais adultos com CC vivos nos EUA (> 1 milhão) do que crianças. Conforme mais pacientes sobrevivem até a vida adulta, ocorre uma grande mudança na mortalidade associada à CC da infância à vida adulta (Figura 461.1). Os pacientes que foram submetidos à cirurgia para CC podem ser divididos em três categorias principais: lesões nas quais foi possível o reparo total; lesões nas quais foi possível a correção anatômica e fisiológica; e lesões nas quais apenas foi possível obter correção paliativa, ainda que potencialmente duradoura. Há certa discordância entre cardiologistas acerca de quais categorias se aplicam a uma lesão cardíaca em particular, e, até certo grau, cada caso deve ser considerado de forma individual. Muitos argumentam que o reparo total pode ser obtido apenas em algumas persistências de canal arterial (PCA) isoladas, sem necessidade de acompanhamento a longo prazo. Pacientes que podem ser submetidos à correção anatômica e fisiológica incluem portadores de muitas das lesões com *shunt* da esquerda para a direita (comunicações interatriais e interventriculares) e formas leves de lesões obstrutivas (p. ex., estenose valvar pulmonar, algumas formas de estenose valvar aórtica e coarctação da aorta), além de algumas formas de doença cardíaca cianótica (p. ex., tetralogia de Fallot não complicada, transposição simples de grandes artérias). Esses pacientes em geral obtiveram correção fisiológica de suas lesões total ou próxima do total; contudo, ainda possuem algum risco de sequelas a longo prazo, incluindo insuficiência cardíaca ou arritmia tardia, ou a recorrência de anormalidade fisiológica significativa (p. ex., recoarctação da aorta ou piora da regurgitação mitral em paciente com DSAV, regurgitação pulmonar tardia em pacientes com tetralogia de Fallot reparada com *patch* transanular). Esses pacientes necessitam de acompanhamento regular com um cardiologista pediátrico (e, quando mais velhos, com um especialista em **cardiopatia congênita do adulto;** ver Capítulo 461.1); todavia, seu prognóstico a longo prazo costuma ser muito bom, ainda que alguns necessitem de cirurgias repetidas ou intervenções por meio de cateterismo. Pacientes com lesões mais complexas, como portadores de fisiologia de ventrículo único, possuem maior risco de desenvolver sequelas posteriores e requerem acompanhamento ainda mais rigoroso. Esses pacientes, em especial aqueles que foram submetidos ao procedimento de Fontan, possuem risco de desenvolver arritmia, trombose, enteropatia perdedora de proteínas, bronquite plástica, disfunção de órgãos nobres (especialmente hepática) e falência cardíaca. Alguns podem acabar necessitando de transplante de coração ou coração-fígado.

As limitações físicas são variáveis, desde mínimas a nenhuma em pacientes com correção fisiológica, até leves a moderadas em pacientes com procedimentos paliativos. A extensão até a qual se permite que um paciente participe de esportes, tanto recreativos quanto competitivos, pode ser adequadamente determinada pelo cardiologista, em geral com o auxílio dos dados que podem ser obtidos em testes de exercício cardiopulmonar (ver Capítulo 450.5).

Morbidades a longo prazo que afetam a função neurológica e o comportamento são influenciadas por muitos fatores, incluindo os efeitos de qualquer alteração genética no desenvolvimento do sistema nervoso central (SNC). Pode haver maior papel das anormalidades pré-natais desse sistema (anatômicas, genéticas ou secundárias devido a alterações do fluxo sanguíneo cerebral ou da oxigenação fetais) em comparação com o que se suspeitava antes; essas anormalidades incluem microcefalia, atrofia cerebral e alterações da bioquímica encefálica. A hipoxemia crônica e o déficit de crescimento também podem influenciar o encéfalo em desenvolvimento e há evidências de que o tipo de intervenção necessária (CEC, parada circulatória total hipotérmica, tratamento hemodinâmico) exerça papel substancial. Dados do **Pediatric Cardiac Genomics Consortium** demonstraram que também existe componente **genético** nessas incapacidades de aprendizado. A realização de sequenciamento de exoma nos pacientes e em seus pais (trios) revelou variáveis genéticas *de novo* em 2% dos pacientes com CC e em 20% dos pacientes com CC e retardo no desenvolvimento. A identidade dessas variantes genéticas e seu mecanismo de ação ainda estão sendo estudados. Em geral, diante da ausência de síndrome genética significativa ou complicação peroperatória grave, a maior parte das crianças vive uma vida de nível razoavelmente normal após o reparo de defeitos cardíacos congênitos e são capazes de frequentar a escola. Os escores médios de grupos submetidos a testes cognitivos padrão não diferem da população geral; entretanto, algumas áreas parecem apresentar risco maior que outras, incluindo alguns aspectos da função motora, da fala, do acompanhamento visuomotor e da consciência fonológica. O conhecimento desses problemas potenciais é crítico na obtenção de auxílio terapêutico imediato quando se percebe que uma criança apresenta dificuldades escolares.

A bibliografia está disponível no GEN-io.

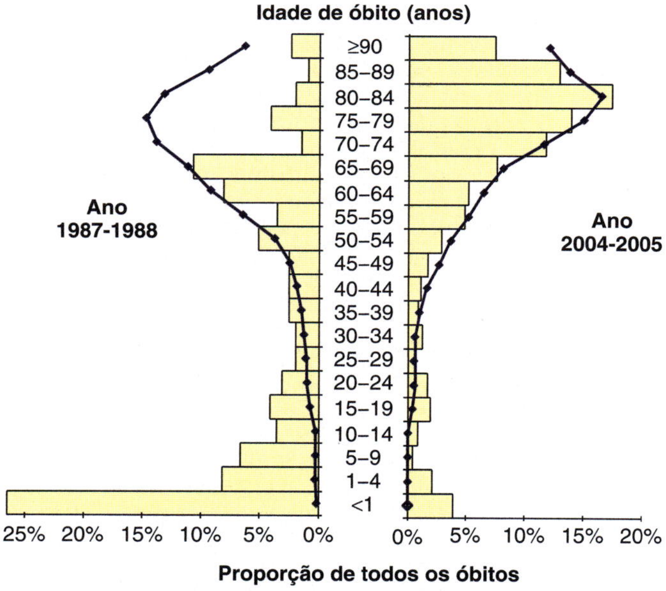

Figura 461.1 Este histograma mostra uma alteração na distribuição da idade de óbito em pacientes com cardiopatia congênita ao longo de dois períodos: 1987-1988 e 2004-2005. *Curvas pretas grossas com losangos* representam a idade de óbito na população geral de Quebec durante os mesmos períodos. (*De Khairy P, Ionescu-Ittu R, Mackie AS et al.: Changing mortality in congenital heart disease, J Am Coll Cardiol 56(14):1149-57, 2010, Fig 1.*)

461.1 Cardiopatia Congênita em Adultos

Salil Ginde e Michael G. Earing

Aproximadamente 90% das crianças com cardiopatia congênita sobrevivem até a vida adulta. Mais adultos do que crianças vivem com CC nos EUA, com aumento de 5% a cada ano. Na última década, 35% das hospitalizações por CC ocorreram em pacientes acima dos 18 anos (idade média de 55 anos).

CONSIDERAÇÕES CLÍNICAS A LONGO PRAZO

Aproximadamente 25% dos adultos com CC apresentam uma forma leve que os permitiu sobreviver até a vida adulta sem cirurgia ou cateterização cardíaca intervencionista. As lesões mais comuns nessa categoria incluem estenose valvar aórtica (em geral associada à valva aórtica bicúspide), pequenas comunicações interventriculares (CIV) restritivas, estenose leve de valva pulmonar e prolapso de valva mitral (Tabela 461.2). Esses pacientes necessitam de acompanhamento menos frequente para avaliar a progressão da doença e para identificar complicações associadas. Muitos adultos com CC residentes nos EUA são pacientes que já foram submetidos previamente a alguma intervenção (Tabela 461.3). Muitas crianças que são submetidas à correção total sobrevivem até a vida adulta, com algumas poucas exceções, como PCA, CIV e comunicação interatrial (CIA), principalmente se corrigidas anteriormente ao desenvolvimento de alterações pulmonares e se não houver nenhuma lesão residual. Porém, *a correção total nem sempre é a regra*.

Mesmo lesões cardíacas congênitas simples parecem estar associadas a complicações tardias, incluindo tanto problemas cardíacos quanto não cardíacos (Tabelas 461.4 e 461.5, Figura 461.2). As complicações *cardíacas* incluem arritmias e defeitos de condução, disfunção ventricular, *shunts* residuais, lesões valvares (regurgitação e estenose), hipertensão e aneurismas. Sequelas *não cardíacas* (**comorbidades**) incluem alterações pulmonares, renais e hepáticas causadas de forma tanto direta quanto indireta pela CC subjacente. A função pulmonar

Tabela 461.2 Cardiopatias congênitas associadas à sobrevida até a fase adulta sem cirurgia ou cateterização cardíaca intervencionista.

Estenose valvar pulmonar leve
Valva aórtica bicúspide
Comunicação interatrial de tamanho pequeno a moderado
Comunicação interventricular pequena
Persistência do canal arterial pequena
Prolapso de valva mitral
Defeito do septo atrioventricular parcial (comunicação interatrial *ostium primum* e valva mitral com *cleft*)
Síndrome de Marfan
Anomalia de Ebstein
Transposição congenitamente corrigida das grandes artérias (discordância atrioventricular e ventriculoarterial)

Tabela 461.3 Cardiopatias congênitas mais comuns em pacientes que sobrevivem até a vida adulta após cirurgia ou cateterismo intervencionista.

Doença valvar aórtica após valvoplastia por balão ou valvotomia cirúrgica
Estenose de valva pulmonar após valvoplastia por balão ou valvotomia cirúrgica
Tetralogia de Fallot
Comunicação interventricular
Defeito do septo atrioventricular completo
Transposição das grandes artérias
Coarctação da aorta
Ventrículos únicos complexos após procedimento de Fontan modificado

Tabela 461.4 Riscos em adultos portadores de cardiopatia congênita.

Arritmias Taquicardia supraventricular Bloqueio de ramo direito Bloqueio atrioventricular Taquicardia ventricular Morte súbita	***Lesões residuais (shunts)*** Comunicação interventricular Comunicação interatrial Persistência do canal arterial
Coarctação da aorta Hipertensão arterial essencial Recoarctação Formação de aneurisma	***Lesões adquiridas*** Endocardite bacteriana subaguda Estenose subvalvar Estenose supravalvar Insuficiência valvar Reestenose valvar Síndrome de Eisenmenger
	Risco na gravidez (Tabela 461.5)

Tabela 461.5 Riscos específicos de lesão em complicações maternas ou neonatais da gestação.

RISCO	LESÃO/COMPLICAÇÃO
Sem risco adicional	Defeitos septais pequenos CIA, CIV e PCA fechados cirurgicamente Regurgitação aórtica leve a moderada Estenose pulmonar leve a moderada
Risco levemente aumentado	Pós-operatório tardio de tetralogia de Fallot Transposição das grandes artérias, pós-operatório tardio de *switch* arterial
Risco moderado	Transposição das grandes artérias, pós-operatório tardio de *switch* atrial Transposição de grandes artérias congenitamente corrigida Fisiologia de ventrículo único, pós-operatório tardio de Fontan
Risco grave	Doença cardíaca congênita cianótica, não operada ou não paliativamente corrigida Síndrome de Marfan Valvas protéticas Lesões obstrutivas incluindo a coarctação
Gravidez contraindicada	Hipertensão pulmonar grave Lesões obstrutivas graves Síndrome de Marfan, raiz aórtica > 40 mm

CIA, Comunicação interatrial; CIV, comunicação interventricular; PCA, persistência do canal arterial.

anormal se apresenta com mais frequência com fisiologia restritiva e provavelmente resulta de esternotomia ou toracotomia prévias, escoliose, disfunção diafragmática ou doença de parênquima pulmonar. A função pulmonar reduzida contribui para diminuir a tolerância ao exercício e é um fator de risco de mortalidade em adultos com CC. A insuficiência renal pode resultar de cianose crônica, cirurgias múltiplas que requerem CEC ou outras condições associadas, como hipertensão e diabetes melito. A lesão hepática causada por congestão crônica do fígado em pacientes com pressão venosa central elevada, em especial pacientes tratados com o procedimento de Fontan, pode resultar em fibrose hepática, assim como cirrose, insuficiência hepática e, raramente, carcinoma hepatocelular. Adultos com CC apresentam risco de desenvolver alterações do desenvolvimento, como comprometimento intelectual; anormalidades somáticas, como o dimorfismo facial (fenda palatina/labial); e anormalidades do SNC, como distúrbios convulsivos por eventos tromboembólicos prévios ou acidentes vasculares encefálicos, bem como comprometimento da audição e perda da visão. São comuns problemas psicossociais envolvendo desemprego, seguros de vida e de saúde, participação em esportes, atividade sexual e contracepção. Como resultado dessas complicações a longo prazo, a maioria dos adultos com CC necessita de acompanhamento por toda a vida; eles costumam ser hospitalizados em decorrência de insuficiência cardíaca ou arritmias, enquanto outros podem necessitar de cateterização ou outro procedimento cirúrgico cardíaco.

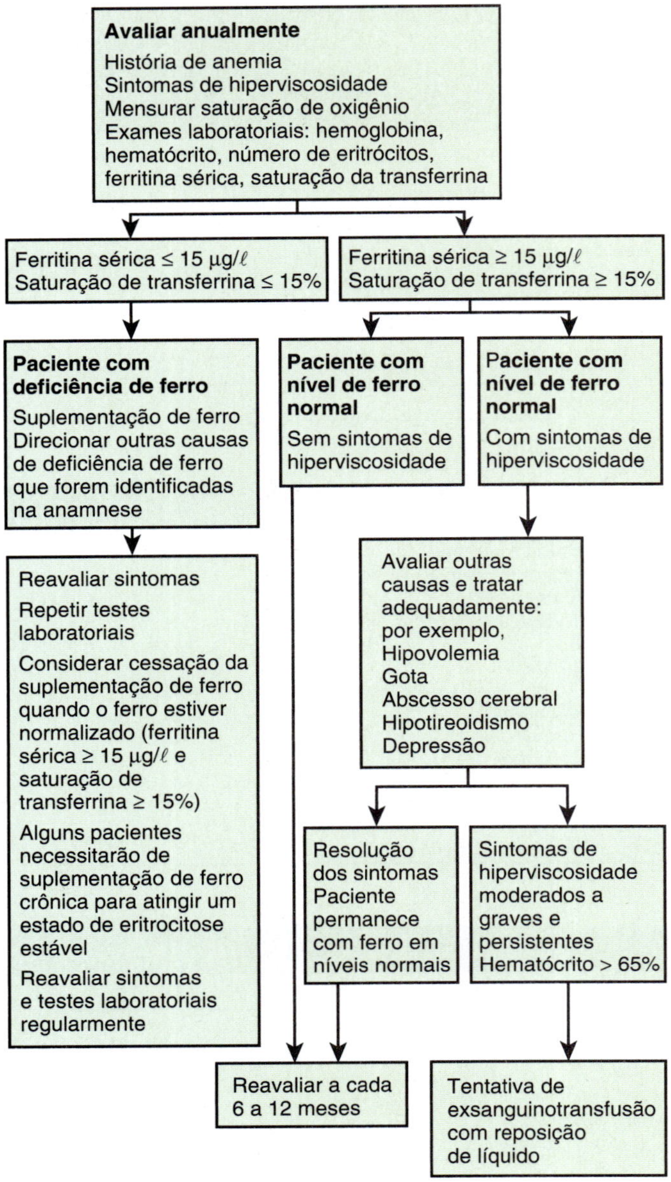

Figura 461.2 Questões cruciais a serem mencionadas na transição para a vida adulta em pacientes com cardiopatia congênita cianótica. (*De Spence MS, Balaratnam MS, Gatzoulis MA: Clinical update: cyanotic adult congenital heart disease,* Lancet *370:1531, 2007*).

LESÕES ESPECÍFICAS

Shunts esquerda-direita

Se a lesão inicial apresentar um *shunt* grande e não restritivo (que permita a transmissão de pressão sistêmica às artérias pulmonares), poderão ocorrer alterações vasculares pulmonares irreversíveis, resultando em hipertensão pulmonar em níveis sistêmicos com formação de *shunt* reverso ou bidirecional no nível do defeito (síndrome de Eisenmenger) (ver Capítulo 460.2).

Comunicação interatrial

Ver Capítulo 453.1.

Embora muitos indivíduos com CIA sejam diagnosticados durante a infância após a detecção de um sopro, uma minoria desses pacientes apresenta sintomas pela primeira vez quando adultos. Muitos são assintomáticos durante as primeira e segunda décadas de vida. No entanto, na terceira década, um número crescente de pacientes desenvolve intolerância ao exercício, palpitações causadas por arritmias atriais e aumento de câmaras cardíacas. Se não tratadas, a sobrevivência à vida adulta ainda é regra; porém, a expectativa de vida diminui e haverá morbidade significativa a longo prazo. Após os 40 anos, a taxa de mortalidade aumenta em 6% ao ano, e mais de 20% dos pacientes desenvolverão fibrilação atrial (FA). Ao redor dos 60 anos, o número de pacientes com FA aumenta para mais de 60%.

Resultado a longo prazo após fechamento de comunicação interatrial

A maior parte dos pacientes submetidos a fechamento precoce de uma CIA apresentará excelente sobrevida a longo prazo com baixa morbidade se o reparo houver sido realizado antes dos 25 anos. A idade avançada no momento do reparo está associada à diminuição da sobrevida em conjunto com o aumento do risco de desenvolvimento de arritmias atriais, eventos tromboembólicos e hipertensão pulmonar. As complicações e a sobrevida tardia após o fechamento por cateterização permanecem desconhecidas; os resultados iniciais e intermediários são excelentes, com alta taxa sucesso no fechamento da CIA e poucas complicações importantes.

Comunicações interventriculares

Ver Capítulo 453.6.

Embora as CIVs isoladas sejam uma das formas mais comuns de CC, o diagnóstico em adultos é raro. A razão primária para esse fato é que a maioria dos pacientes com CIV hemodinamicamente significativa terá sido submetida ao reparo durante a infância ou terá vindo a óbito em fases iniciais da vida. Como resultado, o espectro da CIV isolada em adultos é limitado a (1) pacientes com defeitos restritivos pequenos; (2) pacientes com síndrome de Eisenmenger; e (3) pacientes que tiveram suas comunicações fechadas durante a infância.

Em pacientes com **CIV restritiva pequena**, a sobrevida a longo prazo é excelente, com taxa estimada em 96% para 25 anos. Além disso, a morbidade posterior nesses pacientes também parece ser baixa. Porém, a evolução clínica pode não ser completamente benigna. Complicações tardias já relatadas incluem endocardite, regurgitação aórtica progressiva secundária a prolapso da valva aórtica para dentro do defeito (maior risco com o tipo supracristal, porém também pode ocorrer em um defeito perimembranoso) e desenvolvimento de obstrução do trato de saída direita e esquerda por ventrículo direito com câmara dupla ou membrana subaórtica. Em pacientes que desenvolvem **síndrome de Eisenmenger**, a sobrevida até a terceira década de vida é comum. Conforme a idade avança, complicações posteriores de insuficiência ventricular direita, embolia paradoxal e policitemia em geral resultam em decréscimo progressivo da sobrevida, com óbito em média aos 37 anos.

Adultos com **fechamento de CIV prévio**, sem hipertensão pulmonar ou defeitos residuais, apresentam uma expectativa de vida normal. Como os pacientes com CIV pequena são assintomáticos, devem ser tratados de forma conservadora. Tendo em vista os riscos a longo prazo, esses pacientes necessitam de acompanhamento intermitente ao longo da vida a fim de monitorar o desenvolvimento de complicações tardias. A exceção à regra são os pacientes com o tipo perimembranoso ou supracristal pequeno associado ao prolapso da cúspide aórtica para dentro do defeito, resultando em regurgitação progressiva da valva aórtica. Esses pacientes devem ser considerados para reparo cirúrgico no momento do diagnóstico, a fim de prevenir o dano valvar aórtico progressivo.

Defeito do septo atrioventricular total

Ver Capítulo 453.5.

A história natural dos pacientes com DSAV completo caracteriza-se pelo desenvolvimento precoce de doença vascular pulmonar, levando a dano irreversível muitas vezes durante o primeiro ano de vida (em especial em crianças com síndrome de Down). Portanto, pacientes que apresentam a condição na vida adulta podem ser categorizados em dois grupos: aqueles com síndrome de Eisenmenger e aqueles cujo defeito foi fechado durante a infância.

De maneira geral, para os pacientes que foram submetidos a reparo precoce antes do desenvolvimento de doença vascular pulmonar, o prognóstico a longo prazo é bom. A complicação tardia mais comum é a **regurgitação da valva atrioventricular esquerda**, com aproximadamente 5 a 10% dos pacientes necessitando de revisão cirúrgica para o reparo ou substituição da valva durante o acompanhamento. A segunda complicação tardia mais comum para esse grupo de pacientes é a **estenose subaórtica**, que ocorre em até 5% dos pacientes após reparo. Outras complicações incluem *shunts* residuais em nível atrial ou ventricular, bloqueio atrioventricular total, arritmias atriais e ventriculares e endocardite.

Pacientes com desenvolvimento da síndrome de Eisenmenger são todos sintomáticos com dispneia de esforço, fadiga, palpitações, edema e síncope. A sobrevida é similar à de outras formas dessa síndrome, com óbito em média aos 37 anos. Fortes preditores da morte incluem síncope, idade no momento da apresentação dos sintomas, classe funcional ruim, baixa saturação de oxigênio (< 85%), concentrações elevadas de creatinina e ácido úrico e síndrome de Down.

Pacientes que foram submetidos a reparo prévio e desenvolvem regurgitação valvar atrioventricular esquerda significativa com sintomas, arritmia atrial ou deterioração da função ventricular devem ter suas valvas reparadas ou substituídas de forma eletiva. Já aqueles submetidos a reparo e que desenvolvem estenose subaórtica significativa (definida como gradiente máximo pela cateterização cardíaca ou ecocardiograma de > 50 mmHg) devem ser submetidos a reparo cirúrgico.

Persistência do canal arterial

Ver Capítulo 453.8.

A PCA é em geral uma lesão isolada no paciente adulto. O tamanho do defeito é o determinante primário para a evolução clínica desse paciente. As evoluções clínicas podem ser agrupadas em cinco categorias principais: PCA silenciosa; PCA pequena e hemodinamicamente insignificante; PCA de tamanho moderado; PCA grande; e PCA previamente fechada.

A PCA **silenciosa** é um defeito muito pequeno que não pode ser auscultado, sendo detectado apenas por outros meios, como a ecocardiografia. A expectativa de vida é sempre normal nessa população, e o risco de endocardite é muito baixo.

Pacientes com PCA **pequena** possuem um sopro audível de ejeção longo ou sopro contínuo, mais bem auscultado na borda superior esquerda do esterno que se irradia até o dorso. Ademais, esses pacientes apresentam pulso periférico normal. Como há *shunt* da esquerda para a direita insignificante, o tamanho da aorta esquerda e do ventrículo esquerdo (VE) e a pressão da artéria pulmonar encontram-se normais nos exames de ecocardiografia e radiografia torácica. Assim como os pacientes com PCA silenciosa, os portadores de PCA pequena são assintomáticos e têm expectativa normal de vida. Apresentam maior risco de endocardite.

Pacientes com PCA de **tamanho moderado** podem apresentar a condição durante a vida adulta. Esses pacientes costumam apresentar pulso periférico amplo e forte junto com um sopro contínuo audível. Todos apresentam sobrecarga de volume significativa e algum grau de aumento da aorta e do VE, bem como algum grau de hipertensão pulmonar. Além disso, são sintomáticos com dispneia, palpitações e insuficiência cardíaca.

Pacientes com PCA **grande** costumam apresentar sinais de hipertensão pulmonar grave e síndrome de Eisenmenger. Na vida adulta, o sopro contínuo torna-se em geral ausente e há cianose diferencial (saturações das extremidades inferiores mais baixas em comparação com a saturação do braço direito). O prognóstico desses pacientes é similar ao de outros com síndrome de Eisenmenger.

Os pacientes submetidos ao **reparo** da PCA anteriormente ao desenvolvimento de hipertensão pulmonar possuem expectativa de vida normal, sem restrições.

Todos os pacientes com *evidência clínica* de PCA possuem risco aumentado de desenvolver endocardite. Como resultado, todas as PCAs, exceto as pequenas silenciosas ou aqueles pacientes com hipertensão pulmonar grave irreversível, devem ser consideradas para fechamento. O método preferencial para esse procedimento na maioria dos centros atuais é o fechamento por prótese por meio de cateterismo. O fechamento cirúrgico é reservado para pacientes com PCAs maiores do que a capacidade da prótese ou quando a anatomia se encontra desfavorável, como no caso de um aneurisma ductal grande.

Cardiopatia congênita cianótica

Ver Capítulos 456, 457 e 458.

Diferentemente das formas acianóticas de CC, a maior parte dos pacientes com CC cianótica sofrerá pelo menos uma e, com frequência, muitas intervenções antes de atingirem a vida adulta. Os defeitos mais frequentes no cenário ambulatorial de adultos com CC são tetralogia de Fallot, transposição completa das grandes artérias (TGA, também conhecida como d-transposição), estenose valvar pulmonar e diversas formas de ventrículo único funcional. Outros defeitos incluem drenagem anômala total de veias pulmonares, *truncus arteriosus* e dupla via de saída de ventrículo direito.

Tetralogia de Fallot

Ver Capítulo 457.1.

Em países desenvolvidos, o paciente adulto com tetralogia de Fallot não operada tem se tornado uma raridade, uma vez que a maioria terá sido submetida à paliação ou, mais frequentemente, ao reparo durante a infância. A sobrevida do paciente não operado até a sétima década já foi descrita, mas é rara. Em geral, apenas 11% desses pacientes encontram-se vivos aos 20 anos e apenas 3% aos 40 anos.

A longevidade após o reparo da tetralogia de Fallot é excelente. A correção costuma ser realizada aos 3 a 12 meses e consiste no fechamento da CIV com um *patch* e no alívio da obstrução do trato de saída pulmonar por meio do aumento, com o uso de *patch*, do trato de saída ventricular direito, do anel valvar pulmonar, ou ambos. A sobrevida aos 32 e 35 anos foi descrita em 86% e 85%, respectivamente, comparada a 95% em controles ajustados a sexo e idade. A maior parte dos pacientes tem uma vida sem restrições. Muitos desenvolvem sintomas tardios, que incluem dispneia aos esforços, palpitações, síncope e morte súbita cardíaca. As complicações tardias incluem endocardite, regurgitação aórtica com ou sem dilatação da raiz (tipicamente causada por dano na valva aórtica durante o fechamento da CIV ou de forma secundária à anormalidade intrínseca da raiz aórtica), disfunção do VE (secundária à proteção inadequada do miocárdio durante reparo prévio ou sobrecarga crônica do ventrículo esquerdo causada por *shunts* arteriais paliativos por tempo prolongado), obstrução valvar pulmonar residual, regurgitação valvar pulmonar residual, disfunção de ventrículo direito (VD) (como resultado de regurgitação ou estenose pulmonar), arritmias atriais (tipicamente o *flutter* atrial), arritmias ventriculares e bloqueio atrioventricular.

A reintervenção é necessária em cerca de 10% dos pacientes submetidos à cirurgia reparadora durante 20 anos de acompanhamento. Em acompanhamentos mais longos, essa incidência continua a aumentar. A indicação mais comum para essa reintervenção é a substituição da valva pulmonar para casos graves de regurgitação valvar pulmonar.

Transposição das grandes artérias

Ver Capítulo 458.1

A história natural dos pacientes com TGA não corrigida é tão pobre que poucos sobrevivem após a infância sem uma intervenção. As primeiras cirurgias definitivas para a TGA foram descritas por Senning em 1959 e por Mustard em 1964 (procedimentos de ***switch* atrial**). Com esses procedimentos, os retornos venosos pulmonar e sistêmico são reorientados no átrio pela confecção de túneis. O retorno venoso sistêmico das veias cavas superior e inferior é direcionado através da valva mitral e para dentro do VE (conectado à artéria pulmonar). Já o retorno venoso pulmonar é direcionado através da tricúspide para o VD (conectado à aorta). Esses procedimentos resultam em correção fisiológica e podem ser realizados com baixa taxa de mortalidade, porém deixam o VE como o ventrículo pulmonar e o VD como o sistêmico. Estudos de acompanhamento após o procedimento de *switch* atrial demonstram complicações a médio e longo prazos. Dois problemas específicos são mais preocupantes: perda do ritmo sinusal com desenvolvimento de arritmias atriais em 50% dos pacientes com TGA aos 25 anos; e desenvolvimento de disfunção ventricular do ventrículo sistêmico (VD) em 50% dos pacientes aos 35 anos. Outras complicações tardias incluem endocardite, deiscência, obstrução dos túneis, regurgitação da valva tricúspide e disfunção de nódulo sinusal com necessidade de um marca-passo.

Como resultado dessas complicações, a cirurgia de ***switch* arterial** tem se tornado o procedimento de escolha no tratamento desses pacientes desde 1985. As grandes artérias são transeccionadas e reanastomosadas ao ventrículo correto (ventrículo esquerdo para a aorta e direito para a artéria pulmonar) com transferência das artérias coronárias. Hoje em dia, a sobrevida cirúrgica após esse procedimento é bastante positiva, com mortalidade cirúrgica de 2 a 5%. Os dados a longo prazo da sobrevida e das complicações não estão disponíveis, mas os resultados intermediários são promissores. Complicações intermediárias relatadas incluem endocardite, obstrução de trato de saída pulmonar (em nível supravalvar ou na emergência das artérias pulmonares periféricas), regurgitação valvar aórtica e comprometimento arterial coronariano (desde leve estenose até oclusão completa).

A **operação de Rastelli** representa o terceiro tipo de reparo para TGA, em geral quando ocorrem CIV e obstrução do trato de saída pulmonar associadas. Essa cirurgia, originalmente descrita em 1969, envolve o fechamento da CIV, direcionando o fluxo do ventrículo esquerdo para a aorta. A valva pulmonar é ligada e um tubo valvar é inserido entre o ventrículo direito e a artéria pulmonar. A mortalidade operatória é baixa, mas os pacientes requerem múltiplas cirurgias para a substituição do tubo durante o acompanhamento a longo prazo. Outras complicações incluem bloqueio cardíaco completo e obstrução do trato de saída do VE.

Devido à alta incidência de problemas médicos observados e potenciais, todos os pacientes submetidos a *switch* atrial, arterial ou Rastelli para TGA devem passar por acompanhamento com um cardiologista em um centro especializado em CC de adultos por toda a vida.

Estenose valvar pulmonar

Ver Capítulo 454.1.

A maior parte dos pacientes com estenose valvar pulmonar é assintomática e apresenta sopro cardíaco. A sobrevivência até a vida adulta e a necessidade de intervenção, todavia, correlacionam-se diretamente ao grau de obstrução. Pacientes com estenose **leve** (definida como gradiente máximo < 25 mmHg) acompanhados por 25 anos permanecem assintomáticos e não apresentam progressão significativa da obstrução com o tempo. Para pacientes com estenose valvar pulmonar **moderada** (definida como gradiente máximo de 25 a 49 mmHg), há cerca de 20% de chance de necessidade de intervenção aos 25 anos. Já para pacientes com estenose **grave** (definida como pico de gradiente maior que 50 mmHg), a intervenção é necessária na maioria, seja ela cirúrgica ou por valvoplastia com balão aos 25 anos.

A sobrevida a longo prazo após a valvotomia cirúrgica para a estenose pulmonar isolada é excelente. Com acompanhamento mais prolongado, a incidência de complicações tardias e a necessidade de reintervenção aumentam. A indicação mais comum de reintervenção é a substituição da valva pulmonar quando houver regurgitação grave. Outras complicações a longo prazo incluem arritmias atriais recorrentes, endocardite e obstrução residual do trato de saída do VD.

Em pacientes com estenose pulmonar de **moderada a grave** (definida como gradiente máximo > 50 mmHg), deve-se considerar a intervenção mesmo diante da ausência de sintomas. Desde 1985, a valvoplastia percutânea com balão tem sido o tratamento mais aceito em pacientes de todas as idades. Antes de 1985, a valvotomia era o padrão-ouro. O procedimento é reservado aos pacientes com baixa probabilidade de resultados bem-sucedidos com a valvoplastia com balão, como aqueles com valva calcificada ou extremamente displásica.

Lesões obstrutivas de lado esquerdo

Coarctação da aorta

Ver Capítulo 454.6.

A apresentação clínica da coarctação da aorta depende da gravidade da obstrução e das anomalias associadas. A coarctação não corrigida costuma se apresentar com sintomas anteriores à vida adulta. Esses sintomas incluem dores de cabeça relacionadas à hipertensão, cãibras ou fadiga das pernas, intolerância ao exercício e hipertensão arterial sistêmica (que pode ser assintomática). Pacientes não tratados que sobrevivem até a vida adulta em geral possuem apenas coarctação leve da aorta. Na era anterior à cirurgia, sem tratamento, a idade média de óbito era de 32 anos. As causas incluíam falência do VE, hemorragia intracraniana, endocardite, ruptura/dissecção da aorta e doença arterial coronariana (DAC) prematura.

Após o reparo cirúrgico, a sobrevida a longo prazo é boa, porém diretamente correlacionada com a idade no momento da correção; nesse caso, pacientes cujo reparo foi realizado após os 14 anos apresentaram menor sobrevida até os 20 anos em comparação com aqueles submetidos mais precocemente, 91% contra 79%. Com o acompanhamento prolongado, a incidência de complicações a longo prazo continua a aumentar. A mais comum é a hipertensão arterial sistêmica persistente ou nova durante o repouso ou o exercício. Outras incluem aneurismas da aorta ascendente ou descendente, recoarctação no local do reparo prévio, DAC, estenose ou regurgitação aórtica (no cenário da valva bicúspide aórtica associada), ruptura de um aneurisma intracraniano e endocardite.

Em pacientes com coarctação da aorta nativa ou residual significativa (pacientes sintomáticos com gradiente máximo através da coarctação > 20 mmHg), a intervenção deve ser considerada, seja ela cirúrgica ou por cateterismo com angioplastia com balão, com ou sem colocação de *stent*. O reparo cirúrgico é tecnicamente difícil no paciente adulto e está associado a alta morbidade. A intervenção por cateterismo é o método de preferência na maior parte dos centros especializados em CC de adultos.

Estenose valvar aórtica

Ver Capítulo 454.5.

A história natural da estenose valvar aórtica em adultos é bastante variável, porém, pode se caracterizar por estenose progressiva ao longo do tempo. Aos 45 anos, cerca de 50% das valvas aórticas bicúspides apresentarão algum grau de estenose.

A maior parte dos pacientes com estenose valvar aórtica é assintomática e diagnosticada após a detecção de um sopro. A gravidade da obstrução no momento do diagnóstico se correlaciona com o padrão da progressão. Os sintomas são raros até que os pacientes desenvolvam estenose grave (gradiente médio maior que 40 mmHg na ecocardiografia). Os sintomas incluem dor torácica, dispneia de esforço, síncopes ou pré-síncopes. Na presença de qualquer um desses sintomas, o risco de morte súbita cardíaca é muito alto, sendo, portanto, a intervenção cirúrgica obrigatória. Grande parte dos pacientes com necessidade de valvotomia cirúrgica para alívio da estenose previamente à vida adulta vive bem. Contudo, durante 25 anos de acompanhamento, até 40% desses pacientes terão necessitado de uma segunda cirurgia para a estenose ou regurgitação residual.

Em pacientes com sintomas e estenose valvar aórtica grave, a intervenção deve ser considerada. O tratamento envolve a manipulação da valva, a fim de reduzir a estenose, o que pode ser obtido por meio da dilatação por balão, valvotomia cirúrgica aberta ou substituição da valva. Diante da ausência de regurgitação aórtica significativa, muitos centros optam pela dilatação por balão ou valvotomia cirúrgica em crianças e em adultos jovens portadores de valvas flexíveis com fusão de comissuras. Em adultos mais velhos, a substituição da valva aórtica é o tratamento de escolha.

Profilaxia da endocardite

Ver Capítulo 464.

A AHA observou que poucos casos de endocardite são prevenidos com a profilaxia antibiótica. Apenas pacientes com condições cardíacas associadas a risco mais alto de endocardite devem continuar a realizar profilaxia antibiótica antes da cirurgia: pacientes com endocardite prévia; CC cianótica não corrigida, incluindo *shunts* e tubos paliativos; defeitos cardíacos congênitos completamente reparados com próteses, quer colocada por meio de cirurgia ou hemodinâmica, durante os primeiros 6 meses após o procedimento; e CC reparada com defeitos residuais no local ou próximo de um enxerto ou de uma prótese (que inibe a endotelização). A profilaxia antibiótica não é mais recomendada para outras formas de CC, a não ser nas condições anteriormente citadas.

GRAVIDEZ E CARDIOPATIA CONGÊNITA

A CC é a forma mais comum de doença cardíaca encontrada durante a gravidez nos países em desenvolvimento. A doença cardíaca não impossibilita o sucesso de uma gestação, mas aumenta o risco tanto para a mãe quanto para o bebê. Durante a gestação, ocorrem alterações hemodinâmicas substanciais, as quais resultam em aumento sustentado do débito cardíaco até a 32ª semana, quando o débito cardíaco atinge um platô no valor 30 a 50% maior do que o pré-gestacional. No parto, as contrações uterinas adicionam 300 a 500 mℓ de sangue à circulação. Esse efeito, em conjunto com o aumento da pressão arterial e da frequência cardíaca durante o parto, causa um aumento do débito cardíaco equivalente a 80% a mais do que o nível pré-gestacional.

Independentemente dessas alterações hemodinâmicas, o fim da gravidez é favorável na maior parte das mulheres com CC, desde que a classe funcional e a função ventricular sistêmica encontrem-se adequadas (ver Tabela 461.5). A hipertensão arterial pulmonar representa sério risco durante a gravidez, em especial quando a pressão pulmonar excede 70% da pressão sistêmica, independentemente da classe funcional. Outras contraindicações da gravidez incluem as lesões obstrutivas graves de lado esquerdo (coarctação da aorta, estenose valvar aórtica, estenose valvar mitral, cardiomiopatia hipertrófica), síndrome de Marfan com dilatação de aorta ascendente concomitante (definida como > 4 cm), cianose persistente e disfunção ventricular sistólica (fração de ejeção ≤ 40%). A necessidade de anticoagulação completa durante a gravidez representa um risco aumentado tanto para a mãe quanto para o feto, ainda que não seja uma contraindicação. Os riscos e os benefícios relativos de diferentes abordagens da anticoagulação precisam ser totalmente discutidos com a mãe.

O aconselhamento sobre a gravidez deve ser iniciado já na adolescência e fazer parte das visitas de acompanhamento de rotina, incluindo uma discussão acerca do risco de CC no filho. Na população geral, a incidência de CC é de 1%, enquanto nos filhos de mãe cardiopata, o risco aumenta para 5 a 6%. A lesão no filho costuma ser diferente da lesão da mãe, exceto no caso de síndrome com herança autossômica dominante (síndrome de Marfan, cardiomiopatia hipertrófica). A estratificação do risco deve incluir a lesão específica da CC, além de considerar a classe funcional materna. Ainda que a lesão específica da cardiopatia seja importante, diversos estudos demonstram que a classe funcional materna anterior à gravidez é altamente preditiva tanto do resultado materno quanto do fetal; pacientes com melhor classe funcional apresentam os melhores resultados.

CONTRACEPÇÃO

Uma parte crítica do cuidado com adultos portadores de CC é fornecer ou disponibilizar aconselhamento sobre contracepção. Infelizmente, os dados sobre a segurança das várias técnicas de contracepção em adultos com CC são limitados. Anticoncepcionais orais (ACOs) à base de estrogênio podem ser utilizados em muitas pacientes adultas com CC; contudo, não são recomendados em pacientes com risco de tromboembolismo, como em caso de cianose, procedimento de Fontan prévio, FA ou hipertensão arterial pulmonar. Ademais, ACOs podem prejudicar o controle da anticoagulação. Apesar de levemente menos efetiva do que aqueles que contêm uma combinação de estrogênio/progesterona, a medroxiprogesterona, a pílula de progesterona isolada, e o levonorgestrel são boas opções para a maior parte dos pacientes adultos com CC. Ambos os fármacos podem, entretanto, causar retenção de líquido e, por essa razão, devem ser utilizados com cautela em pacientes com insuficiência cardíaca. Essas medicações também estão associadas à depressão e à hemorragia de escape. Embora a laqueadura tubária seja o método mais seguro de contracepção, nas pacientes com CC complexa ou hipertensão pulmonar esse método pode oferecer alto risco. A esterilização histeroscópica (**Essure**®) pode ser razoável em pacientes de alto risco. No passado, dispositivos intrauterinos (DIUs) eram raramente utilizados em pacientes com doença cardíaca devido ao risco associado de bacteriemia, doença inflamatória pélvica e endocardite. Já DIUs como o **Mirena**® parecem ser seguros e eficazes e estão se tornando rapidamente a forma mais comum de contracepção na população adulta com CC.

TRANSIÇÃO DA ADOLESCÊNCIA

Já é reconhecido que, como parte de um processo para adquirir independência, adolescentes e adultos jovens devem desenvolver uma abordagem independente e mais prospectiva de seu cuidado médico. Para as crianças com doença cardíaca, o processo de transição deve ser iniciado no começo da adolescência e encorajado tanto pelo cuidador primário quanto pelo cardiologista pediátrico, os quais devem identificar um programa adequado de CC no adulto, ao qual a transição e a transferência serão realizadas no tempo adequado (Tabela 461.6).

Um programa de transição ideal inclui os seguintes elementos:

- Desenvolvimento de um plano de transição por escrito que deve ser iniciado aos 14 anos
- Como adolescentes e adultos jovens frequentemente não possuem conhecimento sobre os detalhes de seu diagnóstico e história cardíaca, deve-se compartilhar com eles e sua família um registro médico portátil completo e conciso incluindo todos os aspectos pertinentes aos cuidados cardíacos, bem como deve-se prepará-los para o encaminhamento a um eventual destino de cuidados para adultos
- O cuidador primário e o cardiologista devem discutir aspectos médicos peculiares da adolescência, tendo em vista que causam impacto no sistema cardiovascular. Juntamente com problemas médicos, a educação, o planejamento vocacional, os aspectos psicossociais e o acesso ao cuidado médico são tópicos que devem ser discutidos com adolescentes e sua família.

Adultos jovens tendem a evitar o atendimento médico devido a sua falta de orientação, negação ou dificuldade de acesso ao sistema médico. Dessa forma, um objetivo crítico do processo de transição do adolescente é identificar o local apropriado para a continuidade do cuidado médico e garantir a manutenção do registro médico, bem como do cuidado com o adulto jovem. Nesse caso, o local de cuidado pode ser um programa ou uma instalação pediátrica, ou um centro especializado em adultos com CC. Os aspectos críticos são a continuidade do atendimento, o preparo do paciente e sua participação nesse processo.

A bibliografia disponível no GEN-io.

Tabela 461.6	Temas que requerem cuidado coordenado entre o cardiologista e o médico do atendimento primário.
Profilaxia antibiótica para endocardite	
Medicações e interações medicamentosas	
Anticoagulação com valvas protéticas	
Exercícios físicos e participação em esportes	
Planejamento educacional e vocacional	
Contracepção e gravidez	
Consumo de drogas ilícitas, álcool e tabaco	
Planejamento cirúrgico não cardíaco	
Questões anestésicas	
Sintomas novos ou doença aguda	
Condições clínicas coexistentes	
Viagem	

Seção **4**

Arritmias Cardíacas

Capítulo 462

Distúrbios de Frequência e Ritmo do Coração

Aarti S. Dalal e George F. Van Hare

O termo *arritmia* se refere a um distúrbio na frequência ou no ritmo cardíaco. Tais distúrbios podem fazer com que as frequências cardíacas sejam anormalmente altas, baixas ou irregulares. Podem ser transitórios ou incessantes, congênitos ou adquiridos ou causados por uma toxina ou por fármacos. Também podem ser associados a alguns tipos de cardiopatia congênita (CC) ou a uma complicação de reparo cirúrgico desta e ter causas genéticas. As arritmias, lentas ou rápidas, podem reduzir agudamente o débito cardíaco, degenerando em uma arritmia mais perigosa, como a fibrilação ventricular, ou, se incessantes, podem provocar cardiomiopatia. Também podem causar síncope ou morte súbita. Quando um paciente tem arritmia, é importante determinar se aquele ritmo em particular pode vir a causar sintomas graves ou deteriorar-se a uma doença com risco de morte. As anomalias de ritmo, como os batimentos prematuros isolados atriais e ventriculares, são comuns e, em crianças sem doença cardíaca, em geral não indicam risco para o paciente.

Existem muitos agentes farmacológicos para o tratamento das arritmias; muitos não foram extensamente estudados em crianças. Há poucos dados acerca da farmacocinética, da farmacodinâmica e da eficácia desses fármacos na população pediátrica; assim, a escolha de um agente adequado acaba sendo empírica. Felizmente, a maioria dos distúrbios de ritmo em crianças pode ser controlada com confiança com um único agente (Tabela 462.1). A ablação por hemodinâmica é aceita como terapia não apenas para as arritmias com risco de morte ou resistentes a fármacos, mas também para a sua cura. Nos pacientes com bradicardia, os marca-passos permanentes são pequenos a ponto de permitir o uso em todas as idades, até mesmo em bebês prematuros. Os cardiodesfibriladores implantáveis podem ser usados em pacientes de alto risco com arritmias ventriculares malignas e com maior risco de morte súbita.

462.1 Princípios da Terapia Antiarrítmica

Aarti S. Dalal e George F. Van Hare

Ao considerar a terapia medicamentosa na população pediátrica, é importante reconhecer que podem existir diferenças significativas na farmacocinética por idade e em comparação com adultos. Bebês podem apresentar absorção e esvaziamento gástrico mais lento e diferentes tamanhos de compartimentos teciduais de fármaco, o que afeta o volume de distribuição. O metabolismo hepático e a excreção renal podem variar na faixa etária pediátrica em comparação com adultos. Deve-se dar atenção especial à frequência e à dieta do bebê ao escolher um antiarrítmico específico. É importante reconhecer que o mecanismo provável da arritmia pode ser diferente na população pediátrica e na adulta.

Há muitos agentes antiarrítmicos para o controle do ritmo. No entanto, a maioria não é aprovada pela Food and Drug Administration (FDA) dos EUA para uso em crianças; assim, o uso é considerado *off-label*. Os cardiologistas pediátricos têm experiência com esses fármacos, e há normas bem reconhecidas sobre sua administração.

Com a disponibilidade de procedimentos de ablação, que podem ser curativos, a terapia medicamentosa passou a ser menos importante. Os clínicos e os pacientes aceitam menos os efeitos colaterais dos fármacos. Efeitos colaterais intoleráveis, assim como a possibilidade de indução de arritmia por um fármaco antiarrítmico, podem limitar seriamente a terapia medicamentosa e levarão o médico e a família ao procedimento de ablação com possibilidade de cura.

Os fármacos antiarrítmicos são comumente categorizados conforme a **classificação de Vaughan-Williams**. Esse sistema tem quatro classes: a **classe I** inclui agentes que bloqueiam primariamente o canal de sódio; os fármacos da **classe II** são os betabloqueadores; a **classe III** é formada pelos agentes que prolongam a repolarização ao bloquearem os canais de potássio; e a **classe IV** é composta pelos bloqueadores dos canais de cálcio. A classe I é ainda dividida pela potência do bloqueio do canal de sódio (ver Tabela 462.1).

462.2 Arritmias Sinusais e Extrassístoles

Aarti S. Dalal e George F. Van Hare

A **arritmia sinusal fásica** representa uma variação fisiológica normal nas descargas de impulsos do nó sinusal que está relacionada à respiração. A frequência cardíaca diminui durante a expiração e aumenta durante a inspiração. Ocasionalmente, se a frequência sinusal cair o suficiente, há um **batimento de escape** originário da região da junção atrioventricular (AV) (Figura 462.1). A arritmia sinusal fásica é causada pela atividade do sistema nervoso parassimpático e pode ser bastante proeminente em crianças saudáveis. Ela pode mimetizar extrassístoles frequentes, mas a relação com as fases da respiração pode ser percebida com uma ausculta cuidadosa. Os fármacos que aumentam o tônus vagal, como a digoxina, podem exacerbar a arritmia sinusal, que geralmente é abolida pelo exercício. Outras irregularidades do ritmo sinusal, em especial a bradicardia associada à apneia periódica, são comuns em bebês prematuros.

A **bradicardia sinusal** é causada pela descarga lenta de impulsos do nó sinusal, o "marca-passo natural" do coração. A frequência sinusal menor do que 90 bpm em neonatos e 60 bpm em crianças mais velhas é considerada bradicardia. Ela é comumente observada em atletas bem treinados; em indivíduos saudáveis, não costuma ter importância. A bradicardia sinusal pode ocorrer em doenças sistêmicas (hipotireoidismo, anorexia nervosa) e se resolve quando o transtorno é controlado. Pode também ser observada em associação a doenças em que há tônus vagal aumentado, como obstrução gastrintestinal ou hipertensão intracraniana. Bebês com peso baixo ao nascimento apresentam maior variação da frequência sinusal. A bradicardia sinusal é comum nesses bebês, em conjunto com a apneia, e pode ser associada a batimentos de escape juncional; as contrações atriais prematuras também são frequentes. Essas alterações do ritmo, em especial a bradicardia, aparecem com mais frequência durante o sono e não são associadas a sintomas. De modo geral, não é necessário o tratamento.

O **marca-passo atrial migratório** é definido como a mudança intermitente do marca-passo do coração, do nó sinusal para outra parte do átrio (Figura 462.2). Não é incomum na infância e em geral

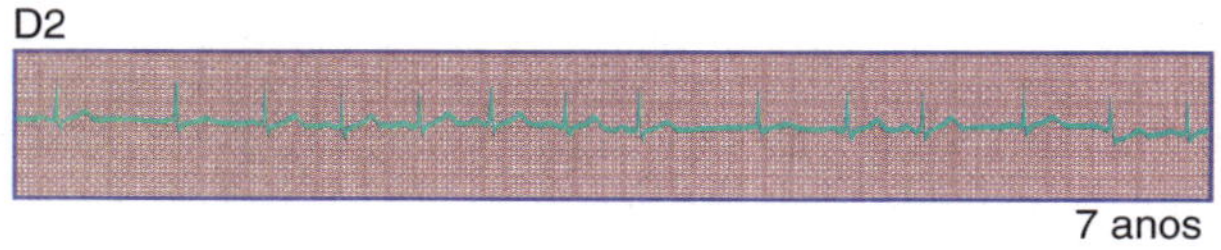

Figura 462.1 Arritmia sinusal fásica com batimento de escape juncional. Observe a variação no intervalo PP sem alteração significativa da morfologia da onda P ou do intervalo PR. Quando a frequência sinusal é lenta o suficiente, a junção atrioventricular assume e produz batimentos de escape. Esse ritmo é normal.

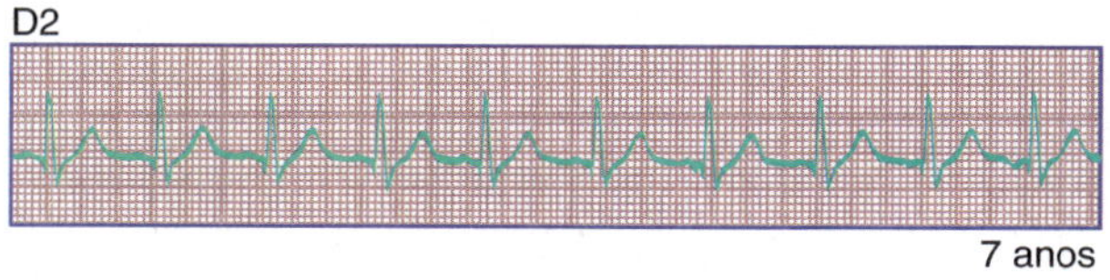

Figura 462.2 Marca-passo atrial migratório. Observe a alteração da configuração da onda P nos 7º, 9º e 10º batimentos. A 7ª onda P representa a fusão entre a onda P sinusal e o marca-passo atrial ectópico observado no 10º batimento.

Tabela 462.1 Fármacos antiarrítmicos comumente usados em pacientes pediátricos, por classe.

FÁRMACO	INDICAÇÕES	DOSAGEM	EFEITOS COLATERAIS	INTERAÇÕES MEDICAMENTOSAS	NÍVEL DE FÁRMACO
CLASSE IA: INIBE O CANAL RÁPIDO DE Na^+, PROLONGA A REPOLARIZAÇÃO					
Quinidina	TSV, fibrilação atrial, *flutter* atrial, TV. Em *flutter* atrial, um fármaco bloqueador do nó AV (digoxina, verapamil, propranolol) deve ser administrado antes para prevenir a condução 1:1	Oral: 30 a 60 mg/kg/24 h divididos a cada 6 h (sulfato) ou 8 h (gliconato) Em adultos, 10 mg/kg/dia divididos a cada 6 h Dose máxima: 2,4 g/24 h	Náuseas, vômito, diarreia, febre, cinchonismo, prolongamento de QRS e QT, bloqueio do nó AV, síncope por assistolia, trombocitopenia, anemia hemolítica, LES, visão turva, convulsões, reações alérgicas, exacerbação de paralisia periódica	Aumenta a ação da digoxina, pode aumentar o PTT quando administrada com varfarina	2 a 6 μg/mℓ
Procainamida	TSV, fibrilação atrial, *flutter* atrial, TV	Oral: 15 a 50 mg/kg/24 h divididos a cada 4 h Dose máxima: 4 g/24 h IV: 10 a 15 mg/kg em 30 a 45 min, seguidos por 20 a 80 μg/kg/min Dose máxima: 2 g/24 h	Prolongamento do intervalo PR, QRS e QT, anorexia, náuseas, vômito, erupção cutânea, febre, agranulocitose, trombocitopenia, anemia hemolítica Coombs-positiva, LES, hipotensão, exacerbação de paralisia periódica, pró-arritmia	Aumento da toxicidade pela amiodarona e pela cimetidina	4 a 8 μg/mℓ Com NAPA < 40 μg/mℓ
Disopiramida	TSV, fibrilação atrial, *flutter* atrial	Oral: < 2 anos: 20 a 30 mg/kg/24 h divididos a cada 6 h ou 12 h (ação prolongada); 2 a 10 anos: 9 a 24 mg/kg/24 h divididos a cada 6 h ou 12 h (ação prolongada); 11 anos: 5 a 13 mg/kg/24 h divididos a cada 6 h ou 12 h (ação prolongada) Dose máxima: 1,2 g/24 h	Efeitos anticolinérgicos, retenção urinária, visão turva, boca seca, prolongamento de QT e QRS, toxicidade hepática, efeitos inotrópicos negativos, agranulocitose, psicose, hipoglicemia, pró-arritmia		2 a 5 μg/mℓ
CLASSE IB: INIBE O CANAL RÁPIDO DE Na^+, ENCURTA A REPOLARIZAÇÃO					
Lidocaína	TV, FV	IV: 1 mg/kg, repetir a cada 5 min. por 2 vezes, seguido por 20 a 50 μg/kg/min (dose máxima: 3 mg/kg)	Efeitos no SNC, confusão, convulsões, bloqueio AV em alto grau, assístole, coma, parestesias, insuficiência respiratória	Propranolol, aumenta a toxicidade da cimetidina	1 a 5 μg/mℓ
Mexiletina	TV	Oral: 6 a 15 mg/kg/24 h divididos a cada 8 h	Desconforto GI, erupção cutânea, sintomas neurológicos	Cimetidina	0,8 a 2 μg/mℓ
Fenitoína	Intoxicação por digitálico	Oral: 3 a 6 mg/kg/24 h divididos a cada 12 h Dose máxima: 600 mg IV: 10 a 15 mg/kg por 1 h	Erupção cutânea, hiperplasia gengival, ataxia, letargia, vertigem, tremor, anemia macrocítica, bradicardia com administração rápida	Amiodarona, anticoagulantes orais, cimetidina, nifedipino e disopiramida aumentam a toxicidade	10 a 20 μg/mℓ
CLASSE IC: INIBE O CANAL DE Na^+					
Flecainida	TSV, taquicardia atrial, TV	Oral: 6,7 a 9,5 mg/kg/24 h divididos a cada 8 h Em crianças mais velhas: 50 a 200 mg/m^2/dia divididos a cada 12 h	Visão turva, náuseas, redução de contratibilidade, pró-arritmia	A amiodarona aumenta a toxicidade	0,2 a 1 μg/mℓ
Propafenona	TSV, taquicardia atrial, fibrilação atrial, TV	Oral: 150 a 300 mg/m^2/24 h divididos a cada 6 h	Hipotensão, diminuição da contratilidade, toxicidade hepática, parestesia, cefaleia, pró-arritmia	Aumenta os níveis de digoxina	0,2 a 1 μg/mℓ

(continua)

Tabela 462.1 Fármacos antiarrítmicos comumente usados em pacientes pediátricos, por classe. (*continuação*)

FÁRMACO	INDICAÇÕES	DOSAGEM	EFEITOS COLATERAIS	INTERAÇÕES MEDICAMENTOSAS	NÍVEL DE FÁRMACO
CLASSE II: BETABLOQUEADORES					
Propranolol	TSV, QT longo	Oral: 1 a 4 mg/kg/24 h divididos a cada 6 h Dose máxima 60 mg/24 h IV: 0,1 a 0,15 mg/kg por 5 min Dose IV máxima: 10 mg	Bradicardia, perda de concentração, problemas de desempenho escolar, broncospasmo, hipoglicemia, hipotensão, bloqueio cardíaco, ICC	A coadministração com disopiramida, flecainida ou verapamil pode reduzir a função ventricular	
Atenolol	TSV	Oral: 0,5 a 1 mg/kg/24 h 1 vez/dia ou dividido a cada 12 h	Bradicardia, perda de concentração, problemas de desempenho escolar	A coadministração com disopiramida, flecainida ou verapamil pode reduzir a função ventricular	
Nadolol[6]	TSV, QT longo	Oral: 1 a 2 mg/kg/24 h, 1 vez/dia	Bradicardia, perda de concentração, problemas de desempenho escolar broncospasmo, hipoglicemia, hipotensão, bloqueio cardíaco, ICC	A coadministração com disopiramida, flecainida ou verapamil pode reduzir a função ventricular	
CLASSE III: PROLONGA A REPOLARIZAÇÃO					
Amiodarona	TSV, JET, TV	Oral: 10 mg/kg/24 h em 1 a 2 doses divididas por 4 a 14 dias; reduzir para 5 mg/kg/24 h por várias semanas; em caso de ausência de recidiva, reduzir para 2,5 mg/kg/24 h IV: 2,5 a 5 mg/kg por 30 a 60 min, podendo repetir 3 vezes, então 2 a 10 mg/kg/24 h em infusão contínua	Hipotireoidismo ou hipertireoidismo, elevação de triglicerídeos, toxicidade hepática, fibrose pulmonar	Digoxina (aumenta os níveis), flecainida, procainamida, quinidina, varfarina, fenitoína	0,5 a 2,5 mg/ℓ
CLASSE IV E MEDICAMENTOS DIVERSOS					
Digoxina	TSV (não SWPW), *flutter* atrial, fibrilação atrial	Instruções para administração oral/ataque: Prematuros: 20 μg/kg Neonatos: 30 μg/kg > 6 meses: 40 μg/kg Administrar 1/2 da dose total e, depois, 1/4 a cada 8 a 12 h × 2 doses Manutenção: 10 μg/kg/24 h divididos em 12 h Dose máxima: 0,5 mg IV: 3/4 da dose oral Dose máxima: 0,5 mg	CAP, CVP, bradicardia, bloqueio AV, náuseas, vômito, anorexia, prolongamento do intervalo PR	Quinidina Amiodarona e verapamil aumentam os níveis de digoxina	1 a 2 mg/mℓ
Verapamil	TSV (não SWPW)	Oral: 2 a 7 mg/kg/24 h divididos a cada 8 h Dose máxima: 480 mg IV: 0,1 a 0,2 mg/kg a cada 20 min × 2 doses Dose máxima: 5 a 10 mg	Bradicardia, assistolia, bloqueio AV de alto grau, prolongamento de PR, hipotensão, ICC	O uso com betabloqueador ou disopiramida exacerba a ICC, aumenta o nível e a toxicidade da digoxina	
Adenosina	TSV	IV: 50 a 300 μg/kg se necessário, por administração por via intravenosa rápida Começar com 50 μg/kg e aumentar para 50 a 100 μg/kg/dose Dose máxima: 18 mg	Dor torácica, rubor, dispneia, broncospasmo, fibrilação atrial, bradicardia, assistolia		

AV, atrioventricular; CAP, contração atrial prematura; CVP, contração ventricular prematura; FV, fibrilação ventricular; GI, gastrintestinal; ICC, insuficiência cardíaca congestiva; IV, intravenoso; JET, taquicardia ectópica juncional; LES, lúpus eritematoso sistêmico; NAPA, *N*-acetil procainamida; PTT, tempo de tromboplastina parcial; SNC, sistema nervoso central; SWPW, síndrome de Wolff-Parkinson-White; TSV, taquicardia supraventricular; TV, taquicardia ventricular.

[6]N.R.T.: O nadolol foi comercializado no Brasil até 2009, quando o fabricante descontinuou sua produção. Não há genéricos, nem similares no mercado.

representa uma variante da normalidade. Pode ser observado em associação à bradicardia sinusal quando a mudança do foco atrial é um fenômeno de escape.

As **extrassístoles** são produzidas por uma descarga prematura de um foco ectópico, que pode estar situado no átrio, na junção AV ou no ventrículo. De modo geral, quando isoladas, não têm importância clínica ou prognóstica. No entanto, em determinadas circunstâncias, os batimentos prematuros podem ser causados por uma doença orgânica cardíaca (inflamação, isquemia, fibrose) ou por toxicidade causada por fármacos.

As **contrações** ou **complexos atriais prematuros (CAPs)** são comuns na infância e geralmente não estão associadas a doenças cardíacas. Dependendo do grau de prematuridade do batimento (intervalo de acoplamento) e do intervalo RR precedente (comprimento do ciclo), podem resultar em um complexo QRS normal, prolongado (aberrante) ou ausente (CAP bloqueado). Este último ocorre quando o impulso prematuro não pode ser conduzido até o ventrículo devido ao período refratário do nó AV ou do sistema distal de condução (Figura 462.3). As extrassístoles atriais devem ser diferenciadas das contrações ventriculares prematuras. A análise cuidadosa do eletrocardiograma (ECG) para a detecção da onda P prematura antes do QRS mostrará tanto uma onda P prematura sobreposta e deformando a onda T anterior ou uma onda P que é prematura e apresenta contorno diferente das demais P sinusais. Os CAPs em geral reinicializam o marca-passo do nó sinusal, provocando uma pausa compensatória incompleta, mas essa característica não é considerada uma forma confiável de diferenciação entre os complexos prematuros atriais e ventriculares em crianças.

As **contrações** ou **os complexos ventriculares prematuros (CVPs)** podem surgir em qualquer região dos ventrículos. As CVPs são caracterizadas por complexos QRS prematuros, alargados e bizarros que não são precedidos por uma onda P prematura (Figura 462.4). Quando todos os batimentos prematuros têm contornos idênticos, são classificados como *monomórficos*, sugerindo a origem em um sítio comum. Por outro lado, quando apresentam contornos variados, são classificados como *polimórficos*, o que sugere a origem em mais de um sítio ventricular. As extrassístoles ventriculares são seguidas com frequência, mas não sempre, por uma pausa compensatória completa. A presença de **batimentos de fusão**, ou seja, complexos com características morfológicas intermediárias entre aquelas dos batimentos sinusais normais e as das CVPs, comprova a origem ventricular do batimento prematuro. As extrassístoles produzem menor volume sistólico

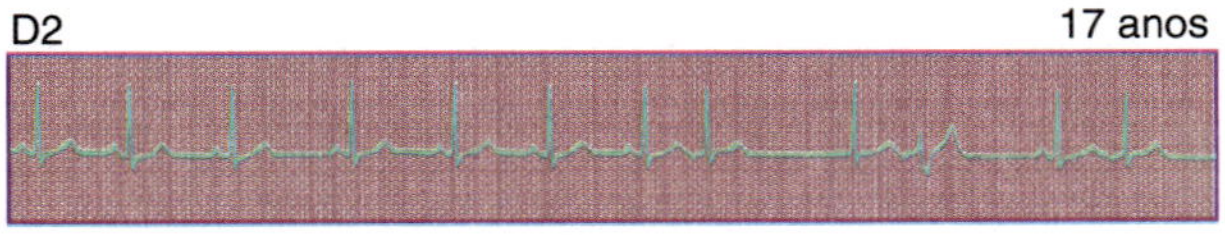

Figura 462.3 Contração atrial prematura (CAP). Os complexos QRS – o 8º, o 10º e o último – deste exame são precedidos por uma onda P invertida, indicativa da origem ectópica da despolarização atrial. Observe que o 8º e o último complexos QRS lembram aqueles de origem sinusal, enquanto o 10º tem condução aberrante. Essa mudança de origem é em função da duração do ciclo anterior, que influencia o período refratário dos ramos. O fato de a pausa após a CAP ser maior do que dois intervalos PP implica que a despolarização atrial prematura invadiu e disparou o nó sinusal, reconfigurando-o de modo a disparar mais tarde.

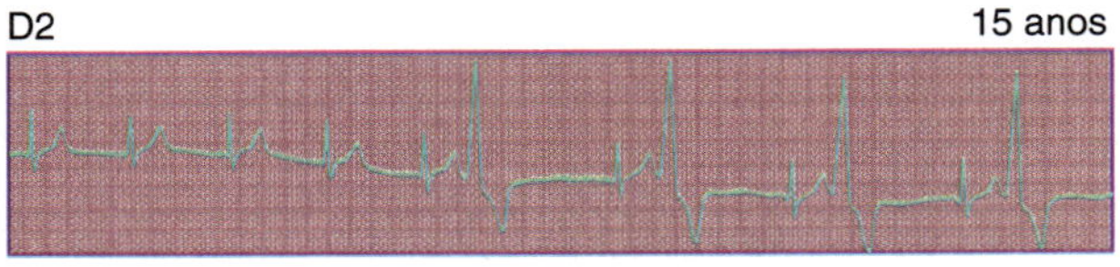

Figura 462.4 **Contrações ventriculares prematuras em ritmo bigeminado em um paciente com hiperventilação.** Observe que o batimento prematuro é amplo e apresenta morfologia completamente diferente do batimento sinusal. Ele não é precedido por uma onda P prematura discernível ou por qualquer deformação observável da onda T anterior.

e de pulso do que o normal e, se muito prematuras, podem não ser audíveis com o estetoscópio ou palpáveis no pulso radial. Quando frequentes, podem assumir um ritmo definitivo, por exemplo, alternando com batimentos normais **(bigeminismo)** ou ocorrendo após dois batimentos normais **(trigeminismo).** A maioria dos pacientes desconhece a existência das CVPs únicas, embora alguns possam perceber um "batimento faltante" sobre a região precordial. Essa sensação é causada pelo maior volume sistólico do batimento normal depois da pausa compensatória. A ansiedade, uma doença febril ou a ingestão de diversos fármacos ou estimulantes podem exacerbar as CVPs.

É importante diferenciar as CVPs benignas daquelas que tendem a provocar arritmias mais graves. As primeiras em geral desaparecem durante a taquicardia do exercício, mas, caso persistam ou fiquem mais frequentes durante o exercício, a arritmia pode ter importância maior. Os seguintes critérios indicam maior investigação de CVPs que possam vir a exigir **terapia supressiva:** (1) duas ou mais CVPs seguidas; (2) CVPs polimórficas; (3) maior atividade ectópica ventricular com o exercício; (4) fenômeno de R em T (despolarização ventricular prematura que ocorre na onda T do batimento anterior); (5) frequência extrema de batimentos (p. ex., mais de 20% dos batimentos totais no monitoramento com Holter); e (6) mais importante, a presença de doença cardíaca subjacente e/ou histórico de cirurgia cardíaca. O melhor tratamento para as CVPs benignas é tranquilizar o paciente, já que a arritmia não tem risco de morte, embora muitos indivíduos sintomáticos possam ser beneficiados pela terapia supressora.

As **CVPs malignas** geralmente são secundárias a outros problemas médicos (desequilíbrio eletrolítico, hipoxia, toxicidade por fármacos, lesão cardíaca). O tratamento eficaz inclui a correção da anomalia subjacente. A administração de lidocaína, em bólus e infusão contínua, é a primeira linha de terapia, e os fármacos mais eficazes, como a amiodarona, são reservados para casos refratários ou pacientes com disfunção ventricular ou comprometimento hemodinâmico subjacente.

462.3 Taquicardia Supraventricular

Aarti S. Dalal e George F. Van Hare

Taquicardia supraventricular (**TSV**) é um termo geral que essencialmente inclui todas as formas de taquicardia paroxística ou incessante, exceto a taquicardia ventricular. Ela pode ser dividida em três subcategorias principais: as taquicardias de reentrada usando uma via acessória, as taquicardias de reentrada sem via acessória e as taquicardias ectópicas ou automáticas. A **taquicardia reciprocante atrioventricular** (TRAV) envolve uma via acessória e é o mecanismo mais comum de TSV em bebês. A **taquicardia por reentrada do nó atrioventricular** (TRNAV) é rara em bebês, mas sua incidência cresce na infância e na adolescência. O *flutter* atrial é raramente observado em crianças com corações normais (ver adiante), enquanto a taquicardia por reentrada intra-atrial é comum em pacientes submetidos a cirurgias cardíacas. As taquicardias ectópicas atriais e juncionais são mais associadas a corações anormais (cardiomiopatia) e ao período pós-operatório imediato em procedimentos realizados devido à CC.

MANIFESTAÇÕES CLÍNICAS

A TSV de reentrada é caracterizada por aparecimento e término abruptos. Pode ocorrer quando o paciente está em repouso ou fazendo exercícios e, em bebês, pode ser precipitada por uma infecção aguda. As crises podem durar somente alguns segundos ou persistir por horas. A frequência cardíaca em geral é superior a 180 bpm e, ocasionalmente, pode chegar a 300 bpm. A única queixa pode ser a percepção da alta frequência cardíaca. Muitas crianças toleram esses episódios muito bem, e é improvável que paroxismos curtos tragam risco de morte. Caso a frequência cardíaca seja excepcionalmente alta ou se o episódio for prolongado, pode haver desconforto precordial e insuficiência cardíaca. Em crianças, a TSV pode ser exacerbada por exposição a cafeína, descongestionantes nasais ou broncodilatadores.

Em bebês pequenos, o diagnóstico pode ser mais difícil devido à incapacidade de comunicação dos sintomas. Nessa idade, a frequência cardíaca costuma ser maior do que em crianças mais velhas e aumenta muito com o choro. Às vezes, os bebês com TSV apresentam inicialmente insuficiência cardíaca, já que a taquicardia pode passar despercebida por muito tempo. A frequência cardíaca durante os episódios costuma ficar entre 240 e 300 bpm. Se a crise durar mais do que 6 a 24 h, pode levar à insuficiência cardíaca, e o bebê apresentará coloração acinzentada, inquietação, irritação, taquipneia, pulsos fracos e hepatomegalia. Quando a taquicardia ocorre no feto, pode causar **hidropisia fetal**, que é a manifestação intrauterina da insuficiência cardíaca.

Em neonatos, a TSV em geral se manifesta com um complexo QRS estreito (< 0,08 s). A onda P é visível no ECG comum em apenas 50 a 60% dos neonatos com TSV, mas pode ser detectada com um eletrodo transesofágico na maioria dos pacientes. A *diferenciação da taquicardia sinusal* pode ser difícil, mas é importante, já que esta requer o tratamento do problema subjacente (p. ex., sepse, hipovolemia), em vez da administração de um medicamento antiarrítmico. Se a frequência for maior do que 230 bpm com onda P de eixo anormal (a onda P normal é positiva nos eletrodos DI e aVF), o diagnóstico de taquicardia sinusal é improvável. A frequência cardíaca na TSV também tende a ser *relativamente invariável*, enquanto na taquicardia sinusal *varia* com alterações dos tônus vagal e simpático. A TRAV usa uma via acessória que pode ser capaz de fazer a condução bidirecional **(síndrome de Wolff-Parkinson-White [SWPW])** ou apenas retrógrada **(via acessória oculta)**. Pacientes com síndrome de WPW têm um risco pequeno, mas real, de morte súbita. Caso a via acessória faça a condução rápida de forma anterógrada, o paciente pode apresentar fibrilação atrial com posterior fibrilação ventricular. A estratificação de risco, incluindo a realização de monitoramento por Holter por 24 h e teste de esforço, pode ajudar a diferenciar os pacientes em maior risco de morte súbita devido à SWPW. No entanto, é importante notar que a pré-excitação intermitente pode não reduzir o perfil de risco de um paciente. A síncope é um sintoma de mau prognóstico na SWPW, e qualquer paciente com síncope e síndrome de WPW deve ser submetido a um **estudo eletrofisiológico** (EEF) e, provavelmente, à ablação por cateterismo.

As características eletrocardiográficas típicas da síndrome de WPW são observadas quando o paciente não está com taquicardia e incluem o intervalo PR curto e a ascensão lenta de QRS (onda delta) (Figura 462.5). Embora mais presente em pacientes com coração normal, essa síndrome pode também estar associada à **anomalia de Ebstein** ou à cardiomiopatia hipertrófica. A estrutura anatômica crítica é uma via acessória, composta por uma ponte muscular que conecta o átrio ao ventrículo do lado

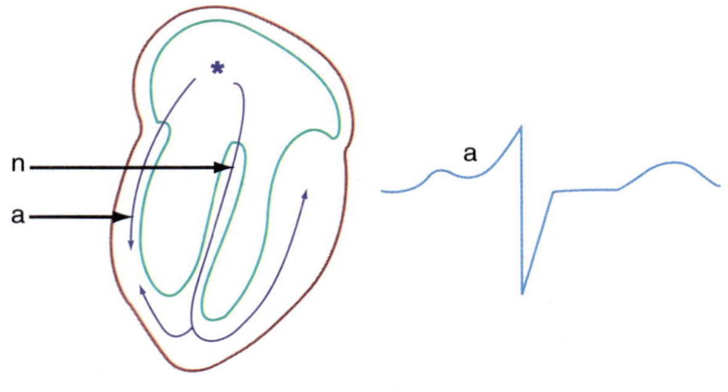

Figura 462.6 Representação esquemática do coração com via acessória do lado direito (síndrome de WPW). O *asterisco* indica o início do batimento sinusal. As *setas* indicam a direção e a disseminação da excitação. O complexo eletrocardiográfico mostrado representa o batimento de fusão que combina a ativação sobre a via normal *(n)* e a via acessória *(a)*. A última inscreve a onda delta. RSN, ritmo sinusal normal.

direito ou esquerdo do anel AV (Figura 462.6). Durante o ritmo sinusal, o impulso é carreado pelo nó AV e pela via acessória, produzindo algum grau de fusão das duas frentes de despolarização, o que resulta em um QRS anormal. Durante a TRAV, um impulso é carreado de forma anterógrada pelo nó AV **(taquicardia ortodrômica)**, o que provoca um complexo QRS normal e, de forma retrógrada, pela via acessória até o átrio, perpetuando, assim, a taquicardia. Nesses casos, as características típicas da SWPW no ECG são apenas reconhecidas após o término da taquicardia (ver Figura 462.5). Quando a rápida condução anterógrada ocorre pela via acessória durante a taquicardia e a via de reentrada retrógrada para o átrio se dá pelo nó AV **(taquicardia antidrômica)**, os complexos QRS são largos e a possibilidade de desenvolvimento de arritmias mais graves (fibrilação ventricular) é maior, em especial se houver fibrilação atrial.

A TRNAV envolve o uso de duas vias funcionais no nó AV, chamadas de vias AV *lenta* e *rápida*. Essa arritmia costuma ser mais observada na adolescência. É uma das poucas formas de TSV ocasionalmente associadas à síncope. É observada com frequência em associação com o exercício.

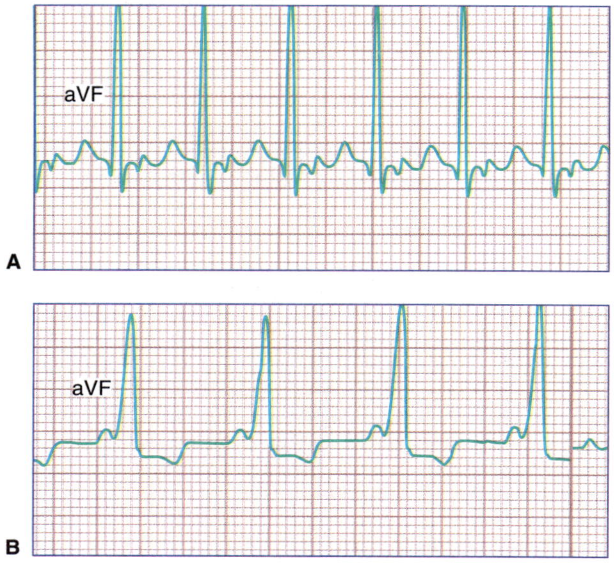

Figura 462.5 **A.** Taquicardia supraventricular em uma criança com síndrome de WPW. Observe os complexos QRS normais durante a taquicardia, assim como as ondas P claramente retrógradas em porção ascendente das ondas T. **B.** Mais tarde, as características típicas da síndrome de WPW são aparentes (intervalo PR curto, onda delta, QRS largo).

TRATAMENTO

A **estimulação vagal** por meio da colocação do rosto em água gelada (em crianças mais velhas) ou de uma bolsa de gelo sobre a face (em bebês) pode interromper a crise. Para encerrar uma crise, as crianças mais velhas podem aprender as **manobras vagais**, como a manobra de Valsalva; fazer força; prender a respiração; ou ficar de cabeça para baixo. A pressão ocular nunca deve ser realizada e a massagem do seio carotídeo raramente é eficaz. Em caso de insucesso dessas medidas, há várias alternativas farmacológicas (ver Tabela 462.1). Em pacientes estáveis, a infusão intravenosa rápida de **adenosina** é o tratamento de escolha (0,1 mg/kg, dose máxima de 6 mg) devido à ação rápida e aos efeitos mínimos sobre a contratilidade cardíaca. Pode ser necessário aumentar a dose (0,2 mg/kg, dose máxima de 12 mg) em caso de ausência de efeito sobre a taquicardia. Como a administração de adenosina pode levar ao desenvolvimento de fibrilação atrial, ela nunca deve ser administrada sem um **desfibrilador** à mão. Os bloqueadores de canais de cálcio, como o **verapamil**, também foram usados no tratamento inicial da TSV em crianças mais velhas. O verapamil pode reduzir o débito cardíaco e causar hipotensão e parada cardíaca em bebês com menos de 1 ano, sendo, portanto, contraindicado nessa faixa etária. Em situações urgentes, quando os sintomas de insuficiência cardíaca grave já são observados, a cardioversão elétrica *sincronizada* (0,5 a 2 J/kg) é recomendada como o tratamento inicial (ver Capítulo 81).

Após a conversão do paciente ao ritmo sinusal, um agente de ação prolongada é escolhido para a terapia de manutenção. Em pacientes sem via acessória anterógrada (não SWPW), os bloqueadores beta-adrenérgicos são o pilar da terapia medicamentosa. A **digoxina** também é popular e pode ser eficaz em bebês, mas menos em crianças mais velhas. Em crianças com SWPW, a digoxina ou os bloqueadores de canais de cálcio podem *aumentar* a taxa de condução anterógrada dos impulsos pela via acessória, com a possibilidade de desenvolvimento de fibrilação ventricular, sendo, portanto, contraindicados; esses pacientes costumam ser tratados com betabloqueadores. Em pacientes com taquicardias resistentes, a flecainida, a propafenona, o sotalol e a amiodarona foram usados. A maioria dos agentes antiarrítmicos pode provocar novas arritmias perigosas **(pró-arritmia)** e diminuir a função cardíaca. A flecainida e a propafenona devem ser usadas apenas em pacientes sem outras anomalias cardíacas.

Se um bebê com coração normal apresentar insuficiência cardíaca devido à taquicardia prolongada, a função cardíaca tende a voltar ao normal após a reinstituição do ritmo sinusal, embora isso possa demorar dias ou semanas. Bebês com TSV diagnosticada nos primeiros 3 a 4 meses de vida apresentam menor incidência de recidiva do que aqueles diagnosticados posteriormente. Nesses pacientes, a chance de resolução no primeiro ano de vida é de 80%, embora cerca de 30% apresentem recidivas em fases posteriores da infância; em caso de necessidade de terapia medicamentosa, esta pode ser gradualmente reduzida ao longo de 1 ano, com observação de sinais de recidiva. Os pais devem aprender a medir a frequência cardíaca em seus bebês, de modo a permitir a detecção de episódios prolongados não aparentes de TSV antes do desenvolvimento de insuficiência cardíaca.

Os **registros eletrocardiográficos de 24 h (Holter)** auxiliam o monitoramento da terapia e a detecção de breves episódios de taquicardia assintomática, em especial em crianças pequenas e bebês. Alguns centros usam o **marca-passo transesofágico** para avaliar os efeitos de terapia em bebês. Estudos eletrofisiológicos mais detalhados, realizados no laboratório de cateterismo cardíaco, são frequentemente indicados em pacientes com TSVs refratárias que são candidatos à **ablação por cateterismo**. Durante um EEF, múltiplos cateteres com eletrodos são colocados, por via transvenosa, em diferentes locais do coração. O marca-passo avalia as características de condução da via acessória e inicia a taquiarritmia, com mapeamento para a localização da via acessória. A **ablação por cateterismo** de uma via acessória costuma ser usada em crianças e adolescentes, assim como em pacientes que precisam de múltiplos agentes, com intolerância aos efeitos colaterais dos fármacos ou com mau controle da arritmia. A ablação pode ser realizada por **radiofrequência**, que aquece o tecido, ou **crioablação**, na qual o tecido é congelado (Figura 462.7). A taxa inicial total de sucesso da ablação por cateterismo chega a cerca de 90 a 98%, dependendo da localização da via acessória. A ablação cirúrgica das vias acessórias é raramente realizada, sendo proposta apenas a pacientes muito bem selecionados.

O tratamento da TSV causada por TRNAV é quase idêntico ao da TRAV. O risco de morte súbita em crianças com TRNAV não é maior, já que elas não têm via acessória. Na prática, é mais provável que os episódios sejam causados por exercício ou outras formas de estresse; as frequências cardíacas podem ser bastante rápidas, provocando dor torácica, tontura e, ocasionalmente, síncope. Se a administração crônica de um medicamento antiarrítmico for desejada, os betabloqueadores são os fármacos de escolha; de forma aguda, a TRNAV responde à adenosina.

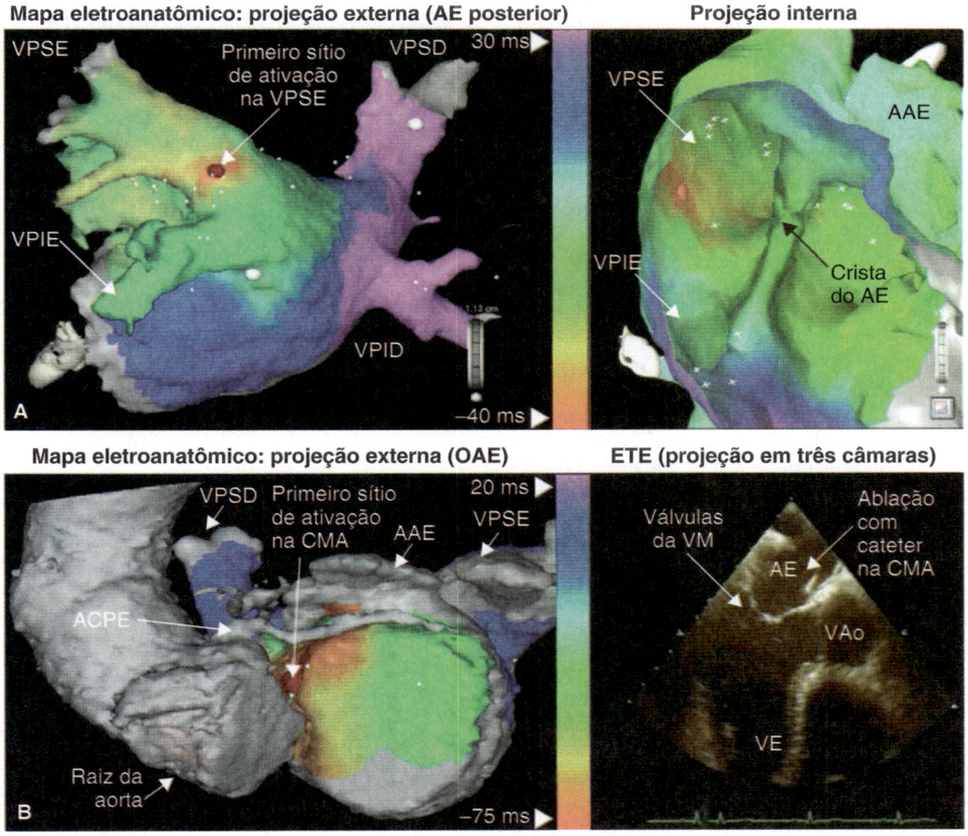

Figura 462.7 Mapeamento eletroanatômico tridimensional das taquicardias atriais focais. O sítio focal de ativação inicial *(em vermelho)* é mostrado, com propagação radial a partir desse sítio central. O mapa de ativação foi sobreposto à tomografia computadorizada (TC) do coração do paciente, realizada 1 dia antes do procedimento e importada para o sistema de mapeamento. **A.** Primeiro sítio de ativação, mapeado até o aspecto posterior do óstio da VPSE. A projeção externa posterior *(lado esquerdo)* e a projeção endoluminal ou interna, a partir do átrio esquerdo, na saída da VPSE *(lado direito)*, são mostradas. **B.** Primeiro sítio mapeado até a continuidade aortomitral. A relação anatômica entre o ânulo mitral e a raiz aórtica pode ser claramente observada *(lado esquerdo)*. A localização do cateter de ablação no sítio da ativação atrial inicial durante a taquicardia atrial é mostrada na imagem do ETE *(lado direito)*. AAE, apêndice atrial esquerdo; ACE, artéria coronária principal esquerda; AE, átrio esquerdo; CMA, continuidade mitraórtica; ETE, ecocardiograma transesofágico; OAE, oblíqua anterior esquerda; VAo, valva aórtica; VE, ventrículo esquerdo; VM, valva mitral; VPID, veia pulmonar inferior direita; VPIE, veia pulmonar inferior esquerda; VPSD, veia pulmonar superior direita; VPSE, veia pulmonar superior esquerda. (*De Lee G, Sanders P, Kalman JM: Catheter ablation of atrial arrhythmias: state of the art.* Lancet *380:1509-1518, 2012, Fig 3.*)

Menos se sabe sobre a história natural, mas há muitos pacientes adultos com TRNAV, de modo que a resolução espontânea parece improvável. Esses pacientes são bons candidatos à ablação por cateterismo, seja por radiofrequência ou crioablação, com altas taxas de sucesso e baixas taxas de complicação.

A **taquicardia ectópica atrial** é incomum da infância. É caracterizada por frequência variável (raramente mais de 200 bpm), ondas P identificáveis com eixo anormal e taquicardia constante ou incessante não sustentada. Essa forma de taquicardia atrial tem um único foco automático, e a identificação desse mecanismo é auxiliada pelo monitoramento por ECG durante o início da terapia vagal ou farmacológica. As taquicardias de reentrada "param" subitamente, enquanto as taquicardias automáticas desaceleram de forma gradual e, então, ganham velocidade mais uma vez. O controle farmacológico das taquicardias ectópicas atriais costuma ser mais difícil do que o das taquicardias de reentrada mais comuns. Em caso de insucesso do tratamento farmacológico com um único agente, sugere-se a realização de ablação por cateterismo, cuja taxa de sucesso é superior a 90%.

A **taquicardia atrial caótica ou multifocal** é definida como a taquicardia atrial com três ou mais ondas P ectópicas, bloqueio frequente de ondas P e intervalos PR variáveis de batimentos conduzidos. Essa arritmia ocorre com mais frequência em bebês com menos de 1 ano, em geral sem doença cardíaca, embora algumas evidências sugiram uma associação a miocardite viral ou doença pulmonar. O objetivo do tratamento medicamentoso é a redução da frequência ventricular, já que a conversão ao ritmo sinusal nem sempre é possível, sendo a administração de múltiplos agentes frequentemente necessária. Quando essa arritmia ocorre na infância, em geral é resolvida de forma espontânea por volta dos 3 anos.

A **taquicardia ectópica juncional acelerada (JET)** é uma arritmia automática (não reentrada) em que a frequência juncional é superior à do nó sinusal, provocando dissociação AV. Essa arritmia é reconhecida com mais frequência no período pós-operatório precoce da cirurgia cardíaca e seu controle pode ser muito difícil. A redução da taxa de infusão de catecolaminas e o controle da febre e da dor são medidas adjuntas importantes do tratamento. A JET congênita pode ser observada na ausência de cirurgia; é incessante e pode levar ao desenvolvimento de cardiomiopatia dilatada. A administração intravenosa de amiodarona é eficaz no tratamento da JET pós-operatória. Pacientes que precisam de terapia crônica podem responder à amiodarona ou ao sotalol. A JET congênita pode ser curada pela ablação por cateterismo, mas o bloqueio AV prolongado com necessidade de implante de marca-passo é uma complicação proeminente.

O ***flutter* atrial,** também conhecido como *taquicardia de reentrada intra-atrial,* é uma taquicardia atrial caracterizada por atividade atrial com frequência de 250 a 300 bpm em crianças e adolescentes e 400 a 600 bpm em neonatos. O mecanismo do *flutter* atrial comum é a reentrada ou o ritmo originário do átrio direito ao redor do ânulo da valva tricúspide. Uma vez que o nó AV não pode transmitir impulsos tão rápidos, é quase sempre observado um certo grau de **bloqueio AV,** e os ventrículos respondem a cada 2 a 4 batimentos atriais (Figura 462.8). Ocasionalmente, a resposta é variável e o ritmo parece irregular.

Em crianças mais velhas, o *flutter* atrial costuma ocorrer na presença de cardiopatias congênitas; os neonatos com *flutter* atrial em geral apresentam corações normais. Pode ocorrer também durante doenças infecciosas agudas, porém é mais observado em pacientes com átrios muito dilatados, como naqueles com insuficiência crônica mitral ou tricúspide, atresia tricúspide, anomalia de Ebstein ou estenose mitral reumática. Do mesmo modo, pode ocorrer após cirurgias com manipulação atrial paliativa ou corretiva. Se não controlado, pode precipitar insuficiência cardíaca. As manobras vagais ou a administração de adenosina podem reduzir a frequência cardíaca de forma temporária devido ao maior bloqueio AV, permitindo o estabelecimento do diagnóstico. O diagnóstico é confirmado por ECG, que mostra as ondas denteadas rápidas e regulares. O *flutter* atrial em geral se converte imediatamente ao ritmo sinusal por meio da cardioversão elétrica sincronizada, que tende a ser o tratamento de escolha. Pacientes com *flutter* atrial crônico e CC podem ser mais suscetíveis ao desenvolvimento de **tromboembolia** e acidente vascular encefálico (AVE) e, portanto, devem ser submetidos à anticoagulação antes da cardioversão eletiva. Os betabloqueadores ou bloqueadores de canais de cálcio podem ser usados para reduzir a resposta ventricular no

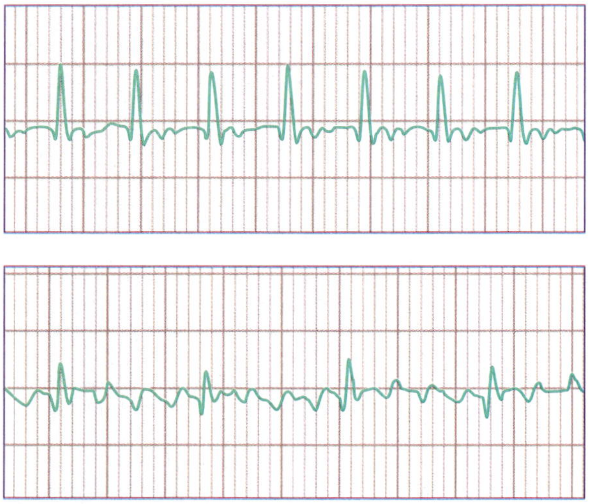

Figura 462.8 *Flutter* atrial neonatal. Observe que as ondas do *flutter* não são óbvias no primeiro traçado **(A)**, mas, após a administração de uma dose de adenosina, surgem em frequência de aproximadamente 450 bpm **(B)**.

flutter atrial por meio do prolongamento do período refratário do nó AV. Outros agentes podem ser usados para manter o ritmo sinusal, e as escolhas incluem agentes de classe I, como procainamida ou propafenona, ou agentes de classe III, como amiodarona e sotalol. A ablação por cateterismo foi usada com sucesso moderado em pacientes com corações normais e naqueles com CC. Após a cardioversão, os neonatos com corações normais podem ser acompanhados sem terapia antiarrítmica ou tratados com digoxina, propranolol ou sotalol por 6 a 12 meses; após esse período, a medicação em geral pode ser interrompida, já que o *flutter* atrial neonatal tende a não recidivar.

A **fibrilação atrial** é incomum em crianças e rara em bebês. A excitação atrial é caótica e mais rápida (400 a 700 bpm) e produz resposta ventricular e pulso *irregularmente* irregular (Figura 462.9). Esse distúrbio do ritmo costuma ser associado ao aumento de volume ou à doença do átrio. A fibrilação atrial pode ser observada em crianças mais velhas com estenose reumática da valva mitral. É raramente observada como uma complicação da cirurgia atrial, em pacientes com aumento de volume do átrio esquerdo secundário à insuficiência valvar AV esquerda e em pacientes com síndrome de WPW. Em crianças mais velhas e em adolescentes previamente normais com fibrilação atrial, pode-se suspeitar de tireotoxicose, embolia pulmonar, pericardite ou cardiomiopatia. Muito raramente, a fibrilação atrial pode ser familiar. O melhor tratamento inicial é o **controle da frequência**, realizado com maior eficiência pelos bloqueadores de canais de cálcio, para limitar a frequência ventricular durante a fibrilação atrial. A digoxina não é usada na presença da SWPW. O ritmo sinusal normal pode ser restaurado com a administração intravenosa de procainamida, ibutilida[7] ou amiodarona; a cardioversão

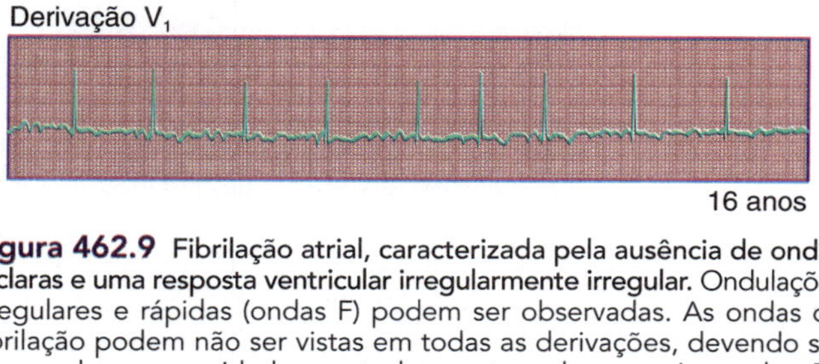

Figura 462.9 **Fibrilação atrial, caracterizada pela ausência de ondas P claras e uma resposta ventricular irregularmente irregular.** Ondulações irregulares e rápidas (ondas F) podem ser observadas. As ondas de fibrilação podem não ser vistas em todas as derivações, devendo ser procuradas com cuidado em todos os traçados com intervalos RR irregulares. Observe que não há dois intervalos RR iguais.

[7]N.R.T.: A ibutilida não está disponível no Brasil, sendo a amiodarona a primeira escolha.

elétrica é a primeira escolha em pacientes hemodinamicamente instáveis. Pacientes com fibrilação atrial crônica são suscetíveis ao desenvolvimento de tromboembolia e AVE e devem ser submetidos à anticoagulação com varfarina. Pacientes submetidos à cardioversão eletiva também devem receber anticoagulantes.

462.4 Taquiarritmias Ventriculares

Aarti S. Dalal e George F. Van Hare

A **taquicardia ventricular (TV)** é menos comum do que a TSV em pacientes pediátricos. A TV é definida como pelo menos três extrassístoles ventriculares a mais de 120 bpm (Figura 462.10). Pode ser paroxística ou incessante. Pode estar associada à miocardite, à origem anômala da artéria coronária, à displasia arritmogênica, ao prolapso da valva mitral, a tumores cardíacos primários e à cardiomiopatia dilatada ou hipertrófica. É observada com prolongamento do intervalo QT de causa congênita ou adquirida (fármacos pró-arrítmicos), SWPW e uso de drogas (cocaína, anfetaminas). Seu desenvolvimento pode ocorrer anos depois da cirurgia com manipulação ventricular (em especial nos casos de tetralogia de Fallot e defeitos similares) ou na ausência de doença cardíaca orgânica óbvia. A TV deve ser diferenciada da TSV com aberrância ou condução rápida por uma via acessória (Tabela 462.2). A presença de captura clara e batimentos de fusão confirma seu diagnóstico. Embora algumas crianças tolerem as rápidas frequências ventriculares por muitas horas, essa arritmia deve ser imediatamente tratada, já que pode haver hipotensão e degeneração em fibrilação ventricular. Em pacientes hemodinamicamente estáveis, a amiodarona, a lidocaína ou a procainamida são os fármacos de primeira escolha e administradas por via intravenosa. Caso o tratamento seja eficaz, é essencial pesquisar e corrigir quaisquer anomalias subjacentes, como desequilíbrio eletrolítico, hipoxia ou toxicidade por substâncias. A **amiodarona** é o tratamento de escolha durante a parada cardíaca (ver Capítulo 81). Pacientes hemodinamicamente instáveis com TV devem ser submetidos de imediato à cardioversão elétrica. O marca-passo ventricular com *overdrive* (estimulação com frequência mais elevada), por meio dos fios do marca-passo provisório ou permanente, também pode ser eficaz, embora possa fazer com que a arritmia progrida à fibrilação ventricular. No período neonatal, a TV pode estar associada a uma anomalia da artéria coronária esquerda (ver Capítulo 459.2) ou a um tumor cardíaco.

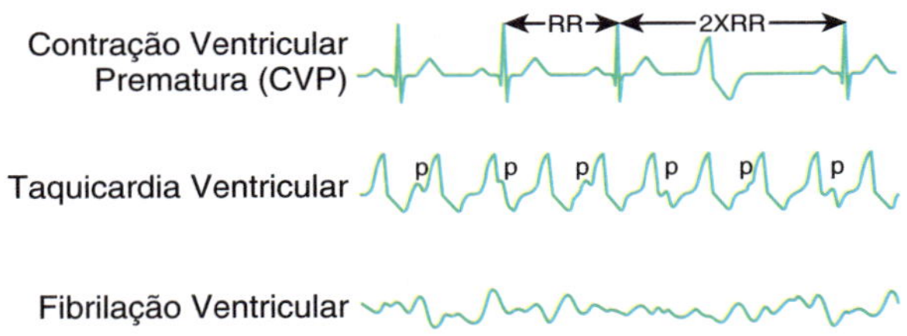

Figura 462.10 Arritmias ventriculares. (*De Park MY: Pediatric cardiology for practitioners, ed 5, Philadelphia, 2008, Mosby Elsevier, Fig. 24-6, p 429.*)

A menos que uma causa claramente reversível seja identificada, a realização de EEF costuma ser indicada em pacientes com TV, e, dependendo dos achados, a ablação por cateterismo e/ou o implante de CDI (cardiodesfibrilador implantável) podem ser indicados.

Uma arritmia similar, o **ritmo ventricular acelerado**, é ocasionalmente observada em bebês. Ela é definida da mesma forma que a TV, mas a frequência é apenas um pouco mais rápida do que a frequência sinusal (em 10%). Costuma ser benigna e se resolve de forma espontânea.

A **fibrilação ventricular (FV)** é um ritmo caótico que provoca morte, a não ser que haja o rápido restabelecimento do batimento ventricular eficaz (ver Figura 462.10). De modo geral, a realização de reanimação cardiopulmonar e a desfibrilação são necessárias. Em caso de insucesso da desfibrilação ou recidiva da FV, a amiodarona ou a lidocaína pode ser administrada por via intravenosa, e a desfibrilação é repetida (ver Capítulo 81). Depois da recuperação da FV, deve-se pesquisar a causa subjacente. A realização de um EEF é indicada em pacientes que sobreviveram à FV, a menos que uma causa claramente reversível seja identificada. Em caso de diagnóstico de SWPW, a ablação por cateterismo deve ser realizada. Se uma anomalia passível de correção não puder ser encontrada, o implante de CDI é quase sempre indicado, devido ao alto risco de morte súbita.

462.5 Síndromes de QT Longo

Aarti S. Dalal e George F. Van Hare

As síndromes de QT longo são anomalias genéticas da repolarização ventricular, com incidência estimada de cerca de 1 a cada 10 mil nascimentos (Tabela 462.3; também mostra outras síndromes genéticas causadoras de arritmia). Essas síndromes provocam intervalos QT longos no ECG de superfície e são associadas às arritmias ventriculares malignas (***torsade de pointes*** e FV). As síndromes de QT longo provocam síncope e morte súbita e podem ser a causa de alguns casos de síndrome da morte súbita em lactentes, afogamento e perda fetal intrauterina. (Figura 462.11). É provável que em cerca de 80% dos casos haja uma mutação genética passível de identificação. A antiga distinção entre as formas dominantes e recessivas da doença (síndrome de Romano-Ward *versus* síndrome de Jervell-Lange-Nielsen) não é mais realizada, visto

Tabela 462.2 Diagnóstico das taquiarritmias: achados eletrocardiográficos.

	FREQUÊNCIA CARDÍACA (BATIMENTOS/MINUTO)	ONDA P	DURAÇÃO DE QRS	REGULARIDADE
Taquicardia sinusal	< 230	Sempre presente, eixo normal	Normal	Frequência varia com a respiração
Taquicardia atrial	180 a 320	Presente Morfologia e eixo anormal da onda P	Normal ou prolongada (com aberração)	Geralmente regular, mas a resposta ventricular pode ser variável devido à condução de Wenckebach
Fibrilação atrial	120 a 180	Ondas fibrilatórias	Normal ou prolongada (com aberração)	Irregularmente irregular (não há dois intervalos RR iguais)
Flutter atrial	Atrial: 250 a 400 Resposta ventricular variável: 100 a 320	Ondas denteadas do *flutter*	Normal ou prolongada (com aberração)	Resposta ventricular regular (p. ex., 2:1, 3:1, 3:2, e assim por diante)
Taquicardia juncional	120 a 280	Dissociação atrioventricular sem fusão e batimentos de captura de QRS normais	Normal ou prolongada (com aberração)	Regular (exceto com batimentos de captura)
Taquicardia ventricular	120 a 300	Dissociação atrioventricular com batimentos de captura e batimentos de fusão	Prolongada para a idade	Regular (exceto com batimentos de captura)

Tabela 462.3 Resumo atualizado dos genes de suscetibilidade à síndrome de arritmia hereditária.

GENE	*LOCUS*	PROTEÍNA
SÍNDROME DE QT LONGO (SQTL)		
Principais genes SQTL		
KCNQ1 (LQT1)	11p15.5	Subunidade alfa do canal de potássio I_{Ks} (KVLQT1, K_v7.1)
KCNH2 (LQT2)	7q35-36	Subunidade alfa do canal de potássio I_{Kr} (HERG, K_v11.1)
SCN5A (LQT3)	3p21-p24	Subunidade alfa do canal cardíaco de sódio (Na_v1.5)
Genes SQTL menores (listados em ordem alfabética)		
AKAP9	7q21-q22	Yotiao
CACNA1C	12p13.3	Canal de cálcio tipo L acionado por voltagem (Ca_v1.2)
CALM1	14q32.11	Calmodulina 1
CALM2	2p21	Calmodulina 2
CALM3	19q13.2-q13.3	Calmodulina 3
CAV3	3p25	Caveolina 3
KCNE1	21q22.1	Subunidade beta do canal de potássio (MinK)
KCNE2	21q22.1	Subunidade beta do canal de potássio (MiRP1)
KCNJ5	11q24.3	Subunidade Kir3.4 do canal I_{KACH}
SCN4B	11q23.3	Subunidade $beta_4$ do canal de sódio
SNTA1	20q11.2	Sintrofina $alfa_1$
SÍNDROME DO *KNOCKOUT* DE TRIADINA (TKO)		
TRDN	6q22.31	Triadina cardíaca
SÍNDROME DE ANDERSEN-TAWIL (ATS)		
KCNJ2 (ATS1)	17q23	Canal de potássio I_{K1} (Kir2.1)
SÍNDROME DE TIMOTHY (TS)		
CACNA1C	12p13.3	Canal de cálcio tipo L acionado por voltagem (Ca_v1.2)
TS apenas Cardíaca (COTS)		
CACNA1C	12p13.3	Canal de cálcio tipo L acionado por voltagem (Ca_v1.2)
SÍNDROME DE QT CURTO (SQTC)		
KCNH2 (SQT1)	7q35-36	Subunidade alfa do canal de potássio I_{Kr} (HERG, K_v11.1)
KCNQ1 (SQT2)	11p15.5	Subunidade alfa do canal de potássio I_{Ks} (KVLQT1, K_v7.1)
KCNJ2 (SQT3)	17q23	Canal de potássio I_{K1} (Kir2.1)
CACNA1C (SQT4)	12p13.3	Canal de cálcio tipo L acionado por voltagem (Ca_v1.2)
CACNB2 (SQT5)	10p12	Subunidade $beta_2$ do canal de cálcio tipo L acionado por voltagem
CACN2D1 (SQT6)	7q21-q22	Subunidade $delta_1$ do canal de cálcio tipo L acionado por voltagem 2
TAQUICARDIA VENTRICULAR POLIMÓRFICA CATECOLAMINÉRGICA (TVPC)		
RYR2 (CPVT1)	1q42.1-q43	Receptor de rianodina 2
CASQ2 (CPVT2)	1p13.3	Calsequestrina 2
KCNJ2 (CPVT3)	17q23	Canal de potássio I_{K1} (Kir2.1)
CALM1	14q32.11	Calmodulina 1
CALM3	19q13.2-q13.3	Calmodulina 3
TRDN	6q22.31	Triadina cardíaca
SÍNDROME DE BRUGADA (SBr)		
SCN5A (BrS1)	3 p21-p24	Subunidade alfa do canal cardíaco de sódio (Na_v1.5)
Genes SBr menores (listados em ordem alfabética)		
ABCC9	12p12.1	Cassete de ligação a ATP, membro da subfamília C 9
CACNA1C	2p13.3	Canal de cálcio tipo L acionado por voltagem (Ca_v1.2)
CACNA2D1	7q21-q22	Subunidade $delta_1$ do canal de cálcio tipo L acionado por voltagem 2
CACNB2	10p12	Subunidade $beta_2$ do canal de cálcio tipo L acionado por voltagem
FGF12	3q28	Fator de crescimento de fibroblasto 12
GPD1L	3p22.3	Glicerol-3-fosfato desidrogenase 1-*like*
KCND3	1p13.2	Subunidade K_v4.3 do canal de potássio acionado por voltagem (I_{to})
KCNE3	11q13.4	Subunidade $beta_3$ do canal de potássio (MiRP2)
KCNJ8	12p12.1	Canal retificador interno de K^+ Kir6.1
HEY2	6q	Fator de transcrição BHLH relacionado à família Hes com YRPW 2
PKP2	12p11	Placofilina 2
RANGRF	17p13.1	Fator de liberação de nucleotídio guanina RAN 1
SCN1B	19q13	Canal de sódio $beta_1$
SCN2B	11q23	Canal de sódio $beta_2$
SCN3B	11q24.1	Canal de sódio $beta_3$
SCN10A	3p22.2	Subunidade $alfa_{10}$ do canal de sódio acionado por voltagem (Na_v1.8)
SLMAP	3p14.3	Proteína associada ao sarcolema
SÍNDROME DE REPOLARIZAÇÃO PRECOCE (SRP)		
ABCC9	12 p12.1	Cassete de ligação a ATP, membro da subfamília C 9
CACNA1C	2 p13.3	Canal de cálcio tipo L acionado por voltagem (Ca_v1.2)

(*continua*)

Tabela 462.3 Resumo atualizado dos genes de suscetibilidade à síndrome de arritmia hereditária. (*continuação*)

GENE	*LOCUS*	PROTEÍNA
CACNA2D1	7q21-q22	Subunidade delta$_1$ do canal de cálcio tipo L acionado por voltagem 2
CACNB2	10p12	Subunidade beta$_2$ do canal de cálcio tipo L acionado por voltagem
KCNJ8	12p12.1	Canal retificador interno de K^+ Kir6.1
SCN5A	3p21-p24	Subunidade alfa do canal cardíaco de sódio ($Na_v1.5$)
SCN10A	3p22.2	Subunidade alfa$_{10}$ do canal de sódio acionado por voltagem ($Na_v1.8$)
FIBRILAÇÃO VENTRICULAR IDIOPÁTICA (FVI)		
ANK2	4q25-q27	Anquirina B
CALM1	14q32.11	Calmodulina 1
DPP6	7q36	Dipeptidil-peptidase-6
KCNJ8	12p12.1	Canal retificador interno de K^+ Kir6.1
RYR2	1q42.1-q43	Receptor de rianodina 2
SCN3B	11q23	Subunidade beta$_3$ do canal de sódio
SCN5A	3p21-p24	Subunidade alfa do canal cardíaco de sódio ($Na_v1.5$)
DISTÚRBIO/DEFEITO PROGRESSIVO DE CONDUÇÃO CARDÍACA (DPCC)		
SCN5A	3p21-p24	Subunidade alfa do canal cardíaco de sódio ($Na_v1.5$)
TRPM4	19q13.33	Canal de cátion com potencial receptor transiente, subfamília M, membro 4
SÍNDROME DO SEIO DOENTE – DOENÇA DO NÓ SINUSAL		
ANK2	4q25-q27	Anquirina B
HCN4	15q24-q25	Canal acionado por nucleotídio e ativado por hiperpolarização 4
MYH6	14q11.2	Miosina, cadeia pesada 6, músculo cardíaco, alfa
SCN5A	3p21-p24	Subunidade alfa do canal cardíaco de sódio ($Na_v1.5$)
"SÍNDROME DE ANQUIRINA B"		
ANK2	4q25-q27	Anquirina B
FIBRILAÇÃO ATRIAL FAMILIAR (FAF)		
ANK2	4q25-q27	Anquirina B
GATA4	8p23.1-p22	Proteína ligante de GATA 4
GATA5	20q13.33	Proteína ligante de GATA 5
GJA5	1q21	Conexina 40
KCNA5	12p13	Canal de potássio I_{Kur} ($K_v1.5$)
KCNE2	21q22.1	Subunidade beta do canal de potássio (MiRP1)
KCNH2	7q35-36	Subunidade alfa do canal de potássio I_{Kr} (HERG, $K_v11.1$)
KCNJ2	17q23	Canal de potássio I_{K1} (Kir2.1)
KCNQ1	11p15.5	Subunidade alfa do canal de potássio I_{Ks} (KVLQT1, $K_v7.1$)
NPPA	1p36	Precursor A do peptídeo natriurético atrial
NUP155	5p13	Nucleoporina de 155 kDa
SCN5A	3p21-p24	Subunidade alfa do canal cardíaco de sódio ($Na_v1.5$)

De Tester DJ, Ackerman MJ: Genetics of cardiac arrhythmias. In *Braunwald's heart disease*, ed 11, Philadelphia, 2018, Elsevier (Table 33.1, p 605.)

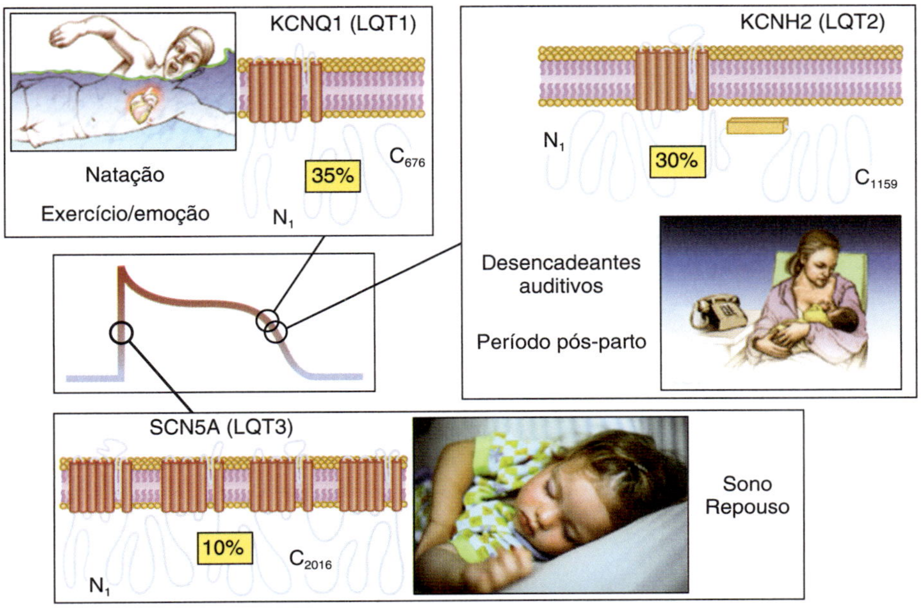

Figura 462.11 **Correlações genótipo-fenótipo na síndrome de QT longo (SQTL).** Cerca de 75% dos casos de SQTL clinicamente significativos são causados por mutações em três genes (35% em *KCNQ1*, 30% em *KCNH2* e 10% e *SCN5A*) que codificam canais iônicos muito importantes na orquestração do potencial de ação cardíaco. Entre as correlações genótipo-fenótipo observadas, estão natação/esforço/emoção e LQT1, desencadeantes auditivos/período pós-parto e LQT2, e sono/repouso e LQT3. (*De Tester DJ, Ackerman MJ: Genetics of cardiac arrhythmias. In* Braunwald's heart disease, *ed 11, Philadelphia, 2018, Elsevier, Fig. 33-3, p 607.*)

que essa última doença recessiva é sabidamente resultante de um estado homozigótico. A **síndrome de Jervell-Lange-Nielsen** é associada à surdez neurossensorial congênita. Pacientes assintomáticos, mas suscetíveis, que possuem a mutação genética, podem não apresentar QT de duração prolongada. O prolongamento do intervalo QT pode ser aparente ao exercício ou durante as infusões de catecolaminas.

Estudos genéticos identificaram mutações nos canais cardíacos de potássio e sódio (Tabela 462.3). Outras formas (até 13 variantes) de síndrome de QT longo (SQTL) foram descritas, mas estas são muito mais incomuns. A genotipagem pode prever as manifestações clínicas; por exemplo, os eventos de SQTL do tipo 1 (**SQTL1**) em geral são induzidos por estresse ou exercício, enquanto os eventos de **SQTL3** tendem a ocorrer em repouso, em especial durante o sono (Figura 462.11). Os eventos de **SQTL2** têm padrão intermediário e costumam ocorrer no período pós-parto ou são desencadeados por sons. A maior probabilidade de morte súbita é associada a SQTL3, seguida por SQTL2 e, então, SQTL1. Fármacos podem prolongar o intervalo QT de modo direto, mas o fazem de forma mais frequente quando medicamentos como a eritromicina ou o cetoconazol inibem seu metabolismo (Tabela 462.4).

Tabela 462.4 Causas adquiridas de prolongamento QT.*

FÁRMACOS
Antibióticos – eritromicina, claritromicina, azitromicina, telitromicina, trimetoprima/sulfametoxazol, fluoroquinolonas†
Antifúngicos† – fluconazol, itraconazol, cetoconazol
Agentes antiprotozoários – isetionato de pentamidina
Anti-histamínicos – astemizol, terfenadina (Seldane®, que foi retirado do mercado por esse motivo)
Antidepressivos – tricíclicos, como imipramina (Tofranil®), amitriptilina (Elavil®), desipramina (Norpramin®) e doxepina (Sinequan®)
Antipsicóticos – haloperidol, risperidona, fenotiazinas como tioridazina (Mellaril®) e clorpromazina (Thorazine®), inibidores seletivos da recaptação de serotonina
Agentes antiarrítmicos
Classe 1A (bloqueadores do canal de sódio) – quinidina, procainamida, disopiramida
Classe III (prolongadores da despolarização) – amiodarona (raro), bretílio, dofetilida, *N*-acetil-procainamida, sotalol
Agentes redutores de lipídios – probucol
Antianginosos – bepridil
Diuréticos (devido à perda de K^+) – furosemida (Lasix®), ácido etacrínico (bumetanida [Bumex®])
Opiáceos – metadona, oxicodona
Agentes hipoglicemiantes orais – glibenclamida, gliburida
Inseticidas organofosforados
Agentes de motilidade – cisaprida, domperidona
Vasodilatadores – prenilamina
Outros fármacos – ondansetrona, inibidores de protease de HIV, ervas chinesas
DISTÚRBIOS ELETROLÍTICOS
Hipopotassemia – diuréticos, hiperventilação
Hipocalcemia
Hipomagnesemia
DOENÇAS SUBJACENTES
Bradicardia – bloqueio atrioventricular completo, bradicardia grave, doença do nó sinusal
Disfunção miocárdica – cardiotoxicidade por antraciclina, insuficiência cardíaca congestiva, miocardite, tumores cardíacos
Endocrinopatias – hiperparatireoidismo, hipotireoidismo, feocromocitoma
Neurológicas – encefalite, traumatismo cefálico, acidente vascular encefálico, hemorragia subaracnóidea
Nutricionais – alcoolismo, anorexia nervosa, inanição

*Uma lista mais abrangente dos medicamentos que podem prolongar o intervalo QTc pode ser consultada no *website* do Center for Education and Research of Therapeutics da University of Arizona (www.crediblemeds.org). †Combinações de quinolonas e azólicos aumentam o risco de prolongamento de intervalos QT.
De Park MY: *Pediatric cardiology for practitioners*, ed 5, Philadelphia, 2008, Mosby Elsevier, Box 24-1, p 433.

A **manifestação clínica** da SQTL em crianças costuma ser mais um episódio de síncope induzida por exercício, medo ou excitação súbita; alguns eventos ocorrem durante o sono (SQTL3). Pacientes podem inicialmente apresentar convulsões, pré-síncope ou palpitações; cerca de 10% têm como manifestação inicial uma parada cardíaca. O diagnóstico é baseado em critérios eletrocardiográficos e clínicos. Nem todos os pacientes com intervalos QT longos têm SQTL, e aqueles com intervalos QT normais no ECG em repouso podem ter a síndrome. O intervalo QT corrigido conforme a frequência cardíaca maior do que 0,47 segundo é altamente indicativo, enquanto o intervalo QT superior a 0,44 segundo é sugestivo. Outras características incluem ondas T denteadas em três derivações, ondas T alternantes, baixa frequência cardíaca para a idade, histórico de síncope (em especial com estresse) e histórico familiar de SQTL ou morte súbita não explicada. O monitoramento por 24 horas com Holter e o teste de esforço auxiliam o diagnóstico. A genotipagem pode ser realizada e identifica a mutação em cerca de 80% dos pacientes sabidamente com SQTL segundo os critérios clínicos. Ela não descarta o diagnóstico em indivíduos com suspeita da doença, mas, quando positiva, é muito útil na identificação de pais acometidos e assintomáticos do caso índice.

As **síndromes de QT curto** se manifestam com fibrilação atrial ou ventricular e são associadas à síncope e à morte súbita (ver Tabela 462.3). São frequentemente causadas por mutação com ganho de função nos canais cardíacos de potássio.

O **tratamento** da SQTL inclui o uso de agentes betabloqueadores em doses que abrandam a resposta da frequência cardíaca ao exercício. O propranolol e o nadolol[8] podem ser mais eficazes do que o atenolol e o metoprolol. Alguns pacientes precisam de **marca-passo** devido à bradicardia induzida por fármacos. Um **cardiodesfibrilador implantável** (CDI) é indicado em pacientes com síncope contínua, apesar do tratamento com betabloqueadores, e naqueles que já sofreram uma parada cardíaca. Estudos de correlação genótipo-fenótipo sugerem que os betabloqueadores não são eficazes em pacientes com SQTL3, para os quais em geral indica-se o CDI. Pesquisas recentes mostraram que o uso de mexiletina[9] é benéfico em pacientes com SQTL3.

462.6 Disfunção do Nó Sinusal

Aarti S. Dalal e George F. Van Hare

A pausa sinusal e o bloqueio sinoatrial podem provocar uma súbita parada no batimento cardíaco. A **pausa sinusal** é presumivelmente causada por uma falha na formação do impulso no nó sinusal. O **bloqueio sinoatrial** é provocado pelo bloqueio entre o complexo sinusal do marca-passo e o átrio adjacente. Essas arritmias são raras na infância, exceto em pacientes submetidos a extensas cirurgias atriais.

A **doença do nó sinusal** é resultante de anomalias no nó sinusal e/ou nas vias de condução atrial. Essa síndrome pode ocorrer na ausência de CC e foi relatada em irmãos, mas é mais comum ser observada depois da correção cirúrgica de defeitos cardíacos congênitos, em especial do **procedimento de Fontan** e do ***switch* atrial** (Mustard ou Senning) em caso de transposição das grandes artérias. As manifestações clínicas dependem da frequência cardíaca. A maioria dos pacientes é assintomática sem tratamento, mas podem ocorrer vertigem e síncope durante períodos de grande redução da condução sinusal com falha de escape juncional. O implante de marca-passo é indicado em pacientes com sintomas, como intolerância a exercícios ou síncope.

Pacientes com disfunção do nó sinusal podem também apresentar episódios de TSV (**"síndrome de bradicardia-taquicardia"**) com sintomas de palpitações, intolerância ao exercício ou vertigem (Figura 462.12). O tratamento deve ser individualizado. A terapia medicamentosa para controle das taquiarritmias (propranolol, sotalol, amiodarona) pode suprimir a função do nó sinusal e do nó AV a tal ponto que pode haver bradicardia sintomática. Assim, a inserção de

[8]N.R.T.: O medicamento nadolol não está disponível no Brasil., sendo o propranolol e metoprolol as alternativas.
[9]N.R.T.: A mexiletina não está disponível no Brasil até o momento.

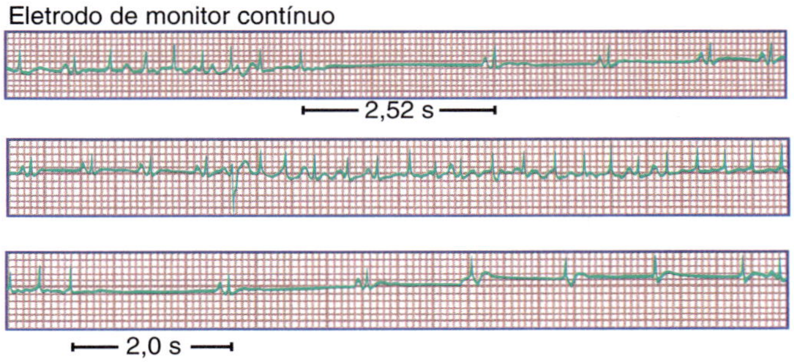

Figura 462.12 **Síndrome de bradicardia-taquicardia com disfunção do nó sinusal.** Observe os episódios de taquicardia supraventricular, provavelmente de origem atrial multifocal, seguidos por longos períodos de pausa sinusal e bradicardia sinusal. De modo geral, os sintomas são causados por longas pausas sinusais após o fim da taquicardia, e não pela taquicardia em si.

um marca-passo, associada à terapia medicamentosa, costuma ser necessária nesses pacientes, mesmo na ausência de sintomas que possam ser atribuídos à baixa frequência cardíaca.

462.7 Bloqueio Atrioventricular

Aarti S. Dalal e George F. Van Hare

O bloqueio atrioventricular pode ser dividido em três formas (Figura 462.13). No **bloqueio AV de primeiro grau**, o intervalo PR é prolongado, mas todos os impulsos atriais são conduzidos para o ventrículo. No **bloqueio AV de segundo grau**, nem todos os impulsos atriais são conduzidos até o ventrículo. Na variante do bloqueio de segundo grau, denominado **tipo Wenckebach** (também chamado de **tipo Mobitz I**), o intervalo PR aumenta progressivamente até que a onda P deixa de ser conduzida. No ciclo depois do batimento perdido, o intervalo PR se normaliza. No **tipo Mobitz II**, não há retardo progressivo à condução ou encurtamento subsequente do intervalo PR depois do batimento bloqueado. Esse defeito de condução é menos comum, mas tem maior possibilidade de causar síncope e pode ser progressivo. Uma doença similar é o **bloqueio AV de segundo grau e alto grau**, no qual duas ou mais ondas P seguidas não são conduzidas. Essa doença é ainda mais perigosa. No **bloqueio AV de terceiro grau (bloqueio cardíaco completo)**, nenhum impulso dos átrios chega aos ventrículos. De modo geral, há um ritmo independente de escape, mas que pode não ser confiável, levando a sintomas como a síncope.

Acredita-se que o **bloqueio AV completo congênito** em crianças seja causado por uma lesão autoimune do sistema fetal de condução por imunoglobulinas G derivadas da mãe (anti-SSA/Ro, anti-SSB/La) com

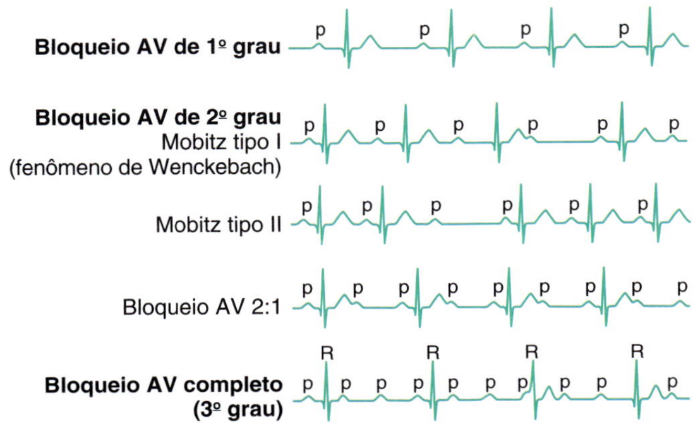

Figura 462.13 Bloqueio atrioventricular (AV). (*De Park MY: Pediatric cardiology for practitioners, ed 5, Philadelphia, 2008, Mosby Elsevier, Fig 2-1, p 446.*)

lúpus eritematoso sistêmico (LES) ou síndrome de Sjögren. A doença autoimune é responsável por 60 a 70% de todos os casos de bloqueio AV completo congênito e cerca de 80% dos casos em que o coração é estruturalmente normal (Figura 462.14). A mutação do gene *homeobox NKX2-5* é descrita em associação dessa arritmia com defeitos do septo atrial. O bloqueio AV completo é também observado em pacientes com CC complexa e desenvolvimento embrionário anormal do sistema de condução. Foi associado a tumores cardíacos e à miocardite. É uma complicação conhecida do abscesso miocárdico secundário à endocardite e pode ser observado em anomalias genéticas, incluindo SQTL e síndrome de Kearns-Sayre. O bloqueio AV pós-operatório pode ser uma complicação do reparo de CC, principalmente dos defeitos do septo ventricular.

A incidência de bloqueio AV completo congênito é de 1 para cada 20 mil a 25 mil nascidos-vivos, porém a alta taxa de perda fetal pode subestimar sua verdadeira incidência. Em alguns bebês de mães com LES, o bloqueio AV completo não está presente ao nascimento, mas se desenvolve nos primeiros 3 a 6 meses de vida. A arritmia é frequentemente diagnosticada no feto (secundária à dissociação entre as contrações atriais e ventriculares observadas na ecocardiografia fetal) e pode causar hidropisia fetal. O tratamento da mãe com corticosteroides para interromper a progressão ou reverter o bloqueio AV é controverso. Bebês com CC e insuficiência cardíaca têm alta taxa de mortalidade.

Em crianças mais velhas sem outras alterações cardíacas, o bloqueio AV completo tende a ser assintomático, embora a síncope e a morte súbita possam ocorrer. Bebês podem apresentar terrores noturnos, cansaço com cochilos frequentes e irritabilidade. O pulso periférico é amplo devido ao grande volume sistólico ventricular compensatório e à vasodilatação periférica, e a pressão sistólica é alta. O pulso venoso jugular é irregular e pode ser amplo quando o átrio se contrai contra a valva tricúspide fechada (onda em canhão). O exercício e a atropina podem produzir uma aceleração maior ou igual a 10 a 20 bpm ou mais. Os sopros sistólicos são frequentemente audíveis no rebordo esternal esquerdo, e os sopros apicais no meio da diástole não são incomuns. A primeira bulha é variável devido à variação do enchimento ventricular causada pela dissociação AV. O bloqueio AV provoca aumento de volume do coração devido ao maior enchimento ventricular diastólico.

O **diagnóstico** é confirmado por ECG; as ondas P e os complexos QRS não têm relação constante (ver Figura 462.14). A duração de QRS pode ser prolongada ou normal, caso o batimento cardíaco seja iniciado na porção alta do nó AV ou no feixe de His.

O **prognóstico** do bloqueio AV completo congênito costuma ser favorável; os pacientes observados até os 30 a 40 anos viveram de forma normal e ativa. Alguns pacientes apresentam episódios de intolerância ao exercício, vertigem e síncope (ataques de Stokes-Adams); a síncope requer o implante de um marca-passo cardíaco permanente. O implante de marca-passo deve ser considerado em pacientes que desenvolvem sintomas como dilatação cardíaca progressiva, pausas prolongadas ou frequências cardíacas médias diurnas menores ou iguais a 50 bpm. Além disso, o implante profilático em adolescentes é razoável, considerando o baixo risco do procedimento e a dificuldade em prever quem apresentará sintomas graves e súbitos.

Em neonatos, o **marca-passo cardíaco** é recomendado em casos de baixas frequências ventriculares (menores ou iguais a 55 bpm), evidências de insuficiência cardíaca, ritmos com QRS largos ou CC (com frequências ventriculares abaixo de 70 bpm). Isoproterenol, atropina ou epinefrina podem ser usados na tentativa de aumentar a frequência cardíaca temporariamente, até a realização do implante do marca-passo. Os implantes transtorácicos epicárdicos costumam ser

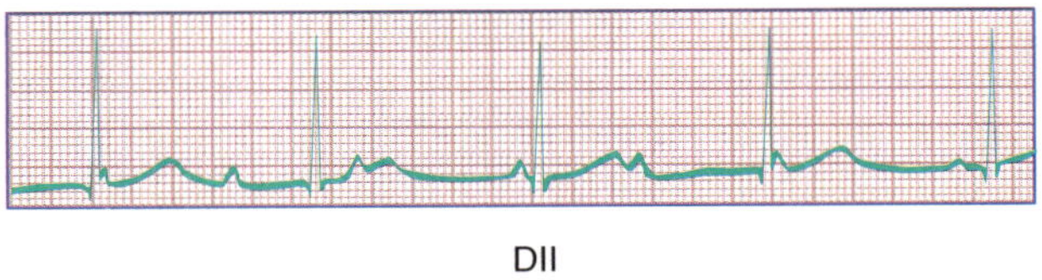

Figura 462.14 Bloqueio atrioventricular (AV) completo congênito. A frequência ventricular é regular, de 53 bpm. A frequência atrial é um pouco variável, de 65 a 95 bpm e completamente dissociada do ventrículo. A morfologia QRS é normal, o que é comum no bloqueio AV completo congênito.

usados em bebês; em crianças pequenas, os eletrodos do dispositivo podem ser colocados por via transvenosa. O bloqueio AV completo pós-operatório pode ocorrer após qualquer procedimento realizado no coração aberto que requeira suturas nas áreas adjacentes às valvas AV ou à crista do septo ventricular e é inicialmente tratado com marca-passo provisório. A probabilidade de retorno ao ritmo sinusal depois de 10 a 14 dias é baixa; após esse período, recomenda-se o implante de um marca-passo permanente.

A bibliografia está disponível no GEN-io.

Capítulo 463

Morte Súbita

Aarti S. Dalal e George F. Van Hare

A morte súbita, que não a síndrome da morte súbita em lactentes, é rara em indivíduos com menos de 18 anos (ver Capítulo 402). Ela pode ter origem traumática ou não traumática. As causas *traumáticas* são as mais comuns em crianças e incluem acidentes de trânsito e mortes violentas, recreacionais e ocupacionais. As *não traumáticas* geralmente têm causas **cardíacas** específicas. A incidência varia entre 0,8 e 6,2 por 100 mil por ano em crianças e adolescentes; em adultos, a incidência de **morte súbita cardíaca (MSC)** é maior, de 1 por 1 mil. Cerca de 65% ocorrem por problemas relacionados ao coração em pacientes com o órgão normal ou portadores de anomalias congênitas (corrigidas, melhoradas ou não operadas). Os **esportes** competitivos do ensino médio (basquete, futebol) são fatores ambientais de alto risco. As causas identificáveis mais comuns de morte em atletas de competição são a cardiomiopatia hipertrófica, com ou sem obstrução do trato de saída do ventrículo esquerdo, outras cardiomiopatias e anomalias das artérias coronárias; no entanto, a maioria dos casos é de morte *inexplicada* (Figura 463.1). A Tabela 463.1 lista outras possíveis causas que podem ser classificadas como anomalias *estruturais*, incluindo estenose aórtica e anomalias da artéria coronária; doença miocárdica, como miocardite; doença do sistema de condução, incluindo síndrome de QT longo; e causas diversas, como convulsões, hipertensão pulmonar e concussão cardíaca (*commotio cordis*). Os sintomas podem não ser observados antes do evento, mas, se presentes, incluem síncope, dor torácica, dispneia e palpitações. Pacientes podem ter histórico familiar de doença cardíaca (cardiomiopatia dilatada ou hipertrófica, intervalo QT longo, displasia arritmogênica do ventrículo direito, síndromes de Brugada ou Marfan) ou morte súbita inexplicada. A morte ocorre com frequência após esforços ou exercícios.

MECANISMO DA MORTE SÚBITA

Há três mecanismos reconhecidos de morte súbita: *arrítmica*, *cardíaca não arrítmica* (causas circulatórias e vasculares) e *não cardíacas*. A **fibrilação ventricular (FV)**, embora seja a causa final de morte súbita mais comum em adultos, em crianças ocorre em somente 10 a 20%. Mais comumente, a **bradicardia** leva ao desenvolvimento de FV ou assistolia (ver Capítulo 462).

CARDIOPATIA CONGÊNITA

A **estenose da valva aórtica** é o defeito congênito mais associado à morte súbita em crianças. Historicamente, cerca de 5% das crianças com essa doença vão a óbito, embora isso seja mais raro na era moderna. Um histórico de síncope, dor torácica e evidências de grave obstrução e hipertrofia ventricular esquerda são fatores de risco (ver Capítulo 454.5).

As **anomalias da artéria coronária** também são comumente associadas à morte súbita em crianças e adolescentes. A anomalia mais comumente associada é a origem da artéria coronária principal esquerda no seio de Valsalva direito. A artéria coronária, portanto, passa entre a aorta e a artéria pulmonar e pode também ter trajeto intramural. O exercício aumenta a pressão pulmonar e aórtica e acredita-se que isso comprima a artéria coronária principal esquerda, gerando isquemia

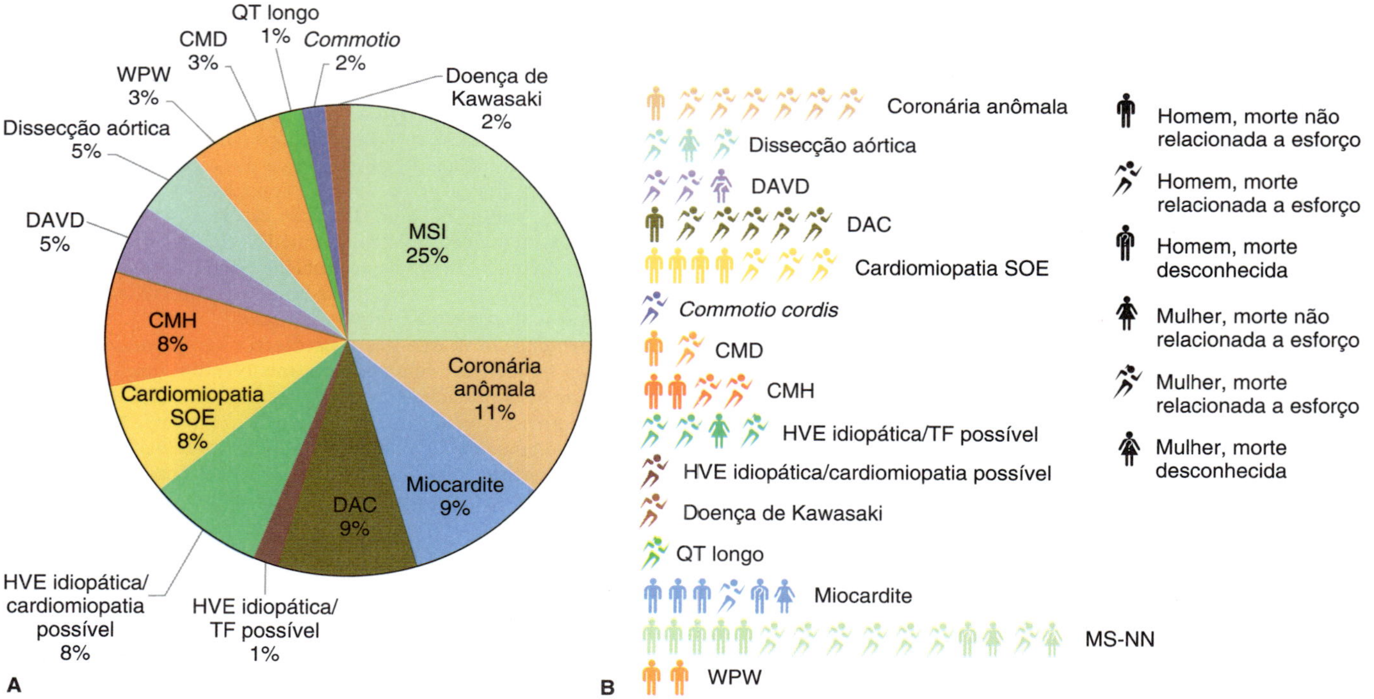

Figura 463.1 **A.** Causas de morte súbita cardíaca em atletas adolescentes e adultos jovens. **B.** Causa e atividade no momento da morte. Um desenho de pessoa equivale a uma morte; as figuras femininas são colocadas depois das masculinas, a não ser que não haja nenhuma morte masculina. CMD, cardiomiopatia dilatada; CMH, cardiomiopatia hipertrófica; DAC, doença da artéria coronária; DAVD, displasia arritmogênica do ventrículo direito; HVE, hipertrofia ventricular esquerda; MS-NN, morte súbita inexplicada negativa à necropsia; MSI, morte súbita inexplicada; SOE, sem outra especificação; TF, traço falciforme; WPW, síndrome de Wolff-Parkinson-White. (*De Harmon KG, Asif I, Maleszewski JJ et al.: Incidence, cause, and comparative frequency of sudden cardiac death in National Collegiate Athletic Association athletes*, Circulation *132:10-19, 2015, Fig 2, p 16.*)

Tabela 463.1 Possíveis causas de morte súbita em bebês, crianças e adolescentes.

SMSL E DOENÇAS QUE A MIMETIZAM
SMSL
Síndromes de QT longo*
Erros inatos do metabolismo
Abuso infantil
Miocardite
CC ducto-dependente
CC CORRIGIDA OU NÃO OPERADA
Estenose aórtica
Tetralogia de Fallot
Transposição de grandes vasos (pós-operatório de *switch* atrial)
Prolapso da valva mitral
Síndrome de hipoplasia do coração esquerdo
Síndrome de Eisenmenger
DOENÇA DA ARTÉRIA CORONÁRIA
Origem anômala*
Trato anômalo (em túnel)
Doença de Kawasaki
Periarterite
Dissecção arterial
Síndrome de Marfan (ruptura da aorta)
Infarto do miocárdio
DOENÇA MIOCÁRDICA
Miocardite
Cardiomiopatia hipertrófica*
Cardiomiopatia dilatada
Displasia arritmogênica do ventrículo direito
Cardite de Lyme
Síndrome de *takotsubo*
ANOMALIA DO SISTEMA DE CONDUÇÃO/ARRITMIA
Síndromes de QT longo*
Síndrome de Brugada
Fármacos pró-arrítmicos
Síndromes de Wolf-Parkinson-White
Bloqueio atrioventricular total
Commotio cordis
Fibrilação ventricular idiopática
Displasia arritmogênica (do ventrículo direito)
Taquicardia ventricular polimórfica catecolaminérgica
Tumor cardíaco
DIVERSAS
Convulsões
Hipertensão pulmonar
Embolia pulmonar
Choque térmico
Cocaína e outras drogas ou medicamentos estimulantes
Anorexia nervosa
Distúrbios eletrolíticos

*Comum. CC, cardiopatia congênita; SMSL, síndrome da morte súbita em lactentes.

devido à compressão ou ao pinçamento do vaso. A origem anômala da artéria coronária direita no seio de Valsalva esquerdo é muito mais comum, mas raramente é a causa da morte súbita.

CARDIOMIOPATIA

Todos os três principais tipos de cardiomiopatia (hipertrófica, dilatada e restritiva) são associados à morte súbita na população pediátrica, podendo ser a primeira manifestação dessa patologia (ver Capítulo 466).

A **cardiomiopatia hipertrófica (CMH)** é a causa mais comum de morte súbita no adolescente atleta. O risco anual em pacientes jovens com CMH é de 2% por ano. Os fatores de risco de morte súbita incluem histórico familiar de morte súbita, sintomas, arritmias ventriculares e diagnóstico em idade baixa. Muitos pacientes com CMH apresentam obstrução do trato de saída do ventrículo esquerdo (TSVE). O mecanismo é arrítmico e pode ser secundário ao desenvolvimento de obstrução dinâmica com exercício e perda resultante de débito cardíaco, ou pode estar relacionado à isquemia cardíaca. Assim, também há risco de morte súbita em pacientes sem obstrução do TSVE. As **cardiomiopatias dilatadas** são também associadas à MSC em crianças, embora o risco seja claramente inferior ao observado em adultos.

A **displasia arritmogênica** (também chamada **displasia arritmogênica do ventrículo direito**) é uma forma específica de cardiomiopatia associada às arritmias ventriculares induzidas por exercício e à morte súbita. Afeta principalmente o ventrículo direito, mas o esquerdo também pode ser acometido. O diagnóstico pode ser difícil; a ressonância magnética (RM), os estudos eletrofisiológicos e a biopsia miocárdica são usados com confiabilidade limitada. A patologia inclui a substituição transmural do miocárdio do ventrículo direito por gordura, com áreas irregulares de fibrose.

A **miocardite** é comumente encontrada na patologia de pacientes com morte súbita de etiologia desconhecida. Os sintomas antes do episódio podem não ser observados ou incluir insuficiência cardíaca franca ou achados sutis, como frequência cardíaca elevada. Pacientes pediátricos com essa doença podem apresentar bloqueio cardíaco completo ou arritmias ventriculares.

ARRITMIA CARDÍACA

A anomalia primária do sistema de condução pode resultar em morte súbita. As causas incluem a síndrome de Wolff-Parkinson-White (WPW), a síndrome de QT longo e a síndrome de Brugada. Além de provocar taquicardia supraventricular, a **síndrome de WPW** pode causar fibrilação atrial com condução rápida pela via acessória, levando ao desenvolvimento de FV e morte súbita (Figura 463.2). Isso é incomum em pacientes pediátricos, mas sua incidência aumenta na adolescência. Em adultos, há uma incidência de morte súbita em pacientes assintomáticos de 1 por 1 mil pacientes-ano, mas essa taxa pode ser bem maior em crianças, que ainda não chegaram à idade adulta. Como a digoxina e o verapamil podem aumentar a condução pelas vias acessórias, esses fármacos são contraindicados na síndrome de WPW.

A **síndrome de QT longo** (SQTL; ver Capítulo 462), um grupo de patologias de canais que afeta a repolarização ventricular, é também associada à morte súbita (Figura 463.3). O mecanismo é a taquicardia ventricular polimórfica (***torsade de pointes***) (Figura 463.4). O quadro inicial é encontrado em 9% dos pacientes. Assim, recomenda-se o tratamento de pacientes assintomáticos com intervalo QT longo no eletrocardiograma (ECG) e histórico familiar positivo.

O **intervalo QT longo adquirido** pode ser observado em pacientes com graves anomalias eletrolíticas, lesão do sistema nervoso central ou inanição (inclusive por bulimia e anorexia nervosa). Os medicamentos também podem prolongar o intervalo QT (ver Tabela 462.4). Esses pacientes são suscetíveis ao desenvolvimento de arritmias ventriculares malignas, e a correção do problema subjacente pode ser necessária para reduzir o risco de morte súbita.

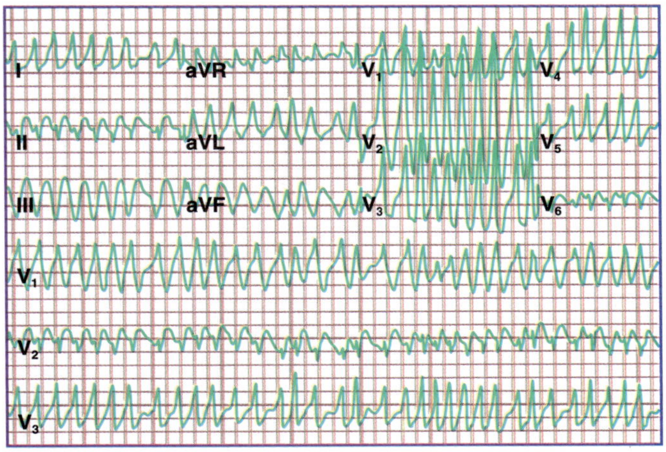

Figura 463.2 Fibrilação atrial em um paciente com síndrome de Wolff-Parkinson-White e condução rápida para o ventrículo. Observe os amplos complexos QRS, resultantes da pré-excitação, e a resposta ventricular irregularmente irregular, causada pela fibrilação atrial.

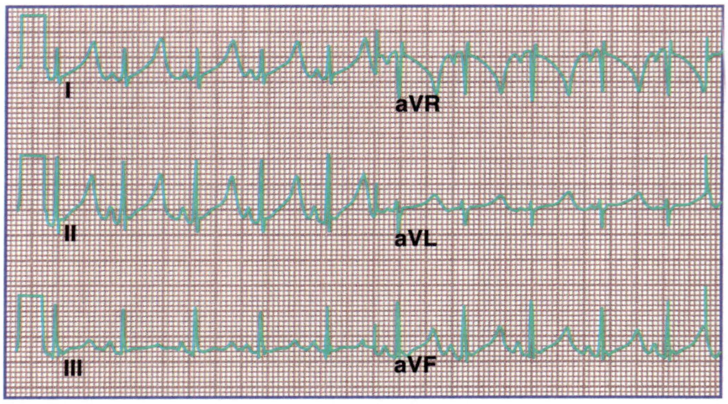

Figura 463.3 Síndrome de QT longo em um neonato. O QTc é bastante prolongado. As ondas T também são apiculadas e com aparência anormal.

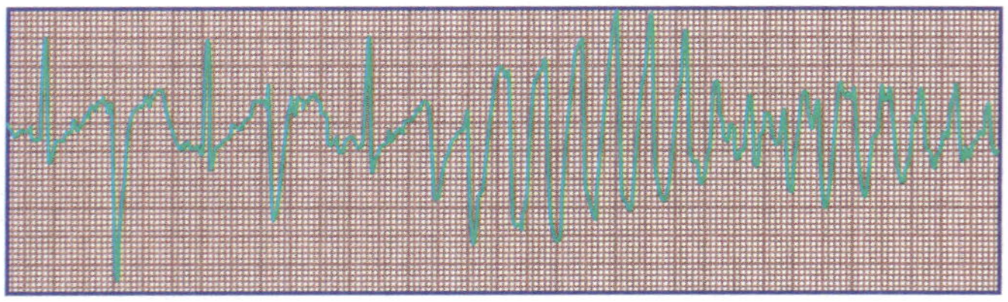

Figura 463.4 Episódio de *torsade de pointes* em um paciente com síndrome de QT longo.

A **síndrome de Brugada,** um distúrbio autossômico dominante causado por mutação no gene *SCN5A* em cerca de 30% dos pacientes, é associada à MSC, ocorrendo com frequência com febre, fármacos, distúrbios eletrolíticos noturnos ou com o consumo de grandes refeições (Figura 463.5). Os achados típicos no ECG incluem elevação *estreita* dos segmentos ST nas derivações V_1-V_3; a morte é causada por FV ou taquicardia ventricular.

CAUSAS DIVERSAS

Commotio cordis é uma doença quase sempre fatal causada por um traumatismo contuso, ou fechado, não penetrante no tórax (p. ex., por uma bola de basebol ou um bastão de hóquei). Às vezes, golpes torácicos de aparência inocente em casa ou no parquinho podem ser fatais. Os pacientes desenvolvem FV imediata na ausência de um traumatismo cardíaco passível de identificação (contusão, hematoma, laceração da artéria coronária). Esse risco é maior em crianças, antes da adolescência.

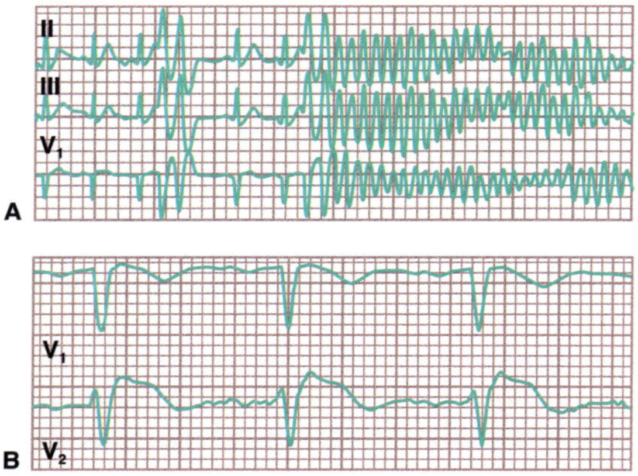

Figura 463.5 Síndrome de Brugada. **A.** Ectopia ventricular frequente e taquicardia ventricular polimórfica sustentada. **B.** Elevação do segmento ST com concavidade persistente nas derivações V_1 e V_2, característica para Brugada tipo I. (*De Talib S, van de Poll SE: Brugada syndrome diagnosed after Ramadan,* Lancet *382:100, 2013.*)

Historicamente, a morte é causada pela FV, que não responde às tentativas de reanimação em 85 a 90% das crianças. A cardiodesfibrilação elétrica rápida pode ser eficaz, em especial se empregada imediatamente; no entanto, o sucesso é relatado em apenas cerca de 25% dos casos.

AVALIAÇÃO E TRATAMENTO DE PACIENTES RESSUSCITADOS

É importante focar o tratamento nas causas possivelmente reversíveis de morte súbita, as quais incluem a correção de defeitos hemodinâmicos maiores, implante de marca-passo em pacientes com bradicardia ou terapia de suporte nos casos de miocardite. Infelizmente, as causas reversíveis nem sempre são encontradas nos jovens sobreviventes de parada cardíaca. Além disso, a capacidade de prever a resposta ao antiarrítmico ou o risco de recidiva é baixa. Assim, o **implante de um cardiodesfibrilador implantável** (CDI) é a terapia de escolha nos sobreviventes de morte súbita arrítmica.

MEDICAMENTOS PARA TRANSTORNO DE DÉFICIT DE ATENÇÃO/HIPERATIVIDADE

Há certa preocupação acerca do possível aumento do risco de morte súbita associado a medicamentos estimulantes prescritos para crianças com transtorno de déficit de atenção/hiperatividade (ver Capítulo 49). Essa preocupação se deve ao pequeno número de relatos à Food and Drug Administration (FDA) dos EUA de morte súbita de etiologia desconhecida em indivíduos tratados com medicamentos estimulantes, em sua maioria adultos. Em poucos casos, a hipertrofia ventricular esquerda causada por hipertensão, coarctação da aorta ou CMH foi identificada no exame *post mortem*. Não existem estudos prospectivos para apoiar a hipótese de que esses medicamentos aumentem o risco, e há pouquíssimas evidências de que a triagem eletrocardiográfica identifique, de forma confiável, o subgrupo suscetível. Alguns sugerem a realização de ECG em crianças antes do início do tratamento com esses medicamentos, mas não há consenso sobre a eficácia dessa abordagem. Em seu documento de 2008, a American Academy of Pediatrics (AAP) não recomenda a realização de triagem com ECG antes da instituição do tratamento com medicamentos estimulantes na ausência de histórico cardíaco positivo.

PREVENÇÃO DA MORTE SÚBITA

A probabilidade de sobrevida à alta de um paciente jovem que apresentou parada cardíaca fora do hospital é inferior a 20%. A presença de **desfibriladores externos automáticos** (DEA) imediatos, quando combinada à reanimação cardiopulmonar (RCP) padrão no local de exercício (academia, pista, quadra de basquete ou campo de futebol), pode aumentar a sobrevida de forma substancial. Assim, a identificação de pacientes suscetíveis é extremamente importante.

Muitas das causas mais comuns de morte súbita em crianças e adolescentes podem ser identificadas a partir do histórico pessoal (sintomas prodrômicos) e familiar e do exame físico do paciente. A AAP disponibiliza o formulário *Preparticipation Physical Evaluation* ("Avaliação Física Pré-participação"), que pode ser baixado, sendo útil para tal finalidade (http://www.aap.org). A avaliação cuidadosa de qualquer criança com **síncope** associada ao **exercício** é de extrema importância, já que pode ser a última oportunidade para diagnosticar uma doença com risco de morte em tal paciente.

É essencial que o paciente evite comportamentos de alto risco (uso de cocaína, anorexia nervosa) e saiba os efeitos colaterais ou as interações medicamentosas e as contraindicações de fármacos. O uso de equipamentos de proteção torácica não é uma forma comprovada de prevenção de *commotio cordis*. A RCP imediata e a rápida desfibrilação com DEA são as melhores chances de sobrevida. A família dos sobreviventes de vítimas de morte súbita deve ser avaliada para a detecção de causas genéticas (p. ex., SQTL, CMH).

O uso do ECG pré-participação para detectar atletas com risco de morte súbita é controverso há tempos. Uma vez que muitos atletas não apresentam sintomas antes do evento ou não admitem a existência de tais sintomas por medo de não jogarem, alguns especialistas propuseram que o ECG possa identificar um grupo pequeno, mas com risco de CMH ou síndromes de QT longo, de Brugada ou de WPW. Esses ECGs não identificariam os pacientes com SQTL de fenótipo negativo, taquicardia ventricular polimórfica catecolaminérgica ou anomalias da artéria coronária. Além disso, muitos falso-positivos seriam identificados, com necessidade de maior avaliação para exclusão de diagnósticos preocupantes. A realização de ECG é obrigatória em vários países europeus, mas não nos EUA, embora muitas ligas atléticas estudantis ou profissionais (p. ex., organizações esportivas colegiadas ou profissionais) exijam esse exame como parte da avaliação médica. Caso o ECG seja positivo, a **ecocardiografia** é realizada. Estudos de custo-benefício sugerem que o custo para a implementação de um programa nacional nos EUA seria proibitivo devido à baixa incidência de morte súbita na população pediátrica, à alta taxa de ECGs falso-positivos e à dificuldade de exclusão definitiva de doença cardíaca em pacientes com achados eletrocardiográficos limítrofes. Embora os estudos acerca de programas regionais ou nacionais de triagem tenham sugerido a existência de algum benefício (p. ex., na região do Vêneto, na Itália), outros não conseguiram demonstrar nenhum efeito da triagem sobre a incidência basal de morte súbita em indivíduos jovens.

A bibliografia está disponível no GEN-io.

Seção 5
Doença Cardíaca Adquirida

Capítulo 464
Endocardite Infecciosa

Thomas S. Murray e Robert S. Baltimore

A endocardite infecciosa inclui a endocardite *bacteriana* aguda e subaguda, assim como a endocardite *não bacteriana* causada por vírus, fungos e outros agentes microbiológicos. É uma causa significativa de morbidade e mortalidade em crianças e adolescentes apesar dos avanços no tratamento e na profilaxia da doença com agentes antimicrobianos. A incapacidade de erradicação da endocardite infecciosa por meio da prevenção ou do tratamento precoce é causada por vários fatores. A doença representa uma interação complexa de fatores do patógeno e do hospedeiro, como disfunção endotelial e função imune, que ainda não é completamente compreendida. A natureza do organismo infectante mudou com o passar do tempo e o diagnóstico pode ser difícil durante os estágios iniciais; assim, é frequentemente retardado até o estabelecimento de uma infecção mais grave. Além disso, surgiram grupos especiais de risco, inclusive usuários de drogas intravenosas, sobreviventes de cirurgias cardíacas (em especial aqueles com próteses mecânicas), pacientes tratados com medicamentos imunossupressores e aqueles que precisam de cateteres intravasculares de demora. Alguns pacientes têm endocardite no que se achava ser uma valva nativa previamente saudável, embora, à inspeção cirúrgica, tenha sido descoberta a existência de anomalias estruturais brandas.

ETIOLOGIA

Os estreptococos do tipo *viridans* (estreptococos de grupos alfa-hemolíticos, como *Streptococcus mitis, S. anginosus, S. mutans, S. salivarius* e *S. bovis*) e o *Staphylococcus aureus* continuam a ser os principais agentes causadores de endocardite em pacientes pediátricos. Outros microrganismos causam endocardite com frequência menor e, em cerca de 6% dos casos, as hemoculturas são negativas para quaisquer agentes (Tabela 464.1). Não há relação entre o microrganismo infectante e o tipo de defeito congênito, a duração da doença ou a idade da criança. A endocardite estafilocócica é mais comum em pacientes sem doença cardíaca subjacente. A infecção por *Streptococcus* do grupo *viridans* é mais comum após procedimentos odontológicos; já os enterococos do grupo D são mais frequentes depois da manipulação da porção inferior do intestino ou do trato geniturinário.

Tabela 464.1 Agentes bacterianos na endocardite infecciosa pediátrica.

COMUNS: VALVA NATIVA OU OUTRAS LESÕES CARDÍACAS
Estreptococos do grupo *viridans* (*Streptococcus mutans, S. sanguinis, S. mitis*)
Staphylococcus aureus
Estreptococos do grupo D (enterococos) (*Streptococcus bovis, S. faecalis*)
INCOMUNS: VALVA NATIVA OU OUTRAS LESÕES CARDÍACAS
Streptococcus pneumoniae
Haemophilus influenzae
Estafilococos coagulase-negativos
Abiotrophia defectiva (variante nutricional de estreptococos)
Coxiella burnetii (febre Q)*
Neisseria gonorrhoeae
*Brucella**
*Chlamydia psittaci**
*Chlamydia trachomatis**
*Chlamydia pneumoniae**
*Legionella**
*Bartonella**
*Tropheryma whipplei** (doença de Whipple)
Grupo HACEK†
*Streptobacillus moniliformis**
*Pasteurella multocida**
Campylobacter fetus
Cultura negativa (6% dos casos)
VALVA PROTÉTICA
Staphylococcus epidermidis
Staphylococcus aureus
Estreptococos do grupo *viridans*
Pseudomonas aeruginosa
Serratia marcescens
Difteroides
Legionella spp.*
Grupo HACEK†
Fungos‡

*Estas bactérias fastidiosas, além de alguns fungos, podem ser responsáveis pela endocardite com cultura negativa. Sua detecção pode exigir meios especiais, incubação por mais de 7 dias, PCR em sangue ou valva para 16SrRNA (bactérias) ou 18SrRNA (fungos) ou exames sorológicos. †O grupo HACEK é formado por *Haemophilus* spp. (*H. paraphrophilus, H. parainfluenzae, H. aphrophilus*), *Actinobacillus actinomycetemcomitans, Cardiobacterium hominis, Eikenella corrodens* e *Kingella* spp. ‡*Candida* spp., *Aspergillus* spp., *Pseudallescheria boydii, Histoplasma capsulatum*.

Pseudomonas aeruginosa e *Serratia marcescens* são observadas mais frequentemente em usuários de drogas intravenosas; e os fungos são encontrados depois de procedimentos cardíacos abertos. Os estafilococos coagulase-negativos são comuns na presença de cateter venoso central de demora.

EPIDEMIOLOGIA

A endocardite infecciosa é frequentemente uma complicação da doença cardíaca congênita ou reumática, mas pode também ocorrer em crianças sem quaisquer anomalias valvares ou malformações cardíacas. Nos países desenvolvidos, a **cardiopatia congênita** (CC) é o grande fator predisponente. A endocardite é rara na infância; nessa faixa etária, em geral ocorre após procedimentos cardíacos abertos ou é associada a cateteres venosos centrais.

Pacientes com lesões cardíacas congênitas e fluxo sanguíneo turbulento devido ao orifício ou à estenose, em especial na presença de alto gradiente de pressão através do defeito, são mais suscetíveis ao desenvolvimento de endocardite. Esse fluxo turbulento traumatiza o endotélio vascular, criando um substrato para a deposição de fibrina e plaquetas, levando à formação de um **êmbolo trombótico não bacteriano (ETNB),** que é considerado a lesão iniciadora da endocardite infecciosa. Os biofilmes formados na superfície de dispositivos mecânicos implantados, como valvas, cateteres ou fios de marca-passo, também são substrato adesivo para a infecção. O desenvolvimento de bacteriemia transitória, então, coloniza esse ETNB ou o biofilme, levando à proliferação de bactérias na lesão. As proteínas de superfície bacteriana, como o antígeno FimA nos estreptococos do grupo *viridans*, atuam como fatores de adesão ao ETNB ou biofilme e, em seguida, as bactérias podem proliferar rapidamente na vegetação. Dada a grande colonização das superfícies mucosas (a orofaringe ou o trato gastrintestinal, vaginal ou urinário) por bactérias potencialmente patogênicas, acredita-se que essas superfícies sejam a origem dessa bacteriemia transitória. Há controvérsias sobre a extensão em que as atividades diárias (p. ex., escovar os dentes ou usar o fio dental) em comparação com os procedimentos invasivos (p. ex., limpezas ou cirurgias odontológicas) contribuam para essa bacteriemia. Há relatos de ocorrência de bacteriemia transitória em 20 a 68% dos pacientes depois de escovar os dentes e usar o fio dental e até mesmo em 7 a 51% depois de mastigar os alimentos. A magnitude dessa bacteriemia é também similar à resultante de procedimentos odontológicos. A manutenção da boa higiene oral pode ser o fator mais importante na redução da frequência e da magnitude da bacteriemia.

Crianças com **maior risco** de desfecho adverso depois da endocardite infecciosa incluem aquelas com próteses de valvas cardíacas ou outro material protético usado no reparo da valva cardíaca; CC cianótica não reparada (incluindo aquelas submetidas a procedimentos paliativos, com *shunts* e condutos); defeitos completamente reparados com material ou dispositivo protético nos primeiros 6 meses após o procedimento; CC reparada com defeitos residuais no sítio que contém o *patch* ou dispositivo protético ou em área adjacente; estenose ou insuficiência valvar após transplante cardíaco; doença valvar permanente por **febre reumática** (estenose mitral, regurgitação aórtica); e endocardite infecciosa prévia. Pacientes portadores de lesões com fluxo sanguíneo de alta velocidade, como comunicação interventricular e estenose aórtica, também apresentam risco alto. Em pacientes mais velhos, a valva aórtica bicúspide congênita e o prolapso da valva mitral com regurgitação aumentam os riscos de desenvolvimento de endocardite. A correção cirúrgica da CC pode reduzir, mas não eliminar, o risco de endocardite, à exceção do reparo de um defeito simples do septo atrial ou da persistência do canal arterial sem material protético.

Em aproximadamente 30% dos pacientes com endocardite infecciosa, o fator predisponente pode vir a ser reconhecido. Embora um procedimento odontológico anterior possa ser identificado em 10 a 20% dos pacientes, sua realização pode ter ocorrido de 1 a 6 meses antes do aparecimento dos sintomas; por esse motivo, ainda se discute o risco absoluto de endocardite infecciosa depois de procedimentos odontológicos. Acredita-se que a bacteriemia primária por *S. aureus* seja outro risco para o desenvolvimento de endocardite. A ocorrência de endocardite logo após cirurgias cardíacas mais rotineiras é relativamente baixa, mas pode ser um evento antecedente, em especial no caso de utilização de material protético. No pequeno grupo de pacientes com endocardite e cultura negativa, fatores epidemiológicos ou de exposição podem auxiliar o diagnóstico (Tabela 464.2).

Tabela 464.2 Indicações epidemiológicas para o diagnóstico etiológico da endocardite com cultura negativa.

CARACTERÍSTICA EPIDEMIOLÓGICA	MICRORGANISMO COMUM
Uso de drogas injetáveis	*Staphylococcus aureus*, incluindo cepas transmissíveis resistentes à oxacilina Estafilococos coagulase-negativos Estreptococos beta-hemolíticos Fungos Bacilos gram-negativos aeróbios, incluindo *Pseudomonas aeruginosa* Infecção polimicrobiana
Dispositivos médicos cardiovasculares permanentes	*S. aureus* Estafilococos coagulase-negativos Fungos Bacilos gram-negativos aeróbios *Corynebacterium* spp.
Distúrbios, infecção e manipulação geniturinária, incluindo gestação, parto e aborto	*Enterococcus* spp. Estreptococos do grupo B (*S. agalactiae*) *Listeria monocytogenes* Bacilos gram-negativos aeróbios *Neisseria gonorrhoeae*
Doenças cutâneas crônicas, incluindo infecções recorrentes	*S. aureus* Estreptococos beta-hemolíticos
Má saúde dentária, procedimentos odontológicos	Estreptococos do grupo *viridans* Estreptococos de variante nutricional *Abiotrophia defectiva* *Granulicatella* spp. *Gemella* spp. Microrganismos HACEK
Alcoolismo, cirrose	*Bartonella* spp. *Aeromonas* spp. *Listeria* spp. *Streptococcus pneumoniae* Estreptococos beta-hemolíticos
Queimaduras	*S. aureus* Bacilos gram-negativos aeróbios, inclusive *P. aeruginosa* Fungos
Diabetes melito	*S. aureus* Estreptococos beta-hemolíticos *S. pneumoniae*
Colocação de prótese valvar (há menos de 1 ano)	Estafilococos coagulase-negativos *S. aureus* Bacilos gram-negativos aeróbios Fungos *Corynebacterium* spp. *Legionella* spp.
Colocação de prótese valvar (há mais de 1 ano)	Estafilococos coagulase-negativos *S. aureus* Estreptococos do grupo *viridans* *Enterococcus* spp. Fungos *Corynebacterium* spp.
Exposição a cão ou gato	*Bartonella* spp. *Pasteurella* spp. *Capnocytophaga* spp.
Contato com leite contaminado ou animais de fazenda infectados	*Brucella* spp. *Coxiella burnetii* *Erysipelothrix* spp.
Pessoa em situação de rua, pediculose	*Bartonella* spp.
HIV/AIDS	*Salmonella* spp. *S. pneumoniae* *S. aureus*
Pneumonia, meningite	*S. pneumoniae*
Transplante de órgão sólido	*S. aureus* *Aspergillus fumigatus* *Enterococcus* spp. *Candida* spp.
Lesões gastrintestinais	*Streptococcus gallolyticus* (*bovis*) *Enterococcus* spp. *Clostridium septicum*

HACEK, *Haemophilus* spp., *Aggregatibacter* spp., *Cardiobacterium hominis*, *Eikenella corrodens* e *Kingella* spp.; HIV/AIDS, infecção pelo vírus da imunodeficiência humana e síndrome de imunodeficiência adquirida. De Baddour LM, Wilson WR, Bayer AS *et al.* Infective endocarditis in adults: diagnosis, antimicrobial therapy, and management of complications. A scientific statement for healthcare professionals from the American Heart Association. *Circulation* 132:1435-1486, 2015.

MANIFESTAÇÕES CLÍNICAS

A Tabela 464.3 resume as manifestações da endocardite infecciosa. As primeiras manifestações em geral são brandas, em especial quando os estreptococos do grupo *viridans* são os microrganismos causadores. A febre prolongada, sem outras manifestações (exceto, ocasionalmente, a perda de peso), que persiste por meses, pode ser o único sintoma. Alternativamente, com patógenos como *S. aureus*, o aparecimento pode ser agudo e grave, com febre alta e intermitente e prostração. De modo geral, o aparecimento e a progressão variam entre esses dois extremos. Os sintomas são frequentemente inespecíficos e compostos por febre baixa que se eleva à tarde, fadiga, mialgia, artralgia, cefaleia e, às vezes, calafrios, náuseas e vômito. O **aparecimento ou a alteração de sopros cardíacos** é comum, em especial com insuficiência cardíaca associada. Esplenomegalia e petéquias são observadas em mais de 50% dos pacientes. Graves complicações neurológicas, como acidente vascular encefálico por fenômenos embólicos, abscessos cerebrais, aneurismas micóticos e hemorragia, são mais frequentemente associadas à doença estafilocócica e podem ser manifestações tardias. Meningismo, pressão intracraniana aumentada, alterações sensoriais e sinais neurológicos focais são manifestações dessas complicações. A meningite pode ser associada à endocardite por pneumococos. Os abscessos miocárdicos podem ser observados durante a doença estafilocócica e danificar o sistema de condição cardíaca, provocando bloqueio cardíaco, ou podem se romper no pericárdio, causando pericardite purulenta. Êmbolos pulmonares (na endocardite do lado direito) e sistêmicos (nas lesões do lado esquerdo) são infrequentes, exceto na doença fúngica.

Muitos dos clássicos **achados cutâneos** se desenvolvem na fase tardia da doença e são raramente observados em pacientes submetidos ao tratamento adequado. Tais manifestações incluem os **nódulos de Osler** (nódulos intradérmicos sensíveis, do tamanho de uma ervilha, nos coxins dos dedos dos pés e das mãos), as **lesões de Janeway** (pequenas lesões eritematosas ou hemorrágicas indolores nas palmas das mãos ou nas plantas dos pés) e as **hemorragias em linhas** (lesões lineares embaixo das unhas). Essas lesões podem representar a vasculite produzida por complexos antígenos-anticorpos circulantes. Lesões de retina são observadas em 10 a 20% dos casos.

Em neonatos, o principal fator de risco para o desenvolvimento de endocardite infecciosa é a presença de um **cateter venoso central**. Portanto, a prematuridade é um risco, assim como outras anomalias congênitas graves. Há menos probabilidade de que a CC seja a doença subjacente do que em crianças mais velhas. Os quadros clínicos podem ser variáveis e indistinguíveis da sepse ou da insuficiência cardíaca congestiva. A identificação da endocardite infecciosa é mais frequentemente baseada em um alto índice de suspeita durante a avaliação de uma infecção em uma criança com fator de risco subjacente.

Tabela 464.3 Manifestações da endocardite infecciosa.

ANAMNESE
Doença cardíaca congênita ou reumática prévia
Procedimento odontológico, do trato urinário ou intestinal prévio
Uso de drogas intravenosas
Cateter venoso central
Valva cardíaca protética
SINTOMAS
Febre
Calafrios
Dor torácica e abdominal
Artralgia, mialgia
Dispneia
Mal-estar, fraqueza
Sudorese noturna
Perda de peso
Manifestações do SNC (acidente vascular encefálico, convulsões, cefaleia)
SINAIS
Elevação de temperatura
Taquicardia
Fenômenos embólicos (manchas de Roth, petéquias, hemorragias no leito ungueal, nódulos de Osler, lesões oculares ou no SNC)
Lesões de Janeway
Novo sopro ou alteração de sopro preexistente
Esplenomegalia
Artrite
Insuficiência cardíaca
Arritmias
Infecção metastática (artrite, meningite, aneurisma arterial micótico, pericardite, abscessos, êmbolos pulmonares sépticos)
Baqueteamento digital
EXAMES LABORATORIAIS
Hemocultura positiva
Elevação da velocidade de hemossedimentação (VHS); pode ser baixa em caso de insuficiência cardíaca ou renal
Elevação de proteína C reativa
Anemia
Leucocitose
Complexos imunes
Hipergamaglobulinemia
Complemento baixo
Crioglobulinemia
Fator reumatoide
Hematúria
Insuficiência renal: azotemia, creatinina alta (glomerulonefrite)
Radiografia de tórax: infiltrados bilaterais, nódulos, efusões pleurais
Evidências ecocardiográficas de vegetações valvares, disfunção ou regurgitação da valva protética, abscesso miocárdico, novo aparecimento de insuficiência valvar

SNC, sistema nervoso central.

DIAGNÓSTICO

As informações essenciais para o tratamento adequado da endocardite infecciosa são fornecidas pelas **hemoculturas**. Todos os demais dados laboratoriais têm importância secundária (ver Tabela 464.3). As amostras de sangue para cultura devem ser obtidas assim que possível, mesmo que a criança esteja se sentido bem e não haja outros achados físicos. Embora o maior volume de sangue possa aumentar a sensibilidade da hemocultura, volumes menores são razoáveis em neonatos e em crianças pequenas. Na presença de pequenos volumes, um único frasco de hemocultura aeróbia deve ser inoculado. Em pacientes com 2 a 12,7 kg, o volume ideal para a primeira cultura é de 4 mℓ (para a repetição da cultura, 2 mℓ); em pacientes entre 12,8 e 36,3 kg, 10 mℓ para a primeira cultura e sua repetição; e em pacientes com mais de 36,3 kg, 20 a 30 mℓ para ambas. Três a cinco coletas distintas de sangue devem ser obtidas depois do cuidadoso preparo do sítio de punção venosa. A contaminação é um problema especial, porque as bactérias encontradas na pele podem causar a endocardite infecciosa. O momento de realização das coletas não é importante, já que a bacteriemia tende a ser relativamente constante. Em 90% dos casos de endocardite, o agente etiológico é recuperado nas duas primeiras hemoculturas. A bacteriemia é de baixo grau em 80% (menos de 100 unidades formadoras de colônias [UFC]/mℓ de sangue). O laboratório deve ser notificado sobre a suspeita de endocardite, de modo que, se necessário, o sangue pode ser cultivado em meios enriquecidos por mais tempo do que o usual (mais de 5 dias) para a detecção de bactérias nutricionalmente deficientes ou fastidiosas ou fungos.

Embora a bacteriemia possa ocorrer na ausência de endocardite, quando ocorre secundariamente a *Streptococcus mutans*, *S. bovis I*, *S. mitis*, *S. sanguinis* e *Staphylococcus aureus* (na ausência de infecção musculoesquelética focal), é altamente preocupante no que se refere à endocardite. O pré-tratamento antimicrobiano do paciente reduz a eficiência das hemoculturas em 50 a 60%. Outras amostras que podem ser cultivadas são raspados de lesões cutâneas, urina, líquido sinovial, abscessos e, na presença de manifestações de meningite, liquor. O diagnóstico sorológico ou a reação de polimerase em cadeia (PCR) de tecidos da valva removida são necessários em pacientes com microrganismos incomuns ou fastidiosos, em caso de suspeita de endocardite com cultura negativa ou caso o paciente já tenha sido tratado com antibióticos (Tabela 464.4 e Figura 464.1). O índice de suspeita deve ser alto durante a avaliação de uma criança com fator de risco subjacente. A combinação de ecocardiografia transtorácica e transesofágica aumenta

Tabela 464.4 Abordagem diagnóstica aos patógenos incomuns causadores de endocardite.

PATÓGENO	PROCEDIMENTO DIAGNÓSTICO
Brucella spp.	Hemoculturas; sorologia; cultura, imuno-histologia e PCR do material cirúrgico
Coxiella burnetii	Sorologia (IgG de fase I > 1 em 800); cultura de tecido, imuno-histologia e PCR do material cirúrgico
Bartonella spp.	Hemoculturas; sorologia; cultura, imuno-histologia e PCR do material cirúrgico
Chlamydia spp.	Sorologia; cultura, imuno-histologia e PCR do material cirúrgico
Mycoplasma spp.	Sorologia; cultura, imuno-histologia e PCR do material cirúrgico
Legionella spp.	Hemoculturas; sorologia; cultura, imuno-histologia e PCR do material cirúrgico
Tropheryma whipplei	Histologia e PCR do material cirúrgico

IgG, imunoglobulina G; PCR, reação de polimerase em cadeia. De Moreillon P, Que YA: Infective endocarditis, *Lancet* 363:139-148, 2004.

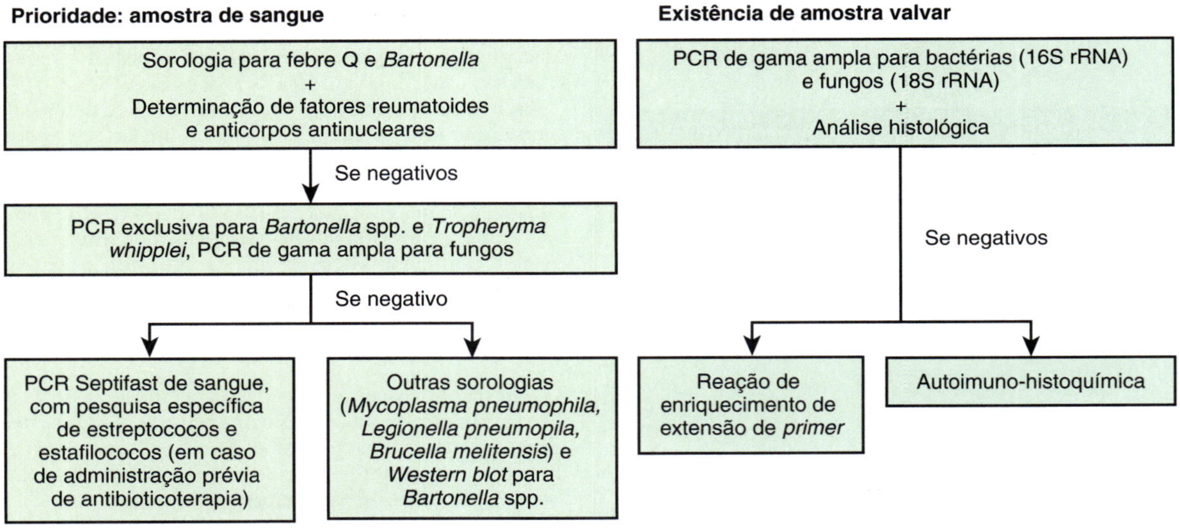

Figura 464.1 **Exames diagnósticos aplicados a amostras clínicas para a identificação dos agentes causadores de endocardite negativa à hemocultura.** Septifast, LightCycler® SeptiFast (Roche). O soro deve ser considerado uma amostra prioritária e a análise sorológica para a detecção de febre Q e *Bartonella* é rotineiramente realizada. Sugerimos também a realização de rotina da detecção de anticorpos antinucleares e fator reumatoide para o diagnóstico de endocardite não infecciosa. (*De Thuny F, Grisoli D, Collart F et al. Management of infective endocarditis: challenges and perspectives,* Lancet *379:965-975, 2012, Fig 2, p 969*).

a capacidade de diagnóstico da endocardite. A ecocardiografia bidimensional pode identificar o tamanho, o formato, a localização e a mobilidade da lesão; quando combinada com o Doppler, a presença de disfunção valvar (regurgitação, obstrução) pode ser determinada, enquanto seu efeito sobre o desempenho ventricular esquerdo pode ser quantificado (Figura 464.2). Pode também ajudar a prever complicações

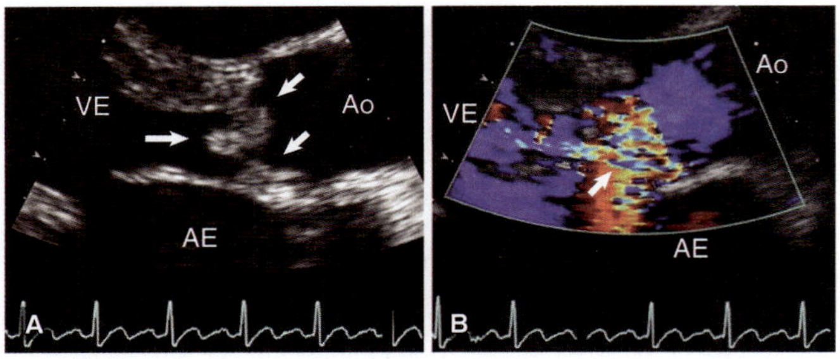

Figura 464.2 **Endocardite infecciosa da valva aórtica nativa. A.** A ecocardiografia transtorácica mostra vegetações *(setas pequenas)* presas na face ventricular esquerda das cúspides valvares e prolapso para o interior do trato de saída do ventrículo esquerdo *(seta grande)* durante a diástole. **B.** Regurgitação aórtica grave *(seta)* mostrada pelo Doppler colorido. Ao, aorta ascendente; AE, átrio esquerdo; VE, ventrículo esquerdo. (*De Baddour LM, Freeman WK, Suri RM, Wilson WR: Cardiovascular infections. In Braunwald's* heart disease: a textbook of cardiovascular medicine, *ed 11, Philadelphia, 2018, Elsevier, Fig 73-1, p 1490.*)

embólicas, já que as lesões com mais de 1 cm e as massas fúngicas têm maior risco de embolia. A ausência de vegetações não exclui o diagnóstico de endocardite, já que elas podem, frequentemente, não ser visualizadas nas fases iniciais da doença ou em pacientes com lesões cardíacas congênitas complexas. A eletrocardiografia deve ser parte da avaliação e pode demonstrar novos distúrbios de ritmo, como a **ectopia ventricular**, e distúrbios de condução, como o **bloqueio cardíaco completo**. A presença desses achados, em especial do bloqueio cardíaco, pode sinalizar uma complicação grave ou mesmo com risco de morte da endocardite.

Os **critérios de Duke** ajudam a estabelecer o diagnóstico de endocardite (Tabela 464.5). Dois critérios maiores, ou um maior e três menores, ou cinco menores sugerem o diagnóstico definitivo de endocardite. Outros critérios menores além dos listados são: o diagnóstico recente de baqueteamento digital, esplenomegalia, hemorragias lineares subungueais ou petéquias; alta velocidade de hemossedimentação (VHS) ou proteína C reativa; presença de acessos venosos centrais ou periféricos; hematúria microscópica.

PROGNÓSTICO E COMPLICAÇÕES

Apesar do uso de antibióticos, a mortalidade continua alta, entre 20 e 25%. A morbidade grave ocorre em 50 a 60% das crianças com endocardite infecciosa documentada; a mais comum é a insuficiência cardíaca causada por vegetações com acometimento da valva aórtica ou mitral. Os abscessos miocárdicos e a miocardite aguda podem também levar à insuficiência cardíaca sem as alterações características à ausculta e, ocasionalmente, a arritmias com risco de morte. Os êmbolos

Tabela 464.5 Definição de endocardite infecciosa (EI): critérios modificados de Duke.

ENDOCARDITE INFECCIOSA DEFINITIVA

Critérios patológicos

- Microrganismos demonstrados pelos resultados das culturas do exame histológico de uma vegetação que tenha sofrido embolia ou um espécime de abscesso intracardíaco *ou*
- Lesões patológicas; vegetação ou abscesso intracardíaco confirmada pelos resultados do exame histológico, demonstrando endocardite ativa

Critérios clínicos

- 2 critérios maiores *ou*
- 1 critério maior e 3 critérios menores *ou*
- 5 critérios menores

POSSÍVEL ENDOCARDITE INFECCIOSA

- 1 critério maior e 1 critério menor *ou*
- 3 critérios menores

DIAGNÓSTICO REJEITADO DE ENDOCARDITE INFECCIOSA

- Diagnóstico alternativo firme que explique a evidência de suspeita de EI *ou*
- Resolução do quadro de EI com antibioticoterapia por menos de 4 dias *ou*
- Ausência de evidência de EI na cirurgia *ou* na necropsia, com antibioticoterapia por menos de menos dias *ou*
- Não atendimento aos critérios de possível EI

DEFINIÇÃO DOS TERMOS USADOS NOS CRITÉRIOS MODIFICADOS DE DUKE

Critérios maiores

- Hemocultura positiva para EI
  Microrganismos típicos consistentes com EI em duas hemoculturas separadas:
  - Estreptococos *viridans*, *Streptococcus gallolyticus* (antes chamado de *S. bovis*), *Staphylococcus aureus*, grupo HACEK *ou*
  - Enterococos comunitários, na ausência de foco primário, *ou*

Critérios maiores (continuação)

  Microrganismos consistentes com EI de hemoculturas persistentemente positivas, definidos como:
  - Mais de duas hemoculturas positivas em amostras coletadas com intervalo maior que 12 h *ou*
  - 3 ou maioria de 4 hemoculturas positivas separadas (com a primeira e a última amostras coletadas com um intervalo maior que 1 h)
  - Uma única hemocultura positiva para *Coxiella burnetii* ou título de IgG antifase I ≥ 1:800
- Evidência de acometimento endocárdico
  Achados ecocardiográficos positivos para EI (ETE recomendada em pacientes com próteses valvares, classificados como pelo menos EI *possível* por critérios clínicos ou EI *complicada* [abscesso paravalvar]; ETT como primeiro exame em outros pacientes), definidos da seguinte maneira:
  - Massa intracardíaca oscilante na valva ou nas estruturas de apoio, no trajeto de jatos regurgitantes *ou* no material implantado na ausência de explicação anatômica alternativa *ou*
  - Abscesso *ou*
  - Nova deiscência parcial da prótese valvar
  Nova regurgitação valvar; piora ou alteração de sopro preexistente não suficiente

Critérios menores

- Predisposição, doença cardíaca predisponente ou uso de drogas intravenosas
- Febre – temperatura > 38°C
- Fenômenos vasculares, êmbolos arteriais maiores, infartos pulmonares sépticos, aneurisma micótico, hemorragia intracraniana, hemorragias conjuntivais e lesões de Janeway
- Fenômenos imunológicos: glomerulonefrite, nódulos de Osler, manchas de Roth e fator reumatoide
- Evidências microbiológicas: hemocultura positiva, mas sem atendimento de um critério maior, como observado anteriormente (exclui hemocultura única positiva para estafilococos coagulase-negativos e microrganismos que não causem endocardite) ou evidências sorológicas de infecção ativa com microrganismo condizente com EI

ETE, Ecocardiografia transesofágica; ETT, ecocardiografia transtorácica. Modificada de Li JS, Sexton DJ, Mick N *et al.* Proposed modifications to the Duke criteria for the diagnosis of infective endocarditis, *Clin Infect Dis* 30:633, 2000.

sistêmicos, em geral com manifestações do sistema nervoso central, são uma ameaça grave. Os êmbolos pulmonares podem ocorrer em crianças com comunicação interventricular (CIV) ou tetralogia de Fallot, embora a embolia pulmonar extensa com risco de morte seja rara. Outras complicações incluem aneurismas micóticos, ruptura do seio de Valsalva, obstrução de uma valva secundária a grandes vegetações, CIV adquirida e bloqueio cardíaco decorrente do acometimento (abscesso) do sistema de condução. Complicações adicionais incluem: meningite, osteomielite, artrite, abscesso renal, pericardite purulenta e glomerulonefrite mediada por complexos imunes.

TRATAMENTO

A antibioticoterapia deve ser instituída imediatamente após o estabelecimento do diagnóstico definitivo de endocardite infecciosa. Quando microrganismos virulentos são responsáveis pela endocardite, pequenas demoras na instituição do tratamento podem resultar em dano endocárdico progressivo, sendo associadas à maior probabilidade de desenvolvimento de complicações graves. A escolha dos antibióticos, o método de administração e a duração do tratamento devem ser coordenados com especialistas em cardiologia e doenças infecciosas (Tabelas 464.6 e 464.7). A terapia empírica após a coleta de material

Tabela 464.6 Tratamento da endocardite de valva nativa causada por estreptococos do grupo *viridans* e *Streptococcus bovis* altamente sensíveis à penicilina.

ESQUEMA	DOSE* E VIA	DURAÇÃO	COMENTÁRIOS
Solução aquosa de penicilina G sódica cristalina	12 a 18 milhões U/24 h IV, de modo contínuo ou em 4 ou 6 doses igualmente divididas	4 semanas	Preferido em pacientes com disfunção do 8º nervo craniano ou da função renal
Ou			
Ceftriaxona sódica	2 g/24 h IV/IM em 1 dose **Dose pediátrica**[†]: penicilina, 200 mil U/kg/24 h IV em 4 a 6 doses igualmente divididas; ceftriaxona, 100 mg/kg/24 h IV/IM em 1 dose	4 semanas	
Solução aquosa de penicilina G sódica cristalina	12 a 18 milhões U/24 h IV, de modo contínuo ou em 6 doses igualmente divididas	2 semanas	O esquema de 2 semanas não deve ser utilizado em pacientes com abscesso cardíaco ou extracardíaco conhecido ou naqueles com depuração de creatinina < 20 mℓ/min, disfunção do 8º nervo craniano

(*continua*)

Tabela 464.6 Tratamento da endocardite de valva nativa causada por estreptococos do grupo *viridans* e *Streptococcus bovis* altamente sensíveis à penicilina. (*continuação*)

ESQUEMA	DOSE* E VIA	DURAÇÃO	COMENTÁRIOS
			ou infecção por *Abiotrophia, Granulicatella ou Gemella* spp.; a dosagem de gentamicina deve ser ajustada para a obtenção de concentração sérica máxima de 3 a 4 μg/mℓ e concentração sérica mínima de < 1 μg/mℓ quando 3 doses divididas forem usadas; nomograma empregado para a dosagem única diária
Ou			
Ceftriaxona sódica	2 g/24 h IV/IM em 1 dose	2 semanas	
Mais			
Sulfato de gentamicina‡	3 mg/kg/24 h IV/IM em 1 dose, ou 3 doses igualmente divididas **Dose pediátrica:** penicilina, 200 mil U/kg/24 h IV em 4 a 6 doses igualmente divididas; ceftriaxona, 100 mg/kg/24 h IV/IM em 1 dose; gentamicina, 3 mg/kg/24 h IV/IM em 1 dose ou 3 doses igualmente divididas§	2 semanas	
Cloridrato de vancomicina¶	30 mg/kg/24 h IV em 2 doses igualmente divididas, sem exceder 2 g/24 h, a não ser que as concentrações no soro sejam inadequadamente baixas **Dose pediátrica:** 40 mg/kg/24 h IV em 2 a 3 doses igualmente divididas	4 semanas	O tratamento com vancomicina é recomendado apenas em pacientes que não toleram a administração de penicilina ou ceftriaxona; a dosagem de vancomicina deve ser ajustada para a obtenção de concentração sérica máxima (1 h após o término da infusão) de 30 a 45 μg/mℓ e concentração mínima de 10 a 15 μg/mℓ

Concentração inibitória mínima ≤ 0,12 μg/mℓ. *As doses recomendadas são para pacientes com função renal normal. †A dose pediátrica não deve exceder a administrada a um adulto normal. ‡Outros fármacos possivelmente nefrotóxicos (p. ex., anti-inflamatórios não esteroidais) devem ser usados com cuidado em pacientes submetidos ao tratamento com gentamicina. §Existem dados acerca da dosagem 1 vez/dia de aminoglicosídeos em crianças, mas não sobre o tratamento da endocardite infecciosa. ¶As doses de vancomicina devem ser infundidas por pelo menos uma hora para a redução do risco de ocorrência da síndrome do "homem vermelho" (*red man*) por liberação de histamina. IM, via intramuscular; IV, intravenosa.
De Baddour LM, Wilson WR, Bayer AS *et al.*: Infective endocarditis: diagnosis, antimicrobial therapy, and management of complications, *Circulation* 111:e394–e433, 2005; correction: *Circulation* 112:2373, 2005.

Tabela 464.7 Tratamento da endocardite causada por estafilococos na ausência de materiais protéticos.

ESQUEMA	DOSE* E VIA	DURAÇÃO	COMENTÁRIOS
CEPAS SENSÍVEIS À OXACILINA			
Naficilina ou oxacilina†	12 g/24 h IV em 4 a 6 doses igualmente divididas	6 semanas	Para a EI complicada do lado direito e a EI do lado esquerdo; para a EI não complicada do lado direito, 2 semanas
Com			
Adição opcional de sulfato de gentamicina‡	3 mg/kg/24 h IV/IM em 2 ou 3 doses igualmente divididas **Dose pediátrica§:** naficilina ou oxacilina, 200 mg/kg/24 h IV em 4 a 6 doses igualmente divididas; gentamicina, 3 mg/kg/24 h IV/IM em 3 doses igualmente divididas	3 a 5 dias	O benefício clínico dos aminoglicosídeos não foi estabelecido
Para pacientes com alergia à penicilina (do tipo não anafilactoide):			Considerar a realização de teste cutâneo para estafilococos sensíveis à oxacilina e histórico questionável de hipersensibilidade do tipo imediato à penicilina
Cefazolina	6 g/24 h IV em 3 doses igualmente divididas	6 semanas	As cefalosporinas devem ser evitadas em pacientes com hipersensibilidade do tipo anafilactoide aos betalactâmicos; a vancomicina deve ser usada nesses casos§
Com			
Adição opcional de sulfato de gentamicina	3 mg/kg/24 h IV/IM em 2 ou 3 doses igualmente divididas **Dose pediátrica:** cefazolina, 100 mg/kg/24 h IV em 3 doses igualmente divididas; gentamicina, 3 mg/kg/24 h IV/IM em 3 doses igualmente divididas	3 a 5 dias	O benefício clínico dos aminoglicosídeos não foi estabelecido
CEPAS RESISTENTES À OXACILINA			
Vancomicina¶	30 mg/kg/24 h IV em 2 doses igualmente divididas **Dose pediátrica:** 40 mg/kg/24 h IV em 2 ou 3 doses igualmente divididas	6 semanas	Ajustar a dose de vancomicina para obter a concentração sérica em 1 h de 30 a 45 μg/mℓ e concentração mínima de 10 a 15 μg/mℓ

*As doses recomendadas são para pacientes com função renal normal. †A penicilina G, em dosagem de 24 milhões U/24 h IV em 4 a 6 doses igualmente divididas, pode ser usada em substituição à naficilina ou à oxacilina, se a cepa for sensível à penicilina (concentração inibitória mínima ≤ 0,1 μg/mℓ) e não produzir betalactamase. ‡A gentamicina deve ser administrada em horário bastante próximo à administração de vancomicina, naficilina ou oxacilina. §A dose pediátrica não deve exceder a administrada a um adulto normal. ¶Ver ajuste específico da dosagem e as questões pertinentes à vancomicina nas notas de rodapé da Tabela 464.6. EI, endocardite infecciosa. IM, via intramuscular; IV, via intravenosa. De Baddour LM, Wilson WR, Bayer AS *et al.*: Infective endocarditis: diagnosis, antimicrobial therapy, and management of complications, *Circulation* 111:e394–e433, 2005; corrections *Circulation* 112:2373, 2005.

para as hemoculturas apropriadas, mas antes da recuperação de um agente identificável, pode ser iniciada com vancomicina mais gentamicina em pacientes sem valva protética e quando houver risco alto de presença de *S. aureus*, enterococos ou estreptococos do tipo *viridans* (os três patógenos mais comuns). Altos níveis bactericidas séricos devem ser mantidos por tempo suficiente para erradicar os microrganismos que crescem em vegetações avasculares relativamente inacessíveis. Deve ser obtido um valor de 5 a 20 vezes a concentração mínima inibidora *in vitro* no sítio de infecção para a destruição das bactérias que crescem no centro dessas lesões. São necessárias várias semanas para a organização completa da vegetação; o tratamento deve ser mantido durante todo esse período para evitar a recrudescência. De modo geral, recomenda-se o tratamento por 4 a 6 semanas. Dependendo das respostas clínicas e laboratoriais, a antibioticoterapia pode precisar de modificações, e alguns pacientes precisam de tratamento mais prolongado. Nas infecções pelos estreptococos altamente sensíveis do grupo *viridans*, esquemas menores, que incluem penicilina oral por algum tempo, foram recomendados para determinados adultos, mas ainda não há estudos de eficácia em crianças. Na doença *não causada por estafilococos*, a bacteriemia costuma ser resolvida em 24 a 48 h, enquanto a febre termina entre 5 e 6 dias com a antibioticoterapia adequada. A resolução da doença *estafilocócica* leva mais tempo.

Nos casos de infecção valvar que cause insuficiência cardíaca ou aumente seus sintomas, a terapia adequada deve ser instituída, incluindo a administração de diuréticos, agentes redutores de pós-carga e, em alguns pacientes, digitálicos. A intervenção cirúrgica para a resolução da endocardite infecciosa é indicada na presença de grave acometimento da valva aórtica, mitral ou protética com insuficiência cardíaca intratável (Tabela 464.8). A insuficiência cardíaca grave pode ser associada a regurgitação valvar aguda, obstrução ou formação de fístula. Raramente, um aneurisma micótico, a ruptura do seio aórtico, um abscesso intrasseptal que cause bloqueio cardíaco completo ou a deiscência de um *patch* intracardíaco requer uma cirurgia de emergência. Outras indicações cirúrgicas incluem persistência de culturas positivas apesar dos níveis adequados de antibióticos em 7 a 10 dias na ausência de infecção extracardíaca, abscesso miocárdico, êmbolos recorrentes e aumento do tamanho das vegetações durante o tratamento. As vegetações (em valva aórtica, mitral ou protética) com mais de 10 a 15 mm têm maior risco de embolia. Embora a antibioticoterapia deva ser administrada pelo maior tempo possível antes da intervenção cirúrgica, a presença de infecção ativa não é uma contraindicação se o paciente estiver em mau estado geral devido à grave deterioração hemodinâmica decorrente da endocardite infecciosa. A remoção das vegetações e, em alguns casos, a substituição da valva podem salvar vidas, e a administração contínua de antibióticos frequentemente previne reinfecções. A substituição da valva protética infectada é associada a um risco maior.

A **endocardite fúngica** é difícil de tratar e tem prognóstico pior. Tem sido detectada depois de cirurgia cardíaca, em pacientes gravemente debilitados, imunossuprimidos ou submetidos a tratamentos longos com antibióticos. Os fármacos de escolha são a anfotericina B (lipossomal ou em preparação comum) e a 5-fluorocitosina. A cirurgia para excisão do tecido infectado é ocasionalmente realizada, embora seu sucesso tenda a ser limitado. A ativação com plasminogênio tecidual recombinante pode ajudar a lisar as vegetações intracardíacas e evitar a realização de cirurgia em alguns pacientes de alto risco.

Tabela 464.8 Características ecocardiográficas que sugerem a necessidade de intervenção cirúrgica.

VEGETAÇÃO
Vegetação persistente após embolização sistêmica
Vegetação em cúspide anterior da valva mitral, principalmente se com alta mobilidade e tamanho > 10 mm*
Um ou mais eventos embólicos durante as primeiras 2 semanas de terapia antimicrobiana*
Aumento do tamanho da vegetação apesar da terapia antimicrobiana adequada*†

DISFUNÇÃO VALVAR
Insuficiência aórtica ou mitral aguda com sinais de insuficiência ventricular†
Insuficiência cardíaca não responsiva à terapia medicamentosa†
Perfuração ou ruptura da valva†

EXTENSÃO PERIVALVAR
Deiscência, ruptura ou fístula valvar†
Novo bloqueio cardíaco†‡
Abscesso grande ou com aumento de tamanho apesar da terapia antimicrobiana adequada†

*Pode haver necessidade de cirurgia devido ao risco de embolia. †Pode haver necessidade de cirurgia devido à insuficiência cardíaca ou ao insucesso da terapia medicamentosa. ‡A ecocardiografia *não* deve ser a modalidade primária usada na detecção ou no monitoramento do bloqueio cardíaco. De Baddour LM, Freeman WK, Suri RM, Wilson WR: Cardiovascular infections. In *Braunwald's heart disease: a textbook of cardiovascular medicine*, ed 11, Philadelphia, 2018, Elsevier (Table 73-5, p 1492).

PREVENÇÃO

As recomendações da American Heart Association (AHA) para a profilaxia antimicrobiana antes de procedimentos odontológicos e outras cirurgias foram submetidas a uma revisão extensa em 2007. Foi recomendada uma redução substancial no número de pacientes que precisam de tratamento profilático e nos procedimentos que exigem cobertura. Os motivos primários para essas recomendações revistas foram (1) é muito mais provável que a endocardite infecciosa seja causada pela exposição às bacteriemias aleatórias mais frequentes associadas às atividades diárias do que por procedimentos odontológicos ou cirúrgicos; (2) a profilaxia de rotina pode prevenir um número "muitíssimo pequeno" dos casos; e (3) o risco de eventos adversos relacionados aos antibióticos é superior aos benefícios do tratamento profilático. A melhora da higiene odontológica geral foi considerada o fator mais importante na redução do risco de endocardite infecciosa decorrente das bacteriemias diárias de rotina. As atuais recomendações limitam o uso da profilaxia aos pacientes com doenças cardíacas associadas ao maior risco de um desfecho adverso da endocardite infecciosa (Tabela 464.9). Ela também deve ser considerada em pacientes com valvas permanentemente danificadas pela doença cardíaca reumática. Nesses pacientes, a profilaxia é recomendada em "todos os procedimentos odontológicos com manipulação do tecido gengival ou da região periapical dos dentes ou perfuração da mucosa oral". Além disso, "a colocação de próteses

Tabela 464.9 Doenças cardíacas associadas a maior risco de desfecho adverso da endocardite infecciosa para as quais a profilaxia em procedimentos odontológicos é razoável (American Heart Association de 2007).

Prótese de valva cardíaca ou material protético usado no reparo de valva cardíaca
Endocardite infecciosa prévia

CARDIOPATIA CONGÊNITA (CC)*
CC cianótica não reparada, inclusive *shunts* e condutos paliativos
CC completamente reparada com material ou dispositivo protético, colocado por cirurgia ou cateterismo, durante os primeiros 6 meses após o procedimento†
CC reparada com defeitos residuais no local de um *patch* protético ou dispositivo protético ou em suas adjacências (que inibam a endotelialização)
Receptores de transplante cardíaco que desenvolvem valvopatia cardíaca

*À exceção das doenças listadas aqui, a profilaxia antibiótica não é mais recomendada pela AHA em nenhuma outra forma de CC. †A profilaxia é razoável, porque a endotelialização do material protético ocorre nos primeiros 6 meses após o procedimento. De Wilson W, Taubert KA, Gewitz M *et al.*: Prevention of infective endocarditis: guidelines from the American Heart Association, *Circulation* 116:1736-1754, 2007.

Tabela 464.10 Esquemas antibióticos profiláticos para procedimentos odontológicos (American Heart Association de 2007).

SITUAÇÃO	AGENTE	ADULTOS	CRIANÇAS
Oral	Amoxicilina	2 g	50 mg/kg
Incapaz de tolerar a medicação oral	Ampicilina *ou* Cefazolina ou ceftriaxona	2 g IM ou IV 1 g IM ou IV	50 mg/kg IM ou IV 50 mg/kg IM ou IV
Alergia a penicilinas ou à ampicilina – oral	Cefalexina*† *ou* Clindamicina *ou* Azitromicina ou claritromicina	2 g 600 mg 500 mg	50 mg/kg 20 mg/kg 15 mg/kg
Alergia a penicilinas ou à ampicilina e incapaz de tolerar a medicação oral	Cefazolina ou ceftriaxona† *ou* Clindamicina	1 g IM ou IV 600 mg IM ou IV	50 mg/kg IM ou IV 20 mg/kg IM ou IV

IM, via intramuscular; IV, via intravenosa. *Ou outra cefalosporina de primeira ou segunda geração de administração oral em dosagem adulta ou pediátrica equivalente. †As cefalosporinas não devem ser usadas em indivíduos com histórico de anafilaxia, angioedema ou urticária com penicilinas ou ampicilina. De Wilson W, Taubert KA, Gewitz M *et al.*: Prevention of infective endocarditis: guidelines from the American Heart Association, *Circulation* 116:1736–1754, 2007.

removíveis, aparelhos ortodônticos e ajustes, a perda de dentes decíduos e o sangramento por traumatismo labial ou oral" não são indicações para a profilaxia. Uma vez que muitos procedimentos invasivos no trato respiratório provocam bacteriemia, a profilaxia é considerada razoável em muitas dessas intervenções. Diferentemente das recomendações anteriores, a profilaxia não é mais recomendada para procedimentos gastrintestinais ou geniturinários na maioria dos casos, porém ainda é para pacientes submetidos a cirurgias cardíacas com colocação de material protético. Dada a natureza altamente individual dessas recomendações e a contínua preocupação, entre alguns cardiologistas, acerca de sua adoção, a consulta direta com o cardiologista da criança ainda é o melhor método para determinar a necessidade específica atual de profilaxia (Tabela 464.10).

A contínua educação acerca da higiene oral e, nos casos adequados, a necessidade de profilaxia são importantes, especialmente em adolescentes e adultos jovens. O tratamento vigoroso da sepse e das infecções locais e a assepsia cuidadosa durante a cirurgia cardíaca e o cateterismo reduzem a incidência da endocardite infecciosa.[10]

A bibliografia está disponível no GEN-io.

Capítulo 465

Doença Cardíaca Reumática

Michael R. Carr e Stanford T. Shulman

O acometimento reumático das valvas cardíacas é a sequela mais importante da **febre reumática aguda** (**FRA**) e a segunda manifestação maior mais comum após a artrite (ver Capítulo 210.1). As lesões valvares começam como pequenos nódulos compostos por fibrina e leucócitos nas bordas de uma ou mais valvas cardíacas. A *valva mitral* é acometida com maior frequência, seguida pela valva aórtica. A doença isolada da valva aórtica é incomum e em geral concomitante ao acometimento da valva mitral. As manifestações do coração direito também são bastante raras e praticamente associadas apenas à doença valvar esquerda. Com a resolução da inflamação, os nódulos tendem a desaparecer, deixando tecido cicatricial. Com os ataques repetidos de febre reumática, há a formação de novos nódulos na área adjacente às anteriores com acometimento do endocárdio mural e dos cordões tendíneos. Um único episódio de **cardite reumática aguda** costuma resultar na cicatrização completa das lesões valvares, enquanto episódios *repetidos*, principalmente com acometimento de valvas já afetadas, levam ao desenvolvimento de cardite reumática crônica (**CRC**), o que justifica a profilaxia secundária.

O diagnóstico da FRA exige o atendimento aos **critérios de Jones** (ver Capítulo 210.1); a cardite é um critério maior. Antigamente, o diagnóstico de CRC era baseado nos achados à ausculta de acometimento mitral ou aórtico (sopro), que era pouco sensível no início da lesão valvar. Isso era baseado na observação da maior frequência de endocardite ou valvite na FRA em comparação à pericardite ou à miocardite, as quais não são acompanhadas por achados mais aparentes no exame físico. A triagem de grandes populações com ecocardiografia mostrou um número substancialmente maior de pacientes com CRC do que aquele detectado apenas à ausculta. Devido ao grande acesso à ecocardiografia, a versão atual dos Critérios de Jones enfoca o conceito de **cardite subclínica (CSC)** detectada por essa modalidade. A CSC é definida pela evidência ecocardiográfica de valvite mitral ou aórtica na ausência de achados auscultatórios e não condizentes com a insuficiência mitral ou aórtica fisiológicas (Tabela 465.1). A ecocardiografia com Doppler deve ser realizada em todos os casos confirmados ou suspeitos de FRA. Outras recomendações são a realização da ecocardiografia em populações de risco moderado a alto se a FRA for considerada provável e a possível utilização desse exame para a exclusão de achados cardíacos condizentes com a FRA em pacientes com sopros cardíacos sugestivos de cardite reumática. Além disso, a ecocardiografia seriada deve ser considerada em pacientes com diagnóstico ou suspeita de FRA mesmo na ausência de evidências de valvite no exame inicial. O achado ecocardiográfico de CSC se tornou um critério maior de cardite recentemente.[11,12]

[10]N.R.T.: A Diretriz Brasileira e Latino-americana de valvopatias, publicada em 2011, mantém a recomendação de profilaxia antes da realização de procedimentos com a manipulação dos tratos geniturinário e gastrintestinal quando associados a lesão de mucosa em pacientes com alto risco de lesão para EI devido à gravidade de uma eventual ocorrência desta patologia. Arq Bras Cardiol. 2011;97(5 supl. 3):1-67.

[11]N.R.T.: No Brasil é a maior causa de cardiopatia adquirida em crianças e adultos jovens, sendo responsável por até 90% das valvopatias e 30% das cirurgias cardíacas realizadas nesta faixa etária. *Referência: DATASUS – MS.* Além disso, apresenta alta incidência, com cerca de 30.000 casos novos por ano, sendo que metade desses pacientes desenvolvem lesões cardíacas que podem ser irreversíveis, ao contrário das manifestações articulares, que não deixam sequelas. *Referência: Diretrizes em Febre Reumática. Departamento Científico de Reumatologia da Sociedade Brasileira de Pediatria, 2016.*

[12]N.R.T.: Em relação à progressão da FRA, é relatado que cerca de 60% dos pacientes vão evoluir para CRC em 10 anos. *Referência: Lawrence JG et al. Circulation. 2013 Jul 30;128(5):492-501.*

Tabela 465.1 Achados ecocardiográficos na valvite reumática.

REGURGITAÇÃO MITRAL PATOLÓGICA*	REGURGITAÇÃO AÓRTICA PATOLÓGICA*
1. Observada em pelo menos 2 planos	1. Observada em pelo menos 2 planos
2. Comprimento do jato ≥ 2 cm em pelo menos 1 plano	2. Comprimento do jato ≥ 1 cm em pelo menos 1 plano
3. Pico de velocidade > 3 metros/segundo	3. Pico de velocidade > 3 metros/segundo
4. Jato holossistólico em pelo menos 1 ciclo	4. Jato holodiastólico em pelo menos 1 ciclo

*Todos os quatro critérios precisam ser preenchidos. Adaptada de Gewitz MH, Baltimore RS, Tani LY, etal: On behalf of the American Heart Association Committee on Rheumatic Fever, Endocarditis and Kawasaki Disease of the Council on Cardiovascular Disease in the Young. Revision of the Jones criteria for the diagnosis of acute rheumatic fever in the era of Doppler echocardiography: a scientific statement from the American Heart Association, Circulation 131:1806–1818, 2015.

PADRÕES DE DOENÇA VALVAR

Insuficiência mitral

Fisiopatologia

A insuficiência mitral é causada por alterações estruturais que podem incluir perda de substância valvar e/ou alterações do aparelho subvalvar, inclusive alongamento dos cordões tendíneos; ambos podem provocar disfunção valvar. Durante a FRA com grave acometimento cardíaco, a insuficiência cardíaca é causada por uma combinação de insuficiência mitral e **pancardite**, com envolvimento do pericárdio e do miocárdio além do endocárdio valvar. Devido à maior carga volumétrica pela insuficiência mitral e pelo processo inflamatório, o ventrículo esquerdo se dilata. O átrio esquerdo também se dilata para acomodar o volume regurgitante. A maior pressão atrial esquerda provoca congestão pulmonar retrógrada e sintomas de insuficiência cardíaca do lado esquerdo. A melhora espontânea costuma ocorrer com o passar do tempo, mesmo em pacientes com insuficiência mitral grave no momento do diagnóstico. A lesão crônica resultante tende a ter gravidade leve ou moderada, e o paciente geralmente é assintomático. Mais da metade dos pacientes com insuficiência mitral aguda não tem mais sopro audível de insuficiência mitral depois de 1 ano, embora ainda possam apresentar lesão na ecocardiografia. Em pacientes com insuficiência mitral crônica grave, a pressão arterial pulmonar (PAP) se eleva, o ventrículo e o átrio direito aumentam de volume e há o desenvolvimento subsequente de insuficiência cardíaca do lado direito.

Manifestações clínicas

Os sinais físicos de insuficiência mitral dependem de sua gravidade. Na doença leve, não há sinais de insuficiência cardíaca, o precórdio é calmo e a ausculta revela a presença de **sopro holossistólico** alto no ápice, que se irradia à axila. Na insuficiência mitral grave, os sinais de insuficiência cardíaca aguda ou crônica podem ser observados. Há sobrecarga cardíaca, com forte impulsão apical ventricular esquerda (VE) e, frequentemente, **frêmito** sistólico apical. A segunda bulha (B_2) pode ser hiperfonética na presença de hipertensão pulmonar. A terceira bulha ou **galope** geralmente é audível. Um sopro holossistólico é auscultado no ápice, com irradiação à axila. O ruflar mesodiastólico é causado pelo maior fluxo sanguíneo pela valva mitral devido à insuficiência significativa. Portanto, a ausculta de um sopro diastólico, em geral chamado de **estenose mitral relativa** (**sopro de Carey-Coombs**), não necessariamente indica a presença de estenose mitral verdadeira. Essa última lesão demora anos para se desenvolver e é caracterizada por um sopro diastólico de maior duração, em geral com acentuação pré-sistólica.

Os achados no eletrocardiograma e nas radiografias torácicas são normais se a insuficiência mitral for leve. Na insuficiência mais grave, o ECG mostra ondas P proeminentes, de maior duração e geralmente bífidas, sinais de hipertrofia ventricular esquerda e hipertrofia ventricular direita (em caso de hipertensão pulmonar). Na radiografia de tórax, a proeminência do átrio e do ventrículo esquerdos pode ser observada; a alteração atrial é mais bem visualizada em incidência de perfil. A congestão de vasos peri-hilares, um sinal de hipertensão venosa pulmonar, também pode ser evidente. A calcificação da valva mitral é rara em crianças. Na fase aguda, a ecocardiografia pode mostrar o aumento de átrio e ventrículo esquerdos. A função sistólica do ventrículo esquerdo pode ser prejudicada caso também haja um componente de inflamação miocárdica. A dilatação do ânulo mitral, o alongamento dos cordões tendíneos e, às vezes, a ruptura destes, provocando o achatamento da cúspide, podem ser observados. As pontas da cúspide têm aparência nodular e há prolapso da cúspide anterior da valva mitral, muito mais frequente em comparação à cúspide posterior. A avaliação por Doppler revela a gravidade da regurgitação mitral. A insuficiência mitral associada à CRC é caracterizada na ecocardiografia pelo espessamento de cúspides e cordões tendíneos e pela restrição do movimento valvar. Essas alterações geralmente levam à estenose, mas a má coaptação das cúspides anormais também pode causar graus variáveis de regurgitação. O cateterismo cardíaco e a ventriculografia esquerda são considerados apenas se as questões diagnósticas não forem esclarecidas por completo pela avaliação não invasiva ou nos raros casos de elevação significativa de PAP.

Complicações

A insuficiência mitral grave pode provocar insuficiência cardíaca, que pode ser precipitada pela progressão do processo reumático, episódios recorrentes de FRA, surgimento de **fibrilação atrial (FA)** ou outras arritmias ou desenvolvimento de endocardite infecciosa. Os efeitos da insuficiência mitral crônica podem começar a se manifestar depois de muitos anos e incluem insuficiência ventricular esquerda e direita e arritmias atriais e ventriculares.

Tratamento

Em pacientes com insuficiência mitral leve, a **profilaxia** contra recidivas da febre reumática é a única intervenção necessária, além do tratamento típico para a FRA (ver Capítulo 210.1). Corticosteroides são adicionados à fase aguda nos casos de insuficiência mais significativa. O tratamento da insuficiência cardíaca (ver Capítulo 469), das arritmias (ver Capítulo 462) e da endocardite infecciosa (ver Capítulo 464) que complicam o quadro é descrito em outras partes deste livro. Os agentes redutores de pós-carga – inibidores da enzima conversora de angiotensina (ECA) ou bloqueadores do receptor de angiotensina (BRAs) – podem reduzir o volume regurgitante, atenuar mecanismos compensatórios patológicos e preservar a função ventricular esquerda, mas não há comprovação de que alterem a história natural da doença. Os diuréticos podem trazer algum benefício sintomático e clínico em determinados casos. Em casos raros, os inibidores de fosfodiesterase, como a milrinona, podem ser usados no estágio agudo devido a seus efeitos inotrópicos, lusotrópicos e de dilatação vascular sistêmica. O tratamento cirúrgico é indicado em pacientes que, apesar da terapia medicamentosa adequada, apresentam insuficiência cardíaca persistente, dispneia com atividade moderada e cardiomegalia progressiva, frequentemente com hipertensão pulmonar. Embora a **anuloplastia** dê bons resultados em algumas crianças e adolescentes, a **substituição da valva** pode ser necessária, o que é mais complicado em crianças pequenas. Nos pacientes submetidos à substituição valvar com prótese, a profilaxia contra o desenvolvimento de endocardite bacteriana é justificada em caso de realização de procedimentos odontológicos, já que os antibióticos comumente administrados a esses pacientes para profilaxia da febre reumática são insuficientes à prevenção da endocardite. Além disso, as recomendações atuais sugerem a escolha de uma classe diferente de antibiótico para tais procedimentos em vez do aumento da dose do fármaco utilizado na profilaxia da febre reumática. Por fim, é importante lembrar que todo o possível deve ser feito para maximizar o tratamento médico da insuficiência mitral grave durante a fase aguda da doença, antes de considerar uma intervenção cirúrgica, que é associada ao prognóstico pior e ao maior risco de repetição do procedimento caso realizada na fase aguda.

Estenose mitral

Fisiopatologia

A estenose mitral de origem reumática é provocada por fibrose do anel mitral, aderências de comissuras e contração das cúspides valvares, dos cordões tendíneos e dos músculos papilares, que ocorrem com o passar do tempo. Esse é um processo crônico, e, de modo geral, mais de 10 anos são necessários para o estabelecimento completo da lesão, embora o processo ocasionalmente possa ser acelerado. Nos países desenvolvidos, a estenose mitral reumática é raramente encontrada antes da adolescência e pouco reconhecida antes da vida adulta.[13] A estenose mitral significativa aumenta a pressão do átrio esquerdo e causa o subsequente aumento de volume e hipertrofia dessa câmara cardíaca, além de hipertensão venosa pulmonar retrógrada, maior resistência vascular pulmonar e, por fim, hipertensão pulmonar franca (ver Capítulo 460). Há o desenvolvimento de hipertrofia ventricular direita e dilatação atrial direita seguidas de dilatação ventricular direita, regurgitação tricúspide e sinais clínicos de insuficiência cardíaca do lado direito.

Manifestações clínicas

De modo geral, a correlação entre os sintomas e a gravidade da obstrução é boa. Os pacientes com estenose leve são assintomáticos. Graus mais graves de obstrução são associados à intolerância ao exercício e à dispneia. As lesões críticas podem provocar ortopneia, dispneia noturna paroxística e edema pulmonar franco, assim como arritmias atriais. Em caso de desenvolvimento de hipertensão pulmonar, a sobrecarga ventricular direita pode causar insuficiência tricúspide funcional, hepatomegalia, ascite e edema. Pode haver hemoptise causada por ruptura de veias brônquicas ou pleuro-hilares e, ocasionalmente, infarto pulmonar.

A pressão venosa jugular está aumentada na doença grave com insuficiência cardíaca, regurgitação da valva tricúspide ou hipertensão pulmonar grave. Na doença leve, a área cardíaca é normal; no entanto, a cardiomegalia moderada é comum em caso de grave estenose mitral. O aumento de volume cardíaco pode ser extenso na presença de FA e insuficiência cardíaca. A impulsão parasternal ventricular direita é palpável quando a PAP é alta. Os principais achados à ausculta são primeira bulha hiperfonética, o estalido de abertura da valva mitral e um sopro de ruflar mitral diastólico longo e baixo com acentuação pré-sistólica no ápice. O sopro diastólico mitral pode ser praticamente ausente em pacientes com insuficiência cardíaca significativa causada por elevação das pressões de enchimento do ventrículo esquerdo. O sopro holossistólico secundário à insuficiência tricúspide pode ser audível na borda inferior esquerda do esterno. Na presença de hipertensão pulmonar, o componente pulmonar de B_2 é acentuado. Um sopro diastólico precoce pode ser causado pela insuficiência aórtica reumática associada ou pela insuficiência valvar pulmonar secundária à hipertensão pulmonar.

Os achados no ECG e nas radiografias são normais se a estenose for leve; com o aumento da gravidade, ondas P proeminentes e apiculadas e graus variáveis de hipertrofia ventricular direita passam a ser evidentes. A FA ou outras arritmias atriais são manifestações tardias comuns. As lesões consideradas de moderadas a graves são associadas a sinais radiográficos de aumento de volume do átrio esquerdo e proeminência da artéria pulmonar e das câmaras do lado direito do coração; calcificações podem ser observadas na região da valva mitral. A estenose grave é associada à redistribuição do fluxo sanguíneo pulmonar, de modo que os ápices do pulmão apresentam maior perfusão (o inverso do normal). Por fim, linhas horizontais na periferia pulmonar inferior, chamadas de **linhas B de Kerley**, podem ser evidentes. A ecocardiografia mostra o espessamento da valva mitral e dos cordões tendíneos, assim como a movimentação valvar restrita. A aparência típica em "cotovelo" ou "perna de cão" da cúspide anterior da valva mitral pode auxiliar na diferenciação da valva reumática e de diversas formas de estenose mitral congênita. A dilatação atrial esquerda é comum; o fluxo em Doppler colorido através da valva mostra um jato estreito com aceleração, e graus variáveis de insuficiência tricúspide podem ser provocados pela hipertensão atrial esquerda. O Doppler pode estimar o **gradiente de pressão transmitral**, mas subestimá-lo em caso de disfunção do ventrículo esquerdo. O cateterismo cardíaco quantifica bem o gradiente diastólico pela valva mitral, permite o cálculo da área valvar transversal em crianças mais velhas e avalia o grau de elevação de PAP.

Tratamento

A intervenção é indicada em pacientes com sinais clínicos e evidências hemodinâmicas de grave obstrução, mas antes do desenvolvimento das manifestações graves anteriormente descritas. A terapia farmacológica (diuréticos e betabloqueadores) pode ser considerada, mas costuma ser usada apenas para controle sintomático e em frequência muito menor em crianças. A valvotomia cirúrgica ou a valvoplastia mitral com cateter-balão em geral tem bons resultados; a substituição da valva é evitada, a não ser que absolutamente necessária. A valvoplastia com balão é indicada em pacientes sintomáticos com valvas estenóticas flexíveis e não calcificadas sem a presença de arritmias atriais ou trombos significativos.

Insuficiência aórtica

Na insuficiência aórtica reumática aguda, a má coaptação das cúspides ou seu prolapso são observados. A insuficiência aórtica reumática crônica provoca esclerose da valva, com distorção e retração das cúspides. Nos dois casos, a regurgitação de sangue causa sobrecarga volumétrica no ventrículo esquerdo, que passa a apresentar dilatação e hipertrofia em sua tentativa de compensação do volume excessivo. As insuficiências mitral e aórtica combinadas na FRA são muito mais comuns do que o acometimento apenas da aorta.

Manifestações clínicas

A ocorrência de sintomas é incomum, exceto na insuficiência aórtica grave ou na presença de acometimento concomitante da valva mitral ou de disfunção miocárdica. O grande volume sistólico e as fortes contrações do ventrículo esquerdo podem causar palpitações. A sudorese e a intolerância ao calor são relacionadas à vasodilatação excessiva. A dispneia ao esforço pode progredir à ortopneia e ao edema pulmonar; a angina pode ser precipitada por exercícios vigorosos. Ataques noturnos, com sudorese, taquicardia, dor torácica e hipertensão, podem ocorrer.

A pressão arterial sistólica é elevada, enquanto a pressão diastólica é reduzida, levando a uma grande variação no pulso periférico, que se torna amplo e latejante (**pulso em martelo d'água** ou **pulso de Corrigan**). Na insuficiência aórtica grave, há sobrecarga volumétrica do ventrículo esquerdo. Um frêmito diastólico pode estar presente. O sopro típico começa imediatamente com B_2 e continua até o fim da diástole. O sopro é auscultado sobre o rebordo esternal superior esquerdo e medial esquerdo, com irradiação para o ápice e o rebordo esternal direito superior. É alto e facilmente audível à expiração completa com o diafragma do estetoscópio firmemente colocado no tórax e o paciente inclinado para a frente. Um sopro aórtico sistólico é auscultado com frequência devido ao maior volume de sangue ejetado. Um sopro pré-sistólico apical **(sopro de Austin Flint)**, similar ao da estenose mitral, é ocasionalmente auscultado, sendo causado pelo grande fluxo aórtico regurgitante na diástole, que impede a abertura completa da valva mitral.

As radiografias de tórax mostram o aumento de volume do ventrículo esquerdo e da aorta. O ECG pode ser normal, mas, em casos avançados, revela sinais de hipertrofia do ventrículo esquerdo com padrão de *strain* (depressão convexa do segmento ST com inversão assimétrica da onda T oposta ao complexo QRS nas derivações V_5 ou V_6) e ondas P proeminentes. A ecocardiografia mostra a dilatação do ventrículo esquerdo e *flutter* ou oscilações diastólicas da valva mitral causadas pelo impacto do fluxo regurgitante nas cúspides. A valva aórtica pode apresentar espessamento irregular ou focal, diminuição da excursão diastólica, defeito de coaptação e prolapso de cúspide. A angiorressonância magnética (ARMN) pode ser usada para quantificação do volume regurgitante, assim como para a avaliação do tamanho e da função sistólica do ventrículo esquerdo. O cateterismo cardíaco costuma ser necessário apenas quando os dados ecocardiográficos ou da ressonância são dúbios.

---

[13]N.R.T.: A progressão da FRA para CRC está associada com a gravidade da cardite no primeiro surto, com o número de recorrências e com o nível educacional materno. Em lugares com menos acesso à assistência médica a progressão para a estenose mitral ocorre mais precocemente, podendo aparecer ainda na adolescência.

Prognóstico e tratamento

Graus leves e moderados de insuficiência aórtica são bem tolerados. Diferentemente da insuficiência mitral, a insuficiência aórtica em geral não regride. Pacientes com lesões combinadas durante um episódio de FRA podem apresentar acometimento aórtico apenas depois de 1 ou 2 anos. O tratamento é composto por inibidores da ECA ou BRAs e pela profilaxia contra a recidiva da FRA. A intervenção cirúrgica, em geral a substituição de valva aórtica, deve ser realizada bem antes do desenvolvimento de insuficiência cardíaca, edema pulmonar e angina ou quando os sinais de redução do desempenho miocárdico se tornarem evidentes, com aumento das dimensões do ventrículo esquerdo e redução da função sistólica na ecocardiografia. A realização da cirurgia é considerada na presença de sintomas iniciais, alterações de ST-onda T no ECG ou evidências de redução da fração de ejeção do ventrículo esquerdo.

Doença da valva tricúspide

O acometimento primário da valva tricúspide é raro durante os estágios agudos e crônicos da febre reumática. A insuficiência tricúspide é mais comumente secundária à dilatação do ventrículo direito causada por lesões cardíacas significativas do lado esquerdo. Entre os sinais clínicos de insuficiência tricúspide estão pulsos proeminentes das veias jugulares, pulsações sistólicas do fígado e sopro holossistólico no rebordo esternal esquerdo inferior que aumenta em intensidade durante a inspiração. Os sinais concomitantes de doença da valva mitral ou aórtica, com ou sem FA, são comuns. Nesses casos, os sinais de insuficiência tricúspide costumam diminuir ou mesmo desaparecer quando a insuficiência cardíaca produzida pelas lesões do lado esquerdo é tratada com sucesso. A valvoplastia tricúspide pode ser necessária em casos raros.

Doença da valva pulmonar

A insuficiência pulmonar secundária à FRA é rara; geralmente tem base funcional, secundária à hipertensão pulmonar; e é um achado tardio da estenose mitral grave. O sopro (**sopro de Graham Steell**) é similar ao da insuficiência aórtica, mas os sinais arteriais periféricos (pulsos amplos) estão ausentes. O diagnóstico é confirmado pela ecocardiografia bidimensional com Doppler.

A bibliografia está disponível no GEN-io.

Seção 6
Doenças do Miocárdio e do Pericárdio

Capítulo 466
Doenças do Miocárdio

John J. Parent e Stephanie M. Ware

As doenças do músculo cardíaco extremamente heterogêneas e associadas ao remodelamento estrutural e às anomalias da função cardíaca (**cardiomiopatia**) são importantes causas de morbidade e mortalidade na população pediátrica. Vários esquemas de classificação foram formulados na tentativa de conferir etiologias lógicas, úteis e de base científica para as cardiomiopatias. Os conhecimentos da base genética molecular das cardiomiopatias aumentaram de forma exponencial e os esquemas de classificação etiológica continuam a evoluir (Tabela 466.1).

Tabela 466.1 Classificação das cardiomiopatias por fenótipo e genótipo.

	FENÓTIPO				GENÓTIPO	
TIPO	**MORFOLOGIA**	**FISIOLOGIA**	**PATOLOGIA**	**DOENÇAS SISTÊMICAS, CARACTERÍSTICAS CLÍNICAS, FATORES DE RISCO**	**NÃO SINDRÔMICO, GERALMENTE UM ÚNICO GENE**	**SINDRÔMICO**
Dilatada (CMD)	Dilatação do VE; VD, se presente, com espessamento mínimo da parede	A redução da contratilidade é o defeito primário; grau variável de disfunção diastólica	Hipertrofia de miócitos; fibrose disseminada	Hipertensão, álcool, tireotoxicose, mixedema, taquicardia persistente, toxinas (p. ex., quimioterapia, principalmente antraciclinas), radioterapia	Ontologia gênica diversa, com mais de 30 genes implicados	Gama diversa de doenças associadas, principalmente distrofias musculares: Emery-Dreifuss; miopatia distal de Laing; síndrome de Barth; síndrome de Kearns-Sayre; outras
Restritiva (CMR)	O tamanho das câmaras geralmente é normal; espessamento mínimo da parede	Contratilidade normal ou quase normal com grande aumento da pressão de enchimento diastólico final	Específica em cada tipo, diagnóstico: amiloide, ferro, doença do armazenamento de glicogênio, outros	Fibrose endomiocárdica, amiloide, sarcoide, esclerodermia, síndrome de Churg-Strauss, cistinose, linfoma, pseudoxantoma elástico, síndrome hipereosinofílica, carcinoide	Se não associada a uma doença genética sistêmica, é geralmente causada por mutações em genes de sarcômeros	Doença de Gaucher, hemocromatose, doença de Fabry, amiloidose familiar; mucopolissacaridoses, síndrome de Noonan
Hipertrófica (CMH)	Dimensões internas das câmaras geralmente normais ou reduzidas; espessamento pronunciado da parede, principalmente hipertrofia septal	Função sistólica normal ou aumentada	Hipertrofia de miócitos, classicamente com desorganização	A hipertensão grave pode confundir o diagnóstico clínico e morfológico	Mutações de genes que codificam proteínas sarcoméricas	Síndrome de Noonan, síndrome LEOPARD, síndrome de Danon, doença de Fabry, síndrome de Wolff-Parkinson-White, ataxia de Friedreich, MERRF, MELAS

(continua)

Tabela 466.1 Classificação das cardiomiopatias por fenótipo e genótipo. (*continuação*)

	FENÓTIPO				GENÓTIPO	
TIPO	**MORFOLOGIA**	**FISIOLOGIA**	**PATOLOGIA**	**DOENÇAS SISTÊMICAS, CARACTERÍSTICAS CLÍNICAS, FATORES DE RISCO**	**NÃO SINDRÔMICO, GERALMENTE UM ÚNICO GENE**	**SINDRÔMICO**
Displasia arritmogênica do ventrículo direito (DAVD)	Infiltração fibroadiposa disseminada, classicamente do VD, mas também do VE; a dilatação do VD e/ou VE é comum, mas não universal	Arritmias ventriculares (TV, FV) precoces ou tardias, redução da contratilidade com a progressão da doença; pode mimetizar a CMD	Ilhas de substituição por tecido adiposo; fibrose	Ceratodermia palmoplantar, cabelo lanoso na síndrome de Naxos	Mutações em genes que codificam proteínas do desmossomo	Síndrome de Naxos
Miocárdio não compactado	Aumento da razão entre o miocárdio não compactado e o compactado com VE ou VD normal ou qualquer outro fenótipo	Função sistólica de normal a reduzida	Miocárdio normal ou com achados condizentes com outras cardiomiopatias coexistentes	Fenótipo observado em outros tipos de cardiomiopatia	Vários genes de cardiomiopatia são associados, mas não se sabe se há uma causa genética ou um defeito no desenvolvimento durante a organogênese	
Infiltrativa	As paredes geralmente são espessadas; dilatação ocasional	Fisiologia restritiva; a função sistólica geralmente é um pouco reduzida	Específica ao tipo, diagnóstico: amiloide, ferro, doença do armazenamento de glicogênio, outros		Ver CMR, anteriormente	Ver CMR, anteriormente
Inflamatória	Normal ou dilatada, sem hipertrofia	Redução da função sistólica	Infiltrados inflamatórios	Síndrome hipereosinofílica, miocardite aguda		
Isquêmica	Normal ou dilatada, sem hipertrofia	Redução da função sistólica	Áreas de infarto do miocárdio	Hipercolesterolemia, hipertensão, diabetes, tabagismo, histórico familiar	Hipercolesterolemia familiar; outros distúrbios lipídicos hereditários	Hipercolesterolemia familiar
Infecciosa	Normal ou dilatada, sem hipertrofia	Redução da função sistólica	Específica à infecção	Viral (principalmente miocardite aguda); protozoótica (p. ex., doença de Chagas); bacteriana, infecção direta (p. ex., doença de Lyme) ou por toxicidade celular aguda causada por toxinas sistêmicas (p. ex., *Streptococcus*, microrganismos gram-negativos, outros)	Predisposição genética à infecção e/ou resposta variável ao agente infeccioso	

FV, fibrilação ventricular; MELAS, encefalopatia mitocondrial, acidose láctica e sintomas similares a acidente vascular encefálico; MERRF, epilepsia mioclônica com fibras vermelhas rotas; TV, taquicardia ventricular; VD, ventrículo direito; VE, ventrículo esquerdo.
De Falk RH, Hershberger RE: The dilated, restrictive, and infiltrative cardiomyopathies. In Zipes DP, Libby P, Bonow RO, editors: *Braunwald's heart disease*, ed 11, Philadelphia, 2019, Saunders (Table 77.1).

A Tabela 466.2 classifica as cardiomiopatias com base na fisiopatologia anatômica (morfologia ventricular) e funcional. A **cardiomiopatia dilatada**, a forma mais comum de cardiomiopatia, é predominantemente caracterizada por dilatação ventricular esquerda e redução da função sistólica dessa câmara cardíaca (Figura 466.1). Na **cardiomiopatia hipertrófica**, há maior espessura da parede miocárdica ventricular, função sistólica normal ou aumentada e, com frequência, anomalia diastólica (alteração do relaxamento) (Tabela 466.3 e Figuras 466.2 e 466.3). A **cardiomiopatia restritiva** é caracterizada pela quase normalidade do tamanho e da espessura da parede da câmara ventricular com função sistólica preservada, mas com redução importante da função diastólica, o que provoca elevação das pressões de enchimento e aumento de volume atrial (Figura 466.4). A **displasia arritmogênica do ventrículo direito** é caracterizada por infiltração fibroadiposa e substituição do miocárdio ventricular direito normal e, ocasionalmente, do ventrículo esquerdo, o que provoca disfunção sistólica e diastólica e arritmias do ventrículo direito (e esquerdo). O **miocárdio não compactado** é caracterizado por trabeculação do ápice do ventrículo esquerdo e da parede lateral, com um grupo heterogêneo de fenótipos associados (geralmente um fenótipo dilatado com dilatação e disfunção do ventrículo esquerdo). As cardiomiopatias podem ser primárias ou associadas a outro acometimento orgânico (Tabelas 466.4 a 466.6).

Tabela 466.2 Etiologia das doenças miocárdicas pediátricas.

CARDIOMIOPATIA	
Cardiomiopatia dilatada (CMD)	
Doenças neuromusculares	Distrofias musculares (p. ex., Duchenne, Becker, Emery-Dreifuss, distrofia muscular congênita), distrofia miotônica, miopatia miofibrilar
Erros inatos do metabolismo	Distúrbios da oxidação de ácidos graxos (proteína trifuncional, VLCAD), anomalias de carnitina (transporte de carnitina, CPTI, CPTII), distúrbios mitocondriais (incluindo a síndrome de Kearns-Sayre), acidemias orgânicas (acidemia propiônica), doença de Danon (a CMD é mais comum em mulheres)
Mutações genéticas no aparelho estrutural do cardiomiócito	CMD familiar ou esporádica
Síndromes genéticas	Síndrome de Alström, síndrome de Barth (distúrbios fosfolipídicos)
Isquêmica	Mais comum em adultos
Taquiarritmias crônicas	Taquicardias atriais (taquicardia supraventricular de reentrada não passível de tratamento [TRAV, TRNAV], taquicardia atrial multifocal, taquicardia juncional recíproca permanente), taquicardia ventricular
Cardiomiopatia hipertrófica (CMH)	
Erros inatos do metabolismo	Distúrbios mitocondriais (incluindo ataxia de Friedreich e mutações no genoma nuclear ou mitocondrial), distúrbios de armazenamento (distúrbios de armazenamento de glicogênio, especialmente Pompe; mucopolissacaridoses; doença de Fabry; esfingolipidoses; hemocromatose; doença de Danon)
Mutações genéticas no aparelho estrutural do cardiomiócito	CMH familiar ou esporádica
Síndromes genéticas	Síndromes de Noonan, Costello, Beckwith-Wiedemann e cardiofaciocutânea
Lactente de mãe diabética	Hipertrofia transitória
Cardiomiopatia restritiva (CMR)	
Doença neuromuscular	Miopatias miofibrilares
Metabólica	Distúrbios de armazenamento
Mutações genéticas no aparelho estrutural do cardiomiócito	CMR familiar ou esporádica
Secundária	Rara em crianças; radioterapia torácica, amiloidose, sarcoidose, hemocromatose, β-talassemia
Displasia arritmogênica do ventrículo direito (DAVD)	
Mutações genéticas no aparelho estrutural do cardiomiócito	DAVD familiar ou esporádica
Miocárdio não compactado	
Mutações genéticas no aparelho estrutural do cardiomiócito	Fenótipo do miocárdio não compactado associado a CMH ou CMD
Outra	Ligada ao X (síndrome de Barth), autossômica recessiva, herança mitocondrial, síndrome de deleção 1p36 e outras anomalias cromossômicas ou distúrbios genômicos; associada a defeitos cardíacos congênitos
DOENÇA MIOCÁRDICA SECUNDÁRIA OU ADQUIRIDA	
Miocardite (ver também Tabela 466.8)	**Viral:** parvovírus B19, adenovírus, coxsackievírus A e B, ecovírus, rubéola, varicela, influenza, caxumba, vírus Epstein-Barr, citomegalovírus, sarampo, poliomielite, vacina de varíola, vírus da hepatite C, herpes-vírus humano 6, HIV ou infecções oportunistas **Riquetsiose:** psitacose, *Coxiella*, febre maculosa das Montanhas Rochosas, tifo **Bacteriana:** difteria, micoplasmose, meningococos, leptospirose, doença de Lyme, febre tifoide, tuberculose, estreptococos, listeriose **Parasitária:** doença de Chagas, toxoplasmose, *Loa loa, Toxocara canis*, esquistossomose, cisticercose, equinococose, triquinose **Fúngica:** histoplasmose, coccidioidomicose, actinomicose
Doença inflamatória sistêmica	LES, lactente de mãe com LES, esclerodermia, vasculite de Churg-Strauss, artrite reumatoide, febre reumática, sarcoidose, dermatomiosite, periarterite nodosa, síndrome hipereosinofílica (síndrome de Löffler), miocardite necrosante eosinofílica aguda, miocardite de células gigantes, doença de Kawasaki
Deficiência nutricional	Beribéri (deficiência de tiamina), *kwashiorkor* (desnutrição proteica), doença de Keshan (deficiência de selênio)
Drogas, fármacos e toxinas	Doxorrubicina, ciclofosfamida, cloroquina, ipeca (emetina), sulfonamidas, mesalazina, cloranfenicol, álcool, reação de hipersensibilidade, reações a venenos ou peçonhas de animais, radiação, fitoterápicos (*cohosh* azul; *Caulophyllum thalictroides*)
Doença da artéria coronária	Doença de Kawasaki, necrose medial, origem anômala da artéria coronária esquerda a partir da artéria pulmonar, outras anomalias coronárias congênitas (artéria coronária direita anômala, estenose do óstio coronário), hipercolesterolemia familiar
Hematologia-oncologia	Anemia, anemia falciforme, leucemia
Endócrina-neuroendócrina	Hipertireoidismo, tumor carcinoide, feocromocitoma
Cardiomiopatia por estresse (*takotsubo*)	Endócrina (ver anteriormente) Neurológica (acidente vascular encefálico, sangramento) Indução de anestesia Medo Medicamentos/drogas (agentes simpatomiméticos, venlafaxina)

CPTI/CPTII, Carnitina palmitoiltransferase 1/2; HIV, vírus da imunodeficiência humana; LES, lúpus eritematoso sistêmico; VLCAD, acil-coenzima A desidrogenase de cadeia muito longa.

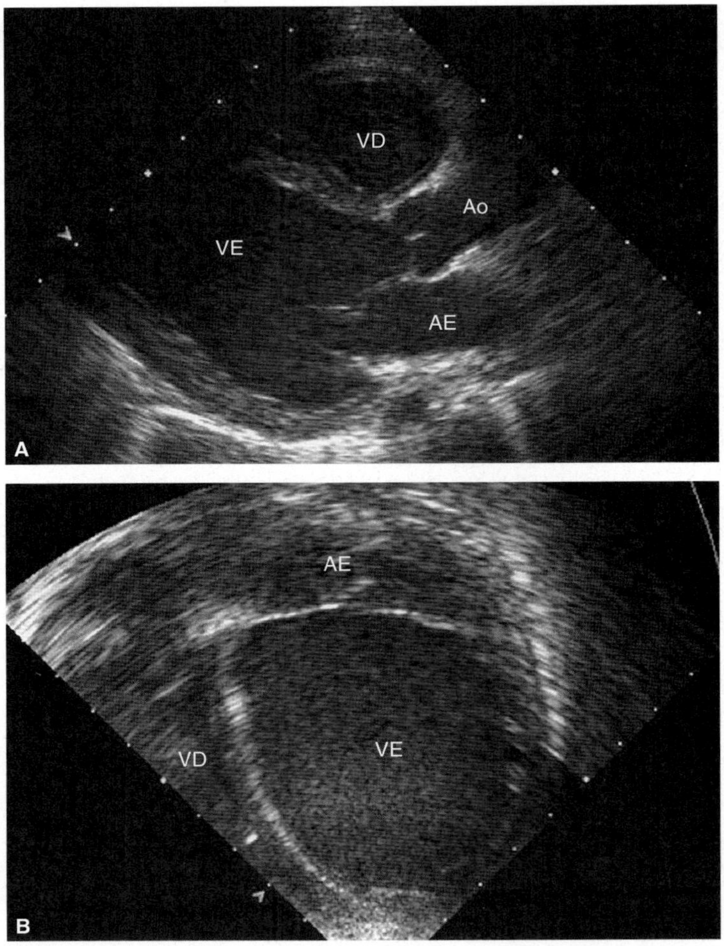

Figura 466.1 Ecocardiograma de um paciente com cardiomiopatia dilatada. **A.** Janela paraesternal corte eixo longo mostra o aumento de volume do ventrículo esquerdo. **B.** Janela apical corte quatro câmaras, mostrando o grande ventrículo esquerdo comprimindo o ventrículo direito. AE, átrio esquerdo; Ao, aorta ascendente; VD, ventrículo direito; VE, ventrículo esquerdo.

Tabela 466.3 Cardiomiopatias.

	CMD	CMH	CMR	MIOCÁRDIO NÃO COMPACTADO	DAVD
Prevalência	50/100.000	1/500	Desconhecida	Desconhecida	1/2.000
Causa	Mutação em genes de sarcoma/citoesqueleto/desmossomo, doença neuromuscular, erro inato do metabolismo, doença mitocondrial, síndrome genética, infecção	Mutação em genes de sarcoma/citoesqueleto/desmossomo, síndrome genética, erro inato do metabolismo/doença mitocondrial	Mutação em genes de sarcoma/citoesqueleto/desmossomo, doença neuromuscular, síndrome genética	Mutação em genes de sarcoma/citoesqueleto/desmossomo, doença neuromuscular, erro inato do metabolismo, doença mitocondrial, síndrome genética	Mutação em genes de desmossomos
Herança	30 a 50% AD, AR, X-L, Mt	50% AD, Mt	AD, % desconhecido	AD, X-L, Mt, % desconhecido	30 a 50% AD, AR rara (doença de Naxos; síndrome de Carvajal)
Morte súbita	Sim	Sim	Sim	Sim	Sim
Arritmias	Distúrbios atriais, ventriculares e de condução	Atriais e ventriculares	Fibrilação atrial	Distúrbios atriais, ventriculares e de condução	Distúrbios ventriculares e de condução
Função ventricular	Disfunção sistólica e diastólica	Disfunção diastólica Obstrução dinâmica do fluxo de saída sistólico	Disfunção diastólica Função sistólica normal	Disfunção sistólica ou diastólica	Função sistólica e diastólica normal ou reduzida

AD, herança autossômica dominante; AR, herança autossômica recessiva; CMD, cardiomiopatia dilatada; CMH, cardiomiopatia hipertrófica; CMR, cardiomiopatia restritiva; DAVD, displasia arritmogênica do ventrículo direito; ECA, enzima conversora de angiotensina; Mt, herança mitocondrial; X-L, herança ligada ao cromossomo X.

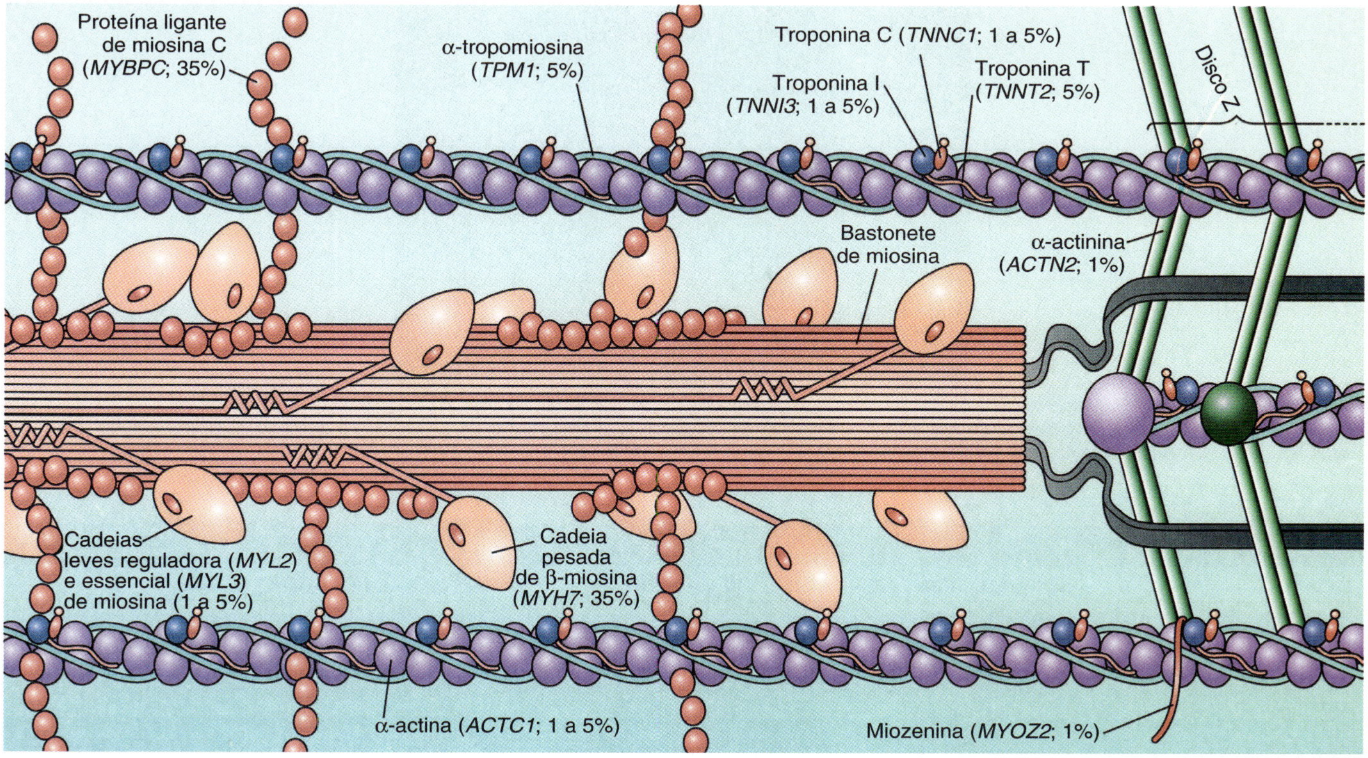

Figura 466.2 **Localizações dos genes no sarcômero cardíaco, conhecidos como causa de cardiomiopatia hipertrófica.** A prevalência de cada gene (derivada de dados de probandas não relacionadas de cardiomiopatia hipertrófica com genotipagem positiva) é mostrada entre parênteses. (*De Maron BJ, Maron MS: Hypertrophic cardiomyopathy,* Lancet *381:242-252, 2013, Fig 1, p 243.*)

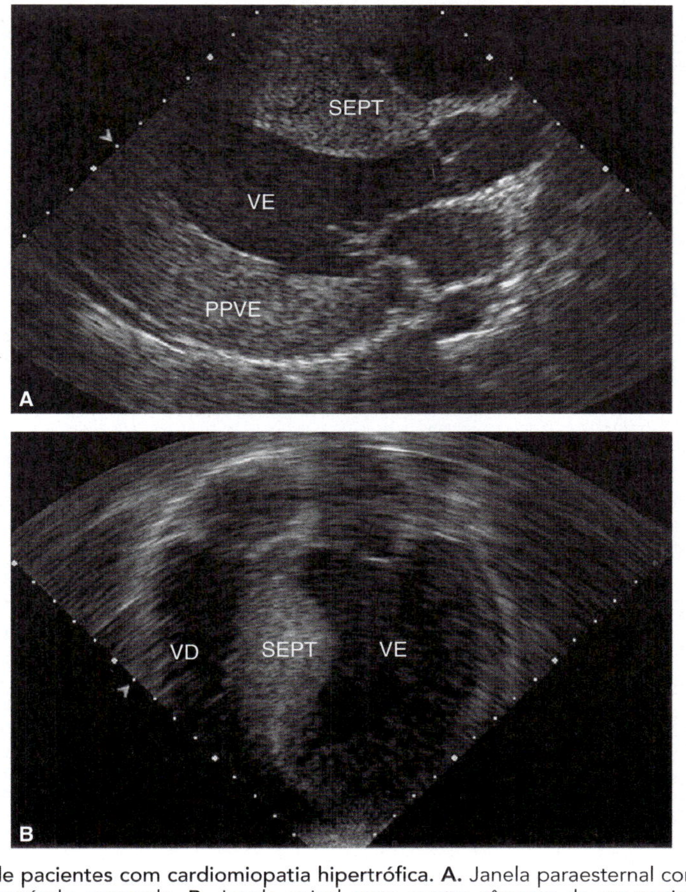

Figura 466.3 **Ecocardiogramas de pacientes com cardiomiopatia hipertrófica. A.** Janela paraesternal corte eixo longo de um paciente com grave hipertrofia concêntrica do ventrículo esquerdo. **B.** Janela apical corte quatro câmaras de um paciente com hipertrofia assimétrica do septo. PPVE, parede posterior do ventrículo esquerdo; SEPT, septo; VD, ventrículo direito; VE, ventrículo esquerdo.

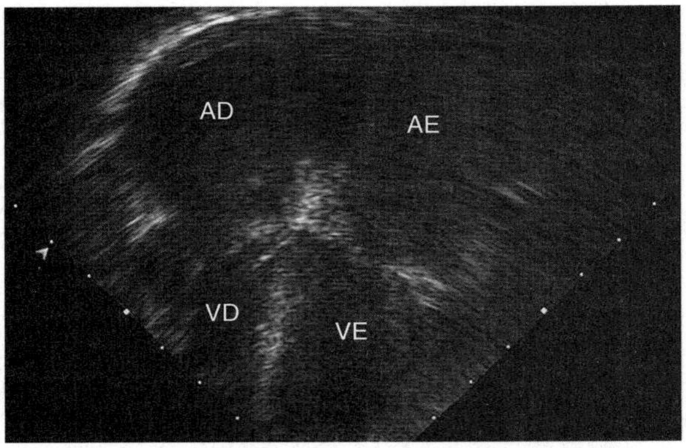

Figura 466.4 **Ecocardiograma de um paciente com cardiomiopatia restritiva.** A janela apical corte quatro câmaras mostra os átrios direito e esquerdo bastante aumentados em comparação às câmaras ventriculares direita e esquerda de tamanho normal. AD, átrio direito; AE, átrio esquerdo; VD, ventrículo direito; VE, ventrículo esquerdo.

Tabela 466.4 Anomalias do DNA nuclear associadas a cardiomiopatia e arritmias ou defeitos de condução.*

DOENÇA	DEFEITO GENÉTICO	ACHADOS CARDÍACOS	OUTRAS CARACTERÍSTICAS CLÍNICAS
DEFICIÊNCIAS ISOLADAS DE COMPLEXOS			
Deficiência de complexo I	Múltiplos genes da subunidade do complexo I, *ACAD9, FOXRED1*	CMH, CMD, miocárdio não compactado, SWPW	Síndrome de Leigh, FILA, MELAS, leucoencefalopatia, convulsões, hipotonia, retinopatia pigmentar, atrofia óptica, perda de audição, disfunção hepática
Deficiência de complexo II	*SDHA, SDHD*	CMH, CMD, miocárdio não compactado, FA, bloqueio cardíaco	Leucoencefalopatia, atrofia cerebelar, convulsões, espasticidade, miopatia, disfunção hepática, disfunção renal
Deficiência de complexo III	*BCS1L*	CMH	Retardo do desenvolvimento, psicose, perda de audição
Deficiência de complexo IV	*SCO2, SURF1, C2orf64, Cl2orf62, COX6B1*	CMH, CMD	Síndrome de Leigh, encefalopatia, ataxia, disfunção hepática, disfunção renal
DEFEITOS DE TRADUÇÃO MITOCONDRIAL			
Deficiência de proteína ligante de GTP 3	*GTPBP3*	CMH, CMD, bloqueio cardíaco, SWPW	Síndrome de Leigh, encefalopatia
Deficiência de proteína ativadora da tradução mitocondrial	*MTOI*	CMH, bloqueio cardíaco	Encefalopatia, hipotonia
Deficiência de alanil-tRNA sintetase	*AARS2*	CMH	Leucoencefalopatia, miopatia
Deficiência de tirosil-tRNA sintetase	*YARS2*	CMH	Síndrome MLASA
Deficiência de tRNA metiltransferase 5	*TRMTS*	CMH	Retardo do desenvolvimento, hipotonia, neuropatia periférica, tubulopatia renal
Defeito no processamento do RNA	*ELAC2*	CMH, ESVP	Microcefalia, deficiência de crescimento, perda de audição
Deficiências de subunidade ribossômica mitocondrial	*MRPS22, MRPI3, MRPL44*	CMH, SWPW	Leucoencefalopatia, convulsões, disfunção hepática, tubulopatia renal
SÍNDROMES DE DEPLEÇÃO DE mtDNA			
MNGIE	*TYMP*	CMH branda ou assintomática	Leucoencefalopatia, dismotilidade gastrintestinal grave, oftalmoplegia, perda de audição, neuropatia periférica
Deficiência de proteína F-box	*FBXL4*	Cardiomiopatia, não especificada	Encefalopatia, atrofia cerebral
Defeitos na biossíntese de coenzima Q_{10}	*COQ2, COQ4, COQ9*	CMH	Síndrome de Leigh, encefalomiopatia, retinite pigmentar, perda de audição, disfunção hepática, tubulopatia renal
ACIDÚRIAS 3-METILGLUTACÔNICAS			
Síndrome de Barth	*TAZ*	CMH, CMD, miocárdio não compactado, FEE, TV, SQTL	Miopatia, baixa estatura, neutropenia
Síndrome de cardiomiopatia dilatada e ataxia	*DNAJC19*	CMD, miocárdio não compactado	Ataxia, ataxia óptica, baixa estatura, anomalias testiculares, doença hepática
Deficiência do complexo V	*TMEM70*	CMH	Catarata, leucodistrofia, ataxia, miopatia, baixa estatura
Síndrome de Sengers	*AGK*	CMH	Catarata, miopatia, intolerância a exercícios, baixa estatura

*A tabela mostra exemplos de doenças associadas a doenças cardíacas e anomalias em nDNA, além dos defeitos moleculares causais e achados clínicos. Os defeitos genéticos mencionados anteriormente são os principais contribuidores para as diversas doenças mitocondriais, mas essa não é uma compilação abrangente. CMD, cardiomiopatia dilatada; CMH, cardiomiopatia hipertrófica; ESVP, extrassístoles supraventriculares paroxísticas; FA, fibrilação atrial; FEE, fibroelastose endocárdica; FILA, acidose láctica infantil fatal; GTP, trifosfato de guanosina; MELAS, encefalopatia mitocondrial, acidose láctica e sintomas similares a acidente vascular encefálico; MLASA, miopatia mitocondrial, acidose láctica e anemia sideroblástica; MNGIE, encefalopatia neurogastrintestinal mitocondrial; SQTL, síndrome de QT longo; SWPW, síndrome de Wolff-Parkinson-White; TV, taquicardia ventricular. De Enns GM: Pediatric mitochondrial diseases and the heart, *Curr Opin Pediatr* 29:541-551, 2017 (Table 2, p 543).

Tabela 466.5 Anomalias do DNA mitocondrial associadas à cardiomiopatia e a arritmias ou defeitos de condução.*

DOENÇA	DEFEITO GENÉTICO	ACHADOS CARDÍACOS	OUTRAS CARACTERÍSTICAS CLÍNICAS
Síndrome de Kearns-Sayre	Deleção de mtDNA	CMH, CMD, bloqueio cardíaco, TVPM	Oftalmoplegia externa progressiva, retinopatia pigmentar, ataxia cerebelar, perda de audição, aumento da concentração de proteínas no líquido cefalorraquidiano, diabetes melito, tubulopatia renal
MELAS	Mutação pontual em $tRNA^{Lou}$	CMH, CMD, miocárdio não compactado, CMR, bloqueio cardíaco, SWPW	Encefalopatia, convulsões, episódios similares a AVE, cefaleias, perda de audição, miopatia
MERRF	Mutação pontual em $tRNA^{Lys}$	CMH, CMD, CMHi, SWPW	Mioclonia, convulsões, ataxia, atrofia óptica, perda de audição, baixa estatura
Deficiência do complexo I	Múltiplos genes da subunidade do complexo I	CMH, CMD	Síndrome de Leigh, leucoencefalopatia, convulsões, atrofia óptica
Deficiência do complexo III	*MTCYB*	CMH, CMD, CMHi	Intolerância a exercícios, miopatia, convulsões, atrofia óptica, baixa estatura
Deficiência do complexo IV	*MT-CO1, MT-CO2, MT-CO3*	CMH, CMD, CMHi	Encefalopatia, convulsões, retinopatia pigmentar, perda de audição, miopatia, disfunção hepática
Deficiência do complexo V	*MT-ATP6, MT-ATP8*	CMH	Ataxia, neuropatia periférica

*A tabela mostra as doenças relativamente comuns associadas a cardiopatias e anomalias em mtDNA, junto com os defeitos moleculares mais frequentes e achados clínicos. Embora a maioria dos defeitos moleculares comuns seja indicada na tabela, em muitos casos, múltiplas anomalias genéticas podem causar quadros clínicos similares. AVE, acidente vascular encefálico; CMD, cardiomiopatia dilatada; CMH, cardiomiopatia hipertrófica; CMHi, cardiomiopatia histiocitoide; CMR, cardiomiopatia restritiva; MELAS, encefalopatia mitocondrial, acidose láctica e sintomas similares a AVE; MERRF, epilepsia mioclônica com fibras vermelhas rotas; SWPW, síndrome de Wolff-Parkinson-White; TVPM, taquicardia ventricular polimórfica.
De Enns GM: Pediatric mitochondrial diseases and the heart, *Curr Opin Pediatr* 29:541-551, 2017 (Table 3, p 546).

Tabela 466.6 Mutações genéticas e manifestações cardíacas de doenças neuromusculares.

DOENÇA	MUTAÇÃO GENÉTICA	CARDIOMIOPATIA	ECG	ARRITMIA
Distrofia muscular de Duchenne (DMD)	Distrofina	Dilatada	Intervalo PR curto, intervalo QT prolongado, aumento da razão QT:PT, hipertrofia ventricular direita, ondas Q profundas em DII, DIII, aVF, V_5, V_6	Aumento da FC basal, diminuição da variabilidade da frequência, batimentos ventriculares prematuros (58% dos pacientes por volta dos 24 anos)
DMD — mulher carreadora	Distrofina	Dilatada	Sem alterações	Incomum
Distrofia muscular de Becker	Distrofina	Dilatada	Doença do sistema de condução	Similar à DMD
Distrofia autossômica dominante de Emery-Dreifuss ou distrofia muscular proximal dominante de cinturas IB	Lamina A/C	Dilatada	Anomalias de condução: prolongamento do intervalo PR, bradicardia sinusal	Fibrilação ou *flutter* atrial e parada atrial; arritmias ventriculares
Distrofia muscular de cinturas	Sarcoglicanas α, β, γ, δ	Dilatada	Bloqueio incompleto de ramo direito, ondas R altas em V_1 e V_2, hemibloqueio anterior esquerdo	Incomum
Distrofia muscular congênita	Laminina α_2	Dilatada	Sem alterações	Não há
Distrofia muscular de cintura 21	Fucutina	Dilatada	Bloqueio do nó AV e bloqueio atrioventricular de primeiro grau; idade quando do aparecimento: fim da adolescência, início da 2ª década de vida	Arritmias atriais e/ou arritmias ventriculares
Emery-Dreifuss ligada ao X	Emerina	Rara	Anomalias de condução: prolongamento do intervalo PR, bradicardia sinusal	Fibrilação ou *flutter* atrial e parada atrial
Ataxia de Friedreich	Gene da frataxina	Hipertrófica	Inversão da onda T, desvio do eixo para a esquerda, anomalias de repolarização	Arritmias ventriculares
Distrofia miotônica tipo 1, infantil	Gene da proteinoquinase da distrofia miotônica	Hipertrófica	Doença de condução, prolongamento do intervalo PR, alargamento do complexo QRS	Fibrilação e *flutter* atrial, bloqueio cardíaco completo
Distrofia miotônica de tipo 1	Gene da proteinoquinase da distrofia miotônica	Miocárdio não compactado	Doença de condução, prolongamento do intervalo PR, alargamento do complexo QRS	Fibrilação e *flutter* atrial, bloqueio cardíaco completo

AV, atrioventricular; FC, frequência cardíaca.
De Hsu DT: Cardiac manifestations of neuromuscular disorders in children, *Pediatr Respir Rev* 11:35-38, 2010 (Table 1, p 37).

466.1 Cardiomiopatia Dilatada

John J. Parent e Stephanie M. Ware

ETIOLOGIA E EPIDEMIOLOGIA

A cardiomiopatia dilatada (**CMD**), a forma mais comum de cardiomiopatia em crianças, é uma causa de significativa morbidade e mortalidade, assim como uma indicação comum para o transplante cardíaco. As etiologias são diversas. Diferentemente dos pacientes adultos com CMD, as etiologias isquêmicas são raras em crianças, embora incluam a origem anômala da artéria coronária esquerda a partir da artéria pulmonar, a aterosclerose coronária prematura (hipercolesterolemia familiar homozigótica e síndromes genéticas raras, como a progeria) e doenças inflamatórias coronárias, como a doença de Kawasaki. Estima-se que até 50% dos casos sejam **genéticos** (em geral autossômicos dominantes; alguns são autossômicos recessivos ou ligados ao cromossomo X), incluindo alguns com causas metabólicas (ver Tabelas 466.1 e 466.2). Embora a etiologia mais comum da CMD continue a ser **idiopática**, é provável que haja predominância de miocardite e doenças familiares/genéticas não diagnosticadas. A incidência anual de CMD em crianças com menos de 18 anos é de 0,57 caso por 100 mil por ano. A incidência é maior no sexo masculino, em indivíduos afrodescendentes e em bebês com menos de 1 ano.

PATOGÊNESE

A patogênese da dilatação ventricular e da contratilidade alterada observada na CMD varia conforme a etiologia subjacente; a disfunção sistólica e a lesão de miócitos são comuns. As anomalias genéticas de vários componentes do músculo cardíaco, inclusive das proteínas do sarcômero, do citoesqueleto e das proteínas que unem o aparelho contrátil ao citoesqueleto, foram identificadas em distúrbios autossômicos dominantes e ligados ao cromossomo X. A CMD pode ocorrer após miocardites virais. Embora a patogênese primária varie da lesão miocárdica direta à lesão inflamatória induzida por vírus, o dano miocárdico, o aumento do volume ventricular e a má função resultantes provavelmente ocorrem após uma via final comum, similarmente ao observado em distúrbios genéticos.

Em 20 a 50% dos casos, a CMD é familiar, e a herança autossômica dominante é mais comum (ver Tabela 466.3). As **distrofias musculares de Duchenne e Becker** são cardiomiopatias ligadas ao cromossomo X, sendo responsáveis por 5 a 10% dos casos de CMD familiar (ver Capítulo 627.1). Essas distrofinopatias provocam a conexão anormal entre o sarcômero e o citoesqueleto, que diminuem a geração de força pelo miocárdio, causando dano/lesão de miócitos, aumentando o volume da câmara e alterando a função (ver Tabela 466.6). As mulheres carreadoras de distrofinopatias também podem apresentar CMD.

As **miopatias mitocondriais**, como as distrofias musculares, podem se apresentar clinicamente com predominância de achados extracardíacos e são herdadas em padrão recessivo ou mitocondrial (ver Tabelas 466.4 e 466.5). Os distúrbios da **oxidação de ácidos graxos** são associados a distúrbios metabólicos sistêmicos (hipoglicemia hipocetótica, acidose e disfunção hepática), alguns à miopatia e à neuropatia periférica, e outros à morte súbita ou às arritmias cardíacas com risco de morte.

Em raras ocasiões, a cardiotoxicidade por antraciclina (doxorrubicina) pode provocar lesão miocárdica inflamatória aguda, porém, mais classicamente, causa CMD em até 30% dos pacientes que recebem uma dose cumulativa superior a 550 mg/m^2. O risco de toxicidade parece ser exacerbado pela radioterapia concomitante. A identificação de métodos para a redução de toxicidade e o desenvolvimento de abordagens clínicas precisas para determinação e tratamento de indivíduos em alto risco são áreas ativas de pesquisa.

MANIFESTAÇÕES CLÍNICAS

Embora mais prevalente em pacientes com menos de 1 ano, todas as faixas etárias podem ser acometidas. As manifestações clínicas da CMD são mais comumente de insuficiência cardíaca, mas podem também incluir palpitações, síncope e morte súbita. A irritabilidade ou a letargia podem ser acompanhadas por outras queixas não específicas de retardo do desenvolvimento, náuseas, vômito ou dor abdominal. Os sintomas respiratórios (taquipneia, estertores, tosse ou dispneia a esforços) costumam estar presentes. Raramente, pacientes podem apresentar quadros agudos, com palidez, alteração de consciência, hipotensão e choque. Taquicardia com pulso fraco e aumento de volume hepático e crepitações ou estertores podem estar presentes. O impulso cardíaco precordial é maior, e o coração pode ser aumentado à palpação ou à percussão. A ausculta pode revelar ritmo de galope, além da taquicardia, e, ocasionalmente, sopros de insuficiência mitral ou, com menor frequência, tricúspide. A presença de hipoglicemia, acidose, hipotonia ou sinais de disfunção hepática sugere o diagnóstico de erro inato do metabolismo. Déficits neurológicos ou da musculatura esquelética são associados a distúrbios mitocondriais ou distrofias musculares (ver Tabelas 466.4 a 466.6).

ACHADOS LABORATORIAIS

A triagem eletrocardiográfica revela a presença de sobrecarga atrial ou ventricular, anomalias inespecíficas da ondas T e, ocasionalmente, arritmias atriais ou ventriculares. A radiografia de tórax pode demonstrar cardiomegalia e aumento da trama vascular pulmonar ou efusões pleurais. O ecocardiograma é frequentemente diagnóstico, mostrando os achados característicos de aumento de volume do ventrículo esquerdo e redução da sua contratilidade e, às vezes, seu contorno mais arredondado (remodelamento) (ver Figura 466.1). O aumento de volume e a redução da função do ventrículo direito podem ser observados. A ecocardiografia com Doppler pode revelar evidências de hipertensão pulmonar, regurgitação mitral ou outras anomalias estruturais cardíacas ou coronárias. A ressonância magnética (RM) cardíaca é utilizada em pacientes com janelas ecocardiográficas difíceis ou naqueles com possível miocardite aguda, nos quais, diferentemente da ecocardiografia, a inflamação do miocárdio pode ser detectada.

Outros exames podem incluir hemograma completo, função renal e hepática, creatinofosfoquinase (CPK), troponina cardíaca I, lactato, peptídeo natriurético cerebral (BNP), aminoácidos plasmáticos, ácidos orgânicos na urina e perfil de acilcarnitina. Outros exames genéticos e enzimáticos podem ser importantes (ver Tabela 466.3). O cateterismo cardíaco e a biopsia miocárdica não são realizados de forma rotineira, mas podem ser úteis em pacientes com CMD aguda. As amostras de biopsia podem ser examinadas na histologia quanto à presença de infiltrados de células mononucleares, dano miocárdico, anomalias do armazenamento e evidências de infecção. A triagem de parentes de primeiro grau, com realização de ecocardiografia e eletrocardiograma (ECG), é considerada padrão no atendimento dos casos idiopáticos e de familiares de CMD.

PROGNÓSTICO E TRATAMENTO

A sobrevida ou a ausência de transplante de 1 a 5 anos em pacientes diagnosticados com CMD são de 60 a 70% e 50 a 60%, respectivamente. Os fatores independentes de risco de morte ou transplante subsequente ao diagnóstico da CMD incluem idade avançada, insuficiência cardíaca, menor escore *z* de fração de encurtamento do ventrículo esquerdo e a etiologia subjacente. A CMD é a causa mais comum de transplante cardíaco em estudos pediátricos e adultos.

A abordagem terapêutica aos pacientes com CMD inclui a cuidadosa avaliação para a descoberta de possíveis etiologias tratáveis, a triagem de membros da família e a rigorosa terapia farmacológica. Os **medicamentos** destinados à reversão do remodelamento (melhora do tamanho e da função ventricular) são os inibidores da enzima conversora de angiotensina (ECA) ou os bloqueadores dos receptores de angiotensina (BRAs), além do betabloqueador (carvedilol ou metoprolol). Cada um desses medicamentos tem ação comprovada, tanto de forma independente quanto combinada, na melhora da sobrevida e dos sintomas e na redução das internações de adultos com CMD. Além disso, a furosemida pode ser usada para a redução dos sintomas de congestão venosa pulmonar ou sistêmica. O tratamento com digoxina também pode ser considerado em alguns pacientes. Os cardiodesfibriladores implantáveis podem ser aventados em determinados pacientes com alto risco de parada cardíaca súbita. Os **marca-passos**, inclusive de duas câmaras e biventriculares, podem ser utilizados em pacientes com certos distúrbios elétricos subjacentes. Em pacientes com insuficiência cardíaca grave ou choque cardiogênico, medidas de cuidado intensivo são frequentemente necessárias, incluindo a administração intravenosa de inotrópicos e diuréticos, suporte ventilatório mecânico e, às vezes, suporte circulatório mecânico, que pode incluir dispositivos de assistência ventricular (VAD), coração artificial total, oxigenação com membrana extracorpórea (ECMO), e, por fim, transplante cardíaco. Em pacientes com CMD e arritmias atriais ou ventriculares, a terapia antiarrítmica específica deve ser instituída.

A bibliografia está disponível no GEN-io.

466.2 Cardiomiopatia Hipertrófica

John J. Parent e Stephanie M. Ware

ETIOLOGIA E EPIDEMIOLOGIA

A cardiomiopatia hipertrófica (**CMH**) é uma forma heterogênea e relativamente comum de cardiomiopatia que pode ser fatal. Suas causas incluem erros inatos do metabolismo, distúrbios neuromusculares, síndromes e anomalias genéticas dos componentes estruturais dos cardiomiócitos (ver Tabelas 466.1 e 466.2). A idade quando do aparecimento da doença e as características associadas ajudam na identificação da etiologia subjacente.

A CMH é um distúrbio genético e ocorre frequentemente devido a mutações em componentes do sarcômero ou do citoesqueleto do cardiomiócito (ver Figura 466.2). As mutações dos genes que codificam a cadeia pesada de β-miosina cardíaca *(MYH7)* e a proteína ligante de miosina C *(MYBPC3)* são as mais comuns (ver Tabela 466.3). As mutações são herdadas em padrão autossômico dominante com alta penetrância, mas com expressividade variável. Alguns pacientes apresentam mutações em mais de um gene relacionado ao sarcômero ou ao citoesqueleto, e alguns especulam que isso pode levar ao desenvolvimento mais precoce da doença, mas ainda não há comprovação. Outras causas genéticas incluem mutações em proteínas que não pertencem ao sarcômero, como a subunidade reguladora γ_2 da proteinoquinase ativada por monofosfato de adenosina *(PRKAG2)* e a proteína de membrana 2α-galactosidase (**doença de Danon**, uma forma de doença de armazenamento de glicogênio). Síndromes genéticas, como a **síndrome de Noonan**, podem causar CMH ao nascimento, sendo o reconhecimento das manifestações extracardíacas importante para o estabelecimento do diagnóstico.

Os distúrbios do armazenamento de glicogênio, como a **doença de Pompe**, costumam se manifestar na infância com sopro cardíaco, achados anormais no ECG, sinais e sintomas sistêmicos e, ocasionalmente, insuficiência cardíaca. O ECG característico da doença de Pompe apresenta ondas P amplas, intervalo PR curto e altas voltagens do QRS. O ecocardiograma confirma a hipertrofia grave, frequentemente concêntrica, do ventrículo esquerdo.

PATOGÊNESE

A CMH é caracterizada pela presença de maior espessura da parede do ventrículo esquerdo na ausência de doença cardíaca estrutural ou hipertensão. Frequentemente, o acometimento do septo interventricular é desproporcional, levando à designação anterior de *estenose subaórtica hipertrófica idiopática* ou ao termo atual, **hipertrofia assimétrica do septo**. Na presença de gradiente no trato de saída em repouso ou provocável, o termo **cardiomiopatia hipertrófica obstrutiva** é usado. Embora o ventrículo esquerdo seja o mais acometido, o ventrículo direito pode ser envolvido, em especial na infância. A valva mitral pode apresentar movimentação anterior sistólica e insuficiência mitral. A obstrução do trato de saída do ventrículo esquerdo (TSVE) ocorre em 25% dos pacientes, tem natureza dinâmica e pode ser, em parte, secundária ao posicionamento anormal da valva mitral e à obstrução subaórtica causada pelo músculo cardíaco hipertrofiado. As miofibrilas e os miofilamentos cardíacos são alterados e há fibrose miocárdica.

De modo geral, a função sistólica é preservada ou mesmo hiperdinâmica, embora a disfunção sistólica possa ser tardia e seja um fator preditivo de morte ou necessidade de transplante cardíaco. A obstrução do TSVE, com ou sem insuficiência mitral, pode ser provocada por manipulações fisiológicas, como a manobra de Valsalva, alterações posturais e atividade física. Frequentemente, o músculo cardíaco hipertrófico e fibrótico apresenta anomalias de relaxamento (menor complacência), e o enchimento do ventrículo esquerdo pode ser prejudicado (disfunção diastólica).

MANIFESTAÇÕES CLÍNICAS

Muitos pacientes são assintomáticos e 50% dos casos apresentam sopro cardíaco ou são descobertos na triagem quando outro membro da família foi diagnosticado com CMH. Os sintomas de CMH podem incluir palpitações, dor torácica, fadiga fácil, dispneia, vertigem e síncope. A morte súbita é manifestação bastante conhecida, mas incomum, que ocorre durante esforços físicos. Os achados característicos ao exame físico incluem impulso precordial hiperativo que pode ser visível, sopro de ejeção sistólica na região aórtica *não* associado a um clique de ejeção e sopro apical de insuficiência mitral.

DIAGNÓSTICO

O ECG em geral mostra a hipertrofia do ventrículo esquerdo com anomalias no segmento ST e na onda T (principalmente inversão de onda T nas derivações precordiais esquerdas). Os retardos da condução intraventricular e os sinais de pré-excitação ventricular (**síndrome de Wolff-Parkinson-White**) podem ser observados e levar à suspeita de doença de Danon ou doença de Pompe. As radiografias de tórax mostram o tamanho normal ou com aumento leve do coração com proeminência do ventrículo esquerdo. A ecocardiografia é diagnóstica na identificação, localização e quantificação do grau de hipertrofia miocárdica (ver Figura 466.3). O exame com Doppler define, localiza e quantifica o grau de obstrução do TSVE e demonstra e quantifica o grau de insuficiência mitral e disfunção diastólica.

O cateterismo cardíaco é raramente usado no diagnóstico de CMH, mas pode auxiliar em caso de suspeita de **ponte miocárdica** (quando uma artéria coronária atravessa o miocárdio, em vez de estar em cima dele) que possa causar insuficiência coronária intermitente durante a obstrução dinâmica. As pontes miocárdicas podem ser observadas à angiografia coronária. Além disso, o cateterismo cardíaco pode ser utilizado para melhor definição da hemodinâmica dos pacientes.

Outros estudos diagnósticos incluem exames metabólicos, exames genéticos para a detecção de síndromes específicas ou para a detecção de mutações em genes conhecidos por causar a CMH isolada (ver Tabela 466.3). Os painéis de testes genéticos continuam a se expandir. O diagnóstico genético também auxilia na identificação dos familiares suscetíveis que precisam de acompanhamento contínuo.

PROGNÓSTICO E TRATAMENTO

O prognóstico é significativamente pior em crianças com menos de 1 ano, devido a erros inatos do metabolismo, síndromes ou com CMH e CMD mista. O risco de morte súbita em pacientes mais velhos é maior naqueles com história pessoal ou familiar de parada cardíaca, taquicardia ventricular, hipotensão ao exercício, síncope ou espessura excessiva (> 3 cm) da parede ventricular. Embora haja variabilidade intrafamiliar de sintomas, a história familiar de morte súbita é um fator preditivo de risco altamente significativo. A restrição de esportes competitivos e atividade física intensa é altamente recomendada, devendo outras atividades físicas recreativas ser individualizadas conforme o estado clínico geral do paciente. Os agentes betabloqueadores (propranolol, atenolol, metoprolol) ou os bloqueadores de canais de cálcio (verapamil) podem ser eficazes na diminuição da obstrução do TSVE, na modificação da hipertrofia do ventrículo esquerdo e na melhora do enchimento ventricular. Também têm ação antiarrítmica e podem reduzir os sintomas. Em pacientes com arritmias atriais ou ventriculares, a terapia antiarrítmica específica deve ser instituída. Pacientes com história de paradas cardíacas súbitas abortadas, forte história familiar de morte súbita, dimensões da parede ventricular maiores ou iguais a 3 cm no fim da diástole, síncope não explicada, taquicardia ventricular não sustentada ou resposta diminuída ou hipotensiva da pressão arterial ao exercício devem receber um **cardiodesfibrilador implantável** (CDI). A identificação precoce de CHM, a triagem/vigilância familiar, a restrição apropriada de atividades e o uso de CDIs atualmente são responsáveis pela grande redução da mortalidade da CMH para 0,5%.

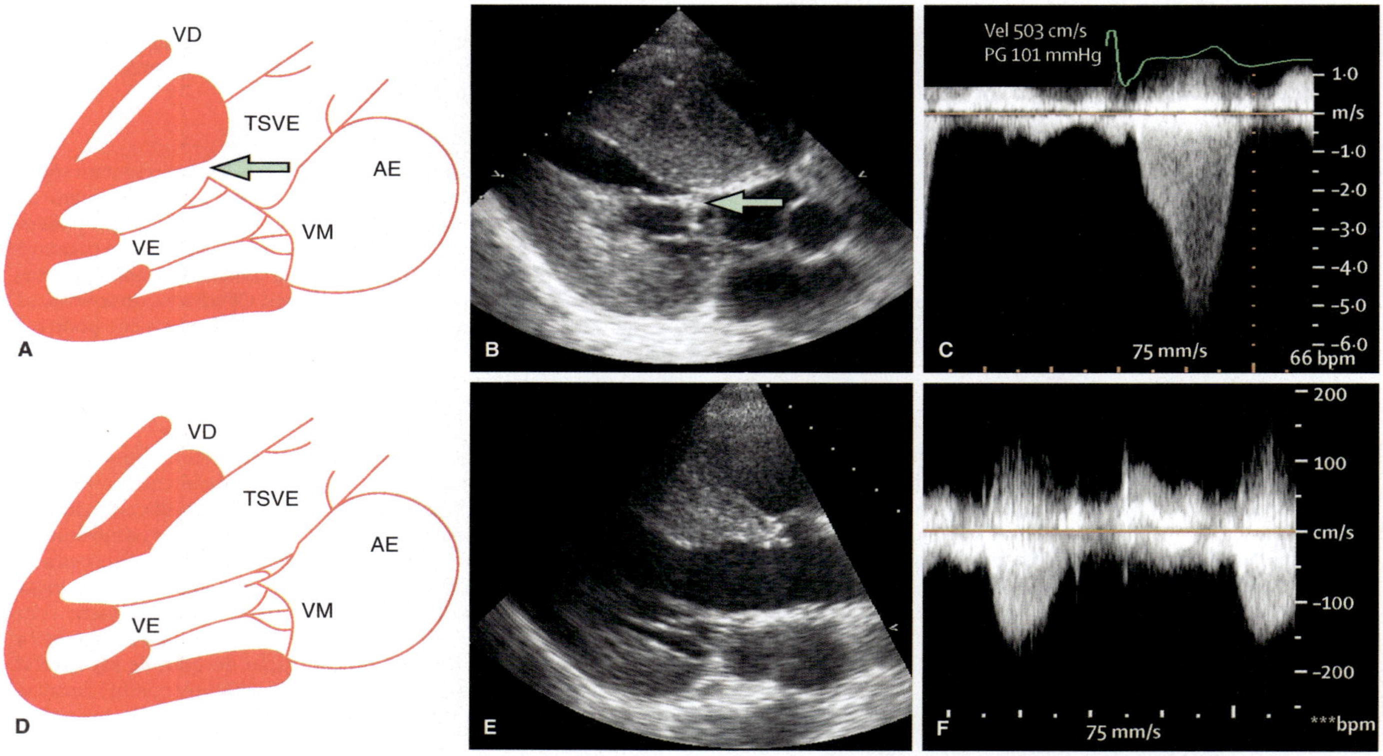

Figura 466.5 Esquema do procedimento de desobstrução do trato de saída do ventrículo esquerdo (TSVE). **A.** Obstrução do TSVE *(seta)* criada pela hipertrofia do septo basal e pela movimentação anterior sistólica da valva mitral. **B.** Ecocardiografia transtorácica com movimentação anterior sistólica da valva mitral *(seta)*. **C.** Imagem de Doppler contínuo da obstrução dinâmica do TSVE. **D.** Esquema do achado após a desobstrução. **E.** Ecocardiografia transtorácica após o procedimento. **F.** Ausência de obstrução do TSVE no Doppler contínuo após o procedimento. AE, Átrio esquerdo; VE, ventrículo esquerdo; VM, valva mitral; VD, ventrículo direito. (*De Veselka J, Anavekar NS, Charron P: Hypertrophic obstructive cardiomyopathy,* Lancet *389:1253–1264, 2017, Fig 5, p 1259.*)

Procedimentos intervencionistas inovadores são usados para a redução anatômica ou fisiológica do grau de obstrução do TSVE. Os marca-passos bicamerais, a ablação septal com álcool, a miectomia septal cirúrgica e a substituição da valva mitral tiveram algum sucesso, mas normalmente são reservados a pacientes com sintomas significativos apesar da terapia médica (Figura 466.5).

Os parentes de primeiro grau de pacientes com CMH devem ser submetidos à triagem com ECG e ecocardiograma. Os exames genéticos à disposição dos clínicos são muito úteis. É importante primeiramente examinar o indivíduo acometido da família em vez daqueles considerados "suscetíveis", já que 20 a 50% dos casos de CMH não demonstram mutações nos painéis gênicos hoje existentes. Em caso de identificação de uma mutação causadora, os familiares suscetíveis podem ser testados de forma eficaz. Nas famílias com CMH sem mutações gênicas demonstráveis, a triagem cardíaca não invasiva com ECG e ecocardiograma deve ser realizada nos indivíduos suscetíveis uma vez ao ano até o início da vida adulta (21 anos) e, então, a cada 3 a 5 anos em caso de ausência de evidências de CMH. Pacientes pediátricos de genótipo positivo, mas fenótipo negativo, podem continuar assintomáticos durante a infância, mas requerem acompanhamento cuidadoso e frequente.

A bibliografia está disponível no GEN-io.

466.3 Cardiomiopatia Restritiva

John J. Parent e Stephanie M. Ware

ETIOLOGIA E EPIDEMIOLOGIA

A cardiomiopatia restritiva (**CMR**) é responsável por menos de 5% dos casos de cardiomiopatia. A incidência aumenta com a idade e é mais comum no sexo feminino. Na África equatorial, a CMR provoca um grande número de mortes. As causas miocárdicas infiltrativas e os distúrbios de armazenamento costumam provocar hipertrofia associada do ventrículo esquerdo e podem representar CMR com fisiologia restritiva. As causas não infiltrativas incluem mutações em genes que codificam as proteínas do sarcômero ou do citoesqueleto. Embora tenha havido um sucesso significativo na descoberta de novas mutações gênicas que provocam a CMR, a maioria dos casos é considerada **idiopática**.

PATOGÊNESE

A CMR é caracterizada por dimensões normais da câmara ventricular, espessura normal da parede miocárdica e função sistólica preservada. A dilatação atrial importante pode ser decorrente da complacência miocárdica anormal e da alta pressão diastólica ventricular. A herança autossômica dominante foi demonstrada em famílias com mutações em genes do sarcômero e do citoesqueleto.

MANIFESTAÇÕES CLÍNICAS

O enchimento ventricular anormal, algumas vezes denominado *insuficiência cardíaca diastólica*, manifesta-se na circulação venosa sistêmica com edema, hepatomegalia e ascite. A elevação das pressões de enchimento do lado esquerdo provoca tosse, dispneia e edema pulmonar. Em atividades físicas, os pacientes podem apresentar dor torácica, dispneia, síncope/pré-síncope ou mesmo morte súbita. Há o desenvolvimento de hipertensão pulmonar e doença vascular pulmonar, que progridem rapidamente. Os sopros cardíacos geralmente estão ausentes, mas o ritmo de galope pode ser audível. Na presença de hipertensão pulmonar e CMR, uma impulsão ventricular direita ampla e o componente pulmonar pronunciado da segunda bulha cardíaca (B_2) são observados.

DIAGNÓSTICO

O achado eletrocardiográfico característico de ondas P amplas é geralmente associado a voltagens normais de QRS e a alterações não específicas no segmento ST e na onda T. A hipertrofia ventricular direita ocorre em pacientes com hipertensão pulmonar. A radiografia de tórax pode ser normal ou mostrar uma sombra atrial proeminente e redistribuição vascular pulmonar. O ecocardiograma é frequentemente diagnóstico, demonstrando ventrículos de tamanho normal com função sistólica preservada e importante aumento de volume dos átrios (ver Figura 466.4). Os exames de Doppler de fluxo e tecidual revelam parâmetros anormais de enchimento. É fundamental diferenciar a CMR da **pericardite constritiva**, que pode ser cirurgicamente tratada (ver Capítulo 467.2). A RM pode ser necessária para demonstração de espessamento ou calcificação do pericárdio, bastante presente na doença pericárdica constritiva.

PROGNÓSTICO E TRATAMENTO

As modalidades farmacológicas têm uso limitado, e o prognóstico de pacientes com CMR costuma ser ruim, frequentemente com deterioração clínica progressiva. Há um risco significativo de morte súbita, com sobrevida de 2 anos de 50%. Na presença de sinais de insuficiência cardíaca, o uso criterioso de diuréticos pode resultar em melhora clínica. Devido ao importante aumento de volume dos átrios e à formação de tecido cicatricial nos ventrículos, esses pacientes são predispostos ao desenvolvimento de taquiarritmias atriais, bloqueio cardíaco completo e tromboembolia. A administração de agentes antiarrítmicos pode ser necessária, sendo a anticoagulação com inibidores da agregação plaquetária ou varfarina indicada.

Em muitos centros, o **transplante cardíaco** é o tratamento de escolha em pacientes com CMR, e os resultados são excelentes em indivíduos sem hipertensão pulmonar, doença vascular pulmonar ou insuficiência cardíaca congestiva grave. Alguns pacientes podem precisar de transplante com VAD em caso de pressão pulmonar elevada ou insuficiência cardíaca significativa.

A bibliografia está disponível no GEN-io.

466.4 Miocárdio Não Compactado, Displasia Arritmogênica do Ventrículo Direito, Fibroelastose Endocárdica e Cardiomiopatia de *Takotsubo*

John J. Parent e Stephanie M. Ware

O **miocárdio não compactado** é caracterizado pela trabeculação distinta ou aparência esponjosa do ventrículo esquerdo, sendo comumente associado a hipertrofia e/ou dilatação e, às vezes, disfunção diastólica e arritmias (Figura 466.6). Pode ser isolado ou associado a defeitos estruturais cardíacos congênitos. Os pacientes podem apresentar sinais de insuficiência cardíaca, arritmias, síncope ou morte súbita; a doença também pode ser um achado assintomático durante a triagem de membros da família. Não se sabe se o miocárdio não compactado representa uma cardiomiopatia de fato ou é um traço fenotípico associado a cardiomiopatia ou defeitos cardíacos congênitos.

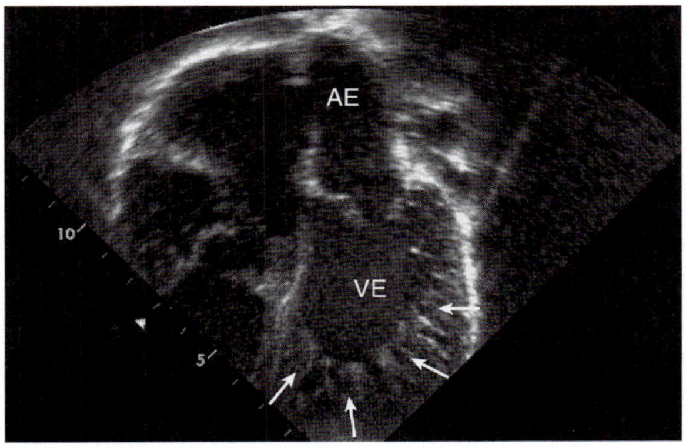

Figura 466.6 Ecocardiograma de um paciente com miocárdio não compactado. Janela apical mostra as trabeculações anormais do ventrículo esquerdo no ápice *(setas)*. Para fins comparativos, ver a parede lisa do VD na Figura 466.2. AE, átrio esquerdo; VE, ventrículo esquerdo.

Os exames de imagem com ultrassonografia ou RM podem mostrar o padrão característico de trabeculação profunda do miocárdio do ventrículo esquerdo, mais caracteristicamente no ápice. Os achados no ECG são inespecíficos e incluem hipertrofia ventricular, alterações no segmento ST e na onda T ou arritmias. Em alguns pacientes, a pré-excitação é notável, e ocorrem voltagens gigantes de QRS em cerca de 30% das crianças pequenas. A realização da triagem metabólica deve ser considerada, especialmente em crianças pequenas. Pode-se observar a elevação da concentração sérica de lactato e urinária de ácido 3-metilglutacônico na **síndrome de Barth**, um distúrbio ligado ao cromossomo X do metabolismo de fosfolipídios causado por no gene tafazina (*TAZ*). Há um exame clínico-laboratorial para a detecção de mutações em *TAZ*, devendo sua realização ser considerada, em especial em pacientes do sexo masculino. Pacientes com distúrbios mitocondriais tendem a apresentar sinais de miocárdio não compactado. Essas crianças são suscetíveis ao desenvolvimento de arritmias atriais ou ventriculares e complicações tromboembólicas. São necessários tratamento da insuficiência cardíaca, caso presente, anticoagulação e terapia antiarrítmica, se necessário. Em pacientes refratários à terapia medicamentosa, o transplante cardíaco tem sido usado com sucesso.

A **displasia arritmogênica do ventrículo direito (DAVD)** é relativamente incomum na América do Norte em comparação à alta prevalência observada na Europa, em especial na Itália. A herança autossômica dominante é comum. Além disso, formas recessivas associadas à DAVD grave e manifestações cutâneas são conhecidas. A triagem genética meticulosa identificou a causa em até 50% dos casos. Costuma ser caracterizada pela dilatação do ventrículo direito com infiltração fibroadiposa na parede dessa câmara cardíaca; o acometimento do ventrículo esquerdo é cada vez mais reconhecido. A disfunção global e regional do ventrículo direito e esquerdo e as taquiarritmias ventriculares são os principais achados clínicos. A síncope ou a morte súbita abortada podem ocorrer e devem ser tratadas com medicamentos antiarrítmicos e implante de CDI. Em pacientes com disfunção ventricular, o tratamento da insuficiência cardíaca, como indicado nos pacientes com CMD, pode ser realizado.

A **fibroelastose endocárdica (FEE)**, antes uma importante causa de insuficiência cardíaca em crianças, é incomum. O declínio da FEE primária é provavelmente relacionado à abolição das infecções pelo vírus da caxumba decorrente da imunização. Há raros casos familiares, mas os genes causadores são desconhecidos. A FEE secundária pode ocorrer nas graves lesões obstrutivas do lado esquerdo, como estenose ou atresia aórtica, síndrome de hipoplasia do coração esquerdo ou coarctação da aorta. A FEE é caracterizada pelo espessamento opaco, branco e fibroelástico da superfície endocárdica do ventrículo, que provoca disfunção sistólica e/ou diastólica. A remoção cirúrgica da fibrose endocárdica foi realizada com sucesso para a melhora da função cardíaca. O tratamento padrão da insuficiência cardíaca, incluindo o transplante, é utilizado na FEE.

A **cardiomiopatia de *takotsubo*** é uma síndrome reversível induzida por estresse e associada a disfunção sistólica e diastólica transitória e anomalias regionais da movimentação da parede ventricular com abaulamento apical. O estresse físico ou emocional e as etiologias associadas (ver Tabela 466.2) precipitam episódios transitórios de dor torácica ou insuficiência cardíaca. O tratamento é dirigido à insuficiência cardíaca (betabloqueadores, inibidores da ECA, diuréticos) e ao evento precipitante (tireotoxicose, feocromocitoma, consumo de drogas).

A bibliografia está disponível no GEN-io.

466.5 Miocardite

John J. Parent e Stephanie M. Ware

A inflamação aguda ou crônica do miocárdio é caracterizada por infiltrados de células inflamatórias e necrose ou degeneração de miócitos, podendo ser causada por processos infecciosos, do tecido conjuntivo, granulomatosos, tóxicos ou idiopáticos. Podem ser observadas manifestações sistêmicas da doença, e, às vezes, há acometimento do endocárdio ou do pericárdio concomitante, embora a patologia coronária seja uniformemente ausente. Os pacientes podem ser assintomáticos, não apresentar sintomas prodrômicos específicos ou apresentar insuficiência cardíaca congestiva franca, arritmias graves ou morte súbita. Acredita-se que as infecções **virais** sejam a etiologia mais comum, embora toxinas miocárdicas, exposições a drogas, reações de hipersensibilidade e distúrbios imunológicos também possam causar miocardite (Tabela 466.7).

ETIOLOGIA E EPIDEMIOLOGIA

Infecções virais

Os vírus Coxsackie e outros enterovírus, adenovírus, parvovírus B19, vírus Epstein-Barr, parecovírus, vírus influenza e citomegalovírus são os agentes etiológicos mais comuns em crianças. Na Ásia, o vírus da hepatite C parece ser igualmente significativo. A verdadeira incidência da miocardite viral é desconhecida, já que casos leves podem não ser detectados. De modo geral, a doença é esporádica, mas pode ser epidêmica. As manifestações são, em certo grau, dependentes da idade: em recém-nascidos e lactentes, a miocardite viral pode ser fulminante; em crianças, tende a ocorrer como miopericardite aguda, acompanhada por insuficiência cardíaca; e crianças mais velhas e adolescentes podem apresentar sinais e sintomas de insuficiência cardíaca aguda ou crônica ou dor torácica.

Infecções bacterianas

A miocardite bacteriana ficou muito menos comum com o avanço das medidas de saúde pública, que minimizaram causas infecciosas, como a difteria. A **miocardite diftérica** é única, já que uma toxina bacteriana pode produzir colapso circulatório e miocardite tóxica caracterizada por bloqueio atrioventricular, bloqueio de ramo ou ectopia ventricular (ver Capítulo 214). Qualquer infecção bacteriana sistêmica grave pode causar colapso circulatório e choque com evidências de disfunção miocárdica, caracterizada por taquicardia, ritmo de galope e baixo débito cardíaco. Outras causas infecciosas não virais de miocardite incluem as riquétsias, os protozoários, as infecções parasitárias e as doenças fúngicas.[15]

Tabela 466.7 Etiologia da miocardite.
CAUSAS INFECCIOSAS
Vírus: adenovírus, ecovírus, enterovírus (p. ex., vírus Coxsackie), herpes-vírus (citomegalovírus humano, vírus Epstein-Barr, herpes-vírus humano 6), vírus da hepatite C, vírus da imunodeficiência humana, vírus influenza A, parvovírus B19[14]
Bactérias: *Chlamydia, Corynebacterium diphtheriae, Legionella, Mycobacterium tuberculosis, Mycoplasma, Staphylococcus,* estreptococos A, *Streptococcus pneumoniae*, doença de Whipple
Fungos: *Actinomyces, Aspergillus, Candida, Cryptococcus*
Helmintos: *Echinococcus granulosus, Trichinella spiralis*
Protozoários: *Toxoplasma gondii, Trypanosoma cruzi*
Riquétsias: *Coxiella burnetii, Rickettsia typhi*
Espiroquetas: *Borrelia burgdorferi, Leptospira, Treponema pallidum*
DOENÇAS AUTOIMUNES
Doença celíaca, síndrome de Churg-Strauss, doença de Crohn, dermatomiosite, miocardite de células gigantes, síndrome hipereosinofílica, doença de Kawasaki, lúpus eritematoso, miocardite linfofolicular, artrite reumatoide, sarcoidose, esclerodermia, colite ulcerativa
REAÇÕES DE HIPERSENSIBILIDADE
Penicilina, ampicilina, cefalosporinas, tetraciclinas, sulfonamidas, anti-inflamatórios, benzodiazepínicos, clozapina, diuréticos de alça e tiazídicos, metildopa, vacina contra varíola, toxoide tetânico, antidepressivos tricíclicos
REAÇÕES TÓXICAS A FÁRMACOS E DROGAS
Anfetaminas, antraciclinas, catecolaminas, cocaína, ciclofosfamida, 5-fluoruracila, fenitoína, trastuzumabe
TÓXICAS
Etanol, picada de cobra, picada de escorpião, choque elétrico, picada de aranha
OUTRAS CAUSAS
Arsênico, cobre, ferro, radioterapia, tireotoxicose, imunomodulação

Adaptada de Canter CE, Simpson KE: Diagnosis and treatment of myocarditis in children in the current era, *Circulation* 129:115-128, 2014 (Table 1, p 116).
[14]N.R.T.: E também o SARS-CoV-2.

FISIOPATOLOGIA

A miocardite é caracterizada por inflamação, lesão ou necrose e, por fim, fibrose miocárdica. O aumento de volume do coração e a redução da função sistólica são resultados diretos do dano miocárdico. Há o desenvolvimento dos sinais típicos de insuficiência cardíaca congestiva, com possibilidade de rápida progressão ao choque, às arritmias atriais ou ventriculares e à morte súbita. A miocardite viral pode também se transformar em um processo crônico, com persistência de ácido nucleico viral no miocárdio e perpetuação da inflamação crônica secundária à alteração da resposta imunológica do hospedeiro, incluindo linfócitos T ativados (células citotóxicas e *natural killer*) e dano celular mediado por anticorpos. Além disso, a infecção viral persistente pode alterar a expressão de antígenos de complexo de histocompatibilidade principal com resultante exposição de neoantígenos ao sistema imune. Algumas proteínas virais compartilham epítopos antigênicos com células do hospedeiro, o que provoca danos autoimunes ao miócito antigenicamente similar. Citocinas, como o fator de necrose tumoral α e a interleucina 1, são inibidores da resposta dos miócitos aos estímulos adrenérgicos e reduzem a função cardíaca. O resultado da inflamação associada à infecção viral pode ser a CMD.

MANIFESTAÇÕES CLÍNICAS

As manifestações de miocardite variam da ausência de sintomas ou doença generalizada não específica ao choque cardiogênico agudo e à morte súbita. Lactentes e crianças pequenas tendem a apresentar quadros fulminantes, com febre, desconforto respiratório, taquicardia, hipotensão, ritmo de galope e sopro cardíaco. Os achados associados podem incluir erupção cutânea ou evidência de acometimento de órgão-alvo, como hepatite ou meningite asséptica.

Pacientes com miocardite aguda ou crônica podem apresentar desconforto respiratório, febre, palpitações, fadiga fácil ou síncope/pré-síncope. Os achados cardíacos incluem precórdio hiperdinâmico, ritmo de galope e sopro sistólico apical de insuficiência mitral. Em pacientes com doença pericárdica associada, o atrito pericárdico pode ser auscultado. Hepatomegalia, edema periférico e achados pulmonares, como estertores ou crepitações, podem ser observados em pacientes com insuficiência cardíaca descompensada.

DIAGNÓSTICO

As alterações eletrocardiográficas não são específicas e podem incluir taquicardia sinusal, arritmias atriais ou ventriculares, bloqueio cardíaco, diminuição da voltagem do QRS e alterações inespecíficas no segmento ST e na onda T, geralmente sugestivas de isquemia aguda. As radiografias de tórax em casos graves e sintomáticos revelam cardiomegalia, aumento da trama vascular pulmonar, edema pulmonar franco ou efusões pleurais. A ecocardiografia em geral mostra redução da função sistólica ventricular, sobrecarga da câmara cardíaca, insuficiência mitral e, ocasionalmente, derrame pericárdico.

A RM cardíaca é a modalidade de imagem padrão para o diagnóstico de miocardite. As informações acerca de presença e extensão do edema, extravasamento capilar hiperêmico contrastado por gadolínio, necrose de miócitos, disfunção do ventrículo esquerdo e evidências de derrame pericárdico associado auxiliam no diagnóstico de miocardite (Tabela 466.8 e Figura 466.7).

A biopsia miocárdica pode auxiliar na identificação de infiltrados de células inflamatórias ou no dano de miócitos e na realização de análises virais moleculares usando técnicas de reação de polimerase em cadeia. O cateterismo e a biopsia, embora sejam associados a algum risco (perfuração e arritmias), devem ser realizados por profissionais

[15]N.R.T.: Após o surgimento da vacina tríplice bacteriana (DPT) e sua inserção no Programa Nacional de Imunização, os casos de difteria no Brasil se tornaram muito raros.

Tabela 466.8	Achados na ressonância magnética (RM) sugestivos de miocardite.

- Edema (global ou regional) em imagens ponderadas em T2
- Hiperemia regional/extravasamento capilar por realce precoce de gadolínio (EGEr)
- Fibrose ou necrose miocárdica no realce tardio por gadolínio (LGE)
- Características geralmente presentes em distribuição miocárdica medial, subepicárdica e não vascular
- Repetir a RM se não houver evidências nos exames *iniciais*, mas a manifestação clínica sugerir o diagnóstico de miocardite

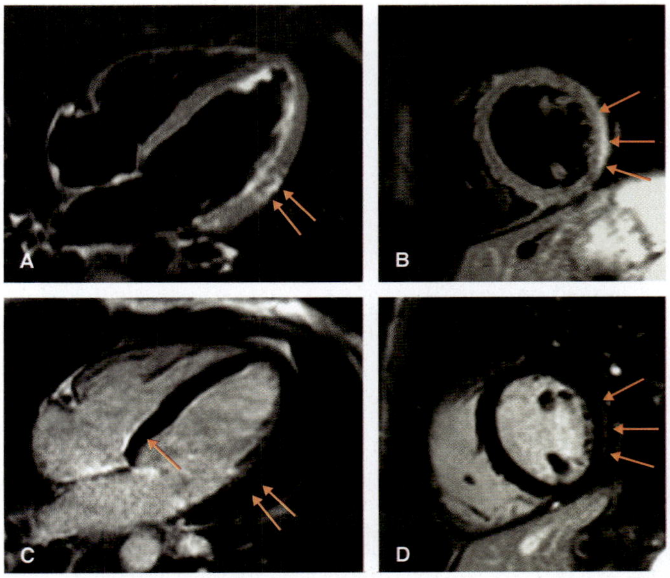

Figura 466.7 Achados na ressonância magnética (RM) em pacientes com miocardite. Imagens de RM cardíaca de um paciente jovem com síndrome de dor torácica aguda causada por miocardite aguda. As imagens ponderadas em T2 em eixo longo **(A)** e em eixo curto **(B)** mostram o edema miocárdico focal no subepicárdio da parede lateral ventricular medial lateral *(setas vermelhas)*. As imagens correspondentes ponderadas em T1 em eixo longo **(C)** e em eixo curto **(D)** mostram a presença do típico realce tardio com gadolínio no subepicárdio da parede lateral ventricular medial lateral e do septo basal *(setas vermelhas)*. (*De Kindermann I, Barth C, Mahfoud F et al.: Update on myocarditis*, J Am Coll Cardiol *59(9):779-792, 2012, Fig 3, p 783.*)

experientes em pacientes com suspeita de miocardite, ou caso haja forte suspeita de formas incomuns de cardiomiopatia, como doenças de armazenamento ou defeitos mitocondriais. Entre os exames não específicos estão a velocidade de hemossedimentação (VHS) e os níveis de enzimas CPK, troponina cardíaca I e BNP.

DIAGNÓSTICO DIFERENCIAL

As principais doenças que mimetizam a miocardite aguda são deficiência de carnitina, outros distúrbios metabólicos da geração de energia, defeitos mitocondriais hereditários, CMD idiopática, pericardite, FEE e anomalias das artérias coronárias (ver Tabela 466.2).

TRATAMENTO

A terapia primária da miocardite aguda é de suporte e inclui betabloqueadores e inibidores da ECA (ver Capítulo 469). Agudamente, o uso de agentes inotrópicos, de preferência a milrinona, deve ser considerado, mas feito com cuidado, devido a seu potencial pró-arrítmico. A administração de diuréticos em geral também é necessária. Nos casos graves, o suporte ventilatório mecânico e o suporte circulatório, com implante de VAD ou ECMO, podem ser necessários para a estabilização hemodinâmica do paciente e são pontes para a recuperação ou o transplante cardíaco. Diuréticos, betabloqueadores, inibidores da ECA e BRAs são utilizados em pacientes com insuficiência cardíaca congestiva compensada em tratamento ambulatorial, mas podem ser contraindicados naqueles com quadro fulminante e colapso cardiovascular. Em pacientes com arritmias atriais ou ventriculares significativas, agentes antiarrítmicos específicos (p. ex., amiodarona) devem ser administrados, e a realização do implante de CDI deve ser considerada.

A imunomodulação de pacientes com miocardite é controversa. As imunoglobulinas intravenosas (IVIG) podem ser usadas no tratamento da miocardite aguda ou fulminante, havendo relatos de que os corticosteroides melhoram a função cardíaca, mas os dados não são convincentes em crianças. As recidivas foram observadas em pacientes submetidos à imunossupressão com tratamento interrompido. Não há estudos que recomendem tratamentos antivirais específicos para a miocardite. A miocardite fulminante é tratada com ECMO ou VAD.

PROGNÓSTICO

O prognóstico da miocardite aguda sintomática em recém-nascidos é ruim e há relatos de 75% de mortalidade; é melhor em crianças e adolescentes, embora pacientes com evidências persistentes de CMD possam progredir à necessidade de transplante cardíaco. No entanto, alguns estudos relatam a recuperação da função ventricular em 10 a 50% dos pacientes.[16]

A bibliografia está disponível no GEN-io.

Capítulo 467
Doenças do Pericárdio
John J. Parent e Stephanie M. Ware

O coração é envolvido por uma membrana com duas camadas, o *pericárdio*, que em geral contém uma pequena quantidade de líquido seroso. Ele não é vital para a função normal do coração, e suas doenças primárias são incomuns. Contudo, pode ser afetado por várias condições patológicas, muitas vezes como manifestação de uma enfermidade sistêmica, e resultar em comprometimento cardíaco grave e até mesmo fatal (Tabela 467.1).

467.1 Pericardite Aguda
John J. Parent e Stephanie M. Ware

PATOGÊNESE

A inflamação do pericárdio pode ter apenas consequências fisiopatológicas menores na ausência de acúmulo de líquido significativo no espaço pericárdico. Quando a quantidade de líquido nesse espaço não distensível torna-se excessiva, a pressão dentro do pericárdio aumenta e é transmitida para o coração, resultando em comprometimento do enchimento cardíaco por compressão das câmaras (átrios ou ventrículos). Embora quantidades

[16]N.R.T.: Em março de 2020 a OMS caracterizou como pandemia o surto mundial causado por um novo tipo de coronavírus, o SARS-CoV-2. Durante este período tem sido notado um aumento do número de casos de uma síndrome inflamatória multissistêmica grave que compartilha quadro clínico e laboratorial com algumas doenças já descritas anteriormente, como a doença de Kawasaki, as síndromes do choque tóxico estreptocócico e estafilocócico e a síndrome de ativação macrofágica. Dentre outras manifestações sistêmicas, esses pacientes podem apresentar miocardite com disfunção grave e evolução para choque, além de ectasia e aneurisma de artérias coronárias. (Sociedade Brasileira de Pediatria. *Síndrome inflamatória multissistêmica em crianças e adolescentes provavelmente associada à COVID-19: uma apresentação aguda, grave e potencialmente fatal.* Rio de Janeiro: SBP; 20/05/2020.)

Tabela 467.1 Etiologia da doença pericárdica.
CONGÊNITA
Ausência do pericárdio (parcial, completa)
Cistos
Nanismo de Mulibrey (mutação no gene *TRIM 37*)
Síndrome de camptodactilia-artropatia-coxa vara-pericardite (mutação gênica *PRG4*)
Síndrome de Myhre (mutação do gene *SMAD4*)
INFECCIOSA
Viral: (vírus Coxsackie B, vírus Epstein-Barr, influenza, adenovírus, parvovírus, HIV, caxumba)
Bacteriana: *Haemophilus influenzae*, estreptococos, pneumococos, estafilococos, meningococos, micoplasma, tularemia, listéria, leptospirose, tuberculose, febre Q, salmonela
Imunocomplexo: meningococo, *H. influenzae*
Fúngica: actinomicose, histoplasmose
Parasitária: toxoplasmose, equinococose
NÃO INFECCIOSA
Idiopática
Doenças inflamatórias sistêmicas: febre reumática aguda, artrite idiopática juvenil, lúpus eritematoso sistêmico, doença mista do tecido conjuntivo, esclerose sistêmica, doença de Kawasaki, síndrome de Churg-Strauss, síndrome de Behçet, sarcoidose, febre mediterrânea familiar e outras febres recorrentes, pancreatite, granulomatose com poliangiite
Metabólica: uremia, hipotireoidismo, doença de Gaucher, deficiência de acil-CoA desidrogenase de cadeia muito longa
Traumática: cirúrgica, cateter, traumatismo rombo
Linfomas, leucemia, radioterapia
Tumores pericárdicos primários

pequenas a moderadas de **derrame pericárdico** possam ser bem toleradas e clinicamente silenciosas, uma vez que o pericárdio não complacente se distende em sua extensão máxima, qualquer acúmulo de líquido adicional causará comprometimento abrupto do enchimento cardíaco, sendo denominado **tamponamento**. Quando não tratado, o tamponamento pode levar ao choque e à morte. Os derrames pericárdicos podem ser serosos/transudativos, exsudativos/purulentos, fibrinosos ou hemorrágicos.

MANIFESTAÇÕES CLÍNICAS

Os sintomas mais comuns da pericardite aguda consistem em **dor torácica**, em geral descrita como aguda/lancinante, posicional, que irradia e piora com a inspiração, sendo aliviada ao sentar-se em posição vertical ou em decúbito ventral. Tosse, febre, dispneia, dor abdominal e vômitos são sintomas inespecíficos associados à pericardite. Adicionalmente, sinais e sintomas de comprometimento de sistemas orgânicos podem ocorrer na presença de doença sistêmica generalizada.

Bulhas cardíacas abafadas ou hipofonéticas, taquicardia, pressão de pulso diminuída, turgência jugular e atrito pericárdico fornecem indícios para o diagnóstico de pericardite aguda. O tamponamento cardíaco é reconhecido pela queda excessiva da pressão arterial sistólica (> 10 mmHg) com a inspiração. Esse pulso paradoxal pode ser avaliado pela determinação cuidadosa da pressão arterial auscultatória (os manguitos de pressão arterial automáticos são inadequados), pela formação de uma onda na linha da pressão arterial ou pela inspeção do traçado do oxímetro de pulso. Outras condições, além do tamponamento cardíaco, que podem resultar em pulso paradoxal incluem dispneia grave, obesidade e suporte ventilatório com pressão positiva.

DIAGNÓSTICO

O eletrocardiograma é, com frequência, anormal na pericardite aguda, embora os achados sejam inespecíficos. Pode-se observar QRS de baixa voltagem como resultado do acúmulo de líquido pericárdico. Taquicardia e anormalidades dos segmentos ST (elevação difusa do segmento ST), segmentos PR e ondas T (inversão ou achatamento) também podem estar presentes.

Embora os achados na radiografia de tórax em um paciente com pericardite sem derrame costumem ser normais na presença de um derrame significativo, o aumento da área cardíaca será observado, e o contorno poderá ser incomum (aparência de moringa ou frasco tipo Erlenmeyer) (Figura 467.1). A ecocardiografia é a técnica mais sensível para identificar o tamanho e a localização de um derrame pericárdico. Compressão e colapso do átrio direito e/ou ventrículo direito estão presentes em casos de tamponamento cardíaco (Figura 467.2). Parâmetros de enchimento diastólico anormal também têm sido descritos nesses casos.

DIAGNÓSTICO DIFERENCIAL

Dor torácica parecida com a que ocorre na pericardite pode ocorrer em casos de doenças pulmonares, principalmente pleurite e refluxo gastresofágico ou costocondrite, com a última sendo provocada por palpação. A dor relacionada à isquemia miocárdica em geral é mais intensa e prolongada e ocorre com exercícios, permitindo a diferenciação

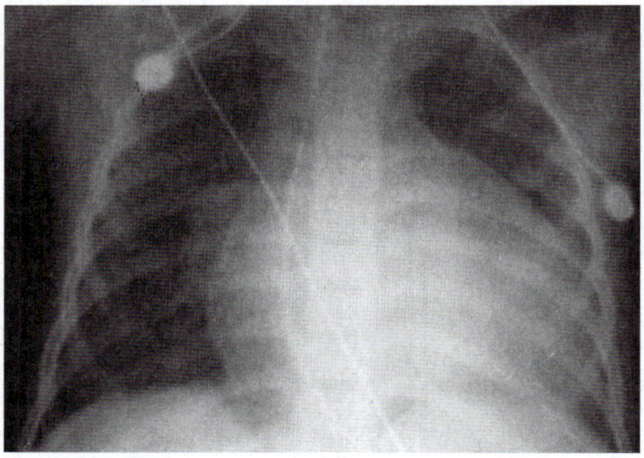

Figura 467.1 **Coração em moringa.** Esta radiografia do tórax mostra cardiomegalia acentuada, também conhecida como coração em moringa, que é observado na presença de derrames pericárdicos extensos. Observe também o edema pulmonar associado a pressões de enchimento elevadas ventriculares e atriais esquerdas. (*Cortesia de Dr. Steven M. Selbst, Wilmington, DE; reproduzida de Durani Y, Giordani K, Goudie BW: Myocarditis and pericarditis in children.* Pediatr Clin North Am *57:1281–1303, 2010, Fig 7.*)

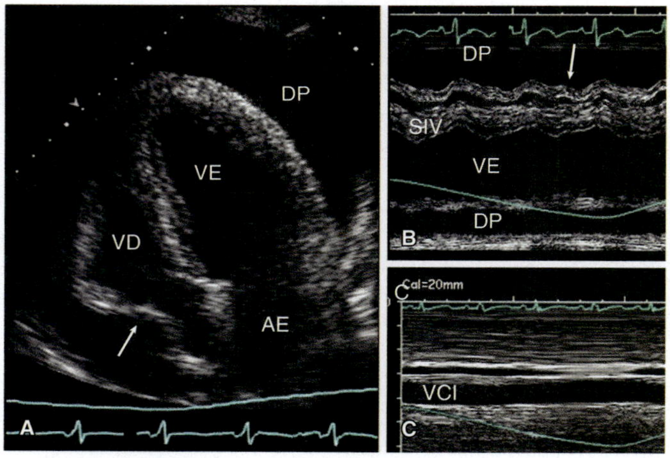

Figura 467.2 **Imagens ecocardiográficas de derrame pericárdico extenso com características de tamponamento. A.** Janela apical corte quatro câmaras de VE, AE e VD que mostra DP extenso com colapso atrial direito diastólico *(seta)*. **B.** Imagem em modo M com cursor posicionado através de VD, SIV e VE na janela paraesternal corte eixo longo. A visão mostra o DP circunferencial com colapso diastólico da parede livre do VD *(seta)* durante a expiração. **C.** Imagem em modo M a partir da janela subcostal do mesmo paciente que mostra VCI dilatada sem colapso inspiratório. AE, átrio esquerdo; DP, derrame pericárdico; SIV, septo interventricular; VCI, veia cava inferior; VD, ventrículo direito; VE, ventrículo esquerdo. (*Reproduzida de Troughton RW, Asher CR, Klein AL: Pericarditis,* Lancet *363:717-727, 2004.*)

da dor induzida pela pericardite. A presença de um derrame pericárdico na ecocardiografia sugere fortemente o diagnóstico de pericardite.

Pericardite infecciosa

Sabe-se que diversos agentes virais causam pericardite, e a evolução clínica da maioria dessas infecções é leve e se resolve espontaneamente. O termo *pericardite benigna aguda* é sinônimo de pericardite viral. Os agentes identificados como causadores de pericardite incluem enterovírus, influenza, adenovírus, vírus sincicial respiratório e parvovírus. Como a evolução dessa enfermidade costuma ser benigna, o tratamento sintomático com fármacos anti-inflamatórios não esteroidais (AINEs) tende a ser suficiente. Episódios de recorrência persistentes ou precoces podem precisar de ciclos com corticosteroides. Pacientes com derrames extensos e tamponamento cardíaco necessitam de **pericardiocentese**. A pericardite viral suspeita, mas frequentemente idiopática, pode ter um componente autoimune. Até 30% dos pacientes podem ter recorrências. O tratamento e a prevenção de recidivas com **colchicina** melhoram os sintomas e evitam a recorrência na maioria dos casos. Pericardite recorrente idiopática também pode responder ao tratamento com **anacinra**. Se a condição se tornar crônica ou recidivante, a pericardiectomia cirúrgica ou a criação de uma janela pericárdica pode ser necessária.

A ecocardiografia é útil para diferenciar a pericardite da *miocardite*, a qual mostrará evidências de diminuição da contratilidade miocárdica ou disfunção valvar (ver Capítulo 466.5). Podem ocorrer pericardite e miocardite concomitantemente em alguns casos de infecção viral.

A **pericardite purulenta**, em geral causada por infecções bacterianas, tornou-se muito menos comum com o advento de novas imunizações para *Haemophilus influenzae* e para a doença pneumocócica. Historicamente, foi observada em associação com pneumonias graves, epiglotites, meningites ou osteomielites. Pacientes com pericardite purulenta apresentam doença aguda. A menos que a infecção seja reconhecida e tratada de modo rápido e eficiente, a evolução pode ser fulminante, levando ao tamponamento cardíaco e à morte. A **pericardite tuberculosa** é rara em países desenvolvidos, mas pode ser uma complicação bastante comum da infecção pelo HIV em regiões em que a tuberculose é endêmica e o acesso à terapia antirretroviral é limitado. A **pericardite mediada por imunocomplexos** é uma complicação rara, mas pode resultar em um derrame não purulento (estéril) após infecções bacterianas sistêmicas por microrganismos, como meningococos ou *Haemophilus*.

Pericardite não infecciosa

Doenças inflamatórias sistêmicas, como distúrbios autoimunes, reumatológicos e do tecido conjuntivo, podem envolver o pericárdio e resultar em derrames serosos. A inflamação pericárdica pode ser um componente da reação de hipersensibilidade do tipo II observada em pacientes com febre reumática aguda. Frequentemente está associada à valvite reumática e responde de forma rápida a agentes anti-inflamatórios, incluindo corticosteroides. O tamponamento é bastante incomum (ver Capítulos 210.1 e 465).

A artrite idiopática juvenil, em geral uma doença de início sistêmico, pode se manifestar com pericardite. Diferenciar a inflamação pericárdica reumatoide daquela observada em casos de lúpus eritematoso sistêmico é uma tarefa difícil e necessita de avaliação reumatológica cuidadosa. O ácido acetilsalicílico e os corticosteroides podem resultar em rápida resolução de um derrame pericárdico, mas pode ser necessário seu uso prolongado para prevenir a recidiva. Muitas das síndromes febris inflamatórias recorrentes se apresentam com pericardite, em geral com outras manifestações desses distúrbios (ver Capítulo 188).

Pacientes com insuficiência renal ou hipotireoidismo também podem ter derrames pericárdicos. Durante a evolução de sua enfermidade, a suspeita clínica torna indispensável uma avaliação cuidadosa com exame físico e, se indicados, exames de imagem.

A presença de casos de derrame pericárdico relacionados a doenças neoplásicas é particularmente comum nos centros de referência com unidades de hematologia/oncologia. Condições patológicas que resultam em derrame incluem doença de Hodgkin, linfomas e leucemia. A radioterapia direcionada para o mediastino de pacientes com condições malignas pode resultar em pericardite e, mais tarde, em doença pericárdica constritiva.

A **síndrome pós-pericardiotomia** ocorre em pacientes submetidos à cirurgia cardíaca, sendo caracterizada por febre, letargia, anorexia, irritabilidade e desconforto torácico/abdominal, com início de 1 a 4 semanas de pós-operatório. Pode estar associada o derrames pleurais e a evidências sorológicas de elevação dos níveis de anticorpos. É tratada eficazmente com ácido acetilsalicílico, AINEs e, em casos graves, corticosteroides; em pacientes com tamponamento cardíaco, deve-se realizar drenagem pericárdica.

Em muitos pacientes, a etiologia da pericardite não é conhecida. Aproximadamente 30% apresentam múltiplas ocorrências e são tratados com colchicina para reduzir o risco de pericardite recorrente. Outros tratamentos incluem AINEs e corticosteroides. A pericardite recorrente idiopática refratária pode exigir pericardiectomia; anacinra demonstrou ser promissor para tratar pacientes dependentes de esteroides.

467.2 Pericardite Constritiva

John J. Parent e Stephanie M. Ware

Raramente, a inflamação pericárdica crônica pode resultar em fibrose, calcificação e espessamento do pericárdio. A formação de cicatrizes pode levar ao comprometimento da distensibilidade e do enchimento e é denominada *pericardite constritiva*, que pode ser resultante de pericardite crônica ou recorrente, cirurgia cardíaca ou irradiação do mediastino como tratamento para condições malignas, em geral doença de Hodgkin ou linfoma.

As manifestações clínicas de hipertensão venosa sistêmica predominam em casos de pericardite constritiva. Turgência jugular, edema periférico, hepatomegalia e ascite podem preceder os sinais de comprometimento cardíaco mais significativos, como taquicardia, hipotensão e pulso paradoxal. Choque pericárdico, atrito e bulhas cardíacas hipofonéticas podem estar presentes à ausculta. As anormalidades das provas de função hepática, juntamente com hipoalbuminemia, hipoproteinemia e linfopenia, podem estar presentes. As radiografias do tórax podem demonstrar calcificações do pericárdio.

Pode ser difícil diferenciar clinicamente a pericardite constritiva da **cardiomiopatia restritiva**, porque ambas resultam em comprometimento do enchimento miocárdico (ver Capítulo 466.3). A ecocardiografia pode ser útil, mas a RM e a TC são mais sensíveis na detecção de anormalidades do pericárdio. Em casos raros, a toracotomia exploratória com exame direto do pericárdio pode ser necessária para confirmar o diagnóstico.

Embora seja relatado que a constrição pericárdica aguda responda aos agentes anti-inflamatórios, a pericardite constritiva crônica mais típica responderá somente à pericardiectomia com ressecção extensa do pericárdio.

A bibliografia está disponível no GEN-io.

Capítulo 468
Tumores Cardíacos

John J. Parent e Stephanie M. Ware

Embora os tumores cardíacos raramente ocorram em pacientes pediátricos, podem resultar em graves anormalidades hemodinâmicas e eletrofisiológicas, dependendo de seu tipo e de sua localização.

A vasta maioria dos tumores que se originam do coração é benigna. Os **rabdomiomas** são os tumores cardíacos pediátricos mais comuns, estando associados à esclerose tuberosa em 70 a 95% dos casos (ver Capítulo 614.2). Podem ocorrer em qualquer idade, desde a vida fetal até o fim da adolescência. São múltiplos, podem ocorrer em qualquer câmara cardíaca e se originam dentro do miocárdio, estendendo-se para as cavidades atriais ou ventriculares (Figura 468.1). Dependendo de sua localização e de seu tamanho, podem resultar em obstrução da via de entrada ou saída, levando à cianose ou à insuficiência cardíaca;

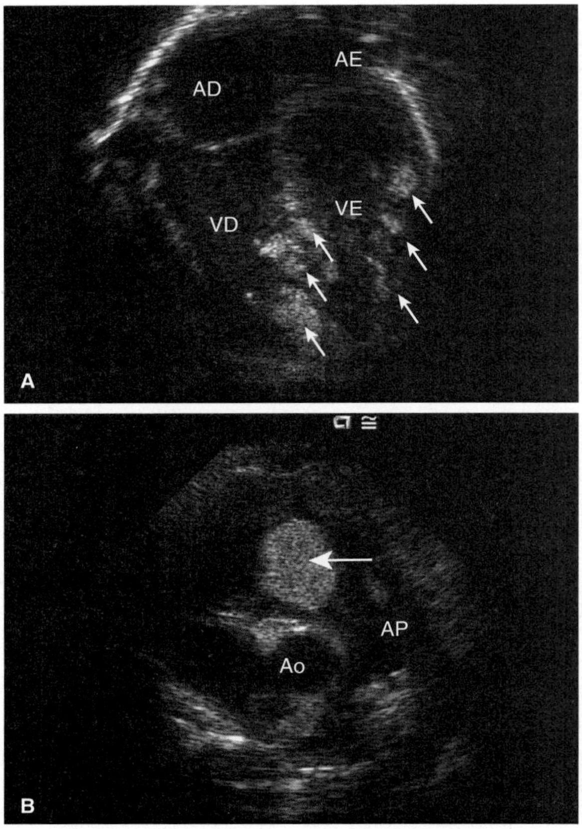

Figura 468.1 Ecocardiogramas demonstrando rabdomiomas. **A.** Vista apical, corte de quatro câmaras, mostrando múltiplos rabdomiomas *(setas)* no septo e no miocárdio ventricular esquerdo. **B.** Vista paraesternal corte eixo curto mostrando um rabdomioma extenso *(seta)* que se estende para o trato da via de saída do ventrículo direito. AD, átrio direito; AE, átrio esquerdo; Ao, aorta ascendente; AP, artéria pulmonar; VD, ventrículo direito; VE, ventrículo esquerdo.

porém, a maioria é assintomática. Arritmias atriais e ventriculares foram relatadas com rabdomiomas, havendo, ocasionalmente, pré-excitação ventricular (síndrome de Wolff-Parkinson-White) no ECG.

Fibromas são o segundo tumor cardíaco pediátrico mais comum e, ao contrário dos rabdomiomas, costumam ser solitários e intramiocárdicos. Dependendo de seu tamanho e de sua localização, podem levar à insuficiência cardíaca, à cianose ou a arritmias. A perda do *PTCH1* supressor de tumor está associada ao desenvolvimento de fibromas cardíacos em casos esporádicos. Há incidência aumentada em pacientes com **síndrome de Gorlin** (3%).

Os **mixomas**, tumores cardíacos mais comumente observados em pacientes adultos, são pouco frequentes na população pediátrica. São predominantemente intra-atriais, sendo pedunculados e bastante móveis. Podem causar obstrução na via de entrada e saída e se apresentarem com sopro, insuficiência cardíaca ou síncope. Ocasionalmente, os mixomas atriais estão associados a sintomas sistêmicos de febre, mal-estar e artralgia.[17] O **complexo de Carney** é uma neoplasia múltipla familiar autossômica dominante (frequentemente endócrina: adenoma de hipófise, tireoide, testículos e ovários) e uma síndrome de lentiginose, na qual os mixomas cardíacos podem ocorrer em tenra idade em qualquer uma das câmaras cardíacas ou em todas. Variantes patogênicas no gene *PRKAR1A* são o fator causador em algumas famílias.

Outros tumores benignos incluem hemangiomas, tumores das células de Purkinje, papilomas, lipomas e mesoteliomas. Dependendo de sua localização, podem resultar em anormalidades da função valvar, disfunção miocárdica ou bloqueio cardíaco e outras arritmias.

Tumores cardíacos pediátricos **malignos** são muito menos comuns do que os benignos (75 *versus* 25%), e a maioria consiste em sarcomas, incluindo angiossarcomas, rabdomiossarcomas ou fibrossarcomas. Os linfomas e os feocromocitomas são relatados, mas raros. Tumores com origem não cardíaca que invadem, estendem-se ou produzem metástases para o coração são observados com mais frequência do que os tumores cardíacos malignos primários. Em pacientes pediátricos, o **tumor de Wilms** e o linfoma/leucemia são as causas mais comuns de tumores secundários.

Embora as manifestações de tumores cardíacos em pacientes pediátricos sejam variadas, quando existe a suspeita de um tumor, exames de imagem não invasivos com ecocardiografia e/ou exame de RM podem ser diagnósticos e determinar o tipo, a localização, a extensão e o impacto hemodinâmico deste. O ECG e os exames de Holter são complementos valiosos quando existe a suspeita de anormalidades do ritmo. O cateterismo cardíaco raramente é indicado, mas pode ser usado para confirmar a localização do tumor, avaliar a repercussão hemodinâmica e realizar biopsia para a avaliação histológica, apesar de apresentar riscos, como perda sanguínea, perfuração, arritmia e lesão vascular.

Uma vez que a história natural dos rabdomiomas é de diminuição espontânea ou resolução completa, o **tratamento** da maioria dos tumores cardíacos em pacientes pediátricos costuma ser desnecessário. O *everolimo*, um inibidor do alvo da rapamicina de mamíferos (mTOR), pode melhorar a resolução em pacientes sintomáticos com rabdomiomas cardíacos. Exames de imagem e seguimento clínico cuidadoso são importantes. Medicamentos antiarrítmicos podem ser prescritos para controlar distúrbios do ritmo. A remoção cirúrgica de um tumor cardíaco pode ser indicada para aliviar a obstrução, melhorar a função valvar ou miocárdica ou controlar arritmias.[18] O transplante cardíaco foi realizado em casos de tumores não passíveis de ressecção com comprometimento hemodinâmico significativo. Tumores de Wilms que se estendem a partir da veia cava inferior para o átrio podem necessitar de suporte de revascularização cardiopulmonar durante a evolução da ressecção primária do tumor renal. Radioterapia ou quimioterapia podem melhorar a função cardíaca em casos raros de linfoma ou leucemia que comprimam o coração, levando a comprometimento hemodinâmico.

A bibliografia está disponível no GEN-io.

Seção 7

Terapêutica Cardíaca

Capítulo 469

Insuficiência Cardíaca

Joseph W. Rossano

A International Society for Heart and Lung Transplantation (ISHLT) define insuficiência cardíaca da seguinte forma:

> Uma síndrome clínica e patológica que resulta da disfunção ventricular, do volume ou da sobrecarga de pressão, isoladamente ou em combinação. Leva a sinais e sintomas característicos, tais como crescimento inadequado, dificuldades de alimentação, desconforto respiratório, intolerância a exercícios físicos e fadiga; além disso, está associada a anormalidades circulatórias, neuro-hormonais e moleculares. A insuficiência cardíaca tem numerosas etiologias que são uma consequência dos distúrbios cardíacos e não cardíacos, sejam congênitos ou adquiridos.

[17]N.R.T.: Fenômenos embólicos também podem ocorrer como acidentes vasculares encefálicos e embolia pulmonar.

[18]N.R.T.: O mixoma atrial apresenta normalmente remoção cirúrgica bem-sucedida mas deve haver um seguimento pelo risco de recidiva.

FISIOPATOLOGIA

O coração pode ser visto como uma bomba com débito proporcional a seu volume de enchimento e inversamente proporcional à resistência contra a qual ele bombeia. À medida que o volume ventricular diastólico final aumenta, um coração saudável aumenta o débito cardíaco até alcançar um máximo e este não possa mais ser aumentado (**princípio de Frank-Starling**; Figura 469.1). O volume sistólico aumentado obtido dessa maneira é resultado do estiramento de fibras miocárdicas, mas também resulta em tensão da parede aumentada, o que eleva o consumo de oxigênio miocárdico. Corações que trabalham sob vários tipos de estresse funcionam ao longo de diferentes curvas de Frank-Starling. O músculo cardíaco com contratilidade intrínseca comprometida necessita de um grau de dilatação maior para produzir aumento do volume sistólico e não alcança o mesmo débito cardíaco máximo como o miocárdio normal. Se uma câmara cardíaca já estiver dilatada devido a uma lesão que cause pré-carga aumentada (p. ex., um *shunt* esquerda-direita ou insuficiência valvar), existe pouco espaço para a dilatação adicional como um meio para aumentar o débito cardíaco. A presença de lesões que resultam em pós-carga aumentada para o ventrículo (p. ex., estenose aórtica ou pulmonar, coarctação da aorta) diminui o desempenho cardíaco, o que resulta em uma relação de Frank-Starling diminuída.

O **transporte de oxigênio sistêmico** é calculado como o produto do débito cardíaco pelo conteúdo de oxigênio sistêmico. O **débito cardíaco** pode ser calculado como o produto da frequência cardíaca pelo volume sistólico. Os determinantes primários do volume sistólico são a *pós-carga* (trabalho pressórico), a *pré-carga* (trabalho volumétrico) e a *contratilidade* (função miocárdica intrínseca). Anormalidades na frequência cardíaca também podem comprometer o débito cardíaco; por exemplo, taquiarritmias encurtam o intervalo de tempo diastólico para o enchimento ventricular. Alterações na capacidade de transportar oxigênio do sangue (p. ex., anemia ou hipoxemia) também levam à diminuição no transporte sistêmico de oxigênio; se os mecanismos compensatórios forem inadequados, isso pode resultar em distribuição diminuída de substrato para os tecidos.

Em alguns casos de insuficiência cardíaca, o débito cardíaco está normal ou aumentado; contudo, por causa do conteúdo de oxigênio sistêmico diminuído (p. ex., secundário à anemia) ou da demanda de oxigênio aumentada (p. ex., secundária a hiperventilação, hipertireoidismo ou hipermetabolismo), uma quantidade inadequada de oxigênio é distribuída para satisfazer as necessidades do organismo. Tal condição, **insuficiência de alto débito**, resulta no desenvolvimento de sinais e sintomas de insuficiência cardíaca quando não existem anormalidades básicas na função miocárdica e o débito cardíaco é maior que o normal. Também é observado com fístulas arteriovenosas sistêmicas extensas (p. ex., malformação arteriovenosa da veia de Galeno (MAVG)). Essas condições reduzem a resistência vascular periférica e a pós-carga cardíaca e aumentam a contratilidade miocárdica. A insuficiência cardíaca ocorre quando a demanda do débito cardíaco supera a capacidade de resposta do coração. Com o passar do tempo, a insuficiência de alto débito intensa crônica pode resultar em diminuição do desempenho miocárdico à medida que suas necessidades metabólicas não são satisfeitas.

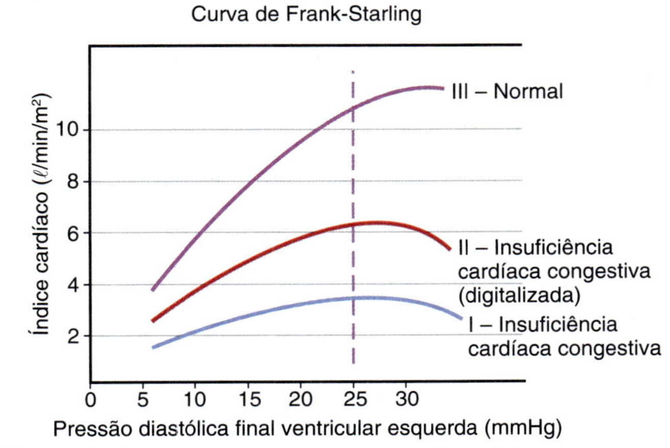

Figura 469.1 Relação de Frank-Starling. À medida que a pressão diastólica final ventricular esquerda (PDFVE) aumenta, o índice cardíaco aumenta, mesmo na presença de insuficiência cardíaca congestiva, até atingir um nível crítico de pressão diastólica final ventricular esquerda. Adicionar um agente inotrópico (digoxina) desloca a curva de I para II. (*Reproduzida de Gersony WM, Steep CN. In Dickerman JD, Lucey JF, editors*: Smith's the critically ill child: diagnosis and medical management, ed 3, *Philadelphia, 1984, Saunders.*)

Existem mecanismos compensatórios sistêmicos múltiplos utilizados pelo organismo para se adaptar à insuficiência cardíaca crônica. Alguns são mediados em nível molecular/celular, tais como a regulação positiva e a negativa, ou seja, estimulação ou depressão de vários componentes das vias metabólicas, levando a alterações na eficiência da utilização de oxigênio e de outros substratos. Outros são mediados por neuro-hormônios, como o sistema renina-angiotensina e o eixo simpático-suprarrenal. Um dos mecanismos principais para aumentar o débito cardíaco é o aumento no tônus simpático secundário à secreção aumentada de epinefrina circulando pelas suprarrenais e a liberação aumentada de norepinefrina na junção neuromuscular. Os efeitos benéficos *iniciais* da estimulação simpática incluem aumento na frequência cardíaca e na contratilidade miocárdica, mediada por essas ações dos hormônios sobre os receptores beta-adrenérgicos, aumentando o débito cardíaco. Esses hormônios também causam vasoconstrição, mediada por sua ação sobre os receptores alfa-adrenérgicos arteriais periféricos. Alguns leitos vasculares podem sofrer constrição mais rapidamente do que outros, de modo que o fluxo sanguíneo é redistribuído a partir dos leitos cutâneo, visceral e renal para o coração e para o encéfalo. Considerando que esses efeitos agudos são benéficos, a estimulação simpática *cronicamente* aumentada pode ter efeitos nocivos, incluindo hipermetabolismo, arritmogênese e pós-carga e demanda miocárdica de oxigênio aumentada. A vasoconstrição periférica pode resultar em diminuição das funções renal, hepática e gastrintestinal. A exposição crônica às catecolaminas circulantes leva à diminuição no número de receptores beta-adrenérgicos (depressão) e causa lesão celular miocárdica direta. Os agentes terapêuticos para a insuficiência cardíaca são dirigidos para restaurar o equilíbrio desses sistemas neuroendócrinos.

MANIFESTAÇÕES CLÍNICAS

As manifestações clínicas de insuficiência cardíaca dependem, em parte, do grau da reserva cardíaca da criança. Um lactente em condições críticas ou uma criança que tenha esgotado os mecanismos compensatórios até o ponto em que o débito cardíaco não é mais suficiente para satisfazer as necessidades metabólicas basais do organismo pode desenvolver **choque cardiogênico**. Outros pacientes podem se sentir confortáveis em repouso, mas são incapazes de aumentar o débito cardíaco em resposta até mesmo a uma atividade leve sem apresentar algum sintoma significativo. Por outro lado, podem ser necessários exercícios bastante vigorosos para comprometer a função cardíaca em crianças com doença cardíaca menos grave.

Uma **anamnese** completa é muito importante para firmar o diagnóstico de insuficiência cardíaca e avaliar as possíveis causas. Pais que observam diariamente seus filhos podem não reconhecer alterações sutis que tenham ocorrido durante um período de dias ou semanas. Uma perfusão gradativamente pior ou um esforço respiratório crescente podem não ser reconhecidos como um achado anormal. O edema, que em geral está ausente nos lactentes e em crianças pequenas, pode se fazer passar por ganho de peso normal, e a intolerância a exercícios como falta de interesse em uma atividade. A anamnese de um lactente nos primeiros meses de vida também deve ser focada na **alimentação**. Um lactente com insuficiência cardíaca costuma consumir menos volume por alimentação, torna-se dispneico durante a sucção e pode transpirar profusamente. Verificar a história de fadiga em uma criança mais velha exige perguntas detalhadas sobre o nível de atividade e sobre sua evolução durante diversos meses.

Em crianças mais velhas, sinais e sintomas de insuficiência cardíaca podem ser similares aos dos adultos e incluem fadiga, intolerância a esforços, anorexia, dispneia, edema e tosse. Muitas crianças, contudo, podem começar com sintomas abdominais (dor abdominal, náuseas, anorexia) e uma surpreendente falta de queixas respiratórias. A atenção ao sistema cardiovascular pode vir somente depois que uma radiografia abdominal captar inesperadamente a extremidade inferior de um coração aumentado. A elevação na pressão venosa sistêmica pode ser medida por avaliação clínica da pressão venosa jugular e do aumento do volume do fígado. Ortopneia e estertores bibasais encontram-se presentes de modo variável, e o edema costuma ser perceptível nas porções mais inferiores do corpo, ou a anasarca pode estar presente. A cardiomegalia é sempre observada. Um **ritmo de galope** é comum; quando a dilatação ventricular é avançada, pode-se auscultar o **sopro holossistólico** mitral ou a regurgitação da valva tricúspide.

Em lactentes, pode ser difícil distinguir a insuficiência cardíaca de outras causas de desconforto respiratório. Manifestações eminentes de insuficiência cardíaca incluem taquipneia, dificuldades de alimentação, ganho de peso insuficiente, transpiração excessiva, irritabilidade, choro fraco e respiração ofegante com retrações intercostais e subcostais, bem como batimento das asas de nariz. Os sinais de congestão pulmonar induzida por causas cardíacas podem ser indistinguíveis daqueles presentes na bronquiolite; os sibilos frequentemente são um achado mais evidente que os estertores em lactentes jovens com insuficiência cardíaca. A pneumonia com ou sem atelectasia é frequente, como um resultado de compressão brônquica pelo coração aumentado. A hepatomegalia costuma ocorrer, e a cardiomegalia sempre está presente. Apesar de taquicardia acentuada, um ritmo de galope frequentemente pode ser reconhecido. Os outros sinais auscultatórios são aqueles produzidos por uma lesão cardíaca subjacente. A avaliação clínica da pressão venosa jugular em lactentes pode ser difícil devido à extensão curta do pescoço e à dificuldade de observar um estado relaxado; a palpação de um fígado aumentado é um sinal confiável. As etiologias da insuficiência cardíaca dependerão da idade do paciente (Tabela 469.1).

Tabela 469.1 Etiologia da insuficiência cardíaca.

FETAL
Anemia grave (hemólise, transfusão materno-fetal, anemia induzida por parvovírus B19, anemia aplásica)
Taquicardia supraventricular
Taquicardia ventricular
Bloqueio cardíaco completo
Anomalia de Ebstein grave ou outras lesões graves do coração direito
Miocardite
RECÉM-NASCIDO PREMATURO
Sobrecarga de volume
Persistência do canal arterial
Comunicação interventricular
Cor pulmonale (displasia broncopulmonar)
Hipertensão pulmonar
Miocardite
Miocardiopatia genética/metabólica
RECÉM-NASCIDO A TERMO
Cardiomiopatia por asfixia
Malformação arteriovenosa (veia de Galeno, hepática)
Lesões obstrutivas do lado esquerdo (coarctação da aorta, síndrome da hipoplasia do coração esquerdo [SHCE])
Defeitos cardíacos mistos grandes (ventrículo único, *truncus arteriosus*)
Miocardite
Miocardiopatia genética/metabólica
LACTENTES/BEBÊS
Shunts cardíacos da esquerda para a direita (comunicação interventricular)
Hemangioma (malformação arteriovenosa)
Artéria coronária esquerda anômala
Miocardiopatia genética/metabólica
Hipertensão arterial aguda (síndrome hemolítico-urêmica)
Taquicardia supraventricular
Doença de Kawasaki
Miocardite
CRIANÇA/ADOLESCENTE
Cardiopatia congênita (várias formas, incluindo doença cardíaca univentricular)
Febre reumática
Hipertensão arterial aguda (glomerulonefrite)
Miocardite
Tireotoxicose
Hemocromatose-hemossiderose
Tratamento para câncer (irradiação, doxorrubicina)
Anemia falciforme
Endocardite
Cor pulmonale (fibrose cística)
Miocardiopatia genética/metabólica (hipertrófica, dilatada)

DIAGNÓSTICO

Uma radiografia do tórax mostra aumento da área cardíaca. A vascularização pulmonar é variável e depende da causa. Lactentes e crianças com grandes *shunts* esquerda-direita têm uma quantidade exagerada de vasos arteriais pulmonares na periferia dos campos pulmonares, enquanto pacientes com cardiomiopatia podem ter um leito vascular pulmonar relativamente normal no início da doença. As marcas pulmonares peri-hilares características, sugestivas de congestão venosa e edema pulmonar agudo, são observadas apenas em graus mais graves de insuficiência cardíaca. O aumento da área cardíaca costuma ser um achado inesperado em uma radiografia de tórax realizada para avaliar possível infecção pulmonar, bronquiolite ou asma.

A sobrecarga das câmaras observada por meio de eletrocardiografia pode ser útil na avaliação da causa de insuficiência cardíaca, mas não estabelece o diagnóstico. Nas cardiomiopatias, alterações isquêmicas nos ventrículos esquerdo ou direito podem estar relacionadas com outros parâmetros não invasivos da função ventricular. Características morfológicas do QRS de baixa voltagem com anormalidades do ST da onda T também podem sugerir doença inflamatória miocárdica, mas podem ser observadas também em casos de pericardite. O **eletrocardiograma** (ECG) é a melhor ferramenta para avaliar arritmias como uma causa potencial de insuficiência cardíaca, em especial de taquiarritmias.

A **ecocardiografia** é a técnica padrão para avaliar a função ventricular. Ela pode ser quantificada com simplicidade e de forma confiável com os parâmetros usados comumente, como fração de encurtamento (uma variável unidimensional) e fração de ejeção. A *fração de encurtamento* é determinada como a diferença entre o diâmetro sistólico final e o diastólico final dividido pelo diâmetro diastólico final; o valor normal está entre 28 e 42%, aproximadamente. A *fração de ejeção* utiliza dados bidimensionais para calcular um volume tridimensional, e sua faixa de variação normal é de 55 a 65%. Em crianças com hipertrofia ventricular direita ou outras condições patológicas cardíacas que resultam em achatamento do septo interventricular, a fração de ejeção é utilizada, uma vez que a fração de encurtamento medida na visão ecocardiográfica padrão no eixo curto não será precisa. Exames de Doppler também podem ser utilizados para estimar o débito cardíaco, como a avaliação do fluxo mitral como uma análise não invasiva da função diastólica. A angiorressonância magnética (ARM) também é muito útil para quantificar a função ventricular esquerda e direita, o volume e a massa, bem como a anatomia da artéria coronária. Caso a regurgitação valvar esteja presente, a ARM pode quantificar a fração regurgitante.

Os níveis de oxigênio arterial podem estar diminuídos quando ocorrem desigualdades de ventilação-perfusão secundariamente ao edema pulmonar. Quando a insuficiência cardíaca é grave, pode estar presente acidose respiratória ou acidose metabólica (ou ambas). Lactentes costumam demonstrar hiponatremia como resultado de retenção renal de líquido. O tratamento crônico com diuréticos pode diminuir adicionalmente os níveis séricos de sódio. O **peptídeo natriurético tipo B (cerebral) sérico (BNP)** (ou pró-BNP aminoterminal), um neuro-hormônio cardíaco liberado em resposta à tensão aumentada da parede ventricular, encontra-se elevado em pacientes adultos com insuficiência cardíaca congestiva. Em crianças, o BNP pode estar elevado na insuficiência cardíaca com disfunção sistólica (p. ex., cardiomiopatia), bem como em crianças com sobrecarga de volume (p. ex., defeitos com *shunts* esquerda-direita, como na comunicação interventricular.) A Tabela 469.2 lista outras causas de nível elevado de BNP.

Tabela 469.2 Causas de concentrações elevadas dos peptídeos natriuréticos.

CARDÍACAS
Insuficiência cardíaca (com FE preservada ou reduzida)
Sintomas coronários agudos
Embolia pulmonar
Miocardite
Hipertrofia ventricular esquerda
Cardiomiopatia hipertrófica ou restritiva
Doença cardíaca valvar
Doença cardíaca congênita
Taquiarritmias atriais e ventriculares
Contusão cardíaca
Choque de cardioversão do CDI
Procedimentos cirúrgicos envolvendo o coração
Hipertensão pulmonar
NÃO CARDÍACAS
Acidente vascular encefálico isquêmico
Hemorragia subaracnoide
Disfunção renal
Disfunção hepática (principalmente cirrose hepática com ascite)
Síndrome paraneoplásica
Doença pulmonar crônica obstrutiva
Infecções graves (incluindo pneumonia e sepse)
Queimaduras graves
Anemia
Anormalidades metabólicas e hormonais graves (p. ex., tireotoxicose, cetoacidose diabética)

CDI, cardiodesfibrilador implantável; FE, fração de ejeção. Adaptada de Ponikowski P, Voors AA, Anker SD *et al.*: 2016 ESC guidelines for the diagnosis and treatment of acute and chronic heart failure, Eur Heart J 37(27):2129–2200, 2016 (Table 12-3, p 2175).

TRATAMENTO

A causa subjacente de insuficiência cardíaca deve ser tratada, se possível. Se a causa for uma anomalia cardíaca congênita passível de cirurgia, o tratamento clínico da insuficiência cardíaca é indicado para preparar o paciente para a cirurgia. Com os excelentes resultados atuais da reparação cirúrgica primária dos defeitos cardíacos congênitos, mesmo no período neonatal, poucas crianças necessitam de conduta mais agressiva para insuficiência cardíaca até crescerem o bastante para a cirurgia. Por outro lado, se a causa da insuficiência cardíaca for a cardiomiopatia, a conduta clínica fornece alívio temporário dos sintomas e pode permitir que o paciente se recupere se a lesão for reversível (p. ex., miocardite). Se a lesão não for reversível, o manejo da insuficiência cardíaca geralmente permite que a criança retorne às atividades normais por algum período e retarda, algumas vezes por meses ou anos, a necessidade de transplante cardíaco.

Medidas gerais

O repouso absoluto no leito raramente é necessário, exceto em casos extremos, mas é importante permitir que a criança repouse durante o dia, quando necessário, e durma bem à noite. Alguns pacientes mais velhos se sentem melhor dormindo em uma posição semiereta, usando diversos travesseiros (**ortopneia**). À medida que os pacientes respondem ao tratamento, as restrições às atividades podem ser modificadas no contexto do diagnóstico específico e da sua capacidade. Avaliação de **exercícios cardiopulmonares** formais pode ser usada para determinar a capacidade do paciente de realizar exercícios em um ambiente controlado, sendo útil para recomendar restrições de modo racional. Para pacientes com edema pulmonar, a ventilação com pressão positiva (VPP) pode ser requerida em conjunto com outras terapias medicamentosas. Para aqueles pacientes com insuficiência cardíaca de baixo débito, a VPP pode reduzir significativamente o consumo de oxigênio corporal total por meio da eliminação do trabalho respiratório, ajudando a reverter a acidose metabólica. Agonistas beta-adrenérgicos como dopamina, dobutamina e epinefrina podem ser necessários em associação com inibidores da fosfodiesterase, como milrinona para pacientes com insuficiência cardíaca grave em choque cardiogênico. Caso a pressão arterial permita, agentes redutores da pós-carga, tais como nitroprussiato, inibidores da enzima conversora da angiotensina (**IECAs**) ou bloqueadores do receptor da angiotensina (**BRAs**), podem ser benéficos. Esses agentes são iniciados em um ambiente de cuidados intensivos com monitoramento invasivo adequado da pressão venosa central e da pressão arterial.

Dieta

Lactentes com insuficiência cardíaca geralmente não se desenvolvem em virtude de uma combinação de demandas metabólicas aumentadas e ingestão calórica diminuída. O aumento das calorias diárias é um ponto importante de seu tratamento; pode ser benéfico aumentar o número de calorias por mℓ de fórmula do lactente (ou suplementar à amamentação). Muitos não toleram aumento superior a 19 calorias/mℓ em virtude de diarreia ou porque essas fórmulas fornecem uma carga de soluto grande demais para rins comprometidos.

Crianças e lactentes gravemente doentes podem apresentar falta de força suficiente para uma sucção efetiva em virtude de fadiga extrema, respirações rápidas e fraqueza generalizada. Nessas circunstâncias, a alimentação por sonda nasogástrica pode ser útil. Em muitos pacientes com aumento de volume cardíaco, o **refluxo gastresofágico** é um grande problema. O uso de alimentos por sonda nasogástrica com gotejamento contínuo à noite, administrados por bomba, pode melhorar a ingestão calórica na medida em que os problemas com o refluxo diminuem. Ocasionalmente, em especial em lactentes com insuficiência cardíaca causada por doença cardíaca congênita complexa, é necessária a intervenção clínica ou cirúrgica para corrigir o refluxo (fundoplicatura de Nissen). A **desnutrição** contínua pode ser um fator importante na decisão para realizar a intervenção cirúrgica mais precocemente em pacientes que tenham uma lesão cardíaca congênita operável ou para proceder com o suporte circulatório mecânico e/ou inscrever-se na lista para transplante em pacientes com cardiomiopatia.

O uso de fórmulas com baixo conteúdo de sódio no manejo de rotina de lactentes com insuficiência cardíaca não é recomendado, uma vez que essas preparações não costumam ser toleradas e podem exacerbar a hiponatremia induzida por diuréticos. O leite materno humano é a fonte nutricional ideal com baixo conteúdo de sódio. O uso de agentes diuréticos mais potentes permite que fórmulas-padrão mais palatáveis sejam utilizadas para a nutrição ao mesmo tempo que controlam o equilíbrio hidreletrolítico pela administração crônica de diuréticos. Grande parte das crianças mais velhas pode ser tratada com dietas “sem adição de sal” e abstinência de alimentos contendo grandes quantidades de sódio. Uma dieta restritiva, com sódio extremamente baixo, não costuma ser necessária ou seguida.

Diuréticos

Os diuréticos interferem na reabsorção de água e de sódio pelos rins, o que resulta em redução no volume sanguíneo circulante e, desse modo, diminui a sobrecarga de líquido pulmonar e a pressão de enchimento ventricular. Geralmente são a primeira linha de terapia iniciada em pacientes com insuficiência cardíaca congestiva.

Furosemida é o diurético mais utilizado em pacientes pediátricos com insuficiência cardíaca. Ela inibe a reabsorção de sódio e cloro nos túbulos distais e na alça de Henle. Pacientes que necessitam de diurese de forma mais rápida devem receber furosemida intravenosa (IV) ou intramuscular (IM) em uma dose inicial de 1 a 2 mg/kg, que em geral resulta em diurese rápida e melhora imediata das condições clínicas, em especial se estiverem presentes sintomas de congestão pulmonar. A terapia crônica é então prescrita em uma dose de 1 a 4 mg/kg/24 h, administrada entre 1 e 4 vezes/dia. É necessário monitoramento cuidadoso dos eletrólitos com a terapia com furosemida a longo prazo em virtude do potencial de perda significativa de potássio. A suplementação de cloreto de potássio costuma ser necessária, exceto se os diuréticos poupadores de potássio forem administrados concomitantemente. A administração crônica pode causar contração de compartimento de líquido extracelular e resultar em “alcalose de contração” (ver Capítulo 68.7). Hiponatremia induzida por diurético pode dificultar o tratamento de pacientes com insuficiência cardíaca grave.

Espironolactona é um inibidor da aldosterona e intensifica a retenção de potássio, muitas vezes eliminando a necessidade de suplementação, o que não costuma ser tolerado. Esse medicamento geralmente é administrado por via oral em duas doses fracionadas de 2 mg/kg/24 h. Associações de espironolactona e clorotiazida são usadas algumas vezes. Adultos com insuficiência cardíaca têm apresentado melhora da sobrevida quando um inibidor da aldosterona é incluído no esquema diurético, provavelmente devido a múltiplos efeitos, incluindo atuação sobre a fibrose cardíaca. A eplerenona é uma alternativa à espironolactona e não tem o efeito colateral de ginecomastia.[19]

A **clorotiazida** também é utilizada para diurese em crianças com insuficiência cardíaca. Apresenta uma ação menos imediata e menos potente que a furosemida, e afeta a reabsorção de eletrólitos apenas nos túbulos renais. A dose habitual é de 10 a 40 mg/kg/24 h em duas doses fracionadas. A suplementação de potássio costuma ser necessária quando a clorotiazida é utilizada isoladamente.

Redutores da pós-carga, incluindo os inibidores da enzima conversora da angiotensina e os bloqueadores dos receptores da angiotensina II

Os IECAs e os BRAs reduzem a pós-carga ventricular ao diminuir a resistência vascular periférica e, desse modo, melhorar o desempenho miocárdico. Alguns desses agentes também diminuem o tônus venoso sistêmico, o que reduz de modo significativo a pré-carga. Os redutores de pós-carga podem ser úteis em crianças com insuficiência cardíaca secundária à cardiomiopatia e em pacientes com insuficiência aórtica ou mitral grave. Também podem ser eficazes em pacientes com insuficiência cardíaca causada por *shunts* esquerda-direita. IECAs e BRAs podem ter efeitos benéficos adicionais sobre o remodelamento cardíaco, independentemente de sua influência sobre a pós-carga, à medida que atuam diretamente nas vias de sinalização intracelular. Em pacientes adultos com cardiomiopatia dilatada, a adição de um IECA ao tratamento clínico padrão reduz tanto a morbidade quanto a mortalidade. Agentes redutores da pós-carga são usados com mais frequência em associação com fármacos anticongestivos, como diuréticos e, em alguns pacientes, digoxina.

Agentes administrados por via intravenosa, como **nitroprussiato,** devem ser administrados apenas em um ambiente de cuidados intensivos e pelo menor tempo possível. A meia-vida IV curta do nitroprussiato o torna ideal para titular a dose em pacientes em condições críticas. A vasodilatação arterial periférica e a redução da pós-carga são os principais efeitos, mas a venodilatação também pode ser benéfica ao causar diminuição no retorno venoso ao coração. A pressão sanguínea deve ser monitorada continuamente, porque pode ocorrer hipotensão súbita. Como consequência, o nitroprussiato é contraindicado em pacientes com hipotensão preexistente. Como a substância é metabolizada, pequenas quantidades de cianeto circulante são produzidas e depuradas no fígado para tiocianato, que é excretado na urina. Quando altas doses de nitroprussiato são administradas por diversos dias, sintomas tóxicos relacionados à *intoxicação por tiocianato* podem ocorrer (fadiga, náuseas, desorientação, acidose e espasmo muscular). Se o uso de nitroprussiato for prolongado, os níveis de tiocianato devem ser monitorados. Inibidores da fosfodiesterase (ver adiante) também são excelentes, embora sejam redutores um pouco menos potentes da pós-carga, mas sem a toxicidade do nitroprussiato.

Os IECAs **captopril** e **enalapril** ativos por via oral produzem dilatação arterial pelo bloqueio da produção de angiotensina II, resultando, assim, em redução significativa da pós-carga. A venodilatação e a consequente redução da pré-carga também têm sido relatadas. Além disso, esses agentes interferem na produção de aldosterona e, desse modo, também ajudam no controle da retenção de sal e de água. IECAs têm efeitos benéficos adicionais na estrutura e na função cardíacas, que podem ser independentes de seus efeitos sobre a pós-carga. Reações adversas aos IECAs incluem hipotensão e suas sequelas (fraqueza, tontura, síncope) e hiperpotassemia. Uma erupção maculopapular pruriginosa é encontrada em um pequeno número de pacientes, mas o medicamento pode ser mantido, porque ela costuma desaparecer espontaneamente com o tempo. Neutropenia, toxicidade renal e tosse crônica também ocorrem.

Embora em múltiplos estudos controlados, prospectivos, randomizados em adultos, tenha sido demonstrado que os IECAs/BRAs, juntamente com os agentes betabloqueadores adrenérgicos, melhoram os sintomas e a mortalidade em pacientes adultos com insuficiência cardíaca, não está claro se esses medicamentos melhoram a história natural da insuficiência cardíaca em crianças. Entretanto, costumam ser usados para o tratamento da insuficiência cardíaca e recomendados por diretrizes da ISHLT e da Canadian Cardiovascular Society.

Glicosídeos digitálicos

A digoxina, antigamente o pilar fundamental do manejo da insuficiência cardíaca tanto em crianças quanto em adultos, hoje é utilizada com menos frequência, devido à introdução de outras terapias e ao reconhecimento de suas potenciais toxicidades. Alguns cardiologistas ainda usam digitálicos como um complemento aos IECAs e diuréticos em pacientes com insuficiência cardíaca sintomática, enquanto outros suspenderam sua utilização. Apesar de vários estudos clínicos, predominantemente em adultos, a controvérsia sobre os digitálicos ainda existe. Alguns dados sugerem um efeito benéfico da digoxina sobre a redução da mortalidade entre lactentes com ventrículo único.

A **digoxina** é o glicosídeo digitálico mais utilizado em pacientes pediátricos. Ela tem meia-vida de 36 h e é bem absorvida pelo trato gastrintestinal (60 a 85%), mesmo em lactentes. Um efeito inicial é observado após os primeiros 30 min da administração, e seu efeito máximo VO ocorre em cerca de 2 a 6 h. Quando o medicamento é administrado por via intravenosa, o efeito inicial é observado em 15 a 30 min, e o pico ocorre em 1 a 4 h. O rim elimina a digoxina, então a dose deve ser ajustada de acordo com a função renal do paciente. A meia-vida pode ser de até 6 dias em pacientes com anúria, porque vias de excreção hepática mais lentas são utilizadas nesses pacientes.

A digitalização rápida de lactentes e de crianças pode ser realizada por via intramuscular, mas isso deve ser feito com cautela em pacientes com insuficiência cardíaca grave. A dose depende da idade do paciente (Tabela 469.3). A programação de digitalização recomendada é administrar metade da dose total imediatamente, seguida de duas doses adicionais de um quarto posteriormente com intervalos de 12 h. O ECG deve ser monitorado atentamente e realizado antes de cada uma das três doses. A digoxina deve ser descontinuada se for observada alteração do ritmo. O prolongamento do intervalo PR não é necessariamente uma indicação para suspender os digitálicos, mas deve-se considerar um retardo na próxima dose ou uma redução na posologia, dependendo das condições clínicas do paciente. Alterações menores do segmento ST ou das ondas T são frequentemente observadas com a administração de digitálicos e não devem afetar a programação de digitalização. Níveis de eletrólitos séricos basais devem ser mensurados antes e após as doses. **Hipopotassemia** e **hipercalcemia** exacerbam a toxicidade digitálica. Uma vez que a hipopotassemia é relativamente comum em pacientes que recebem diuréticos, os níveis de potássio devem ser monitorados atentamente naqueles que estejam recebendo um diurético poupador de potássio associado a digitálicos. Em pacientes com miocardite ativa, alguns cardiologistas recomendam evitar totalmente o uso de digitálicos e, se utilizados, a manutenção deve ser iniciada com metade da dose normal, por causa do risco aumentado de arritmia.

Pacientes que não estão em estado grave podem receber digitálicos inicialmente VO; na maioria dos casos, a digitalização é finalizada em um prazo de 24 h. Quando uma digitalização lenta é desejável, por exemplo, no período pós-operatório imediato, o início de uma programação de manutenção de digoxina sem uma dose de ataque prévia alcança digitalização completa em 7 a 10 dias.

A mensuração dos níveis séricos de digoxina é útil (1) quando uma quantidade desconhecida foi administrada ou ingerida acidentalmente; (2) quando a função renal está prejudicada ou se a ocorrência de interações medicamentosas for possível; (3) quando são levantadas dúvidas em relação à adesão ao tratamento; e (4) quando existe a suspeita de uma resposta tóxica. Em caso de suspeita de toxicidade, níveis séricos elevados de digoxina não são por si diagnósticos de toxicidade, mas devem ser interpretados como um complemento a outros

[19]N.R.T.: A eplerenona não está disponível no Brasil até o momento.

Tabela 469.3 Dosagem dos medicamentos usados comumente para o tratamento da insuficiência cardíaca congestiva.

MEDICAMENTO	DOSAGEM
DIGOXINA	
Digitalização (1/2 inicialmente, seguida de 1/4 a cada 12 h × 2)	Prematuro: 20 μg/kg Em recém-nascidos a termo (até 1 mês): 20 a 30 μg/kg Lactente ou criança: 25 a 40 μg/kg Adolescente ou adulto: 0,5 a 1 mg em doses divididas *Nota*: Essas doses são VO; a dose IV é de 75% da dose VO
Digoxina de manutenção†	5 a 10 μg/kg/dia, divididos a cada 12 h *Nota*: Essas doses são VO; a dose IV é de 75% da dose VO
DIURÉTICOS	
Furosemida	IV: 0,5 a 2 mg/kg/dose VO: 1 a 4 mg/kg/dia, 1×/dia a divididos até 4×/dia
Bumetanida	IV: 0,01 a 0,1 mg/kg/dose VO: 0,01 a 0,1 mg/kg/dia a cada 24 a 48 h
Clorotiazida	VO: 20 a 40 mg/kg/dia, divididos 2 vezes/dia ou 3 vezes/dia
Espironolactona	VO: 1 a 3 mg/kg/dia, divididos 2 vezes/dia ou 3 vezes/dia
AGONISTAS ADRENÉRGICOS (TODOS IV)	
Dobutamina	2 a 20 μg/kg/min
Dopamina	2 a 20 μg/kg/min
Epinefrina	0,01 a 1,0 μg/kg/min
INIBIDORES DA FOSFODIESTERASE (TODOS IV)	
Milrinona	0,25 a 1,0 μg/kg/min
AGENTES DE REDUÇÃO PÓS-CARGA	
Captopril, todos VO	Prematuros: iniciar em 0,01 mg/kg/dose; 0,1 a 0,4 mg/kg/dia, dividido a cada 6 a 24 h Lactentes: iniciar com 0,15 a 0,3 mg/kg/dose; 1,5 a 6 mg/kg/dia, dividido a cada 6 a 12 h Crianças: iniciar com 0,3 a 0,5 mg/kg/dose; 2,5 a 6 mg/kg/dia, divididos a cada 6 a 12 h
Enalapril, todos VO	0,08 a 0,5 mg/kg/dia, divididos a cada 12 a 24 h
Hidralazina	IV: 0,1 a 0,5 mg/kg/dose (máximo: 20 mg) VO: 0,75 a 5 mg/kg/dia, divididos a cada 6 a 12 h
Nitroglicerina	IV: 0,25 a 0,5 μg/kg/min inicial; aumentar para 20 μg/kg/min no máximo
Nitroprussiato	IV: 0,5 a 8 μg/kg/min
BLOQUEADORES BETA-ADRENÉRGICOS	
Carvedilol	VO: dose inicial 0,1 mg/kg/dia (máximo: 6,25 mg) dividido 2 vezes/dia, (pode ser 3 vezes/dia em lactentes), aumentar gradualmente (em geral, intervalos de 2 semanas) para o máximo de 0,5 a 1 mg/kg/dia durante 8 a 12 semanas, como tolerado; dose máxima adulto: 50 a 100 mg/dia
Metoprolol	VO, forma de liberação não prolongada: 0,2 mg/kg/dia dividido 2 vezes/dia, aumentar gradualmente (em geral, intervalos de 2 semanas), até a dose máxima de 1 a 2 mg/kg/dia VO, forma de liberação prolongada: é administrada 1 vez/dia; dose inicial adulto de 25 mg/dia, dose máxima de 200 mg/dia

*Doses pediátricas com base no peso não devem exceder as doses de adultos. Considerando que as recomendações podem mudar, essas doses devem ser sempre verificadas novamente. Também podem precisar ser modificadas em pacientes com disfunção renal ou hepática. †A terapia de manutenção com digitálicos é iniciada cerca de 12 horas após a digitalização total. A dose diária, um quarto da dose total de digitalização, é dividida em duas e administrada em intervalos de 12 horas. A dose de manutenção oral é geralmente de 20 a 25% maior do que quando a digoxina é usada por via parenteral. A dose diária normal para crianças mais velhas (> 5 anos), calculada pelo peso, não deve exceder a dose adulta usual de 0,125 a 0,5 mg/24 h. IV, via intravenosa; VO, via oral.

achados clínicos e eletrocardiográficos (arritmias). Hipopotassemia, hipomagnesemia, hipercalcemia, inflamação cardíaca secundária à miocardite e prematuridade podem potencializar a toxicidade digitálica. Uma arritmia cardíaca que se desenvolve em uma criança que esteja tomando digitálico pode estar relacionada à doença cardíaca primária mais do que ao fármaco; contudo, qualquer alteração do ritmo que ocorra após a instituição de terapia com digitálicos deve ser considerada como relacionada ao fármaco até que se prove o contrário. Muitos fármacos interagem com a digoxina e podem aumentar os níveis ou o risco de toxicidade; assim, é necessário tomar cuidado quando um paciente que recebe digoxina for avaliado para receber qualquer terapia farmacológica adicional.

Agonistas alfa e beta-adrenérgicos

Os agonistas dos receptores alfa- e beta-adrenérgicos em geral são administrados em um ambiente de cuidados intensivos, no qual a dose pode ser cuidadosamente titulada à resposta hemodinâmica. Determinações contínuas da pressão sanguínea arterial e da frequência cardíaca são realizadas; a mensuração seriada das saturações de oxigênio venoso misto ou do débito cardíaco diretamente com um cateter de termodiluição (Swan-Ganz) pulmonar pode ser útil para avaliar a eficácia do fármaco, embora essa técnica seja muito menos utilizada em crianças do que em adultos. Embora muito eficaz no ambiente de cuidados intensivos, a administração a longo prazo de agonistas adrenérgicos tem mostrado aumento da morbidade e da mortalidade em adultos com insuficiência cardíaca, sendo em geral evitada, a menos que o paciente esteja totalmente dependente desses agentes.

A **dopamina** é um agonista predominantemente do receptor beta-adrenérgico, mas tem efeitos alfa-adrenérgicos em doses mais elevadas. Tem menos efeito cronotrópico e arritmogênico do que o beta-agonista puro isoproterenol. Em uma dose de 2 a 10 μg/kg/min, leva a um aumento da contratilidade com poucos efeitos vasoconstritores periféricos. Contudo, se a dose for aumentada além de 15 μg/kg/min, seus efeitos alfa-adrenérgicos podem resultar em vasoconstrição.

O **fenoldopam** é um agonista do receptor DA1 da dopamina e é usado em dose baixa (0,03 μg/kg/min) para aumentar o fluxo sanguíneo renal e o débito urinário. Pode causar hipotensão, de modo que a pressão sanguínea deve ser monitorada cuidadosamente.

A **dobutamina**, um derivado da dopamina, também é útil para tratar baixo débito cardíaco. Tem efeitos inotrópicos diretos e causa redução moderada da resistência vascular periférica. Pode ser usada em monoterapia ou como um complemento à terapia com dopamina para evitar os efeitos vasoconstritores de doses mais elevadas de dopamina. Também tem menos probabilidade de causar arritmias quando comparada ao isoproterenol.

O **isoproterenol** é um agonista puro beta-adrenérgico que apresenta efeito cronotrópico acentuado; ele é mais efetivo em pacientes com frequências cardíacas lentas, sendo utilizado em pacientes com bradicardia. É frequentemente usado no período pós-operatório imediato de transplante cardíaco.

A **epinefrina** é um agonista do receptor alfa e beta-adrenérgico misto geralmente reservada para pacientes com choque cardiogênico e pressão sanguínea arterial baixa. Embora possa aumentar a pressão sanguínea efetivamente, também aumenta a resistência vascular sistêmica e, desse modo, aumenta a pós-carga contra a qual o coração tem que trabalhar, estando associada a um risco aumentado de arritmia. Além disso, é pró-arrítmica e pode resultar em toxicidade cardíaca direta, incluindo necrose miocárdica e apoptose.

Inibidores da fosfodiesterase

A **milrinona** é útil para tratar pacientes com baixo débito cardíaco refratários à terapia padrão. Ela demonstrou ser altamente efetiva no manejo da condição de baixo débito presente em crianças após cirurgia cardíaca. Age por inibição da fosfodiesterase, que previne a degradação da adenosina monofosfato cíclico intracelular. Apresenta efeito inotrópico positivo sobre o coração e vasodilatador periférico, e tem sido utilizada como um complemento à terapia com dopamina ou com dobutamina na unidade de cuidados intensivos. É administrada por infusão IV a 0,25 a 1 μg/kg/min, algumas vezes com uma dose de ataque de 50 μg/kg. Um efeito secundário maior é a **hipotensão** secundária à vasodilatação periférica, em especial quando uma dose de ataque é utilizada. A hipotensão em geral pode ser tratada pela administração de líquidos IV para restaurar o volume intravascular adequado. A terapia a longo prazo com milrinona é usada com frequência para o suporte de pacientes na lista de espera para receber o transplante cardíaco; em pacientes selecionados, pode ser usada como tratamento ambulatorial.

Tratamento crônico com betabloqueadores

Estudos em adultos com cardiomiopatia dilatada mostram que agentes bloqueadores beta-adrenérgicos, introduzidos gradualmente como parte de um programa de tratamento abrangente para insuficiência cardíaca, melhoram a tolerância aos exercícios físicos, diminuem as hospitalizações e reduzem a mortalidade global. Os agentes mais utilizados são o **carvedilol**, um bloqueador tanto do receptor alfa quanto do beta-adrenérgico e com efeitos de remoção de radicais livres; e o **metoprolol**, um antagonista seletivo de receptor β_1-adrenérgico. betabloqueadores são utilizados para o tratamento crônico de pacientes com insuficiência cardíaca, mas não devem ser administrados quando estes ainda estão na fase aguda (*i. e.*, recebendo infusões de agonistas adrenérgicos IV). Embora muito eficazes em adultos, estudos clínicos em crianças demonstraram resultados mistos, provavelmente por causa da heterogeneidade significativa das populações em estudo e das diferenças nos tipos de agentes betabloqueadores.

Novas terapias

Várias novas medicações se mostraram promissoras no tratamento de pacientes adultos com insuficiência cardíaca e agora também são estudadas em pacientes pediátricos. **Serelaxina**, a relaxina recombinante humana 2, resultou em menos mortes quando utilizada para o tratamento da insuficiência cardíaca aguda em pacientes hospitalizados. Para insuficiência cardíaca crônica, a **ivabradina** tem sido utilizada em pacientes com frequências cardíacas elevadas. Ela é um inibidor seletivo da corrente I do nódulo sinusal e diminui as frequências cardíacas sem reduzir a contratilidade do miocárdio. Seu uso foi associado a melhores resultados em pacientes com insuficiência cardíaca, incluindo menor número de internações hospitalares e de mortes por causa cardiovascular. Um estudo grande, prospectivo e randomizado demonstrou que a combinação de um BRA e de um **inibidor da neprilisina** pode levar a vários efeitos benéficos, incluindo vasodilatação, diminuição dos níveis de aldosterona e melhora da natriurese; pacientes randomizados para o medicamento tiveram menor risco de morte e hospitalização. Estudos adicionais são necessários para determinar o papel, caso haja, que esses medicamentos terão no tratamento da insuficiência cardíaca pediátrica.

ABORDAGENS ELETROFISIOLÓGICAS PARA O TRATAMENTO DA INSUFICIÊNCIA CARDÍACA

Melhoras significativas na sintomatologia e na capacidade funcional têm sido alcançadas em pacientes adultos com cardiomiopatia que utilizam **marca-passos de ressincronização biventricular**. Essa técnica melhora o débito cardíaco, restabelecendo a sincronia normal entre a contração ventricular direita e esquerda, a qual frequentemente é perdida em pacientes com cardiomiopatia dilatada (esses pacientes costumam manifestar um bloqueio de ramo esquerdo no ECG). Existe uma experiência crescente com marca-passos de ressincronização em crianças, mas ainda há incertezas quanto à população de pacientes com insuficiência cardíaca que se beneficia dessa terapia.

As **arritmias** são as principais causas de morte súbita em pacientes com cardiomiopatia grave (tanto cardiomiopatia dilatada quanto hipertrófica). Embora os medicamentos antiarrítmicos possam, às vezes, reduzir esse risco, para pacientes com risco particularmente alto (p. ex., aqueles com uma condição sabidamente associada com alto risco de arritmia ventricular ou aqueles que já passaram por um episódio de "morte súbita abortada"), o uso de um **cardiodesfibrilador implantável** pode salvar vidas (ver Capítulo 463).

469.1 Choque Cardiogênico

Joseph W. Rossano

O choque cardiogênico pode ser causado por (1) disfunção cardíaca grave antes ou após uma cirurgia cardíaca; (2) septicemia; (3) queimaduras graves; (4) anafilaxia; (5) cardiomiopatia; (6) miocardite; (7) atordoamento ou infarto do miocárdio; e (8) distúrbios agudos do sistema nervoso central (SNC). Caracteriza-se por baixo débito cardíaco e resulta em perfusão tecidual inadequada (ver Capítulo 88).

O **tratamento** tem por objetivo a restituição do débito cardíaco adequado para prevenir os efeitos desfavoráveis da isquemia prolongada sobre os órgãos vitais, bem como o manejo da causa subjacente. Sob condições fisiológicas normais, o débito cardíaco está aumentado como resultado de estimulação simpática, que aumenta tanto a contratilidade quanto a frequência cardíaca. Se a contratilidade estiver reduzida, o débito cardíaco pode ser melhorado aumentando-se a frequência cardíaca e a pressão de enchimento ventricular (pré-carga) por meio do mecanismo de Frank-Starling, ou diminuindo-se a resistência vascular sistêmica (pós-carga). A pressão de enchimento ideal é variável e depende de diversos fatores extracardíacos, incluindo suporte ventilatório e pressão intra-abdominal. A pressão aumentada necessária para encher um ventrículo relativamente não complacente também deve ser levada em consideração, em especial após uma cirurgia cardíaca, ou em pacientes com cardiomiopatias restritivas ou hipertróficas. Se o líquido adicional administrado cuidadosamente não resultar em débito cardíaco aumentado, a hipótese de contratilidade miocárdica anormal ou de uma pós-carga anormalmente alta, ou de ambas, deve ser implicada como causa do baixo débito cardíaco. Embora um aumento na frequência cardíaca *possa* melhorar o débito cardíaco, um aumento excessivo pode reduzi-lo em virtude do tempo diminuído para o enchimento diastólico. Além disso, as altas frequências cardíacas aumentarão a demanda de oxigênio miocárdico, o que pode ser prejudicial em um estado de fornecimento limitado de oxigênio para os tecidos.

A contratilidade miocárdica geralmente melhora quando o tratamento da causa básica do choque é instituído, a hipoxia é eliminada e a acidose é corrigida. Agonistas beta-adrenérgicos, como dopamina, epinefrina e dobutamina, melhoram a contratilidade cardíaca, aumentam a frequência cardíaca e, finalmente, aumentam o débito cardíaco. Contudo, alguns desses agentes também têm efeitos alfa-adrenérgicos, que causam vasoconstrição periférica e aumento da pós-carga; assim, é importante que haja consideração cuidadosa do equilíbrio desses efeitos em cada paciente. O uso de glicosídeos cardíacos para tratar condições de baixo débito cardíaco agudo deve ser evitado.

Pacientes com choque cardiogênico podem ter aumento acentuado da resistência vascular sistêmica (RVS), resultando em pós-carga alta e má perfusão periférica. Se esse aumento for persistente e a administração de agentes inotrópicos positivos isoladamente não melhorar a perfusão tecidual, o uso de redutores da pós-carga pode ser adequado, como nitroprussiato ou milrinona em associação com um agonista beta-adrenérgico. A milrinona, uma inibidora da fosfodiesterase (ver anteriormente), também é um agente inotrópico positivo e, combinada com um agonista beta-adrenérgico, age sinergicamente para aumentar os níveis de adenosina monofosfato cíclico miocárdico.

A avaliação sequencial e o manejo do choque cardiovascular são fundamentais (ver Capítulo 88). A Tabela 469.4 traz um resumo dos princípios do tratamento geral para o choque cardiogênico sob a maioria das circunstâncias. Além dos medicamentos específicos para o coração, outros tratamentos tiveram como alvo a melhora da capacidade de oxigenação (p. ex., transfusão de sangue para pacientes com anemia) e a diminuição da demanda de oxigênio (p. ex., intubação, ventilação mecânica, sedação). O tratamento de lactentes e crianças com baixo débito cardíaco após uma cirurgia cardíaca também depende da natureza do procedimento operatório, de quaisquer complicações intraoperatórias e da fisiologia da circulação após a reparação ou o tratamento paliativo (ver Capítulo 461). Se o choque cardiogênico não responder rapidamente ao tratamento clínico, deve-se pensar na possibilidade de um suporte mecânico.

SUPORTE MECÂNICO CIRCULATÓRIO

A **oxigenação extracorpórea por membrana (ECMO),** que pode proporcionar suporte cardiopulmonar total, é a modalidade a curto prazo mais comum para o suporte da insuficiência circulatória em crianças. Em hospitais com grande experiência, as crianças podem ser colocadas rapidamente em ECMO; portanto, a modalidade pode ser utilizada em múltiplos contextos, incluindo síndrome do débito cardíaco baixo (insuficiência cardíaca por baixo débito) após uma cirurgia cardíaca, hemodinâmica com deterioração rápida em vários cenários (p. ex., miocardite) e como medida de reanimação da parada cardíaca refratária. A modalidade é ideal para o suporte a curto prazo quando se espera que a doença subjacente que requer a ECMO seja resolvida no prazo de dias a semanas. Por diversas razões, incluindo a taxa de complicação relativamente alta e a redução da mobilidade de muitos pacientes tratados com ECMO, não é ideal para o suporte miocárdico a longo prazo.

Dadas as limitações da ECMO, existe uma necessidade de desenvolver opções de suporte a longo prazo para crianças com insuficiência cardíaca refratária. Com os avanços atuais, quase 50% das crianças com miocardiopatia dilatada receberam suporte com **dispositivo de assistência ventricular** (VAD) antes do transplante cardíaco.

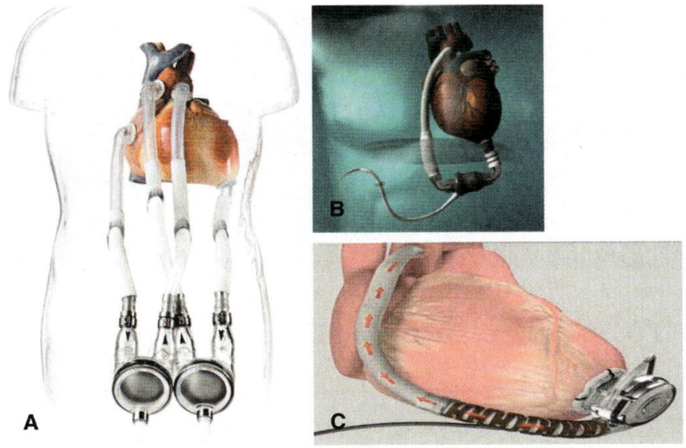

Figura 469.2 Dispositivos de assistência ventricular comumente utilizados em crianças. **A.** Berlin Heart EXCOR® dispositivo pulsátil pneumático paracorporal. **B.** e **C.** Dispositivos de fluxo contínuo: **B.** HeartMate™ II de fluxo axial; **C.** HeartWare™ HVAD de fluxo centrífugo. (*A. Cortesia da Berlin Heart, LLC; B. reproduzida, com autorização, da St. Jude Medical, ©2017 [Todos os direitos reservados. HeartMate™ II e St. Jude Medical são marcas comerciais da St. Jude Medical, LLC ou suas empresas relacionadas]; C. cortesia da Medtronic, Inc.*)

Para lactentes e crianças pequenas, o VAD mais usado é o Berlin Heart EXCOR®, que pode ser usado para o suporte ventricular esquerdo, direito ou biventricular. Ele é classificado como um *dispositivo pulsátil pneumático paracorporal,* e a bomba é situada fora do corpo. Entre adultos, esses tipos de dispositivos mais antigos têm sido substituídos por dispositivos de gerações mais recentes classificados como *dispositivos de fluxo contínuo intracorporal.* Eles são completamente internalizados, exceto pelo cabo de força que se conecta à fonte de energia (Figura 469.2). Esses VADs têm menos complicações e podem fornecer um suporte durável a longo prazo fora do hospital. São frequentemente usados em crianças mais velhas e adolescentes, com muitos desses pacientes recebendo alta para casa e mantendo o suporte com o VAD.

Outros tipos de dispositivos, incluindo **VAD temporário** para suporte a curto prazo e o **coração artificial total** para suporte a longo prazo, também têm sido usados em crianças, mas com menor frequência. Na população pediátrica, a maioria desses dispositivos é usada com a intenção de realizar subsequentemente um transplante cardíaco, embora os dispositivos possam ser removidos se houver recuperação da função miocárdica. Isso é diferente do que ocorre nos pacientes adultos, muitos dos quais recebem esses dispositivos sem planejamento para transplante cardíaco, a chamada terapia de destino. Tratar com sucesso os pacientes com suporte VAD requer uma equipe multiprofissional especializada.

A bibliografia está disponível no GEN-io.

Tabela 469.4 Tratamento do choque cardiogênico.*

	DETERMINANTES DO VOLUME SISTÓLICO		
	PRÉ-CARGA	**CONTRATILIDADE**	**PÓS-CARGA**
Parâmetros medidos	PVC, PCCP, PAE, tamanho da câmara cardíaca na ecocardiografia	DC, PA, fração de encurtamento ou fração de ejeção no ecocardiograma, saturação VM de O_2	PA, perfusão periférica, RVS
Tratamento para melhorar o débito cardíaco	Expansão de volume (cristaloide, coloide, sangue)	Agonistas beta-adrenérgicos, inibidores da fosfodiesterase	Agentes de redução pós-carga: milrinona, nitroprussiato, IECAs

*A meta é melhorar a perfusão periférica aumentando o débito cardíaco, em que: débito cardíaco = frequência cardíaca × volume sistólico. DC, débito cardíaco (medido com um cateter de termodilatação); IECAs, inibidores da enzima conversora da angiotensina; PA, pressão arterial; PAE, pressão atrial esquerda (medida com um cateter atrial esquerdo de demora); PCCP, pressão capilar pulmonar em cunha (medida com um cateter de termodilatação); PVC, pressão venosa central; RVS, resistência vascular sistêmica (calculada a partir de DC e PA média); saturação VM de O_2, saturação venosa mista de oxigênio (medida com um cateter venoso central).

Capítulo 470

Transplante Cardíaco e Cardiopulmonar Pediátrico

470.1 Transplante Cardíaco Pediátrico

Joseph W. Rossano

O transplante cardíaco pediátrico é considerado a terapia padrão que oferece sobrevida a longo prazo para doença cardíaca em estágio terminal em crianças. Em adultos, os dispositivos de assistência ventricular (VADs) são geralmente empregados como terapia por tempo prolongado para pacientes não elegíveis para receber o transplante cardíaco, mas em crianças a maioria dos VADs é utilizada como uma *ponte* para o transplante, e não como uma alternativa. Até janeiro de 2017, quase 9 mil transplantes cardíacos haviam sido realizados em crianças nos EUA desde 1988, com cerca de 400 transplantes anualmente; um quarto deles em crianças com menos de 1 ano. As taxas de sobrevida têm melhorado significativamente ao longo do tempo, com maior parte da melhora ocorrendo no período precoce após o transplante. Esse período continua a ser associado com maior risco de morte, e muitos pacientes que sobrevivem ao primeiro ano após o transplante continuam vivos 20 anos mais tarde (Figura 470.1). De fato, um número crescente de crianças chega a 15, 20 e 30 anos pós-transplante.[20]

INDICAÇÕES

O transplante cardíaco é realizado (1) em lactentes e crianças com cardiomiopatia em estágio terminal que se tornaram refratárias à terapia clínica; (2) nas cardiopatias congênitas (CC) corrigidas parcial ou totalmente que desenvolveram disfunção ventricular ou outras complicações do fim da gravidez, não passíveis de cirurgia; e (3) com menos frequência em pacientes com CC complexas – atresia pulmonar com septo íntegro e estenoses arteriais coronarianas, algumas formas de síndrome de hipoplasia do coração esquerdo (SHCE) – para as quais os procedimentos cirúrgicos-padrão são extremamente de alto risco. Além disso, o **retransplante** representa cerca de 5% dos casos a cada ano. As **cardiomiopatias** são responsáveis por mais de 50% dos transplantes de coração em pacientes pediátricos com mais de 1 ano, com a porcentagem de pacientes com CC complexas previamente reparadas de cerca de 30%. Em lactentes menores de 1 ano, as CC antigamente representavam mais de 80% dos transplantes; porém, essa fração caiu para cerca de 60% conforme os resultados cirúrgicos melhoraram, como na SHCE.

SELEÇÃO DO RECEPTOR E DO DOADOR

Os potenciais receptores de transplantes de coração devem estar livres de problemas médicos não cardíacos graves, tais como doenças neurológicas, infecção sistêmica ativa, doença hepática ou renal grave e desnutrição. Muitas crianças com disfunção ventricular apresentam risco de desenvolver **doença vascular pulmonar** que, se for grave o suficiente, pode também tornar contraindicado o transplante de coração. Portanto, a resistência vascular pulmonar (RVP) é medida durante o cateterismo cardíaco em candidatos ao transplante, tanto em repouso quanto, se elevada, em resposta aos vasodilatadores. Pacientes com RVP constantemente elevada têm maior risco de transplante cardíaco e podem ser considerados candidatos para transplante de coração-pulmão (ver Capítulo 470.2). No entanto, com os avanços no manejo pós-operatório da hipertensão pulmonar (p. ex., óxido nítrico inalado), muitos pacientes com elevações moderadas na RVP podem se submeter apenas ao transplante de coração. Uma avaliação abrangente do receptor pelo serviço social é um importante componente da avaliação do destinatário. Devido ao complexo regime médico pós-transplante, a família deve ter uma história de conformidade e deve-se obter um consentimento informado detalhado, indicando o entendimento do compromisso vitalício da medicação imunossupressora e de monitoramento cuidadoso.

A **escassez de doadores** é um problema sério para adultos e crianças. No Registro Nacional de Receptores de Transplante nos EUA, na **United Network for Organ Sharing (UNOS)**, os aloenxertos são pesquisados segundo o grupo sanguíneo ABO e o peso corporal. A combinação por ABO pode não ser exigida para lactentes muito jovens; a idade exata em que se desenvolve a tolerância ABO ainda não foi determinada. Pacientes, em especial aqueles com a história de CC que foram submetidos a operações prévias, podem ter anticorpos contra os antígenos leucocitários humanos (HLAs). No caso de títulos de HLA elevados, há risco de uma prova cruzada positiva e disfunção precoce do enxerto. Esses anticorpos também podem contribuir para a disfunção tardia por meio da rejeição mediada por eles e pelo desenvolvimento de doença vascular do enxerto. Para pacientes com níveis elevados desses anticorpos, existem estratégias para evitar uma prova cruzada positiva por meio de uma prova prospectiva ou virtual, embora isso possa prolongar o tempo na lista de espera. As contraindicações para a doação de órgãos incluem parada cardíaca prolongada com disfunção cardíaca persistente de moderada a grave, doença sistêmica ou infecção vigente e doença cardíaca grave preexistente. Os médicos que cuidam de um potencial doador devem sempre contactar o coordenador de doação

[20]N.R.T.: Em 2019 a taxa de transplante de coração no Brasil foi de 0,5 pmpp e ingressaram em lista de espera para coração 56 crianças; 48 já estavam em lista, em dezembro de 2018, totalizando 104 necessitando de transplante. Foram transplantadas 32 (30%) e faleceram 19 (18%) aguardando em lista.

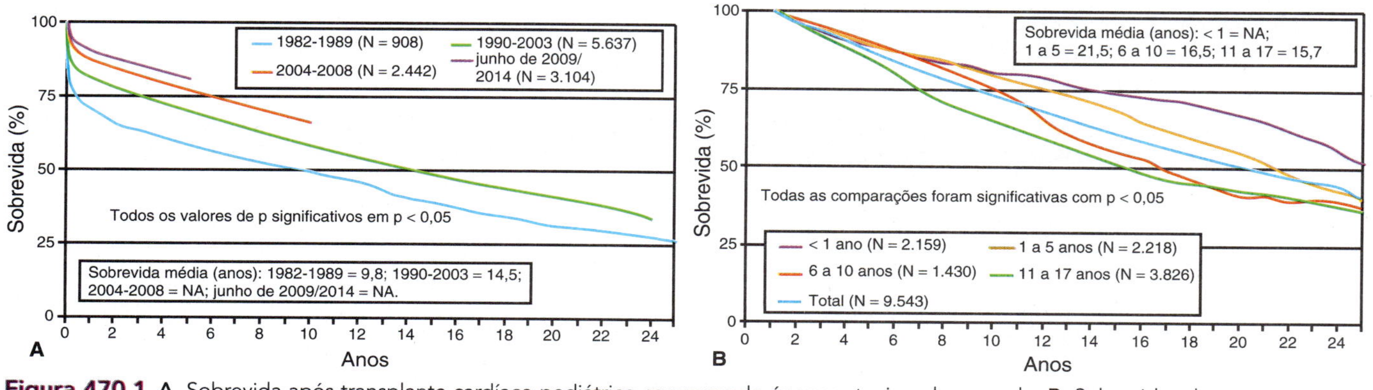

Figura 470.1 **A.** Sobrevida após transplante cardíaco pediátrico comparando épocas atuais e do passado. **B.** Sobrevida a longo prazo entre os pacientes que viveram durante o primeiro ano pós-transplante. NA, não aplicável. (*Reproduzida de Rossano JW, Dipchand AI, Edwards LB et al.: The Registry of the International Society for Heart and Lung Transplantation: Nineteenth Pediatric Heart Transplantation Report–2016. Focus theme: primary diagnostic indications for transplant, J Heart Lung Transplant 35(10):1185–1195, 2016, Figs 6 and 7.*)

de órgãos de sua instituição, que pode julgar melhor a adequação da doação e tem experiência em interagir com as famílias de doadores potenciais. Uma história de reanimação isolada ou de CC reparável não é uma exclusão automática para a doação.

A decisão de quando colocar um paciente na lista de espera de transplante baseia-se em muitos fatores, inclusive disfunção ventricular, diminuição acentuada da tolerância a exercícios conforme determinado por testes cardiopulmonares (ver Capítulo 450.5), má resposta à terapia medicamentosa ou internações múltiplas por insuficiência cardíaca, arritmia, deterioração progressiva da função renal ou hepática, estágios iniciais da doença vascular pulmonar e estado nutricional inadequado. Em pacientes aguardando transplantes com má função ventricular esquerda, frequentemente é introduzido um regime de anticoagulação para reduzir o risco de trombose mural e tromboembolismo. Aqueles com insuficiência cardíaca progressiva resultando em diminuição da função do órgão terminal (renal ou hepática) que não respondem ao tratamento farmacológico padrão podem ser candidatos a um VAD. O uso desses dispositivos aumentou substancialmente ao longo da última década, e hoje quase metade dos pacientes com miocardiopatia dilatada recebe suporte com VAD antes do transplante, já que é possível haver melhora da hemodinâmica e da função do órgão terminal; alguns pacientes podem até mesmo receber alta para casa com suporte de VAD (ver Capítulo 469).

MANEJO PEROPERATÓRIO

No **procedimento cirúrgico clássico**, tanto o coração do doador quanto o do receptor eram excisados de modo que as partes posteriores dos átrios que contêm as veias cavas e as veias pulmonares fossem deixadas intactas. A aorta e a artéria pulmonar são divididas acima do nível das valvas semilunares. A porção anterior dos átrios do doador era então ligada à porção posterior restante dos átrios do receptor, evitando, assim, a necessidade de sutura delicada da veia cava ou das veias pulmonares. Os grandes vasos do doador e do receptor eram conectados por meio de anastomoses terminoterminais. Isso foi suplantado em muitos hospitais pela anastomose *bicaval*, com o átrio direito do doador (e o nó sinusal) sendo deixado intacto e com linhas de sutura nas veias cavas superiores e inferiores; a conexão atrial esquerda ainda é realizada como no procedimento clássico.

O **transplante cardíaco heterotópico** era usado ocasionalmente para pacientes com cardiomiopatia ventricular esquerda e RVP elevada. Nessa operação, os corações do doador e do receptor são ligados em paralelo para que o ventrículo direito receptor (que sofreu hipertrofia ao longo do tempo por causa da pressão pulmonar elevada) bombeie principalmente para os pulmões, e o ventrículo esquerdo do doador bombeie principalmente para o corpo. Essa operação pode ser preferível para transplante de coração-pulmão em candidatos adequados (pacientes com hipertensão pulmonar, mas sem doença parenquimatosa, sem evidências de insuficiência ventricular direita e sem CC grave). Contudo, esse procedimento é muito incomum hoje em dia.

No período pós-operatório imediato, consegue-se a **imunossupressão** com um regime farmacológico duplo ou triplo, com cada vez mais centros que adotam o mínimo ou nenhum corticosteroide. As combinações mais comuns são um *inibidor da calcineurina* (ciclosporina ou tacrolimo) mais um *agente antiproliferativo* (micofenolato de mofetila ou azatioprina), com ou sem *prednisona*. Em muitos centros, a terapia de indução (em geral uma preparação antilinfócitos) é adicionada na primeira semana, e agentes comuns incluem globulina antitimócitos (ATG) e os anticorpos do receptor humanizado anti-interleucina 2 (basiliximabe). Em crianças que não apresentam uma rejeição significativa do enxerto, os corticosteroides podem ser gradualmente eliminados no período inicial do transplante. Alguns centros não usam esteroides como parte da imunossupressão de manutenção, mas usam esses fármacos como tratamento em bólus para episódios de rejeição aguda.[21]

Muitos receptores de transplantes cardíacos pediátricos pode ser extubados e retirados da ventilação mecânica dentro das primeiras 48 h após o transplante e deixam o leito dentro de vários dias. Em pacientes com fatores de risco preexistentes, a recuperação pós-operatória pode ser consideravelmente prolongada. Para aqueles com hipertensão pulmonar no pré-operatório, o uso de óxido nítrico no pós-operatório pode permitir que o ventrículo direito do doador sofra hipertrofia em resposta às pressões elevadas da artéria pulmonar. Ocasionalmente, esses pacientes exigirão suporte com dispositivo de assistência ventricular direita ou oxigenação por membrana extracorpórea (ECMO).

DIAGNÓSTICO E TRATAMENTO DA REJEIÇÃO AGUDA DO ENXERTO

O manejo pós-transplante consiste em ajustar a dose dos medicamentos para manter o equilíbrio entre o risco de rejeição e os efeitos colaterais da imunossupressão excessiva. A **rejeição aguda do enxerto** é uma das principais causas de morte em receptores de transplante cardíaco pediátrico. A incidência é maior nos primeiros 3 meses após a colocação do transplante e diminui consideravelmente depois disso. Muitos pacientes pediátricos experimentam pelo menos um episódio de rejeição aguda nos primeiros 2 anos após o transplante, embora os regimes imunossupressores modernos tenham diminuído a frequência de episódios graves. Como os sintomas de rejeição podem imitar muitas doenças pediátricas de rotina (p. ex., pneumonia, gastrenterite), o centro de transplante deve ser notificado sempre que o receptor for examinado em um consultório pediátrico ou no departamento de emergência para doenças agudas.

As manifestações clínicas da rejeição aguda podem incluir fadiga, retenção de líquidos, febre, sudorese, sintomas abdominais e um ritmo de galope. O eletrocardiograma (ECG) pode mostrar diminuição da voltagem, arritmias atriais ou ventriculares, ou bloqueio cardíaco, mas em geral não são achados diagnósticos. A radiografia de tórax pode mostrar coração aumentado, efusões ou edema pulmonar, mas, tipicamente, apenas em estágios mais avançados da rejeição. Os níveis de peptídeo natriurético costumam estar aumentados durante os episódios de rejeição aguda. A maioria dos casos ocorre sem sintomas clínicos detectáveis. Na ecocardiografia, os índices de função sistólica do ventrículo esquerdo podem ser diminuídos; no entanto, eles não costumam se deteriorar até a rejeição ser pelo menos moderadamente grave. As técnicas para avaliar o espessamento da parede e a função diastólica ventricular esquerda não mostraram ser fatores preditivos de rejeição precoce. A maioria dos centros de transplante não depende da ecocardiografia isoladamente para a vigilância da rejeição.

A **biopsia miocárdica** é o método mais confiável de monitoramento de pacientes para a detecção de rejeição. Amostras são extraídas da parte ventricular direita do septo interventricular e podem ser coletadas de forma relativamente segura, mesmo em crianças pequenas. Em lactentes, as biopsias de vigilância costumam ser executadas com menos frequência, podendo ocorrer uma ou duas vezes por ano. Crianças podem ter episódios de rejeição clinicamente insuspeitos até 5 a 10 anos após o transplante; a maioria dos centros continua a realizar biopsias de vigilância de rotina, embora em intervalos menos frequentes.

Os critérios para a classificação da rejeição cardíaca baseiam-se em um sistema desenvolvido pela **International Society for Heart and Lung Transplantation** (**ISHLT**), que leva em consideração o grau de infiltração celular e se a necrose de miócitos está presente. O grau de rejeição 1R da ISHLT em geral é leve e muitas vezes não é tratado com esteroides em bólus; muitos desses episódios se resolvem espontaneamente. Para pacientes com rejeição grau 2R da ISHLT, o tratamento é instituído com metilprednisolona intravenosa (IV) ou uma "dose de ataque e titulação" de prednisona oral. Muito tempo depois do transplante, pacientes assintomáticos com ecocardiogramas normais podem ser tratados ambulatorialmente. No grau 3R, ou na presença de instabilidade hemodinâmica, a indicação é a internação para receber corticosteroides IV e terapia antirrejeição potencialmente mais agressiva. Para episódios de rejeição resistentes à terapia esteroide, regimes terapêuticos adicionais incluem um curso de repetição de uma preparação antilinfócitos (globulina antitimócito), metotrexato ou irradiação linfoide total. No caso de episódios repetidos de rejeição, a troca de ciclosporina para tacrolimo (ou vice-versa) ou a adição de um inibidor único da proliferação (p. ex., sirolimo) pode trazer

[21]N.R.T.: O basiliximabe não está disponível no Brasil.

benefícios. A rejeição refratária não é considerada uma boa indicação para retransplante, por causa dos resultados relativamente escassos em comparação com outras indicações.

A realização do perfil de expressão de genes das células mononucleares do sangue periférico foi validada em adultos como um método altamente sensível e moderadamente seletivo de vigilância da rejeição. No entanto, esses resultados não foram confirmados em crianças. Outras técnicas atuais promissoras incluem a criação de perfil de DNA de doador livre de células liberadas no soro de pacientes durante os episódios de lesão do enxerto. Também houve progressos na caracterização genética como um meio para determinar quais pacientes estão em maior risco de rejeição, como crianças que apresentam polimorfismos de nucleotídios únicos (SNPs), levando à maior atividade das citocinas inflamatórias ou à diminuição da atividade das citocinas reguladoras.

Alguns episódios de rejeição não estão associados a um infiltrado celular na biopsia. Esses casos são mediados por anticorpos específicos circulantes do doador e podem ser detectados por imunocoloração das amostras de biopsia para o componente do complemento C4d, para macrófagos expressando CD68 e para evidências de lesão histológica. A rejeição mediada por anticorpos é menos responsiva às terapias padrão para a rejeição celular aguda (p. ex., corticosteroides em bólus) e tem sido tratada com plasmaférese, imunoglobulina intravenosa (IGIV), anticorpo monoclonal anti-CD20 rituximabe e inibidor de proteassomo bortezomibe, todos com resultados variados. A evolução a longo prazo de pacientes com anticorpos específicos persistentes do doador é ruim, com muitos tendo fracasso precoce do enxerto.

COMPLICAÇÕES DA IMUNOSSUPRESSÃO

Infecção

A infecção é também uma causa de morte em pacientes pediátricos transplantados (Figura 470.2). A incidência é maior nos primeiros 3 meses após a realização do transplante, quando as doses imunossupressoras são mais elevadas. As infecções **virais** são as mais comuns, sendo responsáveis por até 25% dos episódios infecciosos. A infecção por **citomegalovírus (CMV)** era, no passado, a causa principal de morbidade e mortalidade, podendo ocorrer como infecção primária em pacientes sem exposição anterior ao vírus ou como reativação. A infecção grave pelo CMV pode ser disseminada ou associada com pneumonite ou gastrenterite e provocar um episódio de rejeição aguda ou doença coronariana do enxerto. A maioria dos centros usa ganciclovir IV ou imunoglobulina CMV (CytoGam®), ou ambos, como profilaxia em qualquer paciente com um coração de um doador que seja positivo para CMV ou qualquer receptor que tenha evidências sorológicas anteriores da doença. As preparações orais de ganciclovir com perfis de melhora da absorção estão disponíveis para a terapêutica crônica e substituíram com vantagens as preparações IV para a profilaxia. Esses regimes reduziram significativamente a carga da doença por CMV em pacientes que receberam transplante de coração. A reação de polimerase em cadeia (PCR) aumenta a capacidade para diagnosticar a infecção por esse vírus e para monitorar a eficácia da terapia em série.

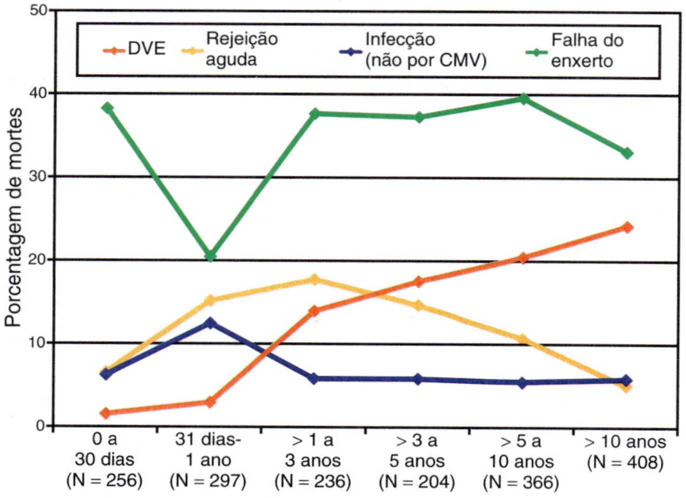

Figura 470.2 Principais causas de morte após transplante cardíaco pediátrico através do tempo desde o transplante. CMV, Citomegalovírus; DVE, doença vascular do enxerto. *(Reproduzida de Rossano JW, Dipchand AI, Edwards LB et al.: The Registry of the International Society for Heart and Lung Transplantation: Nineteenth Pediatric Heart Transplantation Report–2016. Focus theme: primary diagnostic indications for transplant, J Heart Lung Transplant 35(10):1185–1195, 2016, Fig 10.)*

Em sua maioria, as doenças virais normais da infância são bem toleradas e em geral não requerem tratamento especial. Otite média e infecções do trato respiratório superior de rotina podem ser tratadas ambulatorialmente, embora a febre ou os sintomas que durem além do curso habitual necessitem de mais investigações. A **gastrenterite**, em especial com vômitos, pode resultar em absorção muito reduzida dos medicamentos imunossupressores e provocar um episódio de rejeição. Nesse cenário, os níveis dos fármacos devem ser monitorados rigorosamente e deve-se considerar o uso de medicamentos IV. A gastrenterite também pode ser um sinal de rejeição; assim, sempre deve ser mantido um alto índice de suspeita. A varicela é outra doença da infância com motivo de preocupação para pacientes imunossuprimidos. Se um receptor de transplante de coração adquirir a infecção da varicela clínica, o tratamento com aciclovir IV geralmente atenua a doença.

As infecções bacterianas ocorrem em seguida com frequência após os vírus, com o pulmão sendo o local mais comum, seguido pelo sangue, pelo trato urinário e, menos frequentemente, pela esternotomia. Outras fontes de infecção pós-transplante incluem fungos e protozoários. Muitos centros usam nistatina bucal para diminuir a colonização fúngica e sulfametoxazol + trimetoprima durante a profilaxia com corticosteroide para prevenir a infecção por *Pneumocystis jiroveci*.

Retardo do crescimento

Pacientes que requerem administração crônica de terapia com corticosteroide costumam apresentar diminuição do crescimento linear. Assim, muitos dos programas de transplante pediátricos indicam imunossupressão sem esteroides no primeiro ano após o transplante. Naqueles pacientes que apresentam rejeição quando os esteroides são retirados, regimes de corticosteroide em dias alternados podem resultar em aumento do crescimento linear. A **irradiação linfoide total** também se mostrou promissora como um protocolo poupador de esteroides. Apesar dessas preocupações, a maioria dos sobreviventes a longo prazo do transplante cardíaco pediátrico tem crescimento normal.

Hipertensão

A hipertensão é comum em pacientes tratados com inibidores da calcineurina, causada por uma combinação de expansão de volume plasmático e defeitos na excreção de sódio renal. Corticosteroides geralmente potencializam a hipertensão induzida pela calcineurina.

Função renal

A administração crônica de ciclosporina ou tacrolimo pode levar à nefropatia tubulointersticial em adultos, mas a disfunção renal grave é menos comum em crianças. A maioria dos pacientes pediátricos tem, gradualmente, aumento na creatinina sérica no primeiro ano após o transplante; se a disfunção renal ocorrer, ela em geral responde à diminuição na dosagem do inibidor da calcineurina. A adição de sirolimo (rapamicina), em vez de micofenolato de mofetila (MMF), permite uma redução na dose do inibidor da calcineurina em pacientes com disfunção renal, embora não esteja claro se as estratégias levam à melhora da função renal a longo prazo. A infecção pelo vírus BK, um problema crescente em pacientes que recebem transplante renal, tem sido descrita como uma fonte de disfunção renal em pacientes receptores de transplante de coração. Felizmente, é raro pacientes pediátricos que recebem transplante cardíaco necessitarem de transplante renal.

Complicações neurológicas

Os efeitos colaterais neurológicos da ciclosporina e do tacrolimo incluem tremores, mialgias, parestesias e, raramente, convulsões. Essas complicações podem ser tratadas com doses reduzidas de medicação e, ocasionalmente, com suplementação oral de magnésio. As infecções intracranianas representam risco significativo, em especial porque alguns dos sinais mais frequentes (rigidez da nuca) podem estar ausentes em pacientes imunossuprimidos. Os microrganismos potenciais incluem *Aspergillus, Cryptococcus neoformans* e *Listeria monocytogenes*. Uma forma rara de encefalopatia, conhecida como **síndrome da encefalopatia reversível posterior** (SERP), pode ocorrer em pacientes que recebem tratamento com ciclosporina ou tacrolimo. A SERP se apresenta com hipertensão, dores de cabeça e convulsões, requer RM para diagnóstico e geralmente é tratada pela troca do inibidor da calcineurina ou, em casos raros, pela suspensão e inclusão de outros agentes imunossupressores (p. ex., sirolimo, MMF).

Tumores

Uma das complicações graves e limitantes da sobrevida a longo prazo em pacientes receptores de transplantes cardíacos pediátricos é o risco de doença neoplásica. A mais comum é a **doença linfoproliferativa pós-transplante** (DLPT), uma condição associada à infecção pelo vírus Epstein-Barr (EBV). No transplante, os pacientes soronegativos para o EBV (em geral lactentes e crianças pequenas) apresentam risco aumentado de desenvolver DLPT se, posteriormente, apresentarem soroconversão, adquirindo o vírus do órgão doador ou por infecção primária. Ao contrário do câncer real, muitos casos de DLPT respondem à redução na imunossupressão. Um anticorpo monoclonal dirigido contra o antígeno CD20 em linfócitos ativados (rituximabe) tem sido eficaz contra algumas formas da doença. No entanto, ela pode se comportar de forma mais agressiva, e muitos pacientes necessitarão de quimioterapia. Um risco aumentado de câncer de pele requer que sejam tomadas as devidas precauções com crianças quando expostas à luz solar.

Doença vascular do enxerto cardíaco

A doença vascular do enxerto cardíaco (DVE) é uma doença das artérias coronárias que ocorre em cerca de 20% das crianças 5 anos após o transplante. A causa é ainda obscura, embora se acredite que seja uma forma de lesão dos vasos mediada imunologicamente. Múltiplos fatores, incluindo episódios de rejeição, infecções, hipercolesterolemia e hiperglicemia, são considerados capazes de aumentar o risco de DVE. Ao contrário da aterosclerose coronária nativa, a DVE é um processo difuso com alto grau de envolvimento do vaso distal. Como o coração transplantado foi desnervado, os pacientes podem não sentir os sintomas, como angina de peito, durante os episódios isquêmicos, e a manifestação inicial pode ser o colapso cardiovascular ou a morte súbita. A maioria dos centros realiza angiografias coronárias anualmente para a triagem das anormalidades coronarianas; alguns também realizam ultrassom intravascular coronariano em crianças maiores e em adolescentes. Os procedimentos de *bypass* arterial coronariano padrão geralmente não são úteis por causa da natureza difusa do processo, embora os *stents* percutâneos possam às vezes ser eficazes para lesões isoladas. Para paciente com DVE grave, a repetição do transplante cardíaco tem sido o único tratamento eficaz. Assim, a prevenção é o foco das pesquisas mais atuais. Foi demonstrado que os inibidores do ciclo celular sirolimo e everolimo diminuem o espessamento da íntima arterial coronariana em pacientes adultos transplantados. Outros fármacos que foram demonstrados como associados a menor risco de DVE incluem os bloqueadores dos canais de cálcio (p. ex., o diltiazem) e os redutores do colesterol por inibição da HMG-CoA (3-hidroxi-3-metil-coenzima A) redutase, como pravastatina e atorvastatina.

Outras complicações

Os corticosteroides geralmente resultam em fácies cushingoide, acne e estrias. A ciclosporina pode causar mudança sutil nas características faciais, tais como hiperplasia gengival e hipertricose. Essas características estéticas podem ser bastante preocupantes para adolescentes, sendo motivo para não adesão ao tratamento, um dos principais riscos para a morbidade e mortalidade tardias. A maioria dessas complicações estéticas é relacionada à dose e melhora à medida que os medicamentos imunossupressores são desmamados. O tacrolimo não tem os efeitos colaterais estéticos da ciclosporina. A osteoporose e a necrose asséptica são razões adicionais para reduzir a dosagem de esteroides logo que possível. Diabetes e pancreatite são complicações raras, mas graves.

Reabilitação

Apesar dos riscos potenciais de imunossupressão, a perspectiva de reabilitação em receptores de transplante cardíaco pediátrico é excelente e a maioria não tem limitações funcionais em suas vidas diárias. Eles podem frequentar a creche ou a escola e participar de esportes não competitivos e outras atividades apropriadas para a idade. As medidas padronizadas da função ventricular estão próximas do normal. Como o coração transplantado é desnervado, o aumento da frequência e do débito cardíaco durante os exercícios é mais lento. Essas anormalidades sutis são raramente perceptíveis pelo paciente.

O crescimento do coração transplantado é excelente, embora um leve grau de hipertrofia ventricular seja em geral observado, mesmo após anos do transplante. Os locais de anastomoses atriais e grandes vasos geralmente crescem sem o desenvolvimento de obstrução. No entanto, em recém-nascidos que se submetem a um transplante para SHCE, pode ocorrer coarctação da aorta justaductal.

Um problema sério com o descumprimento das regras do tratamento pode ocorrer quando os pacientes chegam à adolescência, podendo resultar em rejeição potencialmente fatal. A intervenção precoce por assistentes sociais, psicólogos e conselheiros pode ser capaz de reduzir esse risco.

A bibliografia está disponível no GEN-io.

470.2 Transplante de Coração-Pulmão e Pulmão

Joseph W. Rossano e Samuel B. Goldfarb

Mais de 700 transplantes pediátricos de coração-pulmão e 2,2 mil de pulmão (único ou duplo) foram realizados e relatados à ISHLT, com mais de 100 procedimentos realizados anualmente. A maioria é de transplante de pulmão, com apenas 11 de coração-pulmão relatados em 2014. As principais indicações de transplante de pulmão incluem fibrose cística, hipertensão pulmonar, doença pulmonar intersticial, deficiências de surfactante e retransplante. As indicações para o transplante de coração-pulmão incluem CC complexa juntamente com doença do parênquima pulmonar ou doença vascular. Pacientes com corações normais são candidatos a transplante de pulmão mesmo no contexto de disfunção ventricular direita. Isso levou a um declínio acentuado nos procedimentos de transplante de coração-pulmão atualmente. Em alguns pacientes com CC, o transplante duplo de pulmão pode ser realizado em combinação com a reparação dos defeitos intracardíacos. Pacientes com fibrose cística *não* são candidatos para enxertos únicos de pulmão devido ao risco de infecção do pulmão contralateral doente. Os pacientes são selecionados de acordo com muitos dos mesmos critérios usados para receptores de transplantes de coração (ver Capítulo 470.1).

A imunossupressão pós-transplante geralmente é conseguida com um regime de três fármacos, combinando um inibidor da calcineurina (ciclosporina ou tacrolimo) com um agente antiproliferativo (MMF ou azatioprina) e prednisona. A maioria dos pacientes recebe terapia de indução com uma preparação celular antitimócitos ou anticélulas T. Ao contrário de pacientes com transplantes de coração isolado, aqueles que recebem transplantes de pulmão ou coração-pulmão não podem ser desmamados totalmente sem esteroides. A profilaxia contra a infecção por *P. jiroveci* é alcançada com sulfametoxazol + trimetoprima ou pentamidina aerossolizada. Ganciclovir e a profilaxia com imunoglobulina de CMV são usados como nos receptores de transplantes de coração (ver Capítulo 470.1) e medicamentos antifúngicos nos períodos peri e pós-operatório e em pacientes com colonização pré-transplante.

A rejeição pulmonar é comum em receptores de transplantes de pulmão ou coração-pulmão, enquanto a rejeição do coração é encontrada com muito menos frequência. A rejeição aguda ocorre em cerca de 25% dos pacientes no primeiro ano após o transplante. Os sinais e sintomas da rejeição de pulmão podem incluir febre e fadiga (embora muitos episódios sejam minimamente sintomáticos), alterações nas provas de função pulmonar e achados radiográficos. A vigilância para a rejeição é executada pelo monitoramento da função pulmonar (capacidade vital forçada; volume expiratório no primeiro segundo [VEF_1]; e fluxo expiratório forçados, fase expiratória média [$FEF_{25-75\%}$]), tensão de oxigênio arterial sistêmico, radiografias e TC de tórax, e biopsias transbrônquica e pulmonar aberta. Dos receptores de transplante de coração-pulmão, os corações são avaliados para rejeição com procedimento similar à abordagem descrita no Capítulo 470.1.

As taxas de sobrevida atuais após o transplante de pulmão ou coração-pulmão em crianças são de 75 a 80% em 1 ano e de 50% 5 anos após o procedimento; a melhora da seleção dos pacientes e o manejo pós-operatório estão continuamente elevando tais estatísticas de sobrevida em relação às épocas anteriores. Alguns grupos, tais como pacientes com CC na ausência de síndrome de Eisenmenger, têm resultados ruins. O fracasso do enxerto e a infecção são as principais causas de morte precoce, enquanto uma forma de rejeição crônica conhecida como **bronquiolite obliterante** é responsável por quase 50% da mortalidade tardia. Outras causas de mortalidade e morbidade precoce incluem complicações técnicas, falência de múltiplos órgãos, disfunção primária do enxerto e causas cardiovasculares. As complicações tardias adicionais são o desenvolvimento de fracasso do enxerto, tumores, infecções e efeitos colaterais da imunossupressão crônica.

Os índices pós-operatórios de função cardiopulmonar e a capacidade de realizar exercícios mostram melhora significativa. Os problemas de disponibilidade de doadores são ainda mais graves com o transplante de pulmão do que com o cardíaco isolado. Entretanto, avanços significativos na perfusão pulmonar *ex vivo* têm grande potencial para expandir o número de órgãos disponíveis para transplante.

A bibliografia está disponível no GEN-io.

Seção **8**

Doenças do Sistema Vascular Periférico

Capítulo **471**

Doenças dos Vasos Sanguíneos (Aneurismas e Fístulas)

471.1 Doença de Kawasaki

Daniel Bernstein

Ver também Capítulo 191.

Os aneurismas das artérias coronárias e, ocasionalmente, de outras artérias sistêmicas podem complicar a doença de Kawasaki, sendo a principal causa de morbidade nessa doença (Figuras 471.1 e 471.2). Com exceção da doença de Kawasaki, os aneurismas não são comuns em crianças e ocorrem com mais frequência na aorta em associação com coarctação, canal arterial patente, síndrome de Ehlers-Danlos tipo IV (forma arterial equimótica), síndrome da hiper-IgE, síndrome de Marfan e as quatro formas da síndrome de Loeys-Dietz em vasos intracranianos (ver Capítulo 619). Os aneurismas também podem ocorrer secundariamente a um êmbolo infectado; a uma infecção contígua a um vaso sanguíneo; a um traumatismo; a anormalidades congênitas estruturais vasculares, em especial da parede medial; e a uma arterite, incluindo a poliarterite nodosa, a síndrome de Behçet e a arterite de Takayasu (ver Capítulo 192.2).

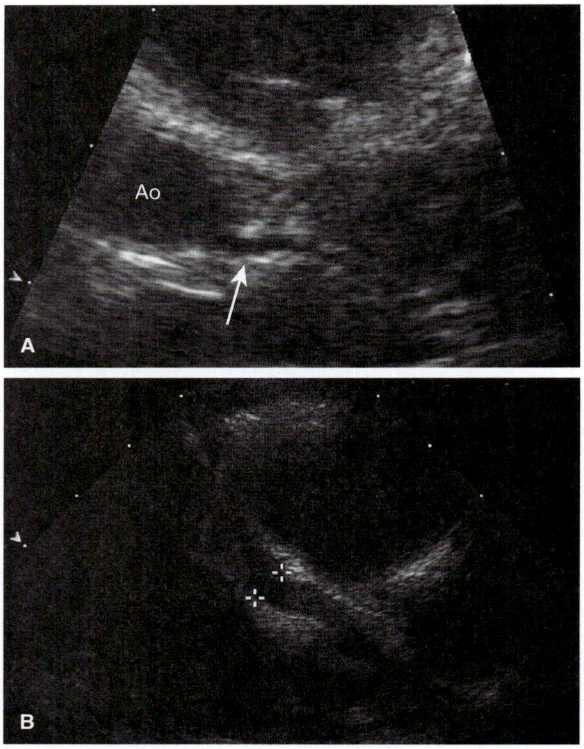

Figura 471.1 Ecocardiogramas bidimensionais, comparando uma artéria coronária principal esquerda normal (*seta* em **A**) a um aneurisma gigante de artéria coronária (delineado pelos *cursores* em **B**) em um paciente com a doença de Kawasaki. Ao, aorta.

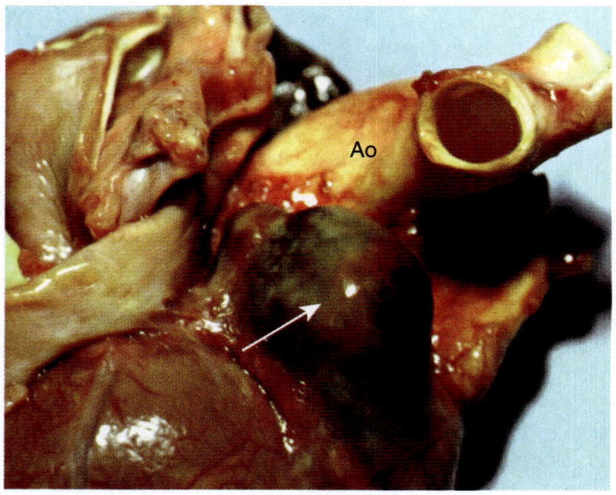

Figura 471.2 Peça anatômica mostrando um aneurisma gigante de artéria coronária esquerda (*seta*). Ao, aorta ascendente.

471.2 Fístulas Arteriovenosas

Daniel Bernstein

As fístulas arteriovenosas podem ser limitadas e pequenas ou podem ser extensas, causando complicações sistêmicas (ver Capítulos 532 e 669). Os locais mais comuns em lactentes e crianças são no interior do crânio, no fígado, nos pulmões, nas extremidades e nos vasos no interior ou próximos à parede torácica. Essas fístulas, embora geralmente **congênitas**, podem ocorrer após traumatismos ou ser manifestação de telangiectasia hemorrágica hereditária (doença de Osler-Weber-Rendu). Fístulas arteriovenosas femorais são uma complicação rara de cateterização femoral percutânea.

MANIFESTAÇÕES CLÍNICAS

Os sintomas clínicos ocorrem apenas nas comunicações arteriovenosas extensas, quando o sangue arterial flui para um sistema venoso de baixa pressão sem a resistência do leito capilar; a pressão venosa local está aumentada e o fluxo arterial distal à fístula está diminuído. A resistência arterial sistêmica cai em virtude da perda de sangue através da fístula. Mecanismos compensatórios incluem taquicardia e volume sistólico aumentado de modo a elevar o débito cardíaco. O volume sanguíneo total também está aumentado. Em fístulas extensas, ocorrem as seguintes alterações: dilatação ventricular esquerda, pressão de pulso alargada e insuficiência cardíaca de alto débito. TC, RM ou injeção de contraste no interior de uma artéria proximal à fístula confirma o diagnóstico.

Fístulas arteriovenosas intracranianas extensas ocorrem com mais frequência em lactentes recém-nascidos em associação com a **malformação da veia de Galeno**. O *shunt* esquerda-direita intracraniano extenso resulta em insuficiência cardíaca secundária ao alto débito cardíaco requerido. Pacientes com comunicações menores podem não apresentar manifestações cardiovasculares, mas, posteriormente, podem ter predisposição para o desenvolvimento de hidrocefalia (ver Capítulo 609.11) ou distúrbios convulsivos. O diagnóstico pode ser feito por ausculta de um sopro contínuo sobre o crânio. Crianças mais velhas com malformações arteriovenosas intracranianas mais difusas podem ser reconhecidas por calcificação intracraniana e alto débito cardíaco sem insuficiência cardíaca.

Fístulas arteriovenosas **hepáticas** podem ser generalizadas ou localizadas no fígado e hemangioendoteliomas ou hemangiomas cavernosos. A fístula pode estar localizada entre a artéria hepática e o ducto venoso ou a veia porta. A telangiectasia hemorrágica congênita também pode estar presente. Fístulas arteriovenosas extensas estão associadas ao débito cardíaco aumentado e à insuficiência cardíaca. A hepatomegalia é comum, e sopros sistólicos ou contínuos podem ser audíveis sobre o fígado.

Fístulas arteriovenosas **periféricas** costumam envolver as extremidades e estão associadas com deformação, edema e hemangiomas visíveis. Algumas são localizadas em áreas que resultam em obstrução das vias respiratórias superiores. Como apenas uma pequena minoria resulta em fístula arterial extensa, a insuficiência cardíaca é incomum.

TRATAMENTO

O tratamento clínico inicial da insuficiência cardíaca é útil em neonatos com essas condições; com o tempo, o tamanho do *shunt* pode diminuir e os sintomas podem regredir espontaneamente. Hemangiomas hepáticos muitas vezes acabam desaparecendo por completo. Aqueles extensos têm sido tratados com corticosteroides, betabloqueadores, ácido ε-aminocaproico, interferona, compressão, embolização ou irradiação local. No entanto, os efeitos benéficos dessas opções terapêuticas não estão solidamente estabelecidos, visto que os pacientes mostram diferentes evoluções sem tratamento. A **embolização por cateter** está se tornando o tratamento de escolha para muitas fístulas arteriovenosas sintomáticas. Agentes embólicos que têm sido utilizados incluem balões destacáveis, molas de aço e adesivos teciduais líquidos. Procedimentos múltiplos costumam ser necessários antes de o fluxo ser reduzido significativamente. A **radiocirurgia com *gamma knife*** tem sido usada com sucesso em pacientes com malformações arteriovenosas cerebrais. Pode-se tentar a remoção cirúrgica de uma fístula grande em pacientes com insuficiência cardíaca grave não responsivos ao tratamento clínico. O tratamento cirúrgico pode ser contraindicado ou não ser bem-sucedido quando a lesão é extensa e difusa ou está localizada em uma posição na qual o tecido contíguo pode ser ferido durante a cirurgia ou nos procedimentos relacionados. Bloqueadores beta-adrenérgicos, como o propranolol, têm alterado de modo significativo o tratamento para os hemangiomas cutâneos, com resultados excelentes.

471.3 Calcificação Arterial Generalizada da Infância/Calcificação Arterial Infantil Idiopática

Robert M. Kliegman

A calcificação arterial generalizada da infância (GACI; do inglês, *generalized arterial calcification of infancy*) é um distúrbio autossômico recessivo raro e frequentemente letal, caracterizado pela calcificação das artérias musculares com proliferação miointima fibrótica e subsequente estenose vascular, levando à isquemia tecidual, à disfunção ou ao infarto. A calcificação arterial difusa pode começar no útero, levando à hidropisia fetal; no neonato, leva à dificuldade respiratória e à insuficiência cardíaca ou ao infarto do miocárdio (artérias pulmonares, coronárias), à hipertensão (artérias renais) e a pulsos femorais insuficientes (artérias femorais, aorta).

Mutações no gene ectonucleotídio pirofosfatase 1 (*ENPP1*) são observadas em 75% dos pacientes. Os níveis séricos de cálcio, fosfato e fosfatase alcalina permanecem normais; a calcificação vascular pode ser observada nas radiografias simples (Figura 471.3), na ultrassonografia (Figura 471.4) ou na TC (Figura 471.5).

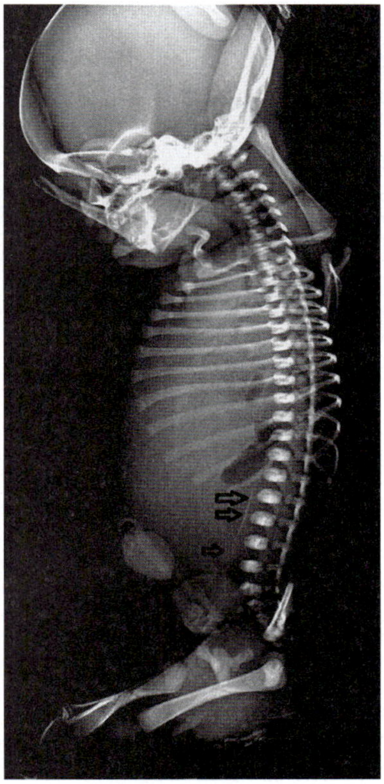

Figura 471.3 Radiografia em perfil de neonato apresentando calcificação da aorta descendente e de sua bifurcação (*setas*). (*Reproduzida de Karthikeyan G: Generalized arterial calcification of infancy.* J Pediatr *162:1074, 2013, Fig 3.*)

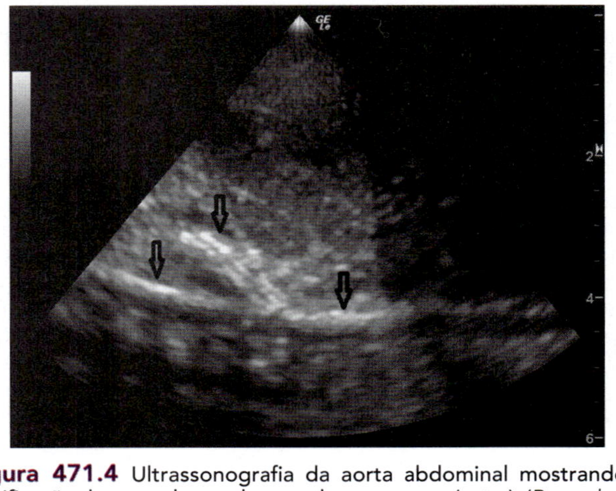

Figura 471.4 Ultrassonografia da aorta abdominal mostrando a calcificação da aorta descendente e de seus ramos (*setas*). (*Reproduzida de Karthikeyan G: Generalized arterial calcification of infancy.* J Pediatr *162:1074, 2013, Fig. 1.*)

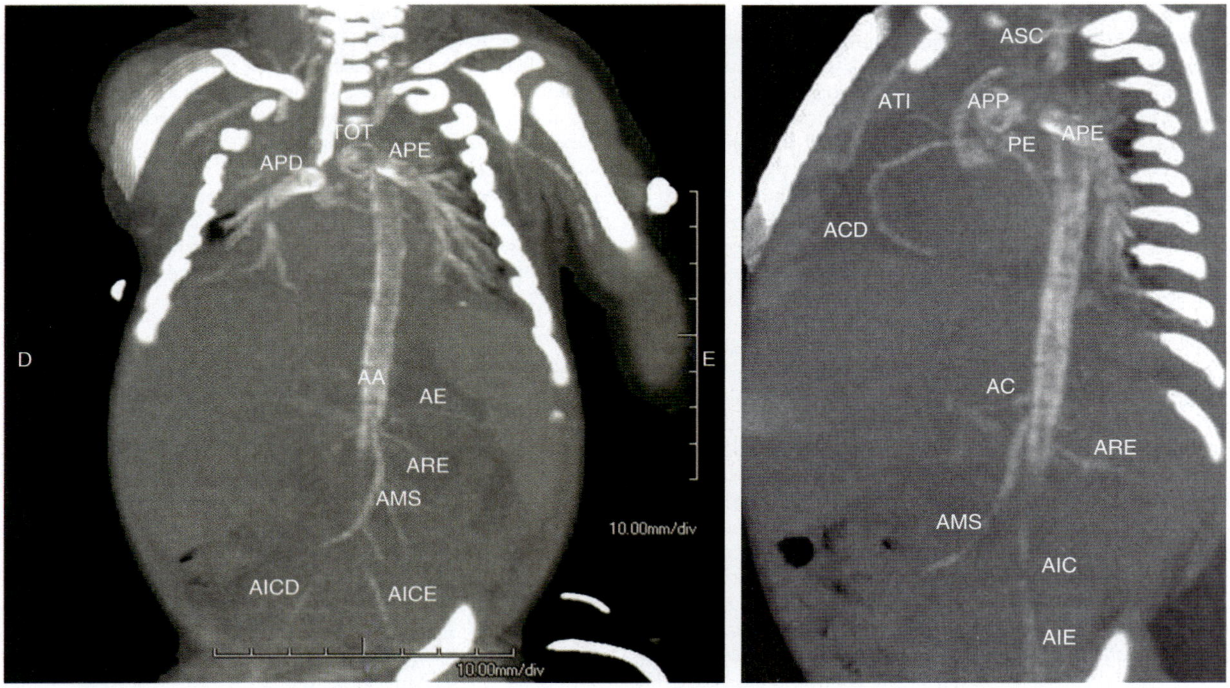

Figura 471.5 Tomografias com projeção de intensidade máxima (MIP) coronária demonstram um tubo orotraqueal (TOT) e calcificações vasculares extensas. ACD, artéria coronária direita; ACE, artéria coronária esquerda; AE, artéria esplênica; AIC, artéria ilíaca comum; AICD, artéria ilíaca comum direita; AICE, artéria ilíaca comum esquerda; AIE, artéria ilíaca externa; AMS, artéria mesentérica superior; APD, artéria pulmonar direita; APE, artéria pulmonar esquerda; APP, artéria pulmonar principal; ARE, artéria renal esquerda; ATI, artéria torácica interna; ASC, artéria subclávia; TC, tronco celíaco. (*Reproduzida de Bolster F, Ali Z, Southall P, Fowler D: Generalized arterial calcification of infancy–findings at post-mortem computed tomography and autopsy,* Forensic Sci Int *254:e7–e12, 2015, Fig 3.*)

Um subconjunto de pacientes com GACI tem mutações monoalélicas ou bialélicas no gene número 6 da subfamília C de proteínas *cassette* de ligação à adenosina trifosfato (*ABCC6*), que é o gene responsável pelo **pseudoxantoma elástico** (PXE). O PXE, um distúrbio autossômico recessivo, associa-se classicamente ao surgimento tardio de mineralização ectópica de fibras elásticas na pele, nos olhos, nas articulações e nas artérias. Além disso, alguns lactentes sobreviventes com mutação *ENPP1* desenvolvem sintomas envolvendo pele e retina (angioide estriado).

Lactentes com GACI têm sido tratados com bisfosfonatos com sucesso variável. Além disso, alguns sobreviventes com a mutação *ENPP1* desenvolveram raquitismo hipofosfatêmico-hiperfosfatúrico.

Na ausência de acidente vascular ou encefalomalacia, a maioria dos sobreviventes apresenta desenvolvimento normal. Em alguns, a calcificação vascular se resolve e é substituída por fibrose. O diagnóstico diferencial inclui síndrome Singleton-Merten (calcificação aórtica, anomalias dentárias, osteopenia), hipervitaminose D, hiperparatireoidismo, sífilis congênita (aortite), síndrome da transfusão intergemelar (receptor) e calcificação idiopática da artéria ilíaca da infância.

CALCIFICAÇÕES ARTERIAIS CAUSADAS POR DEFICIÊNCIA DE CD73

Este distúrbio recessivo autossômico, causado por mutações na 5-exonucleotidase CD73 (*NT5E*), resulta em calcificação arterial (extremidade inferior) e articular em adultos. Os pacientes apresentam-se com claudicação intermitente e dor articular. Estima-se que o surgimento ocorra antes da vida adulta, uma vez que os pacientes podem não conseguir um diagnóstico durante a adolescência por apresentarem achados inespecíficos.

471.4 Tortuosidade Arterial

Robert M. Kliegman

A tortuosidade arterial pode ser observada em muitas doenças e genes diferentes (Tabela 471.1). Esses distúrbios costumam ser reconhecidos por seu fenótipo, e todos podem se apresentar durante a infância. A tortuosidade é melhor definida pela angiorressonância (Figura 471.6). Quando presente, costuma aumentar o risco para morbidade cardiovascular precoce em pacientes com síndromes de Marfan ou de Loeys-Dietz.

Tabela 471.1 Distúrbio genéticos associados à doença aórtica e à tortuosidade arterial.

GENE	TRANSTORNO
TGFBR1	Síndrome de Loeys-Dietz, FTAAD
TGFBR2	Síndrome de Loeys-Dietz, FTAAD
FBN1	Síndrome de Marfan
SMAD3	Síndrome de osteoartrite-aneurisma, FTAAD
SLC2A10	Síndrome da tortuosidade arterial
TGFB2	FTAAD
PRKG1	FTAAD
FBLN4/EFEMP2	*Cutis laxa*
ATP7A	Síndrome do corno occipital, síndrome de Menkes
Monossomia do cromossomo × mosaico	Síndrome de Turner
FTAAD	Aneurisma e dissecção familiares da aorta

FTAAD, dissecção familiar da aorta torácica com aneurisma. (Adaptada de Morris SA: Arterial tortuosity in genetic arteriopathies, *Curr Opin Cardiol* 30:587-593, 2015 (Table 1, p 590).

A **síndrome da tortuosidade arterial** é outra arteriopatia genética, causada por mutações no gene *SCL2A10*. Apresenta muitas características de outras doenças do tecido conjuntivo, incluindo pele aveludada macia e hiperextensível, palato ogival arqueado, micrognatia, hérnias abdominais e hipermobilidade articular. A presença de estenose está associada a um prognóstico pior, mas bem variável.

A bibliografia está disponível no GEN-io.

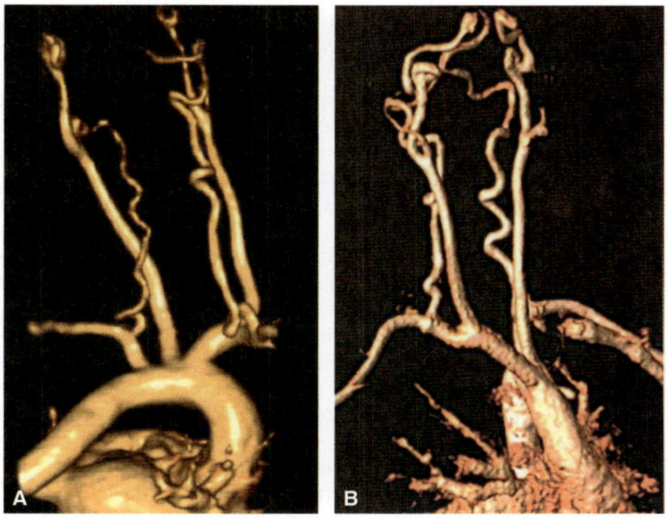

Figura 471.6 Exemplos de tortuosidade da artéria vertebral em: **A.** Síndrome de Marfan com mutação *FBN1*; e **B.** Síndrome de Loeys-Dietz com mutação *TGFBR2*. (*Reproduzida de Morris SA: Arterial tortuosity in genetic arteriopathies,* Curr Opin Cardiol *30:587-593, 2015, Fig 1.*)

Capítulo 472
Hipertensão Sistêmica

Ian R. Macumber e Joseph T. Flynn

A **hipertensão arterial primária (essencial)** frequentemente ocorre em adultos e, se não for tratada, é um importante fator de risco para infarto do miocárdio, acidente vascular encefálico (AVE) e insuficiência renal. Em adultos com hipertensão arterial, um aumento de 5 mmHg na pressão arterial (PA) diastólica eleva o risco de doença arterial coronariana em 20% e o risco de AVE em 35%. Além disso, juntamente com o diabetes, é uma de duas causas principais de doença renal em estágio terminal em adultos. A prevalência de hipertensão no paciente adulto aumenta com a idade, variando de 15% em jovens adultos a 60% em indivíduos com mais de 65 anos.

Crianças hipertensas, embora frequentemente assintomáticas, já podem manifestar evidências de lesão de órgão-alvo. Até 40% têm hipertrofia ventricular esquerda e podem ter aumento da espessura médio-intimal da carótida, um marcador de aterosclerose precoce. Quando ocorre durante a infância, a hipertensão primária tende a continuar até a idade adulta. Crianças com PA > percentil 90 exibem um risco 2,4 vezes maior de terem hipertensão em idade mais avançada. Da mesma forma, quase metade dos adultos hipertensos tinha PA > percentil 90 quando crianças. A hipertensão em adolescentes também é um fator preditivo independente tanto da doença renal terminal quanto da disfunção ventricular esquerda em homens de meia-idade.

PREVALÊNCIA DE HIPERTENSÃO EM CRIANÇAS

Em lactentes e crianças pequenas, a hipertensão arterial sistêmica é incomum, com uma prevalência de menos de 1%, mas, quando presente, geralmente indica um processo de doença subjacente (**hipertensão secundária**). *A hipertensão grave e sintomática em crianças costuma ser causada por hipertensão secundária.* Em contraste, a prevalência de hipertensão primária, em especial em crianças mais velhas em idade escolar e adolescentes, tem aumentado em paralelo com a epidemia de obesidade. As estimativas são variáveis, mas dados recentes do *National Health and Nutrition Examination Survey* (NHANES) (Levantamento Nacional de Saúde e Exame Nutricional) dos EUA mostram que cerca de 9% dos jovens norte-americanos têm, em geral, **pré-hipertensão** e 3 a 4% têm **hipertensão.** A influência da obesidade na pressão arterial elevada é evidente em crianças com 2 a 5 anos. Cerca de 20% dos jovens norte-americanos são obesos e, destes, até 10% têm hipertensão.

DEFINIÇÃO DE HIPERTENSÃO

A PA normal em adultos é de 120/80 mmHg (ou menos). Pressão arterial **elevada** é considerada a PA sistólica de 120 a 129 *e* PA diastólica < 80 mmHg. A hipertensão de **Estágio 1** é pressão sistólica de 130 a 139 *ou* pressão diastólica de 80 a 89 mmHg; já a de **Estágio 2** é pressão sistólica ≥ 140 mmHg *ou* pressão diastólica ≥ 90 mmHg. Essa definição é baseada no potencial, pois relaciona o grau de elevação da PA com a probabilidade significativa de eventos cardiovasculares subsequentes. Como esses eventos associados à hipertensão (p. ex. IM ou AVE) são raros na infância, a definição de hipertensão arterial em crianças é estatística e baseada na *distribuição da PA em crianças saudáveis,* e não nos resultados. As diretrizes de prática clínica sobre hipertensão infantil, publicadas pela American Academy of Pediatrics (AAP) em 2017, mantêm a mesma abordagem estatística para definir e categorizar a PA infantil adotada nas diretrizes anteriores do ***National High Blood Pressure Education Program*** (**NHBPEP**) (Programa Nacional de Educação em Pressão Arterial Alta):

- **PA normal**: PA < percentil 90 para idade, sexo e altura; ou < 120/< 80 mmHg (sistólica/diastólica) para adolescentes ≥ 13 anos
- **PA elevada**: Leitura da PA ≥ percentil 90 e < percentil 95 para idade, sexo e altura; ou 120 a 129/< 80 mmHg para adolescentes ≥ 13 anos
- **Hipertensão**: PA > percentil 95 para idade, sexo e altura; ou ≥ 130/80 mmHg para adolescentes ≥ 13 anos. PA em nível hipertensivo é subdividida em estágios da seguinte maneira:

Hipertensão estágio 1: PA > percentil 95 para idade, sexo e altura até o percentil 95 + 11 mmHg; ou 130 a 139/80 a 89 mmHg para adolescentes ≥ 13 anos

Hipertensão estágio 2: PA ≥ percentil 95 + 12 mmHg para idade, sexo e altura; ou > 140/90 mmHg para adolescentes ≥ 13 anos

Os pontos de corte da PA para adolescentes com mais de 13 anos e o uso do termo *PA elevada* nas diretrizes da AAP foram escolhidos para corresponder aos pontos de corte da PA e à terminologia encontrada nas diretrizes da American Heart Association/American College of Cardiology (AHA/ACC) para a hipertensão em adultos. As diretrizes para PA pediátrica da European Society of Hypertension (ESH) de 2016 também sugerem que seja utilizado um ponto de corte absoluto para a PA para adolescentes com idade igual ou superior a 16 anos, em vez de utilizar os percentis. Para esses adolescentes mais velhos, as diretrizes da ESH definem a PA *alta-normal* como 130 a 139/85 a 89 mmHg, e a *hipertensão* como ≥ 140/90 mmHg.

As diretrizes da APP de 2017* também contêm novas tabelas de valores normativos da PA para crianças e adolescentes, com base em uma nova análise da base de dados NHBPEP, removendo todas as crianças obesas e com sobrepeso. Essa revisão resulta em valores da PA que são 2 a 3 mmHg mais baixos do que os valores da PA correspondente no quarto Relatório da NHBPEP de 2004, ilustrando o impacto da epidemia de obesidade infantil sobre a PA em pessoas jovens. As diretrizes da APP de 2017 também contêm uma *tabela simplificada* dos valores da PA que podem precisar de avaliação adicional, podendo ser úteis para a triagem (Tabela 472.1).[22]

---

*http://pediatrics.aappublications.org/content/early/2017/08/21/peds.2017-1904.

[22]N.R.T.: Em 2019 a Sociedade Brasileira de Pediatria divulgou um *Manual de Orientação sobre Hipertensão* na infância e adolescência em que sugere a utilização das mesmas tabelas, definição e classificação das diretrizes da APP de 2017.

Tabela 472.1 Tabela simplificada da triagem dos valores de pressão arterial (em mmHg) que requerem avaliação adicional.

IDADE (ANOS)	MENINOS		MENINAS	
	SISTÓLICA	DIASTÓLICA	SISTÓLICA	DIASTÓLICA
1	98	52	98	54
2	100	55	101	58
3	101	58	102	60
4	102	60	103	62
5	103	63	104	64
6	105	66	105	67
7	106	68	106	68
8	107	69	107	69
9	107	70	108	71
10	108	72	109	72
11	110	74	111	74
12	113	75	114	75
≥ 13	120	80	120	80

Reproduzida de Flynn JT, Kaelber DC, Baker-Smith CM *et al.*: Clinical practice guideline for screening and management of high blood pressure in children and adolescents, *Pediatrics* 140(3):e20171904, 2017 (Table 6, p 15).

MEDIÇÃO DA PRESSÃO ARTERIAL EM CRIANÇAS

As diretrizes da AAP de 2017 recomendam que crianças acima de 3 anos deveriam ter sua PA medida durante as consultas anuais preventivas, a menos que existam fatores de risco, tais como obesidade, doença renal crônica (DRC) ou diabetes, casos em que a PA deveria ser verificada em cada consulta. Por outro lado, as diretrizes pediátricas da ESH de 2016 recomendam a verificação a cada consulta para tratamento de saúde para todas as crianças > 3 anos. Crianças com menos de 3 anos devem também ter sua PA medida, incluindo aquelas com histórico de prematuridade, doença cardíaca congênita, doença renal, transplante de órgãos sólidos, câncer, tratamento com medicamentos conhecidos por aumentar a PA, outras doenças associadas à hipertensão (p. ex., neurofibromatose, esclerose tuberosa, entre outras) ou evidências de aumento da pressão intracraniana. O método preferencial é a ausculta com um manguito do esfigmomanômetro (PA) apropriado para o tamanho do braço da criança.

As leituras elevadas devem ser confirmadas nas consultas subsequentes antes de determinar que uma criança é hipertensa. A PA deve ser medida com a criança na posição sentada, após um período de repouso de pelo menos 5 min; recomenda-se que sejam feitas três aferições, bem como o cálculo da média dos resultados. É necessária atenção ao **tamanho do manguito** para evitar o diagnóstico excessivo, porque um manguito demasiado curto ou estreito aumentará artificialmente as leituras da PA. Um manguito de tamanho adequado tem uma braçadeira cujo comprimento cobre 80 a 100% da circunferência do antebraço (medida a meio caminho entre o processo acromial e olécrano) e cuja largura é pelo menos 40% da sua circunferência. Uma grande variedade de tamanhos de manguitos deve estar disponível em qualquer consultório médico em que crianças sejam rotineiramente examinadas.

A pressão arterial sistólica (PAS) é indicada pelo aparecimento do *primeiro* ruído de Korotkoff. A pressão arterial diastólica (PAD) foi definida por consenso como o *quinto* ruído, a menos que eles possam ser ouvidos até 0 mmHg, situação em que o *quarto* ruído deve ser relatado como a PAD. A palpação é útil para uma avaliação rápida da PAS, embora seja geralmente cerca de 10 mmHg mais baixa do que a obtida pela ausculta. As técnicas oscilométricas são utilizadas com frequência em lactentes e crianças pequenas, mas são suscetíveis a artefatos, sendo melhores para a medição da pressão arterial média (PAM). Além disso, dispositivos diferentes usam algoritmos registrados diferentes para calcular a PAD e a PAS a partir da PAM, tornando difícil a comparação.

Monitoramento ambulatorial da pressão arterial

O monitoramento ambulatorial da pressão arterial (**MAPA**) é frequentemente usado como uma ferramenta para avaliar a hipertensão pediátrica. O paciente usa um dispositivo que registra a PA a cada 20 a 30 min, ao longo de um período de 24 h, durante suas atividades diárias habituais, incluindo o sono. Esse monitoramento permite que se faça o cálculo da PA durante o dia e o sono e a PA média de 24 h. O médico também pode determinar a proporção de medições que estão na faixa de hipertensão e se há diminuição adequada na PA durante o sono, em geral considerada *normal* se houver redução de mais de 10% dos valores de quando paciente está acordado. O manguito deve ser colocado no braço não dominante do paciente. É recomendado que se faça um diário com os horários de dormir e acordar, de medicação e outros eventos que possam ser relevantes para as leituras da PA. Os clínicos somente devem realizar o MAPA caso tenham recebido treinamento específico para a interpretação dos resultados.

Os registros do MAPA são correlacionados em maior intensidade com a lesão de órgão-alvo em crianças do que medidas da PA aleatórias feitas em consultório; as diretrizes da AAP de 2017 recomendam com bastante ênfase que esse exame seja realizado em todos os pacientes com níveis de pressão elevada medida no consultório, para confirmar o diagnóstico de hipertensão. Além disso, o MAPA é necessário para diagnosticar a **hipertensão do jaleco branco** (PA elevada no consultório, mas normal no exame), bem como a **hipertensão mascarada** (PA normal no consultório, mas elevada na medição ambulatorial). Ademais, é uma ferramenta útil para avaliar a efetividade da terapia anti-hipertensiva, sendo recomendada para avaliar os padrões de PA nas populações de pacientes de alto risco, tais como crianças com DRC, transplantes de órgãos sólidos, diabetes melito e obesidade mórbida.

O MAPA também é muito utilizado para avaliar e tratar a hipertensão, mas tem limitações. Nem todos os pacientes tolerarão o exame, incluindo crianças menores (embora existam relatos de realização bem-sucedida em crianças de 18 meses) e algumas com atraso de desenvolvimento. Entretanto, é possível realizá-lo em crianças ≥ 6 a 7 anos. Os dados normativos mais aceitos são procedentes do *German Working Group on Pediatric Hypertension* (grupo de trabalho alemão sobre hipertensão pediátrica). Contudo, existem preocupações com esse conjunto de dados: (1) inclui somente crianças caucasianas da Europa Central e, assim, não devem ser generalizados para outras etnias; (2) foram incluídas poucas crianças com menor estatura, o que pode limitar sua aplicação a pacientes com doenças crônicas como DRC; e (3) houve muito pouca variabilidade nos valores da PAD, o que não é compatível com os dados de outras técnicas de medida da PA, que mostram que a PAD varia tanto com a idade quanto com a altura.

ETIOLOGIA E FISIOPATOLOGIA

A pressão arterial é o produto do débito cardíaco (DC) multiplicado pela resistência vascular periférica (RVP). Um aumento na RVP ou no DC resulta em aumento da PA. Contudo, se qualquer um desses fatores aumentar enquanto o outro diminui, a PA pode não aumentar. Quando a hipertensão é o resultado de outro processo patológico, é referida como *hipertensão secundária*. Por outro lado, quando nenhuma causa identificável pode ser encontrada, é referida como *hipertensão primária*.

A **hipertensão secundária** é mais comum em bebês e em crianças menores, sendo causada com frequência por anormalidades renais, além de doenças cardiovasculares e endocrinopatias. Crianças menores com elevação grave da PA e hipertensão sintomática tornam uma causa secundária mais provável. Muitas doenças da infância podem ser responsáveis pela *hipertensão arterial crônica* (Tabela 472.2) ou pela *hipertensão aguda/intermitente* (Tabela 472.3). A causa mais provável varia com a idade. A hipertensão arterial no lactente prematuro é algumas vezes associada à cateterização da artéria umbilical, à trombose da artéria renal ou à displasia broncopulmonar. Durante a infância, pode ser causada por doença renal, coarctação da aorta, doenças endócrinas ou medicamentos.

Tabela 472.2 Condições associadas com hipertensão crônica em crianças.

RENAIS
Pielonefrite recorrente/cicatrizes renais
Glomerulonefrite crônica
Prematuridade
Displasia renal congênita
Doença do rim policístico
Nefropatia de refluxo vesicoureteral
Hipoplasia segmentar (rim de Ask-Upmark)
Doença renal obstrutiva
Tumores renais
Traumatismo renal
Lúpus eritematoso sistêmico (e outras doenças do tecido conjuntivo)
VASCULARES
Coarctação da aorta torácica ou abdominal
Lesões da artéria renal (estenose, displasia fibromuscular, trombose, aneurisma)
Cateterização da artéria umbilical com formação de trombos
Neurofibromatose (estreitamento intrínseco ou extrínseco do lúmen vascular)
Trombose da veia renal
Vasculite (associada com ANCA, poliarterite nodosa, arterite de Takayasu)
Derivação arteriovenosa
Síndrome de Williams-Beuren
Doença de Moyamoya
ENDÓCRINAS
Hipertireoidismo
Hiperplasia suprarrenal congênita (deficiência de 11β-hidroxilase e 17α-hidroxilase)
Síndrome de Cushing
Hiperaldosteronismo primário
Excesso aparente de mineralocorticoides
Aldosteronismo remediável por glicocorticoides (aldosteronismo familiar tipo 1)
Resistência aos glicocorticoides (síndrome de Chrousos)
Pseudo-hipoaldosteronismo tipo 2 (síndrome de Gordon)
Feocromocitoma
Outros tumores da crista neural (neuroblastoma, ganglioneuroblastoma, ganglioneuroma)
Síndrome de Liddle
Síndrome de Geller
SISTEMA NERVOSO CENTRAL
Massa intracraniana
Hemorragia
Lesão cerebral residual
Quadriplegia (disautonomia)
Apneia do sono

ANCA, anticorpo citoplasmático antineutrófilos.

Tabela 472.3 Condições associadas à hipertensão transitória ou intermitente em crianças.

RENAIS
Glomerulonefrite pós-infecciosa aguda
Púrpura de Henoch-Schönlein com nefrite
Síndrome hemolítico-urêmica
Lesão renal aguda
Após o transplante renal (imediatamente e durante episódios de rejeição)
Hipervolemia
Pielonefrite
Traumatismo renal
Infiltração leucêmica dos rins
DROGAS E VENENOS
Cocaína
Contraceptivos orais
Agentes simpatomiméticos
Anfetaminas
Fenciclidina ("pó de anjo")
Corticosteroides e hormônios adrenocorticotróficos
Tratamento com ciclosporina, sirolimo ou tacrolimo após o transplante
Alcaçuz (ácido glicirrízico)
Chumbo, mercúrio, cádmio, tálio
Abstinência de anti-hipertensivos (clonidina, metildopa, propranolol)
Intoxicação por vitamina D
SISTEMA NERVOSO CENTRAL E AUTÔNOMO
Aumento da pressão intracraniana
Síndrome de Guillain-Barré
Queimaduras
Disautonomia familiar
Síndrome de Stevens-Johnson
Lesões da fossa posterior
Porfiria
Poliomielite
Encefalite
Lesão da medula espinal (tempestade autonômica)
DIVERSAS
Pré-eclâmpsia
Dor, ansiedade
Hipercalcemia
Após reparo da coarctação
Transfusão de leucócitos sanguíneos
Oxigenação por membrana extracorpórea

A **doença renal** (p. ex., glomerulonefrite crônica, refluxo ou nefropatia obstrutiva, síndrome hemolítico-urêmica, doenças renais policísticas ou displásicas, anomalias congênitas dos rins e trato urinário) e distúrbios **renovasculares** respondem por cerca de 90% das crianças com hipertensão secundária. A doença renal parenquimatosa e a estenose da artéria renal levam à retenção de água e sódio, considerada, em parte, secundária à secreção de renina aumentada. A **coarctação da aorta** deve sempre ser considerada. Várias **endocrinopatias** estão associadas à hipertensão, em geral aquelas que envolvem a tireoide, a paratireoide e as glândulas suprarrenais. Taquicardia e hipertensão sistólica são comuns no hipertireoidismo, mas a PAD não costuma ser elevada. A **hipercalcemia,** secundária ao hiperparatireoidismo ou a outras causas, muitas vezes resulta em ligeira elevação na PA por causa do aumento no tônus vascular. Os **distúrbios adrenocorticais** (p. ex., tumores secretores de aldosterona, hiperplasia suprarrenal congênita com retenção de sódio, síndrome de Cushing) podem causar hipertensão em pacientes com aumento da secreção de mineralocorticoides. É importante considerar as condições associadas com o **excesso** real ou aparente de **mineralocorticoides** e, portanto, com uma forma de nível de renina *suprimida* (com ou sem hipopotassemia) da hipertensão secundária (Tabela 472.4). Os **feocromocitomas** são tumores secretores de catecolaminas que levam à hipertensão por causa dos efeitos vasculares periféricos e cardíacos da epinefrina e da norepinefrina. Crianças com essa condição geralmente têm hipertensão sustentada em vez de intermitente ou induzida por exercícios físicos. O feocromocitoma desenvolve-se em cerca de 5% dos pacientes com neurofibromatose e pode ser observado em certos distúrbios genéticos, tais como doença de von Hippel-Lindau. Em casos raros, a hipertensão secundária pode ser causada por **pseudo-hiperaldosteronismo**, o que leva ao aumento da PA diante da supressão do nível de renina. Tais distúrbios incluem a síndrome de Liddle, o excesso aparente de mineralocorticoides e o aldosteronismo remediável com glicocorticoides. O tônus simpático alterado pode ser responsável pela elevação aguda ou intermitente da PA em crianças com síndrome de Guillain-Barré, poliomielite, queimaduras e síndrome de Stevens-Johnson. As lesões intracranianas também afetam o efluxo simpático do sistema nervoso central.

O abuso de **drogas ilícitas, alguns medicamentos e toxinas** podem causar hipertensão. A cocaína pode provocar aumento rápido na PA e resultar em convulsões ou hemorragia intracraniana. A fenciclidina ("pó de anjo") provoca hipertensão transitória que pode se tornar persistente em usuários com uso abusivo crônico. O uso do tabaco também pode aumentar a PA. Os agentes simpaticomiméticos,

Tabela 472.4 Achados clínicos em pacientes com excesso de mineralocorticoides.

CONDIÇÃO	APRESENTAÇÃO CLÍNICA
HSRC: deficiência de 11β-hidroxilase	Inicialmente o estirão de crescimento precoce, depois a baixa estatura no adulto, idade óssea avançada, adrenarca prematura, acne, puberdade precoce em homens, amenorreia/hirsutismo/virilismo em mulheres (autossômica recessiva)
HSRC: deficiência de 17α-hidroxilase	Pseudo-hermafroditismo (masculino), infantilismo sexual (feminino) (autossômica recessiva)
Excesso aparente de mineralocorticoides	Retardo do crescimento/baixa estatura, nefrocalcinose (autossômica recessiva)
Síndrome de Liddle	Hipertensão grave, hipopotassemia, alcalose metabólica, fraqueza muscular (autossômica dominante)
Síndrome de Geller (exacerbada pela gravidez)	Início precoce da hipertensão (antes dos 20 anos), exacerbada na gravidez
Aldosteronismo remediável por glicocorticoides (GRA) (aldosteronismo familiar tipo 1)	Início precoce da hipertensão, presença de histórico familiar de morbidade e mortalidade por causa de acidente vascular hemorrágico precoce (autossômica dominante)
Pseudo-hipoaldosteronismo tipo 2 (síndrome de Gordon)	Baixa estatura, acidose metabólica hiperpotassêmica e hiperclorêmica, pressão arterial *borderline* (autossômica dominante)
Resistência aos glicocorticoides (em crianças) (síndrome de Chrousos)	Genitália ambígua, puberdade precoce; as mulheres podem ter excesso de andrógenos: acnes, pelos em excesso, oligo/anovulação, infertilidade (familiar ou esporádica)

HSRC, Hiperplasia suprarrenal congênita.
Reproduzida de Melcescu E, Phillips J, Moll G *et al.*: 11 Beta-hydroxylase deficiency and other syndromes of mineralocorticoid excess as a rare cause of endocrine hypertension, Horm Metab Res 44:867-878, 2012 (Table 1, p 869).

como descongestionantes nasais, inibidores do apetite e estimulantes para o transtorno de déficit de atenção, produzem vasoconstrição periférica e diferentes graus de estimulação cardíaca. Há variação de suscetibilidade a esses efeitos entre os indivíduos. Os contraceptivos orais devem ser considerados suspeitos como contribuintes para a PA elevada em meninas adolescentes, embora a incidência seja menor com o uso de preparações de baixo teor de estrogênio. Os agentes imunossupressores, como a ciclosporina e o tacrolimo, causam hipertensão em receptores de transplantes de órgãos, sendo o efeito agravado pela coadministração de corticosteroides. A PA pode ser elevada em pacientes com intoxicação por metais pesados (chumbo, cádmio, mercúrio).

Em crianças mais velhas em idade escolar e em adolescentes, a **hipertensão primária** torna-se cada vez mais comum. Esses pacientes apresentam com frequência excesso de peso, muitas vezes têm forte histórico familiar de hipertensão e costumam ter valores de PA próximos, ou apenas ligeiramente acima, do percentil 95 para a idade. A hipertensão sistólica isolada é também mais compatível com a hipertensão primária, enquanto a hipertensão diastólica é mais sugestiva de uma causa secundária. A causa da hipertensão primária é provavelmente multifatorial. Obesidade, alterações genéticas no transporte de cálcio e sódio, reatividade da musculatura lisa vascular, sistema renina-angiotensina aldosterona (SRAA), hiperatividade do sistema nervoso simpático e resistência à insulina têm sido implicados na doença. Níveis elevados de **ácido úrico** podem desempenhar papel relevante na fisiopatologia da hipertensão primária, e pesquisas confirmaram que a redução de seus níveis resulta em PA mais baixa em jovens com sobrepeso com hipertensão ou pré-hipertensão. Algumas crianças e adolescentes demonstram *hipertensão sensível ao sal*, um fator que é amenizado com a perda de peso e com a restrição do consumo de sódio.

Os filhos normotensos de pais hipertensos podem apresentar respostas fisiológicas anormais semelhantes às de seus pais. Quando submetidos a estresse ou a tarefas competitivas, essas crianças respondem com maior aumento na frequência cardíaca e na pressão arterial do que os filhos de pais normotensos. Da mesma forma, alguns filhos de pais hipertensos podem excretar maiores níveis de metabólitos de catecolaminas urinárias ou podem responder à carga de sódio com maior ganho de peso e aumento na PA do que aqueles sem um histórico familiar de hipertensão. As respostas anormais nas crianças com pais afetados tendem a ser maiores na população negra do que entre os indivíduos brancos.

MANIFESTAÇÕES CLÍNICAS

Crianças e adolescentes com hipertensão primária em geral são assintomáticos; a elevação da PA é, normalmente, leve e detectada durante um exame de rotina ou na avaliação para a participação em atividades atléticas. Essas crianças podem também ser obesas. Na hipertensão secundária, as elevações da PA variam de leve a grave. A menos que a hipertensão tenha sido sustentada ou a PA esteja subindo rapidamente, a hipertensão arterial, em geral, não provoca sintomas. Portanto, as manifestações clínicas podem refletir a doença subjacente, como falha de crescimento em crianças com DRC. Crianças e adolescentes com **hipertensão grave aguda**, por outro lado, apresentam elevação da PA bem acima dos níveis de hipertensão do estágio 2, bem como sintomas graves, que podem representar a lesão aguda de órgão-alvo.

A **lesão de órgão-alvo** hipertensiva subclínica é manifestação clínica comum em crianças com hipertensão primária. A partir do uso da ecocardiografia com dados normativos pediátricos, a hipertrofia ventricular esquerda é detectada em até 40% das crianças hipertensas. Outros marcadores de lesão de órgão-alvo que foram demonstrados em crianças hipertensas incluem retinopatia hipertensiva, aumento da espessura média-intimal da carótida e rigidez vascular aumentada. Crianças com pré-hipertensão também têm evidências de lesão de órgão-alvo, muitas vezes com magnitude intermediária entre a das crianças normotensas e a das hipertensas.

DIAGNÓSTICO

O primeiro passo para o diagnóstico da hipertensão é o reconhecimento da PA elevada. As leituras feitas no consultório devem ser comparadas com as tabelas normativas da PA (ver diretrizes da APP de 2017), indexadas por altura e sexo, para garantir que o paciente seja normotenso. Múltiplos estudos têm demonstrado uma grande falha no diagnóstico da hipertensão em crianças e adolescentes, com os registros médicos mostrando apenas 8 a 26% dos pacientes pediátricos com PA elevada documentada. Isso pode estar relacionado com a complexidade das tabelas normativas, embora também tenha sido demonstrado que outros fatores, tais como a experiência do profissional e a presença ou a ausência de obesidade, afetam o reconhecimento das leituras da PA elevada. Além da utilização da tabela de triagem simplificada encontrada nas diretrizes da APP de 2017 (ver Tabela 472.1), essa questão também deveria ser superada pela criação de alertas nos registros médicos eletrônicos. As leituras da PA elevadas no consultório devem ser confirmadas com o MAPA, a fim de identificar crianças com hipertensão do jaleco branco, as quais podem não precisar de uma avaliação adicional.

Uma vez feito o diagnóstico de hipertensão sustentada, a avaliação deve ser dirigida para descobrir as possíveis causas, avaliando a presença de comorbidades e fazendo uma triagem para detectar evidências de lesão de órgão-alvo. A extensão da avaliação para as

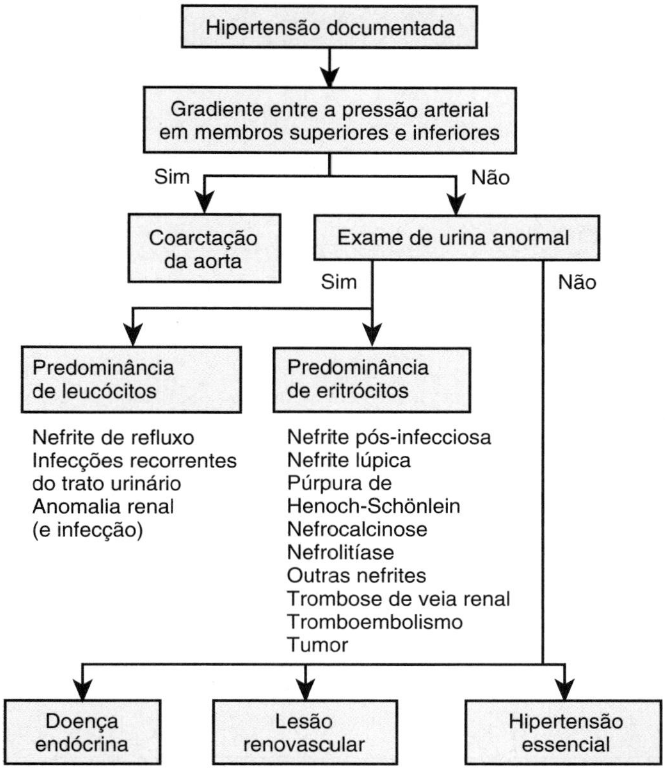

Figura 472.1 Algoritmo de diagnóstico inicial na avaliação da hipertensão. (*Reproduzida de Kliegman RM, Greenbaum LA, Lye PS:* Practical strategies in pediatric diagnosis and therapy, *ed 2, Philadelphia, 2004, Elsevier, p. 222.*)

causas subjacentes depende do tipo de hipertensão suspeitada. Uma avaliação extensa pode ser necessária quando a hipertensão secundária é uma forte candidata, como em crianças menores com hipertensão grave e sintomática (Figura 472.1). Alternativamente, adolescentes com sobrepeso e com histórico familiar de hipertensão que apresentem elevações leves da PA podem precisar apenas de exames limitados.

Em todos os pacientes, é obrigatório que haja uma **anamnese** detalhada e um **exame físico** criterioso. A história de nascimento deve ser documentada para a triagem de casos prematuros e outros eventos perinatais que possam afetar a PA mais tarde. Deve ser obtido o histórico familiar para detectar doença metabólica e renal, possíveis eventos cardiovasculares prévios e outras formas de hipertensão secundária. Os parâmetros de crescimento devem ser determinados para detectar evidências de doença crônica. A PA deve ser obtida em todas as quatro extremidades dos membros, a fim de detectar a presença de coarctação (torácica ou abdominal) da aorta. A Tabela 472.5 identifica outras características do exame físico que podem proporcionar evidências de uma causa subjacente da hipertensão. A menos que a anamnese e o exame físico sejam sugestivos de outra causa, crianças com hipertensão confirmada devem ser submetidas a uma avaliação para detectar a presença de doença renal, incluindo exame de urina tipo I, dosagem de eletrólitos, ureia e creatinina e hemograma completo. O ultrassom renal padrão deve ser considerado em pacientes com suspeita maior de hipertensão secundária, a fim de avaliar discrepâncias no tamanho dos rins, anormalidades estruturais e outras causas de hipertensão. A Tabela 472.6 fornece uma lista mais completa dos exames a serem considerados na avaliação clínica de uma criança com hipertensão confirmada. A medição do potássio sérico é essencial, porque a hipopotassemia pode estar presente na hipertensão renovascular em muitas formas monogênicas de hipertensão (incluindo síndrome de Liddle, aldosteronismo farmacológico por glicocorticoides e excesso aparente de mineralocorticoides), enquanto a hiperpotassemia pode ser detectada na síndrome de Gordon.

Tabela 472.5 Características a serem procuradas no exame físico em pacientes com hipertensão arterial.

ACHADOS FÍSICOS	RELEVÂNCIA POTENCIAL
GERAIS	
Mucosas pálidas, edema, retardo de crescimento	Doença renal crônica
Fácies de elfo, crescimento insuficiente, retardo mental	Síndrome de Williams
Pescoço alado, linha de implantação capilar baixa, hipertelorismo mamilar (mamilos separados), ângulo de carregamento aumentado no cotovelo	Síndrome de Turner
Fácies de lua, corcova de búfalo, hirsutismo, obesidade do tronco, estrias, acne	Síndrome de Cushing
CARACTERÍSTICAS FÍSICAS	
Magreza	Feocromocitoma, doença renal, hipertireoidismo
Virilização	Hiperplasia suprarrenal congênita
Raquitismo	Doença renal crônica
PELE	
Manchas de café com leite, neurofibromas	Neurofibromatose, feocromocitoma
Tubérculos, máculas hipopigmentadas em forma de folha de freixo	Esclerose tuberosa
Erupções cutâneas (*rash*)	Lúpus eritematoso sistêmico, vasculite (púrpura de Henoch-Schönlein), impetigo com nefrite aguda
Palidez, rubor evanescente, sudorese	Feocromocitoma
Marcas de agulha	Uso de drogas ilícitas
Hematomas, estrias	Síndrome de Cushing
Acantose *nigricans*	Diabetes tipo 2, resistência à insulina
OLHOS	
Paralisia de músculos extraoculares	Inespecífica, crônica, grave
Alterações do fundo do olho	Inespecífica, crônica, grave
Proptose ocular	Hipertireoidismo
CABEÇA E PESCOÇO	
Bócio	Doenças da tireoide
Hipertrofia adenotonsilar	Distúrbios respiratórios do sono
Pescoço alado	Síndrome de Turner

(*continua*)

Tabela 472.5 Características a serem procuradas no exame físico em pacientes com hipertensão arterial. *(continuação)*

ACHADOS FÍSICOS	RELEVÂNCIA POTENCIAL
SINAIS CARDIOVASCULARES	
Ausência ou diminuição de pulsos femorais, pressão baixa na perna em relação à pressão no braço	Coarctação da aorta
Tamanho do coração, frequência, ritmo; sopros; dificuldade respiratória, hepatomegalia	Coarctação da aorta, insuficiência cardíaca congestiva
Frêmitos sobre grandes vasos	Arterite ou arteriopatia
Atrito	Derrame pericárdico secundário à doença renal crônica
SINAIS PULMONARES	
Edema pulmonar	Insuficiência cardíaca congestiva, nefrite aguda
Sinais de displasia broncopulmonar	Hipertensão arterial associada à displasia broncopulmonar
ABDOME	
Frêmito epigástrico	Doença renovascular primária ou em associação com a síndrome de Williams, neurofibromatose, displasia fibromuscular ou arterite
Massas abdominais	Tumor de Wilms, neuroblastoma, feocromocitoma, rins policísticos, hidronefrose, rins displásicos
Icterícia	Displasia artério-hepática de Alagille
SINAIS NEUROLÓGICOS	
Deficiências neurológicas	Hipertensão aguda crônica ou grave com acidente vascular encefálico
Fraqueza muscular	Hiperaldosteronismo, síndrome de Liddle (hipertensão hipopotassêmica por baixo conteúdo de renina)
GENITÁLIA	
Ambígua, virilizada	Hiperplasia suprarrenal congênita (deficiências de 11β ou 17α-hidroxilase)
ESQUELÉTICO	
Ossos metacárpicos (4º e 5º) curtos, baixa estatura	Hipertensão autossômica dominante com braquidactilia (doença de Bilginturan)

Tabela 472.6 Avaliação clínica da hipertensão arterial confirmada.

ESTUDO OU PROCEDIMENTO	FINALIDADE	POPULAÇÃO-ALVO
AVALIAÇÃO DE CAUSAS IDENTIFICÁVEIS		
Anamnese, incluindo história de sono, história familiar, fatores de risco, dieta e hábitos, como fumar e beber; exame físico	Anamnese e exame físico ajudam a focar na avaliação subsequente	Todas as crianças com PA ≥ percentil 90 persistente
Ureia, creatinina, eletrólitos, exame de urina e cultura	Excluir doença renal e pielonefrite crônica, estados de excesso de mineralocorticoide	Todas as crianças com PA ≥ percentil 95 persistente
Hemograma completo	Excluir anemia, compatível com doença renal crônica	Todas as crianças com sinais de doença renal crônica
Ultrassonografia renal	Excluir cicatriz renal, anomalia congênita ou tamanho renal desproporcional	Todas as crianças com sinais ou sintomas relacionados a uma causa secundária de hipertensão
AVALIAÇÃO DE COMORBIDADES		
Perfil lipídico e glicemia em jejum	Identificar hiperlipidemia e anormalidades metabólicas	Pacientes com excesso de peso com a PA com percentil entre 90 e 94; todos os pacientes com PA ≥ percentil 95; histórico familiar de hipertensão ou doença cardiovascular; criança com doença renal crônica
Teste de triagem de substâncias	Identificar as substâncias que possam causar hipertensão	História sugestiva de eventual contribuição de fármacos ou drogas
Polissonografia	Identificar apneia do sono	História de ronco alto e frequente, ou sonolência diurna
AVALIAÇÃO PARA LESÃO DE ÓRGÃO-ALVO		
Ecocardiograma	Identificar hipertrofia ventricular esquerda e outras indicações de envolvimento cardíaco	Pacientes com fatores de risco de comorbidade* e PA no percentil 90 a 94; todos os pacientes com PA ≥ percentil 95
Exame da retina	Identificar alterações vasculares da retina	Pacientes com fatores de risco de comorbidade e PA no percentil 90 a 94; todos os pacientes com PA ≥ percentil 95
AVALIAÇÃO ADICIONAL CONFORME INDICAÇÃO		
Monitoramento ambulatorial da pressão arterial (MAPA)	Identificar a hipertensão do jaleco branco, padrão de PA diurna anormal, carga de PA	Todas as crianças com PA persistente de ≥ percentil 95
Exame de imagem renovascular: ressonância magnética ou angio-TC Arteriografia: de subtração digital ou clássica	Identificar doença renovascular	Crianças pequenas com hipertensão estágio 1 e qualquer criança ou adolescente com hipertensão estágio 2
Nível de catecolaminas no plasma e na urina	Identificar hipertensão mediada por catecolaminas	Pacientes com sinais e sintomas relacionados ao feocromocitoma

*Fatores de risco de comorbidades também incluem diabetes melito e doenças dos rins.
Reproduzida de National High Blood Pressure Education Program Working Group on High Blood Pressure in Children and Adolescents. The fourth report on the diagnosis, evaluation, and treatment of high blood pressure in children and adolescents, *Pediatrics* 114(2 Suppl 4th Report):562, 2004.

A *hipertensão renovascular* é frequentemente associada a outras doenças, mas pode ser isolada (Tabela 472.7). A ressonância magnética (RM) ou a angiotomografia computadorizada (ATC) podem revelar a estenose de artéria renal, mas a angiografia intra-arterial pode ser necessária para detectar a estenose arterial intrarrenal (Figura 472.2), bem como em lactentes e crianças pequenas, nos quais as técnicas de imagem não invasivas costumam não ser úteis, devido ao pequeno tamanho dos vasos. A ultrassonografia renal com Doppler é de utilidade limitada similar em crianças, devido à pouca cooperação dos pacientes, a dificuldades de obtenção das imagens relacionadas à obesidade e à inexperiência do operador. Ela tem sensibilidade de cerca de 60 a 65% em pacientes com doença renovascular, e especificidade de 95%. A angiotomografia tem sensibilidade e especificidade de 88% e 81%, respectivamente, comparadas com 80% e 63% para a angiorressonância. *A ultrassonografia com Doppler não é recomendada na triagem para hipertensão renovascular nas diretrizes da APP de 2017, exceto em pacientes selecionados.*

Tabela 472.7 Causas de hipertensão renovascular em crianças.

Displasia fibromuscular
Causas sindrômicas
Neurofibromatose tipo 1
Esclerose tuberosa
Síndrome de Williams
Síndrome de Marfan
Outras síndromes
Vasculite
Arterite de Takayasu
Poliarterite nodosa
Doença de Kawasaki
Outras vasculites sistêmicas
Compressão extrínseca
Neuroblastoma
Tumor de Wilms
Outros tumores
Outras causas
Radiação
Cateterização da artéria umbilical
Traumatismo
Síndrome da rubéola congênita
Estenose da artéria renal transplantada

Reproduzida de Tullus K, Brennan E, Hamilton G *et al.*: Renovascular hypertension in children, *Lancet* 371:1453–1463, 2008 (Painel 1, p 1454).

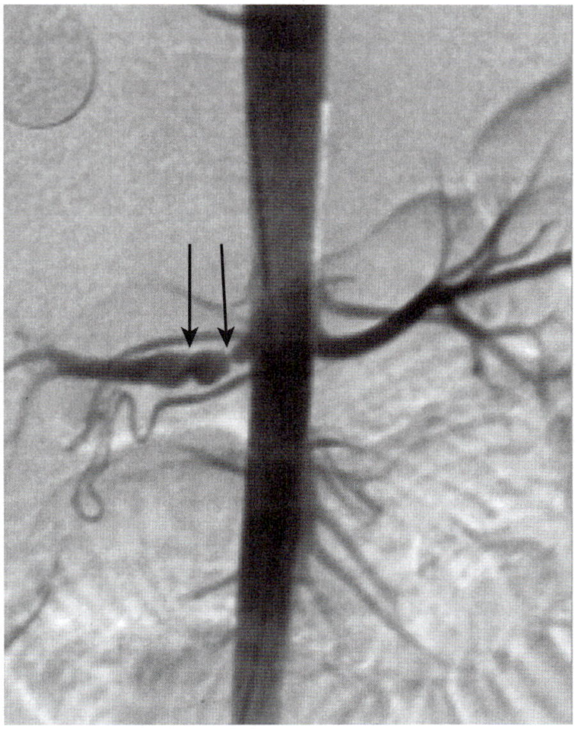

Figura 472.2 **Angiografia renal em menino de 7 anos com hipertensão arterial.** A artéria renal direita é visível com uma aparência de colar de pérolas característica de displasia fibromuscular (*setas*). A aorta e a artéria renal esquerda parecem normais. (*Reproduzida de Tullus K, Brennan E, Hamilton G et al.: Renovascular hypertension in children, Lancet 371:1453–1463, 2008, Fig 1, p 1454.*)

A presença de hipertensão primária frequentemente se associa com outros fatores de risco. Todas as crianças hipertensas devem ser triadas para comorbidades que possam aumentar o risco cardiovascular, incluindo dislipidemia e intolerância à glicose. Um painel lipídico fora de jejum costuma ser suficiente para a triagem da dislipidemia, mas deve ser acompanhado por exames em jejum, caso os resultados sejam anormais. Da mesma forma, a determinação aleatória da glicemia pode ser obtida inicialmente, mas precisará ser seguida com um exame em jejum, caso o resultado seja anormal. Além disso, deve ser obtida anamnese do sono em crianças com hipertensão confirmada para realizar a triagem para os **distúrbios respiratórios do sono**, uma entidade que está associada com a PA alta, em especial em crianças com excesso de peso. Esses pacientes devem ser encaminhados para a avaliação por um especialista em doenças do sono.

A **hipertrofia ventricular esquerda** (HVE) é a manifestação mais comum de lesões nos órgãos-alvo em crianças hipertensas. As medidas da massa ventricular esquerda (VE) devem ser indexadas à altura para que sejam levados em consideração o tamanho do corpo e a área de superfície corpórea (ASC). A presença de HVE é definida como massa do VE > 51 $g/m^{2,7}$ ou massa do VE > 115 g/ASC, para meninos, e > 95 g/ASC, para meninas. De acordo com as diretrizes da APP de 2017, a ecocardiografia deve ser obtida quando se considera um tratamento com medicamentos anti-hipertensivos.

PREVENÇÃO

O cuidado para evitar a PA alta pode ser visto como parte da prevenção de doenças cardiovasculares e do AVE, a principal causa de morte em adultos nos EUA. Outros fatores de risco para a doença cardiovascular incluem obesidade, níveis elevados de colesterol sérico, ingestão elevada de sódio na dieta e estilo de vida sedentário, bem como ingestão de álcool e consumo de tabaco. O aumento da rigidez da parede arterial e da viscosidade do sangue – associado com a exposição aos componentes do **tabaco** – pode exacerbar a hipertensão. As abordagens de saúde pública baseadas na população para a prevenção de hipertensão arterial primária tanto em adultos quanto em crianças incluem, por meio de programas escolares e na comunidade, reduzir a obesidade, ingerir menos sódio, evitar o consumo de tabaco e aumentar a frequência de atividade física. A dieta **DASH** (sigla do termo em inglês para Abordagens Dietéticas para Acabar com a Hipertensão) foi sugerida como uma abordagem nutricional para prevenir ou mesmo tratar a hipertensão (www.dashdiet.org). A dieta objetiva diminuir a ingestão de sódio e aumentar o consumo de alimentos contendo potássio, cálcio e magnésio, como 6 a 8 porções de grãos integrais, 4 a 5 porções de frutas e 4 a 5 porções de vegetais por dia, além de alimentos lácteos com baixo teor de gordura. Para adultos, a dieta DASH padrão contém 2.300 mg de sódio (também recomendada pela American Heart Association); já a dieta DASH com baixo teor de sódio recomenda até 1.500 mg de sódio por dia.

TRATAMENTO

A principal terapia para crianças com hipertensão leve assintomática, sem evidências de lesão de órgão-alvo, é a **modificação do estilo de vida**, com mudanças na dieta e exercícios físicos regulares. A **perda de peso** é a terapia primária na hipertensão relacionada à obesidade. É recomendável que todas as crianças hipertensas tenham uma dieta com maior conteúdo de frutas e legumes frescos, fibras e laticínios sem gordura e pouco sódio. A dieta DASH é benéfica para reduzir a PA tanto em adolescentes quanto em adultos. Além disso, recomenda-se atividade física aeróbica regular por, pelo menos, 30 a 60 min na maioria dos dias, juntamente com a redução das atividades sedentárias para menos de 2 h/dia.

As indicações para a **terapia farmacológica** incluem presença de sintomas; hipertensão estágio 2 com ausência de fator de risco passível de modificação; hipertensão em pacientes com comorbidades, como diabetes (tipos 1 e 2) ou DRC; e hipertensão persistente apesar das medidas não farmacológicas. Quando indicado, a medicação anti-hipertensiva deve ser iniciada com um agente único em baixas doses (Figura 472.3). A dose pode ser aumentada até que seja alcançada a meta de PA. Uma vez atingida a dose máxima recomendada, ou se a criança desenvolver efeitos colaterais, é possível adicionar um segundo fármaco de uma classe diferente. Existem poucos dados comparando diretamente a eficácia das diferentes classes de anti-hipertensivos na população pediátrica. Contudo, os inibidores da enzima conversora da angiotensina (IECAs), os bloqueadores dos receptores da angiotensina (BRAs), os diuréticos tiazídicos e os bloqueadores dos canais de cálcio costumam ser considerados agentes iniciais aceitáveis para o uso em crianças. A escolha do agente anti-hipertensivo para um paciente deve ser personalizada de acordo com a etiologia da hipertensão, sempre que possível. A Tabela 472.8 apresenta informações sobre as doses recomendadas para crianças e adolescentes.

Houve alterações nas metas de PA recomendadas para o tratamento da hipertensão em crianças e adolescentes. Dados do grupo de pesquisa SPRINT (intervenção na PAS) sugerem que metas mais rigorosas (PAS de 120 *versus* 140 mmHg) melhoram os resultados cardiovasculares em adultos. Em crianças com DRC, o grupo de pesquisa do ensaio ESCAPE (efeitos do controle rigoroso da PA e inibição da enzima conversora da angiotensina sobre o progresso da insuficiência renal crônica em pacientes pediátricos) demonstrou progressão mais lenta da DRC se os valores das PAMs de 24 h fossem mantidos abaixo do percentil 50 no MAPA em comparação com os percentis 50 a 95. Atualmente, é recomendado que o tratamento alcance uma PA < percentil 90 para a idade, ou < 130/80 mmHg,

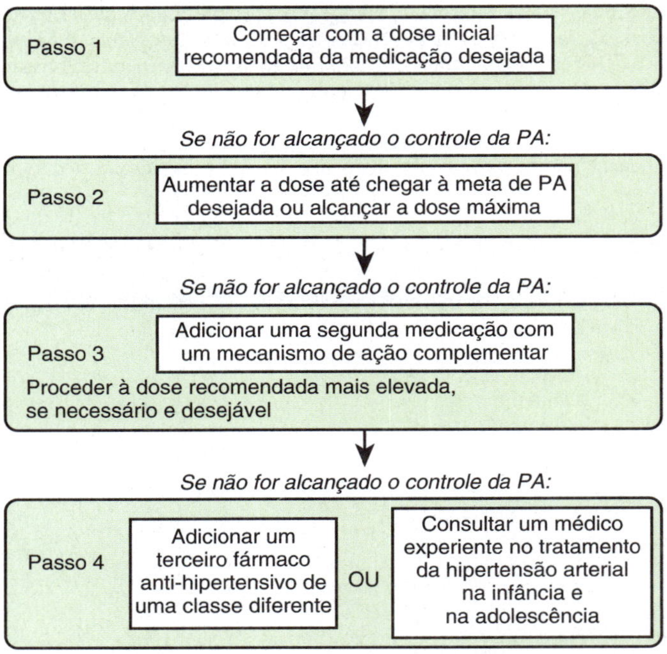
Passo 1
Começar com a dose inicial recomendada da medicação desejada
Se não for alcançado o controle da PA:
Passo 2
Aumentar a dose até chegar à meta de PA desejada ou alcançar a dose máxima
Se não for alcançado o controle da PA:
Passo 3
Adicionar uma segunda medicação com um mecanismo de ação complementar
Proceder à dose recomendada mais elevada, se necessário e desejável
Se não for alcançado o controle da PA:
Passo 4
Adicionar um terceiro fármaco anti-hipertensivo de uma classe diferente
OU
Consultar um médico experiente no tratamento da hipertensão arterial na infância e na adolescência

Figura 472.3 Abordagem escalonada para a terapia anti-hipertensiva em crianças e adolescentes. PA, pressão arterial. (*Reproduzida de Flynn JT, Daniels SR: Pharmacologic treatment of hypertension in children and adolescents,* J Pediatr *149:746-754, 2006, Fig 2, p 751.*)

Tabela 472.8 Doses recomendadas para agentes anti-hipertensivos selecionados para uso em crianças e adolescentes hipertensos.

CLASSE	FÁRMACO	DOSE INICIAL	INTERVALO	DOSE MÁXIMA*
Antagonista do receptor da aldosterona	Eplerenona	25 mg/dia	1 a 2 vezes/dia	100 mg/dia
	Espironolactona[†]	1 mg/kg/dia	1 a 2 vezes/dia	3,3 mg/kg/dia até 100 mg/dia
Inibidores da enzima conversora de angiotensina	Benazepril[†]	0,2 mg/kg/dia até 10 mg/dia	1 vez/dia	0,6 mg/kg/dia até 40 mg/dia
	Captopril[†]	0,5 mg/kg/dose (0,05 mg/kg/dose em lactentes)	3 vezes/dia	6 mg/kg/dia até 450 mg/dia
	Enalapril[†]	0,08 mg/kg/dia	1 vez/dia	0,6 mg/kg/dia até 40 mg/dia
	Fosinopril	0,1 mg/kg/dia até 10 mg/dia	1 vez/dia	0,6 mg/kg/dia até 40 mg/dia
	Lisinopril[†]	0,07 mg/kg/dia até 5 mg/dia	1 vez/dia	0,6 mg/kg/dia até 40 mg/dia
	Quinapril	5 a 10 mg/dia	1 vez/dia	80 mg/dia
	Ramipril	1,6 mg/m^2/dia	1 vez/dia	6 mg/m^2/dia até 10 mg/dia
Bloqueadores dos receptores da angiotensina	Candesartana	1 a 6 anos: 0,2 mg/kg/dia 6 a 17 anos, < 50 kg: 4 a 8 mg, 1 vez/dia > 50 kg: 8 a 16 mg, 1 vez/dia	1 vez/dia	1 a 6 anos, 0,4 mg/kg até 4 mg/dia 6 a 17 anos; < 50 kg: 16 mg, 1 vez/dia > 50 kg: 32 mg, 1 vez/dia
	Losartana[†]	0,75 mg/kg/dia até 50 mg/dia	1 vez/dia	1,4 mg/kg/dia até 100 mg/dia
	Olmesartana	20 a < 35 kg: 10 mg, 1 vez/dia ≥ 35 kg: 20 mg, 1 vez/dia	1 vez/dia	20 a < 35 kg: 20 mg, 1 vez/dia ≥ 35 kg: 40 mg, 1 vez/dia
	Valsartana[†]	6 a 17 anos: 1,3 mg/kg/dia até 40 mg/dia	1 vez/dia	6 a 17 anos: 2,7 mg/kg/dia até 160 mg/dia
Antagonistas alfa e beta-adrenérgicos	Labetalol[†]	2 a 3 mg/kg/dia	2 vezes/dia	10 a 12 mg/kg/dia até 1,2 g/dia
	Carvedilol	0,1 mg/kg/dose até 6,25 mg, 2 vezes/dia	2 vezes/dia	0,5 mg/kg/dose até 25 mg, 2 vezes/dia
Antagonistas beta-adrenérgicos	Atenolol[†]	0,5 a 1 mg/kg/dia	1 a 2 vezes/dia	2 mg/kg/dia até 100 mg/dia
	Bisoprolol/HCTZ	2,5/6,25 mg/dia	1 vez/dia	10/6,25 mg/dia
	Metoprolol	1 a 2 mg/kg/dia	2 vezes/dia	6 mg/kg/dia até 200 mg/dia
	Propranolol	1 mg/kg/dia	2 a 3 vezes/dia	8 mg/kg/dia até 640 mg/dia
Bloqueadores dos canais de cálcio	Anlodipino[†]	1 a 5 anos: 0,1 mg/kg/dia ≥ 6 anos: 2,5 mg/dia	1 vez/dia	1 a 5 anos: 0,6 mg/kg/dia até 5 mg/dia ≥ 6 anos: 10 mg/dia
	Felodipino	2,5 mg/dia	1 vez/dia	10 mg/dia
	Isradipino[†]	0,05 a 0,15 mg/kg/dose	3 a 4 vezes/dia	0,6 mg/kg/dia até 10 mg/dia
	Nifedipino de liberação prolongada	0,2 a 0,5 mg/kg/dia	1 a 2 vezes/dia	3 mg/kg/dia até 120 mg/dia

(*continua*)

Tabela 472.8 Doses recomendadas para agentes anti-hipertensivos selecionados para uso em crianças e adolescentes hipertensos. (*continuação*)

CLASSE	FÁRMACO	DOSE INICIAL	INTERVALO	DOSE MÁXIMA*
Alfa-agonista central	Clonidina†	5 a 10 μg/kg/dia	2 a 3 vezes/dia	25 μg/kg/dia até 0,9 mg/dia
Diuréticos	Amilorida	5 a 10 mg/dia	1 vez/dia	20 mg/dia
	Clortalidona	0,3 mg/kg/dia	1 vez/dia	2 mg/kg/dia até 50 mg/dia
	Clorotiazida	10 mg/kg/dia	2 vezes/dia	20 mg/kg/dia até 375 mg/dia
	Furosemida	0,5 a 2,0 mg/kg/dose	1 a 2 vezes/dia	6 mg/kg/dia
	HCTZ	0,5 a 1 mg/kg/dia	1 vez/dia	3 mg/kg/dia até 37,5 mg/dia
Vasodilatadores	Hidralazina	0,25 mg/kg/dose	3 a 4 vezes/dia	7,5 mg/kg/dia até 200 mg/dia
	Minoxidil	0,1 a 0,2 mg/kg/dia	2 a 3 vezes/dia	1 mg/kg/dia até 50 mg/dia

*A dose máxima recomendada para adultos nunca deve ser excedida. †Informações sobre a preparação de uma suspensão extemporânea estável estão disponíveis para esses agentes. HCTZ, hidroclorotiazida. Adaptada de Flynn JT. Management of hypertension in the young: role of antihypertensive medications. *J Cardiovasc Pharmacol* 2011:58(2)111-120, 2011.[23]

o que for mais baixo. A meta mais baixa baseada no MAPA (PAM de 24 h < percentil 50) é recomendada para crianças e adolescentes com DRC. IECAs ou BRAs devem ser usados para crianças com diabetes e microalbuminúria ou doença renal com proteinúria.

A **hipertensão arterial grave aguda**, algumas vezes denominada *hipertensão acelerada* ou *crise hipertensiva*, é definida como a hipertensão grave (frequentemente com valores de PA bem acima da hipertensão estágio 2), acompanhada por sintomas como cefaleia, tontura ou náuseas/vômitos e, em casos mais graves, retinopatia, encefalopatia, insuficiência cardíaca, lesão renal e convulsões. Essas situações também têm sido descritas como *urgência* ou *emergência hipertensiva,* respectivamente. Essa nomenclatura pode causar confusão, pois em geral não existe uma diferenciação absoluta entre as duas situações, e o tratamento dependerá dos critérios clínicos. A *encefalopatia hipertensiva* (síndrome da encefalopatia reversível generalizada ou posterior) é sugerida pela presença de cefaleia, vômitos, elevação da temperatura corporal, distúrbios visuais, ataxia, depressão do nível de consciência, anormalidades nos exames de imagem e convulsões (Figura 472.4); é uma das apresentações mais comuns da hipertensão grave aguda em crianças e adolescentes. Também podem estar presentes a redução da visão (cegueira cortical) e o papiledema, a insuficiência cardíaca congestiva ou a deterioração acelerada da função renal.

Para pacientes com hipertensão grave aguda e sintomas potencialmente fatais, a internação na unidade de terapia intensiva (UTI) e a infusão intravenosa (IV) de medicamentos são medidas indicadas para que as reduções na PA possam ser monitoradas com cuidado e a medicação seja titulada (Tabela 472.9). As punções arteriais devem ser usadas para o monitoramento contínua da PA. As opções de fármacos incluem Labetalol, nicardipino e nitroprussiato de sódio. Como a redução muito rápida na PA pode interferir na perfusão adequada dos órgãos, é necessário planejar a diminuição gradual. Em geral, a PA deve ser reduzida por não mais do que 25% da redução planejada

[23]N.R.T.: As medicações eplerenona, fosinopril, quinapril, felodipino e isradipino não estão disponíveis no Brasil.

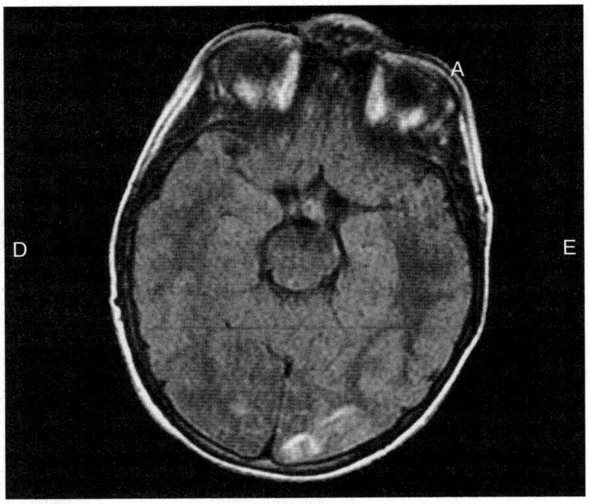

Figura 472.4 Exame de imagem de ressonância magnética do cérebro de menino de 6 anos com doença renal em estágio terminal e encefalopatia hipertensiva (*i. e.*, síndrome de leucoencefalopatia reversível posterior). A intensidade de sinal elevado na região occipital bilateral é mais pronunciada no lado esquerdo. (*Reproduzida de Daroff RB, Fenichel GM, Jankovic J, Mazziotta JC, editors*, Bradley's neurology in clinical practice, *ed 6, vol 2, Philadelphia, 2012, Elsevier/Saunders, Fig 49B.4, p 924.*)

Tabela 472.9 Fármacos anti-hipertensivos para o manejo da hipertensão grave em crianças e adolescentes com idades entre 1 e 17 anos.

FÁRMACO	CLASSE	DOSE	VIA	COMENTÁRIOS
ÚTIL PARA PACIENTES GRAVEMENTE HIPERTENSOS COM SINTOMAS POTENCIALMENTE FATAIS				
Esmolol	Bloqueador beta-adrenérgico	100 a 500 μg/kg/min	Infusão IV	Ação muito curta – infusão contínua preferida; pode causar bradicardia profunda
Hidralazina	Vasodilatador direto	0,2 a 0,4 mg/kg/dose	IV, IM	Deve ser administrada a cada 4 h quando IV em *bolus*
Labetalol	Bloqueador alfa e beta-adrenérgico	*Bolus*: 0,20 a 1,0 mg/kg/dose, até 40 mg/dose Infusão: 0,25 a 3,0 mg/kg/h	Em *bolus* IV ou infusão	Asma e insuficiência cardíaca evidente são contraindicações relativas
Nicardipino	Bloqueador dos canais de cálcio	Em *bolus*: 30 μg/kg até 2 mg/dose Infusão: 0,5 a 4 μg/kg/min	Em *bolus* IV ou infusão	Pode causar taquicardia reflexa
Nitroprussiato de sódio	Vasodilatador direto	0,5 a 10 μg/kg/min	Infusão IV	Monitorar os níveis de cianeto com uso prolongado (> 72 h) ou em casos de insuficiência renal; ou coadministrar com tiossulfato de sódio

(*continua*)

Tabela 472.9 Fármacos anti-hipertensivos para o manejo da hipertensão grave em crianças e adolescentes com idades entre 1 e 17 anos. (*continuação*)

FÁRMACO	CLASSE	DOSE	VIA	COMENTÁRIOS
ÚTIL PARA PACIENTES GRAVEMENTE HIPERTENSOS COM SINTOMAS MENOS SIGNIFICATIVOS				
Clonidina	Alfa-agonista central	0,05 a 0,1 mg/dose, pode ser repetida até 0,8 mg de dose total	VO	Os efeitos colaterais incluem boca seca e sonolência
Fenoldopam	Agonista do receptor da dopamina	0,2 a 0,8 μg/kg/min	Infusão IV	Produziu reduções modestas na pressão arterial em um ensaio clínico em pacientes pediátricos até os 12 anos
Hidralazina	Vasodilatador direto	0,25 mg/kg/dose, até 25 mg/dose	VO	Suspensão extemporânea estável por apenas 1 semana
Isradipino	Bloqueador dos canais de cálcio	0,05 a 0,15 mg/kg/dose, até 5 mg/dose	VO	Suspensão estável pode ser composta
Minoxidil	Vasodilatador direto	0,1 a 0,2 mg/kg/dose, até 10 mg/dose	VO	Mais potente vasodilatador oral; tempo de atuação prolongado

ECA, enzima conversora da angiotensina; IM, via intramuscular; IV, via intravenosa; VO, via oral. Adaptada de Flynn JT, Tullus K: Correction to severe hypertension in children and adolescents: pathophysiology and treatment, *Pediatr Nephrol* 27(3):503-504, 2012.

durante as primeiras 8 h, com normalização gradual durante as próximas 24 a 48 h. Para pacientes com sintomas menos graves, como cefaleia ou náuseas/vômitos, podem ser usados medicamentos orais, como clonidina ou isradipino, se o paciente for capaz de tolerar medicações por essa via. Medicamentos IV de ação curta, como hidralazina ou labetalol, são aceitáveis caso o paciente não consiga tolerar medicamentos VO.[24]

[24]N.R.T.: O nicardipino e o isradipino não estão disponíveis no Brasil.

O tratamento da hipertensão secundária deve centrar-se também sobre a doença subjacente, como doença renal crônica, hipertireoidismo, feocromocitoma, coarctação da aorta ou hipertensão renovascular. O tratamento da estenose renovascular inclui medicamentos anti-hipertensivos, angioplastia ou cirurgia (Figura 472.5). Se houver suspeita de doença bilateral ou em paciente com rim único, em geral são contraindicados fármacos que atuem no eixo SRAA, porque podem reduzir a taxa de filtração glomerular e levar à lesão renal aguda.

A bibliografia está disponível no GEN-io.

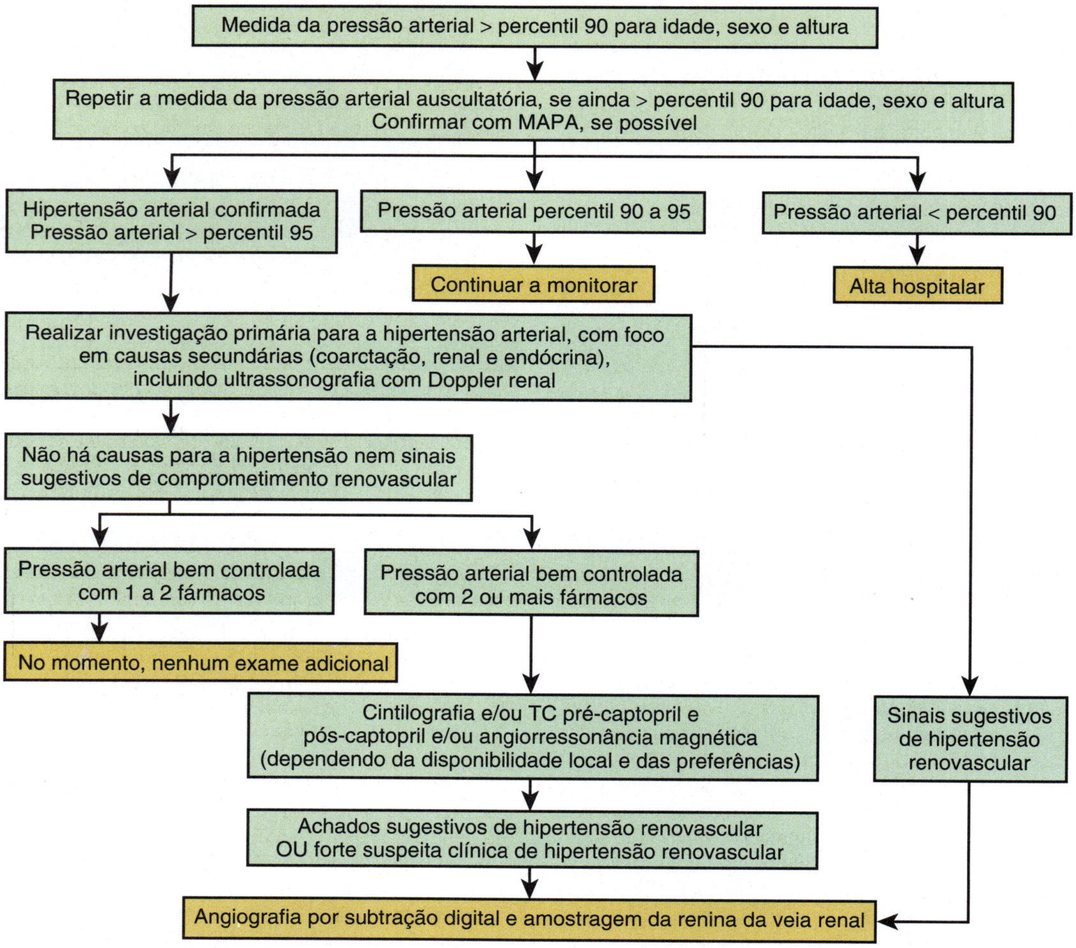

Figura 472.5 Via diagnóstica para a hipertensão renovascular. (*Reproduzida de Tullus K, Brennan E, Hamilton G et al.: Renovascular hypertension in children, Lancet 371:1453–1463, 2008, Fig 6, p. 1458.*)

Doenças do Sangue

PARTE 20

Seção 1
Sistema Hematopoético

Capítulo 473
Desenvolvimento do Sistema Hematopoético

Stella T. Chou

HEMATOPOESE NO EMBRIÃO E NO FETO HUMANOS

Hematopoese é o processo pelo qual os elementos celulares do sangue são formados. No desenvolvimento do embrião e do feto humanos. a hematopoese tem três ondas de desenvolvimento e é conceitualmente dividida em três estágios anatômicos: mesoblástico, hepático e mieloide. A hematopoese *mesoblástica* ocorre em estruturas extraembrionárias, em especial no saco vitelino, e começa entre o 10º e o 14º dia da gestação. Com cerca de 6 a 8 semanas de gestação, o fígado substitui o saco vitelino como o principal local de produção de células sanguíneas; nesse período, a placenta também contribui como um sítio hematopoético. Por volta de 10 a 12 semanas, a hematopoese extraembrionária é interrompida. A hematopoese *hepática* ocorre durante o restante da gestação e diminui durante o segundo trimestre, quando a hematopoese medular (*mieloide*) aumenta. O fígado é o órgão eritropoético predominante até 20 a 24 semanas de gestação.

Cada órgão hematopoético abriga diferentes populações celulares. O saco vitelino produz predominantemente eritrócitos, megacariócitos e macrófagos. O fígado fetal é principalmente um órgão eritropoético, enquanto a medula óssea produz eritrócitos, megacariócitos e leucócitos. Os tipos de leucócitos presentes no fígado fetal e na medula diferem com a gestação. Os macrófagos precedem os neutrófilos na medula, e a proporção entre macrófagos e neutrófilos reduz-se à medida que a gestação progride. Independentemente da idade gestacional ou da localização anatômica, a produção de todos os tecidos hematopoéticos começa com células multipotentes capazes de autorrenovação e maturação clonal em todas as linhagens celulares sanguíneas. As células progenitoras se diferenciam sob a influência de fatores de transcrição e fatores de crescimento hematopoéticos (Tabela 473.1).

O modelo clássico de diferenciação hematopoética envolve a diferenciação em progenitores cada vez mais específicos da linhagem, embora também possa haver vias alternativas usadas separadamente ou em combinação com as vias clássicas (Figura 473.1). Na via clássica, as *células-tronco hematopoéticas de repopulação de longa duração* (CTs-HRLD) são caracterizadas por sua capacidade de se autorrenovar e se diferenciar em células multipotentes. Os *progenitores multipotentes* (PMPs) têm capacidade de autorrenovação reduzida e se diferenciam em *progenitores linfoides comuns* (PLCs) ou *progenitores mieloides comuns* (PMCs). O PMC se diferencia em todas as linhagens sanguíneas, exceto pelos linfoides. O compromisso das células hematopoéticas com células cada vez mais restritas à linhagem requer estimulação e regulação de citocinas por fatores de transcrição.

Eritrócitos (hemácias) no feto são maiores que nos adultos, e, com 22 a 23 semanas de gestação, o volume corpuscular médio pode ser de até 135 fentolitros (fℓ) (Figura 473.2, *painel superior*). De modo similar, a hemoglobina corpuscular média é muito alta com 22 a 23 semanas e cai de forma relativamente linear com o avanço da gestação (Figura 473.2, *painel inferior*). Em contraste, a concentração de hemoglobina corpuscular média de 34 ± 1 g/dℓ é constante ao longo da gestação. Enquanto o tamanho e a quantidade de hemoglobina nos eritrócitos diminuem durante a gestação, o hematócrito e a concentração de hemoglobina sanguínea aumentam gradualmente (Figura 473.3, *painéis superior* e *inferior*, respectivamente).

As concentrações de **plaquetas** no sangue aumentam gradualmente entre 22 e 40 semanas de gestação (Figura 473.4), mas o tamanho da plaqueta, avaliado pelo volume plaquetário médio, permanece constante em 8 ± 1 fℓ. Nenhuma diferença é observada entre os sexos masculino e feminino nos intervalos de referência fetais e neonatais para os índices de eritrócito, hematócrito, hemoglobina, contagem de plaquetas ou medida do volume plaquetário médio.

GRANULOCITOPOESE FETAL

Neutrófilos são inicialmente observados no feto humano cerca de 5 semanas após a concepção como pequenos aglomerados de células ao redor da aorta. A área da medula óssea fetal começa a se desenvolver por volta da 8ª semana, e, de 8 a 10 semanas, a área da medula amplia-se, mas nenhum neutrófilo aparece antes de 10,5 semanas. Da 14ª semana até o término da gestação, o tipo celular granulocítico mais comum na medula óssea fetal é o neutrófilo. Neutrófilos e macrófagos se originam de uma célula progenitora comum, mas os macrófagos aparecem antes dos neutrófilos no feto, primeiro no saco vitelino, no fígado, no pulmão e no cérebro, antes de a medula óssea ser formada.

O fator estimulador de colônias de granulócitos (G-CSF) e o fator estimulador de colônias de macrófagos (M-CSF) são expressos no osso fetal em desenvolvimento bem cedo, com 6 semanas após a concepção, e ambos são expressos no fígado fetal a partir de 8 semanas. O fator estimulador de colônias de granulócitos e macrófagos (GM-CSF) e o fator de células-tronco (SCF) também são amplamente distribuídos nos tecidos fetais humanos. Entretanto, nenhuma alteração na expressão de nenhum desses fatores, ou de seus receptores específicos, parece ser um sinal para a produção fetal de neutrófilos ou macrófagos, porque esses sinais ainda não foram identificados.

O sangue fetal contém poucos neutrófilos até o terceiro trimestre. Com 20 semanas de gestação, a contagem de neutrófilos sanguíneos é de 0 a 500/mm^3. Embora neutrófilos maduros sejam escassos, células progenitoras com capacidade de gerar clones de neutrófilos são abundantes no sangue fetal. Quando cultivados *in vitro* na presença de G-CSF recombinante, maturam em grandes colônias de neutrófilos. O papel fisiológico de G-CSF inclui a regulação positiva da produção de neutrófilos, e isso parece ser o que acontece em fetos e neonatos, bem como em adultos. Assim, o baixo número de neutrófilos circulantes no feto humano no segundo trimestre de gestação pode ser causado, em parte, pela baixa produção de G-CSF. Monócitos isolados do sangue de adultos produzem G-CSF quando estimulados com uma variedade de mediadores inflamatórios, tais como lipopolissacarídeo bacteriano (LPS) ou interleucina 1 (IL-1). Em contraste, monócitos isolados do sangue ou órgãos do feto de até 24 semanas de gestação geram apenas pequenas quantidades de RNA mensageiro (mRNA) e proteína de G-CSF após estimulação por LPS ou IL-1. Apesar disso, receptores para G-CSF na superfície de neutrófilos de recém-nascidos são iguais em número e afinidade em relação aos neutrófilos de adultos.

No feto, as ações dos fatores granulocitopoéticos (G-CSF, M-CSF, GM-CSF e SCF) não são limitadas à hematopoese. Receptores para cada um desses fatores estão localizados em áreas do sistema nervoso central e do trato gastrintestinal do feto, onde seus padrões de expressão alteram-se com o desenvolvimento.

Tabela 473.1 Características dos fatores de crescimento hematopoéticos.

FATOR DE CRESCIMENTO	MASSA MOLECULAR (kDa)	LOCALIZAÇÃO CROMOSSÔMICA	PRINCIPAL ALVO CELULAR
ERITROPOETINA	30 a 39	7q11-12	CFU-E, BFU-E fetal, células endoteliais, neurônios, astrócitos, oligodendrócitos
FATOR ESTIMULADOR DE COLÔNIAS			
G-CSF	18 a 22	17q11.2-21	CFU-G, CFU-MIX, neutrófilos maduros
GM-CSF	18 a 30	5q23-31	CFU-MIX, CFU-GM, BFU-E, monócitos, neutrófilos maduros
M-CSF	45 a 70 (dímero de 2 subunidades)	5q33.1	CFU-M, macrófagos
SCF	36	12q21.32	CFU-MIX, BFU-E, CFU-GM, mastócitos
TGF-β	25 proteína homodimérica	19q13.2	BL-CFC
CSF-1	192 proteína aminoácido	1p13.3	Monócitos, macrófagos, células dendríticas, células de Langerhans
INTERLEUCINAS			
IL-1	17	Alfa 2q13 Beta 2q13-21	Hepatócitos, macrófagos, linfócitos
IL-2	15 a 20	4q26-27	Linfócitos T, linfócitos citotóxicos
IL-3	14 a 30	5q23-31	CFU-MIX, CFU-Meg, CFU-GM, BFU-E, macrófagos
IL-4	16 a 20	5q23-31	Linfócitos T, linfócitos B, células dendríticas
IL-5	46 (dímero de 2 subunidades)	5q23-31	CFU-Eo, linfócitos B
IL-6	19 a 26	7p21-24	CFU-MIX, CFU-GM, BFU-E, monócitos, linfócitos B, linfócitos T, linfócitos citotóxicos
IL-7	35	8q12-13	Linfócitos B
IL-8	8 a 10	4q13.3	Neutrófilos, células endoteliais, linfócitos T
IL-9	16	5q31-32	BFU-E, CFU-MIX
IL-10	18,7	1q32.1	Macrófagos, linfócitos
IL-11	23	19q13	CFU-MEG, linfócitos B, queratinócitos
IL-12	70 a 75 (dímero de 2 subunidades)	p35/p40	Linfócitos T 3 (p35) e 11 (p40), células NK, macrófagos
IL-13	9	5q23-31	Linfócitos pré-B, macrófagos
IL-14	53	5q31	Linfócitos B
IL-15	14 a 15	4q25-35	Linfócitos B, linfócitos T
IL-16	12 a 14	15q23-26	Linfócitos T
IL-17	20 a 30	2q31	Células estromais da medula
IL-18	24	9p13	Linfócitos T $CD4^+$, células NK
IL-21		4q26-q27	Linfócitos T
IL-23	Dímero de subunidades	p19/IL-12p40	Linfócitos T $CD4^+$
IL-25		14q11.2	Linfócitos T, monócitos, células estromais da medula
IL-31	Feixe de 4-hélices	12q24.31	Linfócitos T, progenitores hematopoéticos
IL-34	222 proteína aminoácido	16q22.1	Monócitos, macrófagos
TROMBOPOETINA	35 a 38	3q27-28	Progenitores de megacariócitos, megacariócitos

BFU-E, unidades formadoras de explosão eritroide; BL-CFU, unidades formadoras de colônias de blastos; CFU-E, unidades formadoras de colônias eritroides; CFU-Eo, unidades formadoras de colônias de eosinófilos; CFU-G, unidades formadoras de colônias de granulócitos; CFU-GM, unidades formadoras de colônias de granulócitos e macrófagos; CFU-M, unidades formadoras de colônias de macrófagos; CFU-Meg, unidades formadoras de colônias de megacariócitos; CFU-MIX, unidades formadoras de colônias mistas; CSF-1, fator estimulador de colônias 1; G-CSF, fator estimulador de colônias de granulócitos; GM-CSF, fator estimulador de colônias de granulócitos e macrófagos; IL, interleucina; M-CSF, fator estimulador de colônias de macrófagos; NK, *natural killer*; SCF, fator de célula-tronco; TGF-β, fator transformador de crescimento-beta.

TROMBOPOESE FETAL

Existem várias diferenças biológicas entre megacariopoese e trombopoese fetal/neonatal e adulta. Existe um padrão único de desenvolvimento de megacariopoese fetal/neonatal caracterizado por proliferação rápida, seguido de plena maturação citoplasmática sem poliploidização. Os megacariócitos fetais e neonatais são significativamente menores, exibem baixa ploidia e produzem menos plaquetas. No entanto, os megacariócitos fetais e neonatais têm um potencial proliferativo maior do que os progenitores adultos. Essas diferenças permitem que fetos e recém-nascidos preencham seu espaço de expansão da medula óssea e o volume sanguíneo em rápida expansão, enquanto mantêm a contagem normal de plaquetas.

Os **progenitores de megacariócitos** são categorizados como *unidades formadoras da explosão megacariocítica* (BFU-Meg), que são progenitoras primitivas de megacariócitos, e como *unidades formadoras de colônias de megacariócitos* (CFU-Meg), que são mais diferenciadas. BFU-Meg produz grandes colônias multifocais contendo ≥ 50 megacariócitos, enquanto CFU-Meg gera colônias unifocais menores (3 a 50 células/colônia). Os **megacariócitos** são identificados por suas características morfológicas, uma vez que sofrem endorreduplicação, resultando em células grandes com núcleo poliploide. Megacariócitos, ao contrário dos progenitores de megacariócitos, não têm capacidade para gerar colônias. Em vez disso, sofrem maturação, evoluindo de células mononucleares pequenas para células poliploides grandes. A *ploidia*

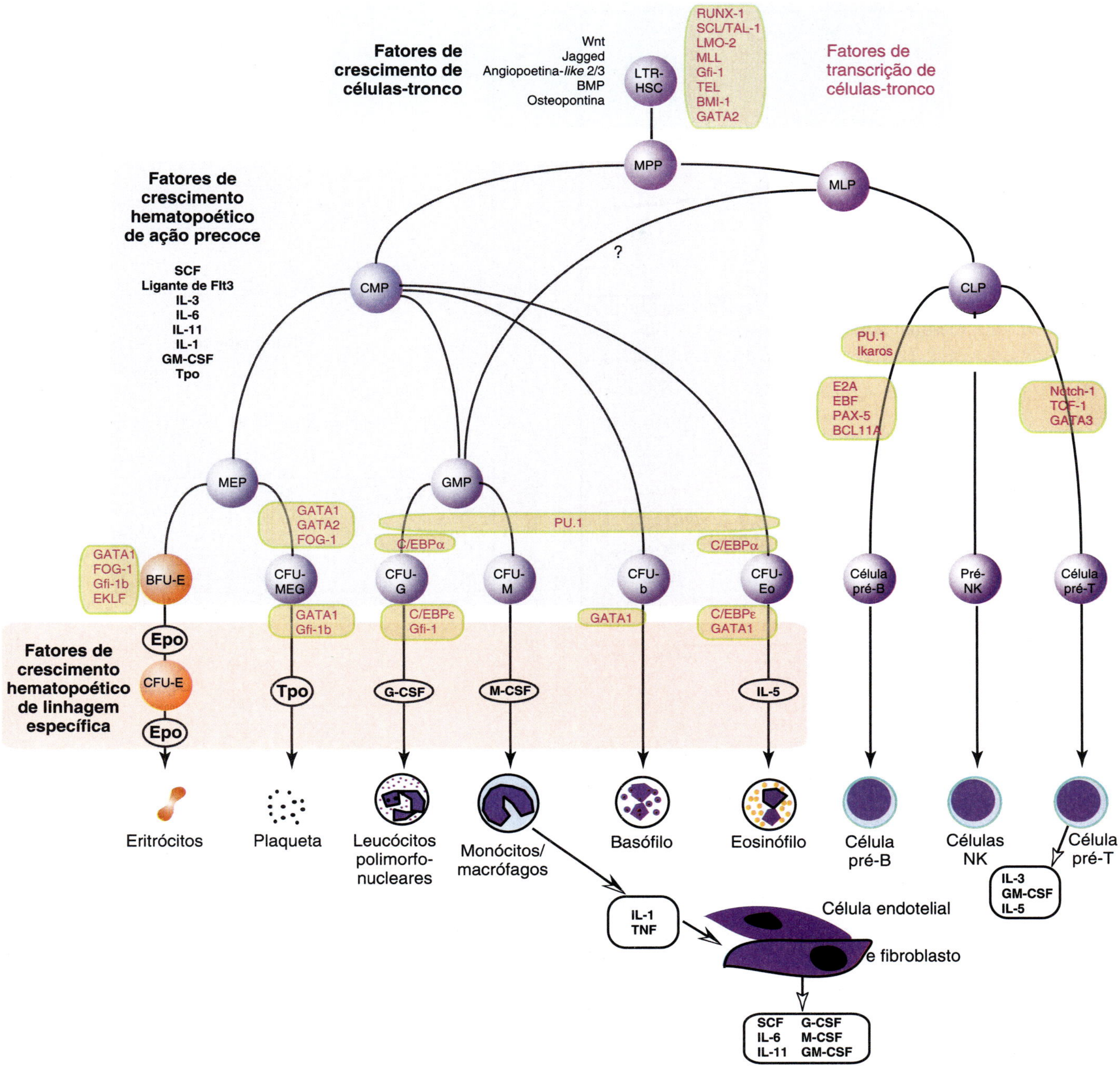

Figura 473.1 Principais fontes de citocinas e suas ações na hematopoese. Células do microambiente da medula óssea, como macrófagos, células endoteliais e fibroblastos reticulares, produzem fator estimulador de colônias de macrófago (M-CSF), fator estimulador de colônias de macrófagos e granulócitos (GM-CSF) e fator estimulador de colônias de granulócitos (G-CSF) após estimulação. Essas citocinas e outras listadas no texto apresentam interações sobrepostas durante a diferenciação hematopoética, como indicado. Para todas as linhagens, o desenvolvimento adequado requer uma combinação de fatores de atuação precoce e tardia. BFU, unidades de explosão formadora; CFU, unidades formadoras de colônia; Epo, eritropoetina; MSC, células-tronco mieloides; PSC, células-tronco pluripotentes; SCF, fator de células-tronco; TNF, fator de necrose tumoral; Tpo, trombopoetina. (*Reproduzida de Sieff CA, Daley GO, Son LI: The anatomy and physiology of hematopoiesis. In Orkin SH, Nathan DG, Ginsbrug D et al., editors*: Nathan and Oski's hematology of infancy and childhood, *ed 8, Philadelphia, 2015, Elsevier.*)

modal do megacariócito (o número de conjuntos de cromossomos completos) na medula adulta normal é de 16 N. No feto e no neonato, a ploidia é reduzida, principalmente 2N e 4N, e o tamanho do megacariócito é menor. Os megacariócitos grandes geram mais plaquetas que os megacariócitos pequenos; supõe-se que os megacariócitos de neonatos produzam menos plaquetas que seus adultos homólogos.

Ainda não se conhece o exato mecanismo pelo qual os megacariócitos liberam plaquetas na circulação. O exame *in situ* desse processo sugere que os megacariócitos maduros migrem para um sítio perivascular e estendam um processo através do endotélio, dando origem a proplaquetas, que então liberam as plaquetas. Um mecanismo alternativo é que as plaquetas são liberadas dos megacariócitos nos pulmões, como resultado das forças de cisalhamento.

A **trombopoetina (TPO)** é o regulador dominante do desenvolvimento de megacariócitos e da produção de plaquetas (ver Tabela 473.1). A TPO é produzida predominantemente no fígado desde a fase inicial da vida fetal até a vida adulta, mas também é expressa pelas células nos rins e, em menor extensão, pelas células musculares lisas e medulares. As concentrações de TPO são maiores em neonatos saudáveis de qualquer idade gestacional do que em adultos saudáveis.

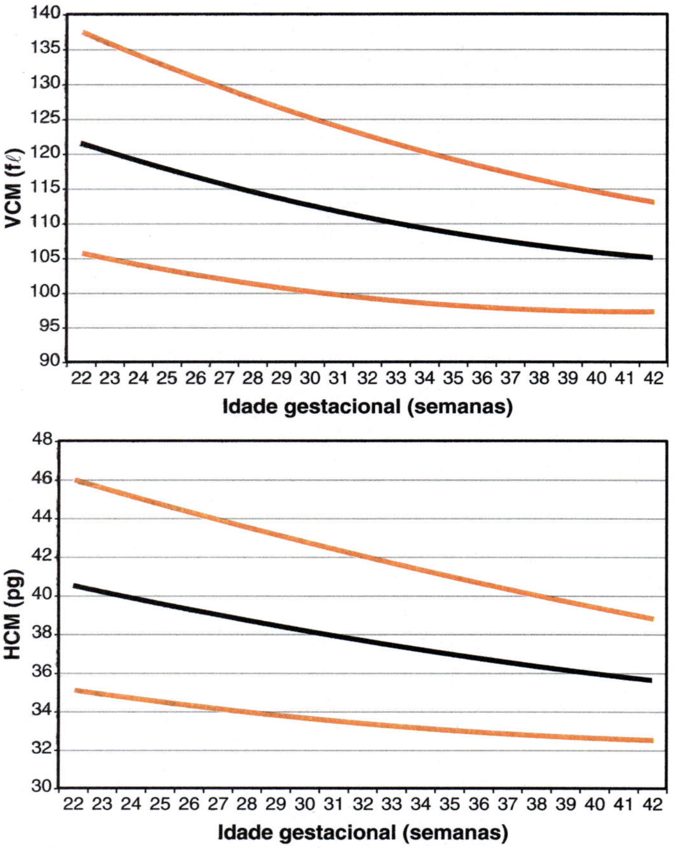

Figura 473.2 Volume corpuscular médio (VCM, *superior*) do eritrócito e hemoglobina corpuscular média (HCM, *inferior*) a partir de 22 semanas de gestação a termo. As *linhas* representam o percentil 5, a média e o intervalo de referência do percentil 95. (*Reproduzida de Christensen RD, Jopling J, Henry E et al.: The erythrocyte indices of neonates, defined using data from over 12,000 patients in a multihospital healthcare system*, J Perinatol *28:24-28, 2008*.)

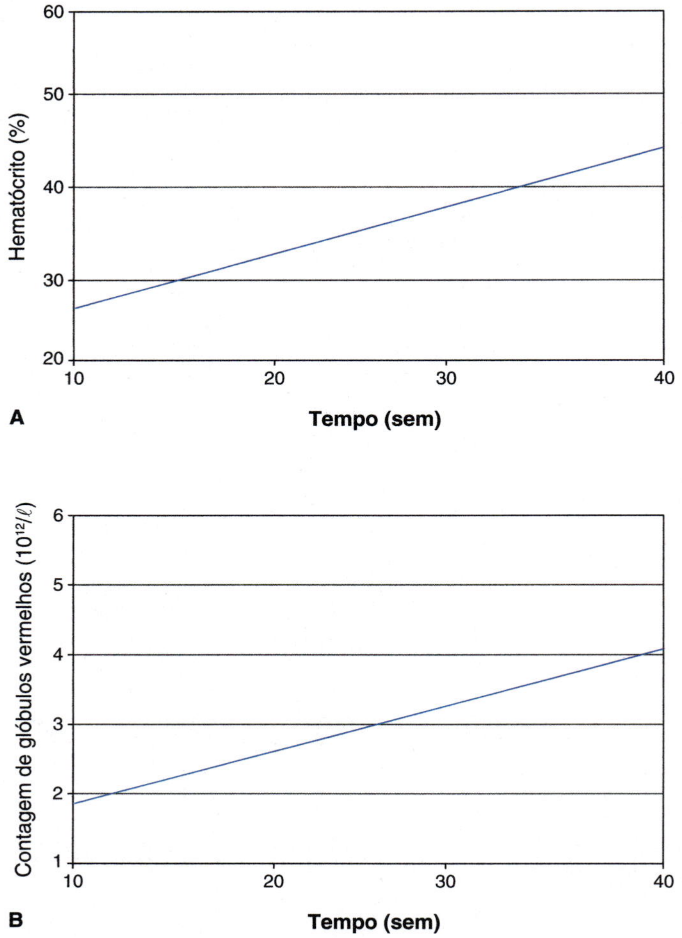

Figura 473.3 Intervalos de referência do hematócrito fetal **(A)** e contagem de glóbulos vermelhos fetais **(B)** por cordocentese durante toda a gestação.

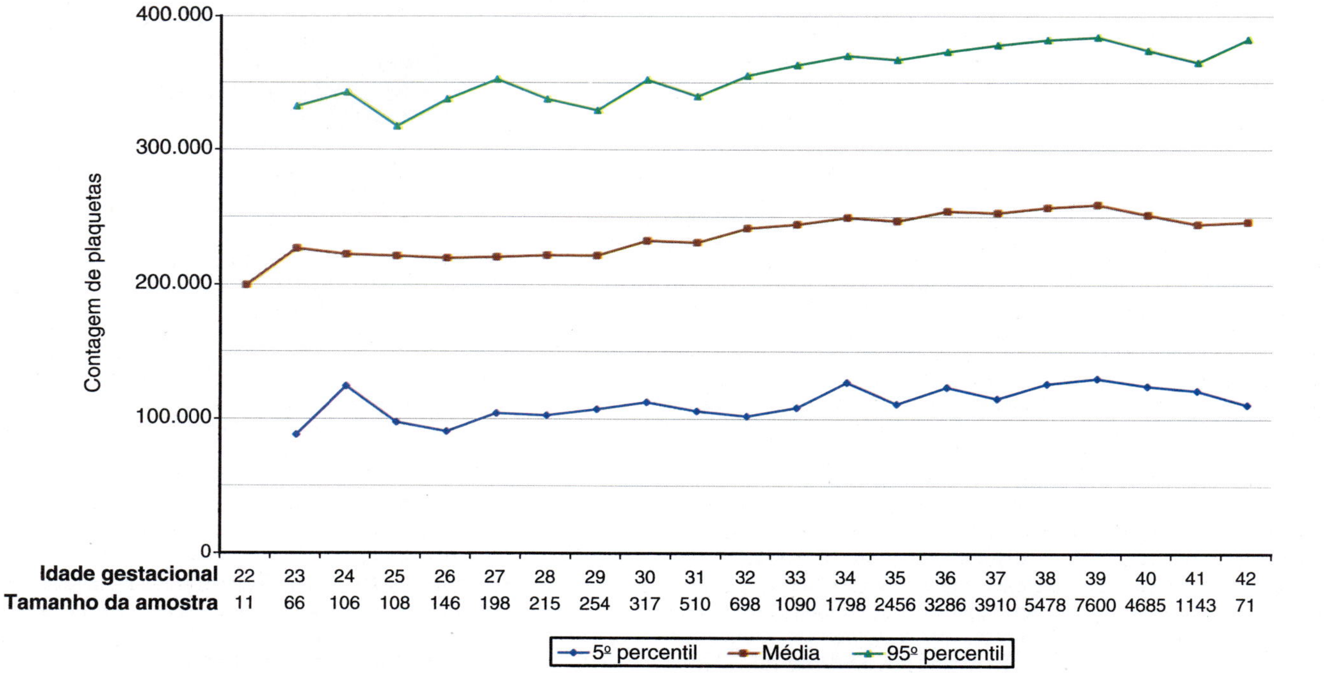

Figura 473.4 Contagem de plaquetas de 22 semanas de gestação a termo. As *linhas* representam o percentil 5, a média e o intervalo de referência do percentil 95. (*Reproduzida de Wiedmeier SE, Henry E, Sola-Visner MC et al.: Platelet reference ranges for neonates, defined using data from over 47,000 patients in a multihospital healthcare system*, J Perinatol *29:130-136, 2009*.)

Ela é um estimulador primário da produção de megacariócitos e plaquetas, mas o SCF, a IL-3, a IL-11, a IL-6 e a eritropoetina também estimulam a megacariopoese e a trombopoese *in vitro* e *in vivo*. É importante ressaltar que a TPO também promove a expansão de células-tronco hematopoéticas (CTHs) e células progenitoras, e o receptor de TPO é expresso em CTHs e progenitores eritroides, além de progenitores de megacariócitos, megacariócitos e plaquetas maduras.

ERITROPOESE FETAL

Similar à produção hematopoética de outras linhagens celulares, a eritropoese fetal é regulada por fatores de crescimento produzidos pelo feto, não pela mãe. A **eritropoetina (EPO)** não atravessa a placenta humana. A estimulação da produção materna de EPO não aumenta a eritropoese fetal, e a supressão da eritropoese materna por hipertransfusão não suprime a eritropoese fetal.

A EPO desempenha um papel regulador central na proliferação e na maturação de progenitores eritroides. As progenitoras comprometidas com eritrócitos consistem em *unidades formadoras de explosão eritroide* (BFU-E) e em células *formadoras de colônias eritroides* (CFU-E). Nos ensaios de formação de colônias, as BFU-E humanas são mais proliferativas, formando colônias de múltiplos aglomerados de eritroblastos, em contraste com as CFU-E, que formam 1 ou 2 aglomerados contendo cada um 8 a 100 eritroblastos hemoglobinizados. A EPO é essencial para a produção de eritrócitos a partir de células CFU-E, induzindo sobrevivência e proliferação de eritroblastos. A EPO liga-se a receptores específicos na superfície de precursores eritroides comprometidos, e sua expressão é regulada por um mecanismo de detecção de oxigênio através da família de proteínas de fator induzível por hipoxia (HIF). O HIF-1α e o HIF-2α são regulados pela tensão de oxigênio, enquanto o HIF-1β é expresso constitutivamente. Juntas, as proteínas HIF mantêm a homeostase do oxigênio e regulam a eritropoese, induzindo a EPO sob condições de hipoxia.

A EPO é produzida por monócitos e macrófagos no fígado fetal durante os primeiro e segundo trimestres. Após o nascimento, o sítio anatômico de produção de EPO muda para o rim. O estímulo específico para essa mudança não é conhecido, mas pode envolver o aumento da tensão de oxigênio arterial que ocorre no nascimento. A modificação epigenética da expressão gênica pode também desempenhar um papel, pois parece que os genes renais e hepáticos de EPO são metilados em diferentes graus. Embora a própria proteína, a EPO, e seu mRNA possam ser encontrados no rim fetal humano, ainda não se sabe se essa produção é biologicamente relevante. Parece que a produção renal de EPO não é essencial para a eritropoese fetal normal, como evidenciado pela concentração sérica normal de EPO e hematócrito normal de fetos sem rins.

Hemoglobina no feto e no neonato

A hemoglobina é um tetrâmero de quatro cadeias de *globina* com um anel de porfirina contendo ferro, chamado de *heme*, ligado a cada cadeia. A interação dinâmica do heme com a globina garante à hemoglobina sua propriedade exclusiva no transporte reversível de oxigênio. A molécula de hemoglobina consiste em duas cadeias polipeptídicas do tipo alfa (α) e duas beta (β), com cada uma destas tendo um grupo heme ligado. Os aglomerados de genes da alfaglobina e da betaglobina estão localizados nos cromossomos 16 e 11, respectivamente (Figura 473.5). Existem dois genes da betaglobina e quatro genes da alfaglobina. Dentro dos eritrócitos de um embrião, de um feto, de uma criança e de um adulto, seis hemoglobinas diferentes podem ser detectadas (Figura 473.6): as hemoglobinas **embrionárias** (Gower-1, Gower-2 e Portland), a hemoglobina **fetal** (HbF) e as hemoglobinas **adultas** (HbA e HbA2). As mobilidades eletroforéticas das hemoglobinas variam com suas estruturas químicas.

Expressão e relações quantitativas entre as hemoglobinas são determinadas por processos de desenvolvimento complexos. A expressão da cadeia de globina é específica do estágio de desenvolvimento e ocorre por meio de dois interruptores de hemoglobina, mediados principalmente por meio de alterações dos genes expressos da betaglobina. Existem cinco genes funcionais da cadeia globina β: um embrionário (*HBE1*), dois fetais (*HBG1, HBG2*) e dois adultos (*HBD, HBB*); e três genes da cadeia globina tipo α: um embrionário (*HBZ*) e dois adultos (*HBA1, HBA2*). As células eritroides primitivas expressam principalmente globinas embrionárias. A primeira troca de betaglobina ocorre com cerca de 6 semanas de gestação para a globina fetal (*HBG*), que coincide com o início da hematopoese definitiva. A principal hemoglobina no feto (HbF) consiste em duas cadeias de alfaglobina (α) e duas cadeias de gamaglobina (γ) ($\alpha_2\gamma_2$). O segundo interruptor de globina é responsável pela expressão da hemoglobina principal de um adulto normal (HbA), consistindo em cadeias polipeptídicas 2 α e 2 β ($\alpha_2\beta_2$); é expressa pela primeira vez no meio da gestação. Um regulador-chave da troca de hemoglobina fetal para a adulta é o fator de transcrição **BCL11A**, que se liga ao gene da betaglobina e age para silenciar a expressão da gamaglobina e, portanto, a HbF.

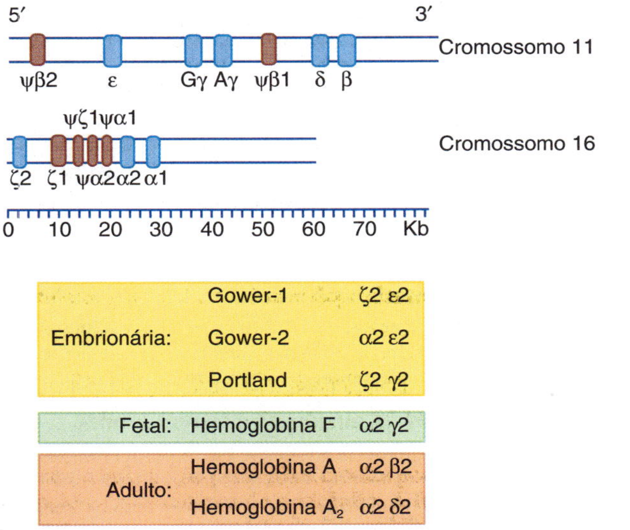

Figura 473.5 **Organização dos genes de globina. A** ***linha inferior*** **reflete a escala em quilobases.** O *segmento superior* representa os genes do tipo betaglobina no cromossomo 11, e o *segmento inferior* de genes do tipo α no cromossomo 16. As regiões do gene que codificam as proteínas de globina primárias são mostradas como *segmentos azuis*, e as regiões que codificam os pseudogenes ("Ψ", restos não expressos) são mostradas como *segmentos rosa*. A composição das hemoglobinas embrionárias, fetais e adultas está listada. α, alfa; β, beta; γ, gama; δ, delta; ε, épsilon; ζ, zeta.

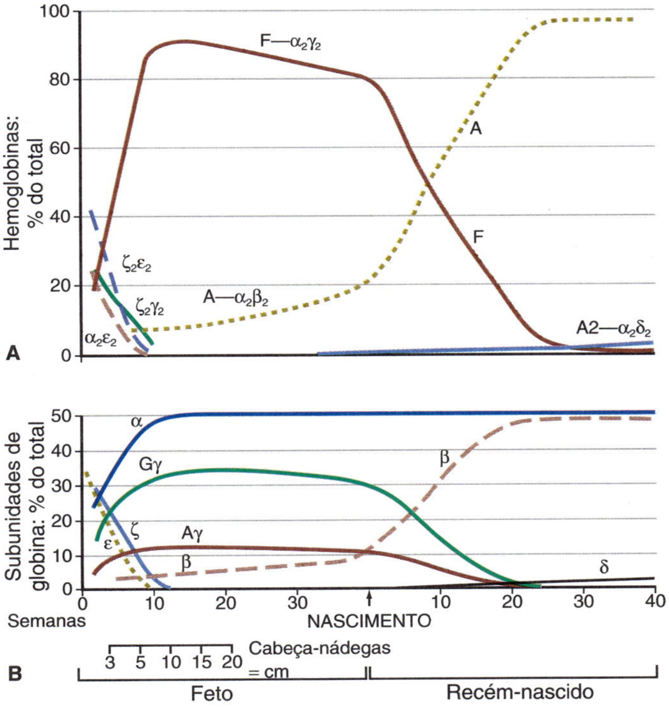

Figura 473.6 Alterações nos tetrâmeros de hemoglobina (**A**) e nas subunidades de globina (**B**) durante o desenvolvimento humano do embrião até a primeira infância. (*Reproduzida de Polin RA, Fox WW: Fetal and neonatal physiology, ed 2, Philadelphia, 1998, Saunders, p. 1769.*)

Hemoglobinas embrionárias

O sangue de embriões humanos precoces contém duas hemoglobinas de migração lenta, *Gower-1* e *Gower-2*, e *Hb Portland*, que apresenta mobilidade similar à HbF. As cadeias zeta (ζ) da Hb Portland e Gower-1 são estruturalmente muito similares às cadeias α. Ambas as hemoglobinas Gower contêm cadeia polipeptídica épsilon (ε) semelhante à globina β. Hb Gower-1 apresenta a estrutura $\zeta_2\varepsilon_2$, enquanto Gower-2 tem $\alpha_2\varepsilon_2$. Hb Portland apresenta a estrutura $\zeta_2\gamma_2$. Em embriões com até 6 semanas de gestação, as hemoglobinas Gower predominam, mas não são mais detectáveis aos 3 meses de gestação.

Hemoglobina fetal

Entre 6 e 8 semanas de gestação, HbF ($\alpha_2\gamma_2$) é a hemoglobina predominante; com 24 semanas de gestação, constitui 90% da hemoglobina total. A HbF declina modestamente no terceiro trimestre, de tal forma que a HbF compreende 70 a 80% da hemoglobina total. A produção de HbF diminui rapidamente no período pós-natal (Figura 473.7) e, aos 6 a 12 meses, atinge níveis adultos < 2%. A compreensão da base molecular da mudança da hemoglobina fetal para a adulta é interessante, devido aos benefícios terapêuticos para pacientes com betatalassemia e doença falciforme, cuja gravidade clínica é atenuada com elevação modesta de HbF. Os mecanismos exatos pelos quais BCL11A atua para reprimir a HbF não estão totalmente elucidados, mas os potenciadores específicos da BCL11A foram identificados como alvos potenciais para a indução terapêutica da HbF.

Hemoglobinas adultas

Por volta da 24ª semana de gestação, a HbA constitui 5 a 10% da hemoglobina total. Posteriormente, há aumento constante, de modo que, a termo, a média de HbA seja de 30%. Entre 6 e 12 meses, são atingidos os níveis adultos de HbA. O componente menor da HbA, HbA_2, contém cadeias δ e apresenta a estrutura $\alpha_2\delta_2$. Ao nascimento, < 1,0% de HbA_2 é detectado; no entanto, por volta dos 12 meses, chega-se ao nível normal de 2,0 a 3,4%. Ao longo da vida, a proporção normal entre HbA e HbA_2 é de aproximadamente 30:1.

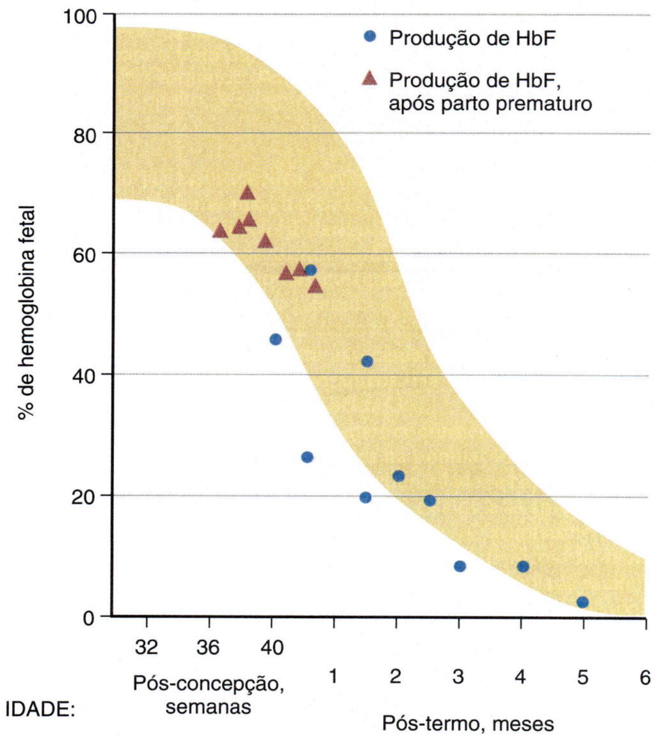

Figura 473.7 Alterações pré e pós-natal no percentual de hemoglobina total representado por hemoglobina fetal (HbF) (*amarelo*). Os *triângulos* representam a produção pós-natal por reticulócitos em prematuros, e os *círculos* representam o sangue do cordão umbilical e a produção pós-natal de reticulócitos em lactentes a termo. (*Reproduzida de Brown MS: Fetal and neonatal erythropoiesis. In Stockman JA, Pochedly C, editors*: Developmental and neonatal hematology, *New York, 1988, Raven Press.*)

Alterações de hemoglobina por doença

Os níveis de HbF podem estar elevados com hemoglobinopatias, persistência hereditária da hemoglobina fetal ou síndromes de falência medular, ou podem estar associados à eritropoese de estresse. Como o nível de HbF é elevado durante o primeiro ano de vida, o conhecimento do seu padrão normal de declínio é importante (ver Figuras 473.6 e 473.7). Dois distúrbios resultantes de mutações no gene da betaglobina (HBB), betatalassemia e doença falciforme, tornam-se sintomáticos no período pós-natal, à medida que a expressão de gamaglobina fetal diminui e a betaglobina adulta aumenta. Em ambos os distúrbios, níveis elevados de HbF persistem durante e após a infância. Em pacientes com β^0-talassemia, o tipo mais grave, com exceção de uma pequena quantidade de HbA_2, a HbF é a única hemoglobina produzida. No outro extremo do espectro, em indivíduos com traço betatalassêmico, a diminuição pós-natal da HbF é retardada, e os níveis levemente elevados de HbF (> 2%) podem persistir ao longo da vida. Indivíduos com doença falciforme, que também têm uma mutação no gene *HBB*, em geral demonstram níveis elevados de HbF, variando de aproximadamente 5 a 30%. Em contraste, a HbF elevada não é característica das síndromes de alfatalassemia, mas os tetrâmeros das cadeias γ (γ4 ou Hb Barts) podem ser encontrados no período neonatal. Uma vez que as cadeias alfaglobina são expressas nas hemoglobinas fetal e adulta, quatro mutações no gene α, que levam a deleções funcionais, não são compatíveis com a vida. Fetos morrem no útero ou logo após o nascimento de anemia grave e hidropisia fetal. A herança de apenas um gene normal dos quatro (α −/−) resulta na **doença da hemoglobina H**, que geralmente está associada a anemia moderada. A herança de dois ou três genes α normais resulta no traço da **alfatalassemia** ou no *status* de portador, respectivamente.

A **persistência hereditária da hemoglobina fetal (HPFH)** é uma condição genética benigna causada por deleções heterozigotas ou substituições de nucleotídios em regiões do *locus* da betaglobina, que regulam a transcrição de *HBG1* e *HBG2*, causando níveis persistentes de expressão de HbF pancelular de aproximadamente 30% das hemoglobinas totais. Indivíduos com HPFH não apresentam anemia.

Lactentes pré-termo tratados com EPO humana recombinante aumentam a produção de HbF durante a eritropoese ativa. Elevações moderadas de HbF também podem ocorrer em muitas doenças acompanhadas por estresse hematológico, como anemias hemolíticas, leucemias e síndromes de falência medular, como a anemia de Blackfan-Diamond.

O nível normal de HbA_2 no adulto (2,0 a 3,4%) é raramente alterado. Níveis de HbA_2 > 3,4% são encontrados na maioria das pessoas com traço betatalassêmico e naquelas com anemias megaloblásticas secundárias à deficiência de ácido fólico e vitamina B_{12}. A diminuição dos níveis de HbA_2 é encontrada naqueles com anemia por deficiência de ferro (ver Capítulo 482) e alfatalassemia (ver Capítulo 489.10).

VIDA ÚTIL DOS GLÓBULOS VERMELHOS NO FETO E NO NEONATO

Em geral, o hematócrito mais elevado durante a vida das pessoas ocorre ao nascimento, e o hematócrito mais baixo ocorre no nadir fisiológico, que acontece 8 a 10 semanas após o nascimento. Uma vida curta de glóbulos vermelhos (GVs) fetais e neonatais tem sido sugerida como um componente importante. O tempo de vida médio dos eritrócitos em adultos normais é de cerca de 120 dias. A vida útil dos eritrócitos fetais/neonatais já foi estimada como consideravelmente menor, com média de 60 a 90 dias, sugerida por estudos de eritrócitos marcados com cromo (^{51}Cr). No entanto, estudos mais recentes indicam que o tempo de vida útil das hemácias fetais/neonatais é semelhante ao dos adultos. **Neocitólise** é a remoção ativa de eritrócitos jovens que foram gerados em condições de hipoxia relativa, após condições normóxicas ou hiperóxicas. Esse processo também tem sido sugerido como uma explicação para o nadir fisiológico de recém-nascidos.

A bibliografia está disponível no GEN-io.

Capítulo 474 Anemias

Courtney D. Thornburg

Anemia é definida como a redução da concentração de **hemoglobina** ou do volume de eritrócitos (hemácias) abaixo dos níveis encontrados em indivíduos saudáveis. Hemoglobina e hematócrito (concentração de hemácias em relação ao plasma) "normais" variam substancialmente com a idade e o sexo (Tabela 474.1). Existem também diferenças raciais, com níveis de hemoglobina em crianças afro-americanas significativamente menores do que em crianças brancas não hispânicas de idade comparável (Tabela 474.2). A anemia é um problema de saúde global significativo que afeta crianças e mulheres em idade reprodutiva (Figuras 474.1 e 474.2).

Os ajustes fisiológicos para anemia incluem aumento do débito cardíaco, extração de oxigênio aumentada (diferença de oxigênio arteriovenoso aumentada) e desvio do fluxo sanguíneo em direção aos tecidos e órgãos vitais. Além disso, a concentração de 2,3-difosfoglicerato aumenta nas hemácias. O consequente "desvio para a direita" da curva de dissociação do oxigênio reduz a afinidade da hemoglobina pelo oxigênio e resulta em maior liberação de oxigênio para os tecidos. O mesmo deslocamento da curva de dissociação do oxigênio também pode ocorrer em altitudes elevadas. Altos níveis de eritropoetina (EPO) e o consequente aumento da produção de hemácias pela medula óssea ajudam ainda mais o corpo a se adaptar.

ANAMNESE E EXAME FÍSICO

Como acontece em qualquer condição clínica, uma anamnese detalhada e um exame físico completo são essenciais quando se avalia uma criança anêmica. Fatos históricos importantes devem incluir idade, sexo, raça e etnia, dieta, medicações, doenças crônicas, infecções, viagem e exposições. Um histórico familiar de anemia e alterações associadas (p. ex., esplenomegalia, icterícia, aparecimento precoce de cálculos biliares) também é importante. Alguns sintomas ou sinais físicos aparecem apenas devido a um baixo nível de hemoglobina, em especial quando a anemia se desenvolve lentamente. Achados clínicos em geral não se tornam aparentes até que os níveis de hemoglobina caiam para < 7 a 8 g/dℓ. As características clínicas podem incluir palidez, sonolência, irritabilidade e tolerância diminuída ao exercício. A palidez pode estar presente na língua, nas unhas, nas conjuntivas, nas palmas ou nos vincos palmares. O sopro cardíaco costuma estar presente. Por fim, fraqueza, taquipneia, dispneia aos esforços, cardiomegalia e insuficiência cardíaca de alto débito são resultado da piora progressiva da anemia, independentemente de sua etiologia. Achados físicos incomuns ligados a etiologias de doenças subjacentes particulares são discutidos em detalhes na seção que descreve os distúrbios associados e na Tabela 474.3.

EXAMES LABORATORIAIS

Exames laboratoriais iniciais devem incluir hemoglobina, hematócrito e índices de hemácias, além de contagem e diferencial de leucócitos (WBC), contagem de plaquetas, contagem de reticulócitos e avaliação

Tabela 474.1 Limites normais, médios e baixos de hemoglobina e hematócrito e volume corpuscular médio.

	HEMOGLOBINA (g/dℓ)		HEMATÓCRITO (%)		VOLUME CORPUSCULAR MÉDIO (μm^3)	
IDADE (anos)	**Média**	**Limite inferior**	**Média**	**Limite inferior**	**Média**	**Limite inferior**
0,5 a 1,9	12,5	11,0	37	33	77	70
2 a 4	12,5	11,0	38	34	79	73
5 a 7	13,0	11,5	39	35	81	75
8 a 11	13,5	12,0	40	36	83	76
Feminino 12 a 14	13,5	12,0	41	36	85	78
Masculino 12 a 14	14,0	12,5	43	37	84	77
Feminino 15 a 17	14,0	12,0	41	36	87	79
Masculino 15 a 17	15,0	13,0	46	38	86	78
Feminino 18 a 49	14,0	12,0	42	37	90	80
Masculino 18 a 49	16,0	14,0	47	40	90	80

Reproduzida de Brugnara C, Oski FJ, Nathan DG: *Nathan and Oski's hematology of infancy and childhood*, ed 7, Philadelphia, 2009, Saunders, p. 456.

Tabela 474.2 Valores NHANES III de hemoglobina para brancos não hispânicos e afro-americanos com idade entre 2 e 18 anos.*

	BRANCOS NÃO HISPÂNICOS		AFRO-AMERICANOS	
IDADE (anos)	**Média**	**–2 DP**	**Média**	**–2 DP**
2 a 5	12,21	10,8	11,95	10,37
6 a 10	12,87	11,31	12,40	10,74
Masculino 11 a 15	13,76	11,76	13,06	10,88
Feminino 11 a 15	13,32	11,5	12,61	10,85
Masculino 16 a 18	15,00	13,24	14,18	12,42
Feminino 16 a 18	13,39	11,61	12,37	10,37

*O tamanho da amostra é de 5.142 (2.264 brancos; 2.878 afro-americanos).
DP, desvio padrão; NHANES-III, *Third National Health and Nutrition Examination Survey.* Adaptada de Robbins EB, Blum S: Hematologic reference values for African American children and adolescents, *Am J Hematol* 82:611-614, 2007.

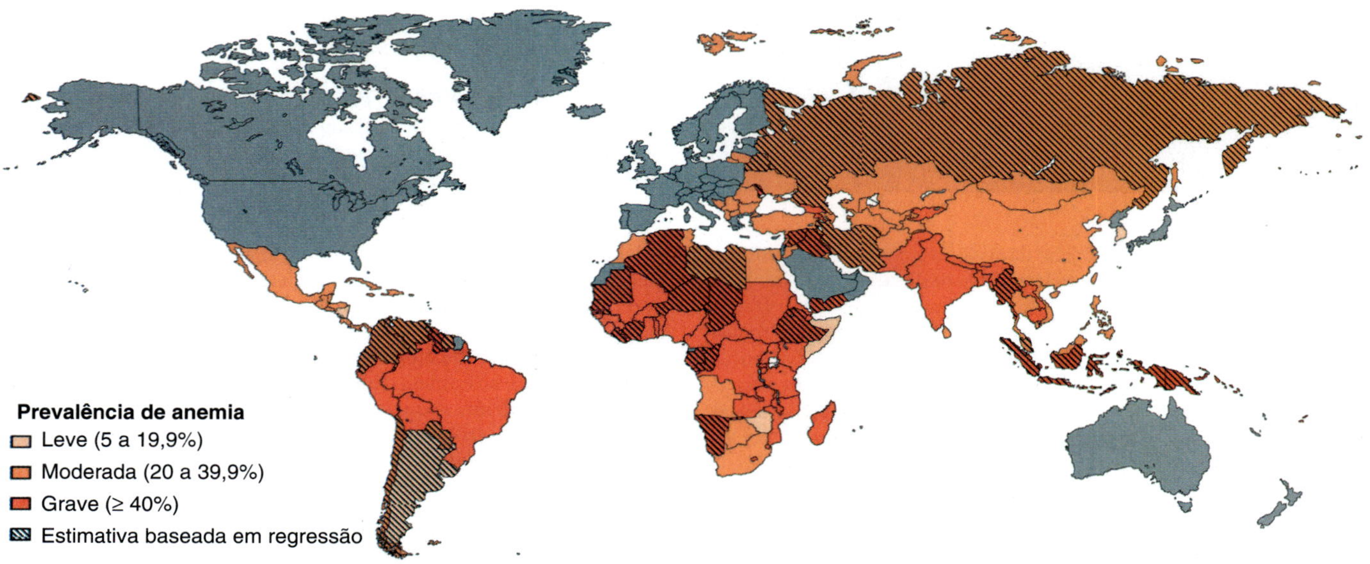

Figura 474.1 Prevalência global de anemia em crianças em idade pré-escolar (0 a 5 anos). (*Adaptada de Worldwide prevalence of anaemia 1993–2005. In WHO global database on anaemia, Geneva, 2008, World Health Organization.*)

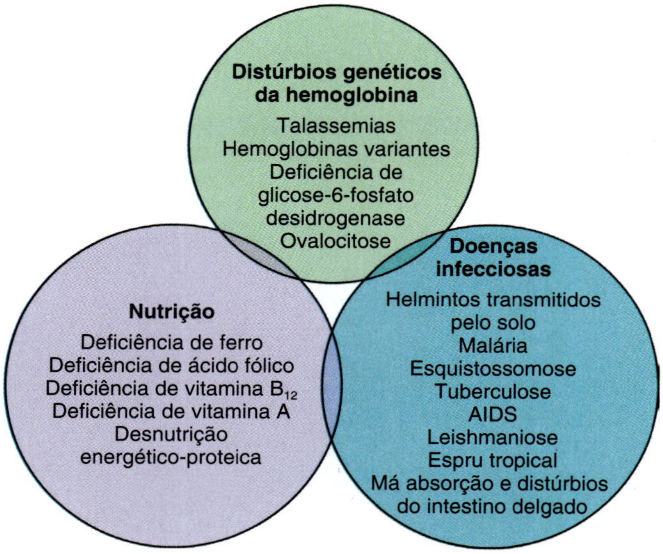

Figura 474.2 Causas de anemia em países com população de baixo ou médio desenvolvimento. (*Reproduzida de Balarajan Y, Ramakrishnan U, Özaltin E et al.: Anaemiain low-income and middle-income countries.* Lancet *378:2123–2134, 2011, Fig. 3.*)

de esfregaço de sangue periférico. A necessidade de exames laboratoriais adicionais é orientada pela anamnese, pelo exame físico e pelo resultados dos exames iniciais.

DIAGNÓSTICO DIFERENCIAL

A anemia não é uma entidade específica, mas pode resultar de qualquer um dos inúmeros processos patológicos subjacentes. Para limitar as possibilidades de diagnóstico, as anemias podem ser classificadas com base em sua morfologia e/ou fisiologia (Figura 474.3).

As anemias podem ser classificadas morfologicamente com base no tamanho das hemácias (volume corpuscular médio [VCM]) e na aparência microscópica. Dessa forma, podem ser classificadas como *microcíticas*, *normocíticas* ou *macrocíticas*, dependendo se o VCM é baixo, normal ou elevado, respectivamente. O tamanho das hemácias também muda com a idade, e as alterações normais do desenvolvimento no VCM devem ser consideradas antes do diagnóstico (Tabela 474.1). O exame do esfregaço de sangue periférico costuma revelar mudanças na aparência das hemácias que irão ajudar a limitar ainda mais as possibilidades diagnósticas (Figura 474.4 e Tabela 474.4). Os detalhes relacionados com as mudanças morfológicas associadas a distúrbios específicos são descritos nas seções subsequentes.

As anemias podem ser divididas ainda com base na fisiologia subjacente. As duas principais categorias são a **diminuição da produção** e o **aumento da destruição** (ou **perda**). Os dois grupos nem sempre são mutuamente exclusivos. A produção reduzida de hemácias pode ser

Tabela 474.3 Achados físicos na avaliação da anemia.

SISTEMA	OBSERVAÇÃO	SIGNIFICÂNCIA
Pele	Hiperpigmentação	Anemia de Fanconi, disqueratose congênita
	Manchas de café com leite	Anemia de Fanconi
	Vitiligo	Deficiência de vitamina B_{12}
	Albinismo oculocutâneo parcial	Síndrome de Chédiak-Higashi
	Icterícia	Hemólise, hepatite
	Petéquias, púrpura	Infiltração da medula óssea, hemólise autoimune com trombocitopenia autoimune, síndrome hemolítico-urêmica
	Erupção eritematosa	Parvovírus, vírus Epstein-Barr
	Asas de borboleta	Lúpus eritematoso sistêmico
Cabeça	Bossa frontal	Talassemia maior, deficiência grave de ferro, hematoma subdural crônico
	Microcefalia	Anemia de Fanconi Síndrome de Blackfan-Diamond

(continua)

Tabela 474.3 Achados físicos na avaliação da anemia. *(continuação)*

SISTEMA	OBSERVAÇÃO	SIGNIFICÂNCIA
Olhos	Microftalmia	Anemia de Fanconi
	Retinopatia	Hemoglobina SS, doença SC
	Atrofia óptica, cegueira	Osteopetrose
	Glândula lacrimal bloqueada	Disqueratose congênita
	Anel de Kayser-Fleischer	Doença de Wilson
	Esclera azul	Deficiência de ferro
Ouvidos	Surdez	Osteopetrose
Boca	Glossite	Deficiência de vitamina B_{12}, deficiência de ferro
	Estomatite angular	Deficiência de ferro
	Fenda labial, palato	Síndrome de Blackfan-Diamond
	Pigmentação	Síndrome de Peutz-Jeghers (perda de sangue intestinal)
	Telangiectasia	Síndrome de Rendu-Osler-Weber (perda de sangue)
	Leucoplasia	Disqueratose congênita
Tórax	Toráx carenado ou aumento do espaço entre os mamilos	Síndrome de Blackfan-Diamond
	Sopro	Endocardite; hemólise por prótese valvar
Abdome	Hepatomegalia	Hemólise, tumor infiltrativo, doença crônica, hemangioma, colecistite
	Esplenomegalia	Hemólise, doença falciforme (precoce), talassemia, malária, linfoma, vírus Epstein-Barr, hipertensão portal, síndromes hemofagocíticas
	Nefromegalia	Anemia de Fanconi
	Ausência de rim	Anemia de Fanconi
Extremidades	Polegares ausentes	Anemia de Fanconi
	Hipoplasia da eminência tenar: polegar trifalângico	Síndrome de Blackfan-Diamond
	Unhas em colher	Deficiência de ferro
	Linha de Beau (unhas)	Intoxicação por metais pesados, doença grave
	Linha de Mees (unhas)	Metais pesados, doença grave, anemia falciforme
	Unhas distróficas	Disqueratose congênita
	Edema	Enteropatia perdedora de proteína induzida pelo leite com deficiência de ferro, falência renal
Retal	Hemorroidas	Hipertensão portal
	Fezes heme-positivas	Hemorragia intestinal
Nervos	Irritável, apatia	Deficiência de ferro
	Neuropatia periférica	Deficiência de vitaminas B_1 e B_{12}, envenenamento por chumbo
	Demência	Deficiência de vitaminas B_{12} e E
	Ataxia, sinais da coluna posterior	Deficiência de vitaminas B_{12} e E
	Acidente vascular encefálico	Anemia falciforme, hemoglobinúria paroxística noturna

Adaptada de Scott JP: Hematology. In Behrman RE, Kliegman RM, editors. *Nelson essentials of pediatrics*, ed 2, Philadelphia, 1994, Saunders, p 520.

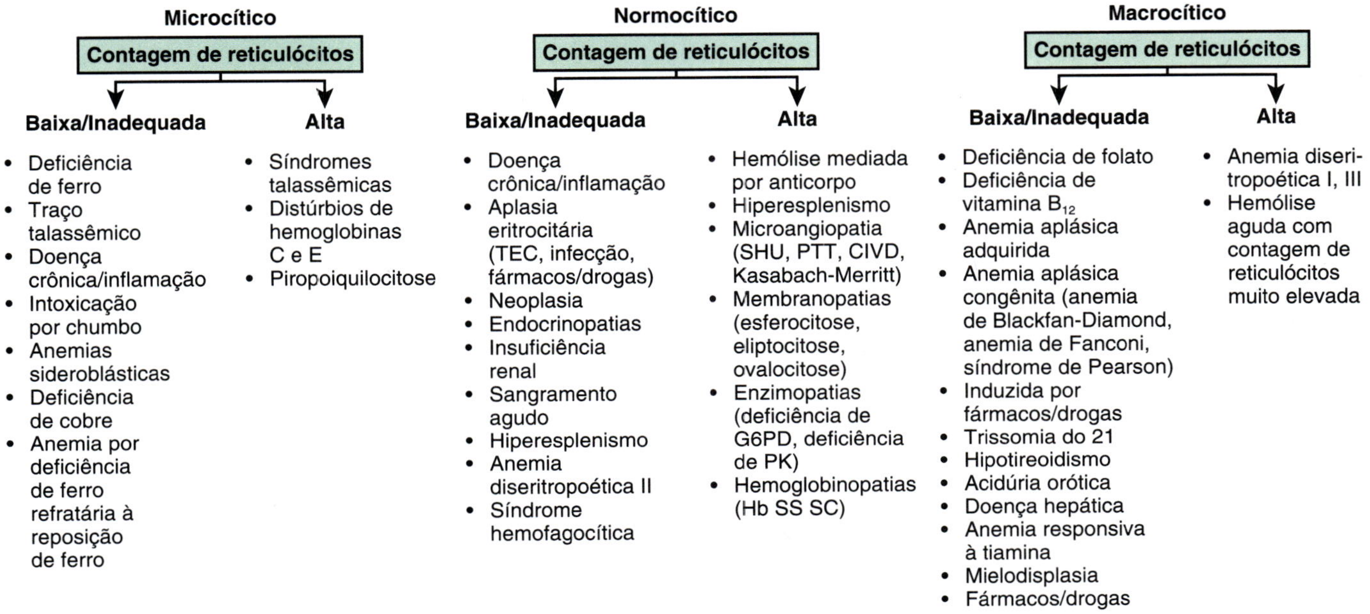

Figura 474.3 Uso do volume corpuscular médio (VCM) e contagem de reticulócitos no diagnóstico de anemia. (*Adaptada de Brunetti M, Cohen J*: The Harriet Lane handbook, *ed 17, Philadelphia, 2005, Elsevier Mosby, p 338.*)

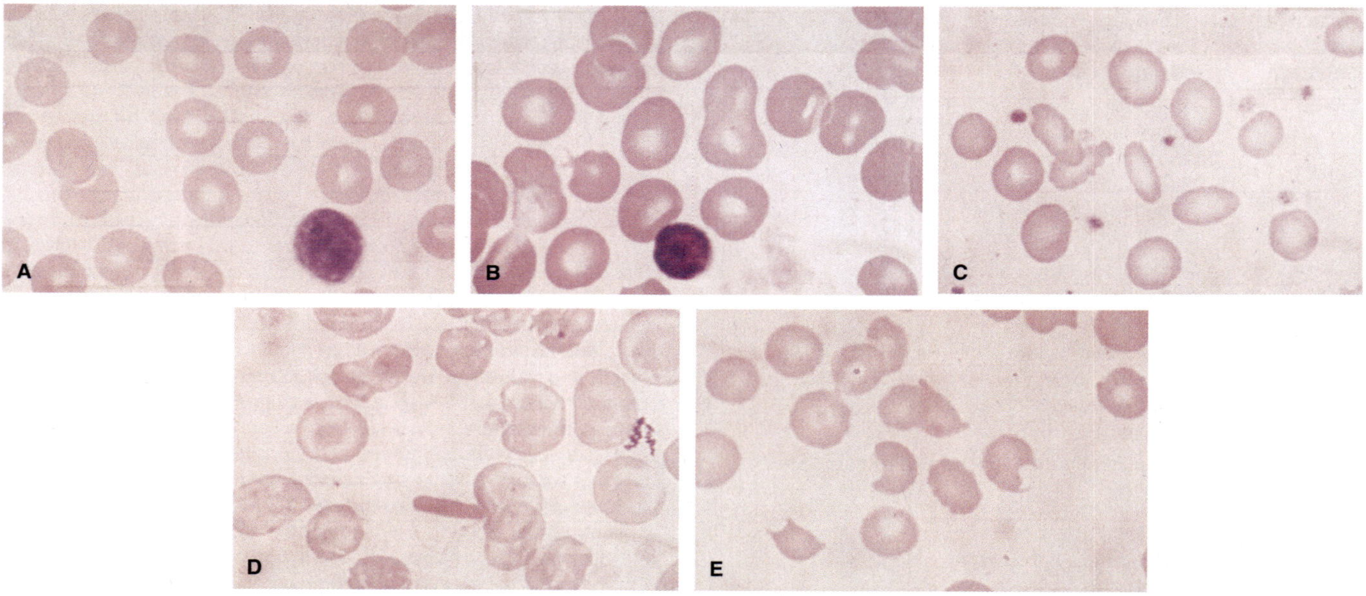

Figura 474.4 Anomalias morfológicas das hemácias. **A.** Normal. **B.** Macrócitos (deficiência de ácido fólico ou vitamina B_{12}). **C.** Micrócitos hipocrômicos (deficiência de ferro). **D.** Células em alvo (doença de HbCC). **E.** Esquizócitos (síndrome hemolítico-urêmica). (*Cortesia de Dr. E. Schwartz.*)

Tabela 474.4 Achados morfológicos do sangue periférico em várias anemias.

MICRÓCITOS Deficiência de ferro Talassemias Toxicidade por chumbo Anemia de doença crônica **MACRÓCITOS** Recém-nascidos Deficiência de vitamina B_{12} ou folato Anemia de Blackfan-Diamond Anemia de Fanconi Anemia aplásica Doença hepática Síndrome de Down Hipotireoidismo **ESFERÓCITOS** Esferocitose hereditária Anemia hemolítica imune (recém-nascido ou adquirida) Hiperesplenismo **CÉLULAS FALCIFORMES** Anemias falciformes Doença SS Doença SC Talassemia $S\beta^+$ Talassemia $S\beta^0$ **ELIPTÓCITOS** Eliptocitose hereditária Deficiência de ferro Anemia megaloblástica **CÉLULAS EM ALVO** Hemoglobinopatias (especialmente hemoglobina C SC e talassemia) Doença hepática Xerocitose **PONTILHADO DE BASÓFILOS** Talassemia Intoxicação por chumbo Mielodisplasia	**FRAGMENTOS DE HEMÁCIAS, CÉLULAS EM CAPACETE, CÉLULAS EM REBARBAS** Coagulação intravascular disseminada Síndrome hemolítico-urêmica Púrpura trombocitopênica trombótica Síndrome de Kasabach-Merritt Síndrome do liquidificador Waring (disfunção de valvas cardíacas) Uremia Doença hepática **NEUTRÓFILOS HIPERSEGMENTADOS** Deficiência de vitamina B_{12} ou folato **EXPLOSÕES** Leucemia (LLA ou LMA) Infecção grave (raramente) Leucopenia, trombocitopenia Anemia de Fanconi Anemia aplásica Leucemia Histiocitose hemofagocítica **CORPÚSCULO HOWELL-JOLLY** Asplenia, hipospolenia Deficiência grave de ferro

LLA, leucemia linfocítica aguda; LMA, leucemia mieloide aguda. De Kliegman RM, Lye PS, Bordini BJ *et al.*, editors: *Nelson pediatric symptom-based diagnosis*, Philadelphia, 2018, Elsevier (Table 37-7, p. 666).

consequência da eritropoese ineficaz ou de uma falha completa ou relativa da eritropoese. O aumento da destruição ou a perda pode ser secundário a hemólise, sequestro ou sangramento. O percentual de reticulócitos no sangue periférico ou a contagem absoluta auxiliam na distinção entre as duas categorias fisiológicas. A porcentagem normal de reticulócitos do total de hemácias é de cerca de 1% durante a maior parte da infância, com uma contagem absoluta entre 25.000 e 75.000/mm^3 de reticulócitos. Na presença de anemia, a produção de EPO e o número absoluto de reticulócitos devem aumentar. Números baixos ou normais de reticulócitos geralmente representam uma resposta inadequada à anemia, que está associada à falência relativa da medula óssea ou à eritropoese ineficaz. O aumento no número de reticulócitos representa uma resposta normal da medula óssea à destruição em andamento de hemácias (hemólise), ao sequestro ou à perda (sangramento).

A Figura 474.3 apresenta uma abordagem útil para a avaliação das causas comuns de anemia na faixa etária pediátrica. Crianças com **anemia microcítica** e contagem baixa ou normal de reticulócitos costumam apresentar defeitos na maturação eritroide ou eritropoese ineficaz. A **deficiência de ferro** é a causa mais comum (ver Capítulo 482). O **traço talassêmico** constitui o principal diagnóstico diferencial quando há suspeita de deficiência de ferro (ver Capítulo 489). As distinções entre essas entidades são apresentadas na Tabela 482.2 (ver Capítulo 482). Doença crônica ou inflamação (mais frequentemente normocítica), intoxicação por chumbo e anemias sideroblásticas também devem ser consideradas e são discutidas em outros capítulos. Microcitose e contagem elevada de reticulócitos estão associadas à síndrome talassêmica e às hemoglobinas C e E (ver Capítulo 489). Notavelmente, as talassemias e hemoglobinopatias são vistas com mais frequência em pacientes de origem mediterrânea, africana ou asiática e no Oriente Médio.

Anemia normocítica e baixa contagem de reticulócitos caracterizam um grande número de anemias. **Anemia de doença crônica/inflamação crônica** é em geral normocítica (ver Capítulo 482). Anemia associada à insuficiência renal, resultado principalmente da produção reduzida de EPO, será associada às evidências clínica e laboratorial de doença renal significativa. A redução ou ausência da produção de hemácias secundária à eritroblastopenia transitória da infância, a uma infecção, a determinadas substâncias ou a uma endocrinopatia em geral resulta em anemia normocítica, assim como infiltração da medula óssea por malignidade. No caso de leucemia ou neoplasia, leucócitos anormais ou células tumorais associadas à trombocitopenia ou à contagem de WBC reduzida ou elevada podem estar presentes. Sangramento agudo, hiperesplenismo e anemia diseritropoética congênita tipo II também são normocíticos (ver Capítulo 479).

Em crianças com anemia normocítica e uma resposta apropriada (alta) de reticulócitos, a anemia é geralmente causada por sangramento, hiperesplenismo ou hemólise em andamento. Em condições hemolíticas, reticulocitose, hiperbilirrubinemia indireta e aumento da desidrogenase láctica são indicadores de destruição eritrocitária acelerada. Muitas causas de hemólise resultam de condições extrínsecas (geralmente adquiridas) ou intrínsecas (geralmente congênitas) aos eritrócitos. A morfologia anormal das hemácias (p. ex., esferócitos, forma de foice, microangiopatia) identificada no esfregaço de sangue periférico costuma ser útil na investigação da causa de hemólise.

A anemia observada em crianças com hemácias macrocíticas às vezes é megaloblástica, resultante da síntese comprometida de DNA e do desenvolvimento nuclear (ver Capítulo 481). O esfregaço de sangue periférico nas **anemias megaloblásticas** contém grandes macro-ovalócitos, e os neutrófilos frequentemente apresentam hipersegmentação nuclear. As principais causas de anemia megaloblástica incluem deficiência de folato, deficiência de vitamina B_{12} e raros erros inatos do metabolismo. Outras **anemias macrocíticas** com contagens baixas ou normais de reticulócitos incluem anemias aplásicas adquiridas ou congênitas (síndromes de Blackfan-Diamond e Fanconi) e hipotireoidismo. Pacientes com trissomia 21 apresentam células macrocíticas, embora a anemia, que geralmente acompanha essas células, não esteja presente. VCM alto e reticulocitose são vistos em anemias diseritropoéticas congênitas I e III e em situações em que a hemólise resulta em grande liberação de hemácias jovens, levando a um VCM médio anormalmente alto.

A bibliografia está disponível no GEN-io.

Seção **2**

Anemias de Produção Inadequada

Capítulo **475**

Anemia Hipoplásica Congênita (Anemia de Blackfan-Diamond)

Courtney D. Thornburg

A anemia de Blackfan-Diamond (ABD) é uma **síndrome rara de insuficiência medular** congênita que geralmente se torna sintomática na primeira infância; mais de 90% dos casos são reconhecidos no primeiro ano de vida. A doença é caracterizada por anemia, em geral normocrômica e macrocítica; reticulocitopenia; e redução ou ausência de precursores eritroides em medula óssea cujas outras linhagens se encontram normais. Até 50% dos indivíduos afetados têm anomalias extra-hematopoéticas adicionais.

ETIOLOGIA

As mutações associadas à ABD foram inicialmente identificadas em 1997 no *RPS19*, um gene que codifica um componente proteico da pequena subunidade ribossômica 40S. Verificou-se que essas mutações no *RPS19*, todas herdadas de modo dominante, estão presentes em cerca de 25% dos pacientes. Outros genes da proteína ribossômica (PR) foram posteriormente identificados, cada um codificando uma pequena (40S) ou grande (60S) subunidade ribossômica diferente. As mutações nos genes da PR foram identificadas em até 70% dos casos, a maioria com herança autossômica dominante. Novas mutações continuam a ser identificadas e relatadas. Visto que a maioria das mutações causadoras está nos genes da PR, o distúrbio é muitas vezes referido como uma **ribossomopatia**.

O gene *GATA1*, não relacionado à PR, também foi implicado na ABD. As mutações do *GATA1* são herdadas de formas recessivas ligadas ao cromossomo X e em geral não apresentam manifestações extra-hematopoéticas. Ainda não está claro se duas vias, uma relacionada à disfunção ribossômica e outra à produção prejudicada de *GATA1*, causam o mesmo fenótipo de forma independente, ou, por outro lado, se a ABD resulta de problemas em uma única via envolvendo conexões funcionais entre ribossomos e *GATA1* (Figura 475.1).

EPIDEMIOLOGIA

A ABD afeta em torno de sete indivíduos a cada 1 milhão de nascidos vivos. É uma doença principalmente autossômica dominante, embora outros padrões de herança já tenham sido demonstrados. Particularmente, há uma substancial diversidade fenotípica na ABD, mesmo em famílias cujos membros compartilham a mesma mutação, sugerindo que outros modificadores genéticos afetem a expressão fenotípica da doença. Recomendações de consenso internacionais sugerem que um diagnóstico de ABD "não clássica" seja aplicado a membros da família que abriguem mutação estabelecida ou àqueles sem mutação conhecida, mas com anomalia congênita ou anormalidade laboratorial associadas.

MANIFESTAÇÕES CLÍNICAS

A anemia grave em geral se torna evidente por volta dos 2 a 6 meses, às vezes um pouco mais tarde. Cerca de 25% dos pacientes são anêmicos ao nascer e raramente ocorre hidropisia fetal; 92% são diagnosticados no primeiro ano de vida. Cerca de 40 a 50% dos pacientes têm anomalias congênitas e mais de uma anomalia é encontrada em 25% dos indivíduos com ABD (Tabela 475.1). Anomalias craniofaciais são as mais comuns

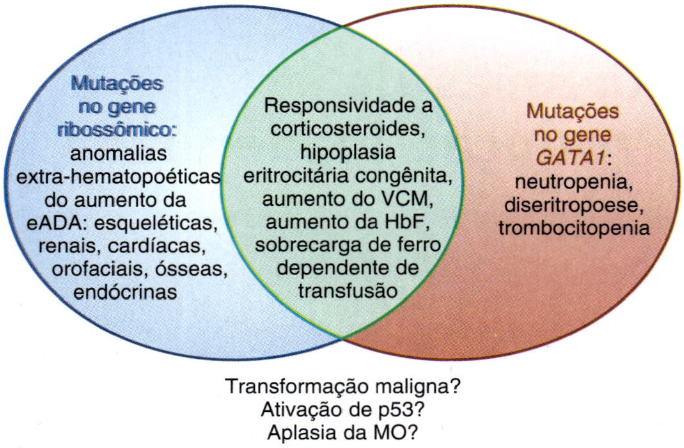

Figura 475.1 Fenótipos comuns e distintos na aplasia eritrocitária congênita causada por mutações nos genes da PR e *GATA1*. eADA, atividade da adenosina desaminase nos eritrócitos; HbF, hemoglobina fetal; MO, medula óssea; VCM, volume corpuscular médio. (*Adaptada de Weiss MJ, Mason PJ, Bessler M: What's in a name? J Clin Invest 122:2346–2349, 2012.*)

Tabela 475.1 Anomalias congênitas observadas na anemia de Blackfan-Diamond.

TIPO/LOCALIZAÇÃO	ANOMALIAS
Craniofaciais	Hipertelorismo Ponte nasal plana, larga Fenda palatina Palato alto Microcefalia Micrognatia Microtia Implantação baixa das orelhas Implantação baixa dos cabelos Ptose
Oftalmológicas	Glaucoma congênito Estrabismo Pregas epicânticas Catarata congênita
Pescoço	Pescoço curto Pescoço alado Deformidade de Sprengel Deformidade de Klippel-Feil
Polegares	Trifalângicos Duplos ou bífidos Hipoplásicos Eminência tenar plana Artéria radial ausente
Urogenitais	Rim ausente Rim em ferradura Hipospadias
Cardíacas	Defeito septal ventricular Defeito septal atrial Coarctação da aorta Anomalias cardíacas complexas
Outras	Baixo peso ao nascer Baixa estatura Sindactilia Dificuldades de aprendizagem

Múltiplas anomalias, incluindo mais comumente as craniofaciais, estão presentes em até 25% dos indivíduos afetados. Pelo menos uma anomalia está presente em 40 a 50% dos casos. Reproduzida de Vlachos A, Ball S, Dahl N *et al.*: Diagnosing and treating Diamond Blackfan anaemia: results of an international clinical consensus conference. *Br J Haematol* 142:859-876, 2008 (Table IV).

(50% dos pacientes) e incluem nariz arrebitado e palato alto. Anomalias esqueléticas, em especial de membros superiores e mão, afetam 30% dos pacientes. Anomalias no polegar, incluindo achatamento da eminência tenar e polegar trifalângico, podem ser bilaterais ou unilaterais. O pulso radial pode estar ausente. Anomalias geniturinárias (38%), cardíacas (30%), oftalmológicas e musculoesqueléticas também foram identificadas. A baixa estatura é comum, mas muitas vezes não está claro se essa característica resulta da doença em si, das terapias relacionadas ou de ambas.

ACHADOS LABORATORIAIS

Em geral, as hemácias (eritrócitos) são macrocíticas para a idade, mas não há evidência de neutrófilos hipersegmentados ou outras características de anemia megaloblástica no esfregaço de sangue periférico. Os padrões de enzimas eritrocitárias são semelhantes aos de uma população de hemácias "fetais", com aumento da expressão do antígeno "i" e hemoglobina fetal elevada (HbF). A atividade da **adenosina desaminase nos eritrócitos** (eADA) está aumentada na maioria dos pacientes com ABD, um achado que ajuda a distinguir aplasia eritrocitária congênita de **eritroblastopenia transitória da infância** adquirida (ETI) (ver Capítulo 477). Como a atividade elevada da eADA não é uma característica das hemácias fetais, a medida dessa enzima pode ser particularmente útil para diagnosticar ABD em lactentes muito novos. Trombocitose, ou raramente trombocitopenia e às vezes neutropenia também podem estar presentes. As contagens de reticulócitos são muito baixas, apesar da anemia grave. Precursores de eritrócitos na medula óssea são consideradamente reduzidos na maioria dos pacientes, ao passo que os outros elementos da medula em geral são normais. Os níveis de ferro sérico são elevados. Ao contrário da anemia de Fanconi, não há nenhum aumento nas quebras cromossômicas quando os linfócitos são expostos a agentes alquilantes. A Tabela 475.2 descreve os critérios diagnósticos sugeridos.

DIAGNÓSTICO DIFERENCIAL

A ABD deve ser diferenciada de outras anemias associadas à baixa contagem de reticulócitos. A síndrome de ETI é, com frequência, o principal diagnóstico diferencial. A Tabela 477.1 mostra uma comparação útil dos achados desses dois distúrbios (ver Capítulo 477).

Tabela 475.2 Critérios diagnósticos para pacientes com anemia de Blackfan-Diamond.

	CRITÉRIOS DE APOIO	
CRITÉRIOS DIAGNÓSTICOS	CRITÉRIOS PRINCIPAIS	CRITÉRIOS MENORES
Menores de 1 ano	Mutações patogênicas	Adenosina desaminase eritrocitária elevada
Anemia macrocítica	História familiar positiva	Anomalias congênitas de anemia de Blackfan-Diamond
Reticulocitopenia		Hemoglobina fetal elevada
Escassez de precursores eritroides da medula óssea		Nenhuma evidência para outras síndromes hereditárias de insuficiência da medula óssea

Reproduzida de Vlachos A, Ball S, Dahl N *et al.*: Diagnosing and treating Diamond-Blackfan anaemia: results of an international clinical consensus conference, *Br J Haematol* 142(6):859-876, 2008.[1]

[1]N.R.T: Sobre a Tabela 475.2 (retirado do artigo de referência da tabela): O diagnóstico de ABD "clássica" é feito quando estão presentes todos os critérios diagnósticos. Um indivíduo sem alterações correspondentes a ABD, mas com história familiar positiva, que compartilha uma mutação presente em outros membros da família, deverá ser considerado portador de ABD "não clássica". Um indivíduo com suspeita de ABD, com critérios diagnósticos insuficientes, deve ser considerado como portador de ABD "esporádica, não clássica" se uma mutação estiver presente. Diagnóstico "provável" pode ser atribuído a um paciente, com grau decrescente de certeza, se: três critérios diagnósticos estiverem presentes associados a uma história familiar positiva ou dois critérios diagnósticos e três critérios menores (de apoio) estiverem presentes ou três critérios menores (de apoio) estiverem presentes e história familiar positiva, mesmo na ausência dos critérios diagnósticos.

A ETI costuma ser diferenciada da ABD por seu início relativamente mais tardio, embora possa se desenvolver em lactentes com menos de 6 meses. Macrocitose, anomalias congênitas, características das hemácias fetais e eADA elevada nos eritrócitos geralmente estão associadas à ABD, e não à ETI.

Outras síndromes macrocíticas de insuficiência da medula óssea hereditárias, em especial a **anemia de Fanconi** e a **síndrome de Shwachman-Diamond** (ver Capítulo 495), também devem ser consideradas, assim como a síndrome mielodisplásica. A **síndrome de Aase** inclui a aplasia eritrocitária congênita com polegar trifalângico, doença cardíaca congênita e fenda palatina. A **doença hemolítica do recém-nascido** também pode simular as características da ABD, pois pode ter um curso prolongado e estar associada à eritropoese muito reduzida. A anemia nesse distúrbio costuma se resolver espontaneamente com 5 a 8 semanas de vida. Vários tipos de doença hemolítica crônica podem ser complicados por uma **crise aplásica**, caracterizada por reticulocitopenia e diminuição do número de precursores eritroides. Esse evento geralmente ocorre após os primeiros meses de vida e, em geral, é causado por **infecção pelo parvovírus B19** (ver Capítulo 477). A infecção por esse vírus durante a vida intrauterina também pode estar associada à aplasia eritrocitária pura da infância e até mesmo à hidropisia fetal no nascimento (ver Capítulo 278). Ao diagnosticar ABD em lactentes jovens, é importante descartar a infecção pelo parvovírus B19 por PCR (reação em cadeia de polimerase). Outras infecções, incluindo HIV, bem como substâncias, processos imunes e síndrome de Pearson (ver Capítulo 476) também devem ser descartados.

TRATAMENTO

Os **corticosteroides** são um dos pilares da terapia, e cerca de 80% dos pacientes apresentam resposta no início. Como os corticosteroides prejudicam o crescimento linear, bem como o desenvolvimento físico e neurocognitivo, muitos hematologistas mantêm os bebês em terapia de transfusão crônica e retardam o início dos corticosteroides para depois de 1 ano. A prednisona ou prednisolona com dose de 2 mg/kg/dia é utilizada como uma tentativa inicial. Em geral, um aumento nos precursores de eritrócitos é observado na medula óssea em 1 a 3 semanas após o início da terapia e é seguido por reticulocitose periférica. A hemoglobina pode atingir níveis normais em 4 a 6 semanas, embora a taxa de resposta seja bastante variável. Uma vez estabelecido que a concentração de hemoglobina está aumentando, a dose de corticosteroide pode ser reduzida gradualmente até a menor dose única diária eficaz. Essa dose pode então ser duplicada e utilizada em dias alternados, sendo reduzida gradualmente, enquanto se mantiver um nível de hemoglobina ≥ 9 g/dℓ. A dose-alvo de manutenção não deve ser superior a 0,5 mg/kg/dia ou 1 mg/kg em dias alternados. Em alguns pacientes, quantidades muito pequenas de prednisona, tão baixas quanto 2,5 mg, 2 vezes/semana, podem ser suficientes para manter a eritropoese adequada. Vigilância com acompanhamento regular e exames para avaliação da presença de efeitos adversos dos corticosteroides devem ser realizados em todos os pacientes, independentemente da dose. A profilaxia apropriada de *Pneumocystis* deve ser utilizada após o primeiro mês de doses elevadas de corticosteroides e continuada até que o paciente esteja em terapia com dose baixa, em dias alternados. Muitas crianças com ABD interrompem o uso de corticosteroides, em geral por causa de efeitos colaterais inaceitáveis ou pela evolução da refratariedade.

Transfusões crônicas de concentrados de hemácias são necessárias em cerca de 35% dos pacientes, incluindo pacientes que nunca respondem a corticosteroides (30%); são refratários a corticosteroides (15%); ou não podem ser desmamados para uma dose baixa aceitável (50%). As transfusões são realizadas em intervalos de 3 a 5 semanas para manter um nível de hemoglobina superior a 8 g/dℓ. Algumas crianças mais novas podem exigir níveis de hemoglobina superiores a 9 g/dℓ, a fim de manter o crescimento e as atividades normais. A triagem adequada e, finalmente, o início da terapia de quelação de ferro são necessários para a sobrecarga de ferro relacionada à transfusão. No relato de um caso, um paciente com ABD que foi tratado com L-leucina tornou-se independente de transfusão e permaneceu em remissão por mais de 5 meses. Outros estudos pré-clínicos e clínicos estão em andamento.

Foi relatada a remissão espontânea da anemia com independência da corticoterapia ou da transfusão de hemácias. A probabilidade de remissão é de 25% por volta dos 25 anos, com a maioria dos pacientes apresentando remissão durante a primeira década. A anemia macrocítica leve e o aumento dos níveis eritrocitários de ADA persistem nessas circunstâncias.

O **transplante de células-tronco hematopoéticas (TCTH)** pode ser curativo. Os melhores resultados relatados ocorrem utilizando doadores irmãos antígeno-leucocitário humano (HLA)-compatíveis em pacientes com até 9 anos ou mais jovens. O TCTH de irmão HLA-compatível é recomendado em crianças afetadas, dependentes de transfusão em uma idade mais jovem. Uma recomendação é que o TCTH seja realizado entre 3 e 9 anos, e alguns defendem seu uso em uma idade mais jovem para evitar a sobrecarga de ferro e a alossensibilização decorrente das transfusões crônicas de hemácias. É importante que os doadores irmãos sejam cuidadosamente rastreados, incluindo o genótipo, para assegurar que o doador não carregue o gene da ABD como o paciente. Melhorias no TCTH com doador alternativo sugerem que essa modalidade também pode ser uma opção importante para pacientes selecionados.

PROGNÓSTICO

A ABD foi identificada como uma *síndrome que predispõe ao câncer*, devido ao maior risco de síndrome mielodisplásica, leucemia mieloide aguda, carcinoma do cólon, sarcoma osteogênico e cânceres genitais femininos. Esses pacientes estão em risco de anormalidades endócrinas relacionadas à sobrecarga de ferro (diabetes, hipogonadismo), especialmente se transfundidos. Aqueles que foram submetidos a TCTH estão em risco de efeitos tardios associados (ver Capítulos 163 a 165). A sobrevida global de todos os pacientes com ABD é de cerca de 75% aos 40 anos, sendo em torno de 87% para aqueles mantidos com corticosteroides e 57% para os dependentes de transfusão. Entre as mortes relatadas, 67% foram relacionadas ao tratamento e 22% à ABD (malignidade e anemia aplásica grave).

Resultados de tratamento e dados de sobrevida são coletados e disponibilizados no *Diamond-Blackfan Anemia Registry* (DBAR) (http://www.dbar.org/).

A bibliografia está disponível no GEN-io.

Capítulo 476
Síndrome de Pearson

Courtney D. Thornburg

A **síndrome medular-pancreática de Pearson** (SP) é um distúrbio mitocondrial raro que se apresenta com uma anemia hipoplásica que pode ser inicialmente confundida com a síndrome (anemia) de Blackfan-Diamond ou com a eritroblastopenia transitória da infância (ver Capítulo 477). A insuficiência medular costuma aparecer no período neonatal e é caracterizada por **anemia macrocítica** e, às vezes, por neutropenia e trombocitopenia. Evidenciam-se na medula óssea eritroblastos e mieloblastos vacuolizados (Figura 476.1). A SP é considerada uma variante única da **anemia sideroblástica congênita,** porque a medula também contém sideroblastos em anel. O nível de hemoglobina fetal F está elevado. Há envolvimento de múltiplos órgãos com déficit de crescimento e sintomas de disfunção hepática e exócrina pancreática, defeitos tubulares renais, má absorção e miopatia. Também foi relatada disfunção endócrina (diabetes tipo 1, insuficiência suprarrenal, hipoparatireoidismo, hipotireoidismo). Em casos raros, quando a doença não é fatal na primeira infância, pode evoluir e incluir sintomas compatíveis com a **síndrome de Kearns-Sayre**, um distúrbio mitocondrial muito raro, de início precoce, que resulta em acidose láctica e oftalmoplegia externa progressiva (movimento ocular prejudicado e ptose), retinite pigmentar, surdez, ataxia cerebelar e bloqueio cardíaco.

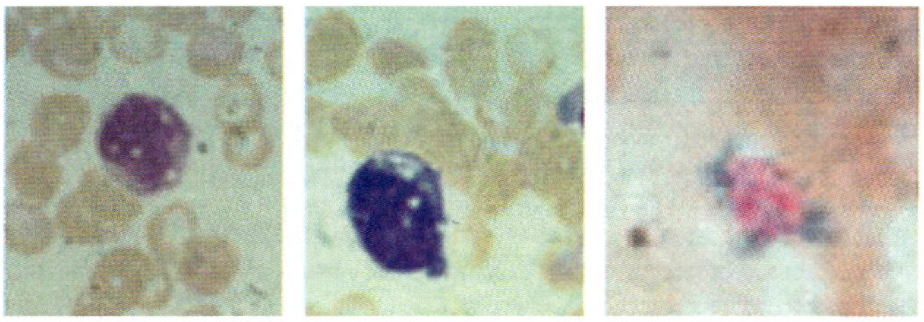

Figura 476.1 Morfologia da medula óssea na síndrome de Pearson. *Esquerda*, vacúolos no precursor mieloide. *Meio*, vacúolos no precursor eritroide. *Direita*, sideroblastos em anel. (*Reproduzida de Shimamura A, Alter BP: Pathophysiology and management of inherited bone marrow failure syndromes,* Blood Rev *24:101-122, 2010, Fig 14.*)

A síndrome de Pearson é causada por **deleção do DNA mitocondrial (DNAmt)**, herdado da mãe, de tamanho e localização variáveis, que é semelhante à deleção do DNAmt encontrada na síndrome de Kearns-Sayre. O quadro clínico é variável devido à heterogeneidade existente em diferentes tecidos e entre pacientes. A proporção de DNAmt deletado na medula óssea está correlacionada com a gravidade do quadro hematológico, e a mudança na porcentagem dos tipos de DNAmt nos tecidos ao longo do tempo pode estar associada à melhora espontânea da hipoproliferação eritrocitária. A SP pode ser diagnosticada erroneamente como anemia de Blackfan-Diamond (ABD) com base nas características sobrepostas, incluindo anemia grave iniciada em uma idade jovem. A avaliação da deleção do DNAmt diferenciará a síndrome de Pearson da ABD (ver Capítulo 475).

A terapia para as manifestações hematológicas da doença é principalmente de suporte e inclui transfusões de concentrados de hemácias para corrigir a anemia e fator estimulante de colônias de granulócitos (G-CSF) para reverter episódios de neutropenia grave. Morbidade significativa está associada a episódios de acidose láctica e ao desenvolvimento de pancitopenia. Em dois pacientes que necessitaram de transplante de células-tronco hematopoéticas para pancitopenia, tanto as anormalidades hematológicas quanto as mitocondriais foram corrigidas.

A bibliografia está disponível no GEN-io.

Capítulo 477

Anemia Eritrocitária Pura Adquirida

Courtney D. Thornburg

ERITROBLASTOPENIA TRANSITÓRIA DA INFÂNCIA

A eritroblastopenia transitória da infância (**ETI**) é a *aplasia eritrocitária adquirida* mais comum em crianças, sendo mais prevalente que a anemia hipoplásica congênita (anemia de Blackfan-Diamond [ABD]). Esse quadro de anemia hipoplásica transitória grave ocorre em especial em crianças previamente saudáveis, entre os 6 meses e os 3 anos; a maior parte dessas crianças tem mais de 12 meses quando do início dos sintomas. Apenas 10% dos pacientes afetados têm mais de 3 anos. A incidência anual é estimada em 4,3 casos a cada 100 mil crianças, embora deva ser mais alta, visto que muitos casos podem não ser diagnosticados e a doença em geral se resolve espontaneamente. A supressão da eritropoese tem sido relacionada à IgG, à IgM e a mecanismos mediados por célula. Casos familiares foram relatados, sugerindo um componente hereditário. A ETI costuma ocorrer após uma infecção viral, embora nenhum vírus específico tenha sido implicado de maneira consistente.

A supressão temporária da eritropoese resulta em **reticulocitopenia** e anemia normocítica moderada a grave. Algum grau de neutropenia ocorre em até 20% dos casos, enquanto as contagens de plaquetas permanecem normais ou elevadas. De maneira semelhante à situação observada na anemia por deficiência de ferro e em outras hipoplasias eritroides, a trombocitose é presumivelmente causada pelo aumento de eritropoetina (EPO), que contém certa homologia com a trombopoetina (TPO). O volume corpuscular médio (VCM) é caracteristicamente normal para a idade, e os níveis de hemoglobina fetal (HbF) estão normais antes da fase de recuperação. Os níveis de adenosina desaminase (ADA) nos eritrócitos (hemácias) estão normais na ETI, em contraste com a elevação observada na maioria dos casos de anemia hipoplásica congênita (ABD) (Tabela 477.1). Às vezes pode ser difícil diferenciá-la da ABD, mas as diferenças na idade de início e no VCM relacionado à idade, na HbF e na ADA costumam ser úteis. O pico de ocorrência da ETI coincide com o da anemia por deficiência de ferro em bebês que recebem leite como a principal fonte calórica; as diferenças no VCM devem ajudar a distinguir entre ETI e ABD.

Todas as crianças tendem a se recuperar dentro de 1 a 2 meses. As transfusões de concentrados de hemácias podem ser necessárias nos casos de anemia grave na ausência de sinais de recuperação precoce. A anemia desenvolve-se lentamente, e os sintomas significativos costumam aparecer apenas quando da anemia grave. A *terapia com corticosteroide não tem valor nessa doença*. Toda criança com ETI

Tabela 477.1 Comparação entre a anemia de Blackfan-Diamond e a eritroblastopenia transitória da infância.

CARACTERÍSTICA	ABD	ETI
Sexo masculino:feminino	1:1	1:3
IDADE AO DIAGNÓSTICO, SEXO MASCULINO (meses)		
Média	10	26
Mediana	2	23
Variação	0 a 408	1 a 120
IDADE AO DIAGNÓSTICO, SEXO FEMININO (meses)		
Média	14	26
Mediana	3	23
Variação	0 a 768	1 a 192
Meninos > 1 ano	9%	82%
Meninas > 1 ano	12%	80%
Etiologia	Genética	Adquirida, possivelmente familiar
Histórico	Nenhum	Doença viral
Exame físico anormal (anomalias congênitas presentes)	25%	0%
LABORATORIAIS		
Hemoglobina (g/dℓ)	1,2 a 14,8	2,2 a 12,5
Leucócitos < 5.000/μℓ	15%	20%
Plaquetas > 400.000/μℓ	20%	45%
Adenosina deaminase	Aumentada	Normal
VCM aumentado no diagnóstico	80%	5%
VCM aumentado durante a recuperação	100%	90%
VCM aumentado na remissão	100%	0%
HbF amentada no diagnóstico	100%	20%
HbF aumentada durante a recuperação	100%	100%
HbF aumentada na remissão	85%	0%
Antígeno i aumentado	100%	20%
Antígeno i aumentado durante a recuperação	100%	60%
Antígeno i aumentado na remissão	90%	0%

ABD, anemia de Blackfan-Diamond; ETI, eritroblastopenia transitória da infância; HbF, hemoglobina fetal; VCM, volume corpuscular médio. Reproduzida de Nathan DG, Orkin SH, Ginsburg D et al., editors: *Nathan and Oski's hematology of infancy and childhood*, ed 6, vol 1, Philadelphia, 2003, Saunders, p. 329. Adaptada de Alter BP: *The bone marrow failure syndromes*. In Nathan DG, Oski FA, editors: *Hematology of infancy and childhood*, ed 3, Philadelphia, 1987, Saunders, p. 159; e Link MP, Alter BP: Fetal erythropoiesis during recovery from transient erythroblastopenia of childhood (TEC), *Pediatr Res* 15:1036-1039, 1981.

presumida que requeira mais de uma transfusão deve ser reavaliada quanto a outros possíveis diagnósticos. Raramente, um caso de ETI aparente, de evolução arrastada, pode ser causado por parvovírus induzindo aplasia eritroide, principalmente em crianças portadoras de *anemia hemolítica* ou *imunodeficiências adquiridas ou congênitas*.

APLASIA ERITROCITÁRIA ASSOCIADA À INFECÇÃO POR PARVOVÍRUS B19

O parvovírus B19 é um agente infeccioso comum que causa **eritema infeccioso** (quinta doença) (ver Capítulo 278). É também a causa viral mais bem documentada de aplasia eritroide em pacientes com **hemólise crônica**, pacientes imunocomprometidos e fetos no útero. Esse pequeno vírus, não envelopado, com uma única hélice, é particularmente infeccioso e citotóxico para células progenitoras eritroides da medula, interagindo de modo específico por ligação ao antígeno P das hemácias. Na microscopia óptica, a análise do aspirado de medula óssea pode mostrar, além da redução ou da ausência de precursores eritroides, inclusões nucleares características nos eritroblastos e pronormoblastos gigantes. O vírus não causa anemia significativa em indivíduos imunocompetentes com meia-vida normal dos eritrócitos.

Como a infecção por parvovírus costuma ser transitória, com a recuperação ocorrendo em menos de 2 semanas, a anemia não está presente ou não é notada em crianças normais, cuja meia-vida dos eritrócitos periféricos é de 100 a 120 dias. A meia-vida dos eritrócitos é muito mais curta em pacientes com **hemólise** secundária a condições como esferocitose hereditária, anemia hemolítica imune ou anemia falciforme. Nessas crianças, uma breve interrupção da eritropoese pode causar anemia grave, uma condição conhecida como **crise aplásica**. Quando for necessário um diagnóstico definitivo, o exame deve incluir os títulos séricos de IgM e IgG antiparvovírus e, se preciso, a detecção viral utilizando técnicas de reação em cadeia da polimerase (PCR). A recuperação da anemia de moderada a grave costuma ser espontânea, anunciada pelo aparecimento de hemácias nucleadas e reticulocitose no sangue periférico. A transfusão de concentrados de hemácias pode ser necessária se a anemia estiver associada a sintomas significativos. A crise aplásica induzida por parvovírus geralmente ocorre apenas uma vez em crianças com hemólise crônica. Nas famílias com mais de uma criança afetada com uma doença hemolítica, os pais devem ser alertados de que um episódio aplásico semelhante pode ocorrer nas outras crianças que ainda não tiverem sido infectadas. Durante o episódio de crise aplásica, a criança é potencialmente contagiosa e deve ser isolada de outros pacientes de risco.

A infecção persistente pelo parvovírus pode ocorrer em crianças incapazes de ter resposta imune com produção de anticorpos adequada, como portadoras de **imunodeficiências congênitas**; doenças linfoproliferativas; naquelas que estão sendo tratadas com agentes imunossupressores; e naquelas com HIV/AIDS. A aplasia eritrocitária pura resultante pode ser grave, e pode-se considerar que as crianças afetadas tenham ETI. Esse tipo de aplasia eritrocitária difere-se da ETI por não haver recuperação espontânea, e, muitas vezes, mais de uma transfusão é necessária. Em crianças imunodeficientes, com prejuízo nas respostas sorológicas habituais refletidas pelos títulos séricos IgM ou IgG antiparvovírus, o diagnóstico de infecção por parvovírus é feito por PCR para o DNA do vírus, utilizando o sangue periférico ou a medula óssea do paciente. Em pacientes cronicamente infectados, a doença pode ser tratada com doses elevadas de imunoglobulina IV, que contêm o anticorpo neutralizante para o parvovírus e são eficazes a curto prazo.

A infecção por parvovírus e a destruição de precursores eritroides também podem ocorrer intraútero, eventos associados ao aumento da perda fetal no primeiro e no segundo trimestres. Os recém-natos podem nascer com **hidropisia fetal** e anemia (ver Capítulo 124). A presença de infecção congênita persistente por parvovírus é realizada pela detecção do DNA viral por PCR no sangue periférico e/ou na medula óssea, visto que a tolerância imunológica ao vírus pode impedir o desenvolvimento normal de anticorpos específicos.

OUTRAS APLASIAS ERITROCITÁRIAS EM CRIANÇAS

A aplasia eritrocitária adquirida em adultos costuma ser mediada por um anticorpo crônico e frequentemente está associada a distúrbios como leucemia linfocítica crônica, linfoma, timoma, distúrbios linfoproliferativos e lúpus eritematoso sistêmico. Esse tipo de aplasia eritrocitária crônica mediada por anticorpos, que responde com frequência à terapia imunossupressora, é bastante raro na infância. Casos de aplasia eritrocitária pura adquirida atribuída à supressão de células T também foram descritos.

A aplasia eritrocitária pura também pode ser causada por outras infecções virais, além do parvovírus, como o citomegalovírus e o vírus Epstein-Barr. Determinados fármacos, como o cloranfenicol, também podem inibir a eritropoese de forma dose-dependente. Reticulocitopenia, hipoplasia eritroide e pronormoblastos vacuolizados na medula óssea são efeitos reversíveis desse fármaco. Esses efeitos são distintos do desenvolvimento raro e idiossincrásico da anemia aplásica grave em pacientes que recebem cloranfenicol. A aplasia eritrocitária pura adquirida mediada por anticorpos também foi considerada uma complicação rara em pacientes com doença renal crônica tratados com agentes estimulantes da eritropoese. Além da suspensão do fármaco e da avaliação da necessidade de transfusão de concentrados de hemácias, o tratamento pode incluir imunossupressão e transplante renal.

A bibliografia está disponível no GEN-io.

Capítulo 478
Anemia da Doença Crônica e da Doença Renal

478.1 Anemia da Doença Crônica

Courtney D. Thornburg

A anemia da doença crônica (**ADC**), também referida como **anemia da inflamação**, é encontrada em condições em que há ativação imunológica contínua. Ela ocorre em uma ampla gama de distúrbios, incluindo infecções, câncer, doença renal crônica, autoimunidade e doença do enxerto *versus* hospedeiro. Uma anemia semelhante está associada à doença renal crônica. A ADC é normalmente uma anemia hipoproliferativa, normocítica, normocrômica, leve a moderada, associada a um nível sérico reduzido de ferro e baixa saturação de transferrina.

ETIOLOGIA

A menor sobrevida dos eritrócitos (hemácias), a eritropoese prejudicada e o aumento da captação de ferro no sistema reticuloendotelial são mecanismos importantes que contribuem para a anemia. A pequena redução na sobrevida dos eritrócitos talvez seja a parte menos compreendida da fisiopatologia da ADC. Os níveis elevados de citocinas, como a interleucina-1, podem aumentar a capacidade do macrófago de ingerir e destruir os eritrócitos. O defeito na eritropoese, na proliferação e na diferenciação de precursores tem sido atribuído à inibição da produção de eritropoetina dirigida por células imunes/citocinas, com consequente supressão da medula óssea.

As alterações associadas à ADC na reciclagem do ferro são caracterizadas por acúmulo de ferro nos macrófagos reticuloendoteliais apesar dos baixos níveis de ferro no soro. O desvio de ferro da circulação para dentro do sistema reticuloendotelial gera deficiência de ferro *funcional*, resultando na síntese prejudicada do heme e eritropoese com restrição de ferro, o que contribui para a anemia. Essas alterações no metabolismo do ferro têm sido atribuídas à síntese excessiva de **hepcidina**, uma proteína reguladora-chave, associada à inflamação, que controla a absorção intestinal de ferro e sua distribuição nos tecidos. A hepcidina, embora principalmente sintetizada pelos hepatócitos, também é expressa em outras células, incluindo monócitos e macrófagos. Ela se liga ao exportador de ferro, **ferroportina**, iniciando a degradação deste (Figura 478.1).

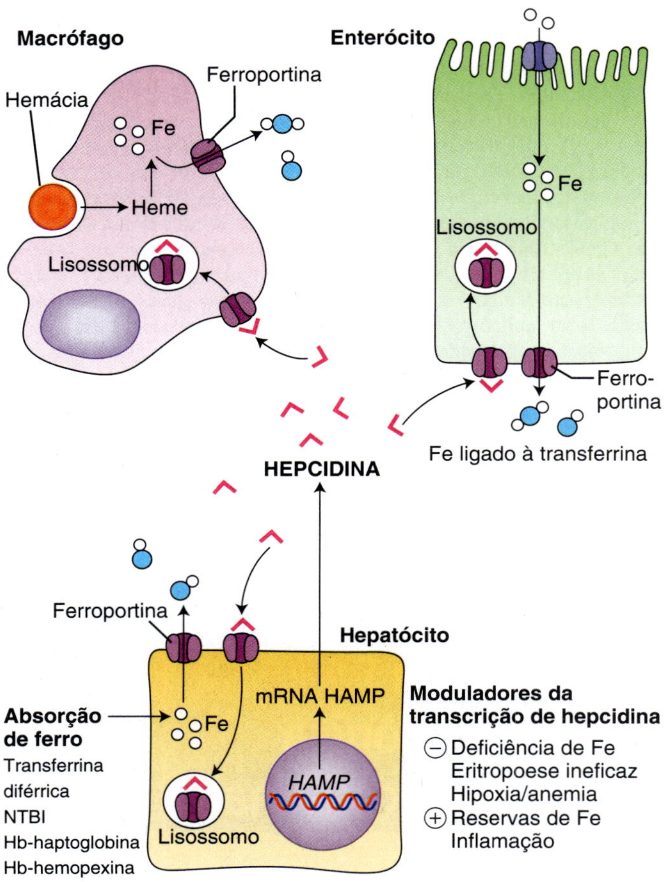

Figura 478.1 Papel central da hepcidina no metabolismo do ferro. A hepcidina, produzida pelos hepatócitos, regula negativamente a exportação de ferro das células "doadoras" de ferro (hepatócitos, macrófagos e enterócitos duodenais) para a transferrina circulante, promovendo a internalização e a degradação lisossomal da ferroportina. Os hepatócitos absorvem ferro de várias formas, enquanto os enterócitos obtêm seu ferro predominantemente do lúmen do intestino, e os macrófagos são especializados para lidar com a alta taxa de transferência do ferro das hemácias senescentes. (*De Pippard M: Iron deficiency anemia, anemia of chronic disorders and iron overload. In Porwit A, McCullough J, Erber WN, editors:* Blood and bone marrow pathology, *ed 2, London, 2011, Elsevier, Fig 11-5.*)

MANIFESTAÇÕES CLÍNICAS

Embora os sinais e os sintomas importantes associados à ADC sejam aqueles da doença subjacente, a anemia leve a moderada pode afetar a qualidade de vida do paciente.

ACHADOS LABORATORIAIS

Em geral, as concentrações de hemoglobina estão entre 6 e 9 g/dℓ. A anemia em geral é normocítica e normocrômica, embora alguns pacientes tenham hipocromia e microcitose modestas, particularmente se houver deficiência concomitante de ferro. A contagem absoluta de reticulócitos é normal ou baixa, e a leucocitose é comum. O nível sérico de ferro é baixo, sem o aumento sérico da transferrina (proteína que transporta o ferro), que ocorre na deficiência de ferro. Esse padrão de ferro sérico baixo e de transferrina sérica baixa a normal é uma característica diagnóstica comum, mas valiosa. *O nível sérico de ferritina pode estar elevado secundariamente à inflamação.* O **receptor solúvel de transferrina** (sTfR) é um teste diagnóstico utilizado para distinguir a ADC da anemia ferropriva (ADF); os níveis sTfR são altos na ADF e normais na ADC. A medula óssea apresenta celularidade normal; os precursores de eritrócitos estão diminuídos ou normais, a hemossiderina medular pode estar aumentada e pode haver a presença de hiperplasia granulocítica.

TRATAMENTO

A melhor abordagem da ADC é o tratamento, quando possível, da doença subjacente. Se a doença sistêmica associada puder ser controlada, a anemia vai melhorar ou se resolver. Transfusões elevam a concentração de hemoglobina temporariamente, mas é raro que sejam indicadas. **Agentes estimuladores eritropoéticos** (AEEs), como a eritropoetina recombinante humana (EPO) ou formulações de meia-vida prolongada relacionadas, aumentam o nível de hemoglobina e melhoram a atividade e a sensação de bem-estar. Ao utilizar AEEs, o *tratamento com ferro* geralmente é necessário para produzir um efeito ótimo. A resposta a esses agentes é muito variável e pacientes pouco responsivos podem necessitar de altas doses para atingir níveis-alvo de hemoglobina. Em adultos, essas doses elevadas estão associadas a maior incidência de eventos adversos, como acidente vascular encefálico, eventos cardiovasculares, progressão do câncer e morte, levando a agência americana Food and Drug Administration (FDA) a exigir uma advertência com rótulo preto nas caixas.

A ADC não responde ao ferro isoladamente, a menos que haja uma deficiência concomitante. Infelizmente, é um desafio clínico comum identificar deficiência de ferro em pacientes com uma doença inflamatória (ver Capítulos 474 e 482). Nessas circunstâncias, tentar uma terapia com ferro pode ser útil, embora possa não haver nenhuma resposta porque a inflamação persistente prejudica a absorção e a utilização de ferro; a administração de ferro por via intravenosa pode aumentar ainda mais a produção de hepcidina. Agentes terapêuticos direcionados ao eixo hepcidina-ferroportina estão em investigação.

A bibliografia está disponível no GEN-io.

478.2 Anemia da Doença Renal

Courtney D. Thornburg

A anemia é comum em crianças com **doença renal crônica** (DRC). Ela geralmente é normocítica, e a contagem absoluta de reticulócitos é normal ou baixa. Embora a maioria dos pacientes com doença renal terminal (DRT) seja anêmica, fases iniciais da DRC estão associadas a uma prevalência menor de anemia. Em adultos, a taxa de filtração glomerular (TFG) mais baixa foi correlacionada à concentração mais baixa de hemoglobina, e foram relatados declínios da hemoglobina quando a TFG está abaixo de 40 a 60 mℓ/min/1,73 m^2. Em crianças com DRC, os níveis de hemoglobina diminuem à medida que a TFG atinge valores abaixo de 43 mℓ/min/1,73 m^2.

Valores reduzidos de hemoglobina estão ligados ao aumento da incidência de hipertrofia ventricular esquerda, atividade física prejudicada e redução da qualidade de vida em pacientes pediátricos com DRC. Naqueles com doença renal terminal que estão em hemodiálise, a anemia também está associada ao aumento do risco de hospitalização e mortalidade.

ETIOLOGIA

Embora a anemia da DRC compartilhe muitas características com a anemia de doença crônica, sua principal causa é a diminuição da produção de **eritropoetina** (EPO) pelos rins doentes. Outras causas importantes incluem a deficiência absoluta e/ou funcional de ferro como resultado da perda de sangue crônica (devido às coletas de sangue, cirurgias e diálise) e distúrbios na via metabólica do ferro. Níveis mais elevados de hepcidina também têm sido implicados na anemia da DRC. A hepcidina é filtrada pelo glomérulo e excretada pelos rins; as concentrações séricas estão aumentadas em pacientes com diminuição da TFG. Inflamação também pode ser um fator contribuinte em pacientes pediátricos em diálise que apresentam níveis elevados de citocinas pró-inflamatórias. O hiperparatireoidismo e as deficiências de vitamina B_{12}, ácido fólico e carnitina também desempenham um papel na anemia da DRC.

ACHADOS LABORATORIAIS

A anemia em crianças com DRC é definida pela idade – hemoglobina menor que: 11,0 d/dℓ (0,5 a 5 anos), 11,5 g/dℓ (5 a 12 anos), 12 g/dℓ (12 a 15 anos), 13,0 g/dℓ (meninos com mais de 15 anos) e 12,0 g/dℓ (meninas com mais de 15 anos). A anemia da DRC é hipoproliferativa e em geral normocítica e normocrômica, a menos que haja deficiência de ferro ou deficiência de vitamina concomitante. O nível de EPO e a contagem absoluta de reticulócitos normalmente são baixos. As contagens de leucócitos e de plaquetas geralmente estão normais. A ferritina será baixa se houver presença de deficiência de ferro e elevada se houver inflamação associada.

TRATAMENTO

A terapia com ferro VO é recomendada para todos os pacientes pediátricos com DRC com anemia. A terapia com ferro IV deve ser considerada para aqueles submetidos à hemodiálise de manutenção e aqueles que não respondem ao ferro VO. As preparações modernas de ferro IV (gliconato de ferro, sacarato de hidróxido férrico, carboximaltose férrica, isomaltosídeo de ferro, ferumoxytol) têm ferro como um núcleo dentro de uma camada estabilizadora de carboidratos, evitando, assim, a liberação descontrolada de ferro livre e reduzindo os graves efeitos adversos.

Os **agentes estimuladores eritropoéticos** (AEEs) são a base do tratamento e, especialmente para as crianças com insuficiência renal terminal, reduziram muito a necessidade de transfusões frequentes, diminuindo a incidência de sobrecarga de ferro e aloimunização associadas às transfusões de hemácias frequentes. É sugerido iniciar a administração de AEEs em todas as crianças com DRC quando a concentração de hemoglobina for de 9 a 10 g/dℓ, com meta de 11 a 12 g/dℓ (alguns recomendam 11 a 13 g/dℓ) para crianças em terapia de manutenção com AEE. A dose varia com a idade e a modalidade de diálise. **Darbepoetina**, uma forma sintética de EPO, parece ser tão eficaz quanto a EPO humana recombinante e tem a vantagem de uma administração menos frequente devido à sua meia-vida mais longa. A terapia com ferro deve ser prescrita quando se utilizarem AEEs, porque o tratamento requer ferro adicional para a eritropoese. Bebês e crianças precisam de doses mais altas de AEEs.

Nos raros casos em que há desenvolvimento de aplasia eritrocitária pura mediada por anticorpos (à EPO), a terapia com AEE deve ser interrompida, e a terapia imunomoduladora pode ser indicada para suprimir a resposta de anticorpos.

A bibliografia está disponível no GEN-io.

Capítulo 479

Anemias Diseritropoéticas Congênitas

Courtney D. Thornburg

As anemias diseritropoéticas congênitas (**ADCs**) são uma classe heterogênea de distúrbios genéticos resultantes de anormalidades na eritropoese tardia. Essas condições raras são caracterizadas por vários graus de anemia, eritropoese ineficaz e hemocromatose secundária (sobrecarga de ferro). Podem ser erroneamente diagnosticadas como outras anemias congênitas, como esferocitose hereditária ou talassemia. A **diseritropoese** é a principal causa da anemia, mas a meia-vida curta das hemácias (eritrócitos) circulantes também pode contribuir. As ADCs historicamente têm sido classificadas em três tipos principais (I, II e III), com base na morfologia distinta da medula óssea, nas caraterísticas clínicas e nas variantes genéticas, embora subgrupos e variantes adicionais *(GATA1* e *KLF1)* também tenham sido identificados.

ANEMIA DISERITROPOÉTICA CONGÊNITA TIPO I

Patogênese

A ADC tipo I (**ADC I**) é uma doença autossômica recessiva. O gene causador (*CDAN1*) foi identificado no cromossomo 15 entre q15.1 e q15.3. O gene codifica a codanina-1, que é uma proteína ubiquamente expressa que pode acelerar a montagem das histonas dentro da cromatina e regular o ciclo celular. Embora a maioria dos pacientes com características da medula óssea indicativas de ADC I tenha mutações no *CDAN1*, essas mutações não foram detectadas em aproximadamente 11% das famílias. Duas mutações distintas no gene *C15ORF41*, previsto para codificar uma endonuclease, foram identificadas em três linhagens diferentes de ADC I.

Manifestações clínicas

Há mais de 300 casos relatados. Embora a ADC I possa ser diagnosticada em qualquer idade, muitos casos são diagnosticados durante a infância ou na adolescência. É raro que ADC I seja diagnosticada intrauterinamente. Além dos sintomas relacionados à anemia, outros achados incluem, com frequência, esplenomegalia, icterícia e hepatomegalia. Em casos mais graves, evidências de hematopoese extramedular nos ossos frontal ou parietal do crânio e em tumores paravertebrais podem estar presentes. Colelitíase e sobrecarga de ferro desenvolvem-se ao longo do tempo. A ADC tipo I foi associada a **características dismórficas** em 4 a 14% dos pacientes, envolvendo, principalmente, os dígitos (sindactilia, ausência de unhas, dedos supranumerários). Estrias angioides da retina e anormalidades maculares também foram relatadas.

Achados laboratoriais

As concentrações de hemoglobina geralmente variam entre 7 e 11 g/dℓ. A anemia em geral é macrocítica (volume corpuscular médio entre 100 e 120 fℓ), mas índices normocíticos podem ser observados durante a infância. A **anisopoiquilocitose** é vista no esfregaço de sangue periférico. Em alguns casos, normoblastose e pontilhados basofílicos nas hemácias podem ser observados. A contagem de reticulócitos é inadequada para o grau de anemia. Evidências laboratoriais de sobrecarga de ferro podem estar presentes. O aspirado de medula óssea mostra hiperplasia eritroide, megaloblastose e pontilhados basofílicos. Eritroblastos policromatofílicos binucleados e, mais raramente, multinucleados também são observados. A presença de células divididas de forma incompleta com pontes de cromatina fina entre núcleos de pares de eritrócitos é muito característica da ADC tipo 1. A **microscopia eletrônica** é o padrão-ouro para o diagnóstico, revelando eritroblastos com padrão característico de "queijo suíço" na heterocromatina.

Tratamento

O tratamento dessa doença é principalmente de suporte. Cerca de 50% dos recém-nascidos com ADC I precisarão de, pelo menos, uma transfusão de hemácias e alguns permanecerão dependentes de transfusão ao longo de anos subsequentes. Adolescentes e adultos podem precisar apenas de transfusões episódicas durante crises aplásicas, infecção ou gravidez. Se a anemia for ainda mais exacerbada por distúrbios concomitantes hereditários, como a talassemia ou enzimopatia eritrocitária, o paciente pode se tornar dependente de transfusão. O tratamento com interferona-α pode reduzir a necessidade de transfusão. Os pacientes não respondem à eritropoetina. A esplenectomia geralmente não é recomendada. A colecistectomia com frequência é necessária para o manejo de cálculos biliares pigmentados. O transplante alogênico de medula óssea de doador irmão antígeno leucocitário humano (HLA) idêntico foi bem-sucedido em alguns casos graves.

A complicação mais importante a longo prazo é a **hemossiderose**, causada por aumento da absorção intestinal de ferro, eritropoese ineficaz e terapia de transfusão. Flebotomias regulares resultam em concentrações normais de ferritina, mas se esta abordagem for insustentável, a terapia de quelação VO deve ser empregada quando níveis seriados de ferritina excederem 1.000 μg/ℓ ou o nível de ferro hepático estiver elevado, conforme determinado por ressonância magnética R_2* hepática.

ANEMIA DISERITROPOÉTICA CONGÊNITA TIPO II

Patogênese

A ADC tipo II (**ADC II**) também é uma doença autossômica recessiva. A análise do genoma por meio do mapeamento genético a fim identificar regiões "*loci*" associadas a doenças (*genome-wide linkage analysis*) identificou uma região do cromossomo 20p11.2 como o local do gene *CDAN2*, que posteriormente foi identificado como o gene *SEC23B*. Este gene é conhecido por codificar a proteína de revestimento citoplasmática (COP) II do componente SEC23B que está envolvida no transporte de vesículas do retículo endoplasmático. Mutações no gene *SEC23B* foram associadas à maioria dos casos de ADC II.

Manifestações clínicas

Há mais de 450 casos relatados, tornando a ADC II a forma mais comum de ADC. Os casos relatados são principalmente da Europa e do Oriente Médio. Ao contrário da ADC I, em geral esse diagnóstico é feito mais tarde na vida, frequentemente porque os sintomas podem ser mais leves. Além disso, a ADC II pode ser, no início, erroneamente diagnosticada como **esferocitose hereditária**. Achados característicos podem incluir anemia, icterícia, esplenomegalia ou hepatomegalia. Massas paravertebrais ou mediastinais posteriores de tecido hematopoético extramedular podem ser observadas e sinais de sobrecarga de ferro também podem estar presentes.

Achados laboratoriais

A anemia é normocítica e em geral é leve, com reticulocitose inadequadamente baixa. Os níveis de hemoglobina são menores em crianças do que em adultos e variam entre 8 e 11 g/dℓ. A anisopoiquilocitose é observada e pontilhados basofílicos ocasionais, bem como poucos eritroblastos maduros, às vezes binucleados, podem ser encontrados no esfregaço periférico. O aspirado de medula óssea é normoblástico, mas hipercelular, com hiperplasia eritroide. Ao contrário da ADC I, há muitos eritroblastos policromatofílicos binucleados tardios (10 a 35%), bem como alguns multinucleados. Células pseudo-Gaucher podem estar presentes. A análise por micrografia eletrônica mostra vesículas carregadas de proteínas do retículo endoplasmático correndo abaixo da membrana plasmática. O achado patognomônico da ADC II é a lise de hemácias do paciente no soro acidificado por um anticorpo IgM que reconhece um antígeno presente em células da ADC II, mas ausente em células normais. A ADC II também é conhecida pelo acrômio **HEMPAS** (teste *h*ereditary *e*rytroblastic *m*ultinuclearity *w*ith a *p*ositive *a*cidified *s*erum – multinuclearidade eritroblástica hereditária com soro acidificado positivo), pois apresenta tanto multinuclearidade de eritroblastos quanto eritroblastos circulantes sensíveis à lise por soro normal acidificado. Como esse teste é tecnicamente difícil, o diagnóstico é feito, em geral, por análise de proteínas de membrana de hemácias com eletroforese em gel de poliacrilamida (SDS-PAGE). Na ADC II há uma banda mais fina e migração mais rápida das proteínas eritrocitárias transportadoras de ânions (AE1), ou das proteínas banda 3 e banda 4,5.

Tratamento

Cerca de 10% dos pacientes necessitarão de transfusões de hemácias na primeira e segunda infâncias, mas raramente na vida adulta. Ao contrário do que ocorre na ADC tipo I, a esplenectomia pode proporcionar melhora hematológica. A esplenectomia não impede a sobrecarga adicional de ferro, mesmo naqueles pacientes cuja hemoglobina esteja normalizada, presumivelmente por causa da eritropoese ineficaz persistente na medula óssea. Como na ADC I, a hemocromatose secundária é a complicação mais importante a longo prazo e deve ser tratada como descrito anteriormente. O transplante de medula óssea alogênico foi bem-sucedido em diversos pacientes com ADC II. A maioria dos pacientes pode levar uma vida normal e ter uma expectativa de vida normal se as complicações e consequências forem manejadas de forma adequada.

ANEMIA DISERITROPOÉTICA CONGÊNITA TIPO III

A ADC tipo III (**ADC III**) é uma entidade mal definida, extremamente rara, caracterizada por anemia macrocítica leve a moderada. É herdada de forma autossômica dominante, embora tenha havido casos que poderiam representar mutações *de novo* ou outros padrões de herança. O gene para a ADC III é *KIF23*, que codifica uma proteína ubíqua, a proteína mitótica semelhante à cinesina 1, que regula a separação da célula-filha durante a mitose. Em contraste com outros tipos de ADC, a sobrecarga de ferro não é significativa do ponto de vista clínico (provavelmente porque a hemólise é, em grande parte, intravascular) e o tamanho do baço em geral é normal. Os pacientes podem se apresentar com estrias angioides com degeneração macular. O esfregaço sanguíneo mostra macrocitose, anisopoiquilocitose e pontilhados basofílicos ocasionais. Na medula óssea é notável a presença de precursores eritroides gigantes que são, muitas vezes, multinucleados, contendo até 12 núcleos por célula. Tais eritroblastos multinucleados também podem ser vistos na mielodisplasia e eritroleucemia. Transfusões geralmente não são necessárias.

A bibliografia está disponível no GEN-io.

Capítulo 480
Anemia Fisiológica da Infância

Courtney D. Thornburg

Ao nascer, os recém-nascidos normais a termo têm níveis mais elevados de hemoglobina (Hb) e hemácias (eritrócitos) maiores (VCM aumentado) que as crianças mais velhas e os adultos. No entanto, na primeira semana de vida, começa um declínio progressivo no nível de Hb que persiste por 6 a 8 semanas. A anemia resultante é conhecida como **anemia fisiológica da infância**.

Com o início da respiração ao nascimento, uma quantidade consideravelmente maior de oxigênio fica disponível para se ligar à Hb, e, como resultado, a saturação de oxigênio pela hemoglobina aumenta de 50% para 95% ou mais. Há também mudança gradual de desenvolvimento normal da síntese de **Hb fetal** para a do adulto após o nascimento, que resulta na substituição da Hb fetal de alta afinidade pelo oxigênio pela Hb de baixa afinidade do adulto, capaz de liberar mais oxigênio aos tecidos. O aumento da liberação e do teor de oxigênio no sangue resulta na regulação negativa da produção de **eritropoetina** (EPO) que conduz à supressão da eritropoese. Com a ausência da eritropoese, as hemácias envelhecidas que são removidas da circulação não são substituídas e o nível de Hb diminui. A concentração de Hb continua a diminuir até que as necessidades de oxigênio dos tecidos tornam-se maiores do que a oferta tecidual de oxigênio. Normalmente, esse ponto é alcançado entre 8 e 12 semanas de vida, quando a concentração de Hb é de cerca de 11 g/dℓ. Em lactentes saudáveis a termo, o nadir raramente cai abaixo de 10 g/dℓ. Nesse momento, a produção de EPO aumenta e a eritropoese recomeça. O suprimento de ferro armazenado no sistema reticuloendotelial, derivado de eritrócitos previamente degradados, continua a ser suficiente para a síntese de Hb renovada, mesmo na ausência da ingestão dietética de ferro, até aproximadamente 20 semanas de vida. Em geral, essa "anemia" deve ser vista como uma adaptação fisiológica à vida extrauterina, refletindo o excesso de aporte de oxigênio em relação às necessidades de oxigênio dos tecidos. Não há nenhuma doença hematológica e nenhum tratamento é necessário, a menos que a anemia fisiológica da infância seja exacerbada por outros processos em curso.

Uma **anemia hiporregenerativa** tardia, com ausência de reticulócitos, pode ocorrer em lactentes com **doença hemolítica do recém-nascido** leve. A persistência de anticorpos antieritrocitários maternos na circulação do bebê pode levar a uma anemia hemolítica discreta que pode exacerbar a anemia fisiológica. Um nível de Hb menor do que o esperado no nadir "fisiológico" também tem sido observado em bebês após transfusões de hemácias intrauterinas ou no período neonatal. Quando os bebês são transfundidos com sangue de adulto contendo HbA, o deslocamento associado à curva de dissociação do oxigênio facilita o aporte de oxigênio para os tecidos. Assim, a definição de anemia e a necessidade de transfusão devem ser baseadas não só no nível de Hb da criança, mas também nas necessidades de oxigênio e na capacidade das hemácias circulantes de liberar oxigênio para os tecidos. O grau de anemia ao nascimento está correlacionado com o nível de hemoglobina materna.

Prematuros também desenvolvem uma anemia fisiológica, conhecida como **anemia fisiológica da prematuridade**. O declínio da Hb é mais extremo e mais rápido. Níveis de hemoglobina de 7 a 9 g/dℓ geralmente são atingidos por volta de 3 a 6 semanas de vida, e os níveis podem ser ainda menores em prematuros muito pequenos (ver Capítulo 124). Os mesmos fatores fisiológicos presentes em bebês nascidos a termo estão ativos em prematuros, mas são exagerados. Em lactentes prematuros, o declínio fisiológico da Hb pode ser intensificado pela perda de sangue em decorrência de flebotomias repetidas realizadas para monitorar recém-nascidos doentes. As demandas sobre a eritropoese são ainda maiores pelo presumido tempo reduzido de vida das hemácias no recém-nascido prematuro (40 a 60 dias) e pela expansão acelerada da massa eritrocitária que acompanha a rápida velocidade de crescimento do prematuro. No entanto, os níveis plasmáticos de EPO são mais baixos do que seria esperado para o grau de anemia, resultando em uma resposta eritropoética subótima. O motivo para os níveis diminuídos de EPO não está totalmente compreendido. Durante a vida fetal, a síntese de EPO é realizada principalmente pelo fígado, e o sensor de oxigênio do fígado é relativamente insensível à hipoxia, quando comparado com o sensor de oxigênio do rim. A mudança que ocorre com o desenvolvimento, da produção de EPO do fígado para o rim, não é acelerada pelo nascimento precoce, e assim, o bebê pré-termo deve contar com o fígado como o local principal de síntese, levando à diminuição da responsividade à anemia. Um mecanismo adicional considerado como contribuinte para os níveis diminuídos de EPO pode ser o metabolismo acelerado da EPO. Como o declínio acentuado na Hb que ocorre em muitos bebês nascidos com baixo peso pode estar associado a sinais clínicos de baixa oxigenação dos tecidos, essa "anemia da prematuridade" não é considerada benigna e geralmente requer transfusões quando sintomática.

Alguns fatores dietéticos, como a deficiência de ácido fólico, podem agravar a anemia fisiológica. A menos que haja uma perda de sangue significativa, as reservas de ferro devem ser suficientes para manter a eritropoese durante os primeiros 1 a 2 meses de vida. A deficiência de vitamina E não tem um papel na anemia da prematuridade. O leite materno e as fórmulas infantis fornecem uma quantidade adequada de vitamina E.

TRATAMENTO

No bebê nascido a termo, a anemia fisiológica não requer nenhum tratamento a não ser assegurar-se de que a dieta do lactente contenha os nutrientes essenciais para a hematopoese. Em prematuros, não foi estabelecido um nível ótimo de Hb e geralmente ele é ditado pela condição clínica geral do neonato. Transfusões podem ser necessárias para manter a Hb em níveis considerados seguros para a criança. Os prematuros que estão se alimentando e crescendo bem raramente precisam de transfusão de sangue, a menos que a perda iatrogênica tenha sido significativa. Embora fatores como ganho de peso insatisfatório, dificuldades respiratórias e frequência cardíaca anormal tenham levado à transfusão, o efeito benéfico não foi documentado. Testes laboratoriais como lactato sanguíneo, EPO e saturação de oxigênio venosa mista têm pouco valor preditivo. Estratégias de transfusão liberais e restritivas foram comparadas nessa população. Uma estratégia restritiva não aumenta a morbidade ou a mortalidade dos bebês. Além disso, verificou-se que os resultados do desenvolvimento neurológico a longo prazo foram piores em recém-nascidos liberalmente transfundidos. A exposição tardia à administração de hemácias pode estar relacionada ao desenvolvimento de enterocolite necrosante, e transfusões precoces podem estar associadas ao risco de hemorragia intraventricular.

Quando as transfusões são necessárias, é recomendado um volume de hemácias de 10 a 15 mℓ/kg. É uma boa prática dividir as unidades derivadas de um único doador para que as transfusões sequenciais possam ser feitas conforme a necessidade e a exposição a doadores diferentes minimizada. Em prematuros extremos (pesando < 1.250 g), a meia-vida das hemácias transfundidas é de cerca de 30 dias. O clampeamento tardio ou a ordenha do cordão umbilical ao nascimento resulta em menos transfusões e uma redução na hemorragia intraventricular e na enterocolite necrosante em recém-nascidos prematuros. Dado o impacto das perdas com flebotomia durante o monitoramento na unidade de tratamento intensivo neonatal, também tem sido defendida uma atenção para a redução da coleta desnecessária de sangue.

Como os prematuros são conhecidos por terem baixos níveis plasmáticos de EPO, a EPO humana recombinante pode ser uma alternativa à transfusão de hemácias para a prevenção ou o tratamento da anemia da prematuridade sintomática. A suplementação de ferro pode ser realizada com EPO a fim de otimizar o efeito.

A abordagem atual da anemia da prematuridade é limitar a flebotomia e a exposição aos doadores; o uso de EPO é variável, mas não é universalmente recomendado.

A terapia com ferro é indicada para todos os neonatos com anemia da prematuridade, iniciando com 1 mês e continuando até 1 ano. A dose inicial é de 1 a 2 mg/kg/dia de ferro elementar.

A bibliografia está disponível no GEN-io.

Capítulo 481
Anemias Megaloblásticas
Courtney D. Thornburg

Anemia megaloblástica descreve um grupo de distúrbios que são causados pela **síntese de DNA prejudicada**. As hemácias (eritrócitos) são maiores do que o normal em todos os estágios do desenvolvimento, e há uma **assincronia de maturação** entre o núcleo e o citoplasma dos eritrócitos. O atraso no desenvolvimento do núcleo da célula torna-se cada vez mais evidente à medida que as divisões celulares prosseguem. Precursores mieloides e plaquetários também são afetados, e com frequência metamielócitos gigantes e neutrófilos em banda estão presentes na medula óssea. *Há, muitas vezes, trombocitopenia e leucopenia associadas.* O esfregaço de sangue periférico é caracterizado por hemácias grandes, muitas vezes ovais, com aumento do volume corpuscular médio. Os neutrófilos são caracteristicamente plurissegmentados, com muitos deles tendo mais de cinco lobos. A maioria dos casos de anemia megaloblástica da infância resulta de uma deficiência de ácido fólico ou vitamina B_{12} (cobalamina), vitaminas essenciais para a síntese do DNA (Tabela 481.1). Raramente, essas anemias podem ser causadas por erros inatos de metabolismo. As anemias megaloblásticas resultantes da desnutrição são relativamente raras nos EUA, mas são importantes em todo o mundo (ver Capítulos 57, 59 e 474).

481.1 Deficiência de Ácido Fólico
Courtney D. Thornburg

O ácido fólico, ou *ácido pteroil glutâmico*, consiste em ácido pteroico conjugado ao ácido glutâmico. *Folatos* biologicamente ativos são derivados de ácido fólico e funcionam como doadores e receptores de 1 carbono em muitas vias de biossíntese. Para formar compostos funcionais, os folatos devem ser reduzidos a tetraidrofolatos em um processo catalisado pela enzima di-hidrofolato redutase. Como tal, eles são essenciais para a replicação do DNA e a proliferação celular. À semelhança de outros mamíferos, os seres humanos não podem sintetizar folato e dependem de fontes alimentares, incluindo vegetais verdes, frutos e órgãos de animais (p. ex., fígado, rins). Os folatos são lábeis ao calor e solúveis em água; consequentemente, a ebulição ou o aquecimento de fontes de folato leva à diminuição da quantidade de vitamina. Folatos que ocorrem naturalmente estão em uma forma poliglutamilada que é absorvida com menor eficiência do que as espécies monoglutamiladas (ou seja, ácido fólico). Poliglutamatos de folato alimentar são hidrolisados a folatos simples que são absorvidos principalmente no intestino delgado proximal por um sistema mediado por transportador específico. Os folatos viajam na corrente sanguínea e são absorvidos por células principalmente na forma de metiltetraidrofolato não conjugado, que é posteriormente reconjugado (poliglutamilado) na célula. Existe uma

Tabela 481.1 Causas da macrocitose eritrocitária.

CONDIÇÕES CAUSAIS	CARACTERÍSTICAS HEMATOLÓGICAS ACOMPANHANTES
ANEMIA MEGALOBLÁSTICA	
Deficiência de cobalamina (vitamina B_{12}) Deficiência de folato Fármacos antifolato (p. ex., metotrexato) Fármacos citotóxicos (p. ex., hidroxiureia, 5-FU) Fármacos imunossupressores (p. ex., azatioprina) Anemia responsiva à tiamina Acidúria orótica hereditária	Alterações megaloblásticas, incluindo neutrófilos hipersegmentados Macrocitose pode se tornar grave Reticulocitopenia leve Pancitopenia (quando o processo megaloblástico é grave)
DISTÚRBIOS DA PRODUÇÃO DE ERITROIDES	
Anemia aplásica, AEP, anemia de Blackfan-Diamond Algumas anemias sideroblásticas ADC, diseritropoese não ADC, anemia de Fanconi Mielodisplasia, doenças mieloproliferativas	Não megaloblástica Alguns distúrbios apresentam diseritropoese e às vezes neutrófilos hipossegmentados Macrocitose muitas vezes pode ser grave (p. ex., processos aplásicos) Reticulocitopenia (geralmente grave)
RETICULOCITOSE	
Anemia hemolítica crônica	Não megaloblástica; sem neutrófilos hipersegmentados
FÁRMACOS, DROGAS E TOXINAS	
Abuso de álcool Alguns fármacos antivirais (p. ex., inibidores nucleosídios da TR) Alguns fármacos anticonvulsivantes	Mecanismo da macrocitose é frequentemente desconhecido Sem neutrófilos hipersegmentados
DOENÇAS NÃO HEMATOLÓGICAS	
Doenças hepáticas crônicas Hipotireoidismo Deficiência de cobre	Não megaloblástica; sem neutrófilos hipersegmentados Macrócitos raramente são ovais
ARTEFATOS	
Aglomeração de hemácias por aglutininas frias; alguns anticorpos antieritrocitários quentes Hiperglicemia grave Hiponatremia	Não megaloblástica; sem neutrófilos hipersegmentados Disparidade entre VCM alto e exame morfológico normal

ADC, Anemia diseritrocitária congênita; AEP, aplasia eritrocitária pura; 5-FU, 5-fluoruracila; TR, transcriptase reversa; VCM, volume corpuscular médio. De *Nathan and Oski's hematology and oncology of infancy and childhood*, ed 8, vol 1, Philadelphia, 2015, Elsevier (Table 10-3).

Tabela 481.2 Causas da deficiência de folato* em adultos e crianças.

NUTRIÇÃO INADEQUADA
Dieta insuficiente[†]
Métodos inadequados de preparo de alimentos
Alimentação exclusiva com leite de cabra
DEFEITOS NA ABSORÇÃO
Acloridria gástrica[§]
Doenças do intestino delgado superior
Espru tropical
Doença celíaca
Dermatite herpetiforme
Doença intestinal inflamatória
Terapia oral de reposição pancreática[§]
Má absorção de folato hereditária
NECESSIDADES AUMENTADAS OU PERDAS
Gravidez
Lactação[§]
Prematuridade[§,‖]
Anemia hemolítica crônica[§]
Diálise
Hipertireoidismo[§]
Síndrome de Lesch-Nyhan
DISTÚRBIOS DE TRANSPORTE
Deficiência cerebral de folato (genética ou adquirida)[¶]
DISTÚRBIOS DO METABOLISMO CELULAR
Fármacos inibindo o metabolismo do folato
Antifolatos (p. ex., metotrexato)
Pirimetamina;[§] trimetoprima[§]
Sulfassalazina[§]
Ácido valproico[§,#]
Defeitos herdados
Deficiência de metilenotetra-hidrofolato redutase (MTHFR)
Deficiência de metionina sintase (doenças cblE e cblG)
Deficiência de di-hidrofolato redutase
Deficiência de metilenotetra-hidrofolato desidrogenase, ciclo-hidrolase e formiltetra-hidrofolato sintetase 1 (MTHFD1)
Outros
MECANISMOS MULTIFATORIAIS OU INCERTOS
Abuso de álcool[‡]
Anticonvulsantes[§]
Contraceptivos orais (?)[§]

*A deficiência de folato geralmente tem causas multifatoriais. Muitas delas podem ser leves e incapazes de produzir sozinhas deficiência ou expressão clínica evidente, a menos que causas adicionais aumentem a deficiência ou limitem a compensação. [†]A insuficiência dietética relativa (*i. e.*, a ingestão adequada em circunstâncias usuais) é um cofator particularmente importante que pode converter a deficiência de folato *borderline* em deficiência clinicamente evidente quando outras condições coexistem, como aumento das necessidades de folato ou má absorção leve. [‡]A ingestão insuficiente é frequentemente associada ao alcoolismo em adultos. [§]Anemia megaloblástica raramente é um resultado, a menos que outras limitações do *status* de folato coexistam. [‖]As reservas neonatais são baixas em bebês prematuros. [¶]A deficiência cerebral de folato pode ocorrer em base genética ou autoimune; a anemia megaloblástica não ocorre porque a deficiência de folato parece não existir fora do sistema nervoso central. [#]Interrompe o metabolismo mitocondrial do folato no útero.

circulação êntero-hepática ativa. Embora rara, a anemia megaloblástica como consequência da deficiência de folato tem seu pico de incidência aos 4 a 7 meses, um pouco mais cedo do que a anemia ferropriva, embora ambas as condições possam estar presentes concomitantemente em lactentes com má nutrição.

ETIOLOGIA

A deficiência de ácido fólico pode resultar da ingestão inadequada de folato, redução da absorção de folato ou distúrbios congênitos e adquiridos do metabolismo ou do transporte de folato (Tabela 481.2).

Ingestão inadequada de folato

Nos EUA, a anemia causada pela ingestão insuficiente de folato geralmente ocorre no contexto de necessidades aumentadas de vitamina associadas a gravidez, períodos de crescimento acelerado e hemólise crônica (ver Capítulo 62.6). As necessidades de folato aumentam muito durante a gravidez, em parte para atender às necessidades fetais, e as deficiências são comuns em mães, particularmente aquelas de baixa condição socioeconômica ou desnutridas. *A suplementação de folato é recomendada desde o início da gravidez para prevenir defeitos do tubo neural e para atender às necessidades do feto em desenvolvimento.* Felizmente, mães com deficiência de folato geralmente não têm bebês com deficiência clínica de folato porque há transferência seletiva de ácido fólico para o feto através de receptores placentários de folato. O crescimento rápido após o nascimento aumenta as demandas de ácido fólico, e bebês prematuros ou doentes e aqueles com certos distúrbios hemolíticos terão elevadas necessidades de folato. O leite humano, as fórmulas infantis e o leite de vaca pasteurizado fornecem quantidades adequadas de ácido fólico. *O leite de cabra é deficiente em folato, e deve ser feita uma suplementação quando ele é o principal alimento da criança.* A não ser que suplementado, o leite em pó também pode ser uma fonte pobre de ácido fólico.

A **desnutrição** é a causa mais comum de deficiência de folato em crianças mais velhas, e aquelas com hemoglobinopatias, infecções ou má absorção estão em maior risco. Como os estoques corporais de folato são limitados, a deficiência pode se desenvolver rapidamente em indivíduos malnutridos. Com uma dieta livre de ácido fólico, a anemia megaloblástica ocorrerá em 2 a 3 meses.

Absorção diminuída de folato

A **má absorção** causada por estados de diarreia crônica ou doença inflamatória difusa pode levar à deficiência de folato. Em ambas as situações, alguma deficiência na absorção de folato pode ocorrer em virtude da atividade prejudicada da folato conjugase. A diarreia crônica também interfere na circulação êntero-hepática do folato, aumentando as perdas de folato devido à rápida passagem pelo intestino. A anemia megaloblástica causada por deficiência de ácido fólico pode ocorrer na doença celíaca ou na enterite infecciosa crônica e em associação com fístulas enteroentéricas. A cirurgia intestinal prévia é outra causa potencial para diminuição da absorção de folato.

Determinados fármacos anticonvulsivantes (p. ex., fenitoína, primidona, fenobarbital) podem prejudicar a absorção do ácido fólico, e muitos pacientes tratados com esses fármacos apresentam baixos níveis séricos da vitamina. A anemia megaloblástica franca é rara e responde rapidamente à terapia com ácido fólico, mesmo quando a administração do fármaco ofensor é continuada. O abuso de álcool também está associado à má absorção de folato.

Anormalidades congênitas no metabolismo e transporte do folato

Erros inatos do metabolismo ou transporte de folato são raros, mas podem ser fatais. Aqueles associados à anemia megaloblástica incluem má absorção hereditária de folato e certas deficiências enzimáticas extremamente incomuns.

A **má absorção hereditária de folato (MAHF)** é um distúrbio autossômico recessivo que está associado a várias mutações de perda de função no gene *SLC46A1* que codifica o transportador de folato acoplado à proteína. A MAHF está associada a uma incapacidade de absorver o ácido fólico, 5-tetraidrofolato, 5-metiltetraidrofolato ou 5-formiltetraidrofolato (ácido folínico). Pode se tornar aparente aos 2 a 6 meses com anemia megaloblástica e outras deficiências, incluindo infecções e diarreia. Anormalidades neurológicas no sistema nervoso central (SNC), atribuíveis à deficiência de folato, incluem convulsões, atraso de desenvolvimento e deficiência intelectual. O transporte de folato é prejudicado tanto no intestino quanto no plexo coroide do cérebro. Os níveis de folato no soro e no líquido cefalorraquidiano (LCR) são muito baixos, com perda da proporção normal de folato de 3:1 no LCR para o soro.

O tratamento, especificamente no contexto da MAHF, geralmente envolve folato por via parenteral, embora a administração oral tenha sido útil em alguns casos. Folatos reduzidos são mais eficazes do que o ácido fólico. Uma quantidade suficiente de folato deve ser mantida tanto no sangue quanto no LCR de modo a evitar complicações importantes. A anemia megaloblástica na MAHF pode ser revertida com níveis relativamente baixos de folato no soro, mas níveis adequados no LCR podem ser muito difíceis de alcançar, e doses maiores podem ser necessárias.

A **deficiência funcional de metionina sintase** pode resultar de mutações que afetam a função da metionina sintase redutase ou metionina sintase. Esses distúrbios são autossômicos recessivos e são caracterizados não apenas por anemia megaloblástica, mas também por atrofia cerebral, nistagmo, cegueira e tônus muscular alterado. Ambas respondem à hidroxicobalamina mais betaína com sucesso clínico variável. A deficiência de di-hidrofolato redutase (DHFR) é extremamente rara e está associada a mutações em homozigotos do gene DHFR. Os sintomas clínicos incluem anemia megaloblástica e manifestações neurológicas. Embora a **deficiência de metiltetra-hidrofolato redutase (MTHFR)** seja o erro inato mais comum do metabolismo do folato e casos graves possam produzir um número de complicações neurológicas e vasculares, não há associação com anemia megaloblástica.

Anormalidades induzidas por fármacos no metabolismo do folato

Alguns fármacos exercem atividade antifólica como principal efeito farmacológico e produzem regularmente anemia megaloblástica. O *metotrexato* liga-se à di-hidrofolato redutase e evita a formação de tetraidrofolato, que é a forma ativa do ácido fólico. A *pirimetamina*, utilizada na terapia da toxoplasmose, e a *trimetoprima*, utilizada para o tratamento de várias infecções, podem induzir à deficiência de ácido fólico e, ocasionalmente, à anemia megaloblástica. A terapia com **ácido folínico** (5-formiltetraidrofolato) geralmente é benéfica.

MANIFESTAÇÕES CLÍNICAS

Além das características clínicas associadas à anemia, lactentes e crianças com deficiência de folato podem manifestar irritabilidade, diarreia crônica e ganho de peso insatisfatório. Hemorragias por trombocitopenia podem ocorrer em casos avançados. A má absorção congênita de folato e outras etiologias raras de deficiência de folato podem, ainda, estar associadas a hipogamaglobulinemia, infecções graves, insuficiência de crescimento, alterações neurológicas e atrasos cognitivos.

ACHADOS LABORATORIAIS

A anemia é macrocítica (volume corpuscular médio > 100 fℓ). Variações na forma e no tamanho das hemácias são comuns (ver Capítulo 474.4*B*). A contagem de reticulócitos é baixa, e hemácias nucleadas com morfologia megaloblástica são frequentemente visualizadas no sangue periférico. Neutropenia e trombocitopenia podem estar presentes, particularmente em pacientes com deficiências graves e de longa duração. Os neutrófilos são grandes, alguns com **hipersegmentação nuclear**. A medula óssea é hipercelular devido à hiperplasia eritroide, e alterações megaloblásticas são proeminentes. Formas neutrofílicas grandes, anormais (metamielócitos gigantes) com vacuolização citoplasmática também são observadas.

Níveis normais de ácido fólico no soro são de 5 a 20 ng/mℓ; com a deficiência, os níveis ficam menores do que 3 ng/mℓ. Os níveis eritrocitários de folato são os melhores indicadores de deficiência crônica. O nível de folato normal nos eritrócitos é de 150 a 600 g/mℓ de concentrados celulares. Os níveis séricos de ferro e de vitamina B_{12} geralmente são normais ou elevados. A atividade sérica da desidrogenase láctica, um marcador da eritropoese ineficaz, é acentuadamente elevada.

TRATAMENTO

Quando o diagnóstico da deficiência de folato é estabelecido, o ácido fólico pode ser administrado por via oral ou parenteral a uma dose de 0,5 a 1,0 mg/dia. Se o diagnóstico específico for duvidoso, doses menores (0,1 mg/dia) podem ser utilizadas durante 1 semana como um teste diagnóstico, pois uma resposta hematológica pode ser esperada dentro de 72 h. Doses de folato maiores do que 0,1 mg podem corrigir a anemia por deficiência de vitamina B_{12}, mas podem agravar quaisquer anormalidades neurológicas associadas. Na maioria dos cenários médicos em países desenvolvidos, esta forma terapêutica para distinguir as diferentes causas da anemia megaloblástica raramente é necessária porque os níveis sanguíneos de vitamina B_{12} e folato geralmente estão prontamente disponíveis. A terapia com ácido fólico (0,5 a 1,0 mg/dia) deve ser continuada durante 3 a 4 semanas até que uma resposta hematológica definitiva tenha ocorrido. A terapia de manutenção com um multivitamínico (contendo 0,2 mg de folato) é adequada. Doses muito elevadas de folato podem ser necessárias na MAHF. As transfusões são indicadas somente quando a anemia for grave ou a criança estiver muito doente.

A bibliografia está disponível no GEN-io.

481.2 Deficiência de Vitamina B_{12} (Cobalamina)

Courtney D. Thornburg

A *vitamina* B_{12}, um termo genérico que engloba todas as **cobalaminas** biologicamente ativas, é uma vitamina solúvel em água com um átomo de cobalto funcional central e um anel de corrina planar. A metilcobalamina e a adenosilcobalamina são os derivados metabolicamente ativos, funcionando como cofatores em duas reações metabólicas essenciais, a metilação da homocisteína em metionina (via metionina sintase) e conversão de metil-malonil-coenzima A (CoA) em succinil CoA (via L-metilmalonil-CoA-mutase). Os produtos e subprodutos destas reações enzimáticas são críticos para a síntese de proteínas, DNA e RNA.

A **cobalamina** (Cbl) é sintetizada exclusivamente por microrganismos e os seres humanos devem confiar em fontes alimentares (produtos de origem animal, incluindo carnes, ovos, peixe e leite) para atender às suas necessidades (ver Capítulo 62.7). Ao contrário do que ocorre com o folato, crianças mais velhas e adultos têm estoques suficientes de vitamina B_{12} para 3 a 5 anos. Em recém-nascidos de mães com estoques baixos de vitamina B_{12}, sinais clínicos de deficiência de Cbl podem se tornar evidentes nos primeiros 6 a 18 meses de vida.

METABOLISMO

Em circunstâncias normais, a cobalamina é liberada das proteínas de alimentos no estômago através da digestão péptica. A Cbl, então, liga-se à haptocorrina (HC), uma glicoproteína salivar. Esse complexo se move para o duodeno, onde a HC é digerida por proteases pancreáticas e a Cbl é liberada. A Cbl, em seguida, liga-se ao *fator intrínseco* (FI), outra glicoproteína que é produzida pelas células parietais gástricas. O complexo Cbl-FI entra subsequentemente nas células da mucosa do íleo distal por endocitose mediada pelo receptor. Os receptores de Cbl-FI são compostos por um complexo de duas proteínas, cubilina (CUBN) e amnionless (AMN), conhecidas coletivamente como *cubam*. Após a internalização nos enterócitos, o FI é degradado no lisossomo e a Cbl é liberada. O transportador ABCC1 (também conhecido como MRP1) exporta Cbl ligada à proteína de transporte *transcobalamina* (TC) para fora da célula. Na corrente sanguínea, a Cbl está associada à TC (aproximadamente 20%) ou à HC. A TC medeia o transporte da vitamina B_{12} através das células após a formação de complexo com o receptor de TC, que é internalizado no lisossomo. A degradação lisossômica de TC libera Cbl que permanece na célula, onde é adicionalmente processada. Duas proteínas de membrana distintas transportam Cbl através da membrana lisossômica para dentro do citoplasma. As cobalaminas são processadas no citoplasma a um intermediário comum que pode ser inserido às vias de síntese da metilcobalamina e adenosilcobalamina para atender às necessidades celulares. Postula-se que a proteína MMACHC, um produto do *locus* C da Cbl, aceite as cobalaminas que saem do lisossomo. Um papel definitivo para a HC ainda está para ser estabelecido, mas ela pode desempenhar um papel no armazenamento de B_{12}.

ETIOLOGIA

A deficiência de vitamina B_{12} pode resultar da ingestão inadequada de Cbl na dieta, da falta de FI, absorção intestinal deficiente de Cbl-FI ou ausência da proteína de transporte da vitamina B_{12} (Tabela 481.1).

Ingestão inadequada de vitamina B_{12}

A deficiência de vitamina B_{12} em lactentes é mais frequentemente nutricional, resultante dos baixos níveis de Cbl no leite materno de mães com deficiência de B_{12}. A **anemia megaloblástica** associada com frequência aparece durante o primeiro ano de vida. A deficiência materna pode ser causada por **anemia perniciosa** ou distúrbios gastrintestinais, tais como a infecção por *Helicobacter pylori*, doença celíaca, doença de Crohn ou insuficiência pancreática. A cirurgia prévia de *bypass* gástrico, o tratamento com inibidores da bomba de prótons ou a ingestão inadequada a partir de uma dieta vegetariana estrita não suplementada também têm sido envolvidos. Felizmente, como resultado do transporte placentário ativo de Cbl *in utero*, a maioria dos filhos de mães deficientes em B_{12} mantém níveis suficientes de Cbl para suporte do adequado desenvolvimento pré-natal. Esses bebês nascem com estoques baixos de B_{12}, cuja depleção está associada a um início gradual de manifestações clínicas. *A reposição da vitamina B_{12} muitas vezes resulta em rápida melhora, mas quanto mais longo o período deficiente, maior a probabilidade de deficiências permanentes.* Programas de triagem neonatal podem detectar a deficiência nutricional materno-neonatal de B_{12}, devido a um aumento na propionil carnitina, mas há maior sensibilidade utilizando a medida do ácido metilmalônico. Em países de alta renda, a deficiência alimentar durante a infância ou a adolescência é pouco frequente, mas pode resultar de dieta vegetariana estrita ou vegana. As necessidades diárias variam de 0,4 a 2,4 µg.

Absorção de vitamina B_{12} prejudicada

Cirurgia gástrica ou medicamentos que prejudicam a secreção de ácido gástrico podem resultar em deficiência de FI, levando à diminuição da absorção de vitamina B_{12}. A insuficiência pancreática também pode levar à deficiência de Cbl devido à clivagem prejudicada e à formação do complexo com FI. Pacientes com enterocolite necrosante neonatal, doença intestinal inflamatória, doença celíaca ou remoção cirúrgica do íleo terminal também podem ter a absorção de vitamina B_{12} prejudicada. Um supercrescimento de bactérias intestinais dentro de divertículos ou duplicações do intestino delgado pode causar deficiência de vitamina B_{12} pelo consumo de (ou competição pela) vitamina ou pela separação desta de seu complexo com FI. Nesses casos, a *resposta hematológica pode ser alcançada com a terapia antibiótica adequada*. Mecanismos semelhantes podem operar em áreas endêmicas, quando a tênia do peixe, *Diphyllobothrium latum*, infesta o intestino delgado superior. Quando a anemia megaloblástica ocorre em tais situações, o nível sérico de vitamina B_{12} é baixo e o líquido gástrico contém fator intrínseco.

A **deficiência hereditária do fator intrínseco (DHFI)** é uma doença autossômica recessiva rara causada por uma variedade de mutações no gene do FI que produzem a falta de FI gástrico ou um FI funcionalmente anormal. A DHFI difere da anemia perniciosa típica do adulto porque o ácido gástrico é secretado normalmente e o estômago apresenta histologia normal. Não está associada a anticorpos ou anormalidades endócrinas. Ao contrário da síndrome de Imerslund-Grasbeck descrita a seguir, a DHFI está apenas ocasionalmente associada à proteinúria. Os sintomas tornam-se proeminentes em tenra idade (6 a 24 meses), de acordo com o esgotamento dos estoques de vitamina B_{12} adquiridos *in utero*. À medida que a anemia se agrava, ocorrem fraqueza, irritabilidade, anorexia e apatia. A língua torna-se lisa, vermelha e dolorosa. Manifestações neurológicas incluem ataxia, parestesias, hiporreflexia, sinal de Babinski e clônus. A administração oral de vitamina B_{12} geralmente é *ineficaz* e a Cbl intramuscular (IM) ou intranasal ao longo da vida deve ser utilizada para contornar o defeito de absorção. Acredita-se que a forma natural, hidroxicobalamina (OHCbl), seja mais eficaz do que a forma sintética, cianocobalamina (CNCbl).

A **síndrome de Imerslund-Grasbeck** é uma doença pediátrica rara, hereditária recessiva que resulta em má absorção seletiva de vitamina B_{12} no íleo, e consequente deficiência de vitamina B_{12}. Geralmente torna-se clinicamente aparente nos primeiros 6 anos de vida. Além da anemia megaloblástica, o paciente também pode ter defeitos neurológicos (p. ex., hipotonia, atraso do desenvolvimento, atrofia cerebral, distúrbios do movimento, demência) e/ou proteinúria. Os pacientes carreiam mutações em CUBN ou AMN, proteínas que formam o receptor cubam para o complexo Cbl-FI no íleo. Como CUBN também é um receptor-chave para a reabsorção de proteínas no rim, a expressão diminuída neste sítio resulta em proteinúria associada. A doença pode ser fatal se não for tratada. O diagnóstico precoce e o tratamento com Cbl IM ou intranasal reverterão as anormalidades hematológicas e neurológicas. A proteinúria não responde à terapia.

A anemia perniciosa clássica (gastrite autoimune) geralmente ocorre em idosos, mas pode raramente afetar crianças. Esse distúrbio (**anemia perniciosa juvenil**) em geral apresenta-se durante a adolescência. Nesses casos a doença está associada a vários anticorpos detectáveis, incluindo aqueles contra o FI e a bomba de prótons adenosina trifosfato de potássio e hidrogênio nas células parietais gástricas. Essas crianças podem ter outras anormalidades imunológicas, candidíase cutânea, hipoparatireoidismo e outras deficiências endócrinas. Podem ocorrer atrofia da mucosa gástrica e acloridria. Vitamina B_{12} IM ou intranasal deve ser administrada regularmente.

Ausência da proteína de transporte da vitamina B_{12} transcobalamina

A deficiência de transcobalamina é uma causa rara de anemia megaloblástica. Uma deficiência congênita é herdada como condição autossômica recessiva resultando na falha para absorção e transporte da vitamina B_{12}. A maioria dos pacientes não tem TC, mas alguns apresentam formas funcionalmente defeituosas. Essa doença geralmente se manifesta nas primeiras semanas de vida. Caracteristicamente, há retardo no crescimento, diarreia, vômitos, glossite, anormalidades neurológicas e anemia megaloblástica. O diagnóstico pode ser difícil considerando que os níveis séricos totais de vitamina B_{12} frequentemente estão normais devido a aproximadamente 80% da Cbl sérica estarem ligados à HC. O diagnóstico é sugerido pela presença de anemia megaloblástica grave diante de níveis normais de folato e nenhuma evidência de outro erro inato do metabolismo. Os níveis plasmáticos de homocisteína e de ácido metilmalônico estão elevados. Um diagnóstico definitivo é feito com a medida de TC no plasma. O nível sérico de vitamina B_{12} deve ser mantido elevado para forçar a entrada de uma quantidade suficiente de Cbl para dentro das células e permitir seu funcionamento normal utilizando suplementação oral em altas doses ou tratamento intramuscular ou intranasal. Os exames laboratoriais e os sintomas devem ser monitorados e as doses ajustadas se necessário.

Erros inatos do metabolismo da cobalamina

A conversão de Cbl a metilcobalamina (MeCbl) e adenosilcobalamina (AdoCbl) envolve um número de passos, cujas anormalidades foram ligadas a diversos distúrbios alfabeticamente identificados distintos. Na CblE e CblG, a N5-metiltetraidrofolato-homocisteína metiltransferase defeituosa não consegue produzir MeCbl. Os pacientes apresentam-se na infância com anemia megaloblástica, vômitos e atraso no desenvolvimento, e verifica-se que têm **homocistinúria** e **hiper-homocisteinemia**. Eles não têm acidúria metilmalônica ou acidemia metilmalônica. Mostram boa resposta à CNCbl. A AdoCbl e a MeCbl são afetadas pela CblC (o mais comum dos erros inatos da Cbl), CblD e CblF. Os pacientes podem se apresentar no início da infância até a adolescência. Recém-nascidos têm letargia, atraso do crescimento e problemas neurológicos. Pacientes mais velhos podem se apresentar com dificuldades neurológicas, demência e problemas psicológicos. A anemia megaloblástica ocorre em cerca de *metade* dos casos. Os pacientes têm elevações da homocisteína e do ácido metilmalônico tanto na urina quanto no sangue. Os indivíduos afetados respondem parcialmente a OHCbl ou CNCbl. CblA, CblB e CblH estão associadas a acidúria metilmalônica e a uma variedade de sintomas graves, mas a anemia megaloblástica está ausente.

MANIFESTAÇÕES CLÍNICAS

Crianças com deficiência de Cbl frequentemente apresentam manifestações inespecíficas como fraqueza, letargia, dificuldades de alimentação, atraso no crescimento e irritabilidade. Outros achados comuns incluem palidez, glossite, vômitos, diarreia e icterícia. Sintomas neurológicos podem incluir parestesia, déficits sensoriais, hipotonia, convulsões, atraso no desenvolvimento, regressão do desenvolvimento, alterações neuropsiquiátricas e alterações cerebrais/na coluna na RM. Problemas neurológicos resultantes da deficiência de vitamina B_{12} podem ocorrer na ausência de quaisquer anormalidades hematológicas.

ACHADOS LABORATORIAIS

As manifestações hematológicas da deficiência de cobalamina e folato são idênticas. A anemia resultante da deficiência de Cbl é macrocítica, com macro-ovalocitose proeminente das hemácias (ver Capítulo 474 e Figura 474.2). Os neutrófilos podem ser grandes e hipersegmentados. Em casos avançados, podem ocorrer neutropenia e trombocitopenia, simulando anemia aplásica ou leucemia. Os níveis séricos de vitamina B_{12} estão baixos, e as concentrações séricas de ácido metilmalônico e homocisteína geralmente estão elevadas. As concentrações de ferro sérico e de ácido fólico sérico estão normais ou elevadas. A atividade da desidrogenase láctica sérica está acentuadamente aumentada, um reflexo da eritropoese ineficaz. Elevações moderadas dos níveis séricos de bilirrubina (2 a 3 mg/dℓ) também podem ser encontradas. A excreção excessiva de ácido metilmalônico na urina (quantidade normal: 0 a 3,5 mg/24 h) é um indicador confiável e sensível da deficiência de vitamina B_{12}.

DIAGNÓSTICO

Uma ampla anamnese é essencial para o reconhecimento clínico de possível deficiência de Cbl. Informações relativas a sintomas clínicos, história alimentar, doenças, cirurgias ou medicações podem fornecer pistas importantes. O exame físico pode revelar achados relevantes como irritabilidade, palidez ou sintomas neurológicos específicos. A triagem dos achados laboratoriais oferece informações importantes, mas exames mais específicos serão necessários para confirmar o diagnóstico de deficiência de vitamina B_{12} e sua causa. A deficiência de Cbl geralmente é identificada pela medida de vitamina B_{12} total ou ligada à TC no sangue. Embora um nível extremamente baixo muitas vezes seja diagnóstico, este pode não ser o caso, porque falso-negativos e falso-positivos são supostamente comuns quando utilizados os ensaios atualmente disponíveis. Como resultado, é aconselhável não descartar deficiência de vitamina B_{12}, especialmente em face dos sintomas clínicos, anemia macrocítica e esfregaço de sangue anormal, e um nível normal de folato. Em doentes não tratados, os níveis de ácido metilmalônico e homocisteína total em geral são úteis na medida, pois eles são muito elevados na maioria daqueles com sinais clínicos de deficiência de vitamina B_{12}. Novamente, a excreção excessiva de ácido metilmalônico na urina também é um teste sensível de deficiência de B_{12}. Embora aumentos modestos ocorram com a insuficiência renal, níveis elevados de ácido metilmalônico são outra forma bastante específica para deficiência de B_{12}. Entretanto, é digno de nota que a homocisteína sérica também esteja elevada na deficiência de folato, na homocistinúria e na insuficiência renal.

Se a deficiência de vitamina B_{12} tiver sido confirmada e não houver nenhuma evidência de ingestão alimentar inadequada ou, no caso de um lactente, um nível materno inadequado de B_{12}, a má absorção deve ser investigada. No passado, o teste de Schillling, uma medida da absorção de Cbl, foi o padrão-ouro, mas não está mais disponível, não havendo nenhum substituto comparável. Anticorpos anti-FI e anticorpos anticélulas parietais são úteis para o diagnóstico de anemia perniciosa. A medida do FI e exames laboratoriais mais específicos podem ser necessários para distúrbios menos comuns.

TRATAMENTO

Os esquemas de tratamento em crianças não foram bem estudados. A causa da deficiência de vitamina B_{12} deve, em última análise, ditar a dose e a via de administração do tratamento bem como a duração da terapia. A cianocobalamina está disponível em *spray* nasal como uma alternativa à injeção parenteral. Os ajustes de dose devem ser feitos em resposta ao estado clínico e valores laboratoriais. A exigência fisiológica para vitamina B_{12} é de cerca de 1 a 3 μg/dia. Respostas hematológicas foram observadas com doses pequenas, indicando que uma minidose pode ser administrada como um teste terapêutico quando o diagnóstico de deficiência de vitamina B_{12} for duvidoso ou em circunstâncias nas quais a anemia seja grave e as doses iniciais mais elevadas poderem resultar em distúrbios metabólicos graves.

A bibliografia está disponível no GEN-io.

481.3 Outras Anemias Megaloblásticas Raras

Courtney D. Thornburg

A **acidúria orótica** é um distúrbio autossômico recessivo raro que geralmente surge no primeiro ano de vida e é caracterizado por falha de crescimento, atraso no desenvolvimento, anemia megaloblástica e excreção urinária aumentada de ácido orótico (ver Capítulo 108). Raramente a acidúria orótica ocorre sem a anemia megaloblástica. Este defeito é o erro metabólico mais comum na síntese *de novo* de pirimidinas e, consequentemente, afeta a síntese de ácido nucleico. A forma usual de acidúria orótica hereditária é causada por uma deficiência (em todos os tecidos corporais) de fosforribosil transferase orótica e orotidina-5-fosfato descarboxilase, dois passos enzimáticos sequenciais na síntese do nucleotídio pirimidina. O diagnóstico é sugerido pela presença de anemia megaloblástica grave com níveis séricos normais de vitamina B_{12} e de folato, e nenhuma evidência de deficiência de TC. É feito um diagnóstico presuntivo com base no achado de ácido orótico urinário aumentado. Entretanto, a confirmação do diagnóstico requer o ensaio das enzimas transferase e descarboxilase nos eritrócitos do paciente. Insuficiência do crescimento e deficiência intelectual frequentemente acompanham esta condição. A anemia é refratária à vitamina B_{12} ou ao ácido fólico, mas responde prontamente à administração de uridina.

A **anemia megaloblástica responsiva à tiamina** (síndrome de Rogers) é um distúrbio autossômico recessivo muito raro caracterizado por anemia megaloblástica, surdez sensorineural e diabetes melito. Defeitos cardíacos congênitos, arritmias, problemas visuais, baixa estatura, mielodisplasia trilinhagem e acidentes vasculares encefálicos também foram descritos. A anemia megaloblástica que responde à tiamina geralmente se apresenta no lactente e pré-escolar, mas ocasionalmente pode se desenvolver em escolares e na adolescência, e ocorre em várias populações etnicamente distintas. A medula óssea é caracterizada não somente por alterações megaloblásticas, mas também por **sideroblastos em anel**. O defeito é causado por mutações no gene *SCL19A2* no cromossomo 1, que codifica um transportador de tiamina na membrana plasmática de alta afinidade. A suplementação contínua com tiamina geralmente reverte a anemia e o diabetes, mas não os defeitos auditivos existentes.

A bibliografia está disponível no GEN-io.

Capítulo 482

Anemia Ferropriva

Jennifer A. Rothman

A **deficiência de ferro** é a doença nutricional mais comum e difundida em todo o mundo. Estima-se que 30 a 50% da população mundial tenha anemia ferropriva, e a maior parte desses indivíduos vive em países em desenvolvimento. Nos EUA, 8 a 14% das crianças com idade entre 12 e 36 meses apresentam *deficiência de ferro*, e 30% deste grupo evoluem para *anemia ferropriva*.

Um recém-nascido a termo tem cerca de 0,5 g de ferro, em comparação com 5 g de ferro em adultos. Essa variação na quantidade de ferro desde o nascimento até a maioridade significa que, em média, 0,8 mg de ferro deve ser absorvido a cada dia durante os primeiros 15 anos de vida. Uma pequena quantidade adicional é necessária para equilibrar as perdas normais de ferro pela renovação das células. Portanto, é necessário absorver cerca de 1 mg/dia para manter o balanço positivo de ferro na infância. Como, geralmente, menos de 10% do ferro da dieta é absorvido, uma ingestão alimentar de 8 a 10 mg desse composto por dia é necessária para manter os níveis dele. Durante a infância, quando o crescimento é mais rápido, a quantidade de 1 mg/ℓ de ferro no leite de vaca e no leite materno dificulta a manutenção do ferro no organismo. Bebês amamentados têm uma vantagem porque eles absorvem o ferro com uma eficiência duas a três vezes maior do que bebês alimentados com leite de vaca; no entanto, bebês amamentados correm o risco de desenvolver deficiência de ferro sem a ingestão regular de alimentos fortificados com ferro a partir dos 6 meses.

ETIOLOGIA

A maior parte do ferro em recém-nascidos está na hemoglobina circulante. Como a concentração relativamente elevada de hemoglobina do recém-nascido cai durante os primeiros 2 ou 3 meses de vida, uma quantidade considerável de ferro é reciclada. Essas reservas são normalmente suficientes para a formação do sangue nos primeiros 6 a 9 meses de vida de crianças nascidas a termo. As reservas se esgotam mais cedo em bebês prematuros, bebês com baixo peso ao nascer ou lactentes com perda de sangue perinatal porque seus estoques de ferro são menores. O clampeamento retardado (em 1 a 3 min) do cordão umbilical pode melhorar os níveis de ferro e reduzir o risco de deficiência de ferro, enquanto o clampeamento precoce (em menos de 30 s) coloca a criança em risco de deficiência de ferro. As fontes dietéticas de ferro são especialmente importantes nessas crianças. Em bebês nascidos a termo, a anemia causada exclusivamente pela quantidade de ferro inadequado na dieta em geral ocorre aos 9 a 24 meses e é relativamente incomum depois disso. O padrão dietético habitual, observado em bebês e crianças com deficiência de ferro na alimentação nos países desenvolvidos, é o consumo excessivo de leite de vaca (baixo teor de ferro, perda de sangue por colite pela proteína do leite) por uma criança que em geral apresenta sobrepeso ou é alimentada com mamadeira além dos 12 meses. No mundo, a **subnutrição** geralmente é responsável pela deficiência de ferro.

A **perda de sangue** deve ser considerada como uma causa possível em todos os casos de anemia ferropriva. Fontes de perda de sangue, particularmente em crianças mais velhas e adolescentes, incluem perdas menstruais, hemorragias nasais recorrentes ou hemólise intravascular com hemoglobinúria, como observado em doenças como a malária. A anemia crônica por deficiência de ferro a partir de sangramento oculto pode ser causada por uma lesão do trato gastrintestinal (GI), como úlcera péptica, divertículo de Meckel, pólipo, hemangioma ou doença inflamatória intestinal. Os bebês podem ter perda crônica de sangue intestinal induzida por exposição à proteína do leite de vaca integral. É comum que esses bebês desenvolvam anemia mais grave e mais cedo do que o esperado a partir de uma simples ingestão inadequada de ferro. A perda contínua de sangue nas fezes pode ser evitada, quer com a amamentação ou atrasando a introdução de leite de vaca no primeiro ano de vida e, depois, limitando a quantidade desse leite a menos de 700 mℓ/24 h. A perda de sangue oculta também pode estar associada a diarreia crônica e, raramente, a hemossiderose pulmonar. Em países em desenvolvimento, infecções por ancilóstomo, *Trichuris trichiura* e *Plasmodium* com frequência contribuem para a deficiência de ferro. Como este é absorvido no duodeno proximal com a ajuda do ácido gástrico, os procedimentos de *bypass* gástrico ou infecção por *Helicobacter pylori* podem interferir na absorção de ferro. Da mesma forma, a inflamação do intestino que ocorre na doença celíaca e na giardíase também pode interferir na absorção de ferro.

Aproximadamente 2% das meninas adolescentes têm anemia ferropriva, em grande parte como resultado do seu estirão de crescimento na adolescência e da perda de sangue menstrual. O maior risco de anemia ferropriva (mais de 30%) está entre as adolescentes que estão ou estiveram grávidas.

MANIFESTAÇÕES CLÍNICAS

A maioria das crianças com anemia por deficiência de ferro é assintomática, e elas são identificadas por triagem laboratorial de rotina entre 9 e 12 meses. Os valores normais de hemoglobina variam de acordo com a idade, sexo, raça e método de teste, como sangue capilar *versus* venoso. A palidez é o sinal clínico mais reconhecido de anemia por deficiência de ferro, mas em geral não é visível até que a hemoglobina caia para 7 a 8 g/dℓ. É mais facilmente observada como palidez nas palmas das mãos, nos vincos palmares, nas unhas ou na conjuntiva. Os pais muitas vezes deixam de notar a palidez devido ao lento declínio típico da hemoglobina ao longo do tempo. Em geral, um amigo ou parente que esteja visitando é o primeiro a perceber. Indivíduos mais velhos podem relatar intolerância ao frio, fadiga, dispneia induzida pelo exercício ou diminuição da acuidade mental. Na anemia por deficiência de ferro leve a moderada (ou seja, níveis de hemoglobina de 6 a 10 g/dℓ), mecanismos compensatórios, incluindo aumento dos níveis de 2,3-difosfoglicerato e um deslocamento da curva de dissociação do oxigênio, podem ser tão eficientes que poucos sintomas de anemia, além da leve irritabilidade, são notados. Quando o nível de hemoglobina cai para menos de 5 g/dℓ, desenvolvem-se irritabilidade, anorexia e letargia, e sopro sistólico é frequentemente ouvido. Se a hemoglobina continuar a cair, pode ocorrer taquicardia e insuficiência cardíaca de alto débito.

A deficiência de ferro tem efeitos sistêmicos não hematológicos. Tanto a deficiência de ferro quanto a anemia ferropriva estão associadas à função neurocognitiva prejudicada na infância. A anemia ferropriva também está associada a defeitos cognitivos tardios, possivelmente irreversíveis. Embora haja suporte para deficiência de ferro com ou sem anemia causando esses defeitos, isso não foi estabelecido de forma inequívoca. Alguns estudos sugerem um risco aumentado de convulsões, acidentes vasculares encefálicos, apneia episódica em crianças e exacerbações da síndrome das pernas inquietas em adultos. Dada a frequência da deficiência de ferro e da anemia ferropriva e do potencial para efeitos adversos no neurodesenvolvimento, minimizar a incidência da deficiência de ferro é meta importante.

Outras consequências não hematológicas da deficiência de ferro incluem **pica**, o desejo de ingerir substâncias não nutritivas, e **pagofagia**, o desejo de ingerir gelo. A pica pode resultar na ingestão de substâncias que contenham chumbo e gerar **saturnismo concomitante** (ver Capítulo 739).

ACHADOS LABORATORIAIS

Na deficiência de ferro progressiva, ocorre uma sequência de eventos bioquímicos e hematológicos (Tabela 482.1). Em primeiro lugar, as reservas de ferro do tecido estão esgotadas. Essa depleção é refletida pela diminuição da *ferritina* sérica, uma proteína de armazenamento de ferro, que fornece uma estimativa das reservas de ferro do corpo na ausência de doença inflamatória. Em seguida, os níveis séricos de ferro diminuem, a capacidade de ligação de ferro do soro (*transferrina* sérica) aumenta, e a saturação da transferrina cai abaixo do normal. À medida que diminuem os estoques de ferro, ele se torna indisponível para o complexo com a protoporfirina para formar heme. Protoporfirinas eritrocitárias livres se acumulam, e a síntese de hemoglobina é prejudicada. Neste ponto, a deficiência de ferro evolui para anemia ferropriva. Com menos hemoglobina disponível em cada célula, as hemácias tornam-se menores e com tamanhos variados. A variação no tamanho das hemácias é medida pela amplitude crescente de distribuição das hemácias (RDW). Essas alterações estão associadas à diminuição do volume corpuscular médio (VCM) e da hemoglobina corpuscular média. As mudanças de desenvolvimento no VCM exigem a utilização de padrões relacionados com a idade para o reconhecimento da microcitose (ver Tabela 474.1). A contagem de hemácias também diminui. A porcentagem de reticulócitos pode ser normal ou moderadamente elevada, mas a contagem absoluta indica uma resposta insuficiente para o grau de anemia. O esfregaço de sangue revela hemácias microcíticas hipocrômicas com variação substancial no tamanho da célula. Hemácias elípticas ou em forma de charuto são frequentemente observadas (Figura 482.1). A detecção do aumento do receptor solúvel de transferrina e da diminuição da concentração de hemoglobina dos reticulócitos fornece indicadores muito úteis e precoces de deficiência de ferro, mas a disponibilidade desses testes é mais limitada. A **coloração de ferro da medula óssea** é o método mais preciso para diagnosticar a anemia por deficiência de ferro, mas é invasiva, cara e geralmente desnecessária.

Tabela 482.1 Indicadores de anemia ferropriva.

INDICADOR	VALORES DE CORTE SELECIONADOS PARA DEFINIR DEFICIÊNCIA DE FERRO	COMENTÁRIOS
Hemoglobina (g/dℓ)	< 11 para brancos não hispânicos com 0,5 a 4 anos	Quando utilizada isoladamente, tem baixas especificidade e sensibilidade. Use valores normais específicos e apropriados para a idade encontrados na Tabela 474.1. Valores normais para afrodescendentes são encontrados na Tabela 474.2.
Volume corpuscular médio (VCM) (μm^3)	< 70 para 6 a 24 meses	Um indicador confiável, mas tardio, da deficiência de ferro (DF) Valores baixos também podem ser resultado de talassemia e outras causas de microcitose. Resultados falso-negativos podem ser observados em doença hepática. Valores normais estão listados na Tabela 474.1
Ferritina sérica (FS) (μg/ℓ)	Idade ≤ 5 anos: < 12 Crianças > 5 anos: < 15 Todos os grupos de idade na presença de infecção: < 30 a 100	Provavelmente é a medida laboratorial mais útil das reservas de ferro e ajuda a identificar DF; valor baixo de FS é diagnóstico de anemia ferropriva (ADF) em um paciente com anemia A FS é um reagente de fase aguda que aumenta em muitas condições inflamatórias agudas ou crônicas independentemente do estado de ferro. A combinação de FS com a medida de proteína C reativa pode ajudar a identificar esses resultados de FS falso-negativos
Teor de hemoglobina dos reticulócitos (CHr) (pg)	Lactentes e crianças pequenas: < 27,5 Adultos: ≤ 28	Um indicador sensível que cai dentro de dias do início da eritropoese deficiente de ferro e não é afetado pela inflamação. É uma excelente ferramenta para reconhecer DF, bem como ADF Valores normais falsos podem ocorrer quando o VCM está aumentado e na talassemia Ainda não está largamente disponível em analisadores hematológicos
Receptor de transferrina sérica (sTfR)	Valores de corte variam de acordo com o ensaio, a idade do paciente e a sua origem étnica	Este receptor solúvel é regulado para cima na DF e é encontrado em quantidades aumentadas no soro. Também aumenta durante a eritropoese aumentada O sTfR não é afetado substancialmente pela resposta de fase aguda. Os níveis podem estar aumentados na anemia hemolítica ou em outras condições que aumentam a massa eritrocitária
Saturação da transferrina	< 16%	De custo baixo, mas o uso está limitado pela variação diurna no ferro sérico e por muitos distúrbios clínicos que afetam as concentrações de transferrina, inclusive condições inflamatórias, envelhecimento e nutrição
Zinco protoporfirina nos eritrócitos (ZPP) (μmol/mol heme)	Idade ≤ 5 anos: > 70 Crianças > 5 anos: > 80 Crianças > 5 anos em hemácias lavadas: > 40	Pode ser medido diretamente em uma gota de sangue com um hematofluorômetro portátil Teste de triagem útil em pesquisas de campo, particularmente em crianças, nas quais a DF não complicada é a causa primária de anemia A intoxicação por chumbo pode aumentar os valores, particularmente em ambientes urbanos e industriais
Hepcidina	A ser definido, geralmente ≤ 10 ng/mℓ	Extremamente elevada em anemia da inflamação e suprimida na anemia ferropriva, mas possui limitada disponibilidade comercial

Adaptada de Zimmermann MB, Hurrell RF: Nutritional iron deficiency, *Lancet* 370:511–520, 2007.

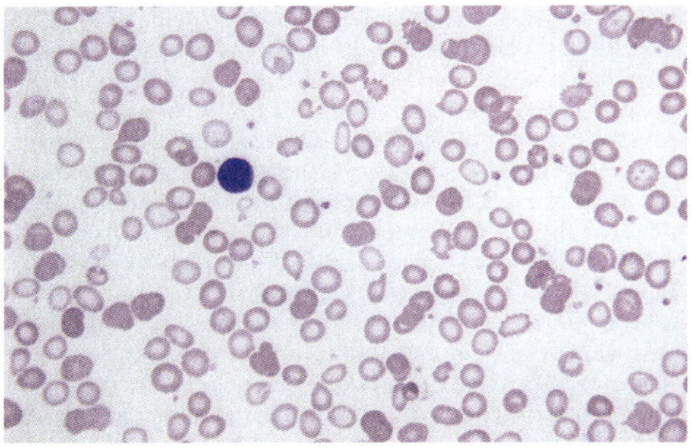

Figura 482.1 Esfregaço de sangue periférico em deficiência de ferro. Observe hemácias pequenas, pálidas (microcíticas, hipocrômicas) com tamanhos e formatos variáveis (anisopoiquilocitose). Células em alvo ocasionais com agregação central de hemoglobina, bem como vários micrócitos hipocrômicos um tanto alongados (células-lápis), estão presentes. (*De Fleming MD: Disorders of iron and copper metabolism, the sideroblastic anemias, and lead toxicity. In Orkin SH, Nathan DG, Ginsburg D et al., editors: Nathan and Oski's hematology and oncology of infancy and childhood, ed 8, Philadelphia, 2015, Elsevier, Fig 11-7.*)

A contagem de leucócitos é normal, mas é comum que a *trombocitose* esteja presente. Às vezes é observada trombocitopenia com a deficiência de ferro, confundindo potencialmente o diagnóstico com distúrbios da medula óssea. A presença de sangue oculto nas fezes deve ser verificada para excluir perda de sangue como a causa da deficiência de ferro.

Um diagnóstico presuntivo de anemia ferropriva é realizado com maior frequência por um hemograma demonstrando anemia microcítica com RDW alta, reduzida contagem de hemácias, contagem de leucócitos normal e contagem normal ou elevada de plaquetas. Em geral, outros estudos laboratoriais – como redução da ferritina sérica, diminuição do ferro sérico e aumento da capacidade total de ligação de ferro – não são necessários, a menos que a anemia grave requeira um diagnóstico mais rápido, outros fatores clínicos complicadores estejam presentes ou a anemia não responda à terapia com ferro. Um aumento na hemoglobina de 1 g/dℓ ou mais após 1 mês de terapia com ferro é geralmente o meio mais prático para estabelecer o diagnóstico.

Um diagnóstico de deficiência de ferro na ausência de anemia é mais desafiador. A ferritina sérica é medida útil cujo valor é reforçado ao medir também a proteína C reativa para ajudar a identificar resultados falso-negativos devido à inflamação concomitante. Testes para detectar o aumento do receptor solúvel de transferrina e a diminuição da concentração de hemoglobina dos reticulócitos podem encontrar um uso frequente se eles se tornarem mais disponíveis.

DIAGNÓSTICO DIFERENCIAL

As causas alternativas mais comuns de anemia microcítica são a alfa ou betatalassemia e outras hemoglobinopatias, incluindo as hemoglobinas E e C (ver Capítulo 489). A anemia da inflamação é geralmente normocítica, mas pode ser microcítica em minoria dos casos (ver Capítulo 478.1). A intoxicação por chumbo pode causar anemia microcítica, mas é mais comum que a anemia microcítica seja causada pela deficiência de ferro, resultando em pica e intoxicação secundária por chumbo (ver Capítulo 739). A Tabela 482.2 compara o uso de estudos laboratoriais no diagnóstico das anemias microcíticas mais comuns. A Tabela 482.3 lista outras etiologias da anemia microcítica (ver Capítulo 483). Embora a contagem de plaquetas possa estar alterada, as contagens de leucócitos e de neutrófilos devem ser normais.

Quando a anemia é identificada exclusivamente pela hemoglobina ou pelo hematócrito, 60% das crianças com anemia em países desenvolvidos têm uma outra explicação para a deficiência de ferro. Deve-se ter cautela no tratamento com ferro para essas crianças, sem o benefício de um hemograma completo com uma contagem diferencial, para assegurar que um diagnóstico mais grave não seja omitido.

Tabela 482.2 Estudos laboratoriais diferenciando as anemias microcíticas mais comuns.

ESTUDO	ANEMIA FERROPRIVA	ALFA OU BETATALASSEMIA	ANEMIA DA DOENÇA CRÔNICA
Hemoglobina	Diminuída	Diminuída	Diminuída
VCM	Diminuída	Diminuída	Normal-diminuída
RDW	Aumentada	Normal ou minimamente aumentada	Normal-aumentada
Hemácias	Diminuída	Normal-aumentada	Normal-diminuída
Ferritina sérica	Diminuída	Normal	Aumentada
Capacidade total de ligação do Fe	Aumentada	Normal	Diminuída
Saturação da transferrina	Diminuída	Normal	Diminuída
FEP	Aumentada	Normal	Aumentada
Receptor de transferrina solúvel	Aumentada	Normal	Normal
Concentração de hemoglobina nos reticulócitos	Diminuída	Normal	Normal-diminuída

FEP, protoporfirina eritrocitária livre; RDW, amplitude de distribuição de hemácias; VCM, volume corpuscular médio. Adaptada de Zimmermann MB, Hurrell RF: Nutritional iron deficiency, *Lancet* 370:511-520, 2007.

Tabela 482.3 Diagnóstico diferencial de anemia microcítica que não responde ao ferro oral.

Baixa adesão (intolerância verdadeira ao Fe é incomum)
Dose ou medicação incorreta
Má absorção do ferro administrado (doença celíaca, giardíase, outra)
Medicações
  Antiácidos
  Inibidores da bomba de prótons
  Agentes bloqueadores da histamina$_2$
  Farelo
  Taninos
  Fitatos
Perda de sangue em curso, incluindo gastrintestinal, menstrual e respiratória
	Infecção concomitante ou distúrbio inflamatório inibindo a resposta ao ferro
	Deficiência de vitamina B_{12} ou folato concomitante
	Toxicidade ao chumbo ou alumínio
	Diagnósticos diferentes de deficiência de ferro
	  Talassemias
	  Distúrbios das hemoglobinas C e E
	  Anemia de doença crônica
	  Intoxicação por chumbo
	  Talassemias falciformes, doença da hemoglobina SC
	  Anemia ferropriva refratária ao tratamento com ferro (IRIDA, ver Capítulo 482.1)
	  Anemias microcíticas raras (Capítulo 483)

PREVENÇÃO

É melhor prevenir a deficiência de ferro para evitar tanto as suas manifestações sistêmicas quanto a anemia. A amamentação deve ser incentivada, com a adição de ferro suplementar aos 4 meses. Os bebês que não são amamentados só devem receber fórmula fortificada com ferro (12 mg de ferro/ℓ) no primeiro ano e, daí em diante, o leite de vaca deve ser limitado a menos de 600 ou 700 mℓ diariamente. Essa abordagem incentiva a ingestão de alimentos mais ricos em ferro e previne a perda de sangue como resultado da enteropatia induzida pelo leite de vaca.

A triagem de rotina para todas as crianças utilizando hemoglobina ou hematócrito é feita aos 9 a 12 meses ou mais cedo, se aos 4 meses a criança for avaliada como de alto risco para deficiência de ferro, como recomendado pela American Academy of Pediatrics (AAP). Nos EUA, a US Preventive Service Task Force não é a favor ou contra a triagem de rotina. A triagem rotineira de hemoglobina aos 12 meses não detectará deficiência de ferro sem anemia. Crianças com fatores de risco identificados para deficiência de ferro devem ser examinadas com um hemograma.

TRATAMENTO

A resposta regular da anemia ferropriva às quantidades adequadas de ferro é um critério diagnóstico e terapêutico fundamental (Tabela 482.4). A administração oral de sais de ferro simples (mais frequentemente, sulfato ferroso) proporciona um tratamento de baixo custo e eficaz. Não há nenhuma evidência de que a adição de algum traço de metal, vitamina ou outra substância hematínica aumente significativamente a resposta aos sais de ferro simples. Cálcio e fibras podem reduzir a absorção de ferro, mas isso pode ser superado com a coadministração de vitamina C. O chá é um inibidor significativo da absorção de ferro. Descartando o sabor desagradável de ferro, a intolerância ao ferro oral é incomum em crianças pequenas. Em contraste, as crianças mais velhas e adolescentes, algumas vezes, têm queixas gastrintestinais que podem melhorar com doses baixas de ferro.

A dose terapêutica deve ser calculada em termos de ferro elementar. **Uma dose diária total de 3 a 6 mg/kg de ferro elementar divididos em 1 ou 2 doses é adequada**, com a dose mais elevada sendo utilizada em casos mais graves. A máxima é de 150 a 200 mg de ferro elementar por dia. O sulfato ferroso contém 20% de ferro elementar por peso e o ideal é que seja administrado entre as refeições com suco contendo vitamina C, embora esses intervalos, em geral, não sejam rigorosos com uma dose terapêutica. Preparações parenterais de ferro são consideradas quando a má absorção estiver presente ou quando a adesão for insatisfatória, pois a terapia oral é muito eficaz, muito menos dispendiosa e menos tóxica. Quando necessário, está disponível a administração intravenosa de ferrodextrana de baixo peso molecular (BPM), parenteral de ferro-sacarose, carboximaltose férrica e complexo de gliconato férrico, embora apenas o ferrodextrana de BPM seja aprovado pela agência norte-americana Food and Drug Administration (FDA) para uso em crianças com deficiência de ferro.

Tabela 482.4 Respostas à terapia com ferro na anemia ferropriva.

TEMPO APÓS A ADMINISTRAÇÃO DE FERRO	RESPOSTA
12 a 24 h	Reposição de enzimas férricas intracelulares; melhora subjetiva; diminuição da irritabilidade; aumento do apetite; aumento do ferro sérico
36 a 48 h	Resposta medular inicial; hiperplasia eritroide
48 a 72 h	Reticulocitose, pico em 5 a 7 dias
4 a 30 dias	Aumento no nível de hemoglobina; aumento no volume corpuscular médio; aumento na ferritina
1 a 3 meses	Reposição de estoques

A terapia com ferro pode aumentar a virulência da malária e de certas bactérias gram-negativas, particularmente em países em desenvolvimento. A superdosagem de ferro está associada à infecção por *Yersinia*.

Além da terapia com ferro, em geral o aconselhamento dietético é necessário. A ingestão excessiva de leite, especialmente o leite de vaca, deve ser limitada. O ferro dietético deve ser aumentado. O ferro de fontes heme é 10 vezes mais biodisponível do que o de fontes não heme. A deficiência de ferro em meninas adolescentes secundária à menorragia é tratada com ferro e controle menstrual com a terapia hormonal (ver Capítulo 142.2).

Se a anemia for leve, o único estudo adicional é repetir a contagem de sangue cerca de 1 mês após o início da terapia. Neste ponto, a hemoglobina geralmente aumenta em pelo menos 1 a 2 g/dℓ e muitas vezes está normalizada. Se a anemia for mais grave, a confirmação inicial do diagnóstico pode ser feita pelo aparecimento de reticulocitose geralmente dentro de 48 a 96 h da instituição do tratamento. A hemoglobina, então, começará a aumentar 0,1 a 0,4 g/dℓ/dia, dependendo da gravidade da anemia. A medicação com ferro deve ser continuada por 2 a 3 meses após os valores sanguíneos normalizarem para restabelecer as reservas de ferro. O bom acompanhamento é essencial para garantir a resposta à terapia. Quando a anemia responder mal ou não responder de modo nenhum à terapia com ferro, as várias considerações incluem outros diagnósticos diferentes da deficiência de ferro (Tabela 482.3). Se houver preocupação em relação à adesão ou à absorção, um teste de absorção de ferro oral pode ser realizado.

Como uma resposta hematológica rápida pode ser prevista com confiança em uma típica deficiência de ferro, raramente é necessária uma transfusão de sangue. Ela só deve ser utilizada quando a insuficiência cardíaca for iminente ou se a anemia for grave, com evidências de substancial perda de sangue em curso. A menos que haja sangramento ativo, as transfusões devem ser feitas lentamente para evitar precipitar ou exacerbar a insuficiência cardíaca congestiva.

A bibliografia está disponível no GEN-io.

482.1 Anemia Ferropriva Refratária ao Ferro

Karin E. Finberg

A anemia ferropriva refratária ao tratamento com ferro (**IRIDA**) é uma doença autossômica recessiva rara do balanço de ferro sistêmico, caracterizada por defeitos na absorção e na utilização do ferro. Pacientes com IRIDA exibem anemia por deficiência de ferro que é refratária ao tratamento com ferro por via oral e responde apenas parcialmente à administração parenteral de ferro.

ETIOLOGIA

A IRIDA é causada por mutações de perda de função no gene *TMPRSS6* (serinoprotease transmembrana 6). Pelo menos 45 mutações diferentes do *TMPRSS6* foram associadas ao fenótipo da IRIDA, com a maioria das mutações parecendo exclusivas de famílias individuais. O defeito genético subjacente na IRIDA resulta na produção desregulada de *hepcidina*, um pequeno peptídeo liberado pelos hepatócitos que serve como regulador hormonal central do balanço sistêmico de ferro. A hepcidina regula a entrada de ferro na circulação, limitando a exportação de ferro dos enterócitos intestinais, bem como de macrófagos reticuloendoteliais (que reciclam ferro de hemácias senescentes fagocitadas).

N.R.T.: No Brasil, de acordo com os protocolos estabelecidos pelo Ministério da Saúde, serão diagnosticadas com anemia as crianças entre 6 meses e 5 anos que apresentarem Hb abaixo de 11 g/dℓ; as entre 5 e 11 anos com Hb abaixo de 11,5 g/dℓ; e as entre 12 e 14 anos com Hb abaixo de 12 g/dℓ. Calcula-se a dose com base na necessidade do paciente, conforme fórmula descrita no esquema de administração dos fármacos. No caso de crianças com anemia ferropriva confirmada, o sulfato ferroso é considerado a melhor opção de tratamento com doses recomendadas de 3 a 6 mg/kg/dia de ferro elementar, dependendo da gravidade da anemia, sem ultrapassar 60 mg/dia. (Portaria SAS/MS nº 1.247, de 10 de novembro de 2014, Ministério da Saúde.)

Como a produção de hepcidina é regulada em resposta aos estoques de ferro no organismo, o fígado normalmente responde à deficiência sistêmica de ferro diminuindo a produção de hepcidina e proporcionando um meio de elevar os níveis de ferro circulante e, assim, aumenta a disponibilidade de ferro para a eritropoese. No entanto, em pacientes com IRIDA, os níveis circulantes de hepcidina estão inapropriadamente elevados. Essa elevação da hepcidina explica a fisiopatologia subjacente da IRIDA, incluindo (1) o desenvolvimento de deficiência sistêmica de ferro em resposta à absorção intestinal prejudicada, (2) a ineficácia das formulações orais de ferro no tratamento da anemia e (3) a utilização prejudicada de formulações parenterais de ferro, que requerem processamento de macrófagos antes que o ferro possa ser disponibilizado para a eritropoese. O produto do gene *TMPRSS6*, uma serinoprotease que atravessa a membrana denominada *matriptase-2*, suprime a produção de hepcidina atenuando a sinalização por meio de uma via de transdução-chave que promove a transcrição da hepcidina pelos hepatócitos em resposta a ligantes de proteína morfogenética óssea.

MANIFESTAÇÕES CLÍNICAS

Pacientes com IRIDA demonstram anemia microcítica hipocrômica associada à **hipoferremia** grave, que em geral se manifesta na primeira infância. O tratamento com um curso de ferro por via oral de dose e duração apropriadas (ver Capítulo 482) geralmente não produz uma resposta hematológica. Quando uma resposta é observada, ela não é mantida após a descontinuação da terapia com ferro oral, e a hipoferremia persiste. Em pacientes com IRIDA, a anemia não tem sido detectada ao nascimento, e o fenótipo clínico tem sido descrito apenas após o período neonatal. Normalmente, a anemia é identificada durante a triagem laboratorial realizada como parte de uma avaliação pediátrica de rotina. Apesar de sua deficiência crônica de ferro, os indivíduos afetados têm apresentado crescimento e desenvolvimento neurocognitivo normais a longo prazo. A presença de um irmão afetado pode sugerir uma base herdada para a anemia. No entanto, muitos casos parecem esporádicos devido ao modo recessivo de transmissão e à pequena linhagem. A anemia e a microcitose tendem a melhorar com a idade, o que pode evidenciar a maior demanda de ferro para o crescimento durante a infância. Em alguns casos, no entanto, a anemia pode não ser reconhecida até a idade adulta, indicando que a IRIDA pode ser subdiagnosticada.

ACHADOS LABORATORIAIS

Crianças com IRIDA geralmente apresentam anemia microcítica moderada a grave (hemoglobina, 6 a 9 g/dℓ). Os índices de hemácias são notáveis por VCM de hemácias muito baixo (em geral, 45 a 65 fℓ). A morfologia do esfregaço de sangue periférico é semelhante à observada na anemia ferropriva adquirida grave, revelando hemácias hipocrômicas e microcíticas com variação acentuada no tamanho e na forma. A hipoferremia é grave, com saturação da transferrina em geral menor que 5%. Os níveis séricos de ferritina podem estar baixos ou dentro da faixa normal, mas em geral são inapropriadamente altos em relação ao grau de deficiência de ferro. Os resultados de um *teste de ferro oral*, um procedimento minimamente invasivo que avalia a capacidade de os níveis séricos de ferro aumentarem após a administração oral de sulfato ferroso, podem ajudar a diferenciar um defeito na absorção intestinal de ferro de outras causas de deficiência crônica de ferro. Embora não específico para IRIDA, a falha em alcançar um aumento apropriado no nível sérico de ferro é indicativa de um defeito intestinal na absorção de ferro. O sequenciamento do gene *TMPRSS6* pode ser realizado para estabelecer o diagnóstico genético. O achado de um nível de hepcidina sérico ou plasmático inapropriadamente elevado é favorável, mas não específico, para o diagnóstico de IRIDA. No entanto, embora vários métodos analíticos tenham sido desenvolvidos para medir os níveis de hepcidina no cenário de pesquisa, atualmente nenhum foi aprovado pela FDA para uso clínico.

DIAGNÓSTICO DIFERENCIAL

A IRIDA deve ser diferenciada das formas adquiridas de deficiência de ferro (ver Capítulo 482) e de outras causas genéticas de anemia microcítica, como as talassemias. Perda de sangue gastrintestinal, insuficiência dietética e distúrbios intestinais adquiridos associados à má absorção (p. ex., doença celíaca, doença inflamatória intestinal, infecção por *Helicobacter pylori*) devem ser excluídos. Outras anemias microcíticas recessivas raras que resultam da utilização defeituosa do ferro pelos eritroblastos podem ser diferenciadas da IRIDA pelas suas características clínicas e laboratoriais distintas. Por exemplo, pacientes com mutações no gene *SLC11A2*, que codifica um transportador de metal divalente que desempenha funções-chave em eritroblastos, enterócitos e macrófagos, exibem níveis elevados de ferro sérico e desenvolvem sobrecarga sistêmica de ferro, enquanto pacientes com **transferrinemia hereditária** (causada por mutação no gene da transferrina) exibem níveis baixos ou indetectáveis de transferrina sérica que são acompanhados pela deposição de ferro não ligado à transferrina nos tecidos parenquimatosos. Como a produção de hepcidina é induzida por estímulos inflamatórios, a elevação da hepcidina também é uma característica da **anemia de doença crônica** (ADC). No entanto, em contraste com pacientes com IRIDA, nos quais a desregulação da hepcidina é congênita, os pacientes com ADC geralmente mantêm estoques de ferro normais a altos devido à natureza adquirida de sua elevação de hepcidina (ver Capítulo 478.1). Causas médicas raras que podem simular a IRIDA incluem doença de Castleman, linfangiomas, gastrite autoimune, infecção por *H. pylori* e mutações no *KCNQ1*.

TRATAMENTO

Devido à fisiopatologia subjacente da IRIDA, a *suplementação de ferro por via parenteral* é necessária para corrigir a anemia. Embora a terapia parenteral com ferro aumente as reservas de ferro corporal, a resposta hematológica é em geral lenta e incompletamente corretiva. É provável que isso resulte da exportação insuficiente do ferro processado dos macrófagos para a circulação, uma consequência esperada da elevação de hepcidina. Os níveis séricos de ferritina aumentam com a terapia parenteral com ferro de maneira dose-dependente e podem levantar preocupações quanto à sobrecarga de ferro, sendo esperado que apresente padrão de carga de ferro reticuloendotelial em vez de parenquimatoso. Dado o número limitado de casos de IRIDA relatados até o momento, a formulação e a dosagem ideais de ferro parenteral ainda não foram estabelecidas. Embora a suplementação oral de ferro não pareça ter um papel significativo no tratamento da IRIDA, a adição de ácido ascórbico a um suplemento oral de sulfato ferroso tem sido associada a respostas hematológicas em casos isolados. O tratamento com eritropoetina recombinante não demonstrou produzir benefícios clínicos significativos em pacientes com IRIDA.

A bibliografia está disponível no GEN-io.

Capítulo 483
Outras Anemias Microcíticas

Jennifer A. Rothman

Uma série de anemias raras microcíticas precisa ser considerada quando crianças com anemia microcítica não respondem ao ferro administrado por via oral. Essas anemias incluem talassemia ou traço talassêmico (ver Capítulo 489), poiquilocitose infantil, piropoiquilocitose hereditária (ver Capítulo 486) e anemia de doença crônica (ver Capítulo 478.1). Adicionalmente, raros distúrbios nutricionais e distúrbios no metabolismo do ferro podem causar microcitose.

POIQUILOCITOSE INFANTIL E PIROPOIQUILOCITOSE HEREDITÁRIA

Bebês com **eliptocitose hereditária** comum (ver Capítulo 486) podem se apresentar inicialmente com anemia hemolítica caracterizada por acentuada poiquilocitose com projeção e fragmentação das hemácias. Esses pequenos fragmentos de hemácias reduzem o volume corpuscular médio (VCM) global, resultando em microcitose. Por volta dos 2 anos, os achados tornam-se típicos de eliptocitose hereditária. A **piropoiquilocitose hereditária** é uma variante muito menos comum da eliptocitose hereditária, na qual a anemia hemolítica e as alterações das hemácias são mais graves.

DEFICIÊNCIA DE COBRE

A deficiência de cobre é uma causa rara de anemia microcítica e disfunção neurológica. O cobre é absorvido no estômago e no duodeno proximal. Deficiência está associada a má absorção, desnutrição grave, frequentemente com a alimentação exclusivamente à base de leite, cirurgia gástrica ou alimentação com *bypass* de estômago e duodeno ou nutrição parenteral com omissão inadvertida de cobre suplementar. O zinco e o cobre são absorvidos competitivamente no trato gastrintestinal (GI); portanto, o excesso de zinco pode inadvertidamente levar à deficiência de cobre. O diagnóstico é feito medindo-se o nível sérico de cobre e, possivelmente, o nível de zinco. O tratamento inclui suplementação oral ou parenteral, dependendo da causa subjacente.

DEFEITOS DO METABOLISMO DO FERRO

As anemias microcíticas raras podem estar associadas a defeitos do transporte e da regulação do ferro. A maioria deles é herdada e normalmente identificada na infância, incluindo os defeitos de absorção, transporte, utilização e reciclagem do ferro. Um *defeito da absorção de ferro* é a **anemia por deficiência de ferro refratária ao tratamento com ferro** (ver Capítulo 482.1). *Defeitos da reciclagem de ferro* incluem aceruloplasminemia e atransferrinemia. A **aceruloplasminemia** é um distúrbio autossômico recessivo no gene da CP que codifica a ceruloplasmina. O ferro não pode ser transportado adequadamente dos macrófagos para o plasma para estar disponível para produção de hemácias, mas acumula-se no cérebro e nos órgãos viscerais. O diagnóstico é feito por uma combinação de ausência de ceruloplasmina sérica, cobre e ferro séricos baixos, ferritina elevada e aumento da concentração hepática de ferro. A hipotransferrinemia ou **atransferrinemia** também é um distúrbio autossômico recessivo causado por mutações no gene da transferrina (*TF*). O diagnóstico é feito por transferrina sérica baixa ou ausente e sobrecarga de ferro hepático. O teste genético pode confirmar o diagnóstico de ambos os distúrbios. O tratamento inclui terapia de quelação de ferro, limitação da suplementação de ferro e ferro na dieta, e possivelmente plasma fresco congelado para substituir a ceruloplasmina e/ou a transferrina. Estão disponíveis infusões de transferrina purificada (apotransferrina).

Os *defeitos da utilização do ferro mitocondrial* são um grupo diverso de defeitos adquiridos e hereditários conhecidos como **anemias sideroblásticas** (Tabela 483.1). Foram descritos diversos genes associados a esse distúrbio. A síntese prejudicada do heme leva à retenção de ferro dentro da mitocôndria de hemácias medulares. A distribuição perinuclear da mitocôndria resulta em um padrão de coloração férrica em torno do núcleo. Estes são os sideroblastos em anel (Figura 483.1), que são distintos da distribuição citoplasmática mais difusa de ferro em precursores eritrocitários normais. A anemia é caracterizada por hemácias microcíticas hipocrômicas misturadas com hemácias normais, de modo que o RDW fica muito aumentado. A concentração de ferro sérico geralmente está elevada, e a saturação da transferrina está aumentada.

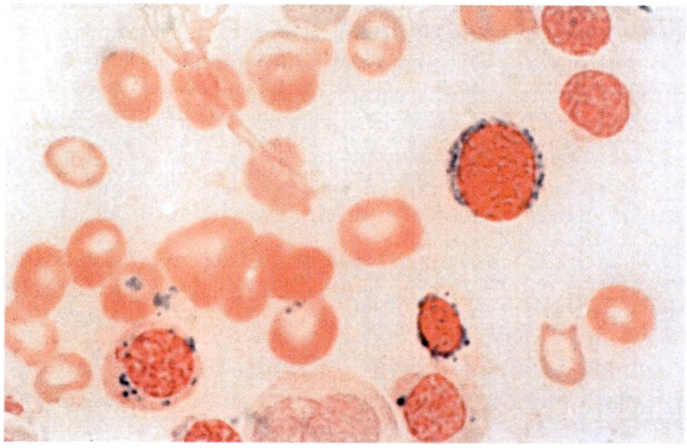

Figura 483.1 Sideroblasto em anel na síndrome mielodisplásica (anemia refratária com sideroblastos em anel) – coloração férrica. (*De Ryan DH, Cohen HJ: Bone marrow examination. In Hoffman R, Benz EJ Jr, Shattil SJ et al., editors*: Hematology, *ed 4, Philadelphia, 2005, Churchill Livingstone.*)

Tabela 483.1 Características genéticas e clínicas de anemias sideroblásticas congênitas.

	XLSA	*SLC25A38*	XLSA/A	*GLRXS**	PMPS	MLASA/PUS1	MLASA	SIFD	TRMA
Hereditariedade	Ligada ao X	Autossômica recessiva	Ligada ao X	Autossômica recessiva	Materna†	Autossômica recessiva	Autossômica recessiva	Autossômica recessiva	Autossômica recessiva
Cromossomo	p11.21	3p22.1	q13	14q32.2	mtDNA	14q24.33	12p11.21	?	1q23.3
Gene	*ALAS2*	*SLC25A38*	*ABCB7*	*GLRX5*	*Variável*	*PUS1*	*YARS2*	*TRNT1*	*SLC19A2*
Distribuição por sexo	M > F	M = F	M	M	M ≈ F	M = F	M = F	M = F	M = F
Fenótipo carreador	+	–	+	?	NA	–	–	–	–/+
Volume corpuscular médio	↓↓‡	↓↓	↓/NMA	↓↓	↑	Normal/↑	Normal/↑	↓	↑
Sobrecarga de ferro	+/++	++	–	++	–/+	–/+	–/+	+	–
Resposta à vitamina	Piridoxina	–	–	–	–	–	–	–	Tiamina
Transfusão	–/+	++	–	+	+	+/–	+/–	+/–	–
Fenótipos associados	–	–	Hipoplasia cerebelar, ataxia	–	Insuficiência exócrina de pâncreas, acidose láctica, miopatia	Miopatia, acidose láctica, anormalidades craniofaciais, deficiência intelectual	Miopatia, acidose láctica	Imunodeficiência, febre, atraso no desenvolvimento, outros	Diabetes melito, surdez

NMA = N-metil-D,L-aspartato; XLSA, anemia sideroblástica ligada ao X; XLSA/A, anemia sideroblástica ligada ao X e ataxia espinocerebelar; PMPS, síndrome de Pearson da medula do pâncreas; MLASA, miopatia por acidose láctica e anemia megaloblástica. *A mutação *GLRX5* foi descrita em apenas 1 paciente. †Essencialmente, todos os casos de PMPS são esporádicos, mas raros casos de hereditariedade materna foram relatados. ‡Volume corpuscular médio é tipicamente normal ou aumentado em mulheres portadoras. +, Presente; –, ausente; ↑, aumentado; ↓, reduzido; NA, não aplica; mtDNA, DNA mitocondrial. Adaptada de Fleming MD: Congenital sideroblastic anemias: iron and heme lost in mitochondrial translation, *Hematology Am Soc Hematol Educ Program* 2011, pp 525-553.

A anemia sideroblástica *congênita* é frequentemente uma doença ligada ao X e é mais frequentemente resultante de mutações na isoenzima eritrocítica da ácido 5-aminolevulínico sintetase, a taxa limitante da reação enzimática na síntese do heme. Um cofator importante para a ácido 5-ALA sintetase é o *fosfato de piridoxal*, com várias mutações ocorrendo perto do seu sítio de ligação. A anemia grave é reconhecida na primeira infância ou infância; todavia, os casos mais leves podem não ser aparentes até o início da idade adulta ou mais tarde. Os achados clínicos incluem palidez, icterícia e hepatomegalia e/ou esplenomegalia moderada. A gravidade da anemia varia de tal forma que alguns doentes não necessitam de terapia e outros necessitam de transfusões regulares de hemácias. Um subgrupo de pacientes com anemia sideroblástica hereditária manifesta uma resposta hematológica a doses de 50 a 200 mg/dia de piridoxina. A sobrecarga de ferro, manifesta por ferritina sérica elevada, ferro sérico elevado e aumento da saturação da transferrina, é a maior complicação desta doença. Evidências clínicas da sobrecarga de ferro (p. ex., diabetes melito, disfunção hepática) podem ser encontradas em alguns pacientes que têm pouca ou nenhuma anemia, e pode exigir a terapia de quelação de ferro. O transplante de células-tronco tem sido utilizado no tratamento de crianças afetadas que são dependentes de transfusões de hemácias.

Uma variante única da anemia sideroblástica congênita é a **síndrome de Pearson** (ver Capítulo 476), mas a anemia geralmente é macrocítica e não microcítica. Outra variante rara da anemia sideroblástica é causada por mutações no gene *TRNT1* e manifesta-se com atraso no desenvolvimento, febres periódicas e imunodeficiência de células B, além de anemia sideroblástica.

As anemias sideroblásticas *adquiridas* podem ser desencadeadas pela deficiência de cobre ou por fármacos, drogas e toxinas que alteram o metabolismo do ferro mitocondrial, incluindo chumbo, cloranfenicol, penicilamina, etanol e isoniazida. As síndromes sideroblásticas neoplásicas adquiridas (mielodisplasias) observadas em adultos são muito raras em crianças.

A bibliografia está disponível no GEN-io.

Seção **3**

Anemias Hemolíticas

Capítulo 484

Definições e Classificação das Anemias Hemolíticas

Matthew D. Merguerian e Patrick G. Gallagher

Define-se **hemólise** como a destruição prematura dos eritrócitos (hemácias). A anemia ocorre quando a velocidade de destruição excede a capacidade de a medula óssea produzir eritrócitos adicionais. O tempo de sobrevida normal dos eritrócitos é de 110 a 120 dias (meia-vida: 55 a 60 dias) e, portanto, aproximadamente 0,85% dos eritrócitos mais senescentes são removidos e substituídos a cada dia. Durante a hemólise, a sobrevida do eritrócito é menor, a contagem de eritrócitos cai, os níveis de eritropoetina elevam-se e a atividade eritropoética da medula óssea está estimulada. Essa sequência leva à hiperplasia eritroide compensatória com aumento na produção de eritrócitos, demonstrada por um aumento na contagem de reticulócitos. A produção da medula óssea pode aumentar de 2 a 3 vezes de forma aguda, até um máximo de 6 a 8 vezes na hemólise crônica. O percentual de reticulócitos pode ser corrigido para medir a magnitude da produção medular em resposta à hemólise da seguinte maneira:

$$\text{Índice de reticulócitos} = \%\ \text{reticulócitos} \times \frac{\text{Hematócrito observado}}{\text{Hematócrito normal}} \times \frac{1}{\mu}$$

em que μ é um fator de maturação de 1 a 3 relacionado com a gravidade da anemia (Figura 484.1). O índice reticulocitário normal é 1,0; por conseguinte, o índice mede em quantas vezes a eritropoese aumentou (p. ex., 2 vezes, 3 vezes). Como o índice de reticulócitos é essencialmente uma medida da produção de eritrócitos por dia, o fator de maturação μ fornece essa correção.

Quando a hemólise é crônica, a hiperplasia eritroide compensatória pode levar a uma expansão significativa dos espaços medulares em detrimento de osso cortical. Tal efeito é particularmente proeminente em crianças com anemia hemolítica crônica grave, como a talassemia. Essas mudanças podem ser evidentes ao exame físico ou em radiografias do crânio e de ossos longos. Em casos graves, há maior propensão a fraturas de ossos longos. A hemólise também leva ao aumento da degradação da hemoglobina. Esse processo pode resultar em hiperbilirrubinemia indireta, aumento da excreção biliar dos derivados do pigmento heme e formação de cálculos biliares de bilirrubina.

Durante a hemólise, as proteínas plasmáticas ligadoras de heme estão alteradas (Figura 484.2). A hemoglobina liga-se à haptoglobina e à hemopexina, as quais são eliminadas mais rapidamente quando

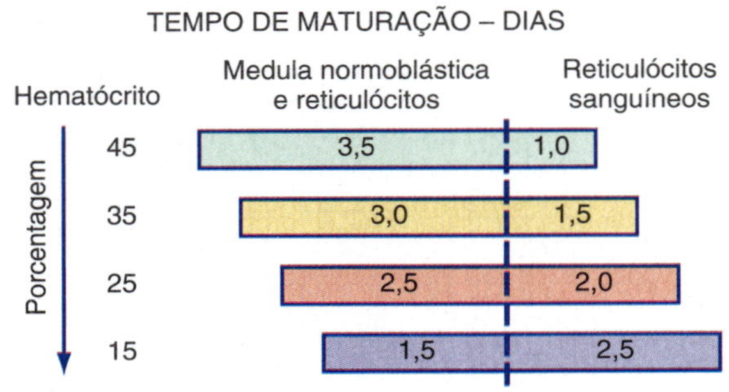

Figura 484.1 **Número de dias para a maturação de reticulócitos em eritrócitos maduros na medula óssea e no sangue.** O tempo para a maturação de reticulócitos do sangue é tomado como μ, utilizado neste capítulo na equação de correção. (*Adaptada de Hillman RS, Finch CA: Red cell manual, Philadelphia, 1983, FA Davis.*)

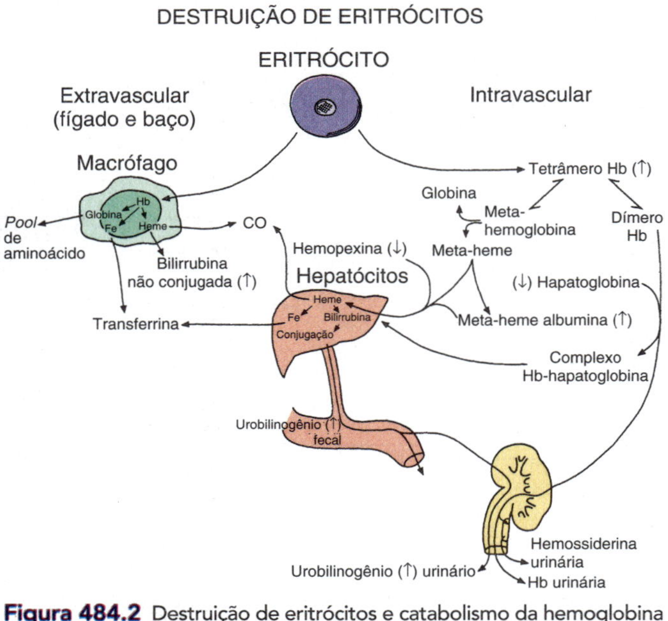

Figura 484.2 Destruição de eritrócitos e catabolismo da hemoglobina (Hb). Com base na descrição de Hillman and Finch. CO, monóxido de carbono; Fe, ferro. (*De Hillman RS, Finch CA: Red cell manual, Philadelphia, 1983, FA Davis.*)

formam complexos ligados ao heme. O heme oxidado liga-se à albumina para formar a meta-heme albumina, que está aumentada no plasma durante a hemólise. Quando a capacidade de ligação ao heme dessas moléculas é excedida, surge hemoglobina livre no plasma. Considera-se a hemoglobina livre no plasma uma evidência de hemólise intravascular. A hemoglobina livre dissocia-se em dímeros e é filtrada pelos rins. Quando a capacidade renal de reabsorção tubular da hemoglobina é excedida, a hemoglobina livre aparece na urina. Mesmo na ausência de hemoglobinúria, a perda de ferro pode ocorrer devido à reabsorção de hemoglobina e ao desprendimento de células epiteliais renais, onde o ferro da hemoglobina é armazenado como hemossiderina. Essa perda de ferro pode levar à sua deficiência na hemólise intravascular crônica. A presença contínua de hemoglobina livre e hemina circulantes tem sido associada a doenças vasculares, como hipertensão pulmonar, trombose, inflamação e função renal comprometida.

A anemia hemolítica pode ser classificada de várias maneiras diferentes. Pode ser classificada pela existência de uma anormalidade celular do eritrócito (**intrínseca** ou intracorpuscular) ou uma anormalidade extracelular do eritrócito (**extrínseca** ou extracorpuscular) resultante de anticorpos, fatores mecânicos ou fatores plasmáticos. A anemia hemolítica também pode ser classificada como **hereditária** ou **adquirida**, se houver hemólise imunomediada (**imune**) ou não imunomediada (**não imune**), se a hemólise for **aguda** ou **crônica** ou se ocorrer hemólise na vasculatura (**intravascular**) ou no sistema reticuloendotelial (**extravascular**) (Tabelas 484.1 e 484.2). A maioria dos defeitos intrínsecos é herdada, como os distúrbios hereditários da membrana eritrocitária, os defeitos metabólicos do eritrócito e os distúrbios da hemoglobina (embora a hemoglobinúria paroxística noturna seja adquirida). A maioria dos defeitos extrínsecos é adquirida, como mecanismos imunomediados (p. ex., hemólise da aglutinina

Tabela 484.1 Classificação das anemias hemolíticas não imunes.

DOENÇAS/CAUSAS	ACHADOS LABORATORIAIS	TESTE DIAGNÓSTICO
DISTÚRBIOS CONGÊNITOS		
Distúrbios da membrana		
Esferocitose hereditária	Esferócitos	Ligação EMA, fragilidade osmótica
Eliptocitose hereditária	Eliptócitos	Esfregaço sanguíneo
Piropoiquilocitose hereditária	Micrócitos, fragmentos	
Doenças da hemoglobina		
Doença falciforme	Células falciformes, células em alvo	Eletroforese da hemoglobina
Hemoglobinas instáveis	Células mordidas	Coloração supravital, teste de estabilidade ao calor ou ao álcool
Distúrbios enzimáticos		
Deficiência de G6PD	Células mordidas, células em bolha	Coloração supravital, nível G6PD
Outras	Variável	Níveis individuais da enzima
DISTÚRBIOS ADQUIRIDOS		
Anemias hemolíticas microangiopáticas		
PTT, SHU, CID, câncer, valvas cardíacas	Esquistócitos, fragmentos de eritrócitos	Direcionado ao diagnóstico
Infecções		
Malária, babesiose, *Clostridium perfrigens*	Parasita (malária, babesiose)	Coloração Giemsa (babesiose)
Toxinas e agentes físicos		
Arsênico, chumbo, cobre	Pontilhado basofílico (chumbo)	Níveis de elementos
Inseto, aranha, veneno de cobra	Esquistócitos, fragmentos	Direcionado ao diagnóstico
Doenças sistêmicas		
Doença hepática	Acantócitos, células em alvo	Testes de função hepática
Queimaduras	Esferócitos, células em bolha, fragmentos	Direcionado ao diagnóstico
Hemoglobinúria paroxística noturna	Variável	Citometria de fluxo

CID, coagulação intravascular disseminada; G6PD, glicose-6-fosfato desidrogenase; PTT: púrpura trombocitopênica trombótica; SHU: síndrome hemolítico-urêmica.
De Cornett PA: Hemolytic anemia. In Conn's current therapy, Philadelphia, 2017, Elsevier.

Tabela 484.2 Etiologia das anemias hemolíticas.

HEMÓLISE INTRÍNSECA	*Enzimopatias*
Hemoglobinopatias	Anormalidade da via da HMP
Alfatalassemias	Glicose-6-fosfato desidrogenase
Betatalassemias	Defeito de Embden-Meyerhof (glicólise)
Doença falciforme	Piruvato quinase
Hemoglobinas instáveis	Hexoquinase
Defeitos de membrana de eritrócitos	Glicose fosfato isomerase
Esferocitose hereditária	Fosfofrutoquinase
Eliptocitose hereditária, piropoiquilocitose e distúrbios relacionados	Triose fosfato quinase
Síndromes hereditárias de estomatocitose	Fosfoglicerato quinase
Xerocitose	Deficiência de aldolase
Hidrocitose	Defeito no metabolismo da glutationa
Síndrome de Rh nulo	Deficiência de 5′-nucleotidase
Deficiência de GLUT1	HEMÓLISE EXTRÍNSECA
Doença de Tangier	*Imunomediada*
Abetalipoproteinemia	*Primária*
Fitoesterolemia	Anemia hemolítica autoimune a quente

(continua)

Tabela 484.2 Etiologia das anemias hemolíticas. (*continuação*)

Anemia hemolítica aloimune
Reação transfusional hemolítica aguda
Reação transfusional hemolítica tardia
Anemias hemolíticas induzidas por medicamentos (alguns tipos)
Secundária
Doenças autoimunes ou inflamatórias
Síndrome de Evans
Imunodeficiência primária
- Síndrome de Wiskott-Aldrich
- Deficiência imunológica comum variável

Imunodeficiência adquirida
- Infecção pelo HIV

Malignidade (doenças linfoproliferativas: linfomas)
Infecção
Pós-transplante

Aglutininas frias
Primária
Secundária
Infecção (p. ex., micoplasma, sífilis, EBV)
Malignidade
- Linfoide
- Não linfoide

Mista, frio e quente
- LES e outros distúrbios reumatológicos

Hemoglobinúria paroxística a frio
- Imune
- Pós-infecciosa

Outros
Veneno de aranha isolado
Toxinas: arsênico, chumbo, cobre
Sepse por *Clostridium*
Veneno de cobra

FRAGMENTAÇÃO ERITROCITÁRIA
Microangiopatia trombótica primária (MAT)
Hereditária
- Deficiência de ADAMTS13/PTT (mutações no *ADAMTS13*)
- Mediada por complemento (mutações em *CFH, CFI, CFB, C3, CD46*)
- Mediada pelo metabolismo (mutações no *MMACHC*)
- Mediada pela coagulação (mutações *DGKE, PLG, THBD*)

Adquirida
- PTT (autoanticorpo)
- MAT mediada por toxina Shiga (SH-PTT)
- SHU induzida por pneumococos
- Mediada por medicamentos (imunomediada)
- Mediada por medicamento (relacionada a dose tóxica)
- Mediada por complemento (anticorpo)
- Deficiência de vitamina B_{12}

Distúrbios sistêmicos
CID – muitas causas
HELLP (hemólise, esfregaço de sangue microangiopático, enzimas hepáticas elevadas, plaquetopenia)
Malignidade
Hipertensão maligna
Crise renal da esclerodermia
Síndrome antifosfolipídio
Infecção
- Malária complicada
- Clostrídios ou *Haemophilus influenzae* tipo b
- Babesiose

Sítios intravasculares isolados de hemólise
Síndrome de Kasabach-Merritt
Estenose da artéria renal
Trombos de grandes vasos
- Coarctação aórtica grave
- TIPS (*shunt* portal intravascular transjugular)
- Vasculites
- Valvas cardíacas ou dispositivos de assistência cardíaca disfuncionais

Outras causas mecânicas
Desnaturação por calor (aquecedor de sangue, queimaduras térmicas)
Estresse osmótico
- Afogamento

Traumatismo mecânico
- Hemoglobinúria da marcha
- Maratonistas

Traumatismo direto
- Dispositivos de "resgate de células"/*cell saver*
- Trombectomia
- *Bypass* cardíaco
- Oxigenação por membrana extracorpórea
- Diálise

Hiperesplenismo

Induzida por fármacos

CID, coagulação intravascular disseminada; EBV, vírus Epstein-Bar; HMP, via da hexose monofosfato; LES, lúpus eritematoso sistêmico; PTT, púrpura trombocitopênica trombótica; SHU, síndrome hemolítico-urêmica; TIPS, *shunt* portal intravascular transjugular.

quente e fria) e causas não imunes (como doenças sistêmicas, efeitos mediados por fármacos, drogas ou toxinas e destruição mecânica de eritrócitos [embora a abetalipoproteinemia com acantocitose seja herdada]).

A avaliação inicial de um paciente com suspeita de anemia hemolítica contempla uma anamnese detalhada da doença atual, com atenção a diagnósticos coexistentes, história patológica pregressa, história familiar, lista detalhada de medicamentos ou exposições recentes (Tabela 484.3). Um hemograma completo com índices de eritrócitos, exame do esfregaço de sangue periférico e contagem de reticulócitos e um teste de antiglobulina direto devem ser solicitados (Tabela 484.4). Aumento da bilirrubina indireta, aumento da desidrogenase láctica sérica ou diminuição da haptoglobina sérica, indicando a presença de hemólise, também podem ser observados. Alguns preferem a dosagem de haptoglobina sérica por causa de seu rápido declínio nos casos de hemólise intravascular, mas ela não é específica para tal diagnóstico. Os níveis de haptoglobina podem diminuir nos casos de hemólise extravascular abrupta, ser significativamente influenciados por variação genética e ser reagentes de fase aguda (resultando em concentrações normais em pacientes com

Tabela 484.3 Características clínicas e laboratoriais sugestivas de anemia hemolítica.

Palidez
Icterícia
Esplenomegalia
Cálculos biliares
Histórico de icterícia neonatal
História familiar positiva de anemia, esplenectomia, colecistectomia
↑ Contagem de reticulócitos
↑ RDW (causado por ↑ contagem de reticulócitos)
Morfologia anormal dos eritrócitos
↑ Bilirrubina indireta (bilirrubina direta normal)
↓ Nível de haptoglobina no soro
↑ Nível urobilinogênio urinário
Hemoglobinúria (resultado + do *dipstick* para sangue; sem eritrócitos na urina)
↑ Nível LDH

LDH, desidrogenase láctica; RDW, amplitude de distribuição de células vermelhas.
De Kliegman RM, Lye PS, Bordini BJ et al., editors: Nelson pediatric symptom-based diagnosis, Philadelphia, 2018, Elsevier (Table 37-12, p 674).

Tabela 484.4	Anemia hemolítica: pistas de diagnóstico baseadas no formato dos eritrócitos.
Células em foice: doença falciforme	
Células em alvo: hemoglobinopatias (HbC, HbS, talassemia), doença hepática	
Esquistócitos/equinócitos/células em capacete/eritrócitos fragmentados: anemia hemolítica microangiopática (CID, SHU, PTT)	
Esferócitos: esferocitose hereditária, anemia hemolítica autoimune	
Células em forma de charuto: eliptocitose hereditária	
Células "mordidas"/*bite cells*: deficiência de G6PD	
Poiquilocitose, microcitose, eritrócitos fragmentados, eliptócitos: piropoiquilocitose hereditária	

CID, coagulação intravascular disseminada; G6PD, glicose-6-fosfato desidrogenase; PTT, púrpura trombocitopênica trombótica; SHU, síndrome hemolítico-urêmica. *De Kliegman RM, Lye PS, Bordini BJ et al., editors: Nelson pediatric symptom-based diagnosis. Philadelphia, 2018, Elsevier (Table 37-13, p 674).*

infecção ou inflamação concomitante na presença de hemólise). Essas investigações iniciais fornecerão evidências de que há hemólise e podem fornecer pistas para avaliações diagnósticas adicionais.

A bibliografia está disponível no GEN-io.

Capítulo 485
Esferocitose Hereditária

Matthew D. Merguerian e
Patrick G. Gallagher

A esferocitose hereditária (EH) é uma causa comum de anemia hemolítica hereditária, com uma prevalência de aproximadamente 1 em 2.000 a 5.000 pessoas. Descrita em pacientes de todos os grupos étnicos, é a anormalidade hereditária mais comum do eritrócito associada à anemia hemolítica hereditária em pessoas de origem norte-europeia. A EH é marcada por ampla variabilidade nas manifestações clínicas, laboratoriais e genéticas associadas. A sintomatologia varia de pacientes assintomáticos, com anemia bem compensada, a pacientes gravemente afetados, com anemia hemolítica e que necessitam de transfusões sanguíneas regulares.

ETIOLOGIA

A fisiopatologia subjacente à EH é dupla: um defeito intrínseco da membrana eritrocitária e um baço intacto que retém, danifica e remove seletivamente os eritrócitos mutantes da EH. Defeitos qualitativos ou quantitativos de proteínas fundamentais da membrana levam a um processo com etapas múltiplas de destruição acelerada dos eritrócitos da EH. Anormalidades de **anquirina** ou **espectrina** são os defeitos moleculares mais comuns (Tabela 485.1). Os defeitos nessas proteínas de membrana resultam no desacoplamento das interações "verticais" da bicamada lipídica com o esqueleto da membrana subjacente, com subsequente liberação de microvesículas de membrana. A perda de área superficial da membrana sem uma perda proporcional do volume celular causa diminuição da deformabilidade do eritrócito. Isso prejudica a passagem da célula dos cordões esplênicos para os seios esplênicos, levando ao aprisionamento e à destruição prematura dos eritrócitos da EH pelo baço (Figuras 485.1 e 485.2). A esplenectomia melhora muito o tempo de vida dos eritrócitos e pode ser indicada em alguns pacientes com EH.

MANIFESTAÇÕES CLÍNICAS

A esferocitose hereditária é geralmente transmitida (aproximadamente 75%) como um traço autossômico dominante. No entanto, até 25% dos pacientes não têm histórico familiar prévio, representando herança recessiva ou mutações *de novo*.

No período neonatal, a EH é uma causa significativa de hemólise e pode se manifestar como anemia e/ou hiperbilirrubinemia grave o suficiente para exigir fototerapia, transfusão ou transfusões de troca. A hemólise pode ser *mais proeminente* no recém-nascido porque a hemoglobina F se liga fracamente ao 2,3-difosfoglicerato, e o aumento do nível de 2,3-DPG livre desestabiliza as interações de espectrina, actina e proteína 4.1 na membrana de eritrócitos (Figura 485.1). A necessidade de transfusões na infância não é indicativa de doença mais grave ao longo da vida porque as crianças não têm uma resposta reticulocitária em velocidade adequada nos primeiros meses após o nascimento.

Tabela 485.1 Mutações genéticas comuns na esferocitose hereditária.

PROTEÍNA	GENE	MUTAÇÕES COMUNS	PREVALÊNCIA	HERANÇA	GRAVIDADE DA DOENÇA
Anquirina1	*ANK1*	*Frameshift* *Nonsense* *Splicing* *Missense* Inserção/deleção Região promotora	50 a 67% 5 a 10% no Japão	Principalmente dominante, raramente recessiva	Leve a moderada
Banda 3	*AE1 (SLC4A1)*	*Missense* *Nonsense*	15 a 20%	Dominante	Leve a moderada
Espectrina β	*SPTB*	*Nonsense* *Missense* Inserção/deleção	15 a 20%	Dominante	Leve a moderada
Espectrina α	*SPTA1*	*Splicing* *Nonsense* *Missense*	< 5%	Recessiva	Grave
Proteína 4.2	*EPB42*	*Missense* *Nonsense* *Splicing* Deleção	< 5% 45 a 50% no Japão	Recessiva	Leve a moderada

Adaptada de Bolton-Maggs PHB, Langer JC, Iolascon A *et al.*: Guidelines for the diagnosis and management of hereditary spherocytosis–2011 update, *Br J Haematol* 156:37–49, 2011.

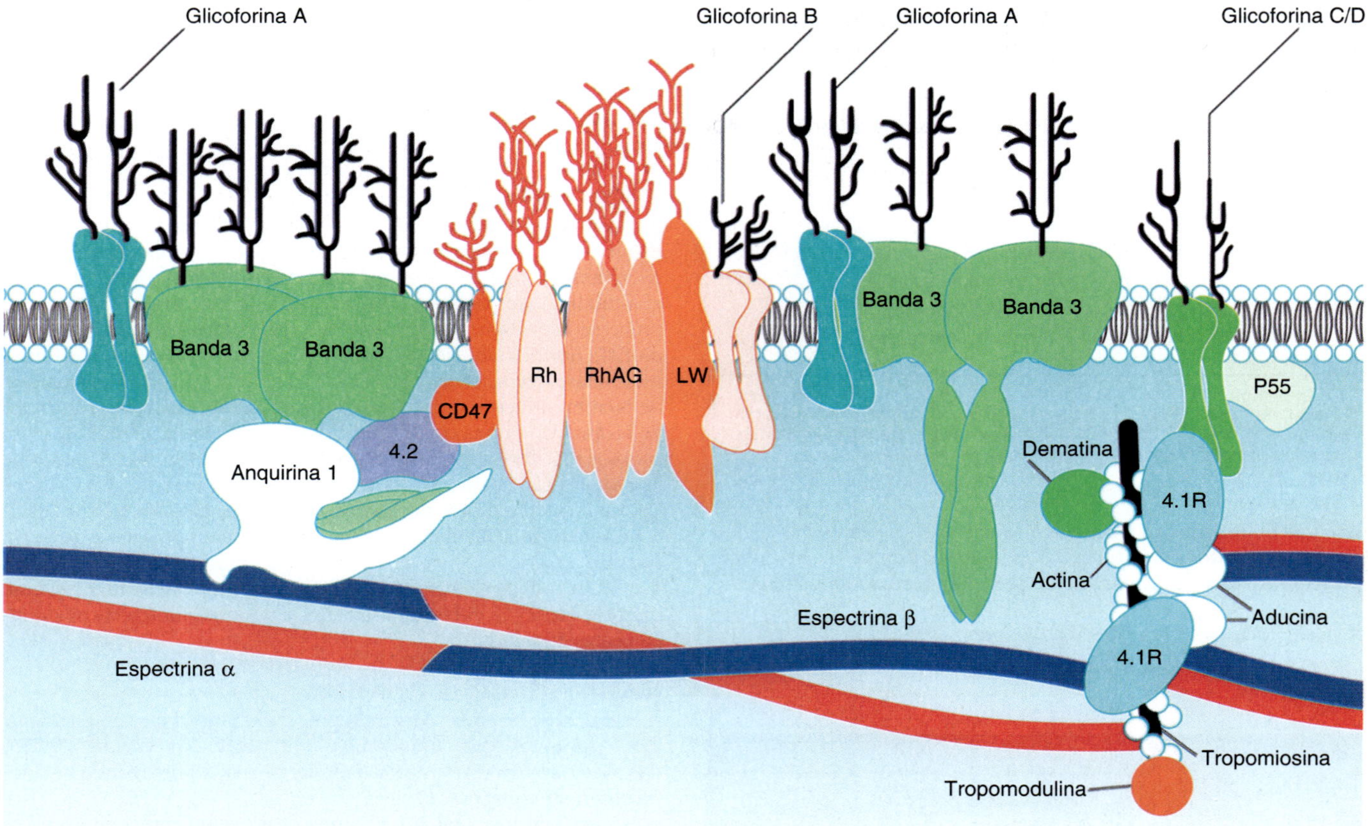

Figura 485.1 **Corte transversal simplificado da membrana celular eritrocitária.** A bicamada lipídica forma o equador do corte transversal, com suas cabeças polares (pequenos círculos) voltadas para fora. 4.1R, Proteína 4.1R; 4.2, proteína 4.2; LW, glicoproteína de Landsteiner-Wiener; Rh, polipeptídeo Rhesus; RhAG, glicoproteína associada ao Rh. (*De Perrotta S, Gallagher PG, Mohandas N: Hereditary spherocytosis,* Lancet *372:1411–1426, 2008.*)

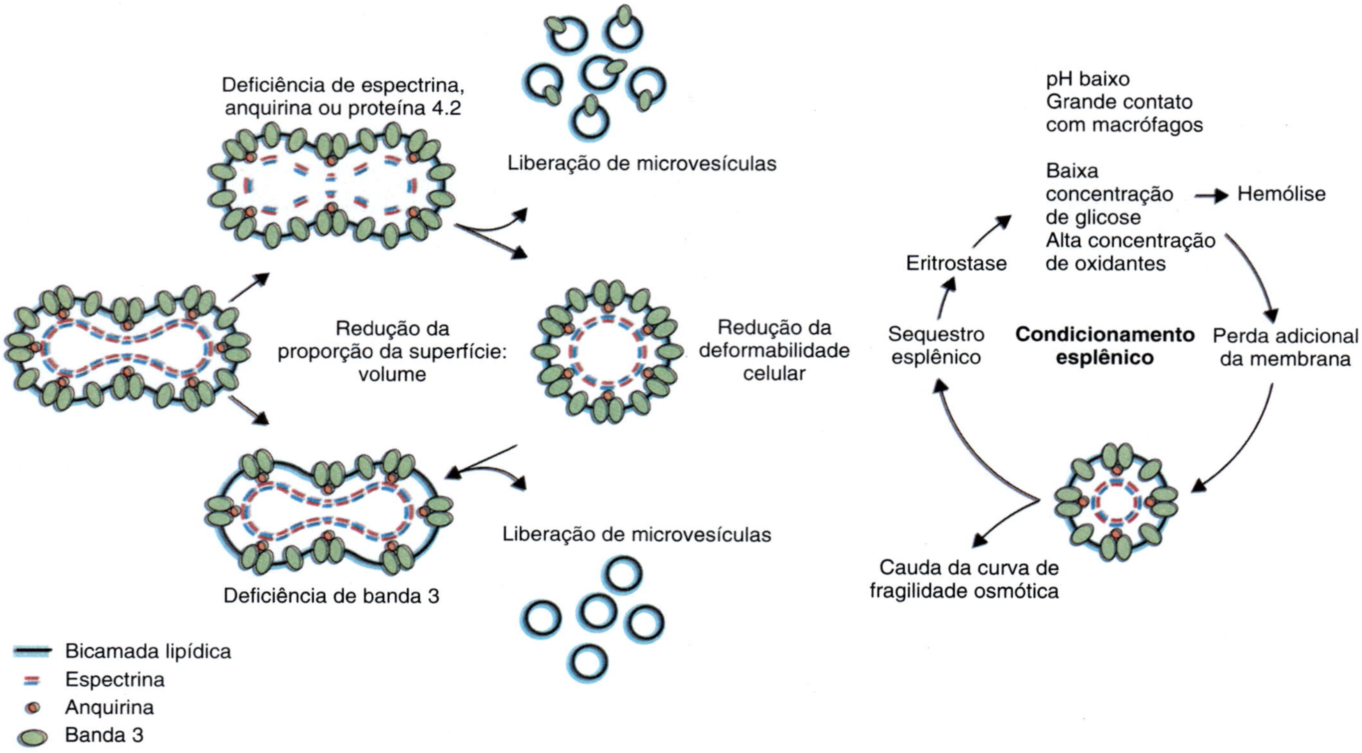

Figura 485.2 **Efeitos fisiopatológicos da esferocitose hereditária.** (*De Perrotta S, Gallagher PG, Mohandas N: Hereditary spherocytosis,* Lancet *372:1411–1426, 2008.*)

Tabela 485.2 Classificação clínica e laboratorial da esferocitose hereditária.

	NORMAL	ESFEROCITOSE LEVE	ESFEROCITOSE MODERADA	ESFEROCITOSE MODERADAMENTE GRAVE	ESFEROCITOSE GRAVE*
Herança	–	Autossômica dominante	Autossômica dominante, mutação *de novo*	Autossômica dominante, mutação *de novo*	Autossômica recessiva
Proporção de casos de esferocitose hereditária	–	≈ 20 a 30%	≈ 60 a 70%	≈ 10%	< 5%
Hemoglobina (Hb, g/dℓ)[†]	11,5 a 16[‡]	10,5 a 15	8 a 12	6 a 8	< 6
Reticulócitos (%)[†]	0,5 a 1,5	1,5 a 6	≥ 6	≥ 10	≥ 10
Bilirrubina (mg/dℓ)[†,‖]	0 a 1	0,5 a 2	≥ 2	≥ 2	≥ 3
Esfregaço periférico*	Normal	Esferocitose leve	Esferocitose	Esferocitose	Esferocitose ± poiquilocitose
Fragilidade osmótica (fresca)	Normal	Normal ou ligeiramente aumentada	Aumentada	Aumentada	Bastante aumentada
Fragilidade osmótica (incubada)	Normal	Geralmente aumentada	Aumentada	Aumentada	Bastante aumentada
CHCM (g/dℓ)[§]	32 a 36	34 a 37	34 a 38	35 a 39	
RDW (%)[§]	11 a 14	12 a 19	16 a 23	20 a 30	
Hb/CHCM*	0,38 a 0,41	0,35 a 0,40	0,29 a 0,33	0,18 a 0.28	
Hb/RDW[§]	0,95 a 1,05	0,7 a 1,0	0,48 a 0,74	0,16 a 0,35	
Receptor da transferrina no soro (nmol/ℓ)[§]	18 a 25	30 a 65	80 a 125	100 a 150	
Eritropoetina (mIU/mℓ)[§]	7 a 16	9 a 30	25 a 90	30 a 300	
Padrões de proteína de membrana (SDS-PAGE)[¶]	–	"Normal"[#] Leve ↓espectrina Leve ↓espectrina e anquirina Leve ↓ banda 3 e 4.2 Ausência de proteína 4.2 e ↓ CD47	↓Espectrina ↓Espectrina e anquirina ↓Banda 3 e proteína 4.2 Ausência de proteína 4.2 e ↓ CD47	↓Espectrina ↓Espectrina e anquirina ↓Banda 3 e Proteína 4.2	↓↓Espectrina ↓↓Espectrina e anquirina ↓↓Banda 3 e proteína 4.2**
Transfusões	–	Não	Às vezes necessárias na infância ou na crise aplásica	Ocasionalmente nas crises	Regulares*
Esplenectomia	–	Raramente, esplenectomia parcial[††]	Às vezes; considerar a esplenectomia parcial	Geralmente (6 a 9 anos)	Sim (> 3 anos)

*Pacientes com doença grave são dependentes de transfusão por definição. Os valores são para pacientes não transfundidos ou no nadir antes da transfusão. †Dados modificados de Eber SW, Armbrust R, Schröter W: Variable clinical severity of hereditary spherocytosis: relation to erythrocytic spectrin concentration, osmotic fragility and autohemolysis, *J Pediatr* 177:409-416, 1990. ‡Varia com a idade. §Os intervalos apresentados abrangem a maioria dos indivíduos em cada categoria. De Rocha S, Costa E, Rocha-Pereira P *et al.*: Complementary markers for the clinical severity classification of hereditary spherocytosis in unsplenectomized patients, *Blood Cells Mol Dis* 46:166-170, 2011. ‖Multiplique por 17,1 para converter para μmol/ℓ. ¶Indica padrões comuns observados em géis SDS. A diminuição isolada da espectrina é observada em defeitos de alfaespectrina ou betaespectrina. Diminuição do arco da espectrina e anquirina observado com defeitos na anquirina. Diminuição da banda 3 e proteína 4.2 ocorrem com defeitos na banda 3. Proteína 4.2 ausente e CD47 diminuída ocorrem com defeitos da proteína 4.2. #Pacientes com esferocitose leve que pareçam normais provavelmente têm pequenos déficits (10 a 15%) que não podem ser distinguidos dos achados normais em géis de SDS. **Pacientes raros com esferocitose grave homozigótica ou heterozigótica composta para defeitos da banda 3. ††Considerar em adolescentes e adultos que necessitem de uma colecistectomia ou que tenham uma icterícia crônica desfigurante. CHCM, Concentração da hemoglobina corpuscular média; RDW, do inglês *red cell distribution width* (medida de variação na forma); SDS-PAGE, do inglês *sodium dodecyl sulfate–polyacrylamide gel electrophoresis*; ↓diminuído. De *Nathan & Oski's hematology and oncology of infancy and childhood*, ed 8, Philadelphia, 2015, Elsevier (Table 16.3, p 518).

A gravidade da doença varia e pode ser utilizada para classificar clinicamente a EH (Tabela 485.2). Casos leves (20 a 30% de todas as EH) são assintomáticas até a idade adulta e apresentam uma anemia leve bem compensada, em que a produção de reticulócitos e a destruição de eritrócitos são essencialmente equilibradas. Casos de EH moderada ou "típica" (60 a 70%) compensaram parcialmente a anemia hemolítica com reticulocitose, frequentemente com sintomas de fadiga, palidez e icterícia intermitente. A **esplenomegalia** é comum após a infância e está presente em quase todos os pacientes com EH na idade adulta jovem. Pacientes com EH grave (3 a 5%) têm anemia com risco à vida e são dependentes de transfusão.

A formação de **cálculos biliares** de bilirrubina é uma função da idade; cálculos biliares podem se formar a partir dos 4 a 5 anos e estão presentes na maioria dos pacientes adultos com EH. Os pacientes com EH são suscetíveis a crises aplásicas, principalmente como resultado da infecção por **parvovírus B19**, **crises hipoplásicas** associadas a outras infecções e **crises megaloblásticas** causadas por deficiência de folato (Figura 485.3). Durante essas crises, a alta taxa de renovação de eritrócitos no quadro de insuficiência medular do setor eritroide pode resultar em anemia profunda (hematócrito < 10%), insuficiência cardíaca de alto débito, colapso cardiovascular e morte. As contagens de leucócitos e plaquetas também podem cair.

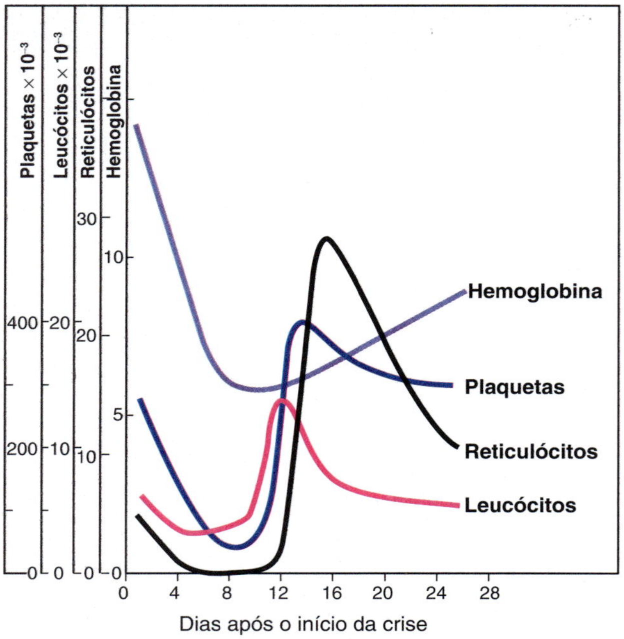

Figura 485.3 Crise aplásica induzida por parvovírus. A progressão das alterações nas contagens do hematócrito sanguíneas é mostrada para um paciente com esferocitose hereditária e infecção por parvovírus. Observe que a redução acentuada da reticulocitose em relação ao nível basal está associada a rápida e acentuada queda nos níveis de hemoglobina. Os leucócitos e as plaquetas também são afetados. (*Adaptada de Nathan DG, Orkin SH, Ginsburg D et al., editors:* Hematology of infancy and childhood, *ed 6, Philadelphia, 2003, WB Saunders.*)

Complicações raras associadas à EH incluem crise de sequestro esplênico, gota, cardiomiopatia, priapismo, úlceras de perna e anormalidades neurológicas ou musculares, incluindo degeneração espinocerebelar.

DIAGNÓSTICO

Tipicamente, há evidências de anemia hemolítica com reticulocitose e hiperbilirrubinemia indireta. O volume corpuscular médio (VCM) dos eritrócitos na EH encontra-se no nível inferior da normalidade ou mesmo discretamente diminuído, e a concentração de hemoglobina corpuscular média (CHCM) está geralmente aumentada (> 35 g/dℓ). Uma CHCM > 35,4 g/dℓ combinada com amplitude de distribuição de eritrócitos (RDW) < 14% foi sugerido como um teste de rastreio para EH. As células eritroides no esfregaço de sangue periférico variam em tamanho e incluem esferócitos e reticulócitos policromatofílicos. Os esferócitos são menores em diâmetro, são hipercrômicos devido à concentração elevada de hemoglobina por desidratação celular e falta de palidez central (Figura 485.4). Os números de esferócitos são variáveis, com números aumentados, provavelmente refletindo a gravidade da doença. Outros marcadores de hemólise incluem diminuição da haptoglobina e elevação da desidrogenase láctica.

O diagnóstico de EH pode ser estabelecido a partir de histórico familiar positivo e presença de características clínicas e laboratoriais típicas da doença: esplenomegalia, esferócitos no esfregaço sanguíneo, reticulocitose e elevação da CHCM. Se estes estiverem presentes, nenhum teste adicional é necessário para confirmar o diagnóstico clinicamente. Se o diagnóstico for incerto, testes adicionais podem ser realizados. A ligação da eosina-5-maleimida (EMA) marcada com fluorescência à banda 3 e a outras proteínas de membrana está diminuída nos eritrócitos da EH. Este teste baseado em citometria de fluxo é fácil de ser executado e possui boa sensibilidade e especificidade diagnóstica. No clássico *teste de fragilidade osmótica* incubada, eritrócitos da EH são incubados em diluições progressivas de cloreto de sódio, fazendo com que as células inchem e sofram lise, com esferócitos sendo lisados

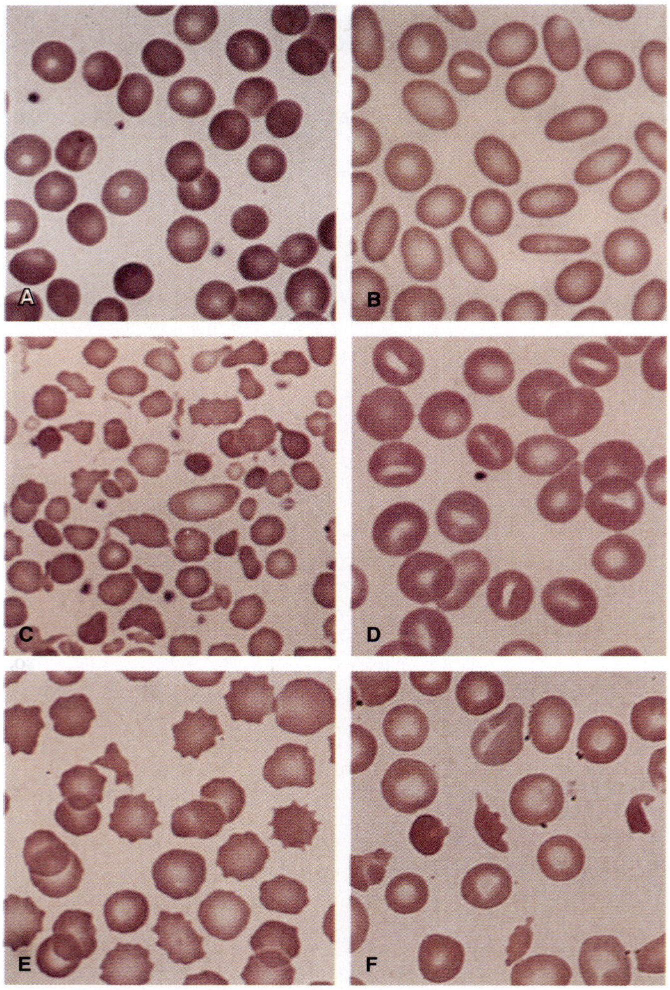

Figura 485.4 Morfologia de eritrócitos anormais. **A.** Esferocitose hereditária. **B.** Eliptocitose hereditária. **C.** Piropoiquilocitose hereditária. **D.** Estomatocitose hereditária. **E.** Acantocitose. **F.** Hemólise por fragmentação.

em uma diluição mais baixa por causa de sua menor razão de área superficial:volume. Este teste detecta a presença de esferócitos no sangue, mas não é específico para EH e pode ser anormal em outras anemias com esferocitose proeminente. O teste de fragilidade osmótica tem baixa sensibilidade e pode perder casos de EH leve, em que o número de esferócitos é pequeno. Foram utilizados outros ensaios, como o teste de crio-hemólise, o teste de lise pelo glicerol acidificado e a ectacitometria de gradiente osmótico para diagnóstico de EH, mas esses testes não estão disponíveis em muitos laboratórios. O diagnóstico genético está disponível e o custo continua diminuindo. A função precisa do teste molecular para EH está evoluindo. Alguns especialistas sugerem testes moleculares antes da esplenectomia para verificar o diagnóstico de EH.

O diagnóstico no período neonatal requer um alto índice de suspeição porque a doença se apresenta de forma diferente daquela de crianças mais velhas, particularmente em casos herdados *de novo* e recessivamente, nos quais a história familiar não está disponível para orientação. A icterícia é frequentemente observada e o *kernicterus* pode ocorrer. A anemia hemolítica pode ser tão grave a ponto de o paciente precisar de transfusão de sangue. De fato, a EH é a principal causa de anemia hemolítica Coombs-negativa que requer transfusão nos primeiros meses de vida. A esplenomegalia é incomum em neonatos.

A EH pode ser mascarada por várias comorbidades, como deficiências de ferro, folato e vitamina B_{12}, bem como doença hepática colestática, doença da hemoglobina SC e betatalassemia.

DIAGNÓSTICO DIFERENCIAL

O diagnóstico diferencial de esferocitose no esfregaço de sangue periférico inclui hemólises isoimune e autoimune. A **doença hemolítica isoimune do recém-nascido**, especialmente aquela resultante de incompatibilidade ABO, se assemelha bastante com a EH. A detecção de anticorpos em eritrócitos de uma criança por meio do teste direto da antiglobulina (Coombs direto) é capaz de estabelecer o diagnóstico de hemólise imune. Anemias hemolíticas autoimunes também são caracterizadas por esferocitose, mas tipicamente haverá evidências de valores normais prévios para hemoglobina, hematócrito e contagem de reticulócitos. Causas raras de esferocitose incluem lesão térmica, reação transfusional hemolítica, sepse por clostrídio, hipofosfatemia grave, doença de Wilson, anemia diseritropoética congênita tipo II (ver Capítulo 479), estomatocitose hereditária e envenenamento por cobra, abelha ou vespa, todos podendo se manifestar como anemia hemolítica esferocítica transitória.

TRATAMENTO

Cuidados gerais de suporte

Bebês nascidos de pais sabidamente com EH devem ser cuidadosamente monitorados, pois a hiperbilirrubinemia pode atingir o pico vários dias após o nascimento. Os pais devem ser avisados do risco de icterícia, anemia neonatal e necessidade potencial de transfusão, fototerapia e transfusão de troca para tratar anemia ou hiperbilirrubinemia. Um subconjunto de bebês será dependente de transfusão até o desenvolvimento de eritropoese adequada para compensar a hemólise em curso, geralmente entre 6 e 12 meses. A dependência transfusional após esse período é rara e provavelmente causada por EH recessiva.

Uma vez que o nível de referência da gravidade da doença seja atingido, uma visita anual ao hematologista geralmente é um acompanhamento suficiente. O crescimento deve ser monitorado e a tolerância ao exercício e o tamanho do baço devem ser documentados, assim como as vacinas devem estar atualizadas. A triagem para a doença da vesícula biliar deve começar aos 4 anos, repetida a cada 3 a 5 anos, ou conforme indicado clinicamente. A documentação da suscetibilidade ou imunidade ao parvovírus B19 deve ser obtida em novos pacientes. Da mesma forma, a sorologia para HIV e hepatite deve ser documentada em pacientes que receberam transfusões. A suplementação com ácido fólico é recomendada em pacientes com EH moderada e grave, devido às demandas de eritropoese rápida. Os pais devem receber orientação antecipatória sobre o risco de crise aplásica secundária à infecção por parvovírus e crises hipoplásicas com outras infecções. Pais e pacientes devem ser informados sobre um risco aumentado de desenvolvimento de cálculos biliares.

Diretrizes para esplenectomia

Como os esferócitos são destruídos quase exclusivamente no baço, a esplenectomia é curativa na maioria dos pacientes. Isso ocorre porque, após a esplenectomia, a hemólise, a anemia, a hiperbilirrubinemia e a incidência de cálculos biliares diminuem significativamente, se não forem completamente erradicadas. Assim, a esplenectomia tornou-se rotina no cuidado de pacientes com eh. Entretanto, a ela está associada a riscos a curto prazo relacionados ao procedimento, bem como a riscos a longo prazo, particularmente aumento do risco de sepse ao longo da vida, geralmente causada por bactérias encapsuladas. Este risco não é eliminado com a vacinação pré-operatória e pós-operatória necessária contra pneumococos, meningococos e *Haemophilus influenzae* tipo b. Além disso, o surgimento de pneumococos resistentes à penicilina é uma preocupação crescente, assim como o aumento do risco de doenças cardiovasculares, incluindo trombose, hipertensão pulmonar e aterosclerose, que atenuaram a prática da esplenectomia de rotina na EH.

Ao considerar a esplenectomia, o paciente e os pais, juntamente com seus profissionais de saúde, devem revisar e considerar os riscos e os benefícios. Fatores individuais específicos podem conferir risco adicional após a esplenectomia, como tempo e distância dos cuidados médicos para pacientes com doença febril e residência ou viagem para áreas onde ocorrem doenças parasitárias, como malária ou babesiose.

A maioria dos especialistas recomenda a esplenectomia para pacientes com EH grave e acreditam que deve ser fortemente considerada para pacientes com EH moderada e crises hipoplásicas ou aplásicas frequentes, crescimento deficiente ou cardiomegalia. Geralmente não é recomendada para pacientes com EH leve. Quando a esplenectomia estiver indicada, deve ser realizada após os 6 anos, se possível, para evitar o risco elevado de sepse pós-esplenectomia em crianças menores. A abordagem laparoscópica tem menos morbidade cirúrgica e é a técnica de escolha. A esplenectomia parcial ou subtotal (remoção de 85 a 95% do volume do baço) diminui a taxa hemolítica enquanto preserva alguma função fagocítica esplênica, embora a diminuição na hemólise seja menor do que a alcançada com a esplenectomia total. A esplenectomia parcial é mais atraente em crianças com EH grave que necessitam de transfusão frequente no início da infância. Em crianças submetidas à esplenectomia, uma colecistectomia concomitante deve ser realizada se houver cálculos biliares. É controversa a realização de uma esplenectomia concomitante em pacientes menos doentes que estejam sendo submetidos à colecistectomia por doença dos cálculos biliares. A trombocitose pós-esplenectomia é frequentemente observada, mas não requer tratamento e geralmente se resolve espontaneamente. O paciente, os contactantes domiciliares e outros contactantes frequentes devem permanecer com as vacinas atualizadas. Antibióticos profiláticos são tipicamente prescritos pelo menos até o paciente ter 5 anos ou pelo menos 2 anos após a esplenectomia. A suplementação com folato deve ser continuada se o nível de hemoglobina e a contagem de reticulócitos não se normalizarem.

A falha na esplenectomia pode ocorrer em pacientes com baço acessório, autotransplante acidental de tecido esplênico no peritônio durante a cirurgia, diagnóstico impreciso ou outra anemia hemolítica coerdada. Os indícios incluem o retorno da hemólise e o desaparecimento dos corpos de Howell-Jolly no esfregaço de sangue periférico. O diagnóstico pode ser feito por estudos com radionuclídeos.

A bibliografia está disponível no GEN-io.

Capítulo 486

Eliptocitose Hereditária, Piropoiquilocitose Hereditária e Distúrbios Relacionados

Matthew D. Merguerian e Patrick G. Gallagher

A eliptocitose hereditária, a piropoiquilocitose hereditária e os distúrbios relacionados são caracterizados pelo achado de *eliptócitos* no esfregaço de sangue periférico (Tabela 486.1). Enquanto a **esferocitose hereditária** é vista como um distúrbio das interações verticais que acoplam o esqueleto da membrana eritrocitária à bicamada lipídica, as síndromes hereditárias de eliptocitose interferem nas interações horizontais que ligam as moléculas de espectrina umas às outras e aos complexos juncionais esqueléticos da membrana, deixando a célula vulnerável à tensão de cisalhamento (ver Capítulo 485, Figura 485.1).

A **eliptocitose hereditária (EH)** é o membro prototípico desse grupo de distúrbios e é caracterizada pela deformação elíptica da célula ao longo do tempo, resultante do estresse anormal de cisalhamento. A EH é muito mais comum que a esferocitose hereditária, mas é muito menos provável que cause sintomatologia clínica significativa. A gravidade da EH varia muito, com a esmagadora maioria dos pacientes apresentando pouca ou nenhuma sintomatologia além do achado de eliptócitos no esfregaço de sangue periférico. Cerca de 10% dos pacientes apresentam EH hemolítica com hemólise em

Tabela 486.1 Subtipos clínicos da eliptocitose hereditária.

MANIFESTAÇÕES CLÍNICAS	MANIFESTAÇÕES LABORATORIAIS
EH HETEROZIGÓTICA TÍPICA	
Assintomática Herança dominante: 1 genitor com EH Sem esplenomegalia Variantes: Alguns neonatos têm anemia hemolítica moderadamente grave e esfregaço semelhante à PPH; convertem em EH típica por volta de "1 ano" Alguns pacientes com EH típica têm hemólise crônica leve a moderada e alguma poiquilocitose, causada pela coerança da variante de baixa expressão da alfaespectrina^{LELY}, coexistência de doença crônica produzindo esplenomegalia ou fatores desconhecidos	Esfregaço de sangue: eliptócitos, formas de bastonete, poucos ou nenhum poiquilócito Sem anemia, pouca ou nenhuma hemólise (reticulócitos, 1 a 3%) Fragilidade osmótica normal Geralmente, um defeito na alfaespectrina ou betaespectrina levando à diminuição da autoassociação da espectrina, ou um defeito na proteína 4.1, levando a uma deficiência parcial ou disfunção
EH OU PPH HOMOZIGÓTICA	
Anemia hemolítica moderada a grave Esplenomegalia Icterícia intermitente Crises aplásicas Herança recessiva: tipicamente 1 genitor com EH e 1 com mutação da alfaespectrina ou ambos os pais com EH Boa melhora após esplenectomia	Esfregaço de sangue: poiquilócitos bizarros, fragmentos, ± esferócitos, ± eliptócitos Reticulocitose Diminuição do VCM devido à fragmentação de células vermelhas Fragilidade osmótica aumentada, teste EMA positivo Defeitos de alfaespectrina: Redução da estabilidade térmica de eritrócitos e espectrina Defeito importante na autoassociação da espectrina Nas variantes mais graves, deficiência parcial de espectrina (indicada por mais esferócitos no esfregaço de sangue)
EH ESFEROCÍTICA	
Anemia hemolítica leve a moderada Esplenomegalia Icterícia intermitente Crises aplásicas Padrão de herança dominante Excelente resposta à esplenectomia	Esfregaço de sangue: eliptócitos arredondados, ± esferócitos; pode haver morfologia variável dentro de um parentesco Reticulocitose Fragilidade osmótica aumentada Defeitos moleculares variáveis: Truncagem C-terminal da betaespectrina Deficiência de proteína 4.2 (alguns pacientes); morfologia variável: esferócitos, ovalócitos, estomatócitos ou células especuladas, por vezes parecidas com EH esferocítica Deficiência de glicoporfina C (rara)
OVALOCITOSE DO SUDESTE ASIÁTICO	
Anemia e icterícia no período neonatal; então assintomático Herança dominante Tribos aborígines da planície, especialmente em Melanésia, Malásia e Filipinas Eritrócitos muito rígidos que resistem à invasão por parasitas da malária *in vitro* e protegem contra a malária cerebral *in vivo*	Esfregaço de sangue: eliptócitos arredondados, alguns com uma barra transversal que divide o espaço claro central (células teta) Sem hemólise ou anemia após o período neonatal Fragilidade osmótica normal, teste EMA positivo Banda 3 mutante que não possui função de troca aniônica e tende a agregar, levando a uma membrana rígida

EMA, eosina-5-maleimida; EH, elipsocitose hereditária; PPH, piropoiquilocitose hereditária; VCM, volume corpuscular médio. Adaptada de Walensky ID, Narla M, Lux SF: Disorders of the red cell membrane. In Handin RI, Lux SF, Stossel TP, editors: Blood: principles and practice of hematology, Philadelphia, 2003, Lippincott.

andamento e anemia. A EH é frequentemente pior durante a infância, com anemia hemolítica e hiperbilirrubinemia que evolui para um estado bem compensado, podendo não existir anemia ou ocorrer anemia esporádica ou crônica. A EH ocorre em todo o mundo e em todos os grupos étnicos, mas é mais comum em pacientes com ascendência ligada às áreas de malária endêmica.

A **piropoiquilocitose hereditária (PPH)** é um subtipo de EH caracterizado por anemia hemolítica grave com achados de esfregaços de sangue periférico que lembram uma queimadura térmica (piro, fogo). EH e PPH são vistas cossegregando nas mesmas famílias porque envolvem mutações sobrepostas na espectrina. A PPH ocorre predominantemente em pacientes de ascendência africana.

A **ovalocitose do Sudeste Asiático (OSA)** é um distúrbio caracterizado pela presença de ovalócitos (menos alongados e mais carnudos que eliptócitos) no esfregaço de sangue periférico, alguns com 1 ou 2 sulcos transversais. A OSA é encontrada em indivíduos da Nova Guiné, Malásia, Indonésia e Filipinas. Ao contrário da EH e da PPH, a OSA é causada por um defeito em uma proteína transmembrana, a banda 3, afetando as interações esqueléticas verticais, levando ao aumento da rigidez dos eritrócitos. Essas mudanças podem levar à proteção contra a malária, particularmente à malária cerebral.

ETIOLOGIA

Vários defeitos moleculares foram descritos nas síndromes de EH. A EH é herdada como um distúrbio autossômico dominante com ocasionais casos *de novo*. Na maioria das vezes, existem mutações pontuais na alfa ou betaespectrina que interferem na conformação de heterodímeros da espectrina em tetrâmeros, a unidade estrutural primária do esqueleto membranoso (ver Figura 485.1). Os eritrócitos que carregam muitas destas mutações na espectrina são resistentes à malária *in vitro*, hipoteticamente a explicação para o aumento da prevalência de EH em áreas endêmicas de malária. Menos frequentemente, a eliptocitose resulta de mutações na proteína 4.1 ou na glicoforina C, proteínas do complexo juncional que ligam os tetrâmeros de espectrina ao citoesqueleto de actina. Esses defeitos nas interações horizontais da proteína esquelética da membrana deixam a célula suscetível a forças de cisalhamento, levando à deformação elíptica característica da célula e, potencialmente, à fragmentação da membrana.

Na PPH, dois alelos anormais da espectrina são herdados. Frequentemente, um paciente PPH herda um alelo de espectrina anormal portando um sítio de mutação *missense* autoassociada de um dos pais, que apresenta EH leve ou assintomática, e um alelo com defeito na produção, levando à deficiência quantitativa de espectrina herdado do outro genitor que, fora isso, está clinicamente bem.

A OSA é um distúrbio autossômico dominante associado a uma deleção *in-frame* de nove aminoácidos na banda 3.

MANIFESTAÇÕES CLÍNICAS

A maioria dos pacientes com EH não apresenta hemólise clinicamente significativa (ver Figura 485.4*B*). A eliptocitose pode ser um achado incidental em um exame de esfregaço de sangue para uma indicação não relacionada. O diagnóstico de EH é estabelecido pelos achados do esfregaço de sangue periférico, pelo padrão de herança autossômica dominante e pela ausência de outras causas de eliptocitose. O diagnóstico diferencial para outras causas de eliptocitose inclui deficiência de ferro, ácido fólico ou vitamina B_{12}; talassemia; síndromes mielodisplásicas; e deficiência de piruvatoquinase.

Curiosamente, os eliptócitos nem sempre estão presentes no esfregaço de sangue periférico nos primeiros meses de vida. Mesmo na EH hemolítica, a qual pode levar a icterícia e anemia neonatais, o esfregaço de sangue periférico tipicamente mostra *poiquilócitos* e *picnócitos* bizarros sem eliptócitos ou com raros. Hemólise e anemia são agravadas no período neonatal devido ao aumento da presença de hemoglobina F, que se liga pobremente ao 2,3-difosfoglicerato. O aumento de 2,3-DPG livre tende a desestabilizar o complexo espectrina-actina-proteína 4.1, levando à instabilidade da membrana (ver Figura 485.1). As características habituais do processo hemolítico crônico causado por EH hemolítica se manifestam com anemia, icterícia e esplenomegalia. A colelitíase pode ocorrer na infância tardia, e crises aplásicas foram relatadas.

A PPH é caracterizada por microcitose extrema (volume corpuscular médio, 50 a 65 fℓ/célula), extraordinária variação no tamanho e forma celular e microesferocitose com eliptocitose ocasional (ver Figura 485.4*C*). A hemólise é crônica e significativa.

A OSA está associada com hiperbilirrubinemia neonatal, mas está associada com pouca ou nenhuma hemólise mais tarde na vida.

RESULTADOS LABORATORIAIS

O exame do esfregaço de sangue periférico é essencial para estabelecer o diagnóstico de EH (ver Figura 485.4*B*). Os eliptócitos da EH são normocrômicos e normocíticos com vários graus de alongamento. Como alguns pacientes com EH podem apresentar um número relativamente pequeno de eliptócitos, não há porcentagem de corte que seja útil no diagnóstico. Na EH hemolítica, outras morfologias anormais de eritrócitos podem estar presentes, dependendo da gravidade da hemólise, incluindo esferócitos, picnócitos e outros poiquilócitos. Na PPH, observam-se microesferócitos, fragmentos de eritrócitos e eliptócitos ocasionais. A OAS é sugerida quando ovócitos, que são menos alongados que os eliptócitos, são observados.

Os níveis de reticulócitos e outros marcadores de hemólise, como bilirrubina total, desidrogenase láctica e haptoglobina, são úteis no estabelecimento da gravidade da hemólise, se houver. Na EH hemolítica e na PPH, testes adicionais podem incluir o teste de ligação eosina-5-maleimida (EMA), que detecta a ligação à banda 3 por citometria de fluxo, ou teste de fragilidade osmótica incubada. Nos casos de hemólise crônica, esplenomegalia e colelitíase podem ser avaliadas com ultrassonografia abdominal.

TRATAMENTO

Se a apresentação é EH típica – uma anormalidade isolada do esfregaço de sangue periférico sem hemólise clinicamente evidente – não é necessário nenhum tratamento. Para EH crônica e PPH, transfusões de RBC são ocasionalmente necessárias. A esplenectomia diminui a hemólise e deve ser considerada usando critérios semelhantes aos da esferocitose hereditária (ver Capítulo 485). Se a hemólise persistir após a esplenectomia, os pacientes devem receber ácido fólico para prevenir a deficiência secundária de ácido fólico. A OSA não requer tratamento além do período neonatal.

A bibliografia está disponível no GEN-io.

Capítulo 487
Estomatocitose Hereditária

Matthew D. Merguerian e
Patrick G. Gallagher

As síndromes hereditárias de estomatocitose são um grupo de distúrbios heterogêneos, herdados de forma dominante, nos quais alterações na permeabilidade aos cátions nos glóbulos vermelhos levam a alterações no conteúdo de água intracelular (Tabela 487.1). Um aumento líquido nos íons sódio (Na^+) e potássio (K^+) permite que a água entre no eritrócito, criando *estomatócitos* ou *hidrócitos*, enquanto a perda líquida de Na^+ e K^+ leva à perda de água, criando glóbulos vermelhos (eritrócitos), desidratados ou *xerócitos*.

XEROCITOSE HEREDITÁRIA

A xerocitose hereditária (XH), o tipo mais comum das síndromes hereditárias de estomatocitose, é um distúrbio dominante da desidratação dos eritrócitos. O defeito comumente subjacente é uma mutação pontual em PIEZO1, uma proteína de transdução mecanossensorial, associada à inativação retardada do canal. Em alguns pacientes, foram observadas mutações no canal de Gardos, importante na desidratação dos eritrócitos na doença falciforme. Em geral, há perda líquida de K^+ intracelular que não é acompanhada por aumento compensatório no Na^+. Subsequentemente, a perda gradual de água intracelular leva à desidratação dos eritrócitos. A XH pode estar associada a uma síndrome de **hidropisia fetal** com anemia perinatal e ascite. Esses achados são transitórios e permanecem inexplicáveis.

Os pacientes afetados exibem anemia hemolítica macrocítica compensada leve com graus variáveis de esplenomegalia e icterícia intermitente. A CHCM e o VCM estão elevados, a fragilidade osmótica dos eritrócitos está diminuída e a concentração de K^+ e do conteúdo total de cátions monovalentes estão diminuídos. Há um pequeno número de estomatócitos, células em alvo e eritrócitos contraídos com hemoglobina comprimida para o lado no esfregaço de sangue periférico.

O **tratamento** é de suporte, semelhante a outros distúrbios com anemia hemolítica congênita. Por causa da aparente predisposição a tromboses maiores pós-esplenectomia, *ela não é recomendada em casos de xerocitose hereditária e distúrbios relacionados*. Outra manifestação incomum da XH é a propensão à sobrecarga de ferro, independentemente da história transfusional. Assim, os índices de ferro devem ser monitorados em intervalos regulares.

HIDROCITOSE HEREDITÁRIA

A hidrocitose hereditária é um distúrbio dominante muito raro, associado a eritrócitos estomatocíticos grandes e inchados. O principal defeito é o aumento da permeabilidade de Na^+ e K^+, levando a um aumento significativo do conteúdo de Na^+ e água intracelulares. O defeito molecular é desconhecido na maioria dos casos. Em um subconjunto de casos, foram identificadas mutações missense na glicoproteína associada ao Rh (RhAG).

A hidrocitose hereditária é o distúrbio clinicamente mais grave da regulação volumétrica alterada do eritrócito. Caracteriza-se por hemólise moderada a grave, macrocitose (110 a 150 fℓ) com baixa CHCM (24 a 30%), elevação da concentração eritrocitária de Na^+, redução da concentração de K^+, aumento do conteúdo total de Na^+ e K^+ e aumento da fragilidade osmótica dos eritrócitos. Existem grandes números (10 a 30%) de estomatócitos no esfregaço de sangue periférico. Os pacientes geralmente desenvolvem icterícia, esplenomegalia e colelitíase.

O **tratamento** é de suporte. As transfusões de eritrócitos são ocasionalmente necessárias. Os pacientes devem ser acompanhados em busca de evidências de descompensação hematológica durante a doença aguda. Ultrassonografias com intervalos para detectar colelitíase devem ser obtidas. Quando houver hemólise significativa, *folato* deve ser prescrito diariamente. De maneira semelhante à XH, tromboses maiores pós-esplenectomia foram observadas e, portanto, *a esplenectomia não é recomendada na hidrocitose hereditária.*

Tabela 487.1 Características das síndromes de estomatocitose-xerocitose.

CARACTERÍSTICA (VALOR NORMAL)	OUTRAS SÍNDROMES DA ESTOMATOCITOSE HEREDITÁRIA			OVALOCITOSE DO SUDESTE ASIÁTICO	XEROCITOSE HEREDITÁRIA (ESTOMATOCITOSE DESIDRATADA)	
	Estomatocitose hereditária hiperidratada	Estomatocitose hereditária leve	Crio-hidrocitose hereditária		TÍPICA	PSEUDO-HIPERPOTASSEMIA
Hemólise	Grave	Leve a moderada	Leve a moderada	Leve (somente neonatal)	Moderada	Leve ou nenhuma
Anemia	Moderada a grave	Leve a moderada	Leve a moderada a completamente compensada	Leve (somente neonatal)	Leve a moderada a completamente compensada	Nenhuma
Esfregaço sanguíneo	Estomatócitos; ± esferócitos	Estomatócitos; ± esferócitos	Estomatócitos, às vezes com estoma curvo ou deslocado; ± esferócitos; ± células em alvo	Eliptócitos arredondados, alguns com uma clareira central dupla e uma forma teta (θ); ± estomatócitos	Células em alvo; às vezes pequeno número de equinócitos ou estomatócitos	Células em alvo; poucos estomatócitos
VCM	Aumentado	Normal a aumentado	Normal a aumentado		Normal alto a aumentado	Normal a aumentado
CHCM	Diminuída	Normal a diminuída	Normal a aumentada		Normal a aumentada	Normal a aumentada
Fragilidade osmótica não incubada	Bastante aumentada	Variável	Variável	Desconhecido	Diminuída a bastante diminuída	Ligeiramente diminuída
Eritrócito Na^+ (5 a 12 mEq/ℓ)*	60 a 150	30 a 60	15 a 100	Normal	5 a 30	10 a 30
Eritrócito K* (90 a 105 mEq/ℓ)*	20 a 55	40 a 85	30 a 100	Normal	60 a 90	75 a 100
Eritrócito $Na^+ + K^+$ (95 a 110 mEq/ℓ)*	110 a 170	115 a 145	70 a 130	Normal	70 a 100	85 a 110
Vazamento passivo da membrana eritrocitária*†	20 a 40	≈ 3 a 10	1 a 6	2 a 4	2 a 4	1 a 2
Hemólise a frio	Não	Desconhecido	Sim	Sim	Não	Não
Pseudo-hiperpotassemia	Às vezes	Desconhecido	Sim	Desconhecido	Às vezes	Sim
Ascite perinatal	Não	Desconhecido	Não	Não	Às vezes	Não
Estomatina acentuadamente diminuída	Sim	Não	Não (tipo 1) Sim (tipo 2)	Não	Não	Não
Efeito da esplenectomia na hemólise	Alguns benefícios	Alguns benefícios	Mínimo ou sem efeito	Hemólise não significativa	Sem efeito	Hemólise não significativa
Risco de tromboembolismo após esplenectomia	Sim	Desconhecido	?Sim	Desconhecido	Sim	Desconhecido
Genética	Autossômica dominante	Autossômica dominante	Autossômica dominante	Autossômica dominante	Autossômica dominante	Autossômica dominante
Gene(s) defeituoso(s)	*KHAG*	Banda 3 (*SLC4A1*)	Tipo 1: Banda 3 (*SLC4A1*) Tipo 2: Glut 1 (*SLC2A1*)	Banda 3 (*SLC4A1*) deleção *in-frame*	*PIEZO1*	*PIEZO1, ABCR6*

CHCM, Concentração de hemoglobina corpuscular média; VCM, volume corpuscular médio. *Baseado em um número relativamente pequeno de medições relatadas na literatura. †Tempos normais. Definido como resistente à ouabaína e bumetanida. Influxo de $^{86}Rb^+$ a 37°C, e expresso como a razão entre o vazamento residual do paciente e o vazamento residual normal (normal: 0,06 a 0,10 mmol/ℓ de eritrócito/h). De *Nathan and Oski' s hematology and oncology of infancy and childhood*, ed 8, Philadelphia, 2015, Elsevier (Table 16.12, p 561).

SÍNDROMES INTERMEDIÁRIAS E OUTRAS VARIANTES

A xerocitose e a hidrocitose hereditárias estão nos extremos de distúrbios com alterações na permeabilidade eritrocitária. Graus variados de hemólise e anemia foram identificados em pacientes com defeitos intermediários.

Crio-hidrocitose

Uma das síndromes intermediárias é a crio-hidrocitose, na qual os pacientes afetados geralmente apresentam anemia leve associada a estomatócitos, esferócitos e esferostomatócitos no esfregaço de sangue periférico. Os eritrócitos da crio-hidrocitose são deficientes na banda 3 e demonstram um vazamento significativo de cátions no resfriamento a baixa temperatura. Esse distúrbio é causado por mutações *missense* na banda 3 que provavelmente convertem a banda 3 de um trocador aniônico para um canal de vazamento de cátions não seletivo.

Síndrome de deficiência de Rh

Também conhecida como **síndrome de Rh_{null}**, a síndrome de deficiência de Rh está associada à anemia hemolítica leve a moderada associada a antígenos Rh muito diminuídos (Rh_{mod}) ou ausentes (Rh_{null}) na membrana eritrocitária. Os eritrócitos Rh_{null} – que não têm todos os antígenos Rh, não possuem os antígenos Landsteiner-Wiener (LW) e Fy5 e têm expressão reduzida dos antígenos Ss, U e Duclos – são desidratados com diminuição do conteúdo de cátion e de água celular. Os achados no esfregaço de sangue incluem reticulócitos, estomatócitos e esferócitos. Em resposta à imunização durante a gravidez ou após a transfusão de sangue, os pacientes Rh_{null} produzem anticorpos variando em especificidade para os antígenos eritrocitários "e" ou C, podendo reagir com todos os eritrócitos testados, um anticorpo chamado "anti-Rh total".

Deficiência familiar de lipoproteínas de alta densidade

Também chamada de **doença de Tangier**, a deficiência familiar de lipoproteínas de alta densidade (HDLs) é uma doença recessiva rara que resulta de mutações na proteína transportadora de colesterol e fosfolipídios ABCA1, levando a perturbações do transporte celular de colesterol e resultando no acúmulo de ésteres de colesterol em muitos tecidos. As manifestações hematológicas incluem anemia hemolítica estomatocítica leve a moderada e trombocitopenia. Os pacientes afetados também podem ter amígdalas grandes e alaranjadas, hepatoesplenomegalia, linfadenopatia, córneas opacas, neuropatia periférica e aterosclerose prematura.

Sitosterolemia

Também conhecida como **fitoesterolemia**, a sitosterolemia é um distúrbio recessivo no qual a absorção de esteróis, tanto do colesterol como de seus parentes derivados de plantas (p. ex., sitosterol), é ilimitada e não seletiva. As manifestações clínicas incluem xantomatose de início precoce, baixa estatura e doença arterial coronariana prematura. Anormalidades hematológicas incluem macrotrombocitopenia e anemia hemolítica estomatocítica. O colesterol plasmático pode ou não ser anormal, mas a espectrometria de massa sempre mostra um aumento maciço nos níveis de esterol vegetal plasmático, bem como nas membranas de plaquetas e eritrócitos. Mutações em ABCG5 ou ABCG8, transportadores que bombeiam ativamente esteróis vegetais das células intestinais para o interior do intestino e para fora das células hepáticas para os ductos biliares, levam a hiperabsorção gastrintestinal e diminuição da eliminação biliar de esteróis vegetais, bem como alteração do metabolismo do colesterol. O **tratamento** envolve restrição dietética de colesterol e esteróis de plantas e prescrição de *ezetimiba*, um inibidor da absorção de esterol, colestiramina e outros agentes sequestrantes de ácidos biliares relacionados.

OUTROS DISTÚRBIOS ASSOCIADOS À ESTOMATOCITOSE

A **estomatocitose adquirida** pode ser observada em doença hepática, alcoolismo, malignidade, doença cardiovascular e após administração de alcaloides de vinca. Os estomatócitos podem ser vistos como artefatos de processamento de esfregaços de sangue.

A bibliografia está disponível no GEN-io.

Capítulo 488

Hemoglobinúria Paroxística Noturna e Acantocitose

Matthew D. Merguerian e Patrick G. Gallaguer

HEMOGLOBINÚRIA PAROXÍSTICA NOTURNA

Etiologia

A hemoglobinúria paroxística noturna (**HPN**) é um distúrbio *adquirido* das membranas das células-tronco multipotentes da medula óssea. A mutação *somática* subjacente se propaga em uma população clonal de células tronco de modo que todas as células sanguíneas derivadas desses progenitores clonais mutantes, especialmente as células sanguíneas vermelhas (CSV), são suscetíveis à destruição mediada por complemento (Figura 488.1). A mutação faz com que as membranas celulares sejam deficientes (tanto de forma parcial quanto completa) em proteínas que impedem a lise mediada por complemento a partir de vias alternativas constitutivamente ativas (Tabela 488.1). Essas proteínas reguladoras do complemento incluem o fator de aceleração do decaimento (DFA, CD55), o inibidor de membrana de lise reativa (CD59) e a proteína de ligação C8. O defeito subjacente envolve a âncora glicolipídica, que mantém essas proteínas protetoras na superfície celular. Várias mutações no gene *PIGA*, que codifica a proteína de ancoragem glicosilfosfatidilinositol (GPI-AP), foram identificadas em pacientes com HPN.

Manifestações clínicas

A HPN é uma doença rara em crianças. Aproximadamente 60% dos pacientes pediátricos têm insuficiência medular, e os demais apresentam anemia intermitente ou crônica, muitas vezes com hemólise intravascular

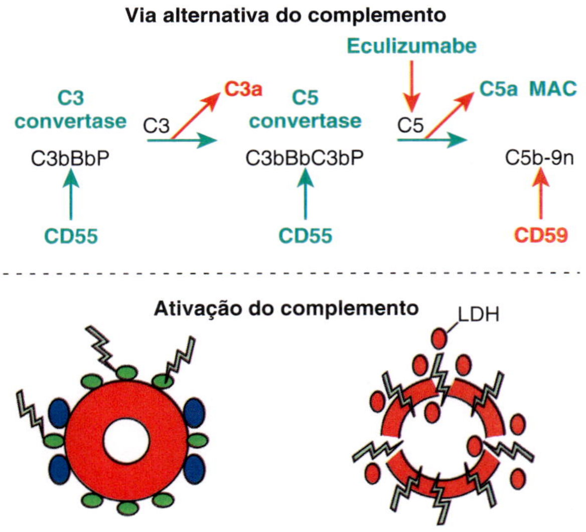

Figura 488.1 Lise mediada pelo complemento na hemoglobinúria paroxística noturna (HPN). As *elipses vermelhas* representam a hemoglobina; as *azuis* representam o fator de aceleração do decaimento (CD55); e as *verdes* representam inibidores de membrana de lise reativa (CD59). Bb, fator B ativado; C3b, C3 ativado; C5b, C5 ativado; GPI, glicosilfosfatidilinositol; LDH, desidrogenase láctica; MAC, complexo de ataque à membrana (que consiste em C5b, C6, C7, C8 e várias moléculas de C9 [9n]). (*De Parker C: Eculizumab for paroxysmal nocturnal haemoglobinuria*, Lancet *373:759–767, 2009*.)

Tabela 488.1	Proteínas ancoradas por glicosilfosfatidilinositol deficientes na hemoglobinúria paroxística noturna (HPN).*

PROTEÍNAS REGULATÓRIAS DO COMPLEMENTO†
CD55 (fator de aceleração de decaimento)
CD59 (inibidor de membrana de lise reativa)

PROTEÍNAS COM SIGNIFICADO IMUNOLÓGICO
CD58 (antígeno de função linfocitária-3)
CDl6b (receptor Fc gama IIIb)
CD14 (proteína de ligação a endotoxina)

RECEPTORES
CD87 (receptor ativador de plasminogênio uroquinase)
Receptor de folato
Proteína de príon celular (*em plaquetas em repouso*)

ENZIMAS
Fosfatase alcalina leucocitária
Acetilcolinesterase
5′-Ectonucleotidase

PROTEÍNAS DIVERSAS
CD24
CD48
CD52 (Campath-1)
CD66c
CD66b (anteriormente CD67)
CD90 (Thy-1)
CD108 (proteína com JMH)
p50-80, GP109, GP157, GP175, GP500

*Lista parcial. †Deficiência de proteínas reguladoras do complemento constitui a base da anemia hemolítica da HPN. De *Nathan and Oski's hematology and oncology of infancy and childhood*, ed 8, Philadelphia, 2015, Elsevier (Box 14-1).

proeminente (Tabela 488.2). A presença de hemoglobinúria noturna e matinal é o achado clássico em adultos, mas apenas uma minoria de pacientes com HPN apresenta essa manifestação. A maioria dos pacientes sofre de hemólise crônica, frequentemente com trombocitopenia e leucopenia. É raro que a hemoglobinúria seja vista em crianças. em comparação a adultos com HPN. **Trombose** e **fenômenos tromboembólicos** são complicações graves que podem estar relacionadas à presença de glicoproteínas alteradas na superfície das plaquetas, resultando na ativação de plaquetas e liberação de micropartículas pró-coagulantes. A trombose venosa abdominal se apresenta como episódios recorrentes de dor abdominal, síndrome de Budd-Chiari (veias hepáticas) ou esplenomegalia (veia esplênica). Além disso, a liberação de hemoglobina livre resulta na depleção de óxido nítrico, que fomenta vasoconstrição, trombose e dor. Dores de cabeça e nas costas também podem ser proeminentes. Uma pancitopenia hipoplásica ou aplásica pode preceder ou suceder o diagnóstico de HPN; em raros casos, a HPN pode progredir para leucemia mieloide aguda. No momento da apresentação, mais de 90% dos pacientes com HPN têm alguma anormalidade nas linhagens celulares (incluindo cerca de 35% apenas com anemia, 15% com anemia e trombocitopenia, 7% com anemia e neutropenia e 30% com pancitopenia), mais de 10% têm dor abdominal e mais de 5% têm trombose. Na HPN, a mortalidade está essencialmente relacionada ao desenvolvimento de anemia aplásica ou complicações trombóticas. A taxa de sobrevivência prevista para crianças antes do desenvolvimento de eculizumabe era de 80% aos 5 anos, 60% aos 10 anos e 28% aos 20 anos.

Achados laboratoriais

Os níveis de hemoglobina podem variar de normal a significativamente diminuído. Achados comuns refletem uma hemólise intravascular crônica e incluem hemossidenúria, uma porcentagem de reticulócitos elevada, níveis baixos de haptoglobina sérica e níveis séricos elevados de desidrogenase láctica (LDH). Inicialmente, a anemia é normocítica, mas, caso uma deficiência de ferro se desenvolva, ela se torna microcítica. No esfregaço sanguíneo, poiquilocitose e anisocitose podem estar presentes. Níveis acentuadamente reduzidos de atividade da acetilcolinesterase de CSV e DFA também são observados. A citometria de fluxo é o teste diagnóstico de escolha para HPN. Com o uso de anti-CD59 para eritrócitos e anti-CD55 e anti-CD59 para granulócitos, a citometria de fluxo é mais sensível que os testes clássicos de lise eritrocítica (Ham ou por sacarose) em detectar a redução dessas proteínas de membrana ligadas a glicolipídios. O teste de aerolisina marcada por fluorescência pode aumentar a sensibilidade da detecção por meio de uma ligação seletiva às âncoras de GPI.

Tratamento

O surgimento da **terapia com eculizumabe** resultou em sobrevivência duradoura na maioria dos pacientes. O eculizumabe é um anticorpo monoclonal contra o componente C5 do complemento que interrompe a formação do complexo de ataque à membrana, bloqueando a destruição das CSV mediada pelo complemento e a ativação das plaquetas. Diminui a taxa de hemólise, estabiliza os níveis de hemoglobina, reduz o número de transfusões, reduz o risco de trombose e melhora a qualidade de vida. O eculizumabe é um tratamento aprovado e eficaz

Tabela 488.2 Classificação da hemoglobinúria paroxística noturna.

CATEGORIA	TAXA DE HEMÓLISE INTRAVASCULAR*	MEDULA ÓSSEA	CITOMETRIA DE FLUXO	BENEFÍCIO DO ECULIZUMABE
HPN clínica clássica	Marcante (LDH anormal de forma significativa, frequentemente com hemoglobinúria macroscópica episódica)	Medula celular causada por hiperplasia eritroide e morfologia normal ou quase normal†	Grande população (> 50%) de GPI-AP-PMNs§	Sim
HPN clínica no cenário de outra síndrome de falência da medula óssea‡	Leve (frequentemente com anomalias mínimas de marcadores bioquímicos de hemólise)	Evidência de síndrome de falência da medula óssea concomitante‡	Embora variável, o percentual de GPI-AP-PMNs em geral é relativamente pequeno (< 50%)	Em geral, não, mas alguns pacientes têm clones relativamente grandes e hemólise significativa do ponto de vista clínico, e podem se beneficiar do tratamento
HPN subclínica	Sem evidências clínicas ou bioquímicas de hemólise intravascular	Evidência de síndrome de falência da medula óssea concomitante‡	Pequena população (< 1%) de GPI-AP-PMNs detectada por citometria de alta resolução	Não

*Com base na hemoglobinúria macroscópica, concentração sérica de LDH e contagem de reticulócitos. †Anormalidades cariotípicas são incomuns. ‡Anemia aplásica ou síndrome mielodisplásica de baixo risco. §A análise dos PMNs é mais informativa do que a análise dos glóbulos vermelhos por causa da destruição seletiva de GPI-A-eritrócitos. GPI-AP–, proteína ancorada em glicosilfosfatidilinositol deficiente; LDH, desidrogenase láctica; PMNs, leucócitos polimorfonucleares. De Parker CJ, Ware RE: Paroxysmal nocturnal hemoglobinuria. In Orkin SH, Nathan DG, Ginsburg D *et al.*, editors: Nathan and Oski's hematology and oncology of infancy and childhood, ed 8, Philadelphia, 2015, Elsevier, Table 14-1.

para a HPN em adultos. Um estudo de fase I/II demonstrou segurança e eficácia em pacientes entre 11 e 17 anos. Devido ao custo e à duração do tratamento (vitalício) frequentemente necessário, sobretudo em crianças, pode ser mais útil na prevenção de trombose, anemia e outros sintomas, enquanto o transplante de células-tronco é considerado (Figura 488.2). A sobrevivência em adultos com HPN tratados com eculizumabe pode não ser diferente dos pacientes controle dos grupos pareados pelo sexo e idade da população geral. No entanto, a medicação não melhora a expansão clonal hematopoética ou previne a falência medular. Antes de iniciar o eculizumabe, recomenda-se a imunização dos pacientes com as vacinas meningocócicas (MenACYW e MenB) se o paciente ainda não tiver recebido estas, uma vez que um risco grave de inibição do complemento é o aumento da suscetibilidade a infecções meningocócicas. A vacinação fornece proteção incompleta contra a doença meningocócica aos pacientes que recebem eculizumabe e, portanto, a profilaxia antibiótica com penicilina também deve ser considerada. A cefaleia é um efeito adverso comum após as primeiras doses de eculizumabe, mas desaparece posteriormente. Uma resposta pobre ao tratamento pode ser causada por polimorfismos no gene do C5 que produzem resistência aos bloqueios determinados pelo fármaco. Os pacientes que recebem a terapia com eculizumabe requerem monitoramento regular, incluindo hemogramas completos com reticulócitos, LDH, bilirrubina total e repetição da citometria de fluxo a cada 6 a 12 meses.

O **transplante de células-tronco hematopoéticas (TCTH)** é uma consideração terapêutica chave se existir um doador adequado, sobretudo em crianças. A anemia aplásica grave é uma forte indicação de transplante na HPN (Figura 488.2). O TCTH é a única terapia com potencial curativo disponível para a HPN. O transplante não mieloablativo (com regimes de condicionamento de intensidade reduzida) é frequentemente usado para reduzir a mortalidade e a morbidade relacionadas ao transplante. Uma vez que se busca a erradicação apenas dos clones da HPN, a mieloablação total não é necessária.

Glicocorticoides como a prednisona podem ser usados para episódios hemolíticos agudos; a dose deve ser reduzida assim que a hemólise diminuir. **Anticoagulação** prolongada (heparina ou heparina de baixo peso molecular) pode ser benéfica quando tromboses ocorrem. Por causa da perda urinária crônica de ferro como hemossiderina, a **terapia de ferro** pode ser necessária. **Andrógenos** (p. ex., fluoximesterona), globulina antitimócito, ciclosporina e fatores de crescimento (p. ex., eritropoetina, fator estimulante de colônias de granulócitos) têm sido usados para tratar a falência medular.

ACANTOCITOSE

A acantocitose é caracterizada por eritrócitos com projeções espiculadas arredondadas irregulares (**acantócitos**, também conhecidos como *spur cells*) (ver Figura 485.4*E*). Esse achado morfológico resulta de alterações na proporção de colesterol:fosfolipídios da membrana, com a morfologia atribuída a um excesso de lipídios na camada externa em relação à camada interna da bicamada lipídica da membrana. Na doença hepática, os acantócitos se desenvolvem devido à abundância acentuada de colesterol livre, conforme os pacientes desenvolvem congestão esplênica, anemia hemolítica e icterícia. **Abetalipoproteinemia** é uma doença autossômica recessiva hereditária na qual a acantocitose está associada a má absorção de gordura, ataxia progressiva e retinite pigmentosa. A má absorção de gordura pode se tornar aparente no primeiro ano de vida; a ataxia se desenvolve na idade escolar; e a anemia geralmente é leve. **Hipobetalipoproteinemia** é uma doença hereditária recessiva familiar que tem um espectro clínico similar, mas com achados mais brandos.

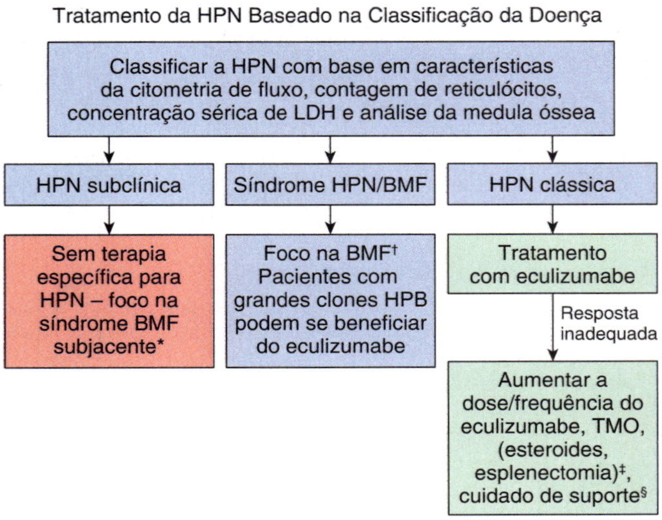

BMF, Falência da medula óssea (anemia aplásica e MDS de baixo risco); *TMO*, transplante de medula óssea. *Alguns estudos indicam uma resposta favorável à terapia imunossupressora (IST). †O TMO erradica os clones de HPN e, geralmente, o tratamento com IST não afeta o tamanho dos clones com HPN. ‡Considerado para pacientes com hemólise extravascular clinicamente significativa. §Transfusão.

Figura 488.2 Tratamento da hemoglobinúria paroxística noturna (HPN). Um esquema de tratamento baseado na classificação da HPN em 3 categorias: subclínica, HPN no contexto de outra síndrome de insuficiência da medula óssea (HPN/BMF) e HPN clássica (ver Tabela 488.2 para características de cada categoria). LDH, desidrogenase láctica. (*De Nathan and Oski's hematology and oncology of infancy and childhood, ed 8, Philadelphia, 2015, Elsevier, Fig 14-9.*)

Existem quatro *síndromes de neuroacantocitose* geneticamente diferentes (Tabela 488.3). A **coreia-acantocitose** é uma doença com início na fase adulta sem anemia, números variáveis de acantócitos no esfregaço de sangue periférico, com diversos achados neurológicos, tais como coreia, tiques e hipotonia dos membros. A rara **síndrome de McLeod** ligada ao X (marcada por ausência do antígeno Kell), se apresenta com anemia hemolítica leve, miopatia de início tardio, neuropatia periférica, coreia e esplenomegalia. Geralmente, há mais de 3% de acantócitos no esfregaço periférico e atrofia do caudado é observada na ressonância magnética. A síndrome de McLeod é a única síndrome de neuroacantocitose provável de se apresentar na infância. Os acantócitos também são observados na **neurodegeneração associada à pantotenato quinase** (com distonia, rigidez, coreia, disartria, espasticidade, retinopatia) e na **doença de Huntington tipo 2**.

Em contrapartida aos acantócitos, os **equinócitos** ou "*eritrócitos crenados*" (*burr cells*) têm distribuição mais regular das projeções ou recortes dentados em toda a superfície dos eritrócitos e tendem a um contorno mais esferoidal conforme envelhecem. Eles são frequentemente vistos como artefatos (p. ex., causados por pH elevado, contato com o vidro ou armazenamento do sangue) e com menor frequência na doença renal terminal, doença hepática, uremia, deficiência da piruvato quinase, corredores de longa distância e em alguns pacientes com hipomagnesemia e hipofosfatemia.

A bibliografia está disponível no GEN-io.

Tabela 488.3 Síndrome de neuroacantocitose.

DOENÇA	HERANÇA	MUTAÇÃO
Coreia-acantocitose	Autossômica recessiva	*VPS13A*
Síndrome de McLeod	Gene recessivo ligado ao cromossomo X	*XK*
Doença de Huntington tipo 2	Autossômica dominante	*JPH3*
Neurodegeneração associada à pantotenato quinase	Autossômica recessiva	*PANK2*

Capítulo 489

Hemoglobinopatias

Kim Smith-Whitley e
Janet L. Kwiatkowski

DISTÚRBIOS DA HEMOGLOBINA

A *hemoglobina* é um tetrâmero constituído por dois pares de cadeias de globina. As anomalias nessas proteínas são referidas como *hemoglobinopatias*.

Mais de 800 variantes de hemoglobina foram descritas. A classificação clínica mais comum e útil das hemoglobinopatias é baseada na nomenclatura associada com a alteração da cadeia de globina envolvida. Dois agrupamentos de genes da hemoglobina (Hb) estão envolvidos na produção de Hb e localizados na extremidade dos braços curtos dos cromossomos 16 e 11. Seu controle é complexo, incluindo uma região de controle superior no *locus* de cada cromossomo respectivo e um local de controle ligado ao cromossomo X. No cromossomo 16, existem três genes dentro do agrupamento gênico alfa (α): zeta (ζ), alfa 1 (α_1) e alfa 2 (α_2). No cromossomo 11, existem cinco genes dentro do agrupamento gênico beta (β): épsilon (ε), gama 1 (γ_1), gama 2 (γ_2), delta (δ) e beta (β).

A ordem da expressão gênica em cada agrupamento segue de forma semelhante a ordem da expressão durante o período embrionário, fetal e, por fim, da infância. Na oitava semana da vida fetal, são formadas as hemoglobinas embrionárias Gower-1 ($\zeta_2\varepsilon_2$), Gower-2 ($\alpha_2\varepsilon_2$) e Portland ($\zeta_2\gamma_2$). Na nona semana de vida fetal, a principal apresentação da hemoglobina é a HbF ($\alpha_2\gamma_2$). A HbA ($\alpha_2\beta_2$) aparece pela primeira vez durante o 1º mês de vida fetal, mas não se torna a hemoglobina dominante até depois do nascimento, quando os níveis de HbF começam a declinar. A HbA_2 ($\alpha_2\delta_2$) é uma hemoglobina secundária que aparece pouco antes do nascimento e permanece em níveis baixos posteriormente. O padrão final de distribuição da hemoglobina na infância não é alcançado até pelo menos os 6 meses e às vezes até mais tarde. O padrão normal de hemoglobina é aproximadamente HbA $\geq$ 95%, $Hb_2 \leq$ 3,5% e HbF < 2,5%.

489.1 Doença Falciforme[2]

Kim Smith-Whitley

Crianças com doença falciforme devem ser acompanhadas por hematologistas pediátricos, que são especialistas no tratamento dessa doença. A assistência médica oferecida por um especialista está associada à redução na frequência de visitas ao serviço de emergência e no tempo de internação, em comparação com pacientes que não foram assistidos por hematologistas no último ano.[3]

FISIOPATOLOGIA

A hemoglobina S (HbS) é o resultado de uma única mudança em pares de bases, timina por adenina, no 6º códon do gene da betaglobina. Essa mudança codifica valina em vez de glutamina na posição 6 da cadeia beta. A anemia falciforme HbSS (homozigota) ocorre quando ambos os alelos da betaglobina apresentam a mutação falciforme (βs). A doença falciforme inclui não somente os pacientes com anemia falciforme, mas também os heterozigotos em que um alelo da betaglobina apresenta a mutação falciforme e o 2º alelo da betaglobina apresenta uma mutação genética diferente da mutação falciforme, como HbC, betatalassemia, HbD e HBO^{Arab}. Na anemia falciforme, os níveis de HbS estão muitas vezes aumentados, chegando a 90% da hemoglobina total, enquanto na doença falciforme a HbS compõe mais de 50% da hemoglobina total.

Nos eritrócitos, a molécula de hemoglobina tem uma conformação altamente específica que possibilita o transporte de oxigênio pelo corpo. Na ausência de mutações na cadeia de globina, as moléculas de hemoglobina não interagem umas com as outras. No entanto, a presença de HbS resulta em alterações estruturais no tetrâmero da Hb, que fazem com que, no estado desoxigenado, as moléculas de HbS interajam umas com as outras, formando polímeros rígidos que dão aos eritrócitos a sua forma característica de "foice". O pulmão é o único órgão capaz de inverter os polímeros, e qualquer doença pulmonar pode comprometer o grau de reversibilidade.

O afoiçamento intravascular ocorre principalmente nas vênulas pós-capilares e é uma função da obstrução mecânica por eritrócitos falciformes e do aumento da adesão de plaquetas e leucócitos no endotélio vascular. A doença falciforme também é uma doença inflamatória que altera valores de marcadores não específicos de inflamação, incluindo elevação na contagem do nível basal de leucócitos e na quantidade de citocinas. Alterações intraeritrocitárias levam à hemólise e à redução do tempo de vida dos eritrócitos. A hemólise leva a diversas alterações, incluindo a alteração no metabolismo do óxido nítrico e o estresse oxidativo, que contribuem para a disfunção endotelial.

DIAGNÓSTICO E EPIDEMIOLOGIA

Os EUA instituíram um programa de rastreamento neonatal obrigatório para a doença falciforme para todos os estados. Esses programas visam identificar os recém-nascidos portadores da doença, fornecer um diagnóstico imediato e encaminhá-los para uma orientação prévia em unidades de saúde especializadas para iniciar a penicilina antes dos 4 meses.

Os procedimentos mais usados para o diagnóstico de recém-nascidos incluem a **focalização isoelétrica** (FIE) e a **cromatografia líquida de alta eficiência** (HPLC). Alguns laboratórios realizam testes genéticos em amostras que demonstram anormalidade da hemoglobina. Recomenda-se a realização de uma etapa confirmatória, na qual todos os pacientes que apresentaram resultados anormais são testados novamente durante a primeira consulta médica. Além disso, recomenda-se a realização do hemograma completo e o fenótipo de Hb de ambos os progenitores para confirmar o diagnóstico e oferecer uma oportunidade de aconselhamento genético. Bebês que possam ter **persistência hereditária de hemoglobina fetal HbS** (HbSHPFH), cujos progenitores não passaram por estudos completos, devem passar por uma avaliação molecular para o genótipo de betaglobina antes dos 12 meses. A Tabela 489.1 correlaciona o fenótipo inicial da hemoglobina no nascimento com o tipo de hemoglobinopatia.

Nos programas de rastreamento de recém-nascidos, a hemoglobina em maior quantidade é relatada primeiro, sendo seguida pelas outras hemoglobinas em ordem decrescente de quantidade. Alguns estados dos EUA realizam inicialmente FIE em amostras de sangue de recém-nascidos e depois usam amostras de DNA para confirmar as hemoglobinas anormais verificadas na FIE. Nas análises da hemoglobina de recém-nascidos, um resultado **HbFS** indica um padrão que sustenta os diagnósticos de HbSS, HbSHPFH ou $HbS\beta^0$-talassemia. Um resultado **HbFSA** indica um padrão que sugere o diagnóstico de $HbS\beta^+$-talassemia. O diagnóstico de $HbS\beta^+$-talassemia é confirmado se pelo menos 50% da hemoglobina for HbS, se a HbA estiver presente e se os níveis de HbA_2 estiverem elevados (normalmente > 3,5%); contudo, a HbA_2 não está elevada no período neonatal. Em recém-nascidos, um resultado **HbFSC** indica um padrão que sugere o diagnóstico de HbSC, enquanto um resultado **HbFSA** indica um padrão que indica o diagnóstico de HbAS (traço falciforme); contudo, nesse caso, é preciso confirmar que o recém-nascido não recebeu uma transfusão de eritrócitos antes do exame.

Um recém-nascido com uma análise de hemoglobina **FSA** indica que recebeu uma transfusão de eritrócitos antes da obtenção do resultado do rastreamento, devido à maior quantidade de HbA em relação à de HbF, ou que houve erro no procedimento. O paciente pode ter tanto

[2]N.R.T.: No Brasil, em 2005, instituíram-se, por meio da Portaria nº 1.391, de 16 de agosto de 2005, no âmbito do Sistema Único de Saúde, as diretrizes para a Política Nacional de Atenção Integral às Pessoas com Doença Falciforme e outras Hemoglobinopatias. Disponível em: http://bvsms.saude.gov.br/bvs/saudelegis/gm/2005/prt1391_16_08_2005.html.

[3]N.R.T.: No Brasil, existe um programa pelo Ministério da Saúde, sempre atualizado, na linha de cuidado com o paciente portador de doença falciforme.

Tabela 489.1 Vários resultados de rastreamentos para a doença falciforme em neonatos com valores de hemoglobina basal.

RESULTADOS DO RASTREAMENTO DE NEONATOS: DOENÇA FALCIFORME*	POSSÍVEL FENÓTIPO DA HEMOGLOBINA†	FAIXA DE VARIAÇÃO PARA A HEMOGLOBINA BASAL APÓS OS 5 ANOS	NECESSIDADE DE EXPERIÊNCIA EM HEMATOLOGIA
FS	SCD-SS SCD-S β^0 tal SCD-S β^+ tal SCD-S $\delta\beta^-$ tal S HPFH	6 a 11 g/dℓ 6 a 10 g/dℓ 9 a 12 g/dℓ 10 a 12 g/dℓ 12 a 14 g/dℓ	Sim Sim Sim Sim Sim
FSC	SCD-SC	10 a 15 g/dℓ	Sim
FSA‡	SCD-S β^+ tal	9 a 12 g/dℓ	Sim
FS outro	SCD-S β^0 tal SCD-SD, SO^{Arab} SC^{Harlem}, S^{Lepore}	6 a 10 g/dℓ Variável	Sim Sim
AFS‡§	SCD-SS SCD-S β^+ tal SCD-S β^0 tal	6 a 10 g/dℓ 6 a 9 g/dℓ 7 a 13 g/dℓ variável	Sim Sim Sim

*As hemoglobinas estão ordenadas por quantidade. †Requer análise confirmatória para a hemoglobina após, pelo menos, 6 meses de vida e, se possível, teste gênico para betaglobina ou análise da hemoglobina de ambos os pais para um diagnóstico preciso do fenótipo da hemoglobina. ‡Traço falciforme é outro diagnóstico possível. §Impossível determinar o diagnóstico, porque a criança recebeu transfusão sanguínea antes do teste. A, hemoglobina normal; C, hemoglobina C; F, hemoglobina fetal; HPFH, persistência hereditária de hemoglobina fetal; O^{Arab}, hemoglobina O^{Arab}; S, hemoglobina falciforme; SC, hemoglobina falciforme C; SCD, doença falciforme; SS, doença falciforme homozigota; tal, talassemia.

uma doença falciforme como um traço falciforme, devendo ser iniciado um tratamento profilático com penicilina até que o diagnóstico final possa ser determinado.

Dadas as implicações de um diagnóstico de doença falciforme *versus* traço falciforme em um recém-nascido, não se deve subestimar a importância de repetir a análise de identificação de Hb no paciente e de obter uma análise de identificação de Hb e um hemograma completo dos pais, de modo a avaliar o esfregaço de sangue periférico e os parâmetros dos eritrócitos para a orientação genética. Nos programas estatais de rastreamento neonatal, a ocorrência de erros não intencionais é possível. Testes que apresentam que os recém-nascidos têm o fenótipo inicial de HbFS, mas cujo fenótipo final e verdadeiro é $HbS\beta^+$-talassemia, têm sido descritos como um dos erros mais comuns identificados em programas de rastreamento neonatal de hemoglobinopatia. Determinar um fenótipo preciso é importante para o aconselhamento genético apropriado dos pais. Além disso, a distinção entre HbSS e HbSHPFH no período de recém-nascido geralmente exige testes nos pais ou genéticos. Em bebês que mantêm as porcentagens de HbF acima de 25% após 12 meses sem evidências de hemólise devem ser testados para deleções do gene da betaglobina compatíveis com HPFH. Essas crianças apresentam uma evolução clínica mais leve e não exigem profilaxia com penicilina ou terapia com hidroxiureia.

Se os pais forem testados para o traço falciforme ou para o traço de outras hemoglobinopatias, o resultado deve ser comunicado a eles; em algumas circunstâncias, em que a questão da paternidade é questionada, deve-se preservar a privacidade garantida pelo sistema de saúde. Por esse motivo, é prática comum sempre pedir permissão aos pais para realizar os testes genéticos e divulgar os resultados a cada um separadamente.

Quando avaliados os dados nos EUA, tem-se que a doença falciforme é a doença genética mais comum e identificada pelo programa estatal de rastreamento neonatal obrigatório, ocorrendo a uma taxa de 1:2.647. Em relação às etnias, a doença falciforme entre afro-americanos se dá a uma proporção de 1 em 396 nascimentos; entre hispânicos, a razão é de 1 em 36 mil nascimentos. Ainda, cerca de 100 mil pessoas são afetadas por essa doença, com uma distribuição étnica de 90% de afro-americanos e 10% de hispânicos. A população norte-americana portadora da doença representa apenas uma fração da porção mundial da doença, sendo a estimativa global anual de recém-nascidos em todo mundo de 312 mil crianças acometidas por HbSS.[4]

[4]N.R.T.: No Brasil, atualmente, estima-se que nasçam, a cada ano, 3 mil crianças com doença falciforme e 200 mil com traço falciforme (Ministério da Saúde, Secretaria de Atenção à Saúde, 2012). Disponível em: http://bvsms.saude.gov.br/bvs/publicacoes/doenca_falciforme_condutas_basicas.pdf.

MANIFESTAÇÕES CLÍNICAS E TRATAMENTO DA ANEMIA FALCIFORME (HBSS)

Para uma discussão abrangente sobre o tratamento clínico de crianças e adolescentes com a doença falciforme, ver National Heart, Lung and Blood Institute (NHLBI) 2014 *Expert Panel Report* sobre o tratamento baseado em evidências de doença falciforme (https://www.nhlbi.nih.gov/sites/www.nhlbi.nih.gov/files/sickle-cell-disease-report.pdf).

Febre e bacteriemia

A febre em uma criança com anemia falciforme constitui uma emergência médica, necessitando de avaliação imediata e administração de antibióticos devido ao aumento do risco de infecção bacteriana e à elevada taxa de mortalidade subsequente. Aos 6 meses, lactentes com anemia falciforme desenvolvem uma função imunológica anormal devido à disfunção do baço. Por volta dos 5 anos, a maioria das crianças com anemia falciforme apresenta asplenia funcional completa. Independentemente da idade, todos os pacientes com anemia falciforme têm risco aumentado de infecção e morte por bactérias, em especial por organismos encapsulados, como *Streptococcus pneumoniae*, *Haemophilus influenzae* tipo b e *Neisseria meningitidis*.

A taxa de bacteriemia em crianças com doença falciforme que apresentam febre é < 1%. Várias estratégias clínicas foram desenvolvidas para conduzir o tratamento de crianças com doença falciforme que apresentam febre, as quais variam desde a internação hospitalar para tratamento com antimicrobiano por via intravenosa (IV) até a administração de uma cefalosporina de terceira geração no serviço de emergência ou acompanhamento ambulatorial de pacientes sem fatores de risco estabelecidos para uma bacteriemia oculta (sem foco identificável) (Tabela 489.2). Considerando que o tempo médio para a obtenção de uma hemocultura positiva é inferior a 20 horas em crianças com anemia falciforme, a observação por 24 horas é provavelmente a estratégia mais prudente para crianças e famílias que não têm acesso a um suporte hospitalar próximo ou que foram identificadas como de alto risco sem um acompanhamento adequado.

O tratamento ambulatorial de febre sem uma causa definida deve ser considerado em crianças com baixo risco de bacteriemia, após a obtenção adequada de culturas e a administração de ceftriaxona ou de outra cefalosporina intravenosa. É importante manter em observação crianças com anemia falciforme após a administração de ceftriaxona, pois podem desenvolver uma hemólise imunológica grave, rápida e com risco de morte. Em casos de bacteriemia por *Salmonella* spp. ou *Staphylococcus aureus*, deve-se considerar uma avaliação para osteomielite com cintilografia óssea, devido ao aumento do risco de osteomielite em crianças com anemia falciforme, em comparação com a população em geral. Recomenda-se a realização de triagem laboratorial e estudos radiológicos para identificar crianças com risco de aplasia

Tabela 489.2 Fatores clínicos associados ao aumento do risco de complicações agudas* em crianças febris com doença falciforme.

Aparência de gravemente doente
Hipotensão: pressão arterial sistólica < 70 mmHg com 1 ano ou < 70 mmHg + 2 × a idade (em anos) para crianças mais velhas
Má perfusão: tempo de enchimento capilar > 4 s
Temperatura > 40°C
Contagem absoluta de leucócitos: > 30.000/mm^3 ou < 5.000/mm^3
Contagem de plaquetas: < 100.000/mm^3
Histórico de sepse por pneumococo
Dor grave
Desidratação: redução do turgor da pele, mucosas secas, histórico de baixa ingestão de fluidos ou diminuição da produção de urina
Presença de síndrome torácica aguda (nova infiltração evidenciada na radiografia torácica)
Níveis de hemoglobina < 5,0 g/dℓ

*Inclui infecção grave e exige hospitalização. Adaptada de Williams JA, Flynn PM, Harris S *et al.*: A randomized study of outpatient treatment with ceftriaxone for selected febrile children with sickle cell disease, *N Engl J Med* 329:472-476, 1993.

transitória de eritrócitos, sequestro esplênico agudo e síndrome torácica aguda (**STA**), considerando que, com esses diagnósticos, muitas delas necessitam de cuidados intensivos, apresentando apenas um quadro de febre isolada inicialmente. É essencial a avaliação de crianças e cuidadores em termos de fatores psicossociais que poderiam impedir seu retorno ao hospital em caso de uma cultura de sangue positiva.

Crise aplásica

A infecção por parvovírus humano B19 representa uma ameaça única para pacientes com doença falciforme, porque essa infecção provoca uma **aplasia de eritrócitos**, que é transitória e limita a produção de reticulócitos, causando uma anemia profunda (ver Figura 485.3 no Capítulo 485). Qualquer criança com anemia falciforme, febre e *reticulocitopenia* deve ser considerada detentora de uma infecção por parvovírus B19 até que se prove o contrário. Na fase de recuperação, é possível observar reticulocitose e eritrócitos nucleados. O teste que detecta a presença de parvovírus humano B19 por meio de PCR é superior ao uso de títulos de IgM e IgG. A exacerbação aguda da anemia é tratada de maneira tradicional, recorrendo à transfusão de eritrócitos quando o paciente se torna hemodinamicamente sintomático ou tem uma doença concomitante, como STA ou sequestro esplênico agudo. Além disso, a infecção aguda pelo parvovírus B19 está associada à dor, ao sequestro esplênico, à STA, à glomerulonefrite, à artropatia e ao acidente vascular encefálico (AVE). Muitos pacientes com crise aplásica associada à infecção por parvovírus podem transmitir o vírus, devendo ser tomadas precauções para evitar a disseminação da infecção em área hospitalar e a exposição de cuidadoras grávidas.

Sequestro esplênico

O sequestro esplênico agudo é uma complicação potencialmente fatal que ocorre em especial em lactentes e em crianças jovens com anemia falciforme. A incidência de sequestro esplênico reduziu de cerca de 30% para 12,6%, devido à identificação precoce pelo rastreamento neonatal e à melhor orientação aos pais. O sequestro pode ocorrer a partir da 5ª semana de vida, mas acomete na maioria das vezes crianças entre 6 meses e 2 anos. Pacientes com doença falciforme dos tipos SC e Sβ^+-talassemia podem apresentar eventos de sequestro esplênico agudo durante toda a adolescência e a idade adulta.

O sequestro esplênico está associado a um rápido aumento do baço, que provoca dores no lado esquerdo do abdome e uma redução nos níveis de Hb de, pelo menos, 2 g/dℓ em relação ao nível basal do paciente. Pode levar a sinais de hipovolemia, dada a retenção dos eritrócitos no baço, e a uma anemia profunda, com queda da Hb total abaixo de 3 g/dℓ. Uma redução na contagem de leucócitos e plaquetas também pode estar presente. Pode ser desencadeado por febre e infecções bacterianas ou virais.

O tratamento inclui a intervenção precoce e a manutenção da estabilidade hemodinâmica utilizando fluidos isotônicos ou transfusão de concentrado de eritrócitos. Recomenda-se cautela nas transfusões de concentrado de eritrócitos tanto na crise de sequestro quanto na anemia resultante, uma vez que interrompem o aprisionamento de eritrócitos no baço e possibilitam a liberação das células sanguíneas do paciente que estavam sequestradas, muitas vezes elevando a Hb acima dos valores basais. Uma abordagem razoável é usar apenas 5 mℓ/kg de eritrócitos e/ou um valor de Hb alvo pós-transfusão de 8 g/dℓ, levando em conta que o objetivo da transfusão é evitar a hipovolemia. A transfusão de concentrado de eritrócitos que resulta em níveis de Hb > 10 g/dℓ pode provocar uma **síndrome de hiperviscosidade** no paciente, levando à liberação de sangue do baço após a transfusão.

Repetidos episódios de sequestro esplênico são comuns, ocorrendo em dois terços dos pacientes; a maioria dos episódios recorrentes se desenvolve 6 meses após o episódio anterior. A realização de uma esplenectomia profilática após a resolução de um episódio agudo é a única conduta eficaz para evitar novos episódios que ameacem a vida do paciente. Embora o tratamento de transfusão de eritrócitos tenha o objetivo de impedir episódios subsequentes, fortes evidências sugerem que essa estratégia não reduz o risco de sequestro esplênico recorrente. No entanto, é possível realizar um curto ciclo de transfusões regulares de eritrócitos até o planejamento da esplenectomia. Crianças devem ser imunizadas adequadamente com vacinas meningocócicas e pneumocócicas antes da cirurgia. Após a esplenectomia, deve-se prescrever profilaxia com penicilina.

Envolvimento hepático e da vesícula biliar

Ver Capítulos 387 e 393.

Dor falciforme

A **dactilite**, referida como **síndrome mão-pé**, é muitas vezes a primeira manifestação de dor em lactentes e crianças jovens com anemia falciforme, ocorrendo em 50% das crianças por volta do segundo ano de vida (Figura 489.1). Ela se manifesta muitas vezes por meio de um edema simétrico ou unilateral das mãos e/ou dos pés. A dactilite unilateral pode ser confundida com osteomielite, e, por isso, é importante realizar uma avaliação cuidadosa para distinguir as duas doenças, já que os tratamentos diferem significativamente. A dactilite requer um tratamento paliativo com medicamentos para a dor, como hidrocodona ou oxicodona, enquanto a osteomielite requer pelo menos 4 a 6 semanas de antibióticos intravenosos. Dada a associação entre o genótipo e o metabolismo da codeína, um subgrupo de crianças pode não obter alívio da dor com codeína. Portanto, o relato dos pais é necessário para determinar se o tratamento foi bem-sucedido no alívio da dor.

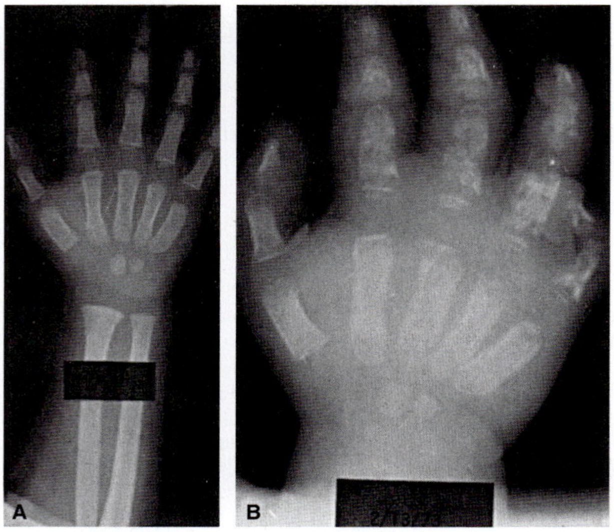

Figura 489.1 Radiografias de uma criança com anemia falciforme e dactilite aguda. **A.** Os ossos apresentam aspecto normal no início do episódio. **B.** Duas semanas mais tarde, as alterações destrutivas e a reação do periósteo são evidentes.

A característica clínica principal da doença falciforme é a **dor aguda vasoclusiva**. A dor falciforme aguda é caracterizada como um desconforto constante que pode ocorrer em qualquer parte do corpo, mas que é mais frequente no tórax, no abdome ou nas extremidades. Esses episódios dolorosos são muitas vezes abruptos e causam a interrupção das atividades diárias e um estresse significativo para as crianças e seus cuidadores. Pacientes com anemia falciforme têm aproximadamente um episódio doloroso por ano que requer acompanhamento médico.

A etiologia exata da dor é desconhecida, mas é possível que a patogênese se inicie quando o fluxo sanguíneo da microvasculatura é interrompido por células eritrocitárias falciformes e outros elementos celulares, provocando a isquemia de tecido. A dor falciforme aguda pode ser precipitada por estresse físico, infecção, desidratação, hipoxia, acidose local ou sistêmica, exposição ao frio e natação por períodos prolongados. Contudo, a maioria dos episódios de dor ocorre sem um estímulo identificável. O sucesso do tratamento desses episódios requer o treinamento de cuidadores e pacientes quanto ao reconhecimento dos sintomas e à conduta correta de tratamento. Na ausência de qualquer parâmetro clínico ou laboratorial claro e confiável associado à dor, a confiança entre o paciente e o médico é fundamental para o sucesso do tratamento clínico. O tratamento específico varia muito, mas geralmente inclui o uso de paracetamol ou de um agente anti-inflamatório não esteroide (AINE) no início da dor, seguido por escalonamento para um regime de combinação de analgésicos usando um opioide oral de ação prolongada ou um opioide oral de ação curta como agente único e, de maneira contínua, um agente não opioide.

Alguns pacientes precisam de tratamento em um ambiente com cuidados intensivos para a administração de morfina ou de derivados de morfina venosa. O principal objetivo do tratamento nesses ambientes é a administração oportuna de analgésicos para o alívio da dor. O aumento gradual e a diminuição da utilização de analgésicos para aliviar a dor estão mais ou menos associados com as oito fases da cronologia da dor e do conforto em crianças (Tabela 489.3). Quando a dor exige administração contínua de analgésicos por via parenteral,

Tabela 489.3 Fases de um episódio doloroso em pacientes com doença falciforme.

FASE	DESCRIÇÃO E MEDIDAS ADOTADAS PARA O CONFORTO
DADOS DA CRIANÇA	
I	*Nível basal* Sem dor, sem medidas de conforto
II	*Fase pré-dor* Sem evidências de dor A criança começa a mostrar alguns sinais e sintomas de EVO (olhos amarelados, fadiga) Medidas de conforto não são usadas Incentiva-se que os cuidadores aumentem os fluidos para evitar a ocorrência do evento de dor
III	*Ponto de início da dor* A criança se queixa de uma dor do tipo leve em uma região específica, que gradual ou rapidamente aumenta ou se estabelece Administram-se analgésicos leves (ibuprofeno e paracetamol) A criança mantém as atividades normais e continua indo à escola Espera-se que os cuidadores previnam o aumento da intensidade da dor
IV	*Aceleração da dor* A dor aumenta progressivamente; a intensidade aumenta de leve para moderada; aparece em mais regiões do corpo; a criança fica em casa e não vai à escola; o nível de atividade diminui; há diferenças no comportamento, na aparência e no humor Podem ser combinados analgésicos orais mais fortes com descanso, massagem, calor, distração e conforto psicológico
V	*Experiência do pico da dor* A dor segue aumentando Algumas crianças ficam incapacitadas e não conseguem obter o alívio da dor A dor é descrita como "lancinante", "penetrante", "pulsante", "martelante", "excruciante", "insuportável" ou "latejante" Os cuidadores podem decidir buscar auxílio do PS para obter analgésicos mais fortes e proteção contra complicações, como febre ou angústia respiratória Os cuidadores podem estar exaustos de cuidar da criança por diversos dias com pouco ou nenhum descanso Todos os métodos de conforto são constantemente usados para reduzir a dor e evitar a ida ao hospital A dor aumenta, apesar de todos os esforços Decide-se levar a criança ao PS
VI	*Ponto de início da diminuição da dor* A dor começa a se resolver após o uso de fluidos ou analgésicos IV Os analgésicos sedam a criança e a permitem dormir por períodos mais longos A dor é descrita como "diminuindo lentamente" A dor ainda é forte e latejante
VII	*Declínio constante da dor* A dor diminui lenta ou rapidamente A criança desenvolve maior interesse pelo ambiente, pelos outros pacientes no quarto e pelos visitantes A criança está menos irritável O nível de atividade aumenta e a criança pode ser levada para tomar um banho quente de banheira; ela deseja assistir à televisão e brincar com outras crianças ou voluntários do hospital A mobilidade melhora O nível da dor é relatado como "só um pouco" A maior animação no comportamento é evidente
VIII	*Resolução da dor* A dor atinge um nível tolerável A criança pode receber alta hospitalar com analgésicos orais leves; ela atinge a condição basal ou um nível próximo, com comportamento, aparência e humor mais normalizados O cuidador e a criança tentam recuperar e se adequar à vida antes do evento de dor
DADOS DE ADULTOS	
I	*Fase evolutiva/infartada* 3 dias ↓ Deformabilidade eritrocitária ↓ Hemoglobina ↑ % de eritrócitos densos ↑ RDW, ↑ HDW S/S: medo, anorexia, ansiedade, ↑ dor
II	*Fase pós-infarto/inflamatória* 4 a 5 dias ↓ Hemoglobina ↑ Glóbulos brancos (leucocitose) ↑ Proteína C reativa reagente à fase aguda ↑ Reticulócitos, ↑ LDH, ↑ CPK ↑ % eritrócitos densos ↑ RDW, ↑ HDW S/S: febre, dor constante forte, inchaço, sensibilidade, rigidez das articulações, efusões nas articulações
III	*Fase de resolução/cura/recuperação/pós-crise* ↑ Deformabilidade eritrocitária Hemoglobina retorna ao nível pré-crise Reticulócitos retornam aos níveis pré-crise ↓ % de eritrócitos densos ↓ RDW, ↓ HDW ↓ CIA Os precursores refletem o que acontece na fase III: ↑ plaquetas, ↑ reagentes da fase aguda (fibrinogênio, ↑ α_1-glicoproteína ácida, orosomucoide), ↑ viscosidade, ↑ VHS ↑ Reticulócitos expressando o ↑ complexo ICAM-1 de integrina $\alpha_4\beta_1$

CIA, células irreversivelmente afoiçadas; CPK, creatinofosfoquinase; EVO, episódio vasoclusivo; HDW, amplitude de distribuição da hemoglobina; ICAM, molécula de adesão intracelular; LDH, desidrogenase láctica; PS, pronto-socorro; RDW, amplitude de distribuição eritrocitária; S/S, sinais e sintomas; VHS, velocidade de hemossedimentação. Adaptada de Jacob E: The pain experience of patients with sickle cell anemia, *Pain Manage Nurs* 2(3):74-83, 2001; com dados de Ballas SK, Smith ED: Red blood cell changes during the evolution of the sickle cell painful crisis, *Blood* 79:2154-2163, 1992; e Beyer JE, Simmons LLE, Woods GM, Woods PM et al: A chronology of pain and comfort in children with sickle cell disease, *Arch Pediatr Adolesc Med* 153:913-920, 1999.

é necessário hospitalizar o paciente. O tempo médio de permanência hospitalar nesses casos é de 4,4 dias. As diretrizes clínicas para o tratamento da dor aguda e crônica em crianças e adultos com doença falciforme da NHLBI são abrangentes e representam um ponto de partida para o tratamento da dor.[5]

O paciente é o único capaz de dimensionar o grau da dor. Os profissionais de saúde que trabalham com crianças devem usar uma escala validada e consistente (p. ex., a escala de faces de Wong-Baker) para avaliar a dor. Embora as escalas de dor tenham demonstrado utilidade para algumas crianças, outras necessitam de condições preestabelecidas para determinar em que momento um tratamento opioide deve ser iniciado e reduzido. Por exemplo, durante o sono da noite, a medicação para dor pode ser diminuída em 20% até a manhã seguinte. A maioria dos episódios dolorosos de pacientes com doença falciforme é tratada em casa com estratégias de conforto, como cobertores de aquecimento, técnicas de relaxamento, massagem e medicação oral para a dor.

Vários mitos foram propagados sobre o tratamento da dor na doença falciforme. O conceito de que episódios dolorosos em crianças devam ser conduzidos sem o uso de opioides é sem fundamento e resulta em um sofrimento injustificado para o paciente. O tratamento com transfusão de concentrado de eritrócitos durante um episódio doloroso não diminui a intensidade ou a duração do episódio doloroso, porque a necrose tecidual ocorre bem antes da administração da transfusão. A hidratação venosa não alivia ou impede a dor, mas é apropriada quando o paciente está desidratado ou incapacitado de ingerir líquidos por causa de uma dor forte. *Em crianças com doença falciforme, a dependência de opiáceos é rara e nunca deve ser utilizada como motivo para não usar a medicação para a dor.* Contudo, pacientes que apresentam vários episódios dolorosos que exigem hospitalização dentro de 1 ano ou que exigem hospitalização > 7 dias devem ser avaliados quanto a comorbidades e fatores ambientais de estresse que possam contribuir para a frequência ou duração da dor. Crianças com dor crônica devem ser avaliadas quanto a outras causas associadas aos episódios de dor vasoclusiva, incluindo, mas não se limitando, a presença de necrose avascular, úlceras nas pernas e fraturas do corpo vertebral por compressão. Uma anamnese cuidadosa é necessária para distinguir a dor crônica, que muitas vezes não é aliviada pelo uso de opioides, em oposição a episódios de dor vasoclusiva aguda prolongada e recorrente.

A dor óssea (infarto do osso ou da medula óssea) com ou sem febre deve ser diferenciada da **osteomielite**. Tanto *Salmonella* spp. quanto *S. aureus* causam osteomielite em crianças com doença falciforme, muitas vezes envolvendo a diáfise de ossos longos (ao contrário da osteomielite em crianças sem anemia falciforme, que acomete a região metafisária do osso). A diferenciação entre osteonecrose, crise vasoclusiva e osteomielite é muitas vezes difícil. Os sinais e os sintomas clínicos podem ser consistentes tanto com osteonecrose quanto com crises vasoclusivas, uma vez que uma dor por febre de baixo grau, edema da área acometida, contagens de leucócitos e níveis de proteína C reativa elevados podem estar presentes em ambos. Hemoculturas, quando positivas, são úteis. O exame de RM pode ser útil para localizar uma área para obter fluido para cultura. Achados de RM sugestivos de osteomielite incluem fluido medular localizado, sequestro e defeitos corticais. Em última análise, aspirações com ou sem biopsia e cultura serão necessárias para diferenciar os dois processos (ver Capítulo 704).

Necrose avascular

A necrose avascular **(NAV)** ocorre em uma taxa mais elevada entre crianças com doença falciforme do que na população em geral e é fonte de dor aguda e crônica. Na maioria das vezes, a cabeça do fêmur é acometida. Infelizmente, a NAV do quadril pode levar à claudicação e a discrepâncias no comprimento da perna. Outros locais afetados incluem a cabeça do úmero e a mandíbula. Os fatores de risco para a NAV incluem a doença HbSS com traço de alfatalassemia, episódios vasoclusivos frequentes e hematócrito elevado (para pacientes com anemia falciforme). O tratamento ideal da NAV não foi determinado, e a conduta individual exige consulta com especialistas nessa doença, como ortopedista, fisioterapeuta, hematologista e médico de atenção primária. A conduta inicial deve incluir o encaminhamento a um ortopedista pediátrico e a um fisioterapeuta para a definição de abordagem e estratégias que aumentem a força e diminuam as atividades diárias que envolvam a sobrecarga de peso, que podem agravar a dor associada à NAV. O uso de opioides é feito em muitos casos, mas geralmente pode ser reduzido após a diminuição da dor aguda. As transfusões de eritrócitos regulares não demonstraram ser eficazes para diminuir a dor aguda e crônica associada à NAV.

Priapismo

O priapismo, definido como uma ereção dolorosa e indesejada do pênis, acomete homens de todos os genótipos, mas com muito mais frequência aqueles com anemia falciforme. O primeiro episódio de priapismo ocorre, em média, aos 15 anos, mas já foi relatado em crianças de 3 anos. A probabilidade de um paciente apresentar priapismo é de cerca de 90% aos 20 anos.

O priapismo ocorre em dois padrões: *prolongado*, com mais de 4 horas de duração, ou *intermitente*, com episódios breves que se resolvem espontaneamente, mas podem ocorrer em vários níveis e anunciar um evento prolongado. Ambos os tipos ocorrem desde o início da infância até a idade adulta. A maioria dos episódios ocorre entre 3 horas da madrugada e 9 horas da manhã. Na doença falciforme, o priapismo representa um estado de baixo fluxo causado pela estase venosa decorrente do afoiçamento de eritrócitos no corpo cavernoso. Episódios prolongados e recorrentes de priapismo estão associados à disfunção erétil (impotência).

O tratamento ideal para o priapismo agudo é desconhecido. Tratamentos de suporte, como banho quente, exercício aeróbico curto ou medicação para a dor, são muitas vezes utilizados por pacientes em casa. Episódios prolongados com duração acima de 4 horas devem ser tratados com aspiração do sangue do corpo cavernoso, seguida de irrigação com epinefrina diluída para produzir redução da *tumescência* imediata e sustentada do pênis. Esse procedimento deve ser iniciado mediante uma consulta com um urologista, com a orientação do hematologista. Foi proposto o uso de transfusão de eritrócitos simples com transfusão de troca para o tratamento agudo do priapismo, mas poucas evidências sustentam essa estratégia como tratamento inicial. Se nenhum benefício for obtido do tratamento cirúrgico, uma transfusão de troca sanguínea com elevação da hemoglobina A deve ser indicada. No entanto, é possível que a redução da tumescência peniana ocorra somente 24 horas após a troca sanguínea (um tempo muito maior do que com a aspiração urológica). Além disso, o uso de transfusão para o tratamento de priapismo foi associado a eventos neurológicos agudos. A consulta com um hematologista e um urologista ajudará a identificar terapias para prevenir reincidências.

Complicações neurológicas

As complicações neurológicas relacionadas com doença falciforme são variadas e complexas, indo desde um AVE isquêmico **agudo** com déficit neurológico focal até anormalidades clinicamente **silenciosas** encontradas em imagens radiológicas. Antes do desenvolvimento da ultrassonografia Doppler transcraniana para investigar o risco de AVE em crianças com anemia falciforme, cerca de 11% apresentaram um AVE evidente, enquanto e 20% apresentaram um AVE silencioso antes dos 18 anos. A definição funcional de *acidente vascular encefálico evidente* é a presença de um déficit neurológico focal com duração maior que 24 horas e/ou neuroimagens cerebrais alteradas, indicando um infarto cerebral em RM ponderada em T2, que corresponde ao déficit neurológico focal (Figuras 489.2 e 489.3). Um *infarto cerebral silencioso* não apresenta resultados neurológicos focais com duração maior que 24 horas e é diagnosticado por meio de um exame de RM ponderada em T2 com resultado alterado. Crianças com outros tipos de doença falciforme, como HbSC ou HbSβ^+-talassemia, também desenvolvem infartos cerebrais evidentes ou silenciosos, mas com frequência menor que crianças com HbSS e HbSβ^0-talassemia.

[5]N.R.T.: No Brasil, o tratamento da dor falciforme aguda segue orientação e conduta pelo *Manual de Condutas Básicas para Tratamento da Doença Falciforme*, Ministério da Saúde, 2013. Disponível em: http://bvsms.saude.gov.br/bvs/publicacoes/doenca_falciforme_condutas_basicas_tratamento.pdf.

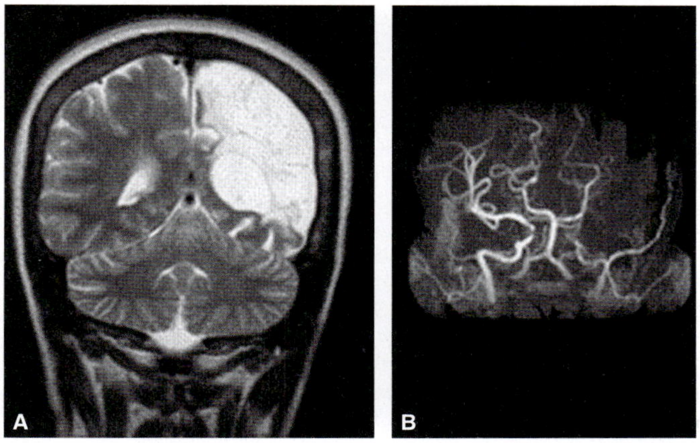

Figura 489.2 **Ressonância magnética e angiografia cerebral por ressonância magnética. A.** A ressonância magnética ponderada em T2 mostra o infarto antigo das áreas da artéria cerebral anterior esquerda e da artéria cerebral média. **B.** A angiografia por ressonância magnética mostra a oclusão do sifão da artéria carótida interna esquerda, que é distal em relação ao local de implantação da artéria oftálmica.

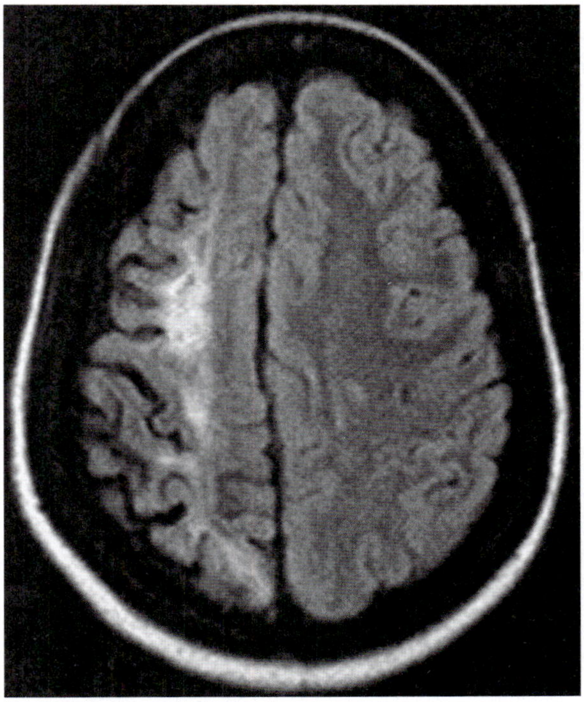

Figura 489.3 Ressonância magnética de sequência de recuperação de inversão atenuada por fluido do cérebro mostrando um infarto cerebral da zona periférica do hemisfério direito em uma criança com anemia falciforme. (*Reproduzida de Switzer JA, Hess DC, Nichols F et al.: Pathophysiology and treatment of stroke in sickle-cell disease: present and future,* Lancet Neurol *5:501-512, 2006.*)

Outras complicações neurológicas incluem ataques isquêmicos transitórios; cefaleias, que podem ou não estar correlacionadas com o grau de anemia; convulsões; trombose venosa cerebral; e **síndrome da encefalopatia posterior reversível (PRES)**. Malformações de Chiari I podem ocorrer em crianças mais velhas com doença falciforme. A **síndrome da embolia gordurosa** é uma complicação rapidamente progressiva e potencialmente fatal que envolve dor, dificuldade respiratória, alterações do estado mental e insuficiência de múltiplos órgãos e sistemas. Mediante a identificação precoce dessa síndrome, uma terapia de transfusão de troca mostrou melhora da sobrevida dos pacientes em uma pequena série de casos.

Para pacientes que apresentam um déficit neurológico focal agudo, recomenda-se uma avaliação neurológica pediátrica imediata e uma avaliação por um hematologista pediátrico. Além disso, é necessário que o paciente seja tratado com administração de oxigênio para manter a saturação de oxigênio ($Sato_2$) acima de 96% e uma transfusão de eritrócitos simples no intervalo de 1 hora após a apresentação do quadro para elevar os níveis de Hb para no máximo 10 g/dℓ. Uma transfusão de eritrócitos simples e oportuna é importante, sendo a estratégia mais eficiente para aumentar drasticamente o teor de oxigênio dos eritrócitos quando a $Sato_2$ é > 96%. Contudo, ultrapassar em grande número o valor de Hb pós-transfusão pode provocar um aumento significativo do nível basal de Hb do paciente, resultando em hiperviscosidade, que limita a distribuição de oxigênio para o cérebro. Nessa situação, deve-se considerar uma transfusão de troca imediata por meio de uma eritrocitaférese automatizada ou manual para reduzir a porcentagem de HbS em pelo menos 50%, e idealmente a menos de 30%. A realização de uma transfusão de troca durante um AVE agudo está associada à diminuição no risco de um segundo AVE em comparação com a transfusão simples isolada. Uma TC de crânio deve ser realizada o mais rápido possível para excluir a possibilidade de hemorragia cerebral, bem como uma RM do cérebro ponderada em difusão, se disponível, para distinguir entre infartos isquêmicos e PRES. A venografia por RM é útil para avaliar a possibilidade de **trombose venosa cerebral**, uma rara, mas possível, causa de déficit neurológico focal em crianças com doença falciforme. A angiografia por RM pode identificar evidências de doença vascular encefálica; a obtenção desse tipo de imagem não é crítica no período inicial do tratamento de uma criança com doença falciforme com déficit neurológico focal.

A apresentação clínica da PRES ou da trombose venosa central pode ser semelhante a um AVE, mas exige um diferente curso de tratamento. O tratamento ideal para a PRES e a trombose venosa cerebral não foi definido em pacientes com doença falciforme, e, por isso, é necessária uma avaliação por um neurologista e um hematologista pediátricos. A abordagem primária para a **prevenção** de um AVE evidente recorrente é a transfusão sanguínea, que visa manter a concentração máxima de HbS < 30%. Apesar do tratamento de transfusão crônica de troca de concentrado de eritrócitos, cerca de 20% dos pacientes terão um segundo AVE, e 30% desse grupo terão um terceiro AVE.

Ultrassonografia Doppler Transcraniana

A prevenção primária de um AVE pode ser obtida por meio da avaliação da velocidade do sangue na porção terminal da carótida interna e na porção proximal da artéria cerebral média por meio de uma ultrassonografia Doppler transcraniana (DTC). Crianças com anemia falciforme que apresentam uma elevada *média máxima por média de tempo* (TAMM) da velocidade do fluxo sanguíneo, superior a 200 cm/s, têm maior risco de um evento cerebrovascular. Uma TAMM abaixo de 200, mas igual ou superior a 180 cm/s, representa um limiar condicional. A repetição da medição deve ser feita dentro de alguns meses, por causa da elevada taxa de conversão da velocidade superior a 200 cm/s por DTC nesse grupo de pacientes. Contudo, um valor isolado $\geq$ 220 cm/s é motivo de preocupação e não exige a repetição antes da recomendação de uma intervenção.

Os dois métodos distintos para medir a velocidade por DTC são: uma técnica sem formação de imagem e outra com formação de imagem. A técnica *sem formação de imagem* foi a utilizada no ensaio de prevenção de AVE patrocinado pelos National Institutes of Health dos EUA, embora a maioria dos radiologistas pediátricos use na prática a técnica *com formação de imagem*. Quando comparadas entre si, a técnica com formação de imagem produz valores 10 a 15% inferiores aos da técnica sem formação de imagem. A técnica com formação de imagem utiliza a *velocidade média máxima por média de tempo* (TAMX), e supõe-se que essa medida seja equivalente ao cálculo sem formação de imagem de TAMM. O ajuste do limite de transfusão para baixo é apropriado para centros que utilizam o método com formação de imagem para avaliar a velocidade por DTC. A magnitude do limite de transfusão não foi definida para a técnica com formação de imagem, mas um limiar de transfusão para TAMX de 185 cm/s e um limite condicional de TAMX de 165 cm/s parecem razoáveis. Alguns especialistas recomendam o uso dos mesmos limites, independentemente da técnica.

Crianças com valores obtidos por DTC acima dos limites definidos devem dar início a um tratamento de transfusão crônica de troca de concentrado de eritrócitos para manter os níveis de HbS abaixo de 30% para diminuir o risco de um primeiro AVE. Essa estratégia reduz a taxa de AVE evidentes em 85%. Após o início do tratamento de transfusão sanguínea, um subconjunto de pacientes com baixo risco de desenvolver valores aumentados de DTC, como aqueles que não têm uma vasculopatia cerebral confirmada por RM, pode passar de um tratamento com transfusões crônicas para uma terapia a longo prazo com hidroxiureia. O risco de AVE agudo é reduzido quando o uso de hidroxiureia e o tratamento com transfusões crônicas se sobrepõem até que se obtenha uma resposta terapêutica robusta à hidroxiureia.

Complicações pulmonares

Em crianças com doença falciforme, a doença pulmonar é a segunda causa mais comum de internação hospitalar e está associada a mortalidade significativa. A **síndrome torácica aguda** (STA) é uma complicação pulmonar da doença falciforme que pode pôr a vida em risco, sendo definida como uma nova imagem na radiografia do tórax somada a quaisquer dois dos seguintes sinais e sintomas: febre, desconforto respiratório, hipoxia, tosse e dor no peito (Figura 489.4). Mesmo na ausência de sintomas respiratórios, crianças muito jovens com febre devem ser submetidas a uma radiografia do tórax para identificar o desenvolvimento de STA, visto que o exame clínico de maneira isolada é insuficiente para identificar pacientes com uma nova imagem radiográfica. A detecção precoce de STA pode alterar a conduta no tratamento clínico. Os achados radiográficos são variáveis, mas podem incluir o envolvimento de um único lobo, predominantemente o lobo inferior esquerdo, e de vários lobos, na maioria das vezes de ambos os lobos inferiores, e derrames pleurais, tanto unilaterais quanto bilaterais. Pode evoluir rapidamente de um infiltrado simples a infiltrados amplos e a um derrame pleural. Por isso, é necessário monitorar o paciente por meio de oximetrias de pulso continuadas e exames clínicos frequentes, sendo recomendado obter repetidas imagens de raios X do tórax para a avaliação de hipoxia progressiva, dispneia, taquipneia e outros sinais de desconforto respiratório.

A maioria dos pacientes com STA não tem uma única causa identificável. A infecção é a etiologia mais conhecida, mas apenas 30% dos episódios de STA têm escarro ou cultura broncoalveolar positivo, sendo os patógenos bacterianos mais comuns *S. pneumoniae*, *Mycoplasma pneumoniae* e *Chlamydia* spp. O evento mais frequente anterior à STA é um episódio doloroso que requer tratamento com opioides sistêmicos. **Êmbolos gordurosos**, decorrentes da medula óssea infartada, também foram sugeridos como causa da STA, podendo ser fatais se grandes quantidades forem liberadas para os pulmões. Eles podem ser difíceis de diagnosticar, mas devem ser considerados como uma das causas em qualquer paciente com doença falciforme, se houver um rápido início de desconforto respiratório e um estado neurológico alterado. Também podem ocorrer petéquias, mas podem ser de difícil detecção se não investigadas com cuidado.

Dado o fato de as causas da STA serem variadas, o tratamento tem condutas diferenciadas (Tabela 489.4). O tipo de opioide está associado a um aumento no risco de STA decorrente, em parte, da hipoventilação, sendo a morfina mais propensa a causar STA do que o cloridrato de nalbufina. No entanto, sob nenhuma circunstância, deve-se limitar o uso de opioides para evitar a STA; em vez disso, devem ser adotadas outras medidas para evitar seu desenvolvimento. Em pacientes com dor torácica, a realização regular de 10 a 12 respirações em um **espirômetro de incentivo** a cada 2 horas pode reduzir significativamente a frequência de episódios subsequentes de STA. Devido à sobreposição clínica entre pneumonia e STA, todos os episódios devem ser tratados imediatamente com antimicrobiano, que deve incluir pelo menos um macrolídeo e, possivelmente, uma cefalosporina de terceira geração. Um diagnóstico prévio de asma ou de chiado com STA deve ser tratado de acordo com os padrões de cuidado para exacerbações de asma com broncodilatadores. O diagnóstico de STA não contraindica o tratamento recomendado para um paciente com exacerbação da asma. Administrações de oxigênio devem ser feitas em pacientes que demonstram hipoxia. O tratamento de transfusão de eritrócitos simples ou de troca (manual ou automatizada) é o único método capaz de interromper um episódio de STA de progressão rápida. Contudo, a decisão sobre o momento de realizar a transfusão e o tipo da transfusão (simples ou troca) tem uma definição menos clara. Em geral, as transfusões sanguíneas são realizadas quando pelo menos uma das seguintes características clínicas está presente: diminuição da $Sato_2$, aumento do esforço respiratório, rápida mudança no padrão respiratório com ou sem demonstração de agravamento na radiografia torácica, queda na Hb de 2 g/dℓ abaixo do nível basal do paciente ou histórico de STA grave, exigindo internação em uma unidade de terapia intensiva.

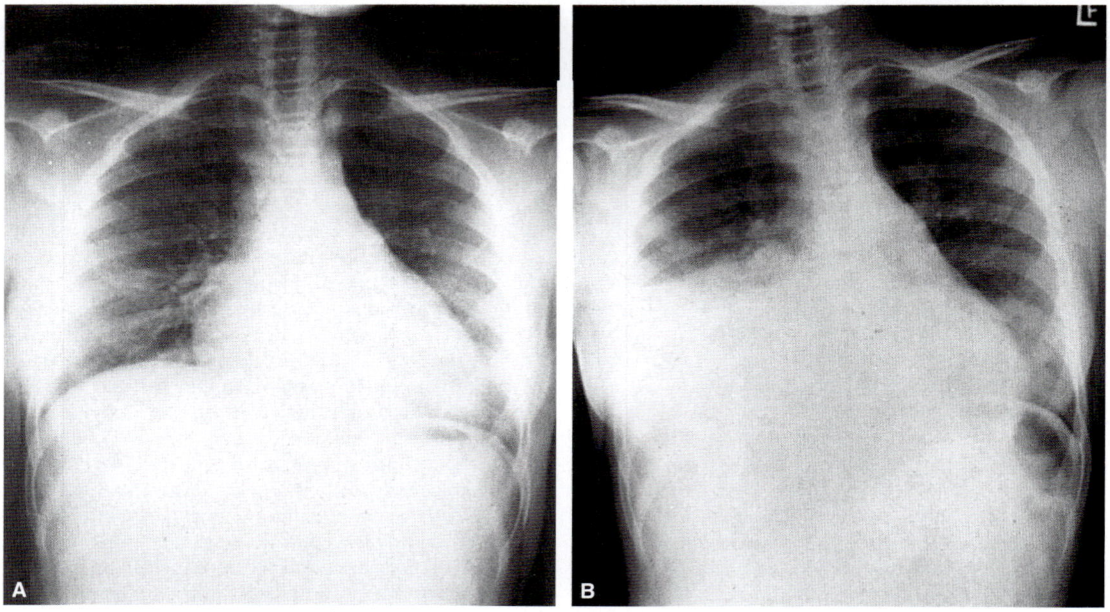

Figura 489.4 Provável infarto pulmonar em um paciente de 15 anos com HbSS. **A.** Esta radiografia frontal mostra a consolidação do lobo inferior direito e um pequeno derrame pleural localizado posteriormente. **B.** Esta radiografia obtida menos de 24 horas depois mostra uma consolidação maciça dos lobos médio direito e inferior e um derrame. Não foi obtida a cultura de nenhum organismo. O diagnóstico de "provável infarto pulmonar" foi clinicamente estabelecido. (*Cortesia de Dr. Thomas L. Stovis, Children's Hospital of Michigan, Detroit, MI. De Kuhn JP, Stovis TL, Haller JO:* Caffey's pediatric diagnostic imaging, *vol 1, ed 10, Philadelphia, 2004, Mosby, p 1087.*)

Tabela 489.4	Estratégias gerais para o tratamento de síndrome torácica aguda.

PREVENÇÃO
- Espirometria de incentivo e caminhadas periódicas para pacientes internados por dor falciforme, cirurgia ou episódios febris
- Monitoramento de qualquer criança ou adulto com doença falciforme hospitalizado (monitoramento de oximetria de pulso e avaliações respiratórias frequentes)
- Uso cauteloso de fluidos intravenosos
- Orientação intensa e melhores cuidados para pacientes acometidos por anemia falciforme e asma

TESTES DIAGNÓSTICOS E MONITORAMENTO LABORATORIAL
- Hemoculturas, se febre
- Amostras de nasofaringe para cultura viral (vírus sincicial respiratório, influenza), dependendo do quadro clínico
- Hemogramas diários e bioquímicas adequadas
- Oximetria de pulso contínua
- Radiografias do tórax em caso de doença progressiva ou persistente

TRATAMENTO
- Transfusão de concentrado de eritrócitos (simples ou de troca) dependendo do quadro clínico; considerar manter um tipo sanguíneo e uma prova cruzada compatíveis
- O_2 suplementar para quedas de 4% na oximetria de pulso em relação ao valor basal ou valores < 90%
- Antibióticos empíricos (cefalosporinas de terceira geração e macrolídios)
- Terapia respiratória contínua (espirometria de incentivo e fisioterapia respiratória, de acordo com a necessidade)
- Broncodilatadores e esteroides para pacientes com asma
- Controle adequado da dor e tratamento com fluidos

A **hipertensão pulmonar** foi identificada como um fator de risco importante para morte em adultos com anemia falciforme; o histórico natural em crianças é desconhecido. Não se conhecem condutas ideais para o rastreamento de pacientes em risco (os resultados de ecocardiograma não são sustentados por resultados de cateterismo cardíaco direito que demonstram pressões pulmonares elevadas), e a melhor metodologia diagnóstica acarreta riscos significativos de lesões. Tentativas de identificação de intervenções terapêuticas orientadas para alterar o histórico natural da hipertensão pulmonar em adultos têm sido ineficazes.

Doença renal e enurese

Em pacientes com doença falciforme, a doença renal é uma comorbidade importante que pode levar à morte prematura. Sete nefropatias relacionadas com a doença falciforme foram identificadas: hematúria macroscópica; necrose papilar; síndrome nefrótica; infarto renal; hipostenúria; pielonefrite; e carcinoma medular renal. A apresentação desses quadros clínicos é variada, mas pode incluir hematúria, proteinúria, insuficiência renal, defeitos de concentração ou hipertensão.

A presença comum da **enurese noturna** em crianças com doença falciforme não é bem definida, mas é problemática para as crianças acometidas e seus pais. A prevalência global da enurese foi de 33% no Estudo Cooperativo de Doença Falciforme, com a maior prevalência (42%) entre crianças com idades entre 6 e 8 anos. Além disso, ainda pode ocorrer em cerca de 9% dos adolescentes mais velhos. Pacientes com doença falciforme e enurese noturna devem passar por uma avaliação sistemática quanto à presença de infecções recorrentes do trato urinário, da função renal e da presença de uma possível síndrome de apneia do sono obstrutiva. Infelizmente, a maioria das crianças com enurese noturna não tem uma etiologia, e o uso de intervenções terapêuticas direcionadas tem obtido um sucesso limitado. Contudo, deve-se considerar o encaminhamento para urologistas pediátricos.

Complicações cognitivas e psicológicas

A manutenção da boa saúde deve incluir uma avaliação psicológica e social de rotina. A avaliação contínua da unidade familiar e a identificação dos recursos disponíveis para lidar com uma doença crônica são fundamentais para o sucesso do tratamento. Crianças e adolescentes com doença falciforme apresentam pior qualidade de vida, medida em avaliações padronizadas, em comparação com seus irmãos e com crianças com outras doenças crônicas. Além disso, crianças com doença falciforme têm maior risco de dificuldade na escola, e a taxa de conclusão do ensino médio é de 20%, possivelmente porque, entre outros motivos, cerca de um terço das crianças com anemia falciforme já teve um infarto cerebral, seja silencioso ou um AVE notório. Crianças que apresentaram infartos cerebrais precisam ser submetidas a uma avaliação contínua do desempenho cognitivo e escolar para que os recursos educacionais possam se concentrar no aprimoramento dos resultados escolares. A participação em grupos de apoio relevantes e em atividades em grupo, como acampamentos para crianças com doença falciforme, pode proporcionar benefícios diretos para o paciente, melhorando a sua autoestima e estabelecendo relacionamentos com seus pares.

Outras complicações

Além das disfunções orgânicas mencionadas, os pacientes com a doença falciforme podem apresentar outras complicações significativas, que incluem, mas não se limitam, retinopatia falciforme, atraso no início da puberdade e úlceras na perna. O tratamento ideal para cada uma não foi determinado, requerendo avaliação de um hematologista e de um médico de atenção primária.

CONSIDERAÇÕES TERAPÊUTICAS

Hidroxiureia

A hidroxiureia, um agente mielossupressor, é um medicamento de uso bem estabelecido e comprovadamente eficaz na redução da frequência de episódios de dor aguda. Em adultos com anemia falciforme, reduz as taxas de hospitalização por episódios dolorosos em 50% e as taxas de STA e de transfusão sanguínea em quase 50%. Além disso, adultos que recebem hidroxiureia têm menor tempo de internação e precisam de menos medicações analgésicas durante a internação. Um estudo de viabilidade de segurança mostrou ser a hidroxiureia segura e bem tolerada em crianças com mais de 5 anos com anemia falciforme. Nenhuma reação clínica adversa foi identificada nesse estudo; as toxicidades primárias se limitaram a uma mielossupressão reversível com a descontinuação do fármaco. Além disso, bebês tratados com hidroxiureia apresentaram menos episódios de dor, dactilite e STA; foram hospitalizados menos vezes; e precisaram de transfusões de concentrado de eritrócitos com menor frequência. Apesar de receberem um agente mielossupressor, eles não apresentaram maiores taxas de infecções bacterianas ou infecções de maior gravidade. *De acordo com as atuais recomendações, todas as crianças com anemia falciforme devem receber hidroxiureia a partir dos 9 meses.*

A hidroxiureia pode ser indicada em outras complicações relacionadas com a doença falciforme, especialmente em pacientes que não conseguem tolerar outros tratamentos. No caso de pacientes que não irão ou não podem continuar o tratamento de transfusão sanguínea preventiva para AVE recorrentes, o tratamento com hidroxiureia pode ser uma alternativa razoável. Um estudo clínico realizado para avaliar a eficácia do uso de hidroxiureia como alternativa para as transfusões de concentrado de eritrócitos, na prevenção de um segundo AVE, foi encerrado mais cedo, após os dados de segurança e de monitoramento indicarem um aumento na taxa de AVE no braço da hidroxiureia em comparação com o braço da transfusão (0 *versus* 7 [10%]). O uso isolado da hidroxiureia é inferior ao do tratamento com transfusão de concentrado de eritrócitos na prevenção secundária do AVE em pacientes que não tenham contraindicações para o tratamento transfusional.

A toxicidade a longo prazo associada ao início da hidroxiureia em crianças muito jovens ainda não foi estabelecida. No entanto, todas as evidências dos dados sugerem que os benefícios superam os riscos em vários graus. Por esses motivos, crianças muito jovens que estiverem iniciando um tratamento com hidroxiureia precisam de pais bem-informados e cuidados médicos por hematologistas pediátricos ou, pelo menos, ser assistidas por um médico com experiência em medicamentos imunossupressores. A dose inicial normal de hidroxiureia é de 15 a 20 mg/kg 1 vez/dia, com aumento gradual de 5 mg/kg a cada 8 semanas, até um máximo de 35 mg/kg por dose, na ausência de toxicidade. Um estudo em crianças jovens demonstrou que a hidroxiureia poderia ser iniciada com segurança com uma dose de 20 mg/kg/dia, sem aumento da toxicidade. A obtenção dos efeitos terapêuticos da hidroxiureia pode exigir vários meses, e, por esse motivo, não é tratamento o ideal para o alívio de um sintoma a curto prazo. É preferível apresentar o conceito aos pais durante o 1º ano de vida, de preferência aos 9 meses; fornecer material explicativo que descreve os prós e os contras para iniciar o tratamento com hidroxiureia em crianças com sintomas graves de doença falciforme; bem como treinar os pais em relação a como iniciar a hidroxiureia em crianças assintomáticas como tratamento preventivo para a dor repetitiva e eventos de STA. Outros efeitos variáveis da medicação incluem aumento nos níveis de Hb total e diminuição na velocidade por DTC.

A agência norte-americana Food and Drug Administration (FDA) aprovou o uso de L-glutamina oral como um complemento à hidroxiureia para pacientes ≥ 5 anos, visto que demonstrou reduzir a frequência de hospitalizações e crises da doença falciforme.

Transplante de células-tronco hematopoéticas

O único meio de curar a anemia falciforme é o transplante de células-tronco hematopoéticas compatíveis com antígenos leucocitários humanos (HLA), obtidas de um irmão ou de um doador não aparentado. Estudos clínicos em andamento pretendem determinar se a terapia gênica ou a terapia de edição de genes é uma cura segura, eficaz e a longo prazo para indivíduos com anemia falciforme. As indicações mais comuns para o transplante são STA recorrente, AVE e anormalidade na DTC. O transplante de células-tronco de um irmão tem menor risco de doença do enxerto *versus* hospedeiro que um transplante de células-tronco de um doador não aparentado. Pesquisas sugerem que crianças mais jovens podem ter morbidade e mortalidade mais baixas; no entanto, poucas têm irmãos doadores adequados. O transplante de células-tronco de um doador não aparentado, mas com boa compatibilidade, continua sendo o foco de pesquisas clínicas. A decisão de considerar o transplante de células de um doador não aparentado deve envolver avaliação e aconselhamento adequado por médicos com experiência em transplantes em pacientes com doença falciforme.

O transplante de células-tronco em crianças com doença falciforme que têm um irmão geneticamente compatível e poucas complicações não é uma prática rotineira. O uso de hidroxiureia diminuiu drasticamente os transtornos da doença para o paciente e a família, com muito menos hospitalizações por dor, episódios de STA e transfusões sanguíneas. Além disso, a área do transplante de células-tronco tem demonstrado um avanço tão rápido que estudos de transplantes a partir de um doador não fraternal, incluindo transplantes haploidênticos, e estudos de terapia gênica estão em andamento. Complicações relacionadas a transplantes e provocadas por regimes de condicionamento podem ser reduzidas utilizando baixa intensidade, transplante alogênico não mieloablativo e células-tronco fraternais e compatíveis com o HLA.

Transfusões de eritrócitos

As transfusões de eritrócitos são muito utilizadas tanto no tratamento de complicações agudas quanto para evitar complicações agudas ou recorrentes. Normalmente, a curto prazo são usadas para evitar a progressão de complicações agudas, como STA, crise aplásica, sequestro esplênico e AVE agudo, bem como para evitar a ocorrência de STA relacionada à cirurgia. Não são recomendadas para eventos de dor aguda sem complicações. Deve-se selecionar o volume de eritrócitos de maneira cuidadosa para evitar a ocorrência de níveis de Hb elevados após a transfusão e a hiperviscosidade. A terapia de transfusão a longo prazo ou crônica é usada para evitar o primeiro AVE em pacientes com achados anormais na DTC ou na RM (AVE silencioso), a recorrência de um AVE ou a recorrência da STA. Pacientes acometidos por doença falciforme têm maior risco de desenvolver *aloanticorpos* contra os antígenos da superfície de eritrócitos para os quais não possuem após receberem uma única transfusão. Além da prova de compatibilidade para os principais antígenos dos grupos sanguíneos (A, B, O, RhD), é necessário realizar *fenotipagem eritrocitária mais ampla* para identificar as bolsas de sangue de doadores compatíveis nos antígenos "C", "c" (pequeno), "E", "e" (pequeno) e antígeno Kell. Alguns centros já começaram a executar a fenotipagem ou a genotipagem completa de antígenos de eritrócitos para pacientes que recebem transfusões sanguíneas crônicas, a fim de disponibilizar bolsas de eritrócitos com menor probabilidade de aloimunização.[6]

Três métodos de **tratamento de transfusão sanguínea** são utilizados para o tratamento de complicações agudas e crônicas associadas à doença falciforme: eritrocitaférese automatizada, transfusão de troca manual (flebotomia de uma quantidade definida de eritrócitos do paciente, seguida da rápida administração de um concentrado de eritrócitos doados) e transfusão simples. A decisão sobre qual método usar depende do nível de Hb do paciente antes da transfusão, da indicação clínica, da aloimunização eritrocitária e da sobrecarga de ferro transfusional. A *eritrocitaférese automatizada* é o método preferido para pacientes que necessitam de tratamento com transfusão crônica de eritrócitos, porque o equilíbrio de ferro líquido após o procedimento é mínimo, seguida da transfusão de troca manual. Contudo, esse método exige conhecimentos técnicos, equipamentos especiais e um bom acesso venoso no paciente. A *transfusão de troca manual* é mais acessível. No entanto, ambos os métodos podem expor o paciente a mais unidades de eritrócitos e a uma possível aloimunização. O tratamento com *transfusão simples* pode diminuir a exposição do doador, mas pode resultar em maior sobrecarga de ferro líquido em comparação com a eritrocitaférese ou com a transfusão de troca manual.

O **preparo de crianças com doença falciforme para a cirurgia** requer um esforço coordenado entre o hematologista, o cirurgião, o anestesiologista e o prestador de cuidados primários. Historicamente, a STA está associada com a anestesia geral de pacientes com doença falciforme. Em crianças com doença falciforme, recomenda-se realizar uma transfusão sanguínea antes da cirurgia para elevar os níveis de Hb no pré-operatório para não mais que 10 g/dℓ, a fim de evitar o desenvolvimento de STA. Devido ao aprimoramento geral do cuidado perioperatório e ao uso de terapias a longo prazo, como com hidroxiureia, e de transfusões crônicas, a decisão de realizar a transfusão antes de uma anestesia geral deve ser feita em conjunto com a equipe médica que presta os cuidados relacionados à doença falciforme ao paciente. Ao preparar uma criança com doença falciforme para a cirurgia por meio de uma transfusão sanguínea simples, cuidados devem ser adotados para não elevar os níveis de Hb acima de 10 g/dℓ dado o risco da síndrome de hiperviscosidade. Para crianças com apresentações mais leves da doença falciforme, como HbSC ou HbSβ-talassemia, a decisão sobre o grau de necessidade de uma transfusão de troca deve ser feita caso a caso, porque a transfusão simples pode levar a aumentos de hemoglobina para níveis intoleráveis.

Sobrecarga de ferro

O efeito tóxico primário do tratamento de transfusão de eritrócitos está relacionado com o armazenamento excessivo de ferro nos tecidos ou sobrecarga de ferro, que pode causar danos em órgãos e morte prematura. O armazenamento excessivo de ferro ocorre após a transfusão de 100 mℓ/kg de eritrócitos ou aproximadamente 10 transfusões. Contudo, a avaliação de depósito de ferro em crianças que receberam transfusões sanguíneas regulares é um procedimento difícil. O meio mais comum e menos invasivo de estimar o ferro corporal total envolve a medição dos níveis de **ferritina** sérica; no entanto, esse método apresenta limitações significativas por vários motivos, incluindo, por exemplo, a elevação dos

[6]N.R.T.: No Brasil, é mandatória a realização de fenotipagem eritrocitária do sistema Rh e Kell para transfusões simples. No caso de transfusões de troca, deve-se respeitar também o sistema Kidd, que estimula a produção de anticorpo da classe IgG que fixa complemento e pode causar hemólise tardia. *Doença falciforme: condutas básicas para tratamento*. Ministério da Saúde. 2012. Disponível em: http://bvsms.saude.gov.br/bvs/publicacoes/doenca_falciforme_condutas_basicas.pdf.

níveis de ferritina durante a inflamação aguda e a baixa correlação com o excesso de ferro em órgãos específicos após 2 anos de tratamento de transfusão de eritrócitos regular. O exame de RM do fígado comprovou ser a abordagem mais eficaz para a avaliação das reservas de ferro, sendo uma estratégia mais precisa do que a da ferritina sérica para medir o acúmulo de ferro no coração e no fígado. Sequências de imagens na RM com relaxamento em T2*, R2 e R2* são usadas para estimar os níveis de ferro no coração e no fígado. Anteriormente, a avaliação do teor de ferro era feita pela biopsia do fígado, um procedimento invasivo que expõe crianças aos riscos da anestesia geral, à hemorragia e à dor. De toda forma, a biopsia do fígado por si só não é capaz de estimar com precisão o ferro total do corpo, porque a deposição de ferro nesse órgão não é homogênea e varia entre os órgãos afetados; ou seja, a quantidade de ferro encontrada no fígado não é equivalente à dos tecidos cardíacos. A grande vantagem da biopsia do fígado é que a avaliação histológica do parênquima pode ser feita junto com o estadiamento adequado do processo patológico suspeito, especialmente cirrose.

O **tratamento** primário da sobrecarga de ferro relacionada à transfusão envolve a quelação do ferro por meio de tratamento medicamentoso. Nos EUA, três agentes quelantes encontram-se aprovados para uso na sobrecarga transfusional de ferro: a *deferoxamina* é administrada por via subcutânea, 5 em 7 noites/semana, durante 10 horas por noite; o deferasirox é administrado por via oral diariamente; e a deferiprona está disponível em comprimidos para administração por via oral 2 vezes/dia. A agência norte-americana FDA aprovou o *deferasirox*, o mais novo agente quelante oral, em 2005 para a utilização em pacientes com 2 anos ou mais. Uma formulação de deferasirox em comprimidos está disponível e não exige que seja misturada antes da administração oral. A *deferiprona* é um quelante oral mais antigo, que foi amplamente utilizado por muitos anos fora dos EUA, tendo sido aprovado pela FDA em 2011, mas que exige um acompanhamento semanal por meio de hemogramas completos, dado o risco de neutropenia durante o tratamento. A sobrecarga de ferro relacionada a transfusões sanguíneas em crianças com doença falciforme deve ser tratada por um médico com experiência em tratamento quelante devido ao significativo risco de toxicidade.

OUTRAS SÍNDROMES FALCIFORMES

Além da HbSS, as síndromes falciformes mais comuns são HbSC, HbSβ^0-talassemia e HbSβ^+-talassemia. Outras síndromes – HbSD, HbSO^{Arab}, HbSHPFH, HbSE e outras variantes – são muito menos comuns. Pacientes com HbSβ^0-talassemia apresentam um fenótipo clínico semelhante aos HbSS. Nos eritrócitos de pacientes com HbSC, cristais de HbC interagem com o transporte de íons da membrana, desidratando os eritrócitos e induzindo o afoiçamento. Crianças que têm HbSC podem apresentar os mesmos sintomas e complicações que aquelas com HbSS grave, mas de maneira menos frequente; apresentam maiores incidências de retinopatia, hiperesplenismo crônico e sequestro esplênico agudo durante a vida. O histórico natural das outras síndromes falciformes é variável e difícil de prever por causa da falta de um acompanhamento sistemático.

Até o momento, não existe um modelo validado capaz de prever a evolução clínica de um indivíduo com doença falciforme. Um paciente com HbSC pode ter um curso clínico mais grave que um paciente com HbSS. A conduta da disfunção do órgão-alvo em crianças com síndromes falciformes se baseia nos mesmos princípios gerais que o tratamento da anemia falciforme; contudo, um hematologista pediátrico deve avaliar caso a caso.

ORIENTAÇÃO PRÉVIA

Crianças com doença falciforme devem receber assistência como o recomendado para outras crianças, com especial atenção para orientações específicas e relacionadas à prevenção de infecções. Além do aconselhamento sobre a adesão à penicilina e sobre o cronograma de vacinação, pacientes, pais e cuidadores devem ser instruídos a buscar atendimento médico imediato para todas as doenças que tenham febre como sintoma. Além disso, a detecção precoce de sequestro esplênico agudo mostrou diminuir a mortalidade. Portanto, pais e cuidadores devem receber instruções desde cedo e repetidas vezes sobre a importância da administração diária de penicilina e sobre a palpação correta do baço.

Penicilina profilática

Crianças com anemia falciforme devem receber tratamento profilático com penicilina VK VO até pelo menos 5 anos (até 3 anos, 125 mg 2 vezes/dia, e, posteriormente, 250 mg, 2 vezes/dia). Não há diretrizes definidas para o tratamento profilático com penicilina após 5 anos; alguns médicos continuam o tratamento profilático com penicilina, enquanto outros recomendam a interrupção. A profilaxia com penicilina deve ser continuada após os 5 anos em crianças com histórico de infecção pneumocócica, dado o aumento do risco de infecção recorrente. Uma alternativa para crianças alérgicas à penicilina é o uso de etilsuccinato de eritromicina.

Imunizações

Além da profilaxia com penicilina, as imunizações de rotina, bem como a administração anual da vacina contra *influenza*, são altamente recomendadas. Crianças com doença falciforme desenvolvem asplenia funcional e exigem vacinação para proteção contra microrganismos encapsulados, incluindo vacinas pneumocócica e meningocócica adicionais. O órgão norte-americano Centers for Disease Control and Prevention (CDC) oferece orientações para a vacinação no endereço https://www.cdc.gov/vaccines/hcp/acip-recs/index.html.

Palpação do baço

A esplenomegalia é uma complicação comum da doença falciforme, e o sequestro esplênico pode ser fatal. Pais e cuidadores devem ser orientados desde a primeira consulta, com reforço nas posteriores, sobre como palpar o baço e identificar se este está aumentando. Os pais devem também demonstrar a palpação do baço aos cuidadores.

Ultrassonografia Doppler transcraniana

A prevenção primária de AVE usando DTC resultou na diminuição da prevalência de AVE evidente entre crianças com anemia falciforme. Crianças com HbSS ou HbSβ^0-talassemia devem ser anualmente rastreadas por meio de DTC a partir de 2 anos. A DTC tem melhores resultados quando a criança está acordada em silêncio e em seu estado normal de saúde. As medições obtidas por meio da DTC podem estar falsamente elevadas ou diminuídas em um cenário de anemia aguda, sedação, dor, febre ou logo após uma transfusão sanguínea. O rastreamento deve ser anual e realizado para pacientes com idades entre 2 e 16 anos. Os valores alterados devem ser repetidos dentro de 2 a 4 semanas para identificar pacientes com maior risco de AVE evidente. No caso de valores condicionais, devem ser repetidos a cada 3 meses, e os valores normais devem ser repetidos anualmente. A realização de exames de neuroimagem de rotina com RM em pacientes assintomáticos requer uma consulta prévia com um hematologista ou um neurologista pediátrico com especialidade em doença falciforme.

Hidroxiureia

As recomendações fornecidas no 2014 NHLBI *Expert Panel Report* incluem oferecer uma terapia baseada em hidroxiureia a todas as crianças a partir dos 9 meses que tenham anemia falciforme, independentemente dos sintomas clínicos. O monitoramento de crianças em uso de hidroxiureia é um trabalho intensivo, visto que é um agente quimioterápico, e os paciente que recebem esse agente demandam o mesmo nível de cuidados e supervisão médica de qualquer quimioterápico administrado em uma criança com câncer. Os pais devem ser instruídos sobre as consequências do tratamento, e, quando doentes, as crianças devem ser prontamente avaliadas. As doses iniciais devem ser de cerca de 20 mg/kg/dia. O hemograma completo com diferencial e a contagem de reticulócitos devem ser verificados dentro de 4 semanas após o início do tratamento ou em qualquer alteração da dose para monitorar a toxicidade hematológica e, após isso, a cada 8 a 12 semanas. O aumento gradual da dose deve se basear em parâmetros laboratoriais e clínicos; se necessário, deve ser realizado com acréscimos de 5 mg/kg/dia, até um máximo de 35 mg/kg/dia.

Durante o tratamento com hidroxiureia, a contagem absoluta de neutrófilos na condição estável deve ser de cerca de 2.000/$\mu\ell$ ou mais, e a contagem de plaquetas deve ser de 80.000/$\mu\ell$ ou mais; em crianças mais jovens, é possível que haja uma tolerância maior para contagens de neutrófilos mais baixas durante o tratamento. Em caso de neutropenia e trombocitopenia, pode ser necessário suspender a hidroxiureia e ajustar para doses mais baixas. A hidroxiureia é um medicamento de classe D para a gravidez, por isso os adolescentes devem ser orientados sobre os métodos contraceptivos enquanto receberem essa medicação. O acompanhamento minucioso requer um compromisso por parte dos pais e do próprio paciente, bem como a diligência por um médico, para identificar a toxicidade precoce. As informações a respeito do impacto da hidroxiureia na fertilidade são escassas; contudo, a medicação demonstrou reduzir ainda mais a contagem de espermatozoides em pacientes do sexo masculino com doença falciforme em diversos relatos de casos, sugerindo que esse efeito possa ser reversível após a sua descontinuação.

Tratamento de transfusão de eritrócitos

No início do tratamento de transfusão sanguínea, crianças com doença falciforme devem ser submetidas a testes para identificar a presença de aloanticorpos e à fenotipagem ou genotipagem de eritrócitos, cujo objetivo é identificar a compatibilidade sanguínea. As unidades de eritrócitos selecionadas devem ser compatíveis com, no mínimo, os antígenos C, E e K, quando possível. No contexto de um evento agudo, os objetivos de transfusão devem ser estabelecidos antes do início da terapia e incluir os níveis-alvo de Hb pós-transfusão, a porcentagem de HbS ou ambos. Para crianças que recebem terapias crônicas de transfusão, devem ser definidos os objetivos de HbS pré-transfusão, sendo o objetivo mais comum < 30%. Os valores-alvo de Hb pós-transfusão devem ser definidos de modo a evitar a hiperviscosidade. Crianças, pais e cuidadores devem receber orientações sobre os sintomas das reações hemolíticas transfusionais tardias. Todas as crianças com doença falciforme que tenham um histórico recente de transfusão de eritrócitos e que apresentem dor, urina escurecida, esclera ictérica ou sintomas de agravamento de anemia devem ser investigadas com relação a uma reação hemolítica transfusional tardia após consulta ao banco de sangue. Aquelas que preencherem os critérios para o tratamento de transfusão crônica devem ser submetidas a avaliações anuais para a detecção de infecções, como hepatite B, hepatite C e HIV. Após a transfusão de 100 mℓ/kg de eritrócitos, é necessário iniciar a avaliação regular da sobrecarga de ferro, geralmente por meio da mensuração dos níveis de ferritina sérica e da avaliação de ferro hepático e cardíaco a cada 1 a 2 anos. Crianças que requerem tratamento com quelante devem ser submetidas todo ano a um audiograma e monitoradas regularmente quanto às funções hepática e pituitária devido à deposição de ferro.

Complicações pulmonares e asma

As complicações pulmonares da doença falciforme são comuns e potencialmente fatais. A asma é uma doença comum em crianças com doença falciforme, e, por isso, a avaliação dos sintomas e os fatores de risco para asma devem ser realizados rotineiramente, em especial devido à elevada taxa de morbidade e de mortalidade. Todas as crianças devem ser submetidas a um rastreamento anual para a avaliação de sinais e sintomas de doenças das vias respiratórias inferiores, como tosse noturna e tosse induzida pelo exercício físico. Naquelas com sintomas compatíveis com doenças das vias respiratórias inferiores, deve-se considerar a avaliação de um especialista em asma. A oximetria de pulso deve ser realizada durante as visitas para identificar uma saturação de oxigênio anormalmente baixa durante o dia. Crianças com ronco, sonolência diurna e sintomas associados à síndrome da apneia obstrutiva do sono (SAOS) devem ser submetidas, se necessário, a estudos do sono.

Retinopatia

Atualmente, é disponibilizado um tratamento eficaz para a retinopatia associada à doença falciforme. Embora todos os pacientes tenham risco de desenvolver retinopatia, aqueles com doença falciforme têm um risco muito maior. Assim, devem ser submetidos anualmente a um exame oftalmológico para a identificação de alterações vasculares que poderiam ser corrigidas por meio de tratamento a *laser*. Embora as alterações possam ocorrer mais cedo, crianças com doença falciforme devem iniciar o rastreamento anual a partir de, no máximo, 10 anos.

Doença renal

A doença renal associada às células falciformes começa na infância e pode não ser clinicamente evidente até a idade adulta. A doença renal crônica é comum em adultos com doença falciforme, apresentando-se com elevada morbidade e mortalidade. Em crianças, protocolos de rastreamento para os primeiros sinais de nefropatia falciforme não foram adotados devido à falta de dados. No entanto, diante da detecção de elevação de creatinina, microalbuminúria ou macroalbuminúria, recomenda-se consultar um nefrologista para determinar os próximos passos de uma avaliação adicional e de um possível tratamento. A idade para o início do rastreamento para proteinúria não foi definida, mas alguns especialistas recomendam a periocidade anual após os 10 anos, no mínimo, ou mais cedo. Em caso de detecção de proteinúria, os estudos devem ser repetidos utilizando a urina coletada na parte da manhã; se os níveis de proteína permanecerem elevados, o paciente deve ser encaminhado a um nefrologista pediátrico. Pacientes do sexo masculino com doença falciforme também devem receber orientação sobre o diagnóstico e o tratamento de priapismo. Dada a alta frequência de enurese após a primeira infância, acometendo cerca de 9% dos indivíduos entre 18 e 20 anos, pais e cuidadores devem ser informados sobre a natureza prolongada da enurese nessa doença. A SAOS está associada a um aumento na prevalência de enurese. Infelizmente, nenhum tratamento baseado em evidências foi desenvolvido para tratar a enurese em crianças e jovens adultos com doença falciforme. É recomendado que crianças com enurese que apresentam sintomas e características clínicas da SAOS sejam encaminhadas para avaliação por especialistas do sono.

Ecocardiograma

O ecocardiograma é uma ferramenta de rastreamento para identificar hipertensão arterial pulmonar em indivíduos com doença falciforme. Atualmente, não há nenhuma evidência de que crianças com doença falciforme que tenham uma velocidade elevada do jato tricúspide > 2,5 cm/s apresentem taxas de mortalidade mais altas. Estudos em adultos com doença falciforme demonstraram que o ecocardiograma não apresenta sensibilidade suficiente para identificar os indivíduos verdadeiramente em risco de hipertensão pulmonar, embora valores elevados para a velocidade tricúspide ainda possam ser um fator de risco para morte prematura nesses casos. A recomendação atual é de que pacientes com sintomas cardiopulmonares graves decorrentes de hipertensão arterial pulmonar associada sejam encaminhados a um cardiologista pediátrico para uma avaliação mais formal.

Avaliações adicionais

Pacientes com doença falciforme têm risco aumentado de problemas de saúde comportamentais, incluindo ansiedade e depressão; assim, avaliações devem ser realizadas em visitas não programadas e de rotina. A NAV dos quadris e dos ombros é mais pronunciada em pacientes com doença falciforme e pode ser identificada precocemente nos exames de rotina. As radiografias simples podem não detectar o início da doença, de modo que, diante de uma suspeita de NAV, apesar de radiografias simples com resultados normais, é necessário obter uma RM. Se a NAV for confirmada, os pacientes devem ser encaminhados imediatamente ao atendimento ortopédico e à fisioterapia.

A bibliografia está disponível no GEN-io.

489.2 Traço Falciforme (Hemoglobina AS)

Kim Smith-Whitley

A prevalência do traço falciforme varia em todo o mundo; nos EUA, a incidência é de 7 a 10% entre afro-americanos. Como todos os programas de rastreamento neonatal do estado incluem a doença falciforme, o traço falciforme é identificado pela primeira vez na maioria das crianças durante o rastreamento realizado ao nascimento. A comunicação do indivíduo acometido, dos familiares e dos prestadores de saúde sobre a situação do traço falciforme da infância até o início da idade adulta é muitas vezes inconsistente; assim, muitos jovens adultos não têm conhecimento sobre o seu estado.

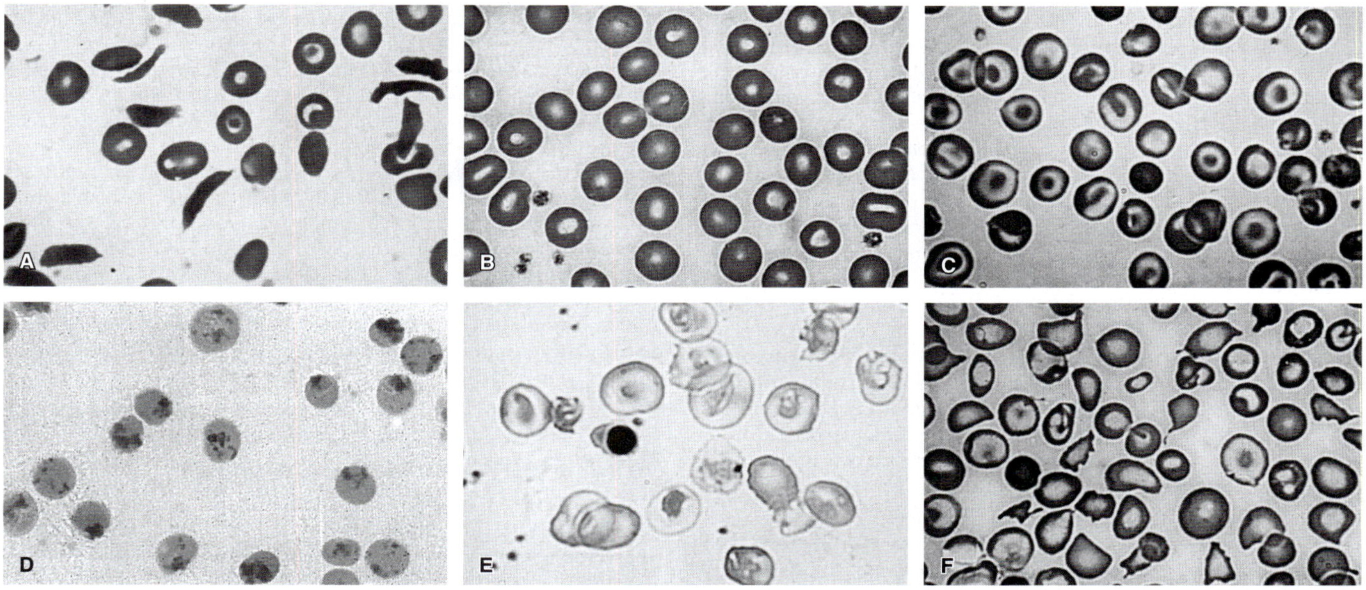

Figura 489.5 Morfologia dos eritrócitos associada às hemoglobinopatias. **A.** Anemia falciforme (HbSS): células em alvo e células fixas (irreversivelmente falciformes). **B.** Traço falciforme (HbAS): eritrócitos morfologicamente normais. **C.** Hemoglobina CC: células em alvo e esferócitos ocasionais. **D.** Anemia congênita com corpos de Heinz (hemoglobina instável): eritrócitos corados com coloração supravital (azul de cresil brilhante) revelam inclusões intracelulares. **E.** β_0-talassemia homozigota: hipocromia grave, com eritrócitos deformados e normoblastos. **F.** Doença da hemoglobina H (alfatalassemia): anisopoiquilocitose com células em alvo. (*Cortesia de Dr. John Bolles, The ASH Collection, University of Washington, Seattle.*)

A produção de HbS é influenciada pelo número de genes de alfatalassemia presentes e pela quantidade de HbS. Por definição, entre os indivíduos com traço falciforme, o nível de HbS é inferior a 50%. A expectativa de vida de pessoas com traço falciforme é normal, e complicações graves são extremamente raras. Os resultados do hemograma completo encontram-se dentro dos intervalos normais (Figura 489.5*B*). A análise da hemoglobina tem valor diagnóstico, revelando uma predominância de HbA, normalmente superior a 50%, e HbS inferior a 50%. As complicações raras do traço falciforme podem existir, mas os dados publicados não apontam essa preocupação, em especial devido aos estudos clínicos serem mal desenhados. Foi relatado que o traço falciforme está associado com rabdomiólise por esforço em recrutas militares, e possivelmente com morte súbita durante um exercício físico rigoroso. Contudo, não está claro se esses relatos estabelecem o traço falciforme como um fator de risco não modificável por outros fatores genéticos. Outras complicações relatadas incluem infarto esplênico em altitudes elevadas, hematúria, hipostenúria, trombose venosa profunda e suscetibilidade à lesão ocular progressiva após um hifema (Tabela 489.5). O carcinoma medular renal foi relatado quase exclusivamente em indivíduos com traço falciforme e predominante em indivíduos jovens.

Crianças com traço falciforme não exigem limitação das atividades físicas. A **morte súbita** durante o exercício físico em condições extremas em pessoas com traço falciforme pode estar associada a um segundo fator genético e/ou a fatores ambientais, e não à presença do próprio traço falciforme. No entanto, diante da identificação de **rabdomiólise por esforço**, deve-se considerar a avaliação metabólica e cardiológica. Nenhuma via causal foi sugerida para a presença de traço falciforme e morte súbita. Todos os pacientes com traço falciforme que participam de atividades esportivas rigorosas devem receber o máximo de hidratação possível e um descanso adequado durante o esforço, ou seja, as medidas de precaução iguais às de qualquer atleta, especialmente quando executam a atividade em climas quentes e úmidos. A presença de traço falciforme nunca deve ser um motivo para excluir uma pessoa de uma atividade esportiva, mas deve servir como indicação da necessidade de vigilância prudente para garantir a hidratação adequada e a prevenção da exaustão em razão do calor ou do exercício extenuante. Se os atletas forem submetidos a um rastreamento para traço falciforme, o procedimento adequado é a realização da eletroforese de hemoglobina, seguida por uma orientação genética adequada e pelo conhecimento de que a informação genética pode proporcionar uma situação de desafio à paternidade. Situações como essas costumam ser tratadas por um pediatra ou um hematologista acostumado a fornecer orientação genética por meio de uma abordagem equilibrada sobre a questão do desafio da paternidade.

Tabela 489.5	Complicações associadas ao traço falciforme.
ASSOCIAÇÕES DEFINITIVAS	
Câncer medular renal	
Hematúria	
Necrose papilar renal	
Hipostenúria	
Infarto esplênico	
Rabdomiólise por esforço	
Proteção contra malária *falciparum* grave	
Microalbuminúria (adultos)	

Reproduzida de Tsaras G, Owusu-Ansah A, Boateng O *et al.*: Complications associated with sickle cell trait: a brief narrative review, *Am J Med* 122:507-512, 2009.

A bibliografia está disponível no GEN-io.

489.3 Outras Hemoglobinopatias

Kim Smith-Whitley

HEMOGLOBINA C

A mutação para HbC ocorre no mesmo local que a HbS, com a substituição de glutamina por lisina em vez de valina. Nos EUA, o traço da hemoglobina C (**HbAC**) ocorre na razão de 1:40 e a doença da hemoglobina C homozigota (**HbCC**) ocorre em 1 a cada 5 mil afro-americanos. A HbAC é assintomática, enquanto a HbCC pode resultar em anemia leve, esplenomegalia e colelitíase; casos raros de ruptura espontânea do baço foram relatados. A disfunção esplênica não costuma ocorrer. Essa condição é geralmente diagnosticada por meio de programas de rastreamento neonatal. A HbC cristaliza e rompe a membrana dos eritrócitos, e cristais de HbC podem estar visíveis na periferia do esfregaço (ver Figura 489.5*C*).

HEMOGLOBINA E

A HbE é uma hemoglobina anormal resultante de mutação qualitativa no gene da betaglobina, sendo a segunda mutação mais comum da globina em todo o mundo. Pacientes podem apresentar um traço de hemoglobina E (**HbAE**) assintomático ou uma doença da hemoglobina E homozigota benigna (**HbEE**). A composição heterozigota hemoglobina E/betatalassemia produz fenótipos clínicos que variam de uma anemia moderada a grave, dependendo da mutação da betatalassemia. Na Califórnia, a característica HbE/betatalassemia é encontrada quase que exclusivamente em pessoas de ascendência do Sudeste Asiático, com uma prevalência de 1 a cada 2,6 mil nascimentos.

HEMOGLOBINA D

Há pelo menos 16 variantes da HbD. A HbD-Punjab (Los Angeles) é uma hemoglobina rara, observada em 1 a 3% dos indianos ocidentais e em alguns europeus com ascendência indo-asiática; produz sintomas de doença falciforme quando presente em combinação com HbS. A HbD heterozigota e o traço de hemoglobina D (**HbAD**) são clinicamente silenciosos. A doença da hemoglobina D homozigota (**HbDD**) produz uma anemia leve à moderada com esplenomegalia.

489.4 Hemoglobinopatias Instáveis

Kim Smith-Whitley

Pelo menos 200 hemoglobinas instáveis raras foram identificadas, sendo a mais comum a **Hb Köln**. Supõe-se que a maioria dos pacientes tenha mutações *de novo*, em vez de hemoglobinopatias hereditárias. As hemoglobinas instáveis mais bem estudadas são as que levam à desnaturação da hemoglobina, por meio de mutações que afetam a ligação do heme. A hemoglobina desnaturada pode ser observada na hemólise grave ou após uma esplenectomia, como **corpos de Heinz**. Quando há hemoglobinas instáveis, os corpos de Heinz estão presentes em reticulócitos e eritrócitos mais velhos (ver Figura 489.5*D*), diferentemente de quando são vistos após uma exposição tóxica. Os heterozigotos são assintomáticos.

Crianças com mutações genéticas homozigotas podem apresentar anemia e esplenomegalia no início da infância ou uma anemia hemolítica inexplicável. Em algumas hemoglobinas instáveis, a hemólise aumenta com a doença febril e com a ingestão de medicamentos oxidantes (de maneira semelhante à deficiência de glicose-6-fosfato desidrogenase [G6PD] [ver Capítulo 490.3]). Se o baço apresentar um funcionamento normal, o esfregaço sanguíneo pode ter uma aparência quase normal ou demonstrar apenas uma hipocromasia e pontilhados basofílicos. O diagnóstico pode ser feito pela demonstração de corpos de Heinz, da instabilidade da Hb ou do resultado anormal para a análise da Hb (apesar de algumas hemoglobinas instáveis apresentarem mobilidade normal e não serem detectáveis na análise da Hb).

O **tratamento** é de suporte. A transfusão pode ser necessária em casos graves, durante os episódios de hemólise. Os fármacos oxidativos devem ser evitados, e a suplementação com folato pode ser útil se a deficiência alimentar for uma preocupação. A esplenectomia pode ser considerada em pacientes que necessitam de transfusões recorrentes ou que demonstram crescimento inadequado, mas suas complicações devem ser consideradas antes da cirurgia, como a sepse bacteriana, risco de trombose e risco de desenvolvimento de hipertensão pulmonar.

489.5 Hemoglobinas Anormais com Maior Afinidade pelo Oxigênio

Kim Smith-Whitley

Foram caracterizadas mais de 110 hemoglobinas de alta afinidade. Essas mutações afetam o estado de configuração da Hb durante a oxigenação e a desoxigenação. A estrutura da hemoglobina se altera quando passa do estado oxigenado para o desoxigenado. O estado desoxigenado é denominado **estado T (tenso)** e é estabilizado pelo 2,3-difosfoglicerato. Quando totalmente oxigenada, a hemoglobina assume o **estado R (relaxado)**. As interações moleculares exatas desses dois estados são desconhecidas. As hemoglobinas de alta afinidade apresentam mutações que estabilizam o tipo R ou desestabilizam o tipo T. As interações dos tipos R e T são complexas, e os mecanismos das mutações não são conhecidos. Na maioria dos casos, as Hb de alta afinidade podem ser identificadas por meio de uma análise da hemoglobina; cerca de 20% devem ser caracterizadas em condições controladas, em que as medições são obtidas com P_{50} reduzida entre 9 e 21 mmHg (normal: 23 a 29 mmHg). A redução da P_{50} para essas hemoglobinas leva à eritrocitose, com níveis de Hb de 17 a 20 g/dℓ. Os níveis de eritropoetina e 2,3-DPG são normais. Os pacientes são geralmente assintomáticos e não requerem uma flebotomia. No entanto, se uma flebotomia for realizada, a oferta de oxigênio pode se tornar problemática devido à quantidade reduzida de moléculas de Hb para transportar o oxigênio.

489.6 Hemoglobinas Anormais que Levam à Cianose

Kim Smith-Whitley

As hemoglobinas anormais que levam à cianose, também chamadas de **meta-hemoglobinemias estruturais**, são raras. Elas são denominadas "**hemoglobinas M**" e representam um grupo de variantes de hemoglobina que resultam de mutações pontuais em uma das cadeias α, β, ou γ da globina, localizadas na bolsa heme; existem 13 variantes conhecidas. Essas hemoglobinas instáveis levam a uma anemia hemolítica, que é mais pronunciada quando o gene da cadeia β da globina é afetado. Se a mutação ocorrer no gene da cadeia **α da globina** (HbM Boston, HbM Iwate, Hb Auckland), as crianças serão clinicamente cianóticas desde o nascimento, sem apresentarem outros sinais ou sintomas da doença. Lactentes com mutações na cadeia **β da globina** tornam-se cianóticos mais tarde na infância, após a troca da hemoglobina fetal (HbM Saskatoon, HbM Chile, HbM Milwaukee 1 e 2). Todas as mutações na **cadeia γ** (HbF-M Fort Ripley, HbF-M Osaka, HbF Cincinnati, HbF Circleville, HbF Toms River, HbF Viseu) são transitórias, produzindo uma cianose no nascimento que se resolve durante o período neonatal, após a interrupção da produção de HbF.

A hemoglobina M mutante tem herança autossômica dominante e é diagnosticada por meio da análise da Hb. As HbMs variantes podem não ser isoladas de modo confiável usando a análise de Hb (HPLC ou IEF), e, por isso, um diagnóstico confirmatório pode exigir sequenciamento de DNA ou espectrometria de massa. Não há tratamentos específicos, e os pacientes acometidos não respondem aos tratamentos utilizados para meta-hemoglobinemia com *deficiência enzimática*. Apesar da cianose, os indivíduos são assintomáticos e não necessitam de monitoramento adicional. Crianças portadoras do tipo betaglobina devem evitar o uso de fármacos oxidantes. Indivíduos acometidos, independentemente da anormalidade, têm expectativa de vida e gestação normais.

As hemoglobinas de baixa afinidade provocam menos cianose do que as hemoglobinas M. Substituições nos aminoácidos desestabilizam a oxi-hemoglobina e levam à diminuição da saturação de oxigênio. As mais bem caracterizadas são a Hb Kansas, a Hb Beth Israel e a Hb Denver. A análise da Hb (pelas técnicas de IEF e HPLC) pode acusar um resultado normal em indivíduos afetados. Na presença de suspeita clínica, estudos de afinidade ao oxigênio podem revelar uma curva de dissociação deslocada para a direita, e o teste de calor pode demonstrar hemoglobina instável. Crianças apenas apresentam uma cianose discreta.

489.7 Meta-hemoglobinemia Hereditária

Kim Smith-Whitley

A meta-hemoglobinemia hereditária é uma síndrome clínica causada pelo aumento da concentração sérica de meta-hemoglobina, como um resultado decorrente de alterações congênitas na síntese de hemoglobina ou de desequilíbrios na redução e na oxidação da hemoglobina provocada pelo metabolismo. Na hemoglobina, a molécula de ferro encontra-se normalmente no estado ferroso (Fe^{2+}), que é essencial para o transporte de oxigênio. Em condições fisiológicas, existe perda lenta e constante de elétrons para o oxigênio liberado, e o tipo férrico (Fe^{3+}) combina-se com água, produzindo a **meta-hemoglobina (MetHb)**. A MetHb recém-formada apresenta menor capacidade de ligação ao oxigênio.

A redução da MetHb pode ocorrer por duas vias. A via fisiológica e predominante é a forma reduzida da reação dependente de nicotinamida adenina dinucleotídio (NADH) catalisada pela citocromo b5 redutase. Esse mecanismo é mais de 100 vezes mais eficaz que a produção de MetHb. A via alternativa utiliza a NADH fosfato, gerada pela G6PD no desvio (*shunt*) hexose-monofosfato, e requer a ativação de um aceptor de elétrons extrínseco (*i. e.*, azul de metileno, ácido ascórbico, riboflavina). Em indivíduos normais, a oxidação da hemoglobina à MetHb ocorre a uma velocidade lenta, 0,5 a 3%, que é contrariada pela redução da MetHb para manter um estado de equilíbrio de 1% de MetHb.

O teor de MetHb nos eritrócitos pode aumentar por causa da exposição a substâncias tóxicas ou da ausência de vias redutoras, como na deficiência da NADH-citocromo b5 redutase. A **meta-hemoglobinemia tóxica** é muito mais comum que a meta-hemoglobinemia hereditária (Tabela 489.6). Os lactentes são excepcionalmente vulneráveis à oxidação da hemoglobina, porque seus eritrócitos têm metade da quantidade de citocromo b5 redutase observada em adultos; a hemoglobina fetal é mais suscetível à oxidação do que a hemoglobina A; e o trato gastrintestinal mais alcalino do lactente promove o crescimento de bactérias gram-negativas produtoras de nitrito. Quando os níveis de MetHb são maiores que 1,5 g/24 h, o estado cianótico se torna visível (15% MetHb); um nível de 70% de MetHb é letal. O nível de MetHb é geralmente expresso como um percentual da hemoglobina normal, e o nível tóxico é menor em níveis de Hb mais baixos. A meta-hemoglobinemia foi descrita em lactentes que ingeriram alimentos e água com teores elevados de **nitratos**; naqueles que foram expostos a géis de anilina (usados para ajudar no desenvolvimento da dentição) ou a outros produtos químicos; e em outros com gastrenterite grave e acidose. A meta-hemoglobina pode colorir o sangue de marrom (Figura 489.6). Um paciente apresentando meta-hemoglobinemia significativa é cianótico e não responde 100% ao oxigênio. A pressão arterial de oxigênio será normal ou elevada independentemente da cianose, mas a saturação de oxigênio no sangue determinada por cooximetria com múltiplos comprimentos de onda será baixa. A saturação de oxigênio calculada a partir da gasometria arterial ou por oximetria de pulso pode levar ao engano e é imprecisa. Embora a oximetria de pulso geralmente esteja mais baixa do que o normal, não reflete o verdadeiro grau de dessaturação.

Tabela 489.6 Etiologias conhecidas da meta-hemoglobinemia adquirida.

CONDIÇÕES MÉDICAS
Episódio doloroso relacionado com a doença falciforme
Infecção gastrintestinal pediátrica, sepse
Superdosagem de drogas recreativas com nitrato de amilo ("*poppers*")
MEDICAMENTOS
Anestésicos tópicos EMLA® (mistura eutética de anestésicos locais) (lidocaína 2,5% e prilocaína 2,5%)
Benzocaína
Cloroquina
Dapsona
Fenazopiridina
Flutamida
Lidocaína
Metoclopramida
Nitratos
Nitrato de prata
Nitrato de sódio
Nitroglicerina
Nitroprussiato
Óxido nítrico
Óxido nitroso
Prilocaína
Primaquina
Riluzol
Sulfonamidas
OUTROS
Corantes à base de anilina
Herbicidas
Inalação de fumos (escape de automóveis, queima de madeira e plásticos)
Intensificador da octanagem da gasolina
Pesticidas
Produtos químicos industriais: nitrobenzeno, nitroetano (encontrado em esmaltes de unha, resinas, adesivos de borracha)

Reproduzida de Ash-Bernal R, Wise R, Wright SM: Acquired methemoglobinemia, *Medicine (Baltimore)* 83:265-273, 2004.

489.8 Meta-hemoglobinemia Hereditária com Deficiência de NADH Citocromo b5 Redutase

Kim Smith-Whitley

O primeiro relato de doença hereditária como causa de meta-hemoglobina estava relacionado com a deficiência enzimática de NADH citocromo b5 redutase, que foi classificada em dois fenótipos distintos. **No tipo I**, a apresentação mais comum, a deficiência de atividade da NADH citocromo b5 é observada apenas em eritrócitos e não afeta outros tipos de células. **No tipo II**, a deficiência enzimática está presente em todos os tecidos e provoca sintomas significativos, que se iniciam enquanto o paciente ainda é bebê, como encefalopatia, deficiência intelectual, espasticidade, microcefalia e atraso de crescimento, com morte na maioria dos casos ao redor de 2 anos. Ambos os tipos apresentam um padrão de herança autossômica recessiva.

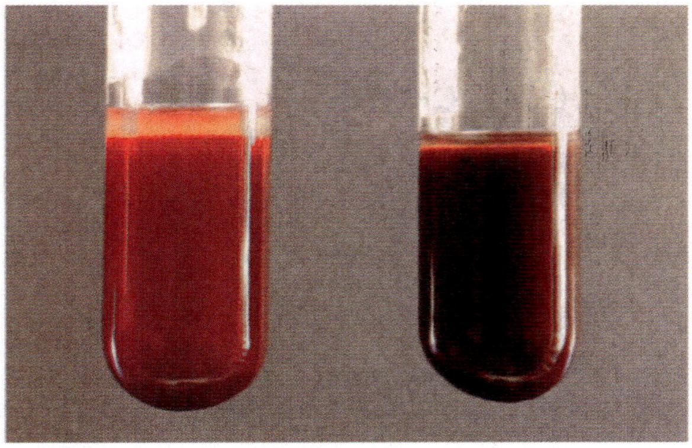

Figura 489.6 Sangue arterial normal *versus* meta-hemoglobinemia. Sangue arterial total com 1% de meta-hemoglobina (*à esquerda*) *versus* sangue arterial total com 72% de meta-hemoglobina (*à direita*). Observe a cor marrom-chocolate característica da amostra que apresenta níveis elevados de meta-hemoglobina. Ambas as amostras foram brevemente expostas a oxigênio a 100% e agitadas. Essa análise rápida é um bom teste à beira do leito para a meta-hemoglobinemia. A amostra da *esquerda* ficou vermelho-brilhante, enquanto a amostra da *direita* permaneceu marrom-chocolate. *Métodos*: amostras de eritrócitos totais foram coletadas da mesma pessoa ao mesmo tempo. A concentração de hemoglobina mensurada era de 11,7 g/dℓ. Cálculo da concentração de meta-hemoglobina: 11,7 g/dℓ × 0,01 = 0,117 g/dℓ (*à esquerda*) e 11,7 g/dℓ × 0,72 = 8,42 g/dℓ (*à direita*). Um elevado nível de meta-hemoglobina foi obtido *in vitro*, adicionando 0,1 mℓ de uma solução 0,144 molar de nitrato de sódio (*à direita*), e 0,1 mℓ de solução fisiológica normal foi adicionado como controle (*à esquerda*). Medições de cooximetria foram obtidas de ambas as amostras pouco depois da coleta do sangue e 20 min depois da adição da solução de nitrato de sódio. Ambas as amostras de sangue foram expostas a oxigênio a 100% antes da segunda medição. (*Protocolo baseado em comunicação pessoal com Dr. Ali Mansouri, dezembro de 2002.*)

A cianose varia em intensidade de acordo com a estação e a dieta. Seu início também varia, aparecendo em alguns pacientes no nascimento e, em outros, na adolescência. Ainda que 50% da hemoglobina circulante total possam estar no tipo não funcionante de MetHb, pouco ou nenhum desconforto cardiorrespiratório ocorre nesses pacientes, exceto durante o esforço físico.

O tratamento oral diário com *ácido ascórbico* (200 a 500 mg/dia em doses divididas) reduz gradualmente a MetHb a cerca de 10% do pigmento total e alivia a cianose enquanto o tratamento é mantido. A administração crônica de doses elevadas de ácido ascórbico foi associada à hiperoxalúria e à formação de cálculos renais. O ácido ascórbico não deve ser utilizado no tratamento de meta-hemoglobinemia *tóxica*. Quando disponível, o controle de intoxicações e envenenamentos deve ser contactado imediatamente para verificar as estratégias terapêuticas mais atualizadas. Assim como o ácido ascórbico, a *riboflavina* usa a via alternativa da redução da MetHb e é mais eficaz quando administrada em doses elevadas (400 mg, 1 vez/dia). O *azul de metileno* administrado por via intravenosa (inicialmente 1 a 2 mg/kg) é utilizado para tratar a meta-hemoglobinemia tóxica. Doses orais podem ser administradas (100 a 300 mg/dia) como tratamento de manutenção.

O azul de metileno não deve ser usado em pacientes com deficiência de G6PD, pois esse tratamento é ineficaz e pode causar uma hemólise oxidativa grave. Caso isso ocorra, os sintomas não irão melhorar, e, além disso, há relatos de hemólise evidente 24 horas após a administração. Como o estado de deficiência de G6PD é raramente conhecido no momento do tratamento, é importante que um histórico cuidadoso seja previamente obtido. Quando o histórico é negativo para sintomas de deficiência de G6PD, o tratamento com azul de metileno deve ser criteriosamente iniciado e o paciente deve ser minuciosamente monitorado quanto a melhorias.

489.9 Síndromes de Persistência Hereditária de Hemoglobina Fetal

Kim Smith-Whitley

As síndromes de persistência hereditária de hemoglobina fetal (**HPFH**) correspondem a um tipo de talassemia; as mutações estão associadas à diminuição da produção de uma ou ambas as cadeias β e δ da globina. Há um desequilíbrio na razão da síntese α:não α característica da talassemia. Mais de 20 variantes da síndrome HPFH foram descritas. São supressivas, $\delta\beta^0$ (Black, Ghanaian, Italian), não supressivas (Tunisian, Japanese, Australian), vinculadas ao agrupamento do gene da betaglobina (British, Italian-Chinese, Black) ou não vinculadas ao agrupamento do gene da betaglobina (Atlanta, Czech, Seattle). Nas apresentações $\delta\beta^0$, toda a sequência de genes da delta e betaglobina foi suprimida; a mais comum nos EUA é a variante Black (**HPFH 1**). Dada a deleção dos genes das cadeias δ e β, apenas ocorre a produção da gamaglobina e a formação de HbF. No tipo homozigoto, a talassemia não se manifesta. Somente ocorre HbF com uma anemia muito leve e uma leve microcitose. Quando herdada com outras hemoglobinas variantes, a HbF encontra-se elevada, na faixa de 20 a 30%; quando herdada com a HbS, a doença falciforme é amenizada e se apresenta com menos complicações.

489.10 Síndromes Talassêmicas

Janet L. Kwiatkowski

A *talassemia* refere-se a um grupo de distúrbios genéticos relacionados com a produção da cadeia de globina em que há um desequilíbrio entre a produção da cadeia α e da cadeia β da globina. As síndromes **betatalassêmicas** são causadas pela redução da quantidade de cadeias de betaglobina, levando a um relativo excesso de cadeias de alfaglobina. A **β^0-talassemia** está associada à ausência de produção de betaglobina. Pacientes homozigotos para o gene da β^0-talassemia não são capazes de produzir cadeias de betaglobina normais (HbA). A **β^+-talassemia** indica mutação que resulta na produção de menos cadeias de betaglobina normais (HbA). As síndromes β^0-talassêmicas são geralmente mais graves que as β^+-talassêmicas, mas há uma significativa variabilidade entre o genótipo e fenótipo. A betatalassemia *maior*, ou talassemia dependente de transfusão, corresponde a uma betatalassemia grave que requer um tratamento de transfusão precoce. A betatalassemia *intermediária* (ou não dependente de transfusão) corresponde ao diagnóstico clínico de um paciente com um fenótipo menos grave, normalmente não exigindo um tratamento de transfusão regular na infância. Muitos desses pacientes têm, pelo menos, uma mutação para β^+-talassemia. As síndromes betatalassêmicas em geral requerem uma mutação para betatalassemia em ambos os genes da betaglobina. Os portadores da mutação de um único gene da betaglobina costumam ser assintomáticos, exceto por microcitose e anemia leve.

Na **alfatalassemia**, há uma ausência ou diminuição da produção de alfaglobina, geralmente devido à deleção de genes de alfaglobina. Os indivíduos normais têm quatro genes de alfaglobina; quanto mais genes forem afetados, mais grave é a doença. A **α^0-talassemia** indica que nenhuma cadeia α é produzida a partir desse cromossomo (− −/). A **α^+-talassemia** indica uma diminuição na quantidade de cadeias de alfaglobina produzidas a partir desse cromossomo (-alfa/).

Nas síndromes talassêmicas, o processo patológico primário deriva da *quantidade* de globina produzida, enquanto, na doença falciforme, o processo patológico primário está relacionado com a *qualidade* da betaglobina produzida.

EPIDEMIOLOGIA

Há mais de 200 mutações diferentes, resultando em ausência ou diminuição na produção de globina. Embora a maioria delas seja rara, os 20 alelos mutantes mais comuns constituem 80% das talassemias conhecidas em todo o mundo; 3% da população mundial carregam alelos para betatalassemia, e, no Sudeste Asiático, 5 a 10% da população é portadora de alelos para alfatalassemia. Em uma região particular, há menos alelos comuns. Nos EUA, cerca de 2 mil pessoas são portadoras de betatalassemia maior.

FISIOPATOLOGIA

Duas características relacionadas contribuem para as consequências das **síndromes de betatalassemia**: uma produção inadequada do gene da betaglobina, que leva à diminuição dos níveis de hemoglobina normal (HbA), e um desequilíbrio na produção da cadeia de alfaglobina e betaglobina, que leva a uma eritropoese ineficaz. Na betatalassemia, as cadeias de alfaglobina estão em excesso em relação às cadeias que não são de alfaglobina, e tetrâmeros de alfaglobina (α_4) são formados e observados como inclusões eritrocitárias. As cadeias de alfaglobina livres e as inclusões são muito instáveis, precipitam nos precursores dos eritrócitos, danificam a membrana dos eritrócitos e reduzem o tempo de vida dos eritrócitos, levando à anemia e ao aumento da produção de eritrócitos (Tabela 489.7). Isso leva ao acentuado aumento da eritropoese, com a morte precoce do precursor eritroide na medula óssea. Do ponto de vista clínico, é caracterizada pela ausência de maturação dos eritrócitos e por uma contagem de reticulócitos reduzida. Essa eritropoese ineficaz junto com a expansão compensatória maciça da medula que apresenta uma hiperatividade eritroide caracteriza a betatalassemia. Devido à produção baixa ou ausente de betaglobina, as cadeias α se combinam com as cadeias γ e produzem HbF ($\alpha_2\gamma_2$), que se torna a hemoglobina dominante. Além de serem produzidas por um efeito natural de sobrevivência, as cadeias de gamaglobina podem ser produzidas em maiores quantidades pela ação regulatória de genes polimórficos. Em geral, a síntese das cadeias δ não é afetada em pacientes com betatalassemia ou traço de betatalassemia, por isso a produção de HbA_2 ($\alpha_2\delta_2$) aumenta de maneira relativa ou absoluta.

Nas síndromes **alfatalassêmicas**, há uma redução na produção de alfaglobina. Em geral, há quatro genes de alfaglobina (dois de cada progenitor) que controlam a produção de alfaglobina. As síndromes alfatalassêmicas podem variar de uma produção de alfaglobina completamente ausente (hidropisia fetal) a apenas levemente reduzida (portador silencioso de alfatalassemia). Nas síndromes alfatalassêmicas, as cadeias de betaglobina e gamaglobina são produzidas em excesso,

Tabela 489.7 As talassemias.

TALASSEMIA	GENÓTIPO DA GLOBINA	CARACTERÍSTICAS ERITROCITÁRIAS	CARACTERÍSTICAS CLÍNICAS	ANÁLISE DA HEMOGLOBINA
ALFATALASSEMIA				
Deleção de 1 gene	$-,\alpha/\alpha,\alpha$	Normal	Normal	Neonatos: 1 a 2% de Bart
Deleção de 2 genes (traço de alfatalassemia)	$-,\alpha/-,\alpha$ –, $-/\alpha,\alpha$	Microcitose, hipocromasia leve	Normal, anemia leve	Neonatos: 5 a 10% de Bart
Deleção de 3 genes de hemoglobina H	$-,-/-,\alpha$	Microcitose, hipocromia	Anemia leve, transfusões não necessárias	Neonatos: 20 a 30% de Bart
Deleção de 2 genes + Constant Spring	$-,-/\alpha,\alpha^{\text{Constant Spring}}$	Microcitose, hipocromia	Anemia moderada a grave, transfusão, esplenectomia	2 a 3% de Constant Spring, 10 a 15% de HbH
Deleção de 4 genes	$-,-/-,-$	Anisocitose, poiquilocitose	Hidropisia fetal	Neonatos: 89 a 90% de Bart com Gower 1 e 2 e Portland
Não supressiva	$\alpha,\alpha/\alpha,\alpha^{\text{variant}}$	Microcitose, anemia leve	Normal	1 a 2% de hemoglobinas variantes
BETATALASSEMIA				
Heterozigoto β^0 ou β^+: traço	β^0/A, β^+/A	Microcitose variável, anemia leve	Normal	A_2 elevada, aumento variável de F
β^0 ou β^+-talassemia grave	β^0/β^0, β^+/β^0, $\beta^+\beta^+E/\beta^0$	Microcitose, eritrócitos com núcleo	Dependente de transfusão	98% de F e 2% de A_2 30 a 40% de E (E/β^0); Hb A variavelmente baixo com β^+
β^0 ou β^+-talassemia intermediária		Microcitose, hipocromia	Anemia leve a moderada, transfusões intermitentes	2 a 5% de A_2, 10 a 30% de F, níveis de Hb A variavelmente baixos
Dominante (raro)	B^0/A	Microcitose, eritrócitos anormais	Anemia moderadamente grave, esplenomegalia	F e A_2 elevadas
Detatalassemia	A/A	Normal	Normal	A_2 ausente
$(\delta\beta)^0$-talassemia	$(\delta\beta)^0/A$	Hipocromia	Anemia leve	5 a 20% de F
$(\delta\beta)^+$-talassemia Lepore	β^{Lepore}/A	Microcitose	Anemia leve	8 a 20% de Lepore
Hb Lepore homozigótico	$\beta^{\text{Lepore}}/\beta^{\text{Lepore}}$	Microcitose, hipocromia	Talassemia intermediária	80% de F, 20% de Lepore
$\gamma\delta\beta$-talassemia	$(\gamma^A\delta\beta)^0/A$	Microcitose, hipocromia	Anemia moderada, esplenomegalia, homozigoto: talassemia intermediária	F e A_2 diminuídas em comparação com $\delta\beta$-talassemia
Gamatalassemia	$(\gamma^A\gamma^G)^0/A$	Microcitose	Insignificante, exceto se homozigoto	F diminuída

formando a **hemoglobina Bart** (γ_4) durante a vida fetal e **HbH** (β_4) após o nascimento. Esses tetrâmeros anormais representam hemoglobinas não funcionais com uma afinidade muito alta para o oxigênio, as quais não transportam oxigênio e levam à hemólise extravascular. Fetos que apresentam o tipo mais grave da alfatalassemia (**hidropisia fetal**) desenvolvem anemia no útero, e a gestação geralmente resulta na morte do feto, porque a produção de HbF requer alfaglobina em maiores quantidades. Crianças com betatalassemia maior, por outro lado, tornam-se sintomáticas apenas após o nascimento, quando a HbA se torna predominante, e a produção insuficiente de betaglobina se manifesta por meio de sintomas clínicos.

BETATALASSEMIA HOMOZIGOTA (TALASSEMIA MAIOR, ANEMIA DE COOLEY)

Manifestações clínicas

Se não forem tratadas, as crianças com β^0-talassemia homozigota geralmente desenvolvem anemia progressiva e se tornam sintomáticas, demonstrando profunda fraqueza e descompensação cardíaca entre os 6 meses e o primeiro ano de vida. Dependendo da mutação e do grau de produção de HbF, será necessário realizar transfusões regulares de concentrado de eritrócitos entre o segundo mês e o segundo ano de vida, mas raramente mais tarde. A decisão pela transfusão é multifatorial, mas não é determinada unicamente pelo grau de anemia. A presença de sinais de eritropoese ineficaz, como pouco crescimento da criança, deformidades ósseas derivadas da expansão medular e hepatoesplenomegalia, é uma variável importante para determinar o início da transfusão de concentrado de eritrócitos.

Os sinais e sintomas clássicos de uma criança que apresenta o tipo grave da doença incluem *fácies talassêmicas* (hiperplasia maxilar, depressão da ponte do nariz, bossa frontal), fraturas ósseas patológicas, hepatoesplenomegalia evidente e caquexia, sendo observados em especial em países sem acesso a um tratamento de transfusão crônica. Ocasionalmente, pacientes com anemia moderada desenvolvem essas características como consequência de uma grave eritropoese compensatória ineficaz.

Em pacientes com uma grave eritropoese ineficaz que não receberam transfusões, pode-se desenvolver uma **esplenomegalia** evidente com hiperesplenismo e sintomas abdominais. As características da eritropoese ineficaz incluem: expansão dos espaços medulares (com a expansão maciça da medula da face e do crânio), hematopoese extramedular e necessidades metabólicas mais elevadas (Figura 489.7). A anemia crônica e o aumento da transfusão de concentrados de eritrócitos levam ao aumento da absorção de ferro pelo trato gastrintestinal e à lesão secundária de órgãos, induzida pela hemossiderose.

O tratamento com transfusão crônica melhora significativamente a qualidade de vida e reduz as complicações da talassemia grave. A **hemossiderose** induzida por transfusão de concentrado de eritrócitos torna-se a principal complicação clínica da talassemia dependente de transfusões. Cada mililitro de concentrado de eritrócitos contém cerca de 1 mg de ferro. Fisiologicamente, não existem mecanismos para eliminar o excesso de ferro no corpo. Inicialmente, o ferro se deposita no fígado e, em seguida, nos órgãos do sistema endócrino e no coração. Isso leva a elevadas taxas de hipotireoidismo, de gonadismo hipogonadotrófico, de deficiência de hormônio do crescimento, de hipoparatireoidismo e de diabetes melito. A deposição de ferro no coração provoca insuficiência cardíaca e arritmias, e as coronariopatias são a principal causa de morte em pacientes quelados de maneira inadequada. Por fim, a maioria dos pacientes que não receberam um tratamento adequado com quelante de ferro morre de insuficiência cardíaca ou arritmias cardíacas secundárias à hemossiderose. A morbidade induzida pela hemossiderose pode ser evitada com um tratamento adequado com quelante de ferro.

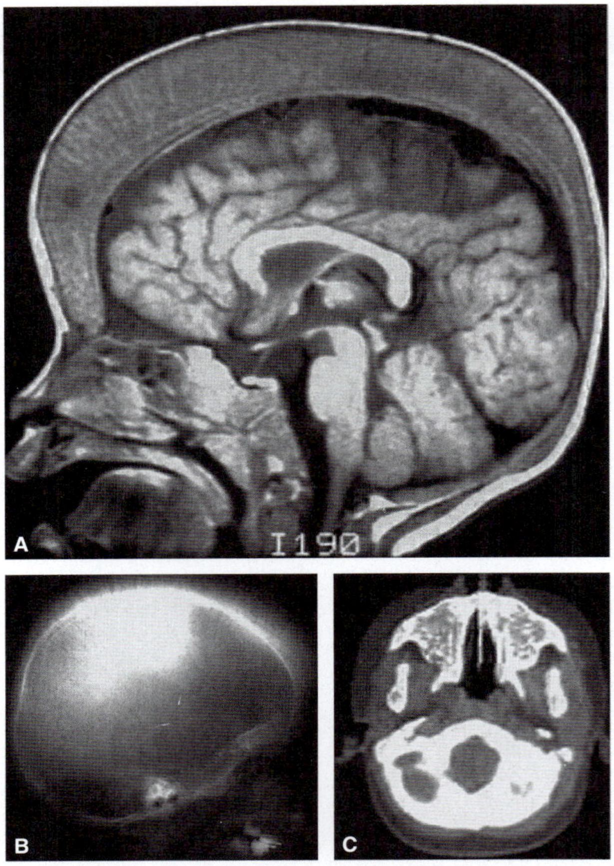

Figura 489.7 Eritropoese ineficaz em um paciente de 3 anos portador de betatalassemia maior e que não recebeu transfusão. **A.** Significativa ampliação dos espaços diploicos do crânio, como observado na ressonância magnética. **B.** Aparência radiográfica da trabécula, como observado na radiografia simples. **C.** Obliteração dos seios maxilares com tecido hematopoético, como observado na tomografia computadorizada.

Achados laboratoriais

Nos EUA, algumas crianças com betatalassemia maior serão identificadas no rastreamento neonatal em decorrência da detecção de apenas HbF na eletroforese de hemoglobina. No entanto, bebês portadores de uma mutação β^+ podem não ser diagnosticados para essa mutação nos exames de triagem neonatal se quantidades pequenas de hemoglobina A estiverem presentes. O padrão da hemoglobina FE pode ser consistente com a hemoglobina E da β^0-talassemia ou com a doença da hemoglobina EE, que é mais benigna, e necessita de acompanhamento. A falta de diagnósticos neonatais padronizados para as talassemias faz com que seja necessário um acompanhamento rigoroso de recém-nascidos com mutações de talassemia pouco claras e de bebês de grupos étnicos de alto risco.

Os lactentes com betatalassemias graves apresentam anemia progressiva após o período neonatal. Os eritrócitos são caracterizados por microcitose, hipocromia e células em alvo. Eritrócitos nucleados, anisopoiquilocitose evidente e uma relativa reticulocitopenia são normalmente observados (ver Figura 489.5*E*). Os níveis de Hb são muitas vezes progressivamente reduzidos abaixo de 6 g/dℓ, a menos que transfusões de concentrado de eritrócitos sejam administradas. Dada a ineficácia da eritropoese, a contagem de reticulócitos em geral é inferior a 8% e relativamente baixa em comparação com o grau de anemia. Os níveis de bilirrubina sérica não conjugada costumam estar elevados, mas outras avaliações bioquímicas podem estar inicialmente normais. Mesmo se a criança não receber transfusões de concentrado de eritrócitos, o ferro se acumulará com a elevação da ferritina sérica e a saturação de transferrina. A evidência de hiperplasia da medula óssea pode ser observada em radiografias (ver Figura 489.7).

A obtenção de um diagnóstico precoce e definitivo é recomendada. Técnicas de rastreamento neonatal, como a eletroforese de hemoglobina, não são definitivas. Por esse motivo, recomenda-se diagnosticar as mutações para betatalassemia mediante a análise do DNA e executar testes para buscar modificadores genéticos comuns do fenótipo clínico. A coerança de uma ou mais deleções de alfatalassemia é comum e reduz a gravidade da betatalassemia, uma vez que melhora o desequilíbrio da proporção entre as cadeias α:β. As mutações de alguns pacientes podem não ser diagnosticadas por meio de uma eletroforese padrão ou de sondas de DNA comuns. O encaminhamento das amostras para um segundo laboratório é indicado, juntamente com os testes dos pais e da família. Após o conhecimento do diagnóstico definitivo, as famílias devem passar por uma orientação detalhada sobre a doença.

Manejo e tratamento da talassemia

Tratamento de transfusão

O diagnóstico clínico de betatalassemia maior requer a integração das características clínicas e dos achados laboratoriais. Dos pacientes com β^0-talassemia homozigota (as mutações mais graves), 15 a 20% podem ter uma evolução clínica fenotipicamente compatível com talassemia intermediária. Em contrapartida, 25% dos pacientes com β^+-talassemia homozigota, um genótipo em geral mais benigno, podem ser portadores de uma talassemia dependente de transfusão. Eventos clínicos transitórios, como a queda súbita da hemoglobina secundária a um episódio de parvovírus que necessite de transfusão de concentrado de eritrócitos, não indicam necessariamente que o paciente é dependente de transfusões. A observação a longo prazo das características clínicas, como crescimento, alterações ósseas e de hemoglobina, é necessária para determinar o tratamento de transfusão crônica.

Orientações para o tratamento de transfusão. Pacientes que exigem tratamento de transfusão de concentrado de eritrócitos devem ser submetidos a uma ampla avaliação fenotípica e/ou genotípica dos eritrócitos. Eles devem receber eritrócitos reduzidos em leucócitos (filtrados) e compatíveis com, no mínimo, os antígenos D, C, c, E e Kell. Unidades comprovadamente sem citomegalovírus são indicadas para candidatos ao transplante de células-tronco. As transfusões devem ser, em geral, administradas em intervalos de 3 a 4 semanas, com o objetivo de manter um nível pré-transfusional de Hb de 9,5 a 10,5 g/dℓ. É essencial o monitoramento contínuo relacionado à transmissão de infecções associadas à transfusão (hepatite A, B e C e HIV), à aloimunização, às necessidades anuais de transfusão sanguínea e às reações transfusionais.

Monitoramento da sobrecarga de ferro

A sobrecarga de ferro decorrente da realização de transfusões de concentrado de eritrócitos causa muitas das complicações da betatalassemia maior. A avaliação precisa do armazenamento excessivo de ferro é essencial para o tratamento ideal. Os níveis seriados de ferritina sérica representam uma técnica de rastreamento útil para avaliar as tendências de equilíbrio do ferro, mas os resultados podem não indicar com precisão o armazenamento quantitativo de ferro. Tendo como base apenas a avaliação da ferritina sérica, é possível a ocorrência de sub ou supertratamento da sobrecarga de ferro estimado em um paciente. A medição quantitativa de ferro no tecido hepático e no tecido cardíaco por ressonância magnética é um método não invasivo para avaliar a sobrecarga de ferro nos tecidos; a estimativa do ferro pancreático e gonadal ainda está em estudo. Essa tecnologia, juntamente com o acesso a vários quelantes, possibilita que tratamentos direcionados sejam utilizados em pacientes com hemossiderose órgão-específica antes do início de uma insuficiência de órgãos evidente. A integração dessas tecnologias de imagem com o tratamento quelante pode evitar a ocorrência de insuficiência cardíaca, diabetes e outras disfunções orgânicas.

A avaliação quantitativa de ferro no tecido hepático por meio de uma RM com relaxamento em R2 ou R2* aprovada é o melhor indicador do armazenamento total de ferro no corpo e deve ser realizada em pacientes após o início do tratamento de transfusão crônica de concentrado de eritrócitos. Os resultados da avaliação das quantidades de ferro no tecido hepático ajudam a orientar o esquema de quelação. A avaliação quantitativa de ferro no tecido cardíaco, determinada por um *software* cardíaco de RM com relaxamento em T2*, é geralmente obtida a partir dos 10 anos, mas deve ser realizada mais cedo diante de um cenário grave de sobrecarga de ferro ou caso o histórico de transfusão e de quelação não seja conhecido. Pode existir uma discrepância entre as quantidades de ferro no tecido hepático e no tecido cardíaco por causa das diferentes taxas de armazenamento e liberação de ferro e dos diferentes efeitos de remoção dos quelantes de ferro específicos de cada órgão.

Tratamento quelante

O tratamento quelante de ferro deve ser iniciado logo que o paciente apresentar sobrecarga de ferro significativamente elevada. Em geral, isso ocorre após 1 ano de tratamento de transfusão e está correlacionado com níveis de ferritina sérica superiores a 1.000 ng/mℓ e/ou uma concentração de ferro hepático superior a 5.000 μg/g de peso seco. A quelação de ferro não está aprovada para uso em crianças com menos de 2 anos.

Atualmente, há três agentes quelantes de ferro disponíveis (deferoxamina, deferasirox e deferiprona), e cada um varia em relação à via de administração, à farmacocinética, a eventos adversos e à eficácia. O uso de tratamentos quelantes de combinação pode ser necessário diante de uma sobrecarga muito elevada de ferro. O objetivo geral do tratamento quelante é impedir a lesão tecidual induzida por hemossiderose e evitar a toxicidade de quelação. Por isso, é necessário um rigoroso acompanhamento dos pacientes. Em geral, a toxicidade da quelação aumenta conforme as reservas de ferro diminuem.

A **deferoxamina** é o quelante de ferro mais estudado, apresentando um excelente perfil de segurança e eficácia. Por causa de sua baixa biodisponibilidade oral e meia-vida curta < 30 min, exige administração subcutânea ou IV como uma infusão contínua durante pelo menos 8 horas por dia, 5 a 7 dias/semana. Inicia-se com 25 mg/kg e pode ser aumentada para 60 mg/kg em pacientes com alta sobrecarga de ferro. O principal problema de seu uso é a baixa adesão do paciente ao tratamento por causa da via de administração difícil e demorada. Os efeitos adversos incluem reações cutâneas locais, ototoxicidade, alterações na retina e displasia óssea com encurtamento do tronco.

O agente quelante de ferro *oral* **deferasirox** está comercialmente disponível nos EUA. Dos pacientes tratados com deferoxamina, 70% trocaram para o deferasirox, por estar disponível VO. Ele tem meia-vida de > 16 h e é administrado 1 vez/dia. Estão disponíveis duas formulações do fármaco: um comprimido dispersível, que é dissolvido em água ou suco, e um comprimido revestido. Uma formulação em grânulos, que são salpicados sobre alimentos de consistência macia e ingeridos, foi recentemente aprovada pela FDA. Para cada uma das diferentes formulações, há uma posologia diferente. Para a formulação de comprimidos dispersíveis, a dose inicial geralmente é de 20 mg/kg/dia e pode ser aumentada para até 40 mg/kg/dia com base na sobrecarga de ferro. A posologia para as formulações de comprimidos revestidos e de grânulos é 30% mais baixa do que a dos comprimidos dispersíveis, com uma dose inicial de 14 mg/kg/dia que pode ser aumentada para, no máximo, 28 mg/kg/dia. Os efeitos adversos mais comuns são os sintomas gastrintestinais (GI), que podem ser atenuados com a formulação em comprimidos revestidos, porque não contêm lactose e laurato de sódio, que estão presentes nos comprimidos dispersíveis e são considerados responsáveis por alguns dos sintomas GI. Seu efeito adverso mais grave é um possível dano renal. Até 30% dos pacientes apresentam aumentos transitórios nos níveis de creatinina, que podem exigir modificação temporária da dosagem. Essa toxicidade pode ocorrer, na maior parte dos casos, em um contexto de desidratação. Estudos a longo prazo em milhares de pacientes não demonstraram disfunção renal progressiva, mas ocorreram casos isolados de pacientes com insuficiência renal. Além disso, a elevação de enzimas hepáticas pode ocorrer, com um aumento até > 5 vezes o limite superior normal em cerca de 8% dos pacientes. Todos os pacientes devem passar mensalmente por avaliações bioquímicas e por um monitoramento contínuo com relação à proteinúria.

A **deferiprona**, um agente quelante de ferro administrado por via oral, tem uso aprovado nos EUA como agente de segunda linha. Tem meia-vida de cerca de 3 horas e exige administração 3 vezes/dia. A dose inicial é de 75 mg/kg/dia, podendo ser aumentada para 99 mg/kg/dia com base no grau de sobrecarga de ferro. A deferiprona, uma molécula pequena, penetra efetivamente no tecido cardíaco e pode ser mais eficaz que outros agentes quelantes na redução da hemossiderose cardíaca. Seu efeito adverso mais grave é a agranulocitose transitória, que ocorre em 1% dos pacientes, geralmente durante o primeiro ano de tratamento. Ela tem sido associada a raras mortes, em pacientes que não tiveram monitoramento adequado. O uso da deferiprona exige o monitoramento frequente do hemograma, geralmente com uma frequência semanal ao longo do primeiro ano de tratamento, no mínimo. É importante destacar ainda que o fármaco deve ser suspenso e a contagem de neutrófilos deve ser verificada diante de todos os quadros de doença febril.

Como os pacientes com talassemia vivem mais, houve a mudança dos objetivos da quelação de ferro. Tratamentos agressivos combinados a tratamentos quelantes são muitas vezes utilizados em pacientes com sobrecarga muita alta de ferro para impedir ou reverter a disfunção de órgãos. A deferoxamina, em combinação com a deferiprona, é utilizada na rotina de pacientes com níveis elevados de ferro no tecido cardíaco. Os tratamentos de combinação de deferoxamina e deferasirox ou de deferasirox e deferiprona também podem ser eficazes em pacientes com uma sobrecarga de ferro grave.

Hidroxiureia

A hidroxiureia, um antimetabólito do DNA, aumenta a produção de HbF. Foi utilizada com mais êxito para o tratamento de doença falciforme e em alguns pacientes com betatalassemia intermediária. A quantidade de estudos em betatalassemia maior é limitada. Em muitas regiões do mundo, o tratamento com hidroxiureia é utilizado em pacientes com betatalassemia intermediária. Embora sejam observados aumentos nos níveis de HbF, não se correlacionam de maneira preditiva com o aumento da Hb total nesses pacientes. Em geral, parece haver um aumento significativo na Hb de 1 g/dℓ (faixa de variação: 0,1 a 2,5 g/dℓ). O tratamento da talassemia intermediária com a hidroxiureia é associado à redução do risco de úlceras nas pernas, de hipertensão pulmonar e de hematopoese extramedular. A dose inicial para a talassemia intermediária é de 10 mg/kg, podendo ser aumentada para 20 mg/kg/dia. Pacientes portadores de betatalassemia em uso de hidroxiureia têm maior risco de desenvolver citopenias, o que pode impedir o aumento da dose. O hemograma completo com o diferencial desses pacientes deve ser cuidadosamente monitorado.

Transplante de células-tronco hematopoéticas

O transplante de células hematopoéticas já curou mais de 3 mil pacientes portadores de betatalassemia maior. Em pacientes de baixo risco com irmãos HLA-compatíveis, a taxa de sobrevivência é de, pelo menos, 90% e a taxa de sobrevida livre de eventos é de, no mínimo, 80%. Em geral, regimes de condicionamento mieloablativo foram usados a fim de evitar a rejeição do enxerto e a recorrência da talassemia. O maior êxito foi em crianças com < 14 anos que não apresentavam um armazenamento excessivo de ferro e/ou hepatomegalia e que foram submetidas a um transplante alogênico de um irmão doador HLA-compatível. Todas as crianças com irmãos HLA-compatíveis devem ter a opção de serem submetidas a um transplante de medula óssea. Regimes de transplante alternativos para pacientes sem doadores adequados são experimentais e têm sucesso variável. As abordagens baseadas em terapia gênica estão em estudo e os resultados iniciais com vetores lentivirais têm sido promissores, especialmente para paciente com genótipo de β^+- ou HbE betatalassemia.

Esplenectomia

A execução de uma esplenectomia pode ser necessária em pacientes talassêmicos que desenvolvem hiperesplenismo. Esses pacientes apresentam um estado de queda constante dos níveis de Hb e/ou uma crescente exigência de transfusão. No entanto, a esplenectomia é cada vez menos utilizada como opção terapêutica; além do risco de infecção, seus efeitos adversos graves têm sido cada vez mais reconhecidos. Pacientes portadores de talassemia intermediária que foram esplenectomizados apresentam risco claramente maior de trombose venosa, hipertensão pulmonar, úlceras das pernas e infarto cerebral silencioso em comparação com aqueles não esplenectomizados. Todos os pacientes devem ser completamente imunizados contra bactérias encapsuladas e receber instruções adequadas a respeito do tratamento da febre. O tratamento profilático com penicilina deve ser administrado após a esplenectomia para evitar a ocorrência de sepse, e as famílias precisam ser orientadas sobre o risco de febre e septicemia.

Monitoramento preventivo de pacientes talassêmicos

Doença cardíaca

A doença cardíaca é a principal causa de mortes na talassemia. Ecocardiogramas seriados devem ser monitorados para avaliar a função cardíaca e a pressão arterial pulmonar. A hipertensão pulmonar ocorre muitas vezes em pacientes talassêmicos não dependentes de transfusões de concentrado de eritrócitos e pode indicar a necessidade de um tratamento de transfusão. Após aproximadamente 8 anos de tratamento de transfusão crônica de concentrado de eritrócitos, pode-se ter o desenvolvimento de uma hemossiderose cardíaca; por isso, a realização de estudos cardíacos de RM com relaxamento em T2* é recomendada. Pacientes com hemossiderose cardíaca e redução da fração de ejeção cardíaca exigem um tratamento quelante intensivo de combinação. Estudos periódicos de eletrocardiograma também são obtidos após os 10 anos por causa do risco de arritmia devido à sobrecarga de ferro.

Doença endócrina

A função endócrina diminui progressivamente com a idade em decorrência de hemossideroses e de deficiências nutricionais. A deposição de ferro na hipófise e em órgãos endócrinos pode levar a várias endocrinopatias, incluindo hipotireoidismo, deficiência de hormônio do crescimento, atraso na puberdade, hipoparatireoidismo, diabetes melito, osteoporose e insuficiência suprarrenal. O monitoramento da disfunção endócrina começa cedo, com cerca de 5 anos, ou após pelo menos 3 anos de transfusões crônicas. Todas as crianças devem ser monitoradas a cada 6 meses em relação à altura, ao peso, à avaliação da puberdade e à altura ao sentar-se. A densidade óssea deve ser obtida a partir da segunda década de vida, devido à alta taxa de osteopenia. Avaliações nutricionais também são necessárias. A maioria dos pacientes precisa de suplementação com vitamina D, vitamina C e zinco. A fertilidade é uma preocupação crescente entre os pacientes e deve ser avaliada rotineiramente.

Apoio psicossocial

A talassemia impõe grandes rachaduras na unidade familiar e obstáculos significativos para o desenvolvimento normal. Por causa disso, é imprescindível que seja realizada uma orientação antecipada, sensível às diferenças culturais. Os serviços de assistência à criança, se utilizados desde cedo, diminuem o trauma psicológico do tratamento. A consulta antecipada de serviços sociais para a abordagem de questões financeiras e sociais é obrigatória.

OUTRAS SÍNDROMES BETATALASSÊMICAS

Talassemia não dependente de transfusão: betatalassemia intermediária

As síndromes betatalassêmicas são caracterizadas pela diminuição da produção das cadeias de betaglobina da HbA. Já foram caracterizados cerca de 200 a 300 mutações de betatalassemia, as quais podem provocar alterações em qualquer passo da transcrição dos genes da betaglobina. Como já discutido, a β^0-talassemia é a ausência da produção de cadeias β normais, e a produção de Hb A em pacientes portadores de mutações β^+ está reduzida. Algumas mutações para betatalassemia são estruturais, como a HbE. Outras, como a $\delta\beta$-talassemia ou a HPFH, são variações da betatalassemia em que ocorre a diminuição da produção da betaglobina proveniente de seu gene e o aumento da produção compensatória de HbF. Como a correlação do fenótipo com o genótipo é variável, pacientes com betatalassemia são classificados de maneira ampla, por seu espectro clínico. O grupo das talassemias dependentes de transfusões de concentrado de eritrócitos, também chamado de talassemia maior, é o que se manifesta de maneira mais grave. A talassemia não dependente de transfusões de concentrado de eritrócitos (talassemia intermediária) inclui um espectro de pacientes que inicialmente não receberam transfusões crônicas durante a infância, mas que podem esporadicamente receber transfusões de concentrado de eritrócitos durante toda a vida. A principal característica determinante desses pacientes é o menor desequilíbrio das cadeias de alfaglobina e betaglobina em comparação ao observado na talassemia maior. Às vezes, modificadores genéticos alteram a gravidade da mutação primária e reduzem o desequilíbrio das cadeias de globina. A coerança do traço de alfatalassemia ou de polimorfismos de promotores da globina como o BCL11 pode atenuar a gravidade da doença e resultar em talassemia não dependente de transfusões. A betatalassemia HbE é uma causa comum da talassemia dependente de transfusões de concentrado de eritrócitos e da talassemia não dependente. Esses modificadores genéticos secundários são capazes de alterar a gravidade da doença. Ocasionalmente, pacientes com uma única mutação para betatalassemia ou portadores de traços de betatalassemia autossômica dominante apresentam características clínicas de talassemia intermediária ou de talassemia não dependente de transfusões. Os estudos genéticos desses pacientes muitas vezes descobrem a coerança de modificadores genéticos que pioram a condição, como uma triplicação do gene α ou uma mutação instável da betaglobina.

Pacientes portadores de talassemia intermediária apresentam eritropoese significativamente ineficaz que leva a uma anemia microcítica com níveis de hemoglobina de cerca de 7 g/dℓ (faixa de variação: 6 a 10 g/dℓ). Eles apresentam algumas das complicações características dos pacientes com talassemia maior que não receberam transfusões de concentrado de eritrócitos, mas a gravidade dessas complicações varia com o grau de ineficácia da eritropoese. Podem desenvolver hiperplasia medular, hepatoesplenomegalia, pseudotumores hematopoéticos, hipertensão pulmonar, úlceras nas pernas, eventos trombóticos e crescimento inadequado. Muitos pacientes desenvolvem hemossiderose em razão do aumento da absorção GI de ferro e exigem tratamento com um agente quelante. Uma hematopoese extramedular pode ocorrer no canal vertebral, comprimindo a medula espinal e causando sintomas neurológicos, os quais constituem uma emergência médica que exige tratamento de radiação local imediata para deter a eritropoese. As transfusões são indicadas para o tratamento de portadores de talassemia intermediária com significativa morbidade clínica.

O traço de talassemia é muitas vezes diagnosticado erroneamente em crianças como uma deficiência de ferro, uma vez que os dois diagnósticos produzem alterações hematológicas semelhantes no hemograma. Contudo, *a deficiência de ferro é muito mais prevalente.* Um curto regime de administração de ferro e uma reavaliação são necessários para identificar as crianças que precisarão de uma avaliação mais aprofundada. Crianças com traços de betatalassemia apresentam uma amplitude de distribuição de eritrócitos (RDW) persistentemente normal e baixo volume corpuscular médio (VCM), ao passo que aquelas com deficiência de ferro desenvolvem uma grande RDW com o tratamento. Na análise da Hb, pacientes com traço de betatalassemia apresentam níveis elevados de HbA_2 e, de uma forma variável, níveis elevados de Hb F. Há tipos "silenciosos" do traço de betatalassemia; assim, se o histórico familiar for sugestivo, estudos adicionais podem ser indicados.

SÍNDROMES ALFATALASSÊMICAS

As mesmas pressões evolutivas que produziram a betatalassemia e a doença falciforme produziram alfatalassemia. Os lactentes são identificados durante o período neonatal pelo aumento da produção de hemoglobina Bart (γ_4) durante a vida fetal e pela presença desta no nascimento. As síndromes alfatalassêmicas ocorrem com maior frequência no Sudeste Asiático. As mutações supressivas são mais comuns na alfatalassemia. Além das mutações supressivas, há também as mutações não supressivas para o gene da alfaglobina, sendo a mais comum a Constant Spring ($\alpha^{CS}\alpha$); estas provocam anemia e uma evolução clínica mais graves do que as supressivas. Normalmente, existem quatro genes de alfaglobina. Na alfatalassemia, os diferentes fenótipos são formados, em grande parte, de acordo com o número de genes de alfaglobina suprimidos em cada um dos dois *loci* – isto é, um (α^+-talassemia) ou ambos (α^0-talassemia).

A deleção de um gene de alfaglobina (traço silencioso) não é hematologicamente identificável, isto é, nenhuma alteração é observada no VCM e na hemoglobina corpuscular média (HCM). Indivíduos que apresentam essa deleção são geralmente diagnosticados após o nascimento, mediante a constatação de que a criança apresenta dois genes suprimidos ou HbH (β_4); contudo, alguns programas de rastreamento neonatal relatam concentrações ainda mais baixas de Hb Bart. Durante o período neonatal, observam-se menos de 3% de Hb Bart. A deleção de um gene de alfaglobina é comum em afro-americanos.

A deleção de dois genes de α-globina resulta no traço de alfatalassemia. Os alelos de alfaglobina podem ser perdidos em uma configuração *trans* ($-\alpha/-\alpha$) ou *cis* ($\alpha,\alpha/^{-SEA}$). As mutações *trans* ou *cis* podem se combinar a outras mutações ou supressões e originar a HbH ou a alfatalassemia maior. Em indivíduos originários da África ou descendentes de africanos, as supressões de alfaglobina mais comuns estão na configuração *trans*, ao passo que, em indivíduos originários ou descendentes de indivíduos originários da Ásia ou da região do Mediterrâneo, as supressões *cis* são as mais comuns.

O **traço de alfatalassemia** (falta de dois genes de alfaglobina) se manifesta como uma anemia microcítica, que pode ser confundida com anemia por deficiência de ferro (ver Figura 489.5*F*). A análise da Hb demonstra resultados normais, exceto durante o período de recém-nascido, quando a Hb Bart é na maioria das vezes menor que 8%, mas maior que 3%. Em crianças, é muito comum confundir a deleção de dois genes da alfaglobina com uma deficiência de ferro, dada a demonstração de que o VCM e a HCM estão baixos. Assim, a abordagem mais simples para fazer essa diferenciação é a obtenção de um bom histórico nutricional. Crianças com anemia por deficiência de ferro muitas vezes têm dieta pobre em ferro e bebem uma quantidade significativa de leite de vaca. Por outro lado, um breve regime de suplementação de ferro, junto com o monitoramento de parâmetros eritrocitários, pode confirmar o diagnóstico de deficiência de ferro. Se ambos os pais de uma criança diagnosticada com traço de α-talassemia forem portadores da conformação *cis*, correm o risco de uma futura gravidez com hidropisia fetal. Por esse motivo, aconselham-se o rastreamento familiar e a orientação genética.

A deleção de três genes de alfaglobina leva ao diagnóstico de doença da HbH. Uma apresentação mais grave da doença da HbH pode ser causada por uma mutação não supressiva da alfaglobina em combinação com duas supressões gênicas. A HbH Constant Spring ($-\alpha/\alpha,\alpha^{CS}$) é o tipo mais comum de doença da HbH não supressiva.

Na Califórnia, onde grande parte da população de descendentes de asiáticos reside, cerca de 1 em cada 10 mil de todos os recém-nascidos tem a doença da HbH. A maneira mais simples de diagnosticá-la é durante o período neonatal, quando há um excesso de tetrâmeros γ e a Hb Bart é, no geral, 25% maior. A obtenção de evidências apoiada nos pais é uma contribuição relevante. No final do período da infância, há um excesso de tetrâmeros da cadeia β da globina que resulta na HbH. O diagnóstico definitivo requer a análise do DNA. O azul de cresil brilhante pode ser utilizado para corar a HbH, mas raramente é usado com propósitos diagnósticos. Pacientes com doença da HbH apresentam microcitose evidente, anemia, leve esplenomegalia e, ocasionalmente, icterícia escleral ou colelitíase. Em geral, não é necessário utilizar a transfusão crônica de concentrado de eritrócitos como tratamento, porque a faixa de variação da Hb é 7 a 11 g/dℓ com VCM 51 a 73 fℓ, mas transfusões intermitentes de concentrado de eritrócitos podem ser necessárias para anemias mais graves. Indivíduos portadores de uma doença não supressiva de Hb H estão mais propensos a precisar de transfusões do que os portadores de uma doença supressiva de Hb H.

A deleção dos quatro alelos do gene de alfaglobina causa anemia profunda durante a vida fetal e resulta em **hidropisia fetal**; a presença do gene da zetaglobina é necessária para a sobrevivência fetal. Não se tem a presença de hemoglobinas normais no nascimento (principalmente Hb Bart, com Hb Gower 1, Gower 2 e Portland). Transfusões intrauterinas podem ser um tratamento de resgate para o feto, mas geralmente ocorrem anormalidades congênitas e atraso no desenvolvimento neurológico. Os lactentes portadores de alfatalassemias graves terão uma dependência vitalícia de transfusões de concentrado de eritrócitos, e a única maneira de curá-los é por meio do transplante de células-tronco hematopoéticas.

O tratamento da doença da HbH exige monitoramento contínuo do crescimento e da disfunção de órgãos. A suplementação nutricional com ácido fólico e multivitamínicos sem ferro é indicada. Pacientes mais velhos podem desenvolver redução da densidade óssea com deficiência de cálcio e de vitamina D. A suplementação com vitamina D é indicada se o seu nível estiver baixo, e a ingestão adequada de cálcio dietético deve ser encorajada para promover a saúde óssea. A suplementação com ferro deve ser evitada, uma vez que esses pacientes têm risco de desenvolver uma sobrecarga de ferro. Transfusões intermitentes de concentrado de eritrócitos podem ocorrer durante infecções intercorrentes, em especial em paciente com HbH não supressiva. A esplenectomia é ocasionalmente indicada; no entanto, devido aos elevados riscos de trombose, a administração de ácido acetilsalicílico ou de outro tratamento anticoagulante deve ser considerado em seguida. O desenvolvimento de uma hemossiderose secundária à absorção GI de ferro ou à exposição a transfusões pode ocorrer em pacientes mais velhos e exige tratamento quelante. Como a HbH é uma hemoglobina instável e sensível à lesão oxidativa, o uso de medicamentos oxidantes deve ser evitado. Casais que apresentam risco para hidropisia fetal devem ser identificados e informados da opção de um diagnóstico molecular do tecido fetal obtido no início da gravidez. No fim da gravidez, transfusões intrauterinas de concentrado de eritrócitos podem melhorar a sobrevida fetal, mas os sobreviventes ainda exigirão tratamento de transfusão crônica de concentrado de eritrócitos ou transplante de medula óssea.

A bibliografia está disponível no GEN-io.

Capítulo 490
Defeitos Enzimáticos

490.1 Deficiência de Piruvato Quinase
Amanda M. Brandow

A anemia hemolítica congênita ocorre em indivíduos homozigotos ou heterozigotos compostos para genes recessivos autossômicos que provocam uma redução acentuada na piruvato quinase (PK) dos eritrócitos (hemácias) ou levam à produção de uma enzima anormal com atividade reduzida, resultando em menor conversão do fosfoenolpiruvato a piruvato. A geração de adenosina trifosfato (ATP) dentro dos eritrócitos nessa etapa está prejudicada, e baixos níveis de ATP, piruvato e da forma oxidada da nicotinamida adenina dinucleotídio (NAD^+) são encontrados (Figura 490.1). A concentração de 2,3-difosfoglicerato encontra-se aumentada; esse isômero é benéfico para facilitar a liberação de oxigênio da hemoglobina, mas prejudicial na inibição da hexoquinase e das enzimas da via das pentoses-fosfato (ou desvio [*shunt*] da hexose-monofosfato). Além disso, ocorre diminuição inexplicável no total de nucleotídios de adenina (ATP, adenosina difosfato e adenosina monofosfato) e de piridina (NAD^+ e a forma reduzida de NAD), prejudicando ainda mais a glicólise. Devido à diminuição do ATP, os eritrócitos se tornam incapazes de manter o seu conteúdo de potássio e água, bem como as células tornam-se rígidas e o seu tempo de vida é consideravelmente reduzido.

ETIOLOGIA
Os mamíferos possuem dois genes para a PK, mas somente o gene *PKLR* é expresso nos eritrócitos. O gene *PKLR* humano está localizado no cromossomo 1q21. Mais de 180 mutações foram relatadas nesse gene estrutural, o qual codifica uma proteína de 574 aminoácidos que compõe um tetrâmero funcional. Essas mutações podem ser do tipo *missense* (troca de um aminoácido por outro), excisões de íntrons (*splice site*) e alterações de inserção-deleção; existe uma certa correlação entre o tipo, a localização e o aminoácido substituído com a gravidade

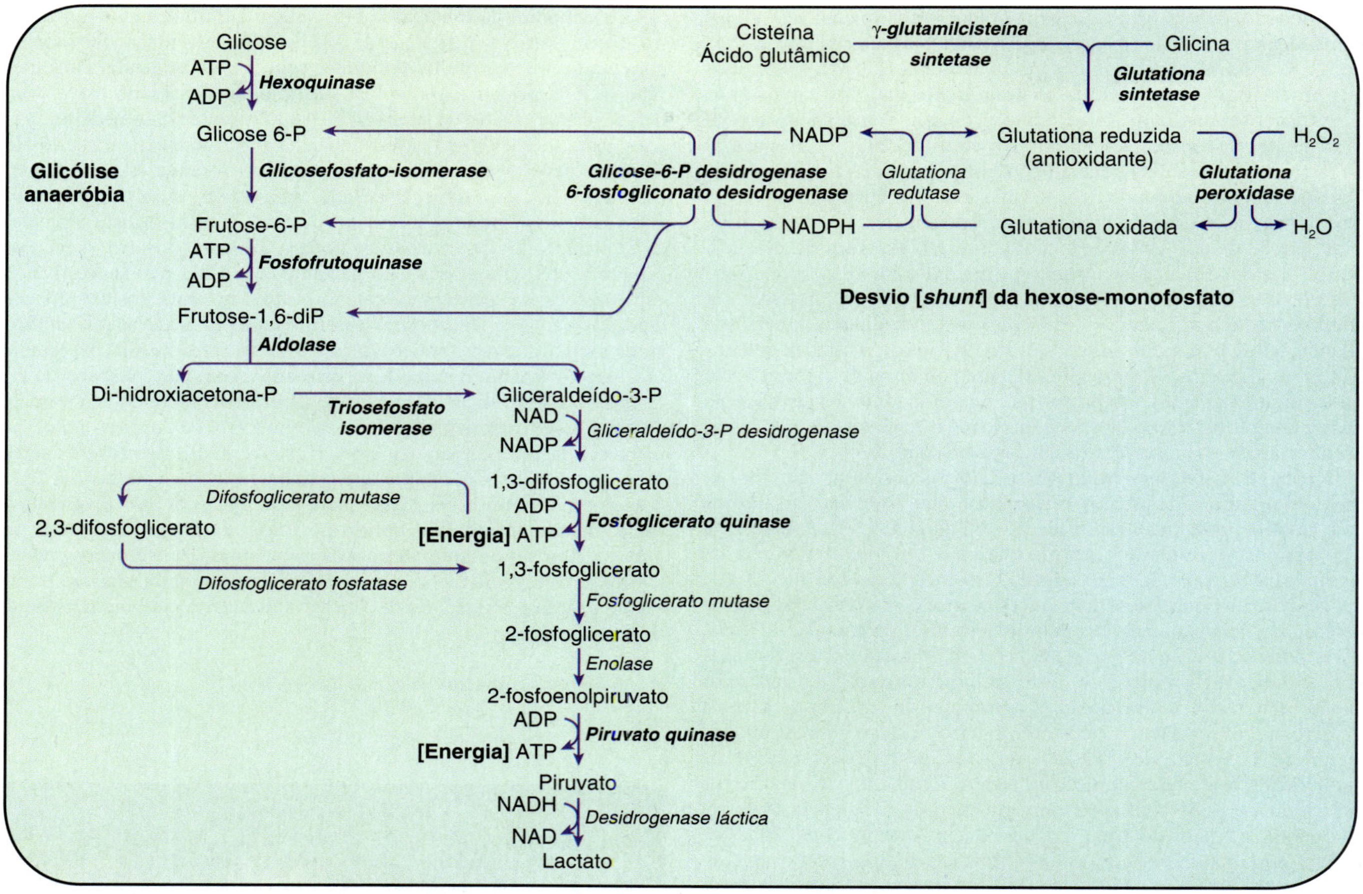

Figura 490.1 **Metabolismo de eritrócitos: glicólise e via das pentoses-fosfato.** As deficiências enzimáticas claramente associadas à hemólise são mostradas em **negrito**. ATP, adenosina trifosfato; ADP, adenosina difosfato; NADP, nicotinamida adenina dinucleotídio fosfato; NADPH, forma reduzida do NADP.

da doença. A maioria dos pacientes afetados é heterozigoto composto para dois defeitos diferentes no gene PK. As várias combinações possíveis provavelmente contribuem para explicar a variabilidade na gravidade clínica. As mutações de C para T em 1456 e de G para A em 1529 são as mais comuns na população caucasiana.

MANIFESTAÇÕES CLÍNICAS E ACHADOS LABORATORIAIS

As manifestações clínicas da deficiência de PK variam de anemia hemolítica neonatal grave a hemólise leve e bem compensada, observada pela primeira vez na fase adulta (Tabela 490.1). A icterícia grave e a anemia podem ocorrer no período neonatal, e casos de *kernicterus* têm sido relatados. A hemólise em crianças mais velhas e em adultos varia em sua gravidade, com valores de hemoglobina (Hb) entre 8 e 12 g/dℓ associados a alguma palidez, icterícia e esplenomegalia. As contagens de reticulócitos ficam extremamente elevadas com frequência, refletindo a hemólise grave em curso. Em geral, pacientes que apresentam esses achados não precisam de transfusão. A forma grave da doença tem uma incidência relativamente alta entre os Amish do meio-oeste dos EUA. É possível que a deficiência de PK forneça proteção contra a malária por *Plasmodium falciparum*.

A policromatofilia e uma leve macrocitose refletem a elevada contagem de reticulócitos. A presença de esferócitos é incomum, mas alguns picnócitos espiculados podem ser observados. O diagnóstico se baseia na demonstração de redução pronunciada da atividade da PK eritrocitária ou na demonstração de um aumento da constante de dissociação de Michaelis-Menten (K_m) para o seu substrato, o fosfoenolpiruvato (variável K_m elevada). A atividade das outras enzimas eritrocitárias é normal ou elevada, refletindo a reticulocitose. Nenhuma anormalidade da hemoglobina é observada. Os leucócitos apresentam PK com atividade normal e devem ser rigorosamente excluídos dos hemolisados eritrocitários usados para medir a atividade da PK. Portadores heterozigotos em geral têm níveis moderadamente reduzidos da atividade de PK.

TRATAMENTO

A fototerapia e a realização de transfusões de troca podem ser indicadas para a hiperbilirrubinemia em recém-nascidos. Transfusões de concentrado de hemácias são necessárias para o tratamento de anemias graves ou crises aplásicas. Se a anemia se mantiver grave, fazendo com que transfusões frequentes sejam necessárias, pode ser necessária a quelação de ferro.[7] A esplenectomia deve ser considerada após a criança completar 5 a 6 anos para reduzir a necessidade de transfusões e minimizar a sobrecarga de ferro. Embora não curativa, a esplenectomia pode ser seguida por níveis de Hb mais elevados e provocar uma contagem de reticulócitos surpreendentemente elevada (30 a 60%). Mortes resultantes de sepse pneumocócica incontrolável seguiram-se à esplenectomia; em razão disso, deve ser realizada a imunização com vacinas para microrganismos encapsulados antes da esplenectomia, e a penicilina profilática deve ser administrada após o procedimento. A esplenectomia também foi associada à trombose e à hipertensão pulmonar. Cálculos biliares devem ser considerados em qualquer paciente com anemia hemolítica congênita e dor abdominal recorrente. Atualmente, não existe terapia curativa; um ativador farmacológico de PK está sendo estudado em ensaios clínicos de fase inicial. A história natural da doença é limitada, mas está sendo estudada por meio de um registro internacional.

---

[7]N.R.T.: Se a ferritina for maior do que 1.000 ng/mℓ.

Tabela 490.1 Variantes da hexoquinase associadas à anemia hemolítica.

	CARACTERÍSTICAS CLÍNICAS		PROPRIEDADES DA HEXOQUINASE ERITROCITÁRIA			
Herança	**Anemia**	**Outra**	**Atividade**	**Anormalidades cinéticas**	**Estabilidade**	**Mobilidade**
–	+	Malformações congênitas	13 a 24*	0	–	–
Recessiva	++		15 a 20*	+	Normal	Anormal
Recessiva	++		16*	0	–	Anormal
Recessiva	+++	Hidropisia fetal	17			
Recessiva	+		20*	0	Normal	Normal
Recessiva	++	Baixa atividade de HK em plaquetas e fibroblastos	20*	0	Baixa	Normal
Recessiva	++	Baixa atividade de HK em plaquetas	25*	+	Normal	Anormal
Recessiva	+		25*	0	Baixa	Normal
Dominante	+	Esferócitos, ovalócitos	30*	0	Baixa	Normal
Recessiva	+	Atraso no desenvolvimento e cognitivo	45†	+	Normal	Normal
Recessiva	+		50*	0	Normal	Normal
–	+	Malformações congênitas	33*	+	–	–
Recessiva	+		40 a 53*	+	Baixa	Normal
–	+		50* 53	+	–	–
Dominante	+		45 a 91†	+	Normal	Anormal
Dominante	++	Baixa atividade de HK em leucócitos	75*	+	Normal	Anormal
Recessiva	±		77†			

HK, hexoquinase. *Atividade enzimática máxima ($V_{máx}$) comparada com reticulocitose controle. †Atividade enzimática máxima ($V_{máx}$) comparada com eritrócitos normais.
Reproduzida de *Nathan and Oski's hematology and oncology of infancy and childhood*, ed 8, vol 1, Philadelphia, 2015, Elsevier (Table 17 a 2, p. 583).

490.2 Outras Deficiências de Enzimas da Via Glicolítica

Amanda M. Brandow

Anemias hemolíticas crônicas não esferocíticas de gravidade variável têm sido associadas à deficiência de outras enzimas da via glicolítica, incluindo a hexoquinase, a glicose fosfato isomerase e a aldolase, as quais são herdadas como doenças autossômicas recessivas. A **deficiência de fosfofrutoquinase**, que ocorreu primariamente entre os judeus asquenazes nos EUA, provoca hemólise associada à miopatia classificada como **doença de armazenamento de glicogênio tipo VII** (ver Capítulo 105.1). Na esfera clínica, a anemia hemolítica é complicada por fraqueza muscular, intolerância ao exercício, cãibras e, possivelmente, mioglobinúria. Os ensaios enzimáticos para a fosfofrutoquinase demonstram valores baixos nos eritrócitos e no músculo.

A **deficiência de triose fosfato isomerase** é uma doença autossômica recessiva que acomete vários sistemas. Os pacientes portadores dessa deficiência apresentam anemia hemolítica, anormalidades cardíacas e comprometimento do neurônio motor inferior e do trato piramidal, com ou sem evidência de comprometimento cerebral. Eles geralmente morrem no início da infância. O gene da triose fosfato isomerase foi clonado e sequenciado e está localizado no cromossomo 12.

A **fosfoglicerato quinase (PGK)** é a primeira etapa da geração de ATP na glicólise. Pelo menos 23 casos familiares com deficiência de PGK foram descritos. A PGK é a única enzima glicolítica herdada através do cromossomo X. Os indivíduos do sexo masculino portadores dessa deficiência podem apresentar doença extrapiramidal progressiva, miopatia, convulsões e um grau variável de retardo mental em associação à anemia hemolítica. Nove pacientes japoneses apresentaram sintomas neurais ou miopáticos com hemólise; seis tiveram apenas hemólise; sete apresentaram apenas sintomas neurais ou miopáticos; e um não apresentou nenhum sintoma. O gene da PGK é particularmente grande, medindo 23 kb, e várias anormalidades genéticas, incluindo substituições de nucleotídios, deleções de genes e mutações tipo *missense* e *splicing* (junção de uma molécula de DNA a uma outra), resultam na deficiência de PGK.

DEFICIÊNCIAS DE ENZIMAS DA VIA DAS HEXOSE MONOFOSFATO OU VIA DAS PENTOSES

A função mais importante da via das pentoses-fosfato é manter a glutationa na sua forma reduzida (GSH) como proteção contra a oxidação de eritrócitos (ver Figura 490.1). Cerca de 10% da glicose captada pelos eritrócitos passa por essa via para produzir a forma reduzida do NAD fosfato (NADPH), necessária para converter a glutationa oxidada em GSH. A manutenção da GSH é essencial para a inativação fisiológica de compostos oxidantes, como o peróxido de hidrogênio, que são gerados dentro dos eritrócitos. Se a glutationa, ou qualquer composto ou enzima necessário para mantê-la no estado reduzido, estiver diminuída, os grupos SH da membrana eritrocitária são oxidados, e a hemoglobina torna-se desnaturada e pode se precipitar em inclusões dentro do eritrócito chamadas de **corpos de Heinz**. Uma vez que os corpos de Heinz estejam formados, inicia-se um processo hemolítico agudo, provocado pelos danos na membrana dos eritrócitos causados pela hemoglobina precipitada, pelo agente oxidante e pela ação do baço. Os eritrócitos danificados são, em seguida, rapidamente removidos da circulação.

490.3 Deficiência de Glicose-6-fosfato Desidrogenase e Deficiências Relacionadas

Amanda M. Brandow

A deficiência de glicose-6-fosfato desidrogenase (**G6PD**), a doença mais frequente envolvendo enzimas da via hexose monofosfato ou via das pentoses, é responsável por duas síndromes clínicas, a anemia hemolítica *aguda* recorrente e a anemia hemolítica *crônica* não esferocítica.

As manifestações mais comuns são icterícia neonatal e anemia hemolítica aguda episódica, as quais são induzidas por infecções, alguns medicamentos e, raramente, pelo feijão fava. Essa deficiência ligada ao cromossomo X afeta > 400 milhões de pessoas em todo o mundo, representando uma prevalência global de 4,9%. A distribuição global dessa doença faz um paralelo com a da malária e representa um exemplo de "polimorfismo equilibrado", em que há uma vantagem evolutiva de resistência à malária causada pelo *Plasmodium falciparum* em mulheres heterozigotas que compensa o pequeno efeito negativo em homens hemizigotos afetados.

A deficiência é causada pela herança de qualquer um dos vários alelos anormais do gene responsável pela síntese da proteína G6PD. Cerca de 140 mutações foram descritas para o gene responsável pela síntese da proteína G6PD. Muitas dessas mutações são alterações em uma única base que levam a substituições de aminoácidos e à desestabilização da enzima G6PD. Um banco de dados acessível via web cataloga as mutações da G6PD (http://www.bioinf.org.uk/g6pd). A Figura 490.2 mostra algumas mutações que causam hemólise recorrente *versus* crônica. A forma mais leve da doença está associada a mutações próximas à porção *amino*terminal da molécula de G6PD e a anemia hemolítica não esferocítica crônica está associada a mutações em *cluster* ou grupo, próximas à porção *carboxi*terminal. A configuração normal da enzima observada na maioria das populações é designada como G6PD B+. Uma variante normal, designada como G6PD A+, é comum em norte-americanos afrodescendentes.

ANEMIA HEMOLÍTICA AGUDA RECORRENTE OU INDUZIDA

Etiologia

A G6PD catalisa a conversão da glicose 6-fosfato em ácido 6-fosfoglicônico. Essa reação produz NADPH, que mantém a GSH (glutationa em seu estado reduzido e funcional; ver Figura 490.1). A GSH fornece proteção contra **ameaças oxidativas** de certos medicamentos e infecções que, de outra forma, poderiam causar a precipitação da hemoglobina (corpos de Heinz) ou danificar a membrana dos eritrócitos.

A síntese da G6PD eritrocitária é determinada por um gene no cromossomo X. Por isso, mulheres heterozigotas possuem atividade enzimática intermediária e duas populações de eritrócitos: uma normal e a outra deficiente de atividade da G6PD. Como têm menos eritrócitos suscetíveis, a maioria das mulheres heterozigotas não apresenta uma hemólise clinicamente evidente após a exposição a substâncias oxidantes. Existem casos raros de mulheres heterozigotas que apresentam a maior parte dos eritrócitos deficiente em G6PD devido à inativação aleatória e, algumas vezes, exagerada do cromossomo X normal (hipótese de Lyon-Beutler).

A doença que envolve essa enzima, portanto, ocorre com maior frequência em homens do que em mulheres. Cerca de 13% dos homens norte-americanos afrodescendentes apresentam uma enzima mutante (**G6PD A–**), que provoca uma deficiência na atividade da G6PD eritrocitária (5 a 15% do normal). Italianos, gregos e outros grupos étnicos do Mediterrâneo, do Oriente Médio, da África e da Ásia também apresentam alta incidência, que varia de 5 a 40%, da variante designada como **G6PD B–** (**G6PD do Mediterrâneo**). Nessas variantes, a atividade da G6PD em mulheres homozigotas ou homens hemizigotos é < 5% do normal. Portanto, em norte-americanos afrodescendentes, a deficiência é *menos grave* do que em norte-americanos descendentes de europeus. Uma terceira enzima mutante com atividade intensamente reduzida (**G6PD Canton**) ocorre em cerca de 5% da população chinesa.

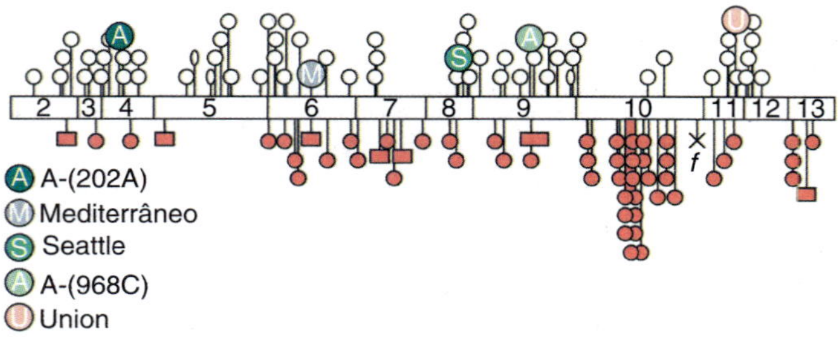

Figura 490.2 **Mutações mais comuns ao longo da sequência de codificação do gene da G6PD.** Os éxons são ilustrados como *retângulos vazados numerados*. Os *círculos vazados* correspondem às mutações que dão origem às variantes das classes II e III. Os *círculos sólidos* representam mutações esporádicas que dão origem a variantes graves (classe I). As *elipses vazadas* são mutações que dão origem às variantes da classe IV. X é uma mutação tipo *nonsense*; *f*, mutação tipo *splice site*; *quadrados sólidos*, pequenas deleções. 202A e 968C são os dois locais na G6PD-A em que ocorre uma substituição de base. (*Reproduzida de Cappellini MD, Fiorelli G: Glucose-6-phosphate dehydrogenase deficiency,* Lancet *371:64-74, 2008.*)

Manifestações clínicas

A maioria dos indivíduos com deficiência de G6PD é assintomática, sem manifestações clínicas da doença, exceto as desencadeadas por infecções, medicamentos ou ingestão de feijão-fava. A hemólise costuma surgir cerca de 24 a 48 h após o paciente ter ingerido uma substância com **propriedades oxidativas**. Nos casos graves, surgem hemoglobinúria e icterícia, e a concentração de Hb pode cair rapidamente. Medicamentos que provocam hemólise nesses indivíduos são, entre outros, ácido acetilsalicílico, sulfonamidas, rasburicase e antimaláricos, como a primaquina (Tabela 490.2). O grau de hemólise varia de acordo com o agente estimulante, a quantidade ingerida e a gravidade da deficiência enzimática. Em alguns indivíduos, a ingestão do feijão-fava também produz uma síndrome hemolítica aguda grave conhecida como **favismo**. As favas contêm divicina, isouramil e convicina, que levam à produção de peróxido de hidrogênio e de outros produtos reativos de oxigênio. Acredita-se que o favismo esteja mais frequentemente associado à variante G6PD B–.

Na variante G6PD A–, a estabilidade do dímero dobrado da proteína está comprometida e esse defeito é acentuado com o envelhecimento dos eritrócitos. Assim, a hemólise diminui à medida que os eritrócitos mais velhos são destruídos, mesmo se a administração do medicamento for continuada. Essa recuperação resulta da labilidade da enzima associada à idade celular, sendo mais abundante e mais estável nos eritrócitos jovens (Figura 490.3). A reticulocitose associada produz um processo hemolítico compensado, no qual a hemoglobina sanguínea pode estar apenas levemente diminuída, mesmo com a exposição contínua ao agente agressor.

A deficiência de G6PD pode produzir hemólise no período neonatal. Em recém-nascidos prematuros com G6PD A–, foram observadas hemólise espontânea e hiperbilirrubinemia. Em recém-nascidos com as variantes G6PD B– e G6PD Canton, podem ocorrer hiperbilirrubinemia

Tabela 490.2 Agentes indutores de hemólise na deficiência de glicose-6-fosfato desidrogenase.

MEDICAMENTOS	*Outros*
Antibacterianos	Acetanilida
Sulfonamidas	Análogos da vitamina K
Ciprofloxacino	Azul de metileno
Moxifloxacino	Azul de toluidina
Norfloxacino	Probenecida
Ofloxacino	Dimercaprol
Dapsona	Ácido acetilsalicílico
Sulfametoxazol + trimetoprima	Fenazopiridina
Ácido nalidíxico	Rasburicase
Cloranfenicol	
Nitrofurantoína	SUBSTÂNCIAS QUÍMICAS
	Fenil-hidrazina
Antimaláricos	Benzeno
Primaquina	Naftaleno (bolas de naftalina)
Pamaquina	2,4,6-trinitrotolueno
Cloroquina	
Quinacrina	DOENÇAS
	Acidose diabética
Anti-helmínticos	Hepatite
Betanaftol	Sepse
Estibofeno	
Niridazol	

Reproduzida de Asselin BL, Segel GB: In Rakel R, editor: *Conn's current therapy*, Philadelphia, 1994, WB Saunders, p. 341.

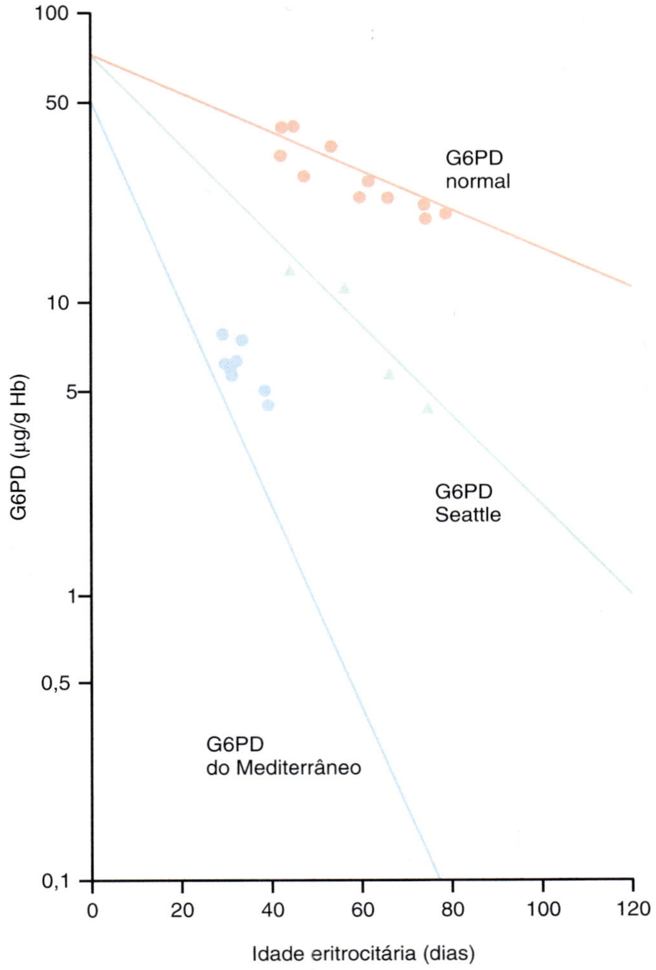

Figura 490.3 O mecanismo principal da deficiência de G6PD eritrocitária é a instabilidade *in vivo* de enzimas mutantes. Para muitas variantes da G6PD, como as duas estudadas aqui, trata-se essencialmente da aceleração de um processo que em geral ocorre com o envelhecimento dos eritrócitos na circulação. Hb, hemoglobina. (*Adaptada de Morelli A, Benatti U, Gaetani GF et al.: Biochemical mechanisms of glucose-6-phosphate dehydrogenase deficiency*, Proc Natl Acad Sci EUA *75:1979-1983, 1978.*)

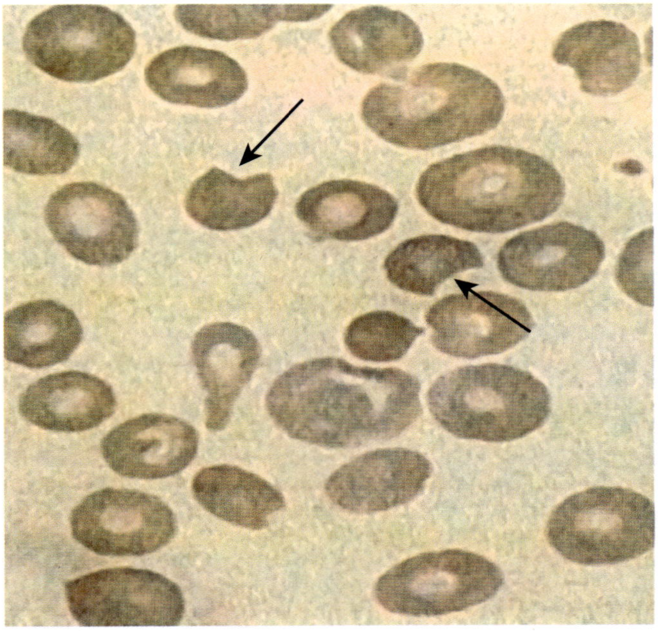

Figura 490.4 Alterações morfológicas nos eritrócitos (anisopoiquilocitose, células mordidas, ou *bite cells*) durante hemólise aguda em um paciente com deficiência de G6PD. As *setas* indicam as células mordidas. A *anisopoiquilocitose* é uma anormalidade na forma ou no tamanho dos eritrócitos. (*Reproduzida de Cappellini MD, Fiorelli G: Glucose-6-phosphate dehydrogenase deficiency*, Lancet *371:64-74, 2008.*)

e até mesmo *kernicterus*. Neonatos com coerança de um gene para deficiência de G6PD e uma mutação no promotor da uridina-difosfatoglicuronil transferase (UGT1A1), observada na **síndrome de Gilbert**, apresentam icterícia neonatal mais grave. Quando a mulher grávida ingere medicamentos oxidativos, estes podem ser transmitidos para o feto deficiente em G6PD; com isso, anemia hemolítica e icterícia podem estar presentes ao nascimento.

Achados laboratoriais

No início da hemólise aguda, geralmente ocorre queda acentuada nos níveis de hemoglobina e hematócrito. Em episódios graves, as proteínas ligadoras da Hb, como a haptoglobina, tornam-se saturadas, e a hemoglobina livre pode ser observada no plasma e, posteriormente, na urina. Preparações de eritrócitos não coradas ou coradas com corantes supravitais possibilitam a observação de hemoglobina precipitada, ou corpos de Heinz. As inclusões eritrocitárias não são visíveis no esfregaço sanguíneo corados com coloração de Wright. As células que contêm essas inclusões são observadas apenas dentro dos 3 a 4 dias iniciais da doença, porque são rapidamente retiradas do sangue. Além disso, o esfregaço sanguíneo pode apresentar eritrócitos que parecem ter sido mordidos na sua periferia ("células mordidas", ou "*bite cells*") e **policromasia** (evidência de eritrócitos azulados e maiores), representando a reticulocitose (Figura 490.4).

Diagnóstico

O diagnóstico depende da demonstração direta ou indireta da redução da atividade da G6PD nos eritrócitos. Na medição direta, a atividade enzimática de indivíduos acometidos é ≤ 10% do normal, e a redução da atividade enzimática é mais pronunciada em *norte-americanos* descendentes de europeus e em asiáticos do que em *norte-americanos* afrodescendentes. Testes de triagem satisfatórios são baseados na descoloração por azul de metileno, na redução da metemoglobina ou na fluorescência do NADPH. Logo após um episódio hemolítico, reticulócitos e eritrócitos jovens são predominantes. Esses eritrócitos jovens têm significativamente maior atividade enzimática do que as células mais velhas na variante A− (africana). Portanto, os testes deverão ser adiados por algumas semanas para que o baixo nível de enzimas possa ser demonstrado. Uma suspeita diagnóstica deve ocorrer quando a atividade da G6PD estiver dentro do limite inferior do intervalo normal na presença de elevada contagem de reticulócitos. Variantes da G6PD também podem ser detectadas por análise eletroforética e molecular. A deficiência de G6PD deve ser considerada em qualquer paciente recém-nascido com hiperbilirrubinemia e atividade limítrofe baixa da G6PD.

Prevenção e tratamento

A prevenção da hemólise constitui a medida terapêutica mais importante. Quando possível, indivíduos do sexo masculino pertencentes a grupos étnicos com uma incidência significativa de deficiência de G6PD (p. ex., gregos, italianos do sul da Itália, judeus sefarditas, filipinos, chineses do sul da China, norte-americanos afrodescendentes, tailandeses) devem ser testados para a presença do defeito antes que medicamentos sabidamente oxidativos sejam administrados. As doses usuais de ácido acetilsalicílico e de sulfametoxazol + trimetoprima não causam hemólises clinicamente relevantes na variedade A−. Doses de ácido acetilsalicílico usadas no tratamento de febre reumática aguda (60 a 100 mg/kg/24 h) podem produzir episódios hemolíticos graves. Recém-nascidos com icterícia neonatal grave que pertencem a esses grupos étnicos também requerem testes para a deficiência de G6PD por causa do risco mais elevado para esse defeito. Se uma hemólise grave ocorrer, a terapia de suporte pode requerer transfusão de sangue, embora a recuperação seja a regra quando o agente oxidativo é descontinuado.

ANEMIAS HEMOLÍTICAS CRÔNICAS ASSOCIADAS A DEFICIÊNCIA DE G6PD OU FATORES RELACIONADOS

A **anemia hemolítica não esferocítica** crônica foi associada a uma profunda deficiência de G6PD causada por variantes da enzima, particularmente aquelas com defeitos de quantidade, atividade ou estabilidade. Os defeitos gênicos que levam à hemólise crônica estão localizados primariamente na região do sítio de ligação do NADP, perto do carboxiterminal da proteína (ver Figura 490.4). Estes incluem as variantes Loma Linda, Tomah, Iowa, Beverly Hills, Nashville, Riverside, Santiago de Cuba e Andaluzia. Indivíduos com a deficiência enzimática G6PD B– podem apresentar hemólise crônica, e o processo hemolítico pode piorar após a ingestão de substâncias oxidativas. A esplenectomia tem pouco valor nesses tipos de hemólise crônica.

Outros defeitos enzimáticos podem prejudicar a regeneração da GSH como um "reservatório" de oxidantes (ver Figura 490.4). Uma anemia leve não esferocítica crônica foi relatada em associação à diminuição da GSH nos eritrócitos, resultante da deficiência de gamaglutamilcisteína ou da GSH sintetase. A deficiência da 6-fosfogliconato desidrogenase tem sido associada primariamente à hemólise induzida por fármacos, e a hemólise com hiperbilirrubinemia tem sido relacionada à deficiência de GSH peroxidase em recém-nascidos.

A bibliografia está disponível no GEN-io.

Capítulo 491
Anemias Hemolíticas Resultantes de Fatores Extracelulares – Anemias Hemolíticas Imunes

Amanda M. Brandow

ANEMIAS HEMOLÍTICAS AUTOIMUNES

Diversos agentes extrínsecos e relacionados com doenças podem conduzir à destruição prematura dos eritrócitos (hemácias). Entre os mais claramente definidos estão os anticorpos associados às anemias hemolíticas imunes. A principal característica desse grupo de doenças é o resultado positivo do teste de antiglobulina direto (teste de Coombs), que detecta a presença de imunoglobulinas ou de componentes do complemento na superfície dos eritrócitos. A mais importante doença hemolítica imune na prática pediátrica é a **doença hemolítica do recém-nascido** (eritroblastose fetal), causada pela passagem transplacentária de anticorpos maternos dirigidos contra os antígenos eritrocitários do feto, isto é, uma anemia hemolítica **isoimune** (ver Capítulo 124.2).

Várias outras anemias hemolíticas imunes são **autoimunes** (Tabela 491.1) e podem ser idiopáticas ou relacionadas a várias infecções (vírus Epstein-Barr, raramente HIV, citomegalovírus e micoplasma); a distúrbios imunológicos (lúpus eritematoso sistêmico [LES], artrite reumatoide); a imunodeficiências (agamaglobulinemia, doença linfoproliferativa autoimune, disgamaglobulinemia); a neoplasias (linfoma, leucemia, doença de Hodgkin); ou a fármacos (alfametildopa, L-dopa). Outros fármacos (penicilinas, cefalosporinas) provocam hemólise por meio de "anticorpos dependentes de fármacos" – anticorpos produzidos contra o fármaco que, em alguns casos, também reagem contra algum antígeno da membrana eritrocitária.

Tabela 491.1 Doenças caracterizadas pela destruição imunomediada dos eritrócitos.

ANEMIA HEMOLÍTICA AUTOIMUNE CAUSADA POR AUTOANTICORPOS REATIVOS A CALOR
Primária (idiopática)
Secundária
Distúrbios linfoproliferativos
Distúrbios do tecido conjuntivo (especialmente lúpus eritematoso sistêmico)
Neoplasias não linfoides (p. ex., tumores de ovário)
Doenças inflamatórias crônicas (p. ex., colite ulcerativa)
Distúrbios de imunodeficiência
ANEMIA HEMOLÍTICA AUTOIMUNE CAUSADA POR AUTOANTICORPOS REATIVOS A FRIO (SÍNDROMES HEMOLÍTICAS CRIOPÁTICAS)
Doença da aglutinina fria primária (idiopática)
Doença da aglutinina fria secundária
Distúrbios linfoproliferativos
Infecções (*Mycoplasma pneumoniae*, vírus Epstein-Barr)
Hemoglobinúria paroxística a frio
Primária (idiopática)
Síndromes virais (mais comuns)
Sífilis congênita ou terciária
ANEMIA HEMOLÍTICA IMUNE INDUZIDA POR MEDICAMENTOS (ver Tabela 491.2)
Hapteno/adsorção de fármacos (p. ex., penicilina)
Complexo ternário (imune) (p. ex., quinina, quinidina)
Indução de autoanticorpos verdadeiros (p. ex., metildopa)

Adaptada de Packman CH: Autoimmune hemolytic anemias. In Rakel R, editor: *Conn's current therapy*, Philadelphia, 1995, Saunders, p 305

ANEMIAS HEMOLÍTICAS AUTOIMUNES ASSOCIADAS A ANTICORPOS "QUENTES"

Etiologia

Nas anemias hemolíticas autoimunes, autoanticorpos são dirigidos contra antígenos da membrana eritrocitária, mas a patogênese da indução dos anticorpos é incerta. Os autoanticorpos podem ser produzidos como uma resposta imune inapropriada contra um antígeno eritrocitário ou contra outro epítopo antigênico semelhante a um antígeno eritrocitário, o que é conhecido como *mimetismo molecular*. Alternativamente, um agente infeccioso pode alterar a membrana dos eritrócitos, tornando-a "estranha" ou antigênica ao hospedeiro. Os anticorpos em geral reagem contra epítopos (antígenos) que são públicos ou "comuns" a todos os eritrócitos humanos, como as proteínas do Rh.

Na maioria dos casos de **hemólise por anticorpos quentes**, nenhuma causa subjacente pode ser encontrada; consideram-se os casos como do tipo *primário* ou idiopático (ver Tabela 491.1). Se a hemólise autoimune estiver associada a uma doença de base, como um distúrbio linfoproliferativo, LES, síndrome de Evans ou uma imunodeficiência, é do tipo *secundário*. Em até 20% dos casos de hemólise imune, fármacos podem estar implicados (Tabela 491.2).

Fármacos (penicilina ou, às vezes, cefalosporinas) que provocam hemólise através do mecanismo do "hapteno" (imune, mas não autoimune) ligam-se fortemente à membrana eritrocitária. Os anticorpos produzidos contra o fármaco, tanto os recém-formados quanto os previamente formados, ligam-se às moléculas do fármaco que se encontram sobre o eritrócito, mediando sua destruição no baço. Em outros casos, certos fármacos, como a quinina e a quinidina, não se ligam aos eritrócitos; em vez disso, participam da formação de um "complexo ternário" que os compreende, um antígeno de membrana eritrocitária e um anticorpo que reconhece ambos (ver Tabela 491.2). A metildopa e, algumas vezes, as cefalosporinas podem incitar, por mecanismos desconhecidos, verdadeiros autoanticorpos contra antígenos de membrana eritrocitária, de forma que a presença do fármaco não é necessária para provocar a hemólise. As cefalosporinas são a causa mais comum de anemia hemolítica imune induzida por fármacos.

Tabela 491.2 Fármacos selecionados que causam hemólise imunomediada.

MECANISMO	ADSORÇÃO DO FÁRMACO (HAPTENO)	COMPLEXO TERNÁRIO (IMUNE)	INDUÇÃO DE AUTOANTICORPO
Teste da antiglobulina direto	Positivo (anti-IgG)	Positivo (anti-C3)	Positivo (anti-IgG)
Local de hemólise	Extravascular	Intravascular	Extravascular
Medicamentos	Penicilinas Cefalosporinas 6-Mercaptopurina Tetraciclina Oxaliplatina Hidrocortisona	Cefalosporinas Quinidina Anfotericina B Hidrocortisona Rifampicina Metformina Quinina Probenecida Clorpromazina Oxaliplatina	Alfametildopa Cefalosporinas Oxaliplatina L-Dopa Procainamida Ibuprofeno Diclofenaco Interferona alfa

Adaptada de Packman CH: Hemolytic anemia resulting from immune injury. In Kaushansky K, Lichtman MA, Beutler E *et al.*, editors: *Williams hematology*, ed 8, New York, 2010, McGraw-Hill.

Manifestações clínicas

As anemias hemolíticas autoimunes podem ocorrer em qualquer um de dois padrões clínicos genéricos. O primeiro é um padrão *agudo transitório* com duração de 3 a 6 meses que ocorre predominantemente em crianças com idades entre 2 e 12 anos, responsável por 70 a 80% dos pacientes. Costuma ser precedido por uma infecção, geralmente respiratória. O início pode ser agudo, com palidez, icterícia, febre e hemoglobinúria, ou mais gradual, com fadiga e palidez. O baço costuma apresentar-se aumentado e é o local primário de destruição dos eritrócitos revestidos por IgG. Não são comuns doenças sistêmicas de base. A forma aguda é caracterizada por uma boa resposta à terapia com glicocorticoides, uma baixa taxa de mortalidade e uma recuperação completa. O outro padrão clínico envolve um curso *crônico prolongado*, que aparece com maior frequência em lactentes e em crianças maiores de 12 anos. A hemólise pode continuar por muitos meses ou anos. A ocorrência de anormalidades envolvendo outros elementos do sangue é comum, e a resposta aos glicocorticoides é variável e inconsistente.

Achados laboratoriais

Em muitos casos, a anemia é profunda, com níveis de hemoglobina < 6 g/dℓ. Estão presentes esferocitose e policromasia (refletindo a resposta de reticulócitos) consideráveis. É possível que mais de 50% dos eritrócitos circulantes sejam reticulócitos, e eritrócitos nucleados em geral estão presentes. Em alguns casos, pode ser encontrada uma *baixa contagem de reticulócitos*, em especial no início do episódio. A leucocitose é comum. A contagem de plaquetas costuma ser normal, mas às vezes é possível ocorrer concomitantemente uma púrpura trombocitopênica imune (**síndrome de Evans**). Pacientes com a síndrome de Evans apresentam com frequência, ou eventualmente, desenvolvem doenças crônicas, incluindo LES, síndromes de imunodeficiência ou síndrome linfoproliferativa autoimune.

Os resultados do **teste direto da antiglobulina (teste de Coombs)** são fortemente positivos, e anticorpos livres podem algumas vezes ser demonstrados no soro **(teste de Coombs indireto)**. Esses anticorpos são ativos a 35 a 40°C (anticorpos "quentes") e na maioria das vezes pertencem à classe G da imunoglobulina (IgG). Não precisam do complemento para agir. Os anticorpos séricos e os eluídos a partir de eritrócitos reagem com os eritrócitos de muitas outras pessoas além daqueles do paciente. Foram tidos muitas vezes como *pan-aglutininas inespecíficas*, mas estudos cuidadosos revelaram uma especificidade para antígenos eritrocitários do sistema Rh em 70% dos pacientes (50% dos pacientes adultos). Moléculas do complemento, em especial frações de C3b, podem ser detectadas nos eritrócitos em conjunto com a IgG. O resultado do teste de Coombs é *raramente* negativo devido à sensibilidade da reação de Coombs. Para produzir uma reação positiva, são necessárias, no mínimo, 260 a 400 moléculas de IgG sobre a membrana de cada eritrócito. Testes especiais para a detecção de anticorpos são necessários nas anemias hemolíticas autoimunes "Coombs-negativas". Na anemia hemolítica por anticorpos quentes, o teste de Coombs direto pode detectar apenas a IgG, ambas IgG e frações de complemento, ou apenas frações de complemento, se o nível de IgG ligada aos eritrócitos estiver abaixo do limite de detecção do reagente de Coombs anti-IgG.

Tratamento

As transfusões devem fornecer apenas benefícios transitórios, mas podem salvar vidas em casos de anemia grave, até que os efeitos dos outros tratamentos sejam observados. Todas as unidades testadas para transfusão são sorologicamente incompatíveis. É importante identificar o grupo sanguíneo ABO do paciente, a fim de evitar uma reação transfusional hemolítica mediada anti-A ou anti-B. O banco de sangue também deve testar para a presença de aloanticorpos subjacentes, os quais podem provocar rápida hemólise dos eritrócitos transfundidos. Pacientes que nunca receberam transfusões nem estiveram grávidas apresentam baixas probabilidades de ter aloanticorpos. Um contato precoce entre o médico clínico e o médico do banco de sangue é essencial. A impossibilidade de transfundir lactentes ou crianças profundamente anêmicos pode levá-los a grave morbidade e até a morte.

Pacientes portadores de doença leve e hemólise compensada podem não precisar de tratamento. *Em casos de hemólise grave, resultando em anemia ou sintomas graves, inicia-se o tratamento com glicocorticoides.* Os glicocorticoides reduzem a taxa de hemólise ao bloquearem a função de macrófagos por meio da regulação negativa da expressão do receptor Fcγ, diminuindo a produção de autoanticorpos e, talvez, aumentando a eluição de anticorpos dos eritrócitos. Em geral, utiliza-se *prednisona* ou seus equivalentes na dose de 2 mg/kg/24 h. Em alguns pacientes com hemólise grave, pode ser necessário utilizar até 6 mg/kg/24 h de prednisona para reduzir a taxa de hemólise. O tratamento deve ser mantido até que a taxa de hemólise reduza, com a dose sendo, então, gradualmente reduzida. Em casos de recaída, pode ser necessário retomar a dose completa. A doença tende a ter remissão espontânea dentro de algumas semanas ou meses. O resultado do teste de Coombs pode permanecer positivo mesmo depois do nível de hemoglobina (Hb) retornar ao normal. Costuma ser seguro descontinuar a prednisona uma vez negativado o teste de Coombs direto. Quando a anemia hemolítica permanecer grave, apesar da administração de tratamento glicocorticoide, ou se doses muito elevadas forem necessárias para manter a hemoglobina em um nível razoável, pode-se tentar um tratamento com imunoglobulina intravenosa (IV). O *rituximabe*, um anticorpo monoclonal que tem como alvo os linfócitos B, os quais são a fonte de produção de anticorpos, *é útil em casos crônicos refratários à terapêutica convencional.* A plasmaférese também tem sido utilizada em casos refratários, mas em geral não é eficaz. A esplenectomia pode ser benéfica, mas traz um alto risco de infecção por organismos encapsulados, em especial em pacientes com menos de 6 anos. Profilaxia com vacinas apropriadas (pneumocócica, meningocócica e *Haemophilus influenzae* tipo b) está indicada antes da esplenectomia e com penicilina oral após a esplenectomia. Trombose e hipertensão pulmonar também são problemas cada vez mais reconhecidos após a esplenectomia.

Evolução clínica e prognóstico

A doença hemolítica autoimune aguda idiopática da infância tem gravidade variável, mas é autolimitada; mortes decorrentes de anemias intratáveis são raras. Cerca de 30% dos pacientes apresentam hemólise crônica, frequentemente associada a uma doença de base, como LES, imunodeficiência ou linfoma. A presença de anticorpos antifosfolipídios em pacientes adultos com hemólise imune predispõe à trombose. A mortalidade nos casos crônicos depende da doença primária.

ANEMIAS HEMOLÍTICAS AUTOIMUNES ASSOCIADAS A ANTICORPOS "FRIOS"

Anticorpos "frios" aglutinam os eritrócitos em temperaturas < 37°C. Eles pertencem primariamente à classe IgM e precisam de moléculas do complemento para a atividade hemolítica. A temperatura mais alta em que a aglutinação de eritrócitos ocorre é chamada de *amplitude térmica*. Anticorpos de amplitude térmica mais elevada, isto é, que se ligam a eritrócitos nas temperaturas alcançadas no corpo, provocam hemólise quando expostos a um ambiente frio. Títulos de anticorpos elevados estão associados com amplitude térmica elevada.

Doença da aglutinina fria

Em geral, os anticorpos frios apresentam especificidade para os antígenos oligossacarídeos do sistema I/i. Podem ocorrer na doença da aglutinina fria primária ou idiopática; ser secundários a infecções, como as causadas por *Mycoplasma pneumoniae* e pelo vírus Epstein-Barr; ou em virtude de doenças linfoproliferativas. Após infecção por *M. pneumoniae*, os níveis de anti-I podem aumentar consideravelmente, podendo alcançar títulos ≥ 1/30.000. Os anticorpos apresentam especificidade para o antígeno I e, dessa forma, reagem fracamente com os eritrócitos de cordão umbilical humano, que possuem antígeno i, mas baixos níveis de antígeno I. Pacientes com mononucleose infecciosa podem ser acometidos pela doença da aglutinina fria, e frequentemente tais anticorpos têm especificidade anti-i. Esses anticorpos provocam menos hemólise em adultos do que em crianças, porque adultos têm menos moléculas em seus eritrócitos. Aglutinação espontânea dos eritrócitos é observada em ambientes frios e *in vitro*, e agregados eritrocitários são observados em esfregaços sanguíneos **(formação de *rouleaux*)**. Devido à aglutinação eritrocitária e à reticulocitose, o volume corpuscular médio (VCM) pode estar falsamente elevado. A gravidade da hemólise está relacionada à amplitude térmica dos anticorpos, que, por sua vez, depende parcialmente do título de anticorpos IgM.

Quando títulos muito elevados de anticorpos frios estão presentes e ativos em temperaturas próximas às corporais, uma grave hemólise intravascular com **hemoglobinemia** e **hemoglobinúria** pode ocorrer, podendo ser intensificada com a exposição do paciente ao frio (temperaturas externas ou ingestão de alimentos). Cada molécula de IgM tem potencial para ativar uma molécula de C1, e, por isso, grandes quantidades de moléculas do complemento são observadas sobre os eritrócitos na doença da aglutinina fria. Esses eritrócitos sensibilizados podem sofrer lise intravascular mediada por complemento ou ser destruídos no fígado e no baço. Apenas moléculas do complemento, e não de IgM, são observadas sobre os eritrócitos, porque a IgM é removida durante as etapas de lavagem do teste da antiglobulina (Coombs) direto.

A doença da aglutinina fria é menos comum em crianças do que em adultos e, na maioria das vezes, resulta em episódios de hemólise agudos e autolimitados. A transfusão de hemácias é indicada com base nos sintomas e na gravidade da anemia. Os glicocorticoides são muito menos eficazes na doença da aglutinina fria do que na doença hemolítica por anticorpos quentes. Pacientes devem evitar a exposição ao frio e devem receber tratamento para qualquer doença subjacente. Em casos mais raros, pacientes que apresentam doença hemolítica grave podem ser tratados com imunossupressão e plasmaférese. Foram relatados sucessos no tratamento da doença da aglutinina fria com rituximabe, que esgota linfócitos B de maneira eficaz. A esplenectomia não é útil nesses casos.

Hemoglobinúria paroxística a frio

A hemoglobinúria paroxística a frio é desencadeada pela **hemolisina de Donath-Landsteiner (D-L)**, que é um autoanticorpo IgG reativo a frio com especificidade anti-P. *In vitro*, o anticorpo D-L se liga aos eritrócitos a frio, os quais são lisados pelo complemento quando a temperatura aumenta para 37°C. Acredita-se que uma sequência de eventos semelhante ocorra *in vivo*, à medida que os eritrócitos se movimentam das extremidades mais frias para as regiões mais quentes da circulação. A maioria dos casos relatados é autolimitada; muitos pacientes apresentam apenas uma crise de hemólise. A sífilis congênita ou adquirida costumava ser a causa subjacente mais comum de hemoglobinúria paroxística a frio, mas, atualmente, a maioria dos casos está relacionada a infecções virais inespecíficas. O tratamento inclui transfusões para a anemia grave e a recomendação de evitar ambientes com baixas temperaturas.

A bibliografia está disponível no GEN-io.

Capítulo 492
Anemias Hemolíticas Secundárias a Outros Fatores Extracelulares

Amanda M. Brandow

HEMÓLISE POR FRAGMENTAÇÃO

Ver Tabela 484.2 no Capítulo 484.

A destruição de eritrócitos pode ocorrer nas anemias hemolíticas devido a **danos mecânicos** sofridos quando as células atravessam um leito vascular lesionado. O dano pode ser microvascular quando os eritrócitos são cortados pela fibrina dentro dos capilares, durante a coagulação intravascular ou quando uma doença renovascular acompanhar a **síndrome hemolítico-urêmica (SHU)** (ver Capítulo 538) ou a **púrpura trombocitopênica trombótica (PTT)** (ver Capítulo 511). Grandes vasos podem estar envolvidos na **síndrome de Kasabach-Merritt** (hemangioma gigante e trombocitopenia; Capítulo 532) ou quando uma valva cardíaca substituída está mal epitelizada. O esfregaço sanguíneo demonstra vários *esquistócitos* (ou células fragmentadas), bem como **policromatofilia**, refletindo uma reticulocitose (ver Figura 485.*F* no Capítulo 485). Deficiências de ferro secundárias podem complicar a hemólise intravascular devido à perda do ferro através da hemossiderina e pela hemoglobina urinária (ver Figura 484.2 no Capítulo 484). **O tratamento deve ser dirigido para a doença de base**, e o prognóstico depende de sua eficácia. O benefício da transfusão pode ser transitório, porque os eritrócitos transfundidos são destruídos tão rapidamente quanto os produzidos pelo paciente.

É crucial determinar a etiologia precisa da hemólise por fragmentação porque o tratamento depende da doença de base (ver Tabela 492.1). A **PTT adquirida** resulta da ação de um anticorpo contra uma enzima (**ADAMTS13**) que regula o tamanho dos multímeros de von Willebrand. A falta dessa enzima resulta em um aumento significativo no tamanho dos multímeros e, consequentemente, **microangiopatia trombótica**. A **PTT congênita** pode resultar na incapacidade de produzir quantidades adequadas da enzima ADAMTS13 e resulta na mesma fisiopatologia. O tratamento para a PTT adquirida envolve plasmaférese para remover o anticorpo e reposição da ADAMTS13. Já o tratamento para PTT congênita envolve infusões de plasma programadas para substituir a ADAMTS13. Em contraste, a SHU resulta da ação da toxina *Shiga* produzida pela *Escherichia coli* 0157 e pode não obter benefícios pelo tratamento com plasmaférese. A forma atípica da SHU envolve a ativação complemento pela via alternativa e pode ser tratada com *eculizumabe* (anti-C5), um inibidor da via do complemento. A plasmaférese pode reduzir a fragmentação dos eritrócitos e melhorar a contagem de plaquetas, mas tem pouca ação sobre a vasculopatia tecidual (rim); portanto, geralmente não é recomendada. A **SHU induzida por**

Tabela 492.1 Microangiopatias trombóticas.

DOENÇA*	FISIOPATOLOGIA	ACHADOS LABORATORIAIS	MANEJO
Púrpura trombocitopênica trombótica (PTT)	*Adquirida:* Ac para ADAMTS13 *Congênita:* produção inadequada de ADAMTS13	Ac para ADAMTS13 ADAMTS13 < 10%	*Adquirida:* plasmaférese com plasma *Congênita:* infusões de plasma programadas
Síndrome hemolítico-urêmica (SHU)	*E. coli* 0157, toxina *Shiga*	*E. coli* 0157, toxina *Shiga*	Suporte ? Valor da plasmaférese
SHU atípica	Mediada pela via alternativa do complemento	ADAMTS13 > 10% Fatores H e I diminuídos (inibidores do complemento)†	Eculizumabe (Ac anti-C5) Plasmaférese não indicada
SHU induzida por pneumococo	Lesão de eritrócitos, plaquetas e rins induzida por neuraminidase Exposição do antígeno T nos eritrócitos e rins	Infecção pneumocócica ADAMTS13 > 10%	Plasmaférese com albumina para remoção de neuraminidase e do Ac-T endógeno Evitar infusões de plasma, que exacerbam a hemólise
Coagulação intravascular disseminada (CID)	Sepse, choque, endotoxina	Diminuição do fibrinogênio, aumento dos produtos da quebra de fibrina, diminuição dos fatores de coagulação e plaquetas	Tratar a condição subjacente; reposição de fatores e plaquetas se houver sangramento

*Todas apresentam anemia hemolítica com fragmentação, trombocitopenia e possíveis danos renais e em outros órgãos. Níveis elevados de desidrogenase láctica e reduzidos de haptoglobina geralmente estão presentes em decorrência da hemólise. †Pode estar relacionado com um defeito herdado no fator H ou I. Ac, anticorpo.

pneumococos é resultado das neuraminidases produzidas pelas bactérias, que danificam as membranas eritrocitárias e o rim, expondo o **antígeno T**. O plasma contém anticorpos naturais contra o antígeno T, o que leva a hemólise, danos renais e microangiopatia trombótica. Assim, pacientes com ativação do antígeno T por suspeita de SHU induzida por pneumococos não devem receber infusões de plasma, porque isso exacerbará significativamente a hemólise de eritrócitos e pode levar à anemia com risco à vida.

LESÃO TÉRMICA

Queimaduras extensas podem danificar diretamente os eritrócitos e provocar hemólise, que resulta na formação de *esferócitos*. A perda de sangue e a supressão da medula óssea podem contribuir para anemia e a necessidade de transfusões sanguíneas. A eritropoetina (**EPO**) tem sido usada como tratamento para a produção reduzida de eritrócitos.

DOENÇA RENAL

A anemia da uremia é de origem multifatorial. A produção de eritropoetina pode estar diminuída e a medula suprimida por metabólitos tóxicos. Além disso, o tempo de vida dos eritrócitos está muitas vezes encurtado devido a retenção de metabólitos e acidemia orgânica. A EPO na doença renal crônica tem sido usada para diminuir a necessidade de transfusão sanguínea.

DOENÇA HEPÁTICA

A mudança na proporção plasmática de colesterol e fosfolipídios pode resultar em mudanças na composição da membrana de eritrócitos e no encurtamento do seu tempo de vida. Alguns pacientes com doença hepática apresentam muitos eritrócitos em alvo no esfregaço sanguíneo, enquanto outros têm uma preponderância em células espiculadas. Essas mudanças morfológicas refletem as alterações na composição lipídica do plasma.

TOXINAS E VENENOS

A sepse bacteriana causada por *Haemophilus influenzae*, estafilococos ou estreptococos pode ser complicada por hemólise concomitante. Anemias hemolíticas particularmente graves têm sido observadas em infecções por clostrídio, resultantes da toxina hemolítica por ele produzida. Grande número de esferócitos pode ser observado nos esfregaços sanguíneos, e **hemólise esferocítica** também pode ser notada após a picada de vários tipos de serpentes, incluindo cobras, víboras e cascavéis, que têm fosfolipases em seu veneno. Grande número de picadas de insetos, como abelhas, vespas e *yellow jacket* (*Vespula maculiforons*), também podem provocar uma hemólise esferocítica por um mecanismo semelhante (ver Capítulo 746).

DOENÇA DE WILSON

Ver Capítulo 384.2.

Um episódio agudo e autolimitado de anemia hemolítica pode preceder em anos o aparecimento de sintomas neurológicos ou hepáticos da doença de Wilson. Esse evento parece resultar dos efeitos tóxicos do cobre livre sobre a membrana de eritrócitos. Os esfregaços sanguíneos muitas vezes (mas nem sempre) mostram um grande número de esferócitos, e o resultado do teste de Coombs é negativo. Uma vez que o diagnóstico precoce da doença de Wilson permite um tratamento profilático com penicilamina e a prevenção da doença hepática e neurológica, é importante realizar uma avaliação correta desse tipo raro de hemólise.

A bibliografia está disponível no GEN-io.

Seção 4
Policitemia (Eritrocitose)

Capítulo 493
Policitemia

Amanda M. Brandow e Bruce M. Camitta

A policitemia ocorre quando a contagem de eritrócitos, o nível de hemoglobina e o volume total de eritrócitos excedem os limites superiores do normal. Em indivíduos pós-púberes, massas de eritrócitos > 25% acima do valor médio normal (com base na área de superfície corporal) ou níveis de hemoglobina > 18,5 g/dℓ (em homens) ou > 16,5 g/dℓ (em mulheres) indicam **eritrocitose absoluta**. Uma diminuição no volume de plasma, tal como ocorre na desidratação aguda e em queimaduras, pode resultar na elevação dos valores de hemoglobina. Essas situações são definidas mais precisamente como **hemoconcentração** ou **policitemia relativa,** porque a massa de eritrócitos não sofre aumento e a normalização do volume plasmático é acompanhada pela restauração dos níveis normais de hemoglobina. Uma vez definido o diagnóstico de policitemia, estudos sequenciais devem ser obtidos para determinar a etiologia subjacente (Figura 493.1).

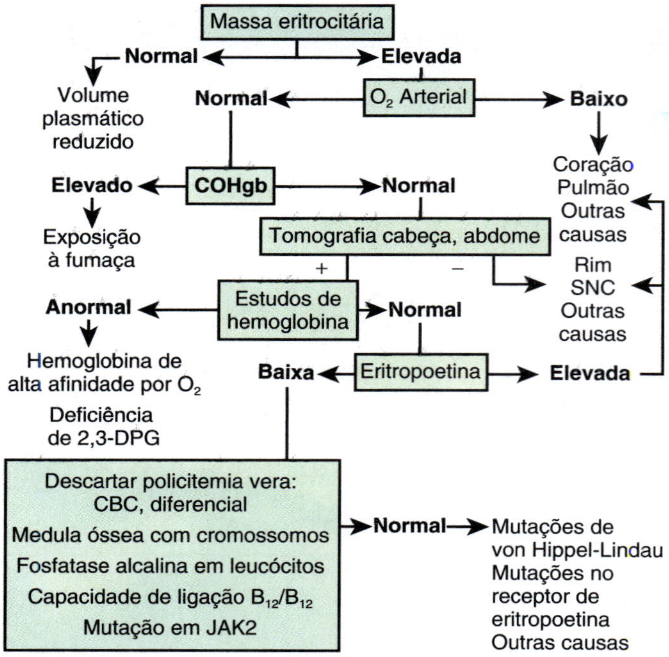

Figura 493.1 Estudos sequenciais para avaliar a policitemia. CBC, hemograma completo; COHgb, carboxi-hemoglobina; 2,3-DPG, 2,3-difosfoglicerato; SNC, sistema nervoso central.

Tabela 493.1 Critérios diagnósticos da OMS para policitemia vera.

CRITÉRIOS PRINCIPAIS
1. Hb > 18,5 g/dℓ (homens) ou Hb > 16,5 g/dℓ (mulheres) *ou* Hb ou Hct > 99º percentil do intervalo de referência para idade, sexo ou altitude de residência *ou* Hb > 17 g/dℓ (homens) ou Hb > 15 g/dℓ (mulheres) se associado a um aumento sustentado de ≥ 2 g/dℓ em relação ao valor basal, que não possa ser atribuído a uma correção da deficiência de ferro *ou* Massa de eritrócitos elevada em > 25% acima da média de valor normal previsto
2. Presença de *JAK2* ou mutação semelhante
CRITÉRIOS SECUNDÁRIOS
1. Mieloproliferação trilinhagem da medula óssea
2. Níveis de eritropoetina sérica abaixo do normal
3. Crescimento de colônia eritroide endógena
DIAGNÓSTICO
Ambos os critérios principais e um critério secundário *ou* O primeiro critério principal e dois critérios secundários

Hb, hemoglobina; Hct, hematócrito. De Tefferi A, Vardiman JW: Classification and diagnosis of myeloproliferative neoplasms: the 2008 World Health Organization criteria and point-of-care diagnostic algorithms. *Leukemia* 22:14-22, 2008.

POLICITEMIA VERA

Patogênese

A **policitemia vera** é uma doença mieloproliferativa clonal adquirida. Embora se manifeste principalmente como uma eritrocitose, também é possível observar trombocitose e leucocitose. Quando há trombocitose grave e isolada na ausência de eritrocitose, a doença mieloproliferativa é chamada de **trombocitemia essencial**. A policitemia vera é rara em crianças. Uma mutação tipo ganho de função em *JAK2*, uma tirosinoquinase citoplasmática, é encontrada em > 90% dos pacientes adultos com policitemia vera, mas em < 30% das crianças com essa doença. Os níveis do receptor de eritropoetina estão normais, enquanto os níveis séricos de eritropoetina estão normais ou baixos. Pacientes sem mutações *JAK* podem ter mutações nos genes dos receptores de calreticulina ou trombopoetina. As culturas *in vitro* não requerem a adição de eritropoetina para estimular o crescimento de precursores eritroides. Os fatores de risco para o desenvolvimento de policitemia vera incluem histórico familiar de policitemia vera e presença de uma doença autoimune.

Manifestações clínicas

Pacientes com policitemia vera geralmente têm **hepatoesplenomegalia**. A eritrocitose pode causar hipertensão, cefaleia, falta de ar ou sintomas neurológicos e aumenta o risco de trombose. A granulocitose pode causar diarreia ou prurido devido à liberação de histamina. A trombocitose (com ou sem disfunção plaquetária) pode levar à trombose ou à hemorragia. A Tabela 493.1 lista os critérios de diagnóstico para a policitemia vera.

Tratamento

A **flebotomia** é o tratamento inicial de escolha para aliviar os sintomas de hiperviscosidade e diminuir o risco de trombose. A suplementação com ferro deve ser administrada para evitar problemas de viscosidade derivados de microcitose ou trombocitose por deficiência de ferro. Em pacientes que apresentam trombocitose pronunciada, o uso de agentes antiplaquetários (p. ex., ácido acetilsalicílico) pode reduzir os riscos de trombose e de hemorragias. Caso esses tratamentos não sejam bem-sucedidos ou o paciente apresente hepatoesplenomegalia progressiva, o uso de tratamentos antiproliferativos (hidroxiureia, anagrelida, interferona-α) pode ser eficaz. O uso de inibidores de JAK2 é uma área de pesquisa ativa no tratamento da policitemia vera pediátrica. A transformação da doença em mielofibrose ou leucemia aguda é rara em crianças. A sobrevida prolongada não é incomum.

A bibliografia está disponível no GEN-io.

Capítulo 494

Policitemia Não Clonal

Amanda M. Brandow e Bruce M. Camitta

PATOGÊNESE

A policitemia não clonal é diagnosticada quando a policitemia é causada por um processo fisiológico que não é derivado de uma célula única (Tabela 494.1). Pode ser congênita ou adquirida (secundária).

Policitemia congênita

A presença de uma policitemia contínua ou familiar deve levar à investigação de um distúrbio congênito. Essas doenças hereditárias podem ser transmitidas de modo dominante ou recessivo. As causas autossômicas dominantes incluem hemoglobinas com maior afinidade pelo oxigênio (P_{50} [pressão parcial de oxigênio no sangue em que a hemoglobina está 50% saturada] < 20 mmHg); mutações no receptor de eritropoetina, que reforçam os efeitos da eritropoetina; ou mutações no gene de von Hippel-Lindau, que provocam uma alteração na detecção de oxigênio intracelular. Outra causa rara é a deficiência autossômica recessiva de ácido 2,3-difosfoglicérico, que provoca o deslocamento da curva de dissociação do oxigênio para a esquerda, o aumento da afinidade pelo oxigênio e a consequente policitemia.

Reduções sutis na oferta de oxigênio aos tecidos podem levar à policitemia. A **metemoglobinemia** congênita resultante de uma deficiência

Tabela 494.1 Diagnóstico diferencial de policitemia.

CLONAL (PRIMÁRIA)
Policitemia vera
NÃO CLONAL
Congênita
Hemoglobinopatia por afinidade com alto teor de oxigênio (p. ex., hemoglobina Chesapeake, Malmo, San Diego)
Mutações receptoras da eritropoetina (policitemia familiar primária e congênita [PFCP])
Deficiência de metemoglobina redutase
Doença da hemoglobina M
Deficiência de 2,3-difosfoglicerato
Adquirida
Hormonal
Doença suprarrenal: hiperplasia virilizante, síndrome de Cushing
Terapia com esteroides anabolizantes
Tumores malignos: suprarrenal, cerebelar, hepático, outros
Doença renal: cistos, hidronefrose, estenose da artéria renal
Hipoxia
Altitude
Doença cardíaca
Doença pulmonar
Hipoventilação central
Exposição crônica ao monóxido de carbono
Neonatal: pinçamento tardio do cordão (transfusão placentário-fetal)
Ambiente intrauterino normal
Insuficiência placentária (pré-eclâmpsia, hipertensão crônica materna, descolamento de placenta)
Transfusão gemeogemelar ou materno-fetal
Asfixia perinatal
Bebês de mães diabéticas
Restrição do crescimento intrauterino
Trissomia 13, 18 ou 21
Hiperplasia suprarrenal
Hipertireoidismo materno-congênito
Espúria
Diminuição do volume plasmático

autossômica recessiva da citocromo b5 redutase pode levar a cianose e policitemia (ver Capítulo 489.7). A maioria dos indivíduos afetados é assintomática. Alterações neurológicas podem estar presentes em pacientes cujas deficiências enzimáticas não se limitem às células hematopoéticas. A doença da hemoglobina M (autossômica dominante) provoca metemoglobinemia e pode levar à policitemia. A cianose pode ocorrer na presença de apenas 1,5 g/dℓ de metemoglobina, mas é incomum em outras variantes de hemoglobina, exceto se a hiperviscosidade provocar hipoxemia localizada.

Policitemia adquirida

A policitemia pode estar presente em situações clínicas associadas à dessaturação de oxigênio arterial crônica. Defeitos cardiovasculares envolvendo *shunts* direita-esquerda e doenças pulmonares que comprometem a oxigenação adequada são as causas mais comuns de **policitemia hipóxica**. Os achados clínicos geralmente incluem cianose, hiperemia da esclera e das membranas mucosas e baqueteamento digital. À medida que o hematócrito aumenta para > 65%, as manifestações clínicas da **hiperviscosidade,** como cefaleia e hipertensão, podem exigir a flebotomia. Viver em altitudes elevadas também causa policitemia hipóxica; o nível de hemoglobina aumenta cerca de 4% para cada aumento de 1.000 m de altitude. A obstrução parcial de uma artéria renal raramente leva à policitemia. A doença também foi associada a tumores benignos e malignos que secretam eritropoetina. O excesso de esteroides anabolizantes exógenos ou endógenos também pode desencadeá-la. Uma causa espúria comum é a diminuição no volume plasmático, como ocorre na desidratação moderada a grave.

DIAGNÓSTICO

Ver Capítulo 493; a Figura 493.1 apresenta os estudos sequenciais utilizados para avaliar a policitemia.

TRATAMENTO

Para a forma leve da doença, a observação é suficiente. Na presença de hematócrito > 65 a 70% (hemoglobina > 23 g/dℓ), a viscosidade do sangue aumenta significativamente. Flebotomias periódicas podem prevenir ou diminuir sintomas como cefaleia, tontura ou dispneia aos esforços. O sangue submetido à aférese deve ser substituído por plasma ou soro fisiológico para prevenir a hipovolemia em pacientes adaptados à elevação crônica do volume sanguíneo total. O aumento da demanda para a produção de eritrócitos pode causar deficiência de ferro. Os eritrócitos microcíticos deficientes em ferro são mais rígidos, o que aumenta ainda mais o risco de tromboses intracranianas e outros tipos de trombose em pacientes com policitemia. A avaliação periódica do *status* de ferro deve ser realizada e a deficiência de ferro deve ser tratada.

A bibliografia está disponível no GEN-io.

Seção 5
Pancitopenias

Capítulo 495
Síndromes de Insuficiência Medular Hereditárias com Pancitopenia

Yigal Dror e Michaela Cada

Pancitopenia refere-se à redução para valores abaixo do normal na contagem das três linhagens de células do sangue periférico: leucócitos, plaquetas e eritrócitos (hemácias). A investigação de quadro de pancitopenia requer a análise microscópica de esfregaço de sangue periférico, assim como uma biopsia da medula óssea e de aspirado da medula para avaliação geral da celularidade e da morfologia. As pancitopenias se dividem em três categorias gerais, dependendo dos achados na medula óssea.

A **pancitopenia** com medula óssea hipocelular na biopsia é observada nas *síndromes de insuficiência medular hereditárias* (SIMH) com pancitopenia, na anemia aplásica adquirida de etiologias variadas e na variante hipoplásica da síndrome mielodisplásica (SMD). A **pancitopenia com a medula celular** é observada nas doenças primárias da medula óssea (p. ex., leucemia aguda, mielodisplasia), e secundariamente a distúrbios autoimunes (p. ex., síndrome linfoproliferativa autoimune, lúpus eritematoso sistêmico), deficiência de vitamina B_{12} ou de folato, doenças de depósito (Gaucher e Niemann-Pick), infecções graves, sarcoidose e hiperesplenismo. A **pancitopenia com infiltração da medula óssea** pode ser vista em tumores sólidos metastáticos, mielofibrose, linfo-histiocitose hemofagocítica (síndrome hemofagocítica) e osteopetrose. É importante notar que existem exceções em relação a esta classificação. Por exemplo, as SIMHs podem se manifestar com medula óssea normocelular ou hipercelular nos estágios iniciais da apresentação ou em casos em que a SMD se desenvolve.

As pancitopenias hereditárias com medula óssea hipocelular são SIMHs que apresentam a característica de produção medular diminuída das três principais linhagens hematopoéticas ocorrendo de forma hereditária e resultando em anemia, neutropenia e trombocitopenia. É importante notar que os pacientes podem apresentar citopenia de única linhagem ou citopenias combinadas no quadro inicial e evoluir gradualmente para pancitopenia ao longo do tempo. Todos os distúrbios para os quais uma base genética foi decifrada têm se mostrado até o momento como monogênicos. A transmissão dos genes mutantes é mendeliana, ocorrendo de maneira autossômica dominante, autossômica recessiva ou ligada ao X (Tabela 495.1). Genes modificadores e fatores adquiridos também podem atuar. As pancitopenias hereditárias representam cerca de 30% dos casos pediátricos de insuficiência da medula óssea. A anemia de Fanconi é considerada a mais comum das pancitopenias hereditárias.

ANEMIA DE FANCONI

Etiologia e epidemiologia

A anemia de Fanconi (AF) é um distúrbio hereditário multissistêmico raro que resulta no desenvolvimento de insuficiência da medula óssea naqueles afetados e uma predisposição para malignidade, incluindo síndrome mielodisplásica (SMD), leucemia mieloide aguda (LMA) e cânceres epiteliais. Indivíduos com AF frequentemente apresentam malformações congênitas e alta sensibilidade a agentes alquilantes e radiação. A frequência estimada de AF é de 1 em 200.000 na maioria das populações, mas é maior em judeus asquenazes (1:30.000) e africânderes (1:22.000). A frequência do portador é de aproximadamente 1:200 a 300 na maioria das populações. Atualmente, mutações em

Tabela 495.1 Síndromes de insuficiência medular hereditária.

SÍNDROME	PADRÃO DE HERANÇA	MANIFESTAÇÕES NO SANGUE PERIFÉRICO	DOENÇAS MALIGNAS ASSOCIADAS	GENE	LOCALIZAÇÃO CROMOSSÔMICA	VIA AFETADA
Anemia de Fanconi (AF, MIM #227650)	AR	Pancitopenia	SMD/LMA CCE Outros tumores	*FANCA*	16q24.3	Reparo de DNA, recombinação homóloga
	RLX			*FANCB*	Xp22.31	
	AR			*FANCC*	9q22.3	
	AR			*FANCD1/BRCA2*	13q12-13	
	AR		LMA Tumor de Wilms Meduloblastoma	*FANCD2*	3p25.3	
	AR		SMD/LMA SCC Outros tumores	*FANCE*	6p21.3	
	AR			*FANCF*	11p15	
	AR			*FANCG/XRCC*	9p13	
	AR			*FANCI*	15q26.1	
	AR			*FANCJ/BACH1/ BRIP1*	17q22-q24	
	AR			*FANCL*	2p16.1	
	AR			*FANCM*	14q21.3	
	AR		Tumor de Wilms Meduloblastoma	*FANCN/PALB2*	16p12.2	
	AR		?	*FANCO/RAD51C*	17q22	
	AR		?	*FANCP/SLX4*	16 p13.3	
Disqueratose congênita (DC)	RLX (MIM #305000)	Pancitopenia	SMD/LMA CCE Outros tumores	*DKC1*	Xq28	Manutenção do telômero, biogênese ribossômica
	AD (MIM #127550)			*TERC*	3q26.2	Manutenção do telômero
	AD (MIM #613989)			*TERT*	5p15.33	Manutenção do telômero
	AD (MIM #613990)		Desconhecido	*TINF2*	14q11.2	Manutenção do telômero
	AR (MIM #224230)		Desconhecido	*NOP10/NOLA3*	15q14-q15	Manutenção do telômero, biogênese ribossômica
	AR (MIM #613987)		Desconhecido	*NHP2/NOLA2*	5q35.5	Manutenção do telômero, biogênese ribossômica
	AR (MIM #613988)		Desconhecido	*WDR79/TCAB1/ WRAP53*	17p13.1	Manutenção do telômero
	AR (MIM #612199)		Desconhecido	*CTC1*	17p13.1	Manutenção do telômero
	AR (MIM #615190)		Desconhecido	*RTEL1*	20q13.3	Reparo de DNA, recombinação homóloga, manutenção do telômero
Síndrome de Shwachman-Diamond (SSD, MIM #260400)	AR	Neutropenia com progressão para pancitopenia	SMD/LMA	*SBDS*	7q11.21	Biogênese ribossômica, agrupamento ribossômico
Hipoplasia cartilagem-cabelo (HCC, MIM #250250)	AR	Neutropenia Linfopenia Anemia	Linfoma Carcinoma de células basais	*RMRP*	9p13.3	Replicação de DNA mitocondrial, biogênese ribossômica, degradação de mRNA *CLB2*

(continua)

Tabela 495.1 Síndromes de insuficiência medular hereditária. *(continuação)*

SÍNDROME	PADRÃO DE HERANÇA	MANIFESTAÇÕES NO SANGUE PERIFÉRICO	DOENÇAS MALIGNAS ASSOCIADAS	GENE	LOCALIZAÇÃO CROMOSSÔMICA	VIA AFETADA
Síndrome pâncreas-medula de Pearson (SP, MIM #557000)	Mitocondrial	Neutropenia com progressão para pancitopenia	Nenhuma	Deleção de mtDNA		Função mitocondrial
Anemia Diamond-Backfan (ADB, MIM #105650)	AR	Anemia com progressão rara para pancitopenia	SMD/LMA* Osteossarcoma	*RPS19* *RPS24* *RPS17* *RPS10* *RPS26* *RPS7* *RPS29* *RPL35a* *RPL5* *PRL11* *RPL26* *RPL15*	19q13.2 10q22-23 15q25.2 6p21.31 12q13.2 2p25.3 14q21.3 3q29-qter 1p22.1 1p36.1-35 17p13.1 3p24.2	Biogênese ribossômica
	RLX	Anemia e neutropenia		*GATA1*	Xp11.23	
Síndrome da imunodeficiência hiper-IgM (XHIM, MIM #308230)	RLX	Neutropenia Pancitopenia	Nenhuma relatada	*CD40LG (HIGM1)*	Xq26.3	Ativação de células B
Trombocitopenia amegacariocítica congênita (TAMC, MIM #60448)	AR	Trombocitopenia com progressão para pancitopenia	LMA	*c-MPL*	1q35	Megacariopoese
Trombocitopenia amegacariocítica com sinostose radioulnar (ARTUS, MIM #605432)	AD	Trombocitopenia com progressão para pancitopenia	LMA	*HOXA11*	7p15-p14.2	Morfogênese
FORMAS RARAS DE SÍNDROMES DE INSUFICIÊNCIA MEDULAR HEREDITÁRIAS						
Síndrome de quebra de Nijmegen (NBS, MIM #251260)	AR	Pancitopenia	LMA Linfoma	*NSB1*	8q21	Reparo de DNA
Síndrome da DNA ligase IV (LIG4, MIM #606593)	AR	Pancitopenia	Leucemia	*LIG4*	13q22-q34	Reparo de DNA
Síndrome de Seckel (SCKL1, MIM #210600)	AR	Pancitopenia (sem subtipagem genética)	Leucemia Linfoma Câncer orofaríngeo (sem subtipagem genética)	*ATR* *SKC1*	3q22-q24	Reparo do DNA
				PCNT *SCKL4*	21q22.3	Função centrossômica, vias de sinalização ATR
	AR			*CENPJ SCKL4*	13q12.12	Função centrossômica, vias de sinalização ATR
	AR			*CEP152* *SCKL5*	15q21.1	Função centrossômica, vias de sinalização ATR
	AR			*CtIP/RBBP8* *SCKL2*	18q11.2	Função centrossômica, vias de sinalização ATR
	AR			*ATRIP*	3p21.31	Interage com ATR, vias de sinalização ATR
Síndrome de Dubowitz (MIM %223370)	AR	Pancitopenia	Leucemia Linfoma Neuroblastoma Câncer	Desconhecido	Desconhecido	Reparo de DNA (?)
Síndrome de Schimke (SIOD, MIM #242900)	AR	Pancitopenia	Linfoma	*SMARCAL1*	2q34-q36	Remodelamento de cromatina
Síndrome de Duncan/Purtilo (XPL, MIM #308240)	RLX	Pancitopenia	Linfoma EBV	*SH2D1A/SAP*	Xq25	Função de células B e células T

AD, autossômica dominante; AR, autossômica recessiva; ATR, relacionado a ataxia telangiectasia e Rad3; CCE, câncer de células escamosas; EBV, vírus Epstein-Barr; GCSF, fator estimulante de colônias de granulócitos; LMA, leucemia mieloide aguda; MIM #, herança mendeliana em humanos com genes responsáveis identificados; MIM %, herança mendeliana em humanos com genes responsáveis não identificados; RLX, recessiva ligada ao X; SMD, síndrome mielodisplásica, mielodisplasia.
*Nenhuma mutação genética ribossômica específica foi associada a LMA/SMD. Adaptada de Nathan and Oski's hematology and oncology of infancy and childhood, ed 8, vol 1, Philadelphia, 2015, Elsevier (Table 7.1, p 183).

21 genes, designados genes *FANC*, têm sido relatadas como causadoras de AF ou doenças semelhantes à AF. Todas essas mutações, exceto uma, são herdadas de forma autossômica recessiva. Uma forma rara é a herança recessiva ligada ao X. A AF acomete todos os grupos raciais e étnicos. Na apresentação, os pacientes podem ter: anomalias físicas típicas e achados hematológicos anormais (maioria dos pacientes); características físicas normais, mas achados hematológicos anormais (cerca de um terço dos pacientes); ou anomalias físicas e achados hematológicos normais (porcentagem desconhecida de pacientes). Irmãos podem ter manifestações clínicas e hematológicas diferentes, mesmo nos casos de gêmeos monozigóticos afetados.

Patologia

Todos os genes AF codificam proteínas que desempenham papéis em diversas vias celulares e mais proeminentemente na ligação cruzada (*cross linking*) e reparo do DNA. Os pacientes com AF apresentam um reparo defeituoso do DNA e uma fragilidade cromossômica elevada causada por agentes que fazem ligação cruzada entre fitas do DNA tais como o diepoxibutano (DEB) e mitomicina C (MMC). A fusão celular de células da AF com células normais ou com células de pacientes sem AF tem efeito corretivo sobre a fragilidade cromossômica, um processo chamado de *complementação*. Este processo era frequentemente usado no passado para avaliar genes mutados no paciente, antes de se tornarem amplamente disponíveis dos painéis gênicos de nova geração que incluem os genes conhecidos de AF. O fenótipo clássico AF que definiu claramente os genes associados à AF (*FANCA, FANCB, FANCC, FANCD1/BRCA2, FANCD2, FANCE, FANCF, FANCG, FANCI, FANCJ/BACH1/BRIP1, FANCL, FANCM, FANCN/PALB2, FANCP/SLX4, FANCQ/ERCC4, UBE2T, REV7*) inclui a tríade de **insuficiência da medula óssea, anomalias congênitas** e **fragilidade cromossômica elevada**. Esses genes podem sofrer mutação em pacientes que possuem um ou todos os componentes da tríade. Os genes que foram associados com um ou dois, mas não todos os três componentes da tríade são denominados genes semelhantes à AF **genes *AF-like*** (*FANCO/RAD51C, RAD51, FANCS/BRCA1, FANCR/EXCC2*). O *FANCA* é responsável por aproximadamente 64% dos casos de AF, *FANCC* por 14% e *FANG* por 9%. *FANCB, FANCD1/BRCA2, FANCD2, FANCE* e *FANCF* são coletivamente mutados em quase 13% dos pacientes com AF. Os genes restantes são mutados em casos raros.

As proteínas codificadas pelos genes *FANC* do tipo selvagem estão envolvidas no reconhecimento de danos no DNA e na reparação da via bioquímica. Consequentemente, as proteínas mutantes levam à instabilidade genômica e à fragilidade cromossômica. As proteínas FANC estão envolvidas em outras atividades celulares, como destoxificação de espécies reativas de oxigênio, metabolismo energético e sinalização de citocinas. Assim, mutações FANC provavelmente afetam várias funções celulares e bioquímicas das respectivas proteínas, o que eventualmente leva ao fenótipo de AF. A complexidade e heterogeneidade da doença observadas são provavelmente causadas pelo envolvimento de múltiplas vias celulares e bioquímicas, tanto em indivíduos não relacionados como em membros da família com a mesma mutação genética.

Manifestações clínicas

As anomalias congênitas mais comuns na AF são esqueléticas e incluem ausência dos rádios e/ou polegares hipoplásicos, supranumerários, bífidos ou ausentes. As anomalias nos pés, luxação congênita do quadril e anormalidades nas pernas também podem ser vistas (Figura 495.1 e Tabela 495.2). Hiperpigmentação da pele do tronco, pescoço e áreas intertriginosas, manchas café com leite e vitiligo, isoladamente ou em combinação, ocorrem com frequência similar. A baixa estatura é comum e, em alguns pacientes, é agravada pela secreção do hormônio de crescimento (GH) subnormal ou hipotireoidismo. Pacientes do sexo masculino com AF podem apresentar pênis subdesenvolvido, testículos atróficos, não descendentes ou ausentes e hipospadia ou fimose e todos são inférteis. Pacientes do sexo feminino podem ter malformações na vagina, no útero e no ovário todas têm comprometimento da fertilidade. Muitos pacientes têm dismorfismos faciais característicos, incluindo microcefalia, olhos pequenos, pregas epicânticas e orelhas de forma, tamanho ou posicionamento anormal (Figura 495.1*B*). Os rins podem ser ectópicos, pélvicos, em forma de ferradura, hipoplásicos, displásicos ou ausentes. Malformações cardiovasculares e gastrintestinais (GI) também ocorrem. Aproximadamente 10% dos pacientes com AF apresentam déficit cognitivo. Os recém-nascidos com AF geralmente apresentam crescimento intrauterino retardado e baixo peso ao nascer e podem apresentar malformações compatíveis com a associação VACTERL/VACTERL-H (anomalias vertebrais, atresia anal, malformações cardíacas, fístula traqueoesofágica com atresia esofágica, anormalidades estruturais renais e dos membros com hidrocefalia).

A insuficiência da medula óssea geralmente aparece na primeira década de vida. Trombocitopenia, eritrócitos macrocíticos e aumento da hemoglobina F, como resultado do estresse da medula óssea,

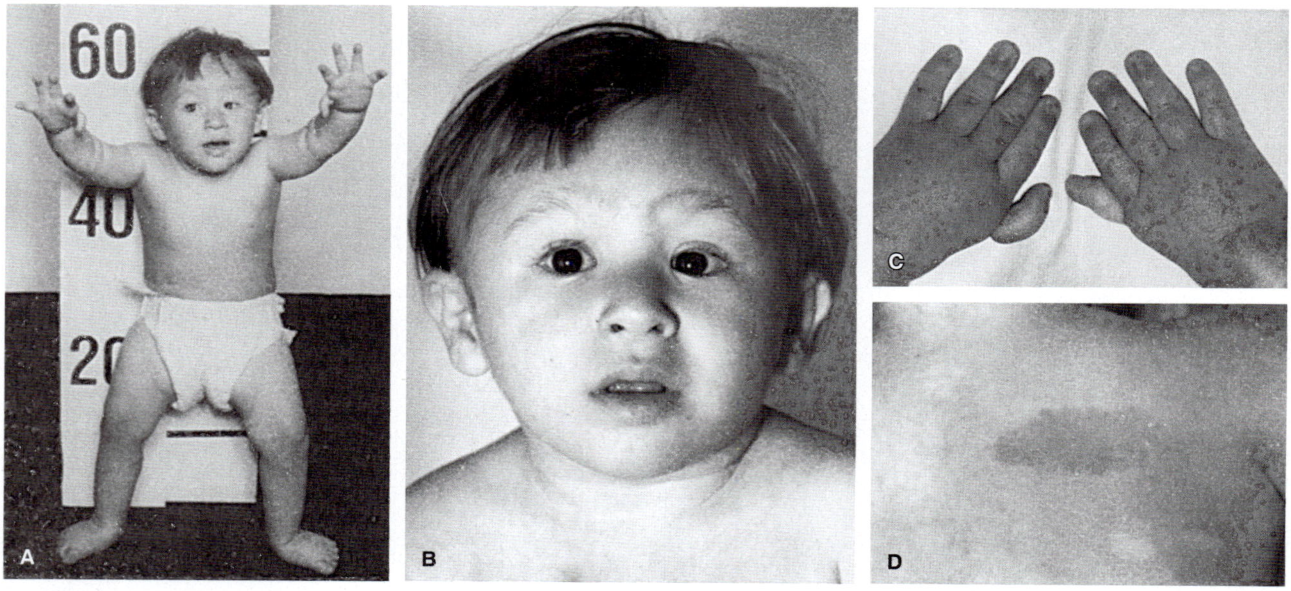

Figura 495.1 Menino de 3 anos com anemia de Fanconi que apresenta várias características fenotípicas clássicas. **A.** Vista frontal. **B.** Rosto. **C.** Mãos. **D.** Ombro direito de costas. As características a serem observadas incluem baixa estatura, luxação dos quadris, microcefalia, base nasal larga, pregas epicânticas, micrognatia, polegares ligados por um filamento e manchas tipo café com leite com áreas hipopigmentadas abaixo. (*De Nathan DC, Orkin SH, Ginsburg D et al., editors:* Nathan and Oski's hematology of infancy and childhood, *ed 6, vol I, Philadelphia, 2003, WB Saunders, p. 285.*)

Tabela 495.2 Tipos específicos de anomalias na anemia de Fanconi.*

PELE (40%) Hiperpigmentação generalizada no tronco, pescoço e áreas intertriginosas; manchas café com leite; áreas hipopigmentadas	**OLHOS (20%)** Olhos pequenos, estrabismo, pregas epicânticas, fissuras palpebrais curtas ou amendoadas, hipertelorismo, ptose, oblação, catarata, astigmatismo, cegueira, epífora, nistagmo, proptose, íris pequena
CORPO (40%) Baixa estatura, traços delicados, tamanho pequeno, baixo peso	**ORELHAS (10%)** Surdez (geralmente condutiva); forma anormal; atresia; displasia; implantação baixa, grandes ou pequenas; infecções; orelha média anormal; tímpano ausente; covinhas; rotacionadas; estenose do canal
MEMBROS SUPERIORES (35%) Polegares (35%): ausente ou hipoplásico; supranumerário, bífido ou duplicado; rudimentar; curto, implantação baixa, preso por um fio; trifalangeal, tubular, rígido, hiperextensível Rádios (7%): ausentes ou hipoplásicos (somente com polegares anormais); ausente ou pulso fraco Mãos (5%): clinodactilia; eminência tenar hipoplásica; 6 dedos; 1º metacarpo ausente; dedos aumentados e anormais; dedos curtos; vinco transversal Ulna (1%): displásica ou ausente	**RIM (20%)** Ectópico ou pélvico; anormal, ferradura, hipoplásico ou displásico; ausente; hidronefrose ou hidroureter; infecções; duplicado; rodado; refluxo; hiperplasia; sem função; artéria anormal **SISTEMA GASTRINTESTINAL (5%)** Palato alto arqueado, atresia (esôfago, duodeno, jejuno), ânus imperfurado, fístula traqueoesofágica, divertículo de Meckel, hérnia umbilical, úvula hipoplásica, vias biliares anormais, megacólon, diástase abdominal, síndrome de Budd-Chiari
MEMBROS INFERIORES (5%) Pés: sindactilia do dedo do pé, dedos anormais, pés chatos, dedos curtos, pés tortos, 6 dedos, dedo do pé supranumerário Pernas: luxação congênita do quadril, doença de Perthes, coxa vara, fêmur anormal, osteoma da coxa, pernas anormais	**UROGENITAL** Sexo masculino (25%): micropênis, fusão penoescrotal, testículos atróficos ou ausentes, criptorquidia, hipospadia, *chordee* peniano, fimose, azoospermia Sexo feminino (2%): útero bicorno, aplasia ou hipoplasia da vagina e útero, atresia da vagina, útero hipoplásico, ovário hipoplásico ou ausente, lábios fundidos hipoplásicos
GÔNADAS Sexo masculino (25%): criptorquidia, hipospadia, genitália anormal, testículos ausentes, testículos atróficos, azoospermia, fimose, uretra anormal, micropênis, atraso no desenvolvimento Sexo feminino (2%): hipogenitália; útero bicorno; genitália anormal; aplasia do útero e da vagina; atresia do útero, vagina e ovário	**SISTEMA CARDIOPULMONAR (6%)** Persistência do canal arterial, defeito septo interventricular, coração anormal, estenose pulmonar periférica, estenose aórtica, coarctação, lobos pulmonares ausentes, malformação vascular, ateromas aórticos, defeito septo interatrial, tetralogia de Fallot, pseudotronco, aorta hipoplásica, drenagem pulmonar anormal, duplo arco aórtico, miopatia cardíaca
OUTRAS ANOMALIAS ESQUELÉTICAS Cabeça (20%) e face (2%): microcefalia, hidrocefalia, micrognatia, face peculiar, face de pássaro, cabeça achatada, fronte proeminente, escafocefalia, testa inclinada, atresia coanal, anormalidades dentárias Pescoço (1%): deformidade de Sprengel; implantação do cabelo curta e baixa; alado Coluna vertebral (2%): espinha bífida (torácica, lombar, cervical, sacral oculta), escoliose, costelas anormais, agenesia sacral, seio sacrococcígeo, síndrome de Klippel-Feil, anomalias vertebrais, vértebras extras	**SISTEMA NERVOSO CENTRAL (3%)** Hiper-reflexia, paralisia de Bell, malformação arterial do SNC, síndrome *moyamoya*, malformação de Arnold-Chiari, estenose da artéria carótida interna, hipófise pequena, corpo caloso ausente Desenvolvimento lento (10%)

*As anomalias estão listadas na ordem aproximada de frequência dentro de cada categoria. Adaptada de Shimamura A, Alter BP: Pathophysiology and management of inherited bone marrow failure syndromes, *Blood Rev* 24:101-122, 2010.

aparecem com frequência em primeiro lugar. Nesses estágios, o aspirado e a biopsia da medula óssea frequentemente mostram hipoplasia medular. Subsequentemente, os pacientes desenvolvem neutropenia e depois anemia. A aplasia grave se desenvolve na maioria dos casos, geralmente ao longo de poucos anos.

Complicações

Além das citopenias e das anomalias físicas, os pacientes com AF têm um alto risco de desenvolver câncer. Os tumores sólidos mais frequentes são os *carcinomas de células escamosas* (CCEs) da cabeça e pescoço (risco 600 vezes maior do que a população geral), carcinoma do esôfago superior (risco 2.000 vezes maior), da vulva (3.000 vezes maior risco) e/ou ânus, colo do útero e esôfago inferior. O início da malignidade do tumor sólido é muito mais precoce do que o observado na população geral, com a mediana da idade de início do CCE na população de AF ocorrendo aos 33 anos, *versus* 60 a 70 anos na população geral. O papilomavírus humano (HPV) é suspeito na patogênese dos CCE. Tumores hepáticos benignos e malignos podem ocorrer (adenomas, hepatomas) e geralmente estão associados à terapia androgênica para anemia aplásica. Os andrógenos também estão implicados na etiologia da peliose hepática (sinusoides hepáticos cheios de sangue), que é reversível quando a terapia androgênica é descontinuada. As anormalidades citogenéticas clonais da medula óssea são comuns na AF e durante o acompanhamento podem ser estáveis, ou detectadas de forma progressivas. A incidência cumulativa de transformação mieloide maligna, clonal aos 18 anos, que inclui anormalidades citogenéticas clonais de medula, SMD e LMA, é de aproximadamente 75%. Um estudo de 2003 indicou que, aos 40 anos, a incidência cumulativa de leucemia é de 33%.

Diagnóstico

A AF deve ser considerada em todas as crianças e adultos jovens com citopenias inexplicadas. Achados hematológicos anormais e anomalias físicas características sugerem o diagnóstico, que pode ser confirmado com o estudo de quebra cromossômica de linfócitos feito com e sem a adição de agentes que causam ligação cruzada entre fitas do DNA, como DEB e MMC. O aumento da fragilidade cromossômica é indicado pela ocorrência espontânea de quebras de cromátides, rearranjos, lacunas, endorreduplicações e trocas de cromátides em linfócitos sanguíneos cultivados com fito-hemaglutinina, bem como em cultura de fibroblastos da pele, ressaltando a natureza constitucional da AF. Com a adição de DEB ou MMC, a fragilidade é notavelmente aumentada em culturas de linfócitos de pacientes com AF comparativamente aos controles. A análise de quebra de cromossomo anormal e testes genéticos para diagnóstico pré-natal podem ser realizados em células de líquido amniótico ou em tecido de biopsia de vilosidades coriônicas. Nenhuma outra pancitopenia hereditária está associada a uma hipersensibilidade *in vitro* proeminente a DEB ou MMC pelo estudo da quebra cromossômica. De 10 a 15% dos pacientes com suspeita de AF têm *mosaicismo somático* e podem não apresentar o alto grau característico de fragilidade cromossômica em seus linfócitos, refletindo a presença de populações mistas de células somáticas, algumas com dois alelos anormais e algumas com apenas um. Há possibilidade de que uma população de linfócitos "tardia" derive de uma porção de células-tronco hematopoéticas (CTHs) que sofreram correção genética somática espontânea em um alelo. O teste de fibroblastos da pele deve ser realizado se a suspeita de AF for alta, apesar de testes negativos em linfócitos do sangue periférico.

Devido ao grande número de genes *FANC*, tradicionalmente o diagnóstico genético se inicia com o teste de complementação, determinando se a hipersensibilidade celular aos agentes de ligação cruzada é reduzida ou eliminada após gerar um híbrido das células do paciente com células de complementação genética conhecidas ou após a transdução das células do paciente com um gene do tipo selvagem de *FANC* conhecido. O alelo mutante é diluído quando o gene *FANC* de tipo selvagem do mesmo grupo de complementação é introduzido por esses métodos, resultando na correção da fragilidade anormal do cromossomo inicialmente observada no paciente. O sequenciamento de nova geração (SNG) substituiu amplamente a necessidade de testes genéticos de dois passos (testes de grupo de complementação seguidos de teste alvo-especifico e é mais frequentemente usado. O SNG é um método eficiente e preciso para o diagnóstico de AF, mas pode ocasionalmente ser limitado por dificuldades na interpretação de variantes anteriormente não relatadas. Quando não são encontradas variantes causais definidas, as técnicas de análise de variação de número de cópias de alta resolução podem ser empregadas, seguidas por uma pesquisa genômica ampla para novos genes associados.

A triagem extensiva para possíveis malformações e problemas orgânicos é necessária após o diagnóstico de AF ser estabelecido. Exames de imagens utilizando radiação devem ser evitados o máximo possível, devido ao risco carcinogênico inerente a essa doença de instabilidade genética. A ressonância magnética deve substituir a TC sempre que possível. Além de revisão detalhada da anamnese e do exame físico completo, a triagem deve incluir o exame ultrassonográfico do abdome e a ecocardiografia para descartar anomalias congênitas internas. Outras imagens podem ser feitas conforme necessário e com base na avaliação inicial. Consultas de subespecialidades para anomalias e deficiências que tiverem sido identificadas podem ser realizadas durante este intervalo. Se a velocidade de crescimento estiver abaixo das expectativas, a avaliação endócrina é necessária para avaliar a deficiência de GH. Análise de exames laboratoriais deve incluir a avaliação dos sistemas renal, hepático, tireoidiano, metabólico e imunológico.

Tratamento

Sempre que possível, um hematologista, preferencialmente um especialista em SIMHs, com uma equipe multiprofissional deve gerenciar pacientes com AF. No momento do diagnóstico, a avaliação detalhada de hemograma do paciente, medula óssea, crescimento, desenvolvimento e outras funções orgânicas deve ser realizada. Modalidades especiais de pesquisa são necessárias para avaliar o custo-benefício das ferramentas de vigilância em doenças raras, como AF. No entanto, os seguintes testes são amplamente aplicados e são recomendados.

Se as anormalidades hematológicas forem leves a moderadas e estáveis e não houver necessidade de transfusão, os pacientes podem ser observados de perto com a contagem de sangue periférico a cada 3 meses e aspirado de medula óssea de vigilância uma vez ao ano para pesquisa de anormalidades citogenéticas clonais, SMD e LMA. A biopsia da medula óssea também pode ser feita de forma intermitente, acompanhando o aspirado de medula óssea para avaliar as alterações na porcentagem de celularidade e fibrose. O monitoramento mais frequente pode ser aplicado quando considerado necessário, como quando ocorre piora das citopenias. Os níveis de glicose devem ser realizados anualmente ou semestralmente, dependendo do grau de hiperglicemia encontrado nos testes iniciais. O rastreamento de hipotireoidismo deve ser realizado anualmente. Os pacientes devem ser avaliados quanto a tumores sólidos pelo menos anualmente, com um exame físico cuidadoso que inclui inspeção abrangente da pele, cavidade oral e outros órgãos para massas incomuns. Após certa idade (p. ex., 10 anos) ou após o transplante de células-tronco hematopoéticas (TCTH), o exame fluoroscópico da cavidade orolaríngea e o exame de sangue fecal oculto também são recomendados. A partir da menarca, as pacientes devem ser examinadas anualmente para prevenir o câncer ginecológico. Recomenda-se a administração de vacina quadrivalente contra HPV para diminuir o risco de CCE.

A fragilidade cromossômica (e/ou testes genéticos direcionados) deve ser oferecida aos irmãos e pais dos pacientes com diagnóstico de AF para identificação de outros indivíduos afetados. A tipagem de antígeno leucocitário humano (HLA) do paciente, pais biológicos e irmãos completos para o futuro TCTH também deve ocorrer precocemente.

O TCTH é a única terapia curativa para as anormalidades hematológicas observadas em pacientes com a AF. Os resultados melhoraram significativamente nas últimas duas décadas devido a regimes de condicionamento com intensidade reduzida, que diminuíram as toxicidades experimentadas por pacientes com AF, uma vez que possuem alta sensibilidade a agentes que danificam o DNA, como fármacos alquilantes e irradiação. Aqueles que se submetem a transplante usando um irmão doador HLA-idêntico, sem irradiação no regime preparativo, têm uma taxa de sobrevivência global de 3 a 5 anos de > 80%. A sobrevida global de pacientes com AF transplantados com um doador *não relacionado* totalmente compatível é de 65 a 70%. Pacientes transplantados antes de receberem múltiplas transfusões ou desenvolverem transformação mieloide clonal maligna (SMD ou LMA) têm melhor prognóstico. As taxas de sobrevida são melhores nos pacientes que se submetem a transplante com menos de 10 anos. A melhoria na tipagem HLA de alta resolução levou a melhor seleção de doadores não relacionados e melhores resultados. A tecnologia molecular levou ao diagnóstico genético pré-implantacional em blastômeros derivados dos pais, permitindo que os não afetados fossem implantados e resultando na possibilidade de um doador irmão HLA-compatível, sem AF.

Os *andrógenos* produzem resposta em aproximadamente 70% dos pacientes, anunciados por reticulocitose e aumento na hemoglobina dentro de 1 a 2 meses. A seguir podem melhorar as contagens de glóbulos brancos (WBC), seguida pela contagem de plaquetas. Depois que a resposta inicial é vista, as contagens podem continuar a melhorar ao longo de muitos meses até que seja alcançada a resposta máxima. Se uma dose baixa for inicialmente empregada, a dose de androgênio pode ser aumentada a cada 3 a 4 semanas, desde que nenhum efeito colateral importante seja observado e até que a resposta desejada seja alcançada. Se uma dose alta for inicialmente empregada, a dosagem de androgênio pode ser reduzida lentamente para a dose mínima que mantenha as contagens sanguíneas necessárias. A oximetolona oral e o danazol são os dois medicamentos androgênicos mais comumente usados. Os pacientes geralmente param de responder aos andrógenos depois de vários meses ou anos, à medida que a insuficiência da medula óssea progride ou desenvolvem SMD ou LMA. Assim, a terapia com andrógeno não é curativa, mas é usada mais como uma ponte enquanto espera por um doador adequado para o TCTH ou enquanto se pesam os riscos e benefícios do transplante. Os efeitos colaterais dos andrógenos incluem masculinização, aumento do crescimento linear, alterações de humor ou agressividade, elevação das enzimas hepáticas, colestase, peliose hepática e tumores hepáticos. A triagem para estes efeitos colaterais deve ser realizada regularmente.

O potencial para terapia com fator de crescimento recombinante (citocina) para AF não foi definido. O fator estimulador de colônias de granulócitos (G-CSF) geralmente pode induzir um aumento na contagem absoluta de neutrófilos; no entanto, pode haver um risco elevado de expansão das células da medula óssea com anormalidades citogenéticas clonais, como a monossomia do cromossomo 7. Em um estudo, a terapia combinada que consistia em G-CSF administrado por via subcutânea diariamente ou a cada 2 dias, juntamente com a eritropoetina administrada por via subcutânea ou intravenosa, 3 vezes/semana, resultou em melhoria das contagens de neutrófilos na maioria dos pacientes e aumento sustentado dos níveis de hemoglobina e plaquetas em aproximadamente um terço dos doentes. A maioria dos pacientes perdeu a resposta devido à progressão da doença da medula óssea.

Prognóstico

As melhorias nos cuidados de suporte, vigilância cuidadosa de complicações conhecidas, intervenção imediata e técnicas aprimoradas de transplante resultaram em pacientes com AF sobrevivendo até os 30 anos. Infelizmente, existe um risco aumentado de tumores sólidos após o TCTH. Por exemplo, o risco de câncer de cabeça e pescoço é aumentado em 4,4 vezes e é acelerado em aproximadamente 15 anos em comparação com pacientes não transplantados. A incidência cumulativa de malignidade 20 anos após o transplante é de 35 a 40%. O aumento desses riscos pode ser atribuído ao uso de agentes danificadores de DNA ou à ocorrência de doença do enxerto *versus* hospedeiro (DEVH).

SÍNDROME DE SHWACHMAN-DIAMOND

Etiologia e epidemiologia

A síndrome de Shwachman-Diamond (SSD) é herdada de forma autossômica recessiva e ocorre em todos os grupos raciais e étnicos. Assim como a AF, a SSD também é uma doença que envolve vários sistemas. No entanto, as manifestações não hematológicas da SSD são substancialmente diferentes e geralmente incluem insuficiência pancreática exócrina e anormalidades esqueléticas como a displasia metafisária (Tabela 495.3). A SSD é uma **ribossomopatia** e o defeito subjacente é no conjunto dos ribossomos. Não há aumento da queda cromossômica no teste com adição de DEB em linfócitos na SSD.

Patologia

Três genes foram ligados à SSD. O *SBDS* é o primeiro gene que foi descrito para estando mutado na SSD em 2003. *SBDS* mapeia para o cromossomo 7q11 e é responsável por 80 a 90% dos casos de SDS. O *SBDS* desempenha um papel no estágio tardio da maturação da subunidade de ribossomos pré-60S, ligando-se à GTPase *EFL1* e facilitando a liberação de eIF6 para permitir a formação de monossomos 80S. O *DNAJC21* é o segundo gene SSD relatado. A função do *DNAJC21* humano e seu homólogo em *Saccharomyces cerevisiae*, Jjj1, é necessária para a liberação e reciclagem do heterodímero Arx1/Alb1 dos fatores de biogênese pré-60S. O terceiro gene SSD descoberto é o *EFL1*. Os defeitos genéticos subjacentes do SSD indicam que o último passo na biogênese do ribossomo está associado com a pancitopenia (na maioria das vezes neutropenia) e medula óssea hipoplásica. Os defeitos nas proteínas ribossômicas que estão envolvidas nos estágios iniciais da maturação da subunidade ribossômica e são componentes estruturais do ribossomo estão associados predominantemente com anemia e aplasia pura de células vermelhas.

Tabela 495.3 Principais características clínicas da síndrome de Shwachman-Diamond.

CARACTERÍSTICA CLÍNICA	TOTAL/MÉDIA
Número de pacientes	225
*Hematológicas**	
Neutropenia	90%
Grave (≤ 500/μℓ)	46%
Anemia	46%
Trombocitopenia	42%
Pancitopenia	21%
Gastrintestinais	
Insuficiência pancreática exócrina*	98%
Fígado (transaminases elevadas)	61%
Anomalias esqueléticas	70%
Disostose metafisária	53%
Anomalias da caixa torácica	35%
Estatura baixa (< 3º percentil)	66%

*As anomalias hematológicas e a insuficiência pancreática exócrina são características definidoras da SSD, por isso a incidência de quase 100% destes achados. Dados de Ginzberg H, Shin J, Ellis L *et al.*: Shwachman syndrome: phenotypic manifestations of sibling sets and isolated cases in a large patient cohort are similar, J Pediatr 135:81-88 1999; Cipolli M, D'Orazio C, Delmarco A *et al.*: Shwachman's syndrome: pathomorphosis and long-term outcome, J Pediatr Gastroenterol Nutr 29:265-272, 1999; e Kuijpers TW, Alders M, Tool AT *et al.*: Hematologic abnormalities in Shwachman-Diamond syndrome: lack of genotype-phenotype relationship, Blood 106:356-361 2005.

A **insuficiência pancreática** é causada por falência do desenvolvimento acinar pancreático na SSD, e uma proeminente substituição gordurosa do tecido pancreático. A **insuficiência da medula óssea** é caracterizada por disfunção de CTH, apoptose acelerada de células progenitoras da medula óssea e um microambiente medular defeituoso, que não é capaz de sustentar e manter a hematopoese normal.

Manifestações clínicas

A maioria dos pacientes com SSD desde o nascimento apresenta sintomas de má absorção de gordura provocados pela insuficiência pancreática, mas a esteatorreia nem sempre é óbvia. Aproximadamente 50% dos pacientes parecem ter melhora na secreção das enzimas pancreáticas com o aumento da idade. O quadro clínico pode ser predominantemente relacionado a complicações da anemia, neutropenia ou trombocitopenia. Podem ocorrer infecções bacterianas e fúngicas secundárias a neutropenia, disfunções dos neutrófilos e imunodeficiência. A baixa estatura é uma característica constante na SSD; a maioria dos pacientes tem velocidade de crescimento normal, mas ainda permanece abaixo do percentil 3 de peso e estatura. Ocasionalmente, pacientes adultos com SSD alcançam o percentil 25 de estatura. Embora as anormalidades esqueléticas sejam variáveis, os achados clássicos incluem displasia metafisária, osteopenia, aparência atrasada dos centros de ossificação secundários, costelas encurtadas ou alargadas e distrofia torácica. Alguns pacientes apresentam hepatomegalia e elevação das enzimas hepáticas. A maioria dos pacientes apresenta anormalidades odontológicas e saúde oral precária. Muitos têm problemas cognitivos e prejuízo nas habilidades sociais.

Achados laboratoriais

A insuficiência pancreática na SSD está associada à redução dos níveis séricos de tripsinogênio e isoamilase pancreática ajustados pela idade. É útil avaliar ambas as enzimas, uma vez que a isoamilase pancreática sérica é fisiologicamente baixa nos primeiros 3 anos de vida, e o tripsinogênio sérico reduzido é tipicamente observado em lactentes jovens e melhora com a idade. A elastase fecal é frequentemente reduzida em pacientes com SSD. A absorção de vitaminas lipossolúveis (A, D, E e K) é prejudicada e, assim, a medição dos níveis de vitamina A, D e E, bem como o tempo de protrombina, são úteis para avaliar as consequências da má absorção de gordura. A ultrassonografia ou a tomografia computadorizada podem visualizar a substituição do tecido pancreático por gordura. A má absorção de gordura é comprovada pelo exame das fezes coletadas em 72 horas. Os testes de função pancreática mostram uma secreção enzimática bastante comprometida, mas com preservação da função ductal. O último teste raramente é realizado e foi amplamente substituído por ensaios enzimáticos séricos e fecais e avaliação pancreática por imagem.

A **neutropenia** é observada em cerca de 70% dos pacientes com SSD e é vista em quase 100% dos pacientes durante o acompanhamento, de forma variável. Ela pode ser crônica persistente ou intermitente e leve, moderada ou grave. A neutropenia foi identificada em alguns pacientes portadores de SSD no período neonatal durante um episódio de sepse. Os neutrófilos podem demonstrar defeitos de mobilidade, migração e quimiotaxia devido a alterações no citoesqueleto ou na função microtubular. Anemias, trombocitopenias e pancitopenias são observadas em 40 a 66%, 40 a 60% e 21 a 44% dos casos, respectivamente. As pancitopenias podem ser graves, como resultado da anemia aplásica totalmente instalada. Amostras de biopsia e aspirado de medula óssea mostram graus variados de hipoplasia medular e infiltração gordurosa. No entanto, em jovens ou quando os pacientes desenvolvem SMD ou leucemia, a medula óssea pode ser normocelular ou mesmo hipercelular. Os pacientes também podem desenvolver defeitos de células B, com uma ou mais das seguintes características: imunoglobulina (Ig) G ou subclasse de IgG baixas; porcentagem baixa de linfócitos B circulantes, proliferação de células B *in vitro* diminuída e ausência de produção de anticorpos específicos. Os pacientes podem apresentar baixa porcentagem de células T circulantes de seus subgrupos, ou de células *natural killer*, e proliferação diminuída de células T *in vitro*.

Diagnóstico

O diagnóstico clínico da SSD precisa da evidência de disfunção da medula óssea e insuficiência do pâncreas exócrino. No entanto, até 20% dos pacientes não demonstram evidência clara de disfunção exócrina no pâncreas no diagnóstico. Portanto, é recomendado que todos os pacientes com medula óssea hipoplásica/aplásica de etiologia desconhecida sejam considerados para o teste genético da SSD. As análises de mutações nos genes *SBDS*, *DNAJC21* e *EFL1* são definitivas em todos ou quase todos os casos de SSD. A **síndrome de Pearson**, que consiste em anemia sideroblástica refratária, vacuolização citoplasmática dos precursores da medula óssea, acidose metabólica, insuficiência do pâncreas exócrino e mutação diagnóstica no DNA mitocondrial é semelhante à SSD, mas a evolução clínica, as características morfológicas da medula óssea e a mutação genética são diferentes. Além disso, anemia grave que requer transfusão, em vez de neutropenia, está presente na síndrome de Pearson do nascimento até 1 ano. A SSD compartilha algumas manifestações com a **anemia de Fanconi**, como disfunção medular e déficit de crescimento. No entanto, os pacientes com SSD são facilmente distinguidos devido à insuficiência pancreática com má absorção de gordura, às alterações no teor de gordura do corpo pancreático (substituição gordurosa) observadas nos exames de imagem, à ausência das anomalias esqueléticas características observadas na AF e a um estudo de quebra cromossômica normal com DEB e MMC. Distinguir a SSD da **disqueratose congênita** pode não ser possível com base apenas nos achados clínicos e nos níveis de enzimas pancreáticas, e a medição do comprimento dos telômeros pode facilitar o diagnóstico correto.

Em casos difíceis de SIMHs que não possam ser facilmente classificados, testes genéticos abrangentes usando um painel SNG de todos os genes conhecidos da SIMH ou testes imparciais usando sequenciamento completo de exoma/genoma provavelmente ajudarão a estabelecer um diagnóstico.

Complicações

Pacientes com SSD estão predispostos à SMD e à transformação leucêmica. Aproximadamente 25% dos pacientes desenvolvem anomalias citogenéticas medulares clonais, SMD ou leucemia até os 18 anos. Cerca de um terço dos pacientes relataram o desenvolvimento de leucemia aos 30 anos. O isocromossomo 7q [i(7q)] é particularmente comum, sugerindo que possa ser um marcador clonal bastante específico para a SSD e possa provavelmente estar relacionado com a presença do gene mutante SBDS no cromossomo 7q11. Outras anomalias cromossômicas clonais incluem a monossomia do 7, i(7q) combinada com monossomia do 7, deleções ou translocações envolvendo parte de 7q e deleções de 20q [Del(20q)]. O i(7q) e o Del(20q) estão associados com um risco relativamente baixo e uma progressão muito lenta para a SMD ou transformação leucêmica; no entanto, sua significância prognóstica e a de todas as alterações clonais da medula óssea exige um acompanhamento prospectivo adicional.

Tratamento

A má absorção de gordura é responsiva à reposição oral de enzimas pancreáticas e à suplementação de vitaminas lipossolúveis, e segue diretrizes de administração similares às da fibrose cística. Deve-se iniciar um plano de monitoramento a longo prazo com o objetivo de detectar as alterações nas contagens do sangue periférico que requerem uma ação corretiva e procurar evidências precoces de transformação mieloide maligna. A última requer periodicamente aspirados de medula óssea para avaliação morfológica e testes citogenéticos, além de biopsia de medula óssea. Recomenda-se realizar avaliação da medula óssea a cada 1 a 3 anos e hemogramas completos a cada 3 meses.

A administração diária de *G-CSF subcutâneo* para o tratamento de neutropenia grave é eficaz para induzir um aumento sustentado no número de neutrófilos. Alguns pacientes necessitam de suporte transfusional para o tratamento de anemia ou trombocitopenia graves. A experiência com o uso de eritropoetina é limitada. Alguns pacientes que receberam andrógenos e esteroides apresentaram melhora nas contagens sanguíneas.

A única opção curativa para a insuficiência grave da medula óssea e a SMD avançada ou leucemia na SSD é o TCTH alogênico, embora a experiência tenha sido limitada. O TCTH mieloablativo tradicional resulta em mortalidade relacionada ao tratamento em 35 a 50% dos pacientes. Os regimes de condicionamento de intensidade reduzida que incorporam a *fludarabina* parecem ser mais seguros e são eficazes para o TCTH para SSD. Os resultados do tratamento para SMD e LMA avançadas são geralmente limitados e o resultado é tipicamente ruim.

Prognóstico

A expectativa de vida exata de pacientes com SSD é desconhecida; a análise de casos publicados revela uma sobrevida média de 35 anos. Já que o número de pacientes com doença leve ou assintomática que não foram diagnosticados é desconhecido, o prognóstico geral pode ser melhor do que se pensava anteriormente. Em cerca de 50% dos pacientes, a insuficiência pancreática é espontaneamente revertida em suficiência pancreática com melhora da secreção de enzimas pancreáticas. Embora todos os pacientes tenham algum grau de citopenia hematológica no diagnóstico, a maioria apresenta alterações leves a moderadas e não necessita de intervenção terapêutica. As neutropenias graves respondem bem ao G-CSF, mas existe a preocupação de que o G-CSF possa promover o crescimento de clones de leucemia SMD em evolução devido ao estímulo deste agente ao crescimento sobre as células da medula óssea. O uso TCTH para o tratamento de insuficiência medular grave tem apresentado uma taxa de sobrevida de 50 a 70%, mas protocolos mais seguros estão sendo introduzidos. A transformação maligna da medula óssea segue sendo uma ameaça.

DISQUERATOSE CONGÊNITA

Etiologia e epidemiologia

A disqueratose congênita (DC) é um distúrbio hereditário multissistêmico telomérico. Uma tríade diagnóstica de características mucocutâneas foi proposta quando o distúrbio foi descrito pela primeira vez e incluía **unhas displásicas, pigmentação reticulada** do tórax superior e/ou pescoço e **displasia oral** (Figura 495.2). *No entanto, a tríade não está presente em todos os indivíduos.* Quando ocorrem, os achados na pele e nas unhas tornam-se evidentes nos primeiros 10 anos de vida, enquanto a leucoplasia pode ser observada mais tarde. As manifestações tendem a progredir com o avanço da idade do paciente. Graus variáveis de insuficiência medular são vistos em aproximadamente 90% dos casos. As anemias aplásicas graves ocorrem em aproximadamente 50% dos casos, com o início variando de acordo com o grupo genético. Em alguns grupos genéticos a doença geralmente se inicia na primeira década de vida (p. ex., *DKC1, TINF2, PARN*), enquanto em outros ela se inicia tipicamente após a primeira década (p. ex., *TERT, TERC*). Além da insuficiência progressiva da medula óssea, os pacientes com DC também estão sob alto risco de desenvolver fibrose pulmonar e hepática, outras anomalias congênitas e predisposição a tumores sólidos e SMD e LMA. A DC é rara, com uma incidência na infância de aproximadamente quatro casos por 1 milhão da população por ano.

Patologia

A DC é geneticamente heterogênea e os pacientes podem apresentar mutações nos genes que codificam componentes do complexo da telomerase (*TERT, DKC1, TERC, NOP10* e *NHP2*), a proteína de desmontagem da alça T (*RTEL1*), o complexo de adição de um "capuz" aos telômeros (*CTC1, STN1*), o complexo "shelterin" de telômero (*TINF2, ACD*) e a proteína de transporte da telomerase (*TCAB1/WRAP53*), a ribonuclease poli(A)-específica deadenilase (*PARN*), assim como um gene recentemente identificado com um papel ainda desconhecido (*NAF1*). Todos os componentes são críticos para a manutenção dos telômeros. A **forma recessiva ligada ao X** da DC foi mapeada no Xq28 e muitas mutações foram identificadas no gene *DKC1*, que codifica a proteína nuclear discerina. A **forma autossômica dominante** da doença é causada por mutações em *TINF2, TERC, TERT, RTEL1, ACD* e *NAF1*. **A DC autossômica recessiva** está ligada a mutações em *NOP10, NHP2, PARN, TCAB1/WRAP53, CTC1* e *STN1*, assim como *TERT, RTEL* e *ACD*. Como a manutenção dos telômeros está prejudicada nas três formas hereditárias da DC, telômeros extremamente curtos (< 1º percentil por idade) são observados nas células do sangue periférico de todos os pacientes. A análise de telômeros extremamente curtos em linfócitos realizada por citometria de fluxo multicolorida automatizada com

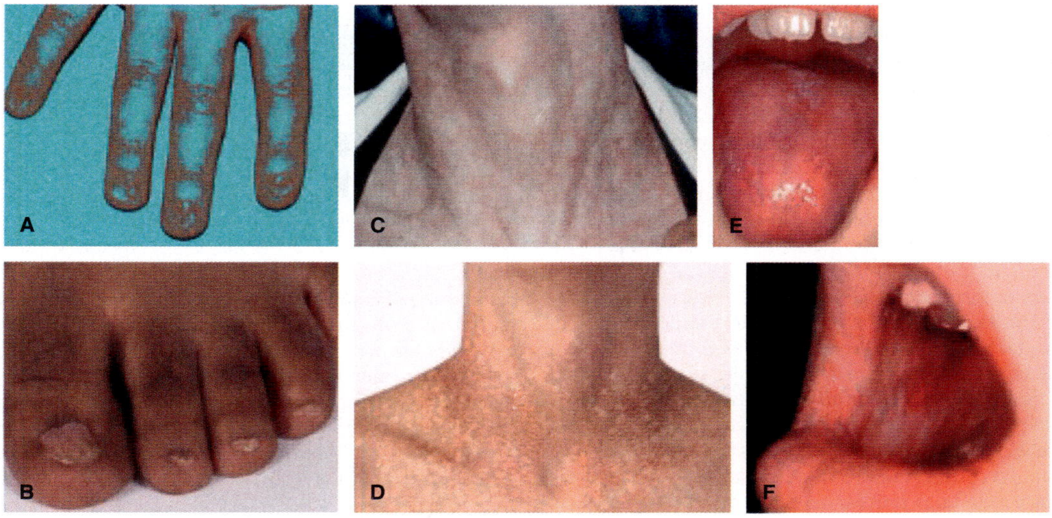

Figura 495.2 Achados físicos em pacientes com disqueratose congênita. **A** e **B.** Distrofia ungueal nas mãos de dois pacientes diferentes. **C** e **D.** Leve pigmentação reticular. **E** e **F.** Leucoplasia na língua. (*De Nathan DG, Orkin SH, Ginsburg D et al., editors*: Nathan and Oski's hematology of infancy and childhood, *ed 6, vol I, Philadelphia, 2003, WB Saunders, p. 300.*)

hibridização *in situ* fluorescente (FISH) tem sensibilidade de 97% e especificidade de 91% para a DC. As mutações mais comuns envolvem *DKC1* (20 a 25% dos indivíduos), seguido por *TINF2* (12 a 20% dos indivíduos), *TERC* (5 a 10% dos indivíduos), *RTEL1* , *TERT* e *CTC*. As demais mutações genéticas foram descritas em cerca de seis famílias. A insuficiência medular é provavelmente resultado do desgaste e da depleção progressiva das células-tronco hematopoéticas devido à senescência prematura, que se manifesta como pancitopenia.

Manifestações clínicas

Os critérios clínicos para DC clássica foram descritos pela primeira vez em 2006 e incluem a presença de pelo menos duas das quatro principais características – pigmentação cutânea anormal, distrofia ungueal, leucoplasia e insuficiência da medula óssea – e duas ou mais das outras características somáticas conhecidas ocorrem em DC. No entanto, fazer um diagnóstico continua desafiador, mesmo dentro da mesma família, uma vez que os indivíduos desenvolvem características clínicas de DC em intensidade e idades variáveis. Em aproximadamente 30% dos indivíduos com DC, as mutações patológicas nos genes conhecidos relacionados com DC não podem ser identificadas. O espectro varia de indivíduos que desenvolvem insuficiência da medula óssea primeiro, e após alguns anos desenvolvem outros achados clássicos, como anormalidades nas unhas, e outros que têm graves problemas nas unhas e anormalidades da pigmentação da pele na apresentação, mas função normal da medula óssea. Na doença clássica, a pigmentação da pele e as alterações nas unhas geralmente aparecem primeiro, geralmente na primeira década de vida. A insuficiência da medula óssea geralmente se desenvolve nas primeiras duas décadas, com 80% dos pacientes desenvolvendo insuficiência da medula óssea aos 30 anos e quase 90% dos pacientes com insuficiência da medula óssea em algum momento de sua vida.

Uma leve **pigmentação** reticular no rosto, pescoço, peito e braços é um achado comum (89%). O grau de pigmentação aumenta com a idade e pode envolver toda a pele. Também pode haver um componente telangiectásico eritematoso. A distrofia ungueal de mãos e pés é o segundo achado mais comum (88%). Ela geralmente começa com a presença de ranhuras longitudinais, rachaduras ou formação de pterígio e pode progredir para a perda completa da unha. A **leucoplasia** geralmente acomete a mucosa oral (78%), principalmente a língua, mas também pode ser vista na conjuntiva e na mucosa anal, uretral ou genital. A presença de lacrimejamento excessivo (**epífora**) secundário à obstrução do canal lacrimal é comum e é observada em cerca de 30% dos indivíduos. Aproximadamente 25% dos indivíduos têm dificuldades de aprendizado e/ou atraso no desenvolvimento. Hiperidrose de palmas e solas, perda de cabelo e branqueamento dos cabelos, cáries e perda dentária, constrição esofágica, doença pulmonar com capacidade de difusão reduzida e/ou um defeito restritivo devido a fibrose pulmonar e anomalias na vasculatura pulmonar e estatura baixa são observados em aproximadamente 15 a 20% dos indivíduos.

Anomalias **oculares** incluem conjuntivite, blefarite, perda dos cílios, estrabismo, catarata e atrofia óptica. As anormalidades **esqueléticas** incluem osteoporose, necrose avascular do quadril e dos ombros, trabeculação anormal dos ossos, escoliose e hipoplasia mandibular. As anomalias **geniturinárias** incluem a presença de testículos hipoplásicos, hipospadia, fimose, estenose uretral e rim em ferradura. Os achados **gastrintestinais**, como lesões vasculares causando hemorragias, hepatomegalia, ulceração péptica e fibrose, são observados em 10% dos casos.

Achados laboratoriais

Em geral, as alterações hematológicas iniciais na DC compreendem trombocitopenia, anemia ou ambas, seguidas por pancitopenia e anemia aplásica. As hemácias são frequentemente macrocíticas e o nível de hemoglobina fetal está inicialmente elevado. As avaliações iniciais de medula óssea podem ser normocelulares ou hipercelulares, mas, com o tempo, ocorre uma depleção proporcional de todas as linhagens hematopoéticas. Alguns pacientes apresentam anormalidades imunológicas como redução ou elevação dos níveis de imunoglobulina, redução nas contagens de linfócitos B e/ou T e redução ou ausência de resposta proliferativa dos linfócitos à fito-hemaglutinina. Isso é particularmente comum e grave da doença associada ao *DKC1*. Diferentemente dos pacientes com anemia de Fanconi, os pacientes com DC não apresentam quebra cromossômica elevada nos linfócitos estimulados com fito-hemaglutinina espontaneamente ou após exposição a agentes que fazem ligação cruzada entre fitas do DNA. No entanto, os fibroblastos primários da pele, quando em cultura, apresentam características morfológicas e taxa de duplicação anormais e numerosos rearranjos cromossômicos não equilibrados, com cromossomos dicêntricos, tricêntricos e translocações, na ausência de DEB ou MMC. Esses achados fornecem evidências de um defeito que predispõe as células do paciente a rearranjos cromossômicos e, possivelmente, a danos ao DNA.

Diagnóstico

As anomalias a seguir são observadas em pacientes com DC, e não ocorrem em pacientes com anemia de Fanconi: distrofia ungueal, leucoplasia e anormalidades odontológicas, hiperidrose das palmas e planta dos pés e perda de cabelo. Existem formas relativamente mais graves de DC. A **síndrome Hoyeraal-Hreidarsson** é um distúrbio multissistêmico que se apresenta no início da infância, que requer as características da DC além da hipoplasia cerebelar para estabelecer o diagnóstico. Os pacientes têm a tríade diagnóstica clássica da DC, além de atraso no desenvolvimento, crescimento intrauterino retardado (RCIU) e insuficiência medular. A síndrome Hoyeraal-Hreidarsson é geneticamente heterogênea e causada por mutações recessivas ligadas ao X no gene *DKC1*. Alguns pacientes também podem ter uma imunodeficiência grave. A **síndrome de Revesz** tem muitos aspectos da DC e se apresenta na primeira infância. A retinopatia exsudativa bilateral é necessária para estabelecer um diagnóstico. Os pacientes também podem ter calcificações intracranianas, RCIU, atraso no desenvolvimento e insuficiência da medula óssea. O *TINF2* é mutado na síndrome de Revesz, tornando-a, na maioria das vezes, uma condição autossômica dominante, mas alguns pacientes foram descritos sem mutação identificada. Indivíduos com estas formas graves de DC têm comprimentos de telômeros ainda mais curtos do que aqueles com DC clássica. A síndrome de **Coats *plus*** é causada por mutações heterozigóticas no gene *CTC1* e tem características sobrepostas com a DC, incluindo cabelos esparsos e grisalhos, unhas distróficas e anemia. Os telômeros são muito curtos. A síndrome de Coats *plus* é caracterizada por telangiectasias e exsudatos retinianos, calcificação intracraniana, leucodistrofia, cistos cerebrais, osteopenia, sangramento GI e hipertensão portal causada pelo desenvolvimento de ectasias vasculares no estômago, no intestino delgado e no fígado.

Complicações

Aproximadamente 10 a 15% dos pacientes com DC desenvolvem câncer, geralmente durante as 3ª e 4ª décadas de vida. Pacientes com DC têm predisposição a SMD e LMA, assim como tumores sólidos. Quarenta por cento dos cânceres nesses pacientes são carcinomas de células escamosas (CCE) da cabeça e do pescoço (língua, boca, faringe). O CCE de pele e do trato GI (esôfago, estômago, cólon), assim como o adenocarcinoma anorretal são comuns. O risco de SMD aumenta com a idade e é 2.362 vezes maior do que na população geral. O risco atuarial de doença mieloide maligna e clonal é de 25% aos 18 anos. Outras complicações potencialmente fatais incluem fibrose pulmonar, fibrose hepática e hemorragia gastrintestinal grave.

Tratamento

Os *androgênios* podem induzir a melhora da função da medula óssea em aproximadamente 70% dos pacientes, e em alguns este tratamento pode resultar em contagens sanguíneas normais das três linhagens por vários anos. Os pacientes com DC se tornam refratários aos androgênios conforme progride a aplasia medular. Eles também tendem a ser mais sensíveis aos efeitos dos androgênios do que os pacientes com AF; isto faz com que seja importante começar com baixas doses e monitorar os efeitos colaterais frequentemente. Quando a resposta máxima é obtida, a dose de androgênios pode ser lenta e gradualmente diminuída para a dose mínima requerida para manter as contagens celulares seguras, mas não pode ser interrompida. Não há informação publicada a respeito do uso de terapia imunossupressora para paciente com DC, mas existem relatos anedóticos de vários pacientes que foram erroneamente diagnosticados com anemia aplásica adquirida e tratados com terapia imunossupressora, sem resposta. Embora os relatos sejam escassos, a terapia baseada em citocinas utilizando fator estimulante de colônias de granulócitos e macrófagos (GM-CSF) ou o G-CSF sozinho ou combinado com eritropoetina parece oferecer possíveis benefícios, pelo menos a curto prazo. O uso de citocinas precisa ser balanceado com o potencial efeito desses medicamentos em promover o crescimento de células de SMD e LMA ainda não detectadas.

O TCTH alogênico é a única opção curativa para insuficiência grave de medula óssea, SMD e LMA. A sobrevida a longo prazo, mesmo com os doadores de CTH HLA-compatíveis, é ruim, cerca de 50%. A morbidade e a mortalidade resultam de complicações relacionadas ao transplante, como falência do enxerto, DEVH, sepse ou doença veno-oclusiva, ou do surgimento de complicações relacionadas à DC, como fibrose pulmonar e sangramento GI relacionado a anomalias vasculares. A taxa de mortalidade associada ao TCTH é maior do que a observada com outras SIMHs e é provavelmente causada pelo alto nível de complicações vasculares pulmonares observadas em pacientes com a DC que estão relacionadas ao defeito de manutenção do telômero subjacente. Embora os genes mutados para a maioria dos casos de DC sejam conhecidos, as perspectivas de terapia gênica não são iminentes.

Prognóstico

Existe uma heterogeneidade considerável na DC, e alguns dados sobre as correlações genótipo-fenótipo estão disponíveis. Pacientes com certos grupos genéticos (p. ex., *TERC, TERT*) podem desenvolver anemia aplásica grave ou fibrose de fígado e pulmões, mas essas complicações podem aparecer mais tarde na vida e podem não ser acompanhadas de envolvimento multissistêmico. Os pacientes com outros grupos genéticos (p. ex., *DKC1, TINF2, PARN, ACD* e *RTEL1*) parecem ter mais anomalias físicas e maior incidência e início mais precoce de anemia aplásica e câncer. A idade média de morte dos pacientes com DC diagnosticados na infância é de aproximadamente 30 anos. As principais causas de morte são insuficiência da medula óssea, complicações do TCTH, câncer, problemas pulmonares fatais e sangramento GI.

TROMBOCITOPENIA AMEGACARIOCÍTICA CONGÊNITA

Etiologia e epidemiologia

A trombocitopenia amegacariocítica congênita (**TAMC**) é menos comum que AF, SSD e DC. Sua transmissão é de modo autossômico recessivo. A TAMC se manifesta tipicamente na infância como uma trombocitopenia isolada causada pela redução ou ausência dos megacariócitos da medula óssea, com a preservação inicial das linhagens granulocíticas e eritroides. A pancitopenia decorrente da anemia aplásica muitas vezes surge nos primeiros poucos anos de vida. O desenvolvimento de SMD e LMA foi relatado em pacientes com TAMC e anemia aplásica persistente.

Os defeitos apresentados por pacientes com TAMC estão diretamente relacionados com mutações no *MPL*, o gene do receptor da trombopoetina. A trombopoetina é um fator de crescimento que promove a sobrevivência de CTH e estimula a proliferação e a maturação de megacariócitos. Os heterozigotos do gene mutante são hematologicamente normais, enquanto os indivíduos acometidos apresentam mutações em ambos os alelos. Correlações genótipo-fenótipo são capazes de predizer a evolução e o prognóstico da doença. **Mutações *nonsense*** produzem perda completa da função do receptor de trombopoetina, resultando em plaquetopenia persistente no início da infância por ausência de megacariócitos e à rápida progressão para pancitopenia e anemia aplásica (**TAMC tipo I**). A sobrevivência prejudicada das células-tronco com mutações *nonsense* de *MPL* explicam a evolução da TAMC para anemia aplásica, porque a trombopoetina também tem um efeito antiapoptótico e de sobrevivência celular das CTHs. As **mutações *missense*** no gene *MPL* estão associadas a evolução mais suave da doença, início mais tardio, aumento transitório e parcial no número de plaquetas durante o 1º ano de vida após a apresentação e início mais tardio da pancitopenia, possivelmente indicando a existência de uma função residual do receptor (**TAMC tipo II**). A trombopoetina plasmática biologicamente ativa apresenta-se consistentemente elevada em todos os pacientes com TAMC.

Manifestações clínicas

Pacientes com TAMC apresentam erupção petequial, hematomas ou sangramento. O início dos sintomas pode depender da gravidade das mutações e varia desde o nascimento até o primeiro ano de vida. A maioria dos pacientes com TAMC possui características físicas e de imagem normais. Cerca de 10 a 20% dos casos de TAMC fenotípicos publicados envolveram anomalias físicas. As anomalias mais comuns são neurológicas e cardíacas. Os achados relacionados à atrofia cerebelar e cerebral são frequentes, e o atraso no desenvolvimento é uma característica proeminente. A cardiopatia congênita inclui defeitos do dos septos atrial e ventricular, persistência do canal arterial, tetralogia de Fallot e coarctação da aorta. Alguns destes ocorrem em combinações. Outras anomalias incluem alterações nos quadris ou nos pés, malformações renais, anomalias oculares e fenda ou palato de arco alto. Alguns pacientes têm microcefalia e fácies anormal.

Achados laboratoriais

A **trombocitopenia** é o principal achado laboratorial na TAMC, com níveis normais de hemoglobina e contagem de leucócitos inicialmente. As contagens de plaquetas estão reduzidas ou totalmente ausentes. Como em outras SIMHs, as hemácias podem ser macrocíticas. A hemoglobina F pode estar elevada e pode haver aumento da expressão do antígeno *i*. Inicialmente os aspirados de medula óssea e amostras de biopsia mostram celularidade normal com redução marcante ou ausência de megacariócitos. Em pacientes nos quais a anemia aplásica se desenvolve, a celularidade da medula óssea está diminuída, com substituição gordurosa e redução proporcional das linhagens eritropoéticas e granulopoéticas.

Diagnóstico

Se a trombocitopenia persistir além do período neonatal ou se estiver associada a uma resposta adequada de transfusão de plaquetas e nenhuma causa desencadeante óbvia, como infecções ou reações imunológicas, um aspirado e biopsia de medula óssea são indicados. Nesses casos, a redução dos megacariócitos sugere o diagnóstico e a análise mutacional irá confirmá-lo. Se a TAMC ocorrer ao nascimento ou pouco depois, deve ser distinguida de outras causas de trombocitopenia neonatal hereditária e adquirida. A trombocitopenia com ausência de rádio (**síndrome TAR**) é diferenciada da TAMC porque os rádios estão ausentes na TAR. A distinção da DC pode ser evidente pela falta de achados mucocutâneos, neurológicos e imunológicos que são característicos das formas iniciais da DC. Comprimentos de telômeros abaixo do primeiro percentil pareados por idade comparados a controles saudáveis são característicos de DC e não de TAMC. Finalmente, os linfócitos do sangue TAMC não apresentam aumento da quebra cromossômica quando expostos a DEB, distinguindo a doença da AF.

Complicações

Em alguns pacientes, aparecem anormalidades citogenéticas da medula clonal, como monossomia do cromossomo 7 e trissomia do cromossomo 8. A TAMC pode evoluir para SMD e leucemia aguda, mas o verdadeiro risco não pode ser definido devido à raridade da doença e à escassez de dados publicados.

Terapia e prognóstico

A taxa de mortalidade por sangramento trombocitopênico, complicações de anemia aplásica ou transformação leucêmica em pacientes com MPL ***nonsense*** é próxima de 100% se a função da medula óssea não melhorar. Pacientes com mutações ***missense*** têm um curso mais leve, mas ainda podem ter complicações sérias. O TCTH é a única opção curativa. A maioria dos pacientes com TAMC que se submetem ao TCTH são curados, especialmente se o procedimento for realizado com doadores HLA-compatíveis. Antes do transplante, a transfusão de concentrados de plaquetas deve ser usada criteriosamente. Sintomas como sangramento clínico são um gatilho mais apropriado, e uma contagem de plaquetas não deve ser a única indicação para o tratamento. São preferidas transfusões de concentrados de plaquetas de doador único, leucorreduzidas para minimizar a sensibilização. Em um paciente candidato ao TCTH, todos os produtos sanguíneos devem ser irradiados e isentos de citomegalovírus. Os corticosteroides não são um tratamento eficaz para a trombocitopenia. Nenhum dado suporta o uso de andrógenos para melhoria temporária da aplasia medular. O papel dos agentes trombomiméticos, como *eltrombopague* ou romiplostim, pode ser adequado para alguns pacientes (TAMC tipo II) e necessitam de mais estudos. No entanto, a promoção da fibrose por esses agentes e o risco de SMD e leucemia na TAMC tornam o TCTH o tratamento preferido para pacientes com citopenia grave.

OUTRAS ANEMIAS APLÁSICAS HEREDITÁRIAS

Um número substancial de genes que estão associados à insuficiência da medula óssea com pancitopenia foi identificado com o surgimento de métodos de triagem do genoma completo (Tabela 495.1). Os distúrbios associados a genes específicos podem variar por fenótipo, mas frequentemente incluem malformações físicas, distribuição familiar, início precoce da doença, pancitopenia e risco de SMD e LMA. Existe sobreposição significativa entre síndromes de pancitopenia hereditária e síndromes familiares de SMD e LMA.

Disgenesia reticular

A disgenesia reticular é uma variante da imunodeficiência combinada grave com agranulocitose congênita. Anemia e trombocitopenia também podem estar presentes. A disgenesia reticular é causada por mutações homozigóticas ou heterozigotas compostas no gene da adenilato quinase-2 mitocondrial (*AK2*) no cromossomo 1p35. Genes adicionais e outros modos de herança são possíveis e, de fato, podem ser descobertos no futuro. A imunidade celular e humoral está ausente na disgenesia reticular, e linfopenia grave e neutropenia também são observadas. O grau de anemia e trombocitopenia é variável, e às vezes evolui para anemia aplásica grave. Avaliações da medula óssea mostram hipocelularidade, com elementos mieloides e linfoides muito reduzidos. A única terapia curativa é o TCTH.

Hipoplasia cartilagem-cabelo

A hipoplasia da cartilagem-cabelo (**HCC**) é uma síndrome autossômica recessiva de ocorrência principalmente em populações finlandesas ou Amish. É caracterizada por disostose metafisária, nanismo de membros curtos e cabelos finos e esparsos. Os achados adicionais do esqueleto são escoliose, lordose, deformidade torácica e varismo dos membros inferiores. Anormalidades gastrintestinais GI também ocorrem. A HCC é causada por mutações no gene *RMRP*. A anemia macrocítica é observada na maioria dos pacientes e às vezes é grave e persistente. Neutropenia, linfopenia e predisposição para o linfoma e outros tipos de câncer também são características. O TCTH é curativo.

OUTRAS SÍNDROMES HERDADAS COM INSUFICIÊNCIA SIGNIFICATIVA NA MEDULA ÓSSEA

Síndrome de Down

A síndrome de Down (trissomia do cromossomo 21) tem uma associação única com achados hematológicos aberrantes. Os pacientes têm propensão para leucemias linfoblásticas e mieloblásticas agudas, especialmente leucemia megacarioblástica aguda. Há raros relatos de anemia aplásica em pacientes pancitopênicos com síndrome de Down.

Síndrome de Dubowitz

A síndrome de Dubowitz é um distúrbio autossômico recessivo caracterizado por fácies peculiares, eczema infantil, baixa estatura e microcefalia leve. A face é pequena, com crista supraorbital rasa, ponte nasal no mesmo nível da testa, fissuras palpebrais curtas, ptose variável e micrognatia. Esses pacientes têm propensão ao desenvolvimento de câncer. Aproximadamente 10% dos pacientes apresentam distúrbios hematopoéticos, incluindo pancitopenia moderada, anemia hipoplásica, hipoplasia da medula óssea até anemia aplásica. A síndrome de Dubowitz está associada a mutações em *NSUN2* (uma RNA metiltransferase) e *LIG4* (uma DNA-ligase nuclear).

Síndrome de Seckel

A síndrome de Seckel (**SCKL**), às vezes chamada de "nanismo cabeça de pássaro", é um distúrbio do desenvolvimento autossômico recessivo caracterizado por acentuado déficit de crescimento e deficiência mental, microcefalia, face hipoplásica com nariz proeminente e orelhas baixas e/ou malformadas. Aproximadamente 25% dos pacientes apresentam anemia aplásica ou neoplasia. Existe uma ampla heterogeneidade genética compreendendo pelo menos oito tipos classificáveis: SCKL1, mutação *ATR*; SCKL2, mutação *RBBP8*; SCKL3, mapeia para 14q21-q22; SCKL4, mutação *CENPJ*; SCKL5, mutação *CEP152*; SCKL6, mutação *CEP63*; SCKL7, mutação *NIN*; e SCKL8, mutação *ATRIP*.

Displasia imuno-óssea de Schimke

A displasia imuno-óssea de Schimke é um distúrbio autossômico recessivo causado por mutações na proteína de remodelação da cromatina *SMARCAL1*. Os pacientes apresentam displasia espondiloepifisária com lordose lombar exagerada e abdome protruso. Existem alterações cutâneas pigmentares e dentes anormalmente configurados e descoloridos. A disfunção renal pode ser um problema com proteinúria e síndrome nefrótica. Aproximadamente 50% dos pacientes têm hipotireoidismo; 50% têm isquemia cerebral; 10% têm insuficiência da medula óssea com neutropenia, trombocitopenia e anemia; e cerca de 5% estão predispostos ao linfoma não Hodgkin. A linfopenia e a imunidade celular alterada estão presentes em quase todos os pacientes. Em dois relatos de casos publicados, dois pacientes foram submetidos a transplante de medula óssea com sucesso.

Síndrome de Noonan

A síndrome de Noonan é um distúrbio do desenvolvimento caracterizado pela "fácies Noonan" (hipertelorismo, ptose, pescoço curto, orelhas baixas), baixa estatura, cardiopatia congênita e múltiplas anomalias esqueléticas e hematológicas. É primariamente um distúrbio autossômico dominante composto de múltiplos tipos genéticos (Tabela 495.1). Mutações heterozigóticas em *PTPN11* causam cerca de 50% dos casos de Noonan. Outros casos são causados por mutações em outros genes associados à via RAS, como *KRAS*, *SOS1* e *NRAS*. Formas autossômicas recessivas também foram identificadas devido a mutações de *SHOC2* ou *CBL*. Além de uma associação com leucemia mielomonocítica juvenil, os pacientes com síndrome de Noonan podem desenvolver trombocitopenia amegacariocítica, bem como pancitopenia com medula hipocelular.

SÍNDROMES DE INSUFICIÊNCIA DA MEDULA ÓSSEA HERDADAS NÃO CLASSIFICADAS

As SIMHs não classificadas são distúrbios heterogêneos que podem ser apresentações atípicas de doenças conhecidas ou novas síndromes. Abordagens imparciais, tais como painéis abrangentes de todos os genes conhecidos das SIMHs, ou o sequenciamento completo do exoma/genoma provaram que isso é verdade independentemente do achado hematológico específico (p. ex., neutropenia isolada ou pancitopenia) ou manifestações não hematológicas. Esses distúrbios não se encaixam nas doenças genéticas clássicas das síndromes de insuficiência da medula óssea porque todas as características da doença podem não ser evidentes na apresentação. Todos são caracterizados por várias citopenias causadas por medula óssea hipofuncionante com ou sem manifestações físicas. Em comparação com os distúrbios clássicos (apresentação com 1 mês de vida), os bebês com distúrbios não classificados apresentam início mais tardio (9 meses) e manifestam citopenia de uma ou mais linhagens, anemia aplásica, mielodisplasia ou malignidade com expressão variável de malformações. A Tabela 495.4 lista os critérios para o diagnóstico, que incluem evidência de insuficiência da medula óssea crônica, além de fatores que indicam alta probabilidade de doença hereditária (p. ex., história familiar, anomalias congênitas, idade jovem na apresentação).

Tabela 495.4 Critérios do Registro de Insuficiência Medular Hereditária Canadense para síndromes de insuficiência medular hereditárias não classificadas.

CUMPRE OS CRITÉRIOS 1 E 2:
1. Não cumpre os critérios para qualquer síndrome hereditária da medula óssea categorizada*
2. Cumpre os seguintes critérios:
CUMPRE PELO MENOS 2 DOS SEGUINTES CRITÉRIOS:
a. Citopenia(s) crônica(s) detectada(s) em pelo menos 2 ocasiões ao longo de pelo menos 3 meses†
b. Progenitores de medula reduzidos ou redução do potencial clonogênico de células progenitoras hematopoéticas ou evidência de hematopoese ineficaz‡
c. Hemoglobina fetal elevada para a idade‡
d. Macrocitose de eritrócitos (não causada por hemólise ou deficiência nutricional)
CUMPRE PELO MENOS 1 DO SEGUINTE:
a. História familiar de insuficiência da medula óssea
b. Apresentação com < 1 ano
c. Anomalias envolvendo múltiplos sistemas para sugerir uma síndrome hereditária

As diretrizes de diagnóstico do Registro de Insuficiência Medular Hereditária Canadense para as síndromes selecionadas foram adaptadas da literatura e estão disponíveis em www.sickkids.ca/cimfr. †A citopenia foi definida da seguinte forma: neutropenia, contagem de neutrófilos < $1{,}5 \times 10^9/\ell$; trombocitopenia, contagem de plaquetas < $150 \times 10^9/\ell$; anemia, concentração de hemoglobina > 2 desvios padrão abaixo da média, ajustada para a idade. ‡Hemoglobinopatias com eritropoese ineficaz e alta hemoglobina F devem ser excluídas por testes clínicos ou laboratoriais. Adaptada de Teo JT, Klaassen R, Fernandez CV *et al.*: Clinical and genetic analysis of unclassifiable inherited bone marrow failure syndromes, Pediatrics 22:e139-e148, 2008.

Quando os pacientes se apresentam tardiamente e sem malformações físicas, uma etiologia adquirida não pode ser descartada. Testes genéticos detalhados para genes conhecidos das SIMHs ou testes por sequenciamento completo do exoma/genoma podem identificar uma etiologia herdada. Além disso, algumas síndromes apresentaram características físicas típicas durante o acompanhamento.

Determinar a causa genética real ajuda os pacientes do grupo de acordo com a doença e orienta aconselhamento e cuidados médicos adequados. A implementação de um plano de tratamento é urgente em muitos casos. Nesses pacientes, o manejo deve ser de acordo com o tipo de complicações que o paciente exibe na apresentação e as lições que podem ser aprendidas na experiência publicada em casos não classificados na literatura.

A bibliografia está disponível no GEN-io.

Capítulo 496

Pancitopenias Adquiridas

John H. Fargo e Jeffrey D. Hord

ETIOLOGIA E EPIDEMIOLOGIA

Medicamentos, produtos químicos, toxinas, agentes infecciosos, radiação e distúrbios imunológicos podem levar à pancitopenia devido a destruição direta das células progenitoras hematopoéticas, alterações do microambiente da medula ou supressão imunomediada dos elementos da medula (Tabelas 496.1 e 496.2). Um histórico detalhado de exposição a fatores de risco conhecidos deve ser obtido para toda criança com pancitopenia. Mesmo na ausência dos achados físicos

Tabela 496.1 Etiologia da anemia aplásica adquirida.

Radiação, medicamentos e produtos químicos:
Previsível: quimioterapia, benzeno
Idiossicrásica: cloranfenicol, antiepilépticos, ouro; 3,4-metilenodioximetanfetamina, AINEs, antibióticos
Ver também Tabela 496.2
Vírus
Citomegalovírus
Epstein-Barr
Hepatite B
Hepatite C
Hepatite não A, não B, não C (hepatite soronegativa)
HIV
Doenças imunológicas
Fasciite eosinofílica
Hipoimunoglobulinemia
Timoma
Gravidez
Hemoglobinúria paroxística noturna
Substituição da medula
Leucemia
Mielodisplasia
Mielofibrose
Autoimune
Nutricional
Vitamina B_{12}
Folato
Cobre
Outras
Disqueratose congênita críptica (sem estigmas físicos)
Haploinsuficiência de transcriptase reversa da telomerase

Tabela 496.2 Fármacos e toxinas associados à anemia aplásica.

DEPENDENTE DA DOSE
Agentes antineoplásicos
Antimetabólitos: fluoruracila, mercaptopurina, 6-tioguanina, metotrexato, citarabina, gencitabina, fludarabina, cladribina, pentostatina, hidroxiureia
Agentes alquilantes e de reticulação: bussulfano, ciclofosfamida, clorambucila, mostarda nitrogenada, melfalana, cisplatina, carboplatina, ifosfamida, nitrosureias (BCNU e CCNU), mitomicina C
Antibióticos citotóxicos: daunorrubicina, doxorrubicina, mitoxantrona
Alcaloides vegetais: vimblastina, paclitaxel
Inibidores da topoisomerase: etoposídeo
Agentes antimicrobianos
Cloranfenicol, dapsona, fluorocitosina
Agente anti-inflamatório e antirreumático
Colchicina
Inseticidas
Clordano, clorofenotano (DDT), lindano, paratião
Outras substâncias químicas
Benzeno
Produtos químicos contendo benzeno: querosene, clorofenóis, carbono, tetracloreto
INDEPENDENTE DA DOSE*
Idiossincrática, provavelmente imunomediada
Agentes antimicrobianos
Cloranfenicol, dapsona, sulfonamidas, tetraciclina, meticilina, anfotericina, quinacrina, cloroquina, pirimetamina
Anticonvulsivantes
Hidantoínas, carbamazepina, fenacemida, primidona, etossuximida
Agentes anti-inflamatórios
Fenilbutazona, indometacina, ibuprofeno, oxifenbutazona, sulindaco, naproxeno
Fármacos antiarrítmicos
Quinidina, tocainida, procainamida
Metais
Ouro, arsênico, mercúrio, bismuto
Anti-histamínicos
Cimetidina, ranitidina, clorfeniramina, pirilamina, tripelenamina
Diuréticos
Acetazolamida, furosemida, clorotiazida, metazolamida
Agentes hipoglicemiantes
Clorpropamida, tolbutamida
Fármacos antitireoidianos
Propiltiouracila, perclorato de potássio, metiltiouracila, metimazol, carbimazol
Agentes anti-hipertensivos
Metildopa, enalapril, captopril
Sedativos
Clordiazepóxido, clorpromazina, meprobamato, proclorperazina

*A maioria dos agentes listados neste grupo deve ser considerada possivelmente associada à anemia aplásica. De *Goldman-Cecil medicine*, ed 25, vol 1, Philadelphia, 2016, Elsevier (Table 165.2, p 1115).

associados clássicos, a possibilidade de uma *predisposição genética para a insuficiência da medula óssea* deve ser sempre considerada (ver Capítulo 495). Muitos casos de insuficiência de medula óssea adquirida na infância são *idiopáticos*, visto que nenhum agente causador é identificado. Muitos são provavelmente imunomediados pela destruição da medula óssea e de células progenitoras por linfócitos T ativados e citocinas. Pacientes com diagnóstico inicial de anemia aplásica adquirida podem ter desenvolvido mutações somáticas em genes associados a *síndromes mielodisplásicas* e *leucemia mieloide aguda* (LMA). A hematopoese clonal resultante dessas mutações somáticas adquiridas, pode, com o tempo, levar ao desenvolvimento de mielodisplasia (SMD) ou LMA. A incidência geral de **anemia aplásica adquirida** é relativamente baixa, com uma incidência aproximada em crianças e adultos nos EUA e Europa de dois a seis casos por milhão de habitantes por ano. A incidência é maior na Ásia, com até 14 casos por milhão de habitantes por ano no Japão.

Uma grave supressão da medula óssea pode se desenvolver após a exposição a muitos medicamentos e substâncias químicas diferentes, como alguns quimioterápicos, inseticidas, antibióticos, anticonvulsivantes, medicamentos anti-inflamatórios não esteroidais (AINEs) e abuso de substâncias ilícitas para fim recreacional. Alguns dos agentes mais notáveis são benzeno, cloranfenicol, ouro e 3,4-metilenedioximetanfetamina (MDMA, *ecstasy*).

Alguns vírus são capazes de provocar, direta ou indiretamente, a insuficiência da medula óssea. O *parvovírus B19* é classicamente associado à aplasia eritrocitária isolada, mas em pacientes com doença falciforme ou imunodeficiência, ele pode provocar uma pancitopenia transitória (ver Capítulo 278). Uma pancitopenia prolongada pode surgir após a infecção por vários vírus da hepatite, o herpes-vírus, o vírus Epstein-Barr (ver Capítulo 281), o citomegalovírus (ver Capítulo 282) e o HIV (ver Capítulo 302).

Pacientes com evidências de insuficiência da medula óssea também devem ser avaliados para as formas hereditárias de insuficiência da medula, **hemoglobinúria paroxística noturna** (HPN; ver Capítulo 488) e doenças vasculares do colágeno. Uma pancitopenia sem a presença de blastos periféricos pode ser causada pela substituição da medula óssea por blastos leucêmicos ou por células de neuroblastoma.

PATOLOGIA E PATOGÊNESE

A característica principal da anemia aplásica é a pancitopenia periférica juntamente com hipoplasia ou aplasia da medula óssea. A gravidade do curso clínico está relacionada com o grau de mielossupressão. A **anemia aplásica grave** é definida como uma condição na qual dois ou mais componentes celulares se tornaram gravemente comprometidos (contagem absoluta de neutrófilos [CAN] < $500/mm^3$, contagem de plaquetas < $20.000/mm^3$, contagem de reticulócitos < 1% após a correção para o hematócrito) em um paciente cujo material de biopsia da medula óssea apresenta menos de 30% de celularidade. Aproximadamente 65% dos pacientes que inicialmente apresentam **anemia aplásica moderada** (CAN de 500 a $1.500/mm^3$, contagem de plaquetas 20.000 a $100.000/mm^3$, contagem de reticulócitos < 1%) eventualmente progridem até preencher os critérios da manifestação grave da doença, se forem simplesmente observados. A insuficiência da medula óssea pode surgir do efeito citotóxico direto de um medicamento ou substância química sobre as células-tronco hematopoéticas (CTH) ou pode ser provocada pela citotoxicidade mediada por células ou por anticorpos. Existem fortes evidências de que muitos casos de anemia aplásica idiopática sejam causados por um processo imunomediado, com o aumento de linfócitos T ativados circulantes produtores de citocinas (interferona-γ) que inibem a hematopoese. Anormalidades no comprimento de telômeros e na atividade da telomerase em precursores de granulócitos e o aumento da expressão do ligante de superfície celular Flt3 (um membro da família de receptores de tirosinoquinase da classe III) em linfócitos de pacientes com anemia aplásica sugerem a possibilidade de que a apoptose precoce dos progenitores hematopoéticos desempenhe um papel na patogênese dessa doença.

Anormalidades citogenéticas associadas à anemia aplásica incluem dissomia uniparental 6p, monossomia 7/del (7q) e trissomia do 8, 6 ou 15. Os genes associados à anemia aplásica incluem os genes complexos dos telômeros (*TERT*, *TERC*) e *BCOR/BCORL*, *PIGA*, *DNMT3A* e *ASXL1*.

MANIFESTAÇÕES CLÍNICAS, ACHADOS LABORATORIAIS E DIAGNÓSTICO DIFERENCIAL

A pancitopenia leva ao aumento do risco de insuficiência cardíaca, infecções, hemorragias e fadiga. A pancitopenia adquirida é normalmente caracterizada por anemia, leucopenia e trombocitopenia em um contexto de valores elevados de citocinas séricas. Outras doenças passíveis de tratamento como câncer, doenças vasculares do colágeno, HPN e infecções que apresentam uma possibilidade de responder a tratamentos específicos (imunoglobulina IV para parvovírus), devem ser consideradas no diagnóstico diferencial. É importante realizar o exame cuidadoso de um esfregaço de sangue periférico, a fim de analisar as características morfológicas de eritrócitos (hemácias), leucócitos e plaquetas. A contagem de reticulócitos deve ser realizada para avaliar a atividade eritropoética. Em crianças, a possibilidade de uma pancitopenia congênita deve ser sempre considerada, e a análise da quebra cromossômica deve ser realizada para avaliar a presença de **anemia de Fanconi** (ver Capítulo 495). A presença de hemoglobina fetal sugere uma pancitopenia congênita, mas não tem valor diagnóstico. A possibilidade de HPN é avaliada por meio da análise da presença de CD55 e CD59 em eritrócitos mediante citometria de fluxo, sendo o teste mais sensível. A análise da medula óssea deve incluir o aspirado e a biopsia sendo cuidadosamente avaliada quanto às características morfológicas, celularidade e anomalias citogenéticas.

TRATAMENTO

O tratamento da criança com pancitopenia adquirida requer cuidados de suporte abrangentes, juntamente com a tentativa de tratar a insuficiência medular de base. Para pacientes que têm um membro da família doador antígeno leucocitário humano (HLA)-compatível, o transplante alogênico de células-tronco hematopoéticas (TCTH) oferece 90% de chance de sobrevida a longo prazo. Atualmente, o regime preparatório típico consiste em ciclofosfamida, fludarabina e globulina antitimócito (ATG; do inglês, *antithymocite globulin*) de cavalo. Dados preliminares também sugerem que crianças com anemia aplásica grave podem ser transplantadas com sucesso usando o condicionamento baseado em alentuzumabe (anticorpo monoclonal humanizado contra CD52 dos linfócitos). Os riscos associados ao transplante de medula óssea incluem complicações imediatas do transplante, falha do enxerto e doença do enxerto *versus* hospedeiro. Os efeitos adversos tardios associados ao transplante podem incluir câncer secundário, catarata, baixa estatura, hipotireoidismo e disfunção gonadal (ver Capítulos 163 e 164). Aproximadamente, apenas 20% dos pacientes têm um membro da família doador HLA-compatível, de modo que o transplante aparentado não é uma opção para a maioria dos pacientes.

Para pacientes que não têm um irmão doador, a principal forma de tratamento é a imunossupressão com ATG de cavalo e ciclosporina, com uma taxa de resposta de 70 a 80%. O tempo médio de resposta é de 6 meses. Até 30% dos pacientes que respondem ao tratamento apresentam recaída após a interrupção da imunossupressão, e alguns pacientes devem continuar com a ciclosporina por vários anos para manter a resposta hematológica. Entre aqueles que têm uma recaída após a imunossupressão, aproximadamente 50% apresentam resposta a um segundo ciclo de ATG e ciclosporina. O risco de pacientes adquirirem doenças clonais da medula óssea como leucemias, mielodisplasias ou HPN aumenta (< 10%) após a imunossupressão; as anormalidades cariotípicas frequentemente envolvem os cromossomos 6, 7 e 8. A fim de acelerar a recuperação dos neutrófilos, às vezes um fator estimulante de colônias hematopoéticas (p. ex., fator estimulante de colônias de granulócitos, fator estimulante de colônias de granulócitos e macrófagos) é adicionado à ATG e à ciclosporina para o tratamento de pacientes com neutropenia muito grave (CAN < 200/mm^3), mas não há evidência clara de que esse tratamento exerça alguma influência sobre a taxa de resposta ou sobre a sobrevida. Uma elevação na contagem de reticulócitos basais pode ser correlacionada com maiores probabilidades de resposta ao tratamento imunossupressor e de sobrevivência. Existe uma correlação inversa entre o comprimento dos telômeros e a probabilidade de recaída após a imunossupressão.

Nos casos de pacientes que não apresentam resposta ao tratamento imunossupressor ou que sofrem recidivas após a imunossupressão, a realização de TCTH de doador compatível não aparentado ou de TCTH de um doador membro da família haploidêntico com depleção de células T é uma opção de tratamento, com uma taxa de resposta de cerca de 90%. Transplantes de sangue de cordão umbilical foram realizados nesse grupo de pacientes refratários, mas a incidência de insucesso na pega do enxerto foi significativa. Altas doses de ciclofosfamida foram utilizadas com sucesso para o tratamento de pacientes com anemia aplásica recentemente diagnosticada e em pacientes sem resposta adequada à imunossupressão. Esse tratamento leva a uma pancitopenia grave e prolongada e, consequentemente, aumenta o risco de infecções potencialmente fatais, principalmente as fúngicas. Outros tratamentos utilizados no passado com resultados inconsistentes incluem os androgênios, os corticosteroides e plasmaférese. No entanto, estudos preliminares com *eltrombopague* (agente mimético da trombopoetina administrado por via oral) ou alentuzumabe têm se mostrado promissores em pacientes com doença refratária. O uso de eltrombopague resultou em uma resposta hematológica com melhora na contagem de plaquetas e neutrófilos e níveis de hemoglobina em alguns pacientes. Nos pacientes que responderam ao eltrombopague, as biopsias de medula óssea mostraram normalização nas três linhagens da hematopoese; alguns pacientes que eram dependentes de transfusões de plaquetas ou de hemácias não precisaram mais das transfusões. Alentuzumabe como monoterapia na doença recidiva mostrou melhores taxas de resposta e sobrevida de 3 anos em comparação com cursos adicionais de ATG e ciclosporina.

COMPLICAÇÕES

As principais complicações da pancitopenia grave estão predominantemente relacionadas ao risco de uma hemorragia potencialmente fatal causada pela trombocitopenia prolongada ou de infecção secundária à neutropenia prolongada. Pacientes com neutropenia prolongada devido à insuficiência da medula óssea estão em risco de contrair não somente infecções bacterianas graves, mas também micoses invasivas. Pacientes que foram regularmente submetidos a transfusões de hemácias durante um longo período têm maiores riscos de desenvolver aloanticorpos contra antígenos eritrocitários e podem necessitar de tratamento com agente quelante de ferro devido à sobrecarga de ferro decorrente das transfusões. Os princípios gerais dos *cuidados de suporte* desenvolvidos para cuidar de pacientes mielossuprimidos por meio de quimioterapia em tratamento para câncer devem ser totalmente estendidos aos pacientes com pancitopenia adquirida.

PROGNÓSTICO

A recuperação espontânea da pancitopenia raramente ocorre. Se não tratada, a pancitopenia grave pode ter uma taxa de mortalidade global de aproximadamente 50% durante os primeiros 6 meses após o diagnóstico e superior a 75% no total, com as infecções e as hemorragias sendo as principais causas de morbidade e mortalidade. A maioria das crianças com anemia aplásica adquirida grave responde ao transplante alogênico de medula ou a tratamentos imunossupressores, obtendo contagens de células sanguíneas normais ou quase normais.

PANCITOPENIA CAUSADA POR SUBSTITUIÇÃO DA MEDULA

Processos que infiltram ou substituem a medula óssea podem se manifestar como pancitopenias adquiridas. A infiltração da medula óssea pode ser causada por neoplasias (classicamente, neuroblastoma ou leucemia) ou ocorrer devido a mielofibrose, SMD ou osteoporose. Embora raro, evidências de anemia hipoplásica podem preceder o aparecimento de leucemias agudas, geralmente em alguns meses. A observação dessa relação é importante na avaliação e no monitoramento de crianças que se apresentam com o que parece ser uma anemia aplásica adquirida. As análises morfológica do sangue periférico e da medula óssea e citogenética da medula óssea são extremamente importantes para fazer o diagnóstico de leucemia, mielofibrose e SMD.

A SMD é muito rara em crianças mas, quando ocorre, sua evolução clínica é mais agressiva do que a da mesma categoria de SMD em adultos. A SMD pediátrica pode ser subdividida em **citopenia refratária da infância** (blastos periféricos < 2% e blastos da medula óssea < 5%), **anemia refratária com excesso de blastos** (blastos periféricos –2 a 19% e/ou blastos da medula óssea –5 a 19%) e **anemia refratária com excesso de blastos em transformação** (blastos periféricos e/ou da medula óssea –20 a 29%). Em crianças com valores superiores a 30% de blastos, a doença é geralmente definida como *leucemia mieloide aguda*.

As síndromes mielodisplásicas são um grupo heterogêneo de doenças da medula óssea que têm em comum a hematopoese ineficaz que leva à pancitopenia ao longo do tempo. Em um grupo, há mutações somáticas (em > 25 genes) que levam à SMD. Em outro grupo, geralmente em pacientes mais jovens (< 55 anos), há supressão autoimune da hematopoese por expansão clonal de linfócitos T, particularmente em pacientes semelhantes àqueles com anemia aplásica idiopática. Em todos os pacientes, outras causas de SMD (medicamentos e deficiência de vitamina B_{12}, ácido fólico ou cobre) devem ser descartadas.

Diversos distúrbios hereditários estão associados com o aumento do risco de desenvolvimento de SMD, incluindo síndrome de Down, neutropenia congênita grave, síndrome de Noonan, anemia de Fanconi, mosaicismo da trissomia do 8, neurofibromatose e síndrome de Shwachman-Diamond e algumas síndromes SMD familiares causadas por mutações nos genes *ANKRD26, CEBPA, DDX41, ETV6, GATA2, RUNX1, SRP72*. Anormalidades clonais significativas são encontradas na medula óssea de aproximadamente 50% dos pacientes com SMD, sendo a monossomia do 7 a mais comum, mas de prognóstico neutro. Os pacientes com um cariótipo estruturalmente complexo apresentam um prognóstico muito insatisfatório (ver Capítulo 495).

O tempo de transição de uma SMD pediátrica para uma leucemia aguda é relativamente curto, ocorrendo dentro de 14 a 26 meses, de modo que um tratamento agressivo como o TCTH deve ser considerado logo após o diagnóstico. Com o transplante alogênico, a taxa de sobrevida é de aproximadamente 60%. As exceções para uma abordagem terapêutica tão agressiva são a SMD e a leucemia mieloide aguda em crianças com síndrome de Down, porque essas doenças nessa população específica são muito sensíveis à quimioterapia convencional, com taxas de sobrevida a longo prazo superiores a 80%.

A decisão sobre a forma de tratar uma criança com SMD sem doador de medula compatível deve ser feita levando em conta a anormalidade clonal específica encontrada na medula óssea da criança. A lenalidomida produz as melhores respostas entre os pacientes que apresentam a anormalidade cromossômica 5q. A terapia imunossupressora com ATG e ciclosporina é mais eficaz em pacientes com trissomia do 8, especialmente na presença de um clone de HPN. O mesilato de imatinibe tem como alvo as mutações na família de genes de receptores da tirosinoquinase encontradas em pacientes com t(5;12) e del(4q12). A azacitidina e adecitabina, agentes de hipometilação de DNA, também foram utilizadas para o tratamento da SMD sem um alvo molecular conhecido e demonstraram algum efeito.

A bibliografia está disponível no GEN-io.

Seção 6
Transfusões de Componentes do Sangue

Capítulo 497
Transfusões de Eritrócitos e Terapia com Eritropoetina

Cassandra D. Josephson e Ronald G. Strauss

Os eritrócitos são transfundidos para aumentar a capacidade de transporte de oxigênio do sangue, com o objetivo de aumentar ou manter a oxigenação tecidual satisfatória. Essa meta pode não ser alcançada simplesmente aumentando a concentração de hemoglobina (Hb) ou o hematócrito (Hct) por uma transfusão de eritrócitos, porque a oxigenação tecidual depende de vários fatores adicionais, incluindo a liberação do oxigênio pelos eritrócitos, o fluxo sanguíneo microvascular e a difusão de oxigênio para as células teciduais. Embora algumas tentativas tenham sido feitas para relacionar com precisão os valores de Hb ou Hct pós-transfusionais e alterações na oxigenação tecidual pós-transfusional (p. ex., melhora na relação entre os padrões de oxigenação cerebral *versus* mesentérico, avaliadas por meio de medições séricas por espectroscopia de infravermelho próximo), a decisão de realizar transfusões de eritrócitos com base em indicadores fisiológicos, em vez de basear-se no grau de anemia, continua sendo realizada de maneira investigativa. Essa informação pode ser aplicada a abordagens para transfusão em ambos os bebês prematuros/neonatos e crianças/adolescentes. No entanto, recém-nascidos, especialmente bebês com extremo baixo peso ao nascer (≤ 1.000 g), não são crianças "pequenas" (*i. e.*, a fisiologia dos eritrócitos e a fisiopatologia da anemia da prematuridade são únicas); assim, transfusões de eritrócitos para recém-nascidos e crianças são consideradas separadamente.

TRANSFUSÃO DE ERITRÓCITOS EM CRIANÇAS E ADOLESCENTES

As diretrizes para a transfusão de eritrócitos em crianças e adolescentes se baseiam na manutenção de um nível específico de Hb ou de Hct, considerado ótimo (segundo as melhores evidências disponíveis) para a condição clínica apresentada no momento da transfusão. As diretrizes são semelhantes àquelas para adultos (ver Tabela 497.1). Transfusões são realizadas de maneira mais rigorosa em crianças, porque os níveis normais de Hb são mais baixos em crianças saudáveis do que em adultos e, como comumente ocorre, a maioria das crianças não tem as alterações subjacentes de múltiplos órgãos, cardiorrespiratórias e vasculares que se desenvolvem nos adultos com o avançar da idade e que sugerem uma necessidade para transfusão de eritrócitos. Como resultado, as crianças podem compensar melhor do que os idosos a

Tabela 497.1 Diretrizes para a transfusão de eritrócitos em pacientes pediátricos.*†

CRIANÇAS E ADOLESCENTES

1. Manter um estado estável com perda aguda de > 25% do volume de sangue circulante.
2. Manter os níveis de hemoglobina > 7,0 g/dℓ† no período peroperatório.
3. Manter os níveis de hemoglobina > 12,0 g/dℓ com doença cardiopulmonar *grave*.
4. Manter os níveis de hemoglobina > 12,0 g/dℓ durante a oxigenação por membrana extracorpórea.
5. Manter os níveis de hemoglobina > 7,0 g/dℓ e anemia crônica *sintomática*.
6. Manter os níveis de hemoglobina > 7,0 g/dℓ e *insuficiência da medula óssea*.

CRIANÇAS COM IDADE ≤ 4 MESES

1. Manter os níveis de hemoglobina > 12,0 g/dℓ e doença pulmonar *grave*.
2. Manter os níveis de hemoglobina > 12,0 g/dℓ durante a oxigenação por membrana extracorpórea.
3. Manter os níveis de hemoglobina > 10,0 g/dℓ e doença pulmonar *moderada*.
4. Manter os níveis de hemoglobina > 12,0 g/dℓ e doença cardíaca *grave*.
5. Manter os níveis de hemoglobina > 10,0 g/dℓ durante o período pré-operatório e em uma cirurgia de *grande porte*.
6. Manter os níveis de hemoglobina > 7,0 g/dℓ no período pós-operatório.
7. Manter os níveis de hemoglobina > 7,0 g/dℓ e anemia *sintomática*.

*As palavras em *itálico* devem ser definidas para diretrizes locais de transfusão.
†Nível de hemoglobina sérica pré-transfusional (Hb) (converter para valores de hematócrito, se preferir, multiplicando valores de Hb por 3) "desencadeando" uma transfusão de eritrócitos. Os valores de Hb para se manter variam entre os relatórios publicados, e os valores de referência a serem mantidos devem ser determinados localmente para se adequarem às práticas julgadas ótimas pelos médicos locais.

perda de eritrócitos, exigindo, portanto, menos suporte transfusional. Em geral, há um crescente entusiasmo em aplicar estratégias de gerenciamento do sangue do paciente, abrangendo práticas transfusionais conservadoras (*i. e.*, aceitar valores de Hct pré-transfusionais mais baixos como gatilho para uma transfusão de eritrócitos) para todas as idades de pacientes com base em evidências.

No **período peroperatório**, não é necessário manter os níveis de Hb de ≥ 8 g/dℓ para a maioria das crianças, níveis esses muitas vezes desejados para os adultos. Em vez disso, Hb ≥ 7 g/dℓ é um nível aceitável, embora o valor ótimo para pacientes individuais seja baseado em circunstâncias clínicas e laboratoriais, influenciadas pelos fatores a seguir. O nível desejado de Hb pré-operatória deve considerar a perda sanguínea estimada para o procedimento cirúrgico planejado e a velocidade de sangramento. Qualquer prescrição de transfusão de eritrócitos no pós-operatório deve ter uma indicação precisa, como a presença de uma hemorragia contínua com instabilidade hemodinâmica, porque a maioria das crianças (sem hemorragia contínua) é capaz de restaurar a sua massa eritrocitária com terapia de reposição de ferro (em um tempo relativamente curto).

As medidas mais importantes no tratamento de uma **hemorragia aguda** são o controle da hemorragia e, se a perda de sangue for pequena, restaurar o volume sanguíneo circulante e a perfusão tecidual com soluções cristaloides ou, com menor frequência, soluções coloides. Se a perda sanguínea estimada for superior a 25% do volume de sangue circulante (> 15 mℓ/kg de um volume de sangue total estimado de aproximadamente 60 mℓ/kg) *e* a condição do paciente permanecer instável apesar da administração inicial de fluidos intravenosos (IV), a transfusão de eritrócitos deve ser oferecida sem hesitação, em conjunto com transfusão de plasma na proporção de 1:1 de volume de eritrócitos/plasma, caso haja hemorragia maciça. Alguns especialistas recomendam a transfusão precoce de plaquetas se o sangramento for prolongado ou "maciço" (*i. e.*, aproximadamente uma volemia sanguínea ou 60 mℓ/kg, a qual pode ocorrer muito rapidamente em bebês e pacientes pediátricos pequenos). As particularidades da transfusão combinada de eritrócitos e plasma, a proporção de volumes transfundida e considerações para adicionar transfusão de plaquetas ao tratamento de pacientes com hemorragia são controversos. Por isso, cada hospital deve desenvolver e seguir um protocolo de "transfusão maciça" a fim de garantir práticas consistentes.

No tratamento de crianças gravemente doentes, apresentando doenças cardíacas ou pulmonares graves e necessitando de ventilação assistida, é prática comum manter os níveis de Hb perto da faixa de variação normal, embora a eficácia dessa conduta não tenha sido bem documentada. Uma abordagem semelhante é usada para crianças com doenças cardíacas, pulmonares ou cardiopulmonares agudas, tratadas com oxigenação por membrana extracorpórea (ECMO).

Os níveis pré-transfusionais de Hb ou de Hct, que deveriam "disparar" uma transfusão de eritrócitos, geram controvérsias (*i. e.*, níveis pré-transfusionais baixos ou restritivos *versus* níveis pré-transfusionais elevados ou liberais), embora uma quantidade substancial de informações tenha sido publicada, incluindo ensaios clínicos randomizados. Em ambientes de terapia intensiva, a atual tendência é a de realizar transfusões de eritrócitos de maneira conservadora, seguindo diretrizes restritivas, o que permitir a presença de uma anemia modesta; considera-se que as práticas de transfusões conservadoras/restritivas não parecem apresentar nenhuma desvantagem, assim como alguns pacientes com níveis de Hb mantidos próximos à faixa de variação normal por meio de transfusões de eritrócitos (*i. e.*, diretrizes liberais) têm piores resultados. Estudos em adultos gravemente doentes demonstraram melhores resultados quando os níveis de Hb foram mantidos em 7 a 9 g/dℓ, em vez de 10 a 12 g/dℓ. Adultos anêmicos portadores de *doença cardíaca grave* tiveram melhores resultados quando os níveis de Hb foram mantidos em 13 g/dℓ, em vez de 10 g/dℓ. Um estudo similar em crianças internadas em unidades de terapia intensiva não encontrou nenhuma desvantagem quando transfusões de eritrócitos foram administradas por diretrizes restritivas (*gatilho transfusional de 7 g/dℓ*). É preciso lembrar que as crianças estudadas apresentavam um estado clínico estável e necessitavam de poucas transfusões. Por isso, os resultados desse estudo não podem ser automaticamente generalizados para todos os pacientes internados em UTIs, dado que crianças gravemente doentes e instáveis (que não foram incluídas no estudo) podem precisar de abordagens mais liberais para a transfusão de eritrócitos.

Na **anemia crônica**, a decisão de transfundir eritrócitos não deve se basear somente nos níveis de Hb no sangue, porque crianças compensam bem e podem estar assintomáticas, mesmo apresentando baixos níveis de Hb. Pacientes com anemia ferropriva são frequentemente tratados com sucesso apenas com ferro oral, mesmo apresentando níveis de Hb < 5 g/dℓ. Outros fatores além da concentração de Hb que devem ser considerados na decisão de transfundir eritrócitos incluem: (1) sinais e sintomas e capacidades compensatórias do paciente; (2) presença de doenças cardiorrespiratórias, vasculares e do sistema nervoso central subjacentes; (3) causa e evolução esperada da anemia e (4) terapias alternativas, como o tratamento com **eritropoetina** (EPO) humana recombinante, que é conhecida por diminuir a necessidade de realizar transfusões de eritrócitos e melhorar o estado geral de crianças com insuficiência renal crônica (ver Capítulo 550.2). Em anemias prováveis de serem permanentes, também é importante balancear os efeitos prejudiciais que anemias de longa duração podem provocar sobre o crescimento e o desenvolvimento contra a toxicidade potencial associada às transfusões eritrócitos de repetição (*i. e.*, sobrecarga de ferro e riscos de doenças transmitidas por transfusão), realizadas para manter a concentração de Hb no sangue em um nível específico. A transfusões de eritrócitos em doenças como a anemia falciforme e a talassemia são discutidas nos Capítulos 489.1 e 489.10.

TRANSFUSÃO DE ERITRÓCITOS EM BEBÊS PREMATUROS E NEONATOS

Para os recém-nascidos, quase todos os aspectos das transfusões de eritrócitos permanecem controversos – as indicações aceitas para transfusões de eritrócitos, níveis de Hb/Hct pré-transfusionais restritivos *versus* liberais, produto de hemácias ótimo a ser transfundido e unidades de eritrócitos frescos *versus* armazenadas – as práticas clínicas variam enormemente. Geralmente, os eritrócitos são administrados para manter um valor de Hb que se acredita ser o mais desejável para o *status* clínico de cada recém-nascido. Diretrizes restritivas (*i. e.*, níveis mais baixos de Hb/Hct pré-transfusional) foram comparadas a práticas transfusionais mais liberais, porém os resultados de curto e longo prazos e os desfechos foram inconsistentes e controversos, particularmente quanto ao estado de desenvolvimento neurológico, com resultados ruins observados tanto no braço restritivo quanto no braço liberal do estudo. Em razão disso, recomenda-se utilizar as diretrizes convencionais até que dados mais definitivos sejam publicados, a fim de evitar os problemas causados pela deficiência de transfusões ou pelo excesso destas (ver Tabela 497.1).

Essa abordagem clínica é imprecisa; entretanto, as diretrizes e indicações mais fisiológicas, como a medição da massa eritrocitária, os cálculos de entrega e da extração tecidual de oxigênio, os exames de imagem do fluxo da microcirculação e as medições comparativas de perfusão tecidual (p. ex., a razão dos padrões de oxigenação cerebral/mesentérica) são problemáticas demais para o dia a dia da prática clínica.

Durante as primeiras semanas de vida, todos os recém-nascidos experimentam um declínio na massa de eritrócitos circulantes, causado por fatores fisiológicos, e em recém-nascidos prematuros doentes, por perdas de sangue secundárias às flebotomias. Em lactentes saudáveis nascidos a termo, os valores de Hb mais baixos raramente caem para menos de 11 g/dℓ na idade de 10 a 12 semanas. Essa é uma queda benigna na Hb que não requer transfusões. Em contraste, o declínio ocorre mais cedo e é mais pronunciado em bebês prematuros, nos quais a concentração média de Hb cai para aproximadamente 7 g/dℓ em bebês com peso inferior a 1 kg ao nascimento, resultando na **anemia da prematuridade**, para a qual frequentemente existe necessidade de transfusões de eritrócitos, particularmente quando a anemia é agravada por coletas de sangue para testes laboratoriais.

Uma das principais razões pelas quais os valores mínimos de Hb de bebês prematuros são mais baixos do que os de bebês nascidos a termo é o nível de EPO do plasma relativamente diminuído do prematuro em resposta à anemia (ver Capítulos 124.1 e 474). Outro fator é o rápido desaparecimento da EPO do plasma da criança (*i. e.*, metabolismo acelerado). Baixos níveis plasmáticos de EPO justificam uso potencial de EPO recombinante no tratamento da anemia da prematuridade; o tratamento com EPO e ferro estimula de maneira eficaz a eritropoese neonatal. Apesar de seu efeito eritropoético, a eficácia da EPO em reduzir substancialmente a necessidade de realizar transfusões de eritrócitos não foi demonstrada de maneira convincente, principalmente para recém-nascidos prematuros extremamente doentes, e o uso de EPO recombinante não foi amplamente aceito como um tratamento para a anemia da prematuridade (ver Capítulo 124.1).

Devido às controvérsias em relação ao uso da EPO recombinante, muitos recém-nascidos prematuros de baixo peso ao nascimento precisam de transfusões de eritrócitos (ver Tabela 497.1). Apesar da prática de manter níveis muito elevados de Hb (> 13 g/dℓ ou Hct > 40%) já ter sido amplamente recomendada, atualmente sugere-se diretrizes mais restritivas. No entanto, um recente estudo prospectivo, observacional, multicêntrico e de coorte de nascimento de recém-nascidos com muito baixo peso (≤ 1.500 g) encontrou um risco seis vezes maior de enterocolite necrosante (ECN) por semana quando a hemoglobina do bebê foi menor ou igual a 8 g/dℓ. É importante ressaltar que a transfusão em determinada semana não aumentou significativamente a taxa de ECN nessa população. Seguindo a lógica que justifica a oferta de oxigênio para recém-nascidos com distúrbios respiratórios graves, parece também apropriado manter valores de Hb relativamente elevados em recém-nascidos com *doenças cardíacas graves* que levem à cianose ou à insuficiência cardíaca congestiva, mas essa prática ainda carece do suporte de dados convincentes e consistentes.

Os níveis ótimos de Hb para recém-nascidos submetidos a cirurgias de grande porte ainda não foram estabelecidos. No entanto, parece razoável começar cirurgias em neonatos com níveis de Hb não inferiores a 10 g/dℓ (hematócrito > 30%) e manter esses valores durante as cirurgias de grande porte, porque mesmo pequenas perdas de sangue podem produzir alterações relativamente grandes sobre o pequeno volume de sangue do recém-nascido. Os recém-nascidos com problemas pulmonares subjacentes têm uma capacidade limitada para compensar a anemia devido à incapacidade de aumentar a ventilação, e menor capacidade para liberar oxigênio aos tecidos devido à diminuição das interações da hemoglobina fetal com o 2,3-difosfoglicerato. No pós-operatório, valores mais baixos de Hb devem ser utilizados como gatilhos para "disparar" a transfusão.

Recém-nascidos estáveis não necessitam de transfusões de eritrócitos independentemente de seus níveis sanguíneos de Hb, a menos que apresentem sintomas clínicos atribuíveis à anemia. Os defensores das transfusões de eritrócitos para anemia sintomática em recém-nascidos prematuros acreditam que a massa eritrocitária baixa contribui para a taquipneia, a dispneia, a taquicardia, a apneia, a bradicardia, as dificuldades de alimentação e a letargia, podendo ser atenuadas com a transfusão de eritrócitos. No entanto, a anemia é apenas uma das várias causas possíveis para esses problemas, e as transfusões de eritrócitos só devem ser administradas quando os benefícios clínicos parecerem prováveis.

PRODUTO E DOSE DE ERITRÓCITOS

O produto eritrocitário de escolha para transfundir recém-nascidos, lactentes, crianças e adolescentes é o concentrado de eritrócitos leucorreduzidos pré-estocagem, suspensos em uma solução de armazenamento anticoagulante/conservante, com um Hct de aproximadamente 60 a 70% para um armazenamento de até 35 a 42 dias. Para as crianças com peso ao nascer inferior a 1.500 g, a irradiação é recomendada para prevenir a doença do enxerto *versus* hospedeiro associada à transfusão. Além disso, tanto a leucorredução como as unidades de eritrócitos soronegativos para citomegalovírus têm sido recomendadas por alguns (risco estimado de infecção por *citomegalovírus transfusional* [TT-CMV]: 0 a 0,3% por unidade) como terapia de primeira linha para prevenir TT-CMV. No entanto, dado o baixo risco do TT-CMV com melhorias nas técnicas modernas de leucorredução, outros têm recomendado o uso de sangue leucorreduzido sem a necessidade de testes para anticorpos contra CMV como uma alternativa aceitavelmente segura e de baixo risco. A transfusão de eritrócitos não deve ser retardada se o sangue negativo para CMV não estiver disponível, e sangue leucorreduzido não testado deve ser usado, uma vez que o risco de TT-CMV é relativamente baixo, possivelmente com mais danos ao paciente se a transfusão for suspensa ou retardada. A dose habitual é de 10 a 15 mℓ/kg, mas os volumes de transfusão variam muito dependendo das circunstâncias clínicas (hemorragia contínua *versus* inativa, hemólise). No caso dos recém-nascidos, alguns preferem utilizar concentrado de eritrócitos centrifugado (Hct 70 a 90%). Exceto nos casos em que as transfusões forem utilizadas para o tratamento de um sangramento volumoso, os eritrócitos são administrados lentamente (ao longo de 2 a 4 h), na dose de aproximadamente 10 a15 mℓ/kg. Nesse cenário de pequenos volumes, dada a pequena quantidade de volume extracelular transfundido e uma velocidade de infusão lenta, o tipo de solução anticoagulante/conservante do concentrado de eritrócitos não representa nenhum risco para crianças prematuras quando a dose não excede 20 mℓ/kg. No entanto, as soluções aditivas (p. ex., AS-1, AS-3, AS-5) não foram estudadas por ensaios clínicos randomizados comparativos no cenário de dose superior a 20 mℓ/kg ou de transfusões maciças, como um *bypass* cardiopulmonar, ECMO ou traumatismo. Embora alguns poucos relatos informais sugiram que os eritrócitos em soluções aditivas sejam seguros para transfusões de grande volume, enquanto aguardam informações mais definitivas, alguns hospitais que tratam esses neonatos e crianças complexos mantêm inventários separados de diferentes produtos de eritrócitos destinados a recém-nascidos e lactentes (p. ex., citrato-fosfato-dextrose ou citrato-fosfato-dextrose-adenina) ou para crianças mais velhas (p. ex., soluções aditivas).

IDADE DE ARMAZENAMENTO DE UNIDADES DE ERITRÓCITOS

A prática histórica de transfundir eritrócitos frescos (< 7 dias de armazenamento) em transfusões usuais de volumes pequenos (15 mℓ/kg) foi substituída há vários anos na maioria dos centros, reservando-se uma única unidade de eritrócitos para uma criança a partir da qual várias alíquotas são obtidas para transfusões à medida que se façam necessárias, ao longo dos 42 dias de armazenamento. Descobriu-se que as preocupações relacionadas às altas concentrações de potássio extracelular, perdas de 2,3-difosfoglicerato, alterações no formato e deformabilidade dos eritrócitos e supressão de óxido nítrico não causavam problemas clinicamente significativos. Recém-nascidos prematuros que receberam transfusões de "eritrócitos frescos" (< 7 dias de armazenamento) *versus* transfusões de "eritrócitos armazenados" (até 42 dias de armazenamento) não demonstraram nenhuma vantagem em favor da transfusão de eritrócitos frescos no desfecho clínico composto para mortalidade, também para ECN, retinopatia da prematuridade, displasia broncopulmonar e hemorragia intraventricular ou para doenças individuais.

Em crianças com mais de 30 kg a serem submetidas a cirurgia eletiva com grandes chances de precisarem de transfusões de eritrócitos, as transfusões de eritrócitos autólogas são uma alternativa para os eritrócitos de doadores alogênicos. As coletas de sangue **autólogo no pré-operatório** ocorrem até 6 semanas antes da cirurgia e requerem considerações cuidadosas em relação ao volume a ser retirado, ao acesso vascular e ao uso de EPO e ferro para ajudar a restaurar os eritrócitos doados. A **hemodiluição normovolêmica aguda** é um procedimento realizado durante o período pré-operatório em que o sangue é retirado do paciente e substituído por solução fisiológica, uma tarefa muitas vezes difícil em centros sem experiência no processo. **Sangue autólogo recuperado** é recolhido da perda de sangue durante a operação, mas é impraticável a menos que o volume de sangue recuperado seja suficiente para permitir a lavagem e a transfusão de um número significativo de eritrócitos. Por causa de todas essas dificuldades e da relativa segurança do suprimento de sangue halogênico usual, transfusões autólogas de eritrócitos tipicamente não são utilizadas no cenário pediátrico.

A bibliografia está disponível no GEN-io.

Capítulo 498
Transfusões de Plaquetas

Cassandra D. Josephson e Ronald G. Strauss

CRIANÇAS E ADOLESCENTES

As diretrizes para o suporte com plaquetas (**PLT**) de crianças e adolescentes com distúrbios quantitativos e qualitativos das PLT são semelhantes às dos adultos, nos quais o risco de sangramento com risco à vida que ocorre após uma lesão ou espontaneamente pode estar relacionado à gravidade da trombocitopenia, embora imprecisamente (Tabela 498.1).

Para crianças e adolescentes com sangramento evidente, transfusões terapêuticas de PLT devem ser administradas quando a contagem de PLT no sangue cair abaixo de $50 \times 10^9/\ell$ e repetidas conforme necessário para manter a contagem de PLT $> 50 \times 10^9/\ell$ durante o sangramento e por 48 h após cessado o sangramento para permitir que o coágulo "se estabilize". Da mesma forma, para um procedimento invasivo maior (p. ex., cirúrgico), a contagem de PLT deve ser mantida $> 50 \times 10^9/\ell$ até que qualquer sangramento tenha cessado e o paciente esteja estável. Para procedimentos invasivos menores (p. ex., punção lombar, colocação de cateter intravascular), as práticas variam. É razoável manter a contagem de PLT $> 25 \times 10^9/\ell$, embora esses procedimentos sejam realizados em crianças com câncer ou transplantes recentes, e é importante estar atento a possíveis anormalidades da coagulação e anemia que possam afetar a hemostasia além dos efeitos de trombocitopenia. Estudos históricos de pacientes com **trombocitopenia** resultante de insuficiência da medula óssea sugerem que os riscos de sangramento espontâneo aumentam quando os níveis de PLT no sangue caem para $< 20 \times 10^9/\ell$, especialmente quando fatores de risco hemorrágicos (infecções, falência de órgãos, anormalidades da coagulação, sangramentos menores de pele/mucosas, lesões nas mucosas, doença do enxerto *versus* hospedeiro grave [DEVH], anemias) estiverem presentes. Nesses cenários de alto risco, transfusões profiláticas de PLT são administradas para manter a contagem de PLT $> 20 \times 10^9/\ell$. Esse limite foi contestado por vários estudos em pacientes adultos que, em muitos deles, foram cuidadosamente selecionados para terem uma condição clínica relativamente boa, *sem* fatores de risco hemorrágicos. Consequentemente, é recomendado um menor gatilho transfusional de $10 \times 10^9/\ell$ para pacientes estáveis (*i. e.*, de baixo risco).

Tabela 498.1 Diretrizes para a transfusão pediátrica de plaquetas (PLT).*

CRIANÇAS E ADOLESCENTES
1. Manter a contagem de PLT $> 50 \times 10^9/\ell$ com sangramento.
2. Manter a contagem de PLT $> 50 \times 10^9/\ell$ com procedimento *invasivo de grande porte*; $> 25 \times 10^9/\ell$ com de menor porte.
3. Manter a contagem de PLT $> 20 \times 10^9/\ell$ e *insuficiência da medula óssea* COM fatores de risco para hemorragia.
4. Manter a contagem de PLT $> 10 \times 10^9/\ell$ e *insuficiência da medula óssea* SEM fatores de risco para hemorragia.
5. Manter a contagem de PLT em qualquer nível com disfunção de PLT MAIS sangramento ou procedimento invasivo.
CRIANÇAS ≤ 4 MESES
1. Manter a contagem de PLT $> 100 \times 10^9/\ell$ com sangramento ou durante oxigenação por membrana extracorpórea.
2. Manter a contagem de PLT $> 50 \times 10^9/\ell$ e um procedimento invasivo.
3. Manter contagem de PLT $> 20 \times 10^9/\ell$ e *clinicamente estável*.
4. Manter a contagem de PLT $> 50 \times 10^9/\ell$ e *clinicamente instável e/ou sangramento ou não quando medicada com indometacina, óxido nítrico, antibióticos etc., afetando a função de PLT*.
5. Manter a contagem de PLT em qualquer nível com disfunção de PLT MAIS procedimento invasivo com sangramento.

*As palavras em *itálico* devem ser definidas para as diretrizes de transfusão locais.

Na prática, trombocitopenias graves que se prolongam para além de 1 semana geralmente se tornam complicadas pelo desenvolvimento de fatores de risco, que incluem febre, terapias antimicrobianas, DEVH, sangramento ativo, necessidade de um procedimento invasivo, coagulação intravascular disseminada e disfunções hepáticas ou renais com alterações na coagulação. Nestas situações, administram-se transfusões profiláticas de PLT a fim de manter contagens de PLT relativamente elevadas (p. ex., pelo menos $> 30 \times 10^9/\ell$). Apesar de alguns médicos desejarem elevar as contagens de PLT no sangue para $80 \times 10^9/\ell$ ou $100 \times 10^9/\ell$, não há dados definitivos que justifiquem o real benefício de transfusões de PLT para pacientes com contagens de PLT $> 50 \times 10^9/\ell$, a menos que o sangramento seja contínuo, apesar da contagem de PLT entre 50 e $100 \times 10^9/\ell$, *e* a trombocitopenia pareça ser a única causa do sangramento.

Os distúrbios qualitativos de PLT podem ser *hereditários* ou *adquiridos*, como na insuficiência hepática ou renal avançada ou quando o sangue flui através de um circuito extracorpóreo, como durante a oxigenação por membrana extracorpórea (ECMO) ou um *bypass* cardiopulmonar. Em pacientes com doenças hereditárias, as transfusões de PLT são justificáveis somente se o risco de um sangramento significativo for bastante elevado ou se o sangramento for evidente, porque o distúrbio hereditário de PLT muitas vezes é para toda a vida e transfusões repetidas podem levar à aloimunização e à refratariedade (*i. e.*, mau aproveitamento das transfusões de PLT). Por conseguinte, as transfusões de PLT profiláticas raramente são justificadas, a não ser que um procedimento invasivo esteja planejado e as transfusões terapêuticas de PLT sejam feitas com critério.

Ao tratar pacientes com distúrbios de PLT, é importante lembrar que um resultado de teste anormal com o auxílio de um equipamento moderno, ou historicamente, um tempo de sangramento maior do que duas vezes o limite superior normal fornecem evidências diagnósticas de distúrbios de PLT. No entanto, um tempo de sangramento anormal ou um valor anormal em qualquer outro teste laboratorial apresentam baixo valor preditivo para o risco de hemorragias ou para a necessidade de transfundir de PLT. Tratamentos alternativos, principalmente com acetato de desmopressina, devem ser considerados para evitar transfusões de PLT. Medicamentos antiplaquetários (medicamentos anti-inflamatórios não esteroidais) também devem ser evitados.

BEBÊS E RECÉM-NASCIDOS

Em recém-nascidos, a trombopoese e os riscos de sangramento são substancialmente diferentes do que em crianças mais velhas; da mesma forma, a abordagem da trombocitopenia e as transfusões de PLT também diferem (ver Tabela 498.1). Os níveis de **trombopoetina** (TPO) são mais elevados em recém-nascidos saudáveis do que em indivíduos mais velhos. Em relação aos progenitores de PLT em adultos, os progenitores *megacariocíticos* dos recém-nascidos são mais sensíveis à TPO, têm maior potencial proliferativo e dão origem a colônias megacariocíticas maiores. Os megacariócitos fetais/neonatais são menores em tamanho e têm menor ploidia do que seus equivalentes em adultos; essa informação é importante porque megacariócitos pequenos de baixa ploidia produzem menos PLT do que os megacariócitos maiores de maior ploidia. Supostamente, isso permite que a medula óssea em processo de expansão do feto e do recém-nascido em crescimento seja suprida com quantidades suficientes de megacariócitos, sem permitir que as contagens de PLT no sangue se tornem excessivamente altas durante a proliferação por causa do menor número de PLT produzidas por cada megacariócito.

Um ponto de contraste importante é que crianças mais velhas e adultos respondem a situações de aumento na demanda de PLT, em primeiro lugar aumentando o tamanho e a ploidia dos megacariócitos e, 3 a 5 dias depois, o número de megacariócitos. Em recém-nascidos trombocitopênicos, o número de megacariócitos aumenta, mas não o seu tamanho. Além disso, embora a maturação citoplasmática seja alcançada por estimulação da TPO, os aumentos da ploidia são relativamente reduzidos e, na verdade, parecem ser inibidos pela TPO, resultando em um grande número de pequenos megacariócitos que apresentam citoplasmas maduros, mas baixa ploidia e, consequentemente, menor produção de PLT.

Contagens de PLT ≥ 150 × 10^9/ℓ estão presentes após a idade gestacional de 17 semanas e se aceita que recém-nascidos tenham contagens de PLT na mesma faixa de variação de crianças mais velhas e adultos (150.000 a 450.000/μℓ). No entanto, outros dados sugerem um limite inferior de 120.000/μℓ para recém-nascidos prematuros extremamente pequenos. Cerca de 1% dos bebês nascidos a termo demonstra contagens de PLT < 150 × 10^9/ℓ, mas, em tais crianças, a ocorrência de sangramentos é rara. Por outro lado, 18 a 35% dos recém-nascidos prematuros tratados em unidades de terapia intensiva demonstram contagens de PLT < 150 × 10^9/ℓ em algum momento durante o período de internação, com cerca de 4% do total recebendo transfusões de PLT. Particularmente, quando apenas recém-nascidos prematuros de extremo baixo peso ao nascer (< 1 kg) foram considerados em um relato, 70% apresentaram contagens de PLT < 150 × 10^9/ℓ e 5 a 9% dos neonatos receberam transfusões de plaquetas.

O debate continua nos EUA quanto ao limiar adequado para transfusão profilática de plaquetas em neonatos, com uma ampla gama de gatilhos na prática. Múltiplos mecanismos patogênicos fundamentam a trombocitopenia nesses neonatos doentes, incluindo a destruição de PLT predominantemente acelerada mais uma produção diminuída de PLT, como evidenciado por diminuição do número de progenitores de megacariócitos e regulação positiva relativamente baixa dos níveis de TPO durante a trombocitopenia, quando comparados com crianças e adultos trombocitopênicos.

Contagens de PLT < 100 × 10^9/ℓ trazem riscos clínicos significativos para recém-nascidos prematuros. O tempo de sangramento pode estar prolongado em contagens de PLT < 100 × 10^9/ℓ nas crianças com peso ao nascer < 1.500 g, e uma disfunção de PLT é sugerida pelos tempos de sangramento (um teste não mais realizado) que são desproporcionalmente longos para o grau de trombocitopenia. O risco de hemorragia pode estar aumentado em lactentes trombocitopênicos. No entanto, em um estudo randomizado, a transfusão profilática de PLT sempre que a contagem de PLT caía para < 150 × 10^9/ℓ (*i. e.*, no limite inferior do intervalo normal) a fim de manter uma contagem média de PLT > 200 × 10^9/ℓ, em comparação com transfusão de PLT somente quando a contagem de PLT caísse para < 50 × 10^9/ℓ a fim de manter uma contagem média de PLT de aproximadamente 100 × 10^9/ℓ, *não resultou* em menor incidência de hemorragia intracraniana (28% *versus* 26%, respectivamente). Um estudo observacional multicêntrico dos EUA de recém-nascidos de muito baixo peso em seis unidades de terapia intensiva neonatal encontrou ampla variação nos gatilhos de PLT para transfusão, variando de 10.000 a 139.000/μℓ na primeira semana de vida e < 10.000/μℓ a > 50.000/μℓ depois da primeira semana. Os limiares mais comuns foram 80.000 a 89.000/μℓ nos primeiros 7 dias de vida e 40.000 a 49.000/μℓ após os primeiros 7 dias. Além disso, após o controle para a gravidade da trombocitopenia, os autores descobriram que as transfusões de PLT não estavam associadas a menor risco de hemorragia intraventricular. Assim, não foi documentado nenhum benefício para a transfusão profilática de PLT a fim de manter as contagens de PLT dentro da faixa de variação normal ou para corrigir uma trombocitopenia moderada (contagem de PLT > 50 × 10^9/ℓ). Como exceção, crianças com doenças de disfunção hereditárias das PLT *e* sangramento, assim como crianças que apresentam um elevado risco de sangramento por causa de uma disfunção de PLT adquirida, como aquela que ocorre durante ECMO, tipicamente recebem transfusões a fim de manter suas contagens de PLT > 100 × 10^9/ℓ.

Um ensaio clínico randomizado recente relatou taxa significativamente maior de uma nova hemorragia maior ou morte dentro de 28 dias da randomização em recém-nascidos de muito baixo peso, recebendo transfusões de PLT profilática em uma contagem de PLT pré-transfusional de 50.000/μℓ (26%) *versus* uma contagem de PLT pré-transfusional de 25.000/ℓ (19%). Os resultados são preliminares demais para permitir mudanças na prática, mas apoiam outros achados publicados, indicando que não há necessidade de manter as contagens de PLT normais e aumentam a crença de que uma contagem de PLT de 50.000/μℓ é alta demais para servir como gatilho transfusional para recém-nascidos de peso estável ao nascer.

A Tabela 498.1 lista diretrizes de transfusão pediátrica de PLT aceitas por muitos neonatologistas. Uma questão particularmente controversa é como manejar neonatos criticamente doentes recebendo agentes conhecidos por afetar adversamente a função das PLT (p. ex., indometacina, óxido nítrico, antibióticos). Alguns relatos sugerem um risco aumentado de sangramentos para esses neonatos, mas a eficácia das transfusões de PLT não foi comprovada de maneira convincente, particularmente quando administradas de maneira profilática. Para que a transfusão de PLT seja realizada de acordo com as melhores práticas, cada hospital deve modificar suas diretrizes para atender às práticas locais, com auditorias e avaliações realizadas para evitar violações às práticas recomendadas.

PRODUTOS DE PLAQUETAS E DOSAGEM

Nos EUA, dois tipos/fontes de unidades PLT estão disponíveis, embora qualquer banco de sangue ou hospital possa armazenar apenas um desses tipos. Unidades PLT derivadas do sangue total (**concentrados de PLT**) e unidades de PLT coletadas por aférese (**PLTs de aférese**) diferem em seu conteúdo de PLT e volume plasmático. Embora um concentrado de PLT contenha aproximadamente 5,5 a 10 × 10^{10} PLT em aproximadamente 50 mℓ, e uma unidade de PLT de aférese contenha pelo menos 3 × 10^{11} PLT em 300 a 600 mℓ, o teor de PLT pode variar consideravelmente entre diferentes fornecedores de sangue. Por conseguinte, é prudente que os bancos de sangue hospitalares confirmem a composição das unidades de PLT produzidas para transfusão, pelo menos contactando o seu fornecedor de sangue. Geralmente, é mais fácil usar concentrados de PLT para lactentes e crianças pequenas, pois as PLT de aférese geralmente precisam ser preparadas como *alíquotas* para fornecer a dose correta (10 a 15 mℓ/kg). No entanto, muitos centros de sangue fornecem apenas um tipo de componente PLT. Os produtos de PLT geralmente têm um tempo de expiração de 5 dias, embora o armazenamento por 7 dias tenha sido aprovado para unidades plaquetárias de aférese dentro de certas recomendações para reduzir o risco de contaminação bacteriana e são armazenados à temperatura ambiente com agitação constante.

O objetivo da maioria das transfusões de PLT é elevar as contagens de PLT bem acima de 50 × 10^9/ℓ, esperando chegar a valores inferiores ou iguais a 100 × 10^9/ℓ. Esses aumentos podem ser alcançados de maneira consistente em crianças pesando até 30 kg por meio da infusão de 5 a 10 mℓ/kg de concentrados de PLT padrão (não modificados), obtidos a partir dos concentrados de PLT ou de PLT de aférese. Para crianças maiores, a dose apropriada é de 4 a 8 unidades de concentrados de PLT ou uma unidade de aférese. Como a concentração/quantidade de PLT varia entre os diferentes produtos de PLT disponíveis para transfusão, cada hospital deve monitorar as contagens pós-transfusionais de PLT a fim de determinar a dose que funciona melhor localmente. Os concentrados de PLT podem ser transfundidos tão rápido quanto a condição geral do paciente permitir, certamente dentro de 2 horas, mas não mais que 4 horas. Recém-nascidos/lactentes que requerem transfusões repetidas de PLT devem receber produtos do sangue leucorreduzidos para diminuir a aloimunização por antígenos leucocitários humanos (HLA) e a refratariedade às PLT e reduzir o risco de transmissão transfusional da infecção por citomegalovírus (TT-CMV). Para as crianças com peso inferior a 1.500 g ao nascimento, a **irradiação** é recomendada para evitar a DEVH associada à transfusão. Além disso, alguns recomendam leucorredução e unidades de eritrócitos soronegativos para CMV (risco estimado de infecção por TT-CMV: 0 a 0,3% por unidade) como terapia de primeira linha para prevenir TT-CMV. No entanto, dados os baixos riscos de TT-CMV com melhorias nas técnicas modernas de leucorredução, outros recomendaram o uso de sangue leucorreduzido proveniente de doadores não testados para CMV como uma alternativa aceitavelmente segura e de baixo risco. A transfusão de PLT não deve ser atrasada se unidades negativas para CMV estiverem indisponíveis; deve-se usar unidades não testadas para CMV leucorreduzidas, uma vez que o risco de TT-CMV é relativamente baixo, e mais danos podem ocorrer ao paciente se a transfusão for suspensa ou retardada.[8]

[8]N.R.T.: No Brasil, estudos de soroprevalência na população entre 15 e 45 anos revelaram 81% de positividade na cidade do Rio de Janeiro e aproximadamente 90% na capital de São Paulo e em Santa Catarina, sendo na população de doadores de sangue da cidade de Salvador de 87,9%. (Mendrone Junior, Alfredo. Prevalência da infecção pelo citomegalovírus: a importância de estudos locais. Revista Brasileira de Hematologia e Hemoterapia [online]. 2010, v. 32, n. 1, pp. 7-8. Disponível em: https://doi.org/10.1590/S1516-84842010000100004.

A redução do volume de concentrados de PLT para lactentes e crianças pequenas na rotina, por meio de etapas de centrifugação adicionais, é desnecessária e imprudente. A transfusão de 10 a 15 mℓ/kg de um concentrado de PLT não modificado é adequada porque promove um incremento de cerca de 10×10^9 PLT para cada 70 mℓ de sangue (volume de sangue intravascular estimado no recém-nascido de 1 kg), por dose/volume calculado para aumentar a contagem de PLT em $100 \times 10^9/\ell$. Esse incremento calculado é consistente com o real incremento pós-transfusional observado em pacientes. Além disso, um volume de transfusão de 10 a 15 mℓ/kg não é excessivo desde que a administração de outros fluidos IV, medicamentos e nutrientes seja monitorada e ajustada.

É importante escolher unidades de PLT para transfusão com grupo ABO do doador idêntico ao do recém-nascido/lactente receptor e evitar a realização de transfusões repetidas de PLT do grupo O em receptores do grupo A ou B, porque a transfusão passiva de anticorpos anti-A e anti-B existentes no plasma de doador do grupo O pode ocasionalmente levar à hemólise intravascular.

A bibliografia está disponível no GEN-io.

Capítulo 499

Transfusões de Neutrófilos (Granulócitos)

Cassandra D. Josephson e Ronald G. Strauss

A Tabela 499.1 lista as diretrizes para a transfusão de granulócitos (**GTX**); ela tem sido utilizada com moderação em bebês mais velhos e crianças. A atual capacidade para coletar quantidades significativamente mais elevadas de neutrófilos de doadores estimulados com uma combinação de fator estimulador de colônia de granulócitos recombinante (G-CSF) e dexametasona renovou o interesse para os casos de pacientes com infecções neutropênicas, em especial quando a neutropenia grave é prolongada (p. ex., na situação de um transplante de células progenitoras hematopoéticas da placenta/cordão umbilical). Como resultado, há maiores rendimentos de neutrófilos com essa abordagem, tornando a adição de GTX a antibióticos uma consideração terapêutica. Isso é especialmente verdadeiro em instituições em que pacientes neutropênicos continuam a morrer de infecções bacterianas e fúngicas progressivas ou a sofrer morbidade substancial, apesar das medidas ótimas anti-infecciosas, incluindo antibióticos e fatores de crescimento mieloides recombinantes.

Tabela 499.1	Diretrizes para a transfusão pediátrica de granulócitos.*
CRIANÇAS E ADOLESCENTES	
1. Neutropenia grave (contagem de neutrófilos no sangue < $0{,}5 \times 10^9/\ell$) e infecção (bacteriana, fúngica ou por leveduras) *não responsiva ou progressiva* apesar de uma terapia antimicrobiana adequada.	
2. Defeitos qualitativos dos neutrófilos, a presença de neutropenia não é obrigatória, e infecção (bacteriana ou fúngica) *não responsiva ou progressiva* à terapia antimicrobiana adequada.	
BEBÊS ≤ 4 MESES[†]	
Contagem de neutrófilos no sangue < $3{,}0 \times 10^9/\ell$ na 1ª semana de vida ou < $1{,}0 \times 10^9/\ell$ após a 1ª semana de vida e infecção bacteriana *fulminante*.	

*As palavras em *itálico* devem ser definidas para as diretrizes de transfusão locais.
[†]Não é mais em geral utilizado.

TRANSFUSÕES DE GRANULÓCITOS PARA CRIANÇAS

O uso de GTX associado a antibióticos em crianças com **neutropenias graves** (contagem de neutrófilos < $0{,}5 \times 10^9/\ell$) devido à insuficiência da medula óssea é semelhante ao uso em adultos. Infelizmente, dois estudos clínicos randomizados comparando antibióticos mais GTX mais dexametasona de doadores estimulados com G-CSF *versus* antibióticos sem GTX no tratamento de infecções neutropênicas em crianças não forneceram diretrizes definitivas. No entanto, na prática, pacientes neutropênicos com infecções bacterianas em geral demonstram resposta a antibióticos usados de forma isolada, desde que a medula óssea recupere sua função dentro dos primeiros 7 a 10 dias a partir do início da infecção, fazendo com que a neutropenia grave seja relativamente breve. Crianças com leucemia linfoblástica aguda recentemente diagnosticada demonstram uma resposta rápida à indução da quimioterapia e são raras candidatas à GTX. Por outro lado, crianças infectadas que apresentam insuficiência da medula óssea mais sustentada e, consequentemente, neutropenia grave (p. ex., leucemia mieloide aguda, neoplasias malignas resistentes ao tratamento, anemia aplásica grave e receptoras de um transplante de células progenitoras hematopoéticas de placenta/cordão umbilical) podem obter benefícios com a associação de GTX e antibióticos.

Atualmente, a eficácia da GTX obtida a partir de doadores estimulados com G-CSF mais dexametasona para o tratamento de sepse bacteriana não responsiva a antibióticos em pacientes com neutropenia grave (contagem de neutrófilos < $0{,}5 \times 10^9/\ell$) *não é bem sustentada* por estudos clínicos em crianças. Além disso, a eficácia da GTX para o tratamento de infecções por leveduras e fungos continua sem comprovação, apesar de a GTX ser realizada com um número relativamente grande de neutrófilos.

Crianças com **defeitos qualitativos em neutrófilos** (**disfunção de neutrófilos**) em geral apresentam uma quantidade adequada ou até mesmo aumentada de neutrófilos no sangue, porém desenvolvem infecções graves, porque seus neutrófilos matam microrganismos patogênicos de maneira ineficaz. As síndromes de disfunção de neutrófilos são raras; por conseguinte, não há estudos definitivos estabelecendo a eficácia da GTX. No entanto, vários pacientes com risco de morte por infecções progressivas têm demonstrado impressionante melhora clínica com adição da GTX, geralmente administrada durante longos períodos, associada à terapia antimicrobiana. Esses distúrbios são crônicos e, portanto, associados a um risco aumentado de aloimunização para antígenos leucocitários, especificamente para antígenos do sistema Kell nas hemácias em alguns pacientes com doença granulomatosa crônica; a GTX é recomendada apenas quando infecções graves forem claramente não responsivas a fármacos antimicrobianos.

TRANSFUSÃO DE GRANULÓCITOS PARA NEONATOS

Os recém-nascidos são anormalmente suscetíveis a infecções bacterianas graves, e várias deficiências de defesa do neonato contribuem para essa suscetibilidade, incluindo a neutropenia real ou "relativa". Aqueles acometidos por sepse fulminante que apresentam **neutropenia relativa** (contagem de neutrófilos no sangue < $3{,}0 \times 10^9/\ell$ durante a primeira semana de vida e < $1{,}0 \times 10^9/\ell$ posteriormente) e uma grave redução no *pool* de neutrófilos armazenados na medula óssea (com < 10% das células nucleadas da medula óssea sendo neutrófilos pós-mitóticos) estão sob risco de morte se forem tratados apenas com antibióticos. Apesar desse risco, a GTX não forneceu a solução; seu uso em recém-nascidos é raro, porque os resultados dos ensaios clínicos são mistos e não uniformemente convincentes, sendo difícil obter concentrados de aférese de neutrófilos em tempo hábil.

Os dados atuais são insuficientes para concluir que os fatores de crescimento mieloide recombinante exerçam algum papel no tratamento de recém-nascidos sépticos, apesar de tanto o G-CSF quanto o fator estimulador de colônias granulócito-macrófago (GM-CSF) terem demonstrado aumentar a mielopoese e a contagem de neutrófilos em lactentes. Em contraste com o papel incerto do G-CSF e do GM-CSF no tratamento de infecções em muitos contextos clínicos, é importante lembrar que o G-CSF é eficaz para o tratamento a longo prazo de vários tipos de neutropenia congênita grave.

PRODUTOS DE GRANULÓCITOS

Se for decidido fornecer uma GTX, uma dose adequada de neutrófilos/granulócitos coletados por leucoaférese deve ser transfundida o mais rápido possível após a coleta. Para facilitar esse objetivo, doadores de repetição com testes sorológicos negativos recentes para HIV e hepatite (em geral nos últimos 30 dias) são selecionados. Doadores de granulócitos devem ser comprovadamente negativos para anticorpos CMV (soronegativos). Eles também devem ser ABO/Rh-compatíveis com o receptor, porque há um grande volume de hemácias no produto granulocítico.

Dosagem de produtos de granulócitos

Recém-nascidos e **lactentes** com peso < 10 kg devem receber de 1 a 2×10^9 neutrófilos/kg por GTX. **Lactentes maiores** e **crianças pequenas** devem receber uma dose total mínima de 1×10^{10} neutrófilos por GTX. A dose indicada para **adolescentes** é de 5 a 8×10^{10} neutrófilos por GTX, uma dose que exige que doadores sejam estimulados com G-CSF mais dexametasona. A GTX deve ser administrada diariamente até a resolução da infecção ou a manutenção da contagem de neutrófilos no sangue acima de $1{,}5 \times 10^9/\ell$ durante alguns dias. Como os neutrófilos transfundidos através da GTX costumam aumentar passivamente a contagem de neutrófilos no sangue, pode ser necessário pular 1 a 2 dias de GTX para avaliar com precisão se a mielopoese endógena e a produção de neutrófilos se recuperaram.

A bibliografia está disponível no GEN-io.

Capítulo 500
Transfusões de Plasma

Cassandra D. Josephson e Ronald G. Strauss

As diretrizes para a transfusão de plasma em pacientes pediátricos são semelhantes àquelas para adultos, mas com o entendimento de que os níveis plasmáticos de proteínas coagulantes e anticoagulantes podem estar baixos no curso do desenvolvimento em crianças prematuras (Tabela 500.1). Assim sendo, as transfusões de plasma e de concentrados industrializados de derivados plasmáticos devem ser realizadas em caso de sangramento real ou de riscos significativos de sangramento, e não simplesmente por um tempo de coagulação prolongado. A transfusão de plasma é realizada para repor proteínas plasmáticas em indivíduos que apresentam deficiências congênitas ou adquiridas clinicamente significativas, em situações em que concentrados de proteínas altamente purificadas, tratados para reduzir o risco de transmissão de doenças infecciosas, ou produtos recombinantes não estão disponíveis. Plasma e derivados plasmáticos são necessários para fornecer proteínas da coagulação quando um sangramento está ativo ou em situações em que a prevenção de sangramento é considerada crítica.

Tabela 500.1 Diretrizes para as transfusões de plasma para crianças e bebês.*

1. *Grave* deficiência de fator de coagulação E hemorragia.
2. *Grave* deficiência de fator de coagulação E um procedimento invasivo.
3. *Reversão de emergência* dos efeitos da varfarina.
4. Coagulopatia dilucional e sangramento (p. ex., transfusão maciça).
5. Reposição de proteínas anticoagulantes (antitrombina III, proteínas C e S).
6. Fluido de reposição para troca de plasma em púrpura trombocitopênica trombótica, ou distúrbios com sangramento evidente, ou distúrbios em que riscos de sangramento estejam presentes devido a anormalidades nas proteínas de coagulação (p. ex., insuficiência hepática).

*As palavras em *itálico* devem ser definidas para as diretrizes de transfusão locais.

PRODUTOS DO PLASMA E TESTES DE PACIENTES

Dois produtos de plasma intercambiáveis estão disponíveis para transfusão: plasma congelado até 8 horas após a coleta (**plasma fresco congelado,** PFC) e plasma congelado até 24 horas após a coleta **(F24)**. Embora os níveis dos fatores V e VIII sejam modestamente reduzidos em F24 (geralmente, não mais do que 25% mais baixos), eles são igualmente eficazes para todas as indicações para as quais o plasma é transfundido em lactentes e crianças (ver Tabela 500.1). As recomendações para o volume de plasma a ser transfundido variam de acordo com a proteína específica sendo substituída e a gravidade da deficiência, mas uma dose inicial de 15 mℓ/kg é geralmente suficiente para elevar os níveis plasmáticos satisfatoriamente.

As transfusões de plasma são eficazes no tratamento da deficiência dos fatores de coagulação II, V, X e XI. As deficiências de fator XIII e de fibrinogênio são tratadas com crioprecipitados ou com concentrados industrializados específicos; contudo, para os pacientes que recebem doses elevadas de plasma (p. ex., em situações de transfusão maciça ou para tratar sangramentos em insuficiências hepáticas), pode não ser necessário utilizar fontes adicionais de fibrinogênio, já que o plasma contém grandes quantidades de fibrinogênio. É sempre útil incluir a medição de fibrinogênio sérico (um teste separado) ao realizar testes de coagulação, incluindo tempo de protrombina (TAP)/relação normalizada internacional (RNI) e tempo de tromboplastina parcial ativada (TTPa).

TRANSFUSÃO DE PLASMA EM CRIANÇAS

A transfusão de plasma não é recomendada para o tratamento de pacientes com hemofilia A ou B grave, **doença de von Willebrand** ou deficiência do fator VII porque estão disponíveis produtos mais seguros derivados do plasma e de fatores recombinantes para os fatores VII, VIII, IX e de von Willebrand. Além disso, a hemofilia A leve a moderada e certos tipos de doença de von Willebrand podem ser tratados com desmopressina intranasal ou intravenosa (ver Capítulo 504). Um uso importante do plasma é para a rápida reversão dos efeitos da varfarina em pacientes que apresentam um sangramento ativo ou que exigem uma cirurgia de emergência (pacientes cujas deficiências funcionais de fatores dependentes de vitamina K – II, VII, IX e X não podem ser rapidamente revertidas pela administração de vitamina K). Concentrados de "complexo" de protrombina derivados do plasma inativados para vírus também podem ser utilizados para esse fim.

Os resultados dos testes de coagulação realizados para triagem (TAP/RNI, TTPa, tempo de trombina e nível de fibrinogênio no plasma) não devem ser entendidos como reflexo da integridade do sistema de coagulação ou ser considerados como indicação para transfusões de plasma. Isso é particularmente verdadeiro para os recém-nascidos. Para justificar as transfusões de plasma, os resultados dos testes de coagulação devem estar relacionados com a condição clínica do paciente em relação ao sangramento e ao risco de sangramento. A transfusão de plasma em pacientes com doença hepática crônica e com tempo de coagulação prolongados não é recomendada, a menos que um sangramento esteja presente ou um procedimento invasivo esteja planejado, porque a correção profilática das deficiências de fatores de coagulação é breve e os benefícios são discutíveis.

O plasma também contém várias proteínas anticoagulantes (antitrombina III, proteína C e proteína S) cujas deficiências foram associadas à trombose. Em situações selecionadas, o plasma como terapia de reposição em pacientes com essas deficiências em combinação com um tratamento anticoagulante pode ser apropriado; nesses casos, é preferido o uso de concentrados industrializados purificados, quando disponíveis. Outras indicações para a transfusão de plasma incluem a reposição de fluidos durante a troca plasmática em pacientes com **púrpura trombocitopênica trombótica** (*i. e.*, microangiopatias trombóticas) ou outros distúrbios para as quais o plasma traria prováveis benefícios. Isso inclui troca plasmática em um paciente com sangramento evidente causado pelo distúrbio subjacente (p. ex., síndrome de Goodpasture, vasculite) ou distúrbios com coagulopatia significativamente grave que pioraria substancialmente com a substituição de fluidos na plasmaférese feita apenas por soluções de albumina. A transfusão de plasma é contraindicada para a correção de hipovolemias ou como terapia de reposição de imunoglobulinas porque existem alternativas mais seguras (soluções cristaloides ou de albumina e imunoglobulinas IV, respectivamente).

TRANSFUSÃO DE PLASMA EM RECÉM-NASCIDOS

Em recém-nascidos, os tempos de coagulação são "fisiologicamente" prolongados devido à deficiência associada à maturidade de desenvolvimento de proteínas de coagulação; as transfusões de plasma devem ser realizadas somente após verificados os valores de referência ajustados de acordo com o peso no nascimento e a idade da criança (não devem ser utilizados os parâmetros de referência para crianças mais velhas e adultos). As indicações para o uso de plasma em recém-nascidos incluem: (1) a reconstituição de concentrados de eritrócitos com o propósito de simular sangue total para uso em transfusões maciças (transfusões de troca, cirurgia de *bypass* cardíaco e oxigenação por membrana extracorpórea), (2) hemorragias secundárias à deficiência de vitamina K, (3) coagulação intravascular disseminada *com* sangramento e (4) sangramentos na deficiência congênita de fatores de coagulação, quando tratamentos mais específicos não estiverem disponíveis ou forem inadequados. O uso profilático da transfusão de plasma para prevenir hemorragias intraventriculares em recém-nascidos prematuros não é recomendado. O plasma não deve ser utilizado como agente de suspensão para ajustar os valores de hematócrito de concentrados de eritrócitos antes de transfusões de pequenos volumes de eritrócitos em neonatos, visto que isso não oferece nenhum benefício clínico aparente sobre o uso de soluções estéreis, como soluções cristaloides e de albumina. Da mesma forma, o uso de plasma em transfusões de troca parcial para o tratamento da síndrome de hiperviscosidade neonatal é desnecessário, porque soluções cristaloides ou coloides mais seguras estão disponíveis.

O uso de *crioprecipitado* é muitas vezes considerado para o tratamento de lactentes com sangramento devido ao seu pequeno volume de infusão. No entanto, o crioprecipitado contém quantidades significativas somente de fibrinogênio, fator de von Willebrand e fator VIII e XIII. Assim, não é eficaz para tratar a situação clínica usual em bebês com hemorragias com múltiplas deficiências de fatores de coagulação. Além disso, o crioprecipitado é uma excelente fonte de fibrinogênio (muito mais concentrado que no plasma congelado), e com uma dose de 1 a 2 unidades/kg, o nível de fibrinogênio do paciente pode ser rapidamente aumentado em 60 a 100 mg/dℓ.

Em estudos preliminares, infusões de volumes muito pequenos de fator VII recombinante ativado foram capazes de salvar a vida de pacientes com hemorragia causada por vários mecanismos. Como a eficácia e a toxicidade do fator VIIa não foram completamente definidas nesses usos *off-label* (não aprovados pela Food and Drug Administration dos EUA), seu uso deve ser considerado, nesse momento, como terapia "experimental".

A bibliografia está disponível no GEN-io.

Capítulo 501

Riscos de Transfusões Sanguíneas

Cassandra D. Josephson e Ronald G. Strauss

O maior risco de uma transfusão de sangue é erroneamente receber uma transfusão destinada a outro paciente. O *erro de identificação* é geralmente um resultado de erros cometidos na identificação do rótulo da amostra de sangue do paciente enviada para o banco de sangue ou não realizando a correspondência com precisão entre a unidade de sangue e a identificação do paciente à beira do leito no momento da instalação do sangue. O risco é particularmente alto para lactentes, especialmente se sangue ABO-específico ou tipo-compatível for transfundido, porque (1) as pulseiras de identificação não devem ser fixadas diretamente a seus corpos, (2) dificuldades na obtenção de amostras de sangue para os testes de compatibilidade pré-transfusional podem levar a desvios das políticas usuais e (3) os lactentes não podem falar para se identificar. Portanto, deve-se ter um cuidado especial para garantir a identificação precisa da amostra de pacientes e sangue.

RISCOS INFECCIOSOS DA TRANSFUSÃO

Embora os riscos de doenças infecciosas de transfusões de sangue alogênico sejam extremamente baixos, as transfusões devem ser feitas criteriosamente porque "infecções emergentes", como Ebola ou vírus zika, quando surgem, representam uma ameaça potencial até serem estudadas de maneira definitiva e, consequentemente, são de preocupação constante, e a testagem não é feita para todos os microrganismos possivelmente transmitidos por transfusões de sangue (Tabela 501.1 e Figura 501.1). Tomando em consideração o teste de amplificação do ácido nucleico (NAT; do inglês, *nucleic acid amplification testing*) e todas as outras atividades de rastreio do doador (rastreio de anticorpos e triagem epidemiológica), uma estimativa atual do risco de infecção pelo **HIV** associada à transfusão é aproximadamente 1 para cada 2 milhões de exposições a doadores. Da mesma forma, com o NAT, o risco de infecção pelo vírus da hepatite C (**HCV**) é de 1 para cada 1,5 a 2 milhões de exposições a doadores (Tabela 501.1). O NAT identifica os ácidos nucleicos microbianos circulantes que aparecem

Tabela 501.1 Risco estimado de transfusão por unidade transfundida nos EUA.

EFEITO ADVERSO	RISCO ESTIMADO
Reação febril não hemolítica	1 em 300
Urticária ou outra reação cutânea	1:50 a 100
Aloimunização eritrocitária	1:100
Transfusão incorreta	1:14.000 a 19.000
Reação hemolítica, aguda e tardia	1:2.500 a 6.000
Hemólise fatal	1:1 milhão
Lesão pulmonar aguda relacionada à transfusão (TRALI)	1:5.000 a 50.000
HIV-1 E HIV-2	1:2 a 3 milhões
Hepatite B	1:100.000 a 200.000
Hepatite C	1:1 a 2 milhões
Vírus T-linfotrópico humano (HTLV) I e II	1:641.000
Contaminação bacteriana (geralmente plaquetas)	1:5 milhões
Malária	1:4 milhões
Anafilaxia	1:20.000 a 50.000
Doença do enxerto *versus* hospedeiro	Incomum
Imunomodulação	Desconhecido
Púrpura pós-transfusional	Desconhecido
Hepatite A	Desconhecido
Parvovírus	Desconhecido
Dengue	Desconhecido
Babesiose	Desconhecido
Vírus do Nilo ocidental	Desconhecido
Trypanosoma cruzi	Desconhecido
Leishmania spp.	Desconhecido
Doença de Creutzfeldt-Jakob variante do príon	Desconhecido
Vírus zika	Desconhecido

Adaptada de Klein HG, Spahn DR, Carson JL: Red blood cell transfusion in clinical practice, *Lancet* 370:415–426, 2007.

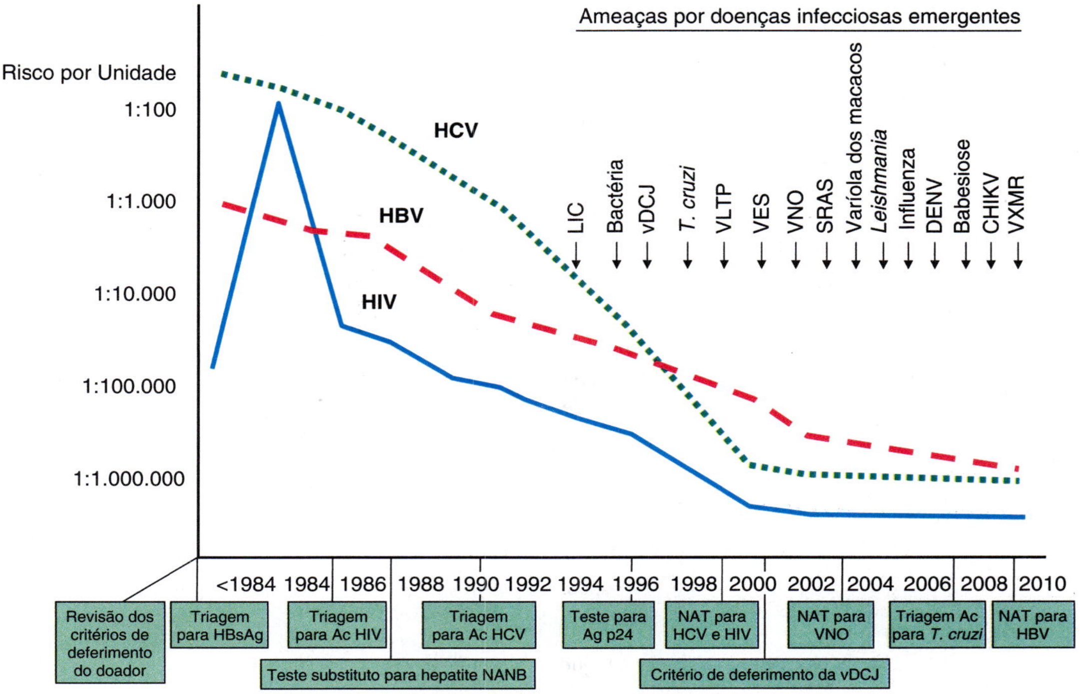

Figura 501.1 **Riscos para os principais vírus transmitidos por transfusão relacionados com intervenções e aceleração da taxa de doenças infecciosas emergentes de preocupação para a segurança do sangue.** Evolução dos riscos de transmissão por transfusão sanguínea para o vírus da imunodeficiência humana (HIV), vírus da hepatite B (HBV) e vírus da hepatite C (HCV). As principais intervenções para reduzir os riscos são mostradas abaixo da linha do tempo no eixo x. Ameaças de doenças infecciosas emergentes nos últimos 20 anos são mostradas acima no quadrante superior direito da figura. Ac, Anticorpo; Ag, antígeno; CHIKV, vírus chikungunya; DENV, vírus da dengue; HBsAg, antígeno de superfície da hepatite B; LIC, linfocitopenia idiopática T-CD4; NANB, hepatite não A não B; NAT, teste de ácido nucleico amplificado; HTLV, vírus T-linfotrópico humano; SRAS, síndrome respiratória aguda grave; VES, vírus espumoso dos símios; vDCJ, doença de Creutzfeldt-Jakob variante; VLTP, vírus T linfotrópico de primatas; VNO, vírus do Nilo ocidental; VXMR, vírus relacionado ao vírus xenotrópico da leucemia murina. (De Busch MP. Transfusion-transmitted viral infections: building bridges to transfusion medicine to reduce risks and understand epidemiology and pathogenesis. 2005 Emily Cooley Award Lecture, *Transfusion* 46:1624-1640, 2006.)

na janela imunológica antes que os anticorpos se desenvolvam, e o NAT é usado rotineiramente para detectar HIV, HCV e vírus do Nilo ocidental, vírus da hepatite B, *Trypanosoma cruzi*, *Babesia microti* e vírus zika.

Citomegalovírus (**CMV**) associado à transfusão foi quase eliminado por transfusão de hemocomponentes leucorreduzidos ou pela seleção de sangue coletado de doadores soronegativos para anticorpos contra o CMV. Embora seja lógico supor que coletar primeiramente componentes sanguíneos de doadores soronegativos para CMV e, em seguida, remover os glóbulos brancos (leucócitos) possa melhorar ainda mais a segurança, há poucos dados disponíveis para documentar a eficácia superior dessa abordagem combinada. Entretanto, em recente estudo prospectivo de coorte de nascimento de prematuros com peso ao nascer igual ou inferior a 1.500 g, uma abordagem combinada de leucorredução e componentes sanguíneos celulares soronegativos para CMV gerou 0% de transmissão transfusional de CMV (15,3% de incidência acumulada em 12 semanas de transmissão por intermédio do leite materno de mães soropositivas para o CMV) em mais de 300 crianças transfundidas estudadas. Relatos não controlados similares de pacientes submetidos a transplante de células-tronco hematopoéticas encontraram 0% de transmissão para CMV a partir de hemocomponentes leucorreduzidos de doadores com *status* desconhecido de anticorpos para CMV. Portanto, cuidados consideráveis devem ser tomados para não colocar as crianças em risco por atraso ou suspensão de transfusões enquanto se aguarda/busca sangue de doadores soronegativos para CMV, e depois para leucorreduzir (ou seja, os riscos não devem ser tomados para práticas sem benefícios estabelecidos).

Dados adicionais sobre essas duas estratégias de atenuação revelaram que grandes quantidades de material viral do CMV estão presentes "livres" no plasma de doadores aparentemente saudáveis durante a fase inicial da infecção primária (enquanto anticorpos para CMV estão ausentes [fase de "janela imunológica"] ou são anticorpos em desenvolvimento e em níveis plasmáticos baixos e inconsistentemente detectados), em vez de estar associados aos leucócitos como ocorre com CMV quando aparecem quantidades substanciais de anticorpos IgG. Como resultado dessa biologia da infecção primária por CMV, o plasma "livre" de vírus não será removido por leucorredução durante a fase inicial da infecção, e os doadores soronegativos para CMV que possam estar assintomáticos ou negar sintomas de infecção durante a triagem de doadores de sangue serão classificados erroneamente como seguros para CMV. Eles não são necessariamente tão seguros porque o anticorpo está abaixo dos limites de detecção, enquanto o CMV "livre" do plasma é abundante durante a infecção inicial. Como quase todo o CMV "livre" no plasma desaparece e se torna quase exclusivamente associado às células, uma vez que os doadores sejam soropositivos para CMV com anticorpos presentes por vários meses, alguns propõem que o melhor método para reduzir o risco de CMV pode ser a leucorredução do sangue de doadores sabidamente soropositivos para CMV há pelo menos 1 ano. No entanto, faltam dados para comprovar a eficácia dessa proposta e, na prática, vários estudos demonstraram que o método mais eficaz atualmente disponível para prevenir o CMV transmitido por transfusão é realizar leucorredução no hemocentro/banco de sangue sem levar em conta a condição sorológica para CMV do doador/unidade (*i. e.*, a realização apenas de leucorredução no hemocentro/banco, não à beira do leito, é suficiente na maioria dos casos).

Riscos infecciosos adicionais incluem outros tipos de **hepatite** (A, B, E) e **retroviroses** (vírus T-linfotrópico humano tipos I e II, HIV-2), sífilis, parvovírus B19, vírus Epstein-Barr, herpes-vírus humano 8, vírus do Nilo ocidental, vírus da febre amarela vacinal, malária, babesiose, *Anaplasma phagocytophilum*, doença de Chagas e vírus zika. Doença de Creutzfeldt-Jacob variante também foi transmitida por meio de transfusões sanguíneas em humanos. Todos são muito raramente notificados, mas, mesmo assim, fornecem a razão para que uma transfusão deva ser feita somente quando os verdadeiros benefícios sejam prováveis.

RISCOS NÃO INFECCIOSOS DE TRANSFUSÃO

Os riscos associados à transfusão de natureza não infecciosa que podem ocorrer incluem reações transfusionais hemolíticas e não hemolíticas, sobrecarga circulatória por volume, **doença do enxerto *versus* hospedeiro** (DEVH), desequilíbrio eletrolítico e ácido-base, sobrecarga de ferro se transfusões repetidas de eritrócitos forem necessárias a longo prazo, maior suscetibilidade a danos oxidativos, exposição a plastificantes, hemólise com ativação de antígeno T de eritrócitos, púrpura pós-transfusão, **lesão pulmonar aguda relacionada à transfusão** (TRALI; do inglês, *transfusion-related acute lung injury*), imunossupressão pós-transfusional e imunomodulação e aloimunização pós-transfusionais (Figura 501.2; ver Tabela 501.1). O risco de TRALI pode ser reduzido evitando-se a transfusão de plasma ou plaquetas de doadoras do sexo feminino, que possivelmente foram aloimunizadas para antígenos leucocitários durante a gravidez, ou selecionando doadores (p. ex., indivíduos do sexo masculino) que provavelmente são negativos para anticorpos contra antígenos leucocitários humanos (HLA; do inglês, *human leukocyte antigen*).

Efeitos adversos imunológicos, incluindo imunossupressão, imunomodulação e aloimunização podem ser diminuídos pela leucorredução. Reações transfusionais e aloimunização para antígenos de células

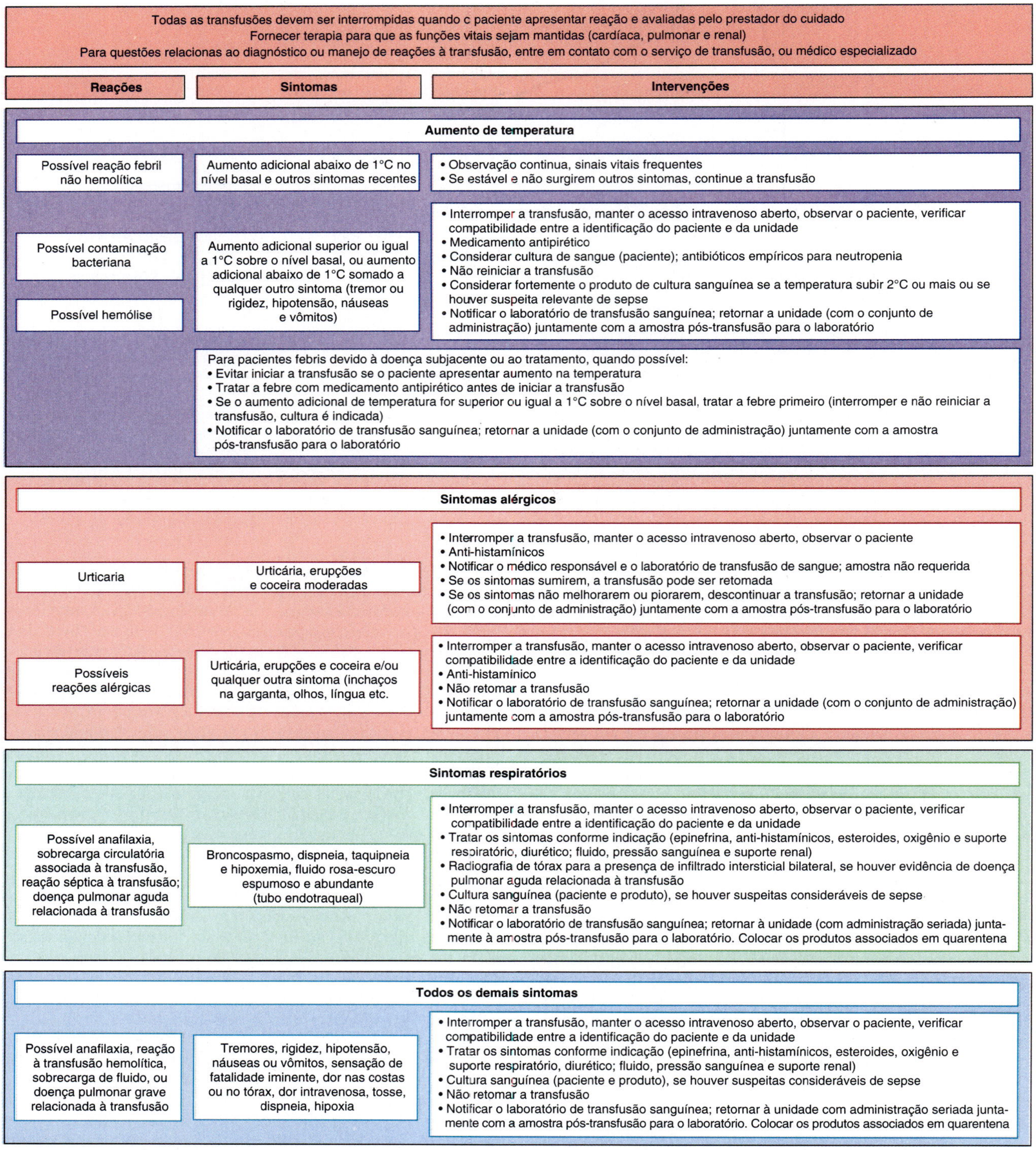

Figura 501.2 Árvore de decisão da reação transfusional. Algoritmo para orientar a avaliação e as ações a serem tomadas quando uma reação transfusional for inicialmente identificada. As ações devem prosseguir da esquerda para a direita. (De Delaney M, Wendel S, Bercovitz RS: *Transfusion reactions: prevention, diagnosis, and treatment*, Lancet *388:2825-2836, 2016, Fig 2.*)

vermelhas do sangue e leucócitos parecem ser incomuns em crianças, talvez pela imaturidade do desenvolvimento do sistema imune ou pela produção deficiente de citocinas. Quando elas ocorrem, efeitos adversos são vistos principalmente em cenários de transfusão maciça, como nas exsanguinotransfusões ou transfusões de troca e nos traumatismos ou cirurgias, em que quantidades relativamente grandes de hemocomponentes são necessárias, mas são raras quando transfusões de pequeno volume são habitualmente administradas.

Bebês prematuros são conhecidos por terem disfunção imunológica, mas seu risco relativo de DEVH pós-transfusional é controverso. A idade pós-natal do bebê, o número de linfócitos imunocompetentes no produto da transfusão, o grau de compatibilidade de HLA entre doador e receptor e outros fenômenos pouco descritos determinam quais bebês estão verdadeiramente sob risco para DEVH. Independentemente disso, muitos centros que cuidam de recém-nascidos prematuros transfundem exclusivamente produtos celulares irradiados. Como alternativa, a tecnologia de redução de patógenos foi documentada para prevenir DEVH e pode substituir a irradiação. Doações direcionadas com sangue retirado de familiares consanguíneos devem ser sempre irradiadas por causa do risco de enxerto com linfócitos transfundidos HLA-homozigóticos haploidênticos. Transfusões de hemocomponentes celulares intrauterinos ou nas transfusões de troca devem ser irradiadas, assim como as transfusões para pacientes com distúrbios de imunodeficiências congênitas graves (síndrome de imunodeficiência combinada grave e na síndrome de DiGeorge que requeira cirurgia cardíaca) e transfusões para receptores de transplantes de células progenitoras hematopoéticas. Outros grupos que estão potencialmente em risco, mas para os quais não estão disponíveis dados conclusivos, incluem pacientes em tratamento com anticorpos para células T (globulina antitimócito ou OKT3), aqueles com aloenxertos de órgãos, aqueles que receberam tratamento com imunossupressores e aqueles pacientes infectados com HIV.

Como alternativa, a tecnologia de redução de patógenos foi documentada para prevenir a proliferação de células T e, portanto, a DEVH-TA, que pode ser usada como um substituto para a irradiação. A prática atual usa a **irradiação** a partir de césio, cobalto ou aceleração linear em doses que variam de 1.500 a 2.500 cGy; é necessária uma dose máxima de 2.500 cGy para atingir o centro do campo de irradiação e um mínimo de 1.500 cGy para qualquer outra parte do recipiente. Todos os componentes celulares do sangue devem ser irradiados, exceto aqueles congelados sem um agente crioprotetor e aqueles que serão apresentados como produtos "acelulares", como plasma e crioprecipitado, que não necessitam de irradiação. A redução de leucócitos não pode ser substituída pela irradiação para prevenir DEVH. No entanto, como mencionado, as tecnologias de redução de patógenos foram demonstradas como eficazes.

A bibliografia está disponível no GEN-io.

Seção 7
Doenças Hemorrágicas e Trombóticas

Capítulo 502
Hemostasia

J. Paul Scott, Veronica H. Flood e Leslie J. Raffini

Hemostasia é o processo de coagulação do sangue em áreas de lesão do vaso sanguíneo. Ao longo do tempo, há lise do coágulo pelo sistema fibrinolítico e o fluxo normal do sangue é restaurado. Se a coagulação for prejudicada, ocorre hemorragia. Se for excessiva, acontecem complicações trombóticas. A resposta hemostática precisa ser rápida e regulada de tal forma que o traumatismo não acione uma reação sistêmica, e sim inicie uma resposta rápida e localizada. Quando uma plaqueta adere ao local da lesão vascular, ela fornece uma superfície de reação onde os fatores de coagulação se ligam. A enzima ativa é trazida em conjunto com o seu substrato e um cofator catalítico sobre uma superfície de reação, acelerando as taxas de reação e fornecendo produtos de reação ativados com fatores de coagulação para etapas posteriores da cascata de coagulação. A coagulação ativa é controlada por alças de *feedback* negativo que inibem o processo de coagulação quando o processo pró-coagulante entra em contato com endotélio intacto. Os principais componentes do processo hemostático são **parede do vaso, plaquetas, proteínas de coagulação, proteínas anticoagulantes** e **sistema fibrinolítico**. A maioria dos componentes da hemostasia é multifuncional; fibrinogênio serve como ligante entre as plaquetas durante a agregação plaquetária e também como substrato para a trombina que constitui o coágulo de fibrina. As plaquetas se mantêm na superfície lesada do endotélio, na qual ocorrem as reações de coagulação, a formação do tampão no local da lesão do vaso e a contração para comprimir e limitar o tamanho do coágulo.

PROCESSO HEMOSTÁTICO

O endotélio vascular intacto é a principal barreira contra a hemorragia. As células endoteliais que revestem a parede do vaso normalmente inibem a coagulação e proporcionam uma superfície lisa que permite o rápido fluxo sanguíneo.

Após a lesão vascular, ocorre vasoconstrição e o sangue circulante entra em contato com a matriz subendotelial. O **fator de von Willebrand (FVW)** muda de conformação e fornece a cola para que o receptor do FVW das plaquetas e o complexo da glicoproteína Ib se liguem, segurando as plaquetas aos locais de lesão. Sinalizações complexas ocorrem do receptor externo da membrana para as vias intracelulares, ativando as plaquetas e desencadeando a secreção de grânulos de armazenamento que contenham adenosina difosfato (ADP), serotonina, plasma armazenado e proteínas de membrana das plaquetas. Em ativação, o receptor de fibrinogênio plaquetário $\alpha IIb\beta_3$ é ativado (sinalização "de dentro para fora") para conectar o fibrinogênio, desencadeando a agregação e o recrutamento de outras plaquetas para formar o tampão plaquetário. Múltiplos agonistas fisiológicos podem desencadear ativação e agregação plaquetárias, incluindo ADP, colágeno, trombina e ácido araquidônico. A agregação envolve a interação de receptores específicos na superfície da plaqueta com proteínas hemostáticas do plasma, principalmente fibrinogênio.

O *fator tecidual* é uma das proteínas da matriz subendotelial expostas após lesão vascular. O fator tecidual exposto liga-se ao fator VII e ativa a *cascata de coagulação* (Figura 502.1). O fator de coagulação ativado, em seguida, inicia a ativação sequencial do fator de coagulação seguinte de forma sistemática. Nosso entendimento da sequência de passos na cascata segue atribuição dos números para os fatores de coagulação das proteínas participantes e, assim, a sequência parece "fora da ordem numérica". Durante o processo de ativação plaquetária, fosfolipídios internalizados das plaquetas (principalmente fosfatidilserina) tornam-se externalizados e interagem em duas etapas específicas e limitantes da velocidade do processo de coagulação – aquelas envolvendo os cofatores fator VIII (complexo X-ase) e o fator V (complexo protrombinase). Ambas as reações são restritas à superfície das plaquetas e trazem unidos a enzima ativa, um cofator ativado e o zimogênio que formará a próxima enzima ativa na cascata. Essa sequência resulta na amplificação do processo, o qual fornece uma explosão da coagulação no local em que ela é fisiologicamente necessária. *In vivo*, a autocatálise do fator VII gera pequenas quantidades de VIIa continuamente, de modo que o sistema está sempre pronto para agir. Próximo ao fim da cascata, forma-se uma enzima multipotente denominada *trombina*. Ela converte fibrinogênio em fibrina, ativa os fatores V, VIII e XI e agrega plaquetas. A ativação do fator XI pela trombina amplifica ainda mais a geração de trombina e contribui para a inibição da fibrinólise. A trombina também ativa o fator XIII. Um tampão estável de fibrina-plaquetas é por fim formado a partir da retração do coágulo e ligação cruzada da fibrina pelo fator XIIIa.

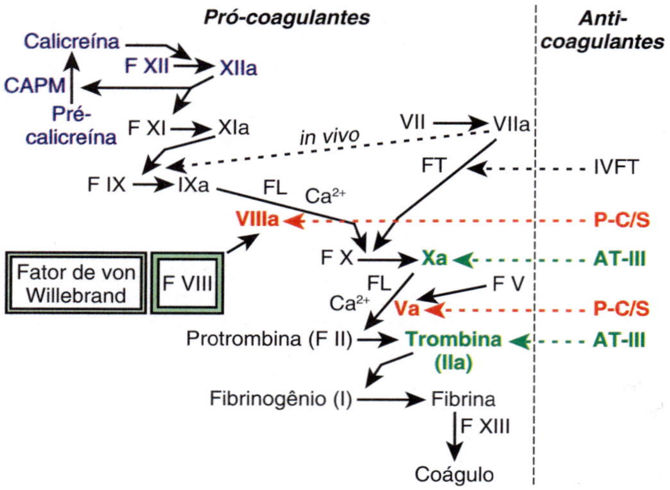

Figura 502.1 A cascata de coagulação, com ativação sequencial e amplificação da formação de coágulo. Vários dos fatores (F) são ativados pelos fatores de coagulação mostrados acima deles na cascata. Os ativados são designados a partir da adição da letra *a*. No *lado direito*, os principais anticoagulantes e os sítios que eles regulam são mostrados: inibidor da via do fator tecidual (IVFT) regula o fator tecidual (FT); fator VIIa, proteína C e proteína S (P-C/S) regulam os fatores VIII e V; e antitrombina III (AT-III) regula o fator Xa e a trombina (fator IIa). A *linha tracejada* mostra que FT e fator VIIa *in vivo* ativam os fatores IX e X, porém, *in vitro*, é medida apenas a ativação do fator X. Fator VIII inativo, quando ligado à sua proteína transportadora, fator de von Willebrand, é protegido da inativação pela proteína C. Quando trombina ou fator Xa ativam o VIII, ele se separa do fator de von Willebrand, ponto em que pode participar com o fator IXa na ativação do X na presença de fosfolipídio (FL) e Ca^{++} (o complexo "tenase"). O fator XIIIa liga-se de forma cruzada ao coágulo de fibrina e, assim torna-se mais estável. Pré-calicreína, cininogênio de alto peso molecular (CAPM) e fator XII estão em *azul* porque eles não têm um papel fisiológico na coagulação, embora contribuam para o tempo de coagulação no tempo de tromboplastina parcial (TTP).

Praticamente todas as proteínas pró-coagulantes são compensadas por proteínas anticoagulantes que regulam ou inibem a função pró-coagulante. Quatro anticoagulantes clinicamente importantes, que são gerados de forma natural, regulam a extensão do processo de coagulação: antitrombina III (**AT-III**), proteína C, proteína S e inibidor da via do fator tecidual (**IVFT**). AT-III é um inibidor de serinoprotease que regula principalmente o fator Xa e trombina e, em menor grau, os fatores IX, XIa e XIIa. Quando a trombina no sangue circulante encontra endotélio intacto, a trombina liga-se à *trombomodulina*, um receptor endotelial. O complexo trombina-trombomodulina, em seguida, converte a **proteína C** em proteína C ativada. Na presença do cofator **proteína S**, a proteína C ativada proteolisa e inativa os fatores Va e VIIIa. O fator Va inativado é um anticoagulante funcional que inibe a coagulação. O IVFT limita a ativação do fator X pelo VIIa e pelo fator tecidual e desvia o sítio de ativação do fator tecidual e do fator VIIa para o do fator IX (Figura 502.2).

Uma vez formado o tampão estável de fibrina-plaquetas, o sistema fibrinolítico limita sua extensão e também lisa o coágulo (**fibrinólise**) para restabelecer a integridade vascular. A plasmina, gerada a partir de plasminogênio pelos ativadores do tipo uroquinase ou do tipo tecidual, degrada o coágulo de fibrina. No processo de dissolução do coágulo de fibrina, são gerados produtos de degradação da fibrina. A via fibrinolítica é regulada por inibidores do ativador do plasminogênio e α_2-antiplasmina, bem como pelo inibidor de fibrinólise ativável da trombina. Por fim, o fluxo de sangue no coágulo e em seu entorno é crucial, porque o sangue circulante retorna ao fígado, no qual complexos de fator de coagulação ativados são removidos e novas proteínas pró-coagulantes e anticoagulantes são sintetizadas para manter hemostasia.

PATOLOGIA

A deficiência congênita de uma proteína pró-coagulante individual leva a um distúrbio hemorrágico, enquanto a deficiência de um anticoagulante (inibidores do fator de coagulação) predispõe o paciente à trombose. Em distúrbios da hemostasia adquiridas, existem frequentemente vários problemas com homeostase que perturbam e desregulam a hemostasia. A doença primária (sepse) e seus efeitos secundários

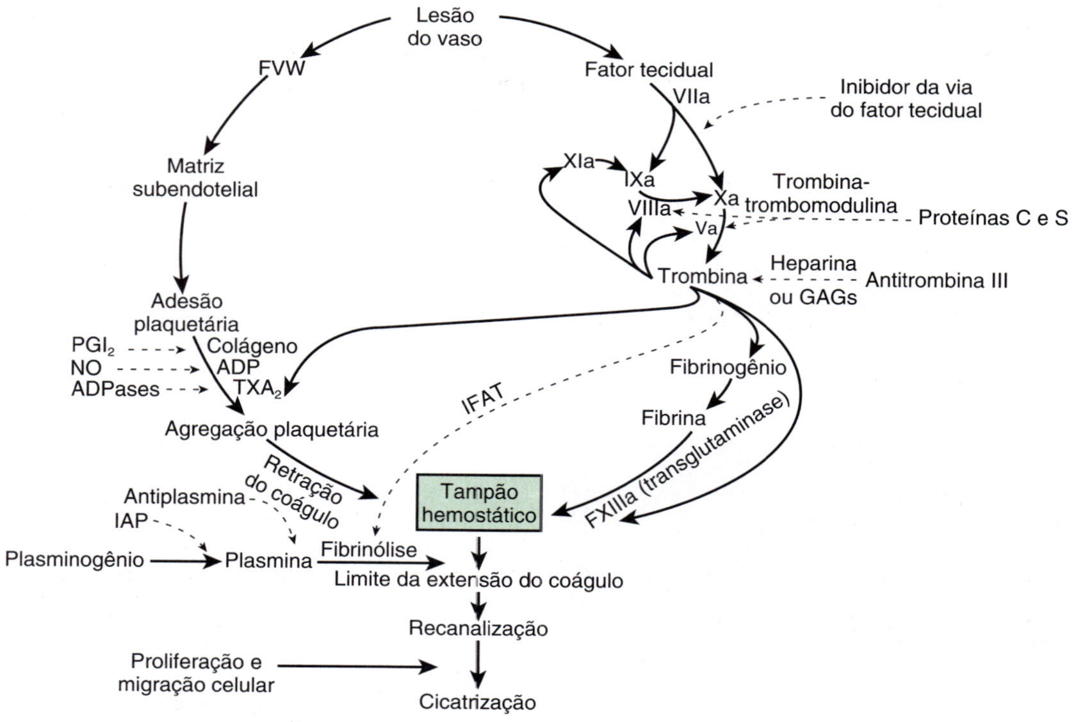

Figura 502.2 O mecanismo hemostático. ADP, adenosina difosfato; FVW, fator de von Willebrand; GAGs, glicosaminoglicanos; IAP, inibidor do ativador de plasminogênio; IFAT, inibidor fibrinolítico ativado por trombina; NO, óxido nítrico; PGI_2, prostaciclina (prostaglandina I_2); TXA_2, tromboxano A_2.

(choque e acidose) ativam a coagulação e a fibrinólise, prejudicando a capacidade do paciente em restaurar a função hemostática normal. Quando a sepse desencadeia **coagulação intravascular disseminada**; plaquetas, fatores de coagulação pró-coagulantes e proteínas anticoagulantes são consumidos, deixando o sistema hemostático desequilibrado e suscetível a hemorragias ou tromboses. Da mesma forma, recém-nascidos e pacientes com doença hepática grave têm deficiências na produção de proteínas pró-coagulantes e anticoagulantes. Essa desregulação faz com que o paciente fique predisposto a hemorragia e trombose com gatilhos suaves ou moderados que resultam em grandes alterações no processo hemostático.

Na avaliação laboratorial da hemostasia, os parâmetros são manipulados para permitir a avaliação de aspectos isolados da hemostasia e limitar a multifuncionalidade de alguns de seus componentes. O processo de coagulação é estudado no plasma anticoagulado com citrato que se liga ao cálcio, e com fosfolipídio adicionado para imitar a superfície de reação normalmente fornecida pela membrana das plaquetas como um gatilho da coagulação. O cálcio é adicionado para reiniciar o processo de coagulação. Isso resulta em anomalias de tal modo que a via fisiológica de coagulação *in vivo*, na qual o fator VIIa ativa o IX, é ignorada; em vez disso, no tempo de protrombina (TP), o fator VIIa ativa o X. Se esse fosse realmente o estado fisiológico, não haveria um mecanismo de desvio *in vivo* que atenuasse deficiências graves de fator VIII e fator IX, que são os dois distúrbios hemorrágicos graves mais comuns.

502.1 Avaliação Clínica e Laboratorial da Hemostasia

J. Paul Scott, Veronica H. Flood e Leslie J. Raffini

ANAMNESE

Para a maioria dos distúrbios da hemostasia, a anamnese fornece a informação mais útil. Para avaliar a presença de uma doença hemorrágica, a anamnese deve determinar o local ou locais de sangramento, a gravidade e a duração da hemorragia e a idade de início. O sangramento foi espontâneo ou ocorreu após um traumatismo? Havia uma história prévia pessoal ou histórico familiar de problemas semelhantes? Os sintomas estão correlacionados com o grau de lesão ou traumatismo? Hematomas aparecem espontaneamente? Surgem nódulos com hematomas a partir de um traumatismo mínimo? Se o paciente fez cirurgia anterior ou procedimentos odontológicos significativos, houve algum sangramento intenso? Se uma criança ou adolescente fez uma cirurgia que afetou as superfícies das mucosas, como uma amigdalectomia ou grandes extrações dentárias, a ausência de sangramento geralmente exclui um distúrbio hemorrágico hereditário. Cicatrização atrasada ou lenta de ferimentos superficiais pode sugerir um distúrbio hemorrágico hereditário. Em mulheres pós-púberes, é importante olhar com cuidado a história menstrual. Alguns distúrbios hemorrágicos comuns, como a **doença de von Willebrand (DVW)**, têm uma prevalência bastante elevada; portanto, mães e membros da família podem ter o mesmo distúrbio de sangramento leve e não estar cientes de que a história menstrual da criança é anormal. Mulheres com DVW leve com uma história moderada de hematomas frequentemente têm redução desses sintomas durante a gravidez ou após a administração de contraceptivos orais. Alguns medicamentos, como ácido acetilsalicílico e anti-inflamatórios não esteroidais (AINEs), inibem a função plaquetária e aumentam os sintomas hemorrágicos em pacientes com baixa contagem de plaquetas ou hemostasia anormal. Escores de sangramento padronizados foram desenvolvidos e são submetidos à investigação por sua sensibilidade e especificidade em crianças.

Fora do período neonatal, distúrbios trombóticos são relativamente raros até a idade adulta. No recém-nascido, as deficiências fisiológicas de pró-coagulantes e anticoagulantes colocam o mecanismo hemostático em maior risco de desequilíbrio, e os eventos clínicos podem levar a hemorragia ou trombose. Se uma criança ou adolescente apresentar trombose venosa profunda (TVP) ou embolia pulmonar (EP), uma história familiar detalhada deve ser obtida para avaliar TVP, EP, infarto do miocárdio (IM) ou acidente vascular encefálico (AVE) em outros membros da família. A presença de **trombose**, especialmente na ausência de um agente causal na criança ou adolescente, deve induzir o clínico a avaliar a história familiar com cuidado a considerar uma possível predisposição hereditária ou adquirida à trombose.

EXAME FÍSICO

O exame físico deve focar se os sintomas de sangramento estão associados primeiramente às membranas mucosas ou à pele (sangramento *mucocutâneo*) ou aos músculos e às articulações (sangramento *profundo*). O exame deve determinar a presença de petéquias, equimoses, hematomas, hemartrose ou sangramento das mucosas. Os pacientes com deficiências na interação das plaquetas com a parede do vaso sanguíneo (DVW ou deficiência na função das plaquetas) costumam ter hemorragia mucocutânea, que pode incluir epistaxe, menorragia, petéquias, equimoses, hematomas ocasionais e, com menos frequência, hematúria e sangramento gastrintestinal. Indivíduos com deficiência no fator de coagulação VIII ou IX (hemofilia A ou B) têm sintomas de hemorragia profunda nos músculos e articulações, com equimoses muito mais extensas e formação de hematomas. Os pacientes com DVW leve ou outros distúrbios hemorrágicos leves podem não ter achados anormais no exame físico. Indivíduos com distúrbios da matriz de colágeno e da parede do vaso podem ter articulações frouxas e pele flácida associada a hematomas fáceis (**síndrome de Ehlers-Danlos**).

Pacientes submetidos à avaliação de doenças trombóticas devem ser questionados sobre extremidades inchadas (trombose venosa), quentes e sensíveis, dispneia inexplicada ou "pneumonia" persistente – especialmente na ausência de febre (EP) –, além de varizes e alterações pós-flebíticas. Em geral, trombos arteriais causam alteração drástica e abrupta na função dos órgãos, tais como AVE, IM ou extremidade dolorosa branca e fria.

TESTES LABORATORIAIS

Em pacientes com história positiva de sangramento ou que estão com sangramento ativo, deve-se realizar contagem de plaquetas, tempo de protrombina (TP) e tempo de tromboplastina parcial (TTP) como exames de triagem. Em indivíduos com exames de triagem anormais, uma avaliação mais profunda deve basear-se nesses resultados. Para um paciente com histórico de sangramento anormal e um histórico familiar positivo, exames normais de triagem não devem impedir uma avaliação laboratorial mais profunda, a qual pode incluir tempo de trombina, testes para FVW e estudos da função das plaquetas. Historicamente, o tempo de sangramento e a análise da função plaquetária (**PFA-100**) têm sido usados como testes de triagem, mas nenhum deles provou ser útil no diagnóstico de distúrbios hemorrágicos leves.

Não há testes de triagem de rotina úteis para distúrbios trombóticos *hereditários*. Se o histórico familiar for positivo ou a trombose clínica for inexplicável, exames específicos para trombofilia devem ser realizados. Trombose é rara em crianças e, quando está presente, a possibilidade de uma predisposição hereditária deve ser considerada (ver Capítulo 505).

Contagem de plaquetas

A contagem de plaquetas é essencial para a avaliação da criança com histórico positivo de sangramento, pois trombocitopenia é a causa mais comum de diátese hemorrágica adquirida em crianças. Pacientes com uma contagem de plaquetas maior que $50 \times 10^9/\ell$ raramente têm sangramento clínico significativo. Em geral, a **trombocitose** em crianças é reativa e não está associada à hemorragia ou às complicações trombóticas. Trombocitose persistente e grave na ausência de uma doença de base pode exigir avaliação para a apresentação pediátrica muito rara de trombocitemia essencial ou policitemia vera.

Tempo de protrombina e tempo de tromboplastina parcial ativada

Como os fatores de coagulação foram nomeados na ordem de descoberta, eles não refletem necessariamente a ordem sequencial de ativação (Tabelas 502.1 e 502.2). Na verdade, os fatores III, IV e VI não foram subsequentemente identificados como proteínas independentes; assim, esses termos não são mais usados. Apenas dois fatores têm nomes comumente usados: fibrinogênio (fator I) e protrombina (fator II). O duplo mecanismo de ativação da coagulação foi denominado via

Tabela 502.1 Fatores de coagulação.

FATOR DE COAGULAÇÃO	SINÔNIMO	DEFICIÊNCIA
I	Fibrinogênio	Deficiência congênita (afibrinogenemia) ou disfunção (disfibrinogenemia)
II	Protrombina	Deficiência congênita ou disfunção
V	Fator lábil, proacelerina	Deficiência congênita (para-hemofilia)
VII	Fator estável ou proconvertina	Deficiência congênita
VIII	Fator anti-hemofílico	Deficiência congênita é hemofilia A (hemofilia clássica)
IX	Fator Christmas	Deficiência congênita é hemofilia B (ocasionalmente chamada de doença de Christmas)
X	Fator Stuart-Prower	Deficiência congênita
XI	Antecedente da tromboplastina plasmática	Deficiência congênita (ocasionalmente chamada de hemofilia C)
XII	Fator Hageman	Deficiência congênita não relacionada a sintomas clínicos
XIII	Fator estabilizador da fibrina	Deficiência congênita

Tabela 502.2 Valores de referência para exames de coagulação em crianças saudáveis.*

EXAME	28 A 31 SEMANAS DE GESTAÇÃO†	30 A 36 SEMANAS DE GESTAÇÃO	BEBÊ A TERMO	1 A 5 ANOS	6 A 10 ANOS	11 A 18 ANOS	ADULTO
EXAMES DE TRIAGEM							
Tempo de protrombina (s)	15,4 (14,6 a 16,9)	13,0 (10,6 a 16,2)	13,0 (10,1 a 15,9)	11 (10,6 a 11,4)	11,1 (10,1 a 12,0)	11,2 (10,2 a 12,0)	12 (11,0 a 14,0)
Tempo de tromboplastina parcial ativada (s)	108 (80 a 168)	53,6 (27,5 a 79,4)‡§	42,9 (31,3 a 54,3)‡	30 (24 a 36)	31 (26 a 36)	32 (26 a 37)	33 (27 a 40)
PRÓ-COAGULANTES							
Fibrinogênio	256 (160 a 550)	243 (150 a 373)‡§	283 (167 a 399)	276 (170 a 405)	279 (157 a 400)	300 (154 a 448)	278 (156 a 40)
Fator II	31 (19 a 54)	45 (20 a 77)‡	48 (26 a 70)‡	94 (71 a 116)‡	88 (67 a 107)‡	83 (61 a 104)‡	108 (70 a 146)
Fator V	65 (43 a 80)	88 (41 a 144)§	72 (34 a 108)‡	103 (79 a 127)	90 (63 a 116)‡	77 (55 a 99)‡	106 (62 a 150)
Fator VII	37 (24 a 76)	67 (21 a 113)‡	66 (28 a 104)‡	82 (55 a 116)‡	86 (52 a 120)‡	83 (58 a 115)‡	105 (67 a 143)
Fator VIII pró-coagulante	79 (37 a 126)	111 (5 a 213)	100 (50 a 178)	90 (59 a 142)	95 (58 a 132)	92 (53 a 131)	99 (50 a 149)
Fator de von Willebrand	141 (83 a 223)	136 (78 a 210)	153 (50 a 287)	82 (60 a 120)	95 (44 a 144)	100 (46 a 153)	92 (50 a 158)
Fator IX	18 (17 a 20)	35 (19 a 65)‡§	53 (15 a 91)†‡	73 (47 a 104)‡	75 (63 a 89)‡	82 (59 a 122)‡	109 (55 a 163)
Fator X	36 (25 a 64)	41 (11 a 71)‡	40 (12 a 68)‡	88 (58 a 116)‡	75 (55 a 101)‡	79 (50 a 117)	106 (70 a 152)
Fator XI	23 (11 a 33)	30 (8 a 52)‡§	38 (40 a 66)‡	97 (52 a 150)‡	86 (52 a 120)	74 (50 a 97)‡	97 (56 a 150)
Fator XII	25 (5 a 35)	38 (10 a 66)‡§	53 (13 a 93)‡	93 (64 a 129)	92 (60 a 140)	81 (34 a 137)‡	108 (52 a 164)
Pré-calicreína	26 (15 a 32)	33 (9 a 89)‡	37 (18 a 69)‡	95 (65 a 130)	99 (66 a 131)	99 (53 a 145)	112 (62 a 162)
Cininogênio de alto peso molecular	32 (19 a 52)	49 (9 a 89)‡	54 (6 a 102)‡	98 (64 a 132)	93 (60 a 130)	91 (63 a 119)	92 (50 a 136)
Fator XIIIa‖		70 (32 a 108)‡	79 (27 a 131)‡	108 (72 a 143)	109 (65 a 151)	99 (57 a 140)	105 (55 a 155)
Fator XIIIb‖		81 (35 a 127)‡	76 (30 a 122)‡	113 (69 a 156)‡	116 (77 a 154)‡	102 (60 a 143)	98 (57 a 137)
ANTICOAGULANTES							
Antitrombina III	28 (20 a 38)	38 (14 a 62)‡§	63 (39 a 87)‡	111 (82 a 139)	111 (90 a 131)	106 (77 a 132)	100 (74 a 126)
Proteína C		28 (12 a 44)‡§	35 (17 a 53)‡	66 (40 a 92)‡	69 (45 a 93)‡	83 (55 a 111)‡	96 (64 a 128)
Proteína S:							
Total (unidades/mℓ)		26 (14 a 38)‡§	36 (12 a 60)‡	86 (54 a 118)	78 (41 a 114)	72 (52 a 92)	81 (61 a 113)
Livre (unidades/mℓ)				45 (21 a 69)	42 (22 a 62)	38 (26 a 55)	45 (27 a 61)
Plasminogênio (unidades/mℓ)		170 (112 a 248)	195 (125 a 265)	98 (78 a 118)	92 (75 a 108)	86 (68 a 103)	99 (77 a 122)
Ativador do plasminogênio do tipo tecidual (ng/mℓ)		8,48 (3,00 a 16,70)	9,6 (5,0 a 18,9)	2,15 (1,0 a 4,5)‡	2,42 (1,0 a 5,0)‡	2,16 (1,0 a 4,0)‡	1,02 (0,68 a 1,36)
Antiplasmina (unidades/mℓ)		78 (40 a 116)	85 (55 a 115)	105 (93 a 117)	99 (89 a 110)	98 (78 a 118)	102 (68 a 136)
Inibidor-I do ativador do plasminogênio		5,4 (0,0 a 12,2)‡	6,4 (2,0 a 15,1)	5,42 (1,0 a 10,0)	6,79 (2,0 a 12,0)‡	6,07 (2,0 a 10,0)‡	3,60 (0,0 a 11,0)

*Todos os fatores, exceto o fibrinogênio, são expressos em unidades/mℓ (fibrinogênio é expresso em mg/mℓ), em que a mistura do plasma normal contém 1 unidade/mℓ. Todos os dados são expressos como a média, seguidos pelos limites superior e inferior que abrangem 95% da população normal (mostrados entre parêntesis). Variações acima do normal mudam de acordo com os reagentes e instrumentos utilizados. †Níveis para 19 a 27 e 28 a 31 semanas de gestação são de várias fontes e não podem ser analisados estatisticamente. ‡Os valores são significativamente diferentes dos adultos. §Os valores são significativamente diferentes de crianças nascidas a termo. ‖Valor dado, segundo o CTA (Committee on Thrombolytic Agents), como unidades/mℓ. Variações acima do normal mudam de acordo com os reagentes e instrumentos utilizados. De Andrew M, Paes B, Johnston M: Development of the hemostatic system in the neonate and young infant, *Am J Pediatr Hematol Oncol* 12:95, 1990; e Andrew M, Vegh P, Johnston M *et al.*: Maturation of the hemostatic system during childhood, *Blood* 80:1998, 1992.

intrínseca (ativação por contato) e via **extrínseca** (mediada por fator tecidual). Estudo do mecanismo hemostático é ainda mais complicado pelo fato de que as interações *in vivo* podem utilizar diferentes caminhos daqueles estudados em testes clínicos laboratoriais. O TP mede a ativação da coagulação pelo fator tecidual (tromboplastina) na presença de cálcio. A adição de fator tecidual provoca uma explosão na geração de fator VIIa. O complexo fator tecidual-fator VIIa ativa o fator X. Independentemente de o fator X ser ativado pela via intrínseca ou extrínseca, o complexo do fator Xa sobre a superfície fosfolipídica das plaquetas com o fator V e cálcio (o complexo "protrombinase") ativa a protrombina em trombina (também chamada de *fator IIa*). Uma vez que a trombina é gerada, o fibrinogênio é convertido em um coágulo de fibrina, o ponto final da reação (Figura 502.2). O TP não é prolongado nas deficiências de fatores VIII, IX, XI e XII. Na maioria dos laboratórios, o valor normal para TP é de 10 a 13 s. TP foi padronizado utilizando a relação normalizada internacional (**RNI**) de modo que os valores possam ser comparados entre laboratórios ou instrumentos. Essa relação é utilizada para determinar graus semelhantes de anticoagulação com antagonistas de vitamina K, como a varfarina.

Tempo de tromboplastina parcial

A via intrínseca envolve a ativação inicial do fator XII, que é acelerada por outras duas proteínas do plasma, pré-calicreína e cininogênio de alto peso molecular. No laboratório clínico, o fator XII é ativado utilizando uma superfície (sílica ou vidro) ou um ativador por contato, como ácido elágico. Fator XIIa, por sua vez, ativa do fator XI ao fator XIa, que então catalisa o fator IX a fator IXa. Na superfície fosfolipídica das plaquetas, formam-se complexos de fator IXa com o fator VIII e cálcio para ativar o fator X (complexo "tenase").

Esse processo é acelerado pela interação com fosfolipídio e cálcio nas etapas que envolvem os fatores V e VIII. A deficiência isolada de um único fator de coagulação pode resultar em prolongamento isolado de TP, TTP ou ambos, dependendo da localização do fator de coagulação na cascata. Essa abordagem é útil na determinação de deficiências hereditárias dos fatores da coagulação; no entanto, na prática clínica, frequentemente temos mais de um fator de coagulação deficiente nos distúrbios hemostáticos adquiridos, de modo que o prolongamento relativo do TP e TTP deve ser avaliado.

A medida de TTP realizada no laboratório clínico é, na verdade, a medida do TTP "ativado"; a maioria se refere a ele como **TTP**. Esse teste mede o início da coagulação no nível do fator XII por meio de etapas sequenciais até o ponto de término do coágulo final. Ele não mede fator VII, fator XIII ou anticoagulantes. TTP utiliza um ativador por contato (sílica, caulino ou ácido elágico) na presença de cálcio e fosfolipídio. Devido às diferenças em reagentes e instrumentos laboratoriais, o intervalo normal para TTP varia entre laboratórios hospitalares. Os intervalos normais para o TTP têm muito mais variabilidade interlaboratorial do que para o TP.

Portanto, os mecanismos estudados por TP e TTP permitem a avaliação de deficiências de fatores de coagulação, mesmo que essas vias não possam ser as mesmas das que ocorrem fisiologicamente. *In vivo*, o fator VIIa ativa os fatores IX e X, mas, como rotineiramente estudado no laboratório clínico, o caminho pelo qual o fator VIIa ativa o fator IX não é avaliado. Se o complexo fator tecidual-fator VIIa ativasse apenas o X, seria difícil explicar por que os problemas hemorrágicos mais graves são as deficiências no fator VIII (**hemofilia A**) e no fator IX (**hemofilia B**). *In vivo*, a trombina é gerada e realimenta para ativar o fator XI e acelerar o processo de coagulação. TTP pode ser prolongado por deficiências do fator XII, pré-calicreína e cininogênio de alto peso molecular, mas essas deficiências são assintomáticas.

Tempo de trombina

Tempo de trombina (TT) mede o passo final na cascata de coagulação, em que fibrinogênio é convertido em fibrina. O TT normal varia entre laboratórios, mas é geralmente de 11 a 15 segundos. O prolongamento do TT ocorre em níveis reduzidos de fibrinogênio (*hipofibrinogenemia* ou *afibrinogenemia*), com fibrinogênio disfuncional (*disfibrinogenemia*) ou na presença de substâncias que interferem na polimerização da fibrina, como heparina e produtos de degradação da fibrina. Se a contaminação por heparina for uma causa potencial de TT prolongado, um tempo de reptilase geralmente será solicitado. Uma alternativa é adicionar heparina à amostra e repetir o TT.

Tempo de reptilase

O tempo de reptilase usa veneno de cobra para coagular o fibrinogênio. Ao contrário do tempo de trombina, o de reptilase não é sensível à heparina e é prolongado apenas em níveis de fibrinogênio reduzido ou disfuncional e para produtos de degradação da fibrina. Dessa forma, se o TT for prolongado e o tempo de reptilase estiver normal, o TT prolongado é causado pela heparina e não indica a presença de produtos de degradação da fibrina ou redução de concentração ou da função do fibrinogênio.

Estudos combinados

Se houver prolongamento sem explicação de TP ou de TTP, um estudo combinado geralmente é executado. Plasma normal é adicionado ao plasma do paciente, e o TP ou TTP é repetido. Correção do TP ou TTP de 1:1 na combinação com plasma normal sugere deficiência de um fator de coagulação, porque uma taxa de 50% de proteínas de coagulação individuais é suficiente para produzir TP ou TTP normais. Se o tempo de coagulação não for corrigido ou apenas parcialmente corrigido, em geral um **inibidor** estará presente. Um inibidor da coagulação pode ser um composto químico similar à heparina, que atrasa a coagulação, ou um anticorpo dirigido contra um fator de coagulação específico ou o fosfolipídio utilizado em testes de coagulação. No ambiente hospitalar, a causa mais comum do TTP prolongado é a **contaminação da amostra por heparina**. A presença de heparina na amostra pode ser confirmada ou descartada pela adição de *heparinase* à amostra e repetição do TTP. Se o estudo combinado não for corrigido ou se o seu resultado se tornar mais prolongado e o paciente apresentar sangramento clínico, um inibidor específico de um fator de coagulação (anticorpo dirigido contra o fator) – mais frequentes fatores VIII, IX ou XI – pode estar presente. Se o paciente não apresentar sintomas de sangramento e tanto TTP quanto estudo combinado estiverem prolongados, um **anticoagulante tipo lúpus** (ver Capítulo 503) geralmente está presente. Pacientes com esses achados costumam ter um longo TTP, não sangram e podem ter predisposição clínica à coagulação excessiva.

Agregação plaquetária

Quando se suspeita de um defeito qualitativo na função plaquetária, um teste de agregação plaquetária é geralmente solicitado. Plasma rico em plaquetas do paciente é ativado com uma série de agonistas (ADP, epinefrina, colágeno, trombina ou peptídeo-receptor da trombina e ristocetina). Alguns agregadores de plaquetas medem a liberação específica de trifosfato de adenosina das plaquetas, com base na geração de luminescência por meio da lumiagregometria, e são mais sensíveis na detecção de anormalidades da reação de liberação de plaquetas dos grânulos de armazenamento. Repetição do teste ou testes de outros membros da família sintomáticos pode ajudar a determinar a natureza hereditária do defeito. Muitos medicamentos, especialmente ácido acetilsalicílico, outros AINEs e ácido valproico alteram o teste de função plaquetária. A Figura 502.1 fornece uma abordagem para o diagnóstico diferencial de muitos distúrbios hemorrágicos comuns baseados em testes de triagem.

Testes para predisposição trombótica

Predisposição hereditária para trombose está associada a: redução da função anticoagulante (proteína C, proteína S e AT-III); presença de uma molécula de fator V que é resistente à inativação pela proteína C (fator V de Leiden); níveis elevados de pró-coagulantes (mutação do gene da protrombina) ou deficiência de fibrinólise (deficiência de plasminogênio); e doença metabólica rara homocistinúria (ver Capítulo 505).

Testes do sistema fibrinolítico

Tempo de lise do coágulo de euglobulina é um teste de triagem utilizado em alguns laboratórios para avaliar a fibrinólise. Testes mais específicos estão disponíveis na maioria dos laboratórios para determinar os níveis de plasminogênio, ativador do plasminogênio e inibidores da fibrinólise. Um aumento da fibrinólise pode estar associado a sintomas hemorrágicos, e um atraso na fibrinólise está associado à trombose.

DESENVOLVIMENTO DA HEMOSTASIA

O recém-nascido normal tem níveis reduzidos da maioria dos pró-coagulantes e anticoagulantes (Tabela 502.1). Em geral, existe uma anormalidade mais acentuada no recém-nascido prematuro. Embora existam grandes diferenças nas faixas de normalidade para recém-nascidos e prematuros, esses intervalos variam muito entre laboratórios, baseados nos instrumentos e reagentes usados. Durante a gestação, há maturação progressiva e aumento dos fatores de coagulação sintetizados pelo fígado. O prematuro extremo tem valores prolongados de TP e TTP, bem como uma redução acentuada nos níveis de proteínas anticoagulantes (proteína C, proteína S e AT-III). Níveis de fibrinogênio, fatores V e VIII, FVW e plaquetas ficam quase normais ao longo das etapas finais da gestação (ver Capítulo 124.4). Como a proteína C e a proteína S estão fisiologicamente reduzidas, os fatores V e VIII, que estão presentes em níveis normais no nascimento, não estão em equilíbrio com suas proteínas reguladoras. Em contraste, a deficiência fisiológica de proteínas pró-coagulantes dependentes da vitamina K (fatores II, VII, IX e X) está parcialmente balanceada pela redução fisiológica da AT-III. O resultado final é que os recém-nascidos (em especial prematuros) apresentam maior risco de complicações de hemorragia, coagulação ou ambos.

A bibliografia está disponível no GEN-io.

Capítulo 503

Deficiências Hereditárias de Fatores de Coagulação (Distúrbios Hemorrágicos)

J. Paul Scott e Veronica H. Flood

A **hemofilia A** (deficiência de fator VIII) e a **hemofilia B** (deficiência de fator IX) são as mais comuns e graves deficiências congênitas de fatores de coagulação. Os achados clínicos na hemofilia A e na hemofilia B são praticamente idênticos. A **hemofilia C** é um distúrbio hemorrágico associado à redução dos níveis de fator XI (ver Capítulo 503.2). A redução dos níveis de *fatores da ativação por contato* (fator XII, cininogênio de massa molecular elevada e pré-calicreína) está associada ao prolongamento significativo do *tempo de tromboplastina parcial ativada* (PTTa; também referido como **TTP**), mas não a hemorragias, como discutido no Capítulo 503.3. Outras deficiências de fatores de coagulação menos comuns são brevemente discutidas nos subcapítulos a seguir.

503.1 Deficiência de Fator VIII ou Fator IX (Hemofilia A ou B)

J. Paul Scott e Veronica H. Flood

As deficiências de fatores VIII e IX são os distúrbios hemorrágicos hereditários graves mais comuns.

FISIOPATOLOGIA

Os fatores VIII e IX fazem parte de um complexo que promove a ativação do fator X. Juntamente com fosfolipídios e cálcio, eles formam a "tenase" ou complexo ativador do fator X. A Figura 502.1 do Capítulo 502 mostra a cascata de coagulação que ocorre em tubos de ensaio, com a ativação do fator X pelo complexo formado pelos fatores VIII e IX ou pelo complexo formado pelo fator tecidual e pelo fator VII. *In vivo*, o complexo formado pelo fator tecidual e pelo fator VIIa ativa o fator IX para iniciar a coagulação. Em laboratório, o tempo de protrombina (TP) mede a ativação do fator X por meio do fator VII, sendo então, portanto, normal em pacientes com deficiência do fator VIII ou do fator IX.

Quando ocorre um ferimento, o evento hemostático inicial é a formação do tampão plaquetário juntamente com a geração de um coágulo de fibrina, que impede ainda mais a hemorragia. Na hemofilia A ou B, a formação do coágulo ocorre de maneira mais lenta e menos robusta. A produção insuficiente de trombina prejudica a formação de um coágulo de fibrina firme para dar suporte ao tampão plaquetário. Pacientes com hemofilia lentamente formam coágulos moles e friáveis. Quando a hemorragia não tratada ocorre em um espaço limitado, como nas articulações, a interrupção do sangramento pode ocorrer consequentemente a um **tamponamento**. Em feridas abertas, nas quais não há tamponamento, sangramentos abundantes podem resultar em significativa perda de sangue. O coágulo que se forma pode ser friável, de modo que novos sangramentos podem ocorrer durante a trombólise fisiológica dos coágulos ou com novos e mínimos traumatismos.

MANIFESTAÇÕES CLÍNICAS

O fator VIII e o fator IX não atravessam a placenta; sinais hemorrágicos podem estar presentes já no período fetal ou neonatal. Apenas 2% dos recém-nascidos com hemofilia apresentam hemorragias intracranianas e 30% dos recém-nascidos do sexo masculino com hemofilia apresentam sangramento durante a circuncisão. Assim, na ausência de um histórico familiar positivo (30% da hemofilia A ocorrem por mutação espontânea), a hemofilia pode permanecer não diagnosticada no recém-nascido. Sintomas óbvios, como surgimento frequente de equimoses na pele e presença de hematomas intramusculares e hemartroses, têm início quando a criança começa a deambular. Hemorragias em pequenas lacerações traumáticas na boca (ruptura do frênulo) podem persistir por horas ou dias e podem fazer com que os pais busquem avaliação médica. Mesmo entre os pacientes com hemofilia grave, apenas 90% apresentam sinais de sangramento anormal até o primeiro ano de vida. Embora hemorragias possam ocorrer em qualquer área do corpo, a principal característica das hemofilias é a **hemartrose**. Sangramentos articulares podem ocorrer devido a traumatismos mínimos; muitas hemartroses ocorrem espontaneamente. As primeiras hemorragias articulares frequentemente aparecem nos tornozelos. Em crianças mais velhas e adolescentes, também é comum a presença de hemartroses nos joelhos e cotovelos. Enquanto em crianças pequenas, as primeiras hemorragias articulares são detectadas somente após grande edema e acúmulo de líquido no espaço articular, nas crianças mais velhas, a detecção do sangramento ocorre antes mesmo da avaliação médica, pois essas são capazes de visualizá-lo. Os sinais mais precoces de hemorragia articular são calor e sensação de formigamento nas articulações. Hemorragias de repetição na mesma articulação em um paciente com hemofilia grave podem torná-la uma articulação-"alvo". O sangramento recorrente pode então tornar-se espontâneo devido às alterações patológicas subjacentes na articulação.

Embora a maioria das hemorragias musculares seja clinicamente evidente devido à dor ou ao edema localizado, no caso do músculo iliopsoas, requer menção especial. Um paciente pode perder grandes volumes de sangue para dentro do músculo iliopsoas, beirando o choque hipovolêmico, com apenas uma vaga dor inguinal referida. O quadril é mantido em posição antálgica, flexionado e em rotação interna, devido à irritação do iliopsoas. O diagnóstico é obtido clinicamente pela dificuldade de estender o quadril, mas deve ser confirmado por meio de ultrassonografia ou TC (Figura 503.1). O sangramento com risco de morte em paciente com hemofilia é causado por sangramento no interior de estruturas vitais (sistema nervoso central, vias respiratórias superiores) ou exsanguinação (traumatismo externo, hemorragia gastrintestinal ou do iliopsoas). O tratamento imediato dessas hemorragias utilizando um concentrado de fatores de coagulação é imperativo. Se um traumatismo craniano for preocupante o suficiente para sugerir avaliação radiológica, a reposição de fatores deve *preceder* a avaliação

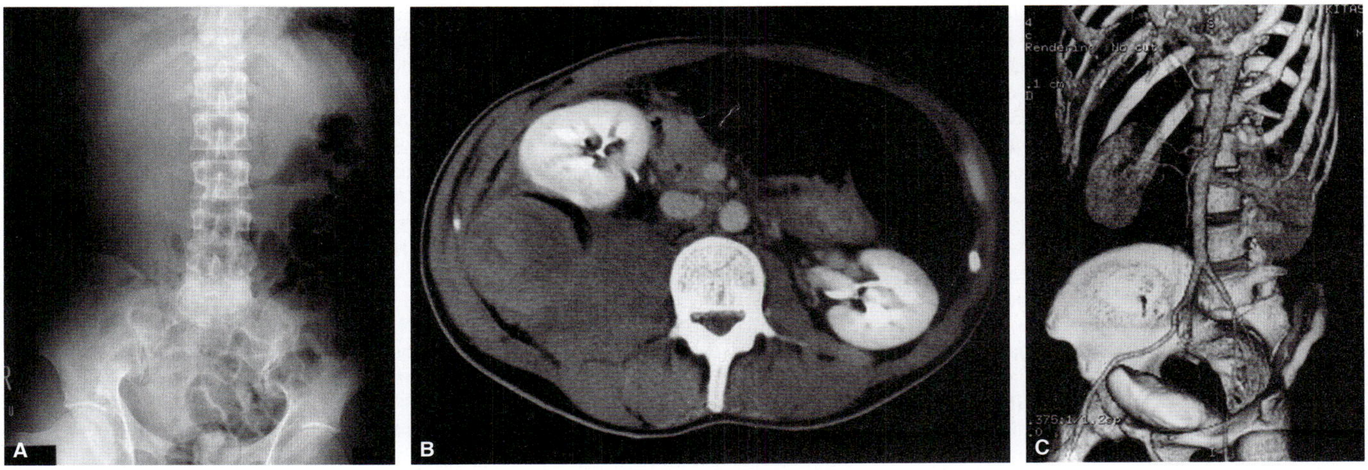

Figura 503.1 **Hematoma maciço no músculo iliopsoas em um paciente com hemofilia B.** Um homem de 38 anos com grave deficiência de fator IX (hemofilia B) foi internado devido à dor na região inferior direita do abdome que aumentava progressivamente em termos de gravidade e sensibilidade. Ele havia tido um resfriado comum com tosse grave e perda de apetite por cerca de 1 semana. **A.** Radiografia abdominal mostrando a presença de sinal de psoas no lado direito e gás no cólon deslocado para a esquerda. **B.** TC mostrando um hematoma maciço no músculo iliopsoas direito que provoca o desvio anterior do rim direito. **C.** Imagem tridimensional reconstruída mostrando com maior clareza o deslocamento do rim e os grandes vasos estendidos, porém intactos. Esses achados são úteis para os procedimentos diagnósticos, porque a dor abdominal inferior direita progressiva pode simular de maneira muito próxima a apendicite aguda. A hemorragia foi controlada com sucesso por meio da reposição do fator IX durante 1 semana, sem nenhuma recorrência. O paciente não tinha inibidores do fator IX. (De Miyazaki K, Higashihara M: Massive hemorrhage into the iliopsoas muscle, *Intern Med* 44:158, 2005.)

radiológica. As hemorragias com risco de morte exigem o uso de terapias de reposição para atingir níveis iguais ao do plasma normal (100 UI/dℓ ou 100%).

Pacientes com hemofilia leve que apresentam níveis de fator VIII ou fator IX > 5 UI/dℓ geralmente não apresentam hemorragias espontâneas. Esses indivíduos podem apresentar sangramentos prolongados após tratamentos odontológicos, cirurgias ou lesões causadas por traumatismos moderados e podem permanecer sem ser diagnosticados por mais tempo.

ACHADOS LABORATORIAIS E DIAGNÓSTICO

Um nível reduzido de fator VIII ou de fator IX resultam em um achado laboratorial de TTP *prolongado*. Na hemofilia grave, o valor de TTP geralmente encontra-se duas a três vezes acima do valor normal. Os resultados dos outros testes de triagem relacionados a mecanismos de hemostasia (contagem de plaquetas, tempo de sangramento, tempo de protrombina [TP] e tempo de trombina) apresentam-se normais. A menos que o paciente tenha um inibidor do fator VIII ou IX, a mistura do plasma normal com o plasma do paciente resulta na correção do valor de TTP. Exames específicos para os fatores VIII e IX poderão confirmar o diagnóstico de hemofilia. Se não houver correção após a mistura, é possível que um inibidor esteja presente. Dentre os pacientes hemofílicos que recebem infusões de fator VIII ou fator IX, 25 a 35% podem desenvolver um anticorpo específico contra o respectivo fator. Esses anticorpos são direcionados contra o sítio ativo da coagulação e são chamados de *inibidores*. Em tais pacientes, o teste quantitativo de Bethesda para inibidores deve ser realizado a fim de medir o grau de anticorpos.

DIAGNÓSTICO DIFERENCIAL

Crianças que apresentam manifestações hemorrágicas graves, o diagnóstico diferencial inclui trombocitopenia grave, distúrbios graves da função plaquetária, como a síndrome de Bernard-Soulier e a trombastenia de Glanzmann, doença de von Willebrand tipo 3 (grave) e deficiência de vitamina K.

GENÉTICA E CLASSIFICAÇÃO

A hemofilia ocorre em aproximadamente 1:5.000 indivíduos do sexo masculino, dos quais 85% têm deficiência de fator VIII e 10 a 15% têm deficiência de fator IX. A hemofilia não tem predileção racial aparente e pode ocorrer em todos os grupos étnicos. A gravidade da hemofilia é classificada com base nos níveis basais de fator VIII ou fator IX do paciente, pois o nível dos fatores geralmente tem correlação direta com a gravidade dos sintomas hemorrágicos. Por definição, 1 UI de cada fator equivale à quantidade de fator em 1 mℓ de plasma normal, definido de acordo com um padrão estabelecido pela Organização Mundial da Saúde (OMS); assim, 100 mℓ de plasma normal contêm 100 UI/dℓ (100% de atividade) de cada fator. Para facilitar a discussão, o termo *% de atividade* será utilizado a partir de agora neste capítulo para fazer referência à porcentagem encontrada no plasma normal (100% de atividade). Os concentrados de fatores também são definidos de acordo com um padrão internacional da OMS, de modo que as doses utilizadas em tratamentos são geralmente mencionadas em UI. A **hemofilia grave** é caracterizada por apresentar menos de 1% de atividade do fator de coagulação específico e sangramentos muitas vezes espontâneos. Pacientes com **hemofilia moderada** apresentam níveis de fatores entre 1 e 5% e normalmente precisam que um traumatismo leve induza o sangramento. Indivíduos com **hemofilia leve** apresentam níveis inferiores a 5%, podem passar muitos anos com a doença antes que ela seja diagnosticada e, na maioria das vezes, precisam sofrer um traumatismo significativo para terem sangramentos. O nível hemostático do fator VIII é superior em 30 a 40% e o do fator IX é superior em 25 a 30%. Em indivíduos normais o limite inferior dos níveis de fator VIII e IX é de aproximadamente 50%.

Os genes dos fatores VIII e IX estão localizados próximo à porção terminal do braço longo do cromossomo X, sendo, portanto, traços ligados ao X. A maioria dos pacientes com hemofilia apresenta níveis reduzidos de proteínas do fator de coagulação; 5 a 10% dos que têm hemofilia A e 40 a 50% dos que têm hemofilia B produzem proteínas disfuncionais. Aproximadamente 45 a 50% dos pacientes com hemofilia A grave apresentam a mesma mutação, na qual uma inversão interna no gene do fator VIII resulta na ausência da produção de proteínas. Essa mutação pode ser detectada no sangue de pacientes ou portadores e no líquido amniótico por técnicas moleculares. Indivíduos afro-americanos muitas vezes apresentam um alótipo diferente para o fator VIII, e essa diferença pode justificar o fato de os afro-americanos demonstrarem maior formação de inibidor. Devido às várias causas genéticas para a deficiência de fator VIII ou de fator IX, a maioria dos casos de hemofilia é classificada de acordo com a quantidade de atividade de coagulação do fator VIII ou do fator IX. Em recém-nascidos, os níveis de fator VIII podem se encontrar artificialmente elevados devido à resposta de fase aguda provocada pelo processo de nascimento.

Essa elevação artificial pode levar um paciente levemente afetado a apresentar níveis normais ou quase normais de fator VIII. Pacientes com hemofilia grave não apresentam níveis detectáveis de fator VIII. Contudo, os níveis de fator IX são fisiologicamente baixos em recém-nascidos. Se a hemofilia grave estiver presente na família, um nível não detectável de fator IX pode levar ao diagnóstico de hemofilia B grave. Em alguns pacientes com leve deficiência de fator IX, a presença de hemofilia pode ser confirmada somente após várias semanas de vida.

Algumas **mulheres portadoras** de hemofilia A ou B, por meio de lionização do cromossomo X, apresentam graus suficientes de redução nas quantidades de fator VIII ou fator IX para produzir distúrbios hemorrágicos leves. Os níveis desses fatores devem ser determinados em todos os portadores conhecidos ou portadores potenciais para avaliar a necessidade de tratamento em casos de cirurgia ou de sangramento clínico.

Devido ao fato de o fator VIII ser carreado no plasma pelo fator de von Willebrand, a proporção entre fator VIII e fator von Willebrand é algumas vezes utilizada para diagnosticar portadores de hemofilia, mas os resultados podem dar falso-positivo ou falso-negativo. Quando possível, mutações genéticas específicas devem ser identificadas no indivíduo acometido e usadas para testar outros membros da família sujeitos ao risco de hemofilia ou de serem portadores.

TRATAMENTO

O tratamento precoce é a principal característica de um tratamento de excelência contra hemofilia. Na presença de hemorragias leves a moderadas, os valores do fator VIII ou do fator IX devem ser elevados para os níveis de hemostasia, na faixa de variação de 35 a 50%. Em casos de hemorragia de grande porte ou com risco de morte, a dose deve visar níveis de 100% de atividade.

O cálculo da dose de fator VIII recombinante (FVIII) ou de fator IX recombinante (FIX) é demonstrado a seguir:

$$\text{Dose de rFVIII (UI)} = \text{\% desejada (aumento em FVIII)} \times \text{Peso corporal (kg)} \times 0{,}5$$

$$\text{Dose de rFIX (UI)} = \text{\% desejada (aumento em FIX plasmático)} \times \text{Peso corporal (kg)} \times 1{,}3$$

Para o fator VIII, o fator de correção está baseado no volume de distribuição do fator VIII. No caso do fator IX, o fator de correção está baseado no volume de distribuição e no aumento observado nos níveis plasmáticos após a infusão do fator IX recombinante.

A Tabela 503.1 resume o tratamento de alguns tipos comuns de hemorragia em pacientes com hemofilia.

Com a disponibilidade de produtos de reposição recombinantes, *o tratamento profilático tornou-se padrão para a maioria das crianças com hemofilia grave*, sendo utilizado com o objetivo de evitar a ocorrência de sangramentos espontâneos e de deformidades articulares precoces. Além dos fatores recombinantes atualmente disponíveis, outros produtos estão sendo desenvolvidos para aumentar a meia-vida plasmática de fatores hemostáticos e reduzir a sua imunogenicidade. Um estudo comparando tratamentos profiláticos com tratamentos episódicos agressivos forneceu evidências da superioridade da profilaxia na prevenção de doenças articulares debilitantes. Em casos de desenvolvimento de articulações-alvo, é frequente iniciar um tratamento profilático "secundário".

Na hemofilia de fator VIII leve, a produção endógena de fator VIII pelo paciente pode ser liberada pela administração de **acetato de desmopressina**. Em pacientes com deficiência moderada ou grave de fator VIII, os níveis de fator VIII armazenados no corpo são insuficientes e o tratamento com desmopressina é ineficaz. Uma formulação intranasal concentrada de acetato de desmopressina, mas não na dose utilizada no tratamento da enurese ou para reposição hipofisária, também pode ser utilizada para o tratamento de pacientes com hemofilia A leve. A dose é de 150 μg (1 jato) para crianças pesando menos que 50 kg e 300 μg (2 jatos) para crianças e adultos jovens pesando mais que 50 kg. A maioria dos centros administra um teste de desmopressina para determinar o nível de fator VIII obtido após a infusão. A desmopressina não é eficaz no tratamento da hemofilia deficiente em fator IX, mas é um tratamento efetivo e relativamente mais barato para a deficiência leve de fator VIII.

Ensaios preliminares de terapia gênica com fator IX estão em andamento com alguns resultados iniciais encorajadores. O sangramento da mucosa pode requerer o uso de um antifibrinolítico, como o ácido aminocaproico ou o ácido tranexâmico.

O anticorpo monoclonal biespecífico humanizado **emicizumabe** pode ligar o fator IX e fator X ativados, restaurando assim a atividade funcional do fator VIII ativado em pacientes com hemofilia (com ou sem inibidores do fator VIII). Injeções subcutâneas profiláticas 1 vez/semana de emicizumabe podem ser capazes de reduzir a taxa de sangramento em pacientes com ou sem inibidores do fator VIII.

PROFILAXIA

Atualmente, muitos pacientes recebem tratamento profilático por toda a vida para prevenir a ocorrência de sangramentos articulares espontâneos. A **National Hemophilia Foundation** dos EUA recomenda o tratamento profilático como o ideal para crianças com hemofilia grave. Geralmente, esses programas são iniciados já no primeiro ou segundo

Tabela 503.1 Tratamento de hemofilia.

TIPO DE HEMORRAGIA	HEMOFILIA A	HEMOFILIA B
Hemartrose*	50 a 60 UI/kg de concentrado de fator VIII† no dia 1; em seguida, 20 UI/kg no dia seguinte. Considerar manter até que a função da articulação esteja normal ou de volta à linha de base. Considerar tratamento profilático	80 a 100 UI/kg de concentrado‡ de fator IX no dia 1; em seguida, 40 UI/kg no dia seguinte. Considerar manter até que a função da articulação esteja normal ou de volta à linha de base. Considerar tratamento profilático
Hematoma subcutâneo significativo ou muscular	50 UI/kg de concentrado de fator VIII; 20 UI/kg nos demais dias que o tratamento seja necessário até a resolução	80 UI/kg de concentrado de fator IX;‡ 40 UI/kg a cada 2 a 3 dias podem ser necessários até a resolução
Boca, dente decíduo ou extração de dente	20 UI/kg de concentrado de fator VIII; terapia antifibrinolítica; remover dente decíduo solto	40 UI/kg de concentrado de fator IX;‡ terapia antifibrinolítica;§ remover dente decíduo solto
Epistaxe	Aplicar pressão por 15 a 20 min; envolver com gaze de petrolato; terapia antifibrinolítica;§ 20 UI/kg de concentrado de fator VIII† perante falha do tratamento‖	Aplicar pressão por 15 a 20 min; envolver com gaze de petrolato; terapia antifibrinolítica;§ 30 UI/kg de concentrado de fator IX‡ perante falha do tratamento‖
Cirurgia de grande porte, hemorragia com risco à vida	50 a 75 UI/kg de concentrado de fator VIII; em seguida, iniciar 25 UI/kg a cada 8 a 12 h para manter os níveis mínimos > 50 UI/dℓ durante 5 a 7 dias, depois 50 UI/kg a cada 24 h para manter os níveis mínimos > 25 UI/dℓ durante 7 dias; monitorar níveis de fator VIII	80 a 120 UI/kg de concentrado de fator IX;‡ depois 50 a 60 UI/kg a cada 12 a 24 h para manter o fator IX em > 40 UI/dℓ durante 5 a 7 dias, depois em > 30 UI/dℓ durante 7 dias; monitorar níveis de fator IX

(continua)

Tabela 503.1 Tratamento de hemofilia. (*continuação*)

TIPO DE HEMORRAGIA	HEMOFILIA A	HEMOFILIA B
Hemorragia no iliopsoas	50 UI/kg de concentrado de fator VIII; então 25 UI/kg a cada 12 h até a ausência de sintomas; depois 20 UI/kg em dias alternados durante 10 a 14 dias no total**	100 UI/kg de concentrado de fator IX;‡ depois 50 a 60 UI/kg a cada 12 a 24 h para manter o fator IX em > 40 UI/dℓ até o paciente estar assintomático; depois 40 a 50 UI em dias alternados durante 10 a 14 dias no total**
Hematúria	Repouso; fluidos de manutenção de 1,5×; se não controlada em 1 a 2 dias, 20 UI/kg de concentrado de fator VIII; se não controlada, administrar prednisona (exceto se o paciente tiver infecção pelo HIV)	Repouso; fluidos de manutenção de 1,5×; se não controlada em 1 a 2 dias, 40 UI/kg de concentrado de fator IX;‡ se não controlada, administrar prednisona (exceto se o paciente tiver infecção pelo HIV)
Profilaxia	20 a 40 UI/kg de concentrado de fator VIII em dias alternados para obter níveis mínimos ≥ 1%	30 a 50 UI/kg de concentrado de fator IX‡ a cada 2 a 3 dias para obter níveis mínimos ≥ 1%

*Para hemartrose do quadril, aconselha-se realizar uma avaliação ortopédica para possível aspiração a fim de evitar a necrose avascular da cabeça femoral. †Para hemofilia leve ou moderada, deve-se utilizar desmopressina a 0,3 μg/kg em vez de concentrado do fator VIII se houver evidências de que o paciente responde a níveis hemostáticos de fator VIII; se doses repetidas forem administradas, monitorar os níveis de fator VIII em busca de evidências de taquifilaxia. ‡As doses mencionadas são aplicáveis para concentrados de fator IX recombinante; podem ser aplicadas doses diferentes para concentrados de fator IX recombinante de ação prolongada ou fator IX derivado de plasma. §Não administrar terapia antifibrinolítica antes de 4 a 6 h desde a administração de uma dose de concentrado de complexo protrombínico. ||Produtos que promovem a coagulação sem receita médica podem ser úteis. **A repetição da avaliação radiológica deve ser realizada antes da descontinuação da terapia. HIV, vírus da imunodeficiência humana; UI, unidades internacionais. Adaptada de Di Paola J, Montgomery RR, Gill JC, Flood VH: Hemofilia e doença de von Willebrand. Em Orkin SH, Fisher DE, Ginsberg D *et al.*, editores: *Nathan and Oski's hematology of infancy and childhood*, ed 8, Philadelphia, 2015, Saunders Elsevier, pp 1028–1054.

sangramento nas articulações. O tratamento de crianças pequenas muitas vezes exige a inserção de um cateter central a fim de garantir o acesso venoso. Esses programas são caros, mas altamente eficazes para prevenir ou limitar consideravelmente o grau de patologia articular; contudo, estão relacionados a complicações como infecção do cateter venoso central e trombose. O tratamento é geralmente administrado a cada 2 a 3 dias para manter os fatores de coagulação em níveis plasmáticos mensuráveis (1 a 2%) quando forem medidos imediatamente antes da infusão seguinte (nível mínimo). Estão disponíveis novas formulações de ação prolongada do fator IX que estendem a dosagem a cada semana ou a cada 2 semanas. Se a profilaxia deve ser continuada até a idade adulta ainda não foi adequadamente estudado. Se houver artropatia moderada, a prevenção de sangramento futuro exigirá níveis plasmáticos mais altos de fatores de coagulação. Na criança mais velha que não recebe profilaxia primária, a profilaxia secundária é frequentemente iniciada se uma articulação-alvo se desenvolver.

CUIDADOS PALIATIVOS

Embora seja fácil dizer aos pais que seu filho deve evitar traumatismos, esse conselho não é prático para crianças e adolescentes ativos. Crianças em fase pré-escolar são ativas, curiosas e lesionam-se facilmente. Medidas eficazes incluem o fornecimento de orientações prévias relacionadas, por exemplo, com o uso de assentos de carro, cintos de segurança, capacetes ao andar de bicicleta e a importância de se evitarem comportamentos de alto risco. Os meninos mais velhos devem ser aconselhados a evitar esportes de contato violentos, mas essa questão é um desafio. Meninos com hemofilia grave muitas vezes apresentam hemorragias na ausência de traumatismos conhecidos. Uma intervenção psicossocial logo no início ajuda a família a alcançar um equilíbrio entre a superproteção e a permissividade. Pacientes com hemofilia devem evitar o uso de ácido acetilsalicílico e de outros medicamentos anti-inflamatórios não esteroidais (AINEs) que inibam a função plaquetária. A criança com distúrbio hemorrágico deve receber as vacinas adequadas contra hepatite B, mesmo que produtos recombinantes possam evitar a exposição a doenças transmitidas por transfusão. Os pacientes expostos a produtos derivados do plasma devem ser periodicamente avaliados para a presença de hepatites B e C, HIV e anormalidades na função hepática.

COMPLICAÇÕES CRÔNICAS

As complicações da hemofilia A e B a longo prazo incluem artropatia crônica, desenvolvimento de um inibidor contra o fator VIII ou IX e risco de doenças infecciosas transmitidas por transfusão. Embora as abordagens profiláticas e terapêuticas agressivas tenham reduzido os problemas relacionados às artropatias crônicas, esses problemas não têm sido eliminados.

Historicamente, a **artropatia crônica** é a principal sequela a longo prazo associada à hemofilia. A história natural da hemofilia não tratada consiste em hemorragias recorrentes cíclicas em articulações específicas, incluindo hemorragias na mesma articulação (articulação-alvo). Em crianças pequenas, as articulações se distendem facilmente, o que permite que um grande volume de sangue entre nas articulações até o tamponamento ou a intervenção terapêutica. Após a hemorragia nas articulações, enzimas proteolíticas são liberadas por leucócitos para o interior do espaço articular e a presença de ferro heme induz a proliferação de macrófagos, levando à inflamação da membrana sinovial. A membrana sinovial engrossa e desenvolve projeções membranosas para o interior da articulação, suscetíveis a pinçamentos que podem induzir hemorragias adicionais. Ocorre erosão da superfície cartilaginosa e, ao fim do processo, pode até expor o tecido ósseo, deixando a articulação suscetível à fusão articular. Em pacientes mais velhos portadores de uma artropatia já avançada, os sangramentos na articulação-alvo, cuja membrana sinovial se apresenta espessada, provocam dores intensas devido ao pouco espaço para acomodar o sangue. Uma vez que o desenvolvimento de uma articulação-alvo seja percebido, o paciente é geralmente submetido à administração de um tratamento profilático de curto ou a longo prazo que tem o propósito de evitar a progressão da artropatia e reduzir a inflamação.

Formação de inibidores

A infusão do fator de coagulação que está deficiente em pacientes com deficiência tanto de fator VIII como de fator IX pode dar início a uma resposta imunológica. Os inibidores são anticorpos dirigidos contra o fator VIII ou fator IX que provocam o bloqueio da atividade de coagulação. A falha de um episódio de sangramento em responder à terapia de reposição apropriada é geralmente o primeiro sinal de um inibidor. Menos frequente, os inibidores também podem ser identificados em triagens de acompanhamento de rotina para a presença de inibidores. O desenvolvimento de inibidores é observado em cerca de 25 a 35% dos pacientes com hemofilia A, mas somente em 2 a 3% dos pacientes com hemofilia B, muitos dos quais produzem uma proteína disfuncional inativa que os torna menos suscetíveis a respostas do sistema imunológico. O uso de fator IX altamente purificado ou fator IX recombinante parece aumentar a frequência de desenvolvimento de inibidores, e alguns inibidores contra o fator IX induzem reações anafiláticas. Muitos pacientes que demonstram a presença de inibidores perdem-nos à medida que as infusões regulares são continuadas. Outros apresentam elevação dos títulos de anticorpos à medida que recebem as infusões subsequentes e podem precisar ser submetidos a programas de **dessensibilização** (indução de tolerância imunológica), em que altas doses de fator VIII ou fator IX, respectivamente para hemofilia A ou para hemofilia B, são infundidas na tentativa de saturar os anticorpos e permitir que o corpo desenvolva tolerância. Em alguns pacientes, os programas de tolerância imunológica ao fator IX levaram ao surgimento de uma síndrome nefrótica. O rituximabe, os corticosteroides e outros imunossupressores têm sido usados como terapia alternativa para pacientes com altos títulos de inibidores nos quais os programas de tolerância imunológica falharam. Se a dessensibilização falhar, os episódios de sangramento são tratados com o fator VIIa recombinante ou com concentrados do complexo de protrombina ativados (atividade de *bypass* do inibidor do fator VIII). O uso desses produtos desvia o inibidor em muitos casos, mas pode aumentar o risco de trombose. O emicizumabe pode ser outra abordagem para pacientes com inibidores. Alguns pacientes com baixos títulos de inibidor podem ser tratados com fator VIII de alta dose durante um episódio de sangramento. Pacientes com inibidores requerem encaminhamento para um centro de referência que tenha um programa abrangente de hemofilia. Algumas evidências sugerem que o risco de inibidor pode ser maior com o fator recombinante comparado com o fator derivado do plasma, mas estudos adicionais são necessários.

No passado, os produtos terapêuticos derivados do plasma eram responsáveis pela transmissão de hepatite B, hepatite C e HIV para um grande número de pacientes com hemofilia. Na era dos produtos recombinantes, o risco de adquirir essas infecções é mínimo, mas independentemente disso, os pacientes devem receber as vacinas apropriadas contra hepatite B. Aqueles que estão expostos a produtos derivados do sangue devem ser monitorados para o surgimento de infecções relacionadas à transfusão. Relatórios também identificaram a transmissão de uma variante da doença de Creutzfeldt-Jakob em pacientes que receberam plasma terapêutico e podem justificar o estudo da transmissão de príons por meio de concentrados de fatores derivados do plasma em pacientes com hemofilia.

ASSISTÊNCIA MÉDICA INTEGRAL

Os melhores tratamentos para os pacientes com hemofilia são obtidos através de centros de assistência médica integral à hemofilia. Tais centros têm seu foco voltado para a orientação do paciente e da família, bem como para a prevenção e/ou tratamento das complicações da hemofilia, como artropatia crônica, desenvolvimento de inibidores e de infecções (p. ex., hepatite B ou C, HIV). Esses centros contam com uma equipe de médicos, enfermeiros, ortopedistas, fisioterapeutas e assistentes psicossociais, entre outros. A educação permanece sendo um fator muito importante para tratamento da hemofilia, pois os pacientes que recebem tratamentos profiláticos podem ter menos "experiência" para reconhecer episódios de sangramento do que as crianças afetadas em épocas anteriores.

A bibliografia está disponível no GEN-io.

503.2 Deficiência de Fator XI (Hemofilia C)

J. Paul Scott e Veronica H. Flood

A deficiência de fator XI é uma deficiência autossômica associada com sintomas leves a moderados de sangramento. É frequentemente entre judeus asquenaze, mas também foi observada em muitos outros grupos étnicos. Em Israel, 1 a 3 por 1.000 indivíduos são homozigotos para essa deficiência.

A tendência para o sangramento não é tão grave como na deficiência de fator VIII ou fator IX. O sangramento associado com a deficiência de fator XI não tem correlação com a quantidade de fator XI. Alguns pacientes com deficiência grave podem ter pouco ou nenhum sintoma durante uma cirurgia de grande porte. Como o fator XI aumenta a geração de trombina e conduz à ativação do *inibidor de fibrinólise ativável pela trombina*, um inibidor fibrinolítico, a hemorragia cirúrgica é mais proeminente em locais com alta atividade fibrinolítica, como a cavidade oral. A não ser que o paciente não tenha apresentado sangramento em cirurgia prévia, deve-se considerar terapia de reposição pré-operatória dependendo da natureza do procedimento cirúrgico. Nenhum concentrado de fator XI aprovado está disponível nos EUA; por conseguinte, o médico deve usar plasma fresco congelado (PFC).

Os sangramentos que ocorrem em cirurgias de menor porte podem ser controlados por aplicação de pressão local. Pacientes submetidos a extrações dentárias podem ser acompanhados de perto e apresentar bons resultados se submetidos a um tratamento baseado em inibidores fibrinolíticos tais como o ácido aminocaproico ou ácido tranexâmico; a terapia de reposição de plasma é utilizada somente em caso de hemorragia. Pacientes homozigotos para a deficiência de fator XI geralmente demonstram um TTP mais prolongado do que pacientes com deficiência grave de fator VIII ou fator IX. O paradoxo de apresentarem menos sintomas clínicos em combinação com um TTP mais prolongado é surpreendente, mas ocorre porque o fator VIIa é capaz de ativar o fator IX *in vivo*. A deficiência de fator XI pode ser confirmada por meio de exames laboratoriais específicos para o fator XI. Infusões de plasma de 1 UI/kg geralmente aumentam a concentração plasmática em 2%. Assim, uma infusão de 10 a 15 mℓ/kg de plasma irá alcançar um nível plasmático de 20 a 30%, o que é geralmente suficiente para controlar uma hemorragia moderada. A obtenção de níveis mais elevados de fator XI requer a administração de infusões de plasma a maior frequência. Como a meia-vida do fator XI é geralmente superior ou igual a 48 horas, não é difícil manter o fator XI em níveis adequados.

O sangramento articular crônico raramente é um problema na deficiência de fator XI e, para a maioria dos pacientes, a deficiência se torna um motivo de preocupação somente no momento de uma cirurgia de grande porte, exceto se existir um segundo defeito hemostático subjacente (p. ex., doença de von Willebrand).

A bibliografia está disponível no GEN-io.

503.3 Deficiências de Fatores da Ativação por Contato (Distúrbios Não Hemorrágicos)

J. Paul Scott e Veronica H. Flood

A deficiência de "fatores da ativação por contato" – fator XII, pré-calicreína e cininogênio de alto peso molecular – provoca o prolongamento do TTP, mas não sintomas hemorrágicos. Como esses fatores da ativação por contato atuam na etapa de iniciação do sistema intrínseco da coagulação, a qual é promovida pelo reagente utilizado para determinar o TTP, a ausência desses fatores produz valores de TTP significativamente mais longos. Surge então uma situação paradoxal na qual se tem valores de TTP extremamente prolongados sem evidências de sangramento clínico. É importante que os indivíduos com esses achados sejam bem orientados sobre o significado de sua deficiência de fator de coagulação porque eles não precisam de tratamento, mesmo como preparo para cirurgias de grande porte.

503.4 Deficiência de Fator VII

J. Paul Scott e Veronica H. Flood

A deficiência de fator VII é um distúrbio hemorrágico autossômico raro, geralmente detectado somente no estado homozigoto. A gravidade da hemorragia varia de leve a grave com hemartroses, hemorragia intracraniana espontânea e hemorragias mucocutâneas, especialmente epistaxes (sangramento nasal) e menorragia. Os pacientes com esta deficiência demonstram um TP significativamente prolongado, mas um TTP normal. Os exames laboratoriais mostram significativa redução nos níveis de fator VII. Como a meia-vida plasmática do fator VII é de 2 a 4 horas, a aplicação de um tratamento baseado em PFC é difícil e muitas vezes complicada por sobrecarga de fluidos. O uso de um concentrado comercial de fator VIIa recombinante é eficaz no tratamento de pacientes com deficiência de fator VII.

A bibliografia está disponível no GEN-io.

503.5 Deficiência de Fator X

J. Paul Scott e Veronica H. Flood

A deficiência de fator X é um distúrbio autossômico raro (cerca de 1 em 1 milhão) de gravidade variável. Na deficiência em grau leve, observam-se hemorragias mucocutâneas e pós-traumáticas, enquanto na deficiência grave observam-se hemartroses espontâneas e hemorragias intracranianas. A deficiência de fator X pode ser provocada por uma deficiência quantitativa de fator X ou por uma molécula disfuncional. A redução dos níveis de fator X está associada tanto com o prolongamento do TP quanto do TTP. Em pacientes com deficiência de fator X hereditária, é possível elevar os níveis de fator X utilizando PFC ou um concentrado de complexo protrombínico. A meia-vida do fator X é de aproximadamente 30 horas e seu volume de distribuição é semelhante ao do fator IX. Assim, 1 unidade/kg produzirá aumentos de 1% nos níveis plasmáticos de fator X.

Embora raramente represente um problema em pacientes pediátricos, é possível que a **amiloidose sistêmica** esteja associada à deficiência de fator X devido à adsorção do fator X sobre a proteína amiloide. Muitas vezes, a terapia de transfusão não se mostra bem-sucedida no cenário de uma amiloidose por causa da rápida eliminação do fator X.

A bibliografia está disponível no GEN-io.

503.6 Deficiência de Protrombina (Fator II)

J. Paul Scott e Veronica H. Flood

A deficiência de protrombina pode ser provocada pela presença de níveis acentuadamente reduzidos de protrombina (hipoprotrombinemia) ou pelo funcionamento anormal da protrombina (disprotrombinemia). Os testes laboratoriais em pacientes homozigotos mostram prolongamentos no TP e no TTP. Os exames de fator II, ou protrombina, evidenciam níveis significativamente reduzidos de protrombina. A presença de sangramentos mucocutâneos em crianças e de sangramentos pós-traumáticos prolongados é comum. Os pacientes são tratados com PFC ou, raramente, com concentrados de complexo protrombínico. Em deficiências de protrombina, o uso de PFC é útil, por causa da meia-vida da protrombina que é de 3,5 dias. A administração de 1 UI/kg de protrombina elevará a atividade plasmática em 1%. A deficiência adquirida do fator II pode ser observada com uma pequena porcentagem de anticoagulantes lúpicos e geralmente está associada a sangramento significativo.

A bibliografia está disponível no GEN-io.

503.7 Deficiência de Fator V

J. Paul Scott e Veronica H. Flood

A deficiência de fator V é um distúrbio hemorrágico autossômico recessivo de intensidade leve a moderada também chamado de **para-hemofilia**. A ocorrência de hemartroses é rara; os sintomas mais frequentes são sangramento mucocutâneo e hematomas. A menorragia grave é um sintoma frequente em mulheres. Avaliações laboratoriais evidenciam o prolongamento do TTP e do TP. Exames específicos mostram redução nos níveis de fator V. O PFC é o único produto terapêutico contendo fator V atualmente disponível. O fator V é rapidamente perdido no PFC armazenado. Pacientes que demonstram grave deficiência de fator V são tratados com infusões de 10 mℓ/kg de PFC a cada 12 horas. A transfusão de plaquetas também é uma opção, isto porque as plaquetas contêm fator V, talvez explicando a falta de sangramento observada em muitos pacientes com deficiência de fator V. Raramente, um paciente com histórico familiar de sangramento negativo possui um anticorpo adquirido para o fator V.

A bibliografia está disponível no GEN-io.

503.8 Deficiência Combinada de Fatores V e VIII

J. Paul Scott e Veronica H. Flood

A deficiência combinada de fatores V e VIII ocorre secundariamente à ausência de uma proteína de transporte intracelular responsável pelo transporte dos fatores V e VIII do retículo endoplasmático para os compartimentos do complexo de Golgi envolvendo LMAN1 e MCFD2. Isso explica a deficiência paradoxal de dois fatores, um codificado no cromossomo 1 e outro no cromossomo X. Os sintomas hemorrágicos são geralmente mais suaves do que na hemofilia A e são tratados com o uso de PFC para a reposição dos fatores V e VIII.

A bibliografia está disponível no GEN-io.

503.9 Deficiência de Fibrinogênio (Fator I)

J. Paul Scott e Veronica H. Flood

A **afibrinogenemia congênita** é um raro distúrbio autossômico recessivo em que ocorre ausência de fibrinogênio. Os pacientes com afibrinogenemia não apresentam sangramentos tão frequentes quanto os de pacientes com hemofilia e raramente têm hemartroses. Os pacientes acometidos podem se apresentar com hemorragias gastrintestinais ou hematomas após o parto via vaginal no período neonatal. O TP e o TTP demonstram um prolongamento acentuado, bem como o tempo de trombina. Na ausência de coagulopatias de consumo, níveis imensuráveis de fibrinogênio fazem o diagnóstico. Além da deficiência quantitativa de fibrinogênio, vários tipos de fibrinogênio disfuncionais (**disfibrinogenemias**) foram relatados. Em raros casos, pacientes com disfibrinogenemia podem também apresentar trombose.

Um concentrado de fibrinogênio humano está comercialmente disponível para o tratamento de episódios hemorrágicos em pacientes com afibrinogenemia. Como a meia-vida plasmática do fibrinogênio é de 2 a 4 dias, tratamentos utilizando PFC ou crioprecipitados também apresentam eficácia. O nível hemostático de fibrinogênio é superior a 60 mg/dℓ. Cada bolsa de crioprecipitado contém 100 a 150 mg de fibrinogênio. Alguns ensaios clínicos para fibrinogênio são inibidos por doses elevadas de heparina. Dessa forma, um tempo de trombina acentuadamente prolongado associado a baixos níveis de fibrinogênio deve ser avaliado por meio da determinação do tempo de reptilase. O tempo de reptilase prolongado confirma que os níveis funcionais de fibrinogênio estão baixos e que a heparina não está presente.

A bibliografia está disponível no GEN-io.

503.10 Deficiência de Fator XIII (Deficiência de Fator Estabilizador da Fibrina ou de Transglutaminase)

J. Paul Scott e Veronica H. Flood

Tendo em vista que o fator XIII é responsável por promover a reticulação e estabilizar o coágulo de fibrina, sintomas de hemorragia tardia são decorrentes de uma instabilidade do coágulo. Normalmente, os pacientes sofrem traumatismo em um dia e apresentam equimose ou hematoma no dia seguinte. Os sintomas clínicos incluem hematomas leves, atraso de mais de 4 semanas na queda do coto umbilical em recém-nascidos, cicatrização inadequada de feridas e abortos espontâneos recorrentes em mulheres. Casos raros de famílias com deficiência de fator XIII que demonstram hemartroses e hemorragia intracraniana já foram descritos. Os resultados dos testes de triagem convencionais para hemostasia são normais para pacientes com deficiência de fator XIII. Os testes de triagem para a deficiência de fator XIII são baseados na observação do aumento da solubilidade do coágulo decorrente da falha de reticulação. O coágulo normal permanece insolúvel na presença de ureia a 5 M, enquanto o coágulo de pacientes com deficiência de fator XIII se dissolve. Os exames mais específicos para o fator XIII são imunológicos. A meia-vida do fator XIII é de 5 a 7 dias e o nível de atividade na hemostasia é de 2 a 3%. Há um concentrado coagulado de fator XIII tratado termicamente e liofilizado que está disponível para o tratamento de episódios hemorrágicos ou como tratamento profilático.

A bibliografia está disponível no GEN-io.

503.11 Deficiência de Antiplasmina ou de Inibidor do Ativador do Plasminogênio

J. Paul Scott e Veronica H. Flood

A deficiência de antiplasmina ou de inibidor do ativador do plasminogênio, ambas proteínas antifibrinolíticas, leva ao aumento da produção de plasmina e trombólise prematura de coágulos de fibrina. Os pacientes acometidos apresentam um leve distúrbio hemorrágico caracterizado por sangramentos mucocutâneos, mas raramente demonstram hemorragias articulares. Como os resultados dos testes hemostáticos convencionais são normais, a investigação completa de um paciente com histórico de sangramento positivo deve incluir o *tempo de lise do coágulo de euglobulina* (se disponível), que mede a atividade fibrinolítica e apresenta um resultado mais curto na presença dessas deficiências. Ensaios específicos para α_2-antiplasmina e o inibidor do ativador do plasminogênio estão disponíveis. Os episódios hemorrágicos são tratados com PFC; sangramentos na cavidade oral podem responder à terapia antifibrinolítica.

A bibliografia está disponível no GEN-io.

Capítulo 504
Doença de von Willebrand

Veronica H. Flood e J. Paul Scott

A doença de von Willebrand (**DVW**) é o distúrbio hemorrágico hereditário mais comum, com prevalência estimada citada em 1:100 a 1:10.000, dependendo dos critérios utilizados para o diagnóstico. Os pacientes com DVW normalmente apresentam sangramentos nas mucosas. Uma história familiar dessa doença ou de sintomas de sangramento e testes laboratoriais confirmatórios também são necessários para o diagnóstico de DVW.

FISIOPATOLOGIA

A DVW é causada por um defeito ou deficiência no **fator de von Willebrand (FVW)**. O FVW tem várias funções na coagulação. Em primeiro lugar, ele serve como uma ponte para as plaquetas aderirem ao subendotélio lesionado por meio de sítios de ligação das plaquetas ao colágeno. Em segundo lugar, o FVW serve como uma proteína transportadora para o **fator VIII (FVIII)**, ligando-se ao fator VIII e protegendo-o contra a sua degradação no plasma. O FVW é armazenado nas células endoteliais e em corpos de Weibel-Palade de plaquetas e circula como uma grande glicoproteína multimérica. A tensão de cisalhamento induz mudança estrutural no FVW, que facilita a sua capacidade de ligação às plaquetas por meio de um sítio de ligação localizado na **glicoproteína Ib plaquetária (GPIb)**. Isso permite que o FVW recrute plaquetas para o local de formação do coágulo, uma função dependente dos multímeros de alto peso molecular (APM) do FVW.

A DVW normalmente se apresenta com hemorragia das mucosas semelhante àquela observada em outros distúrbios plaquetários. Queixas comuns são **epistaxe, fácil formação de hematomas e menorragia** em mulheres. No entanto, os sintomas são variáveis e não necessariamente têm relação com os níveis de FVW. O sangramento cirúrgico, ainda mais em extrações dentárias ou adenoamigdalectomia, é outra apresentação comum. Uma forma grave da DVW tipo 3 pode se apresentar com hemorragia nas articulações. A maioria dos pacientes tem um histórico familiar de hemorragia. É fácil diagnosticar mulheres com DVW por apresentarem sintomas como menorragia, mas os homens e as mulheres são igualmente suscetíveis a DVW. No entanto, o diagnóstico com base nos sintomas pode ser difícil, uma vez que pequenas contusões e epistaxes não são incomuns na infância. Hematomas significantes inexplicáveis em bebês e crianças pequenas são causados com mais frequência por traumatismos não acidentais do que por um distúrbio hemorrágico subjacente.

CLASSIFICAÇÃO

A DVW pode ser causada por defeitos quantitativos ou qualitativos no FVW. Defeitos quantitativos leves a moderados são classificados como DVW tipo 1, enquanto defeitos quantitativos graves – em que não é detectável a presença da proteína do FVW – são classificados como DVW tipo 3. Os defeitos qualitativos são agrupados como DVW tipo 2.

A **DVW tipo 1** é de longe o tipo mais comum, afetando 60 a 80% de todos os pacientes com a doença. Os sintomas comuns compreendem hemorragias de mucosas, como a epistaxe e a menorragia, assim como hematomas leves e suscetibilidade a hemorragia durante as cirurgias. As diretrizes do National Heart, Lung and Blood Institute dos National Institutes of Health usam um nível de FVW, medido pelo teste de antígeno de FVW (**FVW:Ag**), de menos de 30 UI/dℓ para o diagnóstico de DVW. Pacientes com FVW:Ag menor que 30 UI/dℓ são mais suscetíveis a apresentar um defeito genético relacionado ao FVW. Pacientes com FVW:Ag entre 30 e 50 UI/dℓ são ditos "baixos em FVW". É assunto de debate se essa categoria de fato representa ou não uma forma da DVW. Como alguns pacientes com esse nível de FVW apresentam sangramentos, muitos médicos optam por tratá-los, especialmente para procedimentos cirúrgicos como amigdalectomia.

Pacientes com DVW tipo 1 podem ter FVW baixo devido ao aumento da depuração do seu FVW, ao que se dá o nome de **DVW tipo 1C**. O diagnóstico desse subtipo é importante porque o tratamento desses pacientes com desmopressina parece ser ineficaz, exigindo a administração de produtos contendo FVW.

Os níveis de FVW podem sofrer influência de fatores externos. O tipo sanguíneo tem sido conhecido por afetar o FVW, com baixos níveis de FVW vistos em indivíduos do grupo sanguíneo O. Fatores como estresse, atividade física e gravidez podem aumentar os níveis de FVW; portanto, um único nível normal de FVW não exclui necessariamente a presença de DVW. Algumas doenças, como o **hipotireoidismo** (ver Capítulo 581), e medicamentos como o ácido valproico, podem baixar os níveis de FVW em pacientes afetados. A repetição do teste pode ser necessária para descartar ou confirmar um diagnóstico de DVW.

A **DVW tipo 3** é a forma mais grave da doença e apresenta sintomas semelhantes àqueles observados na *hemofilia leve*. Na DVW tipo 3, a proteína FVW está completamente ausente. A DVW tipo 3 ocorre com a frequência de cerca de 1 para 1 milhão da população. Além de hemorragias de mucosas, os pacientes podem apresentar hemorragias nas articulações ou hemorragias no sistema nervoso central. Alguns médicos optam por utilizar tratamentos profiláticos ou tratamentos profiláticos modificados em pacientes que sofrem lesões, uma vez que esses pacientes geralmente têm níveis muito baixos de FVIII (menores que 10 UI/dℓ). Como a DVW tipo 3 é causada pela ausência de FVW, o tratamento deve incluir concentrados que contenham FVW.

A **DVW tipo 2A** é caracterizada por um defeito na multimerização do FVW e pela diminuição da atividade do FVW na ligação com as plaquetas. Ela é a mais comum das variantes de tipo 2, representando cerca de 10% dos casos de DVW. A DVW tipo 2A pode ser resultado de mutações que afetam o processamento e a sequência de multímeros ou de mutações que levam ao aumento da proteólise do FVW liberado no plasma. Algumas mutações afetam tanto a secreção quanto a liberação do FVW. Independentemente do mecanismo, todos os pacientes acometidos pela DVW tipo 2A carecem de multímeros de APM e, portanto, têm atividade reduzida de FVW, o que resulta em hemorragia. Os sintomas são normalmente mais graves do que aqueles observados na DVW tipo 1. O uso de desmopressina pode ter menor eficácia clínica no tratamento de pequenos sangramentos, mas procedimentos cirúrgicos significativos ou sintomas hemorrágicos de grande porte costumam exigir tratamento com concentrados que contenham FVW.

A **DVW tipo 2B** resulta de mutações do tipo ganho de função, que aumentam a capacidade do FVW de se ligar às plaquetas. Isso provoca aumento na depuração de ambos FVW e de plaquetas da circulação e resulta na perda de multímeros de APM e na diminuição da atividade do FVW, semelhante ao observado na DVW tipo 2A. Exames específicos são necessários para diagnosticar a DVW tipo 2B, quer por medição direta da ligação aumentada das plaquetas ou por observação na resposta aumentada às baixas doses de ristocetina nos testes de agregação plaquetária. A trombocitopenia nem sempre está presente e pode ser mais evidente durante períodos de estresse, tais como cirurgias ou gravidez. A desmopressina está relativamente contraindicada para a DVW tipo 2B, pois pode acelerar a adesão entre FVW e plaquetas e a sua depuração.

A **pseudo-DVW tipo plaquetária** ocorre quando uma mutação na GPIb de plaquetas provoca ligações espontâneas ao FVW e também quando se apresenta com diminuição na atividade do FVW, perda de multímeros APM e trombocitopenia semelhante à DVW tipo 2B. Um teste específico é necessário para distinguir as duas condições. Como o distúrbio envolve as plaquetas, o tratamento geralmente requer transfusão de plaquetas.

A **DVW tipo 2M** inclui aqueles pacientes com diminuição da atividade do FVW, mas com distribuição normal (ou quase normal) de multímeros. Isso é geralmente causado por um defeito na capacidade do FVW de se ligar à GPIb das plaquetas, mas essa categoria também inclui pacientes com defeitos de interações de FVW e colágeno. Alguns sangramentos de pequeno porte na DVW tipo 2M podem responder ao uso de desmopressina, mas, como a DVW tipo 2M tem um defeito funcional, o tratamento com concentrados que tenham FVW é geralmente necessário.

A **DVW tipo 2N** é caracterizada por um defeito na capacidade do FVW de se ligar ao FVIII. Alguns pacientes com DVW tipo 2N podem ser diagnosticados erroneamente como hemofilia de grau leve; portanto, um elevado índice de suspeição para esse diagnóstico é necessário em pacientes com níveis reduzidos de FVIII e ausência de um histórico familiar de deficiência de FVIII.

DIAGNÓSTICO LABORATORIAL

Não existem testes de triagem confiáveis para o diagnóstico da DVW. Pacientes com um significativo grau de hemorragia podem apresentar anemia e alguns pacientes com DVW tipo 2B ou pseudo-DVW tipo plaquetário podem ter trombocitopenia. O tempo de tromboplastina parcial pode se prolongar se o nível de FVIII for baixo, mas, especialmente no caso da DVW tipo 1, o TTP é normal, impedindo o seu uso como teste de triagem. A análise da função plaquetária foi considerada um teste de triagem para a DVW, mas a sensibilidade e a especificidade abaixo do ideal apresentam resultados difíceis de interpretar. Os tempos de sangramento são igualmente duvidosos para o diagnóstico de DVW.

Infelizmente, nenhum teste individual pode diagnosticar de forma confiável a DVW; portanto, em geral, um painel de testes é necessário (Tabela 504.1). Este inclui FVW:Ag, que mede a quantidade total de proteína de FVW presente, e o teste de atividade de FVW, em geral usando o teste de atividade de *cofator de ristocetina* **(FVW:RCo)**, que fornece uma medida da quantidade de FVW funcional. Em geral, a atividade do FVIII também é incluída no trabalho. Outro teste mede a ligação do FVW à GPIb plaquetária sem ristocetina **(FVW:GPIbM)**, mas não está disponível universalmente. A ligação do colágeno mede uma função adicional do FVW. A distribuição de multímeros fornece APM avaliação dos multímeros APM. A Tabela 504.2 resume os resultados esperados do laboratório para cada tipo de DVW. A Figura 504.1 fornece uma análise mais detalhada.

Testes adicionais específicos podem ser utilizados para ajudar a determinar o diagnóstico correto. Testes específicos para a DVW tipo 1C (anormalidades de depuração), tipo 2B e tipo 2N podem confirmar esses diagnósticos. O diagnóstico genético não é normalmente realizado, em parte devido ao grande tamanho do gene do FVW e ao grande número de variações de sequências benignas. Grandes deleções de genes são responsáveis por alguns casos de DVW e não serão detectadas no sequenciamento do DNA de rotina. Entretanto, o uso de diagnóstico genético está aumentando, particularmente para a detecção da DVW tipos 2A, 2B, 2M e 2N.

TRATAMENTO

O tratamento da DVW depende do tipo de DVW presente e do motivo do tratamento (Tabela 504.3). Em geral, pacientes com DVW tipo 1 podem ser tratados com **desmopressina**, que aumenta a quantidade de FVW circulante com a liberação do FVW a partir dos estoques. As exceções são os raros pacientes portadores do tipo 1 que não

Tabela 504.1 Teste laboratorial para doença de von Willebrand.

TESTE	ABREVIAÇÃO	OBJETIVO
Antígeno do FVW	FVW:Ag	Medir a quantidade total de proteína de FVW presente
Atividade do FVW	FVW:RCo*	Avaliar a interação de FVW e plaquetas mediada pela ristocetina
Razão atividade do FVW/antígeno	FVW:RCo/FVW:Ag	Um valor diminuído (< 0,7) é encontrado na DVW tipo 2A, tipo 2B e tipo 2M
Atividade do fator VIII	FVIII	Medir o FVIII circulante, que será muito baixo na DVW tipo 2N e tipo 3
Distribuição de multímeros	Multímeros FVW	Permitir a visualização dos multímeros do FVW, utilizado para identificar os multímeros de alto peso molecular, que estarão ausentes na DVW tipo 2A e tipo 2B

*Em alguns laboratórios está disponível um ensaio de ligação a GPIb, o FVW:GPIbM. FVW, fator de von Willebrand.

Tabela 504.2 Classificação da doença de von Willebrand.

	TIPO 1	TIPO 3	TIPO 2A	TIPO 2B*	TIPO 2M	TIPO 2N
FVW:Ag	↓	Ausente	↓	↓	↓	Normal ou ↓
FVW:RCo	↓	Ausente	↓↓	↓↓	↓	Normal ou ↓
FVIII	Normal	↓↓	Normal ou ↓	Normal ou ↓	Normal ou ↓	↓↓
Distribuição de multímeros	Normal	Ausente	Perda de MAPM	Perda de MAPM	Normal	Normal

*A contagem de plaquetas também está geralmente reduzida na DVW tipo 2B.
FVIII, fator VIII; FVW:Ag, antígeno do FVW; FVW:RCo, atividade do cofator da ristocetina do FVW; MAPM, multímeros de alto peso molecular.

	Normal	Tipo 1	Tipo 1C (Vicenza)	Tipo 3	Tipo 2A	Tipo 2B	Tipo 2N	Tipo 2M	PT-DVW
FVW:Ag	N	↓	↓↓	ausente	↓	↓	N ou ↓	↓ ou N	↓
FVW:RCo	N	↓	↓↓	ausente	↓↓↓	↓↓	N ou ↓	↓↓	↓↓
FVIII:C	N	N ou ↓	↓	2 a 10 UI/dℓ	N ou ↓	N ou ↓	↓↓	N	N ou ↓
Razão FVWpp/FVW:Ag	N	N	↑↑	ausente	N ou ↑	↑	N	N	↑
RIPA	N	geralmente N	↓	ausente	↓	geralmente N	N	N ou ↓	geralmente N
LD-RIPA	ausente	ausente	ausente	ausente	ausente	↑↑↑	ausente	ausente	↑↑↑
AFP′	N	N ou ↑	↑	↑↑↑	↑	↑	N	↑	↑
TS′	N	N ou ↑	↑	↑↑↑	↑	↑	N	↑	↑
Contagem de plaquetas	N	N	N	N	N	↓ ou N	N	N	↓
Multímeros do FVW	N	N mas ↓	N mas ↓	ausente	anormal	anormal	N mas ↓	N mas ↓	anormal

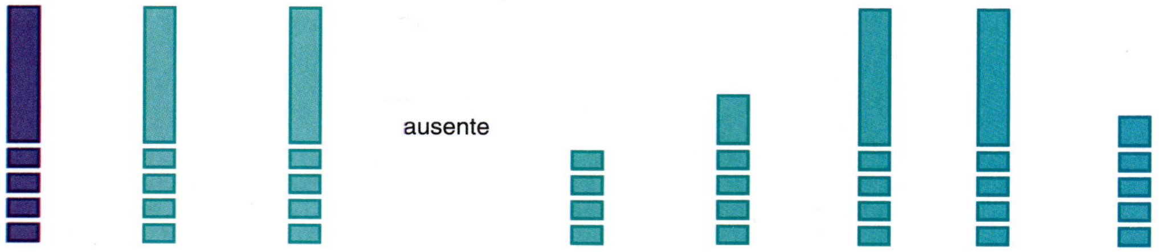

Figura 504.1 Testes de laboratório específicos para a doença de von Willebrand (DVW). ↓, ↓↓, ↓↓↓, diminuição relativa; ↑, ↑↑, ↑↑↑, aumento relativo; AFP, análise da função plaquetária; FVIII:C, atividade coagulante do fator VIII; FVW:Ag, antígeno do fator de von Willebrand; FVW:RCo, atividade do FVW cofator de ristocetina; FVWpp, pró-peptídeo do FVW; LD-RIPA, agregação plaquetária induzida por ristocetina em doses baixas; N, normal; N mas ↓, normal, mas diminuiu em intensidade; PT-DVW, DVW tipo plaquetário; RIPA, agregação plaquetária induzida por ristocetina; TS, tempo de sangramento. (*Cortesia de Dr. Robert R. Montgomery.*)

Tabela 504.3 Tratamento da doença de von Willebrand.

TRATAMENTO	TIPOS DE DVW	ADMINISTRAÇÃO	DOSE
Desmopressina*	DVW tipo 1 Algumas DVW tipo 2 (usar com precaução)	IV ou IN	0,3 µg/kg IV[†] 1 jato IN (< 50 kg) 2 jatos IN (> 50 kg)
Concentrados de fator de von Willebrand (FVW)[‡]	DVW tipo 3 DVW tipo 2 DVW tipo 1 grave (ou defeitos de depuração do tipo 1)	IV	40 a 60 unidades de atividade de cofator de ristocetina/kg (ajustar a dose dependendo do nível basal de FVW e pico de FVW desejado). Se o FVW recombinante for usado, pode ser necessário administrar FVIII recombinante adicional para tratamento de emergência
Antifibrinolíticos	Sangramento das mucosas, todos os tipos de DVW	VO ou IV	Ácido aminocaproico: dose inicial de 100 mg/kg VO seguida por 50 mg/kg a cada 6 h[§] Ácido tranexâmico: 1.300 mg VO, 3 vezes/dia durante 5 dias

*Recomenda-se tratamento com o *spray* nasal da marca Stimate®, pois essa formulação é concentrada para liberar 150 µg/jato. Outras formulações são muito mais diluídas e não resultarão no aumento desejado de FVW. [†]A dose máxima recomendada é de 20 a 30 µg/dia. [‡]Os medicamentos atualmente aprovados para o tratamento de DVW são o Humate-P® e o Wilate®. Vonvendi® é um FVW recombinante que também é aprovado para tratamento de DVW, mas não contém FVIII. [§]A dose máxima recomendada é de 24 g/dia. IN, via intranasal; IV, via intravenosa; VO, via oral.

respondem à desmopressina e os pacientes com DVW tipo 1C que respondem com aumento nos níveis de FVW, mas que depuram rapidamente o FVW endógeno circulante e retornam aos níveis basais. O tratamento das DVW tipos 2 e 3 exige o uso de **concentrados contendo FVW**, semelhante ao tratamento da hemofilia. A dose depende do tipo de DVW e do motivo do tratamento. Um monitoramento cuidadoso dos níveis de FVW e FVIII é recomendado para ajustar o tratamento às cirurgias e traumatismos de grande porte. Para todos os tipos de DVW, a terapia adjuvante deve ser considerada quando possível, tal como o uso de antifibrinolíticos para cirurgia oral ou tratamento hormonal em menorragias.

Estratégias alternativas de tratamento também devem ser consideradas, particularmente em casos de sintomas difíceis ou DVW grave. A terapia hormonal para mulheres com menorragia, embora não seja específica para a DVW, pode ser muito útil para o controle dos sintomas e melhora da qualidade de vida. O tratamento local de epistaxe, como cauterização ou tamponamento nasal, pode ser útil em algumas circunstâncias. Uma terapia de reposição de ferro em pacientes com anemia por deficiência de ferro também pode ser necessária.

A bibliografia está disponível no GEN-io.

Capítulo 505

Predisposição Hereditária à Trombose

Leslie J. Raffini e J. Paul Scott

Inúmeros fatores de risco hereditários para trombose foram identificados, mas a maioria dos indivíduos que herdam esses fatores não necessariamente desenvolve trombose durante a infância. A identificação de fatores de risco hereditários que podem ser identificados no laboratório levou inicialmente a testes generalizados de crianças e adultos com trombose. A utilidade clínica da realização desses testes foi examinada e é importante entender os benefícios potenciais e as limitações do teste.

A Tabela 505.1 lista as **trombofilias** hereditárias mais comuns e sua prevalência na população em geral. Os defeitos hereditários com a melhor compreensão patogênica incluem a mutação do fator V de Leiden, a mutação do gene da protrombina e as deficiências de proteína C, proteína S e antitrombina III (AT-III). A presença de níveis elevados de fator VIII (FVIII) e de homocisteína está associada à trombose, mas essas trombofilias não estão bem caracterizadas e não são, necessariamente, determinadas geneticamente. Embora outras alterações, tais como concentrações elevadas de fator IX e XI, deficiência de cofator II da heparina, níveis elevados de lipoproteína (a) e disfibrinogenemia tenham sido associadas a riscos de trombose, nenhuma foi aceita como teste de rotina em crianças para trombofilias hereditárias. Em geral, a tendência pró-trombótica conferida por esses defeitos é resultado de um aumento do efeito pró-coagulante (mutação no gene da protrombina, elevação do FVIII, hiper-homocisteinemia) ou diminuição do efeito anticoagulante (mutação no fator V de Leiden, deficiência de proteína C, proteína S ou AT III).

A **mutação do fator V de Leiden** é causada pela troca de um único nucleotídio no gene do fator V, no nucleotídio 1765. Essa mutação faz com que o fator Va se torne resistente à inativação pela proteína C ativada e é o fator de risco hereditário mais comum para trombose. Essa anomalia é também conhecida como *resistência à proteína C ativada*. Cerca de 5% da população caucasiana dos EUA são heterozigotos para essa mutação; em outros grupos étnicos, ela é menos prevalente. Os indivíduos heterozigotos aumentaram de cinco a sete vezes o risco de trombose venosa, enquanto os homozigotos têm um risco relativo de 80 a 100. O nível basal do risco anual de trombose para mulheres jovens em idade reprodutiva é de 1 para 12.500, aumentando para 1:3.500 naquelas que tomam contraceptivos orais. Em mulheres jovens heterozigotas para a mutação do fator V de Leiden que usam anticoncepcionais orais, esse nível basal de risco anual aumenta em 20 a 30 vezes (risco relativo) para aproximadamente 1:500 mulheres.

A **mutação 20210 no gene da protrombina** consiste em uma troca G-A na região 3′ não traduzida do gene, que provoca um aumento nos níveis de RNA mensageiro da protrombina. Essa variante está presente em cerca de 2% dos caucasianos norte-americanos. Esse é um fator menor de risco para trombose venosa do que o fator V de Leiden, com um risco relativo de dois a três.

As **deficiências de proteína C, proteína S e AT-III**, que são anticoagulantes naturais, são menos comuns do que as mutações genéticas descritas anteriormente, mas estão associadas a um risco maior para trombose. Embora a heterozigose não seja sintomática com frequência, crianças homozigotas podem apresentar sintomas significativos na primeira infância. Recém-nascidos com deficiências *homozigotas* de AT-III, proteína C ou proteína S podem apresentar **púrpura fulminante**. Essa doença rara é caracterizada pela rápida disseminação de lesões purpúricas na pele, provocadas por tromboses nos pequenos vasos da derme que resultam em hemorragias na pele. Além disso, esses lactentes também podem desenvolver trombose cerebral, trombose oftálmica, coagulação intravascular disseminada e trombose de grandes vasos. Um lactente com lesões purpúricas na pele de causa desconhecida deve receber reposição inicial com plasma fresco congelado. Um diagnóstico definitivo pode ser difícil em recém-nascidos prematuros e doentes, que podem ter níveis indetectáveis desses fatores, sem que tenham uma deficiência genética verdadeira. Concentrados de proteína C e AT-III também estão disponíveis e se demonstraram eficazes.

Tromboses tanto venosas *quanto* arteriais são comuns em pacientes jovens com **homocisteinúria**, um erro inato do metabolismo causado pela deficiência de cistationa betassintase. Nessa doença muito rara, os níveis plasmáticos de homocisteína ultrapassam 100 μmol/ℓ. Elevações leves a moderadas de homocisteína são muito mais comuns, podendo ser adquiridas ou associadas a um polimorfismo

Tabela 505.1 Trombofilias hereditárias comuns e estudos laboratoriais diagnósticos de acompanhamento.

TROMBOFILIA	% DE PREVALÊNCIA NA POPULAÇÃO BRANCA	RAZÃO DE CHANCES PARA PRIMEIRO EPISÓDIO DE TEV NA INFÂNCIA*	ESTUDOS LABORATORIAIS
Mutação no fator V de Leiden			Ensaio de PCR baseado em DNA (ou triagem com resistência à proteína C ativada)
Heterozigota	3 a 7	3,8	
Homozigota	0,06 a 0,25	80 a 100	
Mutação 20210 no gene da protrombina			Ensaio de PCR baseado em DNA
Heterozigota	1 a 3	2,6	
Homozigota	–	–	
Deficiência de antitrombina III	0,02 a 0,04	9,4	Atividade de antitrombina mediante ensaio cromogênico ou de coagulação
Deficiência de proteína S	0,03 a 0,13	5,8	Atividade da proteína S mediante ensaio ou ensaio imunológico de antígeno da proteína S livre e total
Deficiência de proteína C	0,2	7,7	Atividade da proteína C mediante ensaio cromogênico ou de coagulação
Hiper-homocisteinemia	–	–	Homocisteína de jejum
Fator VIII elevado	–	–	Atividade de fator VIII mediante coagulação de 1 etapa ou ensaio cromogênico

*Dados de Young G, Albisetti M, Bonduel M *et al.*: Impact of inherited thrombophilia on venous thromboembolism in children. Circulation 118:1373–1382, 2008.
PCR, reação em cadeia da polimerase; TEV, tromboembolismo venoso.

no gene da metilenotetra-hidrofolato redutase (*MTHFR*). Embora elevações moderadas de homocisteína tenham sido associadas a eventos trombóticos tanto arteriais quanto venosos, testes para a avaliação da presença de polimorfismos no gene da *MTHFR* não são indicados, porque esses polimorfismos são comuns e por si sós não estão associados ao tromboembolismo venoso. Os mecanismos patogênicos da trombose na homocisteinemia ainda não são bem compreendidos.

Concentrações plasmáticas elevadas de **fator VIII** (> 150 UI/dℓ) parecem ser reguladas tanto por fatores genéticos quanto ambientais e estão associadas ao aumento no risco de trombose. Embora um forte componente de hereditariedade contribua para determinar os níveis de fator VIII, os mecanismos moleculares responsáveis pela elevação desses não estão bem compreendidos. O fator VIII também é considerado um reagente da fase aguda e pode aumentar transitoriamente durante períodos de inflamação.

Embora a interpretação de estudos genéticos (mutações no gene do fator V de Leiden e no gene da protrombina) seja bastante simples, vários desafios na interpretação de estudos para trombofilia são exclusivos dos pacientes pediátricos. Os recém-nascidos têm concentrações baixas de proteína C, proteína S e AT-III, que demonstram um rápido aumento durante os primeiros 6 meses de vida; as concentrações de proteína C permanecem abaixo dos níveis de adultos durante a maior parte da infância. É importante utilizar as faixas de variação pediátricas ao interpretar esses valores e reconhecer que, na presença de defeitos heterozigotos, o resultado muitas vezes se encontra dentro da faixa normal, sobrepondo-se aos defeitos heterozigotos, e pode ser necessário um novo teste, especialmente em crianças pequenas. Vários fatores não genéticos podem também influenciar os resultados dos testes de trombofilia hereditária, incluindo trombose aguda, infecção, inflamação, disfunção hepática, síndrome nefrótica, medicamentos e deficiência de vitamina K. Em alguns pacientes, a natureza hereditária pode ser confirmada por meio da avaliação genética dos pais.

O teste de trombofilia é frequentemente considerado durante a infância em duas situações: uma criança que desenvolve trombose e uma criança que tem parentes com trombose ou trombofilia. O teste de trombofilia raramente influencia o tratamento agudo de uma criança com um evento trombótico. A maioria das crianças que desenvolvem trombose tem múltiplos fatores de risco *adquiridos* e coexistentes (ver Tabela 506.1 no Capítulo 506); trombofilia hereditária é incomum nesse cenário, e o teste geralmente não é recomendado. No entanto, a trombofilia hereditária é mais comum em crianças ou adolescentes saudáveis que desenvolvem um trombo ou em crianças que desenvolvem trombose de sítio incomum ou recorrente. O teste de trombofilia pode ser útil nessas situações, pois pode ajudar a explicar por que a criança desenvolveu um trombo. Em alguns casos, a identificação de defeitos graves ou combinados pode alterar a duração da terapia. No entanto, as recomendações atuais de tratamento não diferem com base na presença ou ausência de trombofilia hereditária.

A decisão de realizar testes de trombofilia em uma criança saudável com **história familiar** de trombose ou trombofilia deve ser cuidadosamente considerada, pesando as possíveis vantagens e limitações de tal abordagem. Dado que o risco absoluto de trombose em crianças é extremamente baixo (0,07/100.000), é improvável que uma trombofilia hereditária tenha algum impacto na tomada de decisão clínica para uma criança pequena. O risco de trombose aumenta com a idade; portanto, a identificação de um defeito trombofílico em um adolescente pode guiar a tromboprofilaxia em situações de alto risco (fratura de membros inferiores ou imobilidade prolongada), informar sobre o risco sobre o uso de contraceptivos baseados em estrogênio e promover modificações no estilo de vida para evitar fatores de risco protrombóticos comportamentais (sedentarismo, desidratação, obesidade e tabagismo). As limitações de tais testes incluem o custo, bem como o potencial para causar ansiedade desnecessária ou falsa segurança.

A bibliografia está disponível no GEN-io.

Capítulo 506
Distúrbios Trombóticos em Crianças

Leslie J. Raffini e J. Paul Scott

Avanços no tratamento e no cuidado de apoio de crianças gravemente doentes, associados ao maior conhecimento dos fatores de risco genéticos para a **trombose**, levaram a um aumento do diagnóstico de **eventos tromboembólicos (ETs)** em crianças. ETs são vistos em centros pediátricos terciários e podem resultar em quadros clínicos com significativa morbidade aguda e crônica. Apesar do relativo aumento da incidência, ETs em crianças ainda são raros. Diagnóstico e tratamento frequentemente vão além de dados de estudos em adultos.

EPIDEMIOLOGIA

Estudos confirmaram um aumento significativo no diagnóstico de **tromboembolismo venoso (TEV)** em hospitais pediátricos terciários nos EUA. Embora a incidência global de trombose na população pediátrica geral seja bastante baixa (0,07/100.000), a taxa de TEV em crianças hospitalizadas é de 60 por 10.000 admissões. Crianças menores que 1 ano representam a maior parte de TEVs pediátricos, com um segundo pico de incidência durante a adolescência.

A maioria das crianças que desenvolve ET apresenta múltiplos fatores de risco que podem ser adquiridos, herdados ou anatômicos (Tabela 506.1). A presença de um cateter venoso central (CVC, cateter venoso central inserido perifericamente) é o fator de risco mais importante para TEV em pacientes pediátricos, associada a aproximadamente 90% de TEV neonatal e 60% de TEV na infância. CVCs são necessários no tratamento de recém-nascidos prematuros, em crianças com doenças agudas ou crônicas e são usados em hiperalimentação intravenosa (IV), quimioterapia, diálise, antibióticos ou tratamento de suporte. CVCs podem danificar o revestimento endotelial e/ou causar perturbação do fluxo sanguíneo, aumentando o risco de trombose. Muitos outros fatores de risco adquiridos para trombose, incluindo traumatismo, infecção, doenças crônicas e uso de medicamentos. Câncer, doenças congênitas do coração e prematuridade são as condições clínicas mais comuns associadas a ETs.

Síndrome do anticorpo antifosfolipídio (SAF) é uma síndrome bem descrita em adultos caracterizada por abortamentos recorrentes e/ou trombose. Anticorpos antifosfolipídio estão associados à trombose venosa e arterial. O mecanismo pelo qual esses anticorpos causam trombose ainda não é bem compreendido. O diagnóstico de SAF requer a presença de anormalidades clínicas e laboratoriais (ver Exames laboratoriais). As alterações laboratoriais devem persistir durante 12 semanas. Devido ao elevado risco de recidiva, pacientes com SAF geralmente necessitam de anticoagulação a longo prazo. É importante notar que crianças saudáveis podem ter o anticorpo anticoagulante lúpico apenas *transitoriamente*, frequentemente diagnosticado devido a um tempo de tromboplastina parcial (TTP) prolongado em testes pré-operatórios de rotina. Neste cenário, esses anticorpos podem estar associados a uma infecção viral recente e não são um fator de risco para trombose. SAF é observada em pacientes com **lúpus eritematoso sistêmico** (ver Capítulo 183) e também pode estar associada a livedo reticular, complicações neuropsiquiátricas, trombocitopenia ou anemia; esses pacientes são persistentemente positivos para o anticorpo antifosfolipídio com frequência. A síndrome antifosfolipídio catastrófica é um distúrbio raro e potencialmente fatal caracterizado pelo rápido início de trombose de múltiplos órgãos e/ou microangiopatias trombóticas.

Anormalidades anatômicas que impedem o fluxo sanguíneo adequado também predispõem pacientes à trombose em idade precoce. A atresia da veia cava inferior tem sido associada à trombose venosa profunda (**TVP**) aguda e crônica de extremidade inferior. A compressão da veia ilíaca esquerda pela artéria ilíaca direita (**síndrome de May-Thurner**)

Tabela 506.1	Fatores de risco para trombose.
GERAIS	
Cateter fixo, incluindo CCIP	
Infecção	
Traumatismo	
Cirurgia	
Câncer	
Imobilidade	
Doença cardíaca/valva protética	
Lúpus sistêmico	
Artrite reumatoide	
Doença inflamatória intestinal	
Policitemia/desidratação	
Síndrome nefrótica	
Diabetes	
Gravidez	
Obesidade	
Prematuridade	
Hemoglobinúria paroxística noturna	
Síndrome do anticorpo antifosfolipídio	
Púrpura trombocitopênica trombótica	
TROMBOFILIA HEREDITÁRIA	
Mutação do fator de Leiden V	
Mutação da protrombina	
Deficiência da antitrombina	
Deficiência da proteína C	
Deficiência da proteína S	
Homocistinúria	
Elevação do fator VIII	
Disfibrinogenemia	
ANATÔMICOS	
Obstrução da saída torácica (síndrome de Paget-Schroetter)	
Síndrome de compressão da veia ilíaca (síndrome de May-Thurner)	
Ausência de veia cava inferior	
MEDICAMENTOS	
Contraceptivos contendo estrogênios	
Asparaginase	
Heparina (trombocitopenia induzida por heparina)	
Corticosteroides	

CCIP, cateter venoso central de inserção periférica.

deveria ser considerada em pacientes que apresentam trombose iliofemoral esquerda espontânea e a obstrução da saída torácica (**síndrome de Paget-Schroetter**) está frequentemente presente na trombose venosa axilossubclávia associada ao esforço.

MANIFESTAÇÕES CLÍNICAS

Trombose venosa profunda em extremidade

Crianças com TVP aguda geralmente apresentam dor, edema e alteração da cor nas extremidades. O histórico de CVC atual ou recente nessa extremidade sugere o diagnóstico. Muitas vezes, os sintomas de trombose associados ao CVC são mais sutis e crônicos, incluindo oclusão recorrente do CVC, sepse ou veias colaterais proeminentes no peito, rosto e pescoço.

Embolia pulmonar

Os sintomas de embolia pulmonar (**EP**) incluem dispneia, dor torácica do tipo pleurítico, tosse, hemoptise, febre e, no caso de EP maciça, hipotensão e insuficiência cardíaca direita. Baseado em estudos de necropsia em centros pediátricos, a EP é geralmente não diagnosticada, porque as crianças são incapazes de descrever seus sintomas com precisão e o quadro respiratório pode ser mascarado por outras condições (ver Capítulo 436.1).

Trombose do seio venoso cerebral

Os sintomas podem ser sutis e podem se desenvolver ao longo de horas ou dias. Recém-nascidos com trombose do seio venoso cerebral geralmente apresentam convulsões, enquanto crianças mais velhas geralmente queixam-se de cefaleia, vômitos, convulsões e sinais focais. Eles podem também ter papiledema e paralisia do nervo abducente. Pacientes mais velhos podem ter concomitantemente sinusite ou mastoidite que contribuiu para a trombose.

Trombose venosa renal

Trombose da veia renal é o TEV espontâneo mais comum nos recém-nascidos. Crianças afetadas podem apresentar hematúria, massa abdominal e trombocitopenia. Filhos de mães diabéticas apresentam maior risco para trombose da veia renal, embora o motivo seja desconhecido. Aproximadamente 25% dos casos são bilaterais.

Trombose arterial periférica

Com a exceção de acidente vascular encefálico (AVE), a maioria dos ETs arteriais em crianças são secundários a cateteres; em neonatos são geralmente relacionados ao cateter umbilical arterial ou em pacientes com cardiopatias submetidos ao cateterismo cardíaco. Pacientes com trombose arterial apresentam o fluxo sanguíneo diminuído e extremidade pálida, azul, fria com pulsos diminuídos ou ausentes.

Acidente vascular encefálico

AVE isquêmico tipicamente leva à hemiparesia, à perda de consciência ou a convulsões. Essa condição pode ocorrer secundariamente a uma patologia que afete as artérias intracranianas (p. ex., anemia falciforme, vasculopatia, ou dissecção arterial traumática) ou pode resultar de um trombo venoso na circulação arterial (trombo placentário, crianças com cardiopatia congênita ou forame oval patente).

Trombose rapidamente progressiva (tempestade trombótica)

Progressão rápida ou trombose multifocal é uma complicação rara da SAF, da trombocitopenia induzida pela heparina com trombose ou da púrpura trombocitopênica trombótica durante o tratamento antitrombótico adequado. A disfunção multiorgânica se desenvolve na presença de oclusão de pequenos vasos e níveis elevados de D-dímeros. Recorrências e a **síndrome pós-trombótica (SPT)** podem acontecer. O tratamento inclui anticoagulação agressiva, geralmente com inibidores diretos da trombina ou fondaparinux seguido de tratamento prolongado com varfarina. Em casos raros, plasmaférese ou imunossupressão pode ser justificada.

DIAGNÓSTICO

Ultrassom com dopplerfluxometria é o estudo de imagem mais empregado para o diagnóstico de TEV da extremidade dos membros superiores ou, mais frequentemente, dos inferiores. A tomografia computadorizada (TC) espiral é usada mais frequentemente para o diagnóstico de EP (Figura 506.1). Outras opções de diagnóstico por

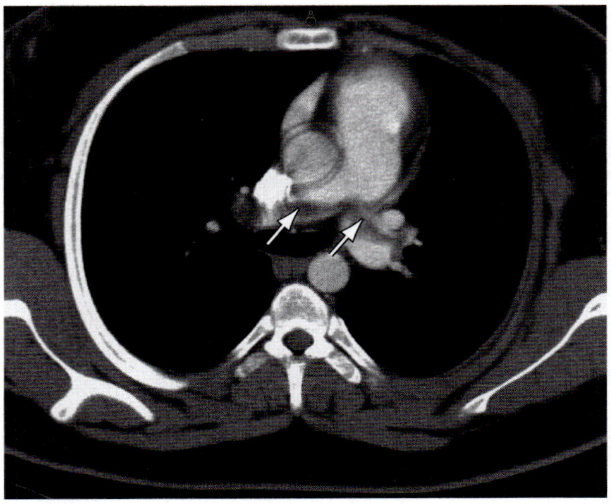

Figura 506.1 TC do tórax de um paciente do sexo masculino de 15 anos com grande embolia pulmonar. Há grandes lacunas de preenchimento em ambas as artérias pulmonares principais direita e esquerda.

imagem incluem TC e venografia por ressonância magnética (RM), que não são invasivas, embora a sensibilidade e a especificidade desses estudos sejam desconhecidas. Esses estudos são particularmente úteis para avaliar a trombose proximal ou abdominal. Para o diagnóstico da trombose de seio venoso cerebral e do AVE isquêmico agudo, o estudo de imagem mais sensível é a RM cerebral com venografia ou imagem de difusão.

EXAMES LABORATORIAIS

Todas as crianças com TEV devem realizar hemograma completo e tempo de protrombina (TP) basal e TTP para avaliar seu estado de coagulação. Em adultos com suspeita de TVP, o nível de D-dímero tem um alto valor preditivo negativo, mas o valor preditivo não é tão bem estabelecido para crianças. O D-dímero é um fragmento produto da degradação da fibrina pela plasmina que é medida da fibrinólise. Com base nos achados clínicos, outros exames laboratoriais, tais como a função renal e hepática, podem ser indicados. Exames para SAF incluem avaliação para o anticoagulante lúpico bem como anticardiolipina e anticorpos anti-β_2-glicoproteína, e deve ser considerado em pacientes com distúrbios inflamatórios ou aqueles que apresentam trombose e nenhum outro fator de risco óbvio.

Há discussão a respeito de quais pacientes devem fazer exames para fatores de risco hereditários. Exames para trombofilia raramente influenciam o tratamento agudo de uma criança com um evento trombótico. A identificação de trombofilia hereditária pode influenciar a duração do tratamento, principalmente para aqueles com trombofilia forte, e pode ajudar no aconselhamento dos pacientes sobre o risco de recorrência.

A avaliação e a interpretação de exames de coagulação em pacientes pediátricos pode ser complicada devido ao sistema hemostático em desenvolvimento e as diferenças em valores normais entre crianças e adultos (ver Capítulo 505).

TRATAMENTO

Opções terapêuticas para crianças com trombose incluem observação, anticoagulação, trombólise e cirurgia. Em recém-nascidos prematuros e crianças criticamente doentes com alto risco de sangramento, os possíveis benefícios devem ser pesados contra os riscos, a observação cuidadosa com a repetição da imagem pode ser uma opção. A maioria dos não neonatos com trombose sintomática é tratada com terapia anticoagulante. O objetivo da anticoagulação é reduzir o risco de embolia, deter a extensão de coágulos e evitar recorrência (ver Capítulo 506.1). A trombólise sistêmica ou endovascular pode ser indicada para trombose por órgãos ou membros. A cirurgia pode ser necessária na trombose que ameace a vida ou um membro ou quando há contraindicação à trombólise. O tratamento ideal para uma criança com AVE agudo isquêmico depende da provável etiologia e do tamanho do infarto. Crianças com anemia falciforme que desenvolvem AVE são cronicamente tratadas com transfusão de hemácias para reduzir o risco de reincidência.

COMPLICAÇÕES

Complicações de TEV incluem trombose recorrente (local ou distante) e desenvolvimento de SPT (síndrome pós-trombótica). Um vaso sanguíneo trombosado pode recanalizar parcial ou totalmente ou pode permanecer ocluído. Ao longo do tempo, uma oclusão venosa profunda pode provocar hipertensão venosa, fazendo com que o fluxo sanguíneo seja dirigido do sistema profundo às veias superficiais com potencial de causar dor, tumefação, edema, alteração da cor e ulceração. Esse quadro clínico é conhecido como *síndrome pós-trombótica* e pode ser cronicamente incapacitante. Diversos estudos prospectivos em adultos mostram que a SPT está presente em 17 a 50% dos pacientes com histórico de trombose. A probabilidade de desenvolver SPT é mais elevada nos primeiros 2 anos de vida, mas continua aumentando ao longo do tempo.

506.1 Tratamento Anticoagulante e Trombolítico

Leslie J. Raffini e J. Paul Scott

Opções iniciais para anticoagulação em crianças geralmente incluem heparina não fracionada (HNF) ou heparina de baixo peso molecular (HBPM), seguida por HBPM ou varfarina para pacientes ambulatoriais (Tabela 506.2). Vários anticoagulantes orais diretos (ACODs) aprovados para tratamento de ET em pacientes maiores de 18 anos estão atualmente em ensaios clínicos de fase III em crianças. Esses fármacos agem inibindo o fator Xa ou a trombina (Tabela 506.3). ACODs são recomendados para terapia anticoagulante aguda e a longo prazo para adultos com TEV.

A duração ideal da anticoagulação para crianças com ETs não está bem estabelecida. As diretrizes atuais recomendam que os neonatos recebam entre 6 semanas e 3 meses de tratamento para TEV, e que crianças mais velhas recebam entre 3 e 6 meses de tratamento. Pacientes com trombofilia hereditária grave, trombose recorrente e SAF podem necessitar de anticoagulação por tempo indeterminado.

HEPARINA NÃO FRACIONADA

Tanto a HNF quanto a HBPM agem catalisando a ação da antitrombina III (AT-III). A HNF consiste em cadeias polissacarídicas de grande peso molecular que interagem com a AT-III, catalisando a inibição do fator Xa e trombina, bem como outras serinoproteases.

Dose de heparina

Com base em dados de adultos, uma dose terapêutica de heparina atinge um prolongamento do TTP de 1,5 a 2,5 do limite superior normal. Uma dose de 75 a 100 unidades/kg em bólus resulta em TTP terapêutico na maior parte das crianças. Esse bólus deverá ser seguido por uma infusão contínua. A dose inicial é baseada na idade, sendo maior a demanda para crianças. É importante continuar monitorando de perto

Tabela 506.2 Comparação entre agentes antitrombóticos.

	APTr	HEPARINA NÃO FRACIONADA*	VARFARINA	HEPARINA BPM (ENOXAPARINA)
Indicação	Trombo recente ou que ameace a vida ou algum membro	Trombo agudo ou crônico, profilaxia	Trombose subaguda ou crônica, tromboprofilaxia para valvas cardíacas	Trombo agudo ou crônico, profilaxia
Administração	IV, infusão contínua	IV, infusão contínua	VO, 1 vez/dia	Injeção SC, 2 vezes/dia
Monitoramento	"Estado lítico": PDF ou dímero-D	TTP	RNI	Atividade anti-Xa
Outro	Elevado risco de sangramento	Dificuldade de titulação, requer ajustes de dose frequentes; maior dose necessária em recém-nascidos	Muito influenciada por medicamentos e dieta	Maiores estabilidade e facilidade de titulação, preocupação de osteopenia com uso a longo prazo

APTr, ativador do plasminogênio tecidual recombinante; BPM, baixo peso molecular; IV, intravenoso; PDF, produtos de degradação da fibrina; RNI, relação normalizada internacional; SC, subcutâneo; TTP, tempo de tromboplastina parcial; VO, via oral. *Maior dose é necessária em recém-nascidos.

o TTP. Em algumas situações, como em pacientes portadores do anticorpo anticoagulante lúpico, aqueles com fator VIII elevado, ou recém-nascidos, TTP pode não refletir com precisão o grau de anticoagulação, e a heparina pode ser monitorada utilizando um nível de heparina anti-Xa de 0,35 a 0,7 unidade/mℓ.

Complicações do uso da heparina

Manter o TTP dentro do intervalo terapêutico pode ser difícil em crianças pequenas por diversas razões. A biodisponibilidade da heparina é difícil de prever e pode ser influenciada por proteínas plasmáticas. Em muitos pacientes, há a necessidade de vários ajustes de dose que exigem monitoramento com punção venosa frequente. HNF também requer acesso IV contínuo, que pode ser difícil de manter em crianças pequenas.

O efeito adverso mais comum relacionado ao tratamento com heparina é a **hemorragia**. Isso está bem documentado na literatura médica em adultos, e há relatos de casos de hemorragia com risco à vida em crianças tratadas com heparina. A verdadeira frequência de hemorragias em pacientes pediátricos recebendo heparina ainda não é bem estabelecida e é citada como 1 a 24%. Se o efeito anticoagulante da heparina precisar ser revertido imediatamente, sulfato de protamina pode ser administrado para neutralizar a heparina.

Outros efeitos adversos incluem osteoporose e **trombocitopenia induzida por heparina (TIH)**. Embora rara em populações pediátricas, TIH é uma complicação pró-trombótica, de imunidade mediada, em que anticorpos se desenvolvem contra o complexo de heparina e fator 4 plaquetário. Esses anticorpos resultam na ativação das plaquetas, estimulação da coagulação, trombocitopenia e, em alguns casos, trombose com risco à vida. Se existir forte suspeita de TIH, a heparina deve ser interrompida imediatamente. Um anticoagulante parenteral alternativo, como argatrobana ou bivalirudina, pode ser utilizado nessa situação.

HEPARINA DE BAIXO PESO MOLECULAR

Em contraste com a HNF, a HBPM contém cadeias polissacarídicas de menor peso molecular. A interação das cadeias menores com AT-III resulta principalmente na inibição do fator Xa, com menor efeito sobre a trombina. Várias HBPMs disponíveis têm efeitos inibitórios variáveis sobre a trombina. Por essa razão, o TTP não é medida confiável do efeito anticoagulante da HBPM, e a atividade antifator Xa é usada em seu lugar. Devido à facilidade de dosagem e à necessidade de menos monitoramento, a *HBPM é o anticoagulante mais utilizado em pacientes pediátricos.* A formulação de HBPM que tem sido utilizada mais frequentemente em pacientes pediátricos é a enoxaparina.

Dose de enoxaparina

A dose inicial recomendada de enoxaparina para lactentes menores que 2 meses é de 1,5 mg/kg/dose por via subcutânea a cada 12 horas e, para pacientes maiores que 2 meses, 1 mg/kg a cada 12 horas, embora muitos centros utilizem doses ligeiramente superiores para crianças menores que 2 anos. Em geral, os níveis de pico são alcançados de 3 a 6 horas após a injeção. Um nível terapêutico anti-fator Xa, extraído 4 horas após a segunda ou terceira dose, deve ser de 0,5 a 1,0 UI/mℓ; a dose pode ser titulada para atingir esse valor. A meia-vida de eliminação da enoxaparina é 4 a 6 horas. A enoxaparina é eliminada pelos rins e deve ser utilizada com precaução em pacientes com insuficiência renal; de preferência, a substância deve ser evitada nesses pacientes.

Após um período inicial de anticoagulação com heparina ou HBPM, os pacientes podem continuar a receber HBPM ambulatorialmente durante todo o curso do tratamento, ou podem ser transicionados para um anticoagulante oral, como a varfarina.

VARFARINA

Varfarina é um anticoagulante oral que inibe competitivamente o metabolismo da vitamina K, exercendo sua ação por diminuir concentrações dos fatores de coagulação II, VII, IX e X, dependentes de vitamina K, bem como proteína C e proteína S. O tratamento deve ser iniciado enquanto o paciente estiver anticoagulado com heparina ou HBPM devido ao risco da necrose da pele induzida pela varfarina. Esse estado de hipercoagulabilidade transitória pode ocorrer, pois os níveis de proteína C caem mais rapidamente do que os fatores pró-coagulantes.

Dosagem

O tratamento com varfarina é geralmente iniciado com uma dose de ataque, com subsequentes ajustes de dose de acordo com um protocolo. Ao iniciar terapia com varfarina, a HNF ou a HBPM deve ser continuada até que a relação normalizada internacional (RNI) esteja terapêutica por 2 dias. Na maioria dos pacientes, isso leva de 5 a 7 dias. O TP é utilizado para monitorar o efeito anticoagulante da varfarina. Como os reagentes de tromboplastina utilizados em exames de TP apresentam sensibilidades muito variáveis, o TP varia conforme o laboratório, o que dificulta a comparação de resultados. Como resultado, a RNI foi desenvolvida como um mecanismo para padronizar a variação do reagente de tromboplastina. A faixa ideal de RNI depende do quadro clínico. Geralmente, a faixa entre 2,0 a 3,0 é o alvo para o tratamento de TEV. Pacientes de alto risco, como aqueles com valvas mecânicas no coração, SAF ou trombose recorrente, podem necessitar de uma faixa ideal mais elevada.

Polimorfismos em *CYP2C9* e *VKORC1* afetam a farmacocinética e a farmacodinâmica da varfarina. O teste farmacogenético pode identificar respondedores do tipo selvagem, bem como aqueles que são sensíveis (aumento do risco de sangramento) e altamente sensíveis. A genotipagem em adultos pode ajudar a selecionar a dose de varfarina, monitorar o sangramento ou escolher um ACOD em vez de varfarina para pacientes altamente sensíveis e com risco de hemorragia.

Complicações

Tal como acontece com outros anticoagulantes, a hemorragia é o efeito adverso mais comum. O risco de hemorragias graves em crianças recebendo varfarina para o tratamento de TEV foi relatado como 0,5% por ano. Crianças que apresentam RNI mais elevada estão em maior risco. Existe considerável variação da dose entre pacientes. Dieta, medicamentos e doenças podem influenciar o metabolismo da varfarina, sendo necessários frequentes ajustes de dose e exames laboratoriais. Muitos medicamentos podem afetar a farmacocinética da varfarina, alterando sua depuração ou taxa de absorção. Esses efeitos podem causar um impacto significativo sobre a RNI, e devem ser considerados ao monitorar um paciente recebendo varfarina.

As estratégias utilizadas para reverter o tratamento com varfarina dependem do quadro clínico e da presença ou não de sangramento. A vitamina K pode ser administrada para reverter o efeito da varfarina, mas sem efeito hemostático imediato. Se o paciente apresentar sangramento significativo, plasma fresco congelado (PFC, 15 mℓ/kg) deve ser administrado juntamente com a vitamina K. Um concentrado de complexo protrombínico de quatro fatores não ativado derivado de plasma é aprovado para uso em adultos usando antagonistas da vitamina K que apresentem sangramento importante.

Complicações não hemorrágicas são incomuns em crianças. Varfarina é um agente teratogênico, particularmente no primeiro trimestre. **Embriopatia por varfarina** é caracterizada por anomalias dos ossos e cartilagens, conhecidas como *condrodisplasia punctata*. Crianças afetadas podem apresentar hipoplasia nasal e calcificações excessivas das epífises e vértebras.

ANTICOAGULANTES ORAIS DIRETOS

Inibidores orais da trombina direta (dabigatrana) ou inibidores do fator Xa (apixabana, rivaroxabana, edoxabana) são agentes aprovados para a prevenção ou tratamento de trombose em pacientes maiores que 18 anos (ver Tabela 506.3). Doses fixas, administração oral, nenhuma interferência na dieta com vitamina K e nenhuma necessidade de monitorar testes laboratoriais, bem como resultados iniciais que sugerem não inferioridade à varfarina e menos episódios de sangramento, favoreceram o uso de ACODs. Medicamentos estão disponíveis para reverter os efeitos dos ACODs, se indicado. Há uma escassez de evidências de sua utilidade em crianças, embora existam vários ensaios clínicos em andamento.

Tabela 506.3 Comparação entre agentes antitrombóticos.

	DABIGATRANA	RIVAROXABANA	APIXABANA	EDOXABANA	BETRIXABANA
Alvo do fator	IIa	Xa	Xa	Xa	Xa
Meia-vida (h)	12 a 17	5 a 13	8 a 14	10 a 14	20 a 30
Remoção renal (%)	80	33	25	35 a 50	5 a 7
Metabolismo do fármaco	Glicoproteína P	Glicoproteína P e *CYP34A*	Glicoproteína P e *CYP34A*	Glicoproteína P	Glicoproteína P
Reversão do fármaco	Idarucizumabe	Andexanete alfa	Andexanete alfa	Andexanete alfa	Andexanete alfa

TRATAMENTO TROMBOLÍTICO

Embora a anticoagulação sozinha seja frequentemente eficaz no controle da trombose, uma resolução mais rápida do coágulo pode ser necessária ou desejável. Nessas situações, um agente trombolítico que pode ativar o sistema fibrinolítico é de benefício potencial. A atividade farmacológica dos agentes trombolíticos depende da conversão do plasminogênio endógeno em plasmina. A plasmina é capaz de degradar várias proteínas plasmáticas, incluindo a fibrina e o fibrinogênio. Devido ao elevado risco de sangramento, o tratamento trombolítico é reservado, geralmente, a tromboses que ameacem a vida ou algum membro.

O *ativador do plasminogênio tecidual* (APT) está disponível como um produto recombinante e tornou-se o principal agente utilizado para trombólise em crianças, embora estudos para a determinação da dose adequada ainda não tenham sido realizados.

Dose

Uma variedade extremamente ampla de doses de APT têm sido utilizadas no tratamento sistêmico, e não existe consenso sobre a dose ideal. As doses sistêmicas de APT de 0,1 a 0,6 mg/kg/h foram previamente recomendadas; no entanto, relatos recentes indicaram tratamento bem-sucedido e com menos complicações hemorrágicas usando infusões contínuas com doses muito baixas – 0,01 a 0,06 mg/kg/h.

Monitoramento

Não há nenhum exame laboratorial específico para documentar um "intervalo terapêutico" para o tratamento trombolítico. É importante manter o fibrinogênio mais elevado que 100 mg/dℓ e a contagem de plaquetas inferior a 75.000 × 10^9/ℓ durante o tratamento. Suplementação de plasminogênio utilizando PFC é frequentemente recomendada em recém-nascidos antes de iniciar a trombólise, devido aos seus baixos níveis basais.

As respostas clínica e radiológica à trombólise devem ser monitoradas de perto, e a duração do tratamento depende da resposta clínica. Procedimentos invasivos, incluindo cateterismo urinário, punção arterial e temperaturas retais devem ser evitados.

O papel adjuvante da HNF durante o tratamento trombolítico é controverso. Modelos animais demonstraram que o tratamento trombolítico pode induzir um estado pró-coagulante com a ativação do sistema de coagulação, geração de trombina e aumento ou até reoclusão da trombose. Para pacientes pediátricos avaliados como baixo risco para hemorragia, HNF adjuvante deve ser considerada com doses de 10 a 20 unidades/kg/h.

Complicações

A complicação mais grave da trombólise é o sangramento, que tem sido relatado em 0 a 40% dos pacientes. Contraindicações absolutas para trombólise incluem cirurgia de grande porte em até 7 dias, histórico significativo de hemorragia (intracraniana, pulmonar ou gastrintestinal), asfixia perinatal com dano cerebral, hipertensão não controlada e trombocitopenia grave. No caso de uma hemorragia grave, trombólise deve ser interrompida e crioprecipitado administrado para substituir fibrinogênio.

TROMBOPROFILAXIA

Não há estudos formais de prevenção de TEV em crianças. Adolescentes hospitalizados com múltiplos fatores de risco para trombose, imobilizados por período prolongado, podem se beneficiar de um tratamento profilático com enoxaparina 0,5 mg/kg a cada 12 horas (máximo 30 mg).

TRATAMENTOS ANTIPLAQUETÁRIOS

A inibição da função plaquetária utilizando agentes como o ácido acetilsalicílico (AAS) parece ter maior efeito protetor contra ETs arteriais que TEVs. O **AAS** exerce o seu efeito antiplaquetário por inibir irreversivelmente a ciclo-oxigenase, impedindo a produção de tromboxano A_2 pelas plaquetas. O AAS é utilizado rotineiramente em crianças com doença de Kawasaki e pode também ser útil em crianças com AVE, com dispositivos ventriculares e com defeitos cardíacos com ventrículo único. A dose de AAS recomendada para efeito antiplaquetário em crianças é de 1 a 5 mg/kg/dia.

A bibliografia está disponível no GEN-io.

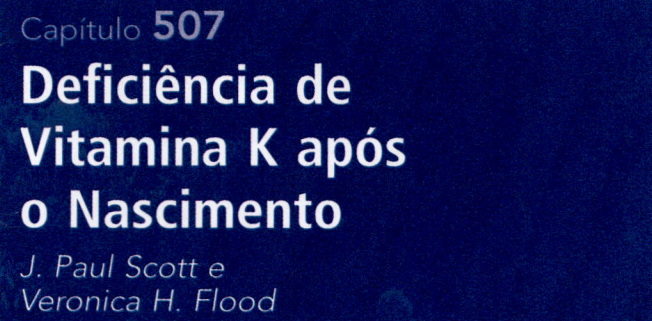

Capítulo 507

Deficiência de Vitamina K após o Nascimento

J. Paul Scott e Veronica H. Flood

Embora distúrbios hemorrágicos "tardios" tenham sido relatados em lactentes, as causas de deficiência de vitamina K que ocorrem após o período neonatal são geralmente secundárias a falta de ingestão de vitamina K por via oral (VO), alterações na flora intestinal devido ao uso prolongado de antibióticos de amplo espectro, doenças hepáticas ou absorção inadequada de vitamina K. A má absorção de gorduras pode acompanhar a fibrose cística ou atresia de vias biliares e resultar em deficiência de vitaminas lipossolúveis na dieta e síntese reduzida de fatores de coagulação dependentes de vitamina K (fatores II, VII, IX, X e proteínas C e S). A administração profilática de vitamina K hidrossolúvel VO (2 a 5 mg/24 h para crianças e 5 a 10 mg/24 h para adultos e adolescentes) é indicada nesses pacientes, ou pode ser administrada por via intravenosa na dose de 1 a 2 mg. Em pacientes com cirrose avançada, a síntese de muitos fatores de coagulação pode ser reduzida devido aos danos hepatocelulares. Nesses pacientes, o uso de vitamina K pode ser ineficaz. As propriedades anticoagulantes da varfarina interferem na ação da vitamina K, contribuindo com a redução concomitante dos fatores II, VII, IX e X. O **veneno contra rato** (supervarfarina) produz uma deficiência semelhante; a vitamina K é um antídoto específico.

A bibliografia está disponível no GEN-io.

Capítulo 508

Doença Hepática

J. Paul Scott e
Veronica H. Flood

Como todos os fatores de coagulação, com *exceção* do fator VIII, são produzidos exclusivamente no fígado, alterações da coagulação são muito comuns em pacientes com doença hepática grave. Apenas 15% desses pacientes apresentam quadros hemorrágicos significativos, possivelmente devido à concomitante redução de proteínas anticoagulantes. A gravidade do distúrbio da coagulação parece ser diretamente proporcional à extensão do dano hepatocelular. O mecanismo fisiopatológico mais comum é a diminuição da síntese de fatores de coagulação. Pacientes com doença hepática grave apresentam, caracteristicamente, níveis normais a elevados (e não reduzidos) de atividade de fator VIII no plasma. Em alguns casos, a doença hepática pode ser complicada por uma **coagulação intravascular disseminada** (CIVD; ver Capítulo 510) ou uma **hiperfibrinólise**, o que dificulta a diferenciação laboratorial entre doença hepática grave e CIVD.

O tratamento da coagulopatia secundária à doença hepática deve ser indicado somente para pacientes com sangramento ativo. Como os pacientes com hepatopatia aguda ou crônica geralmente apresentam uma redução nos níveis de fatores dependentes de vitamina K, pode ser indicado empiricamente o tratamento de suplementação com a vitamina. A vitamina K pode ser administrada por via oral, via subcutânea ou via intravenosa (mas não via intramuscular) nas doses de 1 mg/24 horas para lactentes, 2 a 5 mg/24 horas para as crianças e 5 a 10 mg/24 horas para adultos e adolescentes. A falha terapêutica com o uso de vitamina K para corrigir uma coagulopatia pode indicar níveis reduzidos de fatores não dependentes de vitamina K e/ou produção insuficiente de substratos proteicos da vitamina K. O tratamento de hemorragias consiste na reposição de fatores utilizando **plasma fresco congelado** (FFC) ou **crioprecipitados**. O FFP (10 a 15 mℓ/kg) contém todos os fatores de coagulação, mas a reposição de fibrinogênio na hipofibrinogenemia grave pode necessitar de transfusão de crioprecipitados, na dose de 1 unidade/5 a 10 kg de peso corporal. Na doença hepática grave, muitas vezes é difícil obter a correção dos resultados normais nos estudos de coagulação, mesmo utilizando um tratamento adequado com FFP e crioprecipitados. Alguns pacientes com hemorragia decorrente de hepatopatia responderam ao tratamento com desmopressina, enquanto outros obtiveram resposta com o uso do fator VIIa recombinante.

Frequentemente, a hepatopatia grave está associada a um aumento moderado do tempo de sangramento, que não pode ser corrigido por vitamina K ou com reposição de plasma. A **desmopressina** (0,3 μg/kg por via intravenosa) é eficaz na redução do tempo de sangramento e é utilizada para aumentar a hemostasia antes de uma biopsia hepática. Em estudos clínicos em adultos, o uso de fator VIIa recombinante não mostrou ser eficaz para o tratamento de hemorragias causadas por uma doença hepática grave.

A bibliografia está disponível no GEN-io.

Capítulo 509

Inibidores da Coagulação Adquiridos

J. Paul Scott e Veronica H. Flood

Os anticoagulantes (**inibidores**) circulantes adquiridos são anticorpos que reagem diretamente ou de forma cruzada com os fatores de coagulação ou com os componentes utilizados nos testes de triagem de coagulação (fosfolipídios), prolongando, assim, os testes de triagem, tais como o tempo de protrombina (TP) e o tempo de tromboplastina parcial (TTP). Alguns desses anticoagulantes são autoanticorpos que reagem com fosfolipídios e, assim, interferem na coagulação *in vitro, mas não in vivo*. A forma mais comum desses **anticorpos antifosfolipídios** tem sido referida como *anticoagulante lúpico* (ver Capítulo 506.1). Esse anticoagulante é encontrado em pacientes com lúpus eritematoso sistêmico (LES; ver Capítulo 183), naqueles com outras doenças vasculares do colágeno e em associação com o HIV. De outra forma, em crianças saudáveis, inibidores espontâneos do tipo lúpus se desenvolveram transitoriamente após infecção viral acidental. Esses inibidores transitórios normalmente não estão associados a quaisquer hemorragias ou tromboses.

Embora o anticoagulante lúpico clássico esteja mais frequentemente associado à predisposição à trombose do que os sintomas hemorrágicos, sintomas como sangramento em pacientes que têm o anticoagulante lúpico podem ser causados por **trombocitopenia**, que pode ser manifestação da síndrome antifosfolipídica ou do próprio lúpus ou, raramente, pela coexistência de um autoanticorpo específico contra a protrombina (fator II). Esse anticorpo antiprotrombina não inativa a protrombina, mas causa aceleração da depuração da proteína, resultando em baixos níveis de protrombina.

Raramente, anticorpos podem surgir espontaneamente contra um fator de coagulação específico, tais como o **fator VIII** ou *fator de von Willebrand*, semelhante àqueles observados mais frequentemente em pacientes idosos. Esses pacientes tendem a apresentar hemorragias excessivas e podem necessitar de um tratamento específico. Em pacientes que apresentam deficiência hereditária de um fator de coagulação (fator VIII ou fator IX), os anticorpos podem se desenvolver após a exposição a transfusões de concentrados de fatores. Esses anticorpos inibidores hemofílicos são discutidos no Capítulo 503.1.

ACHADOS LABORATORIAIS

Os inibidores contra os fatores específicos da coagulação geralmente afetam os fatores VIII, IX e XI ou, raramente, a protrombina. Dependendo do alvo do anticorpo, o TP e/ou o TTP podem estar prolongados. O mecanismo pelo qual atuam os anticorpos inibidores determina se a mistura do plasma do paciente com o plasma normal irá normalizar (corrigir) o tempo de coagulação. O plasma do paciente contendo anticorpos direcionados contra o sítio ativo do fator de coagulação (fator VIII ou fator IX) não será corrigido mediante mistura de 1:1 com plasma normal, enquanto anticorpos que aumentam a depuração do fator (protrombina) corrigirão a mistura de 1:1. Ensaios específicos são usados para determinar qual fator está envolvido.

TRATAMENTO

A conduta em pacientes com hemorragia que apresentem inibidores contra o fator VIII ou IX é a mesma para pacientes com **hemofilia** que apresentem aloanticorpos contra o fator VIII ou fator IX. Infusões de fator VIIa recombinante ou de concentrado de complexo protrombínico ativado podem ser necessárias para controlar um sangramento significativo. Ocasionalmente, a dosagem elevada de fator de coagulação VIII ou IX pode ser efetiva. Agentes imunossupressores foram utilizados de maneira "*off-label*" para tratar a presença ou reduzir os títulos do inibidor. A hemorragia aguda causada por anticorpo antiprotrombínico pode, muitas vezes, ser tratada com transfusão de plasma e obter benefícios durante um tempo curto de terapia com corticosteroides.

Inibidores espontâneos assintomáticos que surgem após uma infecção viral tendem a desaparecer dentro de algumas semanas ou meses. Inibidores observados em uma doença subjacente, como LES, muitas vezes desaparecem quando a doença primária é efetivamente tratada.

A bibliografia está disponível no GEN-io.

Capítulo 510

Coagulação Intravascular Disseminada

J. Paul Scott e Leslie J. Raffini

A **microangiopatia trombótica** se refere a um grupo heterogêneo de doenças, como a coagulação intravascular disseminada (CIVD), patologia que consiste no consumo anormal de fatores de coagulação, plaquetas e proteínas anticoagulantes. Uma das consequências desse processo é a deposição intravascular disseminada de fibrina, que leva a isquemia e necrose de tecidos, hemorragia generalizada e anemia hemolítica microangiopática.

ETIOLOGIA

Qualquer doença sistêmica grave que provoque risco à vida e que esteja associada a hipoxia, acidose, necrose de tecidos, choque ou danos endoteliais podem desencadear uma CIVD (Tabela 510.1). A melhor compreensão da fisiopatologia da hemostasia tem levado à constatação da estreita interação da cascata de coagulação com o sistema imune inato e a resposta inflamatória, que provavelmente contribuem para a desregulação generalizada presente na CIVD. A ativação e a liberação de citocinas e quimiocinas alteram a função endotelial para uma condição mais pró-trombótica, aumentando a formação de trombos microvasculares e, consequentemente, o consumo de proteínas pró e anticoagulantes. A ativação excessiva da coagulação leva ao consumo tanto de fatores anticoagulantes fisiológicos (proteína C, proteína S e AT III) quanto de fatores pró-coagulantes, resultando na deficiência de fator V, fator VIII, protrombina, fibrinogênio e plaquetas. Tipicamente, o resultado clínico dessa sequência de eventos é a **hemorragia**. A desregulação hemostática também pode levar a tromboses na pele, nos rins e em outros órgãos.

MANIFESTAÇÕES CLÍNICAS

A CIVD acompanha um processo de doença sistêmica grave, geralmente com **choque**. Os primeiros focos hemorrágicos costumam ocorrer em regiões de punção venosa ou incisão cirúrgica. A pele pode apresentar petéquias e equimoses. Necroses teciduais podem ocorrer em múltiplos órgãos, e são principalmente vistas em extensas áreas de pele, tecido subcutâneo ou rins. A anemia causada pela hemólise pode se desenvolver rapidamente devido à anemia hemolítica aguda microangiopática.

Tabela 510.1	Causas da coagulação intravascular disseminada.
INFECÇÕES	
Meningococemia (púrpura fulminante)	
Sepse bacteriana (estafilocócica, estreptocócica, por *Escherichia coli, Salmonella*)	
Rickettsia (febre maculosa)	
Vírus (citomegalovírus, herpes simples, febres hemorrágicas)	
Malária	
Fungos	
LESÃO TECIDUAL	
Traumatismo do sistema nervoso central grave (ferimento maciço na cabeça)	
Fraturas múltiplas com êmbolos de gordura	
Lesões por esmagamento	
Asfixia ou choque profundos	
Hipotermia ou hipertermia	
Queimaduras maciças	
CÂNCER	
Leucemia promielocítica aguda	
Leucemia monoblástica aguda	
Cânceres disseminados (neuroblastoma)	
VENENOS OU TOXINAS	
Picadas de cobra	
Picadas de inseto	
DISTÚRBIOS MICROANGIOPÁTICOS	
Púrpura trombocitopênica trombótica grave e síndrome hemolítico-urêmica	
Hemangioma gigante (síndrome de Kasabach-Merritt)	
DISTÚRBIOS GASTRINTESTINAIS	
Hepatite fulminante	
Isquemia intestinal	
Pancreatite	
DISTÚRBIOS TROMBÓTICOS HEREDITÁRIOS	
Homozigose/composto heterozigoto da proteína C, proteína S ou deficiência antitrombina III	
RECÉM-NASCIDO	
Toxemia materna	
Sepse bacteriana ou viral (estreptococos do grupo B, herpes simples)	
Descolamento da placenta	
Síndrome da angústia respiratória grave	
Enterocolite necrosante	
Eritroblastose fetal	
Morte fetal de um gemelar	
DIVERSAS	
Rejeição de enxerto aguda grave	
Reação transfusional hemolítica aguda	
Doença vascular grave do colágeno	
Doença de Kawasaki	
Trombose induzida por heparina	
Infusão de concentrados de complexo protrombínico ativado	
Hiperpirexia/encefalopatia, síndrome do choque hemorrágico	

Adaptada de Montgomery RR, Scott IP: Hemostasis: diseases of the fluid phase. In Nathan DG, Oski FA, editors: *Hematology of infancy and childhood*, vol 2, ed 4, Philadelphia, 1993, Saunders.

ACHADOS LABORATORIAIS

A sequência dos eventos não é bem definida. As plaquetas e alguns fatores de coagulação (fatores II, V, VIII e fibrinogênio) podem ser consumidos pelo processo de coagulação intravascular em andamento, resultando no prolongamento dos tempos de protrombina (PT), tromboplastina parcial (PTT) e trombina (TT). As contagens de plaquetas podem se apresentar extremamente reduzidas. Os esfregaços sanguíneos podem demonstrar eritrócitos fragmentados, crenados e em forma de capacete (esquizócitos). Além disso, devido à ativação do mecanismo fibrinolítico, *produtos de degradação do fibrinogênio* (D-dímeros) aparecem no sangue. Os D-dímeros são formados pela fibrinólise das redes de fibrina. O teste para a presença de D-dímeros é tão sensível quanto o teste para os produtos de degradação do fibrinogênio e mais específico para a ativação da coagulação e da fibrinólise.

TRATAMENTO

As duas primeiras etapas do tratamento da CIVD são as mais críticas: *tratamento da patologia* de base que desencadeou a CIVD e *recuperação da homeostase normal* pela correção do choque, acidose e hipoxemia que geralmente complicam a CIVD. Se a doença de base for controlada e o paciente for estabilizado, a hemorragia cessa rapidamente e os exames laboratoriais anormais melhorarão. Hemocomponentes são utilizados como terapia de suporte em pacientes com hemorragia e podem consistir em transfusões de plaquetas (para trombocitopenias), de crioprecipitados (para hipofibrinogenemias) e/ou de plasma fresco congelado (para a reposição de outros fatores de coagulação e inibidores naturais).

O uso de **heparina** na CIVD é limitado a pacientes que apresentem tromboses vasculares associadas à CIVD ou que necessitem de profilaxia por causa do risco elevado para tromboembolismo venoso. Esses indivíduos devem ser tratados como descrito no Capítulo 506.1, com grande atenção à manutenção da contagem adequada de plaquetas para limitar complicações hemorrágicas.

O **prognóstico** dos pacientes com CIVD depende principalmente do desfecho do tratamento da patologia de base e da prevenção de lesões em órgãos-alvo.

A bibliografia está disponível no GEN-io.

Capítulo 511
Distúrbios de Plaquetas e Vasos Sanguíneos

J. Paul Scott e Veronica H. Flood

MEGACARIOPOESE

As plaquetas são fragmentos celulares não nucleados produzidos por células poliploides grandes na medula óssea e em outros tecidos. Quando o megacariócito se aproxima da maturidade, ocorre a fragmentação do citoplasma e liberação de um grande número de plaquetas. O tempo de vida das plaquetas circulantes é de 10 a 14 dias. A **trombopoetina** (TPO) é o principal fator de crescimento que controla a produção de plaquetas (Figura 511.1). Os níveis de TPO parecem estar inversamente correlacionados com o número de plaquetas e a massa de megacariócitos. Os níveis de TPO são mais elevados nos estados trombocitopênicos associados à diminuição da megacariopoese na medula óssea e podem ser variáveis em estados de maior produção de plaquetas.

As plaquetas desempenham várias funções relacionadas à hemostasia. A superfície das plaquetas apresenta alguns receptores importantes para proteínas adesivas como o **fator de von Willebrand** (FvW) e o fibrinogênio, bem como receptores para agonistas que acionam a agregação plaquetária, como a trombina, o colágeno e a adenosina difosfato (ADP). Quando a parede de um vaso sanguíneo é lesionada, a matriz extracelular contendo proteínas adesivas e pró-coagulantes é exposta. O colágeno do subendotélio se liga ao FvW, o qual sofre uma alteração estrutural e induz a ligação do complexo da glicoproteína Ib (GPIb) plaquetária, que atua como receptor do FvW. Esse processo é chamado de *adesão plaquetária*. As plaquetas, em seguida, são submetidas à ativação. Durante o processo de ativação, as plaquetas geram tromboxano A_2 a partir do ácido araquidônico por meio da ação da enzima ciclo-oxigenase. Após a ativação, as plaquetas liberam agonistas como ADP, trifosfato de adenosina (ATP), íons cálcio (Ca^{2+}), serotonina e fatores de coagulação para o meio circundante. A ligação do FvW ao complexo GPIb desencadeia uma complexa cascata de sinalização que resulta na ativação do receptor de fibrinogênio, que é a principal integrina plaquetária, a glicoproteína αIIb-β_3 (GPIIb-IIIa). O fibrinogênio circulante se liga ao receptor localizado sobre as plaquetas ativadas e liga as plaquetas em um processo chamado de *agregação*. Essa série de eventos forma um tampão hemostático no local da lesão vascular. A serotonina e a histamina liberadas durante a ativação aumentam a vasoconstrição local. Além de atuarem em conjunto com a parede do vaso e promoverem a formação do tampão plaquetário, a plaquetas fornecem uma superfície catalítica para a montagem dos fatores de coagulação e, eventualmente, produzem trombina por intermédio de uma série sequencial de clivagens enzimáticas. Por fim, as proteínas contráteis e o citoesqueleto das plaquetas medeiam a retração do coágulo.

TROMBOCITOPENIA

A contagem de plaquetas normal é de 150 a 450 × $10^9/\ell$. A *trombocitopenia* se refere à redução na contagem de plaquetas para menos de 150 × $10^9/\ell$, embora um sangramento clinicamente significativo não seja visto até que a contagem caia para abaixo de 50 × $10^9/\ell$. Os fatores que levam à trombocitopenia podem ser: diminuição da produção congênita ou adquirida de plaquetas, sequestro de plaquetas pelo baço aumentado ou outro órgão e aumento da destruição imune ou não imune de plaquetas que são produzidas normalmente (Tabelas 511.1 e 511.2 e Figura 511.2) (ver Capítulo 502).

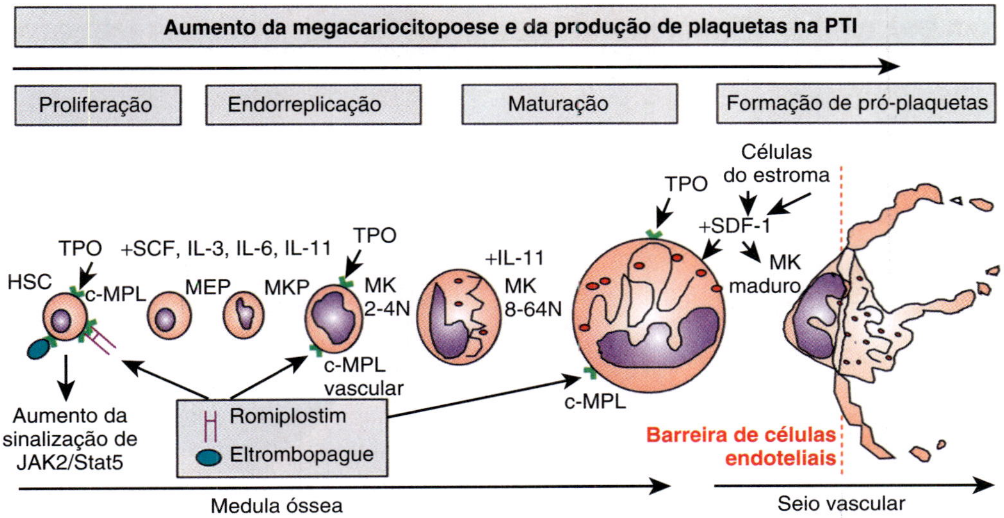

Figura 511.1 Esquema de megacariocitopoese e produção de plaquetas na púrpura trombocitopênica idiopática (PTI). As células-tronco hematopoéticas (HSC) são mobilizadas, e os megacariócitos (MK) e os progenitores eritroides (MEP) se acumulam junto aos progenitores MK-comprometidos (MKP) que dão origem a MKs maduros sob o controle de trombopoetina (TPO), que trabalha em conjunto com quimiocinas, citocinas e fatores de crescimento, incluindo o fator de células-tronco (SCF) e as interleucinas (IL)-3, IL-6 e IL-11. A endorreplicação provoca alterações na ploidia de MKs e o aumento do número de cromossomos (até 64N). Os MKs maduros migram para a barreira de células endoteliais que delimita o seio vascular e, sob a influência do fator derivado do estroma 1 (SDF-1), dão origem a pró-plaquetas, que entram na circulação e produzem grandes quantidades de plaquetas segundo os determinantes hemodinâmicos. O romiplostim e o eltrombopague administrados terapeuticamente entram na medula óssea e juntam-se à TPO para estimular megacariocitopoese e a produção de plaquetas. (*De Nurden AT, Viallard JF, Nurden P: New-generation drugs that stimulate platelet production in chronic immune thrombocytopenic purpura,* Lancet *373:1563, 2009.*)

Tabela 511.1 Diagnóstico diferencial de trombocitopenia em crianças e adolescentes.

TROMBOCITOPENIAS POR DESTRUIÇÃO PLAQUETÁRIA

Síndromes de consumo primário de plaquetas

Trombocitopenias imunes

- PTI aguda e crônica
- Doenças autoimunes com manifestação de PTI crônica
  - Trombocitopenia cíclica
  - Síndrome linfoproliferativa autoimune e suas variantes
  - Lúpus eritematoso sistêmico
  - Síndrome de Evans
  - Síndrome do anticorpo antifosfolipídios
  - Trombocitopenia imune associada à neoplasia
- Trombocitopenia associada ao HIV
- Trombocitopenia imune neonatal
  - Aloimune
  - Autoimune (p. ex., PTI materna)
- Trombocitopenia imune induzida por medicamentos (incluindo trombocitopenia induzida por heparina)
- Púrpura pós-transfusional
- Alergia e anafilaxia
- Trombocitopenia pós-transplante

Trombocitopenias não imunes

- Trombocitopenia por infecção
  - Bacteriemia ou fungemia
  - Infecção viral
  - Por protozoários
- Distúrbios microangiopáticos trombóticos
  - Síndrome hemolítico-urêmica
  - Eclâmpsia, síndrome HELLP
  - Púrpura trombocitopênica trombótica
  - Microangiopatia associada ao transplante de medula óssea
  - Induzidos por medicamentos (quinina etc.)

Trombocitopenias não imunes (continuação)

- Contato de plaquetas com materiais estranhos
- Doença cardíaca congênita
- Induzida por medicamentos por meio de efeitos diretos nas plaquetas (ristocetina, protamina)
- DvW tipo 2B ou DvW tipo plaquetário

Síndromes de consumo combinado de plaquetas e fibrinogênio

- Coagulação intravascular disseminada
- Síndrome de Kasabach-Merritt
- Linfo-histiocitose hemofagocítica (herdada ou adquirida)

COMPROMETIMENTO DA PRODUÇÃO PLAQUETÁRIA

- Distúrbios hereditários
- Distúrbios adquiridos
  - Anemia aplásica
  - Síndrome mielodisplásica
  - Processos infiltrativos na medula – neoplasias
  - Osteoporose
  - Estados de deficiência nutricional (ferro, folato, vitamina B_{12}, anorexia nervosa)
  - Trombocitopenia induzida por medicamentos ou radiação
  - Hipoxia neonatal ou insuficiência placentária

SEQUESTRO

- Hiperesplenismo
- Hipotermia
- Queimaduras

DvW, doença de von Willebrand; HELLP, hemólise, aumento de enzimas hepáticas e redução de plaquetas; HIV, vírus da imunodeficiência humana; PTI, púrpura trombocitopênica imune. De Wilson DB: Acquired platelet defects. In Orkin SH, Nathan DG, Ginsburg D *et al.*, editors: *Nathan and Oski's hematology of infancy and childhood*, ed 7, Philadelphia, 2015, Saunders Elsevier (Box 34.1, p. 1077).

Tabela 511.2 Classificação de trombocitopenias fetais e neonatais.*

	CONDIÇÃO		CONDIÇÃO
Fetais	**Trombocitopenia aloimune** **Infecções congênitas** (p. ex., CMV, *Toxoplasma*, rubéola, HIV) **Aneuploidias** (p. ex., trissomia do 18, 13 ou 21 ou triploidia, síndrome de Turner) **Doenças autoimunes** (p. ex., PTI, LES) Doença hemolítica Rh grave Congênita/herdada (p. ex., síndrome de Wiskott-Aldrich, Noonan, Cornelia de Lange e de Jacobsen)		Infecções congênitas (p. ex., CMV, *Toxoplasma*, rubéola, HIV) Trombose (p. ex., aorta, veia renal) Substituição da medula óssea (p. ex., leucemia congênita) Síndrome de Kasabach-Merritt Distúrbios metabólicos (p. ex., acidemia propiônica e metilmalônica) Congênita/herdada (p. ex., TAR, TAMC)
Neonatais precoces (< 72 h)	**Insuficiência placentária** (p. ex., PET, CIUR, diabetes) **Asfixia perinatal** **Infecções perinatais** (p. ex., por *Escherichia coli*, GBS, herpes simples) **CIVD** **Trombocitopenia aloimune** **Doenças autoimunes** (p. ex., PTI, LES)	Neonatais tardias (> 72 h)	**Sepse tardia** NEC Infecções congênitas (p. ex., CMV, *Toxoplasma*, rubéola, HIV) Autoimune Síndrome de Kasabach-Merritt Distúrbios metabólicos (p. ex., acidemia propiônica e metilmalônica) Congênita/herdada (p. ex., TAR, TAMC)

*As condições mais comuns são mostradas em **negrito**. CIUR, crescimento intrauterino restrito; CIVD, coagulação intravascular disseminada; CMV, citomegalovírus; GBS, *Streptococcus* do grupo B; HIV, vírus da imunodeficiência humana; LES, lúpus eritematoso sistêmico; NEC, enterocolite necrosante; PET, pré-eclâmpsia; PTI, púrpura trombocitopênica idiopática; TAMC, trombocitopenia amegacariocítica congênita; TAR, trombocitopenia e ausência de rádio. De Roberts I, Murray NA: Neonatal thrombocytopenia: causes and management, *Arch Dis Child Fetal Neonatal* Ed 88:F359-F364, 2003.

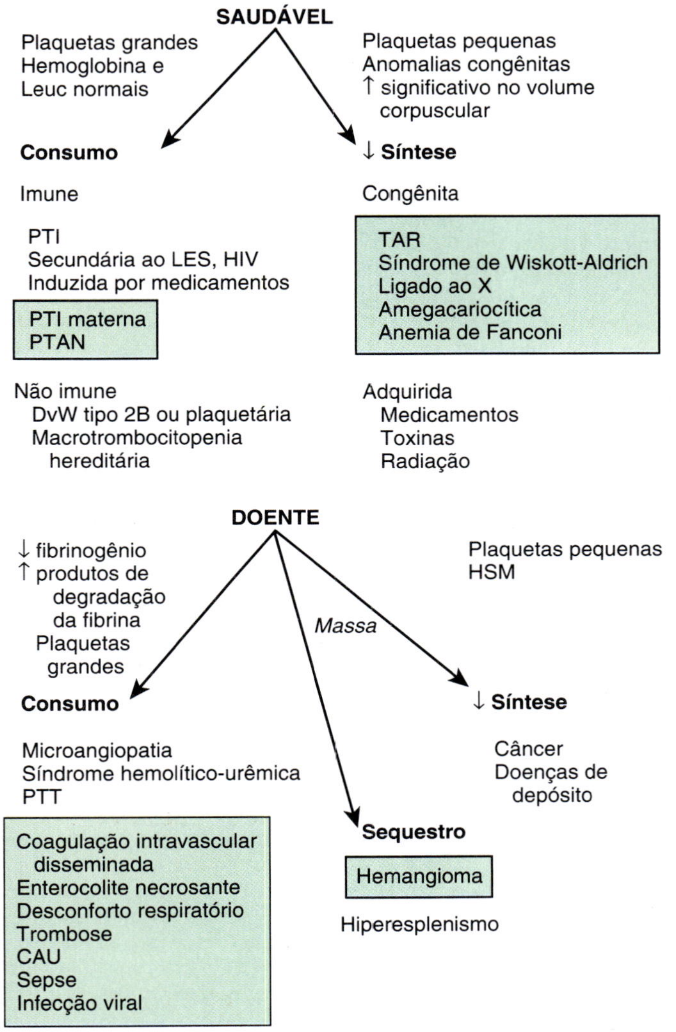

Figura 511.2 Diagnóstico diferencial de síndromes trombocitopênicas da infância. As síndromes inicialmente estão separadas pelo aspecto clínico apresentado. Os indícios que levam ao diagnóstico estão apresentados em *itálico*. Os mecanismos e doenças comuns que levam a esses achados são mostrados na *parte inferior* da figura. Os distúrbios que afetam com grande frequência os recém-nascidos estão listados nas *caixas sombreadas*. CAU, cateter da artéria umbilical; DvW, doença de von Willebrand; HSM, hepatoesplenomegalia; LES, lúpus eritematoso sistêmico; Leuc, leucócitos; PTAN, púrpura trombocitopênica aloimune neonatal; PTI, púrpura trombocitopênica imune idiopática; PTT, púrpura trombocitopênica trombótica; TAR, trombocitopenia e ausência de rádio. (*De Scott JP: Bleeding and thrombosis. In Kliegman RM, editor:* Practical strategies in pediatric diagnosis and therapy, *Philadelphia, 1996, Saunders, p. 849; e Kliegman RM, Marcdante KJ, Jenson HB et al., editors:* Nelson essentials of pediatrics, *ed 5, Philadelphia, 2006, Elsevier/Saunders, p 716.*)

511.1 Púrpura Trombocitopênica Idiopática (Autoimune)

J. Paul Scott e Veronica H. Flood

A causa mais comum de início agudo de trombocitopenia em uma criança saudável é a púrpura trombocitopênica idiopática (autoimune) (PTI).

EPIDEMIOLOGIA

Um pequeno número de crianças, cerca de 1 em cada 20.000, desenvolve, no período de 1 a 4 semanas após exposição a uma infecção viral comum, um autoanticorpo dirigido contra a superfície plaquetária que provoca o início súbito de trombocitopenia. Uma história de infecção viral recente é descrita em 50 a 65% dos casos de PTI infantil. O pico de faixa etária é entre 1 e 4 anos, embora a faixa etária da doença se estenda do início da infância à idade avançada. Na infância, meninos e meninas são igualmente acometidos. A incidência de PTI parece ser maior no fim do inverno e na primavera, isto é, após o pico sazonal de doenças respiratórias virais.

PATOGÊNESE

Na maioria dos casos de PTI aguda na infância, o alvo antigênico exato de grande parte dos anticorpos ainda não foi determinado, embora na PTI crônica, muitos pacientes apresentem anticorpos contra αIIb-β_3 e GPIb. Após a ligação de anticorpos à superfície das plaquetas, essas são reconhecidas por receptores Fc de macrófagos do baço, sendo fagocitadas e destruídas. Uma associação com a PTI foi descrita para a maioria dos vírus comuns, incluindo o vírus Epstein-Barr (EBV; ver Capítulo 281) e o HIV (ver Capítulo 302). Normalmente, a PTI relacionada ao EBV é de curta duração e segue o curso da mononucleose infecciosa. A PTI associada ao HIV é geralmente crônica. A PTI parece surgir em algumas crianças infectadas com *Helicobacter pylori* ou, raramente, após a vacinação.

MANIFESTAÇÕES CLÍNICAS

Na apresentação clássica de PTI, crianças de 1 a 4 anos previamente saudáveis apresentam início súbito de petéquias generalizadas e púrpura. Os pais geralmente afirmam que a criança estava bem no dia anterior, mas agora está coberta de equimoses e petéquias. Pode haver sangramento gengival e das mucosas, especialmente mediante *trombocitopenia grave* (contagem de plaquetas $< 10 \times 10^9/\ell$). Há uma história prévia de infecção viral 1 a 4 semanas antes do início da trombocitopenia. Exceto pela observação de petéquias e púrpura, os achados ao exame físico são normais. A presença de *esplenomegalia, linfadenopatia, dor nos ossos e palidez é rara.* Um sistema de classificação simples do Reino Unido foi proposto para caracterizar a gravidade da hemorragia na PTI baseado em sinais e sintomas em vez da contagem de plaquetas, como se segue:

1. Ausência de sintomas
2. Sintomas leves: hematomas e petéquias, epistaxe secundária ocasional, muito pouca interferência na rotina
3. Sintomas moderados: lesões na pele e mucosas mais graves, epistaxe mais problemática e menorragia
4. Sintomas graves: episódios hemorrágicos (menorragia, epistaxe, melena) necessitando de transfusão ou hospitalização, sintomas que comprometem seriamente a qualidade de vida

A presença de achados anormais como hepatoesplenomegalia, dores ósseas ou articulares, linfadenopatia notável, outras citopenias ou anomalias congênitas sugere outros diagnósticos (leucemia, síndromes). Quando o início é insidioso, especialmente em adolescentes, a ocorrência de PTI crônica ou a possibilidade de uma doença sistêmica como o **lúpus eritematoso sistêmico** (LES) é mais provável.

RESULTADO

A presença de hemorragia grave é rara (< 3% dos casos em um grande estudo internacional). Em 70 a 80% das crianças que apresentam PTI aguda, há resolução espontânea dentro de 6 meses. O tratamento não parece afetar o curso natural da doença. Menos de 1% dos pacientes desenvolvem **hemorragia intracraniana** (HIC). Proponentes da terapia intervencionista argumentam que o objetivo da terapia precoce é elevar a contagem de plaquetas para mais de $20 \times 10^9/\ell$ e evitar o raro desenvolvimento de HIC. Não há evidências de que o tratamento seja capaz de evitar a ocorrência de sangramentos graves. Aproximadamente 20% das crianças que apresentam PTI aguda passam a ter PTI crônica. É possível que o resultado/prognóstico da PTI tenha relação com a idade do paciente; ela tende a se resolver em crianças mais jovens, mas evolui para a forma crônica em cerca de 50% dos adolescentes acometidos.

ACHADOS LABORATORIAIS

É comum observar uma *trombocitopenia grave* (contagem de plaquetas $< 20 \times 10^9/\ell$) e plaquetas de tamanho normal ou aumentado, refletindo o aumento na regeneração plaquetária (Figura 511.3). Na PTI aguda,

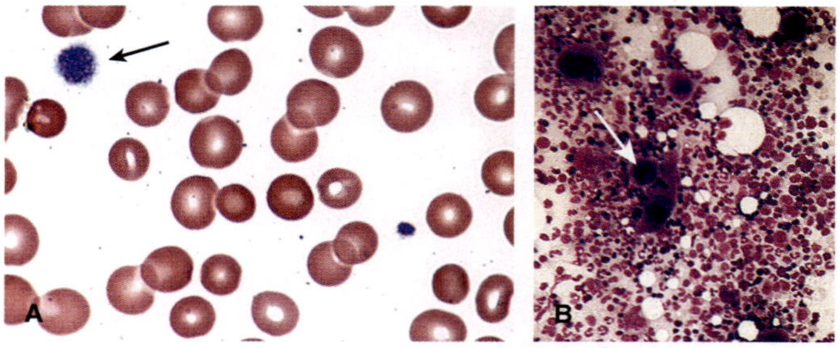

Figura 511.3 Sangue periférico e aspirado de medula óssea de uma criança com púrpura trombocitopênica idiopática. **A.** Esfregaço sanguíneo mostrando plaquetas grandes. **B.** O aspirado de medula óssea mostra aumento do número de megacariócitos, muitos dos quais aparecem imaturos. (*De Blanchette V, Bolton-Maggs P: Childhood immune thrombocytopenic purpura: diagnosis and management*, Pediatr Clin North Am *55:393-420, 2008, Fig 4, p. 400.*)

os níveis de hemoglobina, a contagem de leucócitos e a contagem diferencial geralmente estão normais. Os níveis de hemoglobina podem estar diminuídos após sangramento nasal profuso (epistaxe) ou menorragia. A análise da medula óssea mostra as séries granulocítica e eritrocitária normais e contagem de megacariócitos caracteristicamente normais ou elevadas. Pode haver alguns megacariócitos imaturos, refletindo o aumento da regeneração plaquetária. A *aspiração/biopsia da medula óssea é indicada* quando a leucometria ou seu diferencial estão anormais, em casos de anemias inexplicáveis, quando a anamnese e o exame físico sugerem uma síndrome de insuficiência medular ou câncer. Outros testes laboratoriais devem ser realizados de acordo com o que os exames e a anamnese do paciente indicarem. É recomendável que uma avaliação para HIV seja feita em populações de risco, principalmente em adolescentes sexualmente ativos. A avaliação de anticorpos plaquetários é raramente útil na PTI aguda. Na presença de anemia sem causa definida, recomenda-se realizar um teste direto da antiglobulina (Coombs direto) para descartar a presença de **síndrome de Evans** (anemia hemolítica autoimune e trombocitopenia) (ver Capítulo 484). A síndrome de Evans pode ser idiopática ou um sinal precoce de lúpus eritematoso sistêmico, síndrome linfoproliferativa autoimune ou síndrome de imunodeficiência comum variável. Deve ser considerada a realização do exame para rastreio de fator antinúcleo (FAN) em adolescentes, especialmente se houver outros sintomas de LES (ver Capítulo 183).

DIAGNÓSTICO E DIAGNÓSTICO DIFERENCIAL

Crianças de aparência saudável apresentando trombocitopenia moderada a grave, hemograma completo normal e achados do exame clínico normais têm um diagnóstico diferencial limitado que inclui exposição a medicamentos induzindo anticorpos dependentes de fármacos, sequestro esplênico devido à hipertensão portal antes desconsiderada e, raramente, processos aplásicos precoces, tais como anemia de Fanconi (ver Capítulo 495). Com exceção das síndromes trombocitopênicas congênitas (ver Capítulo 511.8), a maioria dos processos medulares que age sobre a produção de plaquetas, tais como a síndrome de trombocitopenia e ausência de rádio (TAR) e a trombocitopenia relacionada ao MYH9, eventualmente leva à síntese anormal de eritrócitos (hemácias) e leucócitos e, como consequência, à manifestação de várias anormalidades no hemograma completo. As doenças que provocam aumento na destruição plaquetária não imunomediada são doenças sistêmicas geralmente graves que têm achados clínicos óbvios, como a **síndrome hemolítico-urêmica** (SHU) e a **coagulação intravascular disseminada** (CIVD) (ver Figura 511.2, e Tabela 510.1 no Capítulo 510). Pacientes submetidos a tratamento com heparina podem desenvolver uma trombocitopenia induzida pela heparina. O aumento isolado do baço sugere possível hiperesplenismo causado por doença hepática ou trombose da veia porta. Uma trombocitopenia autoimune pode significar manifestação inicial de LES, infecção pelo HIV, imunodeficiência comum variável e, raramente, linfoma ou síndrome linfoproliferativa autoimune. A síndrome de Wiskott-Aldrich deve ser considerada em pacientes jovens do sexo masculino com trombocitopenia e plaquetas pequenas, principalmente se tiverem uma história de eczema e infecções recorrentes (ver Capítulo 152.2).

TRATAMENTO

Há uma variedade de opções de tratamento (Tabela 511.3), mas, até o momento, não existem dados mostrando que o tratamento seja capaz de influenciar os resultados clínicos da PTI em curto ou longo prazo. Muitos pacientes com PTI recém-diagnosticada apresentam sintomas leves, com achados limitados a petéquias e púrpura cutânea, apesar de trombocitopenia grave. Comparado com o grupo controle não tratado, o tratamento parece ser capaz de induzir um aumento mais rápido na quantidade de plaquetas a um nível seguro, teoricamente mais de $20 \times 10^9/\ell$, embora os dados não indiquem que o uso de um tratamento precoce seja capaz de evitar a incidência de HIC. Os anticorpos antiplaquetários se ligam a plaquetas transfundidas assim como fazem com plaquetas autólogas. Por isso, a transfusão de plaquetas é geralmente contraindicada em casos de PTI, a menos que haja um sangramento com risco de morte. As abordagens iniciais para o controle da PTI incluem:

1. Nenhuma terapia diferente de educação e aconselhamento familiar e do paciente para aqueles com sintomas mínimos, leves e moderados, como definido anteriormente. Essa abordagem enfatiza a natureza geralmente benigna da PTI e evita a montanha-russa terapêutica que se segue uma vez que uma terapia intervencionista seja iniciada. Essa abordagem é muito menos dispendiosa e os efeitos colaterais são mínimos. Em suas diretrizes, a American Society of Hematology recomenda a observação para crianças que estejam apenas com sintomas de sangramento leve, como hematomas ou petéquias.

Tabela 511.3 Opções de tratamento para púrpura trombocitopênica idiopática (PTI).

	PRÓS	CONTRAS	CUSTO
Observação	Não expõe o paciente a medicamentos desnecessários	Pode aumentar a ansiedade dos pais e dos médicos	Relativamente barato
IVIG	Gera resposta rápida na maioria dos casos	Administração IV e efeitos colaterais	Caro
Corticosteroides	Oral, eficaz em 70 a 80% dos pacientes, com efeitos colaterais mínimos com curta duração	Os efeitos colaterais podem não alterar o resultado final	Barato
Rituximabe	Recuperação a longo prazo em 40 a 60% dos pacientes	Administração IV, imunossupressão, potencial reativador de hepatite	Muito caro
Esplenectomia	Cura 80% dos pacientes	Requer cirurgia e anestesia, risco de infecção vitalício	Caro
Agonistas do receptor de trombopoetina	Potencial para administração oral, 40 a 60% dos pacientes respondem ao tratamento	Não é curativo, geralmente leva um longo tempo, causa o aumento das enzimas hepáticas	Muito caro

IV, via intravenosa; IVIG, imunoglobulina intravenosa. Adaptada de Flood VH, Scoop JP: Bleeding and thrombosis. De Kliegman R, Lye P, Bordini B *et al.*, editors: *Nelson pediatric symptom-based diagnosis*, Philadelphia, 2017, Saunders Elsevier.

2. Tratamento com IGIV ou corticosteroides, especialmente para crianças que apresentam sangramento mucocutâneo. Como afirmam as diretrizes da American Society of Hematology: "O tratamento de primeira linha deve consistir em dose única de IGIV [imunoglobulina intravenosa] (0,8 a 1,0 g/kg) ou um curto ciclo de corticosteroides". O uso de IGIV na dose de 0,8 a 1,0 g/kg/dia durante 1 a 2 dias induz um rápido aumento na contagem de plaquetas (geralmente > $20 \times 10^9/\ell$) em 95% dos pacientes dentro de 48 horas. A IGIV parece gerar respostas mediante a indução da regulação negativa da fagocitose mediada por Fc de plaquetas revestidas com anticorpos. O tratamento com IGIV é caro e a administração é demorada. Além disso, após a infusão, tem-se uma elevada incidência de dores de cabeça e vômitos, sugestivas de meningite asséptica induzida por IGIV.
3. Durante muitos anos, a corticoterapia foi utilizada para o tratamento de PTI aguda e crônica em adultos e crianças. Doses de prednisona de 1 a 4 mg/kg/24 horas parecem induzir um aumento mais rápido na contagem de plaquetas em comparação com pacientes que não receberam tratamento para o controle de PTI. A corticoterapia é geralmente mantida durante um ciclo de curta duração, até que um aumento na contagem de plaquetas de mais de $20 \times 10^9/\ell$ seja observado. Esse procedimento é utilizado com o objetivo de evitar os efeitos colaterais da corticoterapia a longo prazo, principalmente déficit do crescimento, diabetes melito e osteoporose.

Todos esses medicamentos podem ser usados para tratar as exacerbações da PTI, que geralmente ocorrem várias semanas após o início do primeiro ciclo de tratamento. No caso especial de HIC, é recomendável utilizar várias modalidades de tratamento, como transfusão de plaquetas, IGIV, corticosteroides em altas doses e consulta imediata com neurocirurgia e cirurgia.

Não existe um consenso sobre o controle da PTI aguda infantil, com exceção da recomendação de que pacientes que estiverem apresentando um sangramento significativo (< 5% das crianças com PTI) sejam tratados. As hemorragias intracranianas continuam sendo raras, e não há dados mostrando que o tratamento seja realmente capaz de reduzir sua incidência. O *sangramento das mucosas*, particularmente, é o mais importante para prever sangramentos graves.

O papel da **esplenectomia** na PTI deve ser guardado para duas circunstâncias descritas a seguir: (1) crianças mais velhas (≥ 4 anos) que apresentem PTI grave por mais de 1 ano (PTI crônica) e cujos sintomas não sejam facilmente controlados com tratamento e (2) quando apresentam hemorragias com risco de morte (HIC), potenciais para complicar uma PTI aguda, em casos em que não seja possível corrigir rapidamente a contagem de plaquetas por meio de transfusão de plaquetas e administração de IGIV e corticosteroides. A esplenectomia está associada a um risco permanente de infecção fulminante pós-esplenectomia causada por organismos encapsulados, com o aumento do risco de trombose e com o possível desenvolvimento de hipertensão pulmonar na vida adulta. Como alternativa para a esplenectomia, utilizou-se o **rituximabe** em crianças de maneira "*off-label*" (não aprovada em bula) para o tratamento da PTI crônica. O rituximabe induziu uma remissão parcial ou completa em 30 a 40% das crianças. Os agonistas dos receptores de trombopoetina também foram utilizados para aumentar a contagem de plaquetas e são aprovados para uso pediátrico.

PÚRPURA TROMBOCITOPÊNICA AUTOIMUNE CRÔNICA

Aproximadamente 20% dos pacientes com PTI aguda apresentam trombocitopenia que persiste por mais de 12 meses, sendo classificados com PTI crônica. Nesse momento, deve-se realizar uma reavaliação cuidadosa para a presença de outros distúrbios relacionados, principalmente doenças autoimunes (p. ex., LES) e doenças infecciosas crônicas (p. ex., HIV), e para a presença de causas não imunes da trombocitopenia crônica, como doença de von Willebrand tipo 2B e tipo plaquetário, trombocitopenia ligada ao X, síndrome linfoproliferativa autoimune, síndrome da imunodeficiência comum variável, macrotrombocitopenia autossômica e síndrome de Wiskott-Aldrich (também ligada ao X). A presença de uma infecção coexistente por *H. pylori* deve ser considerada e, se encontrada, deve ser tratada. O tratamento deve visar ao controle dos sintomas e à prevenção de sangramentos graves. Na PTI, o baço é o principal local de síntese de anticorpos antiplaquetários e de destruição de plaquetas. Com a esplenectomia, é possível alcançar remissão completa com sucesso em 64 a 88% das crianças com PTI crônica. Este efeito deve ser equilibrado em relação ao risco permanente da infecção fulminante pós-esplenectomia. Essa decisão é muitas vezes influenciada por questões de qualidade de vida, bem como pela facilidade de controlar a doença da criança usando terapias medicamentosas como IGIV, corticosteroides, anti-D IV ou rituximabe. Dois agentes eficazes cuja ação está relacionada à estimulação da trombopoese, o **romiplostim** e o **eltrombopague** (ver Figura 511.1), são aprovados pela U.S. Food and Drug Administration (FDA) para o tratamento de adultos e crianças com PTI crônica. Embora esses agentes não abordem o mecanismo de ação da PTI, o aumento na contagem de plaquetas é o suficiente para compensar o aumento da destruição e permitir que o sangramento do paciente se resolva e mantenha a contagem de plaquetas superior a $50 \times 10^9/\ell$.

A bibliografia está disponível no GEN-io.

511.2 Trombocitopenia Induzida por Medicamentos

J. Paul Scott e Veronica H. Flood

Vários medicamentos foram associados à trombocitopenia imune, seja como resultado induzido de um processo imunomediado, ou por lesão dos megacariócitos. Alguns medicamentos muito usados em pediatria capazes de causar trombocitopenias são o ácido valproico, a fenitoína, a carbamazepina, as sulfonamidas, a vancomicina e o sulfametoxazol-trimetoprima. A presença de trombocitopenia (e, raramente, uma trombose associada) induzida por heparina é pouco observada na pediatria, mas ocorre quando o paciente, após exposição à heparina, adquire um anticorpo dirigido contra o complexo heparina-fator 4 plaquetário. O tratamento recomendado para a trombocitopenia induzida por heparina inclui inibidores diretos de trombina, como argatrobana ou danaparoide, além da remoção de todas as fontes de heparina, incluindo a lavagem do cateter.

A bibliografia está disponível no GEN-io.

511.3 Destruição Plaquetária Não Imune

J. Paul Scott e Veronica H. Flood

As síndromes CID (ver Capítulo 510), SHU (ver Capítulo 538.5) e púrpura trombocitopênica trombótica (ver Capítulo 511.5) demonstram o mesmo cenário hematológico da microangiopatia trombótica com destruição de eritrócitos e trombocitopenia de consumo, que resultam da deposição de plaquetas e fibrina na microvasculatura. A anemia hemolítica microangiopática é caracterizada pela presença de fragmentos de eritrócitos, incluindo células em capacete, esquizócitos, esferócitos e equinócitos.

511.4 Síndrome Hemolítico-urêmica

Ver Capítulo 538.5.

511.5 Púrpura Trombocitopênica Trombótica

J. Paul Scott e Veronica H. Flood

A púrpura trombocitopênica trombótica (PTT) é microangiopatia trombótica rara que consiste em um quinteto de sinais e sintomas clinicamente semelhantes à SHU (Tabela 511.4), composto por febre,

Tabela 511.4 Deficiência do ADAMTS13 e púrpura trombocitopênica trombótica.

DOENÇA	FISIOPATOLOGIA	ACHADOS LABORATORIAIS	ADMINISTRAÇÃO
Púrpura trombocitopênica trombótica (PTT)	*Adquirida:* Ac para ADAMTS13 *Congênita:* produção inadequada de ADAMTS13	Ac para ADAMTS13 ADAMTS13 < 10%	*Adquirida:* plasmaférese com plasma *Congênita:* infusão de plasma agendado

PTT autoimune pode ser transitória, recorrente, associada a fármacos (ticlopidina, clopidogrel), ou vista em alguns casos de PTT com gravidez associada. As mutações de ADAMTS13 geralmente são familiares com PTT recidivante crônica.

anemia hemolítica microangiopática, trombocitopenia, anormalidades na função renal e alterações no sistema nervoso central (SNC). Embora a PTT possa ser congênita, está frequentemente presente em adultos e ocasionalmente em adolescentes. Trombos microvasculares no SNC provocam sinais neurológicos sutis e inconstantes que variam desde mudanças na expressividade emocional e na orientação até a afasia, cegueira e convulsão. As manifestações iniciais são muitas vezes inespecíficas (fraqueza, dor, vômitos); o reconhecimento precoce desse distúrbio é fundamental. Os achados laboratoriais fornecem pistas importantes para o diagnóstico e demonstram a presença de uma anemia hemolítica microangiopática, caracterizada por eritrócitos morfologicamente anormais como esquizócitos, esferócitos e hemácias em capacete, e de elevada contagem de reticulócitos em associação com trombocitopenia. Em geral, o coagulograma não tem valor diagnóstico. Algumas vezes, é possível observar valores elevados de ureia e creatinina. O **tratamento** da PTT adquirida baseia-se em plasmaférese (troca de plasma), que é eficaz em 80 a 95% dos pacientes. O tratamento com plasmaférese deve ser iniciado com base no grau da trombocitopenia e da anemia hemolítica microangiopática, mesmo que outros sintomas ainda não estejam presentes. O rituximabe, os corticosteroides e a esplenectomia são reservados para os casos refratários. *Caplacizumabe*, uma imunoglobulina humanizada anti-FvW, bloqueia a interação de multímeros de FvW extensos com plaquetas e muitos resultam na solução rápida para a PTT aguda.

A maioria dos casos de PTT é provocada pela **deficiência da ADAMTS13** induzida por autoanticorpos. A ADAMTS13 (uma desintegrina e metaloproteinase com uma trombospondina tipo 1, membro 13) é responsável pela clivagem dos multímeros de alto peso molecular do FvW, que parece desempenhar um papel fundamental na evolução da microangiopatia (Figura 511.4) trombótica.

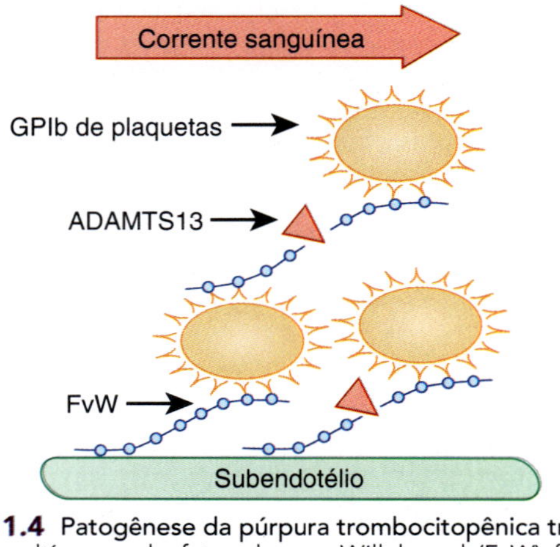

Figura 511.4 Patogênese da púrpura trombocitopênica trombótica (PTT). Os multímeros do fator de von Willebrand (FvW) facilitam a adesão das plaquetas no subendotélio por meio da ligação com tecido conjuntivo exposto e, então, à glicoproteína Ib da plaqueta (GPIb). Partes dos multímeros grandes do FvW são separados em meio à corrente sanguínea no trombo de plaquetas, permitindo que o ADAMTS13 realize a clivagem em uma ligação Tyr-Met específica no segundo dos três domínios A em subunidades do FvW. A clivagem reduz o tamanho do multímero FvW e limita o crescimento do trombo. Na ausência de ADAMTS13, a acumulação de plaquetas dependentes de FvW continua e, por fim, resulta na trombose microvascular e PTT. (*Cortesia do Dr. J. Evan Sandler, Washington University.*)

Por outro lado, na SHU, os níveis dessa metaloproteinase são geralmente normais. A *deficiência congênita* dessa metaloproteinase dá origem a casos familiares raros de PTT/SHU, muitas vezes manifestada na forma de episódios recorrentes de trombocitopenia, anemia hemolítica e comprometimento renal com ou sem alterações neurológicas, e que geralmente surge na infância após uma doença intercorrente. Anormalidades no sistema complemento também já atuaram em casos raros de PTT familiar. A deficiência de ADAMTS13 pode ser tratada por infusões repetidas de plasma fresco congelado.

A bibliografia está disponível no GEN-io.

511.6 Síndrome de Kasabach-Merritt

J. Paul Scott e Veronica H. Flood

Ver também Capítulo 669.

A associação de hemangioma gigante à coagulação intravascular localizada provocando trombocitopenia e hipofibrinogenemia é chamada de síndrome de Kasabach-Merritt. Na maioria dos pacientes, o hemangioma tem uma localização óbvia; contudo, exames de imagem podem ser necessários para detectar hemangiomas retroperitoneais e intra-abdominais. Dentro do hemangioma, ocorrem aprisionamento plaquetário e ativação da coagulação, com consumo de fibrinogênio e geração de produtos de degradação de fibrina ou fibrinógeno. A malformação arteriovenosa que ocorre nas lesões pode dar origem a uma insuficiência cardíaca. Patologicamente, a síndrome de Kasabach-Merritt parece se desenvolver com maior frequência devido à presença de um hemangioendotelioma kaposiforme ou um hemangioma em tufo, do que a um simples hemangioma. Os esfregaços de sangue periférico demonstram alterações microangiopáticas.

Várias modalidades de tratamento foram usadas para o controle da síndrome de Kasabach-Merritt, como propranolol, excisão cirúrgica (se possível), fotocoagulação a *laser*, corticosteroides em doses altas, radioterapia local, agentes antiangiogênicos (como a interferona-α_2) e vincristina. Ao longo do tempo, a maioria dos pacientes que apresenta a doença na infância tem regressão do hemangioma. O tratamento associado da coagulopatia pode ser beneficiado pela tentativa de uma terapia antifibrinolítica com ácido ε-aminocaproico ou anticoagulação com heparina de baixo peso molecular.

A bibliografia está disponível no GEN-io.

511.7 Sequestro

J. Paul Scott e Veronica H. Flood

Pacientes acometidos por esplenomegalia maciça desenvolvem trombocitopenia porque o baço atua como uma esponja de plaquetas, sequestrando-as em grande quantidade. O hemograma completo da maioria desses pacientes também mostra leve leucopenia e anemia. Pacientes que apresentam trombocitopenia causada por sequestro esplênico devem ser submetidos a testes adicionais capazes de diagnosticar a etiologia da esplenomegalia, que pode ser infecciosa, inflamatória, infiltrativa, neoplásica, obstrutiva e hemolítica.

511.8 Síndromes Trombocitopênicas Congênitas

J. Paul Scott e Veronica H. Flood

Ver Tabela 511.2.

A **trombocitopenia amegacariocítica congênita (TAMC)** geralmente se manifesta entre os primeiros dias e a primeira semana de vida com petéquias e púrpura causadas por trombocitopenia grave. A TAMC é causada por um raro distúrbio na hematopoese, provocado por uma mutação no receptor de TPO de células-tronco (MPL). Exceto pelas anomalias na pele e nas mucosas, os achados no exame físico são normais. A análise da medula óssea demonstra a ausência de megacariócitos. Esses pacientes, ao longo do tempo, geralmente evoluem para insuficiência (aplasia) de medula óssea. O transplante de células-tronco hematopoéticas (TCTH) leva à cura.

A **síndrome de trombocitopenia e ausência de rádio (TAR)** consiste em trombocitopenia (por ausência ou hipoplasia de megacariócitos) que acomete pacientes na primeira infância em conjunto com anomalias bilaterais no rádio de gravidade variável, que vão desde alterações leves a um encurtamento pronunciado do membro (Figura 511.5). Muitos desses indivíduos também apresentam outras anormalidades esqueléticas, particularmente da ulna, no rádio e nas extremidades inferiores. *Os polegares estão presentes.* A intolerância ao leite de vaca (presente em 50% dos casos) pode complicar o controle da doença, desencadeando hemorragias gastrintestinais, trombocitopenias e eosinofilias intensas e reação leucemoide. A trombocitopenia que ocorre na síndrome de TAR muitas vezes regride nos primeiros anos de vida. A base molecular da síndrome de TAR está ligada ao *RBM8A*. Em alguns pacientes, foi relatada uma síndrome de **trombocitopenia amegacariocítica com sinostose radioulnar** causada por uma mutação no gene *HOXA11*. Diferentemente da síndrome de TAR, essa mutação provoca aplasia medular.

A **síndrome de Wiskott-Aldrich (SWA)** é caracterizada por trombocitopenia, presença de plaquetas muito pequenas, eczema e infecções recorrentes, resultantes de deficiência imunológica (ver Capítulo 152.2). A SWA é uma herança ligada ao X e o gene da SWA é conhecido e foi sequenciado. A proteína da SWA parece desempenhar um papel fundamental na regulação da arquitetura do citoesqueleto das plaquetas e linfócitos T em resposta à sinalização celular mediada por um receptor. A proteína da SWA é comum a todas as células da linhagem hematopoética. A análise molecular de famílias que apresentam essa trombocitopenia ligada ao X mostrou que muitos membros portadores têm um ponto de mutação no gene da SWA e que os indivíduos com a manifestação plena da SWA, em contrapartida, apresentam grandes deleções gênicas. A análise da medula óssea de pacientes com SWA mostra contagens normais de megacariócitos, embora características morfológicas bizarras possam estar presentes. As plaquetas transfundidas apresentam um tempo de vida normal. A esplenectomia muitas vezes corrige a trombocitopenia, sugerindo que as plaquetas formadas na SWA apresentem destruição acelerada. Após a esplenectomia, esses pacientes ficam submetidos a maior risco de infecção fulminante e exigem a administração de um tratamento profilático permanente com antibióticos contra germes encapsulados. Cerca de 5 a 15% dos pacientes com SWA desenvolvem tumores linforreticulares. Quando bem-sucedido, o TCTH é capaz de promover a cura da SWA. A **macrotrombocitopenia** e a **diseritropoese ligadas ao X** foram associadas às mutações no gene *GATA1*, um fator de transcrição eritroide e megacariocítico.

Trombocitopenia relacionada ao *MYH9* abrange uma quantidade grande de síndromes trombocitopênicas hereditárias (p. ex., as síndromes de Sebastian, Epstein, May-Hegglin e Fechtner) caracterizadas por macrotrombocitopenia autossômica dominante, neutrófilos com corpúsculos de inclusão e uma variedade de anomalias físicas como surdez neurossensorial, doença renal e doença ocular. Foi demonstrado que essas síndromes são causadas por diferentes mutações no gene *MYH9* (cadeia pesada da miosina-IIa não muscular). Em geral, a trombocitopenia é leve e não progressiva. Outros indivíduos com macrotrombocitopenia hereditária recessiva têm anormalidades no cromossomo 22q11. As mutações no gene da glicoproteína Ibβ, um componente essencial do receptor plaquetário do FvW, podem resultar na **síndrome de Bernard-Soulier** (ver Capítulo 511.13).

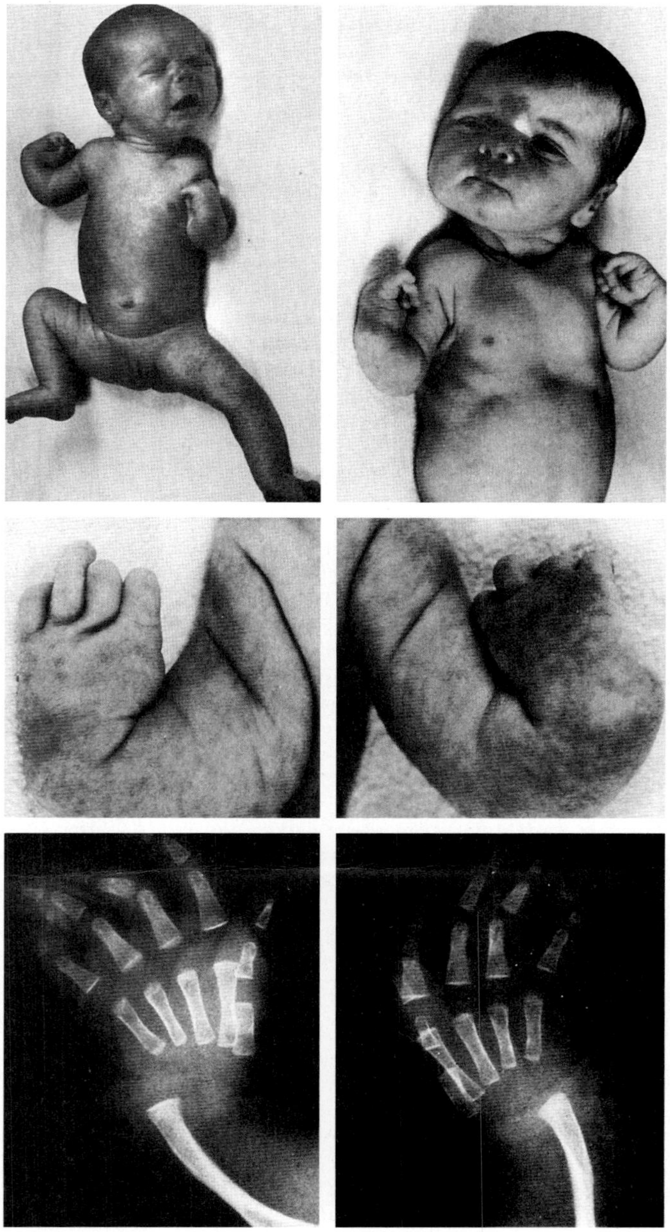

Figura 511.5 **Uma paciente recém-nascida, primeira filha de um casal de pais jovens e saudáveis, demonstrando expressão completa da síndrome de trombocitopenia e ausência de rádio (TAR), com hipereosinofilia e anemia.** É possível notar a hipoplasia do úmero distal e da cintura escapular, displasia bilateral do quadril, leve talipe calcâneo e clinodactilia de ambos os dedos mínimos. Essa paciente tinha pronunciada alergia ao leite de vaca, sendo que a exposição era seguida de diarreia, vômitos e diminuição do peso e da contagem de plaquetas, tornando obrigatória uma dieta isenta de leite de vaca. São observados ponte nasal deprimida persistente e desenvolvimento de pernas arqueadas de maneira pronunciada. (*De WiedemannH-R, Kunze J, Grosse F-R, editors:* Clinical syndromes, *ed 3, [English translation], London, 1997, Mosby-Wolfe, p. 430.*)

A bibliografia está disponível no GEN-io.

511.9 Trombocitopenia Neonatal

J. Paul Scott e Veronica H. Flood

Ver também Capítulo 124.4.

Em recém-nascidos, a presença de trombocitopenia raramente indica um distúrbio primário na megacariopoese. Geralmente, surge a partir de uma doença sistêmica ou da transferência de anticorpos maternos dirigidos contra as plaquetas fetais (ver Tabela 511.2). A trombocitopenia neonatal geralmente ocorre associada a infecções virais congênitas, especialmente rubéola, citomegalovírus, infecção por protozoários (p. ex., toxoplasmose), sífilis e infecções bacterianas perinatais, principalmente as provocadas por bacilos gram-negativos. Uma associação entre CIVD e trombocitopenia pode ser a causa de sangramentos espontâneos graves. O conjunto formado por trombocitopenia pronunciada, associada a achados abdominais anormais é comum na enterocolite necrosante e em outros distúrbios que causam necrose intestinal. A presença de trombocitopenia em uma criança doente indica necessidade imediata de pesquisa de patógenos virais e bacterianos.

A trombocitopenia mediada por anticorpos em recém-nascidos ocorre em virtude da transferência transplacentária de anticorpos maternos dirigidos contra as plaquetas fetais. A **púrpura trombocitopênica aloimune neonatal** (PTAN) é provocada pelo desenvolvimento de anticorpos maternos contra antígenos presentes nas plaquetas do feto, que são herdadas do pai e reconhecidas como estranhas pelo sistema imunológico da mãe. É o equivalente da *doença do Rh do recém-nascido* para as plaquetas. A incidência de PTAN é de 1 em 4.000 a 5.000 nascidos vivos. A PTAN se manifesta clinicamente como uma criança aparentemente saudável que, alguns dias após o parto, apresenta petéquias e púrpura generalizadas. As análises laboratoriais mostram contagem de plaqueta materna normal, entretanto, trombocitopenia moderada a grave no recém-nascido. A análise detalhada da história materna não deve mostrar evidências de trombocitopenia. Até 30% dos recém-nascidos com PTAN grave podem apresentar HIC, seja no período pré-natal, seja no perinatal. Ao contrário do que ocorre na doença do Rh, na PTAN as primeiras gestações podem ser gravemente afetadas. Geralmente, as gestações subsequentes são mais gravemente afetadas do que a primeira.

O **diagnóstico** da PTAN é feito por meio da verificação da presença de aloanticorpos maternos direcionados contra as plaquetas do pai. Estudos específicos podem ser realizados para identificar o aloantígeno-alvo. A causa mais comum é a incompatibilidade com o aloantígeno plaquetário HPA-1a. Foram identificados polimorfismos específicos na sequência de DNA que possibilitam a realização de testes pré-natais informativos para a identificação de gestações de risco. O diagnóstico diferencial da PTAN inclui a transferência transplacentária de anticorpos maternos antiplaquetários (PTI materna), e, na maioria dos casos, infecção viral ou bacteriana.

O **tratamento** da PTAN exige a administração de IGIV na mãe durante o período pré-natal. O tratamento geralmente tem início no segundo trimestre da gestação e continua ao longo de toda a gravidez. A contagem de plaquetas fetais pode ser monitorada por amostragem percutânea de sangue umbilical. O parto deve ser realizado por cesariana. Se a trombocitopenia grave persistir após o parto, pode-se realizar a transfusão de 1 unidade de concentrado de plaquetas contendo aloantígenos maternos (p. ex., plaquetas maternas lavadas) para elevar a contagem de plaquetas e fornecer hemostasia eficaz. Entretanto, a probabilidade de que a transfusão de um doador de plaquetas desconhecido esteja prontamente disponível é maior. Alguns centros possuem unidades em que os antígenos mais comumente envolvidos não estão presentes. Mediante o nascimento de uma criança afetada, é fundamental fornecer aconselhamento genético aos pais a fim de informá-los sobre o elevado risco de trombocitopenia nas gestações subsequentes.

Filhos de mães portadoras de púrpura trombocitopênica idiopática (**PTI materna**) parecem ter menor risco de hemorragia grave do que crianças nascidas com PTAN, embora uma trombocitopenia grave possa estar presente. A contagem de plaquetas maternas preexistentes pode ter algum valor preditivo, visto que, aparentemente, a presença de trombocitopenia materna grave antes do parto indica maiores riscos de trombocitopenia fetal. Em mães esplenectomizadas, para o controle da PTI, a contagem de plaquetas maternas pode estar normal e não tem valor preditivo para a trombocitopenia fetal.

O tratamento inclui a administração de corticosteroides à mãe durante o período pré-natal e de IGIV no pós-parto e, algumas vezes, de corticosteroides ao recém-nascido. A trombocitopenia do recém-nascido geralmente se resolve dentro de 2 a 4 meses após o parto, quer seja causada por PTAN, quer seja causada por PTI materna. O período de maior risco é o período perinatal imediato.

Duas síndromes de insuficiência congênita da produção de plaquetas são muitas vezes apresentadas no período neonatal. Na **TAMC**, o recém-nascido manifesta petéquias e púrpura logo após o nascimento. Os demais achados no exame físico são normais. Megacariócitos não são encontrados na medula óssea. Essa síndrome é causada por mutação no receptor de TPO de megacariócitos que é essencial para o desenvolvimento de todas as linhagens de células hematopoéticas. Pode-se observar o eventual desenvolvimento de pancitopenia, e o TCTH leva à cura. A **síndrome de TAR** envolve a apresentação de trombocitopenia no início da infância com anomalias bilaterais no rádio de gravidades variáveis, isto é, desde alterações leves ao encurtamento pronunciado do membro. Geralmente, a síndrome regride durante os primeiros anos de vida (ver Capítulo 511.8 e Figura 511.4).

A bibliografia está disponível no GEN-io.

511.10 Trombocitopenia como Consequência de Distúrbios Adquiridos que Provocam Diminuição da Produção

J. Paul Scott e Veronica H. Flood

Distúrbios da medula óssea que inibem a megacariopoese geralmente comprometem a produção de eritrócitos e leucócitos. Distúrbios infiltrativos como os cânceres (p. ex., leucemia linfocítica aguda, histiocitose, linfomas) e as doenças de depósito geralmente provocam resultados anormais ao exame físico (linfadenopatia, hepatoesplenomegalia ou massas) ou na contagem de leucócitos, ou anemia. Processos aplásicos podem estar presentes, como a trombocitopenia isolada, mas, em geral, o hemograma completo indica algumas pistas (leucopenia, neutropenia, anemia ou macrocitose). Crianças com anemia aplásica constitucional (anemia de Fanconi) muitas vezes (mas não sempre) têm achados anormais no exame físico, como anomalias no rádio, outras anomalias esqueléticas, baixa estatura, microcefalia e hiperpigmentação. A avaliação da medula óssea deve ser realizada quando uma trombocitopenia estiver associada a anomalias encontradas no exame físico ou na análise de outras linhagens de células do sangue.

511.11 Defeitos na Função Plaquetária

J. Paul Scott e Veronica H. Flood

Não há nenhum teste simples e confiável que exiba o funcionamento anormal das plaquetas. O tempo de sangramento e o analisador de função plaquetária (PFA-100) foram utilizados no passado; no entanto, nenhum deles possui sensibilidade ou especificidade suficientes para concluir ou descartar defeitos nas plaquetas. O tempo de sangramento mede a interação das plaquetas com a parede dos vasos sanguíneos e, portanto, é afetado por contagem e função plaquetárias. O valor preditivo do tempo de sangramento é problemático porque depende de vários outros fatores, como a habilidade do técnico e a cooperação do paciente, o que muitas vezes representa um desafio quando se tem um recém-nascido ou uma criança pequena. O PFA-100 mede a adesão e a agregação plaquetária no sangue total, na presença de altas taxas de cisalhamento quando o sangue é exposto a colágeno-epinefrina ou colágeno-ADP. Os resultados são relatados como tempo de fechamento em segundos. O uso de PFA-100 como teste de triagem ainda é controverso e, assim como o tempo de sangramento, é inespecífico. Pacientes que apresentam uma história positiva de sangramento sugestiva de doença de von Willebrand ou disfunção plaquetária devem ser submetidos aos exames específicos para o FvW e aos estudos de função plaquetária, independentemente dos resultados do tempo de sangramento ou PFA-100.

A função plaquetária é medida em laboratório clínico por meio do método de agregometria. Esse método consiste em adicionar no agregômetro agonistas como o colágeno, o ADP, a ristocetina, a epinefrina, o ácido araquidônico e a trombina (ou o peptídeo receptor de trombina) ao plasma rico em plaquetas e medir a aglutinação das plaquetas ao longo do tempo com o auxílio de máquina automatizada. Ao mesmo tempo, outros instrumentos medem a liberação de conteúdo granular (p. ex., ATP) das plaquetas após a ativação. A capacidade de agregação e a atividade metabólica das plaquetas podem ser avaliadas simultaneamente. Quando um paciente é avaliado para a presença de uma possível disfunção plaquetária, é extremamente importante excluir a presença de outros agentes exógenos e, se possível, estudar o paciente sem o efeito de nenhum medicamento durante 2 semanas. Uma análise mais aprofundada utilizando citometria de fluxo ou um teste molecular é geralmente necessária para obter um diagnóstico mais definitivo.

A bibliografia está disponível no GEN-io.

511.12 Defeitos Adquiridos na Função Plaquetária

J. Paul Scott e Veronica H. Flood

Várias doenças sistêmicas estão associadas à disfunção plaquetária, sendo mais frequentes as doenças hepáticas, as doenças renais (uremia) e os distúrbios que provocam o aumento da quantidade de produtos de degradação da fibrina. Esses distúrbios geralmente dão origem a tempos de sangramento prolongados e são muitas vezes associados a outras alterações do mecanismo de coagulação. *O elemento de controle mais importante é o tratamento da doença primária.* Em situações em que o tratamento do processo patológico primário não é possível, infusões de desmopressina ajudam a melhorar a hemostasia e corrigir o tempo de sangramento. Em alguns pacientes, transfusões de concentrado de plaquetas e crioprecipitados também ajudam a melhorar a hemostasia.

Muitos medicamentos são capazes de alterar a função plaquetária. Dentre eles, o mais comum em adultos é o ácido acetilsalicílico (AAS). O AAS acetila irreversivelmente a enzima ciclo-oxigenase, uma etapa fundamental para a formação de tromboxano A_2. O AAS geralmente provoca uma disfunção plaquetária moderada, que se torna mais proeminente quando outras alterações do mecanismo hemostático estão presentes. Os medicamentos comuns capazes de alterar a função plaquetária em crianças são os outros anti-inflamatórios não esteroides (AINEs), o ácido valproico e a penicilina em doses elevadas. Os agentes terapêuticos que inibem especificamente a função plaquetária incluem os bloqueadores do receptor de ADP das plaquetas (clopidogrel), os antagonistas do receptor αIIb-β_3 e o AAS.

A bibliografia está disponível no GEN-io.

511.13 Anormalidades Congênitas da Função Plaquetária

J. Paul Scott e Veronica H. Flood

Os defeitos graves da função plaquetária geralmente se apresentam na forma de petéquias e púrpura logo após o nascimento, principalmente por parto natural. Defeitos nos complexos plaquetários GPIb (receptor de FvW) ou αIIb-β_3 (receptor de fibrinogênio) provocam uma disfunção plaquetária congênita grave. Embora exames laboratoriais de função plaquetária estejam disponíveis, a caracterização molecular por meio de testes genéticos está avançando rapidamente para doenças plaquetárias.

A **síndrome de Bernard-Soulier**, um grave defeito congênito da função plaquetária, é causada por ausência ou grave deficiência de receptor do FvW na membrana das plaquetas. Essa síndrome é caracterizada por trombocitopenia, plaquetas gigantes e prolongamento significativo do tempo de sangramento (> 20 min) ou do tempo de fechamento do PFA-100. Os pacientes podem desenvolver sangramento mucocutâneo e gastrintestinal (GI) considerável. Os exames de agregação plaquetária mostram que ela não é induzida por ristocetina, mas ocorre normalmente na presença de todos os outros agonistas. A ristocetina induz a ligação do FvW às plaquetas e a aglutinação das plaquetas. Os resultados de exames do FvW são normais. O complexo GPIb interage com o citoesqueleto das plaquetas; acredita-se que um defeito nessa interação provoque o aumento do tamanho das plaquetas. A síndrome de Bernard-Soulier é hereditária, sendo transmitida de maneira autossômica recessiva. Os fatores genéticos que causam as mutações são geralmente identificados nos genes que formam o complexo GPIb, composto pelas glicoproteínas Ibα, Ibβ, V e IX.

A **trombastenia de Glanzmann** é uma doença congênita associada a uma disfunção plaquetária grave que produz tempo de sangramento prolongado e contagem de plaquetas normal. No esfregaço sanguíneo periférico, as plaquetas apresentam tamanho e características morfológicas normais, mas nos exames de tempo de sangramento e tempo de fechamento do PFA-100, os resultados são extremamente anormais. Os estudos de agregação mostram agregação plaquetária anormal ou ausente na presença de todos os agonistas utilizados, com exceção da ristocetina, porque a ristocetina aglutina as plaquetas sem exigir a presença de plaquetas metabolicamente ativas. Essa doença é provocada pela deficiência plaquetária do receptor de fibrinogênio αIIb-β_3, o principal complexo de integrinas da superfície plaquetária que sinaliza quando as plaquetas estão ativadas por meio de uma alteração estrutural que ocorre de dentro para fora. Quando a plaqueta é ativada, o fibrinogênio se liga a esse complexo, fazendo com que as plaquetas se agreguem. A trombastenia de Glanzmann é causada por mutações identificáveis nos genes da αIIb ou β_3 e esse distúrbio é herdado de maneira autossômica recessiva. Tanto na síndrome de Bernard-Soulier quanto na trombastenia de Glanzmann, o **diagnóstico** é confirmado pela análise por citometria de fluxo das glicoproteínas plaquetárias do paciente. O sangramento na trombastenia de Glanzmann pode ser grave e normalmente é mucocutâneo, incluindo epistaxe, sangramento gengival e GI. Há relatos de terapias curativas utilizando células-tronco transplantadas.

A deficiência hereditária de grânulos de armazenamento plaquetários ocorre em duas síndromes bem caracterizadas, porém raras, relacionadas à deficiência de grânulos intracitoplasmáticos. A **deficiência de corpos densos** é caracterizada pela ausência de grânulos que contêm a ADP, ATP, Ca^{2+} e serotonina. Esse distúrbio é diagnosticado por meio de estudos de agregação plaquetária, mediante a demonstração de que não há liberação de ATP pelas plaquetas, e, teoricamente, é caracterizado por estudos de microscopia eletrônica. A **síndrome de Hermansky-Pudlak** (que possui nove subtipos) é uma deficiência dos grânulos densos causada por defeitos no armazenamento lisossomal. Os pacientes afetados apresentam albinismo oculocutâneo e hemorragia causada por deficiência plaquetária; alguns deles apresentam, ainda, colite granulomatosa, que se assemelha à doença de Crohn, ou fibrose pulmonar/doença pulmonar intersticial (Tabela 511.5). O defeito nos grânulos densos, a disfunção imunológica e o albinismo também estão presentes na **síndrome de Chédiak-Higashi** (ver Capítulo 156). A **síndrome da plaqueta cinza** é causada pela ausência de grânulos α plaquetários, o que dá origem a esfregaços de sangue periférico com plaquetas grandes e cinza na coloração de Wright. Nessa síndrome rara, a agregação e a liberação estão ausentes na utilização da maioria dos agonistas, além da trombina e da ristocetina. Os estudos realizados por meio de microscopia eletrônica têm valor diagnóstico. A síndrome da plaqueta cinza autossômica

Tabela 511.5 Comparação entre os 9 tipos de síndrome de Hermansky-Pudlak.

	1	2	3	4	5	6	7	8	9
Albinismo oculocutâneo	Variável, leve a moderada: cabelo marrom a branco	Grave: falta de cabelo e de pigmento na íris	Leve a moderada: pigmento claro na pele	Grave: cabelo loiro, íris cinza	Variável: cabelo castanho claro, íris marrom	Variável: heterocromia na íris	Variável	Variável: pele bronzeada, cabelo cinza e íris marrom	Pele pálida, cabelo platinado, íris pálida a azul
Defeito/contusões nas plaquetas	+	+	+	+	+	+	+	+	+
Colite granulomatosa	+	–	–	+	–	+	+	–	–
Fibrose pulmonar/DPI	+	+	–	+	–	–	–	–	–
Outros sintomas		Neutropenia Falha de desenvolvimento Hipotireoidismo HSRC		Depressão	Colesterol alto				Infecções cutâneas

+, Presente; –, ausente; DPI, doença pulmonar intersticial; HSRC, hiperplasia suprarrenal congênita.

recessiva está relacionada com defeitos no gene *NBEAL2*, enquanto a doença autossômica dominante está associada a uma mutação no gene *GFI1B*. A **síndrome plaquetária de Québec** é causada por degradação dos grânulos da plaqueta α causada por defeitos no *PLAU*, um ativador de plasminogênio tipo uroquinase. Geralmente, o tratamento envolve terapia antifibrinolítica.

OUTROS DEFEITOS HEREDITÁRIOS DA FUNÇÃO PLAQUETÁRIA

Alterações nas vias de sinalização/ativação e liberação de conteúdo granular plaquetário são responsáveis por um grupo heterogêneo de defeitos funcionais nas plaquetas que geralmente se manifestam como aumento no número de hematomas, epistaxe e menorragia. Os sintomas podem ser sutis e, muitas vezes, se tornam mais evidentes em cirurgias de alto risco, como amigdalectomias ou adenoidectomias, ou após a administração de AINEs. No laboratório, o tempo de sangramento é variável; muitas vezes, mas não sempre, tem-se prolongamento do tempo de fechamento medido por PFA-100. Os estudos de agregação plaquetária mostram déficit de agregação com 1 ou 2 agonistas e/ou anormalidades na liberação do conteúdo granular.

A formação de tromboxano a partir de ácido araquidônico (AA) após a ativação da fosfolipase é fundamental para o funcionamento normal das plaquetas. A deficiência ou disfunção de enzimas como a ciclo-oxigenase e a tromboxano sintetase, que metabolizam o AA, provoca anormalidades na função plaquetária. No agregômetro, as plaquetas desses pacientes não são capazes de se agregar em resposta ao AA.

Os defeitos da função plaquetária mais comuns são aqueles caracterizados por tempo de sangramento/tempos de fechamento no PFA variáveis e agregação anormal mediante indução por 1 ou 2 agonistas, que são geralmente o ADP e/ou o colágeno. Alguns desses indivíduos apresentam somente diminuição da liberação de ATP dos grânulos intracitoplasmáticos; a significância desse achado está em discussão.

TRATAMENTO DE PACIENTES COM DISFUNÇÃO PLAQUETÁRIA

O sucesso do tratamento depende da gravidade do diagnóstico e do evento hemorrágico. Em todas as disfunções plaquetárias, com exceção das graves, é possível utilizar um tratamento baseado em desmopressina, 0,3 μg/kg IV para episódios de sangramento leve a moderado. Além de estimular os níveis de FvW e fator VIII, a desmopressina corrige o tempo de sangramento e melhora a hemostasia em vários indivíduos com defeitos leves a moderados na função plaquetária. A terapia antifibrinolítica pode ser eficiente para sangramentos da mucosa. Em indivíduos que apresentam síndrome de Bernard-Soulier ou trombastenia de Glanzmann, transfusões plaquetárias, de 0,5 a 1 unidade de plaquetas de um único doador, corrigem defeitos hemostáticos e são capazes de salvar vidas. Em raros casos, ocorre o desenvolvimento de anticorpos contra a proteína plaquetária deficiente, tornando o paciente refratário à transfusão de plaquetas. O uso *off-label* de fator VIIa para o tratamento desses pacientes foi eficaz e, atualmente, ele está sendo submetido a estudos clínicos. Em ambas as doenças, o TCTH levou à cura.

A bibliografia está disponível no GEN-io.

511.14 Defeitos dos Vasos Sanguíneos

J. Paul Scott e Veronica H. Flood

A presença de defeitos nos vasos sanguíneos ou estruturas de suporte simula os achados encontrados em um distúrbio hemorrágico, embora os estudos de coagulação sejam, geralmente, normais. Os achados de petéquias e lesões purpúricas nesses pacientes são, muitas vezes, atribuíveis a uma vasculite ou vasculopatia subjacente. Biopsias de pele podem ser particularmente úteis para elucidar o tipo de processo patológico vascular.

PÚRPURA DE HENOCH-SCHÖNLEIN

Ver Capítulo 192.1.

SÍNDROME DE EHLERS-DANLOS

Ver Capítulo 679.

OUTROS DISTÚRBIOS ADQUIRIDOS

O escorbuto, a corticoterapia crônica e a desnutrição graves estão associados ao "enfraquecimento" da matriz de colágeno que dá suporte aos vasos sanguíneos. Portanto, esses fatores estão associados com o fácil aparecimento de hematomas e, especialmente no caso do escorbuto, sangramento nas gengivas e perda de dentes. Lesões de pele que inicialmente aparentam ser petéquias e púrpura podem ser observadas em síndromes vasculíticas, como LES.

A bibliografia está disponível no GEN-io.

Seção **8**

Baço

Capítulo 512
Anatomia e Função do Baço

Amanda M. Brandow e Bruce M. Camitta

ANATOMIA

O precursor esplênico é reconhecível a partir da 5ª semana de gestação. Ao nascimento, o baço pesa aproximadamente 11 g. Em seguida, ele aumenta até a puberdade, atingindo peso médio de 135 g, e logo diminui de tamanho na vida adulta. Cerca de 15% dos pacientes terão baço acessório. Os principais componentes esplênicos são constituídos de um compartimento linfoide (*polpa branca*) e um sistema de filtração (*polpa vermelha*). A polpa branca consiste em bainhas linfáticas periarteriais de linfócitos T com centros germinais contendo linfócitos B. A polpa vermelha possui um esqueleto de células reticulares fixas, macrófagos móveis, passagens endoteliais parcialmente colapsadas (cordões de Billroth) e seios esplênicos. Uma *zona marginal* rica em células dendríticas (apresentadoras de antígenos) separa a polpa vermelha da polpa branca. A cápsula esplênica contém musculatura lisa e se contrai em resposta à epinefrina. Cerca de 10% do sangue fornecido ao baço flui rapidamente ao longo de uma rede vascular fechada. Os outros 90% fluem mais devagar por intermédio de um sistema aberto (os *cordões esplênicos*), no qual é filtrado por meio de fendas de 1 a 5 μm antes de entrar nos seios esplênicos.

FUNÇÃO

A anatomia e o fluxo sanguíneo únicos do baço permitem que ele desempenhe funções de armazenamento, filtração e imunológicas. O baço recebe 5 a 6% do débito cardíaco, mas geralmente contém somente 25 mℓ de sangue. Ele é capaz de reter muito mais quando aumenta de volume, provocando **citopenias**. A hematopoese é a principal função do baço entre 3 e 6 meses de vida fetal, mas depois essa função desaparece. A *hematopoese esplênica* pode reaparecer em pacientes com mielofibrose ou anemia hemolítica grave. O fator VIII e um terço da massa plaquetária circulantes são sequestrados no baço e podem ser liberados em resposta ao estresse e à infusão de epinefrina. **Trombocitose** e **leucocitose** ocorrem quando o baço perde a função de armazenamento. A contagem de plaquetas elevada em crianças após perda da função do baço ou esplenectomia não está associada ao aumento do risco de trombose.

A passagem de um fluxo sanguíneo lento pelos macrófagos e através de pequenas aberturas nas paredes dos sinusoides facilita as funções de filtração do baço. O excesso de membrana dos eritrócitos jovens é removido; a perda dessa função é caracterizada pela presença de células em alvo, poiquilocitose e redução da fragilidade osmótica. O baço é o principal local de destruição de eritrócitos velhos; após a esplenectomia, essa função é assumida por outras células reticuloendoteliais. O baço também é responsável pela remoção de eritrócitos danificados/anormais (p. ex., esferócitos, eritrócitos cobertos por anticorpos) e plaquetas danificadas/senescentes. As inclusões intracitoplasmáticas podem ser removidas de eritrócitos sem a ocorrência de lise celular, a hipoesplenia funcional ou anatômica é caracterizada pela circulação contínua de células contendo remanescentes nucleares (**corpos de Howell-Jolly**), hemoglobina desnaturada (**corpúsculos de Heinz**) e outros fragmentos eritrocitários. Os fragmentos podem ser observados como "poços" na microscopia indireta.

O baço desempenha um papel importante na defesa do hospedeiro contra infecções. É o maior órgão linfoide do corpo e comporta cerca de metade de todos os linfócitos B produtores de imunoglobulinas presentes no corpo. O baço processa material exógeno para estimular a produção de anticorpos opsonizantes. A properdina e a tuftsina também são produzidas pelo baço. Por isso, indivíduos jovens (não imunes) ou hipoesplênicos apresentam grande risco de **sepse** causada por pneumococos e outras bactérias encapsuladas. O baço também pode fazer fagocitose para capturar e destruir parasitas intracelulares. E tem um papel secundário na resposta de anticorpos a antígenos injetados pela via intramuscular ou subcutânea, mas é necessário para a produção precoce de anticorpos após a exposição a antígenos pela via intravenosa. Ele pode ser um importante local de produção de anticorpos na **púrpura trombocitopênica imune**.

A bibliografia está disponível no GEN-io.

Capítulo 513
Esplenomegalia

Amanda M. Brandow e Bruce M. Camitta

MANIFESTAÇÕES CLÍNICAS

Um baço fino e macio é palpável em 15% dos neonatos, 10% das crianças normais e 5% dos adolescentes. Na maioria dos indivíduos, o baço precisa estar aumentado em duas a três vezes para se tornar palpável. O exame do baço é melhor realizado quando o médico fica do lado direito do paciente, este em decúbito dorsal, e palpa o abdome enquanto o paciente inspira profundamente, ou com o paciente em decúbito lateral direito. A borda esplênica palpável maior que 2 cm abaixo do rebordo costal esquerdo é anormal. O baço aumentado de volume pode descer até a pelve; em caso de suspeita de esplenomegalia, o exame do abdome deve começar de um ponto mais baixo. A distensão venosa abdominal superficial pode ser observada quando a esplenomegalia for decorrente de hipertensão portal. Os pacientes podem também se queixar de dor no quadrante superior esquerdo à medida que o baço aumenta de volume. A detecção ou confirmação radiológica do aumento de volume esplênico é feita com ultrassonografia, tomografia computadorizada (TC) ou cintilografia com coloide marcado com tecnécio 99m. O último também avalia a função esplênica.

DIAGNÓSTICO DIFERENCIAL

A Tabela 513.1 lista as causas específicas de esplenomegalia. A anamnese meticulosa, com enfoque em queixas sistêmicas (febre, sudorese noturna, mal-estar, perda de peso) e o exame físico completo (com especial atenção à adenomegalias), combinados ao hemograma completo e à cuidadosa avaliação do esfregaço de sangue periférico, podem ajudar a orientar o diagnóstico.

Pseudoesplenomegalia

Conexões mesentéricas anormalmente longas podem fazer com que o baço seja migratório ou ptótico. Aumento de volume do lobo esquerdo do fígado, massa no quadrante superior esquerdo ou hematoma esplênico podem ser confundidos com esplenomegalia. Os **cistos** esplênicos podem contribuir para o desenvolvimento de esplenomegalia ou mimetizá-la; esses cistos podem ser congênitos (epidermoides) ou adquiridos (pseudocistos) após traumatismos ou infartos. Os cistos geralmente são assintomáticos e achados à avaliação radiológica. A **esplenose** após a ruptura esplênica ou um baço acessório (presente em 15% dos indivíduos normais) podem também mimetizar a esplenomegalia; a maioria não é palpável. A síndrome de **poliesplenismo congênito** inclui defeitos cardíacos, anomalias dos órgãos do lado esquerdo, pulmões bilobados, atresia biliar e pseudoesplenomegalia (ver Capítulo 458.11).

Hiperesplenismo

O aumento da função esplênica (sequestro ou destruição das células circulantes) pode causar **citopenias** no sangue periférico (trombocitopenia, neutropenia, anemia), maior atividade da medula óssea e esplenomegalia.

Tabela 513.1 Diagnóstico diferencial de esplenomegalia por fisiopatologia.

LESÕES ANATÔMICAS
- Cistos, pseudocistos
- Hamartomas
- Síndrome de poliesplenia
- Hemangiomas e linfangiomas
- Hematoma ou ruptura (traumática)
- Peliose

HIPERPLASIA CAUSADA POR DISTÚRBIOS HEMATOLÓGICOS

Hemólise aguda e crônica*

Hemoglobinopatias (anemia falciforme em crianças até 1 ano, com ou sem crise de sequestro e variantes falciformes, talassemia maior, hemoglobinas instáveis)
Alterações da membrana eritrocitária (esferocitose hereditária, eliptocitose, piropoiquilocitose)
Deficiências de enzimas eritrocitárias (deficiência grave de G6PD, deficiência de piruvato quinase)
Hemólise imunológica (autoimune e isoimune)
Hemoglobinúria paroxística noturna

Deficiência crônica de ferro

Hematopoese extramedular
- Doenças mieloproliferativas: LMC, LMC juvenil, mielofibrose com metaplasia mieloide, policitemia vera
- Osteopetrose
- Pacientes em tratamento com fatores estimuladores de colônias de granulócitos e granulócitos-macrófagos

INFECÇÕES†

Bacterianas
- Sepse aguda: *Salmonella typhi*, *Streptococcus pneumoniae*, *Haemophilus influenzae* tipo b, *Staphylococcus aureus*
- Infecções crônicas: endocardite infecciosa, meningococemia crônica, brucelose, tularemia, doença da arranhadura do gato
- Infecções locais: abscesso esplênico (*S. aureus*, estreptococos, com menor frequência espécies de *Salmonella*, infecção polimicrobiana), abscesso hepático piogênico (bactérias anaeróbias, bactérias entéricas gram-negativas), colangite

Virais*
- Infecções virais agudas
- CMV, herpes simples e rubéola congênitas
- Hepatites A, B e C; CMV
- EBV
- Síndromes hemofagocíticas virais: CMV, EBV, HHV-6
- HIV

Causadas por espiroquetas
- Sífilis, especialmente sífilis congênita
- Leptospirose

Causadas por riquétsias
- Febre maculosa
- Febre Q
- Tifo

Fúngicas/Micobacterianas
- Tuberculose miliar
- Histoplasmose disseminada
- Paracoccidioidomicose
- Candidíase sistêmica (em pacientes imunossuprimidos)

Doenças parasitárias
- Malária
- Toxoplasmose, principalmente congênita
- *Toxocara canis*, *Toxocara cati* (larva *migrans* visceral)
- Leishmaniose (calazar)
- Esquistossomose (acometimento hepático-portal)
- Tripanossomíase
- Fasciolíase
- Babesiose

PROCESSOS IMUNOLÓGICOS E INFLAMATÓRIOS*
- Lúpus eritematoso sistêmico
- Artrite idiopática juvenil
- Doença mista do tecido conjuntivo
- Vasculite sistêmica
- Doença do soro
- Hipersensibilidade a medicamentos, especialmente à fenitoína
- Doença do enxerto *versus* hospedeiro
- Síndrome de Sjögren
- Crioglobulinemia
- Amiloidose
- Sarcoidose
- Síndrome linfoproliferativa autoimune
- Doença linfoproliferativa pós-transplante
- Linfocitose granular grande e neutropenia
- Síndromes de histiocitose
- Síndromes hemofagocíticas (não virais, familiares)

TUMORES MALIGNOS
- Primários: leucemia (aguda, crônica), linfoma, angiossarcoma, doença de Hodgkin, mastocitose
- Metastáticos

DOENÇAS DE ARMAZENAMENTO

Lipidose (doença de Gaucher, doença de Niemann-Pick, gangliosidose GM1 infantil)
Mucopolissacaridoses (tipo Hurler, Hunter)
Mucolipidose (doença de célula I, sialidose, deficiência múltipla de sulfatase, fucosidose)
Defeitos no metabolismo de carboidratos: galactosemia, intolerância a frutose, doença do armazenamento de glicogênio IV
Síndrome do histiócito azul-marinho
Doença de Tangier
Doença de Wolman
Hiperquilomicronemia de tipo I, IV

DOENÇA CONGESTIVA*
- Insuficiência cardíaca
- Cirrose ou fibrose intra-hepática
- Portal extra-hepática (trombose), obstrução das veias esplênica e hepática (trombose, síndrome de Budd-Chiari)

*Comuns. †As infecções crônicas ou recorrentes sugerem a existência de imunodeficiência subjacente. CMV, citomegalovírus; EBV, vírus Epstein-Barr; G6PD, glicose-6-fosfatodesidrogenase; HHV-6, herpes-vírus humano 6; HIV, vírus da imunodeficiência humana; LMC, leucemia mieloide crônica.

Esse aumento de função é geralmente secundário a outra doença e pode ser resolvido pelo tratamento da condição subjacente ou, se absolutamente necessário, pode ser moderado pela esplenectomia.

Esplenomegalia congestiva (síndrome de Banti)

A esplenomegalia pode ser decorrente da obstrução de veias hepáticas, portais ou esplênicas, que provocam hiperesplenismo. A doença de Wilson (ver Capítulo 384.2), galactosemia (ver Capítulo 105.2), atresia biliar (ver Capítulo 383.1) e a deficiência de α_1-antitripsina (ver Capítulo 384) podem causar inflamação hepática, fibrose e obstrução vascular. As anomalias congênitas (ausência ou hipoplasia) das veias porta ou esplênica podem causar obstrução vascular. A onfalite séptica ou tromboflebite (espontânea ou decorrente do cateterismo venoso umbilical em neonatos) pode causar a obliteração secundária desses vasos. O fluxo venoso esplênico pode ser obstruído pelo acúmulo de eritrócitos afoiçados, provocando infarto. Quando o baço é o local da obstrução vascular, a esplenectomia cura o hiperesplenismo. No entanto, uma vez que a obstrução geralmente ocorre no sistema hepático ou portal, o ***shunt* portocaval** pode ser mais útil, já que a hipertensão portal e a trombocitopenia participam do sangramento varicoso.

A bibliografia está disponível no GEN-io.

Capítulo **514**

Hipoesplenismo, Traumatismo Esplênico e Esplenectomia

Amanda M. Brandow e Bruce M. Camitta

HIPOESPLENISMO

A ausência congênita do baço está associada a defeitos cardíacos complexos cianóticos, dextrocardia, pulmões trilobados bilateralmente e órgãos abdominais heterotópicos (**síndrome de Ivemark**; ver Capítulo 458.11). A função esplênica geralmente é normal em crianças com **poliesplenia congênita.** O **hipoesplenismo funcional** pode ocorrer em recém-nascidos normais, especialmente em prematuros. Crianças com hemoglobinopatia falciforme (ver Capítulo 489.1) podem apresentar hipofunção esplênica já aos 6 meses. O baço acaba sofrendo autoinfartos e se torna fibrótico, permanentemente não funcional. O hipoesplenismo funcional também pode ocorrer na malária (ver Capítulo 314), após radioterapia do quadrante superior esquerdo, e quando a função reticuloendotelial do baço é excedida (como nas anemias hemolíticas graves ou nas doenças de depósito metabólicas). A hipofunção do baço tem sido relatada ocasionalmente em pacientes com doenças autoimunes (p. ex., artrite idiopática juvenil, lúpus, sarcoidose), nefrite, doença inflamatória intestinal, doença celíaca, hepatite crônica, síndrome de Pearson, anemia de Fanconi e doença do enxerto *versus* hospedeiro (Tabela 514.1).

A hipofunção esplênica é caracterizada por **inclusões eritrocitárias** nos esfregaços de sangue periférico (corpúsculos de Howell-Jolly ou de Heinz), "poços" (*pits*) na microscopia de interferência e captação insatisfatória de tecnécio ou outros rastreamentos esplênicos (Tabela 514.2, e Figura 514.1). A redução das células B de memória, sublcasse imunoglobulina M (IgM), pode ser detectada também, e é um fator de risco para a **sepse**. Pacientes com hipoesplenismo funcional ou asplenia apresentam risco aumentado de sepse por **bactérias encapsuladas**, e se beneficiam com a profilaxia antibiótica e avaliação urgente quando febris.

Tabela 514.1 Doenças associadas ao hipoesplenismo ou à atrofia esplênica.

FORMAS CONGÊNITAS Recém-nascidos normais e prematuros Hipoplasia congênita isolada Síndrome de Ivemark Síndrome da distrofia ectodérmica-candidíase-poliendocrinopatia autoimune (APECED) Síndrome de hipoparatireoidismo Síndrome de Stormorken Síndromes de heterotaxia	Leucemia aguda Distúrbios mieloproliferativos crônicos Síndrome de Fanconi Tumores esplênicos Mastocitose
DISTÚRBIOS GASTRINTESTINAIS Doença celíaca Doença inflamatória intestinal Doença de Whipple Dermatite herpetiforme Linfangiectasia intestinal Enterite ulcerativa crônica idiopática	**DISTÚRBIOS AUTOIMUNES** Lúpus eritematoso sistêmico Artrite idiopática juvenil Glomerulonefrite Granulomatose com poliangiite Síndrome de Goodpasture Síndrome de Sjögren Poliarterite nodosa Tireoidite Sarcoidose
DISTÚRBIOS HEPÁTICOS Hepatite crônica ativa Cirrose biliar primária Cirrose hepática e hipertensão portal Alcoolismo e hepatopatia alcoólica	**DOENÇAS INFECCIOSAS** HIV/AIDS Meningite pneumocócica Malária **FORMAS IATROGÊNICAS** Exposição à metildopa Altas doses de esteroides Nutrição parenteral total Irradiação esplênica
DISTÚRBIOS ONCO-HEMATOLÓGICOS Anemia falciforme (todos os genótipos) Transplante de medula óssea Doença do enxerto *versus* hospedeiro crônica	**ALTERAÇÃO NA CIRCULAÇÃO ESPLÊNICA** Trombose da artéria esplênica Trombose da veia esplênica Trombose da artéria celíaca **DIVERSAS** Amiloidose

De Di Sabatino A, Carsetti R, Corazza GR, Post-splenectomy and hyposplenic states, *Lancet* 378 (9785):86-97, 2011.

Tabela 514.2 Técnicas diagnósticas e características da disfunção esplênica.

	DESCRIÇÃO	COMENTÁRIOS
Células B de memória imunoglobulina M (IgM)	Células dependentes do baço para a sobrevivência. Produzidas na zona marginal	Testes especiais necessários
Cintilografia com coloide marcado com tecnécio-99m	A quantificação da captação esplênica de partículas de enxofre coloidal permite uma avaliação estática razoavelmente acurada da função do baço	A hipertrofia do lobo hepático esquerdo pode ser um fator limitante (essa técnica não demonstra claramente se a massa se originou no fígado ou no baço na presença de sobreposição do lobo hepático esquerdo hipertrófico)
Cintilografia com eritrócitos esferocitados marcados com rubídio-81 ou tecnécio-99m	A medição do tempo de liberação permite uma avaliação dinâmica da função esplênica	Defeitos eritrocitários preexistentes, dificuldade da incorporação do radioisótopo pelo eritrócito e resultados falso-positivos ou falso-negativos resultantes da relação entre danos por calor insuficiente ou excessivo tornam o teste inadequado para a prática clínica
Detecção de corpúsculos de Howell-Jolly pela coloração	Eritrócitos com remanescentes nucleares da citometria de fluxo	Não é necessário equipamento especial; inadequado para quantificação da hipofunção esplênica
Detecção de eritrócitos danificados pela microscopia de interferência de fase	Eritrócitos com indentações de membrana (limite superior de 4% da faixa normal)	A microscopia de interferência de fase é necessária; as contagens permitem uma faixa ampla de medições e correlação com métodos radioisotópicos

De Di Sabatino A, Carsetti R, Corazza GR. Post-splenectomy and hyposplenic states, *Lancet* 378(9785):86-97, 2011, Table 1.

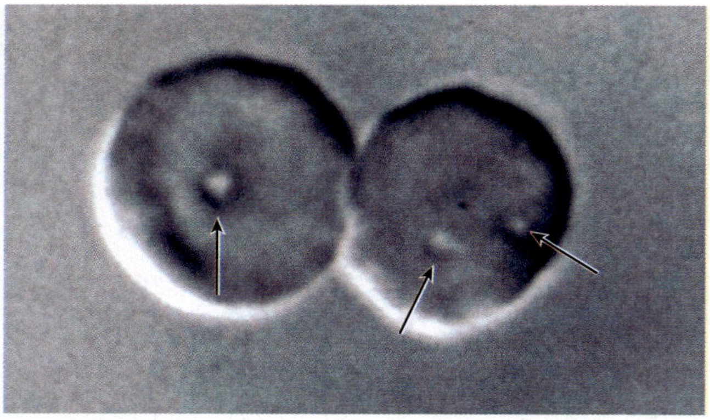

Figura 541.1 Eritrócitos com poços característicos no hipoesplenismo. Um eritrócito com poço é reconhecível na microscopia de interferência de fase pelo "poço" característico na membrana celular (*setas*). (*De Di Sabatino A, Carsetti R, Corazza GR: Post-splenectomy and hyposplenic states,* Lancet *378[9785]:86-97, 2011, Fig 2.*)

TRAUMATISMO ESPLÊNICO

A lesão do baço pode ocorrer com traumatismo abdominal. Pequenas rupturas capsulares esplênicas podem causar dor abdominal ou dor referida no ombro esquerdo como consequência da irritação diafragmática pelo sangue. As rupturas maiores resultam em perdas sanguíneas mais graves, com dor semelhante e sinais de **choque hipovolêmico**. Baços previamente aumentados (como nos pacientes com mononucleose infecciosa) são mais suscetíveis à ruptura com traumatismo menor. *Pacientes com esplenomegalia devem evitar os esportes de contato e outras atividades que aumentem o risco de traumatismo esplênico.* O rastreamento por tomografia computadorizada (TC) com contraste intravenoso (IV) é o melhor exame de imagem para avaliar o traumatismo esplênico.

O tratamento de uma pequena lesão capsular deve incluir a observação cuidadosa com atenção às alterações nos sinais vitais ou achados abdominais, hemogramas seriados e disponibilidade de intervenção cirúrgica imediata se o paciente apresentar deterioração clínica (ver Capítulo 82). A necessidade transfusional de concentrado de hemácias (eritrócitos) (CH) deve ser mínima (< 25 mℓ/kg/48 h). Esses pacientes geralmente são hospitalizados durante 10 a 14 dias e suas atividades são restritas durante meses. A laparotomia, com ou sem esplenectomia, é indicada para o sangramento abdominal mais acentuado, em pacientes que apresentam instabilidade hemodinâmica ou piora clínica, ou quando houver suspeita de lesões em outros órgãos. A esplenectomia total, quando possível, deve ser substituída pela esplenectomia parcial e pela reparação esplênica para manter alguma função esplênica imune.

ESPLENECTOMIA

A esplenectomia deve ser limitada às indicações específicas em que o tratamento clínico tenha sido (ou esteja sendo) ineficaz. Essas indicações incluem ruptura esplênica traumática, defeitos anatômicos, anemia hemolítica grave dependente de transfusão, citopenias imunomediadas, doenças de armazenamento metabólicas e hiperesplenismo secundário. *O maior risco da esplenectomia a longo prazo são as infecções graves (sepse ou meningite) de ocorrência repentina.* Esse risco é especialmente elevado em crianças menores que 5 anos na época da cirurgia. O risco de sepse é menor quando a esplenectomia é realizada devido a traumatismo, defeitos de membrana eritrocitária e trombocitopenia imune (2 a 4%) do que na anemia falciforme, talassemia, ou deficiência imune preexistente (síndrome de Wiskott-Aldrich, doença de Hodgkin) ou bloqueio reticuloendotelial (doença de depósito, anemia hemolítica grave) (8 a 30%). O risco global é de 2 a 5 por 1.000 pacientes asplênicos por ano, com um risco de 5% de infecções graves pós-esplenectomia a longo prazo; mais da metade dessas infecções ocorre nos 2 anos após a esplenectomia, embora o risco permaneça ao longo da vida. A esplenectomia laparoscópica reduziu a morbidade cirúrgica e o tempo de hospitalização.

As bactérias encapsuladas, tais como *Streptococcus pneumoniae* (> 60% dos casos), *Haemophilus influenzae* e *Neisseria meningitidis* contribuem com > 80% dos casos de sepse pós-esplenectomia. Considerando que o baço é responsável pela filtração do sangue e pelas respostas precoces de anticorpos, a sepse (com ou sem meningite) pode progredir rapidamente, levando a óbito dentro em 12 a 24 horas do seu início. Pacientes esplenectomizados febris devem ser avaliados e tratados prontamente com antibióticos para a cobertura dos organismos mencionados anteriormente. Esse tratamento deve ser iniciado em casa se o acesso aos cuidados médicos definitivos for postergado. Uma cefalosporina de amplo espectro (cefotaxima ou ceftriaxona) é recomendada até que a sensibilidade antibiótica específica e a presença ou ausência de meningite sejam definidas. A vancomicina (para a cobertura de pneumococos resistentes à penicilina) deve ser iniciada, dependendo da gravidade da doença e da sensibilidade dos pneumococos da instituição. Pacientes esplenectomizados também têm um risco aumentado de contraírem infecções por protozoários, como malária e babesiose. Uma infecção grave pode ocorrer após a mordida de um animal (especialmente cães) e é causada pelas bactérias *Capnocytophaga canimorsus* ou *C. cynodegmi.* Antibioticoterapia profilática deve ser iniciada após uma mordida para prevenir sepse causada por esses organismos (ver Capítulo 743).

O monitoramento pré-operatório, intraoperatório e pós-operatório pode reduzir o risco de infecção pós-esplenectomia. É importante ter certeza da necessidade de esplenectomia e, se possível, postergar a cirurgia até o paciente completar 5 anos. *As vacinas conjugadas pneumocócicas, meningocócicas e contra H. influenzae adminitradas pelo menos 14 dias antes da esplenectomia podem reduzir a sepse pós-esplenectomia.* A 7-valente (PCV7) foi substituída pela vacina pneumocócica 13-valente conjugada polissacarídeo-proteína (PCV13 – Prevenar 13®). Desse modo, dependendo da vacina pneumocócica administrada inicialmente, uma dose única de PCV13 pode ser recomendada. Além disso, a vacina pneumocócica 23-valente polissacarídica (Pneumovax®) deve ser administrada em pacientes com idade igual ou superior a 2 anos e uma segunda dose 5 anos depois. Anualmente a vacina contra *influenza* deve ser administrada, já que a infecção pelo vírus influenza é um fator de risco para infecções pneumocócicas secundárias. A profilaxia com penicilina VO (125 mg 2 vezes/dia para crianças menores de 5 anos; 250 mg 2 vezes/dia para crianças maiores de 5 anos) deve ser administrada no mínimo até os 5 anos e durante pelo menos 2 anos após a esplenectomia. Embora o maior risco seja no período pós-operatório imediato, os relatos de mortes que ocorreram anos após a esplenectomia indicam que o risco (e a necessidade de profilaxia) pode se estender durante toda a vida. A profilaxia ao longo da vida deve ser fortemente considerada nos pacientes que tiveram uma infecção pneumocócica invasiva ou que tenham uma deficiência imune subjacente. Nas crianças com doença falciforme, a profilaxia com penicilina deve ser iniciada tão logo o diagnóstico seja realizado. A profilaxia deve ser continuada na idade adulta para os pacientes de alto risco, incluindo aqueles com história de sepse pneumocócica, porém a eficácia nesse grupo não foi bem documentada.

Nos pacientes com lesão traumática, a reparação esplênica ou a esplenectomia parcial deve ser considerada como tentativa de preservar a função esplênica. A esplenectomia parcial ou a *embolização esplênica* parcial podem ser suficientes para melhorar algumas formas de anemia hemolítica. Até 50% das crianças cujo baço foi removido devido a traumatismo apresentam esplenose espontânea; a *esplenose cirúrgica* (distribuição de pequenas porções de baço pelo abdome) pode reduzir o risco de sepse em pacientes cuja esplenectomia foi realizada por traumatismo. No entanto, em ambos os casos, o tecido esplênico que cresce novamente, em geral, apresenta função insatisfatória.

Além da sepse pós-esplenectomia, os pacientes esplenectomizados podem apresentar riscos para **complicações tromboembólicas**, incluindo trombose arterial e venosa e hipertensão pulmonar. Esses achados foram relatados independentemente da causa subjacente de esplenectomia e da contagem plaquetária pós-esplenectomia. Os mecanismos propostos incluem perda da função de filtro do baço, permitindo que hemácias anormais permaneçam na circulação e ativem a cascata de coagulação. A trombose da veia porta tem sido relatada como uma complicação da esplenectomia laparoscópica.

A bibliografia está disponível no GEN-io.

Seção **9**

Sistema Linfático

Capítulo **515**

Anatomia e Função do Sistema Linfático

Michael Kelly, Richard L. Tower II e Bruce M. Camitta

O sistema linfático participa de muitos processos biológicos, incluindo homeostase de fluidos, absorção de gordura da dieta e início de respostas imunes específicas. Esse sistema inclui linfócitos circulantes, vasos linfáticos, linfonodos, baço, tonsilas, adenoides, placas de Peyer e timo. A *linfa* é um ultrafiltrado do sangue e é coletada pelos capilares linfáticos que estão presentes em todos os órgãos onde o sangue flui, exceto a medula óssea e a retina. Os capilares linfáticos formam vasos progressivamente maiores que drenam as regiões do corpo. Os vasos linfáticos transportam a linfa para os *linfonodos*, onde é filtrada pelos sinusoides, as partículas de substâncias e organismos infecciosos são fagocitados, e os antígenos são apresentados para os linfócitos circunjacentes. Essas ações estimulam a produção de anticorpos, as respostas de linfócitos T e a secreção de citocinas (ver Capítulo 149). Por fim, a linfa retorna à circulação intravascular.

A composição da linfa pode variar de acordo com o local de drenagem linfática. É geralmente clara, porém a linfa drenada do trato intestinal pode ser leitosa (*quilosa*) devido à presença de gorduras. O conteúdo proteico é intermediário entre um exsudato e um transudato. O nível proteico pode ser elevado com a inflamação e na linfa drenada do fígado ou intestinos. A linfa também contém números variáveis de linfócitos e células apresentadoras de antígenos.

O desenvolvimento linfático embrionário é um processo gradual que se inicia nas veias embrionárias, onde *células endoteliais linfáticas* (LEC) progenitoras são inicialmente especificadas. A diferenciação e a maturação dessas células progenitoras permanecem enquanto brotam das veias para produzirem sacos linfáticos primitivos difusos, dos quais a maior parte da vasculatura linfática é derivada. A expressão gênica de *PROX1* é importante na especificação das LECs, e estudos demonstraram a importância fundamental das vias de sinalização de proteína morfogenética óssea (BMP), Wnt, Notch e fator de crescimento vascular endotelial (VEGF) no desenvolvimento do sistema linfático.

Em contraste com inúmeros dados que descrevem o desenvolvimento dos vasos linfáticos iniciais, pouco se sabe sobre o estabelecimento de órgãos linfático-específicos nos estágios tardios. Estudos usando a tecnologia de rastreamento de linhagem sugerem uma origem venosa e não venosa das LECs originando órgãos linfáticos-específicos no mesentério, pele e coração. Até pouco tempo, pensava-se que o cérebro fosse desprovido de vasos linfáticos. Entretanto, vasos linfáticos que correm paralelamente aos seios durais foram recentemente identificados. A origem embrionária dos linfáticos meningeais não foi definida. Se importantes vias de sinalização no desenvolvimento inicial são relevantes para o desenvolvimento de redes linfáticas em órgãos e se as LECs de origem venosa ou não venosa respondem à lesão são temas que permanecem sob investigação.

A bibliografia está disponível no GEN-io.

Capítulo **516**

Anormalidades dos Vasos Linfáticos

Michael Kelly, Richard L. Tower II e Bruce M. Camitta

MALFORMAÇÕES LINFÁTICAS

As malformações linfáticas (MLs) podem ser isoladas, generalizadas ou associadas a síndromes e crescimento excessivo e podem ocorrer como malformações combinadas com outros tipos de vasos (ver classificação da International Society for the Study of Vascular Anomalies (**ISSVA**; www.issva.org). As MLs consistem em canais linfáticos dilatados ou cistos revestidos por células endoteliais linfáticas (LECs). As MLs são tipicamente classificadas pelo *tamanho do cisto* (macrocística, microcística, mista) e ocorrem mais frequentemente em cabeça, pescoço e axilas.

A **anomalia linfática generalizada (GLA)** é definida como ML multifocal que envolve tecidos moles, vísceras abdominal e torácica e, frequentemente, os ossos. O envolvimento ósseo na GLA geralmente não é progressivo e normalmente poupa o córtex. Podem ocorrer derrames quilosos envolvendo os espaços pleural, pericárdico e peritoneal.

A **doença de Gorham-Stout (GSD**; doença do desaparecimento ósseo) é caracterizada como ML envolvendo um único ou múltiplos ossos e leva a perda progressiva do osso cortical (também conhecida como *síndrome do desaparecimento ósseo*). As MLs frequentemente envolvem o tecido mole adjacente ao osso, o que resulta em derrames também na GSD.

As **anomalias linfáticas de condução central** são associadas com a disfunção intestinal e, dependendo do local envolvido, podem resultar em quilotórax, linfangiectasia pulmonar, ascite quilosa, enteropatia perdedora de proteínas, lesões cutâneas, fístula quilosa e alterações ósseas de canais linfáticos intraósseos dilatados. As MLs também estão associadas com mutações somáticas em *PIK3CA,* que muitas vezes também produzem outras malformações vasculares e crescimento excessivo regional de tecidos.

Genética

Mutações somáticas e por hiperatividade de *PIK3CA* estão presentes em baixa frequência (< 10%) em muitas MLs e MLs que são parte de uma síndrome. Essas mutações são as mesmas mutações de *PIK3CA* encontradas em muitos cânceres humanos. Não está esclarecido como as mutações somáticas causam tal diversidade fenotípica. Entretanto, a ativação de *PIK3CA* leva ao aumento da sinalização através da via AKT/mTOR, provavelmente explicando a sensibilidade da maioria das MLs ao sirolimo.

Tratamento

A decisão de tratar a ML depende de localização anatômica, estruturas locais envolvidas e sintomas. Recomenda-se o encaminhamento para uma clínica especializada em anomalias vasculares, com o conhecimento necessário para orientar as imagens apropriadamente e as orientações de tratamento. Para MLs macrocísticas localizadas, **radiologia intervencionista** (IR) com administração de agentes esclerosantes (OK432, etanol, bleomicina) é mais eficaz. Para lesões envolvendo pele e mucosa, tratamentos a *laser* podem ser usados. **Sirolimo**, um inibidor do alvo da rapamicina (mTOR) em mamíferos, demonstrou ser eficaz quando usado isoladamente ou combinado com IR para as MLs complicadas ou extensas. Propranolol foi eficaz em alguns pacientes.

LINFANGIECTASIA

A linfangiectasia não é mais considerada uma entidade única e é classificada tanto como uma GLA ou como ML do tipo canal, de acordo com a classificação da ISSVA. A ML do tipo canal pode ser resultado de hipoplasia da cisterna do quilo, linfonodos ou ductos coletores centrais, levando a uma obstrução do fluxo linfático dos canais superficiais para os coletores centrais e resultando na dilatação de vasos superficiais (Figura 516.1). Os sintomas dependem do nível da obstrução e podem incluir enteropatia perdedora de proteínas se o mesentério estiver envolvido ou derrames quilosos se a obstrução for maior.

LINFEDEMA

O linfedema é um inchaço localizado causado por fluxo linfático deficiente, podendo ser primário (congênito) ou adquirido. Os linfedemas *primários* são classificados como MLs porque resultam da disgenesia de redes linfáticas durante o desenvolvimento inicial. O linfedema primário pode ser encontrado na síndrome de Turner, na síndrome de Noonan, na doença de Milroy de herança autossômica dominante e nas outras anormalidades cromossômicas. Mutações em múltiplos genes, incluindo gene do receptor do fator de crescimento vascular endotelial 3 (*VEGFR-3*), *GJC2*, *PTPN14* e *GATA2*, são associadas com o linfedema primário (www.issva.org). Mutações autossômicas recessivas, dominantes ou *de novo* do *VEGFR-3* produzem a doença de Milroy. Mutações em outros genes estão associadas a síndromes específicas; *CCBE1* (Hennekam), *FOXC2* (linfedema-distiquíase), *SOX18* (hipotricose-telangiectasia-linfedema), *KMT2D/MLL2* e *KDM6A* (Kabuki). Linfedema unilateral ou bilateral da extremidade inferior em um adolescente pode ser doença de Meige.

A obstrução adquirida dos linfáticos pode resultar de tumor, fibrose pós-irradiação e cicatrizes pós-inflamatórias. A **filariose** é uma importante causa de linfedema em África, Ásia e América Latina. Um terço das 120 milhões de pessoas infectadas (principalmente adolescentes mais velhos e adultos) apresentam linfedema ou hidrocele. O comprometimento dos principais vasos linfáticos pode causar acúmulo de linfa no abdome (ascite quilosa) ou no tórax (quilotórax).

Linfedema não tratado pode ser incapacitante e estar associado a disfunção imune, inflamação, fibrose e crescimento excessivo de tecido adiposo e **linfangiossarcoma**. Tratamentos atuais tentam reduzir o inchaço localizado por meio de massagem, exercício e compressão. O **selênio** tem sido um adjuvante eficaz para a fisioterapia em alguns pacientes adultos após o tratamento de câncer de mama.

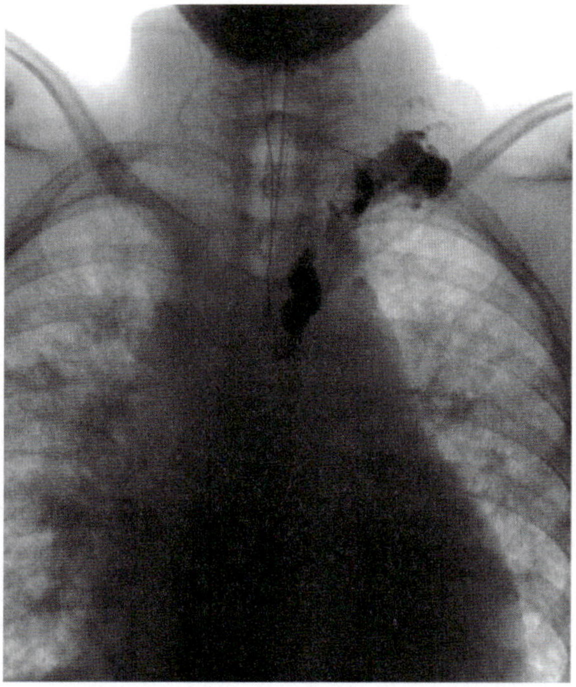

Figura 516.1 Linfangiograma intranodal em menino de 15 anos com anomalia na condução linfática central e derrames pericárdicos recorrentes. Estagnação do fluxo é vista na porção distendida superior do ducto torácico. A punção direta da porção terminal demonstra marcada dilatação sem esvaziamento espontâneo.

LINFANGIOLEIOMIOMATOSE

A linfangioleiomiomatose (**LAM**) é caracterizada pela proliferação de células endoteliais linfáticas e células musculares lisas nos pulmões, levando a obstrução das vias respiratórias e linfáticas, formação de cistos, pneumotórax e insuficiência respiratória. Pode inicialmente ser confundida com asma. A LAM ocorre em mulheres jovens e está associada a mutações no gene supressor de tumor da esclerose tuberosa *TSC2* em um terço dos casos. O sirolimo estabiliza a função pulmonar, reduz os sintomas e melhora a qualidade de vida. O transplante de pulmão pode ser necessário.

LINFANGITE

A linfangite é uma inflamação dos linfáticos que drenam a área da infecção. Estrias eritematosas e macias se estendem em torno da área infectada. Os linfonodos regionais também podem ser macios. Estreptococos do grupo A e *Staphylococcus aureus* são os patógenos mais comuns, e a terapia deveria incluir antibióticos que tratem esses organismos.

A bibliografia está disponível no GEN-io.

Capítulo 517
Linfadenopatia

Richard L. Tower II e Bruce M. Camitta

Linfonodos palpáveis são comuns em pediatria. O aumento dos linfonodos é causado pela proliferação de elementos linfoides normais ou pela infiltração de células fagocíticas ou cancerígenas. Na maioria dos pacientes, anamnese criteriosa e exame físico completo sugerem um diagnóstico adequado.

DIAGNÓSTICO

A massa é um linfonodo? Massas não linfoides (costela cervical, cisto tireoglosso, cisto da fenda braquial ou seio infectado, higroma cístico, bócio, tumor muscular esternomastóideo, tireoidite, abscesso da tireoide, neurofibroma) ocorrem mais frequentemente no pescoço que em outras áreas. **O nódulo está aumentado?** Os linfonodos geralmente não são palpáveis nos recém-nascidos. Com exposição antigênica, o tecido linfoide aumenta de volume. Eles não são considerados aumentados se o seu diâmetro não for maior que 1 cm para nódulos cervicais e axilares e 1,5 cm para nódulos inguinais. Outros linfonodos geralmente não são palpáveis ou visualizados em radiografias simples.

Quais são as características dos nódulos? Os nódulos agudamente infectados geralmente são macios. Também pode haver eritema e calor na pele sobrejacente. A flutuação sugere formação de abscesso. Nódulos *tuberculosos* podem estar aglomerados. Com infecção crônica, muitos desses sinais não estão presentes. Nódulos relacionados a tumor são geralmente firmes e endurecidos e podem estar conglomerados ou aderidos à pele ou às estruturas subjacentes. Tumores ou nódulos envolvidos com tumor estão frequentemente presentes por mais de 2 semanas e podem estar associados à extensão local (alteração da voz, disfagia) ou sinais sistêmicos (febre, perda de peso, sudorese noturna).

A linfadenopatia é localizada ou generalizada? *A adenopatia generalizada* (aumento de linfonodos em mais que duas regiões não contínuas) é causada por doença sistêmica (Tabela 517.1) e é frequentemente acompanhada por achados físicos anormais em outros sistemas. Em contraste, a *adenopatia regional* é mais frequentemente secundária à infecção nos linfonodos envolvidos e/ou sua área de drenagem (Tabela 517.2). Quando causada por outros agentes infecciosos não bacterianos, a adenopatia pode estar presente em localizações anatômicas atípicas, curso prolongado, seio drenante, ausência de infecção piogênica prévia e achados incomuns na anamnese (arranhaduras de gatos,

Tabela 517.1 Diagnóstico diferencial de linfadenopatia generalizada sistêmica.

NEONATO	CRIANÇA	ADOLESCENTE
CAUSAS COMUNS		
Sífilis Toxoplasmose CMV HIV	Infecção viral EBV CMV HIV Toxoplasmose	Infecção viral EBV CMV HIV Toxoplasmose Sífilis
CAUSAS RARAS		
Doença de Chagas Leucemia Tuberculose Reticuloendoteliose Doença linfoproliferativa Doença de depósito metabólico Distúrbios histiocíticos	Doença do soro LES, AIJ Leucemia/linfoma Tuberculose Sarampo Sarcoidose Infecção fúngica Peste bubônica Histiocitose de células de Langerhans Doença granulomatosa crônica Histiocitose sinusal Reação a medicamentos	Doença do soro LES, AIJ Leucemia/linfoma Doença de Hodgkin Doença linfoproliferativa Tuberculose Histoplasmose Sarcoidose Infecção fúngica Peste bubônica Reação a medicamentos Doença de Castleman

AIJ, Artrite idiopática juvenil (como doença Still); CMV, citomegalovírus; EBV, vírus Epstein-Barr; HIV, vírus da imunodeficiência humana; LES, lúpus eritematoso sistêmico. De Kliegman RM, Greenbaum LA, Lye PS: *Practical strategies in pediatric diagnosis and therapy*, ed 2, Philadelphia, 2004, Elsevier, p. 863.

exposição à tuberculose, doença venérea). Um nódulo endurecido e fixo deve sempre ser suspeito de carcinoma, independentemente da presença ou ausência de sintomas sistêmicos ou outros achados físicos anormais.

TRATAMENTO

A avaliação e o tratamento da linfadenopatia são guiados pelo fator etiológico provável, sugerido pela anamnese e pelo exame físico. Muitos pacientes com **adenopatia cervical** apresentam anamnese compatível com infecção viral e não precisam de intervenção. Se uma infecção bacteriana for suspeitada, o tratamento com antibióticos que cubra pelo menos estreptococos e estafilococos é indicado. Aqueles que não respondem aos antibióticos orais, apresentando inchaço persistente e febre, necessitam de antibióticos antiestafilococos intravenosos (IV). Se não houver resposta em 1 a 2 dias, ou se houver sinais de obstrução das vias respiratórias ou toxicidade significativa, devem ser feitos ultrassonografia (US), tomografia computadorizada (TC) ou ressonância magnética (RM) do pescoço. Se houver presença de pus, este pode ser aspirado, guiado por TC ou US, ou se for extenso, pode ser necessária incisão ou drenagem. A coloração de Gram e a cultura do pus devem ser feitas. Os tamanhos dos linfonodos envolvidos devem ser documentados antes do tratamento. Falha na redução do tamanho em 10 a 14 dias também sugere a necessidade de uma nova avaliação. Essa avaliação pode incluir hemograma completo com diferencial; sorologia para vírus Epstein-Barr, citomegalovírus, *Toxoplasma*, teste sorológico da doença por arranhadura do gato; testes sorológicos de antiestreptolisina O ou anti-DNAse B; teste de tuberculina na pele; e radiografia de tórax. Se não houver diagnóstico, a consulta com um infectologista ou oncologista pode ser útil. A biopsia deve ser considerada se houver febre persistente e inexplicável, perda de peso, sudorese noturna, localização supraclavicular, massa mediastinal, linfonodos endurecidos ou aderidos a tecidos adjacentes. A biopsia também pode ser indicada se houver aumento no tamanho acima do basal em 2 semanas, nenhuma redução no tamanho em 4 a 6 semanas, nenhuma regressão para o "normal" em 8 a 12 semanas, ou se novos sinais e sintomas aparecerem.

Tabela 517.2 Sítios de linfadenopatia localizada e doenças associadas.

CERVICAL
Infecção orofaríngea (viral ou estreptocócica grupo A, estafilocócica)
Infecção do couro cabeludo/infestação (piolhos)
Linfadenite micobacteriana (micobactéria tuberculosa e não tuberculosa)
Infecção viral (EBV, CMV, HHV-6)
Doença da arranhadura do gato
Toxoplasmose
Doença de Kawasaki
Doença da tireoide
Doença de Kikuchi
Histiocitose sinusal (doença de Rosai-Dorfman)
Doença linfoproliferativa autoimune
Febre periódica, estomatite aftosa, faringite, adenopatia cervical (síndrome PFAPA)
AURICULAR ANTERIOR
Conjuntivite
Outras infecções oculares
Tularemia oculoglandular
Celulite facial
Otite média
Infecção viral (especialmente rubéola, parvovírus)
SUPRACLAVICULAR
Carcinoma ou infecção no mediastino (direita)
Carcinoma metastático do abdome (esquerda)
Linfoma
Tuberculose
EPITROCLEAR
Infecção na mão, infecção no braço*
Linfoma†
Sarcoide
Sífilis
INGUINAL
Infecção do trato urinário
Doença venérea (especialmente sífilis ou linfogranuloma venéreo)
Outras infecções perineais
Infecção supurativa dos membros inferiores
Peste bubônica
HILAR‡
Tuberculose†
Histoplasmose†
Blastomicose†
Coccidioidomicose†
Leucemia/linfoma†
Doença de Hodgkin†
Carcinoma metastático*
Sarcoidose†
Doença de Castleman
AXILAR
Doença da arranhadura do gato
Infecção do braço ou da parede torácica
Carcinoma da parede torácica
Leucemia/linfoma
Brucelose
ABDOMINAL
Carcinomas
Adenite mesentérica (sarampo, tuberculose, *Yersinia*, estreptococos grupo A)

*Unilateral. †Bilateral. ‡Não palpável, encontrado na radiografia de tórax ou TC. CMV, Citomegalovírus EBV, vírus Epstein-Barr; HHV-6, herpes-vírus humano 6; TC, tomografia computadorizada. De Kliegman RM, Greenbaum LA, Lye PS: *Practical strategies in pediatric diagnosis and therapy*, ed 2, Philadelphia, 2004, Elsevier, p. 864.

A diferenciação entre doenças benignas e carcinoma pode ser difícil inicialmente. Nódulos endurecidos (até pétreos), indolores, não eritematosos que envolvem múltiplas regiões (incluindo mediastino e abdome), hepato ou esplenomegalia, febre, sudorese noturna e perda de peso sugerem carcinoma ou um processo granulomatoso. A persistência dos sintomas, além de linfadenopatia por mais de 2 semanas e em determinados locais (supraclavicular, mediastinal, abdominal), também sugere carcinoma. As citopenias e a desidrogenase láctica (LDH) elevada no sangue estão associadas a carcinoma e a certos processos inflamatórios. O ultrassom é útil na distinção de carcinoma de nódulos reativos. Imagem por TC é útil na identificação de outros órgãos e nódulos afetados; a biopsia guiada por TC ou ultrassom é útil para determinar a etiologia.

A bibliografia está disponível no GEN-io.

517.1 Doença de Kikuchi-Fujimoto (Linfadenite Necrosante Histiocítica)

Richard L. Tower II e Bruce M. Camitta

A doença de Kikuchi-Fujimoto é uma doença rara, geralmente autolimitada que foi originalmente descrita em pacientes de origem asiática. Atualmente os casos são descritos em todos os grupos étnicos. Casos familiares foram relatados. A etiologia é desconhecida, embora tenham sido postuladas causas virais e bacterianas. Doenças autoimunes como o lúpus eritematoso sistêmico (LES) também foram associadas. O diagnóstico diferencial inclui linfoma, tuberculose e LES.

A apresentação é variada e pode incluir febre de origem obscura; mais frequentemente a linfadenite necrosante histiocítica se apresenta como adenite cervical posterior unilateral sólida, febre, indisposição, velocidade de hemossedimentação (VHS) elevada, linfocitose atípica e leucopenia em crianças com 8 a 16 anos. Nódulos com tamanho de 0,5 a 6,0 cm são dolorosos ou com consistência macia em apenas 50% dos casos, podem ser múltiplos e devem ser diferenciados de linfoma. O envolvimento de nódulo pode ocasionalmente ser bilateral ou presente em linfonodos axilares ou supraclaviculares. A US geralmente mostra linfadenopatia cervical unilateral ou aglomerado de linfonodos com edema de gordura perinodal e distribuição de tamanho uniforme.

O diagnóstico é realizado por meio da biopsia do linfonodo. As características histológicas incluem necrose com cariorrexe, um infiltrado histiocítico e células dendríticas plasmocitoides, mostrando reatividade nuclear a CD123 e TCL1 e ausência de neutrófilos. A doença de Kikuchi-Fujimoto geralmente se resolve dentro de 6 meses, embora recaídas ocorram até 16 anos depois. A terapia com corticosteroides sistêmicos é reservada para pacientes com sintomas graves. Raramente a doença é fatal.

A bibliografia está disponível no GEN-io.

517.2 Histiciose Sinusal com Linfadenopatia Massiva (Doença de Rosai-Dorfman)

Richard L. Tower II e Bruce M. Camitta

A incomum, benigna e geralmente autolimitada doença de Rosai-Dorfman é uma histiocitose de células não Langerhans que tem uma ampla distribuição mundial, porém é mais comum na África e no Caribe. A etiologia é desconhecida, mas suspeita-se de disfunção imune. Não é uma entidade única, mas um padrão, e pode estar associada a neoplasia ou doença imune. Pode ser esporádica ou associada a condições herdadas. Alguns pacientes têm variantes genéticas em *KRAS* e *MAP2K1*. Os pacientes apresentam adenopatia cervical móvel, indolor, bilateral e massiva, junto com febre, leucocitose, VHS aumentada e aumento policlonal de imunoglobulina G (hipergamaglobulinemia). As sudoreses noturnas e a perda de peso são comuns. Raramente ocorre ao nascimento ou em irmãos; o sexo masculino é mais frequentemente afetado que o feminino.

Outras cadeias nodulares podem estar envolvidas na histiocitose sinusal. O envolvimento extranodal ocorre em 43% dos casos. O envolvimento de tecidos moles tem sido relatado em muitos órgãos. Os locais mais comuns são a pele, seguida por seios e cavidade nasal, palato, órbita, osso e sistema nervoso central. Ocasionalmente, autoanticorpos contra eritrócitos ou sinóvia podem estar presentes. A biopsia que demonstra histiciócitos pálidos contendo linfócitos fagocitados (**emperipolese**) e imunorreatividade para a proteína S100 em grandes histiócitos, em conjunto com características clínicas esperadas, é diagnóstica. Células IgG4-positivas estão frequentemente abundantes. O diagnóstico diferencial inclui histiocitose de células de Langerhans, distúrbios mieloproliferativos, síndrome hiper-IgG4 e linfoma.

A terapia geralmente não é necessária para essa doença autolimitada. Entretanto, a doença de Rosai-Dorfman pode se repetir por muitos anos. A doença apresenta taxas mais altas de letalidade quando associada à doença autoimune. Exacerbações da doença com acometimento importante de órgãos ou ameaçadoras à vida podem responder à prednisona. Os casos refratários vêm sendo tratados com excisão cirúrgica. A radioterapia pode ser útil na doença orbital refratária. A imunoterapia, incluindo interferona-α, 2-clorodeoxiadenosina, clofarabina, imatinibe, sirolimo, e rituximabe, tem sido bem-sucedida em alguns pacientes. A antibioticoterapia e a quimioterapia não têm obtido sucesso.

A bibliografia está disponível no GEN-io.

517.3 Doença de Castleman

Richard L. Tower II e Bruce M. Camitta

A doença de Castleman é um distúrbio linfoproliferativo incomum dos linfócitos B e é também chamada de **hiperplasia linfoide angiofolicular**. A etiologia é desconhecida, embora uma associação com herpes-vírus humano 8 tenha sido identificada. O HHV-8 pode estimular a produção excessiva de interleucina-6 (IL-6). Células T *natural-killers* invariantes estão diminuídas em número e/ou função. A doença geralmente está presente em adolescentes ou adultos jovens. O aumento de um único nódulo, mais frequentemente no mediastino ou no abdome, é a apresentação localizada mais comum. Outros pacientes podem apresentar febre, sudorese noturna, perda de peso e fadiga. O tratamento inclui cirurgia e/ou radioterapia.

A **doença de Castleman multicêntrica** é um distúrbio linfoproliferativo sistêmico dos linfócitos B que causa linfadenopatia, hepatoesplenomegalia, febre, anemia, superexpressão de IL-6 e hipergamaglobulinemia policlonal. A doença de Castleman multicêntrica pode estar associada a infecção pelo HIV, linfadenopatia associada à doença autoimune e síndrome de POEMS (polineuropatia, organomegalia, endocrinopatia, proteínas M e lesões na pele). Uma apresentação incomum é a **síndrome TAFRO**, que consiste em trombocitopenia, anasarca, febre, fibrose reticular e organomegalia. O linfoma não Hodgkin pode ser simultâneo ou pode se desenvolver devido à progressão da doença. Não há um tratamento padronizado para a doença de Castleman multicêntrica. A deficiência de adenosina deaminase 2 (DADA2) pode mimetizar a doença de Castleman. As opções terapêuticas incluem quimioterapia, corticosteroides, anticorpos monoclonais anti-CD20 (rituximabe), anticorpos monoclonais anti-IL-6 (siltuximabe), anticorpos antirreceptores de IL-6 (tocilizumabe), agentes antivirais e interferona-α. A quimioterapia para linfoma difuso de células B grandes e rituximabe são atualmente as terapias de primeira linha mais comuns e que têm conseguido remissões duradouras. O ganciclovir é o agente antiviral mais ativo. As terapias com corticosteroides e anti-IL-6 fornecem alívio sintomático, mas os sintomas frequentemente retornam após interrupção do tratamento.

A bibliografia está disponível no GEN-io.

Câncer e Tumores Benignos

PARTE 21

Capítulo 518

Epidemiologia do Câncer na Infância e na Adolescência

Barbara L. Asselin

Câncer em pacientes menores de 20 anos de idade é incomum, com uma incidência anual ajustada por idade de 18,3 para cada 100.000 crianças de idades entre 0 e 19 anos, representando apenas cerca de 1% de todos os novos casos de câncer a cada ano nos EUA, ou uma estimativa de 16.000 novos casos em 2017. Isso se traduz em uma chance de aproximadamente 1 em 300 de desenvolver câncer até os 20 anos de idade. Embora as taxas de sobrevida relativas de 5 anos tenham melhorado de 61% entre 1975 e 1977 para 84,8% entre 2007 e 2013 em todas as faixas etárias entre 0 e 19 anos (Figura 518.1), **neoplasias malignas** continuam sendo a principal causa de mortalidade por doença (não traumática) (12%) entre indivíduos de 1 a 19 anos de idade com 1.800 a 1.900 óbitos por câncer anualmente nos EUA entre crianças e adolescentes de 0 a 19 anos de idade. A contribuição relativa do câncer na mortalidade global de bebês de 0 a 1 ano de idade e adolescentes de 15 a 19 anos é menor do que entre crianças de 1 a 14 anos. A impressionante melhora da sobrevida nos últimos 35 anos é atribuída principalmente a avanços no tratamento e na inclusão em estudos clínicos para a maioria dos pacientes. Estão sendo feitos estudos clínicos cooperativos multi-institucionais com pesquisas de novas terapias e maneiras de melhorar as taxas de sobrevida ainda mais e de diminuir as complicações relacionadas ao tratamento a longo prazo. Como cada vez mais pacientes sobrevivem à doença, as pesquisas clínicas também estão focando em qualidade de vida entre os sobreviventes e nos efeitos tardios da terapia em sobreviventes pediátricos e adultos do câncer infantil. O **National Cancer Institute** (NCI) estima que, em 2010, havia 380 mil pessoas vivas (em todas as faixas etárias) que sobreviveram ao câncer infantil, o que corresponde a 1 em cada 810 pessoas menores de 20 anos de idade e 1 em cada 1.000 pessoas de idades entre 20 e 39 anos na população dos EUA.

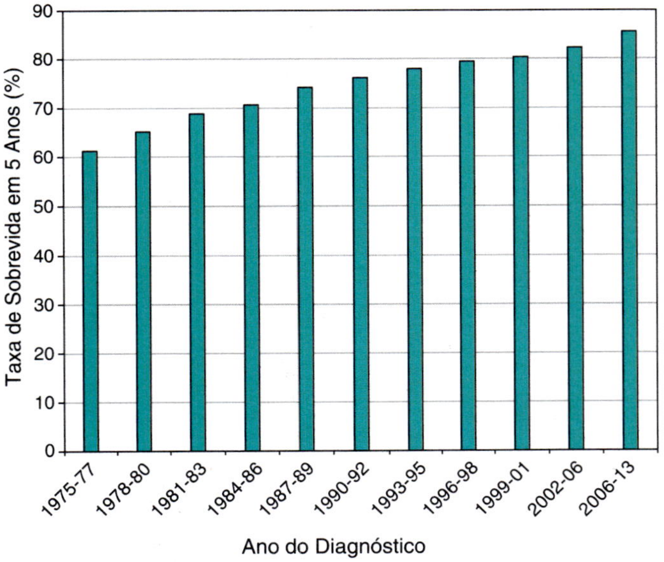

Figura 518.1 **Taxas de sobrevida relativa em 5 anos (%) por ano de diagnóstico de todos os cânceres em crianças de 19 anos ou menos.** A diferença entre os períodos de 1975 a 1977 e 2006 a 2013 é estatisticamente significativa (p < 0,05). Taxas baseadas no acompanhamento de pacientes até 2014 constantes do banco de dados Surveillance, Epidemiology, and End Results (SEER). (*Dados compilados de Howlader N, Noone AM, Krapcho M et al., editores:* SEER Cancer Statistics Review, 1975-2014, Seção 29. *Bethesda, MD, National Cancer Institute. Disponível em: http://seer.cancer.gov/csr/1975_2014/. Baseado nos dados submetidos pelo SEER em novembro de 2016 e publicados no website do SEER em abril de 2017.*)

Os tumores malignos infantis diferem acentuadamente dos tumores malignos em adultos tanto em termos de prognóstico quanto em distribuição por histologia e localização do tumor. **Cânceres linfo-hematopoéticos** (*i. e.*, leucemia linfoblástica aguda, leucemia mieloide e linfomas de Hodgkin e não Hodgkin) são responsáveis por aproximadamente 40%, **cânceres do sistema nervoso central** por aproximadamente 30%, e **tumores embrionários** e **sarcomas** por aproximadamente 10% entre as categorias gerais de cânceres infantis (Tabela 518.1). Em compensação, **tumores epiteliais** de órgãos como pulmões, cólon, mamas e próstata, que são comumente observados em adultos, são tumores malignos raros em crianças. Padrões de incidência na faixa etária pediátrica mostram dois picos: o primeiro durante o início da infância e o segundo na adolescência (Figura 518.2). Durante o primeiro ano de vida, *tumores embrionários*, como neuroblastoma, nefroblastoma (tumor de Wilms), retinoblastoma, rabdomiossarcoma, hepatoblastoma e meduloblastoma são mais comuns (Figuras 518.3 e 518.4). Esses tumores são muito menos comuns em crianças mais velhas e adultos, depois que os processos de diferenciação celular desaceleram consideravelmente. Tumores embrionários, leucemias agudas, linfomas não Hodgkin e gliomas têm picos de incidência a partir dos 2 a 5 anos de idade. Conforme as crianças vão crescendo, a incidência de neoplasias malignas ósseas, doença de Hodgkin, neoplasias malignas de células germinativas gonadais (carcinomas de testículo e ovário) e de outros carcinomas aumenta. A adolescência é um período de transição entre os tumores malignos comuns da infância e os carcinomas característicos da fase adulta (Figura 518.4).

As taxas de incidência também variam por sexo (geralmente mais elevados em meninos do que em meninas), *raça/etnia* (mais comum em caucasianos), e entre países (dados reunidos pela Agência Internacional de Pesquisa em Câncer, em Lyon, França, http://www.iarc.fr/). Essas variações não são totalmente compreendidas, porém provavelmente refletem diferenças na suscetibilidade genética e nas exposições ambientais relacionadas a causas e fatores de risco conhecidos e desconhecidos de câncer (Tabela 518.2). Ao longo de quatro décadas, de 1975 a 2014, houve aumento na incidência de crianças e adolescentes diagnosticados com câncer, particularmente na ocorrência de leucemia entre adolescentes. É interessante mencionar que um estudo internacional de registro de câncer de base populacional envolvendo 62 países mostrou um aumento semelhante na incidência de malignidades infantis entre 1980 e 2010. As razões postuladas para explicar esses aumentos incluem, entre outras, melhorias no diagnóstico e na manutenção de registros médicos e desenvolvimento de registro de dados. Porém, são necessárias análises mais detalhadas das tendências entre subpopulações, variações geográficas e taxas de incidência em países desenvolvidos *versus* em desenvolvimento para explicar o papel dos *avanços tecnológicos*, da *ancestralidade genética* e de *fatores ambientais* como explicações dessas tendências temporais na incidência do câncer infantil.

O câncer infantil inclui uma diversa gama de tumores malignos, denominados "cânceres", e de tumores não malignos que surgem de transtornos nos processos genéticos envolvidos no controle do crescimento

Tabela 518.1 Incidência ajustada por idade e taxas de sobrevida de neoplasias malignas por tipo de tumor em crianças norte-americanas.

	TAXAS ANUAIS DE INCIDÊNCIA PARA CADA 1 MILHÃO DE CRIANÇAS, 2010-2014					SOBREVIDA DE 5 ANOS (%), IDADE ≤ 19 ANOS NO DIAGNÓSTICO, 2004-2011
	Idade < 1 Ano	**Idade 1 a 4 Anos**	**Idade 5 a 9 Anos**	**Idade 10 a 14 Anos**	**Idade 15 a 19 Anos**	
Todas as neoplasias malignas combinadas	234	219	128	142	228	83
Leucemia (LLA/LMA)	51 (20/21)	93 (78/11)	44 (37/5)	35 (23/8)	36 (19/10)	83,5 (88/64)
Linfoma (Hodgkin)	– (–)	8 (1)	16 (4)	26 (11)	49 (30)	93 (97)
Tumores do SNC	42	50	45	43	55,5	74
Neuroblastoma	51	21	4	1	1	78,5
Nefroblastoma/Wilms (carcinoma de célula renal)	14 (–)	19,5 (–)	5,5 (–)	0,6 (0,6)	– (1,8)	90,5
Osso	-	2	6	14	14	71,5
Sarcomas de tecidos moles	16	11	9	12	16	72
Retinoblastoma	28	9	-	-	-	95
Hepatoblastoma (carcinoma hepático)	13 (–)	6 (–)	– (–)	– (0,8)	– (0,8)	84
Tumores de células germinativas	20,5	3,5	3	7	31,5	92
Câncer epitelial maligno	-	2	5	17	54 (29*/10†)	92 (99,5*/94†)

Baseada na Classificação Internacional do Câncer na Infância (CICI). As taxas se referem a cada 1.000.000 de crianças e são ajustadas por idade da população padrão dos EUA no ano de 2000. *Carcinoma de tireoide. †Melanoma maligno. –, Indica que a taxa não pôde ser calculada com < 16 casos para o intervalo de tempo; LLA, leucemia linfoide aguda; LMA, leucemia mieloide aguda; SNC, sistema nervoso central. Dados compilados de Howlader N, Noone AM, Krapcho M *et al.*, editors: *SEER Cancer Statistics Review, 1975-2014*, Seção 29. Bethesda, MD, National Cancer Institute. http://seer.cancer.gov/csr/1975_2014/. Baseado nos dados submetidos pelo SEER em novembro de 2016 e publicados no *website* do SEER em abril de 2017.

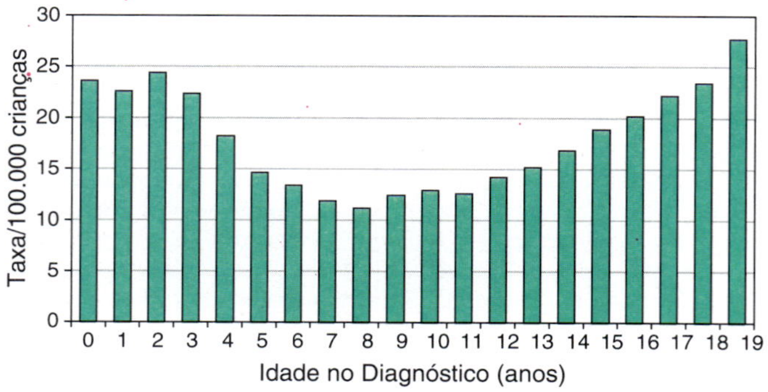

Figura 518.2 **Taxas de incidência de câncer específicas à idade para cada 100.000 crianças nos EUA.** Taxas baseadas em informações constantes no banco de dados Surveillance, Epidemiology, and End Results (SEER) referentes a 2010 a 2014. (*Dados compilados de Howlader N, Noone AM, Krapcho M et al., editores: SEER* Cancer Statistics Review, 1975-2014, *Seção 29. Bethesda, MD, National Cancer Institute. Baseado nos dados submetidos pelo SEER em novembro de 2016 e publicados no website do SEER em abril de 2017.*)

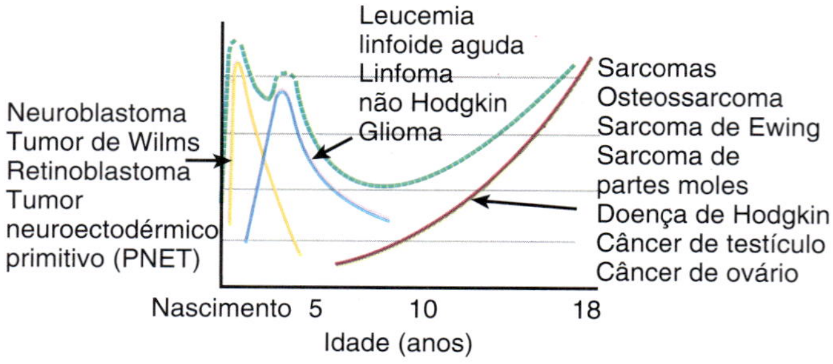

Figura 518.3 **Incidência generalizada dos tipos mais comuns de câncer em crianças, por idade.** A incidência cumulativa de todos os cânceres é mostrada na linha tracejada. (*Cortesia de Archie Bleyer, MD.*)

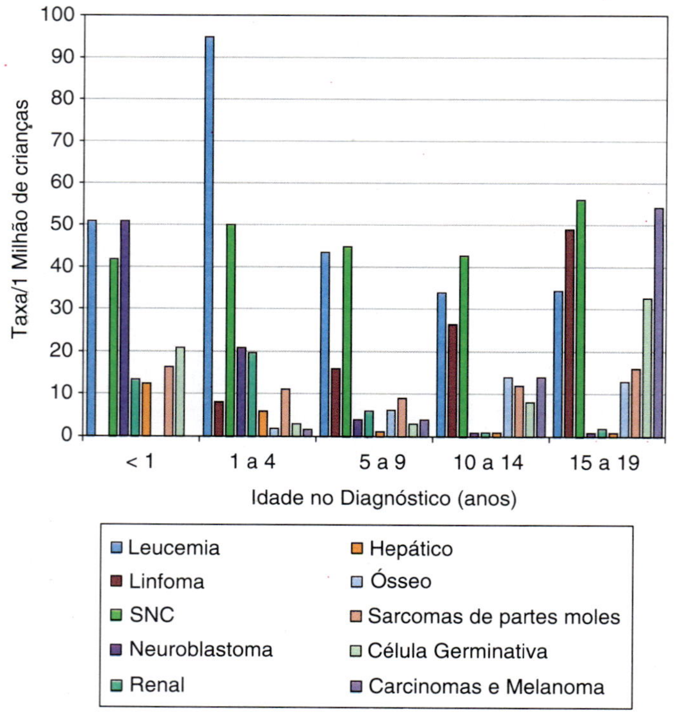

Figura 518.4 **Taxas de incidência de câncer por um milhão de crianças pelo Surveillance, Epidemiology, and End Results (SEER) de acordo com a Classificação Internacional do Câncer na Infância (CICI) e faixa etária < 20 anos.** SNC, sistema nervoso central. (*Dados compilados de Howlader N, Noone AM, Krapcho M et al., editores:* SEER Cancer Statistics Review, 1975-2014, *Seção 29. Bethesda, MD, National Cancer Institute. http://seer.cancer.gov/csr/1975_2014/. Baseado nos dados submetidos pelo SEER em novembro de 2016 e publicados no website do SEER em abril de 2017.*)

Tabela 518.2 Fatores de risco conhecidos de alguns cânceres infantis.

TIPO DE CÂNCER	FATOR DE RISCO	COMENTÁRIOS
Leucemia linfoide aguda	Radiação ionizante	Embora primordialmente de significância histórica, a exposição a raios X para diagnósticos pré-natais aumenta o risco. Irradiação terapêutica para tratamento de câncer também aumenta o risco.
	Raça	Crianças caucasianas têm duas vezes mais chance do que crianças negras nos EUA.
	Fatores genéticos*	Síndrome de Down está associada a um aumento do risco estimado em 10 a 20 vezes. NF1, síndrome de Bloom, ataxia-telangiectasia, mutações *TP53*, e histiocitose das células de Langerhans, entre outros, estão associados a um risco elevado.
	Peso ao nascimento	> 4 kg aumenta o risco
Leucemias mieloides agudas	Agentes quimioterápicos	Agentes alquilantes e epipodofilotoxinas aumentam o risco.
	Fatores genéticos*	Existe grande associação com Síndrome de Down e NF1. Síndrome da monossomia do 7 familiar e várias outras síndromes genéticas também estão associadas a um maior risco.
Cânceres Cerebrais	Radiação ionizante terapêutica na cabeça	Com exceção da radioterapia para câncer, aumento do risco por tratamento com radiação é essencialmente de importância histórica.
	Fatores genéticos*	NF1 está intimamente relacionado a gliomas ópticos, e, em menor grau, a outros tumores do sistema nervoso central. Esclerose tuberosa e várias outras síndromes genéticas estão associadas a maior risco.
Doença de Hodgkin	História familiar	Gêmeos univitelinos e irmãos de casos estão sob maior risco.
	Infecções	EBV está associado a maior risco.
Linfoma não Hodgkin	Imunodeficiência	Transtornos de imunodeficiência adquirida ou congênita e terapia imunossupressora aumentam o risco.
	Infecções	EBV está associado a linfoma de Burkitt na África.
Osteossarcoma	Radiação ionizante	Radioterapia para câncer e exposição elevada a radiação aumentam o risco.
	Quimioterapia	Agentes alquilantes aumentam o risco.
	Fatores genéticos*	O aumento do risco é aparente entre síndrome de Li-Fraumeni e retinoblastoma hereditário.
Sarcoma de Ewing	Raça	Crianças caucasianas têm incidência aproximadamente 9 vezes maior do que crianças negras nos EUA.
Neuroblastoma		Neurocristopatias
Retinoblastoma	Fatores genéticos*	Nenhum outro fator de risco comprovado.
Tumor de Wilms	Anomalias congênitas	Aniridia, síndrome de Beckwith-Wiedemann e outras condições congênitas e genéticas estão associadas a maior risco.
	Raça	Crianças asiáticas supostamente apresentam metade da incidência de crianças caucasianas e negras.
Rabdomiossarcoma	Anomalias congênitas e condições genéticas	Acredita-se que a síndrome de Li-Fraumeni e NF1 estejam associadas a um aumento do risco. Há alguma concordância com defeitos congênitos graves.
Hepatoblastoma	Fatores genéticos*	Síndrome de Beckwith-Wiedemann, hemi-hipertrofia, síndrome de Gardner e história familiar de polipose adenomatosa estão associadas a um aumento do risco.
Tumores malignos de células germinativas	Criptorquidismo	Criptorquidismo é um fator de risco para tumores de células germinativas testiculares.

*Ver Capítulo 519, Tabela 519.2. EBV, vírus Epstein-Barr; NF1, neurofibromatose tipo 1. Adaptada de Ries LAG, Smith MA, Gurney JG, editors: *Cancer incidence and survival among children and adolescents*: United States, 1975–1995, SEER Program, NIH Pub N. 99-4649, Bethesda, MD, 1999, National Cancer Institute. A publicação e dados adicionais estão disponíveis no *website* do SEER, http://www.seer.cancer.gov.

e desenvolvimento celular. Embora várias condições genéticas estejam associadas a um maior risco de câncer infantil, acredita-se que essas condições sejam responsáveis por 8 a 10% de todas as ocorrências (ver Capítulo 519). As principais condições genéticas relacionadas às células germinativas que conferem suscetibilidade ao câncer infantil são a síndrome de Li-Fraumeni (*P53*), as neurofibromatoses dos tipos 1 e 2, a síndrome de Down, a síndrome de Beckwith-Wiedemann, a esclerose tuberosa, a doença de von Hippel-Lindau, o xeroderma pigmentoso, a ataxia-telangiectasia e a síndrome do carcinoma basocelular nevoide. As diretrizes de consenso para a triagem de vigilância nas síndromes de predisposição ao câncer pediátrico foram desenvolvidas durante um workshop do Grupo de Trabalho sobre Câncer Pediátrico da **American Association for Cancer Research** (AACR) e estão disponíveis *on-line* na página do periódico AACR Open Access (http://clincancerres.aacrjournals.org/content/23/11). Os padrões variáveis de incidência de cânceres infantis individuais ao redor do mundo implicam fatores de risco genéticos e epidemiológicos adicionais que permanecem descaracterizados.

Comparada aos tumores epiteliais em adultos, uma fração extremamente pequena de cânceres pediátricos parece ser explicada por **exposições ambientais** conhecidas (ver Tabela 518.2). Exposição à radiação ionizante e a vários agentes quimioterápicos explicam apenas um pequeno número de casos pediátricos (ver Capítulo 736). A associação entre exposições fetais e câncer pediátrico normalmente não é estabelecida, com exceção da ingestão materna de dietilestilbestrol durante a gestação e subsequente adenocarcinoma vaginal em filhas adolescentes. Exposições ambientais que foram estudadas sem evidências convincentes de serem fatores causais incluem campos eletromagnéticos de frequência e potência não ionizante, pesticidas, exposição a produtos químicos decorrentes da profissão dos pais, fatores alimentares, fertilização *in vitro* e fumaça de cigarro no ambiente. Vírus associados a determinados cânceres pediátricos incluem os **poliomavírus** (BK, JC, SV40), associados ao câncer cerebral, e o **vírus Epstein-Barr** (EBV), associado ao linfoma não Hodgkin, porém a importância etiológica permanece obscura.

Ainda há pouco conhecimento sobre a etiologia do câncer em crianças, e estudos epidemiológicos demonstram que os prováveis mecanismos sejam multifatoriais, possivelmente resultantes de eventuais interações entre traços de suscetibilidade genética e exposições ambientais. Os atuais estudos em andamento estão investigando o papel dos **polimorfismos** dos genes que codificam as enzimas que agem na ativação ou no metabolismo dos xenobióticos, proteção das células contra o estresse oxidativo, reparação do DNA e/ou modulação imunitária.

Terapias curativas com quimioterapia, radiação e/ou cirurgia podem afetar negativamente o desenvolvimento da criança e resultar em graves efeitos clínicos e psicossociais a longo prazo na infância e na fase adulta. Possíveis efeitos adversos tardios incluem neoplasia maligna secundária subsequente, mortalidade precoce, infertilidade, baixa estatura, cardiomiopatia, fibrose pulmonar, osteoporose, problemas neurocognitivos, transtornos afetivos e alteração do funcionamento social. Muito já se aprendeu sobre a incidência de efeitos tardios por meio de grandes estudos multicêntricos de coorte, como o **Childhood Cancer Survivor Study**, um estudo em andamento com resultados clínicos e psicossociais em sobreviventes, que forneceu informações para o desenvolvimento de diretrizes de cuidados clínicos aos sobreviventes (http://www.survivorshipguidelines.org).

Devido à relativa raridade de tipos específicos de câncer infantil e à sofisticada tecnologia e expertise necessárias para o diagnóstico, tratamento e acompanhamento dos efeitos tardios, todas as crianças portadoras de câncer devem ser tratadas com protocolos clínicos padronizados em instituições de pesquisa clínica pediátrica sempre que possível. Promovendo tal tratamento, o **Children's Oncology Group** (COG) é um consórcio multi-institucional de pesquisa que facilita a pesquisa clínica, biológica e epidemiológica em caráter cooperativo em mais de 200 instituições afiliadas nos EUA, Canadá e outros países (http://childrensoncologygroup.org/). A participação coordenada em tais pesquisas clínicas tem sido um dos principais fatores do aumento da sobrevivência de muitas crianças com câncer. Tais esforços contínuos são fundamentais para conhecermos melhor a etiologia dos cânceres infantis, melhorarmos a sobrevivência em tumores malignos com prognóstico ruim, e maximizarmos a qualidade de vida dos sobreviventes.

INFLUENCIANDO A INCIDÊNCIA DO CÂNCER

Pediatras têm uma oportunidade única de educar crianças e adolescentes, e seus pais, a respeito das formas de prevenir o câncer. Há apenas algumas poucas causas ambientais reconhecidas de câncer infantil, que podem ser evitadas ou combatidas. Um exemplo é a imunização contra **hepatite B**, que reduz o risco de carcinoma hepatocelular na adolescência e na fase adulta; outro deles é a vacinação contra o **papilomavírus humano**, que previne o câncer de colo do útero e os cânceres orofaríngeos e anais HPV-positivos. Associações entre exposição cumulativa à radiação de exames diagnósticos radiológicos comuns, como tomografia computadorizada (TC), e aumento do risco de malignidades em um momento posterior da vida são de grande preocupação para os pediatras. Diretrizes para garantir o uso clínico seguro de exames diagnósticos por imagem estão sendo avaliadas (http://www.imagegently.org/). Um objetivo da medicina pediátrica é *ensinar às crianças como adotar estilos de vida saudáveis para reduzir o risco de câncer na vida adulta*, como, por exemplo, evitar o tabagismo, o consumo de bebidas alcoólicas e de alimentos ricos em gordura e a obesidade. Quanto mais cedo esses hábitos forem adotados, maior será o benefício para a vida toda, e maior a probabilidade de que estejam presentes e sejam mantidos durante a vida adulta.

A bibliografia está disponível no GEN-io.

Capítulo 519
Biologia Molecular e Celular do Câncer

Kristopher R. Bosse e Stephen P. Hunger

O câncer é um complexo de doenças que surge de alterações que podem ocorrer em uma ampla variedade de genes. Diversas mutações, algumas na linhagem germinativa, mas a maioria adquirida (somática), são necessárias para que as células se tornem completamente malignas. Essas mutações levam a alterações nos processos celulares normais que controlam a proliferação e a sobrevivência celular, incluindo transmissão de sinal, controle do ciclo celular, reparo do DNA, crescimento e diferenciação celulares, regulação da tradução, senescência e apoptose (morte celular programada).

GENES ENVOLVIDOS NA ONCOGÊNESE

Duas classes principais de genes estão implicadas no desenvolvimento do câncer: os oncogenes e os genes supressores tumorais. Os **proto-oncogenes** são genes celulares que são importantes na função celular normal e na codificação de diversas proteínas, incluindo fatores de transcrição, fatores de crescimento e receptores para fatores de crescimento. Essas proteínas constituem componentes vitais na rede de transdução de sinais que regula o crescimento, a divisão e a diferenciação das células. Os proto-oncogenes podem ser alterados, dando origem a **oncogenes** – genes que, quando traduzidos, podem resultar na transformação maligna de uma célula.

Os oncogenes podem ser divididos em cinco classes diferentes, com base no seu mecanismo de ação. A ocorrência de alterações em qualquer um desses componentes celulares normais pode resultar em crescimento celular desprovido de controle. Alguns oncogenes codificam **fatores de crescimento**, que se ligam a um receptor e estimulam a produção de uma proteína. Outros oncogenes codificam **receptores de fatores de crescimento**, que são proteínas encontradas na superfície celular. Quando os fatores de crescimento se ligam a um receptor para fatores de crescimento, eles podem ativar ou desativar o receptor. Modificações do receptor causadas por mutação ou que ocorrem após a tradução podem fazer com que um receptor seja permanentemente ativado, com consequente crescimento desregulado. Os **transdutores de sinais** ou efetores constituem outra classe. Os transdutores de sinais são responsáveis pelo transporte do sinal do receptor de superfície celular até o núcleo da célula. Os **fatores de transcrição** são moléculas que se ligam a áreas específicas do DNA e que controlam a transcrição. O MYC e o MYNC são exemplos de fatores de transcrição que, quando ativados por uma mutação ou amplificação, provocam a estimulação excessiva da divisão celular. A última classe de oncogenes **interfere na apoptose**. As células que não respondem mais ao sinal para morrer podem levar a uma proliferação celular descontrolada.

Os três principais mecanismos pelos quais os proto-oncogenes são ativados são a **amplificação**, a **mutação** e a **translocação** ou **deleção intersticial** (Tabela 519.1). O *MYC* ou *MYNC*, que codificam proteínas que regulam a transcrição, são exemplos de proto-oncogenes ativados por amplificação. Os pacientes com neuroblastoma, em que o gene *MYNC* é amplificado de 10 a 300 vezes, têm um prognóstico clínico pior. As mutações pontuais também podem ativar os proto-oncogenes. O proto-oncogene *NOTCH1* codifica um receptor ligado à membrana que está relacionado com as vias do destino e da diferenciação celular durante o desenvolvimento normal; esse receptor sofre uma clivagem proteolítica mediante a ativação induzida pelo seu ligante para que a proteína possa entrar no núcleo e ativar a transcrição do gene alvo. O *NOTCH1* sofre mutação em pelo menos 50% das leucemias linfoblásticas agudas de células T, resultando em uma proteína constitutivamente ativada que é importante na leucemogênese.

O terceiro mecanismo pelo qual os proto-oncogenes tornam-se ativados é a translocação cromossômica ou deleção intersticial. Em

Tabela 519.1 Ativadores de oncogenes em tumores pediátricos.

MECANISMO	CROMOSSOMO	GENES	FUNÇÃO DA PROTEÍNA	TUMOR
Translocação cromossômica	t(9;22)	*BCR-ABL1*	Tirosinoquinase quimérica	LMC, LLA
	t(1;19)	*TCF3 (E2A)-PBX1*	Fator de transcrição quimérico	LLA
	t(8;14)	*MYC-IGH*	Fator de transcrição	Linfoma de Burkitt
	t(15;17)	*LPM-RARα*	Fator de transcrição quimérico	LPMA
	11q23 e outros (mais de 50 parceiros de fusão)	*KMT2A (MLL)*	Regulação da expressão gênica	Leucemia infantil, LLA, LMA, leucemias relacionadas ao tratamento
	t(12;21)	*ETV6-RUNX1*	Proteína quimérica	LLA
	t(2;13) ou t(1;13)	*PAX3* ou *7-FOXO1*	Fator de transcrição	Rabdomiossarcoma
	t(11;22)	*EWS-FLI1*	Fator de transcrição	Sarcoma de Ewing
Amplificação gênica	2p	*MYCN*	Fator de transcrição	Neuroblastoma
	7p	*EGFR*	Receptor do fator de crescimento, tirosinoquinase	Glioblastoma, câncer de pulmão
Mutação pontual	1p ou 12p	*NRAS* ou *KRAS*	Guanosina trifosfatase	LMA, LLA, LMMJ, rabdomiossarcoma, neuroblastoma
	10q	*RET*	Tirosinoquinase	NEM2
	2p	*ALK*	Tirosinoquinase	Neuroblastoma
	9q	*NOTCH1*	Receptor transmembrana	LLA

LLA, leucemia linfoblástica aguda; LMA, leucemia mieloide aguda; LPMA, leucemia pró-mielocítica aguda; LMC, leucemia mielógena crônica; LMMJ, leucemia mielomonocítica juvenil; NEM2, neoplasia endócrina múltipla, tipo 2.

algumas leucemias e alguns linfomas, as sequências de controle de fatores de transcrição são realocadas na frente dos genes dos receptores de células T ou de imunoglobulinas, resultando na transcrição desregulada desses genes e em leucemogênese. Um exemplo clássico são as translocações que submetem o *c-MYC* ao controle do gene da cadeia pesada da imunoglobulina (*IGH*) ou dos genes das cadeias leves kappa (*IGκ*) ou lambda (*IGλ*) da imunoglobulina no **linfoma de Burkitt**. As translocações cromossômicas que promovem a união de genes de dois cromossomos diferentes ou que promovem deleções ou inversões intersticiais em um mesmo cromossomo também podem resultar em **genes de fusão**; a transcrição do gene de fusão resulta na produção de uma proteína quimérica, com atividade nova e potencialmente oncogênica. Exemplos de cânceres associados a genes de fusão incluem os tumores sólidos da infância **sarcoma de Ewing** [**t(11;22)**] e **rabdomiossarcoma alveolar** [**t(2;13)** ou **t(1;13)**]. Essas translocações resultam em novas transcrições de RNA mensageiro que são úteis como marcadores diagnósticos. A translocação mais bem descrita na leucemia é a **t(9;22) do cromossomo Filadélfia**, que produz a proteína BCR-ABL1 encontrada na leucemia mieloide crônica e em subtipos específicos da leucemia linfoblástica aguda. A BCR-ABL1 é uma tirosinoquinase constitutivamente ativa. Além disso, a proteína está localizada no citoplasma, e não no núcleo, expondo a quinase a um novo espectro de substratos.

A alteração na regulação dos genes supressores tumorais constitui outro mecanismo envolvido na oncogênese. Os genes supressores tumorais são reguladores importantes do crescimento celular e da apoptose. Foram denominados oncogenes *recessivos*, visto que a inativação de ambos os alelos de um gene supressor tumoral é necessária para a expressão de um fenótipo maligno.

O modelo de "dois eventos" para o desenvolvimento do câncer de Knudson foi baseado no surgimento do tumor ocular retinoblastoma em crianças significativamente mais jovens, acometidas pela forma hereditária *versus* a forma esporádica da doença, e no fato de que os tumores eram muitas vezes multifocais em casos familiares, mas quase sempre unifocais em casos esporádicos. Knudson postulou que os casos esporádicos de retinoblastoma ocorrem quando mutações somáticas inativam ambas as cópias de um gene, ao passo que, nos casos familiares, as crianças devem herdar um alelo inativado de um dos genitores e consequentemente exigem somente a inativação somática do único alelo normal remanescente. Essa hipótese foi comprovada 15 anos depois, com a descoberta do gene supressor tumoral *RB*.

Outra proteína supressora tumoral importante é a **TP53**, que é conhecida como a "guardiã do genoma", uma vez que ela detecta a presença de lesão cromossômica e impede a divisão da célula até a realização dos reparos necessários. Na presença de lesões sem possibilidade de reparo, a TP53 desencadeia o processo de apoptose e a célula morre. Mais de 50% de todos os tumores apresentam proteínas TP53 anormais. As mutações no gene *TP53* são importantes em muitos cânceres, incluindo carcinomas de mama, colorretal, de pulmão, de esôfago, de estômago, de ovário e de próstata, bem como gliomas, sarcomas e algumas leucemias.

SÍNDROMES DE PREDISPOSIÇÃO AO CÂNCER

Várias síndromes estão associadas a um risco aumentado de desenvolvimento de neoplasias malignas, que podem se caracterizar por diferentes mecanismos (Tabela 519.2). Um dos mecanismos envolve a *inativação dos genes supressores tumorais*, como *RB* no **retinoblastoma familiar**. É interessante assinalar que pacientes com retinoblastoma nos quais um dos alelos está inativado em todas as células também correm um risco muito alto de desenvolver osteossarcoma. Uma síndrome familiar, a **síndrome de Li-Fraumeni**, em que um alelo *TP53* mutante é herdado, também foi descrita em pacientes que desenvolvem sarcomas, leucemias, carcinoma adrenocortical e cânceres de mama, osso, pulmão e cérebro. A **neurofibromatose** (NF) é uma condição caracterizada pela proliferação de células que se originam da crista neural. Pacientes acometidos por NF correm maior risco de desenvolver tumores do sistema nervoso, câncer de mama, leucemia, feocromocitomas e outros tumores. A NF tem um padrão de herança autossômico dominante, embora 50% dos casos se manifestem sem história familiar e ocorram secundariamente à alta taxa de mutação espontânea do gene *NF1*.

Um segundo mecanismo responsável por uma predisposição herdada ao desenvolvimento de câncer envolve *defeitos no reparo do DNA*. As síndromes associadas a um número excessivo de cromossomos com quebras causadas por defeitos de reparo incluem a **síndrome de Bloom** (baixa estatura, eritema telangiectásico fotossensível), a **ataxia-telangiectasia** (ataxia da infância com degeneração neuromotora progressiva, telangiectasias oculares) e a **anemia de Fanconi** (baixa estatura, anomalias ósseas e renais, pancitopenia). Em consequência da capacidade diminuída de reparo de defeitos cromossômicos, as células acumulam DNA anormal, que resulta em aumento significativo nas taxas de câncer, particularmente leucemia. O **xeroderma pigmentoso** também aumenta o risco de câncer de pele, devido a defeitos no reparo do DNA danificado pela luz ultravioleta. Esses distúrbios exibem um padrão autossômico recessivo.

A terceira categoria de predisposição hereditária ao câncer caracteriza-se por *defeitos na vigilância imunitária*. Esse grupo inclui pacientes com **síndrome de Wiskott-Aldrich**, imunodeficiência combinada grave, imunodeficiência comum variável e síndrome linfoproliferativa ligada ao X. Nesses pacientes, os tipos mais comuns de neoplasia maligna são linfoma e leucemia. As taxas de cura em crianças

Tabela 519.2 Suscetibilidade familiar ou genética a neoplasias malignas.

DISTÚRBIO	TUMOR/CÂNCER	COMENTÁRIO
SÍNDROMES CROMOSSÔMICAS DE DELEÇÃO/ANEUPLOIDIA		
Síndrome de deleção do cromossomo 11p	Tumor de Wilms	Também conhecida como síndrome WAGR (tumor de Wilms, aniridia, anormalidades geniturinárias, retardo mental); a deleção geralmente inclui o gene *WT1*
Síndrome de deleção do cromossomo 13q	Retinoblastoma, sarcoma	Associados a incapacidade intelectual, anormalidades craniofaciais características; a deleção geralmente inclui o gene *RB1*
Trissomia 21	LLA, LMA, LMCA, DMT	Risco de LLA aumentado em 20 vezes, risco de LMCA aumentado em 500 vezes; taxas de cura elevadas; maior propensão à toxicidade derivada da quimioterapia; LMCA associada a mutações de *GATA1*
Síndrome de Klinefelter (47, XXY)	Câncer de mama, tumores de células germinativas extragonadais	
Trissomia 8	Neoplasias mieloides	Mais comumente, trissomia 8 em mosaico
Monossomia 5 ou 7	LMA, SMD	
SÍNDROMES DE INSTABILIDADE CROMOSSÔMICA		
Xeroderma pigmentoso	Carcinomas basocelular e de células escamosas, melanoma	Autossômico recessivo; incapacidade de reparo do DNA danificado por UV; Mutações no gene *XP*
Anemia de Fanconi	LMA, SMD, tumores raros de cabeça, pescoço e pele, cânceres GI e GU	Autossômica recessiva; fragilidade cromossômica; resultado positivo do teste com diepoxibutano (DEB); mutações na família do gene *FANCX* (incluindo pelo menos 15 membros)
Síndrome de Bloom	LMA, SMD, LLA, linfoma e tumores sólidos	Associado à deficiência de crescimento, erupção malar; autossômica recessiva; aumento da troca de cromátides irmãs (TCI); mutações no gene *BLM*; membro do gene RecQ helicase (desenrola o DNA)
Ataxia-telangiectasia	Linfoma, leucemia, menos frequentemente tumores sólidos do sistema nervoso central e outros tumores sólidos	Associado a ataxia progressiva, telangiectasias oculocutâneas; autossômica recessiva; sensível a danos ao DNA induzidos por radiação; aumento do risco de morbidade relacionada ao tratamento; mutação bialélica no gene supressor tumoral *ATM*
Síndrome de ruptura de Nijmegen	Leucemia, linfoma	Associada a microcefalia, fácies característica, imunodeficiência; mutações bialélicas no gene *NBN*
Síndrome de Werner (progeria)	Sarcoma de tecidos moles, osteossarcoma, melanoma	Associada ao envelhecimento acelerado; autossômica recessiva; mutações no gene *WRN*
SÍNDROMES DE IMUNODEFICIÊNCIA		
Síndrome de Wiskott-Aldrich	Linfoma, leucemia	Associada a trombocitopenia, eczema e infecções recorrentes; recessiva ligada ao X; mutações no gene *WASP*
Síndrome linfoproliferativa ligada ao X (XLP)	Doença linfoproliferativa de células B, linfomas, LHH	Associada a infecção por EBV fulminante e muitas vezes fatal; ligada ao X; mutações do gene *SH2D1A*
Agamaglobulinemia ligada ao X (XLA)	Distúrbios linfoproliferativos, câncer colorretal	Associado à ausência de células B; ligada ao X; mutações no gene *BTK*
Imunodeficiência combinada grave (SCID)	Leucemia, linfoma	Ligada ao X ou autossômica recessiva; mutações nos genes *IL2RG* e *ADA*
SÍNDROMES ORIGINADAS DE MUTAÇÕES GÊNICAS		
Neurofibromatose 1	Neurofibroma, glioma óptico, neuroma acústico, astrocitoma, meningioma, feocromocitoma, rabdomiossarcoma, TMBNP, neuroblastoma, leucemia	Associada a manchas café com leite, efélides (sardas) axilares/inguinais, nódulos de Lisch; autossômica dominante; mutações no gene supressor tumoral *NF1*
Neurofibromatose 2	Neuromas acústicos bilaterais, meningiomas	Autossômica dominante; mutações no gene supressor tumoral *NF2*
Esclerose tuberosa	Angiofibromas faciais, carcinoma de células renais, angiomiolipomas renais, rabdomioma miocárdico	Autossômica dominante; mutações no gene supressor tumoral *TSC1* ou *TSC2*
Síndrome de Noonan	LMMJ, LLA, neuroblastoma, tumores cerebrais	Associada a características faciais distintas, estatura baixa e defeitos cardíacos; autossômica dominante; causada por mutações na via RAS/MAPK (geralmente em *PTPN11*)
Síndrome de Gorlin-Goltz (síndrome do carcinoma basocelular nevoide)	Carcinomas basocelulares múltiplos, meduloblastoma	Associado a queratocistos odontogênicos, anormalidades esqueléticas e dérmicas; autossômica dominante; mutações no gene *PTCH1* ou *SUFU*
Síndrome de Li-Fraumeni	Osteossarcoma, sarcoma de tecidos moles, leucemias agudas, câncer de mama e cérebro, tumores adrenocorticais	Autossômica dominante; mutações no gene supressor tumoral *TP53*
Síndrome de Beckwith-Wiedemann (BWS)	Tumor de Wilms, hepatoblastoma, neuroblastoma, rabdomiossarcoma	Associado a macrossomia, macroglossia, hemi-hipertrofia, onfalocele; alterações epigenéticas/genômicas do cromossomo 11 p15
Síndrome de von Hippel-Landau	Hemangioblastomas do cérebro e da retina, feocromocitoma, carcinoma de células renais	Autossômica dominante; mutações do gene supressor tumoral *VHL*

(continua)

Tabela 519.2 Suscetibilidade familiar ou genética a neoplasias malignas. (*continuação*)

DISTÚRBIO	TUMOR/CÂNCER	COMENTÁRIO
Neoplasia endócrina múltipla, tipo 1 (síndrome de Wermer)	Tumores da paratireoide, das células das ilhotas pancreáticas e da hipófise	Associada a hiperparatireoidismo, SZE; autossômica dominante; mutações no gene supressor tumoral *MEN1*
Síndrome de neoplasia endócrina múltipla tipo 2A (síndrome de Sipple)	Carcinoma medular da tireoide, tumores da paratireoide, feocromocitoma	Associado a hiperparatireoidismo; autossômica dominante; mutações do gene *RET*
Neoplasia endócrina múltipla tipo 2B (síndrome do neuroma mucoso múltiplo)	Neuromas mucosos, feocromocitoma, carcinoma medular da tireoide	Associada a hábito marfanoide, neuropatia; autossômica dominante; mutações do gene *RET*
Polipose adenomatosa familiar (PAF)	Câncer colorretal, de tireoide, de estômago e do intestino delgado, hepatoblastoma	Associada a pólipos de cólon múltiplos; autossômica dominante; mutações no gene *APC*
Síndrome de polipose juvenil	Câncer colorretal, do estômago, do intestino delgado e retal	Autossômica dominante; mutações no gene *BMPR1A* e *SMAD4*
Câncer colorretal hereditário sem polipose (HNPCC)	Câncer colorretal, câncer de endométrio e de estômago, muitos outros cânceres	Autossômica dominante; mutações nos genes de reparo de pareamento impróprio de DNA *MSH2, MLH1, PMS1, PMS2* e *MSH6*
Síndrome de Turcot	Câncer colorretal, tumores cerebrais (glioblastoma, meduloblastoma)	Autossômica dominante; mutações no gene *APC* ou *MLH1*
Síndrome de Gardner	Câncer colorretal, outros tumores semelhantes a PAF	Subtipo de PAF; autossômica dominante; mutações no gene *APC*
Síndrome de Peutz-Jeghers	Câncer de mama, câncer colorretal	Associada a pólipos hamartomatosos no trato GI; efélides (sardas) na boca, lábios e dedos das mãos e dos pés; autossômica dominante, mutações no gene *STK11*
Hemocromatose hereditária	Carcinoma hepatocelular	Autossômica dominante; mutações no gene *HFE*; neoplasia maligna associada a fígado cirrótico
Doença de armazenamento de glicogênio tipo 1 (doença de von Gierke)	Carcinoma hepatocelular, adenomas hepáticos	Autossômica recessiva; mutações no gene *G6PC* ou *SLC37A4*
Anemia de Diamond-Blackfan (ABD)	Câncer colorretal e outros cânceres do trato GI, LMA, SMD, sarcoma osteogênico	Autossômica dominante; mutações nos genes de proteínas associadas a subunidades ribossômicos pequenas ou grandes (mais frequentemente em *RPS19*)
Síndrome de Shwachman-Diamond	LMA, SMD	Associada a neutropenia, diarreia e deficiência de crescimento; autossômica recessiva; mutações no gene *SBDS*
Síndrome *DICER1*	Blastoma pleuropulmonar (BPP), nefromas císticos, tumores de células de Sertoli-Leydig ovarianos, bócio multinodular	Autossômica dominante; associada a mutações no gene *DICER1*
Neuroblastoma familiar	Neuroblastoma	Autossômica dominante; mutações no gene *ALK* ou *PHOX2B*
Síndrome de paraganglioma-feocromocitoma hereditário (PGL/FEO)	Paraganglioma, feocromocitomas	Autossômica dominante; mutações na família da enzima mitocondrial succinato desidrogenase (*SDHA, B, C* ou *D*)
Neutropenia congênita grave ou cíclica	LMA, SMD	Associada a infecções bacterianas frequentes; normalmente autossômica dominante; mutações no gene *ELANE* ou *HAX1* (síndrome de Kostmann)

DMT, doença mieloproliferativa transitória; GI, gastrintestinal; GU, geniturinário; LHH, linfo-histiocitose hemofagocítica; LLA, leucemia linfoblástica aguda; LMA, leucemia mieloide aguda; LMCA, leucemia megacariocítica aguda; LMMJ, leucemia mielomonocítica juvenil; SMD, síndrome mielodisplásica; SZE, síndrome de Zollinger-Ellison; TMBNP, tumor maligno da bainha dos nervos periféricos.

imunodeficientes com câncer são muito menores do que as de crianças imunocompetentes portadoras de neoplasias malignas semelhantes, sugerindo um papel para o sistema imune no tratamento do câncer, bem como na sua prevenção.

Estudos de associação genômica ampla (GWAS) realizados em uma matriz diversificada de tumores infantis, incluindo LLA e neuroblastoma, definiram **polimorfismos de nucleotídio único (SNPs)** comuns em genes que estão associados à predisposição ao câncer e que definem conjuntamente regiões do genoma que são críticas na tumorigênese. Essas alterações podem ocorrer nas regiões codificadoras ou não codificadoras do genoma e normalmente levam a um aumento relativamente modesto no risco de câncer (2 a 10 vezes acima do valor basal) em comparação com as síndromes de suscetibilidade ao câncer discutidas anteriormente, que podem estar associadas a um risco vitalício de 50 a 100% de desenvolver câncer. Além disso, esforços direcionados ao **sequenciamento completo do genoma** em diversos cânceres pediátricos identificaram que pelo menos 8% das crianças que desenvolvem uma malignidade apresentam mutação em um gene que predispõe ao câncer na linhagem germinativa. Muitas dessas mutações predisponentes ocorrem em crianças sem história familiar de câncer ou sem síndrome de predisposição ao câncer conhecida.

OUTROS FATORES ASSOCIADOS À ONCOGÊNESE

Vírus

Diversos vírus foram implicados na patogenia das neoplasias malignas. A associação do vírus **Epstein-Barr (EBV)** com o linfoma de Burkitt e o carcinoma nasofaríngeo foi identificada há mais de 40 anos, embora a infecção por EBV por si só não seja suficiente para que ocorra transformação maligna. O EBV também está associado a doença de Hodgkin de celularidade mista e de depleção linfocitária, bem como a alguns linfomas de células T, o que é particularmente curioso, visto que o EBV normalmente não infecta os linfócitos T. A evidência mais conclusiva para um papel do EBV na linfogênese consiste no papel causal direto desse vírus na doença **linfoproliferativa de células B** em indivíduos imunocomprometidos, particularmente aqueles com infecção pelo HIV ou aqueles recebendo imunossupressores após um transplante de órgão. O **herpesvírus humano 8 (HHV-8)** está associado ao sarcoma de Kaposi.

As crianças que apresentam infecção crônica pelo **vírus da hepatite B** (positivas para antígeno de superfície da hepatite B) correm um risco 100 vezes maior de desenvolver **carcinoma hepatocelular**. Nos adultos, o período de latência entre a infecção viral e o desenvolvimento de carcinoma hepatocelular aproxima-se de 20 anos. Todavia, nas crianças que adquirem a infecção viral por transmissão perinatal, o período de latência pode ser curto, de apenas 6 a 7 anos. Os outros fatores que são necessários para a transformação maligna dos hepatócitos infectados pelo vírus não estão bem esclarecidos. A infecção pelo **vírus da hepatite C** constitui outro fator de risco para carcinoma hepatocelular e também está associada a um subconjunto de linfomas não Hodgkin de células B, como o linfoma esplênico.

Quase todos os carcinomas de colo de útero são causados por **papilomavírus humano (HPVs)**. Os HPVs de alto risco incluem os tipos 16 e 18, mas também os tipos 31, 33, 34, 45, 52 e 58, que juntos provocam mais de 90% dos cânceres de colo de útero. As vacinas contra os principais subtipos oncogênicos estão atualmente disponíveis e provavelmente salvarão milhões de vidas em todo o mundo. Os HPV de baixo risco, incluindo os tipos 6 e 11, que são comumente encontrados em verrugas genitais, quase nunca estão associados a neoplasias malignas. À semelhança de outros cânceres associados a vírus, a presença do HPV por si só não é suficiente para causar transformação maligna. Acredita-se que o mecanismo pelo qual as **oncoproteínas HPV E6** e **E7** associadas ao HPV induzem transformação maligna envolva as proteínas supressores tumorais TP53 e *RB*, bem como outras vias que são críticas para a progressão do ciclo celular, manutenção da telomerase e da estabilidade genômica e para a apoptose.

Imprinting genômico

O desenvolvimento do câncer também tem sido associado ao *imprinting genômico*, que consiste na inativação seletiva de um dos dois alelos de determinados genes, dependendo da origem parental. A **síndrome de Beckwith-Wiedemann (BWS)**, o distúrbio de *imprinting* identificado com maior frequência, é uma síndrome de crescimento excessivo caracterizada por macrossomia, macroglossia, hemi-hipertrofia, onfalocele e anomalias renais que também estão associadas a um risco aumentado de tumor de Wilms, hepatoblastoma, rabdomiossarcoma, neuroblastoma e carcinoma adrenocortical. Esse risco aumentado de desenvolver câncer está diretamente associado a alterações nos padrões de metilação de promotores (ou perda de heterozigosidade) de genes que sofreram *imprinting* no cromossomo 11p15.5. Geralmente, o alelo do *IGF2* (receptor do fator de crescimento semelhante à insulina 2) derivado da mãe nesse *locus* genômico é inativado, suprimindo assim a expressão do *IGF2*. No entanto, crianças com BWS apresentam um acréscimo de metilação nessa região promotora, a qual permite a expressão dos alelos materno e paterno do *IGF2*, levando à superexpressão do fator de crescimento. Ao mesmo tempo, o gene vizinho materno *H19* (que codifica o ncRNA e o miRNA críticos para a supressão do crescimento) é silenciado por meio dessa hipermetilação, resultando finalmente em um fenótipo pró-crescimento e em uma predisposição ao desenvolvimento de um tumor.

Telomerase

Os *telômeros* são uma série de dezenas a milhares de repetições TTAGGG nas extremidades dos cromossomos, que são importantes para estabilizar as extremidades do cromossomo e limitar as quebras, a translocação e a perda de material do DNA. Com o processo de replicação do DNA, ocorre um encurtamento progressivo do comprimento dos telômeros, que constitui uma característica básica do envelhecimento celular e que atua como um sinal de senescência replicativa. Na maioria dos cânceres, a *telomerase* (codificada pelo gene *TERT*), uma enzima que acrescenta telômeros nas extremidades dos cromossomos, torna-se ativada, geralmente por meio de mutações no promotor *TERT*. A manutenção do comprimento do telômero promovida pela telomerase em tumores permite a proliferação celular irrestrita por meio da atenuação de um ponto de controle principal do tempo de vida celular.

A bibliografia está disponível no GEN-io.

Capítulo 520
Princípios Diagnósticos do Câncer

A. Kim Ritchey e Erika Friehling

O câncer infantil é incomum e pode se manifestar com sintomas observados em doenças benignas. O desafio para o pediatra é estar atento às pistas que sugerem um diagnóstico de câncer. Além das manifestações clássicas, qualquer *sinal ou sintoma persistente e inexplicável* deve ser avaliado como possivelmente resultante de uma condição cancerosa ou pré-cancerosa. Como parte da avaliação diagnóstica, o pediatra e o oncologista pediátrico devem informar o possível diagnóstico para o paciente e sua família de uma maneira sensível e informativa.

SINAIS E SINTOMAS

Os sinais e sintomas do câncer são variáveis e inespecíficos em pacientes pediátricos. Os tipos de câncer que ocorrem durante os primeiros 20 anos de vida variam drasticamente em função da idade – mais do que em qualquer outra faixa etária comparável (ver Capítulo 518). Diferentemente dos cânceres em adultos, os cânceres infantis geralmente se originam nas estruturas viscerais mais profundas e do parênquima de órgãos em vez das camadas epiteliais que revestem os ductos e glândulas dos órgãos e que compõem a pele. Em crianças, a doença disseminada ao diagnóstico é comum, e os sintomas ou sinais apresentados geralmente são causados por envolvimento sistêmico. A **dor** era um dos sintomas iniciais apresentados por mais de 50% das crianças com câncer em um estudo. Lactentes e crianças pequenas não conseguem expressar ou localizar bem seus sintomas.

Os tumores sólidos podem produzir **efeitos de massa** inespecíficos, como compressão das vias respiratórias torácicas ou da veia cava superior (linfoma), do quiasma óptico e da região hipotalâmica-pituitária (craniofaringioma) e do quarto ventrículo (astrocitoma cerebelar). Outro fator é a variabilidade na fisiologia e na biologia do portador, relacionadas ao crescimento e desenvolvimento durante os primeiros meses de vida, na infância e na adolescência.

Os sinais de câncer em crianças são geralmente atribuídos a outras causas antes do reconhecimento da malignidade. A demora em diagnosticar a condição é especialmente problemática durante o final da adolescência e resulta de uma variedade de fatores proeminentes nessa faixa etária, como ausência de cobertura de seguro saúde.

Embora não exista nenhum conjunto claramente estabelecido de sinais de alerta de câncer em jovens, os cânceres mais comuns em crianças sugerem algumas diretrizes que podem ser úteis para o reconhecimento precoce dos sinais e sintomas de câncer (Tabela 520.1). A maioria dos sinais e sintomas não é específica e pode representar outras possibilidades em um diagnóstico diferencial. Contudo, esses indícios abrangem os cânceres comuns da infância e têm sido muito úteis para sua detecção precoce.

EXAME FÍSICO

Os achados de exames físicos em uma criança com malignidade variam conforme o câncer é sistêmico ou localizado. Os cânceres mais comuns em crianças envolvem o **sistema linfo-hematopoético**. Quando a medula

Tabela 520.1 Manifestações comuns de malignidades na infância.

	SINAIS E SINTOMAS	POSSÍVEL ETIOLOGIA	POSSÍVEL DIAGNÓSTICO ONCOLÓGICO
Constitucionais/ sistêmicas	Febre, infecção persistente ou recorrente, neutropenia	Infiltração medular	Leucemia, neuroblastoma
	Febre de origem indeterminada, perda de peso, sudorese noturna	Linfoma	Linfoma de Hodgkin e não Hodgkin
	Linfadenopatia indolor e persistente	Linfoma, tumor sólido metastático	Leucemia, linfoma de Hodgkin, linfoma não Hodgkin, linfoma de Burkitt, carcinoma de tireoide
	Hipertensão	Tumor renal ou adrenal	Neuroblastoma, feocromocitoma, tumor de Wilms
	Massa de tecido mole	Tumor localizado ou metastático	Sarcoma de Ewing, osteossarcoma, neuroblastoma, carcinoma de tireoide, rabdomiossarcoma, histiocitose de células de Langerhans
Neurológicas/ oftalmológicas	Dores de cabeça com vômito, distúrbios visuais, ataxia, papiledema, paralisias de nervo craniano	Aumento da pressão intracraniana	Tumor cerebral primário; metástases
	Leucocoria (pupila branca)	Massa retiniana	Retinoblastoma
	Equimose periorbital	Metástase	Neuroblastoma
	Miose, ptose, heterocromia	Síndrome de Horner: compressão dos nervos simpáticos cervicais	Neuroblastoma
	Opsoclonia-mioclonia, ataxia	Neurotransmissores? Autoimunidade?	Neuroblastoma
	Exoftalmo, proptose	Tumor orbital	Rabdomiossarcoma, linfoma, histiocitose de células de Langerhans
Respiratórias/torácicas	Tosse, estridor, pneumonia, compressão bronquiotraqueal; síndrome da veia cava superior	Massa mediastinal anterior	Tumor de célula germinativa, linfoma não Hodgkin, linfoma de Hodgkin
	Compressão vertebral ou da raiz nervosa; disfagia	Massa mediastinal posterior	Neuroblastoma, cisto neuroentérico
Gastrintestinais	Massa abdominal	Tumor adrenal, renal ou linfoide	Neuroblastoma, tumor de Wilms, linfoma
	Diarreia	Polipeptídeo intestinal vasoativo	Neuroblastoma, ganglioneuroma
Hematológicas	Palidez, anemia	Infiltração medular	Leucemia, neuroblastoma
	Petéquias, trombocitopenia	Infiltração medular	Leucemia, neuroblastoma
Musculoesqueléticas	Dor nos ossos, claudicação, artralgia	Tumor ósseo primário, metástase óssea	Osteossarcoma, sarcoma de Ewing, leucemia, neuroblastoma
Endócrinas	Diabetes insípido, galactorreia, crescimento insatisfatório	Envolvimento neuroendócrino do hipotálamo ou da glândula pituitária	Adenoma, craniofaringioma, prolactinoma, histiocitose de células de Langerhans

Adaptada de Marcdante KJ, Kliegman RM, Jenson HB *et al.*, editors: *Nelson essentials of pediatrics*, ed 6, Philadelphia, 2011, Saunders, p 588.

óssea é comprometida por malignidade (p. ex., leucemia, neuroblastoma disseminado), os achados típicos incluem palidez devido à anemia; hemorragias, petéquias, ou púrpura devido a trombocitopenia ou coagulopatia; celulite ou outras infecções localizadas decorrentes de leucopenia; e nódulos cutâneos (principalmente em bebês) e hepatoesplenomegalia devido a leucocitose maligna. Anormalidades encontradas em malignidades linfáticas incluem **adenopatia** periférica (Figura 520.1) e sinais de síndrome da veia cava superior por uma **massa** mediastinal anterior (Figura 520.2), incluindo desconforto respiratório, além de pletora e edema em face e pescoço. O aumento dos linfonodos cervicais é comum em crianças, mas, quando persistentes, progressivos e indolores, geralmente sugerem **linfoma**. Em especial, adenopatia supraclavicular sugere malignidade subjacente.

Anormalidades do sistema nervoso central (SNC) que podem indicar câncer incluem redução do nível de consciência, paralisias de nervo craniano, ataxia, convulsões sem febre, ptose, redução da atividade visual, déficits neuroendócrinos e aumento da pressão intracraniana, que pode ser diagnosticado pela presença de papiledema (Figura 520.3). Qualquer déficit neurológico focal no sistema motor ou sensorial, principalmente uma redução da função de nervo craniano, deve motivar investigações adicionais em relação a malignidades.

Massas abdominais podem ser divididas como de localização superior, média e inferior. Malignidades no abdome superior incluem tumor de Wilms, neuroblastoma, hepatoblastoma, tumores de células germinativas e sarcomas. Aumento do fígado ou do baço devido a leucemia pode ser confundido com massa abdominal superior.

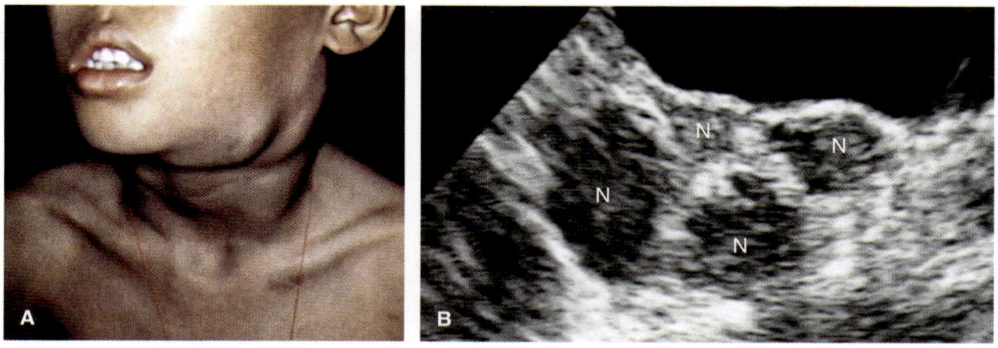

Figura 520.1 **Linfadenopatia cervical.** Manifestações: **A.** Durante o exame físico. **B.** No exame por ultrassom. N, Linfonodos anormalmente aumentados. (*De Sinniah D, D'Angio GJ, Chatten J et al.*: Atlas of pediatric oncology, *London, 1996, Arnold*.).

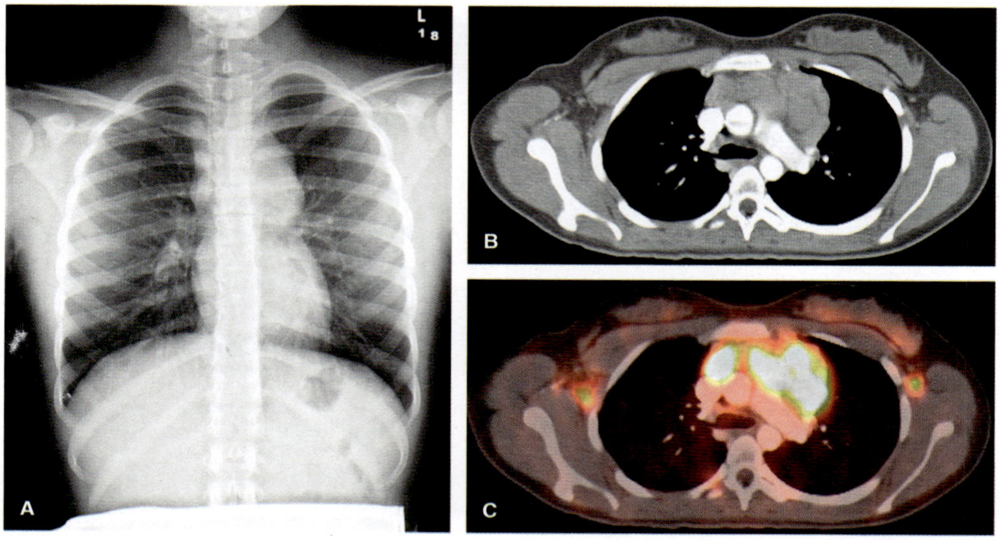

Figura 520.2 **Massa mediastinal superior anterior de linfoma não Hodgkin. A.** Radiografia simples do tórax. **B.** Tomografia computadorizada. **C.** Tomografia por emissão de pósitrons (PET scan).

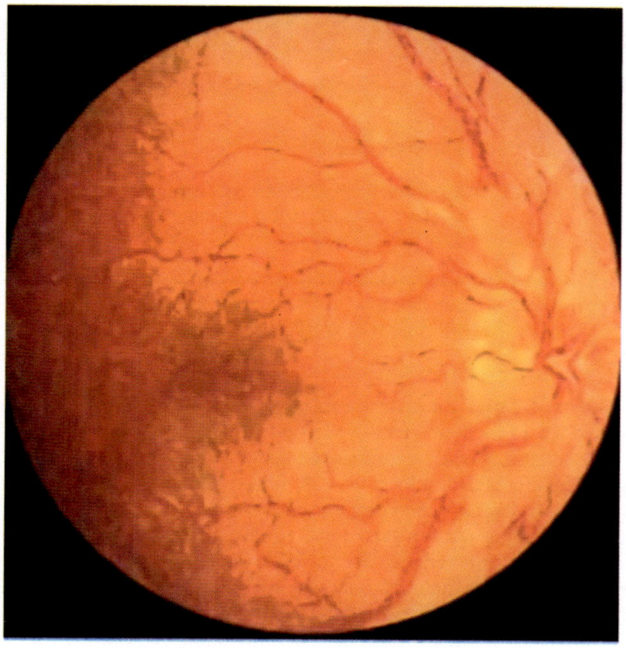

Figura 520.3 **Papiledema no exame de fundoscopia.** (*De Sinniah D, D'Angio GJ, Chatten J et al.*: Atlas of pediatric oncology, *London, 1996, Arnold*.)

Massas no andar médio do abdome incluem linfoma não Hodgkin, neuroblastoma, tumores de células germinativas e sarcomas. Massas abdominais inferiores incluem tumores de ovário, tumores de células germinativas e sarcomas.

Rabdomiossarcoma geralmente surge como uma massa nas extremidades, especialmente em adolescentes. Esses tumores podem ter uma aparência enganosamente benigna, mas, assim como acontece com todas as massas inexplicáveis, requerem atenção imediata. Massas sacrococcígeas em recém-nascidos são geralmente **teratomas**, que normalmente são benignos, mas podem sofrer transformação maligna se não removidos imediatamente. O **neuroblastoma** pode se apresentar como manchas tipo "bolinho de mirtilo" (em inglês, "*blueberry muffin*") na pele de recém-nascidos ou como equimose periorbital em crianças mais velhas.

A apresentação oftalmológica de malignidade inclui **reflexo pupilar branco** (Figura 520.4) em vez do reflexo vermelho normal mediante a incidência da luz. Um reflexo pupilar branco é essencialmente patognomônico de retinoblastoma, embora algumas condições benignas possam imitar esse achado. **Proptose** pode ser produzida por rabdomiossarcoma, neuroblastoma, linfoma e histiocitose de células de Langerhans. Síndrome de Horner, heterocromia de íris e opsoclonia-mioclonia sugerem um diagnóstico de neuroblastoma.

MANIFESTAÇÕES RELACIONADAS À IDADE

Pelo fato de que vários tipos de câncer infantil ocorrem em idades específicas, o médico deve elaborar a história e o exame físico com base na idade da criança. Os **tumores embrionários**, incluindo

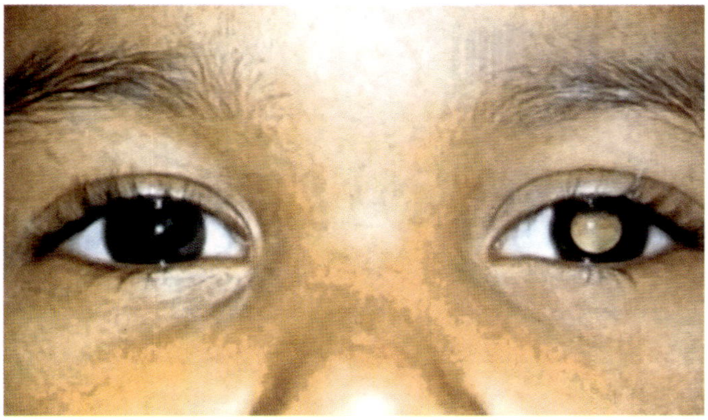

Figura 520.4 Reflexo pupilar branco no olho esquerdo. (*De Sinniah D, D'Angio GJ, Chatten J et al.*: Atlas of pediatric oncology, *London, 1996, Arnold.*)

neuroblastoma, tumor de Wilms, retinoblastoma, hepatoblastoma e rabdomiossarcoma geralmente ocorrem durante os primeiros 2 anos de vida (ver Figura 518.4 no Capítulo 518). Da idade de 1 a 4 anos, ocorre um pico de incidência de **leucemia linfoblástica aguda**. **Tumores cerebrais** têm seu pico de incidência durante a primeira década de vida. **Linfomas não Hodgkin** são incomuns antes dos 5 anos de idade, mas aumentam progressivamente depois disso. Durante a adolescência, tumores ósseos, doença de Hodgkin, e os sarcomas gonadais e de tecidos moles predominam. Portanto, em bebês e crianças pequenas, deve-se prestar atenção à possibilidade de tumores embrionários e intra-abdominais. Crianças em idade pré-escolar e no início da idade escolar apresentando sinais e sintomas compatíveis devem ser especificamente avaliados em relação a **leucemia**. Crianças em idade escolar podem apresentar linfoma ou tumores cerebrais. Adolescentes necessitam de avaliação quanto a sarcomas ósseos e de tecidos moles, além de malignidades gonadais e também linfoma de Hodgkin.

DETECÇÃO PRECOCE

O prognóstico da doença maligna em crianças depende principalmente do tipo de tumor, da extensão da doença no momento do diagnóstico e da rapidez de resposta ao tratamento. Diagnósticos precoces ajudam a garantir que a terapia adequada seja instaurada oportunamente e, dessa forma, otimize as chances de cura. Pelo fato de que a maioria dos médicos em sua prática habitual raramente encontra crianças com câncer ainda não diagnosticado, eles devem se lembrar de investigar a possibilidade de neoplasias, especialmente quando se deparam com uma *evolução atípica* de uma condição comum da infância, *manifestações incomuns* que não se encaixam em condições comuns e qualquer *sintoma persistente* que desafie o diagnóstico.

A demora em se chegar a um diagnóstico é especialmente provável em determinadas situações clínicas. O sintoma mais importante tanto do **osteossarcoma** quanto do **sarcoma de Ewing** é dor localizada e geralmente persistente. Pelo fato de esses tumores ocorrerem durante a segunda década de vida, uma época de maior atividade física, os pacientes geralmente presumem que a dor seja resultante de trauma. Avaliação radiológica imediata pode ajudar a confirmar o diagnóstico. **Linfoma**, principalmente durante a adolescência, geralmente se manifesta como uma massa mediastinal anterior. Sintomas como tosse crônica, dificuldade de respirar sem explicação, ou "asma de início recente" são típicos nessa apresentação e geralmente passam despercebidos. Tumores nasofaríngeos ou da orelha média podem imitar infecções. Dor de ouvido prolongada e inexplicável, rinorreia, edema retrofaríngeo e trismo devem ser investigados como possíveis sinais de malignidade.

Os sintomas iniciais de **leucemia** podem ser limitados a febre baixa prolongada ou inexplicável, ou dor nos ossos e articulações. Exames de sangue com anormalidades em duas ou mais linhagens celulares podem indicar necessidade de exame de medula, mesmo quando não são encontrados blastos leucêmicos no esfregaço de sangue (ver Tabela 520.1).

Exames de triagem em massa para crianças com malignidades não são viáveis. Um programa de triagem para detectar neuroblastoma de estágio inicial foi bem-sucedido em documentar mais casos da doença, mas não causou nenhum impacto no prognóstico global. Contudo, certas crianças estão sob maior risco de desenvolver câncer e requerem um plano individualizado para garantir a detecção precoce de malignidades. Exemplos selecionados incluem crianças com determinadas anormalidades cromossômicas, como síndrome de Down, síndrome de Klinefelter e síndrome WAGR (tumor de *W*ilms, *a*niridia, anormalidades *g*enitais, *r*etardo mental); crianças portadoras de síndromes de crescimento excessivo, como a síndrome de Beckwith-Wiedemann e hemi-hipertrofia; e crianças com determinados transtornos hereditários de gene único, incluindo retinoblastoma, mutações de *P53* (síndrome de Li-Fraumeni), polipose adenomatosa familiar e neurofibromatose (ver Tabela 519.2 no Capítulo 519).

GARANTINDO O DIAGNÓSTICO

Quando há suspeita de neoplasia maligna, o objetivo imediato é confirmar o diagnóstico. Pode-se geralmente estabelecer um diagnóstico preliminar com base na idade, nos sintomas e na localização das massas dos pacientes. Técnicas selecionadas de imagem e marcadores tumorais podem facilitar a abordagem diagnóstica (Tabela 520.2). Especialmente quando um tumor sólido está presente, o oncologista pediátrico, o cirurgião e o patologista devem trabalhar como uma equipe para determinar o local da biopsia, a quantidade de tecido necessária e se há indicação de punção aspirativa por agulha fina, biopsia percutânea guiada por imagem, biopsia incisional ou excisional e ressecção do tumor. Para determinadas situações, no momento do procedimento de diagnóstico inicial, pode ser adequado planejar punção medular e biopsia e colocação de acesso venoso central.

A avaliação patológica de malignidades pediátricas requer o manuseio adequado do tecido, de maneira que várias técnicas diferentes possam ser usadas. É importante que tecidos frescos não sejam colocados em formol. Além da microscopia óptica de rotina, a avaliação patológica pode incluir imunoquímica, citometria de fluxo, citogenética, e estudos genéticos moleculares (p. ex., hibridização fluorescente *in situ* e reação em cadeia da polimerase via transcriptase reversa). Novas tecnologias incluem análise de microarranjo de DNA e sequenciamento do genoma do câncer que pode identificar padrões de expressão e sequências de genes específicos em tumores. Com o tempo, essas tecnologias podem conferir maior precisão na classificação e no tratamento.

ESTADIAMENTO

Uma vez que um diagnóstico específico é confirmado, são necessários estudos para definir a extensão da malignidade a fim de determinar o prognóstico e o tratamento. A Tabela 520.2 descreve a avaliação mínima necessária para as malignidades comuns da infância. Além disso, para vários tumores (p. ex., tumor de Wilms, neuroblastoma, rabdomiossarcoma) é utilizado um sistema de estadiamento cirúrgico. O estadiamento cirúrgico pode ser determinado no momento do procedimento de diagnóstico inicial ou posteriormente. Por exemplo, um paciente submetido a cirurgia abdominal devido a um possível tumor de Wilms ou neuroblastoma deve ser cuidadosamente avaliado e ser submetido a biopsia de todos os linfonodos adjacentes. Uma criança com rabdomiossarcoma pode precisar de uma biopsia subsequente dos linfonodos sentinelas conforme determinado pela cintilografia ou pela injeção de contraste adjacente ao tumor primário. O patologista facilita o estadiamento ao examinar as margens do espécime para determinar tumores residuais.

A bibliografia está disponível no GEN-io.

Tabela 520.2 Rotinas diagnósticas em neoplasias pediátricas comuns para avaliação de tumores primários e possíveis metástases.

NEOPLASIA	PUNÇÃO MEDULAR OU BIOPSIA	RADIOGRAFIA DE TÓRAX	TOMOGRAFIA COMPUTADORIZADA	RESSONÂNCIA MAGNÉTICA	PET SCAN	CINTILOGRAFIA ÓSSEA	ANÁLISE DO LCR	MARCADORES ESPECÍFICOS	OUTROS EXAMES
Leucemia	Sim (inclui citometria de fluxo, citogenética, estudos moleculares)	Sim	–	–	–	–	Sim	–	–
Linfoma não Hodgkin	Sim (inclui citometria de fluxo, citogenética, estudos moleculares)	Sim	Sim	–	Sim	Sim (casos selecionados)	Sim	–	–
Linfoma de Hodgkin	Sim (em estágio avançado)	Sim	Sim	–	Sim	Não	–	–	–
Tumores do SNC	–	–	–	Sim	–	–	Sim (tumores selecionados)	–	–
Neuroblastoma	Sim (inclui citogenética, estudos moleculares)	–	Sim	Sim	–	Sim	–	VMA, HVA na urina	Exame de MIBG ou PET; radiografias dos ossos
Tumor de Wilms	–	Sim	Sim	–	–	–	–	–	–
Rabdomiossarcoma	Sim	Sim	Sim	Sim (locais selecionados)	–	Sim	Sim (somente para tumores parameníngeos)	–	–
Osteossarcoma	–	Sim	Sim (do tórax)	Sim (para tumores primários)	–	Sim	–	–	–
Sarcoma de Ewing	Sim (casos selecionados)	Sim	Sim (do tórax)	Sim (para tumores primários)	Sim	Sim (casos selecionados)	–	–	–
Tumores de células germinativas	–	Sim	Sim	Considerar ressonância magnética do cérebro	–	–	–	AFP, HCG	–
Tumores de fígado	–	Sim	Sim	–	–	–	–	AFP	–
Retinoblastoma	Casos selecionados	–	Sim	Sim (inclui cérebro)	–	Casos selecionados	Casos selecionados	–	–

AFP: α-fetoproteína; HCG: gonadotropina coriônica humana; HVA: ácido homovanílico; LCR: líquido cefalorraquidiano; MIBG: metaiodobenzilguanidina; PET: tomografia por emissão de pósitrons; SNC: sistema nervoso central; VMA: ácido vanilmandélico. Modificada de: Marcdante KJ, Kliegman RM, Jenson HB *et al.*, editors: *Nelson essentials of pediatrics, ed 6*, Philadelphia, 2011, Saunders, p. 589.

Capítulo **521**

Princípios do Tratamento do Câncer

Archie Bleyer, A. Kim Ritchey e Erika Friehling

O tratamento de crianças com câncer começa com a exigência absoluta de um diagnóstico correto (incluindo subtipo), continua com o estadiamento preciso e minucioso e com a determinação do subgrupo prognóstico, oferece a devida terapia multidisciplinar e geralmente multimodal, e requer a avaliação assídua das possibilidades de doença recorrente e dos efeitos adversos tardios da condição e das terapias realizadas. Durante o tratamento, todas as crianças com câncer devem ter o benefício da experiência de equipes especializadas de profissionais da área de câncer pediátrico, que conta com oncologistas pediátricos, patologistas, radiologistas, cirurgiões, radioterapeutas, enfermeiras e uma equipe de apoio, que inclui nutricionistas, assistentes sociais, psicólogos, farmacêuticos, outros especialistas médicos e professores treinados para trabalhar com crianças gravemente doentes.

A maior possibilidade de cura para o câncer ocorre durante o curso inicial do tratamento; as taxas de cura de pacientes com doença recorrente são muito menores do que as de pacientes com doença primária. Mediante a suspeita de diagnóstico de câncer, todos os pacientes com essa doença devem ser encaminhados a um centro especializado adequado o mais rapidamente possível. Todos esses centros na América do Norte são identificados no *website* do **Children's Oncology Group**, (http://www.childrensoncologygroup.org) e no *website* de estudos clínicos do câncer do **National Cancer Institute** (NCI): http://www.clinicaltrials.gov). Nos EUA, o Programa de Grupos Cooperativos em Estudos Clínicos do NCI está associado a uma redução de mais de 80% na incidência de mortalidade por causa de câncer infantil a despeito do aumento geral na incidência de câncer durante este período (Figura 521.1). Após o que parecia ser o patamar máximo da taxa de declínio de mortalidade no início dos anos 2000, hoje há evidências de que o índice de mortalidade continua declinando. Particularmente, uma queda maior na mortalidade foi observada na população de adolescentes e adultos jovens em comparação com crianças menores de 15 anos de idade, uma reversão das tendências anteriores (Figura 521.2). As informações mais atuais sobre o tratamento de todos os tipos de câncer infantil estão disponíveis no PDQ (Physician Data Query) no *website* do NCI (http://www.cancer.gov/cancertopics/pdq/pediatrictreatment).

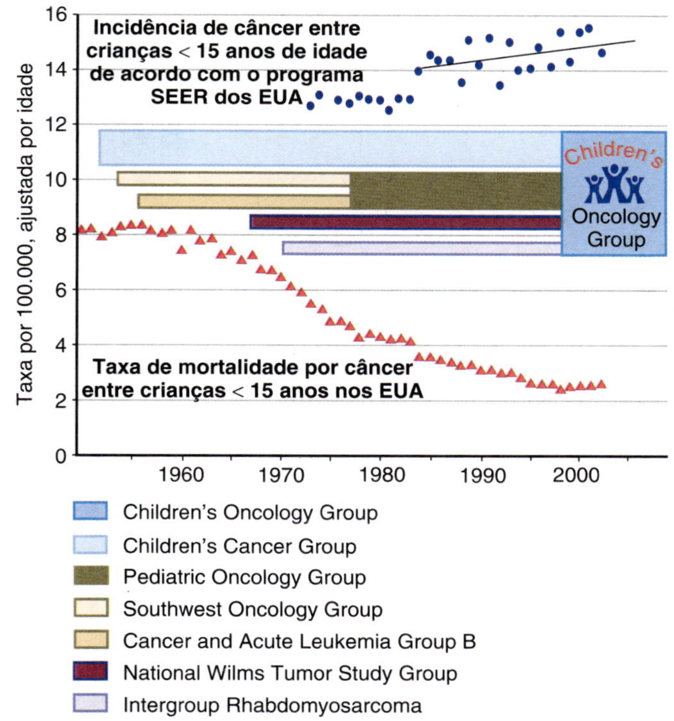

Figura 521.1 Redução da taxa de mortalidade nacional por câncer entre crianças de menos de 15 anos de idade (*triângulos*) nos EUA em consequência direta do Programa do Grupo de Cooperação Nacional patrocinado pelo National Cancer Institute em comparação com a crescente incidência de câncer antes dos 15 anos de idade (*círculos*). As *barras horizontais* indicam a duração da existência dos grupos nacionais de cooperação em câncer pediátrico, começando pelo Children's Cancer Group em 1955. Outros grupos são o Pediatric Oncology Group, que foi derivado das divisões pediátricas do Southwest Oncology Group e do Cancer and Acute Leukemia Group B; o National Wilms Tumor Study Group; e o Intergroup Rhabdomyosarcoma Study Group. No ano 2000, os quatro grupos de cooperação pediátrica uniram-se para formar o Children's Oncology Group. (*Dados das taxas de incidência e mortalidade extraídos de Ries LAG, Eisner MP, Kosary CL et al., editors:* SEER Cancer Statistics Review, *1975-2002, Bethesda, MD, NCI [National Cancer Institute];* http://seer.cancer.gov/csr/1975_2002/, *baseado nos dados do SEER [Surveillance, Epidemiology and End Results] submetidos em novembro de 2004. Os dados de taxas de mortalidade são de abrangência nacional, e os dados de incidência são derivados do programa SEER, representando aproximadamente 15% dos EUA. As informações mais atuais sobre o tratamento de todos os tipos de câncer infantil estão disponíveis no PDQ [Physician Data Query] no* website *do NCI* [http://www.cancer.gov/cancertopics/pdq/pediatrictreatment].)

DIAGNÓSTICO E ESTADIAMENTO

Precisão no diagnóstico e estadiamento da extensão da doença são obrigatórios, principalmente em cânceres infantis com altos índices de cura, pois a natureza da terapia depende amplamente do tipo de câncer. Além disso, foram estabelecidos **subgrupos prognósticos** baseados no estágio da doença para a maioria dos cânceres que ocorrem em crianças. Dessa forma, as crianças com melhores prognósticos são tratadas com terapias menos intensivas, o que inclui doses menores de quimioterapia e radioterapia, menor duração da terapia, ou eliminação de pelo menos uma modalidade de tratamento (radioterapia, quimioterapia, cirurgia). Portanto, o estadiamento preciso reduz o risco de efeitos adversos agudos excessivos e de complicações a longo prazo da terapia em pacientes cujo prognóstico indica a necessidade de menos terapia para obter a cura. O **tratamento excessivo** de indivíduos com prognósticos mais favoráveis é definitivamente arriscado caso o paciente não seja encaminhado a um centro de tratamento oncológico. Em contrapartida, o **tratamento insuficiente** também é um claro risco caso o diagnóstico e o estadiamento não estejam corretos, o que resulta no comprometimento do que, do contrário, teria um alto potencial de cura.

Os exames de imagem diagnósticos são uma fase fundamental da avaliação da maioria dos pacientes com tumores sólidos (*i. e.*, outros cânceres que não leucemia). Ressonância magnética, tomografia computadorizada, ultrassonografia, cintilografia (exames de medicina nuclear), tomografia por emissão de pósitrons (PET), e espectroscopia, conforme adequados, servem todos a um objetivo claro na avaliação de crianças com câncer não apenas antes do tratamento para determinar a extensão da doença e a terapia adequada, como também durante o acompanhamento para determinar se a terapia foi eficaz. Além disso, a resposta ao tratamento conforme apontada pelas técnicas de imagem está sendo cada vez mais utilizada para direcionar as alterações na terapia.

Na maioria das crianças com câncer, *expertise* em patologia e medicina laboratorial oferecem um apoio diagnóstico fundamental e direcionam a terapia. Métodos relativamente não invasivos de obtenção de tecido tumoral (p. ex., punções aspirativas por agulha fina e biopsia percutânea guiada por imagem) podem ser realizados em centros pediátricos com a devida experiência em exames diagnósticos por imagem, radiologia

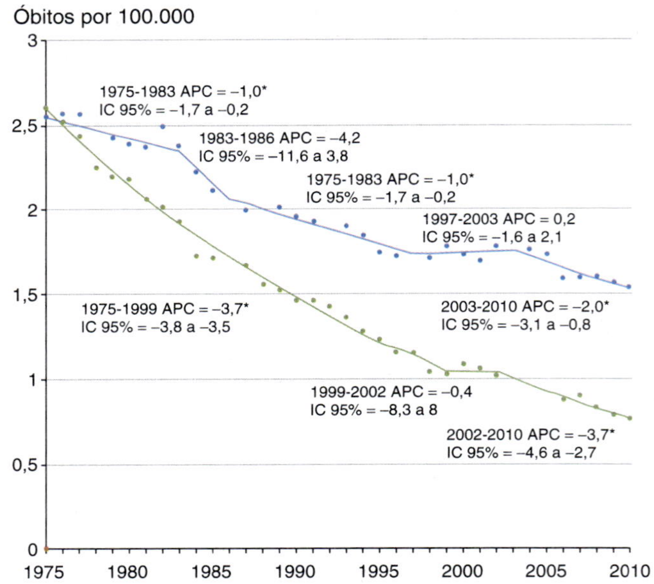

Figura 521.2 Tendência de mortalidade ajustada por idade em todos os cânceres malignos entre crianças com menos de 20 anos de idade nos EUA de 1975 a 2010, juntamente com as variações percentuais anuais (APCs; do inglês, *annual percentage changes*) para segmentos com *joinpoints*. O *asterisco* indica que a inclinação do segmento com *joinpoints* é estatisticamente diferente de zero ($p < 0{,}05$). A *linha verde* indica leucemias e linfomas, e a *linha azul* indica câncer de todas as outras localizações. IC intervalo de confiança. (*De Smith MA, Altekruse SF, Adamson PC et al.: Declining childhood and adolescent cancer mortality, Cancer 120:2497-2506, 2014.*)

intervencionista, citologia e suporte de anestesia. O *mapeamento de nódulo sentinela* é útil no estadiamento de alguns cânceres infantis. Determinar a adequação da cirurgia avaliando seções congeladas das margens cirúrgicas de células tumorais é essencial em várias operações de tumores.

UMA ABORDAGEM MULTIMODAL E MULTIDISCIPLINAR

Várias subespecialidades pediátricas estão envolvidas na avaliação, tratamento e acompanhamento de crianças com câncer, incluindo o fornecimento da terapia primária e dos serviços de cuidados de suporte (Figura 521.3). Geralmente, mais de duas das modalidades primárias são usadas juntas, sendo que a quimioterapia é a mais amplamente utilizada, seguida, em ordem de uso, por cirurgia, radioterapia e terapia com agentes biológicos (Figura 521.4).

As **leucemias** que ocorrem na infância geralmente são tratadas somente com quimioterapia, sendo que uma pequena proporção de pacientes recebe radioterapia craniana ou cranioespinal para prevenir ou tratar uma leucemia evidente no sistema nervoso central (SNC). As crianças com **linfoma não Hodgkin** também são tratadas apenas com quimioterapia, com exceção da radioterapia quando há envolvimento do SNC. Terapia localizada com cirurgia ou radiação, ou ambas, é um elemento importante do tratamento da maioria dos tumores sólidos, incluindo o **linfoma de Hodgkin**; porém, geralmente é necessária uma quimioterapia com múltiplos agentes sistêmicos, pois um tumor disseminado costuma estar presente, mesmo que ele seja indetectável. Em geral, quimioterapia isoladamente não é adequada para erradicar tumores residuais macroscópicos. Portanto, não é incomum que crianças com tumores malignos precisem de um tratamento abrangendo todas as três modalidades (ver Figura 521.4). Infelizmente, a maioria dos tratamentos que são eficazes em crianças possui um índice terapêutico estreito (uma baixa proporção de eficácia para toxicidade). Os efeitos adversos agudos e crônicos desses tratamentos podem ser minimizados, porém não totalmente evitados.

A **terapia com agentes biológicos** tem se tornado uma importante modalidade em alguns cânceres infantis (ver Figura 521.4). Geralmente, esse tipo de tratamento refere-se a imunoterapia, modificadores de resposta biológica, ou moléculas de ocorrência endógena que possuem efeitos terapêuticos em doses suprafisiológicas. Os exemplos incluem a terapia com ácido retinoico na leucemia promielocítica aguda; a terapia com anticorpos monoclonais para o neuroblastoma e determinados linfomas não Hodgkin; os inibidores da tirosinoquinase, como o mesilato de imatinibe, para a leucemia mieloide crônica e a leucemia positiva para o cromossomo Filadélfia; e a terapia com metaiodobenzilguanidina (MIBG) radioativa para o neuroblastoma. Além disso, a imunoterapia direcionada aos antígenos celulares tumorais com receptores de células T (TCRs, do inglês *T-cell receptors*) ou receptores de antígenos quiméricos (CARs, do inglês *chimeric antigen receptors*) modificados melhora a sobrevida em pacientes com doenças resistentes à quimioterapia (leucemia, linfoma) e é promissora em tumores sólidos e tumores cerebrais.

A quimioterapia é mais amplamente usada em crianças do que em adultos porque as crianças toleram melhor os efeitos adversos agudos, e as doenças malignas que ocorrem na infância são mais responsivas à quimioterapia do que as doenças malignas de adultos. A radioterapia é usada com parcimônia em crianças, pois estas são mais vulneráveis do que os adultos aos seus efeitos adversos tardios.

Sempre que possível, o tratamento é feito em ambiente ambulatorial. As crianças devem continuar morando em suas casas e frequentando a escola o máximo possível durante todo o tratamento. Com o advento de inovações como bombas de infusão programáveis, regimes quimioterápicos orais, rápida alta hospitalar com cuidados de apoio ambulatoriais intensivos e serviços de atendimento médico

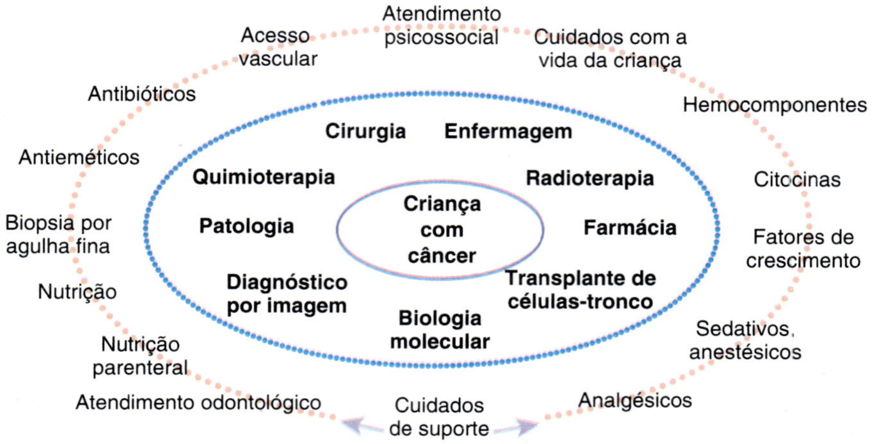

Figura 521.3 Cuidados multidisciplinares de crianças com câncer. O *círculo interno* representa as modalidades primárias e o *anel externo* identifica os elementos dos cuidados de suporte aos quais todas as crianças com câncer têm acesso.

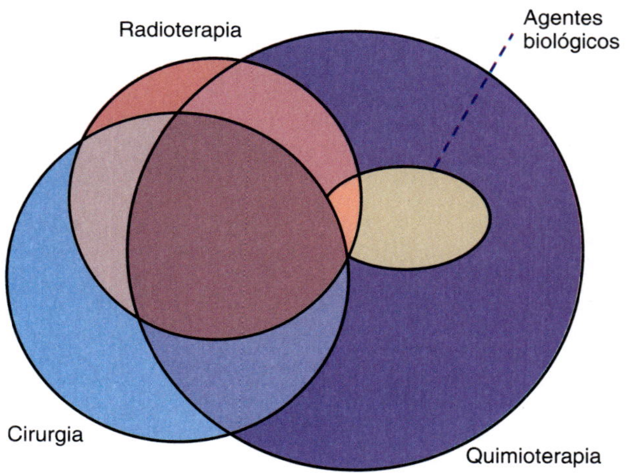

Figura 521.4 As modalidades primárias de terapia utilizadas no tratamento de crianças com câncer. As dimensões relativas dos círculos representam a proporção aproximada do seu papel no tratamento do câncer pediátrico.

domiciliar, cada vez mais as terapias para o câncer pediátrico estão sendo administradas a pacientes ambulatoriais. Algumas crianças perdem um tempo considerável de frequência escolar no primeiro ano após o diagnóstico devido à intensidade da terapia ou aos seus efeitos adversos, ou às complicações decorrentes da doença ou da terapia. Deve-se estimular o uso de tutores para que as crianças não fiquem atrasadas nos estudos, e providenciar aconselhamento se necessário. Devem ser oferecidos serviços de educação intra-hospitalar para os pacientes que precisam passar muito tempo internados para receber terapia contra a doença ou para controle dos efeitos adversos.

O desenvolvimento de uma terapia seletiva e altamente eficaz para o câncer tanto em crianças quanto em adultos tem sido dificultada pela falta de conhecimento dos mecanismos moleculares subjacentes à transformação maligna. A *resistência* intrínseca ("*de novo*") ou adquirida à quimioterapia e à radioterapia continua sendo um obstáculo para a cura. As descobertas feitas em relação aos mecanismos moleculares e celulares que explicam o processo canceroso têm levado a terapias antineoplásicas cada vez mais específicas, geralmente chamadas de **terapias alvo-molecular**. Sua característica mais proeminente é a relativa ausência de toxicidade aos tecidos normais, de forma que o benefício terapêutico adicional ocorre com mínima toxicidade adicional. Muitas das novas terapias com agentes biológicos, como o imatinibe e o rituximabe, encaixam-se nessa categoria (Tabela 521.1). **Tratamentos complementares** e **alternativos** estão sendo cada vez mais oferecidos pelos pais aos seus filhos com câncer com ou sem conhecimento dos profissionais médicos que cuidam da criança (ver Capítulo 78). Muitas dessas terapias não foram avaliadas por meio de testes rigorosos, e a maioria é ineficaz; algumas são tóxicas ou interferem no metabolismo de outros medicamentos.

DISCUTINDO O PLANO DE TRATAMENTO COM O PACIENTE E SUA FAMÍLIA

O diagnóstico e o plano de tratamento devem ser minuciosamente explicados aos pais e à criança, caso ela seja suficientemente madura para entender. As crianças devem receber o máximo de informações que possam compreender ou que possam ser úteis, ou informações que elas expressem desejar ou querer saber. Os efeitos do tratamento, como a possível necessidade de amputar um membro, a queda de cabelos durante a quimioterapia, e os possíveis comprometimentos funcionais temporários ou permanentes devem ser previstos e totalmente discutidos. A possibilidade e a probabilidade de morte por câncer devem ser abordadas de maneira adequada à idade do paciente. Normalmente, é necessário repetir as explicações várias vezes até que os familiares aflitos consigam compreender totalmente. Durante todo o tratamento, os pais, os pacientes, os irmãos e a equipe médica

Tabela 521.1 Inibidores da proteína tirosinoquinase e anticorpos monoclonais.

AGENTE	ALVO	MALIGNIDADE
Imatinibe	BCR-ABL	LMC LLA positiva para cromossomo Filadélfia
	PDGFRα	Síndrome hipereosinofílica Mastocitose sistêmica
	PDGFRβ	LMMC
	cKIT	Mastocitose sistêmica Tumor estromal gastrintestinal
Dasatinibe, nilotinibe	BCR-ABL	LMC LLA positiva para cromossomo Filadélfia
Gefitinibe, erlotinibe, cetuximabe	EGFR	Câncer de pulmão de não pequenas células
Rituximabe	CD20	Linfoma não Hodgkin
Trastuzumabe	ERBB2/HER-2	Câncer de mama
Bevacizumabe	VEGFR-1, -2	Câncer de pulmão de não pequenas células Câncer de mama Carcinoma de células renais Câncer colorretal Glioblastoma e outros tumores cerebrais

LLA: Leucemia linfoblástica aguda; LMC: leucemia mieloide crônica; LMMC: leucemia mielomonocítica crônica.

precisarão de ajuda para lidar com os sentimentos de ansiedade, depressão, culpa e raiva. O pediatra, o oncologista pediátrico e os enfermeiros devem apelar para profissionais experientes, inclusive assistentes sociais pediátricos, psicólogos e psiquiatras infantis, especialistas em vida infantil (*child life specialists*[1]), e professores com experiência especial em lidar com alunos com câncer para um auxílio quando necessário.

TRATAMENTOS

Quimioterapia

A modalidade mais amplamente utilizada na terapia para o câncer pediátrico é a quimioterapia (ver Figura 521.4). Esse tratamento geralmente envolve uma combinação farmacológica, como a VAC (vincristina, dactinomicina [Actinomicina D] e ciclofosfamida) e a CHOP (ciclofosfamida, doxorrubicina [hidroxidaunorrubicina/Adriamicina], vincristina [Oncovin] e prednisona). A monoterapia sequencial raramente resulta em respostas completas, e normalmente as respostas parciais são infrequentes e passageiras e vão apresentando uma duração cada vez menor com cada fármaco usado. A quimioterapia combinada passou a ser o padrão quando combinações farmacológicas com diferentes mecanismos de ação e toxicidades não coincidentes foram demonstradas pela primeira vez como eficazes na leucemia infantil. A maioria dos fármacos citotóxicos para o câncer infantil é selecionada de diversas classes de agentes, como agentes alquilantes, antimetabólitos, antibióticos, hormônios, alcaloides vegetais e inibidores da topoisomerase (Tabela 521.2). A maior atividade metabólica e de ciclo celular das células malignas torna-as mais suscetíveis aos efeitos citotóxicos desses tipos de agentes (Figura 521.5).

[1]N.R.T.: *Child life specialists* são profissionais que trabalham no cenário hospitalar para ajudar as crianças e suas famílias a lidarem com os desafios da internação, da doença e do tratamento. Para tanto, utilizam métodos educacionais, lúdicos e psicoterapêuticos. A fim de se tornar um especialista em vida infantil, o profissional deve ter curso de nível superior em área relacionada ao desenvolvimento infantil, ter certificado emitido por entidades específicas e fazer estágio de 600 h na área. No momento, é um profissional frequentemente encontrado em serviços norte-americanos, mas ainda pouco presente no Brasil.

Tabela 521.2 Agentes quimioterápicos comuns utilizados em crianças.

FÁRMACO	MECANISMO DE AÇÃO OU CLASSIFICAÇÃO	INDICAÇÃO(ÕES)	REAÇÕES ADVERSAS (LISTA PARCIAL)	COMENTÁRIOS
Metotrexato	Antagonista do ácido fólico; inibe a di-hidrofolato redutase	LLA, linfoma não Hodgkin, osteossarcoma, linfoma de Hodgkin, meduloblastoma	Mielossupressão, mucosite, estomatite, dermatite, hepatite Com administração prolongada, osteopenia e fraturas ósseas Com administração de altas doses, toxicidades renal e do SNC Com administração intratecal, leucoencefalopatia e leucomielopatia	A administração sistêmica pode ser VO, IM ou IV; também pode ser administrado por via intratecal Os níveis plasmáticos de metotrexato devem ser monitorados nas terapias de altas doses e quando baixas doses são administradas a pacientes com disfunção renal, e resgate com leucovorina deve ser apropriadamente instituído
6-Mercaptopurina (Purinethol®)	Análogo da purina; inibe a síntese da purina	LLA	Mielossupressão, necrose hepática, mucosite; alopurinol aumenta a toxicidade	Alopurinol inibe o metabolismo
Citarabina (citosina arabinosídeo; Ara-C)	Análoga da pirimidina; inibe a DNA polimerase	LLA, LMA, linfoma não Hodgkin, linfoma de Hodgkin	Náuseas, vômito, mielossupressão, conjuntivite, mucosite, disfunção do SNC Com administração intratecal aracnoidite, leucoencefalopatia e leucomielopatia	A administração sistêmica pode ser VO, IM ou IV; também pode ser administrada por via intratecal.
Ciclofosfamida (Citoxan®)	Produz alquilação da guanina; inibe a síntese do DNA	LLA, linfoma não Hodgkin, linfoma de Hodgkin, sarcoma de tecidos moles, sarcoma de Ewing, tumor de Wilms, neuroblastoma	Náuseas, vômito, mielossupressão, cistite hemorrágica, fibrose pulmonar, secreção inapropriada de ADH, câncer de bexiga, anafilaxia	Requer ativação hepática e, portanto, é menos eficaz na presença de disfunção hepática. Mesna previne a cistite hemorrágica.
Ifosfamida (Ifex®)	Produz alquilação da guanina; inibe a síntese do DNA	Linfoma não Hodgkin, tumor de Wilms, sarcoma de tecidos moles	Náuseas, vômito, mielossupressão, cistite hemorrágica, fibrose pulmonar, secreção inapropriada de ADH, disfunção do SNC, toxicidade cardíaca, anafilaxia	Mesna previne a cistite hemorrágica.
Doxorrubicina (Adriamicina), daunorrubicina (Cerubidina), e idarubicina (Idamicina)	Liga-se ao DNA, intercalação	LLA, LMA, osteossarcoma, sarcoma de Ewing, linfoma de Hodgkin, linfoma não Hodgkin, neuroblastoma	Náuseas, vômito, cardiomiopatia, urina vermelha, necrose tecidual em caso de extravasamento, mielossupressão, conjuntivite, dermatite por radiação, arritmia	Dexrazoxano reduz o risco de cardiotoxicidade
Dactinomicina	Liga-se ao DNA, inibe a transcrição	Tumor de Wilms, rabdomiossarcoma, sarcoma de Ewing	Náuseas, vômito, necrose tecidual em caso de extravasamento, mielossupressão, radiossensibilização, ulceração de mucosa	

(continua)

FÁRMACO	MECANISMO DE AÇÃO OU CLASSIFICAÇÃO	INDICAÇÃO(ÕES)	REAÇÕES ADVERSAS (LISTA PARCIAL)	COMENTÁRIOS
Bleomicina (Blenoxano®)	Liga-se ao DNA, cliva fitas de DNA	Doença de Hodgkin, linfoma não Hodgkin, tumores de células germinativas	Náuseas, vômito, pneumonite, estomatite, fenômeno de Raynaud, fibrose pulmonar, dermatite	
Vincristina (Oncovin®)	Inibe a formação de microtúbulos	LLA, linfoma não Hodgkin, doença de Hodgkin, tumor de Wilms, sarcoma de Ewing,neuroblastoma, rabdomiossarcoma	Celulite local, neuropatia periférica, constipação intestinal, íleo, dor mandibular, secreção inapropriada de ADH, convulsões, ptose, mielossupressão mínima	Somente administração por via intravenosa; não se devem permitir extravasamentos
Vimblastina (Velban®)	Inibe a formação de microtúbulos	Linfoma de Hodgkin, linfoma não Hodgkin, histiocitose de células de Langerhans, tumores do SNC	Celulite local, leucopenia	Somente administração por via intravenosa; não se devem permitir extravasamentos
LL-Asparaginase	Depleção de L-asparagina	LLA; LMA, quando usada em combinação com citarabina	Reação alérgica, pancreatite, hiperglicemia, disfunção de plaquetas e coagulopatia, encefalopatia	Referência atual pela PEG-asparaginase em relação à L-asparaginase
Pegaspargase (Oncaspar®)	Conjugado da L-asparagina com o polietilenoglicol	LLA	Indicada para depleção prolongada de asparagina e para pacientes alérgicos à L-asparaginase	
Prednisona e dexametasona (Decadron®)	Lise de células linfáticas	LLA; linfoma de Hodgkin, linfoma não Hodgkin	Síndrome de Cushing, catarata, diabetes, hipertensão, miopatia, osteoporose, necrose avascular, infecção, úlcera péptica, psicose	
Carmustina (BiCNU)	Carbamilação do DNA; inibe a síntese do DNA	Tumores do SNC, linfoma não Hodgkin, linfoma de Hodgkin	Náuseas, vômito, mielossupressão retardada (4 a 6 semanas); fibrose pulmonar, estomatite carcinogênica	Fenobarbital aumenta o metabolismo e diminui a atividade
Carboplatina e cisplatina (Platinol®)	Inibe a síntese do DNA	Osteossarcoma, neuroblastoma, tumores do SNC, tumores de células germinativas	Náuseas, vômito, disfunção renal, mielossupressão, ototoxicidade, tetania, neurotoxicidade, síndrome hemolítico-urêmica, anafilaxia	Aminoglicosídeos podem aumentar a nefrotoxicidade
Etoposídeo (VePesid®)	Inibidor da topoisomerase	LLA, linfoma não Hodgkin, tumor de células germinativas, sarcoma de Ewing	Náuseas, vômito, mielossupressão, leucemia secundária	
Tretinoína (todos os ácidos *trans* retinoicos) e isotretinoína (ácido *cis*-retinoico; Accutane®)	Intensifica a diferenciação normal	Leucemia promielocítica aguda; neuroblastoma	Boca seca, queda de cabelos, pseudotumor cerebral, fechamento prematuro das epífises, defeitos de nascença	

ADH: hormônio antidiurético; IM: intramuscular; IV: intravenoso; LLA: leucemia linfoblástica aguda; LMA: leucemia mieloide aguda; PEG: polietilenoglicol; SNC: sistema nervoso central; VO: via oral.

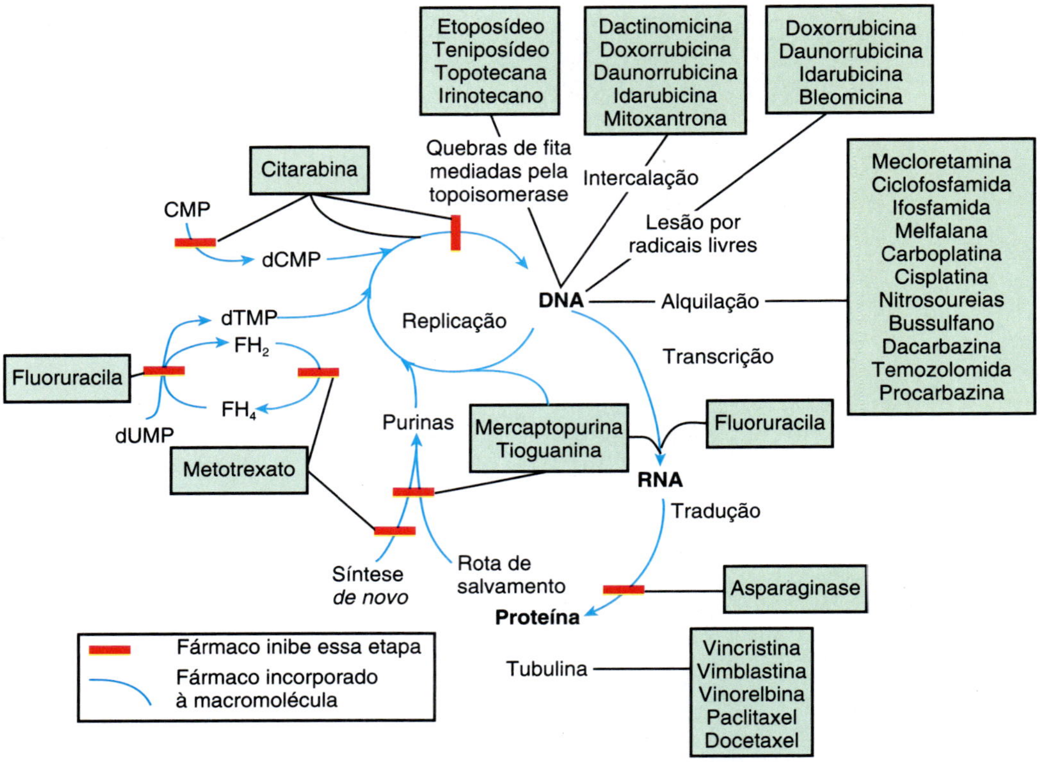

Figura 521.5 **Sítio de ação dos fármacos anticâncer mais utilizados.** *CMP*: Citidina monofosfato; *dCMP*: desoxicitidina monofosfato; *dTMP*: desoxitimidina monofosfato; *dUMP*: desoxiuridina monofosfato; *FH_2*: di-hidrofolato; *FH_4*: tetra-hidrofolato. (*Redesenhada de Adamson PC, Balis FM, Blaney SM: General principles of chemotherapy. In Pizzo PA, Poplack DG, editors*: Principles and practice of pediatric oncology, *ed 6, Philadelphia, 2011, Lippincott Williams & Wilkins, p 283.*)

Pelo fato de que a maioria dos agentes antineoplásicos depende do ciclo celular, seus efeitos adversos normalmente estão relacionados à cinética de proliferação de populações celulares individuais. Os mais suscetíveis são os tecidos e os órgãos com altas taxas de renovação celular: medula óssea, mucosas oral e intestinal, epiderme, fígado e espermatogônia. Os efeitos adversos agudos mais comuns são **mielossupressão** (com neutropenia e trombocitopenia sendo os mais problemáticos), imunossupressão, náuseas e vômito, disfunção hepática, mucosites gastrintestinais superior e inferior, dermatite e alopecia. Felizmente, os tecidos afetados também se recuperam relativamente rápido, de forma que geralmente os efeitos adversos agudos são reversíveis. Os efeitos potencialmente letais de vários agentes quimioterápicos incluem neutropenia grave com infecção, fungemia ou pneumonia fúngica consequentes da imunossupressão, e sepse, não raramente vinculada a dispositivos intravasculares internos (Tabela 521.3; ver Capítulos 205 e 206). A **cardiomiopatia** causada por antraciclinas (p. ex., doxorrubicina e daunorrubicina) e a **insuficiência renal** causada por agentes que contêm platina também podem ser potencialmente fatais ou incapacitantes.

Menos suscetíveis à quimioterapia e à radioterapia são as células que não se replicam ou que se replicam lentamente, como os neurônios, as células musculares, o tecido conjuntivo e os ossos. Contudo, as crianças não estão isentas de toxicidades nesses tecidos, provavelmente porque ainda estão passando por proliferação, embora a um ritmo mais lento do que nos outros tecidos, durante o crescimento e os estirões de crescimento.

Fisicamente, de várias maneiras as crianças podem aguentar melhor os efeitos adversos agudos da quimioterapia do que os adultos. A *dose máxima tolerada* em crianças, quando expressa com base na área de superfície ou no peso corporais, é tipicamente maior do que a de adultos.

Tabela 521.3 Complicações infecciosas das malignidades.

FATOR PREDISPONENTE	ETIOLOGIA	SÍTIO DA INFECÇÃO	AGENTES INFECCIOSOS
Neutropenia	Quimioterapia, infiltração medular	Sepse, choque, pneumonia, tecidos moles, proctite, mucosite	*Streptococcus* do grupo *viridans*, *Staphylococcus aureus*, *Staphylococcus epidermidis*, *Escherichia coli*, *Pseudomonas aeruginosa*, *Candida*, *Aspergillus*, bactérias anaeróbicas orais e retais
Imunossupressão, linfopenia, disfunção de linfócitos e monócitos	Quimioterapia, corticosteroides	Pneumonia, meningite, infecção viral disseminada	*Pneumocystis jiroveci*, *Cryptococcus neoformans*, *Mycobacterium*, *Nocardia*, *Listeria monocytogenes*, *Candida*, *Aspergillus*, *Strongyloides*, *Toxoplasma*, vírus varicela-zóster, citomegalovírus, herpes simples
Cateter venoso central de demora	Nutrição, administração de quimioterapia	Sepse relacionada ao cateter, infecção do túnel subcutâneo, infecção do orifício de saída do cateter	*S. epidermidis*, *S. aureus*, *Candida albicans*, *P. aeruginosa*, *Aspergillus*, *Corynebacterium*, *Enterococcus faecalis*, *Mycobacterium fortuitum*, *Propionibacterium acnes*

Modificada de Kliegman RM, Marcdante KJ, Jenson HB *et al.*, editors: *Nelson essentials of pediatrics*, ed 6, Philadelphia, 2011, Saunders.

Uma comparação entre medicamentos anticâncer testados em estudos de fase I tanto em pacientes adultos quanto em pediátricos demonstrou que a dose máxima tolerada pelas crianças era maior do que a dos adultos em 70% dos agentes, igual à dos adultos em 15% e menor do que a dose para adultos em apenas 15% dos agentes. Para todos os fármacos comparados, a média pediátrica da dose máxima tolerada foi maior do que a média dos adultos.

As **terapias imunológicas direcionadas ao tumor** estão evoluindo no campo da oncologia pediátrica. Anticorpos monoclonais específicos para os antígenos tumorais já foram incorporados na terapia padrão do neuroblastoma (antigangliosídeo GD_2). O agente antiangiogênico *bevacizumabe* (anticorpo monoclonal contra o fator de crescimento endotelial vascular A) parece ser promissor no tratamento de tumores do SNC, principalmente os gliomas de baixo grau.

A **imunoterapia**, particularmente as técnicas de transferência de células adotivas, usa e aprimora o sistema imunológico do paciente para matar células malignas. **Células T com receptor de antígeno quimérico (células CAR-T)** são geneticamente modificadas para produzir novos receptores de células T que podem então reconhecer e se conectar a um antígeno na célula tumoral. Isso resulta na proliferação de células T, na citólise e na liberação de citocinas com subsequente morte de células tumorais (Figura 521.6). O antígeno de células B CD19 é o alvo em crianças com leucemia linfoblástica aguda (LLA) e em alguns adultos com linfoma. Nas crianças, a resposta à terapia contra a LLA resistente à quimioterapia é promissora; esse tratamento é aprovado pela Food and Drug Administration (FDA) nos EUA para crianças com LLA. Outros antígenos podem ser alvejados, tais como o CD22, o CD30 (linfomas), o CD171, o GD2 (neuroblastoma), o EGFR e o HER2 (glioblastoma).

Os efeitos colaterais da terapia com CAR-T são comuns e potencialmente graves, e são causados pela **síndrome de liberação de citocinas** (SLC). As manifestações da SLC incluem hipotensão, vazamento vascular, mialgias, edema cerebral, convulsões e confusão. Os sintomas correlacionam-se com a extensão da carga do tumor e requerem cuidados de suporte. O *tocilizumabe*, um anticorpo monoclonal antirreceptor de interleucina-6, é o tratamento de escolha. Uma aplasia de células B também pode se desenvolver e requer reposição de imunoglobulina intravenosa (IGIV).

Cirurgia

Os serviços de cirurgia e de anestesia pediátricas de excelência são indispensáveis para as crianças com câncer. O papel do cirurgião pediátrico varia dependendo do tipo do tumor. Para os **tumores sólidos**, geralmente é necessária a ressecção completa com evidência documentada de margens negativas para a cura ou o controle a longo prazo. Um considerável prolongamento da vida geralmente depende da ressecabilidade do tumor e da real extensão da ressecção.

Com exceção dos tumores do tronco cerebral e do retinoblastoma, todos os tumores sólidos em crianças requerem um diagnóstico tecidual; portanto, a biopsia da neoplasia suspeitada é indispensável. O *estadiamento com biopsias de nódulo sentinela* tornou-se o padrão de conduta para diversas malignidades pediátricas. É essencial *expertise* cirúrgica para o implante de dispositivos de acesso vascular e remoção e recolocação desses dispositivos quando há ocorrência de infecção ou trombose (ver Capítulo 206).

Cada vez mais técnicas cirúrgicas endoscópicas minimamente invasivas estão sendo usadas quando indicadas e, se a condição do paciente permitir, para biopsia e ressecção do tumor, verificação direta de doença residual e avaliação da resposta, lise de aderências e esplenectomia.

Radioterapia

Nas crianças, a radioterapia é usada com parcimônia, que são mais suscetíveis do que os adultos aos efeitos adversos tardios da radiação ionizante. Um dos maiores avanços da radioterapia pediátrica é a aplicação da **irradiação conformacional** em crianças com câncer. Essa técnica, mais frequentemente aplicada como uma **radioterapia de intensidade modulada**, resguarda o tecido normal ao adaptar o volume de radiação para o formato do tumor, dessa forma permitindo a emissão de doses maiores no tumor e menor exposição do tecido normal adjacente ao tumor ou no caminho do feixe de radiação. Outro exemplo é a **radioterapia com feixe de prótons**, que acaba de se tornar mais amplamente disponível para crianças com câncer. Com irradiações mais focalizadas e melhores técnicas de sedação e imobilização, a radioterapia está se tornando mais comum nos pacientes pediátricos. Os efeitos adversos agudos da radioterapia são menos intensos do que os da quimioterapia e dependem de qual parte do corpo está recebendo a radiação e qual a forma de administração. A **dermatite** é o efeito adverso geral mais comum, pois a pele está sempre no campo de tratamento. Náuseas e diarreia são efeitos adversos subagudos comuns com a radioterapia abdominal. Tipicamente, a **mucosite** ocorre até certo grau quando as mucosas orais ou intestinais estão no volume de tratamento. A **sonolência** é comum em caso de radiação craniana. A **alopecia** ocorre onde o cabelo estiver no campo de radiação.

Dependendo da dose necessária para controlar o tumor e da quantidade e da natureza do tecido normal no campo, a maioria dos protocolos de radioterapia requer tratamento durante 4 a 7 semanas 5 dias por semana. A maioria dos efeitos adversos não é observada até a segunda metade do curso da irradiação. Os efeitos tardios podem ocorrer meses ou anos depois da radioterapia, e geralmente se trata de manifestações limitantes de futuras doses. O tipo de toxicidade tardia

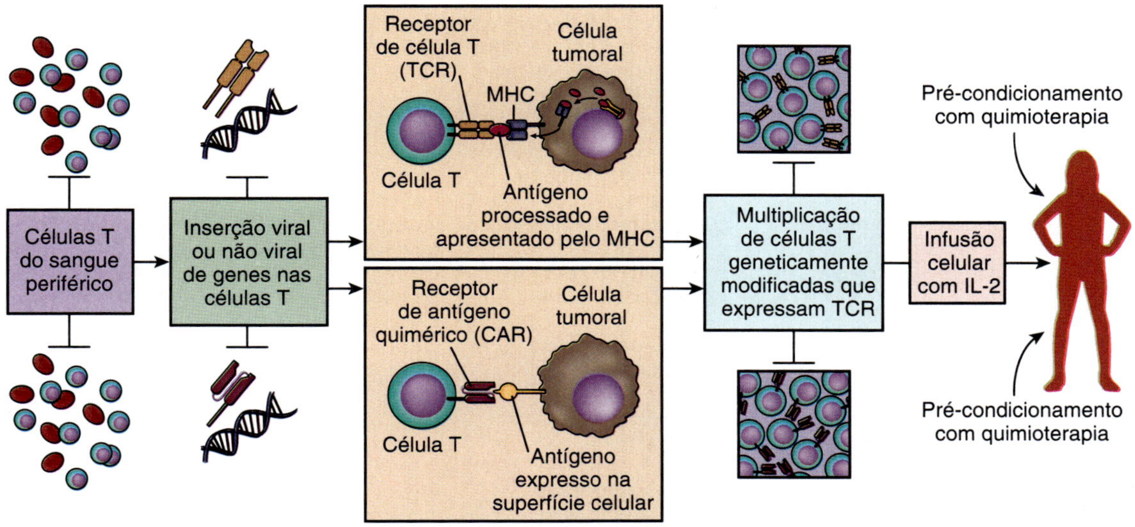

Figura 521.6 **As células T com receptor de antígeno quimérico (CAR) e receptor de células T (TCR) são modificadas para produzir receptores especiais em suas superfícies.** Elas são então multiplicadas em laboratório e reintroduzidas no paciente. IL: Interleucina; MHC: complexo principal de histocompatibilidade. (*Cortesia do National Cancer Institute.* https://www.cancer.gov/about-cancer/treatment/research/car-t-cells.)

também depende do local da aplicação da radiação. Os exemplos são os problemas de crescimento resultantes de irradiação craniana ou vertebral, disfunção endócrina por irradiação no mesencéfalo, insuficiência pulmonar ou cardíaca por irradiação torácica, estreitamentos e aderências por irradiação abdominal, e infertilidade por irradiação pélvica. Um segundo câncer também pode se desenvolver no campo de radiação, tal como o câncer de mama por irradiação torácica e os tumores cerebrais por irradiação no SNC.

EFEITOS TÓXICOS AGUDOS E CUIDADOS DE SUPORTE

Os efeitos adversos do tratamento que ocorrem precocemente na terapia podem resultar em emergências oncológicas. Incluem-se aqui distúrbios metabólicos, supressão da medula óssea e compressão de estruturas vitais causada pelos tumores (Tabela 521.4). Na **síndrome da lise tumoral** (SLT), ácido úrico, fosfato e potássio são liberados na circulação em grandes quantidades pela morte das células tumorais. A hiperuricemia pode levar a prejuízo da função renal, o que exacerba ainda mais as anormalidades metabólicas. Em pacientes com carga tumoral grande (p. ex., linfoma de Burkitt, linfoma linfoblástico, leucemia com alta contagem de leucócitos), a SLT pode ocorrer *antes* da terapia, mas é normalmente observada em um prazo de 12 a 48 horas após o início da quimioterapia. Raramente a SLT é relatada em outros tumores (linfoma de Hodgkin, neuroblastoma, hepatoblastoma). Antes de se iniciar a terapia, os níveis séricos de ácido úrico, de eletrólitos, de cálcio, de fósforo e de creatinina devem ser mensurados e se deve garantir uma hidratação adequada. O *alopurinol* (um inibidor da xantina oxidase) deve ser iniciado para prevenir maiores acúmulos de ácido úrico. Nos pacientes com SLT estabelecida com níveis elevados de ácido úrico ou naqueles que estão sob maior risco de SLT, deve-se administrar *rasburicase* (uma enzima que degrada o ácido úrico), em vez de alopurinol. No caso de uma função renal inadequada, podem se desenvolver hiperpotassemia sintomática e hiperfosfatemia com subsequente hipocalcemia.

Virtualmente todos os regimes quimioterápicos podem produzir **mielossupressão**, assim como as malignidades que invadem e substituem a medula óssea. A anemia pode ser corrigida por meio de transfusões de concentrados de hemácias, e a trombocitopenia pode ser corrigida por infusão de plaquetas. Os pacientes submetidos à terapia imunossupressora devem receber hemocomponentes *irradiados* para prevenir a doença do enxerto contra o hospedeiro e hemocomponentes leucorreduzidos para prevenir reações e infecções associadas à transfusão. A **neutropenia** (contagem de neutrófilos < 500/μℓ) gera um risco de infecção potencialmente fatal. Os pacientes neutropênicos febris devem ser hospitalizados e tratados com terapia empírica antimicrobiana intravenosa de amplo espectro até que se obtenham os resultados das devidas culturas de sangue, urina ou de qualquer sítio evidentemente infectado (ver Capítulo 205). O tratamento é mantido até que a febre se resolva e a contagem de neutrófilos aumente. Se a febre persistir por mais de 3 a 5 dias enquanto o paciente estiver recebendo antibiótico de amplo espectro, deve ser considerada a possibilidade de uma infecção fúngica. Infecções fúngicas causadas por *Candida* e *Aspergillus* são

Tabela 521.4 Emergências oncológicas.

CONDIÇÃO	MANIFESTAÇÕES	ETIOLOGIA	MALIGNIDADE	TRATAMENTO
METABÓLICA				
Hiperuricemia	Nefropatia por ácido úrico	Síndrome da lise tumoral	Linfoma, leucemia	Alopurinol, alcalinização da urina; hidratação e diurese, rasburicase
Hiperpotassemia	Arritmias, parada cardíaca	Síndrome da lise tumoral	Linfoma, leucemia	Caiexalato, bicarbonato de sódio, gliconato de cálcio, glicose e insulina; verificar a presença de pseudo-hiperpotassemia pela lise de células leucêmicas no frasco do exame
Hiperfosfatemia	Tetania hipocalcêmica; calcificação metastática, fotofobia, prurido	Síndrome da lise tumoral	Linfoma, leucemia	Hidratação, diurese forçada; interromper alcalinização; hidróxido de alumínio VO para quelar o fosfato
Hiponatremia	Convulsões, letargia (também pode ser assintomática)	SIADH; perda de líquidos e sódio no vômito	Leucemia, tumor do SNC	Restringir a água livre na SIADH; reposição de sódio se depletado
Hipercalcemia	Anorexia, náuseas, poliúria, pancreatite, úlceras gástricas; PR prolongado, intervalo QT curto	Reabsorção óssea; paratormônio, vitamina D ou prostaglandinas ectópicos	Metástase óssea, rabdomiossarcoma, leucemia	Diurese por hidratação e por furosemida; corticosteroides; calcitonina, bifosfonatos
HEMATOLÓGICA				
Anemia	Palidez, fraqueza, insuficiência cardíaca	Supressão ou infiltração medular; perda de sangue	Qualquer uma com quimioterapia	Transfusão de concentrado de hemácias
Trombocitopenia	Petéquias, hemorragia	Supressão ou infiltração medular	Qualquer uma com quimioterapia	Transfusão de plaquetas
Coagulação intravascular disseminada	Choque, hemorragia	Sepse, hipotensão, fatores tumorais	Leucemia promielocítica, outras	Plasma fresco congelado; plaquetas, crioprecipitado, tratar transtorno subjacente
Neutropenia	Infecção	Supressão ou infiltração medular	Qualquer uma com quimioterapia	Se febril, administrar antibióticos de amplo espectro, e filgrastim (G-CSF) se adequado
Hiperleucocitose (> 100.000/mm^3)	Hemorragia, trombose; infiltrados pulmonares, hipoxia; síndrome da lise tumoral	Leucostasia; oclusão vascular	Leucemia	Leucaférese; quimioterapia; hidroxiureia
Doença do enxerto contra o hospedeiro	Dermatite, diarreia, hepatite	Imunossupressão e hemocomponentes não irradiados; transplante de medula	Qualquer uma com imunossupressão	Corticosteroides; ciclosporina; tacrolimo; globulina antitimócito

(continua)

Tabela 521.4 Emergências oncológicas. *(continuação)*

CONDIÇÃO	MANIFESTAÇÕES	ETIOLOGIA	MALIGNIDADE	TRATAMENTO
LESÕES COM EFEITO DE MASSA				
Compressão da medula espinal	Dorsalgia ± dor radicular *Compressão acima de T10*: fraqueza simétrica, aumento dos reflexos tendinosos profundos; nível sensorial presente; sinal do reflexo plantar patológico presente *Conus medullaris* (*T10-L2*): fraqueza simétrica, aumento dos reflexos patelares; redução dos reflexos dos tornozelos; anestesia em sela; sinal do reflexo plantar patológico presente ou ausente *Cauda equina* (*abaixo de L2*): fraqueza assimétrica, perda do reflexo tendinoso profundo e déficit sensorial; sinal do reflexo plantar patológico ausente	Metástases vertebral e para o espaço extramedular	Neuroblastoma; meduloblastoma	Ressonância magnética ou mielografia para diagnóstico; corticosteroides; radioterapia; laminectomia; quimioterapia
Aumento da pressão intracraniana	Confusão, coma, êmese, dores de cabeça, hipertensão, bradicardia, convulsões, papiledema, hidrocefalia; paralisia dos nervos cranianos III e VI	Tumor cerebral primário ou metastático	Neuroblastoma, astrocitoma; glioma	Tomografia computadorizada ou ressonância magnética para diagnóstico; corticosteroides; fenitoína; derivação ventricular; radioterapia; quimioterapia
Síndrome da veia cava superior	Distensão das veias do pescoço, pletora facial, edema de cabeça e pescoço, cianose, proptose, síndrome de Horner	Massa mediastinal superior	Linfoma	Quimioterapia; radioterapia
Compressão da traqueia	Desconforto respiratório	Massa mediastinal comprimindo a traqueia	Linfoma	Radiação, corticosteroides

G-CSF: Fator estimulador de colônias de granulócitos; SIADH: síndrome da secreção inapropriada do hormônio antidiurético; SNC: sistema nervoso central; VO: via oral. Adaptada de Kliegman RM, Marcdante KJ, Jenson HB *et al.*, editors: *Nelson essentials of pediatrics*, ed 6, Philadelphia, 2011, Saunders, p 590.

comuns em pacientes imunossuprimidos. Organismos oportunistas como o *Pneumocystis jiroveci* podem produzir uma pneumonia fatal. Quando se prevê uma imunossupressão intensa ou prolongada, é iniciado o tratamento profilático com sulfametoxazol-trimetoprima.

Vírus de baixa patogenicidade podem produzir doença grave no cenário de imunossupressão causada por malignidade ou seu tratamento. Os pacientes não devem receber vacinas de vírus vivo. As crianças que estão sob quimioterapia e são expostas ao vírus da varicela devem receber imunoglobulina antivaricela-zóster, ou, se não houver disponibilidade desta, deve ser considerado o aciclovir oral. Se houver desenvolvimento de doença clínica, a criança deve ser hospitalizada e tratada com aciclovir IV.

O **controle adequado da dor** é fundamental. As diretrizes da Organização Mundial da Saúde (OMS) são particularmente úteis para o controle da dor associada ao câncer e às terapias oncológicas (ver Capítulo 76).

Dependendo do tipo de tratamento contra o câncer, os pacientes podem perder mais de 10% de seu peso corporal. Às vezes, os pacientes reduzem sua ingestão de alimentos devido às náuseas, à estomatite e aos vômitos temporários associados ao tratamento. Perda de apetite não é motivo para se alarmar. A **desnutrição** é um risco, especialmente em pacientes que recebem radioterapia envolvendo o abdome ou a cabeça e o pescoço, quimioterapia intensiva ou irradiação corporal total e quimioterapia de alta dose antes do transplante de medula. Se a suplementação oral se provar inadequada, esses pacientes podem requerer alimentação por sonda enteral ou hiperalimentação parenteral.

EFEITOS ADVERSOS TARDIOS

As lesões em tecidos com baixo potencial de recuperação geralmente resultam em um déficit duradouro ou permanente. Esses efeitos podem ser tanto causados pelo tumor quanto pelo tratamento. Por exemplo, um tumor cerebral ou vertebral pode deixar a criança com paresia ou disfunção autônoma permanentes; a cardiomiopatia induzida pela antraciclina geralmente produz uma disfunção cardíaca refratária; e a leucoencefalopatia causada por metotrexato intratecal e por radioterapia no SNC em geral é apenas parcialmente reversível. O tipo de efeitos adversos tardios depende da idade da criança à época do tratamento, do(s) sítio(s) do câncer, e da terapia administrada. Um bom recurso para o pediatra, para os pacientes e para seus familiares poderem prever as possibilidades está disponível em http://www.survivorshipguidelines.org.

Os efeitos adversos tardios da terapia podem causar uma substancial morbidade (Tabela 521.5). Uma ressecção cirúrgica bem-sucedida pode resultar em perda de importantes estruturas funcionais. A irradiação pode produzir danos irreversíveis aos órgãos, com sintomas e limitações funcionais dependendo do órgão envolvido e da intensidade dos danos. Muitos problemas relacionados à radioterapia não são óbvios até que o paciente cresça totalmente, tais como assimetria entre áreas ou extremidades irradiadas e não irradiadas. A irradiação de campos que incluem órgãos endócrinos pode causar hipotireoidismo, disfunção da pituitária ou infertilidade. Em determinadas doses, a irradiação craniana pode produzir disfunção neurológica e a irradiação vertebral pode produzir retardo do crescimento.

A quimioterapia também traz o risco de lesões duradouras aos órgãos. De especial preocupação são as **leucoencefalopatias** após terapia de alta dose com metotrexato; a **infertilidade** em pacientes do sexo masculino tratados com agentes alquilantes (p. ex., ciclofosfamida); os **danos ao miocárdio** causados pelas antraciclinas; a **fibrose pulmonar** causada pela bleomicina; a **disfunção renal** causada pela ifosfamida, pela nitrosoureia ou pelos compostos de platina; e a **perda de audição** pela cisplatina. O desenvolvimento dessas sequelas pode estar relacionado à dose e geralmente são irreversíveis. Devem ser realizados exames iniciais e intermitentes adequados antes de se administrar esses medicamentos a fim de assegurar que não haja nenhum dano preexistente aos órgãos que podem ser afetados e para permitir o monitoramento das alterações induzidas pelos efeitos adversos do tratamento.

Tabela 521.5 Efeitos tardios e características de alto risco do câncer infantil e seu tratamento.

EFEITOS TARDIOS	EXPOSIÇÃO	FATORES SELECIONADOS DE ALTO RISCO	GRUPOS DE DIAGNÓSTICO EM RISCO
NEUROCOGNITIVOS			
Déficits neurocognitivos Déficits funcionais em: • Função executiva • Manutenção da atenção • Memória • Velocidade de processamento • Integração visual-motora Déficits de aprendizado QI reduzido Alterações comportamentais	Quimioterapia: • Metotrexato Radiação afetando o cérebro: • Craniana • Ouvido/infratemporal • Irradiação corporal total (TBI)	Idade < 3 anos no momento do tratamento Sexo feminino Tumor supratentorial Pré-morbidade ou histórico familiar de problemas de aprendizagem ou de atenção Doses de radiação > 24 Gy Radioterapia de cérebro total	Leucemia linfoblástica aguda Tumor cerebral Sarcoma (de cabeça e pescoço ou osteossarcoma)
NEUROSSENSORIAIS			
Perda de audição sensorineural	Quimioterapia: • Cisplatina • Carboplatina Radiação afetando a audição: • Craniana • Infratemporal • Nasofaríngea	Dose maior de cisplatina (360 mg/m²) Maior dose de radiação afetando os ouvidos (> 30 Gy) Radiação e cisplatina concomitantemente	Tumor cerebral Tumor de células germinativas Sarcoma (cabeça e pescoço) Neuroblastoma Hepatoblastoma
Perda de audição condutiva Timpanosclerose Otosclerose Disfunção da tuba auditiva	Radiação afetando a audição: • Craniana • Infratemporal • Nasofaríngea	Maior dose de radiação afetando os ouvidos (> 30 Gy)	Tumor cerebral Sarcoma (cabeça e pescoço)
Deficiência visual Catarata Atrofia do ducto lacrimal Xeroftalmia Retinopatia Glaucoma	Quimioterapia: • Bussulfano • Glicocorticoides Radiação afetando os olhos: • Craniana • Orbital/ocular • TBI	Maior dose de radiação afetando os olhos (≥ 15 Gy para catarata; > 45 Gy para retinopatia e deficiência visual)	Tumor cerebral Leucemia linfoblástica aguda Retinoblastoma Rabdomiossarcoma (orbital) HSCT alogênico
Neuropatia periférica sensorial	Quimioterapia: • Vincristina • Vimblastina • Cisplatina • Carboplatina	Maior dose de cisplatina (≥ 300 mg/m²)	Leucemia linfoblástica aguda Tumor cerebral Linfoma de Hodgkin Tumor de células germinativas Linfoma não Hodgkin Sarcoma Neuroblastoma Tumor de Wilms Carcinoma
NEUROMOTORES			
Neuropatia periférica motora	Quimioterapia: • Vincristina • Vimblastina		Leucemia linfoblástica aguda Linfoma de Hodgkin Linfoma não Hodgkin Sarcoma Tumor cerebral Neuroblastoma Tumor de Wilms
ENDÓCRINOS			
Deficiência de GH Puberdade precoce	Radiação afetando o HPA: • Craniana • Orbital/ocular	Sexo feminino Dose de radiação para HPA > 18 Gy	Leucemia linfoblástica aguda Sarcoma (facial) Carcinoma (nasofaríngeo)
Obesidade	Ouvidos/infratemporal Nasofaringe	Sexo feminino Pouca idade (< 4 anos)	Leucemia linfoblástica aguda
Hipotireoidismo central Deficiência de gonadotropina Insuficiência adrenal central	TBI	Dose de radiação para HPA > 18 Gy	Tumor cerebral Sarcoma (facial) Carcinoma (nasofaríngeo)
Hipotireoidismo primário	Pescoço, irradiação do manto	Dose de radiação para tireoide > 20 Gy	Linfoma de Hodgkin

(continua)

Tabela 521.5 Efeitos tardios e características de alto risco do câncer infantil e seu tratamento. *(continuação)*

EFEITOS TARDIOS	EXPOSIÇÃO	FATORES SELECIONADOS DE ALTO RISCO	GRUPOS DE DIAGNÓSTICO EM RISCO
REPRODUTIVOS			
Disfunção gonadal Puberdade tardia ou com parada de progressão Menopausa precoce Disfunção ou insuficiência de células germinativas Infertilidade	Quimioterapia alquilante: • Bussulfano • Carmustina (BCNU) • Clorambucila • Ciclofosfamida • Ifosfamida • Lomustina (CCNU) • Mecloretamina • Melfalana • Procarbazina Radiação afetando o sistema reprodutivo: • Abdome completo (meninas) • Pélvica • Coluna lombar/sacral (meninas) • Testicular (meninos) • TBI	Maior dose de agente alquilante Condicionamento do agente alquilante para HSCT Dose de radiação ≥ 15 Gy em meninas na fase pré-puberal Dose de radiação ≥ 10 Gy em meninas na fase puberal Para insuficiência de células germinativas em meninos, qualquer irradiação pélvica Para insuficiência de androgênio, irradiação gonadal ≥ 20 a 30 Gy em meninos	Alto risco de leucemia linfoblástica aguda, Tumor cerebral Linfoma de Hodgkin avançado ou desfavorável Linfoma não Hodgkin avançado ou desfavorável Sarcoma Neuroblastoma Tumor de Wilms avançado HSCT autólogo ou alogênico
CARDÍACOS			
Cardiomiopatia Arritmias	Quimioterapia: • Daunorrubicina • Doxorrubicina • Idarubicina	Sexo feminino Idade < 5 anos à época do tratamento Doses mais altas de quimioterapia (≥ 300 mg/m²) Doses mais altas de radiação cardíaca (≥ 30 Gy) Terapia de modalidade combinada com quimioterapia cardiotóxica e irradiação	Linfoma de Hodgkin Leucemia Linfoma não Hodgkin Sarcoma Tumor de Wilms Neuroblastoma
Cardiomiopatia Arritmias Fibrose pericárdica Doença valvular Infarto do miocárdio Cardiopatia aterosclerótica	Radiação afetando o coração: • Tórax • Manto • Mediastino • Axila • Coluna • Abdome superior		
PULMONARES			
Fibrose pulmonar Pneumonite intersticial Doença pulmonar restritiva Doença pulmonar obstrutiva	Quimioterapia: • Bleomicina • Bussulfano • Carmustina (BCNU) • Lomustina (CCNU) Radiação afetando os pulmões: • Manto • Mediastino • Pulmão total • TBI	Doses mais altas de quimioterapia Terapia de modalidade combinada com quimioterapia tóxica para o pulmão e irradiação	Tumor cerebral Tumor de células germinativas Linfoma de Hodgkin Sarcoma (parede torácica ou intratorácico) HSCT autólogo ou alogênico
GASTRINTESTINAIS			
Enterocolite crônica Estreitamentos Obstrução intestinal	Radiação afetando o trato gastrintestinal (≥ 30 Gy) Cirurgia abdominal	Dose mais alta de radiação no intestino (≥ 45 Gy) Terapia de modalidade combinada com irradiação abdominal e quimioterapia radiomimética (dactinomicina ou antraciclinas) Terapia de modalidade combinada com cirurgia e irradiação abdominais	Sarcoma (do retroperitônio ou pélvico primário)
HEPÁTICOS			
Fibrose hepática Cirrose	Radiação afetando o fígado	Dose mais alta de radiação ou volume de tratamento (20 a 30 Gy para todo o fígado ou ≥ 40 Gy para pelo menos um terço do fígado)	Sarcoma Neuroblastoma
RENAIS			
Insuficiência renal Hipertensão Lesão glomerular Lesão tubular	Quimioterapia: • Ifosfamida • Cisplatina • Carboplatina Radiação afetando os rins: • Abdome total • Campos do abdome superior • TBI		

GH: hormônio do crescimento; HPA: eixo hipotalâmico-pituitário-adrenal; HSCT: transplante de células-tronco hematopoéticas (do inglês *hematopoietic stem cell transplantation*); TBI: irradiação corporal total (do inglês *total body irradiation*). De Kurt BA, Armstrong GT, Cash DK *et al.*: Primary care management of the childhood cancer survivor, *J Pediatr* 152:458-466, 2008.

Talvez o efeito adverso tardio mais grave seja a ocorrência de um **segundo câncer** em pacientes que alcançaram sucesso de cura de uma primeira malignidade. O risco parece ser cumulativo, aumentando em aproximadamente 0,5% ao ano, o que resulta em uma incidência de aproximadamente 12% em 25 anos após o tratamento. Os pacientes que foram tratados de algum câncer infantil devem ser examinados anualmente e com especial atenção aos possíveis efeitos adversos tardios da terapia, incluindo um segundo câncer (Figura 521.7).

CUIDADOS PALIATIVOS

Em todos os estágios de tratamento de crianças com câncer, os princípios de cuidados paliativos devem ser aplicados para alívio da dor e do sofrimento e para proporcionar conforto (ver Capítulo 7). A **dor** é uma causa séria de sofrimento entre pacientes com câncer. Pode ser resultante de uma obstrução ou compressão de órgãos ou de uma metástase óssea, ou pode ser de origem neuropática. De acordo com as recomendações da OMS, a dor deve ser controlada de maneira gradativa segundo os princípios de seleção do analgésico apropriado, de prescrição da dosagem adequada, de administração do medicamento pela via correta, e de escolha de uma posologia adequada para prevenir dores persistentes e para aliviar as crises agudas dolorosas (ver Capítulo 76). Além disso, a dosagem deve ser titulada agressivamente enquanto são feitas tentativas de prevenir, antecipar e tratar efeitos colaterais. Devem ser considerados medicamentos adjuvantes e tentativas sequenciais de medicamentos analgésicos.

Os objetivos dos cuidados com os pacientes terminais são evitar sofrimentos para o paciente, seus familiares e cuidadores; oferecer cuidados compatíveis com os desejos do paciente e seus familiares; e cumprir e defender os padrões clínicos, culturais e éticos.

A bibliografia está disponível no GEN-io.

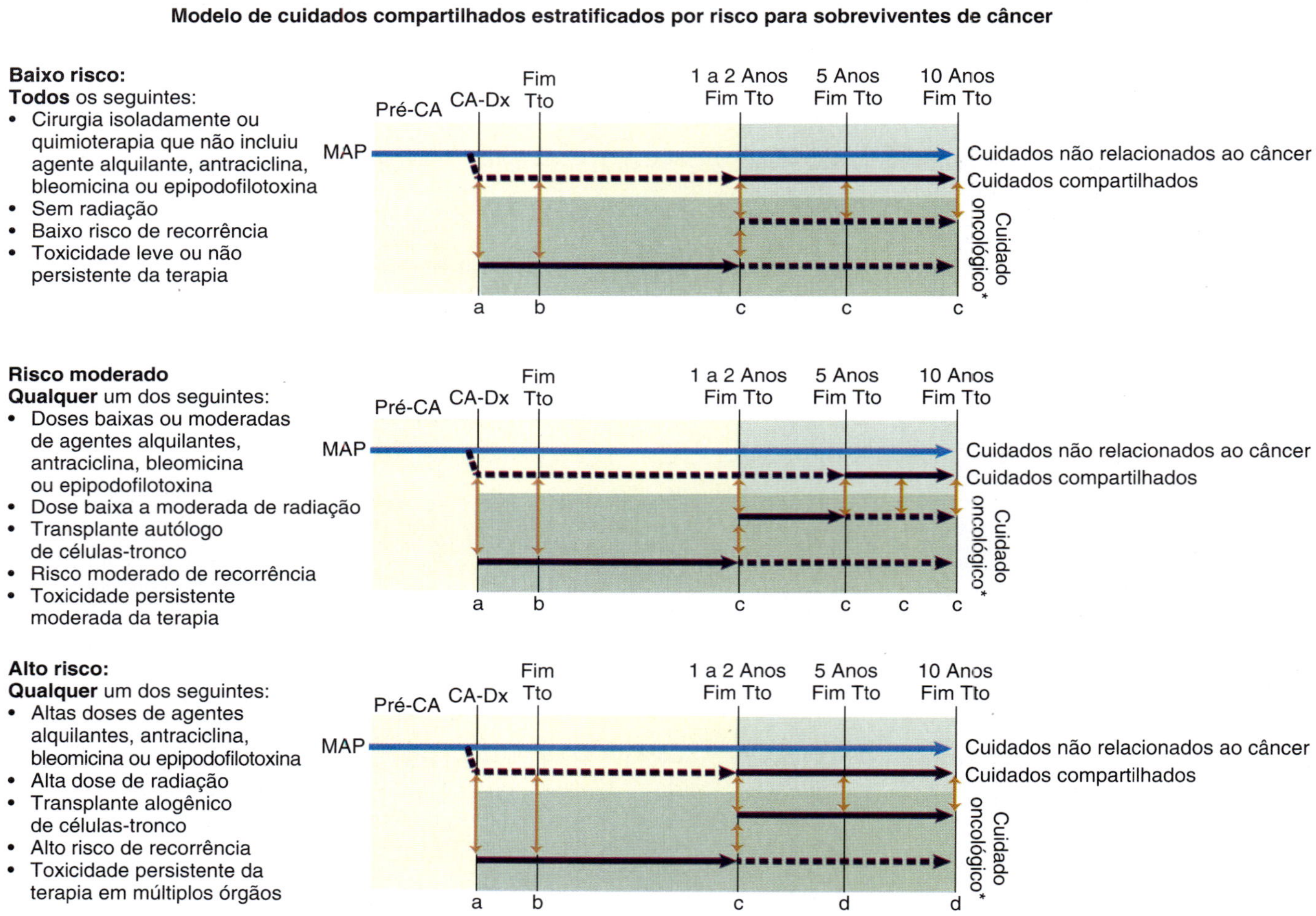

Pontos de comunicação com o médico da atenção primária

a. Diagnóstico de câncer e abordagem terapêutica planejada, breve visão geral sobre a quimioterapia, a radioterapia e/ou a cirurgia.
b. Plano de Cuidados de Sobrevivência: diagnóstico do câncer, terapia do câncer, recomendações de vigilância, informações de contato.
c. Atualização periódica com alterações nas recomendações de vigilância e novas informações relativas a possíveis efeitos tardios.
d. Atualização periódica da saúde do sobrevivente para registro do médico da atenção primária.

Abreviações:
Ca: câncer; Dx: diagnóstico; Fim Tto: conclusão do tratamento do câncer; MAP: médico da atenção primária; Onc: oncologista.
▬ Responsabilidade primária pelos cuidados relacionados ao câncer; o MAP continua a manejar as comorbidades não relacionadas ao câncer e a rotina preventiva da manutenção da saúde.
*Centro oncológico ou equipe de oncologistas; se não houver um programa de acompanhamento a longo prazo disponível, os cuidados na cor ▬ são fornecidos pelo oncologista primário.

Figura 521.7 Sugestão de modelo de cuidados compartilhados para sobreviventes de câncer infantil estratificados por risco. A *linha sólida azul-escura* representa a responsabilidade primária pelos cuidados relacionados ao câncer; estratificação de risco baseada na determinação da equipe de acompanhamento a longo prazo. (*Adaptada de McCabe MS, Partridge A, Grunfeld, E, Hudson MM: Risk-based health care, the cancer survivor, the oncologist, and the primary care physician, Semin Oncol 40:804-812, 2013; com dados de Oeffinger KC, McCabe MS: Models for delivering survivorship care, J Clin Oncol 24:5117-5124, 2006.*)

Capítulo 522

As Leucemias

David G. Tubergen, Archie Bleyer, A. Kim Ritchey e Erika Friehling

As leucemias são as neoplasias malignas mais comuns na infância, responsáveis por aproximadamente 31% de todas as malignidades que ocorrem em crianças com idade inferior a 15 anos. A cada ano, a leucemia é diagnosticada em aproximadamente 3.100 crianças e adolescentes com menos de 20 anos de idade nos EUA, com incidência anual de 4,5 casos por 100.000 crianças. A leucemia linfoblástica aguda (LLA) representa aproximadamente 77% dos casos de leucemia da infância, a leucemia mieloide aguda (LMA) responde por aproximadamente 11%, a leucemia mieloide crônica (LMC) por 2 a 3% e a leucemia mielomonocítica juvenil (LMMJ) por 1 a 2%. Os casos restantes consistem em uma variedade de leucemias agudas e crônicas que não se enquadram nas definições clássicas para LLA, LMA, LMC ou LMMJ.

As leucemias podem ser definidas como um grupo de doenças malignas em que as anormalidades genéticas em uma célula hematopoética dão origem a uma proliferação clonal desregulada de células. A progênie dessas células demonstra uma vantagem em relação ao crescimento quando comparada com elementos celulares normais, graças à sua taxa aumentada de proliferação e à taxa diminuída de apoptose espontânea. O resultado consiste em comprometimento da função normal da medula óssea e, por fim, insuficiência medular. As características clínicas, os achados laboratoriais e a resposta ao tratamento variam, dependendo do tipo de leucemia.

522.1 Leucemia Linfoblástica Aguda

Erika Friehling, A. Kim Ritchey, David G. Tubergen e Archie Bleyer

A leucemia linfoblástica aguda (LLA) infantil foi o primeiro câncer disseminado que demonstrou ser curável. Na realidade, trata-se de um grupo heterogêneo de neoplasias malignas com diversas anormalidades genéticas distintas que resultam em comportamentos clínicos e respostas variáveis ao tratamento.

EPIDEMIOLOGIA

A leucemia linfoblástica aguda é diagnosticada anualmente nos EUA em cerca de 3.100 crianças e adolescentes com idade inferior a 20 anos. A LLA exibe um notável pico de incidência dos 2 aos 3 anos de idade, e ocorre mais nos meninos do que nas meninas em todas as idades. Esse pico etário de incidência era aparente há várias décadas em populações brancas de países socioeconomicamente avançados, porém, desde então, sua ocorrência também foi confirmada na população negra dos EUA. A doença é mais comum em crianças com determinadas anormalidades cromossômicas, como síndrome de Down, síndrome de Bloom, ataxia-telangiectasia e anemia de Fanconi. Entre gêmeos idênticos, se um dos gêmeos desenvolver leucemia, o risco para o segundo irmão é maior do que aquele observado na população geral. O risco é superior a 70% se a LLA for diagnosticada no primeiro gêmeo durante o primeiro ano de vida e se os gêmeos compartilharam a mesma placenta (monocoriônicos). Se o primeiro irmão desenvolver LLA em torno de 5 a 7 anos de idade, o risco para o segundo é de pelo menos o dobro daquele encontrado na população geral, independentemente da zigosidade.

ETIOLOGIA

Em praticamente todos os casos, a etiologia da LLA não é conhecida, embora diversos fatores genéticos e ambientais estejam associados à leucemia infantil (Tabela 522.1). Acredita-se que a maioria os casos de LLA seja consequente de mutações somáticas nas células linfoides

Tabela 522.1 Fatores predisponentes à leucemia infantil.

CONDIÇÕES GENÉTICAS	**CONDIÇÕES GENÉTICAS (continuação)**
Síndrome de Down	Hemoglobinúria paroxística noturna
Anemia de Fanconi	Síndrome de Li-Fraumeni
Síndrome de Bloom	
Anemia de Diamond-Blackfan	**FATORES AMBIENTAIS**
Síndrome de Shwachman-Diamond	Radiação ionizante
Síndrome de Kostmann	Fármacos
Neurofibromatose tipo 1	Agentes alquilantes
Ataxia-telangiectasia	Epipodofilotoxina
Imunodeficiência combinada grave	Exposição ao benzeno

pós-concepção. Entretanto, a identificação das sequências de genes de fusão específicas de leucemia em amostras de sangue neonatal arquivadas de algumas crianças que desenvolveram LLA em uma data posterior indica a importância dos eventos intrauterinos no início do processo maligno em alguns casos. O longo período de latência antes do início da doença em algumas crianças, podendo ser tão longo quanto 14 anos, fundamenta o conceito de que modificações genéticas adicionais são necessárias para a manifestação da doença. Além disso, aquelas mesmas mutações foram encontradas nas amostras de sangue neonatal de crianças que *nunca* desenvolvem leucemia.

A exposição à radiação diagnóstica tanto no útero quanto na infância está associada ao aumento da incidência de LLA. Além disso, descrições e investigações publicadas de agrupamentos geográficos de casos têm levantado a preocupação de que fatores ambientais podem aumentar a incidência de LLA. Até o momento, nenhum desses fatores, além da radiação, foi identificado nos EUA. Em alguns países em desenvolvimento, existe uma associação entre LLA de células B (**LLA-B**) e infecções pelo vírus Epstein-Barr (EBV).

CLASSIFICAÇÃO CELULAR

A classificação da LLA depende da caracterização das células malignas na medula óssea para determinar a morfologia, o fenótipo conforme avaliado por marcadores de membrana celular e as características citogenéticas e de genética molecular. A **morfologia** por si só é habitualmente adequada para estabelecer um diagnóstico, porém outros exames são essenciais para a classificação da doença, que pode ter grande influência sobre o prognóstico e a escolha da terapia adequada. O sistema atual utilizado é a classificação das leucemias pela Organização Mundial da Saúde (OMS). Fenotipicamente, os marcadores de superfície revelam que cerca de 85% dos casos de LLA são classificados como *leucemia linfoblástica B* (anteriormente denominada como LLA-precursor B ou LLA pré-B), aproximadamente 15% consistem em *leucemia linfoblástica T* e cerca de 1% deriva de células B maduras. A rara leucemia de células B maduras é denominada *leucemia de Burkitt* e constitui um dos cânceres de crescimento mais rápido em seres humanos, exigindo abordagem terapêutica diferente daquela para outros subtipos de LLA. Um pequeno percentual de crianças com leucemia apresenta uma doença caracterizada por marcadores de superfície de origem tanto linfoide quanto mieloide.

As anormalidades cromossômicas são usadas para a subclassificação da LLA em grupos prognósticos (Tabela 522.2). Muitas alterações genéticas, incluindo a inativação de genes supressores tumorais e mutações que ativam as vias *NOTCH1* ou *RAS*, foram descobertas e no futuro poderão ser incorporadas à prática clínica (Figura 522.1).

A reação em cadeia de polimerase (PCR) e as técnicas de hibridização *in situ* por fluorescência (FISH) oferecem a capacidade de identificar as anormalidades genéticas moleculares e podem ser usadas para detectar pequenos números de células malignas no diagnóstico, bem como durante o acompanhamento (**doença residual mínima [DRM]**, ver posteriormente) e são de utilidade clínica comprovada. O desenvolvimento de microarranjo (*microarray*) de DNA torna possível analisar a expressão de milhares de genes na célula leucêmica. Essa técnica promete aumentar ainda mais o entendimento da biologia fundamental e fornecer pistas importantes para a abordagem terapêutica da LLA.

Tabela 522.2 Anormalidades cromossômicas comuns na leucemia linfoblástica aguda infantil.

SUBTIPO	ANORMALIDADE CROMOSSÔMICA	ALTERAÇÃO GENÉTICA	PROGNÓSTICO	INCIDÊNCIA
ALLA-B	Trissomias 4, 10 e 17	–	Favorável	25%
ALLA-B	t(12;21)	*ETV6-RUNX1*	Favorável	20 a 25%
ALLA-B	t(1;19)	*TCF3-PBX1*	Nenhum	5 a 6%
ALLA-B	t(4;11)	*KMT2A(MLL)-AF4*	Desfavorável	2%
ALLA-B	t(9;22)	*BCR-ABL*	Desfavorável	3%
Leucemia de células B maduras (Burkitt)	t(8;14)	*IGH-MYC*	Nenhum	1 a 2%
ALLA-B	Hiperdiploidia	–	Favorável	20 a 25%
ALLA-B	Hipodiploidia	–	Desfavorável	1%
ALLA-T	t(10;14)	*TLX1/HOX11*	Favorável	5 a 10%
Infantil	11q23	Rearranjos de *KMT2A(MLL)*	Desfavorável	2 a 10%

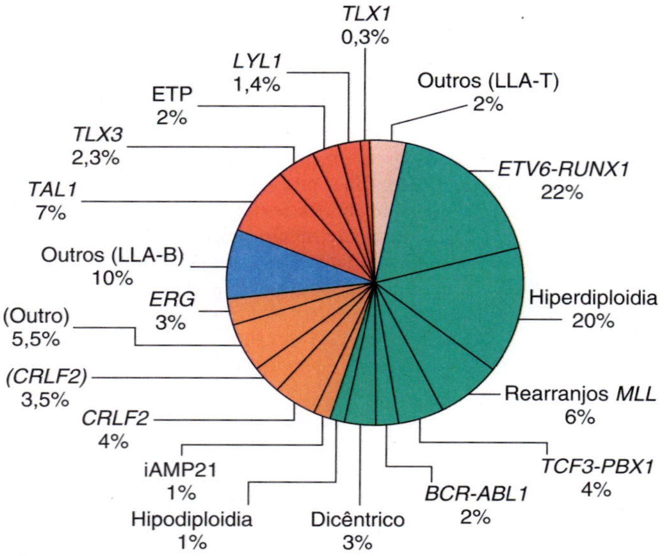

Figura 522.1 Frequência estimada de genótipos específicos na leucemia linfoblástica aguda infantil (LLA). As *fatias azuis* referem-se à LLA-B; as *amarelas*, a subtipos recentemente identificados de LLA-B; e as *vermelhas*, à LLA-T. (De *Mullighan CG: Genomic characterization of childhood acute lymphoblastic leukemia*, Semin Hematol *50:314-324, 2013*.)

MANIFESTAÇÕES CLÍNICAS

A apresentação inicial da LLA geralmente é inespecífica e relativamente rápida. Anorexia, fadiga, mal-estar, irritabilidade e febre baixa intermitente estão presentes com frequência. Dor óssea ou articular, particularmente nas extremidades inferiores, podem estar presentes. Com menor frequência, os sintomas podem apresentar duração de vários meses, estar localizados predominantemente nos ossos ou articulações e incluir edema nas articulações. A dor óssea é intensa e pode despertar o paciente à noite. À medida que a doença progride, sinais e sintomas de **falência da medula óssea** tornam-se mais evidentes, com a ocorrência de palidez, fadiga, intolerância a exercícios, equimoses, sangramento da mucosa oral ou epistaxe, bem como febre, que pode ser causada por infecção ou pela doença. A infiltração de órgãos pode causar linfadenopatia, hepatoesplenomegalia, aumento testicular ou envolvimento do sistema nervoso central (SNC) (neuropatias cranianas, dor de cabeça, convulsões). O desconforto respiratório pode ser causado por anemia grave ou por compressão das vias respiratórias pelos linfonodos mediastinais.

No **exame físico,** os achados de palidez, apatia, lesões cutâneas purpúricas e petéquias, ou hemorragia de mucosas podem refletir a falência da medula óssea (ver Capítulo 520). A natureza proliferativa da doença pode se manifestar por meio de linfadenopatia, esplenomegalia ou, com menor frequência, hepatomegalia. Pacientes com dor óssea ou articular podem apresentar sensibilidade atípica no osso ou evidência objetiva de edema e derrame articular. No entanto, com o envolvimento da medula, a dor óssea profunda pode estar presente, mas a sensibilidade não será induzida. Raramente, os pacientes revelam sinais de aumento da pressão intracraniana que indicam o envolvimento leucêmico do SNC. Esses sinais incluem papiledema (Figura 520.3), hemorragias retinianas e paralisias dos nervos cranianos. O desconforto respiratório geralmente está relacionado à anemia, mas pode ocorrer em pacientes como resultado de uma grande massa mediastinal anterior (p. ex., no timo ou linfonodos). Esse problema é observado com maior frequência em adolescentes do sexo masculino com LLA de células T. Em geral, a **LLA-T** apresenta também contagem de leucócitos mais elevada.

A leucemia linfoblástica B é o imunofenótipo mais comum, com início entre 1 e 10 anos de idade. A contagem mediana de leucócitos na apresentação é de 33.000/μℓ, embora 75% dos pacientes apresentem contagens inferiores a 20.000/μℓ; a trombocitopenia é observada em 75% dos pacientes e hepatoesplenomegalia em 30 a 40% dos pacientes. Em todos os tipos de leucemia, os sintomas do SNC são observados na apresentação em 5% dos pacientes (10% a 15% apresentam blastos no líquido cefalorraquidiano [LCR]). O envolvimento testicular raramente é evidenciado no diagnóstico, mas estudos anteriores indicam o envolvimento oculto em 25% dos meninos. Não há indicação para a biopsia testicular.

DIAGNÓSTICO

Achados no sangue periférico que indicam insuficiência da medula óssea sugerem fortemente o diagnóstico de LLA. Observam-se **anemia** e **trombocitopenia** na maioria dos pacientes. Células leucêmicas podem não ser relatadas no sangue periférico em exames laboratoriais de rotina. Muitos pacientes com LLA apresentam contagens de leucócitos totais inferiores a 10.000/μℓ. Nesses casos, as células leucêmicas muitas vezes são relatadas inicialmente como "linfócitos atípicos", e é apenas em avaliação posterior que as células são detectadas como parte de um clone maligno. Quando os resultados de uma análise de sangue periférico sugerem a possibilidade de leucemia, a medula óssea deve ser examinada prontamente para estabelecer o diagnóstico. É importante que sejam realizados todos os estudos necessários para confirmar um diagnóstico e classificar adequadamente o tipo de leucemia, incluindo biopsia e aspirado da medula óssea, citometria de fluxo, citogenética e estudos moleculares.

LLA é diagnosticada por uma avaliação da medula óssea que demonstra percentual superior a 25% de células da medula óssea como uma população homogênea de linfoblastos. A avaliação inicial inclui também o exame do LCR. Se forem detectados linfoblastos e a contagem de leucócitos no LCR estiver elevada, isso evidencia a presença de leucemia meníngea ou do SNC. Esse achado reflete um estágio pior e indica a necessidade de tratamentos adicionais do SNC e sistêmicos. A *punção lombar* (PL) para estadiamento pode ser realizada juntamente com a primeira dose de quimioterapia intratecal, se o diagnóstico de leucemia tiver sido previamente estabelecido a partir da avaliação da medula óssea. Um médico experiente em procedimentos deve realizar a PL inicial, considerando que uma PL traumática está associada ao aumento de risco de recidiva no SNC.

DIAGNÓSTICO DIFERENCIAL

O diagnóstico de leucemia é realizado prontamente no paciente com sinais e sintomas típicos, anemia, trombocitopenia e contagem elevada de leucócitos (WBC, do inglês *white blood cells*) com a presença de blastos no esfregaço. A elevação da desidrogenasse láctica (DHL) é, muitas vezes, um indício para o diagnóstico de LLA. Quando apenas a pancitopenia estiver presente, devem ser consideradas anemia aplásica (congênita ou adquirida), mielofibrose e linfo-histiocitose hemofagocítica familiar. A deficiência de uma única linhagem de células, conforme observado na eritroblastopenia transitória da infância, púrpura trombocitopênica idiopática e neutropenia congênita ou adquirida, raramente é a característica de apresentação da LLA. Um alto índice de suspeição é necessário para diferenciar LLA de mononucleose infecciosa em pacientes com início agudo de febre e linfadenopatia, e da artrite idiopática juvenil em pacientes com febre, dor óssea, mas muitas vezes sem sensibilidade, e edema articular. Essas manifestações podem exigir também um exame da medula óssea.

A LLA pode ser diferenciada da LMA e de outras doenças malignas que invadem a medula óssea e podem apresentar achados clínicos e laboratoriais semelhantes aos da LLA, incluindo neuroblastoma, rabdomiossarcoma, sarcoma de Ewing e retinoblastoma.

TRATAMENTO

O fator prognóstico isolado mais importante na LLA é o tratamento: sem terapia eficaz, a doença é fatal. Um progresso considerável tem ocorrido na sobrevida global para crianças com LLA desde a década de 1970, por meio do uso de regimes quimioterápicos com multiagentes, intensificação de terapia e seleção de tratamento baseado no risco de recidiva (Figura 522.2). A sobrevida está relacionada também à idade (Figura 522.3) e ao subtipo (Figura 522.4).

A **terapia guiada pelo risco** é o padrão do tratamento atual da LLA e considera a idade no diagnóstico, a contagem inicial de WBC, as características imunofenotípicas e citogenéticas de populações de blastos,

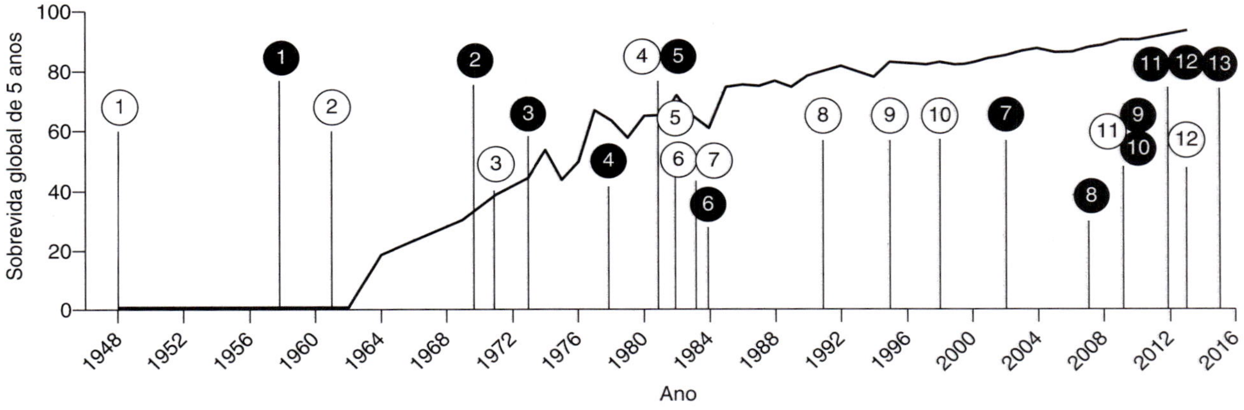

Avanços marcantes no tratamento da LLA pediátrica		
1	1948	"Remissões transitórias" induzidas por aminopterina
2	1961	Primeiro uso dos antimetabólitos mercaptopurina e metotrexato
3	1971	A quimioterapia de combinação e a terapia efetiva direcionada ao SNC curam aproximadamente 50% dos pacientes
4	1981	O tratamento de reindução melhora os resultados
5	1982	Terapia intratecal tripla com metotrexato, hidrocortisona e citarabina pode substituir efetivamente a irradiação craniana profilática em alguns pacientes
6	1983	Na pós-remissão, dose alta semanal de asparaginase melhora o resultado
7	1983	A dose intermediária de metotrexato com resgate de leucovorina reduz as recidivas sistêmicas e testiculares
8	1991	A dexametasona é mais efetiva do que a prednisona na prevenção de recidiva no SNC
9	1995	Polimorfismos genéticos herdados no gene que codifica a tiopurina metiltransferase influenciam a toxicidade da mercaptopurina
10	1998	A dose individualizada de metotrexato melhora o resultado
11	2009	A quimioterapia intratecal e sistêmica efetiva pode eliminar a necessidade de irradiação craniana profilática em todos os pacientes; o imatinibe melhora o resultado na LLA cromossomo Filadélfia positiva
12	2013	Primeiro ensaio da terapia com células T com receptores de antígenos quiméricos (CAR)

Avanços marcantes no entendimento da biologia da LLA pediátrica		
1	1958	Primeiro estudo citogenético em LLA
2	1970	Primeiro relato de LLA cromossomo Filadélfia positiva
3	1973	Primeira identificação de LLA de células-T pela formação espontânea de rosetas com eritrócitos de carneiro.
4	1978	A classificação da LLA pelo número de cromossomos superiores a 50 (hiperdiploidia) está associada à duração prolongada da remissão
5	1981	Monitoramento imunológico da leucemia residual
6	1984	Primeira identificação de translocações cromossômicas específicas para imunofenótipos: t(11;14) na LLA de células T e t(1;19) na LLA pré-B
7	2002	Primeiro perfil de todo o genoma de expressão gênica
8	2007	Primeiro estudo das alterações no número de cópias de DNA em todo o genoma
9	2009	Variantes genéticas germinativas associadas ao desenvolvimento da LLA
10	2009	Reconhecimento da LLA positiva para cromossomo Filadélfia-símile ("Ph-like")
11	2012	Primeiro estudo de sequenciamento do genoma completo para identificar mutações condutoras (*driver mutations*) na LLA de células T precursoras precoce
12	2012	Uso de sequenciamento de nova geração para melhorar a detecção de doença residual mínima
13	2015	A análise genômica completa identificou mutações genéticas germinativas nos genes de predisposição

Figura 522.2 Avanços marcantes na leucemia linfoblástica aguda (LLA) pediátrica. Os dados da sobrevida global de 5 anos para a LLA pediátrica a partir do Programa 1 de Vigilância, Epidemiologia e Resultados Finais (*Surveillance, Epidemiology and End Results* [SEER] *Program 1*) apresentam uma sobreposição com os avanços significativos no tratamento (em branco; tabela esquerda) e no entendimento da biologia da LLA pediátrica (em preto; tabela direita). (*De Heikamo EB, HonPui C: Next-generation evaluation and treatment of pediatric acute lymphoblastic leukemia.* J Pediatr *203:14-24, 2018. Fig 1*; e de *Pui CH, Evans WE: A 50-year journey to cure childhood acute lymphoblastic leukemia.* Semin Hematol, *50:185-196, 2013. Table 2.*)

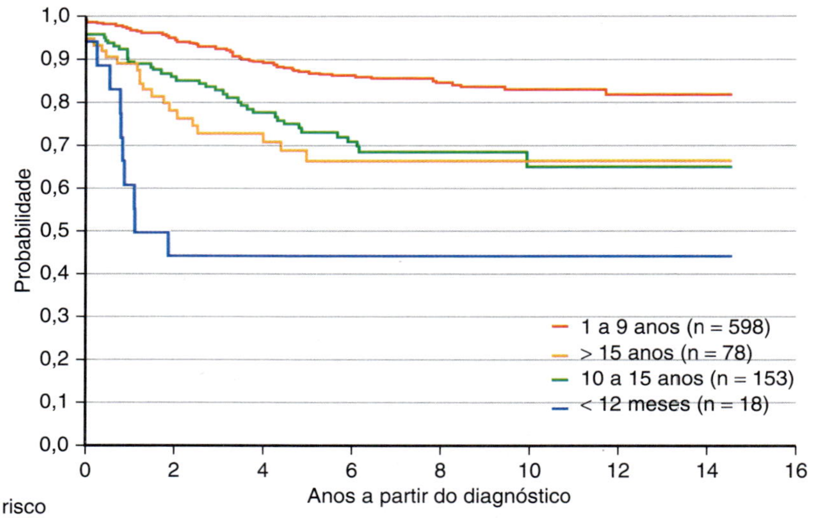

Número em risco									
< 12 meses	18	11	8	8	6	1	1	0	0
1 a 9 anos	598	528	378	295	213	149	85	31	4
10 a 15 anos	153	130	100	77	50	26	11	6	1
> 15 anos	78	60	40	29	20	7	1	0	0

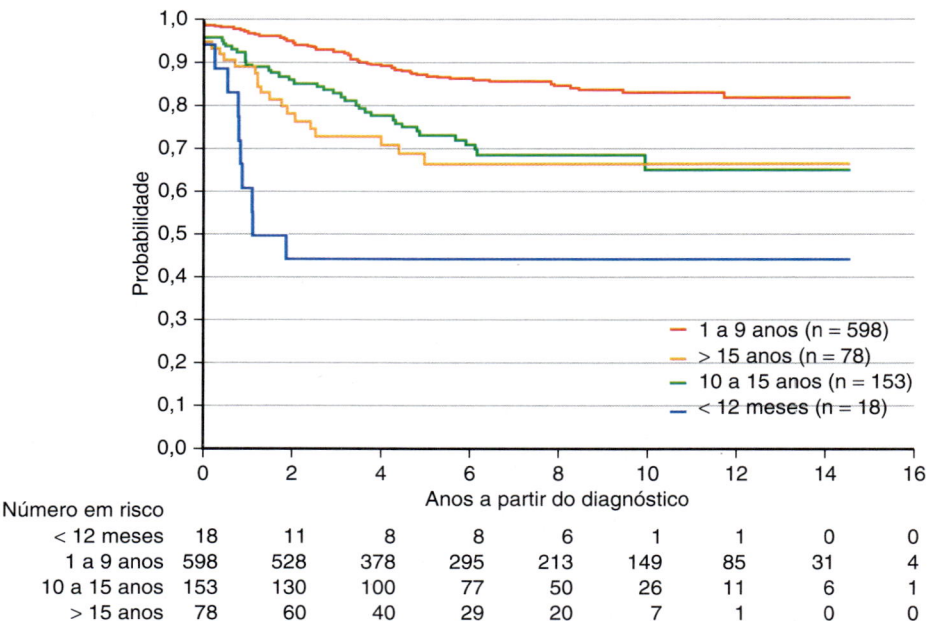

Figura 522.3 Estimativas de Kaplan-Meier de sobrevida livre de eventos de acordo com a idade à época do diagnóstico de leucemia linfoblástica aguda. *(De Pui CH, Robinson LL, Look AT: Acute lymphoblastic leukaemia,* Lancet *371:1030-1042, 2008.)*

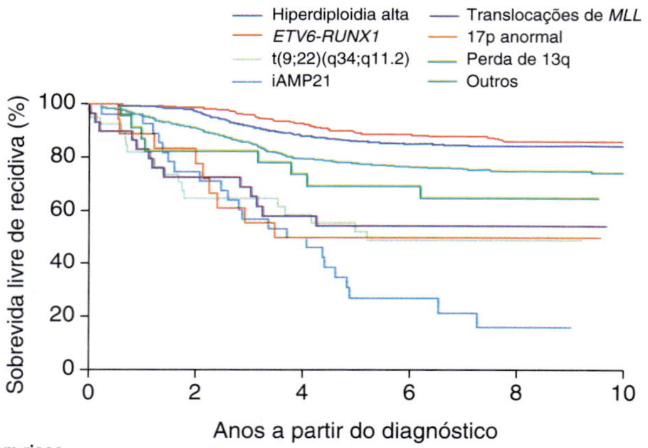

Número em risco						
Hiperdiploidia alta	551	529	470	434	249	98
ETV6-RUNX1	365	355	331	301	167	47
t(9;22)(q34;q11.2)	42	22	19	14	8	2
iAMP21	28	21	14	6	1	0
Translocações de *MLL*	30	20	16	14	9	1
17p anormal	18	15	9	8	7	2
Perda de 13q	24	19	17	15	9	4
Outros	644	567	483	440	258	105

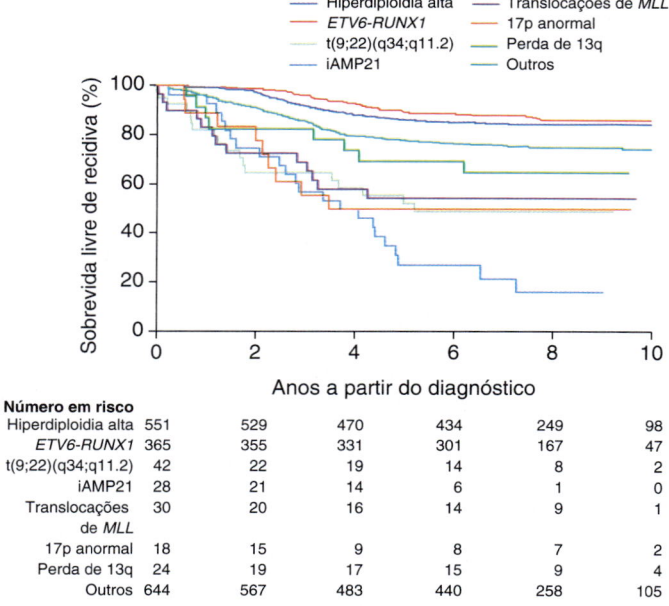

Figura 522.4 Análise de Kaplan-Meier da sobrevida livre de recidiva de acordo com o subtipo biológico de leucemia. *(De Moorman AV, Ensor HM, Richards SM et al.: Prognostic effect of chromosomal abnormalities in childhood B-cell precursor acute lymphoblastic leukaemia: results from the UK Medical Research Council ALL97/99 randomised trial,* Lancet Oncol *11:429-438, 2010.)*

a rapidez da resposta precoce ao tratamento (*i. e.*, com que rapidez ocorre a eliminação das células leucêmicas da medula ou do sangue periférico) e a avaliação da DRM no final da terapia de indução. Diferentes grupos de estudo usam vários fatores para definir risco, mas a idade de 1 a 10 anos e uma contagem de leucócitos inferior a 50.000/μℓ são utilizadas pelo National Cancer Institute para definir o risco padrão. Crianças com idade inferior a 1 ano ou superior a 10 anos ou que apresentam contagem inicial de leucócitos superior a 50.000/μℓ são consideradas de *alto risco.* Características adicionais que afetam adversamente os resultados incluem imunofenótipos de células T ou resposta lenta ao tratamento inicial. Anormalidades cromossômicas, incluindo hipodiploidia, cromossomo Filadélfia e rearranjos do gene *KMT2A (MLL)*, anunciam um resultado insatisfatório. Outras mutações, como as do gene *IKZF1*, têm demonstrado estar associadas a um prognóstico ruim e podem se tornar importantes nos algoritmos de tratamento no futuro. Características mais favoráveis incluem a resposta rápida à terapia, hiperdiploidia, trissomia de cromossomos específicos (4, 10 e 17), e rearranjos dos genes *ETV6-RUNX1* (anteriormente *TEL-AML1*).

O resultado para pacientes com maior risco pode ser melhorado pela administração de terapia mais intensiva, apesar da maior toxicidade desse tratamento. Lactentes com LLA, junto com pacientes que apresentam anormalidades cromossômicas específicas, como t(4;11), apresentam risco ainda maior de recidiva apesar da terapia intensiva. No entanto, o resultado insatisfatório da LLA cromossomo Filadélfia positiva com t(9;22) foi drasticamente alterado pela inclusão de imatinibe ao suporte principal de quimioterapia intensiva. **Imatinibe** é um agente designado especificamente para inibir a quinase BCR-ABL resultante da translocação. Com essa abordagem, a sobrevida livre de eventos apresentou melhora de 30% a 70%. Os ensaios clínicos demonstram que o prognóstico para pacientes com resposta mais lenta à terapia inicial pode ser melhorado pelo tratamento que é mais intensivo do que a terapia considerada necessária para pacientes que respondem mais rapidamente.

A maioria das crianças com LLA é tratada em ensaios clínicos conduzidos por grupos cooperativos nacionais ou internacionais. O tratamento padrão envolve a quimioterapia durante 2 a 3 anos, e a maioria dos pacientes alcança a remissão no final da fase de indução. Pacientes em remissão clínica podem apresentar DRM, que pode ser detectada somente com sondas moleculares específicas para translocações e outros marcadores de DNA contidos nas células leucêmicas ou por meio de citometria de fluxo especializada. A DRM pode ser quantitativa e fornecer uma estimativa da carga de células leucêmicas presentes na medula. Níveis mais elevados de DRM presentes no final da indução sugerem um pior prognóstico e risco mais elevado de recidiva subsequente. DRM superior a 0,01% na medula no 29º dia da indução é um fator de risco significativo para uma sobrevida livre de eventos mais curta para todas as categorias de riscos, em comparação aos pacientes com DRM negativa. A terapia para LLA intensifica o tratamento em pacientes com evidência de DRM no final da indução.

A terapia inicial, denominada de **indução de remissão,** é desenhada para erradicar as células leucêmicas da medula óssea. Durante essa fase, a terapia é administrada durante 4 semanas e consiste em vincristina semanalmente, um corticosteroide como dexametasona ou prednisona, e geralmente uma dose única de asparaginase peguilada de longa duração. Pacientes em risco mais elevado também recebem daunorrubicina em intervalos semanais. Com essa abordagem, 98% dos pacientes estão em *remissão,* conforme definido por menos de 5% de blastos na medula e um retorno de contagens de neutrófilos e plaquetas para níveis quase normais após 4 a 5 semanas de tratamento. A quimioterapia intratecal é administrada sempre no início do tratamento e pelo menos uma vez mais durante a indução.

A segunda fase de tratamento, **consolidação,** concentra-se na terapia intensiva do SNC em combinação com o tratamento sistêmico intensivo contínuo, em um esforço para evitar recidivas do SNC posteriormente. A quimioterapia intratecal é administrada repetidamente por punção lombar (PL). Desse modo, a probabilidade de recidiva posterior do SNC diminui para menos de 5%, a partir da incidência histórica tão elevada quanto 60%. Um pequeno percentual de pacientes com características que predizem um alto risco de recidiva do SNC pode receber irradiação para o cérebro em fases posteriores do tratamento. Aqui se incluem pacientes que, ao diagnóstico, apresentam linfoblastos no LCR e também contagem elevada de leucócitos no LCR ou sinais físicos de leucemia no SNC, como a paralisia dos nervos cranianos.

Posteriormente, muitos regimes fornecem 14 a 28 semanas de terapia, com os medicamentos e cronogramas usados com variações dependendo do grupo de risco do paciente. Esse período de tratamento é frequentemente denominado de **intensificação** e inclui fases de tratamento agressivo (**intensificação tardia**), bem como fases de tratamento relativamente não tóxicas (**manutenção interina**). A quimioterapia de multiagentes, incluindo medicamentos como citarabina, metotrexato, asparaginase e vincristina, é usada durante essas fases para erradicar a doença residual.

Finalmente, os pacientes entram na fase de **manutenção** do tratamento, com duração de 2 a 3 anos, dependendo do protocolo usado. Os pacientes recebem diariamente mercaptopurina e semanalmente metotrexato oral, em geral com doses intermitentes de vincristina e um corticosteroide.

Um pequeno número de pacientes com características prognósticas especialmente ruins, como aqueles com ausência de resposta na indução ou hipodiploidia extrema, pode ser submetido ao transplante de medula óssea durante a primeira remissão.

Adolescentes e **adultos jovens** com LLA apresentam prognóstico pior em comparação com crianças com menos de 15 anos de idade. Muitas vezes eles apresentam fatores prognósticos adversos e exigem terapia mais intensiva. Pacientes nesse grupo etário apresentam melhor resultado quando tratados com protocolos de tratamento pediátricos em vez daqueles dos adultos (Figura 522.5). Embora a explicação para esses achados possa ser multifatorial, é importante que esses pacientes sejam tratados com protocolos de tratamento pediátricos, de preferência em um centro de câncer pediátrico.

Polimorfismos genéticos de enzimas importantes no metabolismo de medicamentos podem impactar a eficácia e a toxicidade de medicamentos quimioterápicos. A **testagem farmacogenética** do gene da enzima tiopurina *S*-metiltransferase *(TPMT),* que codifica uma das enzimas metabolizadoras da mercaptopurina, pode identificar pacientes que são do *tipo selvagem (wild type)* (atividade normal da enzima TPMT), *heterozigoto* (atividade levemente reduzida da enzima TPMT) ou *homozigoto* (atividade enzimática baixa ou ausente). A redução da atividade da enzima TPMT resulta no acúmulo de um metabólito tóxico da mercaptopurina e mielossupressão grave, o que exige reduções das doses de quimioterapia (ver Capítulo 73). No futuro, o tratamento também poderá ser estratificado pelos perfis de expressão gênica de células leucêmicas. Particularmente, arranjos na expressão gênica induzidos pela exposição a um agente quimioterápico podem predizer quais pacientes apresentam LLA resistente a medicamentos.

Tratamento da recidiva

O principal impedimento para um resultado bem-sucedido é a **recidiva** da doença. Os resultados permanecem precários entre pacientes que sofrem recidiva, sendo os indicadores prognósticos mais importantes o tempo decorrido desde o diagnóstico e o local da doença recidivada.

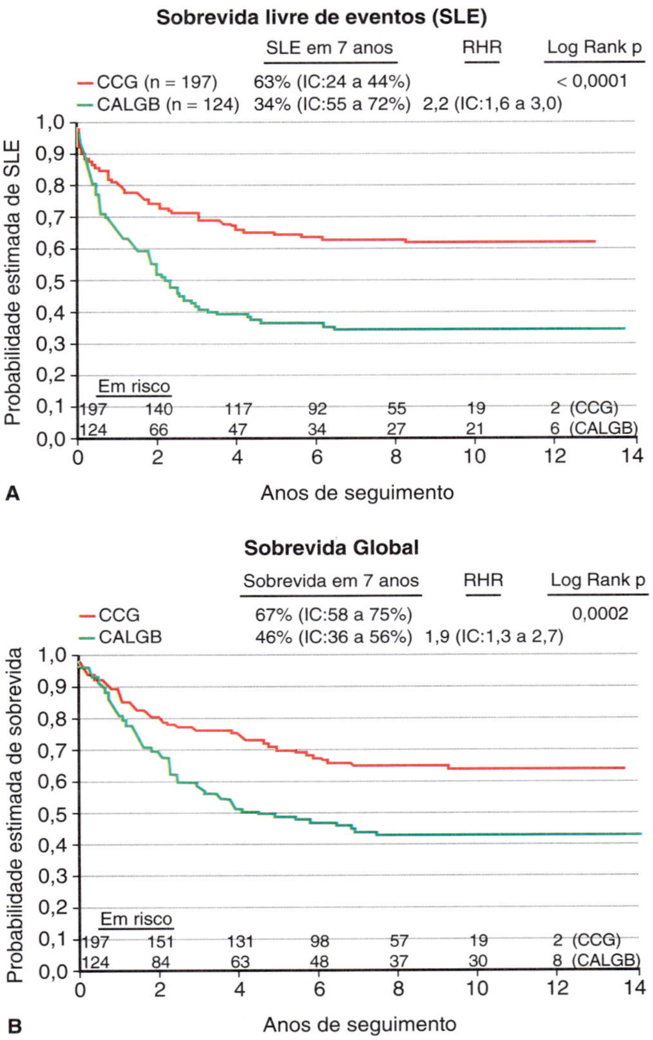

Figura 522.5 Comparação da sobrevida livre de eventos entre pacientes do Grupo B de Câncer e Leucemia (*Cancer and Leukemia Group B* [CALGB]) (protocolo de adultos, *linha verde*) e pacientes do Grupo de Câncer Infantil (*Children's Cancer Group* [CCG]) (protocolo pediátrico, *linha vermelha*). (*De Stock W, La M, Sanford B et al.: What determines the outcomes for adolescents and young adults with acute lymphoblastic leukemia treated on cooperative group protocols? A comparison of Children's Cancer Group and Cancer and Leukemia Group B studies,* Blood *112:1646-1654, 2008.*)

Além disso, outros fatores, como imunofenótipos (LLA-T com prognóstico pior que o da LLA-B) e a idade por ocasião do diagnóstico inicial, têm significância prognóstica.

A recidiva ocorre na medula óssea em 15% a 20% dos pacientes com LLA e apresenta as implicações mais graves, especialmente se esse evento ocorrer durante ou logo após a conclusão da terapia. A quimioterapia intensiva com agentes não anteriormente administrados ao paciente seguida pelo transplante alogênico de células-tronco pode resultar em sobrevida a longo prazo para alguns pacientes com recidiva na medula óssea (ver Capítulo 161). A tecnologia do **receptor de antígeno quimérico** (CAR) de células T terá um papel cada vez mais importante no tratamento de pacientes que sofreram recidiva de LLA (ver Capítulo 521).

A incidência de **recidiva no SNC** diminuiu para menos de 5% desde a introdução da terapia preventiva do SNC. Essa recidiva pode ser detectada em uma PL de rotina no paciente assintomático. Pacientes sintomáticos com recidiva no SNC habitualmente apresentam sinais e sintomas de aumento da pressão intracraniana e podem manifestar paralisias isoladas dos nervos cranianos. O diagnóstico é confirmado pela demonstração da presença de células leucêmicas no LCR. O tratamento inclui medicação intratecal e irradiação craniana ou cranioespinal. A quimioterapia sistêmica também deve ser usada, visto que esses pacientes correm alto risco de recidiva subsequente na medula óssea. A maioria dos pacientes com recidiva leucêmica restrita ao SNC tem boa evolução, especialmente aqueles em que a recidiva do SNC ocorre dentro de mais de 18 meses após o início da quimioterapia.

A **recidiva testicular** ocorre em menos de 2% dos meninos com LLA, geralmente após o término da terapia. Essa recidiva se manifesta na forma de inchaço indolor de um ou de ambos os testículos. O diagnóstico é confirmado pela biopsia do testículo afetado. O tratamento consiste em quimioterapia sistêmica e, possivelmente, radioterapia local. Uma alta proporção de meninos com recidiva testicular pode ser novamente tratada com sucesso, e a taxa de sobrevida desses pacientes é boa.

As informações mais atuais sobre o tratamento da LLA infantil estão disponíveis em PDQ (*Physician Data Query*) no *website* do NCI (http://www.cancer.gov/cancertopics/pdq/treatment/childALL/healthprofessional/).

CUIDADOS DE SUPORTE

A fim de que os programas quimioterápicos agressivos tenham sucesso, é essencial dedicar muita atenção aos cuidados de suporte clínico dos pacientes. Aqueles com altas contagens de leucócitos são particularmente propensos à **síndrome de lise tumoral** quando o tratamento é iniciado. A insuficiência renal associada a níveis séricos muito elevados de ácido úrico pode ser evitada ou tratada com alopurinol ou urato oxidase. A quimioterapia muitas vezes produz mielossupressão grave, que pode exigir transfusão de hemácias e plaquetas, e sempre requer índice elevado de suspeição e terapia antimicrobiana empírica agressiva para o tratamento da sepse nas crianças febris com neutropenia. Os pacientes devem receber o tratamento profilático para a pneumonia por *Pneumocystis jirovecii* durante a quimioterapia e durante vários meses após o término do tratamento.

A terapia bem-sucedida de LLA é o resultado direto de um tratamento intensivo e frequentemente tóxico. Entretanto, essa terapia intensiva pode incorrer em custos acadêmicos, de desenvolvimento e psicossociais significativos para crianças portadoras de LLA e em consideráveis custos financeiros e estresse para suas famílias. Podem ocorrer efeitos de toxicidade tanto agudos quanto a longo prazo. É essencial dispor de um grupo de profissionais treinados nos cuidados com câncer e com experiência na resolução de inúmeros problemas que podem surgir, para minimizar as complicações e obter um resultado ideal.

PROGNÓSTICO

Os progressos na terapia e na estratificação dos riscos resultaram em aumentos significativos nas taxas de sobrevida, e os dados atuais revelam sobrevida global de 5 anos de aproximadamente 90% (Figura 522.6). Entretanto, os sobreviventes apresentam maior tendência de manifestar condições clínicas crônicas significativas em comparação com seus irmãos, incluindo distúrbios musculoesqueléticos, cardíacos e neurológicos. De modo geral, o manejo a longo prazo após a LLA deve ser conduzido em uma clínica onde as crianças e adolescentes possam ser acompanhados por diversos especialistas, a fim de solucionar os desafios desses pacientes singulares.

A bibliografia está disponível no GEN-io.

522.2 Leucemia Mieloide Aguda

Erika Friehling, David G. Tubergen, Archie Bleyer e A. Kim Ritchey

EPIDEMIOLOGIA

A leucemia mieloide aguda (**LMA**) é responsável por 11% dos casos de leucemia infantil nos EUA; essa doença é diagnosticada em cerca de 370 crianças anualmente. A frequência relativa de LMA aumenta na adolescência, representando 36% dos casos de leucemia em adolescentes

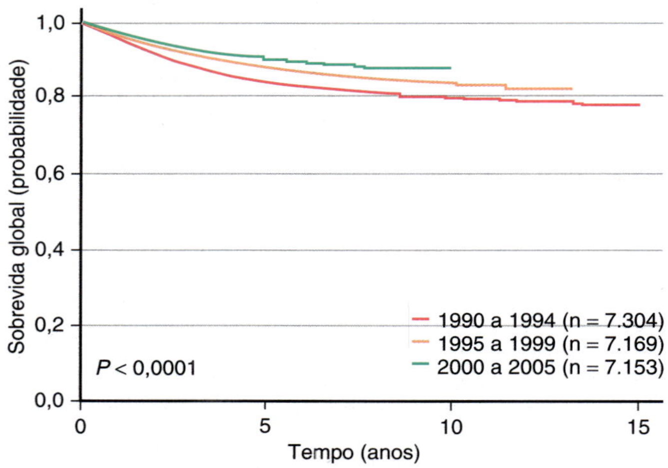

Figura 522.6 Probabilidades de sobrevida global por época de tratamento para pacientes com LLA em ensaios clínicos do Grupo de Oncologia Infantil (*Children's Oncology Group*) em 1990 a 1994, 1995 a 1999 e 2000 a 2005. (*De Hunger SP, Lu X, Devidas M et al.: Improved survival for children and adolescents with acute lymphoblastic leukemia between 1990 and 2005: a report from the Children's Oncology Group, J Clin Oncol 30:1663-1669, 2012.*)

de 15 a 19 anos. A **leucemia promielocítica aguda (LPA)** é um subtipo que é mais comum em certas regiões do mundo, mas a incidência dos outros tipos geralmente é uniforme. Diversas anormalidades cromossômicas associadas à LMA têm sido identificadas, mas não se conseguiu encontrar nenhum fator de predisposição genética ou ambiental na maioria dos pacientes (Tabela 522.1). Entretanto, uma série de fatores de risco foi identificada, incluindo radiação ionizante, agentes quimioterápicos (p. ex., agentes alquilantes, epipodofilotoxinas), solventes orgânicos, hemoglobinúria paroxística noturna e certas síndromes: síndrome de Down, anemia de Fanconi, síndrome de Bloom, síndrome de Kostmann, síndrome de Shwachman-Diamond, síndrome de Diamond-Blackfan, síndrome de Li-Fraumeni e neurofibromatose tipo 1.

CLASSIFICAÇÃO CELULAR

O aspecto característico da LMA é que mais de 20% das células da medula óssea no aspirado ou nas preparações da biopsia constituem uma população bastante homogênea de blastos, com características semelhantes àquelas que identificam os estados iniciais de diferenciação da série de células sanguíneas mieloide-monócito-megacariócito. A prática atual requer o uso de citometria de fluxo para identificar antígenos de superfície celular e o uso de técnicas genéticas cromossômicas e moleculares para maior precisão diagnóstica e para auxiliar na escolha da terapia. A OMS propôs um novo sistema de classificação que incorpora morfologia, anormalidades cromossômicas e mutações genéticas específicas. Esse sistema fornece informações biológicas e prognósticas significativas (Tabela 522.3).

MANIFESTAÇÕES CLÍNICAS

A produção de sintomas e sinais de LMA é o resultado da substituição da medula óssea por células malignas e causada pela insuficiência medular secundária. Desse modo, pacientes com LMA podem se apresentar com alguns ou todos os achados associados à insuficiência medular por LLA. Além disso, os pacientes com LMA apresentam sinais e sintomas que são raros na LLA, incluindo **nódulos subcutâneos** ou lesões do tipo "bolinho de mirtilo" (no inglês, "*blueberry muffin*") (especialmente em bebês), infiltração da gengiva (especialmente nos subtipos monocíticos), sinais e achados laboratoriais de **coagulação intravascular disseminada** (especialmente indicativa de LPA), e massas discretas, conhecidas como **cloromas** ou **sarcomas granulocíticos**. Essas massas podem ocorrer na ausência de comprometimento aparente da medula óssea, e estão caracteristicamente associadas a uma translocação t(8;21). Cloromas também podem ser observados na órbita e no espaço epidural.

Tabela 522.3 Classificação da OMS de neoplasias mieloides agudas.

Leucemia mieloide aguda com anormalidades genéticas recorrentes
- LMA com t(8;21)(q22;q22.1); *RUNX1-RUNX1T1*
- LMA com inv(16)(p13.1q22) ou t(16;16)(p13.1;q22); *CBFB-MYH11*
- LPA com *PML-RARA*
- LMA com t(9;11)(p21.3;q23.3); *MLLT3-KMT2A*
- LMA com t(6;9)(p23;q34.1); *DEK-NUP214*
- LMA com inv(3)(q21.3q26.2) ou t(3;3)(q21.3;q26.2); *GATA2, MECOM*
- LMA (megacarioblástica) com t(1;22)(p13.3;q13.3); *RBM15-MKL1*
- *Entidade provisória: LMA com BCR-ABL1*
- LMA com mutação em NPM1
- LMA com mutações bialélicas de CEBPA
- *Entidade provisória: LMA com mutação em RUNX1*

ALMA com alterações relacionadas à mielodisplasia
Neoplasias mieloides relacionadas ao tratamento
Leucemia mieloide aguda, sem outra classificação específica
- LMA com diferenciação mínima
- LMA sem maturação
- LMA com maturação
- Leucemia mielomonocítica aguda
- Leucemia monoblástica/monocítica aguda
- Leucemia eritroide pura
- Leucemia megacarioblástica aguda
- Leucemia basofílica aguda
- Panmielose aguda com mielofibrose

Sarcoma mieloide
Proliferações miloides relacionadas à síndrome de Down
- Mielopoese anormal transitória
- Leucemia mieloide associada à síndrome de Down

Neoplasia blástica de células dendríticas plasmocitoides

LMA: leucemia mieloide aguda; LPA: leucemia promielocítica aguda. Adaptada de Arber DA, Orazi A, Hasserjan R *et al.*: The 2016 revision to the World Health Organization classification of myeloid neoplasms and acute leukemia, *Blood* 127:2391-2405, 2016.

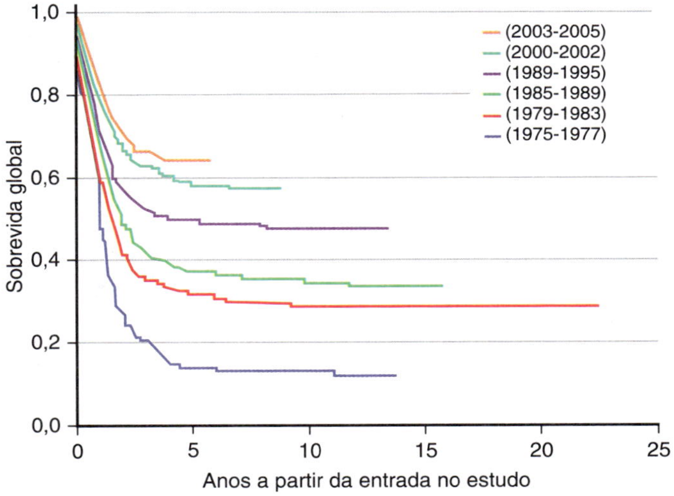

Figura 522.7 Sobrevida global mostrando melhorias significativas nos últimos 40 anos em ensaios clássicos e do Grupo de Oncologia Infantil (*Children's Oncology Group*) em leucemia mieloide aguda na infância (LMA). (*De Gamis AS, Alonzo TA, Perentesis JP, Meshinchi S, em nome do COG Acute Myeloid Leukemia Committee: Children's Oncology Group's 2013 blueprint for research: acute myeloid leukemia,* Pediatr Blood Cancer *60:964-971, 2013.*)

DIAGNÓSTICO

A análise do aspirado da medula óssea e das amostras de biopsia de pacientes com LMA revela, tipicamente, as características de uma medula hipercelular que consiste em um padrão monótono de células. A citometria de fluxo e as colorações especiais auxiliam na identificação das células que contêm mieloperoxidase, confirmando, portanto, a origem mieloide da leucemia e o diagnóstico. Algumas anormalidades cromossômicas e marcadores genéticos moleculares são característicos de subtipos específicos da doença (Tabela 522.4).

PROGNÓSTICO E TRATAMENTO

A quimioterapia agressiva com multiagentes é bem-sucedida em induzir a remissão em aproximadamente 85% a 90% dos pacientes. A sobrevida aumentou drasticamente desde a década de 1970, quando apenas 15% dos pacientes recém-diagnosticados sobreviviam, em comparação com a taxa de sobrevida atual de 60% a 70% com a terapia moderna (Figura 522.7). Existem vários regimes de quimioterapia de indução, tipicamente incluindo uma antraciclina em combinação com uma dose elevada de citarabina. O direcionamento da terapia para os marcadores genéticos pode ser benéfico (Tabela 522.4). Até 5% dos pacientes morrem por infecção ou hemorragia antes que a remissão possa ser alcançada. A terapia pós-remissão é selecionada com base em uma combinação de marcadores citogenéticos e moleculares da leucemia, bem como a resposta à quimioterapia de indução (avaliação da DRM). Para pacientes selecionados com características favoráveis de prognóstico [t(8;21); t(15;17); inv(16)] e melhores resultados com a quimioterapia isolada, o transplante de células-tronco é recomendado somente após uma recidiva. Entretanto, pacientes com características de prognóstico desfavorável (p. ex., monossomias 7 e 5, 5q− e anormalidades 11q23) que apresentam resultado inferior com quimioterapia podem se beneficiar com transplante de células-tronco na primeira remissão. Com a melhoria dos cuidados de suporte, não há mais uma diferença substancial na mortalidade quando se comparam pacientes com LMA que receberam transplante de células-tronco de doador compatível aparentado com aqueles que receberam células-tronco de doador compatível não aparentado.

A leucemia promielocítica aguda, caracterizada por um rearranjo de genes que envolvem o receptor do ácido retinoico [t(15;17); PML-RARA], é muito responsiva ao **ácido all-*trans*-retinoico (ATRA, tretinoína)** combinado com antraciclinas e citarabina. O sucesso dessa terapia torna o transplante de medula na primeira remissão desnecessário para pacientes com essa doença. O trióxido de arsênio é um tratamento não citotóxico efetivo para LPA. Os dados de ensaios clínicos realizados em adultos revelam resultados promissores com o uso de ATRA/arsênio sem medicamentos citotóxicos como terapia inicial para

Tabela 522.4 Implicações prognósticas de anormalidades cromossômicas comuns em leucemia mieloide aguda pediátrica.

ANORMALIDADE CROMOSSÔMICA	ALTERAÇÃO GENÉTICA	MORFOLOGIA USUAL	PROGNÓSTICO
t(8;21)	*RUNX1-RUNX1T1*	Mieloblastos com diferenciação	Favorável
inv(16)	*CBFB-MYHII*	Mieloblastos mais eosinófilos anormais com grânulos basofílicos displásicos	Favorável
t(15;17)	*PML-RARA*	Promielocítica	Favorável
Anormalidades 11q23	*KMT2A(MLL)* reordenações	Monocítica	Desfavorável
Mutação *FLT3*	*FLT3-ITD*	Qualquer uma	Desfavorável
del(7q), −7	Desconhecida	Mieloblastos sem diferenciação	Desfavorável

Adaptada de Nathan DG, Orkin SH, Ginsburg D *et al.*, editores: *Nathan and Oski's hematology of infancy and childhood*, ed 6, Philadelphia, 2003, Saunders, p 1177.

a LPA, e poderiam dar suporte para um novo ensaio clínico desse regime terapêutico em crianças.

Uma maior quantidade de cuidados de suporte é necessária em pacientes com LMA, considerando que a terapia intensiva que eles recebem produz supressão prolongada da medula óssea com alta incidência de infecções graves, especialmente sepse por estreptococos *viridans* e infecção fúngica. Esses pacientes podem necessitar de hospitalização prolongada, filgrastim (fator estimulador de colônias de granulócitos) e antimicrobianos profiláticos.

As informações mais atuais sobre o tratamento da LMA estão disponíveis em PDQ (*Physician Data Query*) no *website* do NCI (http://www.cancer.gov/cancertopics/pdq/treatment/childAML/healthprofessional/).

A bibliografia está disponível no GEN-io.

522.3 Leucemia Aguda em Síndrome de Down e Síndrome Mieloproliferativa Transitória

David G. Tubergen, Archie Bleyer, Erika Friehling e A. Kim Ritchey

A leucemia aguda ocorre cerca de 15 a 20 vezes mais frequentemente em crianças portadoras de síndrome de Down do que na população geral (ver Capítulos 98.2 e 519). A proporção entre LLA e LMA em pacientes com essa síndrome é a mesma daquela encontrada na população em geral. A exceção é observada durante os primeiros 3 anos de vida, quando a LMA é mais comum. Em crianças com síndrome de Down e LLA, o resultado esperado do tratamento é ligeiramente inferior àquele apresentado por outras crianças, uma diferença que pode ser parcialmente explicada pela falta de boas características prognósticas, como os genes *ETV6-RUNX1* e trissomias, bem como as anormalidades genéticas que estão associadas a um prognóstico ruim, como *IKZF1*. Pacientes com síndrome de Down demonstram sensibilidade acentuada ao metotrexato e a outros antimetabólitos, o que resulta em toxicidade substancial quando doses padrão são administradas. Entretanto, no caso da LMA os pacientes com síndrome de Down apresentam resultados bem melhores do que crianças sem a síndrome, com taxa de sobrevida a longo prazo superior a 80%. Após a terapia de indução, esses pacientes recebem terapia menos intensiva, a fim de reduzir a toxicidade enquanto são mantidas excelentes taxas de cura.

Aproximadamente 10% dos recém-nascidos com síndrome de Down desenvolvem uma leucemia transitória ou **doença mieloproliferativa** caracterizada por elevadas contagens de leucócitos, blastos no sangue periférico e associação com anemia, trombocitopenia e hepatoesplenomegalia. Essas características geralmente são resolvidas nos primeiros 3 meses de vida. Embora esses recém-nascidos possam necessitar de suporte temporário com transfusões, eles não requerem quimioterapia a menos que haja evidência de complicações potencialmente fatais. No entanto, pacientes com síndrome de Down que desenvolvem esse distúrbio mieloproliferativo transitório necessitam de seguimento rigoroso, considerando que 20 a 30% deles poderão desenvolver leucemia típica (frequentemente **leucemia megacariocítica aguda**) por volta dos 3 anos de idade (média de início aos 16 meses). Mutações do gene *GATA1* (um fator de transcrição que controla a megacariopoese) estão presentes nos blastos de pacientes com síndrome de Down que apresentam a doença mieloproliferativa transitória e naqueles com leucemia (Figura 522.8).

A bibliografia está disponível no GEN-io.

522.4 Leucemia Mielógena Crônica

David G. Tubergen, Archie Bleyer, Erika Friehling e A. Kim Ritchey

A leucemia mielógena crônica (**LMC**) é um transtorno clonal do tecido hematopoético que responde por 2 a 3% de todos os casos de leucemia na infância. Cerca de 99% dos casos se caracterizam por uma translocação

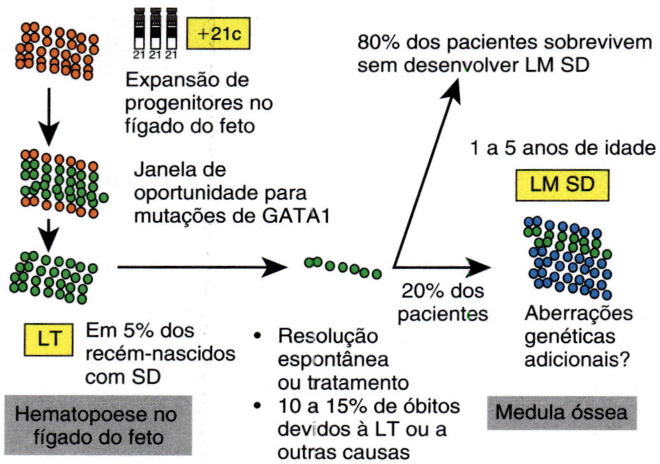

Figura 522.8 Desenvolvimento gradual da leucemia mieloide na síndrome de Down (LM SD) após leucemia transitória (LT). A LT surge a partir de progenitores expandidos no fígado do feto como resultado da trissomia constitucional do 21, fornecendo uma janela de oportunidade para a ocorrência de mutações adquiridas no fator de transcrição hematopoético GATA1. Na maioria dos casos, a LT desaparece espontaneamente, mas algumas crianças necessitam de tratamento por causa dos sintomas graves relacionados à LT. Aproximadamente 20% das crianças com LT desenvolvem posteriormente LM SD, o que exige eventos adicionais. (*De Zwaan MC, Reinhardt D, Hitzler J, Vyas P: Acute leukemias in children with Down syndrome*, Pediatr Clin North Am *55:53-70, 2008.*)

específica, t(9;22)(q34;q11), conhecida como **cromossomo Filadélfia** (ou **cromossomo Ph**, do inglês ***Philadelphia***), resultando na proteína de fusão *BCR-ABL*.

Os sintomas iniciais da LMC não são específicos e podem incluir febre, fadiga, perda de peso e anorexia. A esplenomegalia também pode estar presente, resultando em dor no quadrante superior esquerdo do abdome. O diagnóstico é sugerido por uma contagem elevada de leucócitos no sangue periférico e medula óssea, com células mieloides em todos os estágios de diferenciação. A confirmação é realizada por meio de estudos citogenéticos e moleculares que demonstram a presença do cromossomo Filadélfia característico e o rearranjo do gene *BCR-ABL*. Essa translocação, embora característica da LMC, também é encontrada em uma pequena porcentagem de pacientes com LLA.

A doença se caracteriza por uma **fase crônica** inicial na qual o clone maligno produz uma contagem elevada de leucócitos com predominância de formas maduras, mas com número aumentado de granulócitos imaturos. Além da leucocitose, o hemograma pode revelar anemia e trombocitose leves. Tipicamente, a fase crônica termina 3 a 4 anos após o início, quando a LMC se move para a **fase acelerada** ou "crise blástica". Nesse ponto, as contagens sanguíneas aumentam dramaticamente e o cenário clínico é indistinguível da leucemia aguda. Manifestações adicionais podem ocorrer, incluindo sintomas neurológicos da hiperleucocitose, que causa viscosidade sanguínea aumentada com perfusão reduzida do SNC.

O **imatinibe**, agente designado especificamente para inibir a tirosinoquinase *BCR-ABL*, tem sido usado em adultos e crianças e demonstrou ser capaz de produzir respostas citogenéticas significativas em mais de 70% dos pacientes (Tabela 522.1). A experiência com crianças sugere que ele pode ser usado com segurança, com resultados comparáveis àqueles observados em adultos. Inibidores da tirosinoquinase de segunda geração, tais como **dasatinibe** e **nilotinibe**, melhoraram as taxas de remissão em adultos e estão agora incluídos na terapia de primeira linha nessa população. Enquanto se espera por uma resposta ao inibidor da tirosinoquinase, sinais e sintomas incapacitantes ou ameaçadores da LMC podem ser controlados durante a fase crônica com hidroxiureia, que gradualmente retorna a contagem de leucócitos ao normal. *O tratamento com um inibidor de tirosinoquinase é o padrão atual para LMC pediátrica.* Embora não consideradas como cura neste momento, respostas prolongadas podem ser observadas e estudos em adultos demonstraram que, em casos selecionados, o tratamento com inibidor de tirosinoquinase pode ser suspenso. O papel do transplante potencialmente curativo de células-tronco de doador familiar HLA-compatível no tratamento da LMC pediátrica está em debate.

A bibliografia está disponível no GEN-io.

522.5 Leucemia Mielomonocítica Juvenil

David G. Tubergen, Archie Bleyer, Erika Friehling e A. Kim Ritchey

A leucemia mielomonocítica juvenil (**LMMJ**), anteriormente denominada **leucemia mielógena crônica juvenil**, é uma proliferação clonal de células-tronco hematopoéticas que afeta tipicamente crianças com menos de 2 anos de idade. A LMMJ é rara, constituindo menos de 1% de todos os casos de leucemia infantil. Pacientes com essa doença não possuem o cromossomo Filadélfia característico da LMC. Esses pacientes apresentam exantemas, linfadenopatia, esplenomegalia e manifestações hemorrágicas. A análise do sangue periférico geralmente mostra contagem elevada de leucócitos com aumento de monócitos, trombocitopenia e anemia, com a presença de eritroblastos. A medula óssea mostra padrão mielodisplásico, com blastos correspondendo a menos de 20% das células. A maioria dos pacientes com LMMJ é portadora de mutações que levam à ativação da via do oncogene *RAS*, incluindo *NRAS, NF1 e PTPN11*. Pacientes com **neurofibromatose tipo 1** e **síndrome de Noonan** demonstram predileção por esse tipo de leucemia, pois eles possuem mutações de linhagem germinativa envolvidas na sinalização *RAS*. A LMMJ na síndrome de Noonan é peculiar, com a maioria dos pacientes apresentando resolução espontânea. Entretanto, para a maioria dos pacientes com LMMJ, o transplante de células-tronco oferece a melhor oportunidade de cura, mas os resultados ainda são insatisfatórios.

A bibliografia está disponível no GEN-io.

522.6 Leucemia do Lactente

David G. Tubergen, Archie Bleyer, Erika Friehling e A. Kim Ritchey

Cerca de 2% dos casos de leucemia na infância ocorrem antes de 1 ano de idade. Em contraste com a situação de crianças mais velhas, a proporção de LLA em relação à LMA em lactentes é de 2:1. Clones leucêmicos foram encontrados no sangue do cordão ao nascimento antes de os sintomas aparecerem, e em um caso o mesmo clone foi notado em células maternas (transmissão materno-fetal). Translocações de cromossomos também podem ocorrer no útero durante a hematopoese fetal, levando à formação de clone maligno.

Vários aspectos biológicos peculiares e um prognóstico particularmente ruim são características da LLA no lactente. Mais de 80% dos casos demonstram rearranjos do gene *KMT2A (MLL)*, encontrados no sítio da translocação da banda do 11q23, a maioria das quais é a t(4;11). Esse subconjunto de pacientes é em grande parte responsável pela elevada taxa de recidivas. Com frequência, esses pacientes se apresentam com hiperleucocitose e infiltração tecidual extensa produzindo visceromegalia, incluindo doença do SNC. Nódulos subcutâneos, conhecidos como **leucemia cútis**, e taquipneia causada por infiltração pulmonar difusa por células leucêmicas são observados mais frequentemente em lactentes do que em crianças mais velhas. A morfologia da célula leucêmica é, em geral, de linfoblastos grandes e irregulares, com fenótipo negativo para o marcador CD10 (pró-B) (antígeno comum de LLA), diferentemente das crianças mais velhas com LLA-B, que são $CD10^+$.

Programas muito intensivos de quimioterapia, incluindo transplante de célula-tronco, são explorados em lactentes com rearranjos do gene *KMT2A (MLL)*, mas nenhum deles se mostrou satisfatório até o momento. Lactentes com leucemia que não apresentam rearranjos do 11q23 possuem prognóstico semelhante ao de crianças mais velhas com LLA.

Lactentes com LMA frequentemente apresentam envolvimento do SNC ou da pele e possuem um subtipo conhecido como **leucemia mielomonocítica aguda.** O tratamento pode ser o mesmo que aquele utilizado em crianças mais velhas com LMA, com resultado similar. Cuidados de suporte rigorosos são necessários por causa da idade mais jovem e da terapia agressiva necessária nesses pacientes.

A bibliografia está disponível no GEN-io.

Capítulo 523 Linfoma

Jessica Hochberg, Stanton C. Goldman e Mitchell S. Cairo

O linfoma é o terceiro câncer mais comum entre crianças nos EUA (≤ 14 anos de idade), com uma incidência anual de 15 casos por 1 milhão de crianças. Trata-se do câncer mais comum em adolescentes, representando mais de 25% dos cânceres recém-diagnosticados em indivíduos de 15 a 19 anos de idade. As duas grandes categorias de linfomas, o linfoma de Hodgkin e o linfoma não Hodgkin, apresentam manifestações clínicas e tratamentos diferentes.*

523.1 Linfoma de Hodgkin

Stanton C. Goldman, Jessica Hochberg e Mitchell S. Cairo

O linfoma de Hodgkin (**LH**) é um processo maligno que acomete o sistema linforreticular e que responde por 6% dos cânceres na infância. Nos EUA, o LH é responsável por 5% dos cânceres em jovens com 14 anos de idade ou menos; representa aproximadamente 15% dos cânceres em adolescentes (de 15 a 19 anos), o que o torna a neoplasia maligna mais comum nesse grupo etário.

EPIDEMIOLOGIA

A incidência mundial de novos casos de LH é aproximadamente 2 a 4:100 mil habitantes/ano. Há uma distribuição bimodal da idade, com picos aos 15 a 35 anos de idade e novamente depois dos 50 anos. O LH é o câncer mais comum observado em adolescentes e adultos jovens, e o terceiro mais comum em jovens com menos de 15 anos de idade. Nos países em desenvolvimento, o primeiro pico tende a ocorrer antes da adolescência. Observa-se uma predominância do sexo masculino entre crianças pequenas, mas que diminui com a idade. Diversos agentes infecciosos podem estar envolvidos, como o herpes-vírus humano 6, o citomegalovírus e o **vírus Epstein-Barr** (**EBV**). O papel do EBV é confirmado por estudos sorológicos prospectivos. A infecção pelo EBV confere um risco quatro vezes maior de desenvolver LH e pode preceder o diagnóstico em vários anos. Foram demonstrados antígenos do EBV nos tecidos de pacientes com LH, particularmente as proteínas latentes de membrana 1 e 2 do tipo II. Alguns estudos sugerem que cópias elevadas de EBV por reação em cadeia da polimerase (PCR) correspondem a um pior prognóstico. Os antígenos do EBV das proteínas latentes de membrana (LMP) 1 e 2 têm sido utilizados como alvos para a terapia de linfócitos T citotóxicos em pacientes com LH refratário ou recidivado.

*As opiniões expressas resultam de um trabalho independente e não representam necessariamente o ponto de vista ou os achados da U.S. Food and Drug Administration ou dos EUA.

PATOGÊNESE

A **célula de Reed-Sternberg (RS)**, uma característica patognomônica do LH, é uma grande célula (15 a 45 μm de diâmetro) com núcleos múltiplos ou multilobulados. Esse tipo celular é considerado a característica essencial do LH, embora sejam observadas células semelhantes na mononucleose infecciosa, no linfoma não Hodgkin e em outras condições. A célula de RS é de origem clonal e surge a partir das células B do centro germinativo, mas tipicamente perdeu a maior parte da expressão gênica e a função de célula B. Não existe nenhuma aberração genética simples isolada que possa levar à transformação maligna da célula de RS; em vez disso, foi relatada uma combinação de mutações somáticas, instabilidade cromossômica e rearranjos cromossômicos complexos sem nenhum padrão ou frequência específicos. Tipicamente, isso leva a defeitos na regulação das células, como a ativação constitutiva da via do fator nuclear (NF)-κB ou a regulação anormal da família de proteínas Bcl-2. O LH caracteriza-se por um número variável de células de RS circundadas por um infiltrado inflamatório de linfócitos, macrófagos, plasmócitos e eosinófilos em diferentes proporções dependendo do subtipo histológico do LH. A interação entre as células de RS e essa base de células inflamatórias com sua liberação associada de citocinas é importante no desenvolvimento e na progressão do LH. A infiltração reativa por eosinófilos e macrófagos $CD68^+$ e as concentrações elevadas de citocinas, como as interleucinas (IL)-1 e IL-6 e o fator de necrose tumoral (TNF), estão associadas a um prognóstico desfavorável. Outros fatores associados a um pior prognóstico incluem estágio avançado, presença de sintomas "B" e resposta diminuída ou lenta à terapia. Além disso, a presença de células T $CD8^+$ circundando a célula de RS oferece evidências de um importante papel na promoção da sobrevida das células malignas pelas células T, talvez por meio dos ligantes CD30 e CD40 encontrados nas células de RS, bem como das vias de inibição de pontos de checagem imunológicos. Outras características que distinguem os subtipos histológicos incluem vários graus de fibrose e a presença de bandas de colágeno, necrose ou células reticulares malignas (Figura 523.1). A distribuição dos subtipos varia de acordo com a idade.

A **Classificação Revisada da Organização Mundial da Saúde para as Neoplasias Linfoides** inclui duas modificações em relação ao mais antigo sistema de Rye. O LH parece ter origem no tecido linfoide e se dissemina para as áreas de linfonodos adjacentes de modo relativamente ordenado (Tabela 523.1). Ocorre também uma disseminação hematogênica que leva ao comprometimento do fígado, do baço, do osso, da medula óssea ou do cérebro, e habitualmente esse comprometimento está associado a sintomas sistêmicos.

Tabela 523.1 Nova classificação da Organização Mundial da Saúde (OMS)/Classificação revisada europeia-americana de neoplasias linfoides para o linfoma de Hodgkin.

Predominância linfocitária nodular
Linfoma de Hodgkin clássico
Rico em linfócitos
Celularidade mista
Esclerose nodular
Depleção linfocitária

De Harris NL, Jaffe ES, Diebold J *et al.*: The World Health Organization classification of neoplastic diseases of the haematopoietic and lymphoid tissues: report of the Clinical Advisory Committee Meeting, Airlie House, Virginia, November 1997, *Histopathology* 36:69-87, 2000.

MANIFESTAÇÕES CLÍNICAS

Tipicamente, os pacientes apresentam linfadenopatia cervical ou supraclavicular indolor, não sensível à palpação, de consistência firme e elástica e, em geral, algum grau de comprometimento mediastinal. Pode ser encontrada uma hepatoesplenomegalia clinicamente detectável. Dependendo da extensão e da localização da doença nodal e extranodal, os pacientes podem apresentar sinais e sintomas de obstrução das vias respiratórias (dispneia, hipoxia, tosse), derrame pleural ou pericárdico, disfunção hepatocelular ou infiltração da medula óssea (anemia, neutropenia ou trombocitopenia). Os sintomas sistêmicos, classificados como **sintomas B**, considerados importantes no estadiamento são febre inexplicada acima de 38°C, perda maior que 10% do peso corporal total no decorrer de 6 meses e sudorese noturna profusa. Com menos frequência e sem significado prognóstico, são observados sintomas de prurido, letargia, anorexia ou dor. Os pacientes também exibem deficiências no sistema imunológico, que frequentemente persistem durante e após a terapia.

DIAGNÓSTICO

Qualquer paciente com uma linfadenopatia inexplicada e persistente não associada a nenhum processo inflamatório ou infeccioso subjacente óbvio deve realizar uma radiografia de tórax para identificar a presença

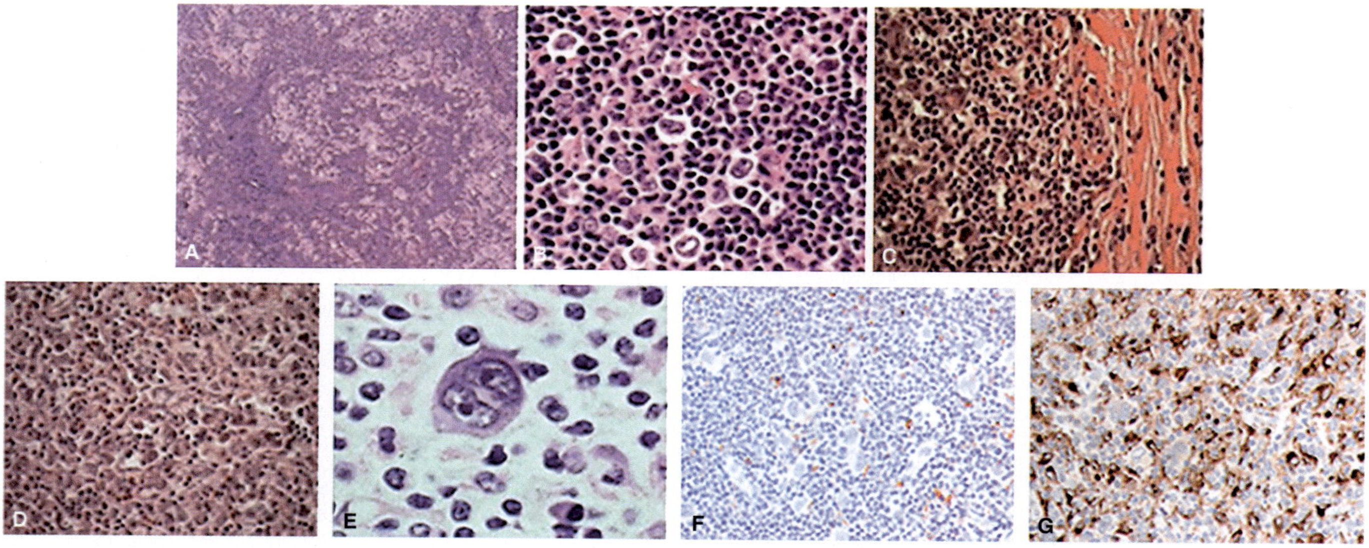

Figura 523.1 Subtipos histológicos do linfoma de Hodgkin. **A.** Coloração pela hematoxilina e eosina (H&E) de linfoma de Hodgkin com predominância linfocitária nodular (LHPLN) demonstrando uma proliferação nodular com aspecto "roído por traça". **B.** Vista de grande aumento demonstrando as células L e H neoplásicas encontradas no LHPLN. **C.** Linfoma de Hodgkin clássico, subtipo esclerose nodular. As células de Reed-Sternberg mononucleares e binucleadas grandes são vistas misturadas em um fundo de células inflamatórias. **D.** Linfoma de Hodgkin clássico, subtipo de celularidade mista, demonstrando um número aumentado de células de Reed-Sternberg em um fundo inflamatório misto sem alterações escleróticas. **E.** Vista de grande aumento de uma célula de Reed-Sternberg clássica mostrando células binucleadas com nucléolos eosinofílicos proeminentes e citoplasma relativamente abundante. **F.** Alguns poucos macrófagos $CD68^+$ em um paciente cujo tratamento foi bem-sucedido. **G.** Muitos macrófagos $CD68^+$ em um paciente que não respondeu ao tratamento.

de uma grande massa mediastinal antes de se submeter a uma biopsia de linfonodo (Figura 523.2). A biopsia excisional formal é preferida à biopsia com agulha para assegurar a obtenção de uma amostra adequada de tecido tanto para a microscopia óptica quanto para os exames imuno-histoquímicos e moleculares apropriados. Uma vez estabelecido o diagnóstico de LH, deve-se determinar a extensão da doença (estadiamento) para possibilitar a seleção da terapia adequada (Tabela 523.2). A avaliação deve consistir em anamnese, exame físico e exames de imagem, incluindo radiografia de tórax; TC do pescoço, tórax, abdome e pelve; e tomografia por emissão de pósitrons (PET) (Figura 523.3). Os exames laboratoriais devem incluir um hemograma completo para identificar anormalidades passíveis de sugerir comprometimento da medula óssea; velocidade de hemossedimentação (VHS); e determinação dos níveis séricos de ferritina, que tem algum significado prognóstico e que, se estiverem anormais por ocasião do diagnóstico, servem como linha de base para avaliar os efeitos do tratamento. A obtenção de uma radiografia de tórax é particularmente importante para medir o tamanho da massa mediastinal em relação ao diâmetro máximo do tórax (ver Figura 523.2). Isso determina a presença de doença "volumosa" (do inglês *"bulk" disease*) e isso se torna significativo para o prognóstico. A TC do tórax define com mais clareza a extensão da massa mediastinal, quando presente, e identifica a existência de linfonodos hilares e

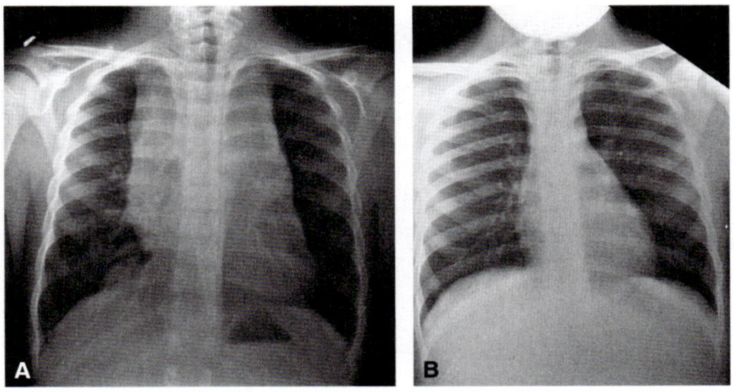

Figura 523.2 **A.** Massa mediastinal anterior em um paciente com doença de Hodgkin antes do tratamento. **B.** Depois de 2 meses de quimioterapia, a massa mediastinal desapareceu.

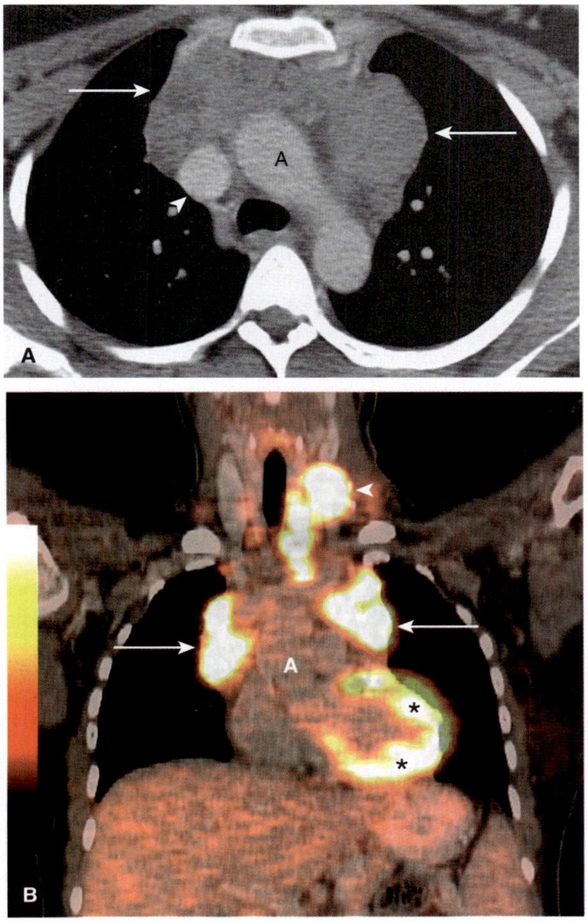

Figura 523.3 Linfoma de Hodgkin em uma mulher jovem. **A.** TC mostra uma massa mediastinal anterior homogênea (*setas*). A *ponta da seta* localiza a veia cava superior. **B.** PET/TC no plano coronal. A massa mostra acentuada atividade da FDG (*setas*). Observe a massa associada na região cervical esquerda (*ponta da seta*). A atividade no ventrículo esquerdo (*asteriscos*) está normal. A: aorta ascendente. (*De Haaga JR, Boll DT, et al., editors:* CT and MRI of the whole body, *vol 1, Philadelphia, 2017, Elsevier, Fig 38-89, p 1065.*)

Tabela 523.2 Classificação de Lugano para o linfoma de Hodgkin.*

ESTÁGIO	ENVOLVIMENTO	ESTADO EXTRANODAL
I	Um linfonodo ou grupo adjacente de linfonodos	Lesões extranodais únicas sem envolvimento nodal
II	Dois ou mais grupos de linfonodos no mesmo lado do diafragma	Estágio I ou II por extensão nodal com envolvimento extranodal contíguo limitado
II volumoso (*bulky*)	II como descrito acima, mas com doença "volumosa" (*"bulky" disease*)	Não aplicável
III	Linfonodos nos dois lados do diafragma; linfonodos acima do diafragma com envolvimento do baço	Não aplicável
IV	Adicional envolvimento extralinfático não contíguo	Não aplicável

*Ausência ou presença de febre acima de 38°C por 3 dias consecutivos, sudorese noturna profusa ou perda inexplicável de mais de 10% do peso corporal nos 6 meses anteriores à admissão devem ser relatadas em todos os casos pelas letras A ou B, respectivamente. De Cheson BD, Fisher RI, Barrington SF *et al.*: Recommendations for initial evaluation, staging and response assessment of Hodgkin and non-Hodgkin lymphoma: the Lugano classification, *J Clin Oncol* 32(27):3059-3067, 2014.

comprometimento do parênquima pulmonar, que pode não ser evidente nas radiografias de tórax (ver Figura 523.3). O aspirado e a biopsia de medula óssea devem ser realizados para descartar a possibilidade de doença avançada. Nos pacientes com dor óssea e/ou elevação da fosfatase alcalina, são realizadas cintilografias ósseas. A PET com fluordesoxiglicose (FDG) apresenta vantagens sobre a tradicional cintilografia com gálio, pois tem maior resolução, melhor dosimetria, menos atividade intestinal e potencial de quantificar a doença. As PET *scans* são essenciais como ferramentas prognósticas no LH ao possibilitar a redução da terapia nos indivíduos com previsão de um bom resultado e a identificação dos pacientes com risco de recidiva.

A classificação por estadiamento atualmente usada para o LH foi inicialmente adotada na **Conferência de Ann Arbor** em 1971 e foi revisada em 1989. A **classificação de Lugano** foi desenvolvida em 2014 e incorpora os critérios padronizados de estadiamento e de resposta para linfomas ávidos por FDG-PET (ver Tabela 523.2). O LH pode ser subclassificado nas categorias A ou B: *A* é usado para identificar os pacientes assintomáticos, enquanto *B* inclui os pacientes que exibem qualquer sintoma B. A doença extralinfática que resulta da extensão direta de uma região de linfonodos comprometida é designada como categoria *E*. No LH, uma *resposta completa* é definida como uma resolução completa da doença no exame clínico e nos exames de imagem, ou uma redução de pelo menos 70 a 80% da doença e uma mudança de positividade inicial para negatividade na PET mostrando fibrose residual, o que é comum.

TRATAMENTO

O uso de múltiplos fármacos possibilita que diferentes mecanismos de ação não tenham toxicidades sobrepostas, de modo que doses integrais possam ser administradas em cada paciente. A quimioterapia e a radioterapia mostram-se efetivas no tratamento do LH. O tratamento do LH em pacientes pediátricos está **adaptado ao risco** e envolve o uso de quimioterapia combinada com ou sem radioterapia de campo em baixa dose com base na resposta. Em grande parte, o tratamento é determinado pelo estágio da doença, pela presença ou ausência de sintomas B e pela presença de *doença nodal volumosa*. O desenvolvimento de uma efetiva quimioterapia de combinação com múltiplos agentes e imunoterapia representou um importante marco no tratamento do LH, produzindo uma taxa de resposta completa de 70 a 80% e uma taxa de cura de 40 a 50% em pacientes com a doença em estágio avançado. Todavia, esse esquema também resultou em significativa toxicidade aguda e a longo prazo. O desejo de reduzir os efeitos colaterais e a morbidade tem estimulado esforços para diminuir a intensidade da quimioterapia, bem como a dose e o volume da radioterapia. Combinações de quimioterapia têm reduzido o risco de cânceres secundários. A radioterapia atual também utiliza menores quantidades de radiação total, além de estreitar o campo de radiação terapêutica para a irradiação apenas do campo envolvido ou até mesmo do linfonodo envolvido. Os atuais ensaios clínicos do **Children's Oncology Group** estão investigando se a radioterapia pode ser eliminada por completo em pacientes que apresentam uma boa e rápida resposta inicial à quimioterapia de indução pré-radiação.

Os agentes quimioterápicos usados no tratamento de crianças e adolescentes com LH incluem ciclofosfamida, procarbazina, vincristina ou vimblastina, prednisona ou dexametasona, doxorrubicina, bleomicina, dacarbazina, etoposídeo, metotrexato e citarabina. Os esquemas de poliquimioterapia atualmente em uso baseiam-se no esquema **COPP** (ciclofosfamida, vincristina [Oncovin], procarbazina e prednisona) ou **ABVD** (doxorrubicina [Adriamicina], bleomicina, vimblastina e dacarbazina), com adição de prednisona, ciclofosfamida e etoposídeo (**ABVE-PC** e **BEACOPP**) ou **BAVD** (brentuximabe vedotina, doxorrubicina [Adriamicina], vincristina, dacarbazina) em várias combinações para grupos de riscos intermediário e alto (Tabela 523.3). Os *protocolos adaptados ao risco* baseiam-se tanto em nos critérios de estadiamento quanto na rapidez da resposta à quimioterapia inicial. A meta é reduzir as doses totais dos fármacos e a duração do tratamento, assim como eliminar a radioterapia, se possível.

Na atualidade, estão sendo investigados os agentes que interrompem a via NF-κB, bem como os anticorpos monoclonais dirigidos contra as células tumorais de RS e as células reativas benignas que as circundam. Estudos clínicos em andamento relataram resultados encorajadores com o uso do anticorpo anti-CD20 (**rituximabe**), particularmente no LH com predominância linfocitária nodular, em que os ensaios clínicos em pacientes com recidiva da doença demonstraram uma taxa de resposta global de 94%. Além disso, estão sendo usados agentes anti-CD30 direcionados contra as próprias células de RS, nas quais o CD30 está expresso em quantidades abundantes. O **brentuximabe vedotina** é um conjugado de anticorpo-fármaco aprovado pela U.S. Food and Drug Administration (FDA) no tratamento do LH. Ele combina o anticorpo anti-CD30 quimérico brentuximabe ligado ao agente antimitótico monometil auristatina E. Esse agente demonstra uma notável eficácia como monoterapia no LH refratário e atualmente está sendo testado como parte do tratamento inicial em associação com quimioterapia para pacientes com doença recém-diagnosticada. De forma isolada ou em conjunto, tanto o brentuximabe quanto o rituximabe têm sido associados à quimioterapia de combinação em pacientes recém-diagnosticados, permitindo então a eliminação dos agentes alquilantes tóxicos, dos inibidores da topoisomerase, da bleomicina e da radiação nesses pacientes. **Os linfócitos T citotóxicos (LTCs) específicos para EBV** também podem ser gerados a partir de doadores alogênicos para pacientes com LH avançado (Figura 523.4). Nos ensaios clínicos realizados, essas células mostraram resultados promissores, com aumento da atividade antiviral e estabilização da doença. Foram desenvolvidos LTC-EBV, que atualmente estão em fase de pesquisa. Esses LTC-EBV potencializados foram projetados para serem específicos contra as LMP 1 e 2, e podem ser gerados a partir de doadores secundários (no caso de receptores de transplante de medula óssea) ou até mesmo de doadores terciários para os pacientes com doença refratária. Essas abordagens representam uma direção interessante na imunologia tumoral celular adotiva, e se deve ainda determinar se os LTCs irão apresentar uma melhor citotoxicidade capaz de superar os sinais inibidores.

Tabela 523.3 Regimes quimioterápicos para crianças, adolescentes e adultos jovens com linfoma de Hodgkin.

ESQUEMA DE REGIME QUIMIOTERÁPICO	AGENTES CORRESPONDENTES
ABVD	Doxorrubicina, bleomicina, vimblastina e dacarbazina
ABVD-Rituxan	Doxorrubicina, bleomicina, vimblastina, dacarbazina e rituximabe
ABvVD	Doxorrubicina, brentuximabe, vimblastina e dacarbazina
ABVE (DBVE)	Doxorrubicina, bleomicina, vincristina e etoposídeo
VAMP	Vincristina, doxorrubicina, metotrexato e prednisona
OPPA ± COPP (sexo feminino)	Vincristina, prednisona, procarbazina, doxorrubicina, ciclofosfamida, vincristina, prednisona e procarbazina
OEPA ± COPP (sexo masculino)	Vincristina, etoposídeo, prednisona, doxorrubicina, ciclofosfamida, vincristina, prednisona e procarbazina
COPP/ABV	Ciclofosfamida, vincristina, prednisona, procarbazina, doxorrubicina, bleomicina e vimblastina
BEACOPP (estágio avançado)	Bleomicina, etoposídeo, doxorrubicina, ciclofosfamida, vincristina, prednisona e procarbazina
COPP	Ciclofosfamida, vincristina, prednisona e procarbazina
CHOP	Ciclofosfamida, doxorrubicina, vincristina e prednisona
ABVE-PC (DBVE-PC)	Doxorrubicina, bleomicina, vincristina, etoposídeo, prednisona e ciclofosfamida
ICE ± (Brentuximabe)	Ifosfamida, carboplatina e etoposídeo ± brentuximabe
Ifos/Vino ± (Brentuximabe)	Ifosfamida e vinorelbina ± brentuximabe

RECIDIVA

A maioria das recidivas ocorre nos primeiros 3 anos após o diagnóstico; todavia, foram relatadas recidivas tardias dentro de até 10 anos. A recidiva não pode ser prevista de modo acurado nessa doença. As características de um prognóstico sombrio incluem o volume do tumor, o estágio por ocasião do diagnóstico, a ocorrência de doença extralinfática e a presença de sintomas B. Os pacientes que apresentam uma resposta quimiossensível inicial mas que sofrem recidiva ou apresentam progressão da doença antes de 12 meses após o diagnóstico são candidatos à quimioterapia mieloablativa e ao transplante de células-tronco autólogas com ou sem radioterapia. Estudos retrospectivos mostraram uma redução significativa da recidiva em pacientes com LH após transplante de células-tronco alogênicas *versus* autólogas (18% *versus* 41%). Embora estudos anteriores não tenham mostrado nenhuma melhora na sobrevida global por causa de uma elevada taxa de mortalidade relacionada com o transplante, os regimes de condicionamento de intensidade reduzida ou não mieloablativos são bem-sucedidos na redução da morbidade relacionada com o regime e da mortalidade associada ao transplante de células-tronco alogênicas mieloablativo, porém ainda geram um forte efeito de enxerto-*versus*-LH. Para os casos refratários de tratamento mais difícil, estão sendo estudados agentes de radioimunoterapia, como Zevalin® e

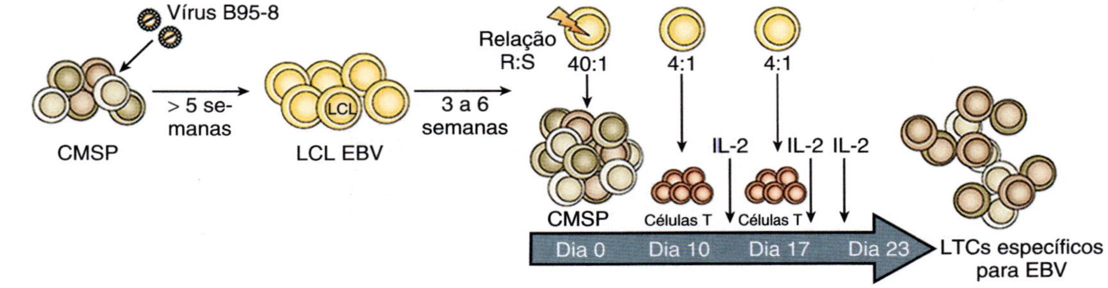

Figura 523.4 **Produção de linfócitos T citotóxicos (LTCs) específicos para o vírus Epstein-Barr (EBV).** As linhagens de células linfoblastoides (LCLs) de células B transformadas pelo EBV são preparadas a partir de um doador de LTCs por meio de infecção de células mononucleares do sangue periférico (CMSP) com uma cepa laboratorial do EBV para uso clínico (B95-8) na presença de ciclosporina. Uma vez estabelecida a LCL (cerca de 6 semanas), ela é submetida à irradiação e usada para estimular as CMSPs do mesmo doador em uma relação de CMSP:LCL de 40:1. Dentro de 9 a 12 dias e posteriormente a cada semana, as células T são reestimuladas com a LCL em uma relação de 4:1. A interleucina-2 é adicionada 3 dias depois da segunda estimulação e, posteriormente, 2 vezes/semana. Os LTCs devem matar as LCLs autólogas, mas não os blastos autólogos transformados pela ação da fito-hemaglutinina. Sua especificidade é dependente do doador, e os LTCs podem ter especificidade para qualquer um dos 10 antígenos associados a latência e/ou para proteínas precoces do ciclo lítico que são expressas por uma pequena fração das LCLs. Essas LCLs são cultivadas na presença de aciclovir para impedir a produção de vírus infecciosos ao bloquear a timidina quinase viral. (*Adaptada de Bollard CM, Rooney CM, Heslop HE. T-cell therapy in the treatment of post-transplant lymphoproliferative disease.* Nat Rev Clin Oncol *9:510-519, 2012, Fig. 2.*)

Bexxar®, frequentemente em associação com estratégias de transplante de células-tronco. Ambos são anticorpos monoclonais anti-CD20 aos quais um isótopo radioativo está diretamente ligado. Os ensaios clínicos mostraram que cada um deles é mais efetivo do que o rituximabe em pacientes com linfoma não Hodgkin, e existe algum interesse em estudar o seu uso na subpopulação CD20 de pacientes com LH. Os tumores podem escapar do sistema imunológico do hospedeiro explorando as vias dos pontos de checagem imunológicos, como as vias da proteína 4 associada ao linfócito T citotóxico (CTLA-4) e da **morte-programada 1** (**PD-1**, do inglês *programmed-death 1*). A PD-1 é um receptor coestimulador negativo com relatada expressão aumentada nas células T. A PD-1 é fundamental para a supressão da ativação das células T, com a ligação de PD-L1 resultando em "exaustão das células T". O bloqueio dessa interação torna as células T anteriormente anérgicas responsivas ao antígeno. As evidências mostram que as respostas imunológicas antitumorais podem ser melhoradas por meio do bloqueio dos inibidores dos pontos de checagem imunológicos no microambiente tumoral. Os ensaios clínicos de fase 1 dos anticorpos monoclonais bloqueadores da PD-1 **nivolumabe** e **pembrolizumabe** mostraram-se significativamente promissores em pacientes refratários. Já os ensaios clínicos da fase 2 sugerem que a combinação de imunoterapia, como rituximabe ou brentuximabe com o bloqueio do ponto de checagem PD-1 será bem tolerada e altamente eficaz contra a recidiva de linfomas, e não há relatos de efeitos adversos. Com o sucesso observado em pacientes recidivados ou refratários, o bloqueio da PD-1, sozinho ou em combinação, provavelmente terá um papel na linha de frente terapêutica, e atualmente existem estudos em desenvolvimento.

PROGNÓSTICO

Com o uso dos atuais esquemas terapêuticos, os pacientes com fatores de prognóstico favoráveis e doença no estágio inicial apresentam uma sobrevida livre de eventos (**SLE**) de 85 a 90% e uma sobrevida global (**SG**) de 5 anos de mais de 95%. Os pacientes com doença em estágio avançado apresentam uma pequena redução na SLE (80 a 85%) e na SG (90%), respectivamente, embora a SG tenha se aproximado de 100% com a quimioterapia em dose intensa (Tabela 523.4). O prognóstico após a ocorrência de recidiva depende do intervalo de tempo decorrido entre o término do tratamento e a recidiva, do local da recidiva (nodal *versus* extranodal) e da presença de sintomas B na recidiva. Os pacientes cuja doença sofre recidiva em mais de 12 meses após a quimioterapia isoladamente ou após terapia de modalidade combinada apresentam melhor prognóstico, e habitualmente a recidiva responde à terapia padrão adicional, resultando em uma sobrevida a longo prazo de 60 a 70%. Um transplante de células-tronco autólogas mieloablativo em pacientes com doença refratária ou com recidiva dentro de 12 meses após a terapia resulta em uma taxa de sobrevida a longo prazo de apenas 40 a 50%. O transplante de células-tronco alogênicas demonstrou ser promissor em pacientes com características de alto risco de recidiva/progressão.

A bibliografia está disponível no GEN-io.

Tabela 523.4 Regimes de tratamento e resultado com base no estadiamento da doença.

		LOCALIZADA/ESTÁGIO BAIXO	INTERMEDIÁRIO	AVANÇADO
Linfoma de Hodgkin	Tratamento	*Estudo POG 9426/GPOH-HD 95*: terapia tipo ABVD ± IFRT (adaptada para o risco, com base na resposta inicial à quimioterapia)	*Stanford/DAL-HD-90*: poliquimioterapia baseada em COPP ou com dose intensa + RT em baixa dose *POG 9426/CCG 5942*: terapia tipo ABVD ± IFRT (adaptada ao risco)	*POG 8725/DAL-HD-90*: poliquimioterapia em dose intensa + RT em baixa dose *HD9/HD12/CCG 59704*: BEACOPP em dose intensa ± IFRT
	Prognóstico	SLE em 5 anos: 85 a 90% SG em 5 anos: 95%	*Stanford/DAL-HD-90*: SLE em 5 anos: 89 a 92% *POG 9426/CCG 5942*: SLE em 5 anos: 84% SG em 5 anos: 91%	*POG 8725*: SLE em 5 anos: 72 a 89% (com base na idade) *DAL-HD-90*: SLE em 5 anos: 86% SG em 5 anos: 85 a 90% *HD9/HD12/CCG 59704*: SLE em 5 anos: 88 a 93% SG em 5 anos: cerca de 100%

(*continua*)

Tabela 523.4 Regimes de tratamento e resultado com base no estadiamento da doença. *(continuação)*

		LOCALIZADA/ESTÁGIO BAIXO	INTERMEDIÁRIO	AVANÇADO
Linfoma de Burkitt e linfoma difuso de grandes células B	Tratamento	*Terapia FAB/LMB 96 Grupo A*: ressecção cirúrgica completa seguida por 2 ciclos de quimioterapia	*Terapia FAB/LMB 96 Grupo B* com ciclofosfamida reduzida e sem terapia de manutenção *COG ANHL01 P1*: terapia FAB/LMB Grupo B + rituximabe	*FAB/LMB 96*: terapia de intensidade padrão Grupo C: terapia de redução, indução, intensificação e manutenção *COG ANHL01 P1*: terapia FAB/LMB Grupo C + rituximabe
	Prognóstico	SLE em 4 anos: 98% (IC_{95} 94 a 99,5%) SG em 4 anos: 99% (IC_{95} 96 a 99,9%)	*FAB/LMB 96*: SLE em 4 anos: 92% (IC_{95} 90 a 94%) SG em 4 anos: 95% (IC_{95} 93 a 96%) *LDGCB BPM tem prognóstico mais sombrio (SLE/SG: 66/73%) *COG ANHL01 P1*: SLE em 3 anos: 93% (IC_{95} 79 a 98%) SG em 3 anos: 95% (IC_{95} 83 a 99%)	*FAB/LMB 96*: SLE em 4 anos: MO+/SNC–: 91% ± 3% MO–/SNC+: 85% ± 6% MO+/SNC+: 66% ± 7% *COG ANHL01 P1*: SLE/SG em 3 anos: MO+ ou SNC+: 90% (IC_{95} 75 a 96%) SNC+: 93% (IC_{95} 61 a 99%)
Linfoma linfoblástico	Tratamento	*NHL-BFM 86/90/95*: *COG A5971*: Terapia tipo LLA × 2 anos sem RT craniana profilática	Nenhum grupo intermediário; doença classificada como localizada (estágios I/II) ou avançada (estágios III/IV)	*NHL-BFM 86/90/95*: terapia tipo LLA × 2 anos ± QRT profilática *CCG 5941*: quimioterapia intensiva × 1 ano + RT craniana se SNC + por ocasião do diagnóstico
	Prognóstico	*COG A5971*: SLE em 5 anos: 90% (IC_{95} 78 a 96%) SG em 5 anos: 96% (IC_{95} 84 a 99%)	Nenhum grupo intermediário; ver acima	*NHL-BF M95*: SLE em 5 anos: 90% ± 3% (III), 95% ± 5% (IV) *CCG 5941*: SLE/SG em 5 anos: 78% ± 5%/85% ± 4%
Linfoma anaplásico de grandes células	Tratamento	*EICHNL LAGC 99*: quimioterapia intensiva de curta duração + MTX AD A doença de estágio I completamente ressecada pode ser tratada apenas com cirurgia	Nenhum grupo intermediário; doença classificada como de risco padrão (sem comprometimento cutâneo, visceral ou mediastinal) ou de alto risco (presença de comprometimento cutâneo, mediastinal ou visceral)	*ALAGC 99, CGC 5941*: quimioterapia intensiva de curta duração + MTX AD *COG ANHL0131*: APO (doxorrubicina, prednisona, vincristina) ± vimblastina
	Prognóstico	*Banco de dados do EICHNL*: SLP em 5 anos: 89% (IC_{95} 82 a 96%) SG em 5 anos: 94% (IC_{95} 89 a 99%)	Nenhum grupo intermediário; ver acima	*ALAGC 99*: SLE em 2 anos: 71% (IC_{95} 75 a 77%) SG em 2 anos: 94% (IC_{95} 89 a 95%) *COG 5941*: SLE em 5 anos: 68% (IC_{95} 57 a 78%) SG em 5 anos: 80% (IC_{95} 69 a 87%) *COH ANHL0131*: SLE em 2 anos: 79% (IC_{95} 71 a 88%) SG em 2 anos: 89% (IC_{95} 83 a 95%)

ABVD: doxorrubicina (Adriamicina®), bleomicina, vimblastina, dacarbazina; BEACOPP: bleomicina, etoposídeo, doxorrubicina (Adriamicina®), ciclofosfamida, vincristina, prednisona, procarbazina; CCG: Children's Cancer Group; COG: Children's Oncology Group; COPP: ciclofosfamida, vincristina , prednisona, procarbazina; EICHNL: European Intergroup for Childhood Non-Hodgkin Lymphoma; FAB: *French-American-British*; IC_{95}: intervalo de confiança de 95%; IFRT: radioterapia de campo envolvido (do inglês, *involved field radiation therapy*); LAGC: linfoma anaplásico de grandes células; LDGCB BPM: linfoma difuso de grandes células B de células B primário do mediastino; LLA: leucemia linfoblástica aguda; LMB: linfoma maligno de Burkitt (do francês, *Lymphome Malins de Burkit*); MO: medula óssea (comprometimento); MTX: metotrexato; MTX AD: metotrexato em alta dose; NHL-BFM: linfoma não Hodgkin Berlim-Frankfurt-Münster; POG: Pediatric Oncology Group; QRT: quimiorradioterapia; RT: radioterapia; SG: sobrevida global; SLE: sobrevida livre de eventos; SLP: sobrevida livre de progressão; SNC: sistema nervoso central (comprometimento).

523.2 Linfoma Não Hodgkin

Stanton C. Goldman, Jessica Hochberg e Mitchell S. Cairo

O linfoma não Hodgkin (**LNH**) responde por aproximadamente 60% dos linfomas em crianças e constitui a segunda neoplasia mais comum em pacientes entre 15 e 35 anos de idade. Nos EUA, a incidência anual do LNH pediátrico é de 750 a 800 casos/ano. Diferentemente do LNH no adulto, que é predominantemente indolente, o LNH pediátrico é habitualmente de *alto grau*. Embora mais de 70% dos pacientes apresentem doença avançada por ocasião do diagnóstico, o prognóstico melhorou acentuadamente, com taxas de sobrevida de 90 a 95% na doença localizada e de 80 a 95% na doença avançada.

EPIDEMIOLOGIA

Embora a maioria das crianças e adolescentes com LNH apresente doença *de novo*, um pequeno número de pacientes desenvolve LNH secundário a etiologias específicas, como imunodeficiências hereditárias ou adquiridas (p. ex., síndrome da imunodeficiência combinada grave, síndrome de Wiskott-Aldrich), malignidades associadas a vírus (p. ex., HIV, EBV) e como parte de síndromes genéticas (p. ex., ataxia-telangiectasia, síndrome de Bloom). Todavia, a maioria das crianças na América do Norte e na Europa que desenvolvem LNH não apresenta uma etiologia genética ou ambiental óbvia.

PATOGÊNESE

Os três subtipos mais prevalentes de LNH na infância e na adolescência com diferentes abordagens de tratamento são o **linfoma linfoblástico (LLB)**, o **linfoma de células B maduras** e o **linfoma anaplásico de grandes células** (**LAGC**; Figuras 523.5 e 523.6). O LLB origina-se de precursores de linfócitos T e com menos frequência de precursores de linfócitos B, com biologia e abordagens terapêuticas similares às da leucemia linfoblástica aguda. Os linfomas de células B maduras compreendem duas doenças principais: o **linfoma de Burkitt** (**LB**) e o **linfoma difuso de grandes células B** (**LDGCB**). O LDGCB é ainda

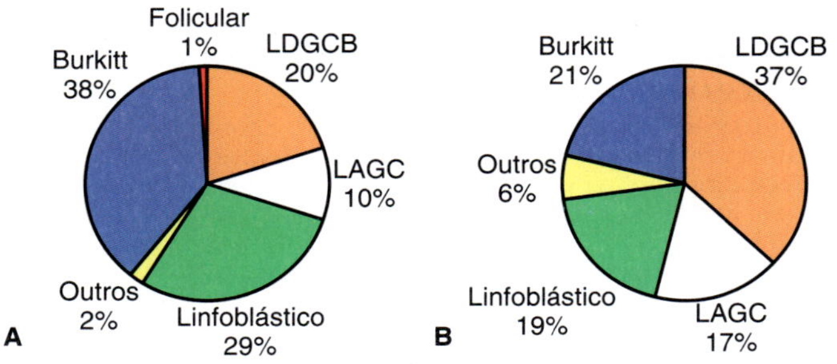

Figura 523.5 Incidência dos subtipos de linfoma não Hodgkin. **A.** Em crianças de 0 a 14 anos. **B.** Em adolescentes de 15 a 19 anos. *LAGC*: Linfoma anaplásico de grandes células; *LDGCB*: linfoma difuso de grandes células B. (*Adaptada de Hochberg J, Waxman IM, Kelly KM et al.: Adolescent non-Hodgkin lymphoma and Hodgkin lymphoma: state of the science*, Br J Haematol *144:24-40, 2008.*)

dividido em vários subtipos: o *semelhante às células B de centros germinativos*, que possui um prognóstico favorável e representa a grande maioria dos casos pediátricos de LDGCB; e os subtipos com prognóstico mais grave, como o *semelhante às células B ativadas* e o *de células B primário do mediastino*. Curiosamente, o subtipo de células B primário do mediastino de LDGCB compartilha uma assinatura molecular mais semelhante ao linfoma de Hodgkin do que ao LDGCB derivado do centro germinativo. A maioria dos casos de LAGC deriva de células T maduras, com um menor percentual se originando de linfócitos nulos e de células B. Os marcadores de superfície celular podem ajudar a diferenciar os subtipos de LNH e também fornecem oportunidades para tratamentos com anticorpos específicos direcionados. O LB e o LDGCB expressam os antígenos de células B maduras CD20 (o alvo do rituximabe) e CD22, enquanto o LAGC expressa o antígeno CD30 (o alvo do anticorpo conjugado brentuximabe vedotina). Alguns subtipos patológicos apresentam aberrações citogenéticas específicas. Frequentemente, as crianças portadoras de LB apresentam uma alteração genética condutora envolvendo o gene c-myc justaposto a uma cadeia de imunoglobulina na forma de translocações: t(8;14) (90%) ou, com menor frequência, uma translocação t(2;8) ou t(8;22) (10%). As crianças com LB que possuem aberrações cromossômicas adicionais, como uma deleção 13q ou um cariótipo complexo, possuem um prognóstico sombrio. Ao contrário do LDGCB no adulto, uma proporção maior de LDGCB na pediatria pode também possuir uma desregulação de c-myc com translocação t(8;14) (30%) e, com frequência, exibir um cariótipo complexo (80%) e com aneuploidia (80%). Os pacientes com LAGC costumam ter uma translocação condutora t(2;5) (90%), que resulta na formação de um gene de fusão que codifica a tirosinoquinase constitutivamente ativa denominada quinase do linfoma anaplásico (ALK), que pode ser bloqueada pelo agente oral crizotinibe. O LLB de células T compartilha muitas das mesmas anormalidades citogenéticas encontradas na leucemia linfoblástica aguda de células T (LLA-T), incluindo rearranjos com pontos de quebra em 14q11.2 envolvendo o receptor de células T e outros múltiplos rearranjos genéticos. Um trabalho recente do grupo de Berlim-Frankfurt-Münster demonstrou que a perda de heterozigosidade no cromossomo 6q define um subgrupo de portadores de linfoma linfoblástico T com alto risco.

Os estudos genômicos proporcionaram um maior entendimento da patogenia do LNH e elucidaram alvos potenciais para novas terapias. O perfil de expressão gênica do LLB-T e da LLA-T implicou a ativação de fatores de transcrição oncogênicos como resultado de um rearranjo gênico do receptor de células T aberrante. Uma das vias de sinalização mais frequentemente ativadas é a NOTCH1, que pode responder à terapia direcionada com inibidores da γ-secretase. No LB e no LDGCB, pesquisas genômicas extensas identificaram assinaturas exclusivas de expressão gênica que diferenciam essas duas neoplasias de células B maduras. Além disso, o sequenciamento de nova geração do LB identificou lesões genéticas em *TCF3* e *ID3*, levando à ativação da via da quinase AKT/PI3. Outras lesões genéticas descritas no LB incluem a perda de função dos genes de remodelamento da cromatina *ARID1A* e *SMARCA4*. É importante assinalar que muitas dessas alterações potencialmente podem atuar como alvos para os agentes que estão em desenvolvimento.

MANIFESTAÇÕES CLÍNICAS

As manifestações clínicas do LNH na infância e na adolescência dependem principalmente do subtipo patológico e dos locais de comprometimento. A classificação de estadiamento atual e revisada

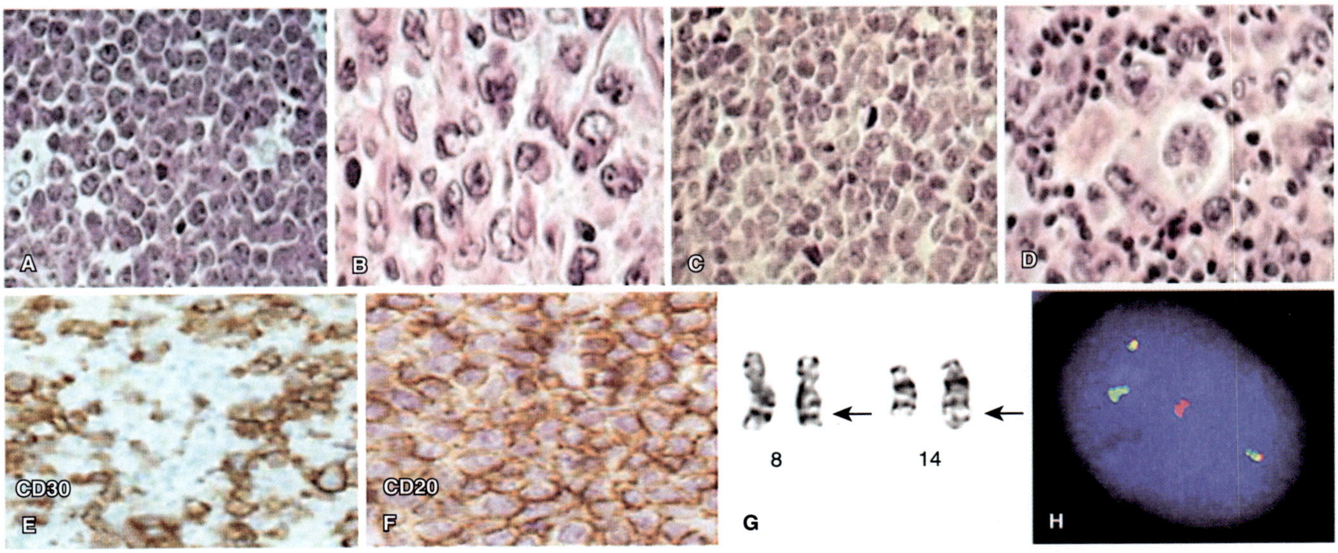

Figura 523.6 Subtipos histológicos de linfoma não Hodgkin na infância e na adolescência. **A** a **D.** Coloração H&E mostrando a morfologia do linfoma de Burkitt (**A:** grande aumento), do linfoma difuso de grandes células B (**B:** grande aumento), do linfoma linfoblástico de células T precursoras (**C:** grande aumento) e do linfoma anaplásico de grandes células (**D:** grande aumento). **E** e **F.** Marcadores de superfície característicos do LAGC (CD30; **E**) e do LB (CD20; **F**). **G** e **H.** Análise citogenética do LB demonstrando a t(8;14). **G.** Cariótipo mostrando a translocação convencional t(8;14)(q24;q32). **H.** Hibridização *in situ* fluorescente de interfase mostrando uma translocação balanceada envolvendo os *loci* MYC e da imunoglobulina (Ig) H. O centrômero do cromossomo 8 está marcado com espectro aqua, a sonda MYC está marcada com espectro laranja, e a IgH está marcada com espectro verde. Dois sinais de fusão são observados, bem como um vermelho e um verde, representando os cromossomos normais. (***A-D.*** *De Cairo MS, Raetz E, Lim MS et al.: Childhood and adolescent non-Hodgkin lymphoma: new insights in biology and critical challenges for the future*, Pediatr Blood Cancer *45:753-769, 2005;* ***E-H.*** *De Giulino-Roth, Cesarman E: Molecular biology of Burkitt lymphoma. In Robertson ES, editor,* Burkitt's lymphoma. *New York, 2012, Springer.*)

utilizada para o LNH é o **Sistema Internacional de Estadiamento do Linfoma Não Hodgkin Pediátrico** (**IPNHLSS**, do inglês *International Pediatric Non-Hodgkin Lymphoma Staging System*), que reflete nossa capacidade crescente de diagnosticar níveis menores de envolvimento de órgãos pela doença. Por exemplo, o sistema de estadiamento anterior (classificação de St. Jude/Murphy) não levou em consideração a avaliação do envolvimento da medula óssea por técnicas moleculares ou por citometria de fluxo, o que agora está retratado no novo sistema (Tabelas 523.5A e 523.5B). Os pacientes ainda são classificados com base nas categorias de risco de acordo com os ensaios clínicos do grupo cooperativo internacional pediátrico. Cerca de 70% dos pacientes com LNH recém-diagnosticado têm doença avançada (estágio III ou IV), incluindo a doença extranodal com comprometimento da medula óssea e do sistema nervoso central (SNC). Os sintomas B de febre, perda de peso, e sudorese noturna podem ser observados, particularmente no LAGC; porém, diferentemente do que ocorre no LH, não têm valor prognóstico.

O local primário de comprometimento tumoral e o padrão de metástase variam de acordo com o subtipo patológico. Tipicamente, o LLB manifesta-se na forma de uma massa mediastinal sintomática e exibe predileção pela disseminação para a medula óssea, o SNC e os testículos em homens. O LB se manifesta comumente como uma apresentação difusa de leucemia ou de um grande tumor abdominal (tipo *esporádico*) ou da cabeça e pescoço (tipo *endêmico*), e pode metastatizar para a medula óssea ou o SNC. O LDGCB se manifesta como um tumor primário abdominal ou mediastinal e raramente dissemina-se para a medula óssea ou o SNC. O LAGC apresenta-se como uma manifestação cutânea primária (10%) ou como uma doença sistêmica (90%) com disseminação para o fígado, o baço, os pulmões ou o mediastino. A doença da medula óssea ou do SNC é rara no LAGC. As manifestações localizadas específicas do LNH consistem em aumento indolor e rápido de linfonodos; tosse ou dispneia com comprometimento torácico; síndrome do mediastino superior; ascite, aumento da circunferência abdominal ou obstrução intestinal por uma massa abdominal; obstrução nasal, otalgia, perda da audição ou aumento das tonsilas com comprometimento do anel de Waldeyer; e dor óssea localizada.

Tabela 523.5A Sistema Internacional de Estadiamento do Linfoma Não Hodgkin Pediátrico (IPNHLSS).*

ESTÁGIO I

Um único tumor com exclusão do mediastino e do abdome. (N: nodal; EN: extranodal; osso [O] ou pele [P]: EN-O, EN-P)

ESTÁGIO II

Um único tumor extranodal com envolvimento de linfonodos regionais

Duas ou mais áreas linfonodais no mesmo lado do diafragma

Um tumor primário do trato gastrintestinal (geralmente na área ileocecal), com ou sem envolvimento dos linfonodos mesentéricos associados, que seja completamente ressecável (se houver ascite maligna ou extensão do tumor para órgãos adjacentes, deve ser considerado como estágio III)

ESTÁGIO III

Dois ou mais tumores extranodais (incluindo osso ou pele: EN-O, EN-P) acima e/ou abaixo do diafragma

Duas ou mais áreas linfonodais acima e abaixo do diafragma

Qualquer tumor intratorácico (mediastinal, hilar, pulmonar, pleural ou tímico)

Doença intra-abdominal e retroperitoneal, incluindo localização em fígado, baço, rins e/ou ovário, independentemente do grau de ressecção (exceto um tumor primário do trato gastrintestinal [geralmente na região ileocecal], com ou sem envolvimento dos linfonodos mesentéricos associados, que seja completamente ressecável)

Qualquer tumor paraespinal ou epidural, com ou sem envolvimento de outros locais

Lesão óssea única com envolvimento concomitante de áreas extranodais e/ou linfonodais não regionais

ESTÁGIO IV

Qualquer um dos achados acima com envolvimento inicial do sistema nervoso central (estágio IV do SNC), da medula óssea (estágio IV da MO) ou de ambos (estágio IV combinado) com base nos métodos convencionais, ver Tabela 523.5B

Para cada estágio, o tipo de exame e o grau de envolvimento da MO e do SNC devem ser especificados com a utilização das abreviações listadas na Tabela 523.5B para identificar o envolvimento

*Baseado na classificação proposta por Murphy (Murphy SB: Classification, staging and end results of treatment of childhood non-Hodgkin's lymphomas: dissimilarities from lymphomas in adults, *Semin Oncol* 7:332-339, 1980.) De Rosolen A, Perkins SL, Pinkerton CR *et al.*: Revised International Pediatric Non-Hodgkin Lymphoma Staging System, *J Clin Oncol* 33(18):2112-2118, 2015.

Tabela 523.5B Informação Adicional do IPNHLSS.*

ENVOLVIMENTO DA MEDULA ÓSSEA (MO)

A doença em estágio IV, que é causada pelo envolvimento da MO, é atualmente definida por evidências morfológicas de pelo menos 5% de blastos ou células de linfoma por aspirado de medula óssea. Isso se aplica a qualquer subtipo histológico e será mantido no IPNHLSS

No entanto, para cada estágio, o tipo e o grau de envolvimento da MO (por aspirado de medula óssea) devem ser especificados usando-se as abreviações abaixo para identificar o envolvimento:

- MOm = MO positiva por morfologia (especificar % de células de linfoma)
- MOi = MO positiva por métodos imunofenotípicos (análise imuno-histoquímica/citometria de fluxo) (especificar % de células de linfoma)
- MOc = MO positiva por análise citogenética/FISH (especificar % de células de linfoma)
- MOmol = MO positiva por técnicas moleculares (baseadas em PCR) (especificar o nível de envolvimento)

A mesma abordagem deve ser usada para o envolvimento do sangue periférico (SP) (*i. e.*, SPm, SPi, SPc, SPmol)

Nota: a definição de envolvimento da MO deve ser obtida a partir da análise de aspirados bilaterais e biopsia de MO

ENVOLVIMENTO DO SISTEMA NERVOSO CENTRAL (SNC)

O SNC é considerado envolvido no caso de:

1. Qualquer massa tumoral no SNC (identificada por técnicas de imagem, isto é, TC, RM)
2. No caso de paralisia de nervo craniano que não pode ser explicada por lesões extradurais.
3. No caso de blastos morfologicamente identificados no líquido cefalorraquidiano (LCR)

A condição que define a positividade do SNC deve ser especificada: SNC positivo/massa; SNC positivo/paralisia; SNC positivo/blastos

Estado do LCR: a positividade do LCR é baseada em evidência morfológica de células do linfoma

O LCR deve ser considerado positivo quando qualquer número de blastos for detectado

LCR desconhecido (p. ex., não realizado, dificuldades técnicas). Semelhante à MO, o tipo de envolvimento do LCR deve ser descrito sempre que possível:

- LCRm = LCR positivo por morfologia (especificar o número de blastos/μℓ)
- LCRi = LCR positivo por métodos imunofenotípicos (análise imuno-histoquímica/citometria de fluxo) (especificar % de células de linfoma).
- LCRc = LCR positivo por análise citogenética/FISH (especificar % de células de linfoma)
- LCRmol = LCR positivo por técnicas moleculares (baseadas em PCR) (especificar o nível de envolvimento)

*Até que dados suficientes estejam disponíveis, a tomografia por emissão de pósitrons (PET) deve ser utilizada com cautela no estadiamento, e os resultados da PET devem ser comparados e discutidos à luz de outras abordagens de imagem mais consolidadas. FISH: hibridização *in situ* fluorescente; PCR: reação em cadeia da polimerase. De Rosolen A, Perkins SL, Pinkerton CR *et al.*: Revised International Pediatric Non-Hodgkin Lymphoma Staging System, *J Clin Oncol* 33(18):2112-2118, 2015

O LNH pode se manifestar como uma **emergência oncológica** potencialmente fatal. É importante reconhecer essas manifestações, porque esses pacientes necessitam de cuidados de suporte intensivo e, em alguns casos, de um tratamento alternativo. Pode ocorrer a **síndrome do mediastino superior** em consequência de uma grande massa mediastinal que provoca obstrução do fluxo sanguíneo e das vias respiratórias. Os tumores da medula espinal podem causar compressão da medula e paraplegias agudas, exigindo então uma radioterapia de emergência. A **síndrome da lise tumoral** (**SLT**) pode ocorrer em consequência da rápida renovação celular, que é particularmente comum no LB. A SLT pode resultar em anormalidades metabólicas graves, como hiperuricemia, hiperfosfatemia, hiperpotassemia e hipocalcemia. Esse quadro pode levar rapidamente à insuficiência/falência renal, bem como a anormalidades cardíacas, se não for tratado de modo agressivo.

ACHADOS LABORATORIAIS

Os exames laboratoriais e radiológicos recomendados incluem hemograma completo; dosagem de eletrólitos, desidrogenase láctica, ácido úrico, cálcio, fósforo, ureia, creatinina, bilirrubina, alanina aminotransferase e aspartato aminotransferase; aspirado e biopsia de medula óssea; punção lombar com citologia, contagem de células e proteínas do líquido cefalorraquidiano; radiografias de tórax; e ultrassonografia abdominal para o diagnóstico inicial. O estadiamento depende de imagens anatômicas mais detalhadas com TC do pescoço, tórax, abdome e pelve, sendo a RM a modalidade preferida para os casos de suspeita de doença do SNC (Figura 523.7). A PET scan, geralmente com fluordesoxiglicose radioativa para imagens funcionais, é mais sensível e tem substituído a cintilografia com gálio. É também uma excelente modalidade para avaliar a resposta à terapia. Uma amostra de tecido tumoral (*i. e.*, biopsia, medula óssea, líquido cefalorraquidiano ou líquido de pleurocentese/paracentese) deve ser examinada por meio de citometria de fluxo para estabelecer a origem imunofenotípica (células T e B ou linfócitos nulos) e a citogenética (cariótipo). Os exames adicionais devem incluir a hibridização *in situ* fluorescente (FISH, do inglês *fluorescent in situ hybridization*) ou a reação em cadeia da polimerase via transcriptase reversa (RT-PCR; do inglês, *reverse-transcription polymerase chain reaction*) quantitativa para a detecção de translocações genéticas específicas, e os estudos de rearranjo gênico das células T e B e de perfil molecular por análise de sequência com séries de oligonucleotídios (*oligonucleotide microarray*) ou sequenciamento de nova geração (NGS; do inglês, *next generation sequencing*).

TRATAMENTO

A modalidade primária de tratamento para o LNH na infância e na adolescência consiste na *quimioterapia e/ou imunoterapia sistêmica com múltiplos agentes e com quimioterapia intratecal* (ver Tabela 523.4). Foi desenvolvida uma classificação internacional da resposta pediátrica ao LNH (IPNHLRC, do inglês *International Pediatric Non-Hodgkin Lymphoma Response Criteria*; Tabelas 523.6A e 523.6B). A cirurgia é usada principalmente para o diagnóstico. A radioterapia é utilizada somente em circunstâncias especiais, como o comprometimento do SNC no LLB ou a presença da síndrome do mediastino superior aguda ou paraplegias. Os pacientes com diagnóstico recente, particularmente aqueles com LB e LLB, correm alto risco de SLT. Esses pacientes necessitam de hidratação vigorosa, monitoramento frequente dos eletrólitos e administração de um inibidor da xantina oxidase (p. ex., alopurinol, 10 mg/kg/dia por via oral e divididos em 3 doses/dia) ou de urato oxidase recombinante (p. ex., rasburicase, 0,2 mg/kg/dia intravenoso 1 vez/dia durante até 5 dias). A urato oxidase recombinante é preferida em pacientes com alto risco de lise tumoral, mas é contraindicada em pacientes com histórico de deficiência de G6PD.

Linfoma de Burkitt e linfoma difuso de grandes células B

O LB e o LDGCB pediátricos (com exceção do linfoma de células B primário do mediastino) são tratados com os mesmos esquemas de quimioimunoterapia para o LNH de células B maduras com base no estágio e na estratificação do risco. Para os pacientes com doença localizada, a poliquimioterapia é administrada por um período de 6 semanas, e o prognóstico é excelente. No ensaio clínico internacional FAB/LMB 96 (*French-American-British Lymphoma, mature B cell*), os pacientes com doença localizada e totalmente ressecada receberam dois ciclos de COPAD (ciclofosfamida, vincristina, prednisona e doxorrubicina), o que resultou em uma SG em 4 anos de 99%. A doença avançada é habitualmente tratada com um esquema de 4 a 6 meses de quimioimunoterapia com multiagentes, como o do protocolo FAB/LMB 96 ou do protocolo NHL-BFM (Berlin-Frankfurt-Munich) 95, com a adição de rituximabe, sendo a SG de 79 a 90%. Um subgrupo de pacientes que tendem a exigir uma abordagem diferente de tratamento são os com **linfoma de células B primário do mediastino** (**LCBPM**). O LCBPM é um subtipo histológico que representa 2% dos LNH-células B maduras. Os pacientes pediátricos com LCBPM apresentam um resultado inferior quando tratados com protocolos padronizados para o LNH-células B maduras (SLE de apenas 66%). Estratégias alternativas de tratamento podem ser benéficas nesse grupo (ver Capítulo 521), tais como quimioterapia infusional prolongada, rituximabe e células T com receptor de antígeno quimérico que expressam anticorpos monoclonais anti-CD19.

O rituximabe é um anticorpo monoclonal dirigido contra CD20 que, quando combinado com a quimioterapia padrão, melhora os resultados em pacientes adultos com um LNH-B agressivo (em geral LDGCB). Um estudo de janela com rituximabe administrado em pacientes pediátricos com diagnóstico recente de LB e LDGCB demonstrou sua atividade como agente único, com uma taxa de resposta de 41%. Além disso, um estudo do Children's Oncology Group examinou a segurança e a farmacocinética do rituximabe quando acrescentado à quimioterapia padrão para pacientes de risco intermediário. Esse agente demonstrou ser seguro, e a sobrevida nessa coorte foi a melhor relatada até hoje

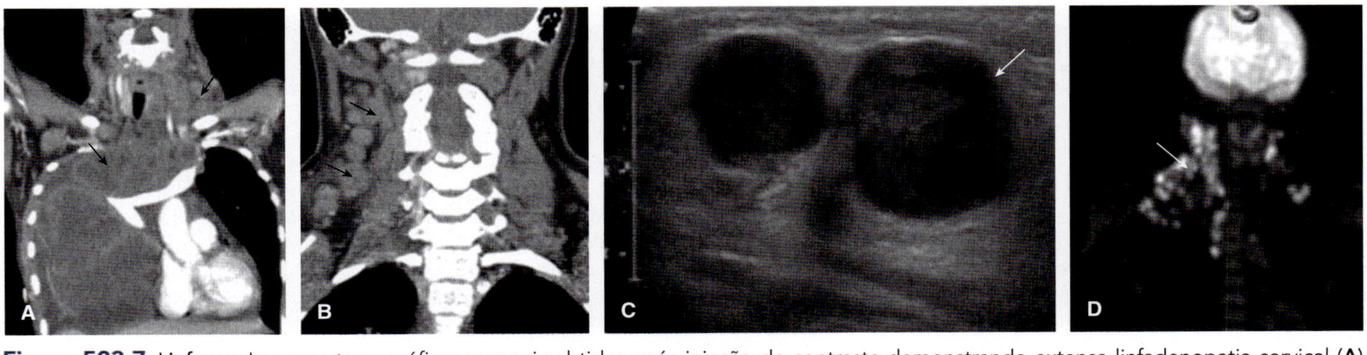

Figura 523.7 Linfoma. Imagens tomográficas coronais obtidas após injeção de contraste demonstrando extensa linfadenopatia cervical (**A**) e mediastinal (**B**) (*setas*). **C.** Imagem ultrassonográfica demonstrando dois linfonodos aumentados com morfologia interna anormal (*seta*). **D.** PET scan demonstrando conglomeração metabolicamente ativa de linfonodos cervicais à direita (*seta*). (*De Haaga JR, Boll DT et al., editors:* CT and MRI of the whole body, *vol 1, Philadelphia, 2017, Elsevier, Fig 26-15, p 768.*)

Tabela 523.6A Classificação internacional da resposta pediátrica ao linfoma não Hodgkin (IPNHLRC).

Resposta Completa (RC): desaparecimento de toda a doença (3 designações)

1. Completa (RC):
   a. TC ou RM revela ausência de doença residual ou novas lesões
   b. Massa residual ressecada que é patologicamente (morfologicamente) negativa para a doença (detecção de doença com técnicas mais sensíveis, conforme descrito em "dados de suporte", Tabela 523.6B)
   c. Medula óssea (MO) e líquido cefalorraquidiano (LCR) morfologicamente livres da doença (detecção de doença com técnicas mais sensíveis, conforme descrito na Tabela 523.6B)
2. Resposta completa, biopsia negativa (RCb):
   a. A massa residual não possui evidência morfológica de doença por biopsia limitada ou por fragmento (*core biopsy*) (detecção de doença com técnicas mais sensíveis, conforme descrito na Tabela 523.6B) sem novas lesões por exame de imagem
   b. MO e LCR morfologicamente livres de doença (detecção de doença com técnicas mais sensíveis, conforme descrito na Tabela 523.6B)
   c. Nenhuma doença nova e/ou progressiva em outro lugar
3. Resposta completa, não confirmada (RCnc):
   a. A massa residual é negativa pela FDG-PET; sem novas lesões pelo exame de imagem
   b. MO e LCR morfologicamente livres de doença (detecção de doença com técnicas mais sensíveis, conforme descrito na Tabela 523.6B)
   c. Nenhuma doença nova e/ou progressiva em outro lugar

Resposta Parcial (RP): redução de 50% na soma do produto dos maiores diâmetros perpendiculares (SPD) na TC ou na RM. A FDG-PET pode ser positiva (escore de Deauville 4 ou 5 com captação lesional reduzida em comparação à linha de base). Nenhuma doença nova e/ou progressiva. Evidência morfológica da doença pode estar presente na MO ou no LCR se presente ao diagnóstico (detecção de doença com técnicas mais sensíveis, conforme descrito na Tabela 523.6B); no entanto, deve haver uma redução de 50% no percentual de células de linfoma

Resposta Menor (RM): a redução na SPD é superior a 25%, mas inferior a 50% na TC ou na RM. Nenhuma doença nova e/ou progressiva. Evidência morfológica da doença pode estar presente na MO ou no LCR se presente ao diagnóstico (detecção de doença com técnicas mais sensíveis, conforme descrito na Tabela 523.6B); no entanto, deve haver uma redução de 25% a 50% no percentual de células de linfoma

Sem Resposta (SR): para aqueles que não preenchem os critérios de RC, RP, RM ou DP

Doença Progressiva (DP): para aqueles com aumento superior a 25% na SPD na TC ou na RM, escore de Deauville 4 ou 5 na FDG-PET com um aumento na captação lesional desde a linha de base, ou desenvolvimento de novas evidências morfológicas da doença na MO ou no LCR

FDG-PET: tomografia por emissão de pósitrons com fluordesoxiglicose. De Sandlund JT, Guillerman RP, Perkins SL *et al.*: International Pediatric Non-Hodgkin Lymphoma Response Criteria, J Clin Oncol 33(18):2106-2111, 2015.

(SG de 3 anos de 95%). Em uma coorte semelhante de pacientes com acometimento de SNC, a adição de rituximabe à quimioterapia principal resultou em SLE de 93%. Um estudo randomizado internacional que avaliava a adição de rituximabe à quimioterapia multiagente padrão em pacientes pediátricos em estágio avançado foi interrompido precocemente após os braços contendo este fármaco apresentarem uma SLE claramente melhor e, portanto, esse é atualmente o padrão de suporte em crianças e adolescentes com linfoma de células B maduras avançado.

Tabela 523.6B Dados de apoio à IPNHLRC.

ENVOLVIMENTO DA MEDULA ÓSSEA (MO)

Atualmente, o envolvimento da MO é definido por evidência morfológica de células de linfoma. Isso se aplica a qualquer subtipo histológico

O tipo e o grau de envolvimento da MO devem ser especificados por meio das abreviações abaixo:

- MOm = MO positiva por morfologia (especificar % de células de linfoma)
- MOi = MO positiva por métodos imunofenotípicos (análise histoquímica/citometria de fluxo) (especificar % de células de linfoma).
- MOc = MO positiva por análise citogenética/FISH (especificar % de células de linfoma)
- MOmol = MO positiva por técnicas moleculares

A mesma abordagem deve ser usada para o envolvimento do sangue periférico (SP) (*i. e.*, SPm, SPi, SPc, SPmol)

ENVOLVIMENTO DO SISTEMA NERVOSO CENTRAL (SNC)

Estado do líquido cefalorraquidiano (LCR): a positividade do LCR é baseada em evidência morfológica de células de linfoma

O LCR deve ser considerado positivo quando qualquer número de blastos for detectado

LCR desconhecido (p. ex., não realizado, dificuldades técnicas)

Semelhante à MO, o tipo de envolvimento do LCR deve ser descrito sempre que possível:

- LCRm = LCR positivo por morfologia (especificar o número de blastos/μℓ)
- LCRi = LCR positivo por métodos imunofenotípicos (análise histoquímica/citometria de fluxo) (especificar % de células de linfoma)
- LCRc = LCR positivo por análise citogenética/FISH (especificar % de células de linfoma)
- LCRmol = LCR positivo por técnicas moleculares

MASSA RESIDUAL (MR)

- MRm = Tumor detectado por avaliação morfológica padrão
- MRi = Tumor detectado por métodos imunofenotípicos (análise imuno-histoquímica ou citometria de fluxo)
- MRc = Tumor detectado por análise citogenética/FISH
- MRmol = Tumor detectado por técnicas moleculares

FISH: hibridização *in situ* fluorescente. De Sandlund JT, Guillerman RP, Perkins SL *et al.*: International Pediatric Non-Hodgkin Lymphoma Response Criteria, J Clin Oncol 33(18):2106-2111, 2015.

Linfoma linfoblástico

O LLB localizado ou avançado exige 12 a 24 meses de terapia, o que inclui quimioterapia, terapia intratecal e radioterapia craniana nos linfomas com acometimento do SNC. Os melhores resultados no LLB avançado foram obtidos utilizando-se abordagens terapêuticas espelhadas naquelas para a leucemia aguda infantil e incluindo fases de indução, consolidação, manutenção interina e reindução (apenas para a doença avançada), bem como uma fase de manutenção de 1 ano de duração com 6-mercaptopurina e metotrexato. Para os pacientes com recidiva, o resultado é precário (SG de 10%) e são necessários novos tratamentos. A *nelarabina*, um análogo da purina com toxicidade significativa para os linfócitos T, foi utilizada em ensaios com sua inclusão na terapia primária para o LLB-T, mas os resultados ainda estão pendentes. Em testes randomizados recentes, o inibidor oral de proteassoma *bortezomibe* foi adicionado à quimioterapia prolongada para o LLB-T avançado.

Linfoma anaplásico de grandes células

Para os indivíduos que apresentam doença localizada, a ressecção cirúrgica isolada é suficiente. Entretanto, a maioria dos pacientes apresenta doença avançada, que exige poliquimioterapia. Vários esquemas quimioterápicos foram estudados, com resultados semelhantes e sobrevida de 70 a 79%. A profilaxia para o SNC consiste em quimioterapia intratecal, embora ela possa ser substituída por metotrexato em altas doses.

Dois novos agentes direcionados para alvos demonstraram ser promissores em ensaios clínicos de fase inicial no LAGC. O conjugado anticorpo CD30-fármaco **brentuximabe vedotina** e o inibidor da ALK **crizotinibe** possuem notável atividade e toxicidade mínima em pacientes com LAGC que sofreram recidiva. Tendo em vista a sua alta eficácia e seu baixo perfil de toxicidade, talvez ser possível utilizar esses fármacos em pacientes recém-diagnosticados para eliminar totalmente a necessidade e a toxicidade da quimioterapia convencional. O Children's Oncology Group está atualmente investigando o uso de cada um desses agentes em combinação com a quimioterapia em crianças com LAGC recém-diagnosticado em estágio avançado.

Recidiva do linfoma não Hodgkin

Os pacientes com LNH que desenvolvem a doença progressiva ou que sofrem recidiva necessitam de quimioterapia de reindução ou podem exigir transplante de células-tronco (TCT) alogênico ou autólogo. Uma exceção notável é o LAGC, em que as abordagens de baixa dose, como a vimblastina prolongada, têm sido eficazes para alguns pacientes. O esquema de reindução específico ou o tipo de transplante dependem do subtipo patológico, da terapia anterior, do local de recidiva e da disponibilidade de um doador de células-tronco. Uma série de novas abordagens de reindução está sendo investigada, incluindo um anticorpo CD20 tipo II, o *obinutuzumabe*, sozinho e em combinação com a quimioterapia; o *ibrutinibe*, um inibidor de BTK, sozinho e em combinação com a quimioterapia; e o *idelalisibe*, um inibidor de P13K delta, sozinho e em combinação com a quimioterapia. Embora não tenham sido conduzidos ensaios clínicos randomizados para analisar o TCT autólogo *vs* alogênico para a recidiva do LNH, os dados obtidos de estudos retrospectivos sugerem que os resultados são semelhantes, com exceção do LLB e do LAGC, nos quais o TCT alogênico é superior, talvez devido a um efeito de enxerto *versus* linfoma.

Como a recidiva do LNH pode ser difícil de tratar, têm sido realizados esforços para identificar os pacientes que correm maior risco de recidiva a fim de individualizar o tratamento inicial. A medição da doença residual mínima pode servir de marcador prognóstico e ajudar na estratificação do risco. A doença residual mínima é prognóstica no LAGC e no LLB. No LAGC, há também evidências de que uma resposta humoral à quinase ALK possa ser utilizada para prever o resultado, com obtenção de um resultado superior nos pacientes que desenvolvem títulos de anticorpos dirigidos contra a ALK. A medição da doença residual mínima (DRM) no LNH-B de risco intermediário é possível e atualmente está sendo avaliada em um ensaio clínico internacional.

COMPLICAÇÕES

Os pacientes submetidos à poliquimioterapia para a doença avançada correm risco agudo de desenvolver mucosite grave, infecções, citopenias que exigem transfusões de hemácias e plaquetas, desequilíbrios eletrolíticos e nutrição precária. As complicações a longo prazo consistem em risco de retardo do crescimento, cardiotoxicidade, toxicidade nas gônadas com infertilidade, além de neoplasias malignas secundárias.

PROGNÓSTICO

Na maioria das formas de LNH da infância e da adolescência, o prognóstico é excelente (ver Tabela 523.4). Os pacientes com a doença localizada têm uma taxa de sobrevida de 90 a 100%, enquanto aqueles com a doença avançada apresentam uma probabilidade de sobrevida de 80 a 95%. Desde que houve uma melhora substancial nos resultados de pacientes pediátricos com LNH, o foco foi deslocado agora para reduzir ao máximo a *toxicidade a longo prazo da terapia*. São desejáveis novos agentes direcionados para alvos, visto que esses fármacos têm o potencial de melhorar os resultados e diminuir a dependência da quimioterapia convencional tóxica. Um estudo multi-institucional em andamento está testando a redução da antracilina para diminuir as complicações da terapia a curto prazo (mucosite) e a longo prazo (saúde cardíaca) pela incorporação da imunoterapia no LNH-células B maduras, com resultados promissores até o momento.

A bibliografia está disponível no GEN-io.

523.3 Efeitos Tardios em Crianças e Adolescentes com Linfoma

Jessica Hochberg, Stanton C. Goldman e Mitchell S. Cairo

A maioria dos pacientes com LH e LNH recém-diagnosticados apresenta taxas de SG maiores que 90%. Nos EUA, existem aproximadamente 270 mil sobreviventes de câncer infantil, ou cerca de 1:640 adultos entre 20 e 40 anos de idade. Todavia, frequentemente essa sobrevida tem sido obtida à custa de um risco relativo elevado de complicações a longo prazo, como tumores sólidos, leucemia, doença cardíaca, complicações pulmonares, doença da tireoide e infertilidade. Uma análise de mais de 1 mil sobreviventes de LNH infantil a longo prazo encontrou taxas elevadas de morte mais de 20 anos após o tratamento. Uma revisão dos dados de Vigilância, Epidemiologia e Resultados Finais do National Cancer Institute (NCI) ao longo de período de acompanhamento de 25 anos demonstrou que as curvas relativas de sobrevida aceleram em vez de alcançar um platô depois de 10 anos após o diagnóstico de LH. Esse achado ressalta a importância da morbidade e da mortalidade tardias entre os sobreviventes do linfoma. O primeiro **Estudo de Sobreviventes do Câncer na Infância**, uma análise de coorte retrospectiva de 10.397 sobreviventes de câncer, mostrou que 62,3% desses sobreviventes relataram pelo menos uma condição crônica, enquanto 27,5% relataram condições graves ou potencialmente fatais. O risco relativo ajustado do sobrevivente apresentando uma condição crônica grave ou potencialmente fatal, em comparação com o de um irmão, foi de 8,2 (intervalo de confiança de 95%, 6,9 a 9,7). Quando os desfechos na saúde específicos para a doença foram examinados, constatou-se que tanto o LH quanto o LNH estão associados a uma incidência cumulativa de condições crônicas que se aproxima de 70 a 80%, sendo a ocorrência de condições graves relatada em quase 50% dos sobreviventes de LH (Figura 523.8).

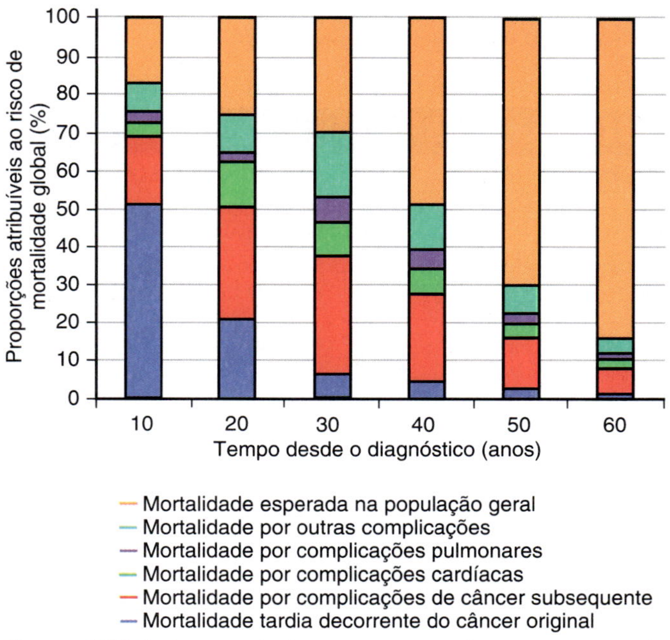

Figura 523.8 Percentual de proporções atribuíveis ao risco de mortalidade global em sobreviventes de câncer infantil. (*Adaptada de Yeh JM, Nekhlyudov L, Goldie SJ et al.: A model-based estimate of cumulative excess mortality in survivors of childhood cancer,* Ann Intern Med *152[7]:409-417, 2010.*)

Capítulo 524

Tumores Cerebrais na Infância

Wafik Zaky, Joann L. Ater e Soumen Khatua

Os tumores primários do sistema nervoso central (SNC) são um grupo heterogêneo de doenças que, coletivamente, são o câncer mais comum na infância e na adolescência. A mortalidade global nesse grupo é de quase 30%. Os pacientes com tumores do SNC apresentam a maior morbidade – primariamente neurológica – de todas as crianças com câncer. Os desfechos melhoraram com o passar do tempo devido às inovações em neurocirurgia, radioterapia (particularmente a radioterapia conformacional estereotáxica), quimioterapia e imunoterapia. A abordagem terapêutica nesses tumores é multimodal. A cirurgia com ressecção completa, se possível, é o pilar do tratamento, e a radioterapia e a quimioterapia são utilizadas de acordo com o diagnóstico, a idade do paciente e outros fatores.

ETIOLOGIA

A etiologia dos tumores cerebrais pediátricos não é bem definida. Uma predominância de pacientes do sexo masculino é observada na incidência do meduloblastoma e do ependimoma. As **síndromes familiares** associadas a uma maior incidência de tumores cerebrais são responsáveis por aproximadamente 5% dos casos (Tabela 524.1). A exposição craniana à radiação ionizante também é associada a uma maior incidência de tumores cerebrais. Há relatos esporádicos de tumores cerebrais em famílias sem evidências de síndrome hereditária. Os eventos moleculares associados à carcinogênese dos tumores cerebrais pediátricos são desconhecidos.

EPIDEMIOLOGIA

Aproximadamente 4.600 tumores cerebrais primários são diagnosticados a cada ano em crianças e adolescentes nos EUA, com uma incidência anual total de aproximadamente 47 casos por 1 milhão de crianças com menos de 20 anos de idade. A incidência de tumores do SNC é maior em bebês e crianças com 5 anos de idade ou menos (aproximadamente 52 casos/1 milhão de crianças).

PATOGÊNESE

Mais de 100 categorias e subtipos histológicos de tumores cerebrais primários são descritos na classificação de tumores do SNC feita pela Organização Mundial da Saúde (OMS). Em crianças de 0 a 14 anos de idade, os tumores mais comuns são os **astrocitomas pilocíticos (APs)** e os **meduloblastomas/tumores neuroectodérmicos primitivos (PNETs**, do inglês *primitive neuroectodermal tumors*). Em adolescentes (15 a 19 anos), os tumores mais comuns são os hipofisários/craniofaríngeos e APs (Figura 524.1); os tumores congênitos (neonatais) têm um padrão distinto (Tabela 524.2).

O programa Vigilância, Epidemiologia e Resultados Finais (SEER, do inglês, *Surveillance, Epidemiology and End Results*), do National Cancer Institute (NCI) dos EUA, relatou uma ligeira predominância da localização tumoral infratentorial (43,2%), seguida pela região supratentorial (40,9%), medula espinal (4,9%) e sítios múltiplos (11%) (Figura 524.2 e Tabelas 524.3 e 524.4). Há diferenças relacionadas à idade quanto à localização primária do tumor. Durante o 1º ano de vida, os tumores supratentoriais predominam e geralmente incluem os tumores complexos do plexo coroide e os teratomas (ver Tabela 524.2). Em crianças de 1 a 10 anos de idade, os tumores infratentoriais predominam devido à alta incidência de AP juvenil e meduloblastoma. Depois dos 10 anos de idade, os tumores supratentoriais voltam a predominar e os astrocitomas difusos são mais comuns (ver Tabela 524.4). Os tumores da via óptica e da região do hipotálamo, do tronco cerebral e da região pineal-mesencefálica são mais comuns em crianças e adolescentes do que em adultos.

MANIFESTAÇÕES CLÍNICAS

O quadro clínico do paciente com um tumor cerebral depende da localização e tipo da neoplasia e da idade da criança. Os sinais e sintomas são relacionados à obstrução das vias de drenagem do líquido cefalorraquidiano (LCR) causada pelo tumor, provocando **aumento da pressão intracraniana (PIC)**, também chamado de hipertensão intracraniana (HIC), ou disfunção cerebral focal. Em crianças pequenas, o diagnóstico de um tumor cerebral pode ser tardio, uma vez que os sintomas são similares àqueles de doenças mais comuns, como distúrbios gastrintestinais associados a vômitos. Os bebês com fontanelas abertas podem apresentar sinais de HIC, como vômito, letargia e irritabilidade, assim como o achado tardio de macrocefalia. A tríade clássica de cefaleia, náuseas e vômitos, assim como o papiledema, está associada aos tumores de linha média ou **infratentoriais**. As cefaleias associadas aos tumores cerebrais tendem a ser de aparecimento recente, persistentes

Tabela 524.1 Síndromes familiares associadas a tumores cerebrais pediátricos.

SÍNDROME	MANIFESTAÇÕES NO SISTEMA NERVOSO CENTRAL	CROMOSSOMO	GENE
Neurofibromatose tipo 1 (autossômica dominante)	Gliomas da via óptica, astrocitoma, tumores malignos da bainha neural periférica, neurofibromas	17q11	*NF1*
Neurofibromatose tipo 2 (autossômica dominante)	Schwannomas vestibulares, meningiomas, ependimoma da medula espinal, astrocitoma da medula espinal, hamartomas	22q12	*NF2*
Von Hippel-Lindau (autossômica dominante)	Hemangioblastoma	3 p25-26	*VHL*
Esclerose tuberosa (autossômica dominante)	Astrocitoma subependimário de células gigantes, tubérculos corticais	9q34 16q13	*TSC1* *TSC2*
Li-Fraumeni (autossômica dominante)	Astrocitoma, tumor neuroectodérmico primitivo (PNET)	17q13	*TP53*
Cowden (autossômica dominante)	Gangliocitoma displásico do cerebelo (doença de Lhermitte-Duclos)	10q23	*PTEN*
Turcot (autossômica dominante)	Meduloblastoma Glioblastoma	5q21 3 p21 7 p22	*APC* *hMLH1* *hPSM2*
Carcinoma basocelular nevoide (síndrome de Gorlin) (autossômica dominante)	Meduloblastoma	9q31	*PTCH1*

Adaptada de Kleihues P, Cavenee WK: World Health *Organization classification of tumors: pathology and genetics of tumors of the nervous system*, Lyon, 2000, IARC Press.

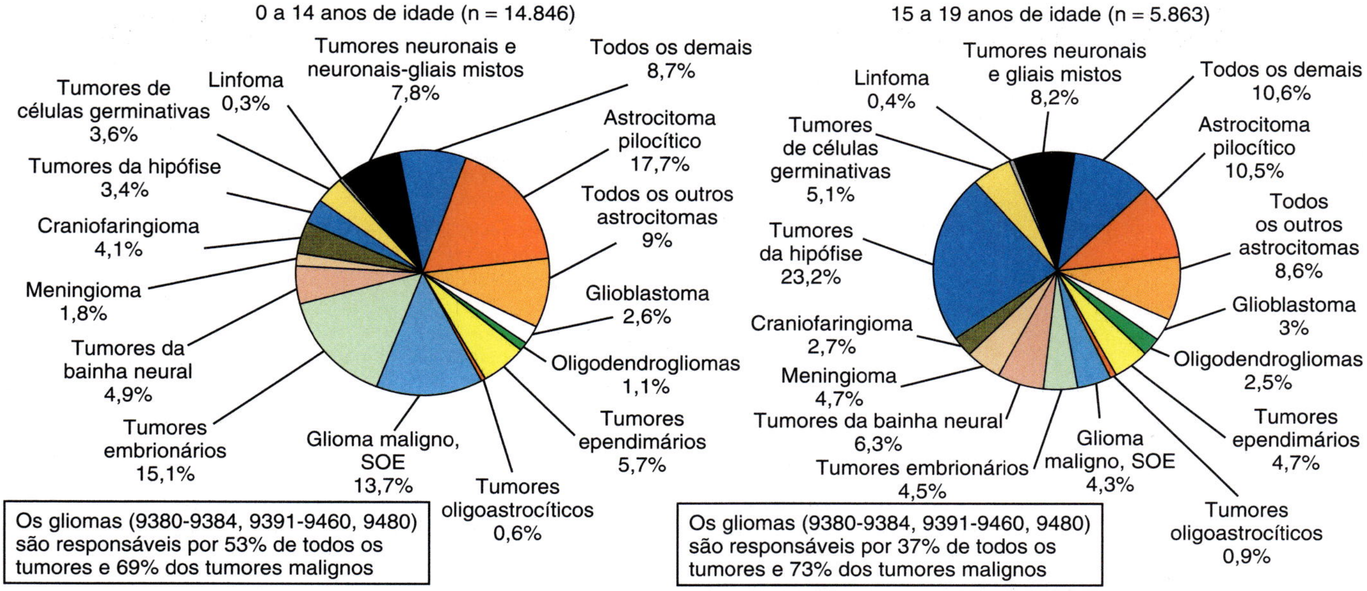

Figura 524.1 Distribuição dos tumores primários do cérebro e do sistema nervoso central da infância conforme a histologia. SOE: sem outra especificação. (*De Dolecek TA, Propp JM, Stroup NE, Kruchko C: CBTRUS statistical report: primary brain and central nervous system tumors diagnosed in the United States in 2005–2009*, Neuro-Oncology *14:v1–v49, 2012.*)

Tabela 524.2 Tumores cerebrais congênitos e neonatais.
Tumores de células germinativas: teratomas (maduros e imaturos)
Tumores do plexo coroide (papiloma e carcinoma)
Tumores embrionários
Tumores embrionários com rosetas em múltiplas camadas (antigamente chamados tumores neuroectodérmicos primitivos)
Tumor teratoide/rabdoide atípico
Meduloblastoma
Tumores astrocíticos
Tumores neuronais e neuronais-gliais mistos:
Tumores desmoplásicos infantis (astrocitomas e gangliogliomas)

De Shekdar KV, Schwartz ES: Brain tumors in the neonate, *Neuroimag Clin North Am* 27:69-83, 2017.

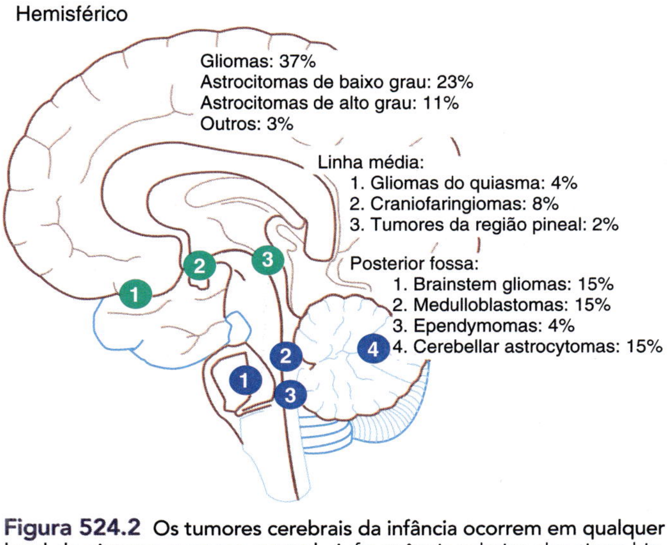

Figura 524.2 **Os tumores cerebrais da infância ocorrem em qualquer local do sistema nervoso central.** A frequência relativa dos tipos histológicos de tumor cerebral e a distribuição anatômica são mostradas. (*Redesenhado de Albright AL: Pediatric brain tumors,* CA Cancer J Clin *43:272-288, 1993.*)

(mas, de modo geral, com menos de 6 meses), acompanhadas por achados neurológicos (papiledema, alterações cognitivas e comportamentais, convulsões, déficits motores focais), além de vômitos, e ocorrem ao acordar ou interrompem o sono do paciente. Distúrbios de equilíbrio, marcha e coordenação são observados na presença de tumores infratentoriais. O **torcicolo** pode ocorrer em casos de herniação da tonsila cerebelar. Borramento visual, diplopia e nistagmo também são associados aos tumores infratentoriais. Os tumores da região do tronco cerebral podem ser associados à paralisia do olhar, múltiplas paralisias de nervos cranianos e déficits do neurônio motor superior (p. ex., hemiparesa, hiper-reflexia, clônus).

Os **tumores supratentoriais** são mais comumente associados a fraqueza motora focal, alterações sensoriais focais, distúrbios de linguagem, convulsões focais e assimetria de reflexos. Os bebês com tumores supratentoriais podem apresentar preferência prematura por uma das mãos. Os **tumores da via óptica** provocam distúrbios visuais e/ou oculomotores aferentes, como redução da acuidade visual, pupila de Marcus Gunn (defeito pupilar aferente), nistagmo e/ou defeitos no campo visual. Os tumores da região suprasselar e do terceiro ventrículo podem inicialmente causar **déficits neuroendócrinos**, como desenvolvimento subagudo de obesidade, velocidade de crescimento linear anormal, diabetes insípido, galactorreia, puberdade precoce, puberdade tardia e hipotireoidismo. Na verdade, os sinais de disfunção endócrina precedem os sintomas de disfunção neurológica e oftálmica em 1,9 ano, em média, e seu reconhecimento como possível sinal de neoplasia hipotalâmica ou hipofisária pode acelerar o diagnóstico e melhorar o desfecho. A **síndrome diencefálica**, que se manifesta como atraso de crescimento, emaciação apesar da ingestão calórica normal e afeto inadequadamente normal ou feliz, ocorre em bebês e crianças pequenas com tumores nessas regiões. A **síndrome de Parinaud** é observada nos tumores da região pineal e se manifesta com paralisia do olhar vertical para cima, pupila contraída à acomodação, mas não à luz (pseudopupila de Argyll Robertson), nistagmo à convergência ou retração, além de retração palpebral. Os tumores da medula espinal e a disseminação de tumores cerebrais para a medula espinal podem provocar déficits de tratos nervosos longos motores e/ou sensitivos, frequentemente localizados abaixo do nível medular específico; alterações intestinais e vesicais e dorsalgia ou dor radicular. Os sinais e sintomas de doença metastática meníngea decorrente de tumores cerebrais ou leucemia incluem cefaleia ou dorsalgia e sintomas relacionados à compressão de nervos cranianos ou raízes de nervos espinais.

Tabela 524.3 Tumores da fossa posterior na infância.

TUMOR	INCIDÊNCIA RELATIVA (%)	APRESENTAÇÃO	DIAGNÓSTICO	PROGNÓSTICO
Meduloblastoma	35 a 40	2 a 3 meses de cefaleias, vômitos, ataxia truncal	Massa no quarto ventrículo com captação de contraste heterogênea ou homogênea; pode ser disseminado	65 a 85% de sobrevida; dependente de estágio/tipo; menor sobrevida (20 a 70%) em bebês
Astrocitoma cerebelar	35 a 40	3 a 6 meses de ataxia em membros; cefaleias secundárias, vômitos	Massa no hemisfério cerebelar, geralmente com componentes císticos e sólidos (nódulo mural)	90 a 100% de sobrevida no tipo pilocítico submetido à ressecção completa
Glioma do tronco cerebral	10 a 15	1 a 4 meses de diplopia, desequilíbrio, fraqueza e disfunção de nervos cranianos, incluindo fraqueza facial, distúrbios de deglutição e anomalias oculomotoras	Massa de expansão difusa e captação de contraste mínima ou parcial em 80%; 20% lesão tectal ou cervicomedular mais focal	> 90% de mortalidade em tumores difusos; melhor sobrevida em tumores localizados
Ependimoma	10 a 15	2 a 5 meses de desequilíbrio, cefaleias, diplopia e assimetria facial	Geralmente há uma massa contrastada no quarto ventrículo, com predileção cerebelopontina	> 75% de sobrevida em lesões submetidas à ressecção total
Teratoide/rabdoide atípico	> 5 (10 a 15% dos tumores malignos infantis)	Similar à do meduloblastoma, mas primariamente em bebês; geralmente associados à fraqueza facial e estrabismo	Similar à do meduloblastoma, mas geralmente com maior extensão lateral	≤ 20% de sobrevida em bebês

Adaptada de Packer RJ, MacDonald T, Vezina G: Central nervous system tumors, *Pediatr Clin North Am* 55:121-145, 2008.

Tabela 524.4 Tumores cerebrais supratentoriais pediátricos e principais características à neuroimagem.

TUMOR	PRINCIPAIS CARACTERÍSTICAS
TUMORES DE CÉLULAS DA GLIA	
Astrocitoma pilocítico	Tumor primário mais comum em crianças Prognóstico excelente Cístico com nódulo mural ou massa sólida realçada Ausência de edema vasogênico significativo
Astrocitoma difuso	Muito menos comum em crianças do que em adultos Relativamente mal definido sem realce por contraste A perda de diferenciação é raramente observada em crianças
Astrocitoma anaplásico	Margens mal circunscritas Sem hemorragia ou necrose De modo geral, não apresenta realce por contraste
Glioblastoma	Raro em crianças Realce heterogêneo Necrose e edema peritumoral acentuado
Tumor subependimário de células gigantes	Associado ao complexo de esclerose tuberosa Realce ávido Praticamente sempre no ventrículo lateral, próximo ao forame de Monro
Xantoastrocitoma pleomórfico	Quase sempre supratentorial Os componentes sólidos apresentam realce ávido Localização periférica contígua à superfície meníngea
Tumores oligodendrogliais	Relativamente bem-circunscritos, córtex expandido Realce e calcificação menos comuns do que em adultos Alto rCBV geralmente observado em tumores de baixo grau
Ependimoma	Metade dos tumores supratentoriais são parenquimatosos Maior incidência de cistos em comparação aos tumores infratentoriais Calcificações, hemorragia e realce não homogêneo Os valores de ADC geralmente são maiores do que em tumores embrionários
Glioma angiocêntrico	Lesões corticais superficiais A hiperintensidade em T1 é um achado característico, embora não frequente Geralmente não apresenta realce por contraste
TUMORES NEURONAIS E NEURONAIS-GLIAIS MISTOS	
Ganglioglioma	Mais comum nos lobos temporais Massas císticas e sólidas mistas com nódulo de realce ávido Calcificações são comuns
Tumores desmoplásicos infantis	Muito raros, tipicamente em crianças até 18 meses de idade Predominantemente císticos, com nódulos sólidos localizados perto do córtex Os componentes sólidos podem apresentar baixos valores de ADC mesmo se benignos
Tumores neuroepiteliais disembrioplásicos	Baseados no córtex, principalmente nos lobos temporais 30% associados a displasia cortical Podem ter uma aparência bolhosa característica Podem raramente apresentar realce nodular ou anular
TUMORES EMBRIONÁRIOS	
Tumores embrionários sem outra especificação	Geralmente em crianças com menos de 5 anos de idade Extensos ao diagnóstico, com pouco edema circunjacente Realce intenso e heterogêneo pelo contraste Baixos valores de ADC
Tumor teratoide/rabdoide atípico	10% dos tumores de SNC em crianças com menos de 12 meses de idade Neoplasias raras e agressivas Grandes e predominantemente sólidos, com edema mínimo Calcificações, hemorragia e cistos são comuns Realce moderado a intenso com baixos valores de ADC

ADC: coeficiente de difusão aparente; rCBV (do inglês *relative cerebral blood volume*): volume sanguíneo cerebral relativo; SNC: sistema nervoso central. De Zamora C, Huisman TAGM, Izbudak I: Supratentorial tumors in pediatric patients, *Neuroimag Clin North Am* 27:39-67, 2017, pp 55-56.

DIAGNÓSTICO

A avaliação de um paciente com suspeita de tumor cerebral é uma emergência. A avaliação inicial deve incluir anamnese completa, exame físico (inclusive oftalmológico) e exames neurológicos com neuroimagem. Nos tumores cerebrais primários, a **ressonância magnética (RM)** com e sem gadolínio é o padrão de neuroimagem. Os tumores na região hipofisária/suprasselar, via óptica e região infratentorial são mais bem delineados pela RM do que pela TC. Os pacientes com tumores da linha média e da região hipofisária/suprasselar/do quiasma óptico devem ser submetidos à avaliação para detecção de **disfunção neuroendócrina**. O exame oftalmológico formal deve ser realizado em pacientes com tumores na região da via óptica para documentar o impacto da doença sobre a função oculomotora, a acuidade visual e os campos visuais. As regiões suprasselar e pineal são os sítios preferenciais de tumores de células germinativas (Figura 524.3). As medidas da concentração sérica e no LCR de β-gonadotrofina coriônica humana (β-hCG), α-fetoproteína (AFP) e fosfatase alcalina placentária podem ajudar o diagnóstico de tumores da linhagem germinativa. Em tumores com propensão à disseminação para as leptomeninges, como o meduloblastoma/PNET, o ependimoma e os tumores da linhagem germinativa, a punção lombar (PL) com análise citológica do LCR é indicada; a PL é *contraindicada* em pacientes com hidrocefalia recém-diagnosticada secundária à obstrução ao fluxo do LCR, naqueles com tumores que desviam a linha média supratentorial e em pacientes com tumores infratentoriais. Nesses indivíduos, a PL pode causar herniação cerebral, que provoca comprometimento neurológico e morte. Portanto, em crianças com tumores intracranianos recém-diagnosticados e sinais de HIC, a PL geralmente é adiada até a cirurgia ou colocação de *shunt* (derivação).

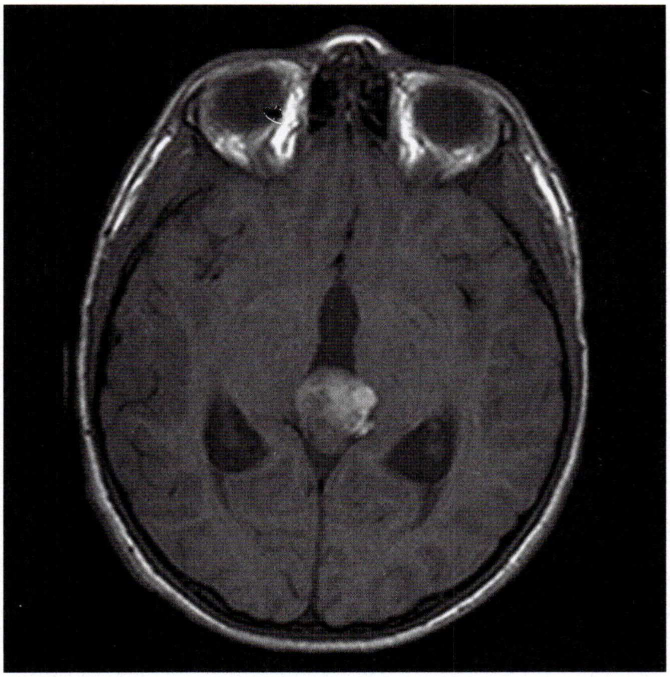

Figura 524.3 Imagem axial de ressonância magnética ponderada em T1 com gadolínio de um menino de 10 anos de idade com um tumor de células germinativas mistas da região pineal, apresentando puberdade precoce, cefaleias e elevação de α-fetoproteína e β-gonadotrofina coriônica humana no liquor e no soro.

TUMORES ESPECÍFICOS

A Tabela 524.5 traz uma classificação dos tumores do SNC.

Tabela 524.5 Classificação da Organização Mundial da Saúde (OMS) dos tumores do sistema nervoso central (SNC).

TUMORES ASTROCÍTICOS DIFUSOS E OLIGODENDROGLIAIS	
Astrocitoma difuso, IDH-mutante	9400/3
Astrocitoma gemistocítico, IDH-mutante	9411/3
Astrocitoma difuso, IDH-tipo selvagem	9400/3
Astrocitoma difuso, SOE	9400/3
Astrocitoma anaplásico, IDH-mutante	9401/3
Astrocitoma anaplásico, IDH-tipo selvagem	*9401/3*
Astrocitoma anaplásico, SOE	9401/3
Glioblastoma, IDH-tipo selvagem	9440/3
Glioblastoma de células gigantes	9441/3
Gliossarcoma	9442/3
Glioblastoma epitelioide	*9440/3*
Glioblastoma, IDH-mutante	9445/3*
Glioblastoma, SOE	9440/3
Glioma difuso da linha média, H3 K27M-mutante	9385/3*
Oligodendroglioma, IDH-mutante e 1p/19q-codeletado	9450/3
Oligodendroglioma, SOE	9450/3
Oligodendroglioma anaplásico, IDH-mutante e 1p/19q-codeletado	9451/3
Oligodendroglioma anaplásico, SOE	*9451/3*
Oligoastrocitoma, SOE	*9382/3*
Oligoastrocitoma anaplásico, SOE	*9382/3*
OUTROS TUMORES ASTROCÍTICOS	
Astrocitoma pilocítico	9421/1
Astrocitoma pilomixoide	9425/3
Astrocitoma subependimário de células gigantes	9384/1
Xantoastrocitoma pleomórfico	9424/3
Xantoastrocitoma pleomórfico anaplásico	9424/3
TUMORES EPENDIMÁRIOS	
Subependimoma	9383/1
Ependimoma mixopapilar	9394/1
Ependimoma	9391/3
Ependimoma papilar	9393/3
Ependimoma de células claras	9391/3
Ependimoma tanicítico	9391/3
Ependimoma, fusão *RELA*-positivo	9393/3*
Ependimoma anaplásico	9392/3
OUTROS GLIOMAS	
Glioma cordoide do terceiro ventrículo	9444/1
Glioma angiocêntrico	9431/1
Astroblastoma	9430/3
TUMORES DO PLEXO COROIDE	
Papiloma do plexo coroide	9390/0
Papiloma atípico do plexo coroide	9390/1
Carcinoma do plexo coroide	9390/3
TUMORES NEURONAIS E NEURONAIS-GLIAIS MISTOS	
Tumor neuroepitelial disembrioplásico	9413/0
Gangliocitoma	9492/0
Ganglioglioma	9505/1
Ganglioglioma anaplásico	9505/3
Gangliocitoma displásico do cerebelo (doença de Lhermitte-Duclos)	9493/0
Astrocitoma e ganglioglioma desmoplásicos infantis	9412/1
Tumor glioneuronal papilar	9509/1
Tumor glioneuronal formador de rosetas	9509/1
Tumor glioneuronal leptomeníngeo difuso	
Neurocitoma central	9506/1
Neurocitoma extraventricular	9506/1
Liponeurocitoma cerebelar	9506/1
Paraganglioma	8693/1
TUMORES DA REGIÃO PINEAL	
Pineocitoma	9361/1
Tumor do parênquima pineal de diferenciação intermediária	9362/3
Pineoblastoma	9362/3
Tumor papilar da região pineal	9395/3

(*continua*)

Tabela 524.5 Classificação da Organização Mundial da Saúde (OMS) dos tumores do sistema nervoso central (SNC). *(continuação)*

TUMORES EMBRIONÁRIOS	
Meduloblastomas, geneticamente definidos	
Meduloblastoma, WNT-ativado	9475/3*
Meduloblastoma, SHH-ativado e *TP53*-mutante	9476/3*
Meduloblastoma, SHH-ativado e TP53-tipo selvagem	9471/3
Meduloblastoma, não WNT/não SHH	9477/3*
Meduloblastoma, grupo 3	
Meduloblastoma, grupo 4	
Meduloblastomas histologicamente definidos	
Meduloblastoma clássico	9470/3
Meduloblastoma desmoplásico/nodular	9471/3
Meduloblastoma com extensa nodularidade	9471/3
Meduloblastoma de células grandes/anaplásico	9474/3
Meduloblastoma, SOE	9470/3
Tumor embrionário com rosetas em múltiplas camadas, C19MC-alterado	9478/3*
Tumor embrionário com rosetas em múltiplas camadas, SOE	*9478/3*
Meduloepitelioma	9501/3
Neuroblastoma do SNC	9500/3
Ganglioneuroblastoma do SNC	9490/3
Tumor embrionário do SNC, SOE	9473/3
Tumor teratoide/rabdoide atípico	9508/3
Tumor embrionário do SNC com características rabdoides	*9508/3*
TUMORES DOS NERVOS CRANIANOS E PARAESPINAIS	
Schwannoma	9560/0
Schwannoma celular	9560/0
Schwannoma plexiforme	9560/0
Schwannoma melanocítico	9560/1
Neurofibroma	9540/0
Neurofibroma atípico	9540/0
Neurofibroma plexiforme	9550/0
Perineurioma	9571/0
Tumores híbridos da bainha neural	
Tumores malignos da bainha do nervo periférico (MPNST, do inglês *malignant peripheral nerve sheath tumor*)	9540/3
MPNST epitelioide	9540/3
MPNST com diferenciação perineural	9540/3
MENINGIOMAS	
Meningioma	9530/0
Meningioma meningotelial	9531/0
Meningioma fibroso	9532/0
Meningioma de transição	9537/0
Meningioma psamomatoso	9533/0
Meningioma angiomatoso	9534/0
Meningioma microcístico	9530/0
Meningioma secretor	9530/0
Meningioma rico em linfócitos e plasmócitos	9530/0
Meningioma metaplásico	9530/0
Meningioma cordoide	9538/1
Meningioma de células claras	9538/1
Meningioma atípico	9539/1
Meningioma papilar	9538/3
Meningioma rabdoide	9538/3
Meningioma anaplásico (maligno)	9530/3
TUMORES MESENQUIMAIS NÃO MENINGOTELIAIS	
Tumor fibroso solitário/hemangiopericitoma**	
Grau 1	8815/0
Grau 2	8815/1
Grau 3	8815/3
Hemangioblastoma	9161/1
Hemangioma	9120/0
Hemangioendotelioma epitelioide	9133/3
Angiossarcoma	9120/3
Sarcoma de Kaposi	9140/3
Sarcoma de Ewing/PNET	9364/3
Lipoma	8850/0
Angiolipoma	8861/0
Hibernoma	8880/0
Lipossarcoma	8850/3
Fibromatose tipo desmoide	8821/1
Miofibroblastoma	8825/0
Tumor miofibroblástico inflamatório	8825/1
Histiocitoma fibroso benigno	8830/0
Fibrossarcoma	8810/3
Sarcoma pleomórfico não diferenciado/histiocitoma fibroso maligno	8802/3
Leiomioma	8890/0
Leiomiossarcoma	8890/3
Rabdomioma	8900/0
Rabdomiossarcoma	8890/3
Condroma	9220/0
Condrossarcoma	9220/3
Osteoma	9180/0
Osteocondroma	9210/0
Osteossarcoma	9180/3
TUMORES MELANOCÍTICOS	
Melanocitose meníngea	8728/0
Melanocitoma meníngeo	8728/1
Melanoma meníngeo	8720/3
Melanomatose meníngea	8728/3
LINFOMAS	
Linfoma difuso de grandes células B do SNC	9680/3
Linfomas do SNC associados à imunodeficiência	
Linfoma difuso de grandes células B relacionado à AIDS	
Linfoma difuso de células grandes B EBV-positivo, SOE	
Granulomatose linfomatoide	9766/1
Linfomas de células B de baixo grau do SNC	
Linfomas de células T e células NK/T do SNC	
Linfoma anaplásico de grandes células, ALK-positivo	9714/3
Linfoma anaplásico de grandes células, ALK-negativo	9702/3
TUMORES HISTIOCÍTICOS	
Histiocitose de células de Langerhans	9751/3
Doença de Erdheim-Chester	9750/1
Doença de Rosai-Dorfman	
Xantogranuloma juvenil	
Sarcoma histiocítico	9755/3
TUMORES DE CÉLULAS GERMINATIVAS	
Germinoma	9064/3
Carcinoma embrionário	9070/3
Tumor do saco vitelínico	9071/3
Coriocarcinoma	9100/3
Teratoma	9080/1
Teratoma maduro	9080/0
Teratoma imaturo	9080/3
Teratoma com transformação maligna	9084/3
Tumor misto de células germinativas	9085/3
TUMORES DA REGIÃO SELAR	
Craniofaringioma	9350/1
Craniofaringioma adamantinomatoso	9351/1
Craniofaringioma papilar	9352/1
Tumor de células granulares da região selar	9582/0
Pituicitoma	9432/1
Oncocitoma de células fusiformes	8290/0
TUMORES METASTÁTICOS	

Os códigos de morfologia são da *Classificação Internacional de Doenças para Oncologia* (CID-O) (742A). O comportamento é codificado da seguinte forma: /0 para tumores benignos; /1 para tumores de comportamento não especificado, *borderline* ou incerto; /2 para carcinoma *in situ* e neoplasia intraepitelial de grau III; e /3 para tumores malignos. A classificação é uma modificação da anterior da Organização Mundial da Saúde (OMS), considerando mudanças em nosso conhecimento sobre essas lesões. *Esses novos códigos foram aprovados pelo Comitê IARC/OMS para CID-O. **Graduação de acordo com a *Classification of Tumors Soft Tissue and Bone da OMS* de 2013. Os termos em *itálico* são provisórios, ou seja, o Grupo de Trabalho da OMS acredita que não há evidências suficientes para reconhecer essas doenças como entidades distintas nesse momento. MPNST: tumor maligno da bainha do nervo periférico (do inglês *malignant peripheral nerve sheath tumor*); SOE: sem outra especificação. Adaptada de Louis DN, Ohgaki H, Wiestler OD, Cavenee WK: *World Health Organization histological classification of tumours of the central nervous system*, 2016, International Agency for Research on Cancer, France.

Astrocitoma

Os astrocitomas são um grupo heterogêneo de tumores responsáveis por aproximadamente 40% dos cânceres pediátricos no SNC. Esses tumores ocorrem em todo o SNC.

Os **astrocitomas de baixo grau** (**ABGs**), o grupo predominante de astrocitomas na infância, são caracterizados por um curso clínico indolente. O **astrocitoma pilocítico** (**AP**) é o astrocitoma mais comum em crianças, sendo responsável por aproximadamente 20% de todos os tumores cerebrais. Com base em características clínico-patológicas da classificação da OMS, o AP é considerado um tumor de grau I. Embora o AP possa ocorrer em qualquer local do SNC, os sítios clássicos são o cerebelo e a região da via óptica (Figura 524.4). O achado neurorradiológico clássico do AP, mas não exclusivo, é a presença de um nódulo realçado por contraste na parede de uma massa cística. Os achados microscópicos incluem a aparência bifásica de feixes de tecido fibrilar compacto intercalados com áreas microcísticas esponjosas, dispostas frouxamente. A presença de **fibras de Rosenthal** (massas condensadas de filamentos gliais que ocorrem nas áreas compactas) com baixos potenciais mitóticos ajuda a estabelecer o diagnóstico. Uma pequena proporção desses tumores pode progredir e causar disseminação leptomeníngea, principalmente na região da via óptica, e, muito raramente, sofre transformação maligna em um tumor agressivo de grau mais elevado. Um AP do nervo óptico e da região do quiasma é um achado relativamente comum em pacientes com neurofibromatose tipo 1 (15% de incidência). O AP é associado à ativação da via MAPK na forma de fusão ou duplicação de *BRAF* e, com menor frequência, mutação de *BRAF* (*V600E*). Outros tumores de baixo grau em pacientes pediátricos com características clínico-patológicas similares ao AP são o xantoastrocitoma pleomórfico, o astrocitoma pilomixoide e o astrocitoma subependimário de células gigantes.

O segundo astrocitoma mais comum é o **astrocitoma difuso** (**AD**), que consiste em um grupo de tumores caracterizados por um padrão de infiltração difusa de células tumorais entre o tecido neural normal. O AD é responsável por 15% dos tumores cerebrais e o tipo fibrilar é o mais comum em crianças. Histologicamente, esses tumores de baixo grau apresentam celularidade maior, com poucas figuras mitóticas, pleomorfismo e microcistos. Ocorrem em qualquer lugar do SNC, com predileção por áreas supratentoriais (Figura 524.5). O achado característico à RM é a ausência de captação após a infusão de contraste. Dentre as anomalias genéticas moleculares encontradas no AD, estão mutações de *P53* e superexpressão do receptor α do fator de crescimento derivado de plaquetas. A evolução do AD em astrocitoma maligno é associada à aquisição cumulativa de múltiplas anomalias moleculares. A superativação da via MAPK foi detectada no AD na forma de mutação *BRAF V600E* e duplicação de FGFR1.

O **astrocitoma pilomixoide** ocorre mais comumente na região do hipotálamo/quiasma óptico e tem risco alto de disseminação local e cerebroespinal. Esse astrocitoma acomete crianças pequenas e bebês. É classificado como tumor OMS grau II.

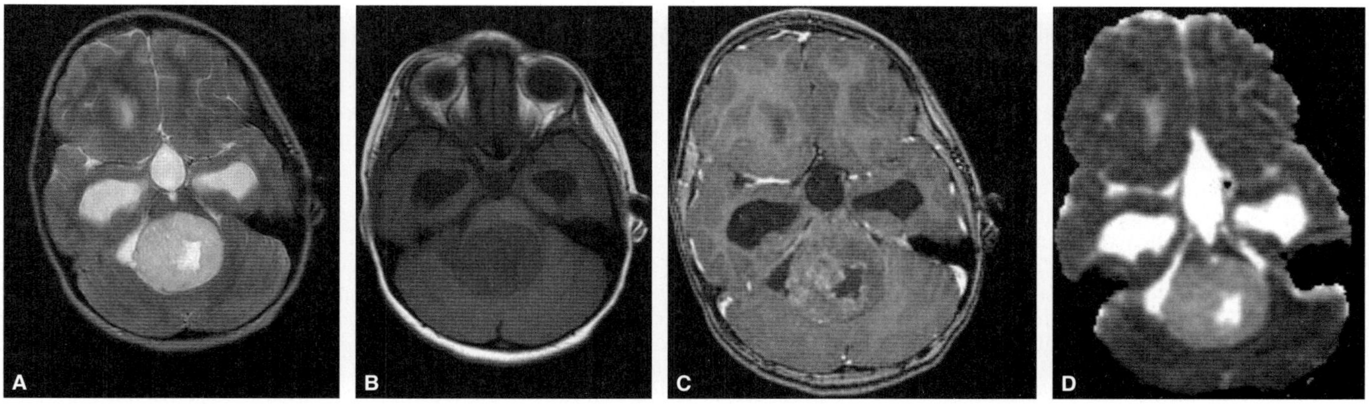

Figura 524.4 Imagens de RM de uma menina de 5 anos de idade com queixas de cefaleia e vômitos. Há um tumor sólido na linha média, com componentes císticos que comprometem o vermis cerebelar. Na imagem ponderada em T2 (**A**) e nas imagens ponderadas em T1 sem contraste (**B**) e com contraste (**C**), é difícil sugerir o diagnóstico correto. O mapa do coeficiente de difusão aparente (ADC, do inglês *apparent diffusion coefficient*) (**D**) não mostra restrições, o que é mais condizente com um astrocitoma pilocítico. (*De Lequin M, Hendrikse J: Advanced MR imaging in pediatric brain tumors, clinical applications, Neuroimag Clin North Am 27:167-190, 2017, Fig 1, p 169.*)

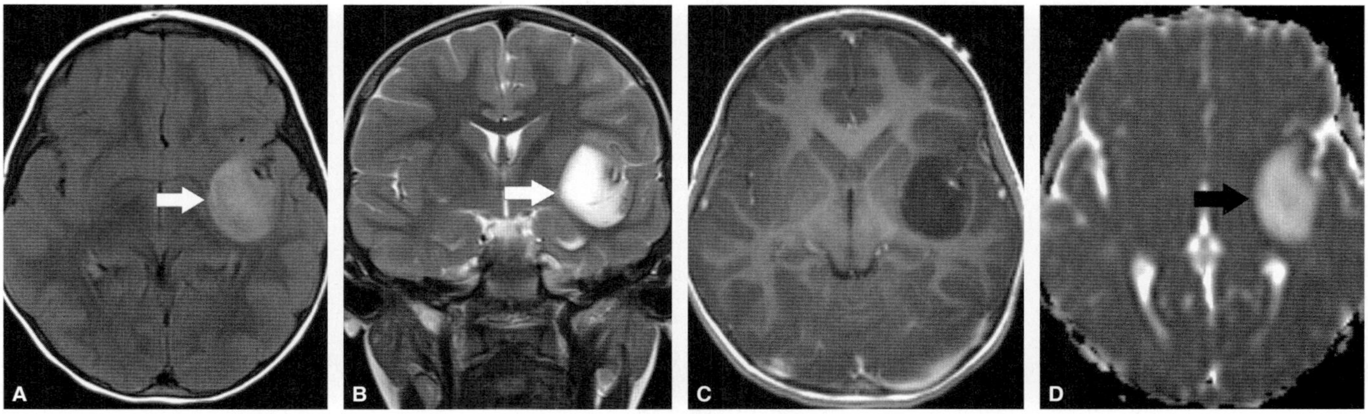

Figura 524.5 Astrocitoma difuso. **A.** A imagem axial em FLAIR mostra uma massa infiltrativa e expansível na ínsula e no lobo temporal do lado esquerdo (*seta*). **B.** A imagem coronal de ressonância magnética (RM) ponderada em T2 mostra que a lesão é muito brilhante (*seta*). **C.** A imagem axial de RM ponderada em T1 pós-contraste revela que a massa é bastante hipointensa e não se realça. **D.** A massa apresenta alto sinal no mapa do coeficiente de difusão aparente, condizente com seu grau baixo. (*De Zamora C, Huisman TAGM, Izbudak I: Supratentorial tumors in pediatric patients, Neuroimag Clin North Am 27:39-67, 2017, Fig 4, p 44.*)

O **tratamento clínico** dos ABGs enfoca uma abordagem multimodal, incorporando a cirurgia como tratamento primário, assim como a radioterapia e a quimioterapia. Com a ressecção cirúrgica completa, a sobrevida global (SG) chega a ser de 80 a 100%. Em pacientes submetidos à ressecção parcial, a SG varia entre 50 e 95%, dependendo da localização anatômica do tumor. Em pacientes submetidos à ressecção parcial do tumor e com condições neurológicas estáveis, a abordagem atual consiste em acompanhamento cuidadoso por meio de exame físico e técnicas de diagnóstico por imagem. Em caso de evidências de progressão, uma segunda ressecção cirúrgica deve ser considerada. Em pacientes cujo segundo procedimento foi incompleto ou não exequível, a radioterapia é benéfica. A radioterapia é realizada no leito tumoral em dose cumulativa total entre 50 e 55 Gy. Técnicas cirúrgicas modernas e metodologias inovadoras de radioterapia, incluindo o uso de feixes de prótons, podem influenciar a sobrevida e o desfecho clínico nesses pacientes de maneira positiva. O papel da quimioterapia no tratamento dos astrocitomas de baixo grau está evoluindo. Devido à preocupação com a morbidade gerada pela radioterapia em crianças pequenas, várias abordagens quimioterápicas têm sido avaliadas, especialmente em pacientes com menos de 10 anos de idade. A resposta completa à quimioterapia é incomum; no entanto, essas abordagens levaram ao controle durável da doença em 70 a 100% dos pacientes. Nos indivíduos com tumores de linha média na região do hipotálamo/quiasma óptico, porém, esses números tendem a ser piores (Figura 524.6). Juntas, as abordagens quimioterápicas permitiram a postergação e, quando possível, a não realização da radioterapia. Os quimioterápicos, administrados sozinhos ou combinados para o tratamento do astrocitoma de baixo grau, incluem a carboplatina, a vincristina, a lomustina, a procarbazina, a temozolomida e a vimblastina. A observação é a abordagem primária no manejo clínico de pacientes selecionados com astrocitomas de baixo grau biologicamente indolentes (neurofibromatose tipo 1 e astrocitoma mesencefálico). *Os astrocitomas associados à esclerose tuberosa responderam ao everolimo* (inibidor do alvo da rapamicina em mamíferos).

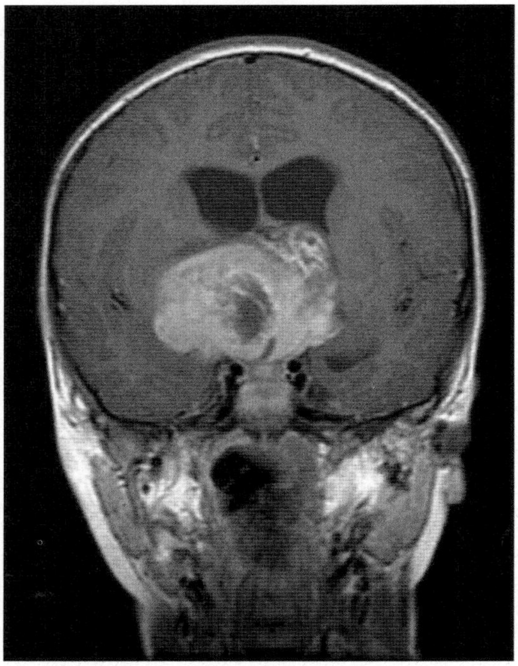

Figura 524.6 Projeção coronal com contraste de gadolínio de um astrocitoma pilocítico cístico juvenil da região suprasselar em uma criança de 4 anos de idade com perda de visão e cefaleias.

Os **astrocitomas malignos** são menos comuns em crianças e adolescentes do que em adultos, sendo responsáveis por 7 a 10% de todos os tumores cerebrais da infância. Nesse grupo, o **astrocitoma anaplásico** (OMS grau III) (Figura 524.7) é mais comum do que o **glioblastoma multiforme** (OMS grau IV) (Figura 524.8). A histopatologia dos astrocitomas anaplásicos mostra maior celularidade em comparação aos ABGs, com atipia celular e nuclear e presença de mitoses. Os achados histopatológicos característicos do glioblastoma multiforme incluem celularidade densa, alto índice mitótico, proliferação microvascular e focos de necrose tumoral. Os padrões de metilação do DNA agora identificaram cinco subgrupos moleculares de glioma de alto grau (GAG) pediátrico, que parecem ter origens celulares e determinantes biológicos distintos. Dentre as alterações genéticas comuns, estão as mutações genéticas em histona *H3.3* ou *H3.1*, *P53* e *BRAF*, além de amplificações focais de oncogenes (*PDGFRA* e *EGFR*) e deleções de genes de supressão tumoral (*CDKN2A* e *CDKN2B*).

As melhores abordagens terapêuticas para os astrocitomas malignos ainda não foram definidas. A terapia padrão continua a ser a ressecção cirúrgica seguida pela radioterapia de campo envolvido. Um estudo acerca do glioblastoma em adultos mostrou melhora significativa da sobrevida com a administração de temozolomida durante e após a radioterapia, em contraste com a irradiação sem o uso do medicamento.

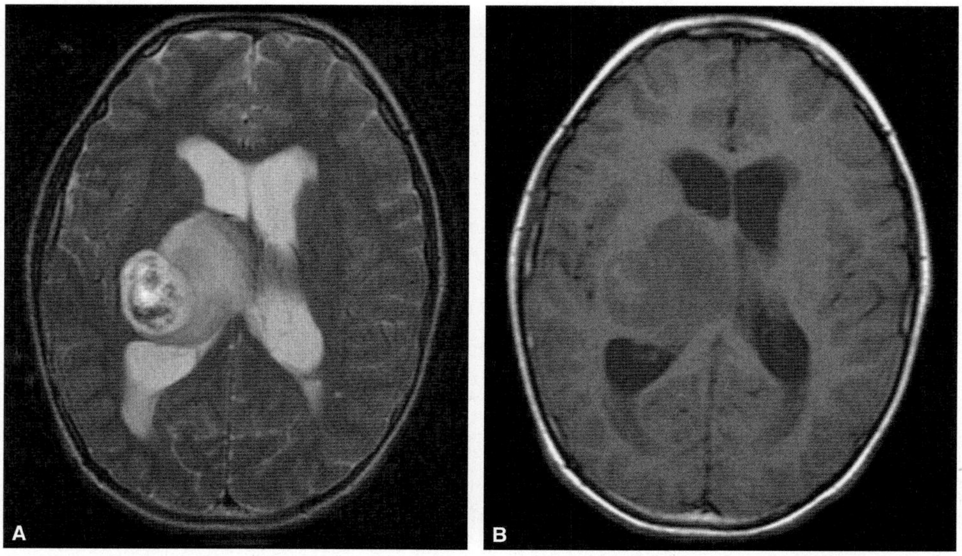

Figura 524.7 A. Imagem axial de ressonância magnética ponderada em T2 e não contrastada de um astrocitoma de grau III no tálamo direito, mostrando hiperintensidade difusa e área de formação de cisto necrótico. **B.** Imagem sagital de ressonância magnética ponderada em T1 e com contraste de gadolínio mostrando o contraste brando e a hipodensidade de um astrocitoma de grau III do tálamo. Essa criança de 14 anos de idade apresentava dormência e fraqueza no braço e na perna esquerdos e cefaleias no lado direito.

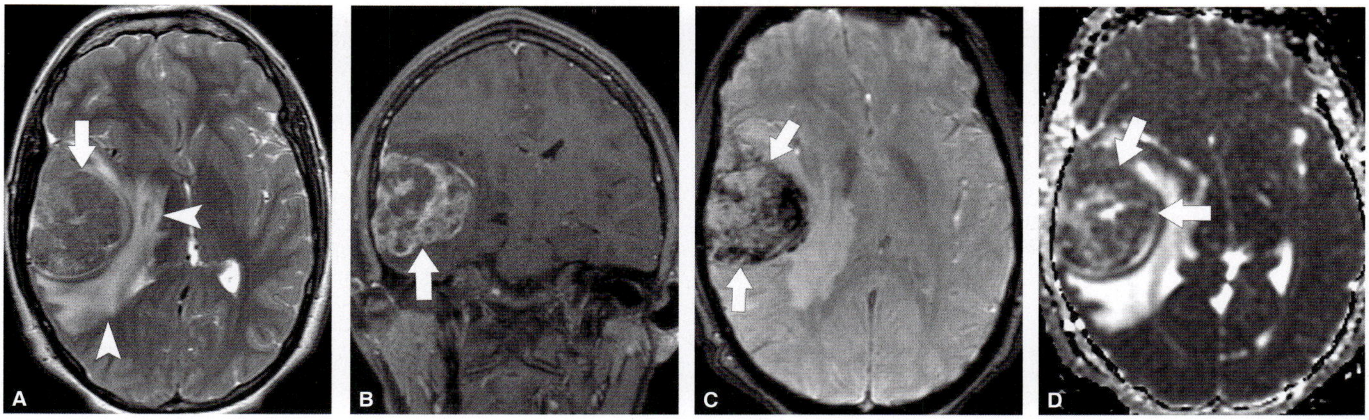

Figura 524.8 Glioblastoma. **A.** A imagem axial de ressonância magnética ponderada em T2 mostra uma massa heterogênea predominantemente hipointensa ao córtex e relativamente bem-circunscrita (*seta*). Note o edema peritumoral moderado (*pontas de seta*). **B.** A imagem coronal de RM ponderada em T1 pós-contraste mostra o realce heterogêneo, mas ávido, por toda a massa (*seta*). **C.** A imagem axial de RM ponderada em suscetibilidade mostra áreas de maior suscetibilidade no interior do tumor, causadas por hemorragia (*setas*). **D.** O mapa do coeficiente de difusão aparente mostra o baixo sinal no interior da lesão, condizente com a difusão restrita (*setas*). (*De Zamora C, Huisman TAGM, Izbudak I: Supratentorial tumors in pediatric patients, Neuroimag Clin North Am 27:39-67, 2017, Fig 7, p 47.*)

As atuais abordagens terapêuticas incorporam a administração de novos quimioterápicos à radioterapia. A inclusão em um ensaio clínico pode ser a melhor opção terapêutica nesses tumores, nos quais o tratamento padrão não é ideal. Um tratamento promissor nos glioblastomas é a imunoterapia com linfócitos T com receptor de antígeno quimérico contra o receptor α do antígeno tumoral interleucina 13.

Os **oligodendrogliomas** são tumores incomuns na infância. Esses tumores infiltrativos ocorrem predominantemente no córtex cerebral e se originam na substância branca. Histologicamente, os oligodendrogliomas são compostos por células redondas com pouco citoplasma e microcalcificações. A observação de uma **massa cortical calcificada** na TC de um paciente com convulsão é sugestiva de oligodendroglioma. As abordagens terapêuticas são similares àquelas usadas nos astrocitomas infiltrativos.

Tumores ependimários

Os tumores ependimários são derivados do revestimento ependimal do sistema ventricular. O **ependimoma celular** (OMS grau II) é o mais comum dessas neoplasias, sendo responsável por 10% dos tumores da infância. Aproximadamente 70% dos ependimomas da infância ocorrem na fossa posterior. A idade média dos pacientes é de 6 anos, com aproximadamente 40% dos casos em crianças com menos de 4 anos de idade. A incidência de disseminação leptomeníngea chega a 10%. A apresentação clínica pode ser insidiosa e frequentemente depende da localização anatômica do tumor. A RM mostra um tumor bem circunscrito, com padrões variáveis e complexos de captação de contraste (gadolínio), com ou sem estruturas císticas (Figura 524.9). Esses tumores geralmente não são invasivos, estendendo-se ao lúmen ventricular e/ou deslocando estruturas normais, às vezes causando hidrocefalia obstrutiva significante. As características histológicas incluem pseudorrosetas perivasculares, rosetas ependimárias, morfologia nuclear monomórfica e ocasionais focos de necrose sem formação de paliçada.

Outros subtipos histológicos incluem o **ependimoma anaplásico** (OMS grau III), que é muito menos comum na infância e é caracterizado pelo alto índice mitótico e características histológicas de proliferação microvascular e necrose em pseudopaliçada. O **ependimoma mixopapilar** (OMS grau I) é um tumor de crescimento lento que se origina no filo terminal e no cone medular e parece ser um subtipo biologicamente diferente. Estudos preliminares sugerem a existência de subtipos geneticamente distintos de ependimoma, exemplificada por uma associação entre as alterações no gene *NF2* e o ependimoma medular.

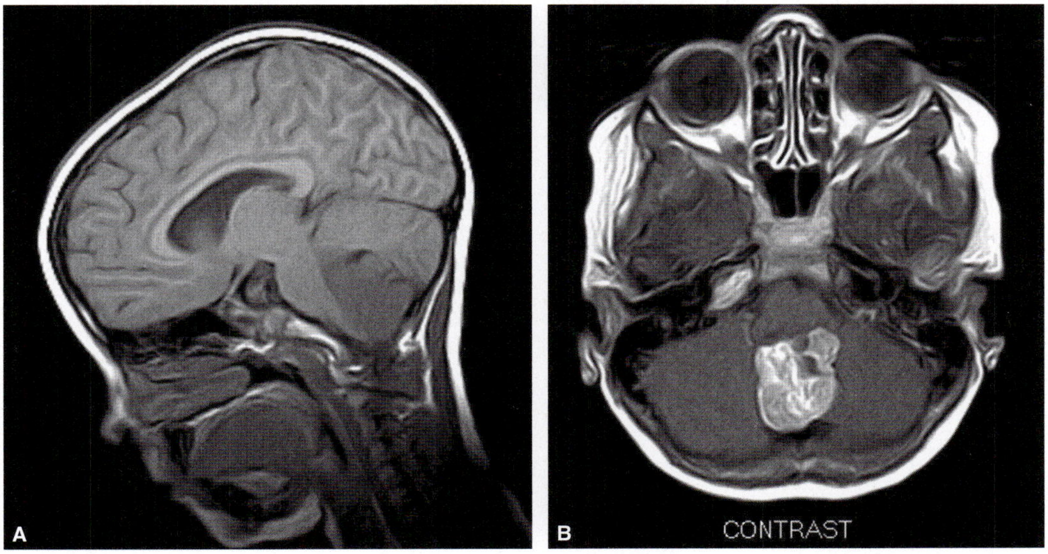

Figura 524.9 **A.** Imagem sagital de ressonância magnética ponderada em T1 de um paciente de 6 anos de idade com ependimoma, mostrando uma massa hipointensa no quarto ventrículo, com compressão do tronco cerebral. **B.** Imagem axial de ressonância magnética ponderada em T1 e com contraste de gadolínio de um ependimoma mostrando uma massa contrastada no quarto ventrículo.

A cirurgia é a modalidade terapêutica primária, e a *extensão da ressecção cirúrgica* é um importante fator prognóstico. Outros dois importantes fatores prognósticos são a *idade*, com as crianças pequenas apresentando desfechos piores, e a *localização do tumor*, com o acometimento da fossa posterior, frequentemente observado em crianças pequenas, associado a prognósticos piores. A cirurgia, sozinha, raramente é curativa. A terapia multimodal, com incorporação da radioterapia à cirurgia, resultou em sobrevida a longo prazo de aproximadamente 40% dos pacientes com ependimoma submetidos à ressecção macroscópica total. A recidiva é predominantemente local. O papel da quimioterapia na terapia multimodal do ependimoma ainda não foi esclarecido. As atuais investigações se concentram na identificação da dose ideal de radioterapia, nas questões cirúrgicas sobre o uso de procedimentos de *second-look* após a quimioterapia e na maior avaliação de quimioterápicos clássicos e novos. Os padrões de metilação genômica do DNA identificaram nove subgrupos moleculares nesses tumores, em três compartimentos anatômicos: supratentorial (ST), fossa posterior (FP) e espinal. Dois subgrupos (A e B) de ependimoma na FP apresentam características moleculares e clínicas distintas, e o uso de quimioterapia direcionada contra esses subtipos está sendo avaliada.

Tumores do plexo coroide

Os tumores do plexo coroide são responsáveis por 2 a 4% dos tumores do SNC da infância. São os tumores mais comuns no SNC de crianças com menos de 1 ano de idade e responsáveis por 10 a 20% dos tumores do SNC em bebês. Esses tumores são neoplasias epiteliais intraventriculares originárias do plexo coroide. As crianças apresentam sinais e sintomas de HIC. Os bebês podem apresentar macrocefalia e déficits neurológicos focais. Em crianças, esses tumores predominantemente ocorrem na região supratentorial dos ventrículos laterais.

O grupo dos tumores do plexo coroide é formado pelos **papilomas do plexo coroide** (OMS grau I), **papilomas atípicos do plexo coroide** (OMS grau II) e os **carcinomas do plexo coroide** (OMS grau III). O papiloma do plexo coroide é o mais comum desse grupo e é uma lesão bem-circunscrita com calcificação focal à neuroimagem. O carcinoma do plexo coroide é um tumor maligno com potencial metastático para disseminação nas vias de circulação do liquor. Esse câncer apresenta como características histológicas pleomorfismo nuclear, alto índice mitótico, necrose e maior densidade celular. A RM geralmente mostra uma massa intraventricular extensa, hiperdensa, realçada por contraste, com edema peritumoral, hemorragia e hidrocefalia. O supressor tumoral p53 é importantíssimo na biologia desse tumor e pode contribuir para seu comportamento agressivo. Os dados moleculares subclassificam os tumores do plexo coroide em três subgrupos distintos, com diferentes aberrações moleculares e resultados clínicos. Esses tumores são associados à **síndrome de Li-Fraumeni**.

Depois da ressecção cirúrgica completa, a frequência de cura do papiloma do plexo coroide se aproxima de 100%, enquanto a frequência de cura do carcinoma do plexo coroide é de cerca de 20 a 40%. Relatos sugerem que a radioterapia e/ou quimioterapia podem melhorar o controle do carcinoma do plexo coroide.

Tumores embrionários

Os tumores embrionários ou **tumores neuroectodérmicos primitivos** (**PNETs**) são o grupo mais comum de tumores *malignos* do SNC na infância, sendo responsáveis por aproximadamente 20% dos tumores pediátricos do SNC. Essas neoplasias têm potencial metastático para o neuroeixo e além. O grupo inclui o meduloblastoma, o PNET supratentorial, o ependimoblastoma, o meduloepitelioblastoma e o tumor teratoide/rabdoide atípico, todos histologicamente classificados como tumores OMS grau IV.

O **meduloblastoma** é responsável por 90% dos tumores embrionários do SNC e é um tumor cerebelar observado predominantemente no sexo masculino e em idade mediana de 5 a 7 anos (Tabela 524.6). A TC e a RM mostram uma massa sólida, homogênea e captante de contraste na fossa posterior, que provoca obstrução do quarto ventrículo e hidrocefalia (Figura 524.10). Até 30% dos pacientes com meduloblastoma apresentam evidências de disseminação leptomeníngea à neuroimagem. Entre os diversos padrões histológicos desse tumor, o mais comum é a lâmina monomórfica de células não diferenciadas, classicamente descritas como células pequenas, redondas e azuladas. A diferenciação neuronal é mais comum entre esses tumores e histologicamente caracteriza-se pela presença de rosetas de Homer Wright e imunopositividade para sinaptofisina. Uma variante anaplásica é frequentemente mais agressiva e pode ser associada a um prognóstico pior. Os pacientes apresentam sinais e sintomas de HIC (*i. e.*, cefaleia, náuseas, vômitos, alterações de estado mental, hipertensão) e disfunção cerebelar (*i. e.*, ataxia, perda de equilíbrio, dismetria). A avaliação padrão para estadiamento clínico inclui a RM do crânio e neuroeixo, tanto antes quanto após a cirurgia, assim como PL após a resolução do aumento da PIC. O **sistema de estadiamento de Chang**, originalmente baseado em informações cirúrgicas, foi modificado para incorporar dados obtidos com neuroimagem para a identificação de categorias de risco. As características clínicas que demonstraram consistentemente possuírem significado prognóstico incluem idade ao diagnóstico, extensão da doença e extensão da ressecção cirúrgica. Os pacientes com menos de 4 anos de idade têm pior prognóstico, parcialmente devido à maior incidência de doença disseminada à apresentação e ao uso de terapias menos intensas que eram utilizadas no passado. Os pacientes com doença disseminada ao diagnóstico (M> 0), incluindo apenas o resultado positivo à citologia de liquor (M1), têm desfecho muito

Tabela 524.6 Resumo dos diagnósticos integrados de meduloblastoma mais comuns, com correlações clínicas.

PERFIL GENÉTICO	HISTOLOGIA	PROGNÓSTICO
Meduloblastoma, WNT-ativado	Clássica	Tumor de baixo risco; morfologia clássica encontrada em quase todos os tumores WNT-ativados
	Grandes células/anaplásicas (muito raro)	Tumor de significado clínico-patológico incerto
Meduloblastoma, SHH-ativado, *TP52*-mutante	Clássica	Tumor incomum de alto risco
	Grandes células/anaplásicas	Tumor de alto risco; prevalente em crianças com 7 a 17 anos de idade
	Desmoplásica/nodular (muito raro)	Tumor de significado clínico-patológico incerto
Meduloblastoma, SHH-ativado, *TP53*-tipo selvagem	Clássica	Tumor de risco regular
	Grandes células/anaplásicas	Tumor de significado clínico-patológico incerto
	Desmoplásica/nodular	Tumor de baixo risco em bebês; prevalente em bebês e adultos
	Extensa nodularidade	Tumor de baixo risco da infância
Meduloblastoma, não WNT/não SHH, grupo 3	Clássica	Tumor de risco padrão
	Grandes células/anaplásicas	Tumor de alto risco
Meduloblastoma, não WNT/não SHH, grupo 4	Clássica	Tumor de risco padrão; morfologia clássica encontrada em quase todos os tumores do grupo 4
	Grandes células/anaplásicas (raro)	Tumor de significado clínico-patológico incerto

Adaptada de Louis DN, Ohgaki H, Wiestler OD, Cavenee WK: *World Health Organization histological classification of tumours of the central nervous system*, 2016, International Agency for Research on Cancer, France.

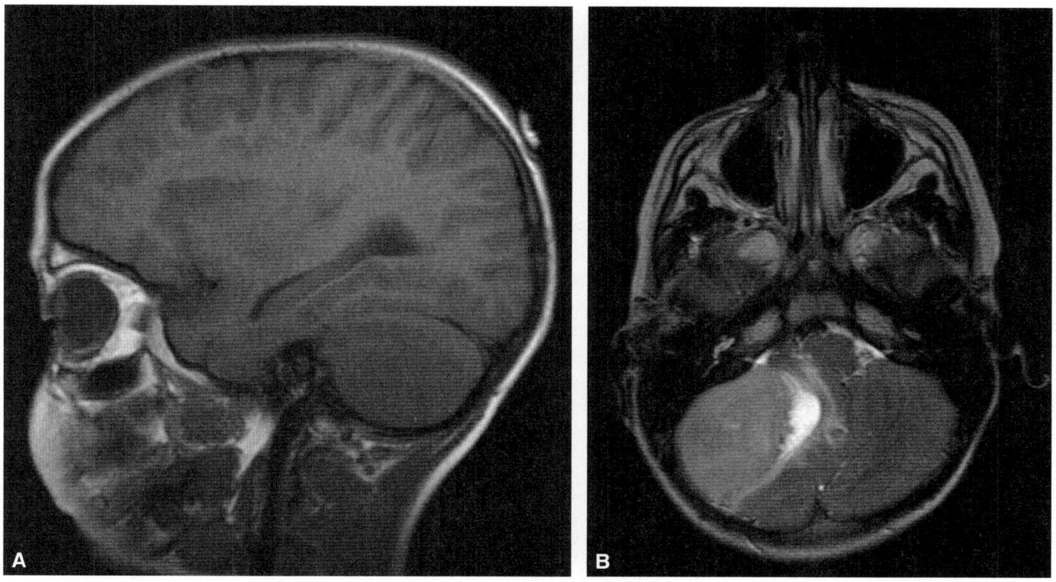

Figura 524.10 **A.** Imagem sagital de ressonância magnética ponderada em T1 mostrando uma massa hipointensa envolvendo o hemisfério cerebelar em uma criança de 6 anos de idade com variante desmoplásica de meduloblastoma. **B.** Imagem axial ponderada em T2 da mesma criança mostrando uma massa hiperintensa envolvendo o hemisfério cerebelar.

pior do que aqueles sem disseminação (M0). Da mesma maneira, os pacientes com doença residual macroscópica depois da cirurgia têm prognóstico pior do que aqueles nos quais a cirurgia levou à ressecção total da doença macroscópica.

Estudos citogenéticos e genéticos moleculares demonstraram múltiplas alterações no meduloblastoma. A anomalia mais comum envolve deleções no cromossomo 17p, que ocorrem em 30 a 40% de todos os casos. Essas deleções não são associadas às mutações em *P53*. Várias vias de sinalização estão ativas nos meduloblastomas, incluindo a via *sonic hedgehog* (SHH), predominantemente associada às variantes desmoplásicas, e a via WNT que pode ocorrer em até 15% dos casos e foi associada à melhor sobrevida. Estudos genômicos integrativos recentemente identificaram pelo menos 4 subgrupos moleculares distintos de meduloblastoma – WNT, SHH, grupo 3 e grupo 4 – que apresentam espectros transcricionais, citogenéticos e mutacionais altamente diferenciados, além de dados demográficos e comportamentos clínicos divergentes. Esses grupos prognósticos ainda devem ser validados em estudos prospectivos de porte maior, embora o subgrupo WNT seja conhecido pelo desfecho mais favorável.

A abordagem terapêutica multimodal é adotada no meduloblastoma e a cirurgia é o ponto inicial do tratamento. O meduloblastoma é sensível à quimioterapia e à radioterapia. Com os avanços tecnológicos na neurocirurgia, neurorradiologia e radioterapia, assim como a identificação da quimioterapia como uma modalidade eficaz, a sobrevida global entre todos os pacientes se aproxima de 60 a 70%. A radioterapia convencional no meduloblastoma de risco padrão incorpora a radioterapia cranioespinal em dose cumulativa total de 24 Gy, com dose cumulativa de 50 a 55 Gy no leito tumoral. A radioterapia cranioespinal para essa dose em crianças com menos de 3 anos de idade provoca graves sequelas neurológicas tardias, incluindo microcefalia, dificuldades de aprendizado, disfunção cognitiva, disfunção neuroendócrina (atraso de crescimento, hipotireoidismo, hipogonadismo, ausência/retardo de puberdade) e um segundo câncer. Da mesma maneira, em crianças mais velhas podem ocorrer sequelas tardias, como dificuldades de aprendizado, disfunção neuroendócrina e um segundo câncer.

Essas observações geraram a estratificação das abordagens terapêuticas em (1) pacientes com menos de 3 anos de idade; (2) pacientes com risco padrão, com mais de 3 anos de idade submetidos à ressecção cirúrgica total e sem disseminação da doença (M0); e (3) pacientes de alto risco com mais de 3 anos de idade com disseminação da doença (M > 0) e/ou doença residual extensa depois da cirurgia. Com a **abordagem terapêutica baseada em risco**, as crianças com meduloblastoma de alto risco recebem a radioterapia cranioespinal em alta dose (36 Gy) com quimioterapia durante e depois da radioterapia. Uma vez que a dose de radioterapia depende da estratificação de risco, o estadiamento completo, com realização de RM da coluna antes do início do tratamento é essencial para a melhor chance de sobrevida.

As abordagens em crianças pequenas (geralmente com menos de 3 anos de idade) incorporam a quimioterapia de alta dose com reinfusão de células-tronco periféricas para evitar a radioterapia. A SG em crianças com meduloblastoma não metastático e ressecção macroscópica total do tumor chega a 85%. A presença de tumor residual extenso (56% de sobrevida) ou de metástases (38% de sobrevida) é associada a um prognóstico ruim. A classificação molecular está sendo avaliada para estratificação dos grupos de risco e individualização da terapia. Os tumores do subgrupo WNT e do grupo não metastático 4 são considerados tumores de baixo risco que podem se qualificar à terapia reduzida. Os grupos de alto risco foram definidos como pacientes com tumores metastáticos do SHH ou do grupo 4, para os quais a intensificação da terapia está sendo analisada.

Os **tumores neuroectodérmicos primitivos supratentoriais** (**SPNETs**) são responsáveis por 2 a 3% dos tumores cerebrais da infância, principalmente em crianças na 1ª década de vida. Esses tumores são histologicamente similares ao meduloblastoma e compostos por células neuroepiteliais indiferenciadas ou pobremente diferenciadas. Antigamente, os pacientes com SPNETs apresentavam desfechos piores do que os indivíduos com meduloblastoma depois da terapia em modalidade combinada. Nos atuais estudos clínicos, as crianças com SPNETs são consideradas um grupo de alto risco e recebem quimioterapia em doses altas e radioterapia cranioespinal.

O **tumor teratoide/rabdoide atípico** é um câncer embrionário muito agressivo que ocorre predominantemente em crianças com menos de 5 anos de idade e pode ocorrer em qualquer local do neuroeixo. A histologia mostra um padrão celular heterogêneo, incluindo células rabdoides que expressam antígeno de membrana epitelial e antígeno de neurofilamento. A característica citogenética padrão é a deleção parcial ou completa do cromossomo 22q11.2, associada à mutação no gene *INI1*. A relação entre essa mutação e a carcinogênese não foi esclarecida. Embora o prognóstico geral continue ruim, a quimioterapia intensiva, a irradiação focal e a quimioterapia em alta dose com resgate de células-tronco mostraram uma tendência à melhora da sobrevida. Essa tendência é mais notada em pacientes submetidos à ressecção completa do tumor e à irradiação focal. Novos dados agora sugerem três subtipos moleculares desse tumor e a resposta favorável observada em alguns pacientes reafirma a heterogeneidade molecular intertumoral.

Tumores do parênquima pineal

Os tumores do parênquima pineal são os cânceres mais comuns a ocorrer na região pineal, depois dos tumores da linhagem germinativa. Dentre eles, incluem-se o **pineoblastoma** (Figura 524.11), observado predominantemente na infância, o **pineocitoma** e os **tumores mistos do parênquima da pineal**. A abordagem terapêutica nesse grupo de doenças é multimodal. Havia grande preocupação com a localização dessas massas e as possíveis complicações da intervenção cirúrgica. Com o desenvolvimento de técnicas de neurocirurgia e de tecnologias cirúrgicas, a morbidade e a mortalidade associadas a essas abordagens caíram bastante. A biopsia estereotáxica desses tumores pode ser adequada para o estabelecimento do diagnóstico; no entanto, deve-se considerar a realização da ressecção total da lesão antes da instituição de outros tratamentos. O pineoblastoma, a variante mais maligna, é considerado um subgrupo dos PNETs da infância. Os regimes quimioterápicos incorporam cisplatina, ciclofosfamida, etoposídeo (VP-16) e vincristina e/ou lomustina. Os dados mostraram que as taxas de sobrevida em 5 anos com quimioterapia combinada à radioterapia nos PNETs da região pineal chegam a 70%, similares às observadas no meduloblastoma. O pineocitoma geralmente é tratado com ressecção cirúrgica.

Craniofaringioma

O craniofaringioma (CP; OMS grau I) é um tumor comum da infância, sendo responsável por 7 a 10% de todos os tumores pediátricos. Dois subtipos histológicos foram identificados, o CP **adamantinomatoso** e o CP **papilar**, cada um com origens e alterações genéticas específicas. As mutações *BRAF V600E* foram encontradas apenas no subgrupo do CP papilar, que é um tipo comum em adultos, enquanto as mutações *CTNNB1* foram detectadas exclusivamente no CP adamantinomatoso, que é comum em crianças. As crianças com CP frequentemente apresentam anomalias endócrinas (atraso de crescimento e retardo da maturação sexual) e/ou alterações visuais (diminuição de acuidade ou anomalias do campo visual). Esses tumores geralmente são grandes e heterogêneos, apresentando componentes sólidos e císticos, e ocorrem na região suprasselar. Essas neoplasias são minimamente invasivas, aderem ao parênquima cerebral adjacente e englobam estruturas cerebrais normais. A RM mostra um tumor sólido com estruturas císticas contendo fluido de densidade intermediária e a TC pode mostrar calcificações (Figura 524.12). A cirurgia é a modalidade terapêutica primária e a ressecção total macroscópica é curativa. Há controvérsias acerca dos papéis relativos à cirurgia e à radioterapia em tumores grandes e complexos. A morbidade significativa (pan-hipopituitarismo, atraso de crescimento, perda visual) está associada tanto aos CPs quanto ao seu tratamento, devido a sua localização anatômica. A quimioterapia não é utilizada no CP.

Tumores da linhagem germinativa

Os tumores da linhagem germinativa do SNC são um grupo heterogêneo e são observados principalmente na infância, sendo originários predominantemente de estruturas da linha média da região pineal e suprasselar (Figuras 524.3 e 524.11). Esses são responsáveis por 3 a 5% dos tumores cerebrais pediátricos. O pico de incidência dos tumores de células germinativas ocorre entre os 10 e 12 anos de idade. De modo geral, há predominância no sexo masculino, embora haja preponderância no sexo feminino para tumores suprasselares. Os tumores da linhagem germinativa são multifocais em 5 a 10% dos casos. Esse grupo de tumores é muito mais prevalente em populações asiáticas do que nas europeias. O diagnóstico pode ser tardio devido à progressão particularmente insidiosa desses tumores; os primeiros sintomas podem ser sutis. Como nos tumores periféricos da linhagem germinativa, a análise dos níveis de AFP e β-hCG podem ajudar no estabelecimento do diagnóstico e no monitoramento da resposta ao tratamento. A biopsia cirúrgica é recomendada para o estabelecimento do diagnóstico; no entanto, os *germinomas* secretores e os *tumores de células germinativas não germinomatosos* podem ser diagnosticados por elevações nas concentrações de marcadores proteicos. As abordagens terapêuticas dos germinomas e tumores de células germinativas não germinomatosos são diferentes. A sobrevida entre os pacientes com germinomas puros é superior a 90%. O tratamento pós-cirúrgico dos germinomas puros é um pouco mais controverso na definição dos papéis relativos à quimioterapia e à radioterapia. Estudos clínicos investigaram o uso da quimioterapia e da irradiação reduzida e de campo após a cirurgia em pacientes com germinomas puros. A abordagem terapêutica dos tumores de células germinativas não germinomatosos é mais agressiva, combinando esquemas quimioterápicos mais intensos com a radioterapia cranioespinal. As taxas de sobrevida entre pacientes com tumores de células germinativas não germinomatosos são muito menores em comparação ao germinoma, variando entre 40 e 70% em 5 anos. Ensaios mostraram o benefício do uso de altas doses de quimioterapia com resgaste de células-tronco de sangue periférico.

Tumores do tronco cerebral

Os tumores do tronco cerebral são um grupo heterogêneo e responsável por 10 a 15% dos tumores primários do SNC da infância. O prognóstico depende da localização do tumor, das características verificadas nos exames de imagem e da condição clínica do paciente. Os indivíduos com esses tumores podem apresentar fraqueza motora, disfunção de nervos cranianos, disfunção cerebelar e sinais crescentes de HIC. Com base na avaliação à RM e nos achados clínicos, os tumores do tronco cerebral podem ser classificados em 4 tipos: **focal** (5 a 10% dos pacientes); **dorsal exofítico** (5 a 10%); **cervicomedular** (5 a 10%); e **glioma pontino**

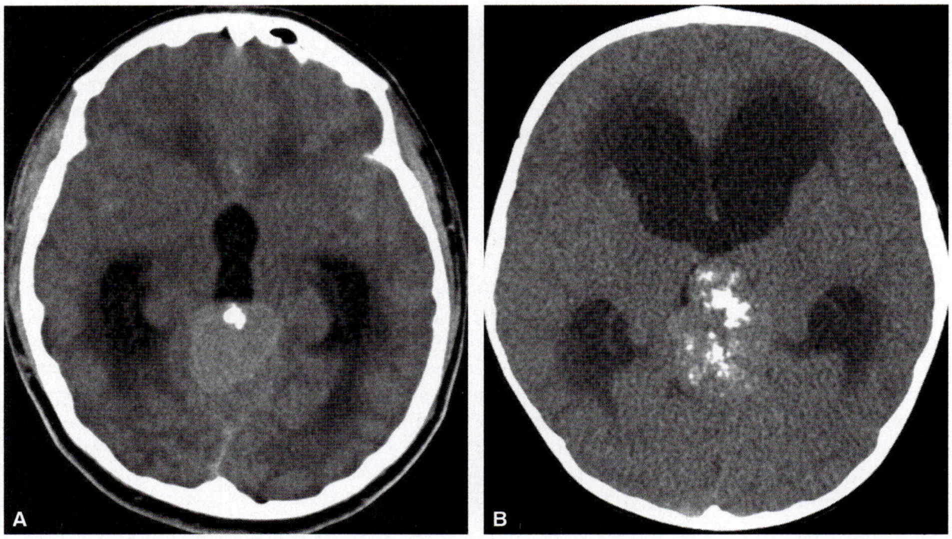

Figura 524.11 Padrão de calcificação do tumor de células germinativas e do pineoblastoma. **A.** Tumor de células germinativas com incorporação da calcificação na glândula pineal pela neoplasia. **B.** Pineoblastoma com calcificação explodida ao longo da periferia do tumor. (*De Tamrazi B, Nelson M, Bluml S: Pineal region masses in pediatric patients, Neuroimag Clin North Am 27:85-97, 2017, Fig 3, p 88.*)

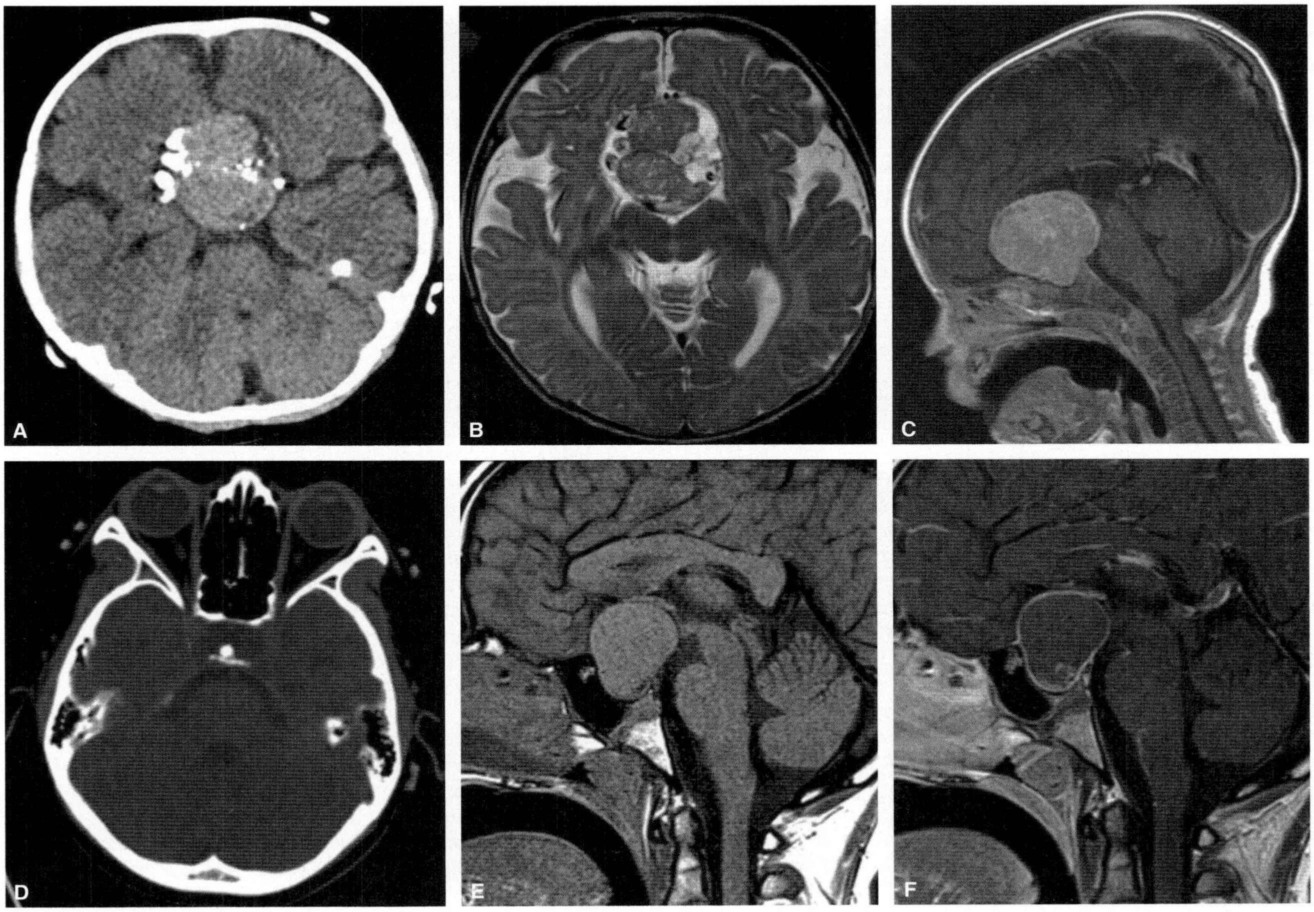

Figura 524.12 Dois pacientes com craniofaringioma. **A-C.** O primeiro paciente apresenta uma massa selar-suprasselar, predominantemente sólida, com calcificações internas que são mais bem observadas em imagens axiais de tomografia computadorizada (**A**). A massa é predominantemente isointensa a hipointensa em T2 e há alguns componentes císticos hiperintensos em T2 ao longo do aspecto esquerdo da lesão. (**B**). Os componentes sólidos são realçados (**C**). **D-F.** O segundo paciente apresenta uma massa selar-suprasselar predominantemente cística com calcificação interna (**D**), hiperintensidade intrínseca em T1 do conteúdo do cisto (**E**) e uma fina borda de realce pós-contraste (**F**). As duas lesões provocam deslocamento posterior e superior do quiasma óptico. (*De Seeburg DP, Dremmen MHG, Huisman TAGM: Imaging of the sella and parasellar region in the pediatric population, Neuroimag Clin N Am 27:99-121, 2017, Fig 2, p 103.*)

intrínseco difuso (**DIPG**, do inglês *diffuse intrinsic pontine glioma*) (70 a 85%) (Figura 524.13). A ressecção cirúrgica é a abordagem terapêutica primária nos tumores focais e dorsais exofíticos e leva a um prognóstico favorável. Histologicamente, esses 2 grupos geralmente são gliomas de baixo grau. Por causa de sua localização, os tumores cervicomedulares podem não ser passíveis de ressecção cirúrgica, mas são sensíveis à radioterapia. O DIPG, caracterizado por ser um glioma difuso, infiltrativo, de grau II a IV, é associado a um desfecho ruim independentemente do diagnóstico histológico. Esses tumores não são passíveis de ressecção cirúrgica. Em crianças que apresentam um DIPG à imagem por RM, a biopsia é controversa e não é recomendada, a não ser na presença de achados radiográficos atípicos que possibilitem suspeita de outros diagnósticos, como infecção, malformação vascular, distúrbio de mielinização ou tumor metastático. Estudos recentes revelaram a constituição genética única desse câncer cerebral fatal, em que quase 80% das lesões apresenta mutações em histona *H3.3* ou *H3.1 (H3-K27M)* e 20% têm mutações que afetam o gene do receptor da ativina (*ACVR1*). Agora, três subgrupos molecularmente distintos foram identificados: H3-K27M, silente e MYCN.

A abordagem terapêutica padrão é a radioterapia, com sobrevida mediana de 12 meses nos melhores casos. O uso de quimioterapia, incluindo alta dose com resgate de células-tronco do sangue periférico, por enquanto não teve sucesso em aumentar a sobrevida nesse grupo de pacientes. As atuais abordagens incluem a avaliação de agentes em investigação, isolados ou combinados à radioterapia, similares àquelas adotadas em pacientes com gliomas malignos.

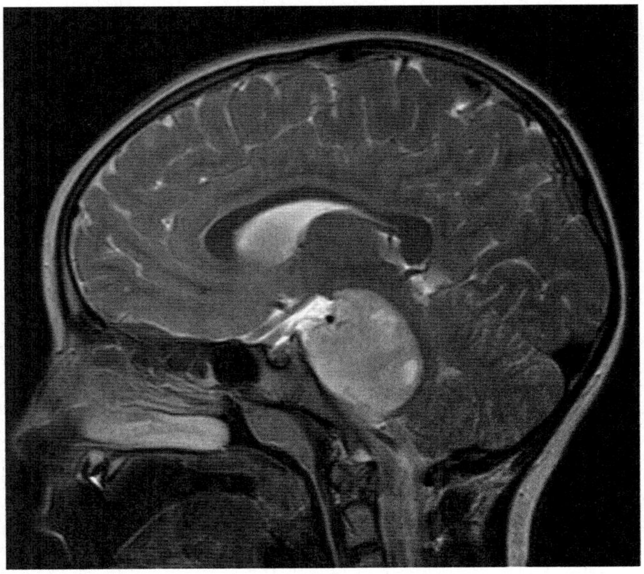

Figura 524.13 Imagem sagital de ressonância magnética ponderada em T2 de um glioma infiltrativo difuso de ponte em uma menina de 5 anos de idade com cefaleia, fraqueza da musculatura facial esquerda e letargia.

Tumores metastáticos

A disseminação metastática de outros cânceres da infância para o cérebro é incomum. A leucemia linfoblástica aguda e o linfoma não Hodgkin da infância podem se disseminar para as leptomeninges, provocando sintomas de hidrocefalia comunicante. Os **cloromas** são coleções de células de leucemia mieloide e podem ocorrer ao longo do neuroeixo. Raramente há o desenvolvimento de metástases parenquimatosas cerebrais no linfoma, neuroblastoma, rabdomiossarcoma, sarcoma de Ewing, osteossarcoma e sarcoma renal de células claras. As abordagens terapêuticas são baseadas no diagnóstico histológico específico e podem incorporar radioterapia, quimioterapia intratecal e quimioterapia sistêmica. O **meduloblastoma** é o tumor cerebral da infância com maior tendência a apresentar metástases extraneurais. Menos comumente, podem ocorrer metástases extraneurais de glioma maligno, PNET e ependimoma. As derivações ventriculoperitoneais são conhecidas por permitir metástases extraneurais, primariamente na cavidade peritoneal, mas também sistemicamente.

COMPLICAÇÕES E MANEJO A LONGO PRAZO

Dados do Programa SEER do NCI indicam que mais de 70% dos pacientes com tumores cerebrais da infância sobrevivem a longo prazo. Pelo menos 50% dos sobreviventes apresentarão problemas crônicos como resultado direto de seus tumores e tratamentos. Esses problemas incluem déficits neurológicos crônicos (p. ex., alterações motoras/sensitivas focais), distúrbios convulsivos, déficits neurocognitivos (p. ex., retardos do desenvolvimento, deficiências de aprendizagem) e deficiências neuroendócrinas (p. ex., hipotireoidismo, atraso de crescimento, retardo/ausência de puberdade). Esses pacientes também apresentam risco significativo de desenvolverem um câncer secundário. As intervenções multidisciplinares de suporte para crianças com tumores cerebrais durante e depois da terapia podem ajudar a melhorar o desfecho final. O tratamento ideal das convulsões, a fisioterapia, o manejo endócrino com terapia de reposição oportuna de hormônio de crescimento e de hormônios tireoidianos, os programas educacionais individualizados e as intervenções vocacionais podem melhorar a qualidade de vida dos sobreviventes dos tumores cerebrais na infância.

A bibliografia está disponível no GEN-io.

Capítulo 525

Neuroblastoma

Douglas J. Harrison e Joann L. Ater

Neuroblastomas são cânceres embrionários do sistema nervoso simpático periférico com apresentação e progressão clínica heterogênea, variando de tumores que sofrem regressão espontânea a neoplasias muito agressivas, que não respondem nem à intensa terapia multimodal. As causas da maioria desses tumores continuam desconhecidas. Avanços no tratamento de crianças têm melhorado o prognóstico, embora muitos pacientes com formas agressivas de neuroblastoma ainda sucumbam à doença apesar da terapia intensiva.

EPIDEMIOLOGIA

O neuroblastoma é o tumor sólido extracraniano mais comum em crianças e o câncer mais frequentemente diagnosticado em bebês. Aproximadamente 600 novos casos são diagnosticados por ano nos EUA, sendo responsáveis por 8 a 10% dos cânceres da infância e por um terço das neoplasias malignas em bebês. O neuroblastoma é responsável por mais de 15% da mortalidade por câncer em crianças. A idade mediana das crianças ao diagnóstico é de 22 meses, e 90% dos casos são diagnosticados até os 5 anos de idade. A incidência é ligeiramente maior em meninos e populações caucasianas.

PATOLOGIA

Os neuroblastomas, que são derivados das células primordiais da crista neural, formam um espectro com graus variáveis de diferenciação neural, variando de tumores de pequenas células redondas primariamente indiferenciadas (neuroblastoma) até tumores compostos por estroma de Schwannian maduro e em maturação com células ganglionares (ganglioneuroblastoma ou ganglioneuroma). Os tumores podem ser similares a outras neoplasias de **pequenas células redondas e azuladas**, como o rabdomiossarcoma, o sarcoma de Ewing e o linfoma não Hodgkin. O prognóstico de crianças com neuroblastoma depende das características histológicas do tumor, determinadas pela presença e pela quantidade de estroma de Schwannian, do grau de diferenciação das células tumorais e do índice de mitose-cariorrexia.

PATOGÊNESE

A etiologia do neuroblastoma não é conhecida na maioria dos casos. O neuroblastoma familiar é responsável por 1 a 2% de todos os casos, associado a menor idade ao diagnóstico e a mutações nos genes *PHOX2B* e *ALK*. O gene *BARD1* também foi identificado como principal contribuinte genético ao risco de desenvolvimento de neuroblastoma, o qual é associado a outros distúrbios da crista neural, incluindo doença de Hirschsprung, síndrome de hipoventilação central, neurofibromatose tipo I e, potencialmente, malformações cardiovasculares congênitas (Tabela 525.1). Crianças com síndrome de Beckwith-Wiedemann e hemi-hipertrofia também apresentam maior incidência de neuroblastoma. A maior incidência de neuroblastoma é associada à exposição ocupacional dos pais a algumas substâncias químicas, além do trabalho agropecuário e na área da eletrônica, embora nenhuma exposição ambiental tenha sido diretamente relacionada com esse tipo de câncer.

As características genéticas dos neuroblastomas que têm importância prognóstica incluem a amplificação do proto-oncogene *MYCN* (*N-myc*) e o DNA da célula tumoral ou ploidia (Tabela 525.2). A amplificação de *MYCN* é fortemente associada ao estágio tumoral avançado e aos desfechos ruins. A **hiperdiploidia** confere melhor prognóstico caso a criança tenha menos de 18 meses de idade ao diagnóstico e na ausência de amplificação de *MYCN*. Outras alterações cromossômicas, inclusive a perda de heterozigosidade de 1p, 11q e 14q e o ganho de 17q, podem ser encontradas nos neuroblastomas e são associadas a piores prognósticos. Além disso, muitos outros fatores biológicos são associados aos desfechos do neuroblastoma, incluindo a vascularização tumoral e os níveis de expressão de receptores do fator de crescimento nervoso (TrkA, TrkB), ferritina, desidrogenase láctica, gangliosídio GD2, neuropeptídio Y, cromogranina A, CD44, proteína associada à resistência a múltiplas drogas e telomerase. Esses fatores, entre outros, estão sendo pesquisados em ensaios clínicos para determinar se podem ser usados na redução do tratamento de crianças predispostas a resultados bons com terapia mínima ou na intensificação do tratamento naquelas com previsão de alto risco de recidiva.

MANIFESTAÇÕES CLÍNICAS

O neuroblastoma pode se desenvolver em qualquer área de tecido do sistema nervoso simpático. Aproximadamente metade dos neuroblastomas é originária das adrenais, e a maioria das demais neoplasias origina-se nos gânglios simpáticos paraespinais. A **disseminação metastática**, que é mais comum em crianças com mais de 1 ano de idade ao diagnóstico, é decorrente da invasão local ou à distância por vias hematogênicas ou linfáticas. Os locais mais comuns de metástases são os linfonodos regionais ou distantes, os ossos longos e o crânio, a medula óssea, o fígado e a pele. As metástases pulmonares e cerebrais são raras, ocorrendo em menos de 3% dos casos.

Os sinais e sintomas do neuroblastoma refletem a localização do tumor e a extensão da doença e podem mimetizar muitas outras doenças, o que pode retardar o diagnóstico. A doença metastática pode provocar diversos sinais e sintomas, incluindo febre, irritabilidade, atraso de crescimento, dor óssea, citopenias, nódulos eritematosos subcutâneos, proptose orbital e equimoses periorbitais (Figura 525.1). A doença localizada pode se manifestar como uma massa assintomática ou causar sintomas devido ao efeito de massa, embora, em alguns casos, provoque compressão da medula espinal, obstrução intestinal e síndrome da veia cava superior.

Tabela 525.1 Síndromes associadas ao neuroblastoma.

SÍNDROMES	CARACTERÍSTICAS
Síndrome de Pepper	Acometimento extenso do fígado por doença metastática com ou sem desconforto respiratório
Síndrome de Horner	Ptose unilateral, miose e anidrose associada a um tumor primário torácico ou cervical Os sintomas não se resolvem com a ressecção do tumor
Síndrome de Hutchinson	Claudicação e irritabilidade em criança pequena, associadas a metástases em osso e medula óssea
Síndrome de opsoclônus-mioclônus-ataxia	Espasmos mioclônicos e movimentos oculares conjugados aleatórios com ou sem ataxia cerebelar Frequentemente associada a um tumor biologicamente favorável e diferenciado É provável que a doença seja imunomediada, não se resolva com a remoção do tumor e tenda a apresentar sequelas neuropsicológicas progressivas
Síndrome de Kerner-Morrison	Diarreia secretora intratável causada pela secreção de peptídio vasoativo intestinal pelo tumor De modo geral, os tumores têm biologia favorável
Síndrome de neurocristopatia	Neuroblastoma associado a outras doenças da crista neural, incluindo a síndrome de hipoventilação congênita ou a doença de Hirschsprung Mutações em linhagens germinativas no gene pareado *homeobox PHOX2B* foram identificadas em um subgrupo de pacientes com essa doença
ROHHAD	Aproximadamente 40% dos pacientes podem apresentar tumores derivados da crista neural Obesidade e problemas neurológicos podem ser parte de uma síndrome paraneoplásica

ROHHAD, Obesidade, disfunção hipotalâmica, hipoventilação e desregulação autônoma de início rápido. Adaptada de Park JR, Eggert A, Caron H: Neuroblastoma: biology, prognosis, and treatment, *Pediatr Clin North Am* 55:97-120, 2008.

Tabela 525.2 Esquema de classificação pré-tratamento do International Neuroblastoma Risk Group (INRG).

ESTÁGIO INRG	IDADE (MESES)	CATEGORIA HISTOLÓGICA	GRAU DE DIFERENCIAÇÃO TUMORAL	*MYC-N*	ABERRAÇÃO 11Q	PLOIDIA	GRUPO DE RISCO PRÉ-TRATAMENTO
L1/L2		GN maduro GNB misto					A (muito baixo)
L1		Qualquer um, exceto GN maduro ou GNB misto		NA Amplificado			B (muito baixo) K (alto)
L2	< 18	Qualquer um, exceto GN maduro ou GNB misto		NA	Não Sim		D (baixo) G (intermediário)
	≥ 18	Neuroblastoma nodular GNB	Diferenciado	NA	Não Sim		E (baixo) H (intermediário)
			Mal diferenciado ou indiferenciado	NA Amplificado			H (intermediário) N (alto)
M	< 18			NA		Hiperdiploide	F (baixo)
	< 12			NA		Diploide	I (intermediário)
	12 a < 18			NA		Diploide	J (intermediário)
	< 18			Amplificado			O (alto)
	≥ 18						P (alto)
MS	< 18			NA	Não		C (muito baixo)
					Sim		Q (alto)
				Amplificado			R (alto)

GN: ganglioneuroma; GNB: ganglioneuroblastoma; NA: não amplificado. De Pinto NR, Applebaum MA, Volchenboum SL *et al.*: Advances in risk classification and treatment strategies for neuroblastoma, *J Clin Oncol* 33(27):3008-3017, 2015 (Table 1).

Crianças com neuroblastoma também podem apresentar sinais e sintomas neurológicos associados. O neuroblastoma originário do gânglio cervical superior pode provocar **síndrome de Horner**. Os neuroblastomas paraespinais podem invadir os forames neurais, provocando compressão medular e da raiz nervosa. O neuroblastoma também pode ser associado a uma síndrome paraneoplásica de origem autoimune, chamada **síndrome de opsoclonus-mioclonus-ataxia**, em que os pacientes apresentam movimentos oculares e corpóreos espasmódicos, rápidos e incontroláveis, má coordenação e disfunção cognitiva. Alguns tumores produzem catecolaminas que podem provocar aumento da sudorese e hipertensão e outros podem liberar peptídio intestinal vasoativo, causando diarreia secretória profusa. Crianças com tumores extensos também podem apresentar síndrome de lise tumoral e coagulação intravascular disseminada. Aquelas com menos de 18 meses de idade também podem apresentar uma forma da doença chamada **estágio MS** (anteriormente denominada 4S), com nódulos tumorais subcutâneos disseminados, grande acometimento hepático, doença limitada na medula óssea e um pequeno tumor primário sem acometimento ósseo ou outras metástases. O estágio MS pode regredir de maneira espontânea. As características enigmáticas do neuroblastoma com síndromes paraneoplásicas e regressão espontânea em algumas circunstâncias levaram alguns pesquisadores a sugerir que a origem desse tumor seja um distúrbio do neurodesenvolvimento.

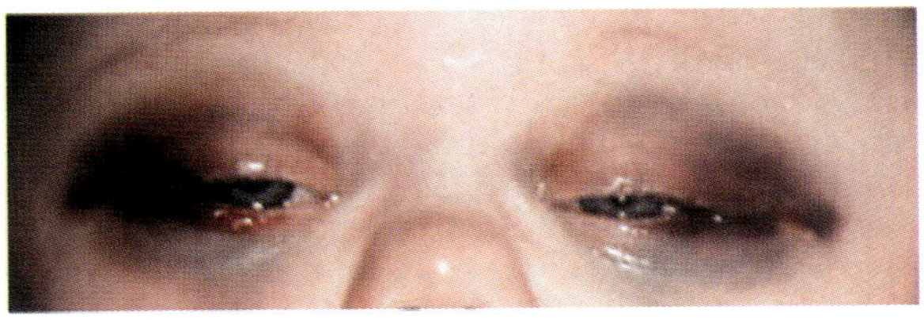

Figura 525.1 Metástases periorbitais do neuroblastoma com equimoses e proptose.

DIAGNÓSTICO

O neuroblastoma é geralmente descoberto como uma ou mais massas em radiografias simples, tomografia computadorizada (TC) ou ressonância magnética (RM; Figuras 525.2A e 525.3). A massa geralmente contém calcificações e hemorragias que podem permitir sua observação em radiografias simples ou TC. O diagnóstico pré-natal de neuroblastoma perinatal em ultrassonografias maternas é ocasionalmente possível. A concentração de marcadores tumorais, incluindo dos metabólitos de catecolamina ácido homovanílico (HVA) e ácido vanilmandélico (VMA), é elevada na urina de aproximadamente 95% dos pacientes e ajuda a confirmar o diagnóstico. O diagnóstico patológico é estabelecido a partir da biopsia de tecido tumoral. O neuroblastoma pode ser confirmado sem biopsia do tumor primário em caso de observação de células tumorais pequenas e azuladas nas amostras de medula óssea (Figura 525.4) e de elevação dos níveis de VMA ou HVA na urina.

As avaliações da doença metastática incluem TC ou RM de tórax e abdome, exames ósseos para detecção de acometimento de osso cortical e pelo menos duas aspirações e biopsias independentes de medula óssea para análise da doença medular. Os estudos com **metaiodobenzilguanidina iodo 123 (^{123}I-MIBG)** devem ser usados, se possível, para definir melhor a extensão da doença (Figura 525.2B e C). A tomografia com emissão de pósitrons (PET) combinada à TC ou RM é outra importante modalidade de imagem. A RM da coluna deve ser realizada nos casos com suspeita ou possibilidade de compressão medular, mas as imagens do cérebro com TC ou RM geralmente não são obtidas, a menos que determinadas pelo quadro clínico.

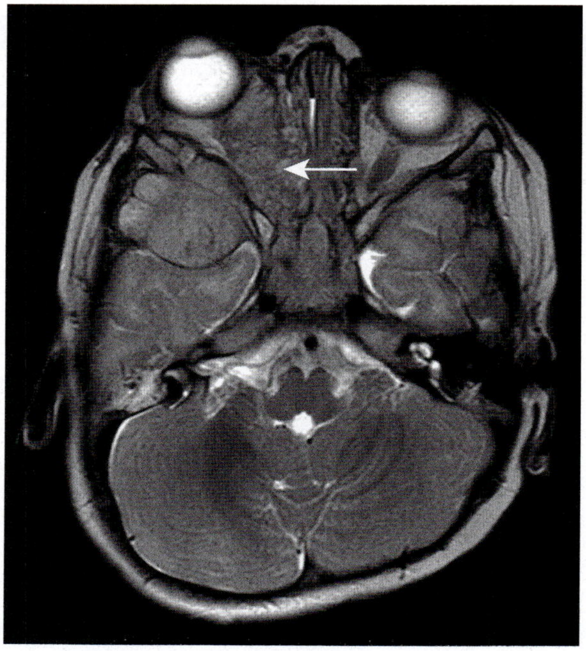

Figura 525.3 **Ressonância magnética axial do cérebro após a administração de gadolínio.** A *seta* indica a massa intraorbital hipointensa na órbita direita. (De Alaghband P, Long V: *Periorbital ecchymosis*, J Pediatr *168:245, 2016*.)

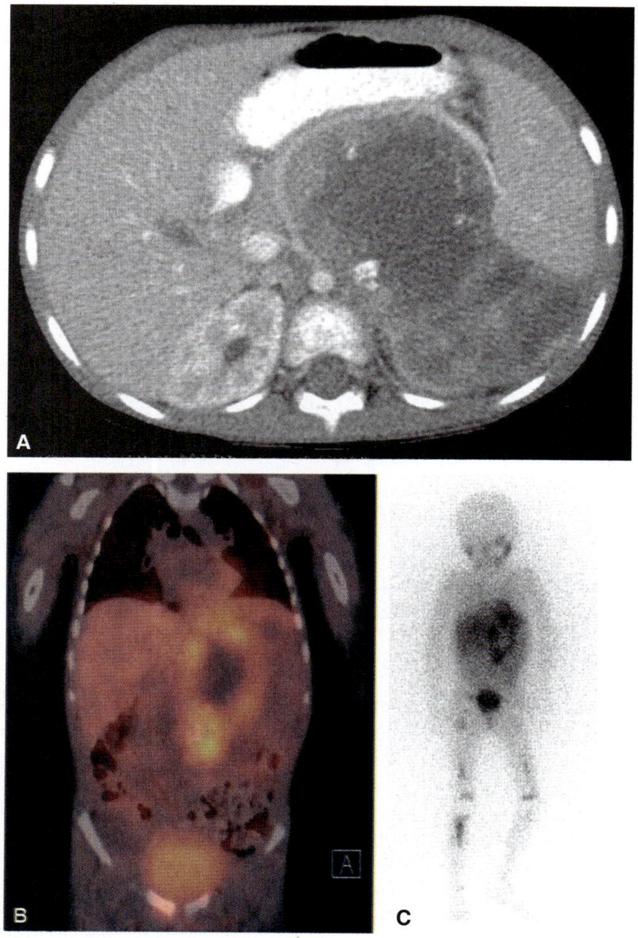

Figura 525.2 **A.** Tomografia computadorizada de um neuroblastoma abdominal com necrose central ao diagnóstico. **B.** Imagem fundida de TC coronal e metaiodobenzilguanidina (MIBG) da mesma criança com uma massa retroperitoneal extensa e necrose central, provavelmente um tumor adrenal primário com grande acometimento de linfonodos. **C.** O neuroblastoma, ávido por MIBG, com maior captação do marcador radioativo, pode ser detectado em múltiplos locais da doença, incluindo osso e tecido mole.

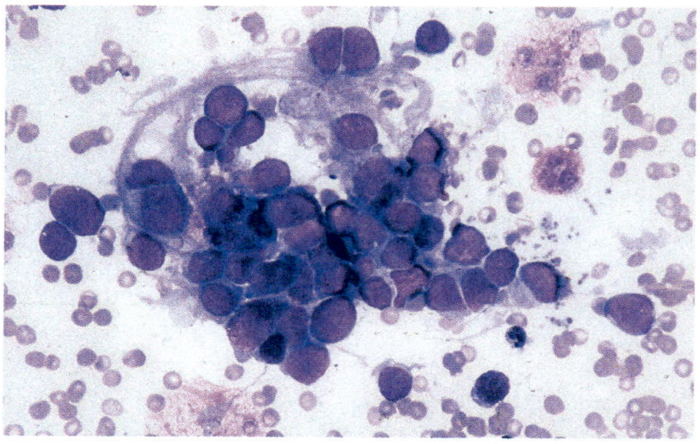

Figura 525.4 **Células de neuroblastoma aspiradas da medula óssea.** Os grupos de células geralmente contêm três ou mais células com ou sem evidência de formação de rosetas. A presença de células em roseta envolvendo uma massa interna de material fibrilar é característica do neuroblastoma.

O *International Neuroblastoma Risk Group (INRG) Staging System (INSS)* é usado no estadiamento dos pacientes com neuroblastoma e baseado na extensão da doença, conforme avaliado pela imagem ao diagnóstico. A extensão da doença locorregional é baseada em *fatores de risco definidos em exames de imagem* (IDRF, do inglês *image-defined risk factors*) específicos e locais. Os tumores **L1** (anteriormente classificados como INSS estágio 1) são localizados e confinados a um compartimento corpóreo, sem quaisquer IDRF. Os tumores **L2** (antes classificados como INSS estágios 2 e 3) referem-se a neoplasias localizadas com presença de IDRF. Os tumores disseminados com metástases em ossos, medula óssea, fígado, linfonodos distantes e outros órgãos são classificados como **M** (anteriormente classificados como INSS estágio 4). O estágio **MS** (antigo estágio 4S) refere-se ao neuroblastoma em crianças com menos de 18 meses de idade e disseminação para o fígado, a pele ou a medula óssea sem acometimento ósseo e com um tumor primário que, caso contrário, seria classificado como estágio L1 ou L2.

TRATAMENTO

As estratégias da terapêutica do neuroblastoma mudaram drasticamente nos últimos 20 anos, com redução significativa da intensidade do tratamento em crianças com tumores localizados de baixo risco e aumento contínuo de intensidade e adição de novos agentes em crianças com doença de alto risco ou recidiva. A idade do paciente e o estágio do tumor são combinados às características citogenéticas e moleculares da neoplasia para determinação do grupo de risco para o tratamento e o prognóstico estimado de cada paciente (ver Tabela 525.2). O tratamento de crianças com neuroblastoma de baixo risco é cirúrgico nos estágios L1 e L2 e observacional no estágio MS assintomático, com taxa de cura geralmente superior a 90% sem outras intervenções. Nos raros casos de recorrência local, a quimioterapia ou a radioterapia ainda podem ser curativas. Crianças com compressão medular ao diagnóstico podem precisar de tratamento urgente com quimioterapia, cirurgia ou radioterapia a fim de evitar lesão neurológica. O prognóstico dos neuroblastomas em estágio MS é muito favorável, e muitas dessas neoplasias regridem de forma espontânea, sem tratamento. A quimioterapia ou a ressecção do tumor primário não melhora as taxas de sobrevida, mas, em bebês com envolvimento maciço do fígado e comprometimento respiratório, a quimio ou radioterapia é usada no alívio dos sintomas. Nas crianças com neuroblastoma em estágio MS que precisam de tratamento sintomático, a taxa de sobrevida é de 81%.

O tratamento do neuroblastoma de risco intermediário inclui cirurgia, quimioterapia e, em alguns casos, radioterapia. A quimioterapia geralmente é feita com doses moderadas de cisplatina ou carboplatina, ciclofosfamida, etoposídeo e doxorrubicina por vários meses. Já a radioterapia é usada em tumores com resposta incompleta à quimioterapia. Crianças com neuroblastoma de risco intermediário, inclusive aquelas com doença L2 e lactentes com doença M (ambas com características favoráveis), têm prognóstico excelente e mais de 90% de sobrevida com esse tratamento. No grupo de risco intermediário, a obtenção de material diagnóstico adequado para a determinação das características biológicas subjacentes do tumor, como a classificação patológica de Shimada e a amplificação do gene *MYCN*, é essencial; assim, as crianças com características desfavoráveis podem receber o tratamento mais agressivo e aquelas com características favoráveis podem ser poupadas da terapia tóxica excessiva.

Historicamente, crianças com **neuroblastoma de alto risco** apresentam baixas taxas de sobrevida a longo prazo, entre 25 e 35%, sendo o tratamento realizado com quimioterapia intensa, quimioterapia em alta dose com resgate de células-tronco autólogas, cirurgia, radioterapia e ácido 13-*cis*-retinoico (isotretinoína, Accutane®). A quimioterapia de indução em crianças com neuroblastoma de alto risco inclui combinações de ciclofosfamida, topotecana, doxorrubicina, vincristina, cisplatina e etoposídeo. Após o término da quimioterapia de indução, a ressecção do tumor primário residual é seguida pela quimioterapia em alta dose com resgate de células-tronco autólogas e radioterapia focal nos locais onde há tumores. Um ensaio de um grupo cooperativo norte-americano mostrou sobrevida significativamente maior com a quimioterapia associada ao resgate de células-tronco autólogas do que apenas com a quimioterapia. A adição do agente de diferenciação ácido 13-*cis*-retinoico após o transplante de células-tronco autólogas melhorou ainda mais as taxas de sobrevida. Além disso, um ensaio clínico norte-americano demonstrou aumento nas taxas de sobrevida a curto prazo pela adição de anticorpo monoclonal (mAb) ch14.18 (**dinutuximabe**), interleucina 2 e fator estimulador de colônias de granulócitos e macrófagos ao tratamento com ácido 13-*cis*-retinoico. Esse mAb tem como alvo um diasialogangliosídeo, GD2, de expressão ubíqua em células de neuroblastoma; a incorporação do mAb na terapia consolidativa após o transplante de células-tronco autólogas melhora a sobrevida livre de eventos em 2 anos de 46,5% para 66,5%. O dinutuximabe é aprovado pela Food and Drug Administration (FDA) como padrão terapêutico nesse subgrupo de pacientes. A incorporação do transplante de células-tronco autólogas em tandem (dois transplantes de células-tronco autólogas separados com diferentes regimes de condicionamento) pode melhorar os desfechos em pacientes com doença de alto risco.

Os casos de neuroblastoma de alto risco são associados a recidivas frequentes, e crianças com neuroblastoma recidivante apresentam taxa de resposta aos esquemas quimioterápicos alternativos menor que 50%. As terapias em desenvolvimento incluem novos quimioterápicos e fármacos direcionados a vias essenciais de sinalização intracelular, agentes radiomarcados (p. ex., ^{131}I-MIBG *terapêutico*), imunoterapia e vacinas antitumorais.

A bibliografia está disponível no GEN-io.

Capítulo 526
Neoplasias do Rim

526.1 Tumor de Wilms

Najat C. Daw, Grace Nehme e Vicki D. Huff

O tumor de Wilms, também conhecido como **nefroblastoma**, é o tumor *renal* primário maligno mais comum da infância. É o segundo tumor abdominal maligno mais comum na infância após o neuroblastoma. Os locais mais comuns de metástases são os pulmões, os linfonodos regionais e o fígado. Histologicamente, o tumor clássico de Wilms é constituído por proporções variáveis de células blastemais, estromais e epiteliais, recapitulando os estágios do desenvolvimento renal normal. O tratamento inclui cirurgia e quimioterapia com ou sem radioterapia. O uso do tratamento multimodal e de estudos de cooperação de grupos multi-institucionais melhorou dramaticamente a taxa de cura do tumor de Wilms de valores inferiores a 30% para superiores a 90% (Tabela 526.1).

EPIDEMIOLOGIA

O tumor de Wilms responde por 6% das neoplasias malignas pediátricas e por mais de 95% dos tumores renais em crianças. Nos EUA, a incidência do tumor de Wilms é de aproximadamente 7:1 milhão de crianças com menos de 15 anos de idade por ano, e cerca de 650 novos casos são diagnosticados a cada ano. Aproximadamente 75% dos casos ocorrem em crianças com menos de 5 anos de idade, com pico de incidência entre 2 e 3 anos de idade. Pode surgir em um ou em ambos os rins; a incidência de tumor de Wilms bilateral é de 7%. A razão entre homem/mulher é de 0,92 a 1 na doença unilateral e de 0,6 a 1 na doença bilateral. A maioria dos casos é esporádica, mas aproximadamente 2% dos pacientes têm história familiar. Em 8 a 10% dos pacientes, o tumor de Wilms é observado no contexto de hemi-hipertrofia, aniridia, anomalias geniturinárias e uma variedade de síndromes raras, incluindo a **síndrome de Beckwith-Wiedemann** (SBW) e a **síndrome de Denys Drash** (Tabela 526.2). Uma idade mais precoce no diagnóstico e um aumento da incidência de doença bilateral são geralmente observados em casos sindrômicos e familiares.

ETIOLOGIA: GENÉTICA E BIOLOGIA MOLECULAR

Acredita-se que o tumor de Wilms se origine do mesênquima renal incompletamente diferenciado, e os tumores são tipicamente compostos por células remanescentes indiferenciadas e parcialmente diferenciadas que surgem normalmente do mesênquima renal. Focos benignos de mesênquima indiferenciado (**restos nefrogênicos**) que persistem anormalmente no rim na vida pós-natal são observados em cerca de 1% das crianças na população geral, porém ocorrem em até 90% das crianças que apresentam história familiar de tumor de Wilms, que desenvolvem tumores bilaterais ou que exibem características das síndromes relacionadas ao tumor de Wilms. Os restos nefrogênicos habitualmente regridem ou se diferenciam, porém aqueles que persistem podem se tornar malignos.

O primeiro gene do tumor de Wilms identificado, *WT1*, localizado em 11p13, é homozigoticamente mutado em 10 a −15% dos tumores, resultando em perda da função de codificação do fator de transcrição

Tabela 526.1 Resultados de desfechos em 4 anos para pacientes com tumor de Wilms*.

HISTOLOGIA E OUTROS FATORES DE RISCO	ESTÁGIO	SOBREVIVÊNCIA LIVRE DE RECORRÊNCIA	SOBREVIVÊNCIA GERAL
Favorável, idade < 2 anos, tumor < 550 g, tratado apenas com nefrectomia	I	84% em 5 anos	98% em 5 anos
Favorável, sem PDH	I/II	91%	98%
Favorável, PDH 1p e 16q	I/II	75%	91%
Favorável, sem PDH	III/IV	83%	92%
Favorável, PDH 1p e 16q	III/IV	66%	78%
Favorável, qualquer PDH	V	61%	81%
Anaplasia difusa	I	68%	79%
Anaplasia difusa	II	83%	82%
Anaplasia difusa	III	65%	67%
Anaplasia difusa	IV	33%	33%

*Tratado no National Wilms Tumor Study-5 de acordo com histologia e estágio. PDH: perda de heterozigosidade.

Tabela 526.2 Síndromes associadas ao tumor de Wilms.

SÍNDROME	CARACTERÍSTICAS CLÍNICAS	ANOMALIAS GENÉTICAS
Tumor de Wilms, aniridia, anormalidades geniturinárias e retardo mental (síndrome de WAGR)	Aniridia, anormalidades geniturinárias, retardo mental	Del 11p13 (*WT1* e *PAX6*)
Síndrome de Denys-Drash	Insuficiência renal de início precoce com esclerose mesangial renal, pseudo-hermafroditismo masculino	Mutação *missense* de *WT1*
Síndrome de Beckwith-Wiedemann	Organomegalia (fígado, rins, suprarrenais, pâncreas), macroglossia, onfalocele, hemi-hipertrofia	Dissomia paterna unilateral, duplicação de 11p15.5, perda de *imprinting*, mutação de *p57KIP57* Del 11p15.5 *IGF2* e região de controle de impressão *H19*
Síndrome de Frasier	Genitália externa não masculinizada, glomeruloesclerose segmentar focal, gonadoblastoma	*WT1* intron 9 variantes afetando *splicing*
Anemia de Fanconi	Insuficiência da medula óssea, baixa estatura, microcefalia, manchas café com leite, atraso no desenvolvimento	*BRCA2, PALB2*
Trisomia 18	Comprometimento cognitivo, hipertonia, occipito proeminente, micrognatia, orelhas baixas e malformadas, dedos sobrepostos, defeitos do septo ventricular	Trisomia do 18
Síndrome de Perlman	Poli-hidrâmnio, macrossomia, características faciais distintivas, displasia renal, nefroblastomatose, anomalias congênitas múltiplas	*DIS3L2*

do dedo de zinco. A maioria das mutações no *WT1* é somática; no entanto, as mutações no *WT1* também podem ser germinativas. As mutações germinativas truncadas geralmente estão associadas ao tumor de Wilms no contexto de anomalias geniturinárias ou da **síndrome WAGR** (tumor de Wilms, aniridia, anomalias geniturinárias, retardo mental). Mutações germinativas missense são geralmente observadas em crianças com síndrome de Denys-Drash, resultando em insuficiência renal de início precoce. Em casos de mutação germinativa, o alelo de tipo selvagem presente na linha germinativa é mutado ou perdido no tumor, resultando em perda da função do *WT1*. A ablação somática de *WT1* no rim de rato em desenvolvimento resulta em um bloqueio na diferenciação do mesênquima metanéfrico. Curiosamente, os restos nefrogênicos avaliados em pacientes heterozigotos para uma mutação da linha germinativa *WT1* são homozigotos para a mutação *WT1*, com mutações somáticas adicionais observadas nos tumores autólogos. A grande maioria das mutações no *WT1* são mutações deleção/truncagem ou mutações missense que afetam os resíduos de aminoácidos críticos para a função do *WT1*.

A **via de sinalização Wnt** desempenha um papel crítico na regulação da diferenciação do rim fetal. O *CTNNB1* codifica a β-catenina, que tem um importante ponto de regulação nessa via, e as mutações no gene *CTNNB1* são observadas em aproximadamente 15% dos tumores de Wilms, muito frequentemente naqueles que sofreram mutações do gene *WT1*. *WTX*, um gene localizado no cromossomo X que codifica uma proteína que também desempenha um papel na regulação da via Wnt, sofre mutação em aproximadamente 20% dos tumores. As mutações *CTNNB1* e *WTX* são somáticas.

Consistente com a etiologia do tumor de Wilms sendo fundamentada no desenvolvimento do rim aberrante, genes que regulam a proliferação e diferenciação de progenitores renais foram identificados como mutados em tumores. Uma classe de genes codifica proteínas essenciais para a biogênese de miRNAs maduros e são mutadas em um quinto a um terço dos tumores de Wilms. Mutações missense *DROSHA* nos domínios catalíticos críticos para o processamento do pré-miRNA ocorrem em aproximadamente 10% dos tumores. Esses são invariavelmente heterozigotos, e estudos *in vitro* têm apoiado um mecanismo de ação dominante negativo pelo qual eles prejudicam a biogênese do miRNA. Além disso, mutações de genes que codificam outros componentes da via de biogênese do miRNA (*DICER, DGCR8 XPO5* e *TARBP2*) são observados no tumor de Wilms. Mutações *DICER1* são geralmente mutações missense e podem ser somáticas ou germinativas. Mutações germinativas de *DICER1* são observadas, embora infrequentemente, em famílias de tumores de Wilms e, mais frequentemente, em famílias com blastoma pleuropulmonar. Mutações nesses genes de processamento de miRNA estão associadas à redução da expressão da família Let-7 de miRNAs.

Uma via molecular inter-relacionada também crítica para a regulação da proliferação e diferenciação de progenitores é a via MYCN-SIX1/2-EYA1. Mutações somáticas em *MYCN, SIX1* e *SIX2* são observadas em aproximadamente 10% dos tumores, com um acréscimo de aproximadamente 15% dos tumores exibindo aumento do número de cópias de *MYCN*.

A identificação inicial das mutações do *WT1* em tumores demonstrou que a regulação transcricional aberrante (que pode atuar em uma variedade de processos biológicos) é importante na etiologia de alguns tumores de Wilms. Essa conclusão é ressaltada pela identificação de mutações em genes que codificam proteínas que têm papel na regulação epigenética da transcrição e alongamento transcricional. Esses incluem mutações somáticas em *MLLT1*, *ARID1A* e *SMARCA4*, com uma frequência de aproximadamente 4 a 5% cada.

A mutação somática do gene p53, o *TP53*, é observada em aproximadamente 5% dos tumores e está associada à histologia do **tumor anaplásico**, uma característica de mau prognóstico do tumor de Wilms.

Em aproximadamente 70% dos tumores, observa-se a perda de heterozigosidade (geralmente o número de cópias neutras) ou a perda de impressões nos locais imprimidos em 11p15. Essa alteração epigenética frequentemente resulta na expressão bialélica de *IGF2*, um gene normalmente impresso que codifica o fator de crescimento semelhante à insulina 2, além da perda de impressão de outros genes 11p15. Famílias com síndrome de Beckwith-Wiedemann, uma síndrome de supercrescimento somático na qual é observada predisposição a tumores embrionários (incluindo tumor de Wilms), têm sido geneticamente ligados a 11p15, e microdeleções na região controladora de imprinting *IGF2* estão presentes em famílias com SBW nas quais o tumor de Wilms é observado.

Os desequilíbrios alélicos foram identificados nos tumores de Wilms, particularmente a perda de heterozigosidade em 1p e 16q, o que tem sido associado com maior risco de recorrência. O ganho do cromossomo 1q foi associado à sobrevida inferior no tumor unilateral de Wilms de histologia favorável.

Em pacientes com história familiar de tumor de Wilms, a predisposição é herdada como um traço autossômico dominante com penetrância incompleta. A predisposição para outros tipos de tumor ou outros fenótipos não é observada na maioria dessas famílias. Mutações germinais foram identificadas em uma minoria de famílias, e cada um desses genes identificados (p. ex., *WT1, DICER1, MYCN, REST, BRCA2*) está alterado em menos de 5% das famílias de tumores de Wilms.

APRESENTAÇÃO CLÍNICA

A apresentação clínica inicial mais comum do tumor de Wilms consiste na descoberta incidental de uma **massa abdominal** assintomática pelos pais durante o banho ou ao vestir uma criança afetada, ou por um médico durante um exame físico de rotina (Tabela 526.3). Na apresentação, a massa pode ser muito grande, visto que as massas retroperitoneais podem crescer sem restrições por limites anatômicos estritos. Os defeitos funcionais em órgãos pareados, como os rins, com boa reserva funcional, também têm pouca probabilidade de serem detectados precocemente. Crianças com acesso direto a pediatras *versus* médicos generalistas como cuidadores primários têm maior probabilidade de serem diagnosticadas precocemente e terem tumores menores e em estágio menos avançado no momento do diagnóstico. A hipertensão está presente em cerca de 25% dos pacientes na apresentação e tem sido atribuída ao aumento da atividade da renina. Dor abdominal (40%), hematúria indolor e grosseira (18%) e sintomas constitucionais como febre, anorexia e perda de peso são outros achados no diagnóstico. Ocasionalmente, o aumento rápido do abdome e a anemia ocorrem por causa do sangramento no parênquima ou na pelve renal. O trombo do tumor de Wilms estende-se para a veia cava inferior em 4 a 10% dos pacientes e raramente para o átrio direito, deslocamento do tumor intravascular pode produzir um **embolismo pulmonar** fatal. Os pacientes também podem apresentar anemia microcítica por deficiência de ferro ou anemia de doença crônica, policitemia, contagem elevada de plaquetas e deficiência adquirida do fator de von Willebrand ou deficiência do fator VII.

DIAGNÓSTICO E DIAGNÓSTICO DIFERENCIAL

Uma massa abdominal em uma criança deve ser considerada maligna até que exames de imagem, achados laboratoriais e a patologia possam definir sua verdadeira natureza (ver Tabela 526.3). Os estudos de imagem incluem radiografia abdominal simples, ultrassonografia abdominal (US) e tomografia computadorizada (TC) do abdome para definir a origem intrarrenal da massa e diferenciá-la das massas adrenais (p. ex., neuroblastoma) e outras massas no abdome. O US abdominal ajuda a diferenciar as massas sólidas das císticas. O tumor de Wilms pode mostrar áreas focais de necrose ou hemorragia e hidronefrose devido à obstrução da pelve renal pelo tumor. US com Doppler das veias renais e da VCI é um primeiro estudo útil para identificar o tumor de Wilms, avaliar o sistema coletor e demonstrar trombos tumorais nas veias renais e na VCI. No entanto, seu uso rotineiro após a realização da TC não é necessário.

A TC é útil para definir a extensão da doença, a integridade do rim contralateral e metástases (Figuras 526.1 e 526.2). A ressonância magnética (RM) requer sedação em crianças pequenas e não é usada rotineiramente. No entanto, a RM pode ser útil na definição de um extenso trombo tumoral que se estende até o nível das veias hepáticas, ou até mesmo no átrio direito, e para distinguir o tumor de Wilms dos restos nefrogênicos. A TC de tórax é mais sensível que a radiografia

Tabela 526.3 Diagnóstico diferencial dos tumores abdominais e pélvicos em crianças.

TUMOR	IDADE DO PACIENTE	SINAIS CLÍNICOS	ACHADOS LABORATORIAIS
Tumor de Wilms	Pré-escolar	Massa unilateral no flanco, aniridia, hemi-hipertrofia	Hematúria, policitemia, trombocitose, valor elevado do tempo de tromboplastina parcial
Neuroblastoma	Pré-escolar	Obstrução gastrintestinal/geniturinária, olhos de guaxinim, opsoclonus- mioclonia, diarreia, nódulos cutâneos	Aumento do ácido vanilmandélico ou ácido homovanílico na urina, ou ferritina, calcificação puntiforme na massa
Linfoma não Hodgkin	> 1 ano	Intussuscepção em pacientes com > 2 anos de idade	Aumento da desidrogenase láctica, citopenia sanguínea devido ao comprometimento da medula óssea
Rabdomiossarcoma	Todas	Obstrução gastrintestinal/geniturinária, dor abdominal, sangramento vaginal, massa paratesticular	Hipercalcemia, citopenia devido ao comprometimento da medula óssea
Tumor de células germinativas/teratoma	Pré-escolar, adolescente	*Meninas:* dor abdominal, sangramento vaginal *Meninos:* massa testicular, hidrocele de início recente, massa sacrococcígea	Aumento da β-gonadotrofina coriônica humana, aumento da α-fetoproteína
Hepatoblastoma	Nascimento a 3 anos	Massa no quadrante superior direito, icterícia Puberdade precoce em homens	Aumento da α-fetoproteína
Carcinoma Hepatocelular	Idade escolar, adolescente	Massa no quadrante superior direito, icterícia, hepatite B, cirrose	Aumento da α-fetoproteína

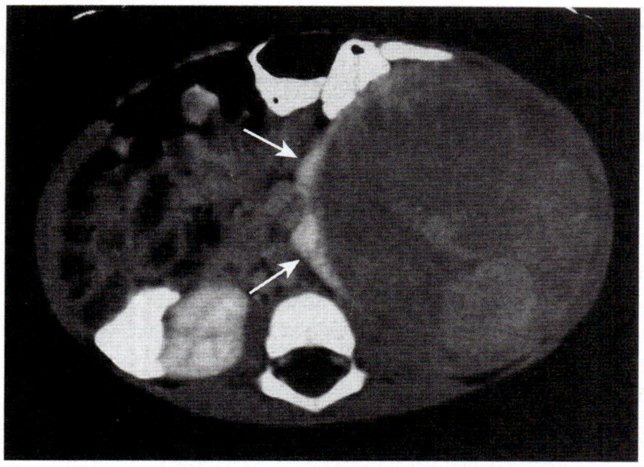

Figura 526.1 Grande tumor heterogêneo de Wilms no rim esquerdo. O parênquima renal residual é deslocado medialmente (*setas*). (*De Haaga JR, Boll DT, editores*: CT and MRI of the whole body, *vol II, 6 ed., Filadélfia, 2017, Elsevier, Fig 54-84, p 1816.*)

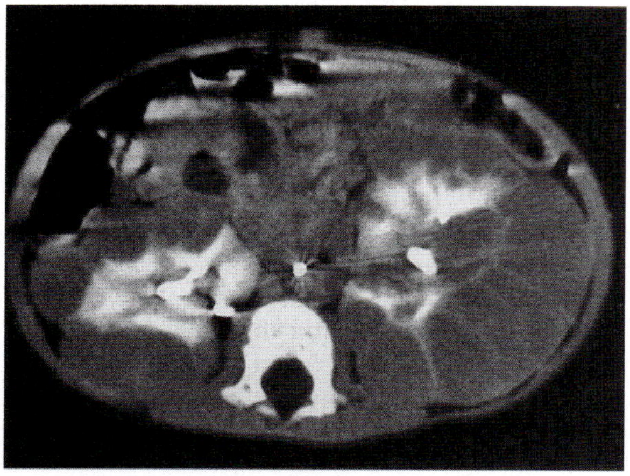

Figura 526.2 Tumores de Wilms multicêntricos e bilaterais. Os tumores têm uma baixa densidade e comprimem o tecido renal realçador residual. (*De Haaga JR, Boll DT, editores*: CT and MRI of the whole body, *vol II, 6 ed., Filadélfia, 2017, Elsevier, Fig 54-86, p 1817.*)

de tórax para a detecção de metástase pulmonar e é preferencialmente realizada antes da cirurgia, pois derrames e atelectasias podem confundir a interpretação de exames de imagem pós-operatórios. Uma cintilografia óssea é realizada se o diagnóstico histológico confirmar o sarcoma de células claras do rim ou tumor rabdoide do rim, para procurar por metástase óssea. Imagem do cérebro com TC ou RM também é obtida em casos de sarcoma de células claras ou tumor rabdoide do rim, porque esses tumores podem se espalhar para o cérebro.

Lesões tumorais de Wilms são metabolicamente ativas e concentram fluorodesoxiglicose (FDG). A disseminação regional e lesões metastáticas podem ser visualizadas na tomografia por emissão de pósitrons (PET)/TC. O diagnóstico geralmente é feito por exames de imagem e confirmado por histologia no momento da nefrectomia. Embora a biopsia seja uma ferramenta diagnóstica confiável, ela é desencorajada, pois resulta em progressão de doença. A biopsia por agulha grossa obtida por abordagem posterior (para limitar a contaminação da cavidade peritoneal) deve ser realizada em casos de apresentação incomum (> 10 anos, sinais de infecção, inflamação) ou achados incomuns de imagem (adenopatia significativa, sem parênquima renal, calcificação intratumoral).

TRATAMENTO

Os protocolos do **Children's Oncology Group** (**COG**) e os protocolos da **Sociedade Internacional de Oncologia Pediátrica (SIOP)** diferem em sua abordagem inicial de tratamento. *O COG defende a cirurgia upfront antes de iniciar o tratamento, enquanto a SIOP recomenda a quimioterapia pré-operatória.* Cada abordagem tem vantagens e limitações, mas elas têm resultados semelhantes. A cirurgia precoce fornece diagnóstico e estadiamento precisos e pode facilitar a **terapia adaptada ao risco**. Quimioterapia pré-operatória pode facilitar a cirurgia e reduz o risco de ruptura e hemorragia intraoperatória do tumor. A cirurgia envolve uma **nefrectomia radical**, com dissecção meticulosa para evitar a ruptura da cápsula do tumor e a coleta de linfonodos, apesar da ausência de linfonodos anormais em exames de imagem pré-operatórios ou avaliação intraoperatória. A **nefrectomia parcial** é realizada em pacientes com doença bilateral ou com tumor de Wilms unilateral e síndrome predisponente, como as síndromes de Denys-Drash e WAGR, para minimizar o risco de insuficiência renal futura.

Os fatores de prognóstico para a terapia adaptada ao risco incluem idade, estadiamento, peso do tumor e perda da heterozigosidade nos cromossomos 1p e 16q (Tabela 526.4). A histologia desempenha um importante papel na estratificação do risco do tumor de Wilms. A ausência de anaplasia é considerada um achado histológico favorável. A presença de anaplasia é ainda classificada como focal ou difusa, e ambas consistem em achados histológicos desfavoráveis.

O COG tem recomendações bem específicas quanto a dose e planejamento para um tratamento adaptado ao risco do tumor de Wilms. Pacientes com tumor de Wilms de **histologia favorável** têm um bom resultado e geralmente são tratados em ambiente ambulatorial. A nefrectomia sozinha é suficiente para pacientes com menos de 2 anos de idade com doença no estágio I e um peso de tumor inferior a 550 g, resultando em uma sobrevida livre de eventos em 5 anos de 84% e uma sobrevida global em 5 anos de 98%. Pacientes com doença nos estágios I e II recebem quimioterapia com duas drogas, vincristina e actinomicina D (também chamada de dactinomicina), a cada 1 a 3 semanas durante um total de 18 semanas (regime **EE4A**). Pacientes com doença em estágio III ou IV recebem quimioterapia com três drogas (vincristina, doxorrubicina e actinomicina D) a cada 1 a 3 semanas por um total de 24 semanas (regime **DD4A**) e radioterapia. Pacientes com metástases linfonodais regionais, doença residual após a cirurgia ou ruptura do tumor recebem radioterapia para o flanco ou abdome, e aqueles com metástases pulmonares recebem radioterapia para os pulmões. A resposta rápida de metástases pulmonares à quimioterapia pode eliminar a necessidade de radiação pulmonar. A perda de heterozigose de 1p e 16q e o ganho de 1q confere prognóstico adverso e merece intensificação do tratamento.

A histologia anaplásica (focal e difusa) é responsável por aproximadamente 11% dos casos de tumor de Wilms. Os pacientes com **anaplasia difusa** têm um desfecho particularmente ruim e são tratados

Tabela 526.4 Estadiamento do tumor de Wilms pelo Children's Oncology Group (COG).

ESTÁGIO	DESCRIÇÃO
I	Tumor *limitado ao rim* e completamente ressecado. A cápsula renal ou os vasos sinusais não estão acometidos. O tumor sem ruptura ou biopsia. Linfonodos regionais examinados e negativos.
II	O tumor estende-se *além do rim*, porém é completamente ressecado com margens e linfonodos negativos. Pelos menos um dos seguintes eventos ocorreu: (a) penetração da cápsula renal, (b) invasão dos vasos sinusais renais.
III	*Tumor residual* presente após a cirurgia, restrito ao abdome, incluindo tumor macroscópico ou microscópico; vazamento do tumor no pré-operatório ou intraoperatório; biopsia antes da nefrectomia, metástases para linfonodos regionais; implantes do tumor na superfície peritoneal; extensão do trombo tumoral para a veia cava inferior, incluindo a veia cava torácica e o coração.
IV	*Metástase hematogênica* (pulmão, fígado, osso, cérebro etc.) ou metástase para linfonodos fora da região abdominopélvica.
V	Comprometimento renal *bilateral* pelo tumor.

com esquemas quimioterápicos intensivos que incluem vincristina, ciclofosfamida, doxorrubicina, etoposídeo, carboplatina e ifosfamida, além da radioterapia.

DOENÇA RECORRENTE

Aproximadamente 15% com histologia favorável e 50% com tumores de Wilms de histologia anaplásica recidivam; a maioria das recidivas ocorre precocemente (dentro de 2 anos do diagnóstico). Os fatores associados a um desfecho favorável após a recidiva incluem estágio baixo (I/II) ao diagnóstico, tratamento com apenas vincristina e actinomicina D, sem radioterapia prévia, histologia favorável, recidiva apenas para pulmão e intervalo entre nefrectomia e recidiva inferior ou igual a ≥ 12 meses. Pacientes com tumor de Wilms recorrente que previamente receberam apenas vincristina e actinomicina D tiveram uma sobrevida em 4 anos de aproximadamente 80%, enquanto aqueles que receberam anteriormente o regime de três drogas com vincristina, actinomicina D e doxorrubicina tiveram uma sobrevida em 4 anos de apenas 50%. Outros agentes usados para tratar o tumor de Wilms recorrente incluem doxorrubicina, carboplatina, ciclofosfamida, ifosfamida, etoposide e topotecana. O tumor de Wilms **metacrônico** pode não representar a recidiva do tumor, mas o desenvolvimento de um novo tumor no rim oposto.

PROGNÓSTICO

Apesar de alguns fatores de risco adversos que diminuem o prognóstico (metástases, histologia desfavorável, doença recorrente, perda de heterozigose de 1p e 16q e ganho de 1q), a maioria das crianças com tumor de Wilms tem um prognóstico muito favorável. A sobrevida global de crianças com tumor de Wilms é superior a 90%, com alguns fatores prognósticos (estágio baixo, histologia favorável, idade jovem, baixo peso do tumor) conferindo resultados ainda melhores. O tumor de Wilms está no topo da lista de tumores sólidos pediátricos comuns em termos de resultado favorável.

EFEITOS TARDIOS

As estratégias atuais são bem-sucedidas, com relativamente poucos efeitos a longo prazo da terapia. Geralmente, as complicações tardias são consequência do tipo e intensidade do tratamento; o uso de radioterapia e antraciclinas aumentam o risco dessas complicações. As sequelas tardias clinicamente significativas incluem efeitos musculoesqueléticos, toxicidade cardíaca, doença pulmonar, problemas reprodutivos, disfunção renal e desenvolvimento de segunda neoplasia maligna, como leucemia e câncer de órgãos digestivos e de mama (em mulheres).

A bibliografia está disponível no GEN-io.

526.2 Outros Tumores Renais Pediátricos

Najat C. Daw, Grace Nehme e Vicki D. Huff

NEFROMA MESOBLÁSTICO

O nefroma mesoblástico é o tumor renal sólido mais comum identificado no *período neonatal* e o tumor renal benigno mais frequente na infância. Representa aproximadamente 5% de todos os tumores renais pediátricos. Muitos casos são diagnosticados no ultrassom pré-natal e podem se manifestar na forma de polidrâmnio, hidropisia e parto prematuro. A maioria dos pacientes é diagnosticada antes de 3 meses de idade, enquanto o tumor de Wilms é *raramente diagnosticado* antes dos 6 meses de idade. A razão homem/mulher é de 1,5:1. A nefrectomia radical constitui o tratamento de escolha e pode ser suficiente quando realizada isoladamente. É rara a ocorrência de recidiva local. Embora sejam raras, variantes malignas podem ocorrer, caracterizadas por metástases para os pulmões, o fígado, o coração e o cérebro.

SARCOMA DE CÉLULAS CLARAS DO RIM

O sarcoma de células claras do rim (**SCCR**) é uma neoplasia renal incomum da infância, com aproximadamente 20 novos casos diagnosticados a cada ano na América do Norte. O pico de incidência é observado entre 1 e 4 anos de idade, e o sarcoma manifesta-se habitualmente como massa abdominal. Os perfis de expressão gênica do SCCR sugerem que a célula de origem é uma célula mesenquimal renal com marcadores neurais. O osso constitui o local mais comum de metástases a distância, seguido do pulmão, abdome, retroperitônio, cérebro e fígado. Por conseguinte, a investigação deve incluir cintilografia óssea. Com a terapia moderna, os pacientes com doença nos estágios I e II têm um excelente prognóstico (sobrevida global em 4 anos de 97 a 100%), enquanto aqueles com doença nos estágios III e IV têm uma sobrevida global em 4 anos de 89 e 45%, respectivamente.

TUMOR RABDOIDE DO RIM

O tumor rabdoide maligno do rim (**TRMR**) tem morfologia semelhante ao rabdomioblasto e é um câncer raro, mas agressivo. A hematúria é uma característica de apresentação comum. Ambos os tumores rabdoides do rim e do sistema nervoso central (SNC), tumores teratoides/rabdoides atípicos, têm deleções e mutações do gene *SMARCB1/hSNF5/INI1* e são considerados relacionados. Eles tendem a metastizar para os pulmões e cérebro. O prognóstico é ruim com os protocolos terapêuticos atuais. Idade mais jovem no momento do diagnóstico, doença em estágio avançado e envolvimento do SNC estão associados a um pior prognóstico. O resultado de pacientes com **TRMR** é pobre. Tanto a sobrevida livre de recidiva em 4 anos e a sobrevida global para pacientes tratados no NWTS-5 foram 50% para o estágio I, 33% para os estágios II e III, e 21% para o estágio IV.

CARCINOMA DE CÉLULAS RENAIS

Embora o carcinoma de células renais (**CCR**) seja o tumor renal mais prevalente em adultos, é extremamente raro em crianças, representando menos de 10% dos tumores renais pediátricos. A taxa de incidência anual é de aproximadamente 4 casos por 1 milhão de crianças. Embora o tumor de Wilms seja o tumor renal predominante na infância, é raro no início da infância, e o CCR é a malignidade renal mais prevalente durante a segunda década de vida. Vários **distúrbios genéticos** estão associados à predisposição para o CCR, incluindo a doença de von Hippel-Lindau, a esclerose tuberosa e a leiomiomatose hereditária. O subtipo mais comum de CCR em crianças, o **CCR do tipo translocação**, é caracterizado por translocações envolvendo mais frequentemente o gene *TFE3* no cromossomo Xp11.2 ou o gene *TFEB* no cromossomo 6p21. O carcinoma medular renal é visto tipicamente em pacientes jovens com traço falciforme.

As crianças com CCR podem apresentar hematúria franca, dor no flanco e/ou massa palpável, embora o CCR possa ser assintomático e detectado incidentalmente. O CCR tem uma propensão a metastizar para os pulmões, fígado e osso. Enquanto o envolvimento local dos linfonodos é um indicador de mau prognóstico no CCR em adultos, a importância do *status* nodal no CCR pediátrico é controversa. A nefrectomia sozinha pode ser adequada para o CCR em estágio inicial. Além da cirurgia, não há tratamento ideal estabelecido para o CCR infantil; nem a quimioterapia nem a radioterapia demonstraram atividade significativa.

A bibliografia está disponível no GEN-io.

Capítulo 527 Sarcomas de Partes Moles

Carola A.S. Arndt

A incidência anual dos sarcomas de partes moles é de 8,4:1 milhão de crianças brancas com menos de 14 anos de idade. O rabdomiossarcoma é responsável por mais de 50% dos sarcomas de partes moles. O prognóstico correlaciona-se mais fortemente com a idade e a extensão da doença na ocasião do diagnóstico, com a localização e a histologia do tumor primário e com a expressão da proteína de fusão, PAX-FOXO1.

RABDOMIOSSARCOMA

Epidemiologia

O rabdomiossarcoma, sarcoma de partes moles pediátrico mais comum, é responsável por cerca de 3,5% dos cânceres na infância. Esses tumores podem ocorrer em praticamente qualquer local anatômico, mas, em geral, são encontrados na cabeça e no pescoço (25%), na órbita (9%), no trato geniturinário (24%) e nos membros (19%); a região retroperitoneal e outras áreas são responsáveis pelo restante dos locais primários. A incidência em cada local anatômico está relacionada tanto com a idade do paciente quanto com o tipo de tumor. As lesões nos membros têm maior probabilidade de ocorrer em crianças mais velhas e apresentar histologia alveolar. O rabdomiossarcoma ocorre com frequência aumentada em pacientes com **neurofibromatose** e outras síndromes familiares de predisposição ao câncer, como a **síndrome de Li-Fraumeni** (Tabela 527.1).

Patogênese

Acredita-se que o rabdomiossarcoma se origine do mesmo mesênquima embrionário da musculatura esquelética estriada, embora uma grande porcentagem desses tumores tenha a sua origem em áreas que carecem de músculo esquelético (p. ex., bexiga, próstata, vagina). Com base na sua aparência ao microscópio óptico, o rabdomiossarcoma pertence à categoria geral dos tumores de **células redondas pequenas**, que inclui o sarcoma de Ewing, o neuroblastoma e o linfoma não Hodgkin. O diagnóstico definitivo de uma amostra patológica exige exames imuno-histoquímicos utilizando anticorpos dirigidos contra o músculo esquelético (desmina, actina muscular específica, miogenina) e, no caso de histologia alveolar, reação em cadeia da polimerase via transcrição reversa ou hibridização *in situ* por fluorescência para transcrição de PAX-FOXO1.

A determinação do subtipo histológico específico (e nos estudos atuais, *status* de fusão, ou seja, FOXO1 positivo ou negativo) é importante no planejamento do tratamento e na avaliação do prognóstico. Existem três subtipos histológicos reconhecidos. O **tipo embrionário** é responsável por cerca de 60% de todos os casos e apresenta prognóstico intermediário. O **tipo botrioide**, uma variante da forma embrionária na qual as células tumorais e um estroma edematoso se projetam para dentro da cavidade corporal como um cacho de uvas, é encontrado mais frequentemente na vagina, no útero, na bexiga, na nasofaringe e na orelha média. O **tipo alveolar** responde por cerca de 25 a 40% dos casos e, com frequência, caracteriza-se pela presença da transcrição da fusão PAX-FOXO1 (Tabela 527.2). As células tumorais tendem a crescer em ninhos, que frequentemente apresentam espaços semelhantes a fendas, que lembram os alvéolos. Os tumores alveolares ocorrem mais frequentemente no tronco e nos membros e apresentam pior prognóstico. O **tipo pleomórfico** (forma adulta) é raro na infância e responde por menos de 1% dos casos.

Manifestações clínicas

A característica mais comum do rabdomiossarcoma consiste em uma massa que pode ou não ser dolorosa. Os sintomas são causados pelo deslocamento ou pela obstrução das estruturas normais (ver Tabela 527.1). Sua origem na nasofaringe pode estar associada a congestão nasal, respiração oral, epistaxe e dificuldade de deglutição e mastigação. A extensão regional para o crânio pode produzir paralisia de nervos cranianos, cegueira e sinais de elevação da pressão intracraniana, com cefaleia e vômitos. Quando o tumor se desenvolve na face ou na bochecha, pode causar edema, dor, trismo e, à medida que ocorre extensão, paralisia de nervos cranianos. Os tumores no pescoço podem produzir edema progressivo com sintomas neurológicos após extensão regional. Os tumores orbitários primários são habitualmente diagnosticados no início de sua evolução, em virtude de proptose associada, edema periorbital, ptose, alterações da acuidade visual e dor local. Quando o tumor surge na orelha média, os sinais iniciais mais comuns consistem em dor, perda auditiva, otorreia crônica ou massa no meato acústico; a extensão do tumor provoca paralisia de nervos cranianos e sinais de massa intracraniana no lado acometido. O rabdomiossarcoma da laringe pode ser acompanhado de tosse crupal contínua e estridor progressivo. Como esses sinais e sintomas também estão associados, em sua maioria, a doenças comuns da infância, os médicos precisam estar atentos quanto à possibilidade de tumor.

O rabdomiossarcoma do *tronco ou dos membros* frequentemente é identificado pela primeira vez após um trauma e, no início, pode ser considerado um **hematoma**. Se o edema não diminuir ou aumentar, deve-se suspeitar de neoplasia maligna. O comprometimento do trato geniturinário pode produzir hematúria, obstrução do trato urinário inferior, infecções do trato urinário de repetição, incontinência ou massa detectável ao exame abdominal ou retal. O tumor *paratesticular* se manifesta habitualmente como massa indolor e de rápido crescimento no escroto. O rabdomiossarcoma *vaginal* pode se manifestar como massa de tecido tumoral semelhante a um cacho de uvas, que se projeta através do orifício vaginal, conhecido como **sarcoma botrioide**, e pode causar sintomas do trato urinário ou do intestino grosso. Pode ocorrer sangramento vaginal ou obstrução da uretra ou do reto. Achados semelhantes podem ser observados nos tumores uterinos primários.

Tabela 527.1 Características comparativas do rabdomiossarcoma.

CARACTERÍSTICA	RABDOMIOSSARCOMA EMBRIONÁRIO	RABDOMIOSSARCOMA ALVEOLAR
Idade do paciente	Geralmente < 5 anos; pacientes com variantes de células fusiformes são frequentemente adolescentes	Afeta todas as idades; mais provável que seja alveolar se ocorrer em pacientes com idade ≥ 5 anos
Local do tumor original	Cabeça e pescoço: órbita, bochecha, boca, faringe, orelha, fossa temporal, região parotídea Abdome: tecidos moles abdominais, ductos biliares (intra e extra-hepáticos), vesícula biliar Trato geniturinário: bexiga, próstata, vagina, colo do útero, útero Escroto: tecidos moles paratesticulares	Extremidades: superior, particularmente a mão; inferior, incluindo coxa, panturrilha e pé Tronco: musculatura glútea, região perianal, parede torácica, parede abdominal, musculatura paravertebral Cabeça: seios paranasais e base do crânio
Características genéticas	Perda de heterozigosidade do braço curto do cromossomo 11 Anormalidades no *imprinting* Padrão de expressão heterogênea na matriz de expressão gênica	Fusão *PAX3-FOXO1* Fusão *PAX7-FOXO1* Amplificação do gene Padrão de expressão homogênea na matriz de expressão gênica (para tumores positivos à fusão)
Características citogenéticas	Ganhos dos cromossomos 2, 7, 8, 11, 12, 13q21 e 20 Perdas de 1p35-36,3, 6, 9q22, 14q21-32 e 17 Diploide ou hiperdiploide	t(1;13)(p36;q14) t(2;13)(q35;q14) Diploide ou quase tetraploide
Expressão de miogenina	Expressão irregular: rara a 80% dos núcleos	Forte reatividade nuclear difusa em 80 a 100% das células tumorais

Adaptada de Parham DM, Alaggio R, Coffin CM: Myogenic tumors in children and adolescents, *Pediatr Dev Path* 15 (1):S211-S236, 2012 (Table 2, p 214).

Tabela 527.2 Transtornos genéticos associados ao rabdomiossarcoma.

TRANSTORNO	ABERRAÇÃO GENÉTICA
Síndrome de Beckwith-Weidemann	Deleções e perda de heterozigose no cromossomo 11p15, afetando particularmente *IGF2, CDKAIC, H19* e/ou *LIT1*
Síndrome de Gorlin (síndrome do nevo basocelular)	Mutação do gene *PTCH*
Síndrome de Costello	Mutação da *H-RAS*
Neurofibromatose 1	Mutação *NF1*
Síndrome de Li-Fraumeni	Mutação *TP53*
Síndrome de aneuploidia variegada em mosaico	Mutação *BUB1B*
Síndrome de quebra de Nijmegen (variante 1 da síndrome ataxia-telangiectasia)	Mutação *NBS*
Síndrome de Rubinstein-Taybi	Mutação *CREBBP*
Síndrome de deficiência/reparo de incompatibilidade constitucional	Mutação *PSM2*
Polipose adenomatosa *coli*	Mutação de *APC*
Retinoblastoma hereditário	Mutação *RB1*
Síndrome de blastoma pleuropulmonar familiar	Mutação *DICER*
Síndrome de Noonan	Mutação *PTPN11*
Síndrome de Werner	Mutação *RECOL2*

De Parham DM, Alaggio R, Coffin CM: Myogenic tumors in children and adolescents, *Pediatr Dev Path* 15 (1):S211-S236, 2012 (Table 3, p 214).

Os tumores em qualquer local podem se disseminar precocemente e causar sintomas de dor ou de angústia respiratória associadas a metástases pulmonares. O comprometimento ósseo extenso pode provocar hipercalcemia sintomática. Nesses casos, pode ser difícil identificar a lesão primária.

Diagnóstico

O diagnóstico precoce de rabdomiossarcoma exige um alto índice de suspeição. O aspecto microscópico consiste em um tumor de pequenas células redondas e azuis. O neuroblastoma, o linfoma e o sarcoma de Ewing também são **tumores de pequenas células redondas e azuis**, dos quais o rabdomiossarcoma deve ser diferenciado nos casos de suspeita. O diagnóstico diferencial depende do local de apresentação. O diagnóstico definitivo é estabelecido por biopsia, aspecto microscópico, resultados das colorações imuno-histoquímicas e análise da expressão PAX/FOXO1. Uma lesão em um membro pode ser considerada hematoma ou **hemangioma**; uma lesão orbitária que resulta em proptose pode ser tratada como **celulite orbitária**; ou sintomas obstrutivos da bexiga podem passar despercebidos. Adolescentes podem ignorar lesões paratesticulares por um longo tempo ou se sentir constrangidos em mencioná-las. Infelizmente, vários meses podem se passar entre os sintomas iniciais e a realização da biopsia. Os procedimentos para diagnóstico são determinados, em grande parte, pela área de comprometimento. A tomografia computadorizada (TC) e/ou a ressonância magnética (RM) são necessárias para avaliação do local do tumor primário. Na presença de sinais e sintomas na região de cabeça e pescoço, as radiografias devem ser examinadas à procura de evidências de massa tumoral e indicações de erosões ósseas. A RM deve ser realizada para identificar a extensão intracraniana ou o comprometimento das meninges, a presença de comprometimento ósseo ou erosão na base do crânio. Para os tumores do abdome e da pelve, a TC com contraste ou a RM podem ajudar a delinear o tumor (Figuras 527.1 e 527.2). Cintilografia óssea com radionuclídeos, TC do tórax e aspiração e biopsia da medula óssea devem ser realizadas bilateralmente para avaliar o paciente quanto à presença de doença metastática e para planejar o tratamento. Alguns pacientes de baixo risco podem não necessitar de avaliação da medula óssea. A tomografia por emissão de pósitrons com flúor-desoxiglicose irá ajudar a melhorar o estadiamento.

O elemento mais importante na investigação diagnóstica é o *exame do tecido tumoral,* que inclui o uso de corantes histoquímicos especiais e imunocorantes. A genética molecular também é importante para detectar transcrições de fusão presentes no rabdomiossarcoma alveolar (PAX-FOX1). Deve-se também obter uma amostra de linfonodos à procura de disseminação da doença, particularmente nos tumores dos membros e em meninos com menos de 10 anos de idade com tumores paratesticulares.

Tratamento

O tratamento é multidisciplinar e inclui o oncologista pediátrico, o cirurgião pediátrico ou outro cirurgião especialista e, com maior frequência, o radioterapeuta. Apenas se o tumor for passível de ressecção completa, isto é, com margens livres, sem perda da função ou com deformidade cosmética significativa, essa abordagem será tentada inicialmente. Os rabdomiossarcomas não são, em sua maioria, passíveis de ressecção completa no diagnóstico inicial. O tratamento baseia-se na classificação de risco do tumor, que é determinada por seu estágio, sua histologia e/ou o *status* de fusão e pela quantidade de tumor que foi cirurgicamente ressecada antes da quimioterapia ("grupo cirúrgico"). O estágio depende do local primário (favorável *versus* desfavorável), da natureza invasiva do tumor (T1 ou T2), do acometimento dos linfonodos, do tamanho do tumor e da presença de metástases. Os *locais favoráveis* incluem órgãos genitais femininos, região paratesticular, cabeça e pescoço (não parameníngeos); todos os demais locais são considerados desfavoráveis. A Tabela 527.3 apresenta o sistema de estadiamento do Children's Oncology Group para o rabdomiossarcoma e a Tabela 527.4 traz os grupos de risco para a doença.

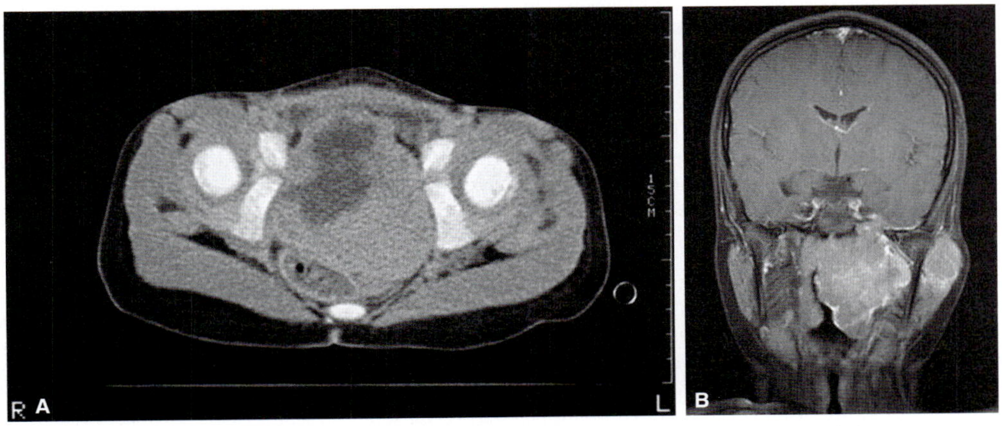

Figura 527.1 **A.** TC pélvica de criança com rabdomiossarcoma na bexiga. **B.** RM de criança com rabdomiossarcoma parameníngeo.

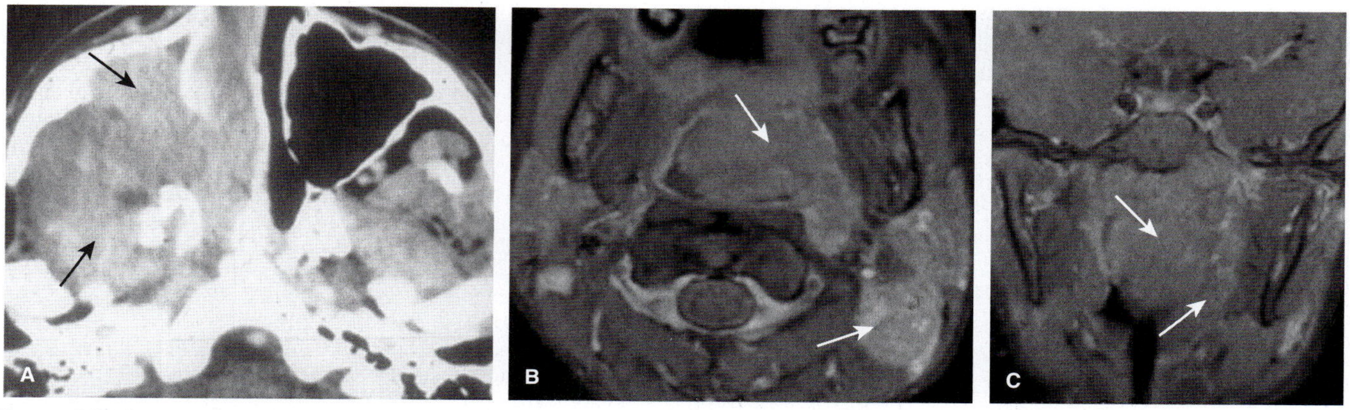

Figura 527.2 Rabdomiossarcoma. **A.** TC com contraste axial ao nível da cavidade nasal demonstrando massa de tecido mole agressiva e aumentada envolvendo o seio maxilar direito e a fossa infratemporal. **B.** Imagem de RM axial. **C.** Imagem coronal de RM ponderada em T1 com contraste demonstrando massa infiltrativa envolvendo o espaço da mucosa faríngea, o espaço mastigador infratemporal esquerdo, a base do crânio e o seio esfenoidal. (De *Haaga JR, Boll DT, editors:* CT and MRI of the whole body, *ed 6, Philadelphia, 2017, Elsevier, Fig. 26-16, p 769.)*

Tabela 527.3 Sistema de estadiamento do rabdomiossarcoma.

ESTÁGIO	LOCAL	ESTÁGIO T	TAMANHO	COMPROMETIMENTO DOS LINFONODOS	METÁSTASE
1	Favorável	T1 ou T2	a ou b	N0 ou N1 ou Nx	M0
2	Desfavorável	T1 ou T2	a	N0 ou Nx	M0
3	Desfavorável	T1 ou T2	a b	N1 N0 ou N1 ou Nx	M0
4	Qualquer	T1 ou T2	a ou b	N0 ou N1 ou Nx	M1

T1, confinado a um local anatômico de origem; T2, extensão e/ou fixação ao tecido circundante. Tamanho: a, < 5 cm de diâmetro; b, ≥ 5 cm de diâmetro. Linfonodos: N0, linfonodos regionais não acometidos; N1, linfonodos regionais acometidos; Nx, *status* dos linfonodos regionais desconhecido. Metástases: M0, ausência de metástases a distância; M1, presença de metástases (incluindo citologia positiva no LCR, líquido pleural ou peritoneal).

Tabela 527.4 Grupos de risco e resultado para o rabdomiossarcoma, segundo o Children's Oncology Group.

GRUPO DE RISCO	ESTÁGIO/GRUPO	HISTOLOGIA	SLE A LONGO PRAZO
Baixo, subgrupo 1	Estágio 1, grupos I-II Estágio 1, grupo III (órbita) Estágio 2, grupos I-II	Embrionário	85 a 95%
Baixo, subgrupo 2	Estágio 1, grupo III (exceto órbita) Estágio 3, Grupos I-II	Embrionário	70 a 85%
Intermediário	Estágios 2 e 3, grupo III Estágios 1 a 3, grupos I-III	Embrionário Alveolar	73% 65%
Alto	Estágio 4, grupo IV Estágio 4, grupo IV	Embrionário Alveolar	35% 15%

SLE: sobrevida livre de eventos. De Hawkins DS, Spunt SL, Skapek SX: Children's Oncology Group's 2013 blueprint for research: soft tissuse sarcomas. *Pediatr Blood Cancer* 60:1001-1008, 2013 (Table I, p. 1002).

Deve-se oferecer ao paciente a possibilidade de participação em estudos clínicos. A Tabela 527.4 mostra a estratificação de risco e os resultados. Os pacientes com doença de baixo risco podem ser curados com terapia mínima, que consiste em vincristina e actinomicina, com ou sem doses menores de ciclofosfamida; a radioterapia pode ser usada no caso de doença residual após cirurgia inicial. O tratamento para pacientes com doença de risco intermediário consiste em vincristina, actinomicina, ciclofosfamida e irinotecano, juntamente com radiação. Para pacientes com doença de alto risco, abordagens com poliquimioterapia intensiva não melhoraram o desfecho, e novas abordagens estão sendo pesquisadas.

Prognóstico

Os fatores prognósticos incluem idade, estágio, histologia/*status* de fusão e local primário. Entre os pacientes com tumor ressecável e histologia favorável, 80 a 90% apresentam sobrevida livre de doença prolongada. O tumor não ressecável localizado em determinados locais favoráveis, como a órbita, também apresenta alta probabilidade de cura. Cerca de 65 a 70% dos pacientes com tumor não totalmente ressecado também obtêm sobrevida prolongada livre de doença. Pacientes com doença disseminada apresentam prognóstico ruim; apenas cerca de 50% obtêm remissão e menos de 50% desses casos são curados. Crianças mais velhas têm prognóstico pior do que as mais novas. Para todos os pacientes, a vigilância dos efeitos tardios do tratamento do câncer é de suma importância. Esses efeitos incluem infertilidade em consequência da ciclofosfamida, efeitos tardios do campo de irradiação (p. ex., disfunção da bexiga, infertilidade, cataratas, comprometimento do crescimento ósseo) e neoplasias malignas secundárias.

OUTROS SARCOMAS DE PARTES MOLES

Os sarcomas de partes moles *não rabdomiossarcomas* constituem um grupo heterogêneo de tumores que respondem por 3% de todas as neoplasias malignas da infância (ver Tabela 527.5). Como são relativamente raros em crianças, grande parte da informação acerca de sua história natural e tratamento provém de estudos conduzidos em pacientes adultos. Nas crianças, a mediana de idade na ocasião do diagnóstico é

Tabela 527.5 Características dos tipos mais comuns de sarcomas de partes moles não rabdomiossarcomas.

TIPO DE TECIDO	TUMOR	HISTÓRIA NATURAL E BIOLOGIA
Fibroso	Fibrossarcoma	Sarcoma de partes moles mais comum em crianças < 1 ano de idade. O fibrossarcoma congênito é uma neoplasia maligna de baixo grau que surge comumente nos membros ou no tronco e raramente sofre metástases. A excisão cirúrgica constitui o tratamento de escolha; podem ser obtidas respostas notáveis à quimioterapia pré-operatória. Em crianças > 4 anos de idade, a história natural assemelha-se à dos adultos (taxas de sobrevida de 5 anos de 60%). Em pacientes com fibrossarcoma e fusões *TRK*, respostas significativas ocorreram com os novos agentes de direcionamento *TRK*. A excisão cirúrgica ampla e a quimioterapia pré-operatória são tipicamente usadas. Associado a t(12;15)(p13;q25) ou à trissomia do 11, também +8, +17, +20
Nervos periféricos	Neurofibrossarcoma	Também conhecido como tumor maligno da bainha dos nervos periféricos. Desenvolve-se em até 16% dos pacientes com neurofibromatose tipo 1 (NF1); quase 50% dos casos ocorrem em pacientes com NF1. Foram relatadas deleções no cromossomo 22q11-q13 ou 17q11 e mutações p53. Geralmente surge no tronco e nos membros e é localmente invasivo. A excisão cirúrgica completa é necessária para a sobrevida do paciente; a resposta à quimioterapia é subótima
Sinóvia	Sarcoma sinovial	É o sarcoma de partes moles não rabdomiossarcoma mais comum em algumas séries. Com frequência, manifesta-se na 3ª década de vida, porém 33% dos pacientes são < 20 anos de idade. Tipicamente, surge em torno do joelho ou da coxa e caracteriza-se por uma translocação não aleatória t(X;18)(p11;q11). A excisão cirúrgica ampla é necessária. A radioterapia mostra-se efetiva na doença residual microscópica, e a terapia à base de ifosfamida é ativa na doença avançada
Desconhecido	Sarcoma alveolar de partes moles	Tumor de crescimento lento; tende a recidivar ou metastatizar para os pulmões e o cérebro dentro de vários anos após o diagnóstico. Com frequência, surge nos membros, bem como na cabeça e no pescoço. Não responde à quimioterapia

de 12 anos, com relação entre meninos e meninas de 2,3:1. Esses tumores geralmente surgem no tronco ou nos membros inferiores. Os tipos histológicos mais comuns consistem em **sarcoma sinovial** (42%), **fibrossarcoma** (13%), **histiocitoma fibroso maligno** (12%) e **tumores neurogênicos** (10%) (Tabela 527.5). Com frequência, os exames de genética molecular mostram-se úteis no estabelecimento do diagnóstico, visto que vários desses tumores apresentam translocações cromossômicas características. O tamanho do tumor, o estágio (grupo clínico), os graus de invasão e histológico correlacionam-se com a sobrevida.

A cirurgia continua sendo a base do tratamento; todavia, deve-se realizar uma cuidadosa pesquisa em busca de metástases pulmonares e ósseas antes da excisão cirúrgica. A quimio e a radioterapia devem ser consideradas para os tumores grandes, de alto grau e/ou não ressecáveis. O papel da quimioterapia nos sarcomas de partes moles não rabdomiossarcoma não está tão bem definido quanto para o rabdomiossarcoma. Pacientes com doença de alto grau, grande (> 5 cm), não ressecável ou metastática são tratados com poliquimioterapia, além da irradiação e/ou cirurgia. Já aqueles com pequenos tumores (< 5 cm) submetidos à ressecção completa geralmente são tratados apenas com cirurgia, e pode-se esperar um resultado excelente, independentemente de o tumor ser de alto ou baixo grau.

A bibliografia está disponível no GEN-io.

Capítulo 528
Neoplasias Ósseas

528.1 Tumores Malignos dos Ossos

Carola A.S. Arndt

A incidência anual de casos de tumores ósseos malignos nos EUA é de aproximadamente 7:1 milhão de crianças caucasianas com menos de 14 anos, com uma incidência ligeiramente menor em crianças negras. **Osteossarcoma** é o tumor ósseo maligno mais comum entre crianças e adolescentes, seguido por **sarcoma de Ewing** (Tabela 528.1 e Figura 528.1). Em crianças menores de 10 anos de idade, o sarcoma de Ewing é mais comum do que o osteossarcoma. Porém, ambos os tumores apresentam maior probabilidade de ocorrer na 2ª década de vida.

OSTEOSSARCOMA

Epidemiologia

A incidência anual de casos de osteossarcoma nos EUA é de 5,6:1 milhão de crianças menores de 15 anos de idade. O período de maior risco de desenvolvimento de osteossarcoma é durante o estirão do crescimento na adolescência, o que sugere uma associação entre crescimento ósseo rápido e transformação maligna. Pacientes portadores de osteossarcoma são mais altos do que seus semelhantes da mesma idade.

Patogênese

Embora a causa do osteossarcoma seja desconhecida, certas condições genéticas ou adquiridas predispõem os pacientes ao desenvolvimento do osteossarcoma. Pacientes com **retinoblastoma hereditário** têm risco muito maior de desenvolver osteossarcoma. Inicialmente, acreditava-se que a localização do osteossarcoma nesses pacientes era sempre em áreas previamente irradiadas, porém, estudos posteriores demonstram que eles surgem em locais distantes do campo de radiação original do retinoblastoma. A predisposição para o desenvolvimento de osteossarcoma nesses pacientes pode estar relacionada à perda de heterozigosidade do gene *RB*. Osteossarcoma também ocorre na **síndrome de Li-Fraumeni**, que é uma síndrome de câncer familiar associada a mutações da linhagem germinativa do gene *P53*. Famílias com síndrome de Li-Fraumeni apresentam um espectro de neoplasias malignas entre os parentes em 1º grau, incluindo carcinoma de mama, sarcomas de partes moles, tumores cerebrais, leucemia, carcinoma adrenocortical e outras neoplasias. A **síndrome de Rothmund-Thomson** é uma condição rara associada a estatura baixa, telangiectasia de pele, mãos e pés pequenos, hipoplasticidade ou ausência dos polegares, e alto risco de osteossarcoma. Osteossarcoma também pode ser induzido por irradiação para o sarcoma de Ewing, na irradiação cranioespinal para os tumores cerebrais, ou altas doses de radiação para outras neoplasias malignas. Outras condições benignas que podem estar associadas à transformação maligna para osteossarcoma incluem doença de Paget, encondromatose, exostose múltipla hereditária e displasia fibrosa (Capítulo 528.2).

O diagnóstico patológico de osteossarcoma é feito pela demonstração de uma neoplasia pleomórfica de célula fusiforme com alto nível

Tabela 528.1 Comparação das características do osteossarcoma e de tumores da família Ewing.

CARACTERÍSTICA	OSTEOSSARCOMA	TUMORES DA FAMÍLIA EWING
Idade	2ª década	2ª década
Raça	Todas	Principalmente caucasianos
Sexo (M:F)	1.5:1	1.5:1
Predisposição	Retinoblastoma, síndrome de Li-Fraumeni, doença de Paget, radioterapia	Nenhuma conhecida
Local	Metáfise dos ossos longos	Diáfises dos ossos longos, ossos planos
Apresentação	Dor e edema local; geralmente, histórico de lesão	Dor e edema local; febre
Achados radiográficos	Destruição esclerótica (menos frequentemente lítica); padrão de raios de sol	Principalmente lítica, reação periosteal multilaminar ("casca de cebola")
Diagnóstico diferencial	Sarcoma de Ewing, osteomielite	Osteomielite, granuloma eosinofílico, linfoma, neuroblastoma, rabdomiossarcoma
Metástase	Pulmões, ossos	Pulmões, ossos
Tratamento	Quimioterapia Cirurgia ablativa do tumor primário	Quimioterapia Radioterapia e/ou cirurgia do tumor primário
Prognóstico	Sem metástase, 70% de cura; com metástase ao diagnóstico, ≤ 20% de sobrevida	Sem metástase, 65 a 75% de cura; com metástase ao diagnóstico, de 20 a 30% de sobrevida

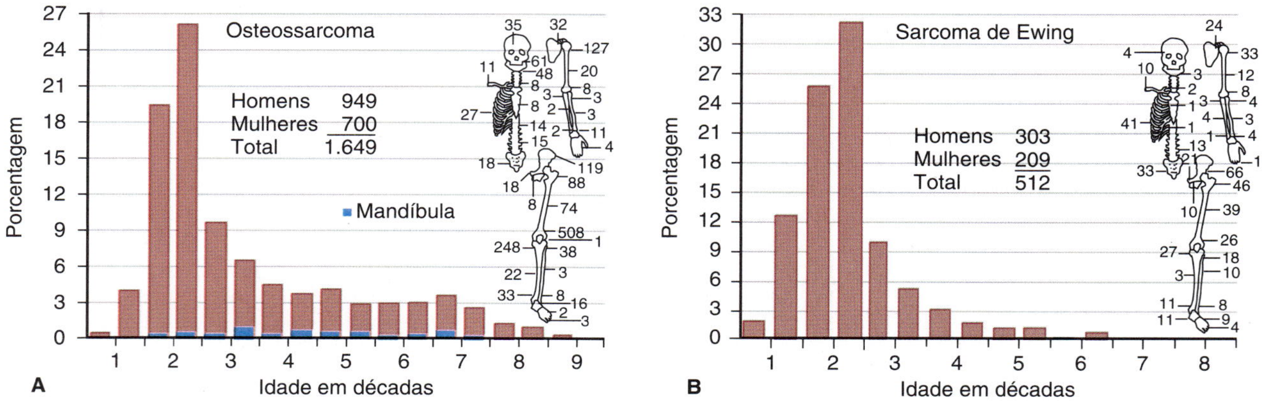

Figura 528.1 **A.** Distribuição etária e esquelética de 1.649 casos de osteossarcoma nos arquivos da Mayo Clinic. **B.** Distribuição etária e esquelética de 512 casos de sarcoma de Ewing nos arquivos da Mayo Clinic. (*De Unni KK, editor:* Dahlin's bone tumors: general aspects and data on 11,087 cases, *ed 5, Philadelphia, 1996, Lippincott-Raven. Reimpresso com permissão de Mayo Foundation.*)

de malignidade associada à formação de osteoide maligno e osso. Há quatro subtipos patológicos de osteossarcoma convencional de alto grau: osteoblástico, fibroblástico, condroblástico e telangiectásico. Nenhuma diferença significativa no prognóstico está associada aos diversos subtipos, embora o componente condroblástico desse subtipo possa não responder tão bem à quimioterapia. Está sendo avaliado o papel de vários genes no prognóstico, tal como genes relacionados à resistência a medicamentos, genes supressores de tumores, e genes relacionados à apoptose.

O **osteossarcoma telangiectásico** pode ser confundido com cisto ósseo aneurismático por causa de sua aparência lítica na radiografia. Osteossarcoma de alto grau normalmente surge na região diafisária dos ossos longos e invade a cavidade medular. Também pode estar associado a uma massa de partes moles. Duas variantes do osteossarcoma, parosteal e periosteal devem ser distinguidas de osteossarcoma convencional devido às suas características clínicas típicas. O **osteossarcoma parosteal** é um tumor de baixo grau e bem-diferenciado, que não invade a cavidade medular e é encontrado mais frequentemente na fase posterior do fêmur distal. Ressecção cirúrgica isolada geralmente é curativa nesse tipo de lesão, que apresenta baixa propensão a disseminação metastática. O **osteossarcoma periosteal** é uma variante rara que surge na superfície do osso, porém apresenta uma taxa de disseminação metastática mais alta do que o tipo parosteal, além de um prognóstico intermediário.

Manifestações clínicas

As manifestações de osteossarcoma mais comuns são dor, claudicação e edema. Como esses tumores ocorrem mais frequentemente em adolescentes ativos, as queixas iniciais podem ser atribuídas a lesões e distensões pela prática de esportes; qualquer dor óssea ou articular que não responda à terapia conservadora dentro de um prazo razoável deve ser minuciosamente investigada. Outros achados clínicos podem incluir limitação de movimentos, derrame articular, sensibilidade e calor local. Os resultados de exames laboratoriais de rotina, como hemograma completo e outros exames bioquímicos, geralmente são normais, embora os valores da fosfatase alcalina ou da desidrogenase lática possam estar elevados.

Diagnóstico

Deve-se suspeitar de tumor ósseo em pacientes que apresentem dor óssea profunda, causando com frequência despertares noturnos, e tenham uma massa palpável e radiografias que demonstrem uma lesão. A lesão pode ter aparência mista, tanto lítica quanto blástica, porém a formação de osso novo geralmente é visível. A aparência radiográfica clássica do osteossarcoma é o *padrão em raios de sol* (Figura 528.2). Quando há suspeita de osteossarcoma, o paciente deve ser encaminhado a um centro com experiência em tratamento de tumores ósseos. A biopsia e a cirurgia devem ser realizadas pelo mesmo cirurgião de modo que o local da incisão da biopsia possa ser determinado sem

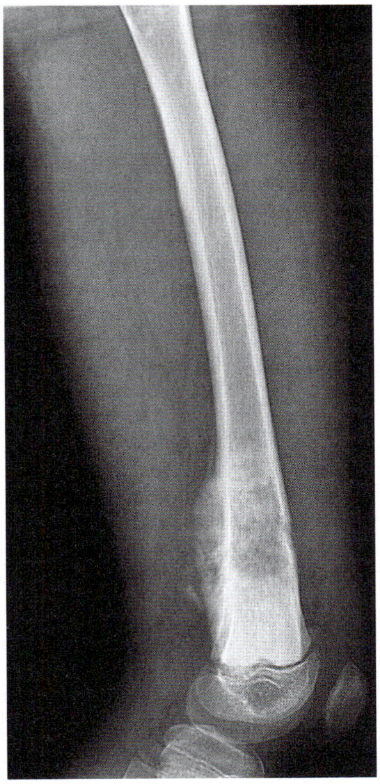

Figura 528.2 Radiografia de um osteossarcoma de fêmur com aparência de formação óssea típica de "raios de sol".

comprometer um eventual procedimento de salvação do membro. Normalmente, é retirado tecido para exames moleculares e biológicos no momento da biopsia inicial. Antes da biopsia, deve-se realizar exame de RM da lesão primária e de todo o osso para avaliar o tumor em relação à sua proximidade a nervos e vasos sanguíneos, tecidos moles e extensão articular, assim como a lesões satélites. A avaliação de metástase inclui TC do tórax e cintilografia óssea com radionuclídeo ou tomografia por emissão de pósitrons (PET) para verificar se há metástases em pulmão, em ossos ou em tecidos moles, respectivamente. O **diagnóstico diferencial** de uma lesão óssea lítica inclui histiocitose, sarcoma de Ewing, linfoma e cisto ósseo.

Tratamento

Com quimioterapia e cirurgia, a sobrevida de cinco anos livre da doença entre pacientes portadores de osteossarcoma de extremidade não metastático é de 65 a 75%. A ressecção cirúrgica completa do tumor é importante para a cura. A atual abordagem é tratar os pacientes com quimioterapia pré-operatória na tentativa de facilitar cirurgias de salvamento de membro e tratar doenças micrometastáticas imediatamente. Até 80% dos pacientes conseguem ser submetidos a operações de salvamento de membro após quimioterapia inicial. É importante retomar as sessões de quimioterapia assim que possível após a cirurgia. Metástases pulmonares presentes ao diagnóstico devem ser removidas por meio de toracotomias em algum momento durante o tratamento. Agentes ativos em uso em regimes de quimioterapia com múltiplas substâncias para osteossarcoma convencional incluem doxorrubicina, cisplatina, metotrexato e ifosfamida.

Um dos fatores prognósticos mais importantes no osteossarcoma é a *resposta histológica à quimioterapia*; uma resposta histológica fraca é ≥ 10% de tumor viável. **MAP** (metotrexato, doxorrubicina, cisplatina) é o esquema quimioterápico padrão para o osteossarcoma. Após a cirurgia de salvamento de membro, serão necessárias reabilitação e fisioterapia intensivas para garantir o melhor resultado funcional possível. A intensificação da terapia pela adição de ifosfamida e etoposideo em pacientes com fraca resposta histológica após a quimioterapia de indução com MAP não melhorou o resultado.

Para pacientes que requerem amputação, uma rápida adaptação de prótese e treinamento de deambulação são essenciais para permitir que os pacientes voltem às suas atividades normais tão logo seja possível. Antes da cirurgia definitiva, pacientes com tumores em ossos de sustentação do corpo devem ser instruídos a usar muletas para evitar estressar ossos fracos e causar fraturas patológicas. O papel da quimioterapia nos osteossarcomas parosteais e periosteais não está bem definido, e a quimioterapia é geralmente reservada para uso em pacientes com tumores que tenham aparência microscópica de alto grau.

Prognóstico

Ressecção cirúrgica isoladamente é curativa apenas em pacientes com osteossarcoma parosteal de baixo-grau. Osteossarcomas convencionais requerem quimioterapia com múltiplos agentes. Até 75% dos pacientes portadores de osteossarcoma de extremidade não metastático são curados com os atuais protocolos de tratamento com múltiplos agentes. O prognóstico não é tão favorável para pacientes com tumores pélvicos quanto para os que apresentam tumores primários nas extremidades. De 20 a 30% dos pacientes que apresentam números limitados de metástases pulmonares também podem ser curados com quimioterapia agressiva e ressecção dos nódulos pulmonares. Pacientes com metástases ósseas e aqueles com metástases pulmonares disseminadas apresentam um prognóstico extremamente desfavorável. O acompanhamento a longo prazo de pacientes com osteossarcoma é importante para monitorar os efeitos tardios da quimioterapia, como cardiotoxicidade por antraciclina e perda de audição pela cisplatina. Pacientes com metástases pulmonares isoladas desenvolvidas tardiamente podem ser curados apenas com ressecção cirúrgica das lesões metastáticas.

SARCOMA DE EWING

Epidemiologia

A incidência de sarcoma de Ewing nos EUA é de 2,1 casos para cada 1 milhão de crianças. É raro entre crianças negras. O sarcoma de Ewing, um sarcoma ósseo indiferenciado, também pode surgir de tecidos moles. Os protocolos de tratamento para esses tumores são os mesmos, sendo os tumores originários nos ossos ou em tecidos moles. Os locais anatômicos dos tumores primários originários em ossos são distribuídos uniformemente entre as extremidades e o eixo central (pelve, coluna, parede torácica). Tumores primários que surgem na parede torácica geralmente são chamados de **tumores de Askin**.

Patogênese

A coloração imuno-histoquímica auxilia no diagnóstico de sarcoma de Ewing diferenciando-o de **tumores de células pequenas, redondas e azuis** como linfoma, rabdomiossarcoma e neuroblastoma. Colorações histoquímicas podem reagir positivamente a certos marcadores neuronais nas células tumorais (enolase neurônio-específica e S-100), principalmente em tumores neuroectodérmicos primitivos periféricos. Não há reatividade a marcadores musculares (p. ex., desmina, actina). Além disso, a coloração de MIC-2 (CD99) também é normalmente positiva. Uma translocação cromossômica específica, a t(11;22), ou uma variante é encontrada na maioria dos tumores da família do sarcoma de Ewing. Utilizam-se rotineiramente para fins de diagnóstico as análises de translocação por hibridização fluorescente *in situ* (FISH) ou análises de reação em cadeia polimerase (PCR) para os produtos genéticos de fusão quimérica EWS/FLI1 ou EWS/ERG (ou outras variantes).

Manifestações clínicas

Os sintomas de sarcoma de Ewing são semelhantes aos do osteossarcoma. Dor, edema, limitação de movimentos e sensibilidade sobre o osso ou nas partes moles envolvidas são sintomas comumente demonstrados. Pacientes com tumores primários muito grandes na parede torácica podem apresentar dificuldade para respirar. Pacientes com tumores primários paraespinais ou vertebrais podem apresentar sintomas de compressão medular. O sarcoma de Ewing normalmente está associado a **manifestações sistêmicas**, como febre e perda de peso, e pode ser acompanhado por marcadores inflamatórios elevados; os pacientes podem ter sido submetidos a tratamento para um diagnóstico presuntivo de osteomielite ou febre de origem desconhecida. Os pacientes também podem ter um atraso no diagnóstico quando se atribui a dor ou o edema a uma lesão esportiva. A biopsia e o diagnóstico tecidual devem ser considerados para pacientes com lesões ósseas suspeitas, uma vez que até mesmo a aparência macroscópica do sarcoma de Ewing pode parecer semelhante à infecção, e o tempo de evolução pode ser rápido. Procedimentos cirúrgicos para o tratamento da infecção podem contaminar o campo cirúrgico e impactar os resultados do tratamento.

Diagnóstico

Deve-se suspeitar de diagnóstico de sarcoma de Ewing em pacientes que apresentam dor e edema, com ou sem sintomas sistêmicos, e com aparência radiográfica de lesão óssea, principalmente lítica com reação periosteal, a característica **"casca de cebola"** (Figura 528.3). Geralmente, pode-se visualizar na RM ou TC uma massa grande de partes moles associada (Figura 528.4). O **diagnóstico diferencial** inclui osteossarcoma, osteomielite, histiocitose de célula de Langerhans, linfoma ósseo primário, neuroblastoma metastático ou rabdomiossarcoma no caso de lesão de partes moles isoladamente. Os pacientes devem ser encaminhados a um centro com experiência no tratamento de tumores ósseos para avaliação e biopsia. Uma avaliação minuciosa para metástase inclui TC do tórax, cintilografia óssea com radionuclídeo ou PET scan, e aspirado e biopsia de medula óssea de pelo menos dois locais. RM do tumor e de toda a extensão do osso envolvido deve ser realizada para determinar a extensão exata da massa óssea e de partes moles e a proximidade do tumor com estruturas neurovasculares. Estudos também estão usando a PET com fluordesoxiglucose (FDG) para avaliar a resposta à terapia.

Para evitar comprometer uma última chance de salvação do membro devido a uma incisão mal planejada de biopsia, o mesmo cirurgião deverá realizar a biopsia e o procedimento cirúrgico. A biopsia guiada por TC geralmente proporciona tecido diagnóstico. É importante obter tecido adequado para colorações e estudos moleculares especiais.

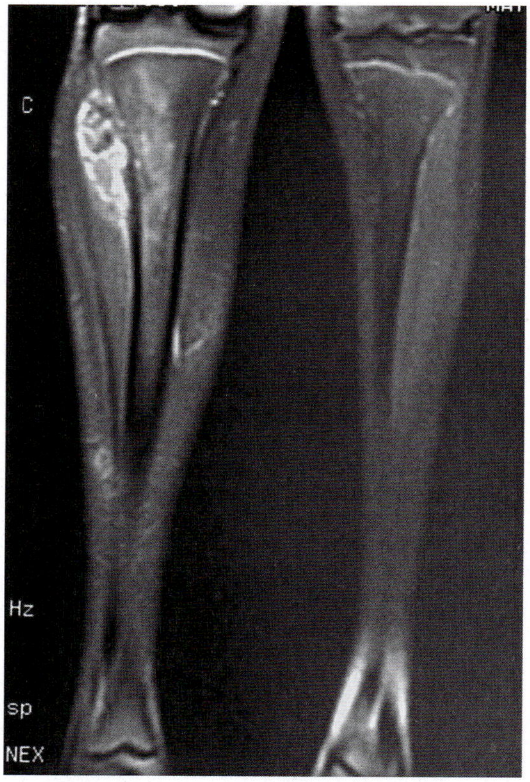

Figura 528.4 Ressonância magnética de sarcoma de Ewing tibial revelando uma grande massa de tecido mole associada.

Tratamento

Tumores da família sarcoma de Ewing são mais bem tratados por meio de uma abordagem multidisciplinar abrangente na qual o cirurgião, o oncologista clínico e o radioterapeuta planejam a terapia. Quimioterapia com múltiplos agentes é importante, pois pode reduzir o tamanho do tumor rapidamente, sendo normalmente administrada antes de se tentar o controle local. Na América do Norte, a quimioterapia padrão para sarcoma de Ewing não metastático inclui vincristina, doxorrubicina, ciclofosfamida, etoposideo e ifosfamida. A **quimioterapia** normalmente causa uma redução drástica da massa de partes moles e alívio rápido e significativo da dor. Pacientes com sarcoma de Ewing não metastático tem um resultado estatístico significativamente melhor quando tratados em um regime de 14 dias do que de 21 dias. Estudos atuais estão avaliando a adição de *inibidores da topoisomerase* à quimioterapia padrão e a adição de inibidores do receptor do fator de crescimento semelhante à insulina para pacientes com doença metastática. Um grupo cooperativo internacional está avaliando se a quimioterapia mieloablativa e o resgate de células-tronco são superiores à quimioterapia com irradiação pulmonar para pacientes com metástases pulmonares. O sarcoma de Ewing é considerado um tumor radiossensível e o controle local pode ser obtido através de **irradiação** ou **cirurgia**. A radioterapia está associada ao risco de neoplasias malignas secundárias induzidas por radiação, principalmente osteossarcoma, bem como a falhas de crescimento ósseo em pacientes esqueleticamente imaturos. Muitos centros preferem a ressecção cirúrgica, se possível, para obtenção do controle local. É importante fornecer muletas para os pacientes caso o tumor esteja localizado em um osso de sustentação do corpo a fim de evitar fraturas patológicas antes do controle local definitivo. A quimioterapia deve ser reiniciada assim que possível após a cirurgia.

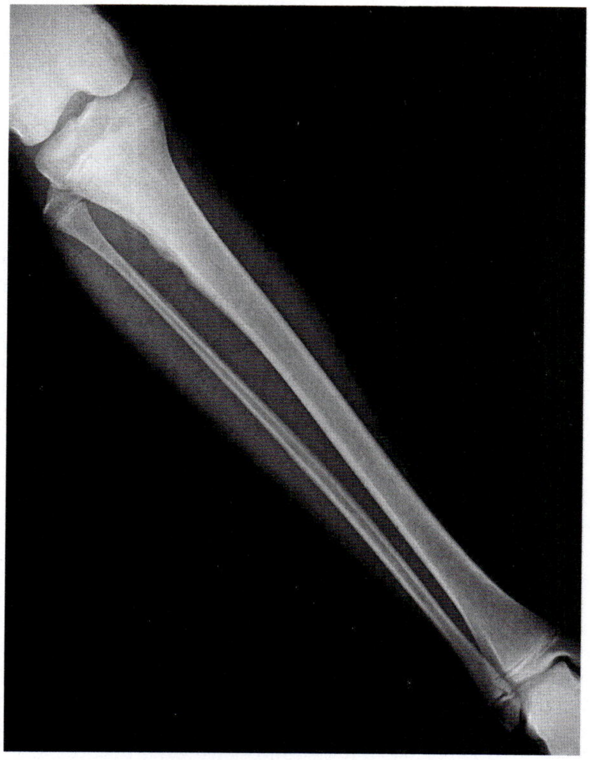

Figura 528.3 Radiografia de um sarcoma de Ewing na tíbia apresentando elevação periosteal ou "casca de cebola".

Prognóstico

Pacientes com tumores pequenos, localizados na extremidade mais distal, não metastáticos, têm o melhor prognóstico, com uma taxa de cura de até 75%. Pacientes com tumores pélvicos têm tido, até recentemente, resultados muito piores. Pacientes com doença metastática ao diagnóstico, principalmente metástases ósseas ou em medula óssea, têm um prognóstico insatisfatório, com < 30% de sobrevida a longo prazo. Novas abordagens, como quimioterapia superintensiva com resgate de células-tronco sanguíneas periféricas, estão sendo investigadas nesses pacientes.

O acompanhamento de pacientes com sarcoma de Ewing a longo prazo é importante devido à possibilidade de efeitos tardios do tratamento, como cardiotoxicidade por antraciclina; neoplasias malignas secundárias, principalmente no campo da radiação; e recidivas tardias, mesmo até 10 anos depois do diagnóstico inicial.

A bibliografia está disponível no GEN-io.

528.2 Tumores Benignos e Processos Ósseos Semelhantes a Tumores

Carola A.S. Arndt e A. Noelle Larson

Lesões ósseas benignas em crianças são comuns comparadas às neoplasias malignas relativamente raras dos ossos. Uma ampla gama de possibilidades diagnósticas deve ser considerada quando o médico se depara com uma lesão óssea não diagnosticada. Algumas lesões, embora histologicamente benignas, podem ser ameaçadoras à vida, enquanto outras podem ocasionar lesões destrutivas nos ossos. Muitas lesões representam um achado incidental que, se assintomático, pode ser observado. Um grupo de lesões benignas características, incluindo osteocondroma, fibroma não ossificante, cisto ósseo unicameral e encondroma, pode ser facilmente diagnosticado em radiografias sem estudos adicionais de imagem. Outras condições requerem um estudo mais aprofundado para determinar um diagnóstico, quando nenhum elemento único na história ou teste diagnóstico é suficiente para excluir malignidade (Tabela 528.2). As lesões benignas geralmente são indolores, mas podem ser dolorosas, especialmente se a lesão causar destruição óssea local ou se houver uma fratura patológica iminente. **Dor noturna** que faz a criança acordar sugere doença maligna, mas o alívio dessa dor com ácido acetilsalicílico é comum em osteomas osteoides. Lesões que aumentam rapidamente geralmente estão associadas à neoplasia maligna, mas várias lesões benignas, como cistos ósseos aneurismáticos, podem aumentar mais rápido do que a maioria dos tumores malignos. Várias condições, como a **osteomielite**, podem simular a aparência de tumores ósseos.

Muitos tumores ósseos benignos são diagnosticados incidentalmente ou após uma **fratura** patológica. O manejo inicial dessas fraturas é semelhante ao das fraturas não patológicas no mesmo local. É incomum que os tumores ósseos benignos interfiram na cicatrização da fratura, mas a área de fraqueza normalmente permanece e a refratura é comum. As fraturas raramente resultam na resolução do tumor, que geralmente é tratada após a cicatrização da fratura. As fraturas ao redor do quadril, no entanto, frequentemente requerem tratamento imediato para estabilizar o colo do fêmur e restaurar o alinhamento anatômico.

Deve-se sempre obter radiografias em dois planos de qualquer lesão óssea suspeita. Outros estudos podem ser necessários para ajudar a chegar a um diagnóstico correto e para orientar o tratamento. Embora essas lesões sejam benignas, lesões selecionadas requerem intervenção. Se a biopsia for realizada, tanto avaliações microbiológicas quanto patológicas devem sempre ser obtidas, e a possibilidade de malignidade deve ser levada em conta no planejamento da biopsia. É mais provável que a biopsia por agulha não seja diagnosticada mais que a biopsia aberta. Embora a biopsia aberta aumente a morbidade, o tratamento pode, às vezes, ser realizado no mesmo local operatório com base na patologia intraoperatória.

Osteocondroma (exostose) é um dos tumores ósseos benignos mais comuns em crianças. Pelo fato de que muitos são completamente assintomáticos e não reconhecidos, a verdadeira incidência dessa lesão

Tabela 528.2 Características dos tumores ósseos benignos pediátricos.

LESÃO	CURSO TÍPICO	EXAME MAIS COMUM PARA CONFIRMAR O DIAGNÓSTICO
Fibroma (fibroma não ossificante, defeito fibroso cortical, defeito metafisário fibroso)	Observação; cirurgia para tratar fratura/fratura iminente (lesões grandes e raras)	Radiografias
Encondroma	Observação; tratar se sintomático	Radiografias, ocasionalmente RM
Osteocondroma	Observação; excisão se sintomático	Radiografias
Exostose subungueal	Os sintomas justificam a excisão para a maioria dos pacientes	Radiografias
Cisto ósseo simples/unicameral	Observação; tratar se ocorrer fratura para evitar novas fraturas	Radiografias, ocasionalmente RM
Osteoma osteoide	AINEs; mas os sintomas justificam ablação percutânea para a maioria dos pacientes	Radiografias, TC
Ossificação heterotópica	Observação; se sintomático, excisar após o osso estar maduro (> 6 meses)	Radiografias, RM, TC
Displasia fibrosa	Observação; tratar se há dor ou deformidades ósseas	Radiografias, ± RM, ± biopsia
Osteomielite multifocal regional crônica (condição óssea reativa)	Observação; tratamento médico disponível se sintomático; a patologia é idêntica à osteomielite	Radiografias, RM; cintilografia óssea para procurar outras lesões; antibióticos para descartar osteomielite; biopsia
Histiocitose de células de Langerhans	Variável; depende da extensão da doença	Radiografias de todo esqueleto, RM, biopsia, exame para descartar doença sistêmica
Infecção	Tratar com antibióticos prolongadamente, tipicamente IV; cirurgia para envolvimento de articulação/placa de crescimento, abscesso e doença crônica	PCR, velocidade de sedimentação, hemograma com diferencial, hemoculturas, radiografias, ± RM, ± biopsia
Osteoblastoma	Localmente agressivo, tratar	Radiografias, TC, RM, biopsia
Cisto ósseo aneurismático	Localmente agressivo, tratar	Radiografias, RM, biopsia
Condroblastoma	Localmente agressivo, tratar	Radiografias, RM, biopsia
Fibroma condromixoide	Localmente agressivo, tratar	Radiografias, RM, biopsia
Displasia osteofibrosa	Possivelmente localmente agressivo; variável	Radiografias, RM, biopsia
Adamantinoma	Maligno, tratar	Radiografias, RM, biopsia

PCR: proteína C reativa; TC: tomografia computadorizada; RM: ressonância magnética; AINEs: anti-inflamatórios não esteroides.

é desconhecida. Os osteocondromas se desenvolvem na infância, originando-se na metáfise de um osso longo, especialmente no fêmur distal, úmero proximal, e tíbia proximal. A lesão vai aumentando conforme a criança cresce até chegar à maturidade esquelética. As crianças geralmente apresentam entre 5 e 15 anos de idade, quando a criança ou os pais percebem uma massa óssea indolor. Alguns são descobertos pela irritação secundária ao atrito entre os tecidos moles e a lesão durante atividades esportivas ou de outras naturezas. A fratura é rara. Radiograficamente, os osteocondromas têm aparência de pedúnculos ou projeções de base ampla na superfície do osso, geralmente na direção contrária da articulação adjacente (Figura 528.5A). O osso está em continuidade com o canal medular. Invariavelmente, a lesão é radiograficamente menor do que sugere a palpação porque a capa de cartilagem que reveste a lesão não é observada. Essa capa de cartilagem pode ter uma espessura de até 1 cm. Tanto o córtex do osso quanto o espaço medular do osso envolvido são contínuos à lesão. Degeneração maligna para um condrossarcoma é rara em crianças, mas ocorre em até 1% dos adultos. Não necessita de remoção de rotina a menos que a lesão seja suficientemente grande para causar sintomas, como dor ou compressão do nervo, apresentando-se mais frequentemente como gota. Os osteocondromas podem ser diagnosticados apenas por radiografias e outros estudos, como TC ou RM, não são tipicamente indicados, a menos que os pacientes apresentem sintomas incomuns, como dor noturna. Os pacientes devem ser encaminhados para aconselhamento com ortopedista, mas o acompanhamento radiográfico de rotina e o tratamento devem ser fundamentados nos sintomas.

Exostose múltipla hereditária (EMH) é uma condição associada, porém rara, caracterizada pela presença de vários osteocondromas (Figura 528.5B). Crianças severamente acometidas podem apresentar estatura baixa, desigualdade de comprimento de membros, fusões fisárias parciais prematuras e deformidade tanto das extremidades superiores quanto inferiores, incluindo geno valgo e luxação da cabeça do rádio no cotovelo. Essas crianças devem ser cuidadosamente monitoradas durante o crescimento por um ortopedista pediátrico. A triagem de toda a coluna por RM é recomendada durante a infância para detectar lesões ósseas que crescem para o canal, o que pode resultar em compressão da medula espinal e pode ocorrer em até 20 a 30% dos pacientes (Figura 528.5C).

A **exostose subungueal** é um osteocondroma que se forma sob o leito ungueal em uma criança saudável. O leito ungueal pode ficar descolorido ou elevado, e a condição é tipicamente dolorosa (Figura 528.6). Pode ser diferenciada de uma paroníquia ou unha encravada por radiografias, que mostram uma protuberância óssea sob o leito ungueal. O tratamento deve ser a remoção das unhas, a excisão cirúrgica da lesão e o reparo do leito ungueal. Apesar da excisão cirúrgica, a recorrência pode ocorrer em até 5% dos pacientes.

Encondroma é uma lesão benigna da cartilagem hialina que ocorre centralmente no osso. Essas lesões são assintomáticas e ocorrem frequentemente nas mãos. A maioria é descoberta incidentalmente, embora fraturas patológicas geralmente levem a esse diagnóstico. Radiograficamente, as lesões ocupam o canal medular, são radiolúcidas, e apresentam margens acentuadas. Calcificação puntiforme ou pontilhada pode estar presente na lesão, mas isso é muito mais comum em adultos do que em crianças. Quase todos os encondromas em crianças são isolados e pequenos. A maioria pode simplesmente ser observada, com curetagem e enxertia óssea reservadas para lesões que sejam sintomáticas ou suficientemente grandes para enfraquecer o osso estruturalmente. Lesões grandes com envolvimento extenso podem representar **condrossarcoma de baixo grau**. Envolvimento multifocal é chamado de **doença de Ollier** e pode resultar em displasia óssea, baixa estatura, desigualdades de comprimento dos membros e deformidade articular. Pode ser necessária cirurgia para corrigir ou prevenir tais deformidades. Quando múltiplos encondromas estão associados a angiomas de tecido mole, a condição é chamada de **síndrome de Maffucci**. Há relatos de alta taxa de transformação maligna nessas duas condições multifocais.

Condroblastoma é uma lesão rara, normalmente encontrada na epífise dos ossos longos. A maioria dos pacientes se apresenta na 2ª década de vida com queixas de rigidez ou dor leve a moderada na articulação adjacente. Locais comuns incluem quadris, ombros e joelhos. Atrofia muscular e sensibilidade local podem ser os únicos achados clínicos. Radiograficamente, a lesão apresenta margens definidas

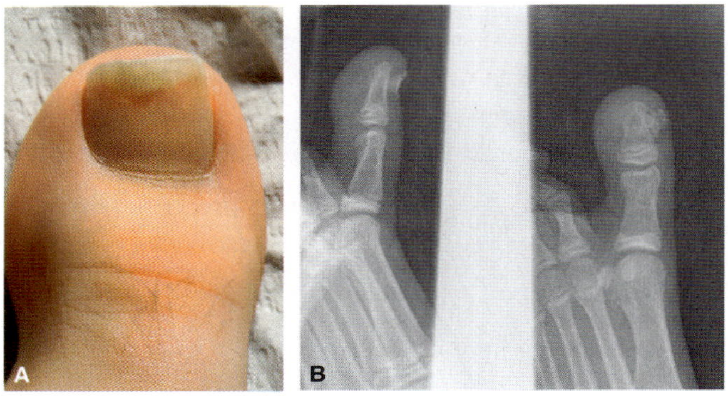

Figura 528.6 **A.** Fotografia do hálux mostrando anormalidade no leito ungueal. **B.** Vistas lateral e oblíqua do hálux esquerdo mostrando exostose subungueal. Essas lesões são tipicamente dolorosas e requerem remoção cirúrgica.

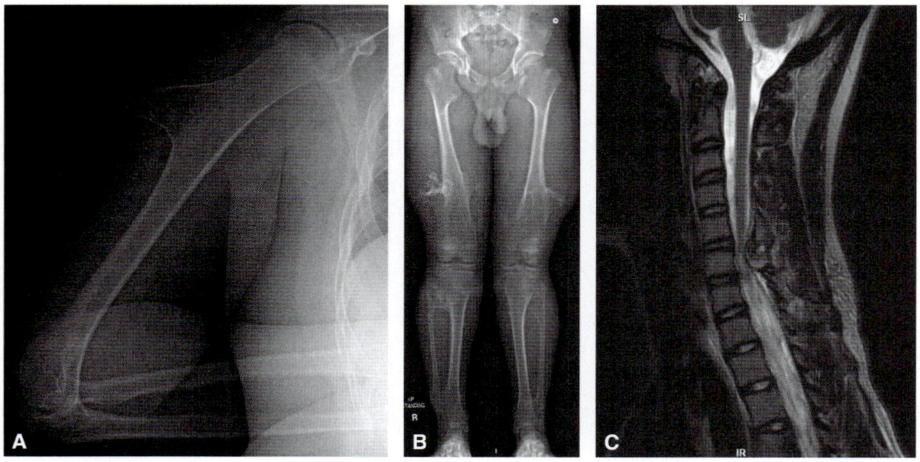

Figura 528.5 **A.** Radiografia lateral do úmero direito mostrando osteocondroma isolado. A lesão óssea está em continuidade com o canal medular e aponta para longe da placa de crescimento. **B.** Radiografia de quadril ao tornozelo em uma criança com exostose múltipla hereditária (EMH) mostrando muitos osteocondromas sobre os joelhos e tornozelos. **C.** Imagem de RM sagital ponderada em T2 da coluna cervical em uma mulher de 15 anos de idade com EMH submetida à RM cervical de rotina, que detectou estenose espinal assintomática causada por osteocondroma em C6. Ela sofreu descompressão de urgência.

radiolucentes dentro da epífise ou apófise, ocasionalmente com extensão metafisiária pela placa epifisária. Proximidade em relação à articulação pode causar deformidade do osso subcondral, derrame ou erosão na articulação (Figura 528.7). Seu reconhecimento é importante, pois a maioria das lesões pode ser curada através de curetagem e enxertia óssea antes que a destruição articular ou fisária ocorra. A erradicação completa com desbridamento agressivo é difícil porque a lesão é adjacente à placa de crescimento e à superfície articular. A recorrência é comum, portanto, o monitoramento contínuo é necessário. A metástase pulmonar também pode ocorrer.

Fibroma condromixoide é um tumor ósseo benigno incomum em crianças. Essa lesão metafisiária geralmente causa dor e sensibilidade local, mas ocasionalmente é assintomática. O fibroma condromixoide aparece radiograficamente como uma metáfise radiolucente, excêntrica, lobular, com margens delimitadas escleróticas e recortadas. A extremidade inferior está envolvida com maior frequência. O tratamento normalmente consiste em curetagem e enxertia óssea ou ressecção em bloco.

Osteoma osteoide é um pequeno tumor ósseo benigno encontrado na tíbia proximal e no fêmur e nos elementos posteriores da coluna vertebral. A maioria desses tumores é diagnosticada entre os 5 e 20 anos de idade. O padrão clínico é característico e consiste em dor incessante e gradualmente crescente, que muitas vezes é pior à noite e é aliviada por drogas anti-inflamatórias não esteroides (AINEs). Meninos são mais frequentemente afetados do que meninas. Lesões vertebrais podem causar escoliose ou sintomas que imitam distúrbio neurológico. O exame pode revelar claudicação, atrofia e fraqueza quando há envolvimento da extremidade inferior. Palpação e amplitude de movimento não alteram o desconforto. As radiografias podem mostrar espessamento cortical, e a TC mostra achados distintos, com uma lucência metafisiária ou diafisária redonda ou oval (0,5 a 1 cm de diâmetro) circundada por osso esclerótico denso (Figura 528.8). A lucência central, ou nicho, mostra intensa captação na cintilografia óssea. Aproximadamente 25% os osteomas osteoides não são visualizados em radiografias simples, mas podem ser identificados por meio de TC. Devido à pequena dimensão da lesão e de sua localização adjacente ao osso cortical espesso, a RM é pobre em diagnosticar osteomas osteoides, revelando apenas uma extensa mudança de sinal T2 em toda a região. O tratamento é direcionado para a remoção da lesão. Os pacientes podem ser tratados com AINEs, e os sintomas geralmente desaparecem dentro de 1 a 2 anos. A maioria dos pacientes e familiares opta por tratamento. Tratamentos percutâneos como ablação por radiofrequência e crioablação tornaram-se o padrão de tratamento para lesões de rotina. Há ainda um papel ocasional na ressecção cirúrgica aberta, se houver preocupação com osteomielite **(abscesso de Brodie)** ou se a lesão estiver próxima à cartilagem articular ou às estruturas neurovasculares.

Osteoblastoma é uma lesão óssea localmente destrutiva, de crescimento progressivo, com predileção pelas vértebras, embora praticamente qualquer osso possa ser afetado. A maioria dos pacientes observa o início insidioso de dor incômoda, que pode estar presente há meses antes de os pacientes procurarem atendimento médico. Lesões na coluna podem causar sintomas ou déficits neurológicos. A aparência radiográfica é variável e menos distinta do que a de outros tumores ósseos benignos. TC ou RM é indicada. Aproximadamente 25% apresentam características que sugerem neoplasia maligna, tornando a biopsia necessária em vários casos. Lesões expansivas de coluna geralmente envolvem os elementos posteriores. O tratamento envolve curetagem e enxertia óssea ou excisão em bloco. Pode ser necessário estabilizar a coluna cirurgicamente.

Fibromas (fibroma não ossificante, defeito fibroso cortical, defeito metafisário fibroso) são lesões ósseas fibrosas que ocorrem em até 40% das crianças maiores de dois anos de idade. Eles mais provavelmente

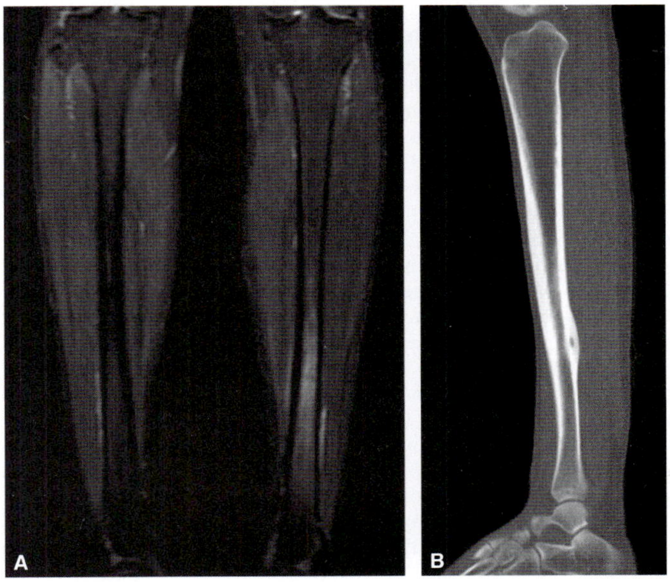

Figura 528.8 RM e TC em menina de 15 anos com dor noturna em tíbia esquerda. **A.** RM coronal ponderada em T2 das tíbias bilaterais mostra aumento da alteração do sinal T2 na diáfise da tíbia esquerda. **B.** TC sagital mostra lesão de base cortical < 1 cm típica de osteoma osteoide. A paciente foi tratada com ablação por radiofrequência percutânea.

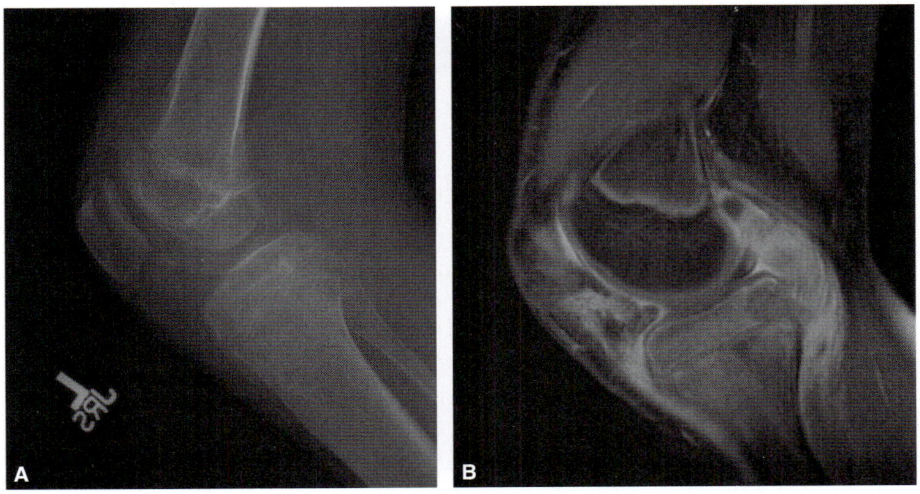

Figura 528.7 Condroblastoma em menina de 11 anos com contratura em flexão de joelho esquerdo. **A.** Radiografia lateral mostra lesão epifisária na tíbia proximal posterior. **B.** Imagem de RM sagital mostra derrame no joelho e extensão da lesão no espaço articular posterior. A paciente foi submetida à ressecção da lesão e recuperou o movimento normal do joelho.

representam um defeito de ossificação em vez de uma neoplasia, sendo normalmente assintomáticos. A maioria é descoberta incidentalmente quando se tiram radiografias por outros motivos, geralmente para descartar fraturas após algum trauma. Eventuais fraturas patológicas podem ocorrer devido a lesões de grande porte. O exame físico não é revelador. Radiografias mostram uma lucência excêntrica de margens nítidas no córtex metafisário ou metáfise (Figura 528.9). As lesões podem ser multiloculares e expansivas, com extensão desde o córtex até o osso medular. O eixo longo da lesão corre paralelamente ao do osso. Aproximadamente 50% são bilaterais ou múltiplos. Devido à aparência radiográfica característica, a maioria das lesões não requer imagens axiais, biopsia ou tratamento. Se a criança é assintomática, não é necessário monitoramento adicional para lesões características. A regressão espontânea pode ser esperada após a maturidade esquelética. Curetagem e enxerto ósseo podem ser considerados para lesões sintomáticas ou lesões que ocupem > 50% do diâmetro ósseo, devido ao risco de fratura patológica.

Cistos ósseos unicamerais podem ocorrer em qualquer idade durante a infância, mas são raros em crianças menores de três anos de idade e após alcançarem a maturidade esquelética. A causa dessas lesões cheias de líquido é desconhecida. A resolução espontânea após a maturidade esquelética é esperada, embora a fratura patológica possa ser um problema significativo nesse ínterim. O diagnóstico geralmente segue uma fratura patológica (Figura 528.10). Tais fraturas podem ocorrer com traumas relativamente pequenos, como ao arremessar ou pegar uma bola. A aparência radiográfica dos cistos ósseos unicamerais é de lesões isoladas localizadas centralmente dentro da parte medular do osso. Esses cistos são mais comuns no úmero proximal ou no fêmur. Eles geralmente se estendem até (porém não além) da fise e apresentam margens bem nítidas. O córtex se expande, porém isso não ultrapassa a largura da fise adjacente. O tratamento envolve deixar que a fratura patológica se consolide. Posteriormente, lesões do úmero podem ser observadas ou tratadas. As lesões femorais proximais são tipicamente tratadas devido ao risco de fratura patológica. Os tratamentos incluem aspiração e injeção com metilprednisolona ou fosfato de cálcio injetável. Um recente estudo controlado randomizado (ECR) mostrou uma taxa de cura de 42% com injeções de corticosteroides (1 a 3, média de 1,7 injeção) em comparação com a injeção de aspirado de medula óssea (23% de taxa de cicatrização, 1 a 3 injeções, 2,1 em média). A biopsia aberta e o enxerto ósseo com ou sem fixação interna também podem ser realizados. Recorrência é comum apesar do tratamento cirúrgico. Repetir injeções são frequentemente necessárias para tratar lesões recorrentes. As taxas de cicatrização são maiores com injeção ou tratamento cirúrgico em comparação com conservador, e a fixação interna é recomendada para lesões femorais proximais, devido ao alto risco de fratura.

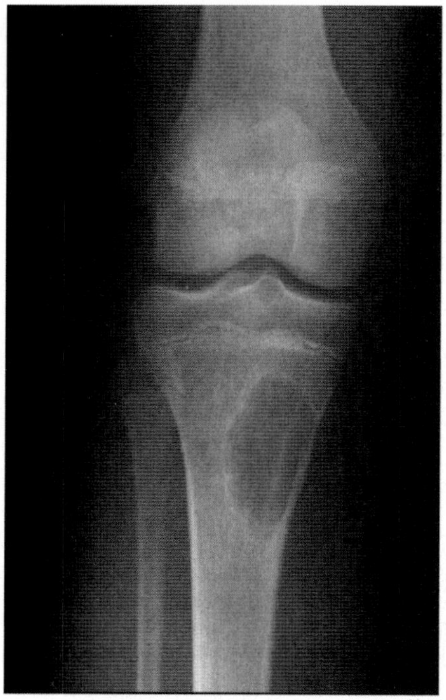

Figura 528.9 Radiografia anteroposterior do joelho mostrando fibroma não ossificante, descoberto incidentalmente.

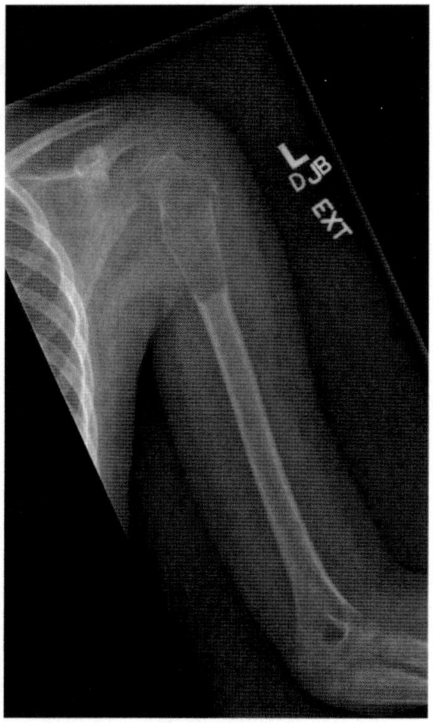

Figura 528.10 Vista da rotação externa do úmero esquerdo em menina de nove anos que apresentou dor após cair da bicicleta. A imagem é consistente com cisto ósseo simples.

Cisto ósseo aneurismático (COA) é uma lesão reativa do osso tipicamente observada em pessoas menores de 20 anos de idade. A lesão é caracterizada por espaços cavernosos preenchidos com sangue e agregados sólidos de tecido. Embora o fêmur, a tíbia e a coluna estejam entre os mais envolvidos, esse crescimento progressivo pode se desenvolver em qualquer osso. Radiografias mostram destruição excêntrica, lítica e expansão da metáfise cercada por uma fina bainha esclerótica de osso. Dor e edema são comuns. O envolvimento da coluna vertebral pode levar à compressão da medula ou da raiz nervosa e sintomas neurológicos associados, incluindo paralisia. Os elementos posteriores da coluna estão mais envolvidos do que o corpo vertebral. Diferentemente da maioria dos demais tumores ósseos benignos, que normalmente ficam confinados a um único osso, os COAs podem envolver vértebras adjacentes. Lesões de coluna requerem estabilização após a excisão. Assim como em outros tumores benignos, procura-se preservar as raízes nervosas e outras estruturas vitais. O crescimento rápido é característico e pode levar à confusão com neoplasias malignas. O COA pode ocorrer concomitantemente com neoplasias, confundindo resultados patológicos da biopsia. O tratamento consiste em curetagem e enxerto ósseo ou excisão. Recorrência após o tratamento cirúrgico ocorre em 20 a 30% dos pacientes, é mais comum em crianças mais jovens do que em crianças mais velhas, e geralmente ocorre no primeiro ou segundo ano após o tratamento. As abordagens de tratamento incluem a injeção percutânea de doxiciclina, que tem como alvo a via MMP de suprerregulação vista em COAs e mostrou resultados preliminares promissores, particularmente para lesões recorrentes ou multiloculadas.

Displasia fibrosa é uma anormalidade do desenvolvimento caracterizada pela substituição de um osso esponjoso por tecido fibroso. As lesões podem ser solitárias ou multifocais (**poliostóticas**). As lesões podem progredir com o tempo ou podem ser estáveis. Algumas crianças são assintomáticas, embora outras possam ter dores ósseas. Aquelas com envolvimento do crânio podem ter edema ou exoftalmia. Dor e claudicação são características do acometimento femoral proximal, o que também pode indicar uma fratura patológica iminente. A discrepância do comprimento dos membros, o arqueamento da tíbia ou do fêmur e as fraturas patológicas podem ser queixas iniciais. A tríade de doença poliostótica, puberdade precoce e pigmentação cutânea é conhecida como **síndrome de McCune-Albright.** Características radiográficas de displasia fibrosa incluem lesão expansiva lítica ou tipo vidro moído da metáfise ou diáfise. A lesão apresenta margens bem distintas e geralmente é cercada por uma espessa bainha de osso esclerótico. Encurvamento, principalmente do fêmur proximal, pode estar presente. O tratamento normalmente envolve observação para lesões assintomáticas. Cirurgia é indicada para pacientes com deformidade progressiva, dor, ou fraturas patológicas iminentes. Enxertia óssea não é tão bem-sucedida no tratamento de displasia fibrosa, pois a lesão reincide dentro do osso enxertado. Técnicas cirúrgicas reconstrutivas com implantes metálicos muitas vezes são necessários para fornecer estabilidade e tratar a dor, particularmente no fêmur proximal. Além da estabilização cirúrgica, a terapia com bisfosfonatos tem sido usada para tratar a dor óssea, embora um ECR recente tenha mostrado melhora na densidade mineral óssea regional, mas sem alteração nos escores de dor.

LESÕES CARACTERÍSTICAS DA TÍBIA

Displasia osteofibrosa afeta a tíbia nas crianças. A maioria das crianças se apresenta com edema anterior ou aumento do diâmetro da perna. As radiografias mostram lesões isoladas ou múltiplas, diafisárias corticais radiolucentes, rodeadas por esclerose. Geralmente, há encurvamento anterior da tíbia, e a fratura patológica pode ocorrer. A aparência radiográfica lembra muito a de adamantinoma, uma neoplasia maligna, tornando a biopsia mais comum do que em outros tumores ósseos benignos. Alguns acreditam que a displasia osteofibrosa é uma lesão precursora do adamantinoma. As opções de tratamento incluem observação, excisão ou ressecção ampla.

Adamantinoma é uma malignidade rara tipicamente encontrada em adultos, mas ocasionalmente em crianças. Em contraste com a displasia osteofibrosa, a lesão envolve o canal medular. A ressecção ampla é indicada porque a radiação ou quimioterapia não tem benefício conhecido nesse tumor de crescimento lento.

HISTIOCITOSE

Histiocitose de células de Langerhans é uma doença monostótica ou poliostótica que também pode envolver a pele, o fígado ou outros órgãos. A doença localizada em um só ponto deve ser distinta das demais formas de histiocitose de células de Langerhans (variantes **Hand-Schüller-Christian** ou **Letterer-Siwe**), que podem ter um prognóstico menos favorável (ver Capítulo 534.1). A histiocitose de células de Langerhans normalmente ocorre durante as primeiras três décadas de vida, sendo mais comum em meninos de cinco a 10 anos. O crânio é frequentemente o local mais afetado, porém qualquer osso pode estar envolvido. Os pacientes geralmente apresentam dor local e edema. Sensibilidade acentuada e calor geralmente estão presentes ao redor do osso envolvido. Lesões de coluna podem causar dor, rigidez e sintomas neurológicos ocasionais. A lesão medular clássica é a **vértebra plana** com compressão uniforme ou achatamento do corpo vertebral. A aparência radiográfica das lesões esqueléticas é semelhante em todas as formas de histiocitose de células de Langerhans, mas é suficientemente variável para imitar várias outras lesões benignas e malignas dos ossos, bem como infecção. As lesões radiolucentes têm margens bem definidas ou irregulares, com expansão do osso envolvido e formação periosteal de novo osso. Um estudo radiográfico de todo esqueleto é justificada porque as lesões podem não ser aparentes na cintilografia óssea. O envolvimento poliostótico e as lesões típicas do crânio sugerem fortemente o diagnóstico de **granuloma eosinofílico**. Geralmente, é necessário realizar biopsia para confirmar o diagnóstico devido à amplitude de diagnósticos diferenciais radiográficos. O tratamento para lesões ósseas isoladas inclui curetagem e enxertia óssea ou observação. A observação assintomática de lesões é razoável já que a maioria das lesões ósseas se resolve espontaneamente e não se repetem. Crianças com lesões ósseas devem ser avaliadas quanto ao envolvimento visceral, pois pode haver doença orgânica multissistêmica com a lesão óssea e pode não ser óbvia. O tratamento da doença multissistêmica é mais complexo, geralmente sistêmico e pode requerer quimioterapia. Para doença multissistêmica, as lesões ósseas frequentemente melhoram com a quimioterapia sistêmica.

CONSIDERAÇÕES DIAGNÓSTICAS

A infecção e a fratura sempre devem ser consideradas no diagnóstico diferencial de processos ósseos semelhantes a tumores. As crianças pequenas não podem relatar uma história de traumatismo, e as fraturas não deslocadas podem não ser aparentes nas radiografias até que uma nova formação óssea seja visível em uma a duas semanas. Fraturas atípicas ou múltiplas em vários estados de cicatrização devem levar a investigação metabólica e de abuso infantil. As infecções ósseas são comuns na população pediátrica ortopédica, ocorrendo em até 1:10 mil crianças saudáveis. Uma criança com infecção óssea crônica pode ter ausência de marcadores inflamatórios laboratoriais e de sintomas constitucionais. Além disso, a infecção sempre deve ser considerada para lesões ósseas não características em crianças. O **granuloma eosinofílico** e o **sarcoma de Ewing**, em particular, podem ter características que se assemelham à infecção óssea. Tanto as culturas quanto as amostras de tecido devem sempre ser coletadas na biopsia e um alto índice de suspeição deve ser mantido.

TUMORES VASCULARES DE OSSO

Existe um amplo espectro de tumores ósseos vasculares (Tabela 528.3), que, dependendo da gravidade, podem produzir esclerose local ou osteopenia. Lesões mais graves são localmente agressivas e resultam em destruição cortical.

A bibliografia está disponível no GEN-io.

Tabela 528.3 Resumo do prognóstico e tratamento de tumores ósseos vasculares.

CLASSIFICAÇÃO	ESTRUTURA	PROGNÓSTICO	TRATAMENTO
Benigno	Hemangioma	100% de sobrevida, 0% de metástases	Tratar os sintomas
Intermediário	Hemangioma epitelioide	100% de sobrevida, 2% de metástase, 9% de recidiva local	Curetagem ou excisão marginal
	Hemangioendotelioma pseudomiogênico	Acompanhamento limitado, doença óssea estável ou progressiva	
Maligno	Hemangioendotelioma epitelioide	85% de sobrevida, 25% de metástases	Ressecção ampla
	Angiossarcoma	30% de sobrevida	Ressecção ampla, considerar terapia sistêmica

De van IJzendoorn DGP, Bovee JVMG: Vascular tumors of bone: the evolvement of a classification based on molecular developments. *Surg Pathol Clin* 10:621-635, 2017 (Table 1, p. 622).

Capítulo 529

Retinoblastoma

Nidale Tarek e Cynthia E. Herzog

Retinoblastoma é uma neoplasia embrionária maligna da retina, sendo o tumor intraocular mais comum em crianças. Embora a taxa de sobrevida de crianças com retinoblastoma nos EUA e em países desenvolvidos seja extremamente alta, o retinoblastoma avança para doença metastática e óbito em mais de 50% das crianças em todo o mundo. Além disso, a perda de visão associada e os efeitos colaterais da terapia são problemas consideráveis que ainda precisam ser resolvidos.

EPIDEMIOLOGIA

Aproximadamente 250 a 350 novos casos de retinoblastoma são diagnosticados todos os anos nos EUA, sem predileção conhecida por raça ou sexo. A incidência cumulativa de retinoblastoma durante a vida é de aproximadamente 1:20 mil nascidos vivos, sendo que o retinoblastoma é responsável por 4% de todas as neoplasias malignas pediátricas. A idade mediana do diagnóstico é de aproximadamente 2 anos, sendo que mais de 90% dos casos são diagnosticados em crianças menores de 5 anos. No geral, 66 a 75% das crianças com retinoblastoma apresentam tumores unilaterais, sendo que os demais são portadores de retinoblastoma bilateral. O envolvimento bilateral é mais comum em crianças mais novas, especialmente naquelas diagnosticadas antes de 1 ano de idade, sendo sempre uma condição hereditária. O risco de retinoblastoma pode ser aumentado em crianças concebidas por fertilização *in vitro*.

O retinoblastoma pode ser hereditário ou esporádico. Os casos **hereditários** normalmente são diagnosticados em idades mais jovens e são multifocais e bilaterais, enquanto os casos **esporádicos** são geralmente diagnosticados em crianças mais velhas, que tendem a apresentar envolvimento unilateral e unifocal. A forma hereditária está associada à perda de função do **gene do retinoblastoma** ***(RB1***, do inglês, *retinoblastoma gene)* através de mutação ou deleção genética. *RB1* está localizado no cromossomo 13q14 e codifica a proteína do retinoblastoma, uma proteína supressora de tumores que controla a transição de fase do ciclo celular e desempenha funções na apoptose e na diferenciação celular. Já foram identificadas várias mutações causadoras diferentes, inclusive translocações, deleções, inserções, mutações de ponto, e modificações epigenéticas, como metilação de gene. A natureza da mutação predisponente pode afetar a penetração e a expressividade do desenvolvimento do retinoblastoma.

De acordo com o modelo de oncogênese de Knudson, são necessários dois eventos de mutação para que o tumor do retinoblastoma se desenvolva (ver Capítulo 519). Na forma hereditária do retinoblastoma, a primeira mutação no gene *RB1* é herdada por meio das células germinativas, e uma segunda mutação ocorre subsequentemente nas células somáticas da retina. Segundas mutações que levam ao retinoblastoma geralmente resultam na perda do alelo normal e na perda concomitante da heterozigosidade. Pais e irmãos de uma criança com uma mutação da linhagem germinativa devem ser encaminhados a um especialista em genética para exames; a maioria das crianças com retinoblastoma hereditário apresenta novas mutações germinativas espontâneas, e ambos os pais têm genes do retinoblastoma do tipo selvagem. Todos os parentes de primeiro grau de crianças com suspeita ou confirmação de retinoblastoma hereditário devem ser submetidos a exames de retina para identificar retinomas ou cicatrizes na retina, o que pode sugerir retinoblastoma hereditário mesmo que não tenha havido desenvolvimento de retinoblastoma maligno. Na forma esporádica de retinoblastoma, as duas mutações ocorrem nas células somáticas da retina. Portadores heterozigóticos de mutações oncogênicas de *RB1* demonstram expressão fenotípica variável.

PATOGÊNESE

Histologicamente, o retinoblastoma parece um tumor de células pequenas, redondas, azuis, com formação de roseta (**rosetas de Flexner-Wintersteiner**). O retinoblastoma pode surgir em qualquer uma das camadas nucleadas da retina e apresentar vários graus de diferenciação. Os tumores de retinoblastoma tendem a exceder a capacidade de suprimento sanguíneo, resultando em necrose e calcificação.

Tumores *endofíticos* surgem da superfície interna da retina e crescem em direção ao vítreo, e também podem crescer como tumores suspensos dentro do próprio vítreo, conhecidos como **sementes vítreas**. Tumores *exofíticos* crescem da camada externa da retina e podem causar descolamento de retina. Tumores infiltrativos difusos crescem dentro da retina e permanecem planos; esses são menos comuns e podem causar neovascularização da íris. Os tumores também podem ser tanto endofíticos quanto exofíticos. Esses tumores também podem se espalhar por extensão direta para a coroide ou ao longo do nervo óptico além da lâmina cribrosa para o sistema nervoso central, ou por disseminação hematógena ou linfática para locais distantes, incluindo ossos, medula óssea e pulmões.

TRIAGEM

As crianças com histórico familiar positivo de retinoblastoma devem ser submetidas a um exame de dilatação dos olhos sob anestesia geral no início da vida e em intervalos regulares até que o teste genético seja realizado e os resultados estejam disponíveis. Bebês com teste genético negativo não necessitam de rastreamento adicional; lactentes com um teste genético positivo requerem exames oftalmológicos regulares até os 5 anos de idade.

MANIFESTAÇÕES CLÍNICAS

O retinoblastoma classicamente se apresenta com **leucocoria**, ou *reflexo pupilar branco*, que normalmente é observado pela primeira vez na ausência de reflexo vermelho em exame de rotina em recém-nascidos ou em crianças, ou em fotografias usando flash em crianças (Figura 529.1). Estrabismo é geralmente uma queixa inicial. Podem ocorrer redução da visão, inflamação orbital, hifema e irregularidade pupilar com o avanço da doença. Pode ocorrer dor caso haja presença de glaucoma secundário. Somente aproximadamente 10% dos casos de retinoblastoma são detectados por meio de exames oftalmológicos de rotina no contexto de histórico familiar positivo.

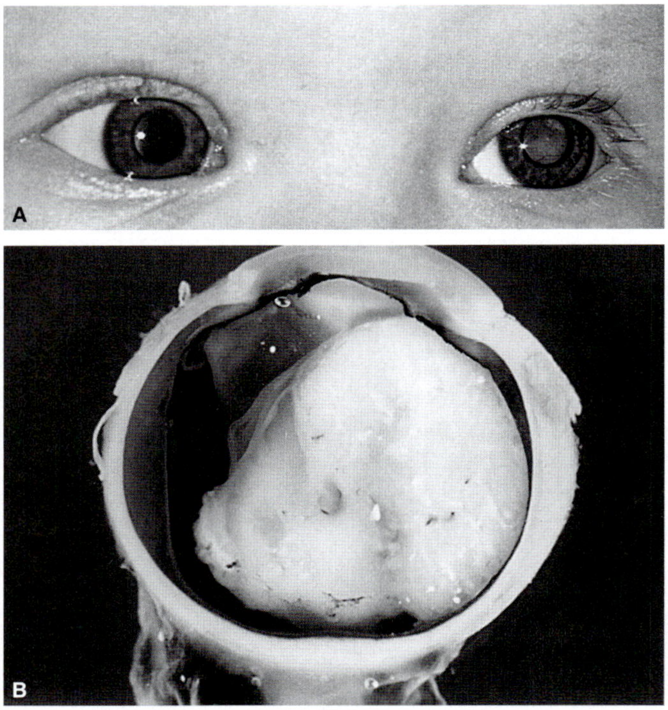

Figura 529.1 **A.** Leucocoria observada no olho esquerdo de uma criança portadora de retinoblastoma. **B.** Grande massa tumoral branca observada dentro da câmara posterior do olho enucleado. (*De Shields JA, Shields CL: Current management of retinoblastoma*, Mayo Clin Proc 69:50-56,1994.)

DIAGNÓSTICO

O diagnóstico é estabelecido por achados oftalmológicos característicos de massa retiniana calcificada, de coloração branco-acinzentada e de consistência mole e friável. Estudos de imagem não são diagnósticos, e biopsias são contraindicadas. Oftalmoscopia indireta com avaliação em lâmpada de fenda pode detectar tumores de retinoblastoma, mas uma avaliação completa requer exame sob anestesia geral por um oftalmologista experiente para obter visualização completa de ambos os olhos, o que também facilita a realização de fotografias e mapeamento dos tumores. Descolamento de retina ou hemorragia vítrea podem complicar a avaliação.

Ultrassonografia orbital, tomografia computadorizada (TC) ou ressonância magnética (RM) são usadas para avaliar a extensão da doença intraocular e a disseminação extraocular (Figura 529.2). Em aproximadamente 5% dos casos detecta-se tumores na área pineal (neuroectodérmicos primitivos) em crianças com retinoblastoma hereditário e bilateral, um fenômeno conhecido como **retinoblastoma trilateral.** A RM permite uma avaliação melhor do envolvimento do nervo óptico. Raramente há presença de doença metastática no momento do diagnóstico; avaliação do fluido cefalorraquidiano e da medula óssea para metástase tumoral e cintilografia óssea com radionuclídeo são necessárias somente se indicado por outros achados clínicos, laboratoriais ou de imagem.

O **diagnóstico diferencial** do retinoblastoma inclui outras causas de leucocoria, inclusive vítreo primário hiperplástico persistente, doença de Coats, hemorragia vítrea, catarata, endoftalmite por *Toxocara canis*, coloboma de coroide, retinopatia da prematuridade, e vitreorretinopatia exsudativa familiar.

TRATAMENTO

O tratamento é determinado pelo tamanho e localização dos tumores, se a doença está restrita ao olho ou se disseminou-se para o cérebro ou para o restante do corpo, e se a criança é portadora do tipo hereditário ou esporádico da doença. O objetivo primário do tratamento sempre é a cura; os objetivos secundários incluem preservar a visão e o olho em si, e diminuir o risco de efeitos colaterais tardios, principalmente neoplasias malignas secundárias. Com o surgimento de modalidades mais novas de controle local de tumores intraoculares e quimioterapias sistêmicas mais eficazes, a enucleação primária está sendo cada vez menos realizada.

A maioria das doenças unilaterais apresenta um tumor grande isolado. **Enucleação** é realizada se a visão útil não puder ser recuperada. Na doença bilateral, quimiorredução em combinação com **terapia focal** (fotocoagulação a *laser* ou crioterapia) tem substituído a abordagem tradicional de enucleação do olho mais intensamente afetado e irradiação do olho contralateral. Se viável, pequenos tumores podem ser tratados com terapia focal com acompanhamento intensivo em relação à recorrência ou ao crescimento de novos tumores. Tumores maiores geralmente respondem à **quimioterapia** com múltiplos agentes, incluindo carboplatina, vincristina, e etoposide administrado por via intravenosa. O fornecimento de quimioterapia através da artéria oftálmica está se tornando mais comum, assim como a administração de quimioterapia intravítrea. Se essas abordagens falharem, a **irradiação com raios externos** deve ser considerada, embora essa conduta possa resultar em deformidade orbital significativa e maior incidência de neoplasias malignas secundárias em pacientes com mutações do *RB1* na linhagem germinativa. **Braquiterapia**, ou *radioterapia de placa episcleral*, é uma alternativa com menor morbidade. Enucleação pode ser necessária em casos de tumores que não respondem ao tratamento ou tumores recorrentes. Opções alternativas de tratamento que se encontram atualmente em fase de investigação incluem outros agentes quimioterápicos sistêmicos, como o topotecana, e quimioterapia intensa com múltiplos agentes com resgate de célula-tronco autóloga para pacientes com doença metastática.

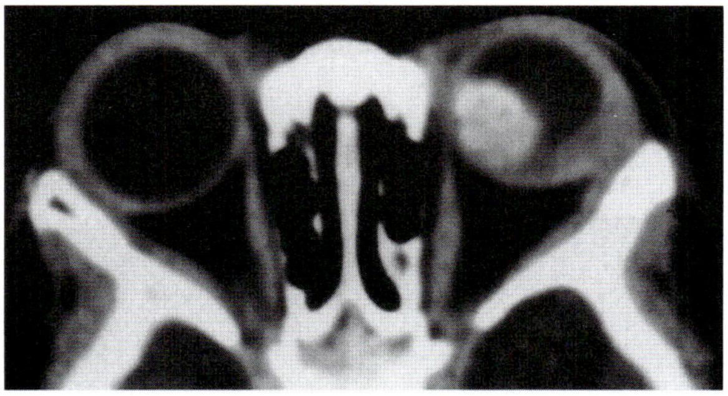

Figura 529.2 A TC axial com contraste mostra o retinoblastoma calcificado do olho esquerdo. (*De Haaga Jr., Boll DT et al., editors*: CT and MRI of the whole body, *ed 6, Philadelphia, 2017, Elsevier, Fig 20-32.*)

PROGNÓSTICO

Aproximadamente 95% das crianças portadoras de retinoblastoma nos EUA são curadas com tratamentos modernos. Esforços atuais utilizando quimioterapia em combinação com terapia focal visam preservar a visão útil e evitar radiação com raios externos ou a enucleação. Exames oftalmológicos de rotina devem continuar até que as crianças tenham mais de 7 anos. Infelizmente, o diagnóstico de retinoblastoma em muitas crianças de países do Terceiro Mundo é feito tardiamente, resultando na disseminação do tumor para fora da órbita. O prognóstico para crianças portadoras de retinoblastoma que tenha se disseminado para além do olho é insatisfatório. Retinoblastoma trilateral, doença que envolve ambos os olhos e a região pineal, é quase universalmente fatal.

Crianças com mutações de *RB1* na linhagem germinativa apresentam risco significativo de desenvolvimento de tumores malignos secundários, principalmente osteossarcoma, assim como sarcomas de partes moles e melanoma maligno. O risco de neoplasias malignas secundárias aumenta ainda mais com o uso de radioterapia. Outros efeitos adversos tardios relacionados à radiação incluem catarata, deformidades de crescimento orbital, disfunção lacrimal e lesão vascular retiniana tardia.

A bibliografia está disponível no GEN-io.

Capítulo 530
Tumores de Células Germinativas e das Gônadas

Cynthia E. Herzog e Winston W. Huh

EPIDEMIOLOGIA

Os **tumores malignos de células germinativas (TCG)** e os tumores gonadais são raros, com uma incidência de 12 casos por um milhão de indivíduos com idade inferior a 20 anos. A maioria dos tumores malignos das gônadas nas crianças é de origem germinativa. A incidência varia de acordo com idade e sexo, embora a incidência de TCG nos adolescentes do sexo masculino tenha aumentado ao longo do tempo. Tumores **sacrococcígeos** ocorrem de forma predominante em bebês do sexo feminino. Os TCG **testiculares** geralmente ocorrem antes dos 4 anos de idade e após a puberdade. A síndrome de Klinefelter está associada a um aumento de risco para os TCG **mediastinais**. Síndrome de Down, testículos retidos (criptorquidia), infertilidade, atrofia testicular, microlitíase testicular, síndrome da disgenesia testicular e hérnias inguinais estão associados a risco aumentado para o câncer testicular. O risco de **câncer testicular** em pacientes com criptorquidia é reduzido, mas não eliminado, se a orquiopexia for realizada antes dos 13 anos de idade. O risco de TCG testiculares aumenta nos parentes de primeiro grau e é maior entre gêmeos monozigóticos.

PATOGÊNESE

Os TCG e os não TCG surgem a partir de células germinativas primordiais e do epitélio celônico, respectivamente. Os TCG testiculares e sacrococcígeos aparecem durante a primeira infância, apresentando deleções especificamente nos braços cromossômicos 1p e 6q e ganhos em 1q, e não têm o isocromossomo 12p, que é altamente característico de TCG malignos em adultos. O TCG testicular pode demonstrar também perda de impressão genômica. Os TCG ovarianos de mulheres mais velhas apresentam especificamente deleções em 1p e ganhos em 1q e 21. Considerando que os TCG podem conter elementos benignos e malignos misturados em diferentes áreas do tumor, o seccionamento extenso é essencial para confirmar o diagnóstico correto. Uma grande quantidade de subtipos histologicamente distintos de tumores de células germinativas incluem **teratoma** (maduro e imaturo), tumor do seio endodérmico e carcinoma embrionário (Figura 530.1). Os não TCG do ovário incluem os tumores epiteliais (serosos e mucinosos) e dos cordões sexuais/estroma; os não TCG do testículo incluem tumores dos cordões sexuais/estroma (p. ex., células de Leydig ou intersticiais, células de Sertoli). As mutações do gene *DICER1* foram observadas nos cânceres ovarianos não epiteliais, especialmente nos tumores de Sertoli-Leydig. A Tabela 530.1 apresenta uma classificação histológica dos TCG testiculares.

MANIFESTAÇÕES CLÍNICAS E DIAGNÓSTICO

A apresentação clínica de neoplasias de células germinativas depende do local acometido. Os tumores ovarianos frequentemente são muito grandes quando diagnosticados (Figura 530.2). Os TCG extragonadais ocorrem na linha média, incluindo a região suprasselar, a região pineal, o pescoço, o mediastino e áreas retroperitoneais e sacrococcígeas (Figura 530.3). Os sintomas se relacionam ao efeito de massa, porém os TCG geralmente se apresentam com déficits da hipófise anterior e posterior (ver Capítulo 524).

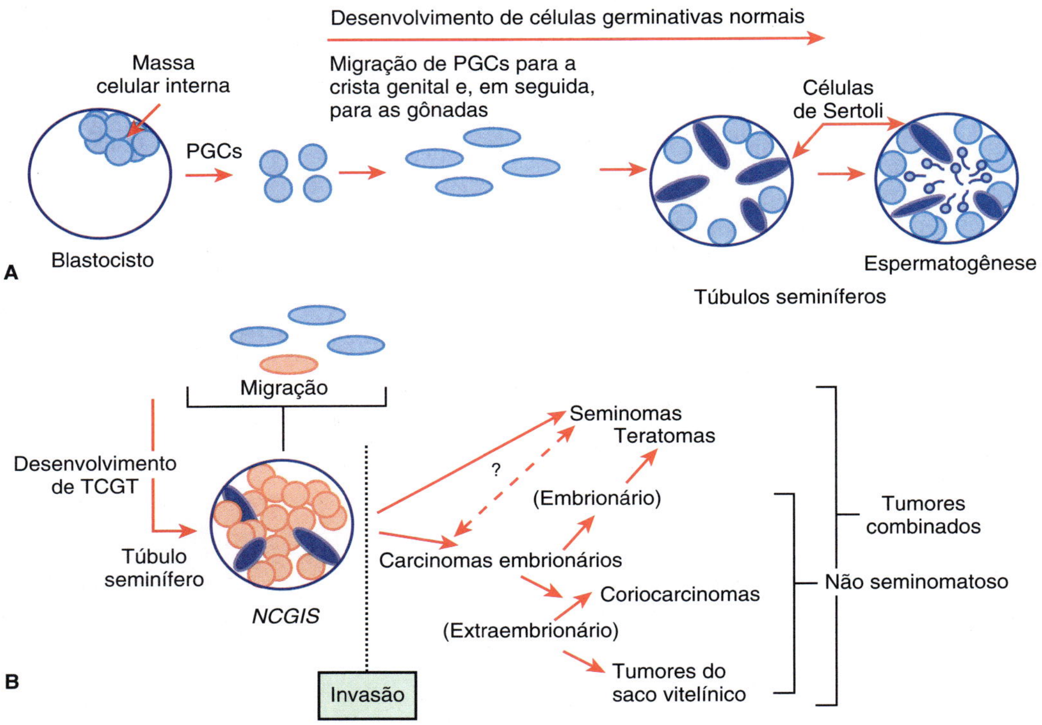

Figura 530.1 **A.** Desenvolvimento de células germinativas normais. **B.** Modelo para origem e histogênese de diferentes subtipos de TCG testiculares. *NCGIS:* neoplasia de células germinativas intratubular não classificável ou *in situ*; *PGC:* células germinativas primárias; *TCGT:* tumor de células germinativas testicular.

Tabela 530.1 Tipos histológicos principais dos tumores de células germinativas testiculares.*

NEOPLASIA DE CÉLULAS GERMINATIVAS NÃO INVASIVA
Neoplasia de células germinativa *in situ* (NCGIS; sinônimos anteriores: carcinoma *in situ* testicular, neoplasia de células germinativas intratubular não classificável)
Gonadoblastoma (em pacientes com distúrbio de diferenciação sexual, tumores que contêm elementos dos cordões sexuais/estroma)
TUMORES DE CÉLULAS GERMINATIVAS DERIVADOS DE NCGIS
Seminoma
Não seminoma (tumores de células germinativas não seminomatoso)
Carcinoma embrionário
Teratoma (tipo pós-puberal)
Tumor de saco vitelino (tipo pós-puberal)
Coriocarcinoma e outros tumores trofoblásticos
TUMORES DE CÉLULAS GERMINATIVAS NÃO RELACIONADAS A NCGIS
Tumores da infância
Teratoma (tipo pré-puberal)
Tumor de saco vitelino (tipo pré-puberal)
Tumores espermatocíticos (média de idade no diagnóstico: aproximadamente 50 anos)

*Baseado na atualização da classificação da Organização Mundial da Saúde (OMS) de tumores testiculares e paratesticulares. Adaptada de Raypert-De Meyts E, McGlynn KA, Okamoto *et al.*: Testicular germ cell tumours, *Lancet* 387:1762-1770, 2016 (panel, p 1763).

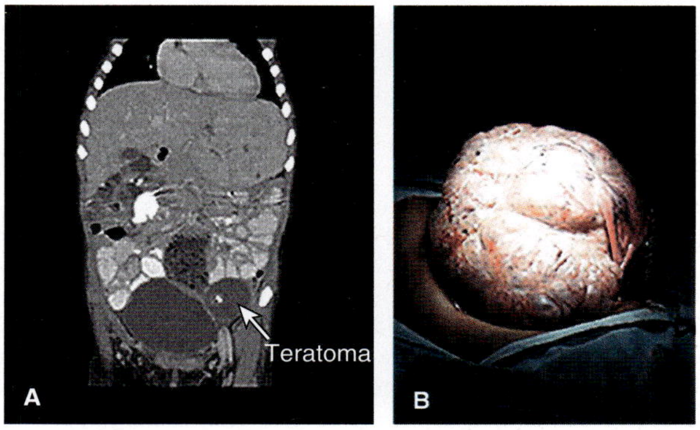

Figura 530.2 **A.** Ressonância magnética pós-natal evidenciando um teratoma ovariano esquerdo com calcificação óssea. **B.** Teratoma ovariano maciço. (De Lakhoo K. *Neonatal teratomas*, Early Hum Dev *86(10):643-647, 2010.*)

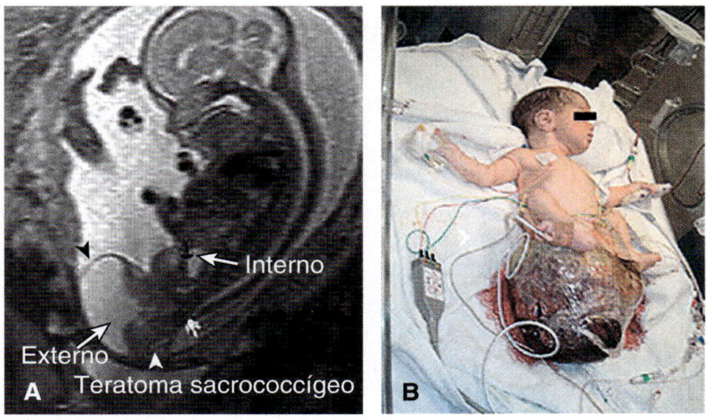

Figura 530.3 **A.** Ressonância magnética pré-natal demonstrando teratoma sacrococcígeo com um pequeno componente interno e um grande componente externo. **B.** Grande teratoma sacrococcígeo pós-natal sangrante. (De Lakhoo K. Neonatal teratomas. *Early Hum Dev* 86(10):643-647, 2010.)

O nível sérico de alfafetoproteína **(AFP)** é elevado em tumores do seio endodérmico e pode ser pouco aumentado nos teratomas. Bebês apresentam níveis mais elevados de AFP, os quais geralmente caem para os níveis normais de um indivíduo adulto aos 8 meses de idade; consequentemente, os níveis elevados de AFP devem ser interpretados com cautela nesse grupo etário. A elevação da subunidade beta de gonadotrofina coriônica humana **(beta-hCG),** secretada por sinciciotrofoblastos, é observada nos coriocarcinomas e nos germinomas. A desidrogenase láctica (DHL), embora não específica, pode ser um marcador útil. Quando em níveis elevados, esses marcadores fornecem uma confirmação importante do diagnóstico e proporcionam um meio para monitorar o paciente no que se refere à resposta tumoral e à recorrência. Tanto o soro quanto o líquido cefalorraquidiano (LCR) devem ser analisados para esses marcadores em pacientes com lesões intracranianas.

O diagnóstico é iniciado com exame físico e estudos de imagens, incluindo radiografias simples do tórax e ultrassonografia do abdome. A tomografia computadorizada (TC) e a ressonância magnética (RM) podem delimitar melhor o tumor primário. Se houver forte suspeita de neoplasia maligna de células germinativas, o estadiamento pré-operatório deve ser feito com TC de tórax e cintilografia óssea. A ressecção cirúrgica primária é indicada para tumores considerados ressecáveis. Para pacientes mais velhos com tumores testiculares, a amostragem dos linfonodos retroperitoneais ipsilaterais pode ser necessária para determinar a extensão da doença e auxiliar no plano de tratamento. Tumores ovarianos exigem também uma avaliação cirúrgica detalhada, incluindo remoção dos linfonodos e lavagens pélvicas para análise citológica com o objetivo de detectar a disseminação peritoneal. O diagnóstico de lesões intracranianas pode ser estabelecido com imagens e determinações de AFP ou beta-hCG no LCR e soro.

Os **gonadoblastomas** ocorrem frequentemente em pacientes com disgenesia gonadal e na totalidade ou em partes de um cromossomo Y. A **disgenesia gonadal** é caracterizada pela falha na masculinização completa da genitália externa. Quando essa síndrome é diagnosticada, imagens de ultrassonografia ou TC da gônada são realizadas, e a ressecção cirúrgica do tumor geralmente é curativa. A ressecção profilática de gônadas disgenéticas no momento do diagnóstico é recomendada, considerando que os gonadoblastomas, alguns dos quais contêm elementos malignos de tumores de células germinativas, geralmente se desenvolvem. Os gonadoblastomas podem produzir quantidades anormais de estrogênio.

Os **teratomas** ocorrem em diversos locais, apresentando-se como massas. Não estão associados com marcadores elevados, a não ser que componentes malignos estejam presentes. A região sacrococcígea é o local mais comum para o seu aparecimento. Os teratomas sacrococcígeos ocorrem mais comumente em bebês e podem ser diagnosticados intraútero ou ao nascimento, sendo a maioria detectada em meninas. A taxa de malignidade nesse local varia desde menos de 10% em crianças com idade inferior a 2 meses até mais de 50% em crianças com idade superior a 4 meses.

Os **germinomas** ocorrem na região intracraniana, no mediastino e nas gônadas. No ovário, são denominados **disgerminomas** e, nos testículos, são chamados de **seminomas.** São tumores marcadores negativos**,** apesar de serem tumores malignos. O tumor do seio endodérmico ou o tumor do saco vitelino e o coriocarcinoma parecem altamente malignos pelos critérios histológicos. Ambos ocorrem nas gônadas e nas regiões extragonadais. O carcinoma embrionário ocorre com maior frequência nos testículos. O coriocarcinoma e o carcinoma embrionário raramente ocorrem na forma pura e geralmente são detectados como parte de um tumor misto de células germinativas maligno.

Os **tumores gonadais não germinativos** são muito raros na pediatria e ocorrem predominantemente no ovário. Os carcinomas epiteliais (geralmente tumor de adultos), tumores das células Sertoli-Leydig e tumores de células granulosas podem ocorrer em crianças. Os carcinomas representam cerca de um terço dos tumores ovarianos em mulheres menores de 20 anos; a maioria ocorre em adolescentes mais velhas e é de subtipo seroso ou mucinoso. Os **tumores de células de Sertoli-Leydig** e os **tumores de células granulosas** produzem hormônios que podem causar virilização, feminização ou puberdade precoce, dependendo do estágio puberal e do equilíbrio entre as células de Sertoli (produção de estrogênios) e de Leydig (produção de androgênios). A avaliação diagnóstica geralmente é direcionada para a queixa principal de efeitos inadequados de esteroides sexuais e inclui dosagem de hormônios que refletem na produção de esteroides sexuais independente de gonadotrofinas. Estudos de imagem também devem ser realizados para eliminar um tumor gonadal funcionante. A cirurgia geralmente é curativa. Ainda não existem dados comprobatórios sobre uma terapia eficaz para a doença não ressecável.

TRATAMENTO

A excisão cirúrgica completa do tumor geralmente é indicada, exceto em pacientes com tumores intracranianos, para os quais a terapia primária consiste em radio e quimioterapia. Para os tumores testiculares, uma abordagem inguinal é indicada, e a ressecção completa deve incluir o cordão espermático em sua totalidade. Quando a excisão completa não puder ser realizada, a quimioterapia pré-operatória é indicada, com nova abordagem cirúrgica. Para os teratomas, tanto maduros quanto imaturos, e os tumores malignos dos testículos e ovários ressecados completamente, a cirurgia isolada é o tratamento. Para os tumores ovarianos, a menos que o ovário contralateral também esteja evidentemente envolvido pelo tumor, uma cirurgia poupadora de fertilidade deve ser realizada. Esquemas de quimioterapia baseados em cisplatina geralmente são curativos nos TCG que não podem ser ressecados por completo, mesmo na presença de metástases. No entanto, os tumores dos cordões sexuais/estroma tendem a ser refratários à quimioterapia. Exceto para os TCG do sistema nervoso central, a radioterapia é limitada para aqueles não passíveis de excisão completa e refratários à quimioterapia.

PROGNÓSTICO

A taxa de cura global para crianças com tumores das células germinativas é maior que 80%. A **idade** é o fator mais preditivo de sobrevida para os tumores das células germinativas extragonadais. Crianças maiores de 12 anos apresentam risco quatro vezes mais elevado de morte, e risco seis vezes maior se o tumor for torácico. A histologia apresenta um efeito mínimo no prognóstico. Pacientes com TCG extragonadais não ressecados apresentam prognóstico ligeiramente pior.

A bibliografia está disponível no GEN-io.

Capítulo 531

Neoplasias Hepáticas

Nidale Tarek e Cynthia E. Herzog

Os tumores hepáticos são raros em crianças. Os tumores primários do fígado respondem por cerca de 1% das neoplasias malignas em crianças com menos de 15 anos, com uma incidência anual de 1,6 caso por 1 milhão de crianças nos EUA. Cerca de 50 a 60% dos tumores hepáticos em crianças são malignos, e mais de 65% dessas neoplasias malignas consistem em **hepatoblastomas**, sendo a maior parte do restante dos casos representada por **carcinoma hepatocelular**. As **neoplasias malignas hepáticas** de ocorrência rara incluem o sarcoma embrionário, o angiossarcoma, o tumor maligno de células germinativas, o rabdomiossarcoma do fígado e o sarcoma indiferenciado. As neoplasias malignas mais comuns da infância, como o neuroblastoma, o tumor de Wilms e o linfoma, podem metastatizar para o fígado. Os **tumores hepáticos benignos**, que habitualmente aparecem nos primeiros 6 meses de vida, incluem hemangiomas, hamartomas e hemangioendoteliomas.

HEPATOBLASTOMA

Epidemiologia

Nos EUA, aproximadamente 100 novos casos de hepatoblastoma são diagnosticados a cada ano. A incidência de hepatoblasto ma aumentou nas últimas 2 décadas, provavelmente relacionada ao aumento da sobrevida de prematuros com muito baixo peso ao nascer. O hepatoblastoma acomete predominantemente crianças menores de 3 anos, e a idade mediana na ocasião do diagnóstico é de 1 ano. A etiologia permanece desconhecida. Os hepatoblastomas estão associados à **polipose adenomatosa familiar**. Na maioria dos tumores avaliados, foram encontradas alterações na célula apresentadora de antígenos/via β-catenina. Os hepatoblastomas também estão associados à **síndrome de Beckwith-Wiedemann** (SBW), **hemi-hiperplasia** e outras síndromes somáticas de crescimento excessivo. A expressão aumentada do fator de crescimento semelhante à insulina 2, secundária a mutações genéticas ou alterações epigenéticas, está implicada no desenvolvimento do hepatoblastoma em pacientes com SBW. Todas as crianças com SBW ou hemi-hiperplasia devem ser rotineiramente rastreadas com determinação dos níveis de α-fetoproteína (AFP) e ultrassonografia (USG) do abdome. A prematuridade/baixo peso ao nascer estão associados a uma incidência aumentada de hepatoblastoma, e o risco aumenta conforme o peso ao nascimento diminui. A **síndrome de Aicardi**, trissomia do cromossomo 18 e outras trissomias também foram associadas a aumento do risco de hepatoblastoma.

Patogênese

O hepatoblastoma surge a partir de precursores dos hepatócitos e é classificado histologicamente em *tipo epitelial completo*, contendo células malignas fetais ou embrionárias (na forma de mistura ou de elementos puros), e em tipo misto, contendo elementos tanto epiteliais quanto mesenquimais. A classificação histológica possui uma correlação direta com o prognóstico clínico. O subtipo com *histologia fetal pura* indica um prognóstico mais favorável, e o subtipo de *pequenas células indiferenciadas* está associado a níveis normais de AFP e indica um prognóstico pior.

Manifestações clínicas

O hepatoblastoma manifesta-se habitualmente como uma grande massa abdominal assintomática. Surge a partir do lobo direito com três vezes mais frequência do que a partir do esquerdo e é habitualmente unifocal. Com a progressão da doença, podem surgir fadiga, febre, perda de peso, anorexia, vômitos e dor abdominal. Raramente, o hepatoblastoma apresenta hemorragia em consequência de traumatismo ou ruptura espontânea. A disseminação metastática do hepatoblastoma envolve mais frequentemente os linfonodos regionais e os pulmões.

Diagnóstico

É necessária a realização de uma biopsia dos tumores hepáticos para estabelecer o diagnóstico. Um marcador tumoral sérico valioso, a AFP, é utilizado no diagnóstico e no monitoramento dos tumores hepáticos. A AFP é normalmente elevada no período neonatal e depois declina para menos de 10 ng/mℓ em 1 ano de idade. Os níveis de AFP estão elevados em quase todos os hepatoblastomas. Em geral, os níveis de bilirrubina e das enzimas hepáticas estão normais. A anemia é comum, e ocorre trombocitose em aproximadamente 30% dos pacientes. Devem-se efetuar testes sorológicos para as hepatites B e C, porém os resultados são habitualmente negativos no hepatoblastoma.

Os exames de imagem para diagnóstico incluem radiografias simples e USG do abdome para caracterizar a massa hepática. A USG pode diferenciar as massas hepáticas malignas das lesões vasculares benignas. A tomografia computadorizada (TC) ou a ressonância magnética (RM) são métodos acurados para definir a extensão do comprometimento intra-hepático pelo tumor e o potencial de ressecção cirúrgica. A avaliação para doença metastática deve incluir TC do tórax (Figura 531.1).

Tratamento

Em geral, a cura dos tumores hepáticos malignos em crianças depende da ressecção completa do tumor primário (Figura 531.2). Até 85% do fígado pode ser ressecado e observa-se a ocorrência de regeneração hepática dentro de 3 a 4 meses após a cirurgia. O tratamento do hepatoblastoma baseia-se na cirurgia e na **quimioterapia sistêmica** com cisplatina em combinação com vincristina e 5-fluoruracila (5-FU) ou doxorrubicina. O papel da **radioterapia** é questionável, pois a dose antitumoral efetiva excede a tolerância hepática. A radioterapia pode ter um papel no encolhimento da doença não operável ou controlar tumores ressecados incompletamente. Em 30% dos casos, os tumores são passíveis de ressecção por ocasião do diagnóstico; deve-se realizar uma tentativa segura de ressecção total inicial, seguida de quimioterapia adjuvante. Os tumores que não são passíveis de ressecção com ou sem doença metastática na apresentação respondem habitualmente à quimioterapia; indica-se a quimioterapia antes da ressecção, e deve-se tentar a excisão do tumor primário e da doença extra-hepática tão logo seja possível, seguida de quimioterapia adicional. O **transplante de fígado** constitui uma opção viável para as neoplasias malignas hepáticas primárias não ressecáveis e resulta em uma boa sobrevida a longo prazo. A condição clínica antes do transplante é um importante preditor do resultado; assim, o transplante é muito mais efetivo como cirurgia primária do que como terapia de resgate. As opções de tratamento alternativas atualmente em fase de pesquisa incluem outros agentes de quimioterapia sistêmica, como carboplatina, ifosfamida, etoposide e irinotecano. Outras abordagens para o tratamento incluem quimioembolização transarterial, crioablação e ablação por radiofrequência (ARF).

Prognóstico

Nos tumores de estadiamento baixo, taxas de sobrevida superiores a 90% podem ser conseguidas com tratamento multimodal, incluindo cirurgia e quimioterapia adjuvante. Para os tumores não ressecáveis por ocasião do diagnóstico, podem-se obter taxas de sobrevida de aproximadamente 60%. A doença metastática reduz ainda mais a sobrevida, porém pode-se obter com frequência uma regressão

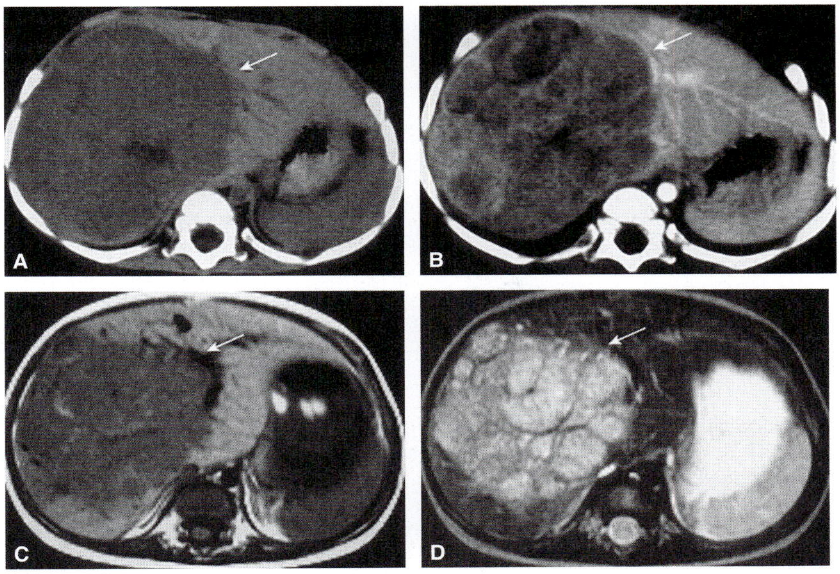

Figura 531.1 Hepatoblastoma em menino de 3 anos de idade. **A.** TC de pré-contraste mostra massa hipodensa bem demarcada e heterogênea (*seta*). **B.** TC pós-contraste mostra realce interno heterogêneo (*seta*). **C** e **D.** A massa (*seta*) demonstra hipointensidade heterogênea em ponderação em T1 (**C**) e hiperintensidade em imagens de RM ponderadas em T2 (**D**).

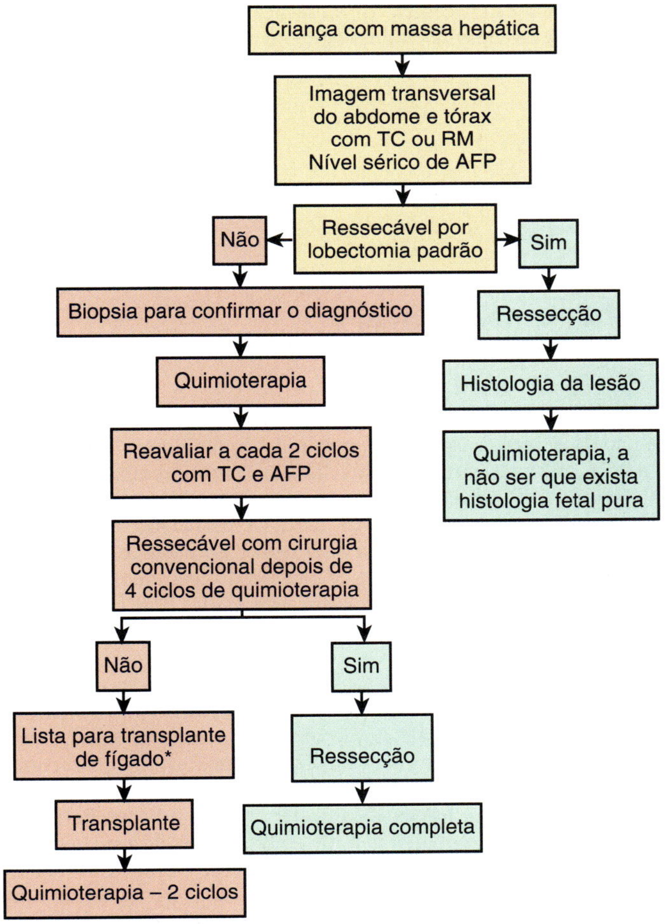

*Considerar a continuação da quimioterapia ou o transplante de fígado de doador vivo se não houver disponibilidade de transplante de fígado cadavérico em tempo hábil.

Figura 531.2 Algoritmo para o manejo de criança portadora de hepatoblastoma. *AFP*: α-fetoproteína. (*De Tiao GM, Bobey N, Allen S et al. The current management of hepatoblastoma: a combination of chemotherapy, conventional resection, and liver transplantation*, J Pediatr *146:204-211, 2005*.)

completa da doença com quimioterapia e ressecção cirúrgica do tumor primário e da doença metastática pulmonar isolada, resultando em taxas de sobrevida de cerca de 25%. Os efeitos adversos a longo prazo relacionados com o tratamento incluem cardiotoxicidade com o uso de doxorrubicina e toxicidade renal e ototoxicidade com a cisplatina.

CARCINOMA HEPATOCELULAR

Epidemiologia

O carcinoma hepatocelular (**CHC**) ocorre principalmente em adolescentes e, com frequência, está associado à hepatite B ou C. É mais comum na Ásia Oriental e em outras áreas onde a hepatite B é endêmica; a incidência diminuiu após a introdução da vacina da hepatite B. Nessas áreas, o carcinoma CHC também tende a ocorrer em um padrão bimodal, com o pico de menor idade se sobrepondo à idade de apresentação do hepatoblastoma. CHC também ocorre na forma crônica da tirosinemia hereditária, galactosemia, doença de armazenamento do glicogênio, deficiência de α_1-antitripsina, colestase intra-hepática familiar progressiva e cirrose biliar. A síndrome de Alagille e a contaminação dos alimentos por aflatoxina B são fatores de risco associados.

Patogênese

Em geral, o carcinoma hepatocelular desenvolve-se no fígado anormal ou cirrótico e ocorre como tumor invasivo multicêntrico, que consiste em grandes células pleomórficas de origem epitelial. Em comparação com os adultos, a cirrose em crianças é menos comum, enquanto os distúrbios hepáticos congênitos são mais frequentes. Os CHCs são classificados em forma **clássica** ou **fibrolamelar**. A variante fibrolamelar ocorre mais frequentemente em adolescentes e adultos jovens e não está associada à cirrose. Essa variante foi relatada como tendo uma translocação distinta, *DNAJB1-PRKACA*. Embora relatos anteriores tenham sugerido que o tipo fibrolamelar tem prognóstico mais satisfatório do que o clássico, análises de dados mais recentes refutam essa hipótese. Um subtipo raro chamado **tumor transicional do fígado** ocorre em crianças mais velhas e tem achados clínicos e histopatológicos de hepatoblastoma e CHC.

Manifestações clínicas

O carcinoma hepatocelular manifesta-se habitualmente na forma de massa hepática, com distensão abdominal e sintomas de anorexia, perda de peso e dor abdominal. CHC pode ocorrer na forma de abdome agudo, com ruptura do tumor e hemoperitônio. A disseminação metastática envolve habitualmente os linfonodos regionais e os pulmões. O nível de AFP está elevado em cerca de 60% das crianças com CHC convencional, mas não na variante fibrolamelar. Evidências de hepatite B e hepatite C são habitualmente encontradas em áreas endêmicas, mas não nos países ocidentais ou com o tipo fibrolamelar. O nível de bilirrubina está habitualmente normal, porém as enzimas hepáticas podem estar anormais.

Os exames de imagem para diagnóstico devem incluir radiografias simples e USG do abdome para caracterizar a massa hepática. A USG pode diferenciar as massas hepáticas malignas das lesões vasculares benignas. A TC ou a RM são métodos acurados para definir a extensão do comprometimento intra-hepático do tumor e o potencial de ressecção cirúrgica. A avaliação para doença metastática deve incluir TC do tórax.

Tratamento

A ressecção completa do tumor é crucial para o tratamento curativo. Devido à origem multicêntrica do CHC e à doença hepática subjacente, a ressecção completa só é realizada em 30 a 40% dos casos. Deve-se tentar uma ressecção total por ocasião do diagnóstico, quando possível; a quimioterapia combinada após a cirurgia é necessária. Para os tumores não ressecáveis, a **quimioterapia** seguida de avaliação cirúrgica é essencial; o **transplante de fígado** constitui uma opção para os tumores não ressecáveis. Mesmo com uma ressecção cirúrgica completa, apenas 30% das crianças têm sobrevida a longo prazo. A quimioterapia, incluindo cisplatina, doxorrubicina, etoposide e 5-FU, demonstrou ter alguma atividade contra esse tumor; entretanto, é difícil obter um melhor resultado a longo prazo. O **sorafenibe**, um pequeno inibidor de várias proteínas tirosinoquinase, é um agente promissor para o tratamento do CHC. Outras técnicas estão em estudo, incluindo criocirurgia, ARF, quimioembolização transarterial, injeção de etanol e radioterapia.

A bibliografia está disponível no GEN-io.

Capítulo 532
Tumores Vasculares Benignos

532.1 Hemangiomas

Cynthia E. Herzog

Os **hemangiomas**, que são os tumores benignos mais comuns da infância, ocorrem em aproximadamente 5 a 10% dos lactentes a termo (ver Capítulo 669). O risco de hemangioma é 3 a 5 vezes maior em meninas do que em meninos. O risco duplica em lactentes prematuros e é 10 vezes maior em lactentes cujas mães foram submetidas à coleta de amostras de vilosidades coriônicas. Os hemangiomas podem estar presentes por ocasião do nascimento, porém surgem habitualmente pouco depois e crescem rapidamente durante o primeiro ano de vida, com redução da velocidade de crescimento nos 5 anos seguintes e involução por volta de 10 a 15 anos de idade.

MANIFESTAÇÕES CLÍNICAS

Mais de 50% de todos os hemangiomas estão localizados na região da cabeça e do pescoço. A maioria consiste em lesões solitárias, porém a presença de mais de uma lesão cutânea aumenta a probabilidade de hemangiomas viscerais. O fígado constitui o principal local de comprometimento visceral; outros órgãos acometidos incluem o cérebro, o intestino e os pulmões. Os hemangiomas infantis podem ser diferenciados de outras lesões, com as quais podem ser confundidos, por meio da expressão de GLUT1. A maioria dos hemangiomas não necessita tratamento, porém cerca de 10% provoca comprometimento significativo e 1% oferece risco de morte em virtude de sua localização. Os hemangiomas localizados ao redor das vias respiratórias podem causar obstrução respiratória, enquanto aqueles localizados ao redor dos olhos podem resultar em perda da visão. A **ulceração** constitui uma complicação comum e pode levar à infecção secundária. Com ou sem tratamento, anormalidades cutâneas residuais permanecem após a involução do hemangioma. Os grandes hemangiomas hepáticos ou **hemangioendoteliomas** podem resultar em hepatomegalia, anemia, trombocitopenia e insuficiência cardíaca de alto débito.

A **síndrome de Kasabach-Merritt** (ou fenômeno; ver Capítulo 669) caracteriza-se por uma lesão rapidamente expansiva, trombocitopenia, anemia hemolítica microangiopática e coagulopatia em consequência do sequestro de eritrócitos, de plaquetas e da ativação do sistema da coagulação dentro da vascularização do hemangioma. Essa síndrome está associada aos hemangioendoteliomas kaposiformes ou angiomas em tufos, mas não aos hemangiomas infantis.

Em geral, as lesões cutâneas podem ser diagnosticadas pela aparência típica e pela rápida proliferação. Recentemente, foi constatado que os **hemangiomas segmentares** ou aqueles com localização geográfica e algumas características semelhantes a placas apresentam maior risco de complicações e associação a anormalidades de desenvolvimento. A presença de lesão profunda pode exigir exames de imagem para ajudar a diferenciá-las de um linfangioma. A presença de hemangioma na linha média da região lombossacra indica a necessidade de ressonância magnética (RM) para a pesquisa de anormalidades neurológicas assintomáticas subjacentes. A localização também pode exigir a necessidade de consulta oftalmológica ou cirúrgica. Devem-se efetuar uma ultrassonografia ou RM do fígado na presença de múltiplas lesões cutâneas.

TRATAMENTO

Ver Capítulo 669.

A bibliografia está disponível no GEN-io.

532.2 Linfangiomas e Higromas Císticos

Chyntia E. Herzog

As **malformações linfáticas**, incluindo linfangiomas e higromas císticos, que se originam no saco linfático embrionário, constituem o segundo grupo mais comum de tumores vasculares benignos em crianças, depois dos hemangiomas. Cerca da metade das malformações linfáticas localiza-se na cabeça e na região do pescoço. Aproximadamente 50% estão presentes por ocasião do nascimento, porém a maioria aparece em torno de 2 anos de idade. Não há nenhuma predisposição de gênero. A regressão espontânea foi relatada, porém não é típica.

As malformações linfáticas aparecem como massas de consistência mole e indolores, que são translúcidas quando superficiais. A malformação linfática intratorácica pode manifestar-se na forma de sintomas relacionados com uma massa mediastinal ou derrame pericárdico ou pleural. Pode ocorrer rápida expansão, com infecção ou hemorragia. As lesões localizadas podem ser submetidas a ressecção cirúrgica, porém isso pode ser difícil, devido a sua natureza infiltrativa. A **recorrência** é comum com lesões removidas incompletamente. A aspiração pode fornecer alívio temporário em uma emergência, como na presença de dispneia, mas pode ocorrer uma reacumulação. O tratamento por injeção intralesional de agentes esclerosantes, ou OK432 (picibanil), bem como a terapia a *laser* localizada, podem ser úteis. A terapia sistêmica com propranolol ou sirolimus mostrou benefício em pacientes que não respondem à terapia local.

A bibliografia está disponível no GEN-io.

Capítulo 533
Tumores Raros

533.1 Tumores da Tireoide

Steven G. Waguespack

Ver Capítulo 585.

TUMORES BENIGNOS DA TIREOIDE

Os tumores benignos da tireoide representam cerca de 75% de todos os nódulos da tireoide que acometem a população pediátrica. A investigação na suspeita de nódulo da tireoide inclui avaliação laboratorial da função da tireoide, ultrassonografia (USG) para avaliar as características do(s) nódulo(s) e linfonodos regionais, e biopsia por aspiração com agulha fina sob orientação da USG para diagnóstico citopatológico. Não se recomenda a cintilografia nuclear com iodo radioativo (I^{123}) ou tecnécio 99m (Tc^{99m})-pertecnetato na avaliação diagnóstica inicial, exceto na presença de nível suprimido de hormônio tireoestimulante (TSH).

TUMORES MALIGNOS DA TIREOIDE

As neoplasias malignas pediátricas da tireoide são tumores raros que incluem o **carcinoma medular de tireoide (CMT)** e os **carcinomas diferenciados de tireoide (CDT)**, nomeadamente, o **carcinoma papilífero de tireoide (CPT)** e o **carcinoma folicular de tireoide**. O CPT representa a grande maioria dos cânceres de tireoide em crianças. A incidência de câncer pediátrico da tireoide vem aumentando, com maior taxa entre 15 e 19 anos de idade. Com poucas exceções, crianças com carcinoma de tireoide apresentam prognóstico excelente, com sobrevida antecipada de várias décadas, mesmo na presença de doença metastática por ocasião do diagnóstico. *O principal fator de risco estabelecido para desenvolvimento do CPT é a exposição à radiação ionizante.*

O CMT é uma doença incomum na infância, que quase sempre ocorre no contexto de uma síndrome tumoral endócrina hereditária, autossômica dominante, que surge em decorrência de mutações ativadoras do proto-oncogene *RET* (*RE*arranjo durante a *T*ransfecção): **neoplasia endócrina múltipla, tipo 2ª (NEM2A)** ou **tipo 2b (NEM2B)**. Além da penetrância quase completa do CMT nas mutações *RET* mais comuns, os pacientes com NEM2A e NEM2B apresentam um risco vitalício de até 50% de desenvolver feocromocitomas. Até 20% dos pacientes com NEM2A irão desenvolver hiperparatireoidismo primário. Os pacientes com NEM2B não desenvolvem hiperparatireoidismo, porém exibem um fenótipo clínico distinto que inclui uma aparência facial característica, constituição corporal marfanoide, ganglioneuromatose do trato aerodigestivo, e **neuromas na mucosa oral** (Figura 533.1). O diagnóstico de NEM2B é muitas vezes tardio (geralmente após o CMT já ter metastizado) porque suas características patognomônicas não são evidentes no início da infância, embora a incapacidade de chorar com lágrimas e a presença de constipação intestinal representem as primeiras pistas para o diagnóstico. O CMT pode ser esporádico ou familiar sem características de NEM2A ou 2B; também pode estar associada à **doença de Hirschsprung.**

As crianças com câncer de tireoide apresentam habitualmente uma massa assintomática na tireoide e/ou linfadenopatia cervical; todavia, as crianças com NEM2A frequentemente são diagnosticadas apenas após a obtenção de um resultado positivo nos testes genéticos ou, no caso da NEM2B, após o reconhecimento do fenótipo clínico. Ocorrem metástases para os linfonodos na maioria dos casos de CPT, e são identificadas metástases pulmonares em até 20% dos pacientes, principalmente em crianças com alta carga de doença no pescoço. CMT também frequentemente metastatiza para linfonodos cervicais.

A **terapia primária** para o câncer de tireoide consiste em tireoidectomia total e dissecção de linfonodos orientada por compartimento, quando indicada, realizadas por um cirurgião com ampla experiência no câncer de tireoide. No CDT, o iodo radioativo (I^{131}) é utilizada no pós-operatório para o tratamento de metástases à distância ávidas por iodo e da doença residual no pescoço não operável. No CPT o uso rotineiro de I^{131} é limitado para crianças de alto risco que mais provavelmente irão se beneficiar do tratamento. As crianças com CMT não necessitam de terapia com I^{131}. O nível de TSH é inicialmente suprimido pela administração de doses suprafisiológicas de levotiroxina no caso do CDT, porque o TSH pode estimular o crescimento do tumor no CDT; o nível de TSH é mantido normal no CMT. A Food and Drug Administration (FDA) dos EUA aprovou inibidores orais da tirosinoquinase para o caso de tratamento de CMT e CDT avançados em adultos, mas esses fármacos raramente são necessários em pacientes pediátricos. O acompanhamento a longo prazo envolve o monitoramento dos marcadores tumorais (tireoglobulina/anticorpo tireoglobulina no CDT, calcitonina/antígeno carcinoembrionário no CMT), bem como exames de imagem de rotina, principalmente USG do pescoço.

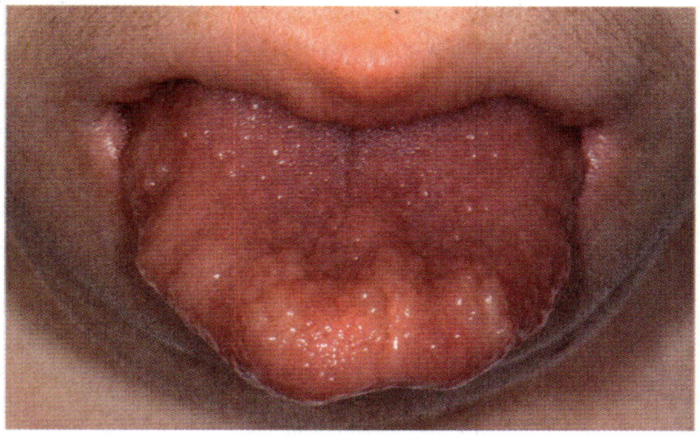

Figura 533.1 Aspecto clássico dos neuromas da mucosa oral sobre a língua de um menino com NEM2B secundária à mutação M918T típica no proto-oncogene RET.

Na NEM2, existe uma correlação entre o genótipo e o fenótipo bem documentada, e a agressividade biológica por CMT depende do contexto hereditário no qual se desenvolve. Com a disponibilidade do teste genético para mutações *RET*, o CMT tornou-se uma das poucas neoplasias malignas passíveis de cura pela **tireoidectomia precoce** antes da ocorrência de metástases. As recomendações quanto à idade para cirurgia em crianças portadoras de mutação *RET* estão evoluindo e incorporam exames clínicos, especialmente níveis de calcitonina, assim como conhecimento do genótipo e preferência dos pais.

A bibliografia está disponível no GEN-io.

533.2 Carcinoma Nasofaríngeo

Chynthia E. Herzog

O carcinoma nasofaríngeo é raro na população pediátrica, porém é um dos tumores nasofaríngeos mais comuns em crianças. Nos adultos, a incidência é maior no Sul da China, porém também é alta entre o povo Inuit, bem como no Norte da África e no Nordeste da Índia. Na China, esse diagnóstico é raro na população pediátrica, todavia, em outras populações, uma proporção substancial de casos é observada no grupo etário pediátrico, principalmente em adolescentes. O carcinoma nasofaríngeo é duas vezes mais frequente no sexo masculino do que no feminino e é mais comum em negros. Na população pediátrica, os tumores exibem mais frequentemente uma **histologia indiferenciada** e estão associados ao **vírus Epstein-Barr (EBV)**. O carcinoma nasofaríngeo está ligado a tipos específicos de antígeno leucocitário humano (HLA) e outros fatores genéticos podem desempenhar um papel, particularmente em populações de baixa incidência.

A maioria dos pacientes pediátricos apresenta doença locorregional avançada, que se manifesta na forma de linfadenopatia cervical. Além disso, pode-se verificar a presença de epistaxe, trismo e déficits de nervos cranianos. O diagnóstico é estabelecido com base na biopsia da nasofaringe ou de linfonodos cervicais. Na maioria dos casos, o nível de desidrogenase láctica está elevado, porém esse achado é inespecífico. A avaliação da cabeça e pescoço por tomografia computadorizada (TC) ou ressonância magnética (RM) é realizada para determinar a extensão da doença locorregional. A radiografia de tórax, a TC, a cintilografia óssea e a cintilografia hepática são usadas para avaliar a presença de doença metastática. A tomografia por emissão de pósitrons (PET, do inglês, *pósitron emission tomography*) parece ser útil para monitorar a doença primária e investigar a presença de metástases. Os níveis de DNA do EBV correlacionam-se com o estágio da doença, têm valor prognóstico e podem ser usados para monitoramento de recidiva.

O **tratamento** consiste em uma combinação de quimioterapia e irradiação. A cisplatina, administrada concomitantemente com irradiação, com ou sem quimioterapia neoadjuvante à base de cisplatina, constitui o tratamento padrão. O resultado depende da extensão da doença; os pacientes com metástases à distância apresentam um prognóstico muito sombrio. O uso da radioterapia de intensidade modulada melhora o controle local e reduz os efeitos adversos tardios associados à radioterapia, incluindo disfunção hormonal, cáries dentárias, fibrose e segundas neoplasias malignas. O uso de terapia com prótons pode resultar em maior redução dos efeitos adversos.

A bibliografia está disponível no GEN-io.

533.3 Adenocarcinoma de Cólon e Reto

Cynthia E. Herzog e Winston W. Huh

O **carcinoma colorretal (CCR)** é raro na população pediátrica, com taxa de incidência estimada de aproximadamente 1 caso por 1 milhão. Mesmo em pacientes com condições predisponentes, o CCR habitualmente só ocorre no final da adolescência ou na vida adulta. O **câncer de cólon hereditário sem polipose (HNPCC,** do inglês *hereditary nonpoliposis colon cancer*) é um distúrbio autossômico dominante, com mutações de linhagem germinativa nos genes de reparo de combinação imprópria do DNA (*MMR*), causando erros no reparo do DNA e instabilidade de microssatélites. A **polipose adenomatosa familiar (PAF)** e a **PAF atenuada** são distúrbios autossômicos, com mutações de linhagem germinativa no gene *APC*. Além do CCR, os pacientes com HNPCC, PAF e a PAF atenuada são predispostos a vários cânceres extracolônicos. Podem ocorrer tumores desmoides em pacientes com PAF, enquanto pacientes com HNPCC correm risco aumentado de tumores acometendo o trato geniturinário, o estômago e o intestino delgado. A polipose associada à síndrome Peutz-Jeghers, à síndrome de *MYH* e à polipose juvenil também predispõem ao CCR.

Testes genéticos estão disponíveis e o rastreamento para câncer no HNPCC e na PAF deve ser iniciado durante a infância ou adolescência. De modo semelhante, a avaliação genética para esses distúrbios deve ser realizada em pacientes jovens que apresentam câncer de cólon, mesmo se não houver nenhuma história de condições genéticas predisponentes.

Os sintomas de apresentação consistem em fezes sanguinolentas ou melena, dor abdominal, perda de peso e alterações nos padrões intestinais. Em muitos casos, os sinais são vagos, resultando frequentemente em retardo do diagnóstico, algumas vezes até o momento em que a doença já alcançou um estágio avançado. O subtipo histológico difere daquele observado em adultos e a maioria dos tumores pediátricos consiste em **adenocarcinoma mucinoso** ou **carcinoma de células em anel de sinete**. Pacientes pediátricos também tendem a apresentar doença mais avançada. O tratamento consiste em ressecção cirúrgica, quando possível, com quimioterapia para os tumores não passíveis de ressecção. Deve-se efetuar uma remoção adequada dos linfonodos por ocasião da ressecção cirúrgica do tumor primário. A radioterapia mostra-se útil em casos selecionados. Pacientes pediátricos têm um pior prognóstico geral em comparação com pacientes adultos, mas as razões para essa discrepância não são claras.

A bibliografia está *disponível no GEN-io.*

533.4 Tumores Adrenais

Steven G. Waguespack

Ver Capítulos 595 a 599.

Os **tumores adrenocorticais** (TAC) surgem a partir do córtex suprarrenal externo, enquanto os **feocromocitomas** (FEO) derivam das células cromafins produtoras de catecolaminas da medula da suprarrenal. Quando tumores surgem do paragânglio parassimpático e simpático fora da medula adrenal, são denominados **paragangliomas** (PGL). A caracterização patológica dos tumores suprarrenais como "benignos" ou "malignos" nem sempre se correlaciona adequadamente com o comportamento clínico, tornando difícil diferenciar a doença maligna da benigna baseando-se apenas na patologia. Assim sendo, é necessário um acompanhamento a longo prazo. Em virtude de sua significante associação com doença genética, recomenda-se um aconselhamento genético para todas as crianças com diagnóstico de TAC ou FEO/PGL.

Os TAC são muito raros e tendem a surgir antes dos 10 anos de idade. Eles têm predominância no sexo feminino e são funcionais em mais de 90% dos casos, produzindo principalmente andrógenos e causando **virilização** clinicamente evidente, embora a hipersecreção do cortisol também possa ocorrer. Os TAC também podem se manifestar como massa abdominal ou como dor. Nas crianças, os TAC estão mais frequentemente associados à **síndrome de Li-Fraumeni** (mutações de linhagem germinativa inativadoras do gene supressor tumoral *TP53*) e **síndrome de Beckwith-Wiedemann** (SBW), mas eles também podem ser vistos na hemi-hiperplasia além daquela observada como parte da síndrome de SBW, neoplasia endócrina múltipla tipo 1 (NEM1), síndrome de McCune-Albright, polipose adenomatosa familiar e muito raramente, hiperplasia adrenal congênita. Causas incomuns de doença adrenocortical nodular bilateral, que habitualmente ocorrem com a **síndrome de Cushing**, incluem o complexo de Carney e a hiperplasia adrenocortical macronodular.

Os FEO/PGL são tumores raros, que têm mais tendência a ser bilaterais, malignos e secundários a uma síndrome tumoral hereditária quando diagnosticados em crianças. Há também uma forte ligação entre cardiopatia congênita cianótica e FEO/PGL. A **doença de Von Hippel-Lindau** é a condição genética mais comumente associada aos FEO/PGL na população pediátrica, seguida das **síndromes familiares de PGL (1, 2, 3, 4)** causadas por mutações no gene da succinato desidrogenase. A NEM2 (tipos 2A e 2B) e neurofibromatose tipo 1 (NF1) também estão incluídas no diagnóstico diferencial, mas são mais frequentemente associadas a um diagnóstico de FEO na vida adulta. A *hipertensão é, em geral, sustentada* em pacientes pediátricos com FEO/PGL, nos quais podem não estar presentes a tríade típica de cefaleia, palpitações e diaforese comumente observada em adultos. O transtorno de déficit de atenção e hiperatividade também é mais prevalente em crianças com esses tumores. O melhor teste de triagem para FEO/PGL é a determinação dos níveis plasmáticos e/ou urinários de **metanefrinas**. Estudos de imagem incluem TC, RM e metaiodobenzilguanidina (MIBG) ou os exames de PET-TC, mais sensíveis (Figura 533.2).

O tratamento inicial do TAC e do FEO/PGL é cirúrgico, feito *por cirurgião experiente no manejo desses tumores.* As crianças com FEO/PGL necessitam de tratamento clínico pré-operatório, com bloqueio α e β. A **terapia clínica de primeira linha** para os TAC metastáticos inclui mitotano e quimioterapia com cisplatina, etoposídeo e doxorrubicina. O FEO/PGL com metástases tem sido tratado historicamente com ciclofosfamida, vincristina e dacarbazina. Em ambos os casos de TAC e FEO/PGL, novos agentes direcionados para alvos estão sendo estudados para o tratamento da doença metastática avançada, que tipicamente não responde às abordagens quimioterápicas padronizadas. A **terapia endócrina** direcionada para a produção hormonal excessiva também pode ser necessária para paliação dos sintomas e melhora da qualidade de vida.

A bibliografia está disponível no GEN-io.

533.5 Tumor Desmoplásico de Pequenas Células Redondas

Nidale Tarek e Cynthia E. Herzog

O tumor desmoplásico de pequenas células redondas (**TDPCR**) é um tumor mesenquimal muito raro e agressivo, que ocorre predominantemente em adolescentes e adultos jovens do sexo masculino. Está associado a uma translocação cromossômica diagnóstica entre o gene do tumor de Ewing e o gene do tumor de Wilms, t(11;22)(p13;q12), criando um gene quimérico (*EWS-WT1*) que codifica uma proteína quimérica com propriedades oncogênicas. Pacientes tipicamente apresentam-se em

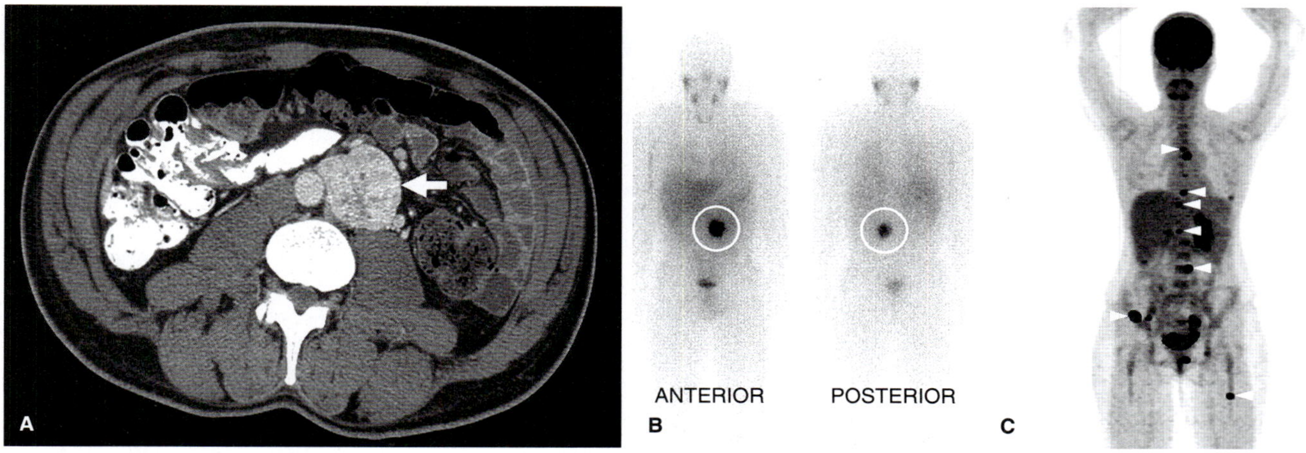

Figura 533.2 Paraganglioma (PGL). **A.** TC axial pós-contraste em paciente com sintomas de excesso de catecolaminas e perfil bioquímico noradrenérgico. A PGL (*seta*) é identificada em um local para-aórtico entre a artéria renal esquerda e a origem da artéria mesentérica inferior na região dos órgãos de Zuckerkandl. **B.** MIBG scan no mesmo paciente, 24 h após a administração de 123I-MIBG, demonstrando intensa captação no tumor. **C.** PET-TC ^{18}F-FDG em paciente com PGL metastático e mutação *SDHB*. A doença metastática óssea (*cabeças de setas*) predomina. (*De Waguespack SG, T Rich, Grubbs E et al.: A current review of the etiology, diagnosis, and treatment of pediatric pheochmocytoma and paraganglioma*, J Clin Endocrinol Metab *95:2023-2037, 2010, Fig 2.*)

estágio avançado pela presença de massa abdominal volumosa, múltiplos implantes peritoneais e omentais e sintomas de sarcomatose abdominal, incluindo dor, ascite, obstrução intestinal, hidronefrose e perda de peso. O TDPCR acomete principalmente a cavidade abdominal, mas pode se disseminar para os linfonodos, o fígado, os pulmões e os ossos. Não existe uma abordagem de tratamento padrão. O tratamento agressivo com quimioterapia de combinação, cirurgia de citorredução e irradiação total abdominopélvica levam a um resultado precário em quase todos os casos. A sobrevida mediana varia de 17 a 25 meses, e a sobrevida global de 5 anos continua inferior a 20%. Embora a quimioterapia em altas doses e o resgate de células-tronco autólogas tenham demonstrado algum benefício, essa abordagem foi abandonada devido à toxicidade significativa. As opções de tratamentos alternativos atualmente em fase de pesquisa incluem quimioterapia intraperitoneal hipertérmica e radioimunoterapia com anticorpos monoclonais direcionados para diferentes antígenos de superfície nas células tumorais.

A bibliografia está disponível no GEN-io.

Capítulo 534
Síndromes Histiocíticas da Infância

Stephan Ladisch

As histiocitoses da infância constituem um grupo diverso de distúrbios que são frequentemente graves na sua expressão clínica. Esses distúrbios são individualmente raros e são agrupados por apresentarem como característica comum uma proliferação ou acúmulo proeminentes de células do sistema monócito-macrófago originadas na medula óssea (mieloide). Embora esses distúrbios sejam de difícil distinção clínica em alguns casos, o diagnóstico preciso é essencial para facilitar o progresso no tratamento. Uma classificação sistemática das histiocitoses é baseada em achados histopatológicos (Tabela 534.1). Uma avaliação completa e abrangente de um espécime de biopsia obtido no diagnóstico é essencial. Essa avaliação inclui estudos como imunocoloração, análise molecular e microscopia eletrônica, que podem exigir um processamento especial da amostra.

CLASSIFICAÇÃO E PATOLOGIA

Foram definidas três classes de histiocitoses da infância, com base nos achados histopatológicos. A mais bem conhecida é a **histiocitose de células de Langerhans** (**HCL**), previamente denominada *histiocitose X*. A HCL inclui as entidades clínicas de doenças limitadas aos ossos ou à pele, granuloma eosinofílico, **doença de Hand-Schüller-Christian** e **doença de Letterer-Siwe.** A célula de Langerhans normal é uma célula apresentadora de antígenos (APC, do inglês *antigen-presenting cell*) da pele. A característica marcante da HCL em todas as formas é a presença de uma proliferação clonal de células da linhagem monocítica-dendrítica, contendo os achados característicos de uma célula de Langerhans à microscopia eletrônica, o **grânulo de Birbeck**. Esse grânulo bilamelar com forma de raquete de tênis, quando observado no citoplasma das células lesionais na HCL, estabelece o diagnóstico da doença. O grânulo de Birbeck expressa um antígeno recentemente caracterizado, a *langerina* (CD207), que está envolvido na apresentação de antígenos aos linfócitos T. Demonstrou-se que a expressão de CD207 está presente uniformemente nas lesões da HCL, tornando-se, desse modo, outro marcador diagnóstico confiável. É mais provável que a célula encontrada na HCL não seja realmente uma célula de Langerhans (diferenciada), mas uma célula imatura de origem mieloide, possivelmente em um estágio de desenvolvimento interrompido. O diagnóstico definitivo de HCL é estabelecido pela demonstração da positividade para CD1a nas células lesionais, o que pode ser realizado utilizando-se tecidos fixados (ver Figura 534.1). As células lesionais devem ser distinguidas das células normais de Langerhans da pele, que também são CD1a-positivas, porém são escassamente distribuídas e não representam diagnóstico de HCL. As lesões periféricas que geralmente levam ao diagnóstico (p. ex., pele, linfonodos, ossos) contêm várias proporções de células CD1a-positivas contendo grânulos de Birbeck, linfócitos, granulócitos, monócitos e eosinófilos.

A clonalidade de lesões individuais existe em alguns casos de HCL. De maneira importante, uma mutação somática ativadora do gene *BRAF* (*V600E*) tem sido identificada em vários pacientes com HCL. Estudos em pacientes negativos para *BRAFV600E* têm revelado mutações em outros genes da via da proteinoquinase ativada por mitógenos (MAPK), incluindo *MAP2 K1* e *ARAF*. Com a maioria dos pacientes de HCL apresentando uma ou outra dessas mutações ativadoras na via MAPK, tem sido sugerido que a HCL é guiada por uma desordem na sinalização da MAPK.

Contrastando com a proeminência de uma APC na HCL, a outra forma comum de histiocitose é caracterizada pelo acúmulo de APCs ativadas (macrófagos e linfócitos) e é conhecida como **linfo-histiocitose hemofagocítica** (**LHH** ou **HLH**, do inglês *hemophagocytic lymphohistiocytosis*). Esse diagnóstico é resultante da hemofagocitose descontrolada

Tabela 534.1 Classificação das histiocitoses da infância.

	DOENÇA	CARACTERÍSTICAS CELULARES DAS LESÕES	TRATAMENTO
HCL	Histiocitose de células de Langerhans	Células do tipo Langerhans (CD1a-positivas, CD207-positivas) com grânulos de Birbeck (células de HCL)	Terapia local para lesões isoladas; quimioterapia para doença disseminada
LHH ou HLH	Linfo-histiocitose hemofagocítica familiar (primária) Síndrome hemofagocítica associada à infecção (secundária)* Associada a síndromes de albinismo† Associada a estados imunocomprometidos Associada a estados autoimunes/autoinflamatórios	Macrófagos reativos morfologicamente normais com eritrofagocitose acentuada e células T $CD8^+$	Quimioterapia; transplante alogênico de medula óssea
Outras	Xantogranuloma juvenil	Histiócitos lesionais vacuolados característicos com citoplasma espumoso	Nenhum ou biopsia excisional para doença localizada; quimioterapia, radioterapia para doença disseminada
	Doença de Rosai-Dorfman	Histiócitos hemofagocíticos	Nenhum no caso de doença localizada; cirurgia para redução de volume (*"bulk reduction"*); quimioterapia se houver envolvimento de sistemas orgânicos
	Histiocitose maligna	Proliferação neoplásica de células com características de monócitos-macrófagos ou seus precursores	Quimioterapia antineoplásica, incluindo antraciclinas
Outras	Leucemia monocítica aguda (mielogênica)‡	M5 pela classificação FAB	Quimioterapia antineoplásica
	Histiocitose ALK+	Infiltração de grandes histiócitos, multinucleados com cromatina fina; positivos para CD68, CD163, proteína S100 e ALK	Desordem rara em bebês; tratar com esteroides e quimioterapia; pode regredir espontaneamente.

*Denominada também de linfo-histiocitose hemofagocítica secundária. †Síndromes de Chédiak-Higashi e Hermansky-Pudlak. ‡Veja Capítulo 522.2. Classificação FAB: Franco-Americana-Britânica; HCL: histiocitose de células de Langerhans; LHH ou HLH: linfo-histiocitose hemofagocítica (do inglês, *hemophagocytic lymphohistiocytosis*).

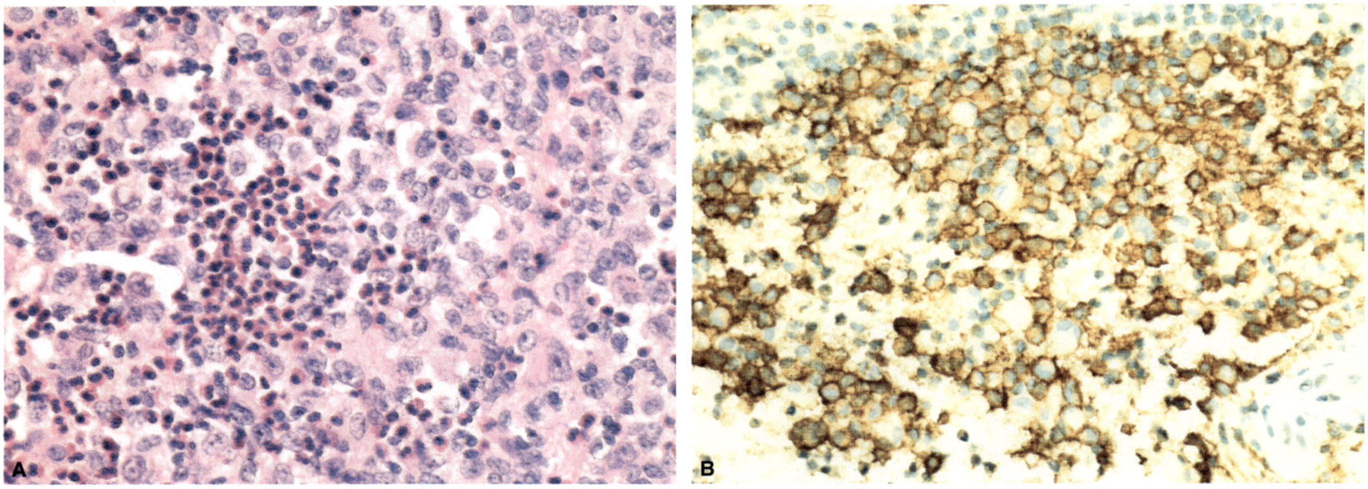

Figura 534.1 **A.** Histopatologia da histiocitose de células de Langerhans (HCL). A figura evidencia o granuloma eosinofílico de uma lesão óssea lítica na cabeça femoral. Múltiplas células de HCL com núcleos indentados característicos, bem como inúmeros eosinófilos, são visíveis nesse infiltrado misto. **B.** Coloração do antígeno CD1a, característico e diagnóstico de lesões com células de HCL.

e da ativação desregulada (regulação positiva) de citocinas inflamatórias com algumas semelhanças relativas à **síndrome de ativação macrofágica** (ver Tabela 180.6). A infiltração tecidual por linfócitos T CD8 e macrófagos ativados e a hipercitocinemia são características clássicas (Figura 534.2). Com morfologia característica de macrófagos normais pela microscopia óptica, essas células fagocíticas (ver Figura 534.1) são CD163 positivas, porém negativas para os marcadores celulares característicos das células da HCL (grânulos de Birbeck, CD1a, CD207).

As duas principais formas de LHH apresentam achados patológicos indistinguíveis, mas é importante diferenciá-las devido às implicações terapêuticas e prognósticas. A **LHH primária**, originalmente denominada *linfo-histiocitose eritrofagocítica familiar*, é conhecida como **linfo-histiocitose hemofagocítica familiar** (**LHHF** ou **FHLH**, do inglês *familial hemophagocytic lymphohistiocytosis*). Essa doença é um distúrbio autossômico recessivo e representa aproximadamente 25% dos pacientes com LHH (Tabela 534.2). Genes são conhecidos para 4 das 5 síndromes de LHH familiar e outras causas hereditárias de LHH; essas mutações afetam a capacidade dos linfócitos T e das células *natural killer* (NK) de sintetizar e liberar perforina e granzimas, o que reduz a formação de grânulos citotóxicos (Figura 534.3). A outra forma de LHH, originalmente denominada de *síndrome hemofagocítica associada à infecção*, é reconhecida como **LHH secundária** (ver Tabela 534.3). Ambos processos patológicos afetam múltiplos órgãos e são caracterizados por infiltração maciça de linfócitos hiperativados e macrófagos fagocíticos ativados nos órgãos envolvidos, com os linfócitos atuando como condutores do processo de doença resultante.

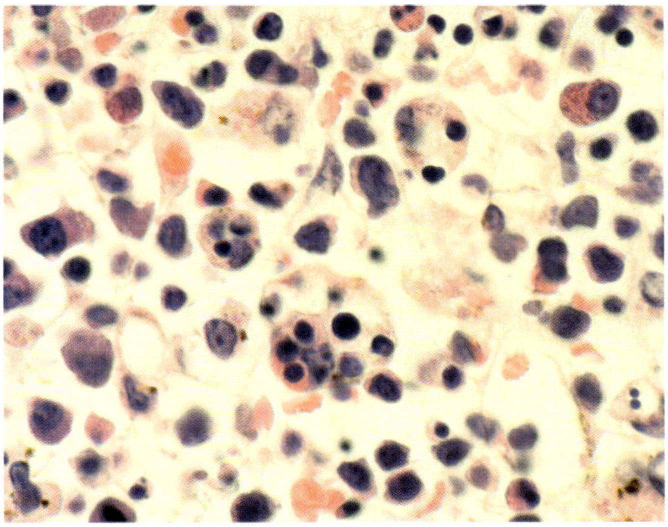

Figura 534.2 **Aspirado de medula óssea de uma criança com linfo-histiocitose hemofagocítica familiar (geneticamente confirmada).** Várias células hemofagocíticas características (que são macrófagos CD163-positivos) são vistas ingerindo vários elementos do sangue.

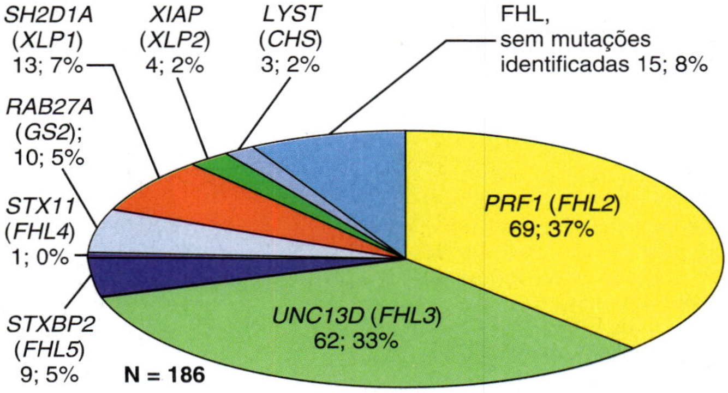

Figura 534.3 **Subtipos genéticos diferentes em 171 pacientes com linfo-histiocitose hemofagocítica familiar (FHL) ou doenças relacionadas à FHL.** Para cada subtipo são mostrados o nome do gene, a abreviação do subtipo da doença, o número absoluto e o percentual. Além disso, foram incluídos como FHL um subgrupo de 15 pacientes com recidiva familiar ou doença refratária/recorrente a despeito de terapia específica e/ou defeito funcional grave repetidamente documentado em estudos de degranulação ou citotoxicidade. (*De Cetica V, Sieni E, Pende D et al.: Genetic predisposition to hemophagocytic lymphohistiocytosis: report on 500 patients from the Italian registry*, J Allergy Clin Immunol *137:188-196, 2016, Fig. 2, p 191.*)

Tabela 534.2 Linfo-histiocitose hemofagocítica.

DOENÇA	GENE	PROTEÍNA	PERCENTUAL DE FHL	COMPROMETIMENTO IMUNOLÓGICO	CARACTERÍSTICAS CLÍNICAS ÚNICAS
FHL-16	Desconhecido 9q21.3 a 22	Rara			
FHL-2	*PRF1*	Perforina	Cerca de 20 a 37, 50 delT principalmente em afro-americanos/afrodescendentes	Citotoxicidade; forma poros em APCs	
FHL-3	*UNC13D*	Munc13-4	20 a 33	Citotoxicidade; preparação (*priming*) de vesículas	Aumento da incidência de LHH no SNC
FHL-4	*STX11*	Sintaxina	< 5	Citotoxicidade; fusão de vesículas	LHH recorrente leve, colite
FHL-5	*STXBP2*	Proteína ligadora de sintaxina 2	5 a 20	Citotoxicidade; fusão de vesículas	Colite, hipogamaglobulinemia
SÍNDROMES COM ALBINISMO OCULOCUTÂNEO PARCIAL					
Síndrome de Griscelli	*RAB27A*	Rab27A	Cerca de 5	Citotoxicidade; ancoragem (*docking*) vesicular	Albinismo parcial, cabelos prateados
Síndrome de Chédiak-Higashi	*LYST*	Lyst	Cerca de 2	Citotoxicidade; defeitos heterogêneos de células NK	Albinismo parcial; tendência a hemorragia, infecções recorrentes
Síndrome de Hermansky-Pudlak tipo 2	*AP3B1*	Subunidade β_1 do complexo AP-3	Rara	Citotoxicidade; transporte de vesículas	Albinismo parcial; tendência a hemorragia
CAUSAS DESENCADEADAS POR EBV E CAUSAS RARAS					
XLP1	*SH2D1A*	SAP	Cerca de 7	Sinalização em células NK e T citotóxicas	Hipogamaglobulinemia, linfoma
XLP2	*BIRC4*	XIAP	Cerca de 2	Sobrevivência de células T NK e sinalização NF-κB	LHH recorrente leve, colite
Deficiência de ITK	*ITK*	ITK	Rara	Sinalização de IL-2 em células T	Hipogamaglobulinemia, autoimunidade, linfoma de Hodgkin
Deficiência de CD27	*CD27*	CD27	Rara	Transdução de sinais em linfócitos	Imunodeficiência combinada, linfoma
Síndrome XMEN	*MAGT1*	MAGT1	Rara	Transportador de magnésio, induzido por estimulação do TCR	Linfoma, infecções recorrentes, linfopenia de células T CD4

APCs: células apresentadoras de antígenos (do inglês, *antigen-presenting cells*); EBV: vírus Epstein-Barr (do inglês, *Epstein-Barr virus*); FHL: linfo-histiocitose hemofagocítica familiar; ITK: quinase de células T induzida por interleucina (IL)-2; LHH: linfo-histiocitose hemofagocítica; NF-κB: fator nuclear-kappa B; NK: células *natural killer*; SNC: sistema nervoso central; TCR: receptor de células T; XLP1: síndrome linfoproliferativa ligada ao X tipo 1 (do inglês *X-linked lymphoproliferative type 1*); XLP2: síndrome linfoproliferativa ligada ao X tipo 2 (do inglês *X-linked lymphoproliferative type 2*); XMEN: imunodeficiência ligada ao X com defeito de magnésio, infecção pelo vírus Epstein-Barr e neoplasia (do inglês *X-linked immunodeficiency with magnesium defect, Epstein-Barr virus infection, and neoplasia*).Adaptada de Erker C, Harker-Murray, Talano JA: Usual and unusual manifestations of familial hemophagocytic lymphohistiocytosis and Langerhans cell histiocytosis, *Pediatric Clin North Am* 64:91-109, 2017 (Table 1, p 95).

Tabela 534.3 Infecções associadas à síndrome hemofagocítica.

VIRAIS Adenovírus Citomegalovírus (CMV) Vírus da dengue Vírus Epstein-Barr (EBV) Enterovírus Herpes-vírus simples (HSV1, HSV2) Herpes-vírus humano (HHV6, HHV8) Vírus da imunodeficiência humana (HIV) Vírus influenza Parvovírus B19 Vírus Varicella-zoster (VZV) Vírus da hepatite Sarampo Parecovírus **BACTERIANAS** *Babesia microti* *Brucella abortus* Bastonetes entéricos gram-negativos *Haemophilus influenzae*	*Mycoplasma pneumoniae* *Staphylococcus aureus* *Streptococcus pneumoniae* *Ehrlichia chafeensis* **FÚNGICAS** *Candida albicans* *Cryptococcus neoformans* *Histoplasma capsulatum* *Fusarium* **MICOBACTERIANAS** *Mycobacterium tuberculosis* **RIQUETSIOSES** *Coxiella burnetii* Outras riquetsioses **PARASITÁRIAS** *Leishmania donovani* *Plasmodium*

De Nathan DG, Orkin SH, Ginsburg D *et al.*, editores: *Nathan and Oski's hematology of infancy and childhood*, ed 6, Philadelphia, 2003, Saunders, p. 1381.

Na LHH primária, mutações genéticas em múltiplos passos diferentes da formação e liberação de grânulos pelas células T citocóxicas têm sido identificadas (ver Figura 534.4, *parte inferior*). Mutações no gene da perforina *PRF1* ou no gene *MUNC13-4* são as causas mais comuns dos defeitos de função nos linfócitos citotóxicos com atividade inibida na LHH primária. De maneira análoga, um desencadeador pode resultar em LHH secundária (ver Figura 534.4, *parte superior*). Uma variedade de processos infecciosos e não infecciosos pode desencadear a LHH secundária (ver Tabelas 534.3 e 534.4 e Figura 534.5). Exemplos de desencadeadores incluem medicamentos (p. ex., fenitoína, terapia antirretroviral de alta atividade), transplante de células-tronco hematopoéticas, quimioterapia, doenças autoimunes, doença inflamatória intestinal, câncer e estados de imunodeficiência (p. ex., síndrome de DiGeorge, agamaglobulinemia de Bruton, síndrome da imunodeficiência combinada grave, doença granulomatosa crônica).

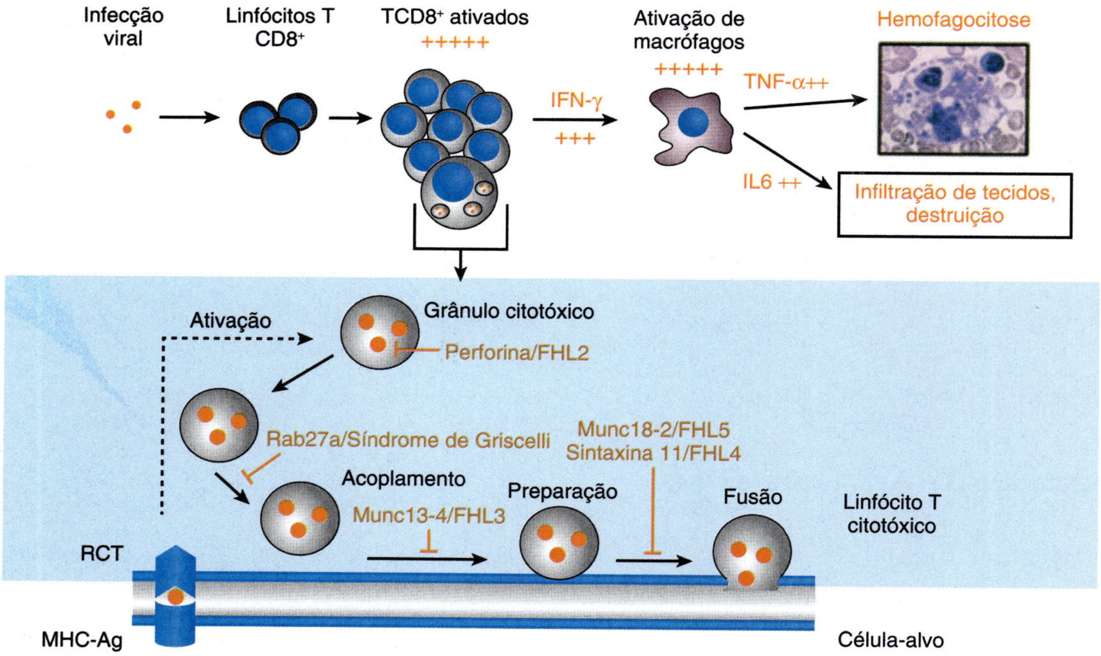

Figura 534.4 **Defeitos congênitos na atividade citotóxica de linfócitos. Parte superior:** diagrama esquemático dos mecanismos imunológicos que levam à ocorrência de uma síndrome hemofagocítica. Após uma infecção viral, os linfócitos T CD8+ antígeno-específicos são submetidos a ativação e expansão maciças e secretam níveis elevados de interferona-γ (IFN-γ). A enorme quantidade de células efetoras ativadas induz a ativação excessiva de macrófagos e a produção de citocinas pró-inflamatórias, incluindo o fator de necrose tumoral-α (FNT ou TNF-α, do inglês *tumor necrosis factor*) e a interleucina-6 (IL-6). Os macrófagos fagocitam espontaneamente elementos do sangue (são mostradas na foto: plaquetas, hemácias e uma célula polimorfonuclear). Linfócitos ativados e macrófagos infiltram vários órgãos, resultando em necrose tecidual maciça e disfunção orgânica. **Parte inferior:** os defeitos genéticos causadores da síndrome linfo-histiocítica hemofagocítica (LHH) afetam uma etapa específica do mecanismo citotóxico: conteúdo dos grânulos, acoplamento ("*docking*"), preparação ("*priming*") ou fusão. São demonstrados somente os defeitos causadores da síndrome de Griscelli (SG) e da linfo-histiocitose hemofagocítica familiar (FHL). MHC-Ag: complexo principal de histocompatibilidade (do inglês, *major histocompatibility complex*) com Antígeno; RCT: receptor da célula T. (*De Pachlopnik Schmid J, Cote M, Menager MM et al.: Inherited defects in cytotoxic lymphocyte activity.* Immunol Rev *235:10-23, 2010.*)

Tabela 534.4	Espectro de doenças caracterizadas por hemofagocitose.

LHH primária (ver Tabela 534.2)
LHH com imunodeficiência, estados inflamatórios (ver Tabela 534.2)
LHH associado a infecção (ver Tabela 534.3)
LHH associado a malignidade
  Linfoma
  Leucemia
Síndrome de ativação macrofágica (SAM) associada à doença autoimune
  Artrite idiopática juvenil de início sistêmico
  Lúpus eritematoso sistêmico
  Artrite relacionada à entesite
  Doença inflamatória intestinal

LHH: Linfo-histiocitose hemofagocítica.

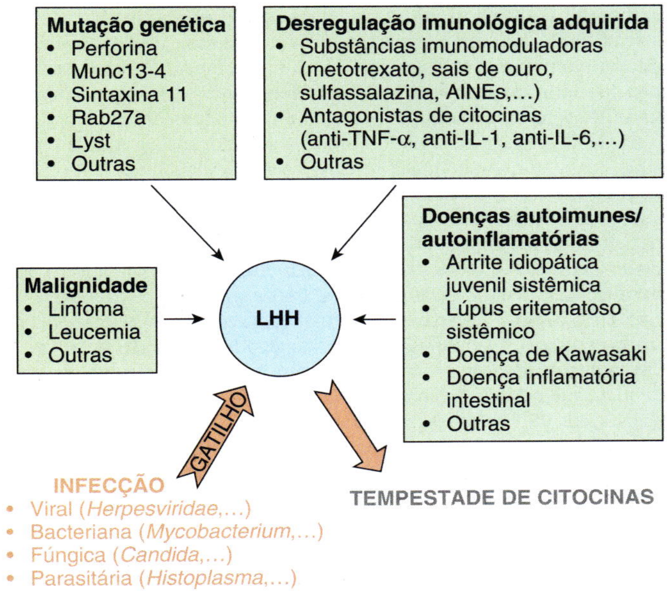

Figura 534.5 **A linfo-histiocitose hemofagocítica (LHH) compreende um espectro heterogêneo de distúrbios, os quais apresentam grave tempestade de citocinas e imunopatologia potencialmente fatal.** A LHH pode ser causada por mutações em genes envolvidos na citotoxicidade mediada por grânulos, mas também pode ser adquirida em uma multiplicidade de doenças autoimunes/autoinflamatórias ou malignidades subjacentes, com possível facilitação por terapias imunomoduladoras. As manifestações clínicas da LHH são geralmente precipitadas por uma infecção. AINEs: anti-inflamatórios não esteroides. (*De Brisse E, Wouters CH, Matthys P: Hemophagocytic lymphohistiocytosis (HLH): a heterogeneous spectrum of cytokine-driven immune disorders,* Cytokine Growth Factor Rev *26:263-280, 2015, Fig 2, p 267.*)

Além dessas duas formas mais comuns de histiocitose da infância (HCL e LHH), diversas outras doenças mais raras estão incluídas nesse conjunto. O **xantogranuloma juvenil** (**XGJ**) é caracterizado por histiócitos vacuolados com citoplasma espumoso em lesões que evoluem para granulomas mistos contendo também eosinófilos, linfócitos e outras células. A **doença de Erdheim-Chester** (**DEC**) afeta predominantemente adultos. Marcadores de superfície sugerem uma ligação entre HCL, XGJ e DEC; todas as três são doenças das células dendríticas, com mutações *BRAFV600E* nas células afetadas. Outra forma rara de histiocitose é a **doença de Rosai-Dorfman,** conhecida também como **histiocitose sinusal** com linfadenopatia maciça. A doença de Rosai-Dorfman é caracterizada pelo preenchimento dos sinusoides linfonodais por histiócitos hemofagocíticos, embora o envolvimento extranodal também possa estar presente. Finalmente, há um grupo de malignidades inequívocas de células da linhagem monocítica-macrofágica. Por essa definição, a leucemia monocítica aguda e a histiocitose maligna verdadeira estão incluídas entre as histiocitoses de classe III (ver Capítulo 522). Neoplasias verdadeiras das células de Langerhans têm sido relatadas, mas são extremamente raras.

A bibliografia está disponível no GEN-io.

534.1 Histiocitose de Células de Langerhans

Stephan Ladisch

MANIFESTAÇÕES CLÍNICAS

A histiocitose de células de Langerhans (HCL) possui uma apresentação extremamente variável. O esqueleto é acometido em 80% dos pacientes e pode ser o único local afetado, especialmente em crianças com mais de 5 anos de idade. As **lesões ósseas** podem ser isoladas ou múltiplas e são observadas mais frequentemente no crânio (Figura 534.6). Outros locais incluem pelve, fêmur, vértebras, maxila e mandíbula. As lesões podem ser assintomáticas ou associadas à dor e a edema local. O envolvimento da coluna pode resultar em colapso do corpo vertebral, o que pode ser observado por radiografia e causar compressão secundária da medula espinal. Nos ossos chatos e longos, ocorrem lesões osteolíticas com bordas bem definidas e não há evidências de neoformação óssea reativa até que as lesões comecem a cicatrizar. As lesões que envolvem ossos longos responsáveis pela sustentação do peso podem resultar em fraturas patológicas. Ouvidos infectados com drenagem crônica de secreções estão em geral associados à destruição na área mastoide. A destruição óssea na mandíbula e maxila pode resultar em dentes que, nas radiografias, aparentam estar flutuando livremente. Com boa resposta à terapia, a recuperação pode ser completa.

Aproximadamente 50% dos pacientes manifestam **comprometimento cutâneo** (isoladamente ou como parte de envolvimento multissistêmico) em algum momento durante a evolução da doença, geralmente apresentando uma dermatite descamativa, papular e seborreica, de difícil tratamento, em couro cabeludo, região das fraldas, axilas ou nas regiões retroauriculares (Figuras 534.7 e 534.8). As lesões podem se disseminar para dorso, palmas e plantas. O exantema pode ser petequial ou hemorrágico, mesmo na ausência de trombocitopenia. A **linfadenopatia** localizada ou disseminada está presente em aproximadamente 33% dos pacientes. A h**epatoesplenomegalia** é encontrada em aproximadamente 20% dos pacientes. A disfunção hepática pode ocorrer em graus variáveis, incluindo icterícia e ascite.

A exoftalmia, quando presente, muitas vezes é bilateral e é causada por acúmulo retro-orbital de tecido granulomatoso. As membranas mucosas da gengiva podem estar envolvidas, com lesões infiltrativas que superficialmente se assemelham à candidíase. A otite média está presente em 30 a 40% dos pacientes; a surdez pode ocorrer como

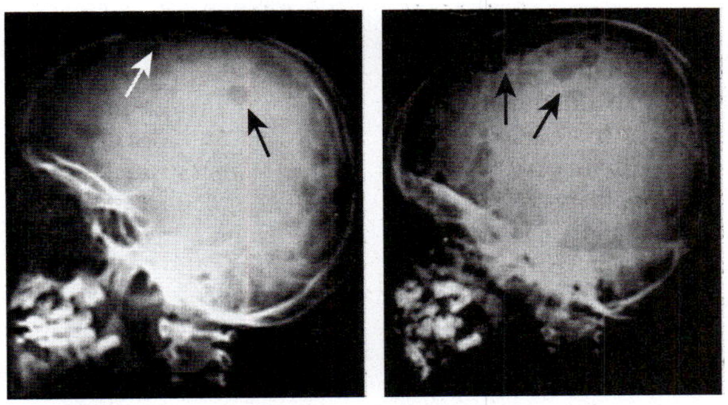

Figura 534.6 **Radiografias cranianas de pacientes com histiocitose de células de Langerhans (HCL). Esquerda:** a paciente tinha idade > 2 anos e apresentava envolvimento limitado a lesões ósseas isoladas (*setas*). Ela apresentou uma boa recuperação. **Direita:** o paciente tinha idade < 2 anos e apresentava doença óssea extensa (*setas*), uma evolução febril, anemia, erupção cutânea grave, linfadenopatia generalizada, hepatoesplenomegalia, infiltrados pulmonares e um desfecho fatal apesar da quimioterapia antitumoral. Esses pacientes representam extremos opostos do espectro clínico da HCL.

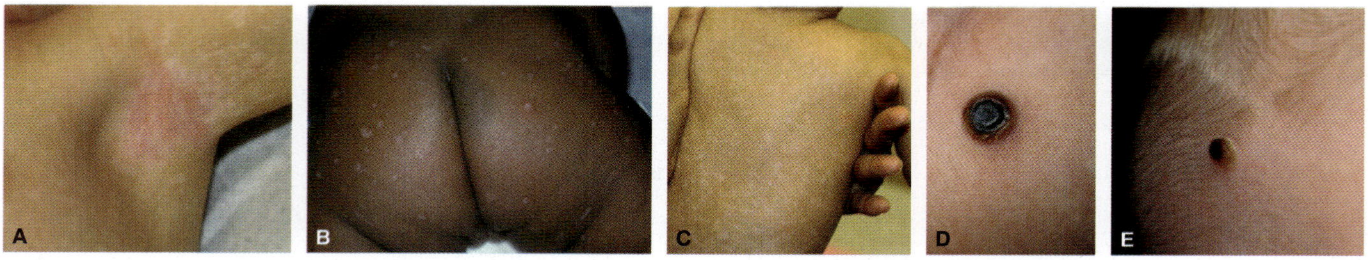

Figura 534.7 Aparência variável da histiocitose de células de Langerhans da pele. **A.** Dermatite eczematosa. **B.** Pápulas hipopigmentadas e erodidas. **C.** Máculas hipopigmentadas. **D** e **E.** Papulonódulos com crostas. A apresentação não reflete presença ou ausência de doença multissistêmica. Apesar da aparência semelhante, o paciente em **D** teve uma única lesão, enquanto o paciente em **E** teve envolvimento de órgãos. (*De Simko SJ, Garmezy B, Abhyankar H et al.: Differentiating skin-limited and multisystem Langerhans cell histiocytosis,* J Pediatr *165:990-996, 2014, Fig 3.*)

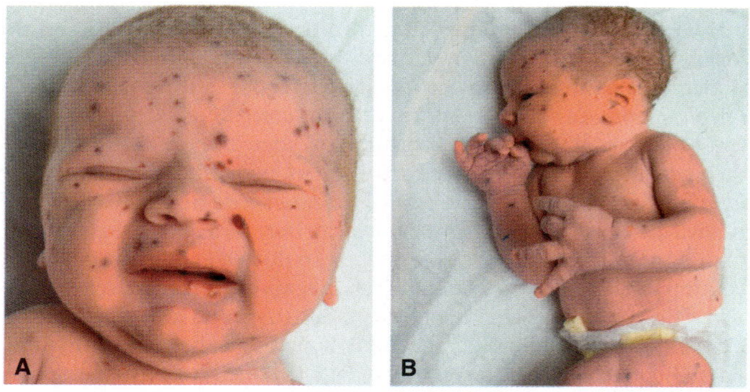

Figura 534.8 Histiocitose de células de Langerhans em recém-nascido com erupção cutânea com aspecto de "*blueberry muffin*"). Pápulas roxas adjacentes de diversas resistências, não esbranquiçadas. **A.** Cabeça e pescoço; **B.** Corpo. (*De Schmitt AR, Wetter DA, Camilleri MJ et al.: Langerhans cell histiocytosis presenting as a blueberry muffin rash,* Lancet *390:155, 2017.*)

consequência de lesões destrutivas do orelha média. Em 10 a 15% dos pacientes, **infiltrados pulmonares** são detectados na radiografia. As lesões podem variar de fibrose difusa e infiltrados nodulares disseminados a alterações císticas difusas (Figura 534.9). O pneumotórax raramente é uma complicação. Se os pulmões estiverem gravemente envolvidos, pode ocorrer taquipneia e insuficiência respiratória progressiva.

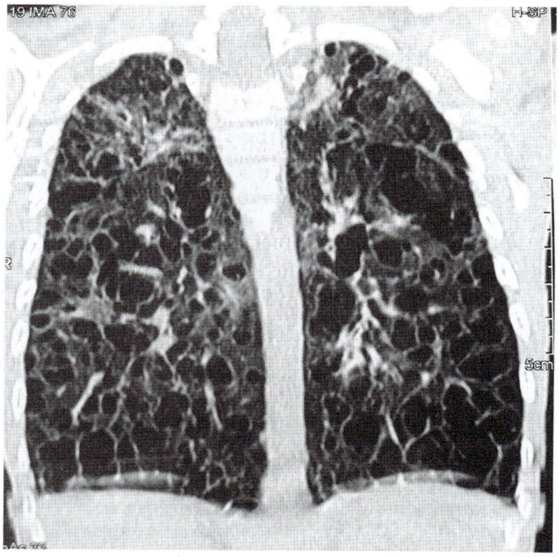

Figura 534.9 TC coronal de alta resolução (janela pulmonar) revela cistos pulmonares difusos com destruição do parênquima em campos pulmonares bilaterais. (*De Chauhan L, Aggarwal N: Honey-comb Langerhans cell histiocytosis,* J Pediatr *168:248, 2016, Fig 2.*)

A **disfunção pituitária** ou o envolvimento hipotalâmico podem resultar em retardo do crescimento. Além disso, os pacientes podem apresentar diabetes insípido; pacientes com suspeita de HCL devem ser avaliados quanto à capacidade de concentrar a urina antes do encaminhamento à sala cirúrgica para uma biopsia. A ocorrência de pan-hipopituitarismo é rara. O hipotireoidismo primário decorrente da infiltração da glândula tireoide também pode ocorrer.

Pacientes com doença multissistêmica afetados mais gravemente são aqueles que apresentam manifestações sistêmicas, incluindo febre, perda de peso, mal-estar, irritabilidade e falha no crescimento. Essas manifestações sistêmicas irão diferenciar pacientes com alto risco de mortalidade (p. ex., pacientes com comprometimento de órgão de risco, ou positivos para órgão de risco) de pacientes com baixo risco de mortalidade (p. ex., pacientes sem manifestação sistêmica; pacientes negativos para órgão de risco). Os **órgãos de risco** são fígado, baço e o sistema hematopoético (medula óssea). O pulmão não é considerado um órgão de risco. A determinação do envolvimento de órgãos de risco é importante para definir a intensidade da abordagem terapêutica e tem sido utilizada nas abordagens de tratamento padrão para a HCL, conforme estabelecido nos protocolos da Histiocyte Society. O envolvimento da medula óssea pode causar anemia e trombocitopenia. Duas manifestações raras da HCL, porém graves, são o comprometimento hepático (levando à fibrose e à cirrose) e um envolvimento peculiar do sistema nervoso central (SNC) caracterizado por ataxia, disartria e outros sintomas neurológicos. O **envolvimento hepático** está associado à doença multissistêmica que, com frequência, já está presente no diagnóstico. Por outro lado, o **envolvimento do SNC**, o qual é progressivo e histopatologicamente caracterizado pela gliose, pode ser observado somente muitos anos após o diagnóstico inicial de HCL. Essas manifestações não estão associadas às células HCL, grânulos de Birbeck, positividade para CD1a ou qualquer outra indicação de infiltração de células HCL, levantando questões sobre a sua patogênese. Não há um tratamento conhecido para o comprometimento do SNC.

Após a biopsia tecidual, que é diagnóstica e de mais fácil realização nas lesões cutâneas ou ósseas, uma avaliação laboratorial e clínica completa deve ser realizada. Esse processo deve incluir uma série de estudos em todos os pacientes: hemograma completo, testes de função hepática, estudos da coagulação, estudo radiológico completo do sistema esquelético, radiografia torácica e medição da osmolalidade urinária. Além disso, deve ser realizada uma avaliação detalhada de qualquer sistema orgânico que demonstre estar comprometido ao exame físico ou nos testes diagnósticos, a fim de estabelecer a extensão da doença antes do início do tratamento.

TRATAMENTO E PROGNÓSTICO

A evolução clínica da **doença que afeta um único sistema orgânico** (geralmente ósseo, linfonodal ou cutâneo) em geral é benigna, com uma elevada possibilidade de remissão espontânea. Desse modo, o tratamento deve ser mínimo e direcionado para interromper a progressão de uma lesão óssea, que poderia resultar em dano permanente antes do processo ser resolvido de maneira espontânea. A curetagem ou, com menor frequência, a injeção de corticoide ou a radioterapia local de baixa dosagem (5 a 6 Gy) podem atingir esse objetivo.

Em contrapartida, a **doença multissistêmica** requer tratamento com quimioterapia sistêmica com multiagentes. Diversos regimes de tratamento têm sido propostos, mas os elementos centrais são a inclusão de vimblastina e corticoides, os quais são comprovadamente muito eficazes no tratamento da HCL. O etoposídeo tem sido excluído do tratamento padrão da HCL multissistêmica, a qual é tratada com múltiplos agentes, prescritos para reduzir a mortalidade, a reativação da doença e as consequências a longo prazo. A taxa de resposta à terapia atualmente é muito elevada e a mortalidade na HCL grave foi reduzida consideravelmente pela quimioterapia com multiagentes, especialmente se o diagnóstico for realizado com acurácia e rapidez. Os resultados terapêuticos mais recentes associados com a terapia de continuação prolongada demonstram uma taxa de sobrevida maior que 85% na doença multissistêmica grave (positiva para órgão de risco) e uma taxa reduzida de reativação.

As terapias experimentais são sugeridas somente para a doença não responsiva (com frequência nas crianças muito novas com doença multissistêmica e disfunção orgânica que não responderam ao tratamento inicial com multiagentes) e para a reativação da doença em órgãos de risco nos pacientes positivos para órgão de risco, mas não na reativação da doença moderada (qualquer reativação negativa para órgão de risco). As abordagens incluem a terapia imunossupressora com ciclosporina/globulina antitimócito e possivelmente imatinibe, 2-clorodeoxiadenosina, clofarabina e transplante de células-tronco. Com a descoberta da mutação *BRAFV600E* causando hiperativação da via MAPK em células HCL, a inibição farmacológica de BRAF e a inibição farmacológida de MEK estão sendo investigadas como abordagem terapêutica para a doença resistente.

Complicações (fibróticas) tardias, quer sejam hepáticas ou pulmonares, são irreversíveis e exigem o transplante de órgãos para serem tratadas de maneira definitiva. As abordagens atuais de tratamento e os protocolos experimentais para HCL e LHHs podem ser obtidos no *website* da Histiocyte Society (http://www.histiocytesociety.org). Um problema não solucionado é o tratamento da **síndrome neurodegenerativa** associada à HCL, que tem normalmente início tardio e evolução grave, progressiva e intratável.

A bibliografia está *disponível no GEN-io.*

534.2 Linfo-histiocitose Hemofagocítica

Stephan Ladisch

Ver Classificação e Patologia no início do capítulo.

MANIFESTAÇÕES CLÍNICAS

A linfo-histiocitose hemofagocítica familiar (LHHF ou FHL) e a linfo-histiocitose hemofagocítica (LHH) secundária possuem uma apresentação consideravelmente similar, consistindo em um processo de doença generalizada, o qual apresenta, com maior frequência, febre (90 a 100%), exantema petequial e/ou maculopapular (10 a 60%), perda de peso e irritabilidade. A apresentação clínica inicial pode variar, mas é quase sempre muito grave e, no caso de LHH secundária, pode ser camuflada por um processo de doença primária. As apresentações agudas incluem choque séptico, desconforto respiratório agudo, convulsões e coma (devido à infiltração no SNC). Outras características que estão frequentemente presentes resultam do envolvimento da medula óssea e pancitopenia ou disfunção hepática.

As crianças com LHH primária são geralmente < 1 a 2 anos de idade, e as crianças com LHH secundária comumente abrem o quadro em uma idade mais avançada, porém ambas as formas podem se manifestar em qualquer idade. O **exame físico** evidencia com frequência hepatoesplenomegalia (70 a 100%), linfadenopatia (20 a 50%), desconforto respiratório (40 a 90%), icterícia e sintomas de envolvimento do SNC (50%) que não diferem das manifestações relativas à meningite asséptica ou à encefalomielite desmielinizante (ver Capítulo 618.4). As imagens por ressonância magnética (RM) podem demonstrar hiperintensidade em FLAIR e T2 nas substâncias cinzenta e branca e em regiões supratentoriais e infratentoriais. A pleocitose do líquido cefalorraquidiano (LCR) (50 a 90%) associada com o envolvimento do SNC na LHH primária é caracterizada por células que são os mesmos macrófagos fagocíticos encontrados no sangue periférico ou na medula óssea. A LHH primária está também geralmente associada à imunodeficiência grave.

O **diagnóstico** de LHH é realizado em duas etapas. O primeiro estágio é baseado em um conjunto de oito achados clínicos e laboratoriais, e a presença de cinco manifestações dentre o conjunto de oito é considerada diagnóstica para LHH. Os oito achados, formulados pela Histiocyte Society, são: febre, esplenomegalia, citopenia de duas linhagens de células (em 90 a 100%), hipertrigliceridemia (80 a 100%) ou hipofibrinogenemia (65 a 85%), hiperferritinemia (≥ 500 mas frequentemente > 10 mil), CD25 solúvel extremamente elevado (receptor da interleucina-2), redução ou ausência de atividade de células NK e evidência de hemofagocitose na medula óssea, LCR ou linfonodos (ver Tabela 534.5). O segundo estágio envolve a análise genética de mutações e deve ser realizado o mais rapidamente possível, mas em geral requer algum tempo para ser completado e não deve interferir com o início do tratamento (Figura 534.10). Os achados genéticos e o histórico familiar determinarão se o diagnóstico é LHH primária (autossômica recessiva) ou LHH secundária.

A *hemofagocitose não é específica* para LHH e deve ser considerada no contexto dos critérios diagnósticos. Não pode ser realizada nenhuma diferenciação absoluta clínica ou laboratorial entre LHH primária e LHH secundária. Em alguns subgrupos de LHH, testes para perforina podem ser normais. Similarmente, alguns pacientes com FHL primária não possuem mutações genéticas identificáveis.

Na ausência de (1) uma alteração genética documentada associada a uma citotoxicidade anormal de células NK ou (2) hemofagocitose evidente, deve haver muita cautela no estabelecimento do diagnóstico de LHH secundária, dada a implicação de usar quimioterapia citotóxica. Os critérios não específicos (indicativos de inflamação) usados para o diagnóstico de LHH também podem ser observados em doenças que não estão sempre associadas com a hemofagocitose (p. ex., infecção viral aguda grave com adequada ativação de células T), nas quais as terapias citotóxicas e imunossupressoras usadas no tratamento da LHH podem ser contraindicadas.

A **síndrome de ativação macrofágica**, particularmente no contexto de infecção ou de artrite idiopática juvenil (AIJ) com início sistêmico, possui muitas similaridades com a LHH (ver Capítulo 180). De fato, o sequenciamento completo do exoma de pacientes portadores de AIJ com início sistêmico ou naqueles com influenza fatal revelou uma incidência de genes LHH maior que a esperada. Outros distúrbios no **diagnóstico diferencial** de LHH incluem sepse, doença de Wolman, osteopetrose, síndrome linfoproliferativa autoimune, hemocromatose neonatal, doença de Gaucher, doença da imunodeficiência combinada e imunodeficiência comum variável.

TRATAMENTO E PROGNÓSTICO

A terapia para **LHH primária** (doença genética autossômica recessiva ou ocorrência familiar) consiste em uma combinação de etoposídeo, corticosteroides, ciclosporina e metotrexato intratecal, como descrito

Tabela 534.5	Diretrizes de diagnóstico para linfo-histiocitose hemofagocítica (LHH).
O diagnóstico de LHH é estabelecido pelo preenchimento de um dos 2 critérios a seguir: 1. Um diagnóstico molecular consistente com LHH (p. ex., mutações de PRF, mutações de SAP) *ou* 2. Presença de 5 dos 8 sintomas, sinais ou anormalidades laboratoriais: a. Febre b. Esplenomegalia c. Citopenia (afetando ≥ 2 linhagens de células; hemoglobina ≤ 9 g/dℓ [ou ≤ 10 g/dℓ para lactentes com < 4 semanas de idade], plaquetas < 100.000/μℓ, neutrófilos < 1.000/μℓ) d. Hipertrigliceridemia (≥ 265 mg/dℓ) e/ou hipofibrinogenemia (≤ 150 mg/dℓ) e. Hemofagocitose na medula óssea, baço, ou linfonodos sem evidências de malignidade f. Citotoxicidade de células *natural killer* baixa ou ausente g. Hiperferritinemia (≥ 500 ng/mℓ) h. CD25 solúvel elevado (cadeia α do receptor de interleucina-2; ≥ 2.400 U/mℓ)	

Adaptada de Verbsky JW, Grossman WJ: Hemophagocytic lymphohistiocytosis: diagnosis, pathophysiology, treatment, and future perspectives, *Ann Med* 38:20-31, 2006 (Table 1, p 21).

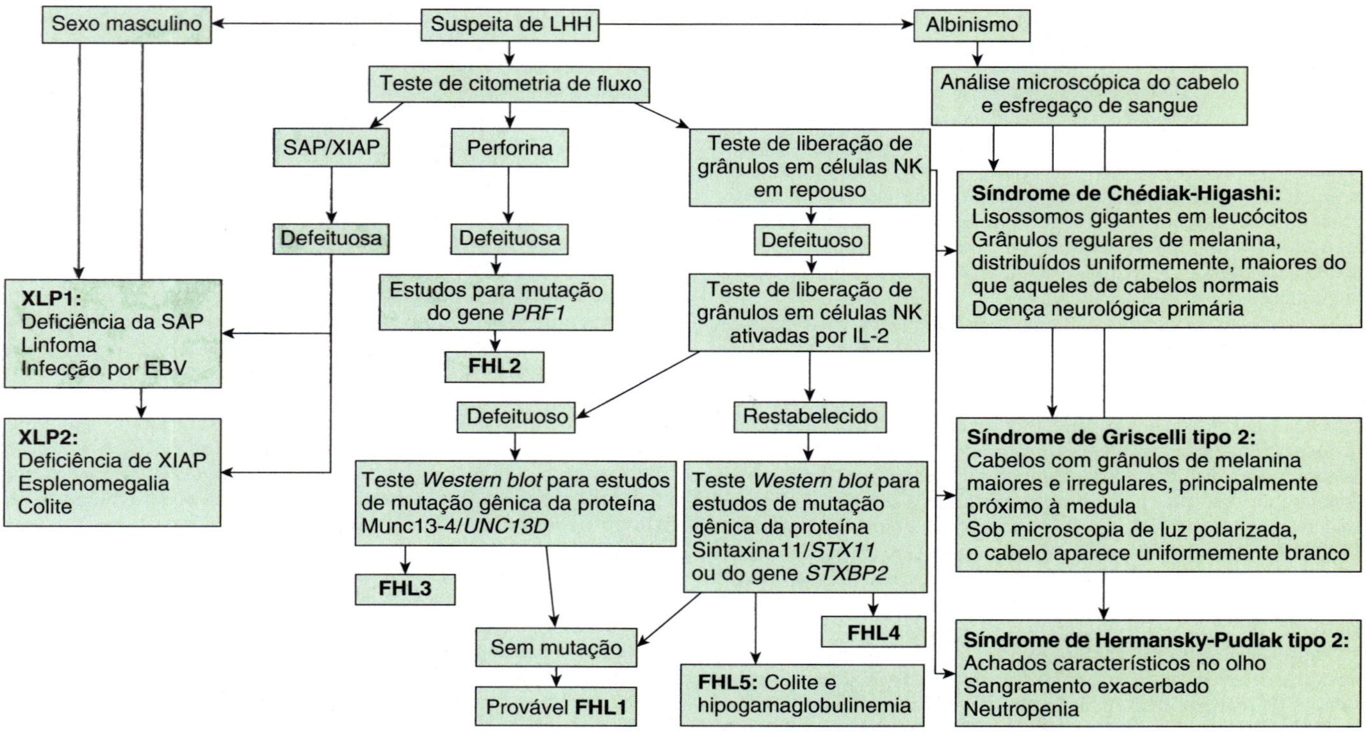

Figura 534.10 Algoritmo para identificação de causas genéticas de linfo-histiocitose hemofagocítica (LHH). O algoritmo para LHH é baseado em estudos de citometria de fluxo: todos os pacientes que se enquadram nos critérios de LHH, independentemente de idade e apresentações clínicas, devem ser rastreados para a expressão da perforina e o teste de liberação de grânulos. Todos os pacientes do sexo masculino devem ser rastreados para a expressão da proteína associada à molécula de sinalização da ativação linfocitária (SAP, do inglês *signaling lymphocyte activation molecule-associated protein*) e da proteína inibidora de apoptose ligada ao X (XIAP, do inglês *X-linked inhibitor of apoptosis protein*). Para pacientes que apresentam albinismo clinicamente, a análise microscópica do cabelo e esfregaço de sangue é essencial para o diagnóstico diferencial da síndrome de Chédiak-Higashi, síndrome de Griscelli e síndrome de Hermansky-Pudlak. Com base no defeito de expressão de uma determinada proteína identificada, a caracterização molecular do respectivo gene deve ser realizada para confirmação do diagnóstico. EBV: vírus Epstein-Barr; FHL: linfo-histiocitose hemofagocítica familiar; NK: célula *natural killer*; XLP1: síndrome linfoproliferativa ligada ao X tipo 1 (do inglês *X-linked lymphoproliferative type 1*); XLP2: síndrome linfoproliferativa ligada ao X tipo 2 (do inglês *X-linked lymphoproliferative type 2*). (*Adaptada de Madkaikar M, Sabrish S, Desai M: Current updates on classification, diagnosis and treatment of hemophagocytic lymphohistiocytosis (HLH)*, Indian J Pediatr *83:434-443, 2016*.)

nos protocolos atuais HLH-1994 e HLH-2004, da Histiocyte Society. Deve-se ressaltar que pancitopenia e a presença de uma infecção *não* são contraindicações para a terapia citotóxica. Alguns autores recomendam globulina antitimócito e ciclosporina para a terapia de manutenção. O objetivo é chegar ao ponto de iniciar o **transplante de células-tronco**. Até o momento, esse é o único tratamento potencialmente curativo conhecido para LHH primária e é eficaz em alcançar a cura em > 60% dos pacientes. A quimioterapia é inadequada para a cura sustentada da LHH primária, que é fatal sem transplante.

Na **LHH secundária**, é crítico que a doença subjacente (p. ex., infecção, câncer) seja identificada e tratada com sucesso. A distinção do diagnóstico entre LHH primária e LHH secundária, algumas vezes, pode ser baseada no início agudo de LHH secundária na presença de uma infecção documentada. Nesse caso, o tratamento da infecção subjacente é associado a cuidados de suporte. Se o diagnóstico for realizado no cenário de uma imunodeficiência iatrogênica, o tratamento imunossupressivo deve ser interrompido e os cuidados de suporte instituídos juntamente com a terapia específica para infecção subjacente. Em muitos pacientes, o prognóstico é excelente sem um tratamento específico adicional além do tratamento da infecção desencadeadora. Entretanto, quando uma infecção tratável ou outra causa não puder ser documentada, e quando a apresentação clínica é grave, o prognóstico para LHH secundária é tão insatisfatório quanto para LHH primária. Esses pacientes devem receber a mesma abordagem quimioterápica inicial de 8 semanas, incluindo o etoposídeo, mesmo na presença de citopenias. Em ambas LHH primária e secundária, o efeito citotóxico do etoposídeo nos macrófagos interrompe a produção de citocinas, o processo hemofagocítico e o acúmulo de macrófagos, fatores que podem contribuir para a patogênese da **síndrome hemofagocítica associada à infecção**. Um amplo espectro de agentes infecciosos, incluindo vírus (p. ex., citomegalovírus, vírus Epstein-Barr, herpesvírus humano tipo 6), fungos, protozoários e bactérias, pode desencadear a LHH secundária, muitas vezes no cenário de uma imunodeficiência (ver Tabela 534.3). Uma avaliação completa para detectar infecção deve ser realizada nos pacientes imunocomprometidos com hemofagocitose. A mesma síndrome pode ser identificada juntamente com um distúrbio reumatológico (p. ex., lúpus eritematoso sistêmico, doença de Kawasaki) ou uma neoplasia (p. ex., leucemia). Nesses pacientes, o tratamento efetivo da doença subjacente (p. ex., infecção, câncer) é crítico e pode levar a uma resolução definitiva da hemofagocitose.

A bibliografia está disponível no GEN-io.

534.3 Outras Histiocitoses

Stephan Ladisch

Outras histiocitoses raras têm sido denominadas por suas apresentações clínicas. Os exemplos incluem o xantogranuloma no xantogranuloma juvenil (XGJ) e a linfadenopatia marcante na doença de Rosai-Dorfman (histiocitose sinusal com linfadenopatia maciça). O XGJ pode exigir tratamento sistêmico com quimioterapia citotóxica ou potencialmente inibidores da via MAPK, refletindo a presença de uma mutação *BRAF*. A doença de Rosai-Dorfman geralmente não é tratada, embora a linfadenopatia maciça possa exigir intervenção considerando sua tendência para causar obstrução física. A leucemia monocítica aguda e a histiocitose maligna verdadeira estão incluídas, considerando que são malignidades inequívocas da linhagem monocítica-macrofágica (ver Capítulo 522).

A bibliografia está disponível no GEN-io.

Nefrologia

PARTE 22

Seção **1**

Doenças Glomerulares

Capítulo **535**

Introdução às Doenças Glomerulares

535.1 Anatomia do Glomérulo

Edward J. Nehus

Os rins situam-se no espaço retroperitoneal, ligeiramente acima do nível do umbigo. Seu comprimento e peso variam, respectivamente, de cerca de 6 cm e 24 g em um recém-nascido a termo até ≥ 12 cm ou mais e 150 g em um adulto. O rim (Figura 535.1) possui uma camada externa, **o córtex**, que contém os glomérulos, túbulos contornados proximais e distais e ductos coletores; e uma camada interna, **a medula**, que contém as partes retas dos túbulos, as alças de Henle, os vasos retos e os ductos coletores terminais (Figura 535.2).

O suprimento sanguíneo para cada rim consiste habitualmente em uma artéria renal principal, que se origina a partir da aorta, embora possam ocorrer múltiplas artérias renais. A artéria principal divide-se em ramos segmentares dentro da medula, passando a constituir as artérias interlobares, que atravessam a medula até alcançar a junção corticomedular. Nesse ponto, as artérias interlobares ramificam-se para formar as artérias arqueadas, que seguem um percurso paralelo à superfície do rim. As artérias interlobulares originam-se das artérias arqueadas e dão origem às arteríolas aferentes dos glomérulos. Células musculares especializadas na parede da arteríola aferente e células tubulares distais especializadas, adjacentes ao glomérulo (mácula densa), formam o aparelho justaglomerular, que controla a secreção de renina. A arteríola aferente divide-se na rede de capilares glomerulares que, em seguida, se unem na arteríola eferente (ver Figura 535.2). As arteríolas eferentes justamedulares são maiores do que as do córtex externo e fornecem o suprimento sanguíneo, na forma de vasos retos, aos túbulos e medula.

Cada rim contém cerca de 1 milhão de **néfrons** (cada um deles consistindo em um glomérulo e túbulos associados). Nos seres humanos, observa-se uma grande distribuição de números normais de néfrons, variando de 200 mil a 1,8 milhão de néfrons por rim. Essa variação pode ter grande importância fisiopatológica como fator de risco para o desenvolvimento subsequente de hipertensão e disfunção renal progressiva. Nos seres humanos, a formação dos néfrons está completa com 34 a 36 semanas de gestação, porém a maturação funcional, com crescimento e alongamento dos túbulos, prossegue durante a primeira década de vida. Como não pode haver formação de novos néfrons após o nascimento, qualquer doença que resulte em perda progressiva de néfrons pode levar à insuficiência renal. A presença de um número diminuído de néfrons em consequência de baixo peso ao nascer, prematuridade e/ou fatores genéticos ou ambientais desconhecidos foi implicada como fator de risco significativo para o desenvolvimento de hipertensão primária e disfunção renal progressiva na vida adulta. Um baixo número de néfrons presumivelmente resulta em hiperfiltração e, por fim, esclerose dos néfrons *sobrecarregados*.

A rede glomerular de capilares especializados atua como mecanismo de filtração do rim. Os capilares glomerulares são revestidos por células endoteliais (Figura 535.3) e apresentam citoplasma muito escasso que contém muitos orifícios (fenestrações). A **membrana basal glomerular** (MBG) forma uma camada contínua entre as células endoteliais e mesangiais em um lado e as células epiteliais no outro. A membrana apresenta três camadas: uma lâmina densa central eletrodensa; a lâmina rara interna, que se localiza entre a lâmina densa e as células endoteliais, e a lâmina rara externa, situada entre a lâmina densa e as células epiteliais. As células epiteliais viscerais recobrem os capilares e projetam pedicelos citoplasmáticos, que se fixam à lâmina rara externa. Entre os pedicelos existem espaços ou fendas de filtração. O **mesângio** (células

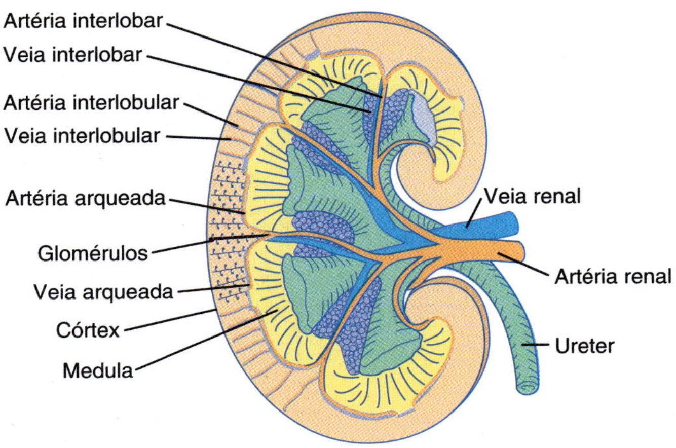

Figura 535.1 Morfologia macroscópica da circulação renal. (*De Pitts RF: Physiology of the kidney and body fluids, ed 3, Chicago, 1974, Year Book Medical Publishers.*)

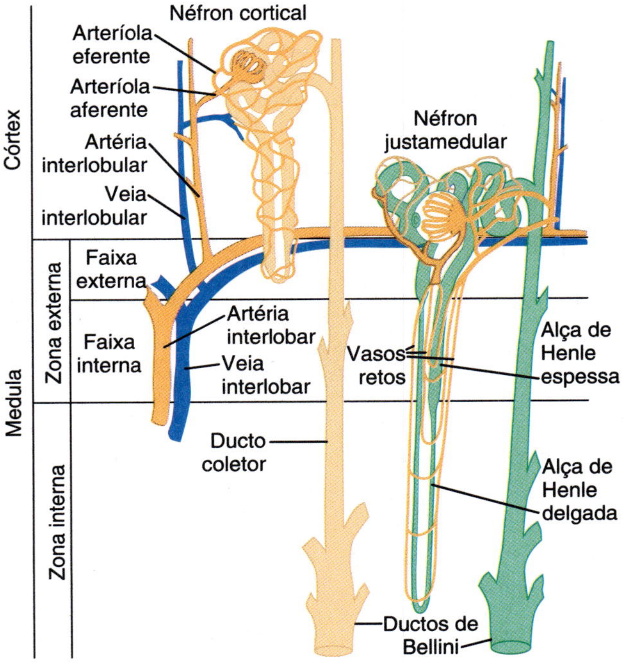

Figura 535.2 Comparação do suprimento sanguíneo dos néfrons corticais e justamedulares. (*De Pitts RF: Physiology of the kidney and body fluids, ed 3, Chicago, 1974, Year Book Medical Publishers.*)

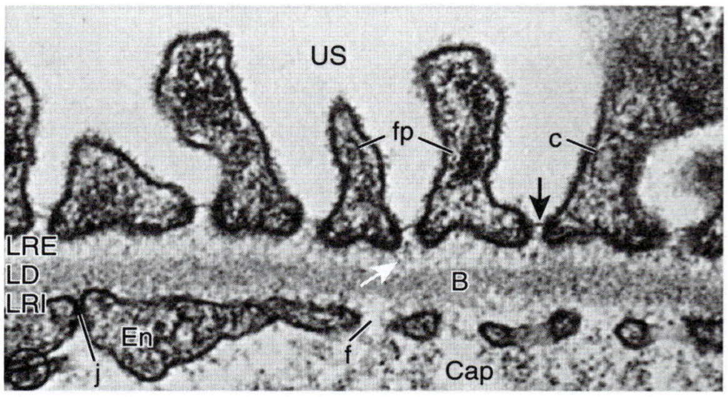

Figura 535.3 Micrografia eletrônica da parede do capilar glomerular (Cap) normal, demonstrando o endotélio (En) com suas fenestrações (f), a membrana basal glomerular (B) com sua camada densa central, a lâmina densa (LD) e as lâminas raras interna (LRI) e externa (LRE) (*seta branca*) adjacentes e os pedicelos (fp) das células epiteliais com seu revestimento celular (c) espesso. O filtrado glomerular atravessa as fenestras endoteliais, a membrana basal e as fendas de filtração (*seta preta*) entre os pedicelos das células epiteliais para alcançar o espaço urinário (US) (60.000×). j é a junção entre duas células endoteliais. (*De Farquhar MG, Kanwar YS: Functional organization of the glomerulus: state of the science in 1979. In Cummings MB, Michael AF, Wilson CB, editors:Immune mechanisms in renal disease, New York, 1982, Plenum.*)

mesangiais e matriz) situa-se entre os capilares glomerulares no lado das células endoteliais da MBG e forma a parte medial da parede capilar. O mesângio pode atuar como estrutura de sustentação semelhante a um pedículo para os capilares glomerulares e, provavelmente, desempenha um papel na regulação do fluxo sanguíneo glomerular, na filtração e na remoção de macromoléculas (como imunocomplexos) do glomérulo. A cápsula de Bowman, que circunda o glomérulo, é composta de membrana basal, que é contínua com a membrana basal dos capilares glomerulares e túbulos proximais, e das células epiteliais parietais, que são adjacentes ao epitélio visceral (Figura 535.4).

A bibliografia está disponível no GEN-io.

535.2 Filtração Glomerular

Edward J. Nehus

A função renal é medida mais adequadamente por meio da taxa de filtração glomerular (TFG). À medida que o sangue percorre os capilares glomerulares, o plasma é filtrado através de suas paredes capilares. Pequenas moléculas do plasma filtram livremente (p. ex., eletrólitos, glicose, fosfato, ureia, creatinina, peptídeos, proteínas de baixo peso molecular), enquanto moléculas maiores ficam retidas na circulação (como a albumina e as globulinas). O filtrado é coletado no espaço de Bowman e entra nos túbulos. A sua composição nos túbulos é modificada pela secreção e absorção rigorosamente reguladas de solutos e líquido ao longo dos múltiplos segmentos tubulares do néfron e sistema ductal até a sua eliminação pelo rim, através do ureter, na forma de urina.

A filtração glomerular é o resultado final de forças opostas aplicadas através da parede capilar. A força para a ultrafiltração (pressão hidrostática dos capilares glomerulares) provém da pressão arterial sistêmica, que é modificada pelo tônus das arteríolas aferentes e eferentes. A principal força que se opõe à ultrafiltração é a pressão oncótica dos capilares glomerulares, que é criada pelo gradiente entre a alta concentração plasmática de proteínas dentro do capilar e o ultrafiltrado quase desprovido de proteínas no espaço de Bowman. A filtração pode ser modificada pela velocidade do fluxo plasmático glomerular, pela pressão hidrostática dentro do espaço de Bowman e/ou pela permeabilidade da parede do capilar glomerular.

Embora a filtração glomerular comece com aproximadamente 6 semanas de vida fetal, a função renal não é necessária para a homeostasia intrauterina normal, visto que a placenta atua como principal órgão excretor do feto. Depois do nascimento, a TFG aumenta até que o crescimento renal cesse (aproximadamente entre 18 e 20 anos na maioria das pessoas). Para comparar as TFG de crianças e adultos, a TFG é padronizada em relação à área de superfície corporal (1,73 m^2) de um adulto "ideal" de 70 kg. Mesmo após a correção para a área de superfície, a TFG de uma criança não se aproxima dos valores do adulto antes do terceiro ano de vida (Figura 535.5). Pode-se estimar a TFG pela determinação do nível sérico de creatinina. A creatinina provém do metabolismo muscular. Sua produção é relativamente constante e a sua excreção ocorre principalmente por filtração glomerular, embora a secreção tubular possa se tornar importante à medida que o nível sérico de creatinina aumenta na insuficiência renal. Diferentemente da concentração de ureia no sangue, que é afetada pelo estado de hidratação e pelo balanço de nitrogênio, o nível sérico de creatinina é principalmente influenciado pela massa muscular e pelo nível de função glomerular. A creatinina sérica só tem valor para a estimativa da TFG em condições de equilíbrio dinâmico. Um paciente pode apresentar níveis séricos normais de creatinina com diminuída função renal efetiva pouco depois do início da lesão renal aguda. Nessa situação clínica, o nível sérico de creatinina pode levar dias para atingir o equilíbrio dinâmico. Além disso, a função renal pode diminuir até 50% antes de ocorrer um aumento significativo na creatinina sérica.

A medição precisa da TFG é realizada por quantificação da depuração de uma substância livremente filtrada através da parede dos capilares e que não é reabsorvida nem secretada pelos túbulos. A depuração

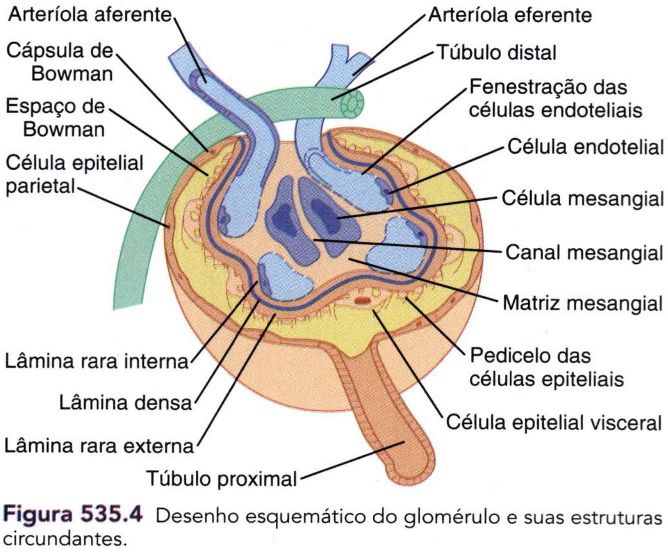

Figura 535.4 Desenho esquemático do glomérulo e suas estruturas circundantes.

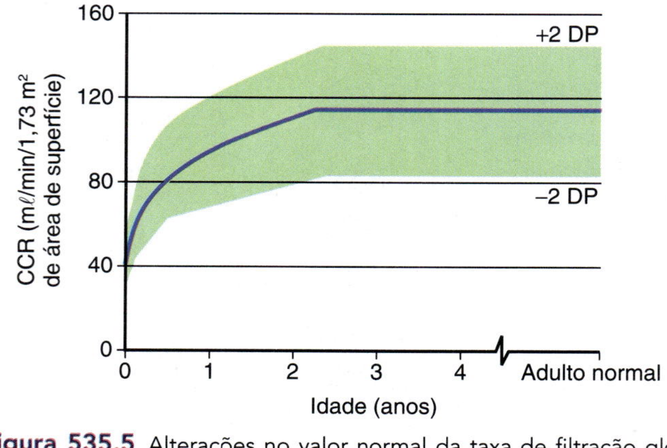

Figura 535.5 Alterações no valor normal da taxa de filtração glomerular, medida pela depuração da creatinina (Ccr), quando padronizada para mℓ/min/1,73 m^2 de área de superfície corporal. A *linha sólida* indica o valor médio, enquanto a *área sombreada* inclui 2 DP. (*De McCrory W: Developmental nephrology, Cambridge, MA, 1972, Harvard University Press.*)

(C_s) de uma substância é o volume de plasma que, quando totalmente depurado da substância contida, deve fornecer uma quantidade igual dessa substância excretada na urina no decorrer de um período de tempo específico. A depuração renal é calculada pela seguinte fórmula:

$$C_s\ (\text{m}\ell/\text{min}) = U_s\ (\text{mg/m}\ell) \times V\ (\text{m}\ell/\text{min})/P_s\ (\text{mg/m}\ell)$$

em que C_s é igual à depuração da substância s, U_s reflete a concentração urinária de s, V indica a velocidade de fluxo urinário e P_s refere-se à concentração plasmática de s. Para corrigir a depuração em relação à área de superfície corporal de um indivíduo, emprega-se a seguinte fórmula:

$$\text{Depuração corrigida } (\text{m}\ell/\text{min}/1{,}73\ \text{m}^2) =$$

$$= C_s\ (\text{m}\ell/\text{min}) \times \frac{1{,}73}{\text{Área de superfície } (\text{m}^2)}$$

A medição ideal da TFG é realizada pela depuração da inulina, um polímero de frutose com peso molecular de aproximadamente 5,7 kDa. Como a técnica de depuração da inulina é complicada para uso na prática clínica, radioisótopos são comumente usados para estimar a TFG na prática clínica. A TFG pode ser determinada com precisão por meio de uma única injeção intravenosa de radioisótopo, mais comumente o ^{99m}TC-DTPA, seguida do monitoramento cronometrado de amostras do soro.

Devido à medição verdadeira da TFG ser cara e demorada, a TFG é normalmente estimada (eTFG) por intermédio da depuração da creatinina endógena. Fórmulas que estimam a depuração de creatinina com precisão em ambientes clínicos têm sido ferramentas úteis no cuidado ao paciente. A fórmula de Schwartz realizada "à cabeceira do paciente" é a fórmula pediátrica mais amplamente usada, que se baseia na creatinina sérica (CrS), no peso do paciente e em uma constante empírica:

$$\text{eTFG} = 0{,}413 \times \text{altura (cm)/CrS (mg/d}\ell)$$

Pode-se melhorar ainda mais a acurácia da equação para estimativa de TFG utilizando um marcador endógeno adicional, a cistatina C, além da creatinina sérica. A cistatina C é um inibidor de protease de 13,6 kDa, produzida pelas células nucleadas que são filtradas livremente pelo rim. Continua ganhando popularidade como instrumento clínico, fornecendo uma alternativa para as fórmulas baseadas na creatinina, pois apresenta vantagens distintas na estimativa da TFG. Diferentemente da creatinina, a cistatina C não é secretada pelos túbulos renais em nenhuma condição. Além disso, é menos afetada por sexo, idade e massa muscular do que a creatinina sérica.

A ausência de proteínas plasmáticas maiores do que o tamanho da albumina no filtrado glomerular confirma a eficiência da parede dos capilares glomerulares como barreira de filtração. A célula endotelial, a membrana basal e as células epiteliais da parede dos capilares glomerulares possuem propriedades seletivas de tamanho que filtram moléculas do plasma de diferentes pesos moleculares. A carga molecular também determina a permeabilidade glomerular, com proteínas plasmáticas negativamente carregadas repelidas pelos sítios da parede do capilar glomerular que são carregados negativamente. O glomérulo renal é, portanto, capaz de permitir a filtração livre de água e outros solutos enquanto retém proteínas de vital importância no plasma.

A bibliografia está disponível no GEN-io.

535.3 Doenças Glomerulares

Edward J. Nehus

PATOGÊNESE

A lesão glomerular pode resultar de distúrbios genéticos, imunológicos, de perfusão ou da coagulação. Os distúrbios genéticos do glomérulo podem resultar de mutações nos éxons do DNA que codificam proteínas localizadas dentro do glomérulo, interstício ou epitélio tubular; mutações nos genes reguladores que controlam a transcrição do DNA; modificação pós-transcrição anormal de transcrições do RNA; ou modificação pós-tradução anormal das proteínas. A lesão imunológica do glomérulo resulta em **glomerulonefrite**, que é um termo genérico para se referir a diversas doenças, porém mais precisamente um termo histopatológico para definir a inflamação dos capilares glomerulares. As evidências de que a glomerulonefrite é causada por lesão imunológica incluem semelhanças morfológicas e imunopatológicas com a glomerulonefrite imunomediada experimental; a demonstração de reagentes imunes (imunoglobulina, complemento) nos glomérulos; anormalidades no complemento sérico; e achado de autoanticorpos (anti-MBG) em algumas dessas doenças (Figura 535.6). Parece haver dois mecanismos principais de lesão imunológica: o depósito glomerular de imunocomplexos antígeno-anticorpo circulantes e a interação de anticorpos com antígenos glomerulares *in situ*. Nessa última circunstância, o antígeno pode ser um componente normal do glomérulo (o domínio não colágeno [NC-1] do colágeno tipo IV, um suposto antígeno na nefrite por anti-MBG humana) ou um antígeno que se depositou no glomérulo.

Nas **doenças mediadas por imunocomplexos**, os anticorpos são produzidos contra um antígeno circulante que habitualmente não está relacionado ao rim e combinam-se com ele (Figura 535.6). Os imunocomplexos acumulam-se nas MBG e ativam o sistema complemento, levando à lesão imune. A doença do soro aguda em coelhos é um modelo da glomerulonefrite mediada por complexo imune, a qual é produzida por uma única injeção intravenosa de albumina bovina. Dentro de uma semana após a injeção, em coelhos, há a produção de anticorpos contra a albumina bovina, enquanto o antígeno permanece no sangue em alta concentração. Complexos imunes antígeno-anticorpo formam-se na circulação, acumulam-se nos glomérulos e induzem à glomerulonefrite e à vasculite agudas. Os processos envolvidos na localização glomerular não estão bem elucidados, porém incluem características do complexo (concentração, carga, tamanho) e/ou do glomérulo (aprisionamento mesangial, parede do capilar com carga negativa); forças hidrodinâmicas; e influência de diversos mediadores químicos (angiotensina II, prostaglandinas).

Com o depósito de imunocomplexos nos glomérulos, os coelhos desenvolvem glomerulonefrite proliferativa aguda. A microscopia de imunofluorescência demonstra depósitos granulares (**granuloso-nodosos**) contendo imunoglobulina e complemento na parede capilar glomerular. Estudos de microscopia eletrônica mostram que esses depósitos encontram-se no lado epitelial da MBG e no mesângio. No decorrer dos dias seguintes, à medida que anticorpos adicionais entram na circulação, o antígeno é finalmente removido da circulação, e a glomerulonefrite regride.

Um exemplo da interação antígeno-anticorpo *in situ* é a **doença por anticorpos anti-MBG**, em que os anticorpos reagem com antígeno(s) da MBG. Estudos imunopatológicos revelam depósitos lineares de imunoglobulinas e de complemento ao longo da MBG na síndrome de Goodpasture (ver Capítulo 538.4) e em certos tipos de glomerulonefrite rapidamente progressiva (ver Capítulo 537.7).

A reação inflamatória que ocorre após lesão imunológica resulta da ativação de uma ou mais vias de mediadores. A mais importante dessas vias é o sistema complemento, que possui duas sequências de desencadeamento: a via clássica, que é ativada por imunocomplexos antígeno-anticorpo, e a via alternativa ou da properdina, que é ativada por polissacarídeos e endotoxina. Essas vias convergem no C3; a partir desse ponto, a mesma sequência leva à lise das membranas celulares (ver Capítulo 159). Os principais produtos nocivos da ativação do complemento são elaborados após a ativação de C3 e incluem anafilatoxina (que estimula proteínas contráteis dentro das paredes vasculares e que aumenta a permeabilidade vascular) e fatores quimiotáticos (C5a), que recrutam neutrófilos e talvez macrófagos para o local de ativação do complemento, levando a uma consequente lesão das células vasculares e membranas basais.

O sistema da coagulação pode ser ativado *diretamente*, após a ocorrência de lesão das células endoteliais que expõem a camada subendotelial trombogênica (desencadeando, assim, a cascata da coagulação), ou pode ser ativado *indiretamente*, após a ativação do complemento. Em consequência, ocorre depósito de fibrina dentro dos capilares glomerulares ou dentro do espaço de Bowman, na forma

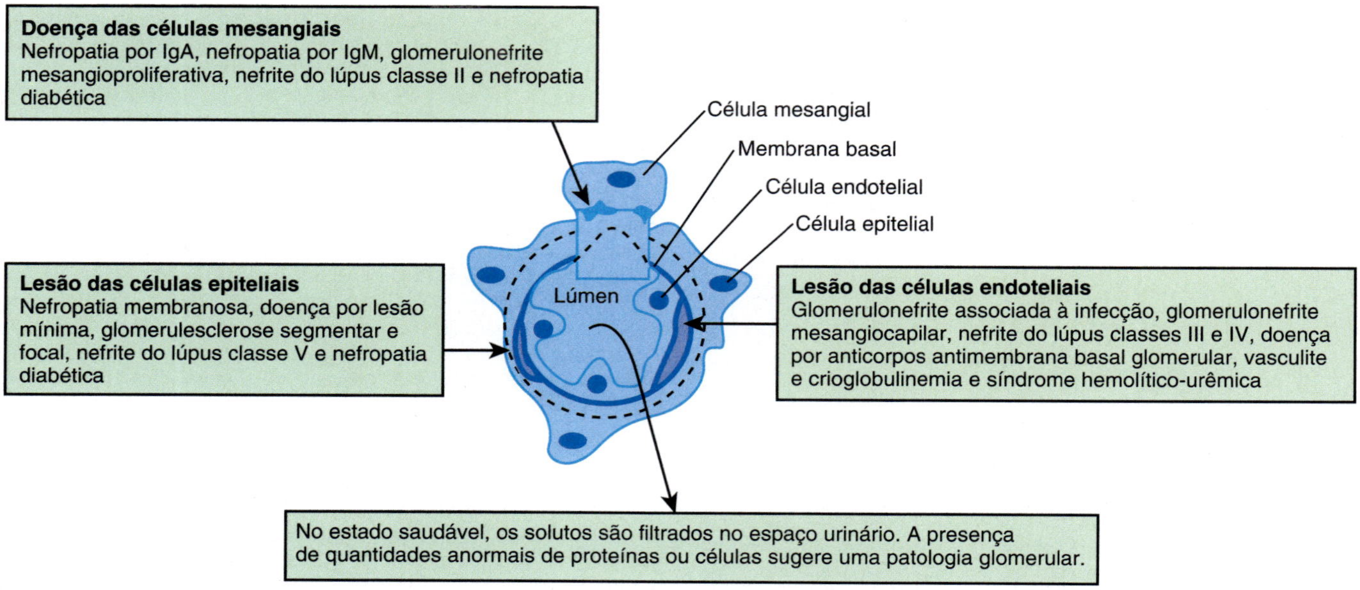

Figura 535.6 Localização celular da lesão na glomerulonefrite. As células mesangiais são diretamente expostas à circulação. O depósito de imunocomplexos dentro dessas células é tipicamente observado em distúrbios como a nefropatia por imunoglobulina A (IgA); resulta em proliferação e expansão das células, levando a hematúria, proteinúria e comprometimento renal. As células epiteliais, juntamente com a membrana basal, possibilitam a filtração de solutos do plasma, porém retardam a passagem de células e das proteínas plasmáticas. A doença relacionada com essas células caracteriza-se pela presença de depósitos subepiteliais e achatamento dos pedicelos associados à membrana basal, resultando em ruptura da barreira de filtração e proteinúria. A doença pode resultar do depósito de imunocomplexos (conforme observado na glomerulonefrite mesangiocapilar), da fixação de anticorpos à membrana basal (doença de Goodpasture) ou de traumatismo e ativação da coagulação (síndrome hemolítico-urêmica). A proliferação e a necrose das células endoteliais são acompanhadas de acúmulo de leucócitos, e podem ocorrer ruptura da membrana basal, formação de crescentes e desorganização da arquitetura glomerular. Em consequência, ocorre uma condição nefrítica e rapidamente progressiva. (*De Chadban SJ, Atkins RC: Glomerulonephritis, Lancet 365:1797-1806, 2005.*)

de crescentes. A ativação da cascata da coagulação também pode ativar o sistema de cininas, produzindo fatores quimiotáticos adicionais e semelhantes à anafilatoxina.

PATOLOGIA

O glomérulo pode ser lesionado por diversos mecanismos, porém apresenta um número limitado de respostas histopatológicas; diferentes estados patológicos podem produzir alterações microscópicas semelhantes.

A proliferação das células glomerulares, que ocorre na maioria das formas de glomerulonefrite, pode ser generalizada (envolvendo todos os glomérulos) ou focal (envolvendo apenas alguns glomérulos e preservando outros). Dentro de um único glomérulo, a proliferação pode ser difusa (acometendo todas as partes do glomérulo) ou segmentar (acometendo apenas um ou mais tufos, mas não outros). A proliferação envolve comumente as células endoteliais e mesangiais e, com frequência, está associada a um aumento da matriz mesangial (ver Figura 535.6). A proliferação mesangial pode resultar do depósito de imunocomplexos dentro do mesângio. O consequente aumento no tamanho e no número de células e a produção de matriz mesangial podem aumentar o tamanho do glomérulo e estreitar os lumens dos capilares glomerulares, levando à insuficiência renal.

A **formação de crescentes** no espaço (cápsula) de Bowman decorre da proliferação de células epiteliais parietais e, com frequência, está associada a sinais clínicos de disfunção renal. Os crescentes são produzidos em várias formas de glomerulonefrite (denominadas glomerulonefrite **rapidamente progressiva** ou **crescêntica**; ver Capítulo 537.7) e constituem uma resposta característica ao depósito de fibrina no espaço de Bowman. Os crescentes recém-formados contêm fibrina, as células epiteliais proliferativas do espaço de Bowman, material semelhante à membrana basal produzido por essas células e macrófagos, que podem desempenhar um papel na gênese da lesão glomerular. No decorrer dos vários dias a semanas subsequentes, o crescente é invadido por tecido conjuntivo e transforma-se em crescente fibroepitelial. Esse processo geralmente resulta em obsolescência glomerular e desenvolvimento clínico de insuficiência renal crônica. A formação de crescentes frequentemente está associada à morte das células glomerulares. O glomérulo necrótico exibe uma aparência eosinofílica característica e contém habitualmente remanescentes nucleares. Em geral, a formação de crescentes está associada habitualmente a uma proliferação generalizada das células mesangiais e ao depósito de imunocomplexos ou de anticorpos anti-MBG na parede dos capilares glomerulares.

Certas formas de glomerulonefrite aguda exibem exsudação glomerular de células sanguíneas, incluindo neutrófilos, eosinófilos, basófilos e células mononucleares. A aparência espessada da MBG pode resultar de um verdadeiro aumento na largura da membrana (conforme observado na glomerulopatia membranosa; ver Capítulo 537.5), de depósitos maciços de imunocomplexos que apresentam características de coloração semelhantes à membrana (conforme observado no lúpus eritematoso sistêmico; ver Capítulo 538.2) ou da interposição de células mesangiais e matriz no espaço subendotelial entre as células endoteliais e a MBG. Isso pode conferir à membrana basal uma aparência separada, como aquela observada na glomerulonefrite membranoproliferativa tipo I (ver Capítulo 537.6) e outras doenças.

A **esclerose** refere-se à presença de tecido cicatricial dentro do glomérulo. Em certas ocasiões, os patologistas empregam esse termo para referir-se a um aumento da matriz mesangial.

Ocorre **fibrose tubulointersticial** em todos os pacientes que apresentam doença glomerular e que desenvolvem lesão renal progressiva. Essa fibrose é desencadeada pela lesão dos glomérulos que, quando grave, pode acometer secundariamente os túbulos, ou por lesão direta dos próprios túbulos. A lesão tubular recruta um infiltrado de células mononucleares, que liberam uma variedade de fatores solúveis cujos efeitos promovem a fibrose. As proteínas da matriz do interstício renal começam a se acumular, levando à destruição final dos túbulos renais e dos capilares peritubulares.

A bibliografia está disponível no GEN-io.

Seção **2**

Condições Particularmente Associadas à Hematúria

Capítulo 536

Avaliação Clínica da Criança com Hematúria

Francisco X. Flores

A hematúria, definida como a presença persistente de mais de cinco glóbulos vermelhos (GV; hemácias; eritrócitos)/campo de alta potência (HPF) em urina não centrifugada, ocorre em 4 a 6% das amostras de urina de crianças em idade escolar. Estudos quantitativos demonstram que crianças normais podem excretar mais de 500.000 GVs por período de 12 horas; o que aumenta com febre e/ou exercício. No cenário clínico, as estimativas qualitativas são fornecidas por uma fita (*dipstick*) urinária que usa uma reação química de peroxidase muito sensível entre a hemoglobina (ou mioglobina) e um indicador químico colorimétrico impregnado na fita. Uma fita comum (*dipstick*) disponível comercialmente, o ChemStrip® (Boehringer Mannheim), é muito sensível e capaz de detectar 3 a 5 GVs/HPF de urina fresca. A presença de 10 a 50 GVs/μℓ pode sugerir uma patologia de base, sendo que hematúria significativa é geralmente considerada para taxas superiores a 50 GVs/HPF. Os resultados falso-negativos podem ocorrer na presença de formalina (utilizada como um conservante da urina) ou altas concentrações urinárias de ácido ascórbico (p. ex., em pacientes com a ingestão de vitamina C > 2.000 mg/dia). Resultados falso-positivos podem ser vistos em uma criança com urina alcalina (pH > 8) ou, mais comumente, por contaminação com agentes oxidantes como peróxido de hidrogênio, usado para limpar o períneo antes de obter uma amostra. A análise microscópica de 10 a 15 mℓ de urina fresca centrifugada é essencial para confirmar a presença de hemácias, sugerida por valores superiores a 10 GVs/HPF, ou uma leitura positiva urinária no *dipstick* de 1+.

A urina com coloração avermelhada na **ausência** de hemácias pode ser observada em algumas condições (Tabela 536.1). Uma urina heme-positiva sem hemácias, clinicamente significativa, pode ser causada pela presença tanto de hemoglobina como mioglobina. **Hemoglobinúria** sem hematúria pode ocorrer na presença de hemólise aguda ou crônica. **Mioglobinúria** sem hematúria ocorre em vigência de rabdomiólise resultante de lesão do músculo esquelético e é geralmente associada com um aumento de cinco vezes da concentração plasmática de creatinoquinase. A urina heme-negativa clinicamente inócua pode aparecer com coloração avermelhada, em tonalidade de Coca-Cola® ou de vinho, devido à ingestão de vários medicamentos, alimentos (amoras, beterraba) ou corantes utilizados em alimentos e doces, enquanto a urina de coloração marrom-escura (ou preta) pode resultar de vários metabólitos urinários.

A avaliação da criança com hematúria começa com anamnese cuidadosa, exame físico e análise urinária por microscopia, sendo esses dados utilizados para determinar o nível da hematúria (trato urinário superior/inferior) e para determinar a urgência da avaliação com base na sintomatologia. Uma atenção especial deve ser dada ao histórico familiar, identificação de anormalidades anatômicas e síndromes de malformação, presença de hematúria macroscópica e manifestações de hipertensão, edema ou insuficiência cardíaca.

As causas de hematúria estão listadas na Tabela 536.2. As relacionadas com hematúria do trato urinário superior têm sua origem dentro do néfron (glomérulo, sistema tubular e interstício). As fontes de hematúria

Tabela 536.1 Outras causas de urina vermelha.

HEME-POSITIVA	***Corantes (vegetal/fruta)***
Hemoglobina	Amoras
Mioglobina	Beterraba
	Mirtilo
HEME-NEGATIVA	Páprica
Medicamentos	Pigmentos para alimentos e doces
Cloroquina	Ruibarbo
Desferroxamina	***Metabólitos***
Docorrubicina	Ácido homogentísico
Fenazopiridina	Melanina
Fenitoína	Meta-hemoglobina
Fenolftaleína	Porfirina
Fenotiazinas	Tirosinose
Ferro sorbitol	Uratos
Hidroxicobalamina	
Ibuprofeno	
Levodopa	
Metronidazol	
Nitrofurantoína	
Quinina	
Rifampicina	
Salicilatos	
Sulfassalazina	

do trato urinário inferior têm origem no sistema pielocalicial, ureter, bexiga ou uretra. A hematúria de origem glomerular é frequentemente associada à urina marrom, nas tonalidades de Coca-Cola®, chá ou vinho, presença de proteinúria superior a 100 mg/dℓ pelo *dipstick*, achados urinários microscópicos de cilindros hemáticos e hemácias urinárias deformadas (particularmente acantócitos). Hematúria originária do sistema tubular pode ser associada com a presença de leucócitos ou cilindros de células epiteliais dos túbulos renais. Por outro lado, a hematúria com origem no trato urinário inferior pode encontrar-se associada com hematúria macroscópica, que é vermelho brilhante ou rosa, hematúria terminal (hematúria macroscópica que ocorre no fim do fluxo urinário), formação de coágulos sanguíneos, hemácias urinárias com morfologia normal e proteinúria discreta ao *dipstick* (< 100 mg/dℓ).

Pacientes com hematúria podem apresentar-se com uma série de sintomas sugestivos de distúrbios específicos. Urina cor de chá ou de Coca-Cola®, edema facial ou corporal, hipertensão e oligúria são sintomas clássicos de **glomerulonefrite**. Dentre as doenças que comumente se manifestam como glomerulonefrite incluem-se glomerulonefrite pós-infecciosa, nefropatia por imunoglobulina A (IgA), glomerulonefrite membranoproliferativa, nefrite por púrpura de Henoch-Schönlein (PHS), nefrite por lúpus eritematoso sistêmico (LES), granulomatose com poliangiite (anteriormente conhecida como granulomatose de Wegener), poliarterite nodosa microscópica, síndrome de Goodpasture e síndrome hemolítico-urêmica. Uma história de infecção recente do trato respiratório superior, pele ou gastrintestinal sugere glomerulonefrite pós-infecciosa, síndrome hemolítico-urêmica ou nefrite por PHS. Erupção cutânea e queixas articulares sugerem nefrite por PHS ou LES.

Hematúria associada à glomerulonefrite é normalmente indolor, mas pode estar associada à dor no flanco quando aguda ou incomumente grave. Com frequência, disúria e febre inexplicável sugerem infecção do trato urinário, enquanto cólica renal é sugestiva de nefrolitíase. A detecção de massa localizada em flanco pode sugerir hidronefrose, doenças císticas renais, trombose de veia renal ou tumor. Hematúria associada a cefaleia, alterações do estado mental, distúrbios visuais (diplopia), epistaxe ou insuficiência cardíaca sugerem grave associação com hipertensão. Pacientes com hematúria e histórico de traumatismo requerem avaliação imediata (ver Capítulo 82). A suspeita de abuso sexual deve ser sempre considerada em casos de crianças que se apresentam com hematoma perineal inexplicável e hematúria.

A obtenção cuidadosa do histórico familiar é fundamental na avaliação inicial de crianças com hematúria, dadas as inúmeras causas genéticas de doenças renais. Doenças glomerulares hereditárias incluem nefrite hereditária (síndrome de Alport isolada ou com leiomiomatose

Tabela 536.2 Causas de hematúria em crianças.

DOENÇAS DO TRATO URINÁRIO SUPERIOR
Doença renal isolada
Nefropatia por imunoglobulina (Ig) A (doença de Berger)
Síndrome de Alport (nefrite hereditária)
Nefropatia da membrana basal glomerular fina
GN pós-infecciosa (GN pós-estreptocócica)*
Nefropatia membranosa
GN membranoproliferativa*
GN rapidamente progressiva
Glomerulosclerose segmentar e focal
Doença da membrana basal antiglomerular
Angiopatia hereditária com nefropatia, aneurismas e cãibras musculares (HANAC)
Doença multissistêmica
Nefrite por lúpus eritematoso sistêmico*
Nefrite por púrpura de Henoch-Schönlein
Granulomatose com poliangiite (antigamente chamada granulomatose de Wegener)
Poliarterite nodosa
Síndrome de Goodpasture
Síndrome hemolítico-urêmica
Glomerulopatia falciforme
Nefropatia pelo HIV
Doença tubulointersticial
Pielonefrite
Nefrite intersticial
Necrose papilar
Necrose tubular aguda
Doenças vasculares
Tromboses arteriais ou venosas
Malformações (aneurismas, hemangiomas)
Síndrome de quebra-nozes (*nutcracker*)
Hemoglobinopatia (doença falciforme)
Cristalúria
Doenças anatômicas
Hidronefrose
Doença renal cística sindrômica
Doença renal policística
Displasia multicística
Tumor (tumor de Wilms, rabdomiossarcoma, angiomiolipoma, carcinoma medular)
Traumatismo
DOENÇA DO TRATO URINÁRIO INFERIOR
Inflamação (infecciosa e não infecciosa)
Cistite
Uretrite
Urolitíase
Traumatismo
Coagulopatia
Exercício intenso
Tumor da bexiga
Síndrome fictícia, síndrome fictícia por procuração†

*Corresponde a glomerulonefrites que se apresentam com hipocomplementemia.
†Anteriormente designada síndrome de Münchausen e síndrome de Münchausen por procuração. GN, glomerulonefrite.

ou macrotrombocitopenia); doença da membrana basal glomerular fina; nefrite por LES; angiopatia hereditária com nefropatia, aneurismas e cãibras musculares (HANAC); e nefropatia por IgA (doença de Berger). Outras enfermidades renais hematúricas com componente hereditário incluem ambas, doenças policísticas renais autossômicas recessivas e autossômicas dominantes, síndrome hemolítico-urêmica atípica, urolitíase e anemia falciforme.

Um exame físico pode também sugerir possíveis causas de hematúria. A presença de hipertensão, edema ou sinais de insuficiência cardíaca sugere glomerulonefrite aguda. Várias síndromes de malformação estão associadas com doença renal, incluindo a síndrome VATER (anomalias do corpo *v*ertebral, atresia *a*nal, fístula *t*raqu*e*oesofágica e displasia *r*enal). Massas abdominais podem ser causadas por distensão vesical em válvula de uretra posterior, hidronefrose em obstrução da junção ureteropélvica, doença renal policística ou tumor de Wilms. A hematúria observada em pacientes com anormalidades neurológicas ou cutâneas pode ser resultado de diversos distúrbios renais sindrômicos, incluindo esclerose tuberosa, síndrome de Von Hippel-Lindau e síndrome de Zellweger (cérebro-hepatorrenal). As alterações anatômicas da genitália externa podem estar associadas com hematúria e/ou doença renal.

Pacientes com hematúria macroscópica apresentam desafios adicionais devido à ansiedade dos pais. A causa mais comum de hematúria macroscópica é a infecção bacteriana ou viral do trato urinário. A distinção com **uretrorragia**, que é um sangramento uretral na ausência de urina, está associada com disúria e mancha de sangue na roupa intima após a micção. Essa condição, que geralmente ocorre em meninos pré-púberes em intervalos de vários meses, tem um curso autolimitado benigno. Menos de 10% dos pacientes possuem evidência de glomerulonefrite. Episódios recorrentes de hematúria macroscópica sugerem nefropatia por IgA, síndrome de Alport ou doença da membrana basal glomerular fina. Disúria e dor abdominal ou no flanco são sintomas de hipercalciúria idiopática ou urolitíase. Causas comuns de hematúria macroscópica estão listadas na Tabela 536.3; a Figura 536.1 descreve a abordagem geral para a avaliação laboratorial e radiológica do paciente com hematúria glomerular ou hematúria extraglomerular. Pacientes assintomáticos com hematúria microscópica isolada não devem ser submetidos à avaliação diagnóstica extensa, porque tal hematúria é muitas vezes transitória e benigna.

A criança completamente assintomática com hematúria microscópica isolada, que persiste em pelo menos três análises urinárias observadas ao longo de, no mínimo, um período de 2 semanas, apresenta um dilema em relação à extensão da investigação diagnóstica que deve ser estabelecida. Doenças significativas do trato urinário são incomuns com essa apresentação clínica. A avaliação inicial dessas crianças deve incluir cultura de urina seguida por uma amostra isolada de urina para hipercalciúria com relação cálcio-creatinina em pacientes com cultura negativa. Em pacientes afro-americanos, o rastreamento para anemia falciforme deve ser incluído. Se esses exames forem normais, indica-se a análise de urina de todos os familiares de primeiro grau. Ultrassonografias (US) renais e vesicais devem ser consideradas para descartar lesões estruturais, tais como tumor, doença cística, hidronefrose ou urolitíase. A US do trato urinário é mais informativa em pacientes com hematúria macroscópica, dor abdominal, dor no flanco ou traumatismo. Se esses estudos iniciais estiverem normais, é recomendada a avaliação de creatinina sérica e eletrólitos.

O achado de certas anomalias hematológicas pode estreitar o diagnóstico diferencial. A anemia nesse contexto pode ser causada por hipervolemia com diluição intravascular associada à lesão renal aguda; diminuição na produção de GV na doença renal crônica; hemólise por síndrome hemolítico-urêmica, uma anemia hemolítica crônica ou LES; perda de sangue a partir de hemorragia pulmonar, como observado na síndrome de Goodpasture; ou melena em pacientes com PHS ou síndrome hemolítico-urêmica. O exame de esfregaço do sangue periférico pode revelar um processo microangiopático, consistente com a síndrome hemolítico-urêmica. A presença de autoanticorpos no LES pode resultar em positividade ao teste de Coombs, presença de anticorpo

Tabela 536.3 Causas comuns de hematúria macroscópica.

Infecção do trato urinário
Estenose meatal com úlcera
Irritação perineal
Traumatismo
Urolitíase
Hipercalcemia
Obstrução
Coagulopatia
Tumor
Doença glomerular
Glomerulonefrite pós-infecciosa
Nefrite por púrpura de Henoch-Schönlein
Nefropatia por IgA
Síndrome de Alport (nefrite hereditária)
Doença da membrana basal glomerular fina
Nefrite por lúpus eritematoso sistêmico

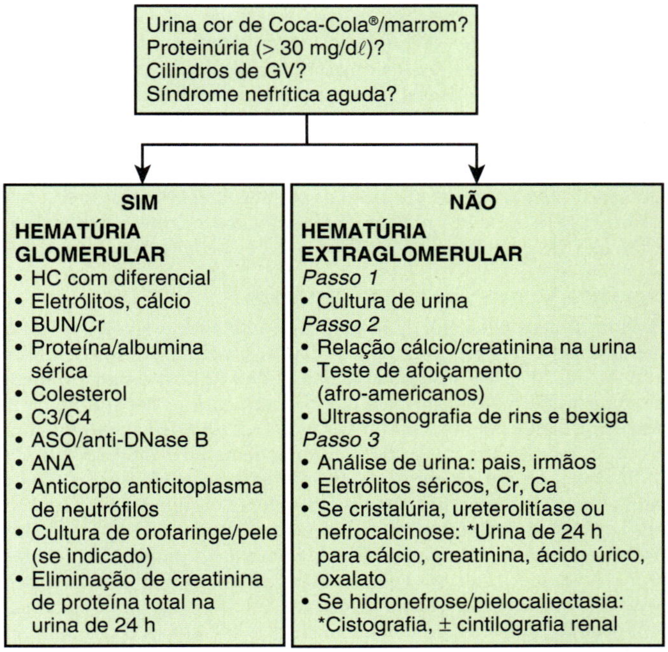

Figura 536.1 Algoritmo diagnóstico da abordagem geral da avaliação laboratorial e radiológica do paciente com hematúria glomerular ou extraglomerular. ANA, anticorpo antinuclear; ASO, antiestreptolisina O; BUN, nitrogênio ureico no sangue; C3/C4, complemento; HC, hemograma completo; Cr, creatinina; GV, glóbulos vermelhos.

antinuclear, leucopenia e doença multissistêmica. A trombocitopenia pode ocorrer como resultado da diminuição da produção de plaquetas (neoplasias malignas) ou o aumento do consumo de plaquetas (LES, púrpura trombocitopênica idiopática, síndrome hemolítico-urêmica, trombose de veia renal ou fibrose hepática congênita com hipertensão portal secundária à doença renal policística autossômica recessiva). Embora a morfologia urinária das hemácias possa estar normal com sangramento do trato urinário inferior e dismórfica na hemorragia glomerular, não é uma avaliação sensível o suficiente para delinear de maneira inequívoca o local da hematúria. A diátese hemorrágica é uma causa rara de hematúria e os exames de coagulação não são rotineiramente realizados a menos que um histórico pessoal ou familiar sugira uma tendência ao sangramento.

A uretrocistografia miccional é necessária apenas em pacientes com infecção do trato urinário, cicatrizes renais, hidroureter ou pielocaliectasia. A cistoscopia é um procedimento desnecessário e caro na maioria dos pacientes pediátricos com hematúria e traz os riscos associados à anestesia. Esse procedimento deve ser reservado para a avaliação dos casos raros, como massa vesical observada na US, anomalias da uretra causadas por traumatismo, válvula de uretra posterior, ou tumor. O achado de hematúria macroscópica unilateral localizada por cistoscopia é raro, mas pode indicar malformação vascular ou outra anormalidade anatômica.

As crianças com hematúria isolada assintomática persistente e uma avaliação completamente normal devem ter sua pressão arterial e urina verificadas a cada 3 meses até a resolução da hematúria. O encaminhamento para um nefrologista pediátrico deve ser considerado para pacientes com hematúria assintomática persistente superior a 1 ano de duração e é recomendado para pacientes com nefrite (glomerulonefrite, nefrite tubulointersticial), hipertensão, insuficiência renal, urolitíase ou nefrocalcinose, ou um histórico familiar de doença renal, tal como a doença renal policística ou nefrite hereditária. A biopsia renal é indicada para algumas crianças com hematúria microscópica persistente e para a maioria das crianças com hematúria macroscópica recorrente associada a diminuição da função renal, proteinúria ou hipertensão.

A bibliografia está disponível no GEN-io.

Capítulo 537

Doenças Glomerulares Isoladas Associadas com Hematúria Macroscópica Recorrente

Francisco X. Flores

Cerca de 10% das crianças com hematúria macroscópica apresentam uma forma aguda ou crônica de glomerulonefrite, que pode estar associada a uma doença sistêmica. A hematúria macroscópica, que habitualmente se caracteriza por urina de coloração marrom ou cor de Coca-Cola®, pode ser indolor ou estar associada a dor no flanco ou abdominal. A apresentação com hematúria macroscópica é comum dentro de 1 a 2 dias após o início de infecção viral aparente das vias respiratórias superiores, em algumas formas de glomerulonefrites, tais como na nefropatia por IgA. Tipicamente, ela regride dentro de 5 dias. Esse período relativamente curto contrasta com um período de latência de 7 a 21 dias observado entre o início da faringite estreptocócica, ou infecção impetiginosa da pele, e o desenvolvimento da glomerulonefrite pós-infecciosa aguda. Nessas circunstâncias, a hematúria macroscópica pode ter uma duração de até 4 a 6 semanas. A hematúria macroscópica também é observada em crianças com doenças da membrana basal glomerular (MBG), como nefrite hereditária (síndrome de Alport [SA]) e doença da MBG fina. Essas doenças glomerulares também podem se manifestar na forma de hematúria microscópica e/ou proteinúria sem hematúria macroscópica.

537.1 Nefropatia por Imunoglobulina A (Nefropatia de Berger)

Francisco X. Flores

A nefropatia por IgA é a doença glomerular crônica mais comum em crianças. Caracteriza-se por predomínio de IgA nos depósitos glomerulares mesangiais, na ausência de qualquer doença sistêmica. Seu diagnóstico exige biopsia renal, que é realizada quando as manifestações clínicas justificam a confirmação do diagnóstico ou a caracterização da gravidade histológica, que podem afetar as decisões terapêuticas.

PATOLOGIA E DIAGNÓSTICO PATOLÓGICO

O glomérulo exibe proliferação mesangial focal e segmentar e aumento da matriz mesangial (Figura 537.1). A histologia renal demonstra proliferação mesangial, que pode estar associada à formação de crescentes das células epiteliais e esclerose. Os depósitos de IgA no mesângio frequentemente são acompanhados também pela presença de complemento C3 (Figura 537.2).

A nefropatia por IgA é uma doença causada por imunocomplexos desencadeada por quantidades excessivas de IgA_1 pouco galactosilada no soro, causando a produção de autoanticorpos IgG e IgA. As anormalidades identificadas no sistema da IgA também foram observadas em pacientes com púrpura de Henoch-Schönlein, e esse achado sustenta a hipótese de que essas duas doenças façam parte do mesmo espectro mórbido. A ocorrência familiar de casos de nefropatia por IgA sugere a importância dos fatores genéticos. Uma análise de ligação ampla de genoma sugere a ligação da nefropatia por IgA ao cromossomo 6q22-23 em múltiplos parentes com nefropatia por IgA. Outros estudos genômicos demonstram alta predisposição à nefropatia por IgA no Sudeste Asiático, com prevalência mais baixa na África.

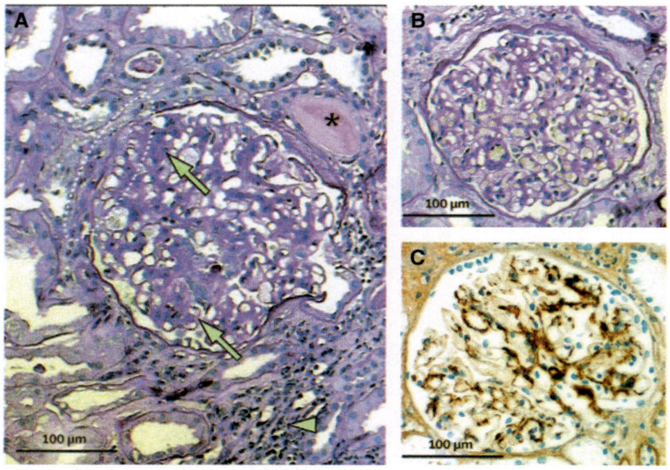

Figura 537.1 Nefropatia por IgA. **A.** Na nefropatia por IgA, ocorrem áreas segmentares (*setas*) de hipercelularidade mesangial e expansão da matriz, características da glomerulonefrite mesangioproliferativa. Parte do tufo glomerular adere à cápsula de Bowman (*elipse tracejada branca*), constituindo o ponto de partida de uma lesão secundária de glomerulosclerose segmentar. Dano tubulointersticial com infiltrados leucocitários, atrofia tubular e fibrose (*ponta de seta*) e cilindros proteicos tubulares (*asterisco*) também estão presentes. Coloração PAS. **B.** Outros glomérulos no mesmo paciente exibem poucas anormalidades patológicas na microscopia óptica (coloração PAS), mas a deposição de IgA granular mesangial característica (**C**) pode ser encontrada nesses glomérulos também. (*Extraída de Floege J, Amann K: Primary glomerulonephritides, Lancet 387:2036-2046, 2016, Fig. 2.*)

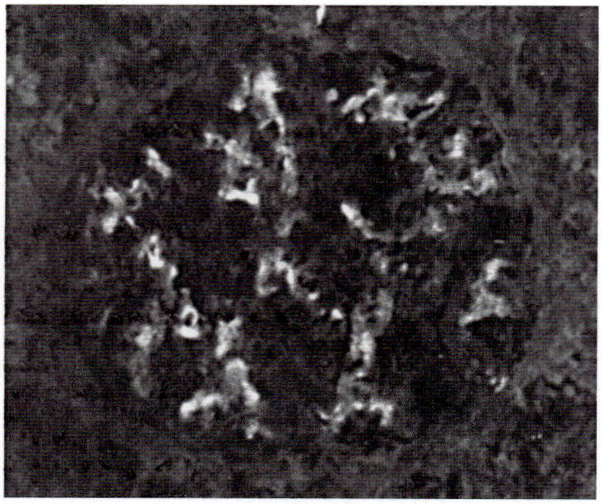

Figura 537.2 Microscopia de imunofluorescência de amostra de biopsia de uma criança com episódios de hematúria macroscópica, demonstrando o depósito mesangial de IgA (150×).

MANIFESTAÇÕES CLÍNICAS E LABORATORIAIS

A nefropatia por IgA é observada com mais frequência no sexo masculino que no feminino. Apesar da existência de raros casos de formas rapidamente progressivas da doença, a apresentação clínica da nefropatia por IgA na infância é frequentemente benigna, em comparação com a dos adultos. A nefropatia por IgA é uma causa incomum de insuficiência renal terminal na infância. Nos EUA e na Europa, a maioria das crianças com nefropatia por IgA apresenta hematúria macroscópica, enquanto a hematúria microscópica e/ou proteinúria constituem uma apresentação mais comum no Japão. Outras formas de apresentação incluem: síndrome nefrítica aguda, síndrome nefrótica ou um quadro nefrítico-nefrótico combinado. É frequente que a hematúria macroscópica ocorra dentro de 1 a 2 dias após o início de infecção das vias respiratórias superiores ou gastrintestinal, contrastando com o período de latência mais longo observado na glomerulonefrite pós-infecciosa aguda e podendo estar associada à dor lombar. Geralmente, a proteinúria é < 1.000 mg/24 h em pacientes com hematúria microscópica assintomática. Hipertensão leve a moderada é observada com mais frequência em pacientes com síndrome nefrítica ou nefrótica, sendo raramente grave o suficiente para resultar em emergência hipertensiva. Os níveis séricos normais de C3 na nefropatia por IgA ajudam a diferenciar esse distúrbio da glomerulonefrite pós-infecciosa. Os níveis séricos de IgA não têm nenhum valor diagnóstico, visto que estão elevados em apenas 15% dos pacientes pediátricos.

PROGNÓSTICO E TRATAMENTO

Embora a nefropatia por IgA não cause lesão renal significativa na maioria das crianças, observa-se o desenvolvimento de doença progressiva em 20 a 30% dos pacientes dentro de 15 a 20 anos após o início da doença. Portanto, a maioria das crianças com nefropatia por IgA não exibe disfunção renal progressiva até a vida adulta, alertando para a necessidade de um cuidadoso acompanhamento a longo prazo. Os indicadores de mau prognóstico na apresentação ou durante o acompanhamento incluem: hipertensão persistente, diminuição da função renal e proteinúria significativa, crescente ou prolongada. Um prognóstico mais grave está correlacionado com evidências histológicas de proliferação mesangial, crescentes glomerulares extensos, glomerulosclerose e alterações tubulointersticiais difusas, incluindo inflamação e fibrose.

O tratamento primário da nefropatia por IgA consiste em controle apropriado da pressão arterial e da proteinúria significativa. Os inibidores da enzima conversora de angiotensina e os antagonistas do receptor de angiotensina II são efetivos para reduzir a proteinúria e retardar a velocidade de progressão da doença, quando usados individualmente ou em associação. O óleo de peixe, que contém ácidos graxos poli-insaturados ômega-3 com propriedades anti-inflamatórias, pode diminuir a velocidade de progressão da doença em adultos. Se o bloqueio do sistema renina-angiotensina (SRA) não for efetivo, e se for constatada a persistência de proteinúria significativa, recomendar-se-á a adição de terapia imunossupressora com corticosteroides. Os corticosteroides reduzem a proteinúria e melhoram a função renal nos pacientes com taxa de filtração glomerular > 60 mℓ/min/m². Ainda não foi esclarecido se os efeitos dos glicocorticoides impedem a evolução para a insuficiência renal terminal a ponto de que seus efeitos colaterais significativos sejam superados. Até o momento, a imunossupressão adicional com ciclofosfamida ou azatioprina não pareceu ser efetiva; todavia, existem ensaios clínicos randomizados em andamento. A tonsilectomia tem sido usada como tratamento para a nefropatia por IgA em muitos países, incluindo o Japão. Atualmente, a realização de tonsilectomia, na ausência de tonsilite significativa e em associação à nefropatia por IgA, não é recomendada até que sejam conduzidos ensaios clínicos controlados, prospectivos e apropriados para demonstrar a sua eficácia. Já a budesonida oral com liberação direcionada, combinada com bloqueio de RAS, demonstrou, em um estudo piloto, reduzir a proteinúria. Pacientes com nefropatia por IgA podem ser submetidos a transplante renal com sucesso. Embora a doença recorrente seja frequente, a perda do aloenxerto, em consequência da nefropatia por IgA, só ocorre em 15 a 30% dos pacientes.

A bibliografia está disponível no GEN-io.

537.2 Síndrome de Alport

Francisco X. Flores

A síndrome de Alport (SA) ou nefrite hereditária é uma doença geneticamente heterogênea, causada por mutações nos genes que codificam o colágeno tipo IV, principal componente das membranas basais. Essas alterações genéticas estão associadas a uma acentuada variabilidade na apresentação clínica, história natural e anormalidades histológicas.

GENÉTICA

Cerca de 85% dos pacientes exibem herança ligada ao X, causada por mutação no gene *COL4A5* que codifica a cadeia α5 do colágeno tipo IV. Os pacientes com um subtipo de SA ligada ao X e **leiomiomatose** difusa apresentam mutação contígua nos genes *COL4A5* e *COL4A6*, que codificam, respectivamente, as cadeias α5 e α6 do colágeno tipo IV. As formas autossômicas recessivas da SA, em cerca de 15% dos pacientes, são causadas por mutações nos genes *COL4A3* e *COL4A4* no cromossomo 2, que codificam, respectivamente, as cadeias α3 e α4 do colágeno tipo IV. Uma forma autossômica dominante de SA ligada ao *locus* dos genes *COL4A3-COL4A4* ocorre em 5% dos casos.

A **síndrome de Fechtner** (SA com macrotrombocitopenia) é um distúrbio autossômico dominante devido a mutações no *MYH9*. A angiopatia hereditária com nefropatia-aneurismas-cãibras musculares **(HANAC)** pode lembrar inicialmente a SA. A HANAC se deve a mutações no gene *COL4A1*.

PATOLOGIA

Obtidas durante a 1ª década de vida, as amostras de biopsia renal mostram poucas alterações à microscopia óptica. Mais tarde, os glomérulos podem desenvolver proliferação mesangial e espessamento da parede dos capilares, levando à esclerose glomerular progressiva. Com a evolução da doença, observa-se o desenvolvimento de atrofia tubular, inflamação e fibrose intersticiais e células tubulares ou intersticiais contendo lipídios, denominadas *células espumosas*. Os estudos imunopatológicos habitualmente não são diagnósticos.

Na maioria dos pacientes, a microscopia eletrônica revela espessamento difuso, adelgaçamento, separação e estratificação das membranas basais dos glomérulos e túbulos (Figura 537.3). Para complicar o diagnóstico, a análise ultraestrutural da MBG, em todas as formas genéticas de SA, pode estar totalmente normal, exibir alterações inespecíficas ou demonstrar apenas um adelgaçamento uniforme.

MANIFESTAÇÕES CLÍNICAS

Todos os pacientes com SA apresentam hematúria microscópica assintomática, que pode ser intermitente em mulheres e em homens de menos idade. É comum a ocorrência de episódios isolados ou recorrentes de hematúria macroscópica dentro de 1 a 2 dias após uma infecção das vias respiratórias superiores, em cerca de 50% dos pacientes. Proteinúria é frequentemente observada em homens, porém pode estar ausente, ser discreta ou intermitente nas mulheres. A proteinúria progressiva, tipicamente superior a 1 g/24 h, é comum na segunda década de vida e pode ser grave o suficiente para causar síndrome nefrótica.

A **perda auditiva neurossensorial** bilateral, que nunca é congênita, desenvolve-se em 90% dos indivíduos do sexo masculino homozigotos com SA ligada ao X, em 10% dos indivíduos do sexo feminino heterozigotos com SA ligada ao X e em 67% dos pacientes com SA autossômica recessiva. Esse déficit começa na faixa de alta frequência, porém progride para acometer a audição associada à fala normal, levando à necessidade de uso de aparelho auditivo. Essa progressão da perda auditiva parece ocorrer em paralelo com a perda da função renal. As anormalidades oculares, que ocorrem em 30 a 40% dos pacientes com SA ligada ao X, incluem: lenticone anterior (extrusão da porção central da lente dentro da câmara anterior), lesões maculares e erosões da córnea. A leiomiomatose do esôfago, da árvore traqueobrônquica e da genitália feminina foi relatada, porém é rara.

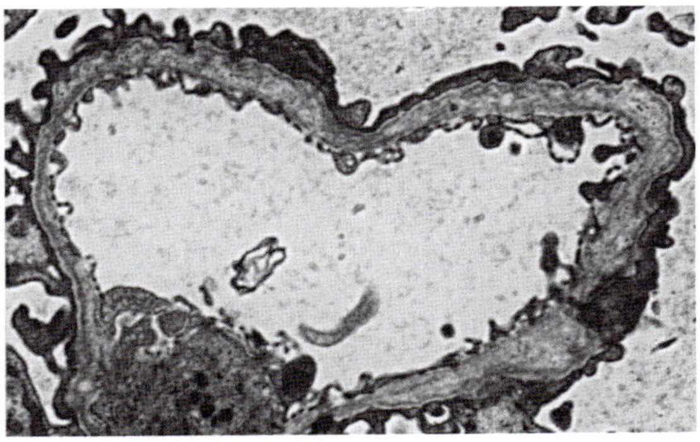

Figura 537.3 Micrografia eletrônica de uma amostra de biopsia de uma criança com SA, mostrando espessamento, adelgaçamento, separação e estratificação da MBG (1.650×). (*Extraída de Yum M, Bergstein JM: Basement membrane nephropathy, Hum Pathol 14:996-1003, 1983.*)

DIAGNÓSTICO

Uma associação de história familiar minuciosa, exame de urina para triagem de parentes de primeiro grau, audiograma e exame oftalmológico são de suma importância no estabelecimento do diagnóstico de SA. A presença de lenticone anterior é patognomônica. A SA é altamente provável no paciente que apresenta hematúria e pelo menos duas das seguintes manifestações clínicas características: lesões maculares, erosões recorrentes da córnea, espessamento e adelgaçamento da MBG ou surdez neurossensorial. A ausência de coloração da membrana basal epidérmica para a cadeia α5 do colágeno tipo IV, em indivíduos homozigotos do sexo masculino, e a coloração descontínua em indivíduos heterozigotos do sexo feminino, na biopsia de pele, é patognomônica para a SA ligada ao X e pode evitar a realização de biopsia renal diagnóstica. Dispõe-se clinicamente de um teste genético para SA ligada ao X e mutações *COL4A5*. O diagnóstico pré-natal está disponível para famílias com membros que apresentam SA ligada ao X ou que exibem mutação identificada.

PROGNÓSTICO E TRATAMENTO

O risco de disfunção renal progressiva que leva à doença renal terminal (DRT) é maior entre hemizigotos e homozigotos autossômicos recessivos. Ocorre DRT antes dos 30 anos em cerca de 75% dos hemizigotos com SA ligada ao X. O risco de DRT em heterozigotos com SA ligada ao X é de 12% em torno dos 40 anos e de 30% em torno dos 60 anos. Os fatores de risco para a progressão incluem: hematúria macroscópica durante a infância, síndrome nefrótica e espessamento proeminente da MBG. A variação intrafamiliar na expressão fenotípica resulta em diferenças significativas na idade de ocorrência da DRT entre os familiares. Não se dispõe de nenhuma terapia específica para o tratamento da SA, embora os inibidores da enzima conversora de angiotensina (e possivelmente inibidores do receptor de angiotensina II) possam diminuir a velocidade de progressão. O tratamento cuidadoso das complicações da insuficiência renal, como hipertensão arterial, anemia e desequilíbrio eletrolítico, é de importância crítica. Os pacientes com DRT são tratados com diálise e transplante renal (ver Capítulo 535). Cerca de 5% dos receptores de transplante renal desenvolvem nefrite por anticorpos anti-MBG, que ocorre principalmente em indivíduos do sexo masculino com SA ligada ao X que desenvolvem DRT antes dos 30 anos.

O tratamento farmacológico da proteinúria com inibição da enzima conversora de angiotensina ou com bloqueio do receptor de angiotensina-2 demonstrou ser efetivo para o caso de outras doenças glomerulares, e também se mostrou promissor quanto à SA. Recomenda-se, igualmente, a triagem de portadores heterozigotos para doença renal significativa posteriormente na vida adulta e um possível tratamento da proteinúria significativa.

A bibliografia está disponível no GEN-io.

537.3 Doença da Membrana Basal Fina

Francisco X. Flores

A doença da membrana basal fina (DMBF) é definida pela presença de hematúria microscópica persistente e adelgaçamento isolado da MBG (e, em certas ocasiões, das membranas basais tubulares) na microscopia eletrônica. Com frequência, a hematúria microscópica é inicialmente observada durante a infância e pode ser intermitente. Pode-se observar, também, a ocorrência de hematúria macroscópica episódica, particularmente após uma doença respiratória. A hematúria isolada, em múltiplos membros de uma família sem disfunção renal, é designada como **hematúria familiar benigna**. Embora a maioria desses pacientes não seja submetida à biopsia renal, acredita-se, com frequência, que a DMBF seja a patologia subjacente. A DMBF pode ser esporádica ou pode ser transmitida como caráter autossômico dominante. Mutações heterozigotas nos genes *COL4A3* e *COL4A4*, que codificam as cadeias α3 e α4 do colágeno tipo IV presente na MBG, resultam em DMBF. Raros casos de DMBF evoluem, e esses pacientes desenvolvem proteinúria significativa, hipertensão arterial ou insuficiência renal. As mutações homozigotas nesses mesmos genes resultam em SA autossômica recessiva. Por conseguinte, nesses casos raros, a ausência de história familiar positiva para insuficiência renal ou surdez não fornece necessariamente uma previsão de evolução benigna. Consequência disso, o monitoramento de pacientes com hematúria familiar benigna para proteinúria progressiva, hipertensão arterial ou insuficiência renal é importante durante toda infância e no início da vida adulta.

A bibliografia está disponível no GEN-io.

537.4 Glomerulonefrite Pós-estreptocócica Aguda

Francisco X. Flores

As infecções estreptocócicas beta-hemolíticas são comuns em crianças e podem levar à complicação pós-infecciosa da glomerulonefrite aguda (GN). A glomerulonefrite pós-estreptocócica (GNPE) é um exemplo clássico de **síndrome nefrítica aguda** caracterizada pelo início súbito de hematúria macroscópica, edema, hipertensão e disfunção renal. É uma das causas glomerulares mais comuns da hematúria macroscópica em crianças e a causa principal de morbidade nas infecções estreptocócicas beta-hemolíticas do grupo A.

ETIOLOGIA E EPIDEMIOLOGIA

A GNPE se segue à infecção de garganta ou de pele ocasionada por certas cepas *nefritogênicas* de estreptococos beta-hemolíticos do grupo A. Epidemias e casos de grupos domésticos (acampamentos, militares) ocorrem no mundo inteiro e 97% dos casos ocorrem nos países menos desenvolvidos. A incidência global diminuiu nas nações industrializadas, presumivelmente em consequência de melhores condições de higiene e da quase erradicação da piodermia estreptocócica. A GN pós-estreptocócica se segue comumente à faringite estreptocócica durante os meses frios e às infecções cutâneas estreptocócicas ou piodermia durante os meses quentes. Embora a epidemia de nefrite tenha sido descrita como estando associada às infecções de garganta (sorotipos M1, M4, M25 e algumas cepas de M12) e de pele (sorotipo M49), essa doença é mais comumente esporádica.

PATOLOGIA

Os glomérulos aparecem aumentados e relativamente sem sangue, exibindo uma proliferação celular mesangial difusa, com um aumento na matriz mesangial (Figura 537.4). A infiltração de leucócitos polimorfonucleares é comum nos glomérulos durante o estágio inicial da doença. Formas de meia-lua e inflamação intersticial podem ser vistas nos casos graves, mas essas alterações não são específicas da GN pós-estreptocócica. A microscopia de imunofluorescência revela um padrão de depósitos "irregulares" de imunoglobulina e complemento na membrana basal glomerular e no mesângio. Na microscopia eletrônica, depósitos eletrodensos ou "corcovas" são observados no lado epitelial da membrana basal glomerular (Figura 537.5).

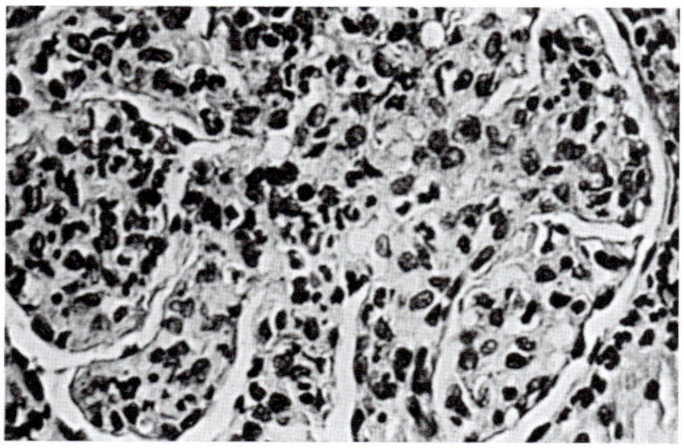

Figura 537.4 Glomérulo de um paciente com glomerulonefrite pós-estreptocócica aparece aumentado e relativamente sem sangue, exibindo proliferação mesangial e exsudação de neutrófilos (400×).

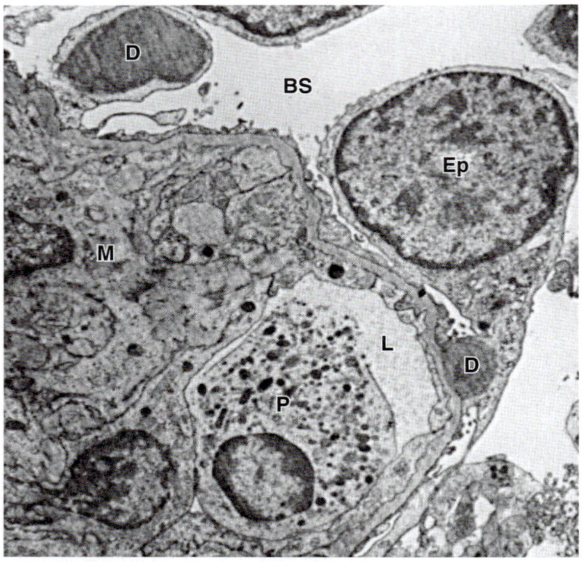

Figura 537.5 Micrografia eletrônica na glomerulonefrite pós-estreptocócica demonstrando depósitos eletrodenso (D) nas células epiteliais (Ep) da membrana basal glomerular. Um leucócito polimorfonuclear (P) está presente no lúmen (L) dos capilares. BS, espaço de Bowman; M, mesângio.

PATOGÊNESE

Estudos morfológicos e uma diminuição no nível de complemento sérico (C3) fornecem fortes evidências de que a GNPE é mediada por complexos imunes. Acredita-se que a formação de complexo imune circulante com antígenos estreptocócicos e subsequente deposição glomerular seja um mecanismo patogênico menos provável. O mimetismo molecular pelo qual os anticorpos circulantes despertados pelos antígenos estreptocócicos reagem com os antígenos glomerulares normais, a formação *in situ* pelo complexo imune dos anticorpos antiestreptocócicos com antígeno glomerular depositado e a ativação do complemento pelos antígenos estreptocócicos depositados diretamente continuam a ser considerados os prováveis mecanismos da lesão imunológica.

Os estreptococos do grupo A possuem proteínas M e as cepas nefritogênicas estão relacionadas com o sorotipo da proteína M. A busca pelos antígenos nefritogênicos precisos que causam a doença sugere que a exotoxina piogênica estreptocócica (SPE) B e o receptor de plasmina estreptocócica associado à nefrite sejam candidatos promissores. Ambos foram identificados em glomérulos de pacientes afetados e, em determinado estudo, os anticorpos circulantes para SPE B foram encontrados em todos os pacientes. A reatividade cruzada do SPE B e de outras proteínas M com vários componentes da membrana basal glomerular também fornecem evidências de mimetismo molecular.

MANIFESTAÇÕES CLÍNICAS

A GN pós-estreptocócica é mais comum em crianças de 5 a 12 anos e incomum antes dos 3 anos. O paciente típico desenvolve uma síndrome nefrítica aguda 1 a 2 semanas após faringite estreptocócica antecedente, ou 3 a 6 semanas após piodermia estreptocócica. A história de uma infecção específica pode estar ausente, pois os sintomas podem ter sido leves ou ter desaparecido sem que o paciente recebesse tratamento específico ou buscasse atendimento médico.

A gravidade do envolvimento renal varia de hematúria microscópica assintomática com função renal normal até hematúria macroscópica com insuficiência renal aguda. Dependendo da gravidade do envolvimento renal, os pacientes podem desenvolver vários graus de edema, hipertensão e oligúria. Os pacientes também correm risco de desenvolver encefalopatia e/ou insuficiência cardíaca secundária a hipertensão ou hipervolemia. A encefalopatia hipertensiva deve ser considerada nos pacientes com visão turva, cefaleias graves, estado mental alterado ou novas convulsões. Os efeitos da hipertensão aguda não só dependem da gravidade da hipertensão, mas também da mudança absoluta em comparação com a pressão arterial basal do paciente e da taxa na qual aquela cresceu. Angústia respiratória, ortopneia e tosse podem ser sintomas de edema pulmonar e insuficiência cardíaca. O edema periférico resulta tipicamente da retenção de sal e água e é comum; a síndrome nefrótica se desenvolve em minoria (< 5%) dos casos infantis. As apresentações atípicas da GNPE incluem aquelas com doença subclínica e as com sintomas graves, mas na ausência de anormalidades urinárias iniciais; em indivíduos que se apresentam com erupção purpúrica, é difícil distinguir a GNPE da púrpura de Henoch-Schönlein sem uma biopsia renal.

A fase aguda geralmente se resolve em 6 a 8 semanas. Embora a excreção urinária de proteína e a hipertensão geralmente normalizem-se na 4ª a 6ª semana após o início, a hematúria microscópica persistente pode permanecer por 1 a 2 anos após a apresentação inicial.

DIAGNÓSTICO

A análise urinária demonstra eritrócitos, frequentemente junto com cilindros de eritrócitos, proteinúria e leucócitos polimorfonucleares. Pode haver anemia normocrômica leve pela hemodiluição e hemólise de baixo grau. O nível sérico de C3 é significativamente reduzido em > 90% dos pacientes na fase aguda e volta ao normal 6 a 8 semanas após o início. Embora o CH_{50} sérico normalmente esteja reduzido, *o nível de C4 na maioria das vezes é normal na GNPE* ou apenas levemente reduzido.

A confirmação do diagnóstico requer evidências claras de uma infecção estreptocócica prévia. Uma cultura de orofaringe positiva poderia apoiar o diagnóstico ou representar um estado de portador. A elevação do título de anticorpo para antígeno(s) estreptocócico(s) confirma uma infecção estreptocócica recente. O título de antiestreptolisina O normalmente está elevado após uma infecção faríngea, mas raramente aumenta após infecções cutâneas de natureza estreptocócica. O melhor título de anticorpo para documentar a infecção estreptocócica cutânea é o nível de antidesoxirribonuclease B. Se estiver disponível, uma triagem positiva para estreptozima (que mede vários anticorpos para diferentes antígenos estreptocócicos) será uma ferramenta de diagnóstico valiosa. A evidência sorológica para infecções estreptocócicas é mais sensível que a história de infecções recentes e muito mais sensível que as culturas bacterianas positivas obtidas no surgimento da nefrite aguda.

A imagem por ressonância magnética do crânio é indicada em pacientes com sintomas neurológicos graves e pode demonstrar **síndrome de encefalopatia reversível posterior** nas áreas parietoccipitais, nas imagens ponderadas em T2. A radiografia de tórax está indicada para as pessoas com sinais de insuficiência cardíaca ou angústia respiratória, ou para os casos de achados no exame físico de um galope cardíaco, diminuição dos sons respiratórios, estertores ou hipoxemia.

O diagnóstico clínico de GN pós-estreptocócica é bem provável em uma criança que esteja se apresentando com síndrome nefrítica aguda, evidência de infecção estreptocócica recente e baixo nível de C3. No entanto, é importante que se considerem outros diagnósticos, como lúpus eritematoso sistêmico, endocardite, GN membranoproliferativa e uma exacerbação aguda de GN crônica. A biopsia renal deve ser considerada somente na presença de insuficiência renal aguda, síndrome nefrótica, ausência de evidências de infecção estreptocócica ou níveis de complemento normais. Além disso, a biopsia renal é considerada quando a hematúria e a proteinúria, a redução da função renal e/ou um nível de C3 persistirem por mais de 2 meses após o início. A hipocomplementia persistente pode indicar uma forma crônica de GN pós-infecciosa ou outra doença, como a GN membranoproliferativa.

O diagnóstico diferencial de GN pós-estreptocócica inclui muitas das causas de hematúria listadas nas Tabelas 536.2 e 537.1, e algoritmos para ajudar no diagnóstico são apresentados nas Figuras 537.6 e 537.7. A GN pós-infecciosa aguda também pode se seguir a outras infecções com estafilococos coagulase-positivos e coagulase-negativos, *Streptococcus pneumoniae* e bactérias gram-negativas. O curso clínico, a histopatologia

Tabela 537.1 Resumo das doenças renais primárias que se manifestam como glomerulonefrite aguda.

DOENÇAS	GLOMERULONEFRITE PÓS-ESTREPTOCÓCICA	NEFROPATIA POR IgA	SÍNDROME DE GOODPASTURE	GLOMERULONEFRITE RAPIDAMENTE PROGRESSIVA IDIOPÁTICA
MANIFESTAÇÕES CLÍNICAS				
Idade e sexo	Todas as idades, média de 7 anos, 2:1 homens	10 a 35 anos, 2:1 homens	15 a 30 anos, 6:1 homens	Adultos, 2:1 homens
Síndrome nefrítica aguda	90%	50%	90%	90%
Hematúria assintomática	Ocasionalmente	50%	Rara	Rara
Síndrome nefrótica	5 a 10%	Rara	Rara	10 a 20%
Hipertensão	70%	30 a 50%	Rara	25%
Insuficiência renal aguda	50% (transiente)	Muito rara	50%	60%
Outra	Período latente de 1 a 3 semanas	Depois de síndromes virais	Hemorragia pulmonar; anemia por deficiência de ferro	Nenhuma
Achados laboratoriais	↑títulos de ASO (70%) Estreptozima positiva (95%) ↓C3-C9; C1, C4 normais	↑IgA sérica (50%) IgA nos capilares dérmicos	Anticorpo anti-MBG positivo	ANCA positivo em alguns
Imunogenética	HLA-B12, D "EN" (9)*	HLA-Bw 35, DR4 (4)*	HLA-DR2 (16)*	Nenhuma estabelecida
PATOLOGIA RENAL				
Microscopia óptica	Proliferação difusa	Proliferação focal	Proliferação focal → difusa com crescentes	GN crescêntica
Imunofluorescência	IgG, C3 granular	IgA mesangial difusa	IgG, C3 linear	Nenhum depósito imune
Microscopia eletrônica	Corcovas subepiteliais	Depósitos mesangiais	Nenhum depósito	Nenhum depósito
Prognóstico	95% se resolvem espontaneamente 5% RPGN ou lentamente progressiva	Progressão lenta em 25 a 50%	75% estabilizam ou melhoram se tratadas precocemente	75% estabilizam ou melhoram se tratadas precocemente
Tratamento	Suporte	Duvidoso (as opções incluem esteroides, óleo de peixe e inibidores de ECA)	Troca de plasma, esteroides, ciclofosfamida	Pulsoterapia com esteroides

*Risco relativo. ANCA, anticorpo citoplasmático antineutrofílico; ASO, antiestreptolisina O; ECA, enzima conversora da angiotensina; GN, glomerulonefrite; HLA, antígeno leucocitário humano; Ig, imunoglobulina; MBG, membrana basal glomerular; RPGN, glomerulonefrite rapidamente progressiva idiopática. (Extraída de Kliegman RM, Greenbaum LA, Lye PS: Practicalstrategies in pediatric diagnosis and therapy, 2/e, Philadelphia, 2004, Elsevier.)

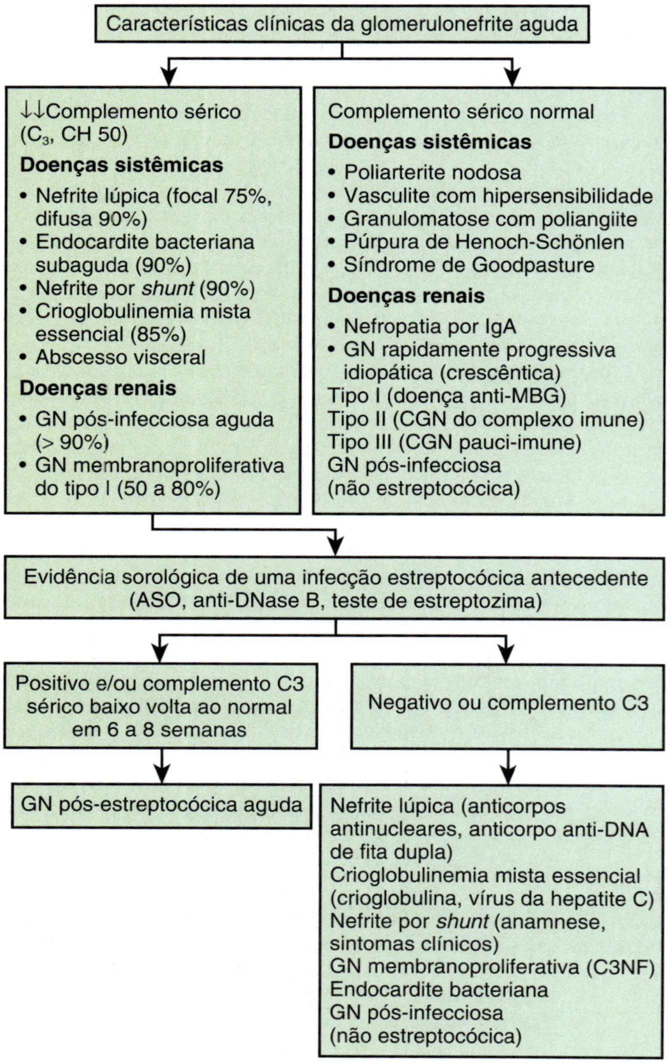

Figura 537.6 Algoritmo de diagnóstico diferencial da glomerulonefrite aguda (GN). ASO, antiestreptolisina O; MBG, membrana basal glomerular; NF, fator nuclear. (*Adaptada de Sulyok E: Acute proliferative glomerulonephritis. In Avner ED, Harmon WE, Niaudet P (eds): Pediatric Nephrology, 5/e. Philadelphia, 2004, Lippincott Williams & Wilkins, Fig. 30-4.*)

e os achados laboratoriais são parecidos com os descritos para a GNPE. Para alguns profissionais, os termos GNPE e GN pós-infecciosa aguda são usados como sinônimos. A GN aguda pode ocorrer após certas doenças fúngicas, por rickéttsia, por protozoários, parasitárias ou virais. Entre essas últimas, as infecções por vírus influenza e parvovírus são particularmente notáveis.

COMPLICAÇÕES

As complicações agudas resultam de hipertensão e disfunção renal aguda. A hipertensão é observada em 60% dos pacientes e está associada com encefalopatia hipertensiva em 10% dos casos. Embora as sequelas neurológicas frequentemente sejam reversíveis com o manejo apropriado, a hipertensão prolongada grave pode levar à hemorragia intracraniana. Outras complicações potenciais incluem: insuficiência cardíaca, hiperpotassemia, hiperfosfatemia, hipocalcemia, acidose, convulsões e uremia. A insuficiência renal aguda pode exigir tratamento com diálise.

PREVENÇÃO

A antibioticoterapia sistêmica para infecções estreptocócicas de orofaringe e pele não elimina o risco de GN. Os membros da família de pacientes com GN aguda, especialmente crianças novas, devem ser considerados em risco e submetidos à cultura para estreptococos beta-hemolíticos do grupo A e tratados, caso sejam positivos. Os animais domésticos, particularmente os cães, também foram relatados como portadores.

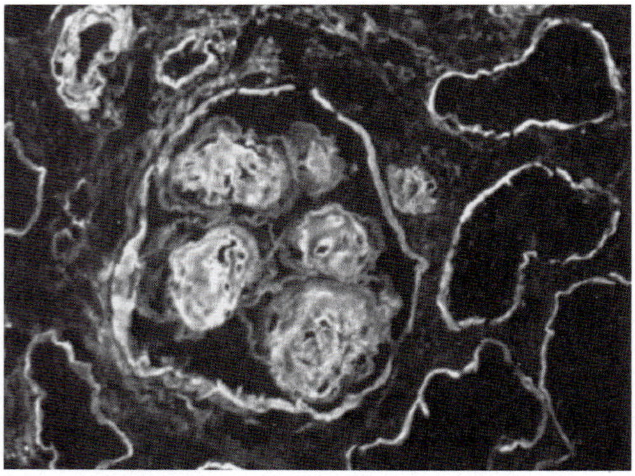

Figura 537.7 Algoritmo para classificação diagnóstica da glomerulonefrite (GN) reconhecida ou suspeita de mediação por anticorpos e complemento. Repare que a integração da microscopia óptica, microscopia com imunofluorescência (IF), microscopia eletrônica, dados laboratoriais e manifestações clínicas é necessária para que se diagnostique com precisão a GN. (*Reproduzida de Pendergraft WF III, Nachman PH, Jennette JC, Falk RJ: Primary glomerular disease. In Skorecki K, Chertow GM, Marsden PA et al. (eds): Brenner & Rector's The Kidney, 10/e, Philadelphia, 2016, Elsevier, 2016, Fig. 33-35.*)

TRATAMENTO

O manejo é direcionado para o tratamento dos efeitos agudos da disfunção renal e da hipertensão (ver Capítulo 550.1). Embora um curso de 10 dias de antibioticoterapia sistêmica com penicilina seja recomendado para limitar a propagação de organismos nefritogênicos, a antibioticoterapia não afeta a história natural da GNPE. Isso é diferente do caso da GN observada no contexto das infecções em andamento ou crônicas, conforme observado no Capítulo 538.1. A restrição de sódio e fluidos, os diuréticos e a farmacoterapia com antagonistas dos canais de cálcio, vasodilatadores ou inibidores da enzima de conversão da angiotensina são terapias padrão utilizadas para tratar a hipertensão.

PROGNÓSTICO

A recuperação completa ocorre em > 95% das crianças com GNPE. As recorrências são extremamente raras. A mortalidade, no estágio agudo, pode ser evitada pelo manejo apropriado da insuficiência renal aguda, da insuficiência cardíaca e da hipertensão. Raramente, a fase aguda é grave e leva à glomerulosclerose e à doença renal crônica em < 2% das crianças afetadas.

A bibliografia está disponível no GEN-io.

537.5 Nefropatia Membranosa

Francisco X. Flores

A nefropatia membranosa (NM), que está entre as causas mais comuns de síndrome nefrótica em adultos, é uma causa rara de síndrome nefrótica em crianças. A NM é classificada como primária, na forma idiopática, casos em que há doença renal isolada, ou NM secundária, naqueles de nefropatia associada a outras doenças sistêmicas ou medicações identificáveis. Nas crianças, a NM secundária é bem mais comum que a NM primária idiopática. As etiologias mais comuns da NM secundária são o lúpus eritematoso sistêmico ou as infecções crônicas. Entre essas últimas, a hepatite B crônica e a sífilis congênita são as causas mais bem caracterizadas e reconhecidas de NM. Outras infecções crônicas também foram associadas à NM, incluindo a malária, que provavelmente é a causa mais comum de síndrome nefrótica no mundo inteiro. Certas medicações, como a penicilina e o ouro, ou a reposição crônica de fatores em pacientes com hemofilia também podem causar NM. As causas raras associadas à NM incluem tumores, como o neuroblastoma, ou outras doenças sistêmicas idiopáticas. A identificação das causas secundárias da NM é crucial, pois a remoção do agente agressor ou o tratamento da doença causadora leva frequentemente à resolução da nefropatia associada e melhora o desfecho do paciente.

PATOLOGIA

Os glomérulos têm espessamento difuso da membrana basal glomerular (MBG), sem alterações proliferativas significativas nas células. A imunofluorescência e a microscopia eletrônica demonstram tipicamente depósitos granulares de imunoglobulina G e C3, situados no lado epitelial da MBG. O espessamento da MBG resulta presumivelmente da produção de material similar à membrana em resposta à deposição de complexos imunes (Figura 537.8).

PATOGÊNESE

Acredita-se que a NM seja causada pela formação do complexo imune *in situ*. Portanto, antígenos dos agentes infecciosos ou de medicações associadas à NM secundária contribuem diretamente para a patogênese da doença renal. O antígeno causador na NM idiopática não foi estabelecido, mas os receptores da fosfolipase A_2 nos podócitos normais podem ser um antígeno-alvo na NM idiopática. O antígeno desse receptor é encontrado nos depósitos imunes extraídos dos glomérulos em pacientes com NM idiopática. A maioria dos pacientes de NM idiopática tem anticorpos circulantes contra esse antígeno de membrana nos podócitos e também contra vários antígenos citoplasmáticos.

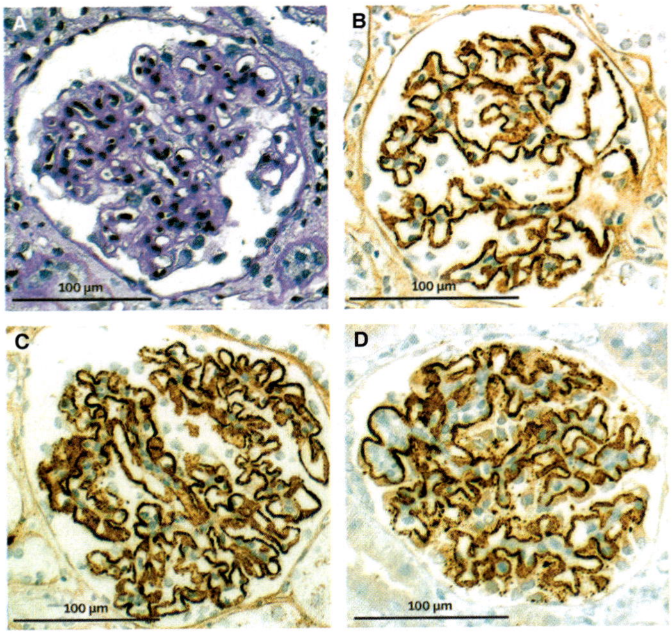

Figura 537.8 Glomerulonefrite membranosa. A coloração PAS (**A**) mostra membranas basais glomerulares ligeiramente espessadas e podócitos proeminentes. Na imuno-histologia, depósitos granulares de (**B**) IgG e (**C**) C3c podem ser encontrados ao longo da membrana basal glomerular e a expressão *de novo* pronunciada de (**D**) PLA2R está presente nos podócitos. PLA2R, receptor A2 da fosfolipase. (*Extraída de Floege J, Amann K: Primary glomerulonephritides,* Lancet *387:2036-2046, 2016, Fig. 3.*)

A NM infantil pode estar associada aos anticorpos anticatiônicos contra a albumina sérica bovina. Além disso, o antígeno da endopeptidase neutra pode ser o antígeno na NM de início neonatal.

MANIFESTAÇÕES CLÍNICAS

Nas crianças, a NM é mais comum na segunda década de vida, mas pode ocorrer em qualquer idade, incluindo lactentes. A doença geralmente se manifesta como síndrome nefrótica e contribui com 2 a 6% de todos os casos de síndrome nefrótica na infância. A maioria dos pacientes também tem hematúria microscópica e apenas raramente se apresentam com hematúria macroscópica. Cerca de 20 a 30% das crianças têm hipertensão na apresentação. Um subconjunto de pacientes com NM se apresenta com trombose venosa importante, que é comumente a trombose da veia renal. Essa complicação da síndrome nefrótica (Capítulo 545) é particularmente comum em pacientes com NM. Os níveis séricos de C3 e CH_{50} são normais, exceto nas formas secundárias, como no lúpus eritematoso sistêmico, nos quais os níveis podem estar diminuídos (ver Figura 537.6).

DIAGNÓSTICO

NM pode ser suspeitada com base na clínica, particularmente no contexto dos fatores de risco conhecidos para as formas secundárias da doença. O diagnóstico só pode ser estabelecido por biopsia renal. Nenhum teste sorológico é específico para NM, mas encontrar um portador em estado ativo para a hepatite B ou para a sífilis congênita tornaria o diagnóstico provável no cenário clínico apropriado. As indicações comuns para biopsia renal, que levam ao diagnóstico de NM, incluem a apresentação com síndrome nefrótica em uma criança > 10 anos ou hematúria persistente inexplicada com proteinúria importante.

PROGNÓSTICO E TRATAMENTO

O curso clínico da glomerulopatia membranosa idiopática é variável. As crianças que se apresentam com proteinúria assintomática de baixo grau podem entrar em remissão espontaneamente. Relatos retrospectivos de crianças de 1 a 15 anos após o diagnóstico, tratadas com uma série de esquemas, indicam que 20% progridem para insuficiência renal crônica, 40% continuam com doença ativa e 40% alcançam a remissão completa. Os fatores de prognóstico desfavorável incluem: sexo masculino, altos níveis de proteinúria, redução da função renal e achados de glomerulosclerose, além de dano tubular na biopsia renal. Embora não tenha sido realizado nenhum ensaio controlado em crianças, a terapia de imunossupressão com um curso estendido de prednisona pode ser eficaz na promoção da resolução completa dos sintomas. A adição de clorambucila ou ciclofosfamida parece oferecer mais benefícios para as pessoas que não respondem apenas aos esteroides. O rituximabe demonstrou-se bastante promissor em adultos e foi proposto por alguns como o tratamento de primeira linha, mas ainda tem de ser estudado em um ensaio controlado e randomizado em qualquer faixa etária. Para os indivíduos que não respondem à imunossupressão, ou com achados clínicos leves, a proteinúria pode ser reduzida com inibidores da enzima de conversão da angiotensina e provavelmente com bloqueadores do receptor II da angiotensina.

A bibliografia está disponível no GEN-io.

537.6 Glomerulonefrite Membranoproliferativa

Francisco X. Flores

A glomerulonefrite membranoproliferativa (MPGN), também conhecida como glomerulonefrite mesangiocapilar, ocorre com mais frequência em crianças mais velhas ou em adultos jovens. A MPGN pode ser classificada nas formas primária (idiopática) e secundária da doença glomerular. As formas secundárias da MPGN são mais comumente associadas com infecção subaguda e crônica, incluindo a hepatite B e C, sífilis, endocardite bacteriana subaguda e *shunts* infectados, especialmente os *shunts* ventriculoatriais (nefrite por *shunt*) (Tabela 537.2). A MPGN também pode ser uma das lesões glomerulares observadas na nefrite lúpica (ver Capítulo 538.2).

Tabela 537.2 Causas secundárias da glomerulonefrite membranoproliferativa (MPGN).

ASSOCIADA COM INFECÇÃO
Hepatite B e C
Abscessos viscerais
Endocardite infecciosa
Nefrite por *shunt*
Malária quartã
Nefropatia por *Schistosoma*
Infecção por *Mycoplasma*
ASSOCIADA COM DOENÇA REUMATOLÓGICA
Lúpus eritematoso sistêmico
Esclerodermia
Síndrome de Sjögren
Sarcoidose
Crioglobulinemia mista com ou sem infecção e hepatite C
Síndrome antimúsculo liso
ASSOCIADA COM MALIGNIDADE
Carcinoma
Linfoma
Leucemia
ASSOCIADA COM UM DISTÚRBIO HERDADO
Deficiência de α_1-antitripsina
Deficiência de complemento (C2 ou C3) com ou sem lipodistrofia parcial

Extraída de Pendergraft WF III, Nachman PH, Jennette JC, Falk RJ: Primary glomerular disease. In Skorecki K, Chertow GM, Marsden PA *et al.* (eds): Brenner & Rector's The Kidney, 10/e, Philadelphia, 2016, Elsevier, Table 32-12, p. 1049.

PATOLOGIA

A MPGN primária é definida pelo padrão histológico dos glomérulos, observado por microscopia óptica, imunofluorescência e microscopia eletrônica. Dois subtipos foram definidos com base em critérios histológicos e estão associados a diferentes fenótipos clínicos. A **MPGN do tipo I** é mais comum. Os glomérulos têm um padrão lobular acentuado pela expansão mesangial difusa, proliferação endocapilar e aumento nas células e na matriz mesangial. As paredes capilares glomerulares são espessadas, frequentemente com divisão pela interposição do mesângio. As formas em meia-lua, se presentes, indicam um prognóstico desfavorável. A imunofluorescência revela C3 e menor quantidade de imunoglobulina no mesângio e ao longo das paredes capilares periféricas em um padrão lobular. A microscopia eletrônica confirma muitos depósitos nas regiões mesangial e subendotelial.

A **MPGN do tipo II** é bem menos comum; também chamada doença do depósito denso, tem achados na microscopia óptica similares aos da MPGN do tipo I. A diferenciação em relação à doença do tipo I é por imunofluorescência e microscopia eletrônica. Na doença do tipo II, a imunofluorescência para C3 costuma ser proeminente, sem imunoglobulina concomitante. Pela microscopia eletrônica, a lâmina densa na membrana basal glomerular sofre uma transformação densa, sem depósitos evidentes do tipo complexo imune.

A **glomerulonefrite por C3 (GN C3)** é uma categoria de diagnóstico relacionada, porém distinta. Pela microscopia óptica e pela microscopia eletrônica, a GN C3 geralmente tem características indistinguíveis da MPGN clássica. Estudos de imunofluorescência distinguem entre as duas, com a GN C3 tendo apenas deposição de C3 e a MPGN tendo C3 e fluorescência de imunoglobulina.

PATOGÊNESE

Embora a histologia da **MPGN do tipo I** produzida pelas formas primária e secundária seja indistinguível, parece que a doença do **tipo I** ocorre quando os complexos imunes circulantes ficam aprisionados no espaço subendotelial glomerular, que depois provoca lesão, resultando na resposta proliferativa característica e na expansão mesangial. Outra evidência que confirma essa via para a lesão glomerular é o achado da ativação do complemento por meio da via clássica em até 50% dos pacientes afetados.

A **MPGN do tipo II** parece *não* ser mediada pelos complexos imunes. A patogênese da doença é desconhecida, mas o achado característico dos níveis séricos de complemento drasticamente reduzidos sugere que a regulação do complemento possa ter um papel importante na doença. Um achado típico é o nível de complemento C3 sérico que está drasticamente reduzido, com níveis normais de outros componentes do complemento. Em muitos pacientes com MPGN do tipo II, o *fator nefrítico C3* (anticorpo anti-C3 convertase) está presente. Esse fator ativa a via de complemento alternativa. Nos casos incomuns, os pacientes com MPGN do tipo II demonstram uma doença sistêmica associada chamada **lipodistrofia parcial**, na qual há perda difusa de tecido adiposo e redução do complemento na presença do fator nefrítico C3. A correlação entre a presença do fator nefrítico C3, os níveis de complemento e a presença ou gravidade da doença não é forte, indicando que as anormalidades do complemento isoladas não sejam suficientes para causar a doença.

A MPGN do tipo II **(doença do depósito denso)** é considerada parte do espectro mais amplo da GN C3. Essa última, conforme definido anteriormente em termos patológicos, parece ser causada pela desregulação primária das vias alternativas ou terminais do complemento em cascata.

MANIFESTAÇÕES CLÍNICAS

A MPGN é mais comum na segunda década de vida, afeta igualmente homens e mulheres e é mais comum em indivíduos caucasianos. As características sistêmicas podem dar pistas sobre o tipo de MPGN que pode estar presente, mas os dois tipos histológicos da MPGN idiopática são indistinguíveis em termos de suas manifestações renais. Os pacientes se apresentam em proporções iguais com síndrome nefrótica, síndrome nefrítica aguda (hematúria, hipertensão e algum nível de disfunção renal) ou hematúria microscópica persistente e proteinúria. Os níveis séricos de complemento C3 são baixos na maioria dos casos (ver Figura 537.6).

DIAGNÓSTICO DIFERENCIAL

O diagnóstico diferencial inclui todas as formas de glomerulonefrite aguda e crônica, incluindo as formas idiopática e secundária, junto com a glomerulonefrite pós-infecciosa. A glomerulonefrite pós-infecciosa, muito mais comum que a MPGN, geralmente não tem características nefróticas, mas tipicamente apresenta hematúria, hipertensão, disfunção renal e complemento C3 transitoriamente baixo, todas as características que podem ser atribuídas à MPGN ou à GN C3. Ao contrário da MPGN e da GN C3, nas quais os níveis de C3 geralmente continuam persistentemente baixos, o C3 volta ao normal em 8 a 10 semanas após o início da glomerulonefrite pós-infecciosa (Capítulo 537.4). O diagnóstico de MPGN é feito por biopsia renal. As indicações para biopsia incluem: síndrome nefrótica em uma criança mais velha, proteinúria significativa com hematúria microscópica e hipocomplementenemia durando > 2 meses em uma criança com nefrite aguda. Se for encontrado C3, mas não deposição de imunoglobulina nos glomérulos com MPGN, deverão ser realizados o teste genético e os ensaios funcionais para que sejam definidos os defeitos da regulação da cascata de complemento.

PROGNÓSTICO E TRATAMENTO

É importante determinar se a MPGN é idiopática ou secundária a uma doença sistêmica, particularmente lúpus ou infecção crônica, pois o tratamento da doença causadora pode resultar na resolução da MPGN. Se não for tratada, a MPGN idiopática, independentemente do tipo, terá um prognóstico desfavorável. Por volta de 10 anos após a primeira manifestação, 50% dos pacientes com MPGN progridem para doença renal em estágio terminal. Vinte anos após a primeira manifestação, até 90% têm perda da função renal. Aqueles com síndrome nefrótica e hipertensão no momento da apresentação progridem mais rapidamente para insuficiência renal. Não existe terapia definitiva, mas vários relatos, incluindo um ensaio randomizado e controlado, indicam que os cursos estendidos de prednisona em dias alternados (durante anos) trazem benefícios. Alguns pacientes tratados com esteroides entram em uma remissão clínica completa da doença, mas muitos têm atividade da doença permanente. Em todo caso, um curso estendido de prednisona está associado com preservação significativa da função renal em comparação com os pacientes que não recebem esse tipo de tratamento.

O prognóstico de GN C3, diferenciado da doença do depósito denso (considerada uma parte da GN C3 por alguns profissionais) e de outras formas de MPGN definidas classicamente, ainda é difícil de definir, pois relatos do desfecho desses pacientes eram agrupados anteriormente em estudos de todas as formas de MPGN (tipos I e II e mesmo uma forma do tipo III, mal caracterizada e não considerada anteriormente). A fisiopatologia aparente da GN C3 promete que os tratamentos que visam à interrupção das vias de ativação do complemento, como a reposição do fator H do complemento ou a desativação da cascata do complemento terminal pela ativação do bloqueio de C5 com eculizumabe (anticorpo anti-C5), possam ser úteis na prevenção da progressão da doença renal.

A bibliografia está disponível no GEN-io.

537.7 Glomerulonefrite Rapidamente Progressiva (Crescêntica)

Francisco X. Flores

O termo "rapidamente progressiva" descreve o curso clínico de várias formas de glomerulonefrite que possuem uma característica unificadora: a formação decrescente (meia-lua) na maioria dos glomérulos (Figura 537.9). Os termos *glomerulonefrite rapidamente progressiva* (RPGN) e *glomerulonefrite crescêntica* (CGN) são sinônimos. A história natural da maioria das formas de CGN é a perda rápida da função renal.

CLASSIFICAÇÃO

A CGN pode ser manifestação grave de cada glomerulonefrite (GN) primária e secundária definidas, mas formas particulares da GN são mais suscetíveis de se apresentarem como RPGN ou de evoluírem para essa forma (Tabela 537.3). Se não for identificada nenhuma causa subjacente por meio das características sistêmicas, do teste sorológico ou do exame histológico, a doença será classificada como CGN idiopática. A incidência de etiologias específicas da CGN em crianças varia amplamente; mesmo assim, certos temas comuns são compartilhados em todos os relatos. Os pacientes com vasculite sistêmica parecem ser particularmente propensos a desenvolver CGN. Os pacientes com púrpura de Henoch-Schönlen (HSP), anticorpo antineutrófilo citoplasmático (GN mediada por ANCA, poliangiite microscópica e granulomatose com poliangiite) e lúpus eritematoso sistêmico contribuem para a maioria de pacientes com CGN. A GN pós-infecciosa ou endocardite raramente progride para CGN, mas, como é a forma mais comum de GN na infância, ela contribui para uma porcentagem significativa de pacientes com CGN, na maioria dos relatórios. A GN membranoproliferativa e a doença idiopática compõem a maioria dos casos restantes de CGN. A nefropatia por imunoglobulina (Ig) A, uma GN comum, apenas raramente é de natureza rapidamente progressiva. A doença de Goodpasture frequentemente tem uma GN rapidamente progressiva como componente da síndrome, mas a sua raridade na infância resulta em apenas uma pequena porcentagem de crianças com CGN.

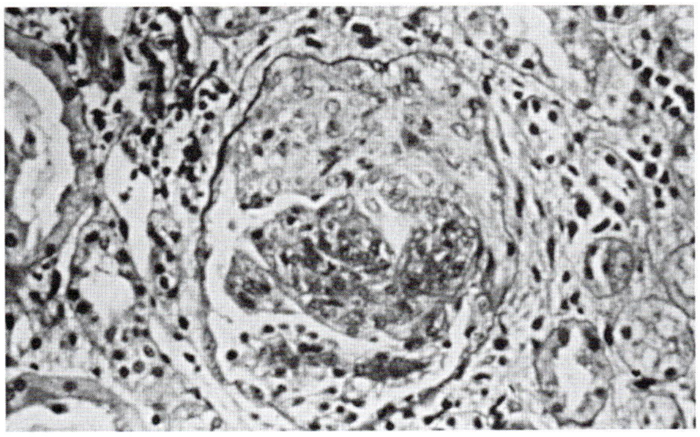

Figura 537.9 Micrografia óptica da amostra de biopsia de uma criança com glomerulonefrite por púrpura de Henoch-Schönlein, demonstrando uma formação em crescente envolvendo o glomérulo (180×).

Tabela 537.3 Classificação da glomerulonefrite rapidamente progressiva (crescêntica).

PRIMÁRIA
Tipo I: doença de anticorpo da membrana basal antiglomerular, síndrome de Goodpasture (com doença pulmonar)
Tipo II: mediada pelo complexo imune
Tipo III: pauci-imune (geralmente positivo para anticorpo citoplasmático antineutrofílico)
SECUNDÁRIA
Glomerulonefrite membranoproliferativa
Nefropatia por imunoglobulina A, púrpura de Henoch-Schönlein
Glomerulonefrite pós-infecciosa
Lúpus eritematoso sistêmico
Poliarterite nodosa, angiite com hipersensibilidade

Reproduzida de Appel GB, Radhakrishnan J: Glomerular disorders and nephrotic syndromes. Im Goldman L, Schafer AI (eds): Goldman's Cecil medicine, 24/e, Philadelphia, 2012, Saunders, Table 122-3, p. 758.

PATOLOGIA E PATOGÊNESE

A marca registrada da CGN é o achado histopatológico de formações crescentes epiteliais envolvendo 50% ou mais dos glomérulos (ver Figura 537.9). A formação de crescentes, por meio da proliferação das células epiteliais parietais no espaço de Bowman, pode ser a via final de qualquer lesão glomerular inflamatória grave. Os podócitos e as células progenitoras renais estão envolvidos na patogênese da CGN. As formações crescentes fibrosas, nas quais os crescentes celulares proliferativos são substituídos por colágeno, são um achado tardio. Os achados de imunofluorescência, bem como o padrão de quaisquer depósitos por microscopia eletrônica, podem delinear a glomerulopatia subjacente na CGN secundária ao lúpus, nefrite por HSP, glomerulonefrite membranoproliferativa, GN pós-infecciosa, nefropatia por IgA ou doença de Goodpasture. Achados raros ou ausentes por imunofluorescência e microscopia eletrônica tipificam a GN pauci-imune (granulomatose com poliangiite e poliangiite microscópica) e a GN crescêntica idiopática.

MANIFESTAÇÕES CLÍNICAS

A maioria das crianças se apresenta com nefrite aguda (hematúria, vários graus de disfunção renal e hipertensão) e geralmente tem proteinúria concomitante, frequentemente com síndrome nefrótica. Alguns pacientes apresentam, mais tarde, insuficiência renal oligúrica. As manifestações extrarrenais, como envolvimento pulmonar, sintomas articulares ou lesões cutâneas, podem ajudar a levar ao diagnóstico de doença sistêmica subjacente causando CGN.

DIAGNÓSTICO E DIAGNÓSTICO DIFERENCIAL

O diagnóstico da CGN é feito por meio de uma biopsia renal. O delineamento da etiologia subjacente é alcançado por uma combinação de achados adicionais na biopsia (descritos anteriormente), sintomas e sinais extrarrenais e teste sorológico, incluindo a avaliação dos anticorpos antinucleares e anti-DS DNA, níveis séricos do complemento, anticorpos anti-MBG e titulações ANCA. Se o paciente não tiver manifestações extrarrenais e tiver uma avaliação sorológica negativa, e se a biopsia não apresentar depósitos imunes ou por microscopia eletrônica, o diagnóstico será a CGN idiopática rapidamente progressiva.

PROGNÓSTICO E TRATAMENTO

O curso natural da CGN é bem mais grave no contexto de outras etiologias, incluindo a categoria idiopática, sendo comum a progressão para doença renal em estágio terminal, em semanas a meses a partir do início das manifestações. Ter maioria de crescentes fibrosos em uma biopsia renal pressagia um prognóstico desfavorável, pois, nesse caso, a doença geralmente evoluiu para dano irreversível. Embora haja poucos dados controlados, o consenso da maioria dos nefrologistas é que a combinação de corticosteroides em altas doses e ciclofosfamida pode ser eficaz na prevenção da insuficiência renal progressiva em pacientes com lúpus eritematoso sistêmico, nefrite por HSP, granulomatose com poliangiite e nefropatia por IgA, caso sejam administrados precocemente no curso da doença, quando predominam os crescentes celulares agudos. Embora essa terapia também possa ser eficaz em outras doenças que causam RPGN, os desfechos renais nesses contextos são menos favoráveis. A progressão para doença renal em estágio terminal ocorre frequentemente apesar da terapia de imunossupressão. Combinada com a imunossupressão, a plasmaférese beneficiou, segundo relatos, pacientes portadores da doença de Goodpasture. A plasmaférese também pode beneficiar pacientes com CGN associada à ANCA, em particular aqueles com disfunção renal mais grave e hemorragia pulmonar na apresentação. Os possíveis benefícios da plasmaférese, em outras formas de RPGN, não estão claros.

A bibliografia está disponível no GEN-io.

Capítulo 538
Doença Multissistêmica Associada à Hematúria
Prasad Devarajan

Hematúrias macroscópica e microscópica podem estar associadas a diversos distúrbios multissistêmicos, incluindo infecções sistêmicas crônicas, lúpus eritematoso sistêmico, nefrite por púrpura de Henoch-Schönlein, síndrome de Goodpasture, síndrome hemolítico-urêmica, nefrotoxicidade e necrose cortical renal. Na maioria dessas condições, as queixas apresentadas pertencem principalmente a uma doença sistêmica subjacente, e a presença de hematúria frequentemente anuncia ou prevê o envolvimento renal (ver Capítulos 538.1 a 538.8).

538.1 Infecções Crônicas
Prasad Devarajan

Glomerulonefrite (GN) com hematúria é reconhecidamente uma complicação de várias infecções crônicas. Os exemplos clássicos, que raramente são encontrados hoje, incluem endocardite bacteriana causada por *Streptococcus* do grupo *viridans* e outros organismos, e derivações ventrículo-atriais infectadas com *Staphylococcus epidermidis*. Outras infecções, menos observadas em crianças que em adultos, incluem aquelas em decorrência do HIV, do vírus da hepatite B ou hepatite C; sífilis; e candidíase renal. Infecções parasitárias associadas à doença glomerular incluem malária, esquistossomose, leishmaniose, filariose, doença hidática, tripanossomíase e toxoplasmose. Em cada condição, o organismo infectante possui baixa virulência e o hospedeiro está infectado cronicamente com um antígeno microbiano. Na presença de níveis elevados de antígeno circulante, a resposta dos anticorpos do hospedeiro ocasiona a formação de **imunocomplexos** que são depositados nos rins e iniciam a inflamação glomerular. Antígenos estranhos também podem estimular uma resposta autoimune por meio da produção de anticorpos que possuem reação cruzada com tais antígenos, reconhecidos incorretamente como componentes estruturais glomerulares.

A histopatologia renal na GN devido às infecções crônicas pode se assemelhar à GN pós-estreptocócica, GN membranosa ou GN membranoproliferativa. As manifestações clínicas geralmente são aquelas de uma síndrome nefrítica aguda (sedimento urinário ativo com hematúria, proteinúria e cilindros granulares e/ou de células sanguíneas vermelhas, edema, hipertensão) ou síndrome nefrótica (proteinúria, edema, hipoalbuminemia). *Os níveis sorológicos dos complementos C3 e CH_{50} frequentemente estão reduzidos devido à ativação da via clássica do sistema complemento.*

Na **nefropatia associada ao HIV**, a infecção viral direta dos néfrons ocorre porque as células renais expressam uma variedade de receptores linfocitários de quimiocina, que são essenciais para a invasão viral e sua facilitação. A expressão renal da infecção pelo HIV é bastante variável e inclui uma lesão por imunocomplexo e um efeito citopático direto. A lesão histopatológica clássica da nefropatia associada ao HIV é a *glomerulosclerose segmentar e focal*. Na era da terapia antirretroviral, o declínio na mortalidade pelo HIV aumentou o reconhecimento dos distúrbios como uma importante complicação a longo prazo em crianças que sobrevivem à infecção perinatal pelo HIV.

A infecção pelo vírus da hepatite B (VHB) é um problema de saúde pública global. Estima-se que existam mais de 350 milhões de portadores de VHB no mundo.

A erradicação imediata de qualquer infecção, antes que a lesão glomerular grave ocorra, geralmente resulta na resolução na GN associada às infecções crônicas. A progressão para insuficiência renal terminal foi descrita, porém é incomum. A resolução espontânea da infecção de hepatite B é comum em crianças (30 a 50%) e resulta na remissão da glomerulopatia. O uso difundido de vacinas para hepatite B reduziu a incidência de doenças renais relacionadas ao vírus da hepatite B. Além disso, com a nova disponibilidade de antivirais de ação direta para o vírus da hepatite C, pode-se alcançar a remissão completa e até a regressão de lesões glomerulares se o tratamento for iniciado no estágio inicial. De modo semelhante, em pacientes com nefropatia associada ao HIV, muitos estudos clínicos demonstraram a melhora geral da função renal com o início precoce da terapia antirretroviral.

A bibliografia está disponível no GEN-io.

538.2 Glomerulonefrite Associada ao Lúpus Eritematoso Sistêmico
Prasad Devarajan

O lúpus eritematoso sistêmico (LES) é uma doença autoimune crônica caracterizada por febre, perda de peso, dermatite, anormalidades hematológicas, artrite e envolvimento do coração, pulmões, sistema nervoso central e rins (ver Capítulo 183). Embora o LES seja menos frequente em crianças, o envolvimento renal (nefrite lúpica) é mais comum e é mais grave que aquele observado em adultos. A nefrite lúpica é a causa mais importante de morbidade e mortalidade no LES.

PATOGÊNESE E PATOLOGIA
A marca do LES é a produção anormal de autoanticorpos patogênicos para autoantígenos como o DNA (anticorpo anti-DNA fita dupla [anti-dsDNA]) e proteínas nucleares (anticorpos antinucleares), orientados pela desregulação imune e a perda da autotolerância. Os complexos antígeno-anticorpo se acumulam nos pequenos vasos de vários órgãos, onde podem incitar uma resposta inflamatória local ao ativarem as vias do complemento e ligarem-se aos receptores Fc. A nefrite lúpica é o resultado da deposição dos complexos imunes circulantes, assim como a ligação direta dos autoanticorpos aos componentes glomerulares com consequente estimulação do complemento.

A biopsia e a avaliação histopatológica renal permanecem o padrão-ouro para estabelecer o diagnóstico de nefrite por LES e determinar as medidas terapêuticas específicas. A classificação da Organização Mundial da Saúde (OMS) para a nefrite lúpica tem sido empregada nos ensaios clínicos desde a década de 1980 e é baseada em uma combinação de características, incluindo microscopia, imunofluorescência e microscopia eletrônica. Em pacientes com **nefrite classe I da OMS** (nefrite lúpica com mínima alteração mesangial), não são detectadas anormalidades histológicas na microscopia, porém estão presentes depósitos imunes mesangiais na imunofluorescência e microscopia eletrônica. Na **nefrite classe II da OMS** (nefrite proliferativa mesangial), a microscopia apresenta hipercelularidade mesangial e matriz aumentada, juntamente com depósitos mesangiais contendo imunoglobulina e complemento.

As **nefrites classe III e classe IV da OMS** são lesões inter-relacionadas, caracterizadas por lesões mesangiais e endocapilares. A nefrite classe III é definida pelo envolvimento glomerular superior a 50% e a classe IV possui um envolvimento glomerular maior ou igual a 50%. Os imunodepósitos estão presentes nas áreas do mesângio e subendotélio. Um esquema de subclassificação ajuda a graduar a gravidade da lesão proliferativa baseado na possibilidade das lesões glomerulares serem segmentais (envolvimento do tufo glomerular < 50%) ou globais (envolvimento do tufo glomerular ≥ 50%). O esquema de classificação da OMS também faz o delineamento da existência de predominância da doença crônica *versus* a doença ativa. A lesão crônica resulta em esclerose glomerular e acredita-se ser a consequência de doença proliferativa significante, observada nas classes III e IV. Outros sinais da doença ativa incluem paredes capilares que estão espessadas como consequência de depósitos subendoteliais (criando a lesão do tipo "alça de arame" característica), necrose e formação de crescentes. A nefrite classe IV da OMS está associada a piores resultados, porém pode ser tratada efetivamente com terapia imunossupressora agressiva.

A **nefrite classe V da OMS** (nefrite lúpica membranosa) é observada com menor frequência como uma lesão isolada e assemelha-se à nefropatia membranosa idiopática com imunodepósitos subepiteliais. Essa lesão é observada frequentemente em combinação com a nefrite proliferativa III ou IV, e se a lesão membranosa estiver presente em mais de 50% dos glomérulos, são notadas ambas as classes na descrição. Esse esquema de classificação também identifica casos com combinações mistas entre as lesões de classes III, IV e V, orientando o tratamento adequado para tais pacientes.

Um esquema de classificação mais recente proposto em 2004, pela International Society of Nephrology e pela Renal Pathology Society, difere principalmente em sua subclassificação da classe IV em lesões difusas globais e difusas segmentares (Tabela 538.1). Embora a nova classificação seja amplamente preferida, deve-se notar que a maior parte dos resultados de ensaios clínicos disponíveis estão baseados na classificação da OMS.

É comum a transformação das lesões histológicas de nefrite lúpica de uma classe para outra. Isso tem maior probabilidade de ocorrer entre pacientes tratados inadequadamente e geralmente resulta na progressão para uma lesão histológica mais grave.

A microscopia de imunofluorescência é um componente essencial da avaliação patológica. A nefrite lúpica é caracterizada pela deposição granular de todos os isótipos de imunoglobulinas (IgG, IgM e IgA), assim como dos complementos (C3, C4 e C1q) no mesângio glomerular e nas paredes dos capilares. Esse padrão de imunodeposição glomerular extensa é referido como coloração imunofluorescência *full-house* e é diagnóstico de nefrite lúpica.

MANIFESTAÇÕES CLÍNICAS

A maioria das crianças com LES são adolescentes do sexo feminino (proporção sexo feminino:masculino é de 5:1), que se apresentam com manifestações extrarrenais. O risco relativo de LES é 3 a 7 vezes maior em indivíduos asiáticos, afro-americanos e hispânicos do sexo feminino que em indivíduos caucasianos do mesmo sexo. A nefrite lúpica em populações afro-americanas e hispânicas normalmente também revela gravidade elevada e pior prognóstico. A nefrite lúpica afeta 80% dos pacientes pediátricos com LES; embora se apresente geralmente no primeiro ano de diagnóstico, pode ocorrer a qualquer momento durante o curso da doença. Os achados clínicos em pacientes que possuem a forma mais suave da nefrite lúpica (todas as classes I e II, e algumas da classe III) incluem hematúria, função renal normal e proteinúria inferior a 1 g/24 h. Alguns pacientes com nefrite classe III e todos os pacientes de classe IV apresentam hematúria e proteinúria, sedimento urinário ativo com cilindros celulares, hipertensão, função renal reduzida, síndrome nefrótica ou lesão renal aguda. Em raras ocasiões, a análise urinária pode estar normal nos pacientes com nefrite lúpica proliferativa. Pacientes com nefrite de classe V geralmente apresentam-se com síndrome nefrótica.

Tabela 538.1 Classificação da nefrite lúpica.

CLASSE	CARACTERÍSTICAS CLÍNICAS
I. NL mesangial mínima	Sem achados renais
II. NL mesangial proliferativa	Doença renal clínica leve; sedimento urinário minimamente ativo; proteinúria leve a moderada (nunca nefrótica), mas pode haver sorologia ativa
III. NL focal proliferativa < 50% dos glomérulos envolvidos A. Ativa A/C. Ativa e crônica C. Crônica	Alterações de sedimento mais ativo; geralmente sorologia ativa; proteinúria elevada (> 25% nefrótica); pode estar presente a hipertensão; algumas evoluem para o padrão classe IV; lesões ativas requerem tratamento; crônicas não
IV. NL difusa proliferativa (> 50% dos glomérulos envolvidos); todos podem ter envolvimento segmentar ou global (S ou G) A. Ativa A/C. Ativa e crônica C. Crônica	Envolvimento renal mais grave com sedimento ativo, hipertensão, proteinúria acentuada (síndrome nefrótica frequente), geralmente taxa de filtração glomerular reduzida; sorologia muito ativa. Lesões ativas requerem tratamento
V. Glomerulonefrite na NL membranosa	Proteinúria significativa (geralmente nefrótica) com sorologia de lúpus menos ativa
VI. NL esclerosante avançada	Mais de 90% de glomerulosclerose; nenhum tratamento previne a insuficiência renal

NL, nefrite lúpica. De Appel GB, Radhakrishnan J: Glomerular disorders and nephroticsyndromes. In Goldman L, Schafer AI (eds): Goldman's Cecil medicine, 24/e, St, Louis, 2012, Saunders, Table 123-7.

DIAGNÓSTICO

O diagnóstico de LES é confirmado mediante detecção de anticorpos antinucleares (ANA) circulantes e pela demonstração de anticorpos que reagem com o DNA de fita dupla nativo (anti-dsDNA). Na maioria dos pacientes com a doença ativa, os níveis de C3 e C4 estão diminuídos. Em vista da ausência de correlação evidente entre as manifestações clínicas e a gravidade do envolvimento renal, a biopsia renal deve ser realizada em todos os pacientes com LES que apresentem tanto anormalidades urinárias menores quanto naqueles com evidência clínica de doença renal. Achados histopatológicos são utilizados para determinar classificação, gravidade, prognóstico e seleção de terapias imunossupressoras específicas.

TRATAMENTO

Crianças com LES devem ser tratadas por especialistas pediátricos experientes em centros cujo suporte médico e psicológico possa ser fornecido para os pacientes e suas famílias. No momento, não existem ensaios aleatórios controlados para indicar o melhor tratamento de nefrite lúpica em crianças. As terapias atuais estão amplamente baseadas em histologia, gravidade clínica e lições aprendidas em ensaios clínicos de adultos com nefrite lúpica. A imunossupressão permanece sendo o pilar da terapia. O objetivo da terapia imunossupressora na nefrite lúpica é de produzir remissão clínica, definida como a normalização da função renal e proteinúria, e remissão sorológica, definida como a normalização dos níveis de anticorpo anti-DNA, C3 e C4. A terapia é iniciada em todos os pacientes com prednisona em uma dose de 1 a 2 mg/kg/dia divididas, seguida de uma redução lenta progressiva de esteroides ao longo de 4 a 6 meses, começando 4 a 6 semanas após atingir a remissão sorológica.

Para pacientes com formas de nefrite mais graves (classes III e IV da OMS) são necessários regimes imunossupressores mais agressivos, pois a terapia corticosteroide sozinha é insuficiente para induzir remissão. Em geral, esses regimes são separados em duas fases, a saber, uma fase de indução e uma fase de manutenção. A terapia de indução mais comumente aplicada tem sido a de seis infusões intravenosas mensais consecutivas de ciclofosfamida em uma dose de 500 a 1.000 mg/m^2. Também é utilizada a pulsoterapia intravenosa de metilprednisolona (1.000 mg/m^2) além de corticosteroides orais. A terapia de manutenção consistia anteriormente em infusões de ciclofosfamida adicionais a cada 3 meses por 8 meses, que reduzia o risco de disfunção renal progressiva. Efeitos colaterais graves da ciclofosfamida incluíam infecções, perda de cabelo, cistite hemorrágica e insuficiência gonadal.

Como uma terapia de indução alternativa, em ensaios clínicos adultos e pediátricos, o micofenolato de mofetila foi tão eficaz quanto ou até mesmo superior à ciclofosfamida e é cada vez mais considerado para o uso em crianças em uma dosagem de 600 mg/m^2 a cada dose, 2 vezes/dia. A terapia de manutenção utilizando o micofenolato de mofetila ou azatioprina também é tão eficaz quanto a ciclofosfamida intravenosa e possui efeitos colaterais menos graves. O micofenolato de mofetila é particularmente mais eficaz que a ciclofosfamida em afro-americanos. Os principais efeitos colaterais do micofenolato de mofetila incluíram diarreia, leucopenia e teratogenicidade. Azatioprina, em uma única dose diária de 1,5 a 2,0 mg/kg, pode ser utilizada como um agente redutor do uso de corticosteroides em pacientes com nefrite lúpica classe I ou II da OMS.

O rituximabe, um anticorpo monoclonal quimérico específico para CD20 humano, é uma alternativa que tem demonstrado induzir remissão em adultos e crianças com nefrite lúpica proliferativa refratária a esteroides e outros imunossupressores. O rituximabe é utilizado em casos em que se apresenta resistência ao tratamento convencional. A plasmaférese é ineficaz na nefrite lúpica, a menos que acompanhando o quadro haja a púrpura trombocitopênica trombótica ou a doença associada do anticorpo anticitoplasma de neutrófilos. As novas terapias incluem belimumabe, um anticorpo monoclonal completamente humanizado contra uma proteína transmembrana tipo II, que atua na sobrevivência e diferenciação normais das células B; foi aprovado pela Food and Drug Administration (FDA) para o uso em LES. Seu papel na nefrite lúpica, tanto combinado às terapias atuais quanto para substituí-las, requer mais estudos.

O melhor tratamento para nefrite lúpica classe V permanece incerto. Por um lado, o baixo risco de progressão para doença renal em estágio terminal, quando comparado com formas proliferativas de nefrite lúpica, encorajou uma abordagem menos agressiva. Por outro lado, os pacientes com síndrome nefrótica não controlada devido à nefrite lúpica classe V apresentam alto risco de morbidade e podem necessitar de imunossupressão mais agressiva.

A hidroxicloroquina é prescrita para a maioria dos pacientes com LES para manifestações extrarrenais, porém acredita-se que tenha um efeito benéfico na manutenção da remissão na nefrite lúpica. É uma escolha racional, dado o seu baixo perfil de efeitos colaterais. O uso de fármacos anti-hipertensivos para tratar a hipertensão agressivamente, assim como o uso específico de fármacos que bloqueiem o sistema renina-angiotensina (inibidores da enzima conversora de angiotensina e bloqueadores do receptor de angiotensina) para reduzir a proteinúria, também são terapias adjuvantes importantes que parecem reduzir a progressão da doença renal a longo prazo.

PROGNÓSTICO

De modo geral, a sobrevida renal (definida como doença renal crônica sem a necessidade de terapia para doença renal em estágio terminal) é observada em 80% dos pacientes após 10 anos do diagnóstico de nefrite por LES. Pacientes com nefrite lúpica difusa proliferativa classe IV da OMS, apresentando função renal prejudicada ou proteinúria nefrótica, exibem o risco mais elevado de progressão para estágio terminal da doença renal. As preocupações em relação aos efeitos colaterais da terapia imunossupressora e o risco de recorrência da doença são vitalícios. O monitoramento rigoroso de recidiva de doença é fundamental, a fim de garantir resultados renais com o máximo de sucesso. Deve ser realizado um atendimento especial para minimizar os riscos de infecção, osteoporose, obesidade, deficiências no crescimento, hipertensão e diabetes melito associados à terapia corticosteroide crônica. Os pacientes requerem aconselhamento sobre o risco de malignidade ou infertilidade, que pode ser elevado para aqueles que recebem uma dose cumulativa superior a 20 g de ciclofosfamida ou outras terapias imunossupressoras.

A bibliografia está disponível no GEN-io.

538.3 Nefrite por Púrpura de Henoch-Schönlein

Prasad Devarajan

A púrpura de Henoch-Schönlein (PHS) é uma vasculite sistêmica idiopática complexa imunomediada associada à deposição de IgA dentro das paredes de pequenos vasos. A terminologia atual para PHS é vasculite por IgA. É a vasculite de pequenos vasos mais comum em crianças, com um pico de incidência no início da infância (4 a 6 anos). Noventa por cento dos casos ocorrem em crianças, com cerca de metade dos casos precedidos por uma infecção do trato respiratório superior. A doença é caracterizada por erupção cutânea purpúrica e comumente é acompanhada por artrite e dor abdominal (ver Capítulo 192.1). Aproximadamente 50% dos pacientes com PHS desenvolvem manifestações renais, que variam de hematúria microscópica assintomática a glomerulonefrite grave e progressiva. A nefrite da PHS compartilha uma patogenia semelhante e histologia renal quase idêntica à nefropatia por IgA. Embora as duas sejam consideradas como entidades distintas, muitos consideram a nefrite da PHS e a nefropatia por IgA como parte do mesmo espectro clínico, e a nefropatia por IgA como uma das sequelas da nefrite da PHS.

PATOGENIA E PATOLOGIA

A patogenia da nefrite da PHS parece ser mediada pela deposição de imunoglobulina A (IgA) polimérica nos glomérulos. Esse acontecimento é análogo ao mesmo tipo de depósitos de IgA observados nos pequenos vasos sistêmicos na PHS, principalmente na pele e no intestino. Estudos identificaram glicosilação defeituosa da região de dobradiça da IgA1 em pacientes com nefrite de PHS e nefropatia por IgA. O reconhecimento da região de dobradiça exposta da IgA1 por autoanticorpos de ocorrência natural leva à formação de imunocomplexos que são depositados no mesângio glomerular. Qualquer infecção de mucosa ou antígeno alimentar pode desencadear a produção elevada de IgA1 patogênica. Os complexos imunes de IgA são depositados por todo o corpo e ativam as vias ocasionando a vasculite necrosante. Uma biopsia de pele apresenta caracteristicamente vasculite leucocitoclástica com deposição de IgA, C3 e fibrina. Os achados glomerulares podem não ser diferenciáveis daqueles da nefropatia por IgA. São detectados por imunofluorescência os depósitos patognomônicos de IgA, como a imunoglobulina dominante no mesângio glomerular. Histologicamente, pode ser observado um amplo espectro de lesões glomerulares que podem variar de proliferação endocapilar e mesangial leve a alterações necróticas e crescentes a partir da proliferação extracapilar.

MANIFESTAÇÕES CLÍNICAS E LABORATORIAIS

A clássica tétrade da nefrite da PHS inclui uma púrpura palpável, artrite ou artralgia, dor abdominal e evidência de doença renal. Esses podem se desenvolver em um período de dias a semanas e podem variar suas ordens de apresentação. Notavelmente, nem todos os sintomas da tétrade estão presentes em todos os pacientes. A nefrite associada à PHS geralmente segue o início da erupção cutânea, frequentemente apresentando-se semanas ou até meses após a resolução das manifestações não renais iniciais. A nefrite pode se manifestar no começo da apresentação da doença, porém raramente antes do início da erupção cutânea. Ocorre algum grau de envolvimento renal em aproximadamente 50% dos casos de PHS, mais comumente em crianças maiores (idade > 8 anos confere um risco 3 vezes maior para envolvimento renal). A maioria dos pacientes (80%) demonstra inicialmente apenas envolvimento renal leve, principalmente hematúria microscópica isolada sem proteinúria significativa. Cerca de 20% dos pacientes podem apresentar-se com um comprometimento renal mais grave, incluindo um cenário nefrítico e nefrótico agudo combinado (hematúria, hipertensão, insuficiência renal, proteinúria significativa e síndrome nefrótica). Crianças em idade mais avançada (e adultos) possuem um risco maior para comprometimento mais grave. O envolvimento renal leve inicial também pode progredir, ocasionalmente, para uma nefrite mais grave apesar da resolução de todas as outras características da PHS. A gravidade das manifestações sistêmicas não está correlacionada à gravidade da nefrite. *A maioria dos pacientes que desenvolvem nefrite possui anormalidades urinárias há 1 mês, e quase todos possuem anormalidades cerca de 3 a 6 meses após a manifestação da PHS.* Portanto, deve-se realizar uma análise urinária semanalmente em paciente com PHS durante o período da doença clínica ativa. Subsequentemente, deve-se realizar urinálise uma vez por mês por 6 meses. Se todas as análises urinárias estiverem normais durante esse intervalo de acompanhamento, é improvável que se desenvolva a nefrite. Se houver o desenvolvimento de proteinúria, insuficiência renal ou hipertensão juntamente com hematúria, é indicada a consulta com um nefrologista pediátrico. As indicações para biopsia renal em crianças com nefrite da PHS incluem proteinúria significativa (proteína na urina > 1 g/dia ou relação de proteína/creatinina na urina > 1,0), hipertensão significativa ou creatinina sérica elevada.

PROGNÓSTICO E TRATAMENTO

O prognóstico para a nefrite da PHS, para a maioria dos pacientes, é excelente. A resolução espontânea e completa da nefrite geralmente ocorre na maioria dos pacientes com manifestações iniciais leves (hematúria isolada com proteinúria insignificante). Entretanto, esses pacientes raramente podem progredir para o comprometimento renal grave, incluindo desenvolvimento de insuficiência renal crônica. Pacientes com síndrome nefrítica ou nefrótica aguda na apresentação têm um prognóstico renal reservado, particularmente se eles apresentarem necrose concomitante ou alterações crescênticas significativas na biopsia renal. Sem tratamento, o risco para o desenvolvimento de doença renal crônica, incluindo doença renal em estágio terminal, é de 2 a 5% em todos os pacientes com PHS, porém de quase 50% naqueles com as características renais iniciais clínicas e histológicas mais graves.

Não há estudos clínicos aleatórios convincentes ou diretrizes baseadas em evidências para o tratamento da nefrite de PHS. Em particular, nenhum estudo demonstrou alguma eficácia a curto prazo (semanas) de corticosteroides orais administrados prontamente após a manifestação da PHS, tanto na prevenção do desenvolvimento da nefrite quanto na redução da gravidade do envolvimento renal subsequente. A tonsilectomia tem sido proposta como uma intervenção para nefrite da PHS, porém ela também parece não ter nenhum efeito mensurável sobre a condição renal. A nefrite da PHS branda não requer tratamento, pois normalmente se resolve espontaneamente.

A eficácia do tratamento para nefrite da PHS moderada ou grave, que é bem mais provável de progredir para doença renal crônica, é mais difícil de avaliar. Diversos estudos não controlados relataram um benefício significativo da imunossupressão agressiva (dose elevada e período estendido de corticosteroides com azatioprina, micofenolato de mofetila ou ciclofosfamida) em pacientes com características de prognóstico ruim na biopsia renal; tais pacientes estão sob elevado risco de progredirem para a doença renal crônica com base nos controles de históricos. Relatos informais do tratamento de pacientes de alto risco sob uso da plasmaférese ou rituximabe também indicaram um benefício potencial. Ponderar a ausência de dados controlados e os graves efeitos colaterais das terapias agressivas em pacientes com fatores para um prognóstico renal ruim é difícil. A terapia agressiva com monitoramento atento pode ser razoável naqueles com nefrite da PHS mais grave (> 50% de crescentes na biopsia). Uma abordagem comum em crianças com comprometimento renal clínico grave (proteinúria, creatinina sérica elevada, hipertensão) é o uso de prednisona oral (1 mg/kg/dia durante 3 meses) associada a inibidores da enzima conversora de angiotensina, seguidos por azatioprina ou micofenolato de mofetila, se persistir o envolvimento clínico grave. Para crianças com manifestações histológicas graves (> 50% de crescentes glomerulares), pode-se considerar o tratamento com pulsos intravenosos de metilprednisolona por 3 dias, seguidos por uma combinação de prednisona oral (por 3 meses) e azatioprina ou micofenolato de mofetila (período estendido). Para crianças com histologia mais grave (> 75% de crescentes glomerulares) e insuficiência renal progressiva, pode ser considerado o uso de esteroides intravenosos juntamente com a plasmaférese. Se ocorrer a progressão para o estágio terminal da doença renal, o tratamento de escolha é o transplante renal. É comum a deposição de IgA no rim transplantado, mas a maioria dos casos é subclínica e a sobrevida global do enxerto é semelhante à de outros receptores de transplante renal.

A bibliografia está disponível no GEN-io.

538.4 Síndrome de Goodpasture

Prasad Devarajan

A síndrome de Goodpasture é uma doença autoimune, caracterizada por hemorragia pulmonar, glomerulonefrite de rápida progressão e títulos elevados de anticorpo antimembrana basal glomerular. A doença resulta de um ataque de anticorpos sobre esses órgãos, direcionados contra certos epítopos de colágeno tipo IV, localizados dentro da membrana basal alveolar no pulmão e membrana basal glomerular (MBG) no rim. Uma alteração estrutural adquirida no domínio 1 não colagenoso da cadeia alfa 3 no colágeno tipo IV leva à produção de anticorpos patológicos. A elevada afinidade desses anticorpos à MBG resulta na característica doença renal de rápida progressão. A infusão de anticorpos anti-MBG humanos em animais reproduz a glomerulonefrite de rápida progressão, confirmando a alta patogenicidade desses anticorpos.

PATOLOGIA

A biopsia renal apresenta glomerulonefrite crescêntica na maioria dos pacientes. A imunofluorescência demonstra a deposição linear contínua patognomônica de imunoglobulina G ao longo da MBG (Figura 538.1).

MANIFESTAÇÕES CLÍNICAS

A síndrome de Goodpasture é rara na infância. Geralmente os pacientes apresentam hemoptise, em consequência de hemorragia pulmonar, que pode ser ameaçadora à vida. Manifestações renais concomitantes incluem glomerulonefrite aguda com hematúria, sedimento urinário nefrítico com cilindros celulares, proteinúria e hipertensão, que geralmente seguem um curso progressivo rapidamente. Comumente, a insuficiência renal se desenvolve dentro de dias a semanas da apresentação clínica. Embora a febre possa estar presente, outras queixas sistêmicas, como mal-estar ou artralgia, geralmente estão ausentes; a presença desses sintomas deve levantar a suspeita para uma vasculite sistêmica. *Menos frequentemente, pacientes podem ter nefrite anti-MBG manifestando-se como uma glomerulonefrite rapidamente progressiva isolada, sem a hemorragia pulmonar.* Em essencialmente todos os casos, o anticorpo anti-MBG está presente no soro e/ou rim, e o nível sorológico de C3 está normal. Os níveis de anticorpo anticitoplasma de neutrófilos (ANCA) podem estar elevados em 10 a 40% dos pacientes, juntamente com os do anticorpo anti-MBG; tais pacientes, duplamente positivos para esses anticorpos, têm a apresentação mais grave da doença. Em geral, os títulos do anticorpo anti-MBG estão correlacionados à gravidade do comprometimento renal. Entretanto, deve ser realizada uma biopsia renal (a menos que contraindicado), uma vez que a precisão da sorologia anti-MBG é variável, e essa biopsia oferece informação histológica adicional que pode guiar a terapia.

DIAGNÓSTICO E DIAGNÓSTICO DIFERENCIAL

O diagnóstico é realizado por uma combinação da apresentação clínica de hemorragia pulmonar com a glomerulonefrite aguda, presença de anticorpos sorológicos direcionados contra MBG (anticolágeno tipo IV

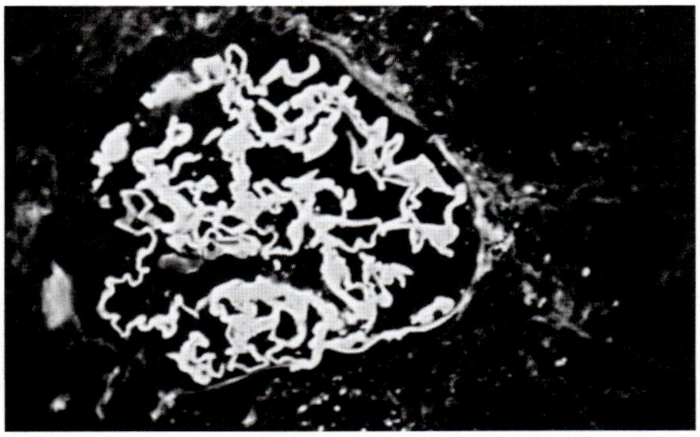

Figura 538.1 Micrografia de imunofluorescência demonstrando coloração linear contínua de imunoglobulina G ao longo da membrana basal glomerular na síndrome de Goodpasture (250×).

na MBG) e achados característicos na biopsia renal. Outras doenças que podem causar uma **síndrome pulmonar-renal** precisam ser consideradas e incluem lúpus eritematoso sistêmico, púrpura de Henoch-Schönlein, síndrome nefrótica associada à embolia pulmonar e à vasculite associada ao ANCA (como granulomatose com poliangiite e poliangiite microscópica). Essas doenças são descartadas pela ausência de aspectos clínicos característicos, de achados na biopsia renal e estudos sorológicos negativos para anticorpos contra componentes nucleares (anticorpo antinuclear), DNA (anti-dsDNA) e citoplasma de neutrófilos (ANCA).

PROGNÓSTICO E TRATAMENTO

Sem tratamento, o prognóstico da síndrome de Goodpasture é ruim. O tratamento deve ser iniciado de modo emergencial, assim que houver a suspeita do diagnóstico. A pronta instituição da plasmaférese, dose elevada de metilprednisolona intravenosa e ciclofosfamida geralmente induzem a remissão e melhoram o tempo de sobrevida. A terapia inicial com a plasmaférese remove anticorpos anti-MBG circulantes, e a imunossupressão inicial com esteroides e ciclofosfamida inibe a produção de anticorpo em progresso. O rituximabe pode ser utilizado como um substituto em casos em que é observada a toxicidade por ciclofosfamida. O tratamento inicial é orientado pela resposta clínica e títulos seriados de anti-MBG. Estudos de coorte retrospectivos sugerem que, quando essa combinação de tratamentos começa precocemente, a maioria dos pacientes terá um bom resultado renal. Entretanto, uma apresentação inicial com oligoanuria, uma elevada proporção de crescentes glomerulares ou insuficiência renal com necessidade de hemodiálise prevê piores taxas de sobrevida renal e do paciente. Após a indução da remissão, continua-se com a terapia de manutenção com baixas doses de prednisona e azatioprina (ou micofenolato de mofetila) por 6 a 9 meses. Entretanto, pacientes que sobreviveram à hemorragia pulmonar aguda e à glomerulonefrite de rápida progressão ainda podem progredir para a insuficiência renal em estágio terminal, apesar de continuar com a terapia imunossupressora. Para pacientes que progrediram, a melhor escolha de tratamento é o transplante renal. São comuns a recidiva e a recorrência da doença após o transplante renal.

A bibliografia está disponível no GEN-io.

538.5 Síndrome Hemolítico-Urêmica

Prasad Devarajan

A síndrome hemolítico-urêmica (SHU) é uma causa comum de lesão renal aguda adquirida em crianças jovens. É a forma mais comum de **microangiopatia trombótica (MAT)** em crianças. Como todas as MATs, a SHU é caracterizada pela tríade de anemia hemolítica microangiopática, trombocitopenia e insuficiência renal. A SHU apresenta características clínicas em comum com a púrpura trombocitopênica trombótica (PTT) (ver Capítulo 511.05). A etiologia e a fisiopatologia das formas mais comuns da SHU claramente delineiam a típica SHU da infância de maneira separada da PTT idiopática.

ETIOLOGIA

As várias etiologias da SHU e outras microangiopatias trombóticas relacionadas permitem a classificação em induzida por infecção, genética, induzida por medicamentos e SHU associada a doenças sistêmicas caracterizadas por lesão microvascular (Tabela 538.2). A forma mais comum de SHU é causada por *Escherichia coli* produtora de toxina Shiga (STEC), que provoca enterite aguda prodrômica e é comumente denominada SHU-STEC ou **SHU associada à diarreia.** No subcontinente da Ásia e sul da África, a causadora é a toxina da *Shigella dysenteriae* tipo 1, ao passo que nos países ocidentais, a causa comum é a *E. coli* produtora de toxina Shiga ou verotoxina (STEC). A SHU-STEC conta com cerca de 90% de todos os casos de SHU na infância.

Diversos sorotipos de *E. coli* podem produzir a toxina; O157:H7 é mais comum na Europa e Américas. Uma grande epidemia de SHU na Europa foi causada pela *E. coli* O104:H4 produtora de toxina Shiga. O reservatório da STEC é o trato intestinal de animais domésticos, geralmente vacas. A doença é transmitida normalmente por intermédio de carne malcozida ou leite não pasteurizado (cru) e sidra de maçã. Surtos locais ocorreram após a ingestão de hambúrguer malcozido, contaminado, ou outros alimentos com contaminação cruzada por meio do uso de tábuas de corte não lavadas em restaurantes *fast-food*; abastecimento de água municipal contaminada; fazendas de animais; e nadar em tanques, lagos ou piscinas contaminadas. Com ampla distribuição alimentar, epidemias maiores foram atribuídas a alface, espinafre cru e brotos de feijão contaminados por STEC. Menos frequentemente, a STEC tem se disseminado por meio do contato pessoa a pessoa dentro de famílias ou centros de atendimento infantil. Uma entidade rara, porém distinta, de SHU desencadeada por infecção está relacionada ao *Streptococcus pneumoniae* produtor de neuraminidase. A SHU, normalmente grave, se desenvolve durante a infecção aguda por esse organismo, geralmente manifestando-se como pneumonia com empiema. Microangiopatia trombótica, semelhante a SHU ou PTT, também pode ocorrer em pacientes com infecção pelo HIV não tratada e infecção por vírus influenza.

Tabela 538.2 Classificação atual de síndromes hemolítico-urêmicas e microangiopatias trombóticas.

SHU ASSOCIADA A DIARREIA
• STEC (*Escherichia coli* O157:H7)
• STEC (*E. coli* O121 e O104:H4)
• Não STEC (*Shigella dysenteriae* tipo 1)
SHU SECUNDÁRIA A INFECÇÕES SISTÊMICAS
• Neuraminidase (*Streptococcus pneumoniae*)
• Vírus da imunodeficiência humana
• Influenza
• Herpes-vírus humano 6
• Parvovírus B19
• Malária
SHU ATÍPICA POR DESREGULAÇÃO AO SISTEMA COMPLEMENTO
• Deficiência do fator H (mutações, autoanticorpos)
• Deficiência do fator I (mutações)
• Fator B (mutações de ganho de funções)
• Deficiência da proteína cofator de membrana (MCP) (mutações)
• Deficiência de C3 (mutações, autoanticorpos)
• Deficiência de trombomodulina (mutações)
• Anticorpo antifator H do sistema complemento
• Desconhecida
PÚRPURA TROMBOCITOPÊNICA TROMBÓTICA (PTT)
• Deficiência de ADAMTS13 hereditária (mutações)
• Deficiência de ADAMTS13 adquirida (mediada por anticorpo)
• Associada à gestação
• Deficiência de vitamina B_{12}
INDUZIDA POR SUBSTÂNCIA
• Ciclosporina
• Tacrolimo
• Mitramicina
• Quinina
• Cocaína
• Terapia antifator de crescimento endotelial vascular
ASSOCIADA A DOENÇA SISTÊMICA
• Lúpus eritematoso sistêmico
• Nefropatias coexistentes
• Hipertensão maligna
• Neoplasias malignas
• Defeito da cobalamina C
• Mutação na diacilglicerol quinase épsilon
ASSOCIADA A TRANSPLANTE
• Transplante de célula-tronco
• Transplante de medula óssea
• Renal
• Cardíaco
• Intestinal

As formas genéticas de SHU (atípica, sem diarreia) compõem a segunda principal categoria da doença (ver Tabela 538.2). Deficiências hereditárias, tanto da protease clivadora do fator de von Willebrand (ADAMTS13) quanto do fator complemento H, I ou B, podem causar a SHU. Não tem sido identificado um defeito genético específico em aproximadamente 50% dos casos familiares, transmitidos nos padrões mendelianos clássicos dominantes ou recessivos. Alguns desses podem ser causados por mutações de cobalamina tipo C. Uma característica principal das formas genéticas da SHU é a *ausência* de diarreia prodrômica anterior. As formas genéticas da SHU podem ser indolentes e intermitentes, uma vez manifestadas, ou podem ter um padrão recidivante ativado por uma doença infecciosa. Essa última característica provavelmente explica a associação de muitos agentes infecciosos relacionados à SHU, particularmente em relatos publicados antes do reconhecimento da fisiopatologia única da STEC e de pneumococos produtores de neuraminidase como causa da SHU.

A SHU pode estar sobreposta em qualquer doença associada à lesão microvascular, incluindo hipertensão maligna, LES e síndrome antifosfolipídica. Isso também pode ocorrer após o transplante de medula óssea ou de órgão sólido, e nessa configuração pode ser desencadeada pelo uso de inibidores de calcineurina, ciclosporina e tacrolimo. Muitas outras medicações também podem induzir à SHU (ver Tabela 538.2).

PATOLOGIA

As biopsias renais na SHU são realizadas apenas raramente, pois o diagnóstico geralmente é estabelecido por critérios clínicos e os riscos da biopsia são significativos durante a fase ativa da doença. As alterações glomerulares iniciais incluem o espessamento das paredes capilares, causado pelo edema das células endoteliais e acúmulo de material fibrilar entre as células endoteliais e a membrana basal subjacente, causando o estreitamento dos lumens capilares. São frequentemente observados trombos fibrinoplaquetários nos capilares glomerulares. Os trombos também são observados em arteríolas aferentes e pequenas artérias com necrose fibrinoide da parede arterial, ocasionando a necrose cortical renal por meio da oclusão vascular. Os últimos achados incluem esclerose glomerular e obsolescência secundária, tanto pelo comprometimento glomerular grave direto quanto pela isquemia glomerular a partir do envolvimento arteriolar.

PATOGÊNESE

A lesão microvascular com dano celular endotelial é característica de todos as formas de MAT, incluindo a SHU. Na forma de SHU associada à diarreia, os organismos enteropáticos produzem a toxina Shiga ou a altamente homóloga verotoxina associada à Shiga. Essas toxinas são facilmente absorvidas a partir da mucosa intestinal para a circulação sistêmica, ligam-se às células endoteliais no glomérulo e outros locais, causando danos diretos à célula endotelial. A toxina Shiga também pode ativar diretamente as plaquetas para promover a agregação entre elas. A lesão mecânica às hemácias, passando através da microvasculatura trombótica, resulta em anemia não imune grave com um teste de Coombs direto negativo. Na SHU associada a pneumococos, a neuraminidase cliva o ácido siálico nas membranas das células endoteliais, células vermelhas e plaquetas para expor o subjacente antígeno Thomsen-Friedenreich (T) oculto. Anticorpos endógenos de imunoglobulina M (IgM) reconhecem e reagem com o antígeno T para desencadear hemólise e anemia com um resultado positivo para o teste de Coombs direto.

As formas familiares recessiva e dominante da SHU, incluindo deficiências hereditárias de ADAMTS13 e reguladores da cascata do sistema complemento, provavelmente predispõem os pacientes a desenvolver SHU, porém não causam a doença em si, pois esses pacientes podem não desenvolver SHU até a fase final da infância ou até mesmo na idade adulta. Nesses casos, a SHU é frequentemente desencadeada por um evento estimulante como em uma doença infecciosa. A ausência da ADAMTS13 prejudica a clivagem dos multímeros do fator de von Willebrand, os quais melhoram a agregação plaquetária. O fator H desempenha um papel central na regulação do complemento, principalmente impedindo a amplificação e a propagação da ativação do complemento. É possível que a lesão endotelial leve, que normalmente se resolveria, evolua para microangiopatia agressiva devido às deficiências hereditárias desses fatores.

Em cada forma da SHU, a lesão endotelial capilar e arteriolar no rim ocasiona trombose localizada, particularmente nos glomérulos, causando redução discreta na filtração glomerular. A agregação plaquetária progressiva nas áreas de lesão microvascular resulta em trombocitopenia consumptiva. A anemia hemolítica microangiopática é uma consequência do dano mecânico às hemácias, à medida que elas passam através da microvasculatura danificada e trombótica.

MANIFESTAÇÕES CLÍNICAS

A SHU (forma diarreica) é mais comum em crianças nas idades pré-escolar e escolar, porém pode ocorrer em adolescentes e adultos. Em SHU causada por *E. coli* toxigênica, a manifestação da SHU ocorre 5 a 7 dias após o início da gastrenterite com febre, vômito, dor abdominal e diarreia. Os sintomas intestinais prodrômicos podem ser graves e requerem hospitalização, porém eles também podem ser relativamente leves e considerados triviais. A diarreia frequentemente é sanguinolenta, mas não necessariamente. Seguindo a doença prodrômica, a repentina manifestação de palidez, fraqueza e letargia anunciam o início da SHU e isso reflete o desenvolvimento de anemia hemolítica microangiopática. A oligúria pode estar presente nas fases iniciais, mas pode ser mascarada pela diarreia em andamento pois a enterite prodrômica geralmente se sobrepõe ao início da SHU, particularmente com a ingestão de grandes doses da toxina. Portanto, pacientes com SHU podem se apresentar com desidratação significativa ou sobrecarga de volume, dependendo se há o predomínio da enterite ou da insuficiência renal na SHU e da quantidade de fluido que foi administrado.

Pacientes com SHU associada a pneumococos geralmente estão bastante doentes, com pneumonia, empiema e bacteriemia, quando desenvolvem SHU. O início pode ser insidioso em pacientes com as formas genéticas da SHU, com a SHU sendo desencadeada por uma variedade de doenças, incluindo gastrenterite leve, não específica, ou infecções do trato respiratório.

A SHU pode ser relativamente leve ou pode progredir para uma doença multissistêmica grave e fatal. Leucocitose, enterite prodrômica grave, hiponatremia e uso de antibiótico anunciam um curso grave, porém sem apresentar características confiáveis que prevejam a gravidade da SHU em qualquer paciente. Pacientes com SHU que parecem levemente afetados na apresentação podem desenvolver rapidamente complicações graves, multissistêmicas e fatais. A insuficiência renal pode ser leve, mas também pode evoluir rapidamente para insuficiência renal oligúrica ou anúrica grave. A combinação da insuficiência renal de rápido desenvolvimento e a hemólise grave pode resultar em hipercalcemia fatal. A lesão renal aguda grave, necessitando de diálise, se desenvolve em cerca de 50% dos pacientes com SHU-STEC. A duração da necessidade de diálise geralmente é de 2 semanas. Sobrecarga de volume, hipertensão e anemia grave podem se desenvolver logo após o início da SHU, e juntas podem acelerar a insuficiência cardíaca. O envolvimento cardíaco direto é raro, porém podem ocorrer pericardite, disfunção do miocárdio ou arritmias sem características predisponentes da hipertensão, sobrecarga de volume ou anormalidades eletrolíticas.

A maioria dos pacientes com SHU exibe algum envolvimento do sistema nervoso central (SNC). Muitos apresentam manifestações brandas, com significativa irritabilidade, letargia ou características encefalopáticas não específicas. O envolvimento grave do SNC ocorre em 20% ou menos dos casos. Convulsões e encefalopatia significativa são as manifestações mais comuns naqueles com envolvimento grave do SNC resultando de isquemia focal, secundária à trombose microvascular do SNC. Também foram relatados pequenos infartos nos núcleos da base e córtex cerebral, porém são raros os grandes acidentes vasculares encefálicos e hemorragias intracranianas. A hipertensão pode produzir encefalopatia e convulsões. Complicações intestinais podem ser variáveis e incluem colite inflamatória grave, enterite isquêmica, perfurações intestinais, intussuscepções e pancreatite. Os pacientes podem desenvolver petéquias, porém o sangramento significativo ou grave é raro apesar da contagem plaquetária muito baixa.

DIAGNÓSTICO E DIAGNÓSTICO DIFERENCIAL

O diagnóstico é realizado pela combinação de anemia hemolítica microangiopática com esquistócitos, trombocitopenia e algum grau de comprometimento renal. A anemia pode ter uma apresentação branda, mas progride rapidamente. A trombocitopenia é um achado invariável na fase aguda, frequentemente com contagem de plaquetas entre 20.000 e 100.000/mm^3. Os tempos de tromboplastina parcial e protrombina geralmente estão normais. O teste de Coombs é negativo, com a exceção da SHU induzida por pneumococos, em que o teste de Coombs geralmente é positivo. Frequentemente a leucocitose está presente e é significativa. Tipicamente a análise da urina apresenta hematúria microscópica e proteinúria de grau baixo. A insuficiência renal pode variar de elevações sorológicas leves de nitrogênio ureico e creatinina no sangue a insuficiência renal anúrica aguda.

A etiologia da SHU geralmente é evidente com a presença de diarreia prodrômica ou infecção pneumocócica. A presença ou ausência de organismos toxigênicos na cultura de fezes tem pequena importância na realização do diagnóstico de SHU-STEC associada à diarreia. Somente minoria de pacientes infectados com esses organismos desenvolvem SHU, e os organismos que causam a SHU podem ser rapidamente eliminados. Portanto, a cultura das fezes frequentemente é negativa em pacientes que apresentam SHU associada à diarreia. Se não for obtido nenhum histórico de diarreia prodrômica ou infecção pneumocócica, então deve ser considerada a avaliação para as formas genéticas de SHU, pois esses pacientes estão sob risco de recorrência, apresentam prognóstico grave e podem se beneficiar de uma terapia diferente. Outras causas de lesão renal aguda associada a anemia hemolítica microangiopática e trombocitopenia devem ser consideradas e excluídas, tais como lúpus eritematoso sistêmico, hipertensão maligna e trombose bilateral da veia renal. Raramente é indicada uma biopsia renal para diagnosticar SHU.

PROGNÓSTICO E TRATAMENTO

Com o reconhecimento inicial e atendimento de suporte intensivo, a taxa de mortalidade para SHU associada à diarreia é inferior a 5% na maior parte dos principais centros médicos. Mais da metade dos pacientes necessita do apoio da diálise durante a fase aguda da doença. A recuperação da contagem de plaquetas geralmente ocorre primeiro, seguida pela recuperação da função renal cerca de 5 dias após e finalmente pela resolução da anemia. A maioria recupera a função renal completamente, porém 5% dos pacientes sobreviventes permanecem dependentes de diálise, e até 30% apresentam algum grau de insuficiência renal crônica. O prognóstico é mais grave para SHU não associada à diarreia. A SHU associada a pneumococos causa elevada morbidade do paciente (> 80% requerem diálise), com relato de uma taxa de mortalidade de 20%. As formas familiares, genéticas, de SHU podem ser doenças insidiosamente progressivas ou recidivantes e apresentam prognóstico ruim. A identificação de deficiências de fatores específicos, em algumas dessas formas genéticas, oferece uma oportunidade de terapia direcionada para melhorar o resultado.

A primeira abordagem que melhora substancialmente um resultado agudo na SHU é o reconhecimento precoce da doença, o monitoramento para potenciais complicações e o atendimento de suporte meticuloso. O atendimento de suporte abrange o manejo cuidadoso de fluidos e eletrólitos, incluindo a correção imediata de um déficit de volume, controle da hipertensão e instituição precoce da diálise se o paciente se tornar significativamente oligúrico ou anúrico, particularmente com hipercalcemia. A expansão de volume intravenoso inicial, antes da manifestação de oligúria ou anúria, pode ter efeito nefroprotetor na SHU associada à diarreia. Transfusões de células vermelhas geralmente são necessárias pois, até que a fase ativa da doença tenha sido resolvida, a hemólise pode ser ativa e recorrente. Na SHU associada a pneumococos, é fundamental que quaisquer células vermelhas administradas sejam lavadas antes da transfusão para remover o plasma residual, uma vez que a IgM endógena direcionada contra o antígeno T revelado pode ter um papel na aceleração da patogenia da doença. Geralmente as plaquetas não devem ser administradas a pacientes com SHU, independentemente da contagem plaquetária, pois elas são rapidamente consumidas por coagulação ativa e teoricamente podem agravar o curso clínico. Apesar das baixas contagens plaquetárias, o sangramento grave é muito raro em pacientes com SHU.

Não há evidências de que qualquer terapia direcionada a deter o processo da doença mais comum, SHU-STEC associada à diarreia, ofereça benefício; além disso, algumas podem até causar danos. Foram realizadas tentativas utilizando anticoagulantes, agentes antiplaquetários, terapia fibrinolítica, plasmaterapia, imunoglobulina e antibióticos. Anticoagulação, terapias antiplaquetárias e fibrinolíticas são especificamente contraindicadas, pois elas aumentam o risco de hemorragia grave. A antibioticoterapia para eliminar os organismos toxigênicos entéricos (STEC) pode resultar no aumento da liberação de toxina, exacerbando potencialmente a doença e, portanto, não é recomendada. Entretanto, é importante o tratamento imediato da infecção pneumocócica causadora. O experimento europeu com *E. coli* O104:H4 em adultos que foram tratados com azitromicina demonstrou uma eliminação mais rápida do organismo. Além disso, evidências *in vitro* sugerem que meropeném, rifaximina e azitromicina regulam diminuindo a liberação e expressão da toxina Shiga. No entanto, em crianças com *E. coli* O157:H7 associada à SHU, os antibióticos ainda são considerados contraindicados.

A infusão de plasma ou de plasmaférese tem sido proposta para pacientes sofrendo de manifestações graves de SHU com sério comprometimento do SNC. Não há dados controlados demonstrando a efetividade dessa abordagem, e é especificamente contraindicada naqueles com SHU associada a pneumococos, pois pode agravar a doença. O uso de plasmaterapia em SHU-STEC foi uma das muitas estratégias de tratamento durante um dos maiores surtos relatados da SHU-STEC, o qual ocorreu na Europa em 2011. Esse surto foi causado por um sorotipo incomum (O104:H4), que possui fatores de virulência únicos. Acreditando-se inicialmente causar a doença mais grave, ele se diferenciou epidemiologicamente dos outros sorótipos SHU-STEC por afetar principalmente adultos saudáveis, em vez do padrão usual de afetar crianças e idosos. O tratamento nessa epidemia incluiu troca de plasma na maioria dos pacientes adultos, assim como o uso de eculizumabe.

O eculizumabe é um anticorpo anti-C5 que inibe a ativação do sistema complemento, uma via que contribui para a doença ativa em algumas formas de SHU familiar atípica; essa via também pode contribuir com o processo na SHU-STEC. O eculizumabe é aprovado pela FDA para o tratamento de SHU atípica. Devido ao risco de doença meningocócica em pacientes com falhas nos componentes terminais do sistema complemento, recomenda-se administrar a vacina meningocócica antes do eculizumabe (se o paciente não tiver sido imunizado anteriormente). Embora relatos iniciais sugiram que o eculizumabe ofereceu benefício em pacientes com SHU associada à diarreia, uma análise sistemática subsequente não apresentou nenhum benefício da troca de plasma ou do uso de eculizumabe.

A terapia plasmática pode oferecer benefício substancial aos pacientes com déficits identificados de ADAMTS13 ou fator H. Ela também pode ser considerada em pacientes com outras formas genéticas de SHU, como forma familiar indefinida (recessiva ou dominante), ou SHU esporádica ou recorrente. Em contraste com seu uso na SHU-STEC, o eculizumabe apresenta-se como uma grande promessa no tratamento de SHU atípica, incluindo a SHU que ocorre após o transplante renal. Se ele deve ser utilizado em combinação com a terapia plasmática ou utilizado como tratamento inicial de SHU atípica, ainda não está bem determinado.

A maioria dos pacientes com SHU associada à diarreia se recupera completamente, com pouco risco de sequelas a longo prazo. Pacientes com hipertensão, qualquer nível de insuficiência renal ou anomalias urinárias residuais persistentes 1 ano após um episódio de SHU, positiva para diarreia (particularmente proteinúria significativa), necessitam de acompanhamento minucioso. Pacientes que se recuperaram completamente sem anormalidades urinárias residuais após 1 ano apresentam menor probabilidade de manifestar sequelas a longo prazo. Devido a alguns relatos de sequelas tardias em tais pacientes, são justificadas avaliações anuais com um médico de atendimento básico.

A bibliografia está disponível no GEN-io.

538.6 Nefropatia Tóxica

Prasad Devarajan

A função renal anômala frequentemente ocorre a partir da exposição proposital ou acidental a vários agentes diagnósticos, biológicos ou terapêuticos que são nefrotoxinas potenciais ou reais. Entre os agentes diagnósticos, a **nefropatia induzida por contraste** é uma forma comum e geralmente reversível de lesão renal aguda que ocorre mediante administração de meio de radiocontraste em indivíduos predispostos. Agentes de radiocontraste iodados geralmente são bem tolerados pela maioria dos pacientes sem consequências adversas significativas. Em pacientes com depleção de volume ou pacientes com doença renal crônica subjacente, seu uso apresenta grave risco para o desenvolvimento de lesão renal aguda com morbidade e mortalidade concomitantes significativas. Os agentes de contraste podem levar à vasoconstrição renal, assim como à lesão direta das células tubulares renais. A nefropatia induzida por contraste geralmente se manifesta como um aumento na creatinina sérica, 1 a 2 dias após a exposição; a maior parte dos pacientes não é oligúrica. Na maioria dos casos, a creatinina sérica se normaliza nos próximos 3 a 7 dias, e o tratamento é de suporte.

As nefrotoxinas biológicas incluem exposições aos venenos de insetos, répteis, anfíbios e uma ampla variedade de animais marinhos. Infelizmente, as formas mais comuns de nefropatia tóxica estão relacionadas à exposição de crianças a agentes farmacológicos, representando aproximadamente 20% dos episódios de lesão renal aguda ocorrendo em crianças e adolescentes. Idade, condições médicas subjacentes, genética, dose de exposição e o uso concomitante de outros fármacos, todos influenciam na probabilidade de desenvolvimento de lesão renal aguda. Um cenário comum é o uso de agentes anti-inflamatórios não esteroidais (AINEs) em crianças febris com desidratação concomitante. Nessa situação, os AINEs podem inibir a produção de prostaglandinas vasodilatadoras intrarrenais, causando assim a redução da perfusão renal e a lesão renal aguda.

A Tabela 538.3 resume os agentes que geralmente causam lesão renal aguda e algumas de suas manifestações clínicas. Os mecanismos da lesão frequentemente ajudam a explicar a apresentação; entretanto, múltiplas exposições tóxicas em pacientes com anamneses complexas, geralmente limitam a habilidade de estabelecer claramente a causa e o efeito clínico. Por exemplo, a redução da eliminação de urina pode ser um marco clínico de obstrução tubular causada por agentes como metotrexato ou agentes que causam necrose tubular aguda, como a anfotericina B ou pentamidina. Alternativamente, a diabetes insípido nefrogênico pode ser a manifestação clínica crítica de agentes que causam nefrite intersticial, como o lítio ou a cisplatina. Geralmente a nefrotoxicidade for reversível se o agente nocivo é removido imediatamente.

O uso clínico de potenciais nefrotoxinas deve ser criterioso. Sempre devem ser considerados a necessidade de exposição, os parâmetros de dosagem e o uso dos níveis do fármaco ou dados farmacogenômicos, quando disponíveis. A cautela é particularmente necessária para pacientes com condições médicas complexas que incluem doença renal preexistente, doença cardíaca, diabetes e/ou cirurgias complicadas. Abordagens alternativas para imagem ou para o uso de diferentes opções farmacológicas devem ser consideradas quando possível. Modalidades de imagem como ultrassonografia (US), imagem com uso de radionuclídeo ou a ressonância magnética podem ser preferíveis aos estudos com contraste em alguns pacientes. Alternativamente, uma expansão de volume criteriosa com ou sem a administração de *N*-acetilcisteína pode oferecer proteção renal quando estudos de contraste radioiodados são determinantes. Os agentes farmacológicos com efeitos renais desconhecidos frequentemente podem ser substituídos por nefrotoxinas conhecidas com igual eficácia clínica. Em todos os casos, o uso simultâneo de nefrotoxinas conhecidas deve ser evitado sempre que possível. O uso de agentes nefrotóxicos representa um dos poucos fatores de risco modificáveis para lesão renal aguda, e atualmente estão se tornando disponíveis novos biomarcadores promissores para detecção e modificação precoces de lesões nefrotóxicas. O uso de registro eletrônico de saúde para monitoramento sistemático de exposição à medicação nefrotóxica e lesão renal aguda também pode gerar reduções contínuas na ocorrência de lesão renal evitável.

A bibliografia está disponível no GEN-io.

Tabela 538.3 Síndromes renais produzidas por nefrotoxinas.

SÍNDROME NEFRÓTICA
Componentes à base de mercúrio
Fármacos anti-inflamatórios não esteroidais
Inibidores de enzima conversora de angiotensina
Interferona
Penicilamina
Sais de ouro

DIABETES INSÍPIDO NEFROGÊNICO
Anfotericina B
Cisplatina
Colchicina
Demeclociclina
Lítio
Metoxiflurano
Propoxifeno
Vimblastina

VASCULITE RENAL
Hidralazina
Isoniazida
Penicilinas
Propiltiouracila
Sulfonamidas
Diversas outras substâncias que podem causar uma reação de hipersensibilidade

MICROANGIOPATIA TROMBÓTICA
Ciclosporina A
Agentes contraceptivos orais
Mitomicina C

NEFROCALCINOSE OU NEFROLITÍASE
Alopurinol
Bumetanida
Etilenoglicol
Furosemida
Melamina
Metoxiflurano
Topiramato
Vitamina D

LESÃO RENAL AGUDA
Paracetamol
Aciclovir
Aminoglicosídeos
Anfotericina B
Inibidores da enzima conversora de angiotensina
Toxinas biológicas (cobra, aranha, abelha, vespa)
Cisplatina
Ciclosporina
Etilenoglicol
Halotano
Metais pesados
Ifosfamida
Lítio
Metoxiflurano
Fármacos anti-inflamatórios não esteroidais
Agentes de radiocontraste
Tacrolimo
Vancomicina

UROPATIA OBSTRUTIVA
Sulfonamidas
Aciclovir
Metotrexato
Inibidores de protease
Etilenoglicol
Metoxiflurano

SÍNDROME DE FANCONI
Aminoglicosídeos
Ervas chinesas (aristolóquicos)
Cisplatina
Metais pesados (cádmio, chumbo, mercúrio e urânio)
Ifosfamida
Lysol®
Tetraciclina vencida

ACIDOSE TUBULAR RENAL
Anfotericina B
Chumbo
Lítio
Tolueno

NEFRITE INTERSTICIAL
Amidopirina
p-Aminossalicilato
Tetracloreto de carbono
Cefalosporinas
Cimetidina
Cisplatina
Colistina
Cobre
Ciclosporina
Etilenoglicol
Foscarnete
Gentamicina
Sais de ouro
Indometacina
Interferona-α
Ferro
Canamicina
Lítio
Manitol
Sais de mercúrio
Mitomicina C
Neomicina
Fármacos anti-inflamatórios não esteroidais
Penicilinas (especialmente meticilina)
Pentamidina
Fenacetina
Fenilbutazona
Cogumelos venenosos
Polimixina B
Agentes de radiocontraste
Rifampicina
Salicilato
Estreptomicina
Sulfonamidas
Tacrolimo
Tetracloroetileno
Sulfametoxazol-Trimetoprima

538.7 Necrose Cortical

Prasad Devarajan

CONTEXTO

A necrose cortical renal é uma causa rara de lesão renal aguda grave, ocorrendo secundariamente ao dano isquêmico extenso do córtex renal. A necrose isquêmica ocorre devido à redução acentuada da perfusão renal arterial como um resultado de espasmo vascular, lesão microvascular ou coagulação intravascular. A necrose cortical renal geralmente é bilateral e extensa, embora as formas focal e irregular tenham sido descritas. A medula, o córtex justamedular e a borda delgada do córtex subcapsular geralmente estão preservados. Isso ocorre mais comumente em neonatos e em adolescentes em idade fértil.

ETIOLOGIA

Em recém-nascidos, a necrose cortical é associada mais comumente a insultos hipóxicos ou isquêmicos causados por asfixia perinatal, ruptura de placenta e transfusão feto-fetal ou feto-materna. Outras causas incluem trombose vascular renal e doença cardíaca congênita grave. Após o período neonatal, a necrose cortical é observada mais comumente em crianças com choque séptico ou SHU grave. Em adolescentes e mulheres, a necrose cortical ocorre em associação às complicações obstétricas, incluindo morte fetal intrauterina prolongada, ruptura de placenta, aborto séptico ou embolismo do fluido amniótico.

As causas menos comuns de necrose cortical incluem malária, queimaduras extensas, picadas de cobras, endocardite infecciosa e medicações (p. ex., AINEs). A necrose cortical renal aguda também tem sido descrita ocorrendo no LES, associada à síndrome do anticorpo antifosfolipídio.

PATOGENIA

O fator inicial presumido, em muitos casos, é vasospasmo intenso dos pequenos vasos. Quando prolongado, ocasiona a necrose e a trombose de arteríolas e glomérulos distais, com consequente necrose cortical. Na SHU e no aborto séptico, o dano endotelial mediado por endotoxina contribui para a piora da trombose vascular.

MANIFESTAÇÕES CLÍNICAS

A necrose cortical apresenta-se clinicamente como lesão renal aguda grave com causas predisponentes. A eliminação urinária é diminuída e a hematúria macroscópica e/ou microscópica pode estar presente. A hipertensão é comum e a trombocitopenia pode estar presente como um resultado de lesão renal microvascular.

ACHADOS LABORATORIAIS E RADIOLÓGICOS

Os resultados laboratoriais são consistentes com lesão renal aguda: níveis séricos de nitrogênio ureico no sangue e creatinina elevados, hiperpotassemia e acidose metabólica. Anemia e trombocitopenia são comuns. A análise urinária revela hematúria com cilindros hemáticos ou granulares e proteinúria.

A US com Doppler demonstra a perfusão diminuída para ambos os rins. Nos estágios iniciais os rins apresentam-se aumentados, porém o tecido cortical torna-se contraído nos estágios posteriores. As conchas corticais delgadas por calcificação (linhas de trilho) são uma referência radiológica, mas elas se desenvolvem somente 4 a 5 semanas após a lesão inicial.

A avaliação por TC com contraste é a modalidade de imagem mais sensível na necrose cortical renal. As características diagnósticas incluem ausência de opacidade do córtex renal e realce das regiões subcapsular e justamedular e da medula, com ausência de excreção do meio de contraste.

Um exame de imagem renal por radionuclídeo apresenta absorção diminuída com função significativamente atrasada ou ausente. O escaneamento renal é a técnica de imagem de escolha se a avaliação por TC realçada por contraste não estiver disponível ou for contraindicada.

TRATAMENTO

Os pilares da terapia para necrose cortical renal são a restauração da estabilidade hemodinâmica, instituir a diálise precoce e tratar a causa subjacente. A maioria dos casos de necrose cortical renal requer tratamento inicial em uma instalação de atendimento intensivo. Quando possível, é importante prevenir ou tratar a causa subjacente de necrose cortical aguda. A terapia envolve a conduta médica de insuficiência renal aguda, geralmente com o início da diálise conforme indicado. A conduta é de suporte e envolve reposição volêmica, correção de asfixia e tratamento de sepse.

PROGNÓSTICO

Os fatores prognósticos mais importantes incluem a extensão da necrose, a duração da oligúria e a gravidade das condições gerais associadas. Sem tratamento, a necrose cortical renal apresenta elevada taxa de mortalidade, excedendo 50%. O início precoce da diálise reduz a taxa de mortalidade significativamente. A maior parte dos pacientes necessita de diálise por períodos variáveis, porém extensos. Vinte a 40% dos pacientes tem recuperação parcial da função renal; a extensão de tal recuperação depende da quantidade de tecido cortical preservado. Todos os pacientes necessitam de acompanhamento a longo prazo para doença renal crônica.

A bibliografia está disponível no GEN-io.

538.8 Coagulopatias e Trombocitopenia

Prasad Devarajan

A hematúria macro ou microscópica pode estar associada a distúrbios hereditários ou adquiridos de coagulação (hemofilia, coagulação intravascular disseminada, trombocitopenia). Nesses casos, entretanto, geralmente a hematúria não é a queixa presente ou o principal fator afetando a conduta ou resultado clínico (ver Capítulos 502 a 511).

Capítulo 539
Doença Tubulointersticial Associada a Hematúria

Prasad Devarajan

A hematúria macroscópica ou microscópica pode estar associada a vários distúrbios dos túbulos renais e do interstício (pielonefrite, nefrite tubulointersticial, necrose papilar, necrose tubular aguda). Entretanto, exceto em casos de necrose papilar, a hematúria geralmente não é a queixa do paciente ou um fator importante que afete o tratamento clínico ou o desfecho da doença (ver Capítulos 539.2 a 539.4).

539.1 Pielonefrite

Prasad Devarajan

Ver Capítulo 553.

539.2 Nefrite Tubulointersticial

Prasad Devarajan

Nefrite tubulointersticial (NTI), ou nefrite intersticial, é o termo aplicado a condições caracterizadas por inflamação tubulointersticial e danos com relativa preservação de glomérulos e vasos. Existem formas primárias agudas e crônicas. A NTI aguda é caracterizada por resposta inflamatória linfocítica aguda extensa e rápido declínio da função renal.

A NTI crônica geralmente apresenta início prolongado, além de infiltrado linfocítico irregular, fibrose intersticial e lenta deterioração da função renal. As formas secundárias de nefrite intersticial podem estar associadas a doenças glomerulares primárias, bem como a doenças sistêmicas que afetem o rim.

NEFRITE TUBULOINTERSTICIAL AGUDA

Patogênese e patologia

As características mais marcantes da NTI aguda são extensa infiltração linfocítica do tubulointerstício, edema intersticial e vários graus de necrose tubular e regeneração. Os eosinófilos podem estar presentes, particularmente na NTI induzida por fármacos. Ocasionalmente, ocorrem granulomas intersticiais com células gigantes. Os glomérulos geralmente são normais na NTI primária. A patogênese não é totalmente compreendida, mas tem sido postulado um mecanismo imunológico mediado por células T. **Os fármacos são a causa mais comum de NTI aguda em crianças.** Diversos medicamentos, especialmente antimicrobianos, anticonvulsivantes e analgésicos, têm sido implicados como agentes etiológicos (Tabela 539.1). Agentes anti-inflamatórios não esteroides (AINEs), penicilinas e sulfonamidas são responsáveis pela maioria dos casos. A NTI induzida por fármacos é uma reação idiossincrática que ocorre apenas em um subgrupo muito pequeno de pacientes que ingerem o medicamento, geralmente com exposição repetida. Drogas ilícitas e outras substâncias (incluindo canabinoides sintéticos, *ecstasy*, esteroides anabolizantes, drogas inalantes, heroína, cocaína e drogas sintéticas conhecidas como "sais de banho") são um problema cada vez mais comum em certas populações. Outras causas de NTI aguda incluem infecções, doenças glomerulares primárias e doenças sistêmicas, como o lúpus eritematoso sistêmico.

Manifestações clínicas

A apresentação clássica da NTI aguda é febre, erupção cutânea e artralgia no contexto de aumento da creatinina sérica. A NTI aguda representa cerca de 5% dos casos de lesão renal aguda pediátrica. Embora a tríade clínica completa possa ser observada na NTI induzida por fármacos, a maioria dos pacientes com NTI aguda não demonstra todas as características típicas. A erupção pode variar de maculopapular a urticária e é frequentemente transitória. Os pacientes geralmente apresentam sintomas constitucionais inespecíficos de náuseas, vômito, fadiga e perda de peso. Pode haver dor no flanco, provavelmente em decorrência do estiramento da cápsula renal devido ao aumento inflamatório agudo do rim. Se a NTI aguda for causada por uma doença sistêmica, como lúpus eritematoso sistêmico, a apresentação clínica corresponderá aos sinais e sintomas específicos da doença subjacente. Ao contrário da apresentação típica da insuficiência renal aguda oligúrica observada nas doenças glomerulares, 30 a 40% dos pacientes com NTI aguda são não oligúricos, e a hipertensão é menos comum. A eosinofilia periférica pode ocorrer, especialmente com NTI induzida por fármacos. A hematúria microscópica ocorre invariavelmente, mas hematúria significativa ou proteinúria > 1,5 g/dia é incomum. Uma exceção são os pacientes cuja NTI é causada por AINEs, pois podem apresentar síndrome nefrótica. A urinálise pode revelar leucócitos, granulares ou hialinos, mas sem cilindros de hemácias (uma característica da doença glomerular). A presença de eosinófilos na urina não é sensível nem específica, sendo detectada em apenas 25% dos casos. Por causa da piúria, o diagnóstico inicial pode ser uma infecção do sistema urinário.

Tabela 539.1 Etiologia da nefrite intersticial.

NEFRITE INTERSTICIAL AGUDA

Fármacos
- Antimicrobianos
  - Derivados da penicilina
  - Cefalosporinas
  - Sulfonamidas
  - Sulfametoxazol-trimetoprima
  - Ciprofloxacino
  - Tetraciclinas
  - Vancomicina
  - Derivados de eritromicina
  - Rifampicina
  - Anfotericina B
  - Aciclovir
- Anticonvulsivantes
  - Carbamazepina
  - Fenobarbital
  - Fenitoína
  - Valproato de sódio

Drogas
- Canabinoides sintéticos
- "Sais de banho"
- *Ecstasy*
- Esteroides anabolizantes
- Drogas inalantes
- Heroína
- Cocaína

Outras substâncias
- Alopurinol
- Ácido todo-*trans*-retinoico
- Ácido 5-aminossalicílico
- Cimetidina
- Ciclosporina
- Diuréticos
- Escitalopram
- Interferona
- Mesalazina
- Quetiapina
- Olanzapina
- Anti-inflamatórios não esteroides
- Inibidores de protease
- Inibidores da bomba de prótons
- Ácido aristolóquico (erva chinesa tradicional)

Infecções
- Adenovírus
- Bactérias associadas à pielonefrite aguda
- Vírus BK
- *Brucella*
- Espécies de *Streptococcus*
- Citomegalovírus
- Vírus Epstein-Barr
- Vírus da hepatite B
- Histoplasmose
- Vírus da imunodeficiência humana
- Hantavírus
- Leptospirose
- *Toxoplasma gondii*

Comorbidades
- Glomerulonefrite (p. ex., lúpus eritematoso sistêmico)
- Rejeição aguda de aloenxerto
- Síndrome de nefrite tubulointersticial e uveíte

Idiopática

NEFRITE INTERSTICIAL CRÔNICA

Fármacos e toxinas
- Analgésicos
- Ciclosporina
- Lítio
- Metais pesados

Infecções (ver "Nefrite intersticial aguda")
- Causas associadas a doenças
  - Metabólica e hereditária
  - Cistinose
  - Oxalose
  - Doença de Fabry
  - Doença de Wilson
  - Nefropatia falciforme
  - Síndrome de Alport
  - Nefronoftise juvenil, doença cística medular

Imunológicas
- Lúpus eritematoso sistêmico
- Doença de Crohn
- Rejeição crônica de aloenxerto
- Síndrome de nefrite tubulointersticial e uveíte
- Doença antimembrana basal tubular

Urológicas
- Válvulas uretrais posteriores
- Síndrome de Eagle-Barrett
- Obstrução da junção ureteropélvica
- Refluxo vesicoureteral

Diversas
- Nefropatia dos Bálcãs
- Radiação
- Sarcoidose
- Neoplasia

Idiopática

Diagnóstico

O diagnóstico geralmente se baseia na apresentação clínica e nos achados laboratoriais. Uma biopsia renal estabelecerá o diagnóstico correto nos casos em que a etiologia ou o curso clínico dificultar o diagnóstico. Uma anamnese cuidadosa do início da doença em relação à exposição a medicamentos é essencial em caso de suspeita de NTI induzida por fármacos. Devido à natureza imunomediada da NTI, os sinais ou sintomas geralmente aparecem até 1 a 2 semanas após a exposição. Em crianças, os antimicrobianos são agentes desencadeantes comuns. Os AINEs são uma importante causa de NTI aguda em crianças, e a depleção de volume ou doença renal crônica subjacente pode aumentar o risco de ocorrência. A análise urinária e as medidas seriadas da creatinina sérica e dos eletrólitos devem ser monitoradas. A ultrassonografia (US) renal, embora não diagnóstica, pode demonstrar rins ecogênicos aumentados. A remoção de um agente suspeito, seguida de melhora espontânea da função renal, é altamente sugestiva do diagnóstico e testes adicionais geralmente não são realizados nesse cenário. Em casos mais graves, em que a causa é desconhecida ou a função renal do paciente se deteriora rapidamente, uma biopsia renal é indicada.

Tratamento e prognóstico

O tratamento da NTI aguda começa com a eliminação do fármaco ou agente causador suspeito. A maioria dos pacientes com NTI leve recupera a função renal quando o agente incitante é descontinuado. Outro tratamento inclui cuidados de suporte direcionados ao manejo de complicações da lesão renal aguda, como hiperpotassemia ou sobrecarga de volume (ver Capítulo 550.1). A administração de corticosteroides em até 2 semanas após a descontinuação de certos agentes ofensivos (p. ex., AINEs ou antibióticos) pode acelerar a recuperação e melhorar o prognóstico a longo prazo da NTI induzida por fármacos. As recomendações atuais favorecem o uso de prednisona oral em crianças cuja função renal não melhora após a suspensão do agente suspeito. A metilprednisolona intravenosa é usada em casos graves. Micofenolato de mofetila se mostrou benéfico em casos sem resposta a esteroides. Não está claro se tais terapias devem ser indicadas para outras causas de NTI. Para pacientes com insuficiência renal prolongada, o prognóstico permanece reservado, e a NTI aguda grave de qualquer causa pode progredir para NTI crônica.

NEFRITE TUBULOINTERSTICIAL CRÔNICA

Em crianças, a NTI crônica ocorre mais comumente em caso de (1) doença renal urológica congênita subjacente, como uropatia obstrutiva ou refluxo vesicoureteral, ou (2) distúrbio metabólico subjacente que afeta os rins (ver Tabela 539.1). Alguns fármacos comumente usados, como ciclosporina e tacrolimo, também causam NTI crônica. A NTI crônica pode ocorrer como uma doença idiopática, embora isso seja mais comum em adultos.

O **complexo de nefronoftise juvenil (NJ) e doença renal cística medular (DRCM)** é um grupo de doenças renais císticas hereditárias, geneticamente determinadas, que compartilham o achado histológico comum de NTI crônica. Pelo menos 20 genes diferentes estão associados à NJ, geralmente herdados como doença autossômica recessiva (Tabela 539.2). Esses genes só definem 30% dos casos e novos genes estão sendo rapidamente identificados. Embora incomum nos EUA, a NJ causa 10 a 20% dos casos pediátricos de doença renal terminal na Europa. Pacientes com NJ tipicamente apresentam poliúria, falha do crescimento, anemia inexplicável e insuficiência renal crônica no

Tabela 539.2 Resumo dos genes *NPHP1* a *NPHP18*, *NHPH1L* e *NPHP2L*, produtos genéticos, localização cromossômica, fenótipos, sintomas extrarrenais e parceiros de interação.

GENE (PROTEÍNA)	CROMOSSOMO	FENÓTIPO (IDADE MEDIANA NA DRT)	SINTOMAS EXTRARRENAIS	PARCEIROS DE INTERAÇÃO
NPHP1 (nefrocistina-1)	2q13	NPHP (13 anos)	RP (10%), AOM (2%), SJBT (raramente)	Inversina, nefrocistina-3, nefrocistina-4, filamina A e B, tensina, betatubulina, PTK2B
NPHP2/INVS (inversina)	9q31	NPHP infantil (< 4 anos)	RP (10%), FH, *situs inversus*, DCC	Nefrocistina-1, calmodulina, cateninas, betatubulina, APC2
NPHP3 (nefrocistina-3)	3q22	NPHP infantil e juvenil	FH, RP (10%), *situs inversus*, SMK, DCC	Nefrocistina-1
NPHP4 (nefrocistina-4)	1 p36	NPHP (21 anos)	RP (10%), AOM, FH	Nefrocistina-1, BCAR1, PTK2B
NPHP5/IQCB1 (nefrocinina-5)	3q21	NPHP (13 anos)	RP de início precoce	Calmodulina, RPGR, nefrocistina-6
NPHP6/CEP290 (nefrocistina-6/CEP290)	12q21	NPHP	SJBT, SMK	ATF4, nefrocistina-5, CC2D2A
NPHP7/GLIS2 (nefrocistina-7/GLIS2)	16 p	NPHP	–	–
NPHP8/RPGRIP1L (nefrocistina-8/RPGRIP1L)	16q	NPHP	SJBT, SMK	Nefrocistina-1
NPHP9/NEK8 (nefrocistina-9/NEK8)	17q11	NPHP infantil	–	–
NPHP10/SDCCAG8 (nefrocistina-10/SDCCAG8)	1q43	NPHP juvenil	RP (SLS), semelhante a SBB	OFD1
TMEM67/SMK3/NPHP11 (nefrocinina-11/meckelina)	8q22.1	NPHP	SJBT, SMK, FH	MKS1, nefrocistina-1, nefrocistina-4, nefrocistina-6, nesprina-2, TMEM216
TTC21B//JBTS11/NPHP12 (nefrocistina-12/IFT139)	2q24.3	NPHP de início precoce, NPHP juvenil	DTAJ, SMK, SJBT, semelhante a SBB	Modificador de ciliopatia
WDR19/NPHP13 (nefrocistina-13/IFT144)	4p14	NPHP	DTAJ, SSB, DCE, RP, Caroli, semelhante a SBB	–
ZNF423/NPHP14 (nefrocistina-14/ZNF423)	16q12.1	NPHP infantil, PKD	SJBT, *situs inversus*	PARP1, nefrocistina-6
CEP164/NPHP15 (nefrocistina-15 proteína cromossômica de 164 kDa)	11q23.3	NPHP (8 anos)	RP, SJBT, FH, obesidade	ATRIP, CCDC92, TTBK2, nefrocistina-3, nefrocistina-4, Dvl3
ANKS6/NPHP16 (nefrocinina-16/ANKS6)	9q22.33	NPHP, PKD	FH, *situs inversus*, anormalidades cardiovasculares	INVS, nefrocistina-3, NEK8, HIF1AN, NEK7, BICC1
IFT172/NPHP17 (nefrocistina-17/IFT172)	2p23.3	NPHP	DTAJ, SMS, SJBT	IFT140, IFT80
CEP83/NPHP18 (nefrocinina-18/proteína centrossômica de 83 kDa)	12q22	NPHP de início precoce (3 anos)	Dificuldade de aprendizagem, hidrocefalia, FH	CEP164, IFT20
NPHP1L/XPNPEP3 (nefrocistina-1L/XPNPEP3)	22q13	NPHP	Cardiomiopatia, convulsões	Cliva LRRC50, ALMS1, nefrocistina-6
NPHP2L/SLC41A1 (nefrocistina-2L/SLC41A1)	1q32.1	NPHP	Bronquiectasia	–

AOM, apraxia oculomotora; APC2, complexo promotor de anáfase 2; ATF4, ativador do fator de transcrição 4; BCAR1, resistência antiestrogênica ao câncer de mama 1; CC2D2A, domínio C2 *coil-coiled* contendo 2A; DCC, doença cardíaca congênita; DCE, displasia cranioectodérmica; DRT, doença renal terminal; DTAJ, displasia torácica asfixiante de Jeune; FH, fibrose hepática; NPHP, nefronoftise; PTK2B, proteína tirosinoquinase 2B; RP, retinite pigmentosa; RPGR, regulador de GTPase de retinite pigmentosa; SBB, síndrome de Bardet-Biedl; SJBT, síndrome de Joubert; SMK, síndrome de Meckel-Gruber; SMS, síndrome de Mainzer-Saldino; SSB, síndrome de Sensenbrenner. De Wolf MTF: Nephronophthisis and related syndromes, Curr Opin Pediatr 27:201-211, 2015, Table 1.

fim da infância ou na adolescência. Como uma **ciliopatia**, a NJ está frequentemente associada a características extrarrenais, como degeneração da retina, doença hepatobiliar, hipoplasia do vérmis cerebelar, defeitos de lateralidade, deficiência intelectual e encurtamento dos ossos. Essas características estão representadas em várias síndromes, como **síndrome de Senior-Løken (retinite pigmentosa)**, **síndrome de Joubert (hipoplasia do verme cerebelar**; 22 subtipos), **síndrome de Bardet-Biedl** (deficiência intelectual, obesidade; 17 subtipos), **distrofia torácica asfixiante de Jeune** (encurtamento dos ossos longos, caixa torácica estreita; 11 subtipos) e muitas outras. A **DRCM** é uma doença autossômica dominante que tipicamente se manifesta na idade adulta. A **NTI com uveíte (síndrome TINU**, na sigla em inglês) é uma síndrome autoimune rara de NTI crônica com uveíte anterior bilateral e granulomas de medula óssea que ocorre principalmente em meninas adolescentes. As manifestações clínicas incluem fotofobia, vermelhidão e dor oculares e deficiência visual. A NTI crônica é vista em todas as formas de doença renal progressiva, independentemente da causa subjacente, e a gravidade da doença intersticial é o fator mais importante que prediz a progressão para doença renal terminal.

Patogênese e patologia

A fisiopatologia da NTI crônica é indefinida, mas os dados sugerem que, além da estrutura e função dos cílios anormais na NJ e na DRCM, ela é imunomediada. As células que compõem o infiltrado intersticial parecem ser uma combinação de células intersticiais nativas, células inflamatórias recrutadas da circulação e células tubulares residentes que sofrem transformação epiteliomesenquimal. Macroscopicamente, os rins podem parecer pálidos e pequenos para a idade. Microscopicamente, percebem-se atrofia tubular e extravasamento com fibrose intersticial e uma inflamação intersticial linfocítica irregular. Pacientes com NJ frequentemente apresentam pequenos cistos característicos na região corticomedular. Na NTI crônica primária, os glomérulos são relativamente poupados até o fim do curso da doença. Pacientes com NTI crônica secundária a uma doença glomerular primária têm evidência histológica da doença primária. A NTI crônica decorrente do uso de ciclosporina ou tacrolimo é caracterizada por atrofia tubular, fibrose intersticial em "listras" e esclerose vascular.

Manifestações clínicas

As características clínicas da NTI crônica são frequentemente inespecíficas e podem refletir sinais e sintomas de insuficiência renal crônica lentamente progressiva (ver Capítulo 550). Geralmente ocorrem fadiga, falha de crescimento, poliúria, polidipsia e enurese. É comum haver anemia aparentemente desproporcional ao grau de insuficiência renal, uma característica particularmente proeminente na NJ. Como o dano tubular geralmente leva à perda renal de sal, a hipertensão significativa é incomum. Podem ocorrer síndrome de Fanconi, acidose tubular renal proximal, acidose tubular renal distal e acidose tubular renal distal hiperpotassêmica.

As manifestações extrarrenais da nefronoftise incluem distúrbios oftálmicos, neurológicos, hepáticos e esqueléticos (Tabela 539.3).

Tabela 539.3 Manifestações extrarrenais associadas à nefronoftise e síndromes resultantes associadas às mutações do *NPHP*.

DISTÚRBIOS	SÍNDROME
OFTALMOLÓGICOS	
Retinite pigmentosa	Síndrome de Senior-Løken
	Síndrome de Arima (síndrome cérebro-oculo-hepatorrenal)
	Síndrome de Alström (retinite pigmentosa, obesidade, diabetes melito tipo 2, deficiência auditiva)
	Síndrome RHYNS (retinite pigmentosa, hipopituitarismo, nefronoftise, displasia esquelética)
Apraxia oculomotora	Síndrome de Cogan
Nistagmo	Síndrome de Joubert, distúrbios relacionados à síndrome de Joubert
Coloboma	Síndrome de Joubert, distúrbios relacionados à síndrome de Joubert
NEUROLÓGICOS	
Encefalocele	Síndrome de Meckel-Gruber (encefalocele occipital, nefronoftise)
Aplasia do vérmis	Síndrome de Joubert, distúrbios relacionados à síndrome de Joubert
Hipopituitarismo	Síndrome RHYNS (retinite pigmentosa, hipopituitarismo, nefronoftise, displasia esquelética)
HEPÁTICOS	
Fibrose hepática	Síndrome de Boichis
	Síndrome de Meckel-Gruber (encefalocele occipital, nefronoftise)
	Síndrome de Arima (síndrome cérebro-oculo-hepatorrenal)
	Síndrome de Joubert, distúrbios relacionados à síndrome de Joubert
ESQUELÉTICOS	
Costelas curtas	Síndrome de Jeune, distrofia torácica asfixiante
Epífise em forma de cone	Síndrome de Mainzer-Saldino
Polidactilia pós-axial	Síndrome de Joubert, distúrbios relacionados à síndrome de Joubert
	Síndrome de Bardet-Biedl (nefronoftise, retinite pigmentosa, obesidade, surdez)
	Síndrome de Ellis-van Creveld
Anormalidades esqueléticas	Síndrome de Sensenbrenner, displasia cranioectodérmica
	Síndrome de Ellis-van Creveld
OUTROS	
Situs inversus	–
Malformação cardíaca	–
Bronquiectasia	–
Colite ulcerativa	–

De Wolf MT, Hildebrandt F: Nephronophthisis, Pediatr Nephrol 26:181-194, 2011.

Diagnóstico

O diagnóstico é sugerido por sinais ou sintomas de dano tubular renal, como poliúria e valor elevado de creatinina sérica, além de anamnese sugestiva de doença crônica, como enurese de longa duração ou anemia resistente à terapia com ferro. Exames radiográficos, em especial a US, podem fornecer evidências adicionais de cronicidade, como rins pequenos e ecogênicos, microcistos corticomedulares que sugerem NJ ou achados de uropatia obstrutiva. Uma cistouretrografia pode demonstrar refluxo vesicoureteral ou anormalidades vesicais. Se houver suspeita de NJ, o diagnóstico molecular está disponível. Quando a causa não for evidente, uma biopsia renal pode ser realizada. Em casos de doença avançada, uma biopsia renal pode não ser diagnóstica. Muitas doenças renais terminais apresentam aparência histológica comum de fibrose tubular e inflamação.

Tratamento e prognóstico

A terapia é direcionada a manter o equilíbrio de fluidos e eletrólitos e evitar maior exposição a agentes nefrotóxicos. Pacientes com uropatias obstrutivas podem necessitar de suplementação de sal e tratamento com resina ligante de potássio (poliestirenossulfonato de sódio). A prevenção da infecção por profilaxia antibiótica pode retardar a progressão do dano renal em pacientes apropriados. O prognóstico em pacientes com NTI crônica depende em grande parte da natureza da doença subjacente. Pacientes com uropatia obstrutiva ou refluxo vesicoureteral podem ter um grau variável de dano renal e, portanto, um curso variável. A doença renal terminal pode se desenvolver ao longo de meses ou anos. Pacientes com NJ progridem uniformemente para doença renal terminal na adolescência. Pacientes com distúrbios metabólicos podem se beneficiar do tratamento, quando disponível.

A bibliografia está disponível no GEN-io.

539.3 Necrose Papilar

Prasad Devarajan

Necrose papilar renal (NPR) é um termo aplicado a condições que resultam em necrose das pirâmides medulares renais e das papilas. O ambiente hipóxico e hipertônico que normalmente prevalece na região medular renal torna-a especialmente vulnerável à necrose isquêmica. Fatores precipitantes comuns em crianças incluem choque, hipovolemia, hipoxia, pielonefrite, obstrução do sistema urinário e hemoglobinopatias falciformes. Uso abusivo de analgésicos e diabetes melito são outras causas importantes em adultos. A NPR pode resultar em infecção secundária, deposição de cálculos e descamação de papilas com consequente obstrução do sistema urinário. Tanto um curso clínico progressivo agudo quanto uma forma prolongada mais crônica foram descritos. Os pacientes costumam apresentar dor no flanco e hematúria. Exames radiológicos são fundamentais para estabelecer o diagnóstico. O manejo é direcionado ao tratamento da causa subjacente, melhorando a isquemia renal com hidratação e alívio cirúrgico da obstrução.

PATOGÊNESE E PATOLOGIA

A NPR pode ser focal (envolvendo apenas as pontas papilares) ou difusa (envolvendo toda a papila e as áreas mais internas da medula). A NPR pode afetar uma ou várias papilas. Histologicamente, o tecido costuma revelar necrose coagulativa clássica, cercada por uma resposta inflamatória.

Mesmo em condições normais, a região medular do rim subsiste em um precipício hipóxico devido ao baixo fluxo sanguíneo e à troca contracorrente de oxigênio, embora paradoxalmente abrigando segmentos de néfrons com requisitos de energia muito altos. O fluxo sanguíneo diminui ainda mais à medida que se aproxima das regiões mais internas da medula e se torna marginal em direção ao ápice e às pontas das papilas. O suprimento sanguíneo já comprometido é ainda mais atenuado em vários estados fisiopatológicos, incluindo hipoxia por choque e desidratação, estase intraluminal da nefropatia falciforme, inflamação da pielonefrite, aumento da pressão de obstrução do sistema urinário, alterações microvasculares do diabetes e dano direto por analgésicos (inclusive AINEs). Aproximadamente 15 a 30% dos pacientes com doença falciforme terão episódios de NPR durante a vida.

MANIFESTAÇÕES CLÍNICAS

A apresentação clássica da NPR aguda é composta por dor no flanco e cólica renal, hematúria macroscópica com coágulos e fragmentos de tecido e febre com calafrios. Lesão renal aguda, aumento da creatinina sérica e oligúria não são comuns, mas podem acompanhar a forma rapidamente progressiva. Pacientes com a forma crônica indolente podem ser assintomáticos e apresentar primeiro a passagem de papilas descamadas na urina.

DIAGNÓSTICO

O diagnóstico de NPR baseia-se geralmente na anamnese, na apresentação clínica, nos achados laboratoriais e nas investigações radiológicas. A tomografia computadorizada (TC) com contraste é a modalidade de imagem de escolha. Na fase aguda, esse método apresenta várias características típicas, incluindo fendas na medula renal, defeitos de enchimento pélvico, lesões não realçadas rodeadas por anéis de material excretado, calcificações medulares e obstrução. Se o contraste intravenoso for contraindicado, a TC sem contraste ou a US renal podem ser realizadas. Essas modalidades estão substituindo a urografia intravenosa, que foi o método de imagem de escolha no passado.

TRATAMENTO E PROGNÓSTICO

O tratamento da NPR aguda começa com a melhora da isquemia renal com hidratação intravenosa. Além disso, é importante tratar a causa subjacente, incluindo o tratamento médico apropriado para choque, sepse, pielonefrite ou doença falciforme. A descontinuação de qualquer analgésico (incluindo AINEs) é fundamental. Pacientes com obstrução aguda podem necessitar de intervenção cirúrgica para alívio.

A bibliografia está disponível no GEN-io.

539.4 Necrose Tubular Aguda

Prasad Devarajan

Necrose tubular aguda (NTA) é um termo aplicado a condições que resultam em necrose das células epiteliais tubulares renais. O ambiente hipóxico que normalmente prevalece na região medular renal torna os segmentos do néfron especialmente vulneráveis à morte celular necrótica. A NTA frequentemente coexiste com outras formas de morte celular, bem como com regeneração celular. Fatores precipitantes comuns em crianças incluem isquemia renal prolongada, sepse, choque, hipovolemia e medicamentos nefrotóxicos. A NTA é a causa mais comum de **lesão renal aguda intrínseca** (ver Capítulo 550). A NTA é clinicamente caracterizada por declínio rápido (horas a dias) da função renal, o que leva a retenção de produtos residuais, como ureia e creatinina, sobrecarga de fluidos e redução da produção de urina em muitos casos. Pacientes com NTA adquirida em hospital frequentemente não apresentam sintomas específicos, e o diagnóstico requer alto índice de suspeição em indivíduos predispostos. Exames laboratoriais e radiológicos são a chave para estabelecer o diagnóstico. O manejo é dirigido ao tratamento da causa subjacente ou precipitante, à correção de desequilíbrios hídricos, eletrolíticos e acidobásicos, à prevenção de medicamentos nefrotóxicos e ao tratamento de complicações.

PATOGÊNESE E PATOLOGIA

Os achados patológicos são altamente variáveis, dependendo da etiologia e da região afetada do rim. Em crianças com NTA predominantemente isquêmica, a necrose é relativamente discreta, enquanto é mais difundida na NTA nefrotóxica. Uma vez que a região medular do rim (incluindo o segmento reto do túbulo proximal e o ramo espesso ascendente medular da alça de Henle) normalmente subsiste em um ambiente hipóxico, devido ao baixo fluxo de sangue e à troca contracorrente de oxigênio, esses segmentos de néfrons são geralmente os mais gravemente afetados. Achados típicos incluem áreas irregulares de necrose de células tubulares com perda resultante de células epiteliais dos túbulos e exposição da membrana basal desnudada. Outras formas de morte celular, incluindo apoptose, necroptose e ferroptose, ocorrem simultaneamente. As células do túbulo proximal que sobrevivem apresentam apagamento difuso e perda da borda em escova e das bolhas apicais. Os segmentos do néfron distal exibem dilatação tubular com moldes intraluminais. Há evidências concomitantes de regeneração e reparo celular em células epiteliais de túbulos recentemente danificadas. A lesão é agravada por vários estados fisiopatológicos, incluindo a isquemia por sepse, choque e desidratação e os danos diretos por medicamentos nefrotóxicos.

O declínio significativo da função renal é muitas vezes desproporcional às alterações histológicas observadas. Além da necrose das células tubulares, vários outros fatores contribuem para o declínio da taxa de filtração glomerular (TFG). Em primeiro lugar, um único túbulo coletor drena múltiplos néfrons, de tal forma que a obstrução de até mesmo um pequeno número de túbulos coletores resulta em falha de filtração de vários néfrons. Em segundo, a obstrução agrava o refluxo do fluido tubular filtrado para o espaço vascular através do epitélio desnudo. Em terceiro, a perda da capacidade reabsortiva tubular proximal resulta no aumento da liberação de cloreto de sódio para a mácula densa, com ativação dos mecanismos de *feedback* tubuloglomerular que pioram a constrição arteriolar aferente. Em quarto, muitos fatores adicionais contribuem para a patogênese da NTA, incluindo mudanças no fluxo sanguíneo microvascular, dano endotelial e ativação de vias inflamatórias.

A fisiopatologia e o curso clínico da NTA podem ser divididos em três fases sequenciais: iniciação, manutenção e recuperação. A fase de iniciação ocorre durante a exposição inicial à isquemia ou a nefrotoxinas. O dano às células tubulares começa a evoluir e os detritos celulares tubulares desprendidos resultam em obstrução do lúmen tubular. A combinação de hipoperfusão e obstrução ao fluxo de fluido tubular resulta em diminuição de TFG e produção de urina e aumento dos níveis de creatinina sérica. Durante a fase de manutenção da NTA, a lesão dos túbulos renais é estabelecida na sua maior gravidade, a TFG e a produção de urina estabilizam-se em um nível muito baixo e a ureia e a creatinina sérica atingem o ponto máximo. Deve-se notar que a NTA causada por medicamentos nefrotóxicos é tipicamente não oligúrica. Essa fase geralmente dura 1 a 2 semanas, mas pode se estender por várias semanas. Complicações (p. ex., desequilíbrios metabólicos, hídricos e eletrolíticos) geralmente ocorrem durante essa fase. A fase de recuperação, também chamada de fase diurética, é caracterizada pela regeneração de células epiteliais de túbulos perdidos, reparo de células lesionadas subletalmente e remoção de cilindros intratubulares pelo restabelecimento do fluxo de fluido tubular. É clinicamente caracterizada por poliúria e lenta recuperação da TFG. A diurese ocorre porque a rápida TFG precede a recuperação completa de estrutura e função das células tubulares e pode resultar em depleção de volume se não for reconhecida e tratada prontamente.

As causas mais prevalentes de NTA em neonatos e crianças mais velhas são apresentadas nas Tabelas 539.4 e 539.5, respectivamente.

MANIFESTAÇÕES CLÍNICAS

A NTA é em grande parte assintomática, e o diagnóstico clínico depende de alto grau de suspeição em crianças com fatores de risco etiológicos. A NTA se manifesta com maior frequência por acúmulo progressivo de líquido, elevação em série na ureia e na creatinina sérica e redução na produção de urina, em um paciente predisposto que tenha sido exposto a lesão isquêmica ou nefrotóxica. A avaliação requer uma anmnese completa direcionado às causas conhecidas de NTA e exames físico, laboratoriais e de imagem dos rins. Uma anamnese detalhada de todas as drogas e medicamentos ingeridos é especialmente importante. Embora a NTA seja tecnicamente um diagnóstico histológico, as biopsias renais são raramente realizadas em crianças com essa condição.

Os sinais de NTA ao exame físico incluem edema, hipertensão e evidência de insuficiência cardíaca. As crianças com depleção de volume intravascular exibem taquicardia, hipotensão, diminuição do turgor cutâneo e ressecamento das membranas mucosas.

DIAGNÓSTICO

O diagnóstico de NTA é auxiliado por achados laboratoriais e investigações radiológicas. Uma urina recém-coletada é tipicamente positiva para sangue e proteína e a microscopia revela hemácias e moldes granulares, lodosos e marrons. A urina heme-positiva, na ausência de hemácias no sedimento, deve levantar a suspeita de hemólise ou rabdomiólise. Na NTA, a insuficiência renal reabsortiva e a capacidade de concentração normalmente resultam em baixa densidade específica da urina e alto sódio urinário e excreção fracionada de sódio. A caraterística mais marcante da NTA é o aumento progressivo da creatinina sérica e da ureia. É comum haver anemia leve a moderada, devido à diluição e à diminuição da eritropoese. A acidose metabólica com alto *anion gap* resulta da diminuição da excreção renal de ácidos e da diminuição da reabsorção tubular de bicarbonato. Vários distúrbios eletrolíticos podem ser encontrados, incluindo hiponatremia, hiperpotassemia, hiperfosfatemia, hipocalcemia e hipomagnesemia. Se houver suspeita de rabdomiólise, o diagnóstico pode ser confirmado pela detecção de mioglobina na urina e níveis elevados de creatinoquinase sérica. O diagnóstico de nefrotoxicidade pode ser auxiliado pela determinação dos níveis séricos de fármacos ou drogas. A US renal tipicamente revela rins ecogênicos aumentados. A NTA grave prolongada resulta em necrose cortical renal e redução no tamanho dos rins.

Tabela 539.4 Causas prevalentes de necrose tubular aguda em neonatos.

MECANISMO	CAUSAS
Isquemia	Asfixia perinatal, síndrome do desconforto respiratório, hemorragia, cardiopatia congênita, sepse, choque
Toxinas exógenas	Aminoglicosídeos, ingestão materna de inibidores da enzima conversora de angiotensina ou anti-inflamatórios não esteroides
Toxinas endógenas	Hemoglobina (hemólise), mioglobina (convulsões)
Doença renal primária	Trombose da veia renal, trombose da artéria renal, doença renal policística

Tabela 539.5 Causas prevalentes de necrose tubular aguda em crianças mais velhas.

MECANISMO	CAUSAS
Isquemia	Desidratação grave, hemorragia, choque, sepse, queimaduras, cirurgia de grande porte, doença cardíaca grave, tempo de isquemia fria prolongado no transplante renal
Toxinas exógenas	Aminoglicosídeos, cisplatina, agentes de contraste, ciclosporina, tacrolimo, inibidores da enzima conversora de angiotensina, anti-inflamatórios não esteroides
Toxinas endógenas	Hemoglobina (hemólise, circulação extracorpórea), mioglobina (lesões por esmagamento, convulsões, *influenza*)
Doença renal primária	Síndrome hemolítico-urêmica, glomerulonefrite crescêntica

TRATAMENTO E PROGNÓSTICO (ver também Capítulo 550.1)

O tratamento da NTA começa com a melhora da isquemia renal, restaurando e mantendo o volume intravascular com hidratação intravenosa. Além disso, é importante tratar a causa subjacente, inclusive com tratamento clínico apropriado de choque, sepse ou doença cardíaca. A descontinuação de qualquer agente nefrotóxico potencial (incluindo AINEs) é crucial. As dosagens de todos os medicamentos devem ser escolhidas com base na TFG estimada. Crianças com oligúria e sobrecarga de volume podem exigir restrição hídrica e uso criterioso de furosemida. Embora a furosemida possa converter um quadro clínico oligúrico em não oligúrico (o que pode facilitar o tratamento), há poucas evidências de que esse medicamento modifique o curso da NTA. Crianças com NTA estabelecida podem não responder à furosemida e apresentam maior risco de ototoxicidade. As indicações comuns para diálise na NTA incluem sobrecarga hídrica que não responde a diuréticos ou que dificulta a provisão de nutrição adequada, hiperpotassemia não responsiva ao tratamento clínico, desequilíbrio ácido-básico sintomático e hipertensão refratária.

Se não houver falência de múltiplos órgãos, a maioria das crianças com NTA acaba recuperando grande parte da função renal. Em caso de grave disfunção de múltiplos órgãos, a recuperação renal é limitada, e as taxas de morbimortalidade permanecem altas. Os pacientes que se recuperam de NTA grave permanecem em risco de desenvolver posteriormente doença renal crônica.

A bibliografia está disponível no GEN-io.

Capítulo 540
Doenças Vasculares Associadas à Hematúria

540.1 Anormalidades Vasculares

Prasad Devarajan

Os hemangiomas, os hemangiolinfangiomas, os angiomiomas e as malformações arteriovenosas dos rins e do trato urinário inferior constituem causas raras de hematúria. Podem manifestar-se clinicamente como hematúria microscópica ou hematúria macroscópica com coágulos. As malformações vasculares cutâneas associadas, quando presentes, podem fornecer uma pista para essas causas subjacentes de hematúria. Os **angiomiolipomas**, tumores sólidos benignos mais comuns do rim, são compostos de elementos vasculares, lisos e gordurosos. Eles podem se romper por acaso, causando hemorragia grave. Os angiomiolipomas são um componente importante do **complexo da esclerose tuberosa** (ver Capítulo 614.2), que inclui atraso no desenvolvimento, angiofibromas faciais e cistos pulmonares. Pode ocorrer cólica renal na presença de qualquer anormalidade vascular do trato urinário, que causa obstrução da drenagem urinária, induz uma resposta inflamatória ou distende a cápsula renal. O diagnóstico pode ser confirmado por angiografia ou endoscopia.

O sangramento unilateral de veias varicosas do ureter esquerdo, devido à compressão da veia renal esquerda entre a aorta e a artéria mesentérica superior (compressão mesoaórtica), é designado como **síndrome do quebra-nozes**. Os pacientes com essa síndrome normalmente apresentam hematúria microscópica persistente (e, em certas ocasiões, hematúria macroscópica recorrente), que pode ser acompanhada de proteinúria, dor na parte inferior esquerda do abdome, dor no flanco esquerdo ou hipotensão ortostática. O diagnóstico exige um alto grau de suspeita e é confirmado por ultrassonografia (US) com Doppler, varredura por tomografia computadorizada (TC), flebografia da veia renal esquerda ou ressonância magnética (RM).

A bibliografia está disponível no GEN-io.

540.2 Trombose da Veia Renal

Prasad Devarajan

EPIDEMIOLOGIA

A trombose da veia renal (TVR) ocorre em duas situações clínicas distintas: (1) em recém-nascidos e lactentes, a TVR está comumente associada a asfixia, desidratação, choque, sepse, estados de hipercoagulabilidade congênita, cateteres venosos centrais e diabetes materno ou pré-eclâmpsia; e (2) em crianças de mais idade, a TVR é identificada em pacientes com síndrome nefrótica, cardiopatia cianótica, estados de hipercoagulabilidade hereditários, sepse, após transplante renal e exposição a agentes de contraste angiográficos.

PATOGÊNESE

A TVR começa na circulação venosa intrarrenal e pode se estender para a veia renal principal e até mesmo para a veia cava inferior. A formação de trombos é mediada por lesão das células endoteliais em consequência de hipoxia, endotoxinas ou meios de contraste. Outros fatores contribuintes incluem hipercoagulabilidade da síndrome nefrótica ou de mutações em genes que codificam fatores da coagulação (p. ex., deficiências da proteína C, proteína S, antitrombina e fator V de Leiden); hipovolemia e diminuição do fluxo sanguíneo vascular associada a choque séptico, desidratação ou síndrome nefrótica; e maior viscosidade intravascular causada pela policitemia.

MANIFESTAÇÕES CLÍNICAS

O desenvolvimento de TVR é classicamente indicado pelo início súbito de hematúria macroscópica e massas uni ou bilaterais nos flancos. Entretanto, os pacientes também podem apresentar qualquer combinação de hematúria microscópica, dor no flanco, hipertensão ou anemia hemolítica microangiopática com trombocitopenia ou oligúria. A TVR é habitualmente unilateral; a TVR bilateral resulta em lesão renal aguda.

DIAGNÓSTICO

O diagnóstico de TVR é sugerido pelo desenvolvimento de hematúria e massas no flanco de pacientes examinados em ambientes clínicos de alto risco ou com as manifestações clínicas predisponentes assinaladas anteriormente. A US revela aumento acentuado dos rins, e os exames com radionuclídeos demonstram pouca ou nenhuma função renal no rim ou rins afetados. A US com Doppler da veia cava inferior e da veia renal é essencial para confirmar o diagnóstico. Deve-se evitar a realização de exames contrastados para minimizar o risco de maior lesão vascular.

DIAGNÓSTICO DIFERENCIAL

O diagnóstico diferencial de TVR inclui outras causas de hematúria que estão associadas ao rápido desenvolvimento de anemia hemolítica microangiopática ou aumento do rim ou de ambos os rins. Estão inclusos também: síndrome hemolítico-urêmica, hidronefrose, doença policística renal, tumor de Wilms e abscesso ou hematoma renais. Todos os pacientes com TVR devem ser avaliados quanto à presença de estado de hipercoagulabilidade congênita ou adquirida.

TRATAMENTO

O principal tratamento da TVR começa com cuidados de suporte intensivos e agressivos, incluindo correção do desequilíbrio hidreletrolítico e tratamento da insuficiência renal. As recomendações incluem o tratamento inicial adicional da TVR bilateral com ativador do plasminogênio tecidual e heparina não fracionada, seguida de anticoagulação contínua com heparina não fracionada ou de baixo peso molecular. As recomendações para o tratamento da TVR unilateral com extensão na veia cava inferior incluem heparina não fracionada ou de baixo peso molecular. Não há consenso quanto à necessidade de tratar a TVR unilateral sem extensão com heparina ou apenas com terapia de suporte. O tratamento agressivo com agentes trombolíticos em todas essas situações clínicas, bem como a prevenção antitrombótica de pacientes com risco trombótico documentado, permanece controverso, apesar dessas recomendações que têm em vista o risco significativo de sangramento. Não há dados baseados em evidências, particularmente em crianças, apesar dessas recomendações de "boas práticas". As crianças com hipertensão grave secundária à TVR que são refratárias aos agentes anti-hipertensivos podem necessitar de nefrectomia.

PROGNÓSTICO

As taxas de mortalidade perinatal da TVR diminuíram significativamente nos últimos 20 anos. A atrofia renal parcial ou completa constitui uma sequela comum da TVR no recém-nascido, levando a um risco aumentado de insuficiência renal, disfunção tubular renal e hipertensão sistêmica. Essas complicações também são observadas em crianças de mais idade. Todavia, a recuperação da função renal não é rara nessas crianças com TVR em consequência de síndrome nefrótica ou cardiopatia cianótica, com correção da etiologia subjacente. O acompanhamento a longo prazo de lactentes e crianças com TVR por nefrologistas pediátricos é recomendado para o monitoramento da função renal e a detecção inicial da hipertensão e doença renal crônica.

A bibliografia está disponível no GEN-io.

540.3 Nefropatia Falciforme

Prasad Devarajan

Hematúria macroscópica ou microscópica pode ser observada em crianças com doença falciforme ou traço falciforme. A hematúria tende a melhorar de forma espontânea na maioria das crianças. O comprometimento renal clinicamente aparente ocorre com mais frequência em pacientes com doença falciforme do que naqueles com traço falciforme, com exceção de uma associação com carcinoma de células renais, que é mais comum no traço falciforme.

ETIOLOGIA

Em geral, as manifestações renais da nefropatia falciforme (NF) estão relacionadas à microtrombose secundária à falcização na medula renal relativamente hipóxica, ácida e hipertônica, na qual a estase vascular está em geral presente. O uso de analgésicos, depleção de volume com consequente falência pré-renal, infecção e doença hepática relacionada ao ferro são fatores contribuintes independentes. A hiperfiltração glomerular, mediada pela produção intrarrenal de prostaglandinas e síntese de óxido nítrico, está envolvida na patogênese da proteinúria e insuficiência renal na NF.

PATOLOGIA

Isquemia, necrose papilar e fibrose intersticial são achados patológicos comuns na NF. A lesão glomerular falciforme específica consiste em hipertrofia glomerular, com glomerulomegalia e capilares distendidos. Além disso, uma variedade de lesões glomerulares também é encontrada na NF; mais comumente incluem glomerulosclerose segmentar e focal, glomerulonefrite membranoproliferativa e microangiopatia trombótica. A fisiopatologia dessas lesões glomerulonefríticas específicas na NF é pouco compreendida.

MANIFESTAÇÕES CLÍNICAS

As manifestações clínicas de NF incluem poliúria causada por um defeito urinário de concentração, acidose tubular renal e proteinúria associada às lesões glomerulares descritas anteriormente.

Cerca de 20 a 30% dos pacientes com doença falciforme desenvolvem proteinúria. A proteinúria na faixa nefrótica, com ou sem síndrome nefrótica clinicamente aparente, ocorre em até 30% dos pacientes com NF e, quando presente, em geral apresenta insuficiência renal progressiva.

TRATAMENTO

Manifestações tubulares não têm tratamento específico além daqueles geralmente recomendados para pacientes com doença falciforme. No entanto, inibidores da enzima conversora da angiotensina e/ou inibidores do receptor da angiotensina II podem ser usados para reduzir a excreção de proteínas na urina em pacientes com quantidades diárias superiores a 500 mg e podem retardar a progressão da insuficiência renal. A hematúria macroscópica secundária à necrose papilar pode responder ao tratamento com ácido ε-aminocaproico ou acetato de desmopressina. Hidroxiureia e tratamentos mais recentes para a doença falciforme (ver Capítulo 489.1) diminuíram as manifestações de NF em proporção às outras complicações da hemoglobinopatia primária.

PROGNÓSTICO

A NF pode eventualmente levar a hipertensão, insuficiência renal e insuficiência renal progressiva. A diálise e o eventual transplante renal são modalidades de tratamento bem-sucedidas quando a insuficiência renal é irreversível.

A bibliografia está disponível no GEN-io.

540.4 Hipercalciúria Idiopática

Prasad Devarajan

A hipercalciúria idiopática, que pode ser herdada como caráter autossômico dominante, pode manifestar-se clinicamente como hematúria macroscópica recorrente, hematúria microscópica persistente, disúria, cristalúria ou dor abdominal com ou sem formação de cálculos. A hipercalciúria também pode acompanhar condições que resultam em hipercalcemia, como hiperparatireoidismo (ver Capítulo 591), intoxicação por vitamina D, imobilização e sarcoidose (ver Capítulo 190). A hipercalciúria pode estar associada a síndrome de Cushing (ver Capítulo 597), terapia com corticosteroides, disfunção tubular secundária à síndrome de Fanconi – como ocorre com a doença de Wilson (ver Capítulo 384.2) –, síndrome oculocerebrorrenal, síndrome de Williams, acidose tubular distal ou síndrome de Bartter (ver Capítulo 549.1). A hipercalciúria também pode ser observada em pacientes com doença de Dent, que é uma forma de nefrolitíase ligada ao X, associada ao raquitismo hipofosfatêmico. Embora se acredite que a formação de microcristais com consequente irritação tecidual possa mediar os sintomas, o mecanismo preciso pelo qual a hipercalciúria provoca hematúria ou disúria não é conhecido.

DIAGNÓSTICO

A hipercalciúria é diagnosticada por uma excreção de cálcio na urina de 24 h que seja maior que 4 mg/kg. Pode-se realizar um teste de rastreamento para hipercalciúria em uma amostra de urina aleatória, com determinação das concentrações de cálcio e creatinina. Uma razão cálcio:creatinina (mg/dℓ:mg/dℓ) maior que 0,2 em uma amostra de urina isolada indica hipercalciúria em uma criança mais velha. A razão normal pode alcançar 0,8 em lactentes com menos de 7 meses.

TRATAMENTO

Sem tratamento, a hipercalciúria leva à nefrolitíase em cerca de 15% dos casos. A hipercalciúria também foi associada a um risco aumentado de baixa densidade mineral óssea e incidência aumentada de infecções do trato urinário. A hipercalciúria idiopática foi identificada como fator de risco em 40% das crianças com cálculos renais, e a presença de baixo nível urinário de citrato foi associada a um fator de risco em aproximadamente 38% desse grupo. Os diuréticos tiazídicos orais podem normalizar a excreção urinária de cálcio ao estimular a reabsorção de cálcio nos túbulos proximal e distal. Essa terapia pode levar à resolução da hematúria macroscópica ou da disúria e pode prevenir a nefrolitíase. As indicações precisas para o tratamento com diuréticos tiazídicos (incluindo a sua duração quando iniciado) permanecem controversas.

Em pacientes com hematúria macroscópica ou disúria persistentes, a terapia é iniciada com hidroclorotiazida, em uma dose única pela manhã de 1 a 2 mg/kg/24 h. A dose é aumentada até que a excreção de cálcio na urina de 24 horas seja menor que 4 mg/kg e ocorra resolução das manifestações clínicas. Depois de 1 ano de tratamento, a hidroclorotiazida é habitualmente interrompida, mas pode ser reintroduzida se houver recidiva da hematúria macroscópica, nefrolitíase ou disúria. Durante a terapia com hidroclorotiazida, o nível sérico de potássio deve ser monitorado de modo periódico para evitar a hipopotassemia. O citrato de potássio, em uma dose de 1 mEq/kg/24 h, também pode ser benéfico, sobretudo em pacientes com baixa excreção urinária de citrato, um pH urinário baixo e disúria ou cristalúria sintomática.

A restrição de sódio é importante, visto que a excreção urinária de cálcio é paralela à excreção de sódio. É importante assinalar que *não se recomenda a restrição dietética de cálcio* (exceto em crianças com ingestão maciça de cálcio maior que 250% da cota dietética recomendada com base na história dietética), visto que o cálcio é um requisito de importância crucial para o crescimento e não há evidências sustentando uma relação entre a ingestão diminuída de cálcio e a redução dos níveis urinários de cálcio. Isso é particularmente importante tendo em vista a associação da hipercalciúria em alguns pacientes com redução da densidade mineral óssea. Diversos estudos em pequena escala e não controlados sustentam um papel para a terapia com bifosfonatos, que leva à redução da excreção urinária de cálcio e à melhora da densidade mineral óssea. São necessários estudos controlados para estabelecer um papel bem definido dessa terapia em crianças com hipercalciúria.

A bibliografia está disponível no GEN-io.

540.5 Nefrocalcinose

Ver Capítulo 562.

Capítulo 541
Anormalidades Anatômicas Associadas à Hematúria

541.1 Anomalias Congênitas

Prasad Devarajan

A hematúria macro ou microscópica pode estar associada a muitos tipos diferentes de malformações do trato urinário. O início súbito de hematúria macroscópica após um traumatismo leve no flanco costuma estar relacionado com obstrução da junção ureteropélvica, rins císticos ou rins ampliados por qualquer causa (ver Capítulo 555).

541.2 Doença Renal Policística Autossômica Recessiva

Prasad Devarajan

A doença renal policística autossômica recessiva (DRPAR; também conhecida como fibrose hepática congênita [FHC]) é um distúrbio autossômico recessivo que ocorre com incidência de 1:10.000 a 1:40.000 e taxa de portador do gene na população geral de 1/70. O gene para a DRPAR *(PKHD1 [polycystic kidney and hepatic disease 1 –* rim policístico e doença hepática 1*])* codifica a fibrocistina, uma proteína ampla (> 4 mil aminoácidos) com múltiplas isoformas.

PATOLOGIA

Ambos os rins encontram-se extremamente ampliados, de modo que inúmeros cistos pequenos por todo o córtex e a medula ficam pouco visíveis. Estudos microscópicos revelam ductos coletores ectásicos dilatados que irradiam da medula para o córtex. O desenvolvimento de fibrose intersticial progressiva e atrofia tubular durante os estágios avançados da doença eventualmente leva à insuficiência renal. A DRPAR causa a doença de órgão duplo; por isso, o termo *DRPAR/fibrose hepática congênita*. O envolvimento hepático é caracterizado por uma anormalidade de base da placa ductal que culmina em proliferação e ectasia do ducto biliar, bem como em fibrose hepática progressiva.

PATOGÊNESE

A fibrocistina pode formar um complexo multimérico com proteínas de outras doenças císticas genéticas primárias. Percebe-se que a sinalização intracelular alterada por esses complexos, localizados em superfícies de células apicais epiteliais, junções intercelulares e superfícies de células basolaterais em associação com o complexo de adesão focal, é uma característica determinante para a fisiopatologia da doença.

Mais de 300 mutações no *PKHD1* (sem pontos críticos específicos identificados) causam a doença, e a mesma mutação pode apresentar graus variáveis de gravidade da doença na mesma família. Essa observação clínica é consistente com os dados pré-clínicos que demonstram muitos fatores ambientais e genéticos desconhecidos que afetam a expressão da doença. A taxa de falso-negativos para o diagnóstico genético é de aproximadamente 10%. Informações disponíveis limitadas sugerem apenas uma correlação genótipo-fenótipo grosseira: mutações modificadoras da fibrocistina parecem ocasionar doença menos grave do que aquelas que truncam a fibrocistina.

MANIFESTAÇÕES CLÍNICAS

Muitas vezes, o diagnóstico é feito antes do nascimento mediante a demonstração de oligoidrâmnio e rins aumentados bilaterais na ultrassonografia (US) pré-natal. O lactente característico se apresenta com massas no flanco bilateral durante o período neonatal ou na primeira infância. Há a possibilidade da DRPAR se associar a insuficiência respiratória e pneumotórax espontâneo no período neonatal. É provável que a morte perinatal (25 a 30%) tenha relação com mutações truncadas. Os componentes do **complexo oligoidrâmnio (síndrome de Potter)**, incluindo implantação baixa das orelhas, micrognatia, nariz achatado, defeitos de posicionamento dos membros e restrição de crescimento intrauterino, podem estar presentes na morte por hipoplasia pulmonar. O desconforto respiratório também pode ser secundário a rins grandes que comprometem a função do diafragma. Em geral, observa-se hipertensão arterial nas primeiras semanas de vida, a qual costuma ser grave e requer terapia agressiva com múltiplos fármacos para o seu controle. Oligúria e insuficiência renal aguda (IRA) são raras; porém, a hiponatremia transitória, com frequência na presença de IRA, comumente responde à diurese. A função renal geralmente fica prejudicada, mas pode ter início normal em 20 a 30% dos pacientes. Cerca de 50% dos indivíduos com apresentação neonatal-perinatal desenvolvem a doença renal de estágio terminal (DRET) por volta de 10 anos.

A DRPAR é cada vez mais identificada em lactentes (e, raras vezes, em adolescentes e adultos jovens) com um quadro clínico misto reno-hepático. Essas crianças e adultos jovens costumam apresentar manifestações predominantemente hepáticas em combinação com graus variáveis de doença renal. A **fibrose hepática** se manifesta como hipertensão portal, hepatoesplenomegalia, varizes gastresofágicas, episódios de colangite ascendente, veias periumbilicais cutâneas proeminentes, reversão de fluxo da veia porta e trombocitopenia. A fibrose hepática congênita pode se manifestar com alterações colangiodisplásicas ou um tipo de doença de Caroli isolada com dilatação acentuada do ducto biliar intra-hepático, afetando todo o fígado ou apenas um segmento; a doença do trato biliar aumenta o risco de colangite ascendente. Os achados renais em pacientes com uma apresentação hepática podem variar de US renal anormal assintomática até hipertensão arterial sistêmica e insuficiência renal. No recém-nascido (RN), a evidência clínica de doença hepática por avaliação radiológica ou clinicolaboratorial está presente em cerca de 50% das crianças e acredita-se que seja universal pela avaliação microscópica. Estudos da história natural de pacientes com DRPAR enquanto lactentes e crianças jovens classificaram esse grupo em termos da gravidade de seu fenótipo de órgão duplo: 40% têm o fenótipo de rim/fígado grave; e 20% de cada um têm o fenótipo de rim grave/fígado leve, fígado grave/rim leve e rim leve/fígado leve.

DIAGNÓSTICO

O diagnóstico de DRPAR é fortemente sugerido por massas bilaterais palpáveis nos flancos em um lactente com hipoplasia pulmonar, oligoidrâmnio e hipertensão, e ausência de cistos renais na US dos pais (Figura 541.1). Rins acentuadamente aumentados e, de modo igual, hiperecogênicos com pouca diferenciação corticomedular são sempre observados na US (Figura 541.2). O diagnóstico é apoiado por sinais clinicolaboratoriais de fibrose hepática, achados patológicos de anormalidades da lâmina ductal verificados em biopsia do fígado, prova anatomopatológica de DRPAR em irmão ou parente consanguíneo.

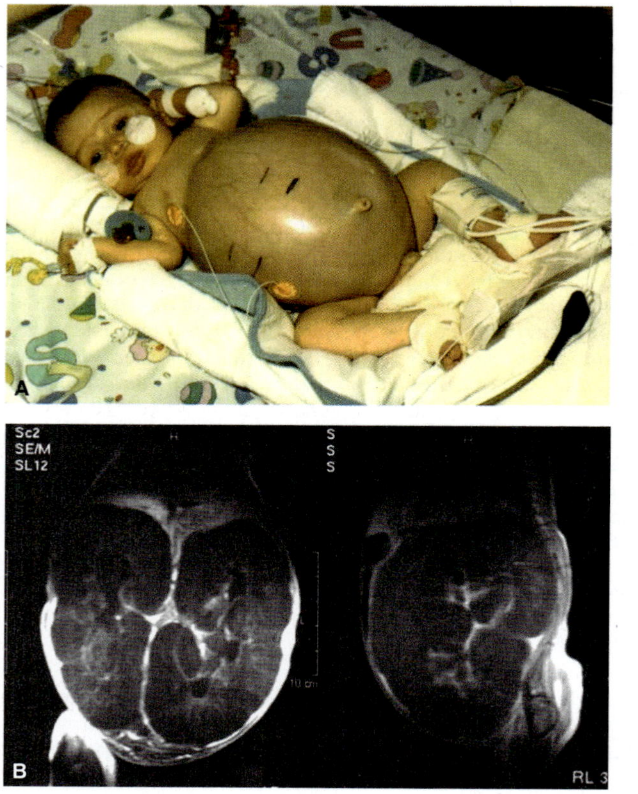

Figura 541.1 **A.** Nefromegalia grave em lactente de 3 meses de vida com doença policística renal autossômica recessiva. **B.** Radiografias da expansão dos rins. (*De Bakkaloglu SA, Schaefer F: Disease of the kidney and urinary tract in children. In Skorecki K, Chertow GM, Marsden PA et al. (eds): Brenner & Rector's the kidney, 10/e, Philadelphia, 2016, Elsevier, Fig. 74-6, p. 2320.*)

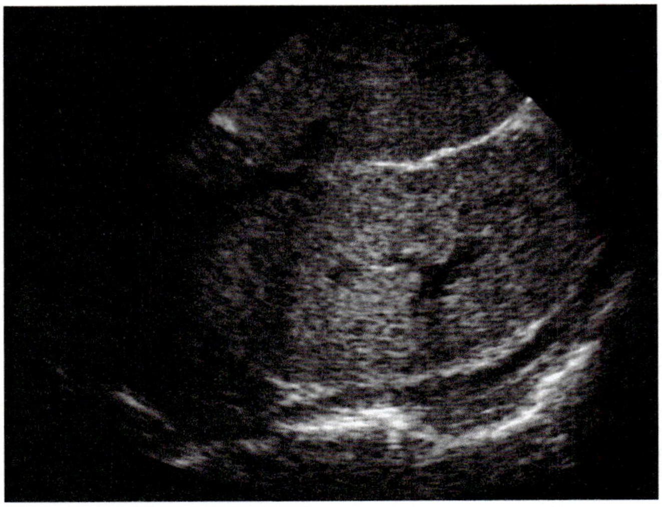

Figura 541.2 Ultrassonografia de neonato com doença renal policística autossômica recessiva demonstrando expansão no volume dos rins (9 cm) e ecogenicidade difusa aumentada com perda completa de diferenciação corticomedular resultante de múltiplas interfaces císticas pequenas.

É possível confirmar o diagnóstico por teste genético. O diagnóstico diferencial inclui outras causas de expansão do volume renal bilateral e/ou cistos, como displasia multicística, hidronefrose, tumor de Wilms e trombose venosa renal bilateral (Tabelas 541.1 e 541.2).

Nefronoftise, um distúrbio autossômico recessivo com fibrose renal, atrofia tubular e formação de cistos, é causa comum de DRET em crianças e adolescentes (ver Tabelas 541.1 e 541.2; ver também Capítulo 539). Os achados externos relacionados incluem degeneração retiniana (síndrome de Senior-Loken), ataxia cerebelar (síndrome de Joubert) e fibrose hepática (doença de Boichis). Os sintomas abrangem poliúria (perda de sal e pouca capacidade de concentração), deficiência de crescimento, anemia. Hipertensão e edema são percebidos mais tarde, quando a DRET se desenvolve. O teste de diagnóstico pré-natal que utiliza análise de ligação genética ou de mutação direta está disponível para famílias com uma criança previamente afetada.

O diagnóstico genético pré-implantação com fertilização *in vitro* pode evitar o nascimento de outra criança afetada com DRPAR.

TRATAMENTO

O tratamento da DRPAR é de suporte. O suporte ventilatório agressivo costuma ser necessário no período neonatal, suplementar para hipoplasia pulmonar, hipoventilação e doenças respiratórias da prematuridade. O manejo cuidadoso de hipertensão (inibidores da enzima conversora da angiotensina e outros fármacos anti-hipertensivos, conforme necessário), anormalidades hidreletrolíticas, osteopenia e manifestações clínicas de insuficiência renal são essenciais. Crianças com insuficiência respiratória grave ou intolerância alimentar por causa de rins aumentados podem requerer nefrectomias unilaterais ou, com mais frequência, bilaterais, sugerindo a necessidade de terapia de substituição renal. Para muitas crianças que iniciam terapia de DRET, a hipertensão portal significativa se manifesta. Isso, em combinação com a melhora substancial na sobrevida do transplante de fígado, tem conduzido à discussão sobre transplante renal e hepático duplo em um grupo de pacientes rigorosamente selecionado. Nesse caso, o transplante duplo evita o desenvolvimento posterior de doença hepática em estágio terminal, apesar do transplante renal bem-sucedido.

PROGNÓSTICO

As taxas de mortalidade têm melhorado muito, embora cerca de 30% dos pacientes morram no período neonatal por complicações de hipoplasia pulmonar. O suporte respiratório neonatal e as terapias de substituição renal já aumentaram a sobrevida de 10 anos para > 80% em crianças que sobrevivem após o primeiro ano de vida. No momento, a taxa de sobrevida de 15 anos está estimada em 70 a 80%. A consideração do transplante renal e hepático duplo e o desenvolvimento de terapias específicas para doenças para os ensaios clínicos pediátricos terão um impacto ainda mais positivo sobre a história natural da DRPAR. Um recurso importante para as famílias dos pacientes é a ARPKD/CHF Alliance (**www.arpkdchf.org**).

A bibliografia está disponível no GEN-io.

541.3 Doença Renal Policística Autossômica Dominante

Prasad Devarajan

A doença renal policística autossômica dominante (DRPAD), também conhecida como doença renal policística no adulto, é a condição renal humana hereditária mais comum, com uma incidência de 1:400 a 1.000. É um distúrbio sistêmico com possível formação de cistos em múltiplos órgãos (fígado, pâncreas, baço e cérebro) e o desenvolvimento de aneurisma cerebral sacular.

PATOLOGIA

Ambos os rins encontram-se expandidos e exibem cistos corticais e medulares grandes originários de todas as regiões do néfron.

PATOGÊNESE

Aproximadamente 85% dos pacientes com DRPAD têm mutações que mapeiam para o gene *PKD1* no braço curto do cromossomo 16, o qual codifica a policistina, uma glicoproteína transmembrana. As outras 10 a 15% das mutações de DRPAD mapeiam para o gene *PKD2* no braço longo do cromossomo 4, o qual codifica a policistina 2, um canal de cátion não seletivo proposto. A maioria das mutações mostra-se exclusiva de determinada família. No momento, uma mutação pode ser encontrada em 85% dos pacientes com doença bem caracterizada. Cerca de 8 a 10% dos pacientes tendem a apresentar mutações causadoras de doenças *de novo*. As mutações de *PKD1* estão mais associadas com doença renal grave do que as de *PKD2*. A fisiopatologia da doença apresenta-se relacionada ao rompimento dos complexos de cistoproteína multimérica normal, com consequente sinalização intracelular anormal, resultando em proliferação anormal, secreção tubular e formação de cistos. A expressão anormal do fator de crescimento, juntamente com baixo teor de cálcio intracelular e elevado monofosfato de adenosina cíclico, mostram-se aspectos importantes que levam à formação de cistos e ao aumento de volume progressivo. Mutações no gene *GANAB* têm sido relatadas em pacientes negativos para *PKD1* e *PKD2*.

MANIFESTAÇÃO CLÍNICA

A gravidade da doença renal e as manifestações clínicas da DRPAD são muito variáveis. A DRPAD sintomática ocorre com mais frequência aos 40 ou 50 anos. Contudo, os sintomas, incluindo hematúria macro ou microscópica, dor bilateral no flanco, massas abdominais, hipertensão e infecção do trato urinário, podem ser observados em neonatos, crianças e adolescentes. Com o aumento do emprego de US abdominal na população pediátrica, bem como famílias com DRPAD solicitando possível triagem nos filhos assintomáticos em risco (com a aprovação da *Genetic Information Nondiscrimination Act* nos EUA), a maioria das crianças com DRPAD é diagnosticada por meio de US renal anormal na ausência de sintomas. Esse exame geralmente demonstra macrocistos bilaterais múltiplos em rins com volume expandido (Figura 541.3), embora o tamanho normal do rim e a doença unilateral possam ser observados na fase inicial da doença em crianças.

A DRPAD é uma doença de múltiplos órgãos que afeta muitos tipos de tecido. Os cistos podem ser assintomáticos, mas presentes em fígado, pâncreas, baço e ovários e, quando manifesto, ajudam a confirmar o diagnóstico na infância. Os **aneurismas intracranianos**, que surgem para segregar dentro de certas famílias, têm uma prevalência global de 15% e são causa significativa de mortalidade em adultos; porém, às vezes, ocorrem em crianças. O prolapso da valva mitral é observado em cerca de 12% das crianças; aneurismas da artéria aórtica e coronária

Tabela 541.1 Comparação de características clínicas de doenças renais císticas.

DOENÇA	HERANÇA	FREQUÊNCIA	PRODUTO GENÉTICO	IDADE DE INÍCIO	ORIGEM DO CISTO	NEFROMEGALIA	CAUSA DA DRET	OUTRAS MANIFESTAÇÕES
DRPAD	AD	1:400 a 1.000	*PKD1* *PKD2*	20 a 30 anos; < 2% antes dos 15 anos Início perinatal ocasional	Em qualquer local (incluindo a cápsula de Bowman)	Sim	Sim	Cistos hepáticos Aneurismas cerebrais Prolapso da valva mitral Cálculos renais ITU
DRPAR	AR	1:6.000 a 10.000	*PKHD1*	Primeiro ano de vida; início perinatal	Néfron distal e DC	Sim	Sim	Fibrose hepática Hipoplasia pulmonar Hipertensão
DRCA	Não	90% dos pacientes com DRET aos 8 anos	Nenhum	Anos após o início de DRET	Túbulos proximal e distal	Raras vezes	Não	Nenhuma
Cistos simples	Não	50% naqueles com mais de 40 anos	Nenhum	Idade adulta	Em qualquer lugar (normalmente cortical)	Não	Não	Nenhuma
Nefronoftise	AR	1:80.000	Nefrocistinas (NPHP1-9)	Infância ou adolescência	TCD medular	Não	Sim	Degeneração retiniana; malformações neurológicas, esqueléticas, hepáticas e cardíacas
DRCM	AD	Rara	Uromodulina e outras	Idade adulta	TCD medular	Não	Sim	Hiperuricemia e gota
REM	Não	1:5.000 a 20.000	Nenhum	30 anos	DC medular	Não	Não	Cálculos renais Hipercalciúria
Esclerose tuberosa	AD	1:10.000	Hamartina (TSC1) Tuberina (TSC2)	Infância	Alça de Henle e TCD	Raras vezes	Raras vezes	Carcinoma de células renais Tuberosidades e convulsões Angiomiolipoma Hipertensão
Síndrome VHL	AD	1:40.000	Proteína VHL	20 anos	Néfrons corticais	Raras vezes	Raras vezes	Angioma retinal, hemangioblastoma do SNC, carcinoma de células renais e feocromocitoma
Síndrome orofaciodigital (OFD)	DX	1:250.000	Proteína OFD1	Infância ou idade adulta	Glomérulos renais	Raras vezes	Sim	Malformação da face, cavidade oral e dedos; cistos hepáticos; deficiência intelectual
Síndrome de Bardet-Biedl (SBB)	AR	1:65.000 a 160.000	BBS 14	Idade adulta	Cálices renais	Raras vezes	Sim	Sindactilia e polidactilia; obesidade; distrofia retiniana; hipogenitalismo masculino; hipertensão; deficiência intelectual

AD, autossômica dominante; AR, autossômica recessiva; DC, ducto coletor; DRCA, doença renal cística adquirida; DRCM, doença renal cística medular; DRET, doença renal em estágio terminal; DRPAD, doença renal policística autossômica dominante; DRPAR, doença renal policística autossômica recessiva; DX, dominante ligado ao X; ITU, infecção do trato urinário; REM, rim esponjoso medular; SNC: sistema nervoso central; TCD, túbulo contorcido distal; VHL, von Hippel-Lindau. De Arnaout MA: Cystic kidney disease. In Goldman L, Schafer AI (eds): Goldman's Cecil medicine, 24/e, Philadelphia, 2012, Saunders, *Table 129-1*.

Tabela 541.2 Fenocópias das doenças renal policística autossômica recessiva e fibrocística hepatorrenal.

DOENÇA	GENE(S)	DOENÇA RENAL	DOENÇA HEPÁTICA	CARACTERÍSTICAS SISTÊMICAS
DRPAR	*PKHD1*	Dilatação do ducto coletor	FHC; doença de Caroli	Não
DRPAD	*PKD1; PKD2*	Cistos ao longo de todo o néfron	Cistos biliares; FHC (raro)	Sim: adultos
NPHP	*NPHP1-NPHP16*	Cistos na junção corticomedular	FHC	+/–
Síndrome de Joubert e distúrbios relacionados	*JBTS1-JBTS20*	Displasia cística; NPHP	FHC; doença de Caroli	Sim
Síndrome de Bardet-Biedl	*BBS1-BBS18*	Displasia cística; NPHP	FHC	Sim
Síndrome de Meckel-Gruber	*MKS1-MKS10*	Displasia cística	FHC	Sim
Síndrome orofaciodigital do tipo I	*OFD1*	Cistos glomerulares	FHC (rara)	Sim
Doença glomerulocística	*PKD1; HNF1B; UMOD*	Ampliados; rins normais ou hipoplásicos	FHC (com mutações de PKD1)	+/–
Síndrome de Jeune (distrofia torácica asfixiante)	*IFT80 (ATD2)* *DYNC2H1 (ADT3)* *ADT1, ADT4* e *ADT5*	Displasia cística	FHC; doença de Caroli	Sim
Displasia reno-hepato-pancreática (Ivemark II)	*NPHP3* e *NEK8*	Displasia cística	Disgenesia biliar intra-hepática	Sim
Síndrome de Zellweger	*PEX1-3; 5-6; 10-11; 13; 14; 16; 19; 26*	Microcistos corticais renais	Disgenesia biliar intra-hepática	Sim

DRPAD, doença renal policística autossômica dominante; DRPAR, doença renal policística autossômica recessiva; FHC, fibrose hepática congênita; NPHP, nefronoftise.
Modificada de Guay-Woodford LM, Bissler JJ, Braun MC et al.: Consensus expert recommendations for the diagnosis and management of autosomal recessive polycystic kidney disease: report of an international conference. J Pediatr *165:611-617, 2014.*

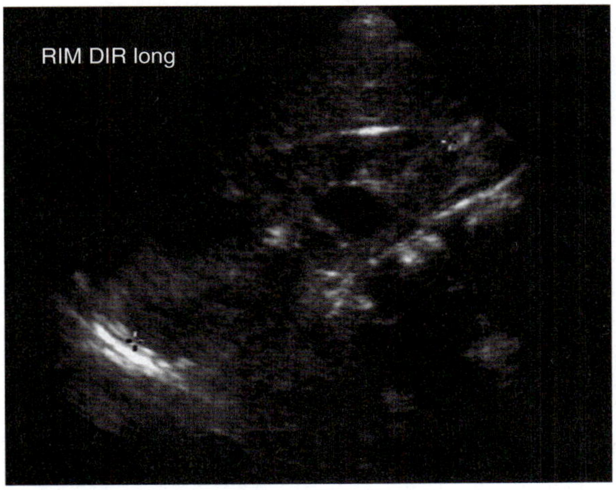

Figura 541.3 Ultrassonografia de paciente do sexo masculino de 18 meses com doença renal policística autossômica dominante demonstrando expansão do volume renal (10 cm) e dois cistos grandes.

e insuficiência da valva aórtica são observados em adultos afetados. Hérnias, bronquiectasias e divertículos intestinais também podem ocorrer nessas crianças.

DIAGNÓSTICO

A DRPAD é confirmada pela presença de rins aumentados com macrocistos bilaterais em paciente com um parente de primeiro grau afetado. As mutações *de novo* ocorrem em 8 a 10% dos pacientes com doença recém-diagnosticada. A diagnose pode ser feita em crianças antes de seus pais afetados, tornando a US renal parental um teste diagnóstico importante a ser realizado em parentes consanguíneos sem história familiar evidente. Entre os pacientes com DRPAD geneticamente definida, os resultados de US renal da triagem podem ser normais em ≤ 20% por volta de 20 anos e < 5% perto dos 30 anos.

O diagnóstico pré-natal é sugerido pela presença de rins aumentados com ou sem cistos na US em famílias com DRPAD conhecida. O teste de DNA pré-natal está disponível para famílias com membros afetados cuja doença seja causada por mutações identificadas nos genes *PKD1* ou *PKD2*.

O diagnóstico diferencial abrange cistos renais associados à doença renal glomerulocística, esclerose tuberosa e doença de von Hippel-Lindau, a qual pode ser herdada em um padrão autossômico dominante (ver Tabela 541.1). As manifestações neonatais de DRPAD e DRPAR raramente podem ser indistinguíveis.

TRATAMENTO E PROGNÓSTICO

O tratamento de DRPAD é, sobretudo, de suporte. O controle da pressão arterial é fundamental porque a taxa de progressão da doença na DRPAD se correlaciona com a presença de hipertensão. Os inibidores da enzima conversora de angiotensina e/ou os antagonistas do receptor da angiotensina II são os agentes de preferência. Obesidade, excesso de sal e proteína na dieta, ingestão de cafeína, tabagismo, gestações múltiplas e sexo masculino demonstram acelerar a progressão da doença. Pacientes mais velhos com *história familiar de ruptura de aneurisma intracraniano* devem ser rastreados para aneurismas cerebrais.

Embora a DRPAD neonatal possa ser fatal, a sobrevida a longo prazo do paciente e dos rins é possível para as crianças que subsistem ao período neonatal. A DRPAD com ocorrência a princípio em crianças mais velhas tem um prognóstico favorável, com função renal normal durante a infância observada em > 80% dos pacientes. A dor pode se manifestar como infecção, hemorragia, ruptura de cisto, cálculos ou tumores e tem de ser controlada de maneira adequada com fármacos para a dor e, especificamente, com base em sua etiologia.

Embora a terapia específica para a doença ainda não esteja disponível, os ensaios clínicos estão em andamento com base em investigações laboratoriais pré-clínicas promissoras. Essas possíveis terapias incluem bloqueio do sistema renina-angiotensina, antagonismo do receptor V_2 de vasopressina (tolvaptana) e análogos da somatostatina. Um recurso valioso para os pacientes e suas famílias é a Polycystic Kidney Disease Foundation (www.pkdcure.org).

A bibliografia está disponível no GEN-io.

541.4 Traumatismo

Prasad Devarajan

Lactentes e crianças são mais suscetíveis à injúria renal após lesão fechada ou penetrante nas costas ou abdome por causa da sua massa muscular diminuída "protegendo" o rim. Hematúria macroscópica ou microscópica, dor no flanco e rigidez abdominal podem ocorrer; é possível que lesões associadas estejam presentes (ver Capítulo 82). Na ausência de instabilidade hemodinâmica, a maioria dos traumatismos renais pode ser manejadas de forma não cirúrgica. O traumatismo da uretra pode resultar de injúria por esmagamento, muitas vezes associada a uma pelve fraturada, ou de lesão direta. Suspeita-se dessa lesão no contexto clínico apropriado, quando o sangue macroscópico aparece no meato uretral externo. Rabdomiólise e insuficiência renal resultante são outras complicações da lesão por esmagamento que podem ser amenizadas por meio de reposição hídrica intensa. Pode haver uma relação entre hematúria microscópica e acidentes recreativos em indivíduos > 16 anos, dos quais nenhum exibiu hipotensão ou necessitou de intervenção cirúrgica.

A bibliografia está disponível no GEN-io.

541.5 Tumores Renais

Ver Capítulos 525 (Neuroblastoma) e 526 (Neoplasias do Rim).

Capítulo 542
Causas de Hematúria do Trato Urinário Inferior

542.1 Causas Infecciosas de Cistite e Uretrite

Prasad Devarajan

A hematúria macroscópica ou microscópica pode estar associada a infecções bacterianas, micobacterianas ou virais da bexiga (ver Capítulo 553).

542.2 Cistite Hemorrágica

Prasad Devarajan

A cistite hemorrágica é definida como a presença de hematúria sustentada e sintomas do trato urinário inferior (p. ex., disúria, frequência e urgência) na ausência de outras condições hemorrágicas, como sangramento vaginal, uma condição de hemorragia generalizada ou uma infecção bacteriana do trato urinário. Dependendo da gravidade, os pacientes podem apresentar hematúria microscópica ou macroscópica, muitas vezes com coágulos. Nas formas graves, a hemorragia é capaz de ocasionar uma diminuição significativa nos níveis sanguíneos de hemoglobina e sintomas de obstrução do trato urinário inferior.

A cistite hemorrágica pode ocorrer em resposta a substâncias químicas (ciclofosfamida, penicilinas, bussulfano, tiotepa, corantes e inseticidas), vírus (adenovírus tipos 11 e 21 [ver Capítulo 289] e influenza A [ver Capítulo 285]), radiação e amiloidose. O poliomavírus BK (ver Capítulo 301), presente de forma latente em hospedeiros imunocompetentes, está associado ao desenvolvimento de cistite induzida por fármacos em pacientes imunossuprimidos. A população pediátrica com transplante de medula óssea é muito suscetível à cistite hemorrágica.

A respeito da irritação química relacionada ao uso de ciclofosfamida, a hidratação, as lavagens da bexiga e a administração de dissulfeto de mesna, o qual inativa os metabólitos urinários da ciclofosfamida, ajudam na proteção da bexiga. A administração de ciclofosfamida por via oral (VO) pela manhã acompanhada de hidratação oral vigorosa durante o resto do dia é muito eficaz para minimizar o risco de cistite hemorrágica. O tratamento desta é composto por uma combinação de hidratação intravenosa (IV) intensiva, diurese forçada, analgesia e fármacos espasmolíticos. A consulta com um urologista é recomendada para os procedimentos mais invasivos se a cistite não responder às medidas conservadoras. Em geral, a hematúria macroscópica associada à cistite hemorrágica viral remite em 1 semana.

A bibliografia está disponível no GEN-io.

542.3 Exercício Intenso

Prasad Devarajan

Hematúria macroscópica ou microscópica pode ser o resultado de exercício intenso. A hematúria induzida por exercício ocorre com menos frequência em mulheres e é possível que haja associação com disúria. Cerca de 30 a 60% dos corredores que completam maratonas apresentam análise urinária positiva para sangue. Em um acompanhamento limitado, nenhum parecia ter qualquer anormalidade significativa do trato urinário. Há a possibilidade de a cor da urina variar de vermelha a preta após exercício intenso. Raras vezes, pode haver coágulos sanguíneos nesse líquido. Os achados em cultura urinária, pielografia intravenosa, uretrocistografia miccional e cistoscopia são normais na maioria dos pacientes. Essa parece ser uma condição benigna; e, em geral, a hematúria remite dentro de 48 h após a interrupção do exercício. A ausência de cilindros hemáticos, ou evidência de doença renal, e a presença de disúria e coágulos sanguíneos em alguns pacientes sugerem que a origem da hemorragia esteja no trato urinário inferior. A **rabdomiólise** com mioglobinúria ou hemoglobinúria deve ser considerada no diagnóstico diferencial quando a condição estiver associada a sintomas do contexto clínico apropriado. É preciso atenção nos casos de hidronefrose ou outras anormalidades anatômicas em qualquer criança que apresente hematúria (sobretudo hematúria macroscópica) após exercício ou traumatismo leves. Exames de imagem apropriados são indicados nesse contexto.

A bibliografia está disponível no GEN-io.

Seção 3
Condições Particularmente Associadas à Proteinúria

Capítulo 543
Avaliação Clínica da Criança com Proteinúria

Francisco X. Flores

FISIOLOGIA NORMAL

A carga e as propriedades seletivas de tamanho da parede capilar glomerular impedem que quantidades significativas de albumina, globulina e outras proteínas plasmáticas grandes entrem no espaço urinário (ver Capítulo 535). Proteínas menores (proteínas de baixo peso molecular) atravessam a parede capilar, mas são reabsorvidas pelo túbulo proximal. Uma quantidade muito pequena de proteína, que normalmente aparece na urina, é resultado da secreção tubular normal. A proteína normalmente excretada consiste principalmente na proteína de Tamm-Horsfall (uromodulina), uma glicoproteína protetora secretada pelos túbulos que inativam as citocinas.

FISIOPATOLOGIA DA PROTEINÚRIA

Quantidades anormais de proteínas podem aparecer na urina, a partir de três mecanismos possíveis: **proteinúria glomerular**, que ocorre como resultado de ruptura da parede capilar glomerular; **proteinúria tubular**, uma lesão ou disfunção tubular que leva à reabsorção ineficaz de, principalmente, proteínas de baixo peso molecular; e **aumento da produção de proteínas plasmáticas** – em mieloma múltiplo, rabdomiólise ou hemólise –, o que pode causar a produção ou a liberação de quantidades muito grandes de proteína que são filtradas no glomérulo e sobrecarregam a capacidade de absorção do túbulo proximal.

MEDIDA DA PROTEÍNA NA URINA

A proteína na urina pode ser medida em amostras coletadas aleatórias ou em amostras cronometradas (p. ex., 24 horas ou durante a noite). Os testes para quantificar com precisão a concentração de proteína na urina dependem da precipitação com ácido sulfossalicílico e da medida de turbidez (Tabela 543.1).

Medida de proteína na análise urinária por fita de imersão

A concentração total de proteína na urina pode ser estimada com tiras de plástico quimicamente impregnadas que contêm um indicador colorimétrico sensível ao pH, o qual muda de cor quando as proteínas carregadas negativamente, tais como a albumina, ligam-se a ele. As fitas de imersão detectam principalmente albuminúria e são menos sensíveis a outras formas de proteínas (proteínas de baixo peso molecular, proteína de Bence Jones, gamaglobulinas). As alterações visuais na cor da fita de imersão são uma medida semiquantitativa da concentração de proteína urinária. A fita de imersão é classificada como negativa, traço (10 a 29 mg/dℓ), 1+ (30 a 100 mg/dℓ), 2+ (100 a 300 mg/dℓ), 3+ (300 a 1.000 mg/dℓ) e 4+ (> 1.000 mg/dℓ). Resultados **falso-positivos** podem ocorrer com um pH da urina muito alto (> 7,0), uma amostra de urina altamente concentrada, contaminação da urina com sangue e também com a presença de piúria ou imersão prolongada da fita de imersão. Os resultados de teste **falso-negativos** podem ocorrer em pacientes com urina de pH baixo (< 4,5), urina diluída ou resultante de um grande volume de produção, ou ainda em estados de doença em que a proteína urinária predominante não é a albumina.

A **análise urinária com fita de imersão positiva para proteína** é considerada como estando presente se houver mais que um traço (10 a 29 mg/dℓ) em uma amostra de urina em que a densidade específica é < 1,010. Se a densidade específica for > 1,015, a fita de imersão deverá ler ≥ 1+ (> 30 mg/dℓ) para ser considerada clinicamente significativa.

Como a reação da fita de imersão oferece apenas uma medida qualitativa da excreção de proteína urinária, as crianças com proteinúria persistente devem tê-la quantificada com mais precisão. As **coletas de urina cronometradas (24 horas)** oferecem informações mais precisas sobre a excreção de proteína na urina que uma análise urinária por fita de imersão realizada aleatoriamente. A excreção proteica urinária na criança normal é inferior a 100 mg/m^2/dia ou um total de 150 mg/dia. Em recém-nascidos, a excreção de proteína urinária normal é mais elevada, alcançando até 300 mg/m^2, por causa da redução da reabsorção de proteínas filtradas. Um limite superior razoável de excreção de proteína normal, em crianças saudáveis, é de 150 mg/24 horas. Mais especificamente, a excreção de proteína normal nas crianças é definida como ≤ 4 mg/m^2/h; a proteinúria anormal é definida como a excreção de 4 a 40 mg/m^2/h; e a proteinúria de variação nefrótica é definida como > 40 mg/m^2/h.

As coletas de urina cronometradas são difíceis de obter, e a sensibilidade e a especificidade do teste podem ser influenciadas pela ingestão de líquidos, pelo volume de produção de urina e pela importância de que seja incluída uma coleta completa sem perda das micções.

Medida da proporção de proteína urinária e creatinina

A medida da proporção de proteína urinária e creatinina de uma amostra de urina não cronometrada (jato) substituiu, em grande parte, a coleta de urina cronometrada. Em crianças, as proporções de proteína e creatinina na urina mostraram uma correlação significativa com as medidas de proteínas na urina de 24 horas, e são úteis para triar proteinúria e monitorar longitudinalmente os níveis de proteínas na urina.

Essa proporção é calculada dividindo-se a concentração de proteína na urina (mg/dℓ) pela concentração da creatinina naquela (mg/dℓ), a fim de proporcionar uma medida simples. Ela deve ser realizada de modo ideal em uma primeira amostra de urina da manhã, para que se elimine a possibilidade de proteinúria ortostática (postural) (ver Capítulo 544.2). Uma proporção < 0,5 em crianças < 2 anos e < 0,2 em crianças > 2 anos sugere excreção de proteína urinária normal. Uma proporção maior que 2 sugere proteinúria de variação nefrótica.

Tabela 543.1 Métodos disponíveis para testar a proteinúria.

MÉTODO	INDICAÇÕES	VARIAÇÃO NORMAL	COMENTÁRIOS
Análise por fita de imersão	Triagem de rotina para proteinúria realizada no consultório	Negativo ou traço em uma amostra de urina concentrada (densidade específica: ≥ 1,020)	O teste falso-positivo poderá ocorrer se a urina for muito alcalina (pH > 8,0) ou muito concentrada (densidade específica: > 1,025)
Urina de 24 h para excreção de proteína e creatinina*	Quantificação da proteinúria (assim como depurações de creatinina)	< 100 mg/m^2/24 h ou < 150 mg/24 h em uma coleta de 24 h documentada	Mais preciso que análise de jato de urina; inconveniente para o paciente; uso limitado na clínica pediátrica
Jato de urina para razão proteína/creatinina – preferivelmente na amostra da primeira urina da manhã	Avaliação semiquantitativa de proteinúria	< 0,2 mg proteína/mg de creatinina em criança > 2 anos < 0,5 mg proteína/mg de creatinina naquelas com 6 a 24 meses	Método mais simples para quantificar proteinúria; menos preciso que medir proteinúria de 24 h
Microalbuminúria	Avaliar o risco de glomerulopatia progressiva em pacientes com diabetes melito	< 30 mg de albumina urinária por grama de creatinina na primeira urina da manhã	A terapia deve ser intensificada em diabéticos com microalbuminúria

*Observar que, em uma amostra de urina de 24 h, o teor de creatinina deve ser medido para determinar se a amostra é verdadeiramente uma coleta de 24 h. A quantidade de creatinina em uma amostra de 24 h pode ser estimada da seguinte maneira: sexo feminino, 15 a 20 mg/kg; sexo masculino, 20 a 25 mg/kg. Adaptada de Hogg RJ, Portman RJ, Milliner D *et al.*: Evaluation and management of proteinuria and nephrotic syndrome in children: recommendations from a Pediatric Nephrology Panel Established at the National Kidney Foundation Conference on Proteinuria, Albuminuria, Risk Assessment, Detection, and Elimination (PARADE), Pediatrics 105(6):1242-1249, 2000.

CONSIDERAÇÕES CLÍNICAS

O achado de proteinúria em crianças e adolescentes, em uma amostra única de urina que não seja a primeira da manhã, é comum, variando entre 5 e 15%. A prevalência de proteinúria persistente em testes repetidos é muito menos comum. O desafio é diferenciar a criança com proteinúria relacionada com a doença renal de uma criança completamente saudável, com formas transitórias ou outras benignas de proteinúria. Assim, quando a proteinúria é detectada, é importante determinar se ela é transitória, ortostática ou de natureza fixa.

A **microalbuminúria** é definida como a presença de albumina na urina acima do nível normal, mas abaixo da variação detectável por métodos convencionais de fita de imersão para urina. Em adultos, a microalbuminúria persistente (definida como uma excreção urinária de albumina de 30 a 300 mg/g de creatinina em pelo menos 2 a 3 amostras) é aceita como evidência de nefropatia diabética e é também um preditor de doença cardiovascular e renal. O nível médio de excreção de albumina urinária situa-se entre 8 e 10 mg/g de creatinina em crianças com mais de 6 anos. Semelhante ao que ocorre em adultos, encontrou-se que a microalbuminúria em crianças estava associada à obesidade e previa, com especificidade razoável, o desenvolvimento da nefropatia diabética em diabetes melito tipo 1.

A bibliografia está disponível no GEN-io.

Capítulo 544
Condições Associadas à Proteinúria

544.1 Proteinúria Transitória

Francisco X. Flores

A maioria das crianças que tiveram exames positivos para presença de proteína em amostras de urina apresentará avaliações negativas em análises urinárias repetidas e proteína urinária normal, se esta for formalmente quantificada. Aproximadamente 10% das crianças que se submetem a um exame aleatório de urina apresentam proteinúria por meio de uma única medida com fita reagente. Durante o período de idade escolar, esse resultado ocorre mais comumente em adolescentes do que em crianças mais jovens. Na maioria dos casos, o teste seriado da urina do paciente demonstra a resolução dessa anormalidade. Este fenômeno consiste na **proteinúria transitória**, e sua causa permanece incerta. Fatores contribuintes definidos incluem temperatura > 38,3°C, exercício, desidratação, exposição ao frio, insuficiência cardíaca congestiva, uso recente de epinefrina, convulsões ou estresse. A proteinúria transitória geralmente não excede 1 a 2+ no teste de fita reagente. Nenhuma avaliação ou terapia é necessária para crianças com esta condição benigna, que se resolve espontaneamente ou quando a causa da proteinúria transitória é resolvida. A persistência da proteinúria, mesmo que de baixo grau, não é consistente com o diagnóstico e sugere a necessidade de avaliação adicional.

A bibliografia está disponível no GEN-io.

544.2 Proteinúria Ortostática (Postural)

Francisco X. Flores

A proteinúria ortostática é a causa mais comum de proteinúria persistente em crianças e adolescentes em idade escolar, ocorrendo em até 60% das crianças com proteinúria persistente. As crianças com essa condição geralmente são assintomáticas, e a condição é descoberta pela análise urinária de rotina. Pacientes com proteinúria ortostática excretam quantidades normais ou minimamente aumentadas de proteína na posição de decúbito dorsal. Na posição vertical, a excreção urinária de proteínas pode ser aumentada em 10 vezes, até 1.000 mg/24 h (1 g/24 h). *Hematúria, hipertensão, hipoalbuminemia, edema e disfunção renal estão ausentes.*

Em uma criança com proteinúria assintomática persistente, a avaliação inicial deve incluir uma análise para proteinúria ortostática. Começando com a coleta de uma amostra da primeira urina matinal, com testes subsequentes de quaisquer anormalidades urinárias por um exame de urina completo e determinação da razão proteína/creatinina na urina. A coleta correta de amostra da primeira urina da manhã é imprescindível. A criança deve esvaziar completamente a bexiga antes de ir para a cama e coletar a amostra da primeira urina imediatamente ao se levantar pela manhã. A ausência de proteinúria (teste de fita reagente negativo ou traço para proteína; e uma razão normal de proteína urinária [mg/dℓ] para creatinina urinária [mg/dℓ] = [uPr/uCr] < 0,2) na amostra da primeira urina matinal por 3 dias consecutivos confirma o diagnóstico de proteinúria ortostática. Nenhuma avaliação adicional é necessária e o paciente e a família podem ter certeza da natureza benigna dessa condição. No entanto, se houver outras anormalidades no exame de urina (p. ex., hematúria), ou se a razão urinária uPr:uCr for > 0,2, o paciente deve ser encaminhado a um nefrologista pediátrico para uma avaliação completa.

A causa da proteinúria ortostática é desconhecida, embora a hemodinâmica renal alterada e a obstrução parcial da veia renal esquerda na posição vertical e a posição lordótica tenham sido propostas como possíveis causas. Um índice de massa corporal aumentado é reconhecido como um forte correlato da proteinúria ortostática. Estudos de acompanhamento a longo prazo em adultos jovens sugerem que a proteinúria ortostática é um processo benigno, mas dados semelhantes não estão disponíveis para crianças. Portanto, o acompanhamento a longo prazo das crianças é prudente. Os pacientes devem ser monitorados quanto ao desenvolvimento de proteinúria não ortostática, particularmente na presença de hematúria, hipertensão ou edema. Tais achados podem anunciar doença renal subjacente.

A bibliografia está disponível no GEN-io.

544.3 Proteinúria Persistente

Francisco X. Flores

Crianças que apresentam proteinúria persistente em uma amostra da primeira urina matinal em três ocasiões distintas devem ser investigadas. A proteinúria persistente é definida como uma amostra da primeira urina matinal que é ≥ 1+ no teste com fita reagente com densidade específica da urina > 1,015 ou com uma razão entre proteína e creatinina na urina de ≥ 0,2. A proteinúria persistente indica uma doença renal potencial causada por distúrbios glomerulares ou tubulares.

PROTEINÚRIA GLOMERULAR

A parede capilar glomerular consiste em três camadas: o endotélio capilar fenestrado, a membrana basal glomerular e os podócitos (com processos podocitários e diafragmas de fenda intercalados) (Figura 544.1). A proteinúria glomerular resulta de alterações na permeabilidade de qualquer uma das camadas da parede capilar glomerular que normalmente filtram essas proteínas e ocorre em várias doenças renais (Tabela 544.1). A proteinúria glomerular pode variar amplamente de < 1 g a > 30 g de proteína em um período de 24 h. O podócito é a célula predominantemente lesionada na maioria das doenças glomerulares caracterizadas por proteinúria de proteínas pesadas.

Deve-se suspeitar de proteinúria glomerular em qualquer paciente que apresente na primeira urina da manhã uma razão proteína/creatinina > 1,0 ou proteinúria significativa de qualquer grau, acompanhada de hipertensão, hematúria com sedimento urinário ativo, edema ou disfunção renal (elevação de ureia ou creatinina no sangue). Os distúrbios caracterizados principalmente por proteinúria incluem síndrome nefrótica idiopática (doença de alteração mínima), síndrome nefrótica, causas secundárias de síndrome nefrótica, glomerulosclerose segmentar

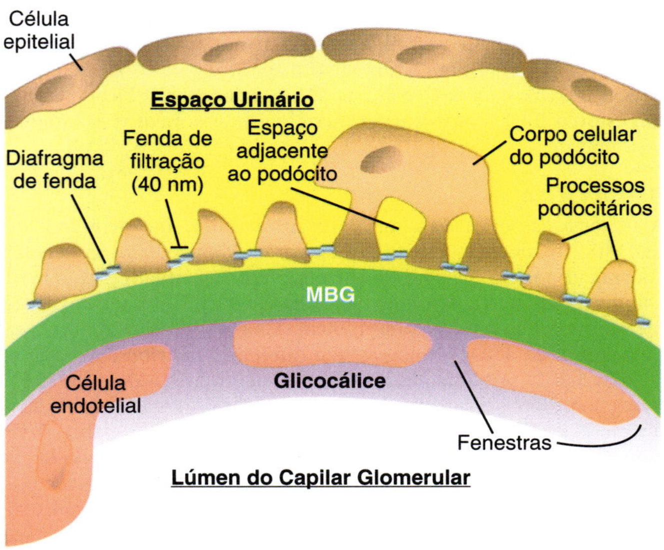

Figura 544.1 Parede capilar glomerular. As três camadas da parede capilar (célula endotelial glomerular, membrana basal glomerular [MBG] e podócitos) atuam como barreira de filtração glomerular (BFG), impedindo que proteínas e grandes moléculas passem do lúmen capilar para o espaço urinário. O corpo celular do podócito encontra-se dentro do espaço urinário e a célula é ligada à MBG por meio dos prolongamentos celulares. Os prolongamentos celulares adjacentes são separados pela fenda de filtração, unidos pelo diafragma de fenda. O rompimento da BFG permite a passagem da proteína através da parede capilar, levando à proteinúria. (*De Jefferson JA, Nelson PJ, Najafian B, Shankland SJ: Podocyte disorders: core curriculum 2011, Am J Kidney Dis 58:666-677, 2011, Fig. 1.*)

focal, glomerulonefrite proliferativa mesangial, nefropatia membranosa, glomerulonefrite membranoproliferativa, nefropatia diabética e glomerulopatia relacionada à obesidade. Outros distúrbios renais que podem incluir a proteinúria como uma característica proeminente incluem glomerulonefrite aguda pós-infecciosa, nefropatia por imunoglobulina A, nefrite relacionada ao lúpus eritematoso sistêmico, nefrite na púrpura de Henoch-Schönlein e síndrome de Alport.

A avaliação inicial de uma criança com proteinúria persistente deve incluir a avaliação da creatinina sérica e do perfil eletrolítico, a razão proteína/creatinina na primeira urina da manhã, o nível de albumina sérica, os níveis complementares e o FAN. A criança deve ser encaminhada a um nefrologista pediátrico para avaliação e tratamento adicionais. A biopsia renal muitas vezes é necessária para estabelecer um diagnóstico e orientar a terapia.

Em pacientes assintomáticos com proteinúria de baixo grau (razão proteína/creatinina na urina entre 0,2 e 1,0) nos quais todos os outros achados são normais, a biopsia renal pode não ser indicada, porque o processo subjacente pode ser transitório ou resolvido sem intervenção, ou devido a características patológicas específicas de uma doença renal crônica que pode ainda não ser aparente. Esses pacientes devem ter uma reavaliação periódica (de forma ideal a cada 4 a 6 meses, a menos que o paciente esteja ou se torne sintomático). A avaliação deve consistir em um exame físico com medição precisa da pressão sanguínea, análise de urina, dosagem da creatinina sérica e repetição da razão proteína/creatinina na primeira urina da manhã. As indicações para biopsia renal incluem o aumento da proteinúria (razão proteína/creatinina na urina > 1,0) ou o desenvolvimento de hematúria com sedimento urinário ativo, hipertensão ou função renal reduzida.

PROTEINÚRIA TUBULAR

Uma variedade de distúrbios renais que envolvem principalmente o compartimento tubulointersticial do rim pode causar proteinúria persistente de baixo grau (razão proteína/creatinina na urina de 0,2:1,0). No estado saudável, grandes quantidades de proteínas de menor peso molecular que a albumina são filtradas pelo glomérulo e reabsorvidas no túbulo proximal. A lesão nos túbulos proximais pode resultar na diminuição da capacidade de reabsorção e na perda dessas proteínas de baixo peso molecular na urina.

Tabela 544.1 Causas de proteinúria.

PROTEINÚRIA TRANSITÓRIA
Febre
Exercício
Desidratação
Exposição ao frio
Insuficiência cardíaca congestiva
Convulsões
Estresse
Uso recente de epinefrina
PROTEINÚRIA ORTOSTÁTICA (POSTURAL)
DOENÇAS GLOMERULARES CARACTERIZADAS POR PROTEINÚRIA ISOLADA
Síndrome nefrótica idiopática (alteração mínima)
Glomerulosclerose segmentar focal
Causas secundárias da síndrome nefrótica (ver Capítulo 545)
Glomerulonefrite proliferativa mesangial
Nefropatia membranosa
Glomerulonefrite membranoproliferativa
Amiloidose
Nefropatia diabética
Nefropatia falciforme
DOENÇAS GLOMERULARES COM PROTEINÚRIA COMO CARACTERÍSTICA PROEMINENTE
Glomerulonefrite aguda pós-infecciosa (estreptococos, endocardite, vírus da hepatite B ou C, HIV)
Nefropatia por imunoglobulina A
Nefrite na púrpura de Henoch-Schönlein
Nefrite lúpica
Doença do soro
Síndrome de Alport
Distúrbios vasculíticos
Nefropatia de refluxo
DOENÇAS TUBULARES
Cistinose
Síndrome de Fanconi
Doença de Wilson
Síndrome de Lowe
Doença de Dent (nefrolitíase recessiva ligada ao cromossomo X)
Galactosemia
Nefrite tubulointersticial
Necrose tubular aguda
Displasia renal
Doença renal policística
Nefropatia de refluxo
Rejeição de transplante renal
Fármacos (aminoglicosídeos, cisplatina, penicilamina, lítio, anti-inflamatórios não esteroides, ciclosporina)
Metais pesados (chumbo, ouro, mercúrio)

A proteinúria tubular (Tabela 544.1) pode ser observada em doenças adquiridas e hereditárias e pode estar associada a outros defeitos da função tubular proximal, como a síndrome de Fanconi (glicosúria, fosfatúria, perda de bicarbonato e aminoacidúria). A proteinúria tubular é um achado consistente entre pacientes com síndrome tubular ligada ao cromossomo X, doença de Dent, causada por mutações do canal renal de cloreto.

Pacientes assintomáticos com proteinúria persistente geralmente apresentam proteinúria glomerular em vez de tubular. Em casos ocultos, a proteinúria glomerular e a proteinúria tubular podem ser distinguidas por eletroforese das proteínas da urina. Na proteinúria tubular, pouca ou nenhuma albumina é detectada, enquanto na proteinúria glomerular, a principal proteína é a albumina.

A bibliografia está disponível no GEN-io.

Capítulo 545

Síndrome Nefrótica

Elif Erkan

A síndrome nefrótica (SN) é a manifestação clínica de doenças glomerulares associadas com proteinúria intensa (faixa nefrótica). A proteinúria de intensidade nefrótica é definida como proteinúria > 3,5 g/24 h ou uma razão proteína:creatinina urinária > 2. A tríade dos achados clínicos associados à SN oriunda das grandes perdas urinárias de proteína são hipoalbuminemia (≤ 2,5 g/dℓ), edema e hiperlipidemia (colesterol > 200 mg/dℓ).

A SN afeta 1 a 3/100 mil crianças com < 16 anos. Sem tratamento, a forma infantil da doença se associa a um risco elevado de morte; na maior parte dos casos, decorrente de infecções. Felizmente, 80% das crianças com SN respondem à terapia com corticosteroides. Embora o tratamento com glicocorticosteroides seja a terapia convencional para essa condição, nem a célula-alvo nem o mecanismo de ação dos esteroides ainda foram determinados. Recomenda-se o encaminhamento precoce do paciente a um nefrologista pediátrico para o manejo inicial da SN. Todavia, o cuidado contínuo dessas crianças representa sempre um esforço colaborativo entre o nefrologista e o médico generalista assistente.

ETIOLOGIA

A maioria das crianças com SN apresenta um tipo **primário** ou idiopático da doença (Tabela 545.1). Lesões glomerulares associadas à forma idiopática incluem: doença por lesão mínima (DLM; a mais comum), glomerulosclerose segmentar focal, glomerulonefrite membranoproliferativa, glomerulopatia C3 e nefropatia membranosa (Tabela 545.2). Essas etiologias têm diferentes distribuições etárias (Figura 545.1). A SN também pode ser **secundária** a doenças sistêmicas, como lúpus eritematoso sistêmico, púrpura de Henoch-Schönlein, neoplasia maligna (linfoma e leucemia) e infecções (hepatite, HIV e malária; ver Tabela 545.1). Várias síndromes de proteinúria **hereditárias** são causadas por mutações em genes que codificam componentes proteicos essenciais do aparelho de filtração glomerular (Tabela 545.3).

Tabela 545.1 Causas de síndrome nefrótica na infância.

SÍNDROME NEFRÓTICA IDIOPÁTICA	CAUSAS SECUNDÁRIAS DE SÍNDROME NEFRÓTICA
Doença de lesão mínima Glomerulosclerose segmentar focal Nefropatia membranosa Glomerulonefrite associada à síndrome nefrótica: glomerulonefrites membranoproliferativa e crescêntica, nefropatia por imunoglobulina A **DISTÚRBIOS GENÉTICOS ASSOCIADOS COM PROTEINÚRIA OU SÍNDROME NEFRÓTICA (ver também Tabela 545.3)** ***Síndrome nefrótica (típica)*** Síndrome nefrótica congênita do tipo finlandês (ausência de nefrina) Glomerulosclerose segmentar focal (mutações em nefrina, podocina, *MYO1E*, α-actinina 4 e TRP6C) Esclerose mesangial difusa (mutações na cadeia β_2 da laminina) Síndrome de Denys-Drash (mutações no fator de transcrição WT1) Síndrome nefrótica congênita com comprometimento pulmonar e cutâneo (mutação da integrina α-3) Distúrbios mitocondriais ***Proteinúria com ou sem síndrome nefrótica*** Síndrome unha-patela (mutação no fator de transcrição LMX1B) Síndrome de Alport (mutação nos genes de biossíntese do colágeno) ***Síndromes multissistêmicas com ou sem síndrome nefrótica*** Síndrome de Galloway-Mowat Doença de Charcot-Marie-Tooth Síndrome de Jeune Síndrome de Cockayne Síndrome de Laurence-Moon-Biedl-Bardet ***Doenças metabólicas com ou sem síndrome nefrótica*** Síndrome de Alagille Deficiência de α_1-antitripsina Doença de Fabry Acidemia glutárica Doença de armazenamento do glicogênio Síndrome de Hurler Lipodistrofia parcial Citopatias mitocondriais Doença falciforme	***Infecções*** Endocardite Hepatites B e C HIV-1 Mononucleose infecciosa Citomegalovírus Malária Sífilis (congênita e secundária) Toxoplasmose Tuberculose Esquistossomose Filaríase ***Fármacos*** Captopril Penicilamina Ouro Agentes anti-inflamatórios não esteroides Pamidronato e outros bifosfonatos Interferona Mercúrio Heroína Lítio Rifampicina Sulfassalazina ***Distúrbios imunológicos ou alérgicos*** Síndromes de vasculite Doença de Castleman Doença de Kimura Picada de abelha Veneno de cobra Alergênios alimentares Doença do soro Hera e carvalho venenosos ***Associadas à doença maligna*** ***Tumores de Wilms*** Linfoma Feocromocitoma Leucemia Timoma Tumores sólidos ***Hiperfiltração glomerular*** Oligomeganefronia Obesidade mórbida Adaptação à redução de néfrons

Adaptada de Eddy AA, Symons JM: Nephrotic syndrome in childhood, Lancet 362:629-638, 2003.

Tabela 545.2 Resumo das doenças renais primárias que se manifestam como síndrome nefrótica idiopática.

CARACTERÍSTICAS	SÍNDROME NEFRÓTICA POR LESÃO MÍNIMA	GLOMERULOSCLEROSE SEGMENTAR FOCAL	NEFROPATIA MEMBRANOSA	GLOMERULONEFRITE MEMBRANOPROLIFERATIVA Tipo I	GLOMERULONEFRITE MEMBRANOPROLIFERATIVA Tipo II
DEMOGRAFIA					
Idade (anos)	2 a 6, alguns adultos	2 a 10, alguns adultos	40 a 50	5 a 15	5 a 15
Sexo (masculino:feminino)	2:1	1,3:1	2:1	1:1	1:1
MANIFESTAÇÕES CLÍNICAS					
Síndrome nefrótica	100%	90%	80%	60%*	60%*
Proteinúria assintomática	0	10%	20%	40%	40%
Hematúria (microscópica ou macroscópica)	10 a 20%	60 a 80%	60%	80%	80%
Hipertensão arterial	10%	20% no início	Raro	35%	35%
Velocidade de progressão para a insuficiência renal	Não progride	10 anos	50% em 10 a 20 anos	10 a 20 anos	5 a 15 anos
Condições associadas	Geralmente nenhuma	HIV, uso abusivo de heroína, doença falciforme e nefropatia de refluxo	Trombose da veia renal, fármacos, LES; hepatites B e C; linfoma e tumores	Nenhuma	Lipodistrofia parcial
GENÉTICAS					
	Nenhuma, exceto na síndrome nefrótica congênita (ver Tabela 545.3)	Podocina, α-actinina 4, canal de TRPC6, IFN-2 e MYH-9	Nenhuma	Nenhuma	Nenhuma
ACHADOS LABORATORIAIS					
	Manifestações de síndrome nefrótica ↑ ureia em 15 a 30% Níveis normais de complemento	Manifestações de síndrome nefrótica ↑ ureia em 20 a 40% Níveis normais de complemento	Manifestações de síndrome nefrótica Níveis normais de complemento	Níveis baixos de complemento: C1, C4 e C3-C9	Níveis normais de complemento: C1, C4 e C3-C9 baixo
PATOLOGIA RENAL					
Microscopia óptica	Normal	Lesões escleróticas focais	MBG espessada e espículas	MBG espessada e proliferação	Lobulação
Imunofluorescência	Negativa	IgM e C3 nas lesões	IgG granular fina e C3	IgG granular e C3	Somente C3
Microscopia eletrônica	Fusão dos prolongamentos dos podócitos	Fusão dos prolongamentos dos podócitos	Depósitos subepiteliais	Depósitos mesangiais e subendoteliais	Depósitos densos
REMISSÃO OBTIDA APÓS 8 SEMANAS DE TERAPIA COM CORTICOSTEROIDE ORAL					
	90%	15 a 20%	Resistente	Não estabelecida/ resistente	Não estabelecida/ resistente

*Frequência aproximada como causa de síndrome nefrótica idiopática. Cerca de 10% dos casos de síndrome nefrótica em adultos resultam de várias doenças que costumam se manifestar como glomerulonefrite aguda. ↑, elevado; C, complemento; MBG, membrana basal glomerular; Ig, imunoglobulina; LES, lúpus eritematoso sistêmico. Modificada de Couser WG: Glomerular disorders. In Wyngaarden JB, Smith LH, Bennett JC(eds): Cecil Textbook of medicine, 19/e, Philadelphia, 1992, WB Saunders, p. 560.

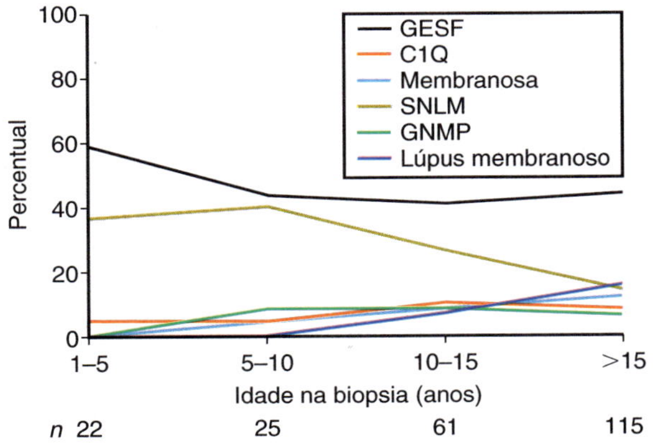

Figura 545.1 Resultados da biopsia renal de 223 crianças com proteinúria encaminhadas para biopsia renal diagnóstica (Glomerular Disease Collaborative Network, J. Charles Jennette, MD, Hyunsook Chin, MS, e D.S. Gipson, 2007). C1Q: nefropatia; GESF: glomerulosclerose segmentar focal; SNLM: síndrome nefrótica por lesão mínima; GNMP: glomerulonefrite membranoproliferativa; *n*: número de pacientes. (*De Gipson DS, Massengill SF, Yao L et al.: Management of childhood onset nephrotic syndrome, Pediatrics 124:747-757, 2009.*)

PATOGÊNESE

Função do podócito

A anormalidade subjacente na SN é um aumento da permeabilidade da parede do capilar glomerular, que leva a proteinúria volumosa e hipoalbuminemia. O podócito desempenha um papel crucial no desenvolvimento da proteinúria e na progressão da glomerulosclerose (Figura 545.2). O podócito é uma célula epitelial muito diferenciada que se localiza fora da alça capilar glomerular. Os prolongamentos dos podócitos (ou processos podocitários) são extensões dessas células epiteliais que terminam sobre a membrana basal glomerular (MBG). Os prolongamentos de um podócito se interdigitam com os dos podócitos adjacentes e são conectados por uma fenda denominada diafragma de fenda. O podócito funciona como suporte estrutural da alça capilar, representa um dos principais componentes da barreira de filtração glomerular às proteínas e está envolvido em síntese e reparo da MBG. O diafragma de fenda é uma das principais barreiras à permeabilidade das proteínas através da parede capilar glomerular. Eles não são filtros passivos simples; compõem-se de numerosas proteínas que contribuem para vias de sinalização complexas e desempenham um papel importante na função dos podócitos. Proteínas constituintes essenciais do diafragma de fenda incluem: nefrina, podocina, CD2AP e alfa-actina 4. Lesão dos podócitos ou mutações

Tabela 545.3 Genes causadores e padrões histológicos da síndrome nefrótica pelo período de início da doença.

CAUSA		HERANÇA/*LOCUS*	GENE/PROTEÍNA	CARACTERÍSTICAS HISTOLÓGICAS
INÍCIO CONGÊNITO (0 a 3 MESES)				
Isolado	Síndrome nefrótica congênita do tipo finlandês (SNF)	AR	*NPHS1*/nefrina	Dilatação radial do túbulo proximal
	SNRE recessiva do tipo 2	AR	*NPHS2*/podocina	GESF/DLM
	SNRE recessiva do tipo 3	AR	*NPHS3*/PLCE1	EMD
	EMD isolada	AR	WT1	EMD
	SNRE recessiva	AR	COQ2	GESF, em colapso
	SNRE recessiva + surdez	AR	COQ6	GESF
	SNRE dominante + surdez	AD/11q24	Desconhecido	GESF
	EMD + achados neurológicos	AR	Inibidor de dissociação ARHGDIA/Rho GDP (GDI) alfa	EMD
	SN + doença pulmonar e cutânea	AR	*ITGA3*/integrina alfa 3	EMD
	SNSE	AR/2p12-13.2	Desconhecido	DLM/GESF
Sindrômico	Síndrome de Denys-Drash	AD	WT1	EMD
	Síndrome de Pierson	AR	*LAMB2*/laminina-β2	GESF
	Síndrome unha-patela	AD	*LMX1B*/LIM fator de transcrição homeobox-1β	
	Síndrome de Frasier	AD	WT1	GESF
	Displasia imuno-óssea de Schimke	AR	SMARCAL1	GESF
	Epidermólise bolhosa + GESF	AR	*ITGB4*/integrina-β4	GESF
	Síndrome de Galloway-Mowat	AR	Desconhecido	DLM a GESF
INÍCIO NA PRIMEIRA INFÂNCIA/INFÂNCIA				
Genético	SNRE recessiva	AR	*EMP2*/proteína da membrana epitelial 2	
	SNRE recessiva	AR	*NPHS2*/podocina	GESF/DLM
	SNRE recessiva	AR	*NPHS1*/nefrina	GESF/DLM
	SNRE recessiva	AR	*NPHS3*/PLCE1	EMD
	EMD isolada	AD	*WT1*	EMD
	SNRE recessiva + surdez ou deficiência intelectual	AR	*ARHGDIA*	EMD
	SNRE	AR	*MYOE1*/classe não muscular I miosina E	GESF
	SNRE	AR	Proteína *PTPRO*/*GLEPP1* tirosina fosfatase tipo O/proteína epitelial glomerular-1	GESF
INÍCIO JUVENIL/ADULTO				
Genético	SNRE	AR ou esporádica	*NPHS2* (p.R229Q)	GESF
	SNRE familiar	AD	*INF2*/família formina de proteínas reguladoras da actina	GESF
	GESF do tipo 1	AD/19q13	*ACTN4*/α-actinina 4	GESF
	GESF do tipo 2	AD/11q21-22	*TRPC6*/canal catiônico potencial receptor transitório, subfamília C e membro 6	GESF
	GESF do tipo 3	AR-AD/6p12	Proteína associada a *CD2AP*/CD2	GESF
	SNRE	AR	Proteína *PTPRO*/*GLEPP1* tirosina fosfatase tipo O/proteína epitelial glomerular-1	GESF
	SNRE	AR	Quinase 4 contendo o domínio *ADCK4*/aarF	GESF
	SNRE (sem sintomas extrarrenais)	AD ou esporádica	*LMX1B* codifica fator de transcrição contendo homeodomínio	GESF

AD, autossômica dominante; AR, autossômica recessiva; EMD, esclerose mesangial difusa; GESF, glomerulosclerose segmentar focal; DLM, doença de lesão mínima; SN, síndrome nefrótica; SNRE, síndrome nefrótica resistente a esteroides; SNSE, síndrome nefrótica sensível a esteroides. De Bakkaloglu SA, Schaefer F: Diseases of the kidney and urinary tract in children. In Skorecki K, Chertow GM, Marsden PA *et al.* (eds): Brenner & Rector's thekidney, 10/e, Philadelphia, 2016, Elsevier, Table 74-2.

genéticas dos genes produtores de proteínas de células epiteliais podem causar proteinúria na faixa nefrótica (ver Tabela 545.3). Uma triagem genética de 1.655 pacientes com a SN resistente a corticosteroides e a congênita no European PodoNet Registry Cohort mostrou que as mutações em *NPHS1*, *WT1* e *NPHS2* foram as mais comuns. A proporção de indivíduos com mutações genéticas de genes dos podócitos diminuiu com a idade: 66% em pacientes com SN congênita para 15 a 16% naqueles em idade escolar e adolescentes.

Há lesões imunes e não imunes ao podócito nas formas idiopática, hereditária e secundária da SN que levam ao apagamento dos processos podocitários, diminuição no número de podócitos funcionais e alteração da integridade do diafragma de fenda. O resultado final é o aumento da perda de proteínas através da parede capilar glomerular para o interior do espaço urinário.

Função do sistema imunológico

A síndrome nefrótica por lesão mínima (SNLM) pode ocorrer após infecções virais e estímulos alergênicos. Tem-se constatado também a ocorrência de SNLM em crianças com os linfomas de Hodgkin e de células T. Essa imunossupressão acontece com fármacos como os corticosteroides, e a ciclosporina fornece evidências adicionais indiretas de que o sistema imunológico contribui para a patogênese geral da SN.

CONSEQUÊNCIAS CLÍNICAS DA SÍNDROME NEFRÓTICA

Edema

O edema é o sintoma de apresentação mais comum em crianças com SN. Apesar de sua presença quase universal, há incertezas quanto ao mecanismo exato de formação do edema. Existem duas teorias opostas,

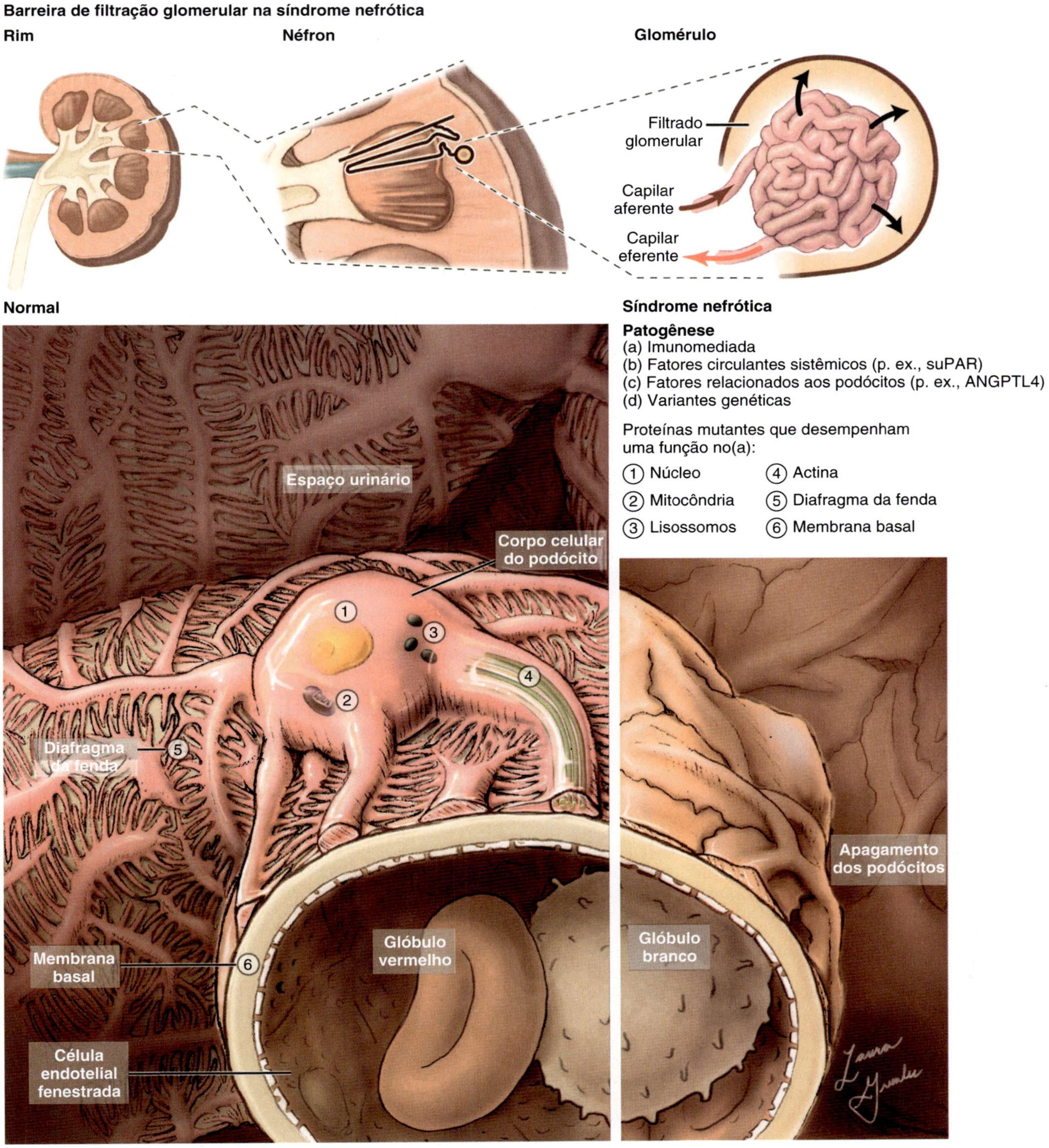

Figura 545.2 A barreira de filtração glomerular e a patogênese da síndrome nefrótica idiopática. Dentro do rim encontra-se o glomérulo, um tufo capilar que filtra o sangue. O podócito, a membrana basal glomerular e o endotélio glomerular fenestrado formam a barreira de filtração glomerular, permitindo que o ultrafiltrado entre no espaço urinário. O podócito possui muitas extensões celulares que se interdigitam, e esses processos pediculares são conectados pelo diafragma da fenda. Na síndrome nefrótica, há apagamento extensivo dos podócitos e perda dessa barreira à proteína, permitindo que o excesso de albumina sérica escoe na urina. Considera-se que a patogênese da síndrome nefrótica idiopática seja imunomediada, graças a um fator circulante sistêmico derivado do podócito ou, em formas mais raras ou familiares, uma variante genética. Inúmeras mutações estão associadas à síndrome nefrótica resistente a esteroides que afetam várias partes do próprio podócito ou outros constituintes da membrana basal glomerular. Isso inclui: mutações que acometem o núcleo do podócito, mitocôndrias ou lisossomos; o diafragma da fenda ou citoesqueleto de actina; e a membrana basal glomerular. Nefrina, podocina e CD2AP, por exemplo, são componentes essenciais de uma estrutura semelhante a um zíper que abrange os processos pediculares interdigitantes do podócito e do diafragma da fenda e se ligam diretamente ao citoesqueleto de actina podocitária. Além disso, o citoesqueleto de actina é suportado por microfilamentos que mantêm a estabilidade estrutural e facilitam a natureza dinâmica da estrutura e função do podócito. A importância destes microfilamentos é evidente porque mutações em alfa-actinina 4 e INF-2, as quais estão envolvidas na regulação e polimerização da actina, levam à GESF. (*De Noone DG, Iijima K, Parekh R: Idiopathic nephrotic syndrome in children, Lancet 392:61-72, 2018, Fig. 2.*)

a *teoria do hipofluxo* (underfilling) *e a teoria do hiperfluxo* (overfilling), que têm sido propostas como mecanismos responsáveis pelo edema nefrótico.

A *teoria do hipofluxo* baseia-se em proteinúria na faixa nefrótica que acarreta queda do nível plasmático de proteínas com redução correspondente na pressão oncótica intravascular. Isso leva ao escoamento de água plasmática para o interstício, produzindo edema. Em consequência da redução do volume intravascular, ocorre aumento da secreção aumentada de vasopressina e fator natriurético atrial, os quais, junto com a aldosterona, resultam em aumento da retenção de sódio e água pelos túbulos. Por conseguinte, a retenção de sódio e água ocorre como consequência da depleção do volume intravascular.

Essa hipótese não é compatível com o quadro clínico de alguns pacientes com edema ocasionado por síndrome nefrótica que apresentam sinais clínicos de sobrecarga de volume intravascular, e não depleção de volume. O tratamento desses pacientes apenas com albumina pode não ser suficiente para induzir uma diurese sem o emprego concomitante de diuréticos. Além disso, a redução do eixo renina-aldosterona com antagonistas do receptor de mineralocorticosteroides não resulta em aumento acentuado na excreção de sódio. Com o início da remissão da SNLM, muitas crianças tendem a apresentar aumento do débito urinário antes de uma redução mensurável da excreção urinária de proteínas.

De acordo com a *teoria do hiperfluxo*, a síndrome nefrótica está associada à retenção primária de sódio, com expansão do volume subsequente e extravasamento do excesso de líquido no interstício. Há evidências crescentes de que o canal de sódio epitelial no túbulo distal pode desempenhar um papel essencial na reabsorção de sódio na SN. As deficiências clínicas dessa hipótese são evidenciadas pelos numerosos pacientes nefróticos que apresentam um quadro clínico evidente de depleção do volume intravascular: pressão arterial (PA) baixa, taquicardia e hemoconcentração elevada. Além disso, a amilorida, um bloqueador do canal de sódio epitelial, empregada de forma isolada não é suficiente para induzir diurese adequada.

O objetivo da terapia deve ser a redução gradual do edema com o emprego criterioso de diuréticos, restrição de sódio e utilização cautelosa de infusões intravenosas de albumina, quando indicado.

Hiperlipidemia

Existem várias alterações no perfil lipídico de crianças com SN, incluindo aumento nos níveis de colesterol, triglicerídeos e lipoproteínas de densidades baixa e muito baixa. O nível de lipoproteínas de densidade alta permanece inalterado ou encontra-se baixo. Nos adultos, isso resulta em aumento na razão de risco cardiovascular, embora as implicações para as crianças não sejam tão graves, sobretudo naquelas com síndrome nefrótica responsiva a esteroides (SNRE). Acredita-se que a hiperlipidemia seja o resultado do aumento da síntese, bem como da redução do catabolismo de lipídios. Embora comum em adultos, o emprego de agentes hipolipêmicos em crianças é raro.

Aumento da suscetibilidade a infecções

Crianças com SN são particularmente suscetíveis a infecções como celulite, peritonite bacteriana espontânea e bacteriemia. Isso ocorre por causa de muitos fatores, sobretudo a hipoglobulinemia em decorrência das perdas urinárias de imunoglobulina (Ig) G. Além disso, defeitos na cascata do complemento provenientes da perda urinária de componentes do complemento (predominantemente C3 e C5), bem como fatores B e D da via alternativa, acarretam o comprometimento da opsonização de microrganismos. Crianças com SN apresentam risco significativamente aumentado acerca de infecção por bactérias encapsuladas e, em particular, para a doença pneumocócica. A **peritonite bacteriana espontânea** se manifesta por meio de febre, dor abdominal e sinais peritoneais. Embora o *Pneumococcus* seja a causa mais frequente de peritonite, as bactérias gram-negativas também estão associadas a um número significativo de casos. Pacientes com SN e febre, ou outros sinais de infecção, têm de ser avaliados de modo eficiente, com coleta culturas apropriadas, e tratados imediata e empiricamente com antibióticos. Contagens de leucócitos peritoneais > 250 células/$\mu\ell$ são muito sugestivas de peritonite bacteriana espontânea.

Hipercoagulabilidade

A SN é um estado hipercoagulável resultante de múltiplos fatores: estase vascular por causa de hemoconcentração e depleção do volume intravascular; aumento do número de plaquetas e agregabilidade; e alterações nos níveis do fator de coagulação. Há um crescimento na produção hepática de fibrinogênio junto com perdas urinárias de fatores antitrombóticos, como antitrombina III e proteína S. Há a possibilidade de trombose venosa profunda em qualquer trajeto venoso, incluindo seios venosos cerebrais e veias renais e pulmonares. O risco clínico é baixo em crianças (2 a 5%) quando comparado a adultos, mas tem potencial para consequências graves.

A bibliografia está disponível no GEN-io.

545.1 Síndrome Nefrótica Idiopática

Elif Erkan

Cerca de 90% das crianças com SN apresentam a forma idiopática. A síndrome nefrótica idiopática (SNI) está associada à doença glomerular primária sem doença ou fármaco identificável como causa. Ela abrange diversos tipos histológicos: DLM, proliferação mesangial, glomerulosclerose segmentar focal, nefropatia membranosa e glomerulonefrite membranoproliferativa.

PATOLOGIA

Na SNLM (∑85% do total de casos de SN em crianças), os glomérulos mostram-se normais ou apresentam um aumento mínimo em células e matriz mesangiais. Os achados na microscopia de imunofluorescência são tipicamente negativos, e a microscopia eletrônica revela apenas o apagamento dos processos podocitários das células epiteliais. Mais de 95% das crianças com DLM respondem à terapia com corticosteroides.

A **proliferação mesangial** caracteriza-se por aumento difuso de células e matriz mesangiais na microscopia óptica. A microscopia de imunofluorescência pode revelar traços a 1+ de coloração mesangial de IgM e/ou IgA. A microscopia eletrônica mostra aumento no número de células e matriz mesangiais, bem como apagamento dos processos podocitários das células epiteliais. Cerca de 50% dos pacientes com essa lesão histológica respondem à terapia com corticosteroides.

Na **glomerulosclerose segmentar focal (GESF)**, os glomérulos exibem lesões que são tanto focais (presentes apenas em uma proporção de glomérulos) quanto segmentares (localizadas em ≥ 1 tufo intraglomerular). As lesões compõem-se da proliferação de células mesangiais e cicatrização segmentar na microscopia óptica (Figura 545.3 e ver Tabela 545.2). A microscopia de imunofluorescência é positiva para a coloração de IgM e C3 nas áreas de esclerose segmentar. A microscopia eletrônica demonstra cicatrização segmentar do tufo glomerular com obliteração do lúmen capilar glomerular. Em uma revisão das lâminas da patologia renal de 138 pacientes com GESF, verificou-se que a presença de uma lesão na ponta (localizada nos 25% do tufo externo

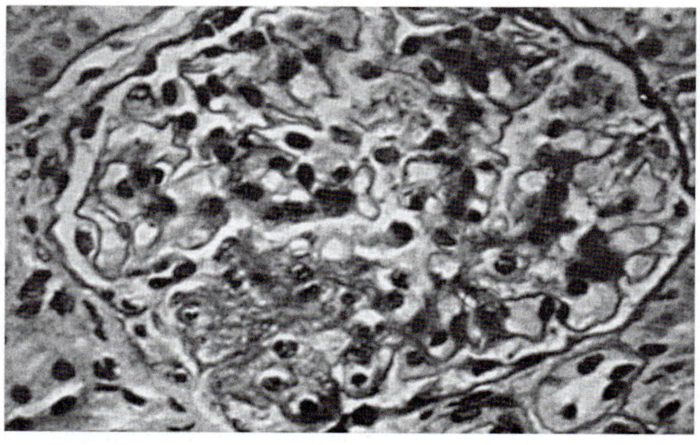

Figura 545.3 Glomérulo de um paciente com síndrome nefrótica resistente a esteroides mostrando a hipercelularidade mesangial e uma área de esclerose na porção inferior (250×).

junto à origem do túbulo proximal) apresentou correlação com indivíduos caucasianos e progressão mais lenta, enquanto a variante em colapso da doença teve a maior taxa de progressão com inclinação para os afro-americanos.

Lesões consistentes com GESF podem ser observadas de forma secundária a infecção pelo HIV, refluxo vesicoureteral e aplicação intravenosa de heroína e outras substâncias de uso abusivo. Apenas 20% dos pacientes com GESF respondem à prednisona. A condição costuma ser progressiva; comprometendo, por fim, todos os glomérulos com doença renal terminal na maioria dos pacientes.

SÍNDROME NEFRÓTICA POR LESÃO MÍNIMA

Manifestações clínicas

A SNI é mais comum no sexo masculino do que no feminino (2:1) e surge com mais frequência entre 2 e 6 anos (ver Figura 545.1). Entretanto, a sua ocorrência já foi relatada em lactentes com apenas 6 meses, bem como durante toda a vida adulta. A SNLM é observada em 85 a 90% dos casos em pacientes com < 6 anos. Por outro lado, apenas 20 a 30% dos adolescentes que desenvolvem pela primeira vez a SN apresentam SNLM. A causa mais comum de SNI nessa faixa etária é a GESF. Esta é a causa mais comum de doença renal terminal em adolescentes. A incidência de GESF segue aumentando; os afrodescendentes são considerados população especialmente de risco.

O episódio inicial de SNI, bem como as recidivas subsequentes, pode ser precedido por infecções leves e, raras vezes, reações a picadas de insetos, pólen de abelha ou hera venenosa.

Em geral, as crianças apresentam edema leve, o qual é inicialmente observado ao redor dos olhos e nos membros inferiores. A princípio, a SN pode ser diagnosticada de forma incorreta como distúrbio alérgico por causa do edema periorbital que diminui ao longo do dia. Aos poucos, o edema se generaliza, com desenvolvimento de ascite, derrames pleurais e edema genital. Anorexia, irritabilidade, dor abdominal e diarreia são comuns. As características importantes da SNI por lesão mínima são ausência de hipertensão arterial e hematúria macroscópica (as chamadas características nefríticas).

O diagnóstico diferencial da criança com edema acentuado inclui: enteropatia perdedora de proteína (EPP), insuficiências hepática e cardíaca, glomerulonefrite aguda ou crônica e desnutrição proteica. Deve-se considerar um diagnóstico diferente de SNLM em crianças < 1 ano, com história familiar positiva de SN e/ou presença de achados extrarrenais (p. ex., artrite, exantema e anemia), hipertensão arterial ou edema pulmonar, insuficiência renal aguda ou crônica e hematúria macroscópica.

Diagnóstico

Recomendações para a avaliação inicial de crianças com síndrome nefrótica

Confirmação do diagnóstico de síndrome nefrótica. Confirma-se o diagnóstico de SN por meio de urinálise com a primeira urina da manhã para a razão proteína:creatinina e a determinação dos níveis séricos de eletrólitos, ureia, creatinina, albumina e colesterol; avaliação para descartar formas secundárias de SN (crianças ≥ 10 anos) pelo nível de C3 do complemento, anticorpo antinuclear e DNA de fita dupla; hepatites B e C e HIV em populações de alto risco; e biopsia renal (para crianças ≥ 12 anos, que são menos propensas a ter SNLM).

O exame de urina revela proteinúria de 3+ ou 4+, e verifica-se a presença de hematúria microscópica em 20% das crianças. A razão proteína:creatinina na amostra de urina de uma única micção deve ser > 2. Em geral, o nível sérico de creatinina permanece normal, mas pode ficar anormalmente elevado se houver perfusão renal diminuída pela contração do volume intravascular. O nível sérico de albumina é < 2,5 g/dℓ, e os de colesterol e triglicerídeos se mostram elevados. Os níveis séricos do complemento são normais. A biopsia renal não é realizada de forma rotineira se o paciente está encaixado no quadro clínico padrão de SNLM.

Tratamento

Crianças em seu primeiro episódio de SN e edema leve a moderado podem ser tratadas como pacientes ambulatoriais. Esse manejo ambulatorial não é praticado em todos os grandes centros, pois o tempo necessário para uma orientação bem-sucedida da família sob todos os aspectos da condição pode exigir um curto período de hospitalização. Os pais da criança devem estar aptos a reconhecer os sinais e sintomas das complicações da doença e podem ser instruídos a utilizar fitas reagentes e a interpretar os resultados para monitoramento do grau de proteinúria. Deve-se descartar a tuberculose antes de iniciar a terapia imunossupressora com corticosteroides por meio da aplicação de um derivado proteico purificado ou obtenção de um ensaio de liberação de interferona, de modo que confirme o resultado negativo.

Crianças com início de SN não complicada entre 1 e 8 anos tendem a apresentar SNLM responsiva a esteroides, e a terapia com esteroides pode ser iniciada sem biopsia renal diagnóstica. Pacientes com características que tornam a SNLM menos provável (hematúria macroscópica, hipertensão arterial, insuficiência renal, hipocomplementemia ou idade < 1 ou > 12 anos) devem ser considerados para a biopsia renal antes do tratamento.

Emprego de corticosteroides no tratamento da síndrome nefrótica por lesão mínima

Os corticosteroides são a base da terapia para a SNLM. As diretrizes de tratamento com relação a sua utilização, apresentadas a seguir, são adaptadas e baseadas nas diretrizes de prática clínica para doença renal de 2012, a *Kidney Disease: Improving Global Outcomes* (KDIGO) sobre glomerulonefrite.

Tratamento do episódio inicial de síndrome nefrótica

Em crianças com provável SNLM, deve-se administrar prednisona ou prednisolona em dose única diária de 60 mg/m^2/dia ou 2 mg/kg/dia até uma dose máxima de 60 mg/dia durante 4 a 6 semanas, seguida por prednisona em dias alternados (iniciando com 40 mg/m^2 ou 1,5 mg/kg em dias alternados) por um período variável de 8 semanas a 5 meses, com redução gradual da dose. A questão da duração do tratamento com esteroides tem sido controversa. Com base em recentes estudos multicêntricos, recomenda-se a terapia prolongada de esteroides com um cronograma de redução gradual durante 2 a 5 meses para diminuir a incidência de recidiva. O Grupo de Trabalho sobre Glomerulonefrite KDIGO recomenda pelo menos 12 semanas de tratamento com esteroides. Ao planejar a duração da terapia com esteroides, deve-se ter em mente os efeitos colaterais da administração prolongada de corticosteroides. Cerca de 80 a 90% das crianças respondem a essa terapia.

As definições sobre a resposta ao tratamento com esteroides são as seguintes: a **resposta** é definida como a obtenção de remissão nas primeiras 4 semanas de terapia com corticosteroides. A **remissão** consiste em uma razão proteína:creatinina urinária de < 0,2 ou proteína < 1+ em fita reagente em urina por 3 dias consecutivos. A maioria das crianças com DLM responde à terapia diária de prednisona com bastante rapidez, nas primeiras 2 a 3 semanas de tratamento. A **recidiva** é um aumento na razão proteína:creatinina na primeira urina da manhã > 0,2 ou uma leitura de 2+ e superior por 3 dias consecutivos no teste de tira reagente Albustix®. A **recidiva frequente** consiste em duas ou mais recaídas dentro de 6 meses após a terapia inicial ou quatro recaídas em um período de 12 meses. A **dependência de esteroides** significa recaída durante a redução gradual de dosagem do esteroide ou recaída dentro de 2 semanas após a descontinuação da terapia. A **resistência a esteroides** é a incapacidade de induzir a remissão dentro de 4 semanas de terapia diária com esteroides.

Manejo das sequelas clínicas da síndrome nefrótica

Edema. Crianças com edema sintomático grave, incluindo derrames pleurais extensos, ascite ou edema genital grave, devem ser hospitalizadas. Além da restrição de sódio (< 1.500 mg/dia), pode ser necessária a restrição de água/líquido se a criança estiver hiponatrêmica. A bolsa escrotal com edema pode ser elevada com travesseiros para melhorar a drenagem gravitacional de líquido. É possível aumentar a diurese por meio da administração de diuréticos de alça (furosemida) por via oral (VO) ou intravenosa (IV); *contudo, deve-se empregar cautela excessiva*. A diurese agressiva pode levar à depleção do volume intravascular e ao risco aumentado de insuficiência renal aguda e trombose intravascular.

Quando um paciente apresenta edema generalizado grave com evidência de depleção do volume intravascular (p. ex., hemoconcentração, hipotensão e taquicardia), às vezes, é necessária administração IV de albumina a 25% (0,5 a 1 g de albumina/kg) em infusão lenta seguida por furosemida (1 a 2 mg/kg/dose IV). Essa terapia deve ser empregada apenas com a cooperação de um nefrologista pediátrico e exige monitoramento rigoroso de volemia, PA, equilíbrio eletrolítico sérico e função renal. A sobrecarga de volume sintomática, com hipertensão arterial, insuficiência cardíaca e edema pulmonar, é uma complicação potencial da terapia com albumina parenteral, sobretudo quando administrada em infusões rápidas.

Dislipidemia. A dislipidemia deve ser controlada por meio de dieta com baixo teor de gordura. A ingestão de gordura dietética deve ser limitada a < 30% das calorias, e a saturada, a < 10%. O aporte dietético de colesterol deve ser < 300 mg/dia. Não há dados suficientes para recomendar a aplicação rotineira de inibidores da 3-hidroxi-3-metilglutaril coenzima A (HMG-CoA) redutase em crianças com dislipidemia.

Infecções. Famílias de crianças com SN devem ser orientadas sobre os sinais e sintomas de infecções, como celulite, peritonite e bacteriemia. Caso haja suspeita de infecção, é necessário que seja realizada a coleta de hemocultura antes do início da antibioticoterapia empírica. No caso de peritonite bacteriana espontânea, deve-se coletar uma amostra de líquido peritoneal se houver líquido suficiente para a realização de paracentese e enviá-la para contagem de células, coloração de Gram e cultura. O antibiótico prescrito precisa ter uma cobertura ampla o suficiente para abranger *Pneumococcus* e bactérias gram-negativas. A cefalosporina de terceira geração é uma opção frequente de antibiótico IV.

Tromboembolismo. Crianças que apresentam sinais clínicos de tromboembolismo devem ser avaliadas por meio de exames de imagem apropriados para confirmar a presença de coágulo. Recomendam-se exames para delinear um estado de hipercoagulabilidade subjacente específico. A terapia de anticoagulação em crianças com eventos trombóticos mostra-se efetiva – heparina, heparina de baixo peso molecular e varfarina são opções terapêuticas.

Obesidade e crescimento. Os glicocorticosteroides podem aumentar o índice de massa corporal em crianças com sobrepeso quando se inicia a terapia com esteroides, e esses pacientes são mais propensos a permanecer acima do peso. Recomenda-se aconselhamento dietético preventivo. Pode haver o comprometimento do crescimento em crianças que requerem terapia prolongada com corticosteroides. As estratégias poupadoras de esteroides podem melhorar o crescimento linear de crianças que necessitam de ciclos prolongados de esteroides.

Recidiva da síndrome nefrótica. A recidiva da SN é definida como uma razão proteína:creatinina urinária de > 2 ou proteína ≥ 3+ em fita reagente durante 3 dias consecutivos. As recidivas são comuns, sobretudo em crianças pequenas, e costumam ser desencadeadas por infecções gastrintestinais ou das vias respiratórias superiores. Normalmente são tratadas de modo semelhante ao episódio inicial, com exceção dos ciclos de prednisona diária reduzidos. Administra-se prednisona em dose alta diariamente até que a criança atinja a remissão; em seguida, o esquema passa a ser em dias alternados. A duração da terapia em dias alternados varia de acordo com a frequência de reincidências de cada paciente. As crianças são classificadas como recidivantes não frequentes ou frequentes e dependentes de esteroides, conforme o número de recidivas em um período de 12 meses ou na sua incapacidade de permanecer em remissão após a interrupção da terapia com esteroides.

Resistência a esteroides. É definida pela incapacidade em alcançar a remissão após 8 semanas de terapia com corticosteroides. Crianças com SN resistente a esteroides requerem avaliação adicional, incluindo biopsia renal diagnóstica, avaliação da função renal e quantificação da excreção urinária de proteína (além do teste de urina com fita reagente). Em geral, a SN resistente a esteroides é causada por GESF (80%), SNLM ou glomerulonefrite membranoproliferativa.

Implicações da síndrome nefrótica resistente a esteroides. A SN resistente a esteroides e, especificamente, a GESF estão associadas a um risco de 50% de doença renal terminal dentro de 5 anos após o diagnóstico se o paciente não obtém remissão parcial ou completa. A SN persistente está relacionada com má qualidade de vida relatada pelo paciente, hipertensão arterial, infecções graves e eventos tromboembólicos. Crianças que atingem a fase terminal da doença renal têm uma expectativa de vida muito reduzida em comparação com seus pares.

Terapias alternativas aos corticosteroides no tratamento da síndrome nefrótica. Pacientes dependentes de esteroides com recidiva frequente, bem como os resistentes a eles, são candidatos a terapias alternativas, especialmente se apresentarem sinais de toxicidade grave dos corticosteroides (aparência cushingoide, hipertensão, cataratas e/ou deficiência de crescimento). A **ciclofosfamida** prolonga a duração da remissão e reduz o número de reincidências em crianças com SN **recidivante frequente** e **dependente de esteroides**. Os efeitos colaterais potenciais do fármaco (neutropenia, varicela disseminada, cistite hemorrágica, alopecia, esterilidade e risco aumentado de neoplasias malignas futuras) devem ser cuidadosamente revistos com a família antes do início do tratamento. A ciclofosfamida (2 mg/kg) é administrada em dose única VO durante um período total de 8 a 12 semanas. Com frequência, a terapia com prednisona em dias alternados é mantida durante a administração de ciclofosfamida. No decorrer da terapia com ciclofosfamida, é necessário monitorar a contagem de leucócitos semanalmente, e o fármaco deve ser interrompido se a contagem cair abaixo de 5.000/mm^3. A dose limiar cumulativa acima da qual há ocorrência de oligospermia ou azoospermia em meninos é > 250 mg/kg.

Os inibidores da calcineurina (ciclosporina ou tacrolimo) são recomendados como terapia inicial para crianças com SNRE. Esses pacientes têm de ser monitorados quanto aos efeitos colaterais, incluindo hipertensão, nefrotoxicidade, hirsutismo e hiperplasia gengival. O micofenolato é capaz de preservar a remissão em crianças com SN dependente de esteroides ou recidivante frequente. O levamisol, agente anti-helmíntico com efeitos imunomoduladores que já demonstrou reduzir o risco de recidiva em comparação com a prednisona, não está disponível nos EUA.

Existem também dados sobre remissões prolongadas obtidas com o rituximabe, anticorpo monoclonal quimérico contra células B direcionadas para CD20, em crianças com SN dependente de esteroides e/ou SNRE. Ensaios clínicos randomizados com rituximabe têm mostrado resultados promissores com taxa de remissão sem utilização de fármacos de até 80% em 1 ano nos pacientes com SN dependente de esteroides. No entanto, o rituximabe tem menos eficácia em indivíduos tratados com inibidores da calcineurina e esteroides e em casos de SN multirresistente.

Não há dados de ensaios clínicos randomizados comparando diretamente os diversos agentes poupadores de corticosteroides. A maior parte das crianças que respondem à terapia com ciclosporina, tacrolimo ou micofenolato tende a sofrer recidiva quando o fármaco é interrompido. Inibidores da enzima conversora de angiotensina (IECA) e bloqueadores do receptor de angiotensina (BRA) II podem ser úteis como terapia adjuvante para reduzir a proteinúria em pacientes resistentes a esteroides.

Imunizações em crianças com síndrome nefrótica. Para reduzir o risco de infecções graves em crianças com SN, deve-se administrar as vacinas pneumocócica completa (com a conjugada 13-valente e a pneumocócica 23-valente polissacarídica) e contra *influenza* anualmente na criança e seus contatos domiciliares; e adiar a imunização com vacinas de vírus vivos até que a dose de prednisona seja inferior a 1 mg/kg/dia ou 2 mg/kg em dias alternados. Esses tipos de vacina são contraindicados para crianças que recebem agentes poupadores de corticosteroides, como ciclofosfamida ou ciclosporina. Após contato próximo com indivíduo acometido de infecção por varicela, deve-se administrar em crianças imunocomprometidas tratadas com agentes imunossupressores a imunoglobulina contra varicela-zóster, se disponível; imunizar contatos domiciliares saudáveis com vacinas de vírus vivos para minimizar o risco de transmissão da infecção à criança imunossuprimida;

todavia, é necessário evitar a exposição direta da criança a secreções gastrintestinais ou respiratórias de contatos vacinados durante 3 a 6 semanas após a imunização.

A Tabela 545.4 fornece recomendações de monitoramento para as crianças com SN.

Prognóstico

A maior parte dos pacientes com SN responsiva a esteroides sofre recidivas repetidas que, em geral, diminuem de frequência conforme o crescimento da criança. Embora não haja uma maneira comprovada de prever a evolução individual de cada paciente, as crianças com resposta muito rápida aos esteroides e aquelas que não apresentam recaídas durante os primeiros 6 meses após o diagnóstico tendem a seguir um curso sem recidivas frequentes. É importante esclarecer à família sobre os seguintes fatos: a criança com SN responsiva a esteroides não está propensa a desenvolver doença renal crônica; a doença raras vezes é hereditária; e a criança (na ausência de terapia prolongada com ciclofosfamida) permanecerá fértil. Para minimizar os efeitos psicológicos da condição e seu tratamento, crianças com SNI não devem ser consideradas cronicamente doentes e têm de participar de todas as atividades infantis apropriadas à idade e manter uma dieta sem restrições quando em remissão.

Em geral, crianças com SNRE, muitas vezes causada por GESF, apresentam um prognóstico muito mais reservado. Elas desenvolvem insuficiência renal progressiva, levando enfim à doença renal terminal, com necessidade de diálise ou transplante renal. A SN recorrente se desenvolve em 30 a 50% dos receptores de transplante com GESF.

A bibliografia está disponível no GEN-io.

545.2 Síndrome Nefrótica Secundária

Elif Erkan

A SN pode ocorrer como uma característica secundária de muitas formas de doença glomerular. A nefropatia membranosa, as glomerulonefrites membranoproliferativa e pós-infecciosa e nefrites lúpica e púrpura de Henoch-Schönlein são capazes de apresentar um componente nefrótico (ver Tabelas 545.1 e 545.2). Deve-se suspeitar de SN secundária em pacientes > 8 anos e naqueles com hipertensão arterial, hematúria, disfunção renal, sintomas extrarrenais (p. ex., exantema, artralgias e febre) ou níveis séricos de complemento deprimidos. Em determinadas áreas do mundo, a malária e a esquistossomose são as principais causas de SN. Outros agentes infecciosos associados a essa condição incluem: vírus das hepatites B e C, filária, hanseníase e HIV.

A SN tem sido associada a neoplasias malignas, em particular na população adulta. Em pacientes com tumores sólidos, como carcinomas de pulmão e trato gastrintestinal, a patologia renal muitas vezes se assemelha à glomerulopatia membranosa. Imunocomplexos compostos por antígenos tumorais e anticorpos específicos contra tumores provavelmente medeiam o comprometimento renal. Em pacientes com linfomas, sobretudo linfoma de Hodgkin, a patologia renal muitas vezes é similar à SNLM. Nesses casos, o mecanismo sugerido da SN é que o linfoma produz uma linfocina de modo a aumentar a permeabilidade da parede dos capilares glomerulares. A SN pode se desenvolver antes ou depois do diagnóstico de neoplasia, ceder com a regressão do tumor e retornar se houver reincidência do câncer.

Além disso, já houve ocorrência de SN durante a terapia com vários fármacos e substâncias químicas. O quadro histológico pode se assemelhar com glomerulopatia membranosa (penicilamina, captopril, ouro, agentes anti-inflamatórios não esteroides e compostos de mercúrio), SNLM (probenecida, etossuximida, metimazol e lítio) ou glomerulonefrite proliferativa (procainamida, clorpropamida, fenitoína, trimetadiona e parametadona).

A bibliografia está disponível no GEN-io.

545.3 Síndrome Nefrótica Congênita

Elif Erkan

A SN (proteinúria maciça, hipoalbuminemia, edema e hipercolesterolemia) tem um prognóstico desfavorável quando ocorre no primeiro ano de vida, em comparação com a SN que se manifesta na infância. A SN congênita é definida como condição que se apresenta ao nascimento ou nos *primeiros 3 meses de vida*. Ela pode ser classificada como primária ou secundária a uma série de etiologias, como infecções *in utero* (citomegalovírus, toxoplasmose, sífilis, hepatites B e C e HIV), lúpus eritematoso sistêmico infantil ou exposição ao mercúrio.

A SN congênita primária decorre de uma variedade de síndromes herdadas como distúrbios autossômicos recessivos (ver Tabela 545.3). Diversas anormalidades estruturais e funcionais da barreira de filtração glomerular responsáveis por essa condição têm sido elucidadas. Em uma grande coorte europeia de crianças com SN congênita, 85% carregavam mutações causadoras da doença em quatro genes (*NPHS1*, *NPHS2*, *WT1* e *LAMB2*), os três primeiros dos quais codificam componentes da barreira de filtração glomerular. O tipo finlandês de SN

Tabela 545.4 Recomendações de monitoramento para crianças com síndrome nefrótica.

DOENÇA E TRATAMENTO	PROTEÍNA NA URINA MEDIDA EM CASA	PESO, CRESCIMENTO E IMC	PA	CR	ELETRÓLITOS	GLICOSE SÉRICA	HC	PERFIL LIPÍDICO	NÍVEIS DE FÁRMACOS	TFH	AU	CPK
TIPO DE DOENÇA												
Leve (responsivo a esteroides)	•	•	•								•	
Moderado (recidiva frequente e dependente de esteroides)	•	•	•	•				•			•	
Grave (resistente a esteroides)	•	•	•	•				•			•	
TERAPIA												
Corticosteroides		•	•			•		•				
Ciclofosfamida				•			•				•	
Micofenolato de mofetila							•			•		
Inibidores da calcineurina			•	•	•	•		•	•			
IECA/BRA			•	•	•		•					
Inibidores da HMG-CoA redutase								•		•		•

AU, análise urinária; BRA, bloqueador do receptor da angiotensina II; CPK, creatinofosfoquinase; Cr, creatinina; HC, hemograma completo; HMG-CoA, 3-hidroxi-3-metilglutaril coenzima A; IECA, inibidor da enzima conversora de angiotensina; IMC, índice de massa corporal; PA, pressão arterial; TFH, testes de função hepática. De Gipson DS, Massengill SF, Yao L *et al.*: Management of childhood onset nephrotic syndrome, Pediatrics 124:747-757, 2009.

congênita é causado por mutações no genes *NPHS1* ou *NPHS2*, os quais codificam a nefrina e a podocina, componentes essenciais do diafragma em fenda. Os lactentes afetados com mais frequência apresentam edema ao nascimento causado por proteinúria maciça e normalmente nascem com uma placenta aumentada (> 25% do peso do lactente). Hipoalbuminemia, hiperlipidemia e hipogamaglobulinemia graves são o resultado da perda de seletividade da filtragem na barreira de filtração glomerular. O diagnóstico pré-natal pode ser estabelecido pela presença de níveis elevados de alfafetoproteína no sangue materno e líquido amniótico.

A **síndrome de Denys-Drash** é causada por mutações no gene *WT1*, o que resulta em função anormal dos podócitos. Os pacientes apresentam SN de início precoce, insuficiência renal progressiva, genitália ambígua e tumores de Wilms.

Mutações no gene *LAMB2*, observadas na **síndrome de Pierson**, levam a anormalidades da β_2-laminina, um componente fundamental das membranas basais glomerular e ocular. Além da SN congênita, os lactentes afetados exibem microcoria bilateral (estreitamento fixo da pupila).

A **síndrome de Galloway-Mowat** é caracterizada por microcefalia com hérnia hiatal e SN congênita. Os pacientes apresentam achados distintos na biopsia renal com perda ou malformação da membrana basal ou permeação de suas membranas basais com fibrilas.

Desconsiderando a etiologia da SN congênita, o diagnóstico é estabelecido clinicamente em recém-nascidos ou lactentes que apresentam edema generalizado grave, deficiência de crescimento e desnutrição com hipoalbuminemia, aumento da suscetibilidade a infecções, hipotireoidismo (por perda urinária de globulina que liga a tiroxina) e risco aumentado para eventos trombóticos. A maioria dos lactentes tem insuficiência renal progressiva.

O tratamento com infusões de albumina e diuréticos, fornecendo grandes quantidades de proteína (3 a 4 g/kg), lipídios e ingestão calórica alta para manter a nutrição – junto com a reposição de hormônios tireoidianos e vitaminas, tem sido a terapia convencional para a SN congênita. O tratamento também abrange nefrectomia unilateral e emprego de IECA e/ou indometacina para diminuir a proteinúria e a taxa de filtração glomerular. Alguns centros preferem uma terapia mais agressiva, incluindo nefrectomia bilateral entre 1 e 2 anos, peso > 7 kg e início de diálise peritoneal com transplante renal subsequente.

A **SN congênita secundária** pode ser resolvida com o tratamento da causa subjacente, como a sífilis (Tabela 545.5). O manejo da SN congênita primária abrange cuidados intensivos de suporte com albumina IV e diuréticos, administração regular de gamaglobulina IV e suporte nutricional agressivo (frequentemente parenteral), enquanto se tenta diminuir de forma farmacológica a perda urinária de proteínas com IECA, BRA II e inibidores da síntese de prostaglandinas ou até mesmo nefrectomia unilateral. Se o manejo conservador for deficiente e os pacientes sofrerem de anasarca persistente ou infecções graves frequentes, realizam-se nefrectomias bilaterais, e a diálise crônica é iniciada. O transplante renal é o tratamento definitivo da SN congênita, embora episódios de sua recorrência tenham sido relatados após o transplante.

Tabela 545.5 Causas de síndrome nefrótica em crianças abaixo de 1 ano.

CAUSAS SECUNDÁRIAS
Infecções
Sífilis
Citomegalovírus
Toxoplasmose
Rubéola
Hepatite B
HIV
Malária
Reações farmacológicas
Toxinas
Mercúrio
Síndromes com doença renal associada
Síndrome unha-patela
Síndrome de Lowe
Nefropatia associada à malformação cerebral congênita
Síndrome de Denys-Drash: tumor de Wilms
Síndrome hemolítico-urêmica
Lúpus eritematoso sistêmico
CAUSAS PRIMÁRIAS
Síndrome nefrótica congênita
Esclerose mesangial difusa
Doença de lesão mínima
Esclerose segmentar focal
Nefropatia membranosa

De Kliegman RM, Greenbaum LA, Lye PS: Practical strategies in pediatric diagnosis and therapy, 2/e, Philadelphia, 2004, Saunders, p. 418.

A bibliografia está disponível no GEN-io.

Seção 4
Distúrbios Tubulares

Capítulo 546
Função Tubular
Bradley P. Dixon

A água e os eletrólitos são filtrados livremente nos glomérulos. Por conseguinte, o conteúdo de eletrólitos do ultrafiltrado, no início do túbulo proximal, assemelha-se ao do plasma. Processos cuidadosamente regulados de reabsorção tubular e/ou secreção tubular determinam o conteúdo final de água e a composição eletrolítica da urina. Além disso, o movimento de massa de soluto tende a ocorrer nas porções proximais do néfron, ao passo que os ajustes finos tendem a ocorrer distalmente (ver Capítulo 547).

SÓDIO

O sódio é essencial para a manutenção do equilíbrio do líquido extracelular e, portanto, do volume de líquido corpóreo. Enquanto o rim é capaz de efetuar grandes mudanças na excreção de sódio em uma variedade de estados normais e patológicos.

Existem quatro locais principais de transporte de sódio. Cerca de 60% deste são reabsorvidos no túbulo proximal por um transporte acoplado com glicose, aminoácidos e fosfato; 25% são absorvidos na alça ascendente de Henle (processo mediado pelo NKCC22, o transportador de cloreto de sódio-potássio-2 sensível à bumetanida); e 15% no túbulo distal (processo mediado pelo NCCT, o cotransportador de cloreto de sódio sensível a tiazídicos) e no túbulo coletor (mediado pelo ENaC, o canal de sódio epitelial).

A excreção urinária de sódio normalmente se aproxima da ingestão de sódio de 2 a 6 mEq/kg/24 h para uma criança que consome uma dieta norte-americana típica, menos 1 a 2 mEq/kg/24 h, que são necessários para os processos metabólicos normais. Todavia, em estados de depleção de volume (desidratação, perda de sangue) ou de diminuição do volume de sangue circulante efetivo (choque séptico, estados hipoalbuminêmicos, insuficiência cardíaca), pode-se observar uma diminuição drástica na excreção urinária de sódio para até 1 mEq/ℓ. As alterações no estado de volume sistêmico são detectadas por (1) barorreceptores nos átrios, na arteríola aferente e no seio carotídeo e (2) pela mácula densa, que detecta alterações no aporte de cloreto.

Os principais mecanismos hormonais que controlam o equilíbrio do sódio incluem: o eixo renina-angiotensina-aldosterona, o fator natriurético atrial e a norepinefrina. A angiotensina II e a aldosterona aumentam a reabsorção de sódio no túbulo proximal e no túbulo distal, respectivamente. A norepinefrina, que é liberada em resposta à depleção de volume, não atua diretamente sobre os mecanismos de transporte tubular, porém afeta o equilíbrio do sódio ao diminuir o fluxo sanguíneo renal, diminuindo assim a carga filtrada de sódio e estimulando a liberação de renina. Na presença de depleção de volume mais grave, ocorre também liberação de hormônio antidiurético (ver Capítulo 548). A excreção de sódio é promovida pelo fator natriurético atrial e pela supressão da renina.

POTÁSSIO

A homeostase do potássio extracelular é regulada, visto que a ocorrência de pequenas mudanças nas concentrações plasmáticas de potássio tem efeitos drásticos sobre as funções cardíaca, neural e neuromuscular (ver Capítulo 68.4). Essencialmente, todo o potássio filtrado sofre reabsorção completa no túbulo proximal e na alça ascendente de Henle. Por conseguinte, a excreção urinária de potássio depende totalmente da secreção tubular pelos canais de potássio presentes nas células principais do túbulo coletor. Os fatores que promovem a secreção de potássio incluem: a aldosterona, o aumento do aporte de sódio no néfron distal e o aumento do fluxo urinário.

CÁLCIO

Uma porção significativa do cálcio filtrado (70%) é reabsorvida no túbulo proximal. O cálcio adicional é reabsorvido na alça ascendente de Henle (20%), no túbulo distal e no ducto coletor (5 a 10%). O cálcio é reabsorvido por movimento passivo entre as células (absorção paracelular), em um processo impulsionado pela reabsorção de cloreto de sódio e reciclagem de potássio para dentro do lúmen. Além disso, a captação de cálcio é regulada ativamente pelos receptores de cálcio, por transportadores específicos e pelos canais de cálcio. Os fatores que promovem a reabsorção do cálcio incluem: o paratormônio (liberado em resposta à hipocalcemia), a calcitonina, a vitamina D, os diuréticos tiazídicos e a depleção de volume (ver Capítulo 588). Os fatores que promovem a excreção daquele consistem em expansão de volume, aumento na ingestão de sódio e diuréticos como manitol e furosemida.

FOSFATO

A maior parte do fosfato filtrado são reabsorvidos no túbulo proximal por transporte ativo acoplado com o sódio. A reabsorção aumenta em consequência de restrição de fósforo na dieta, contração de volume e hormônio do crescimento. O paratormônio e a expansão de volume aumentam a excreção de fosfato.

MAGNÉSIO

Cerca de 25% do magnésio filtrado é absorvido no túbulo proximal. A modulação da excreção renal do magnésio ocorre principalmente na alça ascendente de Henle, com alguma contribuição do túbulo contorcido distal. O magnésio é transportado pala via paracelular, similarmente ao que acontece com o cálcio, bem como por meio da rota transcelular. Embora transportadores específicos de magnésio tenham sido identificados para a absorção transcelular, os mecanismos precisos pelos quais são regulados ainda não foram esclarecidos.

MECANISMOS DE ACIDIFICAÇÃO E CONCENTRAÇÃO

A acidificação e a concentração são consideradas nos itens sobre acidose tubular renal e diabetes insípido nefrogênico, respectivamente (ver Capítulos 547 e 548).

CONSIDERAÇÕES RELATIVAS AO DESENVOLVIMENTO

A capacidade de transporte tubular dos recém-nascidos (particularmente prematuros) e lactentes é menor que a dos adultos. Embora a nefrogênese (a formação de novas unidades glomerulares/tubulares) seja completa com cerca de 36 semanas de gestação, ocorre maturação tubular significativa durante a lactância. A imaturidade tubular renal, a taxa de filtração glomerular reduzida, a diminuição do gradiente de concentração e a resposta diminuída ao paratormônio constituem características de lactentes de pouca idade. Esses fatores podem contribuir para o comprometimento da regulação de água, solutos e eletrólitos e da homeostase ácido-básica, particularmente durante períodos de doença aguda.

A bibliografia está disponível no GEN-io.

Capítulo 547

Acidose Tubular Renal

Bradley P. Dixon

A acidose tubular renal (ATR) é um estado patológico caracterizado por acidose metabólica com intervalo aniônico (*anion gap*) normal (hiperclorêmica), na presença de taxa de filtração glomerular normal ou quase normal. Existem quatro tipos principais: ATR proximal (tipo II), ATR distal clássica (tipo I), ATR hiperpotassêmica (tipo IV) e ATR proximal e distal combinada (tipo III). A ATR proximal resulta do comprometimento da reabsorção de bicarbonato, enquanto a ATR distal resulta da deficiência de secreção ácida. Qualquer uma dessas alterações pode ser herdada e persistente desde o nascimento, ou pode ser adquirida, conforme observado mais comumente na prática clínica.

ACIDIFICAÇÃO NORMAL DA URINA

Os rins contribuem para o equilíbrio ácido-básico por meio da reabsorção do bicarbonato (HCO_3^-) filtrado e da excreção de íons hidrogênio (H^+), produzidos diariamente. A secreção de íons hidrogênio das células tubulares para dentro do lúmen é essencial na reabsorção do HCO_3^- e na formação de ácido titulável (H^+ ligado a tampões, como HPO_4^{2-}) e de íons amônio (NH_4^+). Como a perda de HCO_3^- filtrado é equivalente à adição de H^+ ao corpo, todo o bicarbonato filtrado deve ser reabsorvido antes que o H^+, proveniente da dieta, possa ser excretado. Cerca de 90% do bicarbonato filtrado são reabsorvidos no túbulo proximal, e os 10% restantes, nos segmentos distais, principalmente no ramo ascendente espesso e no túbulo coletor medular externo (Figura 547.1). No túbulo proximal e no ramo ascendente espesso da alça de Henle, o H^+ oriundo da água é secretado pelo trocador de Na^+-H^+ na membrana luminal. O H^+ combina-se com o bicarbonato filtrado, resultando na formação de H_2CO_3, que é decomposto em água e CO_2 na presença da anidrase carbônica IV. O CO_2 difunde-se livremente de volta à célula, combina-se com o OH^- (da H_2O) para formar HCO_3^-, na presença de anidrase carbônica II, e retorna à circulação sistêmica por meio de um cotransportador de Na^+-HCO_3^-, situado na membrana basolateral da célula. No túbulo coletor, o H^+ é secretado dentro do lúmen pela H^+-ATPase (adenosina trifosfatase), e o HCO_3^- retorna à circulação sistêmica por meio do

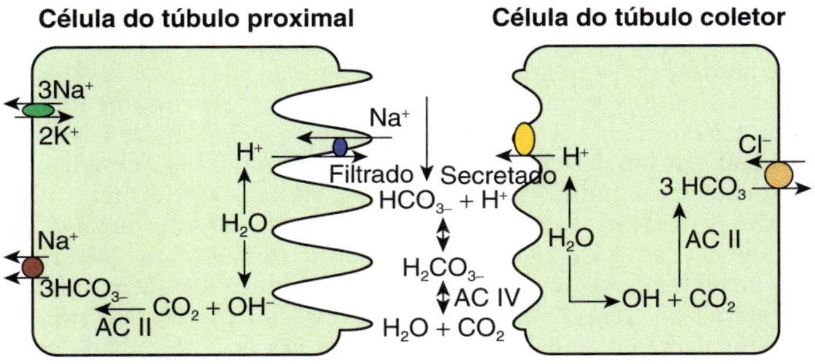

Figura 547.1 Principais eventos luminais celulares na regulação ácido-básica das células dos túbulos proximais e coletores. No túbulo proximal, o H^+, proveniente da H_2O, é secretado no lúmen por meio do trocador de Na^+/H^+, e o HCO_3^-, formado pela combinação do OH^- (oriundo da H_2O) com o CO_2, na presença da anidrase carbônica (AC) II, retorna à circulação sistêmica por meio de um cotransportador de Na^+-3 HCO_3^-. De modo semelhante, no túbulo coletor, o H^+ é secretado no lúmen por uma H^+-ATPase (adenosina trifosfatase) ativa, e o HCO_3^- retorna à circulação sistêmica por meio de um trocador de HCO_3^--Cl^-. O H^+ secretado no lúmen combina-se com o HCO_3^- filtrado para formar ácido carbônico (H_2CO_3) e, em seguida, CO_2 e H_2O na presença da AC IV, que pode sofrer reabsorção passiva. (*Modificada de Rose BD, Post TW: Clinical physiology of acid-base and electrolyte disorders, ed 5/e, New York, 2001, McGraw-Hill.*)

trocador de HCO_3^--Cl^-, localizado na membrana basolateral. O H^+ secretado, proximal e distalmente, além do HCO_3^- filtrado, é excretado na urina na forma de ácido titulável ($H_2PO_4^-$) ou NH_4^+.

547.1 Acidose Tubular Renal Proximal (Tipo II)

Bradley P. Dixon

PATOGÊNESE

A ATR proximal pode ser herdada e persistente desde o nascimento, ou pode ocorrer como fenômeno transitório durante a lactância. Apesar de ser rara, pode ser primária e isolada. Em geral, a ATR proximal ocorre como componente de uma disfunção tubular proximal global ou **síndrome de Fanconi**, que se caracteriza por proteinúria de baixo peso molecular, glicosúria, fosfatúria, aminoacidúria e ATR proximal. A Tabela 547.1 descreve as causas de ATR proximal (ATRp ou ATR tipo II) e da síndrome de Fanconi. Muitas dessas causas consistem em distúrbios hereditários. Além da **cistinose** e da **síndrome de Lowe**, a ATRp autossômica recessiva e a forma dominante são consideradas de modo mais detalhado nesta seção. Outras formas hereditárias de síndrome de Fanconi incluem: **galactosemia** (ver Capítulo 105.2), **intolerância hereditária à frutose** (ver Capítulo 105.3), **tirosinemia** (ver Capítulo 103.2) e **doença de Wilson** (ver Capítulo 384.2). A **doença de Dent** ou nefrolitíase ligada ao X é discutida no Capítulo 549.3. Nas crianças, uma importante forma de síndrome de Fanconi secundária consiste na exposição a medicamentos tais como a ifosfamida, um componente de muitos esquemas de tratamento para o tumor de Wilms e outras malignidades.

Doença autossômica recessiva

A **ATRp autossômica recessiva** isolada é causada por mutações no gene que codifica o cotransportador de bicarbonato de sódio, NBC1. Manifesta-se por anormalidades oculares (ceratopatia em faixa, cataratas e glaucoma, levando frequentemente à cegueira), baixa estatura, defeito do esmalte dos dentes, deficiência intelectual e, em certas ocasiões, calcificação dos núcleos da base, juntamente com ATRp. Um padrão de herança autossômico dominante foi identificado em um único heredograma com nove membros, os quais apresentavam acidose metabólica hiperclorêmica, capacidade normal de acidificação da urina, função renal normal e retardo do crescimento.

Cistinose

A **cistinose** é uma doença sistêmica causada por um defeito no metabolismo da cistina, que resulta no acúmulo de cristais de cistina (uma forma oxidada de cisteína na qual duas moléculas de cisteína são unidas pelos seus grupos sulfidrilas por meio de pontes dissulfeto) na maioria dos principais órgãos do corpo, particularmente nos rins, fígado, olhos e cérebro. Ocorre com uma incidência de 1:100.000 a 1:200.000. Em determinadas populações, como franco-canadenses, a incidência é muito mais alta. Foram descritos pelo menos três padrões clínicos. As crianças pequenas, com a forma mais grave da doença (*cistinose infantil* ou *nefropática*), manifestam o distúrbio no primeiro ou segundo ano de vida, com grave disfunção tubular e retardo do crescimento. Se a doença não for tratada, as crianças desenvolverão doença renal terminal no fim da 1ª década de vida. Já uma forma mais leve da doença manifesta-se em adolescentes e caracteriza-se por anormalidades tubulares menos graves e progressão mais lenta para a insuficiência renal. Existe também uma forma benigna adulta, com envolvimento ocular, mas sem comprometimento renal.

A cistinose é causada por mutações no gene *CTNS*, que codifica a proteína, a cistinosina. Acredita-se que a cistinosina seja um transportador de cistina lisossômico estimulado pelo H^+. Estudos de genótipo-fenótipo demonstraram que os pacientes com cistinose nefropática grave apresentam mutações que levam à perda completa da função da cistinosina. Os pacientes portadores de doença clínica mais leve apresentam mutações que levam à expressão de proteína parcialmente funcional. Já os pacientes com cistinose nefropática apresentam manifestações clínicas que refletem sua disfunção tubular acentuada e síndrome de Fanconi, incluindo poliúria, polidipsia, atraso de crescimento e raquitismo. Febre, causada por desidratação ou diminuição na produção de suor, é comum. Tipicamente, os pacientes têm pele clara e cabelos loiros, devido à redução da pigmentação. As manifestações oculares incluem: fotofobia, retinopatia e comprometimento da acuidade visual. Os pacientes também podem desenvolver hipotireoidismo, hepatoesplenomegalia e maturação sexual tardia. Com a fibrose tubulointersticial progressiva, sempre ocorre insuficiência renal.

O diagnóstico de cistinose é sugerido pela detecção de cristais de cistina na córnea e confirmado pela determinação do conteúdo leucocitário aumentado de cistina. Existem testes de triagem neonatal para as famílias de alto risco.

Tabela 547.1 Distúrbios com disfunção da acidificação renal – processamento defeituoso de HCO_3^-: acidose tubular renal proximal.

DESGASTE DE BICARBONATO PURO ISOLADO (NÃO ASSOCIADO À SÍNDROME DE FANCONI)

- Primário
- Hereditário autossômico recessivo com anormalidades oculares (mutações *missense* de *SLC4A4*)
- Autossômico dominante com baixa estatura (mutação de *SLC9A3*/NHE3)
- Deficiência, inibição ou alteração da anidrase carbônica
  Fármacos
  - Acetazolamida
  - Topiramato
  - Sulfanilamida
  - Acetato de mafenida
  - Deficiência de anidrase carbônica II com osteopetrose (ATR proximal e distal mista 3)

GENERALIZADO (ASSOCIADO À SÍNDROME DE FANCONI)

- Primário (sem doença sistêmica associada)
  - Genético
  - Esporádico
- Doenças sistêmicas transmitidas geneticamente
  - Cistinose
  - Síndrome de Lowe
  - Síndrome de Wilson
  - Tirosinemia
  - Galactosemia
  - Intolerância hereditária à frutose (durante a ingestão de frutose)
  - Leucodistrofia metacromática
  - Deficiência de piruvato carboxilase
  - Acidemia metilmalônica
- Estados de disproteinemia
  - Mieloma múltiplo
  - Gamopatia monoclonal
- Hiperparatireoidismo secundário com hipocalcemia crônica
  - Deficiência ou resistência à vitamina D
  - Dependência de vitamina D
- Fármacos ou toxinas
  - Ifosfamida
  - Tetraciclina vencida
  - 3-metilcromona
  - Estreptozotocina
  - Chumbo
  - Mercúrio
  - Anfotericina B (histórico)
- Doenças tubulointersticiais
  - Síndrome de Sjögren
  - Doença cística medular
  - Transplante renal
- Outras doenças renais e diversas
  - Síndrome nefrótica
  - Amiloidose
  - Hemoglobinúria paroxística noturna

De DuBose TD Jr: Disorders of acid-base balance. Em Skorecki K, Chertow GM, Marsden PA *et al.* (eds): Brenner & Rector's the kidney, 10/e, Philadelphia, 2016, Elsevier, 2016, Table 17-7.

O tratamento da cistinose é direcionado para a correção das anormalidades metabólicas associadas à síndrome de Fanconi ou à insuficiência renal crônica. Além disso, há disponível terapia específica com cisteamina, que converte a cistina em cisteína e em um heterodímero cisteína-cisteamina. Esse processo facilita o transporte lisossômico e diminui a cistina tecidual. A cisteamina oral não produz níveis adequados nos tecidos oculares, sendo necessária a terapia adicional com gotas oftálmicas de cisteamina. A administração precoce do fármaco pode prevenir ou retardar a deterioração da função renal. Os pacientes com retardo do crescimento, que não melhoram com a cisteamina, podem beneficiar-se do tratamento com hormônio do crescimento. O transplante renal constitui uma opção viável em pacientes com insuficiência renal. Com uma sobrevida prolongada, complicações adicionais podem se tornar evidentes, incluindo anormalidades do sistema nervoso central, fraqueza muscular, disfunção da deglutição e insuficiência pancreática. Não se sabe ao certo se a terapia com cisteamina a longo prazo diminuirá essas complicações.

Síndrome de Lowe

A síndrome de Lowe (*síndrome oculocerebrorrenal de Lowe*) é um distúrbio raro ligado ao cromossomo X, que se caracteriza por catarata congênita, deficiência intelectual e síndrome de Fanconi. A doença é causada por mutações no gene *OCRL1*, que codifica a proteína fosfatidilinositol polifosfato-5-fosfatase. Acredita-se que as anormalidades observadas na síndrome de Lowe sejam causadas pelo transporte anormal de vesículas dentro do aparelho de Golgi. Os rins apresentam alterações tubulointersticiais inespecíficas. Observa-se também a presença de espessamento da membrana basal glomerular e alterações das mitocôndrias do túbulo proximal.

Os pacientes com síndrome de Lowe tipicamente apresentam-se na infância com catarata, retardo do crescimento progressivo, hipotonia e síndrome de Fanconi. É comum a observação de proteinúria de baixo peso molecular significativa. Com frequência, ocorre desenvolvimento de cegueira e insuficiência renal. Além disso, são observadas anormalidades comportamentais características, incluindo ataques de raiva, teimosia, estereotipia (comportamentos repetitivos) e obsessões. Não existe terapia específica para a doença renal ou para os déficits neurológicos. Em geral, é necessária a remoção das cataratas.

MANIFESTAÇÕES CLÍNICAS DA ACIDOSE TUBULAR PROXIMAL E DA SÍNDROME DE FANCONI

Os pacientes com ATRp isolada, esporádica ou hereditária apresentam retardo do crescimento no primeiro ano de vida. Outros sintomas podem incluir poliúria, desidratação (em consequência da perda de sódio), anorexia, vômitos, constipação intestinal e hipotonia. Os pacientes com síndrome de Fanconi primária exibem sintomas adicionais, que são secundários à perda de fosfato, como raquitismo. Aqueles com doenças sistêmicas apresentam sinais e sintomas adicionais específicos da doença subjacente. O exame de urina em pacientes com ATRp isolada geralmente é inespecífico. O pH da urina é ácido (< 5,5), visto que os mecanismos de acidificação distais estão intactos nesses pacientes. Os índices urinários, em pacientes com síndrome de Fanconi, demonstram graus variáveis de fosfatúria, aminoacidúria, glicosúria, uricosúria e níveis urinários elevados de sódio ou de potássio. Dependendo da natureza do distúrbio subjacente, pode haver evidências laboratoriais de insuficiência renal crônica, incluindo creatinina sérica elevada.

547.2 Acidose Tubular Renal Distal (Tipo I)

Bradley P. Dixon

PATOGÊNESE

A ATR distal ou tipo I pode ser esporádica ou hereditária. Pode também ocorrer como complicação de doença hereditária ou adquirida dos túbulos distais. As causas primárias ou secundárias de ATR distal podem resultar do funcionamento comprometido ou reduzido de um ou mais transportadores ou de proteínas envolvidas no processo de acidificação, incluindo a H^+/ATPase, os trocadores de ânions HCO_3^-/Cl^- ou os componentes da via da aldosterona. Em virtude da excreção prejudicada de íons hidrogênio, o pH da urina não pode ser reduzido para < 5,5, a despeito da presença de acidose metabólica grave. A perda de bicarbonato de sódio distalmente, devido à falta de H^+ para se ligar no lúmen tubular (ver Figura 547.1), resulta em aumento da absorção de cloreto e hipercloremia. A incapacidade de secretar H^+ é compensada por um aumento da secreção distal de K^+, levando ao desenvolvimento de hipopotassemia. A **hipercalciúria** está habitualmente presente e pode levar à nefrocalcinose ou à nefrolitíase. A acidose metabólica crônica, por sua vez, também compromete a excreção urinária de citrato. E a **hipocitratúria** aumenta ainda mais o risco de depósito de cálcio nos túbulos. Em decorrência da mobilização de componentes orgânicos do osso para atuar como tampões da acidose crônica, a doença óssea é comum nesses pacientes.

MANIFESTAÇÕES CLÍNICAS

A ATR distal compartilha características da ATRp, incluindo acidose metabólica sem intervalo aniônico e retardo do crescimento; as características diferenciais da ATR distal incluem nefrocalcinose e hipercalciúria. A perda de fosfato e a perda maciça de bicarbonato, que caracterizam a ATRp, geralmente estão ausentes. A Tabela 547.2 fornece uma lista das causas de ATR distal primária e secundária. Embora as formas hereditárias sejam raras, foram identificadas três formas hereditárias específicas de ATR distal, incluindo uma forma autossômica recessiva associada à surdez neurossensorial.

O **rim em esponja medular** é um distúrbio esporádico relativamente raro em crianças, embora não seja incomum em adultos. Caracteriza-se por dilatação cística das porções terminais dos ductos coletores quando estes entram nas pirâmides renais. Em estudos ultrassonográficos, os pacientes frequentemente demonstram nefrocalcinose medular. Embora os pacientes com esse distúrbio tipicamente mantenham uma função renal normal em toda a vida adulta, as complicações incluem: nefrolitíase, pielonefrite, hipostenúria (incapacidade de concentrar a urina) e ATR distal. Foram descritas associações do rim em esponja medular com a síndrome de Beckwith-Wiedemann ou hemi-hipertrofia.

547.3 Acidose Tubular Renal Hiperpotassêmica (Tipo IV)

Bradley P. Dixon

PATOGÊNESE

A ATR tipo IV ocorre como resultado da produção diminuída de aldosterona (*hipoaldosteronismo*) ou do comprometimento da responsividade renal à aldosterona (*pseudo-hipoaldosteronismo*). Uma vez que a aldosterona exerce um efeito direto sobre a H^+/ATPase responsável pela secreção de hidrogênio, ocorre a acidose. Além disso, a aldosterona é um potente estimulante para a secreção de potássio no túbulo coletor; em consequência, a falta de aldosterona resulta em hiperpotassemia. Isso afeta ainda mais o equilíbrio ácido-básico pela inibição da amoniogênese e, portanto, excreção de H^+. Tipicamente, ocorre deficiência de aldosterona em consequência de distúrbios das glândulas suprarrenais, como doença de Addison ou algumas formas de hiperplasia suprarrenal congênita. Nas crianças, a falta de resposta à aldosterona constitui-se na causa mais comum de ATR tipo IV. Essa forma pode ocorrer transitoriamente, durante um episódio de pielonefrite aguda ou de obstrução urinária aguda, ou ainda cronicamente, sobretudo em lactentes e crianças com história de uropatia obstrutiva. Nesses casos, os pacientes podem apresentar hiperpotassemia significativa, mesmo naqueles em que a função renal está normal ou apenas levemente comprometida. Foram identificados exemplos raros de formas hereditárias de ATR tipo IV (Tabela 547.3).

MANIFESTAÇÕES CLÍNICAS

Os pacientes com ATR tipo IV podem apresentar retardo do crescimento nos primeiros anos de vida. É comum haver poliúria e desidratação (em consequência da perda de sal). Raramente, os pacientes (particularmente aqueles com pseudo-hipoaldosteronismo tipo I) apresentam hiperpotassemia com risco de morte. Pacientes com uropatias obstrutivas

Tabela 547.2 Distúrbios com disfunção da acidificação renal – defeito seletivo na excreção de ácido líquido: acidose tubular renal distal clássica.

DISTÚRBIOS PRIMÁRIOS
Familiar
Autossômico dominante
Gene *AE1*
Autossômico recessivo
Com surdez (gene *rdRTA1* ou *ATP6V1B1*)
Sem surdez (*rdRTA2* ou *ATP6V0A4*)
Esporádico

DISTÚRBIOS ENDÊMICOS
Nordeste da Tailândia

DISTÚRBIOS SECUNDÁRIOS A DISTÚRBIOS SISTÊMICOS
Doenças autoimunes
Púrpura hiperglobulinêmica
Crioglobulinemia
Síndrome de Sjögren
Tireoidite
Nefropatia pelo HIV
Alveolite fibrosante
Hepatite ativa crônica
Cirrose biliar primária
Poliarterite nodosa
Hipercalciúria e nefrocalcinose
Hiperparatireoidismo primário
Hipertireoidismo
Rim esponjoso medular
Doença de Fabry
Hipofosfatemia ligada ao cromossomo X
Intoxicação por vitamina D
Hipercalciúria idiopática
Doença de Wilson
Intolerância hereditária à frutose

DOENÇA INDUZIDA POR FÁRMACOS E TOXINAS
Anfotericina B
Ciclamato
Cirrose hepática
Ifosfamida
Foscarnete
Tolueno
Mercúrio
Vanadato
Lítio
Nefropatia analgésica clássica

DOENÇAS TUBULOINTERSTICIAIS
Nefropatia dos Bálcãs
Pielonefrite crônica
Uropatia obstrutiva
Refluxo vesicoureteral
Transplante renal
Hanseníase
Bypass jejunoileal com hiperoxalúria

DISTÚRBIOS ASSOCIADOS COM DOENÇAS GENETICAMENTE TRANSMISSÍVEIS
Síndrome de Ehlers-Danlos
Anemia falciforme
Doença cística medular
Surdez sensorineural hereditária
Osteopetrose com deficiência de anidrase carbônica II (ATR proximal e distal mista tipo III)
Eliptocitose hereditária
Síndrome de Marfan
Derivação jejunal com hiperoxalúria
Deficiência de carnitina palmitoiltransferase

De DuBose TD Jr: Disorders of acid-base balance. Em Skorecki K, Chertow GM, Marsden PA *et al.* (eds): Brenner & Rector's the kidney, 10/e, Philadelphia, 2016, Elsevier, 2016, Table 17-9.

Tabela 547.3 Distúrbios com disfunção da acidificação renal – anormalidade generalizada do néfron distal com hiperpotassemia.

DEFICIÊNCIA DE MINERALOCORTICOIDES
Deficiência primária de mineralocorticoides
- **Deficiência combinada de aldosterona, desoxicorticosterona e cortisol**
  - Doença de Addison
  - Suprarrenalectomia bilateral
  - Destruição suprarrenal bilateral
  - Hemorragia ou carcinoma
- **Defeitos enzimáticos congênitos**
  - Deficiência de 21-hidroxilase
  - Deficiência da 3β-hidroxidesidrogenase
  - Deficiência de desmolase
- **Deficiência isolada (seletiva) de aldosterona**
  - Hipoaldosteronismo idiopático crônico
  - Administração de heparina (baixo peso molecular ou não fracionada) em paciente gravemente doente
  - Hipoaldosteronismo familiar
  - Deficiência de corticosterona metil oxidase tipos 1 e 2
  - Defeito primário da zona glomerulosa
  - Hipoaldosteronismo transitório da infância
  - Hipotensão persistente e/ou hipoxemia
- **Inibição da enzima conversora de angiotensina**
  - Endógena
  - Inibidores da enzima conversora da angiotensina e bloqueadores dos receptores da angiotensina

Deficiência secundária de mineralocorticoides
- ***Hipoaldosteronismo hiporreninêmico***
  - Nefropatia diabética
  - Nefropatias tubulointersticiais
  - Nefrosclerose
  - Anti-inflamatórios não esteroides
  - Síndrome da imunodeficiência adquirida
  - Gamopatia monoclonal da imunoglobulina M
  - Uropatia obstrutiva

RESISTÊNCIA AO MINERALOCORTICOIDE
- **PHA I – autossômica dominante (defeito no receptor mineralocorticoide humano)**

Disfunção Tubular renal (defeito de voltagem)
- **PHA I – autossômica recessiva**
- **PHA II – autossômica dominante**
- **Fármacos que interferem na função do canal Na^+ no TCC**
  - Amilorida
  - Triantereno
  - Trimetoprima
  - Pentamidina
- **Fármacos que interferem com a Na^+-K^+-ATPase no TCC**
  - Ciclosporina, tacrolimo
- **Fármacos que inibem o efeito da aldosterona no TCC**
  - Espironolactona
- **Distúrbios associados à nefrite tubulointersticial e à insuficiência renal**
  - Nefrite lúpica
  - Nefrotoxicidade da meticilina
  - Nefropatia obstrutiva
  - Rejeição de transplante de rim
  - Doença falciforme
  - Síndrome de Williams com nefrolitíase de ácido úrico

ATPase, adenosina trifosfatase; TCC, túbulo coletor cortical; PHA I, PHA II, pseudo-hiperaldosteronismo tipos 1 e 2. De DuBose TD Jr: Disorders of acid-base balance. Em Skorecki K, Chertow GM, Marsden PA *et al.* (eds): Brenner & Rector's the kidney, 10/e, Philadelphia, 2016, Elsevier, 2016, Table 17-11.

podem ter uma apresentação aguda, com sinais e sintomas de pielonefrite, como febre, vômitos e urina de odor fétido. Os exames laboratoriais revelam acidose metabólica hiperpotassêmica sem intervalo aniônico. A urina pode ser alcalina ou ácida. Os níveis urinários elevados de sódio, com níveis inapropriadamente baixos de potássio, refletem a ausência de efeito da aldosterona.

ABORDAGEM DIAGNÓSTICA PARA A ACIDOSE TUBULAR RENAL

O primeiro passo na avaliação de um paciente com suspeita de ATR consiste em confirmar a presença de acidose metabólica com *anion gap* normal, identificar as anormalidades eletrolíticas, avaliar a função renal e descartar a possibilidade de outras causas de perda de bicarbonato, como diarreia (Tabela 547.4). A acidose metabólica, associada à desidratação diarreica, é extremamente comum e, em geral, a acidose melhora com a correção da depleção de volume. Os pacientes com diarreia prolongada podem sofrer depleção das reservas corporais totais de bicarbonato e podem apresentar acidose persistente, a despeito da restauração aparente do estado de volume. Nos casos em que o paciente apresenta uma história recente de diarreia intensa, a avaliação completa para ATR deve ser adiada por vários dias, a fim de que seja proporcionado um tempo adequado para a reconstituição das reservas corporais totais de bicarbonato. Se a acidose persistir além de alguns dias nessa situação, serão indicados exames adicionais.

Deve-se obter os níveis séricos de eletrólitos, ureia, cálcio, fósforo, creatinina e pH por meio de venipuntura. As coletas traumáticas de sangue (como amostras obtidas por punção do calcanhar), pequenos volumes de sangue em tubos de coleta de "tamanho adulto" ou um tempo de transporte prolongado da amostra em temperatura ambiente podem resultar em níveis de bicarbonato falsamente baixos, com frequência em associação com um nível sérico elevado de potássio. A acidose hiperpotassêmica verdadeira é compatível com a ATR tipo IV, enquanto o achado de níveis normais ou baixos de potássio sugere o tipo I ou II. Deve-se calcular o **intervalo** (ou **hiato**) **aniônico** (*anion gap*) do sangue utilizando a fórmula $[Na^+] - [Cl^- + HCO_3^-]$. A obtenção de valores < 12 demonstra a ausência de intervalo aniônico. Valores > 20 indicam a presença de intervalo aniônico. Se for identificado um intervalo aniônico, deverão ser investigados outros diagnósticos (acidose láctica, cetoacidose diabética, erros inatos do metabolismo, ingestão de toxinas). Se for observada a ocorrência de taquipneia, a gasometria arterial poderá ser apropriada para avaliar a possibilidade de um distúrbio ácido-básico misto, envolvendo principalmente componentes respiratórios e metabólicos. É de suma importância que se obtenha uma anamnese detalhada, com atenção particular para crescimento e desenvolvimento, doenças diarreicas recentes ou recorrentes, bem como história familiar de deficiência intelectual, atraso do crescimento, doença renal terminal, mortes de lactentes ou abortos. O exame físico deve determinar os parâmetros de crescimento e o grau de hidratação, bem como a presença de quaisquer características dismórficas, sugerindo alguma síndrome subjacente.

Uma vez confirmada a presença de acidose metabólica sem intervalo aniônico, o pH da urina pode ajudar a distinguir as causas distais das proximais. Um pH urinário de < 5,5 na presença de acidose sugere ATRp, enquanto os pacientes com ATR distal tipicamente apresentam um pH urinário de > 6,0. O **intervalo aniônico urinário** ($[Na^+$ urinário $+ K^+$ urinário$] - Cl^-$ urinário) é algumas vezes calculado para confirmar o diagnóstico de ATR distal. Um intervalo positivo sugere deficiência da amoniogênese e, portanto, a possibilidade de ATR distal. Um intervalo negativo é compatível com perda de bicarbonato no túbulo proximal (perda de bicarbonato gastrintestinal). Deve-se efetuar também um exame de urina para determinar a presença de glicosúria, proteinúria ou hematúria, sugerindo uma lesão ou disfunção tubular mais generalizada. A dosagem do cálcio e da creatinina em uma amostra de urina aleatória ou na urina de 24 h identificará a presença de hipercalciúria. Por último, deve-se efetuar uma ultrassonografia renal para identificar anormalidades estruturais subjacentes, como uropatias obstrutivas, bem como para que se determine a presença de nefrocalcinose (Figura 547.2).

TRATAMENTO E PROGNÓSTICO

Em todos os tipos de ATR, a base da terapia consiste na reposição de bicarbonato. Com frequência, os pacientes com ATRp necessitam de grandes quantidades de bicarbonato, de até 20 mEq/kg/24 h, na forma de solução de bicarbonato de sódio ou citrato de sódio (citrato de sódio/ácido cítrico ou solução de Shohl). A necessidade de base nas ATR distais situa-se, em geral, na faixa de 2 a 4 mEq/kg/24 h, embora as necessidades individuais dos pacientes possam variar. Os pacientes com síndrome de Fanconi necessitam habitualmente de suplementação de fosfato. Já aqueles

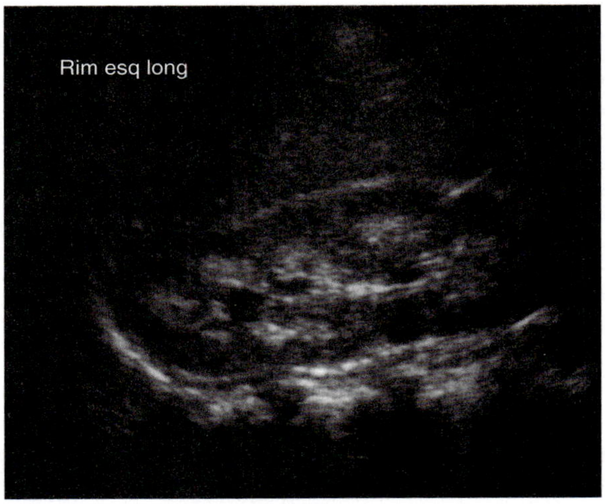

Figura 547.2 Ultrassonografia de uma criança com ATR distal, demonstrando a nefrocalcinose medular.

Tabela 547.4 Características contrastantes e estudos diagnósticos em acidose tubular renal.

	TIPO DE ACIDOSE TUBULAR RENAL		
DESCOBERTA	**Proximal**	**Distal clássico**	**Disfunção distal generalizada**
Plasma $[K^+]$	Baixo	Baixo	Alto
pH da urina com acidose	< 5,5	> 5,5	< 5,5 ou > 5,5
Carga líquida de urina	Negativo	Positivo	Positivo
Lesão de Fanconi	Apresenta com ATRp adquirida	Ausente	Ausente
Excreção fracionada de bicarbonato	> 10 a 15% durante a terapia com álcali	2 a 5%	5 a 10%
$UBPco_2$	Normal	Baixo	Baixo
Resposta à terapia	Menos responsivo	Responsivo	Menos responsivo
Recursos associados	Síndrome de Fanconi	Nefrocalcinose/hiperglobulinemia	Insuficiência renal

ATPase, adenosina trifosfatase; ATRp, acidose tubular renal proximal; $UBPco_2$, urina menos pressão sanguínea de CO_2. De DuBose TD Jr: Disorders of acid-base balance. Em Skorecki K, Chertow GM, Marsden PA *et al.* (eds): Brenner & Rector's the kidney, 10/e, Philadelphia, 2016, Elsevier, 2016, Table 17-17.

com ATR distal devem ser monitorados quanto ao desenvolvimento de hipercalciúria. Outros, com hipercalciúria sintomática (episódios recorrentes de hematúria macroscópica), nefrocalcinose ou nefrolitíase podem necessitar de diuréticos tiazídicos para diminuir a excreção urinária de cálcio. Por último, os pacientes com ATR tipo IV podem necessitar de tratamento crônico para a hiperpotassemia com resina de troca de sódio por potássio (*i. e.*, poliestirenossulfonato de sódio).

Em grande parte, o prognóstico da ATR depende da natureza de qualquer doença subjacente. Geralmente, os pacientes com ATR proximal ou distal isolada tratada demonstram melhora do crescimento, contanto que os níveis séricos de bicarbonato possam ser mantidos dentro da faixa normal. Os pacientes com doença sistêmica e síndrome de Fanconi podem ter morbidade contínua, com retardo do crescimento, raquitismo e sinais e sintomas relacionados à doença subjacente.

A bibliografia está disponível no GEN-io.

547.4 Raquitismo Associado à Acidose Tubular Renal

Bradley P. Dixon

Pode ocorrer raquitismo na ATR primária, particularmente na ATRp ou tipo II, devido às características adicionadas da hipofosfatemia e da fosfatúria da disfunção tubular proximal generalizada. Em geral, detecta-se a ocorrência de desmineralização óssea sem raquitismo evidente na ATR distal (tipo I). Essa doença óssea metabólica pode ser caracterizada por dor óssea, retardo do crescimento, osteopenia e, em certas ocasiões, fraturas patológicas.

A desmineralização óssea na ATR distal provavelmente está relacionada com a dissolução do osso, visto que o carbonato de cálcio no osso atua como tampão contra a acidose metabólica, devido à retenção de íons hidrogênio pelos pacientes com ATR.

A administração de bicarbonato em quantidade suficiente para reverter a acidose suprime a desmineralização óssea e a hipercalciúria que é comum na ATR distal. A ATR proximal é tratada com bicarbonato e suplementos de fosfato orais para curar o raquitismo. Podem ser indicadas doses de fosfato similares àquelas usadas na hipofosfatemia familiar ou na síndrome de Fanconi. A vitamina D é necessária para compensar o hiperparatireoidismo secundário que complica a terapia com fosfato oral. Após a terapia, o crescimento nos pacientes com ATR tipo II (proximal) é maior que nos pacientes com síndrome de Fanconi primária.

Capítulo 548 Diabetes Insípido Nefrogênico

Bradley P. Dixon

O diabetes insípido nefrogênico (DIN) é um distúrbio do metabolismo da água congênito raro ou, mais comumente, adquirido, que se caracteriza por incapacidade de concentrar a urina, mesmo na presença de hormônio antidiurético (ADH). O padrão de herança mais comum no DIN congênito é recessivo ligado ao X. Raramente é observado serem afetados indivíduos do sexo feminino, presumivelmente em consequência da inativação parcial não randômica do cromossomo X. Cerca de 10% dos casos de DIN congênito são herdados como distúrbio autossômico dominante ou recessivo, com ambos os sexos sendo igualmente afetados. O fenótipo clínico das formas autossômicas recessivas é semelhante ao da forma ligada ao X. As formas de DIN secundárias (adquiridas), parciais ou completas, não são incomuns. Podem ser observadas em muitos distúrbios que afetam a função tubular renal, incluindo: uropatias obstrutivas, insuficiência renal aguda ou crônica, doenças císticas renais, nefrite intersticial, nefrocalcinose ou nefropatia tóxica causada por hipopotassemia, hipercalcemia, lítio ou anfotericina B.

PATOGÊNESE

A capacidade de concentrar a urina (e, portanto, de absorver água) exige a chegada da urina ao túbulo coletor, a presença de um gradiente de concentração intacto na medula renal e a capacidade de modular a permeabilidade à água, no túbulo coletor, pelo ADH. O ADH (também denominado arginina vasopressina [AVP]) é sintetizado no hipotálamo e armazenado na neuro-hipófise. Em situações basais, o túbulo coletor é impermeável à água. Todavia, em resposta a um aumento da osmolaridade sérica (detectado por osmorreceptores no hipotálamo) e/ou à depleção grave de volume, o ADH é liberado na circulação sistêmica. Em seguida, o hormônio liga-se a seu receptor, o receptor de vasopressina V_2R (AVPR2), na membrana basolateral da célula do túbulo coletor. A ligação do hormônio a seu receptor ativa uma cascata dependente de monofosfato de adenosina cíclico, que resulta em movimento de canais de água (aquaporina 2 [AQP2]) pré-formados para a membrana luminal do ducto coletor, tornando-a permeável à água.

A forma mais comum de DIN ligada ao X é causada pela ocorrência de defeitos no gene *AVPR2*. Assim, foram identificadas mutações no gene *AQP2* em pacientes com as formas autossômica dominante e recessiva mais raras. Existem testes de triagem pré-natal para famílias com risco de DIN ligado ao X. Os pacientes com formas secundárias de DIN podem exibir resistência ao ADH, devido à expressão defeituosa da aquaporina (o que ocorre, por exemplo, na intoxicação por lítio). A resistência secundária ao ADH ocorre habitualmente em consequência da perda do gradiente medular hipertônico, devido à diurese de solutos ou à lesão tubular, resultando em incapacidade de absorção de sódio ou ureia.

MANIFESTAÇÕES CLÍNICAS

Tipicamente, os pacientes com DIN congênito apresentam, no período neonatal, poliúria maciça, depleção de volume, hipernatremia e hipertermia. A irritabilidade e a inconsolabilidade são manifestações comuns. Além disso, observam-se constipação intestinal e baixo ganho ponderal. Depois de múltiplos episódios de desidratação hipernatrêmica na infância, os pacientes podem apresentar atraso no desenvolvimento e deficiência intelectual, embora isso tenha se tornado menos comum com a reanimação cuidadosa de fluidos e com a correção gradual da hipernatremia. A enurese, causada por grandes volumes de urina, também é comum. Os pacientes frequentemente têm apetite diminuído e baixa ingestão de alimentos, devido ao fato de necessitarem de grande ingesta de líquido durante o dia. Entretanto, mesmo com suplementação calórica adequada, os pacientes ainda exibem déficit de crescimento. Aqueles com DIN congênito também apresentam problemas comportamentais, incluindo hiperatividade e problemas de memória a curto prazo. Os pacientes com a forma secundária geralmente manifestam a doença mais tardiamente na vida, principalmente com hipernatremia e poliúria. Nesse último grupo, os sintomas associados, como atraso do desenvolvimento e anormalidades comportamentais, são menos comuns.

DIAGNÓSTICO

O diagnóstico é suspeitado em um lactente do sexo masculino com poliúria, hipernatremia e urina diluída. Devem ser obtidas medições simultâneas da osmolaridade sérica e urinária. *Se o valor da osmolaridade sérica for de 290 mOsm/kg ou mais, com um valor simultâneo de osmolaridade urinária de < 290 mOsm/kg, não haverá necessidade de um teste formal de privação de água.* Como o diagnóstico diferencial inclui causas de **diabetes insípido central**, a incapacidade de responder ao ADH (e, portanto, a presença de DIN) deve ser então confirmada pela administração de vasopressina (10 a 20 μg por via intranasal), seguida de medições seriadas da osmolaridade urinária e sérica a cada hora, durante 4 horas. Em pacientes com possível presença de diabetes insípido "parcial" ou secundário, nos quais o valor inicial da osmolaridade sérica pode ser de < 290 mOsm/kg, deve-se considerar um teste de privação de água. Os líquidos devem ser suspensos, e as osmolaridades urinária e sérica devem ser medidas periodicamente, até que o valor da osmolaridade sérica seja > 290 mOsm/kg; em seguida, a vasopressina é administrada como anteriormente. Os critérios para a interrupção prematura do teste de privação hídrica incluem diminuição do peso corporal de > 3%. Se houver suspeita ou confirmação de DIN, uma avaliação adicional deverá incluir: anamnese detalhada, para que possíveis exposições a agentes tóxicos sejam avaliadas; determinação da função renal, por meio dos níveis séricos de creatinina e ureia; e ultrassonografia renal, para a identificação de uropatias obstrutivas ou doença cística. Devido ao débito urinário maciço, os pacientes com DIN congênito podem apresentar *hidronefrose não obstrutiva* de gravidade variável.

TRATAMENTO E PROGNÓSTICO

O tratamento do DIN inclui a manutenção da ingestão adequada de líquidos e o acesso livre à água, a redução do débito urinário ao máximo, ao se limitar a carga de solutos com uma dieta hiposmolar e hipossódica, e a administração de medicamentos direcionados para a redução do débito urinário. Nos lactentes, prefere-se o leite humano ou uma fórmula pobre em solutos, como a Similac® PM 60/40. A maioria dos lactentes com DIN congênito necessita de gastrostomia ou alimentação nasogástrica para assegurar uma administração adequada de líquido durante todo o dia e a noite. O aporte de sódio, em pacientes de mais idade, deve ser < 0,7 mEq/kg/24 h. Os diuréticos tiazídicos (2 a 3 mg/kg/24 h de hidroclorotiazida) induzem efetivamente à perda de sódio e estimulam a reabsorção de água pelo túbulo proximal. Com frequência, indicam-se adicionalmente os diuréticos poupadores de potássio, em particular a amilorida (0,3 mg/kg/24 h em 3 doses fracionadas). Os pacientes que apresentam uma resposta inadequada aos diuréticos isoladamente podem se beneficiar da adição de indometacina (2 mg/kg/24 h), que possui um efeito aditivo na redução da excreção de água em alguns deles. É preciso monitorar rigorosamente a função renal nesses pacientes, visto que, com o passar do tempo, a indometacina pode causar deterioração daquela. Os pacientes com DIN secundário podem não necessitar de medicamentos, porém, devem ter livre acesso à água. Nesses pacientes, é preciso monitorar rigorosamente os níveis séricos de eletrólitos e a volemia, particularmente durante períodos de doenças agudas sobrepostas.

A prevenção da desidratação e da hipernatremia, recorrentes em pacientes com DIN congênito, melhorou significativamente os resultados do neurodesenvolvimento nestes. Entretanto, as questões comportamentais continuam sendo um problema importante. Além disso, o uso crônico de anti-inflamatórios não esteroides pode predispor os pacientes à insuficiência renal. O prognóstico de pacientes com DIN secundário depende, em geral, da natureza da doença subjacente.

A bibliografia está disponível no GEN-io.

Capítulo 549
Anormalidades Hereditárias do Transporte Tubular

549.1 Síndrome de Bartter

Bradley P. Dixon

A síndrome de Bartter refere-se a um grupo de distúrbios que se caracterizam por alcalose metabólica hipopotassêmica, com hipercalciúria e perda de sal. Esses distúrbios são atualmente classificados de acordo com o local anatômico afetado pela mutação gênica (Tabelas 549.1 e 549.2). A síndrome de Bartter **pré-natal** (tipos II e IV, também denominada síndrome de hiperprostaglandina E) manifesta-se tipicamente nos lactentes e apresenta um fenótipo mais grave que a síndrome de Bartter **clássica** (tipo III); o início perinatal inclui polidramnia, perda de sal neonatal e episódios graves de desidratação recorrente. O fenótipo mais leve, denominado síndrome de Bartter clássica, manifesta-se na infância com atraso do crescimento e história de episódios recorrentes de desidratação. Uma doença fenotipicamente relacionada, a síndrome de Gitelman, apresenta um defeito genético distinto e é discutida mais adiante, neste capítulo (ver Tabela 549.1). Além disso, uma variante distinta de síndrome de Bartter pré-natal está associada à surdez neurossensorial (tipo IV). Por último, fenótipos semelhantes à Bartter foram observados em outras doenças tais como síndrome de Kearns-Sayre.

PATOGÊNESE

As características bioquímicas da síndrome de Bartter da alcalose metabólica hipoclorêmica hipopotassêmica com hipercalciúria assemelham-se àquelas observadas com o uso crônico de diuréticos de alça e refletem um defeito no transporte de sódio, cloreto e potássio na alça de Henle ascendente. A perda de sódio e cloreto, com consequente contração de volume, estimula o eixo renina-angiotensina II-aldosterona. A aldosterona promove a captação de sódio e a secreção de potássio, exacerbando a hipopotassemia. Ela também estimula a secreção de íons hidrogênio distalmente, agravando a alcalose metabólica. A hipopotassemia estimula a síntese de prostaglandinas, o que ativa ainda mais o eixo renina-angiotensina II-aldosterona. A síndrome de Bartter tem sido associada a pelo menos cinco defeitos genéticos distintos em transportadores na alça de Henle (ver Tabela 549.1). Cada um contribui, de alguma maneira, para o transporte de sódio e cloreto. As mutações nos genes que codificam o transportador de $Na^+/K^+/2Cl^-$ (NKCC2, o local de ação da furosemida), o canal de potássio luminal (ROMK), o canal de cloreto combinado (CLC-Ka, CLC-Kb) ou a subunidade dos canais de cloreto (bartina) provocam síndrome de Bartter neonatal. Defeitos isolados nos genes que produzem um canal de cloreto basolateral específico (ClC-Kb) causam a síndrome de Bartter clássica.

MANIFESTAÇÕES CLÍNICAS

Pode-se obter uma história de polidramnia, com ou sem prematuridade. Ao exame físico, pode-se verificar a presença de características dismórficas, incluindo face triangular, orelhas protrusas, olhos grandes com estrabismo e boca pendente. A consanguinidade sugere a presença de distúrbio autossômico recessivo. As crianças mais velhas podem apresentar história de episódios recorrentes de poliúria com desidratação, atraso do crescimento, fadiga inespecífica, tontura e constipação intestinal crônica. As crianças mais velhas também podem apresentar cãibras e fraqueza musculares, em consequência da hipopotassemia crônica. A pressão arterial está habitualmente normal, embora pacientes com a forma pré-natal possam apresentar grave perda de sal, resultando em desidratação e hipotensão. A bioquímica do soro revela as anormalidades bioquímicas clássicas de uma **alcalose metabólica hipoclorêmica hipopotassêmica**. Tipicamente, a função renal está normal. Os níveis de cálcio urinário estão elevados, assim como os níveis urinários de potássio e de sódio. Com frequência, os níveis séricos de renina, aldosterona e prostaglandina E estão acentuadamente elevados, sobretudo na forma pré-natal mais grave. Na ultrassonografia, pode-se observar a presença de nefrocalcinose, em consequência da hipercalciúria (tipos I e II).

DIAGNÓSTICO

O diagnóstico é habitualmente estabelecido com base na apresentação clínica e nos achados laboratoriais. O diagnóstico no recém-nascido ou no lactente é sugerido pela presença de hipopotassemia grave, habitualmente < 2,5 mmol/ℓ, com alcalose metabólica. A hipercalciúria é típica; observa-se a ocorrência de hipomagnesemia em minoria de pacientes, embora seja mais comum na síndrome de Gitelman. Como as manifestações da síndrome de Bartter assemelham-se ao uso crônico de diuréticos de alça, deve-se considerar o abuso de diuréticos no diagnóstico diferencial, até mesmo em crianças pequenas. Os vômitos crônicos e a fibrose cística também podem levar a um quadro clínico semelhante, mas podem ser distinguidos pela **determinação do cloreto urinário**, que está elevado na síndrome de Bartter e baixo em pacientes com vômitos crônicos e fibrose cística. Os rins demonstram hiperplasia do aparelho justaglomerular, embora a biopsia renal raramente seja realizada para estabelecer o diagnóstico dessa condição.

Tabela 549.1 Tipos de síndrome de Bartter, síndrome de Gitelman e condições relacionadas.

DISTÚRBIO	OMIM, GENE	PRODUTO DO GENE	HERANÇA	CARACTERÍSTICAS
VARIANTES SB				
SB I (SBP, HPES)	601678, *SLC12A1*	NKCC2	AR	Polidrâmnio, prematuridade, alcalose hipoclorêmica hipopotassêmica, nefrocalcinose, com ou sem defeito de concentração
SB II (SBP com hiperpotassemia transitória e acidose, HPES)	241200, *KCNJ1*	ROMK1	AR	Polidrâmnio, prematuridade, hiperpotassemia transiente e acidose, então alcalose hipoclorêmica hipopotassêmica, nefrocalcinose, com ou sem defeito de concentração
SB III (SBC)	607364, *CLCNKB*	ClC-Kb	AR; muitos esporádicos	Idade variável na apresentação com gravidade correspondente ao tipo de mutação genética; alcalose hipoclorêmica hipopotassêmica
SB IVa e SB IVb (SBP ou HPES com surdez neurossensorial)	602522, BSDN, *CLCNKA*, *CLCNKB*	Bartter ClC-Ka e ClC-Kb	AR	Poliidrâmnio, prematuridade, alcalose hipoclorêmica hipopotassêmica, surdez neurossensorial, com ou sem defeito de concentração
SB V (SBP transitória)	300971, *MAGED2*	MAGED2	XR	Polidrâmnio grave, alcalose hipoclorêmica hipopotassêmica com sintomas que se resolvem dentro dos primeiros meses de vida
Hipercalciúria hipocalcêmica AD	601199, *L125P*	CaSR	AD	Hipocalciúria hipocalcêmica, alcalose hipoclorêmica hipopotassêmica, PTH suprimido
VARIANTES SG				
SG	263800, *SLC12A3*	NCC	AR	Presente no fim da infância ou na idade adulta com fraqueza, letargia, espasmo carpopedal, alcalose hipopotassêmica, hipomagnesemia, hipermagnesemia e hipocalciúria
Síndrome do leste (seSAME)	612780, *Kir4.1*	KCNJ10	AR	Epilepsia, ataxia, surdez neurossensorial, alcalose hipoclorêmica hipopotassêmica
OUTRAS VARIANTES				
Mutações em CLDN10	617579, *CLDN10*	Claudina-10	AR	Alcalose metabólica hipopotassêmica, com hipocalciúria, mas magnésio normal ou até elevado

AD, autossômica dominante; AR, autossômica recessiva; CaSR, receptor sensível ao cálcio; ClC-Ka, canal de cloro-Ka; ClC-Kb, canal de cloro-Kb; MAGED, antígeno-D2 associado ao melanoma; NCC, cotransportador NaCl sensível à tiazida; NKCC2, cotransportador Na-K-2Cl sensível à furosemida; OMIM, *Online Mendelian Inheritance in Man*; PTH, hormônio da paratireoide; ROMK, canal K medular externo renal; SeSAME, convulsões, surdez neurossensorial, ataxia, retardo mental e desequilíbrios de eletrólitos; XR, recessivo ligado ao X. De Fulchiero R, Seo-Mayer P: Bartter syndrome and Gitelman syndrome. Pediatr Clin North Am 66:121-134, 2019. Box 1.

Tabela 549.2 Características que distinguem as variantes da síndrome de Bartter e Gitelman.

VARIANTE	IDADE DE INÍCIO	K SÉRICO	Cl SÉRICO	Mg SÉRICO	RENINA, ALDOSTERONA SÉRICAS	Ca/Cr URINÁRIO	OUTRAS CARACTERÍSTICAS DISTINTAS
SB I	PN	Baixo	Baixo	Normal	Alta, alta	Alto	–
SB II	PN	Alto, então baixo	Baixo	Normal	Alta, alta	Alto	Hiperpotassemia transitória
SB III	N, C, A	Baixo	Muito baixo	Normal	Alta, alta	Baixo, normal ou alto	–
SB IVa, IVb	PN	Baixo	Baixo	Normal	Alta, alta	Normal ou alto	Surdez neurossensorial
SB V	PN	Baixo	Baixo	Normal	Alta, alta	–	Características transitórias
Hipercalciúria hipocalcêmica	–	Baixo	Baixo	Normal	Alta, alta	Alto	Histórico familiar, hipocalcemia, PTH suprimido
SG	C, A	Baixo	Baixo	Baixo	Alta, alta	Baixo	–
Síndrome de EAST	–	Baixo	Baixo	Baixo	Alta, alta	Baixo	Epilepsia, ataxia, surdez neurossensorial

A, adulto; PN, pré-natal; C, criança; Ca/Cr, *spot* na razão cálcio:creatinina; Mg, magnésio; N, neonato. De Fulchiero R, Seo-Mayer P: Bartter syndrome and Gitelman syndrome. Pediatr Clin North Am 66:121-134, 2019. Box 3.

TRATAMENTO E PROGNÓSTICO

O tratamento da síndrome de Bartter tem como objetivo a prevenção da desidratação, a manutenção do estado nutricional e a correção da hipopotassemia. É necessária a suplementação de potássio, geralmente na forma de cloreto de potássio, para corrigir a depleção concomitante de cloreto e isso é feito frequentemente em doses muito altas. Mesmo com terapia apropriada, os níveis séricos de potássio podem não se normalizar, particularmente em pacientes com a forma neonatal. Os lactentes e as crianças pequenas necessitam de uma dieta rica em sódio e, algumas vezes, de suplementação de sódio. A indometacina, um inibidor de prostaglandinas, também pode ser efetiva. Se houver hipomagnesemia, será necessária a suplementação de magnésio. Com uma rigorosa atenção para o equilíbrio eletrolítico, o estado de volume e o crescimento, o prognóstico a longo prazo é geralmente satisfatório. Em minoria de pacientes, a hipopotassemia crônica, a nefrocalcinose e a terapia crônica com indometacina podem levar à nefrite intersticial e à insuficiência renal crônicas.

549.2 Síndrome de Gitelman

Bradley P. Dixon

A síndrome de Gitelman (frequentemente denominada "variante da síndrome de Bartter") constitui uma causa autossômica recessiva rara de alcalose metabólica hipoclorêmica hipopotassêmica, com manifestações distintas de **hipocalciúria** e **hipomagnesemia**. Tipicamente, os pacientes com síndrome de Gitelman apresentam a doença no fim da infância ou no início da vida adulta (ver Tabelas 549.1 e 549.2).

PATOGÊNESE

As características bioquímicas da síndrome de Gitelman assemelham-se àquelas do uso crônico de diuréticos tiazídicos, que atuam sobre o cotransportador de cloreto de sódio NCCT presente no túbulo contorcido distal. Por meio de análise de ligação e estudos de mutações, foram demonstrados defeitos no gene que codifica o NCCT em pacientes com síndrome de Gitelman.

MANIFESTAÇÕES CLÍNICAS

Tipicamente, os pacientes com síndrome de Gitelman manifestam a doença em uma idade mais tardia que aqueles com síndrome de Bartter, e podem apresentar sintomas semelhantes aos de crianças de mais idade com essa síndrome (ver Capítulo 549.1). Com frequência, os pacientes apresentam uma história de cãibras e espasmos musculares recorrentes, presumivelmente causados pelos baixos níveis séricos de magnésio, nictúria, poliúria e hipotensão ocasional. Além disso, em geral eles não apresentam uma história de episódios recorrentes de desidratação. As anormalidades bioquímicas consistem em hipopotassemia, alcalose metabólica e hipomagnesemia. O nível urinário de cálcio está habitualmente muito baixo (em contraste com o nível urinário elevado de cálcio, frequentemente observado na síndrome de Bartter), e o nível de magnésio urinário está elevado. Em geral, os níveis de renina e de aldosterona estão normais, e a secreção de prostaglandina E não está elevada. O retardo do crescimento é menos proeminente na síndrome de Gitelman que na síndrome de Bartter.

DIAGNÓSTICO

O diagnóstico de síndrome de Gitelman é sugerido em adolescentes ou adultos que apresentam alcalose metabólica hipoclorêmica hipopotassêmica, hipomagnesemia e hipocalciúria.

TRATAMENTO

A terapia tem como objetivo a correção da hipopotassemia e da hipomagnesemia, com suplementação de potássio e de magnésio. A suplementação de sódio ou o tratamento com inibidores das prostaglandinas em geral não são necessários, visto que, tipicamente, os pacientes não apresentam episódios de depleção de volume ou excreção elevada de prostaglandina E.

549.3 Outras Anormalidades Hereditárias do Transporte Tubular

Bradley P. Dixon

As anormalidades hereditárias em diferentes transportadores, em cada segmento do néfron, já foram identificadas, e os defeitos moleculares foram caracterizados. A acidose tubular renal e o diabetes insípido nefrogênico são discutidos de modo detalhado nos Capítulos 547 e 548, respectivamente. A **cistinúria** é um distúrbio autossômico recessivo, observado principalmente em pacientes com ascendência do Oriente Médio, que se caracteriza pela formação recorrente de cálculos. A doença é causada por um transportador defeituoso de alta afinidade para a L-cistina e aminoácidos dibásicos presentes no túbulo proximal.

A **doença de Dent**, por sua vez, é uma tubulopatia proximal ligada ao X, com anormalidades características que incluem proteinúria de baixo peso molecular, hipercalciúria e outras características da síndrome de Fanconi, como glicosúria, aminoacidúria e fosfatúria. Embora alguns pacientes desenvolvam nefrocalcinose, nefrolitíase, insuficiência renal progressiva e raquitismo hipofosfatêmico, os pacientes com doença de Dent tipicamente não apresentam acidose tubular renal proximal nem manifestações extrarrenais. Em 50 a 60% dos pacientes com doença de Dent, foram relatadas mutações com perda de função no gene *CLCN5*, que codifica um antiportador de Cl^-/H^+ renal (ClC-5). A heterogeneidade genética da doença de Dent, em alguns pacientes que exibem mutações no gene de OCRL1 (responsável pela síndrome de Lowe), também preenche os critérios da doença de Dent (cerca de 15% dos pacientes): doença de Dent-2. A doença de Dent inclui nefrolitíase recessiva ligada ao X com insuficiência renal, raquitismo hipofosfatêmico recessivo ligado ao X e proteinúria de baixo peso molecular idiopática observada em crianças japonesas.

Mutações em um receptor sensor de cálcio basolateral extracelular, que normalmente está presente na alça de Henle, podem causar um **quadro semelhante à síndrome de Bartter dominante** (também conhecida como síndrome de Bartter tipo V). Os sintomas predominantes desses pacientes consistem em hipocalcemia e função suprimida do paratormônio, o que os diferencia dos pacientes com síndrome de Bartter.

No túbulo contorcido distal, mutações com ganho de função no gene *WNK1* e mutações com perda de função no *WNK4*, ambas serino-treoninoquinases, levam à reabsorção excessiva de sal mediada por NCCT, com o quadro clínico de pseudo-hipoaldosteronismo tipo 2 (hipertensão hiperpotassêmica familiar ou **síndrome de Gordon**), incluindo expansão de volume com hipertensão, hiperpotassemia, acidose metabólica hiperclorêmica e hipercalciúria. Devido à ativação excessiva do NCCT sensível a tiazidas, esse distúrbio pode ser efetivamente tratado com diuréticos tiazídicos.

No ducto coletor, mutações com ganho de função do gene que codifica o canal de sódio epitelial (ENaC; do inglês, *epithelial sodium channel*) causam uma forma hereditária de hipertensão, a **síndrome de Liddle**. Os pacientes com esse distúrbio apresentam captação constitutiva de sódio no ducto coletor, com hipopotassemia e supressão da aldosterona. Devido à ativação excessiva do ENaC, os diuréticos poupadores de potássio (especificamente amilorida) são um tratamento efetivo para a síndrome de Liddle. Por outro lado, as mutações com perda de função causam **pseudo-hipoaldosteronismo**, caracterizado por grave perda de sódio e hiperpotassemia. Uma variante desse último distúrbio está associada a anormalidades sistêmicas, incluindo defeitos no cloreto do suor, e pode se assemelhar à fibrose cística.

A **hipouricemia renal**, um defeito no gene *SLC22A12*, manifesta-se com baixos níveis séricos de ácido úrico e é complicada por insuficiência renal aguda induzida por exercício. Os pacientes têm níveis urinários elevados de ácido úrico e apresentam dor lombar, náuseas e vômitos, após a realização de exercícios. O tratamento é direcionado para a insuficiência renal aguda e redução da intensidade do exercício.

A bibliografia está disponível no GEN-io.

Capítulo 550 Insuficiência Renal

550.1 Lesão Renal Aguda

Prasad Devarajan

Tradicionalmente, define-se lesão renal aguda (LRA) como a perda abrupta da função renal que leva a um rápido declínio da taxa de filtração glomerular (TFG), ao acúmulo de resíduos como ureia e creatinina e à desregulação do volume extracelular e da homeostase eletrolítica. Geralmente, o termo LRA tem substituído a designação insuficiência renal aguda (IRA), pois esta enfatiza excessivamente o evento distinto de um rim em falência. A LRA engloba um contínuo de disfunção renal que varia de um pequeno aumento da creatinina sérica a uma completa insuficiência renal anúrica. A LRA é um problema comum que aflige todas as idades, é o principal motivo que leva à busca por uma consulta com um nefrologista para um paciente hospitalizado e está associada a consequências sérias e a opções terapêuticas insatisfatórias. A incidência de LRA varia de 2 a 5% de todas as hospitalizações a mais de 25% em todos os lactentes e crianças em estado crítico. A etiologia da LRA varia amplamente de acordo com a idade, região geográfica e contexto clínico. A LRA funcional induzida pela desidratação geralmente é reversível com hidratação precoce. No entanto, o prognóstico para os pacientes com uma LRA estrutural no ambiente de terapia intensiva com falência de múltiplos órgãos continua reservado.

Um sistema de classificação proposto pela Kidney Disease Improving Global Outcomes (KDIGO) AKI Consensus Conference leva em consideração os critérios de creatinina sérica e diurese para definir e estadiar a LRA (Tabela 550.1). Desse modo, a LRA é definida como:

Aumento da creatinina sérica para 0,3 mg/dℓ ou mais com relação à linha de base em 48 h;

ou

Aumento da creatinina sérica em 1,5 vez ou mais a linha de base nos 7 dias anteriores;

ou

Volume urinário máximo de 0,5 mℓ/kg/h por 6 h.

PATOGÊNESE

A LRA tem sido convencionalmente classificada em três categorias: pré-renal, renal intrínseca e pós-renal (Tabela 550.2 e Figura 550.1).

A **LRA pré-renal**, também chamada de *azotemia pré-renal*, caracteriza-se por diminuição do volume arterial circulante efetivo, o que leva a perfusão renal inadequada e diminuição da TFG. Estão ausentes as evidências de dano renal estrutural. As causas comuns de LRA pré-renal incluem desidratação, sepse, hemorragia, hipoalbuminemia grave e insuficiência cardíaca. Se a causa subjacente da hipoperfusão renal for prontamente revertida, a função renal retornará ao normal. Se a hipoperfusão for contínua, pode se desenvolver um dano parenquimatoso renal intrínseco.

A **LRA renal intrínseca** inclui vários distúrbios caracterizados por dano do parênquima renal, inclusive hipoperfusão contínua e isquemia. Lesão hipóxico/isquêmica e agressões nefrotóxicas são as causas mais comuns de LRA intrínseca nos EUA e são mais comuns com uma comorbidade subjacente; a maioria se associa a distúrbios cardíacos, oncológicos, urológicos, renais e genéticos ou à prematuridade (Tabela 550.3). Muitos tipos de **glomerulonefrite**, tais como a glomerulonefrite pós-infecciosa, a nefrite lúpica, a púrpura de Henoch-Schönlein, a glomerulonefrite membranoproliferativa e a nefrite antiglomerular da membrana basal, também podem causar a LRA intrínseca. A lesão hipóxico/isquêmica grave e prolongada e a agressão nefrotóxica levam à **necrose tubular aguda (NTA)**, vista mais frequentemente em lactentes e crianças gravemente enfermos. Os mecanismos que levam à LRA isquêmica incluem hipotensão/depleção do volume intravascular (hemorragia, perdas de líquido para um terceiro espaço, diarreia), diminuição do volume intravascular efetivo (insuficiência cardíaca, cirrose, síndrome hepatorrenal, peritonite, síndrome do compartimento abdominal), vasodilatação/vasoconstrição (sepse,

Tabela 550.1 Estadiamento KDIGO da lesão renal aguda.

ESTÁGIO	CREATININA SÉRICA	DIURESE
1	1,5 a 1,9 vez a linha de base OU aumento ≥ 0,3 mg/dℓ	< 0,5 mℓ/kg/h por 6 a 12 h
2	2,0 a 2,9 vezes a linha de base	< 0,5 mℓ/kg/h por 12 h ou mais
3	3,0 vezes a linha de base OU CrS ≥ 4,0 mg/dℓ OU Início de terapia renal substitutiva OU TFGe < 35 mℓ/min por 1,73 m^2 (< 18 anos)	Anúria por 12 h ou mais

Tabela 550.2 Causas comuns da lesão renal aguda.

PRÉ-RENAIS
Desidratação
Gastrenterite
Hemorragia
Queimaduras
Sepse
Extravasamento capilar
Hipoalbuminemia
Cirrose
Síndrome do compartimento abdominal
Insuficiência cardíaca
Anafilaxia
RENAIS INTRÍNSECAS
Glomerulonefrite
Pós-infecciosa/pós-estreptocócica
Lúpus eritematoso
Púrpura de Henoch-Schönlein
Membranoproliferativa
Nefrite antiglomerular da membrana basal
Síndrome hemolítico-urêmica
Necrose tubular aguda
Necrose cortical
Trombose da veia renal
Rabdomiólise
Nefrite intersticial aguda
Infiltração tumoral
Toxinas e fármacos (ver Tabela 550.3)
Síndrome da lise tumoral
Vasculite
PÓS-RENAIS
Válvulas uretrais posteriores
Obstrução da junção ureteropélvica
Obstrução da junção ureterovesical
Ureterocele
Tumores
Urolitíase
Estreitamentos uretrais
Cistite hemorrágica
Bexiga neurogênica
Anticolinérgicos

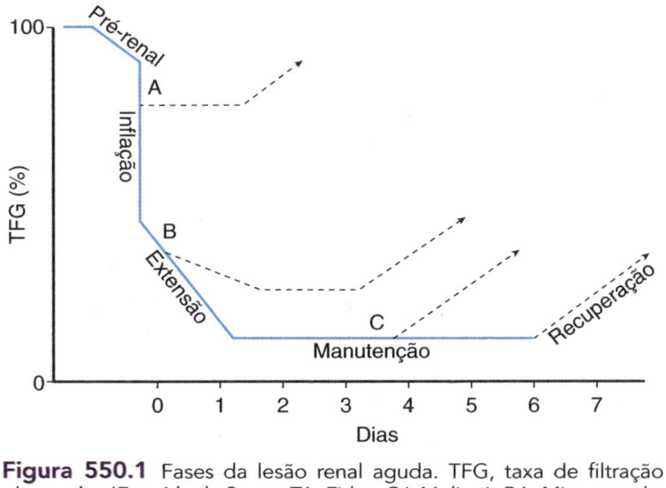

Figura 550.1 Fases da lesão renal aguda. TFG, taxa de filtração glomerular. (*Extraída de Sutton TA, Fisher CJ, Molitoris BA: Microvascular endothelial injury and dysfunction during ischemic acute renal failure, Kidney Int 62:1539-1549, 2002.*)

Tabela 550.3 Principais toxinas endógenas e exógenas causadoras de lesão tubular aguda.

TOXINAS ENDÓGENAS	TOXINAS EXÓGENAS
MIOGLOBULINÚRIA Degradação muscular – traumatismo, compressão, choque elétrico, hipotermia, hipertermia, crises convulsivas, exercício físico, queimaduras Metabólica – hipopotassemia, hipofosfatemia Infecções – tétano, *influenza* Toxinas – álcool isopropílico, etanol, etilenoglicol, tolueno, picadas de cobras e insetos, cocaína, heroína Fármacos – Inibidores da HMG-CoA redutase (estatinas), anfetaminas, fibratos Doença hereditária – deficiência de miofosforilase, fosfofrutoquinase, carnitina palmitoiltransferase Autoimune – polimiosite, dermatomiosite	**ANTIBIÓTICOS** Aminoglicosídeos Anfotericina B Antivirais – aciclovir, cidofovir, indinavir, foscarnete, tenofovir Pentamidina Vancomicina **QUIMIOTERÁPICOS** Cisplatina Ifosfamida Plicamicina 5-Fluoruracila Citarabina 6-Tioguanina Metotrexato **INIBIDORES DA CALCINEURINA** Ciclosporina Tacrolimo
HEMOGLOBINÚRIA Mecânica – próteses valvares, anemia hemolítica microangiopática, circulação extracorpórea Fármacos – hidralazina, metildopa Substâncias químicas benzeno, arsina, feijões-fava, glicerol, fenol Imunológica – reação transfusional Genética – deficiência de G6PD, HPN	**SOLVENTES ORGÂNICOS** Tolueno Etilenoglicol **VENENOS** Veneno de cobra Paraquat **DIVERSAS** Meios de contraste Imunoglobulina intravenosa Anti-inflamatórios não esteroidais Preparações intestinais orais com fosfato
OBSTRUÇÃO INTRATUBULAR POR CRISTALÚRIA OU PARAPROTEÍNAS Síndrome da lise tumoral Deficiência de HGPRT Mieloma múltiplo Oxalato (etilenoglicol)	

G6PD, Glicose-6-fosfato desidrogenase; HGPRT, hipoxantina-guanina fosforribosiltransferase; HMG-CoA, 3-hidroxi-3-metilglutaril-coenzima A; HPN, hemoglobinúria paroxística noturna. Extraída de Sharfuddin AA, Weisbord SD, Palevsky P, Molitoris BA: Acute kidney injury. In Skorecki K, Chertow GM, Marsden PA *et al.* (eds): Brenner & Rector's the kidney, 10/e, Philadelphia, 2016, Elsevier, Tab 31-5.

síndrome hepatorrenal), obstrução da artéria renal (trombose, embolização, estenose), doença arterial intrarrenal (vasculite, síndrome hemolítico-urêmica, anemia falciforme, rejeição de transplante) e comprometimento do fluxo sanguíneo renal (ciclosporina, tacrolimo, inibidores da enzima conversora da angiotensina [ECA], bloqueadores do receptor da angiotensina, agentes de radiocontraste).

A típica característica patológica da NTA é a necrose das células tubulares, embora não sejam consistentemente alterações histológicas significativas nos pacientes com a NTA clínica. Os mecanismos de lesão na NTA podem incluir alterações da hemodinâmica intrarrenal, obstrução tubular e vazamento retrógrado do filtrado glomerular ao longo das células tubulares lesadas para os capilares peritubulares.

A **síndrome da lise tumoral** é um tipo específico de LRA relacionado com a lise celular espontânea ou induzida por quimioterapia em pacientes com doenças malignas linfoproliferativas. Esse distúrbio é causado primariamente por obstrução dos túbulos por cristais de ácido úrico (ver Capítulos 522 e 523). A **nefrite intersticial aguda** é mais uma causa comum de LRA e geralmente decorre da reação de hipersensibilidade a um agente terapêutico ou a vários agentes infecciosos (ver Capítulo 539.2).

A **LRA pós-renal** inclui vários distúrbios caracterizados por obstrução do trato urinário. Em neonatos e lactentes, patologias congênitas tais como válvulas uretrais posteriores e obstrução bilateral da junção ureteropélvica são responsáveis pela maioria dos casos de LRA. Outras afecções tais como urolitíase, tumor (lesão intra-abdominal ou no trato urinário), cistite hemorrágica e bexiga neurogênica podem causar LRA em crianças maiores e adolescentes. Em um paciente com dois rins funcionando, a obstrução precisa ser bilateral para resultar em LRA. Geralmente, o alívio da obstrução resulta na recuperação da função renal, exceto nos pacientes com uma displasia renal associada ou uma prolongada obstrução do trato urinário.

MANIFESTAÇÕES CLÍNICAS E DIAGNÓSTICO

A anamnese cuidadosamente obtida é essencial para definir a causa da LRA. Um lactente com história de 3 dias de vômitos e diarreia mais provavelmente tem LRA pré-renal causada por depleção de volume, mas também se precisa considerar a síndrome hemolítico-urêmica (SHU). Uma criança de 6 anos com faringite recente que apresenta edema periorbital, hipertensão e hematúria macroscópica mais provavelmente tem uma LRA intrínseca relacionada com glomerulonefrite pós-infecciosa. Uma criança em estado crítico com histórico de hipotensão prolongada ou em exposição a medicamentos nefrotóxicos mais provavelmente tem NTA. Um neonato com um histórico de hidronefrose vista em estudos por ultrassonografia (US) pré-natal e uma bexiga palpável mais provavelmente tem obstrução congênita do trato urinário, provavelmente relacionada com válvulas uretrais posteriores.

O exame físico precisa ser minucioso, dando-se muita atenção ao estado de volume. Taquicardia, mucosas secas e perfusão periférica alentecida sugerem um volume circulatório inadequado e a possibilidade de LRA pré-renal. Hipertensão, edema periférico, estertores pulmonares e um galope cardíaco sugerem sobrecarga de volume e a possibilidade de LRA intrínseca por glomerulonefrite ou NTA. A presença de uma erupção cutânea e de artrite pode indicar nefrite por lúpus eritematoso sistêmico (LES) ou púrpura de Henoch-Schönlein. Massas palpáveis no flanco podem ser vistas em trombose da veia renal, tumores, doença cística ou obstrução do trato urinário.

ACHADOS LABORATORIAIS

As anormalidades laboratoriais podem incluir anemia (geralmente dilucional ou hemolítica, como no LES, na trombose da veia renal ou na SHU); leucopenia (LES, sepse); trombocitopenia (LES, trombose da veia renal, sepse, SHU); hiponatremia (dilucional); acidose metabólica; elevação das concentrações séricas de ureia, creatinina, ácido úrico, potássio e fosfato (diminuição da função renal); e hipocalcemia (hiperfosfatemia).

O nível sérico de C3 pode estar reduzido (glomerulonefrite pós-infecciosa, LES ou glomerulonefrite membranoproliferativa) e podem ser detectados anticorpos contra estreptococos (glomerulonefrite pós-estreptocócica), nucleares (LES), citoplasmáticos nos neutrófilos (granulomatose com poliangiite, poliarterite microscópica) ou antígenos da membrana basal glomerular (doença de Goodpasture) no soro.

A presença de hematúria, proteinúria e de cilindros de glóbulos vermelhos ou granulares na urina sugere a LRA intrínseca, em particular, a doença glomerular e a NTA. A presença de leucócitos e de cilindros leucocitários com baixo grau de hematúria e proteinúria sugere doença tubulointersticial. Podem estar presentes eosinófilos urinários em algumas crianças com nefrite tubulointersticial induzida por fármacos.

Os índices urinários podem ser úteis para diferenciar a LRA pré-renal da LRA intrínseca (Tabela 550.4). Os pacientes cuja urina mostra elevação de densidade (> 1,020), osmolalidade elevada (UOsm > 500 mOs/kg), nível baixo de baixo sódio (UNa < 20 mEq/ℓ) e excreção fracional de sódio menor que 1% (< 2,5% em neonatos) mais provavelmente têm a LRA pré-renal. Aqueles com densidade urinária menor que 1,010, baixa osmolalidade urinária (UOsm < 350 mOsm/kg), sódio alto na urina (Una > 40 mEq/ℓ) e excreção fracional de sódio maior que 2% (> 10% em neonatos) mais provavelmente têm a LRA intrínseca.

A radiografia do tórax pode evidenciar cardiomegalia, congestão pulmonar (sobrecarga hídrica) ou derrames pleurais. A US renal pode revelar hidronefrose e/ou hidroureter, o que sugere uma obstrução do trato urinário ou uma nefromegalia compatíveis com a doença renal

Tabela 550.4 Análise da urina, bioquímica urinária e osmolalidade na lesão renal aguda.

	HIPOVOLEMIA	NECROSE TUBULAR AGUDA	NEFRITE INTERSTICIAL AGUDA	GLOMERULONEFRITE	OBSTRUÇÃO
Sedimento	Brando, pode haver cilindros hialinos	Cilindros granulares castanhos amplos	Leucócitos, eosinófilos, cilindros celulares	Hemácias, cilindros hemáticos	Brando ou hemorrágico
Proteínas	Ausentes ou baixas	Ausentes ou baixas	Mínimas, mas podem aumentar com AINEs	Aumentadas, > 100 mg/dℓ	Baixas
Sódio urinário (mEq/ℓ)*	< 20	> 40	> 30	< 20	< 20 (aguda) > 40 (alguns dias)
Osmolalidade urinária (mOsm/kg)	> 400	< 350	< 350	> 400	< 350
Excreção fracional de sódio %†	< 1	> 2‡	Varia	< 1	< 1 (aguda) > 1 (alguns dias)

*A sensibilidade e a especificidade do sódio urinário menor que 20 mEq/ℓ para diferenciar a azotemia pré-renal da necrose tubular aguda são de 90% e 82%, respectivamente. †A excreção fracional de sódio é a razão urina:plasma (U:P) de sódio dividida por U:P de creatinina × 100. A sensibilidade e a especificidade da excreção fracional de sódio menor que 1% em diferenciar a azotemia pré-renal da necrose tubular aguda são de 96% e 95%, respectivamente. ‡A excreção fracional de sódio pode ser menor que 1% na necrose tubular aguda secundária a material de radiocontraste ou na rabdomiólise. AINEs, anti-inflamatórios não esteroidais.
Extraída de Singri N, Ahya SN, Levin ML: Acute renal failure, JAMA 2989:747-751, 2003.

intrínseca. Em última análise, a biopsia renal pode ser necessária para determinar a causa precisa da LRA em pacientes que não têm LRA pré-renal ou pós-renal claramente definidas.

Embora a creatinina sérica seja usada para medir a função renal, é uma medição pouco sensível e atrasada da diminuição da função renal após a LRA. Outros biomarcadores em investigação são as alterações dos níveis da lipocalina associada à gelatinase dos neutrófilos plasmáticos e de cistatina C e as alterações urinárias na lipocalina associada à gelatinase dos neutrófilos, na interleucina 18 e na molécula-1 de lesão renal.

TRATAMENTO

Manejo clínico

As complicações da lesão renal aguda são apresentadas na Tabela 550.5. Nos lactentes e nas crianças com obstrução do trato urinário, assim como nos recém-nascidos com suspeita de válvulas uretrais posteriores, deve-se imediatamente colocar um cateter na bexiga para garantir a drenagem adequada do trato urinário. Para monitorar precisamente a diurese durante a LRA, a colocação de uma sonda vesical também pode ser considerada nas crianças maiores que não deambulam e nos adolescentes; entretanto, devem-se adotar precauções para prevenir uma infecção iatrogênica.

A determinação do estado de volume tem importância crucial ao se avaliar inicialmente um paciente com LRA. Se não houver evidências de sobrecarga de volume ou de insuficiência cardíaca, o volume intravascular deverá ser expandido por meio de administração intravenosa de soro fisiológico isotônico a 20 mℓ/kg durante 30 minutos. Na ausência de perda de sangue ou de hipoproteinemia, não serão necessárias soluções contendo coloides para a expansão de volume. Uma hipovolemia intensa pode exigir bólus adicionais de líquidos (ver Capítulos 69, 70 e 88). A determinação da pressão venosa central pode ser útil se for difícil determinar a adequação do volume sanguíneo. Depois da reposição de volume, os pacientes hipovolêmicos geralmente urinam em 2 h; a falha disso sugere uma LRA intrínseca ou pós-renal. A hipotensão causada por sepse exige uma vigorosa reposição hídrica seguida por infusão contínua de vasopressores.

A terapia com diurético deve ser considerada somente depois de estabelecida a adequação do volume sanguíneo circulante. A furosemida (2 a 4 mg/kg) pode ser administrada em dose intravenosa única. A bumetanida (0,1 mg/kg) pode ser administrada como alternativa à furosemida. Se a diurese não melhorar, então pode ser considerada uma infusão contínua de diurético. Para aumentar o fluxo sanguíneo cortical renal, muitos clínicos administram dopamina (2 a 3 μg/kg/min) juntamente com a terapia com diurético, embora não existam dados controlados que apoiem essa prática. Há poucas evidências de que os diuréticos ou a dopamina previnam a LRA ou aceleram a recuperação. O manitol pode ser efetivo na prevenção da insuficiência renal induzida por pigmentos (mioglobina, hemoglobina). O peptídeo natriurético atrial pode ter valor em prevenir ou tratar a LRA, embora haja poucas evidências pediátricas que sustentem seu uso.

Se não houver resposta a uma estimulação com diurético, estes deverão ser descontinuados e será essencial a restrição de líquidos. Os pacientes com um volume intravascular relativamente normal devem inicialmente ser limitados a 400 $m\ell/m^2/24$ h (perdas insensíveis) mais uma quantidade de líquido igual à diurese para aquele dia. As perdas de líquido extrarrenais (sangue, trato GI) devem ser repostas mililitro por mililitro com líquidos apropriados. Os pacientes acentuadamente hipervolêmicos podem exigir maior restrição de líquidos, omitindo-se então a reposição das perdas hídricas insensíveis, a diurese e as perdas extrarrenais para diminuir o volume intravascular expandido. A ingestão hídrica, a diurese e as evacuações, o peso corporal e a bioquímica do soro devem ser monitorados diariamente.

Na LRA, o rápido desenvolvimento de **hiperpotassemia** (nível de potássio no soro > 6 mEq/ℓ) pode levar à arritmia ou à parada cardíacas, ou a óbito. A alteração eletrocardiográfica mais precocemente observada nos pacientes desenvolvendo hiperpotassemia é o

Tabela 550.5 Complicações comuns da lesão renal aguda.

METABÓLICAS	CARDIOPULMONARES	GASTRINTESTINAIS	NEUROLÓGICAS	HEMATOLÓGICAS	INFECCIOSAS	OUTRAS
Hiperpotassemia Acidose metabólica Hiponatremia Hipocalcemia Hiperfosfatemia Hipermagnesemia Hiperuricemia	Edema pulmonar Arritmias Pericardite Derrame pericárdico Hipertensão Infarto do miocárdio Embolia pulmonar	Náuseas Vômitos Desnutrição Hemorragia	Irritabilidade neuromuscular Asterixe Crises convulsivas Alterações do estado mental	Anemia Sangramento	Pneumonia Septicemia Infecção do trato urinário	Soluços Nível elevado do paratormônio Níveis totais baixos da tri-iodotironina e da tiroxina Nível normal da tiroxina

Extraída de Sharfuddin AA, Weisbord SD, Palevsky P, Molitoris BA: Acute kidney injury. In Skorecki K, Chertow GM, Marsden PA *et al* (eds): Brenner & Rector's the kidney, 10/e, Philadelphia, 2016, Elsevier, Tab 31-14.

aspecto de onda T apiculada. Isso pode ser seguido por alargamento dos intervalos QRS, depressão do segmento ST, arritmias ventriculares e parada cardíaca (ver Capítulo 450.2). Os procedimentos para causar a depleção dos depósitos de potássio no corpo devem ser iniciados quando o valor do potássio sérico se elevar para mais de 6 mEq/ℓ. As fontes exógenas de potássio (dieta, líquidos intravenosos, nutrição parenteral total) devem ser eliminadas. A resina de poliestirenossulfonato de sódio a 1 g/kg deve ser dada por via oral ou por enema de retenção. Essa resina troca sódio por potássio e pode levar várias horas para se obter o efeito. Pode-se esperar que uma dose única de 1 g/kg baixe o nível sérico de potássio para aproximadamente 1 mEq/ℓ. A terapia com a resina pode ser repetida a cada 2 h, sendo a frequência limitada primariamente pelo risco de sobrecarga de sódio.

Elevações mais intensas do potássio sérico (> 7 mEq/ℓ), especialmente se acompanhadas por alterações eletrocardiográficas, exigem medidas de emergência além do poliestirenossulfonato de sódio. Os seguintes agentes devem ser administrados:

- Gliconato de cálcio em solução a 10%, 100 mg/kg/dose (máximo de 3.000 mg/dose)
- Bicarbonato de sódio, 1 a 2 mEq/kg pela via intravenosa ao longo de 5 a 10 min
- Insulina regular, 0,1 unidade/kg, com solução de glicose a 50%, 1 mℓ/kg ao longo de 1 hora.

O gliconato de cálcio contrapõe-se ao aumento da irritabilidade miocárdica induzido pelo potássio, mas não reduz o nível sérico de potássio. A administração de bicarbonato de sódio, insulina ou glicose reduz o nível sérico de potássio transferindo o potássio do compartimento extracelular para o intracelular. Relata-se um efeito semelhante com a administração aguda de agonistas beta-adrenérgicos em adultos, mas não há dados controlados em pacientes pediátricos. Como a duração da ação dessas medidas de emergência é de apenas algumas horas, a hiperpotassemia persistente deve ser tratada por diálise.

Uma **acidose metabólica** leve é comum na LRA em razão da retenção de íons hidrogênio, fosfato e sulfato, mas raramente exige tratamento. Se a acidose for intensa (pH arterial < 7,15; bicarbonato sérico < 8 mEq/ℓ) ou contribuir para hiperpotassemia significativa, indica-se tratamento. Ela deve ser corrigida parcialmente pela via intravenosa, em geral dando bicarbonato suficiente para elevar o pH arterial a 7,20 (que se aproxima de um nível sérico de bicarbonato de 12 mEq/ℓ). O restante da correção pode ser efetuado pela administração oral de bicarbonato de sódio depois da normalização dos níveis de cálcio e fósforo no soro. Nos pacientes com insuficiência renal, a correção da acidose metabólica com bicarbonato intravenoso pode precipitar tetania porque a correção rápida da acidose reduz a concentração de cálcio ionizado.

A **hipocalcemia** é tratada primariamente pela redução do nível de fósforo no soro. O cálcio não deve ser dado pela via intravenosa, exceto nos casos de tetania, para evitar a deposição de sais de cálcio nos tecidos. Os pacientes devem ser orientados a seguir uma dieta pobre em fósforo, e os aglutinantes de fosfato devem ser administrados por via oral a fim de se ligar a qualquer fosfato ingerido e aumentar a excreção GI de fosfato. Os agentes comuns são o sevelâmer, o carbonato de cálcio (em comprimidos ou suspensão) e o acetato de cálcio. Os aglutinantes com base em alumínio, comumente empregados no passado, devem ser evitados em vista do risco de toxicidade pelo alumínio.

A **hiponatremia** é mais comumente um desequilíbrio dilucional que precisa ser corrigido por restrição hídrica, e não por administração de cloreto de sódio. A administração de solução salina hipertônica (a 3%) deve ser limitada aos pacientes com uma hiponatremia sintomática (crises convulsivas, letargia) ou àqueles com nível sérico de sódio menor que 120 mEq/ℓ. A correção aguda do sódio sérico para 125 mEq/ℓ (mmol/ℓ) deve ser efetuada usando-se a seguinte fórmula:

$$\text{mEq de sódio necessários} = 0{,}6 \times \text{peso em kg} \times (125 - \text{sódio sérico em mEq}/\ell).$$

Os pacientes com LRA são predispostos a um **sangramento GI** em razão da disfunção plaquetária urêmica, do aumento do estresse e da exposição à heparina se tratados com hemodiálise ou terapia renal substitutiva contínua. Bloqueadores H_2, como a ranitidina, são comumente administrados por via oral ou intravenosa para prevenir essa complicação.

A **hipertensão** pode decorrer de uma hiper-reninemia associada ao processo patológico primário e/ou expansão do volume de líquido extracelular e é mais comum nos pacientes com LRA com glomerulonefrite aguda ou SHU. A restrição de sal e de água é essencial, e a administração de diuréticos pode ser útil (ver Capítulo 472). O isradipino (0,05 a 0,15 mg/kg/dose, dose máxima de 5 mg 4 vezes/dia) pode ser administrado para a redução relativamente rápida da pressão arterial. Agentes orais com duração mais longa, como os bloqueadores dos canais de cálcio (anlodipino, 0,1 a 0,6 mg/kg/24 h 1 vez/dia ou fracionado em duas tomadas diárias) ou os betabloqueadores (labetalol, 4 a 40 mg/kg/24 h 2 a 3 vezes/dia), podem ser úteis para manter o controle da pressão arterial. As crianças com hipertensão sintomática grave (urgência ou emergência por crise hipertensiva) devem ser tratadas com infusões contínuas de nicardipino (0,5 a 5,0 µg/kg/min), nitroprussiato de sódio (0,5 a 10,0 µg/kg/min), labetalol (0,25 a 3,0 mg/kg/h) ou esmolol (150 a 300 µg/kg/min), e convertidas a anti-hipertensivos em doses intermitentes quando mais estáveis.

Os **sintomas neurológicos** na LRA podem incluir cefaleia, crises convulsivas, letargia e confusão (encefalopatia). Os fatores etiológicos em potencial incluem encefalopatia hipertensiva, hiponatremia, hipocalcemia, hemorragia cerebral, vasculite cerebral e estado urêmico. Os benzodiazepínicos são os agentes mais efetivos no controle agudo das crises convulsivas, e a terapia subsequente deve ser direcionada para a causa precipitante.

A **anemia** da LRA em geral é leve (hemoglobina de 9 a 10 g/dℓ) e primariamente resulta da expansão de volume (hemodiluição). As crianças com SHU, LES, sangramento ativo ou LRA prolongada podem exigir transfusão de concentrados de hemácias se o seu nível de hemoglobina cair para abaixo de 7 g/dℓ. Nos pacientes hipervolêmicos, a transfusão sanguínea traz um risco de expansão de volume ainda maior, o que pode precipitar hipertensão, insuficiência cardíaca e edema pulmonar. A transfusão lenta (4 a 6 h) com concentrado de hemácias (10 mℓ/kg) diminui o risco de hipervolemia. O uso de hemácias lavadas frescas minimiza o risco agudo de hiperpotassemia e o risco crônico de sensibilização se o paciente se tornar futuro candidato à terapia renal substitutiva. Na presença de hipervolemia ou hiperpotassemia intensas, as transfusões sanguíneas são mais seguramente administradas durante a diálise ou a ultrafiltração.

A **nutrição** é de importância crucial nas crianças que desenvolverem LRA. Na maioria dos casos, sódio, potássio e fósforo devem ser restritos. O consumo de proteínas deve ser moderadamente restringido, ao mesmo tempo sendo maximizado o consumo calórico para minimizar o acúmulo de resíduos nitrogenados. Nos pacientes em estado crítico que apresentam LRA, deve-se considerar a hiperalimentação parenteral com aminoácidos essenciais.

DIÁLISE

As indicações para a diálise na LRA incluem as seguintes:

- Anúria/oligúria
- Sobrecarga de volume com evidências de hipertensão e/ou edema pulmonar refratário à terapia com diuréticos
- Hiperpotassemia persistente
- Acidose metabólica intensa não responsiva ao manejo clínico
- Uremia (encefalopatia, pericardite, neuropatia)
- Desequilíbrio cálcio:fósforo com tetania hipocalcêmica que não pode ser controlada por outras medidas

Uma indicação adicional para a diálise é a incapacidade de fornecer um consumo nutricional adequado em razão da necessidade de restrição intensa de líquidos. Nos pacientes com LRA, pode ser necessário o suporte com diálise por dias ou por até 12 semanas. Muitos pacientes com LRA precisam de suporte com diálise por 1 a 3 semanas. A Tabela 550.6 relaciona as vantagens e desvantagens dos três tipos de diálise.

Tabela 550.6 Comparação entre diálise peritoneal, hemodiálise intermitente e terapia renal substitutiva contínua.

	DP	HDI	TRSC
BENEFÍCIOS			
Remoção de líquido	+	++	++
Depurações de ureia e de creatinina	+	++	+
Depuração de potássio	++	++	+
Depuração de toxinas	+	++	+
COMPLICAÇÕES			
Dor abdominal	+	–	–
Sangramento	–	+	+
Distúrbio do equilíbrio	–	+	–
Desequilíbrio eletrolítico	+	+	+
Necessidade de heparinização	–	+	+/–
Hiperglicemia	+	–	–
Hipotensão	+	++	+
Hipotermia	–	–	+
Infecção em cateter central	–	+	+
Hérnia inguinal ou abdominal	+	–	–
Peritonite	+	–	–
Perda de proteínas	+	–	–
Comprometimento respiratório	+	–	–
Trombose vascular	–	+	+

DP, diálise peritoneal; HDI, hemodiálise intermitente; TRSC, terapia renal substitutiva contínua. Adaptada de Rogers MC: Textbook of pediatric intensive care, Baltimore, 1992, Williams & Wilkins.

A **hemodiálise intermitente** é útil nos pacientes com estado hemodinâmico relativamente estável. Esse processo altamente eficiente efetua a remoção de líquido e eletrólitos em sessões de 3 h a 4 h ao longo de um circuito extracorpóreo impulsionado por bomba e um grande cateter venoso central. A hemodiálise intermitente pode ser realizada 3 a 7 vezes/semana com base nos equilíbrios hídrico e eletrolítico do paciente.

A **diálise peritoneal** é mais comumente empregada em neonatos e lactentes com LRA, embora essa modalidade possa ser usada em crianças e adolescentes de todas as idades. O dialisado hiperosmolar é infundido na cavidade peritoneal por meio de um cateter de diálise peritoneal por via cirúrgica ou percutânea. Permite-se que o líquido permaneça por 45 a 60 min e ele é então drenado do paciente por gravidade (manualmente ou com o uso de ciclagem impulsionada por máquina), o que efetua as remoções hídrica e eletrolítica. Os ciclos são repetidos por 8 a 24 h/dia com base no equilíbrio hidreletrolítico do paciente. Não é necessária a anticoagulação. A diálise peritoneal é contraindicada em pacientes com uma patologia abdominal significativa.

A **terapia renal substitutiva contínua** (TRSC) é útil nos pacientes com um estado hemodinâmico instável, sepse concomitante ou falência de múltiplos órgãos em ambiente de terapia intensiva. A TRSC é uma terapia extracorpórea pela qual líquido, eletrólitos e solutos de tamanho pequeno e médio são continuamente removidos do sangue (24 h/dia) usando-se uma máquina especializada impulsionada por uma bomba. Geralmente, coloca-se um cateter de duplo lúmen na jugular interna ou na veia femoral. O paciente é então conectado ao circuito de TRSC impulsionado por bomba, que continuamente passa o sangue do paciente através de um filtro altamente permeável.

A TRSC pode ser realizada de três maneiras básicas. Na hemofiltração venovenosa contínua, um grande volume de líquido é impulsionado por pressão sistêmica ou assistida por bomba através do filtro, trazendo consigo por convecção outras moléculas, como a ureia, a creatinina, o fósforo e o ácido úrico. O volume de sangue é reconstituído por uma infusão intravenosa de um líquido de reposição que tem uma composição eletrolítica desejável semelhante à do sangue. A diálise por hemofiltração venovenosa contínua usa o princípio da difusão ao circular o dialisado em uma direção contracorrente no lado ultrafiltrado da membrana. Não se usa líquido de reposição. A hemodiafiltração contínua emprega líquido de reposição e dialisado, oferecendo então a remoção mais efetiva de solutos de todos os tipos de TRSC.

A Tabela 550.6 compara os riscos e os benefícios relativos às várias terapias renais substitutivas.

PROGNÓSTICO

A taxa de mortalidade nas crianças com LRA é variável e depende inteiramente da natureza do processo patológico subjacente, e não da própria insuficiência renal. As crianças com uma LRA causada por uma patologia limitada ao rim, como a glomerulonefrite pós-infecciosa, têm taxa de mortalidade muito baixa (< 1%); aquelas com uma LRA relacionada com falência de múltiplos órgãos têm taxa de mortalidade muito alta (> 50%).

O prognóstico para a recuperação da função renal depende do distúrbio que precipitou a LRA. A recuperação da função renal é provável depois de LRA decorrente de causas pré-natais, NTA, nefrite intersticial aguda ou síndrome da lise tumoral. A recuperação completa da função renal é incomum quando a LRA resulta da maioria dos tipos de glomerulonefrite rapidamente progressiva, de trombose bilateral da veia renal ou de necrose cortical bilateral. Pode se tornar necessário um manejo médico por período prolongado para tratar as sequelas da LRA, que incluem insuficiência renal crônica, hipertensão, acidose tubular renal e defeito de concentração urinária.

A bibliografia está disponível no GEN-io.

550.2 Doença Renal Crônica

Donna J. Claes e Mark Mitsnefes

A doença renal crônica (DRC) é determinada pela presença de dano renal e nível (ou gravidade) da função renal (taxa de filtração glomerular [TFG]; Tabelas 550.7 e 550.8). Doença renal crônica terminal (DRCT) é um termo administrativo usado nos EUA que é útil para definir todos os pacientes tratados com diálise ou transplante renal, e constitui um subgrupo de pacientes com DRC estágio 5.

A prevalência de DRC pediátrica é de aproximadamente 18 por 1 milhão de crianças. O prognóstico para o lactente, a criança ou o adolescente com DRC tem melhorado bastante desde a década de 1970, principalmente por causa da melhora da conduta clínica, das técnicas

Tabela 550.7 Critérios para a definição de doença renal crônica (diretrizes da NFK KDOQI).

Paciente tem doença renal crônica (DRC) se algum dos seguintes critérios estiver presente:

1. Lesão renal há 3 meses ou mais definida por anormalidades estruturais ou funcionais do rim, com ou sem diminuição da TFG, manifestada por uma ou mais das seguintes características:
   - Anormalidades na composição do sangue ou da urina
   - Anormalidades nos exames de imagens
   - Anormalidades na biopsia renal
2. TFG < 60 mℓ/min/1,73 m² há 3 meses ou mais, com ou sem os outros sinais de lesão renal descritos anteriormente

NKF KDOQI, National Kidney Foundation Kidney Disease Outcomes Quality Initiative.

Tabela 550.8 Terminologia padronizada para os estágios da doença renal crônica (diretrizes da NKF KDOQI).

ESTÁGIO	DESCRIÇÃO	TFG (mℓ/min/1,73 m²)
1	Lesão renal com TFG normal ou aumentada	≥ 90
2	Lesão renal com diminuição leve da TFG	60 a 89
3	Diminuição moderada da TFG	30 a 59
4	Diminuição intensa da TFG	15 a 29
5	Insuficiência renal	< 15 ou em diálise

NKF KDOQI, National Kidney Foundation Kidney Disease Outcomes Quality Initiative; TFG, taxa de filtração glomerular.

de diálise e dos transplantes renais. Ainda assim, a DRCT ainda carrega significativa morbidade e um aumento de 30 vezes da taxa de mortalidade em comparação com pares saudáveis, sendo que as doenças cardiovasculares e infecciosas são as principais causas do óbito.

ETIOLOGIA

A etiologia da DRC pediátrica pode ser resultado de doença renal congênita, adquirida, hereditária ou metabólica; nas crianças, as causas de doença renal tipicamente se dividem como tendo origem não glomerular ou glomerular (Tabela 550.9). A causa subjacente se correlaciona com a idade à época do diagnóstico. Nas crianças com menos de 5 anos, mais comumente a DRC resulta de anormalidades congênitas do rim e do trato urinário (hipoplasia renal, displasia ou uropatia obstrutiva) e costuma ser diagnosticada com US pré-natal. Nas crianças com mais de 5 anos, predominam os tipos adquirido ou hereditário de glomerulonefrite.

PATOGÊNESE

Além da lesão progressiva com doenças estruturais contínuas ou genéticas metabólicas, a lesão renal pode evoluir apesar da remoção da agressão original.

A **lesão por hiperfiltração** pode ser uma importante via final comum de destruição glomerular, independentemente da causa subjacente da lesão renal. À medida que são perdidos os néfrons, os que restam sofrem hipertrofias estrutural e funcional caracterizadas pelo aumento do fluxo sanguíneo glomerular. A força propulsora para a filtração glomerular, portanto, aumenta nos néfrons sobreviventes. Embora essa hiperfiltração compensatória preserve temporariamente a função renal total, pode causar um dano progressivo aos glomérulos sobreviventes, possivelmente pelo efeito direto da pressão hidrostática elevada sobre a integridade da parede capilar e/ou do efeito tóxico do aumento do tráfego de proteínas através da parede capilar. Com o passar do tempo, os néfrons restantes sofrem aumento da carga excretora, o que resulta em um ciclo vicioso de aumento do fluxo sanguíneo glomerular e de lesão por hiperfiltração.

Outras etiologias patológicas de doença renal crônica incluem proteinúria, hipertensão, hiperfosfatemia e hiperlipidemia. A **proteinúria** em si pode contribuir para o declínio da função renal. As proteínas que atravessam a parede dos capilares glomerulares podem exercer um efeito tóxico direto sobre as células tubulares e recrutar monócitos e macrófagos, ampliando assim os processos de esclerose glomerular e de fibrose tubulointersticial. Uma **hipertensão** não controlada pode exacerbar a progressão da doença, causando então nefrosclerose arteriolar e aumento da lesão por hiperfiltração. A **hiperfosfatemia** pode aumentar a progressão da doença ao causar deposição de fosfato de cálcio no interstício renal e nos vasos sanguíneos. A **hiperlipidemia**, uma condição comum nos pacientes com DRC, pode afetar adversamente a função glomerular por meio de uma lesão mediada por oxidantes.

A DRC é vista como um contínuo de doença com aumento das manifestações bioquímicas e das manifestações clínicas à medida que a função renal se deteriora. Independentemente da etiologia, a progressão da fibrose tubulointersticial é o determinante primário da progressão da DRC.

MANIFESTAÇÕES CLÍNICAS

A Tabela 550.10 esboça as manifestações fisiopatológicas da DRC. A apresentação clínica da DRC é variada e depende da etiologia subjacente e do estágio da doença (Figura 550.2). As anomalias congênitas do rim e do trato urinário (CAKUT, em inglês) e alguns tipos genéticos de

Tabela 550.9 Etiologias da doença renal crônica pediátrica.

NÃO GLOMERULAR	GLOMERULAR
Rins aplásicos, hipoplásicos e displásicos Cistinose Doença do rim cístico medular/nefronoftise juvenil Uropatia obstrutiva (VUP, cloaca, bexiga neurogênica) Oxalose Doença do rim policístico autossômica dominante e autossômica recessiva (DRPAD, DRPAR) Pielonefrite/nefrite intersticial/nefropatia por refluxo Infarto renal Síndrome da agenesia da musculatura abdominal (síndrome de Eagle-Barrett) Tumor de Wilms	Glomerulonefrite crônica (incluindo glomerulonefrite segmentar focal [GNSF]) Síndrome nefrótica congênita (SNC) Síndrome hemolítico-urêmica (SHU) Nefrite de Henoch-Schönlein (nefrite da púrpura de Henoch-Shönlein [PHS]) Glomerulonefrite crescêntica idiopática Nefropatia por IgA (NIGA) Glomerulonefrite membranoproliferativa (GNMP) Nefropatia membranosa Nefropatia por doença falciforme Doença imunológica sistêmica (p. ex., lúpus eritematoso sistêmico [LES], granulomatose de Wegener) Nefrite hereditária (síndrome de Alport)

Tabela 550.10 Fisiopatologia da doença renal crônica.

MANIFESTAÇÃO	MECANISMOS
Acúmulo de resíduos nitrogenados	Diminuição da taxa de filtração glomerular
Acidose	Diminuição da síntese de amônia Comprometimento da reabsorção de bicarbonato Diminuição da excreção efetiva de ácido
Perda excessiva de sódio	Diurese de solutos Lesão tubular
Defeito de concentração urinária	Diurese de solutos Lesão tubular
Hiperpotassemia	Diminuição da taxa de filtração glomerular Acidose metabólica Consumo excessivo de potássio Hipoaldosteronismo hiporreninêmico
Osteodistrofia renal	Comprometimento da produção renal de 1,25-di-hidroxicolecalciferol (1,25OH_2D) Hiperfosfatemia Hipocalcemia Hiperparatireoidismo secundário
Retardo de crescimento	Consumo calórico inadequado Osteodistrofia renal Acidose metabólica Anemia Resistência ao hormônio do crescimento
Anemia	Diminuição da produção de eritropoetina Deficiência de ferro, folato e/ou vitamina B_{12} Diminuição da sobrevida das hemácias
Tendência para sangramentos	Defeito da função plaquetária
Infecção	Defeito da função dos granulócitos Comprometimento das funções imunes celulares Cateteres permanentes para diálise
Diminuição das realizações acadêmicas, da regulação da atenção ou das funções executivas	Hipertensão Baixo peso ao nascimento
Sintomas gastrintestinais (intolerância à alimentação, dor abdominal)	Refluxo gastresofágico Diminuição da motilidade gastrintestinal
Hipertensão	Sobrecarga de volume Produção excessiva de renina
Cardiomiopatia	Hipertensão Anemia Sobrecarga hídrica
Intolerância à glicose	Resistência tecidual à insulina

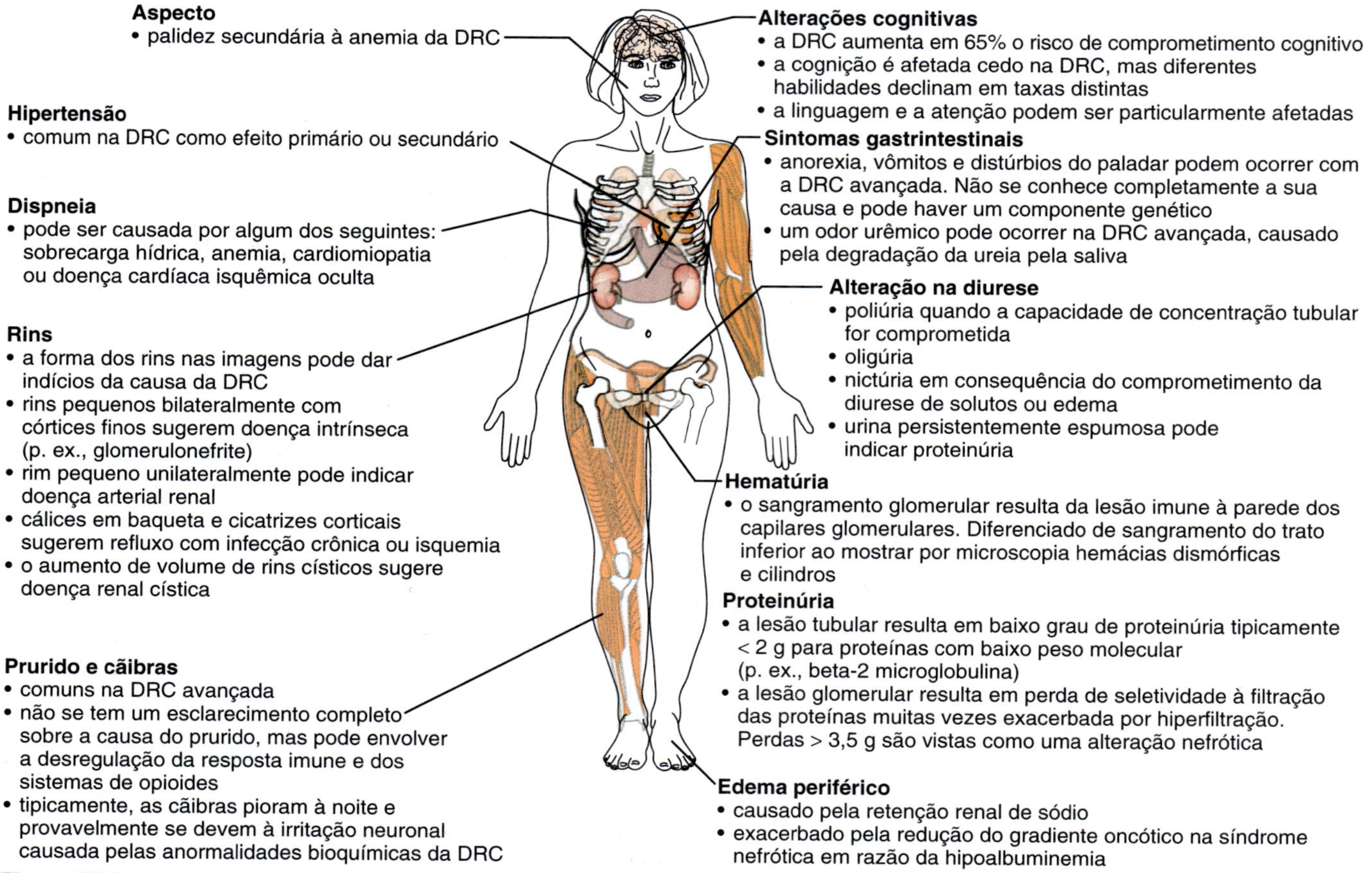
Aspecto
• palidez secundária à anemia da DRC
Hipertensão
• comum na DRC como efeito primário ou secundário
Dispneia
• pode ser causada por algum dos seguintes: sobrecarga hídrica, anemia, cardiomiopatia ou doença cardíaca isquêmica oculta
Rins
• a forma dos rins nas imagens pode dar indícios da causa da DRC
• rins pequenos bilateralmente com córtices finos sugerem doença intrínseca (p. ex., glomerulonefrite)
• rim pequeno unilateralmente pode indicar doença arterial renal
• cálices em baqueta e cicatrizes corticais sugerem refluxo com infecção crônica ou isquemia
• o aumento de volume de rins císticos sugere doença renal cística
Prurido e cãibras
• comuns na DRC avançada
• não se tem um esclarecimento completo sobre a causa do prurido, mas pode envolver a desregulação da resposta imune e dos sistemas de opioides
• tipicamente, as cãibras pioram à noite e provavelmente se devem à irritação neuronal causada pelas anormalidades bioquímicas da DRC
Alterações cognitivas
• a DRC aumenta em 65% o risco de comprometimento cognitivo
• a cognição é afetada cedo na DRC, mas diferentes habilidades declinam em taxas distintas
• a linguagem e a atenção podem ser particularmente afetadas
Sintomas gastrintestinais
• anorexia, vômitos e distúrbios do paladar podem ocorrer com a DRC avançada. Não se conhece completamente a sua causa e pode haver um componente genético
• um odor urêmico pode ocorrer na DRC avançada, causado pela degradação da ureia pela saliva
Alteração na diurese
• poliúria quando a capacidade de concentração tubular for comprometida
• oligúria
• nictúria em consequência do comprometimento da diurese de solutos ou edema
• urina persistentemente espumosa pode indicar proteinúria
Hematúria
• o sangramento glomerular resulta da lesão imune à parede dos capilares glomerulares. Diferenciado de sangramento do trato inferior ao mostrar por microscopia hemácias dismórficas e cilindros
Proteinúria
• a lesão tubular resulta em baixo grau de proteinúria tipicamente < 2 g para proteínas com baixo peso molecular (p. ex., beta-2 microglobulina)
• a lesão glomerular resulta em perda de seletividade à filtração das proteínas muitas vezes exacerbada por hiperfiltração. Perdas > 3,5 g são vistas como uma alteração nefrótica
Edema periférico
• causado pela retenção renal de sódio
• exacerbado pela redução do gradiente oncótico na síndrome nefrótica em razão da hipoalbuminemia

Figura 550.2 Sintomas e sinais da DRC. (*De Webster AC, Nagler IV, Morton RL, Masson P: Chronic kidney disease, Lancet 389:1238-1252, 2017, Fig. 2.*)

doença renal (nefronoftise familiar) levam a atraso do crescimento, vômitos e poliúria com polidipsia associada. A infecção do trato urinário também pode ser comum naqueles com anormalidades urológicas. Os tipos glomerulares de DRC costumam apresentar-se com edema, hipertensão, hematúria e proteinúria; nas apresentações graves de glomerulonefrite, pode-se observar a desnutrição. À medida que aumenta a gravidade da deterioração renal, os pacientes podem desenvolver sintomas urêmicos (piora da fadiga, fraqueza, náuseas, vômitos, anorexia e padrões de sono insatisfatórios), bem como edema, hipertensão e outros achados de sobrecarga hídrica independentemente da causa da DRC.

O exame físico na DRC deve se concentrar no crescimento e no desenvolvimento globais com atenção e/ou avaliação especial à pressão arterial, bem como à pele (palidez) e às extremidades (edema; anormalidades ósseas do raquitismo vistas na osteodistrofia renal não tratada).

ACHADOS LABORATORIAIS

Os achados laboratoriais podem incluir elevações da ureia e da creatinina no sangue, além de hiperpotassemia, hiponatremia (secundariamente às perdas renais de sal *versus* sobrecarga de volume), hipernatremia (perda de água livre), acidose, hipocalcemia, hiperfosfatemia e elevação do ácido úrico. Os pacientes com proteinúria intensa podem ter hipoalbuminemia. O hemograma pode mostrar anemia normocrômica e normocítica. Comumente, vê-se dislipidemia. Nas crianças com glomerulonefrite, a análise da urina mostra hematúria e proteinúria, enquanto, nas crianças com lesões congênitas, como na displasia renal, a análise da urina costuma mostrar baixa densidade, sendo mínimas as outras anormalidades.

A função renal pode ser medida ou estimada pela TFG. O *clearance* de inulina é o padrão-ouro para medir a TFG, mas já não é disponibilizado facilmente. Na prática clínica, outro método para medir a TFG é o uso de ioexol ou de vários radioisótopos (Tc^{99m}-DTPA, Cr^{51}-EDTA ou Iotalamato[125]). No entanto, a estimativa da TFG por marcadores endógenos (creatinina e/ou cistatina C) é o método mais utilizado para compreender a gravidade da doença renal. Uma nova equação de estimativa com base na creatinina para a estimativa da TFG à beira do leito – ($m\ell/min/1{,}73\ m^2$) = 0,43 × altura (cm)/creatinina sérica ($mg/d\ell$) – foi validada em uma população pediátrica com DRC e idades de 1 a 16 anos cuja TFG esteja entre 15 e 90 $m\ell/min/1{,}73\ m^2$.

TRATAMENTO E MANEJO

O tratamento da DRC é de suporte com o intuito de triar várias complicações metabólicas da doença e tratá-las na esperança de melhorar a qualidade de vida e potencialmente tornar mais lenta a progressão da disfunção renal. As crianças com DRC devem ser tratadas em um centro pediátrico capaz de fornecer serviços multidisciplinares, incluindo os de apoio médico, de enfermagem, de serviço social, nutricional e psicológico.

O manejo da DRC exige um monitoramento de perto dos estudos no sangue e na urina (inclusive a medição quantitativa da proteinúria usando-se a razão proteína urinária/creatinina urinária em amostra isolada ou em coleta de 24 h), assim como da sintomatologia clínica global. O monitoramento ambulatorial da pressão arterial (MAPA) ao longo de 24 horas, o padrão-ouro da avaliação da pressão arterial, é recomendada em pacientes com doença renal para diagnosticar e tratar a hipertensão, especialmente a hipertensão mascarada. A hipertensão mascarada (definida como pressão arterial normal no consultório, mas MAPA anormal) é vista em até 35% dos pacientes pediátricos com DRC pré-diálise e é responsável por um aumento de quatro vezes do risco de hipertrofia ventricular esquerda (HVE).

Nutrição

O manejo nutricional por um nutricionista com experiência em pacientes renais pediátricos é recomendado pela National Kidney Foundation Kidney Disease Outcomes Quality Initiative (NFK KDOQI).

Os pacientes devem receber 100% da necessidade energética estimada para a idade individualmente ajustada para o nível de atividade física, o índice de massa corporal e a resposta na taxa de ganho ou perda de peso. Quando a nutrição oral suplementar com aumento de calorias ou de volume de líquidos for insuficiente, deve-se considerar a alimentação por sonda (sonda nasogástrica ou de gastrostomia). As calorias devem ser balanceadas entre carboidratos, gordura insaturada nas faixas fisiológicas (por ingestão dietética de referência [IDR]) e proteínas. A restrição de proteínas na dieta não é sugerida para as crianças com DRC em razão da preocupação com os efeitos adversos sobre o crescimento e o desenvolvimento; de fato, o consumo de proteínas recomendado costuma ser de 100% (ou mais para aquelas que estão recebendo diálise) da IDR para o peso ideal para as crianças. As crianças com DRC em estágios 2 a 5 devem receber 100% da IDR de vitaminas e oligoelementos; frequentemente, são necessários suplementos de vitaminas hidrossolúveis para os pacientes em diálise.

Distúrbios mineral e ósseo na DRC (DMO-DRC)

A doença renal crônica caracteriza-se por distúrbios sistêmicos do metabolismo do cálcio, do fósforo, do PTH e da vitamina D, os quais podem não apenas levar a distúrbios ósseos *(osteodistrofia renal)*, mas também à *calcificação vascular e nos tecidos moles* (Figura 550.3). Os esforços têm sido concentrados no papel do hormônio fator de crescimento dos fibroblastos 23 (FGF23) e de seu cofator, Klotho, nos DMO-DRC. Um FGF23 elevado resulta em aumento da excreção urinária de fosfato e na supressão da atividade da 1-α-hidroxilase, o que leva à redução dos valores de 1,25-di-hidroxicolecalciferol ($1{,}25OH_2D$) e ao aumento da secreção de PTH. A elevação do FGF23 é o primeiro sinal de alteração da função dos osteófitos nas DRCs pediátrica e do adulto, sendo vista já no estágio 2 da DRC (TFG de 60 a 90 mℓ/min/1,73 m^2), e ocorre apesar dos níveis normais de cálcio, fósforo, PTH e $1{,}25OH_2D$. Com uma perda continuada da função renal, mais elevação do FGF23 resulta no desenvolvimento de hiperparatireoidismo secundário (baixo $1{,}25OH_2D$ com hipocalcemia, hiperfosfatemia e valores elevados de PTH).

A osteodistrofia renal caracteriza-se por anormalidades no *turnover* ósseo (alto *versus* baixo), na mineralização e no volume ósseo. A doença óssea com alto *turnover*, ou *osteíte fibrosa cística*, é a patologia mais comumente vista na DRC pediátrica avançada, tendo característicos achados laboratoriais (hipocalcemia, hiperfosfatemia e elevação dos valores da fosfatase alcalina e do PTH) e radiográficos (reabsorção óssea subperiosteal, alargamento metafisário). As manifestações clínicas podem incluir dor óssea, fraturas decorrentes de pequenos traumatismos e várias anormalidades ósseas (alterações raquíticas, varismo e valgismo dos ossos longos e escorregamento epifisário proximal do fêmur [EEPF]). Por outro lado, a doença óssea com baixo *turnover* (*osteodistrofia renal adinâmica*) associa-se à supressão excessiva do PTH, hipercalcemia e baixa atividade da fosfatase alcalina; é mais comumente vista em pacientes pediátricos em diálise que estão recebendo tratamento para o hiperparatireoidismo secundário. Em estados de *turnover* ósseo alto (lesão mista) ou *turnover* ósseo baixo a normal (osteomalacia), ocorre um defeito na mineralização óssea. Em termos de volume ósseo, a maioria dos pacientes pediátricos com DRC tem volume ósseo normal a alto na histomorfometria óssea, a menos que sejam expostos ao uso prolongado de corticosteroides.

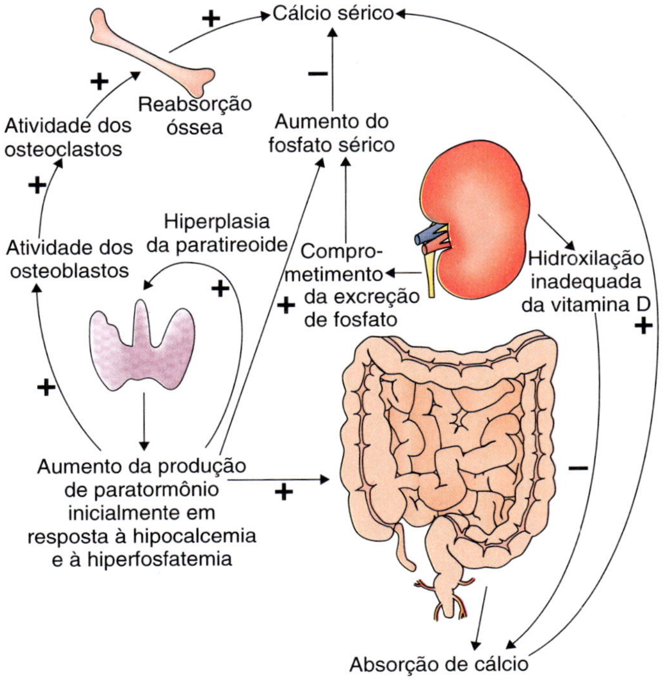

Figura 550.3 Fisiopatologia da doença mineral óssea da DRC. (*De Webster AC, Nagler EV, Morton RL, Masson P: Chronic kidney disease, Lancet 389:1238-1252, 2017, Fig. 4.*)

A *calcificação vascular* nos DMO-DRC ocorre tipicamente na camada média vascular, o que contrasta com as placas ateroscleróticas que se formam na íntima vascular nos pacientes sem doença renal, mas com os tradicionais fatores de risco cardiovascular (hipertensão, diabetes/obesidade, tabagismo e dislipidemia). A calcificação vascular na DRC associa-se à hipercalcemia, à hiperfosfatemia e à elevação do produto cálcio-fósforo ($CaxPO_4$); ainda assim, os estudos de pacientes adultos e pediátricos com DRC leve a moderada têm notado achados de calcificação vascular apesar dos valores normais de cálcio e fósforo no soro. A causa da calcificação vascular na DRC não está ainda completamente compreendida e está sendo ativamente estudada; a etiologia fisiopatológica proposta envolve a transição das células musculares lisas vasculares para células semelhantes a osteoblastos em resposta a desencadeante(s) atualmente desconhecido(s).

O tratamento para os DMO-DRC é orientado pela avaliação clínica de cálcio, fósforo, 25OH vitamina D e PTH. Seus objetivos são normalizar o metabolismo mineral para melhorar o crescimento, reduzir as deformidades e a fragilidade ósseas e reduzir as calcificações vasculares e em outros tecidos moles. Isso é tipicamente efetuado com a redução da ingestão de fósforo, normalização da 25OH vitamina D e uso de agentes esteróis ativos da vitamina D.

Os pacientes de todas as idades com DRC tipicamente seguem uma dieta pobre em fósforo com o objetivo de manter os valores séricos apropriados para a idade. Os lactentes devem receber uma fórmula pobre em fósforo (Similac® PM 60/40). Os ligantes de fosfato (dados com as refeições) são usados para intensificar a excreção GI de fosfato e, atualmente se recomenda que sejam iniciados quando se instala a hiperfosfatemia. Os **ligantes de fosfato** devem ser ajustados para manter níveis séricos normais de cálcio e fósforo, assim como para garantir que o consumo diário total recomendado de cálcio não seja excedido. Os ligantes de fosfato podem ser à base de cálcio (carbonato de cálcio, acetato de cálcio) ou não baseados em cálcio (sevelâmer e citrato férrico). Como o alumínio pode ser absorvido do trato GI e levar à toxicidade, devem-se evitar os ligantes à base de alumínio.

A correção da insuficiência de 25OH vitamina D pode adiar o início do hiperparatireoidismo secundário em pacientes com DRC pré-diálise e melhora a mineralização óssea. A 25OH vitamina D oferece um substrato para a formação de $1{,}25OH_2D$ e demonstra suprimir diretamente a produção de PTH no nível da glândula paratireoide. As diretrizes de tratamento da DRC pediátrica dos EUA definem a suficiência de 25OH vitamina D como um valor sérico de no mínimo 30 ng/mℓ; o **ergocalciferol** ou o **colecalciferol** são tipicamente recomendados para tratar a insuficiência de 25OH vitamina D.

Os **esteróis ativos da vitamina D** são tradicionalmente indicados quando: (1) os níveis de $1{,}25OH_2D$ caírem abaixo da faixa de meta estabelecida para o estágio particular de DRC da criança, (2) os níveis de PTH aumentarem para acima da faixa de meta estabelecida para o estágio de DRC (depois da correção da insuficiência de 25OH vitamina D), ou (3) em pacientes com níveis elevados de PTH e hipocalcemia. Os esteróis da vitamina D aumentam as absorções de cálcio e de fósforo do trato GI e são efetivos em reduzir os valores do PTH. O calcitriol é o esterol ativo mais conhecido e estudado da vitamina D; agentes mais recentes, como o paricalcitol e o doxercalciferol, têm menos reabsorção intestinal de cálcio e fósforo, e são usados em pacientes com DRC predispostos à hipercalcemia. É controverso o alvo ideal do PTH em que se inicia e se monitora a terapia com esterol ativo da vitamina D, particularmente na população com DRC pré-diálise.

Manejo hidreletrolítico

Os lactentes e as crianças com displasia renal podem ser poliúricos, tendo perdas significativas de sódio e água livre na urina. Essas crianças beneficiam-se de refeições com alto volume e baixa densidade calórica com suplementação de sódio. As crianças com pressão arterial alta ou edema beneficiam-se da restrição de sódio e de terapia com diuréticos. A restrição hídrica é necessária nos casos graves de síndrome nefrótica ou quando a função renal piorar ao ponto de ser necessária a diálise.

A hiperpotassemia pode se desenvolver com deterioração grave da função renal, bem como em pacientes com deficiência moderada da função renal que tenham uma ingestão excessiva de potássio na dieta, acidose grave ou hipoaldosteronismo hiporreninêmico (relacionado com a destruição do aparato justaglomerular secretor de renina). A hiperpotassemia pode ser tratada pela restrição de potássio na dieta, administração de agentes orais alcalinizantes e/ou uso de poliestirenossulfonato de sódio. Zircônio sódico e patirômer são os agentes orais adicionais usados para tratar a hiperpotassemia em adultos.

A acidose metabólica desenvolve-se em razão de uma diminuição da excreção efetiva de ácido pelos rins em falência. **Bicitra®** (1 mEq de citrato de sódio/mℓ) ou **comprimidos de bicarbonato de sódio** (650 mg = 8 mEq de base) podem ser usados para manter o nível sérico de bicarbonato em no mínimo 22 mEq/ℓ.

Crescimento linear

A baixa estatura é uma significativa sequela a longo prazo da DRC na infância. A DRC resulta em um aparente estado de resistência ao hormônio do crescimento com níveis hormonais elevados, porém diminuição dos níveis do fator 1 de crescimento semelhante à insulina e anormalidades das proteínas de ligação ao fator de crescimento semelhante à insulina.

As crianças com DRC que permanecem a menos de aproximadamente 2 DP para a altura apesar de suporte médico ótimo (ingestão calórica adequada e tratamento efetivo da osteodistrofia renal, da anemia e da acidose metabólica) podem se beneficiar do tratamento com o **hormônio do crescimento humano recombinante** (rHuGH). O rHuGH é administrado por injeções subcutâneas diárias e continua até que o paciente alcance o 50º percentil para a altura parental média, chegue a uma estatura adulta final ou passe por transplante renal. O tratamento a longo prazo com rHuGH melhora significativamente a estatura adulta final e induz um persistente crescimento de recuperação; alguns pacientes conseguem chegar a uma estatura adulta normal.

Anemia

A anemia nos pacientes com DRC resulta primariamente da produção inadequada de eritropoetina por rins insuficientes e tipicamente se manifesta quando a função renal cai para abaixo de 40 mℓ/min/1,73 m^2. Outros fatores contribuintes para a anemia na DRC incluem deficiência de ferro, ácido fólico e/ou vitamina B_{12} e diminuição da sobrevida das hemácias secundária à uremia.

A anemia em pacientes pediátricos com DRC é definida quando a hemoglobina cai para menos de 5% do normal para a idade e o gênero; alternativamente, pode-se definir a anemia quando a hemoglobina cai para menos de 11 g/dℓ (idades de 6 meses a 5 anos), para menos de 11,5 g/dℓ (5 a 12 anos), para menos de 12 g/dℓ (garotas > 12 anos, garotos com 12 a 15 anos) e para menos de 13 g/dℓ (garotos > 15 anos). Uma vez diagnosticada a anemia, a recomendação é investigar deficiências de ferro e/ou de outras vitaminas (vitamina B_{12}, folato). Recomenda-se **suplementação de ferro** (oral ou intravenosa) para os pacientes que demonstrem uma saturação da transferrina de até 20% e da ferritina de até 100 ng/mℓ.

Os **agentes estimulantes da eritropoese** (**ESAs;** do inglês, *erythropoiesis-stimulating agents*) têm diminuído a necessidade de transfusão em pacientes com DRC, especialmente aqueles que estão recebendo hemodiálise. A eritropoetina e a darbepoetina alfa são os ESAs comumente prescritos. A todos os pacientes que recebam terapia com ESAs deve ser fornecida suplementação oral ou intravenosa de ferro. Deve-se pesquisar deficiência de ferro, sangue oculto nas fezes, estado crônico de infecção ou inflamação, deficiência de B_{12} ou folato ou fibrose da medula óssea relacionada com hiperparatireoidismo secundário nos pacientes que pareçam resistentes aos ESAs.

Hipertensão e proteinúria

A hipertensão na DRC pediátrica pode ser secundária a sobrecarga de volume e/ou produção excessiva de renina devido a uma doença glomerular. Em vários estudos observacionais pediátricos de DRC, ambas a hipertensão e a proteinúria estiveram independentemente associadas a uma progressão mais rápida da DRC. O ensaio clínico ESCAPE demonstrou que um controle mais agressivo da pressão arterial atrasa a progressão da DRC. Nesse estudo, os participantes com pressão arterial média (PAM) em 24 h menor que o 50º percentil para a idade e o gênero por MAPA tiveram uma redução de 35% do risco de chegar ao desfecho composto (duplicação da creatinina sérica, TFGe 10 mℓ/min/1,73 m^2 ou necessidade de diálise ou de transplante renal) em comparação com aqueles randomizados para um alvo convencional de pressão arterial (PAM de 50 a 95% por MAPA); esse efeito foi mais perceptível naqueles com uma significativa proteinúria.

A terapia para a hipertensão envolve intervenções na dieta e, muitas vezes, agentes farmacológicos. **Restrição do sódio da dieta** (< 2 g de sódio/24 h) e modificações do estilo de vida que promovam um peso saudável são aspectos importantes para se obter um bom controle da pressão arterial. As diretrizes de tratamento recomendam iniciar a terapia farmacológica anti-hipertensiva quando a pressão arterial sistólica ou diastólica estiver acima de 90% daquela para a idade, gênero e altura. Uma vez iniciada a terapia, recomenda-se titular as medicações para obter uma pressão arterial sistólica e diastólica menor que 50% daquela para a idade, gênero e altura, especialmente para aqueles pacientes com proteinúria. Os **inibidores da ECA** (p. ex., enalapril ou lisinopril) e os **bloqueadores do receptor da angiotensina II** (BRAs; por exemplo, losartana) são os anti-hipertensivos de escolha para todas as crianças com DRC pediátrica, independentemente do nível da doença renal proteinúrica, por causa da sua potencial capacidade de tornar mais lenta a DRC e por sua superioridade em controlar a pressão arterial, conforme foi observado em vários estudos observacionais e de pesquisa. É importante monitorar de perto a função renal e o equilíbrio eletrolítico enquanto se usam ECAs ou BRAs, particularmente naqueles com DRC avançada. Os **diuréticos tiazídicos** (hidroclorotiazida, clorotiazida) ou **de alça** (furosemida) podem ser úteis no controle da hipertensão relacionada com retenção de sal e de líquidos. Os tiazídicos tornam-se inefetivos quando a TFG estimada do paciente cai para abaixo de 30 mℓ/min/1,73 m^2. Os bloqueadores dos canais de cálcio (anlodipino), os betabloqueadores (propranolol, atenolol) e os agentes de ação central (clonidina) podem ser úteis como fármacos adjuntos nas crianças com DRC cuja pressão arterial não é controlada usando-se restrição de sal na dieta, inibidores da ECA e diuréticos.

Imunizações

As crianças com DRC devem receber todas as imunizações-padrão de acordo com o programa usado para as crianças saudáveis, com exceção feita às vacinas com vírus vivos (sarampo, caxumba, rubéola, varicela) para aqueles que estão recebendo medicação imunossupressora (receptores de transplante renal e alguns pacientes com glomerulonefrite). É fundamental fazer todos os esforços para administrar as vacinas com vírus vivos antes do transplante renal. Todas as crianças com DRC devem receber anualmente a vacina contra o vírus influenza. Os dados de alguns estudos sugerem que as crianças com DRC poderiam responder de modo subótimo a imunizações.

Ajuste da dose da medicação

Fármacos excretados pelos rins podem precisar que sua dose seja ajustada em pacientes com DRC para maximizar sua efetividade e minimizar o risco de toxicidade. As estratégias de ajuste de dose incluem alongar o intervalo entre as tomadas ou diminuir a dosagem absoluta, ou ambas.

Progressão da doença

É variável a cronologia da progressão da DRC de lesão renal mínima ao início da DRCT. A perda média de TFG nas crianças inscritas no estudo Chronic Kidney Disease in Children (CKiD) é de 1,5 mℓ/min/1,73 m^2/ano (etiologia não glomerular da DRC) *versus* 4,3 mℓ/min/1,73 m^2/ano (etiologia glomerular da DRC). Os fatores de risco não modificáveis associados à progressão mais rápida da DRC incluem crianças maiores, etiologia glomerular da doença renal, gravidade da DRC e início da puberdade. Em termos de fatores de risco modificáveis em potencial (além de pressão arterial elevada), proteinúria persistente na faixa nefrótica, anemia e dislipidemia, bem como não usar ECA/BRA, foram preditores importantes de progressão da DRC.

Além de abordar e tratar os fatores de risco como observado anteriormente, o pronto tratamento das complicações infecciosas e dos episódios de desidratação podem minimizar a perda adicional do parênquima renal. Outras recomendações potencialmente benéficas incluem evitar o tabagismo, prevenção de obesidade e evitar medicamentos com potencial nefrotóxico (que incluem anti-inflamatórios não esteroidais, várias drogas ilegais e medicamentos e suplementos fitoterápicos e/ou homeopáticos).

A bibliografia está disponível no GEN-io.

550.3 Doença Renal Crônica Terminal

Donna J. Claes e Stuart L. Goldstein

A DRCT representa o estado em que a disfunção renal de um paciente progrediu até o ponto em que a homeostase e a sobrevida já não podem ser sustentadas por um manejo clínico máximo. Nesse ponto, a terapia renal substitutiva (diálise ou transplante renal) se torna necessária. O objetivo final para as crianças com DRCT é um transplante renal bem-sucedido (ver Capítulo 551) porque ele proporciona um estilo de vida mais normal e a melhora das taxas de mortalidade e de morbidade.

Nos EUA, 75% das crianças com DRCT precisam de diálise antes do transplante. Recomenda-se que os planos para terapia renal substitutiva (TRS) sejam iniciados quando a criança chega ao estágio 4 da DRC (TFG < 30 mℓ/min/1,73 m^2). As indicações para iniciar a diálise de manutenção incluem sobrecarga hídrica resistente a diuréticos, restrições intensas de líquidos que inibam a capacidade de oferecer uma nutrição apropriada o suficiente para o crescimento linear, anormalidades eletrolíticas fora do controle (hiperpotassemia, hiperfosfatemia, acidose metabólica) e achados subjetivos de uremia (fadiga, fraqueza, náuseas, vômitos, anorexia e padrões de sono insatisfatórios). O início da diálise deve ser considerado quando a TFG se aproxima da faixa de 10 a 15 mℓ/min/1,73 m^2. A maioria dos nefrologistas tenta iniciar a diálise cedo o suficiente para prevenir o desenvolvimento de anormalidades hidreletrolíticas graves, desnutrição e sintomas urêmicos.

A seleção da modalidade de diálise precisa ser individualizada para se adequar às necessidades de cada criança.

Nos EUA, a diálise peritoneal ainda é a modalidade mais usada (cerca de 55%) em comparação com a hemodiálise (cerca de 44%); entretanto, há uma tendência temporal para o maior uso da hemodiálise como terapia de manutenção inicial. A idade é um fator de definição na seleção da modalidade de diálise: 85% dos lactentes e das crianças do nascimento aos 5 anos iniciam o tratamento com diálise de manutenção usando a modalidade peritoneal, enquanto 50% das crianças com 13 anos ou mais iniciam o tratamento com diálise de manutenção com hemodiálise.

A **diálise peritoneal** utiliza a membrana peritoneal do paciente para transportar líquidos e solutos. O excesso de água corporal é removido por um gradiente osmótico criado pela concentração relativamente alta de glicose no líquido da diálise; os resíduos são removidos por difusão dos capilares peritoneais para o líquido da diálise. O acesso à cavidade peritoneal é alcançado por inserção cirúrgica de cateter tunelizado. A diálise peritoneal pode ser fornecida como diálise peritoneal ambulatorial contínua (DPAC) ou como uma terapia automatizada (DPA) usando um ciclador, que permite a realização de trocas de líquido peritoneal automaticamente durante o sono por meio de uma máquina cicladora. A DPA é a modalidade de DP de escolha em países sem restrições de custo. A terapia por diálise peritoneal dirigida por ciclador permite que a criança e a família tenham atividades ininterruptas durante o dia (inclusive diminuição da interrupção da atividade escolar), reduz o número de conexões e desconexões do cateter da diálise (o que diminui o risco de peritonite), muitas vezes possibilita a diminuição das restrições de líquidos e dietéticas e reduz o tempo necessário para os paciente e os pais realizarem a diálise, reduzindo então o risco de fadiga e *burnout* do cuidador. Como a diálise peritoneal não é tão eficiente quanto a hemodiálise, precisa ser realizada pelo menos 6 vezes/semana. As contraindicações ao uso da diálise peritoneal incluem anormalidades anatômicas (aderências cirúrgicas significativas, onfalocele, gastrósquise ou extrofia vesical), lesão peritoneal (incluindo lesão secundária a infecções peritoneais graves prévias) ou falta de um cuidador apropriado que realize confiavelmente a diálise peritoneal no domicílio.

Diferentemente da diálise peritoneal, a **hemodiálise** geralmente é realizada em hospital ou clínica ambulatorial; existem programas domiciliares de hemodiálise pediátrica ou programas que oferecem uma hemodiálise intensificada, mas eles são incomuns. O acesso à circulação da criança é feito por uma fístula arteriovenosa (FAV) criada cirurgicamente, um enxerto arteriovenoso (EAV) ou com um cateter de duplo lúmen tunelizado. A veia jugular interna é o local preferido para o cateter; cateteres de demora na subclávia podem causar estenose da subclávia, o que limita a possibilidade de no futuro utilizar uma FAV ou EAV no braço ipsilateral. Cada tratamento por hemodiálise é tipicamente prescrito para oferecer depuração de solutos e remoção de líquido apropriadas. Tradicionalmente, a hemodiálise tem sido oferecida 3 vezes/semana; entretanto, tratamentos mais frequentes com diálise (até 4 a 5 vezes/semana) são vistos nos EUA. Os programas intensificados de hemodiálise (como hemodiálise curta diária, hemodiálise noturna intermitente e hemodiálise noturna diária) têm demonstrado melhora do controle da pressão arterial, da sobrecarga hídrica, do fósforo, da anemia e do crescimento. Muitos centros de diálise pediátricos com escolas ou professores presentes no hospital podem ajudar os pacientes em hemodiálise a se manterem em dia academicamente. As contraindicações à hemodiálise incluem um acesso vascular inadequado.

As infecções associadas à diálise (peritonite, infecções da corrente sanguínea relacionadas com a hemodiálise) são as principais causas de hospitalização e a segunda causa de óbito em pacientes pediátricos submetidos à diálise.

A bibliografia está disponível no GEN-io.

Capítulo 551

Transplante Renal

David K. Hooper e Charles D. Varnell Jr.

O transplante renal é o melhor tratamento para as crianças com **doença renal terminal (DRT)**. A expectativa de vida para as crianças que receberam transplante de rim aumentou bastante, e é substancialmente melhor do que para aquelas que permanecem em hemodiálise (Figura 551.1). As crianças e os adolescentes com DRT têm necessidades especiais diferentes daquelas dos adultos, incluindo as de alcançar crescimento e desenvolvimento cognitivo normais. Um transplante bem-sucedido leva à aceleração do crescimento linear, o que permite um comparecimento regular à escola, e muitas vezes elimina a necessidade de restrições dietéticas. Melhorias nas técnicas cirúrgicas e redução nas complicações precoces da trombose deram às crianças menores os melhores resultados a longo prazo de todos os grupos etários entre os receptores de transplantes. Após o transplante renal, as complicações mais comumente encontradas incluem rejeição aguda ou crônica do aloenxerto, aumento do risco de infecções tanto por microrganismos adquiridos como oportunistas e doença cardiovascular

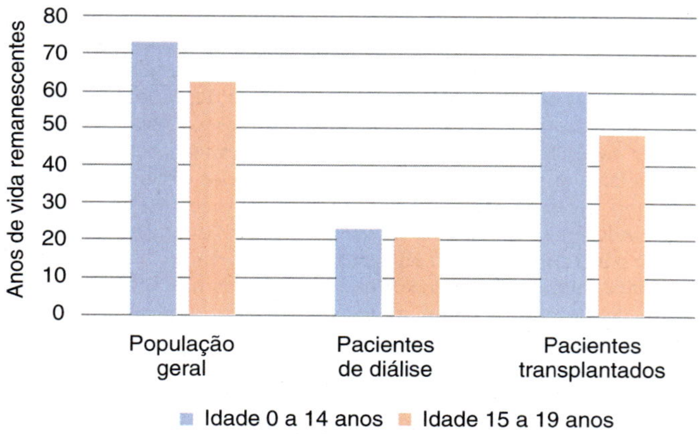

Figura 551.1 Expectativa de anos de vida remanescentes por modalidades de tratamento de doença renal terminal. (*Adaptada de United States Renal Data System. 2016 USRDS annual data report: epidemiology of kidney disease in the United States. National Institutes of Health, National Institute of Diabetes and Digestive and Kidney Diseases, Bethesda, MD, 2016.*)

(hipertensão, obesidade, dislipidemia). Os profissionais também devem estar cientes dos riscos de malignidade e de sequelas da doença renal crônica (DRC).

INCIDÊNCIA E ETIOLOGIA DA DOENÇA RENAL TERMINAL

A incidência da DRT em pacientes pediátricos nos EUA varia por faixa etária (Tabela 551.1). Há uma taxa de incidência ajustada de 14,5 por milhão de habitantes para idades até 21 anos. A etiologia da DRT em crianças varia significativamente com a idade (Tabela 551.2 e Figura 551.2). As **anomalias congênitas dos rins e do trato urinário** causam DRT em mais de 40% das crianças com menos de 6 anos aguardando transplante renal, enquanto a **glomerulonefrite** e a **glomerulosclerose segmentar focal (GESF)** são responsáveis por mais de 30% dos casos de DRT em pacientes acima de 12 anos. Em 2016, foram realizados 747 transplantes de rim em crianças com menos de 18 anos nos EUA, sendo 137 realizados em crianças com menos de 5 anos, 124 em crianças de 5 a 9 anos, 173 em crianças de 10 a 13 anos e 313 em crianças de 14 a 17 anos. Nesse mesmo ano, das 5.739 crianças nos EUA com DRT, 4.375 (76%) tinham um rim transplantado em funcionamento.

INDICAÇÕES PARA O TRANSPLANTE RENAL

Geralmente, o transplante renal é considerado para qualquer criança quando a terapia de substituição renal crônica é indicada. Existem poucas contraindicações absolutas para o transplante renal pediátrico, mas surgem contraindicações relativas quando os riscos combinados do próprio procedimento de transplante e da imunossupressão ao longo da vida superam os benefícios da melhoria da saúde, longevidade e/ou qualidade de vida. Tais contraindicações relativas incluem malignidade

Tabela 551.1 Taxas de incidência da DRT relatadas nos EUA.

FAIXA ETÁRIA (ANOS)	TAXAS DE INCIDÊNCIA AJUSTADAS* POR MILHÃO DE HABITANTES
0 a 4	10,7
5 a 9	6,6
10 a 13	11,4
14 a 17	15,8
18 a 21	29

*As taxas são ajustadas para idade, sexo, raça e etnia. DRT, doença renal terminal. United States Renal Data System. 2016 USRDS annual data report: epidemiology of kidney disease in the United States. National Institutes of Health, National Institute of Diabetes and Digestive and Kidney Diseases, Bethesda, MD, 2016.

Tabela 551.2 Causas comuns de DRT em receptores pediátricos de transplante (N = 11.186).

CAUSAS	% DE RECEPTORES
Aplasia, hipoplasia, displasia	15,8
Uropatia obstrutiva	15,3
Glomerulosclerose segmentar focal	11,7
Nefropatia de refluxo	5,1
Glomerulonefrite crônica	3,1
Doença policística	3,0
Doença cística medular	2,7
Síndrome nefrótica congênita	2,6
Síndrome hemolítico-urêmica	2,6
Síndrome do abdome em ameixa seca	2,5
Nefrite familiar	2,2
Cistinose	2,0
Glomerulonefrite crescente idiopática	1,7
GNMP tipo I	1,7
Pielonefrite/nefrite intersticial	1,7
Nefrite LES	1,5
Infarto renal	1,3

DRT, doença renal terminal; GNMP, glomerulonefrite membranoproliferativa; LES, lúpus eritematoso sistêmico. Dados de The North American Pediatric Renal Trials and Collaborative Studies 2014 Annual Report, https://web.emmes.com/study/ped/.

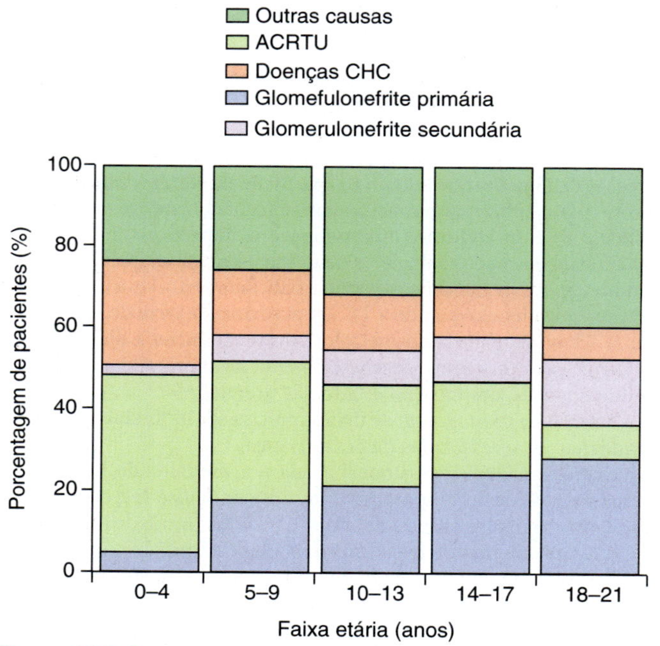

Figura 551.2 Distribuição da causa primária da doença renal em estágio terminal por idade em pacientes com diálise pediátrica relatados ao USRDS em 2010-2014. Os dados aqui relatados foram fornecidos pelo USRDS (United States Renal Data System 2016 annual data report. Chapter 8: ESRD among children, adolescents, and young adults. https://www.usrds.org/2016/view/v2_08.aspx, 2016). A interpretação e o relato desses dados são de responsabilidade do(s) autor(es) e de forma alguma devem ser vistos como uma política oficial ou interpretação do governo dos EUA. USRDS, Sistema de Dados Renais dos EUA; ACRTU, anomalias congênitas dos rins e do trato urinário; CHC, císticas, hereditárias e congênitas. (*De Rees L, Schaefer F, Schmitt CP et al.: Chronic dialysis in children and adolescents: challenges and outcomes. Lancet Child Adolesc Health 1:68-77, 2017, Fig. 1.*)

preexistente, imunodeficiência primária ou secundária, infecção crônica grave, incapacidade de receber cuidados adequados após o transplante, ou uma disfunção neurológica grave na qual seja improvável a melhora na qualidade de vida e/ou longevidade. Em cada cenário, a equipe multiprofissional deve pesar os riscos e os benefícios do transplante e, ao mesmo tempo, ter em conta os valores pessoais dos pacientes e dos cuidadores. Por exemplo, os pacientes que apresentam remissão de malignidade por um período mínimo de 1 a 2 anos podem ser considerados individualmente para transplante renal. Da mesma forma, os pacientes com doenças autoimunes que resultam em DRT (p. ex., lúpus eritematoso sistêmico) são candidatos ao transplante após um período de quiescência imunológica da doença primária.

Nas crianças, a diálise pode ser necessária por um período antes do transplante para otimizar as condições nutricionais e metabólicas, alcançar a quiescência da doença autoimune ou para manter o paciente estável até que um doador adequado esteja disponível. Embora o transplante bem-sucedido com rim de tamanho adulto tenha ocorrido em crianças com menos de 10 kg e de 6 meses de vida, os receptores geralmente devem pesar pelo menos 8 a 10 kg para minimizar o risco de trombose vascular e acomodar um rim de tamanho adulto. Isso pode exigir um período de suporte de diálise até que a criança tenha 12 a 18 meses de vida.

O **transplante preemptivo** (*i. e.*, o transplante sem diálise prévia) representa cerca de 25% de todos os transplantes renais pediátricos. Quando possível, é a abordagem preferida devido a uma pequena, mas incremental, redução na sobrevida do paciente e do aloenxerto para cada ano passado em diálise antes do transplante. Portanto, o transplante renal preemptivo pode e deve ser considerado em qualquer criança com DRC em estágio IV ou V que provavelmente necessite de diálise dentro de 6 a 12 meses e/ou tenha evidência dos efeitos adversos da DRC em sua saúde ou desenvolvimento neurocognitivo. Isso requer um encaminhamento antecipado para um centro de transplante para avaliação do candidato e dos potenciais doadores. A equipe de transplante deve trabalhar com o receptor e os profissionais de saúde para determinar o momento ideal para o transplante considerando os riscos e os benefícios para o receptor.

CARACTERÍSTICAS DOS DOADORES E DOS RECEPTORES DE RINS

Entre 27 e 50% dos transplantes renais pediátricos originam-se de **doadores vivos**, dependendo da faixa etária e do ano. As maiores taxas de transplante estão no grupo com idade entre 5 e 13 anos, com 18 transplantes a partir de doadores vivos e 31 transplantes de **doadores falecidos** realizados a cada 100 pacientes em diálise por ano. A Organ Procurement and Transplantation Network (OPTN) privilegia as crianças que aguardam um transplante renal a partir de doador falecido. De 2005 a 2014, as crianças na lista de espera antes do seu 18º aniversário receberam prioridade para os rins de jovens doadores falecidos com idades entre 5 e 35 anos. Em 2014, uma nova política foi implementada para dar prioridade às crianças com base na sobrevida projetada de órgãos usando-se o **Kidney Donor Profile Index (KDPI)**, que calcula a sobrevivência projetada do aloenxerto a partir de 12 características importantes dos doadores. Sob o novo sistema, os 35% melhores rins (KDPI < 35%) são preferencialmente alocados para crianças. Os fatores adicionais que determinam a alocação incluem o tempo em diálise ou o tempo na listagem (o que for maior), uma incompatibilidade de antígeno zero, anticorpo reativo ao painel calculado (cPRA; do inglês, *calculated panel-reactive antibody*), doador vivo anterior e incompatibilidade 0 ou 1 de HLA-DR (antígeno leucocitário humano relacionado ao antígeno D; do inglês, *human leukocyte antigen-antigen D-related*). Devido a essas políticas, o tempo médio na lista de espera para as crianças (8 a 9 meses) é substancialmente mais baixo que o tempo para os adultos (3,5 a 4 anos).

AVALIAÇÃO E PREPARO PARA O TRANSPLANTE RENAL

Uma avaliação abrangente do transplante inclui: cirurgião de transplante, nefrologista, nutricionista, assistente social, psicólogo, farmacêutico, conselheiro financeiro, coordenador de enfermagem pré-transplante e anestesista. Um urologista familiarizado com o transplante também é essencial para os pacientes com anomalias do trato urinário inferior. As considerações importantes para a avaliação do transplante incluem considerar o diagnóstico primário e o risco de recorrência; garantir um trato urinário inferior adequado para a drenagem do rim transplantado; diagnosticar e tratar infecções; investigar a presença de doença cardiovascular, anemia e outras sequelas da DRT; e preparar o paciente com imunizações antes de iniciar a imunossupressão, que será vitalícia.

É essencial compreender as doenças renais primárias antes do transplante renal. Por exemplo, várias *doenças renais primárias podem recorrer* em um rim transplantado, mas isso não é uma contraindicação ao transplante. A doença recorrente é responsável pela perda do enxerto em quase 7% dos transplantes primários e 10% dos transplantes repetidos. Sabe-se que a **GESF primária** é recorrente em 30 a 60% dos casos e diminui substancialmente a sobrevida do aloenxerto. Como a **hiperoxalúria primária** é causada por defeitos enzimáticos no fígado, a menos que o transplante de rim seja acompanhado por um transplante de fígado, o rim transplantado sucumbirá ao mesmo destino que os rins nativos. As evidências histológicas de recorrência da **glomerulonefrite membranoproliferativa tipo I** variam muito, ou seja, de 20 a 70%, e a perda do enxerto pode ocorrer em ≤ 30% dos casos. A recorrência histológica da **glomerulonefrite membranoproliferativa tipo II** acontece em praticamente todos os casos, com a perda do enxerto em ≤ 50% dos casos. A recorrência histológica com depósitos de imunoglobulina (Ig)A mesangial é comum e acontece em cerca de metade dos pacientes com **nefropatia por IgA** e em aproximadamente 30% dos pacientes com **púrpura de Henoch-Schönlein**, mas não necessariamente levará à perda prematura do enxerto. A **síndrome nefrótica congênita** raramente se repete após o transplante, embora os pacientes possam desenvolver **anticorpos antinefrina** e apresentar síndrome nefrótica. A **nefropatia membranosa** acontece muito raramente em crianças. A taxa de recorrência após o transplante renal em pacientes que receberam tratamento para o **tumor de Wilms** é de aproximadamente 13%. Embora a **síndrome de Alport** não se repita após o transplante, aproximadamente 3 a 4% dos pacientes com esta condição podem desenvolver uma **glomerulonefrite antimembrana basal glomerular (anti-MBG)** que pode levar à perda do enxerto.

Devido ao elevado risco de desenvolvimento de tumor de Wilms, os pacientes com **síndrome de Denys-Drash** devem ser submetidos à nefrectomia bilateral antes do transplante. Outras *indicações para nefrectomias bilaterais ou unilaterais de rins nativos* incluem hipostenúria com poliúria, proteinúria significativa levando a coagulopatias, infecções renais recorrentes e hipertensão grave resistente ao tratamento clínico. As nefrectomias também são indicadas em casos como a **doença renal policística**, em que podem ser necessárias uma área maior para o rim transplantado e a criação de espaço na cavidade abdominal visando melhorar a tolerabilidade à alimentação e a capacidade da criança se desenvolver. Finalmente, é importante realizar uma nefrectomia bilateral ou uma ligação ureteral em pacientes com **GESF primária** para permitir a vigilância da proteinúria e a identificação e o tratamento precoce da **GESF recorrente.**

Problemas urológicos, tais como **refluxo vesicoureteral**, **válvulas uretrais posteriores** e/ou bexigas anormais, devem ser abordados antes da cirurgia. As malformações e as alterações miccionais (p. ex., bexiga neurogênica, dissinergia vesicoesfincteriana, válvulas uretrais posteriores remanescentes e estenose uretral) devem ser, dentro do possível, identificadas e reparadas. As crianças com doença urológica e displasia renal muitas vezes necessitam de múltiplas cirurgias para otimizar a anatomia do trato urinário e sua função. Tais procedimentos incluem o reimplante ureteral para corrigir o refluxo vesicoureteral, ampliação ou reconstrução da bexiga, desvio urinário (vesicostomia, ureterostomia, canal ileal, apendicovesicostomia continente) e excisão de ureteroceles ectópicas. Bons resultados têm sido alcançados em bexigas de válvulas uretrais posteriores ao se seguir para um procedimento estadiado de ressecção valvular inicial e de reabilitação da bexiga por um processo duplo de micção e/ou ciclo vesical antes do transplante.

Uma avaliação nutricional abrangente precisa ser realizada para garantir que o estado nutricional ideal seja alcançado antes do transplante. Muitas crianças com doença renal terminal, e especialmente aquelas em diálise, requerem suplementos nutricionais para o fornecimento de proteínas e calorias suficientes. Os lactentes e as crianças menores em diálise muitas vezes exigem uma alimentação por sonda nasogástrica ou gástrica para superar a diminuição da ingestão oral advinda das náuseas e da anorexia causadas pela uremia.

A doença óssea deve ser avaliada e a saúde óssea otimizada antes do transplante. O hiperparatireoidismo secundário não controlado pode levar a perda de fosfato na urina, hipercalcemia, hipercalciúria e/ou nefrolitíase pós-transplante. Um produto com alto teor de fósforo de cálcio antes do transplante leva a rigidez e calcificações vasculares, aumentando o risco de doença cardiovascular e hipertensão de difícil controle nos períodos peroperatório e pós-transplante.

Nos EUA, mais de 25% da mortalidade das crianças mantidas em diálise resultam da doença cardiovascular. A morte cardíaca é a principal causa de óbito em pacientes jovens após o transplante na infância. Assim, a avaliação da função cardíaca, incluindo ecocardiograma e eletrocardiograma, é necessária antes do transplante de rim no paciente pediátrico para se ter a certeza que a criança tenha função cardíaca suficiente para suportar a grande carga de líquido que acompanha o transplante renal. A hipertensão arterial é comum na DRT e deve ser tratada antes do transplante. Se o manejo clínico for insuficiente, uma nefrectomia bilateral poderá ser realizada antes do transplante para controlar a resposta hiper-reninêmica a partir do comprometimento renal. Finalmente, os pacientes com histórico de uropatia obstrutiva e oligoidrâmnio no útero que sobrevivem ao transplante renal podem ter hipertensão pulmonar não diagnosticada/não reconhecida, que deve ser avaliada antes do transplante.

A anemia necessita ser tratada antes do transplante. A maioria dos pacientes recebe eritropoetina, ácido fólico e ferro para manter as metas para os níveis de hemoglobina entre 11 e 13 g/dℓ. As transfusões de sangue devem ser evitadas devido às preocupações em sensibilizar o paciente a antígenos leucocitários humanos antes do transplante. Se a transfusão de sangue for necessária, os pacientes devem receber hemácias com leucorredução.

A avaliação de estados de hipercoagulabilidade é importante antes do transplante renal, pois a trombose vascular é uma importante causa de falência do enxerto. Os fatores de risco para trombose do enxerto incluem técnica cirúrgica, lesão de perfusão e reperfusão do enxerto, pouca idade do doador (< 6 anos), receptor jovem (< 5 anos), isquemia fria com menos de 24 h, hipotensão arterial, histórico de diálise peritoneal, e/ou hipoperfusão do rim de adulto transplantado em uma criança pequena. Particularmente nos jovens receptores, antes do transplante é preciso haver uma avaliação em busca de trombose dos vasos ilíacos ou da veia cava inferior, especialmente se o paciente foi anteriormente submetido a cirurgia ou colocação de cateter central. As crianças que têm grandes perdas de proteínas, como na síndrome nefrótica e/ou diálise peritoneal podem apresentar maior risco de trombose devido a essas perdas proteicas, incluindo a proteína S, a proteína C e a antitrombina III. A ultrassonografia com Doppler, a angiotomografia computadorizada e a angiografia por ressonância magnética têm sido utilizadas para avaliar os vasos. Para minimizar o risco de nefropatia induzida por contraste associada ao contraste da tomografia computadorizada, os pacientes com DRC avançada ou DRT ainda não em diálise devem receber hidratação intravenosa antes e depois do estudo e a acidose deve ser corrigida antes de se administrar o contraste. Se o paciente estiver em diálise, a hemodiálise pode ser realizada após o estudo para limpeza do meio de contraste. A angiografia por ressonância magnética tem sido menos utilizada devido à preocupação com a exposição ao gadolínio e com a fibrose sistêmica nefrogênica.

As infecções devem ser identificadas, prevenidas e tratadas antes do transplante. O rastreio de doenças infecciosas inclui a obtenção de um anamnese completa, incluindo o seguinte: infecções atuais ou anteriores, todas as vacinas, quaisquer riscos ocupacionais entre os membros da família (p. ex., trabalhador de saúde), contatos com familiares ou outras pessoas em tratamento para tuberculose, viagem nos últimos 2 anos ou tempo significativo gasto em outro país, bacilo Calmette-Guérin, exposição a animais e/ou insetos, atividade sexual e consumo de alimentos de alto risco como os produtos não pasteurizados. O rastreio inclui um teste cutâneo de tuberculose (derivado proteico purificado) ou um ensaio de liberação de interferona gama, IgG para citomegalovírus, painel de anticorpos do vírus Epstein-Barr (EBV), títulos de anticorpos de varicela, anticorpo contra o sarampo, sorologias para hepatite B, anticorpo contra hepatite C, HIV e toxoplasmose. Os testes adicionais para pacientes que vivem ou visitaram áreas endêmicas podem incluir imunodifusão de *Coccidioides*, sorologia para *Strongyloides* e/ou anticorpo para o anti-histoplasma. Os pacientes sexualmente ativos também devem ser rastreados para sífilis, gonorreia e clamídia.

Recomenda-se que todas as imunizações estejam atualizadas antes do transplante. Todas as vacinas vivas (sarampo-caxumba-rubéola e varicela) devem ser administradas antes do transplante e os títulos de anticorpos devem ser verificados quanto a uma resposta, pois essas vacinas não devem ser administradas em pacientes imunossuprimidos. A vacina tríplice sarampo-caxumba-rubéola pode ser administrada aos 6 meses. A vacina da *influenza* inalada (vírus vivo atenuado) não deve ser administrada em pacientes transplantados, familiares ou profissionais de saúde a eles relacionados.

A avaliação psiquiátrica deve ser realizada antes do transplante para identificar a capacidade dos pacientes e de suas famílias em lidar com as tensões que acompanham os cuidados de uma criança com transplante renal. Essa avaliação deve incluir a busca por depressão, por abuso de substâncias e pela adesão para que os problemas possam ser detectados e manejados antes do transplante renal. Se a não adesão for identificada ou prevista, devem ser tomadas medidas antes do transplante e estas devem incluir, sempre que possível, intervenções sociais e psiquiátricas.

O tipo sanguíneo ABO deve ser confirmado duas vezes antes de um paciente ser listado para o transplante renal. Atualmente, doadores e receptores são correspondidos para antígenos HLA-A, HLA-B e HLA-DR. Em geral, os órgãos com melhor correspondência melhoram os tempos de sobrevivência após o transplante renal. A comparação no lócus DR parece ser especialmente vantajosa, embora na era moderna da imunossupressão rotineiramente sejam realizados transplantes bem-sucedidos mesmo com seis antígenos incompatíveis. Todos os pacientes devem ser rastreados quanto a anticorpos anti-HLA pré-formados antes do transplante renal. O método mais comum, sensível e específico usa citometria de fluxo e grânulos únicos de antígeno HLA. Dessa maneira, o painel de anticorpos reativos (PAR) de um paciente pode ser avaliado e é relatado como a porcentagem da população contra a qual um receptor possui anticorpos anti-HLA. Os pacientes podem se tornar sensibilizados por causa de um transplante prévio, transfusões de sangue e/ou gravidez. Aqueles altamente sensibilizados (PAR > 80%) podem passar por uma dessensibilização com plasmaférese, anticorpo anti-CD20 e/ou inibidores de proteassoma para expandir o *pool* de doadores dos quais podem receber um órgão com segurança.

IMUNOSSUPRESSÃO

A maioria dos centros de transplante renal pediátrico emprega a imunossupressão de indução no momento do transplante seguida da imunossupressão vitalícia com um inibidor de calcineurina e um agente antiproliferativo com ou sem esteroides.

Tratamento de indução

A terapia de indução é usada em quase todos os transplantes renais pediátricos para prevenir a rejeição aguda precoce. O OPTN Scientific Registry of Transplant Recipients (OPTN/SRTR) 2015 Annual Report indica que a porcentagem de pacientes que recebem terapia de indução de depleção de células T (globulina antitimocítica de coelho) está aumentando; esta terapia foi utilizada em mais de 60% dos receptores de transplante renal em 2015. O uso de um antagonista do receptor de IL-2 (basiliximabe) tem se mantido estável entre 30 e 40% nos últimos 5 anos, e as taxas de não terapia de indução diminuíram para cerca de 10%.

Anticorpos de células T

A globulina antitimocítica é composta por anticorpos policlonais derivados de coelho ou cavalo contra antígenos de linfócitos T humanos que resultam em uma rápida depleção de linfócitos T. Geralmente, a infusão é iniciada na sala de cirurgia antes da reperfusão do rim transplantado. A maioria dos centros usa isso para a terapia de indução padrão, mas alguns limitam seu uso à indução em pacientes de alto risco sensibilizados ou pacientes que necessitam de cuidados em relação à função retardada do enxerto e que desejam evitar altos níveis de inibidores de calcineurina no período pós-operatório imediato. A dosagem padrão é de 1,5 mg/kg/dose para quatro a cinco tomadas com monitoramento diário da contagem de linfócitos, neutrófilos e plaquetas. Alguns centros monitoram subconjuntos de $CD3^+$ e mantêm a dose se a contagem de $CD3^+$ estiver abaixo de 20 células/mm^3.

O anticorpo monoclonal OKT3 era utilizado anteriormente, mas foi retirado do mercado.

Anticorpos contra o receptor de interleucina-2

O basiliximabe é atualmente o único anticorpo monoclonal anti-CD25 no mercado. O daclizumabe também foi usado anteriormente, mas foi retirado do mercado devido a dificuldades na fabricação. Estes anticorpos anti-CD25 quiméricos (murinos/humanos) previnem a proliferação de células T, mas não causam a sua depleção. O basiliximabe é administrado em duas doses de 10 mg para os pacientes com peso menor que 35 kg e de 20 mg para aqueles com 35 kg ou mais. A primeira dose deve ser administrada em 2 h antes da cirurgia de transplante e a segunda dose no dia 4. Os pacientes tendem a tolerar bem os antagonistas do receptor de IL-2, havendo poucos efeitos colaterais.

Outros tratamentos de indução

O alentuzumabe é um anticorpo monoclonal contra CD52 presente nas células T e B, nos monócitos e nas células *natural killer*. Alguns centros usaram este anticorpo de indução em protocolos poupadores de inibidores de esteroides e calcineurina, mas os dados pediátricos são limitados e seu uso tem sido limitado.

Outras terapias de indução para pacientes altamente sensibilizados incluem o direcionamento de células B e/ou remoção de anticorpos neutralizantes pelo uso de rituximabe contra o epítopo CD20 em células B de linhagem precoce e linhagem intermediária, os inibidores de proteassoma e plasmaférese e/ou imunoglobulina intravenosa em alta dose para a remoção de anticorpos específicos dos doadores.

Imunossupressão de manutenção

A imunossupressão vitalícia é necessária em quase todos os pacientes após o transplante renal. Os tratamentos mais comuns incluem um inibidor da calcineurina (predominantemente tacrolimo, em vez de ciclosporina) e um agente antiproliferativo (predominantemente micofenolato de mofetila, em vez de azatioprina) com ou sem corticosteroides. O sirolimo e o everolimo, que são inibidores do alvo de rapamicina em mamíferos (mTOR; do inglês, *mammaliam target of rapamycin*), são por vezes utilizados em substituição a um inibidor da calcineurina ou um agente antiproliferativo. A justificativa para a terapia combinada em crianças é fornecer imunossupressão eficaz minimizando a toxicidade de qualquer medicamento isolado.

Inibidores da calcineurina

Apesar da busca por esquemas de imunossupressão que minimizem a exposição a inibidores da calcineurina, o tacrolimo continua sendo a peça central da imunossupressão de manutenção para a maioria dos pacientes pediátricos na América do Norte. Os North American Pediatric Renal Trials and Collaborative Studies (NAPRTCS) 2014 Report indicam que quase 80% de todos os receptores tomam um inibidor de calcineurina e mais de 90% destes tomam tacrolimo. O uso crescente de tacrolimo no lugar da ciclosporina pode ser atribuído aos estudos que demonstram melhor eficácia (menos rejeições e menos dependência de esteroides) e efeitos colaterais cosméticos menos graves, tais como hipertricose, hiperplasia gengival e características faciais mais grosseiras. Isso é especialmente relevante para os adolescentes, que são especialmente focados na aparência e para os quais efeitos colaterais cosméticos indesejados podem se tornar uma barreira à adesão à imunossupressão. O tacrolimo também parece causar menos dislipidemia, embora outros efeitos colaterais, como **diabetes de início recente pós-transplante (DIRPT)**, tremor, convulsões, alopecia e transtornos do sono, pareçam ser mais comuns em pacientes tratados com este fármaco. Apesar da substituição quase completa da ciclosporina pelo tacrolimo, há casos selecionados para os quais a ciclosporina é o agente preferido (p. ex., para tratar a recorrência pós-transplante da GESF ou para a terapia de conversão em pacientes que desenvolvem DIRPT).

Infelizmente, os inibidores da calcineurina têm um índice terapêutico estreito e podem causar lesão renal aguda ou crônica. Além disso, muitos alimentos e medicamentos interagem com o metabolismo do inibidor da calcineurina, o que exige um monitoramento frequente das doses terapêuticas. A habitual dose inicial de tacrolimo é de 0,1 a 0,15 mg/kg 2 vezes/dia no dia do transplante, atingindo então níveis mínimos superiores a 10 ng/mℓ no primeiro mês e diminuindo para níveis mínimos de 4 a 8 ng/mℓ até 6 meses. Os pacientes afro-americanos geralmente necessitam de doses quase duas vezes mais altas que os caucasianos para atingir níveis similares do medicamento. A maioria dos regimes imunossupressores a longo prazo tenta limitar o máximo possível a dosagem do inibidor da calcineurina, e a busca por esquemas farmacológicos poupadores de calcineurina continua sendo uma área de pesquisa intensa.

Agentes antiproliferativos

A maioria dos regimes de imunossupressão para crianças após transplante renal inclui um agente antiproliferativo. O micofenolato de mofetila (MMF) é o éster morfolinoetílico profármaco do ácido micofenólico, um inibidor da síntese de purinas, e faz parte do regime inicial de imunossupressão de manutenção em pelo menos dois terços dos receptores pediátricos de transplante renal nos EUA. A ausência de nefrotoxicidade, de risco cardiovascular (hipertensão, dislipidemia) e de hepatotoxicidade o torna uma opção atraente para a imunossupressão, e o fato de ter maior eficácia do que a azatioprina possibilitou o uso de doses menores de corticosteroides e/ou inibidores da calcineurina. As toxicidades primárias incluem diarreia e dores de estômago, bem como leucopenia e anemia, afetando até 40% dos pacientes. Estes efeitos secundários são muitas vezes transitórios e podem ser tratados com uma redução temporária da dose, mas reduções persistentes da dose estiveram associadas a aumento do risco de rejeição. O MMF também está associado a um alto risco de defeitos congênitos; portanto, seu uso em mulheres adolescentes exige duas formas de controle de natalidade e rastreamento regular da gravidez. A dose habitual de MMF é de 600 mg/m^2 em doentes tratados com ciclosporina. O metabolismo do MMF é mais lento em pacientes tratados concomitantemente com o tacrolimo, o que permite a utilização de doses mais baixas (450 mg/m^2).

A azatioprina, um análogo da 6-mercaptopurina, é uma alternativa ao MMF que também inibe a síntese *de novo* de purinas e contribui para a parada do ciclo celular. Foi o primeiro medicamento aprovado para imunossupressão no transplante renal; porém, nas duas últimas décadas, seu uso diminuiu devido ao advento de novos medicamentos imunossupressores com maior eficácia. É barato e, ao contrário do MMF, pode ser administrado 1 vez/dia, por isso é uma alternativa atraente para os pacientes que relutam em tomar medicações 2 vezes/dia. A supressão da medula óssea é a toxicidade primária, mas os efeitos colaterais gastrintestinais são menos comuns do que com o MMF, com exceção da pancreatite, que tem sido ocasionalmente relatada. Ao contrário do MMF, a azatioprina não está associada a defeitos congênitos e é uma alternativa importante para as pacientes grávidas. O ácido micofenólico com revestimento entérico é outra alternativa ao MMF que pode diminuir os efeitos colaterais na porção superior do trato gastrintestinal em alguns pacientes.

Inibidores do alvo de rapamicina em mamíferos (mTOR)

Os inibidores do mTOR (sirolimo mais comumente que o everolimo) são usados principalmente como imunossupressão adjunta em combinação com o MMF para evitar a toxicidade do tacrolimo ou em conjunto com o tacrolimo e o MMF para evitar o uso de esteroides. No entanto, seu uso caiu para apenas 5 a 10% dos receptores de transplante renal pediátrico em 1 ano pós-transplante, talvez devido às evidências recentes que sugerem uma alta taxa de anticorpos específicos para doadores e uma rejeição mediada por anticorpos em pacientes que tomam inibidores do mTOR. Outras toxicidades, tais como uma alta taxa de úlceras aftosas, dislipidemia, má cicatrização de feridas, proteinúria e diarreia, limitaram seu uso.

Corticosteroides

Os corticosteroides continuam a ser parte integrante de muitos protocolos imunossupressores, apesar de suas toxicidades multifacetadas. De acordo com o relatório OPTN/SRTR de 2015, 60% dos pacientes são tratados com esteroides na alta hospitalar e durante 1 ano após o transplante. Os efeitos adversos dos esteroides são especialmente pronunciados nas crianças, nas quais o retardo do crescimento esquelético, a hipertensão, a obesidade, o diabetes melito, a hiperlipidemia, a osteopenia e a necrose asséptica óssea (particularmente das cabeças femorais) podem ter consequências terríveis a longo prazo. Os efeitos colaterais cosméticos, como fácies cushingoide e acne, também se tornam barreiras para os adolescentes que tomam seus medicamentos. Por estas razões, nas crianças os regimes baseados em esteroides procuram minimizar a exposição a estes efeitos iniciando com altas doses de esteroides como terapia de indução e diminuindo ao longo de vários meses para uma dose mais baixa de 5 a 10 mg ou 0,1 mg/kg/dia. Outros protocolos exigem uma redução mais rápida de esteroides ao longo de 1 semana a vários meses antes de interrompê-los completamente.

Diversos ensaios controlados randomizados bem delineados em crianças e adultos demonstraram que o completo evitamento do uso de esteroides pode ser alcançado com segurança em pacientes com baixo risco imunológico usando-se uma terapia de indução com imunossupressão de dupla manutenção composta de tacrolimo e MMF. Em geral, a evitação de esteroides está associada a taxas mais altas de rejeição, mas também traz benefícios significativos para o crescimento, a hipertensão e a dislipidemia sem diminuir a sobrevida do aloenxerto a longo prazo. É importante ressaltar que esta abordagem parece ser segura e sem aumento na geração de anticorpos específicos contra doadores ou lesão histológica. Apesar dessa evidência, os dados da rede OPTN sugerem que o uso de esteroides é amplamente dependente do centro onde o transplante é realizado, e não das características do paciente.

Outros agentes

O belatacepte é uma proteína de fusão composta pelo fragmento Fc de uma IgG_1 humana ligada ao domínio extracelular do CTLA-4 (uma molécula crucial para a coestimulação de células T), que bloqueia seletivamente o processo de ativação das células T. O belatacepte é atrativo para a imunossupressão de manutenção porque é uma infusão mensal rápida, em vez de medicação oral diária, e não tem muitos dos efeitos secundários adversos associados aos inibidores da calcineurina, especialmente a nefrotoxicidade. Os estudos sobre o belatacepte em adultos demonstraram taxas de rejeição semelhantes, mas melhoraram significativamente a função renal até 10 anos após o transplante renal em comparação com a ciclosporina. Infelizmente, há uma taxa inaceitavelmente alta de distúrbio linfoproliferativo pós-transplante (DLPT) em pacientes sem tratamento prévio para o EBV, que são a maioria das crianças que recebem um transplante renal. Estudos em pediatria estão em andamento, cujos resultados são muito esperados.

MANUTENÇÃO DE LÍQUIDOS EM LACTENTES E CRIANÇAS PEQUENAS APÓS TRANSPLANTE RENAL

A manutenção do fluxo de sangue adequado para um rim de tamanho adulto em um lactente ou criança pequena é crucial para evitar a necrose tubular aguda (NTA) e a perda do enxerto devido à trombose vascular e à ausência de função primária. O fluxo sanguíneo na aorta do receptor logo após o transplante de um rim de tamanho adulto é mais que o dobro do fluxo sanguíneo aórtico pré-transplante. O fluxo sanguíneo máximo que pode ser obtido em um rim de tamanho adulto transplantado para uma criança pequena é de aproximadamente 65% do que havia no doador. Situações em que ocorrem baixo fluxo sanguíneo, como a hipovolemia e a hipotensão, aumentam o risco de NTA, trombose do enxerto e enxerto não funcional. Portanto, no pós-operatório, os pacientes são mantidos com volumes elevados de líquido.

É necessário um cuidado especial com a pressão arterial e o estado de hidratação na sala de cirurgia em uma tentativa de reduzir a incidência de função retardada do enxerto. Tipicamente, um cateter venoso central é inserido para monitorar a pressão venosa central durante toda a operação. Para atingir uma perfusão renal adequada, a pressão venosa central de 12 a 15 cmH_2O deve ser alcançada antes de se retirarem os grampos vasculares; um cateter venoso central mais elevado pode ser desejável no caso de uma criança pequena que esteja recebendo um rim de tamanho adulto. A dopamina é normalmente iniciada na sala de cirurgia e mantida continuamente durante 24 a 48 h no pós-operatório para manter a pressão sanguínea arterial acima de 60 mmHg. Uma transfusão de sangue com concentrado de hemácias pode ser necessária em receptores muito pequenos, pois a hemoglobina pode cair como resultado de um "sequestro" de cerca de 150 a 250 mℓ de sangue pelo rim transplantado. Como um rim adulto transplantado em uma criança pequena pode produzir enormes quantidades de urina, uma estratégia fluídica que forneça uma taxa constante de perdas insensíveis (SG a 10% a uma taxa de 400 $m\ell/m^2$/dia) e a reposição de urina ajuda a garantir a hidratação adequada do rim adulto. Alguns centros de transplante continuam a fornecer às crianças um controle agressivo de fluidos por meio de sonda nasogástrica ou de gastrostomia de pelo menos 2.500 $m\ell/m^2$/dia durante até 6 meses após o transplante se a criança não conseguir ingerir volume suficiente VO.

REJEIÇÃO AO RIM TRANSPLANTADO

A **rejeição hiperaguda,** causada por anticorpos pré-formados contra o HLA do doador, ABO ou outros antígenos, ocorre imediatamente na reperfusão do aloenxerto. A rejeição hiperaguda é rara. A prática de correspondência cruzada prospectiva usando-se citotoxicidade dependente de complemento praticamente eliminou a ocorrência de rejeição hiperaguda.

A **rejeição celular aguda (RCA)** precisa ser identificada e tratada precocemente, embora esta possa não ser tarefa simples em um receptor de transplante muito jovem. Como a maioria das crianças pequenas recebe rins de tamanho adulto com uma grande reserva renal em comparação com sua massa corporal, pode haver uma significativa disfunção do aloenxerto com pouco ou nenhum aumento da creatinina sérica. Portanto, mesmo achados sutis, como hipertensão com febre baixa ou nova proteinúria, podem indicar rejeição aguda e devem ser investigados. O diagnóstico e o tratamento da rejeição tardios estão associados a maior incidência de rejeições resistentes e perda do enxerto. A maioria das rejeições celulares agudas pode ser tratada se detectada precocemente usando-se um ciclo curto (3 a 5 dias) de altas doses de esteroides intravenosos (10 a 30 mg/kg) seguido por tratamento VO com esteroides em doses menores nas próximas semanas, manutenção ou aumento na imunossupressão ou melhor adesão, o que for mais apropriado. A rejeição resistente a esteroides ou de alto grau pode ser tratada com timoglobulina (1,5 mg/kg/dia) por 7 a 14 dias, alta dose de tacrolimo (níveis mínimos acima de 20 ng/dℓ por 1 a 2 semanas) ou irradiação local de aloenxerto. Após o tratamento para a rejeição, é importante considerar 3 a 12 meses de profilaxia com sulfametoxazol-trimetoprima para prevenir a pneumonia por *Pneumocystis jirovecii* (pneumonia PJP), com valganciclovir/valaciclovir para prevenir a reativação do citomegalovírus/herpes e com nistatina para prevenir a candidíase oral.

A **rejeição mediada por anticorpos (RMAC)** consiste nos anticorpos específicos anti-HLA de doadores e tornou-se cada vez mais reconhecida como uma importante causa de declínio da função renal e perda de aloenxertos. Pode apresentar-se agudamente nas primeiras semanas após o transplante em pacientes altamente sensibilizados, ou pode evoluir cronicamente devido a imunossupressão inadequada ou baixa adesão. Ao contrário da rejeição celular aguda, a rejeição mediada por anticorpos é muito mais difícil de tratar e pode requerer plasmaférese, assim como infusões de imunoglobulina intravenosa (IVIG), anticorpo anti-CD20 e/ou inibidores de proteassoma. Os estudos demonstraram que o tratamento é mais provável de ser bem-sucedido se iniciado dentro de alguns meses após a identificação de novos anticorpos específicos de doadores.

A **rejeição crônica** é a principal causa de perda de enxertos e resulta principalmente de lesões imunes e não imunes, tais como hipertensão e diabetes. Muitas vezes as crianças têm um declínio gradual na sua função renal e frequentemente apresentam proteinúria e hipertensão constantes. Apesar do entusiasmo inicial em relação ao potencial do

MMF e do sirolimo na diminuição da lesão crônica do enxerto, isso não vem se traduzindo facilmente em benefícios clínicos observáveis. A RMAC crônica tem sido implicada nessa lesão, assim como os anticorpos não HLA, que são áreas de investigação ativa.

Biopsia renal

A biopsia renal é o padrão-ouro para o diagnóstico de RCA ou RMAC. Apesar das tentativas de desenvolver painéis de biomarcadores não invasivos, nenhum se mostrou sensível o suficiente para descartar a rejeição. Muitos centros realizam biopsias protocolares em momentos específicos após o transplante para detectar a rejeição subclínica; isso foi relatado em menos de 10% das biopsias.

SOBREVIVÊNCIA DO ENXERTO RENAL

As taxas de sobrevida dos aloenxertos renais de doadores vivos são superiores às dos aloenxertos de doadores falecidos. Os rins de doadores vivos geralmente têm menos incompatibilidades de HLA e menos tempo de isquemia fria, como também requerem menos imunossupressão do que os rins de doadores falecidos. Além disso, as crianças devem esperar a média de 8 a 9 meses na lista de espera do doador falecido antes de receber um órgão. O relatório anual OPTN/SRTR de 2015 mostrou que a taxa de sobrevida medida em 5 anos do aloenxerto melhorou de aproximadamente 65% para os transplantes de doadores falecidos no início dos anos 1990 para mais de 80% para aqueles executados em 2011, enquanto a taxa de sobrevida do aloenxerto medida em 5 anos para os transplantes de doadores vivos melhorou de aproximadamente 73 para 90% no mesmo período de tempo. Por estas razões e porque há uma expansão do *pool* de doadores, a doação em vida deve ser defendida em todas as oportunidades.

As crianças com menos de 10 anos têm as melhores taxas de sobrevida do enxerto e do paciente a longo prazo entre todos os grupos etários, e os adolescentes e adultos jovens têm a pior. Entre os pacientes com pelo menos 1 ano de função do enxerto, as taxas de falha do enxerto permanecem estáveis em aproximadamente 1,4 por 100 pessoas/ano até os 10 anos, quando as taxas aumentam, atingindo então o máximo de 6,3 por 100 pessoas/ano aos 19 anos, independentemente da idade no momento do transplante. Uma variedade de fatores explica esses resultados ruins em adolescentes e adultos jovens, o que inclui mudança na fisiologia do paciente, transição do atendimento pediátrico para o adulto e maior número de barreiras para a tomada de imunossupressores. De acordo com o relatório anual do NAPRTCS de 2014, outros fatores de risco para a falha do enxerto, além da idade, incluem raça afro-americana, histórico de transplante anterior, sexo feminino e diálise antes do transplante. As três causas mais comuns conhecidas de falência do enxerto são rejeição crônica (35,8%), rejeição aguda (13%) e trombose vascular (9,6%). Aproximadamente 7% dos pacientes tiveram insuficiência do enxerto como resultado da recorrência da doença primária.

COMPLICAÇÕES DA IMUNOSSUPRESSÃO

Desde meados dos anos 1990, a incidência de rejeição aguda diminuiu, mas a incidência de infecções após o transplante tem aumentado.

A pneumonia e a infecção do trato urinário são as infecções bacterianas pós-transplante mais comuns. As infecções do trato urinário podem progredir rapidamente para sepse de foco urinário e podem ser confundidas com episódios de rejeição aguda. O sulfametoxazol-trimetoprima é usado para a profilaxia antibiótica da infecção do trato urinário, assim como para a profilaxia da pneumonia por *Pneumocystis jirovecii*, por 3 a 6 meses após o transplante (ver Capítulo 271).

As viroses herpéticas (citomegalovírus, herpes-vírus, vírus da varicela-zóster e EBV) representam um problema especial, tendo em vista a sua ocorrência comum nas crianças (ver Capítulos 279 a 282). Muitas crianças menores que ainda não tenham sido expostas a esses vírus, e devido à falta de imunidade protetora, têm alta predisposição a uma infecção primária grave. A incidência de soropositividade ao citomegalovírus é de aproximadamente 30% nas crianças acima dos 5 anos e sobe para cerca de 60% nos adolescentes. Assim, a criança mais nova está em maior risco potencial de infecção grave quando um rim de doador positivo para o citomegalovírus é transplantado. Cerca de metade das crianças é soronegativa para o EBV, e a infecção logo após o transplante ocorre na maioria desses pacientes. A maioria das infecções pelo EBV é clinicamente silenciosa, mas deixa o paciente em risco para a doença linfoproliferativa pós-transplante (DLPT) na presença de imunossupressão. A incidência dessas infecções é mais elevada nas crianças que recebem o tratamento de indução de anticorpo e após o tratamento da rejeição aguda. A profilaxia antiviral com ganciclovir e valganciclovir durante 3 a 12 meses após o transplante, especialmente nos grupos de maior risco (receptor negativo, doador positivo), tem sido eficaz na redução da incidência da doença clínica por citomegalovírus. A vigilância seriada para esses vírus por meio da reação em cadeia da polimerase quantitativa para a carga viral no sangue periférico também permitiu a minimização da imunossupressão com consequente diminuição da carga viral. É importante monitorar a **DLPT** com exames de rotina para linfadenopatia, hepatoesplenomegalia e triagem de EBV.

A **nefropatia por poliomavírus** é uma importante causa de disfunção do enxerto; quase 30% das crianças têm virúria para BK (ver Capítulo 301), embora a disfunção do enxerto seja observada em números mais baixos (cerca de 5%). Os protocolos iniciais focados na triagem do vírus BK na urina se mostraram ineficazes na distinção de pacientes que desenvolverão nefropatia pelo BK; portanto, o monitoramento de BK no plasma se tornou o padrão de atendimento. Por fim, é necessária uma biopsia renal, com identificação do vírus BK por coloração com imunoperoxidase, para fazer com certeza o diagnóstico de nefropatia pelo vírus BK. Reduzir a imunossupressão quando os níveis plasmáticos de PCR para BK começam a subir é a principal forma de terapia. Cidofovir, leflunomida e IVIG foram todos utilizados como terapias adjuvantes.

A candidíase oral é outra infecção importante após o transplante renal e pode ser evitada com nistatina oral 4 vezes/dia ou fluconazol 1 vez/dia nos primeiros 3 meses.

Hipertensão, dislipidemia, obesidade e diabetes melito pós-transplante são outras complicações da imunossupressão e do transplante de rim que têm sido sub-reconhecidas e subtratadas. A doença cardiovascular é a principal causa de morte prematura em adultos jovens que realizaram um transplante de rim na infância, e a pressão arterial não controlada leva à falha prematura do aloenxerto. Até 80% das crianças têm hipertensão e até 60% não são controladas, apesar das múltiplas terapias disponíveis. As diretrizes mais recentes sugerem o tratamento da pressão arterial abaixo do percentil 90 para idade, sexo e altura, e abaixo de 130/80 mmHg. Os inibidores da enzima de conversão da angiotensina (ECA) são os agentes de primeira linha preferidos para os pacientes com proteinúria; por outro lado, para obter o controle da pressão arterial, os bloqueadores dos canais de cálcio ou os inibidores da ECA podem ser usados com outros agentes adicionados, conforme necessário.

Embora o crescimento melhore após o transplante, o uso crônico de esteroides não permite que a criança atinja a altura potencial máxima. O uso do hormônio de crescimento humano recombinante em pacientes transplantados renais pediátricos melhora significativamente a velocidade de crescimento e o escore de desvio padrão (EDP). Os protocolos de minimização e retirada de esteroides demonstraram benefícios para o crescimento, e os dados sobre a evitação de esteroides em crianças mostram uma significativa recuperação no crescimento em 5 anos após o transplante. Portanto, é provável que, com um rim que funcione bem e sem esteroides de manutenção, as crianças a partir de então possam atingir seu potencial de estatura total.

A **malignidade** é um problema importante após o transplante de rim em crianças. A imunossupressão ao longo da vida confere pelo menos um risco duas vezes maior de desenvolver câncer ao longo da vida para os receptores de transplante de órgãos sólidos em comparação com a população em geral. Nas crianças, o câncer mais comum a se desenvolver dentro de 10 anos após o transplante renal é a **DLPT**. Esta ocorre em 1 a 5% dos pacientes transplantados renais pediátricos e é o câncer mais provável de ser encontrado na infância. A longo prazo, os cânceres de pele (carcinoma basocelular, carcinoma epidermoide cutâneo) são as neoplasias mais comuns, com incidência de cerca de 15% em 15 anos após o transplante e aumentando a partir daí. Outros carcinomas que não sejam de pele também surgem a uma taxa muito superior à da população em geral. Geralmente, o prognóstico é bom para a maioria dessas neoplasias quando são diagnosticadas precocemente e tratadas adequadamente. Qualquer receptor de transplante renal deve ser avaliado regularmente quanto a sinais de malignidade e praticar medidas preventivas, como o uso de produtos com filtro solar apropriados.

Desenvolver comportamentos favoráveis de adesão aos medicamentos imunossupressores é um dos desafios mais importantes enfrentados por crianças e adolescentes após o transplante renal. Até 43% dos adolescentes apresentam alguma diminuição na adesão ao seu regime imunossupressor, o que se acredita que contribua para diminuir as taxas de sobrevida do aloenxerto em comparação com outros grupos etários. As pesquisas demonstram que o desenvolvimento normal de uma criança, o que inclui estabelecer mais independência, passar mais tempo fora de casa, sentir-se invencível e ser vulnerável aos efeitos colaterais estéticos dos medicamentos, aumenta as barreiras para a tomada de medicamentos imunossupressores. A literatura sobre outras condições crônicas sugere que as abordagens baseadas em sistemas, nas quais os clínicos fazem parcerias com os pacientes para identificar e abordar os empecilhos na adesão, têm maior probabilidade de melhorar a adesão a longo prazo.

RESULTADO A LONGO PRAZO DO TRANSPLANTE RENAL

Com os avanços na assistência ao transplante e nas modalidades de tratamento, e com a atenção cuidadosa ao paciente pediátrico quanto aos aspectos psicossocial, educacional, profissional e à reabilitação de desenvolvimento, os funcionamentos social e emocional da criança e de sua família parecem retornar à situação existente antes da doença no prazo de 1 ano a partir de um transplante bem-sucedido. O transplante renal conduz à melhora do crescimento linear em crianças. Os testes de função escolar melhoram após o transplante renal. A maioria dos pacientes pode voltar à escola e retomar as atividades sociais depois de um curto tempo de recuperação de 6 a 12 semanas após a cirurgia. Um acompanhamento de 3 anos demonstrou que quase 90% das crianças estão em dia quanto à escolaridade ou em colocações adequadas no trabalho. As pesquisas de sobreviventes com 10 anos de transplantes renais pediátricos relatam que a maioria dos pacientes considera sua saúde como boa, e se envolve em atividades sociais, educacionais e sexuais adequadas e tem qualidade de vida de muito boa a excelente.

A bibliografia está disponível no GEN-io.

Distúrbios Urológicos em Lactentes e Crianças

PARTE 23

Capítulo 552

Anomalias Congênitas e Disgenesia dos Rins

Jack S. Elder

DESENVOLVIMENTO EMBRIONÁRIO E FETAL

O rim origina-se da interação do broto ureteral com o blastema metanéfrico. Durante a 5ª semana de gestação, o broto ureteral surge a partir do ducto mesonéfrico (ou ducto de Wolff) e penetra o blastema metanéfrico, que consiste em uma área de mesênquima indiferenciado na crista nefrogênica. O broto ureteral passa por uma série de cerca de 15 gerações de divisões e, por volta da 20ª semana de gestação, forma o sistema coletor completo: ureter, pelve renal, cálices, ductos papilares e túbulos coletores. Os sinais a partir das células mesenquimais induzem a formação dos brotos ureterais a partir do ducto de Wolff, bem como a ramificação desses brotos uretéricos. Os sinais recíprocos, a partir do broto uretérico e, posteriormente, a partir de suas extremidades de ramificação, induzem a condensação e a proliferação das células mesenquimais, além da conversão em células epiteliais. Sob a influência indutora do broto ureteral, a diferenciação dos néfrons inicia-se durante a 7ª semana de gestação. Na 20ª, quando o sistema coletor está desenvolvido, cerca de 30% dos néfrons estão presentes. A nefrogênese prossegue em uma taxa quase exponencial e é então concluída na 36ª semana de gestação. Durante a nefrogênese, os rins ascendem à região lombar, logo abaixo das glândulas suprarrenais. Pelo menos 16 agentes de sinalização foram identificados, os quais regulam o desenvolvimento renal. Defeitos em qualquer uma das atividades de sinalização poderiam causar a não formação de um rim (**agenesia renal**), ou uma anormalidade diferenciada (**disgenesia renal**). A disgenesia do rim inclui: **aplasia**, **displasia**, **hipoplasia** e certas formas de **doença cística renal**.

Os rins fetais desempenham um papel reduzido na manutenção da homeostase fetal hídrica e salina. A taxa de produção de urina aumenta durante toda a gestação; no parto, os volumes foram relatados em cerca de 50 mℓ/hora. A taxa de filtração glomerular é de 25 mℓ/min/1,73 m^2 no parto e triplica 3 meses despois deste. O aumento na taxa de filtração glomerular é causado por redução na resistência vascular intrarrenal e pela redistribuição de fluxo sanguíneo intrarrenal para o córtex, onde está localizado o maior número de néfrons.

AGENESIA RENAL

Agenesia renal, ou ausência do desenvolvimento de um rim, pode ocorrer de forma secundária a um defeito do ducto de Wolff, do broto ureteral ou do blastema metanefrogênico. A agenesia renal unilateral apresenta incidência de 1 em 450 a 1.000 nascimentos. Ela é frequentemente descoberta durante o período de avaliação para detectar outras anomalias congênitas (síndrome de VACTERL [defeitos vertebrais, ânus imperfurado, doença cardíaca congênita, fístula traqueoesofágica, defeitos renais e dos membros]; p. ex., Capítulo 371). Sua incidência apresenta aumento nos recém-nascidos com uma única artéria umbilical. Na agenesia verdadeira, a uretra e o hemitrígono ipsilateral estão ausentes. Em parte, o rim contralateral sofre hipertrofia compensatória na vida pré-natal, mas esse processo ocorre principalmente após o nascimento. Cerca de 15% dessas crianças apresentam refluxo vesicoureteral contralateral, e a maioria dos meninos evidencia a ausência do ducto deferente ipsilateral pelo fato de o ducto de Wolff estar ausente. Considerando que os ductos wolffianos e müllerianos são contíguos, as anormalidades müllerianas também são comuns em meninas. A **síndrome de Mayer-Rokitansky-Küster-Hauser (MRKH)** (1 a cada 4.000 a 1 a cada 10.000 nascimentos de meninas) é um grupo de achados relacionados que podem incluir aplasia vaginal, mau desenvolvimento uterino e ovários normais. Dois tipos são descritos, tipo I e tipo II. No tipo I, somente a aplasia mülleriana ocorre, enquanto no tipo II ocorrem anomalias renais associadas, mais comumente a agenesia renal unilateral ou um rim em ferradura; anomalias esqueléticas estão presentes em 10% dos casos (Capítulo 569). A **síndrome de Zinner**, por sua vez, é considerada a contraparte masculina da síndrome de MRKH (Figura 552.1). Nessa condição, homens com agenesia renal unilateral (ou rim displásico multicístico [RDM] regredido) têm um cisto de vesícula seminal ipsilateral e um possível cisto epididimal e segmento ureteral distal dilatado. Esses pacientes geralmente apresentam-se na adolescência.

A agenesia renal é diferenciada da aplasia, na qual é observada uma parte de tecido não funcional cobrindo um ureter normal ou anormal. Essa distinção pode ser difícil, porém, em geral apresenta significado clínico reduzido. A agenesia renal unilateral é diagnosticada em alguns pacientes com base no achado de um rim ausente na ultrassonografia (US), ou na cintilografia renal (varredura renal). Alguns desses pacientes nasceram com um rim hipoplásico ou um RDM que sofreu regressão completa dos cistos. Embora o diagnóstico específico não seja decisivo, se o achado de um rim ausente for baseado na US será recomendada a realização de um estudo funcional de imagem, tal como uma varredura renal, já que alguns desses pacientes apresentam um rim ectópico na região pélvica. Se houver um rim contralateral normal, a função renal a longo prazo geralmente permanecerá normal.

A **agenesia renal bilateral** é incompatível com a vida extrauterina e produz a **síndrome de Potter**. A morte ocorre logo após o nascimento, em decorrência de hipoplasia pulmonar. O recém-nascido apresenta aparência facial característica denominada *fácies de Potter (ou aparência de Potter)* (Figura 552.2). Os olhos são separados amplamente com dobras epicânticas, as orelhas se apresentam relativamente baixas, o nariz é largo e achatado, o queixo é recuado e existem anomalias dos membros. A agenesia renal bilateral deve ser suspeitada quando a US materna evidenciar **oligoidrâmnio**, não visualização vesical e rins

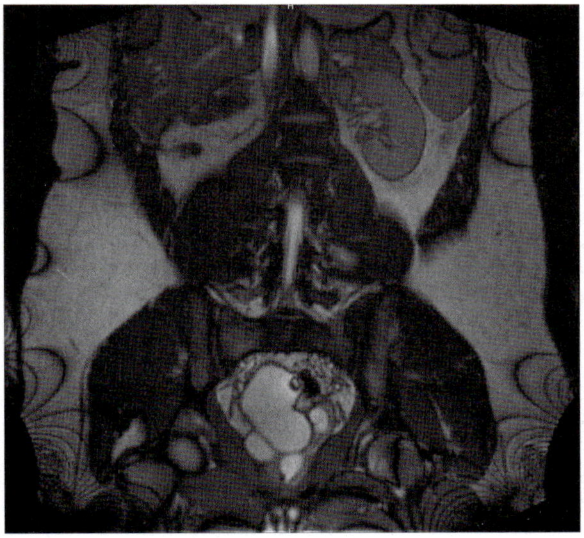

Figura 552.1 Síndrome de Zinner; um rapaz de 17 anos com rim direito displásico multicístico regredido e ureter distal ectópico dilatado, drenando para dentro de um cisto vesical seminal.

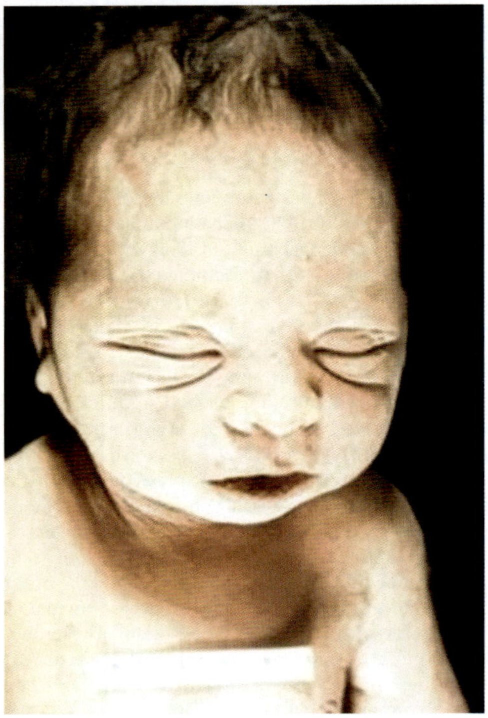

Figura 552.2 Criança natimorta com agenesia renal exibindo características de fácies de Potter.

ausentes. A incidência desse distúrbio é de 1 a cada 3.000 nascimentos, com predominância do sexo masculino, e representa 20% de recém-nascidos com o fenótipo de Potter. Outras causas comuns de insuficiência renal neonatal, associada ao fenótipo de Potter, incluem a displasia renal cística e a uropatia obstrutiva. Causas menos comuns são a doença renal policística autossômica recessiva (infantil), hipoplasia renal e displasia medular. Os recém-nascidos com agenesia renal bilateral vão a óbito devido à insuficiência pulmonar decorrente da hipoplasia pulmonar, em vez da insuficiência renal (Capítulo 423).

O termo **adisplasia renal familiar** descreve os casos nos quais agenesia renal, displasia renal, rim multicístico (displasia) ou uma combinação desses ocorre em uma única família. Esse distúrbio apresenta um padrão de hereditariedade autossômico dominante, com uma penetrância de 50 a 90% e expressão variável. Considerando essa associação, alguns médicos recomendam o rastreamento de parentes de primeiro grau de pessoas que apresentam agenesia renal ou displasia; no entanto, esse procedimento não é uma prática padrão.

As recomendações referentes às pessoas que possuem um único rim de que estas devem evitar esportes de contato, tais como futebol e caratê, ainda não estão definidas. Os argumentos que favorecem a participação dessas pessoas mencionam a existência de outros órgãos isolados (baço, fígado e cérebro) que não impedem a participação em esportes de contato, além do que existem poucos relatos de pessoas que perderam um rim em decorrência de lesões esportivas. Já os argumentos contra esse tipo de participação afirmam que o rim normal contralateral é hipertrófico e não está bem protegido pelas costelas, de modo que uma lesão renal grave poderia representar sérias consequências ao longo da vida. A American Academy of Pediatrics recomenda uma "avaliação individual para esportes de contato, colisão e de contato limitado".

DISGENESIA RENAL: DISPLASIA, HIPOPLASIA E ANOMALIAS CÍSTICAS

A *disgenesia renal* refere-se ao mau desenvolvimento do rim que afeta seu tamanho, forma ou estrutura. Os três tipos principais de disgenesia são: displásica, hipoplásica e cística. Embora a displasia seja sempre acompanhada por um número reduzido de néfrons (hipoplasia), a situação inversa não é verdadeira: a hipoplasia pode ocorrer de forma isolada. Quando ambas as condições estão presentes, o termo **hipodisplasia** é preferido. O termo **displasia** é tecnicamente um diagnóstico histológico e refere-se a estruturas primitivas dispostas de forma focal, difusa ou segmentar, especificamente estruturas dos ductos primitivos, resultantes da diferenciação metanefrogênica anormal. Elementos não renais, como a cartilagem, também podem estar presentes. Essa condição pode afetar a totalidade ou uma parte dos rins. Se houver cistos, o processo será denominado **displasia cística**. Quando o rim se apresenta totalmente displásico, com predominância de cistos, é denominado **rim displásico multicístico** (RDM) (Figura 552.3).

A patogênese da displasia é multifatorial. A teoria do "broto" propõe que, se o broto surge em um local anormal, como em um ureter ectópico, haverá penetração e indução inadequadas de blastema metanefrogênico, que causa diferenciação renal anormal, resultando em displasia. A displasia renal pode ocorrer também com uropatia obstrutiva grave no início da gestação, como acontece nos casos mais graves de válvulas uretrais posteriores ou RDM, no qual há ausência ou atresia de uma parte do ureter.

O RDM é uma condição congênita na qual o rim é substituído por cisto e não funciona; esse processo pode resultar de atresia ureteral. A dimensão dos rins é muito variável. A incidência é de cerca de 1 a cada 2.000 nascimentos. Alguns médicos usam incorretamente os termos *rim multicístico* e *rim policístico* de forma intercambiável. No entanto, a doença do rim policístico é um distúrbio hereditário que pode ser autossômico recessivo ou autossômico dominante e afeta ambos os rins (Capítulo 541). O RDM normalmente é unilateral e em geral não é hereditário. Além disso, os casos em que essa anomalia é bilateral são incompatíveis com a vida.

O RDM é a causa mais comum de massa abdominal no recém-nascido, porém, a maioria não é palpável no nascimento. Na maior parte dos casos, esse processo é descoberto casualmente durante a US pré-natal. Acontece que, em alguns pacientes, os cistos são identificados no período pré-natal; no entanto, regridem no útero e nenhum tecido renal é então identificado em imagens no nascimento. A hidronefrose contralateral está presente em 5 a 10% dos pacientes. A US demonstra a aparência característica de um rim substituído por múltiplos cistos de tamanhos variados que não se comunicam, e não existe a presença de nenhum parênquima identificável. No passado, a maioria dos casos foi confirmada com uma varredura

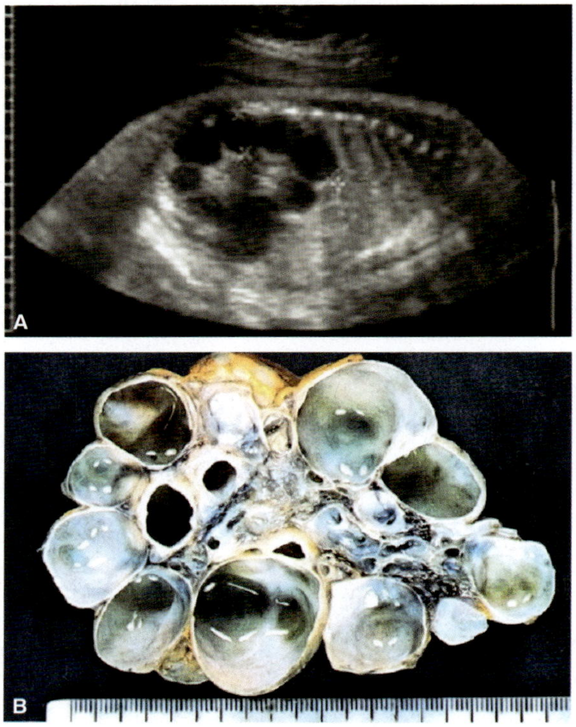

Figura 552.3 **A.** Ultrassonografia pré-natal demonstrando rim displásico multicístico. **B.** Amostra cirúrgica.

renal, que deve demonstrar o não funcionamento. No entanto, hoje em dia o diagnóstico de RDM é baseado, em geral, diretamente na US renal, e uma varredura é normalmente desnecessária. Em alguns pacientes, em geral nos meninos, uma pequena ureterocele não obstrutiva está presente na bexiga (ver Capítulo 555). Embora 15% dos pacientes apresentem refluxo vesicoureteral contralateral, esse processo geralmente é de baixo grau, e a obtenção de uma uretrocistografia miccional também é desnecessária, a não ser que haja uma hidronefrose contralateral significativa, ou que a criança desenvolva uma infecção do trato urinário superior. O controle desse quadro clínico é controverso. A regressão completa do cisto ocorre em quase metade dos RDM aos 7 anos. O risco de hipertensão associada é de 0,2 a 1,2%, e o risco de o tumor de Wilms surgir a partir de um RDM é de cerca de 1 a cada 1.200. Considerando que as neoplasias surgem a partir do estroma, em vez do componente cístico, mesmo se os cistos regredirem completamente, a probabilidade de que o rim possa desenvolver uma neoplasia não se alterará.

Levando-se em consideração a natureza oculta desses problemas potenciais, alguns médicos recomendam o seguimento anual com US e medição da pressão sanguínea. O aspecto mais importante desse procedimento é ter a certeza de que o rim isolado esteja funcionando normalmente. Se houver massa abdominal, os cistos aumentarão, o núcleo do estroma aumentará em tamanho, ou ocorrerá o desenvolvimento de hipertensão, caso em que a nefrectomia será recomendada. Em vez de rastreamento e acompanhamento pode ser realizada uma nefrectomia laparoscópica.

A **hipoplasia renal** refere-se a um pequeno rim não displásico que apresenta cálices e néfrons em um número inferior ao normal. O termo diz respeito a um grupo de condições com um rim anormalmente pequeno e deve ser diferenciado da aplasia, na qual o rim é rudimentar. Se a condição for unilateral, o diagnóstico será realizado casualmente durante a avaliação de outro problema do trato urinário ou hipertensão. A hipoplasia bilateral geralmente se manifesta com sinais e sintomas de insuficiência renal crônica e é uma das principais causas de doença renal terminal durante a primeira década de vida. Um histórico de poliúria e polidipsia é comum. Os resultados de análise urinária podem ser normais. Em uma forma rara de hipoplasia bilateral, denominada **oligomeganefronia,** o número de néfrons se apresenta acentuadamente reduzido e aqueles que estão presentes são consideravelmente hipertrofiados.

O **rim de Ask-Upmark**, denominado também **hipoplasia segmentar**, refere-se aos rins pequenos, pesando normalmente não mais que 35 g, com uma ou mais ranhuras profundas na convexidade lateral, embaixo das quais o parênquima se constitui de túbulos semelhantes àqueles da glândula tireoide. Não está definido se a lesão é congênita ou adquirida. A maioria dos pacientes diagnosticada tem 10 anos ou mais e apresenta hipertensão grave. A nefrectomia normalmente controla a hipertensão.

CISTOS RENAIS EM CRIANÇAS

Embora incomuns, existem muitos distúrbios císticos renais em crianças (Tabela 552.1). O mais frequente é o **cisto renal simples**. A incidência média é de 0,22%; eles geralmente são descobertos incidentalmente durante a imagem do trato urinário. A maioria é pequena e assintomática e não requer tratamento, embora seja recomendado o acompanhamento por imagem. Se houver septações, margens irregulares, calcificações ou um conjunto de cistos, uma avaliação adicional poderá ser indicada. A **classificação de Bosniak** de cistos renais simples e complexos coloca várias lesões císticas em quatro categorias de risco e ajuda a orientar a decisão sobre a necessidade de remoção de uma lesão. Um **divertículo de cálice** é uma saída do sistema coletor para a região corticomedular do rim e geralmente surge do fórnice de um cálice, tipicamente no polo superior ou inferior. Comumente, o infundíbulo entre o divertículo e a pelve renal é estreito. Além disso, de modo ocasional, os cálculos se formam dentro da lesão ou causam sintomas de dor no flanco, necessitando de remoção do divertículo.

Um **cisto multilocular (nefroma cístico multilocular)** é uma lesão no rim que se enquadra em um espectro de doenças, juntamente com cisto multilocular com tumor de Wilms parcialmente diferenciado, cisto multilocular com nódulos de tumor de Wilms ou tumor de Wilms cístico. O cisto multilocular é considerado benigno e não está relacionado ao RDM. Mais de 95% ocorrem em crianças < 4 anos, e a maioria é descoberta durante a avaliação de massa abdominal ou no flanco. A lesão deve ser removida.

Tabela 552.1	Doenças císticas do rim.
HEREDITÁRIAS	
Doença renal policística autossômica recessiva (infantil)	
Doença renal policística autossômica dominante (adulto)	
Nefronoftise juvenil e complexo da doença cística medular	
Nefronoftise juvenil (autossômica recessiva)	
Doença medular cística (autossômica dominante)	
Nefrose congênita (síndrome nefrótica familiar; autossômica recessiva)	
Doença glomerulocística hipoplásica familiar (autossômica dominante)	
Múltiplas síndromes da malformação com cistos renais (p. ex., esclerose tuberosa, doença de von Hippel-Lindau)	
NÃO HEREDITÁRIAS	
Rim multicístico (rim displásico multicístico)	
Cisto multilocular benigno (nefroma cístico)	
Cistos simples	
Rim esponjoso medular	
Doença renal glomerulocística esporádica	
Doença cística renal adquirida	
Divertículo do cálice (cisto pielogênico)	

De Glassberg KI, Stephens FD, Lebowitz RL *et al.*: Renal dysgenesis and cystic disease of the kidney: a Report of the Committee on Terminology, Nomenclature and Classification, Section on Urology, American Academy of Pediatrics, J Urol 138[4]:1085-1092, 1987, Tab 2.

ANOMALIAS NA FORMA E POSIÇÃO

Durante o desenvolvimento renal, os rins normalmente migram a partir da pelve até a sua posição normal, atrás das costelas. O processo normal de ascensão e rotação dos rins pode ser incompleto, resultando em ectopia renal ou não rotação. O rim ectópico pode estar em uma posição ilíaca, torácica ou contralateral. Se a ectopia for bilateral, em 90% dos indivíduos haverá fusão dos dois rins. A incidência de ectopia renal é de cerca de 1 a cada 900 (Figura 552.4).

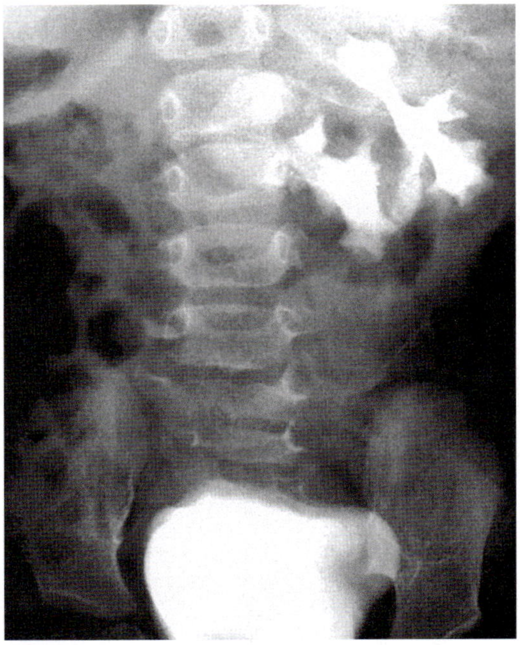

Figura 552.4 Ectopia renal cruzada. A urografia intravenosa demonstra ambos os sistemas coletores renais à esquerda da coluna vertebral. As anomalias de segmentação sacral, sutis nessa criança, representam uma das anomalias esqueléticas associadas à ectopia renal. (*De Slovis T, editor: Caffey's pediatric diagnostic imaging, ed 11, vol 2, Philadelphia, 2008, Mosby, Fig. 145-23A, p. 2244.*)

As anomalias de fusão renal são mais comuns. Os polos inferiores dos rins podem se fundir na linha média, resultando em um rim em ferradura (Figura 552.5); a porção fundida é denominada *istmo* e pode ser o parênquima funcional espesso ou um filamento fibroso fino. Os rins em ferradura ocorrem em 1 para 400 a 500 nascimentos e são observados em 7% dos pacientes com a síndrome de Turner. O rim em ferradura é uma das muitas anomalias que ocorrem em 30% dos pacientes com a síndrome de Turner (Capítulo 604). Os tumores de Wilms são quatro vezes mais comuns nas crianças com rins em ferradura que na população em geral. A doença de cálculos renais e a hidronefrose secundária à obstrução da junção ureteropélvica são outras complicações posteriores potenciais. A incidência de RDM que afeta um dos dois lados de um rim em ferradura também está aumentada. Com a ectopia fundida cruzada, um rim atravessa para o outro lado e o parênquima dos dois rins é fundido. A função renal geralmente se apresenta normal. Mais comumente, o rim esquerdo atravessa e se funde com o polo inferior do rim direito. A inserção do ureter na bexiga não se altera e as glândulas suprarrenais permanecem nas suas posições normais. O significado clínico dessa anomalia é que, se a cirurgia renal for necessária, o suprimento sanguíneo será variável e poderá tornar a nefrectomia parcial mais difícil.

ACHADOS FÍSICOS ASSOCIADOS

As anomalias do trato urinário superior são mais comuns em crianças com certos achados físicos. A incidência de anomalias renais apresentará um aumento se houver uma única artéria umbilical e uma anormalidade de outro sistema de órgãos (doença cardíaca congênita). As anomalias da orelha externa (especialmente se a criança apresentar múltiplas anomalias congênitas), ânus imperfurado e escoliose estão associadas a anomalias renais. As crianças com esses achados físicos devem ser submetidas a uma US renal.

A bibliografia está disponível no GEN-io.

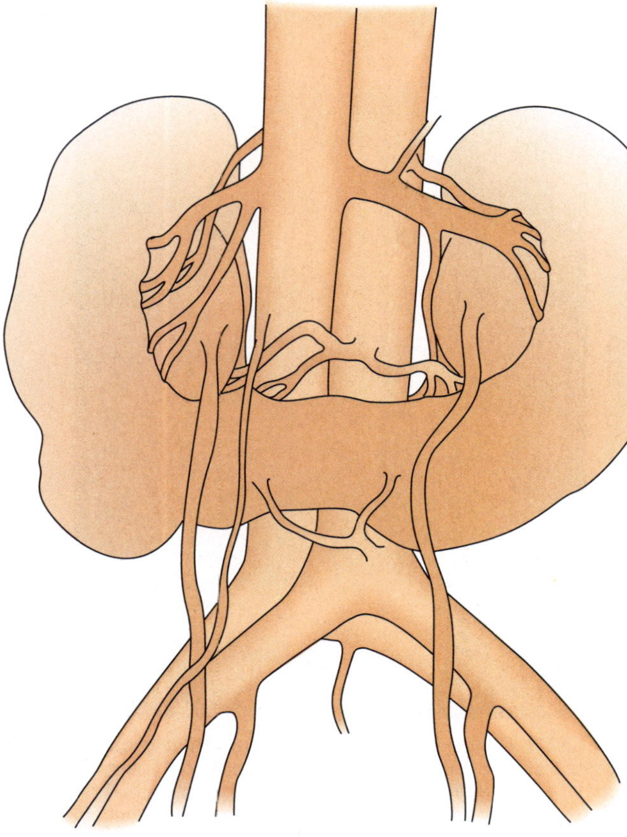

Figura 552.5 Rim em ferradura.

Capítulo 553

Infecções do Trato Urinário

Karen E. Jerardi e Elizabeth C. Jackson

PREVALÊNCIA E ETIOLOGIA

As infecções do trato urinário (ITU) ocorrem frequentemente em crianças de todas as idades, embora a prevalência varie com a faixa etária. Assim sendo, as ITU são mais comuns em crianças menores de 1 ano; além disso, a prevalência de ITU sintomáticas *afebris* em crianças com mais de 1 ano é de cerca de 8%, e a prevalência em lactentes *febris* é de 7%. Durante o primeiro ano de vida, a relação entre sexo masculino e sexo feminino é de 2,8:5,4. Depois de 1 a 2 anos, observa-se uma preponderância do sexo feminino, com uma relação de 1:10. No sexo masculino, a maioria das ITU ocorre durante o primeiro ano de vida: as ITU são muito mais comuns em meninos não circuncidados, particularmente no primeiro ano de vida, cuja taxa é de 20% em meninos não circuncidados e febris menores de 1 ano. No sexo feminino, a primeira ITU ocorre habitualmente em torno dos 5 anos, com picos durante a infância, no período de treinamento esfincteriano e no início da atividade sexual.

As ITU são causadas principalmente por bactérias intestinais. A *Escherichia coli* (Capítulo 227) é responsável por 54 a 67% de todas as ITU, seguida da *Klebsiella* spp. e *Proteus* spp., *Enterococcus* spp. e *Pseudomonas* spp. (Capítulo129). Outros microrganismos conhecidos por causar ITU incluem *Staphylococcus saprophyticus*, estreptococos do grupo B e, menos frequentemente, *Staphylococcus aureus*, *Candida* spp. e *Salmonella* spp.

As ITU têm sido consideradas um fator de risco para o desenvolvimento de insuficiência renal ou de doença renal terminal em crianças, embora haja questionamentos sobre a sua importância como um fator de risco isolado, visto que apenas 2% das crianças com insuficiência renal apresentam história de ITU. Além disso, muitas crianças são tratadas com antibióticos para febre sem um diagnóstico específico (p. ex., tratamento de uma otite média questionável), resultando em ITU parcialmente tratada. Algumas crianças com doença renal terminal diagnosticada, como nefropatia de refluxo, na verdade, apresentam displasia associada ao refluxo em vez de cicatrizes causadas por infecção e refluxo.

MANIFESTAÇÕES CLÍNICAS E CLASSIFICAÇÃO

Os dois tipos principais de ITU (definidos pela apresentação de sintomas e de cultura positiva) são a **pielonefrite** e a **cistite**. A pielonefrite focal (nefronia lobar) e os abscessos renais são menos comuns.

Pielonefrite

A pielonefrite caracteriza-se por qualquer um dos seguintes sintomas ou por todos eles: dor abdominal, nas costas ou no flanco, febre, mal-estar, náuseas, vômitos e, ocasionalmente, diarreia. *A febre pode ser a única manifestação; deve haver consideração especial para temperaturas > 39°C sem uma outra origem, com duração maior que 24 horas para o sexo masculino e mais de 48 horas para o sexo feminino.* Os neonatos podem exibir sintomas inespecíficos, como inapetência, irritabilidade, icterícia e perda de peso. A pielonefrite é a infecção bacteriana grave mais comum em crianças com menos de 24 meses que apresentam febre sem um foco evidente (Capítulos 202 e 203). Quando há comprometimento do parênquima renal, denomina-se pielonefrite aguda (Figuras 553.1 e 533.2), ao passo que, se não houver o comprometimento do parênquima, a condição poderá ser denominada *pielite*. Além disso, a pielonefrite aguda pode resultar em lesão renal, denominada *cicatriz pielonefrítica*.

A *nefronia lobar aguda* (nefrite lobar aguda) refere-se à massa de parênquima renal localizada, causada por infecção focal aguda sem liquefação; esta ocorre mais frequentemente em crianças mais velhas.

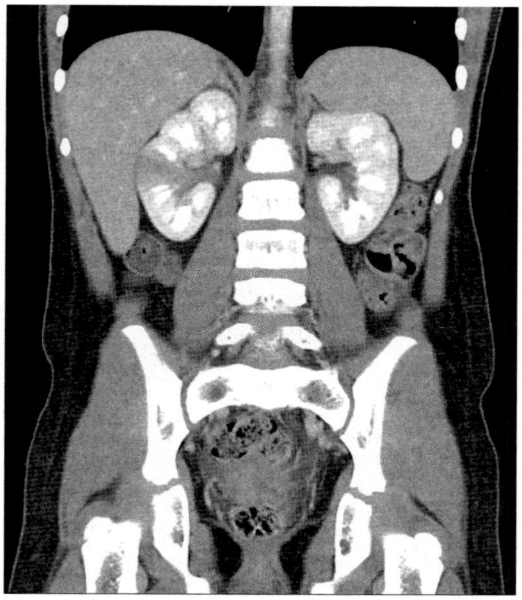

Figura 553.1 Pielonefrite aguda visualizada como uma área de perfusão reduzida pela TC, realizada devido a dor abdominal e febre em uma criança que, subsequentemente, demonstrou não ter refluxo pela UCM.

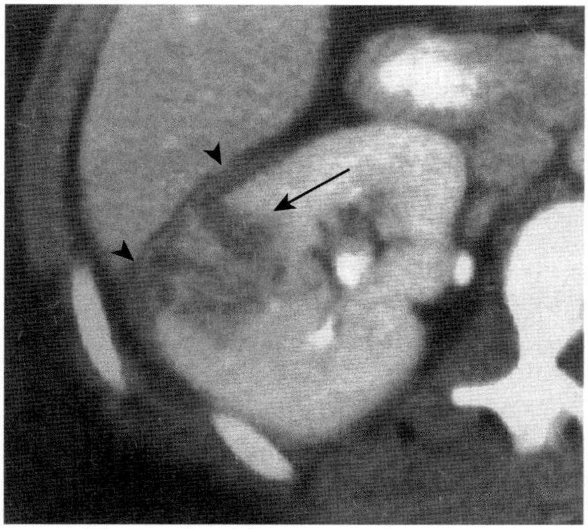

Figura 553.2 Pielonefrite aguda com formação de massa localizada. O rim exibe massa heterogênea arredondada (*seta*) com margem mal definida. Alterações inflamatórias na gordura periférica adjacente e espessamento da fáscia renal (*pontas de setas*) estão também presentes. (*De Haaga JR, Boll DT [eds]: CT and MRI of the whole body, 6th ed, Philadelphia 2017, Elsevier; Fig. 54-131, p. 1833.*)

Além disso, pode constituir um estágio inicial no desenvolvimento de um abscesso renal (Figura 553.3). As manifestações são idênticas àquelas da pielonefrite e incluem febre e dor no flanco. A epidemiologia do agente etiológico é também similar àquela da pielonefrite. O *abscesso renal* ocorre tipicamente após a disseminação hematogênica de *S. aureus* ou pode ocorrer após uma infecção pielonefrítica causada por uropatógenos comuns. A maioria dos abscessos é unilateral e do lado direito, podendo afetar crianças de todas as idades (Figura 553.4). Tanto a nefronia lobar aguda como o abscesso renal estão associados a um risco aumentado de formação de cicatriz renal. O *abscesso perinefrético* (Figura 553.3) pode ocorrer secundariamente à infecção contígua na área perirrenal (p. ex., osteomielite vertebral, abscesso no músculo psoas) ou à pielonefrite que disseca a cápsula renal. Ele difere do abscesso renal na medida em que é difuso por toda a cápsula e não é circundado, embora possa desenvolver septações. Tal como acontece com os abscessos renais, os organismos mais comuns são *S. aureus* e *E. coli*. Um abscesso perinefrético pode não se comunicar com o sistema coletor e, assim, achados anormais podem não ser vistos na urinálise ou na cultura.

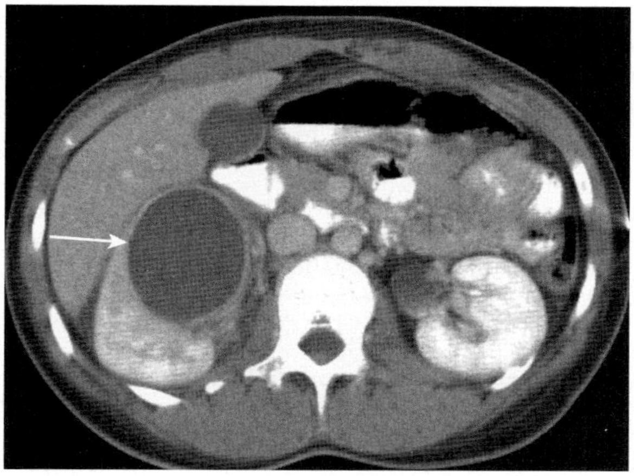

Figura 553.3 Abscesso renal direito (*seta*) exibe uma parede espessa e de baixa densidade (30 UH). Infiltrado inflamatório está presente na gordura periférica. (*De Haaga JR, Boll DT [eds]: CT and MRI of the whole body, 6th ed, Philadelphia, 2017, Elsevier; Fig. 54-133, p. 1834.*)

A *pielonefrite xantogranulomatosa* é um tipo raro de infecção renal, que se caracteriza por inflamação granulomatosa, com células gigantes e histiócitos vacuolizados. Clinicamente, pode manifestar-se como massa renal ou como uma infecção aguda ou crônica. Os cálculos renais, a obstrução e a infecção por *Proteus* spp. ou *E. coli* contribuem para o desenvolvimento dessa lesão, que habitualmente exige nefrectomia total ou parcial.

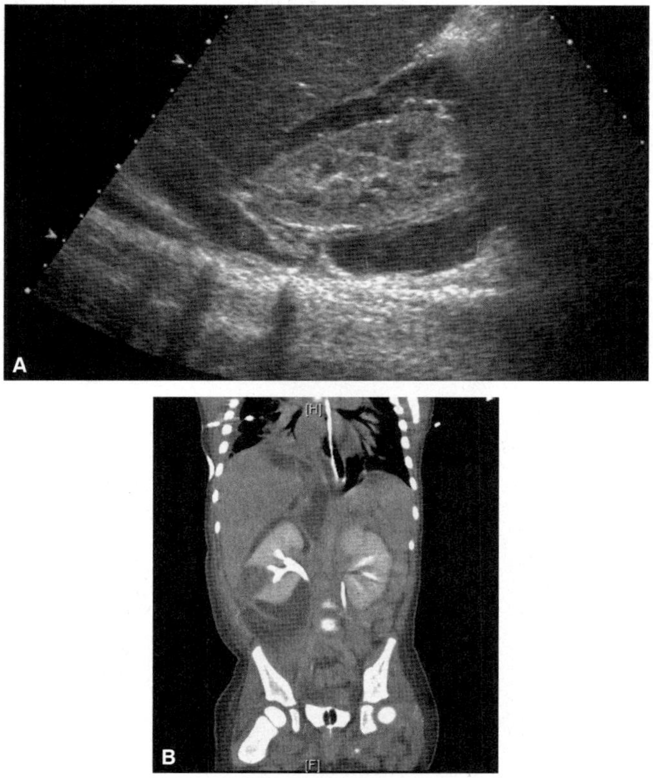

Figura 553.4 **A.** Ultrassonografia renal, menina de 19 meses com abscesso perirrenal secundário à infecção por *Staphylococcus aureus* resistente à meticilina. **B.** TC demonstrando abscesso perinéfrico extenso e intrarrenal focal. A paciente foi submetida a incisão e drenagem.

Cistite

A cistite indica que existe comprometimento apenas da bexiga; os sintomas incluem: disúria, urgência, polaciúria, dor suprapúbica, incontinência e, possivelmente, urina fétida. A cistite não provoca febre alta nem resulta em lesão renal. Além disso, a urina fétida não é específica de ITU.

A *cistite hemorrágica aguda*, embora não seja comum em crianças, geralmente é causada por *E. coli*; também tem sido atribuída ao adenovírus tipos 11 e 21. A cistite por adenovírus é mais comum em meninos; é autolimitada, com duração da hematúria de cerca de 4 dias. Pacientes que recebem terapia imunossupressora (p. ex., submetidos à transplante de órgãos sólidos ou de medula óssea) apresentam maior risco para cistite hemorrágica; adenovírus e poliomavírus (vírus JC e vírus BK) são importantes causas em populações imunocomprometidas (Capítulo 301). Outros tipos raros de cistite, que podem ser confundidos com infecção, incluem a *cistite eosinofílica* e a *cistite intersticial*. A cistite eosinofílica pode apresentar hematúria, enquanto a cistite intersticial pode apresentar sintomas de irritação miccional, mas com cultura de urina negativa.

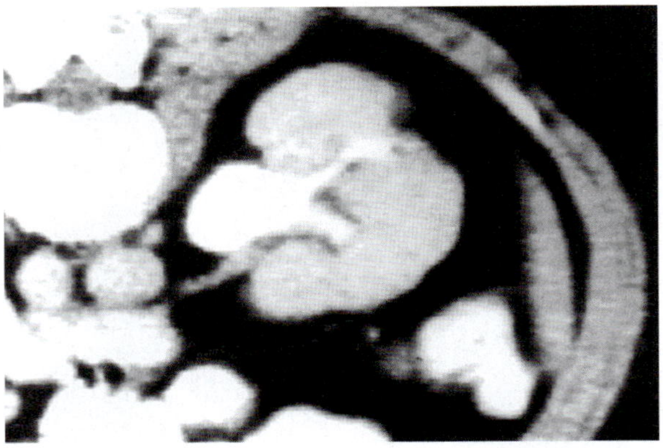

Figura 553.6 TC mostrando uma área de adelgaçamento do parênquima, correspondendo a um cálice subjacente, característica de cicatrização pielonefrítica ou nefropatia de refluxo.

PATOGÊNESE E PATOLOGIA

Quase todas as ITU são infecções ascendentes. As bactérias originam-se da microbiota fecal, colonizam o períneo e entram na bexiga pela uretra. Nos meninos não circuncidados, os patógenos bacterianos originam-se da microbiota sob o prepúcio. Em alguns casos, as bactérias que causam cistite ascendem para o rim, provocando pielonefrite. Raramente, ocorre infecção renal por via hematogênica, como na endocardite ou em alguns neonatos com bacteriemia.

Se as bactérias ascenderem da bexiga para o rim, poderá ocorrer pielonefrite aguda. Normalmente, as papilas simples e compostas do rim apresentam um mecanismo antirrefluxo, que impede a entrada da urina da pelve renal nos túbulos coletores. Entretanto, algumas papilas compostas, tipicamente nos polos superior e inferior do rim, possibilitam um refluxo intrarrenal. A urina infectada estimula uma resposta imunológica e inflamatória, causando lesão e cicatriz renal (Figuras 553.5 e 553.6). As crianças de qualquer idade com ITU febril podem apresentar pielonefrite aguda e cicatrização renal subsequente, porém, o risco é maior em pacientes com menos de 2 anos.

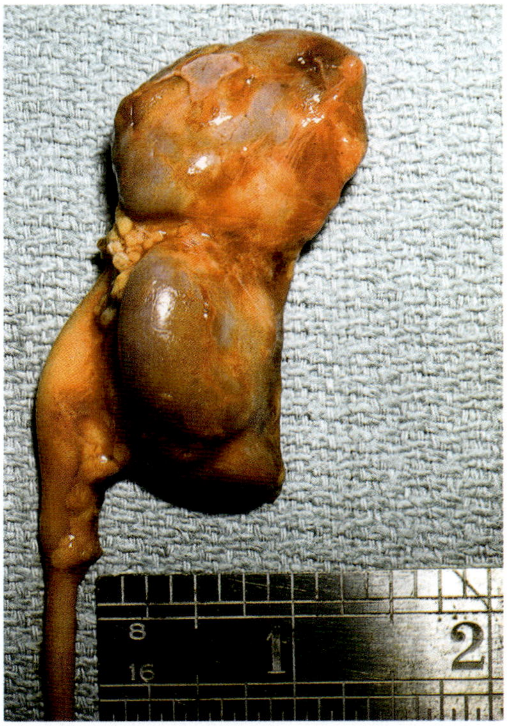

Figura 553.5 Rim com cicatriz de pielonefrite recorrente.

A Tabela 553.1 e a Figura 553.7 apresentam os fatores de risco do hospedeiro para ITU. O refluxo vesicoureteral (RVU) será discutido no Capítulo 554. Na vigência de RVU nos graus III, IV ou V e ITU febril, 90% apresentam evidências de pielonefrite aguda na cintilografia renal ou em outros exames de imagem. Nas meninas, as ITU frequentemente ocorrem no início do treinamento esfincteriano, devido à disfunção vesical e intestinal que ocorre nessa idade. A criança tenta reter a urina para permanecer seca, porém, a bexiga pode ter as contrações não inibidas, forçando a saída da urina. O fluxo de urina turbulento resultante de alta pressão e o esvaziamento incompleto da bexiga aumentam a probabilidade de bacteriúria. A *disfunção vesical e intestinal* pode surgir em crianças na idade escolar que se recusam a usar o banheiro da escola, criando um estado de retenção urinária. A uropatia obstrutiva, que resulta em hidronefrose, aumenta o risco de ITU devido à estase urinária. Especificamente, os pacientes que requerem cateterismo intermitente limpo, devido à disfunção da bexiga neurogênica, apresentam alto risco de desenvolver ITU, muitas vezes por organismos mais resistentes. A constipação intestinal com impactação fecal pode aumentar o risco de ITU, visto que pode causar disfunção vesical.

A patogênese da ITU baseia-se, em parte, na presença de *pili* ou fímbrias na superfície das bactérias. Existem dois tipos de fímbrias: tipo I e tipo II. As fímbrias do tipo I são encontradas na maioria das cepas de *E. coli*. Como a sua fixação às células-alvo pode ser bloqueada pela D-manose, essas fímbrias são designadas *manose sensíveis*. Elas não desempenham nenhum papel na pielonefrite. A fixação das fímbrias do tipo II não é inibida pela manose e essas fímbrias são conhecidas como *manose resistentes*. Essas fímbrias são encontradas apenas em determinadas cepas de *E. coli*. O receptor para fímbrias do tipo II é um glicoesfingolipídio, que é encontrado tanto na membrana celular uroepitelial quanto nos eritrócitos. A fração do oligossacarídeo Gal 1-4 Gal é o receptor específico. Como essas fímbrias são capazes de

Tabela 553.1	Fatores de risco para infecção do trato urinário.
Sexo feminino	
Sexo masculino não circuncidado	
Refluxo vesicoureteral	
Treinamento esfincteriano	
Disfunção miccional	
Uropatia obstrutiva	
Instrumentação uretral	
Fontes de irritação externa (como roupas apertadas, infestação por oxiúros)	
Constipação intestinal	
Anormalidade anatômica (sinequia de pequenos lábios)	
Bexiga neurogênica	
Atividade sexual	
Gravidez	

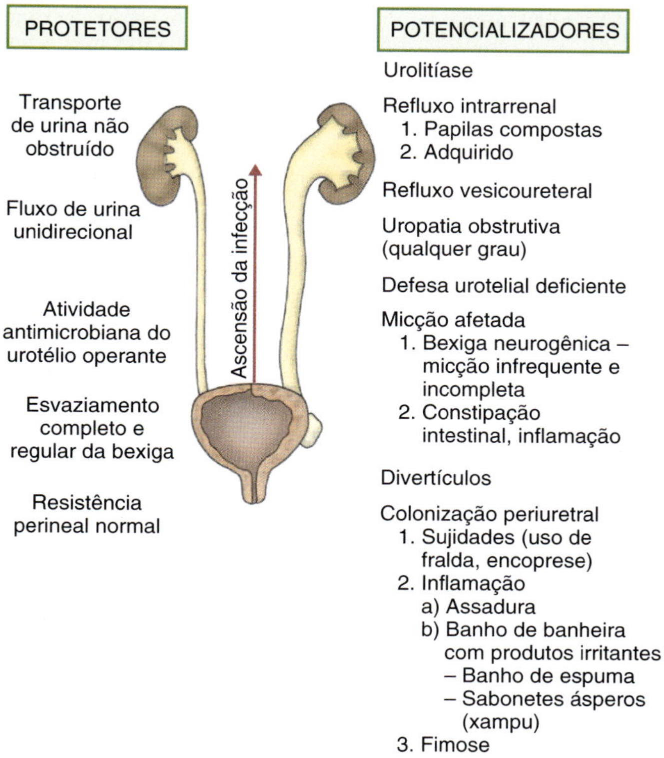

Figura 553.7 Fatores do hospedeiro que protegem o trato urinário de infecções e anormalidades, que potencializam o estabelecimento de infecção bacteriana invasiva. (*De Holcomb III GW, Murphy JP, Ostlie DJ [eds]: Ashcraft's pediatric surgery, 6th ed, Philadelphia, 2014, Elsevier; Fig. 55-3, p. 735.*)

aglutinar os eritrócitos do grupo sanguíneo P, elas são conhecidas como fímbrias P. As bactérias com fímbrias P são mais prováveis de causar pielonefrite. Cerca de 76 a 94% das cepas pielonefritogênicas de *E. coli* possuem fímbrias P, em comparação com 19 a 23% das cepas que causam cistite.

Outros fatores do hospedeiro que contribuem para a ocorrência de ITU incluem as anormalidades anatômicas que impedem a micção normal, como a sinequia labial. Essa lesão atua como barreira e provoca micção vaginal. A bexiga neurogênica poderá predispor a ITU, se houver esvaziamento incompleto da bexiga e/ou dissinergia detrusor-esfincteriana, ou ainda uma necessidade resultante de cateterismo frequente. A atividade sexual está associada à ocorrência de ITU nas mulheres, devido à introdução de bactérias próxima ao trato urinário, que pode ser exacerbada em parte pela irritação uretral e pelo esvaziamento incompleto da bexiga, após a relação sexual. A incidência de ITU em lactentes que estão sendo amamentados é menor que naqueles alimentados com fórmula.

A primeira etapa em uma ITU causada por *E. coli* consiste na adesão da bactéria a receptores de manose nas células guarda-chuva, células que revestem a bexiga. A *E. coli* pode, então, entrar nessas células de revestimento da bexiga, onde se multiplica em um ambiente rico em nutrientes, formando comunidades bacterianas intracelulares (CBI). Nestas, algumas das *E. coli* falham em se dividir, tornando-se filamentosas. Parte da defesa da bexiga contra a infecção é desprender as células de revestimento com as CBI; entretanto, algumas CBI saem das células e repovoam a urina. As formas filamentosas podem escapar do ataque de leucócitos polimorfonucleares (PMN) na urina. Quando o revestimento da bexiga é desprendido, algumas *E. coli* podem entrar em outras células da mucosa vesical, onde formam reservatórios intracelulares quiescentes (RIQ). Os RIQ dormentes são completamente protegidos dos antibióticos e podem ser uma fonte de infecções recorrentes. Em pesquisas muito atuais, cientistas estão tentando impedir a ligação inicial da bactéria à mucosa da bexiga que pode levar à formação de CBI e RIQ.

DIAGNÓSTICO

Pode-se suspeitar de ITU com base nos sintomas ou nos achados no exame de urina ou em ambos; *todavia, é necessária uma cultura de urina para confirmação e terapia apropriada.* Existem diversas maneiras de se obter uma amostra de urina; algumas são mais acuradas que outras. Em crianças já com treinamento esfincteriano, uma amostra de urina do jato médio é habitualmente satisfatória – lembrando que deve-se higienizar o introito antes da coleta da amostra. Em meninos não circuncidados, o prepúcio precisa ser retraído; se este não for retrátil, a amostra de urina poderá não ser confiável e poderá estar contaminada com a microbiota da pele. De acordo com as diretrizes de 2011 da American Academy of Pediatrics (AAP) para crianças de 2 a 24 meses em treinamento esfincteriano, deve-se obter uma amostra de urina por cateterismo ou aspiração suprapúbica. Como alternativa, a aplicação de uma bolsa coletora estéril, adesiva e fechada, após desinfecção da pele da área genital, poderá ser útil, mas apenas se a urinálise ou a cultura forem negativas; o valor preditivo negativo para a urinálise de um espécime da "bolsa" é 99%. Todavia, uma cultura positiva pode resultar de contaminação da pele, particularmente em meninas e em meninos não circuncidados. Se o tratamento for planejado, imediatamente após a obtenção da cultura de urina, uma amostra obtida com bolsa *não* deverá ser o método usado, devido a uma alta taxa de contaminação, frequentemente com microrganismos mistos. Em geral, não há necessidade de aspiração suprapúbica.

Os **nitritos** e a **esterase leucocitária** são frequentemente positivos na urina infectada. As bactérias geralmente requerem 4 horas para o metabolismo dos nitratos em nitritos. Esses nitritos poderão não ser detectados em casos de ITU, se o organismo não converter os nitratos em nitritos (mais notavelmente, os enterococos), ou se a criança tiver frequência urinária, podendo não haver tempo suficiente para a conversão em nitritos (Tabela 553.2). Em lactentes febris, com menos de 60 dias de vida, a presença de piúria, nitritos ou esterase leucocitária apresenta altas sensibilidade e especificidade para ITU.

A **hematúria microscópica** é comum na cistite aguda, porém, a micro-hematúria isolada não sugere ITU. A presença de cilindros leucocitários no sedimento urinário sugere comprometimento renal; todavia, na prática, são raramente observados. Se a criança for assintomática e o resultado da urinálise for normal, será pouco provável que haja ITU. Entretanto, se a criança for sintomática, existirá a possibilidade de ITU, mesmo se o resultado da urinálise for negativo, e a cultura de urina deverá ser então monitorada.

Tabela 553.2 Sensibilidade e especificidade dos componentes de urinálise, isoladamente e em combinação.

EXAME	SENSIBILIDADE (FAIXA) (%)	ESPECIFICIDADE (FAIXA) (%)
Teste da esterase leucocitária	83 (67 a 94)	78 (64 a 92)
Teste do nitrito	53 (15 a 82)	98 (90 a 100)
Esterase leucocitária ou nitrito positivo	93 (90 a 100)	72 (58 a 91)
Microscopia (leucócitos)	73 (32 a 100)	81 (45 a 98)
Microscopia (bactérias)	81 (16 a 99)	83 (11 a 100)
Teste da esterase leucocitária, nitrito ou microscopia positivos	99,8 (99 a 100)	70 (60 a 92)

Do Subcommittee on Urinary Tract Infection, Steering Committee on Quality Improvement and Management: Clinical practice guideline. Urinary tract infection: clinical practice guideline for the diagnosis and management of the initial UTI in Febrile infants and children 2 to 24 months. Pediatrics 128:595-610, 2011.

A **piúria** (presença de leucócitos no exame microscópico de urina) sugere infecção; todavia, pode ocorrer infecção na ausência de piúria. Esse achado é mais confirmatório que diagnóstico (ver Tabela 553.2). Uma contagem de leucócitos na urinálise acima de 3 a 6/campo de alta potência é indicativa de infecção, com uma razão de probabilidade de 10 em uma criança sintomática. Por outro lado, pode haver piúria sem ITU. A bacteriúria assintomática pode apresentar piúria também.

A **piúria estéril** (leucócitos positivos, cultura negativa) pode ocorrer em ITU bacterianas parcialmente tratadas, infecções virais, urolitíase, tuberculose renal, abscesso renal, ITU na presença de obstrução urinária, uretrite em consequência de infecção sexualmente transmissível (Capítulo 146), inflamação próxima ao ureter ou à bexiga (apendicite, doença de Crohn), doença de Kawasaki (Capítulo 471.1), esquistossomose, neoplasia, rejeição de transplante renal ou nefrite intersticial (eosinófilos). A semeadura imediata da amostra de urina para cultura é importante, pois se a urina permanecer em temperatura ambiente por mais de 60 minutos, a proliferação excessiva de um contaminante poderá sugerir uma ITU em um paciente que pode não estar infectado. A refrigeração constitui um método confiável para armazenamento da urina até que se possa efetuar a sua cultura.

Quando a cultura revela mais de 50.000 unidades formadoras de colônias/mℓ de um único patógeno (amostra suprapúbica ou de cateter) e a análise urinária demonstra piúria ou bacteriúria em uma criança sintomática, considera-se que a criança tem uma ITU. Em uma amostra obtida com bolsa, caso o resultado da urinálise seja positivo e o paciente sintomático, uma amostra obtida por cateter deve ser obtida para cultura.

Na presença de infecção renal aguda, leucocitose e neutrofilia são observadas no hemograma completo. Velocidade de hemossedimentação, nível de procalcitonina e nível de proteína C reativa elevados são comuns. Entretanto, todos são marcadores inespecíficos de inflamação e sua elevação não prova que a criança tenha pielonefrite aguda. A bacteriemia, no contexto da pielonefrite, ocorre em 3 a 20% dos pacientes e é mais comum em crianças com menos de 90 dias de vida (com taxas decrescentes com o aumento da idade nos primeiros 90 dias), e em qualquer criança com uropatia obstrutiva. Para esses grupos de alto risco, particularmente se o paciente parecer estar doente, sangue para hemoculturas deve ser colhido antes do início da antibioticoterapia, caso seja possível.

Em crianças de 2 a 24 meses, os fatores de risco para o sexo feminino incluem: raça branca, idade abaixo de 12 meses, temperatura acima de 39°C, febre por mais de 2 dias e ausência de outra fonte de infecção. Os fatores de risco para o sexo masculino, por sua vez, incluem: raça não negra, temperatura acima de 39°C, febre de mais de 24 horas de duração e ausência de outra fonte de infecção. As características atípicas incluem: ausência de resposta dentro de 48 horas de administração de antibióticos apropriados, baixo débito urinário, massa no flanco abdominal ou suprapúbica, patógeno distinto de *E. coli*, urossepse e nível elevado de creatinina.

EXAMES DE IMAGEM

Exame de imagem não é necessário para fazer o diagnóstico clínico de ITU ou pielonefrite. Se houver preocupação com a nefronia lobar aguda ou com abscesso renal, dever-se-á considerar a realização de exames de imagem. A ultrassonografia (US) é o exame de imagem de escolha para triagem e, provavelmente, demonstrará um rim aumentado, com uma possível massa, no caso de nefronia lobar aguda ou abscesso renal. A TC é mais sensível e específica para a nefronia lobar e, tipicamente, mostrará uma área de menor densidade em forma de cunha após a administração do contraste. Acredita-se que o uso mais frequente de exames de imagem, em pacientes com possível pielonefrite, esteja contribuindo para o aumento da frequência de diagnósticos de nefronia lobar aguda.

TRATAMENTO

A **cistite aguda** deve ser prontamente tratada para evitar uma possível progressão para pielonefrite. Se os sintomas forem graves, o tratamento presuntivo será iniciado, enquanto se aguardam os resultados da cultura. Se os sintomas forem leves, ou se houver qualquer dúvida quanto ao diagnóstico, o tratamento poderá ser adiado, até que haja a obtenção dos resultados da cultura. Além disso, esta poderá ser repetida, se os resultados forem inconclusivos. Se o tratamento for iniciado antes da disponibilidade dos resultados da cultura e do antibiograma, um ciclo de 3 a 5 dias de terapia com sulfametoxazol-trimetoprima (SMX-TMP; 6 a 12 mg de TMP/kg/dia divididos em 2 doses) ou trimetoprima será efetivo contra muitas cepas de *E. coli*. A nitrofurantoína (5 a 7 mg/kg/24 horas divididos em 3 a 4 doses) também é efetiva e oferece a vantagem de ser ativa contra *Klebsiella* e *Enterobacter*. A amoxicilina (50 mg/kg/24 horas divididos em 2 doses) também pode ser efetiva como tratamento inicial, porém, há uma alta taxa de resistência bacteriana.

Nas **ITU febris agudas**, os sintomas clínicos da ITU e da pielonefrite clínica são difíceis de serem diferenciados. Diante disso, é razoável considerar que, dada a presença de sintomas sistêmicos, a infecção provavelmente progrediu para os rins e o paciente deve então ser tratado para pielonefrite. Um ciclo de 7 a 14 dias de antibióticos capazes de alcançar níveis teciduais significativos é preferível para pielonefrite; as vias oral e parenteral são igualmente eficazes. As crianças que estiverem desidratadas, com vômitos, incapazes de ingerir líquidos, que apresentarem infecção complicada ou nas quais existir a possibilidade de urossepse devem ser internadas para reidratação e antibioticoterapia, ambas por via intravenosa (IV). Os perfis de suscetibilidade aos antimicrobianos locais devem ser considerados quando o tratamento empírico com antibióticos for selecionado. Para crianças hospitalizadas, o tratamento parenteral com ceftriaxona (50 mg/kg/24 horas, sem ultrapassar 2 g) ou cefepima (100 mg/kg/24 horas divididos a cada 12 horas) ou ainda cefotaxima (100 a 150 mg/kg/24 horas divididos em 3 a 4 doses; quando disponível) é uma escolha razoável até que os resultados da cultura e do antibiograma sejam disponibilizados para determinar se um antibiótico de espectro estreito pode ser usado. Caso os resultados anteriores da cultura de urina tenham organismos resistentes ou atípicos, outras opções de antibióticos podem ser prudentes.

As cefalosporinas de 3ª geração orais, como a cefixima, são tão efetivas quanto a ceftriaxona parenteral contra uma variedade de microrganismos gram-negativos distintos de *P. aeruginosa* e esses medicamentos são considerados, por algumas autoridades, como tratamento de escolha para terapia ambulatorial oral. A cefalexina pode ser considerada devido ao aumento de resistência à amoxicilina entre organismos gram-negativos. A nitrofurantoína não deve ser usada de modo rotineiro em crianças com ITU febril, visto que o fármaco não alcança níveis significativos no tecido renal. O ciprofloxacino, uma fluoroquinolona oral, é um agente alternativo para microrganismos resistentes, particularmente *P. aeruginosa*, em pacientes com mais de 17 anos. Entretanto, sugere-se que devam ser pesados os efeitos colaterais potenciais das fluoroquinolonas contra os benefícios da seleção desses antibióticos. O ciprofloxacino também tem sido usado, em certas ocasiões, para terapia de ciclo curto em crianças de menos idade com ITU causada por *P. aeruginosa*. O levofloxacino é uma quinolona alternativa com perfil de segurança satisfatório em crianças. Entretanto, o tratamento com fluoroquinolonas em crianças deve ser feito com cautela, em virtude da potencial lesão de cartilagens. Em algumas crianças com ITU febril, a injeção intramuscular de uma dose de ataque de ceftriaxona, seguida de terapia oral com uma cefalosporina de 3ª geração, é efetiva. Esse tratamento pode ser especialmente útil para crianças com vômito ou para dar tempo aos familiares para que estes obtenham a medicação oral. *Repetir a cultura de urina após o término do tratamento de uma ITU não é rotineiramente necessário.* Culturas de urina são normalmente negativas dentro de 24 horas após o início da antibioticoterapia e, portanto, uma cultura durante o tratamento é quase sempre negativa.

Nefronia lobar, abscesso renal e abscesso perinefrético

A nefronia lobar aguda é tratada com os mesmos antibióticos que a pielonefrite. A duração do tratamento recomendada é de 14 a 21 dias, sendo que um estudo sugeriu maior falha no tratamento em um grupo tratado por menor tempo. Crianças com um abscesso renal ou perirrenal, ou ainda com infecção em vias urinárias obstruídas, podem necessitar de drenagem cirúrgica ou percutânea, além da antibioticoterapia e de outras medidas de suporte (Figura 553.4). A drenagem percutânea é normalmente tentada antes da intervenção cirúrgica. A drenagem percutânea imediata é recomendada quando o abscesso é maior que 3 a 5 cm; no entanto, alguns pacientes foram tratados com sucesso apenas com antibióticos IV. Uma tentativa de 48 horas de antibióticos IV, antes da drenagem cirúrgica, pode ser necessária em crianças não estáveis. Pequenos abscessos, com menos de 3 cm, podem inicialmente ser tratados apenas com antibióticos. Poucos estudos abordam o papel da antibioticoterapia oral para tratamento de abscesso renal. Tradicionalmente, os pacientes recebiam antibióticos IV por 10 a 14 dias, seguidos de antibioticoterapia oral por 2 a 4 semanas, dirigida contra o organismo causador conhecido (ou contra as causas prováveis, *E. coli* e *S. aureus*, caso o organismo fosse desconhecido). O uso crescente de antibióticos orais para outras infecções graves (p. ex., osteomielite) sugere que uma transição mais precoce para terapia oral para abscesso renal seja, provavelmente, viável. A perda renal é relatada em 10 a 20% dos casos de abscesso renal. Os abscessos perirrenais podem ser tratados apenas com antibióticos IV ou com drenagem percutânea, caso a área seja grande, causando comprometimento da função renal. A identificação do agente causador pode ser uma vantagem adicional da drenagem percutânea de um abscesso perinefrético, porque a infecção pode permanecer isolada do sistema coletor com base na localização.

Outras opções potenciais de tratamento ou prevenção

Há interesse na terapia com probióticos, que repõem a microbiota urogenital, bem como no uso de suco de mirtilo para prevenir ITU. Os estudos estão começando nos EUA com uma *E. coli* não uropatogênica chamada Nissle 1917, já disponível na Europa. Essas bactérias podem inibir o crescimento de outras. O suco de mirtilo pode prevenir a adesão bacteriana e a formação de biofilme, supostamente via proantocianidina (PAC). Atualmente, não há evidências suficientes sobre o uso dessas terapias para reduzir as ITU.

As principais consequências do dano renal crônico causado pela pielonefrite são a hipertensão arterial e a insuficiência renal terminal que, quando encontradas, devem ser tratadas apropriadamente (Capítulos 472 e 550). Mesmo não havendo dano renal crônico, as consequências de infecções incluem: perda de dias de escola e trabalho, sintomas desconfortáveis e exposição a antibióticos que alteram a microbiota saudável.

EXAMES DE IMAGEM DE CRIANÇAS COM INFECÇÕES DO TRATO URINÁRIO FEBRIL

O objetivo dos exames de imagem de crianças com ITU é identificar a existência de anormalidades anatômicas que predisponham à infecção, determinar se há comprometimento renal ativo e avaliar se a função renal está normal ou correndo risco.

Existem duas abordagens *históricas* para exames de imagem, a tradicional "de baixo para cima" (*bottom-up*) e a "de cima para baixo" (*top-down*).

1. O método "de baixo para cima" consiste em uma US renal mais uma uretrocistografia miccional (UCM), que identificarão anormalidades do trato urinário superior e inferior, incluindo o refluxo vesicoureteral (RVU), a disfunção vesical e intestinal e anormalidades da bexiga, como um divertículo paraureteral.
2. A abordagem "de cima para baixo", por sua vez, foi planejada para reduzir o número de exames de UCM. Começa com uma cintilografia renal com ácido dimercaptossuccínico (DMSA) para identificar áreas de **pielonefrite aguda** (Figura 553.8). A cintilografia com DMSA em crianças de menos idade geralmente exige sedação. Com o uso do DMSA, as áreas acometidas do rim apresentam hipocaptação e o rim está aumentado. Entre as crianças com ITU febril, cerca de 50% apresentam cintilografia com DMSA positiva; a proporção com pielonefrite aguda é de 80 a 90% entre aquelas com graus de dilatação de refluxo (III, IV, V). Entre aquelas que têm um resultado positivo, cerca de 50% desenvolvem cicatrizes renais nas áreas de pielonefrite aguda. Caso a cintilografia renal com DMSA seja positiva, uma UCM é realizada (Figura 553.9), visto que 90% das crianças que apresentam refluxo com dilatação têm uma cintilografia com DMSA positiva. Se o refluxo for identificado, o tratamento basear-se-á no risco a longo prazo percebido do refluxo para a criança (Capítulo 554).

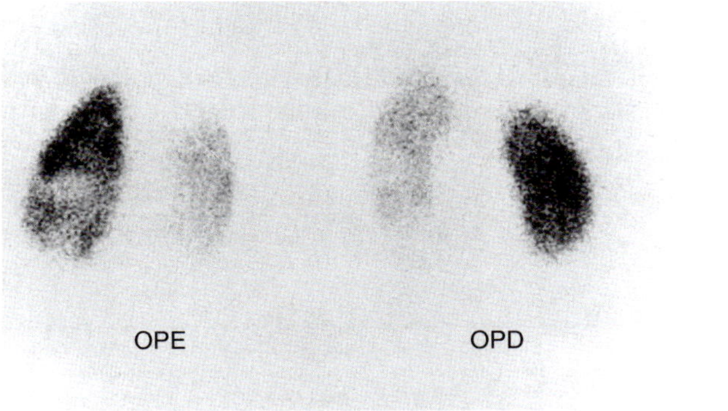

Figura 553.8 Cintilografia renal com ácido dimercaptossuccínico (DMSA) mostrando áreas com hipocaptação bilaterais, que indicam pielonefrite aguda e cicatriz renal. OPE, oblíquo posterior esquerdo; OPD, oblíquo posterior direito.

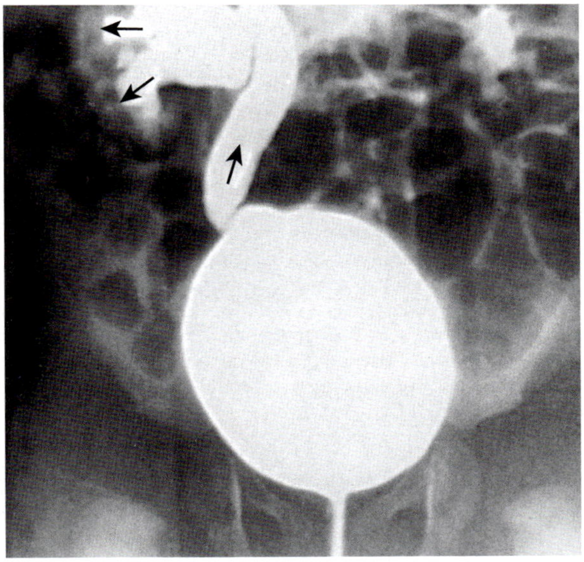

Figura 553.9 Refluxo intrarrenal. UCM em um bebê do sexo masculino com história pregressa de ITU. Observe o RVU direito com dilatação ureteral e opacificação do parênquima renal representando o refluxo intrarrenal.

O parâmetro prático da AAP recomenda primeiro a US dos rins, ureteres e bexiga, para crianças de 2 a 24 meses com um primeiro episódio de ITU. A UCM está indicada apenas para o caso de a US indicar hidronefrose, cicatriz ou outros achados sugestivos de refluxo ou uropatia obstrutiva, ou em pacientes com outras características complexas atípicas. Além disso, recomenda-se a UCM caso a criança tenha uma ITU febril recorrente (Tabela 553.3). Essa recomendação, minimizando o uso da UCM, destaca a importância de educar os pais para que estes retornem para avaliação de febres subsequentes, de modo que a criança possa ser prontamente avaliada para uma ITU febril recorrente. A taxa de formação de cicatriz renal aumenta entre os dias 2 e 3 de febre; isso faz com que a avaliação imediata e o tratamento adequado de uma ITU recorrente sejam importantes. O risco de cicatrizes também aumenta com o número de episódios de pielonefrite e com o grau de refluxo.

As diretrizes da AAP abordam apenas as infecções febris em crianças de 2 a 24 meses. Em virtude do desconforto associado ao exame de imagem, de outras causas de infecção em crianças com mais de 2 anos, e de o manejo ótimo do refluxo não estar claro em outras faixas etárias,

Tabela 553.3 Recomendações das diretrizes para avaliação diagnóstica após infecção do trato urinário febril em lactentes.

DIRETRIZ	ULTRASSONOGRAFIA	UCM	CINTILOGRAFIA COM DMSA TARDIA
National Institute for Health and Care Excellence (NICE)*	(ver Tabela 553.4)		
American Academy of Pediatrics	Sim	Se houver ultrassonografia anormal ou recorrência febril	Não
Italian Society for Paediatric Nephrology (ISPN)	Sim	Se houver ultrassonografia anormal ou fatores de risco presentes⁺	Se houver ultrassonografia anormal ou RVU

*Dilatação do trato urinário superior na ultrassonografia, fluxo urinário pequeno, infecção por microrganismo distinto de *E. coli* ou história familiar de refluxo vesicoureteral.
⁺Ultrassonografia pré-natal anormal do trato urinário fetal, história familiar de refluxo, septicemia, insuficiência renal, idade inferior a 6 meses em um bebê do sexo masculino, provavelmente falta de adesão da família, esvaziamento incompleto da bexiga, ausência de resposta clínica à antibioticoterapia apropriada dentro de 72 horas ou infecção por microrganismo distinto de *E. coli*. UCM, uretrocistografia miccional; DMSA, ácido dimercaptossuccínico; RVU, refluxo vesicoureteral.

a decisão compartilhada com os pais ou responsáveis e com a criança, quando apropriado, deve ser considerada para crianças fora da faixa etária da diretriz. Em crianças com história de cistite (disúria, urgência, polaciúria, dor suprapúbica), o exame de imagem é habitualmente desnecessário. Em vez disso, é importante proceder à avaliação e ao tratamento da *disfunção vesical e intestinal*. Essa avaliação é recomendada também nos casos de infecções de trato urinário superior recorrentes.

A recomendação da AAP resultou em diminuição significativa do número de UCM realizadas. Entretanto, a comunidade urológica pediátrica levantou inúmeras questões sobre as recomendações. Uma preocupação é que muitos médicos de atendimento primário podem generalizar essas recomendações, que se destinavam a crianças de *2 a 24 meses*, para *todas* as crianças. Além disso, existe a preocupação de que a premissa, sobre a qual as recomendações da AAP foram feitas, é que a profilaxia não tenha reduzido a frequência de ITU, mas que a Intervenção Aleatória para Crianças com RVU mostrou uma redução significativa nas ITU febris em crianças com refluxo na profilaxia. No entanto, dado que as taxas de cicatrizes renais foram inalteradas naqueles que receberam profilaxia, a AAP reafirmou as recomendações em 2016.

De modo semelhante, em 2007, foram lançadas as diretrizes do NICE (o National Institute for Health and Clinical Excellence do Reino Unido) para diagnóstico, tratamento e exames de imagem após ITU (Tabela 553.4). Essas recomendações dividiram as crianças em menores de 6 meses, entre 6 meses e 3 anos e maiores de 3 anos. Uma US inicial é recomendada para crianças com menos de 6 meses e uma UCM, apenas para crianças com mais de 6 meses e com características atípicas (infecções não *E. coli*, história familiar relevante), ITU recorrente ou achados ultrassonográficos anormais. Para crianças entre 6 meses e 3 anos, uma US e UCM são recomendadas para aqueles pacientes com características atípicas ou ITU recorrentes. A realização de exame de imagem não é recomendada em casos de ITU típicas pela primeira vez nessa faixa etária. Essas recomendações são controversas, visto que a metodologia não foi baseada em evidências, mas na opinião de especialistas. Além disso, não houve nenhuma avaliação retrospectiva ou prospectiva do potencial dessa abordagem para identificar a presença de uropatologia significativa. Há evidências de que um número significativo de crianças com uropatologia não teria sido identificado com base nessas diretrizes.

Tabela 553.4 Época recomendada para exame de imagem em crianças com infecção do trato urinário.

	TIPO DE INFECÇÃO		
IDADE DA CRIANÇA E EXAMES	RESPONDE BEM AO TRATAMENTO DENTRO DE 48 H	INFECÇÃO ATÍPICA	INFECÇÃO RECORRENTE
CRIANÇAS COM MENOS DE 6 MESES			
Ultrassonografia durante a infecção aguda	Não	Sim	Sim
Ultrassonografia dentro de 6 semanas após o início da infecção	Sim	Não	Não
Cintilografia com DMSA 4 a 6 meses após a infecção aguda	Não	Sim	Sim
Cistografias miccionais	Considerar se a ultrassonografia estiver anormal	Sim	Sim
CRIANÇAS COM 6 MESES A 3 ANOS			
Ultrassonografia durante a infecção aguda	Não	Sim	Não
Ultrassonografia dentro de 6 semanas após o início da infecção	Não	Não	Sim
Cintilografia com DMSA 4 a 6 meses após a infecção aguda	Não	Sim	Sim
Cistografias miccionais	Não	Não na rotina; considerar caso se observe dilatação na ultrassonografia, fluxo de urina reduzido, infecção por organismo que não *E. coli* ou história familiar de refluxo vesicoureteral	
CRIANÇAS COM MAIS DE 3 ANOS			
Ultrassonografia durante a infecção aguda	Não	Sim	Não
Ultrassonografia dentro de 6 semanas após o início da infecção	Não	Não	Sim
Cintilografia com DMSA 4 a 6 meses após a infecção aguda	Não	Sim	Sim
Cistografias miccionais	Não	Não	Não

DMSA, ácido dimercaptossuccínico. (Adaptada do National Institute for Health and Clinical Excellence. Urinary tract infection in children: diagnosis, treatment, and long-term management. NICE clinical guidelines, no. 54. London, 2007, RCOG Press, Tables 6-13, 6-14, and 6-15.)

PREVENÇÃO DE INFECÇÃO RECORRENTE

Em uma criança com ITU recorrentes, a identificação de fatores predisponentes é benéfica. A disfunção vesical e intestinal é um contribuidor muito importante para ITU recorrentes e é uma das principais razões para o aumento de ITU durante o treinamento esfincteriano. Algumas crianças com ITU também podem ter constipação intestinal (Capítulo 358.1). A modificação comportamental, com o tratamento da constipação intestinal, como descrito no Capítulo 558, geralmente é eficaz. A primeira ITU dá ao pediatra a chance de investigar a constipação intestinal. Os critérios de Roma III para constipação intestinal na faixa etária pediátrica padronizam a definição de constipação intestinal.

A **disfunção da bexiga**, manifestada por urgência, gotejamento e, especialmente, o "sinal da reverência de Vincent" (as meninas agacham-se nos calcanhares em resposta a uma contração não inibida da bexiga), pode predispor à ITU.

Em crianças que sabem ir ao banheiro sozinhas, anamnese completa, estudos urodinâmicos e mensuração de volumes residuais de urina após micção podem ser úteis para identificar crianças com disfunção da bexiga, a qual pode contribuir para ITU. A contração do assoalho pélvico durante a micção pode, ocasionalmente, ser visualizada em uma UCM como uma uretra em pião (Figura 553.10). Uma US pode demonstrar urina residual e, possivelmente, parede da bexiga espessa. Além disso, o estudo urodinâmico pode mostrar um fluxo intermitente com aumento da atividade nos músculos do assoalho pélvico.

Para terminar, RIUVR foi um estudo randomizado de profilaxia com TMP-SMX para pacientes com história de ITU e diagnóstico de RVU. Embora a taxa de recorrência de ITU tenha diminuído para metade, de 30% no grupo que não recebeu profilaxia para 15% naquele que a recebeu, as taxas de cicatriz renal foram as mesmas em ambos os grupos. Além disso, as taxas de ITU causadas por organismos resistentes aumentaram no grupo que recebeu a profilaxia. Embora o uso de profilaxia possa diminuir as taxas de recorrência, o aumento da resistência aos antibióticos, a necessidade de medicação diária das crianças e nenhuma mudança no risco de cicatriz renal impedem recomendações firmes para a profilaxia. A AAP não recomenda o uso rotineiro de profilaxia com antibiótico em crianças com um primeiro episódio de pielonefrite em um trato urinário anatomicamente normal. As condições urológicas que podem causar ITU recorrentes, que podem se beneficiar da profilaxia antibiótica a longo prazo, incluem: bexiga neurogênica, estase e obstrução do trato urinário, RVU grave (Capítulo 554) e urolitíase.

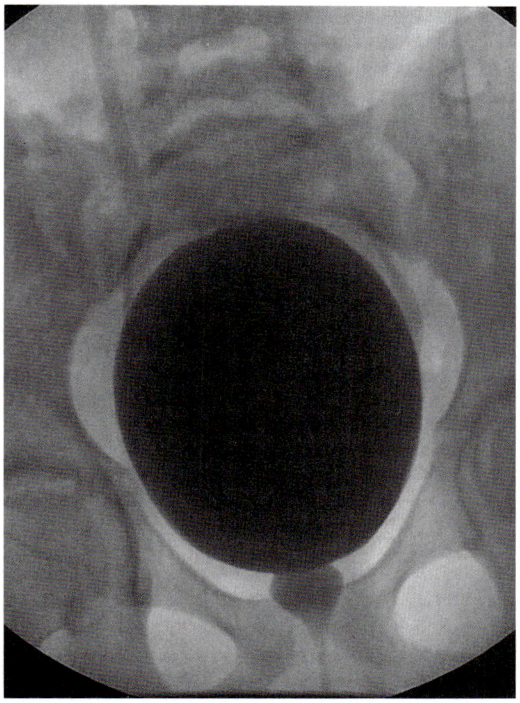

Figura 553.10 Esta UCM mostra a contração do assoalho pélvico e do esfíncter externo durante a micção, que leva a uma uretra posterior dilatada e refluxo bilateral.

A bibliografia está disponível no GEN-io.

Capítulo 554
Refluxo Vesicoureteral

Jack S. Elder

O refluxo vesicoureteral (RVU) descreve o fluxo retrógrado de urina da bexiga para o ureter e os rins. Normalmente, a implantação do ureter na bexiga é oblíqua, entre a mucosa vesical e o músculo detrusor, produzindo então um mecanismo de válvula oscilante antirretorno que impede o RVU (Figura 554.1). O RVU ocorre quando o túnel submucoso entre a mucosa e o músculo detrusor é curto ou ausente. Afetando 1 a 2% das crianças, o RVU normalmente é congênito e muitas vezes familiar. Ele está presente em aproximadamente 30% das meninas que tiveram uma infecção do trato urinário e em 5 a 15% das crianças com hidronefrose pré-natal.

O RVU predispõe à infecção renal (pielonefrite) ao facilitar o transporte de bactérias da bexiga para o trato urinário superior (Capítulo 553). A reação inflamatória causada pela pielonefrite pode resultar em lesão renal ou cicatrizes, sendo denominada também **lesão renal associada ao refluxo** ou **nefropatia de refluxo**. Entre as crianças com infecção do trato urinário (ITU) febril, aquelas com RVU são três vezes mais suscetíveis a desenvolver lesão renal se comparadas com as crianças que não apresentam RVU. As cicatrizes renais extensas prejudicam a função renal e podem resultar em hipertensão mediada pela renina (Capítulo 472), insuficiência renal ou doença renal terminal (Capítulo 550), crescimento somático prejudicado e morbidade durante a gravidez. As cicatrizes associadas com o refluxo podem estar presentes no nascimento ou se desenvolver na ausência de infecção se houver uma significativa ausência de coordenação bexiga-esfíncter durante o esvaziamento.

No passado, a nefropatia de refluxo era responsável por aproximadamente 15 a 20% das doenças renais terminais em crianças e adultos jovens. Com uma atenção mais abrangente para o controle das ITU e com melhor compreensão do RVU, a doença renal terminal secundária à nefropatia de refluxo é rara. A nefropatia de refluxo permanece sendo uma causa comum de hipertensão em crianças. Na ausência de infecção ou pressão vesical elevada (p. ex., bexiga neuropática, válvulas uretrais posteriores), o RVU raramente causa lesão renal.

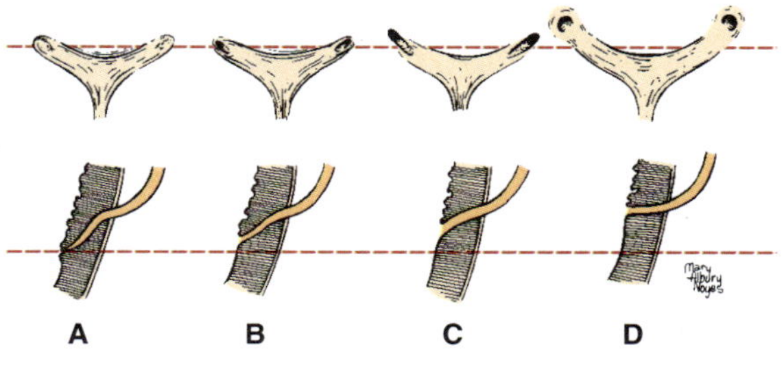

Figura 554.1 Configurações normal e anormal dos orifícios ureterais. Demonstrados da *esquerda* para a *direita*, o deslocamento lateral progressivo dos orifícios ureterais e a redução dos túneis intramurais. *Parte superior*, aparência endoscópica. *Parte inferior*, visualização sagital por meio do ureter intramural.

CLASSIFICAÇÃO

A gravidade do RVU é avaliada usando-se a International Reflux Study (IRS) Classification de I a V, e é baseada na aparência do trato urinário em uma uretrocistografia miccional (UCM) (Figuras 554.2 e 554.3). Quanto maior o grau de RVU, maior a probabilidade de lesão renal. A gravidade deste refluxo é uma indicação indireta do grau de anormalidade da junção ureterovesical.

O RVU pode ser primário ou secundário (Tabela 554.1). A disfunção bexiga-intestino pode agravar um RVU preexistente se houver uma junção ureterovesical menos competente. Na maioria dos casos graves, há um RVU tão massivo no trato superior que a bexiga se torna superdistendida. Essa condição denominada **síndrome da megabexiga-megaureter** ocorre principalmente no sexo masculino e pode ser unilateral ou bilateral (Figura 554.4). O reimplante dos ureteres dentro da bexiga para corrigir o RVU resolve esse quadro clínico.

O RVU primário parece ser uma característica hereditária autossômica dominante com penetração variável. Aproximadamente 35% dos irmãos de crianças com RVU também têm RVU, e este é encontrado em quase metade dos irmãos recém-nascidos. A probabilidade de um irmão ter RVU independe do grau da condição ou do sexo da criança indexada.

Tabela 554.1 Classificação do refluxo vesicoureteral.

TIPO	CAUSA
Primário	Incompetência congênita do mecanismo valvular da junção vesicoureteral
Primário associado a outras malformações da junção ureterovesical	Duplicação ureteral Ureterocele com duplicação Ectopia ureteral Divertículo paraureteral
Secundário ao aumento da pressão intravesical	Bexiga neuropática Disfunção não neuropática da bexiga Obstrução da saída vesical
Secundário a processos inflamatórios	Cistite bacteriana grave Corpos estranhos Cálculos vesicais Quadro clínico de cistite
Secundário aos procedimentos cirúrgicos envolvendo a junção ureterovesical	Cirurgia

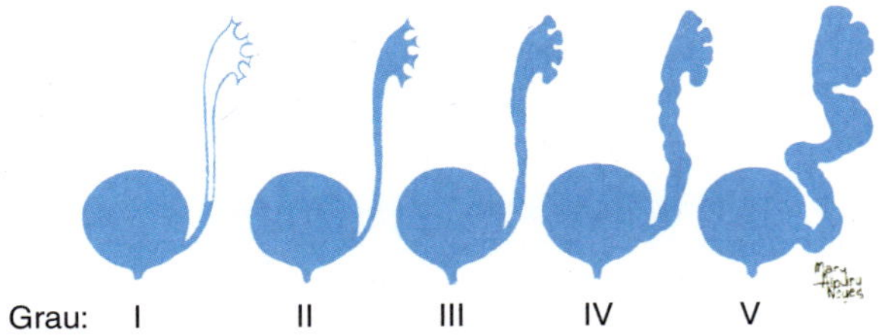

Figura 554.2 Classificação do RVU. Grau I: RVU para um ureter não dilatado. Grau II: RVU até o sistema coletor superior sem dilatação. Grau III: RVU para um ureter dilatado e/ou distensão dos fórnices calicinais. Grau IV: RVU para um ureter grosseiramente dilatado. Grau V: RVU massivo com dilatação ureteral e tortuosidade significativas mais perda da impressão papilar.

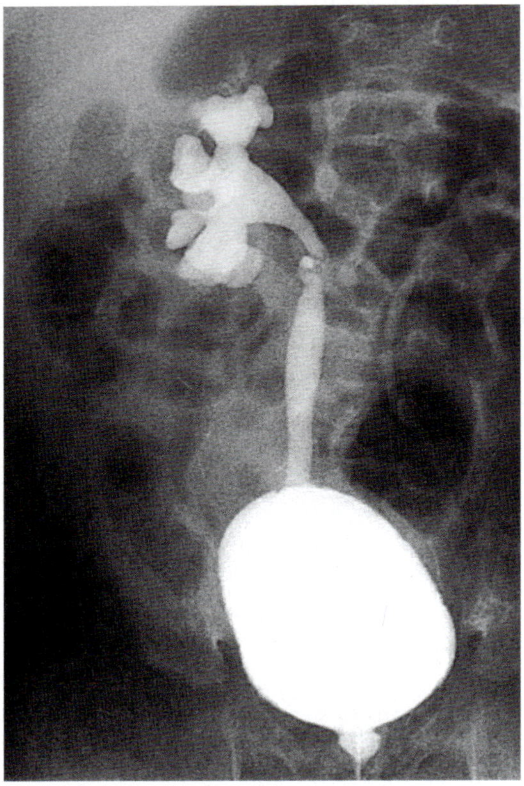

Figura 554.3 UCM demonstrando RVU de grau IV no lado direito.

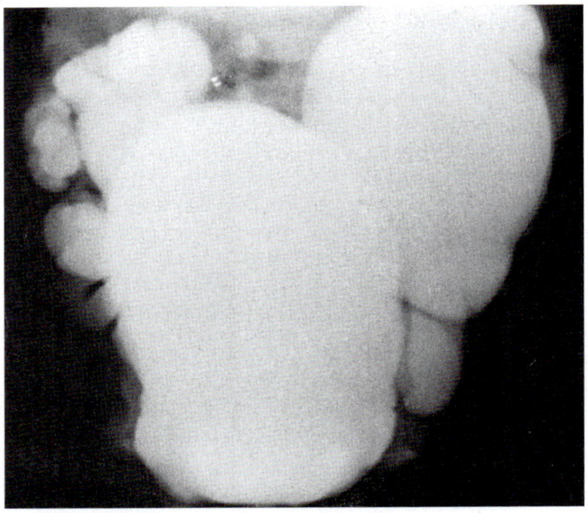

Figura 554.4 **UCM em menino recém-nascido com a síndrome da megabexiga-megaureter.** Observe a dilatação ureteral massiva causada por RVU de grau elevado. A bexiga urinária apresenta-se muito distendida. Não houve obstrução uretral ou disfunção neuropática.

Aproximadamente 12% dos irmãos assintomáticos com RVU têm evidência de cicatriz renal. Além disso, 50% das crianças nascidas de mulheres com histórico de RVU também apresentam este refluxo. O American Urological Association Vesicoureteral Reflux Guidelines Panel afirmou que, em irmãos com RVU, recomenda-se uma cistografia com radionuclídeo ou uma UCM se houver evidência de anormalidade cortical renal ou de assimetria de tamanho renal na ultrassonografia (US), ou se o irmão tiver histórico de ITU. Caso contrário, o rastreio é opcional. O RVU pode ser sugerido em US pré-natal que demonstre hidronefrose ou hidroureteronefrose. O RVU primário é incomum em afro-americanos.

Aproximadamente uma em 125 crianças tem uma **duplicação** do trato urinário superior, na qual dois ureteres, e não um, drenam os rins. A duplicação pode ser parcial ou completa. Na duplicação parcial, os ureteres se unem acima da bexiga e há um único orifício ureteral. Na duplicação completa, a implantação vesical do ureter que drena o polo inferior situa-se superior e lateralmente à do ureter que drena o polo superior. Com frequência, o mecanismo valvular para o ureter do polo inferior é menos competente, e ocorre RVU em cerca de 50% dos casos (Figura 554.5). Em alguns indivíduos, o RVU ocorre em ambos os sistemas inferior e superior. Alguns pacientes com anomalias

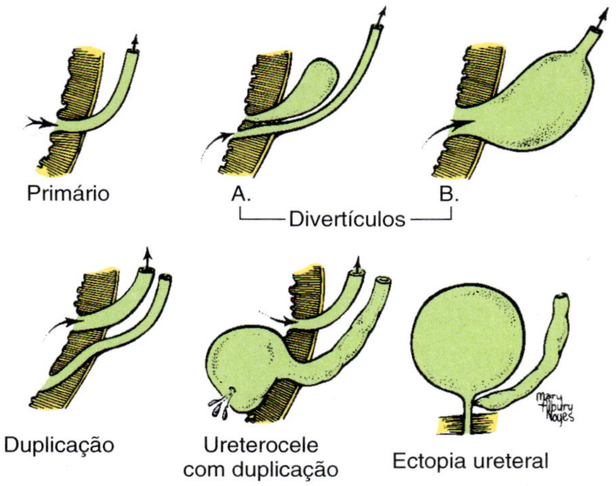

Figura 554.5 Vários defeitos anatômicos da junção ureterovesical associados ao RVU.

de duplicação podem ter um ureter ectópico com drenagem da urina do polo superior para fora da bexiga (Capítulo 555 e Figuras 555.6 e 555.7). Quando o ureter ectópico drena para o colo vesical, apresenta-se tipicamente obstruído e com refluxo. As anomalias de duplicação também são comuns em crianças com ureterocele, que consiste em uma dilatação cística da porção intramural do ureter distal. Frequentemente, esses pacientes apresentam RVU para o ureter que drena o polo inferior ou para o ureter contralateral. Além disso, o RVU geralmente está presente quando o ureter entra em um divertículo vesical (Figura 554.6).

O RVU está presente ao nascimento em 25% das crianças com **bexiga neuropática**, como ocorre na mielomeningocele (Capítulos 557 e 609), na agenesia sacral e em muitos casos de imperfuração anal alta. A condição é observada em 50% dos indivíduos do sexo masculino com válvulas uretrais posteriores. O refluxo vesicoureteral com pressão intravesical aumentada (como na falta de coordenação detrusor-esfíncter ou na obstrução à saída da bexiga) pode resultar em lesão renal devido ao aumento de pressão transmitida ao trato urinário superior, mesmo na ausência de infecção.

O RVU primário ocorre em associação com diversas anormalidades congênitas do trato urinário. No que se refere às crianças com um rim multicístico displásico ou com agenesia renal (Capítulo 552), 15% apresentam RVU no rim contralateral e 10 a 15% das crianças com uma obstrução da junção ureteropélvica apresentam RVU no rim hidronefrótico ou no rim contralateral.[1]

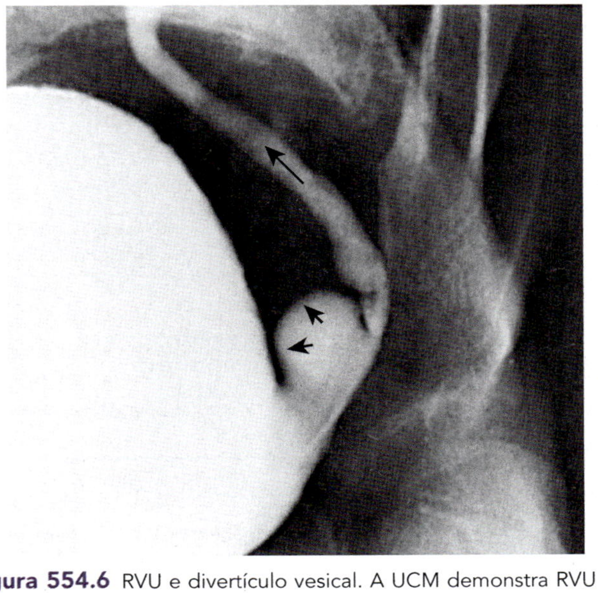

Figura 554.6 RVU e divertículo vesical. A UCM demonstra RVU no lado esquerdo e um divertículo paraureteral.

MANIFESTAÇÕES CLÍNICAS

Normalmente, o RVU é descoberto durante a avaliação de uma ITU (Capítulo 553). Entre essas crianças, 80% são do sexo feminino e a média de idade no diagnóstico é de 2 a 3 anos. Em outras crianças, uma UCM é realizada durante a avaliação de disfunção bexiga-intestino, insuficiência renal, hipertensão e outro processo patológico do trato urinário suspeitado. O RVU primário pode ser detectado também durante a avaliação de hidronefrose pré-natal. Nessa população específica, 80% das crianças afetadas são do sexo masculino, e o grau do RVU normalmente é mais alto do que no sexo feminino cujo refluxo tenha sido diagnosticado após uma ITU. Esta pode ser sintomática, apresentar um episódio febril isolado ou, com maior frequência, ser febril e sintomática (dor abdominal, disúria etc.). A disfunção da bexiga e do intestino (constipação intestinal) pode estar presente em 50% das crianças com refluxo e ITU.

DIAGNÓSTICO

O diagnóstico de RVU requer cateterização da bexiga, instilação de uma solução contendo um contraste iodado ou um radiofármaco, e imagem radiológica dos tratos urinários superior e inferior: uma UCM com contraste ou um cistografia com radionuclídeo, respectivamente. A bexiga e as vias urinárias superiores são submetidas a imagens durante o enchimento e o esvaziamento vesicais. O RVU que ocorre durante o enchimento da bexiga é denominado RVU de *baixa pressão*; o RVU durante a micção é denominado RVU de *alta pressão*. Nas crianças com RVU de baixa pressão, esse processo apresenta suscetibilidade consideravelmente menor para uma resolução espontânea do que nas crianças que manifestam apenas o RVU de alta pressão. A exposição à radiação durante a cistografia com radionuclídeo é significativamente menor do que aquela que ocorre com a UCM com contraste. A UCM com contraste de baixa dose de radiação fornece mais informações anatômicas, tais como a demonstração de sistema coletor duplo, ureter ectópico, divertículo (vesical) paraureteral, obstrução da saída da bexiga nos meninos, estase do trato urinário superior e sinais de disfunção miccional, tais como uretra "em pião" (dilatada) nas meninas. O sistema de classificação do RVU é baseado na aparência da UCM com contraste e o grau relatado é o grau máximo observado durante o estudo. Para uma avaliação de acompanhamento, alguns especialistas preferem a cistografia com radionuclídeo devido à menor exposição à radiação (Figura 554.7), embora seja difícil determinar se a gravidade do RVU foi alterada ou se o sistema de gradação para o estudo com radionuclídeo é diferente do sistema de gradação IRS padrão.

As crianças submetidas à cistografia podem ficar traumatizadas psicologicamente pela cateterização. A preparação cuidadosa pelos assistentes, o acompanhamento por profissionais de humanização ou a administração de midazolam oral ou nasal (para sedação e amnésia) ou propofol antes do estudo podem resultar em uma experiência menos angustiante.

A cistografia indireta é uma técnica para a detecção de RVU sem cateterização que envolve o procedimento injetável de um radiofármaco intravenoso que é excretado pelos rins, aguarda-se sua excreção na bexiga e realizam-se então imagens do trato urinário inferior enquanto o paciente urina. Essa técnica detecta apenas 75% dos casos de RVU. Outra técnica que evita a exposição à radiação envolve a instilação de meio de contraste ultrassonográfico por intermédio de um cateter uretral. Os rins são submetidos a imagens por US para determinar se qualquer um dos materiais utilizados reflui. Trata-se de uma técnica de investigação.

[1]N.R.T.: Cabe ressaltar a importância da avaliação do estímulo e da coordenação neuromusculares da bexiga, que pode ser feita com um exame de urodinâmica ou, mais recentemente, com a ultrassonografia dinâmica do aparelho urinário.

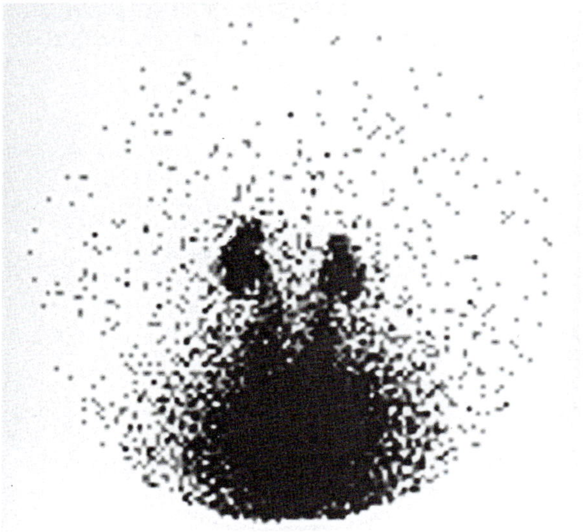

Figura 554.7 Cistografia com radionuclídeo evidenciando RVU bilateral.

Após o diagnóstico do RVU, a avaliação do trato urinário superior é importante. O objetivo da realização de imagens do trato urinário superior é avaliar a presença de cicatrizes renais e anomalias do trato urinário. As imagens renais são realizadas especificamente com US e/ou cintilografia renais (Figura 554.8; Capítulo 553).

A criança deve ser avaliada para a **disfunção vesical e intestinal** (também chamada de DVI), o que inclui urgência, frequência, incontinência diurna, esvaziamento não frequente ou uma combinação de todos esses sintomas (Capítulo 553). Frequentemente, as crianças com bexiga hiperativa são submetidas a um regime de modificação comportamental com micção cronometrada, tratamento da constipação intestinal e, às vezes, a uma terapia anticolinérgica.

Após o diagnóstico, a criança deve ser submetida ao monitoramento de pressão arterial, peso e altura. Se o trato urinário superior evidenciar cicatrizes renais, deve ser realizado um exame laboratorial para verificar o nível da creatinina sérica. A urina deve ser avaliada para detectar infecção e proteinúria.

CURSO NATURAL

A incidência de refluxo associado às cicatrizes renais aumenta com o grau do RVU. Com o crescimento e a maturação vesicais, o RVU com frequência é solucionado ou apresenta melhora. Os graus mais baixos de RVU apresentam maior probabilidade de serem resolvidos do que os graus mais elevados. No caso dos graus I e II de RVU, a probabilidade de resolução é semelhante, independentemente da idade no momento do diagnóstico ou do posicionamento unilateral ou bilateral. Já no grau III, idade menor no momento do diagnóstico e RVU unilateral geralmente estão associados a uma taxa mais elevada de resolução espontânea (Figura 554.9). O RVU bilateral de grau IV apresenta menor probabilidade de resolução do que o RVU unilateral de mesmo grau. O RVU de grau V raramente é resolvido. A média de idade na resolução do RVU é de 6 anos. A DVI e o RVU de grau III-V são os fatores de risco mais comuns para as ITU febris recorrentes e para novas cicatrizes renais.

O RVU estéril normalmente não causa lesão renal na ausência de infecção, porém, em situações de RVU de alta pressão, como nas crianças

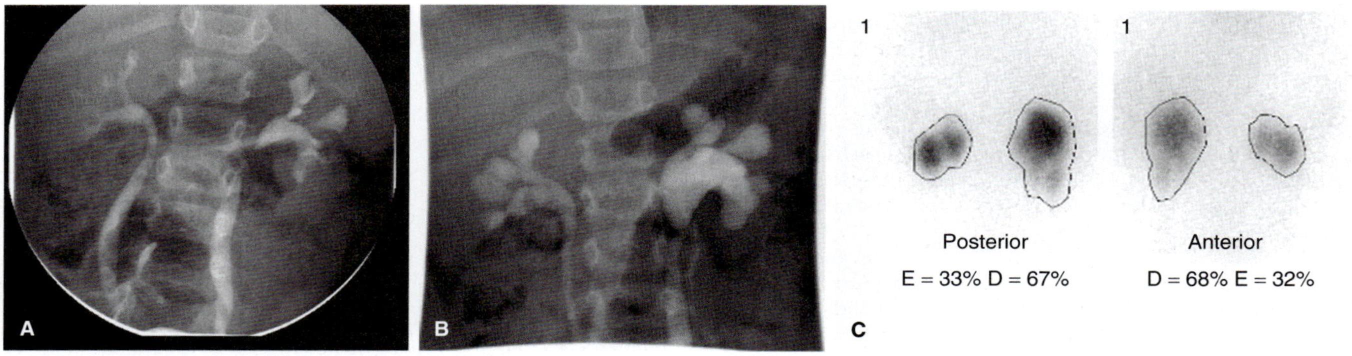

Figura 554.8 **A.** UCM em menina com 3 anos com duas ITU febris demonstra um RVU bilateral de grau III. **B.** Aos 5 anos, a repetição da UCM demonstra agravamento do RVU e baqueteamento calicinal, o que indica uma cicatriz renal. **C.** Aos 11 anos, essa menina desenvolveu hipertensão mediada pela renina. A cintilografia renal com ácido dimercaptossuccínico (DMSA) demonstra significativas cicatrizes renais associadas ao RVU.

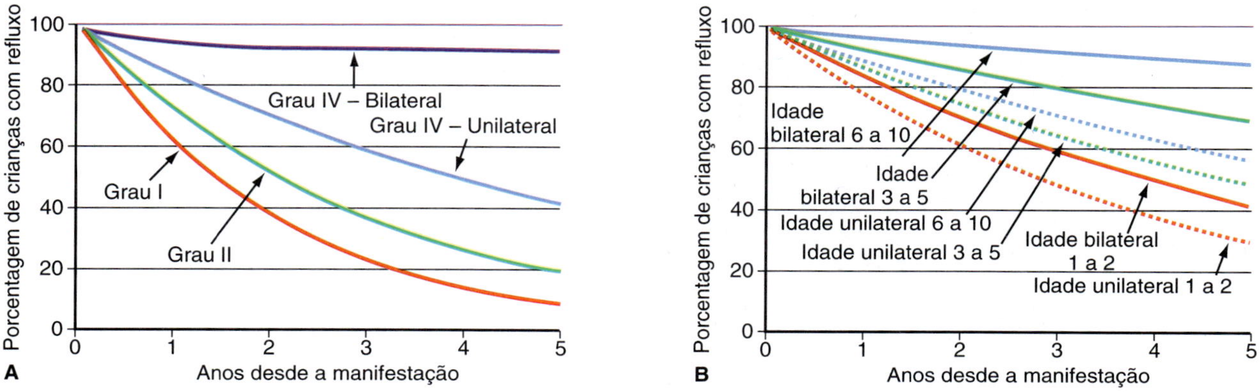

Figura 554.9 **A.** Possibilidade percentual da persistência do RVU de graus I, II e IV durante 1 a 5 anos após a manifestação. **B.** Possibilidade percentual da persistência do RVU de grau III pela idade na manifestação durante 1 a 5 anos após a apresentação do quadro clínico. (*De Elder JS, Peters CA, Arant BS Jr et al.: Pediatric Vesicoureteral Reflux Guidelines Panel summary report on the management of primary vesicoureteral reflux in children, J Urol 157:1846-1851, 1997.*)

com válvulas uretrais posteriores, bexiga neuropática e bexiga neurogênica não neurogênica (p. ex., **síndrome de Hinman**), o RVU estéril pode causar danos renais significativos. As crianças com RVU de alto grau e que adquiriram ITU apresentam um risco significativo para pielonefrite aguda e recorrente e para novas cicatrizes renais (Figura 554.8).

TRATAMENTO

Os objetivos do tratamento são prevenir a pielonefrite, a lesão renal associada ao RVU e outras complicações desta condição. A terapia medicamentosa é baseada nos princípios de que com frequência o RVU é resolvido ao longo do tempo e de que, se as ITU puderem ser prevenidas, a morbidade ou as complicações do RVU podem ser evitadas sem cirurgia. O tratamento clínico inclui a observação com modificação comportamental ou a modificação comportamental com profilaxia antimicrobiana em alguns pacientes. A base para o tratamento cirúrgico é a de que, em algumas crianças, a persistência do RVU causa ou apresenta um significativo potencial para acarretar uma lesão renal ou outras complicações associadas ao distúrbio, e que a sua eliminação minimiza o risco desses problemas. O tratamento do RVU deve ser individualizado com base nos fatores de risco específicos do paciente.

Observação

Nas crianças submetidas à observação, a ênfase terapêutica é direcionada para minimizar os riscos de ITUs pela modificação comportamental. Esses métodos incluem micção cronometrada durante o dia, garantia de eliminação fecal regular, aumento da ingestão de líquidos, periódico esvaziamento vesical satisfatório e tratamento precoce das ITU, especialmente aquelas ITU febris. Essa abordagem é mais adequada para as crianças com RVU de graus I e II, e talvez para as crianças maiores com um RVU persistente e rins normais que não tenham manifestado a pielonefrite clínica.

Profilaxia antimicrobiana

No passado, a profilaxia antibiótica diária era recomendada como tratamento inicial para a maioria das crianças com RVU. Atualmente, muitas famílias manifestam preocupação referente à segurança e aos benefícios da profilaxia. Além disso, como um resultado de diversos ensaios clínicos prospectivos, o benefício da profilaxia tem sido questionado em crianças com RVU. O risco de uma ITU recorrente é mais elevado em pacientes com RVU de grau III ou IV, naqueles com DVI e naqueles cuja primeira ITU associada ao refluxo foi *febril* e não apenas sintomática sem febre. A profilaxia antibiótica após uma ITU associada ao refluxo reduz o risco de recorrência, mas pode aumentar o risco de desenvolvimento de bactérias resistentes. Em um estudo, a profilaxia antibiótica reduziu o risco de novas cicatrizes renais em crianças com refluxo de graus III ou IV, enquanto em outro estudo mais amplo a profilaxia antibiótica não diminuiu a incidência de novas cicatrizes renais nos pacientes com refluxo grave (aproximadamente 10% desenvolveram novas cicatrizes renais independentemente da profilaxia).

Cirurgia

O objetivo do tratamento cirúrgico é minimizar o risco de ITU febril do RVU contínuo e do tratamento não cirúrgico (observação ou profilaxia com testes de acompanhamento). O RVU pode ser corrigido por meio de uma incisão inguinal ou abdominal inferior (aberta), laparoscopicamente (com ou sem assistência robótica) ou endoscopicamente com injeção subureteral de um agente espesso.

O procedimento cirúrgico aberto envolve modificar a junção ureterovesical anormal para produzir uma razão de 4:1 a 5:1 de comprimento de ureter intramural:diâmetro ureteral. A cirurgia pode ser realizada a partir do lado externo ou interno da bexiga. Quando o RVU está associado a uma dilatação ureteral grave (*i. e.*, megaureter), o ureter deve ser modelado ou estreitado para uma dimensão mais normal que permita menor razão comprimento:largura para o túnel intramural, e um canto da bexiga é afixado ao tendão do psoas, formando então *uma bexiga pélvica*. A maioria das crianças pode ser liberada após 1 a 2 dias do procedimento cirúrgico. Se o rim com refluxo estiver funcionando de forma insatisfatória, é indicada a nefrectomia ou a nefroureterectomia.

As abordagens minimamente invasivas com reimplante ureteral por via laparoscópica ou laparoscopia com assistência robótica têm sido investigadas e têm demonstrado um sucesso favorável, mas elas são menos bem-sucedidas do que a cirurgia aberta.

O índice de êxito do reimplante ureteral aberto convencional em crianças com RVU primário é maior que 95 a 98% para os graus I a IV, com 2% apresentando RVU persistente e 1% tendo obstrução ureteral que exige correção. A taxa de êxito é tão elevada que muitos urologistas pediátricos não realizam uma UCM de controle, a não ser que a criança desenvolva um quadro clínico de pielonefrite. Para o RVU de grau V, a taxa de êxito é de aproximadamente 80%. Em graus menores de RVU, a ocorrência de um reimplante malsucedido é mais provável nas crianças com DVI não diagnosticada. Naquelas com RVU secundário (válvulas uretrais posteriores, bexiga neuropática), a taxa de êxito é ligeiramente inferior do que com o RVU primário. O risco de pielonefrite nas crianças com RVU de graus III e IV é consideravelmente inferior após correção cirúrgica aberta em comparação com o tratamento clínico. A reparação cirúrgica não poderá reverter as cicatrizes renais ou causar melhora na função renal.

A reparação endoscópica do RVU envolve a injeção de um agente espesso por meio de um cistoscópio logo abaixo do orifício ureteral, produzindo então uma válvula efetiva (Figuras 554.10 e 554.11). Em 2001, a FDA aprovou o uso de um material biodegradável, microesferas de dextranômero em suspensão no ácido hialurônico (Dx-AH) (Deflux®), para a injeção subureteral. A vantagem da injeção subureteral é que se trata de um procedimento ambulatorial não invasivo (realizado sob anestesia geral) sem período de recuperação. A taxa de êxito é de 70 a 80% e é mais elevada para os graus mais baixos de RVU. Se a primeira injeção não for bem-sucedida, o procedimento pode ser repetido por uma ou duas vezes. A taxa de recorrência do RVU é de aproximadamente 10 a 20%. Na Europa e na América do Sul, um hidrogel de poliacrilamida também está sendo usado para a injeção endoscópica. A taxa de sucesso com este produto, que não é aprovado nos EUA, é similar à do Dx-HA, mas o risco de recorrência de refluxo é significativamente menor.

DIRETRIZES ATUAIS PARA O REFLUXO VESICOURETERAL

As diretrizes baseadas em evidências da American Urological Association (AUA) relacionadas ao tratamento do RVU foram atualizadas em 2017. Em 2016, a European Association of Urology publicou diretrizes baseadas nos pareceres de especialistas. Ambas as recomendações dessas entidades foram baseadas na avaliação de riscos de crianças com RVU.

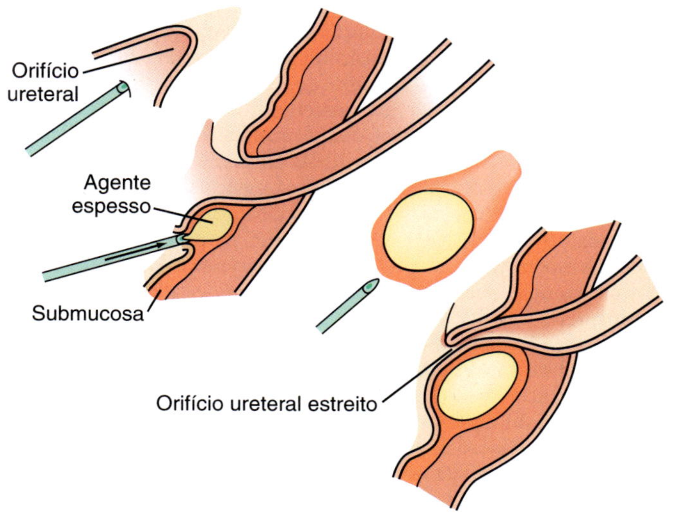

Figura 554.10 Correção endoscópica do RVU. Com o uso de um cistoscópio, uma agulha é inserida dentro do plano submucoso profundamente até o orifício ureteral e o agente espesso é injetado, produzindo então uma válvula oscilante para impedir o RVU. (*Adaptada de Ortenberg J: Endoscopic treatment of vesicoureteral reflux in children, Urol Clin North Am 25:151-156, 1998.*)

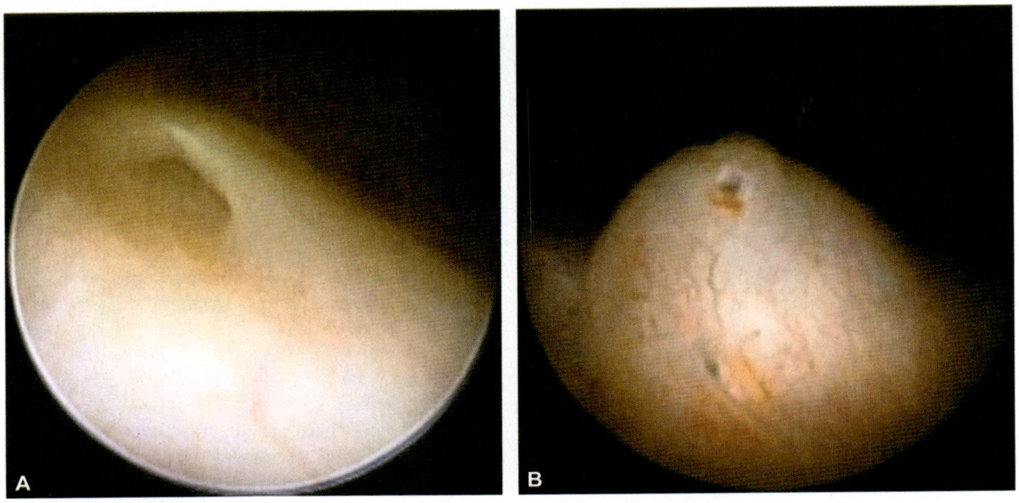

Figura 554.11 **A.** Visualização endoscópica do RVU direito. **B.** O mesmo ureter após a injeção subureteral de microesferas de dextranômero.

A crença de longa data referente ao benefício da profilaxia antibiótica em crianças com RVU tem sido questionada. Vários ensaios prospectivos controlados randomizados sugerem que o risco de ITU em crianças com RVU não é reduzido pela profilaxia. Nesses ensaios clínicos, a maioria das crianças apresentava RVU de graus I a III, e poucas delas com idade inferior a 1 ano foram estudadas. Em comparação, o ensaio clínico PRIVENT (Prevention of Recurrent Urinary Tract Infection in Children with Vesicoureteral Reflux and Normal Renal Tracts) da Austrália demonstrou um benefício significativo da profilaxia em crianças com RVU. Um ensaio clínico sueco em crianças estudou pacientes com idade inferior a 2 anos com graus III e IV de RVU; nesse estudo, foi realizada uma comparação entre a observação clínica, a profilaxia antibiótica (nitrofurantoína) e o tratamento com injeção endoscópica. As crianças do sexo feminino no grupo de vigilância apresentaram uma incidência consideravelmente mais elevada de ITU febril e de novas cicatrizes renais em comparação com os outros grupos de tratamento. O ensaio clínico randomizado mais amplo RIVUR (Randomized Intervention for Children with Vesicoureteral Reflux) incluiu mais de 600 crianças e demonstrou uma redução na taxa de recorrência de ITUs, porém sem redução das ocorrências de cicatrizes renais com a profilaxia antibiótica, mas a prevalência de cicatriz renal na entrada do estudo foi baixa.

A profilaxia é recomendada pela AUA nas crianças que apresentam maior risco de dano renal relacionado ao RVU (p. ex., aquelas $\leq$ 1 ano). Além disso, a pesquisa por disfunção bexiga-intestino é considerada o procedimento padrão na avaliação inicial e no acompanhamento de crianças com RVU. Considerando que as crianças com disfunção miccional e RVU são muito mais suscetíveis de apresentar ITUs recorrentes e cicatrizes renais, a profilaxia é recomendada nesses pacientes. Nas crianças com RVU acompanhadas clinicamente, quando ocorre uma ITU febril, a profilaxia também é recomendada. A decisão quanto à recomendação de observação clínica, terapia medicamentosa ou cirurgia é baseada no risco de RVU para o paciente, na probabilidade de sua resolução espontânea e nas preferências do paciente e dos pais, devendo a família compreender os riscos e os benefícios de cada abordagem de tratamento.

Outro aspecto do RVU refere-se à investigação. O RVU é identificado como um distúrbio familiar com transmissão autossômica dominante com penetrância variável. A vantagem da detecção precoce do RVU é a implementação do tratamento antes da ocorrência de um episódio potencialmente danoso de pielonefrite. Nos irmãos de um paciente índice com RVU, uma conduta opcional incluiria o rastreamento de irmãos ou filhos assintomáticos com US renal ou UCM com contraste. A AUA recomenda que a UCM deve ser obtida quando uma US de rastreamento demonstrar uma anormalidade renal ou se o irmão do paciente apresentar ITU.

A entidade determinou também que os recém-nascidos do sexo feminino com dilatação pélvica renal são mais suscetíveis do que os recém-nascidos do sexo masculino para apresentar RVU. A AUA recomendou que a UCM com contraste deve ser realizada em recém-nascidos com grau III e IV de hidronefrose *pré-natal* (dilatação pielocalicial moderada a grave), hidroureter ou bexiga anormal. Nas crianças com dilatação da pelve renal menos grave, uma abordagem observacional sem rastreamento para RVU e com tratamento imediato de qualquer ITU é o procedimento adequado. No entanto, a AUA também considera uma opção apropriada a realização de UCM em recém-nascidos que apresentam hidronefrose em graus menores.

A bibliografia está disponível no GEN-io.

Capítulo 555

Obstrução do Trato Urinário

Jack S. Elder

A maioria das lesões obstrutivas da infância é congênita, embora a obstrução do trato urinário também possa ser causada por traumatismo, neoplasia, cálculos, processos inflamatórios ou procedimentos cirúrgicos. Lesões obstrutivas ocorrem em qualquer nível: do meato uretral ao infundíbulo calicinal (Tabela 555.1). Os seus efeitos fisiopatológicos dependem de nível, grau de envolvimento, idade da criança no início e se a obstrução é aguda ou crônica.

ETIOLOGIA

A obstrução ureteral grave no início da vida fetal resulta em displasia renal, variando desde rim displásico multicístico, o qual está associado com atresia da junção ureteral ou ureteropélvica (JUP; ver Figura 552.3 no Capítulo 552), a vários graus histológicos de displasia cortical renal observados com obstrução menos grave. Obstrução ureteral crônica no fim da vida fetal ou após o nascimento resulta em dilatação do ureter, pelve renal e cálices, com alterações do parênquima renal que variam desde alterações tubulares mínimas até dilatação do espaço de Bowman e fibroses glomerular e intersticial. Após o nascimento, a infecção pode complicar a obstrução e agravar o dano renal.

A triagem pré-natal com **ultrassonografia** (US) pode detectar hidronefrose pré-natal (HPN), a qual é classificada por trimestre e pelo diâmetro anteroposterior da pelve renal (DAPPR; Tabela 555.2); a maioria é leve. A Tabela 555.3 registra a eventual etiologia. A classificação de risco para a dilatação do trato urinário (DTU) pré-natal (Figura 555.1) e pós-natal (Figura 555.2) ajuda a planejar avaliações e tratamentos futuros.

Tabela 555.1 Tipos e causas de obstrução do trato urinário.

LOCALIZAÇÃO	CAUSA
Infundíbulo	Congênita Cálculos Inflamatória (tuberculose) Traumática Pós-cirúrgica Neoplásica
Pelve renal	Congênita (estenose infundíbulo-pélvica) Inflamatória (tuberculose) Cálculos Neoplasia (tumor de Wilms e neuroblastoma)
Junção ureteropélvica	Estenose congênita Cálculos Neoplasia Inflamatória Pós-cirúrgica Traumática
Ureter	Megaureter obstrutivo congênito Estenose ureteral média Ectopia ureteral Ureterocele Ureter retrocava Pólipos fibroepiteliais do ureter Válvulas ureterais Cálculos Pós-cirúrgica Compressão extrínseca Neoplasia (neuroblastoma, linfoma e outros tumores retroperitoneais ou pélvicos) Inflamatória (doenças de Crohn e granulomatosa crônica) Hematoma, urinoma Linfocele Fibrose retroperitoneal
Saída vesical e uretra	Disfunção vesical neurogênica (obstrução funcional) Válvulas uretrais posteriores Válvulas uretrais anteriores Divertículos Estenoses uretrais (congênita, traumática ou iatrogênica) Atresia uretral Ureterocele ectópica Estenose de meato (meninos) Cálculos Corpos estranhos Fimose Compressão extrínseca por tumores Anomalias do seio urogenital

Tabela 555.2 Definição de hidronefrose pré-natal classificada por diâmetro anteroposterior.

GRAU DE HIDRONEFROSE PRÉ-NATAL	SEGUNDO TRIMESTRE	TERCEIRO TRIMESTRE
Leve	4 a < 7 mm	7 a < 9 mm
Moderada	7 a ≤ 10 mm	9 a ≤ 15 mm
Grave	> 10 mm	> 15 mm

De Nguyen HT, Herndon CDA, Cooper C *et al.*: The Society for Fetal Urology consensus statement on the evaluation and management of antenatal hydronephrosis. J Pediatr Urol 6:212-231, 2010, Table 2, p. 215.

Tabela 555.3 Etiologia da hidronefrose pré-natal.

ETIOLOGIA	INCIDÊNCIA
Hidronefrose transitória	41 a 88%
Obstrução da junção ureteropélvica	10 a 30%
Refluxo vesicoureteral	10 a 20%
Obstrução da junção ureterovesical/ megaureteres	5 a 10%
Rim displásico multicístico	4 a 6%
Válvula uretral posterior/atresia uretral	1 a 2%
Ureterocele/ureter ectópico/duplo sistema	5 a 7%
Outros: síndrome do abdome em ameixa seca, doença renal cística, estenoses ureterais congênitas e megalouretra	Raros

De Nguyen HT, Herndon CDA, Cooper C *et al.*: The Society for Fetal Urology consensus statement on the evaluation and management of antenatal hydronephrosis. J Pediatr Urol 6:212-231, 2010, Table 5, p. 217.

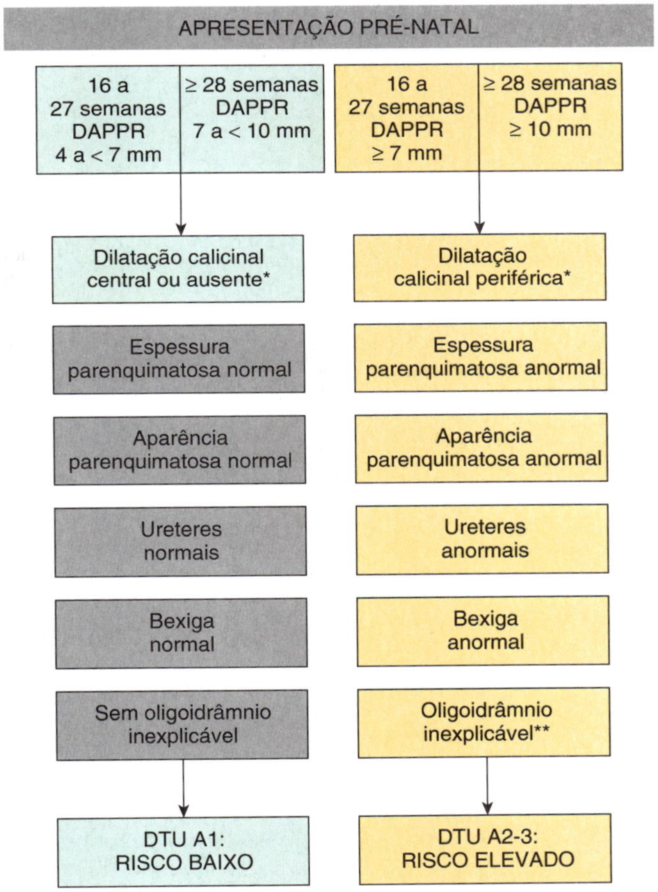

*A dilatação calicinal central e periférica pode ser difícil de avaliar no início da gestação

**Suspeita-se que o oligoidrâmnio seja resultado de uma causa GU

Figura 555.1 Classificação de risco para a dilatação do trato urinário (DTU): apresentação pré-natal para DTU A1 (risco baixo) e DTU A2-3 (risco elevado). Nota: classificação baseada na presença da característica mais crítica. Por exemplo, um feto com um DAPPR dentro do intervalo de DTU A1, mas com dilatação calicinal periférica, seria classificado como DTU A2-3. DAPPR, diâmetro anteroposterior da pelve renal. (*De Nguyen HT, Benson CB, Bromley B et al.: Multidisciplinary consensus on the classification of prenatal and postnatal urinary tract dilation [UTD classification system]. J Pediatr Urol 10:982-998, 2014, Fig. 3, p. 990.*)

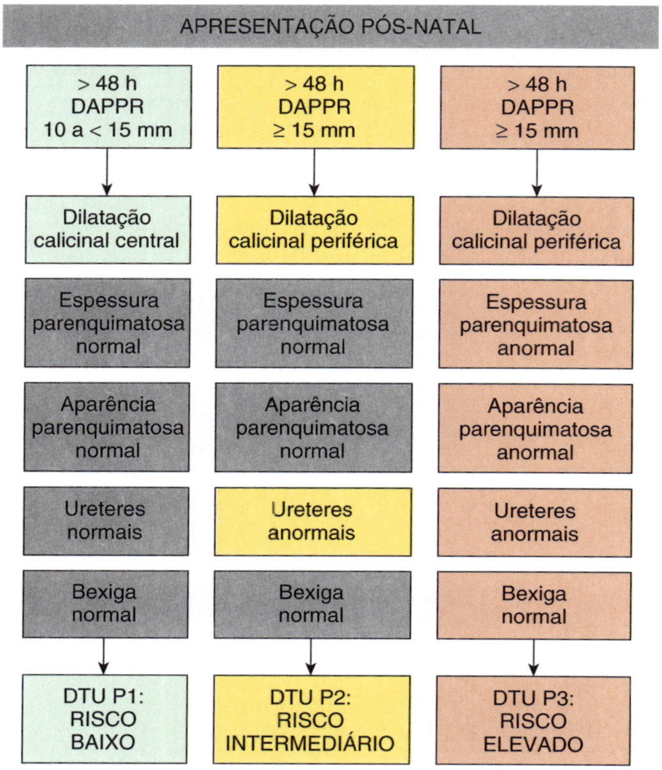

Figura 555.2 Classificação de risco para a dilatação do trato urinário (DTU): apresentação pós-natal para DTU P1 (risco baixo), DTU P2 (risco intermediário) e DTU P3 (risco elevado). Nota: estratificação baseada no achado ultrassonográfico mais crítico. Por exemplo, se o DAPPR encontra-se no intervalo de DTU P1, mas houver dilatação calicinal periférica, a classificação é DTU P2. Da mesma forma, a presença de anormalidades parenquimatosas indica uma classificação DTU P3, a despeito de mensuração do DAPPR. DAPPR, diâmetro anteroposterior da pelve renal. (*De Nguyen HT, Benson CB, Bromley B et al.: Multidisciplinary consensus on the classification of prenatal and postnatal urinary tract dilation [UTD classification system]. J Pediatr Urol 10:982-998, 2014, Fig. 6, p. 993.*)

MANIFESTAÇÕES CLÍNICAS

Em geral, a obstrução do trato urinário causa **hidronefrose**, a qual normalmente é assintomática em suas fases iniciais. Um rim obstruído secundário a **obstruções da JUP** ou a **da junção ureterovesical (JUV)** pode se manifestar como massa unilateral ou provocar dor no abdome superior ou no flanco do lado afetado. Há a possibilidade de pielonefrite por causa da estase urinária. É possível a ocorrência de cálculo no trato urinário superior, causando dor abdominal e no flanco, bem como hematúria. Com a obstrução na saída da bexiga, o fluxo urinário pode ficar fraco; a infecção do trato urinário (ITU; ver Capítulo 553) é comum. Muitas dessas lesões são identificadas por US pré-natal; presume-se que uma anormalidade envolvendo o trato geniturinário ocorra em 1:50 fetos (Tabela 555.3).

A insuficiência renal obstrutiva pode se manifestar por deficiência de crescimento, vômitos, diarreia ou outros sinais e sintomas inespecíficos. Em crianças mais velhas, a **obstrução infravesical** pode estar associada com incontinência urinária por transbordamento ou fluxo urinário insuficiente. A **obstrução ureteral aguda** causa dor abdominal ou no flanco; pode haver náuseas e vômitos. A **obstrução ureteral crônica** pode ser silenciosa ou provocar dor abdominal vaga ou típica no flanco com o aumento da ingestão de líquidos.

DIAGNÓSTICO

A obstrução do trato urinário pode ser diagnosticada no pré-natal por US, a qual geralmente mostra hidronefrose e, às vezes, bexiga distendida. Uma avaliação mais completa, incluindo exames de imagem, deve ser realizada nessas crianças no período neonatal.

Em 2014, uma conferência de consenso multidisciplinar com urologistas, nefrologistas e radiologistas pediátricos, além de especialistas em medicina materno-fetal foi convocada para padronizar a avaliação fetal e o manejo pós-natal precoce de neonatos com **HPN**. Os parâmetros de US incluem: DAPPR e **dilatação calicinal**, se a HPN envolve o cálice maior e/ou menor; espessura e aspecto do parênquima, se o ureter e a bexiga estão normais ou anormais. Os valores normais para dilatação do trato urinário são o DAPPR:

Pré-natal	16 a 27 semanas	< 4 mm
	≥ 28 semanas	< 7 mm
Pós-natal	(> 48 h)	< 10 mm

Supondo que não haja dilatação calicinal, se os rins tiverem um aspecto saudável e o ureter e a bexiga estiverem funcionando regularmente, o exame é considerado normal.

Diante disso, o grupo em consenso categorizou a HPN em grupos de risco pré e pós-natal. Para a HPN, existem dois grupos de risco: risco baixo e risco elevado (Figura 555.1). Para a HPN pós-natal, existem três grupos de risco: baixo, intermediário e elevado (Figura 555.2). A comissão recomendou que todos os sete parâmetros do trato urinário fossem descritos em um relatório por escrito.

Para a apresentação pré-natal, se o DAPPR for 4 a 7 mm em 16 a 27 semanas, ou 7 a 10 mm em ≥ 28 semanas e houver dilatação calicinal central ou não, o feto é classificado com dilatação do trato urinário **(DTU) A1, risco baixo**. No acompanhamento para DTU A1, a comissão sugeriu US pré-natal adicional em ≥ 32 semanas; e após o nascimento, US renal em > 48 h a 1 mês de vida, e um segundo 6 meses depois. A avaliação genética não é indicada, a menos que haja malformações congênitas associadas.

Se o DAPPR for ≥ 7 mm em 16 a 27 semanas ou ≥ 10 mm em ≥ 28 semanas, com qualquer dilatação calicinal periférica ou outra anormalidade do trato urinário superior, o feto é classificado com **DTU A2-3** ou **risco elevado**. O risco atribuído é baseado na característica mais crítica. Para a DTU A2-3, a comissão recomendou acompanhamento por US durante 4 a 6 semanas; contudo, com suspeita de válvulas uretrais posteriores (VUP) ou hidronefrose bilateral grave, recomendou-se acompanhamento mais frequente até o parto. Em seguida ao parto, sugeriu-se US renal após 48 horas, mas antes de 1 mês, com avaliação mais imediata se houver suspeita de VUP ou hidronefrose bilateral significativa. Além disso, recomendou-se a consulta com especialista em urologia ou nefrologia pediátrica.

Para a apresentação pós-natal, um DAPPR < 10 mm em > 48 horas é **normal.** Se o DAPPR for de 10 a 15 mm e houver dilatação calicinal central, mas todos os outros parâmetros forem normais, o lactente é classificado com **DTU P1, risco baixo.** Os graus 1 e 2 de hidronefrose da Society of Fetal Urology (SFU) correspondem à DTU P1. A comissão recomenda acompanhamento por US renal durante 1 a 6 meses. Uretrocistografia miccional (UCM) e profilaxia antibiótica são opcionais, a critério do médico. Avaliação renal não é recomendada.

Se o DAPPR pós-natal for ≥ 15 mm e houver dilatação calicinal periférica e/ou ureteres anormais, o lactente é classificado com **DTU P2, risco intermediário**. A hidronefrose grau 3 da SFU corresponde à DTU P2. A comissão recomenda acompanhamento renal por US durante 1 a 3 meses. UCM, profilaxia antibiótica e cintilografia da função renal são opcionais, a critério do médico.

Se o DAPPR for ≥ 15 mm e houver dilatação calicinal periférica, espessura e aparência anormais do parênquima, ureteres anormais e/ou bexiga anormal, o lactente é classificado com **DTU P3, risco elevado**. A hidronefrose grau 4 da SFU corresponde à DTU P3. A comissão recomenda acompanhamento renal por US durante 1 mês. Sugere-se UCM e profilaxia antibiótica. Cintilografia da função renal é opcional, a critério do médico (mas é quase sempre recomendada).

ACHADOS FÍSICOS

A obstrução do trato urinário costuma ser silenciosa. No neonato, massa abdominal palpável é, na maior parte dos casos, um rim displásico hidronefrótico ou multicístico. Com as VUP, as quais equivalem à lesão obstrutiva infravesical em meninos, massa do tamanho de uma noz que representa a bexiga é palpável logo acima da sínfise púbica.

Um **úraco com drenagem patente** também pode sugerir obstrução uretral. Em geral, a **ascite urinária** em neonato é causada por extravasamento renal ou vesical secundário a VUP. Infecção e sepse podem ser os primeiros indícios de lesão obstrutiva do trato urinário. A combinação de infecção e obstrução representa uma ameaça grave para lactentes e crianças e geralmente requer administração parenteral de antibióticos e drenagem do rim obstruído. Deve-se realizar US renal em todas as crianças durante a fase aguda de uma ITU febril inicial.

EXAMES DE IMAGEM

Ultrassonografia renal

A hidronefrose é a característica mais comum de obstrução (Figura 555.3). A DTU superior não diagnóstica de obstrução e muitas vezes persiste após a correção cirúrgica de lesão obstrutiva significativa. A dilatação pode ser decorrente do refluxo vesicoureteral ou manifestação de desenvolvimento anormal do trato urinário, mesmo quando não há obstrução. O comprimento renal, o grau de caliectasia, a espessura do parênquima e a presença ou ausência de dilatação ureteral têm de ser avaliados. Além do sistema DTU, a maioria dos urologistas pediátricos também categoriza a gravidade da hidronefrose de 1 a 4 utilizando a escala de classificação da SFU (Tabela 555.4). O clínico deve determinar se o rim contralateral está normal e realizar exames de imagens da bexiga para visualizar se a sua parede se mostra espessada, o ureter inferior está dilatado e o esvaziamento da bexiga está completo. Na obstrução aguda ou intermitente, a dilatação do sistema coletor pode ser mínima, e a US, evasiva.

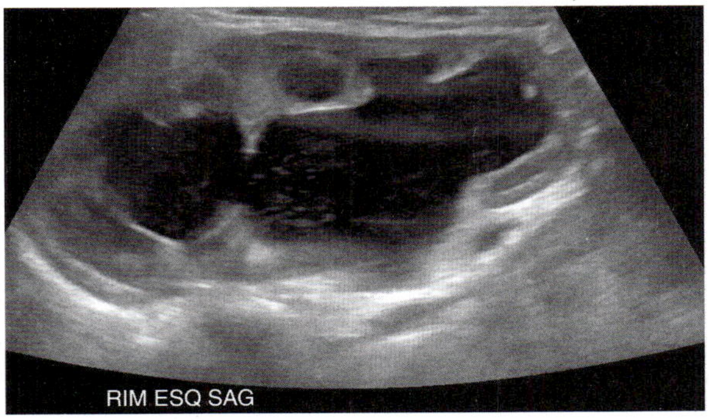

Figura 555.3 Ultrassonografia do rim esquerdo com dilatação pélvica e calicinal acentuada (hidronefrose grau 4) em neonato com obstrução de junção ureteropélvica.

Tabela 555.4 Sistema de graduação para hidronefrose da Society for Fetal Urology.

GRAU DE HIDRONEFROSE	IMAGEM RENAL: COMPLEXO RENAL CENTRAL	IMAGEM RENAL: ESPESSURA DO PARÊNQUIMA RENAL
0	Intacto	Normal
1	Leve dilatação	Normal
2	Dilatação evidente e complexo restrito na borda renal	Normal
3	Dilatação ampla, pelve dilatada fora da borda renal e dilatação uniforme de cálices	Normal
4	Dilatação profunda de pelve e cálices (cálices podem se mostrar convexos)	Fina

De Maizels M, Mitchell B, Kass E *et al.*: Outcome of nonspecific hydronephrosis in the infant: a report from the registry of the Society for Fetal Urology, J Urol 152: 2324-2327, 1994.

Uretrocistografia miccional

Em neonatos e lactentes com hidronefrose congênita grau 3 ou 4 e em qualquer criança com dilatação ureteral, deve-se realizar **UCM com contraste**, pois a dilatação é secundária ao refluxo vesicoureteral em 15% dos casos. Em meninos, a UCM também é feita para descartar obstrução uretral, sobretudo quando houver suspeita de VUP. Em crianças mais velhas, a taxa de fluxo urinário pode ser medida de forma não invasiva com um fluxômetro urinário; fluxo reduzido com contração normal da bexiga sugere obstrução infravesical (p. ex., VUP e estenose uretral). Quando não se consegue colocar o cateter na uretra para a realização de UCM, o médico deve suspeitar de estenose uretral ou lesão uretral obstrutiva. A uretrografia retrógrada com meio de contraste injetado no meato uretral ajuda a delinear a anatomia da obstrução uretral.

Exames com radioisótopos

A **cintilografia renal** é utilizada para avaliar a anatomia e a função renal. Os dois radiofármacos utilizados com mais frequência são mercaptoacetiltriglicina (MAG-3) e ácido dimercaptossuccínico marcado com tecnécio-99m (DMSA). O MAG-3, o qual é excretado por secreção tubular renal, é empregado para avaliar a função renal diferencial e, quando a furosemida é administrada, também se consegue aferir a drenagem. O DMSA é um agente de imagem cortical renal utilizado para avaliar a função renal diferencial e demonstrar se a cicatrização renal está presente. Raras vezes, é utilizado em crianças com uropatia obstrutiva.

No renograma diurético com MAG-3, uma pequena dose desse radiofármaco marcado com tecnécio é injetada por via intravenosa (IV; Figuras 555.4 e 555.5). Durante os primeiros 2 a 3 minutos, a captação do parênquima renal é analisada e comparada, permitindo o cálculo da função renal diferencial.

Em seguida, a excreção é avaliada. Após 20 minutos, injeta-se furosemida 1 mg/kg por IV, e a rapidez e o padrão de drenagem dos rins para a bexiga são analisados. Se não houver obstrução, metade do radionuclídeo tem de excretada a partir da pelve renal em 10 a 15 minutos, tempo denominado meia-vida ($t_{1/2}$). Se houver obstrução significativa do trato superior, a $t_{1/2}$ geralmente é maior do que 20 minutos; a $t_{1/2}$ de 15 a 20 minutos é indeterminada. A $t_{1/2}$ elevada é sugestiva, mas não diagnóstica de obstrução. Essas imagens quase sempre fornecem uma avaliação precisa do local da obstrução. Muitas variáveis afetam o resultado do renograma diurético. Rins de neonatos são funcionalmente imaturos, de modo que, no primeiro mês de vida, é possível o órgão normal não demonstrar excreção regular após a administração de diuréticos. A desidratação do paciente prolonga o trânsito parenquimatoso e é capaz de diminuir a resposta diurética. Administrar uma dose insuficiente de furosemida pode resultar em drenagem lenta. Se houver refluxo vesicoureteral, a drenagem vesical contínua é obrigatória para evitar que o radionuclídeo reflua da bexiga para o trato superior dilatado, o que prolongaria a fase de depuração.

Urografia por ressonância magnética

A urografia por ressonância magnética (RM) também é utilizada para avaliar suspeitas de patologia do trato urinário superior. A criança é hidratada e recebe furosemida IV. O gadolínio de ácido dietileno tetrapentacético é injetado, e sequências de rotina ponderadas em T1 e imagens *fast spin-echo* ponderadas em T2 com supressão de gordura são realizadas através dos rins, ureteres e bexiga. Essa técnica fornece imagens com bastante resolução da patologia, e a metodologia permite a avaliação de função e drenagem renais diferenciais (Figura 555.6). Não há exposição à radiação; no entanto, crianças pequenas precisam de sedação ou anestesia. A técnica é empregada principalmente quando a US renal e a imagem nuclear não são capazes de delinear uma patologia complexa.

Tomografia computadorizada

Em crianças com suspeita de cálculo ureteral (ver Capítulo 562), a tomografia computadorizada (TC) espiral sem contraste de baixa dose do abdome e da pelve é um método padrão para demonstrar a presença de cálculo, sua localização e se há hidronefrose proximal significativa. Esse exame pode ser solicitado quando a US renal/vesical for inconclusiva.

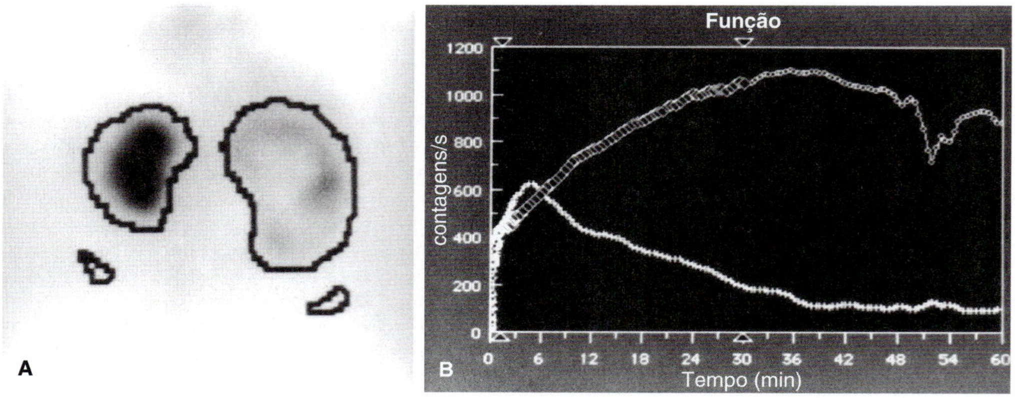

Figura 555.4 Renograma diurético com MAG-3 de paciente com 6 semanas de vida acometido por hidronefrose direita grave. O rim direito está no lado *direito* da imagem. **A.** Função renal diferencial: rim esquerdo 70%, rim direito 30%. **B.** Após administração de furosemida, a drenagem do rim esquerdo foi normal, e a do rim direito, lenta, compatível com obstrução da JUP direita. A pieloplastia foi realizada no rim direito.

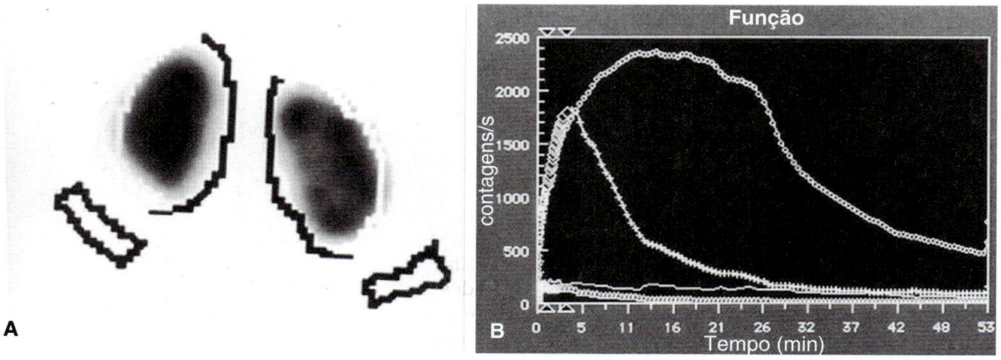

Figura 555.5 **A.** Renograma diurético com MAG-3 aos 14 meses de vida mostra função igual nos dois rins. **B.** Drenagem imediata após administração de furosemida.

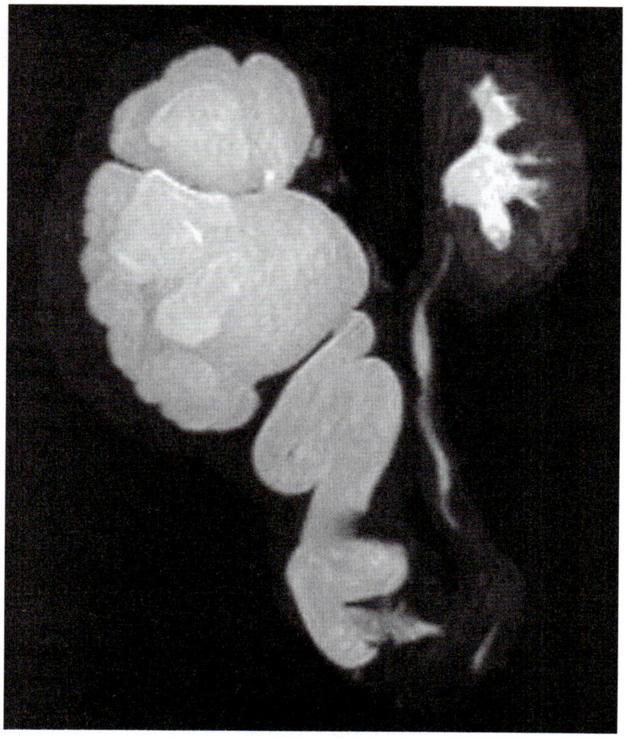

Figura 555.6 Urografia por RM em menino com obstrução ureterovesical distal.

A desvantagem da TC é a exposição significativa à radiação, de forma que deve ser empregada somente quando os resultados direcionarem para decisões de manejo.

Exames auxiliares

Em casos raros, a **pielografia anterógrada** (inserção de um tubo percutâneo de nefrostomia e injeção de agente de contraste) pode ser realizada para avaliar a anatomia do trato urinário superior. Esse procedimento geralmente requer anestesia geral. Além disso, há a possibilidade de se fazer um **exame de fluxo de pressão-perfusão anterógrada** (teste de Whitaker), no qual o fluido é infundido a uma taxa controlada, em geral de 10 mℓ/min. As pressões na pelve renal e na bexiga são monitoradas durante a infusão, e as diferenças de pressão acima de 20 cmH_2O sugerem obstrução. Em outros casos, pielografia retrógrada com cistoscopia oferece imagens de alta resolução do trato urinário superior (Figura 555.7).

TIPOS ESPECÍFICOS DE OBSTRUÇÃO DO TRATO URINÁRIO E SEUS TRATAMENTOS

Hidrocalicose

O termo *hidrocalicose* remete a uma dilatação localizada do cálice causada pela obstrução do seu infundíbulo, denominada **estenose infundibular**. Essa condição pode ser originada no desenvolvimento ou secundária a processos inflamatórios, como ITU; e, em geral, é descoberta durante a avaliação de dor ou ITU. O diagnóstico de estenose infundibular costuma ser estabelecido por US e TC ou urografia por RM.

Obstrução da junção ureteropélvica

A obstrução da JUP é a lesão obstrutiva mais comum na infância, geralmente causada por estenose intrínseca (Figuras 555.3 a 555.5).

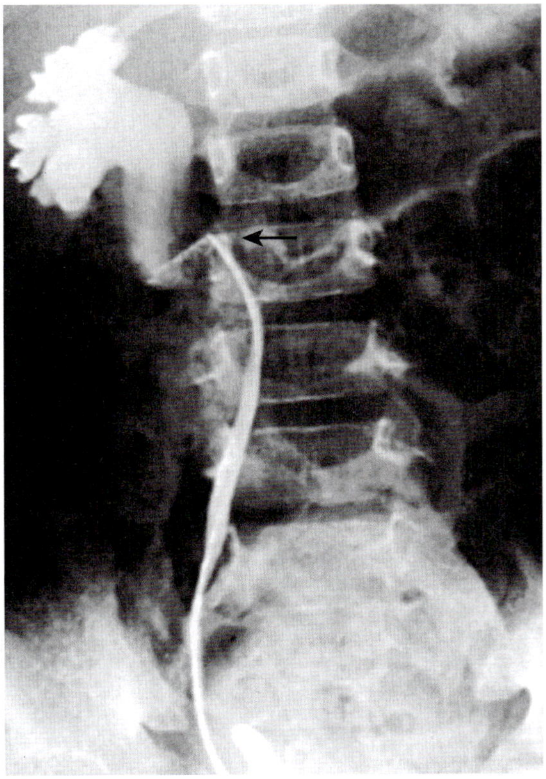

Figura 555.7 Pielografia retrógrada mostrando desvio medial de um ureter superior dilatado no nível da terceira vértebra lombar (*seta*), característico de ureter retrocava.

Uma artéria acessória ao polo inferior do rim também pode ocasionar obstrução extrínseca. A aparência típica na US é hidronefrose grau 3 ou 4 sem dilatação ureteral. A obstrução da JUP se manifesta com mais frequência na US pré-natal que revela hidronefrose fetal; também como massa renal palpável em neonato ou lactente; dor abdominal, no flanco ou nas costas; ITU febril; ou hematúria após traumatismo mínimo. Aproximadamente 60% dos casos ocorrem no lado esquerdo; a proporção homem:mulher é de 2:1. *A obstrução da JUP é bilateral em apenas 10% dos casos.* Em rins nessa condição, a função renal pode ser prejudicada de forma significativa pela atrofia por pressão, mas cerca de metade dos rins afetados tem função glomerular relativamente normal. A anomalia é corrigida com a realização de pieloplastia, na qual o segmento estenótico é excisado e o ureter normal e a pelve renal são religados. As taxas de sucesso chegam a 91 a 98%. A pieloplastia pode ser realizada por meio de técnicas laparoscópicas, muitas vezes por assistência robótica com o robô da Vinci.

Graus menores de estreitamento da JUP podem ocasionar hidronefrose leve, normalmente não obstrutiva e com funcionamento renal normal. O espectro de anormalidades da JUP tem sido referido como **JUP anômala**. Outra causa de hidronefrose leve são as dobras fetais do ureter superior, as quais também não são obstrutivas.

É possível que haja dificuldade para se estabelecer o diagnóstico em criança assintomática na qual a dilatação da pelve renal é um achado incidental de US pré-natal. Após o nascimento, a avaliação ultrassonográfica é repetida para confirmar o achado pré-natal. A UCM é necessária porque 10 a 15% dos pacientes têm refluxo vesicoureteral ipsilateral. Uma vez que a oligúria neonatal pode causar descompressão temporária da pelve renal dilatada, é muito importante realizar a primeira US pós-natal após o terceiro dia de vida. Postergar a US pode ser inviável. Se nenhuma dilatação for encontrada na US inicial, deve-se repetir o exame com 1 mês de vida. Se o rim apresentar hidronefrose grau 1 ou 2 e o parênquima renal parecer normal, um período de observação muitas vezes é relevante, com US renais sequenciais para monitorar a gravidade da hidronefrose, a qual geralmente desaparece. A profilaxia antibiótica *não* é indicada para crianças com hidronefrose leve. Se a hidronefrose for grau 3 ou 4, a resolução espontânea é pouco provável, e a obstrução tem mais chance de ocorrer, sobretudo se o diâmetro pélvico renal for de 3 cm. Uma renografia diurética com MAG-3 é realizada com 4 a 6 semanas de vida. Se a drenagem do trato superior ou a função renal diferencial forem insatisfatórias, recomenda-se a pieloplastia. Após esse exame, a função renal diferencial costuma ser restabelecida, e espera-se que a drenagem melhore com estimulação por furosemida.

Se a função diferencial na renografia for normal e a drenagem, satisfatória, o lactente pode ser acompanhado por US seriadas, mesmo em casos de hidronefrose grau 4. Se a hidronefrose permanecer grave e sem melhora, a repetição da renografia diurética após 6 a 12 meses pode ajudar na decisão entre a observação contínua e o reparo cirúrgico. A intervenção cirúrgica imediata é indicada para lactentes com massa abdominal, hidronefrose bilateral grave, agenesia unilateral do rim ou função diminuída no rim acometido. Em casos raros em que a função renal diferencial for < 10%, mas o rim apresentar alguma função, a inserção de um tubo percutâneo de nefrostomia permite a drenagem do rim hidronefrótico por algumas semanas, possibilitando a reavaliação da função renal. Em crianças mais velhas sintomáticas, o diagnóstico de obstrução da JUP normalmente é estabelecido por US e renografia diurética.

As seguintes enfermidades devem ser consideradas no diagnóstico diferencial: megacalicose, uma dilatação congênita não obstrutiva dos cálices sem expansão pélvica ou uretérica; refluxo vesicoureteral com dilatação acentuada e torção do ureter; obstrução distal ou média do ureter, quando este não for bem visualizado na urografia; e ureter retrocava.

Obstrução ureteral média

Estenose ureteral congênita ou válvula ureteral no ureter médio é rara. Ela é corrigida por excisão do segmento estenótico e reanastomose dos segmentos ureterais superior e inferior normais. **Ureter retrocava** é uma anomalia em que o ureter superior direito se desloca posteriormente para a veia cava inferior. Nessa anomalia, a veia cava pode causar compressão e obstrução extrínsecas. Uma pielografia retrógrada ou urografia por RM mostra o ureter direito desviado medialmente no nível da terceira vértebra lombar (Figura 555.7). O reparo cirúrgico é composto por transecção do ureter superior, movendo-o anteriormente à veia cava e realizando a reanastomose dos segmentos superior e inferior. A reparação é necessária apenas se houver obstrução. Tumores retroperitoneais, fibrose causada por procedimentos cirúrgicos, processos inflamatórios (como na doença granulomatosa crônica) e radioterapia podem ocasionar obstrução ureteral média adquirida.

Ureter ectópico

Um ureter que drena para fora da bexiga é referido como ureter ectópico. Essa anomalia é três vezes mais comum em meninas do que em meninos e, em geral, detectada no período pré-natal. O ureter ectópico normalmente drena o polo superior de um sistema coletor duplicado (dois ureteres).

Em meninas, cerca de 35% desses ureteres penetram a uretra na altura do colo vesical, 35% no septo uretrovaginal e 25% na vagina, e alguns drenam para cérvice, útero, ducto de Gartner ou um divertículo uretral. Muitas vezes, o aspecto terminal do ureter fica estreitado, causando hidroureteronefrose. Com exceção daquele que penetra no colo da bexiga, um ureter ectópico causa incontinência urinária contínua da porção renal afetada. A ITU é comum por causa da estase urinária.

Em meninos, ureteres ectópicos penetram a uretra posterior (acima do esfíncter externo) em 47% dos casos; o utrículo prostático em 10%; a vesícula seminal, 33%; o ducto ejaculatório, 5%; e os canais deferentes, 5%. Portanto, nos meninos, o ureter ectópico não causa incontinência, e a maioria dos pacientes apresenta ITU ou epididimite.

A avaliação abrange US renal, UCM e cintilografia renal, que demonstra se o segmento afetado tem função significativa. A US mostra o rim hidronefrótico afetado ou o polo superior e o ureter dilatado até a bexiga (Figura 555.8). Se o ureter ectópico drenar para o interior do colo da bexiga (menina), uma UCM geralmente mostra refluxo no ureter. Caso contrário, não há refluxo dentro do ureter ectópico, mas pode haver no ureter ipsilateral, que drena o polo inferior, ou no sistema coletor contralateral.

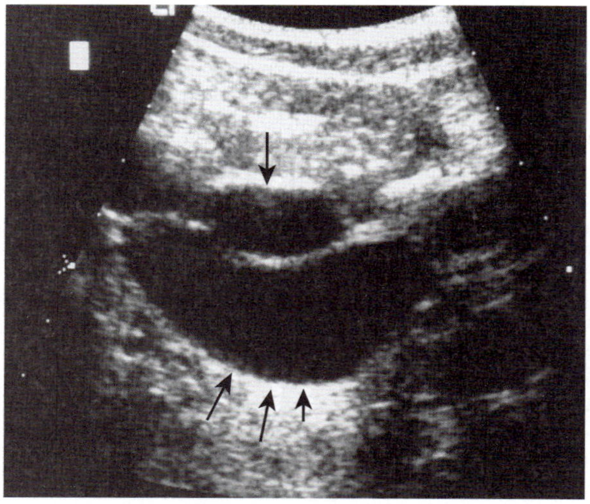

Figura 555.8 Ultrassonografia do ureter direito dilatado (*setas abaixo*) estendendo-se anterior e caudalmente até uma bexiga quase vazia (*seta acima*) em menina com incontinência urinária e ureter ectópico drenando na vagina.

O tratamento depende do estado da porção renal drenada pelo ureter ectópico. Se a função for satisfatória, indica-se o reimplante ureteral na bexiga ou ureteroureterostomia (anastomose do polo superior do ureter ectópico no ureter de inserção normal que drena o polo inferior). Se a função for deficiente, recomenda-se nefrectomia parcial ou total. Em muitos centros clínicos, esse procedimento é feito por laparoscopia e, muitas vezes, com assistência robótica.

Ureterocele

A ureterocele é uma dilatação cística do ureter terminal que se mostra obstrutiva por causa de orifício ureteral diminuto. Ureteroceles são muito mais comuns em meninas do que em meninos. Crianças afetadas geralmente são identificadas por US pré-natal, embora algumas apresentem ITU febril. Elas podem ser ectópicas, casos em que o edema cístico se estende através do colo da bexiga até a uretra, ou ortotópicas, quando a ureterocele está totalmente dentro da bexiga. Ambas podem ser bilaterais.

Em meninas, as ureteroceles quase sempre estão associadas à duplicação ureteral (Figura 555.9), ao passo que em 50% dos meninos afetados há apenas um ureter. Quando associada a uma anomalia de duplicação, a ureterocele drena a porção renal superior, que, normalmente, funciona de forma insatisfatória ou está displásica por causa da obstrução congênita. O ureter do polo inferior drena para a bexiga superior e lateral ao ureter do polo superior e pode haver refluxo.

Uma **ureterocele ectópica** se estende pela submucosa através do colo da bexiga até a uretra. Raras vezes, ureteroceles ectópicas extensas podem causar obstrução da saída da bexiga e retenção de urina com hidronefrose bilateral. Em meninas, é possível que ocorra o prolapso da ureterocele a partir do meato uretral. A US é eficaz em revelar a ureterocele e se o sistema obstruído associado é duplicado ou simples. A UCM geralmente mostra um defeito de preenchimento na bexiga, às vezes grande, correspondente à ureterocele, e com frequência apresenta refluxo para o polo inferior do sistema coletor adjacente com achados típicos semelhantes a um "lírio caído" no rim. A cintilografia renal nuclear é mais precisa em demonstrar se a porção renal afetada tem função significativa.

O tratamento de ureteroceles ectópicas varia entre os diferentes centros clínicos, depende da função do polo superior na cintilografia renal e se há refluxo para o ureter do polo inferior. Se houver disfunção do polo superior do rim e ausência de refluxo, o tratamento quase sempre envolve a excisão laparoscópica, robótica ou aberta do polo superior obstruído e da maior parte do ureter associado. Se houver função no polo superior ou refluxo significativo para o ureter do polo inferior, ou se o paciente estiver séptico por infecção do rim hidronefrótico, a terapia inicial adequada para descomprimir a ureterocele é uma incisão transuretral com cauterização. O refluxo na ureterocele incisada é comum, e a excisão subsequente da ureterocele e o reimplante ureteral geralmente são necessários. Um método alternativo é a realização de ureteroureterostomia superior para inferior, permitindo que o ureter obstruído do polo superior drene através do ureter do polo inferior normal; esse procedimento muito vezes é realizado com técnica laparoscópica minimamente invasiva (robótica) ou por meio de uma pequena incisão.

Ureteroceles ortotópicas (intravesicais) estão associadas a sistemas coletores duplicados ou simples e o orifício se encontra no local esperado na bexiga (Figura 555.10). Em geral, essas anomalias são descobertas durante exame para HPN ou ITU. A US é significativa para a detecção de ureterocele na bexiga e hidroureteronefrose. A incisão transuretral da ureterocele alivia efetivamente a obstrução, mas pode resultar em refluxo vesicoureteral, que exige reimplante ureteral posterior. Alguns profissionais preferem a excisão aberta da ureterocele e o reimplante como forma inicial de tratamento. Ureteroceles pequenas, simples e sem dilatação do trato superior observadas em achados incidentais, em geral, não requerem tratamento.

Megaureter

A Tabela 555.5 apresenta uma classificação de megaureteres (ureter dilatado). Diversos distúrbios podem provocar dilatação ureteral e muitos são não obstrutivos.

Em geral, megaureteres são descobertos por meio de US pré-natal, ITU pós-natal, hematúria ou dor abdominal. Anamnese cuidadosa, exame físico e UCM identificam as causas de megaureteres secundários

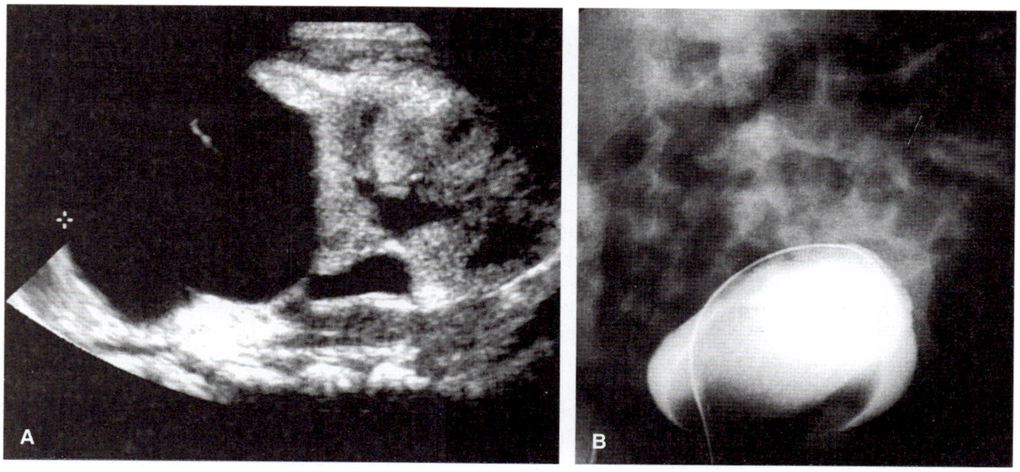

Figura 555.9 A. Lactente com ureterocele ectópica. A US do rim esquerdo mostra dilatação acentuada do polo superior e polo inferior normal. **B.** A UCM mostra ureterocele aguda, drenando o polo superior esquerdo na bexiga. Não há refluxo.

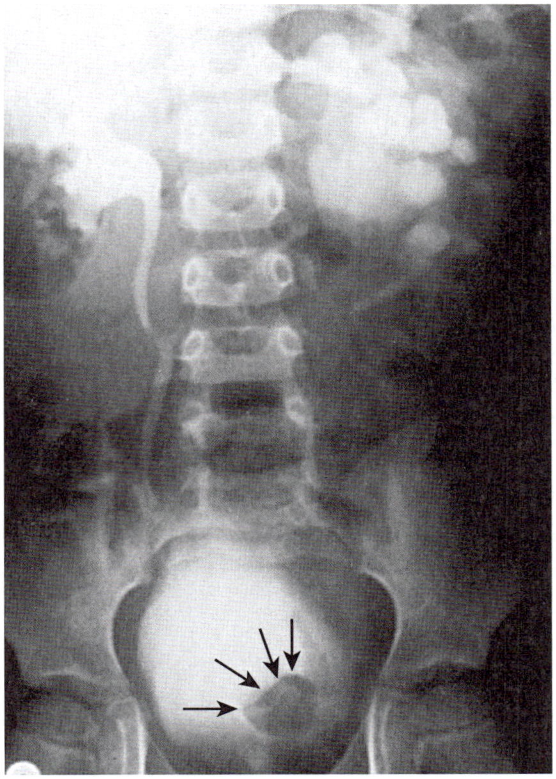

Figura 555.10 Ureterocele intravesical simples. A urografia excretora mostra hidronefrose esquerda e deficiência considerável de preenchimento no lado esquerdo da bexiga, correspondendo a uma ureterocele simples que provoca a obstrução ureteral esquerda. Essa lesão foi tratada por incisão transuretral e drenagem da ureterocele.

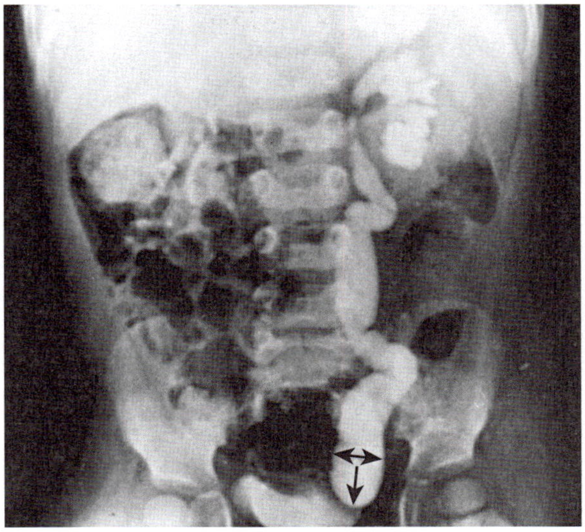

Figura 555.11 Megaureter obstruído sem refluxo. Urografia excretora em menina com história de infecção do trato urinário febril. O lado direito permanece normal. O lado esquerdo revela hidroureteronefrose com dilatação predominante do ureter distal. Observe a aparência característica do ureter distal. Sem refluxo vesicoureteral. O diagnóstico de obstrução foi confirmado por renografia diurética.

e refluxivo, assim como as da síndrome do abdome em ameixa seca. Os megaureteres obstrutivos primários e os não obstrutivos provavelmente representam diferentes graus de gravidade da mesma anomalia.

O **megaureter primário obstrutivo não refluxivo** é resultado do desenvolvimento anormal do ureter distal, com tecido colagenoso que substitui a camada muscular. O peristaltismo ureteral normal é interrompido e o ureter proximal se alarga. Na maioria dos casos, não há estenose verdadeira. Na pielografia IV ou na urografia por RM, o ureter distal aparece mais dilatado em seu segmento distal, mas se contrai de súbito na junção da bexiga ou acima dela (Figura 555.11). A lesão pode ser unilateral ou bilateral; e hidroureteronefrose significativa sugere obstrução. O megaureter tende a apresentar ITU, cálculos urinários, hematúria e dor no flanco por causa de estase urinária. Em grande parte dos casos, a renografia diurética e as US sequenciais são capazes de diferenciá-los com segurança entre os tipos obstrutivo e não obstrutivo. Na maioria dos megaureteres não obstrutivos, a hidroureteronefrose diminui de forma gradual (Figura 555.12). Megaureteres totalmente obstruídos requerem tratamento cirúrgico, com excisão do segmento estreitado, afilamento ureteral e reimplante do ureter. Os resultados da reparação cirúrgica geralmente são satisfatórios, mas o prognóstico depende da função renal preexistente e do desenvolvimento de complicações.

Se a função renal diferencial for normal (> 45%) e a criança, assintomática, é seguro acompanhar o paciente com US seriadas e renografia diurética periódica para monitorar função e drenagem renal. Em crianças com hidroureteronefrose grau 4, deve-se prescrever terapia antimicrobiana profilática, visto que essas crianças são propensas a ITU mais acentuada. Se a função renal piorar, a drenagem do trato urinário superior se tornar mais lenta ou ocorrer ITU, recomenda-se o reimplante ureteral. Cerca de 25% das crianças com megaureter não refluxivo são submetidas a reimplante ureteral.

Síndrome do abdome em ameixa seca

A síndrome do abdome em ameixa deca (*prune-belly*), também chamada de **síndrome da tríade** ou **síndrome de Eagle-Barrett**, ocorre em cerca de 1:40 mil nascimentos; 95% das crianças afetadas são do sexo masculino. A associação característica de músculos abdominais deficientes, criptorquidia e anormalidades do trato urinário provavelmente resulta da obstrução uretral grave na vida fetal (Figura 555.13). Oligoidrâmnio e hipoplasia pulmonar são complicações comuns no período perinatal. Muitos neonatos afetados são natimortos. As anomalias do trato urinário

Tabela 555.5 Classificação de megaureter.

REFLUXIVO		OBSTRUTIVO		NÃO REFLUXIVO NEM OBSTRUTIVO	
PRIMÁRIO	**SECUNDÁRIO**	**PRIMÁRIO**	**SECUNDÁRIO**	**PRIMÁRIO**	**SECUNDÁRIO**
Refluxo primário	Bexiga neuropática	Intrínseco (megaureter obstrutivo primário)	Bexiga neuropática	Sem refluxo e não obstrutivo	Diabetes insípido
Síndrome megacístico-megaureter	Síndrome de Hinman	Válvula ureteral	Síndrome de Hinman		Infecção
Ureter ectópico	Válvulas uretrais posteriores	Ureter ectópico	Válvulas uretrais posteriores		Persistente após o alívio da obstrução
Síndrome do abdome em ameixa seca	Divertículo vesical Pós-operatório	Ureterocele ectópica	Cálculo ureteral Extrínseco Pós-operatório		

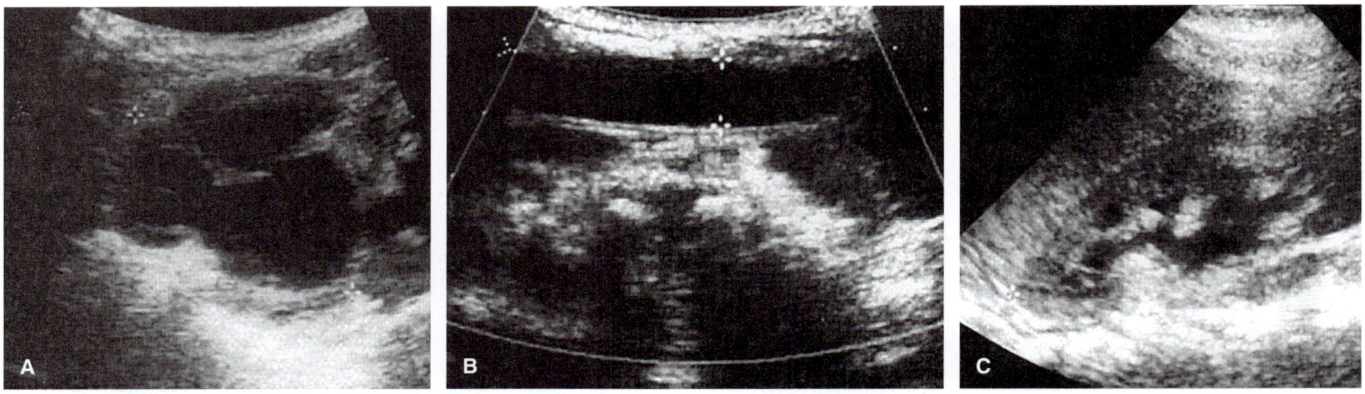

Figura 555.12 Neonato com megaureter primário sem refluxo. **A.** A US renal mostra hidronefrose grau 4. **B.** Ureter dilatado. A cintilografia renal mostrou função igual à do rim contralateral e drenagem satisfatória com estimulação da diurese. **C.** US de acompanhamento após 10 meses mostra resolução completa da hidronefrose.

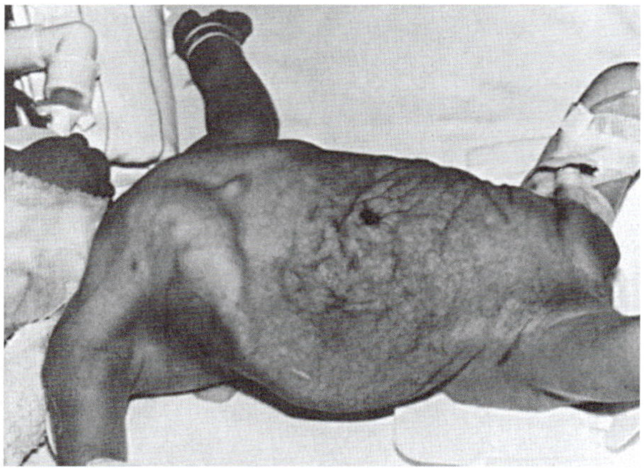

Figura 555.13 Neonato de 1.600 g com síndrome do abdome em ameixa seca. Observe a falta de tonicidade da parede abdominal e o aspecto enrugado da pele.

abrangem dilatação intensa dos ureteres e do trato superior e bexiga muito grande, com úraco patente ou divertículo uracal. A maior parte dos pacientes apresenta refluxo vesicoureteral. A uretra prostática quase sempre está dilatada, e a próstata, hipoplásica. A uretra anterior pode se dilatar, resultando em megalouretra. Raras vezes, há estenose ou atresia uretral. Os rins costumam apresentar vários graus de displasia, e os testículos geralmente se encontram intra-abdominais. Muitas vezes, há má rotação do intestino. Anomalias cardíacas ocorrem em 10% dos casos; > 50% apresentam anormalidades do sistema musculoesquelético, incluindo anomalias nos membros e escoliose. Em meninas, alterações de uretra, útero e vagina quase sempre estão presentes.

Muitos neonatos com síndrome do abdome em ameixa seca têm dificuldade com o esvaziamento eficaz da bexiga porque a musculatura dela é pouco desenvolvida e a uretra pode estar estreitada. Quando não houver obstrução, o objetivo do tratamento é a prevenção de ITU com profilaxia antibiótica. Caso haja evidência de obstrução dos ureteres ou uretra, procedimentos de drenagem temporários, como uma vesicostomia, podem ajudar na manutenção da função renal até a criança ter idade suficiente para a reparação cirúrgica. Verificou-se que algumas crianças com síndrome do abdome em ameixa seca têm VUP clássica ou atípica. ITU são comuns e devem ser tratadas de imediato. A reparação dos testículos criptorquídicos por orquidopexia pode ser difícil nessas crianças porque os testículos encontram-se localizados no abdome superior e a cirurgia é mais bem realizada nos primeiros 6 meses de vida. A reconstrução da parede abdominal oferece benefícios estéticos e funcionais.

O prognóstico depende, em última análise, do grau de hipoplasia pulmonar e displasia renal. Um terço das crianças com síndrome do abdome em ameixa seca é natimorta ou morre nos primeiros poucos meses de vida em razão da hipoplasia pulmonar. Até 30% dos sobreviventes a longo prazo desenvolvem doença renal em estágio terminal em virtude de displasia ou complicações de infecção ou refluxo e, eventualmente, requerem de transplante renal. Nessas crianças, ele oferece bons resultados.

Obstrução do colo da bexiga

A obstrução do colo da bexiga quase sempre é secundária a ureterocele ectópica, cálculos vesicais ou tumor de próstata (rabdomiossarcoma). As manifestações abrangem dificuldade de micção, retenção urinária, ITU e distensão da bexiga com incontinência por transbordamento. A obstrução evidente é comum em casos de VUP, mas raras vezes tem qualquer significado funcional. A obstrução primária é muito rara.

Válvulas uretrais posteriores

A causa mais comum de uropatia obstrutiva grave em crianças são as VUP, afetando 1:8 mil meninos. Válvulas uretrais são folhetos de tecidos que se espalham de modo distal da uretra prostática ao esfíncter urinário externo. Geralmente, uma abertura em forma de fenda separa os folhetos. As válvulas são de origem embriológica incerta e provocam graus distintos de obstrução. Aproximadamente 30% dos pacientes apresentam doença renal em estágio terminal ou insuficiência renal crônica. A uretra prostática se dilata e a musculatura vesical sofre hipertrofia. O refluxo vesicoureteral ocorre em 50% dos pacientes e a obstrução ureteral distal pode ser o resultado de uma bexiga cronicamente distendida ou hipertrofia da musculatura vesical. As alterações renais variam desde hidronefrose leve até displasia renal grave; sua relevância provavelmente depende da gravidade da obstrução e seu tempo de manifestação durante o desenvolvimento fetal. Como em outros casos de obstrução ou displasia renal, pode haver oligoidrâmnio e hipoplasia pulmonar.

Meninos acometidos por VUP costumam ser identificados no pré-natal, quando a US materna revela hidronefrose bilateral, distensão vesical e, se a obstrução for grave, oligoidrâmnio. Tem-se relatado descompressão vesical pré-natal por derivação vesicoamniótica percutânea ou cirurgia fetal aberta. Faltam evidências experimentais e clínicas dos possíveis benefícios da intervenção fetal, e poucos fetos afetados são candidatos. VUP diagnosticadas no pré-natal, sobretudo quando identificadas no segundo trimestre, têm prognóstico mais desfavorável do que aquelas detectadas no terceiro trimestre após US fetal normal no segundo trimestre. Em neonato do sexo masculino, a suspeita de VUP ocorre quando há bexiga distendida palpável e o fluxo urinário é fraco. Se a obstrução for grave e não reconhecida durante o período neonatal, os lactentes podem apresentar, em idade mais avançada, deficiência de desenvolvimento em função de uremia ou sepse causada por infecção no trato urinário obstruído. Com níveis mais baixos de obstrução, as crianças apresentam, posteriormente, dificuldade em conseguir continência urinária diurna ou ITU. O diagnóstico é estabelecido com UCM (Figura 555.14) ou por US perineal.

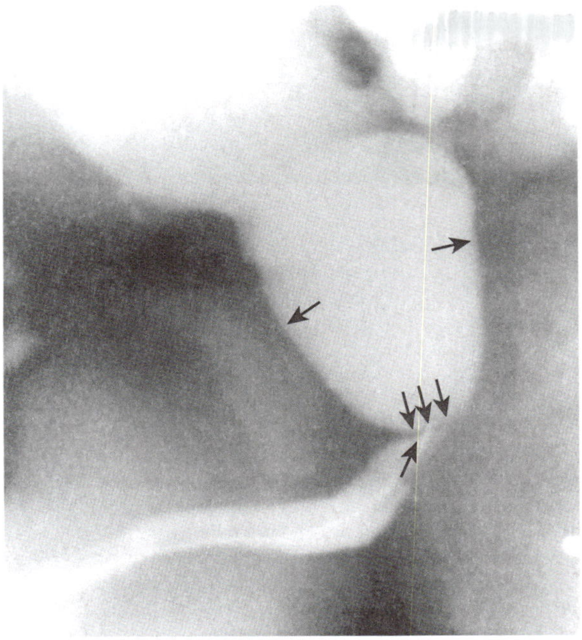

Figura 555.14 UCM em lactente com VUP. Observe a dilatação da uretra prostática e o defeito de preenchimento linear transversal correspondente às válvulas.

Estabelecido o diagnóstico, a função renal e a anatomia do trato urinário superior devem ser avaliadas com cautela. No neonato saudável, uma sonda gástrica de polietileno de pequeno calibre (5 ou 8 French) é inserida na bexiga e mantida por vários dias. É possível que haja dificuldade na passagem da sonda porque a extremidade do tubo pode enroscar na uretra prostática. Um indício desse problema é a urina que extravasa ao redor do cateter em vez de drenar através dele. *Não se deve utilizar* a sonda de Foley (balão), pois o balão pode ocasionar espasmo vesical acentuado, o que pode produzir obstrução ureteral grave.

Se o nível de creatinina sérica permanecer normal ou retornar ao normal, o tratamento é composto pela ablação transuretral dos folhetos valvulares e realizado sob anestesia geral por via endoscópica. Se a uretra for muito pequena para esse procedimento, é preferível a vesicostomia temporária, na qual a cúpula vesical é exteriorizada na parede abdominal inferior. Com o crescimento da criança, é possível realizar a ablação das válvulas e fechar a vesicostomia.

Se o nível de creatinina sérica permanecer alto ou aumentar apesar da drenagem vesical por um pequeno cateter, deve-se suspeitar de obstrução ureteral secundária, dano renal irreversível ou displasia renal. Nesses casos, uma vesicostomia tem de ser considerada. Raras vezes, a pielostomia cutânea proporciona melhor drenagem quando comparada à vesicostomia cutânea, e esta última ainda permite o crescimento vesical contínuo e a melhora gradual na complacência da parede vesical.

Em lactentes sépticos e urêmicos, as medidas para o suporte à vida devem incluir a correção imediata do desequilíbrio eletrolítico e o controle da infecção por meio de antibióticos adequados. Pode haver a necessidade de drenagem dos tratos superiores por nefrostomia percutânea e hemodiálise. Com o paciente estável, é possível empreender a avaliação e o tratamento. As VUP são diagnosticadas em alguns meninos mais velhos por causa do fluxo urinário insuficiente, incontinência diurna ou ITU; em geral, esses pacientes são tratados por ablação primária valvular.

Fatores prognósticos favoráveis incluem: US pré-natal normal entre 18 e 24 semanas de gestação, nível de creatinina sérica < 0,8 a 1 mg/dℓ após descompressão da bexiga e visualização da junção corticomedular na US renal. Em muitas situações, uma "válvula de escape" pode ocorrer durante o desenvolvimento do trato urinário, o que preserva a integridade de um ou ambos os rins. Por exemplo, 15% dos meninos com VUP têm refluxo unilateral em rim displásico não funcional, denominado **síndrome VRUD** (válvulas, refluxo unilateral e displasia). Neles, a alta pressão da bexiga é dissipada para o rim não funcional, permitindo o desenvolvimento normal do rim contralateral. Em neonatos do sexo masculino com ascite urinária, a urina geralmente extravasa do sistema coletor obstruído através dos fórnices renais, possibilitando o desenvolvimento normal dos rins. Fatores prognósticos desfavoráveis incluem: presença de oligoidrâmnio no útero, identificação de hidronefrose antes de 24 semanas de gestação, nível de creatinina sérica > 1 mg/dℓ após a descompressão vesical, identificação de cistos corticais em ambos os rins e persistência de incontinência diurna acima dos 5 anos.

O prognóstico para o neonato está relacionado com o grau de hipoplasia pulmonar e o potencial de recuperação da função renal da criança. Lactentes afetados de forma grave com frequência nascem mortos. Daqueles que sobrevivem ao período neonatal, cerca de 30% eventualmente requerem transplante renal e 15% apresentam insuficiência renal. Em algumas séries, o transplante renal em crianças com VUP tem uma taxa de sucesso menor do que o procedimento em pacientes com bexigas normais; é provável que causa seja a influência negativa da função vesical alterada sobre a função do enxerto e a sobrevida.

Após ablação da válvula, a profilaxia antimicrobiana é benéfica na prevenção da ITU, pois a hidronefrose em certo grau costuma persistir por muitos anos. Esses pacientes devem ser avaliados todo ano com US renal, exame físico que inclui avaliação de crescimento somático e pressão arterial (PA), urinálise e determinação dos níveis séricos de eletrólitos. Muitos meninos têm poliúria significativa resultante de um defeito de concentração secundário à uropatia obstrutiva prolongada. Se essas crianças adquirirem uma doença sistêmica com vômitos e/ou diarreia, o débito urinário não pode ser utilizado para avaliar o seu estado de hidratação. Elas podem desidratar muito rápido e é preciso que se tenha um limiar baixo para a internação hospitalar por reidratação IV. Alguns desses pacientes apresentam acidose tubular renal, o que requer terapia de bicarbonato por via oral (VO). Se houver qualquer grau significativo de disfunção renal, comprometimento do crescimento ou hipertensão, a criança deve ser acompanhada de perto por um nefrologista pediátrico. Na presença de refluxo vesicoureteral, recomenda-se tratamento expectante e doses profiláticas de fármacos antibacterianos. Se ocorrer ITU aguda, a reparação cirúrgica deve ser realizada.

Após o tratamento, meninos com válvulas uretrais não costumam atingir a continência urinária diurna tão rápido quanto os outros pares. A incontinência pode resultar de uma combinação de fatores, incluindo contrações vesicais espontâneas, complacência vesical insuficiente, atonia vesical, dissinergia do colo da bexiga ou poliúria. Muitas vezes, esses meninos requerem avaliação urodinâmica com estudos urodinâmicos ou videourodinâmicos para planejar a terapia. Meninos com complacência insuficiente correm risco significativo para lesão renal contínua, mesmo na ausência de infecção. Tem sido demonstrado que a drenagem noturna por cateter é benéfica em pacientes com poliúria e pode ajudar na manutenção da função renal. A incontinência urinária quase sempre melhora com a idade, sobretudo após a puberdade. Atentar-se de forma rigorosa à complacência vesical, ao esvaziamento e à infecção da bexiga pode melhorar os resultados futuros.

Atresia uretral

A forma mais grave de uropatia obstrutiva em meninos é a atresia uretral, uma condição rara. No útero, observa-se bexiga distendida, hidroureteronefrose bilateral e oligoidrâmnio. Na maioria dos casos, esses lactentes são natimortos ou morrem por causa de hipoplasia pulmonar. Alguns meninos com síndrome do abdome em ameixa seca também apresentam atresia uretral. Se o úraco estiver patente, a presença de oligoidrâmnio é improvável, e o neonato geralmente sobrevive. A reconstrução uretral é difícil, e a maioria dos pacientes é tratada com desvio urinário continente.

Hipoplasia uretral

É uma forma rara de uropatia obstrutiva em meninos, menos grave do que a atresia uretral. Na hipoplasia da uretra, o lúmen da uretra é extremamente pequeno. Neonatos com essa condição quase sempre apresentam hidronefrose bilateral e bexiga distendida. A passagem da sonda gástrica pediátrica pequena pela uretra é difícil ou impossível. Normalmente é necessário realizar vesicostomia cutânea para aliviar a obstrução do trato urinário superior, e a gravidade da insuficiência renal é variável. Os pacientes afetados de forma mais acentuada apresentam doença renal em estágio terminal. O tratamento abrange reconstrução uretral, dilatação gradual da uretra ou desvio urinário continente.

Estenose uretral

Estenose uretrais em meninos quase sempre resultam de traumatismo uretral, seja iatrogênico (cateterismo, procedimentos endoscópicos e reconstrução uretral anterior) ou acidental (lesões de forquilha e fraturas pélvicas). Como esse tipo de lesão pode se desenvolver de forma gradual, a diminuição da força do jato urinário raramente é percebida pela criança ou seus pais. É muito comum a obstrução provocar sintomas de instabilidade vesical, hematúria ou disúria. Em geral, não é possível realizar a cateterização da bexiga. O diagnóstico é feito por **uretrografia retrógrada**, na qual o contraste é injetado em direção à bexiga através de um cateter inserido na uretra distal. Além disso, a US tem sido utilizada para diagnosticar estenoses uretrais. A endoscopia é confirmatória. O tratamento endoscópico de estenoses curtas por uretrotomia sob visão direta costuma ser bem-sucedido no início e resulta em melhora muito acentuada do fluxo urinário; porém, muitas vezes, a estenose é recorrente. Estenoses mais extensas circundadas por fibrose periuretral quase sempre requerem uretroplastia. Geralmente se deve evitar procedimentos endoscópicos repetitivos, pois eles podem causar mais danos uretrais. A mensuração não invasiva da taxa e do padrão de fluxo urinário é útil para diagnóstico e acompanhamento.

Em meninas, as estenoses uretrais verdadeiras são raras porque a uretra feminina é protegida de traumatismos, sobretudo na infância. Anteriormente, acreditava-se que um anel da uretra distal costumava causar obstrução na uretra feminina e ITU, e que também as meninas afetadas se beneficiariam da dilatação uretral. Suspeitou-se do diagnóstico quando uma deformidade em "pião" da uretra foi observada na UCM (ver Figura 558.3, no Capítulo 558) e confirmada por calibração uretral. Não há correlação entre o aspecto radiológico da uretra na UCM e o calibre uretral, bem como nenhuma diferença significativa no calibre uretral entre meninas com cistite recorrente e controles normais da mesma idade. Em geral, o achado é secundário à dissinergia detrusor-esfincteriana. Por isso, a dilatação uretral em meninas raras vezes é indicada.

Válvulas uretrais anteriores e divertículos da uretra no sexo masculino

Válvulas uretrais anteriores são raras. Não há obstrução de folhetos valvulares, como ocorre na uretra posterior; em vez disso, um divertículo uretral na uretra peniana se expande durante a micção. A extensão distal do divertículo provoca compressão extrínseca da uretra peniana distal, causando obstrução uretral. Geralmente, há massa lisa na superfície ventral do pênis na junção penoscrotal. Além disso, o fluxo urinário costuma ser fraco e os achados físicos associados às VUP quase sempre estão presentes. O divertículo pode ser pequeno e minimamente obstrutivo ou, em outros casos, estar gravemente obstrutivo e causar insuficiência renal. A suspeita diagnóstica ocorre no exame físico e é confirmada pela UCM. O tratamento envolve a excisão aberta do divertículo ou ablação transuretral da cúspide da uretra distal. O divertículo uretral ocasionalmente ocorre após reparação extensiva da hipospadia.

A dilatação fusiforme da uretra ou **megalouretra** pode ser o resultado de subdesenvolvimento do corpo esponjoso e estruturas de apoio da uretra. Essa condição é frequentemente associada à síndrome do abdome em ameixa seca.

Estenose do meato uretral masculino

Ver Capítulo 559 para obter informações sobre estenose do meato uretral masculino.

A bibliografia está disponível no GEN-io.

Capítulo 556
Anomalias da Bexiga

Jack S. Elder

EXTROFIA DA BEXIGA

A extrofia da bexiga urinária ocorre em aproximadamente 1 em cada 35.000 a 40.000 nascimentos. Entre os sexos, a proporção masculino:feminino é de 2:1. A gravidade varia de **epispadias** simples (em indivíduos do sexo masculino) até a extrofia completa da cloaca envolvendo a exposição de todo o intestino posterior e da bexiga (**extrofia cloacal**).

Manifestações clínicas

Em hipótese, as anomalias da bexiga resultam da falha do mesoderma em invadir a extensão cefálica da membrana cloacal; e a extensão desta falha determina o grau de anomalia. Na extrofia da bexiga clássica (Figura 556.1), a bexiga se projeta da parede abdominal e sua mucosa fica exposta. O umbigo é deslocado para baixo, os ramos púbicos são amplamente separados na linha média e os músculos retos são separados. Nos indivíduos do sexo masculino, ocorre epispadia completa com arqueamento dorsal e o comprimento total do pênis é aproximadamente a metade do encontrado em indivíduos do sexo masculino não afetados. Tipicamente, o escroto é separado ligeiramente do pênis e é largo e raso. Testículos não descidos e hérnias inguinais são comuns. Os indivíduos do sexo feminino também apresentam epispadias, havendo então separação das duas metades do clitóris e ampla separação dos lábios. O ânus é deslocado anteriormente em ambos os sexos, e pode haver prolapso retal. Os ramos púbicos são amplamente separados. Os indivíduos com extrofia tendem a ser mais baixos que o normal.

As consequências da extrofia da bexiga não tratada são incontinência urinária total e aumento na incidência de câncer da bexiga, geralmente adenocarcinoma. As deformidades genitais externas e internas causam incapacidade sexual em ambos os sexos, particularmente nos indivíduos do sexo masculino. A ampla separação dos ramos púbicos causa a característica marcha de base larga, mas sem uma deficiência significativa. Na extrofia da bexiga clássica, os tratos urinários superiores geralmente são normais ao nascimento.

Tratamento

O tratamento da extrofia da bexiga deve começar ao nascimento. A bexiga deve ser coberta com um envoltório plástico para manter sua mucosa úmida. *A aplicação de gaze ou gaze vaselinada à mucosa da bexiga deve ser evitada, pois resultará em inflamação significativa.* O lactente deve ser transferido imediatamente para um centro com

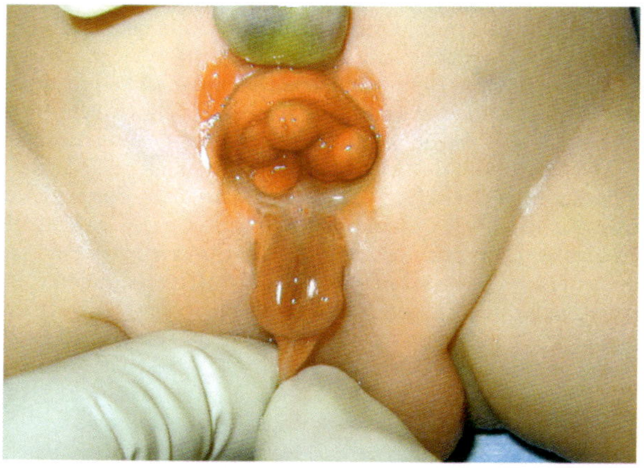

Figura 556.1 Extrofia da bexiga clássica em um indivíduo do sexo masculino recém-nascido. A bexiga está exposta na linha média, o cordão umbilical está deslocado caudalmente, o pênis é epispádico e o escroto é largo.

suportes urológico pediátrico e anestésico para recém-nascidos com anomalias complexas. Estas crianças são propensas a apresentar *alergia ao látex* e as precauções devem ser praticadas desde o nascimento, tanto no berçário quando na sala de cirurgia.

Existem duas abordagens cirúrgicas: reconstrução estadiada e reconstrução total em um único estágio. A maioria dos recém-nascidos também é submetida à osteotomia ilíaca bilateral, a qual permite que a sínfise púbica seja aproximada, dando então suporte ao fechamento da bexiga. Na reconstrução estadiada, a etapa inicial é o fechamento da bexiga, no segundo estágio (em indivíduos do sexo masculino) ocorre o reparo da epispadia e, por fim, ocorre a reconstrução do colo vesical. A reconstrução em um único estágio tenta reconstruir toda a malformação em um único procedimento. Quando essa cirurgia é realizada em recém-nascido, existe o risco aumentado de lesão peniana intraoperatória e hidronefrose pós-operatória, o que não ocorre na reconstrução estadiada. A taxa de complicação é alta em ambas as abordagens e não há consenso sobre qual é a melhor.

Embora o fechamento da bexiga em 48 horas tenha sido o padrão no passado, muitos centros de excelência atualmente adiam o procedimento para 1 a 2 semanas para ter certeza de que estejam disponíveis equipes cirúrgica e anestésica multidisciplinares apropriadas. Durante o fechamento da extrofia da bexiga, a parede abdominal é mobilizada e os ramos púbicos são reunidos na linha média seguindo a osteotomia pélvica. O fechamento precoce da bexiga pode ser realizado em quase todos os recém-nascidos com extrofia da bexiga clássica. O tratamento deve ser adiado em determinadas situações, ou seja, quando a terapia cirúrgica for excessivamente arriscada ou complexa em um prematuro ou quando tiver que ser realizada por cirurgiões inexperientes. Na abordagem estadiada em indivíduos do sexo masculino, o reparo da epispadia geralmente é realizado entre 1 e 2 anos. Nesse ponto, a criança apresenta incontinência urinária total, pois não há esfíncter urinário externo funcional. A maioria dos recém-nascidos com extrofia da bexiga apresenta refluxo vesicoureteral e deve receber profilaxia antibiótica. Tipicamente, a capacidade da bexiga é monitorada a cada 12 a 24 meses usando-se citoscopia sob anestesia. O estágio final da reconstrução envolve a criação de um esfíncter muscular para o controle da bexiga e correção do refluxo vesicoureteral. Nesse ponto, a criança tem 3 a 6 anos, a capacidade da bexiga deve ser de pelo menos 80 a 90 mℓ e a criança deve ter atingido o controle retal.

A reconstrução total em um único estágio inclui fechamento da bexiga e estreitamento do colo da bexiga, fechamento da parede abdominal e, no sexo masculino, correção de epispadias usando-se uma técnica de desmontagem peniana, na qual os dois corpos cavernosos e a linha média da uretra são mobilizados separadamente em três partes. No pós-operatório, o trato urinário superior do lactente é monitorado de perto quanto ao possível desenvolvimento de hidronefrose e infecção. A comparação dos resultados entre as abordagens multiestágio e estágio único está em andamento.

Na puberdade, frequentemente os pelos pubianos são distribuídos para os lados dos genitais externos. A genitoplastia pode ser realizada para proporcionar aparência normal.[2]

Prognóstico a longo prazo

O tratamento a longo prazo de indivíduos nascidos com extrofia da bexiga inclui monitoramento da aparência e da função do trato urinário superior, da ITU, da continência, da função erétil e, nos adultos, da função sexual e da fertilidade.

O plano de tratamento previamente descrito produziu uma taxa de continência de 60 a 70% em alguns centros, com deterioração de menos de 15% do trato urinário superior. Essa taxa de continência reflete não apenas a reconstrução bem-sucedida, mas também a qualidade e o tamanho da bexiga. De um ponto de vista funcional, o colo da bexiga reconstruído não relaxa durante a micção como em uma criança normal; em vez disso, o paciente deve urinar por meio da manobra de Valsalva.

[2]N.R.T.: No Brasil já existe um grupo de estudos (Kelly's Together) que tenta organizar todos os estágios dessa reconstrução em uma única cirurgia, que é denominada procedimento de Kelly. O grupo de cirurgiões viaja por todo o país adquirindo experiência e ensinando as equipes multiprofissionais de cirurgia pediátrica locais a tratar de forma integral esse tipo de anomalia.

As crianças que permanecem incontinentes por mais de 1 ano após a reconstrução do colo vesical ou aquelas que são inelegíveis para a reconstrução do colo vesical em consequência de uma pequena capacidade da bexiga são candidatas a um procedimento reconstrutivo alternativo para alcançar a continência. Em casos selecionados, a injeção citoscópica de microesferas de dextranômero ou de polidimetilsiloxano dentro do colo da bexiga pode fornecer coaptação do colo da bexiga suficiente para estabelecer a continência. Alternativamente, quando a criança não é uma candidata para a terapia endoscópica, as opções incluem:

- Cistoplastia ampliadora, na qual a bexiga é ampliada com uma porção do intestino delgado ou grosso para aumentar sua capacidade
- Criação de uma neobexiga com o intestino delgado ou grosso com a colocação de uma estomia abdominal continente através da qual um cateterismo intermitente limpo pode ser realizado
- Colocação de um esfíncter urinário artificial, com possível cistoplastia ampliadora
- Ureterossigmoidostomia, na qual os ureteres são destacados da bexiga e suturados ao cólon sigmoide; os indivíduos evacuam urina e fezes a partir do reto e dependem de seu esfíncter anal para a continência
- Procedimento de Mainz II, no qual o cólon sigmoide é reconfigurado em uma "bexiga", dentro da qual os ureteres são conectados, o paciente evacua 3 a 6 vezes/dia através do reto e as fezes tendem a ser mais sólidas.

A ureterossigmoidostomia acarreta um risco significativo de pielonefrite crônica (ver Capítulo 553), danos ao trato urinário superior, acidose metabólica resultante da absorção de íons hidrogênio e cloreto no intestino e, a longo prazo, um risco de pelo menos 15% de carcinoma do cólon. Os pacientes de países subdesenvolvidos frequentemente se submetem ao procedimento de Mainz II, pois a taxa de continência é alta e a pielonefrite e as alterações do trato superior são incomuns.

O acompanhamento tardio mostrou que, embora homens adultos com extrofia tenham um pênis com metade do comprimento normal, geralmente experimentam função sexual satisfatória. A fertilidade tem sido baixa, possivelmente em consequência de lesão iatrogênica aos órgãos sexuais secundários durante a reconstrução. Com o advento da tecnologia reprodutiva artificial, quase todos os homens afetados podem ser férteis. Nas mulheres adultas, a fertilidade não é afetada, mas o prolapso uterino durante a gravidez é um problema. Naquelas que receberam um desvio continente de urina, pode ser necessária a indicação de parto cesáreo.

OUTRAS ANOMALIAS DE EXTROFIA

As crianças com casos mais complexos de **extrofia cloacal**, que apresenta uma incidência de 1 em 400.000, têm onfalocele e graves anormalidades de cólon e de reto e muitas vezes apresentam a síndrome do intestino curto (ver Capítulo 364.7), a anomalia mais devastadora tratada pelos urologistas pediátricos. Aproximadamente 50% dos pacientes têm anomalia do trato urinário superior e 50% têm espinha bífida (ver Capítulo 609.2). As crianças com extrofia cloacal não alcançam continência urinária e fecal normais. As técnicas reconstrutivas resultam em evolução satisfatória na maioria dos pacientes com uma derivação urinária permanente (tanto ileal como urinária continente) e uma colostomia. Como o pênis nos indivíduos com extrofia cloacal é diminuto, a reconstrução genital tem sido insatisfatória. Até recentemente, muitos especialistas recomendavam atribuir o sexo feminino a esses lactentes, mas atualmente se questiona se essas crianças, que têm um cariótipo 46,XY e *imprinting* androgênico cerebral no útero, podem ter uma identidade de gênero feminino satisfatória (ver Capítulo 133.2). Muitos assumem características do gênero masculino na adolescência. As decisões em relação à atribuição de gênero devem ser feitas juntamente pelos médicos que cuidam do lactente (equipe cirúrgica, endocrinologista pediátrico, psiquiatra infantil e especialista em ética) e a família.

A **epispadia** está no espectro das anomalias de extrofia, afetando aproximadamente 1 em 117.000 indivíduos do sexo masculino e 1 em 480.000 indivíduos do sexo feminino. Nos indivíduos do sexo masculino, o diagnóstico é óbvio, pois primariamente o prepúcio encontra-se distribuído na face ventral do corpo do pênis e o meato uretral está no dorso do pênis. As epispadias distais em indivíduos do sexo masculino (Figura 556.2) geralmente estão associadas a controle urinário normal e a tratos urinários superiores normais e devem ser reparadas por volta de 6 a 12 meses de vida. Nos indivíduos do sexo feminino, o clitóris é bífido e a uretra é dividida dorsalmente (Figura 556.3). Em indivíduos do sexo masculino mais gravemente afetados e em todos os indivíduos do sexo feminino com epispadias, ocorre incontinência urinária total, pois o esfíncter está incompletamente formado, e existe ampla separação dos ramos púbicos. Essas crianças necessitam de reconstrução cirúrgica do colo da bexiga semelhante ao estágio de tratamento final de crianças com extrofia da bexiga clássica.

DIVERTÍCULOS DA BEXIGA

Os divertículos da bexiga desenvolvem-se como hérnias da mucosa local entre os defeitos das fibras dos músculos lisos da bexiga. Os divertículos da bexiga primários geralmente se desenvolvem na junção ureterovesical e estão associados ao refluxo vesicoureteral, pois o divertículo interfere na implantação normal do ureter na bexiga, alterando o mecanismo valvular antirrefluxo. Em algumas poucas circunstâncias, o divertículo é tão grande que interfere na micção normal por causa da obstrução do colo da bexiga. Geralmente, os divertículos da bexiga também estão associados a obstruções uretrais distais, tais como válvulas uretrais posteriores ou disfunção da bexiga neurogênica. Elas ocorrem comumente em crianças com distúrbios do tecido conjuntivo, o que inclui a síndrome de Williams, a síndrome de Ehlers-Danlos e a síndrome de Menkes (Figura 556.4). Divertículos pequenos não necessitam de nenhum tratamento, a não ser o da doença primária, enquanto divertículos grandes podem contribuir para micção ineficiente, urina residual, estase urinária e infecções do trato urinário, e devem ser excisados.

ANOMALIAS DO ÚRACO

O úraco é um canal embriológico que conecta a cúpula da bexiga fetal com o alantoide, uma estrutura que contribui para a formação do cordão umbilical. Normalmente, o lúmen do úraco está obliterado durante o desenvolvimento embrionário, o que transforma o úraco em um cordão sólido. As anormalidades uracais são mais comuns em indivíduos do sexo masculino do que em indivíduos do sexo feminino. Um **úraco patente** pode ocorrer como uma anomalia isolada ou ele pode estar associado à síndrome do abdome em ameixa seca ou a válvulas de uretrais posteriores (ver Capítulo 555; Figura 556.5). Um úraco patente resulta em drenagem urinária contínua pelo umbigo. A região deve ser excisada. Outra anomalia é o **cisto uracal**, que pode se tornar infectado.

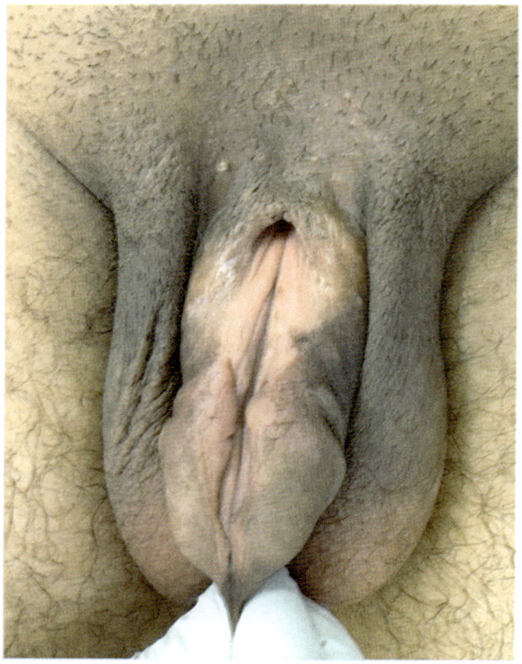

Figura 556.2 Adolescente do sexo masculino com epispadias penopúbicas.

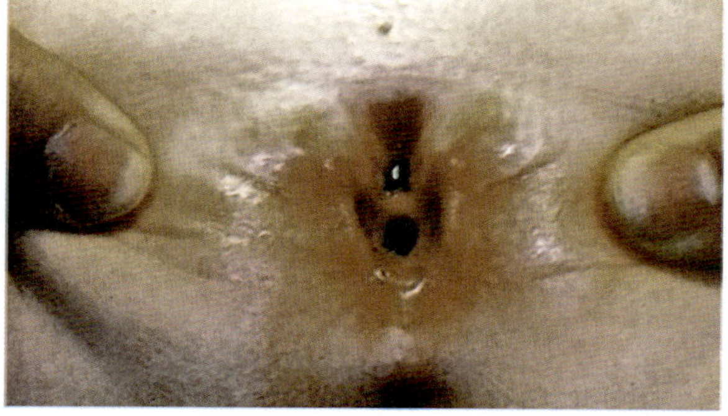

Figura 556.3 Indivíduo do sexo feminino com epispadia completa. *(De Gearhart JP, Rink RC, Mouriquand PDE, editors: Pediatric urology, ed 2, Philadelphia, 2010, WB Saunders.)*

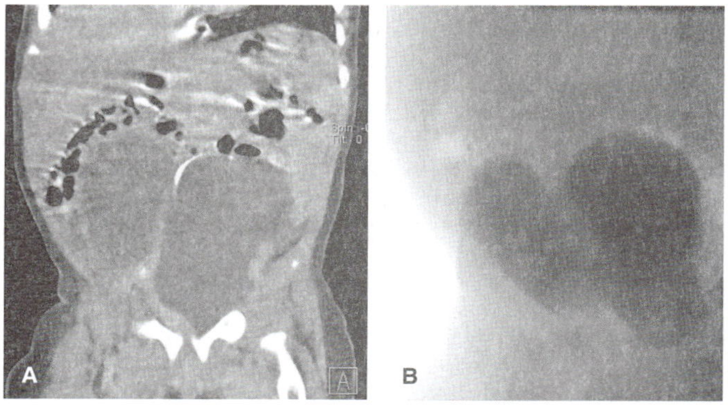

Figura 556.4 Criança do sexo masculino de 6 meses com massa abdominal. A ultrassonografia mostrou uma grande massa cheia de líquido e rins normais. **A.** A TC mostra um grande divertículo da bexiga no lado direito com ureter cursando entre o divertículo e a bexiga. **B.** O cistouretrograma sem micção demonstra ausência de refluxo e grande divertículo no lado esquerdo. Tratado com diverticulectomia.

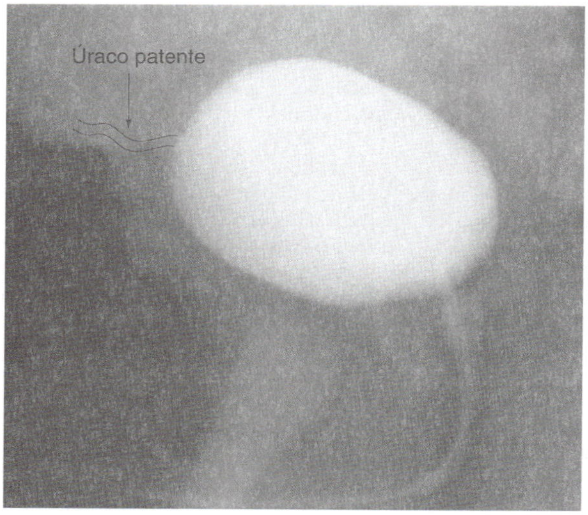

Figura 556.5 Úraco patente. Imagem de vericouretrografia em um recém-nascido. Enchimento de contraste retrógrado do canal patente com contraste em *pool* no umbigo. *(De Wein AJ, Kavoussi LR, Partin AW, Peters CA (eds): Campbell-Walsh urology, 11th ed, Vol 4, 2016, Elsevier, Philadelphia, Fig. 138-4, p. 3177.)*

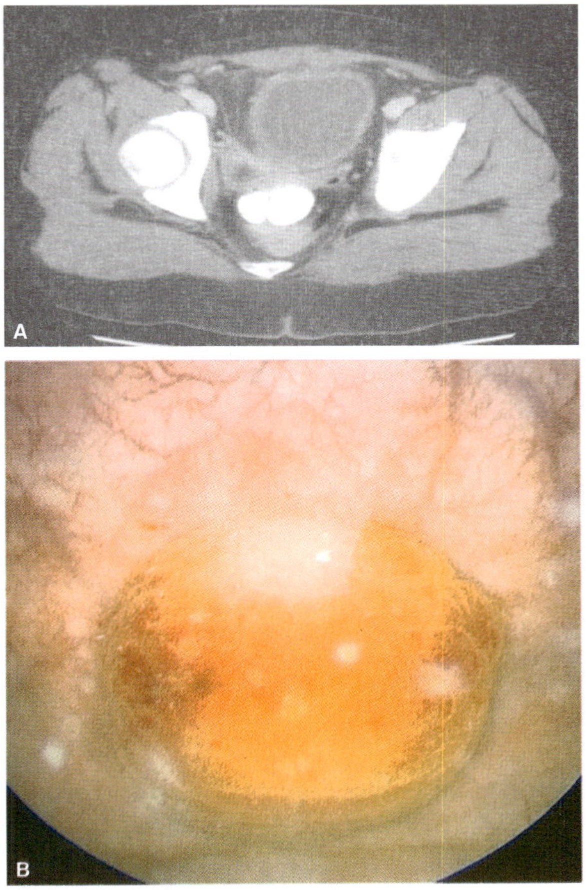

Figura 556.6 **A.** TC demonstrando abscesso uracal infectado em uma criança do sexo feminino de 8 anos. A condição foi tratada por drenagem e excisão. **B.** Visão cistoscópica de uma criança do sexo feminino de 10 anos com frequência de início precoce e incontinência secundária ao cisto de úraco infectado.

Os típicos sintomas e achados físicos incluem dor suprapúbica, febre, sintomas irritativos miccionais e massa infraumbilical, que pode ser eritematosa. O diagnóstico é realizado pela ultrassonografia ou pela TC (Figura 556.6). O tratamento é a terapia antibiótica intravenosa, drenagem e excisão. Outras anomalias uracais incluem o **divertículo vesicouracal**, que é um divertículo da cúpula da bexiga, e **seio umbilicouracal**, que é um seio externo de fundo cego que se abre no umbigo. Essas lesões devem ser excisadas.

A bibliografia está disponível no GEN-io.

Capítulo 557
Bexiga Neuropática
Jack S. Elder

Em crianças, a disfunção da bexiga neuropática geralmente é tanto congênita quanto resultante de defeitos do tubo neural ou de outras anormalidades espinais. Doenças adquiridas ou lesões traumáticas da medula espinal são menos comuns. Tumores do sistema nervoso central, teratoma sacrococcígeo, anormalidades espinais associadas ao ânus imperfurado (ver Capítulo 371) e traumatismo da medula espinal também são causas de inervação anormal da bexiga e/ou do esfíncter (Tabela 557.1).

Tabela 557.1 Causas de disfunção neuromuscular do trato urinário inferior.

CONGÊNITAS
Defeito do tubo neural
Formas ocultas de defeito do tubo neural (lipomeningocele e outros disrafismos espinais)
Agenesia sacral
Malformações anorretais
ADQUIRIDAS
Cirurgia pélvica extensa
Distúrbios do sistema nervoso central
Paralisia cerebral
Condições do cérebro (tumores, infartos, encefalopatias)
Distúrbios da medula espinal
Traumatismo
Mielite transversa

De Wein AJ, Kavoussi LR, Partin AW, Peters CW (eds): Campbell-Walsh urology, 11th ed, Vol 4, Philadelphia, 2016, Elsevier, Box 142-1, p. 3273.

DEFEITOS DO TUBO NEURAL

Defeitos do tubo neural, resultantes da falha deste em fechar-se espontaneamente entre a terceira e quarta semanas no útero, resultam em anormalidades da coluna vertebral que afetam a função da medula espinal, incluindo mielomeningocele e meningocele (ver Capítulos 609.3 e 609.4). Centros médicos especializados nos EUA realizaram fechamento pré-natal da mielomeningocele. No entanto, resultados a longo prazo de um grande estudo clínico (chamado *MOMS trial*) não mostraram melhora definitiva na função do trato urinário inferior, embora algumas crianças tenham demonstrado função quase normal da bexiga e, em geral, tenha havido uma redução significativa na necessidade de *shunting* ventriculoperitoneal.

Manifestações clínicas e diagnóstico

As consequências urológicas mais importantes da disfunção da bexiga neuropática associada aos defeitos do tubo neural são a incontinência urinária (ver Capítulo 558), as infecções do trato urinário (ITU, ver Capítulo 553) e a hidronefrose por refluxo vesicoureteral (ver Capítulo 554) ou descoordenação detrusor-esfincteriana (ver Capítulo 558). Pielonefrite e deterioração da função renal (ver Capítulo 553) são causas comuns de morte prematura em pacientes afetados.

No recém-nascido, ultrassonografia (US) renal, avaliação de volumes urinários residuais pós-miccionais e cistouretrografia miccional são realizadas após o fechamento da mielomeningocele. Cerca de 10 a 15% dos recém-nascidos com mielomeningocele apresentam hidronefrose e as malformações renais são comuns; além disso, 25% apresentam refluxo vesicoureteral. Um estudo urodinâmico também deve ser realizado. Nesse estudo, a bexiga é enchida com solução salina e seu volume, pressão, pressão abdominal e tônus do esfíncter são mensurados, até que o paciente a esvazie. Durante seu preenchimento, a bexiga pode mostrar (1) contrações não inibidas (prematuras; chamadas hiper-reflexia) em baixos volumes, (2) volume normal da bexiga com contrações em um volume apropriado, ou (3) atonia (falta de contração da bexiga). A complacência ou elasticidade vesical também pode ser anormal (*i. e.*, pressão da bexiga anormalmente alta durante o seu enchimento). O esfíncter, por sua vez, pode mostrar (1) tonicidade normal com relaxamento durante a contração da bexiga, (2) tonicidade ausente ou reduzida, ou ainda (3) tonicidade normal ou aumentada, que expande significativamente durante a contração da bexiga (denominada dissinergia detrusor-esfincteriana; Figura 557.1).

Dano renal

O dano renal geralmente resulta da dissinergia detrusor-esfincteriana. Essa dissinergia causa obstrução funcional da saída da bexiga, levando a hipertrofia e trabeculação muscular daquela, alta pressão intravesical e transmissão desta para o trato urinário superior, causando hidronefrose (Figura 557.2). O refluxo vesicoureteral e a ITU agravam o problema, mas a hidronefrose grave pode ocorrer sem refluxo. O tratamento inclui a redução da pressão da bexiga com medicamentos anticolinérgicos

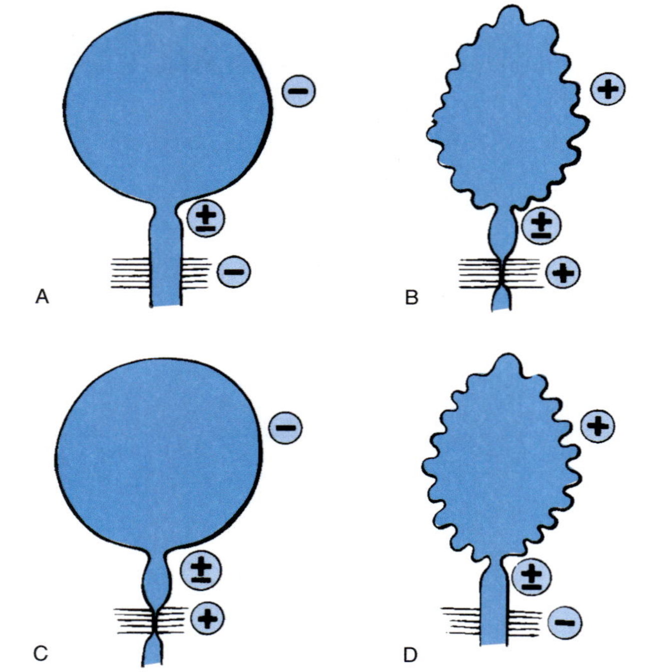

Figura 557.1 Classificação da disfunção da bexiga neurogênica de acordo com a inervação, tonicidade e coordenação do detrusor e dos esfíncteres, descrita por Guzman. Essa classificação é baseada em dados de estudos de imagem, cistometrografia e eletromiografia dos esfíncteres. Pacientes no grupo B estão em risco de desenvolvimento de refluxo e hidronefrose. Para orientação no tratamento de incontinência, os pacientes grupo A se beneficiaram de procedimentos que aumentam a resistência de saída; os pacientes do grupo B, de anticolinérgicos e cirurgia de aumento da bexiga; e os pacientes do grupo C, de cateterismo intermitente. Os pacientes do grupo D necessitaram tanto de aumento da resistência de saída quanto de aumento farmacológico ou cirúrgico da bexiga. A maioria dos pacientes requer cateterismo intermitente para a micção. (*Modificada de Gonzalez R: Urinary incontinence. Em Kelalis PK, King LR, Belman AB, editors: Clinical pediatric urology, Philadelphia, 1992, WB Saunders, p. 387.*)

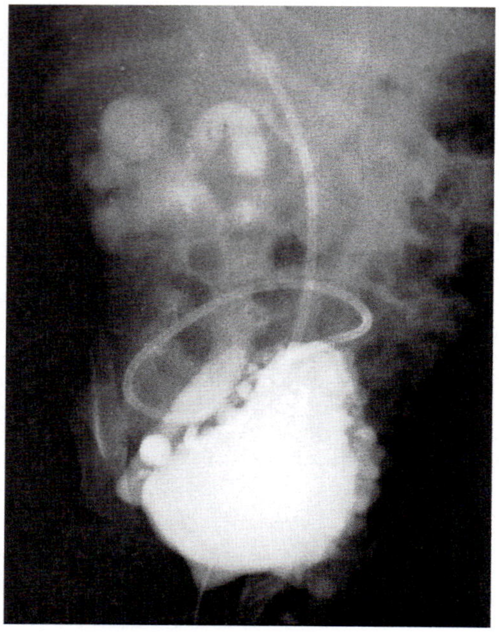

Figura 557.2 Uretrocistografia miccional em um lactente com mielodisplasia mostra uma grave bexiga trabeculada com divertículos múltiplos e refluxo vesicoureteral direito de grau V. Avaliação mostrou grave dissinergia da relação detrusor-esfincteriana.

(p. ex., oxibutinina, 0,2 mg/kg/24 h dividido em 2 ou 3 doses) e cateterismo limpo intermitente a cada 3 a 4 horas. Se a criança apresentar refluxo vesicoureteral ou ITU, a profilaxia antimicrobiana também será prescrita.

Uma alternativa em um recém-nascido ou lactente com refluxo grave, caso o cateterismo intermitente seja difícil ou os medicamentos anticolinérgicos não sejam bem tolerados, é o desvio urinário temporário por vesicostomia cutânea. Outra opção para tratar bexiga gravemente trabeculada é a injeção transuretral de toxina botulínica (Botox®) no músculo detrusor, que reduz a hipertonicidade da bexiga por cerca de 6 meses e, frequentemente, precisa ser repetida. Uma abordagem diferente nessa criança é inativar temporariamente o esfíncter estreitado pela superdilatação uretral ou por injeção transuretral de toxina botulínica no esfíncter. Em crianças com alterações no trato superior, a cateterização vesical contínua durante a noite permite significativo relaxamento da bexiga e pode reduzir o espessamento da sua parede, diminuindo a hidronefrose.

O cateterismo limpo intermitente e a terapia anticolinérgica curam o refluxo em até 80% das crianças com refluxo de grau I ou II. Crianças com refluxo mais grave frequentemente necessitam de terapia por injeção endoscópica subureteral (ver Capítulo 554) ou cirurgia antirrefluxo aberta, seguida de cateterismo intermitente e medicamentos anticolinérgicos. Já em crianças mais velhas com mielomeningocele, refluxo de alto grau, ITU e hidronefrose, a enterocistoplastia de aumento (alargamento da bexiga com um pedaço do intestino) com cateterismo intermitente pode ser necessária. Essa intervenção permite uma capacidade normal da bexiga com baixa pressão e esvaziamento efetivo.

Incontinência urinária

A incontinência na criança com bexiga neuropática pode resultar de denervação total ou parcial do esfíncter, hiper-reflexia da bexiga, baixa complacência desta, retenção urinária crônica ou uma combinação desses fatores.

A incontinência frequentemente é abordada dos 4 aos 5 anos e a terapêutica é adaptada à criança, individualmente. Quase todas as crianças necessitam de cateterismo limpo intermitente para permanecerem secas. Essa técnica permite esvaziamento eficiente da bexiga, com risco mínimo de ITU sintomática. O trato urinário deve ser reavaliado com US renal, cistouretrografia miccional e estudo urodinâmico, incluindo capacidade da bexiga. Se o tônus do esfíncter externo for suficiente e a bexiga apresentar adequada complacência, o cateterismo intermitente a cada 3 a 4 horas será frequentemente bem-sucedido em manter a criança socialmente seca. Já se houver contrações instáveis da bexiga, um medicamento anticolinérgico, como cloreto de oxibutinina, hiosciamina ou tolterodina, será prescrito para aumentar a capacidade daquela. Por último, se houver incompetência do esfíncter, medicamentos alfa-adrenérgicos serão prescritos para melhorar a resistência da saída. Bacteriúria é observada em até 50% das crianças utilizando autocateterismo intermitente, mas ela raramente causa sintomas. Na ausência de refluxo, parece haver pouco motivo de preocupação. A realização de cateterismo intermitente, com um novo cateter (silicone hidrofílico ou padrão) utilizado em cada vez, é também bastante efetivo na prevenção de bacteriúria e, além disso, evita a necessidade de profilaxia antibiótica. Com esse plano de tratamento, 40 a 85% dos pacientes são secos, dependendo da definição de continência; algumas crianças usam um absorvente em sua roupa íntima ou uma fralda, mas sentem que estão secas.

Se houver incontinência persistente, apesar da terapia médica, a cirurgia reconstrutiva do trato urinário quase sempre proporcionará continência completa ou satisfatória. Para o caso de a resistência uretral ser baixa, procedimentos reconstrutivos do colo da bexiga, como uma contenção periuretral, frequentemente têm sucesso. Alternativamente, a implantação de um esfíncter artificial é, em geral, bem-sucedida. Esse esfíncter consiste em um manguito inflável, que é colocado em torno do colo da bexiga, um balão de regulação da pressão implantado no espaço extraperitoneal e um mecanismo de bombeamento, que é implantado no escroto dos indivíduos do sexo masculino e nos lábios maiores das pacientes do sexo feminino. Apertar a bomba 3 a 4 vezes faz com que o fluido se mova para fora do manguito uretral inflável que, em seguida, é reabastecido lentamente, ao longo dos 2 a 3 minutos posteriores.

Para finalizar, se a capacidade ou a complacência da bexiga for baixa, ou se houver contrações não inibidas persistentes, apesar da terapia anticolinérgica, o aumento da bexiga com uma porção do intestino delgado ou grosso, denominado cistoplastia ampliadora ou enterocistoplastia, será efetivo. Esses pacientes ainda necessitarão realizar cateterismo limpo intermitente. Se o cateterismo uretral for difícil, uma estomia continente poderá ser incorporada na reconstrução do trato urinário. Um método comum é a cirurgia de Mitrofanoff (apendicovesicotomia), no qual o apêndice é isolado do ceco em seu pedículo vascular e é interposto entre a bexiga e a parede abdominal, para permitir o cateterismo intermitente por meio de uma estomia seca. Um conduto ileal com um saco na parede abdominal é raramente utilizado.

Complicações da cistoplastia de aumento

Infecção do trato urinário

A urina pode ser colonizada com bactérias gram-negativas e as tentativas de esterilizar a urina, por períodos prolongados, normalmente falham. Não existe evidência de que bacteriúria crônica, em pacientes que se submeteram à enterocistoplastia, esteja associada à lesão renal; portanto, apenas ITU sintomáticas devem ser tratadas.

Acidose metabólica

A superfície mucosa entérica em contato com a urina absorve íons amônio, cloreto e hidrogênio e perde potássio. A acidose metabólica hiperclorêmica pode ocorrer, possivelmente necessitando de tratamento (ver Capítulo 68). A acidose crônica pode comprometer o crescimento esquelético. Essa condição é comum com a colocistoplastia, mas é incomum com ileocistoplastia. Acidose metabólica é, também, comum em pacientes com função renal comprometida. Para superar essa limitação da enterocistoplastia em pacientes com insuficiência renal crônica, uma ampliação utilizando um pequeno segmento do estômago, em vez de intestinos delgado ou grosso, pode ser realizada. O estômago secreta íons cloreto e hidrogênio; assim, a acidose metabólica preexistente permanece estável ou melhora.

Perfuração espontânea

A perfuração da bexiga aumentada é uma complicação com risco de morte que, muitas vezes, é resultado da superdistensão aguda ou crônica da bexiga aumentada. Pacientes com essa complicação geralmente apresentam dor abdominal e sinais de peritonite. Pronto diagnóstico e tratamento com laparotomia exploradora e fechamento da bexiga são necessários. Adesão meticulosa ao programa prescrito de cateterismo intermitente, para evitar a superdistensão da bexiga, é importante.

Cálculos na bexiga

Os cálculos na bexiga se desenvolvem em até 70% das crianças acompanhadas por 10 anos após a enterocistoplastia. Isso acontece em resposta ao muco que se acumula na bexiga e atua como um ninho para a formação de cálculos. Essa complicação pode ser evitada pela irrigação diária da bexiga com solução salina estéril.

Neoplasia maligna

O carcinoma de célula transicional invasivo foi relatado em quase 4,6% dos pacientes submetidos à enterocistoplastia (em comparação com 2,6% de risco em pacientes com espinha bífida sem enterocistoplastia). A patogênese é incerta, mas há especulações de que esteja relacionada à bacteriúria e ao contato intestino-bexiga. O risco é mais elevado com a gastrocistoplastia e aumenta 10 anos após a enterocistoplastia. Embora esses pacientes devam se submeter a exames de controle, não existem diretrizes ou recomendações em relação a essa prática. Acredita-se que seja apropriado aconselhar exames endoscópicos anuais ou estudos citológicos da urina, começando no 10º ano de pós-operatório.

Conduta futura

O desenvolvimento de um tecido para bexiga utilizando um composto artificial como suporte, que poderia ser ligado à cúpula da bexiga para aumentar a capacidade e complacência, poderia ajudar os pacientes a alcançar a continência (Figura 557.3). Estudos clínicos estão em andamento.

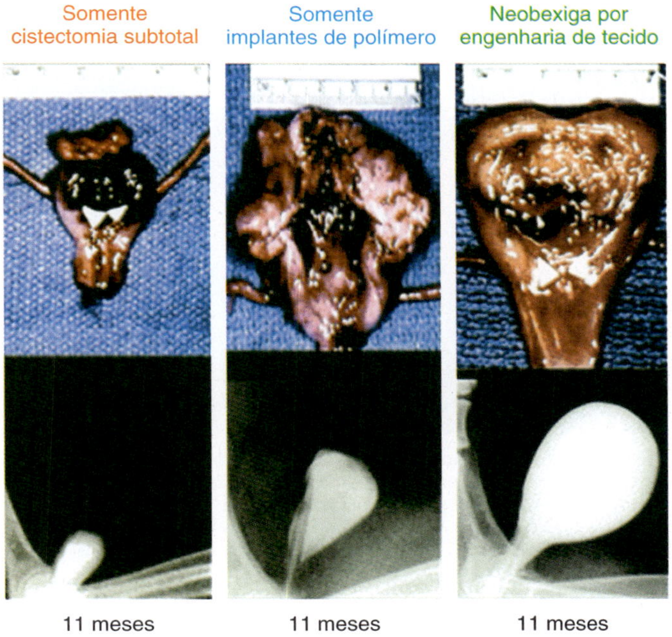

Figura 557.3 Amostras macroscópicas e cistogramas aos 11 meses de cistectomia isolada, controle não implantado e substituições de células implantadas por engenharia de tecido na bexiga de cães. A bexiga apenas com cistectomia apresentava uma capacidade de 22% do valor pré-operatório e um decréscimo na complacência da bexiga de até 10% desse valor. Os controles não implantados mostraram cicatrização significativa e tinham uma capacidade de até 46% do valor pré-operatório e um decréscimo na complacência da bexiga de 42% desse valor. Uma capacidade média da bexiga de 95% do volume pré-cistectomia original foi alcançado com a substituição de células implantadas por engenharia de tecido da bexiga, e a complacência mostrou quase nenhuma diferença dos valores pré-operatórios que foram medidos quando a bexiga nativa estava presente (106%). (*De Atala A: Bioengineered tissues for urogenital repair in children, Pediatr Res 63:569-575, 2008.*)

DISTÚRBIOS ASSOCIADOS

Constipação intestinal

Muitos pacientes com espinha bífida também apresentam problemas intestinais como constipação intestinal e um regime intestinal rigoroso é importante. Alguns se beneficiam do procedimento de enema de continência anterógrado de Malone (ECAM), no qual o apêndice é trazido para a pele, a fim de permitir que um cateter seja inserido dentro do ceco para o enema anterógrado. O estoma é continente e um enema anterógrado pode ser realizado com água da torneira diariamente. Essa forma de tratamento permite que o paciente seja continente de fezes e seja mais autossuficiente. Uma alternativa ao procedimento ECAM é a cecostomia percutânea, na qual um botão é posicionado no ceco para permitir um fluxo anterógrado. Os procedimentos de ECAM e cecostomia percutânea podem ser realizados laparoscopicamente.

Alergia ao látex

A alergia ao látex é um problema muito grave encontrado em até metade dos pacientes com espinha bífida e outras condições urológicas que requerem cateterismo limpo intermitente e procedimentos reconstrutivos do trato urinário. Essa alergia mediada pela imunoglobulina E é adquirida e é secundária à exposição repetida ao alergênico látex. Alergia ao látex pode se manifestar como olhos lacrimejando, espirros, prurido, urticária ou anafilaxia ao encher um balão ou no caso de um examinador utilizar luvas feitas desse material. No intraoperatório, um paciente sensibilizado pode experimentar choque anafilático. Um ambiente livre de látex deve ser proporcionado a todas as crianças com espinha bífida no consultório, durante a hospitalização e durante os procedimentos cirúrgicos. Crianças afetadas devem também usar pulseira de alerta médico.

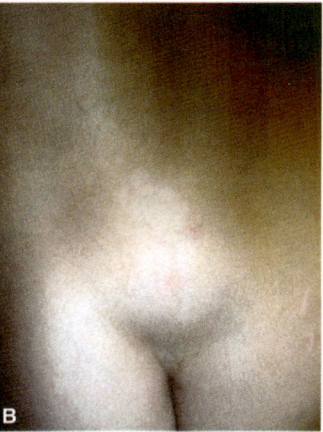

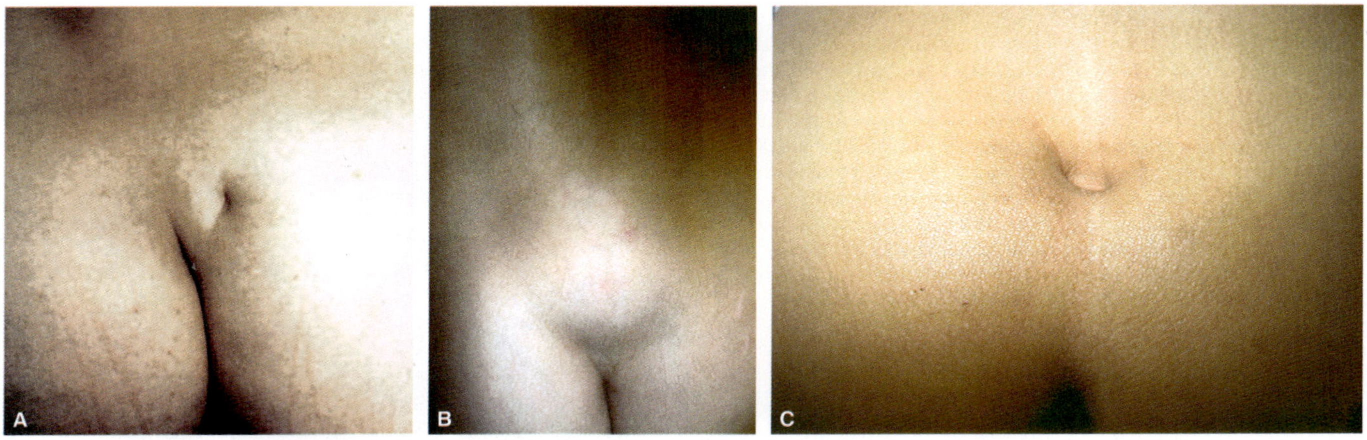

Figura 557.4 **A.** Nádegas de adolescente do sexo masculino com medula ancorada secundária à lipomeningocele. Observe a depressão sacral e o desvio da prega glútea para a esquerda. **B.** Depósito de gordura sobre o sacro em menina com medula ancorada secundária à lipomeningocele. **C.** Fossa sacral profunda em criança com bexiga neuropática.

Disrafismo espinal oculto

Cerca de 1 em 4.000 pacientes apresentam disrafismo espinal oculto, uma categoria que inclui lipomeningocele, lipoma intradural, diastematomielia, filamento terminal curto, cisto dermoide, raízes nervosas aberrantes, meningocele sacral anterior e tumor de cauda equina. Mais de 90% dos pacientes têm uma anormalidade cutânea sobrejacente à coluna vertebral inferior, incluindo uma pequena covinha, tufo de cabelo, malformação vascular dérmica ou lipoma subcutâneo (Figura 557.4). Muitas vezes, essas crianças apresentam pés cavos, discrepância no tamanho e na força do músculo entre as pernas, além de anormalidades de marcha. Recém-nascidos e lactentes jovens frequentemente têm um exame neurológico normal. Crianças mais velhas, muitas vezes, apresentam ausência de sensibilidade perineal e dor nas costas. A função do trato urinário inferior é anormal em 40% dos pacientes, incluindo incontinência, ITU recorrente e escape fecal. A probabilidade de um exame normal é inversamente relacionada com a idade da criança na correção cirúrgica da lesão espinal. Em lactentes com urodinâmica anormal, 60% revertem ao normal; já em crianças mais velhas, apenas 27% se tornam normais. O tratamento do trato urinário em outras crianças é semelhante àquele descrito anteriormente para defeitos do tubo neural.

Agenesia sacral

A agenesia sacral é definida como a ausência total ou parcial de dois ou mais corpos vertebrais inferiores. Essa condição é mais comum na prole de mulheres diabéticas. Essas crianças apresentam nádegas achatadas e uma fenda glútea baixa e curta, mas geralmente não têm deformidade ortopédica, embora algumas tenham pés cavos. A palpação da área coccígea detecta a ausência de vértebras. Cerca de 20% dos casos não são detectados até a idade de 3 a 4 anos, sendo que muitos deles são diagnosticados após treinamento esfincteriano sem sucesso. Nessas crianças, estudos urodinâmicos mostram uma variedade de padrões e muitas necessitam de cateterismo limpo intermitente e farmacoterapia para que permaneçam secas.

Ânus imperfurado

Cerca de 30 a 45% das crianças com um ânus imperfurado alto apresentam bexiga neuropática, frequentemente em consequência da agenesia sacral. Recém-nascidos com ânus imperfurado devem realizar US espinal durante sua avaliação inicial e, se essa criança apresentar dificuldade no treinamento esfincteriano, uma avaliação urológica completa por imagem do trato urinário superior e inferior, além de urodinâmica, deverão ser realizadas. Ver Capítulo 371 para maiores detalhes.

Paralisia cerebral

Crianças com paralisia cerebral (ver Capítulo 616.1) frequentemente apresentam controle vesical razoável. Entretanto, elas alcançam a continência em idade mais tardia que crianças não afetadas. Globalmente, 25 a 50% são incontinentes e o risco está diretamente relacionado com a gravidade do comprometimento físico. Seu trato urinário superior geralmente é normal. Estudos urodinâmicos mostram que a maioria tem contrações não inibidas da bexiga. Micção com hora marcada e terapia anticolinérgica são normalmente efetivas. A deterioração do trato urinário superior é incomum e o cateterismo limpo intermitente raramente é necessário.

A bibliografia está disponível no GEN-io.

Capítulo 558
Enurese e Disfunção Miccional
Jack S. Elder

MICÇÃO NORMAL E TREINAMENTO PARA CONTROLE MICCIONAL

A micção fetal ocorre por contração reflexa da bexiga, em conjunto com sua contração simultânea e relaxamento do esfíncter. Já o armazenamento da urina resulta da inibição nervo-mediada simpática e pudenda da atividade contrátil do detrusor, acompanhada do fechamento do colo da bexiga e da uretra proximal, com aumento da atividade do esfíncter externo. O lactente apresenta micção reflexa coordenada de até 15 a 20 vezes/dia. Com o tempo, a capacidade da bexiga aumenta. Em crianças de até 14 anos, a capacidade média da bexiga, em mililitros, é igual a 30 vezes a idade (em anos) mais 2 (p. ex., a capacidade da bexiga de uma criança de 6 anos deve ser [6+2] × 30 ou 240 mℓ).

Entre os 2 e 4 anos, o desenvolvimento da criança está pronto para começar o treinamento miccional. Para alcançar o controle consciente da bexiga, diversas condições devem estar presentes: consciência de seu enchimento; inibição cortical (modulação suprapontina) de contrações da bexiga reflexa (instáveis); capacidade de conscientemente contrair o esfíncter externo para evitar a incontinência; crescimento normal da bexiga; e motivação para que a própria criança permaneça seca. A fase transicional de micção se refere ao período quando as crianças estão adquirindo controle da bexiga. Aquelas do sexo feminino, normalmente, adquirem esse controle antes das do sexo masculino, e o controle do intestino, geralmente, é alcançado antes mesmo do controle da bexiga.

Uma condição comum em crianças é a **disfunção da vesical e intestinal (DVI)**. Esse termo se refere ao distúrbio da função da bexiga e/ou do intestino. O termo antigo para essa condição era síndrome da disfunção das eliminações.

INCONTINÊNCIA DIURNA

A incontinência diurna, não secundária a anormalidades neurológicas, é comum em crianças. Até a idade de 5 anos, 95% permanecem secas durante o dia por algum tempo e 92% ficam secas consistentemente. Aos 7 anos, 96% estão secas, embora 15% tenham significativa urgência, às vezes. Aos 12 anos, 99% estão secas durante o dia. As causas mais comuns de incontinência diurna são a **bexiga hiperativa (incontinência de urgência)** e a **disfunção da bexiga-intestino**. A Tabela 558.1 lista as causas da incontinência diurna em crianças.

Tabela 558.1 Causas da incontinência urinária na infância.

Bexiga hiperativa (urgeincontinência ou síndrome de urgência diurna)
Micção infrequente (bexiga hipoativa)
Adiamento da micção
Descoordenação detrusor-esfincteriana
Bexiga neurogênica não neurogênica (síndrome de Hinman)
Micção vaginal
Incontinência do riso
Cistite
Obstrução da saída da bexiga (válvula de uretra posterior)
Ureter ectópico e fístula
Anormalidade do esfíncter (epispadia, extrofia; anormalidade do seio urogenital)
Neuropática
Incontinência de transbordamento
Traumática
Iatrogênica
Comportamental
Combinações

A anamnese do paciente deve avaliar o padrão de incontinência, incluindo a frequência de micção, a frequência de vazamento urinário diurno e noturno, o volume de urina perdida durante episódios de incontinência, também se a incontinência está associada à urgência ou a risadas, se ela ocorre após micção e se a incontinência é contínua. Além disso, deve-se avaliar se o paciente tem um jato urinário forte e contínuo e se há sensação de esvaziamento incompleto da bexiga. Um diário de quando ocorre a micção da criança e se ela está seca ou molhada é útil. Outros problemas urológicos, como infecções do trato urinário (ITU), refluxo vesicoureteral, distúrbios neurológicos ou um histórico familiar de anomalias de duplicação renal devem ser avaliados. Hábitos intestinais também devem ser avaliados, pois a incontinência é comum em crianças com constipação intestinal e/ou encoprese. A incontinência diurna pode ocorrer em crianças com um histórico de abuso sexual ou após *bullying*. O exame físico é direcionado para identificar sinais de causas orgânicas de incontinência. Baixa estatura, hipertensão, aumento dos rins e/ou da bexiga, constipação intestinal, sinequia labial, ectopia ureteral, anomalias dorsais e sacrais (Figura 557.4 no Capítulo 557), além de anormalidades neurológicas devem ser documentados.

Os instrumentos de avaliação incluem: exame de urina, com cultura caso seja indicado; diário da bexiga (registros dos tempos e volumes da micção, se molhado ou seco); volume de urina residual pós-micção (geralmente obtido pela cintilografia da bexiga); e **Escore de Sintomas de Micção Disfuncional** (Figura 558.1). Uma alternativa para o Escore de Sintomas de Micção Disfuncional é o questionário de **Disfunção do Trato Urinário Inferior Não Neurogênica de Vancouver/Síndrome de Eliminação Disfuncional**. Esse questionário é um instrumento validado que consiste em 14 questões marcadas na escala de Likert de 5 pontos para avaliar o trato urinário inferior e a disfunção intestinal. Na maioria dos casos, um estudo do fluxo da urina com eletromiografia (avaliação não invasiva do padrão do fluxo urinário

Nome do paciente:
Número do prontuário:
Motivo do encaminhamento:
Data:

Durante o mês passado	Quase nunca	Menos que metade do tempo	Cerca de metade do tempo	Quase sempre	Não disponível
1. Eu tive roupas molhadas ou roupas íntimas molhadas durante o dia.	0	1	2	3	ND
2. Quando me molho, minha roupa íntima fica encharcada.	0	1	2	3	ND
3. Eu sinto falta de ter movimento intestinal todos os dias.	0	1	2	3	ND
4. Eu tenho que forçar meus movimentos intestinais para evacuar.	0	1	2	3	ND
5. Eu vou ao banheiro apenas 1 ou 2 vezes/dia.	0	1	2	3	ND
6. Eu posso segurar meu xixi cruzando as pernas, ficando de cócoras ou fazendo a "dança do xixi".	0	1	2	3	ND
7. Quando eu tenho que fazer xixi, eu não posso esperar.	0	1	2	3	ND
8. Eu tenho que forçar para fazer xixi.	0	1	2	3	ND
9. Quando eu faço xixi, sinto dor.	0	1	2	3	ND
10. Para os pais responderem: seu filho experimentou algo estressante, como o exemplo a seguir?	Não (0)			Sim (3)	
Total*					

- Bebê novo
- Novo lar
- Nova escola
- Problemas escolares
- Abuso (sexual/físico)
- Problemas em casa (divórcio/morte)
- Eventos especiais (aniversário)
- Acidente/lesão
- Outros

*Meninas com uma pontuação ≥ 6 e meninos com pontuação ≥ 9 são mais prováveis de apresentar micção disfuncional.

Figura 558.1 Questionário de pontuação de sintomas de disfunção miccional. (*De Farhat W, Bagli DJ, Capolicchio G et al.: The dysfunctional voiding scoring system: quantitative standardization of dysfunctional voiding symptoms in children, J Urol 164:1011–1015, 2000.*)

e medição da atividade do esfíncter externo) é indicado. Outro item que pode ser útil em crianças com mais de 5 anos é o ***Checklist* de Sintomas Pediátricos (CSP)**. O questionário de triagem do CSP consiste em 35 perguntas utilizadas por pediatras e outros profissionais da saúde para melhorar o reconhecimento e o tratamento de problemas psicossociais em crianças.

A função intestinal deve também ser avaliada. Assim como o Escore da Forma das Fezes de Bristol (Figura 558.2) também deve ser registrado. Além disso, o médico deve utilizar os critérios diagnósticos Roma III, que classificam os distúrbios gastrintestinais funcionais que não apresentam causas estruturais ou teciduais subjacentes. Crianças de 4 anos ou mais velhas são diagnosticadas como constipadas caso elas preencham dois ou mais dos seguintes critérios, ao longo de um período de 2 meses: duas ou menos evacuações no banheiro por semana; pelo menos um episódio de incontinência fecal por semana; um histórico de postura retentiva ou retenção de fezes volitiva (por vontade própria) excessiva; um histórico de movimentos dolorosos ou difíceis do intestino; a presença de uma grande massa fecal no reto; e um histórico de fezes de grande diâmetro que obstruem o sanitário.

A imagem é realizada em crianças que apresentam importantes achados físicos, naquelas que têm um histórico familiar de anomalias no trato urinário ou ITU e naquelas que não respondem apropriadamente à terapia. Uma ultrassonografia (US) renal/vesical, com ou sem cistouretrografia de micção, é indicada. Urodinâmica deve ser executada no caso de haver evidência de doença neurológica, e poderá ser útil se a terapia empírica for ineficaz. Se existir qualquer evidência de distúrbio neurológico, ou se houver uma anomalia sacral no exame físico, uma RM da coluna inferior deverá ser obtida.

BEXIGA HIPERATIVA (SÍNDROME DE URGÊNCIA DIURNA)

Crianças com bexiga hiperativa geralmente exibem aumento da frequência urinária e urgência miccional. Frequentemente, as pacientes do sexo feminino se agacharão até os pés para tentar evitar a incontinência (denominada *reverência de Vincent*). A bexiga nessas crianças é funcional, mas não anatomicamente, menor que o normal e exibe fortes contrações não inibidas. Cerca de 25% das crianças com enurese noturna também apresentam sintomas de bexiga hiperativa. Muitas crianças indicam que não sentem vontade de urinar, mesmo pouco antes de estarem incontinentes. Em indivíduos do sexo feminino, um histórico de ITU recorrente é comum, mas a incontinência pode persistir por longo tempo após as infecções terem sido controladas. Não está claro se a disfunção da micção é uma sequela das ITU ou se a disfunção miccional predispõe a ITU recorrentes. Em indivíduos do sexo feminino, a cistouretrografia miccional mostra uretra dilatada (**deformidade em pião**, Figura 558.3) e colo da bexiga estreitado com hipertrofia da parede vesical. O achado uretral resulta de relaxamento inadequado do esfíncter urinário. A constipação intestinal é comum e deve ser tratada, particularmente em qualquer criança com Escore de Fezes de Bristol 1, 2 ou 3.

A bexiga hiperativa quase sempre se resolve, mas o tempo para a resolução é altamente variável, ocasionalmente não antes da adolescência. A terapia inicial é a micção com hora marcada, a cada 1,5/2 horas. O tratamento da constipação intestinal e das ITU é importante. Outro tratamento é o *biofeedback*, no qual as crianças são ensinadas a praticar exercícios do assoalho pélvico (**exercícios de Kegel**), pois a realização diária desses exercícios pode reduzir ou eliminar as contrações instáveis da bexiga. O *biofeedback* frequentemente consiste em 8 a 10 sessões de 1 hora e pode incluir a participação de jogos animados de computador. O *biofeedback* também pode incluir estudos do fluxo urinário periódicos, com eletromiografia do esfíncter para se ter certeza de que o assoalho pélvico relaxe durante a micção e para avaliar o volume de urina residual pós-miccional pela sonografia. A terapia anticolinérgica frequentemente será útil se a função intestinal estiver normal. O cloreto de oxibutinina é o único medicamento aprovado pela FDA em crianças, embora hiosciamina, tolterodina, tróspio, solifenacina e mirabegrona tenham demonstrado segurança em crianças; esses medicamentos reduzem a hiperatividade da bexiga e podem auxiliar no alcance da continência. O tratamento com um bloqueador alfa-adrenérgico, como terazosina ou doxazosina, pode ajudar o esvaziamento da bexiga, promovendo o relaxamento do colo vesical; esses medicamentos também exibem propriedades anticolinérgicas leves. Se a terapia farmacológica for bem-sucedida, a dosagem deverá ser gradualmente reduzida para determinar sua necessidade contínua. Crianças que não respondem à terapia devem ser avaliadas urodinamicamente para que sejam descartadas outras possíveis formas de disfunção da bexiga ou do esfíncter. Em casos refratários, outros procedimentos, tais como a estimulação do nervo sacral (InterStim™), a estimulação percutânea do nervo tibial e a injeção intravesical de toxina botulínica, têm sido efetivos em crianças.

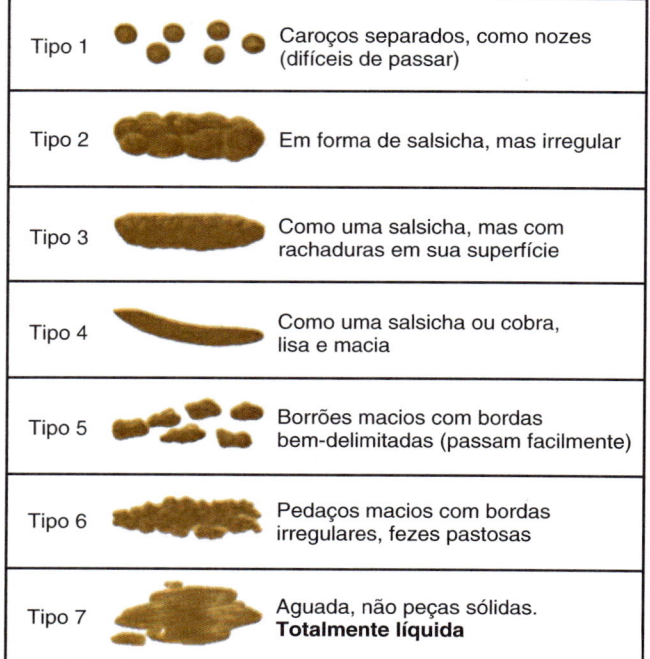

Figura 558.2 Gráfico de Fezes de Bristol para avaliação da função intestinal.

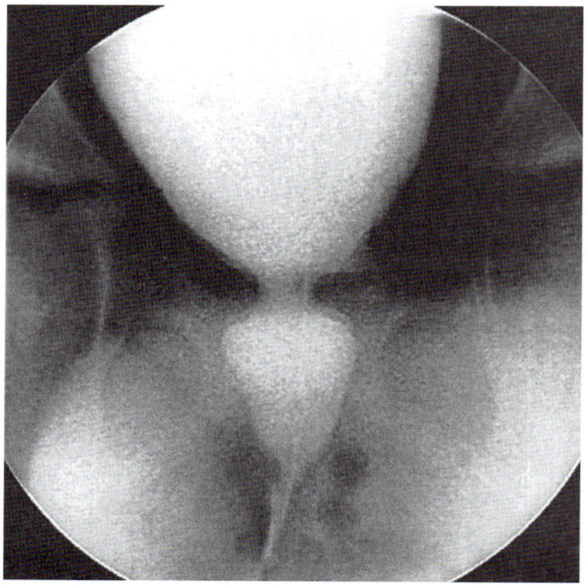

Figura 558.3 Deformidade em pião. Cistouretrografia miccional demonstrando dilatação da uretra com estreitamento uretral distal e contração do colo da bexiga.

Se a criança apresentar constipação intestinal, com base nos critérios descritos anteriormente, geralmente o tratamento será iniciado com polietilenoglicol, que tem se mostrado seguro em crianças e, em geral, é mais eficaz que outras preparações laxantes.

BEXIGA NEUROGÊNICA NÃO NEUROGÊNICA (SÍNDROME DE HINMAN)

A síndrome de Hinman é um distúrbio muito grave, mas incomum, envolvendo falha do esfíncter externo em relaxar durante a micção, em crianças sem anormalidades neurológicas. Crianças com essa síndrome, também chamada de bexiga neurogênica não neurogênica, geralmente exibem um jato em *staccato* (notas curtas ou pequenos fluxos com intervalos curtos de repetição), molhando-se dia e noite, com recorrentes constipação intestinal e encoprese. A avaliação de crianças afetadas revela refluxo vesicoureteral, bexiga trabeculada e diminuição da taxa de fluxo urinário com um padrão intermitente (Figura 558.4). Em casos graves, hidronefrose, insuficiência renal e doença renal em estágio terminal podem ocorrer. Acredita-se que a patogênese dessa síndrome envolva a aprendizagem anormal de hábitos de micção durante o treinamento da continência; a síndrome é raramente observada em lactentes. Estudos urodinâmicos e imagem por ressonância magnética da coluna vertebral são indicados para descartar causas neurológicas da disfunção da bexiga.

O tratamento normalmente é complexo e pode incluir: terapia com anticolinérgicos e bloqueador alfa-adrenérgico, horário para micção, tratamento da constipação intestinal, modificação comportamental e incentivo para relaxamento durante o esvaziamento. *Biofeedback* foi utilizado com sucesso em crianças mais velhas para ensinar o relaxamento do esfíncter externo. Em alguns casos, a injeção de toxina botulínica dentro do esfíncter externo pode fornecer a paralisia temporária deste e, assim, reduzir a resistência da saída. Em casos graves, cateterismo intermitente é necessário para assegurar o esvaziamento da bexiga. Em pacientes selecionados, desvio urinário externo é necessário para proteger o trato urinário superior. Essas crianças requerem tratamento a longo prazo e acompanhamento cuidadoso.

MICÇÃO INFREQUENTE (BEXIGA HIPOATIVA)

A micção infrequente é um distúrbio comum de micção, normalmente associado às ITU. Crianças afetadas, geralmente do sexo feminino, urinam apenas 2 vezes, em vez do normal que é 4 a 7 vezes. Com a superdistensão da bexiga e a retenção prolongada de urina, o crescimento bacteriano pode levar às ITU recorrentes. Algumas dessas crianças são constipadas. Outras podem também apresentar episódios ocasionais de incontinência, em consequência do extravasamento ou da urgência. O transtorno é comportamental. Se a criança tiver ITU, o tratamento incluirá profilaxia antibacteriana e incentivo da micção frequente, além de esvaziamento completo da bexiga pela micção em dois tempos, até que um padrão normal de micção seja restabelecido.

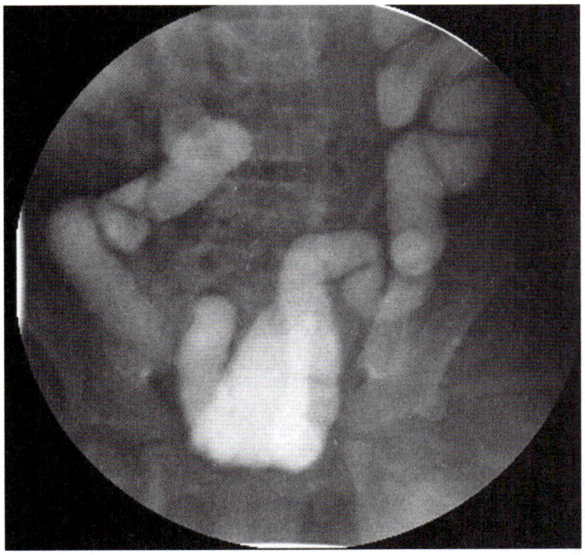

Figura 558.4 Cistouretrografia miccional demonstrando grave trabeculação da bexiga e refluxo vesicoureteral em um menino de 12 anos com síndrome de Hinman. O paciente apresentou incontinência diurna e noturna, insuficiência renal crônica e foi submetido a transplante renal.

MICÇÃO VAGINAL

Em indivíduos do sexo feminino com micção vaginal, a incontinência geralmente ocorre depois da micção, quando a menina fica de pé. Normalmente, o volume de urina é 5 a 10 mℓ. Uma das causas mais comuns é a sinequia labial (Figura 558.5). Essa lesão, tipicamente observada em indivíduos jovens do sexo feminino, pode ser tratada tanto por aplicação tópica de creme de estrogênio na aderência como pela lise no consultório. Algumas meninas tipicamente experimentam micção vaginal porque não separam amplamente suas pernas durante a micção. Essas meninas podem estar acima do peso ou não levar a calcinha até os tornozelos quando urinam. O tratamento envolve incentivar a menina a separar suas pernas tão amplamente quanto possível durante a micção. A forma mais efetiva de fazer isso é colocar a criança sentada para trás no assento do vaso, durante a micção.

OUTRAS CAUSAS DE INCONTINÊNCIA EM MENINAS

A **ectopia ureteral**, geralmente associada a um sistema coletor duplicado, em indivíduos do sexo feminino, refere-se a um ureter que drena para fora da bexiga, frequentemente para a vagina ou para a uretra distal. Isso pode produzir incontinência urinária caracterizada por gotejamento urinário constante, durante todo o dia, mesmo que a criança urine regularmente. Por vezes, a produção de urina do segmento renal drenado pelo ureter ectópico é pequena, e a drenagem urinária confunde-se com corrimento vaginal aquoso. Crianças com uma história de corrimento vaginal ou incontinência e um padrão de micção anormal exigem um estudo cuidadoso. O orifício ectópico geralmente é difícil de ser encontrado. Na US ou na urografia intravenosa, pode-se suspeitar da duplicação do sistema coletor (Figura 558.6), mas o sistema coletor superior drenado pelo ureter ectópico geralmente apresenta função reduzida ou retardada. A TC dos rins ou uma urografia por ressonância magnética deve demonstrar anomalias sutis de duplicação. O exame sob anestesia para pesquisa do orifício ureteral no vestíbulo ou na vagina pode ser necessário (Figura 558.7). O tratamento, nesses casos, é feito pela nefrectomia parcial, com remoção do segmento do polo superior do rim duplicado e de seu ureter abaixo, até a margem pélvica, ou pela ureterostomia ipsilateral, na qual o ureter ectópico do polo superior é anastomosado ao ureter do polo inferior, normalmente posicionado. Esses

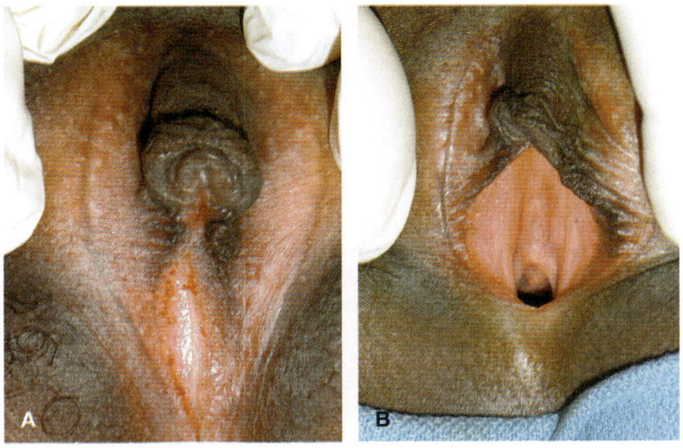

Figura 558.5 **A.** Sinequia labial: observar a incapacidade de se visualizar o meato uretral e a vagina. **B.** Genitália feminina externa normal após lise da sinequia labial.

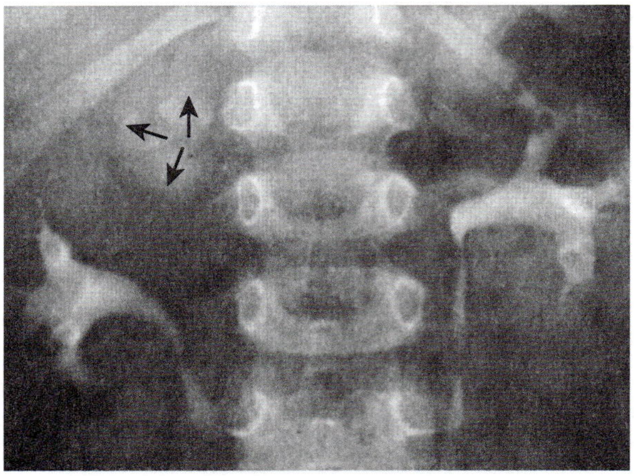

Figura 558.6 Duplicidade do sistema coletor direito com ureter ectópico. Urografia excretora em menina que se apresentou com padrão de micção normal e gotejamento urinário constante. O rim esquerdo é normal e, ao lado direito, bem visualizado, está o sistema coletor inferior de um rim duplicado. No polo superior, em frente ao 1º e 2º corpos vertebrais, observe o acúmulo de material de contraste correspondendo a um polo superior com mau funcionamento drenado por uma abertura ureteral no vestíbulo.

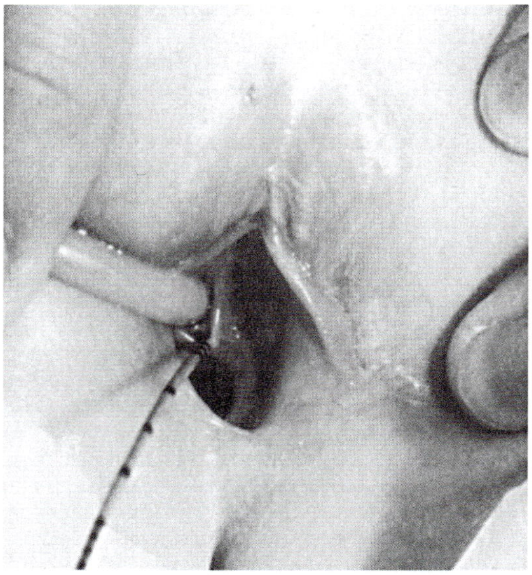

Figura 558.7 Essa fotografia mostra um ureter ectópico entrando no vestíbulo junto ao meato uretral. O fino cateter ureteral com marcas transversais foi introduzido nesse ureter ectópico. Essa menina tinha um padrão miccional normal e gotejamento urinário constante.

procedimentos frequentemente são realizados por videolaparoscopia minimamente invasiva, com ou sem assistência robótica.

Por sua vez, a **incontinência do riso** afeta, em geral, meninas entre 7 e 15 anos. Essa incontinência ocorre subitamente durante o riso, e todo volume da bexiga é perdido. Acredita-se que a patogênese seja o súbito relaxamento do esfíncter urinário. Medicamento anticolinérgico e micção com hora marcada ocasionalmente são eficazes. Em todo caso, o tratamento mais eficaz é o metilfenidato em baixa dose, que parece estabilizar o esfíncter externo.

A incontinência total em indivíduos do sexo feminino pode ser secundária à **epispadia** (Figura 556.2 no Capítulo 556). Essa condição, que afeta apenas 1 em cada 480.000 mulheres, é caracterizada pela separação da sínfise púbica, pela separação dos lados direito e esquerdo do clitóris e pela uretra amplamente separada. O tratamento consiste na reconstrução do colo da bexiga ou na colocação de um esfíncter urinário artificial para reparar a uretra incompetente.

Uma uretra curta, incompetente, pode estar associada às malformações do seio urogenital. O diagnóstico dessas malformações requer um alto índice de suspeita e um cuidadoso exame físico de todas as pacientes incontinentes. Nesses casos, a reconstrução uretral e vaginal muitas vezes restaura a continência.

DISTÚRBIOS DA MICÇÃO SEM INCONTINÊNCIA

Algumas crianças apresentam início abrupto de frequência urinária, urinando muitas vezes a cada 10 a 15 minutos durante o dia, sem disúria, ITU, incontinência diurna ou nictúria. Esses sintomas ocorrem mais comumente entre os 4 a 6 anos, depois de a criança estar treinada, e a maioria consiste em indivíduos do sexo masculino. Essa condição é denominada **síndrome da frequência diurna da infância** ou **polaciúria**. A condição é funcional; nenhum problema anatômico é detectado. Muitas vezes, os sintomas ocorrem logo antes de a criança começar o jardim de infância, ou quando ela apresenta problemas relacionados com estresse emocional na família. Essas crianças devem ser avaliadas para ITU, e o médico deve se certificar de que ela esteja esvaziando a bexiga satisfatoriamente. Outra causa contribuinte é a constipação intestinal. Ocasionalmente, vermes também causam esses sintomas. A condição é autolimitada e os sintomas geralmente se resolvem dentro de 2 a 3 meses. A terapia anticolinérgica raramente é eficaz.

Além disso, algumas crianças apresentam a **síndrome de disúria-hematúria**, na qual a criança apresenta disúria sem ITU, mas com hematúria microscópica ou macroscópica total (sangue ao longo do jato). Essa condição afeta crianças que já são treinadas e é frequentemente secundária à hipercalciúria. Uma amostra de urina de 24 horas deve ser obtida e a excreção de cálcio e creatinina, avaliada. Uma excreção de cálcio maior que 4 mg/kg em 24 horas é anormal e merece tratamento com tiazidas, pois algumas dessas crianças estão em risco para urolitíase. A **hematúria terminal** (sangue no fim do fluxo) ocorre no sexo masculino e é tipicamente secundária à disfunção vesical e intestinal ou estenose meatal uretral. Já a cistoscopia não é indicada, e a condição geralmente se resolve com o tratamento da constipação intestinal.

ENURESE NOTURNA

Por volta dos 5 anos, entre 90 e 95% das crianças estão quase completamente continentes durante do dia e 80 a 85% são continentes à noite. A enurese noturna se refere à ocorrência de micção involuntária durante a noite após os 5 anos, idade na qual o controle voluntário da micção é esperado. A enurese pode ser primária (estimativa de 75 a 90% das crianças com enurese; controle urinário noturno nunca é alcançado) ou secundária (entre 10 e 25%; a criança permaneceu seca durante a noite por pelo menos alguns meses e, em seguida, desenvolveu a enurese). No geral, 75% das crianças com enurese ficam molhadas apenas à noite, e 25% são incontinentes durante o dia e a noite. Essa distinção é importante, pois as crianças com ambas as formas têm mais probabilidade de ter uma anormalidade do trato urinário. A *enurese monossintomática* é mais comum que a *enurese polissintomática* (urgência associada, hesitação, frequência, incontinência diurna).

Epidemiologia

Cerca de 60% das crianças com enurese noturna são indivíduos do sexo masculino. O histórico familiar é positivo em 50% dos casos. Embora a enurese noturna primária possa ser poligenética, genes candidatos foram localizados nos cromossomos 12 e 13. Os resultados foram os seguintes: para um dos pais enurético, corresponde um filho com 44% de probabilidade de enurese; para ambos os pais enuréticos, a probabilidade de enurese de cada filho é de 77%. A enurese noturna, sem sintomas miccionais diurnos observáveis, afeta até 20% das crianças na idade de 5 anos; ela cessa espontaneamente em cerca de 15% das crianças envolvidas, depois de cada ano. Sua frequência entre os adultos é < 1%.

Patogênese

A patogênese da enurese noturna primária (hábitos miccionais durante o dia normais) é multifatorial (Tabela 558.2).

Tabela 558.2	Enurese noturna.

Causas

Atraso na maturação dos mecanismos corticais que permitem controle voluntário do reflexo da micção
Transtorno da excitação do sono
Produção reduzida de hormônio antidiurético durante a noite, resultando em aumento do débito urinário (poliúria noturna)
Fatores genéticos, com cromossomos 12 e 13q como prováveis locais de gene para enurese
Fatores da bexiga (falta de inibição, capacidade reduzida, hiperativa)
Constipação intestinal
Fatores orgânicos, como infecção do trato urinário, uropatia obstrutiva ou nefropatia da anemia falciforme
Transtornos do sono
Distúrbios respiratórios do sono secundários ao aumento da adenoide
Fatores psicológicos mais frequentemente implicados na enurese secundária

Outras características

Enurese pode ocorrer em qualquer estágio do sono (mas geralmente não no sono com movimento rápido dos olhos)
Todas as crianças são mais difíceis de despertar no primeiro terço da noite e mais fáceis de despertar no último, mas crianças enuréticas são mais difíceis de despertar que aquelas com controle normal da bexiga
Crianças enuréticas frequentemente são descritas como "encharcando a cama"
História familiar em crianças enuréticas muitas vezes positiva para enurese
Aumento de risco com atraso de desenvolvimento, transtorno de déficit de atenção/hiperatividade, transtornos do espectro autista

Manifestações clínicas e diagnóstico

Uma anamnese cuidadosa deve ser coletada, especialmente em relação com a ingestão de líquidos à noite e com o padrão de enurese noturna. Crianças com diabetes insípido (ver Capítulo 574), diabetes melito (ver Capítulo 607) e doença renal crônica (ver Capítulo 550) podem ter alto débito urinário e polidipsia compensatória. A família deve ser questionada, caso a criança ronque alto durante a noite. Muitas crianças com enurese apresentam sonambulismo ou falam durante o sono. Um exame físico completo deve incluir palpação do abdome e um possível exame retal após a micção, para que se avalie a possibilidade de uma bexiga cronicamente distendida e constipação intestinal. A criança com enurese noturna deve ser examinada cuidadosamente para anormalidades neurológicas e espinais. Há um aumento na incidência de bacteriúria em indivíduos do sexo feminino e, quando encontrada, deve ser investigada e tratada (ver Capítulo 553), embora isso nem sempre leve à resolução da enurese. A amostra da urina deve ser obtida depois do jejum durante a noite e avaliada em relação à densidade e à osmolalidade, para que com isso se exclua a poliúria como causa da frequência e da incontinência, e para que se verifique se a capacidade de concentração é normal. A ausência de glicosúria deve ser confirmada. Se não houver sintomas diurnos, o exame físico e a urinálise forem normais e a cultura da urina for negativa, uma avaliação adicional para patologia do trato urinário geralmente não se justificará. Uma US renal é razoável em crianças mais velhas com enurese ou em crianças que não respondem apropriadamente à terapia.

Tratamento

A melhor abordagem para o tratamento é tranquilizar a criança e os pais de que a condição é autolimitada e evitar medidas punitivas que possam afetar adversamente o desenvolvimento psicológico daquela. A ingestão de líquidos deve ser restrita a 60 mℓ após as 18 ou 19 horas. Os pais devem se certificar de que a criança urine antes de se deitar. Evitar açúcar e cafeína extra, após as 17 horas, também é benéfico. Se a criança roncar e as adenoides forem hipertrofiadas, o encaminhamento para um otorrinolaringologista deverá ser considerado, pois a adenoidectomia pode curar a enurese em alguns casos.

O tratamento ativo deve ser evitado em crianças com menos de 6 anos, pois a enurese é extremamente comum em crianças mais jovens. O tratamento é mais provável de ser bem-sucedido naquelas que se aproximam da puberdade, em comparação com as mais jovens. Além disso, o tratamento é mais provável de ser eficaz em crianças que são motivadas a permanecerem secas e é menos bem-sucedido nas que apresentam sobrepeso. Em todo caso, o tratamento deve ser visto como um facilitador que requer a participação ativa da criança (p. ex., um técnico e uma atleta).

A medida inicial simples é a **terapia motivacional** e esta inclui um gráfico com estrelas para as noites secas. Acordar as crianças algumas horas depois que estas tenham ido dormir, com a intenção de que elas urinem muitas vezes, permite que elas acordem secas, embora essa medida não seja curativa. Alguns recomendaram que as crianças tentassem segurar sua urina por períodos mais longos durante o dia, mas não há evidências de que essa abordagem seja benéfica. A **terapia de condicionamento**, por sua vez, envolve a utilização de um alarme auditivo ou vibratório forte ligado a um sensor de umidade na roupa íntima. Esse alarme é ativado quando ocorre a micção e pretende acordar a criança e alertá-la para que urine. Essa forma de terapia apresentou um relato de sucesso de 30 a 60%, embora a taxa de recaída seja significativa. Muitas vezes, o alarme auditivo acorda outros membros da família e não a criança enurética; frequentemente, o uso persistente do alarme por vários meses é necessário para que se determine se esse tratamento é eficaz. A terapia de condicionamento tende a ser mais efetiva em crianças mais velhas. Outra forma de terapia à qual algumas crianças respondem é a auto-hipnose. O principal papel da terapia psicológica é auxiliar a criança a lidar com a enurese psicologicamente, e também ajudar a motivar a criança para que ela urine à noite caso acorde com a bexiga cheia.

A **terapia farmacológica** pretende tratar o sintoma da enurese e, portanto, é considerada como de segunda linha, não sendo curativa. Comparações diretas entre o alarme de umidade e a terapia farmacológica favorecem a primeira, devido às suas taxas de recaída mais baixas, embora as taxas de respostas iniciais sejam equivalentes entre ambas.

Uma forma de tratamento é o **acetato de desmopressina**, um análogo sintético do hormônio antidiurético que reduz a produção de urina durante a noite. Essa medicação é aprovada pela FDA em crianças e está disponível como um comprimido, com uma dosagem de 0,2 a 0,6 mg 2 horas antes de dormir. Anteriormente, um *spray* nasal era utilizado, mas algumas crianças apresentaram hiponatremia e convulsões com essa fórmula, de modo que esse *spray* nasal não é recomendado a longo prazo para a enurese noturna. Hiponatremia não foi relatada em crianças utilizando os comprimidos orais. A restrição de líquido à noite é importante, e o medicamento não deverá ser usado se a criança tiver doença sistêmica com vômito e diarreia, ou se ela tiver polidipsia. O acetato de desmopressina é eficaz em até 40% das crianças e é mais eficaz naquelas que se aproximam da puberdade. Se for eficaz, deverá ser utilizado por 3 a 6 meses e, em seguida, uma tentativa de redução da dosagem deverá ser feita. Algumas famílias o utilizam intermitentemente (pernoites, viagens escolares, férias) com sucesso. Se a redução acarretar enurese recorrente, a criança deverá retornar à dosagem mais alta. Poucos eventos adversos foram relatados com o uso a longo prazo de acetato de desmopressina.

Para enurese resistente à terapia ou para crianças com sintomas de bexiga hiperativa, a **terapia anticolinérgica** é indicada. Muitas vezes, são prescritos 5 mg de oxibutinina ou 2 mg de tolterodina na hora de dormir. Se o medicamento for ineficaz, a dosagem poderá ser dobrada. Em todo caso, o médico deve acompanhar a constipação intestinal como um potencial efeito adverso.

Além de tudo que foi dito, um tratamento de terceira linha é a **imipramina**, que é um antidepressivo tricíclico. Essa medicação tem efeitos anticolinérgico e alfa-adrenérgico leves, reduz ligeiramente o débito de urina e também pode alterar o padrão do sono. A dosagem de imipramina é 25 mg em crianças de 6 a 8 anos, 50 mg em crianças na idade de 9 a 12 anos e 75 mg em adolescentes. Taxas de sucesso relatadas são de 30 a 60%. Os efeitos adversos incluem: ansiedade, insônia e boca seca; além disso, a frequência cardíaca pode ser afetada. Se houver qualquer história de palpitações ou síncope na criança, morte súbita cardíaca ou arritmia instável na família, a síndrome de QT longo no paciente necessitará ser excluída. Esse fármaco é uma das causas mais comuns de intoxicação por medicamentos de prescrição em irmãos mais jovens.

Em casos de insucesso, a combinação de terapias frequentemente é eficaz. A terapia de alarme mais desmopressina é mais bem-sucedida que cada uma delas separadamente. A combinação de cloreto de oxibutinina e desmopressina é, também, mais bem-sucedida que cada um deles separadamente. Igualmente, desmopressina e imipramina podem ser combinadas.

A bibliografia está disponível no GEN-io.

Capítulo 559

Anomalias do Pênis e da Uretra

Jack S. Elder

HIPOSPADIA

Hipospadia é a abertura uretral na superfície ventral do corpo do pênis, condição que afeta 1 em 250 recém-nascidos. Tipicamente um defeito isolado, sua incidência é aumentada em muitos indivíduos com anomalias cromossômicas, malformação anorretal e doença cardíaca congênita. Geralmente, ocorre o desenvolvimento incompleto do prepúcio, chamado de **capuz dorsal**, no qual este envolve as laterais e a face dorsal do pênis encontrando-se ausente ventralmente. Alguns indivíduos com hipospadia, especialmente aqueles com hipospadia proximal, apresentam uma **curvatura peniana ventral** durante a ereção. A incidência de hipospadia parece estar aumentada, possivelmente devido à exposição *in utero* a substâncias químicas estrogênicas ou antiandrogênicas prejudiciais ao sistema endócrino (p. ex., bifenilos policlorados, fitoestrogênios).

Manifestações clínicas

A hipospadia é classificada de acordo com a posição do meato uretral depois de se levar em conta a presença da curvatura ventral (Figura 559.1). A deformidade é descrita como glandar (na glande peniana), coronal, subcoronal, peniana média, penoescrotal e perineal. Aproximadamente 65% dos casos são distais, 25% são subcoronais ou penianos médios e 10% são proximais. Na maioria dos casos graves, o escroto é bífido e, às vezes, há moderada **transposição penoescrotal**. Dez por cento dos indivíduos afetados apresentam uma **variante megameatal de hipospadia**, na qual o prepúcio é desenvolvido normalmente (variante de megameato com prepúcio intacto) e há também hipospadia glandar ou subcoronal com meato em "boca de peixe". Esses casos somente podem ser diagnosticados durante a cirurgia de circuncisão.

Aproximadamente 10% dos indivíduos com hipospadia podem apresentar testículos criptorquídicos associados. As hérnias inguinais também são comuns. No recém-nascido, o diagnóstico diferencial da hipospadia peniana média ou proximal associada a uma não descida testicular deve incluir formas de um **transtorno de desenvolvimento sexual**, particularmente disgenesia gonadal mista, insensibilidade andrógena parcial, hermafroditismo verdadeiro e hiperplasia suprarrenal congênita na mulher (ver Capítulo 594). Nessa última condição, nenhuma gônada é palpável. Um cariótipo deve ser obtido em pacientes com hipospadia peniana média ou proximal e criptorquidia bilateral (ver Capítulo 606). Nas crianças com hipospadia proximal, deve ser considerada uma uretrocistografia miccional, pois entre 5 e 10% delas apresentam um **utrículo prostático** dilatado, que é um remanescente do sistema mülleriano (ver Capítulo 569). A incidência de anormalidades do trato urinário superior é baixa, a menos que haja distúrbios de outros sistemas orgânicos.

As complicações da hipospadia não tratada incluem deformidade do fluxo urinário, tipicamente deflexão ventral ou espalhamento grave; disfunção sexual secundária à curvatura do pênis; infertilidade se o meato uretral estiver proximal; estenose meatal (congênita), que é incomum; e aparência cosmética. O objetivo da cirurgia de hipospadia é para corrigir as deformidades funcionais e cosméticas. Enquanto a reparação da hipospadia é recomendada para todos os indivíduos com hipospadia peniana média ou proximal, alguns pacientes com hipospadia distal não apresentam anormalidade funcional e não necessitam de correção cirúrgica se a deformidade cosmética não incomodar.

Tratamento

O tratamento começa no período neonatal. A circuncisão deve ser evitada, pois frequentemente o prepúcio é utilizado na reparação. O momento ideal para a reparação no lactente saudável é aos 6 a 12 meses de vida, pois o risco de anestesia geral nesta idade é semelhante ao das crianças maiores; o crescimento do pênis nos próximos anos é lento; a criança não se lembra do procedimento cirúrgico e as necessidades de analgésicos pós-operatórios são menores do que nas crianças maiores. Com exceção da hipospadia proximal, geralmente todos os casos são reparados em uma única cirurgia em regime ambulatorial. A reparação mais comum envolve a tubularização da placa uretral distal ao meato uretral com cobertura por um retalho vascularizado do prepúcio, procedimento denominado reparo de placa incisada tubularizada. Os casos proximais podem exigir um reparo em dois estágios. As taxas de complicação são baixas: 5% para a hipospadia distal, 10% para a hipospadia peniana média e 40% para a hipospadia proximal. As complicações mais comuns incluem fístula uretrocutânea e estenose meatal. Outras complicações são um jato urinário deformado, curvatura peniana persistente e deiscência da reparação da hipospadia. O tratamento dessas complicações geralmente é simples. Nos casos complexos, um enxerto da mucosa bucal retirado da boca é utilizado para criar a mucosa uretral. A reparação da hipospadia é uma operação tecnicamente exigente e deve ser realizada por um cirurgião com treinamento especial em urologia pediátrica e vasta experiência.

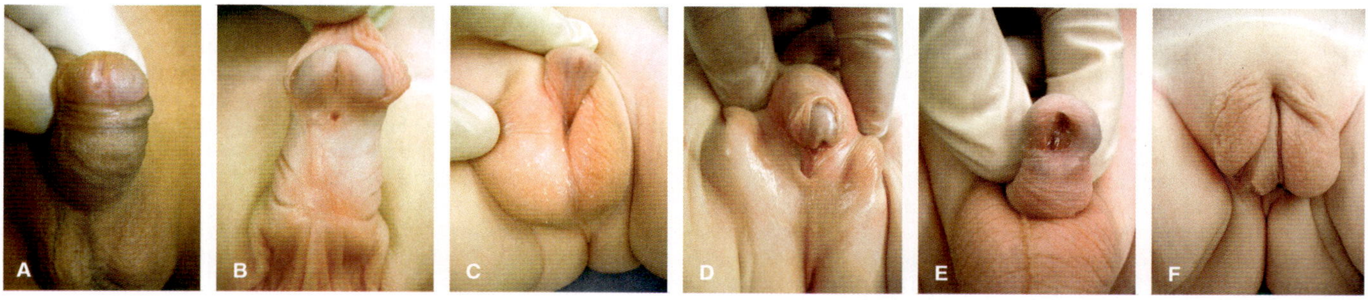

Figura 559.1 Formas variadas de hipospadia. **A.** Hipospadia glandar. **B.** Hipospadia subcoronal. Observe o capuz dorsal do prepúcio. **C.** Hipospadia penoescrotal com curvatura ventral. **D.** Hipospadia perineal com curvatura ventral e transposição penoescrotal parcial. **E.** Variante megameatal de hipospadia diagnosticada após circuncisão; observe a ausência de capuz prepucial. **F.** Transposição penoescrotal completa com hipospadia escrotal.

CURVATURA PENIANA VENTRAL SEM HIPOSPADIA

Em alguns indivíduos, ocorre uma curvatura peniana (***chordee***) ventral leve ou moderada e o desenvolvimento incompleto do prepúcio (**capuz dorsal**), mas o meato uretral está na extremidade da glande (Figura 559.2). Na maioria desses indivíduos, a uretra é normal, mas há insuficiente pele peniana ventral ou bandas ventrais proeminentes e inelásticas da fáscia dartos que impedem uma ereção reta. Em alguns casos, a uretra é hipoplásica e uma uretroplastia formal é necessária para a reparação. O único sinal dessa anomalia no neonato pode ser o prepúcio em capuz, e uma reparação postergada sob anestesia geral é recomendada após os 6 meses de vida. A **curvatura peniana lateral** geralmente é causada pelo crescimento excessivo ou hipoplasia de um corpo erétil e geralmente é congênita. O reparo cirúrgico é recomendado aos 6 a 12 meses de vida.

FIMOSE E PARAFIMOSE

Fimose refere-se à incapacidade de retrair o prepúcio e expor a glande. No nascimento, a fimose é fisiológica. Com o passar do tempo, as adesões entre o prepúcio e a glande se descolam e o anel fimótico distal se solta. Em 80% dos indivíduos não circuncidados, o prepúcio se torna retrátil por volta dos 3 anos. O acúmulo de restos epiteliais sob o prepúcio do lactente é fisiológico e não obriga à circuncisão. Em indivíduos mais velhos, a fimose pode ser fisiológica ou pode ser patológica por **líquen escleroatrófico (balanite xerótica obliterante)** da extremidade do prepúcio (Figura 559.3*A*), podendo afetar também o meato (Figura 559.3*B*). O prepúcio pode ter sido retraído forçadamente em uma ou duas ocasiões anteriormente, o que pode resultar em uma retração cicatricial que impede a subsequente retração. Nos indivíduos com fimose fisiológica ou patológica persistente, a aplicação de pomada corticosteroide na ponta do prepúcio 2 vezes/dia durante 1 mês afrouxa o anel fimótico em dois terços dos casos. Se houver balonamento do prepúcio durante a micção ou fimose além dos 10 anos e a terapia tópica de corticosteroide for ineficaz, a circuncisão é recomendada.

A **parafimose** ocorre quando o prepúcio é retraído proximalmente ao sulco coronal e não pode ser puxado de volta sobre a glande (Figura 559.4). A condição resulta em estase venosa dolorosa no prepúcio retraído, com edema levando à dor e à incapacidade de reduzir o prepúcio (puxar de volta sobre a glande). O tratamento inclui a lubrificação do prepúcio e da glande e, em seguida, simultaneamente comprimir a glande e colocar tração distal sobre o prepúcio para tentar empurrar o anel fimótico para além do sulco coronal. A aplicação tópica de açúcar granulado foi relatada como uma ajuda para a redução do edema pela criação de um gradiente osmótico, o que facilita a redução da parafimose. Além disso, uma injeção de hialuronidase na pele edematosa parece resultar em redução imediata do edema. Em alguns poucos casos, é necessária circuncisão de emergência sob anestesia geral.

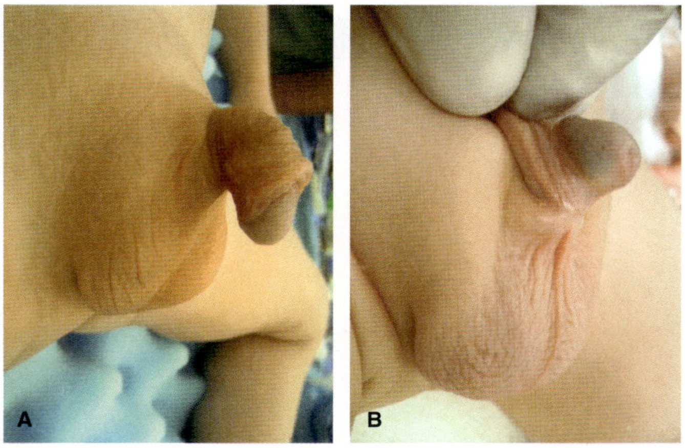

Figura 559.2 Exemplos de curvatura ventral sem hipospadia. Observe o prepúcio em capuz e a localização normal do meato uretral.

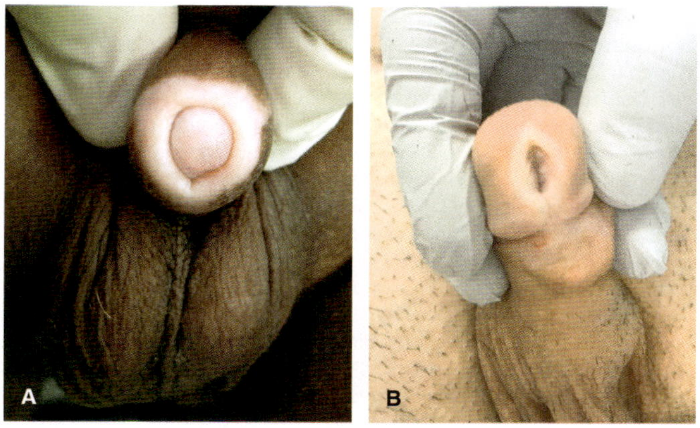

Figura 559.3 **A.** Balanite xerótica obliterante. Observe a placa cicatricial esbranquiçada. **B.** Envolvimento do meato uretral exigindo meatoplastia.

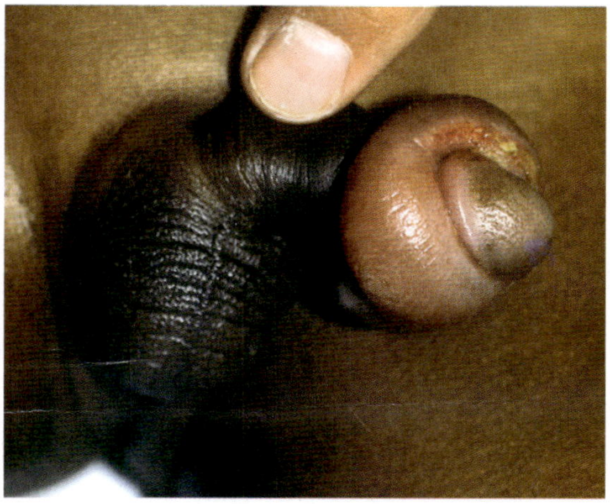

Figura 559.4 Parafimose. O prepúcio foi retraído proximalmente à glande do pênis e se tornou muito inchado secundariamente à congestão venosa.

CIRCUNCISÃO

Nos EUA, a circuncisão geralmente é realizada por motivos culturais. Em 2012, uma força-tarefa multidisciplinar da American Academy of Pediatrics afirmou que as evidências indicam que os benefícios à saúde da circuncisão em recém-nascidos superam os riscos e que os benefícios do procedimento justificam o acesso a esse procedimento por famílias que o escolhem. Os benefícios específicos identificados incluem a prevenção de infecções do trato urinário (ITU) e de câncer peniano, assim como a redução do risco e da transmissão de algumas infecções transmitidas sexualmente, incluindo o HIV. O American College of Obstetricians and Gynecologists endossa essa declaração política. Por outro lado, os profissionais médicos europeus são menos propensos a aprovar essa prática.

Ao se realizar uma circuncisão neonatal, recomenda-se uma analgesia local, como o bloqueio do nervo dorsal do anel peniano ou a aplicação de creme EMLA® (mistura eutética de anestésicos locais) (lidocaína a 2,5% e prilocaína a 2,5%).[3]

As ITU são 10 a 15 vezes mais comuns nos *lactentes* não circuncidados do que nos circuncidados, com os patógenos urinários originando-se a partir de bactérias que colonizam o espaço entre o prepúcio e a glande. O risco de uma ITU febril (ver Capítulo 553) é mais alto entre o nascimento e os 6 meses de vida, mas existe um aumento de risco de ITU até pelo menos os 5 anos. Muitos recomendam a circuncisão em lactentes que sejam predispostos à ITU, como aqueles com hidronefrose congênita e

[3]N.R.T.: No Brasil existem essas misturas eutéticas disponíveis em farmácias como cremes anestésicos.

refluxo vesicoureteral. Nos adultos, a circuncisão reduz o risco de infecções transmitidas sexualmente (ver Capítulo 146), em particular o HIV (ver Capítulo 302). Houve apenas alguns relatos de homens adultos que foram circuncidados no nascimento e subsequentemente adquiriram um carcinoma peniano; mas, nos países escandinavos, onde poucos homens são circuncidados e a higiene é estimulada de forma a manter sempre o pênis limpo, a incidência de câncer peniano é baixa.

As complicações precoces e tardias após a circuncisão neonatal incluem sangramento, infecção da ferida, estenose meatal, fimose secundária, remoção insuficiente de prepúcio e aderências penianas fibrosas (ponte de pele; Figura 559.5); 0,2 a 3% dos pacientes são submetidos a procedimentos operatórios subsequentes. Os indivíduos com uma grande hidrocele ou hérnia estão em risco especial de fimose secundária porque o edema escrotal tende a deslocar a pele do pênis sobre a glande. As complicações graves da circuncisão do recém-nascido incluem sepse, amputação da parte distal da glande, remoção de uma quantidade excessiva da pele do prepúcio e fístula uretrocutânea. A circuncisão não deve ser executada em neonatos com hipospadia, curvatura ventral sem hipospadia ou com deformidade de capuz dorsal (contraindicação relativa), ou naqueles com pênis pequeno (Figura 559.6). Nos indivíduos com rafe peniana tortuosa (Figura 559.6), na qual a rafe mediana se desvia para um lado, pode haver uma torção peniana subjacente ou hipospadia, sendo sugerida a avaliação por um urologista pediátrico antes da realização da circuncisão.

TORÇÃO PENIANA

A torção peniana, um defeito rotacional do corpo do pênis, geralmente ocorre em uma direção anti-horária, normalmente para o lado esquerdo (ver Figura 559.6). Na maioria dos casos, o desenvolvimento do pênis é normal e a condição não é reconhecida até a circuncisão ser realizada ou o prepúcio ser retraído. Em muitos casos, a rafe mediana do corpo do pênis é desviada. A torção do pênis também ocorre em alguns indivíduos com hipospadia. O defeito tem primariamente importância cosmética e a correção é desnecessária se a rotação for menor que 60° a partir da linha mediana. A gravidade da torsão peniana pode diminuir durante a infância.

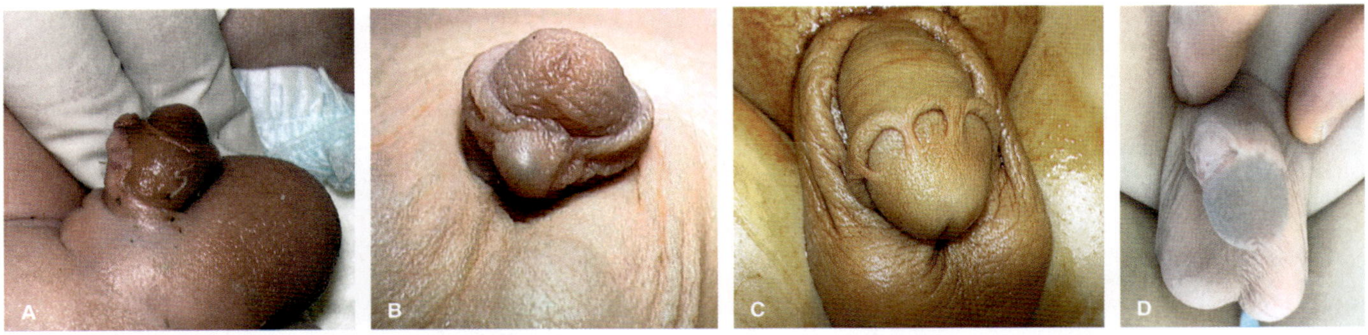

Figura 559.5 Complicações da circuncisão. **A.** Corpo do pênis exposto. Com um cuidado local, o pênis curou-se e passou a apresentar aparência normal. **B.** Cisto de inclusão epitelial mediano. **C** e **D.** Margens de pele peniana com fibrose.

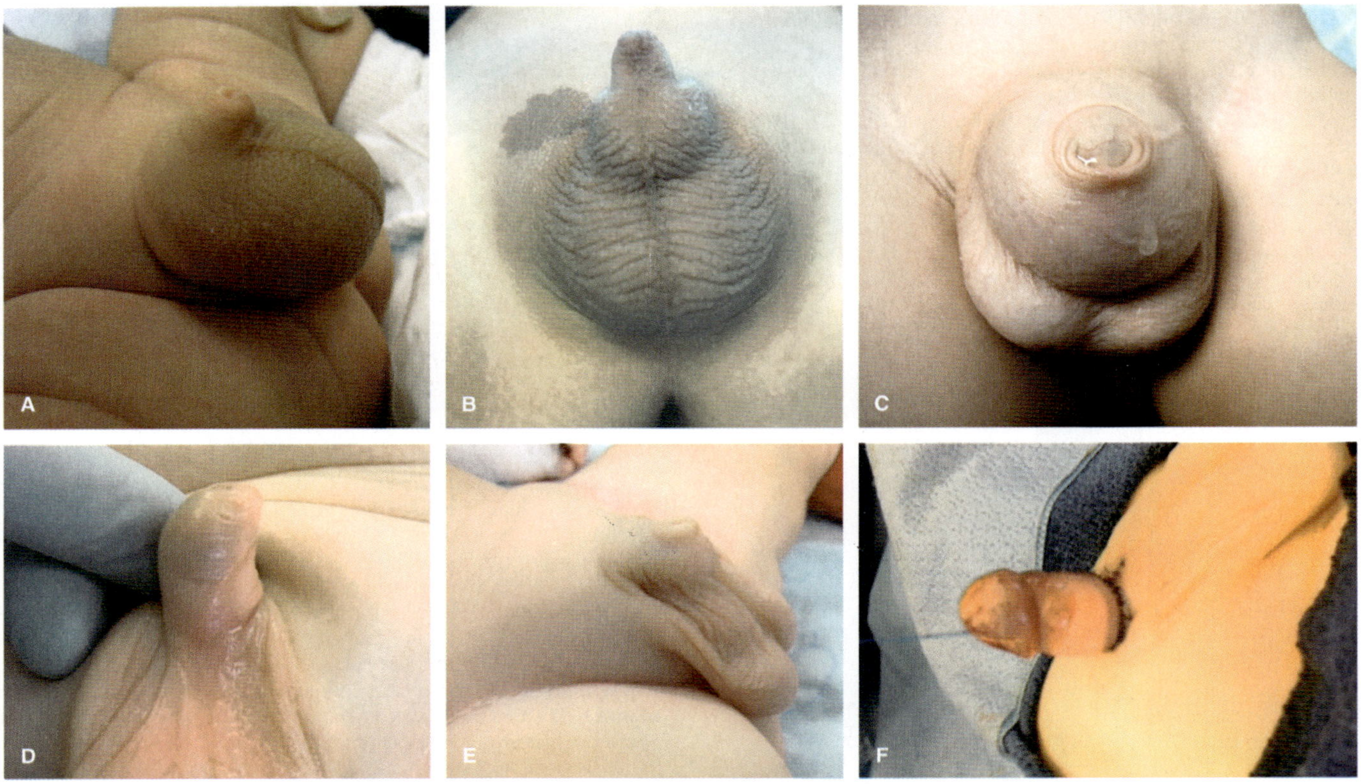

Figura 559.6 Exemplos de deformidades congênitas nas quais a circuncisão neonatal pode ser contraindicada. **A** e **B.** Pênis oculto. **C.** Mega-prepúcio. **D.** Torção peniana para o lado esquerdo; observe a "rafe errante". **E.** Pênis com membrana; observe a fixação escrotal ao corpo do pênis. **F.** Mesmo paciente de **E** após a reconstrução aos 6 meses.

PÊNIS INCONSPÍCUO

O termo *pênis inconspícuo* refere-se ao pênis que parece ser pequeno (também pode ser traduzido como "pouco notado", "discreto" ou até mesmo "escondido"). A **sinequia penoescrotal** é uma condição na qual a pele escrotal estende-se sobre o corpo ventral do pênis. Essa deformidade representa uma anormalidade da relação entre o pênis e a bolsa escrotal. Embora essa malformação possa parecer leve, se uma circuncisão de rotina for realizada, o pênis pode se retrair para dentro do escroto, resultando então em uma fimose secundária (**pênis oculto**). O pênis embutido (**escondido ou enterrado**) é um pênis desenvolvido normalmente que é camuflado pelo coxim de gordura suprapúbico (Figura 559.7). Essa anomalia pode ser congênita, iatrogênica após circuncisão ou resultado da obesidade. A correção cirúrgica é indicada por motivos cosméticos ou se houver uma anormalidade funcional com um jato espalhado.

Um **pênis oculto** é uma forma adquirida de pênis inconspícuo e se refere a um falo que se torna incluso no coxim de gordura suprapúbico após a circuncisão (Figura 559.8). Essa deformidade pode ocorrer após a circuncisão neonatal em um lactente que apresentava um significativo edema escrotal a partir de uma grande hidrocele ou de hérnia inguinal ou após uma circuncisão de rotina em um lactente com pênis com sinequia. Essa complicação pode predispor à ITU e causar retenção urinária. O tratamento inicial de um pênis incluso deve incluir creme corticosteroide tópico, que frequentemente solta o anel fimótico. Em alguns casos, uma reparação secundária é necessária aos 6 a 9 meses.

MICROPÊNIS

Micropênis é definido como um pênis normalmente formado que está pelo menos 2,5 DP (desvio padrão) abaixo da média em tamanho (Figura 559.9). Tipicamente, a proporção entre o comprimento do corpo do pênis e sua circunferência é normal. A medida é o *comprimento do pênis esticado*, que deve ser realizada pelo alongamento do pênis medindo-se a distância da base do pênis embaixo da sínfise púbica até a ponta da glande. O comprimento médio do pênis do recém-nascido a termo é de 3,5 ± 0,7 cm e o diâmetro é de 1,1 ± 0,2 cm. No recém-nascido, o diagnóstico de micropênis é feito se o comprimento esticado for menor que 1,9 cm.

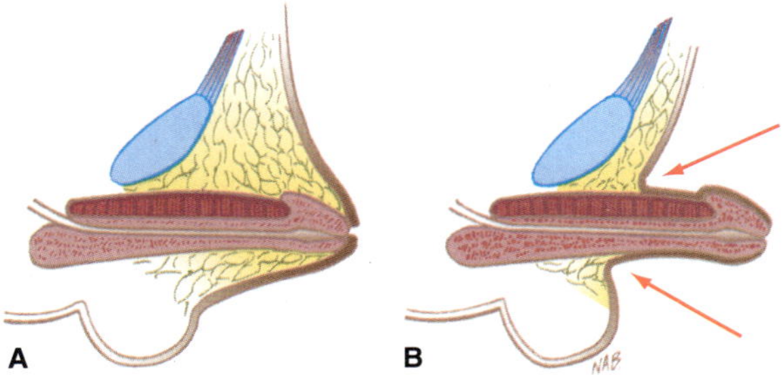

Figura 559.7 Pênis embutido (**A**), que pode ser visualizado pela retração da pele lateral do corpo do pênis (**B**). (*De Wein AJ, Kavoussi LR, Novick AC et al., editors: Campbell-Walsh urology, ed 9, Philadelphia, 2007, WB Saunders, Fig. 126-4, p. 2339.*)

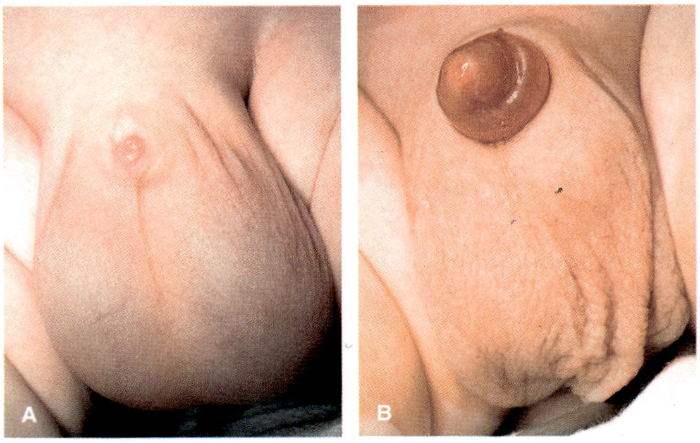

Figura 559.8 **A.** Pênis oculto (embutido) resultante da circuncisão. **B.** Mesmo paciente após revisão da circuncisão. (*De Wein AJ, Kavoussi LR, Novick AC et al., editors: Campbell-Walsh urology, ed 9, Philadelphia, 2007, WB Saunders, Fig. 126-2, p. 2340.*)

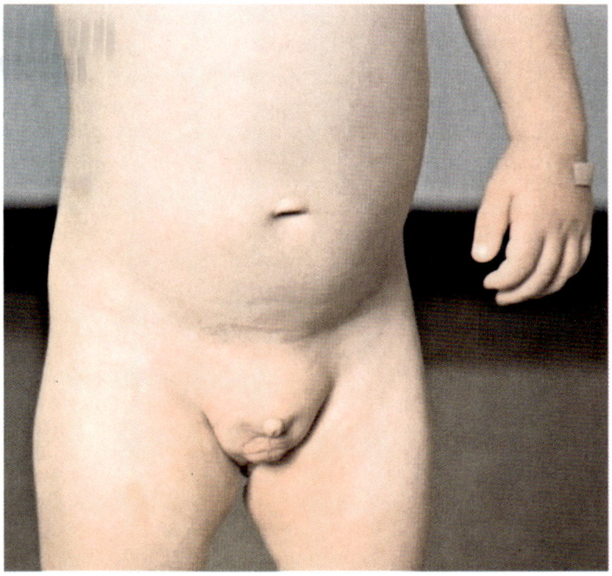

Figura 559.9 Micropênis secundário ao hipopituitarismo em um menino de 8 anos. (*De Wein AJ, Kavoussi LR, Novick AC et al., editors: Campbell-Walsh urology, ed 9, Philadelphia, 2007, WB Saunders, Fig. 126-5a, p. 2341.*)

O micropênis geralmente resulta de uma anormalidade hormonal que ocorre depois de 14 semanas de gestação. Entre as causas comuns estão hipogonadismo hipogonadotrófico, hipogonadismo hipergonadotrófico (insuficiência testicular primária) e micropênis idiopático. Se uma deficiência do hormônio de crescimento também estiver presente, pode ocorrer hipoglicemia neonatal. A causa mais comum de micropênis é a falha do hipotálamo em produzir uma quantidade adequada de hormônio liberador de gonadotrofina, como tipicamente ocorre na síndrome de Kallmann (ver Capítulo 601), na síndrome de Prader-Willi (ver Capítulo 98) e na síndrome de Lawrence-Moon-Bardet-Biedl. Em alguns casos, ocorre a deficiência do hormônio de crescimento. A insuficiência testicular primária pode resultar de disgenesia gonadal ou da síndrome do testículo rudimentar, como também ocorre na **síndrome de Robinow** (caracterizada por genitália hipoplásica, encurtamento dos antebraços, bossas frontais, hipertelorismo, fissuras palpebrais largas, nariz largo e curto, filtro longo, queixo pequeno, braquidactilia e um cariótipo normal).

Um endocrinologista pediátrico, um geneticista e um urologista pediátrico devem examinar todas as crianças com estas síndromes com a participação da ética médica. A avaliação inclui um cariótipo; avaliação da função da hipófise anterior e da função testicular; e RM para determinar a integridade anatômica do hipotálamo e da hipófise anterior, assim como das estruturas da linha média do cérebro. Uma das questões difíceis é se a terapia androgênica é essencial durante a infância, pois a estimulação androgênica do crescimento peniano no indivíduo pré-puberal pode limitar o potencial do crescimento do pênis na adolescência. Os estudos de pequenos grupos de homens com micropênis sugerem que muitos, embora não todos, apresentam satisfatória função sexual. Consequentemente, a decisão de mudança de sexo é pouco frequente.

PRIAPISMO

Priapismo é a ereção peniana persistente com pelo menos 4 horas de duração e que pode permanecer por mais tempo, ou que não está relacionada com a estimulação sexual. Geralmente, apenas o corpo cavernoso é afetado. Existem três subtipos:

- Priapismo isquêmico (veno-oclusivo, baixo-fluxo), que é caracterizado por pouco ou nenhum fluxo sanguíneo cavernoso e os gases sanguíneos cavernosos são hipóxicos, hipercápnicos e acidóticos. O corpo peniano fica rígido e sensível à palpação
- Priapismo não isquêmico (arterial, alto fluxo), que é causado por um fluxo arterial cavernoso não regulado. Geralmente, o pênis não fica totalmente rígido nem doloroso. Frequentemente, há um histórico de traumatismo resultando em fístula artéria cavernosa--corpos cavernosos
- Priapismo intermitente, que é uma forma recorrente de priapismo isquêmico com ereções dolorosas intercalando com períodos de detumescência.

Nas crianças, a causa mais comum de priapismo é a doença falciforme, que é caracterizada por predominância de hemoglobina falciforme (ver Capítulo 489.1). Uma proporção de 27,5% das crianças com doença falciforme desenvolvem priapismo. Geralmente, o priapismo está relacionado com um estado de baixo fluxo, secundário à falcização das células vermelhas do sangue dentro dos sinusoides dos corpos cavernosos durante a ereção normal, resultando em estase venosa. Esta situação leva à diminuição da tensão de oxigênio local e do pH, o que potencializa ainda mais a estase e a falcização. O priapismo normalmente ocorre durante o sono, quando uma acidose hipoventilatória leve deprime a tensão do oxigênio e do pH nos corpos. Tipicamente, ocorre significativo ingurgitamento corporal com preservação da glande. Se o corpo esponjoso estiver envolvido, a micção pode ser prejudicada. A avaliação inclui hemograma completo e bioquímica do soro. Se o estado falciforme for desconhecido, deve ser realizada a eletroforese de hemoglobina. Em alguns casos, é executada a aspiração corporal para distinguir entre os estados de alto fluxo e baixo fluxo. Outras causas do priapismo de baixo fluxo incluem a ingestão de sildenafila e a leucemia.

No priapismo secundário à doença falciforme, a terapia médica inclui transfusão de troca, hidratação intravenosa, alcalinização, tratamento da dor com morfina e oxigênio. A orientação para priapismo da American Urological Association também recomenda um simultâneo tratamento intracavernoso começando com aspiração e irrigação corporais com um agente simpatomimético, como a fenilefrina. Se o priapismo estiver presente por mais de 48 horas, a isquemia e a acidose prejudicam a resposta do músculo liso ao simpatomimético. Se a irrigação e a terapia clínica não forem bem-sucedidas, um *shunt* corpo-glandar deve ser considerado. Para o priapismo intermitente, a administração de um agente alfa-adrenérgico (pseudoefedrina) 1 ou 2 vezes/dia é a terapia de primeira linha. Se esse tratamento não for bem-sucedido, recomenda-se um beta-agonista oral (terbutalina); um análogo do hormônio liberador de gonadotrofina mais flutamida também é recomendado como terapia de terceira linha. Como nas crianças, o acompanhamento a longo prazo de adultos tratados para doença falciforme mostra que a função erétil satisfatória está inversamente relacionada com a idade do paciente no início do priapismo e com a duração do mesmo.

O priapismo não isquêmico (alto fluxo) mais comumente segue-se a um traumatismo perineal, como na queda a cavaleiro, que resulta na laceração da artéria cavernosa. Tipicamente, o sangue aspirado é de um vermelho-brilhante semelhante ao sangue arterial. A ultrassonografia (US) com Doppler colorido muitas vezes demonstra a fístula. O priapismo pode se resolver espontaneamente. Se isto não ocorrer, é indicada a embolização angiográfica.

OUTRAS ANOMALIAS PENIANAS

A **agenesia do pênis** afeta aproximadamente um em 10 milhões de indivíduos. O cariótipo é quase sempre 46,XY, e o aparência usual é a de um escroto bem desenvolvido com testículos descidos e corpo do pênis ausente. As anormalidades do trato urinário superior são comuns. Na maioria dos casos, a mudança de sexo é recomendada no período neonatal. A **difalia** varia de um pênis acessório à duplicação completa.

ESTENOSE MEATAL

Estenose meatal é uma condição que quase sempre é adquirida e ocorre após a circuncisão neonatal. Mais provavelmente, ela resulta da inflamação grave da glande exposta, e é difícil de ser prevenida. Se o meato for puntiforme, a micção dos indivíduos é com um jato forte e fino que vai a uma grande distância. Esses indivíduos podem experimentar disúria, frequência e hematúria, ou uma combinação destas condições, e tipicamente na idade de 3 a 8 anos. A ITU é incomum. Outros indivíduos apresentam deflexão dorsal do jato urinário. Embora o meato possa ser pequeno, a hidronefrose ou a dificuldade para urinar são extremamente raras, a menos que estejam associadas à **balanite xerótica obliterante** (Figura 559.3; dermatite crônica de etiologia desconhecida envolvendo a glande e o prepúcio e ocasionalmente estendendo-se à uretra). O tratamento é a meatoplastia, na qual o meato uretral é aberto cirurgicamente; este procedimento pode ser realizado sob anestesia tanto no ambulatório como no consultório utilizando-se anestesia local (creme EMLA®) com ou sem sedação. A cistoscopia de rotina é desnecessária.

OUTRAS ANOMALIAS URETRAIS MASCULINAS

O **cisto uretral parameatal** manifesta-se como um pequeno cisto assintomático em um lado do meato uretral. O tratamento é a excisão sob anestesia. A **fístula uretral congênita** é uma rara deformidade na qual uma fístula está presente a partir da uretra peniana. Geralmente, é uma anormalidade isolada. O tratamento é o fechamento da fístula. A **megalouretra** é uma uretra grande que geralmente está associada ao desenvolvimento anormal do corpo esponjoso. Esta condição está mais comumente associada à síndrome do abdome em ameixa seca (ver Capítulo 555). A **duplicação uretral** é uma condição rara na qual dois canais uretrais encontram-se no mesmo plano sagital. Existem muitas variações com duplicação uretral completa e incompleta. Estes indivíduos muitas vezes apresentam um jato duplo. Mais comumente, a uretra dorsal é pequena e a uretra ventral tem calibre normal. O tratamento envolve a excisão da uretra pequena. **Hipoplasia uretral** é uma condição rara na qual a uretra masculina total é extremamente pequena, mas patente. Em alguns casos, é necessária uma vesicostomia cutânea temporária para a drenagem urinária satisfatória. O alargamento gradual da uretra ou uma grande uretroplastia podem ser necessários. **Atresia uretral** refere-se ao mau desenvolvimento da uretra e quase sempre é fatal, a não ser que o úraco permaneça patente ao longo da gestação.

PROLAPSO URETRAL (FEMININO)

O prolapso uretral ocorre predominantemente em meninas negras entre 1 e 9 anos. Os sinais mais comuns são manchas de sangue na roupa íntima ou na fralda, embora também possam ocorrer disúria ou desconforto perineal (Figura 559.10). Um examinador inexperiente pode confundir o achado com abuso sexual. A terapia inicial consiste na aplicação de creme de estrogênio 2 a 3 vezes/dia e 3 a 4 semanas de banhos de assento. A lise manual é curativa e é recomendada para as pacientes em que o tratamento clínico tenha falhado. Em alguns casos, isto pode ser realizado no consultório sob anestesia local.[4]

OUTRAS LESÕES URETRAIS FEMININAS

O **cisto parauretral** resulta de secreções retidas nas glândulas de Skene secundárias à obstrução dos ductos (Figura 559.11). Estas lesões estão presentes no nascimento, e a maioria regride em tamanho durante as primeiras 4 a 8 semanas, embora ocasionalmente sejam necessárias incisão e drenagem. Uma **ureterocele ectópica prolapsada** aparece como massa cística que se projeta da uretra e é um sintoma que se apresenta em 10% das pacientes com ureterocele, que é um edema cístico do ureter terminal (Figura 559.12). Para confirmar o diagnóstico, deve ser realizada US para visualizar o trato urinário superior. Normalmente, é necessário que a ureterocele seja incisada e o trato urinário superior reconstruído.

A bibliografia está disponível no GEN-io.

[4]N.R.T.: O prolapso de uretra feminino é comumente tratado com ressecção cirúrgica sob anestesia em regime ambulatorial para evitar dor e desconforto no procedimento.

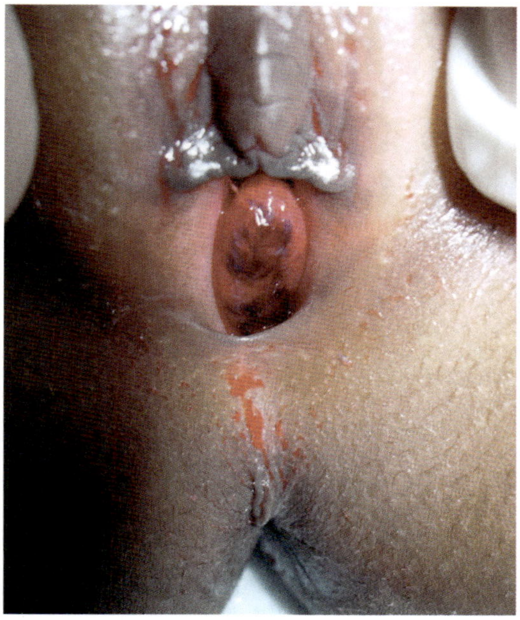

Figura 559.10 Prolapso uretral em menina negra de 4 anos que apresentava manchas de sangue em sua roupa íntima.

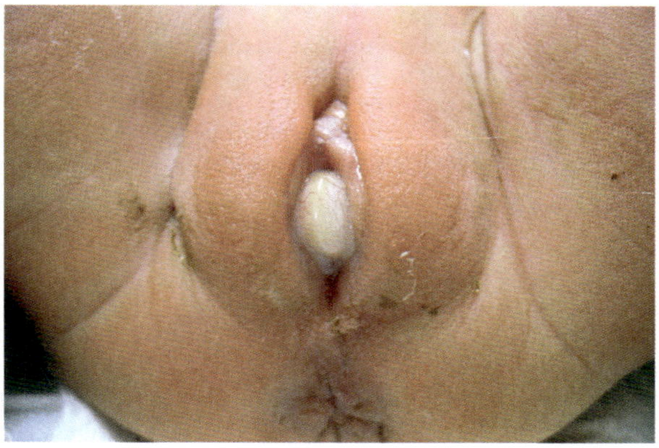

Figura 559.11 Cisto parauretral em menina recém-nascida.

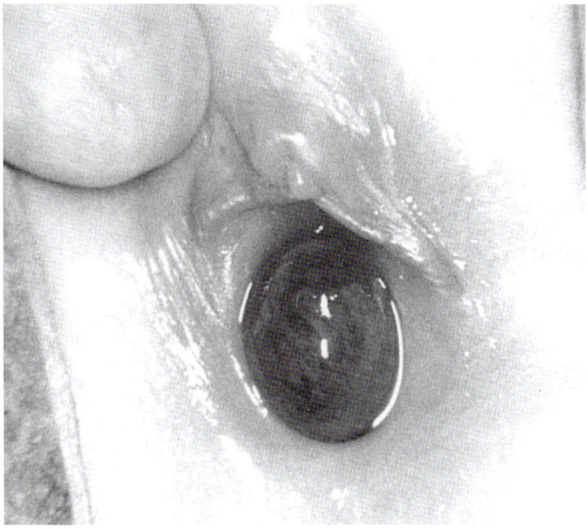

Figura 559.12 Ureterocele ectópica prolapsada em uma lactente. Ela apresentava um sistema coletor do polo superior não funcional conectado à ureterocele.

Capítulo 560

Distúrbios e Anomalias do Conteúdo Escrotal

Jack S. Elder

TESTÍCULOS NÃO DESCIDOS (CRIPTORQUIDIA)

A ausência de testículos palpáveis na bolsa escrotal indica que os testículos estão não descidos, ausentes, atróficos ou retráteis.

Epidemiologia

Um testículo não descido (**criptorquidia**) é o distúrbio mais comum da diferenciação sexual em indivíduos do sexo masculino. Ao nascimento, aproximadamente 4,5% dos indivíduos apresentam um **testículo retido**. Como a descida testicular ocorre aos 7 a 8 meses de gestação, 30% dos lactentes prematuros têm um testículo não descido; a incidência é de 3,4% nos pacientes a termo. Um montante de 50% dos testículos não descidos congênitos desce espontaneamente durante os primeiros 3 meses de vida e por volta dos 6 meses a incidência diminui para 1,5%. A descida espontânea ocorre secundariamente a um surto temporário de testosterona (denominado *minipuberdade*) durante os primeiros 2 meses, que também resulta em significativo crescimento peniano. Se o testículo não descer por volta dos 4 meses, ele poderá permanecer assim. A criptorquidia é bilateral em 10% dos casos. Existe alguma evidência de que a incidência de criptorquidia esteja aumentando. Embora normalmente ela seja considerada congênita, alguns indivíduos mais velhos apresentam um testículo escrotal que "sobe" para uma posição inguinal baixa e, portanto, necessita de fixação à bolsa escrotal (orquidopexia). Além disso, 1 a 2% dos recém-nascidos e indivíduos jovens submetidos à reparação de hérnia desenvolvem criptorquidia secundária do tecido cicatricial ao longo do cordão espermático.

Patogênese

O processo de descida testicular é regulado por uma interação de fatores hormonais, genéticos e mecânicos e inclui a testosterona, a di-hidrotestosterona, o fator inibidor mülleriano, o gubernáculo, a pressão intra-abdominal e o nervo genitofemoral. O testículo começa seu desenvolvimento no abdome entre 7 e 8 semanas de gestação. O fator semelhante à insulina 3 controla a fase transabdominal. Na semana 10 ou 11, as células de Leydig produzem testosterona, o que estimula a diferenciação do ducto wolffiano (mesonéfrico) no epidídimo, no canal deferente, na vesícula seminal e no ducto ejaculatório. Nas semanas 32 a 36, o testículo, que está ancorado ao anel inguinal interno pelo gubernáculo, começa seu processo de descida e é controlado em parte pelo peptídeo regulado pelo gene da calcitonina produzido pelo nervo genitofemoral. O gubernáculo distende o canal e guia o testículo para dentro do escroto. Após a descida testicular, o processo vaginal patente (saco herniário) normalmente involui.

Manifestações clínicas

Testículos não descidos são classificados como **abdominais** (que são impalpáveis), ***peeping*** (abdominais, mas podem ser empurrados para dentro da parte superior do canal inguinal), **inguinais**, **retrátis** (podem ser empurrados para dentro do escroto, mas retraem imediatamente para o tubérculo púbico), e **ectópicos** (bolsa inguinal superficial ou, raramente, perineal). A maioria dos testículos não descidos é palpável imediatamente distal ao canal inguinal sobre o tubérculo púbico.

Um **transtorno do desenvolvimento sexual** deve ser suspeitado em um recém-nascido com fenótipo masculino com testículos bilaterais impalpáveis, pois a criança poderia ser menina virilizada com hiperplasia suprarrenal congênita (ver Capítulo 594). Nos meninos com hipospadia peniana média ou proximal e com testículos não descidos palpáveis, um transtorno de desenvolvimento sexual está presente em 15% deles, sendo o risco de 50% quando os testículos são impalpáveis.

As potenciais **consequências da criptorquidia** incluem pouco crescimento testicular, infertilidade, malignidade testicular, hérnia associada, torção do testículo criptorquídico e os possíveis efeitos psicológicos de um escroto vazio.

O testículo não descido é histologicamente normal ao nascimento com a pletora das células germinais, mas as alterações patológicas ocorrem por volta dos 6 a 12 meses. A maturação retardada das células germinativas, a depleção destas mesmas células, a hialinização dos túbulos seminíferos e o número reduzido das células de Leydig são típicos; estas alterações tornam-se progressivas ao longo do tempo se os testículos permanecerem não descidos. Na puberdade, os testículos não descidos não apresentam componentes espermáticos viáveis. Embora menos grave, são encontradas alterações no testículo contralateral não descido após os 4 a 7 anos. Após um tratamento para um testículo unilateral não descido, 85% dos pacientes ficam férteis, o que é ligeiramente menor do que a taxa de fertilidade de 90% em uma população não selecionada de homens adultos. Em contraste, depois da orquidopexia bilateral, apenas 50 a 65% dos pacientes ficam férteis.

O risco de **malignidade das células germinativas** (ver Capítulo 530) se desenvolver em testículo não descido é quatro vezes maior do que na população em geral, e é de aproximadamente 1 em 80 com testículo unilateral não descido e de 1 em 40 a 50 no caso de testículo bilateral não descido. Os tumores testiculares são menos comuns se a orquidopexia for realizada antes dos 10 anos, mas eles ainda ocorrem, e os adolescentes devem ser instruídos no autoexame testicular. A faixa de idade pico para o desenvolvimento de tumor testicular maligno vai de 15 a 45 anos. Nos adolescentes e nos adultos, o tumor mais comum que se desenvolve em um testículo não descido é o **seminoma** (65%); após orquidopexia, os tumores não seminomatosos representam 65% dos tumores testiculares. A orquidopexia parece reduzir o risco de seminoma. Há controvérsia sobre a orquidopexia precoce reduzir ou não o risco de desenvolvimento de câncer dos testículos, mas é incomum que ocorram tumores testiculares se a orquidopexia tiver sido realizada antes dos 2 anos. O testículo escrotal contralateral não tem risco aumentado para malignidade.

Normalmente, uma hérnia inguinal indireta acompanha o testículo não descido congênito, mas raramente é sintomática. Torção e infarto de testículo criptorquídico também são incomuns, mas podem ocorrer devido à mobilidade excessiva do testículo não descido. Consequentemente, dor inguinal e/ou edema em um menino com criptorquidia deve levantar suspeita de uma hérnia inguinal ou torção do testículo não descido.

Testículos não descidos ascendentes ou *adquiridos* ocorrem quando um indivíduo apresenta testículo descido no nascimento, mas, durante a infância, geralmente entre 4 e 10 anos, o testículo não permanece no escroto. Esses indivíduos frequentemente apresentam um histórico de testículo retrátil. Com a ascensão testicular, muitas vezes no exame físico o testículo pode ser manipulado para dentro do escroto superior, mas existe uma nítida tensão no cordão espermático. Acredita-se que essa condição seja resultado de uma involução incompleta do processo vaginal restringindo o crescimento do cordão espermático e resultando em testículos que gradualmente se movem para fora de sua posição escrotal durante o crescimento somático do menino.

No exame físico do escroto, a criança deve estar completamente despida para ajudá-la a relaxar. O examinador deve examinar o escroto e o canal inguinal do paciente usando a mão dominante. A mão não dominante é posicionada sobre o tubérculo púbico e é empurrada inferiormente em direção ao escroto. A mão dominante do examinador é usada para tentar palpar o testículo. Se o testículo não for palpável, o *teste do sabão* é útil; sabão é aplicado ao canal inguinal e à mão do examinador, o que reduz significativamente o atrito e facilita a identificação de um testículo inguinal. Além disso, puxar o escroto pode puxar um testículo inguinal alto para uma posição palpável. Um sinal suave de que um testículo está ausente é a hipertrofia testicular contralateral, mas esse achado não é 100% diagnóstico.

Os **testículos retráteis** podem ser diagnosticados erroneamente como testículos não descidos. As crianças com idade acima de 1 ano muitas vezes apresentam um vigoroso reflexo cremastérico; e, se a criança for ansiosa ou sentir cócegas durante o exame escrotal, o testículo pode ser difícil de manipular para dentro do escroto. Os pacientes devem ser manipulados com suas pernas em posição de rã relaxada; e, se o testículo puder ser manipulado para dentro do escroto confortavelmente, provavelmente ele é retrátil. Ele deve ser monitorado a cada 6 a 12 meses com exames físicos de acompanhamento, pois pode se tornar um testículo não descido adquirido. De modo geral, até um terço dos meninos com testículo retrátil desenvolve testículo não descido adquirido, o que requer uma orquidopexia, e as crianças com menos de 7 anos com diagnóstico de testículo retrátil estão em maior risco. Embora não estejam disponíveis dados definitivos, em geral acredita-se que indivíduos com testículo retrátil não estejam em risco aumentado para infertilidade ou malignidade.

Aproximadamente 10% dos testículos não descidos são **testículos impalpáveis**. Destes, 50% são testículos viáveis no abdome ou altos no canal inguinal, e 50% são atróficos ou ausentes, quase sempre no escroto, secundários à torção do cordão espermático no útero (**testículo desaparecido**). Se o testículo impalpável for abdominal, ele não descerá após os 3 meses de vida. Embora a sonografia muitas vezes seja realizada para tentar identificar se o testículo está presente, ela raramente altera o tratamento clínico, pois o testículo abdominal e o testículo atrófico não são identificados neste exame. A sonografia inguinal/escrotal pode ser benéfica nos indivíduos obesos com um testículo impalpável; nessa situação clínica, o testículo não descido frequentemente é impalpável, e esta técnica pode ser benéfica no planejamento cirúrgico. A TC é relativamente precisa para demonstrar a presença de testículo, mas a exposição à radiação é significativa. A RM é até mesmo mais precisa, mas a desvantagem é que a maioria das crianças necessita de anestesia geral ou sedação. Nenhum desses estudos de imagem é 100% preciso e, em geral, não acrescenta peso significativo na tomada de decisão clínica pelo urologista ou cirurgião pediátrico. Consequentemente, seu uso rotineiro é desencorajado. Uma abordagem diagnóstica é apresentada na Figura 560.1.

Tratamento

O testículo congênito não descido deve ser tratado cirurgicamente aos 9 a 15 meses de vida. Com anestesia administrada por um anestesiologista pediátrico, a correção cirúrgica aos 6 meses é apropriada, pois a descida espontânea dos testículos não ocorrerá após os 4 meses de vida. A maioria dos testículos pode ser trazida para o escroto com uma orquidopexia, que envolve incisão inguinal (pela técnica convencional), mobilização dos testículos e do cordão espermático e correção da hérnia inguinal indireta. Tipicamente, o procedimento é realizado em regime ambulatorial e apresenta uma taxa de sucesso de 98%. Em algumas crianças com um testículo que esteja perto do escroto, pode ser executada uma orquidopexia pré-escrotal. Neste procedimento, a cirurgia inteira é efetuada por meio de incisão escrotal alta. Frequentemente, a hérnia inguinal associada também pode ser corrigida por intermédio desta incisão. As vantagens dessa abordagem sobre o procedimento inguinal incluem tempo operatório mais curto e menos desconforto pós-operatório.

Nos indivíduos com testículo não palpável, a videolaparoscopia diagnóstica e terapêutica é realizada em muitos centros. Esse procedimento permite a avaliação segura e rápida se o testículo for intra-abdominal. Na maioria dos casos, a orquidopexia do testículo intra-abdominal localizado adjacente ao anel inguinal interno é bem-sucedida, mas deve ser considerada a orquiectomia para os casos mais difíceis ou quando o testículo parecer atrófico. Algumas vezes uma orquidopexia em dois estágios é necessária nos indivíduos com testículo abdominal alto. Em muitas instituições, os pacientes com testículo abdominal são tratados com a técnica videolaparoscópica. Próteses testiculares estão disponíveis para as crianças maiores e adolescentes quando a ausência de gônadas no escroto tiver efeito psicológico indesejável. A Food and Drug Administration (FDA) aprovou um implante testicular salino. Também são utilizados implantes de silicone sólido de "bloco esculpido" (Figura 560.2). A colocação de próteses testiculares precoces na infância é recomendada para as crianças com anorquidia (ausência de ambos os testículos).

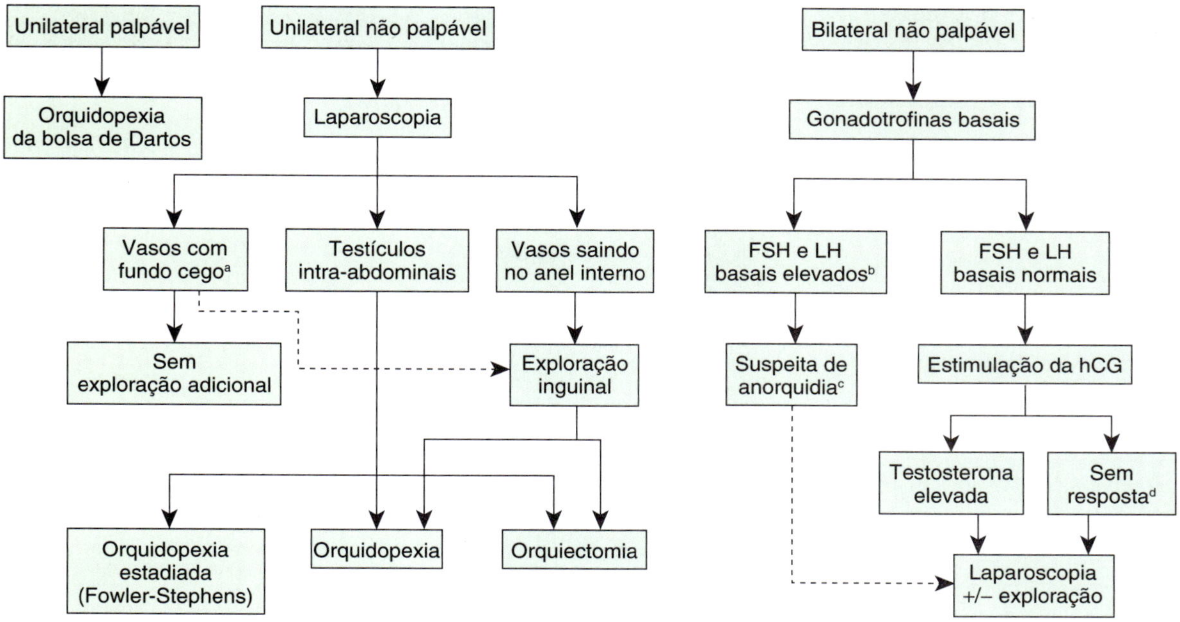

Figura 560.1 Algoritmo de manejo de testículos não descidos. [a]Se forem inequivocamente identificados vasos com fundo cego, então não há necessidade de exploração adicional. [b]Os níveis basais de FSH e LH ficam elevados se os valores forem 3 DP acima da média. [c]Aumento da suspeita de anorquidia com níveis basais elevados de FSH e LH; no entanto, a exploração ainda é garantida. [d]O tecido testicular remanescente pode estar presente, apesar de um teste de estimulação de hCG negativo; portanto, a exploração do tecido remanescente testicular ainda deve ser realizada. FSH, hormônio foliculoestimulante; LH, hormônio luteinizante; hCG, gonadotrofina coriônica humana. (*De Lee JJ, Dairiki Shortliffe LM: Undescended testes and testicular tumors. In Ashcraft's pediatric surgery, 6th ed, Philadelphia, 2014, Elsevier, Fig. 51-2, p. 692.*)

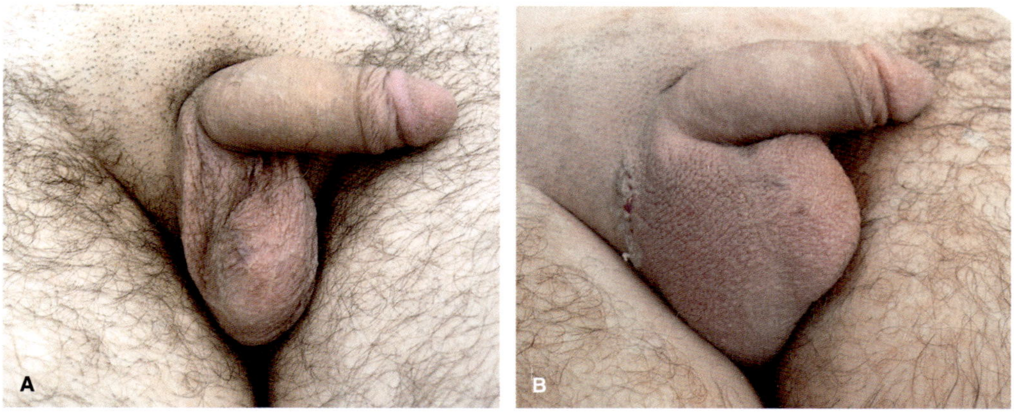

Figura 560.2 **A.** Adolescente com um testículo esquerdo solitário. **B.** Aparência após implantação de prótese testicular direita.

Em 2014, a American Urological Association divulgou diretrizes para a avaliação e o tratamento de indivíduos com testículo não descido. A Tabela 560.1 resume as principais orientações.

EDEMA ESCROTAL

O edema escrotal pode ser agudo ou crônico e doloroso ou indolor (Tabela 560.2). Um início abrupto de edema escrotal doloroso necessita de pronta avaliação, pois algumas condições, como torção testicular e hérnia inguinal encarcerada, exigem tratamento cirúrgico de emergência. As Tabelas 560.3 e 560.4 mostram os diagnósticos diferenciais.

Manifestações clínicas

A anamnese detalhada é útil na determinação da causa do edema e inclui o início da dor – com torção testicular, frequentemente a dor é súbita no início e pode estar associada ao exercício ou a um pequeno traumatismo genital; duração da dor; irradiação da dor; o desconforto inguinal é comum na torção testicular, na hérnia inguinal ou na epididimite, e pode ocorrer dor associada no flanco com a passagem de um cálculo ureteral; episódios anteriores de dor semelhante, que são comuns em indivíduos com torção testicular intermitente ou hérnia inguinal; náuseas e vômito, que estão associados à torção testicular e à hérnia inguinal; e sintomas urinários irritativos, como disúria, urgência e frequência, que indicam uma infecção no trato urinário que pode causar epididimite. Alguns indivíduos relatam um episódio recente de traumatismo escrotal. Existem diversos relatos de torção testicular familiar. Os pacientes com patologia do trato urinário inferior, como estenose uretral e bexiga neuropática, podem ser propensos à epididimite.

O exame físico pode ser difícil nos indivíduos com um escroto doloroso. Alguns defendem a realização do bloqueio do cordão espermático ou a administração de analgesia intravenosa para facilitar o exame, mas normalmente tais medidas são desnecessárias. O eritema da parede escrotal é comum na torção testicular, na epididimite, na torção do apêndice do testículo e na hérnia encarcerada. Nos indivíduos com reflexo cremastérico normal, a torção testicular é improvável. A ausência de um reflexo cremastérico não é diagnóstica.

Tabela 560.1 Diretrizes da American Urological Association para avaliação e tratamento de indivíduos com testículo não descido.

DIAGNÓSTICO

Os profissionais de cuidados primários devem apalpar os testículos para avaliação da qualidade e posição em cada consulta de rotina da criança. (Padrão)

Os pediatras devem encaminhar lactentes com um histórico de criptorquidia (detectada no nascimento) que não apresentem descida testicular espontânea até os 6 meses (corrigido para a idade gestacional) para um urologista pediátrico. (Padrão)

Os pediatras devem encaminhar os indivíduos com a possibilidade de criptorquidia recém-diagnosticada (adquirida) após 6 meses. (Padrão)

Os pediatras devem consultar imediatamente um especialista apropriado para todos os recém-nascidos masculinos fenotípicos com testículo bilateral não palpável para avaliação de um possível transtorno do desenvolvimento sexual (TDS). (Padrão)

Os pediatras não devem realizar ultrassonografia (US) ou outras modalidades de imagem na avaliação de indivíduos com criptorquidia antes do encaminhamento, pois esses estudos raramente auxiliam na tomada de decisão. (Padrão)

Os pediatras devem avaliar a possibilidade de um transtorno de desenvolvimento sexual (TDS) quando houver piora grave da hipospadia com criptorquidia. (Recomendação)

Nas crianças com testículo retrátil, os pediatras devem monitorar a posição dos testículos pelo menos anualmente para monitorar possível ascendência secundária. (Padrão)

TRATAMENTO

Os pediatras não devem utilizar terapia hormonal para induzir descida testicular, uma vez que as evidências mostram baixas taxas de resposta e falta de comprovação de eficácia a longo prazo. (Padrão)

Na ausência de descida testicular espontânea por volta dos 6 meses (corrigida para a idade gestacional), os especialistas devem realizar cirurgia dentro do próximo ano. (Padrão)

Nos indivíduos pré-púberes com testículo não palpável, os especialistas cirúrgicos devem realizar exame sob anestesia para reavaliar palpabilidade do testículo. Se não palpável, deve ser realizada exploração cirúrgica e, se indicado, orquidopexia abdominal. (Padrão)

Nos indivíduos com um testículo contralateral normal, os especialistas cirúrgicos podem realizar uma orquiectomia (remoção do testículo não descido) se o paciente apresentar um testículo contralateral normal mais vasos testiculares e ductos deferentes muito curtos, um testículo dismórfico ou muito hipoplásico, ou idade pós-puberal. (Princípio Clínico)

Os pediatras devem aconselhar os indivíduos com um histórico de criptorquidia e/ou monorquidia e seus pais em relação aos potenciais riscos a longo prazo e fornecer informações sobre infertilidade e risco de câncer. (Princípio Clínico)

Adaptada de Kolon TF, Herndon CDA, Baker LA *et al.*: Evaluation and treatment of cryptorchidism: AUA Guideline. http://www.auanet.org/common/pdf/education/clinical-guidance/Cryptorchidism.pdf.

Tabela 560.2 Diagnóstico diferencial da dor escrotal aguda do adolescente pediátrico.

Torção do apêndice
- Apêndice testicular
- Outro apêndice (epidídimo, paradídimo, *vas aberrans*)

Torção do cordão espermático
- Intravaginal, agudo ou intermitente
- Extravaginal

Epididimite
- Infecciosa
  - Infecção do trato urinário
  - Infecção sexualmente transmissível
  - Viral
- Estéril ou traumática

Edema escrotal ou eritema
- Dermatite de fralda, picada de inseto ou outras lesões de pele
- Edema escrotal idiopático
- Púrpura de Henoch-Schönlein

Orquite
- Associada à epididimite com ou sem abscesso
- Vasculite (p. ex., púrpura de Henoch-Schönlein)
- Doença viral (caxumba)

Traumatismo
- Hematocele ou contusão escrotal ou ruptura dos testículos

Hérnia ou hidrocele
- Hérnia inguinal com ou sem encarceramento
- Hidrocele comunicante
- Hidrocele encistada com ou sem torção
- Associada a patologia abdominal aguda (p. ex., apendicite, peritonite)

Varicocele

Massa intrascrotal
- Displasia cística ou tumor do testículo
- Cisto do epidídimo, espermatocele ou tumor
- Outros tumores paratesticulares

Dor musculoesquelética da tendinite inguinal ou da tensão muscular

Neuropatia ilioinguinal

Infarto do nervo genitofemoral

Dor referida (p. ex., cálculo ou anomalia ureterais)

Modificada de Palmer LS, Palmer JS: Management of abnormalities of the external genitalia in boys. In Wein AJ, Kavoussi LRR, Partin AW, Peters CA (eds): Campbell-Walsh Urology, 4th ed, Vol 4, Philadelphia, 2016, Elsevier, Box 146-2, p. 3388.

Tabela 560.3 Diagnóstico diferencial das massas escrotais em homens e adolescentes.

DOLOROSAS	SEM DOR
Torção testicular	Hidrocele
Torção do apêndice testicular	Hérnia inguinal*
Epididimite	Varicocele*
Traumatismo: ruptura do testículo, hematocele	Espermatocele*
Hérnia inguinal (encarcerada)	Tumor testicular*
Orquite da caxumba	Púrpura de Henoch-Schönlein*
Vasculite testicular	Edema escrotal idiopático

*Pode estar associado ao desconforto.

Tabela 560.4 Diagnóstico diferencial do inchaço escrotal em recém-nascidos.

Hidrocele	Hematoma escrotal
Hérnia inguinal (redutível)	Tumor testicular
Hérnia inguinal (encarcerada)*	Peritonite meconial
Torção testicular*	Epididimite*

*Pode estar associado ao desconforto.

Achados laboratoriais e diagnóstico

Os estudos laboratoriais pertinentes incluem o exame do sedimento urinário e a urinocultura. Um exame de urina positivo sugere epididimite bacteriana (incomum antes da adolescência). As dosagens séricas não são úteis para estabelecer o diagnóstico, a menos que seja suspeitada malignidade testicular. Após a avaliação inicial, nos indivíduos com dor testicular a ultrassonografia (US) com Doppler colorido é útil para estabelecer o diagnóstico porque ela avalia se o fluxo sanguíneo testicular está normal, reduzido ou aumentado (Figura 560.3). Se a hidrocele estiver presente e os testículos não forem palpáveis, ou se for encontrada uma anormalidade dos testículos, a US com Doppler também é indicada. Os estudos de imagem não são 100% precisos; eles não devem ser utilizados para decidir se um menino com dor testicular deve ser encaminhado para a avaliação urológica.

A US com Doppler colorido permite a avaliação do fluxo sanguíneo testicular e as características morfológicas testiculares. Sua precisão é maior que 95% quando o ultrassonografista é experiente e o paciente tem mais de 2 anos. Um resultado falso-negativo (demonstrando fluxo sanguíneo testicular normal) pode ocorrer em um menino com torção testicular se o grau de torção for menor que 360° e a duração da torção for curta, pois pode haver continuação da perfusão testicular. Nos pacientes com menos de 1 ano, incluindo os neonatos, o fluxo sanguíneo pode ser difícil de demonstrar em 15% dos testículos normais.

TORÇÃO TESTICULAR (CORDÃO ESPERMÁTICO)

Etiologia

A torção testicular exige pronto diagnóstico e tratamento para salvar os testículos. A torção é a causa mais comum de dor testicular grave em indivíduos com 12 anos e mais velhos, e é rara antes dos 10 anos. Ela é causada por fixação inadequada dos testículos dentro do escroto resultante de túnica vaginal redundante e de fixação gubernacular anormal, permitindo excessiva mobilidade dos testículos. A fixação anormal é denominada **deformidade em badalo de sino** e pode ser bilateral. Após a torção do cordão espermático, começa a congestão venosa e subsequentemente o fluxo arterial é interrompido. A probabilidade de sobrevida do testículo depende da duração e da gravidade da torção. Após 4 a 6 horas de ausência de fluxo sanguíneo para os testículos, pode ocorrer perda irreversível de espermatogênese. A torção é um fator familiar em 10% dos indivíduos.

Diagnóstico

A torção testicular produz dor aguda e edema escrotal. No exame, o escroto está inchado e o testículo está extremamente sensível e muitas vezes difícil de examinar. O reflexo cremastérico quase sempre está ausente. A posição (localização) dos testículos é anormal e frequentemente alta no escroto agudo. Além disso, geralmente está associada a náuseas e vômitos. A condição pode ser diferenciada de uma hérnia encarcerada devido ao edema na área inguinal, que geralmente está ausente na torção. Se a duração da dor for menor que 4 a 6 horas, pode-se tentar a destorção manual. Em 65% dos casos, o testículo torcido gira para dentro, de modo que a destorção deve ser tentada na direção oposta (p. ex., o testículo esquerdo é girado no sentido horário). Uma destorção manual bem-sucedida resulta em significativo alívio da dor. Na unidade de emergência, deve ser realizada imediatamente uma US escrotal.

Alguns adolescentes podem apresentar **torção testicular intermitente**. Estes indivíduos relatam episódios de intensa dor testicular unilateral que se resolve espontaneamente após 30 a 60 minutos. O tratamento é a orquidopexia bilateral eletiva (ver Tratamento).

Tratamento

O tratamento é a pronta exploração cirúrgica e a destorção. Se os testículos forem explorados dentro de 6 horas depois do início dos sintomas de torção, até 90% das gônadas sobrevivem. A sobrevida testicular diminui rapidamente com uma demora maior que 6 horas. Se o grau de torção for de 360° ou menos, os testículos podem ter fluxo arterial suficiente para permitir que a gônada sobreviva, mesmo após 24 a 48 horas. Seguindo-se à destorção, o testículo é fixado no escroto com uma sutura não absorvível, a chamada **orquidopexia escrotal**, para prevenir torção no futuro. O testículo contralateral também deve ser fixado no escroto, pois a condição anatômica predisponente muitas vezes é bilateral. Se o testículo parecer não viável, deve ser realizada uma orquiectomia (Figura 560.4*A*). O testículo destorcido pode sofrer síndrome compartimental e, após a destorção, apesar do fluxo sanguíneo para o testículo, a pressão intratesticular alta pode causar isquemia e necrose. Essa condição pode ser tratada no período intraoperatório pela incisão da túnica vaginal (semelhante a uma ruptura testicular romba) e pela colocação de um retalho de túnica vaginal sobre a túnica exposta. Alguns adolescentes não são submetidos a avaliação e tratamento imediatos e se apresentam com uma *torção testicular na fase tardia*, na qual há um retardado diagnóstico de torção (> 6 horas). Frequentemente, o testículo está alto no escroto e é indolor (Figura 560.4*B*). Independentemente se a destorção cirúrgica ou a orquiectomia foi realizada, a fertilidade é reduzida nos homens adultos que desenvolveram torção do cordão espermático na adolescência.

A torção do cordão espermático também pode ocorrer no feto ou no neonato. Esta condição resulta da fixação incompleta da túnica vaginal à parede escrotal e é "extravaginal". Quando a torção ocorre logo antes do parto, geralmente o bebê nasce com um testículo grande, firme e indolor. Em geral, o hemiescroto ipsilateral está equimótico (Figura 560.5). Nestes casos, o testículo raramente é viável porque a torção foi um evento remoto. Entretanto, o testículo contralateral está em risco aumentado até 1 a 2 meses depois do termo. A comunidade de urologia pediátrica está dividida em relação à indicação de uma investigação imediata e se esta é necessária em um menino recém-nascido

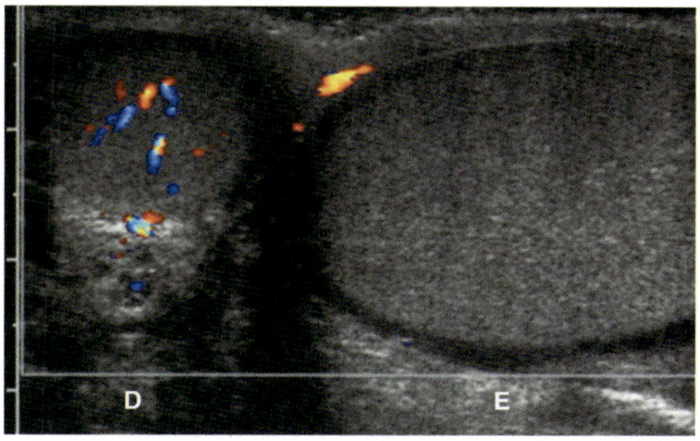

Figura 560.3 Torção testicular e mudança do eixo. Ultrassonografia com Doppler colorido no plano transversal mostra o fluxo de cores no testículo direito. O testículo direito é oval a circular porque foi avaliado no plano transversal. O testículo esquerdo é alongado como se estivesse no plano longitudinal. Essa alteração do eixo é o equivalente ultrassonográfico do preocupante achado clínico sugestivo de torção quando acompanhado por um histórico de dor súbita. A falta de fluxo no Doppler colorido do testículo esquerdo confirma uma torção testicular esquerda. (*De Coley BD, editor: Caffey's pediatric imaging, ed 12, Philadelphia, 2013, Elsevier, 2013, Fig. 126-13, p. 1300.*)

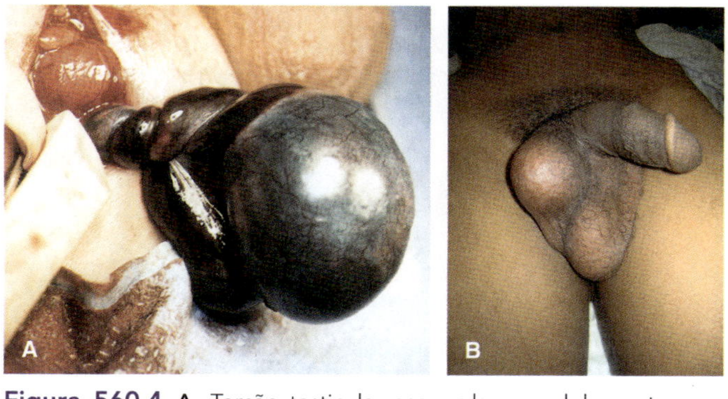

Figura 560.4 A. Torção testicular esquerda em adolescente com escroto agudo; o testículo está necrótico. **B.** "Torsão de fase tardia" em um adolescente com intensa dor testicular 1 mês antes. Observe a ausência de inflamação e a posição elevada dos testículo no escroto.

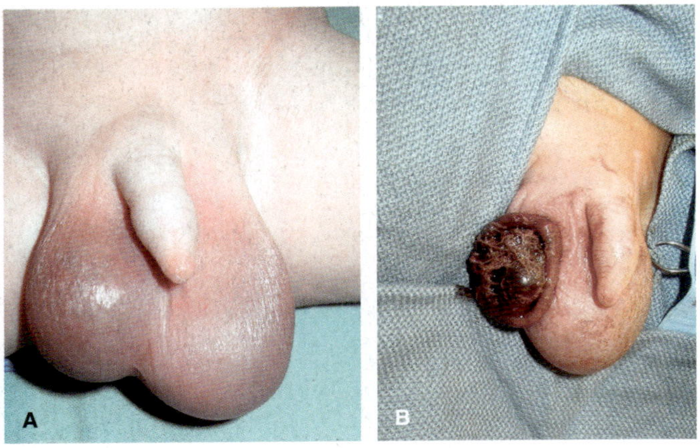

Figura 560.5 Torção testicular direita em um recém-nascido. O hemiscroto direito é mais escuro e o testículo estava endurecido e aumentado.

que apresenta suspeita de torção testicular no nascimento; mas, se tal busca for indicada, a família deve ser orientada sobre o risco de torção do cordão espermático contralateral. Se o exame inicial for normal e o recém-nascido posteriormente desenvolver edema escrotal e eritema e a imagem for compatível com torção do cordão espermático, a exploração escrotal de emergência é indicada.

TORÇÃO DO APÊNDICE TESTICULAR/EPIDÍDIMO

A torção do apêndice do testículo é a causa mais comum de dor testicular em indivíduos de 2 a 10 anos, mas é incomum em adolescentes. O apêndice testicular é uma estrutura pediculada que é um remanescente embrionário vestigial do ducto mülleriano (paramesonéfrico) fixado no polo superior do testículo. Quando ele sofre torção, ocorrem inflamação e edema progressivo do testículo e do epidídimo, o que resulta em dor testicular e eritema escrotal. O início da dor geralmente é gradual. A palpação do testículo em geral revela massa endurecida e sensível de 3 a 5 mm no polo superior (Figura 560.6*A*). Em alguns casos, o apêndice que sofreu torção pode ser visível através da pele escrotal, o que é chamado de sinal de **ponto azul**. Em alguns indivíduos, é difícil a distinção entre torção do apêndice e torção testicular. Nesses casos, a US com Doppler colorido é útil, pois o fluxo sanguíneo testicular é normal e mostra hiperemia do polo superior dos testículos. Nessas situações, o radiologista frequentemente reconhece o aumento do epidídimo e faz o diagnóstico de epididimite refletindo a reação inflamatória (Figura 560.6B).

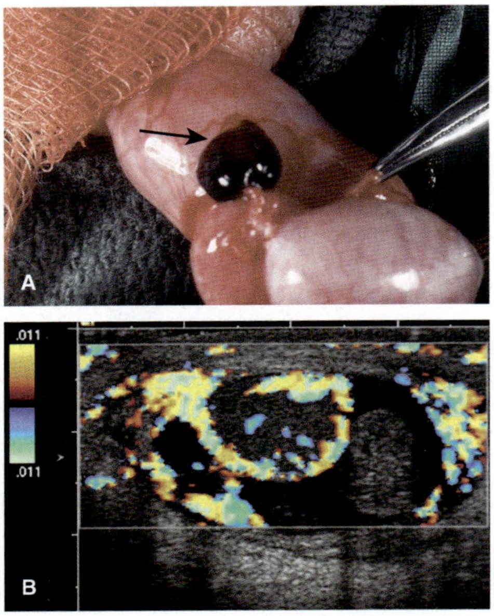

Figura 560.6 **A.** Torção do apêndice testicular; o apêndice testicular está necrótico (*seta*). **B.** Sonograma escrotal com Doppler colorido mostrando hiperemia no testículo e fluxo ausente no apêndice testicular (*lado direito*). Sintomas resolvidos com terapia clínica.

O curso natural da torção do apêndice do testículo é a resolução da inflamação em 3 a 10 dias. O tratamento não cirúrgico é recomendado, incluindo repouso no leito por 24 horas e analgesia com medicamento anti-inflamatório não esteroidal por 5 dias. Se o diagnóstico for incerto, a exploração escrotal é recomendada.

EPIDIDIMITE

A inflamação bacteriana aguda do epidídimo é uma infecção retrógrada ascendente a partir da uretra através do ducto para o interior do epidídimo. Esta condição causa dor escrotal aguda, eritema e edema. Ela é rara antes da puberdade e deve levantar a questão de uma anormalidade congênita do ducto wolffiano, como um ureter ectópico entrando no ducto. Nos indivíduos mais jovens, muitas vezes o organismo responsável é a *Escherichia coli* (ver Capítulo 227). Após a puberdade, a epididimite bacteriana torna-se progressivamente mais comum e pode causar um edema escrotal doloroso agudo em homens jovens sexualmente ativos. Em geral, o exame de urina revela piúria. A epididimite pode ser infecciosa (geralmente por gonococo ou por *Chlamydia*; ver Capítulos 219 e 253), mas frequentemente o microrganismo permanece indeterminado. As etiologias adicionais incluem febre mediterrânea familiar, enterovírus e adenovírus. O tratamento consiste em repouso no leito e antibióticos conforme indicado. A diferenciação da torção é feita com a US escrotal.

A **púrpura de Henoch-Schölein** (ver Capítulo 192.1) é uma vasculite sistêmica que atinge vários sistemas orgânicos e pode envolver os rins e o cordão espermático. Quando o cordão espermático é envolvido, geralmente ocorre um edema escrotal bilateral doloroso com lesões purpúricas recobrindo o escroto. A sonografia escrotal deve mostrar um fluxo sanguíneo testicular normal. O tratamento é direcionado para o tratamento da púrpura de Henoch-Schölein. A vasculite testicular isolada é menos comum do que a púrpura de Henoch-Schölein e, nestes casos, a poliarterite nodosa também deve ser suspeitada.

VARICOCELE

Varicocele é uma condição congênita na qual ocorre dilatação anormal do plexo pampiniforme no escroto, muitas vezes descrita como "saco de vermes" (Figura 560.7). A dilatação do plexo venoso pampiniforme resulta da incompetência valvular da veia espermática interna. Aproximadamente 15% dos homens adultos apresentam uma varicocele; destes, cerca de 10 a 15% são subférteis. A varicocele é a causa mais comum (e praticamente a única) corrigível cirurgicamente da infertilidade em indivíduos do sexo masculino. Ela é encontrada em 10 a 15% dos adolescentes, mas é raramente diagnosticada em crianças com menos de 10 anos, pois a varicocele apenas se torna distendida após ocorrer o aumento do fluxo sanguíneo associado à puberdade. Varicoceles ocorrem predominantemente no lado esquerdo, são bilaterais em 2% dos casos e raramente envolvem apenas o lado direito. Uma varicocele em um menino antes dos 10 anos ou no lado direito pode indicar massa abdominal ou retroperitoneal; em tais casos, deve ser realizada US ou TC abdominal.

Tipicamente, varicocele é massa paratesticular indolor. Ocasionalmente, os pacientes descrevem dor surda no testículo afetado. Em geral, a varicocele não está aparente quando o paciente está em posição supina, pois ela está descomprimida; em contraste, a varicocele se torna proeminente quando o paciente está de pé e aumenta com a manobra de Valsalva. Muitos pediatras rotineiramente não fazem rastreamento para varicocele em adolescentes. Geralmente, as varicoceles são graduadas de 1 a 3 com os indivíduos de pé: a de **grau 1** é palpável apenas com Valsalva (clinicamente significativo); a de **grau 2** é palpável sem Valsalva, mas não é visível na inspeção; e a de **grau 3** é visível com inspeção. Os pacientes com varicocele de grau 3 estão sob maior risco de parada do crescimento testicular, particularmente se a varicocele for maior do que o testículo. O tamanho testicular deve ser documentado com pinças, um orquidômetro, ou US escrotal, pois, se o testículo esquerdo afetado for significativamente menor que o testículo direito,

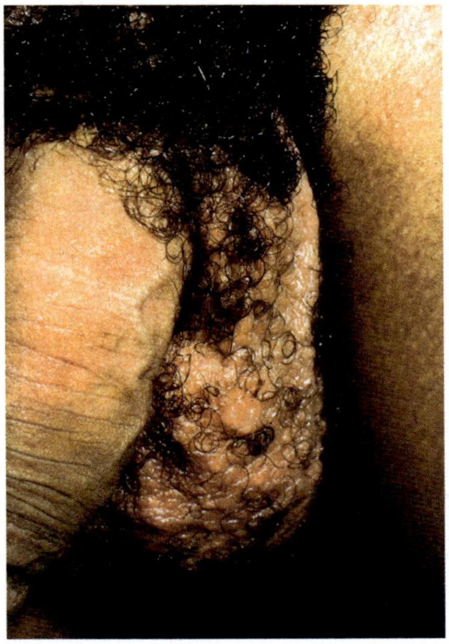

Figura 560.7 Varicocele à esquerda em um adolescente.

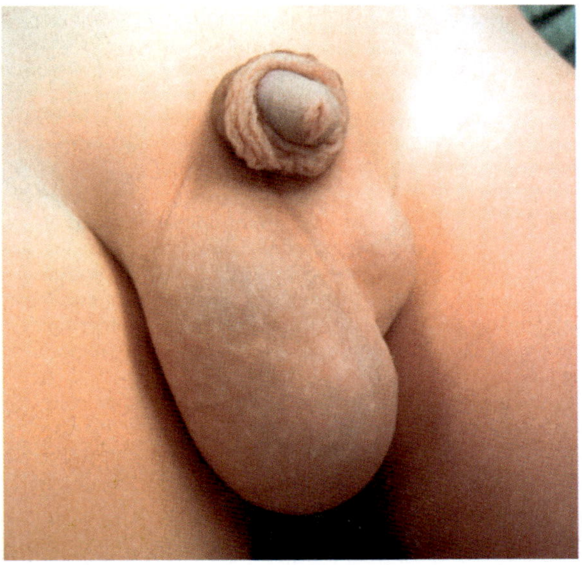

Figura 560.8 Recém-nascido com hidrocele direita grande.

a espermatogênese provavelmente foi afetada. Uma **análise do sêmen** deve ser considerada nos adolescentes sexualmente maduros e que estejam no estágio V de Tanner.

O objetivo da varicocelectomia é maximizar as chances futuras de fertilidade. O tratamento cirúrgico das varicoceles é indicado nos indivíduos com uma significativa disparidade no tamanho testicular, com dor no testículo afetado ou se o testículo contralateral for doente ou ausente, ou com oligospermia na análise seminal. Após o tratamento, geralmente o testículo envolvido aumenta e alcança o testículo normal nos 1 a 2 anos seguintes. A varicocelectomia deve também ser considerada nos indivíduos com uma grande varicocele de grau 3, mesmo que não haja disparidade no tamanho testicular. A reparação cirúrgica é realizada com uma variedade de técnicas de ligação das veias do plexo pampiniforme por laparoscopia ou por meio de uma incisão inguinal ou subinguinal (com ou sem microscópio operatório), ou pela ligação da veia espermática interna ao retroperitônio. A operação é realizada em ambiente ambulatorial.

ESPERMATOCELE

Uma **espermatocele** é uma lesão cística que contém espermatozoides e está fixada no polo superior de testículos sexualmente maduros. Geralmente, as espermatoceles são indolores e são achados incidentais no exame físico. O aumento da espermatocele ou a dor intensa são indicações para a remoção.

HIDROCELE

Etiologia

Uma hidrocele é o acúmulo de líquido na túnica vaginal (Figura 560.8). Entre 1 e 2% dos neonatos apresentam hidrocele. Na maioria dos casos, a hidrocele é não comunicante (o processo vaginal foi obliterado durante o desenvolvimento). Nesses casos, o líquido da hidrocele desaparece por volta de 1 ano. Se houver um processo vaginal persistentemente patente, a hidrocele persiste e pode se tornar progressivamente maior durante o dia e pequena pela manhã. Uma variedade rara de hidrocele é a **hidrocele abdominoescrotal**, na qual há uma grande hidrocele tensa que se estende para dentro da cavidade abdominal inferior. Em alguns indivíduos mais velhos, a hidrocele não comunicante pode resultar de uma condição inflamatória dentro do escroto, como torção testicular, torção do apêndice do testículo, epididimite ou tumor testicular. O risco a longo prazo da hidrocele comunicante é o desenvolvimento de uma hérnia inguinal. Alguns adolescentes e homens mais velhos também desenvolvem hidrocele. Em alguns casos, a hidrocele desenvolve-se agudamente após um episódio de traumatismo escrotal ou orquiepididimite, enquanto outras desenvolvem-se mais insidiosamente.

Diagnóstico

No exame, as hidroceles são lisas e não dolorosas. A transiluminação do escroto confirma a natureza da massa preenchida por líquido. É importante palpar os testículos, pois alguns homens jovens desenvolvem hidrocele em associação a um tumor testicular. Se o testículo não for palpável, a US escrotal deve ser realizada para confirmar que ele está presente e normal. Se a compressão da massa preenchida por líquido reduzir completamente a hidrocele, o diagnóstico provável é uma hérnia inguinal/hidrocele inguinal.

Tratamento

A maioria das hidroceles congênitas resolve-se por volta dos 12 meses de vida subsequentemente à reabsorção do líquido da hidrocele. Entretanto, se a hidrocele for grande e tensa, a correção cirúrgica imediata deve ser considerada, pois é difícil verificar se a criança não tem uma hérnia e grandes hidroceles raramente desaparecem espontaneamente. Hidroceles persistindo além de 12 a 18 meses frequentemente são comunicantes e devem ser reparadas. A correção cirúrgica é semelhante à da herniorrafia (ver Capítulo 373). Por meio de uma incisão inguinal, o cordão espermático é identificado, o líquido da hidrocele é drenado e a ligadura alta do processo vaginal é realizada. Se um menino mais velho apresentar uma hidrocele grande, frequentemente pode ser realizada uma laparoscopia diagnóstica para determinar se há processo vaginal patente e se o anel interno está fechado e, em seguida, a hidrocele pode ser corrigida com uma incisão escrotal.

HÉRNIA INGUINAL

A hérnia inguinal é discutida no Capítulo 373.

MICROLITÍASE TESTICULAR

Aproximadamente 2 a 3% dos exames ultrassonográficos escrotais pediátricos demonstram depósitos calcificados no testículo, que são denominados microlitíase testicular. Tipicamente, é encontrada em homens submetidos a um exame para dor testicular, varicocele ou edema escrotal. Nos adultos, é um achado comum em homens com infertilidade e com um tumor de células germinativas do testículo. No caso dos pacientes pediátricos com microlitíase, não há diretrizes para o monitoramento, mas a condição deve ser observada quanto a alterações no tamanho testicular ou endurecimento por meio estudos de acompanhamento com US conforme indicado.

TUMOR TESTICULAR

Tumores testiculares e paratesticulares podem ocorrer em qualquer idade, mesmo em recém-nascidos. Aproximadamente 35% dos tumores testiculares pré-puberais são malignos; mais comumente, eles são tumores do saco vitelino, embora também possam ocorrer rabdomiossarcoma e leucemia neste grupo etário. Nos adolescentes, 98% das massas testiculares sólidas indolores são malignas (ver Capítulo 530). A maioria manifesta-se como massa testicular indolor e dura que não se transilumina. A US escrotal deve ser realizada para confirmar o achado de massa testicular e pode ajudar a delinear o tipo do tumor testicular. Os marcadores tumorais séricos, tais como *alfafetoproteína* e *betagonadotrofina coriônica humana*, devem ser aferidos. A terapia definitiva inclui exploração cirúrgica por meio de uma incisão inguinal. Na maioria dos casos, é efetuada uma orquiectomia radical, que consiste na remoção de todo o testículo e do cordão espermático. Em um menino pré-púbere, se a US ou a exploração cirúrgica sugerir que o tumor está localizado e é benigno, caso de um teratoma ou de um cisto epidermoide, pode ser apropriada uma cirurgia poupadora do testículo com remoção apenas da massa.

A microlitíase testicular identificada incidentalmente com US pode ser um fator de risco para uma futura neoplasia.

A bibliografia está disponível no GEN-io.

Capítulo 561

Traumatismos do Trato Geniturinário

Jack S. Elder

ETIOLOGIA

A maioria das lesões no trato geniturinário em crianças resulta de um traumatismo brusco durante quedas, atividades atléticas ou acidentes com veículos automotores (ver Capítulo 82). As crianças estão sob maior risco de lesão renal contundente do que os adultos, pois possuem menos gordura corporal e porque os rins não estão localizados diretamente atrás das costelas. Aquelas com uma anomalia renal preexistente, como hidronefrose secundária a uma obstrução da junção ureteropélvica, rins em ferradura ou ectopia renal, também são mais suscetíveis ao risco de lesão renal. Traumatismos fortes em abdome ou no flanco muitas vezes provocam uma lesão renal. As quedas podem causar uma lesão de desaceleração que pode ocasionar danos ao pedículo renal, interrompendo então o fluxo sanguíneo para os rins. Se a bexiga estiver cheia, um traumatismo grave no abdome inferior pode causar ruptura vesical. O rompimento da uretra membranosa ocorre em 5% das fraturas pélvicas. As lesões por chute normalmente estão associadas a traumatismo da uretra bulbosa.

Os sintomas e os sinais de lesão do trato urinário incluem hematúria macroscópica ou microscópica, sangramento do meato uretral, dor abdominal ou no flanco, presença de massa no flanco, fraturas em costelas inferiores ou em processos transversos lombares e hematoma perineal ou escrotal.

Em mais de 50% dos casos, também existem grandes lesões no cérebro, na medula espinal, nos ossos, nos pulmões ou nos órgãos abdominais.

DIAGNÓSTICO

A avaliação do paciente começa após o estabelecimento das vias respiratórias e a estabilização hemodinâmica (ver Capítulos 80 e 81). É indicada a realização de imagens renais (Figura 561.1) quando na presença de lesão abdominal significativa, de hematúria macroscópica ou de mais de 50 hemácias por campo, ou quando se suspeita de lesão renal (lesões de desaceleração, dor no flanco ou contusão). A bexiga deve ser cateterizada, a menos que haja extravasamento de sangue pelo meato uretral, que é uma potencial indicação de lesão uretral. A sondagem na presença de uma lesão da uretra pode aumentar a extensão do dano e converter uma laceração parcial da uretra membranosa em uma interrupção total. Nesses pacientes, uma uretrografia retrógrada deve ser realizada por injeção de meio de contraste radiopaco no meato uretral por fluoroscopia. As radiografias oblíquas demonstram a extensão da lesão e se a uretra está preservada ou foi rompida.

Uma tomografia computadorizada (TC) helicoidal em três fases deve ser realizada para avaliar os rins, os ureteres e a bexiga. As imagens de fase tardia são importantes para detectar extravasamento renal de sangue ou urina. A função imediata de ambos os rins sem extravasamento geralmente exclui lesão renal significativa. As lesões renais são classificadas de acordo com a escala apresentada na Tabela 561.1.

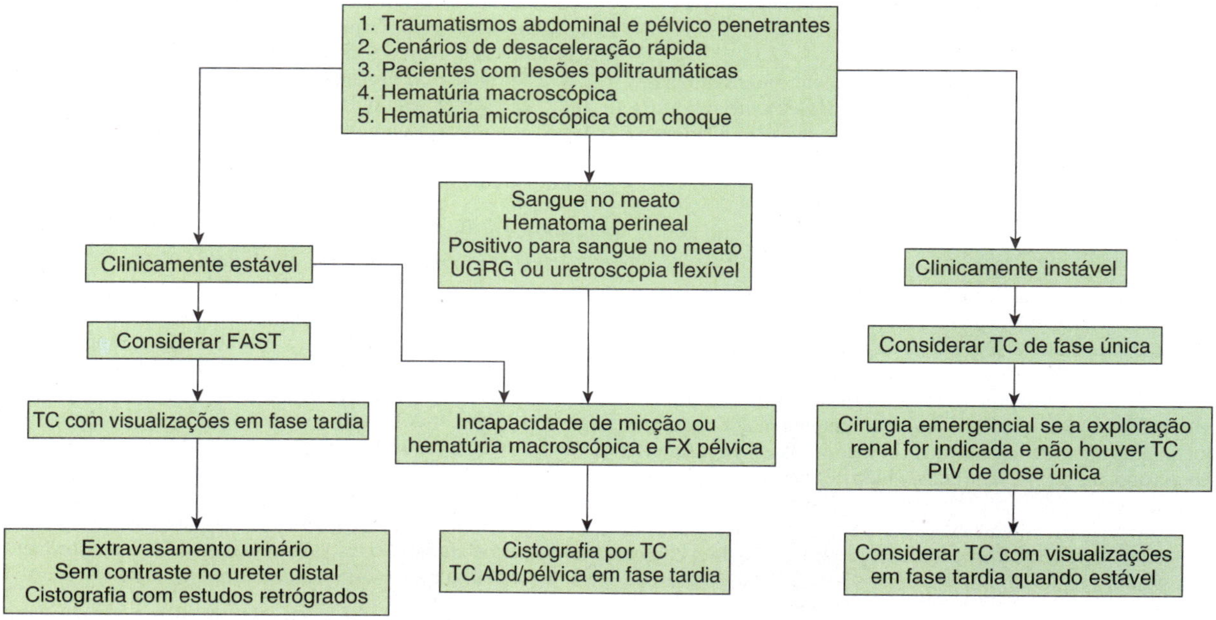

Figura 561.1 Protocolo de avaliação recomendado para pacientes com anamnese ou achados físicos compatíveis com possível lesão geniturinária. Abd, abdominal; FAST, avaliação focada em traumatismo com o uso da ultrassonografia; FX, fratura; PIV, pielografia intravenosa; TC, tomografia computadorizada; UGRG, uretrografia retrógrada. (*De Husmann DA: Pediatric genitourinary trauma. In Wein AJ, Kavoussi LR, Partin AW, Peters CA, editors: Campbell-Walsh urology, 11th ed, Vol 4, Philadelphia, 2016, Elsevier, Fig. 154-6, p. 3546.*)

Tabela 561.1 Graus de lesões renais.

GRAU	DESCRIÇÃO
1	Contusão renal ou hematoma subcapsular
2	Hematoma perirrenal não expansivo, laceração do parênquima < 1 cm, sem extravasamento urinário; todos os fragmentos renais viáveis; confinada ao retroperitônio renal
3	Hematoma perirrenal não expansivo, laceração do parênquima > 1 cm, sem extravasamento urinário; os fragmentos renais podem estar viáveis ou não
4	Laceração estendendo-se para o sistema coletor com extravasamento urinário; os fragmentos renais podem estar viáveis ou desvitalizados *ou* Dano à vasculatura renal principal com hemorragia delimitada
5	Rins completamente destruídos; por definição, múltiplas lacerações grandes > 1 cm associadas a vários fragmentos desvitalizados *ou* Dano à vasculatura renal principal com hemorragia não controlada, avulsão hilar renal

As lesões renais menores são mais comuns; essas incluem contusão do parênquima renal e lacerações corticais superficiais que não envolvem o sistema coletor. As lesões renais maiores incluem lacerações profundas envolvendo o sistema coletor, destruição completa dos rins e lesões do pedículo renal (Figura 561.2). A completa ausência de função de um rim sem uma compensatória hipertrofia contralateral (indicando ausência congênita) deve ser considerada como uma indicação de ferimento grave do pedículo renal. A angiografia renal, anteriormente utilizada para a avaliação adicional de lesões renais, especialmente se houvesse suspeita de uma lesão do pedículo renal, agora é raramente usada porque os pacientes muitas vezes estão hemodinamicamente instáveis e o tratamento não é significativamente afetado pelos resultados. Em alguns casos, é demonstrada no exame uma anomalia renal preexistente. Caso o rim esteja intacto, mas o ureter distal não esteja visível, suspeita-se de ruptura da junção ureteropélvica.

Se houver uma fratura pélvica, deve-se suspeitar de transecção uretral, particularmente nos indivíduos do sexo masculino. O risco está diretamente relacionado ao número de ramos púbicos fraturados e à existência de separação da sínfise púbica ou deslocamento do arco púbico posterior. A avaliação radiográfica com uretrografia retrógrada deve ser realizada se houver sangue no meato uretral ou vaginal, incapacidade de urinar e hematoma perineal ou peniano.

TRATAMENTO

Lesões renais menores, como contusões, são tratadas com repouso e monitoramento dos sinais vitais até que o desconforto abdominal ou no flanco e a hematúria macroscópica tenham se resolvido. As crianças com uma lesão renal mais grave geralmente são internadas em unidade de terapia intensiva para o monitoramento contínuo dos sinais vitais e da excreção urinária, além de administração intravenosa de antibióticos. Essas lesões também são manejadas de forma conservadora porque muitas vezes a fáscia renal provoca tamponamento de sangramento dos rins e pode ocorrer cura do parênquima lesado mesmo com um significativo extravasamento urinário.

Aproximadamente 10% das crianças com lesão renal grave são submetidas à exploração cirúrgica devido a lesões abdominais associadas, instabilidade hemodinâmica, extravasamento persistente, ou hematúria persistente, ou para corrigir uma deformidade renal congênita. Pode ser difícil identificar o parênquima normal e desvitalizado e é grande a probabilidade de remoção do rim. Se a criança estiver passando por exploração para verificação de outras lesões abdominais, o rim lesionado é examinado. Se houver extravasamento persistente por causa de obstrução ureteral intermitente por um coágulo de sangue, a passagem de um cateter duplo-J temporário por via endoscópica entre a bexiga e o rim pode permitir a resolução. Se o pedículo renal estiver lesado, é necessário realizar uma nefrectomia. A recuperação dos rins por revascularização renal de emergência pode ser feita apenas se o rim for investigado dentro de 2 a 3 horas após a lesão. Praticamente todos os ferimentos penetrantes dos rins devem ser explorados.

Além da perda da função renal, a principal complicação da lesão renal a longo prazo é a hipertensão mediada pela renina. Caso apresentem alguma anormalidade renal residual, as crianças que sofrem traumatismos renais significativos devem passar por aferições periódicas da pressão arterial.

Normalmente, as lesões ureterais são iatrogênicas. Lesões do ureter por traumatismo contuso ou penetrante requerem atenção cirúrgica imediata.

Quando a bexiga pode ser cateterizada, é realizada uma cistografia estática infundindo-se por gravidade uma solução de contraste ao longo do cateter, de preferência por fluoroscopia. Muitas vezes são obtidas incidências planas e oblíquas; uma imagem pós-esvaziamento também deve ser feita porque, em alguns casos, o extravasamento pode ser imperceptível na bexiga distendida. Uma alternativa é a cistografia por TC, que é altamente precisa na demonstração de uma lesão da bexiga.

As rupturas vesicais podem ser intraperitoneais ou extraperitoneais. Todos os rompimentos intraperitoneais exigem reparação cirúrgica imediata. As lacerações extraperitoneais menores podem ser tratadas por drenagem por cateter, mas geralmente requerem tratamento cirúrgico também.

O tratamento da **lesão uretral membranosa** é controverso. Disfunção erétil, estenose uretral e incontinência urinária são as principais

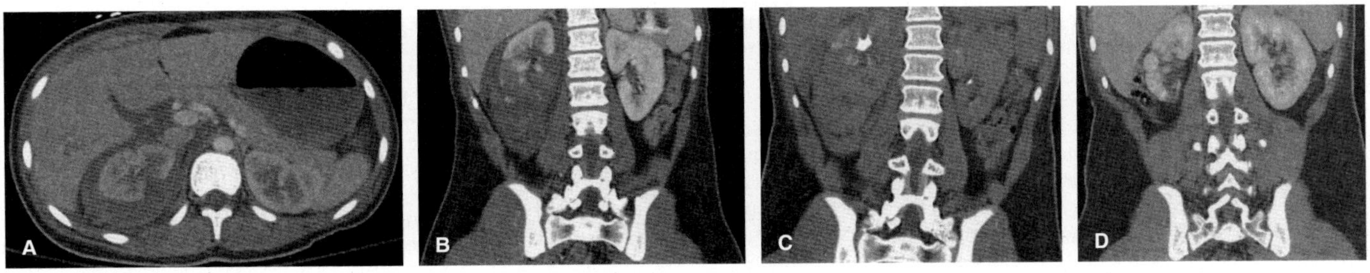

Figura 561.2 Imagens de tomografia computadorizada (TC) de traumatismo renal direito de grau 3 – fases aguda, tardia e com 3 meses de acompanhamento. **A.** Imagem de TC de fase aguda de traumatismo renal de grau 3 apresentando laceração de mais de 1 cm do polo renal médio com hematoma periférico. **B.** Imagem de reconstrução coronal da TC de fase aguda de traumatismo renal de grau 3 com possível desvitalização de todo o polo inferior do rim. **C.** Imagem de reconstrução coronal da TC em fase tardia de 2 horas de traumatismo renal de grau 3 sem observação de extravasamento urinário e polo inferior com desvitalização questionável *versus* contusão. **D.** Imagem de reconstrução coronal da TC 3 meses após lesão traumática revelando cicatriz parenquimatosa no local da laceração com polo inferior cicatrizado, porém funcional, compatível com parênquima cicatrizado após contusão renal grave. Acredita-se que a cicatrização do polo inferior tenha ocorrido com um suprimento sanguíneo prejudicado devido a uma contusão grave. (*De Husmann DA: Pediatric genitourinary trauma. In Wein AJ, Kavoussi LR, Partin AW, Peters CA, editors: Campbell-Walsh urology, 11th ed, Vol 4, Philadelphia, 2016, Elsevier, Fig. 154-3, p. 3542.*)

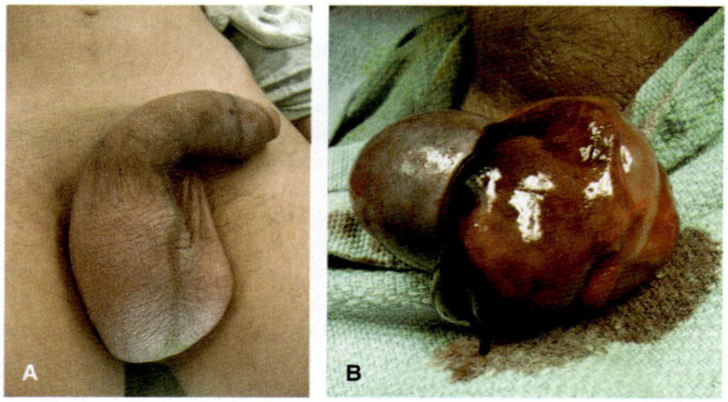

Figura 561.3 **A.** Adolescente com lesão contundente testicular direita. **B.** A túnica albugínea do testículo está rompida; o paciente passou por desbridamento e fechamento da cápsula testicular.

complicações tardias da ruptura da uretra membranosa, e a terapia é dirigida para minimizar o risco destes problemas. Muitas vezes está presente um grande hematoma pélvico com tamponamento, e uma tentativa imediata para reparar a lesão pode ser tecnicamente difícil e resultar em hemorragia significativa. Inicialmente, muitas dessas lesões são manejadas por uma cistostomia suprapúbica temporária e com drenagens vesicais contínuas por 3 a 6 meses. Posteriormente, pode ser realizada uma uretroplastia aberta ou por via endoscópica. De forma alternativa, alguns médicos tentam atingir a continuidade uretral sob anestesia com a manutenção de um cateter uretral por vários meses. Geralmente, esses pacientes necessitam de uma subsequente uretroplastia aberta.

É incomum a ocorrência de lesão peniana. Um risco da circuncisão do recém-nascido com a braçadeira Mogen é a amputação parcial ou completa da glande. Com uma correção cirúrgica imediata, muitas vezes o tecido da glande excisada pode ser substituído com um enxerto livre. Alguns meninos que estão em processo de treinamento de micção estão sujeitos a um acidente na glande caso a tampa do vaso sanitário caia durante o processo de urinar, o que frequentemente causa um hematoma que cobre a metade distal da glande. Tipicamente, eles não apresentam nenhuma dificuldade em urinar e não precisam de uma avaliação extensa. Algumas crianças do sexo masculino desenvolvem de forma inadvertida um **torniquete de cabelo** ou lesão do tipo estrangulamento. Tipicamente, é observada uma constrição bastante estreita com grave edema peniano distal e dor. A identificação e a incisão do pelo permitem rápida resolução do edema. A vascularização da uretra e do pênis deve ser avaliada após a liberação do torniquete. Os adolescentes do sexo masculino que praticam relações sexuais extremamente vigorosas podem sofrer ruptura de um dos órgãos corporais do pênis. Esses indivíduos sofrem um grave edema da haste peniana e requerem a exploração e a reparação de emergência. Os meninos com lesões penetrantes do pênis também demandam desbridamento e reparação de emergência.

As lesões testiculares são relativamente raras em crianças devido ao pequeno tamanho dos testículos e sua mobilidade dentro do escroto. Normalmente, essas lesões resultam de um traumatismo fechado durante a atividade atlética. Frequentemente, esses meninos têm um significativo edema escrotal, como também dor e sensibilidade testiculares (Figura 561.3*A*). A ultrassonografia demonstra ruptura da túnica albugínea, que é a cápsula do testículo, e hemorragia circundante. O tratamento cirúrgico imediato de lesões testiculares aumenta a taxa de recuperação (Figura 561.3*B*). Uma ocorrência incomum é a **lesão por zíper**, que pode afetar tanto o escroto como o prepúcio. Esse problema geralmente ocorre em meninos que não usam roupa de baixo. O fecho pode ser cortado com cortadores de osso ou cortadores de metal, e a sedação geralmente é desnecessária.

A bibliografia está disponível no GEN-io.

Capítulo **562**

Litíase Urinária

Jack S. Elder

A litíase urinária em crianças está relacionada a fatores genéticos, climáticos, alimentares e socioeconômicos. A incidência vem aumentando: em 1996, a taxa de nefrolitíase sintomática era de 7,9:10 mil, enquanto em 2007 era de 18,5:10 mil. No sul dos EUA, esses números aumentaram 26% ao longo dos últimos 10 anos. Adolescentes são 10 vezes mais suscetíveis a ter cálculo sintomático em comparação com crianças de 0 a 3 anos. O aumento da doença litiásica nos EUA é atribuído à obesidade e às alterações nos hábitos alimentares, como aumento da ingestão de sódio e frutose e diminuição do cálcio e da água.

A urolitíase é menos comum nos EUA do que em outras partes do mundo. Naquele país, uma em cada 685 admissões pediátricas em hospital é por causa de pedra nos rins. Aproximadamente 7% dos cálculos urinários ocorrem em crianças menores de 16 anos. Nos EUA, muitas crianças com doença calculosa apresentam uma anomalia metabólica. Com a exceção dos pacientes com bexiga neuropática (ver Capítulo 557), os quais são propensos a cálculos renais iniciados por infecção, e daqueles que têm reconstrução do trato urinário com intestino delgado e grosso, o que predispõe a cálculos na bexiga. A incidência de cálculos metabólicos é semelhante em homens e mulheres; eles são mais comuns no sudeste dos EUA e pouco comuns em afro-americanos. No Sudeste Asiático, os cálculos urinários são endêmicos e estão relacionados a fatores dietéticos. A contaminação da fórmula infantil com o aditivo alimentar de melamina com base orgânica contendo nitrogênio adicionado ilegalmente foi relatada na China, em 2008, como uma das causas.

FORMAÇÃO DE CÁLCULOS

Cerca de 90% dos cálculos urinários contêm cálcio como um constituinte principal, e 60% são compostos de oxalato de cálcio. A maioria dos cálculos *espontâneos* é composta de cristais de cálcio, oxalato ou fosfato; outros são causados por ácido úrico, cistina, cristais de amônia ou de fosfato, ou uma combinação dessas substâncias (Tabela 562.1). O risco de formação de cálculo aumenta na presença de concentrações elevadas desses cristais e é reduzido com concentrações crescentes de inibidores urinários. Cálculos renais se desenvolvem a partir de cristais que se formam sobre o cálice, agrupando-se para dar forma a um cálculo. Cálculos da bexiga podem ser pedras que surgiram nos rins e desceram pelo ureter, ou podem se formar primariamente na bexiga.

Baixos volumes urinário e de pH da urina, cálcio, sódio, oxalato e urato são conhecidos por contribuir para a formação de cálculo. Muitas substâncias inorgânicas (p. ex., citrato e magnésio) e orgânicas (p. ex., glicosaminoglicanos e osteopontina) são conhecidas por inibir a formação de cálculo. Os compostos inibidores orgânicos são adsorvidos para a superfície do cristal, inibindo, por meio disso, o seu crescimento e nucleação.

A formação de cálculo depende de quatro fatores: matriz, precipitação-cristalização, epitaxia e ausência de inibidores de formação de cálculo na urina. **Matriz** é uma mistura de proteína, açúcares não aminados, glicosamina, água e cinza orgânica que compõe 2 a 9% do peso seco dos cálculos urinários e é organizada dentro deles em laminações concêntricas estruturadas. **Precipitação-cristalização** refere-se à supersaturação da urina com íons específicos que compõem o cristal. Os cristais se agregam por forças químicas e elétricas. O aumento da saturação da urina em relação aos íons eleva taxa de nucleação, crescimento de cristais e agregação e aumenta a probabilidade de formação e crescimento de cálculos. **Epitaxia** refere-se à agregação de cristais de composição diferente, mas estrutura reticular semelhante; formam-se, assim, cálculos de natureza heterogênea. As estruturas reticulares de oxalato de cálcio e urato monossódico são semelhantes e os cristais de oxalato de cálcio podem se agregar em um núcleo daqueles de urato monossódico. A urina também contém **inibidores da formação de cálculo**, incluindo íons citrato, difosfonato e magnésio.

Tabela 562.1 Classificação da urolitíase.
CÁLCULOS DE CÁLCIO (OXALATO DE CÁLCIO E FOSFATO DE CÁLCIO)*
Hipercalciúria
Absortiva: aumento da absorção de Ca pelo intestino; tipos I e II
Perda renal: diminuição da reabsorção tubular de Ca
Reabsortiva
Hiperparatireoidismo primário (raro em crianças)
Iatrogênico
Diuréticos de alça
Dieta cetogênica
Corticosteroides
Administração de hormônio adrenocorticotrófico
Metilxantinas (teofilina e aminofilina)
Acidose tubular renal distal, tipo 1 (fosfato de Ca)
Hipocitratúria – o mais importante citrato inibidor de cristalização de Ca
Excesso de vitamina D
Imobilização
Sarcoidose
Doença de Cushing
Hiperuricosúria
Cistinúria heterozigota
Hiperoxalúria (oxalato de Ca)
Hiperoxalúria primária, tipos 1 e 2
Hiperoxalúria secundária
Hiperoxalúria entérica
CÁLCULOS DE CISTINA
Cistinúria
CÁLCULOS DE ESTRUVITA (FOSFATO DE MAGNÉSIO E AMÔNIO)
Infecção do trato urinário (organismo que cliva a ureia)
Corpo estranho
Estase urinária
CÁLCULOS DO ÁCIDO ÚRICO
Hiperuricosúria
Síndrome de Lesch-Nyhan
Distúrbios mieloproliferativos
Após quimioterapia
Doença intestinal inflamatória
CÁLCULOS DE INDINAVIR
MELANINA
NEFROCALCINOSE

*Mais comum. Ca, cálcio.

MANIFESTAÇÕES CLÍNICAS

Crianças com urolitíase geralmente apresentam hematúria macro ou microscópica. Se o cálculo provocar obstrução ureteral ou pélvica renal, então ocorre dor forte no flanco (cólica renal) ou abdominal. Muitas vezes, o cálculo causa obstrução em áreas de estreitamento do trato urinário – a junção ureteropélvica, onde o ureter cruza os vasos ilíacos, e a junção ureterovesical. O ureter se estreita pouco a pouco no sentido distal e seu segmento mais estreito é a junção ureterovesical. A dor costuma se irradiar anteriormente para a bolsa escrotal ou os grandes lábios; frequentemente, ela é intermitente, correspondendo a períodos de obstrução do fluxo de urina, o que aumenta a pressão no sistema coletor. Se o cálculo estiver no ureter distal, a criança pode apresentar sintomas irritativos de disúria, urgência e frequência; se penetrar a bexiga, a criança geralmente passa a ser assintomática. Se estiver na uretra, o resultado pode ser disúria e dificuldade de urinar, sobretudo em homens. Algumas crianças expelem pequenas quantidades de material semelhante ao cascalho. Cálculos também podem ser assintomáticos, embora seja incomum a ocorrência de um cálculo ureteral sem sintomas.

DIAGNÓSTICO

Cerca de 90% dos cálculos urinários são calcificados em alguma proporção e também radiopacos em uma radiografia simples de abdome. Entretanto, muitos cálculos têm apenas alguns milímetros de diâmetro e são difíceis de visualizar, sobretudo se estiverem no ureter. Cálculos de estruvita (fosfato de amônio e magnésio) são radiopacos. Aqueles de cistina, xantina e ácido úrico podem ser radiotransparentes; contudo, muitas vezes, são ligeiramente opacificados. Algumas crianças apresentam **nefrocalcinose**, que é a calcificação do próprio parênquima renal. Essa condição é observada com mais frequência em neonatos prematuros tratados com furosemida, o que causa hipercalciúria, e em crianças com rim esponjoso medular.

Em uma criança com suspeita de cólica renal, há múltiplas opções de exame de imagem. O mais preciso é uma tomografia computadorizada (TC) helicoidal sem contraste do abdome e da pelve (Figura 562.1). Esse exame leva apenas alguns minutos para ser realizado, tem 96% de sensibilidade e especificidade no delineamento de número e localização dos cálculos e revela se o rim envolvido é hidronefrótico. Atualmente, os centros de imagem pediátrica usam TC de baixa dosagem, a qual é similar a três radiografias de tórax. Solicitar uma radiografia simples de abdome e pelve acrescida de ultrassonografia (US) renal é outra alternativa. Esses exames podem revelar a hidronefrose e, possivelmente, o cálculo na radiografia; porém, a litíase não é visualizada na US, a menos que esteja adjacente à bexiga ou na pelve renal. Além disso, é comum os cálculos renais < 3 mm não serem detectados. Portanto, o médico precisa ponderar cuidadosamente os riscos da imagem por TC em comparação à sensibilidade mais baixa de radiografia simples do abdome acrescida de US.

Em criança com litíase já diagnosticada, radiografias simples de abdome periódicas ou US renal podem ser utilizadas para acompanhamento do cálculo, por exemplo, se cresceu ou diminuiu em tamanho ou deslocou-se. Supondo que uma criança tenha um cálculo pélvico renal, deve-se suspeitar de obstrução da junção ureteropélvica. Em alguns casos, pode ser difícil determinar se a hidronefrose em tal criança é secundária a cálculo obstrutivo, obstrução da junção ureteropélvica ou ambos.

Qualquer material que se assemelhe a um cálculo deve ser encaminhado para análise em um laboratório especializado na identificação dos componentes de cálculos urinários.

AVALIAÇÃO METABÓLICA

Uma avaliação metabólica para os fatores predisponentes mais comuns deve ser realizada em todas as crianças com urolitíase, tendo em mente que fatores estruturais, infecciosos e metabólicos muitas vezes coexistem. Essa avaliação não deve ser realizada na criança em processo de eliminação de um cálculo, pois a dieta alterada e o estado de hidratação, assim como o efeito da obstrução nos rins, podem modificar os resultados do exame. A Tabela 562.2 lista os testes laboratoriais básicos requeridos e a Tabela 562.3 mostra os valores normais para coletas de urina de 24 h. Em crianças com hipercalciúria, são necessários mais estudos sobre a excreção de cálcio com restrição alimentar e carga de cálcio.

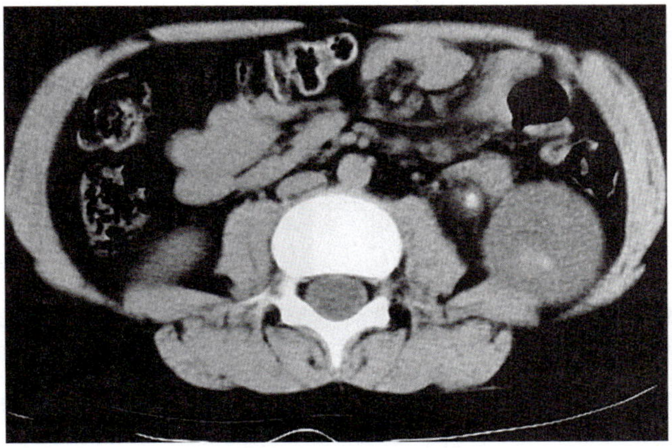

Figura 562.1 A tomografia computadorizada sem contraste do abdome médio em lactente do sexo masculino com cistinúria mostra cálculos do lado esquerdo na junção ureteropélvica com hidronefrose proximal.

Tabela 562.2 Testes laboratoriais sugeridos para avaliação da urolitíase.

SORO	URINA
Cálcio	Exame de urina
Fósforo	Cultura de urina
Ácido úrico	Relação cálcio/creatinina em amostra única de urina
Eletrólitos e *anion gap*	*Spot test* para cistinúria
Creatinina	Coleta de 24 h para:
Fosfatase alcalina	Depuração da creatinina
	Cálcio
	Fosfato
	Oxalato
	Ácido úrico
	Aminoácidos dibásicos (se o resultado do *spot test* de cistina for positivo)

PATOGÊNESE DE CÁLCULOS RENAIS ESPECÍFICOS

Cálculos de oxalato e de fosfato de cálcio

Nos EUA, a maioria dos cálculos urinários em crianças é composta de oxalato e/ou fosfato de cálcio. A anormalidade metabólica mais comum nesses pacientes é a **hipercalciúria normocalcêmica**. Entre 30 e 60% das crianças com cálculos de cálcio apresentam hipercalciúria sem hipercalcemia. Outros desvios metabólicos que predispõem à doença calculosa incluem: hiperoxalúria, hiperuricosúria, hipocitratúria, cistinúria heterozigota, hipomagnesúria, hiperparatireoidismo e acidose tubular renal (ATR) (ver Capítulo 547).

A **hipercalciúria** pode ser absortiva, renal ou reabsortiva. Seu distúrbio primário é a hiperabsorção intestinal de cálcio. Em algumas crianças, um aumento na 1,25-di-hidroxivitamina D está associado ao aumento de absorção de cálcio, enquanto em outras, o processo é independente da vitamina D. A **hipercalciúria renal** refere-se à reabsorção tubular renal de cálcio comprometida (ver Capítulo 540.4). A perda renal de cálcio provoca hipocalcemia leve, o que desencadeia um crescimento da produção de paratormônio (PTH), com aumento da absorção intestinal de cálcio e maior mobilização das reservas de cálcio. A hipercalciúria reabsortiva, detectada em pacientes com hiperparatireoidismo primário, é rara. A secreção excessiva de PTH estimula a absorção intestinal de cálcio e a mobilização das reservas de cálcio. A Tabela 562.4 resume a avaliação metabólica de crianças com hipercalciúria.

A **hiperoxalúria** é outra causa potencialmente importante de cálculos de cálcio. O oxalato aumenta o rendimento de solubilidade da cristalização de oxalato de cálcio 7 a 10 vezes mais do que o cálcio. Portanto, a hiperoxalúria aumenta de forma significativa a probabilidade de precipitação do oxalato de cálcio. O oxalato é encontrado em alta concentração em chá, café, espinafre e ruibarbo. Hiperoxalúria primária é um distúrbio autossômico recessivo raro que pode ser subclassificado em acidúrias glicólica e L-glicérica. A maioria dos pacientes acometidos tem acidúria glicólica; os ácidos oxálico e glicólico encontram-se aumentados na urina de indivíduos afetados. Ambos os defeitos provocam o crescimento da produção endógena de oxalato, com hiperoxalúria, urolitíase, nefrocalcinose e lesão renal. Em pacientes não tratados, a morte por insuficiência renal ocorre por volta dos 20 anos. A **oxalose**, definida como deposição extrarrenal de oxalato de cálcio, acontece quando há insuficiência renal com oxalato plasmático elevado. Depósitos de oxalato de cálcio surgem primeiro em vasos sanguíneos e medula óssea e, aos poucos, por todo o corpo. A hiperoxalúria secundária é mais comum e pode ocorrer em pacientes com ingestão aumentada de oxalato e precursores dessa substância, assim como a vitamina C, naqueles com deficiência de piridoxina e em crianças com má absorção intestinal.

A **hiperoxalúria entérica** refere-se a distúrbios como a doença inflamatória intestinal (ver Capítulo 362), a insuficiência pancreática (ver Capítulo 377) e a doença biliar (ver Capítulo 383), em que há má absorção gastrintestinal de ácidos graxos, os quais se ligam ao cálcio intraluminal

Tabela 562.3 Bioquímica da urina: valores normais.

CONSTITUINTE URINÁRIO	IDADE	ALEATÓRIO	CRONOMETRADO	COMENTÁRIOS
Cálcio	0 a 6 meses 7 a 12 meses ≥ 2 anos	< 0,8 mg/mg creat < 0,6 mg/mg creat < 0,21 mg/mg creat	< 4 mg/kg/24 h	Variação prandial Dependente de sódio
Oxalato*	< 1 ano	0,15 a 0,26 mmol/mmol creat	≥ 2 anos: 0,5 mmol/1,73 m^2/24 h	Urina aleatória mmol/mmol altamente dependente da idade
	1 a < 5 anos 5 a 12 anos > 12 anos	0,11 a 0,12 mmol/mmol creat 0,006 a 0,15 mmol/mmol creat 0,002 a 0,083 mmol/mmol creat		Taxa de excreção/1,73 m^2; constante durante infância e vida adulta
Ácido úrico	Lactente a termo > 3 anos	3,3 mg/dℓ TFG† < 0,53 mg/dℓ TFG	< 815 mg/1,73 m^2/24 h	Taxa de excreção/1,73 m^2 a partir > 1 ano; constante durante a infância
Magnésio	> 2 anos	< 0,12 mg/mg creat	< 88 mg/1,73 m^2/24 h	Taxa de excreção/1,73 m^2 constante durante a infância
Citrato		> 400 mg/g creat		Dados limitados disponíveis para crianças
Cistina		< 75 mg/g creat	< 60 mg/1,73 m^2/24 h	Cistina > 250 mg/g creat sugere cistinúria homozigota

*Ensaio de oxalato oxidase. †(mg/dℓ ácido úrico) (concentração de creatinina sérica/concentração de creatinina na urina). Creat, creatinina; TFG, taxa de filtração glomerular. (De Milliner DS: Urolithiasis. In Avner ED, Harmon WE, Niaudet P, editors: Pediatric nephrology, ed 5, Philadelphia, 2004, Lippincott Williams & Wilkins, p. 1103, com autorização.)

Tabela 562.4 Avaliação metabólica de crianças com hipercalciúria.

TIPO	CÁLCIO SÉRICO	CÁLCIO RESTRITO (URINA)	CÁLCIO EM JEJUM (URINA)	CARGA DE CÁLCIO (URINA)	HORMÔNIO DA PARATIREOIDE (SORO)
Absortiva	N	N ou A	N	A	A
Renal	N	A	A	A	N
Reabsortiva	A	A	A	A	A

A, aumentada; N, normal.

e formam sais que são excretados nas fezes. Normalmente, o cálcio forma um complexo com oxalato para reduzir a absorção dele, mas se o cálcio estiver indisponível, há aumento na absorção do oxalato não ligado.

A **hipocitratúria** está relacionada a uma baixa excreção de citrato, o qual é um importante inibidor da formação de cálculos de cálcio. O citrato atua como um inibidor da urolitíase de cálcio por meio da formação de complexos com esse elemento, aumentando a solubilidade dele na urina e inibindo a agregação de cristais de fosfato e oxalato de cálcio. Distúrbios como diarreia crônica, má absorção intestinal e ATR podem causar hipocitratúria. Ela também pode ser idiopática.

A **acidose tubular renal (ATR)** é uma síndrome que envolve um distúrbio do equilíbrio, e pode ser classificada em três tipos, um dos quais predispõe a cálculos renais que frequentemente são de fosfato de cálcio (ver Capítulo 547). Na tipo 1, o néfron distal não secreta íon hidrogênio para dentro do túbulo distal; o pH da urina nunca é < 5,8, resultando em acidose hipopotassêmica hiperclorêmica; os pacientes adquirem nefrolitíase, nefrocalcinose, fraqueza muscular e osteomalacia. Essa ATR pode ser um distúrbio autossômico dominante; porém, quase sempre, é adquirida e associada a doenças sistêmicas, como síndrome de Sjögren, doença de Wilson, cirrose biliar primária e tireoidite linfocítica, ou resulta do uso de anfotericina B, lítio ou tolueno (solvente orgânico associado à inalação de cola).

De 5 a 8% dos pacientes com **fibrose cística** (ver Capítulo 432) têm urolitíase. Normalmente, os cálculos são de cálcio e costumam se manifestar na adolescência ou no início da idade adulta. Há também a ocorrência de nefrocalcinose microscópica em crianças mais jovens com a doença. Esses pacientes não apresentam hipercalciúria e a propensão à urolitíase tem sido considerada como resultado da incapacidade de excretar uma carga de cloreto de sódio ou da má absorção intestinal.

Outros distúrbios podem contribuir na formação de cálculos de cálcio. A **hiperuricosúria** pode estar relacionada ao crescimento epitaxial de cristais de oxalato de cálcio ao redor de um núcleo de cristais de ácido úrico ou à ação do ácido úrico como um fator não inibidor de mucopolissacarídeos urinários, os quais impedem a cristalização do oxalato de cálcio. A **cistinúria** heterozigota é encontrada em alguns pacientes com cálculos de cálcio; o mecanismo é desconhecido, mas pode ser semelhante àquele do ácido úrico. Sarcoidose (ver Capítulo 190) provoca aumento da sensibilidade à vitamina D_3 e, portanto, crescimento da absorção de cálcio pelo trato gastrintestinal. Na síndrome de Lesch-Nyhan (ver Capítulo 108), há síntese excessiva de ácido úrico. Esses pacientes são mais propensos à calculose de ácido úrico, mas alguns desses cálculos podem estar calcificados. A **imobilidade** pode causar hipercalciúria por meio da mobilização de reservas de cálcio. Corticosteroides em dosagens altas podem provocar hipercalciúria e precipitação do oxalato de cálcio. Furosemida, que é administrada na unidade de terapia intensiva neonatal (UTIN), também pode ocasionar hipercalciúria grave, urolitíase e nefrocalcinose.

Em algumas crianças, os cálculos de cálcio são idiopáticos. É necessária uma completa avaliação metabólica antes da definição desse diagnóstico.

Cálculos de cistina

A **cistinúria** é responsável por 1% dos cálculos renais em crianças. A condição é um distúrbio autossômico recessivo raro das células epiteliais do túbulo renal que impede a absorção dos quatro aminoácidos dibásicos (cistina, ornitina, arginina e lisina) e resulta na excreção urinária excessiva desses produtos. A única complicação conhecida dessa doença familiar é a formação de cálculos, em consequência da baixa solubilidade da cistina. Em geral, os pacientes apresentam urina ácida, o que leva a uma taxa de precipitação mais alta. Nos pacientes homozigotos, a excreção diária de cistina excede 500 mg com frequência, e a formação de cálculos ocorre em idade precoce. Heterozigotos excretam 100 a 300 mg/dia e não costumam apresentar urolitíase clínica. O teor sulfúrico da cistina dá a esses cálculos sua frágil aparência radiopaca.

Cálculo de estruvita

Infecções do trato urinário (ver Capítulo 553) causadas por organismos degradadores da ureia (na maioria das vezes, *Proteus* spp., *Klebsiella* spp., *Escherichia coli*, *Pseudomonas* spp. e outras, ocasionalmente) resultam em alcalinização urinária e produção excessiva de amônia, o que pode levar à precipitação de fosfatos de amônio e magnésio (estruvita) e de cálcio. No rim, os cálculos costumam ter uma configuração coraliforme, preenchendo os cálices. Os cálculos agem como corpos estranhos, provocando obstrução, perpetuação da infecção e dano renal gradual. Pacientes com cálculos de estruvita podem ter também anormalidades metabólicas com tendência à formação de cálculo. Essa condição é observada com frequência em crianças com bexiga neuropática, sobretudo aquelas submetidas a procedimento reconstrutivo do trato urinário (ver Capítulo 557). Além disso, cálculos de estruvita podem se formar na bexiga reconstruída de crianças submetidas a cistoplastia de aumento ou desvio urinário continente.

Cálculos de ácido úrico

Cálculos contendo ácido úrico representam < 5% de todos os casos de litíase em crianças nos EUA, mas em áreas menos desenvolvidas no mundo são mais comuns. Hiperuricosúria, com ou sem hiperuricemia, é o fator subjacente comum na maioria dos casos. Os cálculos são radiotransparentes na radiografia. Deve-se suspeitar o diagnóstico em um paciente com urina ácida persistente e cristalúria de urato.

Hiperuricosúria pode ser o resultado de vários erros inatos do metabolismo das purinas que levam à produção excessiva de ácido úrico, o produto final do metabolismo das purinas em seres humanos. Crianças com a síndrome de Lesch-Nyhan e pacientes com deficiência de glicose-6-fosfatase (ver Capítulo 105) também formam cálculos de urato. Às vezes, a desidratação e a acidose crônicas são complicadas pela litíase de ácido úrico em crianças com síndrome de intestino curto (ver Capítulo 364.7), sobretudo naquelas com ileostomias.

Uma das causas mais comuns da litíase de ácido úrico é a rápida transformação da purina em alguns tumores e doenças mieloproliferativas. O risco de sua ocorrência é especialmente grande quando o tratamento dessas doenças causa rápida decomposição das nucleoproteínas. Cálculos de ácido úrico ou "lama" podem preencher todo o sistema coletor superior e provocar insuficiência renal e até mesmo anúria. Uratos também estão presentes no interior de cálculos que contêm cálcio. Nesses casos, pode haver mais de um fator predisponente para a formação do cálculo.

Cálculos de indinavir

O sulfato de indinavir é um inibidor de protease aprovado para o tratamento de infecção pelo vírus da imunodeficiência humana (HIV; ver Capítulo 302). Até 4% dos pacientes adquirem nefrolitíase sintomática. A maioria dos cálculos é radiotransparente e composta por monoidrato básico de indinavir, apesar de que oxalato e/ou fosfato de cálcio têm sido encontrados em alguns desses. Após cada dosagem, 12% do fármaco são excretados sem alteração na urina. Muitas vezes, essa substância contém cristais de características retangulares em forma de leque ou estrela nesses pacientes. O indinavir é solúvel em pH < 5,5. Portanto, a terapia de dissolução por acidificação urinária com cloreto de amônio ou ácido ascórbico deve ser considerada.

Nefrocalcinose

É a deposição de cálcio no interior do tecido renal. Muitas vezes, a nefrocalcinose está associada à urolitíase. As causas mais comuns são furosemida (administrada a neonatos prematuros), ATR distal, hiperparatireoidismo, rim esponjoso medular, raquitismo hipofosfatêmico, sarcoidose, necrose cortical, hiperoxalúria, imobilização prolongada, síndrome de Cushing, hiperuricosúria, causas monogenéticas de hipertensão e candidíase renal.

TRATAMENTO

Em uma criança com cálculo renal ou ureteral, a decisão sobre removê-lo depende de sua localização, tamanho e composição (caso seja conhecida) e se há obstrução e/ou infecção. A dor é tratada com anti-inflamatórios não esteroides (AINEs) ou, com menos frequência, opiáceos. Muitas vezes, cálculos ureterais pequenos são expelidos de forma espontânea, embora a criança possa ter cólica renal grave. O segmento mais estreito do ureter é a junção ureterovesical; cálculos < 5 mm irão passar 80 a 90% das vezes. Um bloqueador alfa-adrenérgico, como a tansulosina, prescrito em 0,4 mg na hora de dormir, pode facilitar a passagem mediante a redução da pressão ureteral abaixo do cálculo e diminuir a frequência das contrações peristálticas do ureter obstruído. Essa intervenção é descrita como terapia médica expulsiva (TME). Em muitos casos, a passagem de um cateter ureteral fora do cálculo, por meio de endoscopia, alivia a dor e dilata o ureter o suficiente para permitir a excreção do cálculo. Em casos como o de crianças com cálculo de ácido úrico ou lactente com cálculo associado à furosemida, a terapia de dissolução alcalina pode ser eficaz.

Se o cálculo não for excretado ou parecer improvável que isso ocorra, ou se houver infecção do trato urinário associada, é necessária a remoção cirúrgica (Tabela 562.5). A litotripsia dos cálculos de bexiga, ureterais e pélvicos renais pequenos com a utilização do *laser* de hólmio por meio de um ureteroscópio flexível ou rígido é bastante eficaz. A litotripsia extracorpórea por onda de choque (LECO) tem sido empregada com êxito em crianças acometidas por cálculos renais e ureterais (taxa de sucesso de > 75%). Outra alternativa é a nefrolitotomia percutânea (NLPC), na qual o acesso para o sistema coletor renal é obtido por via percutânea e os cálculos são decompostos por litotripsia ultrassônica. Em casos nos quais essas modalidades não têm êxito, a alternativa é a remoção laparoscópica; esse procedimento pode ser realizado por meio de cirurgia robótica, por exemplo, com o robô da Vinci.

Tabela 562.5 Principais opções de tratamento cirúrgico *versus* tamanho e localização do cálculo.

CÁLCULOS	LECO	URETEROSCOPIA	NLPC
RENAL			
< 1 cm	Mais comum	Opcional	Opcional
1 a 2 cm	Mais comum	Opcional	Opcional
> 2 cm	Opcional	Rara	Mais comum
POLO INFERIOR			
< 1 cm	Mais comum	Opcional	Opcional
> 1 cm	Opcional	Opcional	Mais comum
URETERAL			
Proximal	Mais comum	Opcional	Ocasional
Distal	Opcional	Mais comum	Rara

LECO, litotripsia extracorpórea por onda de choque; NLPC, nefrolitotomia percutânea. (De Durkee CT, Balcom A: Surgical management of urolithiasis, Pediatr Clin North Am 53:465-477, 2006.)

PREVENÇÃO DE CÁLCULOS

Em crianças com urolitíase, o distúrbio metabólico subjacente deve ser abordado (Tabela 562.6). Como a litíase é o resultado de concentrações elevadas de substâncias específicas na urina, a manutenção contínua de um débito urinário alto por meio de bastante ingestão de líquido costuma ser um método eficaz para a prevenção de novos cálculos. A alta ingestão de líquido deve ser contínua durante a noite; em geral, é preciso que a criança acorde ao menos uma vez para urinar e beber mais água. Recomenda-se uma ingestão diária de líquido de 2 a 2,5 ℓ em adolescentes com história prévia de cálculos e aumento da ingestão durante os meses de verão.

Tabela 562.6 Terapia sugerida para urolitíase causada por anormalidades metabólicas.

ANORMALIDADE METABÓLICA	TRATAMENTO INICIAL	TRATAMENTO DE SEGUNDA LINHA
Hipercalciúria	Redução de Na^+ dietético Cálcio dietético em IDR Tiazidas	Citrato de potássio Fosfato neutro
Hiperoxalúria	Ajuste do oxalato dietético Citrato de potássio	Fosfato neutro* Magnésio Piridoxina*
Acidúria hipocítrica	Citrato de potássio Bicarbonato	
Hiperuricosúria	Alcalinização	Alopurinol
Cistinúria	Alcalinização Redução de Na+ dietético	Tiopronina D-penicilamina Captopril

*Terapia inicial na hiperoxalúria primária. IDR, ingestão diária recomendada. (De Milliner DS: Urolithiasis. In Avner ED, Harmon WE, Niaudet P, editors: Pediatric nephrology, ed 5, Philadelphia, 2004, Lippincott Williams & Wilkins, p. 1104, com autorização.)

A ingestão de sódio na dieta das crianças cresceu de forma significativa por causa do elevado consumo de sal por meio de alimentos processados. A alta ingestão de sódio aumenta a excreção urinária de cálcio e pode resultar em hipocitratúria. Além disso, o aumento na ingestão de sal provoca acidose metabólica. Para compensar essa carga ácida, os rins conservam ânions, incluindo o citrato urinário, que contribui para a hipocitratúria. Recomendam-se redução da ingestão dietética de sódio e aumento da ingestão de potássio.

Embora contraditório, dietas com baixo teor de cálcio são menos eficazes no tratamento de cálculos de cálcio do que aquelas com quantidades normais desse elemento e limitadas de sódio e proteína animal. Dietas com baixos teores sódio e proteína reduzem a excreção urinária de cálcio e oxalato. Pacientes com doença calculosa devem evitar ingestão excessiva de cálcio. Entretanto, crianças necessitam desse mineral para o desenvolvimento ósseo, e as recomendações para a sua ingestão diária variam com a idade. *Portanto, a restrição de cálcio em crianças deve ser evitada.* Diuréticos tiazídicos também reduzem a excreção renal de cálcio. Adição de citrato de potássio, um inibidor de cálculos de cálcio, na dosagem de 1 a 2 mEq/kg/24 horas é benéfica. Uma excelente fonte de citrato é a limonada, porque 120 mℓ de suco de limão contêm 84 mEq/ℓ de ácido cítrico. Uma mistura diária de 120 mℓ de suco de limão reconstituído em 2 ℓ de água, adoçado a gosto, deve aumentar bastante o nível de citrato urinário. Em casos difíceis, ortofosfato neutro também deve ser administrado, embora seja pouco tolerado.

Em pacientes com cálculos de ácido úrico, o alopurinol é eficaz. Esse é um inibidor da xantina oxidase efetivo na redução da produção de ácido úrico e de 2,8-di-hidroxiadenina, o qual pode ajudar a controlar a recorrência de ambos os tipos de cálculos. Além disso, a alcalinização urinária com bicarbonato ou citrato de sódio é benéfica. O pH da urina deve ser ≥ 6,5 e é possível ser monitorado em casa pela família.

A manutenção de um pH urinário alto também pode prevenir a recorrência de cálculos de cistina. Essa é muito mais solúvel quando o pH urinário está > 7,5, e a alcalinização da urina com bicarbonato ou citrato de sódio é eficaz. Outro fármaco importante é ao D-penicilamina, um agente quelante que se liga a cisteína ou homocisteína, aumentando a solubilidade do produto. Embora pouco tolerado por muitos pacientes, tem sido relatado como eficaz na dissolução de cálculos de cistina e na prevenção de recorrências quando a hidratação e a alcalinização urinária não funcionarem. *N*-Acetilcisteína parece ter baixa toxicidade, com provável eficácia no controle da cistinúria, mas não há teste a longo prazo com ela.

O tratamento de ATR tipo 1 envolve a correção da acidose metabólica e a reposição das perdas de potássio e sódio. A terapia com citrato de sódio e potássio, ou ambos, é imprescindível. Quando a acidose metabólica é ajustada, a excreção urinária de citrato volta ao normal.

O recurso terapêutico para tratar a hiperoxalúria primária envolve transplante de fígado, pois as enzimas defeituosas são hepáticas. É preferível a realização desse procedimento antes da ocorrência de insuficiência renal. Nos casos mais graves, o transplante de renal também é necessário.

A bibliografia está disponível no GEN-io.

Problemas Ginecológicos da Infância

PARTE 24

Capítulo 563

Anamnese Ginecológica e Exame Físico

Kathryn C. Stambough e Diane F. Merritt

ANAMNESE

Muitas vezes, a abordagem para a anamnese e o exame físico de uma criança é um esforço colaborativo que envolve a própria criança, seu responsável e o médico. Com uma paciente pré-verbal ou muito jovem, os médicos obtêm a maior parte da anamnese por meio dos pais ou do responsável. No entanto, mesmo para aquelas que são muito jovens, questões sociais que lhes são dirigidas, caso sejam adequadas ao seu desenvolvimento, podem tanto deixá-la à vontade quanto ajudar a que se desenvolva uma cooperação e um relacionamento que facilitarão o exame posterior. Preocupações específicas da paciente, do responsável ou provedor, sobre corrimento ou sangramento vaginal, prurido, lesões ou anomalias genitais externas devem orientar a anamnese com foco no problema. Em uma paciente que apresenta sangramento vaginal, as perguntas devem se concentrar no crescimento e no desenvolvimento recentes, nos sinais de progressão da puberdade, traumatismo, corrimento vaginal, exposição a medicamentos e quaisquer relatos de objetos estranhos na vagina. Para reclamações concernentes a irritação vulvovaginal, prurido ou corrimento, as perguntas devem concentrar-se na higiene perineal, no início e na duração dos sintomas, na presença e na qualidade da secreção vaginal, na exposição a substâncias irritantes da pele, no uso recente de antibióticos, em viagens, na presença de comorbidades médicas ou de infecções na paciente e em seus familiares, e em outros sintomas sistêmicos de doença ou de condições da pele. Ao longo da anamnese, a paciente deve ser encorajada a elaborar suas próprias questões. Ocasionalmente, a criança é levada ao médico porque ela ou seus pais têm preocupações a respeito de achados anatômicos, mudanças relativas ao desenvolvimento ou anomalias congênitas. Isso ajuda a que sejam compreendidas as preocupações da família e se foi um motivo, evento ou história familiar específica que trouxe a necessidade de uma consulta ginecológica.

EXAME GINECOLÓGICO

O exame físico da paciente deve ser adaptado à idade, à queixa e a quaisquer outras preocupações da criança, suscitadas na anamnese. O período menstrual deve ser incluído com uma avaliação de outros sinais vitais, conforme apropriado para a idade.

Neonatas

O obstetra deve examinar brevemente os órgãos genitais externos de crianças do sexo feminino, para confirmar a permeabilidade da vagina e para avaliar a presença de quaisquer anomalias genitais evidentes. O exame da recém-nascida pelo pediatra deve observar quaisquer anomalias detectadas, como: genitália ambígua, hímen imperfurado, anormalidades urogenitais e massa abdominal ou hérnia inguinal que possam demonstrar um problema ginecológico.

Posicionar a criança em decúbito dorsal, com as coxas flexionadas contra o abdome, permite a visualização dos órgãos genitais externos da neonata. Efeitos estrogênicos comumente notáveis em recém-nascidas incluem proeminência dos grandes lábios e uma secreção vaginal branca. Os pequenos lábios e o hímen podem sobressair ligeiramente do vestíbulo. Pode ocorrer um sangramento vaginal neonatal em pequena quantidade, a partir da descamação do endométrio, após a queda do hormônio materno. Sangramento excessivo ou persistente, após 1 mês de vida, requer uma avaliação mais aprofundada. Nódulos mamários podem ser palpáveis no momento do exame neonatal, mas devem regredir no primeiro mês de vida; ocasionalmente, ocorre secreção mamilar.

O introito vaginal pode ser difícil de visualizar. Uma tração lateral suave sobre os grandes lábios geralmente permite a visualização completa do hímen e do orifício vaginal. O hímen deve ser avaliado em busca de obstrução. A maioria das variações do hímen – imperfurado, microperfurado, septado – não necessita de tratamento durante o período neonatal (Figura 563.1). As variações devem ser registradas e reavaliadas em visitas subsequentes. O hímen origina-se do seio urogenital, e o útero e a vagina originam-se dos ductos müllerianos. As malformações renais concomitantes a anomalias müllerianas não estão associadas a alterações himenais. Pólipos himenais observados em recém-nascidas geralmente regridem em tamanho, conforme os efeitos do estrogênio materno diminuem. Secreções de muco cervicovaginal podem se acumular atrás da via de saída bloqueada do hímen imperfurado e se manifestar como um mucocolpo. *Nesse caso, e se ocorrer a obstrução urinária, é indicada a correção do hímen imperfurado no período neonatal.*

O clitóris pode parecer proporcionalmente grande em relação às outras estruturas genitais, especialmente em prematuras. Se o clitóris estiver aumentado, sua largura deverá ser mensurada; valores > 6 mm na recém-nascida indicam a necessidade de uma avaliação mais aprofundada. *Se houver clitoromegalia e genitália ambígua, o obstetra e o pediatra deverão, de imediato, consultar um especialista para avaliação da criança e para aconselhamento dos pais.* A hiperplasia suprarrenal congênita é a causa mais comum de genitália ambígua (representando mais de 90% dos casos), e as formas perdedoras de sal podem levar à desidratação rápida, com subsequente desequilíbrio de fluidos e eletrólitos (ver Capítulo 594). O atraso no diagnóstico e no tratamento da hiperplasia suprarrenal congênita pode ser fatal.

Na neonata, os ovários têm menos de 1 cm de diâmetro e média de 1 cm^3 em termos de volume. Uma ultrassonografia abdominal e pélvica pré ou pós-natal pode revelar pequenos cistos ovarianos simples, que representam folículos normais. Devido à localização abdominal dos ovários na neonata, o aumento ovariano pode se manifestar como massa abdominal palpável. Grandes cistos (> 4 a 5 cm) ou aqueles de natureza complexa apresentam risco de torsão do ovário, hemorragia no cisto ou, raramente, um tumor ovariano. Um cisto ovariano neonatal não resolvido ou aumentado justifica a consulta com um especialista. Se a massa provocar comprometimento respiratório ou obstrução gastrintestinal, geralmente será realizada a descompressão. A aspiração do cisto pode trazer alívio temporário, mas não é recomendada, uma vez que o líquido aspirado não é seguro para o diagnóstico e pode acumular-se novamente. Se for realizada uma cistectomia por indicações clínicas apropriadas, a parede do cisto deverá ser retirada cirurgicamente, tanto para prevenir um novo acúmulo do líquido como para fornecer um diagnóstico patológico, o tecido remanescente do ovário deverá ser deixado *in situ* e o ovário contralateral deverá ser inspecionado. A preservação do tecido ovariano normal é recomendada para todas as lesões benignas e a salpingooforectomia não deve ser realizada, a menos que clinicamente indicada.

Crianças e meninas pré-púberes

Conforme ocorre a diminuição do efeito estrogênico materno, os órgãos genitais da criança do sexo feminino mudam de aparência. Os lábios começam a achatar, a membrana himenal perde a sua espessura e torna-se translúcida. O epitélio vaginal hipoestrogênico pré-púbere se apresenta fino, vermelho e sensível ao toque. A mucosa vaginal de crianças jovens pode ter pregas longitudinais ao longo do eixo da

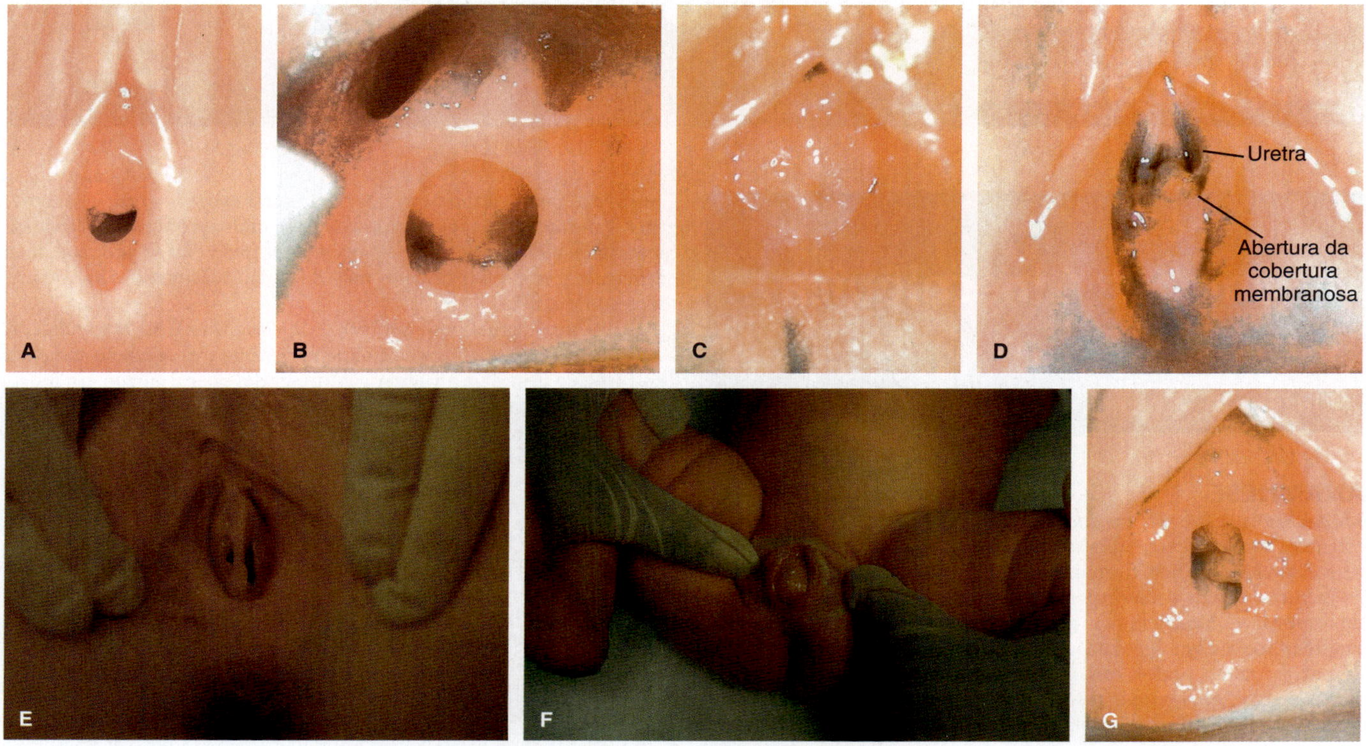

Figura 563.1 Tipos de himens. **A.** Crescente. **B.** Anular. **C.** Redundante. **D.** Microperfurado. **E.** Septado. **F.** Imperfurado. **G.** Saliência himenal. (*De A a F, de Perlman SE, Nakajima ST, Hertweck SP, editors: Clinical protocols in pediatric adolescent gynecology. London, 2004, Parthenon Publishing Group. G de McCann JJ, Kerns DL, editors: The child abuse atlas, Evidentia Learning, 2018,* www.childabuseatlas.com.)

vagina, como nas posições dos ponteiros de relógio em 3, 6 e 9 horas, e, nessas localizações, pode causar pequenas saliências no hímen. O colo uterino geralmente aparece plano e nivelado com a cúpula vaginal. Durante a infância, o útero regride de tamanho e não retorna ao seu tamanho de nascimento até o quinto ou sexto ano de vida. A relação pré-púbere entre colo do útero:fundo é de 2:1.

Conforme se aproxima a puberdade, a criança vivencia o aumento da atividade endócrina do hipotálamo, da hipófise, das suprarrenais e dos ovários (ver Capítulo 577). Os grandes lábios começam a ser preenchidos e os pequenos lábios se espessam e alongam, como resultado do aumento dos níveis de estrogênio. O hímen engrossa e se torna mais espessado. Secreções fisiológicas claras ou brancas podem estar presentes. Nódulos mamários começam a aparecer, bilateral ou, de início, unilateralmente, com desenvolvimento subsequente da mama contralateral. Começam a aparecer os pelos pubianos.

Indicações para exame genital

Queixas geniturinárias ou a suspeita de patologias geniturinárias justificam a avaliação dos órgãos genitais externos e internos de pacientes pediátricos, especificamente em casos de sangramento vaginal, corrimento vaginal, traumatismo vulvar, presença de corpo estranho, massa perineal ou pélvica, lesões vulvovaginais ulcerativas ou inflamatórias, anomalias congênitas ou suspeita de abuso sexual.

Preparação

O exame genital nas meninas pré-púberes requer uma abordagem gentil e calma para maximizar a cooperação e minimizar o medo e o constrangimento. Uma explicação clara e simples do que o exame envolve pode facilitar o conforto e a cooperação da criança. A presença dos pais ou responsável durante todo o exame proporciona tranquilidade para a maioria delas. Para a paciente pré-púbere com idade mais avançada, o médico pode perguntar se ela deseja ter um membro da família presente durante o exame. Mesmo na presença do responsável, o examinador deve falar diretamente com a criança. Antes de iniciar qualquer parte do exame, o profissional deve verificar explicitamente com a paciente e seu responsável se este concedeu autorização para o exame. Isso oferece uma oportunidade para que se explique à criança a privacidade das partes do corpo e quem pode examinar ou tocar essas áreas. Isso é útil para a educação da paciente e de seu responsável, no que concerne à anatomia básica e à higiene da área genital externa. Antes de cada etapa do exame, o médico deve explicar o que ocorrerá. Permitir a uma criança mais velha a opção de assistir ao seu exame com um espelho de mão pode contribuir para o seu conforto e compreensão. A contenção forçada nunca é indicada; se a avaliação ideal não for possível, o clínico deverá avaliar a acuidade da queixa e a patologia, e então determinar a potencial necessidade de um exame em várias consultas ou um exame sob anestesia.

Posicionamento

Uma variedade de técnicas e posições pode facilitar o exame genital, em pacientes na pré-puberdade. Crianças com menos de 4 anos podem ser colocadas sobre o colo dos pais ou do responsável, com as pernas da criança abrangendo as coxas de um dos pais (Figura 563.2). Se a criança permitir, ela poderá ser posicionada sobre a mesa na posição de decúbito dorsal, com o quadril em abdução total e os pés juntos na posição de "perna de sapo" ("diamante" ou "borboleta"). Crianças mais velhas podem preferir usar os estribos. A cabeceira da mesa de exame deve ser levantada, de modo que o contato visual possa ser mantido com a paciente durante todo o exame. Quando a criança estiver em decúbito dorsal, para que se permita a visualização do introito vaginal, seguram-se os grandes lábios ao longo da parte inferior, entre o polegar e o dedo indicador, puxando para fora e posteriormente (tração labial). Alternativamente, a criança pode ser colocada na posição de joelho no peito, com a elevação das nádegas e quadris (Figura 563.2). Essa posição oferece a exposição da porção inferior do hímen, da porção inferior da vagina e, possivelmente, da parte superior desta e do colo uterino, mas tem a desvantagem de ter o rosto da criança longe do examinador.

Algumas crianças extremamente cooperativas toleram um exame de vaginoscopia em consultório ambulatorial para melhor avaliação intravaginal. O endoscópio (ambos, cistoscópio ou histeroscópio) é colocado na vagina e os lábios são gentilmente abertos, permitindo que aquela se distenda com água. Essa técnica permite a visualização

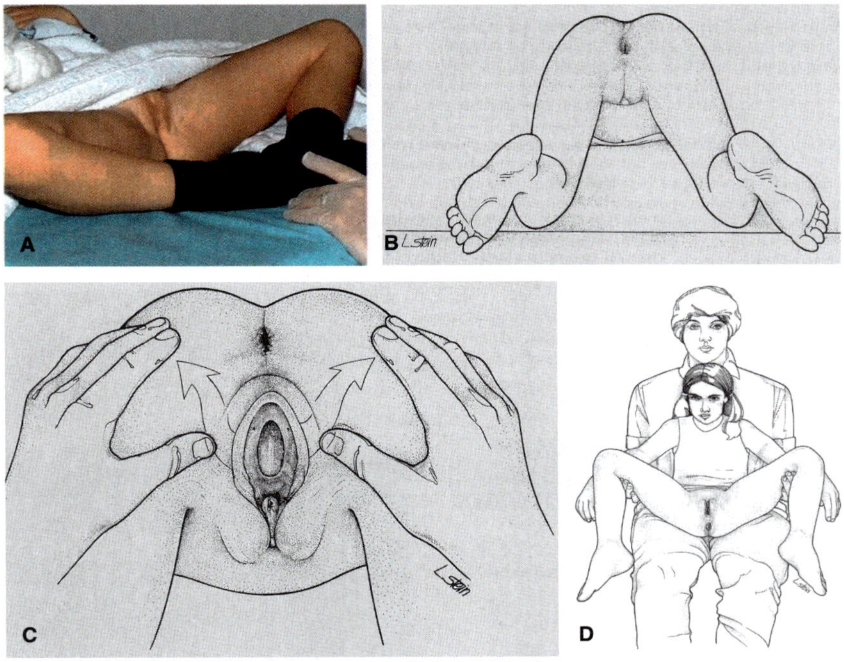

Figura 563.2 Diferentes posições de exame para realizar a avaliação ginecológica em uma criança. **A.** Posição de "perna de sapo". **B.** Posição de joelho no peito. **C.** Posição prona. **D.** Sentada no colo da mãe. *(A de McCann JJ, Kerns DL. The child abuse atlas, Evidentia Learning, 2018,* www.childabuseatlas.com; *B, C e D de Finkel MA, Giardino AP (eds): Medical examination of child sexual abuse: a practical guide, 2nd ed. Thousand Oaks, 2002, CA, 2002, pp. 46-64.)*

da vagina e do colo uterino, possibilitando a avaliação de uma ferida, de uma lesão e de uma variação anatômica, ou ainda a presença de um corpo estranho. A aplicação de gel de lidocaína a 2% no introito torna a inserção mais fácil e menos incômoda para a paciente. Se um exame mais completo for indicado, ou se a criança for muito jovem, estiver assustada ou for incapaz de cooperar, será recomendado que o exame seja feito sob anestesia.

Documentação

Os médicos devem documentar os achados do exame genital de forma completa e precisa no prontuário médico, reservando as conclusões e os termos de diagnóstico para as partes de impressão e planejamento, não na descrição dos achados do exame. Cada estrutura visualizada deve ser salientada (p. ex., clitóris, grandes lábios, pequenos lábios, uretra, vestíbulo e reto) com atenção, para que se descreva a aparência normal e quaisquer variações anatômicas (p. ex., a configuração do hímen como anular, crescente etc.). Descrever quaisquer achados ou lesões usando um método de marcador de relógio fornece um ponto de referência consistente; um esboço ou fotografia ampliada também podem ser úteis. Examinadores futuros se basearão nessa documentação como um registro que usarão para comparar suas descobertas e observar quaisquer variações. As mudanças devem ser anotadas em quaisquer exames de acompanhamento.

Adolescentes

Algumas adolescentes preferem inicialmente se encontrar e discutir com o médico a razão de sua visita sem que seus pais ou responsáveis estejam presentes, e esse pedido deve ser atendido (ver Capítulo 137). Na maior parte do tempo, a obtenção da anamnese de uma adolescente começa com a consulta da paciente e seus pais ou responsável juntos, para que sua anamnese e os motivos da visita sejam revistos, e para que os conceitos de confidencialidade e privacidade sejam explicados. A familiaridade com as leis locais, que regem as limitações de serviços confidenciais, deve orientar a proteção da adolescente e os direitos de seus pais, em termos do acesso à informação e à privacidade. O Guttmacher Institute fornece uma lista atualizada de leis estaduais e federais nos EUA que estabelecem o acesso a cuidados médicos (http://www.guttmacher.org/geography/united-states). Breves discussões sobre o desenvolvimento puberal normal e a menstruação podem tranquilizar as pacientes e seus pais ou responsáveis, além de proporcionar uma educação valiosa sobre o fluxo menstrual adequado, a higiene menstrual e a duração e a frequência dos sangramentos. A apresentação do diário menstrual, como uma ferramenta de valor inestimável para as adolescentes, pode ajudá-las, assim como seus pais e médicos, a identificar padrões de sangramento anormais que podem, por sua vez, requerer uma avaliação adicional. Muitos aplicativos estão disponíveis para monitorar os períodos menstruais em *smartphones* ou computador.

Após a entrevista inicial com a adolescente e seus pais ou responsável, a parte confidencial e sensível da anamnese, particularmente a história sexual e de uso de álcool, tabaco e drogas, é realizada com a adolescente sozinha. Esse pedido pode ser formulado da seguinte maneira: "Eu gostaria de dar à sua filha uma oportunidade para que ela faça quaisquer perguntas que possa ter, de forma privada. Você se importaria de sair da sala por um momento?" Nessa entrevista, devem ser abordadas preocupações quanto à presença de corrimento vaginal, potenciais infecções sexualmente transmissíveis, gravidez ou irregularidade menstrual. As adolescentes e seus pais devem ser informados sobre o uso adequado e a acessibilidade de preservativos, todos os métodos contraceptivos e contracepção de emergência.

Diversos recursos para educar as adolescentes sobre seu primeiro exame pélvico e história sexual detalhada, além de ferramentas de triagem psicossocial, encontram-se disponíveis. Estes incluem: a North American Society for Pediatric and Adolescent Gynecology (http://www.naspag.org), a American Academy of Pediatrics (http://www.aap.org), a Society for Adolescent Health and Medicine (http://www.adolescenthealth.org) e o American College of Obstetricians and Gynecologists (http://acog.org/Patients).

Exame pélvico

A Tabela 563.1 apresenta as indicações para o primeiro exame pélvico em adolescentes. Caso a adolescente não seja capaz de atender a algum dos critérios listados na Tabela 563.1, o American College of Obstetricians and Gynecologists recomenda que o primeiro encontro ginecológico ocorra entre as idades de 13 e 15 anos (Tabela 563.2), com a atenção para a orientação antecipatória focada no desenvolvimento puberal normal e na menstruação. As pacientes devem passar por avaliação sobre infecção transmitida sexualmente a cada novo parceiro sexual. Com a disponibilidade do teste de amplificação de

Tabela 563.1 Indicações sugeridas para o exame pélvico em adolescentes.

Idade de 21 anos para o primeiro teste de Papanicolaou
Irregularidades menstruais inexplicáveis, incluindo aberrações púberes (especialmente puberdade atrasada)
Dismenorreia grave
Dor abdominal ou pélvica inexplicáveis
Disúria inexplicável
Corrimento vaginal anormal
Colocação de dispositivo intrauterino
Retirada de corpo estranho
Inaptidão para colocar absorventes internos

Dados do American College of Obstetricians and Gynecologists: The initial reproductive visit; Committee Opinion No. 598. Obstet Gynecol 123:1143-1147, 2014.

Tabela 563.2 Recomendações para a primeira avaliação ginecológica.

Idade entre 13 e 15 anos
Primeira consulta ginecológica focada na educação da paciente; o exame pélvico não é geralmente indicado
Primeiro exame ginecológico com teste de Papanicolaou aos 21 anos, salvo se de outro modo indicado na Tabela 563.1

ácido nucleico por meio da urina e *swab* vaginal para *Chlamydia* e gonorreia, a avaliação para infecção sexualmente transmitida não necessita de um exame especular.

Antes do início de uma avaliação física, deve ser oferecida a todas as mulheres jovens a opção de ter um médico assistente, membro da família ou um(a) amigo(a) presente durante o exame. No exame ginecológico inicial, o médico deve explicar o processo em termos compreensíveis. Uma avaliação completa começa com avaliação do índice de massa corporal, pressão arterial, *status* da menstruação, tireoide, nódulos linfáticos, desenvolvimento das mamas, exame abdominal e pele. Os órgãos genitais externos devem ser examinados com a paciente em posição de litotomia dorsal, enquanto a comunicação é mantida entre ela e o médico. Elevar a cabeceira da mesa de exame permite que a adolescente e o médico mantenham contato visual. A adolescente pode segurar um espelho para acompanhar o exame, e deve ser encorajada a fazer perguntas. A inspeção da vulva é seguida de inspeção das glândulas de Bartholin, uretral e de Skene. O clitóris, normalmente medindo 2 a 4 mm de largura, é então avaliado; um clitóris maior que 10 mm, especialmente na presença de outros sinais de virilização, sugere a necessidade de uma avaliação adicional. A anatomia himenal também deve ser avaliada. Durante todo o exame, a nomenclatura adequada para a anatomia genital deve ser enfatizada com a adolescente, de modo a estimulá-la a usar o vocabulário adequado, evitando o uso de gírias ao se referir ao seu próprio corpo.

Uma vez que o primeiro teste de Papanicolaou é adiado até os 21 anos, e que culturas para agentes de infecções sexualmente transmissíveis podem ser realizadas a partir da urina ou *swab* vaginal, a necessidade do exame com espéculo está diminuindo nessa faixa etária. Se houver indicação para um exame especular, deve-se usar um espéculo de tamanho adequado, tal como o de Huffman (½ pol. de largura × 4 pol. de comprimento) ou o de Pedersen (7/8 pol. de largura × 4 pol. de comprimento). Espéculos mais curtos não permitirão a visualização de todo o canal vaginal. A paciente adolescente deve ser tranquilizada de que o exame pode ser desconfortável, mas não deve ser doloroso, e que o seu pedido para que se pare ou se espere será respeitado. Encorajar a paciente a assistir com um espelho de mão facilita a sua educação e pode ser de grande valia. Antes da inserção do espéculo, ela deve ser avisada de que experimentará uma sensação de pressão. Antes de tocar no introito, pode ser útil tocar na parte interior da coxa com o espéculo. A compressão da uretra anteriormente deve ser evitada. Uma leve pressão com o dedo, para o deslocamento da fúrcula vaginal posteriormente, facilita a colocação adequada do espéculo. Após a visualização da vagina e do colo, devem ser obtidas amostras, conforme indicado. Um exame bimanual, às vezes com um único dedo, permite a palpação das paredes vaginais e do colo, e a avaliação bimanual do útero e de seus anexos. Deve ser fornecida, também, a garantia de resultados normais durante o exame, e as variações anatômicas normais devem ser apontadas à adolescente conforme forem percebidas (p. ex., pequenos lábios assimétricos).

Após a inspeção, é conveniente rever com a adolescente (e com seus pais) os achados do exame e iniciar uma discussão colaborativa a respeito do plano de acompanhamento. Incentivar a adolescente a participar na tomada de decisões capacita-a a assumir a responsabilidade pela sua saúde, podendo fortalecer o cumprimento do plano médico, além de contribuir para que ela se reconheça como um indivíduo único.

A bibliografia está disponível no GEN-io.

Capítulo 564
Vulvovaginite

Helen M. Oquendo Del Toro e Holly R. Hoefgen

A vulvovaginite é o problema ginecológico mais comum em crianças na pré-puberdade, com uma incidência relatada de 17 a 50%, normalmente causada por higiene inadequada ou excessiva, ou por substâncias químicas irritantes. A condição se manifesta principalmente entre os 4 e 8 anos e, normalmente, melhora com a adoção das medidas de higiene e com a instrução adequada dos cuidadores e da criança.

ETIOLOGIA

A **vulvite** envolve prurido genital externo, queimação, vermelhidão ou erupção. A **vaginite** implica inflamação da vagina, que pode se manifestar como uma descarga com ou sem odor ou sangramento. Essas condições podem ocorrer simultaneamente como **vulvovaginite**. Quando uma criança apresenta vulvovaginite, a anmnese deve incluir questões de higiene (limpeza da frente para trás) e informações sobre uma possível exposição a substâncias químicas irritantes (sabonetes, banho de espuma, detergentes de lavar roupa, piscinas ou banheiras). A anamnese detalhada de ocorrência recente de diarreia, coceira na região perianal ou coceira noturna é importante. Deve-se questionar também a possibilidade de corpos estranhos na vagina, embora seja pouco provável que as crianças se lembrem ou recordem. Entretanto, cerca de 75% dos casos de vulvovaginite em crianças são não específicos por diversas razões, como falta de estrogenização vaginal e consequente atrofia e pH alcalino, higiene perianal precária e proximidade entre o ânus e a vagina sem barreiras físicas, considerando-se os lábios aplainados e a falta de pelos pubianos (Figura 564.1 e Tabela 564.1).

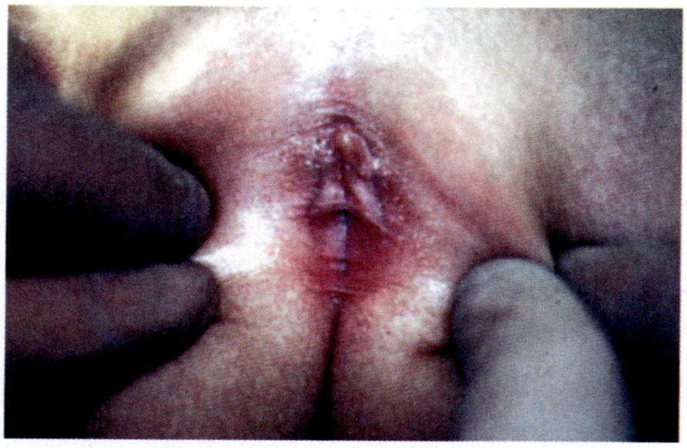

Figura 564.1 Aderências labiais. (*Cortesia de Diane F. Merritt, MD.*)

Tabela 564.1 Distúrbios vulvares específicos em crianças.

CONDIÇÃO	APRESENTAÇÃO	DIAGNÓSTIVO	TRATAMENTO
Molusco contagioso (Figura 564.8)	Lesões distintas de 1 a 5 mm, umbilicadas, da cor da pele, em forma de cúpula, com um tampão ceratótico central	O diagnóstico normalmente se faz por inspeção visual	A doença geralmente é autolimitada e as lesões podem se resolver espontaneamente As opões de tratamento em crianças podem incluir: criocirurgia, *laser*, aplicação de anestésico tópico e curetagem, podofilotoxina e nitrato de prata tópico Existem relatos de efeitos similares com o uso de creme de imiquimode tópico a 5% e hidróxido de potássio a 10%
Condiloma acuminado	Pápulas da cor da pele, algumas com uma aparência macia de couve-flor (verrucosa)	O diagnóstico normalmente se faz por inspeção visual. A biopsia deve ser reservada para os casos de diagnóstico questionável. O teste de DNA do papilomavírus humano não tem utilidade	Muitas lesões em crianças se resolvem de forma espontânea, geralmente da forma "esperar para ver" (60 dias). O tratamento tópico com imiquimode creme e podofilotoxina é o mais estudado (diariamente, na hora de dormir [ou à noite], 3 vezes/semana por 16 semanas; lavar 6 a 10 h após a aplicação). Normalmente, a administração de anestesia geral é necessária para procedimentos cirúrgicos/ablativos (crioterapia, terapia a *laser*, eletrocauterização) – reservada a lesões sintomáticas ou de grande extensão. Outros tratamentos já foram utilizados em adultos, inclusive com a administração de ácido tricloroacético, 5-fluoruracila, sinecatequinas, cidofovir tópico e cimetidina. A eficácia e a segurança desses tratamentos em crianças não foram determinadas
Herpes simples	Bolhas que estouram, deixando úlceras sensíveis	Inspeção visual confirmada por cultura da lesão	*Neonatas:* aciclovir, 20 mg/kg de peso corporal IV de 8 em 8 h por 21 dias, para doença disseminada e doença do sistema nervoso central, ou por 14 dias para doença limitada à pele e às mucosas *Doença genital/mucocutânea:* 3 meses a 2 anos: 15 mg/kg/dia IV, divididos em intervalos de 8 h por 5 a 7 dias 2 a 12 anos (1º episódio): seguir a indicação acima ou 1.200 mg/kg divididos em doses administradas de 8 em 8 h por 7 a 10 dias 2 a 12 anos (recidiva): 1.200 mg/dia em doses administradas de 8 em 8 h, ou 1.600 mg/kg 2 vezes/dia durante 5 dias (3 a 5 dias para crianças acima de 12 anos)
Aglutinação labial (Figura 564.1)	Pode ser assintomática ou causar vulvite, gotejamento pós-miccional, infecção do trato urinário ou uretrite	O diagnóstico se faz por inspeção visual dos lábios aderentes, geralmente com uma linha central semitranslúcida	Não requererá tratamento se a paciente for assintomática *Pacientes sintomáticas:* creme de estrogênio tópico ou pomada de betametasona aplicada diariamente durante 6 semanas – de forma isolada ou combinada – à linha de aderência, com auxílio de um cotonete, e aplicação de delicada tração labial Deve-se interromper o estrogênio em caso de início de desenvolvimento das mamas A separação mecânica ou cirúrgica das aderências raramente é indicada As aderências normalmente se resolvem em 6 a 12 semanas; a menos que se adotem boas medidas de higiene, a recidiva é uma ocorrência comum Para reduzir o risco de recidiva, deve-se aplicar um emoliente (vaselina, pomada A e D) aos lábios internos durante, no mínimo, 1 mês, na hora de dormir
Líquen escleroso (Figura 564.4)	Uma placa esclerótica atrófica de pele vulvar, perianal ou perineal, semelhante a um pergaminho e com aspecto de ampulheta ou buraco de fechadura, ou ainda a presença de hemorragias subepiteliais podem ser erroneamente interpretadas como abuso ou traumatismo sexual A paciente pode apresentar coceira perineal, dor ou disúria	O diagnóstico normalmente se faz por inspeção visual A biopsia deve ser reservada para os casos de diagnóstico questionável	Os corticosteroides tópicos ultrapotentes são a terapia de primeira linha (pomada de propionato de clobetasol a 0,05%), 1 ou 2 vezes/dia, durante 4 a 8 semanas Depois que os sintomas estiverem sob controle, dever-se-á reduzir gradativamente a medicação, a menos que a terapia venha a ser necessária em um caso de piora da condição Em muitas meninas, a condição se resolve na puberdade; entretanto, nem sempre esse é o caso e as pacientes podem necessitar de um acompanhamento prolongado Podem ser utilizados imunomoduladores: tacrolimo 1% (aplicado 1 vez/dia) e pimecrolimo 1% (aplicado 2 vezes/dia durante 3 meses, e depois em dias alternados)

(*continua*)

Tabela 564.1 Distúrbios vulvares específicos em crianças. *(continuação)*

CONDIÇÃO	APRESENTAÇÃO	DIAGNÓSTIVO	TRATAMENTO
Psoríase	As crianças têm mais probabilidade de ter psoríase vulvar que os adultos, uma condição que se apresenta como placas pruríticas, simétricas, brilhantemente eritematosas, não escamosas e bem demarcadas. As lesões extragenitais clássicas são semelhantes, mas de aspecto escamoso prateado	O diagnóstico pode se confirmar com a localização de outras áreas afetadas no couro cabeludo, nas dobras nasolabiais ou atrás das orelhas	As lesões vulvares podem ser tratadas com corticosteroides tópicos de baixa ou média potência, a qual deve ser aumentada conforme necessário
Dermatite atópica	Os casos crônicos podem resultar em lesões recobertas por crosta com eliminação de secreção, acompanhadas de prurido intenso e eritema O ato de coçar geralmente resulta em escoriação das lesões e infecção secundária por bactéria ou *Candida*	Possivelmente observada na região vulvar, mas afeta caracteristicamente o rosto, o pescoço, o tórax e os membros	As crianças com essa condição devem evitar substâncias irritativas comuns e usar corticosteroides tópicos (como hidrocortisona a 1%), no caso de piora da condição Se a pele se apresentar seca, poder-se-á utilizar loção ou óleo de banho para reter na pele ("para vedá-la") a umidade após o banho
Dermatite de contato	Podem surgir vesículas ou pústulas vulvares eritematosas, edematosas ou purulentas, mas é mais comum a pele se apresentar inflamada	Associada à exposição a substâncias irritativas, como sabonetes perfumados, espumas de banho, talco, loções, elásticos de roupas íntimas ou componentes de fraldas descartáveis	Evitar o contato com substâncias irritativas Utilizar corticosteroides tópicos em caso de piora da condição
Dermatite seborreica	Descamação amarelada eritematosa e gordurosa na vulva e nas dobras lábio-crurais, associada à erupção gordurosa (semelhante à caspa) do couro cabeludo, da região atrás das orelhas e do rosto	O diagnóstico normalmente se faz por inspeção visual	Limpeza suave, clotrimazol tópico com hidrocortisona a 1%
Vitiligo (Figura 564.5)	Manchas hipopigmentadas nitidamente demarcadas, geralmente simétricas, nas regiões vaginal e anal. Pode surgir ao redor dos orifícios do corpo e nas superfícies extensoras	Clínico. Teste diagnóstico de doença correlata, caso seja clinicamente justificável (doença da tireoide, doença de Addison, anemia perniciosa, diabetes melito)	Se desejado, tratar as lesões de proporções limitadas com corticosteroides de baixa potência ou tacrolimo. Em caso de lesões extensas, consultar um dermatologista

EPIDEMIOLOGIA

A vulvovaginite infecciosa, na qual um patógeno específico é isolado como a causa dos sintomas, geralmente é associada a patógenos fecais ou respiratórios e as culturas podem revelar *Escherichia coli* (ver Capítulo 227), *Streptococcus pyogenes* (ver Capítulo 210), *Staphylococcus aureus* (ver Capítulo 208), *Haemophilus influenzae* (ver Capítulo 221), *Enterobius vermicularis* (ver Capítulo 320), e, raramente, *Candida* spp. (ver Capítulo 261). Esses organismos podem ser transmitidos em função da higiene íntima inadequada da criança e, manualmente, da nasofaringe para a vagina. As crianças apresentam vermelhidão perianal, inflamação do introito e, em geral, um corrimento amarelo-esverdeado ou levemente sanguinolento. Pode-se observar a criança tocando a região genital ou colocando a mão dentro da calcinha, que normalmente apresenta manchas de corrimento amarelo-escuras. As tentativas de tratar essas etiologias bacterianas com medicação antifúngica costumam fracassar e o produto antifúngico geralmente causa mais irritação. A Tabela 564.2 fornece recomendações específicas de tratamento baseadas na bactéria encontrada.

A *Neisseria gonorrhoeae* ou a *Chlamydia trachomatis* também constituem causas de vulvovaginite infecciosa específica (ver Capítulo 146). O manejo da criança na pré-puberdade que apresenta **infecções sexualmente transmissíveis** requer estreita cooperação entre os médicos e as autoridades de proteção à criança. As investigações de abuso sexual, quando indicadas, devem ser prontamente iniciadas (ver Capítulo 16). Caso adquiridas após o período neonatal, algumas doenças (p. ex., gonorreia, sífilis e clamídia) são praticamente 100% indicativas de contato sexual. No caso de outras doenças (p. ex., infecção por papilomavírus humano e herpes-vírus simples), a associação ao contato sexual não é clara. O tratamento presuntivo para crianças na pré-puberdade, vítimas de agressão ou abuso sexual, não é recomendado, uma vez que (1) a incidência da maioria das infecções sexualmente transmitidas em crianças é baixa após o abuso/agressão, (2) as meninas pré-púberes parecem apresentar menos risco de infecções ascendentes que mulheres adolescentes ou adultas e (3) normalmente, é possível assegurar o acompanhamento regular das crianças. Embora possa se transmitir verticalmente e ser observada em crianças de até 1 ano, o *Trichomonas vaginalis* é uma causa incomum de vulvovaginite infecciosa específica na menina pré-púbere não estrogenizada.

Outras causas de vulvovaginite infecciosa específica incluem *Shigella* (ver Capítulo 226), que geralmente se manifesta com um corrimento purulento tingido de sangue, e *Yersinia enterocolitica* (ver Capítulo 230). As infecções por *Candida* (levedura) normalmente causam erupção na região da fralda, mas é pouco provável que causem vaginite em crianças, uma vez que o pH alcalino da vagina pré-púbere não sustenta infecções fúngicas. Crianças diabéticas ou imunocomprometidas e crianças em tratamento prolongado com antibióticos podem apresentar maior risco de vaginite fúngica. Os oxiúros representam a infestação helmíntica mais comum nos EUA, onde as taxas de incidência mais elevadas se verificam em crianças em idade escolar e pré-escolar. A coceira na região perianal pode levar a escoriações e, em casos raros, a sangramentos.

Tabela 564.2 Antibióticos recomendados para infecções vulvovaginais específicas.

ETIOLOGIA	TRATAMENTO
Streptococcus pyogenes *Streptococcus pneumoniae*	Penicilina V, 250 mg por VO, 2 a 3 vezes/dia × 10 dias Amoxicilina 50 mg/kg/dia (máx.: 500 mg/dose), divididos em 3 doses diárias × 10 dias Etilsuccinato de eritromicina, 30 a 50 mg/kg/dia (máx.: 400 mg/dose), divididos em 4 doses diárias TMP-SMX 60 a 10 mg/kg/dia (componente TMP), divididos em 2 doses diárias × 10 dias Claritromicina 7,5 mg/kg/dia 2 vezes/dia (máx.: 1 g/dia) × 5 a 10 dias Provável reincidência em razão de portador faríngeo assintomático na criança ou em membro da família. Entretanto, podem ocorrer falhas nos regimes de penicilina Para resistência à penicilina: rifampicina 10 mg/kg de 12 em 12 h × 2 dias
Staphylococcus aureus	Mupirocina tópica a 2%, aplicada 3 vezes/dia na região afetada da pele Se houver necessidade de terapia sistêmica: amoxicilina + clavulanato, 45 mg/kg/dia (amoxicilina) VO, divididos em 2 ou 3 doses diárias × 7 dias (tratamento de primeira linha devido à alta resistência à penicilina) Observada extensa resistência a antibióticos comuns: recomendável teste de sensibilidade para o uso de outros antibióticos MRSA: TMP-SMX de potência dupla 8 a 10 mg/kg/dia; cultura de abscessos, incisão e drenagem
Haemophilus influenzae	Amoxicilina, 40 mg/kg/dia divididos em 3 doses diárias × 7 dias Em caso de falha do tratamento ou de *H. influenzae* não encapsulados, recomendam-se amoxicilina + clavulanato
Yersinia	TMP-SMX 6 mg/kg (componente TMP) diariamente, durante 3 dias
Shigella	TMP-SMX 10/50 mg/kg/dia (máx.: 160/600), divididos em 2 doses diárias × 5 dias Ampicilina 50 a 100 mg/kg/dia, divididos em 4 doses diárias (máx. adulto: 4 g/dia) × 5 dias Azitromicina 12 mg/kg (máx.: 500) × 1 dia, depois 6 mg/kg/dia (máx.: 250 mg) × 4 dias (em áreas de alta resistência aos regimes acima ou em caso de sensibilidades desconhecidas) Para organismos resistentes: ceftriaxona 50 a 75 mg/kg/dia IV ou IM, divididos em 1 ou 2 doses (máx.: 2 g/dia) × 2 a 5 dias
Chlamydia trachomatis	Crianças com peso < 45 kg: base ou etilsuccinato de eritromicina 50 mg/kg/dia VO, divididos em 4 doses diárias × 14 dias Crianças com peso > 45 kg, mas menos de 8 anos: azitromicina 1 g VO, em dose única Crianças acima de 8 anos (tratamento de acordo com os regimes de pacientes adultos) Regimes preferidos: Azitromicina 1 g VO em dose única, ou Doxiciclina 100 mg VO 2 vezes/dia × 7 dias Regimes alternativos: Base de eritromicina 500 mg VO 4 vezes/dia × 7 dias Etilsuccinato de eritromicina 800 mg VO 4 vezes/dia × 7 dias Levofloxacino 500 mg/dia VO × 7 dias Ofloxacino 300 mg VO 2 vezes/dia durante 7 dias
Neisseria gonorrhoeae	Crianças com peso < 45 kg: ceftriaxona, 125 mg IM em dose única Crianças com peso ≥ 45 kg: terapia dupla: tratar com regime de adulto de 250 mg IM em dose única, e azitromicina 1 g VO em dose única também Crianças com bacteriemia ou artrite: ceftriaxona, 50 mg/kg (dose máx. para crianças com peso < 45 kg: 1 g) IM ou IV, em dose única diária × 7 dias Tratamento duplo: a adição de azitromicina 1 g VO em dose única ou de doxiciclina 100 mg VO 2 vezes/dia × 7 dias aos regimes acima pode ajudar a inibir o desenvolvimento de resistência a antibióticos Nota: os CDC retiraram a cefixima 400 mg VO em dose única das medicações recomendadas devido ao aumento da resistência; entretanto, o medicamento pode ser utilizado como parte de uma terapia dupla, em caso de indisponibilidade da ceftriaxona
Trichomonas	Metronidazol 15 a 30 mg/kg/dia 3 × vezes/dia (máx.: 250 mg 3 vezes/dia) × 5 a 7 dias ou Tinidazol 50 mg/kg (≤ 2 g) em dose única para crianças acima de 3 anos
Oxiúros (*Enterobius vermicularis*)	Mebendazol, 1 comprimido mastigável de 100 mg, repetido após 2 semanas Albendazol 100 mg para crianças abaixo de 2 anos ou 400 mg para crianças mais velhas, repetido após 2 semanas Pamoato de pirantel 10 mg/kg em dose única

MRSA, *Staphylococcus aureus* resistente à meticilina; TMP-SMX, sulfametoxazol-trimetoprima.

MANIFESTAÇÕES CLÍNICAS

Dermatite da fralda

A **dermatite da fralda** é o problema dermatológico mais comum no período neonatal e afeta a metade dos bebês e crianças que usam fraldas. A umidade e o contrato com a urina e com as fezes irritam a pele, e a colonização por *Candida* spp. agrava a dermatite. O tratamento de primeira linha inclui medidas de higiene como: aumentar a frequência da troca de fraldas, deixar o bebê sem fralda, banhos frequentes e aplicação de barreiras repelentes à água, como óxido de zinco. Se a dermatite da fralda persistir após essas medidas conservadoras, ou na eventual presença de lesões satélites clássicas de *Candida*, o tratamento com antifúngicos tópicos poderá reduzir a inflamação.

Leucorreia fisiológica

As neonatas e as meninas pré-púberes podem apresentar um corrimento branco, transparente ou mucoso, que é um efeito fisiológico do estrogênio. Algumas meninas podem queixar-se de umidade e muco. A adoção de medidas de higiene, incluindo banhos, pode ajudar, mas uma explicação adequada deve tranquilizar a paciente e sua mãe.

Aglutinação labial

A ocorrência de **aglutinação labial (aderências labiais)** é relatada com mais frequência em neonatas e em crianças pequenas. Acredita-se que esse fenômeno seja secundário a uma resposta inflamatória dos pequenos lábios combinada com um estado hipoestrogênico. O diagnóstico normalmente se faz com um exame genital de rotina. As pacientes assintomáticas normalmente não requerem qualquer tipo de intervenção. A **terapia de primeira linha** para pacientes com dificuldade para evacuar, infecções persistentes ou dor inclui o uso de estrogênio tópico (creme a 0,01%) ou de um esteroide tópico (pomada de betametasona a 0,05%) aplicado 2 vezes/dia na rafe mediana, com suaves movimentos de tração. A correção cirúrgica raramente é necessária, mas a recorrência é comum até a puberdade.

Úlceras genitais

A presença de ulceração genital aguda da vulva (Figura 564.2) é relatada em adolescentes não sexualmente ativas e pode ocorrer juntamente com úlceras aftosas bucais. Embora inicialmente ligadas a causas infecciosas como o vírus Epstein-Barr, citomegalovírus, micoplasma, caxumba e influenza do tipo A, essas úlceras podem ser aftoses vulvares idiopáticas. Outras possíveis etiologias incluem: doença inflamatória intestinal, doença de Behçet, penfigoide, síndrome de Stevens-Johnson, erupção medicamentosa ou síndrome de úlceras bucais e genitais com cartilagem inflamada (MAGIC, na sigla em inglês).

Essas lesões normalmente aparecem nas superfícies mucosas do introito como lesões dolorosas avermelhadas ou esbranquiçadas, que se transformam em úlceras de borda vermelha com uma base necrótica ou com aspecto de escara. O ciclo geralmente é de 10 a 14 dias, até que ocorra a remissão. As lesões são bastante dolorosas, razão pela qual podem ser necessários o manejo da dor e o desvio urinário com um cateter de Foley. Os pacientes com úlceras genitais agudas demonstram um quadro relativamente consistente de sintomas prodrômicos semelhantes à gripe, incluindo febre, náuseas e dor abdominal. A ocorrência de disúria e a dor vulvar também são queixas comuns. Um terço das pacientes apresenta um histórico de ulcerações bucais ou desenvolvem a condição. A avaliação consiste na cultura do herpes-vírus simples para excluir essa etiologia. A realização de testes especiais para a verificação de doença sistêmica depende do histórico. As biopsias normalmente não têm caráter diagnóstico, uma vez que produzem alterações inflamatórias agudas e crônicas. A Figura 564.3 descreve a

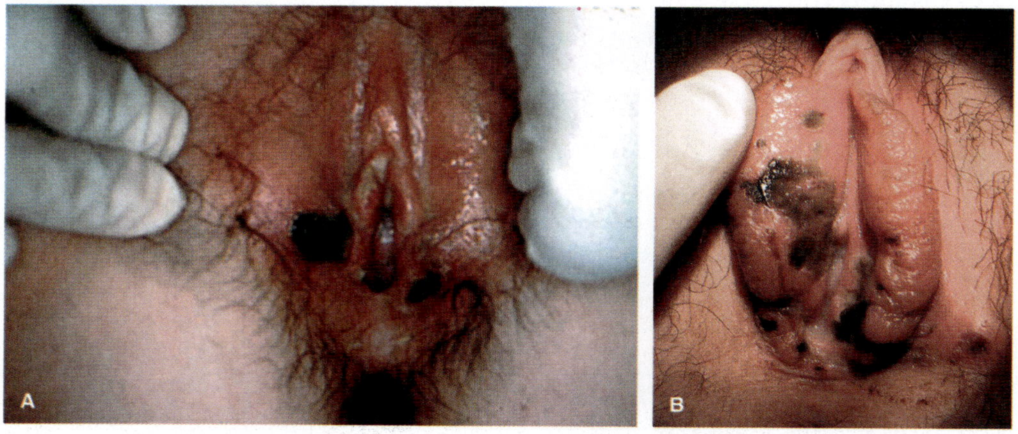

Figura 564.2 Úlceras aftosas. (*Cortesia de Diane F. Merritt, MD.*)

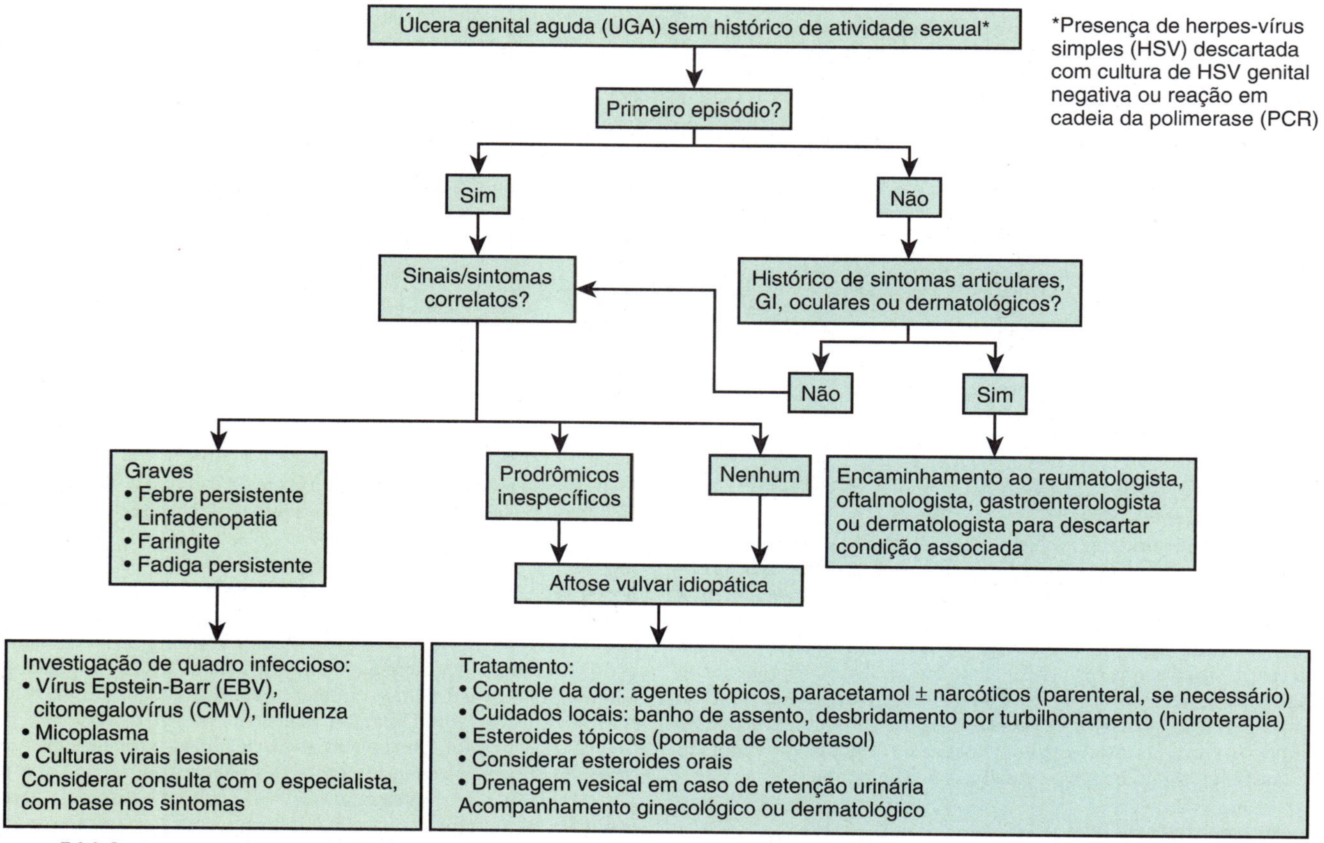

Figura 564.3 Algoritmo para avaliação e manejo de úlceras genitais agudas, em jovens não sexualmente ativas. (*De Rosman IS, Berk DR, Bayliss SJ et al.: Acute genital ulcers in nonsexually active young girls: case series, review of the literature, and evaluation and management recommendations. Pediatr Dermatol 29(2); 147-153, 2012.*)

avaliação e a conduta sugeridas para a doença inicial e recorrente. A avaliação de doença de Behçet (ver Capítulo 186), com o uso das diretrizes diagnósticas do International Study Group, deve ser considerada em casos recorrentes ou graves (para outras etiologias comuns; Tabela 564.1). O **tratamento de úlceras genitais agudas** deve incluir a administração de lidocaína gel a 2%, banhos de assento, boa higiene e a administração de paracetamol. Sugere-se evitar medicamentos anti-inflamatórios não esteroidais, em razão de uma possível relação causal. Pode haver necessidade de hospitalização por motivo de manejo da dor não controlada com narcóticos orais, retenção urinária que exija a inserção de um cateter de Foley ou desbridamento por turbilhonamento (hidroterapia), caso a higiene seja dificultada. Não é necessário tratamento com antibióticos, a menos que haja evidências de superinfecção bacteriana ou que a paciente esteja imunocomprometida. As evidências existentes são insuficientes para que se recomende o tratamento com esteroides como eficaz, mas estes podem ser úteis em caso de manifestações recorrentes e doença extensa. Os esteroides tópicos ultrapotentes (pomada de clobetasol a 0,05%) são benéficos para uso em úlceras aftosas, podendo ser úteis também nos casos de úlceras genitais.

Dermatoses

As condições dermatológicas geralmente afetam a região vulvar em crianças. É importante determinar se a menina com irritação vulvar apresenta alguma condição cutânea em outra parte do corpo. O **líquen escleroso** é uma presença comum na região anogenital e tem aparência característica de alterações cutâneas esbranquiçadas com áreas de erosão, ulceração e petéquias. Essa doença pode causar significativo desconforto e, geralmente, se manifesta com prurido vulvar ou perianal, disúria e constipação intestinal. É possível também que as pacientes não apresentem sintomas, o que pode prejudicar o reconhecimento correto da condição e comprometer o tratamento. Se não tratado, o líquen escleroso poderá resultar na destruição da arquitetura genital normal e deixar cicatrizes, inclusive reabsorção labial, obliteração do clitóris, estreitamento do introito e fissuras dolorosas que podem se tornar secundariamente infectadas. Acreditava-se que a condição se resolvesse na puberdade, mas essa teoria hoje é controversa e muitas adolescentes continuam a sofrer da doença no período pós-menarca (Figura 564.4). O **líquen escleroso** pode ser tratado com esteroides tópicos potentes, como propionato de clobetasol a 0,05%, aplicado 1 ou 2 vezes/dia até que os sintomas desapareçam, reduzindo-se gradativamente a medicação a doses mais baixas de esteroides tópicos. Os inibidores tópicos da calcineurina, como tacrolimo e pimecrolimo, têm sido utilizados no tratamento do líquen escleroso. As pacientes devem ser acompanhadas a cada 6 a 12 meses para a avaliação de eventual recorrência (Figura 564.5).

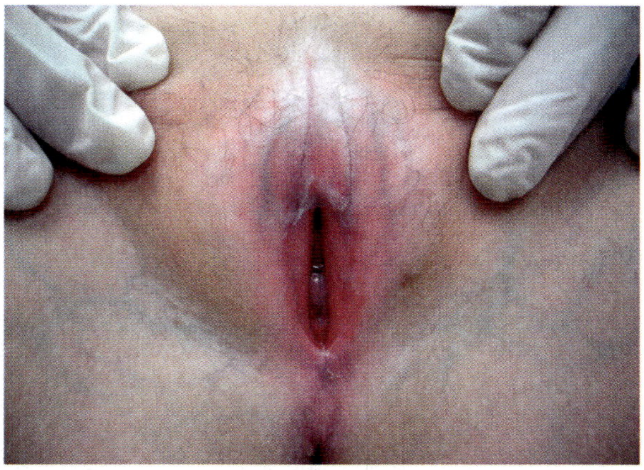

Figura 564.4 Líquen escleroso. (*Cortesia de Diane F. Merritt, MD.*)

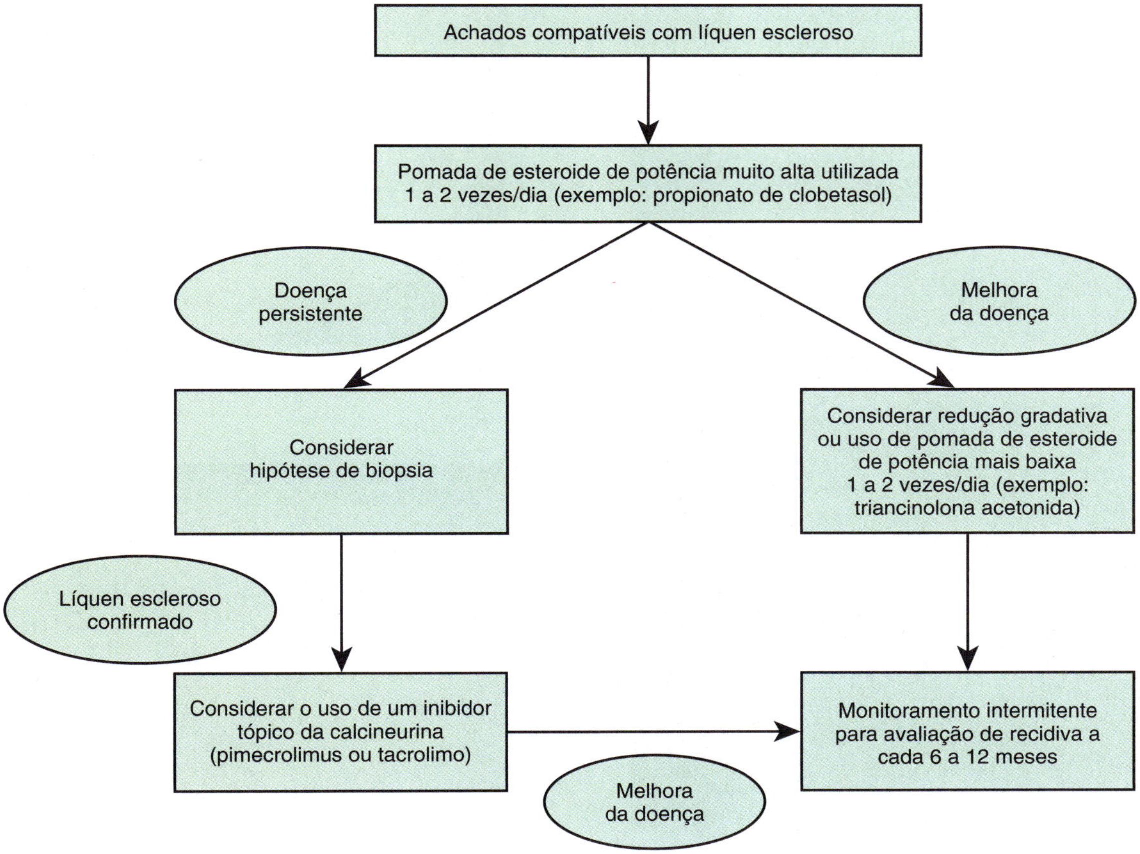

Figura 564.5 Algoritmo para manejo do líquen escleroso. (*De Bercaw-Pratt JL, Boardman LA, Simms-Cendan JS: Clinical recommendation: pediatric lichen sclerosus. J Pediatr Adolesc Gynecol 27:111-116, 2014, Fig. 2.*)

O **vitiligo**, por sua vez, é uma despigmentação cutânea adquirida, resultante de um processo autoimune dirigido aos melanócitos epidérmicos. As lesões aparecem como manchas resultantes da perda de pigmento nitidamente demarcadas, geralmente localizadas de forma simétrica em torno da vagina e da região anal. É possível encontrar lesões semelhantes de hipopigmentação ao redor dos orifícios do corpo e das superfícies extensoras (Figura 564.6). Embora o diagnóstico seja clínico, existe uma associação com outros distúrbios autoimunes ou endócrinos (hipotireoidismo, doença de Graves, doença de Addison, anemia perniciosa, diabetes melito insulinodependente) e a investigação deve incluir, pelo menos, uma avaliação da disfunção da tireoide. Pode-se receitar creme ou pomada de corticosteroide tópico leve para crianças. Os dermatologistas podem oferecer imunomoduladores (tacrolimo) e fototerapia.

Já a **psoríase vulvar** apresenta-se como placas pruríticas, simétricas, eritematosas e bem demarcadas que envolvem a vulva, o períneo e/ou as dobras glúteas. As lesões do monte púbico podem apresentar uma aparência escamosa mais característica. Os sinais clássicos da psoríase podem se manifestar também em forma de leitos ungueais ponteados, eritema na região posterior das orelhas ou erupção escamosa de coloração prateada em outras partes do corpo. Muitos dos tratamentos utilizados em adultos podem não ser adequados em crianças. Pode-se tratar a psoríase com hidratantes, esteroides tópicos e fototerapia. As adolescentes podem ser tratadas com alcatrão, retinoides, tacrolimo e calcipotrieno, que é um derivado da vitamina D_3.

DIAGNÓSTICO E DIAGNÓSTICO DIFERENCIAL

Em geral, as crianças com sintomas de vulvovaginite já passaram por avaliações e tratamentos falhos anteriormente. As culturas para o teste de sensibilidade a patógenos específicos podem ser obtidas com cotonetes ou *swabs* uretrais (CalgiSwab®), umedecidos com solução salina não bacterioestática. O uso do *swab* pode causar desconforto ou, raramente, um sangramento mínimo. Pode-se colocar o *swab* pré-umedecido verticalmente entre os pequenos lábios para colher as secreções, uma vez que não é necessário inseri-lo na vagina. Os testes de gonorreia e de clamídia podem ser feitos por cultura ou por meio do teste de ampliação com ácido nucleico, dependendo das diretrizes institucionais ou estaduais, ou das orientações dos Centers for Disease Control. Os testes de *Shigella* e *H. influenzae* podem exigir meios e procedimentos de coleta especiais.

Em caso de suspeita de **oxiúros** (ver Capítulo 320), deve-se aplicar à região anal, pela manhã, antes da evacuação ou do banho, uma fita adesiva transparente ou um *swab* anal, colocando-o, em seguida, em uma lâmina para exame microscópico. Os ovos observados no exame microscópico confirmam o diagnóstico, podendo-se eventualmente observar a presença de oxiúros na borda anal. Em geral, a anamnese é mais indicativa de patologia que o exame físico, e um teste da fita adesiva negativo não descarta esse patógeno como causa.

Se o corrimento vaginal for serossanguinolento e apresentar mau cheiro, ou se o corrimento não responder às medidas de higiene, dever-se-á considerar a presença de corpo estranho na vagina (Figura 564.7). Se a inspeção sugerir tal condição, a vagina poderá ser irrigada, ou um exame sob anestesia poderá revelar o corpo estranho. A irrigação vaginal pode, ocasionalmente, provocar a expulsão do corpo estranho; caso isso não ocorra, a vaginoscopia é uma excelente ferramenta diagnóstica e, com a cooperação da paciente, pode ser realizada sem sedação em ambiente ambulatorial, ou sob anestesia geral, se necessário. Utilizando um cistoscópio irrigado com solução salina ou água sob ação da gravidade, insere-se o dispositivo endoscópico na vagina em delicada oposição aos lábios, permitindo que a vagina se distenda e toda a cavidade vaginal e a cérvice (ou colo do útero) sejam facilmente avaliados.

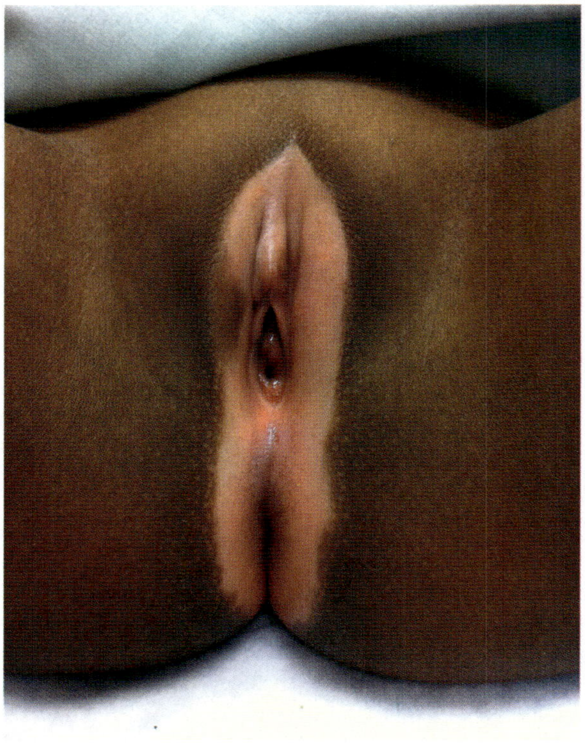

Figura 564.6 Vitiligo. (*Cortesia de Diane F. Merritt, MD.*)

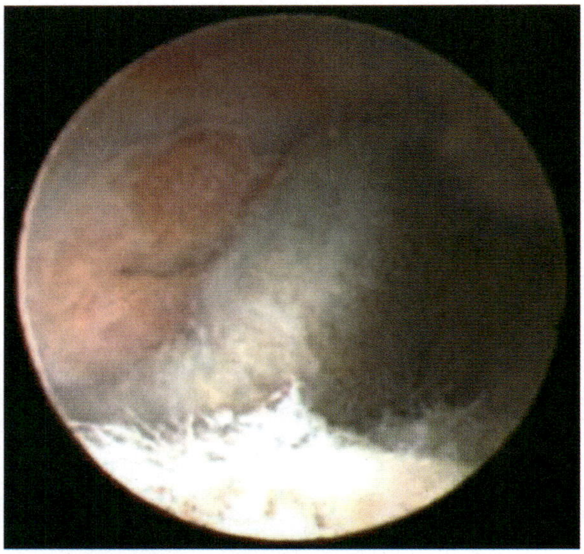

Figura 564.7 Corpo estranho vaginal observado por meio do vaginoscópio (ou espéculo). (*Cortesia de Diane F. Merritt, MD.*)

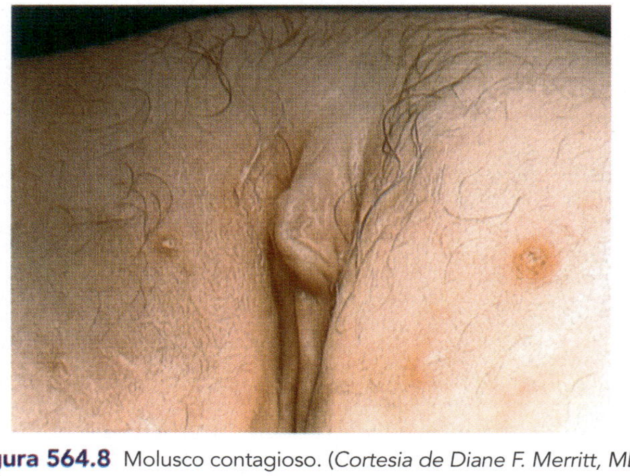

Figura 564.8 Molusco contagioso. (*Cortesia de Diane F. Merritt, MD.*)

TRATAMENTO E PREVENÇÃO

O tratamento de vulvovaginite específica deve ter como alvo o organismo causador dos sintomas (Tabela 564.1). Por outro lado, o tratamento de vulvovaginite não específica consiste em banhos de assento e determina que se evite o uso de sabonetes e produtos químicos irritativos ou agressivos, bem como roupas justas que produzam efeito abrasivo no períneo. A aplicação externa de barreiras protetoras à base de emolientes neutros, como medicamentos para erupção de fraldas não prescritos (vendidos sem receita médica) e vaselina, pode ajudar. A higiene perineal adequada é fundamental para a melhora a longo prazo. Crianças mais novas necessitam de uma higiene perineal supervisionada, e os cuidadores são orientados a limpar a região genital de frente para trás. O uso de uma toalhinha úmida ou de lenços umedecidos é útil após a limpeza inicial com papel higiênico. As meninas devem usar roupas íntimas de algodão e limitar o tempo de uso de meias-calças, malhas, *leggings*, calças *jeans* justas e roupas de banho molhadas. A imersão em água morna limpa durante intervalos de 15 minutos (sem adição de xampu ou espuma de banho) tem efeito suavizante e auxilia na limpeza da área. Os pais devem ser orientados a evitar todo tipo de sabonete perfumado, antisséptico e desodorante, e a eliminar o uso de amaciantes de roupas durante a lavagem das roupas íntimas.

A bibliografia está disponível no GEN-io.

Capítulo 565
Sangramento Vaginal na Criança Pré-Púbere

Morgan P. Welebir e Diane F. Merritt

O sangramento vaginal em crianças e pré-púberes deverá ser avaliado sempre. Conquanto o sangramento fisiológico possa começar já na primeira semana de vida, quando a circulação estrogênica materna diminui e estimula a descamação do endométrio, existem muitas etiologias patológicas que requerem exames imediatos. As causas mais comuns de sangramento vaginal em crianças são as vulvovaginites, corpos estranhos vaginais, condições dermatológicas e prolapso uretral; as causas menos comuns são os efeitos estrogênicos endógenos ou exógenos; e as causas mais preocupantes incluem as neoplasias e o traumatismo.

Embora muitos casos de sangramento vaginal pediátrico sejam idiopáticos, a maioria é atribuída à **vulvovaginite** (ver Capítulo 564) decorrente da transmissão de patógenos respiratórios, orais, fecais ou sexualmente transmissíveis, que podem se apresentar com secreção vaginal serossanguínea (p. ex., *Streptococcus, Shigella*) ou irritação vulvar. Fatores anatômicos e fisiológicos idade-específicos colocam as meninas pré-púberes em maior risco de desenvolver vulvovaginite. A proteção dos lábios maiores e menores do pudendo está ausente, pois estes não estão totalmente desenvolvidos; logo, o introito vaginal fica exposto ao ambiente externo. A vagina hipoestrogenizada é marcada por um meio alcalino propenso a infecções, sem o pH ácido protetor proporcionado pela colonização de lactobacilos que ocorre na puberdade. A lavagem manual da genitália, a melhor higiene perineal (a limpeza de frente para trás, o uso de lenços umedecidos após as evacuações), e a não utilização de irritantes tópicos, produtos químicos e sabonetes perfumados ou desodorantes, além de banhos de espuma, reduzirão a vulvovaginite não específica. A aplicação tópica de barreiras emolientes leves (p. ex., pomadas contra assaduras provocadas pelo uso de fraldas ou vaselina) pode ser protetora e mitigar os sintomas de irritação externa. Os antibióticos deverão ser empregados no caso de infecções recorrentes ou persistentes em que um patógeno específico tiver sido identificado (ver Tabela 564.2 no Capítulo 564).

Inicialmente, a dermatose vulvar pode apresentar sangramento. O **líquen escleroso** (Tabela 564.1 e Figura 564.4 no Capítulo 564) é caracterizado por inflamação crônica, prurido intenso, afilamento e esbranquiçamento da pele vulvar e perianal, muitas vezes com distribuição em "borboleta" ou em "buraco de fechadura". Petéquias ou bolhas de sangue podem surgir e ser confundidas com sinais de abuso sexual. Uma biopsia de tecido pode fornecer um diagnóstico definitivo, mas este geralmente não é necessário em crianças pré-púberes. O tratamento de primeira linha consiste em esteroides tópicos ultrapotentes (p. ex., propionato de clobetasol a 0,05%). O tempo e a duração apropriados da aplicação dependem do profissional, mas as diretrizes sugerem tratar as crianças de maneira semelhante aos adultos, começando com a aplicação diária por 4 semanas ou até que os sintomas se resolvam, diminuindo para dias alternados por 4 semanas e, finalmente, 2 vezes/semana durante 4 semanas. As consultas de acompanhamento para avaliar a resposta devem começar após 3 meses. No caso de surtos, a terapia de manutenção a longo prazo pode ser iniciada, pois os efeitos colaterais são raros.

Corpos estranhos vaginais são causa comum de sangramento vaginal e fazem com que as crianças apresentem corrimento com manchas de sangue e com odor fétido. Rápidas identificação e remoção do corpo estranho evitam possíveis complicações, incluindo: infecções recorrentes do trato urinário, anormalidades dermatológicas, perfuração vaginal ou formação de fístula. O objeto mais comumente encontrado na vagina pré-puberal é o papel higiênico retido. Às vezes, um exame físico da criança em decúbito dorsal, com joelhos dobrados sobre o tórax, ou na posição de perna de rã, pode revelar o objeto e uma tentativa de remoção no consultório pode ser feita usando uma pequena sonda nasoentereal, uma seringa e água morna. Se o objeto não estiver visível ao exame, será pouco provável que a lavagem possa removê-lo e, assim sendo, muitas vezes será necessário realizar o exame sob anestesia e vaginoscopia. A visualização direta via vaginoscopia facilita a extração de um objeto, bem como a avaliação de possíveis locais de lesão ou fontes não relacionadas de sangramento.

Várias condições urológicas podem ter um quadro clínico misto suspeito de sangramento vaginal, incluindo **hematúria macroscópica** (ver Capítulo 536) e **prolapso uretral** (ver Capítulo 559) (Figura 565.1). O prolapso envolve a protrusão da mucosa uretral através do meato externo, resultando em massa hemorrágica friável que muitas vezes obscurece o introito vaginal adjacente. Os fatores predisponentes incluem: estado hipoestrogênico,

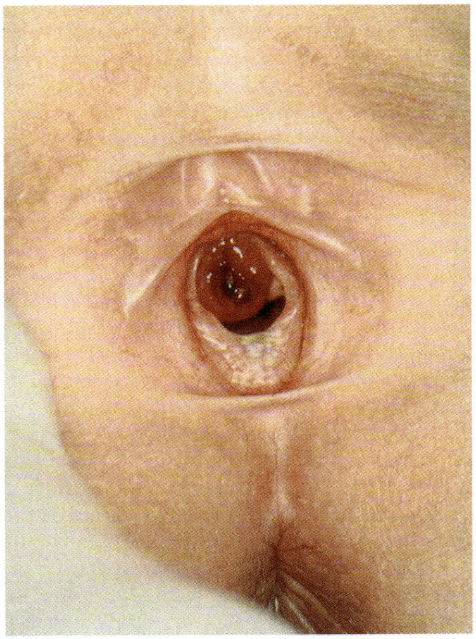

Figura 565.1 Prolapso uretral pré-púbere com hímen alto em forma de crescente. (*DeLara-Torre E, Valea FA: Pediatric and adolescent gynecology: gynecologic examination, infections, trauma, pelvic mass, precocious puberty. In Lobo RA, Gershenson DM, Lentz GM, Valea FA, editors: Comprehensive gynecology, 7th ed, St. Louis, 2017, Elsevier, Fig. 12.6, p. 227.*)

doenças neuromusculares, anomalias uretrais, defeitos fasciais, traumatismo e aumento crônico da pressão intra-abdominal (p. ex., Valsalva recorrente relacionada a constipação intestinal ou tosse forte). O **tratamento do prolapso** é conservador, envolvendo banhos de assento 2 vezes/dia, seguidos da aplicação tópica de creme de estrogênio (p. ex., estradiol 0,01%) na área afetada por 2 semanas. Se na reavaliação o prolapso uretral persistir, a aplicação deverá ser continuada até que a resolução completa seja alcançada. A excisão cirúrgica raramente é necessária e é indicada apenas para remoção do tecido necrótico.

O sangramento vaginal pode ser um sinal de **puberdade precoce** (ver Capítulo 578), definido como desenvolvimento prematuro da puberdade ocorrendo 2,0 a 2,5 DP mais cedo do que a idade média na população em geral. Uma avaliação formal deverá ser realizada se o desenvolvimento dos pelos pubianos ou da mama ocorrer rapidamente, ou caso um ou outro inicie antes dos 7 anos em meninas não afro-americanas e antes dos 6 anos em meninas afro-americanas. A fonte mais comum de desenvolvimento prematuro é a **puberdade precoce central** ou **puberdade precoce gonadotrofina-dependente** (ver Capítulo 578.1), resultando no aumento precoce da liberação pulsátil do hormônio hipotalâmico liberador de gonadotrofina (GnRH), que estimula o crescimento folicular ovariano e a subsequente produção de estrogênio. A **puberdade precoce periférica** ou **gonadotrofina-independente** ocorre de modo menos comum, e na ausência de influência hipotalâmica, com o estrogênio sendo oriundo de tumor ovariano/suprarrenal ou da síndrome de McCune Albright. Em ambos os casos, níveis elevados de estrogênio levam a um endométrio espessado capaz de descamar, como na menstruação.

A avaliação da puberdade precoce começa com o exame das características sexuais secundárias e a documentação do estágio Tanner do desenvolvimento dos seios e dos pelos pubianos, usando-se o **Índice de Maturação Sexual** (ver Capítulo 132). O registro da altura e do peso em um gráfico de crescimento pode ajudar a identificar a velocidade de crescimento acelerado. Os exames laboratoriais complementares incluem a dosagem de níveis séricos elevados de hormônio luteinizante, mas o padrão-ouro continua sendo a medição dos níveis de gonadotrofina após estimulação com GnRH ou com um agonista do receptor de GnRH. Níveis de estradiol superiores a 100 pg/mℓ podem indicar a presença de folículos ovarianos prematuros ou um tumor periférico (p. ex., tumor de células germinativas ovarianas). Uma ultrassonografia (US) pélvica deve ser usada para avaliar a patologia ovariana ou suprarrenal, bem como a maturação uterina em resposta ao estrogênio. No entanto, folículos ovarianos prematuros normalmente produzem estrogênio por um período muito curto, em quantidades suficientes para estimular o crescimento e a queda do endométrio. A involução folicular e o retorno do estrogênio aos níveis pré-púberes podem ocorrer antes que a US possa ser realizada. Outros achados radiológicos de suporte incluem radiografias que estabelecem idade óssea avançada e uma ressonância magnética cerebral demonstrando massa no contexto da puberdade precoce central. Se indicado, a puberdade precoce central poderá ser suprimida com injeções de leuprolida ou implantes de histrelina. Os tumores periféricos (*i. e.*, tumores de células germinativas do ovário) são tratados por excisão, estadiamento e quimioterapia ou radioterapia, de acordo com os protocolos oncológicos.

Os diagnósticos diferenciais de sangramento vaginal atribuídos à estrogenização prematura também devem incluir a exposição a **estrógenos exógenos**, abrangendo: contraceptivos hormonais, certos alimentos, produtos de beleza e plásticos que contêm estrogênio ou componentes similares a este. A ingestão de grandes quantidades de bisfenol A (BPA), um produto que pode penetrar no conteúdo de copos e garrafas de plástico, é conhecida por transmitir um efeito estrogênico, embora o impacto permaneça desconhecido. O tratamento envolve a eliminação de quaisquer fontes problemáticas de estrogênio do uso diário da paciente.

O **hipotireoidismo juvenil** (ver Capítulo 581) geralmente causa atraso puberal, mas casos graves podem apresentar desenvolvimento prematuro das mamas, sangramento vaginal e distensão abdominal secundária, em decorrência do aumento do ovário e ascite. O mecanismo para essa condição não é claro, mas foi proposto que níveis elevados de hormônio estimulador da tireoide reajam de maneira cruzada com receptores hormonais estimuladores de folículo, resultando em maturação folicular e produção de estradiol. O tratamento com reposição hormonal da tireoide (p. ex., levotiroxina) resulta em melhora e, finalmente, na reversão dos sintomas.

As **neoplasias da vulva e da vagina** (ver Capítulo 568) são causas raras de sangramento na paciente pediátrica. Os **hemangiomas infantis** são a neoplasia vascular benigna mais comum da infância, afetando até 5% de todos os bebês. A maioria das lesões prolifera inicialmente antes de se resolver espontaneamente e raramente requer intervenção. No entanto, na identificação de um hemangioma perineal, uma avaliação neurológica deve ser realizada devido a uma associação com disrafismo espinal. Para o caso de uma lesão persistente superficial, a aplicação de betabloqueadores tópicos (p. ex., timolol 0,5%) 2 a 3 vezes/dia durante 6 a 12 meses demonstrou boas taxas de resposta. Uma lesão pequena, bem demarcada, mas profunda, pode exigir injeção intralesional de corticosteroides (p. ex., triancinolona 10 a 14 mg/mℓ) em série, em intervalos de 4 semanas até a resolução. Como em todas as terapias sistêmicas com esteroides, as injeções devem ser limitadas ao mínimo necessário, a fim de evitar complicações. Se as terapias conservadoras falharem, a ablação a *laser* e a excisão cirúrgica poderão ser empregadas. Os pólipos vaginais podem resultar em sangramento e recomenda-se excisão e avaliação patológica.

As **neoplasias ginecológicas malignas** (ver Capítulo 568) são uma fonte de sangramento genital pediátrico que requer avaliação escrupulosa e tratamento oportuno. Os **tumores do seio endodérmico** (ou seja, **saco vitelino**) da vagina são extremamente raros, mas o diagnóstico precoce é imprescindível, dada a natureza agressiva da malignidade e o mau prognóstico. O **rabdomiossarcoma** é o sarcoma de tecido mole mais comum na infância; 3% surgem do útero ou da vagina. A variante embrionária é responsável pelos sarcomas uterinos, enquanto o sarcoma subvariante embrionário botrioide é encontrado na vagina. Tanto o tumor do seio endodérmico quanto os tumores sarcomatosos surgem principalmente nos primeiros 3 anos de vida, apresentando-se no exame com massa cística ou polipoide, secreção sanguinolenta e, ocasionalmente, retenção urinária. O tratamento consiste em uma abordagem multimodal, incluindo cirurgia, radioterapia e quimioterapia, de acordo com as diretrizes oncológicas.

O **traumatismo vulvovaginal** é uma causa especialmente preocupante de sangramento genital pediátrico. A maioria das lesões traumáticas é acidental, mas o abuso físico e sexual não deve ser descartado (ver Capítulo 16.1). **Lesões na parte interna entre as coxas** que ocorrem **em quedas a cavaleiro,** como aquelas resultantes de se cair sobre a barra transversal de uma bicicleta ou de se escorregar na banheira, podem resultar em contusões, hematomas e lacerações (Figura 565.2). O traumatismo acidental geralmente poupa o hímen e a vagina, como

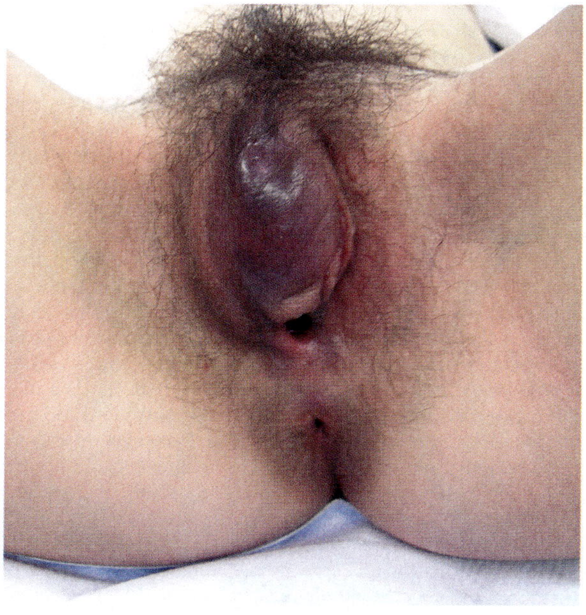

Figura 565.2 Hematoma vulvar em uma adolescente como resultado de uma lesão de tipo queda a cavaleiro. (*De Mok-Lin EY, Laufer MR: Management of vulvar hematomas: use of a word catheter. J Pediatr Adolesc Gynecol 22(5):e156 e158, 2009.*)

na maioria das lesões acidentais que envolvem o monte pubiano e os lábios vaginais. *De toda forma, um achado físico consistente com lesões externas não exclui a necessidade de descartar o envolvimento de estruturas genitais internas. Se não houver testemunhas oculares do acidente que gerou a lesão, se não houver nenhuma história que explique os achados clínicos e, especialmente, se existir laceração no hímen, o abuso sexual deverá ser considerado no diagnóstico diferencial e deverá ser realizada uma entrevista forense com a paciente e com a família.* Se após a inspeção inicial houver suspeita de lesão penetrante, uma análise mais aprofundada e de imagem será necessária, a fim de avaliar uretra, bexiga, ânus e estruturas intra-abdominais. O exame sob anestesia geral pode ser necessário para se ter acesso completo às lesões e para permitir o reparo daquelas extensas, enquanto pequenas lacerações em uma criança cooperativa podem ser potencialmente reparadas com anestesia local. Se a paciente for capaz de eliminar o corpo estranho espontaneamente, hematomas não expansivos poderão ser observados e tratados com gelo e pressão locais, além de medicamentos para dor. Grandes hematomas expansivos deverão ser cuidadosamente avaliados e poderão requerer drenagem, ligadura dos vasos em sangramento e/ou a colocação de um dreno de sucção fechado, especialmente se a pele sobrejacente estiver mostrando sinais de necrose. Um cateter de Foley deve ser colocado nas crianças que apresentarem dificuldade com a micção.

O sangramento vaginal na criança ou menina pré-púbere é angustiante tanto para a paciente quanto para sua família, e pode resultar de um amplo espectro de condições patológicas ou incidentes traumáticos. Uma anamnese detalhada e um exame físico completo devem ser feitos para identificar a fonte do sangramento e, além disso, deve-se estabelecer um plano de manejo com eficiência. As apresentações suspeitas de traumatismo ou abuso devem envolver a equipe e as autoridades de saúde apropriadas desde o início, com os resultados sendo meticulosamente documentados. Se uma intervenção for indicada para controlar o sangramento, independentemente de sua fonte, os riscos e benefícios de qualquer terapia deverão ser revisados cuidadosamente com a família, antes de que a intervenção seja iniciada.

A bibliografia está disponível no GEN-io.

Capítulo 566
Preocupações com as Mamas

Lindsay N. Conner e Diane F. Merritt

Esse capítulo apresenta as preocupações de meninas com distúrbios da mama, os quais normalmente envolvem questões como desenvolvimento mamário, dor nas mamas, derrame papilar ou preocupações com a presença de massa. Embora a ocorrência de problemas de mama malignos ou letais seja pouco provável em crianças e adolescentes, essa população de pacientes deve ser encaminhada a médicos que tenham experiência e familiaridade com mamas imaturas e em desenvolvimento para evitar sobretratamento com diagnósticos ou procedimentos cirúrgicos desnecessários.

DESENVOLVIMENTO MAMÁRIO

O desenvolvimento das mamas começa por volta da quinta semana de gestação, quando o ectoderma da parede anterior do corpo se espessa, formando dois sulcos conhecidos como **cristas mamárias**, que se estendem da região da axila em desenvolvimento à região do canal inguinal igualmente em desenvolvimento. A crista acima e abaixo do músculo peitoral retrocede no útero, deixando o **primórdio mamário**, que constitui a origem dos ductos lactíferos. Os ductos lactíferos iniciais formam-se entre a 10ª e a 20ª semana, entremeando-se com o mesênquima em desenvolvimento, que se transforma nas porções fibrosas e adiposas da mama. Estimulado pelo estrogênio materno, o **botão mamário** torna-se palpável com 34 semanas de gestação. Esse botão regride no primeiro mês de vida, uma vez que a estimulação do estrogênio deixa de existir. A **aréola** aparece com 5 meses de gestação, e o mamilo torna-se visível logo após o nascimento – inicialmente, deprimido ou invertido e, mais tarde, elevado.

A **telarca**, ou o início do desenvolvimento puberal das mamas, é mediada pela ação hormonal e normalmente ocorre entre os 8 e 13 anos. O início e a progressão da telarca são afetados pela raça, ocorrendo mais cedo em meninas de descendência afro-americana do que em meninas de etnia branca ou asiática. Isso ocorre quando o hipotálamo libera o hormônio liberador de gonadotrofina, que estimula a hipófise a produzir o hormônio foliculoestimulante e o hormônio luteinizante. Esses hormônios estimulam os ovários a produzir estradiol, que leva ao desenvolvimento mamário.

Iniciada a telarca, o desenvolvimento normal das mamas ocorre no espaço de 2 a 4 anos e é classificado pelo **sistema de classificação dos estágios de maturidade sexual** (também conhecido como **estadiamento de Tanner**) em cinco estágios (ver Capítulo 132). Às vezes, a maturação pode ocorrer de forma assimétrica devido à flutuação dos ambientes hormonais e a diversas sensibilidades dos órgãos terminais. A ausência de desenvolvimento até os 13 anos é considerada como atraso puberal e requer uma avaliação endocrinológica. A **menarca** normalmente ocorre 2 anos após o início do desenvolvimento mamário.

AVALIAÇÃO DAS MAMAS

A avaliação das mamas deve fazer parte do exame anual de toda criança e adolescente. A avaliação da neonata inclui o tamanho das mamas, a posição dos mamilos, a presença de mamilos acessórios e a presença de derrame papilar. O exame da menina pré-púbere inclui a inspeção e a palpação da parede torácica para a verificação da presença de massas, dor, derrame papilar e sinais de **telarca prematura**. A avaliação da *adolescente* é realizada com a paciente na posição supina, posicionando-se o braço ipsilateral à mama que está sendo examinada próximo à cabeça da paciente. Examina-se o tecido mamário com as polpas planas dos dedos médios, quando o examinador deve palpar todo o tecido mamário de maneira uniforme. Deve-se observar a classificação dos estágios de maturidade sexual e avaliar os linfonodos axilares, supraclaviculares e infraclaviculares para verificar a presença de linfadenopatia. Deve-se comprimir a aréola para avaliar a presença de derrame papilar.

AUTOCONSCIÊNCIA DA MAMA

Existem controvérsias quanto à utilidade do autoexame de mama na população adolescente. Os especialistas acreditam que o incentivo ao autoexame de mama não seja um bom conselho para adolescentes, devido ao potencial para ansiedade desnecessária e um possível tratamento injustificado em uma população com baixo risco de doença maligna. O American College of Obstetricians and Gynecologists (ACOG) endossa a autoconsciência da mama, definida como a consciência da mulher em relação à aparência normal e à sensação de suas mamas, o que pode incluir o autoexame das mamas, devendo-se considerar a instrução para pacientes de alto risco. As adolescentes devem ser orientadas a relatar quaisquer alterações em suas mamas ou preocupação aos seus médicos.

DESENVOLVIMENTO ANORMAL

Anomalias mamárias no período neonatal

A condição em que as mamas aumentam no período neonatal é denominada **hipertrofia mamária neonatal**. Trata-se de uma condição bastante comum em recém-nascidos de ambos os sexos cuja ocorrência pode ser resultante da circulação de altos níveis de hormônios esteroides endógenos no organismo materno no fim da gestação. À medida que os níveis de estrogênio materno caem, os níveis de prolactina podem aumentar, permitindo que as mamas produzam uma derrame papilar ("leite de bruxa") transparente ou turva (leitosa) em neonatos dos sexos masculino e feminino. A repetida manipulação das mamas pode exacerbar a condição, razão pela qual não é recomendável. Ocasionalmente, a hipertrofia é associada à **mastite** causada por infecção estafilocócica ou estreptocócica, em que se recomenda a administração de antibióticos.

Puberdade precoce

A telarca prematura normalmente se apresenta como uma condição isolada benigna e é mais comum do que se pensava anteriormente. Em um estudo realizado, 10,4% das pacientes com um estágio de maturidade classificado como nível 2 ou maior aos 7 anos eram constituídos por meninas brancas, 23,4% por meninas negras de origem não hispânica e 14,9% por meninas de origem hispânica. Entretanto, esse pode ser o primeiro sintoma da **puberdade precoce**. A puberdade precoce ocorre em 14 a 18% das meninas com telarca prematura (ver Capítulo 578). Os exames seriados, com particular ênfase na velocidade de crescimento, nas características sexuais secundárias – pelos púbicos, pigmentação dos lábios vaginais ou da aréola – ou no sangramento vaginal, são imperativos para a identificação da puberdade precoce. A menos que existam sinais correlatos de puberdade precoce, os pais devem ser tranquilizados e a criança deve ser acompanhada. Se for observada maturação persistente, deve-se conduzir uma avaliação mais profunda para excluir a hipótese de distúrbios do sistema nervoso central ou possível neoplasia suprarrenal ou gonadal.

Amastia

A ausência completa da mama, ou **amastia**, é rara e acredita-se ocorrer pela falta de formação ou obliteração da crista mamária. A amastia normalmente é unilateral, podendo ser congênita ou estar associada a distúrbios sistêmicos (p. ex., displasia ectodérmica), endócrinos (p. ex., hiperplasia suprarrenal congênita, disgenesia gonadal, hipogonadismo hipogonadotrófico) ou novas mutações genéticas. A condição pode ter relação com anomalias do mesoderma subjacente, como músculos peitorais anormais observados na **síndrome de Poland** (aplasia dos músculos peitorais, costelas disformes, dedos unidos e aplasia do nervo radial) (Figura 566.1). A amastia ou hipomastia pode ser também iatrogênica, resultante de lesões sofridas durante procedimentos como toracotomia, inserção de sonda torácica, radioterapia, queimaduras graves e biopsia inadequada do botão mamário. O tratamento é a correção cirúrgica.

Polimastia e politelia

A presença de tecido mamário supernumerário (**polimastia**) e mamilos acessórios (**politelia**) ocorre em aproximadamente 1 a 6% da população (Figura 566.2). Pode-se observar a posição anormal do tecido em qualquer ponto das cristas mamárias em decorrência de involução incompleta, mas é normalmente visível no tórax, na parte superior do abdome ou logo abaixo da mama normalmente posicionada. Existe uma associação entre a politelia e as anomalias dos sistemas urinário e cardiovascular. Em geral, não é necessária a excisão cirúrgica das mamas ou dos mamilos acessórios. A ressecção do tecido acessório pode se justificar se a paciente tiver dor ou por motivos cosméticos.

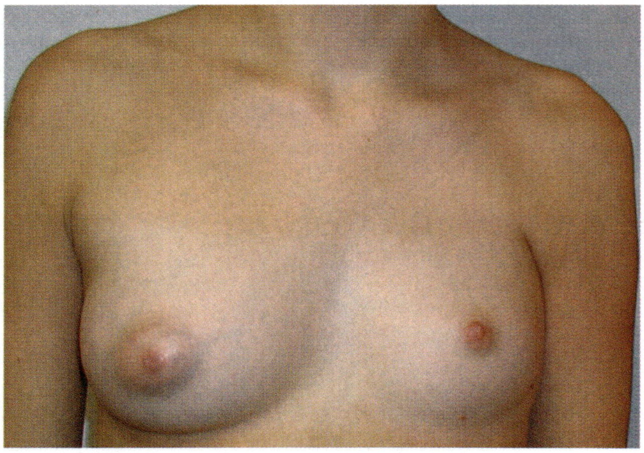

Figura 566.1 Vista frontal pré-operatória de uma paciente com hipoplasia mamária decorrente de síndrome de Poland. (*De Laberge LC, Bortoluzzi PA: Correction of breast asymmetry in teenagers. In Hall-Findlay EJ, Evans GRD, editors: Aesthetic and reconstructive surgery of the breast. London, 2010, Elsevier, Fig. 39.14.*)

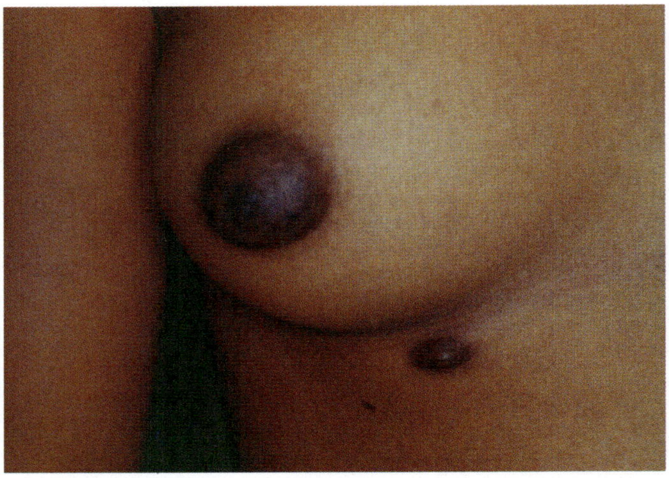

Figura 566.2 Mamilo acessório localizado abaixo da mama direita. (*De Swartz MH: Textbook of physical diagnosis, ed 7, Philadelphia, 2014, Elsevier, Fig. 13-5.*)

Assimetria mamária e hipomastia

É normal a presença de algum grau de assimetria nas mulheres, que pode ser mais pronunciado durante a puberdade, enquanto as mamas estão se desenvolvendo. O grau de hipoplasia mamária varia da ausência quase total de tecido mamário a mamas bem formadas que a paciente considera demasiadamente pequenas. Existem várias causas para a insuficiência ou ausência de desenvolvimento das mamas. As mamas podem começar a se desenvolver tardiamente com características sexuais secundárias normais; ou seja, as mamas se desenvolvem lentamente, mas apresentam-se normais em todos os demais aspectos. O histórico familiar da paciente pode incluir episódios de desenvolvimento mamário tardio. Outras causas incluem condições como disfunção ovariana, hipotireoidismo e irradiação ou cirurgia da parede torácica. O **tecido mamário hipoplásico** pode estar associado também a uma anomalia de mama tuberosa. O tratamento depende da causa subjacente. Pacientes com assimetria leve e ausência de qualquer outra patologia correlata devem ser tranquilizadas. Se a menina apresentar acentuada assimetria mamária, pode-se oferecer-lhe inicialmente a opção de usar um preenchimento para a mama subdesenvolvida. Ela pode optar também por considerar a correção cirúrgica depois que alcançar os 18 anos (ver seção sobre cirurgia cosmética).

Hipertrofia juvenil ou virginal

Acredita-se que o crescimento maciço e espontâneo das mamas durante a puberdade e a adolescência seja decorrente de uma sensibilidade excessiva do órgão terminal aos hormônios gonadais, embora tanto os receptores hormonais quanto os níveis séricos de estradiol sejam normais. Deve-se determinar e eliminar a causa subjacente, se houver (Tabela 566.1). Quando extremo, o crescimento é denominado **acromastia** ou **gigantomastia**. Em geral, apresenta-se de forma bilateral, ocorre por um breve período e afeta meninas adolescentes (Figura 566.3). Os problemas físicos e psicológicos podem afetar a postura e a qualidade de vida. Deve-se oferecer um sólido apoio emocional, uma vez que essa condição pode afetar a autoestima da adolescente em um momento de vulnerabilidade de seu desenvolvimento psicológico. O manejo deve ser individualizado, podendo variar da tranquilização ou do uso de sutiãs de sustentação à mamoplastia redutora ou mesmo da mastectomia. A terapia clínica, como a administração de tamoxifeno, encontra-se disponível para os casos extremos de crescimento lento das mamas até que a cirurgia possa ser realizada e/ou após a cirurgia em caso de recidiva.

Infecções

A **mastite** é a infecção mamária mais comum. Embora muito comum em mães que estão amamentando, pode afetar bebês e adolescentes. A **mastite neonatal** é uma infecção que normalmente ocorre nos primeiros 2 meses após o parto em bebês nascidos a termo ou próximo

Tabela 566.1 Diagnóstico diferencial de macromastia.	
Hipertrofia juvenil	Tumores suprarrenais corticais
Tumores da mama	Hormônios exógenos
Fibroadenoma gigante	Estrogênio
Hamartoma	Testosterona
Cistossarcoma filoide	Gonadotrofinas
Carcinoma	Corticosterona
Tumores hormonalmente ativos	Medicamentos
Tumor das células da granulosa do ovário	*Cannabis*
Cistos ovarianos foliculares	

De Desilva N, Brandt M: Breast disorders in children and adolescents. In Sanfilippo J, Lara-Torre E, editors: *Clinical pediatric and adolescent gynecology*, London, 2008, Taylor & Francis.

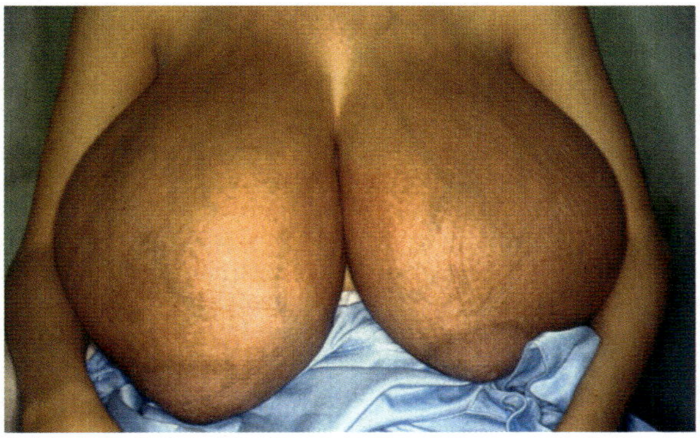

Figura 566.3 Hipertrofia mamária virginal em menina de 12 anos. *(Extraída de Al-Saif AA, Al-Yahya GM, Al-Qattan MM: Juvenile mammary hypertrophy: is reduction mammoplasty always feasible? J Plast Reconstr Aesthet Surg 62:1470-1472, 2009, Fig. 1.)*

do termo. Adolescentes podem desenvolver **mastite não lactacional** ou um **abscesso mamário** em decorrência de irritação da pele (p. ex., lesões acneicas do peito, depilação ou da estimulação do mamilo), traumatismo, presença de corpo estranho (p. ex., *piercing*), anomalia ductal (como ectasia ductal). O *Staphylococcus aureus* (ver Capítulo 208.1) ou os bacilos anaeróbios (*bacteroides*) são os organismos causadores em quase todos os casos, devendo-se considerar a cobertura do *S. aureus* resistente à meticilina nas comunidades em que a prevalência seja alta. Devido ao potencial para abscesso mamário, deve-se tratar com a administração de antibióticos por via parenteral ou orientada pela técnica de coloração de Gram e cultura. As adolescentes podem ser tratadas inicialmente com compressas mornas, analgésicos e antibióticos orais. A escolha do antibiótico pode ser orientada por coloração de Gram e cultura do derrame papilar ou de coletas de líquido obtidas por meio de aspiração com agulha orientada por ultrassonografia (US). A orientação ultrassonográfica pode ser utilizada também para orientar a drenagem dos abscessos mamários. Em caso de incisão e drenagem, faz-se uma pequena incisão periareolar de natureza principalmente cosmética.

Traumatismo e inflamação

O traumatismo mamário é comum em meninas adolescentes praticantes de esportes de contato. O traumatismo normalmente assume a forma de contusão ou **hematoma**, podendo resolver-se espontaneamente ou estar associado a alterações císticas tardias da mama ou fibrose com retração da pele ou do mamilo na região lesionada. Em caso de diagnóstico de hematoma, o acompanhamento ultrassonográfico é recomendável para garantir a resolução.

Derrame papilar

Deve-se avaliar cuidadosamente o derrame papilar e fazer a distinção entre **galactorreia** (secreção leitosa), sangue ou outro tipo de secreção (Tabela 566.2). A anamnese e o exame físico criteriosos direcionados às possíveis etiologias da galactorreia ajudarão o médico a determinar a etiologia específica. O exame do derrame auxilia no diagnóstico. As condições benignas normalmente são associadas a uma secreção espessa, pegajosa e leitosa; as infecções são associadas a uma secreção purulenta; o **papiloma intraductal** e o câncer são associados a uma secreção serosa, serossanguinolenta ou sanguinolenta. As avaliações pré-operatórias por meio de mamografia, sangue oculto, ductografia e citologia são ineficientes como preditores de diagnóstico histológico. Para um diagnóstico preciso, portanto, as pacientes com derrame papilar patológico devem passar por uma biopsia.

Tabela 566.2 Causas comuns de derrame papilar.
Gravidez
Hormônios (anticoncepcionais orais, estrogênio, progesterona)
Medicamentos para hipertensão arterial (metildopa, verapamil)
Antidepressivos tricíclicos
Tranquilizantes (antipsicóticos)
Medicamentos antináusea (metoclopramida)
Ervas (urtiga, funcho, cardo-santo, anis, feno-grego)
Substâncias ilícitas (*cannabis*, opiáceos)
Estimulação da mama (sexual ou pela prática de exercícios)
Anomalias da tireoide
Estresse emocional crônico
Tumores hipotalâmicos
Condições da parede torácica
Herpes-zóster
Traumatismo
Queimaduras
Tumores
Condições da mama
Ectasia do ducto mamário
Mastite cística crônica
Cistos intraductais
Papilomas intraductais

Galactorreia

As causas da galactorreia incluem medicamentos, drogas de rua, suplementos fitoterápicos, contraceptivos orais, hiperprolactinemia, hipotireoidismo, doenças renais, estimulação das mamas, lesões dos nervos da parede torácica e lesões da medula espinal (Tabelas 566.3 e 566.4). A avaliação citológica de derrame papilar leitoso não é recomendável. O teste sorológico de gravidez e os níveis de prolactina e de hormônio da tireoide têm por finalidade descartar a presença de gravidez (na adolescente pós-púbere), prolactinoma hipofisário e/ou anomalias da tireoide. Se o nível de prolactina se mostrar elevado, os exames do campo visual e uma ressonância magnética do crânio podem revelar a presença de um adenoma hipofisário (ver Capítulo 576).

Tabela 566.3 Causas de hiperprolactinemia.	
DOENÇA HIPOFISÁRIA	**MEDICAMENTOS**
Prolactinomas	Ver Tabela 566.4
Acromegalia	
Síndrome da sela vazia	**DISTÚRBIOS NEUROGÊNICOS**
Hipofisite linfocítica	Lesões da parede torácica
Doença de Cushing	Lesões da medula espinal
	Estimulação das mamas
DOENÇA HIPOTALÂMICA	**OUTRAS CAUSAS**
Craniofaringiomas	Gravidez
Meningiomas	Hipotireoidismo
Disgerminomas	Insuficiência renal crônica
Adenomas hipofisários não secretores	Cirrose
Outros tumores	Pseudociese
Sarcoidose	Insuficiência suprarrenal
Granuloma eosinofílico	Distúrbios ectópicos
Irradiação do neuroeixo	Síndrome dos ovários policísticos
Distúrbios vasculares	Distúrbios idiopáticos
Secção da haste hipofisária	

De Molitch ME: Prolactinoma. In Melmed S, editor: The pituitary, 2nd ed. Malden, MA, 2002, Blackwell, pp. 455-495.

Tabela 566.4 Agentes farmacológicos que afetam as concentrações de prolactina.

Estimulantes	Reserpina
Anestésicos, inclusive cocaína	Verapamil
Substâncias psicoativas	Antagonistas dos receptores de dopamina
Fenotiazinas	Metoclopramida
Antidepressivos tricíclicos	Antieméticos
Opiáceos	Sulpirida
Clordiazepóxido	Promazina
Anfetaminas	Perfenazina
Diazepam	Outros
Haloperidol	Cimetidina
Flufenazina	Cipro-heptadina
Clorpromazina	Inibidores de protease
Inibidores seletivos da recaptação da serotonina	Inibidores
Hormônios	L-Dopa
Estrogênio	Dopamina
Contraceptivos esteroides orais	Bromocriptina
Hormônio liberador de tireotropina	Pergolida
Anti-hipertensivos	Cabergolina
Alfametildopa	Bromocriptina de depósito

De Shoupe D, Mishell DR Jr: Hyperprolactinemia: diagnosis and treatment. In Lobo RA, Mishell DR Jr, Paulson RJ, Shoupe D, editors: Mishell's textbook of infertility, contraception and reproductive endocrinology, 4th ed. Cambridge, MA, 1997, Blackwell Scientific.

O tratamento é orientado pelos resultados da anmnese, do exame físico e dos exames laboratoriais. As pacientes devem ser instruídas a evitar a estimulação dos mamilos e a suspender o uso de quaisquer medicamentos ofensivos. Deve-se tratar o hipotireoidismo e manejar os tumores produtores de prolactina com os cuidados médicos e cirúrgicos adequados. O tratamento da galactorreia (não relacionada à tireoide) consiste basicamente na administração de agonistas dopaminérgicos, como a bromocriptina ou cabergolina. A intervenção cirúrgica, normalmente a hipofisectomia transesfenoidal, raramente é necessária.

Secreção sanguinolenta

Deve-se fazer a avaliação citotológica de secreção sanguinolenta. Em atletas adolescentes, a secreção sanguinolenta pode ser decorrente de irritação crônica dos mamilos (**mamilo de corredora**), secreção produzida pelas glândulas de Montgomery (na borda da aréola, não através do mamilo) ou **ectasia ductal**. Considerando-se a ocorrência de papilomas intraductais da mama em adolescentes, a consulta cirúrgica para a verificação da presença de massa é o procedimento indicado. Entretanto, não existem relatos de câncer de mama em bebês. É muito provável que o derrame papilar sanguinolento em bebês seja decorrente de ectasia do ducto mamário, e se os exames seguintes se mostrarem normais (prolactina, estradiol, tireotropina e US), convém observar.

Mastalgia

As causas mais comuns de dor nas mamas em adolescentes são a prática de exercícios e as alterações benignas da mama. O inchaço e a sensibilidade fisiológicos ocorrem de maneira cíclica, mais frequentemente durante a fase pré-menstrual, e são resultantes da estimulação hormonal e das consequentes alterações proliferativas. O desequilíbrio hormonal pode causar respostas exageradas no tecido mamário, especialmente nos quadrantes superiores e externos. A presença de nodularidade, sensibilidade e uma dor que se irradia para a axila e o braço são achados concomitantes frequentes. O termo preferível para designar essas alterações é **alterações benignas da mama**, e não doença fibrocística. Os tratamentos recomendados para essa condição e a dor induzida pela prática de exercícios incluem o uso de um sutiã de sustentação firme do tipo esportivo, a aplicação de calor e a administração de analgésicos. Os anticoncepcionais orais geralmente melhoram a dor nas mamas. A administração de medicamentos anti-inflamatórios não esteroidais também é eficaz. As metilxantinas (p. ex., cafeína contida no café, no chá e nas bebidas gaseificadas e chocolate) e o fumo devem ser eliminados. O óleo de prímula e a vitamina E administrados à noite são tratamentos populares, mas não comprovados.

MASSAS MAMÁRIAS

Massas peripuberais

A presença de massa na mama em desenvolvimento pode ser motivo de preocupação para a adolescente e sua família. O desenvolvimento inicial das mamas no início da telarca pode ser assimétrico e, por essa razão, ser confundido com "massa". Nesses casos, o botão mamário é palpável e deve ser distinguível. Deve-se reconhecer essa telarca assíncrona para evitar a realização de biopsia e possíveis lesões à mama em fase de amadurecimento. Em caso de dúvida, pode-se utilizar o exame de US para avaliar se há presença de massa. Existem relatos de telarca unilateral também como efeito colateral da cimetidina, uma condição reversível mediante a suspensão da medicação. Os gânglios linfáticos das axilas, o prolongamento axilar (ou cauda axilar) e o parênquima mamário podem tornar-se clinicamente palpáveis, o que normalmente é um processo reativo secundário à doença viral ou à vacinação.

Massas mamárias comuns em adolescentes

A Tabela 566.5 mostra o diagnóstico diferencial de massas mamárias em pacientes adolescentes. A paciente deve ser questionada sobre a variação dos sintomas durante o ciclo menstrual, sintomas correlatos como derrame papilar, traumatismo mamário recente, histórico familiar de massas ou câncer de mama e histórico de radiação ou malignidade torácica. Como a ocorrência de câncer de mama na adolescência é extremamente rara, é possível manejar a presença de massas por períodos prolongados sem muita preocupação de malignidade nessa população.

A massa sólida mais comum observada em meninas adolescentes é o **fibroadenoma**. Os fibroadenomas geralmente se localizam no quadrante superior externo da mama. O tamanho médio é de 2 a 3 cm e de 10 a 25% das pacientes apresentam lesões múltiplas. O exame físico normalmente é diagnóstico, uma vez que essas lesões são bem circunscritas, borrachudas, móveis e não sensíveis. Em casos duvidosos, a US pode ser útil para a emissão do diagnóstico.

Tabela 566.5 Massas mamárias em meninas adolescentes.

BENIGNAS
Fibroadenoma
Alterações fibrocísticas ou cistos
Telarca unilateral
Hemangioma
Linfonodo intramamário
Necrose adiposa
Abscesso
Mastite
Lipoma
Hematoma
Hamartoma
Macromastia (hipertrofia juvenil)
Galactocele
Papiloma intraductal
Papilomatose juvenil
Linfangioma
MALIGNAS
Cistossarcoma filoide maligno
Carcinoma de mama
Doença metastática
Linfoma, neuroblastoma, sarcoma, rabdomiossarcoma, leucemia aguda

De Dehner LP, Hill DA, Deschryver K: Pathology of the breast in children, adolescents, and young adults, Semin Diagn Pathol 16:235-247, 1999; Simmons PS: Diagnostic considerations in breast disorders of children and adolescents, Obstet Gynecol Clin North Am 19:91-102, 1992; e Divasta AD, Weldon C, Labow BI: The breast examination and lesions. In Emans SJ, Laufer MR, Goldstein DP, editors: Pediatric and adolescent gynecology, ed 6, Philadelphia, 2012, Lippincott Williams & Wilkins, pp. 405-420.

Os fibroadenomas podem se desenvolver devido a uma resposta local exagerada à estimulação do estrogênio, podendo aumentar de tamanho durante o ciclo menstrual. Aproximadamente 10% dos fibroadenomas regridem espontaneamente. Deve-se considerar a opção de conduta expectante para a paciente até a idade adulta, uma vez que o risco de câncer primário é muito baixo nessa população. Optando-se por esse tipo de conduta, é recomendável fazer US seriadas a cada 6 a 12 meses para que se tenha certeza de que a lesão não esteja crescendo ou sofrendo alterações em seu contorno até que comece a regredir, quando as US podem ser feitas em intervalos mais longos. Aproximadamente 4% dos fibroadenomas crescem, de modo que a biopsia excisional é o procedimento recomendado quando a massa parece suspeita, apresenta sinais ultrassonográficos complexos, é maior que 4 a 5 cm (devido ao risco de fibroadenoma gigante ou de **tumor filoide**) ou está causando ansiedade à paciente ou sua família. Já se constatou que as pílulas anticoncepcionais cuja composição combine estrogênio e progesterona constituem uma proteção contra a ocorrência de fibroadenomas.

Os **cistos** são massas muito comuns observadas na mama infantil. Os cistos variam de tamanho no decorrer de um ciclo menstrual, de modo que a paciente com um possível cisto deve ser reexaminada algumas semanas após a avaliação inicial para que se verifique se a massa continua presente. Caso a massa persista, ela deve ser examinada por meio de imagiologia ultrassonográfica ou aspirada com agulha para que se avalie a presença de cisto. Se o cisto demonstrar uma estrutura anecoica com parede imperceptível e aumento da acústica posterior na US, é provável que o diagnóstico seja benigno. Se o cisto apresentar uma parede espessa e/ou ecos internos, deve-se considerar a presença de cisto complicado, abscesso ou ectasia ductal focal. O líquido aspirado com aspecto translúcido pode ser descartado. O líquido sanguinolento e outros materiais aspirados devem ser enviados para exame citológico. As lesões císticas que se resolvem com a aspiração devem ser reavaliadas no espaço de 3 meses. Em caso de recidiva, recomenda-se uma avaliação sonográfica.

Massas malignas

O câncer de mama primário é extremamente raro em adolescentes. Dados de 2011 a 2015 divulgados pela Surveillance Epidemiology and End Results demonstram uma incidência de câncer de mama invasivo especificada por idade de 0,1/100.000 para meninas com idades entre 15 e 19 anos e de 1,6/100.000 para mulheres com idades entre 20 e 24 anos. Embora a malignidade seja rara, as lesões com achados de imagem suspeitos (p. ex., forma irregular/microlobulada/margem espiculada) ou crescimento progressivo devem ser submetidas a exame citológico ou histológico.

Os **tumores filoides**, que constituem 0,3 a 1% das neoplasias fibroepiteliais da mama, são extremamente raros. As classificações geralmente variam entre grau leve, intermediário e grave (maligno). A condição caracteriza-se pelo crescimento assimétrico das mamas associado a massa circunscrita móvel e firme que pode mimetizar um fibroadenoma gigante. Em geral, o tumor cresce rapidamente, podendo assumir dimensões bastante grandes. A maioria desses tumores tem um prognóstico favorável, mas existem relatos de recorrência local ou metástases de filoides. A excisão com margens de 1 cm é a terapia inicial preferida em pacientes adolescentes, independentemente da classificação histológica da lesão.

A **papilomatose juvenil** é um marcador de risco aumentado de câncer de mama em membros da família e, em pacientes com essa condição, até 15% podem ter um carcinoma secretor (juvenil). O tratamento de papilomatose juvenil é a ressecção total da lesão com a preservação da mama.

O **carcinoma secretor invasivo** é o subtipo mais comum de câncer de mama invasivo em crianças. O tumor normalmente é massa pequena (< 3 cm) e indolor. O tratamento consiste na excisão cirúrgica com biopsia do linfonodo sentinela e possível quimioterapia, dependendo da extensão da doença.

Deve-se monitorar minuciosamente a presença de cânceres secundários em adolescentes submetidas à terapia de radiação torácica anterior ou de malignidades com potencial metastático para a mama, a fim de verificar se há presença de massas nas mamas. O rabdomiossarcoma é a lesão mais comum com possibilidade de desenvolver metástase para a mama. Outras condições malignas incluem neuroblastoma, melanoma, carcinoma de células renais e sarcoma de Ewing. Os tumores de mama também podem ser a primeira manifestação de recidiva (extramedular) em caso de leucemia linfoblástica aguda.

Em mulheres jovens com fatores de risco predisponentes a câncer de mama (histórico familiar, mutação genética, malignidade extramamária conhecida ou irradiação de manto), é necessária uma biopsia, independentemente dos achados de imagem.

Avaliação mediante imagem de massas mamárias

Como o denso tecido mamário da adolescente obstrui a visualização de massa palpável, a mamografia não é aconselhada para esse grupo etário. A **ultrassonografia** é a modalidade de exame de imagem preferida para a avaliação de anomalias da mama na população pediátrica, dada a especificidade diagnóstica e a ausência de radiação ionizante. Vale observar que a aparência ultrassonográfica da mama em diversos estágios de Tanner é conhecimento fundamental para o radiologista. A US com Doppler colorido pode ser útil para a avaliação de anomalias da mama, como fibroadenomas ou abscessos. A tomografia computadorizada (TC) e a ressonância magnética (RM) são reservadas à avaliação da extensão da doença.

Recomendações para as filhas de mulheres com câncer de mama

Redução do risco

Existe um número limitado de medidas que as mulheres jovens podem tomar para reduzir o risco de câncer de mama. A American Cancer Society recomenda praticar atividade física regularmente, limitar o consumo de álcool, eliminar o tabagismo e manter um peso saudável. Alguns estudos demonstraram que a amamentação por pelos menos 1 ano pode reduzir ligeiramente o risco de câncer de mama.

Procedimentos de rastreamento

As mulheres na faixa de 20 a 30 anos devem fazer, a cada 1 a 3 anos, um exame clínico das mamas como parte de um exame periódico (regular) de saúde realizado por um profissional. Depois dos 40 anos, as mulheres devem se submeter todo ano a um exame das mamas conduzido por um profissional de saúde, e a ACOG recomenda uma mamografia, enquanto gozarem de boas condições de saúde.

Em jovens adultas com mutações conhecidas no gene *BRCA*, a vigilância recomendada incluir exame clínico das mamas semestralmente, bem como mamografia anual e ressonância magnética a partir dos 25 anos ou antes, com base na idade mais precoce de manifestação da condição na família. As mulheres que têm parentes em primeiro grau com essas mutações, mas que não se submeteram a exame, geralmente são monitoradas como se apresentassem tais mutações até que se conheça a situação de seu gene *BRCA*.

No caso daquelas que receberam radiação torácica entre os 10 e 30 anos (normalmente pela presença de linfoma), a mamografia anual e a RM associadas a exames de rastreamento mamário devem ser feitas a cada 6 a 12 meses a partir de 8 a 10 anos após o tratamento ou dos 25 anos.

Teste genético em crianças

O teste genético para a verificação de mutações nos genes de suscetibilidade ao câncer em crianças é particularmente complexo. Tanto os pais quanto os responsáveis podem solicitar ou recomendar os testes para crianças menores de idade; entretanto, muitos especialistas (inclusive a American Society of Clinical Oncology) recomendam que, a menos que existam evidências de que o resultado do teste poderá influenciar o acompanhamento médico da criança ou da adolescente, o teste genético deve ser adiado até que a paciente alcance a maioridade legal (18 anos ou mais), devido a eventuais preocupações com aspectos como autonomia, possível discriminação e possíveis efeitos psicossociais.

CIRURGIA COSMÉTICA

A mamoplastia de redução das mamas pode ser desejada por adolescentes para aliviar dores fortes nas costas, no pescoço e nos ombros, enquanto a cirurgia de aumento das mamas pode ser desejável para a reconstrução de condições congênitas que envolvam deformidade, assimetria grave ou como um procedimento eletivo. A ACOG recomenda que, quando a adolescente buscar a cirurgia de mama, o primeiro passo deve ser a orientação e a tranquilização em relação às variações normais de anatomia, ao crescimento e ao desenvolvimento para a paciente e sua família. Deve-se enfatizar as alternativas não cirúrgicas para conforto e aparência (p. ex., enchimentos ou próteses mamárias para serem usadas com as roupas) e conhecimento das indicações e do momento da intervenção cirúrgica, oferecendo-se o respectivo encaminhamento. Por fim, deve-se fazer uma avaliação do nível de maturidade física e emocional da adolescente, bem como o rastreamento do **transtorno dismórfico corporal**.

A American Society of Plastic Surgeons endossa as recomendações da ACOG, ressaltando especificamente que as adolescentes devem ter, pelo menos, 18 anos antes de submeterem-se à cirurgia, bem como um entendimento realista dos possíveis resultados e da possível necessidade de cirurgia complementar. Atualmente, implantes preenchidos com solução salina são o único tipo de implante aprovado pela U.S. Food and Drug Administration para mulheres com menos de 22 anos. Esses implantes normalmente têm uma vida útil de 10 anos.

A bibliografia está disponível no GEN-io.

Capítulo 567

Síndrome dos Ovários Policísticos e Hirsutismo

Heather G. Huddleston, Molly Quinn e Mark Gibson

SÍNDROME DOS OVÁRIOS POLICÍSTICOS

Etiologia e definição

A síndrome dos ovários policísticos (SOP) é um distúrbio comum da função hormonal reprodutiva que se caracteriza pela tríade de oligo-ovulação ou anovulação, hiperandrogenismo clínico ou bioquímico e ovários com morfologia policística visualizada por meio de exame de ultrassonografia (US) (≥ 12 folículos em um ovário e/ou > 10 mm^3 de volume ovariano pelos critérios de Rotterdam). Diversos grupos especializados priorizam esses elementos de diferentes maneiras para estabelecer o diagnóstico, e alguns exigem a presença dos três (Tabela 567.1). Nos EUA, o hiperandrogenismo com disfunção ovulatória (excluídas outras causas) geralmente é considerado suficiente para o diagnóstico. Algumas das anomalias normalmente associadas à SOP são obesidade, resistência à insulina e síndrome metabólica, mas o fenótipo é variável e as pessoas afetadas podem não apresentar nenhuma dessas condições. O distúrbio, que afeta de 5 a 20% das mulheres em idade reprodutiva, dependendo dos critérios utilizados, geralmente surge na adolescência, quando não se estabelece um padrão menstrual normal e há evidências clínicas de excesso de androgênio. Além disso, 10 a 25% das mulheres sem sinais de SOP clínica podem apresentar um achado isolado de ovários policísticos na US, os quais podem ser considerados ovários com aparência policística (PAO; do inglês, *polycystic-appearing ovaries*) ou morfologia ovariana policística (PCOM; do inglês, *polycystic ovarian morphology*). Essas pacientes correm o risco de desenvolver SOP no futuro.

Patologia, patogênese e genética

A SOP apresenta uma alta taxa de concordância em gêmeas e, em alguns estudos, observam-se padrões hereditários epigenéticos ou dominantes. Todavia, não se identificou um padrão hereditário consistente.

Muitas pacientes com SOP apresentam desregulação dos hormônios gonadotróficos com maior pulsatilidade do hormônio luteinizante (LH; do inglês, *luteinizing hormone*) e proporções anormalmente altas de LH circulante em relação ao hormônio foliculoestimulante (FSH; do inglês, *follicle-stimulating hormone*). O aumento da produção de androgênio pelos *ovários* em resposta ao LH e o comprometimento da foliculogênese devido à redução do FSH são atribuídos a esse padrão gonadotrófico. É mais provável que a regulação anormal do agonista do hormônio liberador de gonadotrofina e a secreção anormal de gonadotrofina provavelmente sejam um reflexo do meio hormonal anormal da síndrome do que uma explicação para a sua origem (Figura 567.1). Maior relação dos níveis circulantes de LH:FSH *não* constitui um critério de diagnóstico de SOP.

Em pacientes com SOP, observam-se alterações nas atividades das enzimas esteroidogênicas que explicariam a hiperfunção *androgênica ovariana*, mas que não se encontram regularmente presentes em todas as pacientes, além de não se saber ao certo se essas alterações são uma causa da SOP ou uma consequência da desregulação ovariana. A massa de células estromais do ovário responsável pela produção de androgênio aumenta, enquanto a cirurgia de redução desse componente ovariano (ressecção ovariana em cunha ou procedimentos laparoscópicos ablativos) reduz os níveis circulantes de androgênio e geralmente restaura a ciclicidade ovariana. As pacientes com hiperplasia suprarrenal congênita ou iniciada na idade adulta apresentam um quadro de disfunção ovariana semelhante à SOP passível de reversão com a redução dos androgênios *suprarrenais* por meio de terapia com glicocorticoides. Parece improvável que o excesso de androgênio exerça um papel primário na fisiopatologia de todos os casos de SOP. Muitas pacientes apresentam um nível mínimo de hiperandrogenismo, e a eliminação do excesso de androgênio (com agonistas do hormônio liberador de gonadotrofina) não afeta a insulinorresistência correlata.

As medidas dos níveis de resistência à insulina são maiores e mais prevalentes entre mulheres com SOP do que nos grupos de controle, mesmo quando representativas do índice de massa corporal (IMC). A insulina aumenta diretamente a produção de androgênio pelos ovários e contribui para a elevação dos níveis da testosterona livre mediante a supressão da produção hepática da globulina ligadora dos esteroides sexuais. O tratamento com agentes que aumentam a sensibilidade à insulina pode reduzir os níveis de insulina e é associado a modestas reduções das medidas do excesso de androgênio e, em algumas pacientes, à restauração da ovulação regular. A associação da resistência à insulina ao peso pode explicar o aparecimento de características da SOP entre algumas mulheres que ganham peso, bem como a resolução da SOP entre mulheres afetadas que perdem peso.

Tabela 567.1 Critérios de diagnóstico da síndrome dos ovários policísticos.

CRITÉRIOS DOS NATIONAL INSTITUTES OF HEALTH	CRITÉRIOS DE ROTTERDAM	ANDROGEN EXCESS SOCIETY
Oligo-ovulação ou anovulação *e* Hiperandrogenismo clínico ou bioquímico	Duas das seguintes condições: Oligo-ovulação ou anovulação Ovários policísticos na ultrassonografia (12 ou mais folículos em um único ovário ou volume ovariano > 10 mm^3 em um ovário) Hiperandrogenismo clínico e/ou bioquímico	Hiperandrogenismo clínico ou bioquímico e, pelo menos, uma das seguintes condições: Ovários policísticos *ou* Oligo-ovulação ou anovulação

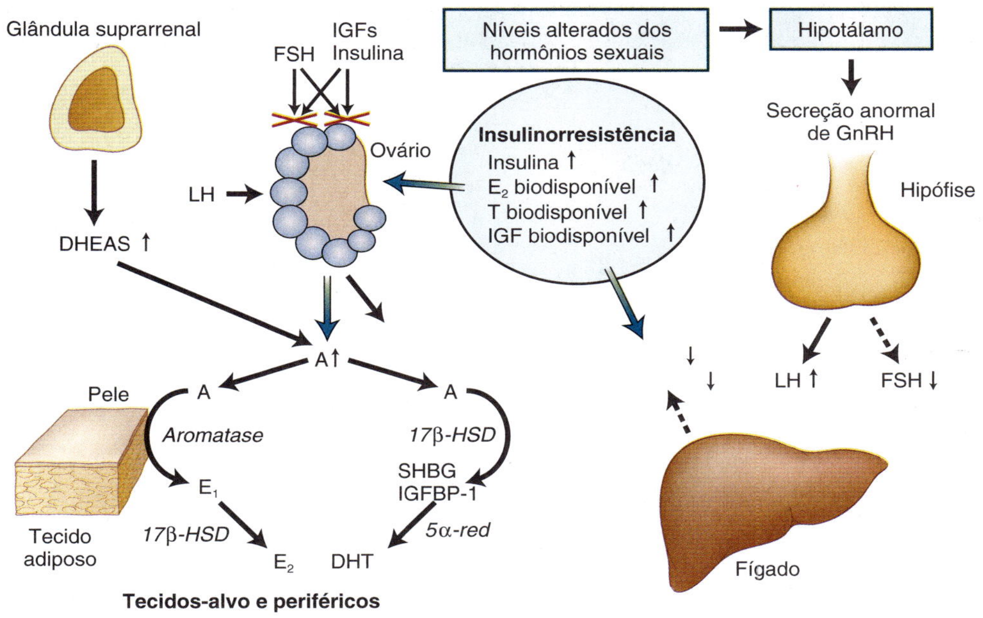

Figura 567.1 Mecanismos patológicos da síndrome dos ovários policísticos (SOP). Uma resposta deficiente *in vivo* do folículo ovariano às quantidades fisiológicas de hormônio foliculoestimulante (FSH), possivelmente em decorrência de interação prejudicada das vias de sinalização associadas ao FHS com os fatores de crescimento insulina-símiles (IGFs; do inglês, *insulin-like growth factors*) ou a insulina, podem ser um defeito importante responsável pela anovulação na SOP. A insulinorresistência associada à elevação dos níveis circulantes e teciduais de insulina e estradiol (E_2), testosterona (T) e IGF-I biodisponíveis gera uma produção hormonal anormal em vários tecidos. A secreção excessiva de hormônio luteinizante (LH) e o débito reduzido de FSH pela hipófise, a produção reduzida de globulina de ligação aos hormônios sexuais (SHBG) e a proteína 1 de ligação ao IGF (IGFBP-1) no fígado, o aumento da secreção suprarrenal de sulfato de desidroepiandrosterona (DHEAS) e o aumento da secreção de androstenediona (A) pelos ovários contribuem para o ciclo de alimentação direta que mantém a anovulação e o excesso de androgênio na SOP. As quantidades excessivas de E_2 e T são oriundas basicamente da conversão de A nos tecidos-alvo e periféricos. A T é convertida no potente esteroide estradiol ou DHT (di-hidrotestosterona). A atividade da enzima redutiva 17β-hidroxiesteroide desidrogenase (17β-HSD) pode ocorrer por meio de produtos de proteína de vários genes com sobreposição de funções; a 5α-redutase (5α-red) é codificada por, pelo menos, dois genes, e a aromatase é codificada por um único gene. GnRH, hormônio liberador de gonadotrofina. (*De Bulun SE: Physiology and pathology of the female reproductive axis. In Melmed S, Polonsky KS, Larsen PR, editors: Williams textbook of endocrinology, ed 13, Philadelphia, 2016, Elsevier, Fig. 17-30.*)

Manifestações clínicas

A SOP, um distúrbio que pode persistir por toda a vida, normalmente se manifesta no decorrer da puberdade, mas pode começar mais tarde, durante o início da idade adulta. As características clínicas são as anomalias menstruais e as manifestações de *hiperandrogenismo*, mas a gravidade do distúrbio é variável (Tabela 567.2). A ovulação normalmente é irregular ou inexistente, e o fluxo menstrual, por sua vez, é igualmente irregular ou inexistente. Quando ocorre sangramento menstrual, pode ser um sangramento anovulatório, geralmente intenso e/ou prolongado, em decorrência de um extenso período de crescimento isolado do endométrio. Por outro lado, o sangramento pode ser de caráter relativamente normal em consequência de uma ovulação anterior. As crises prolongadas em ciclo anovulatórios, acompanhadas do estrogênio isolado, são um fator de risco para hiperplasia endometrial, com eventuais alterações pré-malignas e francamente malignas. O hiperandrogenismo geralmente se manifesta como hirsutismo, graduado pela extensão e localização do padrão masculino de crescimento capilar excessivo (Figura 567.2).

Pode-se fazer o diagnóstico de SOP em adolescentes com base na falta de resolução do padrão normal de desenvolvimento de ciclos menstruais anovulatórios presentes nos dois primeiros anos pós-menarca. Com menos frequência, o diagnóstico é feito na presença de amenorreia primária. Os níveis séricos de androgênio podem ser elevados e os achados clínicos de excesso de androgênio são comuns, embora possa ser difícil distinguir expressões androgênicas normais da puberdade (acne, hirsutismo leve) das manifestações iniciais da SOP. O diagnóstico em adolescentes deve ser feito com cautela em razão das alterações hormonais que ocorrem durante a puberdade. Alguns sugerem aguardar 3 anos após a menarca e exigem os três critérios de Rotterdam.

A obesidade é comum entre as mulheres afetadas. Em algumas pacientes a expressão das características da SOP está condicionada à elevação do IMC e é reversível com a perda de peso. Entretanto, existe um subgrupo de pacientes que apresenta um fenótipo "magro" da SOP; portanto, a ausência de excesso de peso não deve excluir a consideração do diagnóstico de SOP. A SOP está associada a maior prevalência de resistência à insulina e diabetes tipo 2, independentemente da tendência de muitas pacientes afetadas apresentarem um IMC elevado. Além disso, a SOP oferece um aumento substancial e específico do risco de síndrome metabólica (hiperlipidemia, resistência à insulina, diabetes tipo 2) em adolescentes depois de considerado o IMC.

Achados laboratoriais, diagnóstico e diagnóstico diferencial

O diagnóstico de SOP requer a exclusão de distúrbios em outras circunstâncias responsáveis por hiperandrogenismo e anovulação. Deve-se medir a 17-hidroxiprogesterona sérica quando há excesso de androgênio a ser rastreado para verificação de **deficiência de 21-hidroxilase com início na idade adulta** (ver Capítulo 594). Na adolescente com amenorreia, mas com achados que indicam níveis androgênicos mínimos, deve-se considerar a supressão hipotalâmica funcional em consequência de exercício excessivo e/ou dieta, bem como a obtenção de anamnese criteriosa para descartar tais padrões de comportamento. Toda paciente deve passar por uma avaliação clínica para a verificação da presença de síndrome de Cushing, e a avaliação bioquímica é indicada quando os achados clínicos, inclusive a hipertensão e/ou aspectos característicos do exame, forem sugestivos (ver Capítulo 595). Os dois distúrbios têm em comum uma tendência ao excesso de peso e a graus variáveis de resistência à insulina e ao excesso de androgênio, mas diferem na medida em que a síndrome de Cushing demonstra perda de massa muscular resultante de catabolismo.

Tabela 567.2 Fenótipos da Síndrome dos ovários policísticos com base nos critérios de Rotterdam de 2003.

SINAIS, RISCOS E PREVALÊNCIA	SOP GRAVE	HIPERANDROGENISMO E ANOVULAÇÃO CRÔNICA	SOP OVULATÓRIA	SOP BRANDA
Períodos	Irregulares	Irregulares	Normais	Irregulares
Ovários observados em imagem de ultrassonografia	Policísticos	Normais	Policísticos	Policísticos
Concentrações de androgênio	Altas	Altas	Altas	Ligeiramente aumentadas
Concentrações de insulina	Elevadas	Elevadas	Elevadas	Normais
Riscos	Potenciais a longo prazo	Potenciais a longo prazo	Desconhecidos	Desconhecidos
Prevalência em mulheres afetadas	61%	7%	16%	16%

SOP, síndrome dos ovários policísticos. (De Norman RJ, Dewailly D, Legro RS *et al.*: Polycystic ovary syndrome, *Lancet* 370:685-696, 2007.)

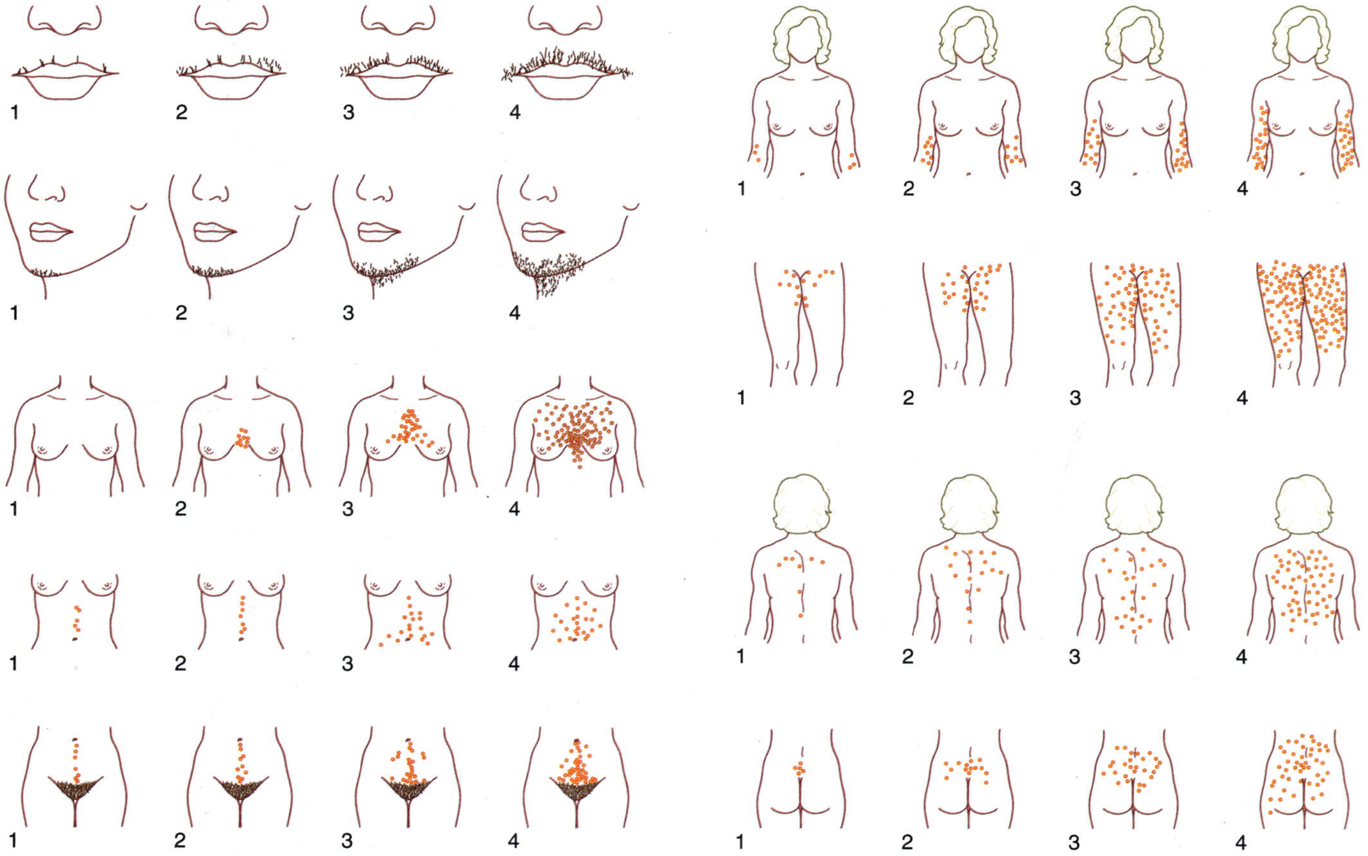

Figura 567.2 Escala de Ferriman Gallwey modificada. (*Modificada de Hatch R, Rosenfield RL, Kim MH et al.: Hirsutism: implications, etiology and management, Am J Obstet Gynecol 1981;140[7]:815-830.*)

As evidências do excesso de androgênio que se *manifestam rapidamente e/ou de maneira grave*, especialmente com virilização, justificam a medição dos androgênios (testosterona total, desidroepiandrosterona [DHEAS]) para excluir a possibilidade de um tumor suprarrenal ou ovariano secretor de androgênio. A avaliação laboratorial é concluída com a exclusão de hiperprolactinemia, insuficiência ovariana prematura e doença da tireoide como causas da anovulação, determinando-se os níveis de prolactina, do FSH e do hormônio estimulante da tireoide, respectivamente.

O diagnóstico de SOP se confirma a partir da constatação de oligo-ovulação ou anovulação, excesso de androgênio (confirmação clínica ou bioquímica) e morfologia ovariana normal revelada por US. Diversos especialistas atribuem pesos diferentes a essas três características e, regra geral, não exigem a presença de todas (Tabela 567.1). Mulheres jovens geralmente exibem a aparência ovariana típica da SOP, sem quaisquer outras evidências, e pelos critérios do hiperandrogenismo e do distúrbio ovulatório, nem toda paciente com SOP apresenta alterações ovarianas típicas. Nem sempre é necessário um exame de US para o diagnóstico de SOP na presença de oligo-ovulação e de características do excesso de androgênio. Do ponto de vista clínico, o excesso de androgênio (especificamente a acne) geralmente aparece no fim da puberdade e não constitui necessariamente sinal de SOP. Todavia, em mulheres jovens com oligo-ovulação ou anovulação persistente, acompanhada por excesso de androgênio, é provável que esses sintomas persistam, devendo-se considerar a possível presença de SOP.

A resistência à insulina é comum entre mulheres com SOP e, embora não constitua um requisito para o diagnóstico, deve ser considerada em caso de uma provável SOP. Adolescentes com hiperandrogenismo e anovulação devem passar por uma avaliação para que se verifique a eventual presença de diabetes ou intolerância à glicose por meio de um teste de tolerância oral à glicose (carga de glicose de 75 g) de duas horas.

Complicações e perspectiva a longo prazo

O manejo da fertilidade, a prevenção do câncer de endométrio e a redução da probabilidade e da gravidade do risco concomitante de síndromes metabólicas mais comuns são tarefas a longo prazo para a paciente com SOP e seus prestadores de serviços de saúde (Tabela 567.3). Apesar de sua reversibilidade com a perda de peso no caso de algumas pacientes e de uma tendência de melhora em algumas mulheres posteriormente durante a vida reprodutiva, a SOP normalmente precisa ser manejada ao longo dos anos reprodutivos. As pacientes jovens devem ser orientadas no sentido de que o tratamento moderno da fertilidade permite que a maioria das mulheres afetadas tenha filhos sem grandes dificuldades, e elas devem saber também que o distúrbio não confere uma proteção confiável contra gravidez involuntária. Na terceira década de vida, as mulheres com SOP não tratadas com progestógenos ou indução à ovulação podem desenvolver câncer de endométrio; as pacientes devem compreender a importância das estratégias a longo prazo de proteção do endométrio. A intolerância à glicose, o diabetes do tipo 2 e a síndrome metabólica são mais comuns entre adolescentes obesas com SOP, e a prevalência dessas condições aumenta com o tempo. O controle do peso por meio de dieta e medidas de estilo de vida, a detecção e o tratamento da intolerância à glicose e do diabetes e o controle dos níveis lipídicos anormais são os objetivos do manejo a longo prazo.

Tratamento

O manejo tem por foco as anomalias menstruais, os sintomas de excesso de androgênio e as alterações metabólicas correlatas. A perda de peso mediante mudanças no estilo de vida, o uso de agentes contraceptivos hormonais para a regulação do ciclo menstrual e a supressão do androgênio, os antiandrogênicos como auxiliares no tratamento do hirsutismo e os agentes insulinossensibilizantes são componentes comuns do tratamento.

Mudanças de estilo de vida

Programas de estilo de vida abrangentes que visam à melhoria do condicionamento físico e à perda de peso, voltados para *mulheres* acima do peso e obesas com SOP, podem proporcionar altas taxas de recuperação da função menstrual normal, redução do índice de androgênios livres, redução das medidas de resistência à insulina e melhores níveis séricos de lipídios. Dados limitados mostram benefícios similares dessas intervenções para *adolescentes* obesas com SOP. Os programas de perda de peso bem-sucedidos com aconselhamento psicológico e nutricional para adolescentes com SOP, de fato, resultam na melhoria da função menstrual.

Tabela 567.3 Complicações de saúde da síndrome dos ovários policísticos ao longo da vida.

PERÍODO PRÉ-NATAL OU INFÂNCIA	ADOLESCÊNCIA, IDADE REPRODUTIVA	PÓS-MENOPAUSA
REPRODUTIVAS		
Adrenarca prematura Menarca precoce	Irregularidade do ciclo menstrual Hirsutismo Acne Infertilidade Câncer de endométrio Aborto Complicações gestacionais	Menopausa tardia?
METABÓLICAS		
Crescimento fetal anormal	Obesidade Intolerância à glicose Resistência à insulina Dislipidemia Diabetes do tipo 2	Obesidade Intolerância à glicose Resistência à insulina Dislipidemia Diabetes do tipo 2
OUTRAS		
	Apneia do sono Fígado gorduroso Depressão	Doença cardiovascular?

De Norman RJ, Dewailly D, Legro RS *et al.*: Polycystic ovary syndrome, Lancet 370:685-696, 2007.

Contraceptivos hormonais

Os medicamentos contraceptivos hormonais combinados (estrogênio e progestina) são considerados a terapia de primeira linha para mulheres adultas que não desejam fertilidade e para adolescentes (ver Capítulo 143). As adolescentes com SOP apresentam risco de gravidez involuntária; a expectativa é de que a fertilidade dessas pacientes seja reduzida em relação à de outras adolescentes, mas, ainda assim, existe o risco de gravidez.

Com o uso de contraceptivos hormonais combinados, é possível evitar estados hiperplásicos endometriais resultantes da ação do estrogênio isolado e manejar o sangramento uterino anormal durante episódios anovulatórios. O componente progestacional inibe a proliferação endometrial e o regime de administração da pílula previsivelmente regula a menstruação. O componente estrogênico do contraceptivo oral combinado eleva a globulina circulante de ligação dos hormônios sexuais, reduzindo os níveis de testosterona livre e biodisponível. Os dois elementos hormonais contidos nos contraceptivos orais combinam-se para suprimir a estimulação gonadotrópica (particularmente o LH) da produção de androgênios pelos ovários. Os níveis de DHEAS que, em geral, contribuem para a hiperandrogenemia na SOP normalmente diminuem com o uso de contraceptivos combinados. Os produtos com componentes progestacionais menos androgênicos (drospirenona, desogestrel) podem proporcionar melhor alívio dos sintomas androgênicos.

É mais importante utilizar um método de contracepção hormonal bem tolerado durante o uso prolongado do que um produto que contenha determinado componente progestacional. Produtos com frequência e duração reduzidas dos intervalos de suspensão de uso da pílula podem proporcionar uma capacidade superior de supressão androgênica e uma bem-vinda redução da frequência dos episódios de sangramento. O acetato de medroxiprogesterona de depósito pode ser uma alternativa para contracepção, proteção endometrial e supressão androgênica adequadas aos contraceptivos hormonais combinados, uma vez que permite a supressão até mais profunda da produção de androgênios pelos ovários, mas não eleva a globulina de ligação dos hormônios sexuais. Os regimes de administração exclusiva de progesterona de baixa dosagem (minipílulas orais, contraceptivos progestacionais implantáveis e dispositivos intrauterinos de liberação de progesterona) também oferecem proteção endometrial eficaz, mas permitem uma supressão androgênica apenas parcial e/ou inconsistente, não elevam os níveis da globulina de ligação dos hormônios sexuais e não demonstraram ser consistentemente úteis no que diz respeito a padrões anormais de sangramento.

Pacientes que não necessitem do controle dos sintomas hiperandrogênicos ou da contracepção geralmente são tratadas com uso periódico de progestógenos orais para indução de sangramento menstrual previsível e prevenção de hiperplasia endometrial e malignidade. As séries de 12 dias de 10 mg/dia de acetato de medroxiprogesterona ou 5 mg/dia de acetato de noretindrona são eficazes e seguras para esse fim quando tomadas a cada 1 a 2 meses.

Metformina

A metformina é uma biguanida utilizada no tratamento do diabetes do tipo 2 – a sua única indicação aprovada pela FDA. O medicamento já foi utilizado em diversas situações e com diferentes objetivos para pacientes com SOP. A metformina exerce o seu efeito principal reduzindo a produção hepática de glicose e limitando a sua absorção pelo intestino. Um subgrupo de mulheres com SOP retomou a ovulação e o fluxo menstrual normais quando tratadas com metformina, eliminando a necessidade de terapia progestacional para proteger a saúde do endométrio ou de medicamentos para induzir a ovulação. Para algumas pacientes, a consequente normalização da função reprodutiva é gratificante, independentemente do interesse na fertilidade.

A metformina reduz a resistência à insulina e os níveis de androgênios. O seu uso prolongado pode reduzir a probabilidade de desenvolvimento de intolerância à glicose ou a evolução da intolerância à glicose para o diabetes do tipo 2; esses efeitos ainda não foram provados para pacientes com SOP. A metformina não deve ser utilizada na presença de comprometimento renal ou hepático. A dosagem normal é de 1.500 a 2.000 mg/dia, alcançada mediante aumentos gradativos, dada a ocorrência comum de intolerância gastrintestinal. As fórmulas de efeito prolongado são úteis quando a intolerância gastrintestinal representa um problema.

O uso da metformina no tratamento da SOP depende dos objetivos e preferências da paciente. Para o tratamento de sintomas hiperandrogênicos, os efeitos da metformina podem ser modestos se comparados a outros agentes existentes. Não existem dados empíricos que respaldem os benefícios teóricos do uso prolongado da metformina em adolescentes com SOP e obesidade em comparação com os resultados alcançados com a perda de peso e os medicamentos contraceptivos orais. Alguns especialistas são favoráveis ao uso da metformina como agente de primeira linha, em parte com a finalidade de melhorar as medidas séricas de resultados intermediários, e em parte devido à evidência de progressão reduzida da insulinorresistência em outras populações. Não há evidência de benefício a longo prazo para os resultados clínicos do acréscimo da metformina ao tratamento de mulheres manejadas basicamente com contraceptivos orais. No caso de adolescentes que estejam recebendo metformina como medicação de primeira linha, o manejo progestacional (contraceptivos combinados ou progestógenos periódicos) continua sendo necessário para aquelas que não conseguem recuperar a função ovulatória, enquanto os contraceptivos orais podem continuar a desempenhar um importante papel auxiliar no controle do hiperandrogenismo e/ou da contracepção clínica.

Antiandrogênios

Os medicamentos antiandrogênicos podem ser acrescentados a outras terapias ou utilizados isoladamente para o tratamento do hirsutismo. Em geral, esses agentes são utilizados como adjuntos na supressão da função hormonal ovariana, em parte devido à melhor redução do hirsutismo quando os antiandrogênios são combinados à supressão ovariana, mas também para reduzir o risco de exposição involuntária do embrião ou do feto. A ciproterona, uma combinação altamente ativa de antiandrogênico e progestógeno, encontra-se disponível na Europa e no Canadá como um único agente para o tratamento de hirsutismo ou combinado ao etinilestradiol como um contraceptivo oral com perfil antiandrogênico otimizado. Nos EUA, a espironolactona é o antiandrogênio de uso mais comum. A espironolactona antagoniza os receptores de androgênios e impede a síntese androgênica. Normalmente utilizam-se doses diárias de 100 a 200 mg. Outros agentes estudados foram a finasterida, um inibidor da 5α-redutase, e a flutamida, um antagonista não esteroide e altamente específico dos receptores de androgênios. Esses agentes raramente são utilizados por não haver evidências de eficácia superior, custo e, no caso da flutamida, potencial para hepatotoxicidade.

HIRSUTISMO

Define-se o hirsutismo como o aumento anormal do crescimento capilar terminal (maduro, pesado, escuro) em áreas do corpo em que o crescimento capilar normalmente é androgênio-dependente (ver Capítulo 682). A sua presença resulta da combinação entre a estimulação androgênica e a sensibilidade hereditária local dos folículos aos androgênios, o que varia consideravelmente entre os diferentes grupos étnicos. As preocupações cosméticas das pacientes geralmente determinam se os achados de hirsutismo constituem caso de investigação clínica e tratamento. Deve-se fazer a distinção entre o hirsutismo como achado isolado e a **virilização**, que envolve alteração da massa muscular, aumento do clitóris e mudança de voz, evoluindo rapidamente (em questão de meses). *A virilização demanda uma busca por uma fonte neoplásica de androgênio.* A elevação dos níveis de testosterona ou de DHEAS geralmente indica uma fonte ovariana ou suprarrenal de androgênios, respectivamente; nesse caso, a imagiologia específica e, ocasionalmente, os exames de cateterização são procedimentos indicados.

O hirsutismo sem virilização é comum. As possíveis causas a serem consideradas são SOP (quando houver hiperandrogenismo e anovulação), excesso funcional e benigno de androgênios (hiperandrogenismo mensurável sem anovulação), hirsutismo idiopático (maior presença de pelos em áreas androgênio-dependentes sem excesso mensurável de androgênios) e hiperplasia suprarrenal manifestada na idade adulta. As pacientes se distinguem basicamente pela evidência de distúrbio ovulatório revelada pelo histórico menstrual, e no caso daquelas com fluxo menstrual ausente ou irregular, pode-se fazer um diagnóstico de SOP. As restantes, para as quais foram excluídas as hipóteses de hiperplasia suprarrenal manifestada na idade adulta e de SOP, apresentam níveis normais de androgênios com maior sensibilidade dos órgãos terminais em função de predisposição hereditária ou étnica ou têm uma superprodução funcional e benigna de androgênios ovarianos. As dosagens dos androgênios (testosterona, DHEAS) podem apresentar-se normais ou ligeiramente elevadas no segundo grupo. A testosterona suprime a globulina circulante de ligação dos esteroides sexuais, de modo que os estados de superprodução de testosterona podem não se apresentar acompanhados por medidas elevadas de testosterona total, embora as estimativas dos níveis de testosterona "livre" ou "biodisponível" revelem a presença de hiperandrogenismo. As medidas da testosterona não ligada distinguem o hirsutismo idiopático dos estados hiperandrogênicos brandos e benignos. Essa distinção, no entanto, pouco contribui para o manejo da paciente e gera custos adicionais. O hirsutismo idiopático (sem evidência de excesso de androgênio) normalmente responde à terapia antiandrogênica ou de supressão de androgênios de maneira semelhante ao hirsutismo associado a níveis elevados de androgênios e à anovulação (SOP) e ao hiperandrogenismo benigno não associado à SOP.

Se houver hirsutismo e a avaliação clínica excluir a presença de neoplasia, hiperplasia suprarrenal manifestada na idade adulta e síndrome de Cushing, o manuseio dos sintomas de hiperandrogenismo (quer as medidas dos androgênios circulantes se apresentem elevadas ou não) pode prosseguir como para pacientes com SOP (Tabela 567.4). A supressão da função ovariana pela combinação de estrogênio e progestógenos, com ou sem tratamento antiandrogênico complementar, é o sustentáculo da terapia para essas pacientes. A supressão e/ou o antagonismo androgênico resulta na regressão gradual do tamanho e da produtividade de folículos em áreas sensíveis ao androgênio na face e no corpo, e essas alterações se desenvolvem durante longos meses de duração e sucessivos intervalos de crescimento e queda de pelos. Recomenda-se, portanto, esclarecer às pacientes que os efeitos da terapia clínica surgem lentamente, ao longo de vários meses.

A bibliografia está disponível no GEN-io.

Tabela 567.4 Tratamento de hirsutismo.

TERAPIAS SISTÊMICAS
Supressão da produção androgênica
Contraceptivos orais combinados (etinilestradiol + progestina com baixa atividade androgênica)
Bloqueadores de androgênio
Espironolactona
Finasterida
Flutamida
Acetado de ciproterona (não disponível nos EUA)
ESTRATÉGIAS COSMÉTICAS
Medidas temporárias
Raspagem, descoloração, depilação química
Medidas permanentes
Eletrólise
Terapia com *laser*

Capítulo 568

Neoplasias Ginecológicas e Métodos de Prevenção do Papilomavírus Humano em Adolescentes

Sarah P. Huepenbecker, Stephanie H. Smith e Diane F. Merritt

VISÃO GERAL DAS MALIGNIDADES GINECOLÓGICAS EM CRIANÇAS E ADOLESCENTES

Depois das lesões, o câncer é a causa mais comum de morte entre crianças e adolescentes, com a taxa de mortalidade mais elevada compreendida na faixa etária de 5 a 14 anos. Embora raras, as malignidades ginecológicas podem ser seguidas por infertilidade, depressão e baixa autoestima, condições que podem persistir por toda a vida ou causar morbidade a longo prazo.

O tipo mais comum de malignidade ginecológica encontrada em crianças e adolescentes é de origem ovariana e normalmente se manifesta como massa abdominal ou pélvica, dor aguda ou crônica na parte inferior do abdome ou dificuldades menstruais. A avaliação diagnóstica inclui um exame físico, como também testes laboratoriais que abrangem um exame de urina para detecção de gravidez e teste de níveis hormonais e de imagem, no último caso a ultrassonografia (US) transabdominal é o método inicial preferido. O diagnóstico diferencial inclui tumores ginecológicos; outros tumores orgânicos; e processos funcionais, fisiológicos, inflamatórios/infecciosos ou de natureza gestacional. Embora a maioria das neoplasias ovarianas seja benigna, aproximadamente 9 a 33% delas na infância ou na adolescência são malignas e apresentam taxas de morbidade e mortalidade correlatas mais altas. As neoplasias ovarianas constituem 1% das malignidades ocorridas na infância, mas representam de 60 a 70% das malignidades ginecológicas nesse grupo etário, no qual os tumores das células germinativas constituem o tipo mais comum de neoplasia. Com menos frequência, a vagina e o colo do útero são locais de lesões malignas em crianças, com maior incidência de alguns tumores específicos entre essa população. As malignidades vulvares e endometriais em crianças e adolescentes são extremamente raras.

IMPACTO DA TERAPIA CONTRA O CÂNCER NA FERTILIDADE

Dependendo do tipo e da extensão da doença, o tratamento do câncer ginecológico pode incluir cirurgia citorredutora para preservação da fertilidade com quimioterapia adjuvante, cirurgia definitiva com salpingo-ooforectomia bilateral e estadiamento cirúrgico abrangente, radiação e/ou cirurgia de resgate. A cirurgia para a preservação da fertilidade consiste em salpingo-ooforectomia unilateral, linfadenectomia e omentectomia, enquanto a citorredução máxima inclui histerectomia e salpingo-ooforectomia contralateral. No caso dos tumores ovarianos malignos de células germinativas, a malignidade ginecológica mais comum entre as adolescentes, o uso da cirurgia de preservação da fertilidade é cada vez mais considerado o padrão-ouro. Essa abordagem permite um bom prognóstico, e a maioria das pacientes alcança função hormonal normal e futuras gestações; não parece estar associada a menores taxas de sobrevivência livre de progressão, sobrevivência geral ou mortalidade do que aquelas observadas na cirurgia radical.

Os regimes de quimioterapia com platina são utilizados com mais frequência para os tumores ovarianos malignos. A necessidade de quimioterapia e de radioterapia está associada a condições como insuficiência ovariana aguda e menopausa prematura (Tabela 568.1). Entre os fatores de risco estão idade mais avançada, radiação abdominal ou da coluna e determinados medicamentos quimioterápicos, como os agentes alquilantes (ciclofosfamida, bussulfano). A irradiação uterina está associada a infertilidade, perda espontânea da gravidez e restrição do crescimento intrauterino. A vagina, a bexiga, os ureteres, a uretra e o reto também podem ser lesionados pela radiação. O encurtamento da vagina, a estenose vaginal, a presença de fístulas no trato urinário e a diarreia são efeitos colaterais importantes da irradiação pélvica para o tratamento de cânceres da pelve. Os resultados da gravidez parecem ser influenciados pela quimioterapia administrada anteriormente e pelo tratamento com radiação; 15% das sobreviventes de câncer na infância apresentam infertilidade. Se comparada às suas irmãs normais e saudáveis, esta população apresenta uma taxa mais elevada de abortos espontâneos, partos prematuros e bebês nascidos com baixo peso. Não existem dados que respaldem o aumento da incidência de malformações congênitas nos filhos.

Os avanços dos tratamentos oncológicos levaram a melhores taxas de sobrevivência ao câncer infantil. Infelizmente, com isso vem o aumento dos efeitos adversos em curto e longo prazos, como gonadotoxicidade e infertilidade. As recomendações indicam que o risco individualizado de infertilidade tem que ser discutido antes das terapias gonadotóxicas, devendo haver opções de preservação da fertilidade para toda paciente com encaminhamento para especialistas em reprodução e para profissionais especializados em saúde mental conforme o caso. Várias recomendações aplicam-se especificamente à população pediátrica, indicando que deve ser permitido aos pais/responsáveis agir por conta própria e consentir de acordo com o interesse de suas filhas menores de idade.

A criopreservação de oócitos e embriões maduros é uma opção padrão de cuidados de preservação disponível para meninas na pós-puberdade com um amplo tempo antes do tratamento para permitir a estimulação ovariana (2 a 6 semanas). A criopreservação do tecido ovariano (OTC; do inglês, *ovarian tissue cryopreservation*) continua em experiência e pode ser oferecida como parte do protocolo de pesquisa. Trata-se da única opção disponível para meninas pré-púberes e permite uma opção de preservação secundária para meninas na pós-puberdade com planos de tratamento com limitação de tempo. Já houve mais de 60 nascimentos vivos a partir do transplante ortotópico de tecido ovariano criopreservado, principalmente em mulheres adultas. Os nascimentos vivos ocorreram com mulheres cujo tecido foi criopreservado antes da menarca. A segurança e a viabilidade da OTC e do transplante após a quimioterapia não esterilizante e em determinadas sobreviventes de leucemia têm sido favoráveis. A transposição ovariana por via laparoscópica pode ser utilizada antes da radioterapia quando for previsto um alto risco de exposição dos ovários à radiação. A supressão hormonal com análogos do GnRH foi investigada como um meio de preservação da fertilidade, mas faltam evidências quanto à sua eficácia. O transplante uterino é outro método que se encontra em experiência e pode vir ser uma opção de tratamento no futuro.

A gonadotoxicidade pode levar também à insuficiência ovariana prematura, uma condição associada a maior risco de complicações cardiovasculares, osteoporose e dificuldades com a função sexual. Os riscos e os benefícios da terapia hormonal precisam ser considerados conforme apropriado.

NEOPLASIAS OVARIANAS

Cistos ovarianos neonatais e pediátricos

Os cistos ovarianos foliculares ou fisiológicos normais são observados por meio de exame de US dos ovários em toda menina recém-nascida, bebê e pré-púbere saudável. A maioria desses cistos tem menos de 2 cm de diâmetro e não é de natureza patológica. A incidência dos cistos ovarianos funcionais aumenta com a puberdade. Nos períodos fetal e neonatal, os cistos foliculares fisiológicos formam-se em decorrência da estimulação do estrogênio materno; esses cistos são comuns e identificados por US pré-natal. Na obtenção de imagens fetais, deve-se ter o cuidado de determinar o órgão de origem de qualquer cisto, visto que o diagnóstico diferencial de massa cística fetal inclui massas renais, ureterais e gastrintestinais. Os cistos ovarianos fetais e neonatais podem ser simples ou complexos e unilaterais ou bilaterais. A maioria das

Tabela 568.1 Efeito do tratamento do câncer no desenvolvimento da amenorreia.

TRATAMENTO	AGENTE/MODALIDADE	IMPACTO	TRATAMENTO PARA
Protocolos que contenham agentes não alquilantes ou níveis inferiores de agentes alquilantes	ABVD, CHOP, COP, terapias multiagentes para leucemia	RISCO MAIS BAIXO < 20% das mulheres desenvolvem amenorreia pós-tratamento	Linfoma não Hodgkin Leucemia
Protocolos que contenham	Terapias multiagentes que utilizam vincristina	RISCO MUITO BAIXO/INEXISTENTE Nenhum efeito sobre a menstruação	Leucemia Linfomas
Protocolos que contenham	Procarbazina MOPP e BEACOPP 3 ciclos > 6 ciclos	ALTO RISCO Mais de 80% desenvolvem amenorreia pós-tratamento	Linfoma de Hodgkin
Protocolos que contenham	Temozolomida ou BCNU + radiação craniana	ALTO RISCO Mais de 80% desenvolvem amenorreia pós-tratamento	Tumor cerebral
Radiação abdominal ou pélvica	10 a 15 Gy em meninas pré-púberes 5 a 10 Gy em meninas pós-púberes	RISCO INTERMEDIÁRIO 30 a 70% das mulheres desenvolvem amenorreia pós-tratamento	Leucemia linfoblástica aguda Tumor cerebral Neuroblastoma Linfoma não Hodgkin Linfoma de Hodgkin Tumor espinal Tumor de Wilms
Radiação abdominal ou pélvica total	> 15 Gy em meninas pré-púberes > 10 Gy em meninas pós-púberes > 6 Gy em mulheres adultas	ALTO RISCO Mais de 80% desenvolvem amenorreia pós-tratamento	
Ciclofosfamida total	5 g/m^2 em mulheres > 30 anos 7,5 g/m^2 em mulheres e meninas < 20 anos	ALTO RISCO Mais de 80% desenvolvem amenorreia pós-tratamento	Linfoma não Hodgkin
Qualquer agente alquilante + radiação pélvica	Por exemplo, bussulfano, carmustina, ciclofosfamida, ifosfamida, lomustina, melfalana, procarbazina	ALTO RISCO Mais de 80% desenvolvem amenorreia pós-tratamento	Câncer de ovário Sarcoma
Qualquer agente alquilante + irradiação de corpo inteiro	Por exemplo, bussulfano, carmustina, ciclofosfamida, ifosfamida, lomustina, melfalana, procarbazina	ALTO RISCO Mais de 80% desenvolvem amenorreia pós-tratamento	Linfomas Mielomas Coriocarcinoma Sarcoma de Ewing, neuroblastoma
Qualquer tipo de câncer que exija transplante de medula óssea/transplante de células-tronco		ALTO RISCO Mais de 80% desenvolvem amenorreia pós-tratamento	Linfoma de Hodgkin Linfoma não Hodgkin Leucemia mieloide aguda Leucemia mieloide crônica Mieloma Linfoma linfoide crônico Alguns tumores sólidos (p. ex., mamários, ovarianos, renais, cerebrais)

ABVD, doxorrubicina, bleomicina, vimblastina, dacarbazina; CHOP, ciclofosfamida, doxorrubicina, vincristina, prednisolona; COP, ciclofosfamida, vincristina, prednisona; MOPP, mecloretamina, vincristina, prednisona, procarbazina; BEACOPP, bleomicina, etoposídeo, doxorrubicina, ciclofosfamida, vincristina, procarbazina, prednisona; BCNU, carmustina; Gy, gray. (Adaptada de Female Fertility Preservation © LIVESTRONG, a registered trademark of the LIVESTRONG Foundation. https://www.livestrong.org/we-can-help/just-diagnosed/female-fertility-preservation.)

evidências parece indicar que os cistos ovarianos neonatais simples se resolvem espontaneamente, devendo ser acompanhados por observação. Devido ao risco de torção e da consequente autoamputação pré-natal do ovário, foram desenvolvidas modalidades de tratamento para evitar a torção ovariana, entre as quais a cistectomia laparoscópica orientada por US, a aspiração e a destorção, com o objetivo de preservar o ovário. Deve-se evitar a ooforectomia.

As crianças com massa ovariana podem não apresentar sintomas, e é possível detectar a massa incidentalmente ou durante um exame de rotina. Elas podem também apresentar dor abdominal, que pode vir acompanhada por náuseas, vômitos, ou frequência ou retenção urinária. A complicação mais comum do cisto, a **torção ovariana**, pode resultar na perda do ovário. Os cistos grandes (> 4 a 5 cm); aqueles com características complexas, incluindo os níveis de resíduos líquidos, coágulos, septações ou componentes sólidos; ou qualquer cisto ovariano em meninas no período pré-menarca com sinais ou sintomas correlatos de estimulação hormonal merecem pronta avaliação. Quando a cirurgia é necessária, a destorção laparoscópica e a preservação ovariana devem ser o objetivo, uma vez que a recidiva e a necessidade de repetição da cirurgia são ocorrências raras.

Cistos funcionais

No decorrer de vários ciclos menstruais, forma-se um **folículo dominante** que aumenta de tamanho. Após a ovulação, o folículo dominante transforma-se em um corpo-lúteo que, na presença de sangramento, chama-se **corpo-lúteo hemorrágico**. Esses cistos, que podem ser sintomáticos devido ao tamanho ou à irritação peritoneal, apresentam um característico aspecto complexo na imagem de US. O manejo expectante de um cisto hemorrágico ou funcional presumido é adequado. Normalmente, os cistos fisiológicos têm no máximo 5 cm e se resolvem no decorrer de 6 a 8 semanas ou vários ciclos menstruais durante o subsequente imageamento por US sem necessidade de qualquer intervenção. Os contraceptivos orais monofásicos podem ser utilizados para suprimir o futuro desenvolvimento folicular e prevenir a formação de cistos adicionais. Os cistos que persistem por mais de três ciclos geralmente não são de natureza fisiológica e devem ser avaliados de forma mais minuciosa.

Teratomas

A neoplasia ovariana mais comum em crianças e adolescentes é o **teratoma cístico maduro (cisto dermoide)**. A maioria é de natureza benigna e contém tecido maduro de origem ectodérmica (pele, cabelo, glândulas sebáceas, tecido neuroectodérmico), mesodérmica (músculos, ossos, cartilagem, gordura, dentes) ou endodérmica (tireoide, salivar, respiratória, gastrintestinal). A maioria dos teratomas benignos é diagnosticada por US, na qual os achados característicos incluem níveis líquido-líquido, nódulos de Rokitansky, cistos e regiões hiperecoicas; na radiografia abdominal, geralmente a calcificação é uma característica. Esses tumores podem ser assintomáticos e encontrados incidentalmente, podendo manifestar-se também como massa ou com dor abdominal (associada a torção ou ruptura). Se o tumor dermoide for composto predominantemente por tecido da tireoide (*struma ovarii*), a manifestação clínica pode ser o hipertireoidismo; e, se o tumor contiver tecido carcinoide, a condição pode manifestar-se como uma síndrome carcinoide. Os teratomas benignos podem ser observados se forem assintomáticos ou pequenos (< 5 cm); quando grandes ou sintomáticos, devem ser cuidadosamente ressecados para evitar torção ou ruptura, preservando-se o máximo possível do tecido ovariano normal. Para essa lesão benigna, a ooforectomia (e a salpingo-ooforectomia) é um tratamento excessivo. Durante a cirurgia, devem-se avaliar ambos os ovários (≤ 10% dos casos são bilaterais); e, em caso de dúvida quanto à natureza da lesão, o espécime deve ser avaliado por um patologista, seja macroscopicamente ou por cortes congelados, visto que ocasionalmente os teratomas maduros podem transformar-se em malignos.

O **teratoma imaturo** do ovário é uma ocorrência incomum, sendo responsável por menos de 1% dos teratomas ovarianos. Diferentemente do teratoma cístico maduro, encontrado com mais frequência na idade reprodutiva, mas que ocorre em todas as idades, o teratoma imaturo incide dentro de uma faixa etária específica, ocorrendo com mais frequência nas primeiras duas primeiras décadas de vida. Por definição, um teratoma imaturo contém elementos embrionários imaturos, geralmente neuroepiteliais, mas pode originar-se de qualquer camada germinativa. Existem relatos de existência de uma relação dos tumores dermoides com os elementos neurais e a **encefalite antirreceptor N-metil-D-aspartato (anti-NMDAR)**. As pacientes podem apresentar sintomas semelhantes aos da gripe e progredir para sintomas psiquiátricos e cognitivos, instabilidade autonômica e atividade convulsiva (ver Capítulo 616.4).

Os teratomas imaturos apresentam-se de maneira semelhante aos teratomas maduros, ou seja, com dor ou massa pélvica, mas com achados de imagem diferenciados. Como a lesão raramente é bilateral em termos de envolvimento dos ovários, o atual método de tratamento consiste na salpingo-ooforectomia unilateral com ampla amostragem de implantes peritoneais/omentais e de linfonodos ilíacos e retroperitoneais.

Cistadenomas

Os **cistadenomas** serosos, mucinosos e mistos serosos/endometrioides ou mucinosos/endometrioides são o segundo tipo mais comum de tumor de ovário benigno em adolescentes, representando 10 a 28% dos tumores na adolescência. Geralmente apresentam componentes sólidos e císticos e podem secretar marcadores tumorais, tais como CEA, Ca-125 e Ca 19-9. Essas lesões císticas podem crescer muito, mas com cuidado é possível ressecar o tumor e preservar o tecido ovariano normal de modo a permitir um potencial reprodutivo futuro. As taxas de reincidência podem ser de até 11%, razão pela qual a vigilância deve continuar após a cirurgia.

Endometriomas

A **endometriose** é uma síndrome definida pela presença de tecido endometrial ectópico normalmente localizado na região da pelve e do abdome, mas fora do útero. Nas adolescentes, os principais sintomas clínicos consistem em dor menstrual e dor pélvica intensas, podendo incluir também menorragia, sangramento uterino anormal e sintomas gastrintestinais, geniturinários ou constitucionais. Geralmente, o diagnóstico é tardio, visto que outras etiologias são consideradas ou atribuídas como causa, o que deve suscitar alto grau de suspeita clínica. Embora manifestada de forma variável, a endometriose está associada à presença de **endometriomas** em 16 a 40% dos casos na adolescência, podendo ser unilaterais ou bilaterais. Os endometriomas (cistos de chocolate) formam-se quando há envolvimento dos ovários e acúmulos de sangue velho e hemossiderina no interior de um cisto revestido de endométrio. Eles possuem uma típica aparência ecogênica e homogênea, semelhante a vidro moído, visualizada na US, e são mais comuns em adultas do que em adolescentes. O manejo conservador (terapia supressiva com supressão da ovulação, administração de medicamentos anti-inflamatórios não esteroidais, contraceptivos orais combinados ou terapia com progestinas) e a cistectomia ovariana com a preservação do máximo possível da função dos ovários são procedimentos recomendados para os adolescentes. A recidiva da endometriose é mais frequente em adolescentes do que em adultos, e a fertilidade futura está associada ao estágio da doença.

Doença inflamatória pélvica e abscesso tubo-ovariano

A doença inflamatória pélvica (DIP) complicada por um **abscesso tubo-ovariano (TOA**; do inglês, *tubo ovarian abscess*) é uma condição a ser considerada em adolescentes sexualmente ativas cujo exame revele a presença de massa anexial e dor (ver Capítulo 146). Tipicamente, essas pacientes podem apresentar também febre com leucocitose e sensibilidade ao movimento cervical, podendo também queixar-se de corrimento vaginal, náuseas e um sangramento vaginal anormal. Em geral, os TOA são claramente visualizados na US transvaginal, mas a TC pélvica pode ser utilizadas para os casos indefinidos. O tratamento da DIP e do TOA consiste na administração hospitalar de antibióticos intravenosos. Após 48 a 72 horas de tratamento apenas com antibióticos, as pacientes com TOAs que não respondem à medicação ou pioram devem ser submetidas à drenagem do abscesso orientada por imagem. Esse manejo conservador é recomendado desde que a paciente continue a melhorar. Quando houver a piora, ou no caso de sepse, somente cirurgiões ginecológicos experientes e familiarizados com a cirurgia de intestino devem avaliar e ressecar abscessos pélvicos devido aos desafios de encontrar distorções anatômicas, envolvimento de outros órgãos e planos teciduais friáveis.

Torção anexial

A torção anexial do ovário ou da tuba uterina é a quinta emergência ginecológica mais comum e ocorre com mais frequência entre crianças e adolescentes do que entre adultos, podendo acometer pacientes com uma estrutura anexial normal, mas é mais frequente em uma estrutura anexial aumentada por alterações císticas (foliculares, tubárias) ou neoplasias ovarianas (teratoma, cistadenoma). Quando houver torção, ocorre primeiro a obstrução do fluxo de saída venoso, seguida pelo inchaço da tuba uterina e/ou do ovário, que se tornam hemorrágicos. Depois que o fluxo arterial se interrompe, tem início a necrose que, se não tratada, pode resultar em tromboflebite pélvica, hemorragia, infecção, peritonite e autoamputação da estrutura anexial. Não se sabe quanto tempo a estrutura anexial torcida permanecerá viável. A paciente pode apresentar uma esporádica ou constante dor aguda na parte inferior do abdome, possivelmente acompanhada por náuseas, vômitos, sintomas intestinais/vesicais e peritonite. Os estudos de imagem por US pélvica geralmente demonstram aumento unilateral de uma estrutura anexial e podem ou não demonstrar a presença de fluxo ao Doppler, líquido livre na pelve, "sinal do redemoinho" ou "sinal do bico". A pronta intervenção cirúrgica (destorção por via laparoscópica) é necessária no caso de alta suspeição clínica. A destorção da estrutura anexial e a observação da sua viabilidade são procedimentos recomendáveis, uma vez que mesmo ovários aparentemente necróticos normalmente recuperam a função e podem demonstrar fluxo ao Doppler e desenvolvimento folicular em apenas 6 semanas após a cirurgia, e com excelente preservação da fertilidade a longo prazo. Se possível, a cistectomia deve ser completada para reduzir o risco de recorrência da torção. A remoção da tuba uterina e/ou do ovário deve ser reservada aos casos de tecido macroscopicamente necrótico e àqueles associados a tumores malignos demonstrados na patologia do corte congelado intraoperatório. A controvérsia em relação à ooforopexia (plicatura) das estruturas anexiais afetada e contralateral persiste.

Malignidades ovarianas

O câncer de ovário é muito incomum em crianças; apenas 1,3% dos cânceres ovarianos é diagnosticado em pacientes com menos de 20 anos. As taxas de incidência ajustadas pela idade divulgadas pela Surveillance, Epidemiology, and End Results (SEER) no período de 2011 a 2015 são no máximo de 0,8/100.000 na faixa etária de 0 a 14 anos e de 1,5/100.000 na faixa de 15 a 19 anos; as taxas de mortalidade são de 0,1/100.000 entre meninas com até 19 anos. Os **tumores de células germinativas** são os mais comuns e se originam de células germinativas primordiais que depois se desenvolvem e se transformam em vários tipos de tumores heterogêneos, tais como **disgerminomas** (o mais comum dos tumores malignos de células germinativas do ovário com o melhor prognóstico), teratomas malignos, **tumores do saco vitelino** (também conhecidos como **tumores dos seios endodérmicos**), carcinomas embrionários, neoplasias de células mistas e **gonadoblastomas** (geralmente associados a anomalias cromossômicas). Os teratomas imaturos e os tumores do saco vitelino são malignidades mais agressivas do que os disgerminomas e ocorrem em uma proporção significativamente maior de meninas (na faixa de 10 a 20 anos). Os **tumores do estroma do cordão sexual** incluem **tecomas** e **fibromas** benignos, bem como os **tumores malignos das células de Sertoli-Leydig** (que se manifestam com a evidência clínica de excesso de androgênio) e os **tumores de células da granulosa juvenis** (que se manifestam com a puberdade precoce e o excesso de estrogênio) (Tabela 568.2). A investigação por meio da imagem pode demonstrar estruturas císticas grandes e complexas com calcificações, gordura ou vascularização, bem como ascite pélvica. **Marcadores tumorais** como a alfafetoproteína, o antígeno Ca-125, a inibina B, a gonadotropina coriônica humana e a lactato desidrogenase também são utilizados para fins de diagnóstico e vigilância ativa do tratamento (Tabela 568.3).

O estadiamento tumoral é feito de acordo com as diretrizes da International Federation of Gynecology and Obstetrics (FIGO) e é imperativo para informar as decisões relativas ao tratamento. O tratamento para os disgerminomas de estágio Ia e os teratomas imaturos de estágio I é a ressecção. Para os tumores de estágio Ic ou mais elevado, o tratamento é a excisão cirúrgica seguida pela quimioterapia pós-operatória, que normalmente consiste em bleomicina, etoposídeo e cisplatina. Às vezes, administra-se a radioterapia por causa da recidiva da doença dos disgerminomas; caso contrário, a prática não faz parte do tratamento de rotina. O estadiamento no início da terapia é de suma importância. Em raras situações, pode-se indicar uma laparotomia adicional com citorredução secundária no caso de neoplasias com elementos teratomatosos ou daquelas não completamente ressecadas.

Tabela 568.2 Tumores ovarianos malignos em crianças e adolescentes.

TUMOR	SOBREVIVÊNCIA GERAL DE 5 ANOS	ASPECTOS CLÍNICOS
TUMORES DE CÉLULAS GERMINATIVAS		
Disgerminoma	85%	10 a 20% bilateral Malignidade ovariana mais comum Disgenesia gonadal/insensibilidade androgênica Sensível à quimioterapia/radiação
Teratoma imaturo	97 a 100%	Presença das três camadas germinativas
Tumor dos seios endodérmicos	80%	Quase sempre grande (> 15 cm) Corpos de Schiller-Duval
Coriocarcinoma	30%	Raro Pode mimetizar gravidez ectópica
Carcinoma embrionário	25%	Sintomas endocrinológicos (puberdade precoce) Altamente maligno
Gonadoblastoma	100%	Amenorreia primária Virilização Mosaicismo 45,X ou 45,X/46,XY
TUMORES DO ESTROMA DO CORDÃO SEXUAL		
Tumor de células da granulosa/estroma juvenil	92%	Produz estrogênio Irregularidades menstruais Pseudopuberdade precoce isossexual Rara presença de corpos de Call-Exner
Tumor das células de Sertoli-Leydig	70 a 90%	Virilização em 40% Produz testosterona
Tumores das células lipoides	Cerca de 80%	Raro grupo heterogêneo com parênquima cheio de lipídios
Ginandroblastoma	90% ou mais	Raros tumores mistos de baixo grau que produzem estrogênio ou androgênio

Tabela 568.3 Marcadores tumorais séricos.

TUMOR	CA-125	AFP	hCG	LDH	E2	T	INIBINA	MIS	VEGF	DHEA
Tumor epitelial	+									
Teratoma imaturo	+	+			+					+
Disgerminoma			+	+	+					
Tumor dos seios endodérmicos		+								
Carcinoma embrionário		+	+		+					
Coriocarcinoma			+							
Células germinativas mistas		+	+	+						
Tumor das células da granulosa	+				+		+	+		
Sertoli-Leydig						+	+			
Gonadoblastoma					+	+	+			+
Teca/fibroma									+	

AFP, alfafetoproteína; CA-125, antígeno do câncer 125; DHEA, de-hidroepiandrostenediona; E2, estradiol; hCG, gonadotrofina coriônica humana; LDH, lactato desidrogenase; T; testosterona, MIS, substância inibidora mülleriana; VEGF, fator de crescimento do endotélio vascular.

No caso de tumores não ressecáveis ou de pacientes que não possam se submeter à cirurgia, a quimioterapia neoadjuvante é uma opção. As recidivas são tratadas com quimioterapia. Os tumores de células germinativas podem recidivar em até 10% dos casos, razão pela qual é recomendável a US anual de acompanhamento.

Os **cânceres ovarianos epiteliais** representam 19% das massas ovarianas na população pediátrica, com um total de 5 a 16% de natureza maligna e 30 a 40% considerados limítrofes ou de baixo potencial maligno com células proliferativas atípicas, mas sem invasão do estroma. Os tumores ovarianos epiteliais manifestam-se quase exclusivamente após a puberdade. Os sintomas comuns incluem dismenorreia, dor abdominal, distensão abdominal, náuseas e vômitos e corrimento vaginal, e o antígeno Ca-125 está quase sempre elevado. O tratamento envolve ooforectomia cirúrgica, lavagens pélvicas e biopsias de lesões omentais, peritoneais e linfonodais com quimioterapia adjuvante para as pacientes com doença nos estágios II a IV da FIGO. Dada a pouca idade dessa população e embora não sendo o padrão de assistência para as pacientes adultas, a cirurgia para preservação da fertilidade é recomendável no caso de câncer de estágio I para conservar o ovário contralateral e o útero se esses órgãos se mostrarem aparentemente normais. Os dados sugerem que, nas pacientes com doença em estágio inicial, esse tipo de abordagem combinado com um estadiamento cirúrgico adequado produz ótimos resultados, mas não é recomendável para doença de estágios II a IV devido à alta taxa de recidiva. O número de gestações a termo e o uso de contraceptivos orais reduzem o risco de câncer ovariano epitelial invasivo. As jovens de famílias com histórico de câncer de ovário devem considerar seriamente o uso prolongado de contraceptivos orais visando aos benefícios preventivos quando a gravidez não é o objetivo.

MALIGNIDADES UTERINAS

Os **rabdomiossarcomas** são o tipo mais comum de sarcoma de tecidos moles que ocorre em paciente com menos de 20 anos (ver Capítulo 527) e o terceiro tumor sólido pediátrico mais comum, representando 5 a 15% dos tumores sólidos em crianças. Eles podem se desenvolver em qualquer órgão ou tecido do corpo, exceto nos ossos, e aproximadamente 3% são originários do útero ou da vagina. Dos diversos subtipos histológicos, os rabdomiossarcomas embrionários na paciente do sexo feminino ocorrem com mais frequência no trato genital de bebês ou crianças pequenas; são entidades que se desenvolvem rapidamente e podem fazer com que o tumor seja "expelido" através do colo do útero, com subsequentes complicações, como inversão uterina ou presença de grandes pólipos cervicais. O sangramento vaginal irregular pode ser outro sintoma clínico manifestado. Os rabdomiossarcomas são definidos histologicamente pela presença de células mesenquimais do músculo esquelético em diversos estágios de diferenciação mescladas com o estroma mixoide. Constatou-se uma ligação genética entre a síndrome da suscetibilidade ao câncer de Li-Fraumeni, a síndrome de Beckwith-Wiedemann, o blastoma pleuropulmonar, a síndrome de Costello, a síndrome de Noonan e a neurofibromatose do tipo I. As recomendações de tratamento são baseadas nos protocolos coordenados pelo Intergroup Rhabdomyosarcoma Study Group e consistem em uma abordagem multimodal que inclui radioterapia e quimioterapia. A combinação de vincristina, doxorrubicina e ciclofosfamida (VAC) com ou sem radioterapia constitui a primeira linha de tratamento. A radioterapia de intensidade modulada e a radioterapia com feixe de prótons são utilizadas para reduzir o ônus da terapia e a toxicidade a longo prazo. As taxas de ressecção hoje são muito baixas em virtude do risco de perda da forma e da função do tecido local; a quimioterapia com cirurgia restritiva e a radiação adjuvante têm permitido a muitas pacientes conservar o útero e alcançar excelentes taxas de sobrevivência a longo prazo.

Os **leiomiossarcomas** e os **leiomiomas** são extremamente raros e ocorrem em menos de 2 em 10 milhões de pessoas no grupo etário pediátrico/adolescente, embora esses números estejam aumentando entre pacientes pediátricas com AIDS. Normalmente, esses tumores envolvem o baço, o pulmão ou o trato gastrintestinal, podendo originar-se também do músculo liso uterino. A presença do vírus Epstein-Barr foi demonstrada na AIDS e em populações de pacientes que receberam transplante de órgão sólido (ver Capítulo 281). Apesar do tratamento que exige uma ressecção cirúrgica completa (e a administração de quimioterapia no caso dos sarcomas), são tumores que com frequência tendem a recidivar.

O **sarcoma do estroma endometrial** e o **adenocarcinoma endometrial** do corpo uterino são extremamente raros em crianças e adolescentes, com os únicos relatos de caso observados na literatura especializada. O sangramento vaginal não está associado à condição; a precocidade sexual é manifestação comum. O tratamento consiste em histerectomia, remoção de ambos os ovários e estadiamento cirúrgico adequado seguidos pela administração de radioterapia e/ou quimioterapia adjuvante, dependendo dos achados operatórios.

MALIGNIDADES VAGINAIS

O **sarcoma botrioide** é uma variante do rabdomiossarcoma embrionário que ocorre com mais frequência na vagina de pacientes pediátricas. O sarcoma botrioide tende a aparecer na parede anterior da vagina e manifesta-se como uma lesão protrusa da submucosa com aspecto semelhante a um cacho de uvas; se localizado no colo do útero, pode assemelhar-se a um pólipo cervical ou massa polipoide. Geralmente, o sangramento vaginal é o sintoma clínico manifestado. Antigamente, essas lesões eram tratadas com procedimentos exenterativos; igual sucesso, porém, foi demonstrado com uma cirurgia que visa à preservação da fertilidade (polipectomia, conização, excisão local e traquelectomia radical robótica) e uma quimioterapia adjuvante multiagentes com ou sem radioterapia. A combinação VAC demonstrou ser eficaz. Os resultados dependem do tamanho do tumor, da extensão da doença na ocasião do diagnóstico e do subtipo histológico. As taxas de sobrevivência de 5 anos para pacientes com estágios clínicos I a IV foram de 83, 70, 52 e 25%, respectivamente.

A **adenose vaginal** pode levar ao desenvolvimento de **adenocarcinoma de células claras** da vagina em mulheres expostas ao dietilestilbestrol (DES) ainda no útero. Atualmente, as gestantes com risco de aborto não são mais tratadas com DES, daí o menor número de meninas adolescentes e mulheres jovens com risco de apresentar esse tumor incomum. A adenose vaginal demonstrou estar associada também à síndrome de Steven-Johnson/necrólise epidérmica tóxica (SJS/NET), embora, nesses casos, não tenha havido progressão para adenocarcinoma de células claras.

O subtipo mais comum de tumor de células germinativas (GCT; do inglês, *germ cells tumor*) é o **tumor dos seios endodérmicos**, também conhecido como tumor de saco vitelino, que ocorre na vagina de bebês. Além destes, em algumas poucas ocasiões essa doença é observada também em crianças com menos de 3 anos à época da manifestação. A combinação de cirurgia e quimioterapia é um procedimento adequado; entretanto, as taxas de sobrevivência são baixas. O monitoramento do efeito do tratamento e da recidiva pode ser feito pelos níveis séricos de alfafetoproteína.

Podem surgir **papilomas** e **hemangiomas** benignos na vagina de crianças e resultar em sangramento vaginal.

MALIGNIDADES VULVARES

Qualquer lesão vulvar questionável deve ser biopsiada e submetida a exame histológico. Existem relatos da presença de lipoma, lipossarcoma e melanoma maligno da vulva em pacientes jovens. Provavelmente, a lesão mais comum é o **condiloma acuminado**, a proliferação de células epiteliais escamosas, associado ao **papilomavírus humano (HPV)** (ver Capítulo 293). Geralmente, as lesões anogenitais são causadas pelos HPV 6 e 11. O diagnóstico costuma ser feito por inspeção visual. As medidas preventivas incluem a vacinação contra o HPV. O tratamento consiste em observar se há regressão espontânea e na administração de ácido tricloroacético tópico, crioterapia local, eletrocauterização, excisão e ablação a *laser*. Alguns produtos utilizados no tratamento de lesões cutâneas em adultos não são aprovados para uso em crianças, como a aplicação de resina de podofilina pelo médico e a aplicação domiciliar de imiquimode, podofilox e pomada de sinecatequinas.

MALIGNIDADES CERVICAIS E SUA PREVENÇÃO

O câncer cervical pode ser evitado com a vacina; os Centers for Disease Control and Prevention (CDC) recomendam a vacinação para meninos e meninas a partir dos 11 ou 12 anos. As **vacinas de HPV** protegem melhor se todas as doses previstas forem administradas antes que a paciente se torne sexualmente ativa. Em 2016, o CDC recomendava duas doses da vacina 9vHPV para os jovens que iniciassem a série antes de completar 15 anos (normalmente aos 11 a 12 anos). A segunda dose da vacina contra o HPV deve ser administrada 6 a 12 meses após a primeira dose. Os adolescentes que recebem as duas doses em um intervalo de menos de 5 meses necessitam de uma terceira dose da vacina. Adolescentes e adultos jovens que iniciam a série entre os 15 e 26 anos também necessitam de três doses da vacina. Além disso, as três doses são recomendadas também para pessoas com determinadas condições imunocomprometedoras entre os 9 e 26 anos. A vacinação contra o HPV é recomendada para meninas e meninos com idades entre 9 e 26 anos. No caso de crianças vítimas de abuso sexual, a imunização deve ter início aos 9 anos. Em outubro de 2018, a U.S. Food and Drug Administration aprovou a ampliação do uso da vacina HPV9 valente, de modo a incluir mulheres e homens na faixa de 27 a 45 anos.

Embora o ideal seja a vacinação antes da exposição sexual, as pacientes do sexo feminino devem ser vacinadas independentemente de exposição sexual. O teste de Papanicolaou e o rastreamento do DNA do HPV ou de anticorpos do HPV não são necessários antes da vacinação. O American Congress of Obstetrics and Gynecology recomenda que o rastreamento do câncer de colo do útero de mulheres imunizadas contra HPV não seja diferente daquele de mulheres não imunizadas. O abandono do tabagismo, o uso de preservativo e a limitação do número de parceiros sexuais também reduzem o risco de câncer cervical.

A população adolescente apresenta um peculiar desafio ao rastreamento do câncer cervical, dada a alta prevalência de infecção por HPV. É recomendável que os adolescentes sejam conduzidos de forma conservadora e não sejam submetidos ao teste de Papanicolaou antes dos 21 anos, independentemente da idade de início da atividade sexual. O teste de Papanicolaou procura alterações em células pré-cancerosas que possam tornar-se cancerosas se não adequadamente tratadas. Nos adolescentes na faixa de 15 a 19 anos, as taxas cumulativas de incidência de HPV após a iniciação da atividade sexual são, segundo relatos, de 17% após 1 ano e de 35,7% depois de 3 anos. Em uma correlação com o curso natural de uma infecção por HPV, mais de 90% das lesões intraepiteliais de baixo grau relacionadas ao HPV regridem nesse grupo etário, o que confere menos importância clínica à presença do HPV nessa população. A incidência geral de uma lesão de alto grau no teste de Papanicolaou na população adolescente continua baixa (0,7%); o câncer cervical é incomum neste grupo etário. Nos EUA, os Surveillance, Epidemiology, and End Results Cancer Statistics Review 1975-2015, publicados pelo National Cancer Institute, relatam que o câncer cervical em pacientes com menos de 20 anos constitui 0,1% dos novos casos, e não houve quaisquer relatos de casos ocorridos antes da idade de 20 anos entre 2011 e 2015. Portanto, o teste de Papanicolaou não deve ser oferecido antes dos 21 anos; a colposcopia deve ser um procedimento altamente desestimulado para as anomalias citológicas de menor importância encontradas nesse grupo, visto que, na maioria das vezes, produz mais prejuízo do que qualquer benefício clínico. Se for feito um teste de HPV em adolescentes, os resultados não devem ser tomados como base, *mas com uma única exceção: adolescentes sexualmente ativos e imunocomprometidos (pacientes HIV-positivos ou que tenham recebido transplante de órgão) devem se submeter ao rastreamento duas vezes no primeiro ano após o diagnóstico e anualmente a partir de então.* A Tabela 568.4 demonstra as recomendações para o manejo de resultados citológicos anormais para adolescentes indevidamente rastreadas e adolescentes sexualmente ativas e imunocomprometidas rastreadas.

A bibliografia está disponível no GEN-io.

Tabela 568.4 Manejo de anomalias citológicas em adolescentes indevidamente rastreadas e mulheres imunocomprometidas menores de 21 anos.

RESULTADO CITOLÓGICO	RECOMENDAÇÃO DE MANEJO	TESTE DE HPV?	COLPOSCOPIA?
ASCUS	Repetir exame citológico após 1 ano	Não	Após 1 ano de acompanhamento, em caso de HGSIL ou grau de anomalia maior Após 2 anos de acompanhamento em caso de ASCUS persistente ou grau de anomalia maior
LGSIL	Repetir exame citológico após 1 ano	Não	Após 1 ano de acompanhamento, em caso de HGSIL ou grau de anomalia maior Após 2 anos de acompanhamento, em caso de ASCUS ou grau de anomalia maior
HGSIL	Se a colposcopia for insatisfatória ou na falta de graduação da NIC: procedimento excisional Se a colposcopia for satisfatória: • Na ausência de NIC1-3: Pap e colposcopia a cada 6 meses até que os resultados sejam negativos por 2 anos. **No caso de HGSIL persistente sem presença de NIC1-3 identificada, procedimento excisional no segundo ano** • No caso de NIC1: (protocolo ASCUS/LGSIL) • No caso de NIC2, NIC2-3: Pap ou colposcopia a cada 6 meses até que os resultados sejam negativos por 2 anos, ou repetição da biopsia após 1 ano; tratar se a condição persistir após 2 anos • No caso de NIC3: procedimento excisional	Não	Sim, imediatamente
ASC-H ou AGC	Não existem recomendações específicas em relação a adolescentes; ver diretrizes da ASCCP para adultos A biopsia endometrial não é recomendável para adolescentes	Não	Sim, imediatamente

Nota: A crioterapia e a ablação a *laser* são opções de tratamento aceitáveis somente para lesão NIC2+ comprovada por biopsia e exame colposcópico satisfatório. AGC, células grandulares atípicas; ASCCP, American Society for Colposcopy and Cervical Pathology; ASC-H, alterações das células escamosas atípicas, alto grau; ASCUS, alterações de importância indeterminada das células escamosas atípicas; HGSIL, displasia intraepitelial escamosa de alto grau; LGSIL, displasia intraepitelial escamosa de baixo grau; NIC, displasia cervical; Pap, teste de Papanicolaou. (Dados de Saslow D, Solomon D, Lawson HW *et al.*: American Cancer Society, American Society for Colposcopy and Cervical Pathology, e American Society for Clinical Pathology Screening Guidelines for the Prevention and Early Detection of Cervical Cancer, J Low Genit Tract Dis 16(3):175-204, 2012.)

Capítulo 569
Anomalias Vulvovaginais e Müllerianas
Ashley M. Eskew e Diane F. Merritt

EMBRIOLOGIA

A diferenciação celular, o alongamento ductal, a fusão, a reabsorção, a canalização e a morte celular programada fazem parte da sequência de eventos envolvidos no desenvolvimento de um embrião e do feto para criar um sistema reprodutor normal. Uma série de anomalias gonadais, müllerianas e/ou vulvovaginais pode resultar da interrupção da complexa sequência ou das funções de quaisquer desses processos durante a formação do sistema reprodutor (Tabela 569.1). Os fatores genéticos, epigenéticos, enzimáticos e ambientais desempenham o seu papel no processo (Tabela 569.2).

A diferenciação sexual fenotípica, especialmente durante a formação dos sistemas vulvovaginal e mülleriano, é determinada a partir de influências genéticas (46,XX), gonadais e hormonais (ver Capítulo 600). O desenvolvimento gonadal determina a progressão ou a regressão dos ductos genitais, a subsequente produção hormonal e, por consequência, a genitália externa. Acredita-se que as áreas críticas da região SRY (região determinante do sexo no cromossomo Y) sejam os fatores determinantes do desenvolvimento de um testículo a partir de uma gônada primitiva, bem como da espermatogênese. O testículo começa a se desenvolver entre a 6ª e a 7ª semana de gestação, primeiro com as células de Sertoli e posteriormente com as células de Leydig, enquanto a produção de testosterona tem início aproximadamente na 8ª semana. O trato genital começa a se diferenciar depois das gônadas. A diferenciação dos ductos wolffianos começa com o aumento da produção de testosterona, cuja ação local ativa o desenvolvimento do epidídimo, do ducto (ou canal) deferente e da vesícula seminal. Outras estruturas do ducto genital e da genitália externa masculinos dependem da conversão da testosterona em di-hidrotestosterona.

Em um embrião 46,XX, a diferenciação do sexo feminino ocorre cerca de 2 semanas mais tarde que a diferenciação gonadal masculina. Como os ovários se desenvolvem antes e separadamente dos ductos de Müller, as meninas com anomalias dos ductos de Müller normalmente apresentam ovários e produção de hormônios esteroides normais. A regressão dos ductos wolffianos resulta da falta de produção local de testosterona pelas gônadas, e a persistência dos **ductos de Müller** (ou paramesonéfricos) resulta da ausência de produção do **hormônio antimülleriano** (ou substância inibidora mülleriana). Os ductos de Müller continuam a se diferenciar, formando então as tubas uterinas, o útero e o terço superior da vagina sem interferência do hormônio antimülleriano. Existem interações complexas dos ductos mesonéfricos, paramesonéfricos e metanéfricos no início do desenvolvimento embrionário, e a formação normal do sistema mülleriano depende dessas interações. Se esse processo for interrompido, as anomalias müllerianas e renais coexistentes geralmente são descobertas nas pacientes por ocasião de uma avaliação. Embora a maioria dos defeitos müllerianos pareça esporádica, observaram-se recorrência familiar ou aglomerados, respaldando fortemente a influência de fatores genéticos. Em geral, a diferenciação ao longo da via feminina é conhecida como *via default*, mas ocorre por meio de um processo extremamente complexo regulado por vários produtos genéticos, tais como os genes *SRY, SF-1, WTI, SOX9, Wnt-4, GATA4, DAX-1, BMP4* e *HOX*. Um dos genes mais bem descritos inclui a família dos genes *HOX*, que é formada por moléculas reguladoras que codificam fatores de transcrição altamente conservados e regulam o eixo do desenvolvimento do trato reprodutor feminino durante o período embrionário (Figura 569.1).

Por volta da 10ª semana de gestação, as porções caudais dos ductos de Müller fundem-se na linha mediana para formar o útero, o colo uterino e a porção superior da vagina em uma estrutura em forma de Y com os braços superiores abertos do Y formando as tubas uterinas primordiais. Inicialmente, os ductos de Müller apresentam-se como cordões sólidos que se canalizam gradativamente à medida que se desenvolvem e cruzam ventralmente os ductos mesonéfricos, fundindo-se então na linha mediana. Os ductos mesonéfricos abrem-se em sentido

Tabela 569.1 Anomalias müllerianas.

ANOMALIA	DESCRIÇÃO
Hidrocolpo	Acúmulo de muco ou líquido não sanguíneo na vagina
Hematocolpo	Acúmulo de sangue na vagina
Hematométrio	Acúmulo de sangue no útero
Hidrossalpinge	Acúmulo de líquido seroso na tuba uterina resultando muitas vezes em piossalpinge
Útero didelfo	Dois colos uterinos, cada um associado a um corno uterino
Útero bicorno	Um colo associado a dois cornos uterinos
Útero unicorno	Um colo e um corno uterino resultantes de falha da migração de um ducto de Müller

Tabela 569.2 Distúrbios hereditários associados a anomalias dos ductos de Müller.

TIPO DE HERANÇA	SÍNDROME	DEFEITO DO DUCTO DE MÜLLER
Autossômica dominante	Camptobraquidactilia	Septos vaginais longitudinais
	Mão-pé-genitália	Fusão incompleta dos ductos de Müller
Autossômica recessiva	McKusick-Kaufman	Septos vaginais transversos
	Johanson-Blizzard	Septos vaginais longitudinais
	Anomalias renogenitais-da orelha média	Atresia vaginal
	Fraser	Fusão incompleta dos ductos de Müller
	Hérnia uterina	Persistência de restos dos ductos de Müller
Poligênica/multifatorial	Mayer-Rokitansky-Küster-Hauser	Aplasia mülleriana
Ligada ao X	Hérnia uterina	Persistência de restos dos ductos de Müller

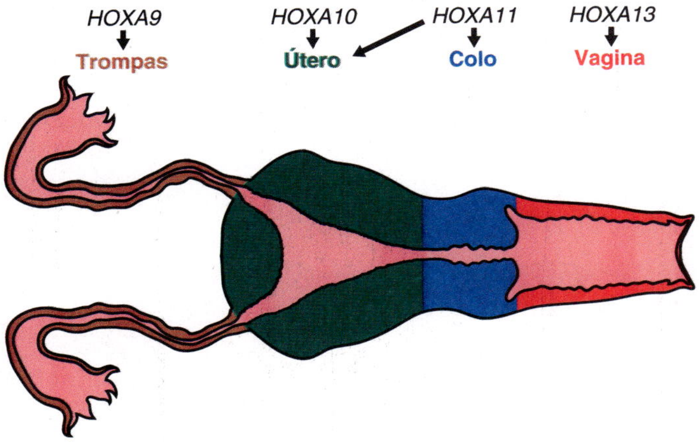

Figura 569.1 Código *HOX* do sistema mülleriano em desenvolvimento. (*Adaptada de Taylor HS: The role of HOX genes in the development and function of the female reproductive tract. Semin Reprod Med 2000; 18[1]:81-9.*)

caudal no **seio urogenital** e os ductos de Müller tocam a parede dorsal do seio urogenital, onde a proliferação das células no ponto de contato forma o tubérculo mülleriano. As células entre o tubérculo de Müller e o seio urogenital continuam a proliferar e formam a placa vaginal. Simultaneamente à fusão dos ductos de Müller na linha mediana, as paredes mediais começam a se degenerar, ocorrendo então a reabsorção para formar a cavidade central do canal uterovaginal. Acredita-se que a reabsorção do septo uterino ocorra no sentido caudocefálico e esteja concluída aproximadamente na 20ª semana de gestação. Essa teoria tem sido objeto de estudo na medida em que algumas anomalias não se enquadram no sistema de classificação padrão; e é possível que a reabsorção septal tenha início em algum ponto intermediário e prossiga em ambas as direções. Aproximadamente na 16ª semana de gestação, as células centrais da placa vaginal descamam-se e ocorre a reabsorção, formando então o lúmen vaginal. Inicialmente, o lúmen da vagina apresenta-se separado do seio urogenital por uma fina membrana himenal. A membrana himenal passa por apoptose e reabsorção central e normalmente se apresenta perfurada antes do nascimento.

EPIDEMIOLOGIA

As **anomalias müllerianas** podem incluir distúrbios em partes ou na totalidade das tubas uterinas, do útero, do colo uterino e da vagina (Figura 569.2). É difícil fazer estimativas exatas de prevalência devido aos diversos tipos de manifestação e à natureza assintomática de algumas anomalias. As técnicas de imagem trouxeram significativas contribuições para os diagnósticos de anomalias uterovaginais, o que fez aumentar os relatos de anomalias e proporcionou o conhecimento de outras combinações de anomalias. A maioria dos especialistas estima a presença de anomalias müllerianas em 2 a 4% da população feminina. A incidência aumenta nas mulheres com um histórico de resultados gestacionais adversos ou infertilidade: 5 a 10% das mulheres inférteis submetidas à histerossalpingografia, 5 a 10% das que sofreram perdas gestacionais recorrentes, 15% daquelas com amenorreia primária e 25% ou mais que tiveram abortos tardios e/ou parto prematuro apresentam defeitos müllerianos.

MANIFESTAÇÕES CLÍNICAS

As anomalias vulvovaginais e müllerianas podem se manifestar em diversas fases cronológicas durante a vida de uma mulher: do período neonatal até a infância e a adolescência e na idade adulta (Tabela 569.1). A maioria das malformações da genitália externa manifesta-se no nascimento, e geralmente até mesmo desvios sutis do normal em um recém-nascido do sexo masculino ou feminino requerem avaliação. É possível observar anomalias estruturais do trato reprodutor no nascimento ou agrupadas no período da menarca, ou a qualquer tempo durante a vida reprodutiva de uma mulher. Algumas anomalias müllerianas são assintomáticas, enquanto outras podem causar problemas ginecológicos e obstétricos ou infertilidade.

As manifestações clínicas e o tratamento dependem do tipo específico de anomalia mülleriana e são variados. Pode haver massa pélvica associada ou não aos sintomas. A massa protrusa no introito ou no interior da vagina indica **obstrução** total ou parcial **da saída do trato**. Uma neonata pode não apresentar nenhuma evidência de abertura vaginal. Uma adolescente pode apresentar uma cíclica dor pélvica relacionada à **amenorreia primária** ou vários meses após o início da menarca. As pacientes podem também ser assintomáticas até que sofram um aborto, uma perda gestacional ou tenham um parto prematuro. Quando a condição manifesta-se com sintomas agudos, é possível que se faça necessário um atendimento de emergência. A obstrução pode resultar de uma série de anomalias distintas, tais como **hímen imperfurado, septo vaginal transverso, agenesia vaginal** distal ou **corno rudimentar não comunicante**. À medida que o fluido menstrual acumula-se proximamente à obstrução, os resultantes **hematocolpo** (Figura 569.3) e **hematométrio** causam dor cíclica ou produzem massa pélvica.

A manifestação pré-natal ou neonatal de hidrometrocolpo resultantes de uma obstrução vaginal distal produz acúmulo de líquido na vagina e no útero, e também se apresenta como massa na porção inferior do abdome com ou sem a correlata obstrução aguda do trato urinário. A presença de **hidrometrocolpo com polidactilia** pode ser resultante de dois distúrbios autossômicos recessivos: a **síndrome de**

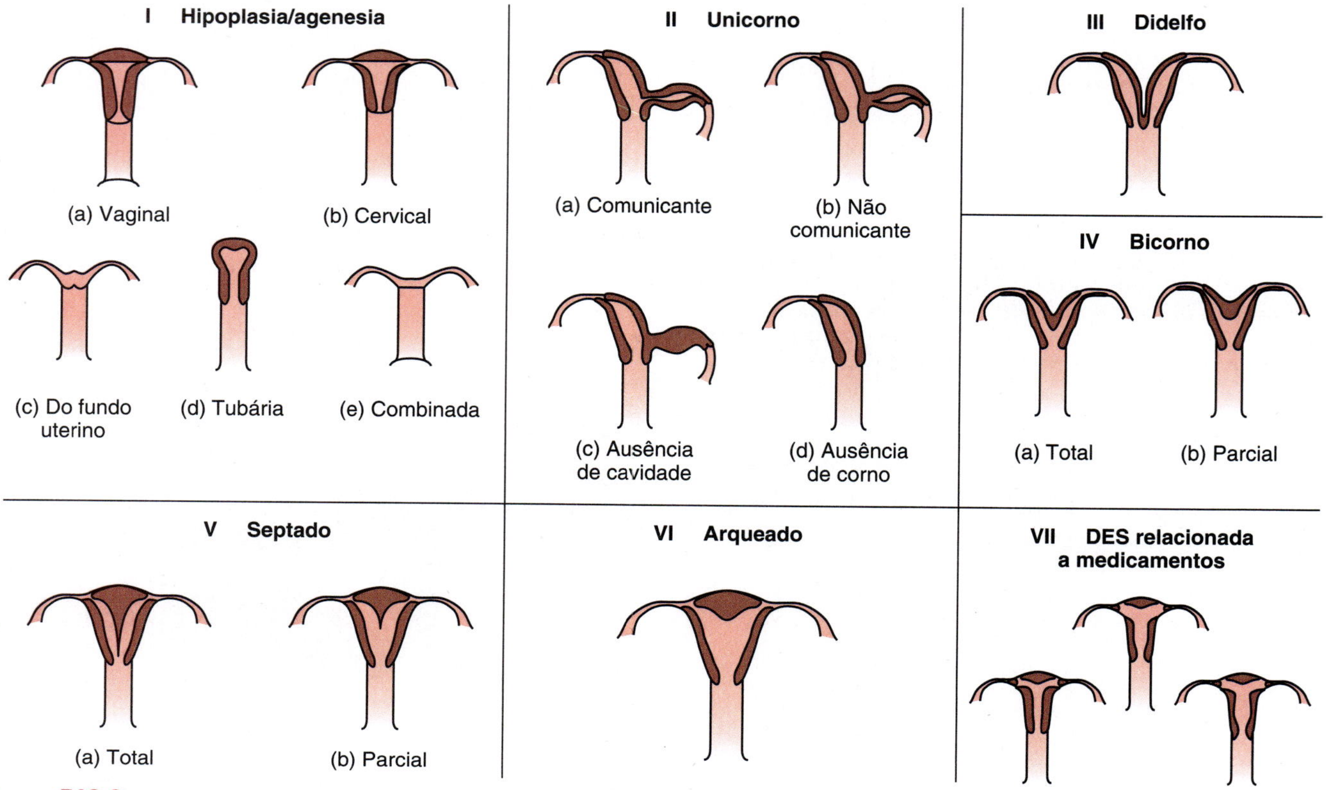

Figura 569.2 Sistema de classificação das anomalias do ducto mülleriano desenvolvido pela American Society of Reproductive Medicine. *(De Gholoum S, Puligandla PS, Hui T et al.: Management and outcome of patients with combined vaginal septum, bifid uterus, and ipsilateral renal agenesis [Herlyn Werner-Wunderlich syndrome]. J Pediatr Surg 41:987-992, 2006, Fig. 3.)*

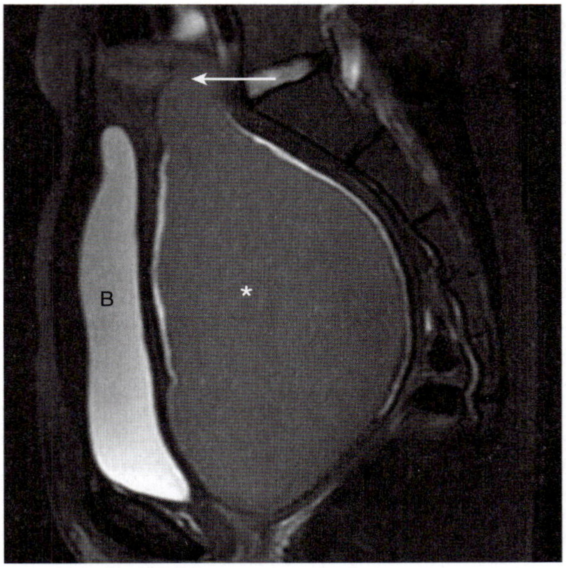

Figura 569.3 Imagem sagital de RM da pelve mostrando hematocolpo de grande volume (*asterisco*). B, bexiga; *seta*, hematométrio.

McKusick-Kaufman (com cardiopatia congênita) e a **síndrome de Bardet-Biedl** (com obesidade, deficiências de aprendizagem, retinite pigmentosa, anomalias renais).

Pacientes adolescentes podem apresentar obstrução aguda do trato de saída em decorrência de uma anomalia mülleriana, o que requer avaliação de emergência e tratamento cirúrgico. Um pequeno percentual de meninas apresenta concomitante retenção urinária causada por alteração do ângulo uretral ou pressão sobre o plexo sacral. Em pacientes de qualquer idade, os sintomas de hesitação urinária e de esvaziamento incompleto da bexiga podem se manifestar antes do aumento da dor abdominopélvica em decorrência da obstrução. Algumas adolescentes no período menstrual podem apresentar crescente dor abdominopélvica cíclica com seus fluxos menstruais em virtude de hemivagina obstruída com didelfia uterina e agenesia renal ipsilateral (**OHVIRA**; do inglês, *obstructed hemivagina with uterine didelphys and ipsilateral renal agenesis*).

ACHADOS LABORATORIAIS

Utilizam-se vários estudos radiográficos, geralmente de forma combinada, como auxílio ao diagnóstico, tais como ultrassonografia (US), histerossalpingografia, sono-histerografia (sonografia com infusão de solução salina) e ressonância magnética (RM). Tradicionalmente, a laparoscopia e a histeroscopia eram o padrão-ouro para a avaliação de anomalias müllerianas, mas, com o tempo, isso mudou. O estudo inicial menos invasivo para uma adolescente com dor cíclica, massa pélvica ou amenorreia seria a US pélvica; *a RM é considerada o padrão de assistência e é mais adequada para as anomalias complexas devido aos seus recursos não invasivos de alta qualidade*. A RM é a técnica de exame por imagem mais sensível e específica utilizada para a avaliação de anomalias müllerianas porque é capaz de exibir imagens de quase todas as estruturas reprodutivas, do fluxo sanguíneo, dos contornos externos, da zona juncional com resolução de imagem ponderada em T2, como também de anomalias renais e outras anomalias associadas. Além disso, a RM possui uma alta correlação com os achados cirúrgicos em razão de seus recursos multiplanares e de sua alta resolução espacial. A US tridimensional é outra ferramenta diagnóstica útil possivelmente superior à US pélvica tradicional e à histerossalpingografia, mas pode não estar facilmente acessível. A avaliação do contorno externo do útero é importante para a diferenciação dos tipos de anomalias uterinas. Em geral, isso requer uma combinação de modalidades radiológicas para a cavidade uterina, o contorno externo e a possível permeabilidade tubária. A laparoscopia ou a histeroscopia diagnósticas podem ser necessárias, dependendo da manifestação, mas hoje são menos utilizadas com o avanço da RM e de outras modalidades de imagem.

O diagnóstico de anomalias müllerianas deve incluir um exame físico, uma RM com ou sem US pélvica, e inspeções renais e esqueléticas para a verificação de anomalias correlatas. Observam-se distúrbios renais em 30 a 40% das pacientes com anomalias müllerianas, e anomalias esqueléticas correlatas em 10 a 15% delas. Quinze por cento dos pacientes apresentam agenesia renal unilateral. As anomalias esqueléticas mais comuns são vertebrais. Normalmente, as pacientes têm cariótipo feminino normal (46,XX), mas existem relatos de várias segregações familiares e mutações genéticas e/ou cariótipos anormais em 5 a 8% das vezes (Tabela 569.2). A maioria das malformações é esporádica e tem um mecanismo poligênico e etiologia multifatorial.

ANOMALIAS UTERINAS

O desenvolvimento anômalo do útero pode ser simétrico ou assimétrico e/ou obstruído ou não obstruído. As pacientes podem apresentar amenorreia primária ou ter ciclos menstruais irregulares ou regulares. Pode haver a presença de massa pélvica assintomática ou dismenorreia. Nas pacientes adolescentes e adultas, a perda gestacional pode causar a primeira suspeita de anomalia uterina. O tratamento é altamente específico a cada anomalia.

Útero septado

O **septo uterino** é a anomalia mülleriana mais comum, representando pouco mais da metade das anomalias, além de ser a mais frequente das anomalias estruturais do útero. Depois que os dois ductos de Müller fundem-se na linha mediana, deve ocorrer a reabsorção para unificar as cavidades endometriais; a falha desse processo resulta em certo grau de septo uterino. Ela pode variar em extensão, desde pouco abaixo do fundo do útero até além do colo uterino, dependendo do grau de reabsorção caudal, mas geralmente é definida como maior que 1 cm. O **útero septado** possui um contorno externo normal que o distingue do útero bicorno ou didelfo. A RM pode ajudar a estabelecer a distinção entre um septo predominantemente fibroso e um septo muscular ou miometrial. Como o septo pode estar escassamente vascularizado, o útero septado é a anomalia mais significativa associada à perda gestacional, bem como a outros resultados gestacionais adversos. Em geral, a metroplastia histeroscópica (excisão do septo) é recomendada no caso de perda gestacional anterior. Ainda existe controvérsia se a mulher deve se submeter a esse tipo de procedimento cirúrgico sem perda gestacional anterior. A correção do septo uterino melhora o prognóstico nas pacientes com histórico de resultados obstétricos adversos (*i. e.*, aborto espontâneo, parto prematuro). A extensão do septo pode não ter correlação com a frequência ou a ocorrência de resultados gestacionais adversos. A diferenciação precisa entre úteros bicornos e septados é extremamente importante para a definição de planos de tratamento seguros e eficazes.

Útero bicorno

Nessa anomalia, ambos os ductos de Müller desenvolvem-se e alongam-se, mas não se fundem totalmente na linha mediana. A vagina e a porção externa do colo uterino são normais, mas a extensão da divisão das duas cavidades endometriais pode variar, dependendo do grau de insucesso da fusão entre o colo e o fundo do útero. O útero bicorno está associado também a maior incidência de trabalhos de parto e partos prematuros, apresentação fetal anômala e aborto. Essa anomalia representa de 10 a 20% das anomalias müllerianas e constitui um percentual significativo das anomalias uterinas. Atualmente, não existem dados sobre resultados gestacionais que forneçam evidências que respaldem a unificação de uma duplicação uterina, devendo-se então incentivar a gestação natural.

Útero unicorno e cornos rudimentares

O **útero unicorno** resulta da criação normal de uma tuba uterina, um útero funcional, um colo uterino e da vagina a partir de um ducto de Müller. O outro lado não se desenvolve, o que resulta na ausência do ducto de Müller contralateral ou em um corno rudimentar.

Existe uma associação de 30 a 40% com anomalias renais. Caso se identifique um corno rudimentar, é importante determinar se existe um endométrio funcional (normalmente com imagens de RM ponderadas em T2). Cerca de dois terços dos cornos rudimentares não se comunicam, alguns possuem uma faixa fibrosa conectando as duas estruturas. Os cornos rudimentares podem ter comunicação também com a porção contralateral do útero. Um óvulo fertilizado pode ser implantado e se desenvolver dentro de um corno rudimentar. A gravidez no corno rudimentar é incompatível com o manejo expectante, e a ruptura do corno pode ser letal. Esta ruptura tende mais a ocorrer com uma gestação mais avançada quando comparada a uma gravidez ectópica, e a hemorragia é intensa. As pacientes com cornos rudimentares e endométrio funcional também podem apresentar dor causada pelo fluxo menstrual acumulado. Como o corno uterino contralateral apresenta uma via de fluxo normal, essas pacientes apresentam dor cíclica e/ou a presença de massa, não amenorreia primária. As gestações em um útero unicorno estão associadas a maior incidência de trabalhos de parto e partos prematuros, apresentação fetal anômala e aborto. A paciente deve ser orientada em relação a esses altos riscos obstétricos e aconselhada a, antes de engravidar, consultar um obstetra especializado em gravidez de alto risco que possa manejar melhor a sua gestação.

Didelfia uterina

A **didelfia uterina** é resultante da falha de fusão completa e representa 5% das anomalias müllerianas. Existem duas tubas uterinas, duas cavidades uterinas totalmente separadas, dois colos uterinos e, em geral, dois canais vaginais ou dois canais parciais devido a um correlato septo vaginal longitudinal (75% das vezes). Às vezes, o septo longitudinal encontra-se conectado a uma parede lateral e obstrui um lado da vagina (ou hemivagina) (Figura 569.4). Deve-se fazer uma avaliação para detectar eventuais anomalias renais, que também são comuns. A combinação de didelfia uterina, hemivagina obstruída e agenesia renal ipsilateral é uma variante do amplo espectro de anomalias müllerianas conhecido como **síndrome de Heryln-Werner-Wunderlich** ou **síndrome da hemivagina obstruída e da anomalia renal ipsilateral** (**OHVIRA**). As adolescentes com esse distúrbio normalmente apresentam dor abdominal logo após a menarca. Embora uma didelfia uterina ainda possa apresentar risco de desfechos gestacionais adversos (trabalho de parto prematuro, apresentação fetal anômala), os resultados gestacionais gerais são bons e estão associados a um risco menor do que em outras anomalias uterinas, devendo-se sugerir, no entanto, a orientação preconceptiva e uma consulta com um obstetra especializado em gravidez de alto risco.

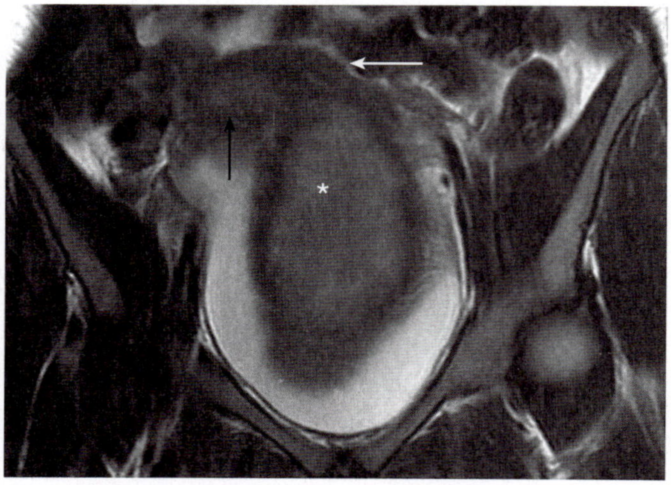

Figura 569.4 Imagem coronal de RM demonstrando hematocolpo de grande volume (*asterisco*) em um caso de didelfia uterina com septo vaginal longitudinal. *Seta preta*, lado direito do útero obstruído com consequente hematométrio; *seta branca*, lado esquerdo do útero desobstruído.

Útero arqueado

Um **útero arqueado** é uma cavidade uterina com um pequeno septo na linha mediana decorrente da falta de um pequeno grau de reabsorção (< 1 cm), e às vezes um leve recuo do fundo do útero. O útero arqueado pode representar uma variante do normal, e não uma anomalia mülleriana. Os resultados gestacionais adversos são raros e não há necessidade de correção cirúrgica.

Tratamento

O tratamento depende da anomalia específica. A ressecção cirúrgica histeroscópica é amplamente defendida para os casos de septos uterinos. Quando o útero septado estende-se através do canal cervical, muitos especialistas optam por deixar essa porção cervical do septo por temerem uma futura incompetência, embora os relatos de caso indiquem a realização de incisões com acompanhamento de rotina. A maioria defenderia a incisão de um septo uterino no contexto clínico de perda gestacional, mas alguns defenderiam também a metroplastia profilática quando não há histórico de aborto, especialmente antes da fertilização *in vitro*.

O corno não comunicante com endométrio funcional deve ser ressecado para melhorar a qualidade de vida ou prevenir complicações futuras. As opiniões variam quanto à necessidade de ressecar um corno comunicante ou sem endométrio funcional. Qualquer ressecção de um corno rudimentar exige uma cuidadosa técnica cirúrgica para proteger o suprimento sanguíneo do ovário ipsilateral e o miométrio da parte restante do útero unicorno.

Embora no passado se defendesse a metroplastia para os casos de úteros didelfos e bicornos, bem como de um histórico de resultados gestacionais insatisfatórios, atualmente a maioria dos clínicos reconhece não haver evidências suficientes que respaldem esse complicado procedimento. Deve-se liberar qualquer obstrução do trato de saída, o que pode exigir a criação de uma janela vaginal ou a excisão de um septo hemivaginal.

ANOMALIAS VAGINAIS

Anomalias do hímen

Um **hímen imperfurado** é a anomalia obstrutiva mais comum, com relatos de ocorrências hereditárias (Figura 563.1*F*). Geralmente, a sua incidência é relatada como de aproximadamente 1 em 1.000. No período neonatal e no início da infância, a condição pode ser diagnosticada pela presença de membrana protrusa causada por um **mucocolpo** resultante da estimulação da mucosa vaginal pelo estrogênio materno, podendo ser reabsorvida se não for demasiadamente externa ou sintomática. O diagnóstico se faz com mais frequência no período da menarca, quando há acúmulo de fluxo menstrual (**hematocolpo**). Geralmente, as manifestações clínicas consistem na presença de membrana arroxeada, dor, amenorreia primária e caracteres sexuais secundários normais. Um mucocolpo ou hematocolpo pode obstruir o fluxo de saída da urina. Dependendo das circunstâncias, as pacientes podem apresentar dor abdominal cíclica ou massa pélvica. Existem relatos de outras anomalias himenais. Um hímen normal pode ter diversas configurações (anular, crescente). Algumas membranas himenais não sofrem reabsorção ou perfuração completa, o que resulta em hímen microperfurado, cribriforme ou septado. Os bebês e as crianças variam quanto à idade em que se dá esse reconhecimento, mas as anomalias do hímen geralmente são descobertas após a menarca, quando é difícil para uma adolescente colocar ou retirar um absorvente íntimo.

Ausência vaginal congênita e síndrome de Mayer-Rokitansky-Küster-Hauser

A **agenesia** ou **atresia vaginal** ocorre quando a placa vaginal não se canaliza. No exame físico, a aparência a é de uma vagina extremamente encurtada, que é ocasionalmente denominada *cavidade vaginal*. A agenesia vaginal isolada (parcial) envolve uma área de aplasia entre a porção distal e uma porção superior normal da vagina, o colo uterino e o útero. Essas pacientes apresentam criptomenorreia e, por conseguinte, têm dor causada pela obstrução do fluxo de saída. A cada fluxo menstrual subsequente o sangue distende a porção superior da vagina. Em um primeiro instante, a condição pode ser confundida com septo transverso baixo ou hímen imperfurado, razão pela qual é fundamental delinear claramente a anomalia com exames de imagem adequados antes de se tentar um reparo cirúrgico. O reparo e a reconstrução cirúrgicos são procedimentos complexos cuja realização bem-sucedida requer consulta a especialistas no manejo dessas anomalias.

As **agenesias uterina** e **vaginal** geralmente ocorrem juntas em virtude de sua íntima associação durante o desenvolvimento, quando a formação dos ductos de Müller falha logo no início do processo. A causa mais comum de agenesia vaginal é a **síndrome de Mayer-Rokitansky-Küster-Hauser (MRKH)**, com uma incidência relatada de 1 em 4.000 a 5.000 meninas nascidas. Depois da disgenesia gonadal, a agenesia mülleriana é a segunda causa mais comum de amenorreia primária. Acredita-se que a etiologia seja multigenética e multifatorial. Essa condição está presente no momento do nascimento, mas geralmente só é diagnosticada no meio da adolescência. As mulheres com MRKH apresentam função ovariana e desenvolvimento sexual secundário normais na puberdade, mas não têm ciclo menstrual (amenorreia primária). O alcance e a gravidade da síndrome de MRKH podem variar muito e o distúrbio pode ser do tipo I (isolado) ou do tipo II, que envolve outros sistemas orgânicos, inclusive os sistemas renal e esquelético. A ausência da vagina e do útero tem significativas implicações anatômicas, fisiológicas e psicológicas para a paciente e a família, razão pela qual recomenda-se um aconselhamento. Embora a maioria das pacientes com agenesia mülleriana apresente pequenos bulbos de Müller rudimentares, em cerca de 2 a 7% das pacientes há desenvolvimento de um endométrio ativo no interior dessas estruturas uterinas e geralmente as pacientes apresentam dor pélvica cíclica. Normalmente, o exame de RM se faz necessário para determinar a eventual presença de qualquer resíduo uterino (geralmente localizado na parede lateral da pelve ou próximo aos ovários) e para delinear claramente a anomalia. A laparoscopia não é necessária para o diagnóstico de agenesia mülleriana, mas pode ser útil no tratamento de cornos uterinos rudimentares, sobretudo quando é indicada a remoção de estruturas uterinas obstruídas ou de endometriose associada para a eliminação da dor pélvica. É importante diferenciar qualquer diagnóstico de agenesia mülleriana da **insensibilidade androgênica**; o cariótipo, os níveis séricos de testosterona e a distribuição dos pelos púbicos ajudam a fazer a distinção entre as duas condições, visto que os níveis de testosterona e a adrenarca apresentam-se normais em mulheres com MRKH.

As anomalias que envolvem outros sistemas orgânicos ocorrem em associação com a MRKH do tipo II, ou quando há associação de aplasia do ducto mülleriano, displasia renal ou anomalias do somito cervical (MURCS; do inglês, *müllerian duct aplasia, renal dysplasia, and cervical somite anomalies*). As mais comuns são as anomalias do trato urinário (15 a 40%), que consistem basicamente na ausência unilateral de um rim, na presença de um rim pélvico ou em ferradura, e em anomalias esqueléticas (5 a 10%), que primariamente envolvem o desenvolvimento vertebral e podem causar também anomalias cardíacas e comprometimento auditivo, e essas condições devem ser avaliadas por ocasião do diagnóstico.

Septos vaginais longitudinais

Os **septos vaginais longitudinais** representam a falha da canalização completa da vagina e geralmente ocorrem na presença de anomalias uterinas, como observamos anteriormente.

Septos vaginais transversos (defeitos de fusão vertical)

Os defeitos de fusão vertical podem resultar em um septo transverso, que podem ser imperfurados e associados a hematocolpo ou hematométrio em adolescentes ou a mucocolpo em neonatas. Trata-se de anomalias muito menos comuns, com presença relatada em 1 a cada 80.000 mulheres. Normalmente, as pacientes apresentam amenorreia primária e dor abdominal cíclica por volta do período da menarca. Entretanto, aquelas com um pequeno orifício nos septos transversos podem apresentar drenagem e corrimento vaginais **mucopurulentos** ou **sanguinolentos** prolongados. Os septos vaginais transversos variam quanto a suas localização (15 a 20% no terço inferior, mas a maioria no terço médio ou no terço superior da vagina) e espessura (mas geralmente têm ≤ 1 cm). Condições como localização elevada, septos mais espessos e orifícios vaginais estreitos ensejam casos cirúrgicos desafiadores.

Os **septos vaginais transversos** podem estar associados a outras anomalias congênitas, embora isso ocorra com menos frequência do que com a agenesia mülleriana. Essas pacientes apresentam um útero com funcionamento normal, ao contrário das mulheres com a síndrome de MRKH. Existe também maior incidência de endometriose decorrente de menstruação retrógrada.

A avaliação dos septos vaginais transversos inclui um cuidadoso exame pélvico e de imagem pélvica, normalmente com RM e US, com a finalidade de delinear as anomalias anatômicas. A RM é especialmente útil para determinar a espessura do septo e a presença de colo uterino, bem como para fins de planejamento cirúrgico. O diagnóstico e os planos de tratamento devem ser feitos tão logo possível após a menarca, uma vez que um acúmulo significativo de hematométrio e/ou hematossalpinge pode afetar o sucesso reprodutivo futuro em virtude de seus efeitos negativos sobre as funções uterina e/ou tubária. Alternativamente, a supressão menstrual é outra opção para permitir que pacientes adolescentes amadureçam psicologicamente e participem da fase de tratamento da ressecção do septo transverso.

Tratamento

Um hímen imperfurado requer ressecção para prevenir ou aliviar a obstrução do trato de saída. Muitos especialistas o fazem com uma incisão horizontal, lunar ou cruzada, excisão do excesso de tecido e aproximação das bordas mucosas. Se a paciente for sintomática, o reparo deve ser feito por ocasião do diagnóstico, embora seja possível reparar a lesão a qualquer tempo durante o período neonatal, a infância ou a adolescência. A cirurgia eletiva com anestesia geral não é recomendável para as pacientes muito jovens. A excisão eletiva do hímen na pré-puberdade cicatriza melhor se for aplicado estrogênio tópico no local durante alguns dias. A excisão eletiva de um hímen imperfurado pode ser realizada após 1 a 2 anos durante todo o período da puberdade, mas o ideal é que seja antes de se iniciarem os períodos menstruais. As variantes do hímen com microperfurações ou septos himenais podem interferir no uso do absorvente íntimo e a ressecção desse tecido normalmente constitui um procedimento eletivo com a aplicação de anestesia local ou sedação de acordo com a preferência da paciente.

O tratamento da ausência congênita da vagina normalmente é adiado até que a paciente tenha maturidade suficiente para tomar tal decisão. A abordagem não cirúrgica é a terapia de primeira linha mais comumente recomendada pelo American College of Obstetricians and Gynecologists por ser mais segura, oferecer melhor relação custo-benefício, ser controlada pela paciente e mostrar-se bem-sucedida em 90 a 96% das pacientes. Se feita corretamente, é possível alcançar em cerca de 6 a 8 semanas uma vagina funcional com profundidade (6 a 8 cm), largura e ângulo fisiológico adequados para o coito. Ao alcançar o tamanho máximo que acomode o coito, a paciente deve usar o dilatador ou ter relações sexuais com uma frequência que mantenha a profundidade adequada.

As abordagens cirúrgicas requerem procedimentos mais especializados e, em geral, alguma dilatação vaginal pós-operatória para garantir um resultado funcional. Existem controvérsias entre as subespecialidades cirúrgicas, uma vez que os cirurgiões e urologistas pediátricos recomendam a criação de uma neovagina no período neonatal. Os ginecologistas pediátricos e os endocrinologistas especializados em reprodução acreditam ser possível obter melhores resultados com a criação da neovagina quando a paciente estiver interessada na atividade sexual e puder participar da decisão de se submeter à cirurgia e de sua própria recuperação pós-operatória. Não existe um consenso em relação à melhor opção cirúrgica; os procedimentos mais utilizados incluem duas abordagens cirúrgicas seguidas pelo uso de dilatadores ou uma abordagem que utiliza uma alça intestinal a partir da qual é possível construir uma vagina. A cirurgia deve ser reservada à rara paciente para a qual a terapia com dilatador vaginal tenha falhado ou para aquelas que necessitem de cirurgia após um consentimento totalmente informado. Deve-se oferecer a opção de encaminhamento a centros especializados.

As opções futuras de ter filhos devem ser discutidas, inclusive a adoção e a sub-rogação gestacional (barriga de aluguel). As técnicas de reprodução assistida que utilizam a recuperação do óvulo, a fertilização e o implante de embriões em portadoras gestacionais (sub-rogadas) têm se mostrado bem-sucedidas. A prole feminina normalmente possui um trato reprodutor normal. O transplante uterino tem resultado em nascimentos vivos; mas, em virtude dos dados limitados, esse procedimento é atualmente considerado experimental. As oportunidades de constituição de uma família permitem que adolescentes, mulheres jovens e suas famílias contemplem o potencial para se tornarem mães e ajudam a lidar com o diagnóstico de MRKH e suas implicações.

A ressecção cirúrgica dos septos vaginais transversos deve ser executada somente por cirurgiões especializados. Alguns deles são partidários de que se aguarde um ou mais ciclos menstruais ou utilize dilatadores pré-operatórios a partir da porção proximal para aumentar a profundidade e a circunferência da porção distal da vagina, permitindo então que o sangue menstrual se acumule e dilate a porção superior da vagina. Deve-se tentar a ressecção completa do septo com anastomose primária dos segmentos superior e inferior da mucosa. Às vezes, coloca-se um *stent* vaginal após a cirurgia para manter a patência e permitir a epitelização escamosa da porção superior da vagina e do colo uterino. Após a remoção do *stent*, pode ser necessário o acompanhamento da dilatação. É importante que se faça uma criteriosa avaliação pré-operatória, uma vez que os cirurgiões que iniciam um caso acreditando estar operando um hímen imperfurado podem se ver em planos cirúrgicos completamente diferentes e mais complexos. Independentemente da abordagem, geralmente prefere-se adiar a vaginoplastia até que a paciente tenha maturidade e esteja física e psicologicamente preparada para participar do processo de recuperação e dos tratamentos dilatadores pós-operatórios. A diferenciação entre um septo transverso baixo e uma agenesia vaginal distal pode ser um desafio. Se por exame retal não for possível palpar a porção distal da vagina próximo ao esfíncter anal, deve-se permitir que a paciente continue a menstruar para distender a porção superior da vagina até 3 cm do esfíncter anal. Isso permite que o cirurgião estenda a dissecção até a porção inferior da vagina e execute um procedimento de *pull-through*, anastomosando a parte superior da vagina ao introito. O momento adequado e a execução cirúrgica rendem excelentes resultados.

Os septos vaginais longitudinais em si não levam a resultados reprodutivos adversos, mas podem ser sintomáticos na paciente, causando dispareunia, sangramento traumático com o coito, dificuldades para a inserção do absorvente ou resistência durante o parto vaginal. Essas queixas podem justificar a ressecção dos septos vaginais. Em menor número de pacientes, pode haver obstrução unilateral da hemivagina, o que demandaria incisão e ressecção. Pode haver a ocorrência de OHVIRA (síndrome de Herlyn-Werner-Wunderlich), o que requer uma incisão cuidadosamente planejada e a ressecção do septo para manter a patência do trato superior.

ANOMALIAS CERVICAIS

A atresia congênita ou a agenesia completa do colo uterino é extremamente rara e geralmente se manifesta na puberdade com amenorreia e dor pélvica. A condição está associada a anomalias renais significativas em 5 a 10% das pacientes. Em geral, é necessária uma RM pélvica para definir completamente a anormalidade. Normalmente, a dor e a obstrução são significativas, sendo necessária uma histerectomia. As tentativas de reconectar o útero à vagina raramente logram êxito e estão associadas a taxas significativas de morbidade e reoperação. Conforme acontece com a maioria das anomalias müllerianas, os ovários geralmente permanecem normais, podendo ainda haver reprodução futura com o auxílio da fertilização *in vitro* e de uma transportadora gestacional.

ANOMALIAS VULVARES E DE OUTROS TIPOS

Duplicação vulvar completa

A duplicação da vulva é uma anomalia congênita rara observada em lactentes e consiste na existência de duas vulvas, duas vaginas e duas bexigas, um útero didelfo, um reto e um ânus, e dois sistemas renais.

Assimetria e hipertrofia dos lábios vaginais

Com o início da puberdade, os grandes lábios aumentam e alcançam o tamanho adulto. Os lábios vaginais da mulher variam de tamanho e forma. A assimetria dos lábios, na qual os lábios direitos e esquerdos diferem em tamanho e aparência, é uma variante normal. Algumas mulheres se sentem incomodadas com a assimetria ou o aumento de seus pequenos lábios e se queixam de insegurança e desconforto ao usar roupas justas, praticar exercícios ou ter relações sexuais. Os pequenos lábios maduros podem projetar-se além dos lábios maiores e essa variante normal é capaz de causar incômodos funcional e psicológico. Irritação local, problemas de higiene pessoal com movimentos intestinais ou fluxos menstruais, interferência no coito sexual, na posição sentada ou durante a prática de exercícios são fatores que já resultaram em pedidos de redução labial. As pacientes podem encontrar anúncios de procedimentos *online* para a redução de pequenos lábios desiguais ou aumentados. A orientação e a tranquilização são muito importantes para as adolescentes que se preocupam com a aparência de seus lábios vaginais. O American College of Obstetricians and Gynecologists não apoia a realização desse tipo de cirurgia, salvo em caso de malformação congênita. A alteração cirúrgica dos lábios vaginais que não é necessária para a saúde da adolescente com menos de 18 anos é considerada uma violação da legislação penal federal. As complicações da cirurgia dos lábios vaginais incluem perda de sensibilidade, formação de queloides e dispareunia.

Anomalias do clitóris

A agenesia do clitóris é rara. Existem relatos de duplicação do clitóris, geralmente associada a extrofia de cloaca e bexiga. A exposição aos hormônios masculinos resulta em aumento do clitóris e geralmente é um sinal indicativo de tumor produtor de testosterona ou do uso de esteroides exógenos.

Anomalias cloacais

As anomalias cloacais são lesões raras que consistem na existência de um seio urogenital comum no qual desembocam os canais gastrintestinal, urinário e vaginal. Normalmente, existe uma anormalidade em todos ou em alguns dos processos de fusão dos ductos de Müller, de desenvolvimento dos bulbos sinovaginais ou de desenvolvimento da placa vaginal. O orifício único (cloaca) requer correção cirúrgica, o que geralmente se faz em uma idade muito precoce, de preferência realizada por uma equipe cirúrgica pediátrica multidisciplinar.

Remanescentes ductais

Embora o ducto oposto regrida em ambos os sexos, às vezes pode ficar uma pequena porção do ducto de Müller ou do ducto de Wolff no homem ou na mulher, respectivamente. Esses restos podem formar cistos, o que os torna clinicamente visíveis durante a cirurgia, no exame físico ou de imagem. A maioria não causa dor, embora existam relatos da ocorrência de torção de alguns, e os pequenos e assintomáticos normalmente não requerem ressecção. Os mais comumente relatados são os cistos hidátides de Morgagni (resto de um ducto de Wolff proveniente das tubas uterinas), os cistos do ligamento largo e os cistos do ducto de Gartner, que podem formar um ureter ectópico ou se localizar ao longo do colo uterino ou das paredes vaginais.

A bibliografia está disponível no GEN-io.

Capítulo 570

Assistência Ginecológica a Meninas com Necessidades Especiais

Elisabeth H. Quint

A adolescência apresenta desafios a toda criança e sua família, sobretudo a adolescentes com necessidades especiais e seus familiares. O início dos períodos menstruais, as alterações associadas à puberdade, as preocupações em relação à atividade sexual com possíveis gestações não planejadas e as preocupações com a segurança e o abuso sexual podem representar problemas adicionais a adolescentes com deficiência e suas famílias.

SEXUALIDADE E EDUCAÇÃO SEXUAL

Adolescentes com necessidades especiais podem apresentar deficiências físicas e/ou de desenvolvimento. Em geral, essas jovens são vistas como assexuadas por suas famílias, por seus cuidadores e pela sociedade, razão pela qual elas possivelmente não receberam educação sexual, talvez por ser considerado algo desnecessário. Provavelmente, as adolescentes com deficiência física são tão ativas sexualmente quanto aquelas sem deficiência. O cuidador precisa avaliar os conhecimentos de anatomia e a sexualidade da adolescente, os seus conhecimentos sociais sobre relacionamentos e a sua capacidade de consentir a atividade sexual. Deve-se prestar orientações sobre o HIV e outras infecções sexualmente transmissíveis, sobre a prevenção de doenças e a contracepção, inclusive a contracepção de emergência, em um nível de desenvolvimento adequado. As meninas com deficiência podem apresentar maior risco de isolamento e depressão durante a adolescência.

ABUSO

É difícil estimar o risco de abuso sexual em adolescentes com deficiência. O rastreamento para a verificação de abuso é obrigatório. Os estudos mostram que as adolescentes com deficiência física são tão ativas sexualmente quanto aquelas sem deficiência, mas que na maioria das vezes essa atividade é involuntária. As pacientes com comprometimento cognitivo geralmente são ensinadas a ser cooperativas, o que as pode tornar mais vulneráveis. O modelo "Não! Vá em frente! Conte tudo!" pode fazer parte da educação de prevenção de abusos. No caso das adolescentes com capacidade verbal limitada ou retardo de desenvolvimento, pode ser muito difícil detectar o abuso. O cuidador precisa estar atento e procurar sinais por meio de exame físico, como hematomas ou arranhões inexplicáveis, ou mudanças de comportamento, como regressão, que podem ser indícios de abuso sexual em relação a essas adolescentes (ver Capítulos 16.1 e 145).

EXAME PÉLVICO

O exame pélvico interno raramente é indicado para adolescentes não sexualmente ativas, uma vez que o teste de Papanicolaou só deve começar a ser feito após os 21 anos. Pode-se fazer um exame genital externo no caso de problemas vulvares, como corrimento, sangramento irregular, suspeita de abuso ou presença de corpo estranho. A posição de perna de sapo normalmente é preferível ao uso de estribos. Caso seja necessário visualizar claramente a vagina ou o colo do útero por causa de uma indicação médica, deve-se considerar um exame ginecológico realizado sob anestesia. O teste de infecções sexualmente transmissíveis pode ser feito por intermédio de exame de urina ou de esfregaços vaginais (ver Capítulo 146).

MENSTRUAÇÃO

A menstruação irregular é comum em adolescentes, especialmente durante os primeiros 5 anos após a menarca devido à imaturidade do eixo hipotálamo-hipofisário-ovariano e a subsequente anovulação (ver Capítulo 142). Várias condições que afetam adolescentes com deficiência estão associadas a um risco ainda maior de ciclos irregulares. Aquelas com síndrome de Down apresentam maior incidência de doença da tireoide. Existe uma incidência mais alta de problemas reprodutivos, inclusive a síndrome dos ovários policísticos, em adolescentes com epilepsia ou entre aquelas que fazem uso de determinados medicamentos anticonvulsivantes. Medicações antipsicóticas podem causar hiperprolactinemia, que pode afetar a menstruação.

Para as adolescentes com deficiência, o principal problema com os ciclos menstruais, quer eles sejam regulares, irregulares ou intensos, é o impacto da menstruação na vida da paciente, na sua saúde e na sua capacidade de desempenhar suas atividades normais. A anamnese deve focar esse aspecto, e os calendários menstruais podem ser úteis para documentar os ciclos, o comportamento e o impacto dos tratamentos. A maioria das adolescentes autossuficientes para usar o banheiro pode aprender a utilizar adequadamente os produtos de higiene menstrual. Recomenda-se a orientação antecipada pré-menarca, mas o tratamento hormonal antes da menarca deve ser evitado.

A avaliação de um sangramento anormal é a mesma para toda adolescente. Deve-se considerar a supressão menstrual por questões de higiene ou pelos aspectos que requerem particular atenção na menina com necessidades especiais e com problemas cíclicos de comportamento, como choro, acessos de raiva ou distanciamento. Um pedido de controle de natalidade, especialmente vindo de um cuidador e não da adolescente, exige uma avaliação da capacidade da adolescente de consentir a atividade sexual e da segurança de seu ambiente. As diretrizes para sangramento anormal envolvem fluxos menstruais excessivamente intensos (mais de um absorvente/hora durante várias horas consecutivas), longos demais (> 7 dias) ou demasiadamente frequentes (intervalos de 20 dias).

Tratamento da menstruação

Se após a documentação do impacto dos ciclos regulares ou irregulares no bem-estar da paciente (geralmente por meio do controle menstrual ou comportamental por vários meses), o profissional de saúde, a paciente e a família decidirem pela intervenção menstrual, existem várias opções disponíveis. A regulação menstrual não é diferente daquela da adolescente sem deficiência em geral, embora existam algumas considerações especiais. O tratamento pode ter por objetivos reduzir o fluxo intenso, regular os ciclos para que o sangramento se mantenha dentro de níveis previsíveis, aliviar a dor ou os sintomas comportamentais cíclicos, ou permitir a contracepção e/ou obter amenorreia. Normalmente, é difícil obter uma amenorreia completa que leve à supressão menstrual, e os sangramentos programados infrequentes podem ser mais fáceis de manejar do que os sangramentos imprevisíveis, um efeito colateral comum de qualquer tratamento supressor no caso de determinadas pacientes. Depois de iniciar o tratamento, continue a monitorar o sangramento, preferencialmente com calendários menstruais ou comportamentais contínuos.

Métodos não hormonais

Se a principal preocupação for a presença de menorragia ou dismenorreia (ocasionalmente resultando em alterações cíclicas de comportamento em adolescentes sem capacidade de verbalização), a paciente pode começar a ser tratada com medicamentos anti-inflamatórios não esteroidais, os quais, em doses adequadas, possibilitam a redução do fluxo em até 20%, podendo ser utilizados isoladamente ou em combinação com outros tratamentos.

Métodos com estrogênio

Contraceptivos orais

Os contraceptivos orais cíclicos normalmente levam a ciclos regulares e mais leves, e com menos cólicas. A ciclagem estendida mediante o uso contínuo de contraceptivos orais pode suprimir os ciclos e resultam em taxas de amenorreia que melhoram com o tempo. A presença de alguns sangramentos imprevisíveis normalmente é inevitável e, em geral, as adolescentes com necessidades especiais preferem ter ciclos previsíveis várias vezes ao ano. Nos EUA, há um contraceptivo oral mastigável para aquelas com problemas de deglutição.

Anel contraceptivo

O anel contraceptivo vaginal normalmente é utilizado em um padrão de 3 semanas com e 1 semana sem o anel, podendo ser usado (prescrição *off-label*) em um esquema contínuo de 4 semanas, o que pode resultar em menos sangramento. Entretanto, uma adolescente com problemas de destreza pode ter dificuldade em usar o anel contraceptivo, e a necessidade de ajuda para a colocação tem implicações óbvias na privacidade.

Adesivo contraceptivo

O adesivo semanal também pode ser utilizado de modo contínuo. Algumas adolescentes com deficiência de desenvolvimento removem o adesivo de maneira irregular, daí o alerta para a colocação fora de alcance (p. ex., nas nádegas ou no ombro).

Uso de estrogênio, tromboembolia venosa e problemas de mobilidade

A questão de a imobilidade ou o uso de cadeira de rodas levar ou não a maior risco de eventos tromboembólicos venosos (TEV) associados a contraceptivos à base de estrogênio continua sendo motivo de controvérsia. O risco de trombose causada pelo uso de contraceptivos hormonais combinados por adolescentes sem mobilidade ou com mobilidade limitada ainda não foi estudado. De acordo com os critérios de elegibilidade médica para a contracepção divulgados pelos Centers for Disease Control and Prevention em 2016, a imobilidade em si não constitui uma contraindicação para o uso de contraceptivos que contêm estrogênio, mas pode aumentar o risco de um TEV. Existem dados limitados que respaldam a preocupação de que uma dose mais alta de estrogênio oral e as fórmulas de progestina de terceira e quarta gerações possam apresentar maior risco para o tromboembolismo venoso. É importante obter um histórico familiar completo e abrangente de hipercoagulabilidade antes de iniciar a terapia estrogênica. O uso criterioso de fórmulas de etinilestradiol em dosagens mais baixas (20 ou 30 μg) após uma orientação adequada pode ser aconselhável, devendo-se usar as combinações de progestinas de terceira geração somente se outros métodos falharem.

Métodos exclusivamente à base de progestinas

Acetato de medroxiprogesterona intramuscular

O acetato de medroxiprogesterona intramuscular (DMPA; do inglês, *depot medroxyprogesterone acetate*) há muito é utilizado para a supressão menstrual. Duas questões são de particular relevância para as adolescentes com deficiência. Os estudos que comprovam a redução da densidade óssea associada ao uso prolongado de DMPA e um alerta expedido pela FDA suscitaram preocupações em relação ao uso desses produtos em mulheres jovens, embora as pesquisas indiquem que a densidade óssea melhore após a suspensão da medicação. No caso das adolescentes com problemas de mobilidade ou daquelas com peso corporal muito baixo que já apresentam risco de baixa densidade óssea, a densidade óssea reduzida é uma preocupação real, embora o risco de fraturas não esteja claro. Recomenda-se a administração adequada de cálcio e vitamina D. A segunda questão para as adolescentes com problemas de mobilidade é o ganho de peso associado ao DMPA, especialmente entre adolescentes obesas, o que pode levar a problemas de transferência e mobilidade. Os potenciais riscos à saúde associados aos efeitos do DMPA sobre a densidade óssea devem ser equilibrados com a necessidade de supressão menstrual e a probabilidade de uma gravidez não intencional, devendo-se monitorar rigorosamente o peso. O rastreamento de rotina da densidade óssea (densitometria óssea) não é recomendável para adolescentes.

Progestinas orais

As progestinas orais de uso contínuo também podem ser muito eficazes para a obtenção de amenorreia. A pílula exclusivamente à base de progesterona causa significativos sangramentos irregulares, de modo que, se o objetivo for a supressão, pode-se fazer o uso diário de outras progestinas, tais como a noretindrona de 2,5 ou 5 mg ou a progesterona micronizada de 200 mg.

Dispositivo intrauterino de progesterona

Muitas adolescentes hoje utilizam o dispositivo intrauterino com levonorgestrel com validade de 5 anos para fins de contracepção e controle de fluxos menstruais intensos. As adolescentes com necessidades especiais podem necessitar de anestesia para a inserção do dispositivo se o exame for muito difícil por causar desconforto, se houver contrações ou se a vagina for estreita. Localizar os fios do dispositivo em um ambiente clínico pode ser um desafio; entretanto, a localização do dispositivo intrauterino pode ser confirmada por ultrassonografia. Pode haver uma quantidade significativa de sangramento irregular nos primeiros meses, mas há 20% de chance de amenorreia após a inserção e de até 50% após 1 ano de uso. O perfil de sangramento do dispositivo intrauterino de 3 anos de levonorgestrel – mais novo e menor – pode não ser tão útil para a supressão menstrual ao se considerar que as taxas de amenorreia dos estudos iniciais realizados pelo fabricante são de 6% em 1 ano, mas são necessárias mais investigações.

Implantes

Os implantes subdérmicos de progestina, que oferecem taxas de amenorreia relativamente baixas e taxas de sangramento não programado mais altas, não são recomendados como tratamento de primeira linha para supressão menstrual para as adolescentes com necessidades especiais. Esses dispositivos também requerem significativa cooperação da paciente para a inserção.

Hormônios e medicamentos antiepilépticos

Determinados medicamentos para convulsões indutores de enzimas podem interferir nos contraceptivos que contêm estrogênio, alterar sua eficácia contraceptiva e/ou provocar sangramento intermitente. Pode-se considerar uma dose mais elevada de estrogênio ou intervalos mais curtos de injeções do DMPA. O único medicamento antiepiléptico afetado pelos contraceptivos orais combinados é a lamotrigina; consequentemente, é possível que seja necessário ajustar a dose desse medicamento se utilizado juntamente com hormônios.

Métodos cirúrgicos

Abordagens cirúrgicas como a ablação endometrial, um procedimento de remoção cirúrgica do revestimento do útero, e a histerectomia encontram-se disponíveis para o tratamento de ciclos anormais em pacientes adultas, mas raramente devem ser utilizados, a não ser em situações extremas para as adolescentes nas quais todos os outros métodos tenham fracassado e cuja saúde esteja gravemente comprometida por seus ciclos. A ablação endometrial só produz amenorreia em aproximadamente 30% das vezes e apresenta uma taxa mais elevada de insucesso em mulheres com menos de 40 anos, não sendo, portanto, recomendada para essa população. No que tange às questões sobre infertilidade e consentimento, as considerações éticas em torno desses métodos são complicadas, e as legislações estaduais (nos EUA) variam em relação a esse assunto.

CONTRACEPÇÃO

Ver também Capítulo 143.

Os métodos de manejo menstrual discutidos anteriormente podem ser utilizados também para fins de contracepção e, se for feito um pedido de controle de natalidade, deve-se fazer uma avaliação da capacidade da paciente de consentir a atividade sexual e da segurança de seu ambiente. O método escolhido deve ser aquele mais seguro para a situação e que ofereça a taxa de proteção mais alta possível. Por essa razão, talvez seja aconselhável um método contraceptivo reversível de ação prolongada. Deve-se abordar com a adolescente as questões das infecções sexualmente transmissíveis e do uso de preservativos; pode ser necessário também fornecer orientações específicas sobre como obter preservativos e estabelecer critérios para o seu uso. É recomendável uma conversa sobre contracepção de emergência, bem como sobre as maneiras de como ajudar a adolescente a conseguir isso, se indicado.

A bibliografia está disponível no GEN-io.

Capítulo 571

Mutilação Genital Feminina

Deborah Hodes e Sarah M. Creighton

CONTEXTO

A mutilação genital feminina (FGM; do inglês, *female genital mutilation*) é uma questão de direitos humanos que afeta meninas e mulheres em todo o mundo. A prática é definida pela Organização Mundial da Saúde (OMS) como os procedimentos que removem ou danificam os órgãos genitais femininos externos sem qualquer justificativa médica. Em 2016, a UNICEF (United Nations International Children's Emergency Fund) estimava que pelo menos 200 milhões de mulheres e meninas em 30 países tivessem sido submetidas à mutilação genital feminina. Houve um declínio na prevalência dessa prática, mas as tendências atuais sugerem que os números reais aumentarão devido ao crescimento populacional. A FGM é executada com mais frequência na África, no Oriente Médio e na Ásia, e os novos dados sugerem que cerca de 40 milhões de meninas na Indonésia tenham sofrido FGM. Entretanto, a migração das comunidades praticantes da FGM significa que se trata de um problema global, embora os dados sobre a prática sejam escassos nos países ricos. A mutilação é quase sempre realizada em crianças, e os pediatras devem estar familiarizados com a identificação do procedimento, com o seu impacto na saúde e com a proteção das meninas contra essa forma generalizada de abuso infantil.

A FGM não oferece quaisquer benefícios à saúde, podendo causar danos físicos e psicológicos. A OMS classificou a FGM em quatro tipos conforme a extensão e o tipo de tecido genital removido (Tabela 571.1). O profissional tradicional realiza a mutilação genital feminina sem anestesia ou condições estéreis, e em alguns países o procedimento é realizado como parte de um ritual mais amplo relacionado ao casamento infantil. A criança é imobilizada enquanto a genitália externa é removida ou lesada com o uso de uma faca, um bisturi ou outro instrumento afiado. Um número cada vez maior de procedimentos é realizado em uma idade precoce e a OMS estima que até 17% sejam executados por profissionais de saúde. A Tabela 571.2 relaciona os possíveis riscos e fatores de proteção em relação à FGM.

Tabela 571.1 Resumo da classificação da mutilação genital feminina da OMS.
Tipo 1: Clitoridectomia: remoção total ou parcial do clitóris (uma pequena parte sensível e erétil da genitália feminina) e, em raros casos, somente do prepúcio (a prega de pele em torno do clitóris)
Tipo 2: Excisão: remoção total ou parcial do clitóris e dos pequenos lábios com ou sem remoção dos grandes lábios (os lábios constituem a parte que circunda a vagina)
Tipo 3: Infibulação: estreitamento da abertura vaginal mediante a criação de um selo de cobertura. O selo é formado pelo corte e reposicionamento dos pequenos ou dos grandes lábios com ou sem remoção do clitóris
Tipo 4: Outros: todos os demais procedimentos prejudiciais à genitália por motivos não médicos (p. ex., perfuração, incisão, raspagem e cauterização da região genital)

De World Health Organization Female Genital Mutilation Fact sheet. http://www.who.int/mediacentre/factsheets/fs241/en/. Atualizada em fevereiro de 2017.

COMPLICAÇÕES

As complicações imediatas da FGM incluem hemorragia e infecção. Existem relatos de mortes, embora os números não sejam conhecidos. As lesões incluem infecção imediata da ferida, tétano e gangrena. A mutilação já foi implicada na transmissão de infecções veiculadas pelo sangue em razão do uso de instrumentos compartilhados e não esterilizados. Embora seja provável a infecção transmitida por via sanguínea relacionada ao procedimento, não existem bons estudos que confirmem esse fato. Infecções como hepatite B e HIV são endêmicas nas áreas de prevalência da FGM. Este procedimento leva a consequências obstétricas, ginecológicas e psicológicas em mulheres adultas. Os sintomas ginecológicos consistem em cicatrização dolorosa e de aspecto desagradável, cistos clitorianos e infecções urinárias recorrentes. Existem relatos de dificuldades menstruais e infertilidade, embora os mecanismos subjacentes dessas condições não estejam claros, salvo na FGM do tipo 3, na qual há estreitamento vaginal. A mutilação lesiona a função sexual com a remoção do tecido sexual sensível e o estreitamento da vagina. Problemas de saúde mental, como ansiedade e depressão, já foram relacionados à prática. A FGM produz também um impacto prejudicial nos resultados obstétricos tanto para a mãe quanto para o bebê, ocasionando maiores riscos de hemorragia pós-parto, traumatismo perineal e morte perinatal.

MANEJO CLÍNICO DA MUTILAÇÃO GENITAL FEMININA

A maioria dos pediatras não reconhece uma criança em estado agudo de indisposição em razão da FGM. O manejo desta condição em situação aguda deve consistir em uma avaliação da presença de perda sanguínea, sepse e retenção urinária, bem como no tratamento com antibióticos, analgesia, toxoide tetânico e cateterização urinária. É mais provável que os pediatras reconheçam uma criança submetida à mutilação durante a investigação de outros sintomas, como infecções recorrentes do trato urinário e vulvovaginite. A FGM pode também ser relatada pela criança ou por um membro da família, podendo então suscitar preocupações da parte de outros profissionais de saúde ou de assistência social, especialmente se a própria mãe tiver sido submetida à mutilação e contar com pouco apoio do marido (Tabela 571.2). Pode-se solicitar aos pediatras que confirmem a mutilação por ocasião do exame genital, o qual deve ser realizado com o auxílio de um colposcópio para fins de ampliação e documentação em vídeo, a qual pode ser utilizada para fins de avaliação por outros pediatras e por um tribunal. O exame deve ser realizado de maneira sensível e delicada por um médico devidamente treinado e em um contexto etário adequado. Em geral, supõe-se que a FGM

Tabela 571.2 Fatores que influenciam a possibilidade de uma criança sofrer ou não mutilação genital feminina (FGM).
FATORES DE RISCO
Mãe ou irmã submetida ao procedimento
Mãe separada
Influência da avó
Pouca informação e discussão sobre a FGM
FATORES DE PROTEÇÃO
Discutir com o marido ou uma amiga
Ter conhecimento da implementação da lei
TV, debate global, mídia
Atitude e conhecimento por parte dos homens
Conhecer uma pessoa não submetida ao procedimento

seja óbvia. Entretanto, embora a FGM do tipo 3, na qual a vagina é selada, normalmente seja de fácil detecção, outros tipos de mutilação podem ser mais difíceis de ser diagnosticados. É o que ocorre especialmente com a mutilação do tipo 4, que pode consistir em um furo ou pequeno arranhão no clitóris ou na região adjacente, podendo cicatrizar sem deixar qualquer vestígio. A avaliação geral da saúde da criança deve incluir o rastreamento de vírus transmitidos pelo sangue.

Se a criança sofreu a mutilação do tipo 3, em algum momento será necessário um procedimento de desinfibulação. A desinfibulação é um pequeno procedimento cirúrgico para dividir qualquer tecido cicatricial que obscureça o introito vaginal. Se a criança for assintomática, o procedimento pode ser adiado até a adolescência ou antes do início da atividade sexual. Normalmente, os procedimentos de desinfibulação são realizados sob anestesia local em mulheres adultas, mas em crianças é mais adequado utilizar a anestesia geral leve. O impacto psicológico da mutilação genital feminina em uma criança pode ser grave, havendo relatos de lembranças e pesadelos. Devem ser disponibilizadas as informações fornecidas por um psicólogo ou psicoterapeuta infantil com experiência no trabalho com crianças mutiladas e suas famílias. Se uma criança for confirmada como tendo sofrido mutilação, outras crianças da família podem estar correndo risco, devendo-se acionar as vias locais de salvaguarda. Os pediatras devem manifestar-se contra a mutilação genital feminina e contribuir para o treinamento de profissionais de saúde capazes de tratar as pacientes e promover políticas locais e nacionais contra este procedimento, bem como de apoiar a legislação no intuito de pôr fim à prática.

A bibliografia está disponível no GEN-io.

Sistema Endócrino

PARTE 25

Seção 1

Distúrbios do Hipotálamo e da Hipófise

Capítulo 572

Hormônios do Hipotálamo e da Hipófise

Eric I. Felner e Briana C. Patterson

A glândula hipófise é a principal reguladora de um elaborado sistema hormonal. A hipófise recebe sinais do hipotálamo e responde enviando hormônios hipofisários às glândulas-alvo. As glândulas-alvo produzem hormônios que fornecem uma retroalimentação negativa ao hipotálamo e à hipófise (Figuras 572.1 e 572.2). Esse mecanismo de retroalimentação faz com que a hipófise seja capaz de regular a quantidade de hormônio liberado na corrente sanguínea pelas glândulas-alvo. O papel central da hipófise nesse sistema hormonal e a sua capacidade de interpretar e responder a uma variedade de sinais levaram à sua designação de "glândula mestra". A Tabela 572.1 fornece uma lista dos hormônios hipotalâmicos e hipofisários e suas funções.

ANATOMIA

A hipófise está localizada na base do crânio em uma cavidade do osso esfenoide denominada *sela turca*. A estrutura óssea protege e envolve a hipófise bilateral e inferiormente. A dura-máter, uma camada densa de tecido conjuntivo, forma o teto da sela turca. Uma camada externa de dura-máter prolonga-se para dentro da sela turca para formar o seu revestimento. Em consequência, a hipófise é extradural e, normalmente, não tem nenhum contato com o líquido cefalorraquidiano. A hipófise está conectada ao hipotálamo pela haste hipofisária. A hipófise é composta de um lobo anterior (adeno-hipófise) e de um lobo posterior (neuro-hipófise). A adeno-hipófise constitui aproximadamente 80% da glândula.

EMBRIOLOGIA

A adeno-hipófise origina-se da bolsa de Rathke como uma invaginação do ectoderma oral. Em seguida, desprende-se do epitélio oral e passa a constituir uma estrutura individual de células de rápida proliferação. Com 6 semanas de gestação, a conexão entre a bolsa de Rathke e a orofaringe é totalmente obliterada, e a bolsa estabelece uma conexão direta com a extensão descendente do hipotálamo, que dá origem à haste hipofisária. Os remanescentes persistentes da conexão original entre a bolsa de Rathke e a cavidade oral podem desenvolver-se em **craniofaringiomas** (ver Capítulo 524), que é o tipo mais comum de tumor nessa região.

SUPRIMENTO VASCULAR

O suprimento de sangue arterial da hipófise origina-se da artéria carótida interna por meio das artérias hipofisárias inferior, média e superior. Essa rede de vasos forma uma circulação porta única, que conecta o hipotálamo e a hipófise. Os ramos das artérias hipofisárias superiores penetram na haste e formam uma rede de vasos que atravessam a haste hipofisária e terminam em uma rede de capilares dentro do lobo anterior. É através desse sistema porta venoso que os hormônios hipotalâmicos são transportados até a adeno-hipófise. Por sua vez, os hormônios da adeno-hipófise são secretados em um plexo secundário de veias porta que drenam nos seios venosos durais.

TIPOS CELULARES DA ADENO-HIPÓFISE

Uma série de sequenciamentos expressos ativa os fatores de transcrição que direcionam a diferenciação e a proliferação dos tipos celulares da adeno-hipófise. Essas proteínas são membros de uma grande família de proteínas de ligação do DNA que se assemelham a genes *homeobox*. As consequências das mutações em vários desses genes são evidentes nas formas humanas de deficiência de múltiplos hormônios hipofisários. Cinco tipos celulares na adeno-hipófise produzem seis hormônios peptídicos. Os somatotrofos produzem o hormônio do crescimento (GH); os lactotrofos produzem a prolactina (PRL); os tireotrofos sintetizam o hormônio tireoestimulante (TSH); os corticotrofos expressam a pró-opiomelanocortina (POMC), o precursor do hormônio adrenocorticotrófico (ACTH); e os gonadotrofos expressam o hormônio luteinizante (LH) e o hormônio foliculoestimulante.

Hormônio do crescimento

O GH humano é um polipeptídeo de cadeia simples com 191 aminoácidos que é sintetizado, armazenado e secretado pelos somatotrofos na hipófise. Seu gene (*GH1*) é o primeiro de um agrupamento de cinco genes estreitamente relacionados no braço longo do cromossomo 17 (q22-24). Os outros quatro genes (*CS1, CS2, GH2* e *CSP*) apresentam uma identidade de sequência de mais de 90% com o gene *GH1*.

O GH é secretado de modo pulsátil sob a regulação de hormônios hipotalâmicos. A secreção alternada do hormônio liberador do GH, que estimula a liberação de GH, e da somatostatina, que inibe a liberação do GH, é responsável pela secreção rítmica do GH. Ocorrem picos de GH quando os picos de hormônio liberador do GH coincidem com as concentrações mínimas de somatostatina. A **grelina**, um peptídeo produzido no núcleo arqueado do hipotálamo e em quantidades muito maiores no estômago, também estimula a secreção de GH. Além dos três hormônios hipotalâmicos, fatores fisiológicos desempenham um papel na estimulação e inibição do GH. O sono, o exercício, o estresse físico, o traumatismo, a doença aguda, a puberdade, o jejum e a hipoglicemia estimulam a liberação de GH, enquanto a hiperglicemia, o hipotireoidismo e os glicocorticoides inibem sua liberação (Figura 572.3)

O GH liga-se a moléculas receptoras na superfície da célula-alvo. O receptor de GH é uma molécula de cadeia única de 620 aminoácidos com um domínio extracelular, um domínio transmembrana e um domínio citoplasmático. Fragmentos do domínio extracelular, clivados proteoliticamente, circulam no plasma e atuam como proteínas de ligação ao GH. À semelhança de outros membros da família dos receptores de citocinas, o domínio citoplasmático do receptor de GH não tem atividade de quinase intrínseca; em vez disso, a ligação ao GH induz a dimerização do receptor e a ativação de uma Janus quinase (jak2) associada a ele. A fosforilação da quinase e de outros substratos proteicos desencadeia uma série de eventos que levam a alterações na transcrição nuclear do gene. O transdutor de sinais e ativador da transcrição 5b (STAT5b) desempenha um papel fundamental na ligação da ativação do receptor a alterações na transcrição gênica.

Os efeitos biológicos do GH consistem em aumento do crescimento linear, da espessura do osso, do crescimento de tecidos moles, da síntese proteica, da liberação de ácidos graxos do tecido adiposo, da resistência à insulina e do aumento da glicemia. As ações mitogênicas do GH são mediadas pelo aumento da síntese do **fator de crescimento semelhante à insulina 1** (IGF-1), anteriormente denominado *somatomedina C*,

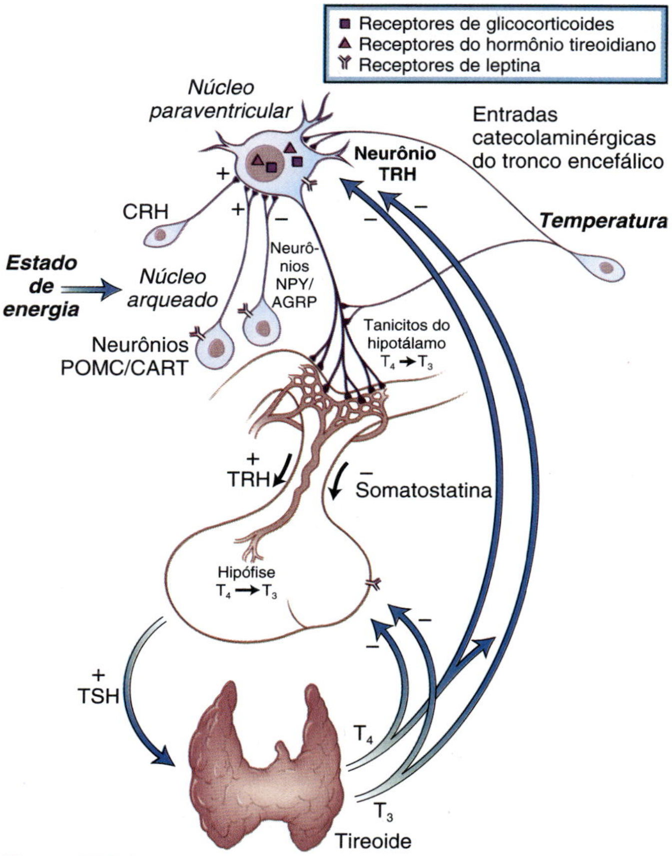

Figura 572.1 Regulação do eixo hipotálamo-hipófise-tireoide. AGRP, Peptídeo relacionado à agouti; CART, transcrito regulado por cocaína e anfetamina; CRH, hormônio liberador de corticotrofina; NPY, neuropeptídeo Y; POMC, pró-opiomelanocortina; T_3, tri-iodotironina; T_4, tiroxina; TRH, hormônio liberador de tireotropina; TSH, tireotropina. (*De Low MJ: Neuroendocrinology. In Melmed S, Polonsky KS, Larsen PR, Kronenberg HM, editors*: Williams textbook of endocrinology, *ed 13, Philadelphia, 2016, Elsevier. Fig. 7.9.*)

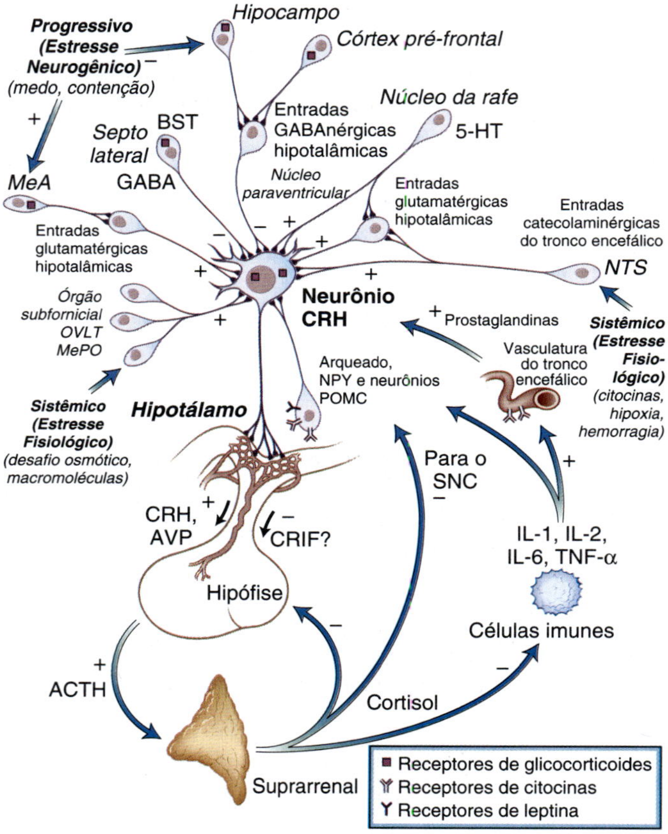

Figura 572.2 Regulação do eixo hipotálamo-hipófise-suprarrenal. ACTH, hormônio adrenocorticotrófico; AVP, arginina vasopressina; BST, núcleo do leito da estria terminal; CRH, hormônio liberador de corticotrofina; CRIF, fator inibidor da liberação de corticotrofina; GABA, ácido gama-aminobutírico; 5-HT, 5-hidroxitriptamina; IL-1, interleucina 1; MeA, amígdala medial; MePO, núcleo pré-óptico medial; NPY, neuropeptídeo Y; NTS, núcleo do trato solitário; OVLT, *organum vasculosum* da lâmina terminal; POMC, pró-opiomelanocortina; SNC, sistema nervoso central; TNF-α, fator de necrose tumoral-α. (*De Low MJ: Neuroendocrinology. In Melmed S, Polonsky KS, Larsen PR, Kronenberg HM, editors*: Williams textbook of endocrinology, *ed 13, Philadelphia, 2016, Elsevier. Fig. 7.18.*)

Tabela 572.1 Hormônios do hipotálamo e da hipófise.

HORMÔNIOS	LOCALIZAÇÃO	E/I	FUNÇÃO
ACTH	Adeno-hipófise	E	Produção e secreção de GC, MC e andrógenos pelas glândulas suprarrenais
ADH	Neuro-hipófise	E	Reabsorção de água na corrente sanguínea por meio dos ductos coletores renais
CRH	Hipotálamo	E	Secreção de ACTH
Dopamina	Hipotálamo	I	Secreção de PRL
FSH (mulheres)	Adeno-hipófise	E	Secreção de estrógeno pelos ovários
FSH (homens)	Adeno-hipófise	E	Produção de espermatozoides pelos testículos
GH	Adeno-hipófise	E	Secreção de IGF-1
GHRH	Hipotálamo	E	Secreção de GH
Grelina	Hipotálamo	E	Secreção de GH
GnRH	Hipotálamo	E	Secreção de FSH e LH
LH (mulheres)	Adeno-hipófise	E	Ovulação e desenvolvimento do corpo-lúteo
LH (homens)	Adeno-hipófise	E	Produção e secreção de testosterona
Ocitocina	Neuro-hipófise	E	Contração do útero no parto e liberação de leite das mamas
PRL	Adeno-hipófise	E	Promoção da síntese de leite
Somatostatina	Hipotálamo	I	Secreção de GH e TSH
TRH	Hipotálamo	E	Secreção de TSH e PRL
TSH	Adeno-hipófise	E	Secreção de T_4 e T_3

ACTH, hormônio adrenocorticotrófico; ADH, hormônio antidiurético; CRH, hormônio liberador de corticotrofina; E/I, estimulação/inibição; FSH, hormônio foliculoestimulante; GC, glicocorticoides; GH, hormônio do crescimento, GHRH, hormônio liberador do hormônio do crescimento; GnRH, hormônio liberador de gonadotropinas; IGF-1, fator de crescimento semelhante à insulina 1; LH, hormônio luteinizante; MC, mineralocorticoides; PRL, prolactina; T_3, tri-iodotironina; T_4, tiroxina; TRH, hormônio liberador de tireotropina; TSH, hormônio tireoestimulante (tireotropina).

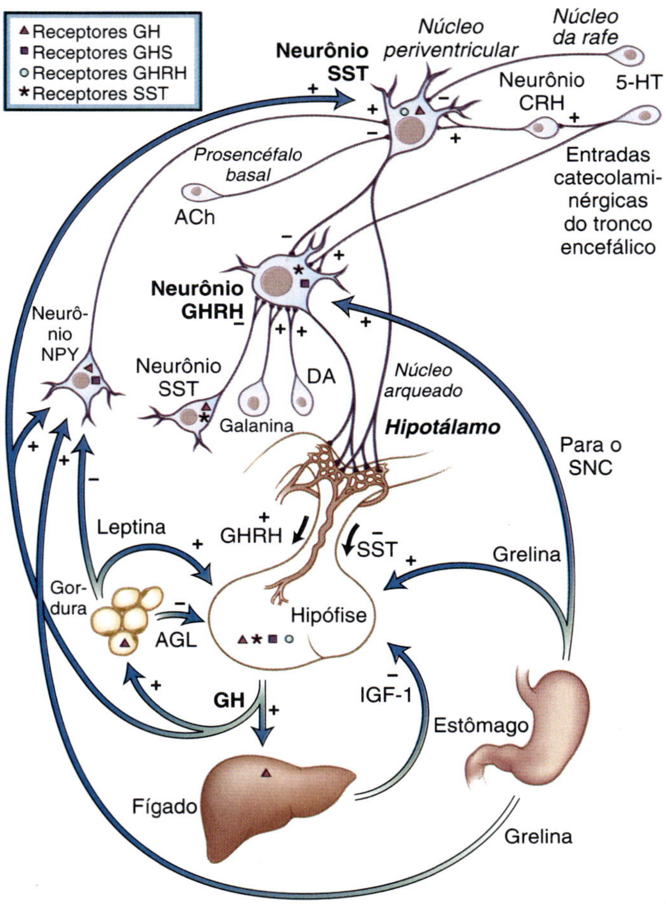

Figura 572.3 Regulação do eixo hipotálamo-hipófise-hormônio do crescimento (GH). A secreção de GH pela hipófise é estimulada pelo hormônio liberador do GH (*GHRH*) e é inibida pela somatostatina (*SST*). O controle da retroalimentação negativa da secreção de GH é exercido no nível da hipófise pelo fator de crescimento semelhante à insulina 1 (*IGF-1*) e pelos ácidos graxos livres (*AGLs*). O próprio GH exerce uma retroalimentação negativa de alça curta por meio da ativação dos neurônios SST no núcleo periventricular hipotalâmico. Esses neurônios SST sincronizam diretamente os neurônios arqueados do GHRH e projetam colaterais axonais para a eminência mediana. Os neurônios do neuropeptídeo Y (*NPY*) no núcleo arqueado também modulam indiretamente a secreção de GH integrando os sinais periféricos do GH, da leptina e da grelina e projetando-se para os neurônios SST periventriculares. A grelina é secretada do estômago e é um ligante natural para o receptor de secretagogos do GH (*GHS*), que estimula a secreção de GH nos níveis hipotalâmico e hipofisário. Com base em dados farmacológicos indiretos, parece que a liberação de GHRH é estimulada pela galanina, pelo ácido gama-aminobutírico (*GABA*) e pelas entradas α_2-adrenérgicas e dopaminérgicas, e é inibida pela SST. A secreção de SST é inibida pelos ligantes do receptor muscarínico da acetilcolina (*ACh*) e pela 5-HT-1D, e é aumentada pelos estímulos β_2-adrenérgicos e pelo hormônio liberador de corticotrofina (*CRH*). DA, dopamina; 5-HT, serotonina (5-hidroxitriptamina); SNC, sistema nervoso central. (*De Low MJ: Neuroendocrinology. In Melmed S, Polonsky KS, Larsen PR, Kronenberg HM, editors*: Williams textbook of endocrinology, *ed 13, Philadelphia, 2016, Elsevier. Fig. 7.22.*)

um peptídeo de cadeia simples de 70 aminoácidos que é codificado por um gene no braço longo do cromossomo 12. Este fator possui uma considerável homologia com a insulina. O IGF-1 circulante é primariamente sintetizado no fígado e formado localmente nas células mesodérmicas e ectodérmicas, particularmente nas placas de crescimento das crianças, onde exerce seu efeito por mecanismos parácrinos ou autócrinos. As concentrações circulantes de IGF-1 estão relacionadas com as concentrações sanguíneas de GH e o estado nutricional. O IGF-1 circula ligado a várias proteínas de ligação diferentes. A principal dessas proteínas é um complexo de 150 kDa (IGF-BP3) que é diminuto nas crianças com deficiência de GH. O IGF-1 recombinante humano pode ter potencial terapêutico nas condições caracterizadas pela resistência do órgão-alvo ao GH, como a síndrome de Laron e o desenvolvimento de anticorpos contra o GH administrado. O IGF-2 é uma proteína de cadeia simples de 67 aminoácidos que é codificada por um gene localizado no braço curto do cromossomo 11. Possui homologia com o IGF-1. Pouco se sabe sobre o seu papel fisiológico, mas parece que atua como um importante mitógeno nas células ósseas, onde ocorre em uma concentração muitas vezes mais alta que a do IGF-1.

Prolactina

A PRL é um peptídeo de 199 aminoácidos sintetizado nos lactotrofos da hipófise. A regulação da PRL é única, já que o hormônio é persistentemente secretado, a não ser que sofra inibição ativa pela dopamina, um peptídeo produzido por neurônios no hipotálamo. A ocorrência de alterações no hipotálamo ou na haste hipofisária pode resultar em concentrações elevadas de PRL. Os antagonistas da dopamina, o hipotireoidismo primário, a administração do hormônio liberador de tireotropina (TRH) e os tumores hipofisários levam a aumento das concentrações séricas de PRL. Os agonistas da dopamina e os processos que causam destruição da hipófise resultam em concentrações diminuídas de PRL.

O principal papel fisiológico da PRL consiste em iniciar e manter a lactação. A PRL prepara as mamas para a lactação e estimula a produção de leite no pós-parto. Durante a gravidez, a PRL estimula o desenvolvimento do aparelho secretor de leite, porém não ocorre lactação devido às concentrações elevadas de estrógeno e progesterona. Após o parto, as concentrações de estrógeno e de progesterona caem, e estímulos fisiológicos, como a sucção e a estimulação do mamilo, sinalizam a liberação de PRL e o início da lactação.

Hormônio tireoestimulante

O TSH é composto por duas cadeias glicoproteicas (α, β) unidas por uma ligação de hidrogênio: a subunidade α, que é composta de 89 aminoácidos e que é idêntica àquela de outras glicoproteínas (FSH, LH e gonadotropina coriônica humana); e a subunidade β, composta de 112 aminoácidos, que é específica do TSH.

O TSH é armazenado em grânulos secretores e liberado na circulação, principalmente em resposta ao TRH, que é produzido pelo hipotálamo. O TRH é liberado do hipotálamo no sistema porta hipotalâmico-hipofisário e, por fim, estimula a liberação de TSH dos tireotrofos da hipófise. O TSH estimula a liberação de tiroxina (T_4) e de tri-iodotironina (T_3) pela glândula tireoide por meio da formação de monofosfato de adenosina cíclico e via sistema de segundo mensageiro da proteína G. Além da inibição por retroalimentação negativa pela T_3, a liberação de TRH e de TSH é inibida pela dopamina, pela somatostatina e pelos glicocorticoides.

A deficiência de TSH resulta na falta de atividade e na atrofia da glândula tireoide, enquanto TSH em excesso resulta em hipertrofia e hiperplasia da glândula.

Hormônio adrenocorticotrófico

O ACTH é um peptídeo de cadeia simples de 39 aminoácidos que se origina por clivagem proteolítica da **POMC**, uma glicoproteína precursora de 240 aminoácidos que é produzida pela hipófise. A POMC também contém as sequências das *lipotropinas, dos hormônios estimulantes de melanócitos (α, β e γ) e da betaendorfina.*

A secreção de ACTH é regulada pelo hormônio liberador de corticotrofina (CRH), um peptídeo de 41 aminoácidos encontrado predominantemente na eminência mediana, mas também em outras áreas dentro e fora do cérebro. O ACTH é secretado em um padrão diurno. Atua sobre o córtex suprarrenal para estimular a síntese e a secreção de cortisol. As concentrações de ACTH e de cortisol estão mais elevadas pela manhã, no momento do despertar, enquanto se tornam baixas no final da tarde e início da noite, alcançando o seu valor mínimo dentro de 1 a 2 horas após o início do sono. O ACTH também parece ser o principal hormônio de pigmentação nos seres humanos. À semelhança do TRH e do TSH, o CRH e o ACTH atuam por meio da formação de monofosfato de adenosina cíclico e do sistema de segundo mensageiro da proteína G. Embora o CRH seja o regulador primário da secreção de ACTH, outros hormônios também desempenham este papel. A arginina vasopressina, a ocitocina, a angiotensina II e a colecistocinina estimulam a liberação de CRH e de ACTH, enquanto o peptídeo natriurético atrial e os opioides inibem a liberação desses dois hormônios. À semelhança da inibição por retroalimentação do TRH e do TSH pela T_3, o cortisol também inibe o CRH e o ACTH. Condições fisiológicas como o estresse, o jejum e a hipoglicemia também estimulam a liberação de CRH e de ACTH.

Hormônio luteinizante e hormônio foliculoestimulante

Os hormônios gonadotrópicos incluem duas glicoproteínas: o LH e o FSH. Esses dois hormônios contêm a mesma subunidade α do TSH e da gonodrotofina coriônica humana, porém têm subunidades β distintas. Os receptores de FSH nas células da granulosa dos ovários e nas células de Sertoli dos testículos modulam a estimulação pelo FSH do desenvolvimento folicular no ovário e da gametogênese nos testículos. Por meio de sua ligação a receptores específicos nas células da teca dos ovários e nas células de Leydig dos testículos, o LH promove a luteinização do ovário e a função das células de Leydig dos testículos (Figura 572.4). Os receptores de LH e de FSH pertencem a uma classe de receptores com sete domínios proteicos que atravessam a membrana. A ocupação do receptor ativa a adenilciclase por meio da mediação da proteína G.

O hormônio liberador de LH, um decapeptídeo, foi isolado, sintetizado e é amplamente utilizado em estudos clínicos. Como ele leva à liberação de LH e de FSH pelas mesmas células gonadotrópicas, parece que se trata de um único hormônio liberador de gonadotropinas.

A secreção de LH é inibida por andrógenos e estrógenos, enquanto a secreção de FSH é suprimida pela produção gonadal de inibina, uma glicoproteína de 31 kDa produzida pelas células de Sertoli. A inibina é constituída por subunidades α e β unidas por pontes de dissulfeto. O dímero β-β (ativina) também ocorre, mas seu efeito biológico consiste em estimular a secreção de FSH. As características biológicas desses hormônios, que foram identificados mais recentemente, ainda estão

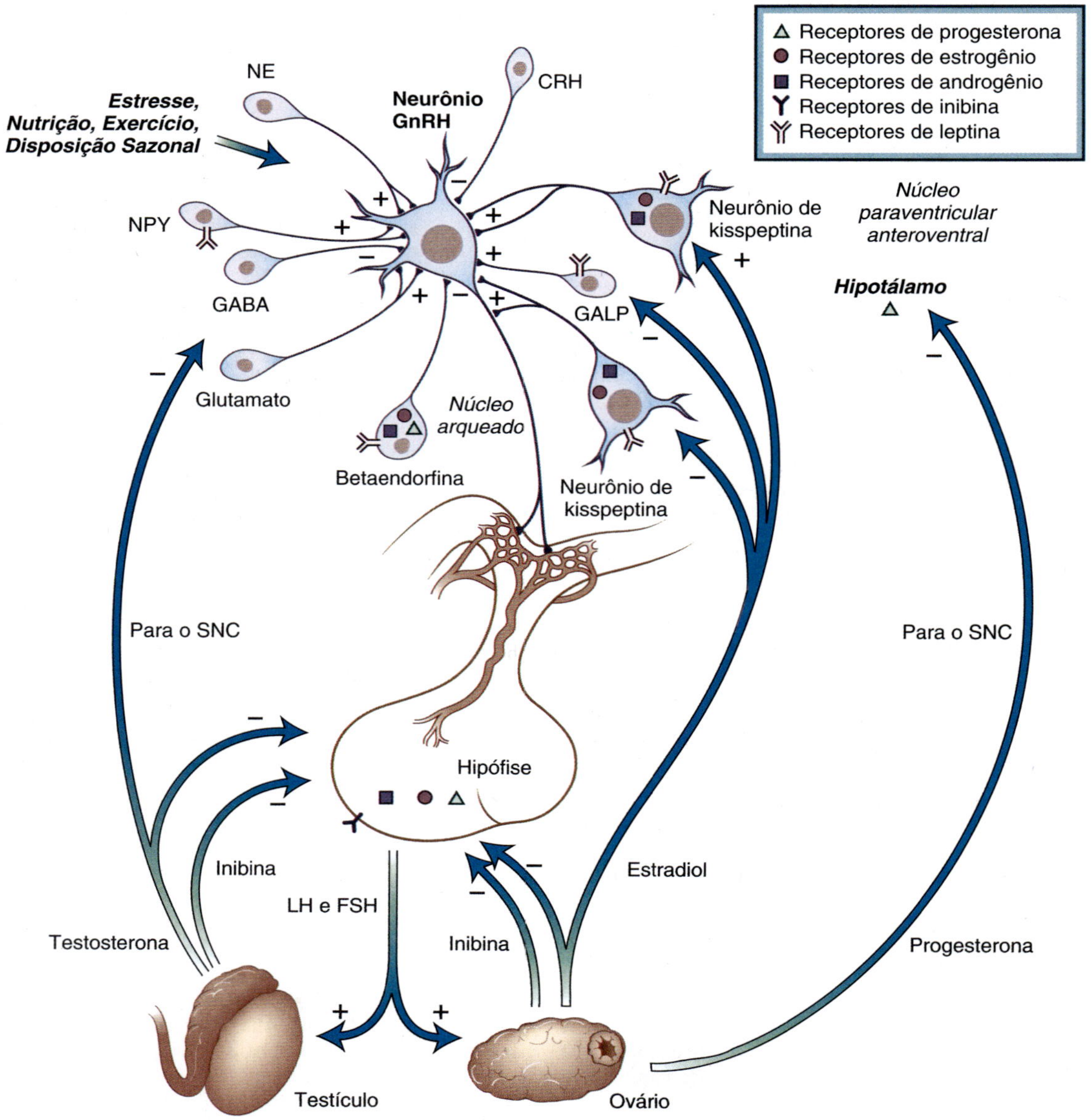

Figura 572.4 Regulação do eixo hipotálamo-hipófise-gonadal. Diagrama esquemático do eixo hipotálamo-hipófise-gonadal mostrando os sistemas neurais que regulam a secreção do hormônio liberador de gonadotropina (*GnRH*) e a retroalimentação dos hormônios esteroides gonadais nos níveis do hipotálamo e da hipófise. CRH, hormônio liberador de corticotrofina; FSH, hormônio foliculoestimulante; GABA, ácido gama-aminobutírico; GALP, peptídeo do tipo galanina; LH, hormônio luteinizante; NE, norepinefrina; NPY, neuropeptídeo Y; SNC, sistema nervoso central. (*De Low MJ: Neuroendocrinology. In Melmed S, Polonsky KS, Larsen PR, Kronenberg HM, editors*: Williams textbook of endocrinology, *ed 13, Philadelphia, 2016, Elsevier. Fig. 7.30.*)

sendo delineadas. Além de seu efeito endócrino, a ativina gera efeitos parácrinos nos testículos. Ela facilita a produção de testosterona induzida pelo LH, o que indica um efeito direto das células de Sertoli sobre as células de Leydig.

TIPOS CELULARES DA NEURO-HIPÓFISE

O lobo posterior da hipófise faz parte de uma unidade funcional, a neuro-hipófise, que consiste nos neurônios dos núcleos supraóptico e paraventricular do hipotálamo; nos axônios neuronais, que formam a haste hipofisária; e nas terminações neuronais na eminência mediana ou no lobo posterior. A arginina vasopressina (hormônio antidiurético [ADH]) e a ocitocina são os dois hormônios produzidos por neurossecreção nos núcleos hipotalâmicos e liberados pela neuro-hipófise. Eles são octopeptídeos que se diferem apenas por dois aminoácidos.

Hormônio antidiurético

O ADH regula a conservação da água nos rins aumentando a permeabilidade do ducto coletor renal à água. O ADH estimula a translocação dos canais de água por meio de sua interação com dois receptores de vasopressina (V1 e V2) no ducto coletor, que atuam por intermédio da proteína G para aumentar a atividade da adenililciclase e a permeabilidade à água. Os receptores V2 também medeiam o fator de von Willebrand e o ativador do plasminogênio tecidual. Em concentrações mais altas, o ADH ativa os receptores V1 nas células musculares lisas e nos hepatócitos, e exerce efeitos pressóricos e de glicogenólise por meio da mobilização das reservas intracelulares de cálcio. Receptores separados (V3) medeiam a estimulação da secreção de ACTH. Esses efeitos envolvem a hidrólise do fosfatidilinositol, e não a produção de monofosfato de adenosina cíclico.

O ADH e a proteína que o acompanha, a neurofisina II, são codificados pelo mesmo gene. Um único pré-pró-hormônio é clivado, e os dois são transportados até as vesículas neurossecretoras na neuro-hipófise. Os dois são liberados em quantidades equimolares.

O ADH tem meia-vida curta e responde rapidamente a alterações na hidratação. Os estímulos para a sua liberação consistem no aumento da osmolalidade plasmática, que é percebido por osmorreceptores no hipotálamo, e na diminuição do volume sanguíneo, que é percebida por barorreceptores no seio carotídeo do arco da aorta.

Ocitocina

A ocitocina estimula as contrações uterinas durante o trabalho de parto e no parto em resposta à distensão do trato reprodutor e também estimula a contração do músculo liso na mama durante a sucção, o que resulta na descida do leite. Os estudos sugerem que a ocitocina também desempenha um papel no orgasmo, no reconhecimento social, no vínculo com pares, na ansiedade, na confiança, no amor e no comportamento maternal. Mais recentemente, por meio de interação com o seu receptor acoplado à proteína G nos tecidos pancreático e adiposo, a ocitocina parece desempenhar um papel significativo na regulação do apetite e na obesidade ao induzir à anorexia.

A bibliografia está disponível no GEN-io.

Capítulo 573
Hipopituitarismo

Briana C. Patterson e Eric I. Felner

Hipopituitarismo indica produção deficiente de um ou múltiplos hormônios hipofisários. As crianças afetadas apresentam comprometimento do crescimento pós-natal e outras deficiências endócrinas que são corrigidas especificamente com a reposição hormonal. Considera-se que a incidência de hipopituitarismo congênito esteja entre 1:4 mil e 1:10 mil nascidos vivos. Há uma associação epidemiológica entre hipopituitarismo e parto pélvico, mas a relação causal não é compreendida. Com o conhecimento cada vez maior dos genes que controlam o desenvolvimento hipofisário ou a produção de hormônios, uma proporção crescente de casos pode ser atribuída a distúrbios genéticos específicos. Mutações em sete genes candidatos são responsáveis por 13% dos casos de deficiência isolada do hormônio do crescimento (IGHD) e 20% dos casos de deficiência múltipla de hormônio hipofisário (MPHD). A probabilidade de encontrar mutações é ampliada por consanguinidade e ocorrência em irmãos ou ao longo das gerações; entretanto, na maioria dos casos de IGHD e MPHD, nenhuma causa genética específica pode ser identificada. Os genes, os fenótipos hormonais, as anormalidades associadas e os modos de transmissão desses distúrbios genéticos estabelecidos são mostrados nas Tabelas 573.1 e 573.3 a 573.5. O hipopituitarismo adquirido geralmente tem um início mais tardio e causas diferentes (Tabela 573.2).

DEFICIÊNCIA MÚLTIPLA DE HORMÔNIOS HIPOFISÁRIOS

Formas genéticas (Tabela 573.1)

Fatores de ativação transcricional expressos sequencialmente controlam a diferenciação e proliferação dos tipos celulares da adeno-hipófise (AH). Esses são membros de uma grande família de proteínas de ligação do DNA semelhantes aos genes *homeobox*. A ocorrência de mutações produz diferentes formas de MPHD. Os genes *PROP1* e *POU1F1* são expressos de modo bastante tardio no desenvolvimento da hipófise, apenas em células da adeno-hipófise, e resultam em hipopituitarismo sem anomalias de outros sistemas orgânicos. Os genes *HESX1, LHX3, LHX4, OTX2, SOX3* e *PITX2* são expressos em estágios mais iniciais e não se restringem à hipófise. Mutações nesses genes tendem a produzir fenótipos que vão além do hipopituitarismo para incluir anormalidades em outros órgãos, e o grau de hipopituitarismo é tipicamente variável.

PROP1

O *PROP1* (precursor de *PIT1*) é encontrado nos núcleos de somatotrofos, lactotrofos e tireotrofos. Suas funções incluem ativar a expressão de *POU1F1* e regular negativamente a expressão de *HESX1*. Embora nenhuma mutação genética possa ser identificada na maioria dos pacientes com MPHD, as mutações de *PROP1* são a causa mais frequente para MPHD recessiva e são dez vezes mais comuns do que o total combinado de mutações em outros genes de fatores de transcrição hipofisários. É comum a ocorrência de deleções de um ou dois pares de bases no éxon 2, seguidas de mutações *missense*, *nonsense* e em *splice*. As deficiências de hormônios da AH raramente são evidentes no período neonatal. A idade média no diagnóstico da deficiência do hormônio do crescimento (GH) é em torno de 6 anos. O reconhecimento das deficiências de hormônios tireoestimulante (TSH), luteinizante (LH), foliculoestimulante (FSH) e adrenocorticotrófico (ACTH) é tardio em relação ao reconhecimento da deficiência do GH. O tamanho da AH é pequeno na maioria dos pacientes; todavia, em outros há aumento progressivo da hipófise.

POU1F1 (*PIT1*)

O *POU1F1* (anteriormente *PIT1*) foi identificado como uma proteína nuclear que se liga aos precursores de GH e de prolactina. Ele é necessário para o surgimento e a função madura dos somatotrofos, lactotrofos e tireotrofos. Mutações dominantes e recessivas em *POU1F1* são responsáveis pelas deficiências completas de GH e prolactina e por uma deficiência variável de TSH. Os pacientes afetados exibem crescimento fetal quase normal, mas sofrem grave deficiência de crescimento no primeiro ano de vida. Com a produção normal de LH e FSH, a puberdade se desenvolve de modo espontâneo, embora em uma idade mais tardia do que a normal. Esses pacientes não correm o risco de desenvolver deficiência de ACTH. O tamanho da AH é normal a pequeno.

HESX1

O gene *HESX1* é expresso em precursores de todos os cinco tipos de células da AH no início do desenvolvimento embriológico. As mutações resultam em fenótipos heterogêneos com defeitos no desenvolvimento

Tabela 573.1 Classificação etiológica das formas genéticas e congênitas da deficiência múltipla de hormônios hipofisários.

GENE OU LOCALIZAÇÃO	FENÓTIPO	HERANÇA
FORMAS GENÉTICAS		
POU1F1 (PIT1)	Deficiências de GH, PRL e deficiência de TSH variável	R e D
PROP1	Deficiências de GH, TSH, PRL, LH, FSH, deficiência de ACTH variável e AH variável	R
LHX3	Deficiências de GH, TSH, PRL, LH, FSH, AH variável, ± pescoço curto, rotação de pescoço limitada e surdez neurossensorial	R
LHX4	Deficiências de GH, TSH, ACTH, AH pequena, NHE, Arnold-Chiari variável e anormalidades cerebelares	D
TPIT	ACTH e forma neonatal grave	R
HESX1	Deficiência de GH, variável para outros, AH pequena, NHE, hipoplasia de nervo óptico; displasia septo-óptico	R e D
SOX2	LH, FSH, GH variável, anoftalmia, microftalmia, atresia de esôfago e perda auditiva neurossensorial	D
SOX3	Deficiências variáveis, ± DI, NHE, AH e haste pequena, e desenvolvimento tardio	LX
PITX2	Síndrome de Axenfeld-Rieger	D
GLI2	Hipopituitarismo, holoprosencefalia, defeitos da linha média e polidactilia	D
GLI3	Síndrome de Pallister-Hall e hipopituitarismo	D
SHH (Sonic Hedgehog)	Deficiência de GH com incisivo central único	D
OTX12	Deficiências combinadas ou de GH Anoftalmia ou microftalmia, coloboma e atraso no desenvolvimento	D
TBX19	ACTH, hipoglicemia neonatal ou icterícia colestática	R
TGIF, SHH, CDON, GPR161 e *PROKR2*	*Síndrome da interrupção da haste hipofisária*: haste hipofisária fina ou ausente, hipoplasia da adeno-hipófise, neuro-hipófise ectópica, hipoglicemia neonatal, colestase e micropênis	Grupo de genes relacionados à holoprosencefalia
ETIOLOGIA INCERTA		
Ausência congênita de hipófise		
Síndrome de hipoplasia do nervo óptico/displasia septo-óptica	Hipoplasia do nervo óptico, nistagmo, ausência de septo pelúcido e hipoplasia hipofisária	

ACTH, hormônio adrenocorticotrófico; D, dominante; DI, deficiência intelectual; FSH, hormônio foliculoestimulante; GH, hormônio do crescimento; AH, adeno-hipófise; LH, hormônio luteinizante; LX, ligada ao X; NHE, neuro-hipófise ectópica; PRL, prolactina; R, recessivo; TSH, hormônio tireoestimulante.

do nervo óptico e da hipófise. A AH pode ser hipoplásica ou aplásica, e a neuro-hipófise (NH) pode ser ortotópica ou ectópica. Os pacientes podem ter IGHD ou MPHD, com ou sem a síndrome hipoplásica do nervo óptico, a qual é também chamada de **displasia septo-óptica** (desenvolvimento incompleto do septo pelúcido com hipoplasia do nervo óptico e insuficiência hipofisária). Entretanto, a maioria dos pacientes com essa síndrome não tem mutações no *HESX1*.

LHX3 e *LHX4*

O fenótipo produzido por mutações recessivas com perda de função no gene *LHX3* é semelhante àquele originado por mutações em *PROP1*. Existem deficiências de GH, prolactina, TSH, LH e FSH, mas não de ACTH. Alguns indivíduos afetados apresentam aumento da AH. Os primeiros pacientes descritos apresentavam os achados incomuns de pescoço curto e coluna cervical rígida. Mutações de herança dominante no gene *LHX4* estruturalmente semelhante exibem deficiência de GH de forma constante, com a presença variável de deficiências de TSH e ACTH. Achados adicionais podem incluir fossa hipofisária em forma de V muito pequena, malformação de Chiari I e neuro-hipófise ectópica (NHE).

Outras formas congênitas

A hipoplasia da hipófise pode ocorrer como fenômeno isolado ou em associação com anormalidades de desenvolvimento mais extensas, como anencefalia ou holoprosencefalia. Anomalias da linha média facial (lábio leporino e palato; ver Capítulo 336) ou o achado de um incisivo central maxilar único indicam alta probabilidade de deficiência de GH ou de outros hormônios da AH ou NH (Figura 573.1). Ao menos 12 genes têm sido envolvidos na complexa etiologia genética da **holoprosencefalia**. A **síndrome de Hall-Pallister** é causada por mutações dominantes com perda de função no gene *GLI3*. A ausência da hipófise é acompanhada por harmatoma hipotalâmico; polidactilia; displasia ungueal; epiglote bífida; ânus imperfurado; e anomalias cardíacas, pulmonares e renais. A combinação de anoftalmia e hipopituitarismo tem sido associada a mutações nos genes *SIX6, SOX2* e *OTX2*.

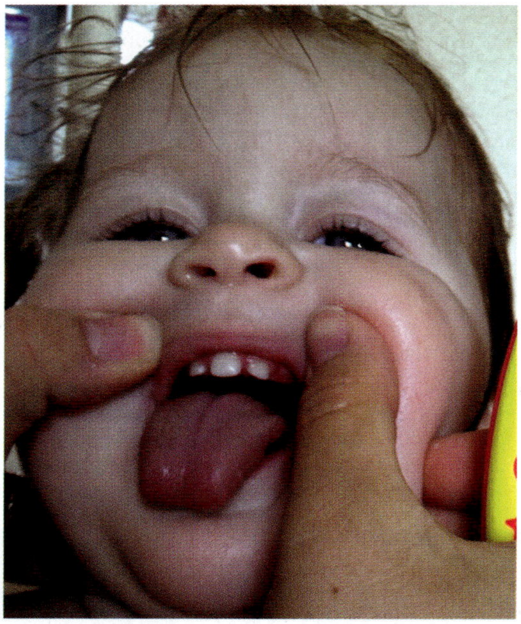

Figura 573.1 Incisivo central maxilar mediano solitário aos 16 meses de vida. (*De Giannopoulou EZ, Rohrer T, Hoffmann P et al.: Solitary median maxillary central incisor,* J Pediatr *167:770, 2015. Fig. 2.*)

A síndrome hipoplásica do nervo óptico ou **displasia septo-óptica** pode ser detectada a partir da observação clínica de nistagmo e deficiência visual na infância. A neuroimagem demonstra anormalidades cerebrais e do nervo óptico e está relacionada a deficiências de hormônio da AH e/ou NH em até 75% dos casos (Figura 573.2). Embora esses pacientes muitas vezes apresentem a tríade de AH pequena, afilamento

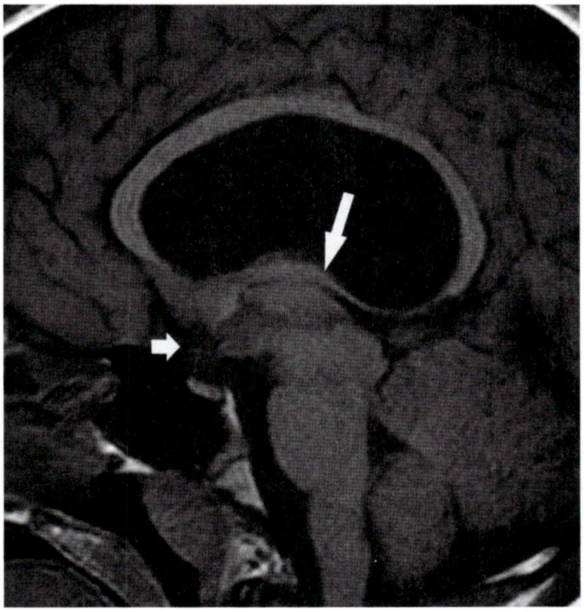

Figura 573.2 Displasia septo-óptica com agenesia do septo pelúcido. Imagem de ressonância magnética sagital ponderada em T1 mostra que os fórnices estão posicionados inferiormente (*seta longa*). O aparelho óptico é hipoplásico (*seta curta*); não há neuro-hipófise identificável. (*De Rollins N: Congenital brain malformations. In Coley BD, editor:* Caffey's pediatric diagnostic imaging, *ed 13, Philadelphia, 2019, Elsevier. Fig. 31.13.*)

da haste hipofisária e ponto brilhante ectópico da NH, acredita-se que a etiologia primária do hipopituitarismo nessa condição seja a disfunção hipotalâmica. Deficiência de GH é a carência hormonal observada com mais frequência, e outras deficiências hormonais da AH são menos comuns. Diabetes insípido é relatado em apenas cerca de 5% dos casos. A etiologia é provavelmente multifatorial e pode envolver a interação entre fatores genéticos e ambientais. Na maioria dos casos, nenhum defeito genético pode ser identificado.

A MPHD grave e de início precoce, incluindo deficiência de ACTH, costuma estar associada à tríade de hipoplasia da AH, ausência ou afilamento da haste hipofisária e sinal brilhante ectópico da NH na ressonância magnética (RM). A maioria dos casos é esporádica, e há predominância do sexo masculino. Alguns são oriundos de anormalidades do gene *SOX3*, localizado no cromossomo X.

Formas adquiridas

Qualquer lesão que danifique o hipotálamo, a haste hipofisária ou a AH pode causar deficiência de hormônio hipofisário (Tabela 573.2). Como essas lesões não são seletivas, é comum múltiplas deficiências hormonais serem observadas. O diabetes insípido é mais frequente no hipopituitarismo adquirido do que na forma congênita. A lesão mais comum é o craniofaringioma (ver Capítulo 497). Germinoma do sistema nervoso central (SNC), granuloma eosinofílico (histiocitose), tuberculose, sarcoidose, toxoplasmose, meningite, abscesso pituitário e aneurismas também podem causar destruição hipotalâmica-hipofisária. Crianças tratadas com radioterapia para SNC ou tumores nasofaríngeos estão expostos a maior risco com relação a deficiência de GH e outras deficiências de hormônios hipofisários, uma vez que o campo de radiação inclui o hipotálamo e/ou hipófise, mesmo se o tumor em si estiver distante da hipófise e do hipotálamo. A magnitude do risco e o momento do surgimento das deficiências de hormônio hipofisário dependem da dosagem de radiação no eixo hipotalâmico-hipofisário e da duração do tempo decorrido após a conclusão da radioterapia. Altas dosagens de radiação (> 50 Gy) são capazes de provocar deficiência de GH antes de 1 ano após a irradiação, enquanto outras deficiências hormonais da AH podem aparecer mais tarde. A produção de GH parece ser particularmente vulnerável aos efeitos da irradiação, mesmo em dosagens mais baixas, já que as deficiências de ACTH, gonadotropinas e TRH/TSH ocorrem com frequência decrescente e quase sempre em dosagens mais altas de radiação. A irradiação isolada não costuma resultar em diabetes insípido. Lesão cerebral traumática, incluindo traumatismo cranioencefálico por abuso, acidentes com veículos motorizados e lesões cerebrais repetitivas crônicas, é um fator cada vez mais reconhecido de disfunção hipofisária por causa de danos na hipófise, no seu pedúnculo ou no hipotálamo.

Tabela 573.2 Causas de insuficiência hipofisária adquirida.

TRAUMÁTICAS • Ressecção cirúrgica • Danos por radiação • Lesão cerebral traumática **INFILTRATIVAS/ INFLAMATÓRIAS** • Hipofisite primária • Linfocítica • Granulomatosa • Xantomatosa • Hipofisite secundária • Sarcoidose • Histiocitose de células de Langerhans • Infecções • Granulomatose com poliangiite • Doença de Takayasu • Hemocromatose **INFECCIOSAS** • Tuberculose • Infecção por *Pneumocystis jirovecii* • Fúngica (histoplasmose e aspergilose) • Parasitas (toxoplasmose) • Viral (citomegalovírus) **VASCULARES** • Relacionada à gravidez • Aneurisma • Apoplexia • Diabetes • Hipotensão • Arterite • Doença falciforme	**NEOPLÁSICAS** • Adenoma hipofisário • Massa parasitária • Cisto de Rathke • Cisto dermoide • Meningioma • Germinoma • Ependimoma • Glioma • Craniofaringioma • Hamartoma hipotalâmico e gangliocitoma • Depósitos metastáticos hipofisários • Malignidade hematológica • Leucemia • Linfoma **FUNCIONAIS** • Nutricional • Restrição calórica • Má nutrição • Exercícios em excesso • Doença grave • Doença aguda • Insuficiência renal crônica • Insuficiência hepática crônica • Hormonal • Hiperprolactemia • Hipotireoidismo • Fármacos • Esteroides anabolizantes • Excesso de glicocorticoides • Agonistas de GnRH • Estrogênio • Dopamina • Análogo de somatostatina • Excesso de hormônio tireoidiano

GnRH, hormônio liberador de gonadotropina. (Modificada de Kaiser U, Ho KKY: Pituitary physiology and diagnostic evaluation. In Melmed S, Polonsky KS, Larsen PR, Kronenberg HM, editors: *Williams textbook of endocrinology*, ed 13, Philadelphia, 2016, Elsevier. Table 8.5, p. 193.)

DEFICIÊNCIA ISOLADA DO HORMÔNIO DO CRESCIMENTO E INSENSIBILIDADE AO HORMÔNIO DO CRESCIMENTO

Formas genéticas de deficiência do hormônio do crescimento

A IGHD é causada por anormalidades do receptor do hormônio liberador de GH, genes de GH e genes localizados no cromossomo X (Tabela 573.3).

Receptor do hormônio liberador de hormônio do crescimento

Mutações recessivas com perda de função no receptor do hormônio liberador de GH interferem na proliferação dos somatotrofos durante o desenvolvimento da hipófise e interrompem os sinais mais importantes para a liberação de GH. A AH é pequena, de acordo com a observação de que os somatotrofos normalmente respondem por > 50% do volume da hipófise. Há certo comprometimento do crescimento fetal seguido por comprometimento grave do crescimento pós-natal.

Tabela 573.3 Defeitos genéticos estabelecidos do eixo GH-IGF, resultando em deficiência isolada do GH, insensibilidade ao GH ou deficiência de IGF-1.

GENE MUTANTE	HERANÇA	FENÓTIPO
DEFICIÊNCIA ISOLADA DO HORMÔNIO DO CRESCIMENTO		
GHRHR	AR	Forma tipo IB de IGHD; baixos níveis de produção de GH, mas menos graves do que a IGHD do tipo 1A; também pode ser causada por mutações no *GH1*
GHS-R	AD	GHD e BEI
GH1	AR	Forma tipo IA de IGHD, em atraso do crescimento no útero; ausência de produção de GH em razão da deleção gênica, os anticorpos para GH se desenvolvem ao longo do tempo durante o tratamento
GH1	AR	Forma tipo IB de IGHD; baixos níveis de produção de GH, porém menos graves do que a IGHD do tipo 1A; também pode ser causada por mutações em *GHRHR*
GH1	AD	Forma tipo II de IGHD; mutações negativas dominantes no GH1 que diminuem a secreção de GH
BTK	LX	Forma tipo III de IGHD; hipogamaglobulinemia
GH1	AD	Molécula de GH bioinativa; mutação negativa dominante e rara no GH que interfere na sinalização de GHR
INSENSIBILIDADE AO HORMÔNIO DO CRESCIMENTO		
GHR	AR e AD	Deficiência de IGF-1; nível alto de GH; GHBP normal, diminuída ou aumentada (dependendo de qual domínio do receptor é afetado); tratamento com GH não responsivo
DEFICIÊNCIA DE IGF-1		
IGF1	AR	Deficiência de IGF-1; RCIU e deficiência de crescimento pós-natal, surdez neurossensorial, resistência à insulina e microcefalia
STAT5b	AR	Deficiência de IGF-1, defeito imune variável, hiperprolactinemia, infecções pulmonares crônicas e eczema
ALS	AR	Deficiência de IGF-1; deficiência de crescimento pós-natal variável e puberdade tardia

AD, autossômica dominante; ALS, subunidade acidolábil; AR, autossômica recessiva; BEI, baixa estatura idiopática; GH, hormônio do crescimento; GHBP, proteína de ligação do GH; GHRHR, receptor do hormônio liberador de GH; IGF, fator de crescimento semelhante à insulina; IGHD, deficiência isolada do hormônio do crescimento; LX, ligada ao X; RCIU, restrição de crescimento intrauterino. (Modificada de Sperling MA: *Pediatric Endocrinology*, ed 4, Philadelphia, 2014, Elsevier. Table 10.3, p. 333.)

GH1

O gene *GH1* faz parte de um grupo de cinco genes no cromossomo 17q22-24. Esse agrupamento surgiu por meio de sucessivas duplicações de um gene ancestral do GH. A ocorrência de *crossing over* desigual na meiose produziu uma variedade de deleções gênicas. Pequenas deleções (< 10 kb) removem apenas o gene *GH1*, enquanto grandes deleções (45 kb) removem um ou mais dos genes adjacentes (*CSL, CS1, GH2* e *CS2*). O fenótipo de crescimento é idêntico à deleção isolada de *GH1* ou de *GH1* juntamente com um ou mais dos genes adjacentes. A perda dos *CS1*, *GH2* e *CS2* sem perda de *GH1* provoca deficiência de somatomamotropina coriônica e GH placentário na circulação materna, mas não resulta em atraso no crescimento fetal ou pós-natal. A maioria das crianças com deleções do *GH1* responde muito bem ao tratamento com GH recombinante, porém algumas desenvolvem anticorpos anti-GH e interrompem o crescimento.

Mutações no gene *GH1* transmitidas de forma recessiva produzem um fenótipo semelhante. Mutações *missense*, *nonsense* e *frameshift* têm sido relatadas. A IGHD autossômica dominante também é causada por mutações no *GH1*. Em geral, as mutações envolvem erros no sítio de *splice* no íntron 3 e resultam em uma proteína variante que não possui os aminoácidos normalmente codificados pelo éxon 3. O acúmulo dessa proteína dificulta o processamento, o armazenamento e a secreção da proteína do GH normal e pode resultar em deficiências adicionais de TSH e/ou ACTH. Existem vários relatos de mutações no *GH1* que levam a proteínas variantes com atividade biológica reduzida.

Deficiência isolada de hormônio do crescimento ligada ao X

Dois *loci* no cromossomo X têm sido associados ao hipopituitarismo. O primeiro está localizado no Xq21.3-q22 na região do gene da timidina quinase de Bruton (*BTK*). Mutações nessa região produzem hipogamaglobulinemia e IGHD. O segundo *locus* situa-se mais distante no braço longo, em Xq24-q27.1, uma região que contém o gene do fator de transcrição *SOX2*. Anormalidades nesse *locus* têm sido associadas à IGHD com deficiência intelectual, bem como à MPHD com a tríade de hipoplasia hipofisária, ausência da haste hipofisária e NHE.

Formas adquiridas

O eixo do GH é mais suscetível a rupturas por condições adquiridas do que outros eixos hipotalâmico-hipofisários. As causas reconhecidas de deficiência de GH adquirida incluem o uso de radioterapia para tratamento de neoplasia maligna, meningite, histiocitose e traumatismo.

Crianças que recebem radioterapia para tumores do SNC, leucemia ou irradiação corporal total antes do transplante de células-tronco hematopoéticas correm o risco de desenvolver deficiência de GH. A irradiação espinal resulta em crescimento desproporcionalmente deficiente do esqueleto axial em relação ao esqueleto apendicular; esse déficit não é remediável mediante tratamento com GH. Normalmente, o crescimento diminui durante a radioterapia ou quimioterapia, pode melhorar por 1 a 2 anos após tratamento do câncer e, em seguida, declina com o desenvolvimento de deficiência de GH. A dosagem e a frequência da radioterapia são fatores determinantes do hipopituitarismo. A deficiência de GH é quase universal 5 anos após a terapia com uma dosagem total ≥ 35 Gy. Déficits mais sutis são observados com doses em torno de 20 Gy. A deficiência de GH é o déficit mais comum, mas deficiências de TSH e ACTH podem ocorrer também. A irradiação craniana pode ter como consequência a puberdade precoce em conjunto com a deficiência de GH. É provável que o clínico se depare com crianças na faixa de 8 a 10 anos que estão crescendo a taxas normais para a idade cronológica, contudo, abaixo do normal para o estágio de desenvolvimento puberal.

INSENSIBILIDADE AO HORMÔNIO DO CRESCIMENTO

Anormalidades do receptor de hormônio do crescimento

A insensibilidade ao GH é causada pela interrupção das vias distais à produção do hormônio (Tabela 573.4). A **síndrome de Laron** envolve mutações do receptor de GH. Crianças com essa condição assemelham-se clinicamente àquelas com IGHD grave. O comprimento ao nascer tende a estar cerca de 1 desvio padrão (DP) abaixo da média, e observa-se a baixa estatura grave com comprimentos > 4 DP abaixo da média por volta de 1 ano. Os níveis de GH basais e estimulados tendem a ser altos, e os do fator do crescimento semelhante

Tabela 573.4 Classificação proposta de insensibilidade ao hormônio do crescimento.

INSENSIBILIDADE PRIMÁRIA AO GH (DEFEITOS HEREDITÁRIOS)
Defeito de receptor de GH (pode ser positivo ou negativo para a proteína de ligação do GH)
• Mutação extracelular (p. ex., síndrome de Laron)
• Mutação citoplasmática
• Mutação intracelular
Defeitos na transdução de sinal do GH (distal ao domínio citoplasmático do receptor de GH)
• Mutações Stat5b
Defeitos do fator de crescimento semelhante à insulina-1
• Deleção do gene do IGF-1
• Defeito de transporte do IGF-1 (mutação ALS)
• Defeito de receptor de IGF-1
Molécula de GH bioinativa (responde ao GH exógeno)
INSENSIBILIDADE SECUNDÁRIA AO GH (DEFEITOS ADQUIRIDOS)
• Anticorpos circulantes contra o GH que inibem a ação do hormônio
• Anticorpos contra o receptor de GH
• Insensibilidade ao GH causada por desnutrição, doença hepática, estados catabólicos e diabetes melito
• Outras condições causadoras de insensibilidade ao GH

ALS, subunidade acidolábil; GH, hormônio do crescimento; IGF, fator de crescimento semelhante à insulina. (De Sperling MA: *Pediatric Endocrinology*, ed 4, Philadelphia, 2014, Elsevier. Box 10.4.)

à insulina (IGF) 1, baixos. O receptor de GH possui um de cada dos seguintes domínios: de ligação ao GH extracelular, transmembrana e de sinalização intracelular. Mutações no domínio extracelular dificultam a ligação de GH. A atividade da proteína de ligação do GH sérico, representando a forma circulante do receptor de membrana para o GH, é quase sempre baixa. Mutações no domínio transmembrana podem dificultar a fixação do receptor à membrana plasmática. Nesses casos, a atividade circulante da proteína de ligação do GH é normal ou alta. Mutações no domínio intracelular dificultam a sinalização de JAK/STAT.

Formas pós-receptor de insensibilidade ao hormônio do crescimento

Algumas crianças com deficiência grave de crescimento, níveis altos de GH e baixos de IGF-1 e níveis normais de proteína de ligação ao GH têm anormalidades distais à ligação ao hormônio e à ativação de seu receptor. Descobriu-se que vários têm mutações no gene que codifica o transdutor de sinal e o ativador da transcrição 5b (STAT5b). A interrupção da ativação desse receptor de conexão intermediário essencial à transcrição gênica produz deficiência de crescimento semelhante àquela observada na síndrome de Laron. Esses pacientes também sofrem de *imunodeficiência* e infecções pulmonares crônicas, compatíveis com importantes funções desempenhadas pelo STAT5b na sinalização de citocinas/interleucinas.

Anormalidades do gene *IGF-1*

As anormalidades do gene *IGF-1* provocam comprometimento grave do crescimento pré e pós-natal. Pacientes com deleção de éxon e mutação *missense* apresentam microcefalia, deficiência intelectual e surdez; é esperado que eles respondam ao tratamento com IGF-1 recombinante.

Anormalidades da proteína de ligação do fator de crescimento semelhante à insulina

A mutação do gene que codifica a subunidade acidolábil circulante de IGF-1 de 165 kDa, IGF-BP3 e subunidade do complexo de acidolábil tem sido associada à baixa estatura. Os níveis totais de IGF-1 ficam muito baixos. O caso-índice, com homozigose para mutação da subunidade acidolábil, não mostram aumento nos níveis de IGF-1 nem progresso na velocidade de crescimento durante o tratamento com GH.

Anormalidades do gene do receptor de *IGF-1*

Mutações no receptor de IGF-1 também comprometem o crescimento pré e pós-natal. O fenótipo não parece ser tão grave quanto aquele observado com a ausência de IGF-1. A altura dos adultos é mais próxima da faixa normal, e os pacientes afetados não sofrem de deficiência intelectual ou surdez.

MANIFESTAÇÕES CLÍNICAS

Hipopituitarismo congênito

A criança com hipopituitarismo geralmente tem comprimento e peso normais ao nascer, embora aquelas com MPHD e defeitos genéticos do *GH1* ou *GHR* tenham comprimento de nascimento proporcional a 1 DP abaixo da média. As crianças com insuficiências graves na produção ou ação do GH normalmente caem mais de 4 DP abaixo da média para o comprimento perto de 1 ano. Aquelas com deficiências menos graves crescem em velocidade abaixo do percentil 25 para a idade e se distanciam gradualmente dos percentis normais de altura. O fechamento tardio das epífises dá lugar ao crescimento fora da idade normal, na qual o crescimento deveria estar concluído. As características da insensibilidade ao GH, incluindo a síndrome de Laron, são mencionadas na Tabela 573.5.

Lactentes com defeitos congênitos da hipófise ou do hipotálamo podem se manifestar com emergências neonatais, como apneia, cianose ou hipoglicemia grave, com ou sem convulsões. A icterícia colestática neonatal prolongada é comum; essa abrange elevação da bilirrubina conjugada e não conjugada e pode estar associada à hepatite neonatal de células gigantes. O nistagmo pode sugerir displasia septo-óptica (ver Capítulo 591). Micropênis em meninos fornece uma pista adicional para o diagnóstico. A deficiência de GH pode ser acompanhada de hipoadrenalismo (ver Capítulo 593) e hipotireoidismo (ver Capítulo 581), bem como deficiência de gonadotropinas (ver Capítulos 601.2 e 604.2).

No exame físico, a cabeça é redonda, e o rosto, curto e largo. O osso frontal é proeminente, e a ponte do nariz, achatada e em forma de sela. O nariz é pequeno, e as pregas nasolabiais estão bem desenvolvidas.

Tabela 573.5 Características clínicas da insensibilidade ao hormônio do crescimento, incluindo síndrome de Laron clássica.

CRESCIMENTO E DESENVOLVIMENTO
Peso ao nascer próximo ao normal
Peso ao nascer ligeiramente diminuído
Deficiência grave de crescimento pós-natal
Idade óssea tardia (pode estar adiantada em relação à idade da estatura)
Micropênis na infância; normal para o tamanho do corpo em adultos
A puberdade pode sofrer um atraso de 3 a 7 anos
Função sexual e fertilidade normais
OUTRAS CARACTERÍSTICAS FÍSICAS
Cabelo esparso (antes dos 7 anos)
Falha frontal
Perímetro cefálico normal
Fácies pequena (resultando em desproporção craniofacial)
Ponte nasal hipoplásica
Órbitas rasas
Dentição atrasada
Esclera azul
Voz aguda
Displasia do quadril
Extensão limitada nos cotovelos
ACHADOS TARDIOS/OUTRAS COMPLICAÇÕES
Hipoglicemia em lactentes e crianças (sintomas de jejum em alguns adultos)
Marcha e marcos de desenvolvimento motor atrasados
Necrose avascular da cabeça femoral
Pele fina e prematuramente envelhecida
Osteopenia

De Sperling MA: *Pediatric endocrinology*, ed 4, Philadelphia, 2014, Elsevier. Box 10.5.

Mandíbula e queixo são pouco desenvolvidos, e os dentes, os quais nascem com atraso, costumam estar sobrepostos. O pescoço é curto, e a laringe, pequena. A voz é aguda e permanece alta após a puberdade. Os membros são bem proporcionados, com mãos e pés pequenos. *O peso para a altura geralmente é normal, mas o excesso de gordura corporal e a deficiência de massa muscular contribuem para uma aparência atarracada.* Os genitais quase sempre são pequenos para a idade, e a maturação sexual pode estar atrasada ou ausente. Em geral, não há pelos faciais, axilares e púbicos, e os cabelos são finos. A capacidade mental, em geral, é normal para a idade, a menos que haja outras anormalidades estruturais no cérebro, e as crianças podem parecer precoces em comparação àquelas de tamanho semelhante.

Hipopituitarismo adquirido

A princípio, acriança é normal, e as manifestações semelhantes àquelas observadas na insuficiência de crescimento hipofisário idiopática aparecem e progridem de forma gradual. Quando ocorre destruição completa, ou quase, da hipófise, sinais de insuficiência hipofisária estão presentes. A atrofia de córtex adrenal, tireoide e gônadas resulta em perda de peso, astenia, sensibilidade ao frio, torpor mental e ausência de sudorese. A maturação sexual não ocorre ou regride se já estiver presente. Pode haver atrofia das gônadas ou do trato genital com amenorreia e perda dos pelos pubianos e axilares. Há uma propensão à hipoglicemia. O crescimento diminui de forma drástica. É provável a presença de diabetes insípido (ver Capítulo 574), mas essa pode estar oculta pelo desenvolvimento de insuficiência adrenal central.

Se a lesão for um tumor expansivo, podem ocorrer sintomas como cefaleia, vômitos, distúrbios visuais, padrões patológicos de sono, diminuição do desempenho escolar, convulsões, poliúria e redução da velocidade de crescimento. A desaceleração do crescimento pode antecipar os sinais e sintomas neurológicos, sobretudo em craniofaringioma. Em outros casos, evidências de insuficiência hipofisária podem aparecer pela primeira vez após intervenção cirúrgica. Em crianças com craniofaringioma, deficiência no campo visual, atrofia óptica, papiledema, obesidade e paralisia de nervos cranianos são comuns.

Tabela 573.6	Avaliação da suspeita de deficiência do hormônio do crescimento.
História	• Peso e comprimento ao nascer • Complicações obstétricas • Hipoglicemia neonatal • Icterícia neonatal prolongada/hepatite de células gigantes • Revisão de sistemas para doenças sistêmicas • Anamnese da dieta
Exame físico	• Deficiência de crescimento linear (pode ser a única característica presente) Baixa estatura proporcional Baixa velocidade de crescimento • Peso para comprimento apropriado ou aumentado • Micropênis nos homens • Linha média facial pequena • Voz aguda • Erupção dentária atrasada
Imagem	• Avaliação radiológica da idade óssea • Imagem do sistema nervoso central para avaliar o hipotálamo/hipófise e excluir outras condições
Avaliação laboratorial	• Medições de IGF-1 e níveis de proteínas de ligação a IGF • Avaliação da função da tireoide • Exclusão de doença clínica crônica Hemograma completo, perfil metabólico, marcadores inflamatórios, teste celíaco e urinálise • Determinação dos níveis máximos de GH após teste de estimulação
Considerações sobre o tratamento	• Substituição com rhGH • Ajuste de dosagem IGF-1 Velocidade de crescimento Estado puberal Peso corporal • Preditores de melhor resposta ao tratamento Início precoce do tratamento Dosagem maior de rhGH Monitoramento durante o tratamento Velocidade de crescimento Níveis de IGF-1 Metabolismo da glicose Idade óssea Funções tireoidiana e suprarrenal

GH, hormônio do crescimento; IGF, fator de crescimento semelhante à insulina; rhGH, hormônio do crescimento recombinante humano.

ACHADOS LABORATORIAIS

Deve-se suspeitar de deficiência de GH em crianças com déficit grave de crescimento pós-natal (Tabela 573.6). Os critérios para baixa estatura incluem: altura abaixo do percentil 1 para idade e sexo ou altura > 2 DP abaixo da altura média dos pais ajustada para sexo. A deficiência adquirida de GH pode ocorrer em qualquer idade; e, quando é de início agudo, é provável que a altura esteja dentro da faixa normal. Tanto na deficiência congênita de GH quanto na adquirida, a velocidade de crescimento será inferior em relação aos pares de mesma idade e sexo. Uma suspeita clínica contundente é importante para o estabelecimento do diagnóstico porque as medidas laboratoriais de suficiência do GH carecem de especificidade. A observação de níveis séricos baixos de IGF-1 e IGF-BP3 dependente de GH pode ser útil; todavia, os níveis de IGF-1 e IGF-BP3 devem ser comparados aos valores normais para a idade óssea em vez da cronológica. Os valores acima do limite da faixa normal para a idade excluem de fato a deficiência de GH. É possível que se constatem valores de IGF-1 abaixo do limite da faixa normal nas crianças em crescimento normal, com nutrição prejudicada ou naquelas com hipopituitarismo. A variação esperada para IGF-1, nas crianças normais e deficientes em GH, coincide até certo grau durante a lactância e a primeira infância. Os níveis isolados de IGF-1 não devem ser utilizados para diagnosticar deficiência de GH.

O diagnóstico definitivo de deficiência de GH exige com frequência a demonstração de níveis baixos ou ausentes do hormônio em resposta à estimulação, mas testes provocativos podem ser preteridos se o paciente tiver os achados auxológicos esperados, um defeito hipotalâmico ou pituitário documentado e ao menos uma deficiência de hormônio hipofisário. Uma variedade desses testes tem sido elaborada de modo que aumente rapidamente o nível de GH em crianças normais. Isso inclui a administração de insulina, arginina, clonidina, levodopa ou glucagon. Como o hormônio tireoidiano é um pré-requisito para a síntese normal de GH, ele deve sempre ser avaliado antes do teste provocativo de GH. Em sua forma crônica, a demonstração de crescimento linear subnormal, o atraso na idade óssea e os baixos picos do GH (< 10 ng/mℓ) em cada um de dois testes provocativos são compatíveis com a deficiência. Em sua forma aguda, uma forte suspeita clínica de deficiência de GH e baixos picos do hormônio (< 10 ng/mℓ) em cada um de dois testes provocativos são compatíveis com a deficiência. Esse ponto de corte bastante arbitrário é mais alto do que os critérios utilizados para o diagnóstico de deficiência de GH no adulto. Não há consenso quanto a adoção de critérios que levem em consideração idade, sexo e características do ensaio de GH. Alguns estudos indicam que muitas crianças pré-púberes com GH suficiente não conseguem atingir valores do hormônio > 10 ng/mℓ em dois testes farmacológicos; pré-teste, injeção de esteroides sexuais a curto prazo, tem sido sugerido para aumentar a especificidade diagnóstica desse teste.

Além de estabelecer o diagnóstico de deficiência de GH, é necessário examinar outras funções hipofisárias. Os níveis de TSH, tiroxina livre ou total com captação de resina de T_3, ACTH, cortisol, gonadotropinas e esteroides gonadais podem fornecer evidências de outras deficiências hormonais hipofisárias. A deficiência de hormônio antidiurético pode ser estabelecida a partir de estudos apropriados.

ACHADOS RADIOLÓGICOS

Imagens neurológicas devem ser obtidas quando a causa do hipopituitarismo é desconhecida. A tomografia computadorizada (TC) é apropriada para identificar calcificação suprasselar associada a craniofaringiomas e alterações ósseas que acompanham a histiocitose. A RM fornece uma visão muito mais detalhada da anatomia hipotalâmica e hipofisária. Muitos casos de MPHD grave de início precoce exibem a tríade de AH pequena, haste hipofisária ausente ou atenuada e ponto brilhante em NHE na base do hipotálamo (Figura 573.3). A altura da AH abaixo do normal, indicando uma AH pequena, é comum em causas genéticas e idiopáticas de IGHD. Craniofaringiomas são comuns e adenomas hipofisários são raros em crianças como causa de hipopituitarismo adquirido. São observadas AH tanto hipoplásicas quanto acentuadamente aumentadas em pacientes com mutações *PROP1* ou *LHX3*.

É possível determinar a maturação esquelética com uma radiografia simples da mão (idade óssea); contudo, apresenta-se pouco desenvolvida em pacientes com IGHD e pode se mostrar ainda mais subdesenvolvida quando há deficiência combinada de GH e TSH. A absorciometria por raios X com dupla energia (DEXA) revela mineralização óssea deficiente, deficiências na massa corporal magra e um aumento correspondente na adiposidade, porém não é recomendada de forma rotineira na avaliação da deficiência de GH em crianças.

DIAGNÓSTICO DIFERENCIAL

As causas dos distúrbios do crescimento são numerosas. O diagnóstico diferencial pode ser resumido no sentido mais amplo da seguinte forma: desordens hormonais, doença crônica, desnutrição, condições genéticas, traço familiar não sindrômico e atraso constitucional do crescimento e desenvolvimento (ACCD). Desordens hormonais incluem hipotireoidismo primário e doença de Cushing. Distúrbios sistêmicos, como anemia e doenças inflamatória intestinal, celíaca e renal oculta, devem ser considerados. *Com frequência, pacientes com esses tipos de distúrbios apresentam um déficit de peso maior do que de comprimento.* A privação psicossocial grave pode resultar em falha de crescimento que mimetiza a deficiência de GH. Muitas condições genéticas sindrômicas incluem a baixa estatura como manifestação. Algumas condições genéticas, como síndrome de Turner e defeitos no gene *SHOX*, têm fenótipos variáveis, e a baixa estatura isolada pode ser a apresentação clínica.

Por outro lado, algumas crianças normais são baixas (p. ex., > 2,25 DP abaixo da média para a idade) e crescem 5 cm/ano ou menos, mas têm níveis normais de GH em resposta a testes provocativos e secreção episódica espontânea normal; isso é frequentemente denominado *baixa estatura idiopática*. A maioria dessas crianças apresenta taxas de crescimento aumentadas quando tratadas com GH em doses comparáveis àquelas usadas para tratar crianças com hipopituitarismo. Nesses pacientes, os níveis plasmáticos de IGF-1 podem estar normais ou baixos. Vários grupos de crianças tratadas têm atingido alturas finais ou próximas da altura final adulta. Diferentes estudos têm constatado mudanças na altura de adultos que variam de −2,5 a +7,5 cm em comparação com as previsões feitas antes do tratamento. Não há métodos que possam prognosticar com segurança quais dessas crianças se tornarão mais altas quando adultas de acordo com o resultado do tratamento com GH e quais terão a altura adulta comprometida.

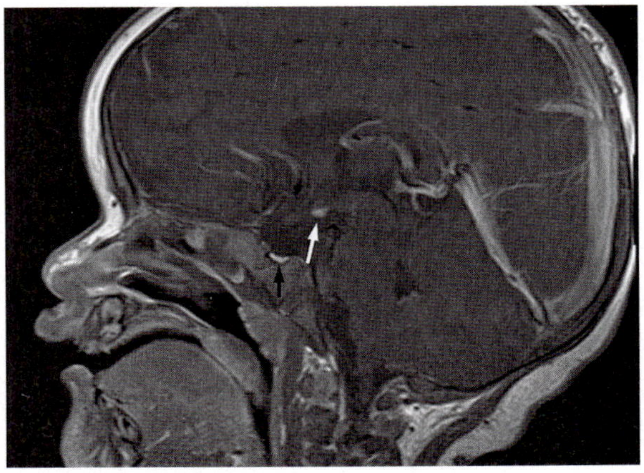

Figura 573.3 A ressonância magnética ponderada em T1 sagital mostra neuro-hipófise ectópica (*seta branca*) e adeno-hipófise pequena (*seta preta*). (*De Giannopoulou EZ, Rohrer T, Hoffmann P et al.: Solitary median maxillary central incisor, J Pediatr 167:770, 2015. App Fig. 1.*)

As estratégias diagnósticas para distinguir entre deficiência permanente de GH e outras causas de comprometimento do crescimento são incompletas. Crianças com uma combinação de baixa estatura genética e ACCD apresentam baixa estatura, velocidade de crescimento abaixo da média e idade óssea atrasada. Muitas delas exibem respostas mínimas de secreção de GH a estímulos provocativos. Quando crianças com diagnóstico de deficiência de GH adquirida ou idiopática são tratadas com GH humano (hGH) e avaliadas novamente quando adultas, a maioria apresenta um pico nos níveis de GH dentro da faixa normal.

Atraso constitucional do crescimento

O atraso constitucional do crescimento (ACC) é uma das variantes do crescimento normal comumente enfrentada pelo pediatra. As medidas de comprimento e peso das crianças afetadas são normais no nascimento, e o crescimento segue de forma natural nos primeiros 4 a 12 meses de vida. A altura mantém-se em um percentil inferior durante a infância. O estirão de crescimento puberal fica atrasado, de tal modo que a velocidade de crescimento delas continua a declinar embora a de seus colegas de mesma idade escolar tenha começado a acelerar. Um questionamento detalhado frequentemente revela outros familiares (geralmente um ou ambos os genitores) com histórias de baixa estatura na infância, puberdade tardia e estatura final normal. Os níveis de IGF-1 têm propensão a valores inferiores para a idade cronológica, mas ficam dentro da faixa normal para a idade óssea. As respostas do GH a testes provocativos tendem a ser mais baixas do que em crianças com um período de puberdade mais previsível. O prognóstico para que essas crianças atinjam a altura normal de um adulto é feito com cautela. Previsões com base em altura e idade óssea tendem a superestimar a altura final em maior medida nos meninos do que nas meninas. Meninos com > 2 anos de atraso puberal podem se beneficiar de um ciclo curto de terapia com testosterona para acelerar a puberdade após os 14 anos. Acredita-se que a causa dessa variante de crescimento normal seja a persistência do estado relativamente hipogonadotrópico da infância.

TRATAMENTO

O hGH recombinante (rhGH) está disponível para prescrição desde a década de 1980. Diversas marcas são comercializadas nos EUA. De modo terapêutico, elas são equivalentes, com as principais diferenças constituindo-se de dispositivos do fabricante para injeção subcutânea e disponibilidade de formas líquidas solubilizadas *versus* substâncias pulverizadas que precisam ser reconstituídas antes da injeção. Na atualidade, nenhum dos produtos está disponível em formas de ação prolongadas; Ensaios clínicos para desenvolvê-los estão em andamento.

A agência norte-americana Food and Drug Administration (FDA) aprovou oito indicações pediátricas para o tratamento com rhGH para promover o crescimento linear. São elas: deficiência de GH, síndrome de Turner, insuficiência renal crônica antes de transplante, baixa estatura idiopática, baixa estatura em recém-nascidos pequenos para a idade gestacional, síndrome de Prader-Willi, anormalidade do gene *SHOX* e síndrome de Noonan. A anuência da FDA para determinada indicação pediátrica não assegura que o plano de saúde do paciente aprovará o pagamento pelo fármaco. O tratamento deve ser iniciado o mais cedo possível para reduzir o intervalo de altura entre os pacientes e seus colegas de mesma idade escolar durante a infância e para ter o máximo efeito sobre a altura final. A dosagem inicial recomendada de rhGH para o tratamento da deficiência de GH é de 0,16 a 0,24 mg/kg/semana (22 a 35 μg/kg/dia). Dosagens mais altas têm sido utilizadas durante a puberdade e para sintomas sem deficiência de GH. O rhGH é administrado 1 vez/dia por via subcutânea (SC); a resposta máxima a ele ocorre no primeiro ano de tratamento. A velocidade de crescimento durante esse primeiro ano fica normalmente acima do percentil 95 para a idade. A cada ano sucessivo de tratamento, a taxa de crescimento tende a diminuir. Se a velocidade de crescimento cair abaixo do percentil 25, deve-se avaliar a adesão do paciente ao tratamento antes de aumentar a dosagem. O IGF-1 pode ser mensurado com o objetivo de avaliar a aderência. A terapia com GH deve ser continuada até que a altura próxima da final seja atingida. Os critérios para interromper o tratamento com GH pressupõem decisão pelo paciente de que ele ou ela está alto o suficiente, taxa de crescimento < 2,5 cm/ano e idade óssea > 14 anos em meninas e > 16 anos em meninos.

O tratamento conjunto com rhGH e um agonista do hormônio liberador de gonadotropinas tem sido utilizado na esperança de que a interrupção da puberdade irá retardar a fusão epifisária e prolongar o crescimento. Essa estratégia pode aumentar a altura na idade adulta. É possível também que amplie a discrepância na maturidade física entre crianças com deficiência de GH e seus colegas de mesma idade e comprometa a mineralização óssea. Ademais, tem havido tentativas para evitar a fusão epifisária em meninos por meio da administração de inibidores de aromatase, os quais inibem a enzima responsável pela conversão de androgênios em estrogênios, assim como ensaios clínicos para determinar a eficácia dessa abordagem estão em andamento.

Alguns pacientes desenvolvem hipotireoidismo primário ou central enquanto estão sob o tratamento com GH. De modo semelhante, existe um risco do desenvolvimento de insuficiência suprarrenal como um componente associado ao hipopituitarismo. Se não for reconhecido, pode ser fatal. *Indica-se avaliação periódica da função tireoidiana e suprarrenal para todos os pacientes diagnosticados com deficiência de GH.*

O tratamento com rhGH também pode aumentar o crescimento de crianças sem deficiência de GH. Pesquisas intensivas estão em andamento para determinar o espectro completo de crianças com baixa estatura que podem se beneficiar do tratamento com GH. A aprovação da FDA para o uso de GH em baixa estatura idiopática especifica altura abaixo do percentil 1,2 (–2,25 DP) para idade e sexo, altura prevista abaixo do percentil 5 e epífises abertas. Estudos sobre o efeito do tratamento com GH na altura em idade adulta sugerem um ganho médio de 5 a 7,5 cm, de acordo com dosagem e duração do tratamento.

Em crianças com MPHD, a reposição também deve ser direcionada para outras deficiências hormonais. Em pacientes com deficiência de TSH, administra-se o hormônio tireoidiano em dosagens totais de reposição. Naqueles com deficiência de ACTH, a hidrocortisona deve ser prescrita em dosagens fisiológicas, cerca de 8 a 12 mg/m^2/dia. O ajuste individualizado da dosagem é necessário para minimizar o risco de efeitos colaterais associados à superdosagem de glicocorticoides e prevenir sintomas de insuficiência suprarrenal. Dosagens maiores são requeridas para fornecer cobertura de estresse no decurso da doença, ou durante e após procedimentos cirúrgicos. Em pacientes com deficiência de gonadotropinas, são administrados esteroides gonadais quando a idade óssea atinge a idade na qual geralmente ocorre a puberdade. Para lactentes com micropênis, um ou dois ciclos de 3 meses de injeções mensais de 25 mg de cipionato ou enantato de testosterona por via intramuscular podem normalizar o tamanho do pênis sem efeito adverso na maturação óssea.

O IGF-1 recombinante (mecasermina) tem uso liberado nos EUA para tratamento de deficiência de IGF-1. É administrado 2 vezes/dia, via SC. Os efeitos adversos são semelhantes ao rhGH, exceto que a mecasermina pode causar hipoglicemia. O risco de hipoglicemia é reduzido administrando-se injeções concomitantemente com uma refeição ou lanche. Em algumas situações, é provável que sua utilização seja mais eficaz do que a de GH. Essas condições abrangem anormalidades do receptor de GH e genes *STAT5b* que alteram a sinalização subsequente de GH. Isso pode ter utilidade para deficiência grave de GH nos raros pacientes que desenvolveram anticorpos clinicamente significativos contra o rhGH administrado. Entretanto, a mecasermina não é um tratamento indicado para a maioria dos pacientes com deficiência de GH.

COMPLICAÇÕES E EFEITOS ADVERSOS DO TRATAMENTO COM HORMÔNIO DO CRESCIMENTO

O tratamento com GH influencia a homeostase da glicose. As concentrações de insulina em jejum e pós-prandiais são caracteristicamente baixas antes do tratamento e se normalizam durante a reposição de GH. O tratamento com esse hormônio é relacionado a um aumento do risco em relação ao diabetes do tipo 2, contudo, sem nenhum acréscimo significativo acerca de diabetes do tipo 1.

Têm sido levantadas recomendações a respeito da segurança do tratamento com GH em crianças que se tornam deficientes após o tratamento de tumores cerebrais, leucemia e outras neoplasias. Estudos a longo prazo não mostram aumento no risco de recidiva de craniofaringioma, outros tumores cerebrais ou leucemia. Ao menos três estudos indicam um risco aumentado de segundas neoplasias em sobreviventes de câncer tratados com GH.

Um estudo não validado evidencia risco aumentado de acidente vascular encefálico (AVE) hemorrágico e crescimento de 30% na taxa de mortalidade entre adultos jovens que receberam GH na infância, sobretudo se a dose de GH excede 0,35 mg/kg/semana (50 µg/kg/dia).

Outros efeitos colaterais relatados incluem pseudotumor cerebral, deslizamento da epífise da cabeça do fêmur, ginecomastia e espessamento das feições e agravamento da escoliose. O risco de desenvolvimento tardio da doença de Creutzfeldt-Jakob foi limitado aos receptores de grandes quantidades contaminadas de GH extraído da hipófise. Nenhum risco análogo foi observado com rhGH, o qual é a única forma farmacológica de hGH para utilização clínica no momento.

A bibliografia está disponível no GEN-io.

Capítulo 574
Diabetes Insípido

David T. Breault e Joseph A. Majzoub

O diabetes insípido (DI) manifesta-se clinicamente com poliúria e polidipsia, e pode resultar da deficiência de vasopressina (DI central) ou de insensibilidade à vasopressina em nível renal (DI nefrogênico [DIN]). Tanto o DI central quanto o DIN podem surgir de defeitos hereditários de início congênito ou neonatal, ou podem ser secundários a uma variedade de causas (Tabela 574.1).

FISIOLOGIA DO EQUILÍBRIO DA ÁGUA

O controle da tonicidade (osmolalidade) e do volume extracelulares dentro de uma faixa estreita é essencial para a normalidade da estrutura e da função celular (ver Capítulo 68.2). A tonicidade do líquido extracelular é regulada quase exclusivamente pela ingestão e excreção de água, enquanto o volume extracelular é regulado pela ingestão e excreção de sódio. O controle da tonicidade do plasma e do volume intravascular envolve uma complexa integração dos sistemas endócrino, neural, comportamental e parácrino (Figura 574.1). A vasopressina, que é secretada pela neuro-hipófise, constitui o principal regulador da tonicidade, sendo a sua liberação estimulada em grande parte por aumentos na tonicidade do plasma. A homeostasia do volume é regulada em grande parte pelo sistema renina-angiotensina-aldosterona, com contribuições tanto da vasopressina quanto da família dos peptídeos natriuréticos.

A vasopressina, um peptídeo de nove aminoácidos, possui atividade tanto antidiurética quanto pressórica vascular e é sintetizada nos núcleos paraventriculares e supraópticos do hipotálamo. Ela é transportada até a neuro-hipófise por meio de projeções axônicas, onde é armazenada enquanto aguarda a sua liberação na circulação sistêmica. A meia-vida da vasopressina na circulação é de 5 min. Além de responder a estímulos osmóticos, a vasopressina é secretada em resposta a reduções significativas do volume intravascular e da pressão (redução mínima de 8%) por meio das vias barorreceptoras aferentes que provêm do arco aórtico (seio carotídeo) e das vias receptoras de volume nos átrios cardíacos e nas veias pulmonares. Os estímulos osmóticos e hemodinâmicos interagem de modo sinérgico.

A sensação da sede e a liberação de vasopressina são reguladas por neurônios corticais e hipotalâmicos. O limiar da sede é aproximadamente 10 mOsm/kg (*i. e.*, 293 mOsm/kg) mais elevado do que o limiar osmótico para a liberação de vasopressina. Por conseguinte, em condições de hiperosmolalidade, a vasopressina é liberada antes do aparecimento da

Tabela 574.1 Causas da poliúria hipotônica.
DIABETES INSÍPIDO CENTRAL (NEUROGÊNICO)
Congênito (malformações congênitas, mutações autossômicas dominantes no gene da arginina vasopressina [AVP]-neurofisina
Induzido por substâncias ou toxinas (etanol, difenil-hidantoína, veneno de cobra)
Granulomatoso (histiocitose, sarcoidose)
Neoplásico (craniofaringioma, germinoma, linfoma, leucemia, meningioma, tumor hipofisário, metástases)
Infeccioso (meningite, tuberculose, encefalite)
Inflamatório, autoimune (infundibuloneuro-hipofisite linfocítica)
Traumatismo (neurocirurgia, lesão de desaceleração)
Vascular (hemorragia ou infarto cerebral, morte encefálica)
Idiopático
DISFUNÇÃO OSMORRECEPTORA
Granulomatosa (histiocitose, sarcoidose)
Neoplásica (craniofaringioma, pinealoma, meningioma, metástases)
Vascular (aneurisma ou ligadura da artéria comunicante anterior, hemorragia intra-hipotalâmica)
Outra (hidrocéfalo, cisto ventricular ou suprasselar, traumatismo, doenças degenerativas)
Idiopática
AUMENTO DO METABOLISMO DA AVP
Gravidez
DIABETES INSÍPIDO NEFROGÊNICO
Congênito (recessivo ligado ao X, mutações no gene do receptor V2 de AVP, autossômico recessivo ou dominante, mutações no gene do canal aquaporina-2)
Induzido por fármacos (demeclociclina, lítio, cisplatina, metoxiflurano)
Hipercalcemia
Hipopotassemia
Lesões infiltrativas (sarcoidose, amiloidose)
Vascular (anemia falciforme)
Mecânico (doença policística renal, obstrução ureteral bilateral)
Diurese de solutos (glicose, manitol, sódio, marcadores de radiocontraste)
Idiopático
POLIDIPSIA PRIMÁRIA
Psicogênica (esquizofrenia, comportamentos obsessivo-compulsivos)
Dipsogênica (redefinição para baixo do limiar de sede, lesões idiopáticas ou semelhantes, como com o DI central)

DI, diabetes insípido. (De Verbalis JG: Disorders of water balance. In Skorecki K, Chertow GM, Marsden PA et al., editors: *Brenner & Rector's the kidney*, ed 10, Philadelphia, 2016, Elsevier, 2016. Table 16.2.)

sede, possibilitando então a retenção da água ingerida. Subsequentemente, a antecipação da ingestão de água pelos neurônios corticais e secretores de vasopressina resulta na redução da liberação de vasopressina antes da própria ingestão, presumivelmente para evitar uma subsequente hiponatremia. Os quimiorreceptores presentes na orofaringe também infrarregulam a liberação de vasopressina após a ingestão de água. Além disso, o impulso da sede diminui mesmo antes de o fluido ingerido baixar a osmolalidade do sangue, presumivelmente para evitar uma ingestão de água excessiva que resulte em hiponatremia.

A vasopressina exerce seu principal efeito sobre o rim por meio de receptores V2 localizados primariamente no túbulo coletor, que é o ramo ascendente espesso da alça de Henle, e nos túbulos periglomerulares. O gene do receptor V2 humano localiza-se no braço longo do cromossomo X (Xq28), no *locus* associado ao **DI resistente à vasopressina congênito e ligado ao X**. A ativação do receptor V2 resulta em elevação do monofosfato de adenosina cíclico intracelular, levando à inserção do canal de água aquaporina 2 na membrana apical (luminal). Isso possibilita o movimento de água ao longo de seu gradiente osmótico do lúmen tubular para dentro do interstício medular interno hipertônico, com excreção então de urina concentrada. Diferentemente da aquaporina 2, a aquaporina 3 e a aquaporina 4 são expressas na membrana basolateral das células do ducto coletor, e a aquaporina 1 é expressa no túbulo proximal. Esses canais também podem contribuir para a capacidade de concentração da urina.

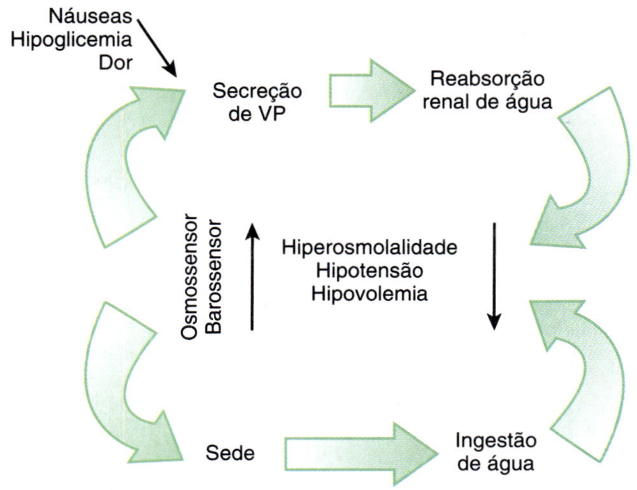

Figura 574.1 Regulação da secreção de vasopressina (*VP*) e osmolalidade sérica. A hiperosmolalidade, a hipovolemia e a hipotensão são percebidas por osmossensores, sensores de volume e barossensores, respectivamente. Eles estimulam tanto a secreção de VP quanto a sede. Por meio de sua ação sobre os rins, a VP provoca um aumento na reabsorção de água (antidiurese). A sede causa aumento da ingestão de água. Os resultados dessas duas alças de retroalimentação negativa causam uma redução da hiperosmolalidade, da hipotensão ou da hipovolemia. Os estímulos adicionais para a secreção de VP incluem náuseas, hipoglicemia e dor. (*De Muglia LJ, Srivasta A, Majzoub JA: Disorders of the posterior pituitary. In Sperling MA, editor:* Pediatric endocrinology, *ed 4, Philadelphia, 2014, Elsevier, Fig. 11.6.*)

O **peptídeo natriurético atrial**, inicialmente isolado do músculo atrial cardíaco, exerce vários efeitos importantes sobre o equilíbrio da água e do sal, o que inclui estimulação da natriurese, inibição da reabsorção de sódio e inibição da secreção de vasopressina. O peptídeo natriurético atrial é expresso nas células endoteliais e no músculo liso vascular, onde parece regular o relaxamento do músculo liso arterial. O peptídeo natriurético atrial também é expresso no cérebro juntamente com outros membros da família natriurética. O papel fisiológico desses fatores ainda não foi definido.

ABORDAGEM AO PACIENTE COM POLIÚRIA, POLIDIPSIA E HIPERNATREMIA

Pode ser difícil estabelecer a causa da poliúria ou da polidipsia patológicas (que ultrapassam 2 $\ell/m^2/24$ h) em crianças. Os lactentes podem apresentar irritabilidade, atraso do crescimento e febre intermitente. Nos pacientes com suspeita de DI, deve-se obter uma anamnese cuidadoso, que deve quantificar a ingestão e a produção diárias de líquido da criança e estabelecer o padrão de micção, a nictúria, e a enurese primária ou secundária. O exame físico completo deve estabelecer o estado de hidratação do paciente, e o médico deve procurar evidências de disfunção visual e do sistema nervoso central, bem como de outras deficiências de hormônios hipofisários.

Na presença de poliúria ou polidipsia patológicas, devem-se obter as seguintes amostras: soro para determinação da osmolalidade, do sódio, do potássio, da ureia, da creatinina, da glicose e do cálcio; e urina para determinação da osmolalidade, da densidade específica e da glicose. O diagnóstico de DI é estabelecido se a osmolalidade sérica for maior que 300 mOsm/kg e a osmolalidade urinária for menor que 300 mOsm/kg. Não há probabilidade de DI se a osmolalidade sérica for menor que 270 mOsm/kg ou se a osmolalidade urinária for maior que 600 mOsm/kg. Se a osmolalidade sérica do paciente for menor que 300 mOsm/kg (porém > 270 mOsm/kg) e for constatada a presença de poliúria e polidipsia patológicas, indica-se um teste de restrição hídrica para estabelecer o diagnóstico de DI e diferenciar as causas centrais das nefrogênicas.

No contexto pós-neurocirúrgico de paciente hospitalizado, existe a probabilidade de DI central se a hiperosmolalidade (osmolalidade sérica > 300 mOsm/kg) estiver associada a uma osmolalidade urinária inferior à osmolalidade sérica. É importante distinguir entre poliúria em consequência de DI central pós-cirúrgico e poliúria decorrente de diurese normal de líquidos recebidos no intraoperatório. Ambos os casos podem estar associados a um grande volume (> 200 mℓ/m²/h) de urina diluída, embora nos pacientes com DI a osmolalidade sérica esteja alta em comparação com os pacientes com diurese pós-operatória.

CAUSAS DA HIPERNATREMIA

A hipernatremia é discutida no Capítulo 68.3.

Diabetes insípido central

O DI central pode resultar de múltiplas etiologias, incluindo mutações genéticas no gene da vasopressina; traumatismo (acidental ou cirúrgico) dos neurônios de vasopressina; malformações congênitas do hipotálamo ou da hipófise; neoplasias malignas; doenças infiltrativas, autoimunes e infecciosas que afetam os neurônios ou os tratos de fibras de vasopressina; e aumento do metabolismo da vasopressina. Em cerca de 10% das crianças com DI central, a etiologia é idiopática. Pode-se observar a presença de outras deficiências de hormônios hipofisários (ver Capítulo 573). Com o passar do tempo, até 35% dos pacientes com DI central idiopático irão desenvolver outras deficiências hormonais ou apresentar uma etiologia subjacente identificada.

O DI central autossômico dominante ocorre habitualmente nos primeiros 5 anos de vida e resulta de mutações no gene da vasopressina, o *AVP*. Diversas mutações podem causar defeitos no processamento gênico de um subgrupo de neurônios que expressam vasopressina, cujo resultado postulado consiste em estresse do retículo endoplasmático e morte celular. A **síndrome de Wolfram**, que inclui DI, diabetes melito, atrofia óptica e surdez, também resulta em deficiência de vasopressina. A ocorrência de mutações em dois genes, que dão origem a proteínas do retículo endoplasmático, está associada a essa condição. As anormalidades cerebrais congênitas (ver Capítulo 609), como a **síndrome da hipoplasia do nervo óptico** com agenesia do corpo caloso, a síndrome de Niikawa-Kuroki, a holoprosencefalia e a hipoplasia hipofisária familiar com ausência de haste, podem estar associadas ao DI central e a defeitos na percepção da sede (*adipsia*). A síndrome da sela vazia, que possivelmente resulta de um infarto hipofisário não reconhecido, pode estar associada ao DI em crianças.

O traumatismo da base do cérebro e a intervenção neurocirúrgica na região do hipotálamo ou da hipófise constituem causas comuns de DI central. A **resposta trifásica** após a cirurgia refere-se a uma fase inicial de DI transitório, de 12 a 48 h de duração, seguida de uma segunda fase de síndrome da secreção inapropriada do hormônio antidiurético (SIADH; do inglês, *syndrome of inappropriate sntidiuretic hormone*), com duração de até 10 dias, que pode ser seguida de DI permanente. A fase inicial pode resultar de um edema local interferindo na secreção normal de vasopressina; a segunda fase decorre da liberação desregulada de vasopressina por neurônios mortos; ao passo que, na terceira fase, ocorre DI permanente se houve destruição de mais de 90% dos neurônios.

Tendo em vista a distribuição anatômica dos neurônios de vasopressina em uma grande área no hipotálamo, os tumores que causam DI precisam ser muito grandes e infiltrativos ou devem estar estrategicamente localizados próximo da base do hipotálamo, onde os axônios de vasopressina convergem antes de sua entrada na neuro-hipófise. Tipicamente, os germinomas e os pinealomas surgem nessa região e estão entre os tumores cerebrais primários mais comuns associados ao DI. Os germinomas podem ser muito pequenos e são indetectáveis na RM durante vários anos após o início da poliúria. Deve-se efetuar uma determinação quantitativa da alfafetoproteína e da betagonadotropina coriônica humana, que frequentemente são secretadas por germinomas em crianças com DI idiopático ou não explicado, juntamente com exames seriados de RM. Os craniofaringiomas e os gliomas ópticos também podem causar DI central quando são muito grandes, embora com mais frequência seja uma complicação pós-operatória do tratamento desses tumores (ver Capítulo 524). As neoplasias malignas hematológicas, como a leucemia mielocítica aguda, podem causar DI por meio de infiltração da haste hipofisária e da sela turca.

A histiocitose de células de Langerhans (ver Capítulo 534.1) e a hipofisite linfocítica representam tipos comuns de distúrbios infiltrativos que causam DI central, sendo a **hipofisite** a causa em 50% dos casos de DI central "idiopáticos". As infecções que acometem a base do cérebro (ver Capítulo 621), tais como meningite (meningocócica, criptocócica, por *Listeria*, por toxoplasmose), infecção congênita por citomegalovírus e doenças inflamatórias inespecíficas do cérebro, podem resultar em DI central, que frequentemente é transitório. As substâncias associadas à inibição da liberação de vasopressina são o etanol, a fenitoína, os antagonistas de opiáceos, o halotano e os agentes alfa-adrenérgicos.

Diabetes insípido nefrogênico

O DIN pode resultar de causas genéticas ou adquiridas. As causas genéticas são menos comuns, porém são mais graves que as formas adquiridas de DIN. Em geral, a poliúria e a polidipsia associadas ao DIN genético ocorrem nas primeiras semanas de vida, porém podem se tornar aparentes somente após o desmame ou com períodos mais longos de sono noturno. Inicialmente, muitos lactentes apresentam febre, vômitos e desidratação. O atraso do crescimento pode ser secundário à ingestão de grandes quantidades de água, resultando então em desnutrição calórica. A ingestão e a excreção de grandes volumes de água por período prolongado podem levar a hidronefrose não obstrutiva, hidroureter e megabexiga.

O **DIN congênito ligado ao X** resulta de mutações inativadoras do receptor V2 de vasopressina, o *AVPR2*. O **DIN congênito autossômico recessivo** resulta de defeitos no gene da aquaporina 2, o *AQP2*. Uma **forma autossômica dominante de DIN** também está associada a mutações no gene da aquaporina 2.

O DIN adquirido pode resultar de hipercalcemia ou hipopotassemia e está associado ao uso de lítio, demeclociclina, foscarnete, clozapina, anfotericina, meticilina e rifampicina. Além disso, pode-se observar a ocorrência de comprometimento na capacidade renal de concentração com obstrução ureteral, de insuficiência renal crônica, de doença renal policística, de doença cística medular, da síndrome de Sjögren e de doença falciforme. A redução na ingestão de proteína ou de sódio ou a ingestão excessiva de água, como na polidipsia primária, pode levar a uma tonicidade diminuída do interstício medular renal e ao DIN.

TRATAMENTO DO DIABETES INSÍPIDO CENTRAL

Terapia com líquidos

Na presença de um mecanismo de sede intacto e acesso livre a líquidos orais, uma pessoa com um DI completo pode manter uma osmolalidade plasmática e uma concentração de sódio dentro da faixa normal alta, embora com grande inconveniência. Os recém-nascidos e os lactentes de poucos meses frequentemente são mais bem tratados apenas com terapia com líquidos, tendo em vista as suas necessidades de grandes volumes (cerca de 3 ℓ/m²/24 h) de líquido nutritivo. O uso de análogos da vasopressina em pacientes com obrigatória alta ingestão de líquidos é difícil devido ao risco de uma hiponatremia potencialmente fatal. Embora não tenha sido aprovado pela FDA, o uso do análogo de vasopressina de ação longa DDAVP (desmopressina) liofilizado e parenteral diluído foi bem-sucedido em lactentes com DI central, tendo sido administrado por via subcutânea ou oral sem causar hiponatremia grave. Os pacientes com DIN e central devem consumir uma dieta sem excessos de solutos (p. ex., cloreto de sódio) para ajudar a diminuir a produção de urina no momento da diminuição da ação da vasopressina.

Análogos da vasopressina

O tratamento do DI central em crianças maiores é melhor com o uso de DDAVP. O DDAVP está disponível em preparação intranasal (com início de ação em 5 a 10 min) e na forma de comprimidos (com início em 15 a 30 min). A preparação intranasal de DDAVP (10 μg/0,1 mℓ) pode ser administrada por sonda nasal (possibilitando a titulação da dose) ou por *spray* nasal (10 μg/aplicação). O uso de comprimidos de DDAVP oral exige pelo menos um aumento de 10 vezes na dose em comparação com a preparação intranasal. Doses orais de 25 a 300 μg a cada 8 h a 12 h são seguras e eficazes em crianças. A dose e a via de administração apropriadas são empiricamente determinadas com base na duração desejada de antidiurese e na preferência do paciente. O uso oral de DDAVP para o tratamento da enurese em crianças de mais idade deve ser considerado como medida temporária, visto que não afeta a condição subjacente, e deve ser usado com muita cautela, tendo em vista o risco de hiponatremia se a ingestão de água ultrapassar a capacidade de depuração renal. Para evitar a intoxicação hídrica, os pacientes devem ter pelo menos 1 h de intervalo urinário entre as doses a cada dia e devem ser aconselhados a ingerir líquidos apenas em resposta à sensação de sede, se presente. O uso do *spray* nasal de DDAVP na enurese infantil não é mais aprovado devido ao seu risco de causar hiponatremia.

Vasopressina aquosa

O DI central de início agudo após neurocirurgia é tratado mais adequadamente com administração contínua de vasopressina aquosa sintética. Na maioria das circunstâncias, a ingestão total deste líquido precisa ser limitada a 1 ℓ/m²/24 h durante a antidiurese. A dose típica para a terapia com vasopressina intravenosa é de 1,5 mU/kg/h, o que resulta em uma concentração sanguínea de vasopressina de aproximadamente 10 pg/mℓ. Em certas ocasiões, após uma cirurgia de hipotálamo (mas não transesfenoidal), podem ser necessárias concentrações iniciais mais altas de vasopressina para tratar o DI agudo, que tem sido atribuído à liberação de uma substância inibidora da vasopressina. Devem-se evitar concentrações de vasopressina de maiores que 1.000 pg/mℓ, visto que podem causar necrose cutânea, rabdomiólise, distúrbios do ritmo cardíaco e hipertensão. Nos pacientes tratados com infusão de vasopressina após neurocirurgia, os líquidos intravenosos devem ser substituídos por líquidos por via oral o mais cedo possível para permitir que a sensação de sede, se estiver intacta, ajude a regular a osmolalidade.

TRATAMENTO DO DIABETES INSÍPIDO NEFROGÊNICO

O tratamento do DIN adquirido tem como foco a eliminação, se possível, do distúrbio subjacente, como uso de fármacos agressores, hipercalcemia, hipopotassemia ou obstrução ureteral. Com frequência, é difícil tratar o DIN congênito. As principais metas consistem em garantir a adequada ingestão de calorias para o crescimento e em evitar a desidratação grave. Alimentos com maior razão entre teor calórico e carga osmótica (Na < 1 mmol/kg/24 h) devem ser ingeridos para maximizar o crescimento e minimizar o volume de urina necessário para excretar a carga de soluto. Entretanto, mesmo com a instituição precoce da terapia, é comum haver deficiência do crescimento e atraso do desenvolvimento.

As abordagens farmacológicas para o tratamento do DIN incluem o uso de diuréticos tiazídicos com a finalidade de diminuir o débito urinário total. Os tiazídicos parecem induzir um leve estado de depleção de volume por meio de aumento na excreção de sódio à custa de água e redução da taxa de filtração glomerular, o que resultando em reabsorção tubular proximal de sódio e de água. A indometacina e a amilorida podem ser usadas em associação a tiazídicos para reduzir ainda mais a poliúria. A terapia com DDAVP em alta dose e em associação a indometacina foi usada em alguns indivíduos com DIN. Esse tratamento pode ser útil aos pacientes com defeitos genéticos no receptor V2 associados a uma redução da afinidade de ligação da vasopressina.

A bibliografia está disponível no GEN-io.

Capítulo 575
Outras Anormalidades do Metabolismo e da Ação da Arginina Vasopressina

David T. Breault e Joseph A. Majzoub

A hiponatremia (sódio sérico < 130 mEq/ℓ) em crianças está habitualmente associada a distúrbios sistêmicos graves e, com mais frequência, resulta de diminuição do volume intravascular, perda excessiva de sal ou sobrecarga de líquido hipotônico, particularmente em lactentes (ver Capítulo 68).

A abordagem inicial do paciente com hiponatremia começa com a determinação da volemia. Uma cuidadosa revisão da anamnese, do exame físico (incluindo mudanças no peso) e dos sinais vitais do paciente ajuda a determinar a presença de hipovolemia ou hipervolemia. Os exames laboratoriais de suporte incluem eletrólitos séricos, ureia, creatinina, ácido úrico, sódio urinário, densidade específica e osmolalidade (ver Capítulo 68; Tabelas 575.1 e 575.2).

CAUSAS DA HIPONATREMIA

Síndrome da secreção inapropriada do hormônio antidiurético

A síndrome da secreção inapropriada do hormônio antidiurético (SIADH; do inglês, *syndrome of inappropriate antidiuretic hormone*) caracteriza-se por hiponatremia, urina inapropriadamente concentrada (> 100 mOsm/kg), volume plasmático normal ou ligeiramente elevado, sódio urinário normal a alto, e baixo nível sérico de ácido úrico. A SIADH é incomum nas crianças, e a maioria dos casos resulta da administração excessiva de vasopressina no tratamento do diabetes insípido central. Além disso, pode ocorrer com encefalite, tumores cerebrais, traumatismo cranioencefálico, doença psiquiátrica, náuseas prolongadas, pneumonia, meningite tuberculosa e AIDS, bem como na fase pós-ictal após convulsões generalizadas (Tabela 575.3). A SIADH

Tabela 575.1 Diagnóstico diferencial da hiponatremia.

DISTÚRBIO	ESTADO DO VOLUME INTRAVASCULAR	SÓDIO URINÁRIO
Desidratação sistêmica	Baixo	Baixo
Diminuição do volume plasmático efetivo	Baixo	Baixo
Perda primária de sal (não renal)	Baixo	Baixo
Perda primária de sal (renal)	Baixo	Alto
SIADH	Alto	Alto
Perda cerebral de sal	Baixo	Muito alto
Depuração diminuída de água livre	Normal ou alto	Normal ou alto
Polidipsia primária	Normal ou alto	Normal
Hiponatremia em maratonistas	Baixo	Baixo
NSIAD	Alto	Alto
Pseudo-hiponatremia	Normal	Normal
Hiponatremia factícia	Normal	Normal

NSIAD, síndrome nefrogênica da antidiurese inapropriada; SIADH, síndrome da secreção inapropriada do hormônio antidiurético.

Tabela 575.2 Parâmetros clínicos para diferenciar entre síndrome da secreção inapropriada do hormônio antidiurético, perda cerebral de sal e diabetes insípido central.

PARÂMETRO CLÍNICO	SIADH	PERDA CEREBRAL DE SAL	DI CENTRAL
Sódio sérico	Baixo	Baixo	Alto
Débito urinário	Normal ou baixo	Alto	Alto
Sódio urinário	Alto	Muito alto	Baixo
Estado do volume intravascular	Normal ou alto	Baixo	Baixo
Nível da vasopressina	Alto	Baixo	Baixo

DI, diabetes insípido; SIADH, síndrome da secreção inapropriada do hormônio antidiurético.

Tabela 575.3 Distúrbios associados à síndrome da secreção inapropriada do hormônio antidiurético.

CARCINOMAS	DISTÚRBIOS PULMONARES	DISTÚRBIOS DO SISTEMA NERVOSO CENTRAL	OUTROS DISTÚRBIOS
Timoma	Pneumonia viral	Encefalite (viral ou bacteriana)	AIDS
Linfoma	Pneumonia bacteriana	Meningite (viral, bacteriana, tuberculosa, fúngica)	Exercício prolongado
Sarcoma de Ewing	Abscesso pulmonar	Traumatismo cranioencefálico	Idiopático (em idosos)
Tumor orofaríngeo	Tuberculose	Abscesso cerebral	Nefrogênico
	Aspergilose	Síndrome de Guillain-Barré	Porfiria aguda intermitente
	Respiração com pressão positiva	Hemorragia subaracnóidea ou hematoma subdural	
	Asma	Atrofias cerebral e cerebelar	
	Pneumotórax	Trombose do seio cavernoso	
	Fibrose cística	Hipoxia neonatal	
		Síndrome de Shy-Drager	
		Febre maculosa das Montanhas Rochosas	
		Delirium tremens	
		Acidente vascular encefálico (trombose cerebral ou hemorragia)	
		Psicose aguda	
		Neuropatia periférica	
		Esclerose múltipla	

Modificada de Verbalis JG: Disorders of water balance. In Skorecki K, Chertow GM, Marsden PA *et al.*, editors: *Brenner & Rector's the kidney*, ed 10, Philadelphia, 2016, Elsevier. Table 16.6.

constitui a causa da segunda fase hiponatrêmica da resposta trifásica observada após cirurgia de hipotálamo-hipófise. É encontrada em até 35% dos pacientes dentro de 1 semana após a cirurgia e pode resultar da degeneração neuronal retrógrada com morte celular e liberação de vasopressina. Os fármacos comuns que demonstraram aumentar a secreção de vasopressina ou mimetizar a sua ação, resultando então em hiponatremia, são a oxcarbazepina, a carbamazepina, a clorpropamida, a vimblastina, a vincristina e os antidepressivos tricíclicos.

Síndrome nefrogênica da antidiurese inapropriada

Foram descritas mutações com ganho de função no gene do receptor de vasopressina V2, o *AVPR2*, em lactentes do sexo masculino com quadro clínico semelhante à SIADH e níveis indetectáveis de vasopressina. Mutações ativadoras no gene da aquaporina 2, o *AQP2*, também poderiam dar origem à mesma síndrome, porém essa condição ainda não foi descrita.

Desidratação sistêmica

Frequentemente, a manifestação inicial da desidratação sistêmica consiste em hipernatremia e hiperosmolalidade que subsequentemente levam à ativação da secreção de vasopressina e à diminuição da excreção de água. À medida que a desidratação progride, a hipovolemia e/ou a hipotensão passam a constituir um importante estímulo para a liberação de vasopressina, o que diminui ainda mais a depuração de água livre. A ingestão excessiva de água livre com perda contínua de sal também pode produzir hiponatremia. A excreção urinária de sódio está baixa (habitualmente < 10 mEq/ℓ) devido a uma baixa taxa de filtração glomerular e à ativação concomitante do sistema renina-angiotensina-aldosterona, a não ser que o paciente tenha uma doença renal primária ou esteja em tratamento com diuréticos.

Perda primária de sal

A hiponatremia pode resultar da perda primária de cloreto de sódio, conforme observado em distúrbios específicos dos rins (doença policística renal congênita, nefrite intersticial aguda, insuficiência renal crônica), do trato gastrintestinal (gastrenterite) ou das glândulas sudoríparas (fibrose cística). A hiponatremia não é causada exclusivamente por perda de sal, visto que esta perda também provoca hipovolemia, com consequente aumento na vasopressina. A deficiência de mineralocorticoides (hipoaldosteronismo), o pseudo-hipoaldosteronismo (genético ou algumas vezes observado em crianças com obstrução ou infecção do trato urinário) e os diuréticos também podem resultar em perda de cloreto de sódio. Os estados de aldosterona baixa estão associados à perda de sal, à hipovolemia, à hiponatremia, à hiperpotassemia e ao atraso do crescimento (Tabela 575.4).

Diminuição do volume plasmático efetivo

A hiponatremia pode resultar da diminuição do volume plasmático efetivo, conforme observado na insuficiência cardíaca congestiva, na cirrose, na síndrome nefrótica, na ventilação mecânica com pressão positiva, nas queimaduras graves, na displasia broncopulmonar em recém-nascidos, na fibrose cística com obstrução e na asma grave. A consequente redução do débito cardíaco leva à diminuição na excreção de água e de sal, como na desidratação sistêmica, e ao aumento da secreção de vasopressina. Nos pacientes com comprometimento do débito cardíaco e volume atrial elevado (insuficiência cardíaca congestiva, doença pulmonar), as concentrações do peptídeo natriurético atrial estão ainda mais elevadas, resultando em hiponatremia ao promover a natriurese. Todavia, apesar disso, em virtude da acentuada elevação da aldosterona nesses pacientes, o sódio urinário permanece baixo (< 20 mEq/ℓ). Diferentemente dos pacientes desidratados, esses indivíduos também apresentam um excesso de sódio corporal total devido à ativação do sistema renina-angiotensina-aldosterona e também podem exibir edema periférico.

Polidipsia primária (ingestão aumentada de água)

Nos pacientes com função renal normal, os rins podem excretar uma urina diluída com osmolalidade baixa, de apenas 50 mOsm/kg. Para excretar uma carga diária de soluto de 500 mOsm/m^2, os rins precisam produzir 10 ℓ/m^2 de urina por dia. Por conseguinte, para evitar a hiponatremia, a quantidade máxima de água que um indivíduo com função renal normal pode consumir é de 10 ℓ/m^2 por dia. No entanto, os recém-nascidos são incapazes de diluir a urina até esse ponto e correm risco de intoxicação hídrica se a ingestão de água ultrapassar 4 ℓ/m^2 (aproximadamente 60 mℓ/h no recém-nascido). Os lactentes podem desenvolver convulsões hiponatrêmicas transitórias após receberem água pura sem eletrólitos em lugar de leite materno ou fórmula láctea.

Depuração diminuída de água livre

A hiponatremia em consequência da depuração renal diminuída de água livre, mesmo na ausência de aumento na secreção de vasopressina, pode resultar de insuficiência suprarrenal ou de hipotireoidismo, ou pode estar relacionada com um efeito direto de determinados fármacos sobre os rins. Tanto os mineralocorticoides quanto os glicocorticoides são necessários para uma depuração normal de água livre de modo independente da vasopressina. Nos pacientes com uma hiponatremia inexplicada, deve-se considerar a possibilidade de insuficiência suprarrenal ou tireoidiana. Além disso, os pacientes com insuficiência suprarrenal e diabetes insípido coexistentes podem não ter sintomas deste último até que a terapia com glicocorticoides revele a necessidade de reposição de vasopressina. Determinados fármacos podem inibir a excreção renal de água por meio

Tabela 575.4 Mutações genéticas associadas ao hipoaldosteronismo/pseudo-hipoaldosteronismo (acidose tubular renal tipo IV).

GENES E CROMOSSOMOS DA OMIM	FISIOPATOLOGIA	MUTAÇÃO–MANIFESTAÇÕES CLÍNICAS–OMIM–HERANÇA
HIPOALDOSTERONISMO PRIMÁRIO		
CYP21A2 – citocromo P450, subfamília XXIA, polipeptídeo 2 6p21.3 613815	P450c21 – esteroide 21-hidroxilase que converte a 17α-hidroxiprogesterona em 11-desoxicortisol e a progesterona em 11-desoxicorticosterona na zona fasciculada da suprarrenal	As mutações com perda de função diminuem as sínteses de cortisol e de aldosterona, esta última resultando na forma perdedora de sal da hiperplasia suprarrenal congênita clássica, AR–201910
CYP11B2 – citocromo P450, subfamília XIB, polipeptídeo 2 8q21 124080	P450c11B2 – aldosterona sintase/ corticosterona metioxidase tipos I e II expressas apenas na zona glomerulosa; hidroxila a desoxicorticosterona no carbono 11 e a corticosterona no carbono 18 e oxida a 18-hidroxicorticosterona a aldosterona	Mutações com perda de função associadas a grave perda de sal e depleção de volume, porém sem anormalidades na formação genital ou síntese de glicocorticoides AR (CMOI 203400; CMOII 610600)
PSEUDO-HIPOALDOSTERONISMO TIPO I		
NR3C2 – receptor nuclear subfamília 3, grupo C, membro 2 (receptor dos mineralocorticoides – MR), 4q31.1 600983	Fator de transcrição nuclear ativado por ligante que transmite o controle mediado por aldosterona da expressão gênica por meio de ligação ao elemento de resposta de mineralocorticoides na região promotora do gene-alvo	As mutações com perda de função levam a uma resistência aos mineralocorticoides e ao pseudo-hipoaldosteronismo tipo I, AD–177735
SCNN1A – canal de sódio, não regulado por voltagem, subunidade α 12p13.31 600228	Mutação inativadora da subunidade α do canal de sódio epitelial	Pseudo-hipoaldosteronismo tipo I, AR–264350
SCNN1B – canal de sódio, não regulado por voltagem, subunidade β 16p12.2 600760	Mutação inativadora da subunidade β do canal de sódio epitelial	Pseudo-hipoaldosteronismo tipo I, AR–264350
SCNN1G – canal de sódio, não regulado por voltagem, subunidade γ 16p12.2 600761	Mutação inativadora da subunidade γ do canal de sódio epitelial	Pseudo-hipoaldosteronismo tipo I, AR–264350
PSEUDO-HIPOALDOSTERONISMO TIPO II		
WNK4 – proteinoquinase, deficiente em lisina 4 17q21.31 601844	Serino-treonina proteinoquinase multifuncional, cujo substrato é SLC12A3, o cotransportador de sódio/cloreto (NCCT) sensível a tiazídicos – OMIM 600968 – que também regula a degradação lisossômica do NCCT e a endocitose do canal de potássio KCNJ1	Pseudo-hipoaldosteronismo tipo IIB, AD–614491
WNK1 – proteinoquinase, deficiente em lisina 1 12p13.33 605232	Serino-treonina proteinoquinase que inativa WNK4 pela fosforilação de seu domínio de quinase	Pseudo-hipoaldosteronismo tipo IIC, AD–614492
KLH3 – semelhante a Kelch 3 5q31.2 605775	Proteína adaptadora dentro da sequência de ubiquitinação que liga WNK1 e WNK4 a CUL3	Pseudo-hipoaldosteronismo tipo IID, AD/ AR–614495
CUL3 – Cullin 3 2q36.2 603136	Proteína de suporte que se liga a RING-boxe E3 ligase, facilitando a ubiquitinação de WNK4 e a destruição proteassômica de WNK4	Pseudo-hipoaldosteronismo tipo IIE, AD–614496

AD, autossômica dominante; AR, autossômica recessiva; CMO, corticosterona metiloxidase; OMIM, Online Mendelian Inheritance in Man. (De Root AW: Disorders of aldosterone synthesis, secretion, and cellular function. *Curr Opin Pediatr* 26:480-486, 2014, Table 1.)

de efeitos diretos sobre o néfron, causando, assim, hiponatremia; esses fármacos incluem a ciclofosfamida em alta dose, a vimblastina, a cisplatina, a carbamazepina e a oxcarbazepina.

Perda cerebral de sal

A perda cerebral de sal é um tópico controverso e parece resultar da hipersecreção do peptídeo natriurético atrial, sendo observada principalmente em associação a distúrbios do sistema nervoso central, incluindo tumores cerebrais, traumatismo cranioencefálico, hidrocefalia, neurocirurgia, acidentes vasculares encefálicos e morte encefálica. A hiponatremia é acompanhada de excreção urinária elevada de sódio (com frequência > 150 mEq/ℓ), débito excessivo de urina, hipovolemia, nível de ácido úrico normal ou elevado, supressão da vasopressina e concentrações elevadas de peptídeo natriurético atrial (> 20 pmol/ℓ). Por conseguinte, distingue-se da SIADH, na qual se observa débito urinário normal ou diminuído, euvolemia, concentração de sódio urinário apenas discretamente elevada e concentrações elevadas de vasopressina. A distinção entre perda cerebral de sal e SIADH é importante, visto que o tratamento dos dois distúrbios difere acentuadamente. Todavia, a sua existência tem sido questionada, visto que alguns pacientes com suspeita da síndrome apresentam hipovolemia documentada e, portanto, poderiam realmente ter SIADH.

Hiponatremia em maratonistas

A ingestão de líquido em excesso durante corridas de longa distância (p. ex., corrida de maratona) pode resultar em hiponatremia grave devido à ativação da secreção de arginina vasopressina induzida pela hipovolemia juntamente com ingestão excessiva de água; está correlacionada com ganho de peso, longa duração da corrida e extremos de índice de massa corporal.

Pseudo-hiponatremia e outras causas da hiponatremia

A pseudo-hiponatremia pode resultar de hipertrigliceridemia (ver Capítulo 68.3). Os níveis elevados de lipídios resultam em uma relativa diminuição do conteúdo de água do soro. Como os eletrólitos são dissolvidos na fase aquosa do soro, eles aparecem baixos quando expressos como uma fração do volume sérico total. Entretanto, assim como a fração da água do soro, o conteúdo de eletrólitos está normal. Os modernos métodos laboratoriais que medem diretamente a concentração de sódio independente do volume da amostra não produzem essa anomalia. A hiponatremia factícia pode resultar da obtenção de uma amostra de sangue *downstream* no local de infusão intravenosa de líquido hipotônico.

A hiponatremia também está associada à hiperglicemia, que causa o influxo de água para dentro do espaço intravascular. A concentração sérica de sódio diminui em 1,6 mEq/ℓ para cada incremento de 100 mg/dℓ da glicose do sangue maior que 100 mg/dℓ. Normalmente, a glicose não é um agente osmoticamente ativo e não estimula a liberação de vasopressina, provavelmente devido à sua capacidade de se equilibrar livremente através das membranas plasmáticas. Entretanto, na presença de deficiência de insulina e de hiperglicemia, a glicose atua como um agente osmótico, presumivelmente porque o seu acesso intracelular normal aos sítios osmossensores é impedido. Nessas circunstâncias, existe um gradiente osmótico estimulando a liberação de vasopressina.

TRATAMENTO

Os pacientes com desidratação sistêmica e hipovolemia devem ser reidratados com líquidos contendo sal, como a solução salina normal ou a solução de lactato de Ringer. Devido à ativação do sistema renina-angiotensina-aldosterona, o sódio administrado é avidamente conservado, e ocorre rapidamente diurese de água à medida que o volume é restaurado e as concentrações de vasopressina diminuem. Nessas condições, é preciso ter cautela para evitar uma correção demasiado rápida da hiponatremia (com meta de aumento de < 0,5 mEq/ℓ/h), o que pode resultar em mielinólise pontina central, que se caracteriza por regiões distintas de desmielinização axônica e potencial dano cerebral irreversível.

A hiponatremia em consequência de redução do volume plasmático efetivo causado por disfunção cardíaca, hepática, renal ou pulmonar é mais difícil de reverter. A terapia mais eficaz é o tratamento do distúrbio sistêmico subjacente. Por exemplo, os pacientes desmamados de ventilação com pressão positiva têm uma imediata diurese de água e resolução da hiponatremia quando o débito cardíaco é restaurado e ocorre a diminuição da concentração de vasopressina. As vaptanas são uma classe de pequenas moléculas antagonistas do receptor V2 de arginina vasopressina (aquaréticos) que são úteis para o tratamento da hiponatremia hipervolêmica associada à insuficiência cardíaca congestiva grave e à insuficiência hepática crônica. Embora esses agentes aumentem com sucesso a concentração plasmática de sódio, eles também resultam em maior sede e aumento das concentrações plasmáticas de vasopressina, o que pode limitar a sua eficácia, podem aumentar o sódio sérico mais rapidamente do que é seguro e não são aprovadas pela FDA para o uso em crianças.

Os pacientes com hiponatremia devido à perda primária de sal necessitam de suplementação com cloreto de sódio e líquidos. Inicialmente, pode ser necessária a reposição intravenosa do volume urinário com líquido contendo cloreto de sódio a 150 a 450 mEq/ℓ conforme o grau de perda de sal; subsequentemente, pode haver necessidade de suplementação de sal oral. Esse tratamento contrasta com o da SIADH, cuja base consiste em restrição de água sem suplementação de sódio.

Tratamento de emergência da hiponatremia

O desenvolvimento de hiponatremia aguda (início < 12 h) ou uma concentração sérica de sódio de menor que 120 mEq/ℓ podem estar associados a letargia, psicose, coma ou convulsões generalizadas, particularmente em crianças pequenas. A hiponatremia aguda pode causar edema celular e levar à disfunção neuronal ou à herniação cerebral. *O tratamento de emergência da disfunção cerebral resultante de hiponatremia aguda inclui restrição hídrica e pode exigir uma rápida correção com cloreto de sódio hipertônico a 3%.* Se for iniciado o tratamento com solução salina hipertônica, o sódio sérico deve ser elevado apenas o suficiente para produzir uma melhora do estado mental, e não deve ser administrado mais rápido do que 0,5 mEq/ℓ/h ou 12 mEq/ℓ/24 h.

Tratamento da síndrome da secreção inapropriada do hormônio antidiurético

O melhor tratamento para a SIADH crônica consiste em restrição hídrica oral. Com uma antidiurese completa (osmolalidade urinária de 1.000 mOsm/kg), uma carga renal de soluto obrigatória diária normal de 500 mOsm/m^2 seria excretada em 500 mℓ/m^2 de água. Isso, somado a uma perda diária não renal de água de 500 mℓ/m^2, exigiria uma ingestão de líquido oral limitada a 1.000 mℓ/m^2/24 h para evitar o desenvolvimento de hiponatremia. Nas crianças pequenas, esse grau de restrição hídrica pode não fornecer calorias adequadas para o crescimento. Nessa situação, uma vaptana como a tolvaptana, embora não seja aprovada pela FDA em crianças e possa causar correção inicial da hiponatremia a uma velocidade muito rápida, pode possibilitar a ingestão de líquido suficiente para o crescimento normal sem a hiponatremia concomitante. A ureia também tem sido usada com segurança para induzir diurese osmótica em lactentes e crianças.

Tratamento da perda cerebral de sal

O tratamento de pacientes com perda cerebral de sal consiste em restaurar o volume intravascular com cloreto de sódio e água, como no tratamento de outras causas da desidratação sistêmica. A causa subjacente do distúrbio, que habitualmente se deve a uma lesão cerebral aguda, também deve ser tratada, se possível. O tratamento envolve a reposição contínua das perdas urinárias de sódio volume por volume.

A bibliografia está disponível no GEN-io.

Capítulo 576 Hiperpituitarismo, Alta Estatura e Síndromes do Crescimento Excessivo

Omar Ali

HIPERPITUITARISMO

A hipersecreção primária de hormônios hipofisários raramente ocorre na população pediátrica e deve ser distinguida do hiperpituitarismo secundário, que cursa como uma resposta fisiológica às deficiências do hormônio-alvo resultante da diminuição da retroalimentação hormonal, como no hipogonadismo, no hipoadrenocortisolismo ou no hipotireoidismo. No hiperpituitarismo secundário, a hipersecreção hipofisária crônica ocorre em resposta às deficiências do hormônio-alvo e leva à hiperplasia hipofisária, a qual pode aumentar e causar erosão da sela túrcica e, em raras ocasiões, aumentar a pressão intracraniana. Tais aumentos não devem ser confundidos com os tumores hipofisários primários; eles desaparecem e os níveis elevados de hormônios hipofisários prontamente são rebaixados a concentrações normais quando a deficiência hormonal subjacente é tratada pela reposição dos hormônios dos órgãos-alvo.

A **hipersecreção primária de hormônios da hipófise por adenoma** é relativamente incomum na infância. O adenoma mais comumente diagnosticado durante a infância é o prolactinoma, seguido pelo corticotropinoma e depois pelo somatotropinoma, que secretam prolactina, corticotrofina e hormônio do crescimento (GH), respectivamente. Há alguns relatos de casos de tireotropinoma em crianças e adolescentes. Não há relatos pediátricos de gonadotropinoma, mas os hamartomas hipotalâmicos que secretam excessivamente o hormônio liberador de gonadotropina são uma das causas da puberdade precoce. Em casos muito raros, pode ocorrer a hiperplasia da hipófise também em resposta à estimulação por produção ectópica de hormônios liberadores, como o que é observado ocasionalmente em pacientes com síndrome de Cushing secundária ao excesso de hormônio liberador de corticotrofina ou em crianças com acromegalia secundária ao hormônio liberador de hormônio do crescimento (GHRH) produzido por uma série de tumores sistêmicos.

A natureza monoclonal da maioria dos adenomas hipofisários implica que grande parte deles é originada de um evento clonal em uma única célula. Em alguns casos, os tumores hipofisários resultam da estimulação por hormônios liberadores hipotalâmicos e em outras situações, como na **síndrome de McCune-Abright** (SMA), o tumor é causado por mutações ativadoras do gene *GNAS1* que codifica a subunidade α da $G_S\alpha$, uma proteína de ligação do nucleotídio guanina. A apresentação clínica tipicamente depende do hormônio hipofisário que é hipersecretado. Além disso, os distúrbios na regulação do crescimento e/ou maturação sexual são comuns e resultam da hipersecreção hormonal ou compressão local pelo tumor. A SMA também apresenta displasia fibrosa poliostótica dos ossos e manchas café com leite em uma distribuição distinta.

ALTA ESTATURA

A distribuição normal da altura prevê que 2,3% da população será mais alta que dois desvios padrões (97,7%) acima da média. A aceitabilidade social e até mesmo o desejo de maior altura (alta estatura) faz com que isso seja uma queixa incomum do paciente na prática clínica. É excepcionalmente incomum para garotos e homens buscarem atendimento médico com relação ao excesso de altura. Tradicionalmente, as meninas (ou seus pais) são mais predispostas a procurar um médico com queixas de alta estatura, mas mesmo nelas esta queixa vem se tornando cada vez menos frequente, já que a altura se transformou em algo mais aceitável e socialmente desejável em mulheres adultas. As preocupações relacionadas aos efeitos colaterais do tratamento estrogênico e os relatos de insatisfação entre mulheres adultas submetidas a esta terapia também levaram à diminuição na utilização do estrogênio para limitar a altura adulta em meninas que já se sentem excessivamente altas.

Diagnósticos diferenciais de alta estatura

A Tabela 576.1 lista as causas da alta estatura ao nascimento, durante a infância e na adolescência. A Figura 576.1 apresenta uma abordagem diagnóstica.

Tabela 576.1 Diagnósticos diferenciais de alta estatura e de síndromes de crescimento excessivo.

CRESCIMENTO EXCESSIVO FETAL
Diabetes melito materno
Gigantismo cerebral (síndrome de Sotos: *NSD1*)
Síndrome de Weaver (*EZH2*)
Síndrome de Beckwith-Wiedemann
Outras síndromes do excesso de IGF-2
Síndrome de Marshall-Smith (*NFIX*)
CRESCIMENTO EXCESSIVO PÓS-NATAL LEVANDO À ALTA ESTATURA DURANTE A INFÂNCIA OU A VIDA ADULTA
Causas não endócrinas
Alta estatura familiar (constitucional)
Obesidade exógena
Gigantismo cerebral (síndrome de Sotos: *NSD1*)
Síndrome de Weaver
Síndrome de Perlman
Síndrome de Simpson-Golabi-Behmel (*GPC3, GPC4*)
Síndrome de Marfan
Homocistinúria
Síndrome de Beckwith-Wiedemann
Síndrome de Klinefelter (XXY)
Outras síndromes com cromossomos X ou Y extras
Síndromes com incapacidade intelectual (*DNMT3A, CHD8, HIST1H1E, EED*)
Causas endócrinas
Secreção de GH em excesso devido a adenomas (gigantismo pituitário)
Acrogigantismo ligado ao X (duplicação Xq26.3)
Síndrome de McCune-Albright ou NEM associada à secreção de GH em excesso
Deficiência da aromatase e defeitos do receptor de estrogênio
Puberdade precoce (aceleração inicial, baixa estatura final)
Hipertireoidismo (aceleração, mas sem alta estatura na vida adulta)

ACTH, hormônio adrenocorticotrófico; GH, hormônio do crescimento; IGF, fator de crescimento semelhante à insulina; NEM, neoplasia endócrina múltipla.

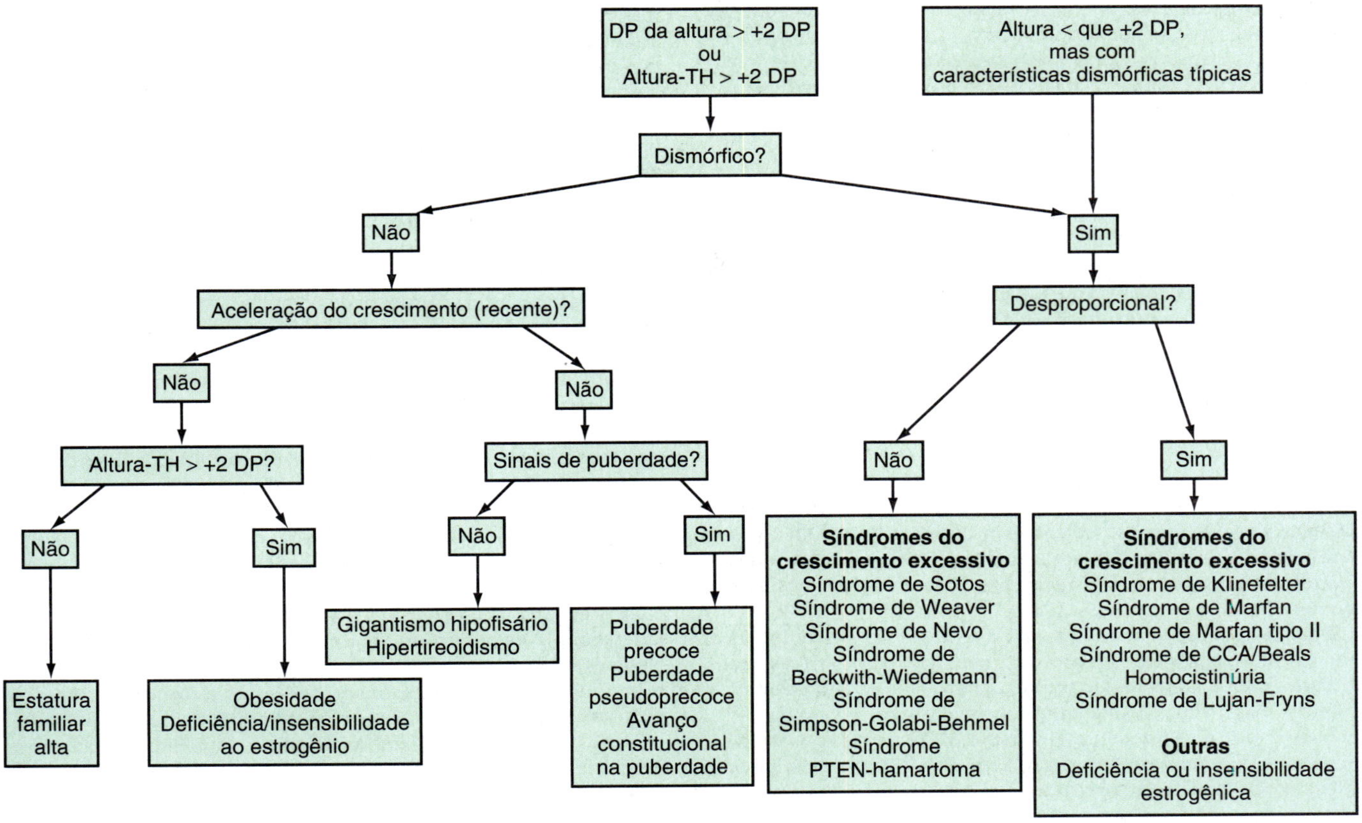

Figura 576.1 Algoritmo diagnóstico para os diagnósticos diferenciais de alta estatura e síndromes do crescimento excessivo. Altura-TH, percentil atual maior que dois desvios padrões do percentil de altura-alvo, este baseado no cálculo da altura média dos pais; DP, desvio padrão. (*De Neylon OM, Werther GA, Sabin MA: Overgrowth syndromes.* Curr Opin Pediatr 24:505-511, 2012, *Fig. 1, p.* 507.)

Crescimentos excessivos fetal e neonatal

O diabetes materno é a causa mais comum de recém-nascidos grandes para a idade gestacional. Mesmo na ausência de sintomas clínicos ou de histórico familiar, o nascimento de um bebê grande para a idade gestacional deve levar à avaliação do diabetes materno (ou gestacional).

Síndromes do supercrescimento: um grupo de distúrbios associados ao excessivo crescimento somático e ao crescimento de órgãos específicos tem sido descrito e coletivamente referido como síndromes do crescimento excessivo. Em vários casos, esses distúrbios parecem ser causados pelo excesso de produção e de disponibilidade do fator de crescimento semelhante à insulina-2 (IGF-2) codificado pelo gene *Igf2*. O melhor exemplo destas condições é a **síndrome de Beckwith-Wiedemann** (SBW), a qual envolve um distúrbio de malformação com crescimento excessivo que ocorre com uma incidência de 1:13.700 nascimentos, tendo proporção igual entre meninos e meninas. Ela é causada por anomalias genéticas e epigenéticas na região do cromossomo 11p15, com a maioria dos casos sendo decorrente de anomalias epigenéticas (perda ou ganho de metilação do DNA) de duas regiões de controle de *imprinting*, IC1 e IC2. Outras causas incluem mutações, duplicação do gene e perda de heterozigosidade nestas regiões. Os genes em *imprinting* envolvidos na SBW e associados a tumores durante a infância incluem, além do *Igf2*, o gene *H19*, o qual está envolvido na supressão do *Igf2*, assim como o *WT-1* (o gene do tumor de Wilms), o inibidor de quinase dependente de ciclina 1C (CDKN1C), os canais de potássio dependentes de voltagem subfamília KQT membro 1 (KCNQ1), e o KCNQ1-*overlapping transcript* 1 (KCNQ1OT1, ou transcrição intrônica de QT longo 1, L1T1).

Aproximadamente 15% dos casos são familiares, enquanto o resto parece ser esporádico.

As características clínicas são proptose ocular com plenitude periorbital; malformação capilar médio-glabelar (*nevus flammeus*); vincos e fossas da orelha; e macrossomia, incluindo macroglossia, hepatoesplenomegalia, nefromegalia e onfalocele. Os pacientes também apresentam uma hipoglicemia secundária à hiperinsulinemia como resultado da hiperplasia de células beta pancreáticas. Estas crianças estão predispostas a tumores embrionários, tais como tumor de Wilms, hepatoblastoma, neuroblastoma e carcinoma adrenocortical. O tratamento enfoca a onfalocele, os distúrbios das vias respiratórias (um resultado da macroglossia) e a hipoglicemia neonatal. O risco de câncer é alto até os 8 anos, e a vigilância regular com ultrassonografia (US) abdominal e aferição da alfafetoproteína é recomendada a cada 3 meses até os 8 anos. Depois, recomenda-se a US renal a cada 1 ou 2 anos, pois podem ocorrer espongiose medular renal e nefrocalcinose.

As mutações no *GPC3*, um gene glipicano (que codifica para um receptor de membrana neutralizante de IGF-2), causam a relacionada síndrome do crescimento excessivo de **Simpson-Golabi-Behmel**. Outras causas sindrômicas do crescimento excessivo fetal incluem a **síndrome de Costello**, a **síndrome de Weaver**, a **síndrome de Sotos** e a **síndrome de Perlman**.

Crescimento excessivo durante a infância ou a adolescência

A variante normal, a familiar ou a alta estatura constitucional são as causas mais comuns de alta estatura. Quase que invariavelmente, pode ser obtido um histórico familiar de alta estatura, e não há patologia orgânica presente. Frequentemente, a criança é mais alta do que seus pares durante a infância e goza de excelente saúde. Não existem anormalidades no exame físico, e os exames laboratoriais, se realizados, são negativos.

A **obesidade exógena** está associada ao rápido crescimento linear e ao início relativamente precoce da puberdade (mais em meninas). A idade óssea é acelerada, levando à relativa alta estatura durante a infância, mas a altura adulta é tipicamente normal.

A **síndrome de Klinefelter (síndrome XXY)** é uma anormalidade cromossômica relativamente comum (1 em 500 a 1.000 homens nascidos vivos) associada a alta estatura, dificuldades de aprendizagem (incluindo a necessidade de terapia para fala), ginecomastia e diminuição da relação segmento corporal superior:inferior. Os meninos afetados podem apresentar hipotonia, clinodactilia e hipertelorismo. Os testículos são invariavelmente pequenos, embora a produção androgênica pelas células de Leydig frequentemente esteja na variação normal-baixa. A espermatogênese e a função das células de Sertoli são defeituosas, e levam à infertilidade. Outras anormalidades genitais presentes incluem pênis relativamente pequeno e uma incidência elevada de hipospadia e criptorquidia.

A **síndrome XYY** está associada a alta estatura; acne grave na adolescência; aumento da incidência de dificuldades de aprendizado; e problemas comportamentais, principalmente impulsividade. Geralmente, a inteligência está na faixa normal, mas pode ser de 10 a 15 pontos de QI menor do que seus irmãos. Outras anormalidades cromossômicas raras nas quais um número excessivo de cromossomos X ou Y está presente (p. ex., XXX, XXXY, XYYY) também estão associadas ao aumento da altura.

A **síndrome de Marfan** é um distúrbio autossômico dominante do tecido conjuntivo que consiste em alta estatura, aracnodactilia, extremidades finas, aumento da envergadura dos braços e diminuição da relação segmento corporal superior:inferior (ver Capítulo 702). Outras anormalidades incluem distúrbios oculares (p. ex., subluxação do cristalino), hipotonia, cifoescoliose, deformidades valvares cardíacas, e dilatação da raiz aórtica.

A **homocistinúria** é um erro inato do metabolismo de aminoácidos autossômico recessivo causado por uma deficiência da enzima cistationina sintetase. Quando não tratada, é caracterizada por um distúrbio intelectual, e muitas de suas características clínicas lembram a síndrome de Marfan, particularmente as manifestações oculares (ver Capítulo 85).

SÍNDROME DE SOTOS (GIGANTISMO CEREBRAL)

As crianças com gigantismo cerebral (também conhecido como síndrome de Sotos) estão acima do percentil 90 para comprimento e peso ao nascimento, e podem apresentar também macrocrania. Em outros casos, a macrocrania torna-se mais aparente após o nascimento. A maioria das condições de síndrome de Sotos é causada por mutações no gene *NSD1* (receptor nuclear SET contendo domínio de proteína 1), mas na população japonesa a maioria dos casos é atribuível a microdeleções da região 5q35 que inclui este gene. A herança é autossômica dominante, mas 95% dos casos são resultado de novas mutações. A incidência é estimada em aproximadamente 1 em 14.000 nascidos vivos. Acredita-se que o gene *NSD1* tenha um papel na regulação epigenética, mas os mecanismos exatos pelos quais as mutações levam às características da síndrome de Sotos ainda não estão compreendidos.

Embora seja caracterizada por um rápido crescimento, não existem evidências de que a síndrome de Sotos seja causada por desregulação endócrina. O crescimento é acentuadamente rápido; com 1 ano, os bebês afetados são mais altos do que o percentil 97 em comprimento. O crescimento acelerado continua nos primeiros 4 a 5 anos e então retorna à velocidade normal (Figura 576.2). Em geral, a puberdade ocorre na época esperada, mas pode acontecer um pouco antes. A altura adulta está geralmente dentro da faixa normal superior.

Clinicamente, a síndrome é caracterizada por uma grande cabeça dolicocefálica (macrocefalia), região frontal e mandíbula proeminentes, hipertelorismo, inclinação antimongoloide das fissuras palpebrais, palato altamente arqueado, e grandes mãos e pés com tecido subcutâneo espessado. Também são notadas falta de jeito e marcha desajeitada, e as crianças afetadas apresentam grandes dificuldades nos esportes, em aprender a andar de bicicleta, e em outras tarefas que requerem coordenação. Algum grau de atraso do desenvolvimento afeta a maioria dos pacientes; em algumas crianças afetadas, podem predominar as deficiências perceptivas. Foram relatados vários diferentes tipos de convulsões não febris e até 25% dos pacientes com síndrome de Sotos apresentam convulsões em algum momento da vida. Os pacientes afetados podem apresentar algum risco de ocorrência de neoplasias, o que inclui neuroblastoma, hepatoblastoma e leucemia, com uma probabilidade entre 2 e 4%. Em geral, a maturação óssea é compatível com a altura do paciente, embora já tenha sido relatada idade óssea avançada. A escoliose acomete até 30% dos pacientes, geralmente com início na criança em idade escolar. O GH, o IGF-1 e outros testes endócrinos costumam ser normais; não há nenhum marcador laboratorial ou radiológico definitivo para esta síndrome. As anormalidades no eletroencefalograma são comuns; os estudos de imagem frequentemente revelam um aumento do sistema ventricular, mas a pressão

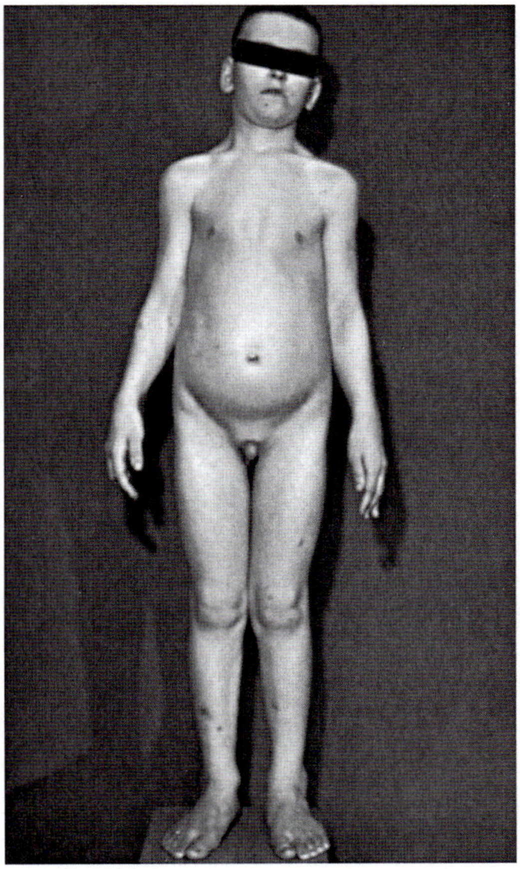

Figura 576.2 Gigantismo cerebral (síndrome de Sotos) em um menino de 8 anos. A idade da altura era de 12 anos e a idade do osso era também de 12 anos. O QI foi de 60. O eletroencefalograma teve achados anormais. Observe o destaque da testa e da mandíbula e mãos e pés grandes. O desenvolvimento sexual foi compatível com a idade cronológica. Os resultados do estudo hormonal foram normais. A altura do adulto era de 208 cm; seu desenvolvimento sexual era normal. Ele usava sapatos de tamanho 18 (padrão norte-americano; equivale ao tamanho 49/50 no padrão brasileiro).

intracraniana está normal. Os testes genéticos para mutações do *NSD1* (ou hibridização por fluorescência *in situ* para microdeleções de 5q35 em pacientes japoneses) estão disponíveis e devem ser utilizados rotineiramente. O tratamento é voltado para os sintomas e inclui uma especial atenção aos problemas de desenvolvimento e comportamentais (o que tende a melhorar com a idade), à escoliose e aos distúrbios convulsivos. Nenhuma terapia específica é necessária para o crescimento excessivo por si só. Até o momento, não existe consenso sobre a necessidade de vigilância para neoplasias.

A Tabela 576.2 mostra características adicionais das síndromes genéticas de crescimento excessivo.

Nos adolescentes, o **hipertireoidismo** está associado a rápido crescimento, mas altura adulta final normal. É quase sempre causado pela doença de Graves e é muito mais comum nas meninas (ver Capítulo 584).

A **puberdade precoce**, seja mediada centralmente (aumento da secreção de gonadotropinas) ou perifericamente (aumento da secreção de androgênios ou de estrogênio, ou ambos), resulta em aceleração do crescimento linear durante a infância, mimetizando o estirão puberal de crescimento (ver Capítulo 578). Frequentemente, a altura adulta está comprometida, já que a maturação esquelética também é avançada.

Embora a puberdade tardia possa estar associada à baixa estatura durante a infância, assim como ao atraso constitucional, a falha em eventualmente começar a puberdade e completar a maturação sexual pode resultar em um crescimento mantido durante a vida adulta, e com alta estatura final. Nos homens e nas mulheres, a fusão epifisária é mediada pelo estrogênio (produzido a partir da testosterona e outros androgênios via aromatização); portanto, os raros defeitos na enzima aromatase ou no receptor de estrogênio podem levar ao fracasso da fusão epifisária e à alta estatura, com o crescimento continuando bem na idade adulta, pois as epífises não se fundem.

Avaliação diagnóstica: o objetivo da avaliação diagnóstica da alta estatura é distinguir a variante normal, de ocorrência comum, da variante constitucional, de raras condições patológicas. Frequentemente, quando o histórico sugere alta estatura familiar e o exame físico é inteiramente normal, não são indicados exames laboratoriais. É de grande valor realizar uma radiografia de idade óssea para fazer a previsão da altura adulta, o que serve como base para as discussões com a família e para a tomada de decisões. Se o histórico sugerir qualquer um dos distúrbios já mencionados ou o exame físico revelar anormalidades, devem ser realizados exames laboratoriais adicionais. As dosagens de IGF-1 e de proteína 3 de ligação ao IGF-1 (IGFBP-3) são excelentes exames de triagem para detectar o excesso de GH, e podem ser avaliados em conjunto com um teste de supressão com glicose. Evidências laboratoriais de excesso de GH obrigam à realização de avaliação por RM da hipófise. A análise cromossômica é útil nos homens, especialmente quando a relação do segmento corporal superior:inferior estiver diminuída ou quando houver atraso do desenvolvimento, a fim de descartar a síndrome de Klinefelter. Se houver suspeita de síndrome de Marfan ou de homocistinúria a partir do exame físico, deve ser feito o encaminhamento a um cardiologista e a um oftalmologista. Os exames de função tireoidiana são úteis para diagnosticar ou descartar hipertireoidismo, quando houver suspeita deste distúrbio.

TRATAMENTO DA VARIANTE NORMAL DE ALTA ESTATURA

A tranquilização da família e dos pacientes é a chave para o manejo da variante normal da alta estatura. A utilização da idade óssea para prever a altura adulta pode fornecer algum conforto para eles, assim como as discussões gerais de apoio sobre a aceitabilidade social desta condição. Embora o tratamento seja possível para meninas e meninos com crescimento excessivo, sua utilização deve ser restrita aos pacientes com altura adulta prevista para ser maior que três a quatro desvios padrões acima da média (200 cm em meninos, 185 cm em meninas) *e* evidências de significativos distúrbios psicossociais.

Os esteroides sexuais têm sido utilizados no tratamento da alta estatura e têm o objetivo de acelerar a puberdade e promover a fusão epifisária; eles têm, portanto, poucos benefícios quando utilizados no fim da puberdade. A ausência de experiências extensas com esta forma de tratamento e os riscos das terapias estrogênica e androgênica para a grande estatura devem ser cuidadosamente avaliados e discutidos com a família, e, exceto nos casos mais extremos, o tratamento deve ser desencorajado. A discussão detalhada com a criança também é aconselhável, já que 40% delas que foram submetidas a tais tratamentos não estavam satisfeitas quando adultas e sentiram que não foram suficientemente consultadas sobre a evolução deste manejo. O ideal é iniciar a terapia antes ou no começo da puberdade (não posteriormente à idade óssea de 14 anos). Nos meninos, o tratamento deve ser iniciado antes que a idade óssea atinja os 14 anos. Em situações extremamente raras em que o tratamento é desejado, é utilizado o enantato de testosterona em uma dose de 250 a 500 mg por via intramuscular a cada 2 semanas durante 6 meses nos homens. Nas mulheres, estrogênios orais em várias doses têm sido utilizados para reduzir a altura prevista, mas a redução da altura média pode ser de somente 1,1 a 2,4 cm. A terapia deve começar antes que a idade óssea atinja 12 anos. Nos casos raros em que o tratamento é indicado, tem sido usado o etinilestradiol oral em uma dose de 0,15 a 0,5 mg/dia até que ocorra a interrupção do crescimento. Os efeitos colaterais a curto prazo incluem distúrbios mamários benignos, colelitíase, hipertensão, irregularidades menstruais, ganho de peso, náuseas, dor em membros, galactorreia e trombose. A redução da fertilidade pode ser uma potencial complicação a longo prazo. Uma alternativa à terapia com esteroides sexuais é o uso de epifisiodese (destruição das placas de crescimento) ao redor do joelho para limitar o crescimento linear, mas essa intervenção também permanece controversa e seu perfil de segurança a longo prazo, seus riscos e benefícios psicológicos ainda são desconhecidos.

Tabela 576.2 Síndromes do crescimento excessivo.

SÍNDROME	CARACTERÍSTICAS CLÍNICAS	ETIOLOGIA GENÉTICA	VIGILÂNCIA TUMORAL
Síndrome de Beckwith-Wiedemann	Hipoglicemia, língua grande, fossas nas orelhas, onfalocele ou hérnia umbilical, hemi-hiperplasia, organomegalia, alto risco de tumores embrionários até os 8 anos	Várias anormalidades genéticas e epigenéticas em 11p15, mais comumente na região IC2	Vigilância tumoral até pelo menos 8 anos
Síndrome de Perlman	Macrossomia, fácies incomum, nefroblastose, hipotonia grave, risco muito alto de tumor de Wilms	Mutações em *DIS3L2* (DIS3 como a 3′-5′ exorribonuclease 2) (autossômicas recessivas)	Vigilância tumoral
Síndrome de Simpson-Golabi-Behmel	Características faciais grosseiras, macroglossia, lábio inferior com sulco central, mamilos supranumerários, defeitos cardíacos e esqueléticos	Mutações em *GPC3* (glipicano-3) (recessivas ligadas ao X)	Justificada a vigilância por tumores
Síndrome de Sotos	Crescimento excessivo nos primeiros 4 anos, dolicocefalia, macrocrania, fácies típica, membros longos, convulsões, hipotonia	Deleção ou mutação no gene *NSD1* (autossômicas dominantes) Casos familiares raros Mutações em *NFIX* (Fator nuclear I X) podem causar a relacionada síndrome de Malan	Triagem rotineira de tumores não recomendada
Síndrome de Weaver	Testa larga, hipertelorismo, queixo pequeno, filtro longo, camptodactilia, pele nucal redundante, defeitos cardíacos e cerebrais	Mutações no gene *EZH2* (homólogo 2 do estimulador de zeste) em alguns casos	Triagem rotineira de tumores não recomendada
Síndromes de PTEN-hamartoma (incluindo Bannayan-Ruvalcaba-Riley)	Macrocefalia, hipotonia, pele pigmentada, máculas penianas, lipomas, convulsões	Mutações *PTEN* esporádicas ou autossômicas dominantes	Recomenda-se a vigilância por tumores
Síndromes relacionadas ao PI3K	Supercrescimento cerebral (megalencefalia), microgiria, malformações vasculares cutâneas, sindactilia, convulsões, atraso no desenvolvimento	Mutações em vários genes relacionados ao PI3K, incluindo PII3R2, AKT3, CCND2, PIK3CA etc.	Recomenda-se a vigilância por tumores
Síndrome de Marfan	*Gestalt* facial, luxação da lente, aracnodactilia, escoliose, *pectus carinatum* ou *excavatum*, dilatação da raiz da aorta	Mutações em *FBN1* (fibrilina 1) (autossômicas dominantes)	Nenhum
Síndrome de Loeys-Dietz	Hábito marfanoide, dilatação da raiz da aorta, dissecção da aorta, vasculopatia (mais agressiva que Marfan)	Genes da via TGF-β autossômicos dominantes, incluindo *TGFBR1*, *TGFBR2*, *SMAD3*, *TGFB2*	Nenhum
Homocistinúria	Hábito marfanoide Atraso no desenvolvimento Luxação da lente	Gene *CBS* (cistationina β-sintase) autossômico recessivo	Nenhum
Síndrome de Lujan	Hábito marfanoide mais deficiência intelectual, sem anomalias oculares ou cardiovasculares	Gene *MED12* (subunidade complexa do mediador 12) ligado ao X recessivo	Nenhum

SECREÇÃO EXCESSIVA DE HORMÔNIO DO CRESCIMENTO E GIGANTISMO PITUITÁRIO

Nas pessoas jovens com epífises abertas, a produção excessiva de GH resulta em **gigantismo**; nas pessoas com epífises fechadas, o resultado é a **acromegalia**. Frequentemente, algumas características acromegálicas são observadas com o gigantismo, mesmo em crianças e adolescentes. Após o fechamento das epífises, as características acromegálicas tornam-se mais proeminentes.

O gigantismo é raro, e há apenas algumas centenas de casos relatados em todo o mundo até o momento. As mutações genéticas são agora reconhecidas como estando presentes em cerca de metade dos casos, embora muitas sejam esporádicas (indicando novas mutações). Em uma série recente, testes genéticos detalhados revelaram mutações no gene AIP (proteína que interage com o receptor de hidrocarbonetos de arila) em 29% dos casos, acrogigantismo ligado ao X (X-LAG) devido a microdeleções em Xq26.3 em 10% e SMA em 5% dos casos. Nenhuma anormalidade genética foi identificada em 54% dos casos. Embora os adenomas secretores de GH acabem se desenvolvendo em até 60% dos pacientes com NEM1, a maioria deles ocorre em adultos e, portanto, causa acromegalia em vez de gigantismo. O aumento da secreção de GH e adenomas que secretam este hormônio também podem ser observados em casos de **neurofibromatose**, **esclerose tuberosa** e **complexo de Carney**.

Características clínicas: a principal característica clínica do gigantismo é a aceleração do crescimento longitudinal secundário ao excesso de GH. As manifestações usuais consistem em características faciais grosseiras e aumento das mãos e pés. Nas crianças menores, um rápido crescimento da cabeça pode preceder o crescimento linear. Alguns pacientes apresentam distúrbios comportamentais e visuais. Na maioria dos casos registrados, o crescimento anormal tornou-se evidente durante a puberdade, mas a condição já foi confirmada tão precoce como no período neonatal em uma criança e aos 21 meses de vida em outra. Raramente foi relatado que gigantes cresceram até uma altura de mais de 240 cm. Em alguns casos, o paciente pode apresentar os efeitos locais do tumor hipofisário (cefaleia, defeitos de campo visual, e outras deficiências de hormônios hipofisários) como a queixa principal, e existe pelo menos um relato de um paciente com cetoacidose diabética induzida pelo excesso de GH. A apresentação do gigantismo é, em geral, dramática, ao contrário do início insidioso da acromegalia em adultos.

Os adenomas hipofisários que secretam GH são mais comuns em homens, mas as mulheres podem apresentá-lo em idade precoce. Os tumores com mutações no AIP são mais comuns nos homens, são maiores e invasivos e secretam GH ou prolactina. A **síndrome X-LAG** é uma causa recentemente reconhecida de adenomas hipofisários familiares, e nesses pacientes o rápido crescimento começa na infância e é mais frequente no sexo feminino. Geralmente, os pacientes com **SMA** apresentam outras características da condição, tais como displasia fibrosa poliostótica, manchas café com leite e puberdade precoce. Os tumores da hipófise secretam níveis extremamente altos de GH (foram relatados até 1.500 μg/ℓ) e aproximadamente 50% deles também apresentam hiperprolactinemia porque secretam GH e prolactina. Os adenomas podem comprometer outras funções hipofisárias pelo crescimento ou degeneração cística. A secreção de gonadotropinas, tireotropina ou corticotrofina pode estar prejudicada. Podem ocorrer atraso na maturação sexual ou hipogonadismo. Quando a hipersecreção de GH for acompanhada por deficiência de gonadotropinas, o crescimento linear acelerado pode persistir durante décadas. Em alguns casos, o tumor espalha-se para fora da sela túrcica, invadindo então o osso esfenoide, os nervos ópticos e o cérebro. Provavelmente, os tumores secretores de GH em pacientes pediátricos são mais localmente invasivos ou agressivos do que aqueles em adultos.

As **características acromegálicas** consistem principalmente em aumento das partes distais do corpo, mas as manifestações do crescimento anormal envolvem todos os segmentos. A circunferência do crânio aumenta, o nariz torna-se largo, e frequentemente a língua está aumentada e as características faciais são mais grosseiras. A mandíbula cresce excessivamente e os dentes tornam-se separados. Os defeitos de campo visual e as anormalidades neurológicas são comuns; os sinais de aumento da pressão intracraniana surgem depois. Os dedos das mãos e dos pés crescem principalmente em espessura. Pode haver cifose dorsal. Fadiga e cansaço são sintomas precoces. As concentrações de GH estão elevadas e ocasionalmente excedem 100 ng/mℓ. Em geral, não existe supressão dos níveis de GH pela hiperglicemia em um teste de tolerância à glicose, e os patamares de IGF-1 e IGFBP-3 estão consistentemente elevados na acromegalia e no gigantismo pituitário.

Diagnóstico

A maioria das crianças com alta estatura não apresenta gigantismo hipofisário e outras etiologias do rápido crescimento linear, como a alta estatura genética e a puberdade precoce, e o hipertireoidismo deve ser cuidadosamente excluído. Achados coexistentes (p. ex., características faciais dismórficas, problemas neurocognitivos, hemi-hipertrofia) podem sugerir causas sindrômicas ou cromossômicas da alta estatura, como as síndromes de Sotos, de Weaver, de Klinefelter ou XYY. A hipersecreção de GH pode ser confirmada pelo exame dos níveis de IGF-1 e IGFBP-3. Uma elevada concentração de IGF-1 em um paciente com suspeita clínica, em geral, indica excesso de GH. Pode haver confusão durante a avaliação de adolescentes normais porque níveis significativamente maiores de IGF-1 ocorrem durante a puberdade em relação à fase adulta, o que faz com que a concentração deste fator deva ser avaliada de acordo com a idade e o sexo. As concentrações séricas de IGFBP-3 também são marcadores sensíveis de elevações do GH e estarão aumentadas em quase todos os casos. Se os níveis de IGF-1 e/ou IGFBP-3 estiverem elevados, então o próximo passo é avaliar o excesso de GH pela realização do teste de supressão com glicose oral. Nos adultos, o padrão-ouro para o diagnóstico do excesso de GH é a incapacidade em diminuir os valores séricos de GH a menos de 1 ng/dℓ em qualquer momento durante 2 horas após um teste oral de tolerância à glicose com dose de glicose oral de 1,75 g/kg (máximo: 75 g). Os valores de GH podem não ser diminuídos a este nível nos adolescentes normais e então pode ser mais apropriado um ponto de corte de 5 ng/mℓ nesta faixa etária. Se os achados laboratoriais sugerirem excesso de GH, a presença de um adenoma hipofisário deve ser confirmada pela RM do cérebro. Em casos raros, não se identifica massa hipofisária. Isso pode ocorrer em um microadenoma hipofisário oculto ou na produção ectópica de GHRH ou GH. A TC é aceitável quando não houver disponibilidade de RM.

Tratamento

Os objetivos da terapia são remover ou diminuir a massa hipofisária a fim de restaurar o GH e os padrões secretórios ao normal, restaurar os níveis de IGF-1 e de IGFBP-3 ao normal, manter a secreção hipofisária normal de outros hormônios, e prevenir a recidiva da doença.

Para os adenomas hipofisários bem circunscritos, a cirurgia transesfenoidal é o tratamento de escolha e pode ser curativa. O tumor deve ser removido completamente. A probabilidade de cura cirúrgica depende amplamente da experiência do cirurgião, assim como do tamanho e da extensão da massa. As aferições intraoperatórias de GH podem melhorar os resultados da ressecção tumoral. A cirurgia transfenoidal para ressecção do tumor é tão segura em crianças quanto em adultos. Em alguns casos, pode ser necessária a abordagem transcraniana. O principal objetivo é normalizar as concentrações de GH e IGF-1. Os níveis de GH (< 1 ng/mℓ dentro de 2 horas após uma carga de glicose) e os níveis séricos de IGF-1 (variação normal ajustada de acordo com a idade) são os melhores testes para definir uma cura bioquímica.

Se a secreção de GH e os valores de IGF-1 não forem normalizados pela cirurgia, as opções incluem irradiação hipofisária e terapia médica. Em mais de 99% dos pacientes, o crescimento posterior do tumor é prevenido pela irradiação. Sua principal desvantagem é a eficácia tardia em diminuir os níveis de GH. O GH é reduzido em aproximadamente 50% da concentração inicial em 2 anos, em 75% em 5 anos e alcança 90% em 15 anos. A deficiência múltipla de hormônios hipofisários é um desfecho previsível, ocorrendo em 40 a 50% dos pacientes 10 anos após a irradiação.

A cirurgia falha em curar um número significativo de pacientes e a radioterapia pode não funcionar rápido o suficiente, fazendo com que a terapia medicamentosa tenha um importante papel no tratamento de pacientes com excesso de GH. O tratamento é eficaz e bem tolerado com antagonistas de GH, análogos da somatostatina de longa duração e, em alguns casos, agonistas da dopamina.

O pegvisomanto é um antagonista do receptor GH que compete com o GH endógeno pela ligação ao receptor GH. Ele efetivamente diminui os níveis de GH e de IGF-1 em pacientes com acromegalia causada por tumores hipofisários ou por hipersecreção ectópica de GHRH. A normalização dos níveis de IGF-1 ocorre em até 90% dos pacientes tratados diariamente com este medicamento por 3 meses ou mais. A dosagem para adultos é de 10 a 40 mg por injeção subcutânea 1 vez/dia, embora os protocolos de 2 vezes/semana também tenham sido relatados como altamente bem-sucedidos. Os níveis de IGF-1 e das enzimas hepáticas devem ser monitorados. A terapia com combinação de análogos da somatostatina e injeções semanais de pegvisomanto também é eficaz. A experiência pediátrica é limitada, mas os relatos de casos indicam que ele pode diminuir com êxito os níveis de IGF-1 quando usado em doses de 10 a 30 mg/dia.

Frequentemente, os análogos da somatostatina são eficazes no tratamento de pacientes com excesso de GH. A octreotida diminui o GH para menos de 2,5 ng/mℓ em 65% dos pacientes com acromegalia e normaliza os valores de IGF-1 em 70%. Os efeitos da octreotida são mantidos ao longo do tempo. A diminuição do tumor também ocorre após a utilização deste agente, mas geralmente é modesta. A diminuição consistente do GH pode ser obtida com uma bomba de infusão subcutânea contínua de octreotida ou com formulações de longa ação, incluindo a octreotida e a lanreotida de longa ação. Na população pediátrica, a injeção de octreotida foi utilizada em doses de 1 a 40 μg/kg/24 h. Nos adultos, a formulação de longa ação é utilizada em uma dose de 10 a 40 mg a cada mês, mas não foi estabelecida nenhuma faixa de dose pediátrica.

Para os pacientes com hipersecreção de GH e prolactina, os agonistas da dopamina, como a bromocriptina e a cabergolina, que se ligam aos receptores hipofisários de dopamina tipo 2 e podem diminuir a secreção de GH, também podem ser considerados. Frequentemente, os níveis de prolactina são adequadamente diminuídos, mas os valores de GH e IGF-1 raramente são normalizados apenas com esta modalidade terapêutica. A diminuição do tumor ocorre em minoria dos pacientes. A eficácia destes agentes pode ser aditiva àquela da octreotida. A terapia com cabergolina em doses de 0,25 a 4,0 mg/semana (em uma vez ou divididas em 2 vezes/semana) foi utilizada em adultos com acromegalia e, por conta de sua posologia menos frequente e menor incidência de efeitos colaterais quando comparada à bromocriptina, aquela é agora considerada o agonista de dopamina de escolha tanto em adultos quanto em crianças. Os efeitos colaterais incluem náuseas, êmese, dor abdominal, arritmias, congestão nasal, hipotensão ortostática, transtornos do sono e fadiga.

HIPERSECREÇÃO DE OUTROS HORMÔNIOS HIPOFISÁRIOS

Prolactinoma

Adenomas hipofisários secretores de prolactina são os tumores hipofisários mais comuns em adolescentes. Com o advento da RM, mais destes tumores, particularmente os microadenomas (< 1 cm de diâmetro), estão sendo detectados. As manifestações clínicas mais comuns são cefaleia, amenorreia primária ou secundária e galactorreia. O distúrbio atinge mais que o dobro de meninas do que meninos; a maioria dos pacientes tem uma puberdade normal antes de apresentar os sintomas. Apenas alguns apresentam atraso da puberdade. Em algumas famílias com neoplasia endócrina múltipla tipo I, os prolactinomas são a apresentação característica presente durante a adolescência. Estes casos familiares, assim como os casos esporádicos com as mutações *de novo* do gene AIP e a X-LAG, estão sendo reconhecidos mais frequentemente conforme os testes genéticos se tornam mais comuns.

Os níveis de prolactina podem estar discretamente (40 a 50 ng/mℓ) ou muito (10.000 a 15.000 ng/mℓ) elevados e há uma correlação entre o tamanho do tumor e níveis de prolactina. Nas crianças, a maioria dos prolactinomas é grande (macroadenomas), fazendo com que a sela túrcica aumente e, em alguns casos, levando a defeitos de campo visual. Aproximadamente 30% dos pacientes com macroadenoma desenvolvem outras deficiências de hormônios hipofisários, particularmente a deficiência de GH. De forma alternativa, os adenomas secretores de prolactina também podem ser secretores em excesso de GH ou de hormônio tireoestimulante.

Os prolactinomas não devem ser confundidos com a hiperprolactinemia e com a hiperplasia hipofisária que podem ocorrer em pacientes com hipotireoidismo primário, que é prontamente tratado com hormônio tireoidiano (ver Capítulo 581). Elevações moderadas (menores que 200 ng/mℓ) de prolactina também estão associadas a uma série de medicamentos (antipsicóticos, metoclopramida, fenotiazínicos, verapamil), havendo então uma disfunção da haste hipofisária como a que pode ocorrer com o craniofaringioma, com o estresse crônico (raramente > 40 ng/mℓ), após a estimulação dos mamilos, e em alguns casos podendo permanecer idiopática.

Em alguns casos, a hiperprolactinemia acentuada está associada a um "efeito gancho" que leva a baixos valores fictícios nos exames de sangue. Nos casos em que as características clínicas forem compatíveis com hiperprolactinemia, deve ser realizada a diluição seriada da amostra do laboratório a fim de descartar este tipo de erro na aferição. Por outro lado, os pacientes podem apresentar uma falsa elevação dos valores de prolactina nos imunoensaios como resultado da presença de polímeros e dímeros da prolactina (macroprolactinemia) que não são fisiologicamente ativos. Em casos em que uma elevação da prolactina é detectada em um paciente assintomático, os testes diagnósticos e um tratamento desnecessário podem ser evitados pela realização da precipitação com polietilenoglicol a fim de excluir a presença de macroprolactinemia, que é clinicamente benigna.

Na maioria dos pacientes em que a hiperprolactinemia é secundária à presença de um adenoma, ela pode ser tratada efetivamente com agonistas da dopamina. Na vasta maioria dos pacientes, o tratamento leva ao decréscimo dos níveis de prolactina e à diminuição do tumor. Por conta de sua maior eficácia e menor incidência de efeitos colaterais, a cabergolina é considerada o fármaco de escolha para o tratamento da hiperprolactinemia. O protocolo habitual é começar com 0,25 mg 2 vezes/semana e então aumentar conforme a necessidade para 1 mg pelo mesmo período. Em alguns pacientes, podem ser necessárias doses maiores, mas elas devem ser cuidadosamente monitoradas, pois altas doses usadas por longos períodos em pacientes mais velhos com Parkinson estão associadas com anormalidades valvares cardíacas, embora isto não tenha sido relatado com as doses usadas na hiperprolactinemia pediátrica. O monitoramento das valvas cardíacas com a ecocardiografia pode ser aconselhado se altas doses forem usadas por um período prolongado.

Quando o tratamento com agonistas da dopamina não obtiver sucesso em diminuir a concentração sérica de prolactina ou o tamanho do adenoma, e quando os sintomas ou sinais atribuíveis à hiperprolactinemia ou tamanho do adenoma persistirem durante o tratamento, a cirurgia transesfenoidal pode ser considerada. Alguns poucos casos de prolactinomas malignos podem requerer quimioterapia com temozolomida, mas em tais casos a cura é difícil.

Corticotropinoma

O corticotropinoma é muito raro em crianças, e o pico de ocorrência ocorre aos 14 anos. A **doença de Cushing** refere-se especificamente a um adenoma hipofisário produtor de hormônio adrenocorticotrófico que estimula a produção e a secreção de cortisol em excesso. É mais comum que as causas suprarrenais primárias da síndrome de Cushing, exceto nas crianças menores (com menos de 5 anos), nas quais os carcinomas suprarrenais e as mutações ativadoras suprarrenais da SMA são raras, mas são as causas predominantes da síndrome. Adenomas causando doença de Cushing são quase sempre microadenomas com um diâmetro menor que 5 mm e são significativamente menores do que todos os outros tipos de adenomas no momento do atendimento. Nas crianças, o indicador mais sensível da secreção glicocorticoide excessiva é a falência do crescimento, que geralmente precede outras manifestações. Os pacientes apresentam um ganho de peso que tende a ser centrípeto, em vez de generalizado. Também são comuns bloqueio puberal, hipertensão, grandes estrias violáceas, fadiga e depressão. Em crianças pré-púberes, os meninos são mais frequentemente afetados do que as meninas.

As aferições de cortisol salivar à meia-noite podem ser utilizadas como um teste de triagem para o excesso deste hormônio, mas a confirmação requer pelo menos um teste adicional (seja o cortisol livre urinário em 24 horas ou um teste de supressão noturna com dexametasona). Em geral, a localização do microadenoma é determinada pela RM, e em casos difíceis pode ser necessária a amostra bilateral do seio petroso inferior. A cirurgia transesfenoidal é o tratamento de escolha para a doença de Cushing em crianças. São relatadas taxas iniciais de remissão de 70 a 98% dos pacientes e taxa de sucesso a longo prazo de 50 a 98%. Frequentemente, um hipoadrenalismo transitório residual é observado por até 30 meses após a cirurgia. A radioterapia hipofisária é utilizada se os níveis de cortisol permanecem elevados e/ou os níveis de hormônio adrenocorticotrófico continuam a ser detectáveis. O tratamento efetivo pode não corrigir o déficit de altura, e a deficiência de GH pode estar presente após o tratamento e deve ser tratada conforme a necessidade.

A bibliografia está disponível no GEN-io.

Capítulo 577
Fisiologia da Puberdade

Luigi R. Garibaldi e Wassim Chemaitilly

Entre a primeira infância e a pré-puberdade, aproximadamente 8 a 9 anos (estágio pré-púbere), o eixo hipotálamo-hipófise-gonadal está quiescente, conforme é refletido pelas concentrações séricas indetectáveis de hormônio luteinizante (LH) e hormônios sexuais (estradiol em meninas, testosterona em meninos). Um a 3 anos antes do início da puberdade clinicamente evidente, tornam-se demonstráveis baixos valores séricos de LH durante o sono. Esta secreção de LH ligada ao sono ocorre de forma pulsátil e reflete as descargas episódicas endógenas de hormônio liberador de gonadotropinas hipotalâmico (GnRH). Os pulsos noturnos de LH continuam a aumentar em amplitude e, em menor extensão, em frequência conforme se inicia a puberdade clínica. Esta secreção pulsátil de gonadotropinas é responsável pelo aumento e maturação das gônadas e secreção de hormônios sexuais. O aparecimento das características sexuais secundárias no início da puberdade é o ápice visível da interação contínua e ativa que ocorre entre hipotálamo, hipófise e gônadas no período peripuberal. No meio da puberdade, os pulsos de LH tornam-se evidentes mesmo durante o dia e ocorrem em intervalos de cerca de 90 a 120 minutos. Um segundo evento crucial ocorre no meio ou no fim da adolescência em meninas nas quais ocorrem a ciclicidade e a ovulação. Um mecanismo de retroalimentação positiva acontece quando valores crescentes de estrógeno no meio do ciclo causam um aumento distinto de LH.

A secreção crescente de GnRH hipotalâmico de forma pulsátil é a base do início do desenvolvimento puberal. O *pulso gerador de GnRH* é regulado por diversos neuropeptídeos, tais como o ácido glutâmico, a kisspeptina, a neurocinina B (estimulatórios), além do ácido gama-aminobutírico, a pré-pró-encefalina e a dinorfina (inibitórios). As mutações do *KISS1R* (previamente conhecido como *GPR54A*, um gene do receptor acoplado à proteína G cujo ligante é a kisspeptina) são a causa do hipogonadismo hipogonadotrópico autossômico recessivo (mutações de perda de função) ou da puberdade precoce (mutações de ganho de função). O gene de *imprinting* (materno) da proteína makorin RING finger 3 (*MKRN3*) foi descrito como um *freio* ao início da puberdade. As mutações de perda de função deste gene são responsáveis pela puberdade precoce familiar transmitida paternalmente em ambos os sexos.

A interpretação das mudanças hormonais da puberdade é complexa. As questões relacionadas à interpretação das aferições de LH e de hormônio foliculoestimulante (FSH) incluem a presença das várias isoformas de gonadotropinas, da variabilidade relacionada aos imunoensaios, e dos problemas inerentes às suas secreções pulsáteis, o que justifica a amostragem seriada no plasma. Além disso, existem importantes diferenças sexuais na maturação do hipotálamo e da glândula hipófise porque as concentrações séricas de LH tendem a aumentar mais cedo no curso do processo puberal em meninos do que em meninas. Os andrógenos adrenocorticais também têm uma função na maturação sexual. Os níveis séricos de desidroepiandrosterona (DHEA) e seu sulfato (SDHEA) começam a aumentar com aos 6 a 8 anos aproximadamente, antes que qualquer incremento no LH ou nos hormônios sexuais e antes das alterações físicas iniciais da puberdade estejam aparentes; este processo é chamado de adrenarca. O SDHEA é o esteroide C-19 suprarrenal mais abundante no sangue, e sua concentração sérica permanece relativamente estável durante 24 horas. Uma única aferição deste hormônio é comumente utilizada como marcador de secreção androgênica suprarrenal. Embora a adrenarca tipicamente anteceda o início da atividade gonadal (gonadarca) em alguns anos, os dois processos não parecem estar causalmente relacionados, pois a adrenarca e a gonadarca estão dissociadas em condições como puberdade precoce central e insuficiência adrenocortical.

Os efeitos dos esteroides gonadais (testosterona em indivíduos do sexo masculino, estradiol em indivíduos do sexo feminino) sobre o crescimento e a maturação ósseos são cruciais. Tanto a deficiência de aromatase quanto os defeitos dos receptores de estrógenos resultam em atraso da fusão epifisária e ganho de estatura nos meninos afetados. Estas observações sugerem que os estrógenos, em vez dos andrógenos, são responsáveis pelo processo de maturação óssea que leva finalmente à fusão epifisária e interrupção do crescimento. Os estrógenos também medeiam o aumento da produção de hormônio do crescimento, o qual, em conjunto com um efeito direto dos hormônios esteroides sobre o crescimento ósseo, é responsável pelo estirão de crescimento puberal.

A idade de início da puberdade varia e está mais precisamente correlacionada com a maturação óssea do que com a idade cronológica (ver Capítulos 26 e 132). Nas meninas, o **broto mamário** (telarca) é, em geral, o primeiro sinal de puberdade (10 a 11 anos), seguido pelo surgimento de **pelos pubianos** (pubarca) 6 a 12 meses depois. O intervalo para o início da **atividade menstrual** (menarca) costuma ser de 2 anos a 2 anos e meio, mas pode chegar até 6 anos. Nos EUA, pelo menos um sinal da puberdade está presente em aproximadamente 95% das meninas aos 12 anos e em 99% das meninas aos 13 anos. O pico de velocidade de crescimento ocorre cedo (nos estágios mamários II-III, tipicamente entre 11 e 12 anos) nas meninas e sempre precede a menarca. A idade média da menarca é de aproximadamente 12,75 anos. Existem, entretanto, amplas variações na sequência de mudanças envolvendo o estirão do crescimento, broto mamário, pelos pubianos e maturação das genitálias internas e externas.

Nos meninos, o **crescimento dos testículos** (≥ 4 mℓ em volume ou 2,5 cm no seu maior diâmetro) e o enrugamento do escroto são os primeiros sinais de puberdade (11 a 12 anos). Estes são seguidos pela pigmentação do escroto e crescimento do pênis e pela **pubarca**. Em geral, o surgimento de **pelos axilares** ocorre no meio da puberdade. Nos meninos, ao contrário das meninas, a aceleração do crescimento começa após a puberdade estar bem desenvolvida e é máxima nos estágios genitais IV-V (tipicamente entre 13 e 14 anos). Neles, o estirão do crescimento ocorre aproximadamente 2 anos depois do que nas meninas, e o crescimento pode continuar além dos 18 anos.

Fatores genéticos e ambientais afetam o momento do início da puberdade. Os estudos baseados na população dos EUA e da Europa sugeriram tendências seculares para o início mais cedo da puberdade durante as últimas décadas em meninas e, em um menor grau, em meninos. As meninas afro-americanas e, em menor extensão, as hispânicas parecem ser mais avançadas com relação ao desenvolvimento das características sexuais secundárias para a idade do que as meninas caucasianas. No entanto, o momento da menarca avançou somente marginalmente (2,5 a 4 meses) nas meninas caucasianas e ligeiramente mais (até 6 meses) nas meninas afro-americanas. O Copenhagen Puberty Study demonstrou que o início precoce do desenvolvimento mamário observado nas meninas examinadas em 2006-2008 em relação àquelas vistas em 1991-1993 (médias: 10,9 anos *versus* 9,9 anos) não estava associado a níveis diferentes de gonadotropinas ou estradiol quando meninas de idades cronológicas semelhantes foram comparadas entre os dois grupos. Consequentemente, o desenvolvimento mamário mais precoce pode não refletir simplesmente uma ativação ou maturação antecipada do eixo hipotálamo-hipófise-gonadal, mas poderia também se originar de outros fatores, como aumento da adiposidade ou maior exposição a certos agentes ambientais. Foram de fato relatadas nas meninas correlações positivas entre o grau de adiposidade e o desenvolvimento puberal mais precoce. Por outro lado, atletas do sexo feminino com baixa porcentagem de gordura corporal e atividade física extenuante coexistindo desde a primeira infância frequentemente exibem um atraso marcante na puberdade ou na menarca, e elas frequentemente apresentam oligomenorreia ou amenorreia quando adultas (ver Capítulo 711). O atraso da puberdade é também prevalente em meninos que são fisicamente muito ativos. Logo, o balanço energético está intimamente relacionado à atividade do pulso gerador de GnRH e aos mecanismos que iniciam e mantêm a puberdade possivelmente por meio de sinais hormonais, como os da leptina ou de outras adiponectinas.

A bibliografia está disponível no GEN-io.

Capítulo 578
Distúrbios do Desenvolvimento Puberal

Luigi R. Garibaldi e Wassim Chemaitilly

A puberdade precoce é definida pelo início do desenvolvimento de características sexuais secundárias antes dos 8 anos em meninas e antes dos 9 anos em meninos. A variação na idade de início da puberdade em crianças normais, particularmente de diferentes etnias, torna esta definição arbitrária de alguma forma. Entretanto, ela permanece em uso pela maioria dos médicos.

Dependendo da fonte primária da produção hormonal, a puberdade precoce pode ser classificada como **central** (também conhecida como **dependente de gonadotropina**, ou **verdadeira**) ou **periférica** (também conhecida como **independente de gonadotropina**, ou **pseudopuberdade precoce**) (Tabela 578.1). A puberdade precoce **central (PPC)** é sempre isossexual e é originada da ativação hipotálamo-hipófise-gonadal com subsequente secreção de hormônios sexuais e maturação sexual progressiva. Na puberdade precoce **periférica**, algumas das características sexuais secundárias surgem, mas não há ativação do eixo hipotálamo-hipófise-gonadal normal. Neste grupo, as características sexuais podem ser isossexuais ou heterossexuais (contrassexuais) (ver Capítulos 600 a 606).

Tabela 578.1 Classificação de precocidade sexual.

PUBERDADE PRECOCE VERDADEIRA OU PRECOCIDADE ISOSSEXUAL COMPLETA (PRECOCIDADE SEXUAL DEPENDENTE DE GNRH OU ATIVAÇÃO PREMATURA DO GERADOR DE PULSO DE GNRH HIPOTALÂMICO) Puberdade precoce verdadeira idiopática Tumores do SNC Glioma óptico associado à neurofibromatose tipo 1 Astrocitoma hipotalâmico Outros distúrbios do SNC Anormalidades do desenvolvimento, incluindo hamartoma hipotalâmico do túber cinéreo Encefalite Encefalopatia estática Abscesso cerebral Granuloma sarcoide ou tubercular Traumatismo craniano Hidrocefalia Cisto aracnoide Mielomeningocele Lesão vascular Irradiação craniana Puberdade precoce verdadeira após tratamento tardio de hiperplasia suprarrenal congênita ou outra exposição crônica anterior a esteroides sexuais Puberdade precoce verdadeira devido a mutações: no gene *KISS1R/GRP54* no gene *KISS1* gene *MKRN3*	***Mulheres*** Cisto no ovário Neoplasia de ovário ou suprarrenal secretora de estrogênio Síndrome de Peutz-Jeghers com SCTAT ***Ambos os sexos*** Síndrome de McCune-Albright Hipotireoidismo Precocidade sexual iatrogênica ou exógena (incluindo exposição inadvertida a estrogênios em alimentos, medicamentos ou cosméticos)
	VARIAÇÕES DO DESENVOLVIMENTO PUBERAL Telarca prematura Menarca isolada prematura Adrenarca prematura Ginecomastia na adolescência em meninos Macro-orquidia
PRECOCIDADE ISOSSEXUAL INCOMPLETA (INDEPENDENTE DE GNRH HIPOTALÂMICO) ***Homens*** Tumores secretores de gonadotropinas Tumores do SNC secretores de hCG (p. ex., corioepiteliomas, germinoma, teratoma) Tumores secretores de hCG localizados fora do SNC (hepatoma, teratoma, coriocarcinoma) Aumento da secreção androgênica decorrente da suprarrenal ou do testículo Hiperplasia suprarrenal congênita (deficiências de CYP21 e CYP11B1) Neoplasia suprarrenal virilizante Adenoma de células de Leydig Testotoxicose familiar (células de Leydig precoces autossômicas dominantes independentes de gonadotropina hipofisária com restrição de sexo e células germinativas de maturação) Síndrome de resistência ao cortisol	**PRECOCIDADE CONTRASSEXUAL** ***Feminização em homens*** Neoplasia suprarrenal Corioepitelioma Deficiência de CYP11B1 Neoplasia testicular (síndrome de Peutz-Jeghers) Aumento da conversão extraglandular de andrógenos suprarrenais circulantes em estrogênio Iatrogênica (exposição a estrogênios) ***Virilização em mulheres*** Hiperplasia suprarrenal congênita Deficiência de CYP21 Deficiência de CYP11B1 Deficiência de 3β-HSD Neoplasia suprarrenal virilizante (síndrome de Cushing) Neoplasia ovariana virilizante (p. ex., arrenoblastoma) Iatrogênica (exposição a andrógenos) Síndrome de resistência ao cortisol Deficiência de aromatase

CYP11B1, 11-hidroxilase; *CYP21*, 21-hidroxilase; GnRH, hormônio liberador de gonadotropina; *hCG*, gonadotropina coriônica humana; 3β-HSD, 3β-hidroxiesteroide desidrogenase 4,5-isomerase; KISS1R/GPR54, receptor acoplado à proteína kisspeptina/G 54; SCTAT, tumor do cordão sexual com túbulos anulares; SNC, sistema nervoso central. (Modificada de Styne DM, Grumbach MM: Physiology and disorders of puberty. In Melmed S, Polonsky KS, Larsen PR, Kronenberg HM, editors: *Williams textbook of endocrinology*, ed 13, Philadelphia, 2016, Elsevier, Table 25.25, p 1163.)

A puberdade precoce periférica pode induzir maturação do eixo hipotálamo-hipófise-gonadal e desencadear o início da puberdade central. Este tipo misto de puberdade precoce ocorre comumente em condições como a hiperplasia suprarrenal congênita, síndrome de McCune-Albright e puberdade precoce familiar limitada aos meninos, quando a idade óssea atinge a variação puberal (10,5 a 12,5 anos).

578.1 Puberdade Precoce Central

Luigi R. Garibaldi e Wassim Chemaitilly

A PPC é definida pelo início do desenvolvimento mamário antes dos 8 anos em meninas e pelo início do desenvolvimento testicular (volume ≥ 4 mℓ) antes dos 9 anos em meninos, como resultado da ativação precoce do eixo hipotálamo-hipófise-gonadal. Ela ocorre 5 a 10 vezes mais frequentemente em meninas do que em meninos, e é, em geral, esporádica. Embora aproximadamente 90% das meninas apresentem uma forma idiopática, nos meninos uma anormalidade estrutural do sistema nervoso central (SNC) pode ser demonstrada em 25 a 75% dos casos de PPC. Formas genéticas de PPC, tais como o tipo paternalmente transmitido devido à mutação do gene *MKRN3*, foram descritas recentemente. Relata-se uma alta prevalência de PPC em mulheres adotadas de países em desenvolvimento, particularmente se a adoção aconteceu vários meses ou anos após o nascimento, possivelmente relacionada a fatores nutricionais ou ambientais indefinidos.

MANIFESTAÇÕES CLÍNICAS

O desenvolvimento sexual pode começar em qualquer idade e, geralmente, segue a sequência observada na puberdade normal. Em meninas, ciclos menstruais precoces podem ser mais irregulares do que eles são na puberdade normal. Os ciclos iniciais não costumam ser ovulatórios, mas relata-se gravidez já aos 5,5 anos (Figura 578.1). Em meninos, biopsias testiculares têm demonstrado estimulação de todos os elementos dos testículos, e a espermatogênese já foi observada iniciando dos 5 aos 6 anos. Em meninas e meninos afetados, a altura, o peso e a velocidade de crescimento são avançados. O aumento da taxa de maturação óssea resulta em fechamento precoce das epífises, comprometendo a altura quando adulto, particularmente se a puberdade começar muito precocemente. Historicamente, aproximadamente 30%

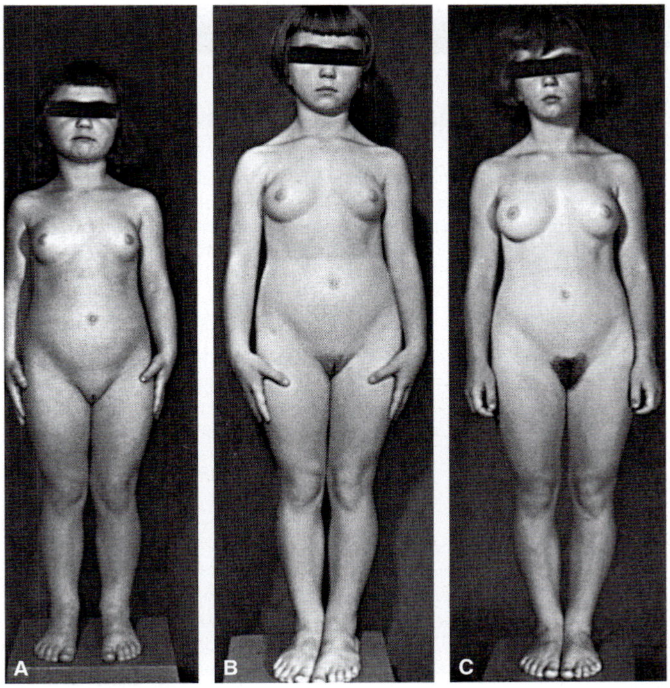

Figura 578.1 Evolução natural da puberdade precoce central idiopática. Paciente (**A**) aos 3 anos e 11 meses, (**B**) aos 5 anos e 8 meses, e (**C**) aos 8 anos e 6 meses. O desenvolvimento mamário e o sangramento vaginal começaram aos 2 anos e meio. A idade óssea era de 7,5 anos aos 3 anos e 11 meses, e de 14 anos aos 8 anos. A inteligência e a idade dentária eram normais para a idade cronológica. O crescimento foi concluído aos 10 anos; a altura final foi de 142 cm. Nenhuma terapia efetiva estava disponível no momento em que essa paciente buscou atendimento médico.

das meninas e até mesmo maiores porcentagens de meninos atingem uma altura menor do que o 5º percentil quando adultos sem tratamento. O desenvolvimento mental é, em geral, compatível com a idade cronológica. O comportamento emocional e as mudanças de humor são comuns, mas problemas psicológicos graves são raros.

Embora a evolução clínica seja variável, três padrões principais de progressão puberal podem ser identificados. A maioria das garotas (particularmente aquelas com início dos sinais com menos de 6 anos) e a maioria de meninos apresentam puberdade rapidamente progressiva, caracterizada por rápida maturação física e óssea, levando à perda do potencial de crescimento. Uma porcentagem crescente de meninas (com mais de 6 anos no início, com uma forma idiopática) e, raramente, meninos apresenta uma variante lentamente progressiva, caracterizada por avanço paralelo da maturação óssea e crescimento linear, com potencial de crescimento preservado. Muito raramente, a puberdade central pode espontaneamente regressar (PPC não garantida). Esta variabilidade no curso natural da precocidade sexual realça a necessidade de observação longitudinal no início do desenvolvimento sexual, antes que o tratamento seja considerado.

ACHADOS LABORATORIAIS

As concentrações dos hormônios sexuais costumam ser adequadas no estágio da puberdade em ambos os sexos (Tabela 578.2). Apesar da disponibilidade de ensaios sensíveis e específicos (cromatografia líquida/espectrometria de massa em *tandem*) para hormônios sexuais, as concentrações séricas de estradiol são baixas ou indetectáveis na fase inicial da puberdade precoce em meninas, assim como são durante a puberdade normal. Em meninos, os valores séricos de testosterona são geralmente detectáveis ou claramente elevados no momento em que os pais buscam atendimento médico, contanto que uma amostra de sangue no início da manhã seja obtida. Com a utilização de ensaios imunofluorométricos e quimioluminescentes altamente sensíveis, as concentrações séricas de hormônio luteinizante (LH) são indetectáveis em crianças pré-púberes em amostras sanguíneas aleatórias, mas se tornam detectáveis em 50 a 75% das meninas e em maior porcentagem de meninos com PPC. Infelizmente, vários hospitais utilizam ensaios imunoenzimáticos apenas moderadamente sensíveis para LH e, frequentemente, ensaios insensíveis para estradiol e testosterona, o que diminui a sensibilidade diagnóstica dessas dosagens. A dosagem do LH em amostras sanguíneas seriadas obtidas durante o sono apresenta maior poder diagnóstico do que a dosagem em uma única amostra aleatória e, tipicamente, revela uma secreção pulsátil bem definida de LH. A administração de hormônio liberador de gonadotropinas (teste de estímulo com GnRH, intravenoso) ou um agonista de GnRH (teste de estímulo com leuprorrelina, subcutâneo) é uma ferramenta diagnóstica útil, particularmente para meninos, nos quais uma resposta puberal de LH (pico de LH > 5 UI/ℓ) com predominância de LH sobre o hormônio foliculoestimulante (FSH) tende a ocorrer precocemente durante o curso da puberdade precoce. Em meninas com precocidade sexual, entretanto, a secreção noturna de LH e a resposta do LH ao GnRH ou ao agonista de GnRH pode ser bastante baixa nos estágios mamários iniciais II a III precoce (pico de LH imunométrico < 5 UI/ℓ) e a razão LH para FSH pode permanecer baixa até o meio da puberdade. Nessas meninas com baixa resposta do LH, a natureza central da precocidade sexual pode ser comprovada pela detecção de níveis púberes de estradiol (> 50 pg/mℓ), 20 a 24 horas após o estímulo com leuprorrelina.

A maturação óssea é variavelmente avançada, frequentemente em mais de 2 a 3 desvios padrões. A ultrassonografia (US) pélvica em meninas revela o aumento progressivo dos ovários, seguido pelo crescimento do fundo e, então, de todo o útero até o tamanho púbere. Uma ressonância magnética (RM) costuma demonstrar aumento fisiológico da hipófise, como observado durante a puberdade normal; também pode revelar patologia do SNC (ver Capítulo 578.2).

DIAGNÓSTICOS DIFERENCIAIS

Causas orgânicas do SNC de puberdade precoce central são mais prováveis em meninos e naquelas meninas com rápido desenvolvimento mamário, que apresentam concentrações maiores do que 30 pg/mℓ de estradiol ou têm menos de 6 anos. Todas as crianças nestas categorias devem ser submetidas a exames de RM do cérebro e hipófise. Ainda faltam critérios específicos para a requisição de exames de imagem cerebrais em meninas com mais de 6 anos, embora algumas autoridades recomendem RM em *todas as crianças* acometidas por PPC.

Causas **independentes de gonadotropinas** de puberdade precoce isossexual devem ser consideradas como diagnósticos diferenciais (Tabelas 578.1 e 578.2). Para meninas, estas incluem tumores ovarianos, cistos ovarianos funcionantes autônomos, tumores suprarrenais feminilizantes, síndrome de McCune-Albright e fontes exógenas de estrógenos. Em meninos, hiperplasia suprarrenal congênita, tumores suprarrenais, tumores de células de Leydig, tumores produtores de gonadotropina coriônica humana (hCG), exposição a andrógenos exógenos e puberdade precoce masculina familiar devem ser considerados.

TRATAMENTO

Virtualmente, todos os meninos e o grande subgrupo de meninas que apresentam puberdade precoce rapidamente progressiva são candidatos ao tratamento. Meninas que apresentam PPC idiopática de progressão lenta não parecem se beneficiar em termos de prognóstico de altura pela terapia com agonistas do GnRH. Lactentes que nasceram pequenos para a idade gestacional podem ter maior risco de baixa estatura quando adultos e podem necessitar de terapia mais agressiva da puberdade precoce, possivelmente em conjunto com terapia de hormônio do crescimento humano. Certos pacientes necessitam de tratamento unicamente por motivos psicológicos ou sociais, incluindo crianças com necessidades especiais e meninas muito jovens com risco de menarca precoce.

A observação de que as células gonadotrópicas hipofisárias necessitam de estimulação pulsátil em vez de contínua pelo GnRH para manter a liberação contínua de gonadotropinas fornece a razão para a utilização de agonistas de GnRH para o tratamento de PPC. Em virtude de serem mais potentes e com maior duração de ação do que o GnRH endógeno,

Tabela 578.2 Diagnóstico diferencial da precocidade sexual.

DISTÚRBIO	GONADOTROPINAS PLASMÁTICAS	RESPOSTA DE LH AO GNRH	CONCENTRAÇÃO SÉRICA DE ESTEROIDE POR SEXO	TAMANHO GONADAL	DIVERSOS
DEPENDENTE DE GONADOTROPINA					
Puberdade precoce verdadeira (central)	Pulsos proeminentes de LH (reativação prematura do gerador de pulsos de GnRH)	Resposta de LH puberal inicialmente durante o sono	Valores puberais de testosterona ou estradiol	Ampliação testicular puberal normal ou aumento ovariano e uterino	RM do cérebro para descartar tumor do SNC ou outra anormalidade
INDEPENDENTE DE GONADOTROPINA					
Homens					
Tumor secretor de gonadotropinas coriônicas em homens	Alta hCG, baixo LH	Resposta pré-puberal de LH	Valor puberal da testosterona	Aumento uniforme dos testículos leve a moderado	A hepatomegalia sugere hepatoblastoma; RM cranioencefálica se houver suspeita de tumor secretor de gonadotropina coriônica do SNC
Tumor de células de Leydig em homens	Suprimido	Nenhuma resposta de LH	Alta testosterona	Aumento irregular e assimétrico dos testículos	
Puberdade precoce familiar limitada AO homem (FMPP, "testotoxicose)	Suprimido	Nenhuma resposta de LH	Valores puberais de testosterona	Testículos simétricos e > 2,5 cm, mas menores do que o esperado para o desenvolvimento puberal; espermatogênese ocorre	Mutação de ativação do receptor de LHCG; transmissão autossômica dominante
Hiperplasia suprarrenal congênita virilizante	Pré-puberais	Resposta pré-puberal de LH	17-OHP elevada na deficiência de CYP21 ou 11-desoxicortisol elevado na deficiência de CYP11B1	Testículos pré-púberes	Gravidade autossômica recessiva, gravidade variável/idade de início; pode ter perda de sal na deficiência de CYP21 ou hipertensão na deficiência de CYP11B1
Tumor suprarrenal virilizante	Pré-puberal	Resposta pré-puberal de LH	Valores elevados de DHEAS, DHEA e/ou androstenediona	Testículos pré-púberes	TC, RM ou US do abdome
Mulheres					
Tumor de células da granulosa (cistos foliculares podem se apresentar de forma semelhante)	Suprimido	Resposta pré-puberal de LH	Estradiol muito alto	Aumento do ovário ao exame físico, TC, RM ou US	Tumor frequentemente palpável ao exame físico
Cisto folicular	Suprimido	Resposta pré-puberal de LH	Pré-puberal a estradiol muito alto	Aumento do ovário ao exame físico, TC, RM ou US	Episódios únicos ou recorrentes de menstruação e/ou desenvolvimento de mama; excluir a síndrome de McCune-Albright
Tumor suprarrenal feminilizante	Suprimido	Resposta pré-puberal de LH	Alto estradiol, aumento variável de DHEAS	Ovários pré-púberes	Massa suprarrenal unilateral
Hiperplasia suprarrenal congênita não clássica	Pré-puberal	Resposta pré-puberal de LH	17-OHP elevada em estado basal ou estimulado por corticotrofina	Ovários pré-púberes	Autossômica recessiva
Em ambos sexos					
Síndrome de McCune-Albright	Suprimido	Suprimido	Esteroide sexual puberal. O estradiol pode ser bastante elevado em meninas	Aumento do ovário (assimétrico) em US; ligeira ampliação testicular (geralmente simétrica)	Exame esquelético/ cintilografia óssea para displasia fibrosa poliostótica e exame da pele para manchas café com leite
Hipotireoidismo primário	LH pré-puberal; FSH pode ser ligeiramente elevado	Pré-puberal; Resposta do FSH	Estradiol pode ser puberal	Aumento testicular; ovários císticos	TSH e prolactina elevadas; T_4 baixa

(continua)

Tabela 578.2 Diagnóstico diferencial da precocidade sexual. (*continuação*)

DISTÚRBIO	GONADOTROPINAS PLASMÁTICAS	RESPOSTA DE LH AO GNRH	CONCENTRAÇÃO SÉRICA DE ESTEROIDE POR SEXO	TAMANHO GONADAL	DIVERSOS
PRECOCIDADE INCOMPLETA/VARIAÇÕES DE PUBERDADE					
Telarca prematura	Pré-puberal	Resposta pré-puberal de LH	Resposta pré-puberal ou precoce do estradiol puberal	Ovários pré-púberes	Início geralmente antes dos 3 anos
Adrenarca prematura (homens)	Pré-puberal	Resposta pré-puberal de LH	Testosterona pré-puberal; DHEAS, ou valores urinários de 17-cetoesteroides apropriados para o estágio pubiano 2	Testículos pré-púberes	Início geralmente após 6 anos; mais frequente em crianças com lesão do sistema nervoso central
Adrenarca prematura (mulheres)	Pré-puberal	Resposta pré-puberal de LH	Estradiol pré-puberal; DHEAS ou valores urinários de 17-cetoesteroides apropriados para o estágio pubiano 2	Ovários pré-púberes	Início geralmente após 6 anos; mais frequente em crianças com lesão cerebral

17-OHP, 17-hidroxiprogesterona; CYP, isoenzima citocromo P450; DHEAS, sulfato de desidroepiandrosterona; FSH, hormônio foliculoestimulante; GnRH, hormônio liberador de gonadotropina; hCG, gonadotropina coriônica humana; LH, hormônio luteinizante; RM, ressonância magnética; SNC, sistema nervoso central; T_4, tiroxina; TC, tomografia computadorizada; TSH, tireotropina; US, ultrassonografia. (Modificada de Styne DM, Grumbach MM: Physiology and disorders of puberty. In Melmed S, Polonsky KS, Larsen PR, Kronenberg HM, editors: *Williams textbook of endocrinology*, ed 13, Philadelphia, 2016, Elsevier, Table 25.41, pp 1196-1197.)

estes agonistas de GnRH (após um breve período de estimulação) dessensibilizam as células gonadotrópicas da hipófise contra o efeito estimulatório do GnRH endógeno e interrompem efetivamente a progressão da precocidade sexual central.

Formulações de agonistas de GnRH de longa ação, que mantêm as concentrações séricas relativamente constantes do fármaco durante semanas a meses, constituem as preparações de escolha para o tratamento da PPC. Nos EUA, as preparações disponíveis incluem: (a) acetato de leuprorrelina, em uma dose de 0,2 a 0,3 mg/kg (7,5 a 15 mg) por via intramuscular (IM) a cada 4 semanas; (b) preparações de ação mais longa de leuprorrelina de depósito, permitindo injeções (11,25 ou 30 mg IM) a cada 90 dias; e (c) histrelina, um implante subcutâneo de 50 mg com efeitos que duram por até 12 meses; (d) triptorrelina, 22,5 mg IM a cada 6 meses. Outras preparações como acetato de gosserrelina são aprovadas para o tratamento da puberdade precoce em outros países. Abscessos recorrentes de fluido estéril nos locais de injeção são um efeito colateral local incomum e ocorrem em menos de 1 a 3% dos pacientes tratados com leuprorrelina de depósito. A quebra ou o mau funcionamento do implante de histrelina é muito raro. Outras opções terapêuticas disponíveis, em geral reservadas para crianças que não toleram os produtos listados anteriormente, incluem a injeção subcutânea de leuprorrelina aquosa, administrada 1 ou 2 vezes/dia (dose total de 60 μg/kg/24 h), ou administração intranasal do agonista de GnRH nafarrelina, 800 μg 2 vezes/dia. O potencial para adesão irregular à administração diária, assim como a variação na absorção da via intranasal para a nafarrelina, podem limitar os benefícios dessas últimas preparações a longo prazo, com relação à altura final. Os antagonistas de GnRH ainda não foram investigados suficientemente e não são aprovados pela FDA.

O tratamento resulta em diminuição da taxa de crescimento, geralmente para valores apropriados para cada faixa etária, e diminuição ainda maior da velocidade de maturação óssea. Algumas crianças, particularmente aquelas com idade óssea muito avançada (púberes), podem demonstrar desaceleração acentuada da taxa de crescimento e um bloqueio completo na taxa de maturação óssea. O tratamento resulta em melhora da altura prevista, embora a altura final de pacientes acompanhados até o fechamento epifisário seja aproximadamente 1 desvio padrão menor do que a altura média dos pais. Em meninas, o desenvolvimento mamário pode regredir naquelas em estágios II-III de Tanner. Mais comumente, o tamanho das mamas permanece inalterado em meninas em estágios de desenvolvimento III-V, ou pode até mesmo aumentar discretamente em razão do progressivo depósito de tecido adiposo. A quantidade de tecido glandular diminui. Os pelos pubianos, em geral, permanecem estáveis em meninas, ou podem progredir lentamente durante o tratamento, refletindo o incremento gradativo nos andrógenos suprarrenais. As menstruações, se presentes, cessam. A US pélvica demonstra diminuição do tamanho ovariano e uterino. Em meninos, há diminuição do tamanho testicular, regressão variável dos pelos pubianos e redução da frequência de ereções. Exceto pela diminuição reversível na densidade óssea (de significado clínico incerto), a utilização dos análogos do GnRH foi relatada, sem efeitos adversos graves, em crianças tratadas para precocidade sexual. Se o tratamento for eficaz, as concentrações séricas de hormônios sexuais diminuem a níveis pré-púberes (testosterona, menor que 10 a 20 ng/dℓ em meninos; estradiol, menor que 5 a 10 pg/mℓ em meninas). As concentrações séricas de LH e FSH, conforme dosagens por ensaios imunométricos sensíveis, diminuem a menos que 1 UI/ℓ na maioria dos pacientes, embora quase nunca o LH retorne a níveis verdadeiramente pré-púberes (< 0,1 UI/ℓ). Ademais, as respostas do FSH e do LH ao estímulo com GnRH diminuem para menos de 2 a 3 UI/ℓ. Os valores séricos de LH, FSH e hormônios sexuais permanecem suprimidos de forma mais completa e uniforme pelo implante de histrelina do que pelas injeções de agonistas de GnRH. A terapia é tipicamente descontinuada na idade cronológica da puberdade, após a qual a puberdade recomeça prontamente. Nas mulheres, a menarca geralmente aparece em média de 18 meses (variação de 6 a 24 meses) após o término da terapia IM e um pouco mais cedo após a remoção do implante de histrelina. A adição de hGH (hormônio do crescimento) a agonistas de GnRH tem sido usada em bases de investigação em crianças com puberdade precoce, idade óssea marcadamente avançada e previsão de baixa estatura. Os dados disponíveis, embora limitados, indicam que a terapia combinada pode aumentar a altura do adulto.

A bibliografia está disponível no GEN-io.

578.2 Puberdade Precoce Resultante de Lesões Cerebrais Orgânicas

Wassim Chemaitilly e Luigi R. Garibaldi

ETIOLOGIA

Os **hamartomas hipotalâmicos** são as lesões cerebrais mais comuns que causam PPC (Figura 578.2). Esta malformação congênita consiste em tecido nervoso localizado ectopicamente. Demonstrou-se que células gliais dentro do hamartoma produzem fator de crescimento transformante-α (TGF-α), que tem o potencial de ativar o pulso gerador de GnRH. Na RM, é visualizado como uma pequena massa pedunculada ligada ao túber cinéreo ou ao assoalho do terceiro ventrículo ou, menos frequentemente, como massa séssil (Figura 578.3), que permanece estática em tamanho durante anos.

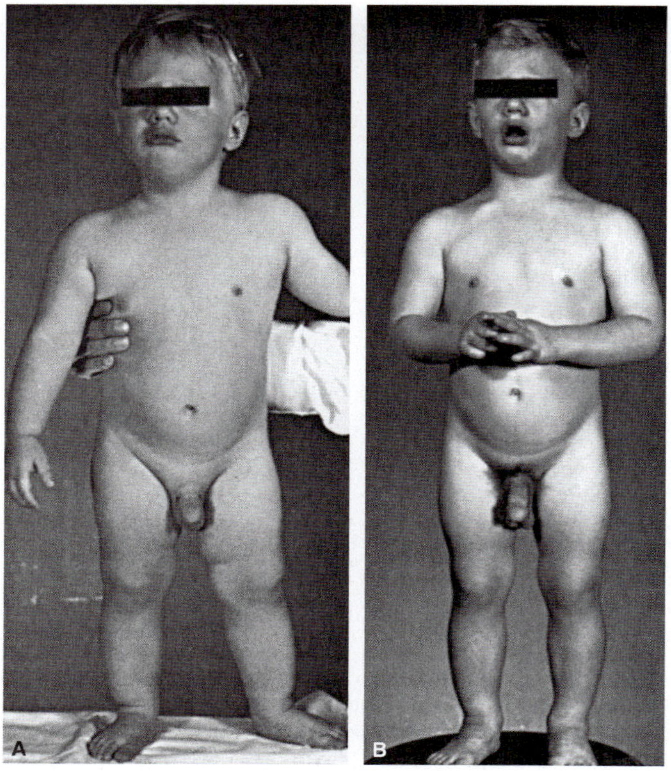

Figura 578.2 Evolução natural da puberdade precoce com lesão do sistema nervoso central. Fotografias aos 1,5 (**A**) e 2,5 (**B**) anos. Crescimento acelerado, desenvolvimento muscular, maturação óssea e desenvolvimento testicular eram consistentes com o grau de maturação sexual secundária. Na primeira infância, o paciente começou a apresentar períodos frequentes de movimentos rápidos e sem propósito; depois, ele apresentou episódios de riso incontrolável com movimentos oculares. Aos 7 anos, ele exibiu instabilidade emocional, comportamento agressivo e tendências destrutivas. Embora houvesse a suspeita de um hamartoma hipotalâmico, não foi confirmado até que o exame de TC se tornou disponível quando o paciente estava com 23 anos. As epífises sofreram fusão aos 9 anos; a altura final foi de 142 centímetros. Aos 24 anos, ele desenvolveu um carcinoma de células embrionárias do retroperitônio.

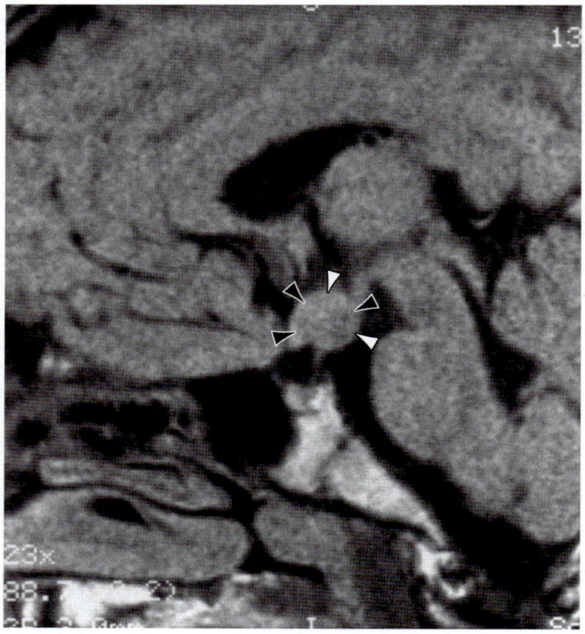

Figura 578.3 Ressonância magnética (RM) de uma lesão do sistema nervoso central em uma criança com puberdade precoce central. Uma menina de 6 anos foi encaminhada por apresentar desenvolvimento mamário em estágio IV e aceleração do crescimento. As concentrações de hormônio luteinizante sérico e estradiol se encontravam na faixa de referência adulta. A imagem mediossagital ponderada em T1 revela massa hipotalâmica isointensa (*pontas de seta*), típica de um hamartoma. (*De Sharafuddin M, Luisiri A, Garibaldi LR et al.: MR imaging diagnosis of central precocious puberty: importance of changes in the shape and size of the pituitary gland,* Am J Roentgenol *162:1167-1173, 1994.*)

Uma ampla variedade de outras lesões ou insultos do SNC, que em geral envolvem o hipotálamo por cicatrização, invasão ou compressão, está associada à precocidade sexual dependente de gonadotropinas (Tabela 578.1). Elas incluem cicatrizes pós-encefalite, meningite tuberculosa, esclerose tuberosa, traumatismo craniano grave e hidrocefalia, sejam isolados ou associados à mielomeningocele. Puberdade precoce dependente de gonadotropina ocorre em 26 a 29% das crianças com tumores que se desenvolvem dentro ou próximo ao hipotálamo ou vias ópticas. Gliomas de baixo grau, os tipos de neoplasias mais comuns, são altamente prevalentes (15 a 20%) em crianças com neurofibromatose tipo 1 (NF-1) e constituem o principal fator etiológico para a precocidade sexual central observada em um pequeno subgrupo (aproximadamente 3%) de crianças acometidas por NF-1.

Aproximadamente 50% dos tumores na região pineal são tumores de células germinativas ou astrocitomas; o restante consiste em uma ampla variedade de tipos tumorais histologicamente distintos. Em meninos, tumores de células germinativas pineais ou hipotalâmicos podem causar PPC pela secreção de gonadotropina coriônica humana (hCG), o que estimula os receptores de LH nas células de Leydig dos testículos (ver Capítulo 578.5).

MANIFESTAÇÕES CLÍNICAS

Hamartomas hipotalâmicos que permanecem estáticos em tamanho ou que crescem lentamente podem estar associados a convulsões espásticas ou psicomotoras, mas sem produzir frequentemente outros sinais além da puberdade precoce. Muitas vezes, essa é uma precocidade sexual rapidamente progressiva em crianças muito pequenas. Para lesões que causam sintomas neurológicos, as manifestações neuroendócrinas podem estar presentes por 1 a 2 anos antes que o tumor possa ser detectado radiologicamente. Sinais hipotalâmicos ou sintomas como diabetes insípido, adipsia, hipertermia, choro ou riso não natural, obesidade e caquexia devem sugerir a possibilidade de uma lesão intracraniana. Sinais visuais (proptose, diminuição da acuidade visual, defeitos no campo visual) podem ser a primeira manifestação de um glioma óptico.

A precocidade sexual é sempre *isossexual*, e os padrões endócrinos são geralmente aqueles encontrados em crianças sem lesões orgânicas demonstráveis. Em outras condições que não o hamartoma hipotalâmico, a deficiência de GH pode ocorrer e pode ser mascarada pelo efeito promotor do crescimento dos níveis aumentados de hormônios sexuais. O estadiamento puberal de meninos tratados com agentes gonadotóxicos, tais como agentes alquilantes de alta dose ou radioterapia testicular, não deve basear-se nas medidas do volume testicular, pois estas são afetadas pela depleção de células germinativas e de células de Sertoli induzidas pelo tratamento. O desenvolvimento dos pelos pubianos, da bolsa escrotal e o tamanho do pênis podem ser melhores indicadores, e os provedores não devem hesitar em medir os níveis séricos de LH e testosterona quando estiverem em dúvida.

TRATAMENTO

Os agonistas de GnRH (formas de depósito ou implante) são o tratamento de escolha da PPC induzida por tumor. Em um subconjunto de pacientes com hamartoma hipotalâmico e convulsões espásticas ou psicomotoras intratáveis associadas, a radioterapia estereotáxica (cirurgia Gamma Knife®) pode ser mais eficaz e trazer menos riscos do que a intervenção neurocirúrgica. Para outras lesões neurológicas, a terapia depende da natureza e da localização do processo patológico. A terapia combinada com GH deve ser considerada para pacientes com deficiência de GH associada. O resultado final da altura também dependerá de outros fatores, como a carga da doença do tumor primário, os efeitos colaterais dos tratamentos do câncer e as condições crônicas de saúde associadas.

A bibliografia está disponível no GEN-io.

578.3 Puberdade Precoce após Irradiação Craniana

Wassim Chemaitilly e Luigi R. Garibaldi

Crianças tratadas com radioterapia craniana em uma ampla variação de doses (18 a 50 Gy) têm risco aumentado de desenvolver puberdade precoce dependente de gonadotropinas. A prevalência desta condição em crianças tratadas com radioterapia para tumores localizados fora da região hipotalâmico-hipofisária ou vias ópticas foi relatada em 6,6%. Hidrocefalia, idade jovem à exposição à radiação (< 5 anos), sexo feminino e aumento do índice de massa corporal (IMC) são fatores de risco adicionais. Esta condição é frequentemente associada à deficiência de GH e, às vezes, a outras condições (irradiação espinal, hipotireoidismo), o que afeta negativamente o prognóstico da altura em adultos. A menos que seja dada atenção cuidadosa aos primeiros sinais de desenvolvimento puberal nessas crianças, a combinação de deficiência de GH e o efeito promotor de crescimento dos esteroides sexuais geralmente resultam em uma taxa de crescimento normal à custa de idade óssea que avança rapidamente e da potencial altura adulta comprometida. O estadiamento puberal de meninos tratados com modalidades gonadotóxicas, como agentes alquilantes de alta dose ou radioterapia testicular, não deve depender das medições do volume testicular (ver Capítulo 578.2).

TRATAMENTO

Os análogos do GnRH são eficazes em bloquear a progressão puberal nesta população de pacientes. Entretanto, a deficiência concomitante de GH (e/ou deficiência do hormônio tireoidiano) deve ser diagnosticada e tratada imediatamente a fim de melhorar o prognóstico da altura final.

Paradoxalmente, o hipopituitarismo com deficiência de gonadotropinas pode ocorrer subsequentemente como um efeito tardio da irradiação em alta dose do SNC em pacientes com ou sem história de puberdade precoce, e pode necessitar de terapia de reposição com esteroides sexuais.

A bibliografia está disponível no GEN-io.

578.4 Síndrome da Puberdade Precoce e Hipotireoidismo

Wassim Chemaitilly e Luigi R. Garibaldi

O início da puberdade geralmente é tardio em crianças com formas leves de hipotireoidismo. No entanto, até 50% das crianças com hipotireoidismo profundo e não tratado de longa duração podem, paradoxalmente, desenvolver puberdade precoce. A **tireoidite de Hashimoto** é frequentemente a causa de tais formas de hipotireoidismo. Os pacientes apresentam as manifestações usuais de hipotireoidismo (ver Capítulo 581); os sintomas podem ser difíceis de reconhecer em crianças com necessidades especiais. Crianças com puberdade precoce devido ao hipotireoidismo, ao contrário de outras crianças com precocidade sexual, diminuíram a velocidade de crescimento e retardaram a idade óssea. As meninas podem apresentar desenvolvimento das mamas e sangramento menstrual; o último pode ocorrer mesmo naquelas com aumento mamário mínimo. A US pélvica pode revelar ovários grandes e multicísticos. Os meninos apresentam aumento testicular associado a aumento modesto ou ausência de aumento peniano. Nenhum desenvolvimento de pelos pubianos ocorre em mulheres ou homens. Aumento da sela, que é típico de hipotireoidismo primário de longa duração, pode ser demonstrado por radiografia de crânio ou RM. Os níveis plasmáticos do hormônio estimulante da tireoide (TSH) estão acentuadamente elevados, frequentemente acima de 500 μU/mℓ, e os níveis de prolactina e estradiol são discretamente elevados. Embora o FSH sérico seja baixo e o LH seja indetectável, quando medido por ensaios específicos, as concentrações maciçamente elevadas de TSH parecem interagir com o receptor de FSH (elevada especificidade), induzindo efeitos semelhantes ao FSH na ausência de efeitos de LH nas gônadas. O efeito semelhante ao FSH é suficiente para induzir a secreção de estradiol pelos ovários, enquanto nos meninos, o aumento testicular ocorre sem secreção substancial de testosterona. O tratamento do hipotireoidismo resulta em um rápido retorno ao normal das manifestações bioquímicas e clínicas. Possível progressão para puberdade central com avanço rápido da idade óssea pode ocorrer nos meses após o início da reposição do hormônio tireoidiano, uma complicação que justificaria retardar a puberdade com análogos de GnRH. Macro-orquidismo (volume testicular > 30 mℓ) pode persistir em homens adultos, apesar da terapia adequada com levotiroxina. As crianças com alto risco de hipotireoidismo primário, especialmente aquelas com necessidades especiais, como pacientes com trissomia do cromossomo 21, devem ser rastreadas pelo menos anualmente, por meio da medição dos níveis séricos de T_4 livre e TSH.

578.5 Tumores Secretores de Gonadotropina Coriônica

Wassim Chemaitilly e Luigi R. Garibaldi

Os tumores secretores de hCG são uma causa rara de puberdade precoce em meninos. A secreção de hCG estimula os receptores de LH nas células de Leydig, causando a produção de testosterona e virilização com o mínimo aumento testicular. A histologia dos testículos revela hiperplasia de células intersticiais sem espermatogênese. Os valores plasmáticos de testosterona estão elevados, enquanto aqueles de FSH e LH, aferidos por ensaios específicos, estão baixos. Meninas com esses tumores não apresentam puberdade precoce, já que a produção ovariana de estradiol não ocorre na ausência de estimulação do FSH.

TUMORES HEPÁTICOS

Todos os casos relatados de hepatoblastoma que causam puberdade precoce isossexual ocorreram em meninos, sendo que a idade média de início foi de 2 anos (variação: 4 meses a 8 anos). Um aumento hepático ou massa no quadrante superior direito deve sugerir o diagnóstico. Os valores plasmáticos de hCG e alfafetoproteína (AFP) estão em geral elevados de forma acentuada e servem como marcadores úteis para o acompanhamento dos efeitos da terapia. De forma semelhante a outros carcinomas hepáticos, o prognóstico de sobrevida além de 1 a 2 anos a partir do momento do diagnóstico é reservado.

TUMORES INTRACRANIANOS

Tumores não germinativos ou mistos de células germinativas, coriocarcinomas, teratomas, teratocarcinomas e outros correspondem a menos de 5% dos tumores intracranianos. Eles estão em geral localizados na área da neuro-hipófise ou na área pineal, e podem causar puberdade precoce em meninos, se secretarem hCG; o efeito de massa pode, com pouca frequência, causar puberdade precoce em meninas. Elevações acentuadas de hCG e AFP ocorrem frequentemente no líquido cefalorraquidiano, embora as elevações no sangue possam ser modestas. O tratamento inclui radiação, quimioterapia e cirurgia para remoção.

TUMORES EM OUTRAS LOCALIZAÇÕES

Localizações muito raras incluem o mediastino, as gônadas ou até mesmo as glândulas suprarrenais. Já foi relatado que tumores mediastinais causaram puberdade precoce em meninos com síndrome de Klinefelter.

PUBERDADE PRECOCE PERIFÉRICA

As causas suprarrenais de puberdade precoce periférica são discutidas no Capítulo 594, ao passo que as causas gonadais são discutidas nos Capítulos 602 e 605.

A bibliografia está disponível no GEN-io.

578.6 Síndrome de McCune-Albright

Luigi R. Garibaldi e Wassim Chemaitilly

A síndrome McCune-Albright ou puberdade precoce com displasia fibrosa poliostótica e pigmentação anormal é uma síndrome de disfunção endócrina e está associada a pigmentação cutânea irregular e displasia fibrosa do sistema esquelético. É uma condição rara com prevalência entre uma em 100.000 e uma em 1.000.000 de pessoas. Uma causa clássica de puberdade precoce periférica é caracterizada por hiperfunção autônoma de uma ou mais glândulas (as quais podem incluir glândulas hipófise, tireoide e suprarrenais). Uma mutação *missense* ativadora no gene *GNAS1* que codifica a subunidade α da G_s, a proteína G que estimula a formação de adenosina monofosfato cíclico (cAMP), resulta na ativação de receptores (ACTH, TSH, FSH e receptores de LH) que operam via um mecanismo cAMP-dependente, bem como a proliferação celular. Como a mutação é pós-zigótica e não genômica, ela é expressa de modo distinto em diferentes tecidos (mosaicismo somático), daí a variabilidade da expressão clínica e a confiabilidade limitada do teste genético de DNA de leucócitos e tecidos não afetados. Descreve-se puberdade precoce predominantemente em meninas (Figura 578.4), que se caracteriza por cistos ovarianos recorrentes, crises de secreção de estrogênio e sangramento vaginal em face do desenvolvimento modesto das mamas. A idade de início nas meninas é geralmente de 3 a 6 anos, mas foi relatada a partir dos 4 a 6 meses de vida. Os níveis séricos de LH e FSH são suprimidos, sem resposta à estimulação de GnRH. Os níveis de estradiol variam de baixo a acentuadamente elevados (> 300 pg/mℓ), são frequentemente cíclicos e podem se correlacionar com o tamanho dos cistos. Nos meninos, a puberdade precoce é menos comumente reconhecida. Ao contrário do aumento dos ovários nas meninas, o aumento testicular nos meninos é frequentemente simétrico. É seguido pelo aparecimento de aumento fálico e pelos púbicos, como na puberdade normal. A histologia testicular mostrou focos ou nódulos (frequentemente detectáveis sonograficamente) da hiperplasia das células de Leydig. Em meninas e meninos, quando a idade óssea atinge a faixa etária puberal usual, a secreção de gonadotropinas começa, a PPC segue e ultrapassa a puberdade antecedente (independente de gonadotropina). Nas meninas, a menstruação torna-se mais regular, mas muitas vezes não completamente, e documentou-se fertilidade.

A progressão puberal é variável nestes pacientes. Cistos ovarianos funcionais com frequência desaparecem espontaneamente; a aspiração ou excisão cirúrgica dos cistos são raramente indicadas. Para meninas com secreção persistente ou recorrente de estradiol, inibidores de aromatase (as quais inibem a etapa final de biossíntese de estrogênio), assim como letrozol (1,25 a 2,5 mg/dia VO) provaram ser seguros e eficazes na limitação dos efeitos do estrogênio na maturação puberal e óssea. Os mesmos compostos também foram usados em meninos, em combinação com antiandrogênicos. Esses medicamentos não são aprovados pela FDA para esta indicação. A terapia associada a análogos de ação prolongada da GnRH é indicada apenas para crianças pequenas cuja puberdade tenha mudado de um mecanismo independente de gonadotropina para um predominantemente dependente de gonadotropina. A torção ovariana é uma complicação perturbadora dos grandes cistos ovarianos.

MANIFESTAÇÕES EXTRAGONADAIS

O hipertireoidismo que ocorre nesta condição difere daquele característico da doença de Graves. Relataram-se níveis de tri-iodotironina levemente elevados, níveis de TSH suprimidos e anormalidades nodulares à US. A tireoidectomia raramente é necessária.

Em pacientes com síndrome de Cushing associada, a hiperplasia adrenocortical nodular bilateral tem ocorrido somente em recém-nascidos e lactentes. Os níveis de ACTH são baixos, e a função suprarrenal não é suprimida por altas doses de dexametasona. O tratamento envolve a suprarrenalectomia bilateral.

O aumento da secreção de GH ocorre de forma incomum e se manifesta clinicamente por gigantismo ou acromegalia. A taxa de crescimento é aumentada (mesmo na ausência de puberdade precoce); os níveis séricos de GH são elevados, aumentam durante o sono e são pouco supridos pela glicose oral. Os níveis séricos de prolactina estão aumentados na maioria dos pacientes. Menos de 50% dos pacientes têm um tumor hipofisário demonstrável. O tratamento inclui octreotida ou lanreotida, análogos de somatostatina de ação prolongada, para diminuir os níveis elevados de GH; ou pegvisomanto, para antagonizar o efeito do GH no nível do receptor.

A displasia fibrosa de ossos múltiplos (poliostóticos) representa uma das principais causas de morbidade nessa síndrome (Figura 578.5). A base do crânio e os fêmures proximais estão mais comumente envolvidos, mas qualquer osso pode ser afetado. Mesmo na ausência de deformidades, uma tomografia computadorizada (TC) do crânio é recomendada

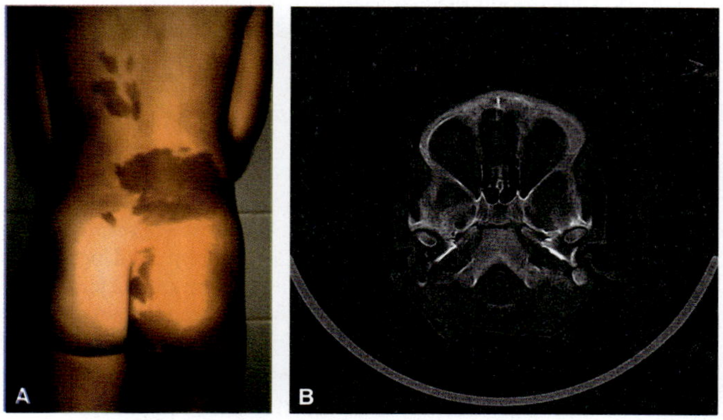

Figura 578.4 Puberdade precoce com síndrome de McCune-Albright (SMA). **A.** Uma menina apresentou-se aos 5 anos, com estágio inicial III, desenvolvimento mamário e sangramento vaginal. Observe as extensas manchas de pele café com leite, algumas das quais não cruzaram a linha média. **B.** Uma menina apresentou episódios recorrentes de aumento leve dos seios e sangramento vaginal associado a cistos ovarianos, começando aos 7 meses. Ela não apresentava lesões cutâneas, o exame do esqueleto e o escaneamento ósseo foram negativos aos 4 anos. O diagnóstico de SMA foi estabelecido aos 5 anos, quando proeminência esquerda da fronte e crista supraorbitária levaram à realização de tomografia computadorizada que revelou espessamento unilateral dos ossos do crânio (**B**). As lesões cranianas são frequentemente hiperostóticas, enquanto as lesões de ossos longos geralmente têm uma aparência lítica e de "vidro fosco".

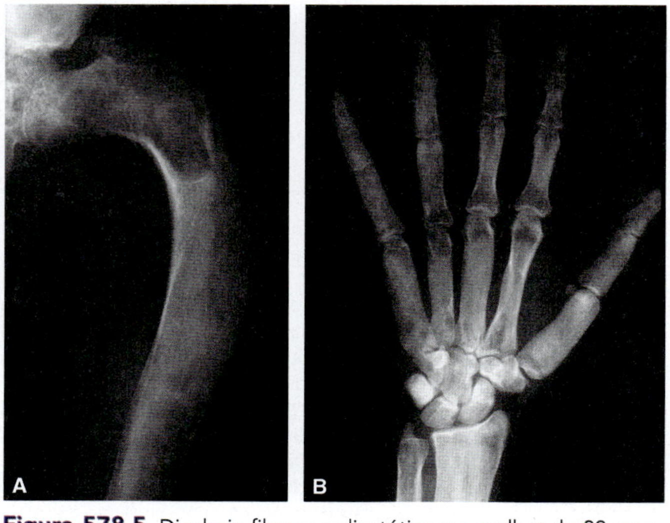

Figura 578.5 Displasia fibrosa poliostótica em mulher de 22 anos. **A.** O fêmur é expandido e curvado com uma deformidade de "cajado de pastor". As trabéculas femorais são substituídas por matriz de "vidro fosco". **B.** Observa-se esclerose difusa na mão e no punho com expansão moderada e transição indistinta do córtex para o espaço medular. (*De Thapa MM, Kaste SC, Meyer JS*: Soft tissue bone tumors. *In Coley BD, editor:* Caffey's pediatric diagnostic imaging, *ed 13, Philadelphia, 2018, Elsevier, Fig. 138.31.*)

por vários pesquisadores. O prognóstico é favorável à longevidade, mas deformidades, fraturas repetidas, dor e compressão ocasional do nervo craniano podem resultar das lesões ósseas. A dor óssea geralmente responde ao pamidronato IV ou a outros bisfosfonatos. Lesões ósseas extensas podem estar associadas à fosfatúria, devido à supersecreção de FGF 23, levando ao raquitismo ou osteomalacia. As manifestações extraglandulares dessa síndrome são raras, mas o envolvimento cardiovascular e hepático (colestase neonatal grave) pode ser uma ameaça à vida.

A bibliografia está disponível no GEN-io.

578.7 Puberdade Precoce Masculina Familiar Independente de Gonadotropina

Wassim Chemaitilly e Luigi R. Garibaldi

Esta rara forma autossômica dominante de puberdade precoce periférica é transmitida por homens afetados e mulheres não afetadas portadoras do gene aos seus descendentes do sexo masculino. Os sinais de puberdade surgem com 2 a 3 anos. Os testículos estão apenas discretamente aumentados. As biopsias testiculares revelam maturação das células de Leydig e, algumas vezes, hiperplasia acentuada. Pode ocorrer maturação dos túbulos seminíferos. Os valores de testosterona são variáveis e estão frequentemente elevados de forma acentuada, acima até da faixa de variação de homens adultos; entretanto, valores basais de LH são pré-púberes, a secreção pulsátil de LH está ausente, e este não responde à estimulação do GnRH ou seus agonistas. A causa para ativação das células de Leydig independentemente da estimulação por gonadotropinas é uma mutação *missense* do receptor de LH levando à ativação constitutiva da produção de adenosina monofosfato cíclico. A maturação óssea pode estar avançada de forma acentuada; quando atinge a variação de idade puberal, a maturação hipotalâmica altera o mecanismo de desenvolvimento puberal para um tipo dependente de gonadotropina. Esta sequência de eventos é semelhante àquela que ocorre em crianças com síndrome de McCune-Albright (ver Capítulo 578.6) ou naquelas com hiperplasia suprarrenal congênita (ver Capítulo 578).

A puberdade precoce independente de gonadotropina tem sido diagnosticada em alguns meninos sem parentesco acometidos por **pseudo-hipoparatireoidismo do tipo IA**, que possuíam mutação única da proteína $G_S\alpha$. Essa mutação é inativada em temperaturas corporais normais e causa pseudo-hipoparatireoidismo, mas em temperaturas mais frias dos testículos, é ativada constitucionalmente, resultando em estimulação da adenilciclase e produção de testosterona. Embora essa mutação difira da mutação constitutiva do receptor de LH, que em geral causa puberdade precoce masculina familiar independente de gonadotropina, o resultado final é o mesmo.

TRATAMENTO

Meninos jovens têm sido tratados efetivamente com cetoconazol (10 a 15 mg/kg/24 h em doses divididas cada 8 h), um medicamento antifúngico que inibe a síntese de C-17,20-liase e testosterona. Outros pesquisadores utilizam uma combinação de antiandrógenos (como a espironolactona 50 a 100 mg 2 vezes/dia, flutamida 125 a 250 mg/dia ou 2 vezes/dia, ou bicalutamida 25 a 50 mg/dia) e inibidores da aromatase (letrozol 2,5 mg/dia, ou anastrozol 1 mg/dia), pois estrógenos derivados dos andrógenos estimulam a maturação óssea. Esses medicamentos são incapazes de reverter as concentrações de testosterona sérica ao normal (pré-púberes) ou compensar completamente os efeitos desfavoráveis da elevação dos hormônios sexuais. Eles diminuem, mas não interrompem a progressão da puberdade e podem não melhorar o prognóstico. Meninos cujo pulso gerador de GnRH amadureceu necessitam de terapia combinada com agonistas de GnRH.

A bibliografia está disponível no GEN-io.

578.8 Desenvolvimento Precoce Incompleto (Parcial)

Wassim Chemaitilly e Luigi R. Garibaldi

O desenvolvimento isolado das mamas em mulheres e o crescimento de pelos sexuais em ambos os sexos sem outros sinais de puberdade são as duas formas mais comuns de precocidade incompleta e não incomuns em uma prática pediátrica.

TELARCA PREMATURA

Este termo se aplica à condição esporádica e transitória do desenvolvimento mamário isolado que surge mais frequentemente nos primeiros 2 anos de vida. Em algumas meninas, o desenvolvimento mamário está presente ao nascimento e persiste. Pode ser unilateral ou assimétrico e, frequentemente, flutua em graus. O crescimento e a maturação óssea são normais ou discretamente avançados. A genitália não demonstra evidências de estimulação estrogênica. O desenvolvimento mamário pode regredir após 2 anos, persiste frequentemente durante 3 a 5 anos e é raramente progressivo. A menarca ocorre na idade esperada e a reprodução é normal. Os níveis séricos basais de FSH e sua resposta à estimulação por GnRH podem ser maiores do que aqueles observados em controles normais. Os valores plasmáticos de LH e estradiol são consistentemente menores do que os limites de detecção. O exame por US dos ovários revela tamanho normal, mas alguns poucos pequenos cistos (< 9 mm) não são incomuns.

Em algumas meninas, o desenvolvimento mamário pode estar associado a evidências de efeitos estrogênicos sistêmicos, como aceleração do crescimento ou avançada idade óssea. A US pélvica pode revelar aumento dos ovários ou útero. Esta condição, referida como **telarca exagerada ou atípica**, difere da PPC porque regride espontaneamente. A estimulação com GnRH ou leuprorrelina mostra robusta resposta de FSH, baixa resposta do LH e moderado incremento do estradiol em 24 h (média de 60 a 90 pg/mℓ). A patogenia das formas típica e exagerada de telarca é incerta. A inativação atrasada do eixo hipotálamo-hipófise-ovariano, que está ativo durante o período pré-natal e pós-natal inicial, aumento da sensibilidade periférica aos estrógenos e outras possibilidades têm sido propostas, mesmo que ainda sejam hipóteses sem comprovação. Além de uma anamnese detalhada, a idade óssea deve ser obtida se houver características incomuns. Concentrações séricas aleatórias de FSH, LH e estradiol estão geralmente baixas e não são diagnósticas. O exame por US pélvica ou teste de estimulação com leuprorrelina são ocasionalmente indicados. A observação contínua é importante porque a condição não pode ser prontamente distinguida da puberdade precoce verdadeira. A regressão e recidiva sugerem cistos foliculares funcionais. A ocorrência de telarca em crianças com mais de 3 anos frequentemente é causada por uma condição que não seja a telarca prematura benigna.

PUBARCA PREMATURA (ADRENARCA)

Aplica-se tradicionalmente este termo ao surgimento de pelos sexuais antes dos 8 anos em meninas ou 9 anos em meninos sem outras evidências de maturação. É muito mais frequente em meninas do que em meninos. A maior prevalência desta condição em meninas afro-americanas e, em menor grau, meninas latinas, em comparação a meninas caucasianas, pode sugerir que a idade limite para a definição de *prematura* deve ser ajustada para os diferentes grupos étnicos com base nos dados epidemiológicos. Os pelos surgem no monte pubiano e nos grandes lábios em meninas e nas áreas perineal e escrotal em meninos; os pelos axilares geralmente surgem depois. O odor axilar adulto é comum. Crianças afetadas possuem frequentemente altura e maturação óssea discretamente avançadas. A adrenarca prematura é um evento precoce de maturação da produção androgênica suprarrenal. Esse evento coincide com a maturação precoce da zona reticular, diminuição associada na atividade da 3β-hidroxiesteroide desidrogenase aumento na atividade da C-17,20-liase. Estas alterações enzimáticas resultam em elevação das concentrações séricas, basal e pós-estímulo com ACTH, dos Δ^5-esteroides (17-hidroxipregnenolona e desidroepiandrosterona) e, em menor extensão, dos Δ^4-esteroides (particularmente androstenediona) comparados com indivíduos controle da mesma idade. Os valores desses esteroides e do sulfato de desidroepiandrosterona (DHEAS), em geral, comparáveis àqueles de crianças mais velhas nos estágios iniciais da puberdade normal. A adrenarca prematura idiopática é uma condição lentamente progressiva que não necessita de terapia. Entretanto, um subgrupo de pacientes apresenta **adrenarca prematura atípica** caracterizada por um ou mais sinais de efeito androgênico sistêmico, como aceleração marcante do crescimento, aumento do clitóris (meninas) ou peniano (meninos), acne cística e idade óssea avançada (mais que dois desvios padrões acima da média para a idade). Neste subgrupo, um teste de estímulo com ACTH com aferição da concentração sérica de 17-hidroxiprogesterona é indicado para descartar **hiperplasia suprarrenal congênita não clássica** causada por deficiência de 21-hidroxilase. Estudos genéticos epidemiológicos e moleculares demonstram que a prevalência da deficiência não clássica de 21-hidroxilase é de aproximadamente 3 a 6% de crianças não selecionadas com pubarca precoce; outros defeitos enzimáticos (*i. e.*, 3β-hidroxiesteroide desidrogenase ou 11β-hidroxilase) são extremamente raros. Embora a adrenarca prematura idiopática tenha sido considerada uma condição benigna, observações longitudinais sugerem que aproximadamente 50% das meninas acometidas por adrenarca prematura apresentem alto risco de **hiperandrogenismo** e **síndrome de ovários policísticos**, isolados ou em combinação com outros componentes da chamada síndrome metabólica (resistência à insulina que possivelmente progride para diabetes melito tipo 2, dislipidemia, hipertensão, aumento da gordura abdominal) quando adultas. Se a progressão não favorável do hiperandrogenismo puberal pode ser prevenido por agentes sensibilizantes da insulina (metformina 850 a 2.000 mg/dia) ou intervenções no estilo de vida (dieta, exercício) permanece por ser comprovado em vários estudos. Um aumento do risco de adrenarca prematura e síndrome metabólica tem sido documentado em crianças que nasceram pequenas para a idade gestacional. Isso parece estar associado à resistência à insulina e diminuição da reserva de células beta, talvez como consequência de subnutrição fetal.

MENARCA PREMATURA

Esta é uma rara entidade, muito menos frequente do que a telarca ou adrenarca prematura, e é um diagnóstico de exclusão. Em meninas com sangramentos vaginais isolados na ausência de outras características sexuais secundárias, causas mais comuns, como vulvovaginite, um corpo estranho (tipicamente associado à secreção com mau odor) ou abuso sexual, e causas incomuns, como prolapso uretral e sarcoma botrioide, devem ser cuidadosamente excluídas. A maioria das meninas com menarca prematura idiopática apresenta apenas um a três episódios de sangramento; a puberdade ocorre no momento usual e os ciclos menstruais são normais. Os valores plasmáticos de gonadotropinas são baixos, mas os valores de estradiol podem estar ocasionalmente elevados, provavelmente devido à secreção episódica estrogênica ovariana associada a cistos foliculares ovarianos que podem ser detectados ao exame ultrassonográfico.

A bibliografia está disponível no GEN-io.

578.9 Precocidade Medicamentosa

Luigi R. Garibaldi e Wassim Chemaitilly

Uma série de medicamentos pode induzir o surgimento de características sexuais secundárias (*i. e.*, puberdade precoce periférica). Exemplos incluem a ingestão acidental de estrogênios (incluindo pílulas anticoncepcionais) e a administração de esteroides anabolizantes. Os estrogênios exógenos podem produzir um escurecimento da aréola que geralmente não se observa na precocidade sexual central. A causa mais comum de precocidade medicamentosa está atualmente relacionada ao uso generalizado de géis ou cremes de testosterona, que são aplicados à pele para o tratamento do hipogonadismo masculino, com consequente virilização de crianças e mulheres após contato com a pele. A absorção sistêmica da área da pele de um parente masculino em que o gel/creme foi aplicado pode resultar em níveis séricos de testosterona na faixa de 50 a 100 mg/dℓ em crianças.

Menos comumente, os estrogênios em cosméticos, cremes para cabelo e cremes de aumento mamário causam o desenvolvimento das mamas em mulheres e ginecomastia em homens, por meio de absorção percutânea. Óleos de lavanda e de melaleuca têm sido associados à ginecomastia pré-puberal em vários relatos. A genisteína, um composto da soja, tem atividade estrogênica em camundongos, mas os dados em humanos são conflitantes. As mudanças físicas desaparecem após a cessação da exposição aos hormônios. A anamnese cuidadosa centrada em explorar a possibilidade de exposição acidental ou ingestão de hormônios sexuais é importante.

578.10 Puberdade Atrasada (Tardia) ou Ausente*

Peter M. Wolfgram

Para hipofunção dos testículos, ver Capítulo 601.
Para hipofunção dos ovários, ver Capítulo 604.

A puberdade tardia é a falha do desenvolvimento de qualquer característica puberal aos 13 anos nas mulheres ou aos 14 anos nos homens. Um ponto de corte inferior pode ser apropriado em uma criança com um forte padrão familiar de puberdade precoce.

DIAGNÓSTICO DIFERENCIAL

Atraso ou ausência de puberdade é causada por:

- Atraso constitucional: uma variante do normal
- Hipogonadismo hipogonadotrópico: baixos níveis de gonadotropina como resultado de um defeito do hipotálamo e/ou da glândula hipófise (Tabelas 578.3 e 578.4)
- Hipogonadismo hipergonadotrópico: altos níveis de gonadotropina como resultado da falta de *feedback* negativo por causa de um problema gonadal (Tabelas 578.3 e 578.4). As mulheres podem ter ausência isolada de adrenarca com desenvolvimento normal das mamas.

Atraso constitucional de crescimento e puberdade

Esta é a causa mais comum de puberdade tardia e acredita-se que seja uma variante normal. Geralmente é diagnosticada em homens, provavelmente como resultado do viés de averiguação dos padrões de referência. A causa é desconhecida, mas aproximadamente 50% dos pacientes afetados têm um parente de primeiro grau com atraso na puberdade e/ou crescimento tardio. Essa tendência pode ocorrer em uma criança do mesmo sexo que o pai afetado ou em uma criança do sexo oposto. Uma criança afetada geralmente se apresenta no início da adolescência, quando os colegas estão começando a se desenvolver e a ter surtos de crescimento, mas o paciente não está. A altura do paciente é geralmente igual ou abaixo do 3º percentil (ver Capítulo 573). No caso clássico, a criança afetada tinha um comprimento normal ao nascer, uma desaceleração na velocidade entre 6 meses e 2 anos, que resultou em baixa estatura, e uma velocidade normal ou quase normal a partir da altura atual da criança. Os achados do exame físico não são dignos de nota e, dependendo da idade, a criança pode ter puberdade tardia. O resultado diagnóstico cardinal é uma idade óssea moderadamente atrasada em comparação com a idade cronológica. Também pode haver uma história de dentição atrasada. Sem intervenção, a altura adulta final geralmente alcança ou se aproxima da faixa de altura alvo. No entanto, crianças com atraso constitucional podem ter um estirão de crescimento puberal abrupto em relação aos seus pares e, portanto, podem não atingir seu alcance genético de altura-alvo.

Hipogonadismo hipogonadotrópico

Uma variedade de insultos no sistema nervoso central pode interromper a produção de gonadotropinas. O gerador de pulsos de GnRH pode ser rompido por uma substância interferente, como excesso de prolactina (com ou sem hipotireoidismo) ou por estresse, doença crônica, desnutrição ou atividade física excessiva. O núcleo arqueado hipotalâmico pode ser

*Partes deste capítulo foram publicadas anteriormente em Kliegman RM, Lye PS, Bordini BJ et al., editors: *Nelson pediatric symptom-based diagnosis.* Philadelphia, 2018, Elsevier.

Tabela 578.3 Classificação da puberdade atrasada e infantilismo sexual.

Atraso idiopático (constitucional) no crescimento e na puberdade (ativação atrasada do gerador de pulso LRF hipotalâmico) hipogonadismo hipogonadotrópico: infantilismo sexual relacionado à deficiência de gonadotropina

DISTÚRBIOS DO SNC

Tumores

Craniofaringiomas
Germinomas
Outros tumores de células germinativas
Gliomas hipotalâmicos e ópticos
Astrocitomas
Tumores hipofisários (incluindo NEM-1, prolactinoma)

Outras causas

Histiocitose de Langerhans
Lesões pós-infecciosas do SNC
Anormalidades vasculares do SNC
Terapia de radiação
Malformações congênitas especialmente associadas a anomalias craniofaciais
Traumatismo craniano
Hipofisite linfocítica

DEFICIÊNCIA DE GONADOTROPINA ISOLADA

Síndrome de Kallmann
  Com hiposmia ou anosmia
  Sem anosmia
Mutação do receptor LHRH
Hipoplasia suprarrenal congênita (mutação *DAX1*)
Deficiência isolada de LH
Deficiência isolada de FSH
Deficiência de pró-hormônio convertase 1 (PCI)

FORMAS IDIOPÁTICAS E GENÉTICAS DE DEFICIÊNCIAS HORMONAIS HIPOFISÁRIAS MÚLTIPLAS INCLUINDO MUTAÇÃO PROP1

DISTÚRBIOS DIVERSOS

Síndrome de Prader-Willi
Síndromes de Laurence-Moon e Bardet-Biedl
Deficiência funcional de gonadotropinas
  Doença sistêmica crônica e desnutrição
    Doença falciforme
    Fibrose cística
    Síndrome de imunodeficiência adquirida (AIDS)
    Doença gastroentérica crônica
    Doença renal crônica
Desnutrição
Anorexia nervosa
Bulimia
Amenorreia psicogênica
Puberdade prejudicada e menarca tardia em atletas do sexo feminino e bailarinas (amenorreia do exercício)
Hipotireoidismo
Diabetes melito
Doença de Cushing
Hiperprolactinemia
Uso de maconha
Doença de Gaucher

Hipogonadismo hipergonadotrópico

HOMENS

Síndrome da disgenesia tubular seminífera e suas variantes (síndrome de Klinefelter)
Outras formas de insuficiência testicular primária
  Quimioterapia
  Radioterapia
  Defeitos biossintéticos esteroides testiculares
  Síndrome de Sertoli-*only*
  Mutação no receptor de LH
  Anorquia e criptorquidia
Traumatismo/cirurgia

MULHERES

Síndrome da disgenesia gonadal (síndrome de Turner) e suas variantes
Disgenesia gonadal de XX e XY
  Disgenesia gonadal familiar e esporádica do XX e suas variantes
  Disgenesia gonadal familiar e esporádica de XY e suas variantes
Deficiência de aromatase
Outras formas de insuficiência ovariana primária
  Menopausa prematura
  Radioterapia
  Quimioterapia
  Ooforite autoimune
  Galactosemia
  Síndrome glicoproteína tipo 1
  Ovário resistente
  Mutação do receptor FSH
  Resistência LH/hCG
  Doença do ovário policístico
  Traumatismo/cirurgia
  Síndrome de Noonan ou pseudo-Turner
  Defeitos biossintéticos dos esteroides ovarianos

FSH, hormônio foliculoestimulante; hCG, gonadotropina coriônica humana; LHRH, hormônio liberador de hormônio luteinizante; LRF, fator de liberação de hormônio luteinizante; NEM, neoplasia endócrina múltipla; SNC, sistema nervoso central. (De Styne DM, Grumbach MM: Physiology and disorders of puberty. In Melmed S, Polonsky KS, Larsen PR, Kronenberg HM, editors: *Williams Textbook of Endocrinology*, ed 13, Philadelphia, 2016, Elsevier, Table 25.15, p. 1129.)

Tabela 578.4 Base molecular para distúrbios do desenvolvimento associados ao hipogonadismo hipogonadotrópico.

GENE	FENÓTIPO	FENÓTIPO COMPLEXO
HIPOGONADISMO HIPOGONADOTRÓPICO ISOLADO		
Síndrome de Kallmann ou HHI normósmico (com o mesmo gene mutante)		
KAL1 (Xp22.3)	Síndrome de Kallmann ligada ao X	Anosmia/hiposmia, agenesia renal, discinesia
FGFR1 (KAL2) (8p11.2)	Síndrome de Kallmann autossômica dominante (± recessiva)	Anosmia/hiposmia, fissura labial/palatina
FGF8 (ligante para FGFR1) (10q25)		
NELF (9p34.3)	Síndrome de Kallmann autossômica dominante (?)	
PROK2 (3p21.1)	Síndrome de Kallmann autossômica recessiva	
*PROKR2** (20p12.3)		
CHD7 (8p12.1)	Autossômico dominante (alguns)	Síndrome CHARGE inclui hiposmia
Hipogonadismo hipogonadotrópico isolado normósmico		
GNRH1 (8p21-11.2)	Autossômico recessivo	
*GNRHR** (4q13.2-3)	Autossômico recessivo (± dominante)	
*GPR54** (19p13.3)	Autossômico recessivo	
SNRPN		Síndrome Prader-Willi

(*continua*)

Tabela 578.4 Base molecular para distúrbios do desenvolvimento associados ao hipogonadismo hipogonadotrópico. (*continuação*)

GENE	FENÓTIPO	FENÓTIPO COMPLEXO
Hipogonadismo hipogonadotrópico isolado normósmico (continuação)		
Falta de função da região 15q11-q13 paterna ou dissomia uniparental materna		Obesidade
LEP (7q31.3)	Autossômico recessivo	Obesidade
LEPR (1p31)	Autossômico recessivo	Obesidade
NR0B1 (DAX1) (X21.3-21.2)	Recessivo ligado ao X	Hipoplasia suprarrenal
TAC3 (12q13-12)	Autossômico recessivo	
TACR3 (4q25)	Autossômico recessivo	
Deficiências múltiplas do hormônio hipofisário		
PROP1 (POU1F1)	GH, PRL, TSH e LH/FSH autossômicos recessivos (menos frequentemente, deficiência de ACTH de início tardio)	
HESX1 (RPX)	Autossômico recessivo; e mutações heterozigotas Várias deficiências hipofisárias, incluindo diabetes insípido, mas LH/FSH incomum	Displasia septo-óptica
LHX3	GH, PRL, TSH, FSH/LH autossômicos recessivos	Espinha cervical rígida
PHF6	Ligado ao X; GH, TSH, ACTH, LH/FSH	Síndrome de Börjeson-Lehmann: retardo mental; fácies

*Receptor acoplado à proteína AG. ACTH, hormônio adrenocorticotrófico; CHD7, fator de remodelação da cromatina; DAX1, hiperplasia reversa-suprarrenal sexual sensível à dose, região crítica congênita no cromossomo X, gene 1; FGF, fator de crescimento de fibroblastos; FSH, hormônio foliculoestimulante; GH, hormônio do crescimento; GNRH, hormônio liberador de gonadotropina; GPR54, receptor acoplado à proteína G kisspeptina 54; HESX1, gene homeobox expresso em células ES; HHI, hipogonadismo hipogonadotrópico idiopático; LEP, leptina; LH, hormônio luteinizante; LHX3, gene *homeobox* lim 3; NELF, fator liberador do hormônio luteinizante embrionário nasal; NR0B1, família de receptores nucleares 0, grupo B, membro 1; PHF6, gene *finger* do tipo homeodomínio da planta; PRL, prolactina; PROK2, procineticina 2; PROP1, profeta do Pit-1; R, receptor; SNRPN, pequeno polipeptídeo de ribonucleoproteína nuclear SmN; TAC3, neuroquinina 3; TSH, hormônio estimulante da tireoide. (De Styne DM, Grumbach MM: Physiology and disorders of puberty. In Melmed S, Polonsky KS, Larsen PR, Kronenberg HM, editors: *Williams textbook of endocrinology*, ed 13, Philadelphia, 2016, Elsevier, Table 25.19, p 1138.)

danificado por traumatismo, radiação, infecção, infiltração, aumento da pressão intracraniana ou cirurgia. As lesões de massa mais comuns são craniofaringiomas, gliomas e cistos. Condições congênitas ou malformações podem ter permitido GnRH suficiente para o desenvolvimento infantil, mas não o suficiente para as necessidades da puberdade.

Síndrome de Kallmann

Esta é a combinação de deficiência ou ausência de olfato e deficiência de gonadotropina. Outras características incluem daltonismo, defeitos septais atriais e anomalias estruturais renais (agenesia renal unilateral). A forma ligada ao X é causada por mutação do gene *KAL;* existem formas autossômicas recessivas e autossômicas dominantes.

As **deficiências de LH e FSH** também podem ser isoladas ou causadas por múltiplas deficiências hormonais hipofisárias. Esta última condição pode ser um resultado de danos na hipófise causados por traumatismo, radiação, infecção, doença falciforme, compressão por infiltrado ou tumor, ou processos autoimunes. Ao diferenciar a deficiência primária da hipófise daquela secundária à deficiência hipotalâmica, o clínico deve lembrar que todos os hormônios hipofisários, exceto a prolactina, são estimulados por hormônios liberadores do hipotálamo; a prolactina é inibida pelo fator inibitório hipotalâmico de prolactina. Portanto, se todos os hormônios hipofisários, incluindo a prolactina, forem deficientes, o problema está na hipófise. Se os níveis de prolactina estiverem presentes ou mesmo elevados, mas os outros hormônios hipofisários forem deficientes, o problema está acima da hipófise, no pedúnculo ou no hipotálamo. No caso de deficiências isoladas de LH e FSH, a anormalidade primária pode estar nos neurônios hipofisários ou hipotalâmicos produtores de GnRH; há evidências de anormalidades primárias mais a montante. Em particular, anomalias nas moléculas necessárias para a migração adequada dos neurônios GnRH (incluindo o gene *KAL*) ou falta de sinalização necessária para neurônios produtores de GnRH (anomalias na kisspeptina ou neurocinina B e seus receptores) podem resultar em deficiência de LH e FSH por meio da secreção inapropriada de GnRH.

Hipogonadismo hipergonadotrópico: homens

Se os testículos forem pequenos, eles podem ter sido danificados por torção, doença falciforme, infecção, doença autoimune, quimioterapia ou radiação e podem não ser capazes de responder à estimulação de LH e FSH. Se a idade óssea for maior do que 10 anos e o hipotálamo provavelmente amadureceu, o LH e o FSH séricos podem ser altos.

Quando o tamanho do testículo for pré-púbere e o LH estiver presente, mas a testosterona não estiver aumentando, pode haver um problema com o receptor de LH.

Síndrome de Klinefelter

Isso ocorre em 1:500 meninos e é frequentemente associado a um cariótipo 47, XXY; características comuns incluem inteligência reduzida, ginecomastia adolescente (geralmente pronunciada) e testículos pequenos e firmes. Os testículos raramente excedem 5 mℓ em volume (aproximadamente 25% do volume médio de adultos). Os pacientes, muitas vezes altos e magros com hábito eunucoide, podem ter puberdade tardia. A virilização pode ser incompleta, a potência sexual é geralmente menor que a média e a infertilidade é próxima a 100%.

Hipogonadismo hipergonadotrópico: mulheres

Nesta condição, o ovário pode ser incapaz de sintetizar estrogênio (um distúrbio metabólico hereditário, possivelmente associado ao excesso de mineralocorticoide suprarrenal e hipertensão), pode não ser formado normalmente (disgenesia) ou pode ter sido danificado por qualquer um dos fatores listados para danos testiculares ou por galactosemia.

O ovário pode estar intacto, mas não pode ser estimulado pelas gonadotropinas. As gonadotropinas estão presentes, mas não são eficazes se houver um problema no receptor de FSH.

Síndrome de Turner

As duas características mais comuns da síndrome de Turner são baixa estatura (que envolve os membros em maior grau do que o tronco) e insuficiência ovariana. Linfedema e pescoço alado são características diagnósticas presentes em um recém-nascido. As características adicionais incluem peito de escudo, aumento do ângulo de transporte (cúbito valgo), 4º metacarpo curto, unhas hipoplásicas, anomalias renais e anomalias cardíacas do lado esquerdo (coarctação da aorta, valva mitral bicúspide etc.). Aproximadamente 50% das meninas afetadas não têm estigmas, exceto baixa estatura, e, portanto, são tipicamente identificadas mais tardiamente. Cerca de 20% podem ter puberdade espontânea com ovários funcionais por pelo menos um curto período, o que é em grande parte dependente do cariótipo da criança, mas a taxa de infertilidade é maior que 99%.

Meninas com adrenarca tardia ou ausente

Se a mulher tiver desenvolvimento avançado da mama, mas não apresentar sinais andrógenos, ela pode ter uma deficiência de receptores androgênicos, como ocorre na **síndrome de insensibilidade aos andrógenos** (feminização testicular). Nas meninas, os andrógenos vêm predominantemente das glândulas suprarrenais (adrenarca). Se a idade óssea não passou de 8 anos, quando DHEAS geralmente aumenta, a adrenarca pode simplesmente ser adiada (adrenarca tardia). No entanto, se a idade óssea estiver avançada, há uma deficiência na produção de andrógenos. Além disso, pode haver um problema hereditário na síntese de andrógenos devido a uma deficiência enzimática, ou a suprarrenal pode estar danificada por lesões autoimunes, infecciosas ou hipóxicas. Nestas últimas condições, outros sinais de insuficiência suprarrenal seriam evidentes.

ABORDAGEM DIAGNÓSTICA PARA A PUBERDADE TARDIA

Uma taxa de crescimento normal com puberdade tardia, mas não ausente, e uma história familiar de maturação tardia sugerem o diagnóstico de atraso constitucional do crescimento e da puberdade, que é a causa mais comumente encontrada. Uma idade óssea que se correlaciona com o estado puberal do paciente confirma a impressão clínica; nenhum outro teste é necessário.

A avaliação inicial deve incluir:

- Anamnese: traumatismo, doença, medicamentos (p. ex., estimulantes, quimioterapia), radiação, infecção, desnutrição, problemas autoimunes, doença falciforme, estresse, registros de crescimento, galactosemia
- Revisão dos sintomas: problemas de visão, cefaleia, vômitos, incapacidade de detectar odores (hiposmia ou anosmia), idade de início dos sinais androgênicos, idade de início dos sinais estrogênicos, genitália pequena ao nascer, sinais de insuficiência suprarrenal primária como hiperpigmentação, necessidade de desodorante, necessidade de lavar o cabelo com mais frequência
- História familiar: tempo de crescimento materno e paterno e desenvolvimento puberal; irmãos e primos com atraso no desenvolvimento
- Exame físico: sinais de doença crônica, temperatura, pressão arterial, altura, peso, circunferência da cabeça, idade dental, bronzeamento (hiperpigmentação), pelos pubianos e axilares, odor corporal adulto, óleos para pele e cabelo, campos visuais, discos ópticos, capacidade para detectar odores, desenvolvimento da mama, cornificação vaginal/descarga, tamanho do pênis, desenvolvimento escrotal, volume testicular, estágios de pelos pubianos, estado neurológico, afeto ou humor, capacidade intelectual, características dismórficas.

Os exames laboratoriais iniciais para doença crônica (contagem completa de células do sangue, perfil químico, taxa de sedimentação), hipotireoidismo (tiroxina livre e TSH) e hiperprolactinemia (nível de prolactina) devem ser obtidos. Se o crescimento for lento, o clínico deve medir o nível de fator de crescimento 1 semelhante à insulina (marcador da atividade basal do GH) e considerar o teste de GH. O clínico deve medir os níveis de testosterona nos meninos e os níveis de estradiol nas meninas.

As medições de FSH e LH aleatórios e os resultados de um teste de estimulação com GnRH podem diferenciar hipogonadismo hipogonadotrópico de insuficiência gonadal primária (Figuras 578.6 e 578.7). Níveis elevados de gonadotropinas suportam um diagnóstico de insuficiência gonadal primária. A cariotipagem cromossômica é, então, realizada (síndrome de Klinefelter em meninos e síndrome de Turner em meninas). O teste de estimulação de GnRH, com medição dos níveis séricos de LH durante 1 a 2 horas, é frequentemente usado. Sua fundamentação baseia-se no fato de que uma criança na puberdade tem um aumento significativo no LH sérico em relação à linha de

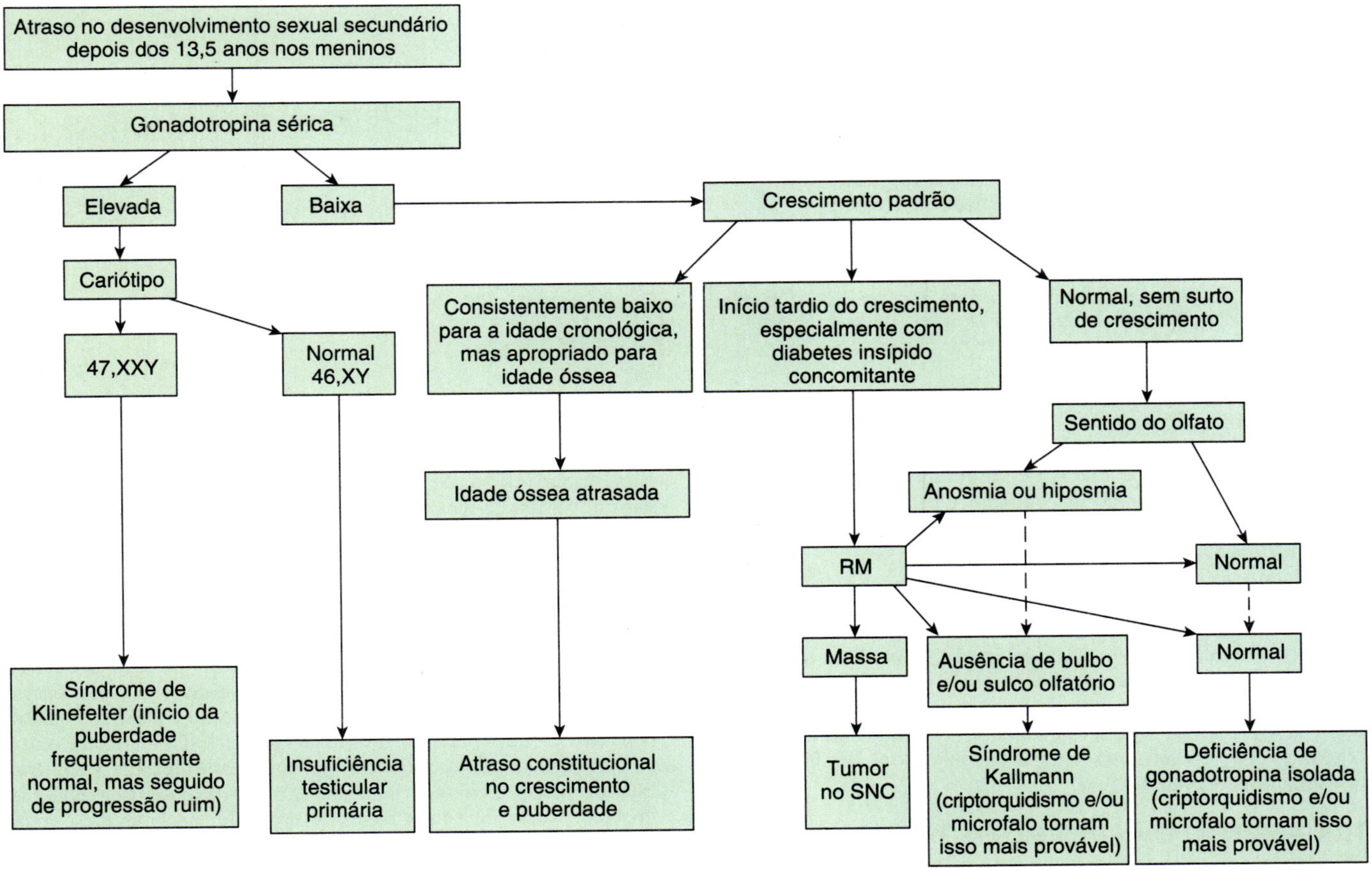

Figura 578.6 Algoritmo diagnóstico para avaliação da puberdade tardia em homens. RM, ressonância magnética; SNC, sistema nervoso central. (*De Styne DM, Grumbach MM: Physiology and disorders of puberty. In Melmed S, Polonsky KS, Larsen PR, Kronenberg HM, editors:* Williams textbook of endocrinology, *ed 13, Philadelphia, 2016, Elsevier, Fig. 25.48.*)

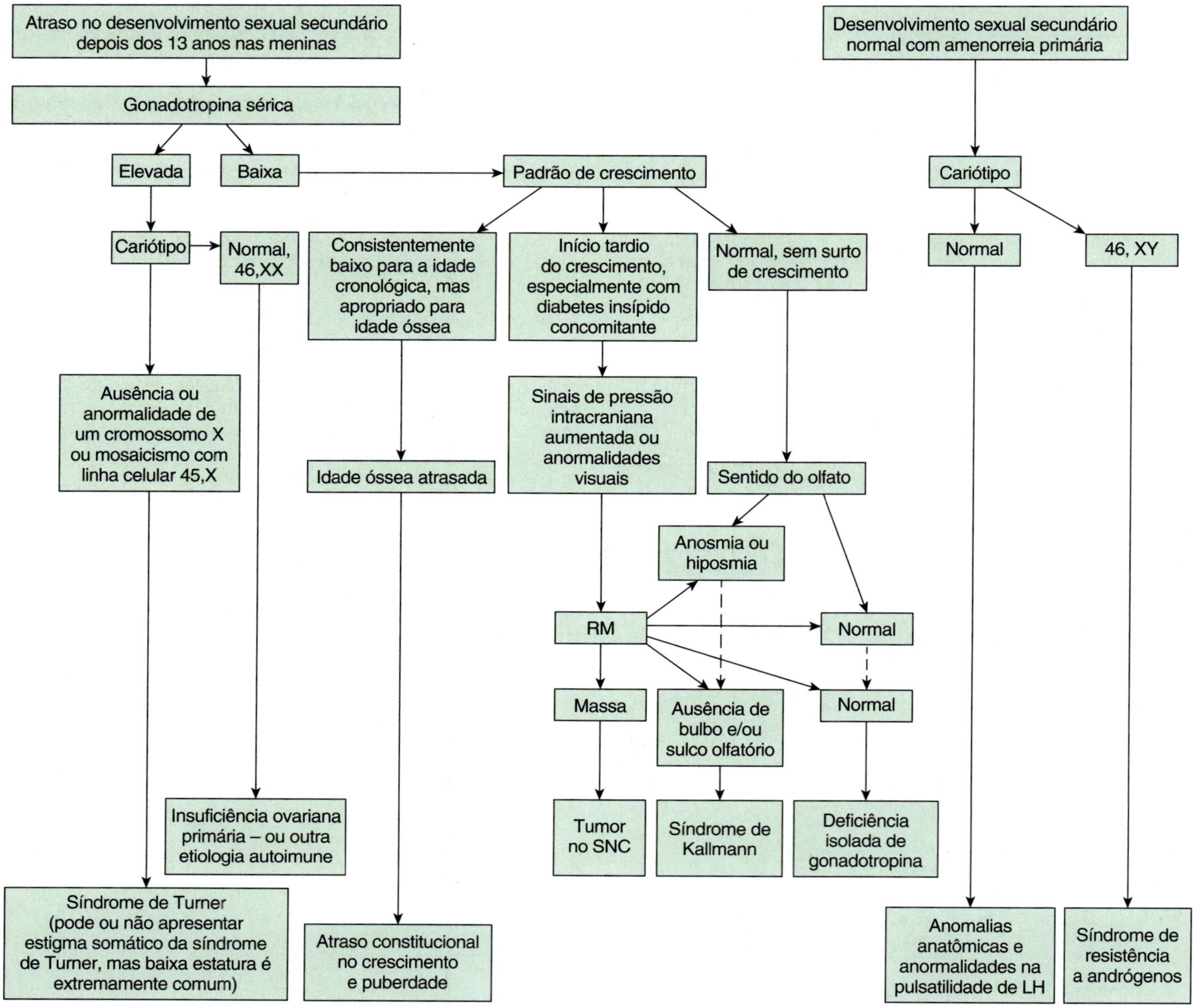

Figura 578.7 Algoritmo diagnóstico para avaliação da puberdade tardia em meninas. RM, ressonância magnética; SNC, sistema nervoso central. (*De Styne DM, Grumbach MM: Physiology and disorders of puberty. In Melmed S, Polonsky KS, Larsen PR, Kronenberg HM, editors:* Williams textbook of endocrinology, *ed 13, Philadelphia, 2016, Elsevier, Fig. 25.49, p 1157.*)

base. Infelizmente, o teste de GnRH não é útil para distinguir entre atraso constitucional e hipogonadismo hipogonadotrópico porque, em ambos os casos, a resposta de LH é diminuída secundária à falta de *priming* endógeno de GnRH dos gonadotrofos. No entanto, a criança com atraso constitucional desenvolve eventualmente uma resposta puberal adequada ao teste de estimulação de GnRH.

Se a síndrome de Kallmann for considerada, uma RM pode mostrar anormalidades na região olfatória. Se a mulher 46,XX apresentar falha ovariana inexplicada, anticorpos antiovarianos são obtidos e a substância inibidora de Müller também pode ser usada em meninas para avaliar a reserva folicular ovariana e a fertilidade potencial. Um teste de estimulação com hCG para avaliar a capacidade de produzir testosterona e um nível sérico de substância inibidora de Müller (secretado por células de Sertoli) são úteis para determinar se o tecido testicular funcionante está presente.

TRATAMENTO DA PUBERDADE TARDIA

Se a puberdade tardia for fisiológica, não há necessidade médica para iniciar a reposição de esteroides sexuais. A conduta expectante geralmente é o curso de ação apropriado. Adolescentes do sexo masculino com atraso constitucional de crescimento e puberdade que forem baixos, subdesenvolvidos e psicologicamente comprometidos frequentemente se beneficiam de um curto período de terapia com testosterona. Geralmente, é administrada como testosterona intramuscular de ação prolongada, na dose de 50 a 100 mg a cada 3 a 4 semanas para um curso que varia entre 3 e 12 meses. Geralmente, inicia-se o tratamento aos 13 anos e, se possível, quando os testículos têm cerca de 6 a 8 mℓ de volume. Essas doses estimulam ganho de peso e altura, permitem uma virilização adequada (aumento do crescimento dos pelos pubianos e axilares e aumento do pênis) e, normalmente, não suprimem a secreção hipofisária de FSH e LH, permitindo, assim, a progressão puberal endógena simultânea (aumento testicular). Isso estreita o espaço físico entre o paciente e seus pares, sem causar avanço indevido da idade óssea. A acne é o principal efeito colateral, e a altura adulta não é alterada. É a esperança que na conclusão do tratamento, o menino continuará a crescer e desenvolver-se rapidamente com o tratamento de testosterona percebido como um salto de partida da puberdade endógena. Um curso curto de baixas doses de esteroides anabolizantes, como oxandrolona ou fluoximesterona, também pode ser usado em meninos pré-púberes e púberes, e o estradiol em baixas doses tem sido usado em meninas pré-púberes e púberes com atraso constitucional.

O tratamento do hipogonadismo tem como objetivo imitar a fisiologia normal com a substituição gradual da testosterona nos meninos e estrogênio e progesterona nas meninas. Para meninos com hipogonadismo, a testosterona parenteral em dose baixa é iniciada com 50 mg a cada 3 a 4 semanas, com incrementos de 50 mg ao longo de um período de 2 a 3 anos. A maioria dos homens adultos recebe 200 mg a cada 3 a 4 semanas, que é baseada na taxa diária de produção de testosterona masculina adulta de 6 mg. Alguns homens adultos são tratados com 300 mg a cada 2 semanas. Homens adultos podem usar testosterona por adesivo, que é frequentemente associado a irritação local, ou por gel, porém, tipicamente, em adolescentes em crescimento, a testosterona intramuscular é preferida.

Para as meninas, administra-se a terapia diária de estrogênio por 1 ano. Isso pode ser na forma de estrogênios conjugados a 0,3 mg/dia nos primeiros 6 meses e 0,625 mg/dia nos 6 meses seguintes, ou com um esquema análogo de reposição de etinilestradiol ou por meio de um adesivo de 17β-estradiol aplicado semanalmente. Esta duração não coloca o útero em risco devido a hiperplasia ou malignidade, mas depois de 2 anos de terapia (ou se ocorrer sangramento antes), a progesterona deve ser adicionada. As opções a serem consideradas quando se adiciona progesterona incluem a continuação das pílulas puramente estrogênicas (estrogênios conjugados ou etinilestradiol) ou os adesivos de 17β-estradiol em conjunto com o acetato de medroxiprogesterona oral ou a mudança da paciente para contraceptivos orais convencionais. Se a paciente não for tratada com um esquema de contraceptivo oral convencional, o estrogênio (pílula ou adesivo) é prescrito dos dias 1 a 23 do mês do calendário com adição de acetato de medroxiprogesterona nos dias 10 a 23. Com essa abordagem, o sangramento de abstinência geralmente ocorre entre o dia 23 e o fim do mês, embora possa haver alguma variabilidade no tempo entre os pacientes.

Pacientes de ambos os sexos com hipogonadismo hipogonadotrópico são potencialmente férteis, mas a terapia com esteroides sexuais isoladamente não é, em geral, suficiente para iniciar a gametogênese, embora existam casos raros em homens nos quais a reposição isolada de testosterona estimulou a espermatogênese. A abordagem geral da indução da fertilidade em ambos os sexos envolve a adição de terapia de gonadotropina cíclica ou pulsoterapia com GnRH na idade da concepção desejada. *Finalmente, se o hipogonadismo hipogonadotrópico estiver presente como um componente do hipopituitarismo, é essencial substituir adequadamente todos os hormônios deficientes.* Em contraste, os pacientes com hipogonadismo primário apresentam danos gonadais intrínsecos e são normalmente inférteis.

A bibliografia está disponível no GEN-io.

Seção 2
Distúrbios da Glândula Tireoide

Capítulo 579
Desenvolvimento e Fisiologia da Tireoide

Ari J. Wassner e Jessica R. Smith

DESENVOLVIMENTO FETAL

A tireoide fetal surge a partir de uma evaginação do intestino anterior na base da língua (forame cego), migrando então para seu local sobre a cartilagem tireoide por volta de 8 a 10 semanas de gestação. A forma bilobada da tireoide é identificada em torno de 7 semanas de gestação, e a formação das características células foliculares e de coloide é observada na 10ª semana. A síntese de tireoglobulina ocorre a partir da 4ª semana e a captação de iodo ocorre entre a 8ª e a 10ª semana. A síntese e a secreção de tiroxina (T_4) e, em menor extensão, de tri-iodotironina (T_3) ocorre a partir da 12ª semana de gestação. Há evidências de que muitos fatores de transcrição – incluindo NKX2.1, FOXE1 e PAX8 – sejam importantes para a morfogênese e a diferenciação da glândula tireoide, e possivelmente também para a migração caudal em direção à sua localização final. Esses fatores ligam-se aos promotores dos genes da tireoglobulina e da tireoperoxidase (TPO) e então influenciam a produção de hormônios na tireoide. Os neurônios hipotalâmicos sintetizam o hormônio liberador de tireotropina (TRH), e a secreção do hormônio tireoestimulante (TSH) é evidente pelas 10 a 12 semanas de gestação. O amadurecimento do eixo hipotálamo-hipófise-tireoide ocorre durante a segunda metade da gestação, porém as relações normais de retroalimentação não estão maduras até aproximadamente 1 a 3 meses de vida pós-natal. Outros fatores de transcrição, tais como o PROP1 e o POU1F1, são importantes para a diferenciação e o crescimento tireotrófico, como também para o somatotrófico e o lactotrófico.

FISIOLOGIA DA TIREOIDE

A principal função da glândula tireoide é sintetizar T_4 e T_3. O único papel fisiológico conhecido do iodo é a síntese destes hormônios. A ingestão diária recomendada de iodo é de 110 a 130 μg para os recém-nascidos, 90 a 120 μg para as crianças e 150 μg para os adolescentes e adultos.

A ingestão média de iodo nos EUA diminuiu aproximadamente 50% entre as décadas de 1970 (320 μg/ℓ) e 1990 (145 μg/ℓ), mas parece estar estabilizada (2009-2010 = 144 μg/ℓ). Independente da forma química ingerida, eventualmente o iodo alcançará a glândula tireoide na sua forma ionizada [I^-]. O tecido tireoidiano é ávido por iodeto, sendo capaz de captar (com um gradiente de 100:1), transportar e concentrar este composto no lúmen folicular para a síntese dos hormônios tireoidianos. A entrada do iodeto da circulação na célula folicular da tireoide é realizada pelo simportador sódio-iodeto (NIS). O iodeto difunde-se através da célula para a membrana apical, de onde é transportado para dentro do coloide via pendrina (e provavelmente por pelo menos um outro transportador não identificado).

Para formar o hormônio tireoidiano, o iodeto inorgânico retido deve ser organificado em resíduos de tirosina da tireoglobulina no lúmen folicular. Esta reação é catalisada pela TPO e requer o H_2O_2 produzido pela enzima DUOX2, cuja expressão depende, por sua vez, do fator 2 de maturação da oxidase dual (DUOXA2). A tireoglobulina é uma glicoproteína homodimérica com um peso molecular de aproximadamente 660 kDa e com 138 resíduos de tirosina. A iodação de cerca de 14 dessas tirosinas forma a monoiodotirosina (MIT) ou a di-iodotirosina (DIT). Então, duas moléculas de DIT juntam-se para formar uma molécula de T_4, ou uma molécula de DIT e uma de MIT juntam-se para formar T_3. Uma vez formados, os hormônios permanecem armazenados como parte da tireoglobulina no coloide do lúmen folicular até estarem prontos para serem secretados da tireoide. T_4 e T_3 são liberadas quando a célula folicular endocita o coloide e a tireoglobulina é degradada por proteases e peptidases endossomais.

Nos adultos, a tireoide secreta aproximadamente 85 μg de T_4 e 6 a 7 μg de T_3 diariamente. Apenas 20% da T_3 circulante são secretados pela tireoide, enquanto o restante é produzido pela desiodação do T_4 nos tecidos extratireoidianos pelas iodotirosinas deiodinases (tipos 1 e 2). Na hipófise e no cérebro, aproximadamente 80% da T_3 requerida são produzidos localmente a partir de T_4 pela deiodinase tipo 2. Embora esteja presente no sangue aproximadamente um terço da concentração de T_4, T_3 é o hormônio tireoidiano fisiologicamente ativo porque se liga ao receptor do hormônio tireoidiano com 10 a 15 vezes mais afinidade que T_4.

Os hormônios tireoidianos aumentam o consumo de oxigênio, estimulam a síntese proteica, influenciam o crescimento e a diferenciação e afetam o metabolismo de carboidratos, lipídios e vitaminas. A entrada de T_4 e T_3 nas células é facilitada por transportadores de hormônios tireoidianos específicos, dos quais o mais importante é o transportador de monocarboxilato 8 (MCT8). Uma vez dentro da célula, T_4 é convertida em T_3 pela deiodinase tipo 1 ou 2. T_3 intracelular então entra no núcleo e se liga aos receptores de hormônios tireoidianos. Os receptores de hormônios tireoidianos são membros da superfamília de receptores de hormônios esteroides que incluem os receptores para glicocorticoides, andrógenos, estrógenos, progesterona, vitamina D e retinoides. Quatro isoformas do receptor de hormônios tireoidianos (α_1, α_2, β_1 e β_2) são expressas em diferentes tecidos, embora não se saiba se $TR\alpha_2$ tem alguma função fisiológica. Os receptores de hormônios tireoidianos consistem em um domínio de ligação ao ligante que liga T_3, uma região dobradiça e um domínio de ligação ao DNA (filtro de zinco) que se liga aos elementos de resposta do receptor de hormônios tireoidianos. A ligação de T_3 ao receptor de hormônios tireoidianos causa o recrutamento de moléculas coativadoras, a transcrição do RNA mensageiro e a síntese proteica. Assim, os múltiplos níveis de regulação da sinalização do hormônio tireoidiano, incluindo a deiodinação, o transporte transmembrana e a expressão do receptor de hormônios tireoidianos, permitem a modulação específica do tecido da ação do hormônio tireoidiano em face de um dado nível de T_4 circulante.

Aproximadamente 70% da T_4 circulante estão ligados à globulina de ligação à tiroxina (TBG), e a maior parte do restante está ligada à albumina e à pré-albumina (também denominada *transtirretina*). Apenas 0,03% da T_4 sérica é não ligado e compreende T_4 livre. Aproximadamente 50% da T_3 circulante estão ligados à TBG e 50% estão ligados à albumina, enquanto apenas 0,3% da T_3 é não ligada ou T_3 livre. Como a concentração ou a ligação da TBG é alterada em muitas circunstâncias clínicas, o seu estado deve ser considerado ao se interpretarem os níveis totais de T_4 ou T_3.

REGULAÇÃO DA TIREOIDE

A tireoide é regulada pelo TSH, um hormônio glicoproteico secretado pela adeno-hipófise. A ligação ao receptor de TSH ativa a adenilato ciclase na glândula tireoide e estimula todas as etapas da biossíntese dos hormônios tireoidianos, da absorção do iodo à liberação dos hormônios tireoidianos (ver Figura 572.1, no Capítulo 572). O TSH é um heterodímero composto por subunidades α e β. A subunidade α é comum ao hormônio luteinizante, ao hormônio foliculoestimulante e à gonadotropina coriônica, enquanto a especificidade de cada hormônio é conferida pela única subunidade β. A síntese e a liberação de TSH são estimuladas pelo TRH, um tripeptídeo que é sintetizado no hipotálamo e secretado na hipófise. Nos estados de diminuição do hormônio tireoidiano, o TSH e o TRH ficam aumentados, enquanto o aumento do hormônio tireoidiano inibe a produção de TSH e de TRH. Embora os níveis de TSH possam ser medidos no soro, os níveis circulantes de TRH são muito baixos fora do período neonatal.

Um controle adicional do nível de hormônios tireoidianos circulantes ocorre na periferia. Em muitas doenças não tireoidianas, os níveis circulantes de T_3 caem devido à diminuição da produção extratireoidiana de T_3 pela deiodinase tipo 1 e ao aumento da inativação de T_4 (para reverter para T_3) e T_3 (para T_2) pela deiodinase tipo 3. Essas alterações podem ser induzidas por fatores como jejum, desnutrição crônica, doença aguda e certos medicamentos. Embora os níveis de T_3 possam estar significativamente diminuídos, os níveis de T_4 livre e de TSH podem permanecer normais. A diminuição dos níveis de T_3 pode ser uma adaptação fisiológica que resulta em menores taxas de consumo de oxigênio, de uso de substrato e de outros processos catabólicos.

A bibliografia está disponível no GEN-io.

579.1 Estudos do Hormônio Tireoidiano

Ari J. Wassner e Jessica R. Smith

HORMÔNIOS TIREOIDIANOS SÉRICOS

Estão disponíveis métodos para mensurar todos os hormônios tireoidianos no soro: T_4, T_4 livre, T_3 e T_3 livre. T_3 reversa metabolicamente inerte (rT_3 ou 3,5',3'-tri-iodotironina) também está presente no soro, mas medir rT_3 raramente é clinicamente útil. Os testes com T_4 livre direta estão amplamente disponíveis e geralmente são confiáveis em pacientes saudáveis; entretanto, esses ensaios podem não ser confiáveis durante a doença aguda ou quando há anormalidades graves da ligação do hormônio tireoidiano. Portanto, em tais situações, pode ser preferível medir a T_4 total e um índice de ligação à TBG, ou medir a T_4 livre pela técnica padrão-ouro de diálise de equilíbrio. Muitos ensaios com T_3 livre são pouco padronizados e sua utilidade clínica é limitada. A idade deve ser considerada na interpretação de todos os resultados dos hormônios tireoidianos, particularmente no recém-nascido.

A tireoglobulina é uma glicoproteína secretada através da superfície apical da célula folicular tireoidiana para o interior do coloide. Pequenas quantidades escapam para a circulação e são mensuráveis no soro. As concentrações de tireoglobulina aumentam com a estimulação do TSH e caem quando este é diminuído. As concentrações séricas de tireoglobulina estão aumentadas nos neonatos, nos pacientes com doença de Graves e em outras formas de doenças tireoidianas autoimunes e nos indivíduos com bócio endêmico. Elevações acentuadas da tireoglobulina podem também ocorrer em pacientes com carcinoma diferenciado da tireoide. Os recém-nascidos com atireose apresentam no soro concentrações bastante reduzidas de tireoglobulina.

As concentrações séricas de TSH são os testes mais sensíveis para a disfunção tireoidiana primária. Elas estão elevadas no hipotireoidismo primário e diminuídas no hipertireoidismo. Após o período neonatal, as concentrações normais de TSH são de menos de 5 mUI/ℓ. No hipotireoidismo central (secundário), o TSH sérico está baixo ou inapropriadamente normal, apesar de uma baixa concentração sérica de T_4 ou T_4 livre. Embora possa estar em uma concentração normal, o TSH é menos ativo biologicamente nos pacientes com hipotireoidismo central. A disponibilidade de ensaios sensíveis para TSH e T_4 livre reduziu a necessidade de estimulação com TRH no diagnóstico da maioria dos pacientes com distúrbios da tireoide.

TIREOIDES FETAL E NEONATAL

T_4 e T_4 livre aumentam progressivamente no soro fetal a partir da metade da gestação para aproximadamente 9,5 μg/dℓ e 1,4 ng/dℓ, respectivamente, a termo. As concentrações fetais de T_3 são baixas antes da 20ª semana de gestação e aumentam gradualmente para aproximadamente 60 ng/dℓ a termo. Entretanto, as concentrações de T_3 reversa são altas no feto (300 ng/dℓ na 30ª semana) e diminuem para 200 ng/dℓ a termo. Os níveis séricos de TSH aumentam gradualmente para 6 mUI/ℓ a termo. Aproximadamente um terço da T_4 materna atravessa a placenta em direção ao feto. T_4 materna desempenha funções no desenvolvimento fetal, especialmente no cérebro, antes de a síntese do hormônio tireoidiano fetal se iniciar. Assim sendo, o feto hipotireóideo pode ser parcialmente protegido até o parto pela T_4 materna se a mãe for eutireoidiana, mas pode estar em risco de lesão neurológica se a mãe for hipotireoidiana. Geralmente, a quantidade de T_4 que atravessa a placenta não é suficiente para interferir no diagnóstico de hipotireoidismo congênito em neonatos.

Ao nascimento ocorre uma liberação aguda de TSH, com o pico das concentrações séricas alcançando 70 a 100 mUI/ℓ 30 minutos após o parto nos nascidos a termo. Um rápido declínio ocorre após 24 horas seguintes e um declínio mais gradual ao longo dos próximos 5 dias para menos de 10 mUI/ℓ. O aumento agudo do TSH produz uma elevação dramática das concentrações de T_4 para aproximadamente 16 μg/dℓ e de T_3 para aproximadamente 300 ng/dℓ em cerca de 4 horas. Em grande parte, esta T_3 parece ser derivada do aumento da conversão periférica do T_4 para T_3. As concentrações de T_4 gradualmente diminuem durante as primeiras 2 semanas de vida para 10 a 12 μg/dℓ. As concentrações de T_3 declinam durante a 1ª semana de vida para abaixo de 200 ng/dℓ. Os níveis séricos de T_4 livre estão entre 0,9 a 2,3 ng/dℓ no recém-nascido e declinam para 0,7 a 1,8 ng/dℓ na infância. As concentrações séricas de T_3 livre são de aproximadamente 180 a 760 pg/dℓ no recém-nascido e declinam para 230 a 650 pg/dℓ na infância. Os valores de T_3 reversa se mantêm altos por 2 semanas (200 ng/dℓ) e decrescem na 4ª semana para cerca de 50 ng/dℓ. Nos prematuros, as mudanças na função da tireoide após o nascimento são qualitativamente similares, porém quantitativamente menores do que nos nascidos a termo. As concentrações séricas de T_4 e T_3 diminuem em proporção à idade gestacional e ao peso ao nascimento.

GLOBULINA DE LIGAÇÃO À TIROXINA NO SORO

Os hormônios da tireoide são transportados no plasma ligados primariamente à TBG, uma glicoproteína sintetizada no fígado. Ocasionalmente, a estimativa da ligação à TBG é necessária, podendo esta estar aumentada ou reduzida em uma variedade de situações clínicas, com efeitos então nas concentrações de T_4 e T_3 totais. A TBG liga-se a aproximadamente 70% do T_4 e a 50% do T_3. As concentrações de TBG aumentam na gravidez, no período neonatal, na hepatite e com a administração de estrógenos (contraceptivos orais), moduladores seletivos do receptor estrogênico, heroína ou metadona, mitotano e 5-fluoruracila. Os níveis de TBG decrescem com os andrógenos, os esteroides anabólicos, os glicocorticoides, o ácido nicotínico e a L-asparaginase. Estes efeitos são os resultados da modulação da síntese hepática de TBG. As concentrações de TBG podem estar acentuadamente reduzidas devido à produção diminuída em uma doença hepatocelular, ou devido à perda massiva de proteínas no intestino (enteropatias perdedoras de proteínas) ou na urina (síndrome nefrótica congênita). A diminuição ou o aumento dos níveis de TBG também ocorrem como características genéticas (ver Capítulo 580).

Alguns fármacos, tais como a furosemida, os salicilatos, os anti-inflamatórios não esteroidais e a heparina, bem como os ácidos graxos livres, inibem a ligação de T_4 e T_3 à TBG. Além disso, a fenitoína, a carbamazepina, o fenobarbital e a rifampicina podem diminuir os níveis de T_4 pela estimulação da conjugação hepática mediada pelo citocromo P450 e pela excreção de T_4.

ESTUDOS DE RADIONUCLÍDEOS

A disponibilidade de testes altamente sensíveis de função tireoidiana diminuiu a necessidade dos estudos de captação de radioiodo, exceto em situações clínicas específicas. A capacidade da tireoide de captar e organificar o iodo pode ser avaliada medindo-se a captação do isótopo radioativo ^{123}I (meia-vida: 13 h) usando doses de radioiodo (0,1 a 0,5 mCi) que são apenas uma fração daquelas usadas com ^{131}I. O tecnécio (^{99m}Tc) é um isótopo útil para as crianças, pois, em contraste com o iodo, ele é incorporado, mas não organificado, pela tireoide e apresenta meia-vida de apenas 6 horas. A exploração da tireoide pode ser indicada para avaliar a possibilidade de disgenesia da tireoide e para detectar tecido tireoidiano ectópico, assim como para identificar possíveis nódulos independentes (quentes) tireoidianos. Os estudos diagnósticos devem ser realizados com o pertecnetato de ^{99m}Tc ou com o ^{123}I, pois eles apresentam as vantagens de menor exposição radioativa e de cintilografias de alta qualidade. O tratamento com radioiodo para crianças com hipertireoidismo de Graves ou câncer tireoidiano diferenciado emprega o ^{131}I, que apresenta meia-vida mais longa (8 dias) e maior efeito citotóxico.

ULTRASSONOGRAFIA DA TIREOIDE

A ultrassonografia (US) da tireoide pode determinar a localização, o tamanho e a forma da glândula tireoide, bem como as características dos nódulos tireoidianos. A US também pode ser usada para avaliar as crianças com suspeita de disgenesia tireoidiana, mas sua sensibilidade depende do examinador e não detectará de forma confiável as glândulas tireoides ectópicas. Os exames ultrassonográficos são úteis para identificar a posição normal da glândula tireoide nas crianças com suspeita de cistos no ducto tireoglosso. Naquelas com tireoidite autoimune, a US pode revelar uma ecotextura heterogênea. Os exames de US são mais precisos do que o exame físico para estimar o tamanho da glândula tireoide e avaliar nódulos na tireoide. Certas características dos nódulos tireoidianos, tais como margens irregulares, microcalcificações, hipoecogenicidade e formato mais alto do que largo, aumentam a probabilidade de que um nódulo tireoidiano seja maligno, embora nenhuma dessas características tenha sensibilidade ou especificidade de 100%.

A bibliografia está disponível no GEN-io.

Capítulo 580
Distúrbios da Globulina de Ligação à Tiroxina

Ari J. Wassner e Jessica R. Smith

As anormalidades que ocorrem nas concentrações de globulina de ligação à tiroxina (TBG) não estão associadas a doença clínica e não necessitam de tratamento. Habitualmente, elas são descobertas pelo achado casual de concentrações anormalmente baixas ou altas de tiroxina (T_4) e podem constituir uma fonte de confusão no diagnóstico de hipotireoidismo ou hipertireoidismo.

A **deficiência congênita de TBG** é um traço dominante ligado ao X. Com mais frequência, é descoberta por meio de programas de triagem para hipotireoidismo neonatal que medem as concentrações de T_4 como um exame de triagem primário. Os pacientes afetados apresentam baixos níveis de T_4 total (geralmente < 4 μg/dℓ) e captação elevada de resina tri-iodotironina (T_3), porém as concentrações de T_4 livre e de tireotropina (TSH) estão normais. O diagnóstico é confirmado pelo achado de níveis séricos baixos ou ausentes de TBG. Nenhum tratamento é necessário, mas o teste pode ser indicado para membros da família potencialmente afetados para evitar o diagnóstico incorreto de hipotireoidismo no futuro. A deficiência de TBG ocorre em 1 em cada 1.700 recém-nascidos do sexo masculino, dos quais 36% apresentam concentrações de TBG menores que 1 mg/dℓ. Formas mais leves de deficiência de TBG ocorrem em cerca de 1 em 15.000 recém-nascidos do sexo feminino, que são portadores heterozigotos. Nas mulheres, a deficiência completa de TBG (TBG sérica < 0,5 μg/dℓ) é extremamente rara. Mais de 40 mutações diferentes foram relatadas no gene da TBG que resultam em níveis reduzidos de TBG ou redução da afinidade da TBG pela T_4. As causas **adquiridas** de deficiência de TBG estão listadas na Tabela 580.1.

O **excesso de TBG** também é uma anomalia dominante benigna ligada ao cromossomo X que é inócua e ocorre em aproximadamente 1 em cada 25.000 indivíduos. Foi primariamente reconhecida em adultos, porém os programas de triagem neonatal podem detectar essa condição em recém-nascidos. A concentração de T_4 está elevada, TSH e T_4 livre estão normais e a captação de T_3 em resina está diminuída. Os níveis séricos elevados de TBG confirmam o diagnóstico. Os recém-nascidos afetados foram diagnosticados por intermédio de níveis elevados de T_4 de até 95 μg/dℓ, e que diminuem para 20 a 30 μg/dℓ depois de 2 a 3 semanas. Essas concentrações elevadas de T_4 podem estar relacionadas, em parte, com as elevações normais de TBG nos recém-nascidos, presumivelmente constituindo

Tabela 580.1 Causas adquiridas da deficiência e do excesso de globulina de ligação à tiroxina (TBG).

CONCENTRAÇÃO DIMINUÍDA DE TBG	CONCENTRAÇÃO ELEVADA DE TBG
Andrógenos	Estrógenos
Esteroides anabólicos	Moduladores seletivos dos receptores de estrógeno
Glicocorticoides	Gravidez
Doença hepatocelular	Hepatite
Doença grave	Porfiria
Síndrome nefrótica	Heroína, metadona
Enteropatias perdedoras de proteínas	Mitotano
Ácido nicotínico	5-Fluoruracila
L-Asparaginase	Perfenazina

um efeito dos estrogênios maternos. Os pacientes afetados são eutireoidianos, mas podem ser indicados estudos da família para alertar outros membros afetados. As causas do excesso de TBG adquirido estão listadas na Tabela 580.1.

A **hipertiroxinemia disalbuminêmica familiar** é um distúrbio autossômico dominante que pode ser confundido com o hipertireoidismo. Os pacientes têm uma variante de albumina anormal com uma afinidade acentuadamente aumentada para T_4 que leva a concentrações séricas elevadas de T_4. Os níveis de T_3 são normais ou ligeiramente elevados. No entanto, os níveis de T_4 livre, T_3 livre e TSH são normais e os pacientes afetados são eutireoidianos.

A bibliografia está disponível no GEN-io.

Capítulo 581

Hipotireoidismo

Ari J. Wassner e Jessica R. Smith

O hipotireoidismo é um estado resultante da insuficiência de hormônio tireoidiano circulante. O hipotireoidismo quase sempre resulta da produção deficiente de hormônio tireoidiano causada por um defeito na própria glândula tireoide (hipotireoidismo primário) ou por uma estimulação reduzida da tireotropina (TSH) (hipotireoidismo central ou secundário; Tabela 581.1). O hipotireoidismo pode estar presente desde o nascimento (congênito) ou pode ser adquirido, embora alguns casos adquiridos sejam decorrentes de defeitos congênitos nos quais o início do hipotireoidismo é retardado.

HIPOTIREOIDISMO CONGÊNITO

A maioria dos casos de hipotireoidismo congênito é causada pela formação anormal da glândula tireoide (disgenesia tireoidiana), e uma minoria é causada por erros inatos da síntese de hormônios tireoidianos (disormonogênese) ou por outras causas mais raras. A maioria dos lactentes com hipotireoidismo congênito é detectada pelos programas de triagem neonatal na 1ª semana após o nascimento, antes que qualquer sinal ou sintoma clínico se manifeste. Em áreas sem programa de triagem, os bebês gravemente afetados geralmente manifestam características na 1ª semana de vida; no entanto, nos lactentes com hipotireoidismo leve, as manifestações clínicas podem não ser evidentes por meses.

Epidemiologia

A incidência de hipotireoidismo congênito com base nos programas nacionais de triagem neonatal foi inicialmente relatada em 1 em cada 4.000 bebês em todo o mundo. Nas últimas décadas, a incidência aparentemente aumentou para cerca de 1 em 2.000, principalmente porque algoritmos de rastreamento mais rigorosos resultaram na detecção de casos mais brandos de hipotireoidismo. Estudos realizados nos EUA relatam que, em comparação com as crianças brancas, a incidência é menor em crianças afro-americanas e maior entre asiáticas e das ilhas do Pacífico, hispânicas e nativas americanas.

Etiologia

Ver Tabela 581.1.

Hipotireoidismo primário

Disgenesia da tireoide. A disgenesia tireoidiana é a causa mais comum de hipotireoidismo congênito permanente, sendo responsável por 80 a 85% dos casos. Em aproximadamente 33% dos casos de disgenesia, não há tecido tireoidiano presente (**agenesia**). Nos outros 66% dos lactentes, estão presentes apenas remanescentes do tecido tireoidiano, seja na posição normal (**hipoplasia**), seja em uma localização **ectópica** em qualquer lugar ao longo do caminho embriológico

Tabela 581.1 Classificação etiológica do hipotireoidismo congênito.

HIPOTIREOIDISMO PRIMÁRIO
Defeito no desenvolvimento da tireoide (disgenesia)
• Agenesia
• Hipoplasia
• Ectopia
Defeitos na responsividade da tireotropina (TSH)
• Anticorpos bloqueadores do receptor de TSH
• Mutação no receptor de TSH (TSHR)
• Defeitos na Gsα (GNAS) – pseudo-hipoparatireoidismo
Defeito na síntese de hormônios tireoidianos (disormonogênese)
• Absorção defeituosa de iodeto na célula folicular: simportador de sódio-iodeto (NIS)
• Transporte defeituoso de iodeto da célula folicular para o coloide: síndrome de Pendred (SLC26A4)
• Defeitos de organificação de iodeto: tireoperoxidase (TPO), oxidase dupla 2 (DUOX2), fator de maturação da oxidase dupla 2 (DUOXA2)
• Defeito da síntese de tireoglobulina: tireoglobulina (TG)
• Deiodinação defeituosa: iodotirosina deiodinase (IYD)
• Defeito do transporte de hormônio tireoidiano: transportador de monocarboxilato 8 (SLC16A2) – ligado ao X
• Deficiência de iodo (bócio endêmico)
• Excesso de iodo
Medicamentos maternos
• Iodetos, amiodarona
• Metimazol, propiltiouracila
• Iodo radioativo (^{131}I)
HIPOTIREOIDISMO CENTRAL (SECUNDÁRIO)
Deficiência de TSH isolada:
• Mutação na subunidade β do TSH (TSHβ) – dependendo do nível de TSH mensurado pela mutação pode ser baixa, normal ou elevada
• Mutação no receptor TRH (TRHR)
• Mutação no IGFS1 – hipotireoidismo central ligado ao X e macro-orquidismo (deficiência de prolactina e deficiência variável de GH)
Múltiplas deficiências de hormônio hipofisário
• Mutação no POU1F1 – deficiência de TSH, GH e prolactina
• Mutação no PROP1 – deficiência de TSH, GH, LH, FSH, prolactina e ACTH variável
• Mutação no HESX1 – deficiências variáveis de TSH, GH, LH, FSH, prolactina e ACTH
• Mutações em outros genes: OTX2, LHX3, LHX4, SOX3, FGF8, FGFR1, GLI2, LEPR

ACTH, hormônio adrenocorticotrófico; FSH, hormônio foliculoestimulante; GH, hormônio do crescimento; LH, hormônio luteinizante; TRH, hormônio liberador da tireotropina; TSH, hormônio tireoestimulante.

da descida da tireoide, ou seja, da base da língua (tireoide lingual) para a posição normal. A disgenesia tireoidiana ocorre duas vezes mais em mulheres do que em homens.

A causa da disgenesia tireoidiana é praticamente desconhecida. Geralmente, a condição é esporádica, mas foram relatados casos familiares. As anomalias do desenvolvimento da tireoide, como os cistos do ducto tireoglosso e hemiagenesia da tireoide, estão presentes em 8 a 10% dos parentes de primeiro grau de lactentes com disgenesia tireoidiana. Entretanto, se isso representa uma verdadeira suscetibilidade genética, não está claro, particularmente devido ao alto grau de discordância de disgenesia tireoidiana entre gêmeos monozigóticos.

Cerca de 2 a 5% dos casos de disgenesia tireoidiana são causados por defeitos genéticos em um dos vários fatores de transcrição importantes para a morfogênese e diferenciação tireoidianas, o que inclui o NKX2.1 (anteriormente TTF1), o FOXE1 (anteriormente TTF2) e o PAX8. O NKX2.1 é expresso na tireoide, no pulmão e no sistema nervoso central (SNC), e as mutações recessivas no *NKX2-1* causam disgenesia tireoidiana, dificuldade respiratória e problemas neurológicos (incluindo coreia e ataxia), apesar do tratamento precoce com hormônio tireoidiano. As mutações recessivas no *FOXE1* causam disgenesia tireoidiana, cabelos espetados ou crespos, fenda palatina, e às vezes atresia coanal e epiglote bífida (**síndrome de Bamforth-Lazarus**). O PAX8 é expresso na tireoide e nos rins, e as mutações dominantes do *PAX8* estão associadas à disgenesia tireoidiana e a malformações renais e ureterais.

Mutações inativadoras no receptor de tireotropina (*RTSH*) foram descritas em pacientes com hipotireoidismo congênito, incluindo agenesia ou hipoplasia tireoidiana. As mutações no *RTSH* podem ser homozigotas, ou podem ser heterozigotas com ou sem mutação concorrente em outro gene do hipotireoidismo congênito (como o *DUOX2* ou o *TG*; ver adiante). Os bebês com um defeito grave de TSHR têm níveis elevados de TSH e estes são detectados pela triagem neonatal, enquanto os pacientes com um defeito leve podem permanecer eutireoidianos sem tratamento.

O hipotireoidismo congênito pode também ocorrer em neonatos com pseudo-hipoparatireoidismo tipo 1a. Esses pacientes apresentam mutações somáticas de inativação da subunidade α $G_s\alpha$ (GNAS) estimuladora da proteína G, o que leva a uma sinalização prejudicada do receptor de TSH (ver Capítulo 590).

Defeitos na síntese de hormônio tireoidiano (disormonogênese). Uma variedade de defeitos na biossíntese de hormônio tireoidiano é responsável por 15% dos casos do hipotireoidismo congênito permanente detectado pelos programas de triagem neonatal (1 em 30.000 a 50.000 nascidos vivos). Geralmente, esses defeitos são transmitidos de maneira autossômica recessiva. Como a glândula tireoide responde à estimulação elevada do TSH, normalmente um bócio está quase sempre presente. Quando o defeito na síntese de hormônio tireoidiano é incompleto, o início do hipotireoidismo pode ser retardado por anos.

Defeito no transporte de iodeto. O defeito na captação de iodeto é muito raro e é causado por mutações no simportador de sódio-iodeto (NIS), que é responsável pela concentração de iodeto na glândula tireoide. Entre os casos relatados, foi encontrado em nove crianças relacionadas à seita huterita, e aproximadamente 50% das ocorrências são provenientes do Japão. A consanguinidade é um fator em aproximadamente 30% dos casos.

No passado, o hipotireoidismo clínico, com ou sem bócio, desenvolvia-se nos primeiros meses de vida, e a doença foi detectada em programas de triagem neonatal. No entanto, no Japão, o início do bócio e do hipotireoidismo pode ser retardado para após os 10 anos, talvez por causa do alto teor de iodo da dieta japonesa.

Neste distúrbio, o mecanismo de concentração de iodeto é defeituoso nas glândulas tireoide e salivar. Em contraste com outros defeitos da síntese de hormônios tireoidianos, a captação de radioiodo e de pertecnécio é baixa. Uma reduzida relação saliva:sangue de ^{123}I sugere o diagnóstico, que é confirmado pela descoberta de uma mutação no gene *NIS*. Esta condição responde ao tratamento com grandes doses de iodeto de potássio, mas é preferível o tratamento com levotiroxina.

A **síndrome de Pendred** é um distúrbio autossômico recessivo composto por surdez neurossensorial e bócio. Ela é causada por uma mutação na proteína pendrina de transporte de cloreto de iodeto (*SLC26A4*), que é expressa na glândula tireoide e na cóclea. A pendrina permite o transporte de iodeto através da membrana apical da célula folicular para o coloide, onde ele passa por organificação e incorporação nos resíduos de tirosina na tireoglobulina. Os pacientes com uma mutação no gene da pendrina sofrem um comprometimento da organificação de iodeto e têm um teste de descarga de perclorato positivo. As mutações na pendrina são uma causa genética relativamente comum de surdez neurossensorial, mas alguns pacientes diagnosticados devido à sua deficiência auditiva não apresentam bócio ou disfunção tireoidiana. Esta descoberta alimentou especulações de que a pendrina não seja o único transportador de iodo apical na tireoide, mas até o momento nenhum outro transportador foi identificado.

Defeitos da organificação de iodo. Os defeitos da organificação do iodo são o tipo mais comum entre os defeitos na síntese de hormônio tireoidiano. Após o iodo ser absorvido pela tireoide, ele é rapidamente oxidado em iodo reativo, que é então incorporado aos resíduos de tirosina na tireoglobulina. Essas reações são catalisadas pela crucial enzima tireoperoxidase (TPO) e requerem H_2O_2 gerado localmente e hematina (um cofator). Os defeitos podem ocorrer em qualquer um desses componentes, e há consideráveis heterogeneidades clínica e bioquímica. No programa holandês de triagem neonatal, foram encontrados 23 bebês com um defeito completo de organificação (1 em 60.000 nascidos vivos), mas sua prevalência em outras áreas é desconhecida. Um achado característico nos pacientes com esse defeito é uma acentuada descarga de radioatividade da tireoide quando perclorato ou tiocianato é administrado 2 h após a administração de uma dose teste de radioiodo (descarga de perclorato de 40 a 90% de iodo radioativo em comparação com menos de 1% em pessoas normais). Numerosas mutações no gene TPO foram relatadas em crianças com hipotireoidismo congênito.

A enzima oxidase dupla 2 (DUOX2) produz o H_2O_2 necessário para a organificação do iodeto. Mutações *DUOX2* podem causar hipotireoidismo congênito permanente ou transitório. Anteriormente, pensava-se que as mutações monoalélicas no *DUOX2* causavam doença transitória e mutações bialélicas doença permanente, mas o inverso tem sido observado em alguns casos, e essa relação permanece incerta. Foram relatadas mutações no *DUOX2* em 15 a 40% dos pacientes com disormonogênese aparente, com taxas de mutação tão altas quanto 50 a 60% nos estudos da China e da Coreia do Sul. O fator de maturação da oxidase dupla 2 (DUOXA2) é necessário para expressar a atividade enzimática do DUOX2, e as mutações recessivas no *DUOXA2* são uma causa rara de hipotireoidismo congênito.

Defeitos na síntese de tireoglobulina. Os defeitos na síntese de tireoglobulina são caracterizados por hipotireoidismo congênito com bócio e níveis baixos ou ausentes de tireoglobulina circulante. Foram descritas mais de 40 mutações diferentes no gene da tireoglobulina (*TG*).

Defeitos na deiodinação. A monoiodotirosina e a di-iodotirosina normalmente são liberadas da tireoglobulina junto com a tiroxina (T_4) e a tri-iodotironina (T_3). O gene *IYD* (anteriormente *DEHAL1*) codifica a enzima tireoidiana iodotirosina deiodinase, que deiodina esses intermediários e permite que o iodeto liberado seja reciclado para a síntese de hormônios tireoidianos. Nos pacientes com mutações raras no *IYD*, a excreção urinária de monoiodotirosina e de di-iodotirosina rapidamente causa o desenvolvimento de uma deficiência grave de iodo que levando ao hipotireoidismo e ao bócio, que podem se manifestar logo após o nascimento ou depois de meses ou anos.

Defeitos no transporte de hormônio tireoidiano. O movimento do hormônio tireoidiano para dentro da célula é facilitado por transportadores de membrana plasmática específicos. Mutações no transportador MCT8 (*SLC16A2*), localizado no cromossomo X, prejudicam o movimento de T_4 e T_3 para as células. Isso leva a manifestações neurológicas graves, tais como atraso no desenvolvimento profundo, massa muscular reduzida, disartria, movimentos atetoides e uma hipotonia que evolui para paraplegia espástica (**síndrome de Allan-Herndon-Dudley**). Esta síndrome também é caracterizada por níveis séricos elevados de T_3, mas baixos níveis séricos de T_4, e níveis séricos normais ou levemente elevados de TSH.

Anticorpos bloqueadores do receptor de tireotropina. Os anticorpos maternos bloqueadores de TSHR (TRBAb) causam cerca de 2% dos casos de hipotireoidismo congênito detectados pelos programas de triagem neonatal (1 em 50.000 a 100.000 bebês). O TRBAb materno adquirido transplacentariamente inibe a ligação do TSH ao seu receptor no neonato. Esta condição deve ser suspeitada sempre que houver um histórico de doença tireoidiana autoimune materna, o que inclui tireoidite linfocítica crônica ou doença de Graves, hipotireoidismo materno ou hipotireoidismo congênito transitório em irmãos anteriores. No entanto, os TRBAb podem causar hipotireoidismo congênito na ausência de qualquer histórico materno. Quando houver suspeita, os níveis maternos de TRBAb (medidos como imunoglobulina inibidora da ligação à tireotropina [TBII]) devem ser medidos durante a gravidez. Os bebês afetados e suas mães também podem ter anticorpos estimulantes de TSHR e anticorpos TPO. Tipicamente, a ultrassonografia (US) demonstrará uma glândula tireoide posicionada normalmente, mas pequena; no entanto, o tecido tireoidiano não será detectado pela cintilografia com pertecnetato de tecnécio ou ^{123}I porque a função do TSHR prejudicada diminui a captação de iodo tireoidiano. Os níveis séricos de tireoglobulina também são baixos. Inicialmente, o tratamento com levotiroxina é necessário, mas a remissão do hipotireoidismo ocorre em aproximadamente 3 a 6 meses, uma vez que o TRBAb é eliminado da circulação do lactente. O diagnóstico correto desta causa do hipotireoidismo congênito impede o tratamento demorado desnecessário e alerta o clínico para possíveis recorrências em futuras gestações. Geralmente, o prognóstico é favorável, mas pode ocorrer atraso no desenvolvimento em pacientes cujas mães tiveram um hipotireoidismo não diagnosticado (e ou não tratado) causado pelo TRBAb durante a gravidez.

Administração de radioiodo. O hipotireoidismo neonatal pode ocorrer quando o iodo radioativo é administrado como tratamento para a doença de Graves ou o câncer de tireoide a uma gestante (geralmente não reconhecida). A tireoide fetal é capaz de capturar o iodo por 70 a 75 dias de gestação. Portanto, antes do ^{131}I deve ser realizado um teste de gravidez em qualquer mulher em idade fértil independentemente do histórico menstrual ou de contracepção. A administração de iodo radioativo em mulheres lactantes também é contraindicada porque ele é excretado no leite materno.

Exposição ao iodo. O hipotireoidismo congênito pode resultar da exposição fetal a um *excesso* de iodetos. A exposição perinatal pode ocorrer com o uso de antissépticos contendo iodo para preparar a pele para a cesariana ou para corar o colo do útero antes do parto. O hipotireoidismo também tem sido relatado em bebês amamentados exclusivamente no seio de mães que consomem grandes quantidades de iodo diariamente (até 12 mg) na forma de suplementos nutricionais ou que consomem grandes quantidades de algas marinhas ricas em iodo. O hipotireoidismo induzido por iodo é transitório uma vez que a exposição seja descontinuada, e não deve ser confundido com outras formas de hipotireoidismo congênito. No recém-nascido, especialmente naqueles com baixo peso ao nascer (BPN), os antissépticos tópicos contendo iodo usados em berçários e no período perioperatório podem causar hipotireoidismo transitório, que pode ser detectado por testes de triagem neonatal. Nas crianças maiores, o excesso de iodo pode estar presente em preparações usadas para tratar a asma ou na amiodarona, um fármaco antiarrítmico com alto teor de iodo. Na maioria desses casos, o bócio está presente (ver Capítulo 583).

Deficiência de iodo (bócio endêmico). Ver Capítulo 583.3.

A deficiência de iodo ou bócio endêmico é a causa mais comum de hipotireoidismo congênito em todo o mundo. A ingestão recomendada de iodo em adultos é de 150 μg diariamente, aumentando para 220 μg diariamente durante a gravidez para permitir as necessidades fetais de iodo. Apesar dos esforços para a iodização universal do sal em muitos países, obstáculos econômicos, políticos e práticos continuam a impedir a realização desse objetivo. Embora a população dos EUA em geral não tenha déficit de iodo, aproximadamente 15% das mulheres em idade reprodutiva são deficientes em iodo. A deficiência limítrofe de iodo é mais provável de causar problemas em bebês prematuros que dependem de uma fonte materna de iodo para a produção normal de hormônios tireoidianos e que frequentemente recebem fórmulas infantis, que comumente têm baixo teor de iodo.

Hipotireoidismo central (secundário)

Deficiência de tireotropina e de hormônio liberador de tireotropina. A deficiência de TSH e o hipotireoidismo central podem ocorrer em qualquer condição associada aos defeitos de desenvolvimento da hipófise ou do hipotálamo (ver Capítulo 573). O hipotireoidismo central ocorre em 1 a cada 16.000 a 30.000 recém-nascidos, mas muitos casos não são detectados pela triagem neonatal, particularmente porque muitos programas de triagem são desenhados para detectar somente o hipotireoidismo primário. A maioria (75%) dos recém-nascidos afetados tem múltiplas deficiências hipofisárias hormonais e podem apresentar hipoglicemia, icterícia persistente, micropênis ou criptorquidismo (em homens), ou defeitos na linha média como fenda labial na linha média ou palatal ou hipoplasia da face média.

A deficiência congênita de TSH pode ser causada por mutações nos genes que codificam fatores de transcrição essenciais ao desenvolvimento hipofisário ou à diferenciação de células tireotróficas. As mutações no *POU1F1* causam deficiência de TSH, de hormônio do crescimento e de prolactina. Os pacientes com mutações no *PROP1* também têm deficiência de TSH, de hormônio do crescimento e de prolactina, bem como deficiência de hormônio luteinizante e de hormônio foliculoestimulante, e deficiência variável de hormônio adrenocorticotrófico. As mutações no *HESX1* estão associadas às deficiências de TSH, de hormônio do crescimento, de prolactina e de hormônio adrenocorticotrófico, e elas são encontradas em alguns pacientes com hipoplasia do nervo óptico (síndrome da displasia septo-óptica; ver Capítulo 609).

A deficiência congênita isolada de TSH é rara. A causa genética mais comum é uma mutação no *IGSF1*, um gene cuja função está pouco clara, resultando em uma síndrome de hipotireoidismo central congênito ligado ao X e em macro-orquidia. Geralmente, a deficiência de prolactina está presente, e alguns pacientes também têm deficiência de hormônio do crescimento. Os pacientes com mutações no gene que codifica a subunidade β do TSH (*TSHB*) têm hipotireoidismo central com níveis muito baixos de TSH, embora em alguns casos os níveis de TSH sejam normais ou mesmo elevados. Em alguns destes casos, os níveis da subunidade α do TSH estão elevados. Mutações no gene para o receptor TRH (*RTRH*) são causa muito rara de hipotireoidismo central congênito relatado em algumas poucas famílias. Nessa condição, tanto o TSH quanto a prolactina não respondem à estimulação com TRH.

Função tireoidiana em bebês prematuros e com baixo peso ao nascer

A função tireoidiana pós-natal em neonatos prematuros e com BPN é qualitativamente semelhante, mas quantitativamente reduzida em comparação com os bebês a termo. A concentração de T_4 no sangue do cordão umbilical diminui proporcionalmente em relação à idade gestacional e ao peso ao nascer. O surto pós-natal de TSH é reduzido, e bebês muito prematuros ou com muito BPN experimentam uma diminuição na T_4 sérica na 1ª semana de vida, em contraste com os bebês nascidos a termo, nos quais a T_4 aumenta durante esse tempo. A T_4 sérica aumenta gradualmente até a faixa observada em bebês a termo por cerca de 6 semanas de vida. No entanto, as concentrações de T_4 livre sérica parecem ser menos afetadas que as da T_4 total, e os níveis de T_4 livre podem revelar-se normais quando medidos pela técnica padrão-ouro de diálise de equilíbrio. Bebês prematuros e com BPN também apresentam maior incidência de elevação tardia do TSH e hipotireoidismo primário transitório aparente. Nos bebês prematuros e com BPN, os mecanismos subjacentes a essas mudanças na função da tireoide podem incluir imaturidade do eixo hipotálamo-hipófise-tireoide; perda da contribuição materna do hormônio tireoidiano, normalmente presente no 3º trimestre; doença grave e complicações da pré-maturidade; e exposição a medicamentos que possam afetar a função da tireoide (p. ex., dopamina e glicocorticoides).

Manifestações clínicas

Antes do advento dos programas de triagem neonatal, o hipotireoidismo congênito raramente era reconhecido no recém-nascido porque os bebês mais afetados são assintomáticos ao nascimento mesmo que haja completa agenesia da glândula tireoide. Isso ocorre devido à passagem transplacentária da T_4 materna, que fornece níveis fetais que são aproximadamente 33% do normal ao nascimento. Apesar dessa contribuição materna de T_4, os lactentes com hipotireoidismo primário apresentam níveis elevados de TSH e a maioria apresenta baixos níveis de T_4, e assim serão identificados pelos programas de triagem neonatal.

Como os sintomas geralmente não estão presentes ao nascimento, o clínico depende dos testes de triagem neonatal para o diagnóstico de hipotireoidismo congênito. No entanto, algumas crianças escapam da triagem neonatal e ocorrem erros laboratoriais, por isso os pediatras ainda devem estar alertas para os sintomas e sinais de hipotireoidismo, caso estes se desenvolvam. O peso ao nascer e o comprimento são normais, mas o tamanho da cabeça pode ser ligeiramente aumentado por causa do mixedema do cérebro. As fontanelas anterior e posterior estão amplamente abertas, e a presença deste sinal ao nascimento pode ser uma pista para o reconhecimento precoce do hipotireoidismo congênito (apenas 3% dos recém-nascidos normais têm uma fontanela posterior maior que 0,5 cm). Uma icterícia prolongada (hiperbilirrubinemia indireta) pode estar presente devido ao atraso na maturação da conjugação do glicuronídeo hepático. Os bebês afetados choram pouco, dormem muito, têm pouco apetite e geralmente são lentos. Podem estar presentes durante o 1º mês de vida dificuldades alimentares, especialmente lentidão, falta de interesse, sonolência e crises de asfixia durante a amamentação. As dificuldades respiratórias, que são em parte causadas pela macroglossia, incluem episódios de apneia, respiração ruidosa e obstrução nasal. Pode haver constipação intestinal, que geralmente não responde ao tratamento. O abdome é grande e uma hérnia umbilical está frequentemente presente. A temperatura pode ser subnormal (frequentemente < 35°C) e a pele pode estar fria e mosqueada, particularmente nas extremidades. Edema dos genitais e das extremidades pode estar presente. O pulso é lento e são comuns sopros cardíacos, cardiomegalia e um assintomático comprometimento pericárdico. A anemia macrocítica está frequentemente presente. Como os sintomas aparecem gradualmente e podem ser inespecíficos, o diagnóstico clínico de hipotireoidismo neonatal muitas vezes é atrasado.

Aproximadamente 10% das crianças com hipotireoidismo congênito têm anomalias congênitas associadas. As anomalias cardíacas são as mais comuns, mas também foram relatadas anomalias do sistema nervoso e do olho. Os lactentes com hipotireoidismo congênito podem ter perda auditiva associada. Mutações em certos genes envolvidos no desenvolvimento da glândula tireoide resultam em um hipotireoidismo congênito com outras características sindrômicas (Tabela 581.2). As mutações no *NKX2-1* são caracterizadas por hipotireoidismo congênito, dificuldade respiratória e ataxia ou coreoatetose. As mutações no *FOXE1* causam hipotireoidismo congênito, cabelos espetados ou crespos e fenda palatina. As mutações no *PAX8* levam ao hipotireoidismo congênito e a anomalias geniturinárias, incluindo agenesia renal.

Se o hipotireoidismo congênito não for detectado e tratado, as manifestações clínicas progridem. O atraso dos desenvolvimentos físico e mental torna-se mais grave com o passar do tempo e, aos 3 a 6 meses de vida, o quadro clínico está totalmente desenvolvido (Figura 581.1). Quando há apenas uma deficiência parcial do hormônio tireoidiano, os sintomas podem ser mais leves e seu início retardado. Embora o leite materno contenha quantidades significativas de hormônios tireoidianos, particularmente T_3, ele é inadequado proteger o lactente amamentado com hipotireoidismo congênito e não gera efeito sobre os testes neonatais de rastreamento da tireoide.

No paciente com hipotireoidismo congênito não tratado, o crescimento será atrofiado, as extremidades são curtas e o tamanho da cabeça é normal ou aumentado. A fontanela anterior é grande e a fontanela posterior pode permanecer aberta. Os olhos parecem distantes e a ponte do nariz largo está deprimida. As fendas palpebrais são estreitas e as pálpebras inchadas. A boca é mantida aberta e a língua espessa e larga se projeta. A dentição será tardia. O pescoço é curto e grosso, e pode haver depósitos de gordura acima das clavículas e entre o pescoço e os ombros. As mãos são largas e os dedos são curtos. A pele está seca e escamosa, e há pouca transpiração. O mixedema ocorre

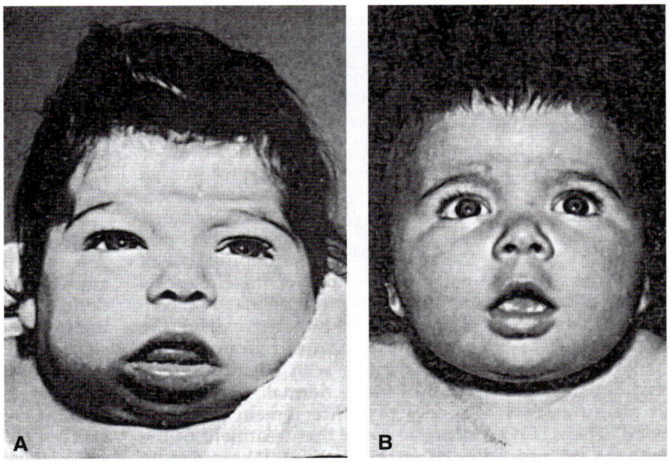

Figura 581.1 Hipotireoidismo congênito em um lactente de 6 meses de vida. O lactente alimentava-se mal no período neonatal e era constipado. Ele apresentava corrimento nasal persistente e língua grande, era muito letárgico, não apresentava sorriso social e controle da cabeça. **A.** Observe o rosto edemaciado, a face sem expressão e a fronte hirsuta. Os testes revelaram uma captação insignificante de radioiodo. O desenvolvimento ósseo era de um recém-nascido. **B.** Quatro meses após o tratamento, note a diminuição do inchaço facial, do hirsutismo da fronte e a aparência alerta.

particularmente na pele das pálpebras, do dorso das mãos e na genitália externa. A pele mostra uma palidez geral com uma tez descorada. A carotenemia pode causar uma coloração amarelada na pele, mas as escleras permanecem brancas. O couro cabeludo é espesso e os pelos são grosseiros, quebradiços e escassos. A linha do cabelo chega até a testa, que geralmente parece enrugada, especialmente quando a criança chora.

Geralmente, o desenvolvimento é atrasado. Os bebês com hipotireoidismo parecem letárgicos e estão atrasados na aquisição de habilidades motoras brutas e finas. A voz é rouca e eles não aprendem a falar. O grau de atrasos físico e intelectual aumenta com a idade. A maturação sexual pode estar atrasada ou mesmo ausente.

Geralmente, os músculos são hipotônicos, porém em casos raros ocorre uma pseudo-hipertrofia muscular generalizada **(síndrome de Kocher-Debré-Sémélaigne)**. As crianças maiores afetadas podem apresentar uma aparência atlética devido à pseudo-hipertrofia, particularmente nos músculos da panturrilha. Sua patogênese é desconhecida; as mudanças histoquímicas e ultraestruturais encontradas na biopsia do músculo retornam ao normal com o tratamento. Os homens são mais propensos a desenvolver a síndrome, que foi observada em irmãos nascidos de casamentos consanguíneos. Os pacientes afetados apresentam um hipotireoidismo de maior duração e gravidade.

Algumas crianças com hipotireoidismo congênito moderado apresentam função tireoidiana normal ao nascimento e, assim, não são identificados pelos programas de triagem neonatal. Particularmente, algumas crianças com tecido tireoidiano ectópico (lingual, sublingual e sub-hioide) produzem quantidades adequadas de hormônio tireoidiano por um período de tempo variável (até por anos) até o tecido tireoidiano anormal causar falha. As crianças afetadas ganham atenção clínica devido à massa em crescimento na base da língua ou na linha média do pescoço, geralmente no nível do osso hioide. Ocasionalmente, a tireoide ectópica está associada a **cistos do ducto tireoglosso**. A remoção cirúrgica do tecido tireoidiano ectópico de um paciente eutireóideo geralmente resulta em hipotireoidismo, pois a maioria desses pacientes não apresenta outro tecido tireoidiano.

Tabela 581.2 Genes e desenvolvimento da tireoide.

GENES	FENÓTIPO DA TIREOIDE	OUTRAS CARACTERÍSTICAS
TTF-2/FOXE-1	Atireose	Fissura de palato, atresia coanal, cabelo crespo, epiglote bífida
TTF-1/NKX2.1	Atireose para glândula normal	Síndrome do desconforto respiratório, atrasos no desenvolvimento/hipotonia, ataxia/coreoatetose
PAX-8	Atireose para glândula normal	Cistos dentro de remanescentes da tireoide e malformações renais e do trato urinário
GLIS3	Atireose para glândula normal	Glaucoma congênito, surdez e anormalidades pancreáticas, renais e hepáticas
RTSH	Atireose para glândula normal	Nenhum
NKX2.5	Atireose ectópica	Defeitos cardíacos

FOXE-1, *forkhead box E1*; GLIS3, *GLIS family zinc finger 3*; PAX-8, *paired box 8*; RTSH, receptor da hormônio estimulante da tireoide; TTF-1, fator de terminação da transcrição 1; TTF-2, fator de terminação da transcrição 2. (De Kim G, Nandi-Munshi D, Diblasi CC: Disorders of the thyroid gland. In Gleason CA, Juul SE, editors: *Avery's diseases of the newborn*, ed 10, Philadelphia, 2018, Elsevier. Table 98.3, p 1396.)

Achados laboratoriais

Nos países onde a triagem neonatal é realizada, este é o método mais importante para identificar crianças com hipotireoidismo congênito. O sangue obtido por punção no calcanhar entre 1 e 5 dias de vida é colocado em um cartão de papel de filtro e enviado para um laboratório de triagem central. A maioria dos programas de rastreamento mede o nível de TSH, que detecta crianças com hipotireoidismo primário, incluindo algumas com a doença mais leve, nas quais TSH encontra-se aumentado mas T_4 é normal. No entanto, essa abordagem pode não detectar distúrbios mais raros, como o hipotireoidismo central ou o hipotireoidismo primário congênito com elevação tardia do TSH. Alguns programas de rastreio começam medindo os níveis de T_4 e posteriormente medem o reflexo de TSH quando a T_4 é baixa. Essa abordagem identifica bebês com hipotireoidismo primário, alguns lactentes com hipotireoidismo central ou elevação tardia do TSH, e também lactentes com deficiência de globulina de ligação à tiroxina (uma variante benigna). Todos os resultados da triagem neonatal devem ser interpretados com base na faixa normal de valores para a idade do paciente, particularmente na 1ª semana de vida (Tabela 581.3). Independentemente da abordagem usada para o rastreamento, alguns bebês escapam da detecção por causa de erros técnicos ou humanos, e os médicos devem permanecer vigilantes quanto às manifestações clínicas do hipotireoidismo.

Muitos grupos de pacientes merecem vigilância para o hipotireoidismo congênito. Os bebês com trissomia do 21 ou defeitos cardíacos têm um risco aumentado de hipotireoidismo congênito. Os gêmeos monozigóticos geralmente são *discordantes* para o hipotireoidismo congênito; mas, se forem monocoriônicos, o hipotireoidismo fetal no gêmeo afetado pode ser compensado pelo gêmeo normal por intermédio da circulação fetal compartilhada. Nesses casos, o gêmeo afetado pode não ser detectado na triagem neonatal nos primeiros dias de vida e se apresentar posteriormente com um hipotireoidismo não tratado. Neonatos prematuros e com BPN têm uma incidência aumentada de hipotireoidismo congênito e são mais propensos a ter uma elevação tardia do TSH, que pode não ser detectada na triagem inicial. Portanto, em todos esses grupos de bebês, muitos programas de triagem neonatal realizam um segundo teste de rotina 2 a 6 semanas após o nascimento.

Os pacientes com hipotireoidismo congênito apresentam baixos níveis séricos de T_4 e T_4 livre. Geralmente, os níveis séricos de T_3 são normais e não ajudam para o diagnóstico. Se houver hipotireoidismo primário, os níveis de TSH serão elevados, geralmente para mais que 100 mU/ℓ. Os níveis séricos de tireoglobulina são frequentemente baixos nos lactentes com agenesia da tireoide, defeitos do receptor de TSH (incluindo mutações no *RTSH* e no TRBAb) ou defeitos na síntese ou secreção de tireoglobulina. Em contraste, os níveis de tireoglobulina são geralmente elevados nos pacientes com ectopia tireoidiana e outros defeitos na síntese de hormônios tireoidianos, mas há uma ampla sobreposição de variações.

O **atraso do desenvolvimento ósseo** pode ser mostrado radiograficamente ao nascer em aproximadamente 60% dos bebês com hipotireoidismo congênito e indica alguma deficiência de hormônio tireoidiano durante a vida intrauterina. As epífises do fêmur proximal e da tíbia distal, normalmente presentes ao nascimento, frequentemente estão ausentes (Figura 581.2*A*). Em pacientes não tratados, a discrepância entre a idade cronológica e o desenvolvimento ósseo aumenta com o tempo. Geralmente, as epífises têm múltiplos focos de ossificação (disgenesia epifisária; ver Figura 581.2*B*). É comum a deformidade (*beaking*) da 12ª vértebra torácica ou da 1ª ou 2ª vértebra lombar. As radiografias do crânio mostram grandes fontanelas e suturas largas, e ossos intersuturais (wormianos) são comuns. A sela turca pode estar aumentada e arredondada e, em casos raros, pode haver erosão e desgaste

Tabela 581.3 Testes da função tireoidiana.

IDADE	VALOR DE REFERÊNCIA NOS ESTADOS UNIDOS	FATOR DE CONVERSÃO	VALOR DE REFERÊNCIA SI
TIREOGLOBULINA TIREOIDIANA, SORO			
Sangue do cordão	14,7 a 101,1 ng/mℓ	×1	14,7 a 101,1 μg/ℓ
Nascimento a 35 meses	10,6 a 92,0 ng/mℓ	×1	10,6 a 92,0 μg/ℓ
3 a 11 anos	5,6 a 41,9 ng/mℓ	×1	5,6 a 41,9 μg/ℓ
12 a 17 anos	2,7 a 21,9 ng/mℓ	×1	2,7 a 21,9 μg/ℓ
HORMÔNIO TIREOESTIMULANTE, SORO			
Prematuros (28 a 36 semanas)			
Primeira semana de vida	0,7 a 27 mUI/ℓ	×1	0,7 a 27,0 mUI/ℓ
Nascidos a termo			
Nascimento a 4 dias	1,0 a 17,6 mUI/ℓ	×1	1,0 a 17,6 mUI/ℓ
2 a 20 semanas	0,6 a 5,6 mUI/ℓ	×1	0,6 a 5,6 mUI/ℓ
5 meses a 20 anos	0,5 a 5,5 mUI/ℓ	×1	0,5 a 5,5 mUI/ℓ
GLOBULINA DE LIGAÇÃO À TIROXINA, SORO			
Sangue do cordão	1,4 a 9,4 mg/dℓ	×10	14 a 94 mg/ℓ
1 a 4 semanas	1,0 a 9,0 mg/dℓ	×10	10 a 90 mg/ℓ
1 a 12 meses	2,0 a 7,6 mg/dℓ	×10	20 a 76 mg/ℓ
1 a 5 anos	2,9 a 5,4 mg/dℓ	×10	29 a 54 mg/ℓ
5 a 10 anos	2,5 a 5,0 mg/dℓ	×10	25 a 50 mg/ℓ
10 a 15 anos	2,1 a 4,6 mg/dℓ	×10	21 a 46 mg/ℓ
Adulto	1,5 a 3,4 mg/dℓ	×10	15 a 34 mg/ℓ
TIROXINA TOTAL, SORO			
Nascidos a termo			
1 a 3 dias	8,2 a 19,9 μg/dℓ	×12,9	106 a 256 nmol/ℓ
1 semana	6,0 a 15,9 μg/dℓ	×12,9	77 a 205 nmol/ℓ
1 a 12 meses	6,1 a 14,9 μg/dℓ	×12,9	79 a 192 nmol/ℓ
Crianças pré-púberes			
1 a 3 anos	6,8 a 13,5 μg/dℓ	×12,9	88 a 174 nmol/ℓ
3 a 10 anos	5,5 a 12,8 μg/dℓ	×12,9	71 a 165 nmol/ℓ
Crianças púberes e adultos			
> 10 anos	4,2 a 13,0 μg/dℓ	×12,9	54 a 167 nmol/ℓ
TIROXINA LIVRE, SORO			
Nascido a termo (3 dias)	2,0 a 4,9 ng/dℓ	×12,9	26 a 63,1 pmol/ℓ
Lactentes	0,9 a 2,6 ng/dℓ	×12,9	12 a 33 pmol/ℓ
Crianças pré-púberes	0,8 a 2,2 ng/dℓ	×12,9	10 a 28 pmol/ℓ
Crianças púberes e adultos	0,8 a 2,3 ng/dℓ	×12,9	10 a 30 pmol/ℓ

(continua)

Tabela 581.3 Testes da função tireoidiana. *(continuação)*

IDADE	VALOR DE REFERÊNCIA NOS ESTADOS UNIDOS	FATOR DE CONVERSÃO	VALOR DE REFERÊNCIA SI
TIROXINA TOTAL, SANGUE TOTAL			
Triagem neonatal (papel de filtro)	6,2 a 22 µg/dℓ	×12,9	80 a 283 nmol/ℓ
TRI-IODOTIRONINA LIVRE, SORO			
Sangue de cordão	20 a 240 pg/dℓ	×0,01536	0,3 a 0,7 pmol/ℓ
1 a 3 dias	180 a 760 pg/dℓ	×0,01536	2,8 a 11,7 pmol/ℓ
1 a 5 anos	185 a 770 pg/dℓ	×0,01536	2,8 a 11,8 pmol/ℓ
5 a 10 anos	215 a 700 pg/dℓ	×0,01536	3,3 a 10,7 pmol/ℓ
10 a 15 anos	230 a 650 pg/dℓ	×0,01536	3,5 a 10,0 pmol/ℓ
>15 anos	210 a 440 pg/dℓ	×0,01536	3,2 a 6,8 pmol/ℓ
TESTE DE CAPTAÇÃO DE TRI-IODOTIRONINA EM RESINA (RT_3U), SORO			
Recém-nascido	26 a 36%	×0,01	0,26 a 0,36 de captação fracionada
Subsequentemente	26 a 35%	×0,01	0,26 a 0,35 de captação fracionada
TRI-IODOTIRONINA TOTAL, SORO			
Sangue do cordão	30 a 70 ng/dℓ	×0,0154	0,46 a 1,08 nmol/ℓ
1 a 3 dias	75 a 260 ng/dℓ	×0,0154	1,16 a 4,00 nmol/ℓ
1 a 5 anos	100 a 260 ng/dℓ	×0,0154	1,54 a 4,00 nmol/ℓ
5 a 10 anos	90 a 240 ng/dℓ	×0,0154	1,39 a 3,70 nmol/ℓ
10 a 15 anos	80 a 210 ng/dℓ	×0,0154	1,23 a 3,23 nmol/ℓ
>15 anos	115 a 190 ng/dℓ	×0,0154	1,77 a 2,93 nmol/ℓ

Adaptada de Nicholson JF, Pesce MA: Reference ranges for laboratory tests and procedures. In Behrman RE, Kliegman RM, Jenson HB, editors: *Nelson textbook of pediatrics*, ed 17, Philadelphia, 2004, WB Saunders, pp. 2412- 2413; TSH de Lem AJ, de Rijke YB, van toor H *et al.*: Serum thyroid hormone levels in healthy children from birth to adulthood and in short children born small for gestational age. *J Clin Endocrinol Metab* 97:3170-3178, 2012; T_3 livre de Elmlinger MW, Kuhnel W, Lambrecht H-G *et al.*: Reference intervals from birth to adulthood for serum thyroxine (T_4), triiodothyronine (T_3), free T_3, free T_4, thyroxine binding globulin (TBG), and thyrotropin (TSH), *Clin Chem Lab Med* 39:973-979, 2001.

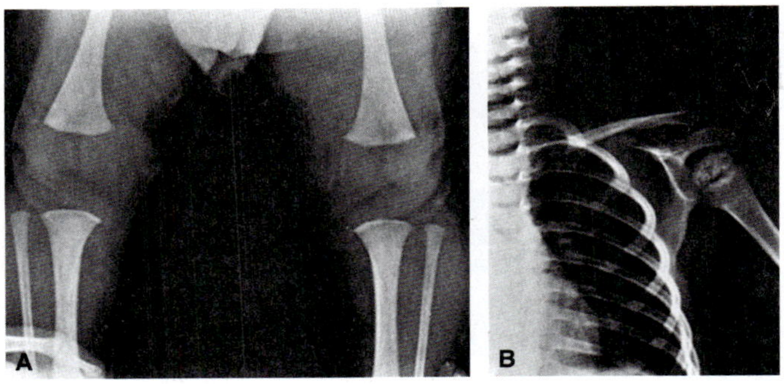

Figura 581.2 Hipotireoidismo congênito. **A.** Ausência da epífise distal do fêmur em um lactente de 3 meses que nasceu a termo. Esta é uma evidência do início do estado de hipotireoidismo durante a vida fetal. **B.** Disgenesia epifisária na cabeça do úmero em menina de 9 anos que foi tratada inadequadamente com hormônio tireoidiano.

ósseos. A formação e a erupção dos dentes podem ser atrasadas. Podem estar presentes também aumento cardíaco ou efusão pericárdica.

A cintilografia pode ajudar a definir a causa subjacente em lactentes com hipotireoidismo congênito, mas o tratamento não deve ser adiado para obter essas imagens. O ^{123}I-iodeto de sódio é superior ao pertecnetato de ^{99m}Tc-sódio para este fim. A cintilografia irá demonstrar uma glândula tireoide ectópica, mas a ausência de captação em distúrbios do receptor de TSH (incluindo TRBAb) ou do NIS pode ser confundida com a agenesia da tireoide. Por outro lado, o exame ultrassonográfico da tireoide pode documentar a presença ou a ausência de uma glândula anatomicamente normal, mas podem faltar algumas glândulas ectópicas detectáveis pela cintilografia. A demonstração de tecido tireóideo ectópico é diagnóstica de disgenesia tireoidiana e estabelece a necessidade de um tratamento vitalício. A falta de demonstração de tecido tireoidiano sugere agenesia da tireoide. Uma glândula tireoide localizada normalmente com hipersensibilidade normal ou aumentada indica um defeito na síntese de hormônio tireoidiano. No passado, os pacientes com hipotireoidismo congênito bocioso (presumivelmente devido à disormonogênese) eram submetidos a uma extensa avaliação, que incluía cintilografia, testes de descarga de perclorato, estudos cinéticos, cromatografia e estudos de tecido tireoidiano, para determinar a natureza bioquímica do defeito. Atualmente, muitos podem ser avaliados por estudos genéticos em busca de um suspeitado defeito na síntese de hormônio tireoidiano; no entanto, a tentativa de definir a etiologia genética precisa pode ser dispendiosa, malsucedida em pelo menos 40% dos casos e pode ter pouco efeito no manejo clínico.

Tratamento

A levotiroxina (L-T_4) administrada oralmente é o tratamento para o hipotireoidismo congênito. Embora a T_3 seja a forma biologicamente ativa do hormônio tireoidiano, 80% da T_3 circulante derivam da deiodinação da T_4 circulante e, portanto, o tratamento com L-T_4 sozinha restaura as concentrações séricas de T_4 e T_3. A dosagem inicial recomendada de L-T_4 é de 10 a 15 µg/kg/dia (totalizando 37,5 a 50 µg/dia para a maioria dos nascidos a termo), e dentro desta faixa a dose inicial pode ser ajustada baseada na gravidade do hipotireoidismo. Os recém-nascidos com hipotireoidismo mais grave, que é avaliado por uma T_4 sérica menor que 5 µg/dℓ e/ou estudos de imagem confirmando uma aplasia, devem iniciar no limite superior do intervalo de dosagem. A normalização rápida da função tireoidiana (idealmente dentro de 2 semanas) é importante para alcançar um resultado ideal no desenvolvimento neurológico.

Nos EUA, a L-T_4 deve ser prescrita apenas na forma de comprimidos; já na Europa, existe uma preparação líquida de L-T_4 aprovada. Os comprimidos devem ser esmagados e misturados com um pequeno volume de líquido (1 a 2 mℓ). *Os comprimidos de L-T_4 não devem ser misturados com fórmulas que contenham proteína de soja, ferro concentrado ou cálcio, pois estes podem inibir a absorção da L-T_4.* Embora seja recomendada a administração de L-T_4 com estômago vazio e evitar alimento por 30 a 60 min, isto não é prático para uma criança. Enquanto o método de administração é constante, a dosagem pode ser ajustada baseada nos resultados dos testes séricos da tireoide para alcançar as metas desejadas do tratamento. Um estudo sugeriu que, nas crianças com hipotireoidismo congênito grave, os medicamentos L-T_4 de marca podem ser superiores às formulações genéricas.

As concentrações séricas de T_4 ou T_4 livre e de TSH devem ser monitoradas nos intervalos recomendados (a cada 1 a 2 meses nos primeiros 6 meses de vida, e, então, a cada 2 a 4 meses entre 6 meses e 3 anos). As metas do tratamento são manter o TSH sérico no intervalo de referência para a idade e a T_4 livre do soro ou a T_4 total na metade superior do intervalo de referência para a idade (ver Tabela 581.3). Cuidados devem ser tomados para evitar o subtratamento ou o tratamento excessivo, ambos os quais podem estar relacionados a resultados adversos no desenvolvimento neurológico, o que inclui diminuição do quociente de inteligência (QI).

Cerca de 35% dos bebês com hipotireoidismo congênito e uma glândula tireoide de localização normal têm uma doença transitória e não requerem terapia vitalícia. Nos pacientes que podem ter doença transitória, um teste de retirada da L-T_4 por 4 semanas pode ser realizado após 3 anos por 3 a 4 semanas para avaliar se o TSH aumenta significativamente, o que indica a presença de hipotireoidismo permanente. Isto é desnecessário nas crianças com disgenesia da tireoide confirmada ou naquelas que têm previamente apresentado concentrações elevadas de TSH após 6 a 12 meses de terapia devido à baixa adesão ao medicamento ou dosagem inadequada de T_4.

Prognóstico

O hormônio tireoidiano é fundamental para o neurodesenvolvimento normal, particularmente nos primeiros meses de vida pós-natal; o diagnóstico precoce e o tratamento imediato do hipotireoidismo congênito nas primeiras semanas de vida é essencial para prevenir danos e resultam no crescimento linear e no desenvolvimento normal. Na maioria das crianças detectadas pela triagem neonatal, o desenvolvimento verbal, o desenvolvimento psicomotor e os graus globais de QI são similares àqueles de irmãos não afetados ou de colegas de classe controles. Entretanto, a maioria das crianças gravemente afetadas – aquelas com concentrações mais baixas de T_4 e maior atraso no amadurecimento esquelético – pode apresentar um QI reduzido e outras sequelas neuropsicológicas, como incoordenação, hipotonia ou hipertonia, déficit de atenção e problemas na fala, mesmo com o diagnóstico precoce e o tratamento adequado. Os testes psicométricos podem mostrar problemas com o vocabulário e a compreensão da leitura, com a aritmética e de memória. Aproximadamente 10% das crianças apresentam um déficit auditivo neurossensorial. Os estudos de desfecho em adultos que foram diagnosticados e tratados quando neonatos revelam desenvolvimento social retardado, baixa autoestima e menor qualidade de vida relacionada à saúde. Esta última parece estar relacionada aos indivíduos com pior desfecho neurocognitivo e malformações congênitas associadas.

O atraso no diagnóstico ou no tratamento, a falha em corrigir a hipotiroxinemia inicial, o tratamento inadequado e a baixa adesão nos primeiros 2 a 3 anos de vida podem resultar em graus variados de dano cerebral. Sem o tratamento, as crianças gravemente afetadas têm profunda deficiência intelectual e retardo do crescimento. Quando o hipotireoidismo se desenvolve após 2 anos, as perspectivas para o neurodesenvolvimento são muito melhores, mesmo se o diagnóstico e o tratamento forem atrasados, o que ilustra como o desenvolvimento cerebral é bastante dependente do hormônio tireoidiano no 1º ano de vida.

HIPOTIREOIDISMO ADQUIRIDO

Epidemiologia

O hipotireoidismo ocorre em aproximadamente 0,3% (1 em 333) das crianças em idade escolar. O *hipotireoidismo subclínico* (definido como um TSH elevado com T_4 ou T_4 livre normais) é mais comum, ocorrendo em aproximadamente 2% dos adolescentes. A doença autoimune da tireoide é a causa mais comum de hipotireoidismo adquirido: 6% das crianças entre 12 e 19 anos têm evidências de doença autoimune da tireoide, e as mulheres têm duas vezes mais chances de serem afetadas que os homens. Embora essa condição geralmente inicie na adolescência, ela pode se manifestar já no 1º ano de vida.

Etiologia

A causa mais comum do hipotireoidismo adquirido (Tabela 581.4) é a **tireoidite linfocítica crônica** (também chamada de Hashimoto ou tireoidite autoimune; ver Capítulo 582). As crianças com trissomia do 21, síndrome de Turner, síndrome de Klinefelter, com doença celíaca, ou diabetes melito tipo 1 apresentam maior risco de doença tireoidiana autoimune associada (ver Capítulo 582), como aquelas com as **síndromes poliglandulares autoimunes** (**SPAs**; ver Capítulo 586). A SPA tipo 1 (SPA-1) é um distúrbio autossômico recessivo raro causado por mutações no gene *AIRE*. É classicamente caracterizado pela tríade candidíase mucocutânea, hipoparatireoidismo, insuficiência suprarrenal primária. A tireoidite autoimune é uma característica menos comum (cerca de 10%), assim como diabetes melito tipo 1, o hipogonadismo primário, a anemia perniciosa, o vitiligo, a alopecia, a nefrite, a hepatite e a disfunção gastrintestinal. A SPA tipo 2 (SPA-2) é muito mais comum que a SPA-1, e sua patogênese ainda permanece como uma combinação obscura de fatores genéticos e ambientais. A SPA-2 pode consistir em qualquer combinação de tireoidite autoimune (cerca de 70%), diabetes melito tipo 1, doença celíaca ou manifestações menos comuns, como insuficiência suprarrenal primária, hipogonadismo primário, anemia perniciosa e vitiligo. Os pacientes com qualquer uma dessas outras condições autoimunes têm maior risco de desenvolver hipotireoidismo. Por exemplo, cerca de 20% das crianças com **diabetes melito tipo 1** desenvolvem autoanticorpos tireoidianos e cerca de 5% tornam-se hipotireóideas.

Nas crianças com **trissomia do 21**, os autoanticorpos tireoidianos desenvolvem-se em aproximadamente 30% delas e o hipotireoidismo subclínico ou manifesto ocorre em aproximadamente 15 a 20%. Nas meninas com **síndrome de Turner**, os autoanticorpos da tireoide desenvolvem-se em aproximadamente 40% delas e o hipotireoidismo subclínico ou manifesto ocorre em aproximadamente 15 a 30%, aumentando com o avançar da idade. As adicionais condições autoimunes com um risco aumentado de hipotireoidismo incluem a síndrome desregulação imune, poliendocrinopatia e enteropatia ligada ao cromossomo X (IPEX) e os distúrbios do tipo IPEX, as doenças relacionadas à imunoglobulina G_4, a síndrome de Sjögren e a esclerose múltipla. A **síndrome de Williams** está associada ao hipotireoidismo subclínico, mas isso não parece ser autoimune e os autoanticorpos tireoidianos estão ausentes.

As medicações podem causar hipotireoidismo adquirido. Alguns medicamentos que contêm iodetos (p. ex., expectorantes ou suplementos nutricionais) podem causar hipotireoidismo por meio do efeito de

Tabela 581.4 Classificação etiológica do hipotireoidismo adquirido.

Autoimune
- Tireoidite linfocítica crônica (tireoidite de Hashimoto)
- Síndromes poliglandulares autoimunes tipos 1 e 2 (SPA-1, SPA-2)
- Doença celíaca
- IPEX

Induzido por medicamentos
- Excesso de iodeto: amiodarona, suplementos nutricionais, expectorantes
- Anticonvulsivantes: oxcarbazepina, fenitoína, fenobarbital, valproato
- Fármacos antitireoidianos: metimazol, propiltiouracila
- Diversos: lítio, rifampicina, inibidores da tirosinoquinase, interferona-α, estavudina, talidomida, aminoglutetimida, dopamina, amiodarona, tetraciclina

Pós-ablativo
- Irradiação (p. ex., terapia de câncer, transplante de medula óssea)
- Iodo radioativo (^{131}I)
- Tireoidectomia

Doença sistêmica infiltrativa
- Cistinose
- Histiocitose de células de Langerhans

Inativação do hormônio tireoidiano por hemangiomas hepáticos volumosos (deiodinase tipo 3)

Diminuição da sensibilidade a hormônio tireoidiano (mutações em *MCT8, SEC16A2, THRA, THRB*)

Doença hipotalâmico-hipofisária (frequentemente com múltiplas deficiências hormonais hipofisárias)
- Tumores do sistema nervoso central (p. ex., craniofaringioma)
- Meningoencefalite
- Irradiação craniana
- Traumatismo craniano
- Histiocitose de células de Langerhans

IPEX, desregulação imune e poliendocrinopatia ligada ao cromossomo X.

Wolff-Chaikoff (ver Capítulo 583). A amiodarona, um agente usado para arritmias cardíacas e que contém cerca de 37% de peso em iodo, causa hipotireoidismo em aproximadamente 20% das crianças tratadas. As crianças tratadas com amiodarona devem ter monitoramento em série da função tireoidiana.

Os anticonvulsivantes, tais como a fenitoína, o fenobarbital e o valproato, podem causar disfunção tireoidiana, geralmente na forma de um hipotireoidismo subclínico. Em alguns casos, isso se deve ao seu efeito de estimular o metabolismo hepático do citocromo P450 e a excreção de T_4. O anticonvulsivante oxcarbazepina pode causar hipotireoidismo central (secundário). As crianças com doença de Graves tratadas com fármacos antitireoidianos (metimazol ou propiltiouracila) podem desenvolver hipotireoidismo. Outros medicamentos que podem produzir hipotireoidismo são o lítio, a rifampicina, os inibidores da tirosinoquinase, a interferona-α, a estavudina, a talidomida e a aminoglutetimida.

As crianças que receberam **irradiação terapêutica**, como aquela para a doença de Hodgkin ou para outras malignidades da cabeça e do pescoço, ou aquela administrada antes do transplante de medula óssea, estão em risco de danos na tireoide e hipotireoidismo. Aproximadamente 30% destas crianças apresentam concentrações elevadas de TSH dentro de 1 ano após a terapia, e as outras 15 a 20% progridem para o hipotireoidismo dentro de 5 a 7 anos. O hipotireoidismo central pode se desenvolver em mais de 10% das crianças que receberam irradiação cranioespinal. O tratamento ablativo com **iodo radioativo** ou a **tireoidectomia** para a doença de Graves ou para o câncer de tireoide resultam no hipotireoidismo, assim como a remoção de tecido tireoidiano ectópico. O tecido tireoidiano em um cisto do ducto tireoglosso pode constituir a única fonte de hormônio tireoidiano e, neste caso, a excisão do cisto resulta no hipotireoidismo. Nestes pacientes, é indicada a realização de US ou uma cintilografia antes da cirurgia.

Nas crianças com **cistinose nefropática**, um distúrbio caracterizado pelo depósito intralisossômico de cistina nos tecidos corporais, a função tireoidiana torna-se prejudicada. Normalmente nestes casos, o hipotireoidismo é subclínico, mas pode ser evidente; é indicada a avaliação periódica das concentrações de TSH. Em torno dos 13 anos, dois terços destes pacientes necessitam de reposição de L-T_4.

A infiltração histiocitária da tireoide nas crianças com **histiocitose das células de Langerhans** (ver Capítulo 534.1) pode resultar no hipotireoidismo. Aquelas com **infecção de hepatite C** crônica correm risco de hipotireoidismo subclínico que não parece ser autoimune.

O **hipotireoidismo consuntivo** pode ocorrer em crianças com grandes **hemangiomas** no fígado. Estes tumores podem expressar quantidades massivas da enzima deiodinase tipo 3, que converte T_4 em T_3, respectivamente, para metabólitos inativos da T_3 reversa e di-iodotironina (T_2). O hipotireoidismo ocorre quando o aumento da secreção de hormônios tireoidianos é insuficiente para compensar a sua rápida inativação.

Alguns pacientes com as formas leves de hipotireoidismo congênito (disgenesia tireoidiana ou defeitos genéticos na síntese de hormônios tireoidianos) não desenvolvem manifestações clínicas até a infância. Embora frequentemente essas condições sejam detectadas por triagem neonatal, defeitos muito leves podem escapar à detecção e se apresentar posteriormente com um aparente hipotireoidismo adquirido.

Qualquer doença **hipotalâmica** ou **hipofisária** pode causar hipotireoidismo central adquirido (ver Capítulo 573). A deficiência de TSH pode ser resultado de um tumor hipotalâmico-hipofisário (o craniofaringioma é o mais comum em crianças) ou do tratamento para um tumor qualquer. Outras causas incluem irradiação craniana; traumatismo craniano; ou doenças infiltrativas afetando a hipófise, tais como a histiocitose das células de Langerhans.

Manifestações clínicas

A desaceleração do crescimento é geralmente a primeira manifestação clínica do hipotireoidismo adquirido, mas esse sinal muitas vezes não é reconhecido (Figuras 581.3 e 581.4). O bócio é uma apresentação comum. Na tireoidite linfocítica crônica, a tireoide é tipicamente indolor e firme, tem uma consistência de borracha e superfície irregular (bocelada). O ganho de peso é principalmente causado por retenção de líquido (mixedema), não sendo uma obesidade verdadeira. Desenvolvem insidiosamente mudanças mixedematosas na pele, constipação

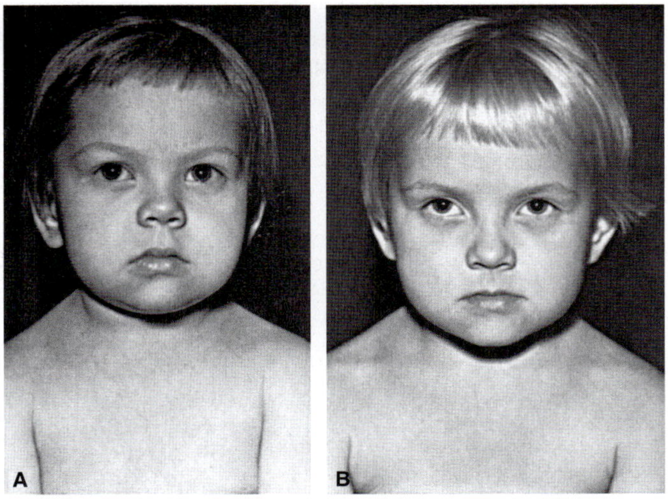

Figura 581.3 **A.** Hipotireoidismo adquirido em uma menina de 6 anos. Durante 3 anos ela foi tratada com uma ampla variedade de hematínicos para uma anemia refratária. Por 3 anos ela teve uma quase completa parada do crescimento, constipação intestinal e lentidão. A altura etária era de 3 anos; a idade óssea era de 4 anos. Ela apresentava uma tez pálida e face imatura com uma ponte nasal pouco desenvolvida. Colesterol sérico, 501 mg/dℓ; captação de radioiodio, 7% em 24 h; iodo ligado a proteínas (ILP), 2,8 mg/dℓ. **B.** Após tratamento durante 18 meses, note o desenvolvimento nasal, o aumento do brilho, a diminuição da pigmentação dos cabelos e a maturação da face. A altura etária era de 5,5 anos; a idade óssea era de 7 anos. Houve uma nítida melhora na sua condição geral. A menarca ocorreu aos 14 anos. A altura final foi de 155 cm. Ela se formou no ensino médio. O distúrbio foi bem controlado com a L-tiroxina sódica diária.

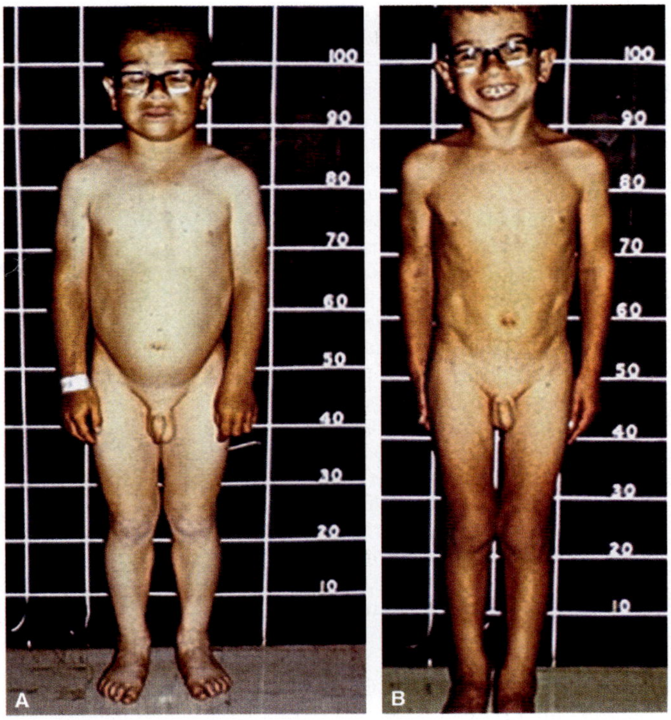

Figura 581.4 **A.** Este menino de 12 anos com hipotireoidismo apresenta baixa estatura (108 cm, <percentil 3), mixedema generalizado, expressão sonolenta, abdome protuberante e cabelos grossos. As proporções corporais são imaturas para a sua idade (1,25:1). **B.** O mesmo menino 4 meses após o tratamento. Sua altura aumentou 4 cm e há uma acentuada mudança no hábito corporal devido à perda do mixedema, à melhora do tônus muscular e à expressão facial brilhante. (*De LaFranchi SH: Hypothyroidism,* Pediatr Clin North Am *26:33-51, 1979.*)

Tabela 581.5 Apresentação clínica e implicações do hipotireoidismo.

	SINAIS	APRESENTAÇÃO E IMPLICAÇÕES
Metabolismo geral	Ganho de peso, intolerância ao frio, fadiga	Aumento do índice de massa corporal, baixa taxa metabólica, mixedema,* hipotermia*
Cardiovascular	Fadiga ao esforço, falta de ar	Dislipidemia, bradicardia, hipertensão, disfunção endotelial ou aumento da espessura médio-intimal,* disfunção diastólica,* derrame pericárdico,* hiper-homocisteinemia,* alterações no eletrocardiograma*
Neurossensorial	Rouquidão da voz, diminuição do paladar, visão ou audição	Neuropatia, disfunção coclear, diminuição das sensibilidades olfatória e gustativa
Neurológico e psiquiátrico	Memória prejudicada, parestesia, comprometimento do humor	Função cognitiva prejudicada, relaxamento tardio dos reflexos dos tendões, depressão,* demência,* ataxia,* síndrome do túnel do carpo e outras síndromes de aprisionamento de nervo,* coma mixedematoso*
Gastrintestinal	Constipação intestinal	Motilidade esofágica reduzida, doença hepática gordurosa não alcoólica,* ascite (muito rara)
Endocrinológico	Infertilidade e subfertilidade, distúrbio menstrual, galactorreia	Bócio, desregulação do metabolismo da glicose, infertilidade, disfunção sexual, aumento da prolactina, hiperplasia hipofisária*
Musculoesquelético	Fraqueza muscular, cãibras musculares, artralgia	Elevação da creatinofosfoquinase, síndrome de Hoffman,* fratura osteoporótica* (provavelmente causada por tratamento excessivo)
Hemostasia e hematológico	Hemorragia, fadiga	Anemia leve, doença de von Willebrand adquirida,* diminuição das proteínas C e S,* aumento da amplidão de distribuição dos glóbulos vermelhos* aumento do volume plaquetário médio*
Pele e cabelo	Pele seca, perda de cabelo	Pele grossa, perda de sobrancelhas laterais* palmas amarelas da mão,* alopecia areata*
Eletrólitos e função renal	Deterioração da função renal	Diminuição da taxa de filtração glomerular estimada, hiponatremia*

*Apresentação incomum. (De Chaker L, Bianco AC, Jonklaas J *et al.*: Hypothyroidism, *Lancet* 390: 1550-1560, 2017, Table 1.)

intestinal, intolerância ao frio, diminuição da energia e maior necessidade de sono. Surpreendentemente, o rendimento escolar geralmente não é comprometido, mesmo nas crianças com hipotireoidismo grave. As características adicionais podem incluir bradicardia, fraqueza muscular ou cãibras, compressão de nervo e ataxia. A maturação esquelética é atrasada e o grau do atraso reflete a duração do hipotireoidismo. Tipicamente, os adolescentes apresentam puberdade atrasada. As adolescentes do sexo feminino com mais idade podem ter menometrorragia, e algumas podem desenvolver galactorreia porque o TRH aumentado estimula a secreção de prolactina. De fato, o hipotireoidismo primário de longa duração pode resultar no aumento da hipófise, às vezes levando a dores de cabeça e problemas de visão. Acredita-se que este seja o resultado da hiperplasia tireotrófica, que pode ser confundida com um tumor hipofisário, particularmente um prolactinoma, se a prolactina estiver elevada (ver Capítulo 573). Muito ocasionalmente, crianças pequenas com hipotireoidismo profundo podem desenvolver características sexuais secundárias (pseudopuberdade precoce), tais como desenvolvimento mamário ou sangramento vaginal em meninas e aumento testicular em meninos. Lançou-se a hipótese de que esse fenômeno resulte de concentrações anormalmente altas de ligação do TSH e estimule o receptor do hormônio foliculoestimulante.

As anormalidades laboratoriais no hipotireoidismo podem incluir hiponatremia, anemia macrocítica, hipercolesterolemia e creatinofosfoquinase elevada. A Tabela 581.5 lista as complicações do hipotireoidismo grave que se normalizam com uma reposição adequada de T_4.

Estudos diagnósticos

As crianças com suspeita de hipotireoidismo devem se submeter a avaliações do TSH e de T_4 livre. Como a faixa de normalidade dos testes tireoidianos varia pela idade e difere nas crianças em relação aos adultos, é importante comparar os resultados com as faixas de referências específicas para a idade (ver Tabela 581.3). A detecção de tireoglobulina ou anticorpos TPO é diagnóstica de tireoidite linfocítica crônica (autoimune) como etiologia. Nos casos de bócio decorrente de tireoidite autoimune, a US mostra tipicamente um aumento difuso e uma ecotextura heterogênea; entretanto, a US geralmente não é indicada, a menos que o exame físico gere a suspeita de nódulo tireoidiano. A radiografia de idade óssea no momento do diagnóstico pode sugerir a duração e a gravidade do hipotireoidismo com base no grau de atraso da idade óssea.

Tratamento e prognóstico

A L-T_4 é o tratamento para as crianças com hipotireoidismo. A dose com base no peso diminui gradualmente com a idade. Para as crianças com 1 a 3 anos, a dose média diária de L-T_4 é de 4 a 6 μg/kg/dia; para 3 a 10 anos, 3 a 5 μg/kg; e para 10 a 16 anos, 2 a 4 μg/kg. O tratamento deve ser monitorado pela aferição sérica de TSH a cada 4 a 6 meses, assim como 4 a 6 semanas após qualquer mudança na dosagem, e o TSH deve ser mantido na faixa de referência específica para a idade. Nas crianças pequenas (menores de 3 anos), a T_4 livre sérica também deve ser medida e idealmente mantida na metade superior da faixa de referência específica da idade. Nas crianças maiores com hipotireoidismo primário, a T_4 livre sérica não precisa ser medida rotineiramente, mas pode ser útil em certas situações, como avaliar se há baixa adesão à medicação. Nas crianças com hipotireoidismo central, nas quais por definição as concentrações de TSH não refletem o estado tireoidiano sistêmico, apenas a T_4 livre sérica deve ser monitorada e mantida na metade superior da faixa de referência específica para a idade.

Durante o 1º ano de tratamento, podem se desenvolver deterioração dos trabalhos escolares, maus hábitos de sono, inquietação, déficit de atenção e desajustes de comportamento, mas esses problemas são transitórios e mais facilmente manejados se as famílias forem avisadas sobre eles. Alguns profissionais acham que esses sintomas podem ser parcialmente melhorados começando com uma dose menor de L-T_4 e avançando lentamente. O desenvolvimento de cefaleias persistentes ou alterações na visão deve levar a uma investigação para pseudotumor cerebral, uma complicação rara após o início do tratamento com L-T_4 em crianças maiores (entre 8 e 13 anos).

Nas crianças maiores, quando o crescimento alcançado for completo, a taxa de crescimento fornece um bom índice de adequação da terapia. Nas crianças com um hipotireoidismo de longa duração, o crescimento alcançado pode ser incompleto e a altura adulta final pode ficar irremediavelmente comprometida (Figura 581.4).

A bibliografia está disponível no GEN-io.

Capítulo 582
Tireoidite

Jessica R. Smith e Ari J. Wassner

Tireoidite é um termo que se refere a qualquer distúrbio que cause inflamação da glândula tireoide. A tireoidite pode ser classificada como aguda ou crônica e pode ser categorizada por etiologia, patologia e/ou características clínicas. A tireoidite dolorosa é tipicamente devida a infecção ou traumatismo, enquanto a tireoidite indolor é frequentemente mediada pela autoimunidade ou devida à exposição a um fármaco.

Dependendo da etiologia e da fase da doença, os pacientes com tireoidite podem se manifestar como eutireóideos, hipotireóideos ou tireotóxicos. O padrão clássico de alterações da função tireoidiana nas formas transitórias de tireoidite (como a tireoidite subaguda e a tireoidite indolor) é a tireotoxicose, seguida de hipotireoidismo e, posteriormente, restauração do eutireoidismo. A tireotoxicose (níveis elevados dos hormônios tireoidianos) causada por tireoidite não se deve ao aumento da síntese de hormônios tireoidianos (em contraste com a doença de Graves), mas ao vazamento do hormônio tireoidiano pré-formado para a circulação a partir da glândula danificada, o que pode durar até 60 dias. Em alguns casos, o hipotireoidismo pode persistir após a tireoidite transitória.

O tratamento para os pacientes com tireoidite geralmente tem como objetivo aliviar a dor e abordar os sintomas da tireotoxicose, como taquicardia, palpitações e tremores. Os anti-inflamatórios não esteroidais (AINEs) costumam ser eficazes no alívio da sensibilidade da tireoide. Se a dor for intensa, pode ser considerado um curto período de esteroides (prednisona). Dado que a tireotoxicose é devida à liberação de hormônio tireoidiano pré-formado, os fármacos antitireoidianos geralmente não são efetivos. Em vez disso, o tratamento com betabloqueadores (atenolol ou propranolol) para ajudar a controlar os sintomas cardiovasculares pode ser útil. Os testes da função tireoidiana devem ser monitorados a cada 6 a 8 semanas; e, se o hipotireoidismo for prolongado ou manifestamente sintomático, a reposição com hormônio tireoidiano pode ser considerada.

TIREOIDITE COM DOR

A **tireoidite infecciosa aguda (supurativa)** é incomum em crianças. É tipicamente precedida por uma infecção respiratória ou faringite, e o lobo esquerdo é o mais afetado. A infecção pode ser causada por microrganismos gram-positivos ou gram-negativos, e pode ocorrer a formação de abscessos. Os microrganismos mais comuns são os estreptococos alfa-hemolíticos e o *Staphylococcus aureus*, seguidos por microrganismos gram-negativos e bactérias anaeróbias. Outros patógenos, tais como micobactérias, fungos e pneumocistos, causam uma infecção mais indolente e ocorrem principalmente em pacientes imunocomprometidos. Episódios recorrentes ou detecção de floras bacterianas mistas sugerem que a infecção surge de uma **fístula do seio piriforme** ou, menos comumente, de um remanescente do **ducto tireoglosso**. A tireoidite infecciosa aguda é caracterizada por início súbito de dor no pescoço, sensibilidade da glândula, inchaço, eritema, disfagia e diminuição da amplitude de movimento do pescoço. Estão comumente presentes febre, calafrios, dor de garganta e leucocitose. Geralmente, a função tireoidiana é normal, mas a tireotoxicose pode ocorrer devido ao vazamento do hormônio tireoidiano pré-formado. A ultrassonografia (US) da tireoide pode visualizar um abscesso, se presente, e a aspiração com agulha fina pode ajudar a identificar os microrganismos responsáveis. Quando se formam abscessos, são indicadas incisão e drenagem mais administração de antibióticos parenterais. Depois que a infecção desaparece, é indicada uma tomografia computadorizada (TC) com contraste para procurar um trato fistuloso; e, se este for encontrado, normalmente é necessária a remoção cirúrgica.

Acredita-se que a **tireoidite subaguda** (doença de Quervain, tireoidite granulomatosa subaguda) tenha uma etiologia viral ou pós-viral e geralmente seja transitória. Tipicamente, ela apresenta febre baixa, sensibilidade mínima à tireoide e evidência laboratorial de tireotoxicose (diminuição do TSH e elevação de T_4 e T_3) causada pelo vazamento de hormônio tireoidiano pré-formado a partir da glândula inflamada para a circulação. Podem estar presentes sintomas leves de tireotoxicose, mas a captação de radioiodo é diminuída na fase tireotóxica. A velocidade de hemossedimentação (VHS) é aumentada. O curso é variável, mas geralmente caracterizado por quatro fases: tireotóxica, eutireoidismo, hipotireoidismo e remissão para eutireoidismo, processo que costuma ocorrer em vários meses. Há uma forte associação com o HLA-B35.

A **tireoidite por radiação** pode ocorrer nas crianças tratadas com radioiodo para a doença de Graves. A dor e o desconforto na tireoide podem se desenvolver 2 a 5 dias mais tarde devido à destruição das células foliculares induzida pela radiação da tireoide e à subsequente liberação do hormônio tireoidiano pré-formado. A dor no pescoço é responsiva a terapias anti-inflamatórias.

A **tireoidite induzida por palpação ou traumatismo** pode ser um resultado de traumatismo direto na glândula tireoide, tipicamente de cirurgia, traumatismo acidental, biopsia ou, mais raramente, de uma palpação vigorosa da glândula tireoide.

TIREOIDITE SEM DOR

Tireoidite linfocítica crônica (tireoidite de Hashimoto, tireoidite autoimune)

A tireoidite linfocítica crônica constitui a causa mais comum de doença da tireoide em crianças e adolescentes e é responsável por muitos dos casos antigamente designados como *bócio do adolescente* ou *bócio simples*. Trata-se também da causa mais comum de hipotireoidismo adquirido com ou sem bócio. De 1 a 2% das crianças em idade escolar e 6 a 8% dos adolescentes apresentam anticorpos antitireoidianos positivos como evidência de doença autoimune da tireoide.

Etiologia

Essa tireoidite é uma doença autoimune específica de órgão e é resultante da herança de genes suscetíveis envolvidos na imunorregulação e de deflagradores ambientais, ambos os quais ainda estão pouco caracterizados. Inicialmente na doença, pode haver apenas hiperplasia. Esta é seguida de infiltração de linfócitos e plasmócitos entre os folículos e subsequente atrofia folicular. A formação de folículos linfoides com centros germinativos está quase sempre presente, e o grau de atrofia e de fibrose dos folículos varia. Certos haplótipos dos antígenos leucocitários humanos (HLA) (HLA-DR4, HLA-DR5) estão associados a um risco aumentado de bócio e tireoidite, enquanto outros (HLA-DR3) estão associados a uma variante atrófica de tireoidite.

Uma variedade de autoanticorpos contra antígenos da tireoide também está presente. Os anticorpos tireoperoxidase da tireoide (Ac-TPO) e os anticorpos tireoglobulina (Ac-tg) são demonstráveis no soro de 95% das crianças com tireoidite linfocítica crônica e em muitos pacientes com a doença de Graves. Os Ac-TPO estão envolvidos na ativação da cascata do complemento e na citotoxicidade celular dependente de anticorpos. Os Ac-Tg não parecem desempenhar um papel na destruição autoimune da glândula. Os anticorpos antirreceptores de tireotropina (TSH) (TRAb) podem causar atrofia da tireoide e têm sido demonstrados em 18% dos pacientes com hipotireoidismo grave (TSH > 20 mU/ℓ) causado pela tireoidite autoimune. Foram demonstrados anticorpos dirigidos contra a pendrina, uma proteína da membrana apical nas células foliculares da tireoide, em 80% das crianças com tireoidite autoimune. Foram também identificados anticorpos contra o simportador de sódio-iodeto (NIS), porém o seu papel patogênico ainda não foi esclarecido.

Manifestações clínicas

O distúrbio é quatro a seis vezes mais comum em mulheres do que em homens. Pode ocorrer durante os 3 primeiros anos de vida; entretanto, torna-se mais comum depois dos 6 anos e atinge o pico de incidência durante a adolescência. As manifestações clínicas mais comuns consistem em bócio e desaceleração do crescimento. O bócio pode surgir de modo insidioso e pode ser variável no tamanho. Na maioria dos pacientes, a glândula tireoide está difusamente aumentada, com consistência firme e indolor à palpação. Em cerca de 30% dos pacientes, a glândula está assimétrica. A maioria das crianças afetadas é clinicamente eutireóidea e assintomática. Algumas crianças exibem sinais clínicos e sintomas de hipotireoidismo, porém outras que parecem clinicamente eutireóideas apresentam evidências laboratoriais de um hipotireoidismo manifesto. Algumas delas têm manifestações sugestivas de tireotoxicose, como tremores, irritabilidade, sudorese aumentada e hiperatividade, e a avaliação laboratorial pode mostrar que estão na fase hashitoxicosa da doença, que é caracterizada por uma tireotoxicose causada pela destruição autoimune da tireoide. Pode ocorrer oftalmopatia na tireoidite autoimune, mesmo na ausência da doença de Graves.

O curso clínico é variável. O bócio pode regredir espontaneamente, ou pode persistir inalterado por anos enquanto o paciente permanece eutireoidiano. A maioria das crianças que são eutireoidianas na apresentação permanecem eutireoidianas, embora uma porcentagem dos pacientes adquira hipotireoidismo gradualmente dentro de meses ou anos. Nas crianças que inicialmente têm um hipotireoidismo subclínico (TSH sérico elevado, tiroxina livre normal [T_4L]), aproximadamente 35% revertem para eutireoidismo, 50% continuam a ter hipotireoidismo subclínico, e aproximadamente 15% desenvolvem um hipotireoidismo franco (TSH sérico elevado, e T_4 livre subnormal) ao longo de 5 anos.

São comuns as agregações familiares de tireoidite linfocítica crônica e a incidência em irmãos ou nos pais de crianças afetadas pode atingir 25%. Nessas famílias, os Ac-TPO e os Ac-Tg parecem ser herdados de modo autossômico dominante, com penetrância reduzida no sexo masculino. A presença concomitante dentro das famílias de pacientes com tireoidite linfocítica crônica, hipotireoidismo e doença de Graves fornece evidências da relação básica existente entre essas três condições.

O distúrbio está associado a muitas outras doenças autoimunes. A tireoidite autoimune ocorre em 10% dos pacientes com a **síndrome poliglandular autoimune tipo 1 (SPA-1)**, que se caracteriza por poliendocrinopatia autoimune, candidíase mucocutânea e displasia ectodérmica (PEACDE). Os pacientes com a SPA-1 têm pelo menos dois achados da tríade de hipoparatireoidismo, doença de Addison e candidíase mucocutânea. Esse distúrbio autossômico recessivo raramente ocorre na infância e é causado por mutações no gene regulador autoimune (*REAI*) (ver Capítulo 586).

A doença autoimune da tireoide ocorre em 70% dos pacientes com a **síndrome poliglandular autoimune tipo 2 (SPA-2)**. A SPA-2 consiste na associação de tireoidite autoimune e doença de Addison (síndrome de Schmidt) com diabetes melito tipo 1 (síndrome de Carpenter), ou outras condições autoimunes, tais como anemia perniciosa, vitiligo e alopecia. Os Ac-TPO são encontrados em aproximadamente 20% dos caucasianos e 4% dos afro-americanos com diabetes melito tipo 1. A SPA-2 normalmente ocorre na infância tardia ou no início da idade adulta. Sua causa é desconhecida, mas pode estar relacionada a fatores genéticos predisponentes que são compartilhados entre essas condições autoimunes (ver Capítulo 586). A tireoidite autoimune também tem sido descrita em crianças com a **síndrome de desregulação imune, poliendocrinopatia e enteropatia ligada ao X (IPEX)**, que inclui diabetes e colite de início precoce (ver Capítulo 586).

A tireoidite linfocítica crônica ocorre com frequência nos pacientes com doença celíaca e naqueles com certos distúrbios cromossômicos, particularmente a síndrome de Turner (8 a 30%) e a síndrome de Down (7 a 10%). Os homens com a síndrome de Klinefelter também parecem estar em risco de doença autoimune da tireoide.

A Tabela 582.1 compara as características da tireoidite linfocítica crônica com outras síndromes da tireoidite.

Achados laboratoriais

Frequentemente, os testes da função tireoidiana são normais, embora o nível de TSH possa estar levemente ou mesmo moderadamente elevado em alguns pacientes com um nível de T_4 livre normal, um padrão denominado *hipotireoidismo subclínico*. O fato de que as crianças com tireoidite linfocítica crônica geralmente têm bócio apesar de terem níveis normais de TSH indica que o bócio é causado principalmente pela infiltração linfocitária da glândula. As crianças pequenas com tireoidite linfocítica crônica têm Ac-TPO séricos; entretanto, os Ac-Tg são positivos em menos de 50% delas. Ac-TPO e Ac-Tg são igualmente encontrados em adolescentes com tireoidite linfocítica crônica. Quando ambos os testes são utilizados, aproximadamente 95% dos pacientes com autoimunidade tireoidiana são detectados. Os níveis em crianças e adolescentes são menores do que em adultos com tireoidite linfocítica crônica e, nos casos questionáveis, são indicadas medições repetidas porque os títulos podem aumentar mais tarde no curso da doença. Nas adolescentes com um hipotireoidismo evidente, a mensuração de anticorpos antirreceptor de TSH pode identificar as pacientes com risco futuro de ter bebês com hipotireoidismo congênito transitório.

Geralmente, a cintilografia e a US da tireoide não são necessárias. Se elas forem feitas, a cintilografia da tireoide revela tireoide irregular, desigual e geralmente com diminuição na captação do radioisótopo. A US de tireoide mostra ecogenicidade heterogênea e aumento do número de linfonodos hiperplásicos benignos no pescoço. O diagnóstico definitivo pode ser estabelecido pela biopsia da tireoide, que raramente é indicada clinicamente.

Tratamento

Se houver qualquer evidência de hipotireoidismo franco (concentração elevada de TSH com baixas concentrações de T_4 livre), indica-se o tratamento com levotiroxina (em doses específicas para o tamanho e a

Tabela 582.1 Características das síndromes de tireodites.

CARACTERÍSTICAS	TIREOIDITE LINFOCÍTICA CRÔNICA	TIREOIDITE INDOLOR	TIREOIDITE SUBAGUDA	TIREOIDITE INFECCIOSA AGUDA	TIREOIDITE FIBROSA
Relação entre sexos (F:M)	4 a 6:1	2:1	5:1	1:1	3 a 4:1
Causa	Autoimune	Autoimune	Desconhecida (provavelmente viral)	Infecciosa (bacteriana)	Desconhecida
Achados patológicos	Infiltração linfocítica, centros germinativos, fibrose	Infiltração linfocítica	Células gigantes, granulomas	Formação de abscesso	Fibrose densa
Função da tireoide	Habitualmente eutireoidismo; alguns casos de hipotireoidismo	Hipertireoidismo, hipotireoidismo ou ambos	Hipertireoidismo, hipotireoidismo ou ambos	Habitualmente eutireoidismo	Habitualmente eutireoidismo
Anticorpos TPO	Títulos elevados persistentes	Títulos elevados persistentes	Baixos títulos ou ausentes ou transitórios	Ausentes	Habitualmente presentes
VHS	Normal	Normal	Elevada	Elevada	Normal
Captação de I^{123} de 24 h	Variável	< 5%	< 5%	Normal	Baixa ou normal

I^{123}, iodo 123; TPO, peroxidase da tireoide; VHS, velocidade de hemossedimentação. (De Farwell AP, Braverman LE: Inflammatory thyroid disorders. *Otolaryngol Clin North Am* 4:541-556, 1996.)

idade). Em geral, o bócio exibe alguma redução de tamanho, porém pode persistir por vários anos. No paciente eutireóideo, o tratamento com doses supressivas de levotiroxina tem pouca probabilidade de resultar em uma diminuição significativa do tamanho do bócio. Os níveis de anticorpos flutuam tanto nos pacientes tratados quanto naqueles sem tratamento, e podem persistir por vários anos. Como em alguns casos a doença é autolimitante, a necessidade de terapia continuada pode ser reavaliada periodicamente, particularmente após o crescimento e o desenvolvimento puberal estarem completos. Os pacientes não tratados também devem ser avaliados periodicamente. Há alguma controvérsia sobre o manejo de pacientes com hipotireoidismo subclínico. Esta condição não demonstrou ter efeitos adversos clinicamente significativos, mas os estudos são pequenos e de qualidade limitada. Portanto, muitos médicos preferem tratar essas crianças até que o crescimento e a puberdade estejam completos e então reavaliar sua função tireoidiana.

OUTRAS CAUSAS DA TIREOIDITE

A **tireoidite indolor** (tireoidite silenciosa) é caracterizada principalmente por uma tireotoxicose transitória seguida algumas vezes por hipotireoidismo e posteriormente pela recuperação. É responsável por 1 a 5% dos casos de tireotoxicose. Também pode ocorrer no período pós-parto, bem como em resposta a certos tipos de medicamentos (ver a seguir).

A **tireoidite induzida por medicamentos** pode ser causada por fármacos específicos, tais como o lítio, a amiodarona, a interferona-α, a interleucina-2 e os inibidores da tirosinoquinase. Os pacientes que tomam lítio são suscetíveis tanto ao hipotireoidismo induzido por este agente quanto à tireoidite indolor. A amiodarona é um antiarrítmico que contém uma alta concentração de iodo e pode causar dois tipos de tireotoxicose. O tipo 1 é um hipertireoidismo verdadeiro (superprodução do hormônio tireoidiano) e é tipicamente observado em pacientes com autoimunidade tireoidiana subjacente. O tipo 2 é uma tireoidite destrutiva e causa uma liberação excessiva do hormônio tireoidiano pré-formado.

A **tireoidite fibrosa** (tireoidite invasiva ou de Riedel) é muito rara em crianças e é caracterizada por fibrose extensa e infiltração eosinofílica e de macrófagos da glândula tireoide. A tireoide torna-se aumentada, dura e afixada às estruturas circundantes. Tipicamente, os testes da função tireoidiana são normais e a aspiração com agulha fina pode revelar células mononucleares e tecido fibroso. No entanto, normalmente é necessária uma biopsia para confirmar o diagnóstico. Os glicocorticoides podem aliviar os sintomas.

A bibliografia está disponível no GEN-io.

Capítulo 583
Bócio

Jessica R. Smith e Ari J. Wassner

Bócio é o aumento da glândula tireoide. O volume tireoidiano normal é de aproximadamente 1 mℓ ao nascer e aumenta com a idade e com o índice de massa corporal. Para avaliar o tamanho da tireoide nas crianças maiores (> 5 anos), pode-se utilizar a "regra de ouro" na qual cada lóbulo da glândula tireoide da criança aproxima-se do tamanho da falange distal do polegar da criança. As crianças com uma tireoide aumentada podem ter função normal da glândula **(eutireoidismo)**, subprodução de hormônio tireoidiano **(hipotireoidismo)** ou superprodução de hormônio tireoidiano **(hipertireoidismo)**.

O bócio pode ser congênito ou adquirido, endêmico ou esporádico. Geralmente, o bócio resulta do aumento da secreção hipofisária do hormônio estimulador da tireoide (TSH) em resposta à diminuição dos níveis circulantes de hormônio tireoidiano. As causas mais comuns de bócio na infância são inflamação (tireoidite linfocítica crônica) e, em áreas endêmicas, deficiência de iodo (bócio endêmico). Outras causas são os erros inatos na síntese de hormônio tireoidiano (disormonogênese), os anticorpos estimuladores do receptor de tireotropina (TRab) na doença de Graves, a ingestão materna de medicamentos antitireoidianos, as substâncias bociogênicas, as mutações ativadoras do receptor de TSH ou os distúrbios da secreção inadequada de TSH. O aumento da tireoide também pode resultar de nódulos da tireoide ou outros processos infiltrativos. A maioria dos bócios é descoberta incidentalmente pelo paciente ou o cuidador, ou no exame físico. A detecção de um bócio deve levar a uma investigação de sua causa e a uma avaliação da função da tireoide.

583.1 Bócio Congênito

Ari J. Wassner e Jessica R. Smith

O bócio congênito é geralmente esporádico e resulta de um defeito na síntese de tiroxina fetal (T_4) que leva ao hipotireoidismo neonatal e ao bócio. Esse defeito pode ser intrínseco à tireoide fetal ou pode ser causado pela administração de medicamentos antitireoidianos (metimazol ou propiltiouracila) ou iodetos durante a gravidez para o tratamento da tireotoxicose materna. Esses fármacos atravessam a placenta e podem interferir na síntese fetal do hormônio da tireoide. As consequências neonatais são mais graves quando o tratamento excessivo com medicamentos antitireoidianos também causa um hipotireoidismo concomitante na mãe, reduzindo assim o suprimento de hormônio tireoidiano materno disponível para o feto. Os efeitos fetais podem ocorrer mesmo com doses relativamente baixas de medicamentos antitireoidianos; portanto, todas as mulheres tratadas com esses agentes no terceiro trimestre devem ser submetidas a estudos séricos da tireoide ao nascimento, mesmo que pareçam clinicamente eutireóideas. A administração de hormônio tireoidiano em bebês afetados pode ser indicada para o hipotireoidismo clínico ou para reduzir o tamanho do bócio (principalmente se estiver causando obstrução das vias respiratórias). O hipotireoidismo devido aos medicamentos antitireoidianos maternos é transitório e o hormônio tireoidiano pode ser interrompido com segurança após a excreção do medicamento antitireoidiano pelo neonato, o que ocorre geralmente após 1 a 2 semanas. Além dos medicamentos antitireoidianos, outros fármacos que contêm quantidades significativas de iodo podem causar o bócio congênito, tais como a amiodarona e algumas preparações exclusivas para tosse usadas no tratamento da asma.

O aumento da tireoide ao nascer pode ocasionalmente ser suficiente para causar um desconforto respiratório que interfere na amamentação e pode até causar morte. A cabeça pode ser mantida em extrema hiperextensão. Nas mulheres grávidas que são tratadas excessivamente com medicamentos antitireoidianos, o diagnóstico pré-natal de bócio fetal grave frequentemente pode ser corrigido pela retirada ou redução da dose da medicação materna com ou sem injeção intra-amniótica de hormônio tireoidiano. Quando a obstrução respiratória pós-natal for grave, é indicada a tireoidectomia parcial, em vez de traqueostomia (Figura 583.1).

Na doença de Graves, o bócio está quase sempre presente no lactente com hipertireoidismo neonatal. O aumento da tireoide resulta da passagem transplacentária de anticorpos maternos estimuladores do receptor de TSH (ver Capítulo 584.2). Geralmente, esses bócios não são grandes e o bebê manifesta sintomas clínicos de hipertireoidismo. Muitas vezes a mãe tem um histórico de doença de Graves, mas, ocasionalmente, o diagnóstico desta condição materna pode ser descoberto por meio da avaliação do hipertireoidismo neonatal. Ocasionalmente, a ativação de mutações no receptor de TSH também é uma causa de bócio congênito com hipertireoidismo.

Nos casos de bócio congênito e hipotireoidismo nos quais nenhuma causa é identificável na anamnese materna ou de medicamentos, deve-se suspeitar de um **defeito intrínseco na síntese do hormônio tireoidiano** (disormonogênese). Os programas de triagem neonatal encontram hipotireoidismo congênito causado por esse defeito em cerca de 1 em 30.000 crianças. O tratamento com hormônio da tireoide deve ser iniciado imediatamente. Se houver suspeita de um defeito específico, pode ser considerado o teste genético para identificar uma mutação (ver Capítulo 581). O monitoramento de gestações subsequentes com ultrassonografia pode ser útil na detecção de bócios fetais (ver Capítulo 115).

A **síndrome de Pendred** é caracterizada por bócio familiar e surdez neurossensorial. Ela é causada por uma mutação no *SLC26A4*, que codifica o transportador de cloreto de pendrina-iodeto expresso na glândula

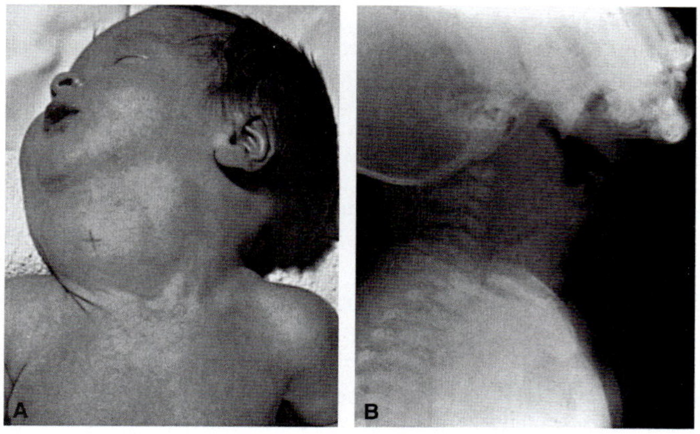

Figura 583.1 Bócio congênito em um bebê. **A.** Grande bócio congênito em um recém-nascido de mãe com tireotoxicose tratada com iodetos e metimazol durante a gravidez. **B.** Um bebê diferente, 6 semanas de vida, com dificuldade respiratória crescente e massa cervical desde o nascimento. A operação revelou um grande bócio que envolvia quase completamente a traqueia. Observe o desvio anterior e a compressão posterior da traqueia. A tireoidectomia parcial aliviou completamente os sintomas. É evidente por que uma traqueostomia não é um tratamento adequado para esses bebês. A causa do bócio não foi encontrada.

tireoide e na cóclea. Os defeitos na pendrina resultam em uma organificação anormal de iodeto na tireoide e podem causar bócio ao nascimento, mas a apresentação mais comum é a perda auditiva neurossensorial com o desenvolvimento de bócio eutireóideo mais tarde na vida.

A **deficiência de iodo** como causa de bócio congênito é rara nos países desenvolvidos, mas persiste em áreas endêmicas (ver Capítulo 583.3). Mais importante é o reconhecimento de que uma grave deficiência de iodo no início da gravidez pode causar danos neurológicos durante o desenvolvimento fetal, mesmo na ausência de bócio. Isso ocorre porque a deficiência de iodo pode causar hipotireoidismos materno e fetal ao reduzir a transferência protetora dos hormônios tireoidianos maternos para o feto.

Quando um "bócio" palpável é lobulado, assimétrico, firme ou incomumente grande, deve ser considerado no diagnóstico diferencial um teratoma na tireoide ou próximo a ela (ver Capítulo 585).

A bibliografia está disponível no GEN-io.

583.2 Bócio Intratraqueal

Ari J. Wassner e Jessica R. Smith

Um dos muitos locais ectópicos em potencial do tecido tireoidiano está dentro da traqueia. Quando presente, o tecido intraluminal da tireoide fica abaixo da mucosa traqueal e geralmente está contínuo com a glândula tireoide extratraqueal normalmente localizada. Tanto o tecido da tireoide ectópico quanto o eutópico são suscetíveis ao aumento de volume. Portanto, quando a obstrução das vias respiratórias está associada a um bócio, deve-se verificar se ela é extratraqueal ou intratraqueal. Se as manifestações obstrutivas forem leves, a administração de levotiroxina sódica geralmente diminui o tamanho do bócio. Quando os sintomas são graves, é indicada a remoção cirúrgica do bócio intratraqueal.

583.3 Bócio Endêmico e Cretinismo

Ari J. Wassner e Jessica R. Smith

ETIOLOGIA

O bócio causado pela deficiência de iodo é denominado bócio endêmico, enquanto o cretinismo refere-se às manifestações clínicas de hipotireoidismo grave no início da vida. A associação da deficiência de iodo na dieta com bócio endêmico e cretinismo está bem estabelecida. A glândula tireoide pode superar uma deficiência moderada de iodo aumentando a eficiência da síntese de hormônio tireoidiano. O iodo liberado nos tecidos periféricos é devolvido rapidamente à glândula, o que aumenta a taxa de síntese de hormônio tireoidiano e produz uma proporção maior de tri-iodotironina (T_3) e tiroxina (T_4). Esse aumento da atividade é alcançado por uma hipertrofia compensatória da tireoide e por hiperplasia (bócio). Em áreas com grave deficiência de iodo, esses mecanismos compensatórios são insuficientes e podem resultar em hipotireoidismo. Estimativas da Organização Mundial da Saúde indicam que quase 2 bilhões de pessoas atualmente têm ingestão insuficiente de iodo, incluindo um terço das crianças em idade escolar do mundo. Assim, apesar do grande progresso no esforço global para reduzir a deficiência de iodo, ele continua sendo a principal causa de uma evitável incapacidade intelectual em todo o mundo.

Como a água do mar é rica em iodo, o teor de iodo em peixes e mariscos também é alto. Como resultado, o bócio endêmico é raro nas populações costeiras. O iodo é deficiente na água e nos alimentos nativos nas regiões do Pacífico Ocidental e dos Grandes Lagos dos EUA. Sua deficiência na dieta é ainda maior em certos vales alpinos, no Himalaia, nos Andes, no Congo e nas terras altas da Papua-Nova Guiné. O sal iodado fornece uma excelente profilaxia contra a deficiência de iodo e, nos EUA e em muitos outros países que introduziram programas de iodização de sal, o bócio endêmico efetivamente desapareceu. A ingestão adicional de iodo nos EUA é contribuída pelos iodetos usados na panificação, pelos corantes contendo iodo e pelos desinfetantes contendo iodo usados na indústria de laticínios. Nos EUA, a recomendação para a ingestão alimentar de iodo é a seguinte:

- Bebês com menos de 6 meses: 110 μg/dia
- Bebês de 7 a 12 meses: 130 μg/dia
- Crianças de 1 a 8 anos: 90 μg/dia
- Crianças de 9 a 13 anos: 120 μg/dia
- Crianças com 14 anos ou mais: 150 μg/dia
- Mulheres grávidas: 220 μg/dia
- Mulheres que amamentam: 290 μg/dia.

Embora a ingestão dietética total de iodo nos EUA seja considerada adequada, a mais recente NHANES (National Health and Nutrition Examination Survey) de 2007 a 2010 relata que a concentração média de iodo na urina entre mulheres grávidas dos EUA caiu para menos de 150 μg/ℓ. Isso indica uma leve deficiência de iodo e destaca o risco de reemergência de deficiência de iodo nos países industrializados à medida que a ingestão de sal diminui. Esses riscos podem ser mitigados pelo monitoramento contínuo do estado de iodo pelo ajuste dos níveis de iodização do sal e pela suplementação direcionada a subpopulações vulneráveis (p. ex., promoção de vitaminas pré-natais contendo iodo).

MANIFESTAÇÕES CLÍNICAS

Na deficiência leve de iodo, o aumento da tireoide geralmente não é perceptível, exceto quando a demanda por síntese hormonal da tireoide aumenta, como durante o crescimento rápido na adolescência e na gravidez. Nas regiões com deficiência moderada de iodo, o bócio observado nas crianças em idade escolar pode desaparecer com a maturidade e reaparecer durante a gravidez ou a lactação. Bócios com deficiência de iodo são mais comuns em meninas do que em meninos. Nas áreas onde a deficiência de iodo é grave, como nas terras altas hiperendêmicas da Papua-Nova Guiné, quase metade da população tem bócios grandes, e o cretinismo endêmico é comum (Figura 583.2).

Os níveis séricos de T_4 costumam ser baixos em pessoas com bócio endêmico, embora o hipotireoidismo clínico seja raro. Isso é verdade na Papua-Nova Guiné, no Congo, no Himalaia e na América do Sul. Apesar dos baixos níveis séricos de T_4, muitas vezes as concentrações de TSH são normais ou apenas moderadamente aumentadas devido aos elevados níveis circulantes de T_3. Na verdade, os níveis de T_3 são elevados mesmo em doentes com níveis normais de T_4, o que reflete o fato de que a deficiência de iodo leva a uma secreção preferencial de T_3 pela tireoide e a um aumento adaptativo na conversão periférica de T_4 a T_3.

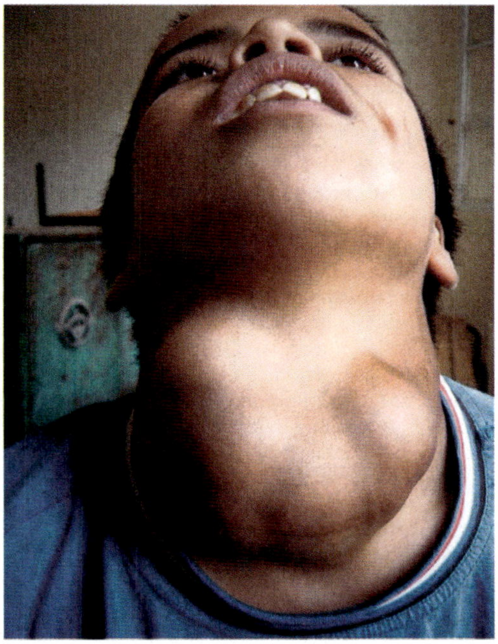

Figura 583.2 Um menino de 14 anos com um grande bócio nodular foi visto em 2004 em uma área de graves distúrbios por deficiência de iodo no norte do Marrocos. Ele apresentava compressão e rouquidão traqueal e esofágica, provavelmente como resultado de danos aos nervos laríngeos recorrentes. (*De Zimmermann MB, Jooste PL, Pandav CS: Iodine-deficiency disorders*, Lancet *372:1251–1262, 2008, Fig. 2.*)

O **cretinismo endêmico** é a consequência mais séria da deficiência de iodo e ocorre apenas em associação geográfica com o bócio endêmico. O termo *cretinismo endêmico* inclui duas síndromes diferentes, mas sobrepostas: um **tipo neurológico** e um **tipo mixedematoso**. A incidência dos dois tipos varia entre diferentes populações. Na Papua-Nova Guiné, o tipo neurológico ocorre quase que exclusivamente, enquanto no Congo predomina o tipo mixedematoso. No entanto, ambos os tipos são encontrados em todas as áreas endêmicas e algumas pessoas têm características intermediárias ou mistas.

A **síndrome neurológica** é caracterizada por incapacidade intelectual; surdimutismo; distúrbios no pé e na marcha; e sinais piramidais, como clônus do pé, sinal de Babinski e hiper-reflexia patelar. As pessoas afetadas apresentam bócio, mas têm pouca ou nenhuma função tireoidiana comprometida e têm desenvolvimento puberal normal e estatura adulta. Os indivíduos com a **síndrome mixedematosa** também são intelectualmente comprometidos, surdos e apresentam sintomas neurológicos; mas, diferentemente do tipo neurológico, eles têm atraso no crescimento e no desenvolvimento sexual, apresentam mixedema e ausência de bócio. Os níveis séricos de T_4 são baixos e os níveis de TSH são acentuadamente elevados. A maturação esquelética tardia pode se estender até a terceira década ou mais tarde. O exame ultrassonográfico mostra atrofia da tireoide.

PATOGÊNESE

A patogênese da **síndrome neurológica** é atribuída à deficiência materna de iodo e a uma hipotiroxinemia durante a gravidez que leva aos hipotireoidismos fetal e pós-natal. Embora alguns investigadores tenham atribuído dano cerebral a um efeito direto da deficiência elementar de iodo no feto, a maioria acredita que os sintomas neurológicos sejam causados pela combinação de hipotiroxinemias fetal e materna. Há evidências da presença de receptores de hormônio tireoidiano no cérebro fetal já com 7 semanas de gestação. Embora a glândula tireoide fetal normal não comece a produzir quantidades significativas de hormônio da tireoide até o meio da gestação, em 6 semanas já existe T_4 mensurável no fluido celômico, quase certamente de origem materna. Essas linhas de evidência apontam um papel do hormônio tireoidiano materno no desenvolvimento do cérebro fetal no primeiro trimestre. Além disso, há evidências de passagem transplacentária do hormônio tireoidiano materno para o feto, o que normalmente pode melhorar os efeitos do hipotireoidismo fetal no sistema nervoso em desenvolvimento na segunda metade da gravidez. Assim, a deficiência de iodo na mãe afeta o desenvolvimento do cérebro fetal tanto no primeiro trimestre quanto durante toda a gravidez. A ingestão de iodo após o nascimento costuma ser suficiente para a função tireoidiana normal ou para aquela apenas minimamente prejudicada.

A patogênese da **síndrome mixedematosa** que leva à atrofia tireoidiana está menos bem compreendida. As pesquisas por fatores ambientais adicionais que podem provocar um contínuo hipotireoidismo pós-natal levaram à incriminação da deficiência de selênio, dos alimentos bociogênicos, dos tiocianatos e da *Yersinia* (Tabela 583.1). Estudos do oeste da China sugerem que a autoimunidade da tireoide pode desempenhar um papel. Alguns especialistas sugeriram que imunoglobulinas bloqueadoras de receptores de TSH do tipo raramente encontrado em bebês com hipotireoidismo esporádico congênito podem desempenhar um papel no cretinismo mixedematoso com atrofia da tireoide, mas não no cretinismo eutireóideo; no entanto, outro estudo não conseguiu replicar esses achados, e o potencial papel das imunoglobulinas bloqueadoras de receptores de TSH permanece incerto.

TRATAMENTO

Em muitos países em desenvolvimento, a administração de uma única injeção intramuscular de óleo de semente de papoula iodada a mulheres evita a deficiência de iodo durante futuras gestações por aproximadamente 5 anos. Esta mesma terapia administrada a crianças com menos de 4 anos com cretinismo mixedematoso resulta em um estado eutireóideo em 5 meses. As crianças maiores respondem mal e os adultos não respondem às injeções de óleo iodado, o que indica uma incapacidade da glândula tireoide de sintetizar hormônios; esses pacientes necessitam de tratamento com T_4. Por causa dos esforços da Organização Mundial da Saúde e seu programa de iodização universal do sal, o número de

Tabela 583.1 Bociogênicos e seu mecanismo.

BOCIOGÊNICOS	MECANISMO
ALIMENTOS	
Mandioca, feijão, linhaça, sorgo, batata-doce	Contêm glicosídeos cianogênicos que são metabolizados em tiocianatos que competem com o iodo pela absorção pela tireoide
Vegetais crucíferos (couve, couve-flor, brócolis, nabos)	Contêm glicosinolatos; os metabólitos competem com o iodo pela absorção pela tireoide
Soja, milho	Os flavonoides prejudicam a atividade da peroxidase da tireoide
POLUENTES INDUSTRIAIS	
Perclorato	Inibidor competitivo do simportador de sódio-iodo, diminuindo o transporte de iodo para a tireoide
Outros (p. ex., dissulfetos de processos de carvão)	Redução da captação tireoidiana de iodo
Fumo	Fumar durante a amamentação está associado a concentrações reduzidas de iodo no leite materno; a alta concentração sérica de tiocianato do tabagismo pode competir com o iodo no transporte ativo para o epitélio secretório da mama em lactação
NUTRIENTES	
Deficiência de selênio	Peróxidos acumulados podem danificar a tireoide e a deficiência de deiodinase prejudica a ativação do hormônio tireoidiano
Deficiência de ferro	Reduz a atividade da tireoperoxidase dependente de heme na tireoide e pode diminuir a eficácia da profilaxia do iodo
Deficiência de vitamina A	Aumenta a estimulação do TSH e o bócio por meio da diminuição da supressão mediada por vitamina A do gene do TSH-β hipofisário

TSH, hormônio estimulador da tireoide. (De Zimmermann MB, Jooste PL, Pandav CS: Iodine-deficiency disorders, *Lancet* 372:1251-1262, 2008, Table 1.)

domicílios em todo o mundo com acesso ao sal adequadamente iodado aumentou de menos de 10% em 1990 para 70% em 2012. Na província de Xinjiang, na China, onde os métodos usuais de suplementação de iodo falharam, a iodação da água de irrigação aumentou os níveis de iodo no solo, nos animais e nos seres humanos. Em outros países, o sal iodado nos programas de refeições escolares fornece às crianças o iodo na dieta de que precisam. No entanto, obstáculos políticos, econômicos e práticos geram uma penetração limitada dos alimentos iodados em dietas regulares em todo o mundo.

A bibliografia está disponível no GEN-io.

583.4 Bócio Adquirido

Jessica R. Smith e Ari J. Wassner

O bócio adquirido geralmente é esporádico e pode se desenvolver a partir de uma variedade de causas. Os pacientes são tipicamente eutireóideos, mas podem ser hipotireoidianos ou hipertireoidianos. A causa mais comum do bócio adquirido é a tireoidite linfocítica crônica (ver Capítulo 582). As causas mais raras em crianças são a tireoidite esporádica indolor e a tireoidite subaguda ou dolorosa (doença de Quervain; ver Capítulo 582). A ingestão excessiva de iodeto e certos medicamentos (amiodarona e lítio) podem causar bócio, assim como defeitos congênitos na hormonogênese da tireoide. A ocorrência do distúrbio em irmãos, o início precoce na vida e a possível associação com hipotireoidismo (hipotireoidismo com bócio) são pistas importantes para o diagnóstico de disormonogênese congênita.

BÓCIO DE IODETO

A administração excessiva de iodo pode resultar em bócio. O iodo é encontrado em expectorantes para a doença crônica reativa das vias respiratórias ou para a fibrose cística. A maioria das crianças com bócios induzidos por iodo tem uma subjacente tireoidite linfocítica crônica ou um erro congênito subclínico na síntese de hormônio tireoidiano. Em uma glândula tireoide normal, a administração aguda de grandes doses de iodo inibe a organificação do iodo e a síntese de hormônio tireoidiano (efeito Wolff-Chaikoff). Este efeito é de curta duração e não leva a um hipotireoidismo permanente. Quando a administração de iodo continua, um mecanismo autorregulatório limita a captura de iodeto, permitindo então que o nível de iodeto na tireoide diminua e a organificação normal seja retomada. Nos pacientes com bócio induzido por iodo, esse escape não ocorre, geralmente devido a uma anormalidade subjacente na síntese de hormônio tireoidiano.

Bócio por deficiência de iodo

A deficiência de iodo é a causa mais comum de bócio endêmico em todo o mundo, mas a suplementação com sal iodado quase erradicou essa condição nos EUA. Uma dieta muito restrita em iodo pode resultar em bócio e hipotireoidismo em crianças e adolescentes, ou em recém-nascidos de mães com deficiência grave de iodo (concentração de iodo na urina < 50 mcg/ℓ). As crianças com deficiência moderada ou grave de iodo e com bócio têm um hipotireoidismo subclínico ou leve, mas suas concentrações séricas de T_3 podem ser normais ou elevadas devido à secreção preferencial de T_3. Elas podem ser tratadas com suplementação de iodo ou levotiroxina.

Substâncias bociogênicas

Certos alimentos contêm substâncias bociogênicas (Tabela 583.1). É improvável que essas substâncias causem bócio quando consumidas sozinhas, mas podem contribuir para a formação de bócio quando a ingestão de iodo é precária.

O **carbonato de lítio** pode causar bócio e hipotireoidismo em crianças. O lítio diminui a síntese e a liberação de T_4 e T_3; o mecanismo que produz o bócio ou o hipotireoidismo é semelhante ao descrito para o bócio de iodeto. O lítio e o iodeto agem sinergicamente para produzir bócio; portanto, seu uso combinado deve ser evitado.

Amiodarona, um medicamento usado para tratar arritmias cardíacas, pode causar disfunção da tireoide, causando então o bócio, pois é rico em iodo. É também um inibidor da deiodinase tipo 1 ao impedir a conversão de T_4 em T_3. A amiodarona pode causar hipotireoidismo, principalmente nos pacientes com doença tireoidiana autoimune subjacente. Em outros pacientes, pode causar tireotoxicose por tireoidite transitória ou pelo efeito Jod-Basedow (hipertireoidismo induzido por iodo).

BÓCIO SIMPLES (BÓCIO COLOIDE)

Algumas crianças com bócio eutireóideo têm o bócio simples, uma condição de causa desconhecida não associada a hipotireoidismo ou hipertireoidismo e não causada por inflamação ou neoplasia. O bócio simples é mais comum nas meninas, pode ser familiar e tem seu pico de incidência durante a adolescência. O exame histológico da tireoide é normal ou revela tamanho folicular variável, coloide denso e epitélio achatado. O tamanho do bócio também varia. Ocasionalmente, pode ser firme, assimétrico ou nodular. Os níveis de TSH são normais ou baixos, a cintilografia da tireoide é normal e os anticorpos da tireoide estão ausentes. A distinção da tireoidite linfocítica pode não ser possível sem uma biopsia, mas esta geralmente não é indicada. Mesmo sem tratamento, frequentemente os bócios simples diminuem de tamanho gradualmente ao longo de vários anos. Os pacientes devem ser reavaliados periodicamente porque alguns têm uma tireoidite linfocítica crônica negativa para anticorpos e, portanto, correm o risco de alterações na função da tireoide (ver Capítulo 582).

BÓCIO MULTINODULAR

O bócio multinodular é geralmente encontrado como um bócio firme, com superfície lobulada e um ou mais nódulos palpáveis. Podem estar presentes áreas de alteração cística, hemorragia e fibrose. A incidência desta condição diminuiu acentuadamente com o uso de sal enriquecido com iodo. O exame ultrassonográfico pode revelar múltiplos nódulos não funcionantes na cintilografia da tireoide. Geralmente, os estudos da tireoide são normais. Algumas crianças com tireoidite linfocítica crônica desenvolvem o bócio multinodular e, nesses casos, o TSH pode estar elevado e podem estar presentes anticorpos da tireoide. As crianças podem desenvolver o bócio multinodular tóxico, que é caracterizado por TSH diminuído e hipertireoidismo. Esta condição pode ocorrer nas crianças com **síndrome de McCune-Albright** ou com mutações ativadoras do receptor de TSH. Se nódulos hipofuncionais dentro de um bócio multinodular atingirem um tamanho significativo (≥ 1 cm), a aspiração por agulha fina deve ser considerada para descartar malignidade (ver Capítulo 585).

BÓCIO TÓXICO (HIPERTIREOIDISMO)

Ver Capítulo 584.

A bibliografia está disponível no GEN-io.

Capítulo 584
Tireotoxicose

Jessica R. Smith e Ari J. Wassner

Embora os termos hipertireoidismo e tireotoxicose sejam frequentemente intercambiados na literatura, eles não são sinônimos. O **hipertireoidismo** refere-se especificamente a síntese e secreção excessivas de hormônio tireoidiano a partir da glândula tireoide; por outro lado, a **tireotoxicose** refere-se a qualquer estado de excesso de hormônio tireoidiano circulante (e suas manifestações clínicas), independentemente de sua fonte. Essa distinção é fisiológica e clinicamente relevante, pois diferentes terapias podem ser indicadas dependendo do mecanismo de excesso de hormônio da tireoide.

A **doença de Graves** é a causa mais comum de hipertireoidismo em crianças (Tabela 584.1). Trata-se de um distúrbio autoimune que resulta na produção de **anticorpos estimuladores do receptor de tireotropina (TSH) (TRAb)** que se ligam e ativam o **receptor de TSH (TSHR)** acoplado

Tabela 584.1 Mecanismos patogênicos e causas da tireotoxicose.

Causa	
Tireotoxicose com hipertireoidismo (captação normal ou alta de iodo radioativo)	
Efeito do aumento de estimuladores da tireoide	
Anticorpo receptor de TSH	Doença de Graves
Secreção inadequada de TSH	Adenoma hipofisário secretor de TSH; resistência da hipófise ao hormônio tireoidiano
Excesso de secreção de hCG	Tumores trofoblásticos (coriocarcinoma ou mola hidatiforme); hiperêmese gravídica
Função tireoidiana autônoma	
Ativação de mutações no receptor de TSH ou na proteína $G_s\alpha$	Adenoma hiperfuncional solitário; bócio multinodular; hipertireoidismo não autoimune familiar
Tireotoxicose sem hipertireoidismo (baixa captação de iodo radioativo)	
Inflamação e liberação do hormônio armazenado	
Destruição autoimune da glândula tireoide	Tireoidite silenciosa (indolor); tireoidite pós-parto
Infecção viral*	Tireoidite subaguda (dolorosa) (tireoidite de de Quervain)
Efeitos de agentes tóxicos	Tireoidite induzida por medicamentos (amiodarona, lítio, interferona-α)
Infecção bacteriana ou fúngica	Tireoidite supurativa aguda
Radiação	Tireoidite por radiação
Fonte extratireoidiana de hormônio	
Excesso de ingestão de hormônio da tireoide	Excesso de hormônio tireoidiano exógeno (iatrogênico ou factício)
Hipertireoidismo ectópico (hormônio da tireoide produzido fora da glândula tireoide)	Estroma ovariano; metástases funcionais do câncer de tireoide
Ingestão de alimentos contaminados	Tireotoxicose de hambúrguer
Exposição excessiva a iodo	
Efeito Jod-Basedow	

*A etiologia não é definitiva. $G_s\alpha$, subunidade alfa da proteína G; hCG, gonadotropina coriônica humana; TSH, hormônio estimulador da tireoide. (De De Leo S, Lee SY, Braverman LE: Hyperthyroidism, *Lancet* 388:906-916, 2016, Table 1.)

à proteína G para causar aumento da hormonogênese da tireoide e um crescimento glandular difuso. As etiologias do hipertireoidismo não autoimune incluem nódulos tireoidianos hiperfuncionais e mutações de ganho de função na linha germinativa no TSHR (autossômica dominante ou esporádica). O hipertireoidismo também pode ocorrer em pacientes com **síndrome de McCune-Albright** como resultado de uma mutação ativadora da subunidade α estimuladora da proteína G. Esses pacientes também podem desenvolver um bócio multinodular. Outras causas raras de hipertireoidismo incluem hipertireoidismo induzido por iodo, adenomas secretores de TSH, bócios multinodulares tóxicos e carcinoma da tireoide hiperfuncional. A tireotoxicose não devida ao hipertireoidismo (*i. e.*, não se deve à superprodução de hormônio tireoidiano pela glândula) pode ser causada por tireoidite (ver Capítulo 582) ou por ingestão de hormônio tireoidiano exógeno (tireotoxicose factícia).

A avaliação laboratorial do hipertireoidismo primário revela supressão do TSH sérico e elevação dos níveis séricos de tiroxina total (T_4) e tri-iodotironina total (T_3). O hipertireoidismo causado pela secreção inadequada de TSH geralmente ocorre devido a uma mutação dominante negativa no receptor do hormônio tireoidiano β *(THRB)* que resulta em **resistência ao hormônio tireoidiano (RTH)**. Os tumores hipofisários secretores de TSH são extremamente raros na população pediátrica. Nos recém-nascidos de mães com doença de Graves, o hipertireoidismo é transitório e desaparece quando os TRAb são eliminados da circulação. Coriocarcinoma, mola hidatiforme, estroma ovariano e câncer funcional da tireoide podem causar hipertireoidismo em adultos, mas raramente são diagnosticados em crianças.

584.1 Doença de Graves

Jessica R. Smith e Ari J. Wassner

EPIDEMIOLOGIA

A doença de Graves ocorre em aproximadamente 0,02% das crianças (1:5.000) e é a causa mais comum de hipertireoidismo pediátrico. Apenas 5% de todos os pacientes com hipertireoidismo têm menos de 15 anos. A doença de Graves tem um pico de incidência na faixa etária de 11 a 15 anos e existe uma proporção de 5:1 entre mulheres:homens. Muitas crianças com doença de Graves têm um histórico familiar de doença autoimune da tireoide. Embora rara, a doença de Graves foi relatada entre 6 semanas e 2 anos em crianças nascidas de mães sem histórico de hipertireoidismo.

ETIOLOGIA

O aumento do timo, a esplenomegalia, a linfadenopatia, a linfocitose periférica e a infiltração da glândula tireoide e de tecidos retro-orbitais com linfócitos e células plasmáticas são achados bem estabelecidos na doença de Graves. Na glândula tireoide, as células T auxiliares ($CD4^+$) predominam nos agregados linfoides densos; em áreas de menor densidade celular, predominam as células T citotóxicas ($CD8^+$). A porcentagem de linfócitos B ativados que se infiltram na tireoide é maior que no sangue periférico. Uma falha postulada de células supressoras T permite a expressão de células auxiliares T sensibilizadas ao antígeno TSH para interagir com as células B. Essas células diferenciam-se em células plasmáticas que produzem **TRAbs**. Os TRAbs ligam-se ao TSHR e estimulam a produção de adenosina monofosfato cíclico (cAMP), resultando em hiperplasia da tireoide e uma síntese não regulada de hormônios da tireoide. Em alguns pacientes com doença de Graves, são produzidos **anticorpos bloqueadores do receptor de TSH (TRBAbs)** que se ligam ao TSHR, mas não o ativam. O curso clínico da doença está correlacionado à proporção entre anticorpos estimulantes e bloqueadores.

A oftalmopatia que ocorre na doença de Graves parece ser causada por anticorpos contra antígenos compartilhados pelos tecidos tireoidiano e retro-orbital. O TSHR foi identificado em adipócitos retro-orbitais e pode representar um alvo para anticorpos. Os TRSAbs ligam-se aos músculos extraoculares e aos fibroblastos orbitais e estimulam a síntese de glicosaminoglicanos e de citocinas. Embora 50 a 75% das crianças com doença de Graves tenham algum achado ocular, os sintomas são muito mais leves do que nos adultos.

Nos indivíduos da raça branca, a doença de Graves está associada aos antígenos leucocitários humanos (HLA)-B8 e HLA-DR3; o último acarreta um risco relativo sete vezes maior para a doença de Graves.

A doença de Graves também está associada a outros distúrbios relacionados ao HLA-D3, como a doença de Addison, o diabetes melito tipo 1, a miastenia *gravis* e a doença celíaca (Tabela 584.2). Também foram descritos lúpus eritematoso sistêmico, artrite reumatoide, vitiligo, púrpura trombocitopênica idiopática e anemia perniciosa em crianças com doença de Graves. Nos grupos familiares, a condição mais comumente associada à doença de Graves é a tireoidite autoimune. Nas crianças japonesas, a doença de Graves está associada a dois haplótipos HLA: HLA-DRB1*0405 e HLA-DQB1*0401. Na população chinesa, a região RNASET2-FGFR1OP-CCR6 em 6q27 e uma região intergênica em 4p14 são importantes locais de suscetibilidade. Polimorfismos no gene *TSHR* e inúmeros genes imunomoduladores – *FOXP3, IL2RA, CD40, CTLA4, PTPN22* e *FCRL3* – também estiveram associados ao aumento da suscetibilidade à doença de Graves.

MANIFESTAÇÕES CLÍNICAS

O curso clínico da doença de Graves é altamente variável, e as crianças geralmente demoram mais a alcançar a remissão do que os adultos. Como os sintomas desenvolvem-se gradualmente, o intervalo entre o início e o diagnóstico é tipicamente de 6 a 12 meses e pode ser maior em crianças pré-púberes em comparação com adolescentes.

Muitos dos sinais e sintomas da doença de Graves em crianças são semelhantes aos de adultos (Figura 584.1 e Tabela 584.3). No entanto, nas crianças os primeiros sinais e as diferenças mais pronunciadas podem estar relacionados ao crescimento e aos sistemas neuropsicológicos. Tremores, dores de cabeça, transtornos de humor, alterações comportamentais, dificuldades no sono, diminuição do tempo de atenção, hiperatividade e declínio no desempenho escolar são achados comuns na infância, e muitas crianças hipertireoidianas são encaminhadas para avaliação do transtorno de déficit de atenção/hiperatividade (TDAH).

As crianças com hipertireoidismo podem apresentar aceleração na velocidade de crescimento e maturação esquelética avançada. O efeito no crescimento pode ser mais pronunciado se o hipertireoidismo se apresentar mais cedo na infância. Com o tratamento com medicamentos antitireoidianos (MATs), a velocidade de crescimento e a idade óssea aproximam-se de um padrão mais normal. Também pode haver aumento no apetite com falha no ganho de peso ou perda de peso evidente. A poliúria e o aumento da frequência de evacuação (embora geralmente não seja uma diarreia franca) contribuem para a alterações no peso. Devido ao risco aumentado de distúrbios autoimunes associados, a triagem para diabetes tipo 1, doença celíaca e doença inflamatória intestinal deve ser considerada em pacientes que apresentam esses sintomas.

A idade do início da puberdade não parece ser alterada pelo hipertireoidismo; no entanto, as meninas que já tiveram menarca podem desenvolver amenorreia secundária. O hipertireoidismo também está associado ao aumento da aromatização dos andrógenos aos estrógenos, mas a ginecomastia não ocorre nos homens.

A maioria das crianças com doença de Graves tem bócio difuso, mas o tamanho da tireoide é variável. É tipicamente suave e sem nódulos. Ocasionalmente, pode ser auscultado um sopro sobre uma glândula acentuadamente aumentada. Se a exoftalmia estiver presente, normalmente é leve. As manifestações oculares podem produzir dor, eritema palpebral, quemose, diminuição da função muscular extraocular e diminuição da acuidade visual (comprometimento da córnea ou do nervo óptico) (Tabela 584.4). Nas crianças com tireotoxicose, a identificação desses sinais

Tabela 584.2	Condições associadas ao hipertireoidismo.
Diabetes melito tipo 1 Doença de Addison Vitiligo Psoríase Trissomia do 21 Síndrome de Turner	Anemia perniciosa Alopecia areata Miastenia *gravis* Doença celíaca Artrite reumatoide

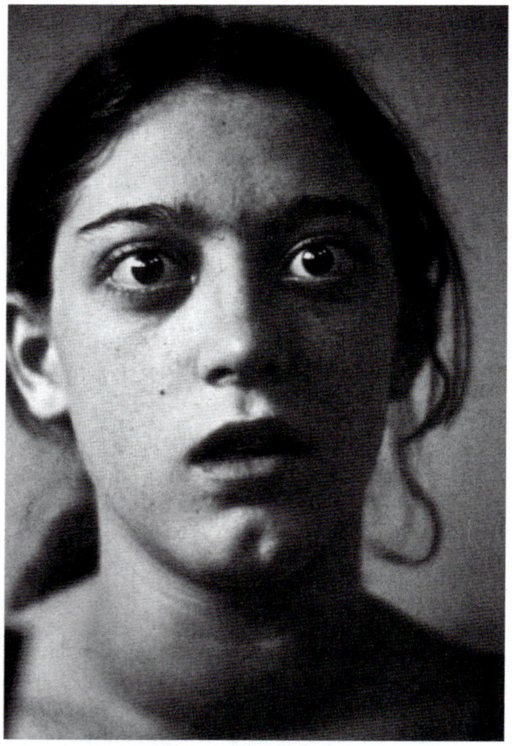

Figura 584.1 Adolescente de 15 anos com a doença de Graves clássica. As características clínicas incluem bócio e exoftalmia. Ela foi tratada com medicamentos antitireoidianos, aos quais teve uma boa resposta.

Tabela 584.3 Manifestação clínica da tireotoxicose.

	SINTOMAS	SINAIS
Constitucional	Perda de peso apesar do aumento do apetite; sintomas relacionados ao calor (intolerância ao calor, sudorese e polidipsia)	Perda de peso
Neuromuscular	Tremor; nervosismo; ansiedade; fadiga; fraqueza; sono perturbado; concentração prejudicada	Tremor nas extremidades; hiperatividade; hiper-reflexia; fraqueza dos músculos pélvicos e da cintura
Cardiovascular	Palpitações	Taquicardia; hipertensão sistólica
Pulmonar	Dispneia, falta de ar	Taquipneia
Gastrintestinal	Hiperdefecação; náuseas, vômito	Sensibilidade abdominal
Cutânea	Aumento da transpiração	Pele quente e úmida
Reprodutiva		Distúrbios menstruais
Ocular (doença de Graves)	Diplopia; sensação de irritação nos olhos; inchaço palpebral; dor ou desconforto retro-orbital	Proptose; retração e retardo palpebrais; edema periorbital; injeção e quemose conjuntivais; oftalmoplegia

De De Leo S, Lee SY, Braverman LE: Hyperthyroidism, *Lancet* 388:906-916, 2016, Table 2.

Tabela 584.4 Avaliação clínica do paciente com oftalmopatia de Graves.

MEDIDAS DE ATIVIDADE*
- Dor retrobulbar espontânea
- Dor ao tentar olhar para cima ou para baixo
- Vermelhidão das pálpebras
- Vermelhidão das conjuntivas
- Inchaço das pálpebras
- Inflamação da carúncula e/ou plica
- Edema conjuntival

MEDIDAS DE GRAVIDADE
- Abertura palpebral (distância entre as margens palpebrais em milímetros com o paciente olhando na posição primária, sentado relaxado e com fixação distante)
- Inchaço das pálpebras (ausente/equívoco, moderado, grave)
- Vermelhidão das pálpebras (ausente/presente)
- Vermelhidão das conjuntivas (ausente/presente)
- Edema conjuntival (ausente, presente)
- Inflamação da carúncula ou da plica (ausente, presente)
- Exoftalmia (medida em milímetros usando-se o mesmo exoftalmômetro de Hertel e a mesma distância intercantal para um paciente)
- Escore de diplopia subjetiva†
- Envolvimento muscular ocular (redução em graus)
- Envolvimento da córnea (queratopatia/úlcera ausente/pontual)
- Envolvimento do nervo óptico (acuidade visual melhor corrigida, visão colorida, disco óptico, defeito pupilar aferente relativo (ausente/presente), além de campos visuais se houver suspeita de compressão do nervo óptico

*Com base nas características clássicas da inflamação na oftalmopatia de Graves.
†Escore de diplopia subjetiva: 0, sem diplopia; 1, intermitente (*i. e.*, diplopia na posição primária do olhar, quando está cansado ou imediatamente após acordar); 2, inconstante (*i. e.*, diplopia nos extremos do olhar); 3, constante (*i. e.*, diplopia contínua na posição primária ou de leitura). O escore de atividade clínica (CAS) é a soma (1 ponto cada) de todos os itens presentes; o CAS igual ou maior que 3/7 indica oftalmopatia ativa. (De Davies TF, Laurberg P, Bahn RS: Hyperthyroid disorders. In Melmed S, Polonsky KS, Larsen PR, Kronenberg HM, editors: *Williams textbook of endocrinology*, ed 13, Philadelphia, 2016, Elsevier, Table 12.4.)

de oftalmopatia no exame físico na presença de bócio difuso é altamente sugestiva do diagnóstico da doença de Graves. Olhar fixo e atraso palpebral são achados oculares comuns causados pelo aumento da atividade simpática e podem ser observados na tireotoxicose de qualquer causa, não apenas na doença de Graves (Figura 584.2). Em geral, os sintomas oculares nas crianças com doença de Graves tendem a ser mais leves do que em adultos e melhoram com a restauração do eutireoidismo.

As crianças com hipertireoidismo têm um aumento no débito cardíaco. Taquicardia, palpitações, pressão arterial sistólica aumentada e pressão de pulso aumentada são manifestações cardíacas comuns, enquanto aumento e insuficiência cardíacos e fibrilação atrial são complicações raras.

A pele é lisa e corada e com transpiração excessiva. Ocasionalmente, podem estar presentes vitiligo ou psoríase. A dermopatia de Graves é rara em crianças e geralmente responde bem aos esteroides. É comum

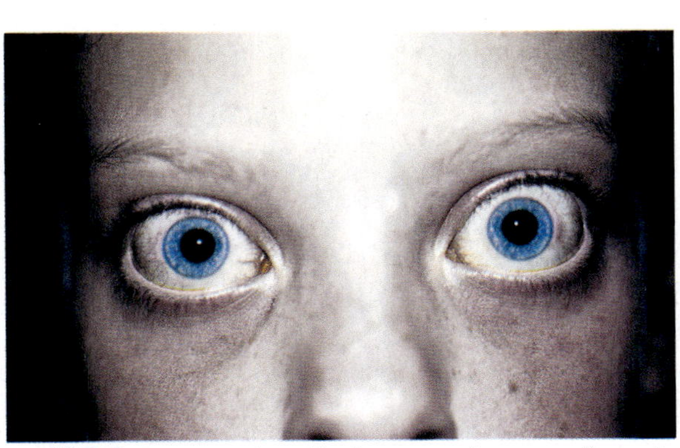

Figura 584.2 Retração das pálpebras superiores no olhar primário (sinal de Dalrymple). (*De Kanski JJ*: Systemic diseases and the eye: signs and differential diagnosis, *London, 2001, Mosby*.)

a fraqueza muscular proximal. O hormônio tireoidiano estimula a reabsorção óssea, levando a baixa densidade óssea e a um risco aumentado de fratura em pacientes com hipertireoidismo crônico. A densidade óssea volta ao normal com o tratamento.

A **tempestade tireoidiana** é uma forma extrema de hipertireoidismo, sendo manifestada por um grave distúrbio bioquímico, hipertermia, taquicardia, insuficiência cardíaca e inquietação (Tabela 584.5). Pode haver rápida progressão para delírio, coma e morte. Os eventos precipitantes incluem traumatismo, infecção, tratamento com iodo radioativo (RAI) ou cirurgia.

ACHADOS LABORATORIAIS

Na doença de Graves, o TSH é suprimido e T_4 livre e T_3 são elevadas. A maioria dos pacientes com doença de Graves recentemente diagnosticada possui anticorpos mensuráveis para o receptor de tireotropina (TSHRAbs). Os TSHRAbs podem ser medidos por um dos dois métodos. A imunoglobulina estimuladora da tireoide (TSI) é um ensaio funcional que mede a presença de anticorpos capazes de estimular a geração de cAMP mediada por TSHR (TRSAb). A imunoglobulina inibidora da ligação à tireotropina (TBII) é um ensaio de ligação que mede a ligação de anticorpos ao TSHR independentemente da atividade estimulante do receptor (TRSAb) ou bloqueador do receptor (TRBAb). Em um paciente com tireotoxicose, ambos os testes são 96 a 97% sensíveis e 99% específicos para a doença de Graves.

Tabela 584.5 Critérios diagnósticos para a tempestade tireoidiana.

	PONTOS
TEMPERATURA °C	
37,2 a 37,7	5
37,8 a 38,2	10
38,3 a 38,8	15
38,9 a 39,4	20
39,4 a 39,9	25
> 40,0	30
EFEITOS NO SISTEMA NERVOSO CENTRAL	
Ausentes	0
Leves (agitação)	10
Moderados (delírio, psicose, letargia extrema)	20
Graves (convulsão, coma)	30
DISFUNÇÃO GASTRINTESTINAL-HEPÁTICA	
Ausente	0
Moderada (diarreia, náuseas/vômito, dor abdominal)	10
Grave (icterícia inexplicável)	20
DISFUNÇÃO CARDIOVASCULAR	
Taquicardia	
90 a 109	5
110 a 119	10
120 a 129	15
130 a 139	20
≥ 140	25
Insuficiência cardíaca congestiva	
Ausente	0
Leve (edema podálico)	5
Moderada (estertores bibasilares)	10
Grave (edema pulmonar)	15
Fibrilação atrial	
Ausente	0
Presente	10
Evento precipitante	
Ausente	0
Presente	10

Em adultos, uma pontuação igual ou maior que 45 é altamente sugestiva de tempestade tireoidiana; uma pontuação de 25 a 44 é sugestiva de tempestade tireoidiana; é improvável que uma pontuação menor que 25 represente tempestade tireoidiana. Os dados são de Burch e Wartofsky. (De De Leo S, Lee SY, Braverman LE: Hyperthyroidism, *Lancet* 388:906-916, 2016, Table 3.)

Quando o diagnóstico não puder ser estabelecido pela anamnese, pelo exame físico e por avaliação laboratorial, pode ser medida a captação do RAI. O I^{123} é o radionuclídeo de escolha para captação e cintilografia da tireoide. A captação de RAI (normalmente avaliada em 4 e 24 horas após a administração do isótopo) é elevada na doença de Graves, enquanto é baixa em outras causas de tireotoxicose, como a tireoidite ou a ingestão exógena de hormônio tireoidiano. Se também for realizada a cintilografia, o aumento da captação de RAI na doença de Graves está presente difusamente em toda a glândula, enquanto a captação focalmente aumentada é observada nos nódulos tireoidianos hiperfuncionais.

DIAGNÓSTICO DIFERENCIAL

O diagnóstico de tireotoxicose é direto quando ele é considerado. Níveis séricos elevados de T_4 ou T_4 livre e T_3 em associação com níveis diminuídos de TSH confirmam o diagnóstico (Tabela 584.1). A combinação de bócio difuso e tireotoxicose prolongada (> 8 semanas) é quase sempre causada pela doença de Graves, e a presença de TSHRAbs circulante ou de alterações características nos olhos ou na pele é diagnóstica.

Nos casos de tireotoxicose em que a etiologia não está clara, a absorção de radioiodo I^{123} pode ser usada para distinguir o hipertireoidismo (absorção aumentada) de outras causas de tireotoxicose, o que irá determinar a adequação da medicação antitireoidiana. Se um discreto nódulo na tireoide for palpado, deve ser realizada a cintilografia com I^{123} para avaliar a possibilidade de um nódulo hiperfuncionante. Algumas crianças com bócio multinodular tóxico podem ter mutação ativadora do TSHR ou a síndrome de McCune-Albright. Se houver puberdade precoce, displasia fibrosa poliostótica ou manchas café com leite, é provável que haja síndrome de McCune-Albright.

Os pacientes com resistência ao hormônio da tireoide (ver adiante) têm níveis elevados de T_4 livre e de T_3, mas os níveis de TSH estão inapropriadamente elevados ou normais. Eles devem ser diferenciados dos pacientes com tumores hipofisários secretores de TSH que apresentam níveis séricos elevados da subunidade α comum compartilhada pelo TSH, pelo hormônio luteinizante (LH), pelo hormônio foliculoestimulante (FSH) e pela gonadotropina coriônica humana (hCG). A maioria das outras causas de T_4 sérica elevada é rara, mas pode resultar em um diagnóstico errado. Os pacientes com níveis elevados de **globulina de ligação à tiroxina** ou **hipertiroxinemia disalbuminêmica familiar** têm T_4 sérica alta, mas níveis normais de T_4 livre e TSH e são clinicamente eutireóideos. Poucos pacientes com mutações em *SLC16A2* (que codifica o transportador de hormônio da tireoide MCT8) ou em *THRA* (que codifica o receptor de hormônio da tireoide α) podem se apresentar com T_3 sérica alta, TSH inapropriadamente normal ou elevado e concentrações de T_4 baixas ou de baixas a normais.

Quando a tireotoxicose é causada por hormônio da tireoide exógeno (tireotoxicose factícia), os níveis de T_4 livre e de TSH são os mesmos que os observados na doença de Graves; mas, em contraste com a doença de Graves, o tamanho da tireoide é pequeno, a tireoglobulina sérica é muito baixa e a captação de radioiodo I^{123} é diminuída.

TRATAMENTO

Medicamentos antitireoidianos

A maioria dos endocrinologistas pediátricos recomenda uma terapia médica inicial da doença de Graves com o uso MATs, em vez de ablação por radioiodo ou tireoidectomia quase total, embora o radioiodo esteja ganhando aceitação como tratamento inicial em crianças com mais de 10 anos. Cada opção terapêutica tem vantagens e desvantagens (Tabela 584.6). O metimazol é o MAT de primeira linha para as crianças com doença de Graves e ele funciona bloqueando a organificação do iodeto necessário para sintetizar o hormônio da tireoide. A metimazol tem meia-vida sérica longa (6 a 8 horas), o que permite uma única dose 1 ou 2 vezes/dia. A propiltiouracila é um MAT semelhante que é eficaz no hipertireoidismo, mas seu uso não é recomendado em crianças devido ao seu potencial de causar insuficiência hepática.

Podem ocorrer reações adversas com os MATs e, embora a maioria seja leve, algumas apresentam risco à vida. Efeitos adversos menores ocorrem em aproximadamente 10 a 20% dos pacientes e efeitos adversos graves ocorrem em 2 a 5%. Mais comumente, as reações surgem nos primeiros 3 meses de terapia, mas podem ocorrer a qualquer momento durante o tratamento. Erupções como urticárias transitórias são comuns e podem ser tratadas com anti-histamínicos ou por um curto período sem terapia seguido pelo reinício do MAT. A agranulocitose é uma reação adversa grave que ocorre em 0,1 a 0,5% dos pacientes e pode levar a infecções fatais. Portanto, os pacientes em uso de metimazol devem interromper este medicamento e verificar o hemograma durante qualquer episódio de febre significativa, faringite ou úlceras orais. Por outro lado, uma granulocitopenia transitória e assintomática (< 2.000/mm^3) é um achado comum na doença de Graves; não é uma precursora da agranulocitose e não é um motivo para interromper o tratamento. Outras reações graves incluem hepatite (0,2 a 1,0%), síndrome da poliartrite semelhante ao lúpus, glomerulonefrite e vasculite positiva para anticorpos citoplasmáticos antineutrofílicos. Já foi relatada doença hepática grave, incluindo uma insuficiência hepática que requer transplante, com propiltiouracila. A doença hepática mais comumente associada ao metimazol é a icterícia colestática, que é reversível quando o medicamento é interrompido. Os pacientes com efeitos adversos graves devem ser tratados com radioiodo ou tireoidectomia. Nos casos raros em que o hipertireoidismo é grave e o metimazol não pode ser usado, pode ser oferecido um curso curto de propiltiouracila para restaurar o eutireoidismo

Tabela 584.6 Tratamentos para a doença de Graves

TRATAMENTO	VANTAGEM	DESVANTAGEM	COMENTÁRIO
Medicamentos antitireoidianos	Não invasivos Menos custo inicial Não há risco de hipotireoidismo permanente Remissão possível	Taxa de remissão de 30 a 50% (com tratamento a longo prazo) Reações adversas Necessidade de adesão ao fármaco	Tratamento de primeira linha em crianças e adolescentes e na gravidez Tratamento inicial nos casos graves ou preparação pré-operatória
Iodo radioativo (I^{131})	Cura do hipertireoidismo Melhor relação custo/benefício	Hipotireoidismo permanente Pode piorar a oftalmopatia A gravidez deve ser adiada por 6 a 12 meses, a mãe não pode amamentar; potencial pequeno risco de exacerbação do hipertireoidismo	Nenhuma evidência de infertilidade, defeitos congênitos ou câncer secundário com as doses atualmente recomendadas
Cirurgia	Rápida e eficaz (especialmente em pacientes com bócio grande)	Terapia mais invasiva Possíveis complicações (dano do nervo laríngeo recorrente, hipoparatireoidismo) Hipotireoidismo permanente Terapia mais cara Dor, cicatriz cirúrgica	Possível uso na gravidez se houver efeito colateral importante dos medicamentos antitireoidianos Útil quando houver nódulo suspeito coexistente ou se a tireomegalia for massiva Opção para pacientes que não desejam radioiodo

De Cooper DS: Hyperthyroidism, *Lancet* 362:459-468, 2003.

antes da terapia definitiva. Tanto o metimazol quanto a propiltiouracila têm estado associados a malformações congênitas em lactentes expostos a esses medicamentos no útero. A exposição ao metimazol pode estar associada a aplasia cutânea, onfalocele, atresia coanal e malformações do sistema urinário, enquanto a propiltiouracila pode estar associada a malformações da cabeça, pescoço e sistema urinário.

A dosagem inicial de metimazol é de 0,5 a 1,0 mg/kg/24 horas (máximo de 40 mg/dia), administrada 1 ou 2 vezes/dia. Na primeira infância, devem ser usadas dosagens iniciais menores. É necessária uma vigilância cuidadosa após o início do tratamento. Níveis séricos elevados de TSH acima do normal indicam tratamento excessivo e justificam uma redução da dose. A resposta clínica torna-se aparente em 3 a 4 semanas, e o controle adequado fica tipicamente evidente em 3 a 4 meses. A dose então é reduzida para o nível mínimo necessário para manter um estado eutireóideo.

A maioria dos estudos relata uma taxa de remissão em crianças de aproximadamente 25% após 2 anos de tratamento com MAT. Alguns estudos descobriram que o tratamento mais longo está associado a taxas mais altas de remissão de 30 a 50% após 4 a 10 anos de tratamento medicamentoso. Geralmente, as recidivas ocorrem dentro de 6 a 12 meses após a interrupção da terapia. No caso de recidiva, a terapia com MAT ou a terapia definitiva com radioiodo ou tireoidectomia podem ser retomadas. Em geral, acredita-se que adolescentes, homens, aqueles com um índice de massa corporal mais alto e aqueles com bócios pequenos e níveis de T_3 modestamente elevados tenham remissões mais cedo; no entanto, isso não foi comprovado em grandes estudos porque os TRSAbs tendem a persistir por um período mais longo em crianças do que em adultos com doença de Graves.

Os hormônios da tireoide potencializam as ações das catecolaminas, o que inclui taquicardia, tremor, transpiração excessiva, atraso palpebral e olhar fixo. Para ajudar a controlar os sintomas cardiovasculares, um agente bloqueador beta-adrenérgico, como o propranolol ou o atenolol, é um complemento útil para os MATs. No entanto, esses agentes não alteram a função tireoidiana ou a exoftalmia. A Tabela 584.7 lista as terapias adicionais para **a tempestade tireoidiana**.

Terapia definitiva

A ablação por radioiodo ou a tireoidectomia são indicadas quando o tratamento clínico não é possível devido à não adesão do paciente ou aos efeitos colaterais graves dos MATs, quando um curso adequado de tratamento clínico não resulta em remissão ou quando o paciente prefere a terapia definitiva.

A ablação com o radioiodo I^{131} é uma terapia eficaz para a doença de Graves em crianças. Nos pacientes com tireotoxicose grave, o eutireoidismo deve ser restaurado com metimazol antes da ablação com radioiodo para esgotar a glândula do hormônio pré-formado e reduzir o risco de surto tireotóxico da tireoidite por radiação. Se um paciente estiver tomando um MAT, este deverá ser interrompido 3 a 5 dias antes da administração do radioiodo para evitar a inibição da captação. O objetivo da ablação é administrar uma dose suficiente de radioiodo para garantir a completa extração do tecido tireoidiano. Muitos centros medem a captação de radioiodo antes do tratamento e a utilizam para calcular a dose de I^{131} que forneça uma porção tireoidiana absorvida maior que 150 μCi/g de tecido tireoidiano (com base na massa da glândula tireoide estimada por exame clínico ou ultrassonográfico). Alternativamente, pode ser oferecida uma dose empírica fixa de I^{131} (geralmente 10 a 15 mCi). A vantagem teórica das doses calculadas é que elas definem para cada paciente a menor dose administrada que atinja o alvo terapêutico. Esse benefício é mais importante nas crianças pequenas porque a dose de radiação absorvida na medula óssea e em outros tecidos normais é inversamente proporcional ao tamanho do corpo. Com base nesse conceito e na modelagem teórica da exposição à radiação, as diretrizes atuais de consenso recomendam que a terapia com I^{131} seja evitada em crianças com menos de 5 anos e usada em crianças entre 5 e 10 anos se a dose administrada for menor que 10 mCi. Como ocorre com outras terapias para a doença de de Graves, a ablação por radioiodo tem um baixo índice de falhas (5 a 20%). Os pacientes com hipertireoidismo persistente por mais de 6 meses após a primeira terapia com I^{131} podem receber um retratamento.

A tireoidectomia é um procedimento seguro quando realizado por um cirurgião experiente. A cirurgia da tireoide deve ser realizada somente após o paciente ter sido submetido ao eutireoidismo com metimazol por mais de 2 a 3 meses. Uma solução saturada de iodeto de potássio (SSKI; 1 a 3 gotas, 2 a 3 vezes/dia) pode ser adicionada por 7 a 14 dias antes da cirurgia para diminuir a vascularização da glândula. Nas mãos de especialistas, as complicações do tratamento cirúrgico são raras, porém incluem hipoparatireoidismo (transitório ou permanente) e paralisia das cordas vocais. Quando a cirurgia for eletiva, deve ser realizada a tireoidectomia total ou quase total, em vez de uma ressecção subtotal menos extensa. A incidência de recorrência é baixa e os pacientes tornam-se hipotireoidianos no pós-operatório. É fundamental o encaminhamento a um cirurgião com vasta experiência em tireoidectomia e uma baixa taxa de complicações pessoais.

A **oftalmopatia** grave geralmente remite de forma gradual e independente do hipertireoidismo, mas seu controle é facilitado pela manutenção de um consistente eutireoidismo. A oftalmopatia grave pode exigir tratamento com glicocorticoides em altas doses, radioterapia orbital ou cirurgia de descompressão orbital. O teprotumumabe, um anticorpo monoclonal humano contra o receptor do fator de crescimento semelhante à insulina 1 (IGF-1R), tem sido eficaz em adultos com oftalmopatia. O tabagismo é um fator de risco para doenças oculares da tireoide e deve ser evitado ou descontinuado para evitar a progressão do envolvimento ocular.

A bibliografia está disponível no GEN-io.

Tabela 584.7 Manejo da tempestade tireoidiana em adolescentes.

OBJETIVO	TRATAMENTO
Inibição da formação e secreção de hormônios tireoidianos	Propiltiouracila, 400 mg a cada 8 h VO/IV/NGT Solução saturada de iodeto de potássio, 3 gotas a cada 8 h
Bloqueio simpático	Propranolol, 20 a 40 mg a cada 4 a 6 h ou 1 mg IV lentamente (repetir as doses até a frequência cardíaca diminuir); não indicado em pacientes com asma ou insuficiência cardíaca que não esteja relacionada com a frequência
Terapia com glicocorticoides	Prednisona 20 mg 2 vezes/dia
Terapia de suporte	Fluidos intravenosos (dependendo da indicação: glicose, eletrólitos, multivitamínicos) Controle da temperatura (mantas de resfriamento, paracetamol; evitar salicilatos) O_2, se necessário Digitálicos para a insuficiência cardíaca e para retardar a resposta ventricular; fenobarbital para a sedação Tratamento do evento precipitante (p. ex., infecção)

De Goldman L, Ausiello D, editors: *Cecil textbook of medicine*, ed 22, Philadelphia, 2004, WB Saunders, p 1401.

584.2 Hipertireoidismo Congênito

Jessica R. Smith e Ari J. Wassner

ETIOLOGIA E PATOGÊNESE

A doença de Graves neonatal é causada pela passagem transplacentária de TRSAbs de mães com histórico deste distúrbio. Essas mães podem ter doença de Graves ativa, doença de Graves em remissão ou um histórico de doença de Graves tratada com ablação por radioiodo ou tireoidectomia. Ocasionalmente, há um histórico materno de tireoidite linfocítica crônica com hipotireoidismo. Níveis altos de TRSAb normalmente resultam no hipertireoidismo neonatal clássico; mas, se a mãe tiver sido tratada com MATs, o início dos sintomas da hipertireoidismo poderá demorar de 3 a 7 dias para que o MAT seja metabolizado pelo neonato. Se os TRBAbs também estiverem presentes, o início do hipertireoidismo também pode ser adiado por várias semanas, ou pode ocorrer o desenvolvimento de hipotireoidismo neonatal.

O hipertireoidismo neonatal ocorre em aproximadamente 2% dos bebês nascidos de mães com histórico de doença de Graves. No útero, taquicardia fetal e bócio podem sugerir o diagnóstico, e se recomenda uma vigilância ultrassonográfica rigorosa em mães com hipertireoidismo não controlado, principalmente no terceiro trimestre. Os títulos séricos elevados de TRSAb (mais de 3 vezes o limite superior do normal) ou o histórico de uma criança com disfunção tireoidiana neonatal aumentam a probabilidade de doença de Graves neonatal.

A doença de Graves neonatal costuma ter remissão espontânea dentro de 6 a 12 semanas, mas pode persistir por mais tempo, dependendo do título e da taxa de depuração dos TRSAbs (e TRBAbs, se presentes). Muito ocasionalmente, a doença de Graves neonatal clássica pode não regredir, mas persistir por vários anos ou mais. Geralmente, essas crianças têm um histórico familiar desta condição. Nesses bebês, a transferência de TRSAbs maternos exacerba o início infantil da doença de Graves autônoma.

MANIFESTAÇÕES CLÍNICAS

Muitos bebês nascidos com doença de Graves neonatal são prematuros e têm um restrito crescimento intrauterino. Muitos deles também têm bócio e, ocasionalmente, pode ocorrer uma compressão traqueal se o bócio for muito grande. Outros sinais e sintomas da doença de Graves neonatal incluem baixo peso ao nascer, olhar fixo, edema periorbital, retração das pálpebras, hipertermia, irritabilidade, diarreia, dificuldades de alimentação, baixo ganho de peso, taquicardia, insuficiência cardíaca, hipertensão, hepatomegalia, esplenomegalia, colestase, icterícia, trombocitopenia e hiperviscosidade sanguínea (Figura 584.3). A avaliação laboratorial mostra TSH sérico diminuído e níveis séricos elevados de T_4, T_4 livre e T_3. Os TRSAbs estão acentuadamente elevados no nascimento e geralmente se resolvem dentro de 3 meses de vida. Se os sinais e os sintomas não forem reconhecidos e tratados imediatamente, podem ocorrer insuficiência cardíaca e morte. Craniossinostose e atraso no desenvolvimento podem ser sequelas permanentes do hipertireoidismo.

TRATAMENTO

O tratamento deve ser iniciado no início dos sintomas para evitar complicações a curto e longo prazos. A terapia consiste em metimazol (0,5 a 1,0 mg/kg/24 horas dados a cada 12 horas) e a administração oral ou intravenosa de um bloqueador beta-adrenérgico não seletivo, como o propranolol, para diminuir a hiperatividade simpática. Nos casos refratários, podem ser adicionados a solução de Lugol ou o iodeto de potássio (1 a 2 gotas por dia). A primeira dose de iodeto deve ser administrada pelo menos 1 hora após a primeira dose de MAT para impedir que o iodeto seja usado para uma síntese adicional de hormônio tireoidiano. Se a tireotoxicose for grave e progredir para insuficiência cardíaca, podem ser indicados fluidoterapia parenteral, corticosteroides e digitalização. Quando os níveis séricos de hormônio tireoidiano começarem a diminuir, os medicamentos antitireoidianos devem ser gradualmente reduzidos para manter o eutireoidismo infantil. Ocasionalmente, um método de bloqueio e substituição com concomitantes MAT e terapia de reposição hormonal da tireoide pode ser necessário para garantir o eutireoidismo.

A maioria dos casos de doença de Graves neonatal entra em remissão aos 3 meses de vida, mas ocasionalmente o hipertireoidismo neonatal persiste na infância. Normalmente, há um histórico familiar de hipertireoidismo. O hipertireoidismo neonatal sem evidência de doença autoimune na mãe ou no bebê pode ser causado por uma mutação no gene *TSHR* que resulta na ativação constitutiva do receptor. Isso pode ser transmitido de maneira autossômica dominante ou pode ocorrer esporadicamente. O hipertireoidismo neonatal também foi relatado em pacientes com a síndrome de McCune-Albright devido a uma mutação ativadora da subunidade α estimuladora da proteína G. Nessas circunstâncias, o hipertireoidismo repete-se quando os MATs são interrompidos e essas crianças devem ser tratadas com radioiodo ou cirurgia.

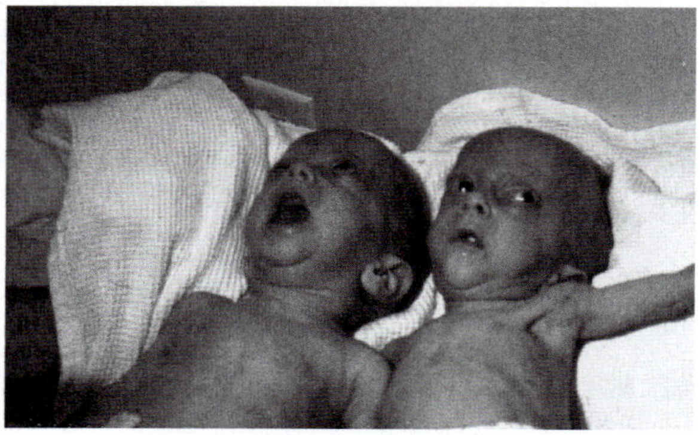

Figura 584.3 Meninos gêmeos com hipertireoidismo neonatal confirmado por testes anormais da função tireoidiana. As características clínicas incluem a falta de tecido subcutâneo devido a um estado hipermetabólico e um olhar ansioso e de olhos arregalados. Eles receberam o diagnóstico de doença de Graves neonatal, mas, de fato, sua mãe não tinha doença de Graves; eles tinham o hipertireoidismo persistente, não o transitório. Aos 8 anos, foram tratados com radioiodo. Acredita-se agora que eles tenham tido alguma outra forma de hipertireoidismo neonatal, como uma ativação constitutiva do receptor do hormônio estimulador da tireoide.

PROGNÓSTICO

A maturação óssea avançada, a microcefalia e o comprometimento cognitivo ocorrem quando o tratamento é atrasado. O desenvolvimento intelectual é normal na maioria dos bebês tratados com doença de Graves neonatal, embora alguns manifestem problemas neurocognitivos do hipertireoidismo no útero. Em alguns bebês, o hipertireoidismo no útero parece suprimir o mecanismo de retroalimentação hipotálamo-hipófise-tireoide e eles desenvolvem um hipotireoidismo central transitório ou permanente que requer substituição do hormônio tireoidiano. O desenvolvimento neurocognitivo deve ser monitorado ao longo da infância.

Resistência ao hormônio tireoidiano

Este distúrbio *autossômico dominante* é causado por mutações no gene ***THRB***. Uma vez que este receptor medeia a retroalimentação normal do hormônio da tireoide sobre o hipotálamo e a hipófise, os pacientes têm elevados níveis séricos de T_4 e T_3, mas os níveis de TSH estão inapropriadamente normais ou elevados. O bócio está quase sempre presente, mas os sintomas da disfunção tireoidiana são altamente variáveis entre os indivíduos. Pode haver características clínicas do hipotireoidismo, tais como atraso no desenvolvimento e no crescimento, maturação esquelética retardada, bem como certas características clínicas do hipertireoidismo, tais como taquicardia e hiper-reflexia. As crianças afetadas também têm uma associação aumentada de dificuldades de aprendizagem e TDAH. Os sintomas clínicos, o bócio e os níveis elevados de hormônio tireoidiano podem ser confundidos com a doença de Graves, mas a resistência ao hormônio tireoidiano (RHT) é confirmada pela presença de níveis normais ou elevados (não suprimidos) de TSH. Essa condição também deve ser diferenciada de um tumor hipofisário secretor de TSH, que não é familiar e em que os níveis séricos da subunidade α de TSH estão elevados. Níveis elevados de T_4 em triagem neonatal devem sugerir a possibilidade de RHT.

Mais de 100 mutações distintas no *THRB* foram identificadas em pacientes com RHT, e a correlação genótipo-fenótipo é baixa mesmo entre os membros afetados da mesma família. Quase todas as mutações têm um efeito dominante negativo, no qual o receptor mutante interfere na ação normal do receptor, levando à doença mesmo em heterozigotos. Os indivíduos portadores de dois alelos mutantes estão gravemente afetados. Uma forma *autossômica recessiva* muito rara desse distúrbio foi relatada em indivíduos homozigotos para a deleção do gene *THRB*.

Geralmente, o tratamento não é necessário, a menos que haja retardos esquelético e de crescimento. Diferentes terapias, incluindo a levotiroxina e o ácido tri-iodotiroacético, têm sido bem-sucedidas em alguns pacientes.

Os sintomas de hipertireoidismo podem ser tratados com **betabloqueadores**, mas geralmente os MATs ou a ablação com iodo radioativo não são utilizados porque eles aumentam os níveis de TSH e o tamanho do bócio.

Embora a RHT devida a mutações no *THRB* seja reconhecida há décadas, os primeiros pacientes com mutações no gene *THRA* foram relatados apenas recentemente. Essas mutações também são dominantes negativas e causam doenças em portadores heterozigotos. Os sintomas clínicos sugerem aqueles do hipotireoidismo primário não tratado, o que inclui displasia esquelética com baixa estatura e macrocefalia, atraso no desenvolvimento, constipação intestinal, bradicardia e anemia macrocítica. Os testes da função da tireoide no soro mostraram anormalidades sutis de T_4 baixa ou baixa-normal, T_3 normal-alta ou alta (com proporção T_3/T_4 elevada) e TSH normal, bem como a descoberta original da T_3 reversa significativamente baixa. O tratamento ainda não está claramente estabelecido para essa condição.

A bibliografia está disponível no GEN-io.

Capítulo 585
Carcinoma da Tireoide

Jessica R. Smith e Ari J. Wassner

EPIDEMIOLOGIA

O carcinoma da tireoide é raro na infância, com uma incidência anual de aproximadamente 4 a 5 casos em 100 mil em crianças menores de 15 anos. A incidência de câncer tireoidiano infantil aumenta com a idade e atinge o pico na adolescência. Mulheres são muito mais afetadas do que os homens. Em comparação com os adultos, esses tipos de câncer na infância caracterizam-se por taxas significativamente mais altas de metástases e recidiva. Apesar de serem muitas vezes metastáticos no momento do diagnóstico, os cânceres pediátricos de tireoide costumam apresentar uma evolução indolente e, com o tratamento adequado, a maioria dos pacientes tem prognóstico favorável.

PATOGENIA

Em todas as idades, a maioria dos cânceres de tireoide diferenciados é de origem folicular; e, na América do Norte, o **carcinoma papilífero** (85 a 90%) é o subtipo mais comum. Ainda que apresentem características histológicas semelhantes, os cânceres de tireoide na infância são geneticamente distintos de seus homólogos adultos. Embora cerca de 70% dos adultos com câncer papilar de tireoide exibam mutações somáticas patogênicas em *BRAF* ou *RAS*, essas mutações não são comuns em crianças nessas condições. Por outro lado, as translocações *RET-PTC*, que resultam em proteínas quiméricas contendo os domínios de tirosinoquinase de RET fundidos às sequências reguladoras de genes de expressão ubíqua, como *H1* e *ELE1*, são frequentemente encontradas nos cânceres de tireoide na infância. Após o carcinoma papilífero, o **carcinoma folicular** (10%) é o seguinte tipo mais comum de neoplasia de tireoide em crianças. O **carcinoma medular** (2%) e os cânceres anaplásicos tireoidianos são relativamente raros. Vale ressaltar, apenas neoplasias de tireoide de origem nas células foliculares (carcinomas papilíferos e foliculares) respondem às terapias adjuvantes com I^{131} e supressão da tireotropina (TSH).

Até 10% dos casos de neoplasias da tireoide derivados de células foliculares são familiares e, em geral, herdados de modo autossômico dominante. As **síndromes familiares** associadas a um risco aumentado de neoplasia da tireoide abrangem as síndromes tumorais do hamartoma associado à *PTEN* (síndrome de Cowden, Bannayan-Riley-Ruvalcaba e Proteus) caracterizadas por macrocefalia, lesões mucocutâneas (fibromas), câncer de mama e tumores endometriais; e a polipose adenomatosa familiar (mutação no gene *APC*). As mutações germinativas em *DICER1* também são causa de neoplasia da tireoide infantil. A avaliação de uma criança com nódulo tireoidiano deve incluir anamnese e história familiar com o intuito de determinar as características dessas síndromes.

A glândula tireoide das crianças é muito sensível acerca da exposição à radiação externa, sobretudo em idades muito precoces. É provável que não haja dose limiar baixa; no entanto, 1 Gy de exposição à radiação resulta em um aumento de 7,7 vezes no risco relativo de câncer de tireoide. Nas últimas décadas, aproximadamente 80% das crianças nessa condição receberam irradiação terapêutica inapropriada no pescoço e áreas adjacentes durante a fase de lactente para distúrbios benignos, como timo aumentado, hipertrofia das amígdalas e adenoides, hemangiomas, nevos, eczema, *tinea capitis* e adenite cervical. Com a interrupção do emprego de irradiação para doenças benignas, essa causa de câncer de tireoide se extinguiu. Contudo, a sobrevida a longo prazo de crianças que foram submetidas à irradiação terapêutica adequada em áreas do pescoço para doença neoplásica tornou essa causa de câncer e nódulos da tireoide cada vez mais prevalente. Dose de radiação elevada, idade mais jovem no período de tratamento e sexo feminino são fatores que aumentam o risco de câncer de tireoide. O seu risco relativo é maior após doses de radiação de 5 a 30 Gy, acima das quais o risco excessivo diminui, mas não desaparece. Os dados sobre o risco a longo prazo para câncer são escassos, mas 15 a 50% das crianças submetidas a radio e quimioterapia para doença de Hodgkin, leucemia, transplante de medula óssea, tumores cerebrais e outras neoplasias malignas da cabeça e pescoço apresentam concentrações elevadas de TSH no decorrer do primeiro ano de terapia, e 5 a 20% evoluem para hipotireoidismo durante os 5 a 7 anos seguintes. A maioria dos grandes grupos de crianças tratadas tem incidência de 10 a 30% de nódulos benignos da tireoide e um aumento na ocorrência do câncer de tireoide. Este último começa a aparecer no período de 3 a 5 anos após a radioterapia e atinge um pico em 15 a 25 anos. Ainda é desconhecido se há um período após o qual não se desenvolvem mais tumores. A administração de I^{131} para fins diagnósticos e terapêuticos não demonstra aumento no risco de câncer de tireoide.

Tem-se relatado a ocorrência do câncer de tireoide em crianças com bócio congênito ou tecido tireoidiano ectópico. Nesses pacientes e em crianças com tireoidite autoimune e hipotireoidismo, a estimulação crônica do TSH pode desempenhar uma função patogênica. Ainda é incerto se a evolução do câncer de tireoide difere nesses pacientes em comparação com a população em geral. Do ponto de vista prático, os nódulos detectados na presença desses distúrbios devem ser cuidadosamente avaliados quanto ao risco de câncer, como em outras crianças.

MANIFESTAÇÕES CLÍNICAS

Um *nódulo indolor* na região anterior do pescoço é a apresentação habitual do câncer de tireoide. O crescimento rápido e o tamanho extenso do nódulo, a sua consistência firme, a fixação aos tecidos adjacentes, a ocorrência de rouquidão, disfagia ou linfadenopatia cervical devem aumentar a suspeita de câncer de tireoide. As metástases para linfonodos cervicais são comuns; portanto, qualquer expansão inexplicada dos linfonodos cervicais justifica o exame da tireoide.

Os pulmões são o local mais comum de metástases a distância. Pode não haver manifestações clínicas referentes a metástases pulmonares, e as provas de função pulmonar podem ser normais, mesmo com metástases macroscópicas disseminadas. Nas radiografias, elas surgem como infiltrações miliares ou nodulares difusas, geralmente maiores nas porções basais posteriores. As metástases podem ser confundidas com tuberculose, histoplasmose ou sarcoidose. Outros locais de ocorrência abrangem mediastino, axilas, ossos longos, crânio e cérebro. Quase todas as crianças com câncer de tireoide são eutireoidianas; porém, raras vezes, o carcinoma é funcionante e produz sintomas de hipertireoidismo.

DIAGNÓSTICO

Em geral, os pacientes apresentam massa cervical e, eventualmente, todos têm um nódulo da tireoide de tamanho significativo na ultrassonografia (US). Ainda que vários aspectos nos exames de imagem estejam, de forma significativa, associados ao risco de câncer de tireoide, nenhum tem valor preditivo negativo suficiente para dispensar o diagnóstico histológico. Como o câncer tireoidiano papilífero é caracterizado por anormalidades nucleares bem identificadas pela citologia, a punção aspirativa por agulha fina (PAAF) é o método mais apropriado para a avaliação de crianças com nódulos. Dados crescentes na literatura sustentam o seu uso na população pediátrica. Na maioria dos casos, exige-se patologia cirúrgica para confirmar o diagnóstico do câncer de tireoide e determinar o estadiamento da doença.

TRATAMENTO

A ressecção cirúrgica é o tratamento primário para o câncer de tireoide. Como a disseminação intratireoidiana é comum no câncer tireoidiano papilífero, a tireoidectomia quase total é a abordagem recomendada. Antes da cirurgia, deve-se avaliar por US anomalias dos linfonodos. Os linfonodos suspeitos podem ser submetidos à biopsia pré-operatória a fim de determinar a adequação e a extensão de sua dissecção inicial. Dependendo da condição clínica, a terapia adjuvante com supressão do TSH (dosagem de levotiroxina para reduzir os níveis séricos de TSH e privar as células cancerosas residuais da tireoide desse fator de crescimento) e a terapia com I^{131} (para ablação da tireoide normal remanescente e/ou tratamento do câncer de tireoide residual) podem ser recomendadas.

PROGNÓSTICO

Embora linfonodos e metástases a distância sejam mais comuns na população pediátrica, a maioria das crianças com câncer de tireoide apresenta um prognóstico excelente. As famílias devem ser informadas de que a resposta à terapia com I^{131} é lenta, assim como tratamentos repetidos e muitos anos de cuidados podem ser necessários para eliminar a doença. Muitos pacientes que não conseguem obter a cura completa podem ser mantidos em um estado satisfatório com carga de câncer estável ou lentamente progressiva. Para os casos raros de crianças com câncer agressivo que evolui apesar da otimização dos tratamentos convencionais, há novas opções disponíveis, como os inibidores orais da tirosinoquinase. Deve-se disponibilizar suporte psicossocial, incluindo acesso a serviço social e outros profissionais de saúde mental.

O câncer de tireoide pode voltar anos ou décadas após a apresentação inicial. Por esse motivo, as crianças acometidas requerem monitoramento vitalício para a progressão da doença. Na maioria dos pacientes, o valor sérico de tireoglobulina é um marcador sensível e específico de câncer. Entretanto, em indivíduos com autoanticorpos circulantes para tireoglobulina, como aqueles acometidos por tireoidite de Hashimoto, os níveis de tireoglobulina podem ser difíceis de interpretar com precisão. Por causa disso, esses autoanticorpos devem ser determinados toda vez que for realizado um ensaio da tireoglobulina sérica, a fim de confirmar a confiabilidade desse último. Como a maior parte das recidivas do câncer de tireoide é localizada, a supervisão deve incluir também US seriadas do pescoço. Pacientes com maior risco de recorrência ou metástases a distância podem se beneficiar de exames de imagem anatômicos adicionais e estudos extensivos de vigilância realizados durante a estimulação do TSH.

CARCINOMA MEDULAR DA TIREOIDE

O carcinoma medular da tireoide (CMT) surge das células parafoliculares (células C) da tireoide e responde por cerca de 2% das doenças malignas dessa glândula em crianças. A maioria dos casos de CMT é esporádica, mas aproximadamente 25% são hereditários, como parte da síndrome da neoplasia endócrina múltipla tipo 2 (NEM2; ver Capítulo 587). A ativação de mutações no proto-oncogene RET é responsável pela maioria dos casos de CMT. Essas mutações ocorrem na linha germinativa em pacientes com NEM2, mas mutações somáticas do RET podem estar presentes em alguns casos esporádicos da doença.

A apresentação mais comum do CMT esporádico é um nódulo tireoidiano palpável e assintomático. Quando o tumor ocorre de modo ocasional, geralmente é unicêntrico, mas na forma familiar pode ser multicêntrico. O CMT começa como hiperplasia das células parafoliculares (*hiperplasia das células C*), a qual costuma se apresentar nas glândulas tireoides removidas profilaticamente de pacientes com NEM2. O diagnóstico de CMT também pode ser realizado por citologia após PAAF de um nódulo tireoidiano. Como as células C produzem calcitonina, uma alta concentração desta em amostra de PAAF ou no soro de um paciente pode ser útil para confirmar o diagnóstico da doença. Esse diagnóstico justifica o teste genético para uma mutação RET na linha germinativa, e, em pacientes mutação positiva, a triagem de feocromocitoma e hiperparatireoidismo tem de ser obtida antes da anestesia para tireoidectomia.

O tratamento mais importante para o CMT é a ressecção cirúrgica. A avaliação pré-operatória deve incluir US cervical em busca de possíveis metástases linfonodais. Os níveis séricos basais de calcitonina e antígeno carcinoembrionário (CEA; do inglês, *carcinoembryonic antigen*) também precisam ser mensurados no pré-operatório; níveis mais elevados se correlacionam com uma probabilidade maior de doença metastática. O tratamento cirúrgico abrange tireoidectomia total e dissecção dos linfonodos de todos os compartimentos linfonodais envolvidos. Muitas vezes, a ressecção completa é curativa, mas isso pode ser difícil de conseguir em pacientes com doença metastática. O monitoramento com US cervical e os níveis séricos de calcitonina e CEA são capazes de avaliar a presença ou progressão de doença residual. Outras modalidades de tratamento empregadas para doença avançada ou metastática incluem: radiação de feixe externo; ablação por radiofrequência; e inibidores de tirosinoquinase, como vandetanibe ou cabozantinibe.

A bibliografia está disponível no GEN-io.

585.1 Nódulos da Tireoide

Jessica R. Smith e Ari J. Wassner

A frequência de nódulos da tireoide aumenta com a idade. Ainda que se detectem nódulos na US em 19 a 67% dos adultos selecionados de modo aleatório, a frequência estimada desses nódulos em crianças é de apenas 0,05 a 2%. Embora as primeiras séries pediátricas citassem taxas muito altas de câncer em nódulos da tireoide (até 70%), estudos mais recentes com crianças relatam menor incidência de câncer (cerca de 20 a 26%), de modo que está mais próxima da prevalência de 5 a 15% observada nos adultos. *Portanto, quando se identifica um nódulo da tireoide na criança, os pais devem ser informados de que esses nódulos são, em sua maioria, benignos.*

Os distúrbios benignos que podem se manifestar como nódulos tireoidianos isolados incluem nódulos adenomatosos ou coloides benignos, bem como uma variedade de cistos congênitos (Tabela 585.1). O aparecimento súbito ou a rápida expansão de massa tireoidiana podem indicar hemorragia no interior de um cisto ou adenoma benigno.

Tabela 585.1 Classificação etiológica de nódulos isolados da tireoide.
Folículo linfoide, como parte da tireoidite linfocítica crônica
Anomalias de desenvolvimento da tireoide
Cisto do ducto tireoglosso intratireoidiano
Timo ectópico intratireoidiano
Abscesso tireoidiano (tireoidite infecciosa aguda)
Cisto simples
Neoplasias
Benignas
Nódulo coloide (adenomatoso)
Adenoma folicular
Adenoma hiperfuncionante (tóxico)
Linfo-hemangioma
Malignas
Carcinoma papilífero
Carcinoma folicular
Carcinoma anaplásico
Carcinoma medular
Não tireoidianas
Linfoma
Teratoma

A avaliação de uma criança com nódulo da tireoide tem de começar pela mensuração dos níveis séricos do TSH. Em pacientes que apresentam TSH suprimido, deve-se realizar cintilografia da tireoide (de preferência com I^{123} ou pertecnetato-TC^{99m}), a fim de avaliar a possibilidade de nódulo tireoidiano hiperfuncionante, o qual geralmente não é maligno. Todos os outros pacientes devem prosseguir diretamente para a US; e, se a presença de nódulo(s) distinto(s) de tamanho significativo for documentada por esse exame, é preciso realizar biopsia por PAAF guiada por US (Figura 585.1). A citologia da PAAF pode ser interpretada como benigna, positiva para câncer papilífero de tireoide, indeterminada ou não diagnóstica. Quando a biopsia inicial não for diagnóstica, geralmente é possível obter uma amostra adequada por meio de repetição da aspiração. Existem muitos sistemas de classificação, e a maioria dos centros na norte-americanos segue os Critérios de Bethesda para a interpretação da citologia da tireoide. O valor preditivo da PAAF de tireoide varia entre as instituições. Na maior parte dos centros de grande porte, a categoria "positivo para câncer papilífero de tireoide" corresponde a uma probabilidade de câncer > 98%; e, nessa condição, a tireoidectomia subtotal é apropriada. Em crianças com nódulos unilaterais de citologia indeterminada, a lobectomia é realizada com frequência. Esse procedimento é seguido por tireoidectomia completa se a patologia da lobectomia revelar câncer significativo. O monitoramento com exames seriados de imagem do pescoço pode ser proposto aos pacientes com nódulos de citologia benigna.

A bibliografia está disponível no GEN-io.

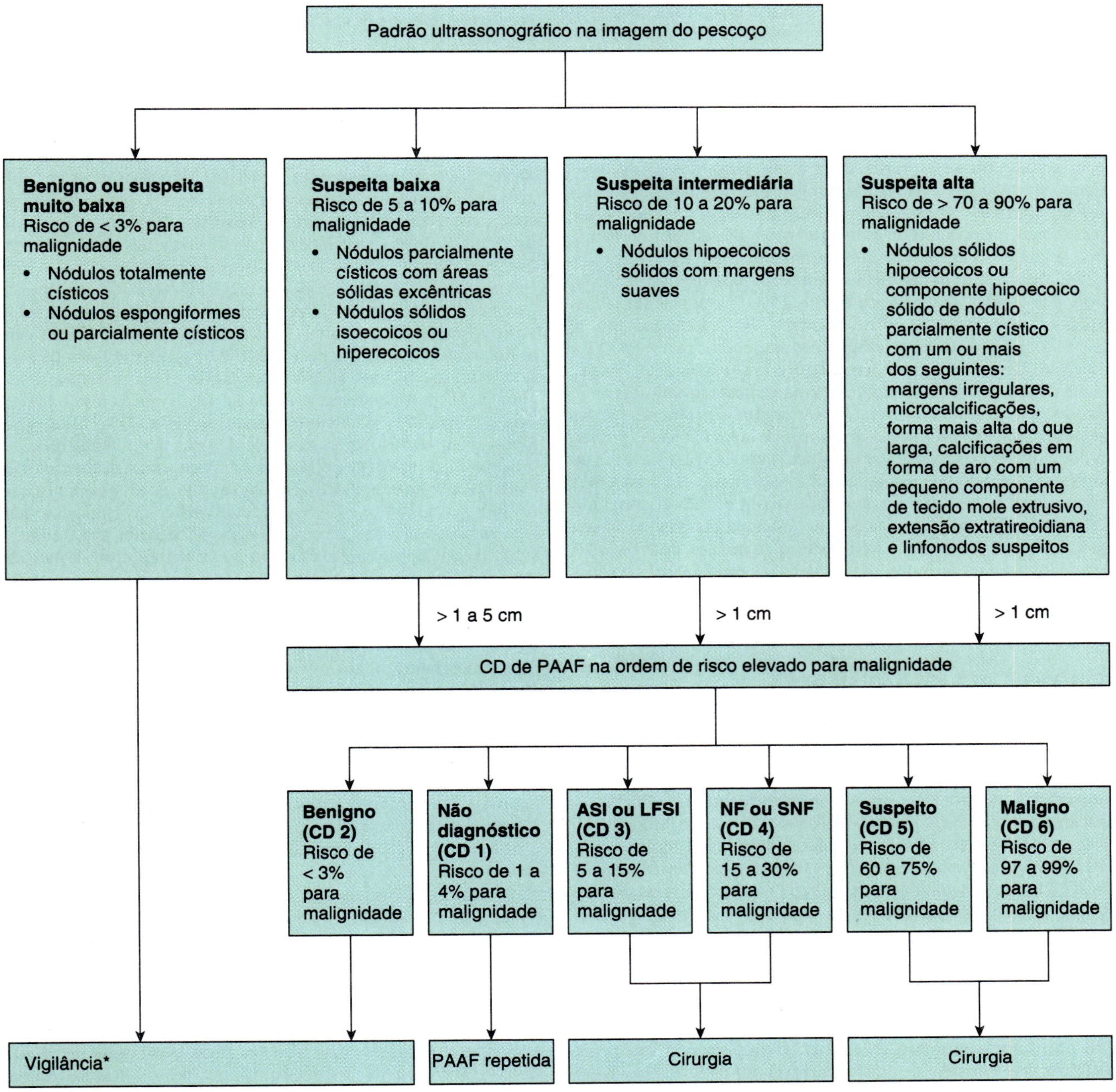

Figura 585.1 Algoritmo do manejo de nódulos tireoidianos com base em padrões ultrassonográficos e categorias de diagnóstico de citologia do Sistema Bethesda.* A punção aspirativa por agulha fina pode ser considerada: (1) para nódulos com suspeita muito baixa de padrão ultrassonográfico e diâmetro maior do que 2 cm; e (2) se houver achados clínicos suspeitos (p. ex., massa firme, dor no pescoço, tosse, alteração na voz e história de irradiação no pescoço durante a infância ou câncer familiar de tireoide), a despeito dos aspectos ultrassonográficos. ASI, atipia de significado indeterminado; CD, categoria de diagnóstico; LFSI, lesão folicular de significado indeterminado; NF, neoplasia folicular; PAAF, punção aspirativa por agulha fina; SNF, suspeito de neoplasia folicular. (*De Cabanillas ME, McFadden DG, Durante C: Thyroid cancer, Lancet 388:2783-2794, 2016, Fig. 2.*)

Capítulo 586

Síndromes Poliglandulares Autoimunes

Christina M. Astley, Jessica R. Smith e Ari J. Wassner

Há **síndrome poliglandular autoimune (SPA)** quando a autoimunidade é direcionada a múltiplas glândulas e/ou órgãos não endócrinos, às vezes em associação com imunodeficiência. As glândulas endócrinas e outros órgãos comumente afetados por essa condição apresentam autoantígenos únicos que aumentam a suscetibilidade desses tecidos a danos por meio de uma resposta imune descontrolada. A maioria das endocrinopatias autoimunes é causada pela imunidade celular mediada por linfócitos T autorreativos. Embora os anticorpos para um ou mais autoantígenos estejam muitas vezes associados a endocrinopatias autoimunes específicas, na maior parte dos casos, esses autoanticorpos não são diretamente patogênicos, mas sim marcadores de desregulação imunológica. Uma exceção importante é a doença de Graves, a qual é causada por autoanticorpos que ativam de forma direta o receptor do hormônio tireoestimulante (TSHR).

A SPA, decorrente de distúrbios monogênicos de desregulação imunológica (inclusive a SPA de tipo 1 [SPA-1]), apresenta lesões hereditárias em aspectos fundamentais da tolerância imune (Tabela 586.1). Os distúrbios poligênicos associados com SPA (SPA tipo 2 [SPA-2]) e algumas anormalidades cromossômicas (p. ex., trissomia do 21) também resultam em uma resposta imune aberrante que produz autoimunidade em múltiplos órgãos. Em síntese, fatores não genéticos (p. ex., inibidores de pontos de controle [*checkpoints*] imunológicos para o tratamento de câncer) são capazes de levar ao desenvolvimento de doença poliglandular autoimune. Embora a SPA seja rara, a morbidade dos pacientes pode ser significativa, sobretudo se a síndrome não for identificada no início e tratada de forma adequada. É possível que haja um intervalo de uma ou duas décadas entre a primeira endocrinopatia e as subsequentes. A presença de hipoparatireoidismo primário, insuficiência suprarrenal primária, diabetes melito tipo 1 neonatal, candidíase mucocutânea crônica ou história familiar deve levantar suspeitas específicas para SPA.

SÍNDROMES POLIGLANDULARES AUTOIMUNES MONOGÊNICAS

O número de defeitos monogênicos reconhecidos de mecanismos imunorreguladores que leva à SPA cresceu de forma substancial na última década (Tabela 586.1). As SPA monogênicas mais bem caracterizadas são provocadas por mutações que afetam principalmente a tolerância imunológica central (SPA-1) ou o desenvolvimento de linfócitos T reguladores (desregulação imune, poliendocrinopatia e enteropatia ligada ao X [IPEX; do inglês, *immune dysregulation polyendocrinopathy-enteropathy x-linked*]). Outras SPA monogênicas (os chamados distúrbios do tipo IPEX) são decorrentes de defeitos na supressão ou sinalização dos linfócitos T reguladores.

SÍNDROME POLIGLANDULAR AUTOIMUNE TIPO 1

A SPA-1, síndrome típica de poliendocrinopatia monogênica, é causada por mutações com perda de função no gene regulador autoimune (*AIRE*) no cromossomo 21q22.3. O *AIRE* desempenha um papel essencial na apresentação de autoantígenos para os linfócitos T em desenvolvimento no timo, o que normalmente leva à tolerância imunológica central ao induzir a apoptose de linfócitos T específicos para esses autoantígenos (seleção negativa). Ele também atua no desenvolvimento de linfócitos T reguladores (ver Capítulo 149). Portanto, pacientes com SPA-1 desenvolvem linfócitos T autorreativos e autoanticorpos direcionados a múltiplos tecidos. A SPA-1 é um distúrbio raro que é mais comum em certas populações fundadoras, abrangendo judeus iranianos, sardenhos, finlandeses e noruegueses, com uma prevalência relatada que varia de 1:9.000 a 1:90.000. É herdada em um padrão autossômico recessivo (AR), embora casos esporádicos e autossômicos dominantes (AD) tenham sido relatados. A SPA-1 também é referida pelo nome clinicamente descritivo **poliendocrinopatia autoimune-candidíase-distrofia ectodérmica (APECED**; do inglês, *autoimmune polyendocrinopathy-candidiasis-ectodermal dystrophy*).

A SPA-1 é definida pela presença de ao menos dois de três aspectos clínicos principais (tríade de Whitaker) de candidíase mucocutânea crônica, hipoparatireoidismo primário e insuficiência suprarrenal primária. Esses três distúrbios tendem a surgir com o passar do tempo: a candidíase antes dos 5 anos, o hipoparatireoidismo em torno de 10 anos e a insuficiência suprarrenal perto dos 15 anos; contudo, a ordem exata e a idade de início de cada componente são bastante variáveis. A maioria dos pacientes desenvolve manifestações autoimunes adicionais ao longo do tempo; doenças cutâneas e gastrintestinais tendem a surgir antes dos 20 anos, e outros distúrbios endócrinos aparecem após a 2ª década (Tabela 586.1). Sexo biológico, ancestralidade e mutações específicas em *AIRE* podem se correlacionar com risco aumentado para determinadas manifestações.

Quase todas as glândulas endócrinas podem ser afetadas pela desregulação imunológica na SPA-1. As glândulas mais comumente afetadas são as paratireoides e as suprarrenais (cerca de 80% cada), com o comprometimento menos frequente de gônadas (insuficiência ovariana em 70% das mulheres; insuficiência testicular em 30% dos homens), tireoide (20%), células beta pancreáticas (10%) e hipófise (menos de 5%). A autoimunidade não endócrina acomete uma ampla gama de tecidos e pode aparecer antes que a primeira endocrinopatia seja detectada clinicamente. Os tecidos mais afetados são os dentes e as unhas, e a maioria dos pacientes (80%) apresenta distrofia ectodérmica. Outros tecidos afetados abrangem trato gastrintestinal (má absorção, hepatite autoimune e anemia perniciosa, cerca de 15% cada), pele (vitiligo, 15%) e folículos pilosos (alopecia, 25%). Pacientes com SPA-1 são mais suscetíveis a infecções, o que talvez tenha relação com uma combinação de autoanticorpos contra citocinas, disfunção esplênica e integridade intestinal deficiente. A candidíase mucocutânea é muito comum (70 a 100%) e pode acarretar câncer de esôfago se não for detectada e tratada. Câncer de esôfago, hepatite autoimune, crise suprarrenal e hipocalcemia grave são causas significativas de mortalidade em pacientes com SPA-1.

O diagnóstico de SPA-1 geralmente é clínico. Os pacientes com SPA-1 devem ser submetidos a triagens regulares para a detecção de novas manifestações autoimunes. A importância desse procedimento é ilustrada por relatos de morte inexplicada em pacientes com SPA-1 ou seus irmãos, provavelmente por causa de manifestações autoimunes não diagnosticadas (como insuficiência suprarrenal). É possível detectar múltiplos autoanticorpos em pacientes com essa síndrome (Tabela 586.2). Embora alguns deles também estejam presentes na endocrinopatia autoimune de órgão único correspondente (p. ex., autoanticorpos contra 21-hidroxilase na insuficiência suprarrenal), outros anticorpos são exclusivos da SPA-1. Além disso, a utilidade clínica da mensuração de autoanticorpos específicos contra órgãos com o intuito de prever o início da insuficiência de glândulas endócrinas na SPA-1 é variável. Portanto, a suspeita clínica, a triagem laboratorial e a educação sobre os sintomas de endocrinopatias em evolução e outras doenças autoimunes são fundamentais, a despeito da concentração de autoanticorpos.

Três autoanticorpos podem afinal ter valor diagnóstico comprovado na SPA-1, embora ainda não estejam em uso clínico. Os autoanticorpos para NALP5 estão associados ao hipoparatireoidismo somente em pacientes com SPA-1, mas não nos tipos autoimune ou idiopático isolado. Portanto, pacientes com hipoparatireoidismo e anticorpos NALP5 precisam também ser avaliados tendo em consideração a SPA-1. Autoanticorpos contra citocinas Th17 (sobretudo as interleucinas 22 e 17F) estão correlacionados e podem atuar na patogênese da candidíase associada à SPA-1. Autoanticorpos contra interferonas (sobretudo as interferonas-ω e α) estão presentes em quase todos os pacientes com SPA-1 clínica e são muito específicos para o diagnóstico, tornando este um provável teste diagnóstico preeminente para a própria SPA-1. Atualmente, é possível obter a confirmação do diagnóstico por meio de sequenciamento do gene *AIRE*, o qual é indicado em qualquer paciente com características clássicas ou quadro incompleto com evidências de suporte. As mutações do *AIRE* podem ser detectadas por testes genéticos na maioria dos pacientes com SPA-1 clínica. O conhecimento da mutação causadora facilita o aconselhamento genético e o exame de familiares.

O tratamento para cada endocrinopatia, outras doenças autoimunes e infecções associadas é revisto à parte nos capítulos pertinentes. A imunossupressão tendo em vista a resolução da desregulação imune subjacente de SPA-1 é problemática em razão da coexistência de candidíase e imunodeficiência, mas tem sido utilizada em alguns pacientes selecionados com manifestações autoimunes específicas.

DESREGULAÇÃO IMUNE, POLIENDOCRINOPATIA E ENTEROPATIA LIGADA AO X

A IPEX é causada por mutações com perda de função no gene *FOXP3*, localizado no cromossomo X (Xp11.23; ver Capítulo 152). A inativação de FOXP3 prejudica a tolerância imunológica periférica por causa das alterações no desenvolvimento de linfócitos T reguladores e do surgimento de linfócitos T autorreativos. As endocrinopatias associadas com mais frequência à IPEX são diabetes melito tipo 1 de início precoce e tireoidite autoimune. Qualquer diagnóstico de diabetes melito tipo 1 antes dos 6 a 9 meses de vida deve levar em consideração SPA monogênica ou causa genética de disfunção das células beta. Pacientes com IPEX geralmente apresentam enteropatia autoimune e dermatite eczematosa; eles também podem ter outras autoimunidades (p. ex., hepática, renal ou citopenias) e desregulação alérgica (p. ex., alergia alimentar ou eosinofilia periférica). O tratamento da IPEX é composto por modulação imunológica com imunossupressores (p. ex., glicocorticosteroides e tacrolimo), novos agentes terapêuticos (p. ex., abatacepte) ou transplante de células-tronco.

OUTROS DISTÚRBIOS MONOGÊNICOS DE DESREGULAÇÃO IMUNE

Vários outros distúrbios envolvem deficiência de tolerância periférica e surgimento de autoimunidade, muitas vezes com algum grau de imunodeficiência. Esses distúrbios abrangem mutações com perda de função em CD25 *(IL2RA)*, *LRBA*, *CTLA4* e *STAT5b* e mutações com ganho de função em *STAT1* com fisiopatologias similares à IPEX. De modo geral, pacientes acometidos por distúrbios similares a essa desregulação tendem a apresentar alto risco para diabetes melito tipo 1 e tireoidite autoimune (Tabela 586.1). Além disso, eles têm várias doenças não endócrinas, sobretudo autoimunidades e imunodeficiências que afetam a pele, os pulmões e o trato gastrintestinal. A proteína STAT5b participa do eixo de transdução de sinal IL2/STAT5 necessário para a sinalização do hormônio do crescimento (GH) e também pode afetar a secreção de prolactina; portanto, é provável que pacientes com defeitos em STAT5b apresentem insensibilidade não autoimune ao GH e hiperprolactinemia, além de desregulação imune, hipergamaglobulinemia e autoimunidade múltipla. As mutações com ganho de função em *STAT1* inibem a produção normal de citocinas Th17, o que leva ao desenvolvimento de candidíase mucocutânea crônica. Esses pacientes também são mais suscetíveis a infecções, tumores espinocelulares, enteropatia e aneurismas arteriais. Além disso, indivíduos com defeitos em CD25 apresentam risco aumentado para infecções em virtude do papel da sinalização de IL-2 nas respostas Th17.

SÍNDROME POLIGLANDULAR AUTOIMUNE POLIGÊNICA (SPA-2)

A SPA poligênica (SPA-2) é uma síndrome clínica definida pela presença de duas ou mais endocrinopatias específicas: insuficiência suprarrenal primária autoimune (doença de Addison), doença tireoidiana autoimune (tireoidite de Hashimoto ou doença de Graves) e/ou diabetes melito de tipo 1. Alguns sistemas de classificação subdividem a SPA-2 de acordo com as glândulas afetadas (p. ex., subtipos 2, 3 e 4 se suprarrenal, tireoidiana ou nenhuma glândula) ou outras manifestações autoimunes (p. ex., subtipos 3A, 3B e 3C se acompanhada por autoimunidade adicional endócrina, gastrintestinal ou sistêmica). No entanto, como não há uma distinção fisiopatológica evidente entre esses subtipos, eles são coletivamente considerados como SPA-2. Ainda assim, ao descrever as características dessa condição, é importante reconhecer algum grau de sobreposição entre os pacientes com SPA-2 clínica e aqueles acometidos por uma única endocrinopatia clínica, mas com evidências de outra autoimunidade (como autoanticorpos), que podem passar a ser classificados como SPA-2.

Ao contrário da SPA monogênica, a qual geralmente se manifesta na primeira infância com um padrão de herança mendeliana, a SPA-2 costuma surgir após 20 anos em paciente com histórias pessoal de endocrinopatia autoimune e familiar de doença autoimune. Ela é mais comum em mulheres de meia-idade (prevalência aproximada de 1:20.000). Insuficiência gonadal primária, vitiligo, alopecia e gastrite atrófica crônica (com ou sem anemia perniciosa) podem ocorrer, todavia hipoparatireoidismo autoimune e candidíase *não são típicos* de SPA-2.

Embora a doença de Addison seja rara (prevalência aproximada de 1:10.000), os pacientes acometidos apresentam alto risco de desenvolvimento de outra autoimunidade endócrina que compõe a SPA-2, com evidência de autoimunidade subclínica ou clínica adicional relatada em até dois terços dos casos. Cerca de metade dos pacientes com doença de Addison tem comorbidade em tireoidite autoimune (síndrome de Schmidt), e 15%, em diabetes melito tipo 1 (síndrome de Carpenter). Outras manifestações autoimunes, as quais afetam 5 a 10% dos pacientes, abrangem doença de Graves, insuficiência ovariana, alopecia, vitiligo, anemia perniciosa ou presença de autoanticorpos celíacos. A SPA-2 se desenvolve com menos frequência em pacientes com diabetes melito de tipo 1 do que naqueles com doença de Addison, mas o surgimento de outra autoimunidade ainda é comum. Nesses pacientes, a tireoidite autoimune e a autoimunidade gastrintestinal (cada uma acomete cerca de 20% dos pacientes) são muito mais comuns que a doença suprarrenal associada (observada em < 1%). Como a tiroxina e o cortisol afetam a sensibilidade à insulina, o metabolismo e o apetite, a hipoglicemia inexplicada ou a deterioração do controle glicêmico pode ser o primeiro sinal clínico da SPA-2 em um paciente com diabetes melito de tipo 1 preexistente. A hipoglicemia inexplicada também pode sinalizar o início da doença celíaca. Na prática, a **doença celíaca** costuma preceder o aparecimento de endocrinopatias autoimunes, o que inclui diabetes melito de tipo 1, hipotireoidismo e doença de Addison.

O desenvolvimento de SPA-2 entre aqueles com tireoidite autoimune isolada é relativamente pouco frequente. Contudo, o clínico deve considerar a possibilidade de insuficiência suprarrenal antes de tratar o hipotireoidismo primário autoimune em paciente com características sugestivas de SPA-2, pois a reposição do hormônio tireoidiano pode precipitar crise suprarrenal nesse quadro clínico. Como na SPA-1, os autoanticorpos para tecidos específicos podem ser detectáveis e levar à triagem funcional antes do início da doença clínica manifesta (Tabela 586.2); entretanto, o valor preditivo desses autoanticorpos quanto ao desenvolvimento da doença clínica é variável.

É provável que respostas aberrantes de linfócitos T atuem na patogênese da destruição de múltiplas glândulas observada na SPA-2. O risco de autoimunidade direcionado contra suprarrenais, tireoide e células das ilhotas surge compartilhado entre certos haplótipos de antígeno leucocitário humano (HLA) e outros *loci* genéticos relacionados ao sistema imunológico, embora a dimensão desse risco varie de forma substancial em cada endocrinopatia. A prevalência dos alelos HLA-D3 e HLA-D4 é maior em pacientes com SPA-2, e eles parecem aumentar o risco para o desenvolvimento da doença. Determinados alelos dos genes A e B (*MICA* e *MICB*) relacionados à cadeia de classe I do complexo principal de histocompatibilidade também estão associados com a SPA-2. Polimorfismos em outros genes (p. ex., *PTPN22* e *CTLA4*) têm sido associados a endocrinopatias autoimunes individuais que compõem a SPA-2, mas a contribuição desses genes para a patogênese dessa síndrome em si é incerta. Embora não bem definidos, há também prováveis fatores ambientais que predispõem ou promovem o desenvolvimento de autoimunidade em indivíduos geneticamente suscetíveis, e muitos dos fatores de risco

Tabela 586.1 Síndromes poliglandulares autoimunes (SPA)

SÍNDROME POLIGLANDULAR AUTOIMUNE	SPA-1	SPA MONOGÊNICA						
		IPEX	*CTLA4*	*LRBA*	*ITCH*	*STAT1*	*STAT5b*	CD25
EPIDEMIOLOGIA E GENÉTICA								
Incidência	< 1:100.000	Rara	Rara	Rara	Rara	Rara	Rara	Rara
Aparecimento	Primeira infância	Primeira infância	Primeira infância	Primeira infância	Primeira infância	Primeira infância	Primeira infância	Primeira infância
Razão sexo masculino:feminino	1:1	Apenas masculino						
Herança	Autossômica recessiva (maioria)	Ligada ao X	Autossômica dominante	Autossômica recessiva	Autossômica recessiva	Autossômica dominante	Autossômica recessiva	Autossômica recessiva
Anomalia genética	*AIRE*	*FOXP3*	*CLTA4*	*LRBA*	*ITCH*	*STAT1*	*STAT5b*	*IL2RA*
Mecanismo da doença	Tolerância central	Desenvolvimento de Treg	Supressão de Treg	Supressão de Treg	Supressão de Treg	Supressão de Treg	Sinalização imune	Sinalização imune
CARACTERÍSTICAS CLÍNICAS								
Fenótipo clássico	Candidíase	Enteropatia	Enteropatia	Enteropatia	Características dismórficas	Candidíase	Enteropatia	Enteropatia
	Hipoparatireoidismo	Diabetes melito de tipo 1 na primeira infância	Citopenia	Doença do trato respiratório	Atraso no desenvolvimento	Infecções recorrentes	Doença do trato respiratório	Diabetes melito tipo 1 na primeira infância
	Doença de Addison	Dermatite eczematosa	Agregados linfocíticos	Organomegalia	Organomegalia	Autoimunidade múltipla	Infecções recorrentes	Infecções recorrentes
			Hipogamaglobulinemia	Hipogamaglobulinemia	Infiltrados autoimunes	Aneurisma cerebral	Deficiência de crescimento	
Endocrinopatias								
Insuficiência suprarrenal	60 a 90%					Rara		
Tireoide	10 a 40%	Comum	15%	10%	40%	20%	20%	Comum
Diabetes melito de tipo 1	5 a 20%	Comum	Raro	5%	10%	5%		Comum
Hipoparatireoidismo	80 a 90%							
Insuficiência gonadal	5 a 60%							
Hipofisite	Rara							
Disfunção hipotalâmica								
Hiperprolactinemia							Comum	
Eixo GH, alterações esqueléticas					Dismorfia, retardo do crescimento		Resistência a GH	
Doença não endócrina								
Desregulação Imunológica								
Infecção por *Candida*	75 a 100%	Rara				Comum		Comum
Outras infecções	Asplenismo (10 a 20%)	Bacterianas (raras)	Comuns	Respiratórias comuns	Bacterianas raras	Comuns	Comuns (sobretudo VVZ)	Comuns (sobretudo EBV e CMV)
Gastrintestinal								
Má absorção, enteropatia	10 a 20%	Comum	80%	60%	20%	Comum	Comum	Comum
Autoimunidade GI	10 a 15%			10%		5%		
Hepatite autoimune	10 a 15%	Rara			30%	Rara		
Tegumentar/reumatológica			Psoríase ou outras doenças cutâneas (20%)			Psoríase, vitiligo ou outras doenças cutâneas (20%)		
Vitiligo	5 a 15%			5%				
Eczema, doença alérgica		Comum		10%	Comum	20%	80%	Comum
Alopecia	25%							
Displasia ectodérmica	75%							
Artrite		Rara	15%	10%				
Outras	Ceratoconjuntivite (5 a 20%) Febre periódica (15%)	Citopenias (comum) Nefrite (rara)	Citopenia (60%) Doença pulmonar (60%)	Citopenia (70%) Miastenia *gravis* (rara)	Doença pulmonar (80%)	Citopenia (5%) Vascular (5%)	Citopenia (20%)	Citopenia (comum)

(*continua*)

SÍNDROME POLIGLANDULAR AUTOIMUNE	SPA-2	OUTRAS SPA E DISTÚRBIOS SIMILARES SÍNDROME DE TURNER	SÍNDROME DE KLINEFELTER	SÍNDROME DE DOWN	SÍNDROME DE DIGEORGE	ROHHAD
EPIDEMIOLOGIA E GENÉTICA						
Incidência	1 a 2:10.000	1:2.500 mulheres	1:1.000 homens	1:700	1:4.000	Rara
Aparecimento	Vida adulta	Congênita	Congênita	Congênita	Congênita	Início da infância
Razão sexo masculino:feminino	1:3	Apenas no sexo feminino	Apenas no sexo masculino			
Herança	Poligênica	N/D	N/D	N/D (maioria)	Autossômica dominante	N/D
Anomalia genética	*HLA, MICA, PTPN22, CTLA4* e *NALP1*	46, X	47, XXY	Trissomia 21	Deleção 22q11.2	Não identificada
Mecanismo da doença	Multifatorial	Multifatorial	Multifatorial	Multifatorial	Defeitos no desenvolvimento de linfócitos T	Possível autoimunidade
CARACTERÍSTICAS CLÍNICAS						
Fenótipo clássico	Doença de Addison Tireoidite autoimune	Baixa estatura Insuficiência ovariana	Alta estatura Insuficiência testicular	Hipotonia Epicantos	Ausência de timo Cardiopatia congênita	Obesidade de início rápido Disfunção hipotalâmica
	Diabetes melito tipo 1	Pescoço alado	Ginecomastia	Manchas de Brushfield	Hipocalcemia	Desregulação autônoma
		Coarctação da aorta		Sulco palmar único Atraso no desenvolvimento	Atraso no desenvolvimento	Tumor neuroendócrino
Endocrinopatias						
Insuficiência suprarrenal	70 a 100%		Rara			
Tireoide	70%	15 a 20%	1%	15%	5%	
Diabetes melito tipo 1	40 a 50%	2%	2%	1 a 10%	Rara	
Hipoparatireoidismo	Não há				30%	
Insuficiência gonadal	3 a 10%	90%	Comum			
Hipofisite	Rara					
Disfunção hipotalâmica						
Hiperprolactinemia						Presente
Insuficiência suprarrenal						Comum
Eixo GH, alterações esqueléticas		Baixa estatura	Alta estatura	Baixa estatura	Baixa estatura	
Doença não endócrina						
Desregulação imunológica						
Infecção por *Candida*	Não há					
Outras infecções					Displasia/aplasia tímica	
Gastrintestinal		DII (1%)				
Má absorção, enteropatia	Rara					
Autoimunidade GI	2 a 25%	Rara		5%		
Hepatite autoimune	Rara					
Tegumentar/reumatológica		Psoríase (rara)				
Vitiligo, outras doenças cutâneas	4 a 5%	Rara				
Eczema, doença alérgica						
Alopecia	2%	Rara		Rara		
Displasia ectodérmica	Não há					
Artrite		Rara	1%		Rara	
Outras		Linfedema	Lúpus, síndrome de Sjögren e esclerose múltipla (raras)	Cardiopatia congênita	Cardiopatia congênita Deficiência de linfócitos T Citopenias (raras)	Desregulação autônoma

CMV, citomegalovírus; DII, doença inflamatória intestinal; EBV, vírus Epstein-Barr; GH, hormônio do crescimento; GI, gastrintestinal; VVZ, vírus varicela-zóster. (Modificada de Nambam B, Winter WE, Schatz DA: IgG4 antibodies in autoimmune polyglandular disease and IgG4-related endocrinopathies: pathophysiology and clinical characteristics. *Curr Opin Pediatr* 26:493-499, 2014, Table 1, p. 494 e Verbsky JW, Chatila TA: Immune dysregulation, polyendocrinopathy, enteropathy, X–linked (IPEX) and IPEX-related disorders: an evolving web of heritable autoimmune diseases. *Curr Opin Pediatr* 25:708-15, 2013, Table 1, p. 709.)

Tabela 586.2 Autoanticorpos presentes em síndromes poliglandulares autoimunes e endocrinopatias autoimunes isoladas.

TECIDO OU GLÂNDULA	AUTOANTÍGENO	MANIFESTAÇÃO DA DOENÇA	OBSERVAÇÃO
ENDOCRINOPATIAS AUTOIMUNES			
Suprarrenais	CYP21A2, CYP11A1 e CYP17A1	Insuficiência suprarrenal primária	Dentre os autoanticorpos suprarrenais, o CYP21A2 é o que está associado de forma mais intensa à insuficiência suprarrenal. Maior risco de progressão de insuficiência suprarrenal em crianças com autoanticorpos suprarrenais positivos (acima de 80%) em comparação a adultos (quase 20%). Autoanticorpos suprarrenais detectados em 50% dos casos de hipoparatireoidismo pediátrico e 1% dos casos pediátricos de diabetes melito tipo 1
Tireoide	TPO e Tg	Tireoidite de Hashimoto (hipotireoidismo)	Frequentemente positivos na ausência de tireoidite clínica
	TSHR	Doença de Graves (hipertireoidismo)	Único autoanticorpo endócrino que causa diretamente endocrinopatia autoimune
Célula beta pancreática	IA-2, GAD65, insulina e ZnT8	Diabetes melito tipo 1	O risco de diabetes melito tipo 1 aumenta com o número de autoanticorpos positivos; autoanticorpos contra IA-2, mas não GAD65, são associados ao tempo até o diagnóstico de diabetes melito tipo 1 na SPA-1
Paratireoide	NALP5 e CaSR	Hipoparatireoidismo	Anticorpos NALP5 estão presentes apenas no hipoparatireoidismo decorrente de SPA-1
Gônadas	CYP11A1, CYP17A1, NALP5, e TSGA10	Insuficiência gonadal	Anticorpos CYP11A1 associados à insuficiência gonadal na SPA-1
Hipófise	TDRD6	Hipofisite	Fator pouco preditivo de doença hipofisária clínica
DOENÇA NÃO ENDÓCRINA			
Citocinas	IFN-ω, IFN-α, IL-22 e IL-17F	SPA-1	Autoanticorpos contra IFN-ω apresentam 100% de sensibilidade e 99% de especificidade para SPA-1; autoanticorpos contra IL-22 associados ao tempo até o diagnóstico de candidíase na SPA-1
Estômago	IF e H^+/K^+ ATPase	Anemia perniciosa e gastrite autoimune	Autoanticorpos IF associados ao tempo até a deficiência de B_{12} na SPA-1
Intestino delgado	TTG e gliadina	Doença celíaca	
Gastrintestinal	TPH, GAD65	Disfunção intestinal	Autoanticorpos TPH associados ao tempo até a disfunção intestinal na SPA-1 Ambos os autoanticorpos associados ao diagnóstico de disfunção intestinal na SPA-1
Fígado	CYP1A2, TPH e AADC	Hepatite autoimune	Autoanticorpos TPH associados ao diagnóstico de hepatite autoimune na SPA-1
Melanócitos cutâneos	Tirosinase, SOX9, SOX10 e AADC	Vitiligo	
Folículos pilosos	Tirosina hidroxilase	Alopecia	
Pulmão	KCNRG e BPIFB1	Doença pulmonar intersticial	Ambos os autoanticorpos estão presentes em 90 a 100% dos pacientes com SPA-1 acometidos por doença pulmonar intersticial e associados ao tempo até o diagnóstico

AADC, L-aminoácido descarboxilase aromático; BPIFB1, dobra bactericida/aumentadora de permeabilidade contendo B_1; CaSR, receptor de detecção do cálcio; CYP11A1, enzima de clivagem de cadeia lateral; CYP17A1, 17α-hidroxilase; CYP1A2, citocromo P450 1A2; CYP21A2, 21-hidroxilase; GAD65, ácido glutâmico descarboxilase; IA-2, antígeno de ilhota 2; IF, fator intrínseco; IFN, interferona; IL, interleucina; KCNRG, proteína reguladora do canal de potássio; NALP5, proteína 5 NACHT rica em repetições de leucina; TDRD6, proteína 6 contendo domínio tudor; Tg, tireoglobulina; TPH, triptofano hidroxilase; TPO, tireoperoxidase; TSGA10, proteína do gene 10 testículo-específica; TSHR, receptor do hormônio tireoestimulante; TTG, transglutaminase tecidual; ZnT8, transportador de zinco 8.

associados à autoimunidade endócrina e não endócrina coincidem (ver capítulos individuais acerca dessas doenças para discussões mais detalhadas sobre fatores de risco).

ANOMALIAS CROMOSSÔMICAS ASSOCIADAS À SÍNDROME POLIGLANDULAR AUTOIMUNE

Muitas síndromes genéticas envolvendo deleções, duplicações e outras variações no número de cópias cromossômicas estão associadas a maior risco para autoimunidade, sobretudo a autoimunidade endócrina com acometimento das células beta da tireoide e pancreáticas (Tabela 586.1). Estas abrangem as síndromes de Turner, de Klinefelter e de DiGeorge (deleção 22q11.2) e a trissomia do cromossomo 21. Homens com síndrome de Klinefelter e mulheres com síndrome de Turner têm risco aumentado para autoimunidade em vários sistemas, incluindo doença endócrina autoimune. O mecanismo de autoimunidade na trissomia do 21 permanece incerto, embora diferenças em expressão do gene *AIRE*, suscetibilidade relacionada ao HLA e perfis de autoanticorpos tenham sido descritas. A displasia tímica é uma característica típica da síndrome de DiGeorge, e a desregulação imune resultante pode contribuir para o aumento do risco de autoimunidade nesse distúrbio. É possível que pacientes com síndromes genéticas e anormalidades cromossômicas apresentem endocrinopatias não autoimunes, como crescimento anormal, insuficiência gonadal primária e hipoparatireoidismo primário.

Raras vezes, tem-se relacionado a doença mitocondrial a síndromes autoimunes de endocrinopatia/poliendocrinopatia. A síndrome de Kearns-Sayre (oftalmoplegia externa progressiva, pigmentação retiniana e defeitos de condução cardíaca) tem sido associada com tireoidite autoimune, doença suprarrenal e diabetes. Outras mutações genéticas mitocondriais, incluindo a síndrome MELAS (encefalomiopatia mitocondrial, acidose láctica, episódios semelhantes ao acidente vascular encefálico), estão ligadas a distúrbios endócrinos únicos, como insuficiência gonadal, hipogonadismo, hipoparatireoidismo, doença de Addison e diabetes melito tipo 1.

CAUSAS AUTOIMUNES NÃO GENÉTICAS DE ENDOCRINOPATIA MÚLTIPLA

A obesidade de início rápido com disfunção hipotalâmica, hipoventilação e desregulação autônoma (**ROHHAD**; do inglês, *rapid-onset obesity with hypothalamic dysfunction, hypoventilation, and autonomic dysregulation*) é uma síndrome pediátrica rara diagnosticada por suas características clínicas principais. Em geral, a ROHHAD se apresenta com rápido ganho de peso em criança previamente saudável (a doença surge entre 1 e 9 anos). O quadro clínico evolui até incluir déficits autonômicos (p. ex., achados oftalmológicos, dismotilidade gastrintestinal, desregulação térmica e bradicardia), hipoventilação central e disfunção hipotalâmica variável, o que pode abranger hipotireoidismo central, deficiência de GH, hiperprolactinemia ou hiponatremia (ver Capítulo 60.1). A hipótese de que a ROHHAD tem etiologia paraneoplásica autoimune é apoiada pela presença de marcadores de lesão imunomediada e sua resposta à terapia imunossupressora em alguns pacientes e associação a tumores neuroendócrinos (TNE). No entanto, esses tumores estão presentes em apenas 40% dos pacientes e sua remoção pode não afetar a progressão da doença. Até o momento, não se encontrou uma causa genética da ROHHAD.

Novos compostos biológicos imunomoduladores são empregados cada vez mais no tratamento de doenças malignas e distúrbios imunológicos. Fármacos antitumorais que inibem os pontos de controle imunológico, como CLTA4, PD1 e PDL1, estão associados ao início agudo de múltiplas endocrinopatias autoimunes, inclusive hipofisite com hipopituitarismo, diabetes melito tipo 1, insuficiência suprarrenal primária e tireoidite. Anticorpos contra CD52 utilizados no tratamento da esclerose múltipla têm sido relacionados ao desenvolvimento da doença de Graves e outras condições autoimunes mediadas por anticorpos (p. ex., púrpura trombocitopênica imune). A autoimunidade preexistente pode ser um fator de risco em relação ao desenvolvimento de doenças autoimunes após a exposição a uma ampla gama de terapias imunomoduladoras.

A bibliografia está disponível no GEN-io.

Capítulo 587
Síndromes de Neoplasias Endócrinas Múltiplas

Ari J. Wassner e Jessica R. Smith

As síndromes de neoplasia endócrina múltipla (NEM) são caracterizadas pelo desenvolvimento de tumores em duas ou mais glândulas endócrinas. Essas síndromes são clinicamente divididas em dois tipos principais com base nos órgãos endócrinos específicos envolvidos (Tabela 587.1). A NEM tipo 1 (NEM1) é caracterizada por tumores das glândulas paratireoides, adeno-hipófise e pâncreas endócrino. Em contraste, a NEM tipo 2 (NEM2) é caracterizada por câncer medular da tireoide e feocromocitoma. De modo geral, ambos os tipos de NEM são herdados de maneira autossômica dominante (AD), mas podem ocorrer casos esporádicos.

NEOPLASIA ENDÓCRINA MÚLTIPLA TIPO 1

É mais comum a NEM1 se apresentar na faixa etária de 30 ou 40 anos, mas tumores endócrinos podem se desenvolver a partir dos 5 anos. Os tecidos endócrinos envolvidos com maior frequência são glândulas paratireoides, hipófise e células do pâncreas endócrino.

O hiperparatireoidismo primário decorrente de um adenoma da paratireoide ou hiperplasia multiglandular é a manifestação mais comum de NEM1, com incidência cumulativa ao longo da vida de 90 a 95%. Em crianças com essa condição, o hiperparatireoidismo costuma se manifestar após os 10 anos e é caracteristicamente o primeiro distúrbio endócrino a se desenvolver (em cerca de 50% dos casos). O diagnóstico e o manejo do hiperparatireoidismo são discutidos no Capítulo 591. Em pacientes com NEM1, a exploração cirúrgica bilateral é bastante recomendada em relação a abordagens minimamente invasivas por causa da tendência de múltiplas glândulas paratireoides serem hiperplásicas. Nesses casos, a paratireoidectomia subtotal (3 ou 3,5 glândulas) pode ser necessária. É possível que a NEM1 esteja presente em 15 a 70% dos casos pediátricos de hiperparatireoidismo primário; em qualquer criança ou adolescente com esse quadro, a síndrome deve ser considerada, sobretudo se houver hiperplasia multiglandular.

Adenomas hipofisários são a característica de apresentação das NEM1 pediátricas em cerca de 20% dos casos e, em geral, eles ocorrem após os 10 anos, embora tenham sido relatados em pacientes a partir dos 5 anos. Ainda que esses adenomas secretem com mais frequência prolactina (60 a 70%), alguns secretam hormônio do crescimento (GH; 5 a 10%) ou adrenocorticotrófico (ACTH; 5%), e o restante não é

Tabela 587.1 Manifestações das síndromes de neoplasias endócrinas múltiplas.

NEM1	NEM2A	NEM2B
ADENOMAS HIPOFISÁRIOS		
Prolactina Hormônio do crescimento Hormônio adrenocorticotrófico Não funcionantes	Carcinoma medular da tireoide	Carcinoma medular da tireoide
TUMORES NEUROENDÓCRINOS PANCREÁTICOS		
Insulinoma Gastrinoma Não funcionante	Feocromocitoma	Feocromocitoma
Hiperparatireoidismo	Hiperparatireoidismo	Neuromas da mucosa Hábito semelhante à síndrome de Marfan

NEM, neoplasia endócrina múltipla.

funcionante (cerca de 25%). O diagnóstico e o manejo são similares aos dos adenomas hipofisários esporádicos, exceto que os adenomas associados a NEM1 podem ser localmente mais agressivos e têm maior probabilidade para cossecretar múltiplos hormônios hipofisários (ver Capítulo 576).

Há a possibilidade de indivíduos com NEM1 desenvolverem neoplasia de várias células endócrinas enteropancreáticas. Esses tumores podem ocorrer em até 70% dos pacientes na idade adulta, mas são encontrados somente em cerca de 30% das crianças afetadas. Os insulinomas são o tumor pancreático mais comum em crianças com NEM1; eles ocorrem em 10 a 15% dos casos e apresentam sintomas de hipoglicemia. Esses tumores podem se manifestar antes dos 10 anos, mas costumam ocorrer antes dos 20 anos. Embora gastrinomas representem mais de 50% dos tumores pancreáticos em adultos com NEM1, eles são raros em crianças (cerca de 2%). A utilização crescente de exames de imagem tem revelado que os tumores neuroendócrinos pancreáticos não funcionantes podem ser tão, ou mais, comuns do que os insulinomas em adolescentes com NEM1. Tumores pancreáticos mais raros são capazes de secretar outros hormônios, como glucagon ou peptídeo intestinal vasoativo (VIP; do inglês, *vasoactive intestinal peptide*).

A NEM1 também está associada a várias outras neoplasias raras. Tumores adrenocorticais em crianças com NEM1 podem ser benignos ou malignos, bem como não funcionantes ou hipersecretores para cortisol, andrógenos ou aldosterona. Relatos sobre feocromocitomas têm sido raros. Meningiomas e tumores carcinoides, neuroendócrinos do timo, da árvore broncopulmonar ou de estômago também podem ocorrer. Pacientes mais velhos com NEM1 frequentemente manifestam angiofibromas ou colagenomas cutâneos, os quais são benignos, mas podem ser uma pista diagnóstica útil.

O diagnóstico de NEM1 pode ser feito clinicamente com base na presença de pelo menos dois tipos clássicos de tumor endócrino (paratireoide, hipófise ou pâncreas) ou na manifestação de um desses tumores em parente de primeiro grau do paciente com NEM1 conhecida. Testes genéticos podem ser empregados para confirmar um diagnóstico clínico da doença ou diagnosticar a condição pré-clínica em parente de um indivíduo afetado. O gene *MEN1* no cromossomo 11q13 codifica a proteína menin supressora tumoral. Uma única mutação de inativação da linhagem germinativa em *MEN1* pode ser herdada, mas não é suficiente para causar tumorigênese sozinha; uma segunda mutação somática que inativa o alelo normal remanescente leva à formação de tumor em um tecido específico. Por essa razão, o *MEN1* geralmente é herdado de forma AD, embora mutações esporádicas sejam responsáveis por cerca de 10% dos casos. Mais de 1.000 mutações do *MEN1* já foram descritas, incluindo deleções e mutações em regiões não codificadoras; portanto, o teste genético tem de incluir análises para as deleções em pacientes nos quais o sequenciamento de *MEN1* não revela uma mutação.

NEOPLASIA ENDÓCRINA MÚLTIPLA TIPO 2

A NEM2, uma doença genética rara que ocorre em cerca de 1 a cada 2 milhões de indivíduos, é caracterizada pelo desenvolvimento de carcinoma medular da tireoide (CMT) e feocromocitoma. Ela é um distúrbio AD causado por mutações ativadoras no proto-oncogene *RET*, uma tirosinoquinase codificada no cromossomo 10q11.2. As características clínicas da síndrome estão relacionadas, até certo ponto, à mutação específica do *RET* presente, embora as manifestações da doença possam variar até entre os membros da família portadores da mesma mutação.

NEOPLASIA ENDÓCRINA MÚLTIPLA TIPO 2A

A NEM tipo 2A (NEM2A) é caracterizada por CMT, feocromocitoma e hiperparatireoidismo primário. Ao menos 50 mutações diferentes no *RET* já foram descritas em pacientes com NEM2A, a maioria ocorrendo nos éxons 10 ou 11 (códons 609, 611, 618, 620 ou 634) no domínio extracelular do *RET*. Basicamente, todos os pacientes com NEM2A desenvolvem CMT, mas a ocorrência de outras manifestações é mais variável. O CMT, ou sua hiperplasia de células C precursoras, costuma ser a primeira manifestação a suceder, mas a idade em que se desenvolve é variável. Os feocromocitomas são com frequência bilaterais e, possivelmente, múltiplos; em geral, eles se desenvolvem aos 30 anos ou mais tarde, mas podem surgir na infância. O hiperparatireoidismo é causado por hiperplasia que pode envolver uma ou mais glândulas paratireoides; ele ocorre em uma idade média aproximada de 30 anos, mas pode se manifestar na infância ou na adolescência. Mutações no códon 634 do *RET* conferem um risco relativamente alto de feocromocitoma e hiperparatireoidismo em comparação à mutação em outros locais.

Outras condições clínicas associadas à NEM2A são amiloidose liquenoide cutânea e doença de Hirschsprung. A primeira é uma lesão dermatológica composta por pápulas hiperpigmentadas pruriginosas, geralmente distribuídas na região interescapular e em superfícies extensoras. Essas lesões cutâneas podem se desenvolver antes do CMT e fornecer uma pista precoce para o diagnóstico de NEM2A. Alguns pacientes com doença de Hirschsprung têm mutações no *RET*, particularmente no éxon 10; embora esse quadro clínico seja geralmente caracterizado por mutações de perda de função, algumas delas podem causar NEM2A. Portanto, indivíduos com doença de Hirschsprung portadores dessa mutação no gene *RET* devem ser avaliados a respeito de NEM2A.

NEOPLASIA ENDÓCRINA MÚLTIPLA TIPO 2B

A NEM tipo 2B (NEM2B) é caracterizada por CMT e feocromocitoma, mas não por hiperparatireoidismo. Em vez disso, as características distintivas de NEM2B são a presença de múltiplos neuromas e um fenótipo característico que inclui hábito semelhante à síndrome de Marfan. Quase todos os pacientes com NEM2B têm mutação *missense* específica (M918T) no domínio catalítico da tirosinoquinase do *RET*. Ainda que a NEM2B possa ser herdada, cerca de 75% dos casos são ocasionados por mutações *de novo*.

O CMT na NEM2B pode se desenvolver na infância e é particularmente agressivo, com tendência à disseminação precoce por metástase para áreas locais e distantes. Feocromocitomas acometem cerca de metade dos pacientes. Os neuromas de NEM2B podem ocorrer em todo o trato gastrintestinal (TGI), com mais frequência em língua, mucosa bucal, lábios e conjuntiva. Verifica-se a proliferação difusa de nervos e células ganglionares em plexos mucoso, submucoso, mioentérico e subseroso por todo o TGI; além disso, ela pode estar associada a sintomas gastrintestinais. Neurofibromas periféricos e manchas café com leite podem estar presentes. As possíveis características dos indivíduos afetados são: estatura alta; com aracnodactilia; e aparência semelhante à da síndrome de Marfan, incluindo escoliose, peito escavado, pés cavos e hipotonia muscular. As pálpebras podem se mostrar espessas e evertidas; os lábios, espessados; e a mandíbula, prognata. Dificuldades de alimentação, má sucção, diarreia, constipação intestinal e deficiência de desenvolvimento podem ter início na infância ou primeira infância, muitos anos antes do aparecimento de neuromas ou sintomas endócrinos.

CARCINOMA MEDULAR DE TIREOIDE FAMILIAL

A ocorrência familiar de CMT sem outras manifestações clínicas de NEM2 foi denominada carcinoma medular de tireoide familial (CMTF). Mutações no *RET* estão comumente presentes em indivíduos com essa condição; enquanto algumas famílias parecem apresentar CMT de fato isolado, em outras coortes, o padrão de CMTF aparente pode representar NEM2A na qual outras manifestações ainda não tenham ocorrido ou sido diagnosticadas. Portanto, o CMTF é, muitas vezes, considerado como uma forma de NEM2A, e a avaliação com relação a outras manifestações de NEM2A é justificada em pacientes com esse tipo de carcinoma.

MANEJO DA NEOPLASIA ENDÓCRINA MÚLTIPLA TIPO 2

O teste genético de membros da família afetados costuma levar ao diagnóstico de NEM2 em uma criança antes do desenvolvimento de quaisquer manifestações da doença. É quase certo que o CMT se desenvolva nesses indivíduos e, embora a tireoidectomia seja curativa se realizada antes do desenvolvimento do quadro ou enquanto ainda está localizada na glândula tireoide, o prognóstico é bastante desfavorável quando o CMT apresenta metástase além da tireoide. Portanto, a tireoidectomia profilática é necessária na maioria dos indivíduos com NEM2. Entretanto, a ocasião adequada para realizar a tireoidectomia profilática deve ser determinada para cada paciente com base no equilíbrio entre a probabilidade de desenvolver CMT metastático e a necessidade de minimizar os riscos da cirurgia, os quais são mais altos em crianças pequenas.

Fatores que influenciam o risco de CMT incluem a presença de mutação específica do *RET*, a história de CMT na família e os níveis séricos de calcitonina. Os dois primeiros não são totalmente preditivos, já que o comportamento da doença pode variar de forma significativa até em membros da família com a mesma mutação. Todavia, algumas mutações no *RET* estão associadas a CMT mais agressivos de início precoce, e as diretrizes de consenso costumam classificar as mutações no *RET* como de risco muito alto (M918T, geralmente associada a NEM2B), alto (mutações nos códons 634 e 883) ou moderado (outras mutações) para o CMT. Pacientes com risco muito alto devem ser submetidos a uma tireoidectomia no primeiro ano de vida. Aqueles com mutações de alto risco devem realizar o procedimento aos 5 anos, ou mais cedo, se os níveis de calcitonina sofrerem aumento. Indivíduos com risco moderado têm de ser monitorados por ultrassonografia cervical e níveis séricos de calcitonina a partir dos 5 anos, e a tireoidectomia deve ser realizada se os níveis de calcitonina aumentarem. No entanto, a ocasião adequada para realizar a cirurgia pode ser influenciada por outros fatores, incluindo história familiar ou desejo da família por evitar o monitoramento prolongado e prosseguir com a tireoidectomia. Esta deve ser executada por um cirurgião especialista em tireoide, sobretudo em casos de pacientes mais jovens, a fim de minimizar o risco de complicações cirúrgicas. A tireoidectomia profilática reduz a morbidade e mortalidade por CMT em pacientes com NEM2, muitos dos quais apresentam hiperplasia de células C, ou mesmo CMT, no momento do procedimento cirúrgico. O manejo do CMT está descrito em detalhes no Capítulo 585.

A triagem para o feocromocitoma e o hiperparatireoidismo deve ser realizada em crianças com NEM2. A idade em que a triagem precisa começar depende da mutação específica no *RET* (11 anos para mutações de risco alto e muito alto; 16 anos para as de risco moderado). O manejo para feocromocitoma (ver Capítulo 598) e hiperparatireoidismo (ver Capítulo 591) é discutido em outros capítulos.

A bibliografia está disponível no GEN-io.

Seção 3
Distúrbios da Glândula Paratireoide

Capítulo 588
Hormônios e Peptídeos da Homeostase do Cálcio e do Metabolismo Ósseo

Daniel A. Doyle

O paratormônio (PTH) e a vitamina D são os principais reguladores da homeostasia do cálcio (ver Capítulos 64 e 723). A calcitonina e o peptídeo relacionado ao PTH (PTHrP) são importantes, sobretudo, no feto.

PARATORMÔNIO

O PTH é uma cadeia de 84 aminoácidos (95 kDa), cuja atividade biológica reside nos primeiros 34 resíduos. Na glândula paratireoide, um pré-pró-PTH (cadeia de 115 aminoácidos) e um pró-PTH (90 aminoácidos) são sintetizados; o primeiro é convertido em pró-PTH, que é transformado em PTH. Este (composto pelos aminoácidos 1-84) é o principal produto secretor da glândula, porém, é clivado muito rápido no fígado e rim em fragmentos menores do COOH-terminal, da região média e do NH_2-terminal.

A ocorrência desses fragmentos no soro levou ao desenvolvimento de uma variedade de ensaios. Os fragmentos 1-34 aminoterminais (N-terminais) possuem atividade biológica, mas estão presentes em quantidades pequenas na circulação; o ensaio desses fragmentos é o mais vantajoso na detecção de alterações secretoras agudas. Os fragmentos carboxiterminais (C-terminais) e da região média, embora biologicamente inertes, sofrem depuração mais lenta da circulação e representam 80% do PTH imunorreativo plasmático; as concentrações do fragmento C-terminal são 50 a 500 vezes o nível do hormônio ativo. Os ensaios para a extremidade C-terminal são eficazes em detectar o hiperparatireoidismo; todavia, como os fragmentos C-terminais são removidos da circulação por filtração glomerular, esses testes são menos úteis para a avaliação do hiperparatireoidismo secundário característico da doença renal. Apenas certos radioimunoensaios sensíveis para PTH são capazes de diferenciar as concentrações subnormais que ocorrem em hipoparatireoidismo de níveis regulares.

Quando as concentrações séricas de cálcio baixam, a transdução do sinal ocorre por intermédio do receptor sensível ao cálcio, e a secreção de PTH aumenta (Figura 588.1). O PTH estimula a atividade da 1α-hidroxilase no rim, aumentando a produção de 1,25-di-hidroxicolecalciferol, também descrito como $1,25(OH)_2D_3$; o nível aumentado desta provoca a síntese de uma proteína de ligação do cálcio (calbindina-D) na mucosa intestinal, com consequente absorção de cálcio. O PTH também mobiliza o cálcio ao intensificar diretamente a reabsorção óssea, um resultado que requer a presença de $1,25(OH)_2D_3$. Os efeitos do PTH sobre o osso e o rim são mediados pela ligação a receptores específicos nas membranas das células-alvo e por meio da ativação de uma via de transdução que envolve proteína G acoplada ao sistema da adenilato ciclase (ver Capítulo 572).

O receptor sensível ao cálcio regula a secreção de PTH e a reabsorção de cálcio pelos túbulos renais em resposta a alterações nas concentrações séricas desse mineral. O gene para o receptor encontra-se no cromossomo 3q13.3-q21 e codifica uma proteína da superfície celular, que é expressa em glândulas paratireoides e rins e pertence à família dos receptores acoplados à proteína G. No receptor sensível ao cálcio com funcionamento normal, a hipocalcemia provoca aumento na secreção de PTH; e a hipercalcemia, redução. As mutações com perda de função causam uma elevação do ponto de ajuste relacionado ao cálcio sérico, resultando em hipercalcemia, bem como em distúrbios de **hipercalcemia hipocalciúrica familiar** e hiperparatireoidismo neonatal grave. A hipercalcemia hipocalciúrica adquirida pode ser resultado de autoanticorpos em direção ao receptor sensível ao cálcio, manifestando-se com hipercalcemia e hiperparatireoidismo. As mutações com ganho de função acarretam secreção reduzida de PTH em resposta à hipocalcemia, culminando em síndrome de hipocalcemia familiar com hipercalciúria (Figura 588.1).

PEPTÍDEO RELACIONADO AO PARATORMÔNIO

O PTHrP é homólogo ao PTH apenas nos primeiros 13 aminoácidos da extremidade aminoterminal, com oito deles idênticos ao paratormônio. O seu gene está localizado no braço curto do cromossomo 12, e o do PTH encontra-se no braço curto do cromossomo 11.

Semelhante ao PTH, o PTHrP ativa os receptores de PTH nas células renais e ósseas, bem como aumenta a concentração urinária de monofosfato de adenosina cíclico e a produção renal de $1,25(OH)_2D_3$. É produzido em quase todos os tipos de células do corpo, incluindo cada tecido do embrião em algum estágio de desenvolvimento. O PTHrP é fundamental para o desenvolvimento normal do feto. As mutações inativadoras do receptor de PTH/PTHrP resultam em um distúrbio ósseo letal, caracterizado por membros curtos e maturação óssea bastante avançada, conhecido como *condrodisplasia de Blomstrand* (ver Figura 588.1). O PTHrP se manifesta com uma função parácrina ou autócrina quando as concentrações séricas estão baixas, exceto em algumas situações clínicas. O sangue do cordão umbilical contém níveis de PTHrP que são três vezes mais altos do que na concentração sérica de adultos; é produzido pelas glândulas paratireoides fetais e representa

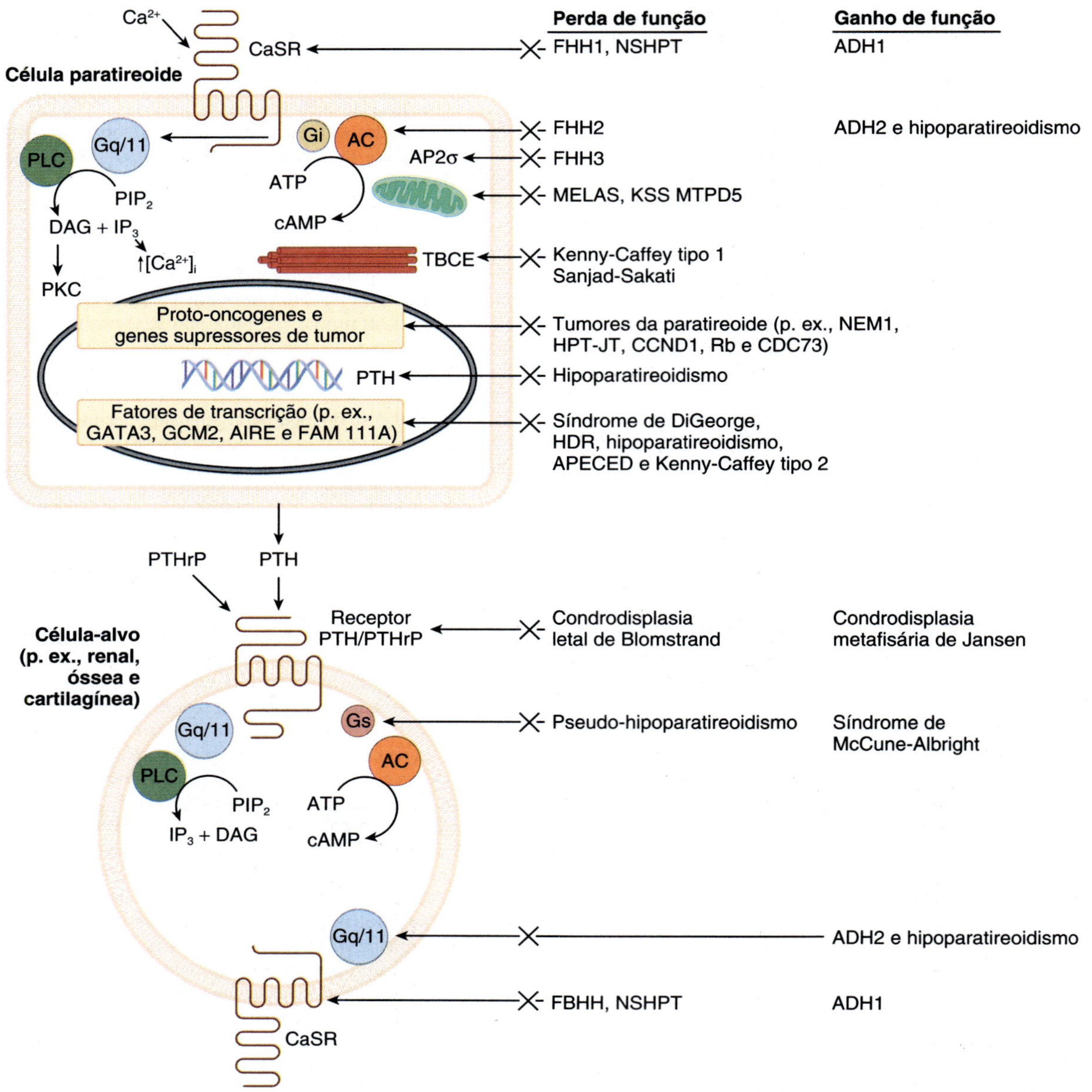

Figura 588.1 Representação esquemática de alguns dos componentes envolvidos na homeostase do cálcio. As alterações no cálcio extracelular são detectadas pelo receptor sensível ao cálcio (*CaSR*), que é um receptor acoplado à proteína G de 1.078 aminoácidos. O receptor PTH/PTHrP, o qual medeia as ações de PTH e PTHrP, também é um receptor acoplado à proteína G. Dessa forma, Ca^{2+}, PTH e PTHrP envolvem vias de sinalização acopladas à proteína G, e a interação com seus receptores específicos pode levar à ativação de Gs, Gi e Gq, respectivamente. Gs estimula a adenilciclase (*AC*), que catalisa a formação de monofosfato de adenosina cíclico (*cAMP*) a partir do trifosfato de adenosina (*ATP*). Gi inibe a atividade da AC. O cAMP estimula a proteinoquinase A (*PKA*), a qual fosforila substratos específicos das células. A ativação de Gq estimula a fosfolipase C (*PLC*), que catalisa a hidrólise do fosfoinositídeo (*PIP_2*) para o trifosfato de inositol (*IP_3*), o qual, em seguida, aumenta o cálcio intracelular e o diacilglicerol (*DAG*), ativando a proteinoquinase C (*PKC*). Esses sinais proximais modulam as vias a jusante, o que resulta em efeitos fisiológicos específicos. A perda de função em vários genes, apresentada com seus respectivos locais de ação à direita, tem sido identificada em distúrbios específicos da homeostase do cálcio. (*De Thakker RV: The parathyroid glands, hypercalcemia and hypocalcemia. In Goldman L, Schafer AI, editors:* Goldman-Cecil medicine, *ed 25, Philadelphia, 2016, Elsevier, p. 1651, Fig. 245.2.*)

o principal agente estimulador da transferência materno-fetal de cálcio. O PTHrP mostra-se essencial para a maturação óssea normal do feto, a qual requer 30 g de cálcio em gestação normal. Durante a gravidez, a absorção materna de cálcio aumenta de aproximadamente 150 mg/dia para 400 mg ao longo do segundo trimestre.

Assim como no sangue do cordão umbilical, as concentrações de PTHrP permanecem elevadas durante a lactação e em pacientes com hipertrofia benigna mamária. O leite materno e o leite de vaca pasteurizado apresentam níveis de PTHrP 10 mil vezes mais altos do que os plasmáticos normais. A maioria dos casos da síndrome de **hipercalcemia** hormonal associada à malignidade é causada por concentrações elevadas de PTHrP.

VITAMINA D

Ver Capítulo 64.

CALCITONINA

A calcitonina é um polipeptídeo de 32 aminoácidos. Seu gene encontra-se no cromossomo 11p e está estreitamente ligado ao do PTH; ele codifica três peptídeos: a calcitonina, um peptídeo lateral carboxiterminal de 21 aminoácidos (catacalcina) e um peptídeo relacionado ao gene da calcitonina. A katacalcina e a calcitonina são secretadas concomitantemente em quantidades equimolares pelas células parafoliculares (células C) da glândula paratireoide. A calcitonina apresenta poucos efeitos em crianças e adultos porque níveis muito elevados em pacientes com carcinoma medular da tireoide (tumor que se origina das células C) não provocam hipercalcemia. No feto, entretanto, as concentrações circulantes são altas e representam o aumento do metabolismo e crescimento ósseo; é provável que esses níveis elevados sejam estimulados pelas concentrações normalmente altas de cálcio fetal. Ao contrário dos níveis altos no sangue do cordão umbilical e das concentrações circulantes em crianças pequenas, os níveis em crianças mais velhas e adultos são baixos. Lactentes e crianças com hipotireoidismo congênito (e deficiência presumida de células C) têm níveis mais baixos de calcitonina do que crianças normais.

A ação da calcitonina mostra-se independente de PTH e vitamina D. Seu principal efeito biológico se manifesta como inibição da reabsorção óssea ao reduzir o número e a atividade dos osteoclastos envolvidos nesse processo. Essa ação da calcitonina é a justificativa para o seu uso no tratamento da doença de Paget. Esse hormônio é sintetizado em outros órgãos, como trato gastrintestinal, pâncreas, cérebro e hipófise. Neles, espera-se que a calcitonina funcione como um neurotransmissor, a fim de estabelecer efeito inibitório local sobre a função celular.

A bibliografia está disponível no GEN-io.

Capítulo 589
Hipoparatireoidismo

Daniel A. Doyle

ETIOLOGIA

A **hipocalcemia** é comum em recém-nascidos entre 12 e 72 h de vida, sobretudo em prematuros, em recém-nascidos com asfixia e de mães diabéticas (**hipocalcemia neonatal precoce**; ver Capítulo 119; Tabela 589.1 e Figura 589.1). Após o segundo e o terceiro dias e durante a primeira semana de vida, o tipo de alimentação também é um determinante da concentração sérica de cálcio (**hipocalcemia neonatal tardia**). A função desempenhada pelas glândulas paratireoides nesses recém-nascidos hipocalcêmicos não está clara, porém a imaturidade funcional das glândulas paratireoides é sugerida como fator patogênico. Em um grupo de recém-nascidos e lactentes com **hipocalcemia idiopática transitória**

Tabela 589.1 Causas de hipocalcemia.

I. Neonatal
- A. Distúrbios maternos
  - Diabetes melito
  - Toxemia da gravidez
  - Deficiência de vitamina D
  - Ingestão elevada de álcali ou de sulfato de magnésio
  - Uso de anticonvulsivantes
  - Hiperparatireoidismo
- B. Distúrbios neonatais
  - Baixo peso ao nascer: prematuridade, restrição do crescimento intrauterino
  - Asfixia periparto, sepse, doença grave
  - Hiperbilirrubinemia, fototerapia, exsanguinotransfusão
  - Hipomagnesemia, hipermagnesemia
  - Insuficiência renal aguda/crônica
  - Nutrientes/medicamentos: ingestão elevada de fosfato, ácidos graxos, fitatos, infusão de bicarbonato, sangue citratado, anticonvulsivantes, aminoglicosídios
  - Hipoparatireoidismo
  - Deficiência de vitamina D ou resistência à vitamina D
  - Osteopetrose tipo II

II. Hipoparatireoidismo
- A. Congênito
  - 1. Neonatal transitório
  - 2. Hipoparatireoidismo congênito
    - a. Hipoparatireoidismo isolado familiar
      - (1) Hipoparatireoidismo autossômico recessivo (GCMB, PTH)
      - (2) Hipoparatireoidismo autossômico dominante (CaSR)
      - (3) Hipoparatireoidismo ligado ao X (*SOX3*)
    - b. Síndrome de DiGeorge (*TBX1*)
    - c. Síndrome de Sanjad-Sakati (baixa estatura, retardo, dismorfismo; HRD); síndrome de Kenny-Caffey 1 (baixa estatura, estenose medular) (*TBCE*)
    - d. Síndrome de Barakat (surdez neurossensorial, displasia renal; HDR) (*GATA3*)
    - e. Linfedema-hipoparatireoidismo-nefropatia, surdez neural
    - f. Distúrbios mitocondriais (Kearns-Sayre, Pearson, MELAS)
  - 3. Insensibilidade ao PTH
    - a. Condrodisplasia de Blomstrand (*PTHR1*)
    - b. Pseudo-hipoparatireoidismo tipo 1A (*GNAS*)
      - Pseudo-hipoparatireoidismo tipo 1B
      - Pseudo-hipoparatireoidismo tipo 1C
      - Pseudo-hipoparatireoidismo tipo 2
      - Pseudopseudo-hipoparatireoidismo
    - c. Acrodisostose com resistência hormonal (*PRKAR1A*)
    - d. Hipomagnesemia
  - 4. Mutação ativadora de CaSR
    - a. Esporádica
    - b. Autossômica dominante (mutação da subunidade alfa-11 da proteína G)
- B. Adquirido
  - 1. Síndrome poliglandular autoimune tipo I (mutação do gene *AIRE*)
  - 2. Anticorpos ativadores contra o CaSR
  - 3. Pós-cirúrgico, destruição por radiação
  - 4. Infiltrativo – depósito excessivo de ferro (hemocromatose, talassemia) ou de cobre (doença de Wilson); inflamação granulomatosa, invasão neoplásica; amiloidose, sarcoidose
  - 5. Hiperparatireoidismo materno
  - 6. Hipomagnesemia/hipermagnesemia

III. Deficiência de vitamina D

IV. Outras causas de hipocalcemia
- A. Deficiência de cálcio
  - 1. Privação nutricional
  - 2. Hipercalciúria
- B. Distúrbios da homeostasia do magnésio
  - 1. Hipomagnesemia congênita
  - 2. Adquiridos
    - a. Insuficiência renal aguda
    - b. Doença inflamatória intestinal crônica, ressecção intestinal
    - c. Diuréticos
- C. Hiperfosfatemia
  - 1. Insuficiência renal
  - 2. Administração de fosfato (vias intravenosa, oral e retal)
  - 3. Lise de células tumorais
  - 4. Lesões musculares (por esmagamento, rabdomiólise)
- D. Miscelânea
  - 1. Hipoproteinemia
  - 2. Hiperventilação
  - 3. Fármacos e substâncias: furosemida, aminoglicosídios, bisfosfonatos, calcitonina, anticonvulsivantes, cetoconazol, agentes antineoplásicos (plicamicina, asparaginase, cisplatina, citosina arabinosídio, doxorrubicina), hemoderivados citratados
  - 4. Síndrome do osso faminto
  - 5. Doença aguda e crítica: sepse, pancreatite aguda, choque tóxico
    - a. Acidemia orgânica: propiônica, metilmalônica, isovalérica

HDR, hipoparatireoidismo, surdez neurossensorial e anomalia renal; HRD, hipoparatireoidismo, retardo, dismorfismo; MELAS, encefalomiopatia mitocondrial com acidose láctica e acidente vascular encefálico-*like*; PTH, paratormônio. (Adaptada de Root AW, Diamond Jr FB. Disorders of mineral homeostasis in children and adolescents. In: Sperling MA, editor: *Pediatric endocrinology*, 4. ed. Philadelphia: Elsevier; 2014.)

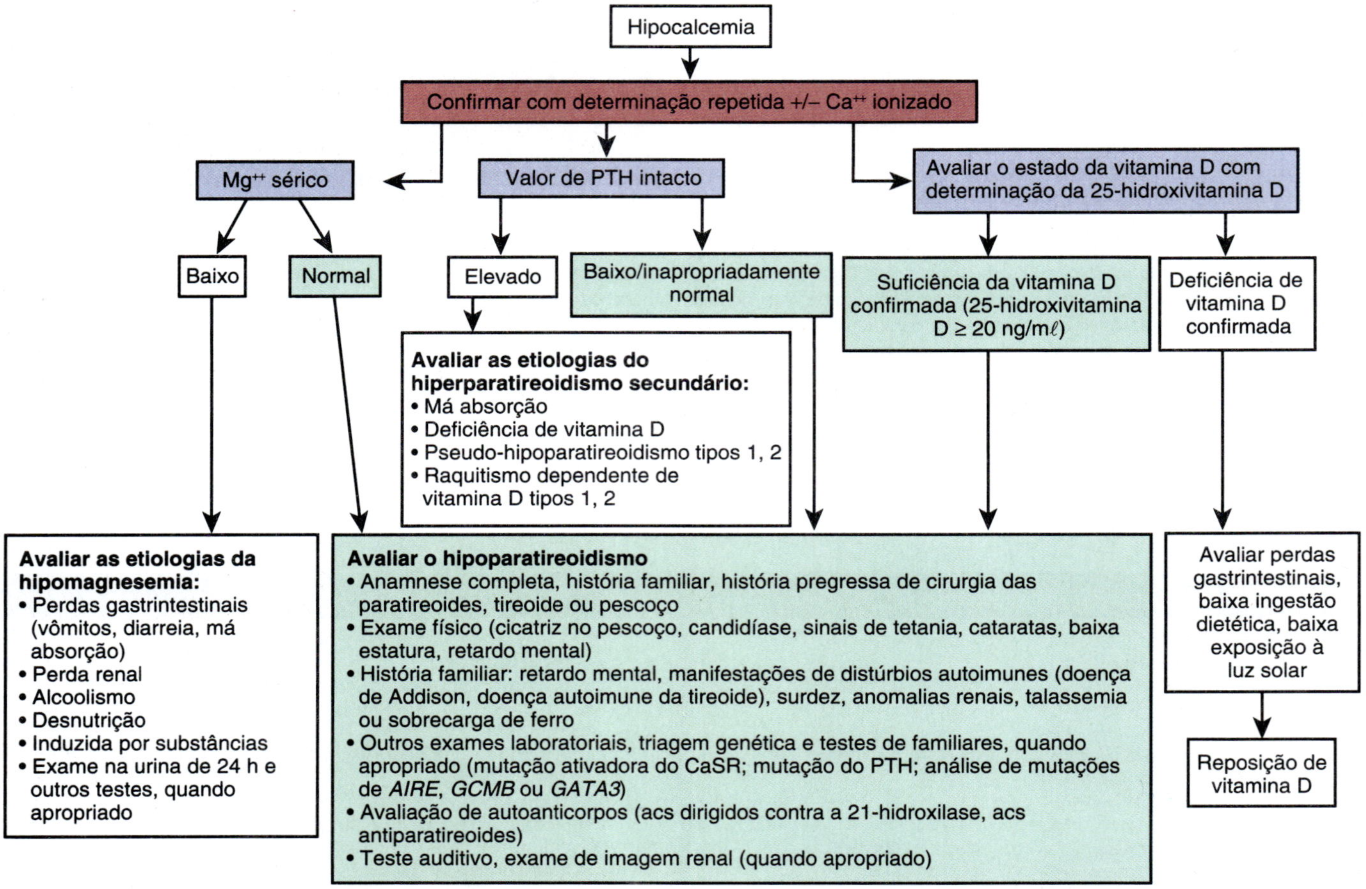

Figura 589.1 Avaliação da hipocalcemia. Acs, autoanticorpos; CaSR, receptor sensor de cálcio; PTH, paratormônio. (*De Bilezikian JP, Khan A, Potts Jr JT* et al. *Hypoparathyroidism in the adult: epidemiology, diagnosis, pathophysiology, target-organ involvement, treatment and challenges for future research.* J Bone Miner Res. *2011;26: 2317-2337.*)

(1 a 8 semanas de vida), os valores séricos de paratormônio (PTH) são significativamente inferiores aos valores observados em lactentes normais. É possível que a imaturidade funcional constitua manifestação de atraso do desenvolvimento das enzimas que convertem o PTH glandular em PTH secretado; outros mecanismos também são possíveis.

APLASIA OU HIPOPLASIA DAS GLÂNDULAS PARATIREOIDES

Com frequência, a aplasia ou a hipoplasia das glândulas paratireoides estão associadas à **síndrome de DiGeorge/velocardiofacial**. Esta síndrome ocorre em 1 a cada 4.000 nascimentos. Em 90% dos pacientes, o distúrbio é causado por uma deleção do cromossomo 22q11.2. Aproximadamente 25% desses indivíduos herdam a anormalidade cromossômica de um dos pais. Ocorre hipocalcemia neonatal em 60% dos pacientes afetados; todavia, é transitória na maioria dos casos. A hipocalcemia pode sofrer recidiva ou pode ter o seu início tardiamente na vida. É comum a ocorrência de anormalidades associadas das 3ª e 4ª bolsas faríngeas, como defeitos conotruncais do coração em 25%, insuficiência velofaríngea em 32%, fenda palatina em 9%, anomalias renais em 35% e aplasia do timo com imunodeficiência grave em 1%. Essa síndrome também foi relatada em um pequeno número de pacientes com deleção do cromossomo 10p13, em lactentes de mães diabéticas e em recém-nascidos de mães tratadas com ácido retinoico para acne no início da gestação.

HIPOPARATIREOIDISMO RECESSIVO LIGADO AO X

Foram descritos grupos familiares de hipoparatireoidismo com vários padrões de transmissão. Em dois grandes heredogramas norte-americanos, este distúrbio parece ser transmitido por um gene recessivo ligado ao X localizado no Xq26-q27. Nessas famílias, o início de convulsões afebris tipicamente ocorre em lactentes de 2 semanas a 6 meses. A ausência de tecido das paratireoides após exame detalhado de um menino com esse distúrbio sugere um defeito na embriogênese.

HIPOPARATIREOIDISMO AUTOSSÔMICO RECESSIVO COM CARACTERÍSTICAS DISMÓRFICAS

O hipoparatireoidismo autossômico recessivo com características dismórficas foi descrito em crianças do Oriente Médio. Descreveu-se consanguinidade entre os pais em quase todas as várias dezenas de pacientes afetados. Observa-se a presença de hipocalcemia acentuada no início da vida, e as características dismórficas consistem em microcefalia, olhos fundos, nariz em bico, micrognatia e orelhas grandes de abano. A restrição do crescimento intrauterino e pós-natal mostra-se grave, e é comum haver comprometimento cognitivo. O suposto gene está localizado no cromossomo 1q42-43. A forma autossômica recessiva de hipoparatireoidismo que ocorre com doença autoimune poliglandular tipo I é descrita adiante. Em alguns pacientes com herança autossômica recessiva do hipoparatireoidismo isolado, foram encontradas mutações do gene *PTH*.

SÍNDROME DE HIPOPARATIREOIDISMO, SURDEZ NEUROSSENSORIAL E ANOMALIA RENAL

Ocorrem hipoparatireoidismo, surdez neurossensorial e anomalia renal devido a mutações no gene *GATA3*. A proteína codificada por esse gene é essencial ao desenvolvimento das glândulas paratireoides, do sistema auditivo e dos rins. O gene *GATA3*, que está localizado no cromossomo 10p14, não se sobrepõe à região crítica de DiGeorge em 10p13 (Figura 588.1). *A ictiose congênita e a HDR também foram relatadas.*

SUPRESSÃO DA SECREÇÃO DE PARATORMÔNIO NEONATAL DEVIDO AO HIPERPARATIREOIDISMO MATERNO

A secreção de PTH neonatal pode ser suprimida pelo hiperparatireoidismo materno, o que resulta em hipocalcemia transitória no recém-nascido. Parece que a hipocalcemia neonatal resulta da supressão das glândulas paratireoides fetais pela exposição aos valores elevados de cálcio no soro materno e, portanto, fetal. Em geral, a tetania desenvolve-se dentro de 3 semanas, mas pode ocorrer tardiamente, dentro de 1 mês ou mais, se o lactente for amamentado. A hipocalcemia pode persistir por várias semanas ou meses. Quando a causa da hipocalcemia em um lactente não for conhecida, convém obter medições dos valores de cálcio, fósforo e PTH da mãe. As mães afetadas são, em sua maioria, assintomáticas, e o hiperparatireoidismo nessas pacientes é habitualmente causado por um adenoma das paratireoides.

HIPOPARATIREOIDISMO AUTOSSÔMICO DOMINANTE

Pacientes com hipoparatireoidismo autossômico dominante apresentam uma mutação ativadora (ganho de função) do receptor sensor de Ca^{2+}, forçando o receptor a ficar em um estado "ligado", com subsequente depressão da secreção de PTH, mesmo durante a hipocalcemia. Os pacientes apresentam hipercalciúria. A hipocalcemia costuma ser leve e pode não necessitar de tratamento após a infância (Figura 588.1).

HIPOPARATIREOIDISMO ASSOCIADO A DISTÚRBIOS MITOCONDRIAIS

As mutações do DNA mitocondrial na síndrome de Kearns-Sayre, na síndrome MELAS (miopatia, encefalopatia, acidose láctica e episódios acidente vascular encefálico-*like*) e na síndrome de deficiência de proteína trifuncional mitocondrial estão associadas a hipoparatireoidismo. Deve-se considerar um diagnóstico de citopatia mitocondrial em pacientes com sintomas inexplicados, como oftalmoplegia, perda auditiva neurossensorial, distúrbios da condução cardíaca e tetania (Figura 588.1).

HIPOPARATIREOIDISMO CIRÚRGICO

A remoção ou a lesão das glândulas paratireoides podem ser complicações da tireoidectomia. Houve desenvolvimento de hipoparatireoidismo até mesmo quando as glândulas paratireoides foram identificadas e mantidas intactas por ocasião da cirurgia. Isso pode resultar da interferência no suprimento sanguíneo ou de edema e fibrose no pós-operatório. Os sintomas de tetania podem surgir de maneira abrupta no pós-operatório ou ser temporários ou permanentes. Em alguns casos, os sintomas aparecem insidiosamente e não são detectados por vários meses após a tireoidectomia. Em certas ocasiões, a primeira evidência de hipoparatireoidismo cirúrgico pode consistir no desenvolvimento de catarata. O estado da função da paratireoide deve ser cuidadosamente monitorado em todos os pacientes submetidos à tireoidectomia.

O depósito de pigmento de ferro ou de cobre nas glândulas paratireoides (talassemia, doença de Wilson) também pode produzir hipoparatireoidismo.

HIPOPARATIREOIDISMO AUTOIMUNE

O achado de anticorpos dirigidos contra as paratireoides e a frequente associação a outros distúrbios autoimunes ou anticorpos contra órgãos específicos sugerem fortemente um mecanismo autoimune para o hipoparatireoidismo. Com frequência, o hipoparatireoidismo autoimune está associado à doença de Addison e à candidíase mucocutânea crônica. A associação de, pelo menos, dois desses três distúrbios foi classificada como **doença poliglandular autoimune tipo I** (ver Capítulo 586). É também conhecida como poliendocrinopatia autoimune, candidíase e distrofia ectodérmica (APECED). Essa síndrome, herdada de modo autossômico recessivo, não está relacionada com nenhum haplótipo associado a antígenos leucocitários humanos. Um terço dos pacientes com essa síndrome apresenta todos os três componentes, enquanto 66% exibem apenas duas das três condições. A candidíase quase sempre precede os outros distúrbios (70% dos casos ocorrem em crianças com menos de 5 anos); o hipoparatireoidismo (90% dos casos ocorrem depois de 3 anos) costuma ser observado antes da doença de Addison (90% dos casos ocorrem depois dos 6 anos). Vários outros distúrbios ocorrem em diversos momentos, como alopecia areata ou total, distúrbio de má absorção, anemia perniciosa, insuficiência gonadal, hepatite crônica ativa, vitiligo e diabetes insulinodependente. Algumas dessas associações podem ocorrer somente na vida adulta. A doença autoimune da tireoide constitui um achado concomitante raro.

Os irmãos afetados podem apresentar as mesmas ou diferentes constelações de distúrbios (hipoparatireoidismo, doença de Addison). O distúrbio é excepcionalmente prevalente entre finlandeses e judeus iranianos. O gene relacionado com esse distúrbio é designado como *AIRE* (regulador autoimune) e localiza-se no cromossomo 21q22. Parece constituir um fator de transcrição, que tem papel essencial no desenvolvimento da tolerância imunológica. Os pacientes com doença de Addison como parte da síndrome de poliendocrinopatia tipo I demonstraram reatividade de autoanticorpos específicos para a suprarrenal, dirigidos contra a enzima de clivagem da cadeia lateral.

HIPOPARATIREOIDISMO IDIOPÁTICO

O termo *hipoparatireoidismo idiopático* deve ser reservado para o pequeno número de crianças com hipoparatireoidismo nas quais não é possível definir um mecanismo etiológico. A maioria das crianças cujo hipotireoidismo tem início depois dos primeiros anos de vida apresenta algum **distúrbio autoimune**. Em alguns pacientes com hipoparatireoidismo adquirido, foram identificados autoanticorpos contra o domínio extracelular do receptor sensor de cálcio. No diagnóstico diferencial, convém sempre considerar as formas incompletas da síndrome de DiGeorge ou uma mutação ativadora do receptor sensor de cálcio.

Manifestações clínicas

Observa-se um espectro de deficiências das paratireoides, cujas manifestações clínicas variam desde a ausência de sintomas até a presença de sintomas de deficiência completa ou de longa duração. A deficiência leve só pode ser evidenciada por meio de exames laboratoriais apropriados. As manifestações precoces consistem em dor e cãibras musculares, que evoluem para dormência, rigidez e formigamento das mãos e dos pés. Pode haver apenas um sinal de Chvostek ou de Trousseau positivo, ou podem ocorrer espasmos laríngeos e carpopodais. Convulsões com ou sem perda da consciência podem ser observadas a intervalos de dias, semanas ou meses. Esses episódios podem começar com dor abdominal, seguida de rigidez tônica, retração da cabeça e cianose. O hipoparatireoidismo é, com frequência, confundido com epilepsia. A cefaleia, os vômitos, a hipertensão intracraniana e o papiledema podem estar associados a convulsões, sugerindo um tumor cerebral.

Em pacientes com hipocalcemia prolongada, a erupção dentária é tardia e irregular. A formação do esmalte também é irregular, e os dentes podem ser notavelmente moles. A pele pode ser seca e escamosa, e as unhas podem exibir linhas horizontais. A candidíase mucocutânea, quando presente, precede o desenvolvimento do hipoparatireoidismo; com mais frequência, a infecção por *Candida* acomete as unhas, a mucosa oral, os ângulos da boca e, de modo menos frequente, a pele; seu tratamento é difícil.

As cataratas em pacientes com doença não tratada de longa duração representam uma consequência direta do hipoparatireoidismo; além disso, podem ocorrer outros distúrbios oculares autoimunes, como ceratoconjuntivite. As manifestações da doença de Addison, da tireoidite linfocítica, da anemia perniciosa, da alopecia areata ou total, da hepatite e da insuficiência gonadal primária também podem estar associadas àquelas do hipoparatireoidismo.

Ocorre deterioração física e mental permanente se o início do tratamento for muito tardio.

Achados laboratoriais

A concentração sérica de cálcio é baixa (5 a 7 mg/dℓ), enquanto a concentração de fósforo está elevada (7 a 12 mg/dℓ). As concentrações sanguíneas de cálcio ionizado (cerca de 45% do total) refletem mais precisamente a adequação fisiológica, porém também estão baixas. O valor sérico da fosfatase alcalina apresenta-se normal ou baixo, e o valor de $1{,}25(OH)_2D_3$ está habitualmente diminuído; todavia, foram observados valores elevados em algumas crianças com hipocalcemia grave. O valor de magnésio está normal, porém sempre deve ser avaliado em pacientes hipocalcêmicos. As concentrações de PTH estão baixas quando medidas por ensaio imunométrico. Em certas ocasiões, as radiografias dos ossos revelam aumento da densidade limitada às metáfises, sugerindo intoxicação por metais pesados ou densidade aumentada da lâmina dura. As radiografias ou a TC do crânio podem revelar calcificações nos núcleos da base. Observa-se prolongamento do intervalo QT no eletrocardiograma, que desaparece com a correção da hipocalcemia. Em geral, o eletroencefalograma revela atividade lenta generalizada; o traçado normaliza-se quando a concentração sérica de cálcio retorna à faixa normal durante algumas semanas, a não ser que tenha ocorrido lesão cerebral irreversível ou a não ser que a insuficiência da paratireoide esteja associada a epilepsia. Quando o hipoparatireoidismo ocorre simultaneamente com a doença de Addison, a concentração sérica de cálcio pode estar normal, porém surge hipocalcemia após o tratamento eficaz da insuficiência suprarrenal.

Tratamento

O tratamento de emergência da tetania neonatal consiste em injeções intravenosas de 5 a 10 mℓ ou 1 a 3 mg/kg de uma solução a 10% de gliconato de cálcio (cálcio elementar 9,3 mg/dℓ), na velocidade de 0,5 a 1,0 mℓ/min, enquanto se monitora a frequência cardíaca; a dose total não deve ultrapassar 20 mg de cálcio elementar/kg. Além disso, deve-se administrar 1,25-di-hidroxicolecalciferol (calcitriol). A dose inicial é de 0,25 μg/24 h, e a dose de manutenção varia de 0,01 a 0,10 μgkg/24 h até uma dose máxima de 1 a 2 μg/24 h. O calcitriol apresenta meia-vida curta e deve ser administrado em duas doses iguais fracionadas; tem as vantagens de um rápido início de ação (1 a 4 dias) e rápida reversão da hipercalcemia após interrupção em caso de superdosagem (os valores de cálcio começam a cair dentro de 3 a 4 dias). O calcitriol é apresentado em uma solução oral.

Deve-se garantir um aporte adequado de cálcio. O cálcio suplementar pode ser administrado na forma de gliconato ou de glubionato de cálcio para fornecer 800 mg de cálcio elementar por dia, embora isso raramente seja essencial. Os alimentos com elevado teor de fósforo, como leite, ovos e queijos, devem ser reduzidos na dieta.

A avaliação clínica do paciente e as frequentes determinações das concentrações séricas de cálcio estão indicadas nos estágios iniciais do tratamento, a fim de determinar a necessidade de calcitriol ou de vitamina D_2. Se ocorrer hipercalcemia, a terapia deve ser interrompida e reiniciada em uma dose mais baixa após a normalização dos valores séricos de cálcio. Nos casos de hipercalcemia de longa duração, é pouco provável que haja normalização das alterações cerebrais e dentárias. A pigmentação, a redução da pressão arterial ou a perda de peso podem indicar insuficiência suprarrenal, exigindo tratamento específico. *Os pacientes com hipercalciúria hipocalcêmica autossômica dominante podem desenvolver nefrocalcinose e insuficiência renal se forem tratados com vitamina D.*

Diagnóstico diferencial

Deve-se considerar a possibilidade de deficiência de magnésio em pacientes com hipocalcemia inexplicada. As concentrações séricas de magnésio de < 1,5 mg/dℓ (1,2 mEq/ℓ) costumam ser anormais. Relatou-se a ocorrência de hipomagnesemia familiar com hipocalcemia secundária em cerca de 50 pacientes. A maioria deles desenvolveu tetania e convulsões com 2 a 6 semanas de vida. A administração de cálcio é ineficaz, porém a administração de magnésio corrige imediatamente as concentrações tanto de cálcio quanto de magnésio. São necessários suplementos orais de magnésio para manter as concentrações dentro da faixa normal. Foram descritas duas formas genéticas. Uma delas é causada por um gene autossômico recessivo no cromossomo 9, o que resulta em um defeito específico na absorção de magnésio. A outra forma é causada por um gene autossômico dominante no cromossomo 11q23, o que resulta em perda renal de magnésio.

A hipomagnesemia também é observada em síndromes de má absorção, como a doença de Crohn e a fibrose cística. Os pacientes com doença poliglandular autoimune do tipo I e hipoparatireoidismo também podem apresentar esteatorreia e baixos valores de magnésio. A terapia com aminoglicosídios causa hipomagnesemia ao aumentar as perdas urinárias.

Ainda não foi esclarecido o mecanismo pelo qual as baixas concentrações de magnésio levam à hipocalcemia. As evidências sugerem que a hipomagnesemia compromete a liberação de PTH e induz resistência aos efeitos do hormônio, mas outros mecanismos também podem atuar.

A intoxicação com fosfato inorgânico leva à hipocalcemia e à tetania. Os lactentes aos quais foram administradas grandes doses de fosfato inorgânico, na forma de laxativos ou de enemas de fosfato de sódio, tiveram início súbito de tetania, com valores séricos de cálcio < 5 mg/dℓ e acentuada elevação dos valores de fosfato. Os sintomas são rapidamente aliviados com a administração intravenosa de cálcio. O mecanismo da hipocalcemia ainda não foi esclarecido (ver Capítulo 68.6).

Pode ocorrer hipocalcemia no início do curso do tratamento da leucemia linfoblástica aguda. A hipocalcemia está habitualmente associada à hiperfosfatemia, resultante da destruição dos linfoblastos.

Ocorre hipocalcemia sintomática episódica na **síndrome de Kenny-Caffey**, caracterizada por estenose medular dos ossos longos, baixa estatura, fechamento tardio da fontanela, idade óssea atrasada e anormalidades oculares. Observou-se a presença de hipoparatireoidismo idiopático e valores anormais de PTH. Foram relatados modos de herança autossômica dominante e recessiva. As mutações do gene *TBCE* (1q43-44) alteram a organização microtubular nas células afetadas.

A bibliografia está disponível no GEN-io.

Capítulo 590
Pseudo-hipoparatireoidismo
Daniel A. Doyle

Em comparação com a condição no hipoparatireoidismo, as glândulas paratireoides no pseudo-hipoparatireoidismo (PHP, também conhecido como osteodistrofia hereditária de Albright [OHA)) são normais ou hiperplásicas e podem sintetizar e secretar o paratormônio (PTH). Os valores séricos de PTH imunorreativo apresentam-se elevados mesmo quando o paciente está hipocalcêmico, o que pode ocorrer também em caso de normocalcemia. Nem o PTH endógeno nem o hormônio administrado elevam as concentrações séricas de cálcio ou reduzem os níveis de fósforo. Os defeitos genéticos no **sistema do receptor de hormônio adenilato ciclase** são classificados em vários tipos, dependendo dos achados fenotípicos e bioquímicos (Tabela 590.1).

TIPO Ia

O tipo Ia é responsável pela maioria dos pacientes com PHP. Os indivíduos acometidos apresentam um defeito genético da subunidade α da proteína estimuladora de ligação ao nucleotídio guanina ($G_s\alpha$). Esse fator de acoplamento é necessário para que o PTH ligado aos receptores de superfície celular ative a adenosina monofosfato cíclico (cAMP). Mutações heterogêneas do gene $G_s\alpha$ têm sido relatadas; esse gene localiza-se no cromossomo 20q13.2. A deficiência da subunidade $G_s\alpha$ é um defeito celular generalizado e responde pela associação de outros distúrbios endócrinos com o PHP do tipo Ia. O defeito é herdado como um traço autossômico dominante (AD), e acredita-se que a baixa transmissão de pai para filho seja resultado da fertilidade reduzida em homens.

A **tetania** costuma ser o sinal de apresentação. Crianças afetadas exibem uma constituição atarracada e face redonda. *Em geral, observa-se a presença de braquidactilia com formação de ondulações no dorso das mãos.* O segundo metacarpo é o menos comprometido. Em consequência, o dedo indicador por vezes é mais longo do que o médio.

Tabela 590.1 Características clínicas, bioquímicas e genéticas de distúrbios hipoparatireóideos e pseudo-hipoparatireóideos.

		PSEUDO-HIPOPARATIREOIDISMO				
	HIPOPARATIREOIDISMO	**PHP 1a**	**PPHP**	**PHP 1b**	**PHP 1c**	**PHP 2**
Manifestações da OHA	Não	Sim	Sim	Não	Sim	Não
Cálcio sérico	↓	↓	N	↓	↓	↓
PO_4 sérico	↑	↑	N	↑	↑	↑
PTH sérico	↓	↑	N	↑	↑	↑
Resposta ao PTH:						
cAMP* urinário (teste de Chase-Aurbach)	↑	↓	↑	↓	↓	↑
PO_4 urinário (teste de Ellsworth-Howard)	↑	↓	↑	↓	↓	↓
Atividade $G_s\alpha$	N	↓	↓	N	N	N
Herança	AD, AR, X	AD	AD	AD	AD	Esporádico
Defeito molecular	PTH, CaSR, GATA3, Gcm^2 e outros	GNAS1	GNAS1	GNAS1†	?Adenilciclase	?Alvos de cAMP
Outras resistências hormonais	Não	Sim	Não	Não	Sim	Não

*As respostas de adenosina monofosfato cíclico (cAMP) no plasma se assemelham às do cAMP urinário. †Envolve eliminações localizadas acima do GNAS1. ↓, reduzido; ↑, aumentado; ?, presumido, mas não provado; AD, autossômico dominante; AR, autossômico recessivo; N, normal; OHA, osteodistrofia hereditária de Albright; PHP, pseudo-hipoparatireoidismo; PPHP, pseudopseudo-hipoparatireoidismo; PTH, paratormônio; X, ligado ao X. (De Thakker RV: The parathyroid glands, hypercalcemia and hypocalcemia. In Goldman L, Schafer AI, editors: *Goldman-Cecil medicine*, ed 25. Philadelphia, 2016, Elsevier, Table 245-8.)

Da mesma forma, o segundo metatarso raramente é afetado. Pode haver outras anormalidades esqueléticas, como falanges curtas e largas, arqueamento, exostoses e espessamento da calvária. Muitas vezes, esses pacientes apresentam depósitos de cálcio e formação óssea metaplásica subcutânea. Graus moderados de comprometimento cognitivo, calcificação dos núcleos da base e cataratas lenticulares são comuns em pacientes cuja doença é diagnosticada tardiamente.

Alguns membros de famílias afetadas podem exibir os estigmas anatômicos habituais do PHP, mas as concentrações séricas de cálcio e fósforo são normais, apesar da atividade reduzida de $G_s\alpha$; todavia, os níveis de PTH podem estar ligeiramente elevados. Esses pacientes têm sido classificados com **pseudopseudo-hipoparatireoidismo ou *PHP1C*.** Em geral, a transição de normocalcemia para hipocalcemia ocorre com o avanço da idade do paciente. Esses indivíduos fenotipicamente semelhantes, porém distintos quanto ao metabolismo, podem pertencer à mesma família e apresentar mutações idênticas da proteína $G_s\alpha$. Não se sabe quais outros fatores causam hipocalcemia clinicamente evidente em alguns pacientes afetados, mas não em outros. Há evidências de que a mutação de $G_s\alpha$ seja transmitida pelo pai no pseudopseudo-hipoparatireoidismo, e em pacientes com a doença do tipo Ia, pela mãe. O gene pode ter expressão específica em cada tecido e *possuir padrões de metilação diferentes.*

Além da resistência ao PTH, a resistência a outros receptores acoplados à proteína G para o hormônio tireoestimulante (TSH), as gonadotropinas e o glucagon podem resultar em diversos efeitos metabólicos. O hipotireoidismo clínico não é comum; contudo, os valores basais de TSH mostram-se elevados, e as respostas do TSH estimuladas pelo hormônio liberador de tireotropina são exageradas. Níveis moderadamente reduzidos de tiroxina e valores elevados de TSH têm sido demonstrados por meio de programas de triagem neonatal para hipotireoidismo, levando à detecção do PHP tipo Ia na infância. Nos adultos, a disfunção gonadal é comum, manifestada por imaturidade sexual, amenorreia, oligomenorreia e infertilidade. Cada uma dessas anormalidades pode apresentar relação com a síntese deficiente de cAMP secundária a uma deficiência de $G_s\alpha$; todavia, não está claro por que a resistência a outros hormônios dependentes da proteína G (corticotrofina e vasopressina) é muito menos afetada.

As concentrações séricas de cálcio ficam baixas, e as de fósforo e fosfatase alcalina, elevadas. O diagnóstico clínico pode ser confirmado pela verificação de uma resposta muito atenuada em fosfato urinário e cAMP após a infusão intravenosa do fragmento 1-34 sintético de PTH humano (acetato de teriparatida). O diagnóstico definitivo é estabelecido por meio de demonstração da proteína G modificada.

Tipo Ia com puberdade precoce

Dois meninos já foram descritos com PHP tipo Ia e puberdade precoce independente de gonadotropina (ver Capítulo 578.7). Verificou-se que eles apresentavam mutação sensível à temperatura da proteína G_s. Dessa forma, em temperatura corporal normal (37°C), a G_s sofre degradação, resultando em PHP; porém, na temperatura mais baixa dos testículos (33°C), a mutação G_s resulta na ativação constitutiva do receptor de hormônio luteinizante e puberdade precoce.

TIPO Ib

Os indivíduos afetados apresentam níveis de atividade da proteína G e aparência fenotípica normais. Esses pacientes possuem resistência específica do tecido ao PTH, mas não a outros hormônios. As concentrações séricas de cálcio, fósforo e PTH imunorreativo são idênticas àquelas observadas em pacientes com PHP tipo Ia. Além disso, eles não mostram nenhuma elevação de cAMP em resposta à administração exógena de PTH. Este em sua forma bioativa não fica aumentado. A fisiopatologia do distúrbio nesse grupo de pacientes é causada pela isodissomia uniparental paterna do cromossomo 20q e metilação de *GNAS1* consequente. Isso, junto com a perda do gene *GNAS1* materno, leva à resistência ao PTH nos túbulos renais proximais, o que resulta em diminuição da homeostase dos íons minerais.

ACRODISOSTOSE COM RESISTÊNCIA HORMONAL

Pacientes com acrodisostose são semelhantes aos acometidos por PHP tipo Ia, mas não há defeitos na subunidade $G_s\alpha$. Em vez disso, nos pacientes do subgrupo 1, observa-se um defeito no gene que codifica *PRKAR1A*, a subunidade reguladora dependente de cAMP da proteinoquinase A que confere resistência a múltiplos hormônios, inclusive PTH. Outro subgrupo apresenta um defeito no gene da fosfodiesterase *Pde4d*. Esse também carrega o fenótipo de PHP tipo Ia, mas raramente exibe resistência hormonal. *Acroscifodisplasia é uma forma distinta de displasia metafisária, caracterizada pelas epífises distal femoral e tibial proximal incorporadas em metáfises volumosas em forma de taça, conhecidas como cifometafisária ou deformidade "em taça", e é uma variação fenotípica de PHP e acrodisostose.*

A bibliografia está disponível no GEN-io.

Capítulo 591

Hiperparatireoidismo

Daniel A. Doyle

O excesso de produção de paratormônio (PTH) pode decorrer de algum defeito primário das glândulas paratireoides, como um **adenoma** ou hiperplasia (**hiperparatireoidismo primário**).

Com mais frequência, a produção aumentada de PTH é compensatória, visando habitualmente à correção de estados hipocalcêmicos de várias origens (**hiperparatireoidismo secundário**). No raquitismo com deficiência de vitamina D e nas síndromes de má absorção, a absorção intestinal de cálcio está deficiente, porém a hipocalcemia e a tetania podem ser evitadas por meio de atividade aumentada das glândulas paratireoides. No **pseudo-hipoparatireoidismo**, os valores de PTH estão elevados, visto que uma mutação da proteína $G_s\alpha$ interfere na resposta ao PTH. No estágio inicial da doença renal crônica, a hiperfosfatemia resulta em queda recíproca da concentração de cálcio, com consequente elevação do PTH; entretanto, nos estágios avançados da insuficiência renal, a produção de $1,25(OH)_2D_3$ também está diminuída, com consequente piora da hipocalcemia e maior estimulação do PTH. Em alguns casos, quando a estimulação das glândulas paratireoides foi intensa e prolongada o suficiente, as glândulas continuam secretando valores aumentados de PTH durante vários meses ou anos após transplante renal, resultando em hipercalcemia.

ETIOLOGIA

O hiperparatireoidismo na infância é raro. O início durante a infância resulta habitualmente de **adenoma** benigno solitário. Em geral, manifesta-se depois dos 10 anos. Há famílias nas quais vários membros têm hiperparatireoidismo transmitido de modo autossômico dominante. A maioria dos membros de famílias afetadas é adulta, porém as crianças são afetadas em cerca de 30% das linhagens familiares. Alguns pacientes afetados nessas famílias são assintomáticos, e a doença é detectada apenas por meio de investigação cuidadosa. Em outras famílias, o hiperparatireoidismo ocorre como parte da constelação conhecida como síndromes de **neoplasia endócrina múltipla** (NEM) (ver Capítulo 587) ou da síndrome de hiperparatireoidismo-tumor mandibular.

O hiperparatireoidismo neonatal grave é um distúrbio raro. Os sintomas, que surgem pouco depois do nascimento, consistem em anorexia, irritabilidade, letargia, constipação intestinal e atraso do crescimento. As radiografias revelam absorção óssea subperiosteal, osteoporose e fraturas patológicas. Os sintomas podem ser leves, com resolução sem nenhum tratamento, ou podem ter uma evolução rapidamente fatal se o diagnóstico e o tratamento forem retardados. Histologicamente, as glândulas paratireoides exibem hiperplasia difusa. Irmãos afetados foram observados em algumas famílias, e foi relatada consanguinidade dos pais em várias famílias. A maioria dos casos ocorreu em famílias com características clínicas e bioquímicas de **hipercalcemia hipocalciúrica familiar**. Os pacientes com hiperparatireoidismo grave neonatal podem ser homozigotos ou heterozigotos para a mutação do gene do receptor sensor de Ca^{2+}, enquanto a maioria dos indivíduos com uma cópia dessa mutação exibe hipercalcemia hipocalciúrica familiar autossômica dominante.

A **NEM tipo 1** (ver Capítulo 587) é um distúrbio autossômico dominante, caracterizado por hiperplasia ou neoplasia do pâncreas endócrino (que secreta gastrina, insulina, polipeptídio pancreático e, em certas ocasiões, glucagon), da adeno-hipófise (que habitualmente secreta prolactina) e das glândulas paratireoides. Na maioria das famílias, o hiperparatireoidismo costuma ser a manifestação de apresentação, com uma prevalência que se aproxima de 100% em torno dos 50 anos, mas que ocorre apenas raramente em crianças antes dos 18 anos. Com o uso de sondas de DNA apropriadas, é possível detectar portadores do gene com uma precisão de 99% ao nascimento, evitando, assim, programas de triagem bioquímica desnecessários.

O gene da NEM tipo 1 está localizado no cromossomo 11q13; parece funcionar como um gene supressor tumoral e segue a hipótese de dois eventos para o desenvolvimento de tumores. A primeira mutação (germinativa) é herdada e recessiva em relação ao alelo dominante; isso não resulta na formação de tumores. É necessária uma segunda mutação (somática) para eliminar o alelo normal, com consequente formação de tumores.

A **síndrome de hiperparatireoidismo-tumor mandibular** é um distúrbio autossômico dominante, caracterizado por adenomas das paratireoides e tumores mandibulares fibro-ósseos. Os pacientes acometidos também podem apresentar doença renal policística, hamartomas renais e tumor Wilms. Embora afete principalmente adultos, o distúrbio tem sido diagnosticado a partir de 10 anos.

A **NEM tipo 2** também pode estar associada ao hiperparatireoidismo (ver Capítulo 587.2).

O **hiperparatireoidismo neonatal transitório** tem ocorrido em alguns recém-nascidos de mães com hipoparatireoidismo (idiopático ou cirúrgico) ou com pseudo-hipoparatireoidismo. Em ambos os casos, o distúrbio materno não havia sido diagnosticado ou recebera tratamento inadequado durante a gravidez. A causa do distúrbio consiste na exposição intrauterina crônica à hipocalcemia, com consequente hiperplasia das glândulas paratireoides fetais. No recém-nascido, as manifestações afetam principalmente os ossos, e eles se curam entre 4 e 7 meses.

MANIFESTAÇÕES CLÍNICAS

Em todas as idades, as manifestações clínicas da hipercalcemia de qualquer etiologia consistem em fraqueza muscular, fadiga, cefaleia, anorexia, dor abdominal, náuseas, vômitos, constipação intestinal, polidipsia, poliúria, perda de peso e febre. Quando a hipercalcemia é de longa duração, pode ocorrer depósito de cálcio no parênquima renal (nefrocalcinose), com declínio progressivo da função renal. É possível que se formem cálculos renais, que podem causar cólica renal e hematúria. As alterações ósseas podem provocar dor nas costas ou nos membros, alterações da marcha, genuvalgo, fraturas e tumores. A estatura pode diminuir em decorrência da compressão de vértebras; o paciente pode tornar-se acamado. A detecção de pacientes totalmente assintomáticos está aumentando com o advento de ensaios de painel automatizados, que incluem a medição do cálcio sérico.

Em certas ocasiões, a dor abdominal é proeminente e pode estar associada à pancreatite aguda. Pode ocorrer crise paratireóidea, que se manifesta por valores séricos de cálcio maiores que 15 mg/dℓ e oligúria progressiva, azotemia, torpor e coma. Nos lactentes, é comum haver atraso do crescimento, alimentação deficiente e hipotonia. Podem ocorrer comprometimento cognitivo, convulsões e cegueira como sequelas da hipercalcemia prolongada. As manifestações psiquiátricas incluem depressão, confusão, demência, torpor e psicose.

ACHADOS LABORATORIAIS

A concentração sérica de cálcio está elevada; 39 de 45 crianças com adenomas apresentaram valores maiores que 12 mg/dℓ. A hipercalcemia é mais grave em lactentes com hiperplasia das paratireoides; é comum o achado de concentrações que variam de 15 a 20 mg/dℓ, e foram relatados valores de até 30 mg/dℓ. Até mesmo quando a concentração sérica total de cálcio está limítrofe ou apenas ligeiramente elevada, os valores de cálcio ionizado estão com frequência aumentados. A concentração sérica de fósforo encontra-se reduzida para cerca de 3 mg/dℓ ou menos, e os valores séricos de magnésio estão baixos. A densidade da urina pode estar baixa e fixa, e os valores séricos de nitrogênio não proteico e de ácido úrico podem estar elevados. Em pacientes com adenomas que apresentam comprometimento esquelético, os valores séricos de fosfatase estão elevados; todavia, nos lactentes com hiperplasia, os valores de fosfatase alcalina podem estar normais, mesmo na presença de extenso comprometimento ósseo.

As concentrações séricas de PTH intacto estão elevadas, principalmente em relação ao valor de cálcio. Os valores de calcitonina estão normais. A hipercalcemia aguda pode estimular a liberação de calcitonina, porém, com hipercalcemia prolongada, não ocorre hipercalcitoninemia.

O achado radiográfico mais consistente e típico é reabsorção do osso subperiosteal, mais bem observada ao longo das margens das falanges das mãos. No crânio, pode haver trabeculação grosseira ou aparência granulosa, devido à rarefação focal; a lâmina dura pode estar ausente. Na doença mais avançada, podem ocorrer rarefação generalizada, cistos, tumores, fraturas e deformidades. Cerca de 10% dos pacientes apresentam sinais radiográficos de raquitismo. As radiografias de abdome podem revelar cálculos renais ou nefrocalcinose.

DIAGNÓSTICO DIFERENCIAL

Outras causas de hipercalcemia podem resultar em um padrão clínico semelhante e precisam ser diferenciadas do hiperparatireoidismo (Tabela 591.1 e Figura 591.1). Os baixos valores séricos de fósforo com hipercalcemia são característicos do hiperparatireoidismo primário, e os valores elevados de PTH também são diagnósticos. Na presença de hipercalcemia de qualquer etiologia, à exceção do hiperparatireoidismo e da hipercalcemia hipocalciúrica familiar, os valores de PTH estão suprimidos. A administração de doses farmacológicas de corticosteroides reduz e normaliza a concentração sérica de cálcio em pacientes com hipercalcemia de outras etiologias, porém geralmente não afeta a concentração de cálcio em pacientes que apresentam hiperparatireoidismo.

TRATAMENTO

Indica-se a exploração cirúrgica em todos os casos. É preciso examinar cuidadosamente todas as glândulas; se for detectado um adenoma, ele deve ser removido; pouquíssimos casos de carcinoma em crianças são conhecidos. A maioria dos recém-nascidos com hipercalcemia grave exige paratireoidectomia total; já a hipercalcemia menos intensa pode sofrer remissão espontânea. Outros casos ainda foram tratados com sucesso com bisfosfonatos e calcimiméticos. O paciente deve ser cuidadosamente observado no pós-operatório, devido ao possível desenvolvimento de hipocalcemia e tetania; pode ser necessária a administração intravenosa de gliconato de cálcio durante alguns dias. A seguir, o valor sérico de cálcio normaliza-se gradualmente, e, em condições habituais, é preciso manter uma dieta rica em cálcio e em fósforo durante apenas alguns meses após a cirurgia.

A TC, a ultrassonografia em tempo real e a cintilografia de subtração utilizando sestamibi/pertecnetato-tecnécio, isoladamente ou em associação, se mostraram eficazes na localização de **adenoma** solitário *versus* hiperplasia difusa em 50 a 90% dos adultos. Os cirurgiões de paratireoides baseiam-se com frequência em cateterismo venoso seletivo intraoperatório com ensaio intraoperatório do PTH para a localização e a remoção da fonte de secreção aumentada de PTH.

PROGNÓSTICO

O prognóstico é satisfatório se a doença for reconhecida em um estágio inicial e se for efetuado um tratamento cirúrgico apropriado. Na presença de lesões ósseas extensas, as deformidades podem ser permanentes. Indica-se uma investigação dos outros membros da família.

Tabela 591.1 Causas da hipercalcemia.

I. Recém-nascido/lactente
  A. Distúrbios maternos
    1. Ingestão excessiva de vitamina D, hipoparatireoidismo, pseudo-hipoparatireoidismo
  B. Recém-nascido/lactente
    1. Iatrogênica: ingestão excessiva de cálcio, vitamina D, vitamina A
    2. Depleção de fosfato
    3. Necrose gordurosa subcutânea
    4. Síndrome de Williams-Beuren (del7q11.23/*BAZ1B*) (potencial receptor transitório; defeito do canal 3)
    5. Hiperparatireoidismo grave neonatal (*CaSR*)
    6. Condrodisplasia metafisária, tipo Murk-Jansen (*PTH1R*)
    7. Hipercalcemia infantil idiopática (*CYP24A1*) (25-hidroxivitamina D 24-hidroxilase)
    8. Proteína relacionada com o paratormônio persistente
    9. Deficiência de lactase/dissacaridase (*LCT*)
    10. Hipofosfatasia infantil (*TNSALP*)
    11. Mucolipidose tipo II (*GNPTAB*)
    12. Síndrome da fralda azul
    13. Síndrome de Bartter pré-natal tipos 1 e 2 (*SLC12A1, KCNJ1*)
    14. Acidose tubular renal distal
    15. Síndrome IMAGe (*CDKN1C*)
    16. Após transplante de medula óssea para osteopetrose
    17. Endocrinopatias: insuficiência suprarrenal primária, hipotireoidismo congênito grave, hipertireoidismo
II. Hiperparatireoidismo
  A. Esporádico
    1. Hiperplasia, adenoma, carcinoma das paratireoides
  B. Familiar
    1. Hiperparatireoidismo neonatal grave (*CaSR*)
    2. Neoplasia endócrina múltipla, tipo I (*MEN1*)
    3. Neoplasia endócrina múltipla, tipo IIA (*RET*)
    4. Neoplasia endócrina múltipla, tipo IIB (*RET*)
    5. Neoplasia endócrina múltipla, tipo IV (*CDKN1B*)
    6. Síndrome de McCune-Albright (*GNAS*)
    7. Hiperparatireoidismo isolado familiar 1 (*CDC73*)
    8. Hiperparatireoidismo isolado familiar 2 (síndrome de tumor mandibular) (*CDC73*)
    9. Hiperparatireoidismo isolado familiar 3
    10. Displasia metafisária de Jansen (*PTH1R*)
  C. Secundário/terciário
    1. Após transplante renal
    2. Hiperfosfatemia crônica
  D. Hipercalcemia de neoplasias malignas
    1. Produção ectópica de peptídeo relacionado com o paratormônio
    2. Dissolução metastática do osso
III. Hipercalcemia hipocalciúrica familiar
  A. Hipercalcemia hipocalciúrica familiar I (*CaSR*)
    1. Mutações com perda de função do *CaSR*
      a. Monoalélica: hipercalcemia benigna familiar
      b. Bialélica: hiperparatireoidismo neonatal grave
  B. Hipercalcemia hipocalciúrica familiar II (*GNA11*)
  C. Hipercalcemia hipocalciúrica familiar III, variante Oklahoma (*AP2S1*)
  D. Autoanticorpos bloqueadores de *CaSR*
IV. Cálcio ou vitamina D em excesso
  A. Síndrome de leite-álcali
  B. Ingestão exógena de cálcio ou de vitamina D ou aplicação tópica de vitamina D (calcitriol ou análogo)
  C. Produção ectópica de calcitriol associada a doenças granulomatosas (sarcoidose, doença da arranhadura do gato; tuberculose, histoplasmose, coccidioidomicose, hanseníase; vírus da imunodeficiência humana; citomegalovírus; doença inflamatória intestinal crônica)
  D. Neoplasia
    1. Tumores ósseos primários
    2. Tumores metastáticos com osteólise
    3. Linfoma, leucemia
    4. Disgerminoma
    5. Feocromocitoma
    6. Tumores secretores de peptídeo relacionado com o paratormônio, fatores de crescimento, citocinas, prostaglandinas, fatores ativadores dos osteoclastos
  E. Síndrome de Williams-Beuren (del7q11.23)
V. Imobilização
VI. Outras Causas
  A. Fármacos: tiazídicos, lítio, vitamina A e análogos, cálcio, álcali, antiestrógenos, aminofilina
  B. Nutrição parenteral total
  C. Endocrinopatias: hipertireoidismo, doença de Addison, feocromocitoma
  D. Tumor secretor de polipeptídio intestinal vasoativo
  E. Insuficiência renal aguda ou crônica/administração de alumínio
  F. Hipofosfatasia
  G. Artrite reumatoide juvenil: mediada por citocinas

Adaptada de Lietman SA, Germain-Lee EL, Levine MA. Hypercalcemia in children and adolescents. *Curr Opin Pediatr* 22:508-515, 2010; Benjamin RW, Moats-Staats BM, Calikoglu A *et al.* Hypercalcemia in children. *Pediatr Endocrinol Rev* 5:778-784, 2008; Davies JH. A practical approach to the problems of hypercalcaemia. *Endocr Dev* 16:93-114, 2009.

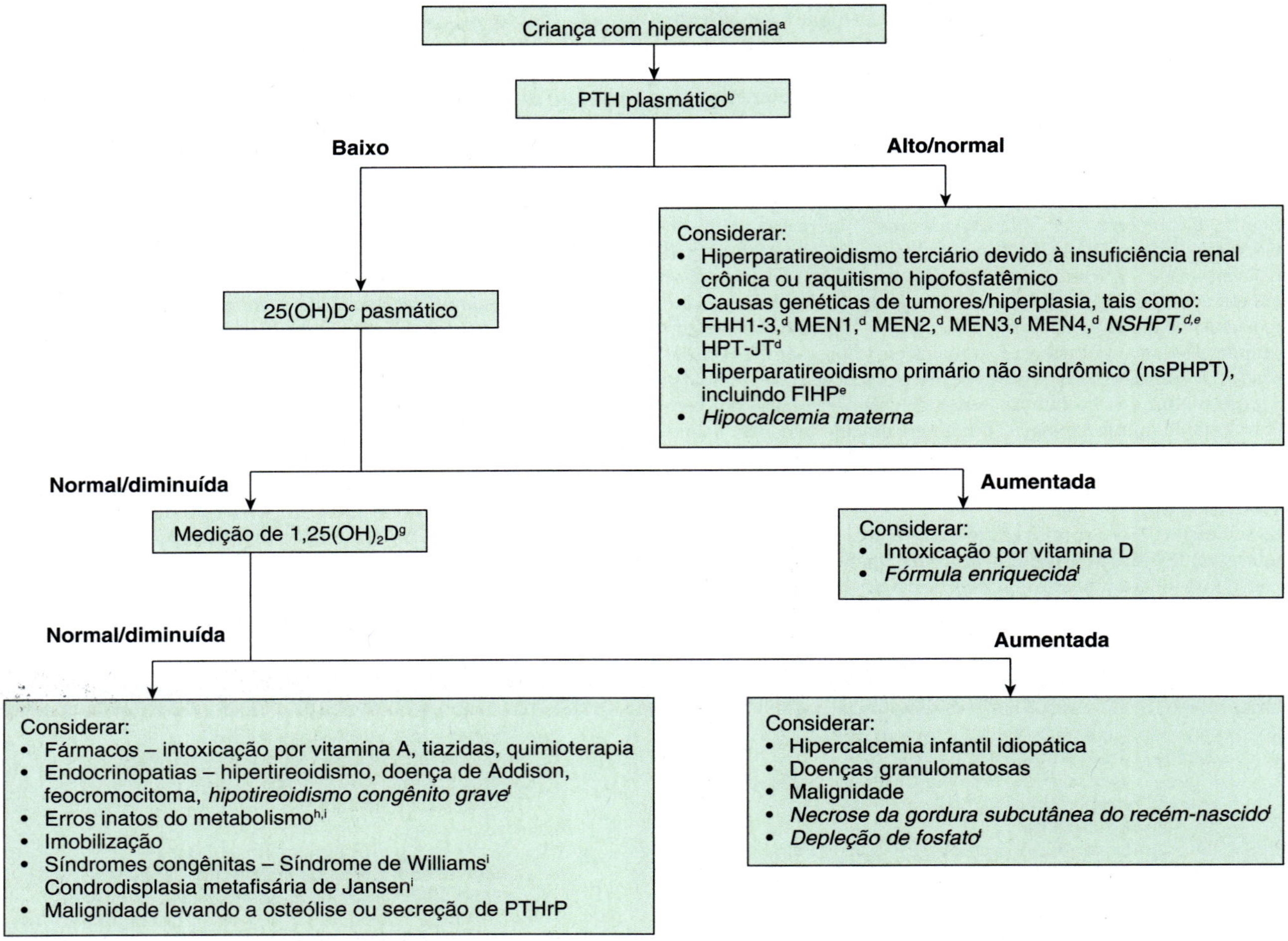

Figura 591.1 Abordagem clínica para investigação de causas de hipercalcemia em criança. [a]Confirme a hipercalcemia, definida como cálcio ajustado pelo plasma > 10,5 mg/dℓ (2,60 mmol/ℓ) ou cálcio ionizado > 5,25 mg/dℓ (1,32 mmol/ℓ). [b]PTH, hormônio da paratireoide. [c]25(OH)D, 25-hidroxivitamina D. [d]FHH1-3, hipercalcemia hipocalciúrica familiar tipos 1 a 3; NEM1, neoplasia endócrina múltipla tipo 1; NEM2, neoplasia endócrina múltipla tipo 2; NEM3, neoplasia endócrina múltipla tipo 3; NEM4, neoplasia endócrina múltipla tipo 4; NSHPT, hiperparatireoidismo primário grave neonatal; HPT-JT, síndrome do tumor da hiperparatireoide-mandíbula. [e]Hiperparatireoidismo isolado familiar. [f]Condições que afetam os neonatos (mostradas em itálico). [g]1,25(OH)$_2$D: 1,25-di-hidroxivitamina D. [h]Erros inatos do metabolismo, por exemplo, hipofosfatasia, deficiência congênita de lactase (CLD) e síndrome da fralda azul. [i]Estas síndromes podem estar associadas a características dismórficas, por exemplo, síndrome de Williams, condrodisplasia metafisária de Jansen, hipofosfatase. (*De Stokes VJ, Nielsen MF, Hannan FM, Thaller RV: Hypercalcemic disorders in children.* J Bone Miner Res *32(11):2157–2170, 2017, Fig. 2, p. 2160.*)

591.1 Outras Causas de Hipercalcemia

Daniel A. Doyle

HIPERCALCEMIA HIPOCALCIÚRICA FAMILIAR (HIPERCALCEMIA BENIGNA FAMILIAR)

Os pacientes com hipercalcemia hipocalciúrica familiar são habitualmente assintomáticos, e a hipercalcemia é identificada de modo casual durante uma investigação de rotina para outras condições. As glândulas paratireoides são normais, os valores de PTH estão inapropriadamente normais e a realização de paratireoidectomia subtotal não corrige a hipercalcemia. Os valores séricos de magnésio estão dentro da faixa normal-alta ou um pouco elevados. A relação de eliminação de cálcio para creatinina está habitualmente diminuída, apesar da hipercalcemia.

O distúrbio, que é herdado de modo autossômico dominante, é causado por um gene mutante no cromossomo 3q2. A penetrância é de quase 100%, e pode-se diagnosticar o distúrbio no início da infância ao determinar as concentrações séricas e urinárias de cálcio. A detecção de outros familiares acometidos é importante para evitar uma cirurgia indevida das paratireoides. O defeito consiste em mutação inativadora do gene do receptor sensor de Ca^{2+}. Esse receptor acoplado à proteína G detecta a concentração de Ca^{2+} livre no sangue e desencadeia a via que aumenta o Ca^{2+} extracelular na presença de hipocalcemia. Esse receptor atua nas paratireoides e nos rins para regular a homeostase do cálcio; as mutações inativadoras levam a um aumento do ponto de ajuste em relação à concentração sérica de Ca^{2+}, resultando em hipercalcemia leve a moderada nos heterozigotos.

DOENÇAS GRANULOMATOSAS

Ocorre hipercalcemia em 30 a 50% das crianças com sarcoidose e, com menos frequência, em pacientes com outras doenças granulomatosas, como tuberculose. As concentrações de PTH estão suprimidas, e ocorre elevação dos valores de 1,25(OH)$_2$D$_3$. A fonte da **1,25(OH)$_2$D$_3$ ectópica** é o macrófago ativado, por meio de estimulação por interferona-α dos linfócitos T, que estão presentes em quantidade abundante nas lesões granulomatosas. Diferentemente das células tubulares renais, a 1α-hidroxilase dos macrófagos não responde à regulação homeostática. A administração oral de prednisona (2 mg/kg/24 h) diminui e normaliza os valores séricos de 1,25(OH)$_2$D$_3$ e corrige a hipercalcemia.

HIPERCALCEMIA DE NEOPLASIAS MALIGNAS

A hipercalcemia ocorre com frequência em adultos portadores de uma grande variedade de tumores sólidos, porém é identificada com muito menos frequência em crianças. Foi relatada em lactentes com tumores rabdoides malignos do rim ou com nefroma mesoblástico congênito, bem como em crianças com neuroblastoma, meduloblastoma, leucemia, linfoma de Burkitt, disgerminoma e rabdomiossarcoma. Os valores séricos de PTH raramente estão elevados. Na maioria dos pacientes, a hipercalcemia associada a neoplasias malignas é causada por valores elevados de peptídeo relacionado ao paratormônio, e não PTH. Em casos raros, os tumores produzem 1,25$(OH)_2D_3$ ou PTH ectopicamente.

OUTRAS CAUSAS DE HIPERCALCEMIA

Pode ocorrer hipocalcemia em lactentes com **necrose gordura subcutânea**. Os valores de PTH estão normais. Em um lactente, houve elevação dos valores de 1,25$(OH)_2D_3$ e a biopsia da lesão cutânea revelou infiltração granulomatosa, sugerindo ser o mecanismo da hipercalcemia semelhante àquele observado em pacientes com outras doenças granulomatosas. Em outro lactente, embora o valor de 1,25$(OH)_2D_3$ estivesse normal, o PTH estava suprimindo, sugerindo que a hipercalcemia não estava relacionada com o PTH. O tratamento com prednisona é eficaz.

A **hipofosfatasia**, sobretudo a forma grave do lactente, está habitualmente associada à hipercalcemia leve a moderada (ver Capítulo 724). As concentrações séricas de fósforo estão normais, enquanto as de fosfatase alcalina estão abaixo do normal. Os ossos exibem lesões de tipo raquítico nas radiografias. Os valores urinários de fosfoetanolamina, fosfato inorgânico e piridoxal 5′-fosfato estão elevados; cada um deles é um substrato natural de uma enzima fosfatase alcalina inespecífica de tecidos (fígado, osso, rim). Mutações *missense* do gene da enzima fosfatase alcalina inespecífica de tecidos resultam em uma enzima inativa nesse distúrbio autossômico recessivo.

A **hipercalcemia idiopática do lactente** manifesta-se por atraso do crescimento e hipercalcemia durante o primeiro ano de vida, seguidos de remissão espontânea. As concentrações séricas de fósforo e de PTH estão normais. A condição resulta da absorção aumentada de cálcio em consequência da degradação diminuída de 1,25$(OH)_2D_3$. Mutações no gene *CYP24A1*, que codifica a 25-hidroxivitamina D 24-hidroxilase, a enzima-chave na degradação da 1,25$(OH)_2D_3$, causam concentrações excessivas do metabólito ativo da vitamina D, que, por sua vez, causa hipercalcemia em um subgrupo de lactentes que recebem suplemento de vitamina D. Foi relatada uma elevação excessiva das concentrações de 1,25$(OH)_2D_3$ em resposta à administração de PTH vários anos após a fase hipercalcêmica.

Aproximadamente 10% dos pacientes com **síndrome de Williams** também exibem de modo inconsistente hipercalcemia do lactente associada. O fenótipo consiste em dificuldades alimentares, crescimento lento, fácies de duende (mandíbula pequena, maxila proeminente, nariz arrebitado), distúrbios renovasculares e personalidade gregária. As lesões cardíacas incluem estenose aórtica supravalvar, estenose pulmonar periférica, hipoplasia da aorta, estenose da artéria coronária e defeitos dos septos atrial ou interventricular. Pode haver desenvolvimento de **nefrocalcinose** se a hipercalcemia persistir. Escores de QI de 50 a 70 são curiosamente acompanhados de aumento na quantidade e qualidade do vocabulário, memória auditiva e uso social da linguagem. Uma síndrome de deleção de gene contíguo com deleção submicroscópica no cromossomo 7q11.23, que inclui a deleção de um alelo da elastina, ocorre em 90% dos pacientes e parece ser responsável pelos problemas vasculares observados. Pode-se estabelecer um diagnóstico definitivo por hibridização *in situ* por fluorescência específica. A hipercalcemia e os sintomas do sistema nervoso central podem ser causados pela deleção de genes adjacentes. A hipercalcemia tem sido controlada adequadamente com prednisona ou calcitonina.

Foi relatada a ocorrência de **hipervitaminose D** resultando em hipercalcemia devido à ingestão de leite incorretamente enriquecido com quantidades excessivas de vitamina D. Nem todos os pacientes com hipervitaminose D desenvolvem hipercalcemia. Os lactentes afetados podem manifestar atraso do crescimento, nefrolitíase, função renal diminuída e osteosclerose. Os valores séricos de 25(OH)D constituem melhor indicador de hipervitaminose D do que os valores de 1,25$(OH)_2D_3$, visto que a 25(OH)D apresenta meia-vida maior.

A **imobilização prolongada** pode levar à hipercalcemia e, em certas ocasiões, há redução da função renal, hipertensão arterial e encefalopatia. As crianças com raquitismo hipofosfatêmico que são submetidas à cirurgia com imobilização subsequente a longo prazo correm risco de hipercalcemia e, portanto, devem ter a sua suplementação de vitamina D reduzida ou suspensa.

A **condrodisplasia metafisária tipo Jansen** é um distúrbio genético raro, caracterizado por nanismo com membros curtos e hipercalcemia grave, porém assintomática (ver Capítulo 714). As concentrações circulantes de PTH e do peptídeo relacionado com o paratormônio são indetectáveis. Esses pacientes apresentam mutação ativadora do receptor de PTH-peptídeo relacionado com o paratormônio, que resulta em homeostase aberrante do cálcio e anormalidades da placa de crescimento.

A bibliografia está disponível no GEN-io.

Seção 4
Distúrbios das Glândulas Suprarrenais

Capítulo 592
Fisiologia das Glândulas Suprarrenais

592.1 Histologia e Embriologia

Perrin C. White

A glândula suprarrenal (adrenal) é composta de dois tecidos endócrinos: a medula e o córtex. As células cromafins da medula suprarrenal se originam do neuroectoderma, enquanto as do córtex suprarrenal derivam do mesoderma. As células mesodérmicas também contribuem para o desenvolvimento das gônadas. Glândulas suprarrenais e gônadas possuem certas enzimas em comum envolvidas na síntese de esteroides; um erro inato na esteroidogênese de um tecido também pode estar presente no outro.

O córtex suprarrenal da criança mais velha ou do adulto é composto de três zonas: **zona glomerulosa**, a mais externa localizada imediatamente abaixo da cápsula; **zona fasciculada**, a intermediária; e **zona reticular**, a mais interna, situada próximo da medula suprarrenal. A fasciculada é a maior delas, formando aproximadamente 75% do córtex; a glomerulosa constitui cerca de 15%; e a zona reticular, em torno de 10%. As células da zona glomerulosa são pequenas, com proporção citoplasma:núcleo mais baixa, quantidade intermediária de inclusões lipídicas e núcleos menores contendo cromatina mais condensada do que as células das outras duas zonas. As células da zona fasciculada são grandes, com proporção citoplasma:núcleo alta e muitas inclusões lipídicas que dão ao citoplasma um aspecto espumoso e vacuolizado. As células são distribuídas em cordões radiais. Aquelas da zona reticular encontram-se dispostas em cordões anastomosados irregulares. A proporção citoplasma:núcleo é intermediária, e o citoplasma compacto apresenta conteúdo lipídico relativamente pequeno.

A zona glomerulosa sintetiza **aldosterona**, o **mineralocorticoide** natural mais potente em seres humanos. A zona fasciculada produz **cortisol**, o **glicocorticoide** natural mais potente em seres humanos, e as zonas fasciculada e reticular sintetizam os andrógenos suprarrenais.

A medula suprarrenal consiste principalmente em células neuroendócrinas (cromafins) e gliais (sustentadoras), com algum tecido conjuntivo, e vasculares. As neuroendócrinas são poliédricas, com citoplasma abundante e pequenos núcleos de coloração opaca. No microscópio eletrônico, o citoplasma abrange muitos grânulos secretores grandes que contêm catecolaminas. As células gliais possuem menos citoplasma e núcleos mais basofílicos.

A origem da glândula suprarrenal fetal pode ser identificada com 3 a 4 semanas de gestação cefalicamente aos mesonefros em desenvolvimento. Na 5ª e 6ª semanas, a crista gonadal se desenvolve no interior de células esteroidogênicas das gônadas e do córtex suprarrenal; as células suprarrenais e gonadais se separam, as suprarrenais migram para o retroperitônio, e as gonadais se deslocam caudalmente. Em 6 a 8 semanas de gestação, a glândula aumenta com rapidez, as células do córtex interno se diferenciam para formar a zona fetal, e a borda subcapsular externa permanece como a zona definitiva. O primórdio do córtex suprarrenal é invadido nesse estágio por elementos neurais simpáticos que se diferenciam em células cromafins capazes de sintetizar e armazenar catecolaminas. A catecol *O*-metiltransferase (COMT), a qual converte a norepinefrina em epinefrina, é expressa mais tarde durante a gestação. No fim da 8ª semana de gestação, a glândula suprarrenal encapsulada está associada ao polo superior do rim. Por volta de 8 a 10 semanas de gestação, as células da zona fetal são capazes de realizar a esteroidogênese ativa.

No recém-nascido a termo (RNT), o peso combinado de ambas as glândulas suprarrenais é de 7 a 9 g. No nascimento, o córtex fetal interno corresponde a cerca de 80% da glândula, e o córtex "verdadeiro" externo, a 20%. Em poucos dias, o córtex fetal começa a involuir, sofrendo redução de 50% com 1 mês de vida. Em contrapartida, a medula suprarrenal é relativamente pequena no nascimento e sofre um aumento proporcional de tamanho nos primeiros 6 meses pós-natal. Em torno de 1 ano, cada glândula suprarrenal pesa < 1 g. Depois disso, o crescimento suprarrenal resulta em glândulas adultas que atingem um peso combinado de 8 g. As zonas fasciculada e glomerulosa se diferenciam totalmente por volta dos 3 anos. A zona reticular não se desenvolve por completo até a puberdade.

O **hormônio adrenocorticotrófico (ACTH)** é essencial para o crescimento e maturação da glândula suprarrenal do feto; a regulação por retroalimentação do ACTH pelo cortisol se estabelece de forma evidente com 8 a 10 semanas de gestação. Outros fatores importantes no crescimento fetal e esteroidogênese são as gonadotropinas coriônicas placentárias e os vários fatores de crescimento e seus peptídeos produzidos pela placenta e o feto.

Inúmeros fatores de transcrição são fundamentais para o desenvolvimento das glândulas suprarrenais. Os três fatores de transcrição associados à hipoplasia suprarrenal em seres humanos são fator esteroidogênico 1 (*SF-1*; NR5A1), *DAX-1* (reversão sexual sensível à dosagem, hipoplasia suprarrenal congênita, cromossomo X; NR0B1) e oncogene *GLI3*. A ruptura do *SF-1*, codificado no cromossomo 9q33, resulta em agenesia gonadal e, muitas vezes, suprarrenal; ausência de gonadotrofos hipofisários; e subdesenvolvimento do hipotálamo ventromedial. Deleções *in-frame* e mutações *frameshift* e *missense* desse gene estão associadas com insuficiência ovariana 46,XX e disgenesia gonadal 46,XY. As mutações no gene *DAX1*, codificado em Xp21, resultam em hipoplasia suprarrenal congênita e hipogonadismo hipogonadotrópico (ver Capítulo 593.1). Mutações em *GLI3* no cromossomo 7p13 causam a síndrome de Pallister-Hall, cujas demais características abrangem hamartoblastoma hipotalâmico, hipopituitarismo, ânus imperfurado e polidactilia pós-axial.

O córtex suprarrenal pós-natal não é estático; entretanto, na prática, sofre regeneração contínua a partir de uma população de células-tronco ou progenitoras situadas sob a cápsula suprarrenal. Essas células se movem radialmente para dentro (ou seja, movimento centrípeto) e podem se diferenciar em células de zona glomerulosa ou fasciculada, conforme necessário para a reação aos estímulos tróficos adequados (ver Capítulo 592.3). Diversas vias de sinalização, incluindo *sonic hedgehog* e *Wnt*, regulam esse processo. A expressão de *sonic hedgehog* é restrita às células corticais periféricas que não manifestam níveis altos de genes esteroidogênicos, mas dão origem às células diferenciadas subjacentes do córtex. A sinalização *Wnt*/β-catenina mantém o estado indiferenciado e o destino suprarrenal das células-tronco/progenitoras adrenocorticais, em parte por meio da indução de seus genes-alvo *DAX1* e inibina-α, respectivamente. Tumores suprarrenais podem ser o resultado da ativação constitutiva da via de sinalização *Wnt* (ver Capítulo 597).

A bibliografia está disponível no GEN-io.

592.2 Biossíntese dos Esteroides Suprarrenais

Perrin C. White

Colesterol é o substrato inicial para toda biossíntese de esteroides (Figura 592.1). Ainda que as células do córtex suprarrenal possam sintetizar colesterol *de novo* a partir do acetato, as lipoproteínas plasmáticas circulantes fornecem a maior parte do colesterol para a produção dos hormônios do córtex suprarrenal. Os receptores para o colesterol das lipoproteínas de baixa e alta densidades são expressos na superfície das células adrenocorticais; o receptor de lipoproteína de alta densidade é denominado **receptor de depuração classe B, tipo I (SR-BI)**. Pacientes com hipercolesterolemia familiar homozigótica que carecem de receptores de lipoproteínas de baixa densidade apresentam apenas comprometimento leve da esteroidogênese suprarrenal, sugerindo que a lipoproteína de alta densidade seja a fonte mais importante de colesterol. Este é armazenado como ésteres de colesterol em vesículas e, subsequentemente, hidrolisado por colesterol-éster-hidrolase, liberando-o na forma livre para a síntese do hormônio esteroide.

A etapa limitante da velocidade de esteroidogênese suprarrenal é o transporte de colesterol através das membranas externa e interna das mitocôndrias. Isso requer várias proteínas, sobretudo a proteína **reguladora aguda da esteroidogênese (StAR)**. Esta tem meia-vida muito curta, e a sua síntese é induzida com rapidez por fatores tróficos (corticotrofina); portanto, trata-se do principal regulador a curto prazo (minutos a horas) da biossíntese de hormônios esteroides.

Na membrana mitocondrial interna, a cadeia lateral do colesterol é clivada para produzir pregnenolona. Essa reação é catalisada pela **enzima de clivagem da cadeia lateral do colesterol** (colesterol desmolase, enzima de clivagem da cadeia lateral, P450scc e CYP11A1; o último termo é a nomenclatura sistemática atual), uma enzima do **citocromo P450** (CYP). Semelhante a outras P450, esta é uma hemoproteína ligada à membrana e tem massa molecular de aproximadamente 50 kDa. Essa enzima aceita elétrons de um sistema de transporte de elétrons mitocondrial dependente de fosfato de nicotinamida adenina dinucleotídio (NAD) reduzido, que consiste em duas proteínas acessórias, a adrenodoxina redutase (uma flavoproteína) e a adrenodoxina (uma pequena proteína composta de ferro não heme). As enzimas P450 utilizam elétrons e oxigênio (O_2) para hidroxilar o substrato e formar água (H_2O). No caso da clivagem da cadeia lateral do colesterol, três reações oxidativas sucessivas ocorrem para clivar a ligação de carbono C20,22. Em seguida, a pregnenolona se difunde fora da mitocôndria e entra no retículo endoplasmático. A ocorrência das reações subsequentes depende da zona específica do córtex suprarrenal.

ZONA GLOMERULOSA

Na zona glomerulosa, a pregnenolona é convertida em progesterona pela **3β-hidroxiesteroide desidrogenase** tipo 2, uma enzima dependente de NAD oxidada do tipo desidrogenase de cadeia curta. A progesterona é convertida em 11-desoxicorticosterona pelo **esteroide 21-hidroxilase** (P450c21, CYP21), a qual é outra enzima do citocromo P450. Como outras P450 no retículo endoplasmático, ela utiliza um sistema de transporte de elétrons com apenas uma proteína acessória, a **P450 oxidorredutase**.

Dessa forma, a **desoxicorticosterona** torna a entrar nas mitocôndrias e é convertida em aldosterona pela **aldosterona sintase** (P450aldo, CYP11B2), uma enzima do citocromo P450 estruturalmente relacionada com o colesterol desmolase. A aldosterona sintase também realiza três oxidações sucessivas: 11β-hidroxilação, 18-hidroxilação e oxidação adicional do carbono 18-metil a um aldeído.

ZONA FASCICULADA

No retículo endoplasmático da zona fasciculada, a pregnenolona e a progesterona são convertidas pela **17α-hidroxilase** (P450c17, CYP17) em 17-hidroxipregnenolona e **17-hidroxiprogesterona**, respectivamente. Essa enzima não se manifesta na zona glomerulosa, a qual, consequentemente, é incapaz de sintetizar esteroides 17-hidroxilados. A 17-hidroxipregnenolona é convertida em 17-hidroxiprogesterona e 11-desoxicortisol pelas mesmas enzimas 3β-hidroxiesteroide e 21-hidroxilase, respectivamente, conforme são ativas na zona glomerulosa.

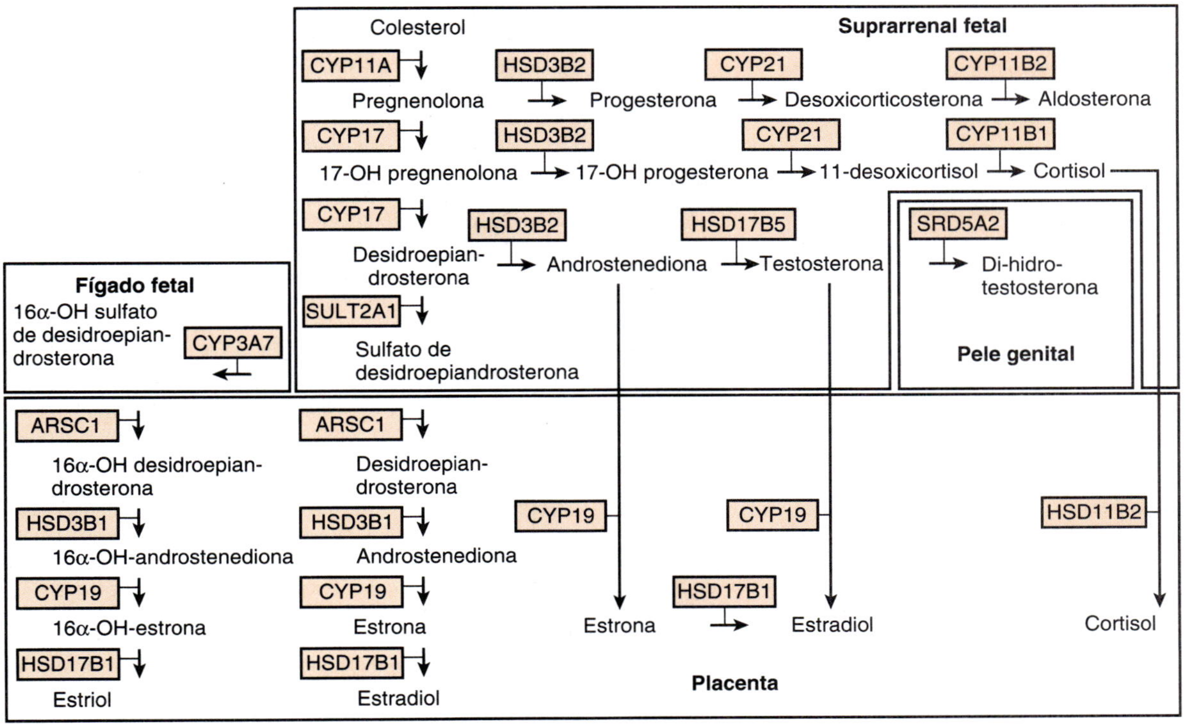

Figura 592.1 Biossíntese e metabolismo dos esteroides durante a gestação. As conversões no córtex suprarrenal fetal, no fígado fetal, na pele genital masculina (*i. e.*, exposta à testosterona) e na placenta estão indicadas por *setas*; mostra-se também a enzima que medeia cada conversão. As conversões enzimáticas no córtex suprarrenal são as mesmas tanto na vida pós-natal quanto no período pré-natal, mas a biossíntese de cortisol e aldosterona é mais proeminente, e quase sempre há pouca síntese de testosterona. Muitas das enzimas envolvidas são citocromos P450 (CYP). As enzimas suprarrenais abrangem: CYP11A, enzima de clivagem da cadeia lateral do colesterol (P450scc na terminologia mais antiga); HSD3B2, 3β-hidroxiesteroide desidrogenase/Δ5,Δ4 isomerase tipo 2; CYP17, 17β-hidroxilase/17,20-liase (P450c17); CYP21, 21-hidroxilase (P450c21); CYP11B1, 11β-hidroxilase (P450c11); e CYP11B2, aldosterona sintase (P450aldo; essa enzima medeia reações sucessivas de 11β-hidroxilase, 18-hidroxilase e 18-oxidase na zona glomerulosa para a conversão da desoxicorticosterona em aldosterona). Outras enzimas importantes na unidade fetoplacentária incluem: ARSC1, arilsulfatase; CYP19, aromatase (P450arom); HSD3B1, 3β-hidroxiesteroide desidrogenase/Δ4,Δ5 isomerase tipo 1; HSD11B2, 11β-hidroxiesteroide desidrogenase tipo 2; HSD17B1 e HSD17B5 são duas enzimas 17-hidroxiesteroide desidrogenases diferentes; SRD5A2, esteroide 5α-redutase tipo 2; e SULT2A1, esteroide sulfotransferase.

Assim, os distúrbios hereditários dessas enzimas afetam tanto a síntese da aldosterona quanto a do cortisol (ver Capítulo 594). No fim, o 11-desoxicortisol torna a entrar nas mitocôndrias e é convertido em cortisol pelo **esteroide 11β-hidroxilase** (P450c11, CYP11B1). Essa enzima está estreitamente relacionada com a aldosterona sintase, mas apresenta pouca atividade de 18-hidroxilase e atividade de 18-oxidase inexistente. Dessa forma, em circunstâncias normais, a zona fasciculada não é capaz de sintetizar a aldosterona.

ZONA RETICULAR

Na zona reticular e, até certo ponto, na fasciculada, a enzima 17-hidroxilase (CYP17) tem uma atividade adicional, a clivagem da ligação carbono-carbono 17,20. Isso converte a 17-hidroxipregnenolona em desidroepiandrosterona (DHEA). Este é convertido em androstenediona pela HSD3B. Isso ainda pode ser convertido para testosterona e estrógenos em outros tecidos.

UNIDADE FETOPLACENTÁRIA

A síntese de esteroides na glândula suprarrenal do feto varia durante a gestação (ver Figuras 592.1 e 592.2). Logo após a sua formação no feto (8 a 10 semanas), a glândula suprarrenal fetal secreta cortisol de forma eficaz, o qual se torna capaz de exercer retroalimentação negativa sobre a hipófise e o hipotálamo do feto a fim de suprimir a secreção de ACTH. Esse é um momento fundamental para a diferenciação da genitália externa em ambos os sexos (ver Capítulo 594.1); para evitar a virilização, o feto feminino não deve ser exposto a concentrações elevadas de andrógenos de origem suprarrenal, e a atividade da aromatase placentária deve permanecer baixa durante esse período para minimizar a conversão de testosterona em estradiol nos fetos masculinos, o que interferiria na masculinização. Após 12 semanas de gestação, a atividade de HSD3B na glândula suprarrenal fetal diminui, e a atividade da esteroide sulfoquinase aumenta. Por conseguinte, os principais produtos esteroides da glândula suprarrenal fetal na metade da gestação são DHEA e sulfato de DHEA (SDHEA) e, por meio da 16α-hidroxilação no fígado, o 16α-hidroxi-SDHEA. A atividade da aromatase aumenta na placenta ao mesmo tempo, e a atividade da esteroide sulfatase também fica elevada. Sendo assim, a placenta utiliza DHEA e SDHEA como substratos para a estrona e o estradiol, e 16α-OH SDHEA, para o estriol. A atividade do cortisol permanece baixa durante o segundo trimestre, o que pode servir para evitar a secreção prematura de surfactante pelos pulmões fetais em desenvolvimento; as concentrações de surfactante podem afetar o momento do parto. À medida que o termo se aproxima, a concentração de cortisol fetal aumenta em consequência do aumento de secreção e da diminuição da conversão de cortisol em cortisona

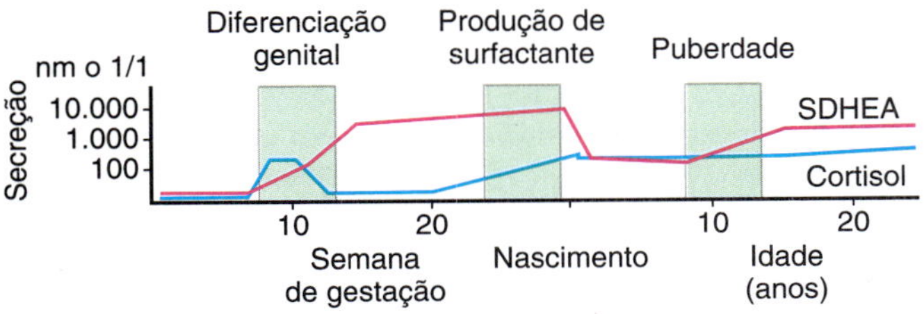

Figura 592.2 Concentrações relativas de secreção de cortisol e sulfato de desidroepiandrosterona pelo córtex suprarrenal fetal durante a gestação, bem como no período pós-natal. São mostrados os tempos aproximados de vários eventos. O eixo vertical é logarítmico, mas os valores são por aproximação. O eixo horizontal não está na escala. SDHEA, sulfato de desidroepiandrosterona.

pela **11β-hidroxiesteroide desidrogenase tipo 2** (HSD11B2). Os níveis de produção da aldosterona no meio da gestação são baixos, mas a sua capacidade de secreção aumenta próximo ao termo.

A bibliografia está disponível no GEN-io.

592.3 Regulação do Córtex Suprarrenal

Perrin C. White

REGULAÇÃO DA SECREÇÃO DE CORTISOL

A secreção de glicocorticoides é regulada principalmente pelo ACTH (corticotrofina), um peptídeo de 39 aminoácidos que é produzido na adeno-hipófise (ver Figura 572.2). É sintetizado como parte de um peptídeo precursor de maior peso molecular, conhecido como **pró-opiomelanocortina (POMC)**; este também é a fonte de betalipotrofina. Além disso, ACTH e betalipotrofina são clivados para produzir hormônio estimulante dos melanócitos α e β, peptídeo do lobo intermediário corticotrofina-*like*, gamalipotofrina, beta e gamaendorfina e encefalina (ver Capítulo 572).

O ACTH é liberado em pulsos de secreção com amplitude variável durante todo o dia e noite. O ritmo diurno normal da secreção de cortisol é produzido pelas amplitudes variáveis dos pulsos de ACTH. Pulsos de ACTH e cortisol ocorrem a cada 30 a 120 minutos, são mais altos perto da hora de despertar e baixos no fim da tarde e à noite, e atingem seu ponto mais baixo 1 ou 2 horas após o início do sono.

O hormônio liberador da corticotrofina (CRH), sintetizado por neurônios da divisão parvicelular do núcleo paraventricular hipotalâmico, é o estimulador mais importante da secreção de ACTH. A **arginina vasopressina** (AVP) aumenta a ação do CRH. Estímulos neurais provenientes do cérebro causam a liberação de CRH e AVP (ver Capítulo 572), ambos secretados na circulação portal hipofisária de modo pulsátil. Essa secreção pulsátil se mostra responsável pela liberação pulsátil (ultradiana) de ACTH. O ritmo circadiano de liberação da corticotrofina é provavelmente induzido por um ciclo circadiano correspondente de secreção hipotalâmica de CRH, que é regulada pelo núcleo supraquiasmático com aferência de outras áreas do cérebro. O cortisol exerce um efeito de retroalimentação negativa sobre a síntese e a secreção de ACTH, CRH e AVP. O ACTH inibe sua própria secreção, um efeito de retroalimentação mediado ao nível do hipotálamo. Sendo assim, a secreção de cortisol é resultado da interação de hipotálamo, hipófise, glândulas suprarrenais e outros estímulos neurais.

O ACTH atua por meio de um receptor específico acoplado à proteína G (também denominado receptor de melanocortina 2, codificado pelo gene *MCR2*) para ativar a **adenilato ciclase** e aumentar as concentrações de **monofosfato de adenosina cíclico (cAMP)**. O cAMP tem efeitos a curto prazo (minutos a horas) no transporte de colesterol para o interior das mitocôndrias ao aumentar a expressão da proteína StAR. Os efeitos a longo prazo (horas a dias) da estimulação do ACTH são aumentar a captação de colesterol e a expressão dos genes que codificam as enzimas necessárias para a síntese do cortisol. Esses efeitos de transcrição ocorrem, ao menos em parte, por meio da atividade aumentada da proteinoquinase A, a qual fosforila vários fatores reguladores da transcrição. O tráfego e a sinalização de MC2R dependem da proteína acessória (MRAP). Mutações tanto em MC2R quanto MRAP podem ocasionar **deficiência familiar de glicocorticoides** (ver Capítulo 593).

REGULAÇÃO DA SECREÇÃO DE ALDOSTERONA

A taxa da síntese de aldosterona, a qual costuma ser 100 a 1.000 vezes menor do que a de cortisol, é regulada principalmente pelo **sistema renina-angiotensina** e pelas concentrações de potássio, com o ACTH apresentando apenas um efeito a curto prazo. Em resposta à diminuição do volume intravascular, a renina é secretada pelo aparelho justaglomerular do rim. A **renina** é uma enzima proteolítica que cliva o angiotensinogênio (substrato da renina), uma α_2-globulina sintetizada pelo fígado, para produzir o decapeptídeo inativo angiotensina I. A **enzima conversora de angiotensina** nos pulmões e outros tecidos cliva de imediato a angiotensina I, produzindo o octopeptídeo biologicamente ativo, a angiotensina II. A clivagem da **angiotensina II** produz o heptapeptídeo angiotensina III. Os tipos II e III são estimuladores potentes da secreção de aldosterona; a II é um agente vasopressor mais potente. As angiotensinas II e III ocupam um receptor acoplado à proteína G, ativando a fosfolipase C. Essa proteína hidrolisa o bifosfato de fosfatidilinositol para produzir **trifosfato de inositol** e **diacilglicerol**, os quais elevam as concentrações intracelulares de cálcio e ativam a **proteinoquinase** C e as quinases ativadas por calmodulina. Da mesma forma, níveis elevados de potássio extracelular despolarizam a membrana celular e aumentam o influxo de cálcio através de seus canais do tipo L regulados por voltagem. A fosforilação de fatores reguladores da transcrição por quinases ativadas pela calmodulina aumenta a transcrição da aldosterona sintase (CYP11B2) necessária para a síntese de aldosterona.

REGULAÇÃO DA SECREÇÃO DE ANDRÓGENOS SUPRARRENAIS

Os mecanismos pelos quais os andrógenos suprarrenais DHEA e androstenediona são regulados ainda não foram completamente compreendidos. A **adrenarca** é um processo de maturação na glândula suprarrenal que resulta em aumento da secreção de andrógenos suprarrenais entre 5 e 20 anos. O processo começa antes dos primeiros sinais de puberdade e continua ao longo dessa fase de crescimento. Do ponto de vista histológico, a adrenarca está associada ao aparecimento da zona reticular. Ao passo que o ACTH promove a produção de andrógenos suprarrenais de forma aguda e, evidentemente, é o principal estímulo para liberação de cortisol, outros fatores têm sido implicados na estimulação dos andrógenos suprarrenais. Esses fatores abrangem redução relativa na expressão de HSD3B2 na zona reticular e, possivelmente, aumentos na atividade da 17,20-liase por causa da fosforilação da CYP17 ou expressão elevada do citocromo b5.

A bibliografia está disponível no GEN-io.

592.4 Ações dos Hormônios Esteroides Suprarrenais

Perrin C. White

Os hormônios esteroides agem por meio de vários receptores distintos correspondentes às atividades biológicas conhecidas dos hormônios esteroides: glicocorticoide, mineralocorticoide, progestógeno, estrógeno e andrógeno. Esses receptores pertencem a uma superfamília bem extensa de fatores de transcrição nuclear, incluindo, entre outros, os receptores de hormônios tireoidianos e ácido retinoico. Eles têm uma estrutura comum que abrange os domínios de ligação ao ligante carboxiterminal e ao DNA na região média. Este contém dois dedos de zinco, cada um deles composto de uma alça de aminoácidos estabilizada por quatro resíduos de cisteína quelando um íon zinco.

Receptores não ligantes de glicocorticoides e mineralocorticoides são encontrados principalmente no citosol em compostos com outras proteínas. As moléculas hormonais se difundem através da membrana celular e são ligadas a receptores, modificando a sua conformação e fazendo com que liberem suas proteínas de ligação citosólica e se desloquem para o núcleo, onde elas se ligam ao DNA em elementos específicos de resposta hormonal. Os receptores ligados podem recrutar outros fatores correguladores da transcrição para o DNA.

Enquanto esteroides distintos são capazes de compartilhar atividades biológicas por causa de sua capacidade em se ligar ao mesmo receptor, um determinado esteroide pode exercer diversos efeitos biológicos em tecidos diferentes. A diversidade de respostas hormonais é determinada pelos genes distintos regulados por cada hormônio em tecidos diferentes. Ademais, combinações diferentes de correguladores são expressas em tecidos distintos, o que permite a cada hormônio esteroide ter muitos efeitos diversos. Além do mais, as enzimas podem aumentar ou diminuir a afinidade dos esteroides por seus receptores e, dessa maneira, modular a sua atividade. A 11β-hidroxiesteroide desidrogenase tipo 1 (HSD11B1) converte a cortisona – que não é um ligante para o receptor de glicocorticoides – em cortisol, um glicocorticoide ativo. Isso aumenta as concentrações locais de glicocorticoides em vários tecidos, sobretudo no fígado, onde eles mantêm a produção hepática de glicose (ver Capítulo 593.4). A hiperexpressão dessa enzima no tecido adiposo pode predispor ao desenvolvimento de obesidade. Por outro lado, a HSD11B2 oxida o cortisol em cortisona, sobretudo no rim, impedindo que os receptores de mineralocorticoides sejam tomados por concentrações elevadas de cortisol (ver Capítulo 593.4).

Embora os receptores de corticosteroides atuem principalmente no núcleo, algumas respostas aos glicocorticoides e mineralocorticoides começam em minutos, um intervalo muito curto para se contabilizar o aumento de transcrição gênica e síntese de proteínas. Em alguns casos, esses efeitos não genômicos podem ser mediados por isoformas associadas à membrana celular dos receptores clássicos de glicocorticoides e mineralocorticoides, os quais são capazes de se acoplar a uma variedade de vias de sinalização intracelular rápidas, como as proteínas G. Interações diretas com outras proteínas, como os canais de íons, também têm sido documentados, sobretudo no sistema nervoso.

AÇÕES DOS GLICOCORTICOIDES

Os glicocorticoides são essenciais para a sobrevivência. O termo *glicocorticoide* refere-se às propriedades reguladoras da glicose desses hormônios. Entretanto, eles têm múltiplos efeitos sobre o metabolismo de carboidratos, lipídios e proteínas. Também regulam as funções imunológica, circulatória e renal; e influenciam o crescimento, o desenvolvimento, o metabolismo ósseo e a atividade do sistema nervoso central (SNC).

Em situações de estresse, a secreção de glicocorticoides pode aumentar até 10 vezes. Acredita-se que essa elevação prolongue a sobrevida por meio de contratilidade cardíaca aumentada, débito cardíaco e sensibilidade aos efeitos pressores das catecolaminas e outros hormônios pressóricos, potencialidade de funcionamento dos músculos esqueléticos e capacidade de mobilizar reservas de energia.

EFEITOS METABÓLICOS

A ação primária dos glicocorticoides no metabolismo dos carboidratos é aumentar a produção de glicose, elevando a **gliconeogênese** hepática. Eles também aumentam a resistência celular à insulina, diminuindo, assim, a entrada de glicose na célula. Essa inibição da captação de glicose ocorre em adipócitos, células musculares e fibroblastos. Além de sua resistência à ação da insulina, os glicocorticoides podem atuar de modo simultâneo com a insulina para proteger contra a inanição a longo prazo, estimulando a deposição e produção de glicogênio no fígado. Ambos os hormônios estimulam a atividade da glicogênio sintetase e diminuem a degradação do glicogênio. O excesso de glicocorticoides pode acarretar hiperglicemia, e a sua deficiência, provocar hipoglicemia.

Os glicocorticoides elevam as concentrações de ácidos graxos livres por meio de aumento da lipólise, diminuição da captação celular de glicose e redução da produção de glicerol, o que é necessário para a reesterificação de ácidos graxos. Esse aumento da lipólise também é estimulado pela intensificação permissiva da ação lipolítica de outros fatores, como a epinefrina. Essa ação afeta os adipócitos de maneira diferente de acordo com suas localizações anatômicas. No paciente com excesso de glicocorticoide, há perda de gordura nas extremidades, mas ocorre o seu aumento no tronco (obesidade centrípeta), no pescoço e na face (face de lua cheia). Isso pode envolver efeitos na diferenciação dos adipócitos.

Em geral, os glicocorticoides exercem um efeito catabólico ou antianabólico no metabolismo das proteínas. A proteólise em tecido adiposo, músculo esquelético, osso e tecidos linfoide e conjuntivo aumenta os substratos de aminoácidos que podem ser utilizados na gliconeogênese. O músculo cardíaco e o diafragma são quase preservados por completo desse efeito catabólico.

Efeitos circulatórios e renais

Os glicocorticoides têm influência inotrópica positiva sobre o coração, aumentando o índice de trabalho do ventrículo esquerdo. Além disso, exercem um efeito permissivo sobre as ações de **epinefrina** e **norepinefrina** tanto no coração quanto nos vasos sanguíneos. Na ausência de glicocorticoides, é possível que haja diminuição do débito cardíaco e choque; em condições de excesso, a hipertensão é observada com frequência. Isso pode ser consequência da ativação do receptor de mineralocorticoides (ver Capítulo 593.4), a qual ocorre quando a HSD11B2 renal se encontra saturada por concentrações excessivas de glicocorticoides.

Crescimento

Em excesso, os glicocorticoides inibem o crescimento linear e a maturação esquelética em crianças, ao que tudo indica, por meio de efeitos diretos sobre as epífises. Todavia, eles também são necessários para o crescimento e o desenvolvimento normais. No feto e no neonato, aceleram a diferenciação e o desenvolvimento de vários tecidos, incluindo os sistemas hepático e gastrintestinal, bem como a produção de surfactante no pulmão fetal. Glicocorticoides costumam ser administrados em gestantes com risco de parto prematuro em um esforço de acelerar esses processos de maturação.

Efeitos imunológicos

Os glicocorticoides têm uma contribuição importante na regulação imunológica. Eles inibem a síntese de glicolipídios e precursores das prostaglandinas, bem como as ações da bradicinina. Também bloqueiam a secreção e as ações de histamina e citocinas pró-inflamatórias (fator de necrose tumoral α, interleucina-1 e interleucina-6), diminuindo, assim, a inflamação. Doses elevadas de glicocorticoides provocam depleção de monócitos, eosinófilos e linfócitos, sobretudo as células T. Eles fazem isso, ao menos em parte, induzindo a parada do ciclo celular na fase G_1 e ativando a apoptose por meio de efeitos mediados pelos receptores de glicocorticoides. Os efeitos sobre os linfócitos são exercidos sobretudo nas células T-*helper* 1 e, portanto, na imunidade celular, enquanto as células T-*helper* 2 são preservadas, levando a uma resposta imune predominantemente humoral. Doses farmacológicas de glicocorticoides também são capazes de reduzir o tamanho dos tecidos imunológicos (baço, timo e linfonodos).

Os glicocorticoides aumentam a contagem de células polimorfonucleares circulantes, sobretudo ao impedir a sua saída da circulação. Além disso, diminuem a diapedese, a quimiotaxia e a fagocitose das células polimorfonucleares. Por conseguinte, a mobilidade dessas células é alterada de modo que não atinjam o local de inflamação para produzir uma resposta imune apropriada. Concentrações elevadas de glicocorticoides diminuem as respostas imunes inflamatórias e celulares e aumentam a suscetibilidade para certas infecções bacterianas, virais, fúngicas e parasitárias.

Efeitos na pele, osso e cálcio

Os glicocorticoides inibem os fibroblastos, levando a aumento de equimoses e cicatrização deficiente de feridas por atrofia cutânea. Esse efeito explica o adelgaçamento da pele e a formação de estrias observados em pacientes com síndrome de Cushing.

Os glicocorticoides têm o efeito geral de reduzir o cálcio sérico e têm sido utilizados no tratamento de emergência em certos tipos de **hipercalcemia**. É provável que esse efeito hipocalcêmico seja o resultado de reduções na absorção intestinal de cálcio e na reabsorção renal de cálcio e fósforo. Entretanto, as concentrações séricas de cálcio não costumam cair abaixo do normal em razão de um aumento secundário na secreção de paratormônio.

O efeito a longo prazo mais significativo do excesso de glicocorticoides sobre o metabolismo do cálcio e o ósseo é a **osteoporose**. Glicocorticoides inibem a atividade osteoblástica ao diminuir o número e a atividade dos osteoblastos. Eles também reduzem a atividade osteoclástica, mas em proporção muito menor, resultando em renovação óssea deficiente com um balanço total negativo. A tendência dos glicocorticoides em diminuir as concentrações séricas de cálcio e fosfato provoca hiperparatireoidismo secundário. Essas ações minimizam a formação óssea e provocam uma perda efetiva de mineral ósseo.

Efeitos no sistema nervoso central

Os glicocorticoides penetram facilmente na barreira hematencefálica e exercem efeitos diretos sobre o metabolismo do cérebro. Eles diminuem certos tipos de edema do SNC e, com frequência, são empregados para tratar o aumento da pressão intracraniana (PIC); estimulam o apetite; e provocam insônia, com redução no sono com movimentos oculares rápidos (REM; do inglês, *rapid eye movements*). Observa-se um aumento da irritabilidade e labilidade emocional, com comprometimento da memória e capacidade de concentração. Muitas vezes, excesso de glicocorticoides leve a moderado por um período de tempo limitado produz uma sensação de euforia ou bem-estar; porém, tanto o excesso quanto a deficiência dele podem estar associados à depressão clínica. O seu excesso produz **psicose** em alguns pacientes.

Os efeitos dos glicocorticoides no cérebro são mediados, em grande parte, por meio de sua interação com os receptores mineralocorticoides e glicocorticoides (algumas vezes são designados, nesse contexto, como receptores de corticosteroides tipos I e II, respectivamente). A ativação dos receptores tipo II aumenta a sensibilidade dos neurônios do hipocampo ao neurotransmissor serotonina, o que poderia ajudar no esclarecimento da euforia associada a doses altas de glicocorticoides. Estes suprimem a liberação de CRH no hipotálamo anterior, mas a estimulam nos núcleos central da amígdala e do leito lateral da estria terminal, onde conseguem mediar os estados de medo e ansiedade. Os glicocorticoides e outros esteroides podem ter efeitos não genômicos ao modular as atividades dos receptores de ácido gama-aminobutírico e *N*-metil-D-aspartato.

AÇÕES DOS MINERALOCORTICOIDES

Os mineralocorticoides mais importantes são a aldosterona e, em menor grau, a 11-desoxicorticosterona. A corticosterona e o cortisol normalmente não são importantes como mineralocorticoides, a menos que sejam secretados em excesso. Os mineralocorticoides têm ações mais limitadas do que os glicocorticoides. Sua função principal é manter o volume intravascular por meio de conservação do sódio e eliminação dos íons potássio e hidrogênio. Eles exercem essas ações nos rins, intestinos e glândulas salivares e sudoríparas. A aldosterona pode ter efeitos distintos em outros tecidos. Os receptores de mineralocorticoides são encontrados no coração e no endotélio vascular, e a aldosterona aumenta a fibrose miocárdica na insuficiência cardíaca.

Os mineralocorticoides exercem suas ações mais importantes nos túbulos contorcidos distais e ductos coletores corticais dos rins, onde induzem a reabsorção de sódio e a secreção de potássio. No ducto coletor medular, atuam de modo permissivo, possibilitando o aumento do fluxo osmótico de água pela vasopressina. Desse modo, os pacientes com deficiência de mineralocorticoide podem desenvolver **perda de peso**, **hipotensão**, **hiponatremia** e **hiperpotassemia**, e aqueles com excesso dele, hipertensão, hipopotassemia e alcalose metabólica (ver Capítulos 593 a 596).

Os mecanismos pelos quais a aldosterona afeta a excreção de sódio não são totalmente compreendidos. É provável que a maioria dos efeitos da aldosterona sejam por causa de alterações na expressão gênica mediadas pelo receptor de mineralocorticoides, pois, de fato, os níveis das subunidades de Na^+,K^+-adenosina trifosfatase e canal epitelial de sódio aumentam em resposta à aldosterona. Além disso, esta aumenta a expressão da **quinase sérica e regulada por glicocorticoides**, o que reduz de forma indireta a renovação das subunidades dos canais epiteliais de sódio e, portanto, aumenta o número de canais de sódio abertos.

O receptor de mineralocorticoides apresenta afinidades semelhantes *in vitro* com relação a cortisol e aldosterona; no entanto, o cortisol é um mineralocorticoide fraco *in vivo*. Essa discrepância resulta da ação da HSD11B2, a qual converte o cortisol em cortisona. A cortisona não é um ligante para o receptor, ao passo que a aldosterona não é um substrato para a enzima. A inibição farmacológica (como ocorre com o consumo excessivo de alcaçuz) ou a deficiência genética dessa enzima permite que o cortisol ocupe os receptores de mineralocorticoides renais e produza retenção de sódio e hipertensão; o distúrbio genético é denominado **síndrome de excesso aparente de mineralocorticoides**.

AÇÕES DOS ANDRÓGENOS SUPRARRENAIS

Muitas ações dos andrógenos suprarrenais são exercidas por meio de sua conversão em andrógenos ou estrógenos ativos, como **testosterona**, **di-hidrotestosterona**, **estrona** e **estradiol**. Nos homens, menos de 2% dos andrógenos biologicamente fundamentais são derivados da produção suprarrenal, ao passo que, nas mulheres, cerca de 50% deles são de origem suprarrenal. A contribuição das suprarrenais para as concentrações circulantes de estrógeno é mais importante em condições patológicas, como tumores suprarrenais feminizantes. Os andrógenos suprarrenais contribuem para o desenvolvimento fisiológico de pelos pubianos e axilares durante a puberdade normal. Além disso, desempenham uma função importante na fisiopatologia da **hiperplasia suprarrenal congênita**, **adrenarca precoce**, **tumores suprarrenais** e **síndrome de Cushing** (ver Capítulos 594, 595 e 597).

Em seres humanos, as concentrações circulantes de DHEA e SDHEA, os principais andrógenos suprarrenais, atingem um pico no início da vida adulta e, em seguida, diminuem. Isso tem levado à especulação de que algumas alterações fisiológicas relacionadas com a idade poderiam ser revertidas pela administração de DHEA, e efeitos benéficos têm sido apontados (mas não comprovados) a respeito de sensibilidade à insulina, densidade mineral óssea, massa muscular, obesidade, riscos cardiovascular e de câncer, autoimunidade e SNC.

Corticosteroides sintéticos

Dispõe-se de muitos análogos sintéticos de cortisona e hidrocortisona. A **prednisona** e a **prednisolona** são derivados com ligação dupla adicional no anel A. Semelhante à cortisona, a prednisona não é um esteroide ativo, mas é convertida em prednisolona pela HSD11B1 no fígado. Prednisona e prednisolona são 4 a 5 vezes mais potentes na atividade anti-inflamatória e de carboidratos; contudo, têm um efeito ligeiramente menor na retenção de água e sódio do que o cortisol. Derivados halogenados apresentam efeitos diferentes. Betametasona e **dexametasona** têm 25 a 40 vezes a potência glicocorticoide do cortisol, mas possuem pouco efeito mineralocorticoide. Em geral, esses análogos são empregados em doses farmacológicas por suas propriedades anti-inflamatórias ou imunossupressoras. A atividade anti-inflamatória da fludrocortisona é cerca de 15 vezes maior do que a da hidrocortisona, mas a fludrocortisona se mostra 125 vezes mais ativa como mineralocorticoide e é utilizada no tratamento da deficiência de aldosterona.

A bibliografia está disponível no GEN-io.

592.5 Medula Suprarrenal

Perrin C. White

Os principais hormônios da medula suprarrenal são as **catecolaminas** fisiologicamente ativas: **dopamina**, **norepinefrina** e **epinefrina** (Figura 592.3). A síntese de catecolaminas também ocorre no cérebro, em terminações nervosas simpáticas e no **tecido cromafim** no exterior da medula suprarrenal. Os metabólitos das catecolaminas são excretados na urina, sobretudo o ácido 3-metoxi-4-hidroximandélico, **metanefrina** e **normetanefrina**. Metanefrinas e catecolaminas urinárias são mensuradas para detectar **feocromocitomas** da medula suprarrenal e do sistema nervoso simpático (ver Capítulo 598).

As proporções de epinefrina e norepinefrina na glândula suprarrenal variam com a idade. Nos estágios iniciais do feto, não há de fato epinefrina; no nascimento, a norepinefrina permanece predominante. Entretanto, em adultos, a norepinefrina responde por apenas 10 a 30% das aminas pressóricas na medula.

Os efeitos das catecolaminas são mediados por uma série de receptores adrenérgicos acoplados à proteína G. Tanto a epinefrina quanto a norepinefrina aumentam a pressão arterial média, mas somente a epinefrina eleva o débito cardíaco. Ao aumentar a resistência vascular periférica, a norepinefrina eleva as pressões arteriais sistólica e diastólica, com apenas uma redução leve na frequência de pulso. A epinefrina aumenta a frequência de pulso e, ao reduzir a resistência vascular periférica, diminui a pressão diastólica. Os efeitos hiperglicemiantes e calorigênicos da norepinefrina são muito menos destacados do que os da epinefrina.

A bibliografia está disponível no GEN-io.

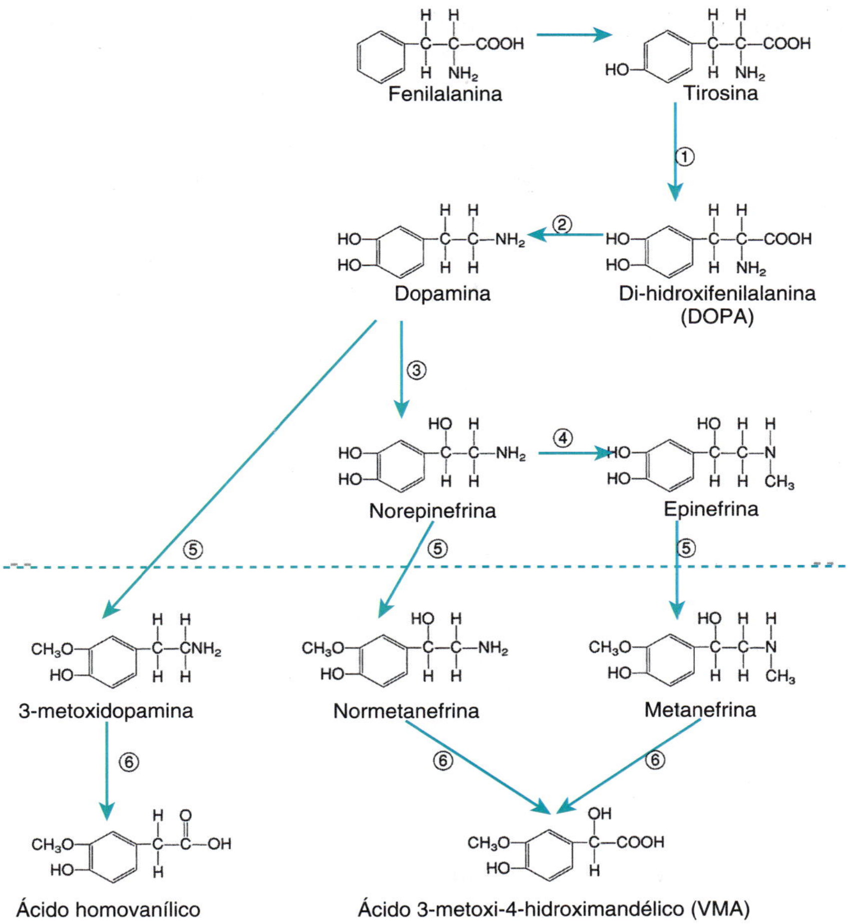

Figura 592.3 Biossíntese (*acima da linha tracejada*) e metabolismo (*abaixo da linha tracejada*) das catecolaminas norepinefrina e epinefrina. Enzimas: *1*: tirosina hidroxilase; *2*: dopa descarboxilase; *3*: dopamina β-oxidase; *4*: feniletanolamina-*N*-metiltransferase; *5*: catecol *O*-metiltransferase; *6*: monoamina oxidase.

Capítulo 593

Insuficiência Adrenocortical

Perrin C. White

Na insuficiência suprarrenal primária (ISRP), lesões congênitas ou adquiridas do córtex suprarrenal impedem a produção de cortisol e, com frequência, de aldosterona (Tabela 593.1). A insuficiência suprarrenal primária adquirida é denominada **doença de Addison**. A disfunção da adeno-hipófise ou do hipotálamo pode causar deficiência de corticotrofina (hormônio adrenocorticotrófico [ACTH]) e levar à hipofunção do córtex suprarrenal, denominada *insuficiência suprarrenal secundária*; às vezes, o termo *insuficiência suprarrenal terciária* é empregado para denotar casos oriundos de disfunção hipotalâmica (Tabela 593.2).

593.1 Insuficiência Suprarrenal Primária

Perrin C. White

A ISRP em crianças é causada com mais frequência por distúrbios genéticos que, muitas vezes, mas nem sempre, se manifestam no lactente e, com menos frequência, por problemas adquiridos, como doenças autoimunes (Tabela 593.3). A suscetibilidade a distúrbios autoimunes geralmente tem uma base genética, de modo que essas distinções não são absolutas.

ETIOLOGIAS HERDADAS

Defeitos inatos da esteroidogênese

As causas mais comuns de insuficiência adrenocortical no lactente sãos as formas de hiperplasia suprarrenal congênita (HSRC) perdedoras de sal. (ver Capítulo 594). Aproximadamente 75% dos lactentes com deficiência de 21-hidroxilase, quase todos aqueles com hiperplasia suprarrenal lipoide e a maioria dos pacientes com deficiência de 3β-hidroxiesteroide desidrogenase manifestam sintomas de perda de sal no período neonatal, visto que são incapazes de sintetizar cortisol e aldosterona.

Hipoplasia suprarrenal congênita

A hipoplasia suprarrenal congênita (AHC; do inglês, *adrenal hypoplasia congenita*) é uma causa relativamente frequente de insuficiência suprarrenal em meninos, juntamente com HSRC, doença autoimune e adrenoleucodistrofia (ALD). Apesar de seu nome, a AHC é predominantemente uma deficiência de desenvolvimento da zona definitiva do córtex suprarrenal; a zona fetal pode ser relativamente normal. Em consequência, é comum a insuficiência suprarrenal se tornar evidente quando a zona fetal sofre involução no período pós-natal (ver Capítulo 592), com início no recém-nascido ou nos primeiros 2 anos de vida; porém, algumas vezes, no final da infância ou até mesmo na idade adulta. Em alguns casos, a deficiência de aldosterona surge antes da deficiência de cortisol.

O distúrbio é causado por mutação do gene *DAX1* (*NR0B1*), um membro da família de receptores hormonais nucleares, localizado no Xp21. Muitas vezes, os meninos com AHC não passam pela puberdade,

Tabela 593.1 Causas de insuficiência suprarrenal primária.

	PATOGENIA OU GENÉTICA	CARACTERÍSTICAS CLÍNICAS ALÉM DA INSUFICIÊNCIA SUPRARRENAL
HIPERPLASIA SUPRARRENAL CONGÊNITA		
Deficiência de 21-hidroxilase	Mutações *CYP21A2*	Hiperandrogenismo
Deficiência de 11β-hidroxilase	Mutações *CYP11B1*	Hiperandrogenismo e hipertensão
Deficiência de 3β-hidroxiesteroide desidrogenase tipo 2	Mutações *HSD3B2*	Genitália ambígua em homens e virilização pós-natal em mulheres
Deficiência de 17α-hidroxilase	Mutações *CYP17A1*	Sexo reverso XY, atraso puberal em ambos os sexos e hipertensão
Deficiência de P450 oxidorredutase	Mutações *POR*	Malformação esquelética (síndrome de Antley-Bixler) e genitália anormal
Deficiência de clivagem da cadeia lateral P450	Mutações *CYP11A1*	Sexo reverso XY
Hiperplasia suprarrenal lipoide congênita	Mutações *STAR*	Sexo reverso XY
OUTROS DISTÚRBIOS GENÉTICOS		
Adrenoleucodistrofia ou adrenomieloneuropatia	Mutações *ABCD1*	Fraqueza, espasticidade, demência, cegueira e quadriparesia. A adrenomieloneuropatia é uma variante mais leve da adrenoleucodistrofia com progressão mais lenta
Síndrome triplo A (síndrome de Allgrove)	Mutações *AAAS*	Acalasia, alacrimia, déficits cognitivos e neuromusculares e hiperqueratose
Síndrome de Smith-Lemli-Opitz	Mutações *DHCR7*	Malformações craniofaciais, atraso no desenvolvimento, deficiência de crescimento e deficiência de colesterol
Doença de Wolman	Mutações *LIPA*	Calcificação suprarrenal bilateral e hepatoesplenomegalia
Síndrome de Kearns-Sayre	Deleções do DNA mitocondrial	Oftalmoplegia externa, degeneração da retina, defeitos de condução cardíaca e outros distúrbios endócrinos
Síndrome de Pallister-Hall	Mutações *GLI3*	Hamartoblastoma hipotalâmico, hipopituitarismo, ânus imperfurado e polidactilia pós-axial
Síndrome IMAGe	Mutações *CDKN1C* ou POLE	Atraso do crescimento intrauterino, displasia metafisária e anormalidades genitais
Hipoplasia suprarrenal congênita		
Ligada ao X	Mutações *NR0B1*	Hipogonadismo hipogonadotrópico em homens
Síndrome do gene contíguo Xp21	Deleção dos genes para distrofia muscular de Duchenne, glicerol quinase e *NR0B1*	Distrofia muscular de Duchenne, deficiência de glicerol quinase e atraso psicomotor
Ligada a SF-1	Mutações *NR5A1*	Sexo reverso XY
Deficiência familiar de glicocorticoides ou síndromes de insensibilidade à corticotrofina		
Tipo 1	Mutações *MC2R*	Alta estatura e traços faciais característicos, como hiperterolismo e bossa frontal
Tipo 2	Mutações *MRAP*	
Variante da deficiência familiar de glicocorticoides	Mutações *MCM4*	Deficiência de crescimento, quebra cromossômica aumentada e deficiência de células *natural killer*
Variante da deficiência familiar de glicocorticoides	Mutações *MNT*	
AUTOIMUNE		
Isolada	Esporádica; associações com *HLA-DR3-DQ2, HLA-DR4-DQ8, MICA, CTLA4, PTPN22, CIITA* e *CLEC16A*	Nenhuma
SPA tipo 1 (APECED)	Mutações *AIRE*	Candidíase mucocutânea crônica, hipoparatireoidismo e outras doenças autoimunes
SPA tipo 2	Esporádica; associações com *HLA-DR3, HLA-DR4* e *CTLA4*	Doença autoimune da tireoide, diabetes melito tipo 1 e outras doenças autoimunes
SPA tipo 4	Esporádica; associações com *HLA-DR3* e *CTLA4*	Outras doenças autoimunes (gastrite autoimune, vitiligo, doença celíaca e alopecia), excluindo doença da tireoide e diabetes melito tipo 1
INFECCIOSA		
Adrenalite tuberculosa	Tuberculose	Manifestações associadas à tuberculose em outros órgãos
AIDS	HIV-1	Outras doenças associadas à AIDS
Adrenalite fúngica	Histoplasmose, criptococose e coccidioidomicose	Infecções oportunistas
Sepse meningocócica (síndrome de Waterhouse-Friderichsen)	*Neisseria meningitidis*	

(*continua*)

Tabela 593.1 Causas de insuficiência suprarrenal primária. (*continuação*)

	PATOGENIA OU GENÉTICA	CARACTERÍSTICAS CLÍNICAS ALÉM DA INSUFICIÊNCIA SUPRARRENAL
Tripanossomíase africana	*Trypanosoma brucei*	Comprometimento de outros órgãos associado à tripanossomíase
OUTRAS CAUSAS ADQUIRIDAS		
Hemorragia suprarrenal bilateral	Sepse meningocócica (síndrome de Waterhouse-Friderichsen), síndrome antifosfolipídica primária, parto traumático e anticoagulação	Sinais e sintomas de doença subjacente
Metástases suprarrenais bilaterais	Principalmente cânceres de pulmão, estômago, mama e cólon	Sinais e sintomas de doença subjacente
Infiltração suprarrenal bilateral	Linfoma suprarrenal primário, amiloidose, hemocromatose e sarcoidose (rara)	Sinais e sintomas de doença subjacente
Suprarrenalectomia bilateral		Sinais e sintomas de doença subjacente
INDUZIDA POR FÁRMACOS		
Mitotano (o,p-DDD)	Citotoxicidade	Nenhuma, a menos que relacionadas ao fármaco
Aminoglutetimida	Inibição da enzima de clivagem da cadeia lateral do colesterol (CYP11A1)	Nenhuma, a menos que relacionadas ao fármaco
Trilostano	Inibição de 3β-hidroxiesteroide desidrogenase tipo 2	Nenhuma, a menos que relacionadas ao fármaco
Etomidato	Inibição de 11β-hidroxilase (CYP11B1)	Nenhuma, a menos que relacionadas ao fármaco
Cetoconazol, fluconazol	Inibição das enzimas mitocondriais do citocromo P450 (p. ex., CYP11A1 e CYP11B1)	Nenhuma, a menos que relacionadas ao fármaco

AAAS, acalasia, insuficiência adrenocortical, síndrome de alacrimia; ABCD, cassete de ligação do ATP, subfamília D; ABCG5, cassete de ligação do ATP, subfamília G, membro 5; ABCG8, cassete de ligação do ATP, subfamília G, membro 8; APECED, poliendocrinopatia autoimune-candidíase-distrofia ectodérmica; CIITA, transativador da classe II; CTLA-4, antígeno 4 de linfócito T citotóxico; DHCR7, 7-deidrocolesterol redutase; HLA, antígeno leucocitário humano; IMAGe, restrição do crescimento intrauterino (RCIU), displasia metafisária, hipoplasia suprarrenal congênita (AHC) e anormalidades geniturinárias; LIPA, lipase A; MC2R, receptor de melanocortina 2; MCM4, componente 4 do complexo de manutenção de minicromossomo; MICA, gene A relacionado à cadeia classe I do complexo principal de histocompatibilidade; MRAP, proteína acessória do receptor de melanocortina 2; PTPN22, proteína tirosina fosfatase, não receptora tipo 22; SPA, síndrome de poliendocrinopatia autoimune; StAR, proteína reguladora aguda esteroidogênica. (Adaptada de Charmandari E, Nicolaides NC, Chrousos GP. Adrenal insufficiency. *Lancet* 383:2152-2164, 2014, Table 1, pp. 2153-2154.)

Tabela 593.2 Causas de insuficiência suprarrenal secundária.

	ETIOLOGIAS	MANIFESTAÇÕES CLÍNICAS ALÉM DA INSUFICIÊNCIA SUPRARRENAL
INDUZIDA POR FÁRMACOS		
Interrupção abrupta da terapia com glicocorticoides (sistêmica ou tópica)	Supressão da secreção de CRH e ACTH, levando à atrofia do córtex suprarrenal	Sintomas associados à doença primária
OUTRAS CAUSAS ADQUIRIDAS		
Tumores hipotalâmicos ou hipofisários	Adenomas, cistos, craniofaringiomas, ependimomas e meningiomas; raras vezes, carcinomas e metástases	Pan-hipopituitarismo;* sintomas associados à doença primária
Traumatismo cranioencefálico		Pan-hipopituitarismo;* sintomas associados à doença primária
Cirurgia ou irradiação hipotalâmica ou hipofisária		Pan-hipopituitarismo;* sintomas associados à doença primária
Infecções ou processos infiltrativos	Hipofisite linfocítica, hemocromatose, tuberculose, meningite, sarcoidose, actinomicose, histiocitose X e granulomatose de Wegener	Pan-hipopituitarismo;* sintomas associados à doença primária
Apoplexia hipofisária (quando ocorre em mãe no periparto, denomina-se síndrome de Sheehan	Perda acentuada de sangue ou hipotensão	Início abrupto de cefaleia intensa, distúrbios visuais, náuseas e vômitos; pan-hipopituitarismo;* sintomas associados à doença primária
CAUSAS CONGÊNITAS OU GENÉTICAS		
Desenvolvimento anormal do sistema nervoso central		
Anencefalia	Múltiplas	Sintomas associados à doença primária
Holoprosencefalia	Múltiplas	Sintomas associados à doença primária
Deficiência combinada de hormônios hipofisários (DCHH)†		
DCHH2	Mutações em *PROP1* (homeobox 1 pareado-*like*)	Pan-hipopituitarismo; ocorre deficiência de corticotrofina na adolescência
DCHH3	Mutações em *LHX3* (homeobox 3 LIM)	Pan-hipopituitarismo; surdez e pescoço curto
DCHH4	Mutações em *LHX4* (homeobox 4 LIM)	Pan-hipopituitarismo; sela turca pequena e defeitos cerebelares

(*continua*)

Tabela 593.2 Causas de insuficiência suprarrenal secundária. *(continuação)*

	ETIOLOGIAS	MANIFESTAÇÕES CLÍNICAS ALÉM DA INSUFICIÊNCIA SUPRARRENAL
Displasia septo-óptica, DCHH5	Mutações em *HESX1* (homeobox 1 HESX)	Pan-hipopituitarismo; displasia septo-óptica (cegueira por causa de hipoplasia dos nervos ópticos e ausência do septo pelúcido); atraso no desenvolvimento
DCHH6	Mutações em *OTX2* (homeobox 2 do ortodentículo)	Pan-hipopituitarismo; neuro-hipófise ectópica
Pan-hipopituitarismo ligado ao X	Mutações em *SOX3* (boxe 3 SRY [região Y determinante do sexo])	Pan-hipopituitarismo; hipoplasia infundibular e atraso no desenvolvimento
Outras síndromes genéticas que afetam a secreção de corticotrofina		
Deficiência congênita de pró-opiomelanocortina	Mutações em *POMC* (pró-opiomelanocortina)	Obesidade grave de início precoce, hiperfagia e cabelos vermelhos
Deficiência de pró-hormônio convertase 1/3	Mutações em *PC1* (pró-hormônio convertase 1/3)	Obesidade, má absorção ou diarreia e hipogonadismo hipogonadotrópico
Deficiência isolada de ACTH (corticotrofina)	Mutações em *TBX19* (boxe-T19)	
Síndrome de Prader-Willi	Deleção ou silenciamento de genes na cópia parental dos genes no interior da região cromossômica em *imprinting* 15q11-q13, incluindo *SNRPN* (polipeptídeo N de ribonucleoproteína nuclear pequeno) e *NDN* (membro da família de necdina, antígeno do melanoma [MAGE])	Características dismórficas, hipotonia, atraso no desenvolvimento, obesidade, deficiência de hormônio do crescimento e hipogonadismo hipogonadotrópico

*As deficiências associadas de hormônios da adeno-hipófise e/ou neuro-hipófise podem variar. †A DCHH1 (mutações em *POUF1*) não está associada à deficiência de corticotrofina.

Tabela 593.3 Frequências de etiologias da insuficiência suprarrenal primária.

ETIOLOGIA	%	IDADE NO DIAGNÓSTICO
Hiperplasia suprarrenal congênita	59	Primeira infância (lactente)
Autoimune	16	Infância/adolescência
APECED (poliendocrinopatia autoimune-candidíase-distrofia ectodérmica)	6	Infância/adolescência
Adrenoleucodistrofia	4	Infância/adolescência
Deficiência isolada de glicocorticoides	4	Primeira infância (lactente)
Idiopática	4	Infância
Síndromes	3	Primeira infância (lactente)
Hipoplasia suprarrenal congênita ligada ao X	2	Primeira infância (lactente)/ infância
Hemorragia	1	Primeira infância (lactente)

Dados de Perry R, Kecha O, Paquette J *et al.* Primary adrenal insufficiency in children: twenty years' experience at the Sainte-Justine Hospital, Montreal. *J Clin Endocrinol Metab* 90:3243-3250, 2005; Hsieh S, White PC. Presentation of primary adrenal insufficiency in childhood. *J Clin Endocrinol Metab* 96:E925-E928, 2011.

em razão do hipogonadismo hipogonadotrópico provocado pelo mesmo gene *DAX1* que sofreu mutação. A **criptorquidia**, às vezes observada nesses meninos, é provavelmente manifestação precoce de hipogonadismo hipogonadotrópico. Entretanto, com frequência, a função testicular nos lactentes é normal, com pico de testosterona típico ou até mesmo inusitadamente prolongado no primeiro mês de vida.

Em certas ocasiões, a AHC ocorre como parte de uma síndrome de *deleção de genes contíguos*, juntamente com distrofia muscular de Duchenne, deficiência de glicerol quinase, comprometimento cognitivo ou uma combinação dessas condições.

Outras causas genéticas de hipoplasia suprarrenal

O fator de transcrição SF-1 é necessário para o desenvolvimento das glândulas suprarrenais e das gônadas (ver Capítulo 592). Indivíduos do sexo masculino com mutação heterozigótica no SF-1 (*NR5A1*) têm desenvolvimento prejudicado dos testículos, apesar da presença de uma cópia normal do gene no outro cromossomo e podem ter aparência feminina, semelhante aos pacientes com hiperplasia suprarrenal lipoide (ver Capítulo 594). Raras vezes, esses pacientes também apresentam insuficiência suprarrenal.

Ocasionalmente, a hipoplasia suprarrenal também é observada em pacientes com **síndrome de Pallister-Hall** causada por mutações no oncogene GLI3.

Adrenoleucodistrofia

Na ALD, a deficiência adrenocortical está associada à desmielinização no sistema nervoso central (SNC [ver Capítulos 104.2 e 617.3]). São encontradas concentrações elevadas de **ácidos graxos de cadeia muito longa** nos tecidos e líquidos corporais, resultantes de sua betaoxidação prejudicada nos peroxissomos.

A forma mais comum de ALD é um distúrbio ligado ao X com várias apresentações. O quadro clínico mais frequente é o de um distúrbio neurológico degenerativo que surge na infância ou adolescência e progride para demência grave e deterioração de visão, audição, fala e marcha, com a ocorrência de morte dentro de alguns anos. Os sintomas neurológicos podem ser sutis no início, os quais às vezes consistem apenas em alterações comportamentais ou deterioração do desempenho acadêmico. Alopecia generalizada, mas incompleta, semelhante àquela causada por quimioterapia, é um achado característico, porém inconsistente. Uma forma mais leve de ALD ligada ao X é a adrenomieloneuropatia, que começa no fim da adolescência ou início da vida adulta. Os pacientes podem apresentar evidências de insuficiência suprarrenal antes, por ocasião ou depois do desenvolvimento de sintomas neurológicos, muitas vezes com intervalo de vários anos. A ALD ligada ao X é causada por mutações no gene *ABCD1*, localizado no Xq28. O gene codifica um transportador transmembrana envolvido na importação de ácidos graxos de cadeia muito longa nos **peroxissomos**. Tem-se descritas mais de 400 mutações em pacientes com ALD ligada ao X. Os fenótipos clínicos podem variar até mesmo dentro das famílias, possivelmente por causa de genes modificadores ou outros fatores desconhecidos. Não há correlação entre o grau de comprometimento neurológico e a gravidade da insuficiência suprarrenal. O diagnóstico pré-natal por meio de análise do DNA e triagem familiar por ensaios de ácidos graxos de cadeia muito longa e a análise de mutação estão disponíveis. Mulheres portadoras heterozigotas do gene da ALD ligada ao X podem desenvolver sintomas na meia-idade ou mais tarde; a insuficiência suprarrenal é rara.

ALD neonatal é um distúrbio autossômico recessivo raro. Os lactentes apresentam deterioração neurológica e têm, ou adquirem, evidências de disfunção do córtex suprarrenal. A maioria dos pacientes apresenta comprometimento cognitivo grave e progressivo e morre antes dos 5 anos. Esse distúrbio é um subgrupo da **síndrome de Zellweger (cérebro-hepatorrenal)**, na qual não há desenvolvimento dos peroxissomos por causa de mutações em qualquer um dos vários genes (*PEX5, PEX1, PEX10, PEX13* e *PEX26*) que controlam o desenvolvimento dessa organela.

Deficiência familiar de glicocorticoides

A **deficiência** familiar **de glicocorticoides (DFG)** é uma forma de insuficiência suprarrenal crônica caracterizada por deficiência isolada de glicocorticoides, concentrações elevadas de hormônio adrenocorticotrófico (ACTH) e produção geralmente normal de aldosterona, embora, em certas ocasiões, ocorram manifestações de perda de sal, como aquelas observadas na maioria das outras formas de insuficiência suprarrenal. Os pacientes apresentam sobretudo hipoglicemia, convulsões e aumento da pigmentação durante a primeira década de vida. O distúrbio afeta da mesma forma ambos os sexos e é herdado de forma autossômica recessiva. Há atrofia do córtex suprarrenal acentuada com preservação relativa da zona glomerulosa. Mutações no gene do receptor de ACTH (*MCR2*) têm sido descritas em cerca de 25% desses pacientes, cuja maioria afeta a passagem das moléculas receptoras do retículo endoplasmático para a superfície celular. Outros 20% dos casos são ocasionados por mutações no *MRAP*, que codifica uma **proteína acessória do receptor de melanócitos** necessária para esse transporte. Tem-se identificado mutações em novos *loci* genéticos, incluindo o homólogo de manutenção de minicromossomo deficiente 4 (*MCM4*) e a nicotinamida nucleotídio trans-hidrogenase (*NNT*). Esses genes estão envolvidos na replicação do DNA e na defesa antioxidante, respectivamente. Pacientes com mutações em *MCM4* também apresentam déficit de crescimento, aumento da quebra nos cromossomos e deficiência de células *natural killer*.

Outra síndrome de resistência ao ACTH ocorre em associação com a **acalasia** do cárdia gástrico e **alacrimia (síndrome do triplo A ou de Allgrove)**. Esses pacientes costumam apresentar um distúrbio neurológico progressivo, que inclui disfunção autônoma, deficiência intelectual, neuropatia motora e surdez ocasional. Essa síndrome também é herdada de forma autossômica recessiva, e o gene *AAAS* tem sido mapeado no cromossomo 12q13. A proteína codificada, a aladina, pode ajudar na regulação do transporte nucleocitoplasmático de outras proteínas.

Síndrome da poliendocrinopatia autoimune tipo 1

Embora a doença de Addison autoimune ocorra de forma esporádica na maioria das vezes (ver item "Doença de Addison autoimune" neste capítulo). Ela também pode ser observada como componente de duas síndromes, cada uma composta de um conjunto de distúrbios autoimunes (ver Capítulo 582). A **síndrome da poliendocrinopatia autoimune tipo 1 (SPA-1)**, também conhecida como *síndrome da poliendocrinopatia autoimune candidíase-distrofia ectodérmica* (APECED), é herdada de forma autossômica recessiva mendeliana, enquanto a SPA-2 (ver item "Doença de Addison autoimune" neste capítulo) tem herança complexa. A **candidíase mucocutânea crônica** é a primeira manifestação da SPA-1 na maioria das vezes, seguida por **hipoparatireoidismo** e, na sequência, pela doença de Addison, a qual normalmente se desenvolve no início da adolescência. Outros distúrbios autoimunes estreitamente associados são insuficiência gonadal, alopecia, vitiligo, ceratopatia, hipoplasia do esmalte, distrofia ungueal, má absorção intestinal e hepatite crônica ativa. Hipotireoidismo e diabetes melito tipo 1 ocorrem em menos de 10% dos pacientes afetados. Alguns componentes da síndrome continuam a se desenvolver até a quinta década de vida. Pacientes com SPA-1 podem apresentar autoanticorpos contra as enzimas suprarrenais do citocromo P450, CYP21, CYP17 e CYP11A1. A presença desses anticorpos indica probabilidade alta para o desenvolvimento da doença de Addison em ambos os sexos ou, em mulheres, insuficiência ovariana. A insuficiência suprarrenal pode evoluir de imediato em SPA-1; casos de morte em pacientes com diagnóstico prévio e mortes inexplicadas em irmãos de pacientes com SPA-1 (ou qualquer criança com hipoparatireoidismo de etiologia desconhecida) têm sido relatadas, indicando a necessidade de monitoramento rigoroso desses pacientes e avaliação completa dos irmãos aparentemente não afetados.

O gene afetado na SPA-1, designado como regulador autoimune 1 (*AIRE1*), tem sido mapeado para o cromossomo 21q22.3. O gene *AIRE1* codifica um fator de transcrição que controla a expressão de muitas proteínas dentro do timo, desempenhando, assim, uma função fundamental na geração de tolerância imunológica. Tem-se descrito muitas mutações diferentes no gene *AIRE1* em pacientes com SPA-1, as mutações R257X e deleção de 3-bp são as mais comuns. Já ocorreu transmissão autossômica dominante em uma família por causa de mutação *missense* específica (G228W).

Distúrbios de síntese e metabolismo do colesterol

Os pacientes com distúrbios de síntese ou metabolismo do colesterol, incluindo abetalipoproteinemia com deficiência de lipoproteína B (como lipoproteína de densidade baixa) e **hipercolesterolemia familiar** homozigótica com receptores de lipoproteínas de densidade baixa prejudicados ou ausentes, têm função adrenocortical levemente comprometida. Indivíduos com hipercolesterolemia familiar heterozigótica têm função adrenocortical normal que não é afetada pelo tratamento com estatinas (inibidores da HMG-CoA redutase). A ocorrência de insuficiência suprarrenal tem sido relatada em pacientes com **síndrome de Smith-Lemli-Opitz**, um distúrbio autossômico recessivo que se manifesta com anomalias faciais, microcefalia, anormalidades dos membros e atraso no desenvolvimento (ver Capítulo 104.3). Na síndrome de Smith-Lemli-Opitz, tem-se identificado mutações no gene que codifica a enzima Δ7-deidrocolesterol-redutase, mapeado em 11q12-q13, resultando em prejuízo da etapa final na síntese de colesterol com elevação acentuada de 7-deidrocolesterol, colesterol anormalmente baixo e insuficiência suprarrenal. A **doença de Wolman** é um distúrbio autossômico recessivo raro causado por mutações no gene que codifica a lipase ácida lisossomal no cromossomo 10q23.2-23.3. Os ésteres de colesterol se acumulam nos lisossomos da maioria dos sistemas orgânicos, levando à falência de órgãos. Lactentes durante o primeiro ou segundo mês de vida apresentam hepatoesplenomegalia, esteatorreia, distensão abdominal e deficiência de crescimento. Insuficiência suprarrenal e calcificação suprarrenal bilateral estão presentes, e costuma ocorrer morte no primeiro ano de vida.

Deficiência da globulina de ligação a corticosteroides e afinidade diminuída da ligação ao cortisol

A deficiência da globulina de ligação a corticosteroides e a afinidade diminuída da ligação ao cortisol resultam em concentrações baixas de cortisol plasmático, mas com cortisol livre urinário e níveis plasmáticos de ACTH normais. Uma prevalência alta de hipotensão e fadiga tem sido relatada em alguns adultos com anormalidades da globulina de ligação a corticosteroides.

ETIOLOGIAS ADQUIRIDAS

Doença de Addison autoimune

A causa mais comum de doença de Addison é a destruição autoimune das glândulas. Estas podem ser tão pequenas que não são visíveis na necropsia, e apenas remanescentes de tecidos são encontrados em cortes microscópicos. Em geral, a medula não é destruída, e há infiltração linfocítica acentuada na área do antigo córtex. Na doença avançada, toda a função adrenocortical é perdida; todavia, no início da evolução clínica, pode ocorrer deficiência isolada de cortisol. A maioria dos pacientes apresenta **anticorpos anticitoplasmáticos suprarrenais** em seu plasma; a 21-hidroxilase (CYP21) é o autoantígeno definido bioquimicamente com mais frequência.

A doença de Addison pode ocorrer como componente de duas síndromes de poliendocrinopatia autoimune. O tipo I (SPA-1) já foi discutido. A **poliendocrinopatia autoimune tipo II** (SPA-2) é composta da doença de Addison relacionada com distúrbio autoimune da tireoide (síndrome de Schmidt) ou diabetes tipo 1 (síndrome de Carpenter). Pode haver insuficiência gonadal, vitiligo, alopecia e gastrite atrófica crônica, com ou sem anemia perniciosa. As frequências do antígeno leucocitário humano (HLA), alelos HLA-D3 e D4, mostram-se aumentadas nesses pacientes e parecem conferir um risco elevado para o desenvolvimento da doença; alelos específicos nos genes A e B (*MICA* e *MICB*) relacionados à cadeia de classe I do complexo principal de histocompatibilidade também estão associados a esse distúrbio. Polimorfismos nos genes envolvidos em outras doenças autoimunes têm sido associados de forma inconsistente à ISRP, e a contribuição deles para a sua patogenia deve ser considerada como incerta. Esses incluem: o complexo principal de histocompatibilidade classe II; o transativador (*CIITA*); a família do domínio de lectina tipo C 16, membro A (*CLEC16A*); e a proteína tirosina fosfatase não receptora 22 (*PTPN22*). O distúrbio é mais comum em mulheres de meia-idade e pode ocorrer em várias gerações da mesma família. Anticorpos antiadrenais, especificamente anticorpos contra as enzimas CYP21, CYP17 e CYP11A1, também são encontrados nesses pacientes. Além disso, a insuficiência suprarrenal autoimune pode ser observada em indivíduos com doença celíaca e mutações no gene mitocondrial.

INFECÇÃO

A tuberculose era uma causa comum de destruição das glândulas suprarrenais no passado, mas atualmente é muito menos prevalente. A etiologia infecciosa mais comum para a insuficiência suprarrenal é a meningococemia (ver Capítulo 218); a crise suprarrenal proveniente dessa causa é conhecida como **síndrome de Waterhouse-Friderichsen**. Pacientes com AIDS podem ter uma variedade de anormalidades subclínicas no eixo hipotálamo-hipófise-suprarrenal (HHSR), mas a insuficiência suprarrenal franca é rara. No entanto, os fármacos empregados no tratamento da AIDS podem afetar a homeostase dos hormônios suprarrenais.

Fármacos

O **cetoconazol**, um fármaco antifúngico, pode causar insuficiência suprarrenal ao inibir as enzimas suprarrenais. O mitotano (o,p′-DDD), utilizado no tratamento de carcinoma adrenocortical e síndrome de Cushing refratária (ver Capítulos 595 e 597), é citotóxico para o córtex suprarrenal e também pode alterar o metabolismo extra-suprarrenal do cortisol. Sinais de insuficiência suprarrenal ocorrem em uma porcentagem substancial de pacientes tratados com mitotano. O **etomidato**, utilizado na indução e manutenção da anestesia geral, inibe a 11β-hidroxilase (CYP11B1), e uma dose única de indução é capaz de bloquear a síntese de cortisol durante 4 a 8 horas ou mais. Isso pode ser problemático em pacientes gravemente estressados, sobretudo se forem administradas doses repetidas na unidade de terapia intensiva (UTI). O acetato de abiraterona, inibidor da biossíntese de andrógenos empregados no tratamento de metástase do câncer de próstata, inibe a biossíntese de cortisol, mas deixa a da corticosterona intacta. Atualmente, esse fármaco não é encontrado na prática pediátrica. Embora não sejam uma causa de insuficiência suprarrenal, a rifampicina e os agentes anticonvulsivantes, como fenitoína e fenobarbital, reduzem a eficácia e a biodisponibilidade da terapia de reposição com corticosteroides por meio da indução de enzimas metabolizadoras de esteroides no fígado.

Hemorragia nas glândulas suprarrenais

Pode ocorrer hemorragia no interior das glândulas suprarrenais no período neonatal como consequência de trabalho de parto difícil (sobretudo na apresentação pélvica), ou sua etiologia pode não ser aparente (Figura 593.1). Tem-se sugerido uma taxa de incidência de 3:100.000 nascidos vivos. A hemorragia pode ser extensa o suficiente para resultar em morte por exsanguinação ou hiposuprarrenalismo. Os sinais de apresentação podem ser massa abdominal, anemia, icterícia inexplicada ou hematoma escrotal. Muitas vezes, a hemorragia é inicialmente assintomática e, mais tarde, identificada por calcificação da glândula suprarrenal. Hemorragia suprarrenal fetal também foi relatada. No período pós-natal, a hemorragia suprarrenal acontece com mais frequência nos pacientes em tratamento com anticoagulantes. Além disso, pode ocorrer como resultado de abuso infantil.

Manifestações clínicas

A ISRP leva à deficiência de cortisol e, muitas vezes, de aldosterona. Os sinais e sintomas de insuficiência suprarrenal são mais facilmente compreendidos no contexto das ações normais desses hormônios (ver Capítulo 592; Tabela 593.4).

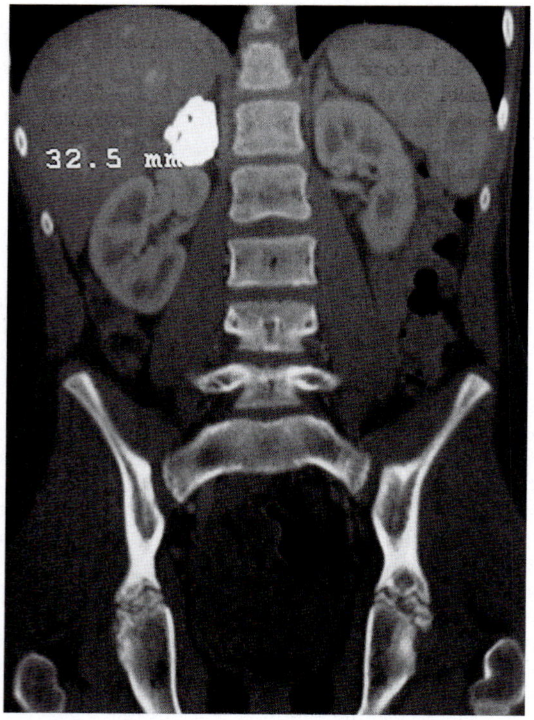

Figura 593.1 Plano coronal de tomografia computadorizada com contraste confirmando a localização intra-adrenal de lesão hiperdensa arredondada compatível com calcificação extensa. (*De Llano JP, Beaufils E, Nicolino M: Uncommon cause of large paravertebral calcification in a child.* J Pediatr *162:881, 2013, Fig. 2.*)

A deficiência de cortisol diminui o débito cardíaco e o tônus vascular; além disso, as catecolaminas, como a epinefrina, apresentam efeitos inotrópicos e vasopressores diminuídos na ausência de cortisol. Esses problemas se manifestam inicialmente como hipotensão ortostática em crianças de mais idade e podem evoluir para choque franco em pacientes de qualquer idade. Eles são exacerbados pela deficiência de aldosterona, que resulta em hipovolemia por causa da reabsorção diminuída de sódio no néfron distal.

A hipotensão e a diminuição do débito cardíaco reduzem a filtração glomerular e, portanto, diminuem a capacidade do rim de excretar água livre. A vasopressina (AVP) é secretada pela neuro-hipófise em resposta à hipotensão e, também, como consequência direta da ausência de inibição pelo cortisol. Esses fatores diminuem a osmolalidade plasmática e levam, especificamente, à hiponatremia. Esta também é ocasionada por deficiência de aldosterona e pode ser muito mais grave quando tanto o cortisol quanto a aldosterona são deficientes.

Além da hipovolemia e hiponatremia, a deficiência de aldosterona provoca hiperpotassemia ao diminuir a excreção de potássio no néfron distal. A deficiência isolada de cortisol não causa hiperpotassemia.

A deficiência de cortisol diminui a retroalimentação negativa sobre o hipotálamo e a hipófise, levando à secreção aumentada de ACTH. A hiperpigmentação é causada pelo ACTH e outros hormônios peptídicos (hormônio estimulador dos melanócitos γ) que derivam do precursor do ACTH, a pró-opiomelanocortina. Em pacientes de pele clara, esta pode apresentar uma tonalidade bronzeada. A pigmentação pode ser mais proeminente nos sulcos da pele, mucosas e cicatrizes. Em pacientes de pele escura, pode ser mais facilmente observada nas mucosas gengival e bucal.

A hipoglicemia é uma característica da insuficiência suprarrenal. Costuma se manifestar acompanhada por cetose conforme o corpo tenta utilizar os ácidos graxos como fonte de energia alternativa. A cetose é agravada por anorexia, náuseas e vômitos, os quais ocorrem com frequência.

A apresentação clínica da insuficiência suprarrenal depende da idade do paciente, se a secreção de cortisol e aldosterona são afetadas e, em certa medida, da etiologia subjacente. As causas mais comuns na primeira

Tabela 593.4 Manifestações clínicas e achados bioquímicos na insuficiência suprarrenal.

	MECANISMO FISIOPATOLÓGICO	PREVALÊNCIA*
SINTOMAS		
Fadiga	Deficiência de glicocorticoides	90%
Anorexia e perda de peso	Deficiência de glicocorticoides	90%
Náuseas e vômitos	Deficiências de glicocorticoides e mineralocorticoides	90%
Compulsão por sal (apenas na insuficiência suprarrenal primária)	Deficiência de mineralocorticoides	20%
Mialgia ou dor articular	Deficiência de glicocorticoides	
SINAIS		
Pressão arterial baixa e hipotensão ortostática	Deficiências de mineralocorticoides e glicocorticoides	70 a 100%
Hiperpigmentação da pele ou mucosas (apenas na insuficiência suprarrenal primária)	Excesso de peptídeos derivados da pró-opiomelanocortina	70%
ACHADOS LABORATORIAIS		
Hiponatremia	Deficiências de mineralocorticoides e glicocorticoides (provocando diminuição da excreção de água livre)	90%
Hiperpotassemia (apenas na insuficiência suprarrenal primária)	Deficiência de mineralocorticoides	50%
Hipoglicemia	Deficiência de glicocorticoides	30%
Cetose	Deficiência de glicocorticoides	30%
Nível baixo de cortisol aleatório	Deficiência de glicocorticoides	80%
Eosinofilia e linfocitose	Deficiência de glicocorticoides	
Concentração elevada de ACTH (apenas na insuficiência suprarrenal primária)	Deficiência de glicocorticoides	100%
Atividade elevada da renina plasmática (apenas na insuficiência suprarrenal primária)	Deficiência de mineralocorticoides	100%

*Os dados de prevalência são apenas para insuficiência primária. Espaços em branco indicam que não há dados de prevalência pediátrica disponíveis. (Dados de Hsieh S, White PC. Presentation of primary adrenal insufficiency in childhood. *J Clin Endocrinol Metab* 96:E925-E928, 2011.)

infância são erros inatos da biossíntese de esteroides, sepse, AHC e hemorragia suprarrenal. De modo relativo, os lactentes têm maior necessidade de aldosterona do que as crianças de mais idade, possivelmente por causa da imaturidade do rim, bem como do baixo teor de sódio do leite materno e das fórmulas infantis. Hiperpotassemia, hiponatremia e hipoglicemia sãos sinais proeminentes de apresentação da insuficiência suprarrenal em lactentes. A cetose não se mostra presente de forma consistente porque os lactentes produzem menos cetonas do que as crianças mais velhas. Em geral, a hiperpigmentação não é observada porque leva semanas ou meses para se desenvolver, e a hipotensão ortostática é obviamente difícil de demonstrar em lactentes.

Os lactentes podem evoluir rapidamente para quadros graves. É possível que haja apenas alguns dias de atividade diminuída, anorexia e vômitos antes do desenvolvimento de anormalidades críticas dos eletrólitos.

Em crianças mais velhas com doença de Addison, os sintomas abrangem fraqueza muscular, mal-estar, anorexia, vômitos, perda de peso e hipotensão ortostática. Esses sintomas podem ter início insidioso. Em retrospecto, não é raro obter uma anamnese episódica que abrange anos, com sintomas perceptíveis apenas durante doenças intercorrentes. Esses pacientes podem apresentar descompensação aguda (**crise suprarrenal**) durante doenças infecciosas relativamente menores. *Alguns desses pacientes têm sido inicialmente diagnosticados de forma incorreta com síndrome de fadiga crônica, síndrome pós-mononucleose, doença de Lyme crônica ou transtornos psiquiátricos (depressão ou anorexia nervosa).*

A **hiperpigmentação** com frequência, mas não necessariamente, está presente. Observa-se **hiponatremia** no diagnóstico em quase 90% dos pacientes. A **hiperpotassemia** tende a ocorrer mais tarde, na evolução da doença, em crianças mais velhas do que em lactentes e é observada em apenas metade dos pacientes no diagnóstico. *Nunca se deve pressupor que as concentrações normais de potássio excluem a possibilidade de insuficiência suprarrenal primária.*

Hipoglicemia e cetose são comuns. Portanto, a apresentação clínica pode ser facilmente confundida com gastrenterite ou outras infecções agudas. A cronicidade dos sintomas permite ao clínico estar alerta para a possibilidade de doença de Addison, embora esse diagnóstico deva ser considerado em qualquer criança com hipotensão ortostática, hiponatremia, hipoglicemia e cetose. Observa-se compulsão por sal na ISRP com deficiência de mineralocorticoides. Na deficiência de glicocorticoides, é possível notar a ocorrência de fadiga, mialgias, febre, eosinofilia, linfocitose, hipercalcemia e anemia.

ACHADOS LABORATORIAIS

A hipoglicemia, a cetose, a hiponatremia e a hiperpotassemia têm sido discutidas. O eletrocardiograma é útil para a detecção rápida de hiperpotassemia na criança em estado grave. A acidose costuma estar presente, e a concentração sanguínea de ureia fica elevada se o paciente estiver desidratado.

Às vezes, as concentrações de cortisol se mostram no limite inferior da faixa de referência, mas são invariavelmente baixas quando o estágio de doença do paciente é considerado. Os níveis de ACTH são altos na ISRP, mas pode levar algum tempo até que sejam relatados pelo laboratório. De modo semelhante, as concentrações de aldosterona podem estar dentro da faixa normal, mas inadequadamente baixas, considerando a hiponatremia, hiperpotassemia e hipovolemia do paciente. A atividade da renina plasmática fica elevada. A contagem de eosinófilos do sangue pode se mostrar aumentada; porém, raras vezes, é útil para o diagnóstico.

A excreção urinária de sódio e cloreto aumenta, enquanto o potássio urinário diminui; todavia, a sua avaliação é difícil em amostras aleatórias de urina. A interpretação acurada dos eletrólitos urinários requer coletas de urina mais prolongadas (24 h) e informações sobre a ingestão de sódio e potássio do paciente.

O exame **mais definitivo** para a insuficiência suprarrenal é a mensuração das concentrações séricas de cortisol antes e depois da administração de ACTH; as concentrações em repouso ficam baixas e normalmente não aumentam após a administração de ACTH (Tabela 593.5). Em certas ocasiões, níveis normais em repouso, sem aumento após a administração de ACTH, indicam ausência de reserva adrenocortical. Uma concentração inicial baixa, seguida de resposta significativa ao ACTH, pode indicar insuficiência suprarrenal secundária. Tradicionalmente, esse exame tem sido realizado pela determinação das concentrações de cortisol antes e 30 ou 60 minutos depois da administração de 0,250 mg de **cosintropina** (ACTH 1-24) por infusão intravenosa (IV) rápida. A aldosterona tende a aumentar de forma transitória em resposta a essa dose de ACTH, de modo que também pode ser mensurada. Um teste com dose baixa (1 μg de ACTH 1-24/1,73 m^2) é mais sensível da reserva hipofisário-suprarrenal, mas tem especificidade um pouco mais reduzida (maior número de resultados falso-positivos).

Tabela 593.5	Critérios diagnósticos propostos para a doença de Addison autoimune.

1. Cortisol basal < 3 μg/dℓ (83 nmoℓ/ℓ) e/ou ACTH > 100 pg/mℓ (22 pmoℓ/ℓ) às 8 ou 9 da manhã; ou cortisol sérico inferior a 18 μg/dℓ (500 nmoℓ/ℓ) 30 ou 60 min após injeção intravenosa (IV) de 250 μg de ACTH sintético
2. Volume normal ou reduzido da glândula suprarrenal na tomografia computadorizada (TC) e na ressonância magnética (RM), e ausência de calcificações na radiografia ou TC de abdome
3. Anticorpos suprarrenais anticórtex ou títulos elevados de anticorpos anti-21OH
4. Exclusão de outras causas de insuficiência suprarrenal primária: genética (sinais ou sintomas clínicos: acalasia, alacrimia, surdez ou hipogonadismo hipogonadotrópico em homens ou genotipagem); adrenoleucodistrofia (níveis de ácidos graxos de cadeia muito longa dentro da faixa normal); doenças infecciosas (tuberculose, paracoccidiomicose, histoplasmose, HIV ou CMV); fármacos (mitotano, cetoconazol, rifampicina etc.); hemorragia suprarrenal ou trombose; neoplasias; infiltrativa (sarcoidose, amiloidose ou hemocromatose)
5. Outras condições autoimunes concomitantes (tireoidite de Hashimoto, anemia perniciosa, doença reumatológica autoimune, distúrbio autoimune, hemocitopenia autoimune e outras)

CMV, citomegalovírus. Diagnóstico definitivo: 1, 2, 3 e 4. Diagnóstico provável: 1, 2, 3 e 5. (De Neto RAB, Freire de Carvalho J: Diagnosis and classification of Addison's disease (autoimmune adrenalitis), *Autoimmune Rev* 13:408-11, 2014, Table 3.)

DIAGNÓSTICO DIFERENCIAL

Na apresentação, a doença de Addison muitas vezes tem de ser diferenciada de doenças mais agudas, como gastrenterite com desidratação ou sepse. Exames adicionais são voltados para a identificação da causa específica da insuficiência suprarrenal. Quando houver suspeita de HSRC, as concentrações séricas de precursores do cortisol (17-hidroxiprogesterona) devem ser aferidas junto com o cortisol em teste de estímulo com ACTH (ver Capítulo 594; Figura 593.2). Concentrações elevadas de ácidos graxos de cadeia muito longa são diagnósticas de ALD (ver Capítulo 593.3). É possível identificar muitas etiologias genéticas para a ISRP por meio de testes genéticos diretos, mas pode levar várias semanas para que os resultados estejam disponíveis. A presença de anticorpos antiadrenais sugere uma patogênese autoimune. Pacientes com doença de Addison autoimune precisam ser observados com cautela quanto ao desenvolvimento de outros distúrbios autoimunes. Em crianças, o hipoparatireoidismo é o distúrbio mais comumente associado; suspeita-se de sua presença quando há hipocalcemia e concentrações elevadas de fosfato.

Ultrassonografia (US; a qual requer profissional experiente), tomografia computadorizada (TC) ou ressonância magnética (RM) podem ser úteis para definir o tamanho das glândulas suprarrenais.

TRATAMENTO

O tratamento da insuficiência suprarrenal aguda precisa ser imediato e intenso. Se o diagnóstico de insuficiência suprarrenal não tiver sido estabelecido, deve-se obter uma amostra de sangue antes do início da terapia para determinar eletrólitos, glicose, ACTH, cortisol, aldosterona e atividade da renina plasmática. Se a condição do paciente permitir, pode-se realizar um teste de estímulo com ACTH enquanto a reanimação inicial com líquidos é realizada. É necessária a administração de solução IV de glicose a 5% em soro fisiológico para corrigir hipoglicemia, hipovolemia e hiponatremia. Líquidos hipotônicos (p. ex., glicose a 5% em água ou solução salina a 0,2%) têm de ser evitados porque são capazes de precipitar ou exacerbar a hiponatremia. Se a hiperpotassemia for grave, pode ser necessário tratamento com cálcio e/ou bicarbonato IV, resina de ligação de potássio (poliestirenossulfonato de sódio) intrarretal ou infusão IV de glicose e insulina. Uma forma hidrossolúvel de hidrocortisona, como succinato sódico de hidrocortisona, deve ser administrada IV. Até 10 mg para lactentes, 25 mg para crianças entre 1 e 3 anos, 50 mg para crianças mais velhas e 100 mg para adolescentes devem ser administrados em *bolus*, e uma quantidade total semelhante dada em doses fracionadas com intervalo de 6 horas para as primeiras 24 horas. Essas doses podem ser reduzidas durante as próximas 24 horas se a evolução for satisfatória. Obtém-se repleção adequada de líquido e sódio por meio de administração por via intravenosa de soro fisiológico, auxiliada pelo efeito mineralocorticoide das doses altas de hidrocortisona.

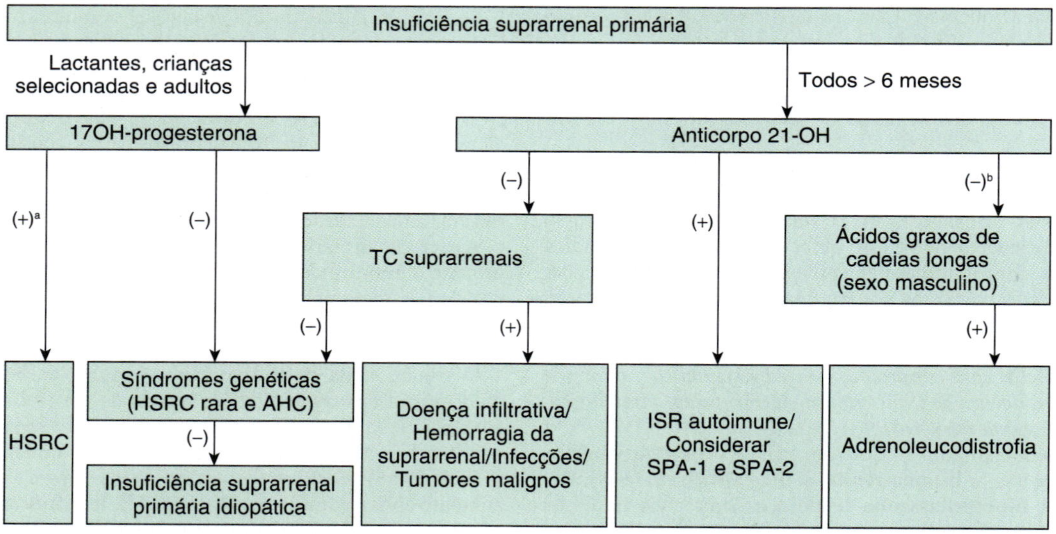

Figura 593.2 Algoritmo para a abordagem diagnóstica do paciente com ISRP. As causas mais comuns de ISRP são destruição autoimune do córtex suprarrenal em adultos e hiperplasia suprarrenal congênita (HSRC) em crianças. Essas etiologias podem ser rastreadas pelo uso de anticorpos 21-hidroxilase e nível sérico basal de 17-hidroxiprogesterona, respectivamente. Homens com anticorpos negativos para 21-hidroxilase devem ser testados para adrenoleucodistrofia com ácidos graxos de cadeia longa plasmáticos. Se esses diagnósticos forem excluídos, uma TC das suprarrenais pode revelar evidências de processos infiltrativos suprarrenais ou metástases, mas isso é de baixo rendimento em crianças e adolescentes. O quadro clínico do indivíduo e a história familiar podem tornar algumas etapas do algoritmo redundantes ou sugerir síndromes genéticas específicas. O último inclui subtipos de síndromes poliglandulares autoimunes ou distúrbios genéticos raros específicos, nos quais a insuficiência suprarrenal é parte de um fenótipo mais amplo. AHC, hipoplasia suprarrenal congênita; ISRP, insuficiência suprarrenal primária; [a]17-OH-progesterona > 1.000 ng/dℓ é diagnóstico de deficiência de 21-OH (14). [b]Os ácidos graxos de cadeia longa devem ser mensurados na avaliação inicial de meninos pré-adolescentes. (*Adaptada de Husebye ES, Allolio B, Arlt W et al.: Consensus statement on the diagnosis, treatment and follow-up of patients with primary adrenal insufficiency,* J Intern Med *275: 104-115, 2014, com permissão de John Wiley & Sons, Inc.*)

É preciso ter cuidado especial com o paciente em condição rara de insuficiência suprarrenal e hipotireoidismo concomitantes, pois a tiroxina pode aumentar o *clearance* do cortisol. Nessas circunstâncias, pode-se precipitar uma crise suprarrenal se o hipotireoidismo for tratado sem antes assegurar a reposição adequada de glicocorticoides.

Após as manifestações agudas terem sido controladas, a maioria dos pacientes requer terapia de reposição crônica para suas deficiências de cortisol e aldosterona. A hidrocortisona (cortisol) pode ser administrada por via oral (VO) em doses diárias de 10 mg/m²/24 h em três doses fracionadas; alguns pacientes requerem 15 mg/m²/24 h para minimizar a fadiga, sobretudo pela manhã. Preparações de hidrocortisona de liberação programada estão sendo submetidas a ensaios clínicos, mas ainda não estão disponíveis de modo geral. A infusão subcutânea de hidrocortisona com uma bomba de insulina também vem sendo examinada em ensaios clínicos; embora tenha a vantagem de ser capaz de mimetizar muito de perto a variação diurna normal na secreção de cortisol, é um procedimento muito caro e ainda não entrou na prática clínica de rotina. Doses equivalentes (20 a 25% da dose de hidrocortisona) de prednisona ou prednisolona podem ser divididas e administradas 2 vezes/dia. As concentrações de ACTH podem ser utilizados para monitorar a adequação da reposição de glicocorticoide na ISRP; na HSRC, utilizam-se os níveis de hormônios precursores. As amostras de sangue para monitoramento devem ser obtidas em horário consistente do dia e em relação compatível (*i. e.*, antes ou depois) com a dose de hidrocortisona. A normalização dos níveis de ACTH não é necessária e pode exigir doses excessivas de hidrocortisona; em geral, concentrações matinais elevadas de ACTH, na faixa regular de três a quatro vezes o normal, são satisfatórias. Uma vez que pacientes não tratados, ou subtratados de forma grave, podem sofrer descompensação aguda durante doenças relativamente de menor importância, a avaliação dos sintomas (ou a ausência deles) não deve ser utilizada como um substituto para o monitoramento bioquímico. Durante situações de estresse, como períodos de infecção ou procedimentos cirúrgicos de pequeno porte, é preciso aumentar de duas a três vezes a dose de hidrocortisona. Uma cirurgia de grande porte com anestesia inalatória requer altas doses IV de hidrocortisona, semelhantes àquelas administradas para a insuficiência suprarrenal aguda.

Na presença de deficiência de aldosterona, a fludrocortisona, um mineralocorticoide sintético, é administrada por via oral em doses de 0,05 a 0,2 mg/dia. As aferições da atividade da renina plasmática são úteis para monitorar a reposição adequada de mineralocorticoides. A superdosagem crônica com glicocorticoides acarreta obesidade, baixa estatura e osteoporose, enquanto a superdosagem de fludrocortisona resulta em hipertensão e, em certas ocasiões, hipopotassemia.

A reposição de desidroepiandrosterona (DHEA) em adultos permanece controversa; crianças pré-púberes normalmente não secretam grandes quantidades de DHEA. Muitos adultos com doença de Addison se queixam da diminuição de energia, e a reposição de DHEA é capaz de melhorar esse problema, sobretudo em mulheres nas quais os andrógenos suprarrenais representam cerca de 50% da secreção total de andrógenos.

Pode haver necessidade de terapia adicional direcionada para a causa subjacente da insuficiência suprarrenal em relação a infecções e determinados defeitos metabólicos. As abordagens terapêuticas para ALD incluem: administração de trioleato e trierucato de glicerol (óleo de Lorenzo), transplante de medula óssea e lovastatina (ver Capítulo 617.3).

A bibliografia está disponível no GEN-io.

593.2 Insuficiências Suprarrenais Secundária e Terciária

Perrin C. White

ETIOLOGIA

Interrupção abrupta da administração de corticosteroides

A ocorrência de insuficiência suprarrenal secundária é mais comum quando o eixo hipotálamo-hipófise-suprarrenal (HHSR) é suprimido pela administração prolongada de doses altas de um glicocorticoide potente, e esse agente é subitamente interrompido ou a sua dose é reduzida com muita rapidez. Pacientes em risco para esse problema são aqueles com leucemia, asma (sobretudo quando fazem a transição de corticosteroides orais para inalados) e doença vascular do colágeno ou outras condições autoimunes, bem como aqueles submetidos a transplantes de tecido ou procedimentos neurocirúrgicos. A duração máxima e a dosagem de glicocorticoides que pode ser administrada antes de lidar com esse problema não são conhecidas, mas presume-se que glicocorticoides em doses altas (o equivalente de > 10 vezes a secreção fisiológica de cortisol) podem ser administrados por ao menos 1 semana sem a necessidade de uma redução gradual subsequente da dose. Por outro lado, quando doses elevadas de dexametasona são administradas em crianças com leucemia, pode levar 6 meses ou mais após a interrupção da terapia antes que os testes de função suprarrenal voltem ao normal. Sinais e sintomas de insuficiência suprarrenal são mais prováveis em pacientes expostos de forma subsequente a estresses, como infecções graves ou procedimentos cirúrgicos adicionais.

Deficiência de corticotrofina (hormônio adrenocorticotrófico)

A disfunção hipofisária ou hipotalâmica pode causar deficiência de corticotrofina (ver Capítulo 573), geralmente associada a deficiências de outros hormônios hipofisários, como hormônio do crescimento e tireotropina. Lesões destrutivas na área da hipófise, como craniofaringioma e germinoma, são as causas mais comuns de deficiência de corticotrofina. Em muitos casos, a hipófise ou o hipotálamo são ainda mais lesionados durante a remoção cirúrgica ou radioterapia de tumores na linha média do cérebro. Com frequência, a lesão cerebral traumática; ver Capítulo 728) provoca disfunção hipofisária, sobretudo nos primeiros dias após a lesão. Contudo, é difícil detectar a ocorrência de deficiência de corticotrofina em razão do uso frequente de doses altas de dexametasona para minimizar o edema cerebral, e a deficiência permanente de ACTH é rara após traumatismo craniano. Em casos raros, a hipofisite autoimune é a causa dessa deficiência.

Lesões congênitas da hipófise ocorrem também. É possível que hipófise seja afetada de forma isolada, ou outras estruturas na linha média podem estar envolvidas, como nervos ópticos ou septo pelúcido. Este último tipo de anormalidade é denominado **displasia septo-óptica** ou síndrome de Morsier (ver Capítulo 609.9). Anomalias mais graves de desenvolvimento do cérebro, como anencefalia e holoprosencefalia, também são capazes de afetar a hipófise. Em geral, esses distúrbios são esporádicos, embora alguns casos de herança autossômica recessiva tenham ocorrido. A deficiência isolada de corticotrofina tem sido relatada em vários grupos de irmãos. Pacientes com deficiências hormonais hipofisárias múltiplas provocadas por mutações no gene *PROP1* têm sido diagnosticados com deficiência progressiva de ACTH/cortisol. Registrou-se em uma família árabe a deficiência isolada do hormônio liberador de corticotrofina como um traço autossômico recessivo.

Até 60% das crianças com **síndrome de Prader-Willi** (ver Capítulo 98.8) têm algum grau de insuficiência suprarrenal secundária, conforme avaliado por testes provocativos com metirapona, embora as concentrações diurnas de cortisol sejam normais. A relevância clínica desse achado é incerta, mas pode contribuir para a incidência relativamente alta de morte súbita com doença infecciosa que ocorre nessa população. Embora ainda não seja um tratamento padrão, alguns endocrinologistas defendem a terapia com hidrocortisona durante a doença febril em pacientes portadores da síndrome de Prader-Willi.

APRESENTAÇÃO CLÍNICA

A secreção de aldosterona não é afetada na insuficiência suprarrenal secundária porque as glândulas suprarrenais permanecem, por definição, intactas, e o sistema renina-angiotensina não está envolvido. Portanto, os sinais e sintomas são aqueles da deficiência de cortisol. Neonatos costumam apresentar hipoglicemia. Crianças mais velhas podem ter hipotensão ortostática ou fraqueza. É possível que se observe a presença de hiponatremia.

Quando a insuficiência suprarrenal secundária é a consequência de um defeito anatômico congênito ou adquirido envolvendo a hipófise, podem haver sinais de deficiências associadas de outros hormônios hipofisários. O pênis pode ser pequeno em lactentes do sexo masculino se as gonadotropinas também forem deficientes. Com frequência, lactentes com hipotireoidismo secundário apresentam icterícia. Crianças com deficiência associada de hormônio do crescimento se desenvolvem muito pouco após primeiro ano de vida.

Algumas crianças com anormalidades hipofisárias apresentam hipoplasia do terço médio da face. Pacientes com hipoplasia do nervo óptico podem ter comprometimento visual evidente. Em geral, eles possuem nistagmo errante característico, mas isso não costuma ficar aparente até que tenham alguns meses de vida.

ACHADOS LABORATORIAIS

Como as glândulas suprarrenais não são diretamente afetadas, o diagnóstico de insuficiência suprarrenal secundária representa, às vezes, um desafio. Testes dinâmicos padrão-ouro históricos incluem a hipoglicemia induzida por insulina, que fornece um estresse potente para todo o eixo HHSR. Esse teste requer acompanhamento constante por um clínico, e muitos endocrinologistas o consideram muito perigoso para uso rotineiro. Um segundo teste padrão-ouro utiliza a metirapona, um inibidor específico do esteroide 11β-hidroxilase (CYP11B1) para bloquear a síntese de cortisol, removendo, assim, a retroalimentação negativa desse hormônio sobre a secreção de ACTH. Existem vários protocolos para esse teste; uma versão administra 30 mg/kg de metirapona VO, à meia-noite, com uma amostra de sangue obtida para cortisol e 11-desoxicortisol (o substrato para 11β-hidroxilase) às 8 horas. Uma concentração baixa de cortisol (< 5 μg/dℓ) demonstra supressão adequada de sua síntese, e uma concentração de 11-desoxicortisol > 7 μg/dℓ indica que houve resposta normal do ACTH à deficiência de cortisol por meio de estimulação do córtex suprarrenal. Esse teste deve ser realizado com cautela fora do ambiente de pesquisa porque pode precipitar crise suprarrenal em pacientes com função suprarrenal marginal; o fármaco não está disponível em todos as localidades.

No momento, o ensaio empregado com mais frequência para o diagnóstico de insuficiência suprarrenal secundária é o **teste de estimulação com ACTH em dose baixa** (1 μg/1,73 m^2 de cortrosina IV), com base na justificativa de que tende a ocorrer algum grau de atrofia do córtex suprarrenal se houver ausência de estímulo fisiológico normal de ACTH. Dessa forma, esse teste pode ser falso-negativo em casos de comprometimento agudo da hipófise (p. ex., lesão ou cirurgia). Raras vezes, essas circunstâncias representam um dilema diagnóstico; em geral, esse exame oferece sensibilidade e especificidade excelentes. Embora os ensaios variem um pouco, um nível limiar de cortisol de 18 a 20 μg/dℓ dentro de 30 minutos após a administração de cortrosina pode ser empregado para discriminar as respostas normais e anormais.

Atualmente, verifica-se que há poucos motivos para o emprego de estimulação com hormônio liberador da corticotrofina em vez de ACTH; ainda que, em teoria, esse teste tenha a vantagem de avaliar a capacidade da adeno-hipófise de responder a esse estímulo por meio da secreção de ACTH (diferenciando, assim, a insuficiência suprarrenal secundária e terciária), na prática, ele não proporciona sensibilidade e especificidade melhores, e o agente não está disponível de forma tão ampla.

TRATAMENTO

A melhor forma de prevenir a insuficiência suprarrenal secundária iatrogênica (causada pela administração crônica de glicocorticoides) é pela administração das doses mais baixas eficazes de glicocorticoides sistêmicos durante o período mais curto possível. Quando um paciente é considerado em risco, reduzir dose com rapidez até um valor equivalente ou um pouco mais baixo do que a reposição fisiológica (cerca de 10 mg/m^2/24 h de hidrocortisona) e, de forma gradual, diminuir ainda mais ao longo de algumas semanas pode permitir ao córtex suprarrenal se recuperar sem que o paciente desenvolva sinais de insuficiência suprarrenal. Pacientes com lesões anatômicas da hipófise têm de ser tratados com glicocorticoides por período indeterminado. Não há necessidade de reposição de mineralocorticoides. Em pacientes com pan-hipopituitarismo, o tratamento da deficiência de cortisol pode aumentar a excreção de água livre e, com isso, revelar diabetes insípido central. Os eletrólitos devem ser monitorados com cautela ao iniciar a terapia com cortisol em pacientes com pan-hipopituitarismo.

A bibliografia está disponível no GEN-io.

593.3 Insuficiência Suprarrenal no Ambiente de Cuidados Intensivos

Perrin C. White

ETIOLOGIA

Depara-se com insuficiência suprarrenal no contexto de doença grave em 20 a 50% dos pacientes pediátricos, muitas vezes como uma condição transitória. Em muitos casos, é considerada de natureza funcional ou relativa, o que significa que as concentrações de cortisol estão dentro dos limites normais, mas não são capazes de aumentar o suficiente para suprir as demandas de doenças graves. As causas são heterogêneas, e algumas foram discutidas no Capítulo 593.1; elas incluem a hipoperfusão suprarrenal do choque, sobretudo choque séptico, como se observa com frequência na meningococcemia. Mediadores inflamatórios durante o choque séptico, principalmente a interleucina-6, conseguem suprimir a secreção de ACTH e, de forma direta, a de cortisol ou ambos. O etomidato, empregado como sedação para intubação, inibe o esteroide 11β-hidroxilase e, portanto, bloqueia a biossíntese de cortisol. Pacientes neurocirúrgicos com traumatismo cranioencefálico fechado ou tumores que afetam o hipotálamo ou a hipófise podem apresentar deficiência de ACTH no quadro de pan-hipopituitarismo. Algumas crianças têm sido tratadas de forma prévia com corticosteroides sistêmicos (p. ex., pacientes com leucemia) e apresentam supressão do eixo HHSR por esse motivo. No berçário de unidade de terapia intensiva (UTI), recém-nascidos prematuros ainda não desenvolveram a capacidade de biossíntese normal de cortisol; portanto, é possível que estejam aptos para secretar quantidades adequadas desse hormônio quando doentes.

MANIFESTAÇÕES CLÍNICAS

O cortisol é necessário para que as catecolaminas exerçam seus efeitos pressóricos normais sobre o sistema cardiovascular (ver Capítulos 592.4 e 592.5). Por essa razão, deve-se sempre suspeitar de insuficiência suprarrenal em indivíduos hipotensos que não respondem a agentes pressóricos IV. Os pacientes podem apresentar risco aumentado para hipoglicemia ou demonstrar um quadro semelhante à síndrome de secreção inapropriada do hormônio antidiurético; todavia, essas condições ocorrem com mais frequência no contexto de sepse, e pode ser difícil distinguir a contribuição da insuficiência suprarrenal.

ACHADOS LABORATORIAIS

Embora concentrações baixas de cortisol em amostras aleatórias de pacientes gravemente estressados sejam de fato anormais, níveis muito elevados também se mostram associados a um prognóstico insatisfatório nesses pacientes; a última situação provavelmente reflete um córtex suprarrenal estimulado ao máximo com reserva diminuída. Em geral, o teste de estímulo com ACTH (cortrosina) é considerado a melhor forma de diagnosticar a insuficiência suprarrenal nesse cenário (ver Capítulo 593.1); as evidências sugerem que o teste com dose baixa (1 μg/1,73 m^2) pode ser superior àquele com dose padrão de 250 μg, embora isso permaneça controverso. Em geral, um pico máximo de cortisol < 18 μg/dℓ, ou um incremento de < 9 μg/dℓ em relação ao valor basal, é considerado sugestivo de insuficiência suprarrenal nesse contexto. Ao avaliar as concentrações de cortisol, deve-se ter em mente que esse hormônio na circulação normalmente está ligado, em sua maior parte, à globulina de ligação ao cortisol; em estados hipoproteinêmicos, as concentrações de cortisol total podem ficar diminuídas, enquanto as de cortisol livre, permanecer normais. É aconselhável medir o cortisol livre antes do início do tratamento, quando o cortisol total está baixo, e a albumina é < 2,5 g/dℓ; todavia, essas medições não estão prontamente disponíveis em todas as instituições.

TRATAMENTO

Os dados acerca da eficácia do tratamento em crianças em estados graves são limitados. Com base em estudos realizados tanto em crianças quanto em adultos, é provável que doses moderadas de estresse de hidrocortisona (p. ex., 50 mg/m^2/dia) melhorem a resposta a agentes pressóricos em pacientes com choque e insuficiência suprarrenal documentada. Não se sabe ao certo se há um efeito benéfico na sobrevida global. Parece não haver benefício no emprego de doses farmacológicas de glicocorticoides sintéticos potentes, como a dexametasona.

A bibliografia está disponível no GEN-io.

593.4 Alteração da Sensibilidade dos Órgãos-alvo aos Corticosteroides

Perrin C. White

É provável que as ações alteradas dos hormônios em seus alvos fisiológicos resultem em doenças. Estas podem ser causadas por metabolismo anormal dos hormônios, mutações em receptores de hormônios ou defeitos em efetores celulares (como canais iônicos) que são alvos de ação hormonal.

RESISTÊNCIA GENERALIZADA AOS GLICOCORTICOIDES

Etiologia

Pacientes com resistência generalizada aos glicocorticoides apresentam insensibilidade dos tecidos-alvo aos glicocorticoides. A condição geralmente é herdada de forma autossômica dominante, embora ocorram casos esporádicos. O comprometimento da retroalimentação negativa normal de cortisol no hipotálamo e na hipófise ativa o eixo HHSR, com consequentes elevações nas concentrações de ACTH e cortisol. A resistência generalizada aos glicocorticoides é causada por mutações no **receptor de glicocorticoides** (codificado pelo gene *NR3C1*) que comprometem sua ação ao impedir a conexão de ligantes, a ligação do DNA, a ativação da transcrição ou alguma combinação desses processos. A maioria das mutações é heterozigótica; os receptores de glicocorticoides costumam se ligar ao DNA na forma de dímeros, e três em cada quatro deles tendem a conter pelo menos uma molécula de receptor anormal quando há uma mutação heterozigota.

Manifestações clínicas

A secreção excessiva de ACTH provoca hiperplasia suprarrenal com produção aumentada de esteroides suprarrenais em atividade mineralocorticoide, incluindo cortisol, desoxicorticosterona e corticosterona, bem como andrógenos e precursores, como androstenediona, DHEA e sulfato de DHEA. As concentrações elevadas de cortisol não provocam síndrome de Cushing (ver Capítulo 597) por causa da insensibilidade aos glicocorticoides; em contrapartida, a maioria dos sinais e sintomas de insuficiência suprarrenal estão ausentes, exceto pela ocorrência frequente de fadiga crônica e ansiedade ocasional (foi relatada hipoglicemia neonatal em caso muito raro de paciente com mutação nula homozigótica). Por outro lado, os receptores de mineralocorticoides e andrógenos são normalmente sensíveis a seus ligantes. Sinais de excesso de mineralocorticoides, como hipertensão e alcalose hipopotassêmica, são observados com frequência. As concentrações elevadas de andrógenos suprarrenais podem causar genitália ambígua nas meninas e puberdade precoce independente de gonadotropina em crianças de ambos os sexos; acne; hirsutismo e infertilidade em meninos e meninas; irregularidades menstruais; e oligospermia. Em certas ocasiões, ocorrem tumores testiculares de remanescentes suprarrenais e adenomas hipofisários secretores de ACTH.

Achados laboratoriais

O diagnóstico de resistência generalizada aos glicocorticoides é sugerido por meio de concentrações séricas elevadas de cortisol e secreção urinária aumentada de cortisol livre na urina de 24 h na ausência de síndrome de Cushing. As concentrações de outros esteroides suprarrenais também se mostram elevadas. Os níveis plasmáticos de ACTH podem estar normais ou altos. O padrão circadiano da secreção de ACTH e cortisol é preservado, apesar das concentrações mais altas do que o normal, e há resistência do eixo HHSR à supressão com dexametasona. O sequenciamento do gene *NR3C1* pode confirmar o diagnóstico, mas não está rotineiramente disponível.

Diagnóstico diferencial

A resistência generalizada aos glicocorticoides deve ser diferenciada dos casos relativamente leves de síndrome de Cushing (causados por adenoma hipofisário ou tumor suprarrenal, ver Capítulo 595); esse último tende a estar mais associado a ganho excessivo de peso ou crescimento linear deficiente. Os tumores adrenocorticais podem secretar mineralocorticoides, como desoxicorticosterona, bem como andrógenos; todavia, as concentrações de ACTH costumam estar suprimidas, de modo que, evidentemente, o tumor é possível de ser visualizado na maioria das vezes com técnicas apropriadas de imagem. A HSRC (ver Capítulo 594), sobretudo a deficiência de 11β-hidroxilase, pode se manifestar com hipertensão e sinais de excesso de andrógenos; porém, nessa condição, os níveis de cortisol são baixos, e as concentrações de precursores do cortisol (17-hidroxiprogesterona e 11-desoxicortisol), elevadas. Pacientes obesos podem ser hipertensão e apresentar hiperandrogenismo, mas a secreção de cortisol tem de ser prontamente suprimida pela dexametasona.

Tratamento

A meta do tratamento é suprimir a secreção excessiva de ACTH, restringindo, assim, a produção aumentada de esteroides suprarrenais com atividade mineralocorticoide e androgênica. Isso requer a administração de doses altas de um agonista glicocorticoide puro, como a dexametasona (normalmente, cerca de 20 a 40 μg/kg/dia), com titulação rigorosa para suprimir a secreção endógena de corticosteroides sem provocar sinais de excesso de glicocorticoides, como ganho excessivo de peso ou supressão do crescimento linear.

DEFICIÊNCIA DE CORTISONA REDUTASE

Etiologia

As concentrações de glicocorticoides ativos nos tecidos-alvo são moduladas por duas isoenzimas de 11β-hidroxiesteroide desidrogenase. A isoenzima HSD11B2 converte o cortisol em metabólito inativo, a cortisona; os dois esteroides diferem pela presença de um grupo 11β-hidroxila *versus* 11-oxo, respectivamente. As mutações nessa enzima provocam a síndrome de **excesso aparente de mineralocorticoides** (discutido mais adiante neste capítulo). Por outro lado, a isoenzima HSD11B1 converte a cortisona em cortisol, de modo que é, às vezes, designada como cortisona redutase. Essa isoenzima se encontra expressa em concentrações elevadas nos tecidos-alvo de glicocorticoides, sobretudo o fígado, onde ela assegura concentrações adequadas de glicocorticoides ativos (cortisol e corticosterona) para suprir demandas metabólicas sem a necessidade de secreção suprarrenal excessiva de cortisol.

A isoenzima HSD11B1 está localizada no retículo endoplasmático (*i. e.*, trata-se de uma enzima microssomal) e atua como dímero. Aceita elétrons do fosfato de nicotina adenina dinucleotídio reduzido, o qual é gerado no retículo endoplasmático pela hexose-6-fosfato desidrogenase, uma enzima distinta da glicose-6-fosfato desidrogenase citoplasmática.

A deficiência aparente de cortisona redutase é causada por mutações homozigotas da hexose-6-fosfato desidrogenase que impedem a geração do fosfato de nicotina adenina dinucleotídio reduzido no interior do retículo endoplasmático e, portanto, privam a HSD11B1 de seu cofator essencial para a reação da redutase. Têm sido descritos casos muito raros de pacientes com mutações heterozigotas no gene *HSD11B1* que codifica a própria HSD11B1 e, portanto, exibem deficiência de cortisona redutase "verdadeira"; como a enzima funciona como homodímero, as mutações heterozigotas são capazes de comprometer 3/4 de todos os dímeros.

Manifestações clínicas

Como a cortisona circulante não é convertida em cortisol, a meia-vida circulante do cortisol fica reduzida, e o córtex suprarrenal precisa secretar uma quantidade adicional de cortisol para compensar. Isso acarreta hiperatividade do córtex suprarrenal análoga àquela observada na resistência generalizada aos glicocorticoides, mas normalmente muito mais leve. Em geral, essa condição não é grave o suficiente para ocasionar hipertensão, em vez disso se manifesta com sinais leves a moderados de excesso de andrógenos, como hirsutismo, oligomenorreia ou amenorreia, infertilidade em meninas e pseudopuberdade precoce (pelos axilares e púbicos e crescimento do pênis, mas sem aumento dos testículos) em meninos.

Achados laboratoriais

A proporção entre cortisol e cortisona no sangue é inferior ao valor habitual. O mesmo se aplica aos metabólitos urinários, normalmente aferidos como uma relação entre a soma da excreção de tetra-hidrocortisol e alotetra-hidrocortisol e a da tetra-hidrocortisona. Essas determinações são mais bem obtidas por cromatografia gasosa, seguida de espectrometria de massa, e estão disponíveis em laboratórios especializados de referência. As concentrações absolutas de cortisol e ACTH se mostram dentro dos limites normais.

Diagnóstico diferencial

A deficiência de cortisona redutase é muito menos comum e tem de ser distinguida de outras causas de excesso de andrógeno, como síndrome do ovário policístico e hiperplasia suprarrenal congênita não clássica resultante de deficiência da 21-hidroxilase.

Tratamento

O tratamento busca a redução da hiperatividade suprarrenal e, sendo assim, a diminuição da secreção de andrógenos. Essa meta pode ser alcançada com a administração de hidrocortisona.

ALTERAÇÃO DA SENSIBILIDADE DOS ÓRGÃOS-ALVO AOS MINERALOCORTICOIDES

Pseudo-hipoaldosteronismo

Etiologia

O pseudo-hipoaldosteronismo tipo 1 (PHA1) é uma doença monogênica na qual a ação da aldosterona é deficiente, e, portanto, os pacientes são incapazes de reabsorver o sódio urinário ou excretar o potássio de forma adequada. Existem duas formas: uma **autossômica dominante** relativamente leve causada por mutações no gene *NR3C2* que codifica o receptor de mineralocorticoide humano (a mutação heterozigota é suficiente para causar a doença porque o receptor de mineralocorticoide interage com o DNA na forma de dímero, e três a cada quatro deles são defeituosos em indivíduos portadores desse tipo de mutação – pressupondo a síntese de proteína mutante); e outra **autossômica recessiva**, forma mais grave, geralmente resultante de mutações homozigotas nas subunidades α (*SCNN1A*), β (*SCNN1B*) ou γ (*SCNN1G*) do canal de Na^+ epitelial, mas com um caso relatado de doença autossômica recessiva grave causada por mutações homozigotas em *NR3C2*.

O PHA1 não deve ser confundido com o **pseudo-hipoaldosteronismo** tipo 2, síndrome mendeliana rara caracterizada por hiperpotassemia, bem como, diferentemente do PHA1, pela hipertensão decorrente da reabsorção renal excessiva de sal. Esse distúrbio é causado por mutações nas quinases reguladoras renais, WNK1 e WNK4 ou nos componentes de um complexo de ubiquitina ligase E3 Kelch-símile 3 (KLHL3) e Cullin 3 (CUL3).

Manifestações clínicas

Os lactentes com PHA1 apresentam hiperpotassemia, hiponatremia, hipovolemia, hipotensão e atraso no crescimento. Nos casos mais graves (geralmente autossômicos recessivos), a perda de sal não se limita aos rins, em vez disso, ocorre a partir da maioria dos epitélios. As mães podem relatar que a pele dos lactentes afetados tem sabor salgado. Alguns indivíduos apresentam *sintomas pulmonares semelhantes aos da fibrose cística*. Muitas vezes é difícil controlar as anormalidades eletrolíticas em pacientes com a forma autossômica recessiva, acarretando hospitalizações frequentes e necessidade de monitoramento clínico rigoroso.

Vale ressaltar que os sinais e sintomas da deficiência de aldosterona tendem a sofrer remissão de acordo com o crescimento dos pacientes, sobretudo na forma autossômica dominante. Isso é semelhante ao observado na deficiência real de aldosterona quando ocorre nas formas perdedoras de sal de hiperplasia suprarrenal congênita ou deficiência de aldosterona sintase. O rim amadurece após o início da lactância para se tornar mais eficiente na excreção de potássio, e, embora o leite materno e as fórmulas infantis tenham baixo teor de sódio, a dieta ocidental normal do adulto é relativamente rica em sódio, compensando, assim, a perda renal de sal.

Achados laboratoriais

Os lactentes apresentam hiperpotassemia e hiponatremia acentuadas. Tanto a renina plasmática quanto a aldosterona ficam marcadamente elevadas. As concentrações de cortisol e ACTH permanecem normais. Se a hipovolemia for grave, os pacientes podem desenvolver azotemia pré-renal. Na hiperpotassemia grave, o eletrocardiograma pode conter picos altos de ondas T ou taquicardia ventricular.

Diagnóstico diferencial

O PHA em lactentes deve ser diferenciado de outras causas de hiperpotassemia e hiponatremia. Esse inclui insuficiência renal de qualquer etiologia, HSRC, deficiência de aldosterona sintase e outras causas de insuficiência adrenocortical, como AHC. Os pacientes com insuficiência renal tendem a ter níveis elevados de ureia e creatinina no sangue, mas essas concentrações também podem ser observadas em indivíduos gravemente desidratados com PHA ou insuficiência suprarrenal. Pacientes com qualquer forma de insuficiência suprarrenal nesse quadro clínico podem apresentar concentrações baixas ou normais a baixas de aldosterona (com nível elevado da renina plasmática), em contraste com as concentrações elevadas de aldosterona observadas no PHA. Pacientes com hiperplasia suprarrenal congênita têm concentrações elevadas de precursores esteroides, como 17-hidroxiprogesterona (em indivíduos com deficiência de 21-hidroxilase), enquanto aqueles com a maioria das formas de insuficiência suprarrenal apresentam concentrações elevadas de ACTH.

Tratamento

Lactentes devem receber suplementação de sódio (a princípio por IV e, em seguida VO ou via enteral), geralmente cerca de 8 mEq/kg/dia. As concentrações de potássio nas fórmulas infantis muitas vezes precisam ser reduzidas, o que pode ser obtido por meio de mistura da fórmula com resina de poliestireno (poliestirenossulfonato de sódio) e, em seguida, com a sua decantação antes da ingestão. A fludrocortisona, um mineralocorticoide sintético, pode ser eficaz em casos autossômicos dominantes mais leves se administrada em doses altas (titulação aproximada de 0,5 mg/dia). Anormalidades eletrolíticas significativas requerem tratamento com soro fisiológico IV e resina de poliestireno por via retal. Na hiperpotassemia grave, pode haver necessidade de infusões de glicose e insulina para controle.

EXCESSO APARENTE DE MINERALOCORTICOIDES

Etiologia

A síndrome de excesso aparente de mineralocorticoides é um distúrbio autossômico recessivo causado por mutações no gene *HSD11B2* que codifica a isoenzima tipo 2 de 11β-hidroxiesteroide desidrogenase. O receptor de mineralocorticoides possui afinidades quase idênticas por aldosterona (o principal hormônio mineralocorticoide) e cortisol; ainda que o cortisol geralmente seja apenas um mineralocorticoide fraco *in vivo*. Isso porque a HSD11B2 é expressa juntamente com o receptor de mineralocorticoides na maioria dos tecidos-alvo, como o epitélio do ducto coletor cortical renal. A isoenzima converte o cortisol em cortisona, o qual não é um esteroide ativo, impedindo, assim, a ocupação do receptor de mineralocorticoides. Em contrapartida, a aldosterona não é um substrato para a enzima, visto que o seu grupo 11β-hidroxila forma um hemicetal com o grupo 18-aldeído do esteroide e, portanto, não é acessível à enzima. Por conseguinte, na ausência de HSD11B2, o cortisol é capaz de ocupar com eficácia o receptor de mineralocorticoides, e, como as concentrações de cortisol normalmente são muito mais altas do que as de aldosterona, isso resulta em sinais e sintomas de excesso de mineralocorticoides.

Observa-se um quadro clínico semelhante com o consumo excessivo de **alcaçuz** ou tabaco de mascar com sabor de alcaçuz. O alcaçuz contém compostos como os ácidos glicirretínico e glicirrízico que inibem a HSD11B2. A carbenoxolona, um agente anti-hipertensivo não comercializado nos EUA, tem efeitos similares.

Manifestações clínicas

Muitas vezes, os lactentes afetados exibem algum grau de restrição do crescimento intrauterino, com peso ao nascer de 2 kg, característico de recém-nascidos a termo. Lactentes e crianças costumam apresentar atraso no crescimento. Quase sempre a hipertensão grave (até cerca de 200/120 mmHg) está presente. Em alguns pacientes, a hipertensão tende a ser lábil ou paroxística, e o estresse emocional intenso é um fator desencadeante; as suas complicações incluem o acidente vascular encefálico (AVE). Já houve morte de inúmeros pacientes durante a infância ou adolescência, em razão tanto de desequilíbrios eletrolíticos que acarretam arritmias cardíacas quanto de sequelas vasculares da hipertensão. Eventualmente, a alcalose hipopotassêmica pode causar **nefrocalcinose** (frequentemente visível na US renal) e **diabetes insípido nefrogênico**, resultando em poliúria e polidipsia. Os efeitos deletérios sobre o músculo variam desde elevações na concentração sérica de creatina fosfoquinase até **rabdomiólise** franca. O eletrocardiograma revela hipertrofia ventricular esquerda.

Achados laboratoriais

Hipopotassemia e alcalose são comuns, mas não presentes de forma constante. Em geral, as concentrações de sódio permanecem na parte superior da faixa de referência. Os níveis de aldosterona e renina são muito baixos porque a hipertensão e a hipervolemia são independentes das concentrações de aldosterona. Em geral, níveis séricos de cortisol e ACTH permanecem dentro dos limites normais. A meia-vida sérica do cortisol se mostra aumentada, mas a sua avaliação requer um marcador radioativo que não está clinicamente disponível. A excreção urinária total de metabólitos do cortisol se mostra reduzida de forma acentuada. A razão urinária entre cortisol e cortisona livres é elevada, assim como a razão de tetra-hidrocortisol mais alotetra-hidrocortisol até tetra-hidrocortisona na urina.

Diagnóstico diferencial

O diagnóstico diferencial inclui outras formas de hipertensão grave na infância, como anomalias das artérias renais; todavia, relativamente poucas condições apresentam valores suprimidos de renina e aldosterona. A **síndrome de Liddle** (ver adiante) tem apresentação semelhante, mas sem anormalidades no perfil dos esteroides; normalmente apresenta uma forma de herança autossômica dominante e não responde ao tratamento com antagonistas dos receptores de mineralocorticoides. As formas hipertensivas de HSRC (ver Capítulo 594) também apresentam concentrações suprimidas de renina e aldosterona, porém apresentam sinais de excesso de andrógenos (deficiência de 11β-hidroxilase) ou deficiência de andrógenos (deficiência de 17α-hidroxilase); essa última pode ser difícil de observar em crianças pequenas. Os perfis dos esteroides na HSRC diferem daqueles observados na síndrome do excesso aparente de mineralocorticoides.

Pacientes com síndrome de Cushing grave podem apresentar concentrações de cortisol altas o suficiente para sobrepor a HSD11B2 renal, acarretando hipertensão grave, com alterações na razão entre cortisol e cortisona na urina. Isso ocorre com mais frequência em pacientes com síndrome ACTH ectópica. Em geral, isso não representa um dilema diagnóstico, pois outros sinais da síndrome de Cushing estão presentes, incluindo concentrações elevadas de cortisol.

Tratamento

O tratamento inclui dieta com pouco sal, suplementação de potássio e bloqueio dos receptores de mineralocorticoides com espironolactona ou eplerenona; um bloqueador dos canais de sódio, como amilorida ou triantereno, pode atuar no mínimo de modo satisfatório. Em princípio, a supressão da secreção de cortisol com dexametasona (a qual não se liga ao receptor de mineralocorticoides) deve funcionar; contudo, na prática, é muito menos efetiva do que o bloqueio dos receptores de mineralocorticoides.

SÍNDROME DE LIDDLE

Etiologia

A síndrome de Liddle é uma forma de hipertensão e hipopotassemia que se assemelha clinicamente à síndrome de excesso aparente de mineralocorticoides; todavia, é herdada de forma autossômica dominante. É causada por **mutações ativadoras** nas subunidades β (*SCNN1B*) ou γ (*SCNN1G*) do canal de sódio epitelial. A maioria dessas mutações impede as subunidades do canal de se ligarem à ubiquitina e se direcionarem para o proteassomo durante a degradação, um processo que normalmente é regulado de modo indireto pela aldosterona. O efeito final é o aumento do número de canais abertos na superfície apical das células epiteliais do ducto coletor renal, facilitando, assim, a reabsorção de sódio e a excreção de potássio. Portanto, esse distúrbio representa o oposto exato da forma autossômica recessiva do pseudo-hipoaldosteronismo discutido anteriormente.

Manifestações clínicas, achados laboratoriais e diagnóstico diferencial

A síndrome de Liddle é caracterizada por hipertensão grave de início precoce e pela hipopotassemia, a qual pode não ser persistente. As concentrações de aldosterona e de renina se mostram suprimidas, e os níveis de todos os hormônios esteroides, normais.

O diagnóstico diferencial é o mesmo do excesso aparente de mineralocorticoides.

Tratamento

A base de tratamento é composta de dieta hipossódica, suplementação de potássio e bloqueador dos canais de sódio, como amilorida ou triantereno. Antagonistas dos receptores de mineralocorticoides, como a espironolactona, são ineficazes.

A bibliografia está disponível no GEN-io.

Capítulo 594
Hiperplasia Suprarrenal Congênita e Distúrbios Relacionados

Perrin C. White

A hiperplasia suprarrenal congênita (HSRC) é uma família de distúrbios autossômicos recessivos da biossíntese de cortisol (a esteroidogênese suprarrenal normal é discutida no Capítulo 592). A deficiência de cortisol aumenta a secreção de corticotrofina (hormônio adrenocorticotrófico [ACTH]), o que, por sua vez, acarreta hiperplasia adrenocortical e produção excessiva de metabólitos intermediários. Dependendo da etapa enzimática que está deficiente, pode haver sinais, sintomas e achados laboratoriais de deficiência ou excesso de mineralocorticoides; virilização incompleta ou puberdade precoce em meninos afetados; e virilização ou infantilismo sexual em meninas afetadas (Figuras 594.1 e 594.2 e Tabela 594.1).

594.1 Hiperplasia Suprarrenal Congênita Causada pela Deficiência de 21-Hidroxilase

Perrin C. White

ETIOLOGIA

Mais de 90% dos casos de HSRC são produzidos pela deficiência de 21-hidroxilase. Essa enzima P450 (CYP21, P450c21) hidroxila progesterona e 17-hidroxiprogesterona, produzindo, respectivamente, 11-desoxicorticosterona e 11-desoxicortisol (ver Figura 592.1 no Capítulo 592). Essas conversões são necessárias para a síntese de aldosterona e cortisol, respectivamente. Ambos os hormônios são deficientes na forma **perdedora de sal**, a mais grave, da doença. Os pacientes afetados de modo um pouco menos grave são capazes de sintetizar quantidades adequadas de aldosterona, mas apresentam

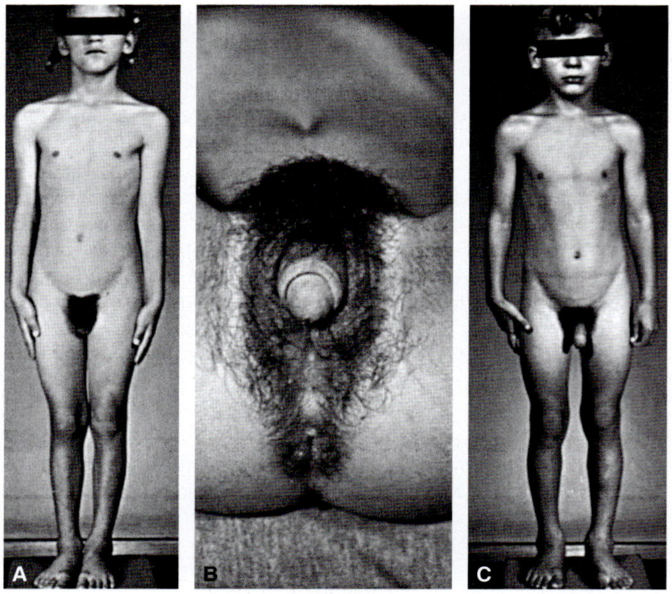

Figura 594.1 **A.** Menina de 6 anos com hiperplasia suprarrenal congênita virilizante. A idade estatural era de 8,5 anos, e a óssea, 13 anos. **B.** Observe o aumento do clitóris e a fusão labial. **C.** O irmão de 5 anos não foi considerado anormal pelos pais. A idade estatural era de 8 anos, e a óssea, 12,5 anos.

concentrações elevadas de andrógenos de origem suprarrenal; essa condição é denominada **doença virilizante simples**. Essas duas formas são denominadas coletivamente **deficiência clássica de 21-hidroxilase**. Indivíduos acometidos pela doença não clássica apresentam concentrações levemente elevadas de andrógenos e podem ser assintomáticos ou apresentar sinais de excesso de andrógenos em qualquer momento após o nascimento. A apresentação clínica depende, em parte, do genótipo (ver o item "Genética" adiante; Tabela 594.2).

EPIDEMIOLOGIA

A deficiência clássica de 21-hidroxilase ocorre em aproximadamente 1:15 a 20 mil nascimentos na maioria das populações. Cerca de 70% dos lactentes afetados apresentam a forma perdedora de sal, enquanto 30% exibem a forma virilizante simples da doença. Nos EUA, a HSRC é menos frequente em afrodescendentes comparado com crianças caucasianas (1:42.000 *versus* 1:15.500). A doença não clássica tem prevalência aproximada de 1:1.000 na população geral, mas ocorre com mais frequência em grupos étnicos específicos, como judeus asquenazes e hispânicos.

GENÉTICA

Existem dois genes de esteroide 21-hidroxilase – *CYP21P* (*CYP21A1P* e *CYP21A*) e *CYP21* (*CYP21A2* e *CYP21B*) – que se alternam em sequência com dois genes do quarto componente do complemento (C4A e C4B) no complexo principal de histocompatibilidade do antígeno leucocitário humano (HLA) no cromossomo 6p21.3, entre os *loci* HLA-B e HLA-DR. Muitos outros genes estão localizados nesse aglomerado. *CYP21* é o gene ativo; *CYP21P* é 98% idêntico na sequência do DNA para *CYP21*, mas se trata de um pseudogene por causa de nove mutações diferentes. Embora quase 300 mutações tenham sido descritas, mais de 90% dos alelos mutantes que causam deficiência de 21-hidroxilase são resultados de recombinações entre *CYP21* e *CYP21P*. Cerca de 20% são deleções geradas por *crossing-over* meiótico desigual entre *CYP21* e *CYP21P*, enquanto o restante é composto de transferências não recíprocas de mutações deletérias de *CYP21P* para *CYP21*, um fenômeno denominado conversão gênica.

As mutações deletérias em *CYP21P* possuem diferentes efeitos sobre a atividade enzimática quando transferidas para *CYP21*. Várias mutações impedem por completo a síntese de uma proteína funcional, enquanto outras são mutações *missense* (resultam em substituições de aminoácidos) que produzem enzimas com 1 a 50% de atividade normal. A gravidade da doença se correlaciona bem com as mutações apresentadas por um indivíduo afetado; por exemplo, os pacientes com doença perdedora de sal geralmente carregam mutações em ambos os alelos, que destroem por completo a atividade enzimática. Com frequência, eles são heterozigotos compostos para os diferentes tipos de mutações (*i. e.*, um alelo é afetado de forma menos grave do que o outro), caso em que a gravidade da expressão da doença é, em grande parte, determinada pela atividade do alelo menos gravemente afetado.

O gene da tenascina X (*TNX*), estreitamente adjacente ao *CYP21*, porém no filamento oposto de DNA, codifica uma proteína do tecido conjuntivo. Raras vezes, as deleções de *CYP21* se estendem para o *TNX*. Esses pacientes podem apresentar uma síndrome gênica contígua (ver Capítulo 98.1) composta de HSRC e **síndrome de Ehlers-Danlos** (ver Capítulos 511 e 678).

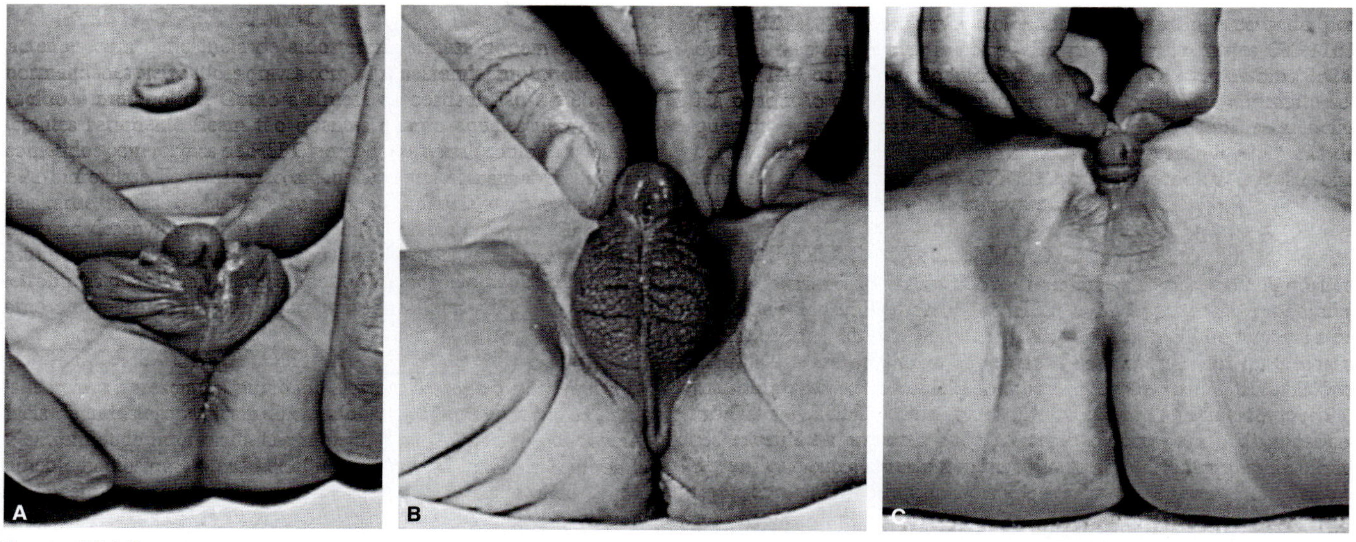

Figura 594.2 Três meninas com virilização e hiperplasia suprarrenal congênita não tratada. Em todas, foi atribuído erroneamente o sexo masculino no nascimento, e as três tinham cromossomos sexuais femininos normais. As lactentes **A** e **B** tinham a forma perdedora de sal, e o diagnóstico foi estabelecido no início da fase de lactente. A lactente **C** foi encaminhada ao especialista com 1 ano por causa de criptorquidia bilateral. Observe a uretra totalmente peniana; essa masculinização completa em meninas com hiperplasia suprarrenal é rara; a maioria desses lactentes tem a forma perdedora de sal.

Tabela 594.1 Diagnóstico e tratamento de hiperplasia suprarrenal congênita.

DISTÚRBIO	GENE E CROMOSSOMO AFETADOS	SINAIS E SINTOMAS	ACHADOS LABORATORIAIS	MEDIDAS TERAPÊUTICAS
Deficiência de 21-hidroxilase, forma clássica	*CYP21* 6p21.3	Deficiência de glicocorticoides	↓ Cortisol e ↑ACTH ↑↑ 17-hidroxiprogesterona basal e pós-estímulo com ACTH	Reposição de glicocorticoides (hidrocortisona)
		Deficiência de mineralocorticoides (crise perdedora de sal)	Hiponatremia e hiperpotassemia ↑ Renina plasmática	Reposição de mineralocorticoides (fludrocortisona); suplementação de cloreto de sódio
		Genitália ambígua em meninas	↑ Andrógenos séricos	Vaginoplastia e recessão do clitóris
		Virilização pós-natal em meninos e meninas	↑ Andrógenos séricos	Supressão com glicocorticoides
Deficiência de 21-hidroxilase, forma não clássica	*CYP21* 6p21.3	Pode ser assintomática; adrenarca precoce, hirsutismo, acne, irregularidade menstrual e infertilidade	↑ 17-hidroxiprogesterona basal e pós-estímulo com ACTH ↑ Andrógenos séricos	Supressão com glicocorticoides
Deficiência de 11β-hidroxilase	*CYP11B1* 8q24.3	Deficiência de glicocorticoides	↓ Cortisol e ↑ ACTH ↑↑ 11-desoxicortisol e desoxicorticosterona basais e pós-estímulo com ACTH	Reposição de glicocorticoides (hidrocortisona)
		Genitália ambígua em meninas	↑ Andrógenos séricos	Vaginoplastia e recessão do clitóris
		Virilização pós-natal em meninos e meninas	↑ Andrógenos séricos	Supressão com glicocorticoides
		Hipertensão	↓ Renina plasmática e hipopotassemia	Supressão com glicocorticoides
Deficiência de 3β-hidroxiesteroide desidrogenase, forma clássica	*HSD3B2* 1p13.1	Deficiência de glicocorticoides	↓ Cortisol e ↑ ACTH ↑↑ Δ5-esteroides (pregnenolona, 17-hidroxipregnenolona e DHEA) basais e pós-estímulo com ACTH	Reposição de glicocorticoides (hidrocortisona)
		Deficiência de mineralocorticoides (crise perdedora de sal)	Hiponatremia e hiperpotassemia ↑ Renina plasmática	Reposição de mineralocorticoides (fludrocortisona); suplementação de cloreto de sódio
		Genitália ambígua em meninas e meninos	↑ DHEA, ↓ androstenediona, testosterona e estradiol	Correção cirúrgica da genitália e reposição de hormônio sexual, quando necessário, de acordo com o sexo de criação
		Adrenarca precoce e puberdade desordenada	↑ DHEA, ↓ androstenediona, testosterona e estradiol	Supressão com glicocorticoides
Deficiência de 17α-hidroxilase/17,20-liase	*CYP17* 10q24.3	Deficiência de cortisol (a corticosterona é um glicocorticoide adequado)	↓ Cortisol, ↑ ACTH ↑ DOC, corticosterona Esteroides 17α-hidroxilados baixos; resposta deficiente ao ACTH	Reposição de glicocorticoides (hidrocortisona)
		Genitália ambígua em meninos	↓ Andrógenos séricos; resposta deficiente à hCG	Orquidopexia ou remoção de testículos intra-abdominais; reposição de hormônios sexuais de acordo com o sexo de criação
		Infantilismo sexual	↓ Andrógenos ou estrógenos séricos	Reposição de hormônios sexuais de acordo com o sexo de criação
		Hipertensão	↓ Renina plasmática; hipopotassemia	Supressão com glicocorticoides
Hiperplasia suprarrenal congênita lipoide	*STAR* 8p11.2	Deficiência de glicocorticoides	↑ ACTH Concentrações baixas de todos os hormônios esteroides, com resposta reduzida ou ausente ao ACTH	Reposição de glicocorticoides (hidrocortisona)
		Deficiência de mineralocorticoides (crise perdedora de sal)	Hiponatremia e hiperpotassemia ↓ Aldosterona e ↑ renina plasmática	Reposição de mineralocorticoides (fludrocortisona); suplementação de cloreto de sódio
		Genitália ambígua em meninos	Resposta reduzida ou ausente à hCG em meninos	Orquidopexia ou remoção de testículos intra-abdominais; reposição de hormônios sexuais de acordo com o sexo de criação

(*continua*)

Tabela 594.1 Diagnóstico e tratamento de hiperplasia suprarrenal congênita. *(continuação)*

DISTÚRBIO	GENE E CROMOSSOMO AFETADOS	SINAIS E SINTOMAS	ACHADOS LABORATORIAIS	MEDIDAS TERAPÊUTICAS
		Desenvolvimento puberal deficiente ou insuficiência ovariana prematura em mulheres	↑ FSH, ↑ LH e ↓ estradiol (após a puberdade)	Reposição de estrogênio
Deficiência de P450 oxidorredutase	*POR* 7q11.3	Deficiência de glicocorticoides	↓ Cortisol e ↑ ACTH ↑ Pregnenolona e ↑ progesterona	Reposição de glicocorticoides (hidrocortisona)
		Genitália ambígua em meninos e meninas	↑ Andrógenos séricos no pré-natal e ↓ andrógenos e estrógenos na puberdade	Correção cirúrgica de genitais e reposição de hormônio sexual, quando necessário, de acordo com o sexo de criação
		Virilização materna Síndrome de Antley-Bixler	Razão diminuída entre estrógenos e andrógenos	

↓, diminuição; ↑, aumento; ↑↑, aumento acentuado; ACTH, hormônio adrenocorticotrófico; DHEA, desidroepiandrosterona; DOC, 11-desoxicorticosterona; FSH, hormônio foliculoestimulante; hCG, gonadotropina coriônica humana; LH, hormônio luteinizante.

Tabela 594.2 Correlações entre genótipo e fenótipo na hiperplasia suprarrenal congênita decorrente da deficiência de 21-hidroxilase.

GRUPO DE MUTAÇÃO	A	B	C
Atividade enzimática, % normal	Nula	1 a 2%	20 a 50%
Mutações *CYP21* (em geral, o fenótipo corresponde ao alelo menos afetado)	Deleção gênica Éxon 3 del 8 pb *Cluster* do éxon 6 Q318X R356W	I172N	P30L V281L P453S
	Splice de íntron 2*		
Gravidade	Perdedora de sal	Virilizante simples	Não clássica
Síntese de aldosterona	Baixa	Normal	Normal
Idade no diagnóstico (sem triagem dos recém-nascidos)	Lactente	Lactente (meninas) Infância (meninos)	Infância até a vida adulta ou assintomática
Virilização	Grave	Moderada a grave	Ausente a leve
Incidência	1:20.000	1:50.000	1:500

*Essa mutação está associada com perda de sal e doença virilizante simples.

PATOGÊNESE E MANIFESTAÇÕES CLÍNICAS

Deficiência de aldosterona e cortisol

Como tanto o cortisol como a aldosterona requerem 21-hidroxilação para sua síntese, os dois hormônios são deficientes na forma mais grave perdedora de sal da doença. Essa forma compreende cerca de 70% dos casos da deficiência clássica de 21-hidroxilase. Os sinais e sintomas da deficiência de cortisol e aldosterona e a fisiopatologia subjacentes são basicamente aqueles descritos no Capítulo 593. Esses incluem: perda progressiva de peso, anorexia, vômitos, desidratação, fraqueza, hipotensão, hipoglicemia, hiponatremia e hiperpotassemia. Normalmente, esses problemas surgem primeiro em lactentes afetados em idade aproximada de 10 a 14 dias. Sem tratamento, choque, arritmias cardíacas e morte podem ocorrer dentro de poucos dias ou semanas.

A HSRC difere de outras causas de insuficiência suprarrenal primária (ISRP) em razão do acúmulo de esteroides precursores próximos à conversão enzimática bloqueada. Como o cortisol não é sintetizado de forma eficaz, os níveis de ACTH ficam elevados, acarretando hiperplasia do córtex suprarrenal e concentrações de esteroides precursores que podem ser centenas de vezes o normal. No caso da deficiência de 21-hidroxilase, esses precursores incluem a 17-hidroxiprogesterona e a progesterona. A progesterona e, possivelmente, outros metabólitos, atuam como antagonistas do receptor de mineralocorticoides e, portanto, podem exacerbar os efeitos da deficiência de aldosterona em pacientes não tratados.

Não é raro crianças com HSRC clássica necessitarem de hospitalização por causa de doenças intercorrentes durante a infância. É mais provável que ocorra nos primeiros 2 anos de vida e seja precipitado por gastrenterite, pois essas doenças podem provocar perdas de líquidos e eletrólitos, e o vômito, interferir na dosagem do fármaco. Crianças com necessidade de doses altas de fludrocortisona correm maior risco de hospitalização, provavelmente porque esses pacientes têm maior propensão à perda de sal.

Excesso de andrógeno pré-natal

O problema mais grave causado pelo acúmulo de precursores esteroides é o desvio da 17-hidroxiprogesterona para a via de biossíntese de andrógenos, acarretando concentrações elevadas de androstenediona convertidas no exterior da glândula suprarrenal em testosterona. Esse problema surge por volta de 8 a 10 semanas de gestação nos fetos acometidos e leva ao desenvolvimento genital anormal no sexo feminino (ver Figuras 594.1 e 594.2).

Normalmente, a genitália externa de ambos os sexos aparece idêntica no início da gestação (ver Capítulo 600). As meninas afetadas expostas intraútero a concentrações elevadas de andrógenos de origem suprarrenal apresentam genitália externa masculinizada (ver Figuras 594.1 e 594.2). Isso se manifesta por aumento do clitóris e fusão parcial ou completa labial. Em geral, a vagina tem uma abertura comum com a uretra (seio urogenital). O clitóris pode se mostrar tão aumentado a ponto de se assemelhar a um pênis; como a uretra se abre abaixo desse órgão, algumas meninas afetadas podem ser consideradas de forma errônea como meninos com hipospadia e criptorquidia. A gravidade da virilização geralmente é muito maior em meninas com a forma perdedora de sal da deficiência de 21-hidroxilase (Tabela 594.2). Os órgãos genitais internos permanecem normais, pois as meninas afetadas têm ovários normais, e não testículos, assim sendo, não secretam hormônio antimülleriano.

A exposição pré-natal do cérebro a concentrações elevadas de andrógenos pode influenciar comportamentos subsequentes sexualmente dismórficos em meninas afetadas. Elas podem demonstrar um comportamento agressivo nas brincadeiras; tendem a se interessar por brinquedos masculinos, como carros e caminhões; e costumam mostrar pouco interesse em brincar com bonecas. As mulheres podem ter interesse reduzido no papel materno. Observa-se uma frequência aumentada de homossexualidade nas mulheres afetadas. Entretanto, a maioria funciona de modo heterossexual e não tem qualquer confusão ou disforia quanto à identidade de gênero. São raros os casos de mulheres afetadas que assumem o sexo masculino, exceto em algumas condições com grau mais acentuado de virilização.

Lactentes do sexo masculino aparentam normalidade no nascimento. Portanto, é possível que o diagnóstico não seja estabelecido em homens até o desenvolvimento de sinais de insuficiência suprarrenal. Como os pacientes com essa afecção podem sofrer deterioração rapidamente, lactentes do sexo masculino estão mais propensos ao risco de morte do que os do sexo feminino. Por esse motivo, os EUA e diversos países instituíram a **triagem dos recém-nascidos** para essa condição.

Excesso de andrógeno pós-natal

Crianças de ambos os sexos sem tratamento, ou tratadas de forma inadequada, desenvolvem sinais adicionais de excesso androgênico após o nascimento. Com frequência, homens com a forma virilizante simples da deficiência de 21-hidroxilase têm atraso em seu diagnóstico porque parecem normais e, raras vezes, desenvolvem insuficiência suprarrenal.

Os sinais de excesso androgênico incluem **rápido crescimento somático e maturação esquelética acelerada**. Por conseguinte, os pacientes afetados são altos na infância, porém o fechamento prematuro das epífises provoca a interrupção do crescimento relativamente cedo e uma estatura baixa no adulto (Figura 594.1). O desenvolvimento muscular pode ser excessivo. Podem surgir pelos pubianos e axilares e ocorrer o desenvolvimento de acne e voz grave. É possível que o pênis, o escroto e a próstata sofram aumento nos homens afetados. No entanto, os **testículos geralmente são pré-púberes** no tamanho, de modo que parecem pequenos em relação ao aumento do pênis. Em certas ocasiões, células adrenocorticais ectópicas nos testículos dos pacientes se tornam hiperplásicas, de modo semelhante às glândulas suprarrenais, produzindo **tumores testiculares de remanescentes suprarrenais** (ver Capítulo 602). O clitóris pode ficar ainda mais aumentado em meninas afetadas (Figura 594.1). Embora as estruturas genitais internas sejam femininas, o desenvolvimento das mamas e a menstruação podem não ocorrer, a não ser que a produção excessiva de andrógenos seja suprimida pelo tratamento adequado.

Sinais semelhantes, mas geralmente mais leves, de excesso androgênico podem ocorrer na **deficiência não clássica de 21-hidroxilase** (Tabela 594.2). Nessa forma atenuada, as concentrações de cortisol e aldosterona são regulares, e as meninas afetadas têm genitais normais no nascimento. Indivíduos de ambos os sexos podem apresentar pubarca precoce, bem como desenvolvimento antecipado de pelos pubianos e axilares. Com o avanço da idade, pode haver desenvolvimento de **hirsutismo**, **acne**, **distúrbios menstruais** e **infertilidade**, mas muitas mulheres e homens são totalmente assintomáticos.

Disfunção da medula suprarrenal

O desenvolvimento da medula suprarrenal requer exposição a concentrações muito altas de cortisol, normalmente presentes na glândula suprarrenal. Por conseguinte, os pacientes com HSRC clássica têm função anormal da medula suprarrenal, conforme evidenciado por respostas atenuadas da epinefrina, redução da glicemia e frequência cardíaca minimizada com exercício. A capacidade de realizar exercício não é prejudicada, e a importância clínica desses achados é incerta. A disfunção da medula suprarrenal pode exacerbar os efeitos cardiovasculares da deficiência de cortisol em pacientes sem tratamento ou tratados de forma inadequada.

ACHADOS LABORATORIAIS

Ver Tabela 594.1.

Pacientes com doença perdedora de sal apresentam achados laboratoriais típicos associados à deficiência de cortisol e aldosterona, incluindo hiponatremia, hiperpotassemia, acidose metabólica e, com frequência, hipoglicemia; contudo, o desenvolvimento dessas anormalidades pode demorar de 10 a 14 dias, ou mais, após o nascimento. As concentrações sanguíneas de **17-hidroxiprogesterona** aumentam de forma acentuada. No entanto, os valores desse hormônio são altos durante os primeiros 2 a 3 dias de vida, mesmo em lactentes não afetados, sobretudo se doentes ou prematuros. Após a fase de lactente, uma vez estabelecido o ritmo circadiano do cortisol, os níveis de 17-hidroxiprogesterona variam em um mesmo padrão: mais altos pela manhã e mais baixos à noite. As concentrações sanguíneas de cortisol geralmente são baixas em pacientes com a forma da doença perdedora de sal. Quase sempre são normais em indivíduos com doença virilizante simples, mas inapropriadamente baixas em relação a concentrações de ACTH e 17-hidroxiprogesterona. Além dessa última, as concentrações de androstenediona e testosterona são elevadas nas mulheres afetadas; a testosterona não fica elevada em meninos afetados, pois lactentes normais do sexo masculino apresentam níveis altos desse hormônio comparados àqueles observados mais tarde na infância. As concentrações urinárias de 17-cetosteroides e pregnanetriol são altas, mas muito pouco utilizadas atualmente na clínica, visto que é mais fácil obter amostras de sangue do que coletas de urina de 24 h. Os níveis de ACTH são elevados, mas não têm utilidade diagnóstica com relação às concentrações de 17-hidroxiprogesterona. As concentrações plasmáticas de renina são altas, e a aldosterona sérica se mostra inapropriadamente baixa em relação ao valor da renina. Entretanto, as concentrações de renina são elevadas nos lactentes normais durante as primeiras semanas de vida.

O diagnóstico da deficiência de 21-hidroxilase é estabelecido de maneira mais segura por meio da mensuração de 17-hidroxiprogesterona antes e 30 ou 60 minutos após *bolus* intravenoso (IV) de 0,125 a 0,25 mg de cortrosina (ACTH 1-24). Existem nomogramas que distinguem prontamente os indivíduos normais dos pacientes com deficiência clássica e não clássica de 21-hidroxilase. Os portadores heterozigotos desse distúrbio autossômico recessivo tendem a apresentar valores mais altos de 17-hidroxiprogesterona estimulados pelo ACTH do que os indivíduos geneticamente não afetados, contudo, há superposição significativa entre os indivíduos nessas duas categorias. Todavia, em lactentes com anormalidades francas dos eletrólitos ou instabilidade circulatória, pode não ser possível ou necessário atrasar o tratamento para a realização desse teste, já que concentrações de precursores tendem a ficar elevadas o suficiente na amostra aleatória de sangue utilizada para estabelecer o diagnóstico.

A genotipagem está disponível e pode ajudar a confirmar o diagnóstico, mas tem custo alto e a obtenção do resultado pode levar semanas. Como as conversões gênicas que geram a maioria dos alelos mutantes são capazes de transferir mais de uma mutação, deve-se efetuar a genotipagem de pelo menos um dos pais para determinar quais as mutações situadas em cada alelo.

DIAGNÓSTICO DIFERENCIAL

Os distúrbios do desenvolvimento sexual são discutidos de modo mais geral no Capítulo 606. A etapa inicial na avaliação de um lactente com genitais ambíguos é composta de exame físico completo para definir a anatomia da genitália, localizar o meato uretral, palpar o escroto, ou os lábios, e as regiões inguinais à procura dos testículos (gônadas palpáveis quase sempre indicam a presença de tecido testicular e, portanto, estabelecem que o lactente é geneticamente do sexo masculino) e procurar quaisquer outras anormalidades anatômicas. A ultrassonografia (US) é útil para demonstrar a presença ou ausência de um útero e, com frequência, localizar as gônadas. A rápida cariotipagem (como hibridização *in situ* por fluorescência de núcleos em interfase para os cromossomos X e Y) pode determinar de imediato o sexo genético do neonato. Todos esses resultados são possíveis de ser disponibilizados antes das respostas de testes hormonais e, juntos, permitem que a equipe clínica possa aconselhar os pais quanto ao sexo genético do recém-nascido e à anatomia das estruturas reprodutivas internas. A injeção de meio de contraste no seio urogenital de uma menina virilizada revela vagina e útero, e muitos cirurgiões utilizam essa informação para elaborar um plano para o manejo cirúrgico.

DIAGNÓSTICO PRÉ-NATAL

O diagnóstico pré-natal da 21-hidroxilase é possível no fim do primeiro trimestre por meio de análise do DNA obtido pela amostragem das vilosidades coriônicas ou durante o segundo trimestre por amniocentese. Isso geralmente é feito porque os pais já têm um filho afetado. Na maioria das vezes, o gene *CYP21* é analisado em busca de mutações de ocorrência frequente; mutações mais raras podem ser detectadas por sequenciamento do DNA.

TRIAGEM NEONATAL

Como a deficiência de 21-hidroxilase muitas vezes não é diagnosticada em meninos afetados até que apresentem insuficiência suprarrenal grave, todos os estados norte-americanos e muitos outros países têm instituído programas de triagem neonatal. Esses programas analisam as concentrações de **17-hidroxiprogesterona** em sangue seco obtido por punção do calcanhar e absorvido em cartões de papel de filtro; estes são submetidos a triagem para outros distúrbios congênitos, como hipotireoidismo e fenilcetonúria. Em geral, neonatos potencialmente afetados são chamados de volta sem demora para exames adicionais (eletrólitos e determinação repetida de 17-hidroxiprogesterona) com cerca de 2 semanas de vida. Lactentes com doença perdedora de sal costumam apresentar eletrólitos anormais nessa idade, mas, em geral, não ficam gravemente doentes. Portanto, os programas de triagem são eficazes na prevenção de muitos casos de crise suprarrenal em meninos afetados. A forma não clássica da doença não é detectada de modo confiável por triagem neonatal, mas isso tem pouco significado clínico porque a insuficiência suprarrenal não ocorre nesse tipo de deficiência de 21-hidroxilase.

A principal dificuldade com os programas de triagem neonatal atuais é que, para a detecção segura de todos os neonatos afetados, os pontos de corte de 17-hidroxiprogesterona para reconvocação são estabelecidos em valores tão baixos que há uma frequência muito alta de resultados falso-positivos (ou seja, o teste tem valor preditivo positivo baixo, apenas 1%). Esse problema é mais grave em neonatos prematuros. O valor preditivo positivo pode ser melhorado com o emprego de pontos de corte baseados na idade gestacional (IG) e pela aplicação de métodos de triagem segundo nível mais específicos, como cromatografia líquida seguida de espectrometria de massa sequencial.

TRATAMENTO

Reposição de glicocorticoides

A deficiência de cortisol é tratada com glicocorticoides. O tratamento também suprime a produção excessiva de andrógenos pelo córtex suprarrenal e, assim, minimiza problemas como crescimento e maturação esqueléticos excessivos e virilização. Muitas vezes, isso requer doses mais altas de glicocorticoides do que aquelas necessárias em outras formas de insuficiência suprarrenal, normalmente 15 a 20 $mg/m^2/24$ h de hidrocortisona ao dia administrada por via oral (VO) em três doses fracionadas. Em geral, lactentes afetados requerem dosagens na extremidade superior dessa faixa. Doses duplas ou triplas são indicadas durante períodos de estresse, como infecção ou cirurgia. O tratamento com glicocorticoides deve ser continuado indefinidamente em todos os pacientes com deficiência clássica de 21-hidroxilase, mas pode não ser necessário em pacientes com doença não clássica, a menos que haja sinais de excesso androgênico. A terapia tem de ser individualizada. É desejável manter o crescimento linear ao longo das linhas de percentil; o cruzamento para percentis de altura mais elevados pode sugerir um tratamento insuficiente, enquanto a perda de percentis de altura frequentemente indica tratamento excessivo com glicocorticoides. O tratamento excessivo também é sugerido pelo ganho excepcional de peso. O desenvolvimento puberal deve ser monitorado com exames periódicos, e a maturação esquelética é avaliada por radiografias seriadas da mão e do punho para determinar a idade óssea. As concentrações hormonais, sobretudo 17-hidroxiprogesterona e androstenediona, devem ser aferidas de manhã cedo, antes de tomar os medicamentos matinais, ou em um horário consistente em relação à dose dos fármacos. Em geral, as concentrações desejáveis de 17-hidroxiprogesterona encontram-se na faixa normal alta ou várias vezes o normal; valores normais baixos geralmente podem ser obtidos apenas com doses excessivas de glicocorticoides. Tem-se submetido modalidades alternativas de administração a pequenos ensaios clínicos, incluindo comprimidos de hidrocortisona de liberação retardada e o emprego de um dispositivo de infusão subcutânea contínua de insulina (bomba de insulina) para fornecer hidrocortisona em um padrão mais próximo da variação diurna normal na secreção de cortisol. No momento, essas abordagens ainda não entraram na prática clínica.

Em grande parte das mulheres, em quem um controle satisfatório tem sido alcançado, a menarca ocorre na idade apropriada; em meninas com controle abaixo do ideal, essa fase pode sofrer atraso. Crianças com doença virilizante simples, sobretudo meninos, quase sempre não são diagnosticadas até os 3 a 7 anos, momento em que a maturação esquelética pode estar 5 anos ou mais à frente da idade cronológica. Em algumas crianças, particularmente se a idade óssea for de 12 anos ou mais, a puberdade central espontânea (ou seja, dependente de gonadotropinas) pode ocorrer quando o tratamento é instituído, pois a terapia com hidrocortisona suprime a produção de andrógenos suprarrenais e, portanto, estimula a liberação de gonadotropinas hipofisárias se o nível apropriado de maturação hipotalâmica estiver presente. Essa forma de puberdade precoce verdadeira sobreposta pode ser tratada com um análogo do hormônio liberador das gonadotropinas, como a leuprorrelina (ver Capítulo 578.1).

Meninos com deficiência de 21-hidroxilase, que receberam terapia inadequada com corticosteroides, podem desenvolver **tumores testiculares de remanescentes suprarrenais**, os quais, em geral, regridem com o aumento da dose de esteroides. Ressonância magnética (RM), US e exame com Doppler de fluxo colorido dos testículos ajudam a definir a natureza e a extensão da doença. A realização de cirurgia para a preservação dos testículos em tumores que não respondem aos esteroides tem sido relatada.

Reposição de mineralocorticoides

Pacientes com doença perdedora de sal (*i. e.*, deficiência de aldosterona) requerem reposição de mineralocorticoide com fludrocortisona. Os lactentes podem ter necessidades muito altas de mineralocorticoides nos primeiros meses de vida, geralmente 0,1 a 0,3 mg/dia em duas doses fracionadas, porém em certas ocasiões até 0,4 mg/dia; com frequência, precisam de suplementação de sódio (cloreto de sódio 8 mmoℓ/kg), além do mineralocorticoide. Os lactentes de mais idade e as crianças são habitualmente mantidos com 0,05 a 0,1 mg/dia de fludrocortisona. Em alguns pacientes, a doença virilizante simples pode ser mais fácil de controlar com uma dose baixa de fludrocortisona em adição à hidrocortisona, mesmo quando esses pacientes apresentam níveis normais de aldosterona na ausência de reposição de mineralocorticoide. A terapia é avaliada por meio de monitoramento dos sinais vitais; taquicardia e hipertensão são sinais de tratamento excessivo com mineralocorticoides. Os eletrólitos séricos devem ser aferidos com frequência na primeira infância, conforme a terapia é ajustada. A atividade da renina plasmática é uma maneira útil de determinar a adequação da terapia; deve ser mantida dentro ou próxima da faixa normal, mas não suprimida.

Abordagens adicionais para melhorar os resultados têm sido propostas, mas ainda se tornaram o padrão de cuidados. Estes incluem um antiandrogênico, como a flutamida, para bloquear os efeitos das concentrações excessivas de andrógenos e/ou um inibidor da aromatase, como o anastrozol, o qual bloqueia a conversão dos andrógenos em estrógenos e, portanto, retarda a maturação esquelética, um processo sensível aos estrógenos em homens e mulheres. Em geral, os inibidores da aromatase não devem ser utilizados em meninas puberais porque atrasam a puberdade normal e podem expor os ovários a níveis excessivos de gonadotropinas. O hormônio do crescimento, com ou sem agonistas do hormônio liberador do hormônio luteinizante para retardar a maturidade esquelética, tem sido sugerido para a progressão da altura no adulto.

Manejo cirúrgico da genitália ambígua

Meninas com virilização significativa geralmente são submetidas à cirurgia entre 2 e 6 meses de vida. Se houver clitoromegalia grave, o tamanho do clitóris é reduzido, com excisão parcial dos corpos cavernosos e preservação do feixe neurovascular; entretanto, a clitoromegalia moderada pode se tornar menos perceptível, mesmo sem cirurgia, à medida que a paciente cresce. Em geral, a vaginoplastia e a correção do seio urogenital são realizadas no momento da cirurgia do clitóris; muitas vezes, a revisão na adolescência é necessária.

Os riscos e benefícios da cirurgia devem ser discutidos em detalhes com os pais de meninas afetadas. O acompanhamento a longo prazo dos resultados funcionais em pacientes submetidos a procedimentos cirúrgicos modernos é limitado. Verifica-se que a disfunção sexual feminina aumenta em frequência e gravidade naqueles com graus mais significativos de virilização genital e com o nível de comprometimento enzimático (exposição pré-natal a andrógenos) causado pelas mutações de cada paciente (Tabela 594.2). A atribuição do sexo em lactentes com distúrbios de diferenciação sexual (incluindo HSRC) geralmente se baseia no funcionamento sexual e fertilidade esperados na idade adulta, com correção cirúrgica precoce dos genitais externos para que estejam de acordo com o sexo atribuído. A disforia de gênero não é comum na HSRC; na maioria dos casos, ocorre em meninas com a forma perdedora de sal da doença e o maior grau de virilização.

Tanto leigos quanto médicos contrários à cirurgia genital voltada para outros distúrbios de diferenciação sexual levantam a questão de que esse procedimento não considera qualquer predisposição de gênero no pré-natal induzida pela exposição a andrógenos e impede o paciente de ter alguma decisão quanto à sua própria identidade sexual preferida e qual tipo de correção cirúrgica dos órgãos genitais deve ser realizada. Defendem que o tratamento deve ter como objetivo principal orientar o paciente, a família e outros envolvidos sobre a condição clínica, seu tratamento e como lidar com a condição de intersexo. Eles propõem que a cirurgia tem de ser adiada até que o paciente decida sobre qual correção, se houver, deve ser realizada. Nem todos os grupos leigos apoiam o adiamento da cirurgia, e muitos concordam com a cirurgia apropriada durante a infância. Em geral, meninas genotípicas (XX) com virilização grave, criadas como meninos, funcionam bem no gênero masculino quando adultas.

Em adolescentes e mulheres adultas com deficiência de 21-hidroxilase controlada de forma inadequada (hirsutismo, obesidade e amenorreia), a suprarrenalectomia laparoscópica bilateral (com reposição hormonal) pode ser uma alternativa à terapia de reposição hormonal padrão; porém, em razão da remoção das glândulas suprarrenais, as pacientes tratadas dessa maneira podem se tornar mais suscetíveis à insuficiência suprarrenal aguda se o tratamento for interrompido. Além disso, existe a possibilidade de exibirem sinais de concentrações elevadas de ACTH, como pigmentação anormal.

Tratamento pré-natal

Além do aconselhamento genético, o principal objetivo do diagnóstico antes do nascimento é facilitar o tratamento pré-natal de meninas afetadas. Mães com gestações de risco podem receber dexametasona, um esteroide que perpassa com facilidade a placenta, em uma quantidade de 20 μg/kg de peso corporal materno pré-gestacional, diariamente, em duas ou três doses fracionadas. Isso suprime a secreção de esteroides pela glândula suprarrenal fetal, incluindo secreção de andrógenos suprarrenais. Se iniciada em torno de 6 semanas de gestação, melhora a virilização da genitália externa em meninas afetadas. Em seguida, realiza-se biopsia das vilosidades coriônicas para determinar o sexo e o genótipo do feto; a terapia é continuada somente se o feto for do sexo feminino e afetado. A análise do DNA de células fetais isoladas do plasma materno para determinação do sexo e verificação do gene *CYP21* pode permitir uma identificação mais precoce do feto feminino afetado; o tratamento deve ser considerado apenas nesse tipo de feto. Crianças expostas a essa terapia têm o peso ao nascer um pouco mais baixo. Efeitos sobre personalidade ou cognição, como o aumento da timidez, têm sido sugeridos, mas não observados de forma consistente. No momento, não há informações suficientes para determinar se os riscos a longo prazo são aceitáveis, sobretudo em meninos e meninas não afetadas que não obtêm benefício direto do tratamento. Os efeitos colaterais maternos da terapia pré-natal incluem edema, ganho excessivo de peso, hipertensão, intolerância à glicose, características faciais cushingoides e estrias pronunciadas. Declarações de consenso provenientes de sociedades profissionais recomendam que o tratamento pré-natal seja executado somente sob protocolos institucionais; porém, em algumas localidades, às vezes é oferecido fora do ambiente de pesquisa como uma opção de alto risco obstétrico.

A bibliografia está disponível no GEN-io.

594.2 Hiperplasia Suprarrenal Congênita Causada por Deficiência de 11β-Hidroxilase

Perrin C. White

ETIOLOGIA

A deficiência de 11β-hidroxilase é causada por uma mutação no gene *CYP11B1* localizado no cromossomo 8q24. *CYP11B1* medeia 11-hidroxilação do 11-desoxicortisol em cortisol. Como o 11-desoxicortisol não é convertido em cortisol, as concentrações de corticotrofina ficam elevadas. Em consequência, os precursores – sobretudo 11-desoxicortisol e desoxicorticosterona – se acumulam e são desviados para a biossíntese de andrógenos da mesma maneira como ocorre na deficiência de 21-hidroxilase. Em geral, o gene *CYP11B2* adjacente que codifica a aldosterona sintase não é afetado nesse distúrbio, de modo que os pacientes são capazes de sintetizar a aldosterona normalmente.

EPIDEMIOLOGIA

A deficiência de 11β-hidroxilase é responsável por aproximadamente 5% dos casos de hiperplasia suprarrenal; sua incidência na população geral tem sido estimada em 1:250.000 a 1:100.000. O distúrbio ocorre com relativa frequência em judeus israelenses de origem norte-africana (1:15.000 a 17.000 nascidos-vivos). Nesse grupo étnico, quase todos os alelos carregam uma mutação Arg448 para His (R448H) no *CYP11B1*, mas muitas outras mutações têm sido identificadas. Esse distúrbio se manifesta em uma forma clássica e grave e, muito raramente, em uma não clássica e mais leve.

MANIFESTAÇÕES CLÍNICAS

Embora o cortisol não seja sintetizado de forma eficiente, a capacidade de síntese da aldosterona se mostra normal, e alguma corticosterona é sintetizada a partir da progesterona pela enzima aldosterona sintase intacta. Portanto, a manifestação de sinais de insuficiência suprarrenal, como hipotensão, hipoglicemia, hiponatremia e hiperpotassemia, pelos pacientes é rara. Aproximadamente 65% dos pacientes tornam-se **hipertensos**, embora isso possa levar vários anos para se desenvolver. A hipertensão provavelmente é uma consequência das concentrações elevadas de desoxicorticosterona, a qual possui atividade mineralocorticoide. Lactentes podem desenvolver sinais transitórios da deficiência de mineralocorticoides após a instituição do tratamento com hidrocortisona. É provável que isso ocorra em razão da supressão súbita da secreção de desoxicorticosterona em paciente com atrofia da zona glomerulosa provocada por supressão crônica da atividade da renina.

Todos os sinais e sintomas de excesso androgênico encontrados na deficiência de 21-hidroxilase também podem ocorrer na deficiência de 11β-hidroxilase.

ACHADOS LABORATORIAIS

Concentrações plasmáticas de 11-desoxicortisol e desoxicorticosterona se apresentam elevadas. Como a desoxicorticosterona e alguns metabólitos têm ação mineralocorticoide, a atividade da renina plasmática é suprimida. Em consequência, os níveis de aldosterona são baixos, embora a capacidade de sintetizar aldosterona esteja intacta. Em certas ocasiões, ocorre alcalose hipopotassêmica.

TRATAMENTO

Os pacientes são tratados com hidrocortisona em doses semelhantes àquelas empregadas para a deficiência de 21-hidroxilase. A reposição de mineralocorticoides às vezes é temporariamente requerida no lactente, porém, raras vezes, é necessária em outras fases. A hipertensão costuma se resolver pelo tratamento com glicocorticoide, mas pode exigir terapia adicional se for de longa duração. Nessas circunstâncias, os bloqueadores dos canais de cálcio podem ser benéficos.

A bibliografia está disponível no GEN-io.

594.3 Hiperplasia Suprarrenal Congênita Causada por Deficiência de 3β-hidroxiesteroide Desidrogenase

Perrin C. White

ETIOLOGIA

A deficiência de 3β-hidroxiesteroide (3β-HSD) ocorre em menos de 2% dos pacientes com hiperplasia suprarrenal. Essa enzima é necessária para a conversão de Δ5 esteroides (pregnenolona, 17-hidroxipregnenolona e desidroepiandrosterona [DHEA]) em Δ4 esteroides (progesterona, 17-hidroxiprogesterona e androstenediona). Assim, a deficiência da enzima resulta em síntese diminuída de cortisol, aldosterona e androstenediona, mas em secreção aumentada de DHEA (ver Figura 592.1 no Capítulo 592). A isoenzima 3β-HSD expressa no córtex suprarrenal e gônadas é codificada pelo gene *HSD3B2* localizado no cromossomo 1p13.1. Mais de 30 mutações no gene *HSD3B2* já foram descritas em pacientes com deficiência de 3β-HSD.

MANIFESTAÇÕES CLÍNICAS

Como o cortisol e a aldosterona sintetizam em pacientes com a forma clássica da doença, os lactentes são propensos a **crises de perda de sal**. Uma vez que a androstenediona e a testosterona não são sintetizadas, os **homens apresentam virilização incompleta**. Podem ocorrer graus variáveis de hipospadia, com ou sem escroto bífido ou criptorquidia. Como as concentrações de DHEA ficam elevadas e esse hormônio é um andrógeno fraco, as mulheres apresentam virilização leve, com aumento discreto a moderado do clitóris. No período pós-natal, a secreção excessiva e contínua de DHEA pode causar adrenarca precoce. Durante a adolescência e a idade adulta, hirsutismo, menstruação irregular e doença do ovário policístico acometem as mulheres. Os homens manifestam graus variáveis de hipogonadismo, embora possa suceder desenvolvimento sexual masculino secundário apropriado. Entretanto, um defeito persistente de 3β-HSD testicular é demonstrado pela elevada relação dos esteroides Δ5:Δ4 no efluente testicular.

ACHADOS LABORATORIAIS

A característica principal desse distúrbio é a elevação acentuada dos esteroides Δ5 (como 17-hidroxipregnenolona e DHEA) precedente ao bloqueio enzimático. Os pacientes também podem apresentar concentrações elevadas de 17-hidroxiprogesterona por causa da atividade extra-suprarrenal de 3β-HSD que ocorre nos tecidos periféricos; esses indivíduos podem ser confundidos com pacientes portadores da deficiência de 21-hidroxilase. A relação 17-hidroxipregnenolona:1 7-hidroxiprogesterona é acentuadamente elevada na deficiência de 3β-HSD, em contraste com a da deficiência de 21-hidroxilase reduzida. A atividade da renina plasmática se mostra elevada na forma perdedora de sal.

DIAGNÓSTICO DIFERENCIAL

Não é raro em crianças com adrenarca prematura, ou mulheres com sinais de excesso androgênico, a manifestação de elevações leves a moderadas nas concentrações de DHEA. Tem-se identificado que esses indivíduos apresentam *deficiência não clássica de 3β-HSD*; em geral, mutações do gene *HSD3B2* não são encontradas neles, e uma forma não clássica da deficiência deve ser bastante rara. A atividade de 3β-HSD nas zonas fasciculada e reticular da suprarrenal, em relação à atividade da CYP17 (17-hidroxilase/17,20-liase), normalmente diminui durante a adrenarca para facilitar a síntese de DHEA, de modo que elevações moderadas da DHEA em crianças pré-adolescentes ou mulheres costumam representar uma variante normal.

TRATAMENTO

Os pacientes requerem reposição de glicocorticoide e mineralocorticoide com hidrocortisona e fludrocortisona, respectivamente, como na deficiência de 21-hidroxilase. Meninos geneticamente virilizados de forma incompleta, nos quais se opta por um sexo de criação masculino, podem se beneficiar com várias injeções de 25 mg de uma forma de depósito de testosterona, a cada 4 semanas, no início da fase de lactente para aumentar o tamanho do pênis. Além disso, é provável que eles necessitem de reposição de testosterona na puberdade.

A bibliografia está disponível no GEN-io.

594.4 Hiperplasia Suprarrenal Congênita Causada por Deficiência de 17-Hidroxilase

Perrin C. White

ETIOLOGIA

Menos de 1% dos casos de HSRC são causados pela deficiência de 17-hidroxilase, e a condição é aparentemente mais comum no Brasil e na China. Um único polipeptídio, CYP17, catalisa duas reações distintas: 17-hidroxilação da pregnenolona e progesterona em 17-hidroxipregnenolona e 17-hidroxiprogesterona, respectivamente, e a reação da 17,20-liase mediando a conversão da 17-hidroxipregnenolona em DHEA e, em menor grau, da 17-hidroxiprogesterona em Δ4-androstenediona. DHEA e androstenediona são precursores esteroides de testosterona e estrógeno (ver Figura 592.1 no Capítulo 592). A enzima é expressa tanto no córtex suprarrenal quanto nas gônadas e é codificada por um gene no cromossomo 10q24.3. A maioria das mutações afeta ambas as atividades de hidroxilase e liase, mas mutações raras podem afetar qualquer uma das atividades de forma isolada.

Mutações em genes diferentes do *CYP17* podem ter o mesmo fenótipo como deficiência de 17,20-liase (*i. e.*, síntese deficiente de andrógeno com síntese normal de cortisol). Essas incluem uma proteína de transferência de elétrons acessória, citocromo b_5 e mutações em 2 aldo-cetorredutases, AKR1C2 e AKR1C4. Essas isoenzimas AKR1C normalmente catalisam a atividade de 3α-HSD, a qual permite a síntese do potente andrógeno di-hidrotestosterona por meio de uma via biossintética alternativa que não inclui a testosterona como intermediário.

MANIFESTAÇÕES CLÍNICAS E ACHADOS LABORATORIAIS

Pacientes com deficiência de 17-hidroxilase não são capazes de sintetizar cortisol, mas sua habilidade para a síntese de corticosterona permanece intacta. Como a corticosterona é um glicocorticoide ativo, os pacientes não desenvolvem insuficiência suprarrenal. A desoxicorticosterona, precursor imediato da corticosterona, é sintetizada em excesso. Isso pode causar **hipertensão**, **hipopotassemia** e supressão da secreção de renina e aldosterona, como ocorre na deficiência de 11β-hidroxilase. Diferentemente da deficiência de 11β-hidroxilase, os pacientes com deficiência de 17-hidroxilase são incapazes de sintetizar hormônios sexuais. Indivíduos afetados do **sexo masculino são virilizados de forma incompleta**, revelando-se como mulheres fenotípicas (mas as gônadas geralmente estão palpáveis na região inguinal ou nos lábios) ou com ambiguidade sexual. Em geral, meninas afetadas apresentam **deficiência de desenvolvimento sexual** no período normal **puberdade**. A deficiência de 17-hidroxilase em meninas deve ser considerada no diagnóstico diferencial de hipogonadismo primário (ver Capítulo 604). As concentrações de desoxicorticosterona ficam elevadas, e, como consequência, a renina e a aldosterona são suprimidas. O cortisol e os esteroides sexuais não respondem ao estímulo com ACTH e gonadotropina coriônica humana, respectivamente.

Pacientes com deficiência isolada de 17,20-liase apresentam síntese androgênica deficiente com síntese normal de cortisol e, portanto, não se tornam hipertensos.

TRATAMENTO

Pacientes com deficiência de 17-hidroxilase requerem reposição de glicocorticoide com hidrocortisona para suprimir a secreção de desoxicorticosterona e, assim, controlar a hipertensão. Pode ser necessário o emprego adicional de fármacos anti-hipertensivos. As mulheres requerem reposição de estrógeno na puberdade. Os pacientes geneticamente masculinos podem exigir suplementação de estrógeno ou andrógeno, dependendo do sexo de criação. Em razão da possibilidade de transformação maligna dos testículos abdominais, como é comum se defrontar em casos de síndrome de insensibilidade aos andrógenos (ver Capítulo 606.2), indivíduos geneticamente masculinos com deficiência grave de 17-hidroxilase criados como mulheres requerem gonadectomia antes ou durante a adolescência.

A bibliografia está disponível no GEN-io.

594.5 Hiperplasia Suprarrenal Lipoide

Perrin C. White

ETIOLOGIA

Distúrbio raro encontrado com mais frequência em japoneses. Pacientes com hiperplasia suprarrenal lipoide apresentam acúmulo acentuado de colesterol e lipídios no córtex suprarrenal e gônadas, associado com grave comprometimento de toda a esteroidogênese. Em geral, esse distúrbio é causado por mutações no gene da proteína reguladora aguda da esteroidogênese (StAR), uma proteína mitocondrial que promove o deslocamento de colesterol da membrana mitocondrial externa para a interna. Todavia, mutações no gene *CYP11A1* (que codifica a enzima de clivagem da cadeia lateral do colesterol) têm sido descritas em vários pacientes.

Certa quantidade de colesterol está apta a entrar nas mitocôndrias mesmo na ausência de StAR; portanto, é possível supor que esse distúrbio não seria capaz de prejudicar por completo a biossíntese de esteroides. Entretanto, o acúmulo de colesterol no citoplasma é citotóxico, eventualmente acarretando a morte de todas as células esteroidogênicas nas quais a StAR costuma se expressar. Isso ocorre no período pré-natal nas glândulas suprarrenais e nos testículos. Os ovários normalmente não sintetizam esteroides até a puberdade, assim o colesterol não se acumula, e os ovários podem reter a capacidade de sintetizar estrógenos até a adolescência.

Embora os estrógenos sintetizados pela placenta sejam necessários para manter a gestação, a placenta não requer StAR para a biossíntese de esteroides. Sendo assim, as mutações de StAR não são letais no período pré-natal.

MANIFESTAÇÕES CLÍNICAS

Pacientes com hiperplasia suprarrenal lipoide geralmente são incapazes de sintetizar quaisquer esteroides suprarrenais. Portanto, os lactentes afetados tendem a ser confundidos com aqueles acometidos por hipoplasia suprarrenal congênita. Manifestações de perda de sal são comuns, e muitos lactentes morrem na primeira infância. Pacientes do sexo genético masculino são incapazes de sintetizar andrógenos e, portanto, exibem **fenótipo feminino**, mas com gônadas palpáveis nos grandes lábios ou áreas inguinais. Indivíduos geneticamente femininos aparentam normalidade no nascimento e podem sofrer feminização na puberdade com sangramento menstrual. Além disso, desenvolvem hipogonadismo hipergonadotrópico quando o colesterol acumulado destrói as células da granulosa (*i. e.*, síntese de esteroides) no ovário.

ACHADOS LABORATORIAIS

Os níveis de hormônio esteroide suprarrenal e gonadal são baixos na hiperplasia suprarrenal lipoide, com uma resposta diminuída ou ausente à estimulação (ACTH e gonadotropina coriônica humana). As concentrações de renina plasmática se mantêm aumentadas.

Exames de imagem da glândula suprarrenal que demonstram aumento maciço da suprarrenal no neonato ajudam a estabelecer o diagnóstico de hiperplasia suprarrenal lipoide.

TRATAMENTO

Os pacientes requerem reposição de glicocorticoide e mineralocorticoide. Em geral, os indivíduos do sexo genético masculino são atribuídos a um sexo feminino de criação; sendo assim, tanto os pacientes do sexo genético masculino quanto do feminino requerem reposição de estrógeno na idade esperada de puberdade.

A bibliografia está disponível no GEN-io.

594.6 Deficiência de P450 Oxidorredutase (Síndrome de Antley-Bixler)

Perrin C. White

ETIOLOGIA, PATOGÊNESE E MANIFESTAÇÕES CLÍNICAS

A P450 oxidorredutase (POR; gene localizado no cromossomo 7q11.3) é necessária para a atividade de todas as enzimas microssomais do citocromo P450 (ver Capítulo 592), incluindo as suprarrenais CYP17 e CYP21. Dessa forma, a deficiência completa de POR anula toda a atividade P450 microssomal. Isso é embrionariamente letal em camundongos e, é provável, também em seres humanos. Pacientes com mutações que diminuem, mas não anulam, a ação da POR apresentam deficiência parcial das atividades de 17 e 21-hidroxilases nas suprarrenais. Apenas uma mutação recorrente A287P (alanina-287 para prolina) é encontrada em cerca de 40% dos alelos.

A deficiência de 17-hidroxilase leva à masculinização incompleta em meninos; a deficiência de 21-hidroxilase pode acarretar virilização em meninas. Além disso, a atividade da aromatase (*CYP19*) na placenta é reduzida, o que leva à ação sem resistência dos andrógenos produzidos pela suprarrenal fetal. Isso exacerba a virilização dos fetos femininos e pode **virilizar a mãe** de um feto afetado também. Embora seja intrigante que meninas afetadas possam ser virilizadas mesmo com deficiência parcial de *CYP17* (que é necessária para a biossíntese de andrógenos), uma via biossintética alternativa (secundária) é utilizada na qual a 17-hidroxiprogesterona é convertida em 5α-pregnano-3α,17α-diol-20-ona, um metabólito que é um substrato muito melhor para a atividade de 17,20-liase da *CYP17* do que o habitual, 17-hidroxipregnenolona (ver Capítulo 592). Em seguida, o metabólito é convertido em várias etapas enzimáticas para di-hidrotestosterona, um andrógeno potente.

Como muitas outras enzimas P450 são afetadas, os pacientes com frequência (mais não de modo invariável) apresentam outras anomalias congênitas, coletivamente designadas como **síndrome de Antley-Bixler**. Essas anomalias incluem: craniossinostose; braquicefalia; bossa frontal; hipoplasia grave do terço médio da face com proptose e estenose ou atresia das coanas; sinostose umerorradial; arqueamento medial das ulnas, dedos longos e finos com camptodactilia; asas ilíacas estreitas; arqueamento anterior do fêmur; e malformações do coração e dos rins. Testes com camundongos mutantes sugerem que os defeitos metabólicos responsáveis por essas anomalias abrangem o metabolismo defeituoso do ácido retinoico, acarretando níveis elevadas desse composto teratogênico e biossíntese deficiente de colesterol.

EPIDEMIOLOGIA

A prevalência não é conhecida com certeza. Deve ser rara em comparação com a deficiência de 21-hidroxilase, mas é possível que ocorra com frequência semelhante a outras formas de HSRC.

ACHADOS LABORATORIAIS

Esteroides séricos que não 17 ou 21-hidroxilados são os mais aumentados, incluindo pregnenolona e progesterona. Os 17-hidroxi e 21-desoxiesteroides também se mostram aumentados, incluindo 17-hidroxipregnenolona, 17-hidroxiprogesterona e 21-desoxicortisol. Metabólitos esteroides urinários podem ser determinados por meio de espectrometria de massa quantitativa. Metabólitos excretados em níveis elevados incluem: pregnanodiol, pregnanetriol, pregnanetriolona e metabólitos da corticosterona. Os metabólitos urinários do cortisol se mantêm diminuídos. A análise genética demonstra mutações no gene *POR*.

DIAGNÓSTICO DIFERENCIAL

Esse distúrbio deve ser distinguido de outras formas de HSRC, sobretudo deficiência de 21-hidroxilase no sexo feminino, que é muito mais comum e apresenta resultados laboratoriais semelhantes. Pode-se levantar a suspeita de deficiência de *POR* se a mãe for virilizada ou se as anormalidades associadas da síndrome de Antley-Bixler estiverem presentes. Por outro lado, a virilização tanto da mãe quanto da filha pode resultar de um **luteoma da gravidez**, mas, nesse caso, anormalidades pós-natais na biossíntese de corticosteroides não deveriam ser observadas. A síndrome de Antley-Bixler também pode ocorrer sem anormalidades na biossíntese de hormônios esteroides, resultante de mutações no receptor do fator de crescimento dos fibroblastos FGFR2.

A bibliografia está disponível no GEN-io.

594.7 Deficiência de Aldosterona Sintase

Perrin C. White

ETIOLOGIA

Trata-se de um distúrbio autossômico recessivo em que a conversão de corticosterona em aldosterona fica prejudicada; um grupo de pacientes judeus iranianos tem sido o mais estudado. A maioria dos casos resulta de mutações no gene *CYP11B2* que codifica para a aldosterona sintase; entretanto, a ligação com *CYP11B2* tem sido excluída em outras famílias. Quando não é causado por mutações de *CYP11B2*, o distúrbio costuma ser denominado *hipoaldosteronismo hiper-reninêmico familiar tipo 2*; o gene, ou genes, causador ainda não foi identificado.

A aldosterona sintase medeia as três etapas finais na síntese de aldosterona a partir da desoxicorticosterona (11β-hidroxilação, 18-hidroxilação e 18-oxidação). Embora a 11β-hidroxilação seja necessária para converter a desoxicorticosterona em corticosterona, essa conversão também pode ser catalisada pela enzima relacionada, a CYP11B1, localizada na zona fasciculada, a qual não é afetada nesse distúrbio. Pelo mesmo motivo, esses pacientes apresentam biossíntese normal de cortisol.

Tem-se classificado a doença em dois tipos, denominados *deficiência de corticosterona metiloxidase tipos I e II*. Eles diferem apenas nas concentrações do precursor imediato da aldosterona, 18-hidroxicorticosterona; os níveis são baixos na deficiência tipo I e elevados no tipo II. Essas diferenças não correspondem de maneira simples a mutações específicas e são de relevância clínica limitada.

MANIFESTAÇÕES CLÍNICAS

Lactentes com deficiência de aldosterona sintase podem apresentar anormalidades eletrolíticas graves com **hiponatremia, hiperpotassemia** e **acidose metabólica**. Como a síntese de cortisol não é afetada, os lactentes raramente ficam tão doentes quanto aqueles não tratados acometidos com formas de HSRC perdedoras de sal, como a deficiência de 21-hidroxilase. Por essa razão, alguns lactentes escapam ao diagnóstico. Mais tarde, na fase de lactente ou primeira infância, eles podem exibir atraso no desenvolvimento ou deficiência de crescimento. Os adultos costumam ser assintomáticos, embora possam desenvolver anormalidades eletrolíticas quando há depleção de sódio por meio de procedimentos como o preparo do intestino para um enema baritado.

ACHADOS LABORATORIAIS

Os lactentes apresentam atividade elevada da renina plasmática. Os níveis de aldosterona ficam diminuídos; esses podem estar situados na extremidade inferior da faixa normal, mas são sempre inadequadamente baixos para o grau de hiperpotassemia ou hiper-reninemia. As concentrações de corticosterona costumam estar elevadas.

Alguns pacientes, mas não todos, apresentam elevação acentuada da 18-hidroxicorticosterona; entretanto, os níveis baixos desse esteroide não excluem o diagnóstico. Naquelas famílias em que as concentrações de 18-hidroxicorticosterona se mantêm elevadas em indivíduos afetados, essa irregularidade bioquímica persiste nos adultos, mesmo quando não apresentam anormalidades eletrolíticas.

DIAGNÓSTICO DIFERENCIAL

É importante distinguir a deficiência de aldosterona sintase da ISRP, na qual tanto o cortisol quanto a aldosterona são afetados (incluindo as formas de HSRC perdedoras de sal), pois a última condição geralmente está associada a um risco muito maior de choque e hiponatremia. Isso se torna evidente após a realização de exames laboratoriais apropriados. A **hipoplasia suprarrenal congênita** pode se manifestar inicialmente com deficiência de aldosterona; todos os lactentes do sexo masculino com essa deficiência, aparentemente isolada, devem ser monitorados com cautela quanto ao desenvolvimento subsequente de deficiência de cortisol. O **pseudo-hipoaldosteronismo** (ver Capítulo 593.4) pode apresentar anormalidades semelhantes dos eletrólitos e hiper-reninemia, mas as concentrações de aldosterona são elevadas, e essa afecção não costuma responder à terapia com fludrocortisona.

TRATAMENTO

O tratamento é composto da administração de fludrocortisona (0,05 a 0,3 mg/dia) ou cloreto de sódio, ou ambos, suficiente para normalizar as concentrações plasmáticas de renina. Com o avanço da idade, os sinais de perda de sal geralmente melhoram, e, muitas vezes, a terapia farmacológica pode ser interrompida.

A bibliografia está disponível no GEN-io.

594.8 Hiperaldosteronismo Suprimível por Glicocorticoides

Perrin C. White

ETIOLOGIA

O hiperaldosteronismo suprimível por glicocorticoides (aldosteronismo remediável por glicocorticoides ou hiperaldosteronismo familiar tipo I) é uma forma autossômica dominante de **hipertensão com renina baixa** em que o hiperaldosteronismo é rapidamente suprimido pela administração de glicocorticoides. Esse efeito raro dos glicocorticoides sugere que a secreção de aldosterona nesse distúrbio é regulada pelo ACTH em vez do sistema renina-angiotensina. Além da secreção anormalmente regulada de aldosterona, há acentuada superprodução de 18-hidroxicortisol e 18-oxocortisol. A síntese desses esteroides requer tanto a atividade de 17-hidroxilase (CYP17), a qual é expressa apenas na zona fasciculada, quanto a atividade de aldosterona sintase (CYP11B2), a qual costuma ser expressa somente na zona glomerulosa. Juntas, essas características implicam que a aldosterona sintase é expressa de maneira semelhante à enzima esteroide 11-hidroxilase (*CYP11B1*) estreitamente relacionada. O distúrbio é causado por eventos de *crossing-over* meiótico desiguais entre os genes *CYP11B1* e *CYP11B2*, os quais estão intimamente ligados ao cromossomo 8q24. Há produção de um gene "quimérico" adicional, que apresenta sequências reguladoras de *CYP11B1* justapostas com sequências codificadoras de *CYP11B2*. Isso resulta na expressão inadequada de uma enzima semelhante ao *CYP11B2* com atividade da aldosterona sintase na zona fasciculada suprarrenal.

MANIFESTAÇÕES CLÍNICAS

Algumas crianças afetadas não apresentam sintomas, e o diagnóstico é estabelecido após o achado incidental de hipertensão moderada, normalmente cerca de 30 mmHg mais alta do que a de membros da família não afetados com a mesma idade. Outros têm hipertensão mais sintomática com cefaleia, tontura e distúrbios visuais. Uma história familiar sólida de hipertensão de início prematuro ou acidentes vasculares encefálicos precoces pode alertar o clínico para o diagnóstico. Alguns pacientes apresentam hipopotassemia crônica, mas isso não representa um achado consistente e geralmente é leve.

ACHADOS LABORATORIAIS

Os pacientes apresentam concentrações plasmáticas e urinárias elevadas de aldosterona e inibição da atividade da renina plasmática. *A hipopotassemia não se apresenta de forma consistente.* Os níveis urinários e plasmáticos de 18-oxocortisol e 18-hidroxicortisol estão acentuadamente aumentados. O gene híbrido *CYP11B1/CYP11B2* pode ser facilmente detectado por métodos de genética molecular.

DIAGNÓSTICO DIFERENCIAL

Essa condição deve ser distinguida do aldosteronismo primário com base na hiperplasia bilateral ou em um adenoma produtor de aldosterona (ver Capítulo 598). A maioria dos casos de aldosteronismo primário são esporádicos, embora várias famílias afetadas tenham sido descritas. Pacientes com aldosteronismo primário também podem apresentar concentrações elevadas de 18-hidroxicortisol e 18-oxocortisol, e esses testes bioquímicos devem ser utilizados com cautela ao tentar distinguir o aldosteronismo primário do suprimível por glicocorticoides. Por definição, um ensaio terapêutico de dexametasona deve suprimir a secreção de aldosterona apenas no hiperaldosteronismo remediável por glicocorticoide, e o teste genético deve identificar o gene híbrido do hiperaldosteronismo suprimível por glicocorticoides, quando presente.

TRATAMENTO

O tratamento é realizado com a administração diária de um glicocorticoide, geralmente dexametasona, 25 μg/kg/dia, em doses fracionadas. Se necessário, os efeitos da aldosterona podem ser bloqueados com um diurético poupador de potássio, como espironolactona, eplerenona ou amilorida. A hipertensão remite em pacientes nos quais essa condição não é grave nem de longa duração. Se a hipertensão é permanente, pode haver necessidade de fármaco anti-hipertensivo adicional, como um bloqueador dos canais de cálcio.

ACONSELHAMENTO GENÉTICO

Em razão da forma autossômica dominante de herança, os membros da família em risco devem ser investigados quanto a essa causa de hipertensão facilmente tratada.

A bibliografia está disponível no GEN-io.

Capítulo 595

Tumores e Massas Adrenocorticais

Perrin C. White

EPIDEMIOLOGIA

Tumores adrenocorticais são raros na infância, com incidência de 0,3 a 0,5 caso por 1 milhão de crianças por ano. Eles ocorrem em todos os grupos etários, mas costumam acometer mais crianças menores de 6 anos, e têm uma frequência um pouco maior em meninas (1,6 vez); em 2 a 10% dos casos, são bilaterais. Quase 50% dos tumores adrenocorticais na infância são carcinomas. Mutações em muitos genes podem influenciar o risco de desenvolvimento de tumores suprarrenais (Tabela 595.1).

Há a possibilidade de os tumores estarem associados com hemi-hipertrofia, que geralmente ocorre durante os primeiros anos de vida. Além disso, estão relacionados a outros defeitos congênitos, sobretudo anormalidades de trato geniturinário e sistema nervoso central (SNC) e defeitos hamartomatosos.

595.1 Carcinoma Adrenocortical

Perrin C. White

ETIOLOGIA

A incidência de carcinoma adrenocortical é elevada em várias síndromes de câncer hereditário decorrentes de anormalidades em genes que codificam fatores de transcrição implicados em proliferação, diferenciação, senescência e apoptose celulares e instabilidade genômica. Esse processo abrange as proteínas 53 tumoral *(TP53)* e menin (o gene *MEN1* envolvido na neoplasia endócrina múltipla tipo 1), o gene *APC* envolvido na polipose adenomatosa familiar (PAF), e o gene *PRKAR1A* que codifica uma subunidade reguladora da proteinoquinase dependente de monofosfato de adenosina cíclico (ver também Capítulo 597).

Mutações de linhagem germinativa em *TP53* (no cromossomo 17p13.1) ocorrem em 50 a 80% das crianças com carcinoma adrenocortical. Essas mutações foram encontradas em pacientes acometidos pelo tipo isolado, bem como em indivíduos em agrupamento familiar de malignidades incomuns (tumores do plexo coroide, sarcomas, cânceres de mama na fase inicial e cerebral e leucemias); a última condição é denominada de **síndrome de Li-Fraumeni**. Verificou-se um aumento de 15 vezes na incidência de tumores adrenocorticais infantis no sul do Brasil, associados a uma mutação R337H no gene *TP53*.

A hiperexpressão do fator de crescimento semelhante à insulina (IGF; do inglês, *insulin-like growth factor*) 2 (codificado por *IGF2*, no cromossomo 11p15.5) ocorre em 80% dos tumores adrenocorticais esporádicos na infância, bem como naqueles associados à **síndrome de Beckwith-Wiedemann**, em que há perda da impressão normal de genes nessa região cromossômica. No entanto, menos de 1% dos pacientes com essa síndrome desenvolve carcinoma adrenocortical. Muitos tumores adrenocorticais pediátricos hiperexpressam o receptor de IGF, o IGF1R, envolvendo ainda mais os IGF na patogenia.

Mutações no gene *MENIN* no cromossomo 11q13 provocam **neoplasia endócrina múltipla tipo 1**. Aproximadamente 10% dos pacientes com MEN1 têm tumores adrenocorticais, dos quais cerca de 14% são malignos.

Carcinomas adrenocorticais surgem também em pacientes com a **síndrome de Lynch**, uma síndrome de câncer hereditário (principalmente colorretal e endometrial) causada por mutações em genes envolvidos no reparo de incompatibilidade de DNA. Em síntese, os carcinomas adrenocorticais ocasionais ocorrem em pacientes com PAF, neurofibromatose tipo 1, síndrome de Werner e complexo de Carney.

A hiperexpressão do fator-1 esteroidogênico (SF1, codificado pelo gene *NR5A1*), um fator de transcrição necessário para o desenvolvimento de glândulas suprarrenais (ver Capítulo 592), está associada à redução nas sobrevidas total e sem recidiva quando ocorre em adultos com carcinomas adrenocorticais; todavia, é observada na maioria dos tumores adrenocorticais pediátricos, nos quais não parece ter de fato significado prognóstico. Por outro lado, o RNA mensageiro que codifica a proteína do gene hiperexpresso do nefroblastoma (NOV; também denominada proteína rica em cisteína 61, fator de crescimento do tecido conjuntivo ou gene *NOV 3*) está infrarregulado de forma significativa em tumores adrenocorticais na infância. A proteína NOV é um fator pró-apoptótico seletivo para as células adrenocorticais humanas, sugerindo que a apoptose anormal pode ter uma contribuição na tumorigênese adrenocortical pediátrica.

MANIFESTAÇÕES CLÍNICAS

Sintomas de hiperfunção endócrina estão presentes em 80 a 90% das crianças com tumores suprarrenais. Tumores que secretam cortisol e aldosterona são discutidos nos Capítulos 597 e 599; a secreção de esteroides sexuais é discutida na próxima seção. Outros tumores são detectados como consequência dos sintomas relacionados ao crescimento de massas locais, como dor abdominal ou achados incidentais nas imagens abdominais.

Em geral, tumores podem ser detectados por ultrassonografia (US), tomografia computadorizada (TC) ou ressonância magnética (RM). No período pré-operatório, a presença de doença metastática tem de ser determinada pela RM ou TC de tórax, abdome e pelve. Como esses tumores são metabolicamente ativos, a tomografia por emissão de pósitrons/TC (PET-TC) com ^{18}F-fluorodeoxiglicose (FDG) apresenta sensibilidade e especificidade muito boas para diferenciar lesões benignas de malignas, mas não consegue distinguir carcinomas adrenocorticais de outros tumores metabolicamente ativos, como metástases, linfomas ou feocromocitomas. Imagens radioquímicas desses tumores obtidas por PET-TC com ^{11}C-metomidato ou TC por emissão de fóton único (SPECT) com ^{123}I-iodometomidato têm sido sugeridas, mas não estão rotineiramente disponíveis.

Tabela 595.1 Genes envolvidos na neoplasia suprarrenal.

SÍNDROME	TIPO DE NEOPLASIA SUPRARRENAL	MUTAÇÃO GENÉTICA	OUTROS FENÓTIPOS
Síndrome de Li-Fraumeni	Carcinoma adrenocortical	*TP53*	Sarcoma, tumor de plexo coroide, cânceres cerebral e de mama na fase inicial, leucemia e linfoma
Neoplasia endócrina múltipla tipo1	Hiperplasias difusa e nodular, adenoma suprarrenal e carcinoma adrenocortical	*MENIN*	Tumores neuroendócrinos do intestino anterior, pituitários, ou hiperplasia de paratireoide, colagenoma e angiofibroma
Síndrome de Lynch	Carcinoma adrenocortical	*MSH2, MSH6, MLH1* e *PMS2*	Cânceres colorretal e endometrial, de ovário, pancreático e cerebral; e neoplasias sebáceas
Síndrome de Beckwith-Wiedemann	Adenoma suprarrenal e carcinoma adrenocortical	*IGF2, CDKN1C* e alterações na metilação de *H19* na região de 11p15	Macrossomia, hemi-hipertrofia, macroglossia, onfalocele e pequenos orifícios na orelha; tumor de Wilms e hepatoblastoma
Polipose adenomatosa familiar do cólon	Hiperplasia suprarrenal macronodular bilateral, adenoma produtor de aldosterona e carcinoma adrenocortical	*APC*	Pólipos intestinais, cânceres de cólon e da tireoide, carcinoma duodenal, tumor desmoide, dentes extras ou supranumerários, hipertrofia congênita da retina, osteoma e cistos epidermoides
Neurofibromatose tipo 1	Carcinoma adrenocortical e feocromocitoma	*NF1*	Tumor maligno da bainha do nervo periférico, manchas café com leite, neurofibroma, glioma óptico, nódulo de Lisch e anormalidades esqueléticas
Complexo de Carney	Doença adrenocortical nodular pigmentada primária e carcinoma adrenocortical	*PRKAR1A*	Tumores de células de Sertoli calcificantes de células grandes, adenomas de tireoide e pituitário somatotrófico, mixoma e lentigem
	Doença adrenocortical nodular pigmentada primária	*PDE8B* ou *PDE11A*	
Hiperexpressão do fator esteroidogênico 1 (SF-1)	Adenoma suprarrenal e carcinoma adrenocortical	Amplificação somática de *NR5A1*	
Síndrome de McCune-Albright	Hiperplasia nodular e adenoma secretor de cortisol	Mutação ativadora somática do mosaico do gene *GNAS*	Hiperfunção óssea (produzindo displasia fibrosa), gônadas, tireoide e pituitária
	Adenomas secretores de cortisol	Mutações ativadoras somáticas em *PRKACA*	
Causas genéticas do excesso de cortisol e secreção de aldosterona	Hipertrofia de zona glomerulosa, adenoma produtor de aldosterona	Mutação ativadora germinativa ou somática em *KCNJ5*	
	Adenoma produtor de aldosterona	Mutações ativadoras germinativas ou somáticas em *CACNA1D*	
	Adenoma produtor de aldosterona	Mutações somáticas em *ATP1A1* ou *ATP2B3*	
Síndrome de von Hippel-Lindau	Feocromocitoma	*VHL*	Hemangioblastomas da retina e sistema nervoso central e carcinomas renais de células claras
Síndromes neoplásicas endócrinas múltiplas NEM2A e NEM2B	Feocromocitoma	*RET*	Carcinoma medular de tireoide e tumores de paratireoide; o tipo 2B também pode incluir neuromas mucosos múltiplos e ganglioneuromas intestinais, um aspecto marfanoide e outras anormalidades esqueléticas
	Feocromocitoma, muitas vezes maligno	*SDHB, SDHD* e *SDHC*	Paragangliomas, algumas vezes associados com tumores estromais gastrintestinais e/ou condromas pulmonares (díade ou tríade de Carney-Stratakis)

ACHADOS PATOLÓGICOS

Nem sempre é possível diferenciar tumores benignos de malignos por critérios histológicos (arquitetura, atipia citológica, atividade mitótica e figuras mitóticas atípicas); quase todos os tumores adrenocorticais pediátricos seriam classificados como malignos pelos critérios utilizados para classificar os tumores de adultos. O tamanho é um fator prognóstico útil: tumores que pesam menos de 200 g, 200 a 400 g e > 400 g são classificados como de riscos baixo, intermediário e alto (e tumores com > 10 cm de diâmetro também têm sido sugeridos como de risco alto). A ressecção incompleta e a invasão local macroscópica ou metástase também estão associadas a um prognóstico insatisfatório. No entanto, a maioria dos tumores em crianças menores de 4 anos se enquadra em categorias de prognóstico favorável.

DIAGNÓSTICO DIFERENCIAL

Para os tumores funcionantes, os diagnósticos diferenciais são os principais sinais e sintomas de apresentação. O diagnóstico diferencial para a síndrome de Cushing é discutido no Capítulo 597. Para sinais de virilização, o diferencial inclui formas virilizantes de hiperplasia suprarrenal (ver Capítulo 596) e exposição factícia a andrógenos, como preparações tópicas de testosterona. O diagnóstico diferencial para adenomas adrenocorticais hormonalmente inativos abrange feocromocitomas, carcinoma adrenocortical e metástases de um carcinoma primário extra-suprarrenal (muito raro em crianças). História cuidadosa, exame físico e avaliação endócrina devem ser realizados para detectar evidências de secreção autônoma de cortisol, andrógeno, mineralcorticoides ou secreção de catecolaminas. Um nível baixo de secreção de cortisol autônomo que não provoca sintomas clinicamente evidentes costuma ser observado; essa condição algumas vezes é referida como síndrome de Cushing subclínica.

TRATAMENTO

Os tumores adrenocorticais funcionantes devem ser removidos cirurgicamente. Não há dados nos quais basear uma recomendação a respeito de incidentalomas não funcionantes da infância; em adultos, esses tumores podem ser observados de perto com exames de imagem e repetição de estudos bioquímicos se forem menores do que 4 cm de diâmetro, mas não há certeza de que essa conduta é segura para crianças pequenas. A suprarrenalectomia pode ser realizada por via transperitoneal ou laparoscópica. Algumas neoplasias adrenocorticais são muito malignas e se espalham amplamente por metástase, mas a cura com a regressão de características masculinizantes ou cushingoides pode ocorrer após a remoção de tumores encapsulados menos malignos. No pós-operatório, os pacientes têm de ser monitorados com cautela por meio de exames bioquímicos, com determinações frequentes dos níveis de andrógenos suprarrenais e estudos de imagens. Sintomas recorrentes ou anormalidades bioquímicas devem levar a uma busca cuidadosa de doença metastática. As metástases envolvem principalmente fígado, pulmão e linfonodos regionais. A maioria das recorrências metastáticas aparece dentro de 1 ano após a ressecção do tumor. A repetição da ressecção cirúrgica de lesões metastáticas deve ocorrer, se possível, e a terapia adjuvante deve ser estabelecida. Em termos gerais, a radioterapia não tem sido útil. Agentes antineoplásicos, como cisplatina e etoposídeo, ifosfamida e carboplatina e 5-fluoruracila e leucovorina, têm uso limitado na pediatria, e sua eficácia não está estabelecida. A terapia com o,p'-DDD (mitotano), um agente adrenolítico, pode aliviar os sintomas de hipercortisolismo ou virilização na doença recorrente. O tratamento com doses mais elevadas de mitotano durante mais de 6 meses está associado a melhor sobrevida. Outros agentes que envolvem a síntese de esteroides suprarrenais, como cetoconazol, aminoglutetimida e metirapona, também podem aliviar os sintomas do excesso de esteroides, mas não melhoram a sobrevida.

A neoplasia de uma glândula suprarrenal pode provocar a atrofia da outra porque a produção excessiva de cortisol pelo tumor suprime a estimulação do hormônio adrenocorticotrófico da glândula normal. Como resultado, a insuficiência suprarrenal pode ocorrer após a remoção cirúrgica do tumor. É possível evitar essa situação com a administração de 10 a 25 mg de hidrocortisona a cada 6 h, com início no dia da cirurgia e redução gradual no pós-operatório. Quantidades adequadas de água, cloreto de sódio e glicose também devem ser fornecidas.

595.2 Incidentaloma Suprarrenal

Perrin C. White

Massas suprarrenais são descobertas com frequência cada vez maior em pacientes submetidos a exames de imagem abdominal por motivos não relacionados à glândula suprarrenal. Não há dados publicados sobre incidência desses tumores na infância. É provável que sejam tumores não comuns, visto que são encontrados em cerca de 7% de necropsias de pessoas com mais 70 anos, mas em < 1% naquelas com idade inferior a 30 anos. Eles são detectados em 1 a 4% das TC abdominais em adultos.

A descoberta inesperada dessa massa suprarrenal apresenta ao clínico um dilema com relação ao estabelecimento de etapas do diagnóstico e às recomendações de intervenções de tratamento. O diagnóstico diferencial de incidentaloma suprarrenal inclui: lesões benignas, como cistos; cistos hemorrágicos; hematomas; e mielolipomas. Em geral, essas lesões são possíveis de identificar na TC ou IRM. Se a natureza da lesão não se mostra perceptível de imediato, é necessária uma avaliação adicional. Adenomas benignos, feocromocitomas, carcinoma adrenocortical e metástases de carcinoma primário extra-suprarrenal estão incluídos no diagnóstico diferencial de lesões que requerem avaliação suplementar. Adenomas adrenocorticais benignos e hormonalmente inativos compõem a maioria dos incidentalomas. História cuidadosa, exame físico e avaliação endócrina devem ser realizados a fim de buscar evidências da produção de secreção autônoma de cortisol, andrógenos, mineralcorticoides ou catecolaminas. Tumores funcionais requerem remoção. Se a massa suprarrenal não for funcional e maior do que 4 a 6 cm, recomenda-se prosseguir com a ressecção cirúrgica da massa. Lesões de 3 cm, ou menos, precisam de acompanhamento clínico com exames de imagem periódicos. O tratamento deve ser individualizado; é possível que os incidentalomas suprarrenais não secretores aumentem e se tornem hiperfuncionantes. A varredura nuclear e, em alguns casos, a aspiração com agulha fina podem ser úteis na definição da massa.

595.3 Calcificação Suprarrenal

Perrin C. White

A calcificação no interior das glândulas suprarrenais pode ocorrer em uma variedade grande de situações, algumas graves e outras sem consequências evidentes. Elas costumam ser detectadas como achados incidentais em exames radiográficos abdominais em lactentes e crianças. No momento do nascimento, é possível ao médico obter história de anoxia ou traumatismo. A hemorragia na glândula suprarrenal durante ou logo após o nascimento é, provavelmente, o fator mais comum que leva à calcificação subsequente (ver Figura 593.1, no Capítulo 593). Embora seja aconselhável avaliar a reserva adrenocortical desses pacientes, a ocorrência de qualquer distúrbio funcional é rara.

Neuroblastomas, ganglioneuromas, carcinomas adrenocorticais, feocromocitomas e cistos da glândula suprarrenal podem ser responsáveis por calcificações, sobretudo se houver hemorragia no interior do tumor. A calcificação nessas lesões é quase sempre unilateral.

No passado, a tuberculose foi uma causa comum de calcificação nas glândulas suprarrenais e doença de Addison. As calcificações também podem se desenvolver nas glândulas suprarrenais de crianças em recuperação da síndrome de Waterhouse-Friderichsen; esses pacientes geralmente são assintomáticos. Lactentes com doença de Wolman, um distúrbio lipídico raro causado por deficiência de lipase ácida lisossômica, apresentam calcificações bilaterais extensas das glândulas suprarrenais (ver Capítulo 104.4).

A bibliografia está disponível no GEN-io.

Capítulo 596
Tumores Suprarrenais Virilizantes e Feminilizantes

Perrin C. White

MANIFESTAÇÕES CLÍNICAS

A virilização é o sintoma de apresentação mais comum em crianças com tumores adrenocorticais, ocorrendo em 50 a 80%. Nos meninos, o quadro clínico é semelhante ao da hiperplasia suprarrenal congênita simples virilizante: velocidade de crescimento e desenvolvimento muscular acelerados, acne, aumento do pênis e desenvolvimento precoce de pelos pubianos e axilares. Nas meninas, os tumores virilizantes da glândula suprarrenal causam masculinização da menina anteriormente normal, com aumento do clitóris, aceleração do crescimento, acne, voz mais grave e desenvolvimento prematuro de pelos pubianos e axilares.

Por outro lado, os tumores suprarrenais podem, ocasionalmente (menos de 10%), secretar altos níveis de estrógenos como resultado da superexpressão do CYP19 (aromatase). A ginecomastia em homens ou telarca prematura em meninas é frequentemente a manifestação inicial. O crescimento e o desenvolvimento podem ser normais, ou pode ocorrer virilização concomitante.

Além da virilização, 15 a 40% das crianças com tumores adrenocorticais também apresentam a síndrome de Cushing (ver Capítulo 597). Enquanto a virilização isolada ocorre com relativa frequência, as crianças com tumores suprarrenais geralmente não apresentam a síndrome de Cushing.

ACHADOS LABORATORIAIS

Os níveis séricos de desidroepiandrosterona, sulfato de desidroepiandrosterona e androstenediona costumam ser elevados, em geral de forma intensa. Os níveis séricos de testosterona normalmente aumentam, como resultado da conversão periférica da androstenediona, mas foram registrados lactentes com adenomas secretores predominantemente de testosterona. Níveis de estrona e estradiol são elevados em tumores de pacientes com sinais feminizantes. Os 17-cetosteroides urinários (metabólitos esteroides sexuais) também aumentam, mas não são mais medidos rotineiramente. Muitos tumores adrenocorticais têm uma deficiência relativa da atividade da 11β-hidroxilase e secretam quantidades crescentes de desoxicorticosterona; esses pacientes são hipertensos e seus tumores em geral são malignos.

DIAGNÓSTICOS DIFERENCIAIS

Para tumores funcionais, os diagnósticos diferenciais são os principais que apresentam sinais e sintomas. O diagnóstico diferencial da síndrome de Cushing é discutido no Capítulo 597. Para sinais virilizantes, o diferencial inclui formas virilizantes de hiperplasia suprarrenal (ver Capítulo 594) e exposição artificial a andrógenos, como preparações tópicas de testosterona. O diagnóstico diferencial de adenomas adrenocorticais hormonalmente inativos inclui feocromocitomas, carcinoma adrenocortical e metástase de um carcinoma primário extra-suprarrenal (muito raro em crianças). Anamnese meticulosa, exame físico e avaliação endócrina devem ser realizados para buscar evidências de secreção autônoma de cortisol, androgênio, mineralocorticoide ou catecolamina. Não raro, é detectado um baixo nível de secreção autônoma de cortisol que não causa sintomas clinicamente aparentes; essa condição é algumas vezes referida como síndrome de Cushing "subclínica".

TRATAMENTO

Os tumores adrenocorticais funcionantes devem ser removidos por cirurgia. Não há dados sobre os quais basear uma recomendação sobre incidentalomas na infância não funcionais; em adultos, os tumores com menos de 4 cm de diâmetro podem ser observados de perto com exames de imagem e estudos bioquímicos repetidos, mas não há certeza de que isso seja prudente em crianças pequenas. A suprarrenalectomia pode ser realizada transperitonealmente ou por laparoscopia. Algumas neoplasias adrenocorticais são muito malignas e metastatizam amplamente, mas a cura com regressão de características masculinizantes ou cushingoides pode seguir a remoção de tumores encapsulados menos malignos. No pós-operatório, os pacientes devem ser monitorados de perto bioquimicamente, com determinações frequentes dos níveis de androgênio suprarrenal e estudos de imagem. Sintomas recorrentes ou anormalidades bioquímicas devem levar a uma busca cuidadosa por doença metastática. As metástases envolvem principalmente fígado, pulmão e linfonodos regionais. A maioria das recorrências metastáticas aparece dentro de 1 ano após a ressecção do tumor. Se possível, deve ser realizada ressecção cirúrgica repetida de lesões metastáticas e instituída terapia adjuvante. Em geral, a radioterapia não tem sido útil. Agentes antineoplásicos como cisplatina e etoposídeo, ifosfamida e carboplatina e 5-fluoruracila e leucovorina têm uso limitado em crianças, e seu sucesso não é estabelecido. A terapia com o,p'-DDD (mitotano), um agente adrenolítico, pode aliviar os sintomas de hipercortisolismo ou virilização em doenças recorrentes. O tratamento com doses mais altas de mitotano por mais de 6 meses está associado a melhor sobrevida. Outros agentes que interferem na síntese de esteroides suprarrenais, como cetoconazol, aminoglutetimida e metirapona, também podem aliviar os sintomas do excesso de esteroides, mas não melhoram a sobrevida.

A neoplasia de uma glândula suprarrenal pode produzir atrofia da outra, porque a produção excessiva de cortisol pelo tumor suprime a estimulação do hormônio adrenocorticotrófico da glândula normal. Como consequência, a insuficiência suprarrenal pode seguir a remoção cirúrgica do tumor. Essa situação pode ser evitada administrando-se 10 a 25 mg de hidrocortisona a cada 6 horas, a partir do dia da operação e desmamando após 3 a 4 dias no pós-operatório. Quantidades adequadas de água, cloreto de sódio e glicose também devem ser fornecidas.

Capítulo 597
Síndrome de Cushing

Perrin C. White

A síndrome de Cushing é resultado de concentrações sanguíneas anormalmente altas de cortisol ou outros glicocorticoides. Essa anormalidade pode ser iatrogênica ou decorrente da secreção de cortisol endógeno, em consequência de tumor suprarrenal ou de hipersecreção de corticotrofina (hormônio adrenocorticotrófico [ACTH]) pela hipófise (doença de Cushing) ou por um tumor (Tabela 597.1).

ETIOLOGIA

A causa mais comum de síndrome de Cushing consiste na administração exógena prolongada de hormônios glicocorticoides, sobretudo nas altas doses usadas no tratamento dos distúrbios linfoproliferativos. Isso raramente representa um desafio diagnóstico, porém é comum que o tratamento da hiperglicemia, da hipertensão, do ganho de peso, do retardo do crescimento linear e da osteoporose compliquem a terapia com corticosteroides.

Tabela 597.1	Classificação etiológica da hiperfunção adrenocortical.
EXCESSO DE ANDRÓGENO	
Hiperplasia suprarrenal congênita	
Deficiência de 21-hidroxilase (P450c21)	
Deficiência de 11β-hidroxilase (P450c11)	
Defeito da 3β-hidroxiesteroide desidrogenase (deficiência ou desregulação)	
Tumor	
EXCESSO DE CORTISOL (SÍNDROME DE CUSHING)	
Hiperplasia suprarrenal bilateral	
Adenoma	
Hipersecreção de corticotrofina (doença de Cushing)	
Secreção ectópica de corticotrofina	
Corticotrofina exógena	
Displasia nodular adrenocortical	
Doença adrenocortical nodular pigmentada (complexo de Carney)	
Tumor	
Síndrome de McCune-Albright	
EXCESSO DE MINERALOCORTICOIDES	
Hiperaldosteronismo primário	
Adenoma secretor de aldosterona	
Hiperplasia adrenocortical micronodular bilateral	
Aldosteronismo suprimível com glicocorticoides	
Tumor	
Excesso de desoxicorticosterona	
Hiperplasia suprarrenal congênita	
11β-hidroxilase (P450c11)	
17α-hidroxilase (P450c17)	
Tumor	
Excesso aparente de mineralocorticoides (deficiência de 11β-hidroxiesteroide desidrogenase tipo 2)	
EXCESSO DE ESTRÓGENO	
Tumor	

A **síndrome de Cushing endógena** em lactentes é causada, com mais frequência, por um tumor adrenocortical funcionante (ver Capítulo 595). Os pacientes com esses tumores frequentemente exibem sinais de hipercortisolismo, junto com sinais de hipersecreção de outros esteroides, como andrógenos, estrógenos e aldosterona.

Embora seja extremamente rara em lactentes, a etiologia mais comum da síndrome de Cushing endógena em crianças com mais de 7 anos é a **doença de Cushing**, em que a secreção excessiva de ACTH por um **adenoma hipofisário** provoca hiperplasia suprarrenal bilateral. Esses adenomas frequentemente são muito pequenos para serem detectados por técnicas de imagem e são denominados **microadenomas**. Consistem, sobretudo, em células cromófobas e, com frequência, exibem imunocoloração positiva para ACTH e seu precursor, a pró-opiomelanocortina. Enquanto a maioria desses tumores é esporádica, um pequeno número ocorre em famílias com **síndrome de adenoma hipofisário isolado familiar**. Essa síndrome, que é causada por mutações no gene da proteína de interação do receptor de aril hidrocarboneto (*AIP*), é responsável por, talvez, 2% dos adenomas hipofisários; com mais frequência, os tumores com mutações de *AIP* secretam hormônio do crescimento ou prolactina e só raramente secretam ACTH. De modo semelhante, os pacientes com neoplasia endócrina múltipla tipo 1 (NEM1), que, por definição, apresentam mutações no gene *MEN1* (menin), podem desenvolver tumores hipofisários, que em geral são prolactinomas. Outros genes também foram implicados (Figura 597.1)

A síndrome de Cushing dependente de ACTH também pode resultar da produção ectópica de ACTH, embora essa situação seja incomum em crianças. A secreção ectópica de ACTH em crianças está associada ao carcinoma de células das ilhotas do pâncreas, neuroblastoma ou ganglioneuroblastoma, hemangiopericitoma, tumor de Wilms e carcinoide do timo. A hipertensão é mais comum na síndrome de ACTH ectópico do que em outras formas de síndrome de Cushing, visto que os valores muito elevados de cortisol podem sobrepujar a 11β-hidroxiesteroide desidrogenase no rim (ver Capítulo 593) e, assim, possuem um efeito mineralocorticoide intensificado (retenção de sal).

Várias síndromes estão associadas ao desenvolvimento de diversos nódulos hiperfuncionantes autônomos do tecido adrenocortical, no lugar de adenomas ou carcinomas solitários (ver Capítulo 595). Em muitos casos, elas são causadas por mutações em genes na via de sinalização mediada por cAMP, pela qual o ACTH normalmente regula a secreção de cortisol. A **doença adrenocortical nodular pigmentada primária** (DANPP) é uma forma distinta da síndrome de Cushing independente de ACTH. Pode ocorrer como evento isolado ou, mais comumente, como distúrbio familiar com outras manifestações. As glândulas suprarrenais são pequenas e apresentam diversos nódulos pequenos (menos de 4 mm de diâmetro) e pigmentados (pretos) característicos, que contêm grandes células com citoplasma e lipofuscina. Observa-se a presença de atrofia cortical entre os nódulos. Esse distúrbio suprarrenal ocorre como componente do **complexo de Carney**, um distúrbio autossômico dominante que também consiste em lentigos e nevos azuis centrofaciais; mixomas cardíacos e cutâneos; tumores da hipófise, tireoide e testículo; e schwannomas melanóticos pigmentados. O complexo de Carney é herdado de forma autossômica dominante, embora ocorram casos esporádicos. Os *loci* genéticos do complexo de Carney foram mapeados no gene para a subunidade reguladora tipo 1α da proteinoquinase A (PRKAR1A) no cromossomo 17q22-24 e, com menos frequência, no cromossomo 2p16. Os pacientes com complexo de Carney e mutações PRKAR1A geralmente desenvolvem DANPP quando adultos, e aqueles com mapeamento do distúrbio no cromossomo 2 (e a maioria dos casos esporádicos) desenvolvem DANPP com menos frequência e mais tarde. Em contrapartida, as crianças que

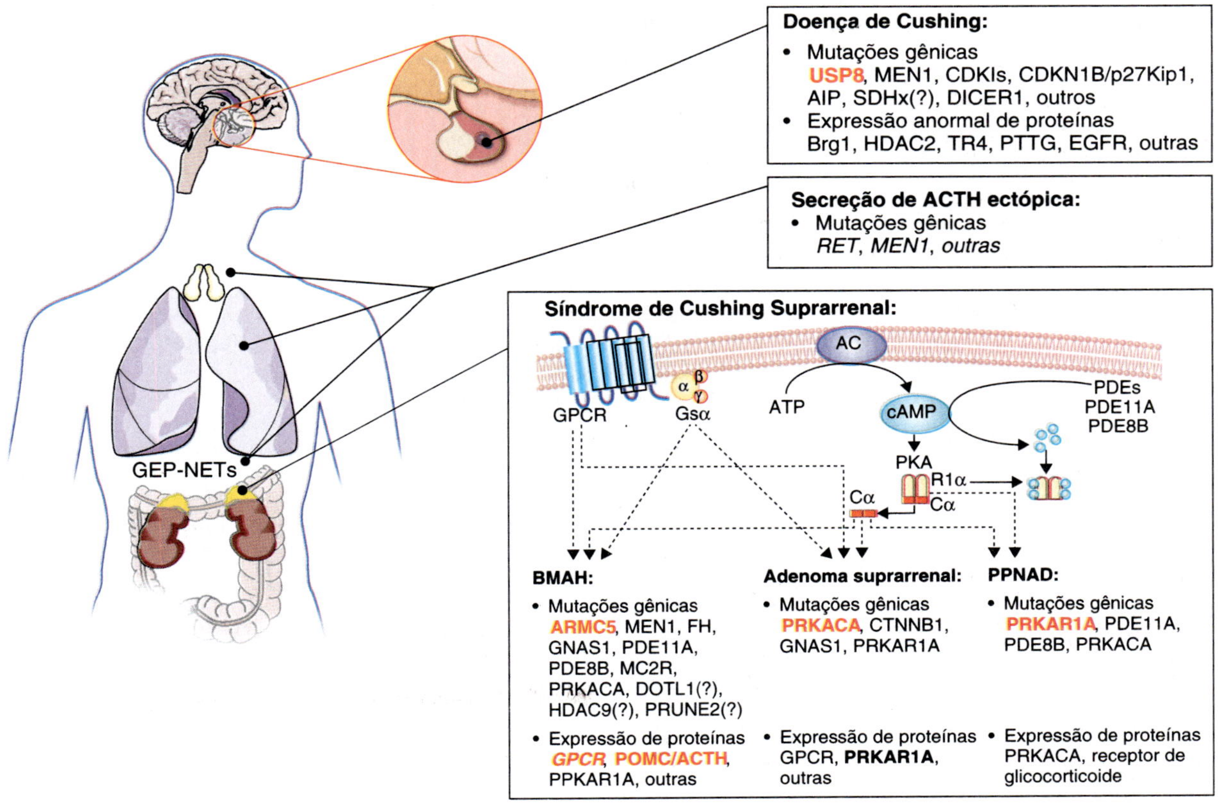

Figura 597.1 Resumo dos mecanismos genéticos e moleculares envolvidos na síndrome de Cushing. Para cada causa, são mostradas as várias mutações genéticas ou expressão anormal de proteínas que, acredita-se, desempenhem um papel na fisiopatologia. Os mecanismos mais frequentes são destacados em vermelho; os mecanismos bem caracterizados são destacados em caracteres em negrito e outros mecanismos em potencial estão em caracteres normais; um ponto de interrogação mostra uma associação não confirmada ou predisposição genética. Ver texto para obter uma explicação dos vários defeitos genéticos em cada categoria de diagnóstico. AC, adenilato ciclase; ACTH, hormônio adrenocorticotrófico; BMAH, hiperplasia suprarrenal macronodular bilateral; Cα, subunidade catalítica de PKA; GPCR, receptor acoplado à proteína G; PDEs, fosfodiesterases; PKA, proteinoquinase A; PPNAD, doença adrenocortical nodular pigmentada primária; Rlα, subunidade reguladora do tipo 1α da PKA. (*De Lacroix A, Feelders RA, Stratakis CA et al.: Cushing's syndrome*, Lancet *386: 913-927, 2015, Fig. 1.*)

apresentam DANPP como achado isolado raramente apresentam mutações em PRKAR1A ou desenvolvem em seguida outras manifestações do complexo de Carney. Alguns pacientes com DANPP isolada têm mutações nos genes *PDE8B* ou *PDE11A*, que codificam diferentes isozimas fosfodiesterases. Em contraste, as mutações somáticas ativadoras têm sido documentadas na subunidade catalítica PRKACA da proteinoquinase A nos adenomas secretores de cortisol.

A síndrome de Cushing independente de ACTH com hiperplasia nodular e formação de adenomas ocorre raramente nos casos de **síndrome de McCune-Albright**, com sintomas que aparecem no lactente ou durante a infância. A síndrome de McCune-Albright é causada por mutação somática do gene *GNAS*, que codifica a proteína G, $G_s\alpha$, por meio da qual o receptor de ACTH (MCR2) normalmente age. Isso resulta em inibição da atividade da guanosina trifosfatase e na ativação constitutiva da adenilato ciclase, aumentando, assim, as concentrações de monofosfato de adenosina cíclico. Quando a mutação ocorre no tecido suprarrenal, o cortisol e a divisão celular são estimulados independentemente do ACTH. Outros tecidos nos quais podem ocorrer mutações ativadoras incluem o osso (produzindo displasia fibrosa), as gônadas, a tireoide e a hipófise. As manifestações clínicas dependem dos tecidos afetados.

Os genes causadores de hiperplasia adrenocortical nodular que foram identificados até hoje produzem, todos eles, hiperatividade da via de sinalização do ACTH por meio da ativação constitutiva de $G_s\alpha$ (síndrome de McCune-Albright), redução da degradação do monofosfato cíclico de adenosina e, portanto, elevação de suas concentrações intracelulares (mutações de *PDE8B* ou *PDE11A*) ou ruptura da regulação da enzima dependente de monofosfato cíclico de adenosina, a proteinoquinase A (mutações PRKAR1A).

Além disso, as lesões adrenocorticais, incluindo hiperplasia difusa, hiperplasia nodular, adenoma e, raramente, carcinoma, ocorrem como parte da síndrome NEM1 (ver Capítulo 591), um distúrbio autossômico dominante em que há inativação homozigótica do gene supressor tumoral menin (*MEN1*) no cromossomo 11q13.

MANIFESTAÇÕES CLÍNICAS

Foram reconhecidos sinais da síndrome de Cushing em lactentes com menos de 1 ano. O distúrbio parece ser mais grave e os achados clínicos, mais dramáticos, em lactentes do que em crianças de mais idade. A face é arredondada, com bochechas proeminentes e aparência ruborizada (fácies de lua cheia). É comum a obesidade generalizada em crianças mais novas. Nas crianças com tumores suprarrenais, ocorrem frequentemente sinais anormais de masculinização; por conseguinte, pode haver hirsutismo na face e no tronco, pelos púbicos, acne, engrossamento da voz e aumento do clitóris nas meninas. O crescimento é prejudicado, com comprimento caindo abaixo do percentil 3, exceto quando a virilização significativa produz crescimento normal ou até mesmo acelerado. A hipertensão é comum e, em certas ocasiões, pode levar à insuficiência cardíaca. O aumento da suscetibilidade às infecções também pode levar à sepse.

Em crianças de mais idade, além da obesidade, a baixa estatura é comum. O início gradual de obesidade e a desaceleração ou parada do crescimento podem constituir as únicas manifestações iniciais. Com mais frequência, as crianças de mais idade apresentam obesidade mais grave da face e do tronco, em comparação com as extremidades. É comum a ocorrência de estrias violáceas nos quadris, no abdome e nas coxas. O desenvolvimento puberal pode ser retardado, ou pode ocorrer amenorreia nas meninas após a menarca. A fraqueza, a cefaleia e a labilidade emocional podem ser proeminentes. Em geral, ocorrem hipertensão e hiperglicemia; esta pode evoluir para um diabetes franco. A osteoporose é comum e pode causar fraturas patológicas.

ACHADOS LABORATORIAIS

As concentrações sanguíneas de cortisol normalmente estão mais elevadas às 8 horas da manhã e diminuem para menos de 50% à meia-noite, exceto em lactentes e crianças pequenas nos quais um ritmo diurno nem sempre está estabelecido. Em pacientes com síndrome de Cushing, observa-se uma perda desse ritmo circadiano; as concentrações de cortisol de mais de 4,4 μg/dℓ à meia-noite são fortes indícios do diagnóstico. É difícil obter amostras de sangue diurnas como parte da avaliação ambulatorial; entretanto, o cortisol pode ser medido em amostras de saliva, as quais podem ser obtidas em casa, nos horários apropriados do dia. A obtenção de valores elevados de cortisol salivar à noite levanta a suspeita de síndrome de Cushing.

A excreção urinária de cortisol livre fica aumentada. O cortisol é melhor medido em uma amostra de urina de 24 h e expresso como razão entre cortisol excretado em microgramas por grama de creatinina. Essa razão é independente do tamanho corporal e da coleta completa de urina.

O teste de supressão com dexametasona em dose única frequentemente é útil; a administração de uma dose de 25 a 30 μg/kg (máximo de 2 mg) às 23 horas resulta em um valor plasmático de cortisol inferior a 5 μg/dℓ às 8 horas da manhã seguinte nos indivíduos normais, mas não em pacientes com síndrome de Cushing. É prudente medir a concentração de dexametasona na mesma amostra de sangue para assegurar a adequação da dosagem.

Com frequência, o teste de tolerância à glicose apresenta anormalidade, porém não tem nenhuma utilidade para o diagnóstico. As concentrações séricas de eletrólitos estão habitualmente normais, porém o potássio pode estar diminuído, sobretudo em pacientes com tumores secretores de ACTH ectópico.

Uma vez estabelecido o diagnóstico de síndrome de Cushing, é necessário determinar se ela é causada por um adenoma hipofisário, um tumor secretor de ACTH ectópico ou um tumor suprarrenal secretor de cortisol (Figura 597.2). As concentrações de ACTH estão habitualmente suprimidas em pacientes portadores de tumores secretores de cortisol, enquanto estão muito elevadas nos pacientes com tumores secretores de ACTH ectópico, mas podem ser normais naqueles com adenomas hipofisários secretores de ACTH. Após a administração de um *bolus* intravenoso de hormônio liberador da corticotrofina, os pacientes com síndrome de Cushing dependente de ACTH apresentam uma resposta exagerada do ACTH e do cortisol, enquanto aqueles com tumores suprarrenais não exibem nenhum aumento do ACTH e do cortisol. O teste de supressão com dexametasona em duas etapas consiste na administração de dexametasona, 30 e 120 μg/kg/24 h em quatro doses fracionadas, em dias consecutivos. Em crianças com síndrome de Cushing hipofisária, a dose mais alta, mas não a menor, suprime as concentrações séricas de cortisol. Em geral, os pacientes com síndrome de Cushing independente de ACTH não exibem supressão do cortisol com a dexametasona.

A TC detecta praticamente todos os tumores suprarrenais com mais de 1,5 cm de diâmetro. A RM pode detectar adenomas hipofisários secretores de ACTH, porém muitos deles são demasiado pequenos para serem visualizados; a adição de contraste de gadolínio aumenta a sensibilidade da detecção. O cateterismo bilateral dos seios petrosos inferiores para medir as concentrações de ACTH antes e depois da administração de hormônio liberador da corticotrofina pode ser necessário para localizar o tumor quando não se visualiza um adenoma hipofisário; esse exame não está rotineiramente disponível em muitos centros, e, além disso, pode ter especificidade diminuída em crianças.

DIAGNÓSTICO DIFERENCIAL

Com frequência, suspeita-se da síndrome de Cushing em crianças com obesidade, ainda mais na presença de estrias e hipertensão. As crianças com obesidade simples normalmente são altas, enquanto aquelas com síndrome de Cushing são baixas ou apresentam uma desaceleração da velocidade de crescimento. Embora a excreção urinária de cortisol esteja frequentemente elevada na obesidade simples, as concentrações salivares noturnas de cortisol costumam ser normais, e a secreção de cortisol é suprimida pela administração oral de baixas doses de dexametasona.

Ocorrem concentrações elevadas de cortisol e de ACTH, sem qualquer evidência clínica de síndrome de Cushing, em pacientes com resistência generalizada aos glicocorticoides (ver Capítulo 593.4). Os pacientes acometidos podem ser assintomáticos, ou podem exibir hipertensão, hipopotassemia e pseudopuberdade precoce; essas manifestações são causadas pela secreção aumentada de mineralocorticoides e andrógenos suprarrenais em resposta às concentrações elevadas de ACTH. Foram identificadas mutações no receptor de glicocorticoides.

TRATAMENTO

A microcirurgia transesfenoidal da hipófise constitui o tratamento de escolha na doença de Cushing hipofisária em crianças. A taxa de sucesso global com acompanhamento de menos de 10 anos é de 60 a 80%.

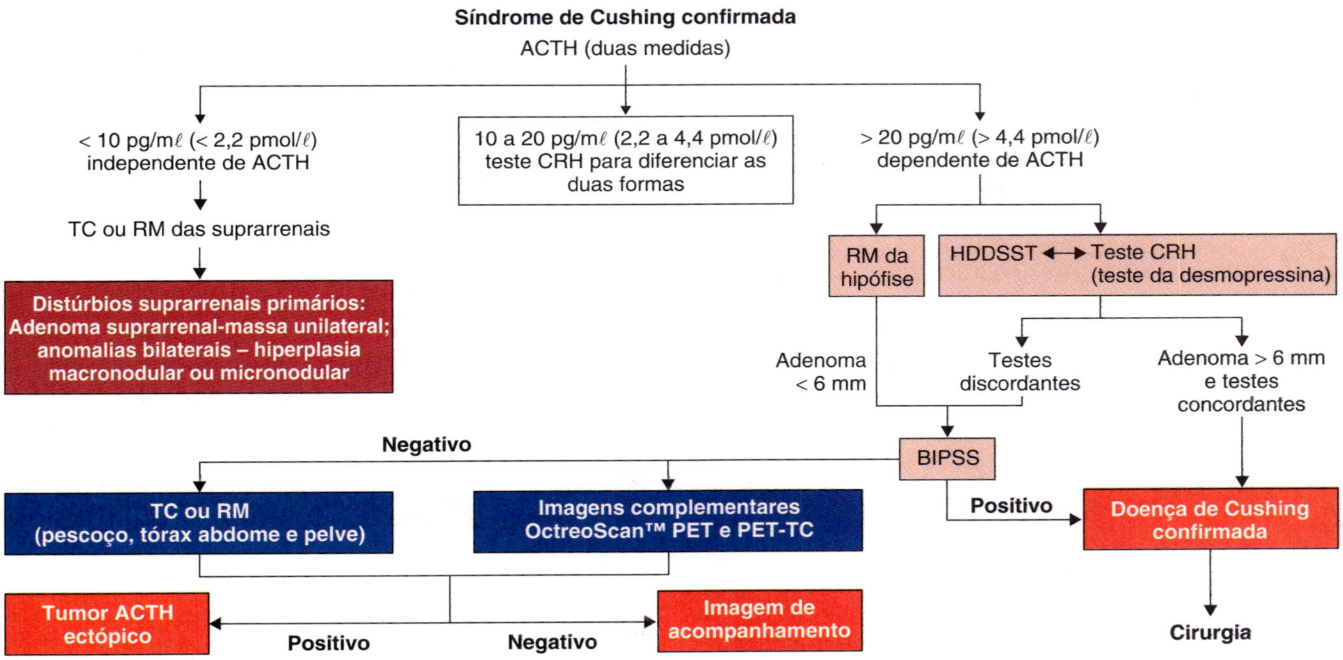

Figura 597.2 Fluxograma da tomada de decisão clínica para o diagnóstico diferencial da síndrome de Cushing confirmada de diferentes causas. ACTH, hormônio adrenocorticotrófico; BIPSS, amostragem bilateral do seio petroso inferior; CRH, hormônio liberador de corticotrofina; HDDSST, teste de supressão de altas doses de dexametasona. (*De Lacroix A, Feelders RA, Stratakis CA et al.: Cushing's syndrome,* Lancet *386: 913-927, 2015, Fig. 3.*)

As concentrações séricas ou urinárias baixas de cortisol no pós-operatório predizem remissão a longo prazo na maioria dos casos. As recidivas são tratadas com nova cirurgia ou irradiação da hipófise.

A cipro-heptadina, um antagonista da serotonina de ação central que bloqueia a liberação de ACTH, tem sido usada no tratamento da doença de Cushing em adultos; em geral, as remissões não são sustentadas após a interrupção da terapia. Esse fármaco raramente é utilizado em crianças. Os inibidores da esteroidogênese suprarrenal (metirapona, cetoconazol, aminoglutetimida, etomidato) foram usados no pré-operatório para normalizar as concentrações circulantes de cortisol e reduzir tanto a morbidade quanto a mortalidade peroperatórias. A mifepristona, um antagonista dos receptores de glicocorticoides, foi usada em um número limitado de casos.

A pasireotida, um análogo da somatostatina, pode inibir a secreção de ACTH e é aprovada para uso em adultos com doença persistente após cirurgia ou em pacientes para os quais a cirurgia seja contraindicada.

Se um adenoma hipofisário não responder ao tratamento, ou se o ACTH for secretado por um tumor metastático ectópico, pode ser necessário remover as glândulas suprarrenais. Com frequência, a remoção pode ser realizada por laparoscopia. A suprarrenalectomia pode levar à secreção aumentada de ACTH por um adenoma hipofisário não ressecado, evidenciado principalmente pela presença de hiperpigmentação acentuada. Essa condição é denominada **síndrome de Nelson**.

O manejo dos pacientes submetidos à suprarrenalectomia exige terapia de reposição pré e pós-operatória adequada com corticosteroide. Os tumores que produzem corticosteroides habitualmente levam à atrofia do tecido suprarrenal normal, e é necessária a reposição com cortisol (10 mg/m^2/24 h em três doses fracionadas após o período pós-operatório imediato) até a recuperação do eixo hipotálamo-hipófise-suprarrenal. As complicações pós-operatórias podem incluir sepse, pancreatite, trombose, cicatrização deficiente das feridas e colapso súbito, sobretudo em lactentes com síndrome de Cushing. Ocorrem recuperação substancial do crescimento, progresso puberal e aumento da densidade óssea, porém esta última permanece anormal, e a estatura adulta em geral é comprometida. O tratamento dos tumores adrenocorticais é discutido no Capítulo 595.

A bibliografia está disponível no GEN-io.

Capítulo 598
Aldosteronismo Primário

Perrin C. White

O aldosteronismo primário abrange os distúrbios causados pela secreção excessiva de aldosterona independentemente do sistema renina-angiotensina. Esses distúrbios caracterizam-se por **hipertensão**, **hipopotassemia** e supressão do sistema renina-angiotensina.

ETIOLOGIA

Os adenomas secretores de aldosterona são unilaterais e foram relatados em crianças de apenas 3 anos e meio. Eles raramente são malignos. A hiperplasia adrenocortical micronodular bilateral tende a ocorrer em idades mais avançadas. Além disso, pode ocorrer hiperaldosteronismo primário devido à hiperplasia suprarrenal unilateral. O hiperaldosteronismo suprimível com glicocorticoides é discutido no Capítulo 594.8.

EPIDEMIOLOGIA

Acredita-se que essas condições sejam raras em crianças; entretanto, em adultos podem ser responsáveis por 5 a 10% dos casos de hipertensão. Embora sejam habitualmente esporádicas, já foram descritas famílias com vários membros afetados. Foi identificada uma ligação genética com o cromossomo 7p22 em algumas dessas famílias, porém o gene envolvido ainda não foi identificado. Em várias famílias, foram identificadas mutações no gene *KCNJ5* no cromossomo 11q24 (que codifica o canal de potássio retificador de influxo-4 acoplado à proteína G); essas mutações (G151R e G151E) alteram a seletividade dos canais, produzindo aumento da condutância do Na^+ e despolarização da membrana, o que eleva a produção de aldosterona e a proliferação de células da zona glomerulosa das suprarrenais. Além disso, essas mutações foram identificadas em um subgrupo de adenomas esporádicos produtores de aldosterona. Também foram relatadas mutações somáticas e germinativas no gene *CACNA1D*, que codifica um canal de cálcio sensível à voltagem, e mutações somáticas em *ATP1A1* e *ATP2B3*, que codificam, respectivamente, as ATPases de sódio-potássio e de cálcio. A maioria dos adenomas produtores de aldosterona possui mutações que ativam a via de sinalização Wnt/betacatenina, na própria betacatenina ou no gene *APC*, que regula essa via.

MANIFESTAÇÕES CLÍNICAS

Algumas crianças afetadas não apresentam sintomas, e o diagnóstico é estabelecido após a descoberta incidental de hipertensão moderada. Outras apresentam hipertensão grave (até 240/150 mmHg) com cefaleia, tontura e distúrbios visuais. A hipopotassemia crônica, quando presente, pode levar a poliúria, nictúria, enurese e polidipsia. A fraqueza e o desconforto musculares, a tetania, a paralisia intermitente, a fadiga e a deficiência de crescimento afetam as crianças com hipopotassemia grave.

ACHADOS LABORATORIAIS

A hipopotassemia ocorre com frequência. O pH e as concentrações de dióxido de carbono e de sódio no soro podem estar elevados, enquanto as concentrações séricas de cloreto e magnésio estão diminuídas. As concentrações séricas de cálcio estão normais, mesmo nas crianças que apresentam tetania. A urina é neutra ou alcalina, e a excreção urinária de potássio é alta. As concentrações plasmáticas de aldosterona podem estar normais ou elevadas. A concentração de aldosterona em coletas de urina de 24 h sempre está elevada. As concentrações plasmáticas de renina estão persistentemente baixas.

O exame de escolha para o diagnóstico de aldosteronismo primário é controverso. Os níveis tanto de renina quanto de aldosterona podem variar de acordo com a hora do dia, a postura e a ingestão de sódio, tornando difícil estabelecer valores de referência consistentes. É desejável estabelecer um protocolo de coletas rigoroso, como, por exemplo, no meio da manhã, após o paciente permanecer sentado por 15 min. Se possível, os fármacos anti-hipertensivos ou outros medicamentos que possam afetar a secreção de aldosterona ou de renina devem ser evitados por várias semanas antes do exame, o que inclui diuréticos, betabloqueadores, inibidores da enzima conversora de angiotensina, bloqueadores dos receptores de angiotensina, clonidina e agentes anti-inflamatórios não esteroides. Nesses pacientes, pode ser necessário substituir esses agentes por bloqueadores alfa-adrenérgicos ou bloqueadores dos canais de cálcio que exercem efeitos menores sobre os exames bioquímicos. A razão entre concentração plasmática de aldosterona e atividade da renina sempre está elevada, e isso representa um teste de triagem de baixo custo para o aldosteronismo primário. A aldosterona não diminui com a administração de solução salina ou fludrocortisona, e a renina não responde à restrição de sal e de líquidos. As concentrações plasmáticas e urinárias de 18-oxicortisol e 18-hidroxicortisol podem estar elevadas, porém não na magnitude observada no hiperaldosteronismo supressível com glicocorticoides.

DIAGNÓSTICO DIFERENCIAL

O aldosteronismo primário deve ser diferenciado do hiperaldosteronismo suprimível com glicocorticoides (ver Capítulo 594.8), que é tratado especificamente com glicocorticoides. Um padrão de herança autossômica dominante deve levantar suspeita desse último distúrbio. O hiperaldosteronismo suprimível com glicocorticoides é diagnosticado com base nos testes de supressão com dexametasona ou testes genéticos específicos. Em termos gerais, o aldosteronismo primário deve ser diferenciado das outras formas de hipertensão por meio dos exames previamente discutidos.

TRATAMENTO

O tratamento do adenoma produtor de aldosterona consiste em sua remoção cirúrgica. A cirurgia é realizada primariamente por laparotomia e suprarrenalectomia. Já foi relatada enucleação bem-sucedida de tumores produtores de aldosterona, bem como suprarrenalectomia laparoscópica. O hiperaldosteronismo causado por hiperplasia suprarrenal bilateral é tratado com os antagonistas dos mineralocorticoides espironolactona (1 a 3 mg/kg/dia até uma dose máxima de 100 mg/dia) ou eplerenona (25 a 100 mg/dia em duas doses fracionadas), que frequentemente normalizam a pressão arterial e as concentrações séricas de potássio. Existe maior experiência com a espironolactona, porém esse agente possui propriedades antiandrogênicas, que podem ser inaceitáveis em meninos na puberdade. A eplerenona é um antimineralocorticoide mais específico e seguro em crianças, porém há pouca experiência específica no tratamento do aldosteronismo primário na faixa etária pediátrica. Como alternativa, pode-se usar um bloqueador dos canais de sódio epiteliais, como a amilorida, com a adição de outros agentes anti-hipertensivos caso necessário. Nos pacientes cuja condição não possa ser controlada por meios clínicos, pode-se considerar a suprarrenalectomia unilateral.

A bibliografia está disponível no GEN-io.

Capítulo 599
Feocromocitoma

Perrin C. White

Os feocromocitomas são tumores secretores de catecolaminas que se originam das células cromafins. A medula suprarrenal constitui o sítio mais comum de origem (cerca de 90% dos casos); todavia, esses tumores podem desenvolver-se em qualquer local ao longo da cadeia simpática abdominal e tendem a se localizar próximo da aorta, no nível da artéria mesentérica inferior ou na sua bifurcação. Aparecem também na área periadrenal, nas paredes da bexiga ou ureter, na cavidade torácica e na região cervical. Dez por cento dos casos ocorrem em crianças, nas quais se manifestam mais frequentemente entre 6 e 14 anos. Os tumores variam de 1 a 10 cm de diâmetro, e são encontrados com mais frequência no lado direito do que no esquerdo. Em mais de 20% das crianças afetadas, os tumores suprarrenais são bilaterais; e, em 30 a 40% delas, os tumores são encontrados em ambas as áreas, tanto nas suprarrenais quanto fora delas, ou apenas em regiões extra-adrenais.

ETIOLOGIA

Os feocromocitomas podem estar associados a síndromes genéticas, como a **doença de Hippel-Lindau**, como um componente das síndromes da **neoplasia endócrina múltipla** (NEM), síndromes NEM2A e NEM2B, e, mais raramente, em associação a **neurofibromatose (tipo 1) ou esclerose tuberosa**. As características clássicas da síndrome de Hippel-Lindau, que ocorre em 1 em 36.000 indivíduos, consistem em hemangioblastomas da retina e do sistema nervoso central, carcinomas renais de células claras e feocromocitomas; entretanto, a predisposição a desenvolver feocromocitoma difere entre as famílias afetadas. Em algumas famílias, o feocromocitoma é o único tumor que se desenvolve. Em pacientes com essa síndrome, foram identificadas mutações de linhagem germinativa no gene supressor tumoral *VHL* do cromossomo 3p25-26. Em famílias com NEM2A e NEM2B, foram encontradas mutações no proto-oncogene *RET* do cromossomo 10q11.2. Os pacientes com NEM2 correm risco de desenvolver carcinoma medular da tireoide e tumores das paratireoides; aproximadamente 50% desenvolvem feocromocitoma e os pacientes portadores de mutações no códon 634 do gene *RET* correm um risco particularmente alto. Nos pacientes com neurofibromatose tipo 1, verifica-se a presença de mutações no gene *NF1* do cromossomo 17q11.2.

Podem ocorrer feocromocitomas em associação com paragangliomas, particularmente na região da cabeça e pescoço. Tipicamente, essas famílias são portadoras de mutações nos genes *SDHB*, *SDHD* e, raramente, *SDHC*, que codificam subunidades da **enzima mitocondrial succinato desidrogenase**. Essas mutações levam ao acúmulo intracelular de succinato, um intermediário do ciclo de Krebs, que inibe as dioxigenases dependentes de alfacetoglutarato e resulta em alterações epigenéticas que afetam a expressão dos genes envolvidos na diferenciação celular. Aproximadamente 50% dos tumores com mutações no SDHB são malignos.

Além de associações com outros tumores em pacientes com NEM2, podem ocorrer feocromocitomas e paragangliomas em associação com **tumores estromais gastrintestinais** (GISTs; esta ligação é denominada díade de Carney-Stratakis) e/ou condromas pulmonares (tríade de Carney-Stratakis) e tumores adrenocorticais. Esses arranjos têm etiologias genéticas heterogêneas, mas geralmente envolvem mutações nos genes SDH.

MANIFESTAÇÕES CLÍNICAS

Os feocromocitomas detectados por meio da observação de pacientes que são portadores conhecidos de mutações em genes supressores tumorais podem ser assintomáticos. Nas demais situações, os pacientes são detectados devido à hipertensão, que resulta da secreção excessiva de metanefrinas, epinefrina e norepinefrina. Todos estes indivíduos apresentam hipertensão em algum momento. Particularmente a hipertensão paroxística deve sugerir a presença de feocromocitoma como possibilidade diagnóstica; todavia, diferentemente do que ocorre nos adultos, a hipertensão nas crianças é, com mais frequência, contínua, e não paroxística. Quando há paroxismos de hipertensão, as crises são, a princípio, habitualmente raras, porém tornam-se mais frequentes e, por fim, dão origem a um contínuo estado hipertensivo. Entre as crises de hipertensão, o paciente pode estar assintomático. Durante as crises, há queixa de cefaleia, palpitações, dor abdominal e tontura; além disso, podem ocorrer palidez, vômitos e sudorese. Podem acontecer também convulsões e outras manifestações de encefalopatia hipertensiva. Nos casos graves, ocorre dor precordial irradiada para os braços; podem desenvolver-se edema pulmonar e aumento das áreas cardíaca e hepática. Os sintomas podem ser exacerbados pelo exercício ou pelo uso sem prescrição de medicamentos adquiridos contendo estimulantes, como a pseudoefedrina. Os pacientes apresentam apetite normal; porém, em virtude do estado hipermetabólico, podem não ganhar peso e desenvolver uma caquexia grave. A poliúria e a polidipsia podem ser graves o suficiente para sugerir diabetes insípido. A deficiência de crescimento pode ser acentuada. A pressão arterial sistólica pode variar de 180 a 260 mmHg e a diastólica de 120 a 210 mmHg, e pode ocorrer aumento do coração. O exame oftalmoscópico pode revelar papiledema, hemorragias, exsudato e constrição arterial.

ACHADOS LABORATORIAIS

A urina pode conter proteínas, alguns cilindros e, em certas ocasiões, glicose. A hematúria macroscópica sugere que o tumor esteja localizado na parede da bexiga. Em certas ocasiões, ocorre policitemia. O diagnóstico é estabelecido pela demonstração de concentrações elevadas de metanefrinas sanguíneas ou urinárias de 24 horas.

Os feocromocitomas produzem norepinefrina e epinefrina. Normalmente, a norepinefrina no plasma provém tanto das glândulas suprarrenais quanto das terminações nervosas adrenérgicas, enquanto a epinefrina origina-se primariamente das glândulas suprarrenais. Diferentemente dos adultos com feocromocitoma, nos quais tanto a norepinefrina quanto a epinefrina estão elevadas, as crianças com feocromocitoma excretam predominantemente norepinefrina na urina. A excreção urinária total de metanefrinas habitualmente ultrapassa 300 μg/24 h. A excreção urinária de metanefrinas (particularmente a normetanefrina) também está aumentada (ver Figura 592.3, no Capítulo 592). A excreção urinária diária desses compostos pelas crianças não afetadas aumenta com a idade. Embora a excreção urinária de ácido vanilmandélico (ácido 3-metoxi-4-hidroximandélico), o principal metabólito da epinefrina e da norepinefrina, esteja aumentada, os alimentos e as frutas contendo baunilha podem produzir valores falsamente elevados desse composto, que, por esse motivo, não é mais rotineiramente medido.

As concentrações elevadas de catecolaminas e metanefrinas livres também podem ser detectadas no plasma. Nas crianças, as maiores sensibilidade e especificidade são obtidas pela determinação das concentrações plasmáticas de normetanefrina utilizando-se os valores de referência pediátricos específicos para o sexo, seguida de norepinefrina plasmática. Nas crianças, os valores plasmáticos de metanefrina e epinefrina não estão elevados de modo confiável. Além disso, o paciente deve ser orientado a se abster de bebidas com cafeína e evitar o uso de paracetamol, que podem interferir nos ensaios de normetanefrina plasmática. Se possível, a amostra de sangue deve ser obtida de um cateter intravenoso de demora para evitar o estresse agudo associado à punção venosa.

Os tumores na região das glândulas suprarrenais são, em sua maioria, facilmente localizados por TC ou RM (Figura 599.1); entretanto, pode ser difícil detectar um tumor extra-suprarrenal. A ^{123}I-metaiodobenzilguanidina (MIBG) é captada pelo tecido cromafim em qualquer parte do corpo e mostra-se útil para a localização de pequenos tumores. A PET-TC ou a PET-RM com MIBG, DOPA, succinato ou FDG é altamente sensível e a abordagem de imagem mais favorável (Figura 599.2) para tumores difíceis de localizar. O cateterismo venoso com amostras de sangue em diferentes níveis para a determinação das catecolaminas é, hoje em dia, apenas raramente necessário para a localização do tumor.

DIAGNÓSTICO DIFERENCIAL

É preciso considerar várias causas de hipertensão em crianças, tais como doença renal ou renovascular; coarctação da aorta; hipertireoidismo; síndrome de Cushing; deficiência de 11β-hidroxilase, 17α-hidroxilase ou 11β-hidroxiesteroide desidrogenase (isozima tipo 2); hiperaldosteronismo primário; tumores adrenocorticais; e, raramente, hipertensão essencial (ver Capítulo 472). Um rim não funcionante pode resultar de compressão de um ureter ou de uma artéria renal por feocromocitoma. A hipertensão paroxística pode estar associada à porfiria ou à

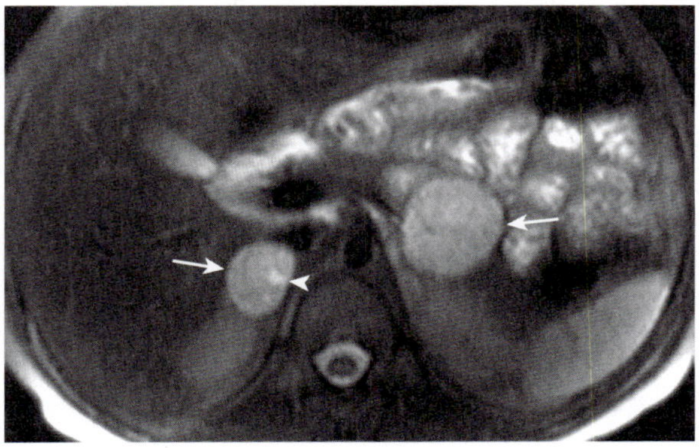

Figura 599.1 Feocromocitoma bilateral em um menino de 11 anos com doença de Hippel-Lindau e hipertensão arterial. A ressonância magnética axial ponderada em T2 sem saturação de gordura mostra massas suprarrenais bilaterais (*setas*), maiores à esquerda. As massas são hiperintensas e com pequena alteração cística à direita medialmente. (*De Navarro OM, Daneman A: Acquired conditions. In Coley BD editor:* Caffey's Pediatric diagnostic imaging, *ed 12, Philadelphia, 2013, Elsevier, Fig. 123.9.*)

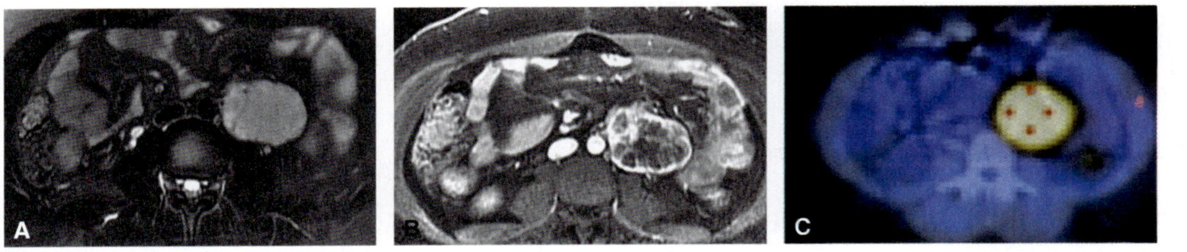

Figura 599.2 Paraganglioma em mulher de 30 anos que apresentava hipertensão refratária. **A.** A ressonância magnética (RM) axial ponderada em T2 mostra massa periaórtica esquerda homogênea em T2 e hiperintensa logo acima do nível da bifurcação aórtica (órgão de Zuckerkandl) ilustrando a aparência de "lâmpada brilhante" de feocromocitomas e paragangliomas. **B.** A RM axial ponderada em T1 com contraste axial demonstra aprimoramento heterogêneo na massa. **C.** A imagem axial de SPECT/TC fundida com ^{123}I-MIBG mostra captação difusa dentro do tumor compatível com paraganglioma. (*De Ho LM: Adrenal glands. In Haaga JR, Boll D, editors:* CT and MRI of the whole body, *ed 6, Philadelphia, 2017, Elsevier, Fig. 53-18.*)

disautonomia familiar. Os distúrbios cerebrais, o diabetes insípido, o diabetes melito e o hipertireoidismo também precisam ser considerados no diagnóstico diferencial. A hipertensão nos pacientes com neurofibromatose pode ser causada por comprometimento vascular renal ou por feocromocitoma concomitante.

O neuroblastoma, o ganglioneuroblastoma e o ganglioneuroma frequentemente produzem catecolaminas, porém as concentrações urinárias da maioria das catecolaminas estão mais elevadas nos pacientes com feocromocitoma; por outro lado, as concentrações de dopamina e de ácido homovanílico habitualmente estão mais altas no neuroblastoma. Os tumores neurogênicos secretores frequentemente produzem hipertensão, sudorese excessiva, rubor, palidez, exantema, poliúria e polidipsia. A diarreia crônica pode estar associada a esses tumores, particularmente ao ganglioneuroma, e, algumas vezes, pode ser persistente o suficiente para sugerir doença celíaca.

TRATAMENTO

Esses tumores devem ser removidos cirurgicamente; entretanto, os manejos pré-operatório, intraoperatório e pós-operatório cuidadoso são essenciais. A manipulação e a excisão desses tumores resultam em secreção de catecolaminas que aumentam a pressão arterial e a frequência cardíaca. Portanto, os *bloqueios alfa e beta-adrenérgicos* são necessários no pré-operatório. Como nas crianças esses tumores frequentemente são múltiplos, uma exploração transabdominal completa de todos os locais habituais proporciona a melhor oportunidade para a sua detecção. A escolha adequada da anestesia e a *expansão do volume sanguíneo com líquidos apropriados antes e durante a cirurgia* são de grande importância para evitar uma queda aguda da pressão arterial durante a cirurgia ou dentro de 48 h no pós-operatório. O monitoramento do paciente precisa ser mantido no pós-operatório.

Embora esses tumores frequentemente pareçam malignos ao exame histológico, os únicos indicadores acurados de malignidade são a presença de doença metastática e/ou invasão local que impeça a ressecção completa. Cerca de 10% de todos os feocromocitomas suprarrenais são malignos. Esses tumores são raros na infância; os feocromocitomas malignos pediátricos ocorrem com mais frequência em localização extra-suprarrenal e comumente estão associados a mutações no gene *SDHB* que codifica uma subunidade da succinato desidrogenase. O acompanhamento prolongado é indicado, visto que tumores funcionantes em outros locais podem se manifestar dentro de muitos anos após a cirurgia inicial. O exame de parentes dos pacientes afetados pode revelar outros indivíduos portadores de tumores não suspeitados que possam ser assintomáticos.

A bibliografia está disponível no GEN-io.

Seção 5
Distúrbios das Gônadas

Capítulo 600
Desenvolvimento e Função das Gônadas

Patricia A. Donohoue

CONTROLE GENÉTICO DA DIFERENCIAÇÃO GONADAL EMBRIONÁRIA

A diferenciação gonadal é um processo complexo, que envolve múltiplas etapas e requer ação e interação sequencial de vários produtos genéticos.

No início do primeiro trimestre, a gônada fetal bipotencial indiferenciada começa como um espessamento da crista urogenital, próximo ao rim em desenvolvimento e ao córtex suprarrenal. Com 6 semanas de gestação, a gônada contém células germinativas e estromais que se tornarão células de Leydig nos testículos ou células da teca, intersticiais ou hilares nos ovários; e células de suporte que se desenvolverão em células de Sertoli nos testículos ou células da granulosa nos ovários. Em homens, o gene *SRY* (região determinante do sexo no cromossomo Y) é expresso de forma transitória, seguido pela suprarregulação sequencial de uma série de genes específicos dos testículos. Na ausência do *SRY*, a gônada bipotencial será capaz de se desenvolver em um ovário. O desenvolvimento ovariano também é caracterizado pela expressão de genes específicos do ovário durante o mesmo período de tempo. Um desses genes é o *R-spondin1*. Durante o período de gestação de 6 a 9 semanas, uma série de genes são suprarregulados no mesmo grau tanto nos testículos quanto nos ovários, incluindo *WNT4* e *CTNNB1*.

Um complemento cromossômico de 46,XX é necessário para o desenvolvimento de **ovários normais**. Tanto os braços longos quanto os curtos do cromossomo X contêm genes para o desenvolvimento ovariano normal. O *locus* DSS (sensível à dosagem/reversão sexual) associado ao gene *DAX1* (hipoplasia suprarrenal no cromossomo X DSS), o qual é defeituoso em pacientes 46,XY com hipoplasia suprarrenal e hipogonadismo hipogonadotrópico congênitos ligados ao X, é um membro da superfamília de receptores nucleares e atua como repressor da expressão de genes masculinos. O produto do gene *DAX1* atua por meio de ligação a um receptor nuclear SF-1 relacionado (fator esteroidogênico 1). *In vitro*, o gene sinalizador *WNT4* estimula a expressão de *DAX1*, resultando na supressão da síntese androgênica em mulheres XX. Os WNT são ligantes que ativam as vias de transdução de sinais mediados por receptores e estão envolvidos em modulação de expressão gênica, bem como em comportamento, adesão e polaridade celular. Uma vez desenvolvido, o ovário requer o FAX12 para preservar sua diferenciação e estabilidade. Uma chave para sua função em humanos foi elucidada pela mutação de perda de função do gene *WNT4* encontrada em uma mulher de 18 anos 46,XX. Ela apresentava ausência de estruturas derivadas do ducto mülleriano (útero e tubas uterinas), agenesia renal unilateral e sinais clínicos de excesso androgênico.

Mutações do gene de tumor de Wilms tipo 1 (*WT1*), incluindo união alternativa, também podem ter impacto sobre a diferenciação sexual. As mutações de *WT1* estão associadas à **síndrome de Denys-Drash** (insuficiência renal de início precoce com genitália externa anormal e tumor de Wilms). A haploinsuficiência de uma forma de três aminoácidos (KTS) tem sido implicada na disgenesia gonadal de pacientes com **síndrome de Fraser** (glomerulopatia progressiva de início tardio e disgenesia gonadal 46,XY). Mutações nos genes *FOXL2* e *SF-1* estão associadas à insuficiência ovariana. A mutação do gene *R-spondin1* tem sido descrita em indivíduos com DDS 46,XX (**d**istúrbio do **d**esenvolvimento **s**exual). Outros genes autossômicos também contribuem para a organogênese ovariana normal e o desenvolvimento testicular. Várias condições de disgenesia gonadal estão associadas a anormalidades evidentes de ambos cromossomos autossômicos e sexuais. Uma deleção que afeta o braço curto do cromossomo X produz anomalias somáticas típicas da síndrome de Turner.

O **desenvolvimento dos testículos** requer o braço curto do cromossomo Y; este contém o gene *SRY*, o qual é necessário para a diferenciação testicular. Durante a meiose masculina, o cromossomo Y deve se separar do X, de modo que ambos não ocorram no mesmo espermatozoide. A principal porção do cromossomo Y é composta de sequências específicas do Y que não pareiam com o X. Entretanto, uma porção menor do cromossomo Y compartilha sequências com o X, e o pareamento ocorre nessa região. Genes e sequências nessa área se recombinam entre os cromossomos sexuais, comportando-se como genes autossômicos. Portanto, o termo *região pseudoautossômica* é utilizado para descrever essa porção do cromossomo, e o termo indica o comportamento genético desses genes relativos aos eventos de pareamento e recombinação. O gene *SRY* está localizado na porção de 35 kb proximal à região pseudoautossômica do cromossomo Y. Ela contém proteínas não histonas (HMG box) de um grupo de alta mobilidade (HMG), suportando a função do *SRY* como regulador da transcrição de outros genes envolvidos na diferenciação sexual. A crista gonadal é formada por volta de 33 dias de gestação. O SRY é detectado em 41 dias de gestação, apresenta seu pico em 44 dias, quando os cordões testiculares começam a ser visíveis, e persiste até a vida adulta.

Outros genes encontrados nos autossomos são importantes nesse processo. O *SOX9*, um gene relacionado ao *SRY* que contém uma região homóloga com o HMG box 9 do *SRY*, está localizado no cromossomo 17. Mutações desse gene resultam em reversão sexual XY e displasia campomélica. O *SF-1* no cromossomo 9q33 é importante no desenvolvimento suprarrenal e gonadal, assim como na evolução de neurônios secretores de hormônios liberadores de gonadotropinas no hipotálamo. *WT1*, sobretudo a isoforma KST no cromossomo 11p13, é necessário para o desenvolvimento precoce gonadal, suprarrenal e renal. O fator 9 de crescimento de fibroblastos (FGF9), GATA-4, XH-2 e SOY9 também são importantes.

Quando os eventos de recombinação genética nos cromossomos sexuais se estendem além da região pseudoautossômica, o DNA específico de X e Y pode ser transferido entre os cromossomos. Essas recombinações aberrantes resultam em cromossomos X que transportam *SRY*, resultando em indivíduos do sexo **masculino XX**, ou em cromossomos Y que perderam *SRY*, resultando em indivíduos do sexo **feminino XY**. O *SRY* atua como um regulador de transcrição que aumenta a proliferação celular, atrai células intersticiais de mesonéfrons adjacentes em direção à crista genital e estimula a diferenciação das células de Sertoli testiculares. As células de Sertoli atuam como organizadoras das linhas esteroidogênicas e germinativas e produzem **hormônio antimülleriano** (HAM) que provoca a regressão do sistema de ductos femininos. A Tabela 600.1 lista outros genes envolvidos no desenvolvimento sexual e, se anormais, resultam em DSD.

Acreditava-se inicialmente que o **desenvolvimento dos ovários** fosse um processo passivo na ausência de *SRY*. Embora as alterações morfológicas no ovário em desenvolvimento sejam menos marcadas do que nos testículos, há uma série de genes e vias expressos de forma sequencial necessária ao desenvolvimento ovariano completo, bem como a manutenção da integridade ovariana no período pós-natal. Um desses genes é o *R-spondin1*; caso este gene sofra mutação, pode resultar em desenvolvimento testicular ou ovotéstis em indivíduos 46,XX. Alguns peptídeos na via de sinalização Wnt podem antagonizar o desenvolvimento testicular. Esse efeito pode ser mediado pela sinalização de betacatenina, a qual é necessária para a supressão de características testiculares. Uma vez desenvolvido, o ovário requer FAX12 para preservar sua diferenciação e estabilidade.

FUNÇÃO DOS TESTÍCULOS

Os níveis de gonadotropina coriônica placentária alcançam seu pico com 8 a 12 semanas de gestação e estimulam as células fetais de Leydig a secretar testosterona, o principal produto hormonal dos testículos (Figura 600.1). Por meio de duas vias biossintéticas diferentes, é produzido o mais potente metabólito da testosterona, a di-hidrotestosterona (DHT). Na via originalmente descrita, a testosterona é convertida pela enzima 5α-redutase em DHT. Em via descrita mais recentemente, a DHT é produzida a partir do androstanediol. O período fetal inicial de produção e ação da DHT é fundamental para a virilização normal e completa do feto XY. Defeitos nesse processo levam a diferentes formas de desenvolvimento masculino atípico (ver Capítulo 606.2). Após a conclusão da virilização, os níveis fetais de testosterona diminuem, mas são mantidos em concentrações mais baixas na última metade do período gestacional por meio do hormônio luteinizante (LH) secretado pela hipófise fetal; essa secreção de testosterona mediada por LH é necessária ao crescimento contínuo peniano e, em certa medida, para a descida dos testículos também.

Como parte da transição normal da vida intrauterina para a extrauterina, possivelmente relacionada à remoção súbita de hormônios maternos e placentários, neonatos e lactentes sofrem um aumento transitório de gonadotropinas e esteroides sexuais. Esse processo é chamado de minipuberdade.

Em meninos, os níveis de LH e testosterona atingem o pico aos 1 a 2 meses de vida e, em seguida, declinam para alcançar níveis pré-púberes por volta dos 4 a 6 meses de vida. O hormônio foliculoestimulante (FSH), em conjunto com a inibina B, alcançam o pico aos 3 meses de vida e caem a níveis pré-púberes por volta de 9 e 15 meses, respectivamente. O incremento de LH é mais dominante do que o de FSH.

O pico episódico neonatal pode ser importante para a maturação pós-natal das gônadas, a estabilização da genitália masculina externa e, possivelmente, para a identidade de gênero e comportamentos sexuais também. O pico pós-natal de LH e testosterona se mostra ausente ou atenuado em neonatos com hipopituitarismo, criptorquidia e síndrome da insensibilidade androgênica completa. O desenvolvimento da secreção pulsátil noturna de LH marca o começo da puberdade.

No interior de células-alvo específicas, 6 a 8% da testosterona são convertidos pela 5α-redutase em di-hidrotestosterona, o andrógeno mais potente (Figura 600.1), e cerca de 0,3%, transformado pela aromatase para produzir estradiol. Aproximadamente metade da testosterona circulante está restrita à globulina de ligação dos hormônios sexuais, e outra metade, à albumina; apenas 2% circulam na forma livre. Os níveis plasmáticos da globulina de ligação dos hormônios sexuais são baixos no nascimento, sobem rapidamente durante os primeiros 10 dias de vida e, depois, permanecem estáveis até o início da puberdade. É possível que o hormônio tireoidiano contribua para esse aumento fisiológico, pois neonatos com atireose (ausência da glândula tireoide) apresentam níveis muito baixos da globulina de ligação dos hormônios sexuais.

HAM (previamente chamado de *substância inibitória mülleriana*), **inibina** e **ativina** são membros dos fatores de transformação de crescimento β (TGF-β) da superfamília de fatores de crescimento. Esse grupo, o qual possui mais de 45 membros, também inclui proteínas morfogenéticas ósseas. Membros da superfamília TGF-β estão envolvidos na regulação dos processos de desenvolvimento e múltiplos estados mórbidos humanos distintos, incluindo condrodisplasias e câncer.

O HAM, um hormônio glicoproteico homodimérico codificado por um gene no cromossomo 19, é o produto mais precoce secretado das células de Sertoli dos testículos fetais. Produzido como um pró-hormônio, seu fragmento carboxiterminal é clivado para torná-lo ativo. A transcrição do *HAM* é iniciada pela atuação do *SOX9* por meio da HMG box, enquanto sua expressão é suprarregulada por meio da ligação do SF-1 ao seu promotor e, posteriormente, pela interação com *SOX9*, *WT1* e *GATA4*. O HAM se liga a dois receptores serina/tireonina distintos, cada um com domínio transmembrana único. O receptor tipo 1 ativado sinaliza à família SMAD de mediadores intracelulares.

O gene para o receptor do HAM (no cromossomo 12) é expresso nas células de Sertoli. Na mulher, está expresso em células do ducto mülleriano fetal e da granulosa fetais e pós-natais. Durante a diferenciação sexual em homens, o HAM causa involução dos ductos müllerianos (paramesonéfricos), os quais são precursores embrionários da cérvice e do útero. Ele trabalha em conjunto com o SF-1 para provocar involução das tubas uterinas.

O HAM é secretado em homens pelas células de Sertoli durante a vida fetal e pós-natal. Em mulheres, é secretado pelas células da granulosa a partir de 36 semanas de gestação até a menopausa, mas em níveis mais baixos. A concentração sérica de HAM nos homens é mais alta no nascimento, ao passo que nas mulheres é mais elevada na puberdade. Após a puberdade, ambos os sexos apresentam concentrações séricas semelhantes de HAM. Sua função na vida pós-natal ainda não foi totalmente descrita.

A **inibina** é outro hormônio glicoproteico secretado pelas células de Sertoli dos testículos e pelas células da granulosa e da teca dos ovários. A inibina A é uma subunidade α dissulfeto ligada a uma subunidade β-A, enquanto a inibina B é a mesma subunidade α ligada à subunidade β-B. As ativinas são dímeros das subunidades B, sejam homodímeros (BA/BA, BB/BB) ou heterodímeros (BA/BB). As inibinas restringem de forma seletiva, enquanto as ativinas estimulam a secreção hipofisária de FSH. Por meio de imunoensaios específicos para inibina A ou B, tem-se demonstrado a ausência da inibina A em homens e a sua presença, em grande parte na fase lútea, em mulheres. A inibina B é a principal forma desse hormônio em homens e mulheres durante a fase folicular; ela pode ser utilizada como um marcador do funcionamento das células de Sertoli no sexo masculino. O FSH estimula a secreção de inibina B em mulheres e homens, mas somente nestes há também evidências para a suprarregulação independente de gonadotropinas. Os níveis de inibina B são potencialmente informativos em crianças com várias formas de distúrbios gonadais e púberes. Em meninos com atraso na puberdade, a inibina pode ser um teste de triagem útil para diferenciação entre atraso constitucional da puberdade e hipogonadismo hipogonadotrópico. Neste, o nível sérico de inibina B varia entre muito baixo e indetectável.

Tabela 600.1 Genes mutados em distúrbios do desenvolvimento sexual.

GENE	PROTEÍNA	OMIM #	*LOCUS*	HERANÇA	GÔNADA	ESTRUTURAS MÜLLERIANAS	GENITÁLIA EXTERNA	CARACTERÍSTICAS ASSOCIADAS/FENÓTIPOS VARIANTES
46, XY DSD								
DISTÚRBIOS DE DESENVOLVIMENTO GONADAL (TESTICULAR): DISTÚRBIOS DE GENE ÚNICO								
WT1	TF	607102	11p13	AD	Testículo disgenético	±	Feminina ou ambígua	Tumor de Wilms, anormalidades renais, tumores gonadais (síndromes WAGR, Denys-Drash e Frasier)
SF1 (NR5A1)	Receptor nuclear TF	184757	9q33	AD/AR	Testículo disgenético	±	Feminina ou ambígua	Fenótipos mais graves abrangem insuficiência suprarrenal primária; fenótipos mais leves apresentam disgenesia gonadal parcial isolada; e mães portadoras da mutação SF-1 têm insuficiência ovariana prematura
SRY	TF	480000	Yp11.3	Y	Testículo disgenético ou ovotéstis	±	Feminina ou ambígua	
SOX9	TF	608160	17q24-25	AD	Testículo disgenético ou ovotéstis	±	Feminina ou ambígua	Displasia campomélica (rearranjos 17q24 mais leves do que mutações pontuais)
DHH	Molécula de sinalização	605423	12q13.1	AR	Testículo disgenético	+	Feminina	O fenótipo grave de um paciente incluiu neuropatia minifascicular; outros pacientes têm disgenesia gonadal isolada
ATRX	Helicase (remodelação da cromatina)	300032	Xq13.3	X	Testículo disgenético	–	Feminina, ambígua ou masculina	Alfatalassemia e deficiência mental
ARX	TF	3003382	Xp22.13	X	Testículo disgenético	–	Ambígua	Lissencefalia ligada ao X, epilepsia e instabilidade da temperatura
Gata4	TF	615542	8p23.1	AD em indivíduos XY	Testículos disgenéticos	–	Ambígua	Doença cardíaca congênita
DISTÚRBIOS DE DESENVOLVIMENTO GONADAL (TESTICULAR): ALTERAÇÕES CROMOSSÔMICAS QUE ENVOLVEM GENES-CHAVE CANDIDATOS								
DMRT1	TF	602424	9p24.3	Exclusão monossômica	Testículo disgenético	±	Feminina ou ambígua	Deficiência mental
DAX1 (NR0B1)	Receptor nuclear TF	300018	Xp21.3	dupXp21	Testículo ou ovário disgenético	±	Feminina ou ambígua	
WNT4	Molécula de sinalização	603490	1p35	dup1p35	Testículo disgenético	+	Ambígua	Deficiência mental
DISTÚRBIOS NA SÍNTESE OU AÇÃO DO HORMÔNIO								
LHGCR	Receptor da proteína G	152790	2p21	AR	Testículo	–	Feminina, ambígua ou micropênis	Hipoplasia das células de Leydig
DHCR7	Enzima	602858	11q12-13	AR	Testículo	–	Variável	Síndrome de Smith-Lemli-Opitz: fácies grosseiras, sindactilia do 2º ao 3º dedo do pé, deficiência de crescimento, atraso no desenvolvimento e anormalidades cardíacas e viscerais
StAR	Proteína da membrana mitocondrial	600617	8p11.2	AR	Testículo	–	Feminina	Hiperplasia suprarrenal lipoide congênita (insuficiência suprarrenal primária) e insuficiência puberal
CYP11A1	Enzima	118485	15q23-24	AR	Testículo	–	Feminina ou ambígua	Hiperplasia suprarrenal congênita (insuficiência suprarrenal primária) e insuficiência puberal
HSD3B2	Enzima	201810	1p13.1	AR	Testículo	–	Ambígua	HSRC, insuficiência suprarrenal primária, androgenização parcial por causa de ↑ DHEA
CYP17	Enzima	202110	10q24.3	AR	Testículo	–	Feminina, ambígua ou micropênis	HSRC, hipertensão por causa de ↑ corticosterona e 11-desoxicorticosterona (exceto na deficiência isolada de 17,20-liase)
POR (oxidorredutase P450)	Doador de elétrons da enzima CYP	124015	7q11.2	AR	Testículo	–	Masculina ou ambígua	Características mistas das deficiências de 21-hidroxilase, 17α- hidroxilase/17,20-liase e aromatase; por vezes associada à displasia esquelética de Antley-Bixler

(continua)

GENE	PROTEÍNA	OMIM #	*LOCUS*	HERANÇA	GÔNADA	ESTRUTURAS MÜLLERIANAS	GENITÁLIA EXTERNA	CARACTERÍSTICAS ASSOCIADAS/FENÓTIPOS VARIANTES
HSD17B3	Enzima	605573	9q22	AR	Testículo	–	Feminina ou ambígua	Androgenização parcial na puberdade, ↑ relação androstenediona:testosterona
SRD5A2	Enzima	607306	2p23	AR	Testículo	–	Ambígua ou micropênis	Androgenização parcial na puberdade, ↑ relação testosterona:DHT
AKR1C4	Enzima	600451	10p15.1	Indefinida	Testículo	–	Ambígua ou micropênis	Deficiência de DHT em pacientes antes considerados com uma deficiência de 17,20-liase; efeito da dose com a mutação AKR1C2 é possível
AKR1C2	Enzima	600450	10p15.1	Indefinida	Testículo	–	Ambígua ou micropênis	Deficiência de DHT em pacientes antes considerados com uma deficiência de 17,20-liase; efeito da dose com a mutação AKR1C2 é possível
AMH	Molécula de sinalização	600957	19p13.3-13.2	AR	Testículo	+	Masculina normal	Síndrome do ducto de Müller persistente (PMDS); masculino
Receptor AHM	Receptor transmembranar de serino-treoninoquinase	600956	12q13	AR	Testículo	–	Masculina normal	Genitália externa e criptorquidia bilateral
Receptor androgênico	Receptor nuclear TF	3130700	Xq11-12	X	Testículo	–	Feminina, ambígua, micropênis ou masculina normal	Espectro fenotípico da síndrome de insensibilidade androgênica completa (genitália externa feminina) e insensibilidade androgênica parcial (ambígua) até genitália masculina normal/infertilidade
46, XX DSD								
DISTÚRBIOS DE DESENVOLVIMENTO GONADAL (OVARIANO)								
SRY	TF	480000	Yp11.3	Translocação	Testículo ou ovotéstis	–	Masculina ou ambígua	
SOX9	TF	608160	17q24	dup17q24	ND	–	Masculina ou ambígua	
R-spondin1	TF	610644	1p34.3	AR	Ovotéstis	±	Masculina ou ambígua	Hiperqueratose palmoplantar e certas neoplasias
EXCESSO DE ANDROGÊNIO								
HSD3B2	Enzima	201810	1p13	AR	Ovário	+	Clitorimegalia	HSRC, insuficiência suprarrenal primária, androgenização parcial em razão de ↑ DHEA
CYP21A2	Enzima	201910	6p21-23	AR	Ovário	+	Ambígua	HSRC, espectro fenotípico de formas graves de perda de sal associadas à insuficiência suprarrenal até formas simples de virilização com função suprarrenal compensada e ↑ 17-hidroxiprogesterona
CYP11B1	Enzima	20210	8q21-22	AR	Ovário	+	Ambígua	HSRC, hipertensão em razão de ↑ 11-desoxicortisol e 11-desoxicorticosterona
POR (oxidorredutase P450)	Doador de elétrons da enzima CYP	124015	7q11.2	AR	Ovário	+	Ambígua	Características mistas das deficiências de 21-hidroxilase, 17α-hidroxilase/17,20-liase e aromatase; associada à displasia esquelética de Antley-Bixler
CYP19	Enzima	107910	15q21	AR	Ovário	+	Ambígua	Virilização materna durante a gestação e desenvolvimento mamário ausente na puberdade, exceto em casos parciais
Receptor de glicocorticoide	Receptor nuclear TF	138040	5q31	AR	Ovário	+	Ambígua	↑ ACTH, 17-hidroxiprogesterona e cortisol; deficiência de supressão da dexametasona (paciente heterozigoto por mutação no CYP21)

ACTH, hormônio adrenocorticotrófico; AD, autossômica dominante (frequentemente mutação *de novo*); AR, autossômica recessiva; HSRC, hiperplasia suprarrenal congênita; ND, não determinado; OMIM #, número do Online Mendelian Inheritance in Man; TF, fator de transcrição; WAGR, Wilms, aniridia, anomalias genitais e retardo; X, cromossomo X; Y, cromossomo Y. Os rearranjos cromossômicos que provavelmente incluem genes-chave estão incluídos. (De Lee PA, Houk CP, Ahmed SF, et al: International Consensus Conference on Intersex organized by the Lawson Wilkins Pediatric Endocrine Society and the European Society for Paediatric Endocrinology. Consensus statement on management of intersex disorders. International Consensus Conference on Intersex, *Pediatrics* 118:e488-e500, 2006; com dados adicionais de Baxter RM, Arboleda VA, Lee H *et al.*: Exome sequencing for the diagnosis of 46,XY disorders of sex development, *J Clin Endocrinol Metab* 100:e333-e344, 2015; e Lourenco D, Brauner R, Rybczynska M *et al.*: Loss-of-function mutation in GATA4 causes anomalies of human testicular development, *PNAS* 108:1597-1602, 2011.)

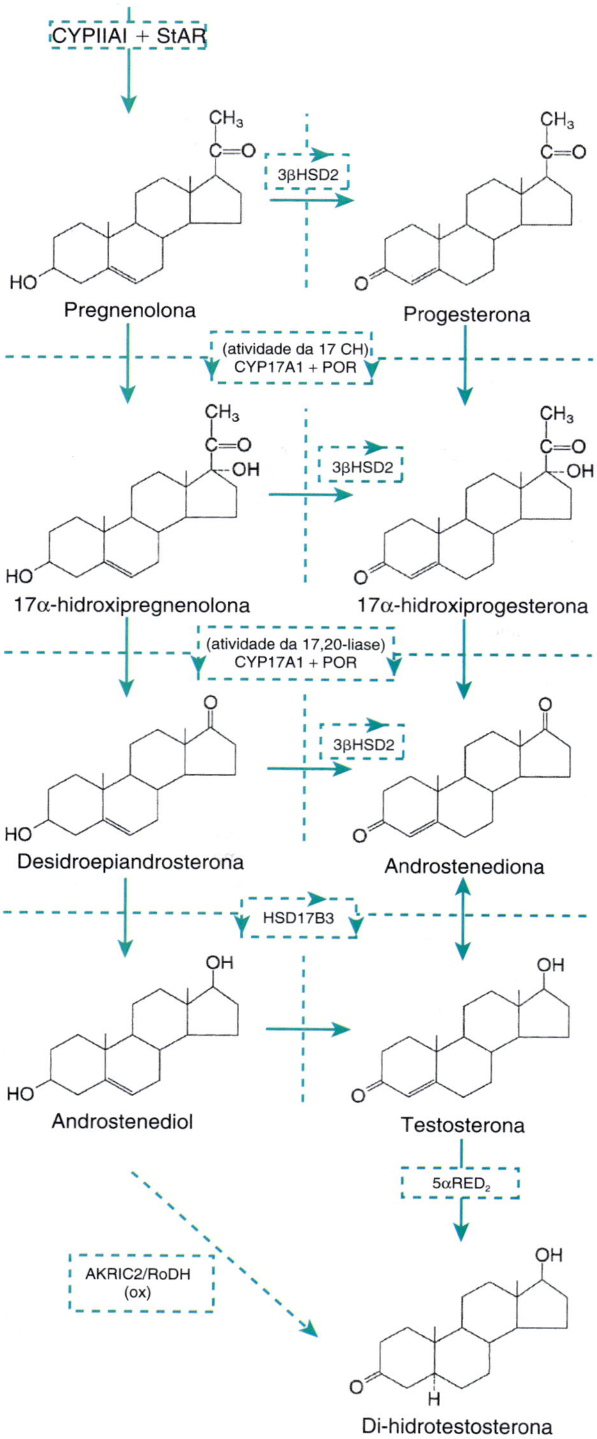

Figura 600.1 Biossíntese de esteroides sexuais. As *linhas tracejadas* indicam defeitos enzimáticos associados aos distúrbios 46,XY de desenvolvimento sexual. 3β-H2D2, 3β-hidroxiesteroide desidrogenase tipo 2; AKR1C2/RoDH (Ox), uma das enzimas na via biossintética androgênica alternativa; ARO, aromatase; CYP17A1, a enzima que catalisa as atividades da 17α-hidroxilase (17-OH) e 17,20-liase; HSD17B3, enzima que catalisa a reação da 17-cetorredutase; POR, P450 oxidorredutase; StAR, proteína reguladora aguda esteroidogênica.

Assim como a inibina e a ativina, a folistatina (uma proteína glicosilada de cadeia simples) é produzida pelas gônadas e outros tecidos, como hipotálamo, rins, glândulas suprarrenais e placenta. A folistatina inibe a secreção de FSH principalmente pela ligação de ativinas, bloqueando assim os efeitos destas no nível dos ovários e da hipófise.

Vários outros peptídeos atuam como mediadores do desenvolvimento e função dos testículos. Eles incluem: neuro-hormônios, como os hormônios liberadores de hormônio do crescimento, de gonadotropinas e de corticotrofina, ocitocina, vasopressina arginina, somatostatina, substância P e neuropeptídeo Y; fatores de crescimento, como os fatores de crescimento semelhantes à insulina e proteínas de ligação ao fator de crescimento semelhante à insulina, TGF-β e fatores de crescimento de fibroblastos, nervos e derivados de plaquetas; peptídeos vasoativos; e citocinas derivadas da imunidade, como fator de necrose tumoral e interleucinas 1, 2, 4 e 6.

Os padrões clínicos de alterações púberes variam bastante (ver Capítulos 26 e 577 sobre maturação púbere). Em 95% dos meninos, o crescimento da genitália começa entre os 9,5 e 13,5 anos, alcançando a maturidade aos 13 a 17 anos. Em uma minoria de meninos normais, a puberdade começa após os 15 anos. Em alguns deles, o desenvolvimento púbere se completa em menos de 2 anos, mas em outros pode levar mais do que 4 anos e meio. O desenvolvimento púbere e o estirão de crescimento do adolescente ocorrem mais tardiamente em meninos do que em meninas, por volta de 2 anos.

A idade média de produção dos espermatozoides (espermarca) é de 14 anos. Esse evento ocorre no meio da puberdade, conforme se observa pelo surgimento de pelos pubianos, o tamanho dos testículos, as evidências do estirão de crescimento e os níveis de testosterona. Níveis noturnos de FSH estão dentro da faixa de homens adultos no momento da espermarca; a primeira ejaculação consciente acontece quase ao mesmo tempo.

FUNÇÃO DOS OVÁRIOS

Na mulher normal, a gônada não diferenciada pode ser identificada histologicamente como um ovário entre 10 e 11 semanas de gestação, após a suprarregulação do *R-spondin1*. Os oócitos estão presentes a partir do quarto mês de gestação e alcançam um pico de 7 milhões aos 5 meses desse período. Para a manutenção normal, os oócitos precisam das células da granulosa para formar folículos primordiais. Os receptores funcionais de FSH (mas não de LH) estão presentes em ovócitos de folículos primários durante o desenvolvimento folicular. Dois cromossomos X normais são necessários para manutenção dos oócitos. Ao contrário das células somáticas, nas quais somente um cromossomo X está ativo, ambos os X ficam ativos em células germinativas. No nascimento, os ovários contêm cerca de 1 milhão de folículos ativos, os quais diminuem para meio milhão na menarca. Após essa fase, eles diminuem a uma taxa de 1.000/mês, e a uma taxa ainda maior após os 35 anos.

Os hormônios dos ovários fetais são fornecidos em grande parte pela unidade fetoplacentária. Assim como em homens, o pico de secreção das gonadotropinas ocorre na vida fetal e, então, outra vez aos 2 ou 3 meses de vida, e os níveis mais baixos aos 6 anos. Ao contrário dos homens, o pico de FSH predomina sobre o LH em mulheres; ele ocorre por volta dos 3 a 6 meses de vida, diminui aos 12 meses, mas permanece detectável durante 24 meses. Sob a influência do LH, o pico de estradiol ocorre entre 2 e 6 meses de vida. A resposta da inibina B é variável, alcançando picos entre 2 e 12 meses e permanecendo acima dos níveis pré-púberes até os 24 meses. Tanto no período neonatal quanto no infantil, os níveis de gonadotropinas são mais elevados em mulheres do que em homens.

Os estrógenos mais importantes produzidos pelos ovários são o 17β-estradiol (E_2) e a estrona (E_1); o estriol é um produto metabólico desses dois, e os três estrógenos podem ser encontrados na urina de mulheres em idade madura. Os estrógenos também surgem de andrógenos produzidos pelas glândulas suprarrenais e das gônadas femininas e masculinas (ver Figura 600.1). Essa conversão explica por que, em certos tipos de distúrbios da diferenciação sexual masculina, a feminilização ocorre durante a puberdade. Na deficiência de 17-cetoesteroide redutase, por exemplo, o bloqueio enzimático resulta em aumento acentuado da secreção de androstenediona, a qual é convertida nos tecidos periféricos em estradiol e estrona. Esses estrógenos, além daqueles secretados diretamente pelos testículos, resultam em ginecomastia. O estradiol produzido a partir da testosterona na síndrome da insensibilidade androgênica completa provoca feminilização total nesses indivíduos XY.

O estrógeno regula uma série de atividades funcionalmente diferentes em vários tecidos. Há pelo menos dois receptores estrogênicos distintos com padrões de expressão diferentes. O ovário também sintetiza progesterona, o principal esteroide progestacional; além disso, o córtex suprarrenal e os testículos também sintetizam progesterona, que é um precursor para outros hormônios suprarrenais e testiculares.

Vários outros hormônios com efeitos autócrinos, parácrinos e intrácrinos têm sido identificados no ovário. Eles incluem: inibinas; ativinas; relaxina; e fatores de crescimento, como o fator de crescimento semelhante à insulina-1 (IGF-1), TGF-α e TGF-β, e citocinas.

Os níveis plasmáticos de estradiol aumentam lentamente, mas de forma estável, com o avanço da maturação sexual, e se correlacionam bem com a avaliação clínica de desenvolvimento púbere, idade óssea e níveis crescentes de FSH. Os níveis de LH não aumentam até que características sexuais secundárias estejam bem desenvolvidas. Estrógenos, como os andrógenos, inibem a secreção de LH e FSH (retroalimentação negativa). Em mulheres, os estrógenos também provocam o pico de secreção do LH que ocorre no meio do ciclo menstrual e estimula a ovulação. A capacidade para essa retroalimentação positiva é outra etapa de maturação da puberdade.

Nos EUA, a idade média da menarca é de aproximadamente 12,5 a 13 anos, mas a variação de "normal" é ampla, e 1 a 2% das meninas normais ainda não menstruaram aos 16 anos. A faixa etária de início dos sinais púberes varia, com estudos sugerindo idades mais precoces do que se pensava, sobretudo na população afrodescendente dos EUA (ver Capítulo 577). A menarca geralmente está intimamente relacionada com a idade óssea. A maturação e o fechamento das epífises dependem dos estrógenos, conforme demonstrado por um homem muito alto de 28 anos, normalmente masculinizado, com crescimento contínuo como resultado do fechamento incompleto das epífises, que tinha insensibilidade estrogênica completa causada por defeito nos receptores de estrógenos.

TESTES DIAGNÓSTICOS

Ensaios sensíveis e específicos para os hormônios pituitários e gonadais que podem ser aferidos em pequenas quantidades de sangue têm contribuído para avanços rápidos na compreensão de interações normais e anormais do eixo hipotálamo-hipófise-gonadal. Em neonatos do sexo masculino, as aferições de LH, FSH e testosterona são capazes de detectar defeitos hipofisários e testiculares. A integridade da célula de Leydig durante a infância pode ser determinada pela resposta da testosterona após a administração de gonadotropina coriônica humana. Um protocolo é injetar 5.000 UI/dia por via intramuscular (IM) durante 3 dias; outros protocolos estão disponíveis. A integridade, assim como a maturidade, do eixo hipotálamo-hipófise-gonadal em meninos e meninas podem ser avaliadas pela aferição seriada dos níveis de esteroides, LH e FSH após a administração subcutânea do análogo do hormônio liberador de gonadotropina, a leuprorrelina. Tem sido demonstrado que um ensaio ultrassensível de LH diferencia garotos com atraso na puberdade daqueles com hipogonadismo hipogonadotrópico completo, mas não parcial.

A variação normal dos níveis de inibina B tem sido estabelecida em lactentes do sexo masculino. A inibina B pode ser um marcador da espermatogênese e também de tumores, como os de células da granulosa. É possível que as inibinas estejam envolvidas na supressão de tumores. Ensaios com receptores de estrógenos podem ser clinicamente úteis no manejo de diversas neoplasias ovarianas. Aferições do HAM são úteis na avaliação de crianças com gônadas não palpáveis e distúrbios de desenvolvimento sexual.

USO TERAPÊUTICO DE ESTEROIDES SEXUAIS

Os efeitos estrogênicos de hidrocarbonetos aromáticos poli-halogenados podem ser, em parte, resultado de inibição da sulfonação de estradiol por meio de estrógeno sulfotransferase, uma importante via de inativação do estradiol. Estrógenos de ocorrência natural administrados por via oral são destruídos com rapidez pelas enzimas gastrintestinais e hepáticas; portanto, eles são geralmente administrados como conjugados ou ésteres. As preparações orais utilizadas de forma mais ampla são os estrógenos conjugados equinos e o etinilestradiol. Adesivos cutâneos contendo estrógeno para absorção transdérmica também são bastante utilizados. Com melhorias na compreensão das interações do estrógeno e seus receptores, uma nova classe de compostos chamada de *moduladores seletivos dos receptores de estrógenos* tem sido sintetizada. Por exemplo, o raloxifeno, um derivado de benzotiofeno não esteroide, atua como um agonista do estrógeno em ossos e fígado e como um antagonista do estrógeno em mamas e útero.

Andrógenos, como a testosterona, costumam ser injetados por via intramuscular como ésteres de ação prolongada (enantato ou cipionato, mais comumente) em razão de sua potência e resposta estável. Adesivos transdérmicos de testosterona e gel aplicado por via subcutânea têm sido utilizados principalmente em adultos com hipogonadismo em razão da dificuldade de desmame das doses necessárias durante a infância e a adolescência. Preparações orais, como metiltestosterona ou fluoximesterona, não produzem uma resposta androgênica tão potente e podem ser hepatotóxicas. O undecanoato de testosterona, outra preparação oral, é utilizado na Europa, mas não nos EUA. Preparações sublinguais (microesferas ou pastilhas) e bucais (absorção pela mucosa oral) de testosterona estão supostamente em desenvolvimento.

A bibliografia está disponível no GEN-io.

Capítulo 601

Hipofunção dos Testículos

Omar Ali e Patricia A. Donohoue

A hipofunção testicular durante a vida fetal pode ser um componente de alguns tipos de **distúrbios do desenvolvimento sexual** (ver Capítulo 606.2) e é possível que leve a graus variados de genitália ambígua. Após o nascimento, os neonatos passam por uma minipuberdade com níveis relativamente altos de gonadotropinas e esteroides sexuais, mas esse fenômeno é transitório e sua ausência não leva a quaisquer achados clínicos evidentes. Como crianças pré-púberes não costumam gerar quantidades significativas de testosterona e ainda não são produtoras de espermatozoides, não há efeitos perceptíveis da hipofunção testicular nessa faixa etária. Essa afecção a partir da puberdade em diante pode acarretar deficiência de testosterona, infertilidade ou ambas. A hipofunção pode ser primária nos testículos (**hipogonadismo primário**) ou secundária à deficiência de hormônios gonadotrópicos hipofisários (**hipogonadismo secundário**). Ambos os tipos podem ser causados por defeitos genéticos hereditários ou causas adquiridas, e, em alguns casos, a etiologia pode ser incerta, mas o nível da lesão (primária ou secundária) geralmente é bem definido; pacientes com hipogonadismo primário apresentam níveis elevados de gonadotropinas (hipergonadotrópico); aqueles com a forma secundária têm níveis inadequadamente baixos ou ausentes (hipogonadotrópico). A Tabela 601.1 detalha a classificação etiológica do hipogonadismo masculino (ver Figura 578.6, no Capítulo 578).

601.1 Hipogonadismo Hipergonadotrópico no Sexo Masculino (Hipogonadismo Primário)

Omar Ali e Patricia A. Donohoue

ETIOLOGIA

Algum grau de função testicular é essencial para o desenvolvimento de neonatos de fenótipo masculino. Se a função testicular estiver presente, a diferenciação sexual tende a estar normalmente completa até a 14ª semana de vida intrauterina. O hipogonadismo pode ocorrer após o desenvolvimento da genitália fenotipicamente masculina por uma série de razões; anomalias genéticas ou cromossômicas podem acarretar hipofunção testicular, que não se torna aparente até o período puberal, quando esses meninos provavelmente apresentam desenvolvimento púbere atrasado ou incompleto. Em alguns casos, testículos desenvolvidos de forma normal podem sofrer lesão por infarto, traumatismo, radiação, quimioterapia, infecções, infiltração ou outras causas após a conclusão da diferenciação sexual. Em outros, defeitos genéticos podem torná-los suscetíveis a atrofia ou criptorquidia e torção ou infarto ou acarretar lesão testicular progressiva e atrofia após um período de desenvolvimento normal. Se o comprometimento testicular for total, tanto a secreção de testosterona quanto a fertilidade (produção de espermatozoides) provavelmente serão afetadas. Mesmo quando o defeito primário se encontra na produção de testosterona, níveis baixos de testosterona intratesticular tendem a levar à infertilidade com frequência. O inverso não é necessariamente verdadeiro. Defeitos na produção espermática e no armazenamento e trânsito dos espermatozoides podem não estar associados a baixos níveis de testosterona; portanto, é possível que a infertilidade seja observada em pacientes com níveis de testosterona, libido e características sexuais secundárias normais.

Vários graus de hipogonadismo primário também ocorrem em uma porcentagem significativa de pacientes com aberrações cromossômicas, como na **síndrome de Klinefelter, homens com mais de 1 cromossomo X e homens XX**. Essas anomalias cromossômicas estão associadas a outros achados característicos. A síndrome de Noonan está relacionada com criptorquidia e infertilidade, mas outras características (não gonadais) dominam seu quadro clínico.

Tabela 601.1 Classificação etiológica do hipogonadismo masculino.
HIPOGONADISMO Hipergonadotrópico (HIPOGONADISMO PRIMÁRIO; TESTÍCULOS)
Congênito
Resistência aos FSH e LH
Mutações em vias sintéticas esteroidais
Disgenesia gonadal
Síndrome de Klinefelter (47,XXY)
Síndrome de Noonan (mutação no gene *PTPN11* em muitos casos)
Fibrose cística (infertilidade)
Adquirido
Criptorquidia (alguns casos)
Testículos evanescentes
Quimioterapia
Radiação
Infecção (p. ex., caxumba)
Infarto (torção testicular)
Traumatismo
HIPOGONADISMO HIPOGONADOTRÓPICO (HIPOGONADISMO SECUNDÁRIO; HIPOTALÂMICO-HIPOFISÁRIO)
Congênito
Defeitos genéticos que causam síndrome de Kallmann e/ou HH normósmico
Outros distúrbios genéticos associados ao HH: gene e receptor da leptina, DAX1 (hipoplasia suprarrenal sensível à dosagem/reversão sexual no cromossomo X) e SF-1
Síndromes herdadas: Prader-Willi, Bardet-Biedl, Laurence-Moon-Biedl e Alström
HH isolado em nível hipofisário (receptor do GnRH, subunidade β de FSH e LH)
Deficiências múltiplas de hormônios hipofisários: displasia septo-óptica (*HESX-1* em alguns casos) e outros distúrbios de organogênese hipofisária (p. ex., *PROP1*, *LHX3*, *LHX4* e *SOX-3*)
Idiopático
Adquirido
Anorexia nervosa
Uso abusivo de drogas
Desnutrição
Doença crônica, sobretudo doença de Crohn
Hiperprolactinemia
Tumores hipofisários
Infarto hipofisário
Distúrbios infiltrativos (p. ex., histiocitose e sarcoidose)
Hemossiderose e hemocromatose
Radiação

FSH, hormônio foliculoestimulante; GnRH, hormônio liberador de gonadotropina; HH, hipogonadismo hipogonadotrópico; LH, hormônio luteinizante; SF-1, fator 1 esteroidogênico.

Anorquia congênita ou síndrome da regressão testicular

Os meninos nos quais a genitália externa se desenvolveu de forma normal (ou quase), e os derivados (útero e tubas uterinas) do ducto paramesonéfrico (mülleriano) estão evidentemente ausentes, tiveram função testicular durante parte da gestação, ao menos. Se não for possível palpar seus testículos no nascimento, eles são classificados com **criptorquidia**. Na maioria dos casos, os testículos não descem ou são retráteis, mas em outros, nenhum testículo é encontrado em qualquer localização, mesmo após investigação extensa. Essa síndrome da ausência de testículos em menino fenotípico com um cariótipo 46,XY normal (indicando que houve algum período de função testicular durante a vida intrauterina) é conhecida como *testículos evanescentes*, *anorquia congênita* ou **síndrome da regressão testicular**.

A síndrome da regressão testicular é comum. A criptorquidia ocorre em 1,5 a 9% dos nascimentos do sexo masculino; em 10 a 20% desses casos, os testículos não são palpáveis. Das crianças com testículos impalpáveis, até 50% podem não ter testículos detectáveis após exame minucioso. A maioria dos casos parece ser esporádica e acredita-se que seja resultado de torção ou acidentes vasculares. Testículos originados de forma incompleta podem estar mais predispostos à torção, e é possível que essa seja uma das causas de anorquia congênita. A maioria dos casos é esporádica, mas em um subgrupo de pacientes a síndrome de regressão testicular ocorre em gêmeos monozigóticos ou em famílias com outros indivíduos afetados, sugerindo uma etiologia genética. Alguns casos estão associados a micropênis e, nesses pacientes, a perda testicular provavelmente ocorreu após a 14ª semana, mas bem antes do nascimento, ou isso pode indicar uma disfunção preexistente do desenvolvimento hormonal masculino. Níveis baixos de testosterona (< 10 ng/dℓ) e concentrações acentuadamente elevadas dos hormônios luteinizante (LH) e foliculoestimulante (FSH) são encontrados nos primeiros meses do pós-natal; depois disso, as concentrações de gonadotropinas tendem a diminuir, mesmo em crianças sem gônadas, elevando-se outra vez para níveis muito altos com a aproximação do período da puberdade. A estimulação com a gonadotropina coriônica humana (hCG) falha em provocar aumento no nível de testosterona. *Os níveis séricos de hormônio antimülleriano (HAM) são indetectáveis ou baixos.* Todos os pacientes com testículos indetectáveis devem ser testados para HAM e submetidos ao teste de estimulação com hCG. Se os resultados indicarem que não há tecido testicular (HAM ausente e sem elevação na testosterona após a estimulação com hCG), então o diagnóstico da síndrome da regressão testicular é confirmado. Se a secreção de testosterona for demonstrada, são indicados exames de imagem, a ressonância magnética (RM) abdominal e/ou exploração cirúrgica. Um nódulo fibrótico pequeno pode ser observado na extremidade do cordão espermático em muitos casos de síndrome da regressão testicular. O tratamento do hipogonadismo masculino (primário ou secundário) é discutido no Capítulo 601.2. Não há possibilidade de fertilidade normal nesses pacientes.

Hipogonadismo induzido por quimioterapia e radiação

O dano testicular é uma consequência frequente de quimioterapia e radioterapia para o tratamento do câncer. A frequência e a extensão da lesão dependem de agente empregado, dose total, duração da terapia e intervalo de observação pós-terapia. Outra variável importante é a idade na terapia; as células germinativas são menos vulneráveis em homens pré-púberes do que nos púberes e pós-púberes. A quimioterapia é mais lesiva se mais de um agente for utilizado. Embora muitos agentes quimioterápicos produzam azoospermia e infertilidade, o dano nas células de Leydig (acarretando níveis baixos de testosterona) é menos comum. Em muitos casos, o dano é transitório, e as contagens espermáticas se restabelecem após 12 a 24 meses. Tem-se sugerido que os testículos pré-puberais são menos propensos a danos do que os puberais, mas a evidência não é conclusiva. É provável que o emprego de agentes alquilantes, como a ciclofosfamida, em crianças pré-púberes não seja prejudicial ao desenvolvimento púbere, embora possa haver evidência de dano às células germinativas na biopsia. A cisplatina causa azoospermia ou oligospermia transitória em doses mais baixas, enquanto doses mais altas (400 a 600 mg/m^2) podem provocar infertilidade permanente. A interleucina (IL) 2 tem capacidade para deprimir a função das células de Leydig, enquanto a interferona α parece não afetar a função gonadal. Tanto a quimioterapia quanto a radioterapia estão associadas a aumento na porcentagem de gametas anormais, mas dados relacionados aos resultados de gestações após essas terapias *não* revelaram qualquer incremento em defeitos congênitos mediados de forma genética, provavelmente em razão do viés de seleção contra os espermatozoides anormais.

O **dano pela radiação** é dose-dependente. A oligospermia temporária pode ser observada com doses de 0,1 Gy, enquanto a azoospermia permanente, em doses maiores do que 2 Gy. É possível notar o restabelecimento da espermatogênese em até 5 anos (ou mais) após radiação, com doses maiores acarretando uma recuperação mais lenta. As células de Leydig são mais resistentes à irradiação. Danos leves, determinados por níveis elevados de LH, podem ser observados com até 6 Gy; doses acima de 30 Gy causam hipogonadismo na maioria dos pacientes. Sempre que possível, os testículos devem ser protegidos da radiação. A função testicular precisa ser avaliada com cautela em adolescentes após tratamento multimodal para o câncer durante a infância. Terapia de reposição com testosterona e aconselhamento sobre fertilidade podem ser indicados. O armazenamento de espermatozoides antes da quimioterapia ou radioterapia em meninos pós-púberes é uma opção. Mesmo naqueles casos em que as contagens espermáticas são anormais, a recuperação é possível, embora as chances de recuperação diminuam com o aumento da dose de radiação. Se as contagens espermáticas se mantiverem baixas, a fertilidade ainda é possível, em alguns casos, com extração de esperma testicular e injeção espermática intracitoplasmática.

Síndrome das células de Sertoli

Testículos pequenos e azoospermia são observados em pacientes com a síndrome das células de Sertoli (aplasia das células germinativas, **síndrome Del Castillo**), a qual é extremamente rara. Estes pacientes não possuem células germinativas nos testículos, mas costumam ter produção normal de testosterona e, quando adultos, apresentar queixa de infertilidade. É normal que os pacientes tenham testículos pequenos e níveis de FSH elevados com LH e testosterona normais. Eles podem apresentar ginecomastia por causa de estimulação da atividade de aromatase pelo FSH. Níveis de inibina B podem se mostrar diminuídos em comparação aos indivíduos com espermatogênese normal. A maioria dos casos é esporádica e idiopática, mas deleções envolvendo a região do fator de azoospermia (AZF) do cromossomo Y (Yq11) podem ser encontradas em alguns deles.

Outras causas de hipofunção testicular

A atrofia dos testículos pode ocorrer após lesão ao suprimento vascular como resultado da manipulação dos testículos durante procedimentos cirúrgicos para correção de criptorquidia ou da torção bilateral dos testículos. A **criptorquidia** é uma condição comum (encontrada em 3% das crianças do sexo masculino ao nascer, diminuindo para 1% aos 6 meses de vida), e as diretrizes atuais enfatizam a importância do tratamento antes dos 12 meses (ou mesmo mais cedo) para maximizar a fertilidade futura. Contudo, é evidente que uma pequena porcentagem de casos tende a desenvolver problemas de fertilidade, mesmo quando o tratamento cirúrgico for bem-sucedido e concluído no primeiro ano de vida. Esses casos podem representar danos intrauterinos e cirúrgicos ou defeitos genéticos no desenvolvimento testicular e, portanto, estão incluídos entre as causas da hipofunção testicular.

A **orquite aguda** é comum nas fases púbere e adulta após caxumba e pode levar à subfertilidade em 13% dos casos, embora a infertilidade seja rara. A secreção de testosterona geralmente permanece normal. A incidência da orquite por caxumba em meninos pós-púberes aumentou em algumas áreas como resultado da diminuição nas campanhas de vacinação contra sarampo, caxumba e rubéola. A poliendocrinopatia autoimune pode estar relacionada com hipogonadismo primário (associada a anticorpos anti-P450scc), mas isso parece ser mais comum em mulheres.

Síndrome da disgenesia testicular

A incidência de câncer testicular aumentou em muitas sociedades desenvolvidas, ao passo que se tem verificado também o aumento de criptorquidia, hipospadia, contagens baixas de espermatozoides e anormalidades espermáticas em alguns estudos. Tem sido sugerido que todas essas tendências estão ligadas à disgenesia testicular pré-natal. A hipótese é que algum grau dessa condição se desenvolva durante a vida intrauterina proveniente de fatores genéticos e ambientais e esteja associada ao aumento do risco de criptorquidia, hipospadia, hipofertilidade e câncer testicular. As influências ambientais que têm sido implicadas nessa síndrome abrangem produtos químicos ambientais atuantes como desreguladores endócrinos, como bisfenol A e ftalatos (componentes de vários tipos de plásticos), vários pesticidas, fito ou micoestrógenos e outros agentes. O fato de que essas lesões podem ser reproduzidas em alguns modelos animais por meio de agentes químicos ambientais tem acarretado esforços para a sua remoção dos produtos utilizados por lactentes e gestantes e do meio ambiente de forma geral. Entretanto, a evidência é apenas sugestiva e não conclusiva.

MANIFESTAÇÕES CLÍNICAS

Pode-se suspeitar de hipogonadismo primário no nascimento se os testículos e o pênis forem anormalmente pequenos. Dados normativos estão disponíveis para diferentes populações. Em geral, a condição não é notada até a puberdade, quando características sexuais secundárias não se desenvolvem. Pelos faciais, pubianos e axilares são escassos ou ausentes; não há acne ou regressão do couro cabeludo; e a voz se mantém aguda. O pênis e o escroto permanecem infantis e quase podem ser mascarados pela gordura pélvica; os testículos são pequenos ou não palpáveis. A gordura se acumula na região dos quadris e nádegas e, às vezes, nos seios e no abdome. As epífises fecham mais tarde do que o normal; portanto, as extremidades são longas. A envergadura pode ser vários centímetros mais extensa do que a altura, e a distância da sínfise púbica até as solas dos pés (segmento inferior) é muito maior do que a da sínfise ao vértice (segmento superior). As proporções do corpo são descritas como **eunucoides**. A razão entre segmentos superior e inferior é consideravelmente menor que 0,9. Muitos indivíduos com graus mais leves de hipogonadismo só podem ser detectados por meio de estudos apropriados do eixo hipofisário-gonadal. O exame dos testículos deve ser realizado de forma rotineira por pediatras; volumes testiculares determinados por meio de comparação com orquidômetros padrão ou aferições de dimensões lineares têm de ser registrados.

DIAGNÓSTICO

Os níveis de FSH sérico e, em menor extensão, LH se mostram elevados a valores maiores do que os normais para as faixas etárias específicas na primeira infância (quando a minipuberdade regularmente ocorre e as gonadotropinas estão desinibidas de forma normal). Isso é seguido por um período durante o qual mesmo crianças sem gônadas podem não exibir elevação significativa nas gonadotropinas, indicando que estas também são suprimidas nesse estágio por algum mecanismo independente da inibição de retroalimentação pelos hormônios gonadais. Na segunda metade da infância e vários anos antes do início da puberdade, essa inibição é liberada, e os níveis de gonadotropina aumentam outra vez acima de valores normais com base na idade em indivíduos com hipogonadismo primário. Esses níveis elevados indicam que, mesmo na criança pré-púbere, há uma relação ativa da retroalimentação hipotalâmico-gonadal. Após os 11 anos, os níveis de FSH e LH sobem de forma significativa, atingindo a faixa de variação de indivíduos castrados. As aferições randômicas dos níveis plasmáticos de testosterona em meninos pré-púberes não têm utilidade porque eles são geralmente baixos em crianças pré-púberes normais, aumentando durante a puberdade até atingir níveis de adultos. Durante a puberdade, esses níveis, quando aferidos em amostra sanguínea matinal, se correlacionam melhor com o tamanho testicular, estágio de maturação sexual e idade óssea do que com a idade cronológica. Em pacientes com hipogonadismo primário, os níveis de testosterona permanecem baixos em todas as idades. Há um incremento atenuado, ou nenhum, após administração de hCG, em contraste com meninos normais nos quais o hCG produz um aumento significativo na testosterona plasmática em qualquer estágio de desenvolvimento.

O HAM é secretado pelas células de Sertoli, e essa secreção é suprimida pela testosterona. Como resultado, os níveis de HAM se mostram elevados em meninos pré-púberes e suprimidos no início da puberdade. Pacientes com hipogonadismo primário permanecem com níveis elevados de HAM na puberdade. A detecção desse hormônio pode ser utilizada em crianças pré-púberes como um indicador da presença de tecido testicular (p. ex., em pacientes com criptorquidia bilateral). A inibina B também é secretada pelas células de Sertoli, está presente durante toda a infância e sofre aumento no início da puberdade (mais no sexo masculino do que no feminino). Pode ser utilizada como marcador adicional da presença do tecido testicular na criptorquidia bilateral e como um indicador da espermatogênese (p. ex., na puberdade atrasada, sobreviventes do câncer e pacientes com síndrome de Noonan). Radiografias para determinação da idade óssea são úteis para documentar o atraso dessa em pacientes com deficiência de crescimento constitucional, bem como hipogonadismo primário.

SÍNDROME DE NOONAN

Etiologia

O termo *síndrome de Noonan* tem sido aplicado a meninos e meninas com cariótipos normais que apresentam determinadas características fenotípicas ocorridas também em mulheres com síndrome de Turner (embora as causas genéticas sejam completamente distintas; ver Capítulo 98.4). A síndrome de Noonan acomete 1 entre 1.000 a 2.500 nascidos vivos. Aproximadamente 20% dos casos são familiares e exibem hereditariedade autossômica dominante. Meninos e meninas são igualmente afetados. Diversas mutações na via da proteína do sistema renina-angiotensina (RAS), quinase ativada por mitógenos (MAPK), são capazes de provocar essa síndrome e outros distúrbios relacionados, e, atualmente, essas mutações são detectadas em cerca de 70% dos casos de síndrome de Noonan. Mutações *missenses* no *PTPN11* – um gene no cromossomo 12q24.1 que codifica a proteína tirosina fosfatase não receptora SHP-2 – são observadas em cerca de metade dos casos. Mutações em outros genes nessa via, incluindo *SHOC2*, *CBL*, *SOS1*, *KRAS*, *NRAS*, *BRAF* e *RAF1*, assim como duplicações da região 12q24, também são encontradas. Características fenotípicas da síndrome de Noonan, portanto, se sobrepõem a outros sintomas envolvendo a via RAS-MAPK, como as síndromes de Leopard, de Costello e cardiofaciocutânea.

Manifestações clínicas

As anormalidades mais comuns são baixa estatura, pescoço alado, *pectus carinatum* ou *excavatum*, cúbito valgo, cardiopatia congênita do lado direito e fácies característica. Hipertelorismo, epicanto, fissuras palpebrais antimongoloides, ptose, micrognatia e anormalidades auriculares são comuns. Outras anormalidades, como clinodactilia, hérnias e anomalias vertebrais, ocorrem com menos frequência. O quociente intelectual (QI) médio de crianças em idade escolar com síndrome de Noonan fica abaixo do normal em 86, com uma variação entre 53 e 127. O QI verbal tende a ser melhor do que o de desempenho. A perda auditiva neurossensorial de alta frequência é comum. Os defeitos cardíacos mais frequentes são estenose valvar pulmonar, cardiomiopatia hipertrófica ou defeito septal atrial. Hepatoesplenomegalia e várias doenças hematológicas, incluindo diminuição dos fatores de coagulação XI e XII, leucemias linfoblástica aguda e mielomonocítica crônica, são observadas. Características semelhantes à síndrome de Noonan podem fazer parte da variação fenotípica da mutação do gene *SF1* (neurofibromatose), possivelmente por causa do envolvimento comum da via RAS-MAPK em ambas as doenças. Homens costumam apresentar criptorquidia e testículos pequenos. A secreção de testosterona pode se manter baixa ou normal, mas é provável que a espermatogênese seja afetada mesmo naqueles indivíduos com secreção regular desse hormônio (e características sexuais secundárias normais). A inibina B sérica é um marcador útil da função das células de Sertoli nesses pacientes. A puberdade é atrasada, e a altura adulta, atingida até o fim da segunda década; ela geralmente alcança o limite inferior da população normal. Deve-se sugerir o diagnóstico pré-natal em fetos com cariótipo normal, edema ou hidropisia e comprimento femoral curto.

Tratamento

O hormônio do crescimento (GH) humano resulta em melhora na velocidade de crescimento em vários pacientes com síndrome de Noonan, comparável àquela observada em pacientes com síndrome de Turner, e estudos revelam um aumento médio no escore Z de desvio padrão da altura que varia de 1,3 a 1,7, correspondendo a 9,5 a 13 cm para indivíduos do sexo masculino e 9 a 9,8 cm para os do sexo feminino. Muitos pacientes com síndrome de Noonan atingem altura normal sem terapia com GH, mas o tratamento é recomendado para aqueles que estão abaixo do terceiro percentil para altura. A dose recomendada é de até 66 μg/kg/dia de GH recombinante. Pacientes com síndrome de Noonan e mutações *PTNP11* demonstráveis crescem muito pouco e respondem menos ao tratamento com GH do que aqueles sem mutações. Eles apresentam níveis mais baixos do fator de crescimento semelhante à insulina 1 e mais altos de GH, sugerindo resistência parcial a esse hormônio em razão de defeitos da sinalização do pós-receptor. O tratamento do hipogonadismo masculino é discutido no Capítulo 601.2.

SÍNDROME KLINEFELTER

Ver também Capítulo 98.

Etiologia

A síndrome de Klinefelter (SK) é a aneuploidia cromossômica sexual mais comum em indivíduos do sexo masculino, com uma incidência de 0,1 a 0,2% na população geral (um entre 500 a 1.000), a qual sobe para 4% entre indivíduos do sexo masculino inférteis e 10 a 11% naqueles com oligospermia ou azoospermia. Aproximadamente 80% deles têm um complemento do cromossomo 47,XXY, enquanto mosaicos e graus maiores de poli-X são observados nos 20% restantes. Mesmo com até quatro cromossomos X, o cromossomo Y determina o fenótipo masculino. Na maioria dos casos, a aberração cromossômica resulta da não disjunção meiótica de um cromossomo X durante a gametogênese parental; o cromossomo X extra é de origem materna em 54% dos pacientes, e paterna, em 46%. Um estudo nacional na Dinamarca revelou uma prevalência pré-natal de 213 a cada 100.000 fetos do sexo masculino, mas em homens adultos a prevalência foi de apenas 40 por 100.000, sugerindo que somente um em cada quatro homens adultos acometidos por essa condição foi diagnosticado. A incidência de SK aumenta com a idade materna e, possivelmente, também com a paterna.

Manifestações clínicas

Em pacientes que não tiveram um diagnóstico pré-natal, raras vezes, a diagnose é concluída antes da puberdade em função da escassez ou sutileza das manifestações clínicas durante a infância. Distúrbios comportamentais ou psiquiátricos podem ser aparentes muito antes dos defeitos no desenvolvimento sexual. Essas crianças tendem a apresentar dificuldades de aprendizado e déficits em *função executiva* (formação de conceito, solução de problemas, alternância de tarefas e planejamento), e a condição deve ser considerada em indivíduos do sexo masculino com problemas psicossociais, de aprendizado ou de adaptação escolar. Indivíduos afetados podem ser ansiosos, imaturos ou muito tímidos e com tendência para dificuldades nas interações sociais durante toda a vida. Em um estudo prospectivo, um grupo de crianças com cariótipos 47,XXY identificados no nascimento exibiram desvios relativamente discretos do normal durante os primeiros 5 anos. Nenhum apresentou incapacidades físicas, intelectuais ou emocionais significativas; alguns eram inativos, com função motora pouco organizada e discreto atraso na aquisição de linguagem. Muitas vezes, os problemas se tornam aparentes após o início da vida escolar. Escores de QI em grande escala podem ser normais, com o QI verbal um tanto diminuído. Defeitos cognitivos verbais e desempenho baixo em leitura, ortografia e matemática são comuns. No fim da adolescência, muitos indivíduos do sexo masculino com SK apresentam dificuldades de aprendizado generalizadas, a maioria das quais baseada na linguagem. Apesar disso, grande parte deles completa o ensino médio.

Os pacientes tendem a ser altos, magros e apresentar uma propensão específica a pernas longas (desproporcionais aos braços e mais longas do que aquelas observadas em outras causas de hipogonadismo), mas o aspecto corporal pode variar de forma acentuada. Os testículos tendem a ser pequenos para a idade, mas esse sinal pode se tornar aparente somente após a puberdade, quando o crescimento testicular normal não ocorre. É provável que o pênis seja menor do que a média, e a criptorquidia é mais comum do que na população geral. A densidade mineral óssea pode ser baixa em adultos com SK, e isso se correlaciona com níveis mais baixos de testosterona.

O desenvolvimento puberal pode ser tardio, embora algumas crianças sofram virilização aparentemente normal ou próximo a isso. Apesar dos níveis normais de testosterona, as concentrações séricas de LH e FSH e suas respostas à estimulação do hormônio liberador de gonadotropinas (GnRH) são elevadas a partir dos 13 anos. Cerca de 80% dos adultos apresentam **ginecomastia**; eles têm pelos faciais esparsos e a maioria não precisa se barbear diariamente. As lesões testiculares mais comuns são interrupção espermatogênica e predominância das células de Sertoli. Os espermatozoides têm uma incidência alta de aneuploidia cromossômica sexual. Azoospermia e infertilidade são comuns, embora casos raros de fertilidade sejam conhecidos. Sendo assim, é evidente que o número de células germinativas e a contagem espermática são maiores no início da puberdade e diminuem com a idade. A extração de espermatozoides testiculares seguida por injeção espermática intracitoplasmática pode resultar no nascimento de bebês saudáveis, com taxas de sucesso que diminuem ao decorrer dos anos. Em pacientes com SK sem mosaico, a maioria dos espermatozoides testiculares (94%) apresenta um padrão normal de segregação dos cromossomos sexuais, indicando que os pontos de controle meióticos podem remover a maioria das células aneuploides. Anticorpos antiespermáticos têm sido detectados em 25% das amostras testadas.

Há um aumento da incidência de adiposidade central, síndrome metabólica, doença pulmonar, veias varicosas e câncer de mama durante a vida adulta. Dentre 93 pacientes não selecionados com **câncer mamário masculino**, verificou-se que 7,5% tinham SK. Tumores mediastinais de células germinativas têm sido relatados; alguns deles produzem hCG e causam puberdade precoce em indivíduos jovens do sexo masculino. Eles podem estar associados a leucemia, linfoma e outros tipos de neoplasias hematológicas. O risco mais alto de câncer (risco relativo: 2,7) ocorre na faixa etária de 15 a 30 anos. Um grande estudo de coorte na Grã-Bretanha demonstrou um índice geral padronizado de mortalidade significativamente aumentado (1,5), com incrementos nas mortes por diabetes, epilepsia, insuficiência vascular periférica e intestinal, embolia pulmonar e nefropatia. A mortalidade por cardiopatia isquêmica havia diminuído.

Em adultos, anormalidades estruturais do cérebro se correlacionam com déficits cognitivos. Em indivíduos com mosaicismo XY/XXY, as características da SK são reduzidas em gravidade e frequência. Crianças com mosaicismo têm melhor prognóstico relacionado com virilização, fertilidade e ajustes psicossociais.

Variantes de Klinefelter e outras síndromes de poli-X

Quando o número de cromossomos X passa de dois, as manifestações clínicas, incluindo deficiência intelectual e distúrbios da virilização, são mais graves. A altura diminui com o aumento do número de cromossomos X. A variante XXYY é a mais comum (1 em 18.000 a 40.000 nascidos do sexo masculino). Na maioria, a deficiência intelectual ocorre com escores de QI entre 60 e 80, mas 10% têm QI maiores do que 110. O fenótipo masculino XXYY não é diferente de modo evidente daquele do paciente XXY, a não ser pelo fato de que adultos XXYY tendem a ser mais altos do que a média dos pacientes XXY. A variante 49,XXXXY é suficientemente distinta para ser detectada na infância. Sua incidência é estimada em 1 em 80.000 a 100.000 nascidos do sexo masculino. O distúrbio surge da não disjunção sequencial na meiose. Pacientes afetados apresentam distúrbio cognitivo grave, pescoço curto e faces grosseiras típicas. Os olhos são bem separados, com discreta inclinação ascendente das fissuras, além de epicanto e estrabismo; o nariz é arrebitado, largo e achatado; também se observa uma abertura extensa da boca e orelhas grandes malformadas. Os testículos são pequenos e podem não descer, o escroto é hipoplásico, e o pênis é muito pequeno. Defeitos sugestivos de síndrome de Down (quintas falanges terminais curtas e encurvadas, fissuras palmares únicas e hipotonia) e outras anormalidades esqueléticas (incluindo defeitos no ângulo de sustentação dos cotovelos e supinação restrita) são comuns. As anormalidades radiográficas mais frequentes são sinostose ou luxação radioulnar, rádio alongado, pseudoepífises, escoliose ou cifose, coxa valga e idade óssea atrasada. A maioria dos pacientes com alterações tão profundas tem um cariótipo com cromossomo 49,XXXXY; vários padrões de mosaico também têm sido observados: 48,XXXY/49,XXXXY; 48,XXXY/49,XXXXY/50,XXXXXY; e 48,XXXY/49,XXXXY/50,XXXXXY. Já houve relato de diagnóstico pré-natal de um lactente 49,XXXXY. O feto apresentava atraso no crescimento intrauterino, edema e higroma cístico cervical.

A variante 48,XXXY é relativamente rara. Em geral, os achados característicos são menos graves do que aqueles de pacientes com 49,XXXXY e mais graves do que os de pacientes 47,XXY. Deficiência intelectual leve, atraso no desenvolvimento da fala e motor e comportamento imaturo, mas passivo e aprazível, estão associados a essa condição.

Bem poucos pacientes têm sido descritos com cariótipos 48,XYYY e 49,XXYYY. Características dismórficas e distúrbios cognitivos são comuns a ambos.

Achados laboratoriais

A maioria dos indivíduos do sexo masculino com SK passa a vida toda sem diagnóstico. Os cromossomos devem ser examinados em todos os pacientes suspeitos de serem portadores dessa condição, sobretudo aqueles atendidos em clínicas de orientação infantil, psiquiátricas e de transtornos cognitivos. Durante a infância, os níveis de inibina B e HAM são normais, mas as concentrações de testosterona são mais baixas do que em indivíduos controle. Antes dos 10 anos, meninos com SK 47,XXY apresentam níveis plasmáticos basais normais de FSH e LH. As respostas aos GnRH e hCG são normais. Os testículos mostram crescimento normal no início da puberdade, mas no meio desse período o crescimento testicular é interrompido, as gonadotropinas se tornam elevadas e os níveis de testosterona se mantêm discretamente baixos. Os níveis de inibina B são normais no início da puberdade, diminuem no fim desse período e permanecem baixos em adultos com essa síndrome. Concentrações elevadas de estradiol, resultando em uma proporção alta entre estradiol e testosterona, são responsáveis pelo desenvolvimento de ginecomastia durante a puberdade. Os níveis de globulina ligadora de hormônios sexuais são elevados, diminuindo ainda mais as concentrações de testosterona livre. Intervalos repetidos longos do receptor de andrógeno poliglutamina (CAG) estão associados a fenótipos mais graves, incluindo ginecomastia, testículos pequenos e comprimento peniano insuficiente.

A biopsia testicular antes da puberdade pode revelar apenas deficiência ou ausência de células germinais. Após essa fase, as membranas tubulares seminíferas são hialinizadas, e há aglomerados adenomatosos de células de Leydig. As células de Sertoli predominam. A azoospermia é característica, e a infertilidade, a regra.

Manejo

Deve-se monitorar de perto indivíduos do sexo masculino diagnosticados com SK quanto a problemas de fala, aprendizado e comportamentais; e encaminhá-los para avaliação precoce e tratamento, conforme necessário. Os níveis de testosterona, LH e FSH têm de ser verificados aos 11 a 12 anos, e a terapia de reposição com preparação de testosterona é recomendada assim que houver aumento acima do normal da concentração desses hormônios. Glicose em jejum, lipídios e hemoglobina A_{1C} devem também ser aferidos, visto que essas crianças apresentam risco de adiposidade central e síndrome metabólica. O rastreio por absorciometria radiológica de dupla energia (DEXA) para avaliar a densidade óssea também é recomendado por algumas autoridades. Embora haja a tendência de a terapia com testosterona normalizar os níveis de testosterona, estimular o desenvolvimento de características sexuais secundárias, aumentar a massa óssea e muscular e melhorar a composição corporal, ela não melhora a fertilidade (e, na verdade, tende a suprimir espermatogênese). Há algumas evidências de que também melhore o humor e pode ter um efeito positivo sobre a cognição e o funcionamento social, mas os achados são inconclusivos no momento. Tanto injeções de testosterona de ação prolongada quanto aplicações diárias de gel desse hormônio (adesivos têm incidência alta de urticárias e não são empregados com frequência na pediatria) podem ser administradas. É possível utilizar enantato ou cipionato éster de testosterona em dose inicial de 25 a 50 mg injetados por via intramuscular (IM) a cada 3 a 4 semanas, com incrementos de 50 mg a cada 6 a 9 meses, até que uma dose de manutenção para adultos (200 a 250 mg a cada 3 a 4 semanas) seja alcançada. Nesse momento, adesivos ou gel de testosterona podem substituir injeções. Dependendo da preferência do paciente e do clínico, a testosterona transdérmica é uma opção a ser utilizada como tratamento inicial em vez de injeções. Para meninos mais velhos, doses iniciais e incrementos maiores podem atingir uma virilização mais rápida. As várias preparações transdérmicas diferem um pouco umas das outras, e as referências padrão devem ser consultadas para recomendações sobre dosagem e modo de aplicação.

A ginecomastia pode ser tratada com inibidores da aromatase (os quais tendem a aumentar os níveis endógenos de testosterona também), mas o tratamento clínico nem sempre é eficaz, e a cirurgia plástica pode ser necessária. Em geral, a fertilidade não é um problema na faixa etária pediátrica, mas adultos podem gerar filhos utilizando a extração espermática testicular seguida de injeção intracitoplasmática de esperma. O armazenamento do esperma no começo da puberdade é uma opção que pode ser discutida com um especialista em fertilidade, pois as contagens espermáticas diminuem com rapidez após o início dessa fase em crianças com SK. Essas contagens podem ser estimuladas utilizando a terapia com hCG antes da extração espermática testicular. Terapia, serviços de aconselhamento e atendimento psiquiátrico têm de ser fornecidos, conforme necessário, para as dificuldades de aprendizado e inabilidades psicossociais.

MENINOS XX

Acredita-se que esse distúrbio ocorra em 1 em 20.000 neonatos do sexo masculino. Indivíduos afetados possuem um fenótipo masculino, testículos e pênis pequenos e nenhuma evidência de tecido ovariano ou ducto mülleriano. Eles são, portanto, *distintos daqueles* com distúrbio ovotesticular do desenvolvimento sexual. Testículos que não desceram e hipospdia ocorrem em minoria de pacientes. Há infertilidade em quase todos os casos, e as características histológicas são essencialmente as mesmas da SK. Em geral, os indivíduos com a condição procuram atendimento médico na vida adulta por conta de hipogonadismo, ginecomastia ou infertilidade. O hipogonadismo hipergonadotrópico ocorre secundariamente à insuficiência testicular. Alguns casos têm sido diagnosticados no período perinatal como consequência de discrepâncias entre a ultrassonografia (US) pré-natal e os achados do cariótipo.

Em 90% dos meninos XX com genitália externa masculina normal, um dos cromossomos X carrega o gene *SRY* (região determinante do sexo no cromossomo Y). A troca do cromossomo Y pelo X ocorre durante a meiose paterna, quando os braços curtos dos cromossomos Y e X pareiam. Meninos XX herdam dois cromossomos X, um materno e um paterno, contendo o gene determinante masculino translocado. Alguns casos de meninos 46,XX com translocações 9P também têm sido identificados. A maioria desses XX identificados apresenta hipospadia ou micropênis; pode haver ausência de sequências específicas do Y nesse grupo de pacientes, sugerindo outros mecanismos para a virilização. Hibridização fluorescente e marcação de *primers in situ* têm sido utilizadas para identificar segmentos pequenos de *SRY* no DNA. Anormalidades nos fragmentos Yp podem resultar em fenótipos sexualmente ambíguos.

MENINOS 45,X

Em alguns pacientes do sexo masculino identificados com um cariótipo 45,X, as sequências Yp são translocadas para um cromossomo autossômico. Em um caso, o braço curto terminal do cromossomo Y foi translocado para um X. Em outro, a translocação *SRY/autossômica* foi postulada. Um homem com cariótipo 45,X e discondrosteose de Leri-Weill, perda do gene *SHOX* e uma translocação de SRY para Xp também já foi descrito.

MENINOS 47,XXX

Um homem de origem japonesa com desenvolvimento insuficiente de pelos pubianos, testículos escrotais hipoplásicos (4 mℓ), pênis e altura normais, ginecomastia e distúrbios cognitivos graves apresentava cariótipo 47,XXX causado por um intercâmbio X-Y anormal durante a meiose paterna e ausência de disjunção X-X durante a meiose materna.

A bibliografia está disponível no GEN-io.

601.2 Hipogonadismo Hipogonadotrópico no Sexo Masculino (Hipogonadismo Secundário)

Omar Ali e Patricia A. Donohoue

No hipogonadismo hipogonadotrópico (HH), a ausência de função gonadal é secundária à deficiência de uma ou ambas as gonadotropinas: FSH ou LH. O defeito primário pode estar na adeno-hipófise ou no hipotálamo. Etiologias hipotalâmicas resultam em deficiência de GnRH. Os testículos são normais, mas permanecem no estado pré-púbere em razão da ausência da estimulação pelas gonadotropinas. O distúrbio pode ser reconhecido na infância, mas, em geral, costuma ser identificado por causa do atraso puberal acentuado. Raras vezes, é possível que pacientes com uma forma hereditária de HH atravessem a puberdade e apresentem hipogonadismo quando adultos.

ETIOLOGIA

O HH pode ser genético ou adquirido (Tabela 601.2). Vários genes diferentes podem causar formas hereditárias da doença; é provável que os genes afetados estejam acima do GnRH, nos níveis dos receptores de GnRH ou da produção de gonadotropinas. Além disso, vários defeitos genéticos nos fatores de transcrição, como POUF-1, LHX-3, LHX-4 e HESX-1, acarretam defeitos no desenvolvimento da hipófise e múltiplas deficiências dos hormônios hipofisários, incluindo deficiências de gonadotropinas. A deficiência adquirida de gonadotropinas hipofisárias pode se desenvolver a partir de várias lesões na região hipotalâmico-hipofisária (p. ex., tumores, doença infiltrativa, doença autoimune, traumatismo e acidente vascular encefálico [AVE]).

Deficiência isolada de gonadotropina

A deficiência isolada de gonadotropina, na qual os níveis de outros hormônios hipofisários são normais, tem origem mais provável em defeitos na secreção de GnRH pelo hipotálamo do que naqueles na síntese de gonadotropina na pituitária. Afeta aproximadamente 1 em 10.000 homens e 1 em 50.000 mulheres e abrange um grupo heterogêneo de entidades. Muitos casos estão associados à anosmia, e essa combinação de anosmia e HH define a síndrome de Kallmann.

Geneticamente heterogênea, a **síndrome de Kallmann** é a forma mais comum de HH, com formas de herança autossômica recessiva (AR), ligada ao X e autossômica dominante (AD). Na prática, é caracterizada por sua associação com anosmia ou hiposmia; verifica-se que 85% dos casos são autossômicos, e 15%, ligados ao X. A forma **ligada ao X** (KAL1) é causada por mutações do gene *KAL1* em Xp22.3. Isso acarreta insuficiência de axônios olfatórios e neurônios que expressam GnRH para migrar de sua origem comum no trato olfatório até o cérebro. O produto do gene *KAL-1*, o anosmina-1, uma glicoproteína de matriz extracelular de 95 kDa, facilita o crescimento e a migração neuronal. O gene *KAL* também é expresso em várias partes do cérebro, mesênquima facial, mesonéfrons e metanéfrons, explicando assim alguns dos achados associados em pacientes com síndrome de Kallmann, como sincinesia (movimentos em espelho), perda auditiva, defeitos da região média da face e agenesia renal.

Tabela 601.2 Formas de hipogonadismo hipogonadotrópico congênito e diagnóstico diferencial.

FORMAS DE HHC

Deficiência de GnRH e sensibilidade olfatória anormal
- Síndrome de Kallmann

Deficiência isolada do GnRH (sensibilidade olfatória normal)
- HHC normósmico

Síndromes complexas, incluindo HHC ou SK
- Deficiência combinada de hormônio hipofisário
- Displasia septo-ótica
- Síndrome de CHARGE
- Hipoplasia suprarrenal congênita com HH
- Síndrome de Waardenburg
- Síndrome de Bardet-Biedl
- Síndrome de Gordon Holmes
- Outras

DIAGNÓSTICO DIFERENCIAL

Causas funcionais
- Desnutrição e/ou má absorção
- Qualquer doença crônica (p. ex., SII ou asma)
- Doença celíaca
- Transtornos alimentares
- Exercício excessivo

Causas sistêmicas
- Hemocromatose
- Sarcoidose
- Histiocitose
- Talassemia

Causas adquiridas
- Adenomas hipofisários e/ou tumores cerebrais
- Cisto da fenda de Rathke
- Apoplexia hipofisária
- Radiação (cérebro ou hipófise)
- Farmacologia induzida (p. ex., por esteroides, opioides ou quimioterapia)

CHARGE, coloboma, defeitos cardíacos, atresia de cóanas, atraso no crescimento e/ou desenvolvimento, defeitos genitais e/ou urinários, anomalias da orelha ou surdez; GnRH, hormônio liberador de gonadotropina; HH, hipogonadismo hipogonadotrópico; HHC, hipogonadismo hipogonadotrópico congênito; SII, síndrome do intestino irritável; SK, síndrome de Kallmann. (De Boehm U, Bouloux PM, Dattani MT et al.: European consensus statement on congenital hypogonadotropic hypogonadism – pathogenesis, diagnosis and treatment, *Nat Rev* 11:547-564, 2015, Box 2.)

Algumas famílias apresentam indivíduos anósmicos *com ou sem* hipogonadismo; e outras, sujeitos hipogonadais que são anósmicos. Fissura labiopalatina, hipotelorismo, fendas faciais medianas, perda auditiva neurossensorial, aplasia renal unilateral, deficiências neurológicas e outros achados ocorrem em alguns pacientes afetados. Quando a síndrome de Kallmann é causada por deleções terminais ou intersticiais da região Xp22.3, ela pode estar associada a outras síndromes contíguas, como deficiência de sulfatase esteroide, condrodisplasia punctata, ictiose ligada ao X ou albinismo ocular.

A forma **AD** da síndrome de Kallmann (KAL2) ocorre em até 10% dos pacientes e é causada por mutação de perda de função no gene do receptor do fator 1 de crescimento de fibroblastos (*FGFR1*). A fissura labiopalatina está associada à KAL2, mas não à KAL1. Olilgodontia e perda auditiva podem ocorrer tanto na KAL1 quanto na KAL2.

Uma série de outros genes, incluindo *FGF8*, *PROK2/PROKR2*, *NELF*, *CHD7* (responsável pela síndrome CHARGE [coloboma ocular, anomalia cardíaca, atresia de cóanas, atraso e anomalias genitais e auriculares], a qual abrange hipogonadismo em seu fenótipo), *HS6ST1*, *WDR11* e *SEMA3A*, estão relacionadas com defeitos na migração neuronal que podem resultar na síndrome de Kallmann; contudo, em cerca de 70% dos pacientes, o gene afetado permanece indefinido, embora esse percentual continue a cair à medida que os testes genéticos avançam.

Hipogonadismo hipogonadotrópico sem anosmia

Na maioria dos casos de hipogonadismo hipogonadotrópico idiopático (HHI) com olfato normal, não se encontra um defeito genético específico, mas a lista de genes associados a esse distúrbio está crescendo; mutações nos genes *KISS1/KISS1R*, *TAC3/TACR3* e *GNRH1/GNRHR* acarretam anormalidades na secreção e ação do GnRH e são observadas exclusivamente em pacientes com HHI normósmico. Muitas vezes, mutações em *FGFR1*, *FGF8*, *PROKR2*, *CHD7* e *WDR11* se apresentam com anosmia/hiposmia (síndrome de Kallmann), mas também estão associadas ao HHI normósmico em alguns casos. Aparentemente a kisspeptina (o produto genético do gene *KISS1*) e seu receptor acoplado à proteína G (GPCR54) contribuem de forma fundamental no desencadeamento da puberdade em seres humanos e atuam abaixo do receptor de leptina nessa via. Casos raros de deficiência de leptina e defeitos nos receptores de leptina também estão associados ao HH. Além disso, inanição e anorexia se relacionam com hipogonadismo, é mais provável que atuem pela via da leptina.

Não existem mutações humanas identificadas do gene *GnRH*, mas diversas famílias com mutações no receptor de GnRH têm sido descritas. Estas respondem por 2 a 14% da HHI sem anosmia. A gravidade do defeito é variável, e muitos pacientes tendem a responder a doses altas de GnRH com secreção aumentada de gonadotropinas, indicando que o defeito do receptor é parcial.

As mutações nos genes das gonadotropinas são bastante raras. Aquelas na subunidade α comum não são identificadas em seres humanos. Mutações na subunidade LH-β têm sido descritas em alguns indivíduos e podem levar a níveis baixos, ausentes ou elevados de LH, dependendo da mutação. Defeitos na subunidade FSH-β podem ser a causa de azoospermia em alguns casos raros.

Crianças com *hipoplasia suprarrenal congênita ligada ao X apresentam HH associado como resultado de distúrbio da secreção de GnRH*. Nesses pacientes, há uma mutação do gene *DAX1* em Xp21.2-21.3. Condições ocasionalmente associadas com a hipoplasia suprarrenal congênita ocorrem nesses indivíduos em razão da síndrome dos genes contíguos e incluem deficiência da glicerol quinase, distrofia muscular de Duchenne e deficiência de ornitina transcarbamoiltransferase. A maioria dos meninos com mutações *DAX1* desenvolve HH na adolescência, embora um paciente com insuficiência suprarrenal de início na vida adulta e HH parcial e duas mulheres com HH e puberdade tardia também tenham sido descritos, o último caso como parte de famílias estendidas, incluindo indivíduos do sexo masculino com HH clássico. No entanto, o defeito do gene *DAX1* é raro em pacientes com puberdade tardia ou HH sem ao menos uma história familiar de insuficiência suprarrenal (ver Capítulo 594).

Deve ser observado que correlações entre genótipo e fenótipo no HHI se mostram complexas, e linhagens com herança digênica ou oligogênica têm sido descritas. O mesmo defeito genético pode estar associado a síndrome de Kallmann, HHI normósmico, defeitos congênitos adicionais, atraso na puberdade normal ou um fenótipo aparentemente normal. Essa variabilidade tem sido observada com mais frequência em famílias com mutações em pares de receptores e ligantes *FGF8/FGFR1* e *PROK2/PROKR2* e pode resultar de outros genes interativos, efeitos epigenéticos ou fatores ambientais.

Outros distúrbios com hipogonadismo hipogonadotrópico

O HH tem sido observado em certos pacientes com síndrome poliglandular autoimune, em alguns com níveis elevados de melatonina e naqueles com uma variedade de outras síndromes, como Bardet-Biedl, Prader-Willi, lentiginose múltipla e várias síndromes de ataxia. Em casos raros, o HH está associado a anormalidades cromossômicas complexas.

Hipogonadismo hipogonadotrópico associado a outras deficiências hormonais hipofisárias

Defeitos nos fatores de transcrição, como PROP-1, HESX-1, LHX-4, SOX-3 e LHX-3, acarretam diversas deficiências hipofisárias, incluindo HH. A maioria desses pacientes se apresenta com múltiplas deficiências hormonais hipofisárias na infância, mas alguns casos (sobretudo com mutações *PROP-1*) podem revelar hipogonadismo ou hipoadrenalismo na vida adulta. O GH quase sempre é afetado na deficiência múltipla de hormônios hipofisários, mas os hormônios tireoestimulante e adrenocorticotrófico (ACTH) podem ser poupados em alguns casos. Em pacientes com lesões orgânicas na hipófise ou próximas a ela, a deficiência de gonadotropinas geralmente tem origem na hipófise. A microfalia (< 2,5 cm a termo) no neonato do sexo masculino com deficiência de GH sugere a possibilidade de deficiência de gonadotropinas.

DIAGNÓSTICO

Os níveis de gonadotropinas e esteroides gonadais normalmente permanecem elevados até 6 meses após o nascimento (minipuberdade); se houver suspeita do diagnóstico de HH no início da infância, esses níveis tendem a ser considerados inadequadamente baixos. Por volta da segunda metade do primeiro ano de vida, esses níveis costumam diminuir a níveis quase indetectáveis e permanecem suprimidos até o fim da infância. Portanto, testes laboratoriais rotineiros não conseguem distinguir HH da supressão normal de gonadotropinas nesta faixa etária. Na idade normal da puberdade, esses pacientes não mostram sinais clínicos de puberdade ou um incremento normal nos níveis de LH e FSH. Crianças com atraso constitucional de crescimento e puberdade tendem a apresentar o mesmo quadro clínico e achados laboratoriais semelhantes (esses casos são bem mais comuns do que o HH verdadeiro, sobretudo em meninos), e a diferenciação de pacientes com HH é extremamente difícil. Testes dinâmicos com GnRH ou hCG podem *não* ser capazes de distinguir esses grupos de maneira confiável. Um nível de testosterona acima de 50 ng/dℓ (1,7 nmoℓ/ℓ) geralmente indica que a puberdade normal é provável, mas uma concentração mais baixa não distingue de forma confiável esses grupos. Ao menos um estudo revela que um nível de inibina B < 35 pg/mℓ no estágio Tanner 1, e < 65 pg/mℓ no tipo 2, pode ser capaz de distinguir HHI do atraso constitucional em meninos.

Os níveis de fator 1 de crescimento semelhante à insulina, hormônio tireoestimulante, tiroxina livre e cortisol matutino devem ser verificados com o intuito de avaliar o estado de outros hormônios hipofisários anteriores; testes dinâmicos para deficiência de GH e insuficiência suprarrenal podem ser necessários se esses estiverem anormais ou indefinidos. O HH é muito provável se o paciente apresentar evidência de outra deficiência hipofisária, como deficiência de GH, sobretudo se associada à deficiência de ACTH. A *hiperprolactinemia* é uma causa conhecida de atraso na puberdade e deve ser excluída por meio de determinação dos níveis séricos de prolactina em todos os pacientes. A presença de *anosmia* geralmente indica deficiência permanente de gonadotropina, mas casos esporádicos de puberdade tardia acentuada (18 a 20 anos) têm sido observados em indivíduos anósmicos. Embora a anosmia possa estar presente na família ou no paciente desde o início da infância, sua existência raramente é percebida, e o questionamento direto é necessário em todos os pacientes com atraso na puberdade. A olfatometria formal, como o Teste de Identificação de Odores da University of Pennsylvania, é aconselhável para determinar se graus parciais de hiposmia estão presentes, pois pacientes com HHI exibem um espectro amplo de função olfatória.

Na ausência de história familiar, pode não ser possível realizar um diagnóstico de HH com segurança, mas o diagnóstico tende a se tornar cada vez mais provável conforme a puberdade se mostra atrasada além da idade normal. Se o atraso puberal persistir além dos 18 anos com níveis reduzidos de testosterona às 8 h da manhã e gonadotropinas inapropriadamente baixas (valores normais são, de forma inadequada, baixos nessa situação), então se pode presumir que o diagnóstico do paciente é de HH. *Uma ressonância magnética (RM) do cérebro em busca de* tumores e outras anomalias na região hipotalâmico-hipofisária *é indicada*. Testes genéticos para fatores de transcrição hipofisários e vários dos genes envolvidos no HH isolado também estão disponíveis e devem ser realizados quando possível. US renal é aconselhável em pacientes com síndrome de Kallmann em razão de sua associação com agenesia renal unilateral. Algumas autoridades também recomendam a realização de uma avaliação basal da densidade óssea.

Tratamento

O atraso constitucional da puberdade deve ser descartado antes que o diagnóstico de HH seja estabelecido, e o tratamento, iniciado. O volume testicular abaixo de 4 mℓ até os 14 anos ocorre em aproximadamente 3% dos indivíduos do sexo masculino, mas o HH verdadeiro é uma condição rara. Mesmo atrasos relativamente moderados no desenvolvimento sexual e crescimento podem resultar em transtornos psicológicos significativos e requerem atenção. Inicialmente, explicação das variações características da puberdade e tranquilização bastam para a maioria dos meninos. Se até os 15 anos nenhuma evidência clínica de puberdade for aparente, e o nível de testosterona estiver abaixo de 50 ng/dℓ, uma terapia curta com testosterona pode ser recomendada. Vários regimes terapêuticos são utilizados, incluindo enantato de testosterona, 100 mg, IM, uma vez/mês durante 4 a 6 meses ou 150 mg, uma vez/mês durante 3 meses. Alguns médicos utilizam oxandrolona VO, a qual, em teoria, tem a vantagem de não ser aromatizada e pode ter menos efeitos sobre o avanço da idade óssea (embora faltem evidências definitivas). Esse fármaco oral pode causar disfunção hepática e os testes de função hepática devem ser monitorados se ele for administrado. O tratamento não é necessário em todos os casos de atraso constitucional; porém, se utilizado, geralmente é acompanhado por progressão normal durante a fase puberal, e isso pode diferenciar o atraso constitucional na puberdade da deficiência isolada de gonadotropina. A idade de início desse tratamento deve ser individualizada.

Uma vez que o diagnóstico de HH tenha sido realizado, o tratamento com testosterona induzirá características sexuais secundárias, mas *não* estimulará o crescimento testicular ou a espermatogênese. O tratamento com gonadotropinas (seja pela combinação de hCG e gonadotropinas menopáusicas humanas ou por pulsoterapia com GnRH) tende a levar ao desenvolvimento testicular, incluindo espermatogênese, mas é muito mais complexo de controlar; portanto, na maioria dos casos, o tratamento com testosterona é a melhor opção. Podem ser utilizadas injeções de ação prolongada ou aplicações diárias de gel de testosterona (adesivos desse hormônio apresentam incidência alta de urticárias e não costumam ser utilizados muito pouco na pediatria). Enantato ou cipionato éster de testosterona podem ser administrados em dose inicial de 25 a 50 mg injetada por via intramuscular (IM) ou subcutânea (SC), a cada 3 a 4 semanas, com incrementos de 50 mg a cada 6 a 9 meses, até que uma dose de manutenção para adultos (200 a 250 mg a cada 3 a 4 semanas) seja alcançada. Nesse momento, adesivos ou gel de testosterona podem substituir as injeções. Dependendo da preferência do paciente e do médico, a testosterona transdérmica também pode ser utilizada no lugar das injeções como tratamento inicial. Para meninos mais velhos, doses iniciais e incrementos maiores podem atingir a virilização de forma mais rápida.

O tratamento com gonadotropinas é mais fisiológico, porém, mais caro e complexo, por isso é empregado com menos frequência durante a adolescência. Pode-se tentar essa terapia na vida adulta, quando a fertilidade for desejada. O esquema de tratamento varia de 1.250 a 5.000 UI de hCG em combinação com 12,5 a 150 UI de gonadotropinas menopáusicas humanas, IM, 3 vezes/semana. É provável que sejam necessários 2 anos de terapia para atingir a espermatogênese adequada em adultos. Gonadotropinas produzidas de forma recombinante (LH e FSH) também são capazes de estimular crescimento e função gonadal, mas são muito mais caras. O tratamento com GnRH (quando disponível) é o mais fisiologicamente apropriado, mas requer a utilização de uma bomba de infusão subcutânea para fornecer a pulsoterapia de forma adequada, pois a exposição contínua ao GnRH tende a suprimir as gonadotropinas em vez de estimulá-las. Em alguns casos, os pacientes com defeitos de GnRH também apresentam disfunção hipofisária ou testicular (um defeito duplo) e podem responder de forma inadequada ao tratamento com esse hormônio ou gonadotropinas. O paciente raro com deficiência isolada de LH pode ser tratado efetivamente com injeções de hCG.

Verificou-se que até 10% dos pacientes diagnosticados com HH (com ou sem anosmia) podem exibir reversão espontânea do hipogonadismo com função gonadal normal sustentada após a interrupção do tratamento; isso pode ocorrer mesmo em pacientes com mutações genéticas conhecidas em vários genes, incluindo *FGFR1, PROK2, GNRH, CHD7* e *TAC/TACR3*. Essa recuperação é mais provável em pacientes que mostram aumento no volume testicular durante o tratamento ou quando este já foi descontinuado. Portanto, uma breve tentativa de interrupção da terapia é justificada em pacientes com HHI. No entanto, a recuperação da função gonadal pode não ser vitalícia.

A bibliografia está disponível no GEN-io.

Capítulo 602

Pseudoprecocidade Resultante de Tumores dos Testículos

Omar Ali e
Patricia A. Donohoue

Os **tumores de células de Leydig** dos testículos são causas raras de pseudopuberdade precoce (puberdade independente de gonadotropina) e causam aumento assimétrico dos testículos. As células de Leydig são esparsas antes da puberdade e os tumores derivados delas são mais comuns em adultos. No entanto, casos raros ocorrem em crianças; o caso mais jovem relatado foi em um menino com 1 ano. Embora até 10% dos tumores em adultos possam ser malignos, as neoplasias com metástase não foram relatadas em crianças, e os tumores de células de Leydig pediátricos são normalmente unilaterais e benignos. Alguns tumores podem ocorrer devido a mutações de ativação somática de receptores do hormônio luteinizante.

As manifestações clínicas são aquelas da puberdade em meninos; o início costuma ocorrer entre 5 e 9 anos. A pubarca unilateral decorrente da ação local do hormônio foi relatada e ginecomastia pode ocorrer. O tumor dos testículos geralmente pode ser palpado com facilidade; o testículo contralateral não afetado possui tamanho normal para a idade do paciente.

Os níveis plasmáticos de testosterona são elevados de forma acentuada, e os níveis do hormônio foliculoestimulante e do hormônio luteinizante são suprimidos. A ultrassonografia (US) pode ajudar na detecção de pequenos tumores não palpáveis. A biopsia por aspiração com agulha fina pode auxiliar a concluir o diagnóstico.

O tratamento consiste na remoção cirúrgica do testículo afetado. Em geral, esses tumores são resistentes à quimioterapia. A progressão da virilização cessa após a remoção do tumor, e a reversão parcial dos sinais de precocidade pode ocorrer.

Remanescentes suprarrenais dos testículos podem ocorrer em tumores que mimetizam os das células de Leydig. Tumores remanescentes suprarrenais costumam ser bilaterais e acometem crianças com hiperplasia suprarrenal congênita inadequadamente controlada, em geral da variante perdedora de sal, durante a adolescência ou início da vida adulta. O estímulo para o crescimento dos remanescentes suprarrenais é a inadequada terapia supressora com corticosteroide, causando excesso de secreção de ACTH; a terapia com doses adequadas quase sempre resulta em sua regressão. Esses tumores são histologicamente semelhantes aos tumores de células de Leydig primários, mas evidências definitivas de sua origem podem ser obtidas pela demonstração da atividade da 21-hidroxilase deles. O diagnóstico incorreto deles como tumores de células de Leydig primários pode levar à orquiectomia desnecessária e deve ser evitado.

A **síndrome do X frágil** (ver Capítulo 98.5) é causada pela amplificação de uma repetição CGG polimórfica na região 5′ não transcrita do gene *FMRI* em Xp17.3. O gene codifica uma proteína de ligação do RNA que é altamente expressa no cérebro e nos testículos. Em indivíduos normais, de 6 a 50 repetições de CGG estão presentes no gene; a presença de 50 a 200 repetições (permutação) está associada a discreta disfunção intelectual e outras anormalidades, e a presença de mais de 200 repetições (mutação do X frágil) está associada à clássica síndrome do X frágil. Permutações estão presentes em 1 entre 1.000 homens caucasianos, e mutações ocorrem em 1 entre 4.000 a 8.000. Uma característica cardeal da condição é o aumento testicular (*macro-orquidismo*), alcançando 40 a 50 mℓ após a puberdade. Embora a condição tenha sido reconhecida em uma criança com 5 meses, garotos afetados com menos de 6 anos raramente apresentam aumento testicular; dos 8 aos 10 anos, a maioria apresenta volumes testiculares maiores que 3 mℓ. Os testículos estão aumentados de forma bilateral, não são nodulares e são histologicamente normais. Os resultados dos estudos hormonais são normais. A análise direta do DNA buscando por sequências repetidas de CGG permite o diagnóstico definitivo.

Os **tumores de células de Sertoli com grandes células calcificadas dos testículos** (em geral associados com o complexo de Carney) e os **tumores do cordão sexual com túbulos anulares** (frequentemente associados com a síndrome de Peutz-Jeghers) são tumores de células de Sertoli muito raros que podem ser uma causa de desenvolvimento mamário em garotos jovens. É comum que esses tumores ocorram bilateralmente, sejam multifocais e sejam detectáveis pela US. A produção excessiva de aromatase (P450arom), a enzima que converte testosterona em estradiol, causa feminização desses garotos. Como são geralmente benignos, eles podem ser deixados se não causarem dor; a ginecomastia pode ser tratada com inibidores da aromatase.

Em garotos acometidos por *criptorquidismo unilateral*, o testículo contralateral é cerca de 25% maior do que o normal para a idade. O aumento testicular também foi notado em garotos com púrpura de Henoch-Schönlein e linfangiectasia. Cistos epidermoides e dermoides dos testículos foram relatados raramente.

A bibliografia está disponível no GEN-io.

Capítulo 603

Ginecomastia

Omar Ali e Patricia A. Donohoue

Ginecomastia, a proliferação do tecido glandular mamário no sexo masculino, é uma condição comum. A ginecomastia verdadeira (a presença de tecido glandular mamário) deve ser distinguida da pseudoginecomastia, a qual é o resultado do acúmulo de tecido adiposo na área da mama, comumente observada em indivíduos do sexo masculino com sobrepeso. A condição verdadeira é caracterizada pela presença de massa fibroglandular palpável, ao menos 0,5 cm de diâmetro, localizada na direção central abaixo do mamilo e da região areolar.

FORMAS FISIOLÓGICAS DE GINECOMASTIA

A ginecomastia ocorre em vários recém-nascidos (RN) do sexo masculino como resultado da estimulação normal mediante estrogênio materno; o efeito costuma desaparecer em algumas semanas. É extremamente rara em meninos no período pré-puberal, em quem essa condição deve sempre ser investigada a fim de identificar a causa; contudo, ela volta a se tornar comum durante a puberdade normal.

Ginecomastia neonatal

A ginecomastia transitória ocorre em 60 a 90% dos RN de sexo masculino, secundária à exposição a estrogênios durante a gestação. O desenvolvimento mamário pode ser assimétrico, e observa-se galactorreia em cerca de 5% dos casos. A maior parte das ocorrências se resolve dentro de 4 a 8 semanas após o nascimento, mas algumas podem durar até 12 meses.

Ginecomastia puberal

Durante a fase inicial à metade da puberdade, até 70% dos meninos desenvolvem vários graus de hiperplasia subareolar das mamas. A incidência atinge o pico aos 14 anos, nos estágios 3 e 4 de Tanner e com um volume testicular de 5 a 10 mℓ. É possível que a ginecomastia puberal fisiológica envolva apenas uma das mamas; não raro, ambas as mamas aumentam de forma desproporcional ou em momentos distintos. A sensibilidade da mama é comum, mas transitória. A regressão espontânea pode ocorrer dentro de alguns meses; raras vezes persiste por mais de 2 anos. A ocorrência de sofrimento psicossocial significativo é provável, sobretudo em indivíduos obesos com mamas relativamente grandes.

Acredita-se que a causa seja um desequilíbrio entre a ação do estrogênio e do androgênio no tecido mamário. Em geral, exames falham em mostrar qualquer diferença significativa nos níveis circulantes de estrogênio e androgênio entre indivíduos do sexo masculino afetados e não afetados, mas alterações leves nos níveis de hormônios livres podem estar presentes. Outros hormônios, incluindo leptina e hormônio luteinizante, são capazes de estimular diretamente o desenvolvimento mamário e contribuir na ginecomastia puberal. Alguns casos podem ser provocados por aumento da sensibilidade aos estrogênios e/ou resistência a andrógenos no tecido afetado. Visto que os níveis de androgênio continuam a aumentar na puberdade tardia, *a maioria dos casos se resolve sem a necessidade de tratamento específico.*

Ginecomastia patológica

Formas monogênicas de ginecomastia são muito raras. Já houve casos de ginecomastia familiar em diversos indivíduos aparentados como um traço limitado pelo sexo ligado ao cromossomo X ou autossômico dominante. Verificou-se que alguns desses casos foram causados pela ativação constitutiva da enzima aromatase P450 (gene *CYP19A1*), levando ao avanço da conversão periférica de esteroides C-19 em estrogênios (aumento da aromatização). Um relato dessa síndrome em um pai e sua prole sugere herança autossômica dominante. Demonstrou-se excesso de atividade da aromatase em fibroblastos cutâneos, alterando linfócitos *in vitro*.

Fontes exógenas de estrogênios são uma causa importante de ginecomastia em crianças no período pré-puberal. Quantidades muito pequenas de estrogênios são capazes de produzir ginecomastia em indivíduos do sexo masculino, e a exposição acidental pode ocorrer por inalação, absorção percutânea ou ingestão. Fontes comuns desse hormônio são as pílulas contraceptivas por via oral (VO) e as preparações estrogênicas VO e transdérmicas. A ginecomastia tem sido relatada em trabalhadores envolvidos na produção de estrogênios e até mesmo em seus filhos. Ela também pode suceder de forma secundária à exposição a fármacos que diminuem o nível de androgênios (sobretudo os livres), aumentam o estradiol ou deslocam esses hormônios dos receptores androgênicos da mama. Espironolactona, agentes alquilantes, esteroides anabolizantes, gonadotropina coriônica humana (hCG), cetoconazol, cimetidina e inibidores de androgênios – como a flutamida – estão todos relacionados com a ocorrência de ginecomastia. Associações mais leves são observadas com um número amplo de outros fármacos e drogas de uso abusivo, incluindo opioides, álcool e maconha, ainda que a associação a esta não seja tão forte quanto se pensava antes. Óleos de alfazema e melaleuca e consumo excessivo de soja também estão implicados como possíveis causas de ginecomastia pré-puberal.

A **síndrome de Klinefelter** e outras causas de *hipogonadismo masculino* estão fortemente associadas à ginecomastia. Essa doença na forma significativa é observada em 50% dos adolescentes com síndrome de Klinefelter; também é vista em outras condições caracterizadas por subvirilização masculina, incluindo síndrome de insensibilidade androgênica parcial e deficiência da enzima 17-cetoesteroide redutase. Além disso, a ginecomastia tem sido percebida em crianças com hiperplasia suprarrenal congênita virilizante (deficiência de 11β-hidroxilase) e tumores das células de Leydig nos testículos, ou aqueles feminizantes da glândula suprarrenal. Alguns indivíduos do sexo masculino com síndrome de Peutz-Jeghers e ginecomastia tiveram tumores de cordão sexual nos testículos, os quais talvez não se mostrem aumentados nesses casos, e o tumor costuma ser multifocal e bilateral. A produção excessiva de aromatase é responsável pela ginecomastia. Quando estiver associada à galactorreia, deve-se cogitar um prolactinoma. O hipertireoidismo altera a proporção de androgênio para estrogênio de acordo com o aumento da ligação aos andrógenos e a diminuição da testosterona livre; isso pode levar à ginecomastia em até 40% dos casos. Esse distúrbio também é observado em pacientes desnutridos após a restauração da nutrição normal (síndrome da realimentação), em quem isso pode proceder de disfunção hepática ou ativação anormal do eixo das gonadotropinas.

AVALIAÇÃO DA GINECOMASTIA

Em casos na puberdade, anamnese e exame físico detalhados podem ser suficientes para a exclusão de causas patológicas raras. A anamnese rigorosa deve incluir: história familiar de parentes do sexo masculino com ginecomastia, bem como de hepatopatia ou nefropatia; utilização de fármacos ou uso abusivo de drogas; e exposição a produtos fitoterápicos ou cosméticos que possam conter fitoestrogênios. O exame físico precisa abranger a atenção especial às mamas (em busca de alterações cutâneas sobrepostas, fixação, linfadenopatia local e secreção mamilar), assim como o exame dos testículos. Nenhuma avaliação laboratorial é indicada em casos de rotina sem outra anormalidade associada; no entanto, todos os casos pré-púberes, bem como os púberes com características suspeitas, devem ser investigados. A avaliação laboratorial inicial precisa incluir: testes de função tireoidiana (para descartar hipertireoidismo); e níveis de testosterona, estradiol, hCG, hormônio luteinizante e prolactina. Em quase todos os casos de hiperprolactinemia, há associação com galactorreia; contudo, existem alguns relatos dessa condição ocasionando apenas a ginecomastia. Por causa da variação circadiana, esses níveis devem ser obtidos, de preferência, pela manhã. Outros testes possíveis para indicar em casos selecionados são cariótipo, sulfato de desidroepiandrosterona (DHEA) e exames de função hepática e renal. Os níveis de gonadotropinas podem ser uma triagem útil para a síndrome de Klinefelter, de modo que tendem a estar elevados em meninos púberes com essa condição. Em caso positivo, deve-se realizar um cariótipo.

TRATAMENTO

Em geral, o tratamento na ginecomastia puberal benigna consiste em tranquilizar o menino e sua família sobre a natureza fisiológica e transitória do fenômeno. Quando o aumento é notável e persistente, bem como provoca transtornos emocionais graves ao paciente, o tratamento específico pode ser justificado. Infelizmente, a terapia clínica costuma ser ineficaz em casos de longa duração. Casos iniciais respondem melhor ao tratamento, embora seja mais difícil justificá-lo, pois grande parte das ocorrências tem resolução espontânea. Andrógenos, inibidores da aromatase e antagonistas do estrogênio são os agentes que têm sido empregados na terapia clínica. A eficácia dos andrógenos sintéticos é variável, e os efeitos colaterais são uma preocupação; por essa razão, o uso pediátrico é raro. Os inibidores da aromatase têm uma função fisiológica racional, mas os estudos controlados com placebo têm sido insatisfatórios. Antagonistas de estrogênio, como o tamoxifeno e o raloxifeno, são mais efetivos, com esse último se mostrando como o agente superior em pelo menos um estudo bem desenvolvido. Caso se queira tentar a terapia, esta deve ser adotada em casos iniciais (< 12 meses de evolução) com a administração de raloxifeno (em uma dose de 60 mg/dia) ou tamoxifeno (10 a 20 mg/dia) durante 3 a 9 meses, compreendendo que as taxas de sucesso costumam ser baixas em casos graves e as ocorrências leves estão suscetíveis à resolução espontânea, sem tratamento.

Nos casos em que o desenvolvimento da mama for excessivo (estágios 3 a 5 de Tanner), provocar transtornos psicológicos significativos e não regridir em 18 a 24 meses, **a remoção cirúrgica do tecido mamário aumentado pode ser indicada**, sobretudo em indivíduos do sexo masculino com desenvolvimento puberal total ou quase completo. Recomenda-se a realização de exames e testes laboratoriais rigorosos antes do procedimento cirúrgico, a fim de excluir causas não fisiológicas.

A bibliografia está disponível no GEN-io.

Capítulo 604

Hipofunção dos Ovários

Alvina R. Kansra e
Patricia A. Donohoue

A hipofunção dos ovários pode ser tanto primária quanto central com relação à etiologia. Pode ser causada por insuficiência congênita do desenvolvimento, destruição pós-natal (primária ou hipogonadismo hipergonadotrópico) ou falta de estimulação central pela hipófise e/ou pelo hipotálamo (hipogonadismo hipogonadotrópico secundário ou terciário). A **insuficiência ovariana primária** (hipogonadismo hipergonadotrópico), também chamada de *insuficiência ovariana prematura*, caracteriza-se pela parada da função ovariana normal antes dos 40 anos. Certas mutações genéticas podem resultar em insuficiência ovariana primária. A hipofunção dos ovários devido à ausência de estimulação central (hipogonadismo hipogonadotrópico) pode estar associada a outros processos, como deficiências hormonais hipofisárias múltiplas e algumas doenças crônicas. A Tabela 604.1 detalha a classificação etiológica da hipofunção ovariana (Figura 578.7, no Capítulo 578).

604.1 Hipogonadismo Hipergonadotrópico na Mulher (Hipogonadismo Primário)

Alvina R. Kansra e Patricia A. Donohoue

O diagnóstico do hipogonadismo hipergonadotrópico antes da puberdade é difícil. Exceto no caso da síndrome de Turner, a maioria dos pacientes afetados não apresenta manifestações clínicas pré-púberes.

Tabela 604.1	Classificação etiológica da hipofunção ovariana.

Hipogonadismo hipogonadotrópico

Hipotalâmico

Falhas genéticas
- Síndrome de Kallmann *KAL1, FGFR1, FGF8, PROK2, PROKR2, CHD7, WDR11, NELF, SEMA3A*
- Outras falhas genéticas: leptina, receptor de leptina, *KISS-1* (deficiência de kisspeptina), *DAX-1, TAC3* (deficiência de neurocinina B), *TACR3, SEMA7A*
- Síndromes hereditárias: Prader-Willi e Bardet-Biedl, entre outras
- Atraso de crescimento constitucional marcante

Falhas adquiridas (reversíveis)
- Anorexia nervosa
- Abuso de drogas
- Desnutrição
- Doença crônica, especialmente doença de Crohn
- Hiperprolactinemia

Hipofisário

Falhas genéticas
- Deficiência isolada de gonadotropinas (subunidade beta do receptor de GnRH, FSH e LH)
- Displasia septo-óptica (*HESX-1* em alguns casos)
- Distúrbios da organogênese hipofisária (*PROP1, LHX3, LHX4, SOX-3* etc.)

Falhas adquiridas
- Tumores hipofisários
- Infarto hipofisário
- Distúrbios infiltrativos (histiocitose, sarcoidose)
- Hemossiderose e hemocromatose
- Radiação

Hipogonadismo hipergonadotrópico

Genético

Resistência ao hormônio foliculoestimulante e ao hormônio luteinizante
Mutações nas vias esteroidogênicas
Disgenesia gonadal 46,XX
Síndrome de Turner e suas variantes
Síndrome de Noonan (gene *PTPN-11*)
Mutações no gene *SF-1*
Galactosemia
Distúrbios associados ao X frágil
Síndrome de Bloom
Síndrome de Werner
Ataxia-telangiectasia
Anemia de Fanconi

Adquirido

Quimioterapia
Radiação
Insuficiência ovariana autoimune pelas síndromes poliendócrinas autoimunes 1 e 2

SÍNDROME DE TURNER

Turner descreveu uma síndrome que consistia em infantilismo sexual, pescoço alado e cúbito valgo em mulheres adultas (ver Capítulo 98). Ullrich descreveu uma menina de baixa estatura, além de várias das mesmas características fenotípicas. O termo *síndrome de Ullrich-Turner* é frequentemente utilizado na Europa, mas empregado de forma pouco frequente nos EUA, onde se chama a condição de síndrome de Turner. Define-se a síndrome como a combinação dos achados fenotípicos característicos acompanhados por ausência completa ou parcial do segundo cromossomo X com ou sem mosaicismo.

Patogênese

Metade das pacientes com síndrome de Turner apresenta um complemento cromossômico 45,X. Cerca de 15% das pacientes apresentam mosaicismo para 45,X e uma linha celular normal (45,X/46,XX). Outros mosaicos com isocromossomos, 45,X/46,X,i(Xq); com anéis, 45,X/46,X,r(X); ou com fragmentos, 45,X/46fra, ocorrem menos frequentemente. O mosaicismo é mais detectado quando se examina mais de um tecido.

O único X é de origem materna em quase 80% das pacientes 45,X. O mecanismo da perda do cromossomo é desconhecido, e o risco para a síndrome não aumenta com a idade materna. Os genes envolvidos no fenótipo Turner são genes ligados ao X que escapam da inativação. Um *locus* importante envolvido no controle do crescimento linear foi mapeado dentro da região pseudoautossômica do cromossomo X (PAR1). Acredita-se que o *SHOX*, um gene contendo um *homeobox* de 170 kb de DNA dentro do PAR1, seja importante para o controle do crescimento em crianças com síndrome de Turner, síndrome de Leri-Weill e, raramente, baixa estatura idiopática. Postula-se que os genes para o controle da função ovariana normal estejam em Xp e talvez dois "supergenes" em Xq.

A síndrome de Turner ocorre em cerca de 1 em cada 1.500 a 2.500 meninas nascidas vivas. A frequência do cariótipo 45,X na *concepção* é de cerca de 3%, mas em 99% dos casos há aborto espontâneo, o que corresponde a 5 a 10% de todos os abortos. O mosaicismo (45,X/46,XX) ocorre em uma proporção maior do que aquela observada em qualquer outro estado aneuploide, porém, a constituição do mosaico na síndrome de Turner é rara entre os abortos. Tais achados indicam sobrevida preferencial para formas mosaicas.

O ovário fetal normal contém cerca de sete milhões de ovócitos, mas estes começam a desaparecer rapidamente após o quinto mês de gestação. Ao nascimento, existem apenas dois milhões (um milhão de folículos ativos); na menarca, existem 400.000 a 500.000; e, na menopausa, 10.000 permanecem. Sem um cromossomo X, tal processo é acelerado e quase todos os ovócitos somem aos 2 anos. Em fetos 45,X abortados, o número de células germinativas primordiais na crista gonadal parece ser normal. Tal fato sugere que o processo normal de perda de ovócitos seja acelerado em pacientes com síndrome de Turner. Eventualmente, os ovários são descritos como fitas e consistem somente em tecido conjuntivo, com bem poucas células germinativas.

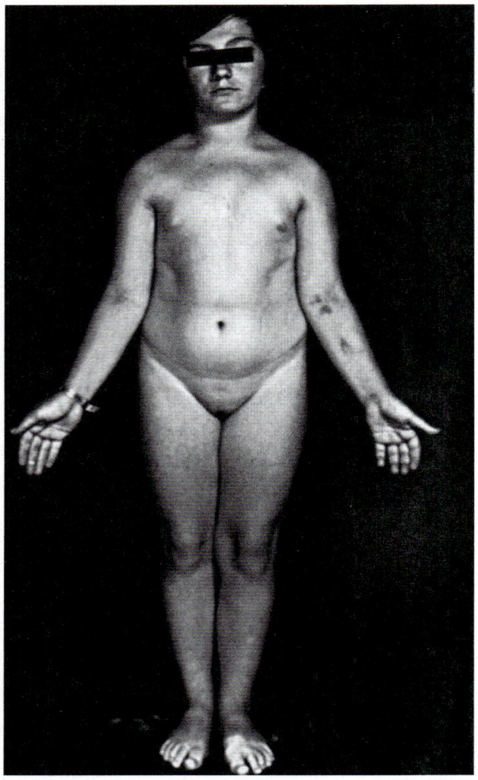

Figura 604.1 Síndrome de Turner em uma garota com 15 anos exibindo insuficiência de maturidade sexual, baixa estatura, cúbito valgo e bócio. Não há pescoço alado. A cariotipagem revelou complemento cromossômico 45,X/46,XX.

Manifestações clínicas

Várias pacientes com síndrome de Turner são reconhecíveis ao nascimento em razão do edema característico do dorso de mãos e pés e das pregas cutâneas frouxas na nuca. O baixo peso e a diminuição da altura ao nascimento revelam-se comuns (Capítulo 98). As manifestações clínicas na infância são pescoço alado, baixa implantação do couro cabeludo, mandíbula pequena, orelhas proeminentes, pregas epicânticas, palato arqueado, tórax amplo causando a impressão de mamilos amplamente espaçados (hipertelorismo mamário), cúbitos valgos e unhas das mãos hiperconvexas. O diagnóstico costuma ser suspeitado inicialmente na puberdade quando não ocorre o desenvolvimento mamário.

A **baixa estatura**, principal achado em quase todas as meninas com síndrome de Turner, pode passar despercebida por outras manifestações clínicas. A desaceleração do crescimento linear começa na vida neonatal e no início da infância, torna-se progressivamente mais pronunciada ao fim da infância e na adolescência e resulta em baixa estatura adulta significativa. A maturação sexual (desenvolvimento mamário) não ocorre na idade esperada; entretanto, sinais de adrenarca (pelos pubianos) estão normalmente presentes. Entre as pacientes com síndrome de Turner não tratadas, a altura adulta média é de 143 a 144 cm nos EUA e 147 cm na Escandinávia (Figura 604.1). A altura está bem correlacionada com a altura média dos pais (média da altura dos pais ajustada para o sexo da criança). Curvas de crescimento específicas para altura têm sido desenvolvidas para garotas com síndrome de Turner.

Defeitos cardíacos associados são comuns. Em meninas acometidas pela síndrome de Turner, as consequências com risco de morte, causadas pela haploinsuficiência do cromossomo X, envolvem o sistema cardiovascular. Há uma taxa de 4 a 5 vezes maior de mortalidade prematura secundária à cardiopatia congênita e doença coronariana prematura em adultos com síndrome de Turner. Falhas cardíacas clinicamente silenciosas, principalmente de valva aórtica bicúspide, como também dilatação aórtica ascendente, coarctação aórtica e conexões venosas pulmonares anômalas parciais, estão presentes em pacientes com síndrome de Turner. Independentemente da idade, todas as pacientes com síndrome de Turner, no momento do diagnóstico, necessitam de avaliação cardiovascular completa realizada por um cardiologista especialista em cardiopatias congênitas. A avaliação cardiológica completa, com ecocardiografia, revela valvas aórticas bicúspides não estenóticas isoladas em um terço à metade das pacientes. Com o passar dos anos, a doença valvar aórtica bicúspide pode progredir para dilatação do arco aórtico. São falhas menos frequentes coarctação aórtica (20%), estenose aórtica, prolapso da valva mitral e drenagem venosa pulmonar anômala. Em um estudo, 38% das pacientes com cromossomos 45,X apresentavam malformações cardiovasculares, em comparação com 11% daquelas com monossomia X em mosaico; as mais comuns eram anormalidades da valva aórtica e coarctação aórtica. O pescoço alado em pacientes com ou sem síndromes cromossômicas reconhecidas está associado a falhas cardíacas relacionadas ou não com o fluxo. Entre as pacientes com síndrome de Turner, aquelas com pescoço alado apresentam chance muito maior de coarctação aórtica do que aquelas que não apresentam essa anomalia. O ecocardiograma transtorácico em meninas jovens é adequado se a anatomia cardíaca for claramente observada. Caso contrário, estudos angiográficos por ressonância magnética devem ser considerados em indivíduos assintomáticos com síndrome de Turner. Durante a adolescência, e certamente antes de a gravidez (quando possível) ser prevista, a repetição da avaliação cardíaca deve ser considerada, mesmo naquelas sem achados prévios de anormalidades cardíacas. A pressão sanguínea deve ser rotineiramente monitorada, mesmo sem lesões cardíacas ou renais, e em especial naquelas com sugestões de dilatação da raiz aórtica. A RM cardíaca é ferramenta valiosa para detectar e monitorar a dilatação da raiz aórtica.

A ultrassonografia (US) renal deve ser realizada em todas as garotas com síndrome de Turner no momento do diagnóstico. Um quarto a um terço das pacientes apresenta **malformações renais** no exame ultrassonográfico (50% daqueles com cariótipo 45,X). As falhas mais graves são rim pélvico, rim em ferradura, sistema coletor duplo, ausência completa de um rim e obstrução da junção ureteropélvica. Algumas das malformações devem aumentar o risco de hipertensão e infecção do trato urinário. A hipertensão idiopática também é comum. Meninas com síndrome de Turner que apresentaram achados ultrassonográficos renais basais normais não desenvolveram nefropatia durante um período de acompanhamento médio de 6 anos.

Quando os ovários foram examinados por US, estudos mais antigos observaram significativa diminuição na porcentagem de ovários detectáveis no início e ao fim da infância. Um relato subsequente não encontrou tais diferenças relacionadas com a idade em um estudo de corte transversal e longitudinal: 27 a 46% das pacientes tinham ovários detectáveis em várias idades; 76% daquelas com mosaicismo X e 26% daquelas com cariótipos 45,X apresentavam ovários detectáveis.

Geralmente, a maturação sexual não ocorre, mas 10 a 20% das meninas apresentam desenvolvimento mamário espontâneo, e uma pequena porcentagem pode apresentar períodos menstruais. A insuficiência gonadal primária está associada ao início precoce da adrenarca (elevação no sulfato de desidroepiandrosterona), mas também ao atraso na pubarca (desenvolvimento de pelos pubianos). Gestações espontâneas foram relatadas em pacientes portadoras da síndrome de Turner que menstruam. Relataram-se menopausa prematura, aumento do risco de abortos e filhos com aumento do risco de trissomia 21. Uma mulher com cariótipo 45,X/46,X,r(X) tratada com reposição hormonal teve três gestações, o que resultou em um bebê menino 46,XY normal, um aborto espontâneo e uma menina saudável nascida a termo com síndrome de Turner 45,X/46,Xr(X).

Anticorpos antitireoidianos (anticorpos antitireoperoxidase e/ou tireoglobulina) estão presentes em 30 a 50% das pacientes. Sua prevalência aumenta com o passar dos anos. A **tireoidite autoimune**, com ou sem presença de bócio, ocorre em 10 a 30% das pacientes. Ocorrem anomalias relacionadas com a idade no metabolismo de carboidratos caracterizadas por tolerância anormal à glicose e por resistência insulínica e, apenas raramente, diabetes tipo 2 franco, em pacientes idosas com síndrome de Turner. A falha na secreção de insulina foi descrita em mulheres 45,X. Os níveis de colesterol estão elevados na adolescência, independentemente do índice de massa corporal ou cariótipo.

Relataram-se **doença inflamatória intestinal**, tanto a doença de Crohn quanto a colite ulcerativa; hemorragia gastrintestinal em razão de vasculatura mesentérica anormal; e atraso no tempo de esvaziamento gástrico. A busca pela doença celíaca é recomendada, uma vez que seu risco aumenta na síndrome de Turner, com 4 a 6% dos indivíduos afetados. Embora doenças autoimunes tenham sido associadas à síndrome de Turner, a prevalência do diabetes tipo 1 na síndrome de Turner não se mostra muito alta.

As **malformações esternais** podem ser detectadas por radiografias torácicas laterais. Um aumento no ângulo de carga no cotovelo normalmente não é algo clinicamente significativo. A escoliose ocorre em cerca de 10% das meninas adolescentes. A displasia congênita dos quadris ocorre mais do que na população geral. São achados oculares relatados disgenesia do segmento anterior e ceratocone. Nevos pigmentados tornam-se mais evidentes com o passar dos anos, enquanto os nevos melanocíticos são comuns. Hiperidrose essencial, tórus mandibular e alopecia areata ocorrem raramente.

A **otite média bilateral recorrente** acomete em torno de 75% das pacientes. Os déficits auditivos neurossensoriais são comuns, e sua frequência aumenta com a idade. Os problemas com as integrações motossensoriais fina e grossa, a incapacidade de andar antes dos 15 meses e a disfunção precoce da linguagem frequentemente levantam dúvidas sobre o atraso no desenvolvimento. Apesar de a maioria das pacientes apresentar inteligência normal, distúrbios cognitivos ocorrem naquelas com 45,X/46,X,r(X); o cromossomo em anel é incapaz de ser submetido à inativação e leva a dois cromossomos X funcionais.

Convém especial atenção ao desenvolvimento psicossocial em garotas com síndrome de Turner, uma vez que, apesar de apresentarem comportamentos sociais "normais", têm maior risco de isolamento social, além de imaturidade e ansiedade. Outras condições, como dislexia, incapacidade de aprendizado não verbal e distúrbios de déficit de atenção, foram relatadas nas pacientes. Em adultos, os déficits das habilidades espaciais perceptivas são mais comuns do que na população geral. Alguns dados não confirmados sugerem a existência de um *locus* ligado ao X impresso que afeta a função cognitiva – como habilidades verbais e de funções executivas de alta ordem. Tais funções são aparentemente melhores quando o X tem origem paterna.

Em grande parte, a prevalência do mosaicismo depende das técnicas utilizadas para os estudos dos padrões cromossômicos. A utilização de hibridização fluorescente *in situ* e reação de cadeia em polimerase reversa (PCR) aumentou a prevalência relatada de padrões mosaicos em até 60 a 74%.

O mosaicismo envolvendo o cromossomo Y ocorre em 5%. Um estudo populacional utilizando PCR com cinco *primers* diferentes observou material do cromossomo Y em 12,2%. O **gonadoblastoma** ocorreu em 7 a 10% entre pacientes positivas para o cromossomo Y. Portanto, a recomendação é de que a gonadectomia profilática deve ser realizada, mesmo sem evidência de tumores em RM ou TC. O momento recomendado do procedimento é durante o diagnóstico inicial, mas pode haver a necessidade de reavaliação futuramente. O *locus* do gonadoblastoma no cromossomo Y (GBY) está mapeado próximo ao centrômero Y, e a presença somente do *locus* SRY (região determinante do sexo no cromossomo Y) não é suficiente para conferir o aumento da suscetibilidade para o desenvolvimento do gonadoblastoma. Um estudo detalhado de 53 pacientes com síndrome de Turner por *nested PCR* excluiu o mosaicismo Y de baixo nível em quase todos os casos. Uma segunda rodada de PCR detectou SRY no braço curto distal do cromossomo Y em apenas dois indivíduos. Portanto, não se indica a PCR de rotina para detecção do cromossomo Y para o propósito de verificação do risco de gonadoblastoma. A genotipificação quantitativa de alta produtividade oferece um método eficaz e barato para a identificação de anormalidades de cromossomo X e identificação de material de cromossomo Y.

Em pacientes com mosaicismo 45,X/46,XX, as anormalidades clínicas são atenuadas e menores – a baixa estatura é tão frequente quanto na paciente 45,X e pode ser a única manifestação da condição, além da insuficiência ovariana (Figura 604.1).

Achados laboratoriais

A análise cromossômica deve ser considerada rotineiramente em meninas com baixa estatura. Em uma pesquisa sistemática, utilizando a análise por *Southern blot* do DNA de leucócitos, a síndrome de Turner foi detectada em 4,8% das garotas encaminhadas a um serviço de endocrinologia em razão da baixa estatura. Pacientes com um marcador cromossômico em algumas ou todas as células devem ser testadas para sequências de DNA no centrômero ou próximo ao do cromossomo Y para GBY.

As US cardíaca, renal e ovariana são indicadas após a conclusão do diagnóstico. As anormalidades esqueléticas mais comuns são encurtamento dos quartos ossos metatársicos e metacarpianos, disgenesia epifisária nas articulações de joelhos e cotovelos, deformidade de Madelung, escoliose e, em pacientes idosas, mineralização óssea inadequada.

Os níveis plasmáticos de gonadotropinas, sobretudo do hormônio foliculoestimulante (FSH), estão elevados de forma marcante em concentrações maiores do que indivíduos controle de mesma idade durante a infância: aos 2 a 3 anos, uma diminuição progressiva nos níveis ocorre, até que alcancem um nadir aos 6 a 8 anos; aos 10 a 11 anos, eles sobem a níveis de um adulto castrado.

Anticorpos antitireoperoxidase e antitireoglobulina devem ser verificados periodicamente, e, se presentes, os níveis de tiroxina e hormônio tireoestimulante devem ser aferidos. As pacientes com síndrome de Turner devem ser testadas para **doença celíaca** pela medição de anticorpos imunoglobulina A transglutaminase teciduais. A avaliação inicial deve ser realizada por volta dos 4 anos e repetida em intervalos de 2 a 5 anos. Estudos extensos não conseguiram estabelecer que a deficiência do hormônio do crescimento (GH) tenha um papel primordial na patogênese do distúrbio de crescimento. Observam-se defeitos nos padrões secretórios normais do GH em adolescentes em razão da ausência de esteroides gonadais, mas não em meninas mais jovens acometidas pela síndrome de Turner. *In vitro*, os monócitos e os linfócitos demonstram menor sensibilidade ao fator de crescimento semelhante à insulina 1.

Tratamento

O tratamento com GH recombinante humano aumenta a velocidade de crescimento e a estatura final na maioria das, apesar de não em todas, crianças com síndrome de Turner. Várias meninas alcançam alturas maiores do que 150 cm após o início precoce da terapia. Em um grande estudo clínico multicêntrico controlado com placebo, 99 pacientes com síndrome de Turner que começaram a receber GH em uma idade média de 10,9 anos em doses entre 0,27 e 0,36 mg/kg/semana alcançaram uma altura média de 149 cm, sendo que quase um terço alcançou alturas acima de 152,4 cm. Na Holanda, maiores doses de GH (até 0,63 mg/kg/semana no terceiro ano de tratamento) resultaram em 85% dos indivíduos alcançando alturas adultas dentro da variação normal de referência para a população holandesa. O tratamento com GH deve ser iniciado no início da infância e/ou quando houver evidências de atenuação da velocidade de crescimento em curvas específicas de crescimento na síndrome de Turner. A terapia com GH não agrava de maneira significativa a tolerância aos carboidratos e não resulta em eventos adversos marcantes em pacientes acometidas pela síndrome. Os níveis séricos de fator de crescimento semelhantes à insulina 1 devem ser monitorados caso a paciente esteja recebendo altas doses de GH. Se os níveis do fator de crescimento semelhante à insulina 1 estiverem elevados de maneira significativa, as doses do GH devem ser reduzidas – tal hormônio pode causar crescimento excessivo das mãos e dos pés em algumas garotas portadoras da síndrome de Turner.

A oxandrolona também tem sido utilizada no tratamento da baixa estatura associada à síndrome de Turner, seja em terapia isolada ou em combinação com o GH – o esteroide anabólico sintético apresenta efeitos androgênicos leves, e as pacientes devem ser monitoradas buscando-se sinais de pubarca, assim como hepatotoxicidade, mesmo que esta seja rara.

Indica-se a terapia de reposição com estrógenos. No entanto, existe pouco consenso sobre a melhor idade para início do tratamento – a preparação psicológica da paciente a fim de aceitar a terapia deve ser levada em consideração. A melhora do crescimento alcançada por meninas tratadas com o GH durante a infância possibilita o início da reposição estrogênica aos 12/13 anos. O adiamento da terapia com estrógenos, a fim de otimizar a altura potencial até os 15 anos, conforme previamente recomendado, parece injustificável. Tal alteração para o início mais precoce da terapia estrogênica foi considerada em razão da importância psicológica da maturação púbere na idade apropriada. Além disso, o adiamento pode ser deletério para a saúde óssea e outros aspectos da saúde da criança. A reposição estrogênica em baixa dose aos 12 anos possibilita uma aceleração normal da puberdade sem interferência com o efeito positivo do GH na altura adulta final. A terapia estrogênica também melhora as memórias verbal e não verbal em meninas com síndrome de Turner. Em mulheres jovens com desenvolvimento púbere apropriado para a idade que alcançam estatura regular, questionários sobre a qualidade de vida relacionada com a saúde demonstraram resultados normais.

Embora várias formas de estrógenos estejam disponíveis, as apresentações orais foram mais utilizadas no passado, e os adesivos transdérmicos estão em crescente popularidade. Isso ocorre porque estes desviam o efeito de primeira passagem hepática, o que leva à necessidade apenas de uma pequena quantidade de estrógenos para a obtenção de níveis adequados para sua função. Para a preparação oral, um estrógeno conjugado, 0,15 a 0,625 mg/dia, ou estradiol micronizado, 0,5 mg administrados diariamente de 3 a 6 meses, costumam ser efetivos para a indução da puberdade. As recomendações para o adesivo transdérmico são 6,25 μg diariamente, doses gradativamente aumentadas durante 2 anos até a quantidade em adultos, de 100 a 200 μg todos os dias. O estrógeno pode ser administrado na forma de ciclos (do 1º ao 23º dia), e a adiciona-se progesterona (do 10º ao 23º dia) em uma dose de 5 a 10 mg/dia. Na semana seguinte à progesterona, ocorre o sangramento por privação (menstruação). A combinação com pílulas contraceptivas orais também pode ser usada como terapia de reposição hormonal.

A análise cromossômica pré-natal para mães de idade avançada tem revelado uma frequência de 45,X/46,XX, 10 vezes maior do que quando diagnosticada no período pós-natal. A maioria dessas pacientes não apresenta manifestações clínicas da síndrome de Turner, e os níveis de gonadotropinas são normais. A conscientização sobre este fenótipo mais leve é importante para o aconselhamento das pacientes.

O suporte psicossocial para tais meninas é fundamental para o tratamento. Recomenda-se uma avaliação educacional psicológica abrangente, no momento do diagnóstico da síndrome de Turner, dependendo da idade da paciente, quando qualquer um dos componentes de comportamento ou cognição se tornar óbvio, ou pouco antes da entrada na escola. A Turner Syndrome Society, que tem comitês locais nos EUA e grupos semelhantes no Canadá e em outros países, fornece um sistema de suporte valioso para essas pacientes e suas famílias, além do fornecido pela equipe de cuidados de saúde.

Gestações com sucesso têm sido levadas a termo utilizando-se doadoras de óvulos e fertilização *in vitro*. Adolescentes com poucos sinais de puberdade espontânea podem ter ovários com folículos. Permanece, ainda, a possibilidade futura de utilização de tecido ovariano criopreservado com ovócitos imaturos antes da regressão dos ovários. Em mulheres adultas com síndrome de Turner, parece haver uma alta prevalência de anormalidades não diagnosticadas relacionadas com a densidade mineral óssea, tireoidiana e lipídica. A intolerância à glicose, a redução da resposta de primeira fase à insulina, a elevação da pressão sanguínea e a diminuição da massa magra são comuns. A tolerância à glicose piora, porém a massa magra, a pressão sanguínea e a forma física em geral melhoram após a terapia de reposição hormonal. O perfil neurocognitivo de mulheres adultas não é afetado pelo *status* estrogênico.

DISGENESIA GONADAL XX

Algumas mulheres fenotípica e genotipicamente normais apresentam lesões gonadais idênticas às de pacientes 45,X, mas sem as características somáticas de síndrome de Turner: chama-se essa condição de disgenesia gonadal pura ou disgenesia ovariana pura.

O distúrbio é raramente reconhecido em crianças pré-púberes, pois as genitálias externas são normais, não há outras anormalidades visíveis e o crescimento é normal. Na puberdade, a maturação sexual não ocorre – os níveis plasmáticos de gonadotropinas estão elevados. O atraso na fusão epifisária pode resultar em um hábito *eunucoide*. A US pélvica revela ovários em fitas.

Irmãos afetados, consanguinidade dos pais e incapacidade de descobrir mosaicismo demonstram a herança autossômica recessiva limitada às mulheres. O distúrbio parece ser especialmente frequente na Finlândia (1 em 8.300 meninas nascidas vivas). Nessa população, várias mutações no gene receptor de FSH (no cromossomo 2p) foram demonstradas como causa da condição. Tais mutações não foram detectadas em mulheres mexicanas com disgenesia gonadal 46,XX, por exemplo. Em algumas pacientes, a disgenesia gonadal XX tem sido associada à surdez neurossensorial (**síndrome de Perrault**) – uma paciente com esta condição e concomitante deficiência do GH e virilização também foi relatada. Pode haver, assim, formas genéticas distintas de tal distúrbio. A **agenesia mülleriana**, ou síndrome de **Mayer-Rokitansky-Küster-Hauser**, a segunda causa mais comum depois da disgenesia gonadal de amenorreia primária, ocorrendo em 1 entre 4.000 e 5.000 mulheres, foi relatada como associada à disgenesia gonadal 46,XX em uma adolescente de 17 anos com amenorreia primária e ausência de desenvolvimento mamário. Também se relatou um caso de disgerminoma com células gigantes sinciciotrofoblásticas. Uma mulher de 18 anos com amenorreia primária e ausência de estruturas derivadas do ducto mülleriano, agenesia renal unilateral e sinais clínicos de excesso de andrógenos, um fenótipo que lembrava a síndrome de Mayer-Rokitansky-Küster-Hauser, tinha uma mutação de perda de função no gene *WNT4*: seu tratamento consiste em terapia de reposição estrogênica.

DISGENESIA GONADAL 45,X/46,XY

A disgenesia gonadal 45,X/46,XY, também chamada de **disgenesia gonadal mista**, apresenta extrema variabilidade fenotípica no período pós-natal que pode se estender de uma síndrome semelhante à de Turner até um fenótipo masculino com uma uretra peniana – é possível delinear três fenótipos clínicos principais. A baixa estatura é um achado importante em todas as crianças afetadas. Noventa por cento dos casos diagnosticados no período pré-natal apresentam um fenótipo masculino normal.

Algumas pacientes não apresentam evidências de virilização, mas têm fenótipo feminino e frequentemente sinais somáticos da síndrome de Turner. A condição é descoberta antes da puberdade, quando estudos cromossômicos são realizados em meninas de baixa estatura, ou depois, quando estudos cromossômicos são realizados por conta da incapacidade de maturação sexual. As tubas uterinas e o útero estão presentes; as gônadas consistem em fitas intra-abdominais não diferenciadas, e seu estudo cromossômico frequentemente revela uma linha celular XY. A gônada em fita difere de certa maneira daquela em meninas com síndrome de Turner: além de tecido conjuntivo ondulado, existem frequentemente estruturas tubulares ou semelhantes a cordões, aglomerados ocasionais de células da granulosa e células mesonéfricas ou hilares.

Algumas crianças apresentam virilização discreta manifestada apenas por clitoromegalia pré-puberal. Há estruturas müllerianas normais, mas a virilização ocorre na puberdade. Essas são pacientes que normalmente apresentam um testículo intra-abdominal, uma gônada em fita contralateral e tubas uterinas bilaterais.

Várias crianças 45,X/46,XY apresentam ambiguidade franca das genitálias durante a infância (Figura 604.2). Observam-se um testículo e ductos deferentes em um lado na prega labioescrotal, e identifica-se uma gônada em fita no lado contralateral. Apesar da presença de um testículo, as tubas uterinas costumam estar presentes bilateralmente. Um útero infantil ou rudimentar está quase sempre presente.

Outros genótipos e fenótipos têm sido descritos na disgenesia gonadal mista. Cerca de 25% de 200 pacientes analisadas apresentam um cromossomo Y dicêntrico (45,X/46,X,dic Y). Em algumas pacientes, tal cromossomo pode ser representado apenas por um fragmento (45,X/45,X+fra); a realização de sondagens específicas para o cromossomo Y pode estabelecer a origem do fragmento. Não está claro o motivo pelo qual o mesmo genótipo (45,X/46,XY) pode resultar em tais diversos fenótipos. As mutações no gene SRY têm sido descritas em algumas pacientes.

Crianças com um fenótipo feminino não apresentam problema com relação ao gênero de criação. Pacientes que são apenas discretamente virilizadas costumam ser designadas como do gênero feminino de criação antes do estabelecimento do diagnóstico. Pacientes com ambiguidade de genitálias são clinicamente indistinguíveis de pacientes com vários tipos de distúrbios de desenvolvimento sexual 46,XY (46,XY DDS). Em algumas situações, pode haver a necessidade de consideração cuidadosa relacionada com o sexo de criação. São fatores que podem influenciar essa decisão a baixa estatura, a necessidade de reconstrução genital cirúrgica, a presença de estruturas müllerianas e a necessidade de gonadectomia em razão da predisposição da gônada ao desenvolvimento de malignidades. Em algumas pacientes acompanhados até a vida adulta, o suposto testículo normal prova ser disgenético com eventual perda de função das células de Leydig e Sertoli (Capítulo 601). Em uma análise de 22 pacientes com disgenesia gonadal mista, nenhuma associação ou correlação significativa foi encontrada entre fenótipos internos e externos ou função endócrina e características morfológicas gonadais. Determinou-se o sexo de criação pelo surgimento da genitália externa. Em 11 pacientes, os níveis de testosterona basal e após estimulação com gonadotropina coriônica humana foram menores do que em indivíduos controle.

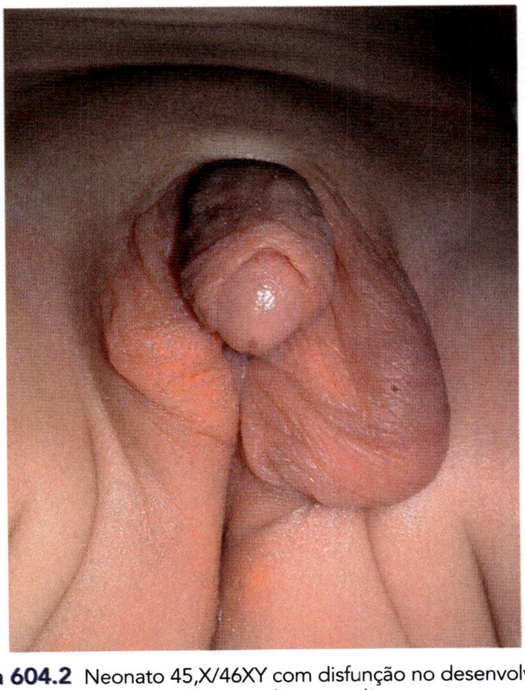

Figura 604.2 Neonato 45,X/46XY com disfunção no desenvolvimento do cromossomo sexual com genitália masculina aparente, percebida ao nascimento, com falo medindo 2,5 × 1,2 cm e hipospadia penoescrotal. A gônada esquerda era palpável e não completamente fundida ao escroto, enquanto a direita não era palpável. A biopsia gonadal revelou um testículo do lado esquerdo e uma gônada em fita no direito. O diagnóstico foi de disgenesia gonadal mista. (*De Remeithi SA, Wherret DK. Disorders of sexual development. In: Martin RJ, Fanaroff AA, Walsh MC (Eds.).* Fanaroff & Martin's neonatal-perinatal medicine, *ed 10, Philadelphia: Elsevier; 2015*).

Os tumores gonadais, habitualmente **gonadoblastomas**, ocorrem em cerca de 25% dessas crianças. Conforme descrito anteriormente, um *locus* do gonadoblastomas foi localizado em uma região próxima ao centrômero do cromossomo Y (GBY). Esses tumores de células germinativas são precedidos por alterações do carcinoma *in situ*, e, assim, ambas as gônadas devem ser removidas em todas as pacientes criadas como garotas, e a não diferenciada deve ser removida em pacientes criados como meninos.

Não há correlação entre a proporção de linhas celulares 45,X/46,XY no sangue ou nos fibroblastos com o fenótipo; antigamente, todas as pacientes buscavam auxílio clínico em razão de seus fenótipos anormais. Entretanto, observa-se o mosaicismo 45,X/46,XY em cerca de 7% dos fetos, sendo o mosaicismo cromossômico verdadeiro encontrado no período pré-natal. De 76 bebês com mosaicismo 45,X/46,XY diagnosticados no período pré-natal, 72 tinham fenótipo masculino normal, um possuía fenótipo feminino e somente três meninos apresentavam hipospadia. Dos 12 meninos cujas gônadas foram examinadas, apenas três eram anormais. Os dados devem ser levados em consideração no momento do aconselhamento familiar, quando um bebê 45,X/46,XY é diagnosticado no período pré-natal.

MULHERES XXX, XXXX E XXXXX

Mulheres XXX

A constituição cromossômica 47,XXX (trissomia) consiste na anormalidade do cromossomo X extra mais frequente em mulheres, ocorrendo em quase 1 entre 1.000 mulheres nascidas vivas. Em 68%, a condição é causada por não disjunções meióticas maternas, mas a maioria das constituições 45,X e metade das 47,XXY são causadas por erros nos cromossomos sexuais paternos. O fenótipo é aquele da mulher normal; bebês e crianças afetadas não são reconhecidos com base na aparência genital.

O desenvolvimento sexual e a menarca são normais. A maioria das gestações resultaram em bebês normais. Aos 2 anos, atrasos na fala e na linguagem tornam-se evidentes; e a falta de coordenação, o baixo desempenho acadêmico e o comportamento imaturo são observados em alguns. As meninas tendem a ser altas e a ter problemas de coordenação e a manifestar distúrbios comportamentais e são colocadas em classes de educação especial. Utilizando RM de alta resolução, 10 indivíduos 47,XXX tinham volumes menores amigdalares do que 20 controles euploides, e 10 indivíduos 47,XXY apresentavam volumes amigdalares ainda menores. Em uma revisão que contou com 155 meninas, 62% eram fisicamente normais. Há uma variação marcante dentro da síndrome, e uma pequena proporção de meninas afetadas é bem coordenada, socialmente desenvolta e academicamente superior.

Mulheres XXXX e XXXXX

A maioria das mulheres com tais cariótipos raros apresenta déficit intelectual. São defeitos comumente associados pregas epicantais, hipertelorismo, clinodactilia, pregas palmares transversas, sinostose radioulnar e cardiopatia congênita. Sua maturação sexual é frequentemente incompleta, podendo não ocorrer de modo algum. Entretanto, três mulheres com a síndrome da tetrassomia do X deram à luz, enquanto se relataram gestações em mulheres 49,XXXXX. A maioria das mulheres 48,XXXX tende a ser alta, com uma altura média de 169 centímetros, enquanto a baixa estatura é característica comum do fenótipo 49,XXXXX.

SÍNDROME DE NOONAN

As meninas com síndrome de Noonan demonstram certas anomalias que também ocorrem naquelas com síndrome de Turner 45,X, mas apresentam cariótipo 46,XX, normal (ver Capítulo 98.4). As anormalidades mais comuns são as mesmas às descritas para homens com a síndrome de Noonan (ver Capítulo 601). A baixa estatura é um dos sinais cardeais desta síndrome. O fenótipo difere da síndrome de Turner em vários aspectos. O distúrbio cognitivo costuma estar presente; o defeito cardíaco mais frequente é a estenose valvar pulmonar, ou defeito de septo atrial, em geral; a maturação sexual ocorre normalmente, mas com um atraso de 2 anos em média; e relatou-se insuficiência ovariana prematura. A terapia com GH é aprovada pela FDA para a utilização em pacientes com síndrome de Noonan com baixa estatura.

OUTROS DEFEITOS OVARIANOS

Algumas mulheres jovens sem anormalidade cromossômica apresentam gônadas disgenéticas que podem conter células germinativas ocasionais ou total ausência delas. As gonadotropinas estão aumentadas. Substâncias citotóxicas, especialmente agentes alquilantes, como a ciclofosfamida e o bussulfano, a procarbazina, o etoposídeo e a exposição dos ovários à radiação para o tratamento de neoplasias são causas frequentes de insuficiência ovariana. Mulheres jovens com doença de Hodgkin demonstram que a combinação de quimioterapia e radiação pélvica pode ser mais deletéria do que apenas uma delas. Adolescentes apresentam maior predisposição do que mulheres idosas para a manutenção ou a recuperação da função ovariana após radiação ou quimioterapia combinada – ocorreram gestações normais após esses tratamentos. O regime terapêutico pode resultar em algum grau de lesão ovariana na maioria das meninas tratadas para câncer, sendo a dose letal mediana para o ovócito humano estimada em cerca de 4 Gy. Doses de 6 Gy causaram amenorreia primária. A transposição ovariana antes da radiação abdominal e pélvica durante a infância pode preservar a função ovariana pela diminuição da exposição dos ovários abaixo de 4 a 7 Gy.

A **insuficiência ovariana autoimune** ocorre em 60% das crianças maiores de 13 anos acometidas pela poliendocrinopatia autoimune do tipo I (doença de Addison, hipotireoidismo, candidíase). Essa condição, também conhecida como *doença poliglandular autoimune* do tipo I, é rara por todo o mundo, com exceção da Finlândia, onde, como resultado de um efeito genético fundador, ocorre em 1 entre 25.000 pessoas. O gene para este distúrbio está localizado no cromossomo 21 e é associado ao antígeno dos leucócitos humanos (HLA) DR5. Em pacientes com doença poliglandular autoimune tipo 1 e insuficiência ovariana, uma associação ao HLA-A3 foi descrita. Meninas afetadas podem não apresentar desenvolvimento sexual, ou pode ocorrer amenorreia secundária em mulheres jovens. Provavelmente, os ovários têm infiltração linfocítica ou aparência de fitas. A maioria das pacientes afetadas apresenta anticorpos circulantes contra células esteroidais e autoanticorpos contra 21-hidroxilase. Entre as pacientes com síndromes poliglandulares autoimunes, 5% apresentavam hipogonadismo.

A condição também ocorre em mulheres jovens como um evento isolado ou em associação a outros distúrbios autoimunes, levando à amenorreia secundária (insuficiência ovariana prematura [IOP]). Ela ocorre em 0,2 a 0,9% de mulheres com menos de 40 anos. A insuficiência ovariana prematura é um distúrbio heterogêneo com várias causas: cromossômicas, genéticas, enzimáticas, infecciosas e iatrogênicas. Quando associadas à doença suprarrenal autoimune, os autoanticorpos contra células esteroidais estão sempre presentes. Tais anticorpos reagem com enzimas P450scc, 17α-OH ou 21-OH. Quando associadas a todo um cenário de doenças autoimunes endócrinas e não endócrinas, e não à autoimunidade suprarrenal, raramente são encontrados autoanticorpos contra células esteroidais. Um segundo distúrbio autoimune, frequentemente subclínico, é observado em 10 a 39% das pacientes adultas com IOP. Uma paciente de 17 anos com púrpura trombocitopênica idiopática e cromossomos 47,XXX tinha IOP autoimune – indivíduos com IOP não apresentam defeitos neurocognitivos observados naqueles com síndrome de Turner.

A **galactosemia**, sobretudo a forma clássica da doença, habitualmente resulta em dano ovariano, começando durante a vida intrauterina. Os níveis de FSH e o hormônio luteinizante (LH) estão elevados no início da vida. A lesão ovariana pode ser causada pela uridina-difosfato galactose deficiente (ver Capítulo 87). A **síndrome de Denys-Drash**, causada por mutação *WT1*, pode resultar em disgenesia ovariana.

A **ataxia-telangiectasia** pode estar associada à hipoplasia ovariana e à elevação das gonadotropinas, sendo sua causa desconhecida. Os gonadoblastomas e os disgerminomas acometem poucas meninas.

O **hipogonadismo hipergonadotrópico** tem sido postulado para ocorrer também por conta da resistência do ovário a gonadotropinas endógenas e exógenas – síndrome de Savage. A condição ocorre também em mulheres com IOP. Anticorpos antiovarianos ou anomalias nos receptores de FSH podem causá-la. A mutação do gene do receptor do FSH foi relatada em uma condição autossômica recessiva (ver Capítulo 600). Algumas mulheres com cromossomos 46,XX apresentando amenorreia primária com elevados níveis de gonadotropinas tinham mutações inativadoras do gene do receptor de LH. Isso sugere que a ação do LH seja necessária para o desenvolvimento folicular e a ovulação normais. Outras falhas genéticas associadas à insuficiência ovariana são mutações nos fatores de transcrição e decodificação de genes *SF-1, FOXL2, GNAS, CYP17* e *CYP19*.

A bibliografia está disponível no GEN-io.

604.2 Hipogonadismo Hipogonadotrópico na Mulher (Hipogonadismo Secundário)

Alvina R. Kansra e Patricia A. Donohoue

A hipofunção dos ovários pode resultar da falha em secretar pulsos normais das gonadotropinas LH e FSH. O hipogonadismo hipogonadotrópico pode ocorrer se o eixo hipotálamo-hipófise-gonadal for interrompido, seja em nível hipotalâmico ou hipofisário. Os mecanismos que resultam na hipofunção são insuficiência do gerador de pulso do hormônio liberador de LH hipotalâmico (também conhecido como *hormônio liberador de gonadotropina*) ou incapacidade da hipófise em responder com secreção de LH e FSH. É frequentemente difícil distinguir entre atraso constitucional marcante e hipogonadismo hipogonadotrópico.

ETIOLOGIA

Hipopituitarismo

O hipogonadismo hipogonadotrópico é mais observado com múltiplas deficiências hormonais hipofisárias resultantes de malformações (p. ex., displasia septo-óptica, outras disfunções da linha média), falhas de fatores de transcrição hipofisários, como PROP-1, ou lesões da hipófise – adquiridas no período pós-natal. A deficiência de gonadotropina familiar isolada associada à anosmia (síndrome de Kallmann) ocorre em pessoas do sexo feminino. Causas genéticas diversas para o hipogonadismo hipogonadotrópico têm sido identificadas. Um importante gene na secreção do hormônio liberador de hormônio luteinizante é chamado de *KISS* (que codifica a proteína kisspeptina), cujo papel no desenvolvimento das células secretoras de hormônio liberador do LH é tido como significativo. Outro conjunto de genes recentemente implicados no hipogonadismo hipogonadotrópico é o de genes para neurocinina B (*TAC3*) e seu receptor (*TAC3R*).

Em crianças com hipopituitarismo idiopático, a falha costuma ser observada no hipotálamo. Em tais pacientes, a administração do hormônio liberador de gonadotropina resulta em aumento dos níveis plasmáticos de FSH e LH, o que estabelece a integridade da hipófise.

O hipogonadismo hipogonadotrópico é menos comum do que o hipogonadismo hipergonadotrópico. A função ovariana não deve ser normal quando associada ao excesso de LH, condição conhecida como síndrome do ovário policístico (síndrome de Stein-Leventhal; ver Capítulo 567).

Deficiência isolada de gonadotropinas

Este grupo heterogêneo de distúrbios caracteriza-se mais completamente após a utilização do teste de estimulação com o análogo do hormônio liberador de gonadotropina. Na maioria das crianças, a hipófise está normal, e a falha causadora da deficiência de gonadotropina reside no hipotálamo. Pacientes com hiperprolactinemia, mais frequentemente causada por um adenoma hipofisário secretor de prolactina, costumam apresentar supressão da secreção de gonadotropinas. Se o desenvolvimento mamário tiver ocorrido, galactorreia e amenorreia são frequentemente observadas.

Várias situações esporádicas de anosmia com hipogonadismo hipogonadotrópico têm sido relatadas. As mulheres hipogonádicas **anósmicas** também foram relatadas entre parentes com síndrome de Kallmann, porém o hipogonadismo afeta mais os homens dessas famílias. Mutações no gene para a subunidade beta do FSH e LH têm sido relatadas.

Alguns distúrbios autossômicos recessivos, como as síndromes de Laurence-Moon-Biedl, de lentigens múltiplas e de Carpenter, parecem algumas vezes envolver a deficiência do hormônio gonadotrópico. Pacientes com a síndrome Prader-Willi costumam apresentar algum grau de hipogonadismo hipogonadotrópico. Meninas com talassemia grave podem ter deficiência de gonadotropinas por conta de dano hipofisário causado por sobrecarga crônica de ferro secundária a múltiplas transfusões. A anorexia nervosa frequentemente resulta em hipogonadismo hipogonadotrópico. As raras pacientes descritas com deficiência de leptina ou em seus receptores apresentam insuficiência da maturação puberal devido à deficiência de gonadotropinas.

DIAGNÓSTICO

O diagnóstico pode ser aparente em pacientes com outras deficiências de hormônios tróficos hipofisários, mas, assim como em homens, é difícil diferenciar o hipogonadismo hipogonadotrópico isolado do atraso fisiológico da puberdade. Aferições repetidas de FSH e LH, sobretudo durante o sono, podem revelar os níveis crescentes que anunciam o início da puberdade. Os testes de estimulação com hormônio liberador de gonadotropina ou com um de seus análogos podem ajudar a estabelecer o diagnóstico. A morbidade para homens e mulheres com hipogonadismo inclui infertilidade e aumento do risco de osteoporose.

A bibliografia está disponível no GEN-io.

Capítulo 605

Pseudoprecocidade Resultante de Lesões do Ovário

Alvina R. Kansra e Patricia A. Donohue

Meninas com sinais de puberdade precoce podem, em raras circunstâncias, ter lesão ovariana como etiologia. Isso inclui tumores ou cistos que secretam hormônios estrogênicos, androgênicos ou ambos os tipos. Nessas pacientes, a produção de esteroides sexuais não é mediada pela secreção de gonadotropina hipofisária e, portanto, eles apresentam pseudoprecocidade.

Tumores ovarianos são raros na população pediátrica, com uma taxa de ocorrência inferior a 3 por 100.000. A maioria das massas ovarianas é benigna, mas 10 a 30% podem ser malignas – se ocorrerem antes dos 8 anos, podem provocar sinais de puberdade. Neoplasias ovarianas, os tumores malignos genitais mais comuns na adolescência, correspondem a somente 1% de todos os tipos de câncer infantil. Mais de 60% são tumores de células germinativas, e a maioria deles são disgerminomas que podem secretar marcadores tumorais e hormônios sexuais (ver Capítulo 530). Cinco a 10% dos tumores de células germinativas ocorrem em pessoas com fenótipo feminino com gônadas anormais associadas à presença de um cromossomo Y. Os próximos mais comuns são os tumores de células epiteliais (20%), de modo que quase 10% são tumores de cordões sexuais/estromais (tumores de granulosa, células de Sertoli e mesenquimais). Vários marcadores tumorais são possíveis de ser vistos em tumores ovarianos, incluindo alfafetoproteína, gonadotropina coriônica humana (hCG), antígeno carcinoembriogênico, oncoproteínas, mutações p105, p53 e *KRAS*, ciclina D_1, proteínas e receptores relacionados ao fator de crescimento epidérmico, catepsina B e outros. Níveis variáveis de expressão do gene da subunidade inibina-ativina têm sido detectados em tumores ovarianos.

Lesões funcionais ovarianas são compostas de cistos benignos ou tumores malignos. A maioria sintetiza estrógenos; alguns sintetizam andrógenos. O tumor ovariano produtor de estrógenos mais comum que causa puberdade precoce é o de células da granulosa. Há outros que podem ocasionar a puberdade precoce, como tecomas, luteomas, tipos mistos, cistos teca-luteínicos e foliculares e tumores ovarianos (teratoma, coriocarcinoma e disgerminoma).

LESÕES ESTROGÊNICAS DO OVÁRIO

Causam desenvolvimento sexual precoce isossexual, mas correspondem a apenas uma porcentagem pequena de todos os casos de precocidade. Cistos foliculares ovarianos benignos são os tumores mais comumente associados à puberdade precoce isossexual em pessoas no sexo feminino; raras vezes, eles podem ser dependentes de gonadotropinas. Cistos foliculares independentes de gonadotropinas que produzem estrógenos costumam ser associados à síndrome de McCune-Albright.

Tumor juvenil de células da granulosa

Durante a infância, a neoplasia ovariana com manifestações estrogênicas mais comum é o tumor de células da granulosa, embora represente apenas 1 a 10% dos tumores ovarianos. Esses tumores têm características histológicas distintas que divergem daquelas encontradas em mulheres mais velhas (tumores de células da granulosa em adultos). As células possuem alta atividade mitótica, os folículos costumam ser irregulares, os corpúsculos de Call-Exner são raros e a luteinização é frequente. O tumor pode ser sólido, cístico ou ambos; geralmente é benigno. Em alguns casos, ele tem sido associado a múltiplos endocondromas (**doença de Ollier**) e, em ainda menos, a múltiplos hemangiomas subcutâneos (**síndrome de Maffucci**).

Manifestações clínicas e diagnóstico

O tumor juvenil de célula da granulosa tem sido observado em neonatos e pode se manifestar com precocidade sexual aos 2 anos ou antes. Cerca de metade desses tumores ocorreu antes dos 10 anos, e a faixa etária média no diagnóstico é de 7,5 anos. Os tumores são quase sempre unilaterais. As mamas ficam maiores, arredondadas e firmes, e os mamilos, proeminentes. A genitália externa é semelhante à de uma menina sem a anomalia durante a puberdade, e o útero se mostra dilatado. Um corrimento vaginal branco é acompanhado por menstruação irregular ou cíclica. No entanto, não há ovulação. A manifestação clínica presente pode ser dor abdominal ou edema. Em geral, há ausência dos pelos pubianos, a menos que ocorra uma discreta virilização.

Há massa palpável sem dificuldade na porção inferior do abdome em grande parte das crianças quando a precocidade sexual é evidente. No entanto, o tumor pode ser pequeno e não detectável mesmo em exames retal e abdominal cuidadosos; é possível detectá-lo por meio de ultrassonografia (US), mas a tomografia computadorizada (TC) com multidetectores é mais sensível. A maioria desses tumores (90%) é diagnosticada em estágios muito precoces de malignidade.

Os níveis plasmáticos de estradiol são significativamente elevados. Os de gonadotropinas são suprimidos e não respondem à estimulação pelo hormônio análogo liberador de gonadotropinas. Os níveis do hormônio antimülleriano, inibina B e alfafetoproteína podem se mostrar elevados. Mutações ativadoras de $G_S\alpha$ são observadas em 30%, e a expressão de GATA-4 é mantida nos tumores mais agressivos, enquanto os níveis de hormônios antimüllerianos são inversamente proporcionais ao tamanho do tumor. O desenvolvimento ósseo avança de forma moderada. Foram publicados diversos relatos de caso que mostram a associação de cariótipo 45,X/46,XY e genitália ambígua com tumores ovarianos de células da granulosa.

Tratamento e prognóstico

O tumor tem de ser removido assim que o diagnóstico for estabelecido. O prognóstico é excelente porque menos de 5% desses tumores em crianças são malignos. No entanto, em estágio avançado, eles se comportam de forma agressiva e requerem decisões difíceis em relação às abordagens cirúrgicas, bem como ao emprego de irradiação e quimioterapia. Em adultos com tumores de células da granulosa, a expressão da p53 está associada a prognóstico desfavorável. Hemorragia vaginal imediata à remoção do tumor é comum. Os sinais de puberdade precoce diminuem e podem desaparecer dentro de alguns meses após a cirurgia. A secreção de estrógenos volta ao normal.

O tumor de cordão sexual com túbulos anulares é distinto, o qual acredita-se ter origem a partir de células da granulosa, e ocorre principalmente em pacientes com a síndrome de Peutz-Jeghers. Esses tumores são multifocais, bilaterais e, em geral, benignos. A presença de calcificações auxilia na detecção ultrassonográfica. O aumento da produção de aromatase por eles resulta em puberdade precoce independente de gonadotropinas. Os níveis de inibina A e B ficam elevados, mas diminuem após a remoção do tumor. Em um estudo, nove de 13 tumores de cordão sexual/estromal exibiram mutações no receptor do hormônio foliculoestimulante, sugerindo uma função para essa mutação no desenvolvimento desses tumores.

Muito poucos casos de **corioepitelioma** têm sido relatados. Acredita-se que esse tumor altamente maligno surja de um teratoma preexistente. Em geral, o tumor unilateral produz grandes quantidades de hCG, o que estimula o ovário contralateral a secretar estrógeno. Níveis elevados desse hormônio são diagnósticos.

Cisto folicular

Cistos ovarianos pequenos (< 0,7 cm de diâmetro) são comuns em crianças pré-púberes. Durante a puberdade e em meninas com puberdade precoce isossexual verdadeira, cistos maiores (1 a 6 cm) são observados com frequência e secundários à estimulação por gonadotropinas. No entanto, cistos maiores semelhantes ocorrem algumas vezes em mulheres jovens com puberdade precoce na ausência de hormônios luteinizante e foliculoestimulante. Como a remoção cirúrgica ou a involução espontânea desses cistos resulta em regressão das alterações púberes, há poucas dúvidas de que eles sejam a causa. O mecanismo de produção desses cistos de funcionamento autônomo é desconhecido. Eles podem se formar apenas uma vez ou desaparecer e reaparecer, resultando em aumento e diminuição dos sinais de puberdade precoce; ser unilaterais ou bilaterais. A precocidade sexual que ocorre em jovens acometidas pela **síndrome de McCune-Albright** com frequência está associada a cistos foliculares autônomos causados por mutação de ativação somática da proteína $G_S\alpha$ que ocorre na fase inicial do desenvolvimento (ver Capítulo 578.6). As gonadotropinas são suprimidas e os níveis de estradiol costumam estar acentuadamente elevados, mas podem oscilar muito e, mesmo que de forma temporária, voltar ao normal. A estimulação com análogo do hormônio liberador de gonadotropina (GnRH) não é eficaz em estimular aumento nas gonadotropinas. A US é o método de escolha para a detecção e monitoramento desses cistos. Demonstrou-se que os inibidores da aromatase são a base da terapia em mulheres com síndrome de McCune-Albright e elevação persistente dos níveis de estradiol. É aconselhável um período curto de observação para confirmar a ausência de resolução espontânea antes de se considerar a aspiração do cisto ou a cistectomia. Neoplasias císticas devem ser levadas em consideração no diagnóstico diferencial.

LESÕES ANDROGÊNICAS DO OVÁRIO

Tumores ovarianos virilizantes são raros em todas as idades, mas sobretudo em mulheres pré-púberes. O **arrenoblastoma** tem sido relatado aos 14 dias de vida; contudo, tem-se poucos casos relatados em meninas com menos de 16 anos.

O **gonadoblastoma** ocorre exclusivamente em gônadas disgenéticas, sobretudo em mulheres fenotípicas com um cromossomo, ou um fragmento, Y em seu genótipo (46,XY; 45,X/46,XY; 45,X/46,X-fra). Há um *locus* proposto do gonadoblastoma no cromossomo Y (GBY). Os tumores podem ser bilaterais, com virilização em alguns, mas não em todos. As características clínicas são iguais às observadas em pacientes com tumores suprarrenais virilizantes, incluindo crescimento acelerado, acne, aumento do clitóris e crescimento de pelos sexuais. Verifica-se massa abdominal palpável em cerca de 50% dos pacientes. Os níveis plasmáticos de testosterona e androstenediona se mostram elevados, e as gonadotropinas são suprimidas. Em geral, US, TC e ressonância magnética (RM) localizam a lesão. A gônada disgenética de mulheres fenotípicas com um cromossomo Y, ou fragmento dele, contendo GBY deve ser removida profilaticamente. Quando se remove um tumor unilateral, é necessário realizar o mesmo procedimento com a gônada disgenética contralateral. A associação entre gonadoblastoma e síndrome de WAGR (tumor de Wilms, aniridia, anomalias geniturinárias e deficiência mental) também é relatada na literatura. Em um estudo imuno-histoquímico de dois gonadoblastomas, as expressões de *WT1*, *p53* e *MIS*, bem como a inibina, foram demonstradas.

Às vezes, manifestações virilizantes ocorrem em mulheres com **tumores juvenis das células da granulosa.** Tumores de remanescentes suprarrenais e de células do hilo raras vezes levam à virilização. Mutações ativadoras de genes da proteína G têm sido descritas em tumores ovarianos (e testiculares). Mutações $G_S\alpha$, geralmente observadas em tumores gonadais associados à **síndrome de McCune-Albright**, também foram notadas em quatro de seis tumores de células de Leydig (três ovarianos e um testicular). Dois tumores de células da granulosa e um tecoma de 10 tumores ovarianos estudados apresentaram mutações *GIP-2*.

Os **tumores de células de Sertoli-Leydig**, neoplasias raras de cordão sexual/estroma, compõem menos de 1% dos tumores ovarianos. A idade média no diagnóstico é de 25 anos; menos de 5% ocorrem antes da puberdade. Os níveis de alfafetoproteína podem se mostrar discretamente elevados. Em paciente com 1 ano acometido por tumor de células de Sertoli-Leydig apresentando precocidade isossexual, o único marcador tumoral detectável foi o nível sérico de inibina, com elevações nas subunidades A e B. A sobrevida de 5 anos apresenta um índice de 70 a 90%.

De 102 pacientes consecutivas submetidas à cirurgia por causa de massas ovarianas ao longo de um período de 15 anos, os sintomas presentes foram dor abdominal aguda em 56% dos casos e massa abdominal ou pélvica em 22%. De 9 crianças cuja causa da cirurgia foi suposta malignidade, três delas apresentaram disgerminoma; duas, teratoma; duas, tumores juvenis das células de granulosa; uma, tumor de células de Sertoli-Leydig; e outra, tumor de saco vitelínico.

A bibliografia está disponível no GEN-io.

Capítulo 606

Distúrbios do Desenvolvimento Sexual

Patricia A. Donohoue

DIFERENCIAÇÃO SEXUAL

Ver também Capítulo 600.

A diferenciação e o desenvolvimento das gônadas e da genitália são completos na primeira metade da gestação.

Na diferenciação normal, a forma final de todas as estruturas sexuais é consistente com cromossomos sexuais normais (seja XX ou XY). Um complemento 46,XX de cromossomos, assim como fatores genéticos, tal qual o DAX1 (dosagem sensível/reversão sexual e hipoplasia suprarrenal no cromossomo X), a molécula de sinalização WNT-4 e R-Spondin1 estão entre os muitos necessários para o desenvolvimento de ovários normais. O desenvolvimento do fenótipo masculino é potencialmente mais complexo. Necessita de um cromossomo Y e, especificamente, um gene *SRY* intacto (região de determinação do sexo no cromossomo Y), o qual, em associação a outros genes como *SOX9*, *SF-1* (fator esteroidogênico 1), *WT1* (tumor de Wilms 1), e outros (Capítulo 600), direciona a transformação da gônada não diferenciada em um testículo. Recombinações atípicas podem resultar em carreamento de *SRY* por cromossomos X, resultando em homens XX, ou cromossomos Y que perderam o *SRY*, resultando em mulheres XY. Causas epigenéticas de diferenciação sexual atípica têm sido observadas em plantas, invertebrados e vertebrados, e provavelmente contribuirão para os distúrbios do desenvolvimento sexual (DSD; do inglês, *disorders of sex development*).

O hormônio antimülleriano (HAM) faz com que os ductos müllerianos (paramesonéfricos) regridam; em sua ausência, eles persistem como útero, tubas uterinas, cérvice e vagina superior. A ativação do HAM nos testículos pode requerer o gene SF-1. Por volta da oitava semana de gestação, as células de Leydig dos testículos começam a produzir testosterona. Durante esse período crítico de diferenciação masculina, a secreção de testosterona é estimulada pela gonadotropina coriônica humana placentária (hCG), com pico por volta das 8 a 12 semanas. Na metade final da gestação, os níveis menores de testosterona são mantidos pelo hormônio luteinizante (LH) secretado pela hipófise fetal. A testosterona produzida localmente inicia o desenvolvimento do ducto wolffiano ipsilateral (mesonéfrico) em epidídimos, canal deferente e vesícula seminal. O desenvolvimento da genitália externa também requer di-hidrotestosterona (DHT), o metabólito mais ativo da testosterona. A DHT é produzida principalmente a partir da testosterona circulante e é necessária à fusão das pregas genitais para formar o pênis e o escroto. Sua produção ocorre a partir da testosterona por uma ação da enzima 5α-redutase. A DHT também é produzida por uma via biossintética alternativa a partir do androstenodiol; esta via precisa estar intacta para que ocorra virilização pré-natal normal e completa. A Figura 606.1 ilustra a produção de hormônios esteroides em várias glândulas e os meios para a síntese de DHT. Um receptor androgênico funcional produzido por um gene ligado ao X é necessário para que testosterona e DHT induzam estes efeitos androgênicos.

No feto XX com braços longos e curtos normais do cromossomo X, a gônada bipotencial se desenvolve em ovários por volta da décima ou décima primeira semana de gestação, na ausência de *SRY*, testosterona e HAM, e requer um gene normal no *locus* sensível a dosagem/reversão sexual, DAX1, a molécula WNT-4 e R-Spondin1. Um fenótipo feminino externo desenvolve-se na ausência de gônadas fetais. Entretanto, o desenvolvimento do fenótipo masculino requer produção e ação androgênicas. O estrógeno é desnecessário para a diferenciação sexual normal pré-natal, conforme demonstrado em pacientes 46,XX com deficiência de aromatase e em ratos sem receptores de estradiol.

Irregularidades cromossômicas podem resultar em ambiguidade da genitália externa. Condições de diferenciação aberrante do sexo podem também ocorrer com o genótipo XX ou XY. O termo apropriado para o que foi previamente chamado de *intersexo* é **DSD**, que define uma condição "na qual o desenvolvimento do sexo cromossômico, gonadal ou anatômico é atípico". É crescentemente preferível utilizar o termo "genitália atípica" em vez de "genitália ambígua". As Tabelas 606.1 e 606.2 comparam termos prévios com suas nomenclaturas de classificação etiológica revisadas. A Tabela 600.1, no Capítulo 600, lista alguns dos genes que sofrem mutação nas várias formas de DSD. A fluidez de gênero (não conformidade) tem se tornado um conceito social e, em

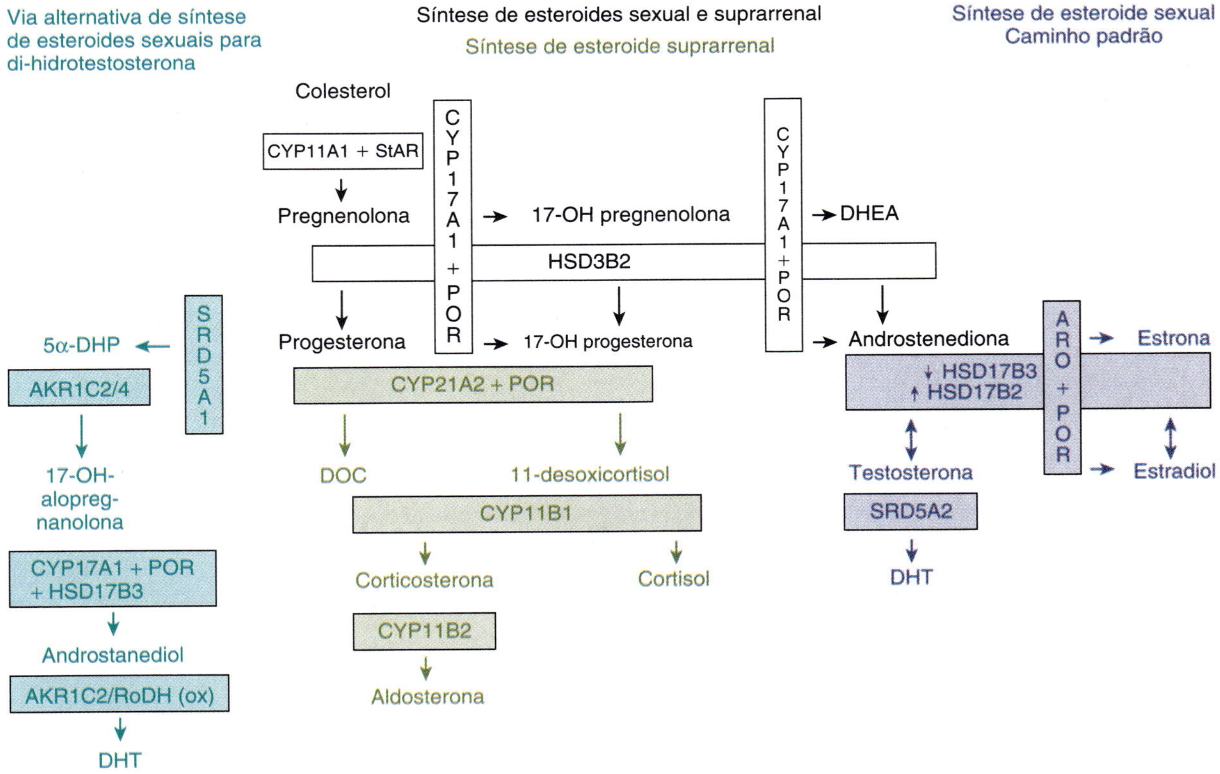

Figura 606.1 Nomes e atividades de vias de enzimas esteroidogênicas. **CYP11A1**: clivagem da cadeia lateral do colesterol. As atividades enzimáticas incluem 20-hidroxilase, 22-hidroxilase e 20,22-liase + StaR. **CYP17A1**: Atividades incluem 17α-hidroxilase e 17,20-liase. **3βHSD2** (HSD3B2): atividades incluem 3β-hidroesteroide desidrogenase (tipo 2) e D5D4-isomerase. **CYP21A2**: atividade é 21-hidroxilase. **CYP11B1**: atividade é 11β-hidroxilase. **CYP11B2**: atividades incluem 18-hidroxilase e 18-desidrogenase. **SRD5A1**: atividade de 5α-redutase tipo 1. **SRD5A2**: atividade é 5α-redutase tipo 2. **HSD17B2**: atividade é 17β-hidroxiesteroide desidrogenase tipo 2. **HSD17B3**: atividade é 17β-hidroxiesteroide desidrogenase tipo 3. **AKR1C2**/4(red): atividades são 3α-redutase tipos 1 e 3. **AKR1C2/ToDH 9ox**: atividades são 3α-redutase and 3-hidroxiepimerase. ARO, aromatase. CMOI, oxidase metil corticosteroide tipo 1. CMOII, oxidase metil corticosteroide tipo 2. DHEA, desidroepiandrosterona. DHT, di-hidrotestosterona. 5αDHP, 5α di-hidroprogesterona. (*Adaptada de Kim MS, Donohoue PA: Adrenal disorders. In: Kappy MS, Allen DB, Geffner ME, editors*: Pediatric practice endocrinology, *ed 2, New York, 2014, McGraw Hill, e de Flück CE, Meyer-Böni M, Pandey AV* et al.*: Why boys will be boys: two pathways of fetal testicular androgen biosynthesis are needed for male sexual differentiation,* Am J Hum Genet *89:201-218, 2011.*)

Tabela 606.1 Nomenclatura revisada.

ANTERIOR	ACEITA ATUALMENTE
Intersexo	Distúrbios do desenvolvimento sexual (DSD)
Pseudo-hermafrodita masculino	DSD 46,XY
Subvirilização do homem 46,XY	DSD 46,XY
Submasculinização do homem 46,XY	DSD 46,XY
Intersexo 46,XY	DSD 46,XY
Pseudo-hermafrodita feminina	DSD 46,XX
Excesso de virilização da mulher XX	DSD 46,XX
Masculinização da mulher XX	DSD 46,XX
Intersexo 46,XX	DSD 46,XX
Hermafrodita verdadeiro	DSD ovotesticular
Intersexo gonadal	DSD ovotesticular
Homem XX ou reversão sexual XX	DSD testicular 46,XX
Reversão sexual XY	Disgenesia gonadal completa 46,XY

De Lee PA, Houk CP, Ahmed SF *et al.*: Consensus statement on management of intersex disorders, *Pediatrics* 118:e488-e500, 2006.

Nova York, legalmente aceito, frequentemente expresso por pessoas que se autoidentificam como intersexuais. Nova York possui a categoria intersexo na certidão de nascimento. Sensibilidade andrógena parcial, deficiência de 5α-redutase e disgenesia gonadal mista são, com frequência, associadas à insatisfação com seu gênero, e a intersexualidade deve ajudar com uma futura autoidentificação depois do amadurecimento da criança.

A definição de genitália atípica ou ambígua, de modo amplo, envolve qualquer caso no qual a genitália externa não parece ser completamente masculina ou completamente feminina. Embora existam padrões para as dimensões de tamanhos genitais, variações no tamanho das estruturas nem sempre constituem ambiguidade.

O desenvolvimento da genitália externa começa com o potencial de ser tanto do sexo masculino quanto do feminino (Figura 606.2). A virilização de uma mulher, forma mais comum de DSD, resulta em diversos fenótipos (Figura 606.3), que se desenvolvem a partir das origens genitais bipotenciais básicas do embrião (Figura 606.2).

ABORDAGEM DIAGNÓSTICA AO PACIENTE COM GENITÁLIA ATÍPICA OU AMBÍGUA

A aparência da genitália externa é raramente diagnóstica de um distúrbio em particular, e, assim, não permite frequentemente a distinção dentre as várias formas de DSD. As formas mais comuns de DSD 46,XX são as virilizantes de hiperplasia suprarrenal congênita. É importante notar que, na DSD 46,XY, o diagnóstico específico não é concluído em até 50% dos casos; a síndrome da insensibilidade parcial androgênica e a disgenesia gonadal pura são etiologias identificáveis comuns em DSD 46,XY. Em um centro com grande experiência, foram compiladas as etiologias de DSD em 250 pacientes durante 25 anos. Os seis diagnósticos mais comuns corresponderam a 50% dos casos. Esses incluíram a hiperplasia suprarrenal congênita virilizante (14%), síndrome da insensibilidade androgênica (10%), disgenesia gonadal mista (8%), anomalias de clitóris ou lábios vulvares (7%), hipogonadismo hipogonadotrópico (6%) e indivíduos do sexo masculino 46,XY pequenos para a idade gestacional com hipospadia (6%). Informações para potencial diagnóstico são apresentadas nas Tabelas 606.3 e 606.4.

A ausência relativa de diagnósticos estabelecidos em DSD 46,XY e a falta resultante de tratamento específico enfatizam a necessidade de avaliações diagnósticas minuciosas. Estas incluem caracterizações bioquímicas de possíveis falhas enzimáticas esteroidogênicas em cada paciente com ambiguidade genital. Os pais necessitam de aconselhamento sobre a natureza potencialmente complexa da condição do bebê, e orientação sobre como lidar com a curiosidade bem-intencionada de amigos e familiares. A avaliação e o tratamento devem ser conduzidos por uma equipe multiprofissional de especialistas, que inclui endocrinologista pediatra, cirurgião-urologista pediatra, radiologista pediatra, neonatologista, geneticistas e psicólogos. Assim que o sexo de criação for decidido pela família e equipe, o tratamento pode ser preparado.

Tabela 606.2 Classificação etiológica de distúrbios de desenvolvimento sexual.

DSD 46,XX
Exposição a andrógenos
Fonte fetal/placentária
Deficiência de 21-hidroxilase (P450c21 ou CYP21)
Deficiência de 11β-hidroxilase (P450c11 ou CYP11B1)
Deficiência de 3β-hidroxiesteroide desidrogenase II (3β-HSD II)
Citocromo P450 oxidorredutase (deficiência de POR)
Deficiência de aromatase (P450arom ou CYP19)
Mutação do gene do receptor de glicocorticoides
Fonte materna
Tumor ovariano virilizante
Tumor suprarrenal virilizante
Substâncias androgênicas
Distúrbio do desenvolvimento ovariano
Disgenesia gonadal XX
DSD testicular (duplicação SRY+, SOX9)
Origem indeterminada
Associada a falhas dos tratos geniturinário e gastrintestinal
DSD 46,XY
Falhas no desenvolvimento testicular
Síndrome de Denys-Drash (mutação no gene *WT1*)
Síndrome WAGR (tumor de Wilms, aniridia, malformação geniturinária, retardo)
Deleção de 11p13
Síndrome campomélica (gene autossômico em 17q24.3-q25.1) e mutação em *SOX9*
Disgenesia gonadal pura XY (síndrome de Swyer)
Mutação no gene *SRY*
Agenesia gonadal XY
Causa desconhecida
Deficiência de hormônios testiculares
Aplasia de células de Leydig
Mutação no receptor de LH
Deficiência por hiperplasia suprarrenal lipoide (P450scc ou CYP11A1); mutação no StAR (proteína regulatória esteroidogênica aguda)
Deficiência de 3β-HSD II
Deficiência de 17-hidroxilase/17,20-liase (P450c17 ou CYP17)
Síndrome do ducto mülleriano persistente em razão de mutações do gene do hormônio antimülleriano ou falhas nos receptores para o hormônio antimülleriano
Falha na ação androgênica
Deficiência de di-hidrotestosterona em razão de mutações da 5α-redutase II ou mutações *AKR1C2/AKR1C4*
Falhas de receptores de andrógenos:
Síndrome da insensibilidade androgênica completa
Síndrome da insensibilidade androgênica parcial (síndrome de Reifenstein e outras)
Síndrome de Smith-Lemli-Opitz (falha na conversão de 7-desidrocolesterol em colesterol, DHCR7)
DSD ovotesticular
XX
XY
Quimeras XX/XY
DSD por cromossomos sexuais
45,X (síndrome de Turner e variantes)
47,XXY (síndrome de Klinefelter e variantes)
45,X/46,XY (disgenesia gonadal mista, algumas vezes como uma causa de DSD ovotesticular)
46,XX/46,XY (quimérica, algumas vezes como uma causa de DSD ovotesticular)

DSD, distúrbios no desenvolvimento sexual (do inglês *disorders of sex development*). De Lee PA, Houk CP, Ahmed SF *et al.*: Consensus statement on management of intersex disorders, Pediatrics 118:e488-e500, 2006.

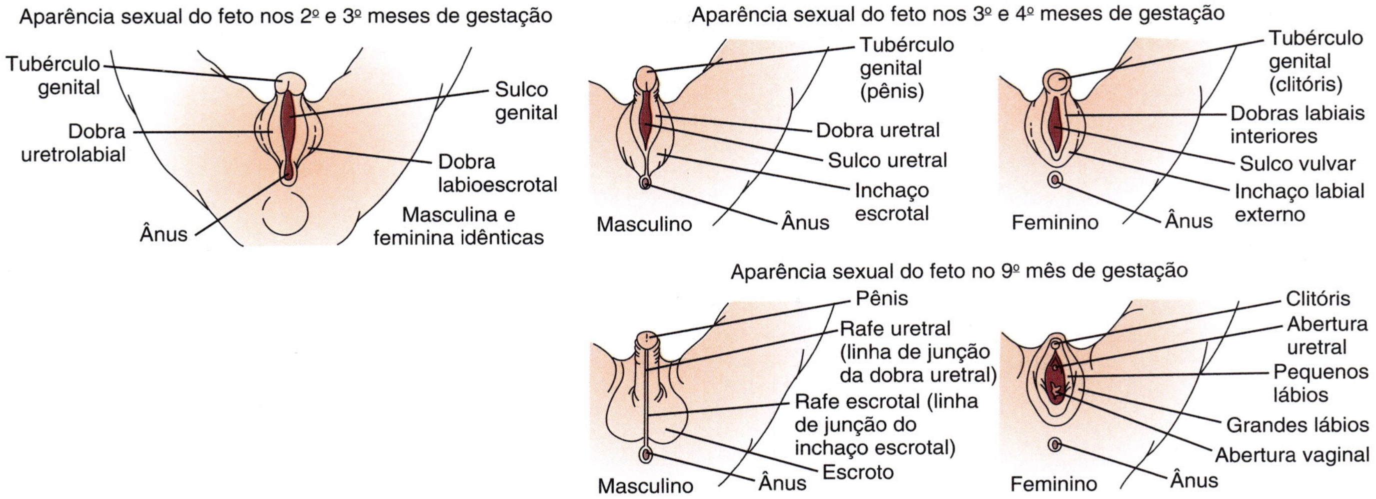

Figura 606.2 Demonstração esquemática de diferenciação de genitália normal masculina e feminina durante embriogênese. (*De Zitelli BJ, Davis HW*: Atlas of pediatric physical diagnosis, *ed 4, St. Louis, 2002, Mosby, p 328.*)

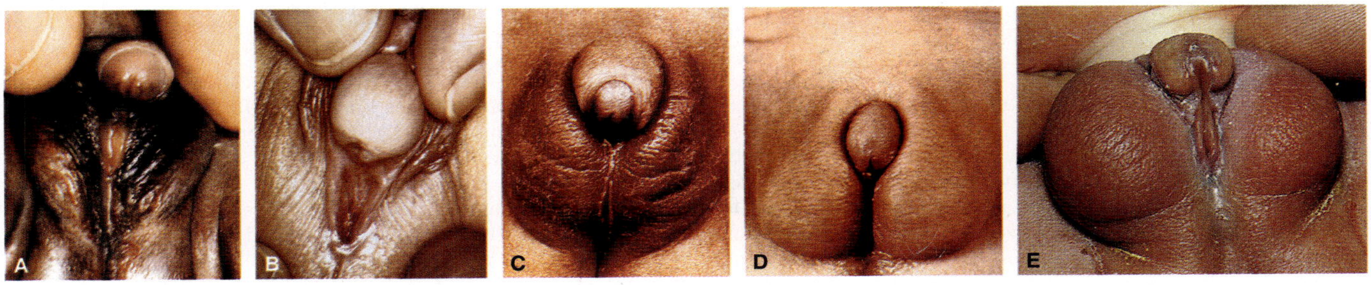

Figura 606.3 Exemplos de genitália atípica. Estes casos incluem distúrbio ovotesticular do desenvolvimento sexual (**A**) e hiperplasia suprarrenal congênita virilizadora (**B** a **E**). (**B** a **D**, *Cortesia de D. Becker, MD, Pittsburgh. De Zitelli BJ, Davis HW*: Atlas of pediatric physical diagnosis, *ed 4, St. Louis, 2002, Mosby, p 329.*)

Tabela 606.3 Associações a anormalidades na genitália.

CARACTERÍSTICAS ATÍPICAS	EXEMPLOS DE DISTÚRBIOS ASSOCIADOS
GENITÁLIA APARENTEMENTE MASCULINA	
Micropênis	• Deficiência no hormônio do crescimento ou luteinizante • Deficiência de testosterona (2º e 3º trimestres) • Insensibilidade androgênica parcial • Síndrome: idiopática
Hipospadias (mais graves)	• Distúrbios do desenvolvimento gonadal • DSD 46,XX • DSD ovotesticular • DSD 46,XX ou 46,XY • Síndrome: idiopática
Gônadas impalpáveis	• Anorquia • Síndrome do ducto mülleriano persistente • DSD 46,XX com deficiência de 21- ou 11β-hidroxilase • Criptorquidia
Gônadas pequenas	• DSD 47,XXY 46,XX • Testículos disgenéticos ou rudimentares
Massa inguinal (útero ou tubo)	• Síndrome do ducto mülleriano persistente, testículos disgenéticos
GENITÁLIA APARENTEMENTE FEMININA	
Clitoromegalia	• XX com deficiência de 21- ou 11β-hidroxilase ou 3β-hidroxi desidrogenase • Outras DSD 46,XX • Disgenesia gonadal, testículos disgenéticos, DSD ovotesticular • DSD 46,XY • Tumores de infiltração no clitóris • Síndrome: idiopática
Fusão dos pequenos lábios	• Como para clitoromegalia
Gônada(s) palpável(is)	• Disgenesia gonadal, testículos disgenéticos, DSD ovotesticular • DSD 46,XY
Hérnia ou massa inguinal	• Para gônada(s) palpável(eis)

DSD, distúrbio do desenvolvimento sexual. (De Al Remeithi S, Wherrett DK: Disorders of sex development. In Martin RJ, Fanaroff AA, Walsh MC, editors: *Fanaroff & Martin's neonatal-perinatal medicine*, ed 10, Philadelphia, 2015, Elsevier, Table 98.3.)

Tabela 606.4 Pontos principais na avaliação de crianças com distúrbios do desenvolvimento sexual.

Identificação das características da síndrome no exame físico	• Craniossinostose ou outra sinostose em deficiência de POR • Fenda palatal e sindactilia em 2º e 3º dedos dos pés na síndrome de Smith-Lemli-Optiz (SLO) • Sequência Pierre Robin ou campomelia para mutações do *SOX9* • Anormalidades nos rins ou disfunção em WT1 ou mutações em *WNT4* • Anormalidades cardíacas na síndrome de Turner, disgenesia gonadal mista ou mutações GATA • Insuficiência suprarrenal em casos de mutações de *SLO, NR5A1* (*SF-1*) • Deficiência de POR e/ou suprarrenal congênita • Formas de hiperplasia ou hipoplasia • Polineuropatia em mutações de *DHH* • Condrodisplasia em mutações de *HHAT* • Blefarofimose/ptose em mutações de *FOXL2*
Avaliação de genitália interna para conclusão a respeito de exposição a HAM por meio de ultrassonografia pélvica ou magnética	ÚTERO NORMAL: • Disgenesia gonadal completa (CGD) 46,XY • CGD 46,XX • 46,XX com exposição androgênica (*i. e.*, formas virilizantes de CAH) • Síndrome de Turner ÚTERO COM ANORMALIDADES: • Disgenesia gonadal parcial (PGD) 46,XY • Disgenesias gonadais mistas ÚTERO AUSENTE: • DSD 46,XY com falhas em síntese de androgênios e na ação androgênica • DSD 46,XX testicular

HAM, hormônio antimülleriano; POR, P450-oxidorredutase. (Adaptada de Rodriguez-Buritica D: Overview of genetics of disorders of sexual development, *Curr Opin Pediatr* 27:675-684, 2015, Table 1.)

O aconselhamento genético deve ser oferecido quando for estabelecido o diagnóstico específico.

Após a obtenção de completos anamnese e exame físico, a abordagem diagnóstica comum inclui vários passos, descritos no esquema a seguir. Esses passos normalmente são realizados simultaneamente em vez de esperar os resultados dos testes antecedentes, em razão da natureza sensível e certas vezes urgente da condição. Atenção cuidadosa à presença de características físicas além da genitália é crucial para determinar se um diagnóstico de uma síndrome multissistêmica em particular é possível. Estas estão descritas em maiores detalhes nos Capítulos 606.1, 606.2 e 606.3 a seguir. A Tabela 606.5 resume muitas das características das causas comumente encontradas de DSD. O sequenciamento de exoma é bastante útil na avaliação diagnóstica, especialmente em DSD 46,XY, e pode se tornar um teste diagnóstico de primeira linha.

Os testes diagnósticos incluem:

1. Cariótipo sanguíneo, com rápida determinação de cromossomos sexuais (em vários centros, está disponível dentro de 24 a 48 horas).
2. Outros testes sanguíneos
   a. Teste para hiperplasia suprarrenal congênita: precursores biossintéticos do cortisol e andrógenos suprarrenais (particularmente 17-hidroxiprogesterona e androstenediona para deficiência de 21-hidroxilase, a forma mais comum)

Tabela 606.5 Genitália ambígua: etapas para estabelecer o diagnóstico.

	DEFICIÊNCIA DE 21-OH	DISGENESIA GONADAL COM CROMOSSOMO Y	DSD OVOTESTICULAR	INSENSIBILIDADE ANDROGÊNICA PARCIAL	BLOQUEIO NA SÍNTESE DE TESTOSTERONA
CARACTERÍSTICAS CLÍNICAS					
Gônada(s) palpáveis	–	±	±	+	+
Útero presente*	+	+	Em geral	–	–
Aumento da pigmentação cutânea	±	–	–	–	–
Bebê doente	±	–	–	–	±
Características dismórficas	–	±	–	–	–
CONSIDERAÇÕES DIAGNÓSTICAS					
17-OHP sérica	Elevado	Normal	Normal	Normal	Normal
Eletrólitos	Possivelmente anormal	Normal	Normal	Normal	Possivelmente anormal
Cariótipo	46,XX	45,X/46,XY ou outros	46.XX	46,XY	46,XY
Resposta da testosterona à hCG	NA	Positiva	Normal ou reduzida	Resposta positiva	Reduzida ou ausente
Biopsia gonadal	NA	Gônada disgenética	Ovotestículo	Testículos normais com ± hiperplasia de células de Leydig	Testículos normais
Outros testes				Cultura de fibroblastos genitais para ensaio RA Teste de RA Ou teste de DNA para mutações de RA nas células sanguíneas	Aferir Testosterona Precursores de testosterona

*Conforme determinado por ultrassonografia, ressonância magnética ou exame retal. DSD, distúrbios de desenvolvimento sexual; hCG, gonadotropina coriônica humana; 21-OH, 21-hidroxilase; 17-OHP, 17-hidroxiprogesterona; NA, não aplicável; RA, receptor de andrógenos. (Adaptada de Donohoue PA, Saenger PH: Ambiguous genitalia. In Finberg L, Kleinman RE, editors: *Saunders manual of pediatric practice*, Philadelphia, 2002, WB Saunders, p. 874.)

   b. Teste para andrógenos e seus precursores biossintéticos.
   c. Teste para a resposta gonadal a gonadotropinas em pacientes suspeitos de apresentar tecido gonadal testicular: estimulação com injeções de hCG; aferir testosterona e DHT antes e após hCG.
   d. Análises moleculares genéticas para *SRY* e região de determinação sexual do cromossomo Y.
   e. Níveis de gonadotropinas (LH e hormônio foliculoestimulante [FSH]).
3. A anatomia interna de pacientes com genitália ambígua pode ser definida com um ou mais dos seguintes estudos:
   a. Uretrocistografia miccional
   b. Exame endoscópico do trato geniturinário
   c. Ultrassonografia (US) pélvica; US renal e suprarrenal
   d. TC ou RM pélvica
   e. Laparoscopia exploratória para localização e caracterização/biopsia das gônadas

A bibliografia está disponível no GEN-io.

606.1 DSD 46,XX

Patricia A. Donohoue

Nesta condição, o genótipo é XX e as gônadas são ovários, mas a genitália externa é virilizada. Não há produção pré-natal significativa de HAM, pois as gônadas são ovários. Assim, o útero, as tubas uterinas e o cérvice se desenvolvem. As variedades e causas dessa condição são relativamente poucas. A maioria das situações resulta da exposição do feto do sexo feminino ao excesso de andrógenos *exógenos* ou *endógenos* durante a vida intrauterina. As alterações consistem principalmente em virilização da genitália externa (hipertrofia clitoriana e fusão labioescrotal).

HIPERPLASIA SUPRARRENAL CONGÊNITA

Ver Capítulo 594.1.

É a causa mais comum de ambiguidade genital e de DSD 46,XX. Mulheres com defeitos na 21-hidroxilase e na 11-hidroxilase são as mais altamente virilizadas, embora a virilização mínima ocorra também com a disfunção de 3β-hidroxiesteroide desidrogenase tipo II (Figura 606.3). Pacientes mulheres com hiperplasia suprarrenal congênita na forma perdedora de sal tendem a ser mais virilizadas do que pacientes que não perdem sal. A masculinização pode ser tão intensa que resulta em uma uretra peniana completa, e a paciente pode aparentar ser do sexo masculino com criptorquidismo bilateral.

DEFICIÊNCIA DE AROMATASE

Em mulheres 46,XX, a rara condição de deficiência de aromatase durante a vida fetal leva a DSD 46,XX e resulta em hipogonadismo hipergonadotrópico durante a puberdade em razão da insuficiência ovariana em sintetizar estrógenos.

Exemplos da condição são dois bebês 46,XX que apresentavam aumento de clitóris e fusão posterior dos lábios vulvares ao nascimento. Em uma situação, os níveis séricos e urinários maternos de estrógeno eram muito baixos e os níveis séricos de andrógenos eram altos. Os níveis séricos de estrógeno do cordão também eram extremamente baixos, mas os de andrógenos eram elevados. A segunda paciente também apresentou virilização de causa desconhecida desde o nascimento, mas a deficiência de aromatase não foi diagnosticada até os 14 anos, quando ela apresentou maior virilização e não entrou na puberdade. Naquele momento, apresentou níveis elevados de gonadotropinas e andrógenos, mas baixos níveis de estrógeno, e a US revelou grandes cistos ovarianos bilateralmente. Essas duas pacientes demonstram o importante papel da aromatase na conversão de andrógenos em estrógenos. Outros pacientes do sexo feminino e masculino, com deficiência de aromatase em consequência de mutações no *gene aromatase* (*CYP19*), são conhecidos. Dois irmãos gêmeos com esse defeito genético foram descritos: ambos apresentavam alta estatura devido à falta de fusão epifisária mediada pelo estrogênio. O probando 46,XX de 28 anos apresentava 177,6 centímetros de altura (+2,5 DP) após ser submetido à terapia de reposição hormonal; seu irmão de 24 anos apresentava 204 cm de altura (+3,7 DP), e idade óssea de 14 anos. A reposição com estradiol em baixa dose, cuidadosamente ajustada a fim de manter os níveis normais apropriados à idade, pode ser indicada para mulheres afetadas, mesmo no período pré-púbere.

RESISTÊNCIA A CORTISOL DEVIDO À MUTAÇÃO DO GENE RECEPTOR DE GLICOCORTICOIDE

Uma menina com 9 anos com distúrbio de desenvolvimento sexual 46,XX, com suspeita inicial de deficiência de 21-hidroxilase (hiperplasia suprarrenal congênita) desde os 5 anos, apresentou níveis elevados de cortisol basal e após dexametasona, além de hipertensão e hipopotassemia, sugestivos do diagnóstico de resistência generalizada aos glicocorticoides. Uma nova mutação homozigótica no éxon 5 do receptor de glicocorticoide foi demonstrada. Nessa família brasileira, a condição era autossômica recessiva. A virilização ocorre pelo excesso de estímulo à produção de esteroides suprarrenais pelo hormônio adrenocorticotrófico (ACTH), porque o defeito no receptor de glicocorticoides também está presente na hipófise, que detecta inadequadamente o efeito do cortisol no *feedback* negativo.

Deficiência de P450 oxidorredutase

A citocromo P450 oxidorredutase (POR), codificada por um gene em 7q11.2, é um cofator requerido para atividade enzimática normal das hidroxilases 21- e 17. A deficiência de P450 oxidorredutase causa falhas parciais dos esteroidogênicos P450C17 e P450C21 combinados. Meninas nascem com genitália ambígua, mas a virilização não progride no período pós-natal e os níveis de andrógenos são normais ou baixos. Meninos podem nascer subvirilizados. Ambos podem exibir anormalidades ósseas observadas na **síndrome de Antley-Bixler**. Em contrapartida, em um estudo com pacientes acometidos pela síndrome de Antley-Bixler, aqueles com genitália ambígua e distúrbios da esteroidogênese apresentavam deficiência do citocromo P450 oxidorredutase. Aqueles sem ambiguidade genital com esteroidogênese normal apresentavam mutações no receptor 2 de fator de crescimento de fibroblastos (*FGFR2*). As características fundamentais da síndrome de Antley-Bixler incluem craniossinostose, hipoplasia grave da região medial da face, orelhas displásicas, proptose, atresia/estenose coanal, protuberância frontal, depressão da ponte nasal, sinostose radioumeral, fraturas de ossos longos e arqueamento femoral, além de anormalidades urogenitais.

TUMORES MATERNOS VIRILIZANTES

Raramente, o feto do sexo feminino é virilizado durante a vida fetal por um tumor materno produtor de andrógenos. Em alguns poucos casos, a lesão era um adenoma suprarrenal benigno, mas todos os outros eram tumores ovarianos, particularmente androblastomas, luteomas e tumores de Krukenberg (Tabela 606.6). A **virilização materna** pode ser manifestada por aumento clitoriano, acne, agravamento da voz, diminuição da lactação, hirsutismo e níveis elevados de andrógenos. Nos bebês, há aumento de graus variados do clitóris, frequentemente com fusão dos lábios vulvares. Mães de crianças com DSD 46,XX inexplicada devem passar por exame físico e aferições de seus próprios níveis de testosterona plasmáticos, sulfato de desidroepiandrosterona (DHEA-S) e androstenediona.

EXPOSIÇÃO DE MULHERES A MEDICAMENTOS ANDROGÊNICOS DURANTE A GRAVIDEZ

A testosterona e a 17-metiltestosterona são relatadas como causas de alguns casos de DSD 46, XX (Tabela 606.6). O maior número de casos resultou do uso de certos compostos progestacionais para tratamento de ameaça de aborto. Estas progestinas foram substituídas por outras, não virilizantes.

Foram relatados lactentes com virilização e cromossomos 46,XX e anomalias caudais para os quais nenhum agente virilizante pôde ser identificado. Nesses casos, o distúrbio é em geral associado a outros defeitos congênitos, particularmente dos tratos urinário e gastrintestinal.

Tabela 606.6 Fontes de andrógenos de derivação materna.

ENDÓGENAS	EXÓGENAS
Benignas	**Andrógenos sintéticos**
Luteoma de gravidez	Danazol
Adenoma suprarrenal	Progestinas (acetato de medroxiprogesterona)
Hiper-reação luteínica	Diuréticos poupadores de potássio
Tecoma/fibroma	
Hipertecose estromal	
Tumor de Brenner	
Cistoadenoma seroso	
Teratoma cístico maduro (cisto dermoide)	
MALIGNAS Carcinomas metastáticos (tumor de Krukenberg)	
Tumores estromais de cordões sexuais – tumores de células de Sertoli e Leydig e de células da granulosa	
Carcinoma cortical suprarrenal	
Cistoadenocarcinoma	
Tumor de células hilares	

De Auchus RJ, Chang AY: 46,XX DSD: the masculinised female. *Best Pract Res Clin Endocrinol Metab* 24:219-242, 2010, Table 2.

Sequências de DNA Y específicas, incluindo *SRY*, estão ausentes. Em um caso, uma rafe escrotal e níveis elevados de testosterona foram encontrados, mas a causa permanece desconhecida.

Mutações do *SF-1*

Em um estudo mundial, pacientes com **DSD ovotesticular 46,XX**, uma mutação específica no *SF-1* foi identificada, p.Arg92Trp. Estudos funcionais mostram que a mutação provavelmente interferiu na inibição do desenvolvimento testicular. Em uma família com a mutação transmitida maternalmente, a mãe apresentou menopausa precoce. Diversas outras mutações *SF-1* têm sido relatadas como causa de insuficiência ovariana isolada - algumas associadas a DSD 46,XY em seus descendentes.

DSD 46,XX testicular

Nessa condição, também chamada de **homem XX**, as gônadas são testículos, e a virilização é tipicamente incompleta. Além disso, infertilidade e/ou falência gonadal devem se desenvolver após a infância. Muitos casos ocorrem devido à translocação das sequências do *SRY* em um dos cromossomos X, frequentemente acoplado à duplicação de *SOX9*. O sexo "apropriado" para a criação não é determinado facilmente.

Disgenesia gonadal 46,XX

Essas pacientes tipicamente apresentam, na puberdade, genitália feminina normal e ausência do desenvolvimento dos seios, além de hipogonadismo hipergonadotrópico. Os ovários estão ausentes ou em fitas, mas as estruturas müllerianas são normais.

Indeterminado/desconhecido

Raramente, DSD 46,XX pode ser associado a outras anomalias congênitas, especialmente àquelas dos tratos gastrintestinal e geniturinário. São multifatoriais em sua origem, incluindo extrofia cloacal e associação de MURCS (hipoplasia mülleriana, agenesia renal e anormalidades somíticas cervicotorácicas). A deficiência isolada do desenvolvimento mülleriano é conhecida como **síndrome de Mayer-Rokitansky-Küster-Hauser**.

A bibliografia está disponível no GEN-io.

606.2 DSD 46,XY

Patricia A. Donohoue

Nessa condição, o genótipo é XY, mas a genitália externa não é completamente virilizada, ambígua (atípica) ou completamente feminina. Quando gônadas podem ser encontradas, elas tipicamente contêm elementos *testiculares*; seu desenvolvimento varia de rudimentar a normal. Uma vez que o processo de virilização normal no feto é tão complexo, não é surpreendente que haja muitas variedades e causas de DSD 46,XY. Como salientado anteriormente, a etiologia de DSD 46,XY não é identificada em aproximadamente 50% dos casos.

FALHAS NA DIFERENCIAÇÃO TESTICULAR

O primeiro passo na diferenciação masculina é a conversão da gônada bipotencial em um testículo. No feto XY, se houver uma deleção do braço curto do cromossomo Y ou do gene *SRY*, a diferenciação masculina não ocorre. O fenótipo é feminino; os ductos müllerianos são bem-desenvolvidos em razão da ausência do HAM, e as gônadas consistem em fitas não diferenciadas. Ao contrário, mesmo deleções extremas do braço longo do cromossomo Y (Yq-) foram observadas em homens normalmente desenvolvidos, sendo que a maioria destes era azoospérmica e apresentava baixa estatura. Isso indica que o braço longo do cromossomo Y normalmente apresenta genes que previnem tais manifestações. Em várias síndromes nas quais há falha na diferenciação dos testículos, os cromossomos Y são morfologicamente normais na cariotipagem.

Mutações no gene supressor (*WT1*) do tumor de Wilms: síndromes de Denys-Drash, Frasier e WAGR

Síndrome de Denys-Drash: a constelação de nefropatia com genitália ambígua e **tumor de Wilms bilateral** é o principal fenótipo desta síndrome. A maioria dos casos relatados tem sido 46,XY. Os ductos müllerianos estão frequentemente presentes, indicando uma deficiência global da função testicular fetal. Pacientes com cariótipo 46,XX apresentam genitália externa normal. O início da proteinúria durante a infância progride para **síndrome nefrótica** e insuficiência renal em estágio final aos 3 anos, com esclerose mesangial focal ou difusa, sendo o achado histopatológico mais consistente. O tumor de Wilms em geral ocorre em crianças com menos de 2 anos e é frequentemente bilateral. Os gonadoblastomas também têm sido relatados.

Foram observadas várias mutações do gene *WT1*, localizado no cromossomo 11p13. O *WT1* atua como um gene supressor de tumores e um fator de transcrição, e é expresso na crista genital e gônadas fetais. Quase todas as mutações relatadas foram próximas ou dentro da região de codificação de dedos de zinco. Um relato observou mutação do domínio de dedos de zinco nos alelos *WT1* de um paciente sem anormalidades geniturinárias, sugerindo que alguns casos esporádicos de tumores de Wilms podem carrear a mutação *WT1*.

Síndrome de Frasier: diferentes mutações do gene *WT1*, mutações heterozigóticas constitucionais no íntron 9, têm sido descritas na síndrome de Frasier, uma condição de glomerulosclerose focal e segmental não específica, disgenesia gonadal 46,XY e frequente gonadoblastoma – *sem* tumor de Wilms.

Síndrome WAGR: esse acrônimo refere-se a uma síndrome genética de genes contíguos que consiste em tumor de Wilms, aniridia, malformações geniturinárias e retardo intelectual (WAGR). Essas crianças apresentam deleção de uma cópia do cromossomo 11p13, a qual pode ser visível na análise do cariótipo. A região deletada compreende o gene da aniridia (*PAX6*) e o gene supressor do tumor de Wilms (*WT1*). Somente pacientes homens 46,XY apresentam anormalidades genitais, variando de criptorquidismo à deficiência grave de virilização. Os gonadoblastomas ocorreram nas gônadas disgenéticas. O tumor de Wilms em geral ocorre aos 2 anos. Alguns casos apresentaram obesidade sem explicação, levantando a questão sobre um gene associado à obesidade nessa região do cromossomo 11 e nomeando a síndrome de WAGRO.

Síndrome campomélica

Ver Capítulo 714.

Forma de **displasia esquelética de membros curtos** caracterizada por arqueamento anterior de fêmur e tíbia, escápulas pequenas, pequenas cavidades torácicas e 11 pares de costelas, em conjunto com malformações de outros órgãos. É em geral letal no início da infância. Aproximadamente 75% dos pacientes 46,XY relatados exibiram um **fenótipo** completamente **feminino**; as genitálias externa e interna são femininas. Alguns pacientes 46,XY apresentam genitálias ambíguas. As gônadas parecem ser ovários, mas histologicamente podem conter elementos de ovários e testículos.

O gene responsável pela condição é o *SOX9* (gene HMG [grupo de alta mobilidade]-*box* relacionado ao *SRY*) e está localizado no 17q24-25. Esse gene está estruturalmente relacionado ao *SRY* e regula diretamente o desenvolvimento do gene colágeno tipo II (*COL2A1*). As mesmas mutações podem resultar em diferentes fenótipos gonadais. O gonadoblastoma foi relatado em um paciente com tal condição. A herança é autossômica dominante.

Defeitos no *SF-1* (também conhecido como *Ad4BP* ou *NR5A1*) e DSD 46,XY

A insuficiência suprarrenal e disgenesia gonadal 46,XY têm sido descritas em pacientes com mutações do gene *SF-1*. Em alguns desses pacientes, se a mãe compartilhar a mutação *SF-1*, ela apresenta insuficiência ovariana prematura – também descrita em mães de crianças com DSD 46,XX. DSD 46,XY relacionada a *SF-1* também pode ocorrer na ausência de insuficiência suprarrenal, podendo assemelhar-se à síndrome da insensibilidade androgênica parcial.

A reversão sexual 46,XY também tem sido descrita em pacientes com deleções de partes dos *loci* autossômicos nos cromossomos 2q, 9p e 10q.

Disgenesia gonadal pura XY (síndrome de Swyer)

A designação "pura" distingue esta condição das formas de disgenesia gonadal que têm origem cromossômica e associadas a anomalias somáticas. Pacientes afetados apresentam estatura normal e um **fenótipo feminino**, incluindo vagina, útero e tubas uterinas, mas, na idade púbere, não ocorrem desenvolvimento mamário e menarca. Nenhuma das outras características fenotípicas associadas ao 45,X (síndrome de Turner) estão presentes. Pacientes apresentam amenorreia primária hipergonadotrópica durante a puberdade. Casos familiares sugerem uma transmissão ligada ao X ou autossômica dominante limitada ao sexo. A maioria dos pacientes que foram examinados apresentava mutações do gene *SRY*. Nenhum apresentava mutação do gene *SOX9*. As gônadas consistiam em fitas quase totalmente indiferenciadas, apesar da presença de um cromossomo Y citogeneticamente normal. A gônada primitiva não consegue obter nenhuma função testicular, incluindo supressão dos ductos müllerianos (paramesonéfricos). Pode haver células hilares na gônada capazes de produzir alguns andrógenos; logo, algum grau de virilização, como aumento clitoriano, pode ocorrer na idade da puberdade. As gônadas em fitas podem sofrer alterações neoplásicas, como gonadoblastomas e disgerminomas, e devem ser removidas tão logo o diagnóstico for concluído, independentemente da idade do paciente.

A disgenesia gonadal pura também ocorre em indivíduos XX.

Síndrome da agenesia gonadal XY (síndrome da regressão testicular embrionária)

Nesta rara síndrome, a genitália externa é discretamente ambígua, mas aparentemente **feminina**. Apresenta hipoplasia dos lábios, algum grau de fusão labioescrotal, clitóris pequeno semelhante a um pênis e abertura uretral perineal. Geralmente, não podem ser observados útero, tecido gonadal nem vagina. Na puberdade, não ocorre desenvolvimento sexual e os níveis de gonadotropinas estão elevados. A maioria das crianças é criada como mulher. Em vários pacientes com agenesia gonadal XY nos quais as gônadas não podem ser encontradas à exploração, ocorrem elevações significativas na testosterona após estimulação com hCG, indicando que há função das células de Leydig em algum local. Casos de irmãos com o distúrbio são conhecidos.

Presume-se que o tecido testicular tenha sido ativo por tempo suficiente durante a vida fetal para que o HAM inibisse o desenvolvimento dos ductos müllerianos, mas não o suficiente para que a produção de testosterona resultasse em virilização. Em um paciente, não foi observada deleção do cromossomo Y por meio de sondas de DNA específicas do cromossomo Y. A degeneração testicular parece ocorrer entre a 8ª e a 12ª semana da vida fetal. A regressão dos testículos antes da 8ª semana de gestação resulta na síndrome de Swyer; entre a 14ª e a 20ª semana de gestação, ela resulta na síndrome dos testículos rudimentares; e após a 20ª semana, resulta em anorquia.

Na **anorquia bilateral**, algumas vezes referida como *síndrome dos testículos desaparecidos (evanescentes)*, os testículos estão ausentes, mas o **fenótipo masculino** está completo. Presume-se que o tecido com função testicular fetal tenha sido ativo durante o período crítico de diferenciação genital, mas que, posteriormente, tenha sofrido lesão. A anorquia bilateral em gêmeos idênticos e a anorquia unilateral em gêmeos idênticos e em irmãos sugerem uma predisposição genética. A coexistência de anorquia e síndrome da agenesia gonadal na prole leva a evidências de uma relação entre os distúrbios. Os defeitos de *SRY* ainda não foram relatados em pacientes com anorquia.

Uma revisão retrospectiva de explorações urológicas revelou testículos ausentes em 21% dos 691 testículos. Destes, 73% apresentavam estruturas em forma de cordão em fundo cego, sendo que o local sugerido dos testículos desaparecidos era o canal inguinal (59%), abdome (21%), anel inguinal superficial (18%) e escroto (2%). Foi sugerido que a presença de estruturas em cordão na laparoscopia deve justificar exploração inguinal, uma vez que tecidos testiculares viáveis foram observados em quatro dessas crianças. Não foram relatados dados hormonais (testes de estimulação por hCG, níveis de HAM).

DEFICIÊNCIA DA PRODUÇÃO DE HORMÔNIOS TESTICULARES

Têm sido delineados vários defeitos genéticos na síntese enzimática da testosterona pelos testículos fetais, e um defeito na diferenciação das células de Leydig foi descrito. Esses defeitos levam à formação de homens 46,XY com masculinização inadequada (ver Figura 600.3). Um teste de estimulação por hCG pode ser necessário em crianças para avaliação da capacidade de os testículos sintetizarem testosterona, pois os níveis de testosterona são normalmente baixos antes da puberdade.

Aplasia das células de Leydig

Pacientes com aplasia ou hipoplasia das células de Leydig em geral têm **fenótipos femininos**, mas pode haver virilização discreta. Testículos, epidídimos e canais deferentes estão presentes; útero e tubas uterinas estão ausentes em razão da produção normal de HAM. Não há desenvolvimento de seios durante a puberdade, mas os pelos pubianos podem se desenvolver normalmente. Os níveis plasmáticos de testosterona estão baixos e não respondem à hCG; os níveis de LH estão elevados. As células de Leydig dos testículos estão ausentes ou deficientes de modo marcante. O defeito pode envolver a ausência de receptores para LH. Em crianças, a estimulação por hCG é necessária para diferenciar a condição das síndromes de insensibilidade androgênica (AIS; do inglês, *androgen insensitivity syndromes*). Existe uma herança autossômica recessiva limitada ao sexo masculino. O receptor de LH humano/gonadotropina coriônica (CG) é um membro da superfamília de receptores acoplados à proteína G que contém sete domínios transmembranas. Várias mutações inativadoras do receptor LH/CG têm sido descritas em homens com hipogonadismo suspeitos de hipoplasia ou aplasia de células de Leydig.

Altos níveis séricos de LH e baixos do hormônio foliculoestimulante foram observados em um homem com hipogonadismo devido à mutação no gene para a subunidade β do hormônio foliculoestimulante (Tabela 601.1).

Hiperplasia suprarrenal lipoide

Ver Capítulo 594.

É a apresentação mais grave de hiperplasia suprarrenal congênita, e seu nome deriva da aparência aumentada das glândulas suprarrenais resultante do acúmulo de colesterol e ésteres de colesterol. O processo limitante de ritmo na esteroidogênese é o transporte de colesterol livre pelo citosol até a membrana mitocondrial interna, na qual atua a enzima de clivagem da cadeia lateral P450 (P450scc; CYP11A1). O transporte do colesterol até a mitocôndria é mediado pela proteína regulatória aguda esteroidogênica (StAR), uma proteína de 30 kDa essencial para a esteroidogênese e codificada por um gene no cromossomo 8p11.2. O conteúdo mitocondrial da StAR aumenta entre uma e cinco horas após estimulação com ACTH, muito tempo depois do aumento agudo induzido pelo ACTH na esteroidogênese. Isso levou a alguns autores sugerirem que a StAR extramitocondrial poderia estar envolvida na resposta aguda ao ACTH. A maioria dos pacientes com hiperplasia suprarrenal congênita lipoide apresenta mutações no gene codificador de StAR, enquanto poucos apresentam mutações em CYP11A1.

Todos os níveis esteroidais séricos estão baixos ou indetectáveis, enquanto os níveis de corticotrofina e de renina plasmática estão bastante elevados. O fenótipo é feminino em genéticas feminina e masculina. Os geneticamente homens não apresentam estruturas müllerianas, porque os testículos podem produzir HAM normalmente, mas não hormônios esteroidais. Essas crianças apresentam crise suprarrenal aguda e perda de sal durante a infância. A maioria dos pacientes é 46,XY. Em poucos, a esteroidogênese ovariana ocorre na puberdade.

O papel regulatório da esteroidogênese independente da StAR é ilustrado por gêmeos 46,XX de 4 meses acometidos por hiperplasia suprarrenal lipoide. Um morreu aos 15 meses em razão de complicações cardíacas relacionadas à coarctação aórtica. As glândulas suprarrenais apresentavam depósitos lipídicos característicos. O gêmeo que sobreviveu apresentou puberdade espontânea com feminilização aos 11,5 anos e menarca aos 13,8 anos. Após nova avaliação aos 15 anos, uma mutação homozigótica inativadora do quadro de leitura em seu gene *StAR* foi descoberta. Isso, aliado ao fato de sua sobrevivência como um bebê até os 4 meses sem terapia de reposição com níveis séricos detectáveis de aldosterona, suporta a hipótese de que a esteroidogênese independente da StAR foi capaz de prosseguir até haver suficiente acúmulo intracelular lipídico para destruir sua atividade. Falhas parciais em homens apenas parcialmente virilizados e início tardio de perda de sal têm sido descritos. Falhas completas de CYP11A1 podem ser incompatíveis com a vida, porque somente esta enzima pode converter o colesterol em pregnenolona, a qual, então, é convertida em progesterona, hormônio essencial para a manutenção da gravidez normal dos mamíferos. A mutação heterozigótica na *CYP11A1* foi descrita em um paciente de 4 anos e com reversão sexual 46,XY e forma de início tardio de hiperplasia suprarrenal lipoide. Com 6 a 7 semanas de gestação, quando a síntese de progesterona pelo corpo-lúteo materno cessa, a placenta, a qual não expressa StAR, produz progesterona pela esteroidogênese independente de StAR utilizando o sistema enzimático CYP11A1.

Deficiência da 3β-hidroxiesteroide desidrogenase

Indivíduos do sexo masculino com esta apresentação de hiperplasia suprarrenal congênita (ver Capítulo 594) apresentam vários graus de hipospadia, com ou sem escroto bífido e criptorquidismo, e, raramente, um fenótipo feminino completo. Crianças afetadas em geral desenvolvem manifestações de perda de sal logo após o nascimento. Defeitos incompletos, ocasionalmente observados em meninos com pubarca precoce, assim como em formas não clássicas de início tardio, foram relatados. Essas crianças apresentam mutações pontuais do gene para a enzima 3β-hidroxiesteroide tipo II, resultando em deficiências da esteroidogênese nas suprarrenais e gônadas; o distúrbio pode ser desigual entre suprarrenais e gônadas. Mudanças puberais normais em alguns meninos poderiam ser explicadas pela presença da enzima 3β-hidroxiesteroide desidrogenase tipo I normalmente presente em vários tecidos periféricos. A infertilidade é frequente. Não existe correlação entre o grau de perda de sal e o grau de anormalidade fenotípica.

Deficiência de 17-hidroxilase/17,20-liase

Uma única enzima (CYP17A1) codificada por um único gene no cromossomo 10q24.3 apresenta atividades de 17-hidroxilase e 17,20-liase nos tecidos suprarrenais e gonadais (ver Capítulo 594). Várias mutações genéticas diferentes têm sido relatadas. Os indivíduos de genética masculina em geral têm um fenótipo feminino completo ou, menos frequentemente, vários graus de subvirilização, desde fusão labioescrotal até hipospadias perineais e criptorquidismo. O desenvolvimento púbere não ocorre em ambas as genéticas sexuais.

No distúrbio clássico, há diminuição da síntese de cortisol pelas suprarrenais e de esteroides sexuais pelas suprarrenais e gônadas. Os níveis de precursor esteroide com atividade mineralocorticoide, desoxicorticosterona, assim como corticosterona, estão elevados de forma marcante e levam a hipertensão e hipopotassemia características dessa forma de DSD 46,XY. Embora os níveis de cortisol estejam baixos, os níveis elevados de corticotrofina e corticosterona previnem a deficiência sintomática de cortisol. O eixo renina-aldosterona é suprimido em razão do forte efeito mineralocorticoide da desoxicorticosterona elevada. A virilização não ocorre na puberdade, os níveis de testosterona estão baixos e os das gonadotropinas estão aumentados. Não existem remanescentes dos ductos müllerianos presentes, pois a produção fetal de HAM é normal. Em indivíduos XY fenotipicamente femininos, a gonadectomia e a terapia de reposição com hidrocortisona e esteroides sexuais são indicadas.

O defeito segue herança autossômica recessiva. Mulheres XX afetadas não são em geral detectadas até o início da vida adulta, quando não sofrem alterações púberes normais e apresentam hipertensão e hipopotassemia. Esta condição deve ser suspeitada em pacientes que apresentem amenorreia primária e hipertensão, e cujo complemento cromossômico seja tanto 46,XX ou 46,XY.

Alguns pacientes originalmente descritos como portadores de deficiência isolada de 17,20-liase foram posteriormente identificados por uma falha na produção de DHT, devido à deficiência de enzimas no trajeto alternativo da síntese de DHT (descrita detalhadamente mais à frente).

Deficiência de 17-cetoesteroide redutase

Esta enzima, também chamada de *17β-hidroxiesteroide desidrogenase*, catalisa a etapa final na biossíntese da testosterona. É necessário converter a androstenediona em testosterona, além da deidroepiandrosterona em androstenediol e estrona em estradiol. A deficiência de 17-cetoesteroide redutase nos testículos fetais causa ao feto masculino fenótipo feminino completo ou quase completo. Os ductos müllerianos são ausentes, mas há uma vagina superficial. O diagnóstico é fundamentado na relação entre androstenediona e testosterona; na criança pré-púbere, a estimulação com hCG pode ser necessária para que o diagnóstico seja concluído.

O defeito é herdado de maneira autossômica recessiva. Pelo menos quatro diferentes tipos de 17β-hidroxiesteroide desidrogenase são reconhecidos, cada um codificado por um gene diferente ou cromossomos distintos. O tipo III é a enzima responsável pela produção testicular de testosterona – esse defeito enzimático é especialmente comum em uma população árabe de alta consanguinidade na faixa de Gaza. O gene para esse distúrbio está localizado em 9q22 e é expresso somente nos testículos, nos quais converte androstenediona em testosterona. A maioria dos pacientes é diagnosticada durante a puberdade, em razão de virilização e incapacidade de menstruar. Os níveis de testosterona durante a puberdade devem alcançar valores normais, presumivelmente como resultado da conversão periférica de androstenediona em testosterona – nesse momento, alguns pacientes adotam espontaneamente um papel do sexo masculino.

A 17β-hidroxiesteroide desidrogenase do tipo I, codificada por um gene no cromossomo 17q21, converte estrona em estradiol e é encontrada em placenta, ovários, testículos, fígado, próstata, tecido adiposo e endométrio. A tipo II, cujo gene está no cromossomo 16q24, reverte as reações dos tipos I e III (convertendo testosterona em androstenediona e estrona em estradiol, respectivamente). A tipo IV é semelhante em ação à tipo II. Uma forma de início tardio de deficiência de 17-cetoesteroide redutase apresenta ginecomastia em homens adultos jovens.

Síndrome do ducto mülleriano persistente

Neste distúrbio, há persistência de derivados do ducto mülleriano (paramesonéfrico) em homens completamente virilizados. Casos foram relatados em irmãos e gêmeos idênticos. O criptorquidismo ocorre em 80% dos homens acometidos e, durante a cirurgia para correção deste ou de hérnia inguinal, a condição é descoberta quando são encontradas tubas uterinas e útero. O grau de desenvolvimento mülleriano é variável e pode ser assimétrico. A função testicular é normal na maioria dos casos, mas degeneração testicular já foi relatada. Alguns homens acometidos adquirem tumores testiculares após a puberdade. Em um estudo de 38 famílias, 16 delas apresentavam defeitos no gene *AMH*, localizado no braço curto do cromossomo 19. Pacientes acometidos apresentavam baixos níveis de HAM. Em 16 famílias com altos níveis de HAM, a falha estava localizada no gene receptor de HAM tipo II, sendo que 10 delas tinham deleções idênticas em 27 bp no éxon 10 em pelo menos um alelo.

O tratamento consiste na remoção de todas as estruturas müllerianas possíveis sem causar danos aos testículos, epidídimo ou canal deferente.

DEFEITOS NA AÇÃO ANDROGÊNICA

No seguinte grupo de distúrbios, a síntese fetal de testosterona está normal e a virilização defeituosa resulta de anormalidades herdadas da ação androgênica.

Deficiência de di-hidrotestosterona

A diminuição da produção de DHT *in utero* resulta em ambiguidade marcante da genitália externa de homens acometidos. A biossíntese e a ação periférica da testosterona são normais.

O fenótipo mais comumente associado a esta condição resulta em meninos com pênis pequeno, escroto bífido, seio urogenital com hipospadia perineal e uma vagina em fundo cego (Figura 606.4). Os testículos estão nos canais inguinais ou pregas labioescrotais e são histologicamente normais. Não existem estruturas müllerianas. Estruturas wolffianas – vasos deferentes, epidídimo e vesículas seminais – estão presentes. A maioria dos pacientes afetados foi identificada como mulheres. Durante a puberdade, *ocorre virilização*: o pênis aumenta, os testículos descem e crescem normalmente, e ocorre a espermatogênese. Não há ginecomastia. O crescimento da barba é escasso, não há acne, a próstata é pequena, e a recessão da linha capilar temporal não ocorre. A virilização do ducto wolffiano é causada pela ação da testosterona por si só, embora a masculinização do seio urogenital e genitália externa dependa da ação da DHT durante o período crítico de masculinização fetal. O crescimento de pelos faciais e da próstata também parece ser dependente da DHT.

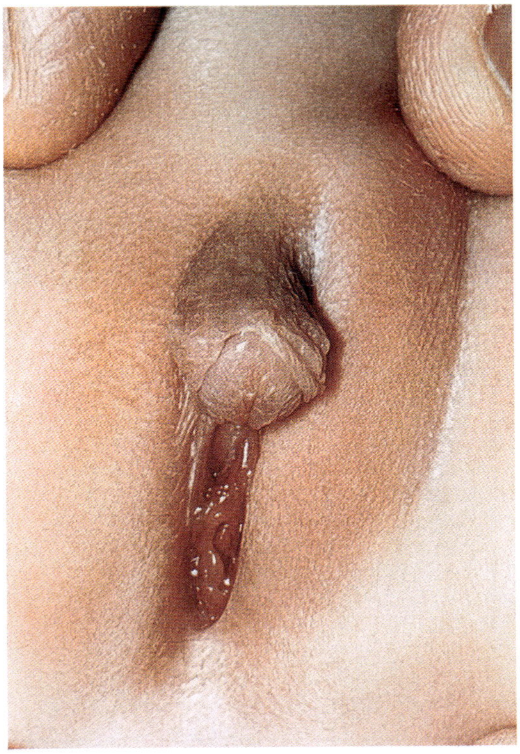

Figura 606.4 Deficiência de 5α-redutase. (*De Wales JKH, Wit JM, Rogol AD: Pediatric endocrinology and growth, ed 2, Philadelphia, 2003, WB Saunders, p 165.*)

A altura adulta alcançada é próxima daquela do pai e de outros irmãos do sexo masculino. Há heterogeneidade fenotípica significativa. Isso levou a uma classificação de tais pacientes em cinco tipos de deficiência de **esteroide 5α-redutase (SRD)**.

Vários diferentes defeitos genéticos de SRD5A2 (o gene 5α-redutase tipo 2 levando à SRD) foram identificados, localizados no braço curto do cromossomo 2, em pacientes por todo o mundo. Aglomerados familiares já foram relatados em República Dominicana, Turquia, Papua-Nova Guiné, Brasil, México e Oriente Médio. Não existe correlação fidedigna entre genótipo e fenótipo.

O distúrbio é herdado como um traço autossômico recessivo, mas é limitado a homens; mulheres homozigóticas normais com fertilidade normal indicam que, nelas, a DHT não apresenta clinicamente função na diferenciação sexual ou na função ovariana com o passar dos anos. O diagnóstico clínico deve ser feito o mais precocemente possível durante a infância. É importante distingui-lo da síndrome da insensibilidade androgênica parcial (PAIS), já que pacientes com PAIS são muito menos sensíveis a andrógenos do que pacientes com SRD. O diagnóstico bioquímico da SRD fundamenta-se em achados de níveis séricos de testosterona normais, níveis normais ou baixos de DHT com aumento marcante da testosterona basal e, especialmente, da relação de testosterona:DHT (> 17) após estimulação por hCG e alta relação etiocolanolona:androsterona urinária. Crianças com insensibilidade androgênica apresentam atividade de redução hepática de 5α normal e, dessa maneira, uma relação normal entre tetra-hidrocortisol e 5α-tetra-hidrocortisol, ao contrário dos pacientes acometidos por SRD.

É importante notar que a maioria, mas nem todas as crianças com SRD criadas como meninas durante a infância, tornaram-se indivíduos do sexo masculino por volta do período da puberdade. Parece que as exposições à testosterona *in utero*, no período neonatal e durante a puberdade apresentam contribuições variáveis à formação da identidade do sexo masculino. Muito mais precisa ser compreendido sobre as influências de hormônios, como os andrógenos, assim como as influências de fatores culturais, sociais, psicológicos, genéticos e biológicos na identidade e no comportamento do gênero. Bebês com esta condição devem ser criados como meninos sempre que for prático. O tratamento de bebês do sexo masculino com DHT resulta em aumento peniano.

Outra causa de deficiência de DHT é um bloqueio em uma via alternativa da síntese de DHT. Pacientes anteriormente tidos como DSD 46,XY em razão da deficiência isolada de 17,20-liase foram subsequentemente caracterizados como possuidores de mutações no gene *AKR1C2* (3α-redutase tipo 3) ou nos genes *AKR1C2* e *AKR1C4* (3α-redutase tipo 4) (ver Figura 606.1). Esses achados demonstraram que tanto as vias clássicas quanto alternativas à DHT devem estar intactas para virilização pré-natal normal.

Síndromes da insensibilidade androgênica

As AIS são as apresentações mais comuns de DSD masculina, ocorrendo com uma frequência estimada de 1 a cada 20.000 indivíduos geneticamente homens. Esse grupo de distúrbios heterogêneos recessivos ligados ao X é causado por mais de 150 mutações diferentes no gene do receptor de andrógenos, localizado em Xq11-12: mutações pontuais únicas resultando em substituições de aminoácidos ou códons de parada prematuros, quadros de leitura e terminações prematuros, deleções genéticas e mutações silenciosas.

Manifestações clínicas

O espectro clínico de pacientes com AIS, todos os quais com complemento cromossômico 46,XY, varia de fenótipos femininos (na AIS *completa*) a masculinos com várias formas de genitália ambígua e subvirilização (AIS *parcial*, ou síndromes clínicas, como a **síndrome de Reifenstein**) até homens de aparência fenotípica normal com infertilidade. Além de cromossomos 46,XY normais, a presença de testículos e níveis normais ou elevados de testosterona e LH são comuns em todas essas crianças (Figuras 606.5 e 606.6).

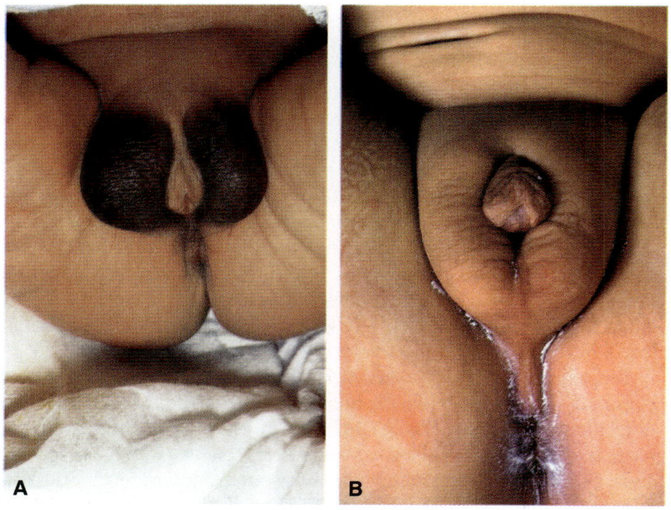

Figura 606.5 **A.** Insensibilidade androgênica parcial com testículos descidos de dobras labioescrotais bífidas. **B.** Insensibilidade androgênica parcial menos grave com hipospadia grave e com testículos mal descidos. (*De Wales JKH, Wit JM, Rogol AD*: Pediatric endocrinology and growth, *ed 2, Philadelphia, 2003, WB Saunders, p 165.*)

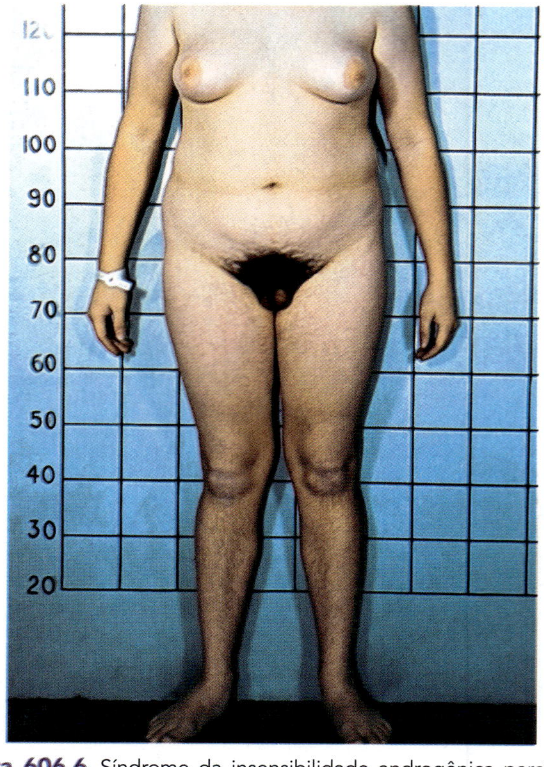

Figura 606.6 Síndrome da insensibilidade androgênica parcial em adolescente criado como pertencente ao sexo masculino. Note ginecomastia a partir da conversão de aromatase periférica de testosterona em estrogênio. Pelos pubianos em abundância implicam resistência parcial. (*De Wales JKH, Wit JM, Rogol AD*: Pediatric endocrinology and growth, *ed 2, Philadelphia, 2003, WB Saunders, p 165.*)

Na **síndrome da insensibilidade androgênica completa (CAIS**; do inglês, *complete androgen insensitivity syndrome*), uma forma extrema de falha na virilização, indivíduos de genética masculina parecem mulheres ao nascimento e são invariavelmente criados de acordo: a genitália externa é feminina. A vagina termina em um fundo cego e o útero está ausente, como resultado da produção normal e do efeito do HAM pelos testículos. Em cerca de um terço dos pacientes, remanescentes unilaterais ou bilaterais das tubas uterinas são encontrados. Os testículos em geral apresentam localização intra-abdominal, mas podem descender até o canal inguinal – consistem basicamente em túbulos seminíferos. Durante a puberdade, há desenvolvimento normal dos seios e o hábito é feminino, mas a menstruação não ocorre e não há pelos pubianos. As alturas adultas são comensuradas com as de homens normais, apesar da profunda deficiência congênita de efeitos androgênicos.

Os testículos de pacientes adultos acometidos produzem níveis masculinos normais de testosterona, convertidos a níveis normais de DHT. A falha de diferenciação masculina normal durante a vida fetal reflete uma resposta defeituosa aos andrógenos naquele momento. A ausência de efeitos androgênicos é causada por uma resistência notável à ação da testosterona endógena ou exógena em nível celular.

Meninas pré-púberes com o distúrbio são frequentemente detectadas quando massas inguinais são comprovadamente testículos ou quando um testículo é inesperadamente encontrado durante uma herniorrafia. Aproximadamente 1 a 2% das meninas com hérnia inguinal apresentam este distúrbio. Em bebês, níveis elevados de LH devem sugerir o diagnóstico. Em crianças mais velhas ou em adultos, a **amenorreia** é o sintoma em geral presente. Em crianças pré-púberes, a condição deve ser diferenciada de outros tipos de distúrbios masculinos de subvirilização em indivíduos XY nos quais há completa feminilização. Estes incluem disgenesia gonadal XY (síndrome de Swyer), agonadismo verdadeiro, aplasia de células de Leydig incluindo defeitos em receptores de LH, e deficiência de 17-cetoesteroide redutase; todas essas condições, ao contrário da CAIS, são caracterizadas por **baixos níveis de testosterona** quando neonatos e durante a vida adulta, e pela incapacidade de responder ao hCG nos anos pré-púberes.

Embora pacientes com CAIS apresentem genitália externa feminina não ambígua ao nascimento, aqueles com **PAIS** apresentam uma ampla variedade de apresentações fenotípicas, variando de **hipospadia perineoescrotal**, escroto bífido e criptorquidismo até subvirilização extrema surgindo como clitoromegalia e fusão labial. Algumas formas de PAIS são conhecidas como síndromes específicas. Pacientes com **síndrome de Reifenstein** apresentam virilização incompleta caracterizada por hipogonadismo, hipospadia grave e ginecomastia (ver Figura 606.6). As síndromes de **Gilbert-Dreyfus** e **Lubs** também são classificadas como PAIS. Em todos os casos, anormalidades no gene do receptor de andrógenos já foram identificadas. A Tabela 606.7 lista outras causas de síndromes semelhantes à PAIS.

Tabela 606.7 Causas de fenótipo semelhante à síndrome da insensibilidade androgênica parcial.

FALHAS NA PRODUÇÃO ANDROGÊNICA
• Disgenesia gonadal parcial   • Mutações em *SRY, NR5A1, WT1* • Mutações do receptor do hormônio luteinizante • Deficiências de enzimas biossintéticas • Deficiência de 17,20-liase • Deficiência de P450 oxidorredutase (POR) • Deficiência tipo 3 de 17β-hidroxiesteroide desidrogenase • Deficiência tipo 2 de 5α-redutase
GENÉTICAS
• Síndrome de Klinefelter • Síndrome de Smith-Lemli-Opitz • Síndrome de Denys-Drash • Síndrome de Frasier
PAIS
• Mutações do gene do receptor de andrógenos • Gene do receptor de andrógenos normal com restrição de crescimento fetal

NR5A1, subfamília 5 A1 de receptores nucleares; PAIS, síndrome da insensibilidade androgênica parcial; SRY, região determinante do sexo em Y; WT1, tumor de Wilms 1. (De Hughes IA, Davies JD, Bunch TI et al.: Androgen insensitivity syndrome. *Lancet* 380:1419-1428, 2012, Panel 1, p. 1421.)

Diagnóstico

O diagnóstico de pacientes com PAIS pode ser particularmente difícil na infância. O aumento pós-natal da testosterona e LH é menor naqueles com CAIS, mas não naqueles com PAIS. Em alguns, especialmente naqueles suficientemente virilizados na infância, o diagnóstico não é suspeitado até a puberdade, quando há virilização inadequada com ausência de pelos faciais ou alteração na voz e o surgimento de ginecomastia. Azoospermia e infertilidade são comuns. De modo crescente, os defeitos dos receptores androgênicos estão sendo reconhecidos em adultos que apresentam pênis e testículos pequenos e infertilidade. Uma substituição de um único aminoácido no receptor androgênico foi relatada em uma grande família chinesa na qual alguns membros acometidos eram férteis, enquanto outros apresentavam ginecomastia e/ou hipospadia. A produção do fator de crescimento semelhante à insulina 2 e proteína de ligação ao fator de crescimento semelhante à insulina 2, mas não da proteína de ligação ao fator de crescimento semelhante à insulina 3, por fibroblastos da pele genital está diminuída na CAIS comparada a fibroblastos normais da pele genital, sugerindo um possível papel para o sistema do fator de crescimento semelhante à insulina na modulação da ação androgênica.

Tratamento e prognóstico

Em pacientes com CAIS cuja orientação sexual é feminina de forma não ambígua, os testículos devem ser removidos assim que forem descobertos. A remoção laparoscópica das gônadas que abrigam cromossomos Y tem sido realizada em pacientes com AIS e naqueles com disgenesia gonadal. Em um terço dos pacientes, tumores malignos, em geral seminomas, ocorrem até os 50 anos – várias meninas adolescentes já adquiriram seminomas. A terapia de reposição com estrógenos é indicada na idade da puberdade.

Seios normais se desenvolvem em meninas afetadas que não tiveram seus testículos removidos até a idade da puberdade. Em tais indivíduos, a produção de estradiol resulta da atividade da aromatase sobre a testosterona testicular. A ausência de atividade androgênica também contribui para a feminilização dessas mulheres.

O manejo psicossexual e cirúrgico de pacientes com PAIS é extremamente complexo e depende em grande parte do fenótipo presente. A osteopenia é reconhecida como uma característica tardia da AIS.

Análises moleculares têm sugerido que o fenótipo pode depender em parte do mosaicismo somático do gene do receptor de andrógenos. Isso foi baseado em um caso de um paciente 46,XY que apresentava parada prematura do códon em éxon 1 do gene do receptor de andrógenos, bem como evidências de virilização (pelos pubianos e aumento clitoriano), explicadas pela descoberta de alelos selvagens ao exame cuidadoso do gel de sequenciamento. A presença do mosaicismo altera o fenótipo a um grau maior de virilização do que esperado a partir do genótipo de um alelo mutante sozinho.

O aconselhamento genético é difícil em famílias com mutação do gene do receptor de andrógenos. Além da falta de correlações entre genótipo e fenótipo, há uma alta taxa (27%) de mutações repetidas nas famílias.

A redução da globulina ligadora de hormônios sexuais após administração de andrógenos exógenos (estanozolol) se correlaciona à gravidade do defeito do receptor e deve se tornar uma ferramenta clínica útil. A terapia eficaz com suplementação androgênica já foi relatada em pacientes com PAIS e várias mutações do receptor de andrógenos no domínio de ligação ao DNA e domínio de ligação ao ligante.

Receptores de andrógenos que sofreram mutações também são relatados em pacientes com atrofia muscular espinal e bulbar nos quais as manifestações clínicas, incluindo atrofia testicular, infertilidade, ginecomastia e níveis elevados de LH, hormônio foliculoestimulante e estradiol, em geral ocorrem entre a terceira e quinta décadas de vida. As mutações nos receptores de andrógenos também já foram descritas em pacientes com câncer de próstata.

CAUSAS INDETERMINADAS

Outros homens XY subvirilizados demonstram grande variabilidade das genitálias externa e interna e vários graus de desenvolvimento fálico e mülleriano. Os testículos podem ser histologicamente normais ou rudimentares, ou pode haver somente um. Nenhuma causa reconhecida é identificada em até 50% das crianças com DSD 46,XY. Alguma ambiguidade da genitália está associada à ampla variedade de aberrações cromossômicas, as quais devem ser sempre consideradas nos diagnósticos diferenciais, sendo que a mais comum é a síndrome 45,X/46,XY (ver Capítulo 604.1). Pode ser necessário realizar o cariótipo de vários tecidos para estabelecer o mosaicismo. Outras síndromes genéticas complexas, muitas resultantes de mutações genéticas únicas, estão associadas a variados graus de ambiguidade da genitália, particularmente no homem. Essas pessoas devem ser identificadas com base nas malformações extragenitais associadas.

A **síndrome de Smith-Lemli-Opitz** é um distúrbio autossômico recessivo causado por mutações no gene esterol Δ7-redutase localizado no cromossomo 11q12-13. É caracterizado por retardo no crescimento pré-natal e pós-natal, microcefalia, ptose, narinas antevertidas, cristas alveolares amplas, sindactilia do segundo e terceiro dedos dos pés e distúrbio cognitivo grave (ver Capítulo 104.3). Sua incidência é de 1 entre 20.000 e 30.000 de nascidos vivos nas populações com origem no norte e no centro da Europa; 70% são homens. Indivíduos de genótipo masculino apresentam ambiguidade genital e, ocasionalmente, reversão sexual parcial com ambiguidade genital feminina ou reversão sexual completa com genitália externa feminina. Os derivados do ducto mülleriano estão em geral ausentes. Pacientes 46,XX acometidos possuem genitálias normais. Dois tipos da síndrome de Smith-Lemli-Opitz já foram reconhecidos: a **forma clássica (tipo I)** descrita mais precocemente e a síndrome acrodisgenital, a qual é em geral letal dentro de 1 ano de vida e está associada a malformações graves, polidactilia pós-axial e genitália externa extremamente anormal **(tipo II)**. A estenose pilórica está associada à síndrome de Smith-Lemli-Opitz tipo I e doença de Hirschsprung com tipo II. Fenda palatina, anormalidades esqueléticas e um caso de um lipoma da hipófise foram observados em casos do **tipo II**. Alguns autores acreditam em um espectro de gravidade da doença em vez da classificação anterior. Baixos níveis plasmáticos de colesterol e elevação de 7-desidrocolesterol, seu precursor, são observados nos tipos I e II, e os níveis não se correlacionam com a gravidade. Os valores de apoliproteína E materna parecem se correlacionar à gravidade. A expressão pré-natal mais comum da síndrome de Smith-Lemli-Opitz é o retardo de crescimento intrauterino (ver Capítulo 104.3 para tratamento).

Já foram descritos irmãos 46,XY com DSD com a síndrome de alfatalassemia/retardo mental.

A bibliografia está disponível no GEN-io.

606.3 DSD Ovotesticular

Patricia A. Donohoue

No DSD ovotesticular, ambos os tecidos ovariano e testicular estão presentes, seja na mesma gônada ou em opostas. Pacientes acometidos apresentam genitália ambígua, variando de feminina normal com somente um discreto aumento do clitóris à genitália externa masculina quase normal (Figura 606.3*A*).

Aproximadamente 70% de todos os pacientes apresentam um cariótipo 46,XX. Dos pacientes afrodescendentes acometidos, 97% são 46,XX. Menos de 10% das pessoas com DSD ovotesticular são 46,XY. Aproximadamente 20% apresentam mosaicismo 46,XX/46,XY. Metade destes é derivada de mais de um zigoto e é quimera (chi 46,XX/46,XY). A presença de alelos paternos e ambos os maternos para alguns grupos sanguíneos é demonstrada. Uma DSD ovotesticular por quimera, 46,XX/46,XY, foi relatada como resultado de fusão embrionária após fertilização *in vitro*. Cada embrião foi derivado de um óvulo independente fertilizado separadamente.

O exame de pacientes 46,XY com DSD ovotesticular com sondas específicas do cromossomo Y detectou menos de 10% com uma porção do cromossomo Y, incluindo o gene *SRY*. DSD ovotesticular é em geral esporádica, mas uma série de irmãos já foi relatada. A causa da maioria dos casos é desconhecida.

A gônada mais frequentemente encontrada na DSD ovotesticular é um ovotéstis, o qual pode ser bilateral. Se unilateral, a contralateral é normalmente um ovário, mas pode ser um testículo. O tecido ovariano é normal, mas o tecido testicular é disgenético. A presença e a função do tecido testicular podem ser determinadas pela aferição dos níveis basais e estimulados por hCG de testosterona, assim como dos níveis de HAM. Pacientes que são altamente virilizados e apresentavam função testicular normal sem útero são em geral criados como homens. Se houver útero, a virilização é frequentemente discreta e a função testicular mínima; a designação do sexo feminino pode ser indicada. A remoção seletiva do tecido gonadal inconsistente com o sexo de criação pode ser indicada. Em algumas famílias, indivíduos 46,XY com DSD ovotesticular e homens 44,XX já foram descritos na mesma prole.

Defeitos no R-Spondin1, codificado pelo gene *RSPO1*, já foram descritos em DSD ovotesticular 46,XX.

Gestações com filhos nascidos vivos já foram relatadas em indivíduos 46,XX com DSD ovotesticular criados como mulheres, mas um número muito baixo de sujeitos do sexo masculino com DSD já geraram filhos. Aproximadamente 5% dos pacientes desenvolverão gonadoblastomas, disgerminomas ou seminomas.

DIAGNÓSTICO E TRATAMENTO DE DISTÚRBIOS DO DESENVOLVIMENTO SEXUAL

No neonato, a ambiguidade genital requer atenção imediata a fim de decidir o sexo de criação o mais precocemente possível no início da vida. A família do bebê precisa ser informada sobre a condição da criança precocemente, da forma mais completa, compassiva e honesta possível. Deve-se ter cuidado para evitar sentimentos de culpa, vergonha e desconforto, deve ser fornecida orientação a fim de aliviar preocupações a curto e longo prazo e permitir que a criança cresça em um ambiente de completo apoio. O cuidado inicial é mais bem fornecido por uma equipe de profissionais que inclui especialistas neonatologistas e pediatras, endocrinologistas, radiologistas, urologistas, psicólogos e geneticistas, todos que permaneçam focados primordialmente nas necessidades da criança. O gerenciamento do potencial transtorno psicológico que estes distúrbios podem gerar na criança ou família é de fundamental importância e requer médicos e outros profissionais da área de saúde com sensibilidade, treinamento e experiência na área de atuação.

Enquanto se aguardam os resultados da análise cromossômica, a US pélvica é indicada para determinar a presença de útero e ovários. A presença de útero e a ausência de gônadas palpáveis em geral sugere uma mulher XX virilizada – no entanto, como já mencionado, essas estruturas também podem ser encontradas em DSD 46,XY. Uma pesquisa para a fonte de virilização deve ser realizada, incluindo estudos de hormônios suprarrenais para descartar variedades de hiperplasia suprarrenal congênita, e estudos de andrógenos e estrógenos ocasionalmente podem ser necessários para descartar deficiência de aromatase. Mulheres XX virilizadas geralmente (mas nem sempre) são criadas como meninas, mesmo quando altamente virilizadas.

A ausência de útero, com ou sem gônadas palpáveis, frequentemente indica um homem subvirilizado e um cariótipo XY. Aferições dos níveis de gonadotropinas, testosterona, HAM e DHT são necessárias para determinar se a produção testicular de andrógenos está presente e é normal. Homens subvirilizados que são totalmente feminilizados podem ser criados como mulheres. Certos bebês feminilizados de forma significativa, como aqueles com deficiência de 5α-redutase, podem ser criados como meninos, pois essas crianças passam pela virilização normalmente durante a puberdade. Sessenta por cento dos indivíduos com deficiência de 5α-redutase designados como mulheres durante a infância vivem como homens quando adultos. Um bebê com um grau comparável de feminilização resultante de falha do receptor de andrógenos, como na CAIS, é criado melhor como mulher.

Quando houver suspeita de distúrbios do receptor no homem XY com um pênis pequeno (micropênis), um curso de três injeções intramusculares mensais de enantato de testosterona (25 a 50 mg) deve ajudar no diagnóstico diferencial de insensibilidade androgênica, assim como no tratamento do micropênis.

Em alguns mamíferos, a fêmea exposta a andrógenos no período pré-natal ou no início da vida pós-natal exibe comportamento sexual não tradicional na vida adulta. A maioria, mas não todas, das meninas que passaram por masculinização fetal em decorrência de hiperplasia suprarrenal congênita ou de terapia materna com progestina apresentam identidade sexual feminina, embora, durante a infância, elas possam parecer preferir colegas e atividades do sexo masculino do que colegas meninas e brincadeiras com bonecas em papéis considerados maternos.

No passado, acreditava-se que a terapia cirúrgica da genitália ambígua para criar uma aparência feminina, particularmente quando uma vagina estivesse presente, era mais eficaz do que a construção de uma genitália masculina. Existe considerável controvérsia com relação a estas decisões. A função sexual é, em grande extensão, mais dependente de fatores neuro-hormonais e comportamentais do que da aparência física e capacidade funcional da genitália. De modo semelhante, existe controvérsia com relação ao momento da realização de procedimentos invasivos e definitivos, como a cirurgia. Sempre que possível, sem colocar em risco a saúde física e psicológica da criança, uma equipe especialista multidisciplinar deve considerar o deferimento de reparos cirúrgicos eletivos e gonadectomias até que a criança possa participar no consentimento informado para o procedimento. Um estudo com crianças (n = 59 meninos e 18 meninas) com disforia de gênero, mas sem documentação de anormalidades genômicas ou enzimológicas, indicou que a maioria dessas crianças não mais apresentava este transtorno após o fim da puberdade. Os indivíduos que apresentavam, em sua maioria, eram homossexuais ou bissexuais.

Para pacientes com DSD que apresentam material de cromossomo Y e gônadas intra-abdominais, a gonadectomia é geralmente recomendada em razão do risco de tumores gonadais, muitos dos quais, malignos.

Pediatra, endocrinologista pediátrico e psicólogo, em conjunto com especialistas adicionais apropriados, devem fornecer cuidado contínuo compassivo e de apoio ao paciente e à sua família durante infância, adolescência e vida adulta. Grupos de apoio estão disponíveis para famílias e pacientes com várias das condições discutidas.

A bibliografia está disponível no GEN-io.

Seção 6
Diabetes Melito em Crianças

Capítulo 607
Diabetes Melito

607.1 Classificações do Diabetes Melito

David R. Weber e Nicholas Jospe

Diabetes melito (DM) é uma doença metabólica, crônica, comum, que apresenta a hiperglicemia como uma característica bioquímica fundamental. As principais formas de diabetes são diferenciadas pela deficiência da produção de insulina *versus* resistência à ação da insulina: **diabetes melito tipo 1 (DMT1)** resulta da deficiência da produção e da secreção de insulina devido a danos nas células β pancreáticas; **diabetes melito tipo 2 (DMT2)** é uma consequência da deficiência da produção e secreção de insulina e da resistência à ação da insulina que ocorre no nível do músculo esquelético, fígado e tecido adiposo, com vários graus de comprometimento das células β. O DMT1 é o distúrbio endócrino-metabólico mais comum da infância e adolescência, com consequências importantes para o desenvolvimento físico e emocional. Indivíduos com DMT1 enfrentam graves alterações no seu estilo de vida, tais como a necessidade diária de reposição de insulina exógena, de monitorar seus níveis glicêmicos, bem como de prestar atenção a sua ingestão dietética. A morbidade e a mortalidade são causadas a partir de um potencial constante de distúrbios metabólicos agudos e de complicações a longo prazo. Complicações agudas potenciais incluem o desenvolvimento de hipoglicemia relacionada ao uso excessivo de insulina ou cetoacidose hiperglicêmica relacionada à deficiência de insulina. As complicações crônicas (a longo prazo) geralmente se manifestam na idade adulta e estão relacionadas aos efeitos adversos da hiperglicemia crônica e associadas às anormalidades metabólicas em tecidos e sistemas orgânicos. Isso pode resultar em doenças microvasculares, como a retinopatia, a nefropatia, a neuropatia, e complicações macrovasculares como a cardiopatia isquêmica e a insuficiência arterial com isquemia e gangrena das extremidades.

O DM não é uma entidade única, mas sim um grupo heterogêneo de distúrbios em que há padrões genéticos distintos, assim como outros mecanismos etiológicos e fisiopatológicos que levam ao comprometimento da tolerância à glicose por meio da produção ou ação deficiente de insulina. A American Diabetes Association propôs um sistema de classificação do diabetes que inclui quatro categorias: diabetes do tipo 1, diabetes do tipo 2, outros tipos específicos e diabetes gestacional. Uma lista expandida de etiologias do diabetes é fornecida na Tabela 607.1. Os critérios atuais para o diagnóstico de diabetes são fornecidos na Tabela 607.2. Anamnese e exame físico completos são geralmente suficientes para determinar a etiologia; no entanto, em alguns casos, testes adicionais podem ser necessários.

DIABETES MELITO TIPO 1

Anteriormente chamado de diabetes melito insulinodependente (DMID) ou diabetes juvenil. O DMT1 é caracterizado por níveis baixos ou ausentes de insulina produzida endogenamente e pela dependência de insulina exógena para prevenir o desenvolvimento de cetoacidose, uma complicação aguda potencialmente fatal do DMT1. A história natural inclui quatro fases distintas: (1) pré-clínica: autoimunidade contra células β com defeito progressivo da secreção de insulina, (2) aparecimento do diabetes clínico, (3) remissão transitória, período de lua de mel, e (4) diabetes estabelecido, durante o qual podem ocorrer complicações agudas e/ou crônicas e diminuição da expectativa de vida. O início ocorre predominantemente na infância, com idade média de 7 a 15 anos, mas pode se apresentar em qualquer idade. A incidência do DMT1 tem aumentado constantemente em quase todas as partes do mundo (Figura 607.1). O DMT1 é caracterizado pela destruição autoimune de células β das ilhotas pancreáticas. Tanto a suscetibilidade genética quanto os fatores ambientais contribuem para a patogênese. A suscetibilidade ao DMT1 é controlada geneticamente por alelos dos genes do complexo principal de histocompatibilidade (MHC) classe II expressando antígenos leucocitários humanos (HLA; do inglês, *human leukocyte antigens*). Os autoanticorpos contra antígenos das células β, incluindo o anticorpo contra células da ilhota (ICA; do inglês, *islet*

Tabela 607.1 Classificação etiológica do diabetes melito.

I. Diabetes do tipo 1 (destruição de células β levando à completa deficiência de insulina)
  A. Imunomediado
  B. Idiopático
II. Diabetes do tipo 2 (combinações de variáveis de resistência à insulina e deficiência de insulina)
  A. Típico
  B. Atípico
III. Outros tipos específicos
  A. Defeitos genéticos da função das células β (diabetes monogênico)
    i. Diabetes neonatal
      1. Mutações levando ao diabetes neonatal transitório (*PLAGL1/HYMAI, ZFP57, ABCC8, KCNJ11, HNF1β*)
      2. Mutações levando ao diabetes neonatal permanente (ABCC8, KCNJ11, GCK, IPF1, PTF1A, FOXP3, EIF2AK3, GATA6)
    ii. Síndromes MODY (diabetes da maturidade com início na juventude)
      1. MODY 1 cromossomo 20, *HNF4α*
      2. MODY 2 cromossomo 7, *GCK*
      3. MODY 3 cromossomo 12q24.2, *HNF1α, TCF-1*
      4. MODY 4 cromossomo 13q12.1, *IPF-1 (PDX1)*
      5. MODY 5 cromossomo 17, *HNF1β, TCF-2*
      6. MODY 6 cromossomo 2q32, *neuro-*D_1/β_2
      7. MODY 7 cromossomo 2p25, *KLF11*
      8. MODY 8 cromossomo 9q34, *CEL*
      9. MODY 9 cromossomo 7q32, *PAX4*
      10. MODY 10 cromossomo 11p15.5, *INS*
      11. MODY 11 cromossomo 8p23, *BLK*
    iii. Mutações do DNA mitocondrial (incluem a forma 1 da síndrome de Wolfram, síndrome de Pearson, de Kearns-Sayre, diabetes maternalmente herdado e surdez)
    iv. Síndrome de Wolfram – DIDMOAD (diabetes insípido, diabetes melito, atrofia óptica, surdez):
      1. WFS1-Wolframina–cromossomo 4p
      2. Wolfram *locus* 2–cromossomo 4q22-24
      3. Wolfram mitocondrial
    v. Anemia megaloblástica responsiva à tiamina e ao diabetes
  B. Defeitos genéticos da ação da insulina
    i. Resistência à insulina tipo A
    ii. Síndrome de Donohue
    iii. Síndrome de Rabson-Mendenhall
    iv. Síndromes de diabetes lipoatrófico
  C. Outras síndromes genéticas associadas ao diabetes (resistência ou deficiência de insulina)
    i. Síndrome de Down
    ii. Síndrome de Turner
    iii. Síndrome de Klinefelter
    iv. Síndrome de Prader-Willi
    v. Síndrome de Bardet-Biedl
    vi. Síndrome de Alström
    vii. Síndrome de Werner
  D. Outras síndromes autoimunes associadas ao diabetes
    i. IPEX (desregulação imune, poliendocrinopatia, enteropatia relacionadas ao cromossomo X)
    ii. Síndrome de poliendocrinopatia autoimune (APS)
      1. APS-1 (APCED)
      2. APS-2
    iii. Síndrome da pessoa rígida
    iv. Anticorpos antirreceptores da insulina
  E. Induzida por medicamentos ou agentes químicos
    i. Antirrejeição – ciclosporina, sirolimo
    ii. Glicocorticoides (com secreção de insulina prejudicada; p. ex., fibrose cística)
    iii. L-Asparaginase
    iv. Bloqueadores beta-adrenérgicos
    v. Vacor (rodenticida)
    vi. Fenitoína
    vii. Interferona α
    viii. Diazóxido
    ix. Ácido nicotínico
    x. Pentamidina
  F. Doenças do pâncreas exócrino
    i. Fibrose cística
    ii. Traumatismo – pancreatectomia
    iii. Pancreatite – radiação ionizante
    iv. Hemocromatose
    v. Pancreatopatia fibrocalculosa
  G. Infecções
    i. Rubéola congênita
    ii. Citomegalovírus
    iii. Síndrome hemolítica urêmica
  H. Endocrinopatias associadas ao diabetes
    i. Cushing (hipercortisolismo)
    ii. Acromegalia (excesso do hormônio do crescimento)
    iii. Feocromocitoma
    iv. Glucagonoma
    v. Somatostatinoma
    vi. Aldosteronoma
IV. Diabetes gestacional

Modificada de Sperling MA, Tamborlane WV, Battelino T *et al.*: Diabetes mellitus. In Sperling MA, editor: *Pediatric endocrinology*, ed 4, Philadelphia, 2014, Elsevier, Box 19-1.

Tabela 607.2 Critérios de diagnóstico de disglicemia e diabetes melito.

DISGLICEMIA	DIABETES MELITO
Glicemia de jejum alterada: Glicose plasmática em jejum (de pelo menos 8 h) de 100 a 125 mg/dℓ (5,6 a 7,0 mmol/ℓ)	Glicose plasmática em jejum (de pelo menos 8 h) ≥ 126 mg/dℓ (7,0 mmol/ℓ) *Ou*
Tolerância diminuída à glicose: Glicose plasmática em 2 h durante o TOTG ≥ 140 mg/dℓ (7,8 mmol/ℓ), mas < 200 mg/dℓ (11,1 mmol/ℓ)	Glicose plasmática em 2 h durante o TOTG ≥ 200 mg/dℓ (11,1 mmol/ℓ) *Ou*
Pré-diabetes: Hemoglobina A_{1c} 5,7 a 6,4% (39 a 47 mmol/mol)	Hemoglobina A_{1c} ≥ 6,5% (48 mmol/mol) *Ou* Os sintomas* de diabetes melito acrescidos de glicose plasmática aleatória ou ocasional ≥ 200 mg/dℓ (11,1 mmol/ℓ)†

*Os sintomas incluem poliúria, polidipsia e perda de peso inexplicada, com glicosúria e cetonúria. †Os resultados devem ser confirmados por testes repetidos em caso de ausência de hiperglicemia incontestável. TOTG, teste oral de tolerância à glicose. (Adaptada de Report of the Expert Committee on the Diagnosis and Classification of Diabetes melito, *Diabetes Care* 20 (Suppl 1): S5, 1999; e American Diabetes Association. Standards in Medical Care of Diabetes-2017. *Diabetes Care* 40 (Suppl 1):S11-S24, 2017.)

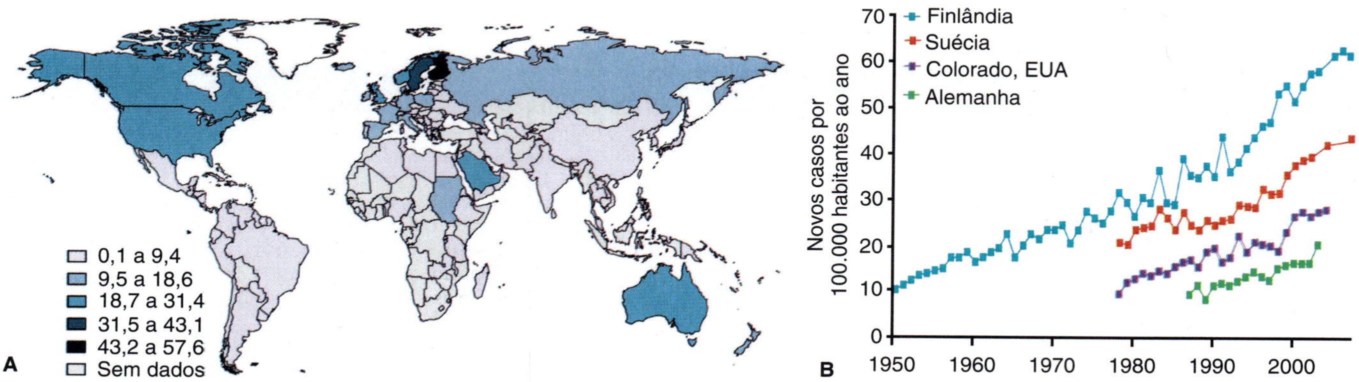

Figura 607.1 Incidência de DMT1 em crianças com idades entre 0 e 14 anos, por região geográfica e ao longo do tempo. **A.** Incidência geral estimada do DMT1, por região, em 2011. **B.** Tendências com base no tempo para a incidência de DMT1 em crianças com idades entre 0 e 14 anos em áreas com altas taxas ou de taxas altas-intermediárias da doença. (*De Atkinson MA, Eisenbarth GS, Michels AW: Type 1 diabetes. Lancet 383:69-78, 2014, Fig. 1.*)

cell antibody), autoanticorpos contra insulina (AAI ou IAA; do inglês, *insulin autoantibody*), descarboxilase do ácido glutâmico (GAD; do inglês, *glutamic acid decarboxylase*), antígeno da ilhota 2 (IA-2A, anteriormente denominado, ICA512) e transportador de zinco 8 (ZnT8A) são detectados no soro de indivíduos afetados. Estes podem ser detectados de meses a anos antes do início clínico do DMT1. Em algumas crianças e adolescentes com DMT1 evidente, a destruição das células β não é imunomediada. Esse subtipo de diabetes ocorre em pacientes de origem africana ou asiática e é diferente das causas conhecidas de destruição das células β, tais como fármacos ou produtos químicos, vírus, defeitos genéticos mitocondriais, pancreatectomia e radiação ionizante. Esses indivíduos podem ter cetoacidose, mas eles têm períodos extensos de remissão com deficiência de insulina variável, semelhante aos pacientes com DMT2. Pacientes com DMT1 requerem tratamento vitalício com insulina.

DIABETES MELITO TIPO 2

Conhecido anteriormente como diabetes melito não insulinodependente com ocorrência no início da vida adulta, o DMT2 se desenvolve como resultado de resistência à insulina e falência progressiva das células β não autoimune. Embora o DMT2 seja a forma mais prevalente de diabetes em adultos, o aumento dramático da obesidade infantil nas últimas décadas tem provocado um aumento acentuado da incidência dessa doença em crianças e adolescentes. O DMT2 infantil pode ser responsável por até 80% dos novos casos de diabetes em populações de alto risco, como adolescentes obesos e de ancestralidade da população africana ou hispânica (ver Capítulo 60). É evidente agora que o aparecimento do DMT2 na infância difere da doença do adulto, na medida em que está associado a um declínio mais rápido da função das células β e ao desenvolvimento mais precoce de complicações relacionadas com o DMT2.

A apresentação do DMT2 é normalmente mais insidiosa do que a do DMT1. Em contraste com pacientes com DMT1, que geralmente estão doentes no momento do diagnóstico e cuja apresentação raramente se estende por mais do que alguns semanas, as crianças com DMT2 frequentemente procuram atendimento médico por causa do excessivo ganho de peso e fadiga como um resultado da resistência à insulina e/ou achado acidental da glicosúria durante o exame físico de rotina. Um histórico de poliúria e polidipsia nem sempre é uma característica clínica fundamental nesses pacientes. A **acantose *nigricans*** (pigmentação escura das dobras da pele, especialmente na nuca), um sinal de resistência à insulina, está presente na maioria dos pacientes com DMT2 e é acompanhada por hiperinsulinemia relativa no momento do diagnóstico. No entanto, a elevação de insulina sérica é, em geral, desproporcionalmente menor do que nas crianças e adolescentes não diabéticos, de idade, peso e sexo correspondentes, sugerindo um estado de deficiência de insulina. Intervenções saudáveis no estilo de vida e tratamento com metformina permanecem os pilares do tratamento com DMT2 em crianças e adolescentes; no entanto, a terapia com insulina é frequentemente necessária para controlar a hiperglicemia. Existe um forte componente hereditário para o DMT2, embora a base genética permaneça pouco compreendida. Estudos populacionais têm relacionado o risco de DMT2 com polimorfismos em muitos genes associados à secreção e à ação da insulina, ao gasto energético e peso ao nascer. No entanto, a contribuição coletiva dessas variantes para o risco geral de DMT2 permanece abaixo de 20%.

OUTROS TIPOS ESPECÍFICOS DE DIABETES

Diabetes monogênico

O termo diabetes monogênico é utilizado para se referir a um grupo heterogêneo de distúrbios de um único gene, resultando em prejuízo da secreção de insulina. Essa categoria abrange **diabetes da maturidade com início na juventude (MODY**; do inglês, *maturity-onset diabetes of the young*), bem como **diabetes neonatal transitório ou permanente (DNT ou DNP)**. As características do diabetes monogênico podem incluir idade de aparecimento antes dos 6 meses (para DNT ou DNP), desenvolvimento de hiperglicemia antes dos 25 anos e forte histórico familiar de diabetes. As etiologias monogênicas são estimadas em 1 a 10% de todos os casos de diabetes, com a incerteza relacionada à dificuldade clínica em diferenciar esses casos do DMT1 e do DMT2. Formas monogênicas de diabetes podem apresentar hiperglicemia e, consequentemente, poliúria e polidipsia, ou podem ser simplesmente diagnosticadas por exames de rotina. As manifestações extrapancreáticas variam por defeito genético (Tabela 607.19) e podem incluir manifestações hepáticas, renais e do sistema nervoso central (SNC). O tratamento é orientado pelo diagnóstico genético e pelo curso clínico, com algumas formas sendo responsivas às sulfonilureias orais e outras que requerem reposição de insulina. *As crianças diagnosticadas com diabetes antes dos 6 meses devem fazer testes genéticos para DNT/DNP, e indivíduos idosos com diabetes não característico de DMT1 ou DMT2 no contexto de histórico familiar de diabetes devem fazer testes genéticos para MODY*. Um comparativo dos quatro tipos de diabetes é observado na Tabela 607.3.

OUTRAS ETIOLOGIAS DE DIABETES

Exemplos incluem diabetes secundário a doenças pancreáticas exócrinas (fibrose cística), outras doenças endócrinas (síndrome de Cushing), infecções e ingestão de certos fármacos ou venenos (o rodenticida Vacor). Em sobreviventes de transplante de órgãos existe uma ligação entre a ciclosporina e o tacrolimo e o DM pós-transplante, atribuída a inúmeros mecanismos. Algumas síndromes genéticas, incluindo aquelas com anomalias do receptor de insulina ou do sistema imunológico, também estão incluídas nesta categoria.

PRÉ-DIABETES

O termo pré-diabetes é utilizado para identificar indivíduos com anormalidades na homeostasia da glicose sanguínea que estão com um elevado risco no desenvolvimento do diabetes (Tabela 607.2). O pré-diabetes é definido pela **glicemia de jejum alterada** (GJA), glicose de jejum 100 a 125 mg/dℓ [5,6 a 6,9 mmol/ℓ]), **tolerância diminuída à glicose** (TDG), glicose pós-prandial de 2 horas, 140 a 199 mg/dℓ [7,8 a 11 mmol/ℓ]) ou valores de hemoglobina A_{1c} (HbA_{1c}) de 5,7 a 6,4% (39 a 47 mmol/mol). A concentração de glicose em jejum de 99 mg/dℓ (5,5 mmol/ℓ) é o limite superior normal. Essa escolha está perto do nível acima do qual a secreção de insulina da fase aguda é perdida em resposta à administração intravenosa de glicose e está associada a um risco cada vez maior de desenvolvimento de complicações microvasculares e macrovasculares. Muitos indivíduos com GJA são euglicêmicos em suas vidas diárias e podem ter níveis normais ou quase normais de HbA_{1c}. Indivíduos com GJA frequentemente manifestam hiperglicemia apenas quando submetidos à carga de glicose oral usada no teste oral de tolerância à glicose.

O pré-diabetes não é uma entidade clínica mas, em vez disso, um fator de risco para diabetes e doenças cardiovasculares futuros. Isso pode ser observado como um estágio intermediário em qualquer um dos processos de doença listados na Tabela 607.1. O pré-diabetes é frequentemente associado à **síndrome de resistência à insulina** (também conhecida como **síndrome metabólica**), que consiste em resistência à insulina, hiperinsulinemia compensatória para manter a homeostase da glicose, obesidade (especialmente obesidade abdominal ou visceral), dislipidemia do tipo triglicerídeos altos ou lipoproteína de baixa ou de alta densidade, ou ambos, e hipertensão. A resistência à insulina está diretamente envolvida na patogênese da DMT2.

607.2 Diabetes Melito Tipo 1 (Imunomediado)

David R. Weber e Nicholas Jospe

EPIDEMIOLOGIA

O DMT1 é responsável por aproximadamente 10% de todos os casos de diabetes em todas as idades, afetando até 3 milhões de pessoas nos EUA e mais de 15 milhões de pessoas no mundo. Um estudo usando estimativas populacionais de incidência e prevalência de diabetes indicou que aproximadamente 15.000 jovens são diagnosticados com DMT1 a cada ano. Embora o DMT1 seja responsável pela maioria dos casos de diabetes na infância, não se limita a essa faixa etária; novos casos continuam presentes na vida adulta e entre 25 e 50% dos indivíduos com DMT1 se apresentam como adultos. A incidência de DMT1 é altamente variável entre os diferentes grupos étnicos (Figura 607.1). A incidência global ajustada por idade de DMT1 varia de 0,7 em 100.000 por ano em Karachi (Paquistão) a mais de 40 em 100.000 por ano na Finlândia. A incidência de DMT1 está aumentando na maioria (mas não em todas) as populações e, esse aumento parece ser mais acentuado em populações nas quais a incidência de doenças autoimunes era historicamente baixa. Os dados dos centros de diabetes da Europa

Tabela 607.3 Principais características do diabetes em pacientes pediátricos.

	DIABETES TIPO 1	DIABETES TIPO 2	DIABETES DA MATURIDADE COM INÍCIO NA JUVENTUDE	DIABETES NEONATAL
Idade no diagnóstico	6 meses a 18 anos	Puberdade; raramente com menos de 10 anos	Menores de 25 anos	Menores de 6 meses
Causas e fatores genéticos	Autoimune; predisposição genética (HLA e outros genes)	Obesidade; predisposição genética e étnica	Autossômico dominante; HNF1A, HNF4A, GCK, HNF1B (raro)	KCNJ11, ABCC8, INS, e outros genes
Características associadas	Magro ou perda de peso ou no momento do diagnóstico; autoimunidade tireoidiana; doença celíaca	Obesidade; acantose *nigricans*; síndrome do ovário policístico; hipertensão; hiperlipidemia; doença hepática gordurosa; histórico familiar	Magro ou perda de peso ou no momento do diagnóstico; mutações GCK são assintomáticas	Deficiência no desenvolvimento
Cetoacidose diabética na apresentação	Sim; cerca de 25%	Sim; 5 a 20%	Não	Sim
Tratamento	Insulina	Mudanças no estilo de vida; metformina; insulina	Sulfonilureias; nenhum tratamento para mutações de GCK	Sulfonilureias para as mutações KCJN11 e ABCC8; insulina para outras mutações

De Cameron FJ, Wherrett DK: Care of diabetes in children and adolescents: controversies, changes, and consensus. *Lancet* 385:2096-2104, 2015, Table 1.

Ocidental sugerem que a taxa de crescimento anual na incidência de DMT1 seja de 2 a 5%, enquanto alguns países da Europa Central e Oriental demonstram um aumento ainda mais rápido – até 9%. A taxa de aumento é maior entre as crianças mais novas. Nos EUA, a prevalência global de diabetes entre crianças em idade escolar é de aproximadamente 1,9 em 1.000, aumentando de uma prevalência de 1 em 1.430 em crianças aos 5 anos para 1 em 360 crianças aos 16 anos. Entre os afro-americanos, a ocorrência de DMT1 é de 30 a 60% da observada em americanos caucasianos. A incidência anual de casos novos nos EUA é de aproximadamente 19,7 em 100.000 entre crianças menores de 10 anos e 18,6 em 100.000 naquelas com mais de 10 anos. Estima-se que 30.000 novos casos ocorram a cada ano nos EUA, afetando 1 em cada 300 crianças e 1 em cada 100 adultos ao longo da vida. As taxas são semelhantes ou superiores na maioria dos países da Europa Ocidental e significativamente menores na Ásia e África.

Ambos os sexos são quase igualmente afetados, com modesta preponderância do sexo masculino em algumas populações (Europa Ocidental/EUA) e preponderância feminina em outras (japoneses); não há correlação aparente com o nível socioeconômico. Picos de apresentação ocorrem em dois grupos etários: de 5 a 7 anos e no momento da puberdade. O primeiro pico pode corresponder ao tempo de aumento da exposição a agentes infecciosos coincidente com o início da vida escolar; o segundo pico pode corresponder ao estirão de crescimento puberal induzido por esteroides sexuais e aumento da secreção do hormônio do crescimento (GH) puberal (que antagoniza a insulina). A compreensão da causa do diabetes ou da sua incidência aumentada permanece indefinida. Um número crescente de casos ocorre entre 1 e 2 anos, especialmente em grupos de alto risco; a idade média de apresentação é mais avançada em populações de baixo risco. Grupos de baixo risco que migram para um país de alto risco parecem adquirir o aumento do risco do país. Por outro lado, pode haver diferenças marcantes nas taxas de incidência em vários grupos étnicos dentro do mesmo país; por exemplo, as taxas de incidência (por 100.000) na faixa de 10 a 14 anos nos EUA variam de um mínimo de 7,1 em nativos americanos, para 17,6 em hispânicos, 19,2 em afro-americanos e 32,9 em caucasianos.

GENÉTICA

Existe um claro agrupamento familiar do DMT1, com prevalência entre irmãos aproximando-se a 8%, enquanto a prevalência na população geral nos EUA é de apenas 0,4%. O risco de DMT1 também é aumentado quando um dos pais tem DMT1 e esse risco difere entre os dois pais; o risco é de 3 a 4%, se a mãe for afetada, mas de 5 a 6%, quando o pai for afetado. Em gêmeos monozigóticos, a taxa de concordância varia de 30 a 65%, enquanto gêmeos dizigóticos têm uma taxa de concordância de 6 a 10%. Uma vez que a taxa de concordância de dizigóticos é maior do que o risco de irmãos, outros fatores além dos genótipos compartilhados (p. ex., ambiente intrauterino compartilhado) podem desempenhar um papel no aumento do risco em gêmeos dizigóticos. Além disso, a suscetibilidade genética para DMT1 nos pais de uma criança afetada é estimada em 3%. Deve-se ter em mente que, embora haja um grande componente genético no DMT1, 85% dos pacientes diabéticos tipo 1 recém-diagnosticados não têm membro na família com DMT1. Portanto, não podemos contar com o histórico familiar para identificar pacientes que podem estar em risco para o desenvolvimento futuro do DMT1, uma vez que a maioria dos casos irá se desenvolver em indivíduos sem histórico familiar.

Diabetes melito tipo 1 monogênico

Os defeitos clássicos de um único gene são uma causa extremamente rara de DMT1 autoimune. A **síndrome IPEX (desregulação imune, poliendocrinopatia, enteropatia relacionadas ao cromossomo X)** é causada por mutações dos genes *FOXP3* e outros. O *FOXP3* (do inglês, *forkhead box P3*) é um gene envolvido nas respostas do sistema imunológico. Um membro da família de proteínas FOX, a *FOXP3* parece funcionar como o principal regulador no desenvolvimento e função de células T reguladoras. Essas mutações levam à falta de uma grande população de linfócitos T reguladores, resultando em dominante autoimunidade e o desenvolvimento de diabetes (tão precoce quanto 2 dias de vida) em aproximadamente 80% das crianças com essa disfunção.

A **síndrome de Wolfram** (DIDMOD: diabetes insípido, diabetes melito, atrofia óptica e surdez) é uma doença autossômica recessiva devido predominantemente a mutações no gene *WSF1* e é uma doença neurodegenerativa progressiva. A definição de caso requer a presença de DMT1 e atrofia óptica. Essa síndrome pode apresentar-se em aproximadamente 5% dos pacientes com DMT1.

A **APS-1 (síndrome de poliendocrinopatia autoimune tipo 1)** é causada por mutações do gene *AIRE* (regulador autoimune), levando a anomalias na expressão de antígenos periféricos dentro do timo e/ou anomalias de seleção negativa no timo. Isso resulta em autoimunidade generalizada. Aproximadamente 18% das crianças com essa síndrome desenvolvem DMT1.

Genes alterando o risco de diabetes melito tipo 1 autoimune

O risco de desenvolver DMT1 é modificado pela influência de vários *loci* de risco. A região genômica com a maior contribuição para o risco de DMT1 é a do MHC no cromossomo 6p21. Fora do MHC, estudos de associação genômica identificaram o DMT1 como associado a pelo menos 100 polimorfismos de nucleotídio único, dos quais cerca de 50 genes emergiram como causadores potenciais. *loci* de alto risco notáveis incluem insulina (*INS*), proteína tirosina fosfatase não receptora tipo 22 (*PTPN22*), subunidade α do receptor de interleucina 2 (*IL2RA*), antígeno 4 do linfócito T citotóxico (*CTLA4*), interferona-induzido com o domínio C da helicase 1 (*IFIH1*), homólogo 3 do oncogene viral de leucemia eritroblástica v-erb-b2 (*ERBB3*) e agonista associado à morte celular BCL2 (*BAD*). A contribuição de cada *locus* não MHC para o risco de DMT1 é pequena, tornando-os variantes individuais menos úteis para predizer o risco genético de DMT1 em determinado paciente. No entanto, a determinação dos escores de risco genético de variantes do MHC e não MHC mostrou-se promissora na capacidade de discriminar o DMT1 do DMT2 em indivíduos e pode, um dia, se tornar uma ferramenta clinicamente útil. Em termos globais, as funções conhecidas desses genes sugerem as principais vias etiológicas do diabetes, tais como moléculas de ligação HLA de classe II e classe I, ativação de células T e β, respostas inatas a patógenos virais, sinalização de quimiocina e citocina e funções de células T reguladoras e apresentadoras de antígeno.

Complexo principal de histocompatibilidade/suscetibilidade a diabetes melito tipo 1 por antígenos de leucócitos humanos codificados

O MHC é uma grande região genômica que contém um número de genes relacionados com a função do sistema imunológico de humanos. Esses genes são divididos em genes HLA de classe I, II, III e IV. Os genes de classe II são os mais fortemente associados ao risco do DMT1, mas alguns dos riscos associados a vários tipos de HLA são um resultado da variação de genes nas outras classes de HLA que não a classe II. No geral, variação genética na região de HLA pode explicar de 40 a 50% do risco genético para DMT1.

Algumas das associações conhecidas incluem o genótipo HLA DR3/4-DQ2/8; comparado a uma prevalência da população de DMT1 de aproximadamente 1 em 300, os recém-nascidos DR3/4-DQ2/8 da população geral têm um risco genético de 1 em 20. Esse risco de desenvolvimento de DMT1 é ainda maior quando os haplótipos HLA de alto risco são compartilhados com um irmão ou um dos pais com DMT1. Assim, se um irmão tem DMT1 e compartilha o mesmo haplótipo DR3/4-DQ2/8 de alto risco com outro irmão, então, o risco de autoimunidade no outro irmão é de 50%. Além disso, esse risco atinge 80% quando os irmãos compartilham os haplótipos HLA idênticos por descendência. Isso é conhecido como o *paradoxo relativo* e aponta para a existência de outros fatores de risco genéticos compartilhados (mais provavelmente no haplótipo HLA estendido).

Com os avanços na genotipagem, uma discriminação detalhada é possível e podemos identificar relações de risco mais específicos para haplótipos específicos. Por exemplo, o haplótipo DRB1*0401-DQA 1*0301g-DQB1*0302 tem *odds ratio* (OR) de 8,39 enquanto o DRB1*0401-DQA1*0301g- DQB1*0301 tem OR de 0,35, implicando o alelo DQB1*0302 como um alelo de suscetibilidade crítica. Existem alguns haplótipos drasticamente protetores DR-DQ (p. ex., DRB1*1501-DQA1*0102-DQB1*0602 [OR = 0,03], DRB1*1401-DQA1*0101-DQB1*0503 [OR = 0,02] e DRB1*0701-DQA1*0201-DQB1*0303 [OR = 0,02]). O haplótipo DR2 (DRB1*1501-DQA1*0102-DQB1*0602) é dominantemente protetor e está presente em 20% da população em geral, porém é visto em apenas 1% dos pacientes com DMT1.

Papel do aspartato na posição 57 em DQB1

O DQB1*0302 (alto risco para diabetes) difere do DQB1*0301 (protetor contra diabetes) somente na posição 57, em que lhe falta um resíduo de ácido aspártico. O alelo de DQB1*0201 (risco aumentado para diabetes) também carece de ácido aspártico na posição 57, e foi proposto que a presença de aspartato nessa posição altera as características de reconhecimento de proteína e ligação de proteína dessa molécula. Embora a ausência de aspartato nessa posição pareça ser importante na maioria dos estudos em indivíduos caucasianos, não tem o mesmo papel em populações coreanas e japonesas. Além disso, certos genótipos de baixo risco DQB1 também carecem de ácido aspártico na posição 57, incluindo DQB1*0302/DQB1*0201 (DR7) e DQB1*0201 (DR3)/DQB1*0201 (DR7). Assim, a presença de aspartato nessa posição é normalmente, mas nem sempre, protetora em populações caucasianas, mas não necessariamente em outras populações.

Papel do antígeno leucocitário humano de classe I

Embora os alelos de genes HLA de classe II pareçam ter as associações mais fortes com diabetes, estudos recentes de genotipagem e análise de dados agrupados identificaram associações a outros elementos do complexo HLA, especialmente o HLA-A e HLA-B. A associação mais significativa é o HLA-B39, a qual confere elevado risco de DMT1 em três diferentes populações, torna-se a maioria do sinal de HLA-B e está associado a uma idade inferior para o aparecimento da doença.

Genes não MHC/HLA associados ao risco de DMT1

O segundo *locus* encontrado a ser associado ao risco de DMT1 foi localizado em uma região mais acima do gene da insulina (*INS*). A suscetibilidade nessa região tem sido mapeada principalmente para um número variável de repetições em conjunto de aproximadamente 500 pb mais acima do gene da insulina. Essa região altamente polimórfica consiste em 30 a várias centenas de repetições de uma sequência de unidades de 14 a 15 pb (ACAGGGGTCTGGGG). Verificou-se que o alelo de alto risco está associado a menor produção de insulina e mRNA no timo, sugerindo um possível mecanismo para diminuição da tolerância imunológica à insulina. Um número de genes candidatos ligados à suscetibilidade do DMT1 também tem sido associado com o risco aumentado de outras doenças autoimunes. Esses incluem os genes *PTPN22, IL2RA, CTLA4* e *IFIH1*, os quais estão envolvidos na regulação do sistema imunológico. Outros, como o *ERBB3* e *BAD*, são considerados associados à apoptose celular.

FATORES AMBIENTAIS

O fato de aproximadamente 50% de gêmeos monozigóticos serem discordantes de DMT1, a variação observada em áreas urbanas e rurais povoadas pelo mesmo grupo étnico, a mudança na incidência que ocorre com a migração, o aumento da incidência que tem sido visto em quase todas as populações nas últimas décadas e a ocorrência de sazonalidade fornecem, em conjunto, evidências de que os fatores ambientais também desempenham um papel significativo na causa do DMT1.

Infecções virais

É possível que diversos vírus desempenhem um papel na patogênese do DMT1, mas nenhum vírus isoladamente e nenhum mecanismo patogênico único destaca-se na etiologia ambiental do DMT1. Em vez disso, uma variedade de vírus e mecanismos podem contribuir para o desenvolvimento de diabetes em hospedeiros geneticamente suscetíveis. Os mecanismos invocados envolvem infecção direta das células β por vírus, resultando em lise e liberação de autoantígenos, infecção viral direta de células apresentadoras de antígeno causando um aumento da expressão de citocinas e, mimetismo molecular, que é a noção de que os antígenos virais exibem homologia com autoepítopos.

Síndrome da rubéola congênita

A mais clara evidência de um papel da infecção viral no *DMT1* humano é vista na síndrome da rubéola congênita. A infecção pré-natal por rubéola está associada a autoimunidade contra células β em até 70%, com o desenvolvimento de DMT1 em até 40% das crianças infectadas. O intervalo de tempo entre a infecção e o desenvolvimento do diabetes pode ser tão elevado quanto 20 anos. O DMT1 após a rubéola congênita é mais provável em pacientes que carregam os genótipos de maior risco. Curiosamente, não parece haver qualquer aumento do risco de diabetes quando a infecção de rubéola se desenvolve após o nascimento ou quando a imunização com vírus vivo da rubéola é utilizada.

Enterovírus

Estudos mostram um aumento da evidência de infecção por enterovírus em pacientes com DMT1 e um aumento da prevalência de RNA de enterovírus em amostras de sangue pré-natal das crianças que posteriormente desenvolveram DMT1. Além disso, há relatos de casos de associação entre infecção por enterovírus e subsequente DMT1, porém o verdadeiro significado destas infecções permanece desconhecido até o momento.

Vírus da caxumba

Tem sido observado que a infecção pelo vírus da caxumba leva ao desenvolvimento de autoimunidade contra células β com alta frequência e ao DMT1 em alguns casos. Embora a caxumba possa desempenhar um papel em certos casos de diabetes, o fato de que a incidência do diabetes DMT1 tem aumentado constantemente nos vários países após a vacinação universal contra a caxumba ter sido introduzida e que a incidência é extremamente baixa em várias populações nas quais a caxumba ainda é prevalente indicam que a caxumba sozinha não é um grande fator causal no diabetes.

Hipótese da higiene: possível papel protetor das infecções

Embora algumas infecções virais possam aumentar o risco de DMT1, os agentes infecciosos podem também desempenhar um papel protetor contra o diabetes. A hipótese da higiene indica que DMT1 é uma doença dos países industrializados, nos quais a observação de que há menos infecções implica que o sistema imunológico não é tão bem-treinado para a sua tarefa principal, denominada defesa do hospedeiro. Alguns chamam essa teoria de *hipótese da privação microbiana*. A hipótese da higiene afirma que a falta de exposição a infecções na infância pode aumentar as chances de um indivíduo de desenvolver doenças autoimunes, incluindo DMT1. As taxas de DMT1 e outras doenças autoimunes são geralmente mais baixas nos países subdesenvolvidos, com uma alta prevalência de infecções na infância, e tendem a aumentar à medida que esses países se tornam mais desenvolvidos. A incidência de DMT1 difere quase 6 vezes entre a Carélia Russa e a Finlândia, mesmo que ambas sejam ocupadas por populações geneticamente relacionadas e sejam adjacentes uma à outra e na mesma latitude. A incidência de autoimunidade nas duas populações varia inversamente com os níveis de anticorpos de imunoglobulina (Ig) E, e IgE está envolvida na resposta a infecções parasitárias. Todas essas observações indicam que a diminuição da exposição a determinados parasitas e outros microrganismos na primeira infância pode conduzir a um risco aumentado de autoimunidade mais tarde na vida, incluindo o diabetes autoimune. Por outro lado, os estudos retrospectivos de caso-controle têm sido ambíguos na melhor das hipóteses e ainda está faltando a evidenciação da proteção direta por infecções na infância.

Microbiota gastrintestinal

O interesse em entender melhor o papel da microbiota gastrintestinal na saúde tem sido crescente. Há evidências emergentes de estudos em animais e humanos de que a microbiota intestinal está alterada no DMT1; no entanto, ainda não foi estabelecida uma relação de causa e efeito. Estudos em humanos descobriram que a microbiota intestinal no DMT1 diminuiu a diversidade de espécies microbianas e contém menos organismos produtores de butirato em comparação com os controles saudáveis. O butirato é um ácido graxo de cadeia curta que se acredita ser anti-inflamatório e pode desempenhar um papel na proteção no epitélio intestinal, tanto direta quanto indiretamente, por intermédio de um efeito em aumentar a produção de mucina. Teoricamente, uma ruptura na integridade epitelial (o chamado intestino permeável) poderia desencadear inflamação e uma resposta autoimune aumentada como resultado do incremento da entrada de antígenos patogênicos ou dietéticos na corrente sanguínea. Inicialmente, estudos prospectivos, em pequena escala, em bebês e crianças com alto risco para o DMT1 mostraram um desequilíbrio que favoreceu espécies como *Bacteroides dorei* e *Bacteroides vulgatus* entre indivíduos que desenvolveram autoanticorpos para DMT1 ou a doença, comparados àqueles que não desenvolveram DMT1. Um extenso estudo em seis diferentes locais do estudo The Environmental Determinants of Diabetes in the Young (TEDDY) identificou diferenças geográficas significativas na composição da microbiota fecal, destacando os desafios nesse campo de estudo. A relação entre trato gastrintestinal e DMT1 também pode ser observada na coocorrência de doença celíaca com DMT1. Ambos são distúrbios autoimunes, cada um contendo autoanticorpos específicos da doença, e essa predisposição de base imunológica pode levar a ambas as doenças. Alternativamente, a lesão da mucosa intestinal pode desencadear eventos que levam ao DMT1.

Dieta

A exposição dietética pode modificar o risco de DMT1; no entanto, um vínculo definitivo entre qualquer exposição dietética e o desenvolvimento de DMT1 não foi encontrado. Alguns estudos demonstraram uma associação entre a introdução precoce de leite de vaca e/ou glúten e o risco de DMT1; no entanto, estudos subsequentes foram inconsistentes e em muitos casos refutaram esses achados. Além disso, a maioria das intervenções estudadas não demonstrou um efeito da exposição tardia ao glúten ou o uso da fórmula hidrolisada na redução do risco de desenvolvimento de autoanticorpos para DMT1. Metanálise de 2016 de estudos intervencionistas e observacionais concluiu que não houve associação entre exposição precoce a glúten ou proteína do leite e risco de DMT1. Alguns estudos, mas não todos, sugeriram que a amamentação reduz o risco de DMT1. O mecanismo potencial para um efeito protetor do leite materno não é bem compreendido, mas pode relacionar-se com um efeito benéfico do leite materno no sistema imunológico infantil ou a um efeito indireto, como a redução da exposição a outros antígenos alimentares no início da vida. O tempo de introdução de alimento sólido pode modificar o risco para DMT1, como visto em um relatório do Diabetes Autoimmunity Study in the Young (DAISY) que descobriu que a introdução precoce (antes de 4 meses de vida), ou tardia (após 6 meses de vida), de alimentos sólidos predispôs ao desenvolvimento de DMT1.

Outros fatores alimentares que têm sido sugeridos diversas vezes desempenhando um papel no risco de DMT1 incluem ácidos graxos ômega-3, vitamina D, ácido ascórbico, zinco e vitamina E. A vitamina D, como fator de risco, é biologicamente plausível (tem um papel na regulação imunológica), e a sua deficiência é mais comum em países do norte, como a Finlândia, onde a incidência de DMT1 é mais alta; entretanto, a maioria dos estudos observacionais não conseguiu encontrar associações entre os níveis de vitamina D ou a sua suplementação e o risco de DMT1. Estudos intervencionistas para avaliar o efeito da suplementação da vitamina D sobre o risco de DMT1 são escassos.

Estresse psicológico

Vários estudos mostram um aumento da prevalência de situações psicológicas estressantes entre as crianças que posteriormente desenvolveram DMT1. Permanece desconhecido se essas tensões somente agravam uma autoimunidade preexistente ou se elas realmente podem desencadear a autoimunidade por intermédio de mecanismos epigenéticos.

PATOGÊNESE E HISTÓRIA NATURAL DO DIABETES MELITO TIPO 1

No DMT1, um hospedeiro geneticamente suscetível desenvolve autoimunidade contra as células β do próprio hospedeiro. O que desencadeia essa resposta autoimune é complexo e multifatorial. Em alguns (mas não em todos) os pacientes, esse processo imunomediado resulta em destruição progressiva das células β até que massa crítica das células β seja perdida e a deficiência de insulina se desenvolva. A deficiência de insulina, por sua vez, leva ao aparecimento de sinais e sintomas clínicos de DMT1. No momento do diagnóstico, as células β viáveis ainda podem existir e produzir alguma insulina, para haver uma remissão parcial da doença (período de lua de mel), mas com o tempo, mais massa de células β é destruída, apesar de qualquer regeneração e/ou persistência de célula β, e o paciente torna-se totalmente dependente de insulina exógena para sobreviver (Figura 607.2). Com o passar do tempo, alguns desses pacientes desenvolvem complicações secundárias do diabetes que parecem, em parte, estar relacionadas à

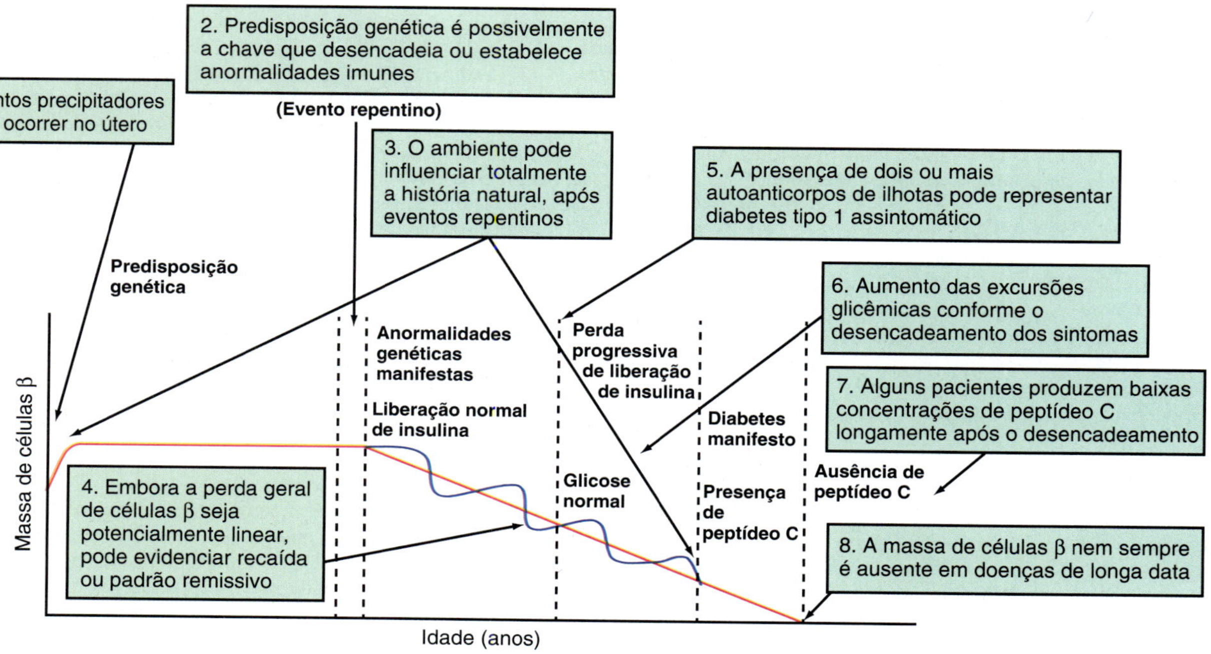

Figura 607.2 História natural do DMT1 – um conceito de 25 anos revisitado. Uma recriação do modelo de DMT1, originalmente proposto em 1986, é mostrado em *preto*. Adições e conjecturas com base em ganhos de conhecimento recentes são apresentadas em *verde*. (*De Atkinson MA, Eisenbarth GS, Michaels AW: Type 1 diabetes.* Lancet *383:69-78, 2014, Fig. 4.*)

forma como o diabetes tem sido controlado. Assim, a história natural do DMT1 envolve algumas ou todas as seguintes fases, com dois estágios identificáveis distintos antes do desenvolvimento dos sintomas:

1. Presença de dois ou mais autoanticorpos com glicemia normal e pré-sintomáticos; pode durar anos a décadas.
2. Autoimunidade das células β com disglicemia e pré-sintomáticos; mais curta.
3. Início da doença sintomática, geralmente bastante breve, semanas, raramente meses.
4. Remissão transitória, geralmente dentro de semanas após o início, pode durar de 6 a 12 meses.
5. Doença estabelecida, vitalícia.
6. O desenvolvimento de complicações é bastante variável.

Início da autoimunidade

A predisposição genética para DMT1 é determinada por vários genes (ver *Genética*, a seguir), com a maior contribuição proveniente de variantes no sistema HLA. Apesar disso, mesmo com os haplótipos de maior risco, a maioria dos portadores *não* vai desenvolver DMT1. Mesmo em gêmeos monozigóticos, a concordância é de 30 a 70%. O aumento observado na incidência de DMT1 e, particularmente em crianças, dentro de uma população de pacientes essencialmente geneticamente estáveis, implica que algo tenha mudado nesse sentido no ambiente. Uma série de fatores, incluindo influências ambientais maternas e intrauterinas, parto prematuro, alimentos e dietas na infância, infecções virais, falta de exposição a certas infecções e uso de antibióticos, microbiota do hospedeiro, e até mesmo estresse psicológico, estão implicados na patogênese do DMT1, mas seu papel exato e o mecanismo pelo qual eles desencadeiam ou agravam a autoimunidade permanecem incertos. O que está claro é que os marcadores de autoimunidade são muito mais prevalentes do que o DMT1 clínico, indicando que o início da autoimunidade é uma condição necessária, mas não suficiente, para o DMT1. Embora até agora nenhum fator desencadeante conclusivo tenha sido identificado, parece que, na maior parte dos casos de DMT1 que são diagnosticados na infância, o aparecimento da autoimunidade ocorre muito cedo na vida. Na maioria das crianças diagnosticadas antes dos 10 anos, os primeiros sinais de autoimunidade aparecem antes dos 2 anos. O desenvolvimento de autoimunidade está associado ao aparecimento de vários autoanticorpos. Os autoanticorpos anti-insulina (IAA) são geralmente os primeiros a aparecer em crianças, seguidos por anticorpos contra a descarboxilase do ácido glutâmico (anti-GAD) de 65 kDa, e depois para tirosina fosfatase 2, associada ao insulinoma e para o transportador de zinco 8. Os anticorpos mais precoces são predominantemente da subclasse IgG_1. Não só existe espalhamento da autoimunidade para mais antígenos (IAA, e em seguida, a descarboxilase do ácido glutâmico 65 e a associada ao insulinoma 2 e o transportador de zinco 8), mas há também o espalhamento de epítopos dentro de um antígeno. Os anticorpos iniciais contra descarboxilase do ácido glutâmico 65 tendem a ser contra a região do meio ou da região carboxiloterminal, ao passo que os anticorpos contra a aminoterminal geralmente aparecem mais tarde e são menos comuns em crianças.

Autoimunidade pré-clínica com perda progressiva da função das células β

Em quase todos os pacientes, o aparecimento de autoimunidade é seguido pela destruição progressiva ou eventual das células β (Figuras 607.3 e 607.4). Os anticorpos são marcadores para a presença de autoimunidade, mas o dano real para as células β é principalmente mediado por células T (Figura 607.4). A análise histológica do pâncreas de pacientes com desenvolvimento recente de DMT1 revela insulite, com uma infiltração das ilhotas de Langerhans por células mononucleares, incluindo os linfócitos T e B, monócitos/macrófagos, e de células *natural killer*. No camundongo diabético não obeso, um infiltrado celular semelhante é seguido pela perda linear de células β até que elas desapareçam completamente. Porém, parece que o processo de DMT1 humano não é necessariamente linear e pode haver um curso ondulante de descida, com remissões e recidivas, no desenvolvimento do DMT1.

Papel dos autoanticorpos

Embora o DMT1 não ocorra como uma consequência direta da formação de autoanticorpos, o risco de desenvolvimento da doença clínica aumenta dramaticamente com o aumento no número de anticorpos; apenas 30% das crianças com um anticorpo vão progredir para diabetes, mas esse risco aumenta para 70% aos 10 anos quando estão presentes dois anticorpos e 90% quando três estão presentes (Figura 607.3). O risco de progressão também varia com a intensidade da resposta de anticorpos e aqueles com os títulos de anticorpos mais elevados são mais propensos a progredir para doença clínica. Outro fator que parece influenciar a progressão do dano de células β é a idade em que a autoimunidade se desenvolve; crianças nas quais os IAA apareceram nos primeiros 2 anos de vida rapidamente desenvolvem anticorpos contra as células das ilhotas e evoluem para o diabetes com mais frequência do que as crianças nas quais os primeiros anticorpos apareceram entre as idades de 5 e 8 anos.

Papel da genética na progressão da doença

Em um grande estudo com crianças saudáveis, o aparecimento de anticorpos isolados é relativamente comum e geralmente transitório e não se correlaciona com a presença de alelos HLA de alto risco, mas aqueles que transportam alelos HLA de alto risco são mais propensos a desenvolver múltiplos anticorpos e ao progresso da doença. Do mesmo modo, o aparecimento de anticorpos é mais provável de prever o diabetes em indivíduos com um histórico familiar de diabetes *versus* aqueles sem histórico familiar de DMT1. Assim, pode ser o caso de que fatores ambientais possam induzir autoimunidade transitória em muitas crianças, mas aquelas com predisposição genética são mais propensas a apresentar progressão da autoimunidade e eventual desenvolvimento de diabetes.

Papel dos fatores ambientais

Os fatores ambientais também podem atuar como aceleradores do DMT1 após o aparecimento inicial de autoimunidade. Isso é evidente a partir do fato de que a incidência de DMT1 pode variar muitas vezes entre as populações que têm a mesma prevalência de autoimunidade. Por exemplo, a incidência de DMT1 na Finlândia é quase quatro vezes mais elevada do que na Lituânia, mas a incidência de autoimunidade é semelhante em ambos os países.

O fato de que todas as crianças com evidência de autoimunidade e de células T autorreativas não progredirem para diabetes indica que há pontos de controle em que o processo autoimune pode ser interrompido ou revertido antes que progrida para diabetes completamente desenvolvido.

Início da doença clínica

Os pacientes com destruição progressiva das células β acabarão apresentando o DMT1 clínico. Acredita-se que 90% da massa total de células β são destruídos durante o tempo de desenvolvimento da doença clínica, mas estudos posteriores revelaram que este nem sempre é o caso. Parece que a destruição das células β é mais rápida e mais completa nas crianças mais jovens, enquanto em crianças mais velhas e adultos a proporção de células β sobreviventes é maior (10 a 20% em amostras de necropsia) e, algumas células β (cerca de 1% da massa normal) sobrevivem até 30 anos após o aparecimento do diabetes. Devido às necropsias geralmente serem feitas em pacientes que morreram de cetoacidose diabética (CAD), esses números podem subestimar a real massa de células β presente no momento do diagnóstico. Estudos funcionais indicam que até 40% da capacidade de secreção de insulina podem ser preservados em adultos no momento da apresentação do DMT1. Ensaios ultrassensíveis indicam que a produção de peptídeo C é mensurável décadas após o desenvolvimento do DMT1. O fato de que indivíduos diabéticos recém-diagnosticados ainda podem ter uma significativa massa de células β sobreviventes é importante porque levanta a possibilidade de prevenção *secundária* do DMT1. Do mesmo modo, a existência de células β viáveis por anos ou décadas após a apresentação inicial indica que mesmo pacientes com diabetes de longa duração podem ser capazes de apresentar uma certa recuperação da função das células β, se o processo de destruição autoimune pudesse ser interrompido e se a regeneração das células das ilhotas pudesse ocorrer.

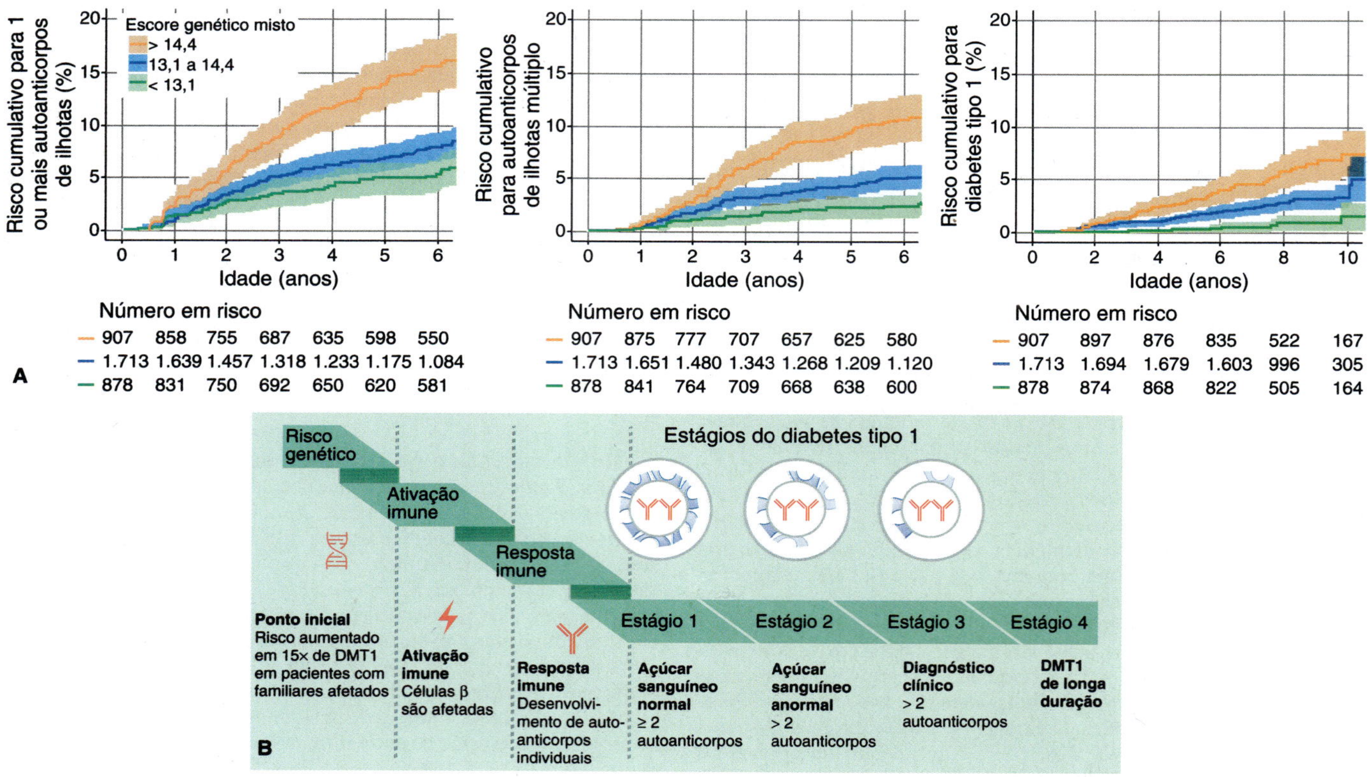

Figura 607.3 Fatores contribuintes e progressão da doença para diabetes tipo 1. **A.** Riscos cumulativos de um ou mais autoanticorpos de ilhotas, múltiplos autoanticorpos das ilhotas e desenvolvimento de diabetes tipo 1 em crianças TEDDY com o genótipo HLA DR3/DR4-DQ8 ou DR4-DQ8/DR4-DQ8 estratificado por seu escore mesclado. O risco cumulativo de desenvolver um ou mais autoanticorpos de ilhotas (*gráfico à esquerda*), múltiplos autoanticorpos de ilhotas (*gráfico do meio*) e diabetes tipo 1 (*gráfico à direita, eixo y*) é mostrado em relação à idade em anos (eixo *x*) e foi calculado usando o método Kaplan ± Meier. As curvas são mostradas para crianças com escores genéticos nos quartis superior (*linha laranja*), inferior (*linha verde*) e dois quartis medianos (*linha azul*). As áreas sombreadas representam o intervalo de confiança de 95% do risco cumulativo. Os números em risco indicam o número de crianças incluídas na análise em cada idade. **B.** Progressão do diabetes tipo 1 e estágios do diabetes tipo 1. O estágio 1 é o início do diabetes tipo 1, marcado por indivíduos com 2 ou mais autoanticorpos relacionados ao diabetes e concentrações normais de açúcar no sangue. No estágio 2, os indivíduos apresentam disglicemia sem sintomas. O estágio 3 é o momento do diagnóstico clínico. DT1, diabetes tipo 1 (**A**, *de Bonifacio E, Beyerlein A, Hippich M* et al.*: Genetic scores to stratify risk of developing multiple islet autoantibodies and type 1 diabetes a prospective study in children.* PLoS Med *15(4):e1002548. Fig. 4*; **B**, *de Greenbaum CJ, Speake C, Krischer J et al.: Strength in numbers: opportunities for enhancing the development of effective treatments for type 1 diabetes–the TrialNet experience.* Diabetes *67(7):1216-1225, 2018.*)

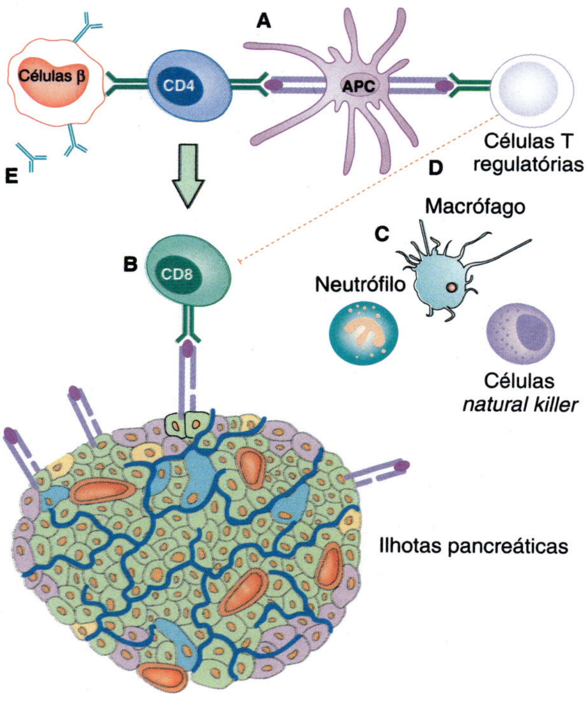

Figura 607.4 **A imunopatogênese do diabetes tipo 1.** Pensa-se que o desenvolvimento do diabetes tipo 1 seja iniciado pela apresentação de peptídeos de células β por células apresentadoras de antígeno (*APCs*). As APCs portadoras desses autoantígenos migram para os linfonodos pancreáticos, onde interagem com os linfócitos T CD4+ autorreativos, os quais, por sua vez, medeiam a ativação das células T CD8+ autorreativas (**A**). Essas células T CD8+ ativadas retornam à ilhota e lisam as células β expressando autoantígenos imunogênicos nas moléculas de superfície do complexo principal de histocompatibilidade de classe I (**B**). A destruição de células β é mais exacerbada pela liberação de citocinas pró-inflamatórias e espécies reativas de oxigênio de células imunes inatas (macrófagos, células *natural killer* e neutrófilos) (**C**). Todo esse processo é amplificado por defeitos nos linfócitos T reguladores, que não suprimem efetivamente a autoimunidade (**D**). As células T ativadas dentro do linfonodo pancreático também estimulam os linfócitos B a produzir autoanticorpos contra as proteínas das células β. Esses autoanticorpos podem ser medidos na circulação e são considerados um biomarcador determinante de diabetes tipo 1 (**E**). (*De DiMeglio LA, Evans-Molina C, Oram RA: Type 1 diabetes.* Lancet *391:2449–2458, 2018, Fig. 3.*)

PREVISÃO E PREVENÇÃO

A autoimunidade precede o DMT1 clínico e os indicadores do amadurecimento da resposta autoimune podem ser marcadores úteis para a previsão de doença. Os indivíduos em risco de DMT1 podem ser identificados por uma combinação de marcadores genéticos, imunológicos e metabólicos. O *locus* genético mais informativo, HLA de classe II, confere cerca de metade do total do risco genético, mas tem um baixo valor preditivo positivo (VPP), quando utilizado na população em geral. Autoanticorpos proporcionam uma leitura prática da autoimunidade contra células β, são facilmente coletados no sangue venoso e tornaram-se o pilar dos esforços de previsão do DMT1. Por comparação, e apesar de os linfócitos T mediarem a destruição das células beta, as células T são raras no sangue e os ensaios de suas funções têm sido difíceis de padronizar e validar. Em parentes de primeiro grau de pacientes com DMT1, o número de autoanticorpos positivos pode ajudar a estimar o risco de desenvolver DMT1: baixo risco (apenas um autoanticorpo: VPP de 2 a 6%), risco moderado (dois autoanticorpos: VPP de 21 a 40%) e alto risco (> 2 autoanticorpos: VPP de 59 a 80%) durante um período de 5 anos. Em crianças que carregam o genótipo de maior risco para DMT1 (HLA-DQB1*0201-DQA1*05/DQB1*0302-QA1*03), a insulite é quase 10 vezes mais frequente (VPP 21%) do que em crianças com outros genótipos (VPP 2,2%). Mas, enquanto os autoanticorpos são úteis para a predição de DMT1 nos familiares de pacientes com DMT1, fora dessa população óbvia, a triagem da população em geral seria necessária para identificar indivíduos saudáveis com risco de DMT1. Na verdade, aproximadamente 90% dos indivíduos com novo início de DMT1 não têm antecedentes familiares de DMT1. Uma triagem da população em geral é difícil de justificar, em parte, porque a prevalência de autoanticorpos observados excede em muito a baixa prevalência da doença em indivíduos sem parentesco, levando a altas taxas de falso-positivos.

FISIOPATOLOGIA

A insulina desempenha um papel crítico no armazenamento e recuperação do combustível celular. Sua secreção em resposta à alimentação é primorosamente modulada pela interação de mecanismos neurais, hormonais e aqueles relacionados com o substrato para permitir a disposição controlada de alimentos ingeridos como energia para uso imediato ou futuro. Os níveis de insulina devem ser diminuídos para, em seguida, mobilizar a energia armazenada durante o estado de jejum. Então, no metabolismo normal, há balanços regulares entre o estado pós-prandial, anabólico de alta insulina e o do jejum, o estado catabólico de baixa insulina que afeta o fígado, músculo e tecido adiposo (Tabela 607.4). O DMT1 é um estado catabólico progressivo de baixa insulina em que a alimentação não inverte, mas exagera esses processos catabólicos. Com insulinopenia moderada, a utilização de glicose pelo músculo e gordura diminui e a hiperglicemia *pós-prandial* aparece. Em níveis ainda mais baixos de insulina, o fígado produz glicose excessiva via glicogenólise e gliconeogênese e a hiperglicemia *de jejum* começa. A hiperglicemia produz uma diurese osmótica (glicosúria) quando o limite renal é excedido (180 mg/dℓ; 10 mmol/ℓ). A resultante perda de calorias e eletrólitos, bem como a piora da desidratação, produzem um estresse fisiológico com hipersecreção de hormônios do estresse (epinefrina, cortisol, GH e glucagon). Esses hormônios, por sua vez, contribuem para a descompensação metabólica, ao alterar ainda mais a secreção de insulina (epinefrina), por antagonizar a sua ação (epinefrina, cortisol, GH), e por promoverem glicogenólise, gliconeogênese, lipólise e cetogênese (glucagon, epinefrina, GH e cortisol), enquanto diminuem a utilização da glicose e a sua eliminação (epinefrina, GH e cortisol).

A combinação de deficiência de insulina e os valores plasmáticos elevados dos hormônios contrarregulatórios também é responsável por lipólise acelerada e síntese de lipídios prejudicada, com o consequente aumento das concentrações plasmáticas de lipídios totais, colesterol, triglicerídeos e ácidos graxos livres. A interação hormonal da deficiência de insulina com o excesso de glucagon desvia os ácidos graxos livres para a formação de corpos cetônicos; a taxa supranormal de formação desses corpos cetônicos, principalmente beta-hidroxibutirato e acetoacetato, excede a capacidade de utilização periférica e excreção renal. O acúmulo desses cetoácidos resulta em acidose metabólica (CAD) e respiração compensatória profunda, rápida e não dispneica na tentativa de excretar o excesso de CO_2 (respiração de Kussmaul). A cetona, formada pela conversão não enzimática de acetoacetato, é responsável pelo odor frutado característico da respiração. As cetonas são excretadas na urina em associação a cátions e, assim, aumentam ainda mais as perdas de água e eletrólitos e a capacidade de regeneração do bicarbonato. Com a desidratação progressiva, acidose, hiperosmolalidade e utilização do oxigênio cerebral diminuída, a consciência torna-se prejudicada, e o paciente acaba por se tornar comatoso.

MANIFESTAÇÕES CLÍNICAS

As manifestações clínicas clássicas do início do desenvolvimento do diabetes em crianças se refletem no estado fisiológico hiperglicêmico e catabólico e incluem poliúria, polidipsia, polifagia e perda de peso. Outros sintomas comuns incluem fadiga, fraqueza e uma sensação geral de mal-estar. Pacientes portando uma doença mais avançada apresentarão sinais de **CAD** incluindo desidratação, náuseas, vômitos, letargia, estado mental alterado e, em casos extremos, coma. Se o diagnóstico não for reconhecido, a progressão dos sintomas segue um curso previsível desde poliúria intermitente precoce até poliúria sustentada e perda de peso, seguidas pelo desenvolvimento da CAD. Na maioria dos casos, essa progressão inicial ocorre ao longo de um período de semanas, por vezes meses.

Inicialmente, quando apenas a reserva de insulina está limitada, ocorre a hiperglicemia pós-prandial assintomática ocasional. Como a capacidade de secreção de insulina diminui, os níveis de glicose sanguínea começam a aumentar. Quando a glicose sanguínea ultrapassa o limiar renal, a poliúria intermitente e/ou a noctúria começam. Com a perda adicional de células β, a hiperglicemia crônica provoca uma diurese mais persistente, que muitas vezes inclui enurese noturna em crianças mais jovens. As pacientes do sexo feminino podem desenvolver candidíase vulvovaginal devido à glicosúria crônica. Eventualmente, as perdas diárias de água e

Tabela 607.4 Influência da alimentação (insulina elevada) ou do jejum (insulina baixa) em alguns processos metabólicos no fígado, músculo e tecido adiposo.*

	INSULINA PLASMÁTICA ELEVADA (ESTADO PÓS-PRANDIAL)	INSULINA PLASMÁTICA BAIXA (JEJUM)
Fígado	Captação de glicose Síntese de glicogênio Ausência de gliconeogênese Lipogênese Ausência de cetogênese	Produção de glicose Glicogenólise Gliconeogênese Ausência de lipogênese Cetogênese
Músculo	Captação de glicose Oxidação da glicose Síntese de glicogênio Síntese proteica	Ausência de captação de glicose Oxidação de ácidos graxos e cetona Glicogenólise Proteólise e liberação de aminoácidos
Tecido adiposo	Captação de glicose Síntese de lipídios Absorção de triglicerídeos	Ausência de captação de glicose Lipólise e liberação de ácido graxo Ausência de captação de triglicerídeos

*A insulina é considerada como o principal fator que regula esses processos metabólicos. O diabetes melito pode ser visto como um estado de baixa insulina permanente que, se não tratado, resulta em jejum exagerado.

glicose podem chegar a 5 ℓ e 250 g, respectivamente, representando 1.000 calorias, ou 50% do consumo médio diário de calorias. Essas perdas desencadeiam polidipsia e polifagia compensatórias; entretanto, a desidratação progressiva e a perda de peso ocorrerão inevitavelmente, a menos que o tratamento seja iniciado.

Enquanto a doença continua a progredir, os cetoácidos começam a se acumular. Nesse estágio da doença é possível uma rápida deterioração clínica. Os cetoácidos produzem dor abdominal, náuseas e vômitos e, assim, impedem a capacidade do paciente em manter uma reposição oral suficiente das perdas urinárias de água. A desidratação acelera, como manifestado pela fraqueza, ortostase e perda de peso adicional. Como em qualquer estado hiperosmótico, o grau de desidratação pode ser clinicamente subestimado, pois o volume intravascular é conservado em detrimento do volume intracelular. Os sinais e os sintomas de cetoacidose avançada incluem a respiração de Kussmaul (respiração rápida, profunda, pesada e não fisiológica), hálito com odor frutado (acetona), intervalo QT corrigido prolongado, função neurocognitiva diminuída e coma. Aproximadamente 20 a 40% das crianças com diabetes de início recente evoluem para CAD antes do diagnóstico.

Essa progressão clínica geralmente acontece mais rapidamente em crianças mais novas, devido à destruição autoimune mais agressiva das células β e/ou redução da massa de células β. O início da doença na infância está associado a maior probabilidade de apresentação de CAD. A perda de peso em crianças mais jovens e indivíduos com doença mais rapidamente progressiva será composta principalmente por perda aguda de líquidos, enquanto a perda de peso em adolescentes e indivíduos com doença lentamente progressiva também inclui déficits significativos de gordura e massa magra como resultado de inanição prolongada. Em qualquer criança, a progressão dos sintomas pode ser acelerada pelo estresse de uma doença intercorrente ou traumatismo, quando os hormônios contrarreguladores (estresse) combatem a capacidade limitada de secreção de insulina.

DIAGNÓSTICO

O diagnóstico do DMT1 é geralmente simples (Tabela 607.2). Embora a maioria dos sintomas seja inespecífica, o indício mais importante é uma poliúria inapropriada em qualquer criança com sinais de desidratação e baixo ganho de peso. A hiperglicemia pode ser identificada rapidamente a partir do sangue capilar com o auxílio do uso de um glicosímetro; a glicosúria e a cetonúria podem ser prontamente determinadas por meio de uma fita reagente na urina. A glicemia de jejum superior a 200 mg/dℓ (11,1 mmol/ℓ) com sintomas típicos é diagnóstica com ou sem cetonúria. Na criança obesa, DMT2 deve ser considerado (ver Diabetes melito tipo 2, a seguir). Uma vez que a hiperglicemia seja confirmada, é prudente determinar se a CAD está presente (especialmente se for encontrada cetonúria), verificando uma amostra de sangue venoso para bicarbonato e pH, e para avaliar anormalidades eletrolíticas – mesmo se os sinais de desidratação forem mínimos. Um limiar basal de hemoglobina A_{1c} (HbA_{1c}) será confirmatório e permite uma estimativa da duração da hiperglicemia e fornece um valor inicial, mediante o qual pode-se comparar a eficácia da terapia subsequente. Níveis falsamente baixos de HbA_{1c} são observados em anemias hemolíticas, aplasia pura dos glóbulos vermelhos, transfusões de sangue e anemias associadas a hemorragia, cirrose, mielodisplasias ou doença renal tratada com eritropoetina. A HbA_{1c} basal pode ser maior em afro-americanos do que em brancos.

A testagem para autoimunidade (por meio da avaliação de autoanticorpos para DMT1) (ver Capítulo 607.1) deve ser considerada nos casos em que a diferenciação entre DMT1 e DMT2 não é aparente e nos casos em que há um forte histórico familiar sugestivo de diabetes monogênico. A investigação quanto à presença de outras doenças autoimunes associadas ao DMT1 deve ser solicitada logo após o diagnóstico, incluindo a doença celíaca (por imunoglobulina A [IgA] de transglutaminase tecidual e IgA total) e hipotireoidismo autoimune (pelo hormônio estimulante da tireoide [TSH] e tiroxina livre ou total). Como as perturbações fisiológicas significativas podem afetar os testes de triagem tireoidianos e celíacos, somente os indivíduos com anormalidades leves devem repetir os testes após várias semanas antes de instituir a terapia. Além disso, como existe um risco elevado de doença cardiovascular associada ao diabetes, recomenda-se também obter um perfil lipídico de jejum em crianças com idade maior ou igual a 10 anos, uma vez que o controle da glicemia tenha sido estabelecido.

Raramente, uma criança apresenta hiperglicemia transitória, com glicosúria, enquanto sob substancial estresse físico ou doença. Isso geralmente se resolve de maneira permanente durante a recuperação dos estressores. A **hiperglicemia produzida pelo estresse** pode refletir uma limitada reserva de insulina, temporariamente revelada por hormônios contrarregulatórios **elevados**. Uma criança com hiperglicemia temporária deve, portanto, ser monitorada para o desenvolvimento de sintomas de hiperglicemia persistente e ser testada com HbA_{1c} se ocorrerem tais sintomas. O teste formal em uma criança que permanece clinicamente assintomática não é necessário.

Procedimentos de triagem de rotina, tais como determinação da glicemia pós-prandial ou testes de triagem da tolerância oral à glicose, resultaram em taxas de detecção baixas em crianças assintomáticas, saudáveis, mesmo entre aquelas consideradas de risco, como irmãos de crianças diabéticas. Desse modo, esses procedimentos de triagem não são recomendados em crianças.

TRATAMENTO

A terapia é adaptada ao grau da apresentação de insulinopenia. A maioria das crianças com DMT1 de início recente apresenta sintomas leves a moderados, tem desidratação mínima, sem histórico de vômito, e não evoluíram para cetoacidose. Elas podem iniciar diretamente com a terapia de insulina subcutânea. Cerca de 20 a 40% das crianças com diabetes de início recente apresentam CAD, que pode ser arbitrariamente classificada como leve, moderada ou grave (Tabela 607.5), e a faixa de sintomas depende do grau de cetoacidose. As anormalidades bioquímicas fundamentais incluem elevação das cetonas no sangue e na urina, aumento do intervalo aniônico, diminuição do bicarbonato sérico (ou do CO_2 total) e do pH e aumento da osmolalidade sérica efetiva. A hiponatremia está comumente presente com hiperglicemia e é o resultado de uma diluição osmótica à medida que a água se desloca para o líquido extracelular. A depleção de potássio e fósforo é comum após poliúria prolongada, mas pode ser mascarada por acidose que leva ao deslocamento extracelular desses íons.

Tratamento do diabetes com cetoacidose

A insulinopenia grave (ou falta de ação efetiva da insulina) resulta em uma cascata fisiológica de eventos em três vias gerais:

1. A produção excessiva de glicose associada à redução da utilização da glicose aumenta a glicose sérica. Isso produz uma diurese osmótica, com a perda de fluidos e eletrólitos, desidratação e ativação do eixo renina-angiotensina-aldosterona com a perda acelerada de potássio. Quando a elevação da glicose e a desidratação forem graves e persistirem por várias horas, o risco de edema cerebral aumenta.

Tabela 607.5 Classificação de cetoacidose diabética.

	NORMAL	LEVE	MODERADO	GRAVE*
CO_2 (mEq/ℓ, venoso)†	20 a 28	16 a 20	10 a 15	< 10
pH (venoso)†	7,35 a 7,45	7,25 a 7,35	7,15 a 7,25	< 7,15
Clínica	Nenhuma mudança	Orientado, alerta, mas cansado	Respiração de Kussmaul; orientado, mas com sono; desperto	Respirações de Kussmaul ou deprimida; sonolento a sensório deprimido ao coma

*Hipernatremia grave (corrigido Na > 150 mEq/ℓ) também estaria classificada como cetoacidose diabética grave. †CO_2 e medição do pH são dependentes do método; intervalos normais podem variar.

2. Processos catabólicos aumentados resultam em perdas celulares de sódio, potássio e fosfato.
3. Aumento da liberação de ácidos graxos livres dos depósitos de gordura periférica fornece substrato para a produção de cetoácidos hepáticos. Quando cetoácidos se acumulam, os sistemas tampão estão esgotados e ocorre uma acidose metabólica.

A terapia deve tratar tanto o evento inicial nessa cascata (insulinopenia) quanto as subsequentes perturbações fisiológicas.

A reversão da CAD está associada a riscos inerentes que incluem hipoglicemia, hipopotassemia e edema cerebral. Qualquer protocolo deve ser utilizado com precaução e cuidadoso monitoramento do paciente. Ajustes com base no bom julgamento médico podem ser necessários para qualquer nível de CAD (Tabelas 607.6 e 607.7).

Hiperglicemia e desidratação

A insulina deve ser administrada para promover o movimento de glicose nas células, para controlar a produção de glicose hepática e para interromper o movimento de ácidos graxos da periferia para o fígado. Um *bolus* de insulina inicial não acelera a recuperação e pode aumentar o risco de hipopotassemia e hipoglicemia. *Portanto, a infusão de insulina é normalmente iniciada sem um* bolus *de insulina a uma taxa de 0,1 unidade/kg/h.* Isso aproxima-se da saída máxima de insulina em indivíduos normais durante um teste oral de tolerância à glicose. A reidratação também reduz os níveis de glicose, melhorando a perfusão renal e aumentando a excreção renal. A combinação dessas terapias geralmente provoca uma queda inicial rápida dos níveis séricos de glicose. Reduções persistentes da glicose sérica superiores a 100 mg/dℓ/h podem aumentar o risco de edema cerebral; portanto, o monitoramento da glicose sérica e o ajuste da concentração de glicose do soro intravenoso (IV) é essencial. Como uma regra geral, a concentração de glicose do soro IV deve ser de 5% (D5), uma vez que a glicose sérica seja reduzida abaixo de níveis aproximados a 300 mg/dℓ e 10% uma vez que a glicose esteja inferior a 200 mg/dℓ. O uso de um sistema de duas soluções (*2-bag system*) é a abordagem preferida para o gerenciamento das concentrações de glicose infundidas IV durante a CAD (Tabela 607.6). O sistema de duas soluções consiste em duas soluções IV de concentrações de eletrólitos idênticas, em que uma solução contém 0% de glicose (solução salina normal) e a outra contém 10% de glicose em solução salina normal. Os líquidos são administrados através de um conector Y e podem ser facilmente ajustados para infundir fluidos que variam de 0 a 10% de glicose.

Uma vez que a glicose caia abaixo de aproximadamente 180 mg/dℓ (10 mmol/ℓ), a diurese osmótica cessa e a reidratação acelera sem aumento adicional na taxa de infusão. *A reparação da hiperglicemia ocorre bem antes da correção da acidose.* Portanto, a insulina continua a ser necessária para controlar a liberação de ácidos graxos e cetose após os níveis de glicose normais serem atingidos. Se os níveis de glicose caírem abaixo de 100 mg/dℓ, apesar da infusão de líquidos IV contendo D10, a taxa de insulina IV pode então ser diminuída de 0,1 unidade/kg/h.

A reparação dos déficits de fluidos deve ser ajustada pelo risco potencial de edema cerebral. É prudente abordar qualquer criança em qualquer estado hiperosmótico com reidratação cautelosa. A osmolalidade sérica eficaz ($E_{OSM} = 2 \times [Na_{\text{não corrigido}}] + [\text{glicose}]$) é um índice preciso de tonicidade dos fluidos corporais, refletindo a hidratação intracelular e extracelular melhor do que a osmolalidade medida do plasma. O índice é calculado com sódio e glicose em mmol/ℓ. Esse valor é em geral elevado no início da terapia e deve progressivamente normalizar-se. Um rápido declínio, ou um declínio lento para uma faixa subnormal, pode indicar excesso de água livre entrando no espaço vascular e risco crescente de edema cerebral. Portanto, os pacientes não devem ser autorizados a utilizar fluidos orais até que a reidratação esteja bem encaminhada e uma significativa mudança de eletrólitos não seja mais provável. Pedaços limitados de gelo podem ser oferecidos como uma ingestão oral mínima. Toda a ingestão e saída de líquidos deve ser cuidadosamente monitorada.

O cálculo dos déficits de fluidos utilizando sinais clínicos é difícil em crianças com CAD, porque o volume intravascular é mais bem mantido no estado hipertônico. Para qualquer grau de taquicardia, retardo do enchimento capilar, diminuição da temperatura da pele ou alteração da pressão arterial ortostática, a criança com CAD estará mais desidratada do que a criança com um déficit de fluido normotônico. Permanece a incerteza quanto ao protocolo de reidratação de fluidos IV na CAD. Tipicamente, administra-se um *bolus* intravenoso inicial de 10 a 20 mℓ/kg de solução salina isotônica de sódio isento de glicose, tais como lactato de Ringer ou cloreto de sódio a 0,9%, durante 1 a

Tabela 607.7 Doses iniciais de insulina subcutânea (unidade/kg/dia).

	SEM CETOACIDOSE DIABÉTICA	CETOACIDOSE DIABÉTICA
Pré-puberal	0,25 a 0,50	0,75 a 1,0
Puberal	0,50 a 0,75	1,0 a 1,2
Pós-puberal	0,25 a 0,50	0,8 a 1,0

Tabela 607.6 Protocolo de tratamento da cetoacidose diabética.

TEMPO	TERAPIA	COMENTÁRIOS
1ª hora	10 a 20 mℓ/kg de *bolus* IV de 0,9% de NaCl ou Gotejamento de insulina LR a 0,05 até 0,10 unidade/kg/h	Expansão rápida do volume; pode ser repetida. NPB. Monitorar E/S, estado neurológico. Usar fluxograma. Ter manitol na cabeceira; 1 g/kg impulso IV para edema cerebral
2ª hora até a resolução da CAD	0,45% de NaCl: mais gotejamento contínuo de insulina a 20 mEq/ℓ de KFos e 20 mEq/ℓ KAc 5% de glicose, se glicemia < 250 mg/dℓ (14 mmol/ℓ)	$\text{Taxa IV} = \frac{85\ m\ell/kg + \text{manutenção} - \textit{bolus}}{23\ \text{horas}}$ Se K < 3 mEq/ℓ, administrar 0,5 a 1,0 mEq/kg como solução de K VO *ou* aumentar K IV para 80 mEq/ℓ
Variável	Ingestão oral com insulina subcutânea	Sem vômitos; $CO_2 \geq 16$ mEq/ℓ; eletrólitos normais
Note-se que o *bolus* IV inicial é considerado parte do fluido total permitido nas primeiras 24 h e é subtraído antes de calcular a taxa IV		
Manutenção (24 h) = 100 mℓ/kg (para os primeiros 10 kg) + 50 mℓ/kg (para os segundos 10 kg) + 25 mℓ/kg (para os kg restantes)		
Exemplo do cálculo para uma criança de 30 kg:		
1ª hora = 300 mℓ de *bolus* IV de NaCl a 0,9% ou RL		
$2^{a}\ \text{hora e horas subsequentes} = \frac{(85\ m\ell \times 30) + 1.750\ m\ell - 300\ m\ell}{23\ \text{horas}} = \frac{175\ m\ell}{\text{hora}}$		
(0,45 % NaCl com 20 mEq/ℓ KFos e 20 mEq/ℓ KAc)		

CAD, cetoacidose diabética; E/S, entrada e saída (urina, vômitos); K, potássio; KAc, acetato de potássio; KFos, fosfato de potássio; LR, solução de lactato de Ringer; NaCl, cloreto de sódio; NPB, nada pela boca.

2 h. Outros *bolus* de fluidos devem ser administrados apenas para pacientes com instabilidade hemodinâmica. Esse *bolus* é administrado como solução salina isotônica, uma vez que o paciente é inevitavelmente hipertônico, mantendo a maior parte da infusão inicial no espaço intravascular. A reposição subsequente de fluidos consiste em 0,45 ou 0,9% de cloreto de sódio infundido a uma taxa calculada para substituir o déficit de fluidos (após a subtração do *bolus* inicial de fluido) ao longo de 24 a 48 horas, mais manutenção. O déficit de fluido pode ser calculado empiricamente se o peso recente estiver disponível, estimando-se em 5 a 10% do peso corporal com base na gravidade clínica, ou assumindo um déficit hídrico padrão (85 mℓ/kg). Na prática, isso geralmente equivale a uma taxa de manutenção de aproximadamente 1,5× que pode ser substituída pela simplicidade na maioria das situações.

O sódio sérico inicial geralmente está normal ou baixo por causa da diluição osmolar da hiperglicemia e do efeito de uma elevada fração lipídica livre de sódio. Uma estimativa do sódio sérico reconstituído, ou "verdadeiro", para um dado nível de glicose superior a 100 mg/dℓ (5,6 mmol/ℓ) é calculada como a seguir:

$$[Na^+] + (1{,}6\ \text{mEq}/\ell \text{ de } Na^+ \text{ para cada 100 mg/d}\ell \text{ de glicose em excesso de 100})$$

Ou

$$[Na^+] + \left(\frac{\dfrac{1{,}6\ \text{mEq}/\ell}{\text{de } Na^+ \text{ para cada 5,6 mmol}/\ell}}{\text{de glicose}} \text{ em excesso de 5,6} \right)$$

O teor de sódio deve aumentar em cerca de 1,6 mmol/ℓ para cada 100 mg/dℓ de declínio de glicose. O sódio corrigido está geralmente normal ou ligeiramente elevado e indica desidratação hipernatrêmica moderada. Se o valor corrigido for superior a 150 mmol/ℓ, a desidratação hipernatrêmica grave pode existir e requerer a reposição mais lenta de fluido. O sódio deve aumentar progressivamente com a terapia. *O declínio de sódio pode indicar acúmulo excessivo de água livre e aumento do risco de edema cerebral.*

Perdas catabólicas

Tanto o deslocamento metabólico para uma predominância catabólica quanto a acidose movem o potássio e o fosfato da célula para o soro. A diurese osmótica, o efeito caliurético do hiperaldosteronismo e a cetonúria em seguida aceleram as perdas renais de potássio e fosfato. Sódio também é perdido com a diurese, mas as perdas de água livre são maiores do que as perdas isotônicas. Com a doença prolongada e a CAD grave, as perdas totais do corpo podem se aproximar de 10 a 13 mEq/kg de sódio, 5 a 6 mEq/kg de potássio e 4 a 5 mEq/kg de fosfato. Essas perdas continuam por várias horas durante a terapia até que o estado catabólico seja revertido e a diurese seja controlada. Por exemplo, 50% do sódio infundido podem ser perdidos na urina durante a terapia IV. Mesmo que o déficit de sódio possa ser reparado dentro de 24 horas, o potássio e o fosfato intracelulares podem não estar completamente restaurados por vários dias.

Embora os pacientes com CAD tenham um déficit total de potássio corporal, o nível sérico inicial é frequentemente normal ou elevado. Isso é causado pelo movimento de potássio do espaço intracelular para o soro, tanto como parte do processo de tamponamento cetoácido quanto como parte da mudança catabólica. Esses efeitos são revertidos com a terapia e o potássio retorna à célula. A melhora na hidratação aumenta o fluxo sanguíneo renal, permitindo o aumento da excreção de potássio no estado de aldosterona elevada. O resultado é muitas vezes um declínio dramático nos níveis de potássio sérico, especialmente na CAD grave. Isso pode precipitar alterações na condutividade cardíaca, achatamento das ondas T e prolongamento do complexo QRS e pode causar fraqueza muscular esquelética ou obstrução dolorosa do íleo. O risco de disfunção do miocárdio é aumentado com choque e a acidose. Os níveis de potássio devem ser acompanhados de perto e o monitoramento eletrocardiográfico continuado até que a CAD seja substancialmente resolvida. O potássio deve ser adicionado aos líquidos IV, uma vez que o potássio sérico se reduza abaixo de 5,5 mEq/ℓ e esteja ajustado conforme descrito na Tabela 607.6. Uma mistura de 1:1 de cloreto de potássio (ou acetato) e fosfato de potássio é tipicamente usada. Raramente, a insulina IV deverá ser mantida se os níveis séricos de potássio caírem abaixo de 3 mEq/ℓ. Não está claro se o déficit de fosfato contribui para os sintomas da CAD como a fraqueza muscular generalizada. Em pacientes pediátricos, o déficit parece não comprometer o fornecimento de oxigênio por meio de uma deficiência de 2,3-difosfoglicerato. Na maioria dos casos, a inclusão de fosfato de potássio, conforme descrito anteriormente, será suficiente; entretanto, pode ser utilizada a suplementação IV adicional com fosfato de potássio, se necessário.

A **pancreatite** (geralmente leve) é vista ocasionalmente na CAD, especialmente se o desconforto abdominal prolongado estiver presente; amilase e lipase séricas podem apresentar-se elevadas. Se a lipase sérica não estiver elevada, a amilase é provavelmente não específica ou de origem salivar. A creatinina sérica ajustada para idade pode estar falsamente elevada devido à interferência de cetonas na metodologia de autoanálise. Um valor elevado inicial raramente indica insuficiência renal e deve ser verificado quando a criança for menos cetonêmica. O nitrogênio ureico no sangue pode estar elevado com a azotemia pré-renal e deve ser checado conforme a criança é reidratada. O ligeiro aumento de creatinina ou nitrogênio ureico no sangue não é uma razão para reter a terapia de potássio se houver um bom débito urinário.

Acumulação cetoácida

Taxas de infusão de insulina baixas (0,02 a 0,05 unidade/kg/hora) geralmente são suficientes para parar a liberação periférica de ácidos graxos, eliminando assim o fluxo de substrato para a cetogênese. Portanto, a taxa de perfusão inicial pode ser diminuída se os níveis de glicose no sangue estiverem abaixo de 100 mg/dℓ (5,5 mmol/ℓ), apesar da adição de glicose à infusão. A cetogênese continua até que os substratos de ácidos graxos, que já estão no fígado, estejam esgotados, mas essa produção diminui muito mais rapidamente sem o influxo de novo substrato. Tampões de bicarbonato, regenerados pelo túbulo renal distal e pelo metabolismo de corpos cetônicos, constantemente reparam a acidose uma vez que a produção de cetoácido esteja controlada. *A terapia com bicarbonato pode aumentar o risco de hipopotassemia e edema cerebral, portanto, deve ser considerada somente em situações com acidose grave que não responda ao tratamento padrão de CAD.*

Deveria haver um aumento constante no pH e no bicarbonato sérico, à medida que a terapia progride. As respirações de Kussmaul devem diminuir e a dor abdominal deve ser resolvida. A acidose persistente pode indicar terapia com insulina ou fluidos inadequada, infecção ou, raramente, acidose láctica. A cetona na urina pode ser positiva depois da resolução da cetoacidose, uma vez que a reação de nitroprussiato utilizada rotineiramente para medir as cetonas na urina por fita reagente mede apenas o acetoacetato. Durante a CAD, a maioria das cetonas em excesso é beta-hidroxibutirato, o que aumenta a proporção normal em relação ao acetoacetato de 3:1 até níveis tão elevados quanto 8:1. Com a resolução da acidose, o beta-hidroxibutirato é convertido em acetoacetato, que é excretado na urina e detectado pelo teste da fita reagente. Portanto, a cetonúria persistente pode não refletir com precisão o grau de melhora clínica e não deve ser confiável como um indicador de falha terapêutica. O beta-hidroxibutirato pode ser medido no soro e até mesmo pelo citômetro à beira do leito capilar e é usado em alguns protocolos para monitorar a resolução da CAD e auxilia a determinar quando fazer a transição da administração de insulina IV para subcutânea.

Todos os pacientes com diabetes conhecido apresentando-se com CAD devem ser checados para eventos iniciais (infecção, má adesão, traumatismo) que podem desencadear a descompensação metabólica.

Protocolo da cetoacidose diabética

Ver Tabelas 607.6 e 607.7.

Mesmo que a CAD possa ser de gravidade variável, uma abordagem comum a todos os casos simplifica o regime terapêutico e pode ser utilizada de maneira segura para a maioria das crianças. Fluidos são mais bem calculados com base no peso, e não na área de superfície corporal (m^2), pois as alturas raramente estão disponíveis para a criança em estado crítico agudo. Crianças com CAD mais moderada recuperam-se em 10 a 20 h (e precisam de menos fluido IV total antes de mudar para a ingestão oral), enquanto aquelas com CAD mais grave podem necessitar de até 36 h com esse protocolo. Qualquer criança pode ser facilmente transferida para a ingestão oral e insulina subcutânea quando a CAD foi resolvida (CO_2 total > 15 mEq/ℓ; pH > 7,30; sódio estável entre 135 e 145 mEq/ℓ; intervalo aniônico fechado; sem vômitos). É administrada uma dose de insulina de ação prolongada (ou infusão subcutânea contínua iniciada via bomba) e o gotejamento de insulina é descontinuado, aproximadamente, 30 min mais tarde. Normalmente, a transição é programada para ocorrer em torno dos horários das refeições, de modo que insulinas de ação rápida também possam ser administradas. Frequentemente (a cada 2 a 3 horas) um *bolus* de insulina de ação rápida pode ser necessário até que a cetose seja resolvida.

Um fluxograma é obrigatório para um acompanhamento preciso das mudanças na acidose, nos eletrólitos, no equilíbrio de fluidos e no estado clínico, especialmente se o paciente for transferido do departamento de emergência para um ambiente hospitalar com novos cuidadores. Esse fluxograma é mais bem implementado por um sistema de computador central, que permite a atualização rápida e ampla disponibilidade de resultados, bem como protocolos destacando valores críticos. Um fluxograma é suficiente, se ele permanecer com o paciente, se for mantido atualizado e se for revisto frequentemente pelo médico. Qualquer fluxograma deve incluir colunas para eletrólitos seriados, pH, glicose e balanço hídrico. A glicose sanguínea deve ser testada a cada hora e os eletrólitos devem ser testados a cada 1 a 2 horas para crianças com CAD grave e a cada 3 a 4 horas para aquelas com CAD leve a moderada.

Edema cerebral

A taxa de mortalidade do edema cerebral complicando o tratamento da CAD diminuiu com a padronização dos protocolos de tratamento; entretanto, continua a ser uma das principais causas de morbidade e mortalidade em crianças e adolescentes com DMT1. Apesar da significância clínica dessa complicação, sua etiologia permanece completamente desconhecida. Um estudo de caso-controle da CAD sugeriu que o limiar basal de acidose e as anormalidades das concentrações de sódio, de potássio e de nitrogênio ureico sanguíneo eram importantes preditores de risco de edema cerebral. A administração precoce de insulina em *bolus* e elevados volumes de fluido também foram identificados como fatores de risco. A incidência de edema cerebral em crianças com CAD não se alterou ao longo dos últimos 15 a 20 anos, apesar da introdução generalizada de protocolos de reidratação gradual durante esse intervalo. A imagem radiográfica é frequentemente inútil para realizar o diagnóstico do edema cerebral. Consequentemente, cada paciente deve ser acompanhado de perto. Para todos, menos os casos mais leves, inclui-se o controle neurológico frequente para detectar quaisquer sinais de aumento da pressão intracraniana, tais como mudança de consciência, depressão respiratória, piora da dor de cabeça, bradicardia, apneia, alterações pupilares, papiledema, postura corporal e convulsões. *No caso de desenvolvimento de edema cerebral, as intervenções imediatas devem incluir elevação da cabeceira do leito, redução da taxa de fluido IV e administração de manitol (normalmente 1 g/kg infundido por via intravenosa por 20 min).* Os médicos também devem manter-se informados das mudanças laboratoriais; hipopotassemia ou hipoglicemia podem ocorrer rapidamente. Crianças com CAD moderada a grave têm um risco global mais elevado e devem ser tratadas em um ambiente hospitalar no qual possa ocorrer monitoramento apropriado.

Coma hiperosmolar não cetótico

Essa síndrome é caracterizada por hiperglicemia grave (glicemia > 800 mg/dℓ; 44 mmol/ℓ), ausência de, ou apenas ligeira cetose, acidose não cetônica, desidratação grave, depressão sensorial ou coma franco, e vários sinais neurológicos que podem incluir convulsões, hipertermia, hemiparesia e sinal de Babinski positivo. As respirações são geralmente superficiais, mas a acidose metabólica (láctica) coexistente pode ser manifestada pela respiração de Kussmaul. A osmolaridade do soro é geralmente de 350 mOsm/kg ou superior. Essa condição é rara em crianças, embora possa aumentar em frequência com o aumento de incidência de DMT2. Entre os adultos, as taxas de mortalidade são elevadas, possivelmente, por causa de atrasos no reconhecimento e instituição da terapêutica adequada. Em crianças, verificou-se uma elevada incidência de lesão neurológica preexistente. A hiperglicemia grave pode se desenvolver ao longo de um período de dias e, inicialmente, a poliúria osmótica obrigatória e a desidratação podem ser parcialmente compensadas por um aumento da ingestão de líquidos. Com a progressão da doença, *a sede torna-se prejudicada*, possivelmente devido à alteração do centro hipotalâmico da sede por hiperosmolaridade e, em alguns casos, devido a um defeito preexistente no mecanismo osmorregulatório do hipotálamo.

A baixa produção de cetonas é atribuída principalmente à hiperosmolaridade, que *in vitro* enfraquece o efeito lipolítico da epinefrina e o efeito antilipolítico da insulina residual; o enfraquecimento da lipólise pela utilização terapêutica de bloqueadores beta-adrenérgicos pode contribuir para a síndrome. A depressão da consciência está intimamente correlacionada com o grau de hiperosmolaridade nessa condição, bem como na CAD. A hemoconcentração também pode predispor a tromboses cerebrais arteriais e venosas antes do início da terapia.

O tratamento do coma hiperosmolar não cetótico é direcionado à rápida reposição do déficit de volume vascular com solução salina normal, e *correção muita lenta* do estado hiperosmolar. O déficit de fluido deve ser estimado em 12 a 15% do peso corporal. *Bolus* adicionais salinos normais podem ser necessários para reduzir a taquicardia e a má perfusão. Meia solução salina isotônica (0,45% de NaCl; pode-se utilizar solução salina normal) é administrada a uma taxa estimada para substituir 50% do déficit de volume nas primeiras 12 h, e o restante é administrado durante 24 h subsequentes. A taxa de infusão e a concentração salina são ajustadas para resultarem em um declínio lento da osmolalidade do soro. Quando a concentração de glicose no sangue se aproxima de 300 mg/dℓ, o fluido hidratante deve ser mudado para 5% de dextrose em 0,225% de NaCl. Cerca de 20 mEq/ℓ de cloreto de potássio devem ser adicionados a cada um desses fluidos para prevenir a hipopotassemia. As concentrações séricas de potássio e glicose plasmáticas devem ser monitoradas em intervalos de 2 horas para as primeiras 12 horas e em intervalos de 4 horas pelas próximas 24 horas, para permitir os ajustes adequados da administração de potássio e insulina.

A insulina pode ser administrada por infusão intravenosa contínua somente após os níveis de glicose séricos não diminuírem com a administração de fluidos. A insulina IV deve ser iniciada com uma dose baixa de 0,025 a 0,05 unidade/kg/h e ajustada para atingir um lento declínio na glicose sérica de 50 a 75 mg/dℓ/h (2,8 a 4,2 mmol/ℓ/h). a presença de cetose ou acidose mais grave pode exigir o início precoce da insulina.

INÍCIO DA TERAPIA DE INSULINA SUBCUTÂNEA

O excelente controle do diabetes envolve muitos objetivos: manter os níveis de glicose sanguínea e HbA_{1c} mais próximos do normal sem causar a hipoglicemia, eliminar poliúria e noctúria, prevenir cetoacidose, permitir crescimento e desenvolvimento normais e evitar o desenvolvimento de complicações relacionadas ao diabetes – ao mesmo tempo minimizando o impacto no estilo de vida. Os componentes específicos da terapia incluem a introdução e o ajuste da insulina, o ensino extensivo da criança e dos cuidadores e o reestabelecimento das rotinas de vida. Cada aspecto deve ser abordado no início do atendimento geral.

Terapia de insulina

A insulinoterapia é iniciada no momento do diagnóstico para todos os pacientes com DMT1. A dose inicial pode variar de 0,4 a 1,2 unidade/kg/dia e é calculada com base em vários fatores, incluindo idade, estágio puberal e presença ou ausência de CAD. Normalmente, as crianças pré-púberes *sem* CAD podem ser iniciadas em uma dose de 0,4 a 0,5 unidade/kg/dia. Adolescentes púberes com excesso de peso e que apresentam CAD podem precisar de 1 a 1,2 unidade/kg/dia. As necessidades de insulina na infância variam enormemente, de menos de 0,2 unidade/kg/dia a mais de 1 unidade/kg/dia. A Tabela 607.7 mostra faixas iniciais normais para a dose diária total de insulina (unidades/kg/dia) em crianças.

A dose ideal de insulina só pode ser determinada empiricamente, após o início das doses iniciais anteriormente mencionadas, com níveis frequentes de glicemia automonitorados e ajustes da insulina pela equipe de diabetes. Muitas crianças com diabetes de início recente têm alguma função residual de células β (o período de lua de mel), que está associado à necessidade de insulina exógena reduzida logo após o início do tratamento. A função residual das células β geralmente desaparece dentro de alguns meses e é refletida como um aumento constante das necessidades de insulina e em excursões mais amplas de glicose.

A programação inicial de insulina deve ser direcionada para o grau ideal de controle da glicose em uma tentativa de duplicar a atividade das células β. Há limites inerentes à nossa capacidade de imitar a célula β. A insulina exógena não tem uma primeira passagem pelo fígado, ao passo que 50% da insulina portal pancreática são absorvidos pelo fígado, um órgão-chave para a disposição da glicose. A absorção de uma dose exógena continua apesar da hipoglicemia, ao passo que a secreção de insulina endógena cessa e os níveis séricos reduzem rapidamente com a remoção normalmente rápida. A taxa de absorção de uma injeção varia de acordo com o local e o nível de atividade do paciente, em que a insulina endógena é secretada diretamente na circulação portal. Apesar dessas diferenças fisiológicas fundamentais, o controle aceitável da glicose pode ser obtido com análogos da insulina usados em um **regime de *bolus*-basal**. Os regimes *bolus*-basais podem ser realizados com múltiplas injeções diárias (MID), em que uma insulina de início lento e de longa duração é administrada 1 ou 2 vezes/dia para o controle glicêmico entre refeições (basal) e uma insulina de início rápido é administrada junto às refeições para fornecer cobertura de carboidratos e corrigir a hiperglicemia. Alternativamente, uma **bomba de insulina** pode ser usada, e uma insulina de início rápido é usada para fornecer cobertura tanto basal (via infusão contínua) quanto *bolus* (às refeições e conforme necessário para a hiperglicemia). As doses de insulina de ação curta incluem dois componentes: a **proporção de carboidratos** (tipicamente expressa como uma unidade de insulina para um número definido de gramas de carboidratos) e **fator de sensibilidade à insulina** (FSI, também conhecido como "fator de correção" e tipicamente expresso como uma unidade de insulina que irá diminuir o açúcar no sangue por um número definido de mg/dℓ). As fórmulas para calcular a dose basal, a proporção de carboidratos e o FSI da dose diária total de insulina são fornecidas nas Tabelas 607.8 a 607.10.

Tabela 607.8 Necessidades calóricas para crianças e jovens adultos.

IDADE	kcal NECESSÁRIAS/kg DE PESO CORPORAL*
CRIANÇAS	
0 a 12 meses	120
1 a 10 anos	100 a 75
MULHERES JOVENS	
11 a 15 anos	35
≤ 16 anos	30
HOMENS JOVENS	
11 a 15 anos	80 a 55 (65)
16 a 20 anos	
Atividade mediana	40
Muito ativo fisicamente	50
Sedentário	30

Os números entre parênteses são médias. *Declínio gradual em calorias por unidade de peso conforme a idade aumenta. (De *Nutrition guide for professionals: diabetes education and meal planning*, Alexandria, VA, and Chicago, IL, 1988, The American Diabetes Association and The American Dietetic Association.)

Tabela 607.9 Resumo das orientações nutricionais para crianças e/ou adolescentes com diabetes melito tipo 1.

Plano de cuidados nutricionais

Promove a adesão ideal

Incorpora metas de tratamento: crescimento e desenvolvimento normais, controle da glicemia, manutenção de estado nutricional ideal e prevenção de complicações. Utiliza abordagem em estágios

RECOMENDAÇÕES DE NUTRIENTES E DISTRIBUIÇÃO

NUTRIENTE	(%) DE CALORIAS	INGESTÃO DIÁRIA RECOMENDADA
Carboidrato	Variável	Alto teor de fibras, especialmente fibras solúveis; quantidade ideal desconhecida
Fibra	> 20 g/dia	
Proteína	12 a 20	
Gordura	< 30	
Saturada	< 10	
Poli-insaturada	6 a 8	
Monoinsaturada	Restante da gordura permitida	
Colesterol		300 mg
Sódio		Evitar excesso; limite 3.000 a 4.000 mg se hipertenso

RECOMENDAÇÕES ADICIONAIS

Energia: Se usar a dieta medida, reavaliar o nível de energia prescrita pelo menos a cada 3 meses

Proteína: A ingestão elevada de proteína pode contribuir para a nefropatia diabética. Baixas ingestões podem reverter a nefropatia pré-clínica. Portanto, 12 a 20% da energia são recomendados; a extremidade inferior do intervalo é preferível. Ao direcionar para o fim do intervalo, uma abordagem por etapas é útil

Álcool: O uso seguro do consumo moderado de álcool deve ser ensinado como orientação antecipatória de rotina já na idade referente ao ensino fundamental II

Petiscos: Petiscos variam de acordo com as necessidades individuais (geralmente de 3 petiscos por dia para crianças; petiscos no meio da tarde e antes de dormir para crianças no ensino fundamental II ou adolescentes)

Adoçantes alternativos: Utilização de uma variedade de adoçantes é sugerida

Técnicas educacionais: Nenhuma técnica isolada é superior. A escolha do método de ensino utilizado deve ser baseada nas necessidades dos pacientes. O conhecimento da variedade de técnicas é importante. A educação de acompanhamento e apoio são necessários

Transtornos alimentares: O melhor tratamento é a prevenção. O controle ruim inexplicável ou a hipoglicemia grave podem indicar um potencial transtorno alimentar

Exercício: A educação é vital para prevenir a hipoglicemia tardia ou imediata e evitar hiperglicemia e cetose pioradas

De Connell JE, Thomas-Doberson D: Nutritional management of children and adolescents with insulin-dependent diabetes mellitus: a review by the Diabetes Care and Education Dietetic Practice Group, *J Am Diet Assoc* 91:1556, 1991.

Tabela 607.10 Intervalos da glicemia sérica objetivados antes das refeições e média de 30 dias e hemoglobina A_{1c} correspondente para cada faixa etária.

GRUPO ETÁRIO (ano)	INTERVALO DA GS ANTES DA REFEIÇÃO (mg/dℓ)	INTERVALO DA GS MÉDIA EM 30 DIAS (mg/dℓ)	HbA_{1c} OBJETIVADA (%)
< 5	100 a 200	180 a 250	7,5 a 9,0
5 a 11	80 a 150	150 a 200	6,5 a 8,0
12 a 15	80 a 130	120 a 180	6,0 a 7,5
16 a 18	70 a 120	100 a 150	5,5 a 7,0

Em nosso laboratório, o intervalo de referência para HbA_{1c} em não diabéticos é 4,5 a 5,7% (intervalo de confiança de 95%). GS, glicemia sérica; HbA_{1c}, hemoglobina A_{1c}.

Todas as insulinas pré-análogas formam hexâmeros, que devem se dissociar em monômeros subcutaneamente antes de serem absorvidos na circulação. Assim, um efeito detectável para a **insulina regular** é atrasado por 30 a 60 minutos após a injeção. Isso, por sua vez, exige atrasar a refeição por 30 a 60 minutos após a injeção para um efeito ótimo – um atraso raramente atingido na vida de uma criança ocupada. A insulina regular tem um pico amplo e uma longa cauda para insulina em *bolus*. Esse perfil limita o controle glicêmico pós-prandial, produz picos prolongados com efeitos hipoglicêmicos excessivos entre as refeições e aumenta o risco de hipoglicemia noturna. A **protamina neutra Hagedorn** (**NPH**; do inglês, *neutral protamine Hagedorn*, também conhecida como insulina isófana) é uma insulina de ação intermediária com limitações inerentes como uma insulina basal, porque não atinge um nível de insulina inicial sem pico. Isso produz um efeito hipoglicemiante significativo durante o período intermediário da sua duração. Assim, muitas vezes é difícil prever a sua interação com as insulinas de ação rápida. Quando a insulina regular é combinada com insulina NPH, o perfil de insulina composta dificilmente mimetiza a secreção de insulina endógena normal. As insulinas lenta e ultralenta eram outras insulinas de ação intermediárias que foram descontinuadas.

Lispro, asparte e glulisina são análogos de início rápido que são absorvidos muito mais rapidamente porque não formam hexâmeros. Eles fornecem pulsos discretos com ação inicial em menos de 10 minutos, com pouca ou nenhuma sobreposição e curto efeito de cauda. Isso permite um melhor controle do aumento da glicose pós-prandial e reduz a hipoglicemia entre as refeições e no período noturno. Outros análogos de insulina de ação ultrarrápida estão sendo desenvolvidos e prometem um início de ação ainda mais rápido, uma característica que pode tornar essas insulinas especialmente úteis em bombas de insulina e sistemas de circuito fechado.

Os **análogos de ação prolongada glargina, detemir e degludeca** foram projetados para fornecer uma duração de ação mais longa, variando de aproximadamente 20 horas (glargina) a 40 horas (degludeca). A glargina forma um precipitado após injeção subcutânea, a detemir se liga à albumina circulante e a degludeca forma di-hexâmeros – todos os quais levam a estabilização da estrutura hexamérica, dissociação mais lenta em monômeros de insulina e duração de ação prolongada. O resultado é um perfil de 24 horas mais plano, tornando mais fácil predizer o efeito combinado de um *bolus* rápido (lispro, asparte ou glulisina) sobre a insulina basal e, assim, criar um padrão mais fisiológico do efeito da insulina. Elevações da glicose pós-prandial são mais bem controladas e a hipoglicemia entre as refeições e noturna são reduzidas. Uma ilustração dos perfis do efeito da insulina, sobre as insulinas atualmente disponíveis de ações curta e longa é fornecida nas Figuras 607.5 e 607.6.

No momento do diagnóstico, a dose basal de insulina de ação prolongada é normalmente calculada para fornecer 50% da dose diária total, sendo o restante fornecido com doses em *bolus* de insulina de ação rápida nas refeições (os cálculos usados para determinar as doses de insulina são fornecidos na Tabela 607.7). Com o passar do tempo, a proporção de basal para *bolus* normalmente se deslocará para baixo e será afetada pela magnitude da ingestão de carboidratos (especialmente durante a adolescência). Alguns bebês e crianças pequenas podem se dar bem com uma porcentagem maior de insulina diária fornecida como basal. Existe uma considerável variabilidade individual na duração de ação das insulinas de ação prolongada, e algumas crianças mais jovens e adolescentes obesos precisarão de duas doses diárias de glargina. Presume-se que a disponibilidade de degludeca elimine a necessidade da dosagem de 2 vezes/dia de insulina basal na maioria dos pacientes, porém é necessária mais experiência clínica. Ambas as insulinas de ação longa e curta estão disponíveis para administração por meio de canetas de insulina multidose, que geralmente são mais fáceis de usar em comparação com uma abordagem tradicional de seringa e frasco.

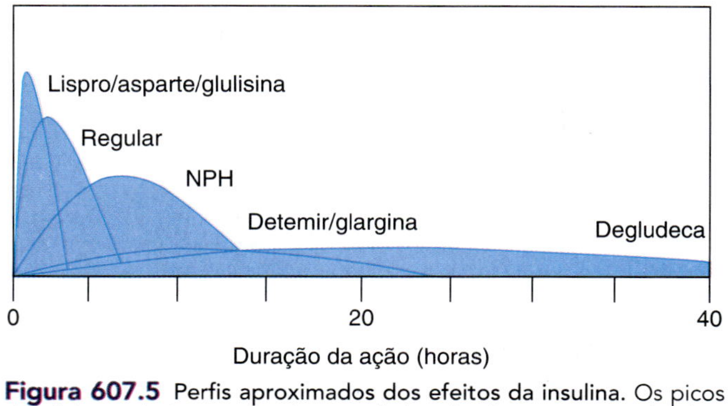

Figura 607.5 Perfis aproximados dos efeitos da insulina. Os picos de efeitos relativos a seguir e unidades de duração são utilizados: lispro/asparte/glulisina, pico de 20 por 4 h; regular, pico de 15 por 7 h; protamina neutra Hagedorn (*NPH*) pico de 12 por 12 h; detemir/glargina, pico de 5 para 20 a 24 h; degludeca pico de 5 por 42 h.

Algumas famílias podem ser incapazes de administrar quatro injeções diárias. Nesses casos, um acordo pode ser necessário. Um regime de três injeções combinando a NPH com um *bolus* rápido análogo no café da manhã, um *bolus* análogo de ação rápida no jantar e glargina ao deitar podem fornecer controle adequado da glicose e eliminar a necessidade de uma injeção na escola. Um acordo adicional com um regime de duas injeções pode ocasionalmente ser necessário e frequentemente envolve o uso de preparações pré-misturadas de insulina que incluem insulinas de ação rápida e intermediária (p. ex., 70/30). Para esse regime, 70% da dose diária total (DDT) são normalmente fornecidos no café da manhã e 30% de DDT no jantar. Uma ilustração dos esquemas de insulina comumente usados é mostrada na Figura 607.6.

Terapia com bomba de insulina

A infusão subcutânea contínua de insulina (ISCI), por meio de bombas movidas a bateria, proporciona maior aproximação dos perfis de insulina plasmáticos normais e maior flexibilidade em relação aos horários das refeições e lanches em comparação com regimes de injeção de insulina convencionais. Os modelos de bomba de insulina podem ser programados com os algoritmos de dose individual de insulina de um paciente, incluindo a **proporção de insulina para carboidratos** e o **FSI** (também conhecido como fator de correção) para os níveis de glicose antes da refeição. Na hora das refeições, o paciente entra com o nível de glicose no sangue (ou é automaticamente transmitido por meio de uma ligação com o glicosímetro) e o conteúdo de carboidratos da refeição, e o computador da bomba calculará a dose adequada de *bolus* de insulina. Embora a ISCI frequentemente melhore o controle metabólico, este pode não ser sempre o caso. O grau de controle glicêmico é principalmente dependente de quão próximo os pacientes aderem aos princípios de autocuidados com o diabetes, independentemente do tipo de regime intensivo de insulina. Um dos benefícios da terapia com bomba pode ser uma redução da hipoglicemia grave e convulsões associadas. Ensaios clínicos randomizados que comparam vários regimes de insulina diários usando insulina glargina e ISCI em crianças com DMT1 demonstram similar controle metabólico e frequência de eventos hipoglicêmicos. A maioria dos pacientes iniciará a terapia com canetas de insulina; o momento de transição para uma bomba de insulina pode ser individualizado de acordo com a preferência do paciente, de 6 a 12 meses logo após o diagnóstico.

Sistemas de monitoramento contínuo da glicose

Os sistemas de monitoramento contínuo da glicose (SMCG) consistem em sensores de glicose subcutâneos que continuamente medem os níveis de glicose no líquido intersticial e um receptor para coletar e exibir dados de glicose. Os SMCG reduzem, mas não eliminam, a necessidade de checagem da glicemia sanguínea por punção digital, pois calibrações com leituras de glicemia capilar são necessárias pelo menos a cada 12 horas. A geração atual de SMCG reporta os níveis de glicose no sangue ao paciente/cuidador em tempo real e pode ser integrada com *smartphones*/relógios para monitoramento remoto. Para evitar a hipoglicemia, o SMCG emite um alarme quando um limiar crítico de baixa taxa de glicose sanguínea é atingido. Alertas adicionais podem ser definidos para notificar os usuários sobre hiperglicemia ou rápidas taxas de mudança nos níveis de glicose.

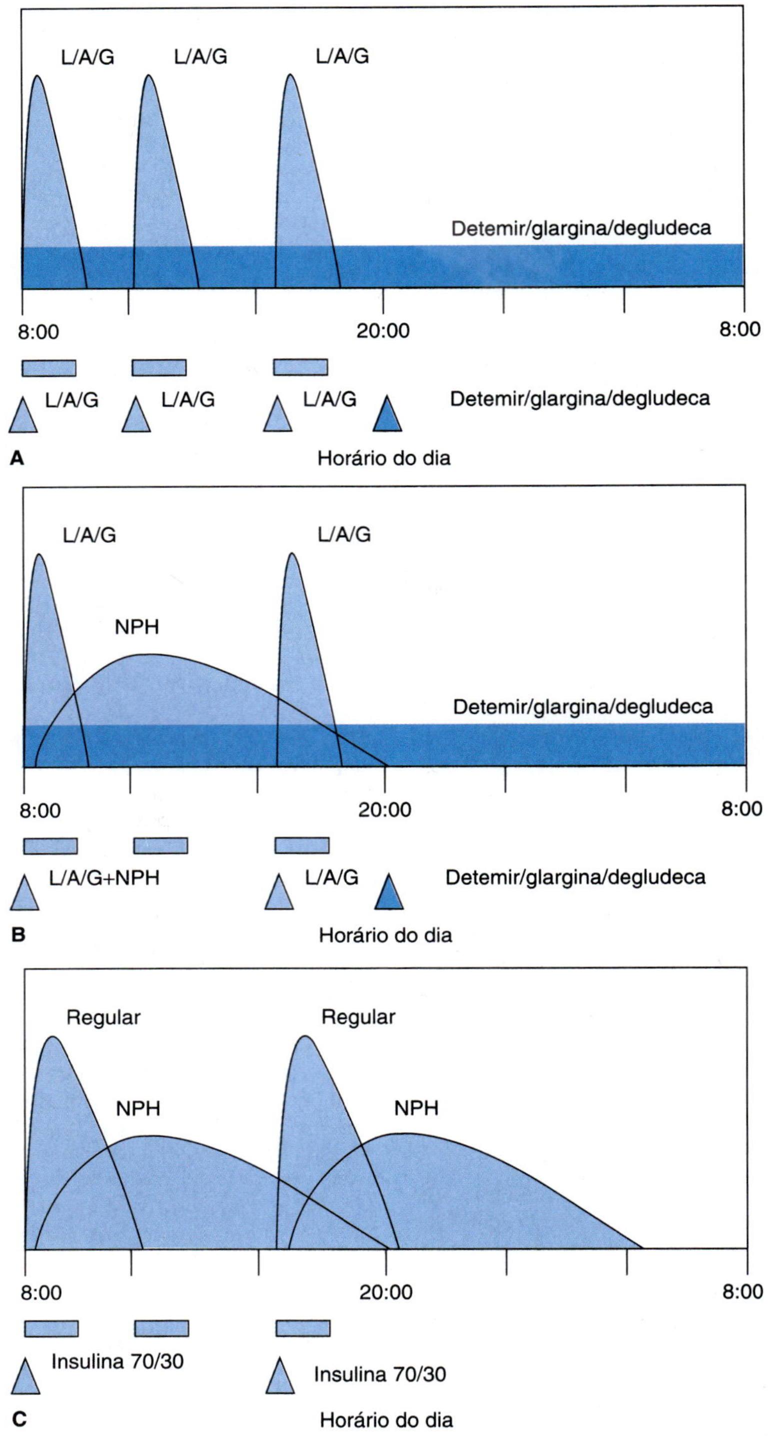

Figura 607.6 **Perfis aproximados dos efeitos compostos da insulina de várias estratégias de dosagem de insulina.** As refeições são apresentadas como *retângulos* abaixo do eixo de tempo. As injeções são mostradas como *triângulos* identificados; L/A/G, lispro, asparte, glulisina. Todos os perfis são idealizados com base nas taxas médias de absorção e de depuração. Em situações clínicas típicas, esses perfis variam entre pacientes. Um dado paciente tem taxas variáveis de absorção em função do local de injeção, da atividade física e de outras variáveis. **A.** Regime basal-*bolus*: uma insulina de ação rápida (lispro/asparte/glulisina) é injetada antes das refeições e uma insulina basal de ação prolongada (glargina/detemir/degludeca) é injetada na hora de dormir. Insulina adicional de ação rápida é administrada para cobrir lanches entre as refeições conforme necessário (não mostrado). Para pacientes em bombas de insulina, o perfil de insulina composto é semelhante; no entanto, a cobertura de insulina basal é fornecida por uma infusão contínua de insulina de ação curta. **B.** Regime de injeção 3 vezes/dia: uma insulina de ação curta (glasgina/asparte/glulisina) e protamina neutra Hagedorn (NPH) são injetadas no café da manhã (os 2 tipos de insulina podem ser reduzidos em 1 seringa para administração com uma única injeção), uma insulina de ação rápida é injetada com o jantar e uma insulina basal de ação prolongada (glargina/detemir/degludeca) é injetada na hora de dormir. Como a NPH não é uma insulina sem pico, esse regime está associado a maior risco de hipoglicemia em comparação ao regime basal-*bolus* mostrado na 607.6*A*, mas oferece a vantagem de eliminar a necessidade de uma injeção na hora do almoço. **C.** Regime de injeção 2 vezes/dia: o uso de uma insulina pré-misturada contendo uma insulina de ação rápida e intermediária que é administrada 2 vezes/dia às vezes é necessário para as famílias que são incapazes de gerenciar regimes de dosagem mais complexos. A insulina 70/30 é um desses produtos que combina insulinas regulares e NPH. Isso produz menor perfil fisiológico, com grandes excessos antes do almoço e durante a madrugada, combinado com pouca cobertura antes do jantar e do café da manhã.

Estudos a curto prazo indicam benefícios clínicos desses dispositivos quando comparados aos métodos convencionais de monitoramento da glicemia, quando usados por pacientes motivados e bem-informados. Uma limitação do uso somente do SMCG é que eles exigem que o usuário responda ao alerta, interprete os dados e intervenha para evitar episódios de hipoglicemia ou hiperglicemia. Os usuários podem dormir durante o soar dos alarmes à noite, ou desenvolver fadiga de alarme e optar por ignorar alertas, os quais reduzem o benefício clínico desses dispositivos.

Sistema de circuito fechado

Um sistema de circuito fechado permite a comunicação direta entre o sensor contínuo de glicose e a bomba de insulina para ajuste automático das taxas de infusão de insulina em resposta aos níveis de glicose (Figura 607.7). Um sistema de ciclo totalmente fechado seria completamente independente do usuário e teoricamente poderia melhorar o controle glicêmico mediante identificação e resposta precoces à perturbação da glicose e por também minimizar a chance de erro humano na dosagem de insulina. Ambos os sistemas uni-hormonal (somente insulina) quanto bi-hormonal (insulina e glucagon) estão sendo submetidos à investigação clínica.

O primeiro sistema de circuito fechado a ser aprovado pela Food and Drug Administration (FDA) foi o sistema Medtronic MiniMed™ 530G, um sistema com sensor aumentado que suspende automaticamente a infusão de insulina durante 2 h em resposta aos níveis de glicose que caírem abaixo de um limiar de glicose baixo. O dispositivo dispara o alarme para alertar ao usuário de que o recurso de suspensão limite está ativado e pode ser desativado. A infusão de insulina recomeça então a partir da taxa basal programada depois de 2 horas. O mais novo sistema de circuito fechado a ser aprovado pela FDA (em 2016) é o Medtronic MiniMed™ 670G, um sistema de circuito fechado híbrido que usa um algoritmo para ajustar a taxa de infusão de insulina basal em resposta aos níveis de glicose. Os usuários ainda devem calcular carboidratos e *bolus* para os horários das refeições (daí a designação "híbrido"). Há evidências emergentes de ensaios clínicos a curto prazo de que o uso de sistemas híbridos de circuito fechado pode melhorar o controle glicêmico, minimizar a flutuação da glicose e reduzir a hipoglicemia em comparação com os sistemas otimizados por sensor. Os problemas atuais que dificultam a completa implementação desta tecnologia incluem limitações na exatidão e precisão do sensor de glicose no líquido intersticial e a necessidade de insulinas de ação ultrarrápida (com início de ação mais rápido).

Farmacoterapia adjuvante

O acetato de pranlintida, um análogo sintético da amilina, pode ser de valor terapêutico combinado com a insulinoterapia. Em adolescentes, tem demonstrado diminuir a hiperglicemia pós-prandial, a dose de insulina, o esvaziamento gástrico e os níveis de HbA_{1c}. Ele é administrado como uma dose subcutânea antes das refeições. A metformina, um hipoglicemiante oral comumente utilizado para tratar o DMT2, às vezes é usada clinicamente como terapia adjunta em pacientes com DMT1 com evidência de resistência insulínica significativa (*i. e.*, obesidade, necessidade de insulina superior a 1,2 unidade/kg/dia, acantose *nigricans* ao exame). Um ensaio clínico que investigou a adição de metformina em adolescentes com sobrepeso com DMT1 não encontrou um efeito sustentado da metformina para reduzir a HbA_{1c}, mas mostrou uma redução na dose diária de insulina e no índice de massa corporal (IMC). Relatórios de estudos observacionais são igualmente controversos. Esses agentes normalmente não seriam iniciados no diagnóstico do DMT1.

Educação básica e avançada sobre diabetes

A terapia consiste não só em iniciação e ajuste da dose de insulina, como também em educação do paciente e da família. O ensino é mais eficientemente fornecido por experientes educadores de diabetes e nutricionistas. Na fase aguda, a família deve aprender o básico, que inclui monitoramento da glicemia da criança e cetonas na urina e/ou no sangue, preparo e injeção da dose correta de insulina SC no momento adequado, reconhecimento e tratamento de reações de baixa glicemia e ter um planejamento básico alimentar. A maioria das famílias está tentando se ajustar psicologicamente para o recente diagnóstico de diabetes em sua criança e, portanto, apresenta uma capacidade limitada de reter novas informações. Materiais escritos que cubram esses tópicos básicos ajudam a família durante os primeiros dias.

As crianças e suas famílias também são requisitadas a completar aulas avançadas de automanejo, a fim de facilitar a implementação da administração flexível de insulina. Essas aulas educacionais vão ajudar os pacientes e suas famílias a adquirir habilidades para o manejo do

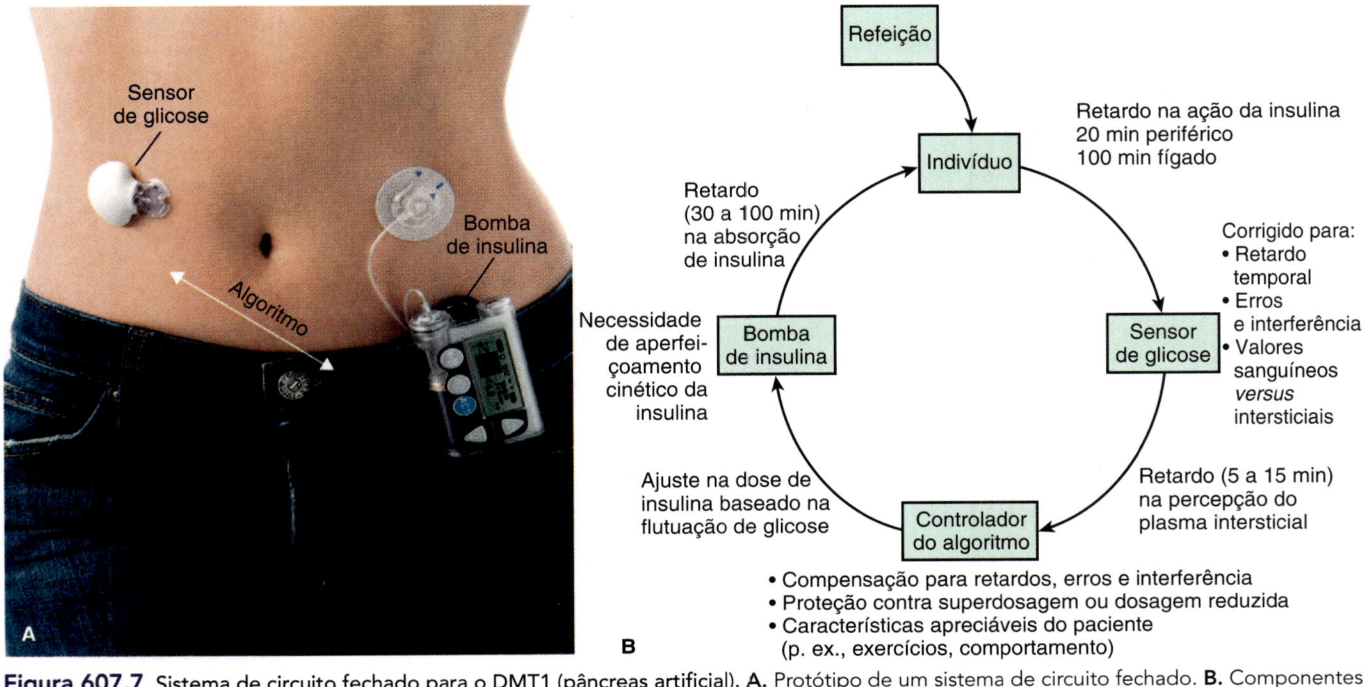

Figura 607.7 Sistema de circuito fechado para o DMT1 (pâncreas artificial). **A.** Protótipo de um sistema de circuito fechado. **B.** Componentes de um sistema de circuito fechado. Três retardos potenciais no sistema incluem sensor de glicose no fluido intersticial, absorção da insulina (depende do uso de insulina rápida *versus* regular) e ação da insulina nos tecidos periféricos e no fígado. (*De Atkinson MA, Eisenbarth GS, Michels AW: Type 1 diabetes.* Lancet *383: 69-78, 2014, Fig. 5.*)

diabetes durante atividades atléticas e dias de doença. Da mesma forma, uma educação adicional de pacientes e cuidadores com um educador de diabetes familiarizado com a tecnologia do diabetes é imperativo ao adicionar um SMCG ou fazer a transição para uma bomba de insulina.

Tratamento nutricional

A nutrição desempenha um papel essencial no tratamento de pacientes com DMT1. Ela é de importância fundamental durante a infância e a adolescência, quando o consumo de energia adequado é necessário para satisfazer as necessidades de gasto de energia, crescimento e desenvolvimento puberal. Não há necessidades nutricionais especiais para a criança com diabetes que não sejam para o crescimento e desenvolvimento ideal. As exigências nutricionais para a criança são delineadas com base em idade, sexo, peso, atividade e preferências alimentares. Considerações culturais e éticas também devem ser integradas no plano nutricional.

A ingestão calórica total recomendada é baseada no tamanho ou área de superfície e pode ser obtida a partir de tabelas padrão (Tabelas 607.8 e 607.9). A mistura calórica deve compreender aproximadamente 55% de carboidratos, 30% de gorduras e 15% de proteínas, mas deve ser individualizada para atender às necessidades específicas do paciente. Aproximadamente 70% do teor de carboidratos devem ser derivados de carboidratos complexos, tais como amido; a ingestão de sacarose e açúcares altamente refinados deve ser limitada. Os carboidratos complexos exigem digestão e absorção prolongadas e, portanto, elevam os níveis de glicose no plasma lentamente, enquanto a glicose dos açúcares refinados, incluindo bebidas gaseificadas, é rapidamente absorvida e pode causar grandes oscilações no padrão metabólico. O consumo de bebidas açucaradas, incluindo refrigerantes e sucos, deve ser desencorajado. Deve ser dada prioridade ao total de calorias e carboidratos consumidos, em vez da sua fonte. A contagem de carboidratos tornou-se um dos pilares na educação nutricional e controle de pacientes com DMT1. Os pacientes e suas famílias são orientados com informações sobre o conteúdo de carboidratos de diferentes alimentos e a leitura dos rótulos dos alimentos. Isso permite que os pacientes ajustem a sua dose de insulina à sua ingestão de carboidratos nas refeições. O uso da contagem de carboidratos e as proporções entre insulina e carboidratos, como parte de um regime de MID, permitem um planejamento alimentar menos rígido. A flexibilidade na utilização de insulina em relação ao teor de carboidratos dos alimentos melhora a qualidade de vida.

Dietas com alto teor de fibras são úteis para melhorar o controle da glicose no sangue. A ingestão diária recomendada de fibras pode ser determinada utilizando a equação:

$$\text{Idade em anos} + 5 = \text{gramas de fibra por dia}$$

Quantidades moderadas de sacarose consumidas com alimentos ricos em fibras, tais como pão integral, podem não ter mais efeito glicêmico do que os seus equivalentes sem açúcar e de baixo teor de fibras. A ingestão de gordura saturada pode aumentar em pacientes com DMT1 que reduzem o consumo de carboidratos na tentativa de evitar tomar doses de insulina pela ingestão de alimentos livres de carboidratos. O total de energia proveniente das gorduras não deve exceder 35%, e a educação deve ser fornecida de tal forma que menos de 10% da energia total sejam provenientes de gordura saturada e *trans*. As gorduras alimentares derivadas de fontes animais devem ser reduzidas e substituídas por gorduras poli-insaturadas de fontes vegetais. A substituição de óleos animais ou manteiga no cozimento por óleo vegetal e de carnes gordas por cortes magros de carne, aves e peixes pode ajudar a alcançar esses objetivos. A ingestão de colesterol também é reduzida por essas medidas. Essas medidas simples podem reduzir o colesterol sérico de lipoproteína de baixa densidade (LDL; do inglês, *low-density lipoprotein*), um fator predisponente para doença aterosclerótica. A Tabela 607.9 resume as diretrizes nutricionais atuais para o DMT1.

Cada criança/família pode e deve selecionar uma dieta à base de gosto pessoal com a ajuda do médico ou nutricionista (ou ambos). A ênfase deve ser dada às mudanças no estilo de vida para promover a adesão a uma dieta saudável e balanceada diariamente. Excessos ocasionais (guloseimas) são permitidos, mas devem ser limitados, assim como para qualquer criança sem diabetes. Ajustes no planejamento das refeições devem ser feitos constantemente para atender às necessidades, bem como aos desejos de cada criança. Um padrão alimentar consistente, com suplementos apropriados para o exercício, para o crescimento adequado na puberdade e para a gravidez, em uma adolescente com diabetes, é importante para o controle metabólico.

Monitoramento

O sucesso no tratamento diário da criança com diabetes pode ser medido pela competência adquirida pela família e, posteriormente, pela criança, ao assumir a responsabilidade pelo autocuidado diário. Sua instrução inicial e contínua, em conjunto com a sua experiência supervisionada, pode levar a um sentimento de confiança no ajuste da dosagem de insulina para desvios alimentares, para as atividades físicas incomuns e para algumas doenças intercorrentes. Tal aceitação de responsabilidade deve torná-los relativamente independentes do médico para os seus cuidados comuns. O médico deve manter uma supervisão interessada e contínua e responsabilidade compartilhada com a família e a criança.

O **automonitoramento da glicose no sangue** é um componente essencial do tratamento do diabetes. Um monitoramento eficaz também inclui outros fatores que influenciam a glicemia, tais como dose de insulina, atividade física, mudanças na dieta, hipoglicemia e doenças. Um registro desses itens pode ser valioso na interpretação do automonitoramento da glicose no sangue, na prescrição dos ajustes apropriados nas doses de insulina e no ensino da família. Se houver discrepâncias no automonitoramento da glicose no sangue e outras medidas de controle glicêmico (como a HbA_{1c}), o clínico deverá tentar esclarecer a situação de maneira que não prejudique as confianças mútuas.

O monitoramento diário da glicose no sangue é realizado usando tiras-teste impregnadas com glicose oxidase que permitem a medição da glicemia a partir de uma gota de sangue. Um medidor de refletância portátil calibrado pode avaliar a concentração de glicose no sangue com precisão. Os glicosímetros contêm um *chip* de memória que permite a recuperação de cada medição e a capacidade de calcular a média ao longo de determinado intervalo e exibir o padrão em uma tela de computador. Tal informação é uma ferramenta educacional útil para verificar o grau de controle e modificar os esquemas recomendados. Um pequeno aparelho com mola que automatiza a sangria capilar (lancetador) de uma forma relativamente indolor está comercialmente disponível. Os pais e os pacientes devem ser ensinados a usar esses dispositivos e medir a glicose no sangue pelo menos 4 vezes/dia – antes do café da manhã, almoço, jantar e na hora de dormir. Quando a terapia com insulina é iniciada e quando são feitos ajustes que podem afetar os níveis de glicose durante a noite, o automonitoramento da glicose no sangue também deve ser realizado à meia-noite e às três horas da manhã para detectar a hipoglicemia noturna. *As taxas de glicose no sangue atualmente recomendadas são de 90 a 130 mg/dℓ antes das refeições e 90 a 150 mg/dℓ antes de dormir*; entretanto, os objetivos glicêmicos devem ser individualizados com base na idade do paciente, o risco de hipoglicemia e outros fatores.

As medições de glicose no sangue que estão consistentemente no limite ou acima deste, na ausência de uma causa identificável, tais como o exercício ou escape da dieta, são uma indicação para a mudança na dose de insulina. Se a glicemia em jejum for alta, a dose da noite de insulina de ação prolongada (ou a taxa basal matutina/noturna para os usuários de bomba de insulina) é aumentada em 10 a 20% e/ou a ingestão adicional de insulina de ação rápida por meio da alimentação na hora de dormir deve ser considerada. Se o nível de glicose ao meio-dia exceder os limites estabelecidos, a proporção de insulina de ação rápida matinal e carboidrato é aumentada em 10 a 20%. Se a glicose antes do jantar for alta, a proporção de insulina de ação rápida e carboidratos ao meio-dia aumenta em 10 a 20%. Se a glicose antes de se deitar for alta, a proporção de insulina de ação rápida e carboidratos antes do jantar é aumentada em 10 a 15%. O FSI pode ser aumentado em 10 a 20% se for descoberto que as correções de insulina administradas para hiperglicemia não normalizam os níveis de glicose conforme o esperado. Da mesma forma, modificações no tipo de insulina e reduções na dose devem ser feitas se as medições de glicose no sangue correspondentes estiverem consistentemente abaixo dos limites desejáveis.

Um mínimo de quatro medições diárias de glicose no sangue deve ser realizado. No entanto, algumas crianças e adolescentes podem precisar de um monitoramento mais frequente da glicose no sangue com base em seus níveis de atividade física e histórico de reações de hipoglicemia frequentes. As famílias devem ser encorajadas a tornarem-se suficientemente bem-informadas sobre o controle do diabetes. Elas podem manter a glicemia próxima ao normal por períodos prolongados por meio do automonitoramento dos níveis de glicose no sangue antes e 2 horas após as refeições e em conjunto com MID de insulina, ajustadas conforme o necessário.

Em 2016, a FDA concedeu a primeira aprovação para o uso de SMCG a fim de substituir a checagem da glicemia pela picada na ponta do dedo no monitoramento e tratamento do diabetes em crianças com 2 anos ou mais. Os SMCG são minimamente invasivos e acarretam a colocação de um pequeno cateter subcutâneo, que pode ser facilmente usado por adultos e crianças. O sistema fornece informações que permitem ao paciente e à equipe de cuidados médicos ajustar o regime de insulina e o planejamento nutricional para melhorar o controle glicêmico. Os SMCG podem ser úteis na detecção da hipoglicemia noturna assintomática, bem como na redução dos valores de HbA_{1c} sem aumentar o risco de hipoglicemia grave. Embora existam potenciais armadilhas no uso dos SMCG, incluindo a adesão abaixo do ideal, o erro humano, a técnica incorreta e a falha do sensor; a implementação dos SMCG na prática ambulatorial para diabetes permite ao médico diagnosticar padrões anormais de glicemia de maneira mais precisa.

Hemoglobina glicada (HbA_{1c})

Um índice confiável do controle glicêmico a longo prazo é fornecido pela medição da hemoglobina glicada. A HbA_{1c} representa a fração da hemoglobina na qual a glicose se liga de maneira não enzimática na corrente sanguínea. A formação da hemoglobina glicada é uma reação lenta dependente da concentração predominante de glicose no sangue; ela permanece ligada irreversivelmente ao longo do ciclo de vida das hemácias por aproximadamente 120 dias. Quanto maior a concentração de glicose no sangue e mais duradoura a exposição da hemácia a esta, maior é a fração de hemoglobina glicada, que é expressa como uma porcentagem da hemoglobina total. Uma vez que uma amostra de sangue em qualquer dado momento contém uma mistura de hemácias de diferentes idades, expostas durante tempos variados a diferentes concentrações de glicose no sangue, a medição da HbA_{1c} reflete a concentração média de glicose no sangue dos 2 a 3 meses anteriores. Para alguns pacientes pode ser útil traduzir HbA_{1c} em glicose média estimada (GME) usando a seguinte equação:

$$\text{GME} = 28{,}7 \times HbA_{1c} - 46{,}7$$

Quando medida por métodos padronizados para remover formas lábeis, a fração de HbA_{1c} não é influenciada por um episódio isolado de hiperglicemia.

Atualmente recomenda-se que as medições de HbA_{1c} sejam obtidas 3 a 4 vezes/ano para se obter um perfil de controle da glicemia a longo prazo. Quanto menor o nível de HbA_{1c}, mais provável é que as complicações microvasculares, como retinopatia e nefropatia, sejam menos graves, retardadas em seu surgimento ou até mesmo evitadas. Dependendo do método utilizado para a determinação, os valores de HbA_{1c} podem ser falsamente elevados na talassemia (ou outras condições com hemoglobina F elevada) e falsamente baixos na doença falciforme (ou outras condições com elevada renovação de hemácias). A frutosamina pode ser usada em vez da HbA_{1c} nesses pacientes. Embora os valores da HbA_{1c} possam variar de acordo com o método utilizado para a medição, em indivíduos sem diabetes, a HbA_{1c} é geralmente inferior a 6%. O ideal de HbA_{1c} para todas as crianças com diabetes é inferior a 7,5%; e para aqueles com mais de 18 anos é igual ou inferior a 7,0%.

Exercício

Nenhuma forma de exercício, incluindo esportes competitivos, deve ser proibida à criança com diabetes. Uma das principais complicações do exercício em pacientes com diabetes é a presença de uma reação hipoglicêmica durante ou algumas horas após o exercício. Se a hipoglicemia não ocorrer com o exercício, ajustes na dieta ou na dose de insulina não são necessários, e a glicorregulação pode ser melhorada mediante aumento da utilização da glicose pelos músculos. Um fator que contribui para a hipoglicemia com o exercício é o aumento da taxa de absorção de insulina a partir do seu local de injeção. Níveis mais altos de insulina diminuem a produção hepática de glicose de modo que se torna insuficiente para atender ao aumento da utilização da glicose do exercício muscular. O exercício regular também melhora a glicorregulação pelo aumento do número de receptores de insulina. Em pacientes que estão com controle metabólico ruim, o exercício vigoroso pode precipitar a cetoacidose por causa do aumento induzido por exercício nos hormônios contrarregulatórios.

Benefícios do controle glicêmico melhorado

O Diabetes Control and Complications Trial (DCCT) estabeleceu conclusivamente a associação entre os níveis de glicose mais elevados e as complicações microvasculares a longo prazo. O tratamento intensivo produziu reduções dramáticas de 47 a 76% em retinopatia, nefropatia e neuropatia. Os dados de coortes de adolescente demonstraram o mesmo grau de melhoria e a mesma relação entre as medidas de resultado das complicações microvasculares.

O efeito benéfico do tratamento intensivo foi determinado pelo grau de normalização da glicose no sangue, independentemente do tipo de intensidade de tratamento utilizada. O monitoramento frequente da glicose no sangue foi considerado um fator importante na obtenção de melhor controle glicêmico para os adolescentes e adultos tratados intensivamente. Os pacientes que foram tratados intensivamente tinham objetivos individualizados de glicemia, ajustes frequentes com base no monitoramento contínuo da glicemia capilar e uma abordagem de equipe que focava sobre a pessoa com diabetes como fator primordial do atendimento ambulatorial. O cuidado foi constantemente ajustado para alcançar as metas glicêmicas normais ou próximas do normal, evitando ou minimizando episódios graves de hipoglicemia. O ensino enfatizou uma abordagem preventiva para flutuações da glicemia com reajuste constante para contrabalançar quaisquer leituras altas ou baixas da glicemia. As metas de glicemia objetivadas eram ajustadas para cima, se a hipoglicemia não pudesse ser evitada.

O tempo de *duração* total do diabetes contribui para o desenvolvimento e a gravidade das complicações. No entanto, muitos profissionais têm preocupações sobre a aplicação dos resultados do DCCT para crianças em idade pré-escolar, as quais muitas vezes não têm percepção da hipoglicemia, com questões específicas de segurança, e para crianças em idade escolar na pré-puberdade, que não foram incluídas no DCCT. Quando o DCCT terminou em 1993, os pesquisadores continuaram a estudar mais de 90% dos participantes. O estudo de acompanhamento, chamado de Epidemiology of Diabetes Interventions and Complications (EDIC), avaliou a incidência e os eventos preditores de doença cardiovascular, tais como ataque cardíaco, acidente vascular encefálico (AVE) ou necessidade de cirurgia cardíaca, bem como complicações diabéticas relacionadas aos olhos, aos rins e aos nervos. O EDIC demonstrou que o controle intensivo da glicemia reduziu o risco de qualquer evento de doença cardiovascular em 42%. Além disso, a terapia intensiva reduziu o risco de ataque cardíaco não fatal, AVE ou morte por causas cardiovasculares em 57%.

Reações hipoglicêmicas

A hipoglicemia é a principal limitação para um controle rígido dos níveis de glicose. Uma vez injetada, a absorção da insulina e sua ação são independentes do nível de glicose, criando assim o risco de hipoglicemia a partir de um efeito do uso desbalanceado de insulina. Os análogos da insulina podem ajudar a reduzir, mas não podem eliminar esse risco. A maioria das crianças com DMT1 pode esperar uma *leve* hipoglicemia a cada semana, hipoglicemia *moderada* algumas vezes por ano e hipoglicemia *grave* a cada poucos anos. Esses episódios geralmente não são previsíveis, embora o exercício, o atraso das refeições ou lanches e as grandes oscilações nos níveis de glicose aumentem o risco. Bebês e crianças estão em maior risco de hipoglicemia, pois eles têm refeições e níveis de atividade mais variáveis, são incapazes de reconhecer os primeiros sinais de hipoglicemia e são limitados em sua capacidade de buscar uma fonte de glicose oral para reverter a hipoglicemia. Os muito jovens têm um risco aumentado de redução permanente da função cognitiva como sequela a longo prazo da hipoglicemia grave. Por essas razões, um grau mais relaxado do controle da glicose pode ser tolerado em bebês e crianças pequenas.

A hipoglicemia pode ocorrer a qualquer hora do dia ou da noite. Os sinais e sintomas iniciais (hipoglicemia leve) podem ocorrer com a diminuição repentina da glicemia a níveis que não satisfazem os critérios padrão para hipoglicemia em crianças sem diabetes. A criança pode mostrar palidez, sudorese, apreensão ou petulância, fome, tremor e taquicardia, tudo como resultado do aumento das catecolaminas, conforme o corpo tenta combater o efeito do excesso de insulina. Mudanças comportamentais, tais como choro, irritabilidade e agressividade são mais prevalentes em crianças. Conforme os níveis de glicose caem ainda mais, ocorre glicopenia cerebral com sonolência, alterações de personalidade, confusão mental e julgamento prejudicado (hipoglicemia moderada), progredindo para a incapacidade de procurar ajuda e convulsões ou coma (hipoglicemia grave). A hipoglicemia grave prolongada pode resultar em uma capacidade sensorial deprimida ou déficits motores focais semelhantes aos do AVE que persistem até que a hipoglicemia tenha se resolvido. Embora sequelas permanentes sejam raras, a hipoglicemia grave é assustadora para a criança e a sua família e pode resultar em relutância significativa em tentar um controle glicêmico ainda mais moderado.

Hormônios contrarregulatórios importantes em crianças incluem GH, cortisol, epinefrina e glucagon. Os dois últimos parecem mais críticos na criança mais velha. Muitos pacientes mais velhos com DMT1 de longa data perdem a sua capacidade de secretar glucagon em resposta à hipoglicemia. No adulto jovem, a deficiência de epinefrina também pode desenvolver-se como parte de uma neuropatia autonômica geral. Esta aumenta substancialmente o risco de hipoglicemia, pois os sinais iniciais de alerta para um nível de glicose em declínio resultam da liberação de catecolaminas. Episódios recorrentes de hipoglicemia associados ao rígido controle metabólico podem agravar as deficiências contrarreguladoras parciais, produzindo uma síndrome de não percepção de hipoglicemia e redução da capacidade de restaurar a euglicemia (insuficiência autonômica associada à hipoglicemia). A prevenção da hipoglicemia permite alguma recuperação a partir desta síndrome de não percepção.

Os fatores mais importantes no tratamento da hipoglicemia são uma compreensão por parte do paciente e da família dos sinais e sintomas da reação e uma antecipação dos fatores precipitantes conhecidos, tais como academia ou atividades esportivas. O controle rígido da glicose aumenta o risco. As famílias devem ser ensinadas a procurar por cenários ou padrões de hipoglicemia típicos no registro da glicemia em casa, para que possam ajustar a dose de insulina e evitar episódios previsíveis. Uma fonte de glicose de emergência deve estar sempre disponível em todos os lugares, inclusive na escola e durante as visitas aos amigos. Se possível, é importante documentar a hipoglicemia antes do tratamento, pois alguns sintomas podem não ser sempre da hipoglicemia. Qualquer criança com suspeita de vivenciar um episódio de hipoglicemia de moderada a grave deve ser tratada antes do teste. É importante não oferecer demasiada glicose em resposta à hipoglicemia; 15 g devem ser administrados como suco ou uma bebida contendo açúcar ou um doce, e a glicose no sangue verificada 15 a 20 minutos após a ingestão. Os pacientes, pais e professores também devem ser instruídos na administração de glucagon quando a criança não puder receber glicose por via oral. Um *kit* de injeção deve ser mantido em casa e na escola. A dose intramuscular de glucagon é de 0,5 mg, se a criança pesar menos de 20 kg e de 1,0 mg, se tiver mais de 20 kg. O glucagon produz uma breve liberação de glicose do fígado. Reações frequentes são vômito, o que impede que se ofereça suplementação oral, caso a glicemia decline após o desaparecimento dos efeitos do glucagon. Os cuidadores devem, então, ser preparados para levar a criança ao hospital para administração de glicose intravenosa, se necessário. O glucagon em minidose (10 μg/ano de idade, com um máximo de 150 μg por via subcutânea) é eficaz no tratamento da hipoglicemia em crianças com glicemia menor que 60 mg/dℓ, que não respondem à glicose oral e permanecem sintomáticas. O glucagon é reconstituído de acordo com as instruções padrão e, em seguida, elaborado para injeção subcutânea usando uma seringa de insulina padrão, em que uma unidade é o equivalente a 10 μg de glucagon.

Fenômeno do amanhecer e fenômeno do Somogyi

Há várias razões para que os níveis de glicose no sangue aumentem nas primeiras horas da manhã antes do café da manhã. O mais comum é a simples diminuição nos níveis de insulina. Isso normalmente resulta na elevação rotineira da glicose pela manhã. Acredita-se que o **fenômeno do amanhecer** seja causado principalmente pela secreção do GH durante a noite e pelo aumento da depuração da insulina. É um processo fisiológico normal observado na maioria dos adolescentes sem diabetes, que o compensam com mais produção de insulina. Uma criança com DMT1 não consegue compensá-lo. O fenômeno do amanhecer geralmente é recorrente e eleva modestamente a maioria dos níveis de glicose da manhã. Raramente, a glicose elevada da manhã é causada pelo **fenômeno de Somogyi**, um rebote teórico a partir da hipoglicemia do fim da noite ou das primeiras horas da manhã, o qual acredita-se ser uma resposta contrarregulatória exagerada. É pouco provável que seja uma causa comum, na qual a maioria das crianças permanece hipoglicêmica (não têm rebote), uma vez que os níveis de glicose noturnos declinam. Os SMCG podem ajudar a esclarecer os níveis de glicose matinais ambiguamente elevados da criança.

Aspectos comportamentais/psicológicos e transtornos alimentares

O diabetes em uma criança afeta o estilo de vida e as relações interpessoais de toda a família. Sentimentos de ansiedade e culpa são comuns nos pais. Sentimentos semelhantes, juntamente com negação e rejeição, são igualmente comuns em crianças, especialmente durante os anos de rebeldia da adolescência. O conflito familiar tem sido associado a má adesão ao tratamento e controle metabólico ruim entre jovens com DMT1. Por outro lado, foi demonstrado que a responsabilidade compartilhada está consistentemente associada a melhor saúde psicológica, bom comportamento de autocuidado e bom controle metabólico, enquanto a responsabilidade assumida tanto pela criança quanto pelo genitor sozinho não apresenta resultados igualmente bem-sucedidos. Em alguns casos, ligações de responsabilidade partilhada para resultados de saúde eram mais fortes entre os adolescentes mais velhos. No entanto, nenhum transtorno de personalidade específico ou psicopatologia é característico do diabetes; sentimentos semelhantes são observados em famílias com crianças que possuem outras doenças crônicas.

FUNÇÃO COGNITIVA

Há um crescente consenso de que crianças com DMT1 estão em maior risco de desenvolver pequenas diferenças nas habilidades cognitivas em comparação com seus pares saudáveis pareados por idade. A evidência sugere que o diabetes de início precoce (com menos de 7 anos) está associado a dificuldades cognitivas em comparação com casos de diabetes de início tardio e controles saudáveis. As dificuldades cognitivas observadas foram principalmente habilidades de aprendizagem e de memória (tanto verbal quanto visual) e habilidades de funções de atenção/execução. É provável que o impacto do diabetes na cognição pediátrica apareça logo após o diagnóstico. Na verdade, tem-se observado que o diabetes de início precoce e o diabetes de maior duração em algumas crianças com diabetes afete negativamente seu desempenho escolar e as realizações educacionais.

ESTILOS DE ENFRENTAMENTO

Crianças e adolescentes com DMT1 são confrontados com um conjunto complexo de alterações do desenvolvimento, bem como mudanças de responsabilidades da doença. Problemas de ajustamento podem afetar o bem-estar psicológico e o curso da doença, afetando o autotratamento e levando ao controle metabólico ruim. Os estilos de enfrentamento referem-se a preferências típicas habituais pelas maneiras de abordar problemas e podem ser considerados como estratégias que as pessoas geralmente usam para lidar com uma ampla gama de estressores. O enfrentamento focado no problema refere-se a esforços voltados para o tratamento racional de um problema e se destina a alterar a situação causadora do sofrimento. Por outro lado, o enfrentamento focado na emoção implica esforços para reduzir o sofrimento emocional causado pelo evento estressante e para gerenciar ou regular as emoções que podem acompanhar ou resultar do estressor. Em adolescentes com diabetes, foi constatado que a evasão do enfrentamento e da verbalização das emoções predizem um comportamento de autocuidado ruim específico da doença e um controle metabólico ruim. Os pacientes que usam defesas mais maduras e apresentam maior capacidade de adaptação são mais propensos a aderir ao seu regime. As estratégias de enfrentamento parecem ser dependentes da idade, com adolescentes usando mais a evasão de enfrentamento do que as crianças mais jovens com diabetes.

NÃO ADESÃO

Conflito familiar, raiva, tristeza ou negação e sentimentos de ansiedade ou perda de controle encontram expressão no abandono das instruções relativas à terapia nutricional e de insulina e no descumprimento do automonitoramento. Quando adolescentes externalizam problemas de comportamento, tais comportamentos interferem na adesão e podem resultar na deterioração do controle glicêmico. Tais comportamentos externalizados são muito comuns, enquanto repetidas omissões de insulina, resultando em cetoacidose no mesmo indivíduo, são menos comuns, e episódios de superdosagem deliberada de insulina, resultando em hipoglicemia, são ainda menos prevalentes. Eles podem, contudo, exigir ajuda psicológica ou constituir tentativas de manipulação para escapar de um ambiente considerado indesejável ou intolerável; ocasionalmente, elas podem ser manifestações de intenção suicida. Admissões hospitalares frequentes por cetoacidose ou hipoglicemia devem despertar a suspeita de um conflito emocional subjacente. A superproteção por parte dos pais é comum e muitas vezes não está relacionada à melhor reação do paciente adolescente. Sentimentos de ser diferente ou de estar só, ou ambos, são comuns e devem ser reconhecidos. A adaptação à administração da insulina, bem como dos horários das refeições e dos testes da glicemia podem ajudar escolhas individuais de estilo de vida. Agregando o que eles sabem sobre diabetes tipos 1 e 2, as famílias e os pacientes se preocupam com o risco de complicações do diabetes e com a diminuição da expectativa de vida. Infelizmente, a desinformação existe em larga escala sobre os riscos de desenvolvimento de diabetes em irmãos ou filhos e da gravidez em mulheres jovens diabéticas. Até mesmo a informação adequada pode causar mais ansiedade.

Todas essas questões devem ser dialogadas no início, e muitos desses problemas podem ser evitados por meio do aconselhamento empático contínuo com base em informações corretas, com foco na normalidade e no planejamento para ser um membro produtivo da sociedade. Reconhecendo o potencial impacto desses problemas e que os sentimentos de isolamento e frustração tendem a ser diminuídos por intermédio do compartilhamento de problemas comuns, os grupos de discussão entre pares foram organizados em muitas localidades. Os acampamentos de verão para crianças diabéticas proporcionam uma excelente oportunidade de aprendizagem e compartilhamento sob supervisão de especialistas. A educação sobre fisiopatologia do diabetes, dose de insulina, técnica de administração, nutrição, exercício e reações de hipoglicemia podem ser reforçados pela equipe médica e paramédica. A presença de numerosos colegas com problemas semelhantes oferece novos conhecimentos para a criança diabética. O tratamento residencial para crianças e adolescentes com dificuldade em gerenciar o DMT1 é uma opção disponível apenas em alguns centros.

ANSIEDADE E DEPRESSÃO

Foi demonstrado que existem correlações significativas entre controle metabólico ruim e sintomas depressivos, um nível elevado de ansiedade ou um diagnóstico psiquiátrico anterior. De um modo semelhante, o controle metabólico ruim está relacionado a níveis mais elevados de desajuste pessoal, social, escolar, ou insatisfação no ambiente familiar. Estima-se que 20 a 26% dos pacientes adolescentes podem desenvolver transtorno depressivo maior. A prevalência da depressão é duas vezes maior do que em controles no caso de crianças com diabetes e três vezes maior em adolescentes. Além disso, a prevalência de todas as psicopatologias é totalmente maior em pessoas com diabetes. As características do curso da depressão em diabéticos jovens e em indivíduos controle psiquiátricos parecem ser semelhantes. No entanto, há maior propensão eventual dos jovens diabéticos para depressões mais prolongadas. E há maior risco de recorrência entre indivíduos do sexo feminino jovens diabéticos. Em equilíbrio, a ansiedade e a depressão desempenham um papel importante e complexo no DMT1; sua relação com o controle metabólico ainda não parece clara. Portanto, os profissionais de saúde que tratam de uma criança ou adolescente com diabetes devem estar cientes de seu papel crucial como conselheiros e assessores e devem acompanhar de perto a saúde mental dos pacientes com diabetes. Consequentemente, a recomendação é a triagem para ansiedade e/ou depressão em indivíduos que apresentam sintomas, usando uma ferramenta de triagem validada, seguida pelo encaminhamento apropriado aos fornecedores de saúde mental, quando necessário.

MEDO DA AUTOAPLICAÇÃO E DO AUTOTESTE

O medo extremo da autoaplicação de insulina (*fobia de injeção*) pode comprometer o controle glicêmico, bem como o bem-estar emocional. Da mesma forma, o medo de picadas no dedo pode ser uma fonte de sofrimento e pode prejudicar gravemente o autotratamento. Crianças e adolescentes podem omitir a dosagem de insulina ou se recusar a alternar os seus locais de injeção, uma vez que a injeção repetida no mesmo local está associada à menor sensação de dor. Não alternar os locais de injeção resulta em formação de cicatriz subcutânea (lipo-hipertrofia). A injeção de insulina na pele lipo-hipertrófica é geralmente associada a má absorção de insulina, consequente frustração com a deficiência de controle esperado da glicose, e/ou vazamento de insulina com controle glicêmico resultante abaixo do ideal. Crianças e adolescentes com fobia de injeção e medo do autoteste podem ser aconselhados por um terapeuta comportamental treinado e se beneficiarem de técnicas como dessensibilização e *biofeedback* para atenuar a sensação de dor e sofrimento psicológico associados a esses procedimentos. Outra possibilidade é a de considerar o uso de uma cânula flexível subcutânea interna para minimizar o desconforto de repetidas injeções.

TRANSTORNOS ALIMENTARES

O tratamento do DMT1 envolve o monitoramento constante da ingestão de alimentos. Além disso, a melhora do controle glicêmico é por vezes associada ao aumento do ganho de peso. Em adolescentes do sexo feminino, esses dois fatores, juntamente com fatores individuais, familiares e socioeconômicos, podem levar a um aumento da incidência tanto de transtornos alimentares não específicos quanto específicos, que podem perturbar o controle da glicemia e aumentar o risco de complicações a longo prazo. Os transtornos alimentares e transtornos subliminares alimentares são quase duas vezes mais comuns em adolescentes do sexo feminino com DMT1 do que em seus pares não diabéticos. Os relatos das frequências de transtornos alimentares específicos (anorexia ou bulimia nervosa) variam de 1,0 a 6,9% entre os pacientes do sexo feminino com DMT1. A prevalência de transtornos alimentares não específicos e subliminares é de 9 e 14%, respectivamente. Aproximadamente 11% das adolescentes do sexo feminino com DMT1 tomam menos insulina do que o prescrito, a fim de perder peso. Entre adolescentes do sexo feminino com DMT1 e com um transtorno alimentar, aproximadamente 42% dos pacientes fazem mau uso da insulina, ao passo que as estimativas de prevalência de uso indevido de insulina em grupos com transtornos subliminares e aqueles sem transtornos alimentares são de 18% e 6%, respectivamente. Embora haja pouca informação sobre a prevalência dos transtornos alimentares entre adolescentes do sexo masculino com DMT1, os dados disponíveis sugerem atitudes alimentares normais na maioria. Entre adolescentes do sexo masculino saudáveis que participam de luta greco-romana, no entanto, o objetivo de perder peso tem levado ao desenvolvimento de atitudes sazonais e transitórias e comportamentos alimentares anormais, o que pode levar à omissão da dose de insulina, a fim de perder peso.

Quando problemas psicológicos/comportamentais e/ou transtornos alimentares são assumidos como responsáveis pela baixa adesão ao regime médico, o encaminhamento para avaliação e tratamento psicológico é indicado. Terapeutas comportamentais e psicólogos normalmente formam parte da equipe de diabetes pediátrico na maioria dos centros e podem ajudar a avaliar e tratar transtornos emocionais e comportamentais em crianças diabéticas. A avaliação do aumento da motivação transmitido pela enfermagem com e sem terapia comportamental cognitiva em adultos revelou que a terapia combinada resultou em melhoria modesta no controle glicêmico. No entanto, a terapia de aumento da motivação por si só não melhorou o controle glicêmico. Alguns estudos apontam que os efeitos da terapia de aumento da motivação transmitida por terapeuta no controle da glicemia em adolescentes com DMT1 duraram apenas no decorrer do aconselhamento intensivo individualizado continuado; já em outros estudos, a entrevista motivacional mostrou ser um método eficaz para facilitar mudanças no comportamento de um adolescente com DMT1, com correspondente melhora do controle da glicemia.

Tratamento durante infecções

Embora as infecções não sejam mais comuns em crianças diabéticas do que nas não diabéticas, elas podem frequentemente perturbar o controle da glicose e podem precipitar a CAD. Além disso, a criança diabética está em risco aumentado de desidratação se a hiperglicemia provocar a diurese osmótica ou se a cetose provocar vômito. Hormônios contrarregulatórios associados ao estresse atenuam a ação da insulina e elevam os níveis de glicose. Se a anorexia ocorrer a partir da cetose, a falta de ingestão calórica aumenta o risco de hipoglicemia. Embora as crianças com menos de 3 anos tendam à se tornar hipoglicêmicas, e as crianças mais velhas tendam a hiperglicemia, o efeito geral é imprevisível. Portanto, o frequente monitoramento da glicemia, o monitoramento das cetonas na urina e/ou no sangue e o ajuste das doses de insulina são elementos essenciais das **diretrizes para dias de doença** (Tabela 607.11).

Os objetivos gerais são manter a hidratação, controlar os níveis de glicose e evitar a cetoacidose. Isso normalmente pode ser feito em casa, se as diretrizes adequadas diárias forem seguidas e houver contato telefônico com profissionais de saúde. O desenvolvimento de cetonas em um paciente em terapia com bomba de insulina pode ser um sinal de insuficiência na infusão e o conjunto de infusão deve ser alterado. A família deve procurar aconselhamento, caso o tratamento domiciliar não controle a cetose, hiperglicemia ou hipoglicemia, ou se a criança mostrar sinais de desidratação ou tiver vômitos persistentes. Uma criança com cetose significativa e vômitos deve ser observada no departamento de emergência para um exame geral, para avaliar a hidratação e para determinar se a cetoacidose está presente, verificando os eletrólitos no soro, a glicose, o pH e o CO_2 total. Uma criança cuja glicose no sangue diminua para menos de 50 a 60 mg/dℓ (2,8 a 3,3 mmol/ℓ) e que não consegue manter a ingestão oral pode precisar de glicose IV, especialmente se for necessária mais insulina para controlar a cetose.

Tratamento durante cirurgia

A cirurgia pode interromper o controle da glicose da mesma forma que as infecções intercorrentes. Hormônios associados ao estresse com a condição subjacente, bem como com cirurgia em si, causam a resistência à insulina. Isso aumenta os níveis de glicose, agrava as perdas de líquidos e pode dar início à CAD. Por outro lado, a ingestão calórica está normalmente restrita, o que diminui os níveis de glicose. O efeito em conjunto é tão difícil de prever como durante uma infecção. O monitoramento vigilante e os ajustes frequentes da insulina são necessários para manter a euglicemia e evitar a cetose.

Para a maioria dos procedimentos cirúrgicos eletivos e outros menores, os pacientes podem simplesmente continuar com seus regimes basais domiciliares típicos. Isso inclui a injeção da dose usual de insulina de ação prolongada no horário habitual dos pacientes em uso. Pacientes em uso de bomba podem simplesmente usá-la durante a cirurgia, se o procedimento for aprovado pela política do hospital. O nível de açúcar no sangue deve ser monitorado a cada hora durante o procedimento e no peroperatório; a hiperglicemia pode ser corrigida usando o FSI caseiro padrão, e a dextrose IV pode ser fornecida conforme necessário para a hipoglicemia. Para os procedimentos maiores, traumatismos ou situações em que se espere um período prolongado de diminuição da ingestão oral no pós-operatório, é aconselhável administrar as necessidades de insulina com um gotejamento IV de insulina (Tabela 607.12). A insulina IV é normalmente iniciada com uma dose de 0,03 unidade/kg/hora para pacientes que estejam euglicêmicos no momento da cirurgia. Os níveis de glicose no soro devem ser acompanhados a cada hora operatória e peroperatória, e a dose de insulina e/ou a concentração de dextrose dos fluidos IV pode ser ajustada conforme necessário. Em pacientes que estejam hiperglicêmicos no pré-operatório (glicose sérica > 250 mg/dℓ), é aconselhável verificar cetonas antes de iniciar a cirurgia. Se uma cetose significativa for identificada, a cirurgia deve ser retardada (se possível) até que a cetose possa ser tratada e resolvida. No pós-operatório, o paciente não deve receber alta até que os níveis de glicose no sangue estejam estáveis e a ingestão oral seja tolerada.

COMPLICAÇÕES A LONGO PRAZO: RELAÇÃO COM CONTROLE GLICÊMICO

As complicações do DM incluem: complicações microvasculares, tais como retinopatia e nefropatia; complicações macrovasculares, incluindo doença arterial coronariana, doença cerebrovascular e doença vascular periférica; neuropatias periféricas e autonômicas e osteopatia diabética manifestando-se como risco aumentado de osteoporose e fraturas.

Tabela 607.11 Diretrizes para tratamento no dia de doença.

ESTADO DE CETONA NA URINA	TESTE DE GLICOSE E INSULINA DE AÇÃO EXTRARRÁPIDA		COMENTÁRIO
	INSULINA	DOSES DE CORREÇÃO*	
Negativo ou pequeno†	A cada 2 h	A cada 2 h para glicose > 250 mg/dℓ	Verificar cetonas em micções alternadas
Moderado a grande‡	A cada 1 h	A cada 1 h para glicose > 250 mg/dℓ	Verificar cetonas em todas as micções; ir ao hospital se ocorrerem vômitos

Insulina basal: insulina basal detemir ou glargina deve ser administrada na dose e tempo habitual. NPH e zíncica devem ser reduzidas pela metade se glicemia < 150 mg/dℓ e a ingestão oral for limitada. Líquidos VO: sem açúcar se glicemia > 250 mg/dℓ (14 mmol/ℓ); contendo açúcar se glicemia < 250 mg/dℓ. Chame um médico ou enfermeiro, se a glicemia permanecer elevada após 3 doses extras; se a glicemia permanecer < 70 mg/dℓ e se a criança não puder ingerir o suplemento oral; se ocorrer desidratação. *Dar insulina com base no esquema de administração individualizado. Dar também dose habitual para a ingestão de carboidratos se a glicose > 150 mg/dℓ. †Para cetonas séricas em casa < 1,5 mmol/ℓ por *kit* comercial. ‡Para cetonas séricas em casa > 1,5 mmol/ℓ.

Tabela 607.12 Diretrizes para a cobertura de insulina intravenosa durante a cirurgia.

NÍVEL DE GLICEMIA SÉRICA (mg/dℓ)	INFUSÃO DE INSULINA (unidade/kg/h)	MONITORAMENTO DE GLICEMIA SÉRICA
< 120	0,00	1 h
121 a 200	0,03	2 h
200 a 300	0,06	2 h
300 a 400	0,08	1 h*
400	0,10	1 h*

Uma infusão de 5% de glicose e 0,45% de solução salina com 20 mEq/ℓ de acetato de potássio é administrada a uma taxa de manutenção de 1,5 vez. *Verificar as cetonas na urina.

Retinopatia diabética

A retinopatia diabética é a principal causa de cegueira nos EUA em adultos de 20 a 65 anos. O risco de retinopatia diabética após 15 anos de duração do diabetes é de 98% para indivíduos com DMT1 e 78% para aqueles com DMT2. Taxas para retinopatia diabética variam de aproximadamente 15 até 30%. Opacidades do cristalino (causadas pela glicação das proteínas do tecido e ativação da via poliol) estão presentes em pelo menos 5% dos pacientes com menos de 19 anos. O controle metabólico tem um impacto sobre o desenvolvimento dessa complicação, visto que as taxas de prevalência são substancialmente mais elevadas com o aumento da duração do diabetes e a HbA_{1c} mais elevada, assim como a pressão sanguínea e o colesterol. Independentemente da duração, a prevalência de retinopatia diabética é maior no DMT1. No entanto, fatores genéticos também têm um papel, pois apenas 50% dos pacientes desenvolvem retinopatia proliferativa. As primeiras manifestações clinicamente aparentes da retinopatia diabética são classificadas como retinopatia com microaneurismas não proliferativos ou de fundo diabético, hemorragias em ponto e mácula, exsudatos rígidos e macios, dilatação venosa regular e irregular (*beading*) e anormalidades microvasculares intrarretinianas. Essas alterações não prejudicam a visão. A forma mais grave é a retinopatia diabética proliferativa, que se manifesta por neovascularização, proliferação fibrosa e hemorragias pré-retinianas e vítreas. A retinopatia proliferativa, se não for tratada, é implacavelmente progressiva e prejudica a visão, levando à cegueira. A base do tratamento é a fotocoagulação a *laser* panretiniana. Na doença avançada do olho diabético – manifestada por hemorragia vítrea grave ou fibrose, frequentemente com descolamento da retina – a vitrectomia é uma importante modalidade terapêutica. Eventualmente, a doença ocular torna-se quiescente, uma fase denominada retinopatia involutiva. Um subtipo separado da retinopatia é a maculopatia diabética, que se manifesta por edema macular grave prejudicando a visão central. A fotocoagulação com *laser* focal pode ser eficaz no tratamento da maculopatia diabética.

As diretrizes sugerem que os pacientes diabéticos tenham um exame inicial amplo e abrangente por um oftalmologista pouco depois do diagnóstico de diabetes para pacientes com DMT2, e no prazo de 3 a 5 anos após o início do DMT1 (mas não antes dos 10 anos de vida). Qualquer paciente com sintomas visuais ou anormalidades devem ser encaminhados para avaliação oftalmológica. As avaliações subsequentes para pacientes com DMT1 e para pacientes com DMT2 devem ser repetidas a cada 1 a 2 anos, conforme recomendado por um oftalmologista com experiência no diagnóstico e no tratamento da retinopatia diabética (Tabela 607.13).

Nefropatia diabética

A nefropatia diabética é a principal causa conhecida de doença renal em fase terminal (DRT) nos EUA. A maioria das DRT a partir da nefropatia diabética é evitável. A nefropatia diabética afeta 20 a 30% dos pacientes com DMT1 e 15 a 20% dos pacientes com DMT2, 20 anos após o início. A expectativa média de vida de 5 anos para os pacientes com DRT relacionada ao diabetes é inferior a 20%. O aumento do risco de mortalidade em DMT1 a longo prazo pode ser devido à nefropatia, que pode ser responsável por aproximadamente 50% das mortes. O risco de nefropatia aumenta com a duração do diabetes (até 25 a 30 anos de duração; após esse período, essa complicação raramente começa), o grau de controle metabólico e a predisposição genética para a hipertensão essencial. Apenas 30 a 40% dos pacientes afetados pelo DMT1 eventualmente experimentam a DRT. A glicação das proteínas dos tecidos resulta em espessamento da membrana basal glomerular. O curso da nefropatia diabética é lento. Um aumento da taxa de excreção de albumina urinária de 30 a 300 mg/24 h (20 a 200 μg/min) – **microalbuminúria** – pode ser detectado e constitui uma fase inicial da nefropatia de intermitente a persistente (incipiente), que é geralmente associada à hiperfiltração glomerular e à elevação da pressão arterial. Conforme a nefropatia evolui para o estágio inicial ostensivo com proteinúria (taxa de excreção de albumina > 300 mg/24 h, ou > 200 μg/min), esta é acompanhada pela hipertensão. A nefropatia em estágio avançado é definida por um declínio progressivo da função renal (declínio da taxa de filtração glomerular e elevação da ureia e creatinina no soro sanguíneo), proteinúria progressiva e hipertensão. A progressão para a DRT é reconhecida pelo aparecimento de uremia, a síndrome nefrótica e a necessidade de substituição da função renal (por transplante ou diálise).

A triagem para nefropatia diabética é um aspecto de rotina dos cuidados com o diabetes (Tabela 607.13). A American Diabetes Association recomenda a triagem anual de indivíduos com DMT2 e a triagem anual para aqueles com DMT1 após 5 anos de duração da doença com uma amostra de urina aleatória para a razão de albumina para creatinina. Os resultados anormais devem ser confirmados por duas amostras adicionais em dias separados, devido à alta variabilidade da excreção de albumina em pacientes com diabetes. A hiperglicemia a curto prazo, o exercício extenuante, as infecções do trato urinário, a marcada hipertensão, a insuficiência cardíaca e a doença febril aguda podem causar a elevação transitória na excreção urinária de albumina. Há acentuada variabilidade dia a dia na excreção de albumina; portanto, pelo menos duas de três coletas realizadas em um período de 3 a 6 meses devem mostrar níveis elevados antes de a microalbuminúria ser diagnosticada e o tratamento ser iniciado. Uma vez que a albuminúria

Tabela 607.13 Diretrizes de triagem.

	TESTAGEM INICIAL	FREQUÊNCIA	TESTE
Doença da tireoide	No momento do diagnóstico	A cada 1 a 2 anos ou mais cedo se sintomas	TSH, anticorpos tireoidianos
Doença celíaca	No momento do diagnóstico	Dentro de 2 anos e novamente aos 5 anos ou mais cedo se sintomas	IgA e TTG
Hipertensão	No momento do diagnóstico	A cada visita	PA elevada com base em ≥ 90% para idade, sexo, altura em três ocasiões separadas
Dislipidemia	≥ 10 anos no momento do diagnóstico, uma vez estabelecido o controle glicêmico	Se anormal anualmente; a cada 5 anos se normal inicialmente	Meta LDL-C < 100 mg/dℓ
Nefropatia	Na puberdade ou idade ≥ 10 anos, o que ocorrer primeiro, se DMT1 ≥ 5 anos	Anualmente	Albuminúria; relação albumina na urina por creatinina
Retinopatia	DMT1 ≥ 3 a 5 anos quando ≥ 10 anos ou puberdade, o que ocorrer primeiro	Anualmente	Exame de olho dilatado
Neuropatia	Na puberdade ou ≥ 10 anos, o que acontecer primeiro, se DMT1 > 5 anos	Anualmente	Exame do pé

IgA, imunoglobulina A; PA, pressão arterial; TSH, hormônio estimulante da tireoide; TTG, transglutaminase tecidual. (Dados do American Diabetes Association: Children and adolescents: standards of medical care in diabetes–2018. *Diabetes Care* 41(Suppl 1):S126-S136, 2018.)

seja diagnosticada, um número de fatores atenua o efeito de hiperfiltração nos rins: (1) controle minucioso da hiperglicemia, (2) controle agressivo da pressão sanguínea sistêmica, (3) controle seletivo de dilatação arteriolar pela utilização de inibidores da enzima conversora de angiotensina (diminuindo assim a pressão capilar glomerular) e (4) restrição de proteína na dieta (pois o alto consumo de proteínas aumenta a taxa de perfusão renal). O controle glicêmico rígido irá atrasar a progressão da microalbuminúria e retardar a progressão de nefropatia diabética. A terapia extensiva prévia do diabetes tem um benefício persistente por 7 a 8 anos e pode retardar ou prevenir o desenvolvimento da nefropatia diabética.

NEUROPATIA DIABÉTICA

O sistema nervoso periférico e o sistema nervoso autônomo podem estar envolvidos, e a neuropatia diabética pode se manifestar tanto em crianças quanto em adolescentes. A etiologia da neuropatia diabética permanece incompletamente compreendida e o impacto da hiperglicemia no seu desenvolvimento permanece incerto. Estudos observacionais feitos nos anos anteriores à era da terapia intensiva com insulina para DMT1 geralmente relataram maior incidência de neuropatia em comparação com estudos mais recentes. No entanto, vários estudos recentes descobriram que o desenvolvimento de neuropatia diabética periférica pré-clínica e sintomática na infância não estava fortemente associado ao controle glicêmico ou à duração da doença. A via do poliol, a glicação não enzimática e/ou os distúrbios do metabolismo do mioinositol, afetando um ou mais tipos de células nos constituintes multicelulares do nervo periférico, têm sido apresentados como tendo um papel estimulante. Outros fatores, tais como possíveis efeitos neurotróficos diretos da insulina, fatores de crescimento relacionados à insulina, óxido nítrico e proteínas de estresse, podem também contribuir para o desenvolvimento da neuropatia. Usando testes sensoriais quantitativos, a percepção térmica cutânea anormal é um achado comum tanto nos membros superiores quanto inferiores de pacientes diabéticos jovens neurologicamente assintomáticos. O limiar de dor induzida por calor na mão está correlacionado com a duração do diabetes. Não há correlação entre os escores dos testes sensoriais quantitativos e o controle metabólico. O comprometimento subclínico do nervo motor conforme manifestado pela redução da velocidade de condução do nervo sensorial e da amplitude do potencial de ação do nervo sensorial foi detectado em 10 a 58% das crianças com diabetes. Um sinal precoce de neuropatia autonômica, como a diminuição da variabilidade da frequência cardíaca, pode se apresentar em adolescentes com histórico de doença de longa duração e controle metabólico inadequado. Um certo número de estratégias terapêuticas tem sido testado com resultados variáveis. Essas modalidades de tratamento incluem: (1) melhora no controle metabólico, (2) uso de inibidores da aldose-redutase para reduzir subprodutos da via do poliol, (3) uso de ácido alfalipoico (um antioxidante), que aumenta o óxido nítrico tecidual e os seus metabólitos, (4) uso de anticonvulsivos (p. ex., lorazepam, valproato, gabapentina, carbamazepina, pregabalina, fenitoína, tiagabina e topiramato) para o tratamento da dor neuropática e (5) o uso de antidepressivos (amitriptilina, imipramina e inibidores seletivos da recaptação da serotonina). Medicamentos adicionais incluem antiarrítmicos, como lidocaína, analgésicos tópicos e fármacos anti-inflamatórios não esteroidais.

Efeitos esqueléticos do diabetes melito tipo 1

Tornou-se aparente que o esqueleto é adversamente afetado pelo diabetes, com pacientes com DMT1 em maior risco de complicações esqueléticas do que aqueles com DMT2. O DMT1 está associado a um risco aumentado de fratura que se manifesta pela primeira vez na infância e persiste durante toda a vida. Isso inclui um risco dramaticamente aumentado de fratura de quadril em adultos, variando de 2 a 7 vezes maior do que em pacientes sem diabetes, dependendo da população estudada. A maioria dos estudos, mas não todos, mostrou que o DMT1 está associado à baixa densidade mineral óssea. Isso difere do DMT2, em que a densidade óssea é normal ou mesmo acima da média como resultado do aumento da carga mecânica em associação com a obesidade. Os déficits na densidade óssea não parecem ser suficientes para explicar o grau de aumento do risco de fratura, levando à hipótese de que a qualidade óssea também pode ser prejudicada. Os mecanismos subjacentes à osteopatia relacionada ao diabetes são pouco compreendidos e presume-se que sejam multifatoriais. A maioria, mas não todos os estudos, mostra associação entre controle glicêmico inadequado e resultados adversos do esqueleto, sugerindo um papel para hiperglicemia e/ou deficiência de insulina. A exposição crônica à hiperglicemia pode enfraquecer a força óssea por meio do acúmulo de produtos de glicação avançada (AGE; do inglês, *advanced glycation end products*) no osso. Outros possíveis fatores prejudiciais à saúde óssea no diabetes incluem inflamação crônica, anormalidades no eixo do fator de crescimento semelhante à insulina do tipo 1 (IGF-1) e anormalidades no metabolismo mineral ósseo, incluindo perda excessiva de cálcio urinário. Atualmente, não há diretrizes padronizadas para triagem de saúde óssea em crianças. A avaliação da densidade óssea por DXA e marcadores do metabolismo mineral ósseo é recomendada em adultos com histórico de fratura e outros fatores de risco para osteoporose. A educação dietética deve reforçar a importância de atender a dose diária recomendada (DDR) para ingestão de cálcio e vitamina D a partir de dieta e suplementos.

Outras complicações

A **síndrome de Mauriac** é uma complicação rara relacionada à "subinsulinização" crônica que se caracteriza por insuficiência do crescimento e hepatomegalia devido ao excesso de acúmulo de glicogênio no fígado. A síndrome tornou-se muito menos comum, desde que as insulinas de ação mais prolongada se tornaram disponíveis. As características clínicas da síndrome de Mauriac incluem fácies de lua cheia, abdome protuberante, perda de massa muscular proximal e aumento do fígado pela infiltração de gordura e glicogênio. A síndrome da mobilidade articular limitada é frequentemente associada ao desenvolvimento precoce de complicações microvasculares diabéticas, tais como retinopatia e nefropatia, que podem aparecer antes dos 18 anos. Na última década ou duas, a prevalência de mobilidade articular limitada tem diminuído significativamente, o que é atribuído à melhora do controle metabólico global de crianças e adolescentes com DMT1.

PROGNÓSTICO

DMT1 é uma doença crônica e grave. Estimou-se que o tempo médio de vida dos indivíduos com diabetes era aproximadamente 10 anos mais curto em relação à população não diabética, mas com o cuidado melhorado, esse número está diminuindo consistentemente. Embora as crianças diabéticas, eventualmente, atinjam uma altura dentro do intervalo normal de adulto, a puberdade pode ser atrasada e a altura final pode ser menor do que o potencial genético. A partir de estudos em gêmeos idênticos, é evidente que, apesar do controle aparentemente satisfatório, o gêmeo diabético manifesta puberdade atrasada e uma redução substancial na altura quando o início da doença ocorre antes da puberdade. Essas observações indicam que, no passado, os critérios convencionais para avaliar o controle eram insuficientes e que o controle adequado do DMT1 quase nunca foi alcançado por meios de rotina.

O desenvolvimento contínuo de sistemas de circuito fechado que podem eventualmente regular o controle glicêmico com o mínimo de insumos humanos é uma abordagem para a resolução desses problemas a longo prazo. Em indivíduos selecionados, padrões próximos aos normais de glicose no sangue e outros índices de controle metabólico, incluindo a HbA_{1c}, foram mantidos em estudos a curto prazo. Atualmente, essa abordagem deve ser reservada para famílias altamente motivadas, que estejam atentas às possíveis complicações, tais como a falha mecânica do dispositivo de infusão, causando hiperglicemia ou hipoglicemia e infecção no local de inserção do cateter.

A mudança no padrão do controle metabólico está exercendo uma profunda influência sobre a redução da incidência e da gravidade de certas complicações. Por exemplo, após 20 anos de diabetes, houve um declínio na incidência de nefropatia em DMT1 na Suécia entre as crianças cuja doença foi diagnosticada em 1971 e 1975 em comparação com a década anterior. Além disso, na maioria dos pacientes com microalbuminúria em que foi possível obter um bom controle glicêmico, a microalbuminúria desapareceu. Esse melhor prognóstico está diretamente relacionado ao controle metabólico.

PÂNCREAS E TRANSPLANTE DE ILHOTAS E REGENERAÇÃO

Em uma tentativa de curar o DMT1, o transplante de um segmento do pâncreas ou de ilhotas isoladas tem sido realizado em adultos. Esses procedimentos são ambos tecnicamente exigentes e associados a riscos de recorrência da doença e complicações da rejeição ou do seu tratamento por imunossupressão. As complicações a longo prazo da imunossupressão incluem o desenvolvimento de malignidade. Alguns fármacos antirrejeição, especialmente ciclosporina e tacrolimo, são tóxicos para as ilhotas de Langerhans, prejudicando a secreção de insulina e até mesmo causando diabetes. Assim, o transplante de segmentos do pâncreas geralmente só é realizado em associação ao transplante de um rim para um paciente com DRT devido à nefropatia diabética, em que o regime imunossupressor seja indicado para o transplante renal. Vários milhares de tais transplantes foram realizados em adultos. Com a experiência e agentes imunossupressores melhores, a sobrevivência funcional do enxerto pancreático pode ser conseguida por até vários anos, durante os quais os pacientes podem passar por controle metabólico sem ou com um mínimo de insulina exógena e reversão de algumas das complicações microvasculares. No entanto, uma vez que as crianças e adolescentes com DM provavelmente não têm DRT decorrente do seu diabetes, o transplante de pâncreas como um tratamento primário em crianças não pode ser recomendado.

O **transplante de células das ilhotas** é um desafio devido à sobrevivência limitada das células transplantadas e por causa da rejeição. Uma estratégia de transplante de ilhotas (protocolo de Edmonton) infundia ilhotas pancreáticas isoladas na veia porta de adultos com DMT1, juntamente com os medicamentos imunossupressores que tinham perfis mais baixos de efeitos colaterais do que outros fármacos. Embora a independência da insulina duradoura tenha sido inicialmente baixa, o enxerto e a independência de insulina têm melhorado ao longo da última década, e mais de mil pacientes têm se submetido ao procedimento. O enxerto de ilhotas foi melhorado pelo uso de melhores indução e manutenção da imunossupressão. Ainda assim, em estudos de acompanhamento em 5 anos, apenas 10% mantêm a independência da insulina, com uma duração média da independência de insulina em um todo de apenas cerca de 15 meses. Os desafios a longo prazo continuam a ser a toxicidade da imunossupressão, a aquisição limitada de tecido viável e o financiamento e as limitações do transplante em si.

Meios alternativos de geração de células β estão sendo procurados pela expansão das ilhotas, xenotransplantes de ilhotas encapsuladas, linhagens de células das ilhotas humanas e células-tronco. A regeneração das ilhotas é uma abordagem que potencialmente poderia curar o DMT1 pois a massa de células β é, na verdade, regulada de maneira dinâmica.

607.3 Diabetes Melito Tipo 2

David R. Weber e Nicholas Jospe

Anteriormente conhecido como diabetes não insulinodependente ou diabetes senil, DMT2 é uma doença heterogênea, caracterizada por resistência periférica à insulina e insuficiência da célula β em manter-se com o aumento da demanda de insulina. Os pacientes com DMT2 têm deficiência relativa em vez de absoluta da insulina. Geralmente, não são propensos à cetose, mas a cetoacidose é a apresentação inicial em 5 a 10% dos indivíduos afetados. A etiologia específica não é conhecida, mas esses pacientes não têm destruição autoimune das células β, nem apresentam quaisquer das causas conhecidas de diabetes secundário (Tabela 607.14).

HISTÓRIA NATURAL

O DMT2 é considerado como uma doença poligênica agravada por fatores ambientais, com baixa atividade física e ingestão calórica excessiva. A maioria dos doentes é obesa, embora a doença possa ser observada ocasionalmente em indivíduos com peso normal. Os asiáticos, em particular, parecem estar em risco para DMT2 em graus mais baixos de adiposidade total. Alguns pacientes não necessariamente cumprem os critérios de sobrepeso ou obesidade para a idade e o sexo, apesar da elevada porcentagem anormal de gordura corporal na região abdominal. A obesidade, em particular a obesidade central, está associada ao desenvolvimento de resistência à insulina. Além disso, os doentes que estão em risco de desenvolver DMT2 exibem diminuição da secreção de insulina induzida pela glicose. A obesidade não leva ao mesmo grau de resistência à insulina em todos os indivíduos e mesmo aqueles que desenvolvem resistência à insulina não necessariamente apresentam função prejudicada das células β. Portanto, muitos indivíduos obesos apresentam algum grau de resistência à insulina, mas compensam pelo aumento da secreção de insulina. Aqueles indivíduos que são incapazes de compensar adequadamente a resistência à insulina por meio do aumento da secreção de insulina desenvolvem TDG e GJA (geralmente, embora nem sempre, nessa ordem). A resistência hepática à insulina conduz ao excesso de produção de glicose hepática (falha da insulina em suprimir a produção de glicose hepática), ao passo que a resistência à insulina muscular esquelética leva à diminuição da absorção da glicose em um importante local de eliminação de glicose. Ao longo do tempo a hiperglicemia piora, um fenômeno que tem sido atribuído ao efeito deletério da hiperglicemia crônica (glicotoxicidade) ou hiperlipidemia crônica (lipotoxicidade) na função das células β e é frequentemente acompanhada pelo aumento do conteúdo de triglicerídeos e pela

Tabela 607.14 Características na apresentação para diabetes tipo 1, tipo 2 e monogênico.

	DIABETES TIPO 1	DIABETES TIPO 2	DIABETES DA MATURIDADE COM INÍCIO NA JUVENTUDE
Idade de início durante a infância e adolescência	Qualquer	Raramente antes da puberdade	Qualquer
Status do peso	Qualquer	Raramente com peso normal	Qualquer
Sintomático (poliúria, polidipsia, perda de peso)	Quase universal	Dois terços	Comum
Duração dos sintomas antes da apresentação	< 1 mês	Frequentemente > 1 mês	Qualquer
Cetoacidose diabética na apresentação	Comum	Rara (6 a 11%)	..
Histórico familiar de diabetes antes dos 40 anos	Incomum	Forte histórico familiar para diabetes tipo 2	Histórico familiar muito forte, classicamente em três gerações
Acantose *nigricans*	Rara	Comum (86%)	..
Etnia	Qualquer	Etnia predominantemente negra ou minoritária	Qualquer
Anticorpos associados ao diabetes (IA2, glutamato descarboxilase, insulina)	Positivo na maioria	Negativo (< 10%)	Negativo (< 1%)
Mutação genética em *HNF1A*, *GCK* ou *HNF4A*	Negativo	Negativo	Quase universal
Complicações na apresentação	Muito rara	Comum	Rara

IA2, antígeno 2 de ilhota relacionado à tirosina fosfatase. (De Viner R, White B, Christie D: Type 2 diabetes in adolescents: a severe phenotype posing major clinical challenges and public health burden. *Lancet* 389:2252-2260, 2017.)

diminuição da expressão do gene da insulina. Em algum ponto, a elevação da glicose no sangue cumpre os critérios de diagnóstico do DMT2 (Tabela 607.2), mas a maioria dos pacientes com DMT2 permanece assintomática por meses a anos após esse ponto, pois a hiperglicemia é moderada e os sintomas não são tão dramáticos quanto a poliúria e a perda de peso apresentados pelo DMT1. O ganho de peso pode até continuar. A hiperglicemia prolongada pode ser acompanhada pelo desenvolvimento de complicações microvasculares e macrovasculares. Entre as diferenças entre o DMT2 em crianças e adultos está um declínio mais rápido na função das células beta e na secreção de insulina, bem como um desenvolvimento mais rápido das complicações do diabetes. Com o tempo, a função das células β pode diminuir a tal ponto que o paciente tenha deficiência absoluta de insulina, tornando-se dependente de insulina exógena. No DMT2, a deficiência de insulina raramente é absoluta; assim, os pacientes geralmente não necessitam de insulina para sobreviver. No entanto, no momento do diagnóstico, o controle glicêmico pode ser melhorado pela insulina exógena. Embora a CAD seja incomum em pacientes com DMT2, ela pode ocorrer e está geralmente associada ao estresse de outra doença, como infecção grave. A CAD tende a ser mais comum em pacientes afro-americanos do que em outros grupos étnicos. Embora se acredite geralmente que a destruição autoimune das células β pancreáticas não ocorra em DMT2, marcadores autoimunes de DMT1, ou seja, anticorpo descarboxilase do ácido glutâmico, ICA512, e autoanticorpo associado à insulina podem ser positivos em até um terço dos casos de adolescentes com DMT2. A presença desses marcadores autoimunes não descarta DMT2 em crianças e adolescentes. Ao mesmo tempo, por causa do aumento geral na obesidade, a presença de obesidade não exclui o diagnóstico de DMT1. Embora a maioria das crianças e adolescentes recentemente diagnosticados possa ter um diagnóstico de confiança atribuído como DMT1 ou DMT2, alguns exibem características de ambos os tipos e são difíceis de classificar.

EPIDEMIOLOGIA

O estudo da Search for Diabetes in Youth (SEARCH) descobriu que a prevalência de DMT2 na faixa etária de 10 a 19 anos nos EUA era de 0,24/1.000 em 2009. A incidência de DMT2 em crianças aumentou dramaticamente nos últimos anos, de 9 casos por 100.000 jovens em 2002 para 12,5 casos por 100.000 em 2011. Determinados grupos étnicos parecem estar em maior risco; por exemplo, nativos americanos, hispano-americanos e afro-americanos (nesta ordem) apresentam taxas de incidência mais elevadas do que os americanos caucasianos (Figura 607.8). Embora a maioria das crianças que se apresentam com diabetes ainda tenha DMT1, a porcentagem de crianças que se apresenta com DMT2 está aumentando e representa até 50% das crianças recém-diagnosticadas em alguns centros.

A prevalência no resto do mundo varia amplamente e dados precisos não estão disponíveis para muitos países, mas é claro que a prevalência está aumentando em todas as partes do mundo. Os asiáticos, em geral, parecem desenvolver DMT2 em níveis mais baixos de IMC do que os europeus. Em conjunto com a sua baixa incidência de DMT1, isso significa que DMT2 é responsável por uma proporção mais elevada de diabetes na infância em muitos países asiáticos.

A epidemia de DMT2 em crianças e adolescentes está em paralelo com a emergência da epidemia de obesidade. Embora a própria obesidade esteja associada à resistência à insulina, o diabetes não se desenvolve até que haja algum grau de insuficiência da secreção de insulina. Assim, quando medida, a secreção de insulina em resposta à glicose ou outros estímulos é sempre inferior em pessoas com DMT2 do que nos indivíduos controle agrupados por idade, sexo, peso e concentração de glicose equivalente.

GENÉTICA

O DMT2 possui um forte componente genético; taxas de concordância entre gêmeos idênticos estão na faixa de 40 a 80%, mas não existe um padrão mendeliano simples. Deve-se ter em mente, no entanto, que a geminação em si aumenta o risco de DMT2 (por causa da restrição

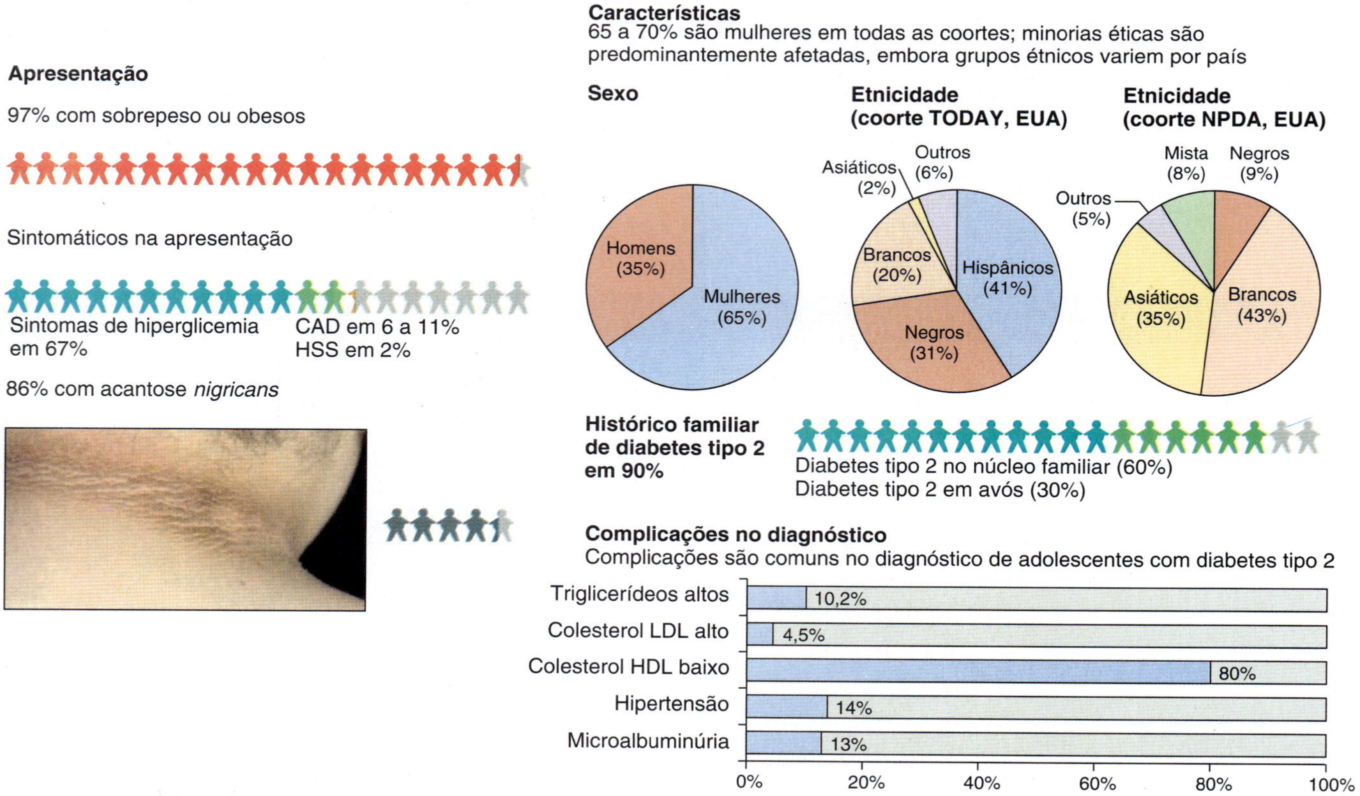

Figura 607.8 Características de adolescentes diabéticos tipo 2 no momento do diagnóstico. CAD, cetoacidose diabética; HDL, lipoproteína de alta densidade; HHS, síndrome hiperglicêmica hiperosmolar; LDL, lipoproteína de baixa densidade; NPDA, National Paediatric Diabetes Audit. (*De Viner R, White B, Christie D: Type 2 diabetes in adolescents: a severe phenotype posing major clinical challenges and public health burden.* Lancet *389:2252–2260, 2017.*)

de crescimento intrauterino) e isso pode distorcer as estimativas de risco genético. Gêmeos monozigóticos tiveram uma concordância de tempo de vida de DMT2 em torno de 70%, indicando que os fatores ambientais compartilhados (incluindo o ambiente pré-natal) podem desempenhar um grande papel no desenvolvimento do DMT2, e gêmeos dizigóticos apresentam uma concordância de tempo de vida em torno de 20 a 30%. A base genética para DMT2 é complexa e incompletamente definida; nenhum defeito identificado predomina, como ocorre na associação do HLA com DMT1. Estudos de ampla associação genômica já identificaram determinados polimorfismos genéticos que estão associados ao risco aumentado para DMT2 na maioria das populações estudadas; os mais consistentemente identificados são variantes do gene *TCF7L2* (fator de transcrição 7-semelhante ao 2), o qual pode ter um papel na função das células β. Outros alelos de risco identificados incluem variantes em *PPARG* e *KCNJ1-ABCC8*, bem como muitos outros. Mas até o momento, e juntas, todas essas variantes identificadas explicam apenas uma pequena parcela (provavelmente menos de 20%) da população de risco para diabetes e, em muitos casos, o mecanismo pelo qual esses polimorfismos conferem risco de DMT2 não está claro. Espera-se que esses estudos forneçam pistas para o problema da fisiopatologia da doença e abordem novos locais para a terapia.

EPIGENÉTICA E PROGRAMAÇÃO FETAL

Baixo peso ao nascer e restrição do crescimento intrauterino estão associados a maior risco de DMT2. Esse risco parece ser maior em bebês com baixo peso que ganham peso mais rapidamente nos primeiros anos de vida. Essas descobertas levaram à formulação da hipótese *fenótipo parcimonioso*, que postula que a má nutrição fetal de alguma forma programa essas crianças para maximizar o armazenamento de nutrientes e os torna mais propensos ao ganho de peso futuro e desenvolvimento de diabetes. Modificações epigenéticas podem desempenhar um papel nesse fenômeno, dado que tão poucos genes do DMT2 conhecidos estão associados ao baixo peso ao nascer, mas os mecanismos moleculares detalhados envolvidos ainda precisam ser determinados. Qualquer que seja o mecanismo exato, perfis alterados de metilação e/ou desregulação transcricional e modificações de histonas, ambientes pré-natais e do início da infância desempenham um papel importante na patogênese do DMT2 e podem fazê-lo por modificação epigenética do DNA (adicionalmente a outros fatores).

FATORES DE RISCO RELACIONADOS AO AMBIENTE E AO ESTILO DE VIDA

A obesidade é o fator mais importante de estilo de vida associado ao desenvolvimento do DMT2. Essa, por sua vez, está associada a ingestão de alimentos ricos em energia, inatividade física, assistir à televisão (tempo de tela) e baixo nível socioeconômico (nos países desenvolvidos). O tabagismo materno também aumenta o risco de diabetes e obesidade nos filhos. Cada vez mais, a exposição a poluentes do solo e poluentes atmosféricos demonstra contribuir para a resistência à insulina. A natureza lipofílica desses poluentes orgânicos e seu consequente armazenamento no tecido adiposo podem promover obesidade e resistência à insulina. Além disso, privação do sono e estresse psicossocial estão associados ao risco aumentado de obesidade na infância e com TDG em adultos, possivelmente por intermédio da superativação do eixo hipotálamo-hipófise-suprarrenal. Muitos antipsicóticos (especialmente os antipsicóticos atípicos como olanzapina e quetiapina) e antidepressivos (tanto os antidepressivos tricíclicos quanto os antidepressivos mais recentes, como a fluoxetina e a paroxetina) induzem ao ganho de peso. Além do risco conferido pelo aumento da obesidade, alguns desses medicamentos também podem ter um papel direto na causa da resistência à insulina, disfunção de células β, resistência à leptina e ativação de vias inflamatórias. Para complicar ainda mais, há evidência de que a esquizofrenia e a depressão por si aumentam o risco de DMT2 e de síndrome metabólica, independentemente do risco conferido pelo tratamento com o fármaco. Como resultado, tanto a obesidade quanto o DMT2 são mais prevalentes nessa população. Além disso, com o aumento do uso de antipsicóticos e antidepressivos na população pediátrica, essa associação pode se tornar mais forte.

CARACTERÍSTICAS CLÍNICAS

Nos EUA, o DMT2 em crianças é mais provável de ser diagnosticado em jovens nativos americanos, hispano-americanos e afro-americanos, com a maior incidência sendo relatada em jovens índios Pima. Enquanto casos podem ser vistos em idades tão jovens como 4 anos, a maioria é diagnosticada na adolescência e a incidência aumenta com a idade. O histórico familiar de DMT2 está presente em praticamente todos os casos. Normalmente, os pacientes são obesos e apresentam sintomas leves de poliúria e polidipsia, ou são assintomáticos e o DMT2 é detectado em testes de triagem. A apresentação com CAD ocorre em até 10% dos casos. O exame físico revela frequentemente a presença de acantose *nigricans*, mais comumente no pescoço e em outras áreas de flexão. Outros achados podem incluir estrias e um aumento da proporção cintura-quadril. O teste laboratorial revela níveis de HbA_{1c} elevados. A hiperlipidemia caracterizada por níveis elevados de triglicerídeos e colesterol LDL é comumente observada em pacientes com DMT2 no momento do diagnóstico. Consequentemente, a triagem lipídica é indicada em todos os casos novos de DMT2. Além disso, a recomendação atual é que a medida da pressão arterial, a razão albumina/creatinina urinária aleatória e um exame de dilatação ocular devem ser realizados no momento do diagnóstico. Uma vez que a hiperglicemia se desenvolve lentamente e os pacientes podem ser assintomáticos por meses ou anos após eles desenvolverem DMT2, a triagem para DMT2 é recomendada em crianças de alto risco (Tabela 607.15). A American Diabetes Association recomenda que todos os jovens que estão com sobrepeso e tenham pelo menos dois outros fatores de risco sejam testados para DMT2 a partir dos 10 anos ou no início da puberdade e cada 2 anos a partir disso. Os fatores de risco incluem histórico familiar de DMT2 em parentes de primeiro ou segundo graus, histórico de diabetes gestacional na mãe, pertencer a determinados grupos étnicos (p. ex., nativos americanos, afro-americanos, hispânicos ou grupos asiáticos/ilhéus do Pacífico) e ter sinais de resistência à insulina (p. ex., acantose *nigricans*, hipertensão, dislipidemia ou síndrome do ovário policístico). A recomendação atual é usar a glicemia em jejum como teste de triagem, mas algumas autoridades atualmente recomendam que a HbA_{1c} seja usada como uma ferramenta de triagem. Em casos limítrofes ou assintomáticos, o diagnóstico pode ser confirmado por meio de um teste padrão oral de tolerância à glicose, mas esse teste não é necessário se os sintomas típicos estiverem presentes ou se a glicemia de jejum ou HbA_{1c} estiverem claramente elevadas em duas ocasiões separadas.

TRATAMENTO

O DMT2 é uma síndrome progressiva que conduz gradualmente até a completa deficiência de insulina durante a vida do paciente. Uma abordagem sistemática para o tratamento do DMT2 deve ser implementada de acordo com o curso natural da doença, incluindo a adição

Tabela 607.15 Testes para diabetes tipo 2 em crianças.

- Critério*

O excesso de peso (índice de massa corporal > percentil 85 para idade e sexo, peso para altura > percentil 85, ou peso > 120% do ideal para altura)
Mais
Quaisquer dois dos seguintes fatores de risco:
Histórico familiar de diabetes tipo 2 em parente de 1º ou 2º grau
Raça/etnia (nativo americano, afro-americano, hispânico, asiático/ilhéu do Pacífico)
Sinais de resistência à insulina ou condições associadas à resistência à insulina (acantose *nigricans*, hipertensão, dislipidemia, síndrome dos ovários policísticos)

- Idade de início: 10 anos ou no início da puberdade, se a puberdade ocorrer em uma idade mais jovem
- Frequência: a cada 2 anos
- Teste: preferível a glicemia em jejum

*O julgamento clínico deve ser usado para testar para o diabetes em pacientes de alto risco que não cumpram estes critérios. (De Type 2 diabetes in children and adolescents. American Diabetes Association, *Diabetes Care* 23:386, 2000. Reproduzida com autorização.)

de insulina quando ocorrer a falha do agente hipoglicemiante oral. No entanto, a modificação do estilo de vida (dieta e exercício) é uma parte essencial do regime de tratamento, e a consulta com um nutricionista é geralmente necessária. Isso é particularmente verdade porque o maior ensaio clínico pediátrico até hoje, o Treatment Options for Type 2 Diabetes in Adolescents and Youth (TODAY), mostrou que a monoterapia com agente oral não mantinha controle duradouro de glicose em quase metade daqueles com DMT2.

Não há dieta ou regime de exercício específico que tenham sido conclusivamente demonstrados como mais eficazes e profissionais recomendam uma dieta de baixo teor calórico, de baixa gordura e 30 a 60 min de atividade física, pelo menos, 5 vezes/semana. O objetivo final é trazer o IMC para abaixo de 85% para idade e sexo, com atenção para redução de peso *versus* manutenção, dependendo da idade do indivíduo. O tempo de assistir à televisão deve ser limitado a 1 a 2 horas por dia. Crianças com DMT2 muitas vezes vêm de ambientes domésticos com má compreensão dos hábitos alimentares saudáveis. Comportamentos comumente observados incluem pular refeições, lanches pesados e excesso diário de tempo de televisão, *videogame* e uso do computador. Adolescentes se envolvem no hábito de comer não baseado no apetite (*i. e.*, comer emocional, comer baseado na televisão, tédio) e dieta cíclica (dieta "ioiô"). O tratamento, nesses casos, é frequentemente um desafio e pode não ser bem-sucedido, a menos que toda a família se comprometa com a necessidade de mudar seu estilo de vida pouco saudável.

Recomenda-se, a menos que o uso da insulina seja necessário inicialmente, a introdução de agentes hipoglicemiantes orais no momento do diagnóstico (Tabelas 607.16 e 607.17). Os pacientes que se apresentam com CAD ou com HbA_{1c} marcadamente elevada (> 9,0%) irão necessitar

Tabela 607.16 Resumo de medicamentos.

MEDICAMENTOS	CLASSE	MECANISMO DE AÇÃO	VIAS	IDADE APROVADA PELA FDA
Pranlintida	Análogo de amilina	Aumenta a saciedade, retarda o esvaziamento gástrico e suprime a secreção pós-prandial de glucagon, resultando na diminuição das excursões pós-prandiais à glicose	Injeção subcutânea	> 18 anos
Metformina	Biguanida	Melhora a sensibilidade à insulina hepática. Aumenta GLP-1 e PYY	Oral	10 a 18 anos
Colesevelam*	Sequestrante de ácidos biliares	Aumenta a secreção de GLP-1 e pode aumentar a sensibilidade periférica à insulina	Oral	> 10 anos[†]
Alogliptina* Linagliptina* Saxagliptina* Sitagliptina*	Inibidores da DPP-4	Inibe a DPP-4 de degradar o GLP-1 e o GIP	Oral	> 18 anos
Albiglutida Dulaglutida Exenatida* Liraglutida*	Agonistas peptídicos do tipo glucagon	Aumenta a liberação de GLP-1, que estimula a liberação de insulina	Injeção subcutânea	> 18 anos
Insulina humana em pó inalável	Insulina de ação rápida	Absorção pulmonar de insulina humana regular em circulação sistêmica	Inalada	> 18 anos
Degludeca*	Insulina de ação prolongada	A adição de ácido hexadecanoico à lisina permite o depósito de múltiplos hexâmeros para liberação lenta de insulina	Injeção subcutânea	Aguardando nova submissão de medicamentos à FDA
Detemir	Insulina de ação prolongada	A adição de um ácido graxo à lisina facilita a ligação da insulina à albumina, resultando em lenta liberação de insulina	Injeção subcutânea	≥ 6 anos
Glargina u300	Insulina de ação prolongada	Substituição de glicina e a adição de 2 argininas no terminal carboxi causa a cristalização em pH fisiológico, resultando em liberação lenta de insulina	Injeção subcutânea	> 18 anos para a forma u300 (300 unidades/mℓ) > 5 anos para a forma u100 (100 unidades/mℓ)
Peglispro*	Insulina de ação prolongada	Reversão de lisina e prolina no terminal carboxi com a adição de PEG resulta em liberação lenta de insulina	Injeção subcutânea	Aguardando nova submissão de medicamentos à FDA ≥ 3 anos para a lispro não peguilada
Nateglinida Repaglinida	Meglitinidas	Causa secreção rápida de insulina, agindo no canal de potássio sensível ao ATP das células beta pancreáticas	Oral	> 18 anos
Canagliflozina Dapagliflozina Empagliflozina*	Inibidores do cotransportador de sódio-glicose 2	Promove a excreção renal de glicose no nível do túbulo proximal, causando uma diurese osmótica	Oral	> 18 anos

*Ensaios clínicos em andamento em pediatria. [†]Somente hipolipemiantes, www.accessdata.fda.gov. ATP, trifosfato de adenosina; DPP-4, dipeptidil peptidase 4; GIP, peptídeo insulinotrópico dependente de glicose; GLP-1, peptídeo semelhante ao glucagon 1; PEG, polietilenoglicol; PYY, peptídeo YY. (De Meehan C, Silverstein J: Treatment options for type 2 diabetes in youth remain limited. *J Pediatr* 170:20-27, 2016.)

Tabela 607.17 Opções terapêuticas existentes e futuras de redução de glicose por órgão ou sistemas de órgãos.

		TERAPIA DE REDUÇÃO DE GLICOSE	
	FALHAS FISIOPATOLÓGICAS	**Existentes**	**Futuros (ensaios clínicos Fase 1 a 3)**
Célula β pancreática	Perda de massa e função celular; secreção de insulina prejudicada	Sulfonilureias; meglitinidas	Imeglimina
Célula α pancreática	Secreção de glucagon desregulada; aumento da concentração de glucagon	Agonista do receptor de GLP-1	Antagonistas dos receptores de glucagon
Incretina	Resposta diminuída de incretina	Agonista do receptor de GLP-1; inibidores de DPP-4	Agonista do receptor oral de GLP-1; inibidores de DPP-4 1 vez/semana
Inflamação	Desregulação imune	Agonista do receptor de GLP-1; inibidores de DPP-4	Moduladores imunológicos; agentes anti-inflamatórios
Fígado	Aumento da produção de glicose hepática	Metformina; pioglitazona	Antagonistas dos receptores de glucagon
Músculo	Redução da captação de glicose periférica; resistência à insulina	Metformina; pioglitazona	Moduladores PPAR seletivos
Tecido adiposo	Redução da captação de glicose periférica; resistência à insulina	Metformina; pioglitazona	Moduladores PPAR seletivos; análogos de FGF21; agonistas do receptor de ácidos graxos
Rim	Reabsorção aumentada de glicose causada pela regulação positiva dos receptores SGLT-2	Inibidores de SGLT-2	Inibidores SGLT-1/-2 combinados
Cérebro	Aumento do apetite; deficiência de saciedade	Agonista do receptor de GLP-1	Agonistas duplos ou triplos de GLP-1-peptídeo inibidor gástrico-glucagon
Estômago ou intestino	Taxa aumentada de absorção de glicose	Agonista do receptor de GLP-1; inibidores de DPP-4; inibidores de alfaglicosidase; pramlintida	Inibidores de SGLT-1
Cólon (microbioma)	Microbiota intestinal anormal	Metformina; agonista do receptor de GLP-1; inibidores de DPP-4	Probióticos

DPP-4, *dipeptidil peptidase* 4; FGF21, fator de crescimento fibroblástico 21; GIP, peptídeo inibitório gástrico; GLP-1, peptídeo semelhante ao glucagon 1; PPAR, receptores ativados por proliferadores de peroxissoma; SGLT-1/SGLT-2, inibidores do cotransportador de sódio-glicose 1/inibidores do cotransportador de sódio-glicose 2. (De Chatterjee S, Khunti K, Davies MJ: Type 2 diabetes. *Lancet* 389:2239-2250, 2017, Table 1.)

de tratamento com insulina, utilizando protocolos semelhantes aos utilizados para o tratamento de DMT1. Uma vez que os níveis de glicose no sangue estejam sob controle, a maioria dos casos pode ser controlada com hipoglicemiantes orais e intervenções no estilo de vida, mas alguns pacientes continuarão a precisar de terapia com insulina. Os cuidados contínuos devem incluir revisão periódica do peso e do IMC, dieta e atividade física, monitoramento da glicose no sangue e monitoramento da HbA_{1c} em intervalos de 3 meses. A frequência do monitoramento domiciliar da glicose pode variar de 3 a 4 vezes/dia para aqueles com múltiplas injeções diárias de insulina, até 2 vezes/dia para aqueles em regime estável de insulina de longa duração ou metformina.

O único agente oral aprovado pela FDA e mais comumente utilizado para o tratamento do DMT2 em crianças e adolescentes é a metformina. A função renal deve ser avaliada antes de iniciar a metformina, uma vez que a diminuição da função renal tem sido associada à acidose láctica potencialmente fatal. A disfunção hepática significativa também é uma contraindicação ao uso de metformina, embora discretas elevações das enzimas hepáticas possam não ser uma contraindicação absoluta. A dose inicial habitual é de 500 mg 1 vez/dia, com o jantar para minimizar o potencial de efeitos colaterais. Essa pode ser aumentada para uma dose máxima de 2.000 mg/dia. Sintomas abdominais são comuns no início do curso de tratamento mas, na maioria dos casos, eles irão se resolver com o tempo.

Outros agentes, tais como tiazolidinedionas, sulfonilureias, acarbose, pranlintida, miméticos de incretina e inibidores da proteína transportadora de sódio-glicose estão sendo utilizados rotineiramente em adultos, mas não são utilizados tão comumente em pediatria. Embora o número de classes de medicamentos redutores de glicose tenha quase triplicado nos últimos anos, eles não foram prontamente estudados para uso em crianças e, portanto, não foram aprovados. Por último, eles possuem efeitos de redução de glicose relativamente fracos. As sulfonilureias são amplamente utilizadas em adultos, mas a experiência em pediatria é limitada. Sulfonilureias causam a liberação de insulina pelo fechamento do canal de potássio (K_{ATP}) nas células β. Elas são usadas ocasionalmente quando a metformina em monoterapia não for bem-sucedida ou contraindicada por alguma razão (o uso em certas formas de diabetes neonatal é discutido na seção sobre diabetes neonatal). Tiazolidinedionas não são aprovadas para uso em pediatria. Pranlintida é um análogo de PPAI (polipeptídeo amiloide das ilhotas), que é um peptídeo cossecretado com a insulina pelas células β e atua para retardar o esvaziamento gástrico, suprimir o glucagon e, possivelmente, suprimir a ingestão de alimentos. Não está aprovado ainda para uso pediátrico. As incretinas são peptídeos derivados do intestino como GLP-1, GLP-2 e GIP (peptídeo insulinotrópico dependente de glicose, anteriormente conhecido como proteína inibitória gástrica) que são secretados em resposta às refeições e atuam aumentando a secreção e a ação da insulina, suprimindo a produção de glucagon e retardando o esvaziamento gástrico (entre outras ações). Análogos de GLP-1 (p. ex., exenatida) e agentes que prolongam a ação endógena de GLP-1 (p. ex., sitagliptina) estão agora disponíveis para uso em adultos, mas ainda não são aprovados para uso em crianças; eles podem ser associados a efeitos colaterais, tais como lesão hepática e pancreatite. Os inibidores da proteína transportadora de sódio-glicose (SGLT-2) são uma nova classe de medicamentos redutores da glicose. Eles agem bloqueando a reabsorção de glicose no túbulo renal proximal, mas seu efeito é naturalmente limitado pela quantidade de glicose entregue ao túbulo. Até o momento, esses medicamentos estão sendo estudados na população pediátrica e podem, em breve, ser aprovados para uso. Por fim, a terapia cirúrgica bariátrica, como o *bypass* gástrico ou a banda gástrica, ainda não é recomendada para jovens com DMT2 e, embora a experiência seja limitada, ela está crescendo de tal forma que os resultados a longo prazo estão próximos. Estão surgindo diretrizes que sugerem que a cirurgia bariátrica pode ser indicada em certas condições no fim da adolescência para IMC superior a 40 kg/m^2.

COMPLICAÇÕES

No estudo SEARCH de diabetes na juventude, 92% dos pacientes com DMT2 tinham dois ou mais elementos da síndrome metabólica (hipertensão, hipertrigliceridemia, diminuição da lipoproteína de alta densidade, aumento da circunferência da cintura), incluindo 70% com hipertensão. Além disso, a incidência de microalbuminúria e retinopatia diabética parece ser maior em DMT2 do que em DMT1. No estudo SEARCH, a incidência de microalbuminúria entre os pacientes que tiveram DMT2 de duração inferior a 5 anos era de 7 a 22%, enquanto a retinopatia estava presente em 18,3%. Então, todos os adolescentes com DMT2 devem ser rastreados para hipertensão e anormalidades lipídicas. A triagem para microalbuminúria e retinopatia pode ser indicada ainda mais cedo do que no DMT1. As diretrizes de tratamento são as mesmas para crianças com DMT1. A apneia do sono e a doença hepática gordurosa estão sendo diagnosticadas com frequência cada vez maior e podem necessitar de referência para especialistas apropriados. Complicações associadas a todas as formas de diabetes e recomendações para o rastreio são apontadas na Tabela 607.13; a Tabela 607.18 lista condições adicionais particularmente associadas ao DMT2.

PREVENÇÃO

As dificuldades em alcançar um bom controle da glicose e prevenir as complicações do diabetes fazem da prevenção uma estratégia atraente. Isso é particularmente verdadeiro para DMT2, que está claramente ligada a fatores de risco modificáveis (obesidade, um estilo de vida sedentário). O Diabetes Prevention Program foi projetado para prevenir ou retardar o desenvolvimento de DMT2 em indivíduos adultos de alto risco em virtude da TDG. Os resultados do Diabetes Prevention Program mostraram que o estilo de vida intensificado ou a intervenção medicamentosa em indivíduos com TDG preveniu ou retardou o aparecimento de DMT2. Os resultados foram surpreendentes. A intervenção no estilo de vida reduziu a incidência de diabetes a 58%; a metformina reduziu a incidência a 31% em comparação com o placebo. Os efeitos foram semelhantes para homens e mulheres e para todos os grupos raciais e étnicos. Acredita-se que as intervenções no estilo de vida tenham efeitos benéficos semelhantes em adolescentes obesos com TDG. A triagem é indicada para pacientes em risco (Tabela 607.13).

607.4 Outros Tipos Específicos de Diabetes

David R. Weber e Nicholas Jospe

A maioria dos casos de diabetes em crianças, assim como em adultos, cai nas duas grandes categorias de diabetes tipo 1 e tipo 2, mas entre 1 e 10% dos casos são causados por distúrbios de um único gene. Esses distúrbios incluem defeitos hereditários da função das células β e da ação da insulina, assim como formas raras de diabetes mitocondriais.

DEFEITOS GENÉTICOS DA FUNÇÃO DAS CÉLULAS β

Diabetes melito neonatal transitório

O diabetes neonatal é transitório em aproximadamente 50% dos casos, mas depois de um período transitório de tolerância normal à glicose, 50 a 60% desses pacientes desenvolvem diabetes permanente (em uma idade média de 14 anos). Há também relatos de pacientes com DMT1 clássico que anteriormente tiveram diabetes transitório quando recém-nascidos. Resta determinar se essa associação de diabetes transitório do recém-nascido, seguida muito mais tarde na vida por DMT1 clássico, é uma ocorrência fortuita ou causalmente relacionada (Figura 607.9).

A síndrome de **DM transitório** no recém-nascido tem seu início na primeira semana de vida e persiste várias semanas a meses antes da resolução espontânea. A duração média é de 12 semanas. Ela ocorre mais frequentemente em crianças que são pequenas para a idade gestacional e é caracterizada por hiperglicemia e glicosúria pronunciadas, resultando em desidratação grave e, às vezes, acidose metabólica, mas apenas com mínima ou nenhuma cetonemia ou cetonúria. Também pode haver achados como hérnia umbilical ou língua grande. As respostas da insulina a glicose ou tolbutamida são baixas a ausentes; as concentrações basais de insulina no plasma são normais. Após a recuperação espontânea, as respostas de insulina para esses mesmos estímulos são ativas e normais, o que implica um atraso funcional na maturação das células β com resolução espontânea. A ocorrência da síndrome em irmãos foi relatada. Cerca de 70% dos casos são decorrentes de anormalidades de um *locus* impresso no cromossomo 6q24, resultando em superexpressão de genes paternalmente expressos como gene pleomórfico semelhante ao adenoma 1 (*PLAGL1/ZAC*) e mola hidatiforme associada e impressa (*HYMAI*). A maioria dos casos restantes é causada por mutações nos canais de K_{ATP}. Mutações nos canais de K_{ATP} também causam muitos casos de DNP, mas praticamente não há sobreposição entre as mutações que conduzem a um DM neonatal transitório e aquelas que causam DM neonatal permanente. Essa síndrome de DM neonatal transitório deve ser distinguida da hiperglicemia grave que pode ocorrer na desidratação hipertônica; geralmente acomete crianças após o período neonatal e responde prontamente à reidratação com pouca ou nenhuma exigência de insulina.

Tabela 607.18 Monitoramento de complicações e comorbidades.

CONDIÇÃO	TESTE DE TRIAGEM	COMENTÁRIO
Hipertensão	Pressão sanguínea	
Fígado gorduroso	Aspartato aminotransferase, alanina aminotransferase, possivelmente ultrassonografia hepática	
Síndrome dos ovários policísticos	Histórico menstrual, avaliação para excesso de andrógenos com testosterona livre/total, sulfato de desidroepiandrosterona	
Microalbuminúria	Concentração de albumina na urina e proporções de albumina para creatinina	
Dislipidemia	Perfil lipídico em jejum (total, lipoproteína de baixa densidade, lipoproteína de alta densidade, colesterol, triglicerídeos)	Obter no momento do diagnóstico e cada 2 anos
Apneia do sono	Polissonografia: estudo do sono para avaliar a saturação de oxigênio durante a noite, o fluxo aéreo, a frequência cardíaca, a eletromiografia e os movimentos oculares	

De Liu L, Hironaka K, Pihoker C: Type 2 diabetes in youth, *Curr Probl Pediatr Adolesc Health Care* 34:249-280, 2004.

A administração de insulina é obrigatória durante a fase ativa do DM no recém-nascido. A reidratação e a insulina IV geralmente são necessárias inicialmente; a transição para a insulina subcutânea pode ocorrer após estabilização clínica. Uma variedade de regimes incluindo a administração de insulina de ação intermediária ou prolongada em doses diárias de 1 a 2 doses ou a contínua terapia de insulina com uma bomba de insulina têm sido utilizadas com sucesso. A dose inicial é normalmente de 1 a 2 unidades/kg/dia, mas deverá ser ajustada com base nos níveis de glicose no sangue. Tentativas de reduzir gradualmente a dose de insulina podem ser feitas assim que a hipoglicemia recorrente se manifestar ou após 2 meses de vida. Os testes genéticos estão agora disponíveis para anomalias 6q24, bem como defeitos de canais de potássio e devem ser obtidos em todos os pacientes; é recomendada uma avaliação de risco de recorrência por um consultor genético.

Diabetes melito neonatal permanente

O DM permanente no período neonatal é causado em aproximadamente 50% dos casos por mutações nos genes *KCNJ11* (canal J de potássio internamente retificado, membro 11) e *ABCC8* (cassete de ligação a trifosfato de adenosina, subfamília C, membro 8) (Figuras 607.9 e 607.10). Esses genes codificam para as subunidades Kir6.2 e SUR1 do canal de potássio sensível ao trifosfato de adenosina, o qual está envolvido em um passo essencial na secreção de insulina pela célula β. Alguns casos são causados por agenesia pancreática, como resultado de mutações homozigóticas no gene *IPF-1* (em que mutações heterozigóticas causam MODY4); mutações homozigóticas no gene da glicoquinase (em que mutações heterozigóticas causam MODY2); e mutações no gene da insulina. Quase todos esses bebês são pequenos ao nascimento devido ao papel da insulina como fator de crescimento intrauterino. Ocorrência de gêmeos afetados e famílias com mais de um bebê afetado têm sido relatadas. Bebês com DM neonatal

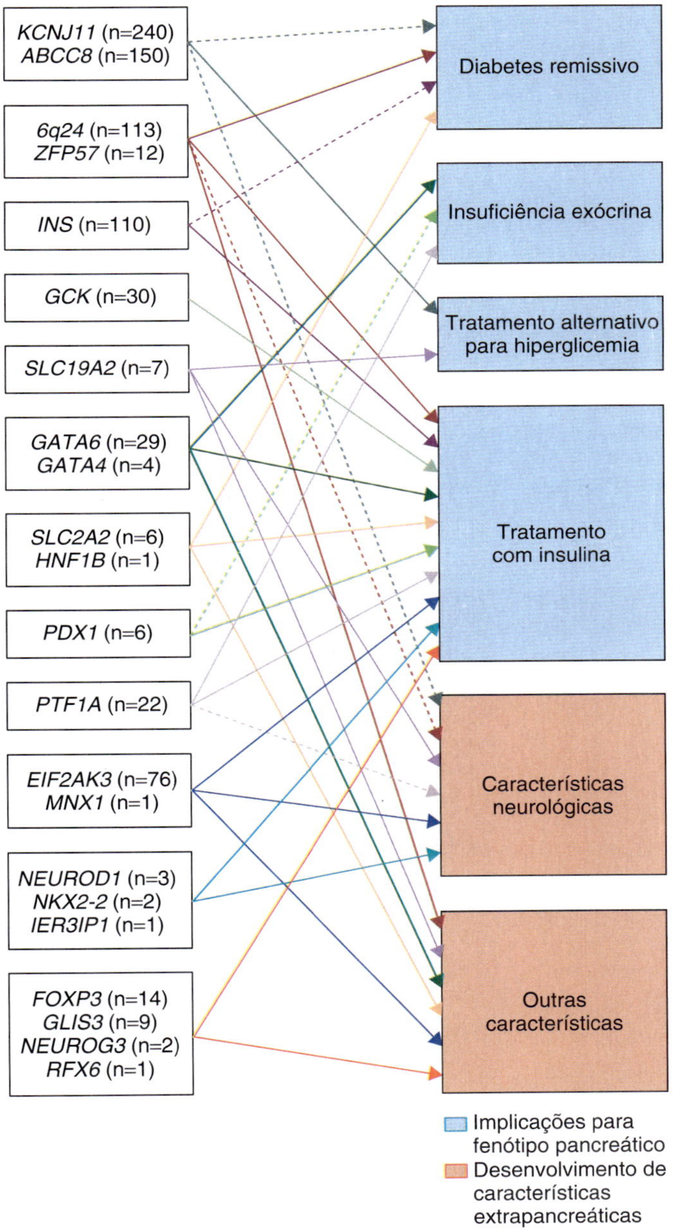

Figura 607.9 **Um diagnóstico genético orienta manejo clínico.** Representação esquemática de causas genéticas do diabetes neonatal e as implicações desse diagnóstico genético. *n* indica o número de pacientes identificados com mutações em cada um dos genes na coorte de pacientes com diabetes neonatal de 1.020 pacientes. *Setas sólidas* indicam implicações para a maioria das mutações nos genes. *Setas tracejadas* indicam as implicações para mutações específicas. (*De De Franco E, Flanagan SE, Houghton JAL et al.: The effect of early, comprehensive genomic testing on clinical care in neonatal diabetes: an international cohort study.* Lancet *386:957-963, 2015, Fig. 3.*)

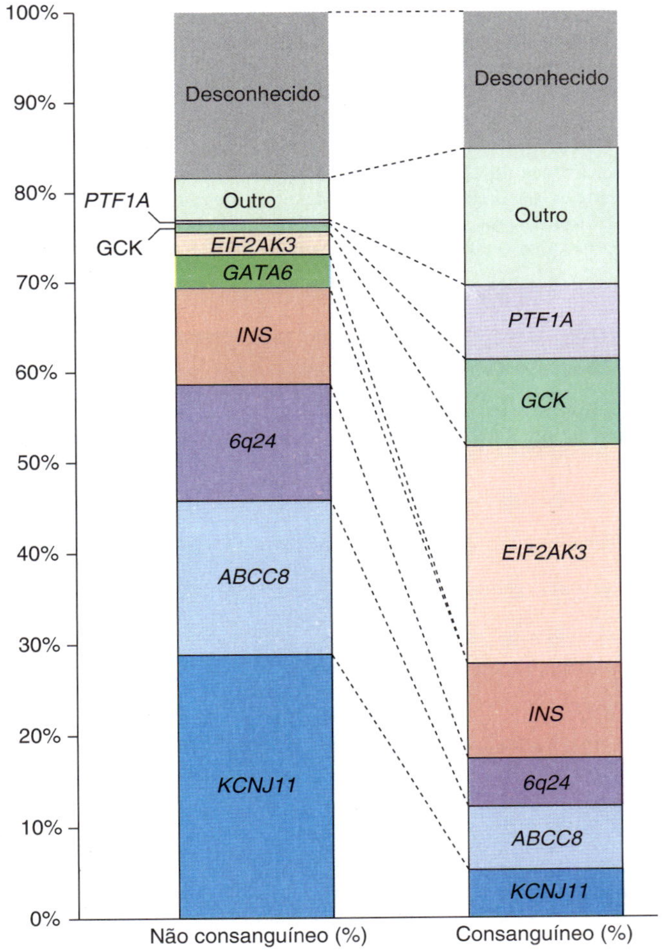

Figura 607.10 **Diferentes causas genéticas do diabetes neonatal em pacientes nascidos de pais não consanguíneos e consanguíneos.** Comparação de causas genéticas do diabetes neonatal em grupos não consanguíneos (*n* = 790) e consanguíneos (*n* = 230). A consanguinidade é definida pelos pais serem primos de segundo grau ou mais intimamente relacionados ou pela presença de 1,56% ou mais de homozigose total. Genes mutados em menos de 2,5% dos pacientes em ambas as coortes foram agrupados na outra categoria. (*De De Franco E, Flanagan SE, Houghton JAL et al.: The effect of early, comprehensive genomic testing on clinical care in neonatal diabetes: an international cohort study.* Lancet *386:957-963, 2015, Fig. 2.*)

permanente podem ser inicialmente euglicêmicos e normalmente a apresentam entre o nascimento e 6 meses de vida (idade média de apresentação é de 5 semanas). Existe um espectro de gravidade e até 20% têm características neurológicas. Os pacientes mais gravemente afetados apresentam a síndrome de desenvolvimento atrasado, epilepsia e diabetes neonatal (**síndrome DEND**; do inglês ***d****evelopmental delay,* ***e****pilepsy,* ***n****eonatal* ***d****iabetes*). Formas menos graves de DEND são chamadas DEND intermediária ou i-DEND.

Mutações de ativação no gene *KCNJ11* (codificando a subunidade Kir6.2 de canais de potássio sensíveis ao trifosfato de adenosina) estão associadas tanto ao DM neonatal transitório quanto ao DM neonatal permanente, com mutações particulares sendo associadas a cada fenótipo. Mais de 90% desses pacientes respondem a sulfonilureias (em doses mais elevadas do que as utilizadas em DMT2), mas os pacientes com doença neurológica grave podem ser menos responsivos. Acreditava-se que as mutações no gene *ABCC8* (que codifica a subunidade SUR1 desse canal de potássio) seriam menos propensas a responder às sulfonilureias (pois essa é a subunidade que se liga às sulfonilureias), mas algumas dessas mutações são relatadas responsivas e pacientes foram trocados com sucesso de insulina para terapia oral. Vários protocolos para trocar o paciente de insulina para glibenclamida estão disponíveis e os pacientes normalmente são estabilizados com doses que variam de 0,4 a 1 mg/kg/dia. Uma vez que 50% dos diabéticos neonatais têm mutações no canal de K que podem ser trocadas pela terapia com sulfonilureia, com melhora dramática no controle glicêmico e qualidade de vida, *todos os pacientes com diabetes diagnosticados antes de 6 meses (e talvez até mesmo aqueles diagnosticados antes dos 12 meses) devem realizar testes genéticos.*

Diabetes da maturidade com início na juventude

Várias formas de diabetes estão associadas a **defeitos monogênicos na função das células β**. Antes de esses defeitos genéticos serem identificados, esse subconjunto de diabéticos era diagnosticado no campo clínico e descrito pelo termo MODY. Esse subtipo de DM consiste em um grupo de entidades clínicas heterogêneas que são caracterizadas pelo início antes dos 25 anos, herança autossômica dominante e um defeito primário na secreção de insulina. Critérios rigorosos para o diagnóstico de MODY incluem diabetes em pelo menos três gerações com transmissão autossômica dominante e diagnóstico antes da idade de 25 anos em pelo menos um indivíduo afetado. As mutações têm sido encontradas em pelo menos 11 genes diferentes, representando os defeitos monogênicos de secreção de insulina dominantemente herdados em que o termo MODY é utilizado. A American Diabetes Association agrupa esses distúrbios juntos sob a categoria mais ampla de *defeitos genéticos da função das células β*. Onze desses defeitos normalmente reúnem os critérios clínicos para o diagnóstico de MODY e estão listados na Tabela 607.19. Apenas três deles (MODY2, MODY3 e MODY5) são responsáveis por 90% dos casos dessa categoria em populações europeias, mas a distribuição pode ser diferente em outros grupos étnicos. Exceto para MODY2 (que é causado por mutações na enzima glicoquinase), todas as outras formas são causadas por defeitos genéticos em vários fatores de transcrição (Tabela 607.19).

MODY2

Essa é a segunda forma mais comum de MODY e representa cerca de 15 a 30% de todos os pacientes diagnosticados com MODY. A **glicoquinase** desempenha um papel essencial na detecção da glicose pela célula β e mutações heterozigóticas nesse gene levam a reduções ligeiras da resposta da célula β pancreática à glicose. Os homozigotos com as mesmas mutações são completamente incapazes de secretar insulina em resposta à glicose e desenvolvem uma forma de DNP. Os pacientes com mutações heterozigóticas têm um limiar superior para a liberação de insulina, mas são capazes de secretar insulina adequadamente em níveis mais altos de glicose no sangue (normalmente 125 mg/dℓ [7 mmol/ℓ] ou mais). Isso resulta em uma forma relativamente suave de diabetes (HbA_{1c} é geralmente inferior a 7%), com hiperglicemia em jejum leve e TDG na maioria dos pacientes.

Tabela 607.19 Resumo dos tipos de MODY e características clínicas especiais.

	GENE MUTADO	FUNÇÃO	CARACTERÍSTICA ESPECIAL
MODY1	*HNF4α*	Fator de transcrição	Diminuição dos níveis de triglicerídeos, apolipoproteína AII e CIII (5 a 10% de MODY), hipoglicemia neonatal, muito sensíveis a sulfonilureias
MODY2	Glicoquinase *(GCK)*	Enzima, sensor de glicose	Hiperglicemia de início precoce, mas leve e não progressiva; comum (30 a 70% dos casos de MODY)
MODY3	*HNF1α*	Fator de transcrição	Absorção renal reduzida de glicose e consequente glicosúria; comum (30 a 70% dos casos de MODY); muito sensível a sulfonilureias
MODY4	*IPF-1*	Necessário para o desenvolvimento de pâncreas	A mutação homozigótica causa agenesia pancreática
MODY5	*HNF1β*	Fator de transcrição	Malformações renais; associada a anomalias uterinas, hipospadia, frouxidão articular e dificuldades de aprendizagem, atrofia pancreática, insuficiência exócrina pancreática; 5 a 10% dos casos de MODY
MODY6	*NEUROD1*	Fator de diferenciação no desenvolvimento das ilhotas pancreáticas	Extremamente rara
MODY7	*KFL11*	Fator de transcrição dedo de zinco	Diabetes melito tipo 2 de início precoce
MODY8	*CEL*	Sais biliares dependentes de lipase	Hiperglicemia; deficiência de elastase fecal; atrofia pancreática exócrina
MODY9	*PAX4*	Fator de transcrição	
MODY10	*INS*	Gene da insulina	Normalmente associada a diabetes neonatal
MODY11	*BLK*	Tirosinoquinase de linfócito B	DMT1 de início precoce sem anticorpos

MODY, do inglês *maturity-onset diabetes of the young*, diabetes da maturidade com início na juventude. (De Nakhla M, Polychronakos C: Monogenic and other unusual causes of diabetes melito, *Pediatr Clin North Am* 52:1637–1650, 2005.)

MODY2 pode ser mal diagnosticado como diabetes tipo 1 em crianças, diabetes gestacional em mulheres grávidas ou diabetes tipo 2 bem-controlado em adultos (Tabela 607.14). Um diagnóstico preciso é importante pois a maioria dos casos não é progressiva e, exceto para o diabetes gestacional, podem não necessitar de tratamento. Quando necessário, eles geralmente podem ser tratados com pequenas doses de insulina. O tratamento com agentes orais (sulfonilureias e fármacos relacionados) pode ser bem-sucedido e pode ser mais aceitável para muitos pacientes.

MODY3

Pacientes com mutações no fator de transcrição fator-1α nuclear de hepatócito mostram anormalidades do metabolismo de carboidratos variando de TDG até diabetes grave e frequentemente progredindo de uma forma moderada a grave ao longo do tempo. Eles também são propensos ao desenvolvimento de complicações vasculares. Esse é o subtipo MODY mais comum e é responsável por 50 a 65% de todos os casos. Esses pacientes são muito sensíveis à ação das sulfonilureias e geralmente podem ser tratados com doses relativamente baixas desses agentes orais, pelo menos nas fases iniciais da doença. Em crianças, essa forma de MODY é, por vezes, erroneamente classificada como DMT1 e tratada com insulina. A avaliação de marcadores autoimunes ajuda a descartar o DMT1, e a testagem genética para essa forma de MODY já está disponível e é indicada em pacientes com diabetes relativamente leve e um histórico familiar sugestivo de herança autossômica dominante. O diagnóstico preciso pode evitar o tratamento desnecessário com insulina e aconselhamento genético específico.

Formas menos comuns de diabetes monogênico

O fator nuclear de hepatócito-4α (MODY1), o fator promotor da insulina (IPF)-1, também conhecido como PDX-1 (MODY4), o fator nuclear de hepatócitos 1β/TCF2 (MODY5) e o NeuroD1 (MODY6) são todos fatores de transcrição que estão envolvidos no desenvolvimento e na função das células β e suas mutações levam a várias formas raras de MODY. Além de diabetes, eles também podem ter achados específicos não relacionados à hiperglicemia; por exemplo, MODY1 está associado a baixos níveis de triglicerídeos e lipoproteínas e MODY5 está associado a cistos renais e disfunção renal. Em termos de tratamento, MODY1 e MODY4 podem responder a sulfonilureias orais, mas MODY5 não responde a agentes orais e requer o tratamento com insulina. Defeitos de NeuroD1 são extremamente raros e não se sabe muito sobre sua história natural.

Defeitos primários ou secundários no transportador de glicose-2, que é um transportador de glicose independente da insulina, também podem ser associados ao diabetes. O diabetes também pode ser manifestação de um polimorfismo no gene da glicogênio-sintase. Essa enzima é crucialmente importante para o armazenamento de glicose como glicogênio no músculo. Os pacientes com esse defeito são notáveis pela marcada resistência à insulina e hipertensão, bem como um forte histórico familiar de diabetes. Outra forma de DMID é a **síndrome de Wolfram**. A síndrome de Wolfram 1 é caracterizada por diabetes insípido, DM, atrofia óptica e surdez – por isso, o acrônimo **DIDMOAD**. Alguns pacientes com diabetes parecem ter insulinopenia grave, enquanto outros têm a secreção significativa de insulina, a julgar pelo peptídeo C. A prevalência geral é de 1 em 770.000 nascidos vivos. A sequência do aparecimento dos estigmas ocorre como se segue: DMID não autoimune na primeira década, diabetes insípido central e surdez neurossensorial em dois terços a três quartos dos pacientes na segunda década, anomalias do trato renal em cerca de metade dos pacientes na terceira década e complicações neurológicas, tais como ataxia cerebelar e mioclonia em metade a dois terços dos pacientes na quarta década. Outras características incluem a atrofia gonadal primária na maioria dos homens e um curso neurodegenerativo progressivo com a morte neurorrespiratória em uma idade mediana de 30 anos. Alguns (mas não todos) casos são decorrentes de mutações no gene da *WFS-1* (wolframina) no cromossomo 4p. A síndrome de Wolfram 2 tem atrofia óptica precoce, DM, surdez e uma vida útil encurtada, mas sem diabetes insípido; o gene associado é *CISD2*. Outras formas de síndrome de Wolfram podem ser causadas por mutações no DNA mitocondrial.

Defeitos de gene mitocondrial

As mutações pontuais no DNA mitocondrial são associadas ao **DM herdado da mãe e surdez**. A mutação do DNA mitocondrial mais comum nesses casos é a mutação pontual m.3243A>G no gene leucina de RNA de transferência. Essa mutação é idêntica à mutação em MELAS (miopatia, encefalopatia, acidose láctica e síndrome semelhante ao AVE), mas essa síndrome não está associada ao diabetes; a expressão fenotípica do mesmo defeito varia. O diabetes na maioria desses casos se apresenta insidiosamente, mas aproximadamente 20% dos pacientes têm uma apresentação aguda semelhante ao DMT1. A idade média do diagnóstico de diabetes é 37 anos, mas casos foram relatados em jovens de 11 anos; nem todos os pacientes apresentaram surdez. Essa mutação foi estimada como presente em 1,5% dos japoneses diabéticos, e pode ser mais elevada do que a prevalência em outros grupos étnicos. A metformina deve ser evitada nesses pacientes devido ao risco teórico de acidose láctica grave na presença de disfunção mitocondrial. Algumas crianças com mutações no DNA mitocondrial que afetam o complexo I e/ou complexo IV também podem desenvolver diabetes.

Anormalidades do gene da insulina

Diabetes de graus variáveis podem também resultar de mutações no gene da insulina que prejudicam a eficácia da insulina no nível do receptor. Os defeitos do gene da insulina são extremamente raros e podem ser associados ao diabetes relativamente suave ou mesmo à tolerância normal à glicose. O diabetes também pode se desenvolver em pacientes com deficiência no processamento de proinsulina em insulina (um defeito autossômico dominante). Esses defeitos são notáveis pela elevada concentração de insulina conforme medido por radioimunoensaio, enquanto MODY e defeitos no transportador de glicose-2 são caracterizados por deficiência relativa ou absoluta da secreção de insulina para as concentrações de glicose prevalecentes.

DEFEITOS GENÉTICOS DA AÇÃO DA INSULINA

Várias mutações genéticas no receptor de insulina podem prejudicar a ação da insulina no receptor de insulina ou prejudicar a sinalização pós-receptores, que conduz à resistência à insulina. A forma mais branda da síndrome com mutações no receptor de insulina era anteriormente conhecida como **resistência à insulina tipo A**. Essa condição é associada a hirsutismo, hiperandrogenismo e ovários císticos em mulheres, sem obesidade. Acantose *nigricans* pode existir e a expectativa de vida não é significativamente prejudicada. As formas mais graves de resistência à insulina são vistas em duas mutações no gene receptor de insulina que causam as síndromes pediátricas: **síndrome de Donohue** (anteriormente chamada leprechaunismo) e **síndrome de Rabson-Mendenhall**.

Síndrome de Donohue

Essa é uma síndrome caracterizada por restrição do crescimento intrauterino, hipoglicemia em jejum e hiperglicemia pós-prandial em associação a uma profunda resistência à insulina; hiperinsulinemia grave é observada durante um teste oral de tolerância à glicose. Vários defeitos do receptor de insulina foram descritos, apontando assim para o importante papel da insulina e do seu receptor no crescimento fetal e, eventualmente, na morfogênese. Muitos desses pacientes morrem no primeiro ano de vida. Os tratamentos potenciais incluem altas doses de insulina, metformina e IGF-1 contínuo via bomba de insulina.

Síndrome de Rabson-Mendenhall

Essa entidade é definida por manifestações clínicas que parecem ser intermediárias entre aquelas da acantose *nigricans* com a resistência à insulina do tipo A e a síndrome de Donohue. As características incluem extrema resistência à insulina, acantose *nigricans*, anormalidades dos dentes e unhas e hiperplasia pineal. Não está claro se essa síndrome é inteiramente distinta da síndrome de Donohue; no entanto, por comparação, os pacientes com Rabson-Mendenhall tendem a viver significativamente por mais tempo. Terapias com benefício modesto têm incluído o IGF-1 e a leptina.

Diabetes lipoatrófico

Várias formas de lipodistrofias estão associadas à resistência à insulina e ao diabetes (Tabela 607.20). A **lipoatrofia ou lipodistrofia parcial familiar** está associada a mutações no gene *LMNA*, que codifica as proteínas de envelope nuclear lamina A e C. A **lipoatrofia congênita generalizada grave** está associada a mutações nos genes seipina e *AGPAT2*, mas o mecanismo pelo qual essas mutações desencadeiam resistência à insulina e diabetes não é conhecido.

Síndrome da pessoa rígida

Esse é um distúrbio autoimune do sistema nervoso central extremamente raro que se caracteriza por rigidez progressiva e espasmos dolorosos dos músculos axiais e níveis muito altos de anticorpos contra a descarboxilase do ácido glutâmico. Cerca de um terço dos pacientes também desenvolve o DMT1.

Lúpus eritematoso sistêmico

Em casos raros, os pacientes com lúpus eritematoso sistêmico podem desenvolver anticorpos para o receptor de insulina, desencadeando resistência à insulina e diabetes.

DIABETES RELACIONADO À FIBROSE CÍSTICA

Ver Capítulo 432.

Conforme os pacientes com fibrose cística (FC) vivem mais tempo, um número crescente está sendo diagnosticado com **diabetes relacionado à fibrose cística (DRFC)**. Indivíduos do sexo feminino parecem ter risco um pouco maior de DRFC do que os do sexo masculino e a prevalência aumenta com o aumento da idade até os 40 anos (há um declínio na prevalência depois disso, presumivelmente porque somente os pacientes mais saudáveis com FC sobrevivem além dessa idade). Há uma associação com insuficiência pancreática e pode haver um risco maior em pacientes com mutações reguladoras da condutância transmembrana da FC de classe I e classe II. Um grande estudo multicêntrico nos EUA relatou a prevalência (em todas as idades) de 17% em indivíduos do sexo feminino e 12% nos do sexo masculino. Estudos transversais indicam que a prevalência de TDG pode ser significativamente mais elevada do que essa e até 65% das crianças com FC tinham reduzida secreção de insulina da primeira fase, mesmo quando apresentam tolerância à glicose normal. Na Dinamarca, o teste oral de tolerância à glicose de toda a população com FC demonstrou ausência de diabetes em pacientes com menos de 10 anos, diabetes

Tabela 607.20 Características clínicas e bioquímicas de lipodistrofias herdadas.

	LIPODISTROFIA GENERALIZADA CONGÊNITA		LIPODISTROFIA PARCIAL FAMILIAR	
SUBTIPO	**BSCL1**	**BSCL2**	**FPLD2**	**FPLD3**
Gene defeituoso	*AGPAT2*	*BSCL2*	*LMNA*	*PPARG*
Início clínico	Logo após o nascimento	Logo após o nascimento	Puberdade	Normalmente na puberdade, mas pode estar presente em crianças mais novas
Distribuição de gordura	Ausência generalizada	Ausência generalizada	Perda da gordura dos membros e dos glúteos; normalmente excesso de gordura facial e da nuca; perda da gordura do tronco frequente	Perda da gordura dos membros e dos glúteos; gordura facial e do tronco preservadas
Características cutâneas	Acantose *nigricans* e marcas da pele; hirsutismo comum em mulheres	Acantose *nigricans* e marcas da pele; hirsutismo comum em mulheres	Acantose *nigricans* e marcas da pele; hirsutismo comum em mulheres	Acantose *nigricans* e marcas da pele; hirsutismo comum em mulheres
Musculoesquelética	Características acromegaloides comuns	Características acromegaloides comuns	Hipertrofia muscular frequente; alguns possuem características de sobreposição de distrofia muscular	Não específica
Doença hepática gordurosa não alcoólica	Grave	Grave	Sim	Sim
Dislipidemia	Grave associada à pancreatite	Grave associada à pancreatite	Sim, pode ser grave	Sim, pode ser grave
Resistência à insulina	Início precoce grave	Início precoce grave	Grave	Grave; início precoce em alguns
Início do diabetes	< 20 anos	< 20 anos	Variável; geralmente mais tarde em homens do que mulheres	Variável; geralmente mais tarde em homens do que mulheres
Hipertensão	Comum	Comum	Comum	Muito comum
Outro		Possível retardo mental leve		

De Semple RK, Savage DB, Halsall DJ, O'Rahilly S: Syndromes of severe insulina resistance and/or lipodystrophy. In Weiss RE, Refetoff S, editors: *Genetic diagnosis of endocrine disorders,* Philadelphia, 2010, Elsevier, Table 4.2.

em 12% dos pacientes com idade entre 10 e 19 anos e diabetes em 48% dos adultos de 20 anos e mais velhos. Em um centro do centro-oeste americano onde a análise oral de tolerância à glicose anual de rotina é realizada, apenas metade das crianças e um quarto dos adultos apresentaram tolerância normal à glicose.

Pacientes com DRFC apresentam características tanto de DMT1 quanto de DMT2. No pâncreas, o tecido exócrino é substituído por fibrose e gordura e muitas das ilhotas pancreáticas são destruídas. As ilhotas remanescentes demonstram números diminuídos de células β, α e secretoras de polipeptídeo pancreático. A secreção de hormônios das ilhotas, insulina, glucagon e polipeptídeo pancreático está comprometida em pacientes com FC, em resposta a uma variedade de secretagogos. Essa lesão pancreática leva a uma deficiência de insulina, lentamente progressiva, da qual a primeira manifestação é uma resposta inadequada à insulina de primeira fase. Conforme a idade do paciente, essa resposta torna-se progressivamente retardada e menos robusta do que o normal. Ao mesmo tempo, esses pacientes desenvolvem resistência à insulina devido à inflamação crônica e à utilização intermitente de corticosteroides. A deficiência à insulina e a resistência à insulina levam a um início muito gradual da TDG que eventualmente evolui para diabetes. Em alguns casos, o diabetes pode aumentar e diminuir com exacerbações da doença e o uso de corticosteroides. A apresentação clínica é semelhante à do DMT2, em que o início da doença é insidioso e a ocorrência de cetoacidose é rara. Títulos de anticorpos contra as ilhotas são negativos. As complicações microvasculares se desenvolvem, mas podem ocorrer em um ritmo mais lento do que em DMT1 ou DMT2 típicos. As complicações macrovasculares não parecem ser motivo de preocupação no DRFC, talvez por causa do encurtado tempo de vida desses pacientes. Vários fatores únicos para FC influenciam o aparecimento e o curso do diabetes. Por exemplo: (1) infecções frequentes estão associadas a altos e baixos da resistência à insulina; (2) as necessidades energéticas estão aumentadas por causa da infecção e da doença pulmonar; (3) a má absorção é comum, apesar da suplementação enzimática; (4) a absorção de nutrientes é alterada pelo tempo de trânsito intestinal anormal; (5) doença hepática está frequentemente presente; (6) anorexia e náuseas são comuns; (7) há uma grande variação na ingestão diária de alimentos com base no estado agudo de saúde do paciente; e (8) as secreções de insulina e de glucagon estão prejudicadas (em contraste com o diabetes autoimune, em que só a secreção de insulina está afetada).

A TDG e o DRFC estão associados ao ganho de peso deficiente e há evidências de que o tratamento com insulina melhore o ganho de peso e diminua a taxa de deterioração pulmonar. Devido a essas observações, as diretrizes da CF Foundation/American Diabetes Association/Pediatric Endocrine Society recomendam que a triagem de rotina para diabetes de todas as crianças com FC comece aos 10 anos. Apesar do debate sobre a modalidade de triagem ideal, a recomendação atual é o teste de tolerância à glicose de 2 horas, embora seja possível que a simples obtenção de um único valor de 2 horas da glicose pós-prandial seja suficiente. Quando a hiperglicemia se desenvolve, os distúrbios metabólicos que a acompanham geralmente são leves e baixas doses de insulina são normalmente suficientes para o tratamento adequado. A insulina basal pode ser iniciada, mas eventualmente será necessária terapia basal-*bolus* semelhante à utilizada no DMT1. As restrições dietéticas são mínimas uma vez que as necessidades energéticas estão aumentadas e o ganho de peso é geralmente desejado. A cetoacidose é muito rara, mas pode ocorrer com a deterioração progressiva da função das células das ilhotas. A TDG não é necessariamente uma indicação para o tratamento, mas os pacientes que têm problemas de crescimento e ganho de peso inadequado podem se beneficiar da adição de insulina basal, mesmo se eles não cumprirem os critérios para o diagnóstico de diabetes.

ENDOCRINOPATIAS

As endocrinopatias listadas na Tabela 607.1 são raramente encontradas como uma das causas de diabetes na infância. Elas podem acelerar as manifestações do diabetes em indivíduos com deficiências hereditárias ou adquiridas na secreção ou ação da insulina.

FÁRMACOS

Altas doses de corticoterapia oral ou parenteral geralmente resultam em resistência à insulina significativa levando a intolerância à glicose e diabetes evidente. Os agentes imunossupressores ciclosporina e tacrolimo são tóxicos para as células β, causando DMID em uma proporção significativa dos pacientes tratados com esses agentes. Sua toxicidade para as células β pancreáticas foi um dos fatores que limitaram a sua utilização em impedir a destruição autoimune em curso de células β. A estreptozotocina e o rodenticida Vacor também são tóxicos para as células β, causando diabetes.

Não há diretrizes de consenso em relação ao tratamento da **hiperglicemia induzida por esteroides** em crianças. Muitos pacientes em altas dosagens de esteroides apresentam glicemia elevada durante o dia e à noite, mas tornam-se normoglicêmicos tarde da noite e no início da manhã. Em geral, a hiperglicemia significativa em ambiente hospitalar é tratada com insulina de curta ação em uma base conforme o necessário. A insulina basal pode ser adicionada quando a hiperglicemia em jejum for significativa. O tratamento ambulatorial pode ser difícil, mas quando o tratamento for necessário, protocolos similares aos regimes basal-*bolus* utilizados em DMT1 são empregados.

SÍNDROMES GENÉTICAS ASSOCIADAS AO DIABETES MELITO

Várias síndromes genéticas raras associadas ao DMID ou à intolerância ao carboidrato já foram descritas (Tabela 607.1). Essas síndromes representam um largo espectro de doenças, variando do envelhecimento celular prematuro, como nas síndromes de **Werner** e **Cockayne** (ver Capítulo 109) até a obesidade excessiva associada ao hiperinsulinismo, resistência à ação da insulina e intolerância a carboidratos, como na **síndrome de Prader-Willi** (ver Capítulos 97 e 98). Algumas dessas síndromes são caracterizadas por perturbações primárias do receptor de insulina ou em anticorpos para o receptor de insulina sem qualquer diminuição na secreção de insulina. Embora raras, essas síndromes fornecem modelos exclusivos para se compreenderem as múltiplas causas do metabolismo dos carboidratos prejudicado a partir da secreção deficiente de insulina ou da ação deficiente da insulina no nível do receptor celular ou pós-receptor.

DOENÇAS AUTOIMUNES ASSOCIADAS AO DMT1

Síndrome IPEX

IPEX (desregulação imune, poliendocrinopatia, enteropatia relacionadas ao cromossomo X, do inglês *immunodysregulation, polyendocrinopathy, and enteropathy, X-linked*) é uma síndrome genética levando a uma doença autoimune. Na maioria dos pacientes com IPEX, mutações no gene *FOXP3* (*forkhead box P3*), um marcador específico de células T reguladoras naturais e adaptativas, conduzem a desregulação imunitária grave e autoimunidade excessiva. O diabetes autoimune se desenvolve em mais de 90% dos casos, geralmente dentro das primeiras semanas de vida, e é acompanhado por enteropatia, déficit de crescimento e outras doenças autoimunes.

Síndromes poliendócrinas autoimunes

A **síndrome de poliendocrinopatia autoimune tipo 1** (APS-1; do inglês, *autoimmune polyendocrine syndrome type 1*, também conhecida como APCED) é uma síndrome de endocrinopatia múltipla relacionada à mutação genética no gene *AIRE*. Normalmente se manifesta pela primeira vez na infância com candidíase mucocutânea recorrente, seguida variavelmente por hipocalcemia (hipoparatireoidismo autoimune), insuficiência suprarrenal (doença de Addison), DMT1, hipotireoidismo (Hashimoto), doença celíaca e outras condições autoimunes. Muito mais comum é a APS-2, que tipicamente se refere à presença da doença de Addison mais uma outra doença autoimune. Definições alternativas consideram a presença de quaisquer duas doenças autoimunes consistente com o diagnóstico de APS-2. Independentemente disso, é claro que qualquer paciente com uma doença autoimune está em risco aumentado para o desenvolvimento de DMT1 (e qualquer paciente com DMT1 tem risco aumentado de outras doenças autoimunes) e deve ser orientado quanto aos sinais/sintomas de diabetes de início recente. Ver Tabela 607.13 para obter recomendações sobre os testes de triagem para procurar outras doenças autoimunes em pacientes com DMT1.

A **tireoidite linfocítica crônica (tireoidite de Hashimoto)** está frequentemente associada ao DMT1 em crianças (ver Capítulo 582). Cerca de 20% dos pacientes diabéticos do tipo 1 dependentes de insulina têm anticorpos contra a tireoide em seu soro; a prevalência é 2 a 20 vezes maior do que nas populações de controle. Apenas uma pequena porcentagem desses pacientes adquire o hipotireoidismo clínico; a média de intervalo entre o diagnóstico de diabetes e a doença da tireoide é de aproximadamente 5 anos. A **doença celíaca**, que é causada por hipersensibilidade ao glúten da dieta, é outra doença autoimune que ocorre com frequência significativa em crianças com DMT1 (ver Capítulo 364.2). Estima-se que cerca de 7 a 15% das crianças com DMT1 desenvolvam doença celíaca dentro dos primeiros 6 anos do diagnóstico, e a incidência de doença celíaca é significativamente maior em crianças com menos de 4 anos e em meninas. Crianças com DMT1 e doença celíaca geralmente apresentam sintomas gastrintestinais (cólicas abdominais, diarreia, constipação intestinal e refluxo gastresofágico), insuficiência de crescimento como consequência do ganho de peso abaixo do ideal, reações de hipoglicemia inexplicáveis por causa da má absorção de nutrientes e, menos comumente, hipocalcemia devido à má absorção grave de vitamina D; em alguns casos a doença pode permanecer assintomática.

Quando o diabetes e a doença da tireoide coexistem, a possibilidade de insuficiência suprarrenal autoimune deve ser considerada. Pode ser anunciada pela diminuição das necessidades de insulina, aumento da pigmentação da pele e da mucosa bucal, ânsia por sal, fraqueza, astenia e hipotensão postural, ou mesmo franca crise suprarrenal. Essa síndrome é mais incomum na primeira década de vida, mas pode tornar-se evidente na segunda década ou mais tarde.

Anticorpos circulantes para células parietais gástricas e para o fator intrínseco são 2 a 3 vezes mais comuns em pacientes com DMT1 que nos indivíduos controle. A presença de anticorpos contra células parietais gástricas está correlacionada com a gastrite atrófica e os anticorpos para o fator intrínseco estão associados à má absorção da vitamina B_{12}. No entanto, a anemia megaloblástica é rara em crianças com DMT1.

A bibliografia está disponível no GEN-io.

Sistema Nervoso

PARTE 26

Capítulo 608
Avaliação Neurológica
Nina F. Schor

HISTÓRICO

Um histórico detalhado é a base para a avaliação neurológica. Embora os pais sejam os informantes principais, a maioria das crianças com mais de 3 a 4 anos pode contribuir para seu histórico e deve ser questionada.

O histórico clínico deve começar com a queixa principal, bem como uma determinação da sua importância no contexto do desenvolvimento normal (ver Capítulos 20 a 26). A última etapa é crítica, pois um lactente de 13 meses que não anda pode ser normal, enquanto uma criança de 4 anos que não anda pode ter uma afecção neurológica séria.

A seguir, o histórico da doença atual deve fornecer um esboço cronológico dos sintomas do paciente, prestando-se atenção a localização, qualidade, intensidade, duração, características associadas e fatores de melhora ou piora. É essencial realizar um interrogatório complementar sobre os sistemas, visto que anormalidades do sistema nervoso central (SNC) muitas vezes se manifestam com sintomas vagos e em regiões imprecisas que podem ser erroneamente atribuídos a outros sistemas e órgãos (p. ex., vômitos, constipação intestinal, incontinência urinária). Um histórico detalhado pode sugerir que um quadro de vômitos seja decorrente de uma hipertensão intracraniana (HIC), e não de gastrenterite, ou que a constipação intestinal e incontinência urinária sejam causadas por um tumor na medula espinal, e não uma retenção fecal por um distúrbio comportamental. Além disso, uma doença sistêmica pode causar manifestações no SNC, como o lúpus eritematoso (crises convulsivas, psicose, desmielinização) ou transtornos mitocondriais (atraso do desenvolvimento, acidentes vasculares encefálicos [AVE], hipotonia).

Após a queixa principal e o histórico da doença atual, o médico deverá obter um histórico completo sobre o nascimento, particularmente se houver suspeita de um transtorno congênito ou perinatal. O histórico do nascimento deve começar com uma revisão da gravidez, incluindo perguntas específicas sobre complicações comuns, como hipertensão induzida pela gravidez, pré-eclâmpsia, diabetes gestacional, sangramento vaginal, infecções e quedas. É importante quantificar qualquer uso de tabaco, álcool ou fármacos (prescritos, fitoterápicos ou substâncias ilícitas). Interrogar sobre movimentos fetais pode fornecer pistas para um diagnóstico subjacente, pois a diminuição ou ausência de atividade fetal pode se associar a anomalias cromossômicas, transtornos do SNC ou doenças neuromusculares. Finalmente, qualquer resultado anormal da ultrassonografia ou de amniocentese deve ser anotado.

O histórico do trabalho de parto da mãe deve abordar a idade gestacional ao nascimento e a modalidade de parto (vaginal espontâneo, assistido por vácuo ou fórceps, cesárea), incluindo comentários sobre a presença ou ausência de sofrimento fetal. Se o parto tiver sido cirúrgico, é essencial registrar a indicação para a cirurgia.

O peso ao nascimento, o comprimento e o perímetro cefálico fornecem informações úteis sobre a duração de um dado problema, bem como esclarecimentos sobre o ambiente uterino. Os pais geralmente fornecem um histórico confiável sobre a evolução pós-natal de seu filho; entretanto, se o paciente precisou ser reanimado ou se teve uma internação hospitalar complicada, geralmente é útil obter os registros hospitalares. O médico deve perguntar sobre o bem-estar geral do lactente, padrões de alimentação e sono, nível de atividade e natureza do choro do lactente. Se o lactente tiver apresentado icterícia, é importante determinar o grau da icterícia e qual a conduta adotada. Alguns achados sobre disfunção neurológica no recém-nascido a termo incluem a incapacidade de respirar espontaneamente; sucção insatisfatória e descoordenada; necessidade de tempo maior do que o comum para sua alimentação; ou necessidade de alimentação por sonda. Novamente, é importante considerar o contexto do desenvolvimento já que todos esses problemas seriam esperados em lactentes prematuros, particularmente naqueles com considerável baixo peso ao nascimento. A dupla verificação dos resultados da triagem do recém-nascido pode oferecer indícios de manifestações neurológicas anormais em um lactente.

Um componente importante do histórico neurológico é a **avaliação do desenvolvimento** (ver Capítulos 20 a 26 e 28). A avaliação cuidadosa das habilidades sociais, cognitivas, de linguagem, habilidades motoras finas e motoras grosseiras da criança é necessária para distinguir o desenvolvimento normal do atraso de desenvolvimento isolado ou global (*i. e.*, em dois ou mais domínios). Uma anormalidade estática do desenvolvimento desde o nascimento sugere causa congênita, intrauterina ou perinatal, porém uma perda de habilidades **(regressão)** com o passar do tempo sugere fortemente uma doença degenerativa do SNC subjacente, como um erro inato do metabolismo. A capacidade dos pais de se lembrarem da época precisa dos marcos de desenvolvimento da criança é extremamente variável. Geralmente é útil solicitar fotografias antigas da criança ou analisar o livro do bebê, no qual os marcos podem ter sido devidamente registrados. Em geral, os pais estão cientes quando a criança tem um problema de desenvolvimento, e o médico deve mostrar interesse apropriado. A Tabela 608.1 descreve os limites superiores da normalidade para alcançar os marcos do desenvolvimento específicos. O Capítulo 28 inclui uma revisão abrangente dos testes de rastreio de desenvolvimento e sua interpretação.

Tabela 608.1 Diagrama para rastreamento de atraso do desenvolvimento: limite superior.

IDADE (meses)	MOTOR GROSSEIRO	MOTOR FINO	HABILIDADES SOCIAIS	LINGUAGEM
3	Sustenta o peso com os antebraços	Abre as mãos espontaneamente	Sorri apropriadamente	Emite pequenos barulhos, ri
6	Senta-se momentaneamente	Transfere objetos	Mostra o que gosta e não gosta	Balbucia
9	Segura em algo para se levantar	Preensão em pinça	Interage em brincadeiras rítmicas e de esconde-esconde	Imita sons
12	Anda segurando na mão de alguém	Solta um objeto sob comando	Vem quando chamado	1 a 2 palavras com significado
18	Sobe escadas com ajuda	Alimenta-se com uma colher	Imita ações de outros	Pelo menos 6 palavras
24	Corre	Constrói uma torre de 6 blocos	Brinca com outros	Sentenças com 2 a 3 palavras

Em seguida, o histórico familiar deve ser revisto. A maioria dos pais é cooperativa em fornecer informações médicas sobre familiares, particularmente se puderem ter relevância para seu filho. O histórico deve documentar a idade e os antecedentes de doença neurológica, incluindo atraso do desenvolvimento, epilepsia, migrânea, AVE e transtornos hereditários para todos os parentes de primeiro e segundo graus. É importante perguntar diretamente sobre abortos ou perdas fetais e documentar o gênero do embrião ou feto pertinente, bem como a idade gestacional na ocasião da perda. Quando possível, devem ser obtidos os resultados de necropsias, já que podem ter algo relacionado com a condição do paciente. Os pais devem ser questionados sobre sua formação étnica, pois alguns transtornos genéticos ocorrem mais frequentemente em populações específicas (p. ex., doença de Tay-Sachs na população de judeus Asquenaze). Também deve-se perguntar se existe algum grau de familiaridade entre os pais, pois a incidência de transtornos metabólicos e degenerativos do SNC aumenta significativamente em filhos de casamentos **consanguíneos**.

O histórico social deve detalhar o ambiente e o momento da vida da criança, bem como seu relacionamento com outros familiares. É importante perguntar sobre estressores recentes, como um divórcio, novo casamento, nascimento de um irmão ou morte de um ente querido já que esses fatores podem afetar o comportamento da criança. Se a criança estiver em creche ou escola, deve-se documentar seu desempenho acadêmico e social, prestando particular atenção a qualquer alteração abrupta. O desempenho acadêmico pode ser avaliado perguntando-se sobre o boletim escolar da criança, e o relacionamento com os amigos pode ser avaliado pedindo-se a ela para dar o nome de seus melhores amigos. Qualquer criança que não consiga dar o nome de pelo menos dois ou três companheiros de brincadeiras pode ter um desenvolvimento social anormal. Em alguns casos, informações obtidas com funcionários da creche ou professores podem fornecer dados complementares úteis.

EXAME NEUROLÓGICO

O exame neurológico começa durante a entrevista. A observação indireta do aspecto e movimentos da criança pode produzir informações valiosas sobre a presença de um transtorno subjacente. Por exemplo, pode ser óbvio que a criança tenha face dismórfica, postura fora do normal ou uma anormalidade da função motora manifestada por uma hemiparesia ou desequilíbrio da marcha. O comportamento da criança enquanto brinca e interage com os pais também pode ser revelador. Uma criança normal geralmente brinca independentemente desde o início da consulta, porém depois se envolve no processo da entrevista. Uma criança com transtorno do déficit da atenção e hiperatividade pode exibir comportamento impulsivo na sala de exame, e uma criança com um comprometimento neurológico pode exibir completa falta de conscientização sobre o ambiente. Finalmente, deve-se observar qualquer odor incomum no paciente já que alguns transtornos metabólicos produzem odores característicos (p. ex., odor bolorento na fenilcetonúria ou o odor de sudorese dos pés da acidemia isovalérica). Se tal odor estiver presente, é importante determinar se é persistente ou transitório, ou se ocorre somente com doenças.

O exame deve ser conduzido em ambiente amigável para a criança, em que ela não se sinta ameaçada. Deve-se permitir que ela se sente onde fique mais confortável, seja no colo de um dos pais ou no chão da sala de exame. O médico deve abordar a criança lentamente, reservando qualquer teste invasivo, doloroso ou desconfortável (p. ex., medida do perímetro cefálico, reflexo faríngeo) para o final do exame. Resumindo, quanto mais o exame parecer uma brincadeira, mais a criança irá colaborar. Visto que o exame neurológico de um lactente exige abordagem um tanto modificada daquela que se usa para uma criança mais velha, esses dois grupos são considerados em separado (ver Capítulos 21, 22 e 113 *vs.* Capítulos 23 a 26).

Estado mental

Independentemente da idade, o exame neurológico deve incluir uma avaliação do estado mental do paciente em termos de nível de alerta e de interação com o ambiente. Os prematuros que nasceram com menos de 28 semanas de gestação não têm períodos consistentes de alerta, enquanto os lactentes mais velhos despertam do sono após a estimulação física delicada. Os padrões de sono-vigília estão bem desenvolvidos no recém-nascido a termo. Como o nível de alerta de um recém-nascido depende de muitos fatores, inclusive o tempo desde a última mamada, da temperatura ambiente e da idade gestacional, exames sequenciais são críticos ao pesquisar alterações da função neurológica. O estado mental de uma criança mais velha pode ser avaliado observando-a brincar. Pedir que a criança conte uma história, faça um desenho ou complete um quebra-cabeças também pode ser útil para avaliar a função cognitiva. A memória pode ser avaliada informalmente à medida que os pacientes narram suas informações pessoais, bem como formalmente, pedindo que registre e se lembre de três objetos ou realize um teste de dígitos.

Cabeça

A medida correta do **perímetro cefálico** é importante. Deve ser realizada a cada consulta para pacientes com menos de 3 anos e registrada em um gráfico adequado de crescimento da cabeça. Para medir, coloca-se uma fita métrica de plástico não distensível na parte frontal média, sendo estendida circunferencialmente para incluir a parte mais proeminente do occipital. Se o perímetro cefálico do paciente for anormal, é importante documentar os perímetros cefálicos dos pais e irmãos. Erros na medida do crânio de um recém-nascido são comuns devido a edema do couro cabeludo, suturas sobrepostas e à presença de cefalo-hematomas. A taxa média de crescimento da cabeça, em um prematuro saudável, é de 0,5 cm nas primeiras 2 semanas, 0,75 cm na terceira semana e 1,0 cm na quarta semana e a cada semana daí em diante até a 40ª semana de desenvolvimento. O perímetro cefálico médio de um lactente a termo mede 34 a 35 cm ao nascimento, 44 cm aos 6 meses e 47 cm aos 12 meses de idade (ver Capítulos 21 e 22).

Se o cérebro não estiver crescendo, o crânio não crescerá; portanto, uma cabeça pequena frequentemente reflete um cérebro pequeno, ou **microcefalia**. A microcefalia pode desenvolver-se intraútero ou no período pós-natal e pode, por exemplo, estar relacionada a infecção intrauterina ou exposição a medicamentos, ou a lesões perinatais ou pós-natais. Inversamente, uma cabeça grande pode se associar a um cérebro grande, ou **macrocefalia**, que é mais comumente familiar, porém pode decorrer de um distúrbio do crescimento, um transtorno neurocutâneo (p. ex., neurofibromatose), defeito cromossômico (p. ex., síndrome de Klinefelter) ou transtorno de depósito. Por outro lado, o tamanho da cabeça pode aumentar secundariamente à hidrocefalia (Figura 608.1) ou a hemorragias subdurais crônicas. No segundo caso, o crânio tende a assumir uma forma quadrada ou em caixa, já que a presença de líquido por longo tempo no espaço subdural causa aumento de volume da fossa média.

A forma da cabeça deve ser documentada cuidadosamente. A plagiocefalia, ou achatamento do crânio, pode ser observada em lactentes normais, porém pode ser particularmente proeminente em lactentes hipotônicos ou fracos, que têm menor mobilidade. Várias formas anormais da cabeça podem ser vistas quando as suturas cranianas se fundem prematuramente, como nos vários tipos de **craniossinostose** hereditária (ver Capítulo 609.12).

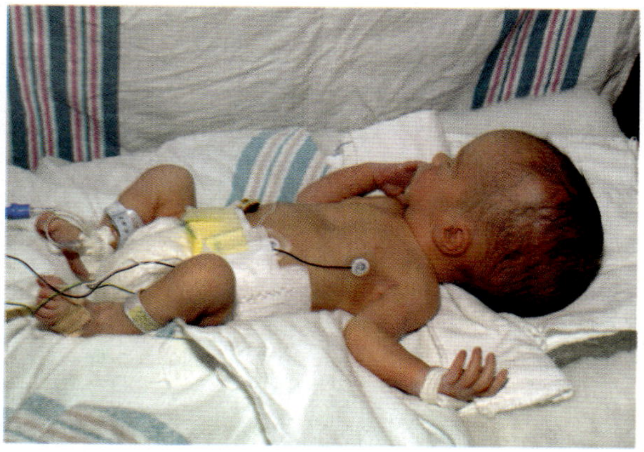

Figura 608.1 Hidrocefalia congênita. Observe o crânio aumentado de volume e veias proeminentes no couro cabeludo.

Um recém-nascido tem duas **fontanelas** ao nascimento: uma fontanela anterior em forma de diamante na junção dos ossos frontal e parietal, aberta ao nascimento, e uma fontanela posterior triangular na junção dos ossos parietal e occipital que pode permitir a polpa de um dedo ou pode estar fechada ao nascimento. Se a fontanela posterior estiver aberta ao nascimento, deve fechar-se entre 6 e 8 semanas; sua persistência sugere hidrocefalia subjacente ou hipotireoidismo congênito. A fontanela anterior tem tamanho grandemente variável, mas geralmente mede aproximadamente 2 × 2 cm. O tempo médio até o fechamento é de 18 meses, mas a fontanela pode fechar-se normalmente já aos 9 meses. Uma fontanela anterior muito pequena ou ausente ao nascimento pode indicar craniossinostose ou microcefalia, enquanto uma fontanela muito grande pode significar vários problemas. A fontanela normalmente é discretamente deprimida e pulsátil, sendo mais fácil avaliá-la segurando-se o lactente enquanto ele está dormindo ou mamando. Uma fontanela abaulada é potencial indicador de HIC, mas o choro vigoroso pode causar uma fontanela protuberante em um lactente normal.

A inspeção da cabeça deve incluir a observação do padrão venoso pois a HIC e trombose do seio sagital superior podem produzir acentuada distensão venosa. Características faciais dismórficas podem indicar uma aberração do neurodesenvolvimento. De igual modo, anormalidades cutâneas, como aplasia cutânea ou redemoinhos capilares anormais, podem sugerir malformação cerebral subjacente ou transtorno genético.

A palpação do crânio de um recém-nascido caracteristicamente revela **moldagem** do crânio, acompanhada por **suturas sobrepostas** – decorrentes das pressões exercidas no crânio durante a descida pela pelve. Sobreposição acentuada das suturas além do período neonatal inicial é um sinal de alarme pois sugere uma anormalidade cerebral subjacente. A palpação adicionalmente pode revelar pontes ósseas entre as suturas **(craniossinostose)**, defeitos cranianos ou, nos prematuros, amolecimento dos ossos parietais **(craniotabes)**.

A ausculta do crânio é uma ferramenta importante do exame neurológico. Os **ruídos cranianos** podem ser ouvidos acima da fontanela anterior, na região temporal ou nas órbitas e a ausculta é mais fácil usando o diafragma do estetoscópio. Ruídos simétricos suaves podem ser descobertos em crianças normais com menos de 4 anos de idade ou associados a uma doença febril. A demonstração de um som intenso ou localizado geralmente é significante e justifica maior investigação, pois pode associar-se a uma anemia intensa, HIC ou malformações arteriovenosas da artéria cerebral média ou da veia cerebral magna. É importante excluir sopros que têm origem no coração ou grandes vasos, pois estes podem ser transmitidos ao crânio.

Nervos cranianos

Nervo olfatório (nervo craniano I [NC I])

Anosmia, ou perda da olfação, ocorre mais comumente como anormalidade transitória associada a uma infecção do trato respiratório superior ou alergias. Causas permanentes de anosmia incluem traumatismo craniano com lesão do osso etmoide ou cisalhamento das fibras do nervo olfatório ao cruzarem a placa cribriforme, tumores do lobo frontal, uso de medicamentos intranasais e exposição a toxinas (acrilato, metacrilatos, cádmio). Ocasionalmente, uma criança que se recupera de meningite purulenta ou desenvolve hidrocefalia tem diminuição da olfação. Raramente, a anosmia é congênita, caso em que ocorre como déficit isolado ou como parte da síndrome de Kallmann, um transtorno familiar caracterizado por hipogonadismo hipogonadotrófico e anosmia congênita. Embora não seja componente de rotina do exame, a olfação pode ser testada confiavelmente já na 32ª semana de gestação, apresentando-se um estímulo e observando-se uma resposta de alerta ou retirada, ou ambas. É preciso cuidado para usar estímulos apropriados, como café ou hortelã, opostamente a substâncias fortemente aromáticas (p. ex., inalantes com amônia), que estimulam o nervo trigêmeo. Cada orifício nasal deve ser testado individualmente, ocluindo-se o lado oposto.

Nervo óptico (nervo craniano II [NC II]; ver também Parte 28)

A avaliação do disco óptico e da retina (ver Capítulos 637, 648 e 649) é um componente crítico do exame neurológico. Embora seja melhor visualizar a retina dilatando a pupila, a maioria dos médicos não tem fácil acesso aos midriáticos no consultório; portanto, pode ser necessário solicitar uma consulta a um oftalmologista em alguns casos. Os midriáticos não devem ser administrados a pacientes cujas respostas pupilares estejam acompanhadas como marcadores de herniação cerebral iminente ou em pacientes com glaucoma ou catarata. Quando os midriáticos são usados, ambos os olhos devem ser dilatados, pois a dilatação e fixação pupilares unilaterais podem causar confusão e preocupação em examinadores que, mais tarde, não estejam cientes da intervenção farmacológica. O exame da retina de um lactente pode ser facilitado oferecendo mamadeira ou chupeta e fazendo a rotação da cabeça para um lado. O médico delicadamente toca o paciente para mantê-lo alerta, enquanto examina o olho mais próximo. Uma criança mais velha deve ser colocada no colo de um dos pais e distraída com objetos ou brinquedos brilhantes. A cor do nervo óptico é salmão-rósea em uma criança, mas pode ser cinza-esbranquiçada em um recém-nascido, particularmente se ele tiver cor clara. O achado normal pode causar confusão e levar a um diagnóstico impróprio de atrofia óptica.

Edema de disco refere-se ao edema do disco óptico, e **papiledema** se refere especificamente ao edema secundário à HIC. Raramente ocorre papiledema nos lactentes, já que as suturas do crânio podem se separar para acomodar o cérebro em expansão. Nas crianças mais velhas, o papiledema pode ser graduado de acordo com a escala de Frisen (Figura 608.2). Edema de disco precisa ser diferenciado de **papilite** ou inflamação do nervo óptico. Ambas as condições se manifestam com aumento da mancha cega, mas a acuidade visual e a visão em cores tendem a ser poupadas na fase inicial do papiledema, diferentemente do que acontece na neurite óptica.

Ocorrem hemorragias de retina em 30 a 40% dos nascidos a termo. As hemorragias são mais comuns depois de parto vaginal do que de cesariana e não são associadas a um tocotraumatismo ou a complicações neurológicas. Desaparecem espontaneamente em 1 a 2 semanas. A presença de hemorragias da retina além do período neonatal precoce deve levantar a suspeita de trauma não acidental.

Visão

Uma descrição completa da avaliação da visão adequada à idade pode ser encontrada no Capítulo 637. A avaliação da visão no recém-nascido prematuro apresenta desafios únicos. Com 28 semanas de idade gestacional corrigida, um recém-nascido prematuro pisca em resposta a uma luz forte e, com 32 semanas, o lactente mantém o fechamento dos olhos até que a fonte luminosa seja retirada. A pupila reage à luz com 29 a 32 semanas de idade gestacional corrigida; entretanto, a resposta pupilar costuma ser difícil de avaliar, pois os prematuros resistem à abertura dos olhos e têm íris pouco pigmentada. Um recém-nascido normal de 37 semanas vira a cabeça e os olhos para um foco de luz leve, e um recém-nascido a termo pode fixar e seguir um alvo, como a face do examinador.

Nervos oculomotor (nervo craniano III [NC III]), troclear (nervo craniano IV [NC IV]) e abducente (nervo craniano VI [NC VI])

O bulbo ocular é movimentado por seis músculos extraoculares, os quais são inervados pelos nervos oculomotor, troclear e abducente. Esses músculos e nervos podem ser avaliados pedindo-se ao paciente para seguir um brinquedo interessante ou o dedo do examinador nas seis direções cardinais do olhar. O médico observa o alcance e a natureza (conjugados *vs.* desconjugados, suaves *vs.* agitados ou sacádicos) dos movimentos oculares, particularmente observando a presença e direção de qualquer movimento ocular anormal. Os prematuros com mais de 25 semanas de idade gestacional e os pacientes comatosos podem ser avaliados por meio da manobra oculocefálica (olhos de boneca), na qual a cabeça do paciente é rapidamente rodada para provocar os movimentos oculares reflexos. Se o tronco encefálico estiver intacto, rodar a cabeça do paciente para a direita faz com que os olhos se movam para a esquerda e vice-versa. De modo semelhante, a flexão e a extensão rápidas da cabeça desencadeiam movimento ocular vertical.

O olhar desconjugado pode resultar de fraqueza de músculos extraoculares; paralisias dos nervos cranianos (NC) III IV ou VI; ou lesões do tronco encefálico que interrompam o fascículo longitudinal medial. Os lactentes com menos de 2 meses podem exibir olhar discretamente

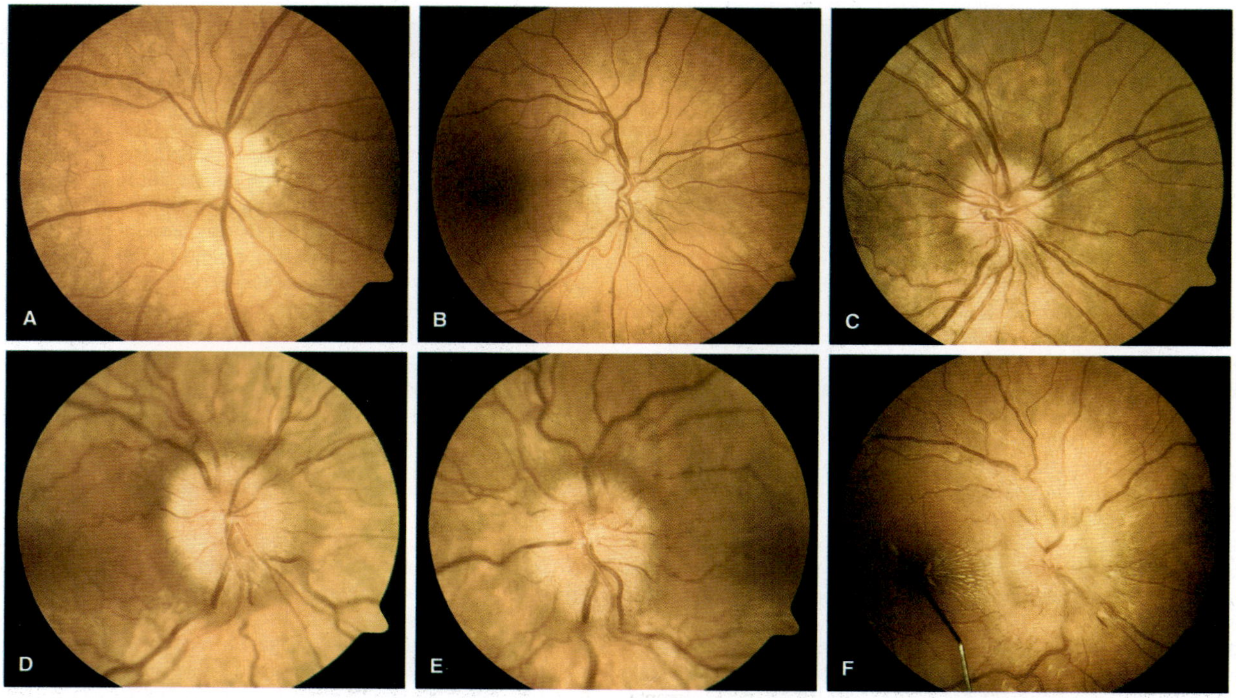

Figura 608.2 Estágios do papiledema (escala Frisen). **A.** Estágio 0: disco óptico normal. **B.** Estágio 1: papiledema em fase inicial apenas com obscurecimento da borda nasal do disco sem elevação das bordas do disco. **C.** Estágio 2: papiledema em fase inicial mostrando obscurecimento de todas as bordas, elevação da borda nasal e um halo peripapilar completo. **D.** Estágio 3: papiledema moderado, com elevação de todas as bordas, aumento do diâmetro da cabeça do nervo óptico, obscurecimento dos vasos na margem do disco e halo peripapilar com extensões digitiformes. **E.** Estágio 4: papiledema acentuado, caracterizado por elevação de toda a cabeça do nervo e total obscurecimento de um segmento de um vaso importante no disco. **F.** Estágio 5: papiledema intenso com obscurecimento de todos os vasos e obliteração da escavação do disco óptico. Observe também as hemorragias na camada de fibras do nervo e exsudato macular. (***A*** *a* ***C.*** *Cortesia da Dra. Deborah Friedman.* ***D*** *a* ***F.*** *Cortesia do Flaum Eye Institute, Universidade de Rochester.*)

desconjugado em repouso, ficando um olho deslocado horizontalmente do outro por 1 ou 2 mm **(estrabismo)**. O deslocamento vertical dos olhos exige investigação, pois pode indicar paralisia do nervo troclear (NC IV) ou **desvio oblíquo** (mau alinhamento ocular supranuclear muitas vezes associado a lesões da fossa posterior). O estrabismo é discutido mais extensamente no Capítulo 641.

O nervo oculomotor inerva os músculos reto superior, inferior e medial, bem como o oblíquo inferior e o levantador da pálpebra superior. A paralisia completa do nervo oculomotor causa ptose, dilatação da pupila, deslocamento do olho para fora a para baixo e comprometimento da adução e elevação. O nervo troclear inerva o músculo oblíquo superior, que causa depressão e intorção do bulbo do olho durante atividades como ler e descer escadas. Os pacientes com uma paralisia isolada do nervo troclear frequentemente têm uma inclinação de cabeça compensatória para o lado oposto, o que ajuda a amenizar sua diplopia. O nervo abducente inerva o músculo reto lateral; sua paralisia causa desvio medial do olho com incapacidade de abduzir além da linha média. Os pacientes com HIC crescente costumam responder positivamente quando questionados sobre visão dupla **(diplopia)** e exibem abdução incompleta dos olhos no olhar lateral em decorrência de paralisias parciais do VI nervo. Esse falso sinal localizatório ocorre porque o NC VI tem longo trajeto intracraniano, tornando-o particularmente suscetível à distensão. A **oftalmoplegia internuclear**, causada por uma lesão do fascículo longitudinal medial do tronco encefálico, que funcionalmente serve para conjugar o olhar, conectando o NC VI, em um lado, ao NC III no outro, resulta em paralisia da função do reto medial no olho em adução e nistagmo no olho em abdução.

Quando existe anormalidade sutil dos movimentos, o **teste do vidro vermelho** pode ser útil para localizar a lesão. Para realizar esse teste, coloca-se um vidro vermelho sobre um dos olhos do paciente, e ele é orientado a seguir uma luz branca em todas as direções do olhar. A criança vê uma luz vermelha/branca na direção da função do músculo normal, mas nota uma separação entre a imagem vermelha e a branca que é maior no plano de ação do músculo afetado.

Além das paralisias do olhar, o examinador pode encontrar vários movimentos anômalos. O **nistagmo** é um movimento rápido involuntário do olho que pode ser subclassificado como **pendular**, no qual as duas fases têm amplitude e velocidade iguais, ou **rítmico**, no qual existe uma fase rápida e uma lenta. O nistagmo rítmico ainda pode ser caracterizado pela direção de sua fase rápida, que pode ser para a esquerda, direita, para cima ou para baixo; ou ser rotatório ou misto. Muitos pacientes têm poucos batimentos de nistagmo com olhar lateral extremo **(nistagmo do final do olhar)**, o qual não tem consequências. O nistagmo horizontal patológico é mais frequentemente congênito, induzido por ingestão de substâncias (p. ex., álcool, anticonvulsivantes) ou decorre de disfunção do sistema vestibular. Diferentemente, o nistagmo vertical costuma se associar a anormalidades estruturais do tronco encefálico e do cerebelo. O ***bobbing* ocular** se caracteriza por movimento rápido para baixo, seguido por retorno lento à posição original, associa-se a lesões pontinas. A **opsoclonia** descreve oscilações involuntárias, caóticas e conjugadas dos olhos, frequentemente observadas no contexto de um neuroblastoma ou infecção viral.

Nervo trigêmeo (nervo craniano V [NC V])

As três divisões do nervo trigêmeo – oftálmica, maxilar e mandibular – transmitem informações sobre sensibilidade protopática (dor, temperatura) e epicrítica (vibração, propriocepção) na face. Cada modalidade deve ser testada e comparada com a parte contralateral. Nos pacientes que não colaboram ou que estejam comatosos, a integridade do nervo trigêmeo pode ser avaliada pelo reflexo corneano, desencadeado pelo toque da córnea com um fiapo de algodão e observação do fechamento simétrico dos olhos e cócegas no nariz, obtidas por estimulação das fossas nasais com um cotonete e observação de contração simétrica da musculatura facial. O reflexo pode estar ausente devido a um defeito sensorial (nervo trigeminal) ou um déficit motor (nervo facial). A divisão motora do nervo trigêmeo pode ser testada examinando-se os músculos masseter, pterigoide e temporal durante a mastigação, bem como pela avaliação do reflexo mandibular.

Nervo facial (nervo craniano VII [NC VII])

O nervo facial é predominantemente motor e inerva os músculos da expressão facial, os músculos bucinador, platisma, estapédio e estilo-hióideo e o ventre posterior do músculo digástrico. Também tem uma divisão separada chamada corda do tímpano, que contém fibras sensitivas, sensitivas especiais (gustação) e parassimpáticas. Como a parte do núcleo facial que inerva a parte superior da face recebe aferências corticais bilaterais, as lesões do córtex motor ou do trato corticobulbar têm pouco efeito sobre a força da parte superior da face. Tais lesões se manifestam com apagamento do sulco nasolabial contralateral ou queda do canto da boca. Inversamente, lesões do neurônio motor inferior ou do nervo facial tendem a envolver igualmente os músculos faciais superiores e inferiores. A força facial pode ser avaliada observando-se movimentos espontâneos do paciente e pedindo-se a ele que imite uma série de movimento faciais (p. ex., sorrir, levantar as sobrancelhas, encher as bochechas). A paralisia do nervo facial pode ser congênita; idiopática **(paralisia de Bell)**; ou secundária ao trauma, desmielinização (síndrome de Guillain-Barré), infecção (doença de Lyme, herpes-vírus simples, HIV), doença granulomatosa, neoplasia, inflamação ou infiltração meníngea. As lesões do nervo facial proximais à junção com o ramo corda do tímpano resultarão em incapacidade de sentir o gosto de substâncias nos dois terços anteriores da língua. Se necessário, a gustação pode ser testada colocando-se uma solução de salina ou glicose em um dos lados da língua protusa. As crianças normais conseguem identificar a substância testada em menos de 10 s. Outros achados que podem associar-se à paralisia do nervo facial incluem hiperacusia, decorrente de envolvimento do músculo estapédio, e comprometimento do lacrimejamento.

Nervo vestibulococlear (nervo craniano VIII [NC VIII])

O nervo vestibulococlear tem dois componentes em um único tronco: o nervo vestibular, que inerva os canais semicirculares da orelha interna e está envolvido com equilíbrio, coordenação e orientação no espaço, e o nervo coclear, que inerva a cóclea e ajuda na audição.

A disfunção do sistema vestibular resulta em **vertigem**, a sensação de movimento do ambiente. Ao exame, os pacientes com disfunção do nervo vestibular tipicamente apresentam nistagmo, no qual o componente rápido se dirige contralateralmente ao nervo afetado. Com os braços estendidos e olhos fechados, suas extremidades tendem a se dirigir ao lado lesionado. De igual modo, se marcharem no lugar, os pacientes lentamente giram em direção à lesão **(teste da marcha de Fukuda)**. No teste de Romberg e da marcha pé ante pé, tendem a cair em direção à orelha anormal. A função vestibular ainda pode ser avaliada com **testes calóricos**. Antes de testar, a membrana timpânica deve ser visualizada para garantir que esteja intacta e não obstruída. Em um paciente obnubilado ou comatoso, coloca-se de 30 a 50 mℓ de água gelada por seringa no canal auditivo externo com a cabeça do paciente elevada a 30°. Se o tronco cerebral estiver intacto, os olhos se desviarão para o lado irrigado. Usa-se uma quantidade de água gelada muito menor (2 mℓ) em pacientes acordados e alertas para evitar induzir náuseas. Em sujeitos normais, a introdução de água gelada produz desvio dos olhos em direção ao labirinto estimulado, seguido por nistagmo com o componente rápido para longe do labirinto estimulado.

Devido à audição ser essencial para o desenvolvimento normal da linguagem, o médico deve perguntar diretamente sobre problemas de audição. A preocupação dos pais costuma ser um indicador confiável de comprometimento da audição e justifica uma avaliação audiológica formal com audiometria ou potenciais auditivos evocados do tronco encefálico (ver Capítulo 655). Mesmo na ausência de preocupação dos pais, certas crianças justificam testes formais no primeiro mês de vida, incluindo-se aquelas com antecedentes familiares de surdez nos primeiros anos de vida ou surdez sindrômica, histórico pessoal de prematuridade, asfixia grave, exposição a medicamentos ototóxicos, hiperbilirrubinemia, anomalias congênitas da cabeça ou pescoço, meningite bacteriana e infecções TORCH (*t*oxoplasmose, *o*utras infecções, *r*ubéola, *c*itomegalovírus, *h*erpes-vírus simples). Para todos os outros lactentes e crianças, geralmente é suficiente um exame da audição realizado no consultório. Os recém-nascidos podem ter respostas sutis a estímulos auditivos, como alterações da respiração, suspensão dos movimentos ou abertura dos olhos e/ou boca. Se o mesmo estímulo for apresentado repetidamente, os recém-nascidos normais deixam de reagir, fenômeno conhecido como *habituação*. Por volta de 3 a 4 meses de vida, os lactentes começam a se orientar para a fonte do som. Crianças até 2 anos que têm comprometimento da audição são visualmente alertas e apropriadamente responsivas a estímulos físicos, mas podem ter crises temperamentais mais frequentes e desenvolvimento anormal da fala e da linguagem.

Nervo glossofaríngeo (nervo craniano IX [NC IX])

O nervo glossofaríngeo transmite fibras motoras para o músculo estilofaríngeo; fibras sensitivas gerais do terço posterior da língua, faringe, tonsila, superfície interna da membrana timpânica e pele da orelha externa; fibras de sensibilidade especial (gustação) do terço posterior da língua; fibras parassimpáticas dos corpos carotídeos. O nervo é testado estimulando-se um lado da orofaringe lateral ou o palato mole com uma espátula e observando-se a elevação simétrica do palato (**reflexo faríngeo**). Uma lesão isolada do NC IX é rara, pois ele corre em estreita proximidade com o NC X. As causas em potencial de lesão e/ou disfunção incluem tocotraumatismo, isquemia, lesões tumorais, doença do neurônio motor, abscesso retrofaríngeo e síndrome de Guillain-Barré.

Nervo vago (nervo craniano X [NC X])

O nervo vago tem 10 ramos terminais: meníngeo, auricular, faríngeo, do corpo carotídeo, laríngeo superior, laríngeo recorrente, cardíaco, pulmonar, esofágico e gastrintestinal. Os ramos faríngeo, laríngeo superior e laríngeo recorrente contêm fibras motoras que inervam todos os músculos da faringe e da laringe, com exceção do estilofaríngeo (NC IX) e tensor do véu palatino (NC V). Desse modo, a lesão unilateral do nervo vago resulta em fraqueza do palato mole ipsilateral e voz rouca; lesões bilaterais podem produzir desconforto respiratório em decorrência de paralisia de pregas vocais, bem como regurgitação nasal de líquidos, acúmulo de secreções e palato mole baixo e imóvel. Lesões isoladas do nervo vago podem ser complicação de toracotomias ou podem ser vistas em neonatos com malformações de Chiari tipo II. Se houver suspeita de tal lesão, é importante visualizar as pregas vocais. Além das informações motoras, o nervo vago carrega fibras aferentes somáticas da faringe, laringe, canal auditivo, superfície externa da membrana timpânica e meninges da fossa posterior; aferentes viscerais; fibras gustatórias da faringe posterior; e fibras parassimpáticas pré-ganglionares.

Nervo acessório (nervo craniano XI [NC XI])

O nervo acessório inerva o músculo esternocleidomastóideo (ECM) e o trapézio. O ECM esquerdo atua rodando a cabeça para o lado direito e vice-versa; atuando em conjunto, os ECMs flexionam o pescoço. O trapézio atua elevando o ombro. Lesões do nervo acessório resultam em atrofia e paralisia do ECM e trapézio ipsilaterais, com resultante depressão do ombro. Como vários músculos cervicais estão envolvidos na rotação da cabeça, a paresia unilateral do ECM pode não ficar evidente, a menos que se peça ao paciente para rodar a cabeça sob resistência. Fraturas ou lesões na base do crânio, doença do neurônio motor, distrofia miotônica e miastenia *graviss* comumente produzem atrofia e fraqueza desses músculos; o torcicolo congênito se associa a uma hipertrofia do ECM.

Nervo hipoglosso (nervo craniano XII [NC XII])

O nervo hipoglosso inerva a língua. O exame da língua inclui avaliação de seu volume e força, bem como a observação de movimentos anômalos. O mau funcionamento do núcleo ou do nervo hipoglosso produz atrofia, fraqueza e fasciculações da língua. Se a lesão for unilateral, a língua se desvia para o lado da lesão; se for bilateral, não é possível a protusão da língua, e o paciente pode ter dificuldade para deglutir **(disfagia)**. A doença de Werdnig-Hoffmann (atrofia muscular espinal infantil ou atrofia muscular espinal tipo 1) e anomalias congênitas na região do forame magno são as principais causas de disfunção do nervo hipoglosso.

Exame motor

O exame motor inclui avaliação do volume muscular, tônus e força, bem como a observação de movimentos involuntários que poderiam indicar patologia do sistema nervoso central ou periférico.

Volume

A diminuição do volume do músculo (**atrofia**) pode ser secundária ao desuso ou a doenças do neurônio motor inferior, da raiz nervosa, do nervo periférico ou do músculo. Na maioria dos casos, a atrofia neurogênica é mais grave do que a atrofia miogênica. O aumento do volume muscular (**hipertrofia**) geralmente é fisiológico (p. ex., praticantes de musculação). **Pseudo-hipertrofia** refere-se ao tecido muscular substituído por gordura e tecido conjuntivo, dando-lhe um aspecto volumoso com redução paradoxal da força, como na distrofia muscular de Duchenne.

Tônus

O tônus muscular, gerado por uma contração parcial inconsciente e contínua do músculo, cria resistência ao movimento passivo de uma articulação. O tônus varia muito com base na idade do paciente e em seu estado. Com 28 semanas de gestação, todas as quatro extremidades ficam estendidas e existe pouca resistência ao movimento passivo. O tônus flexor é visível nas extremidades inferiores com 32 semanas e é palpável nas extremidades superiores com 36 semanas; uma postura normal do lactente a termo se caracteriza por flexão de todas as quatro extremidades.

Existem três testes fundamentais para avaliar o tônus postural em neonatos: a resposta à tração, suspensão vertical e suspensão horizontal (Figura 608.3; ver Capítulos 113 e 120). Para avaliar a **resposta à tração**, o médico segura as mãos do lactente e delicadamente puxa o lactente para a posição sentada. Normalmente, a cabeça do lactente cai ligeiramente para trás do corpo e então cai para a frente, chegando à posição sentada. Para testar a **suspensão vertical**, o médico segura o lactente pelas axilas sem apertar o tórax. O lactente deve permanecer suspenso com as extremidades inferiores mantidas em flexão; um lactente hipotônico escorregará pelas mãos do médico. Com a **suspensão horizontal**, o médico mantém o lactente em decúbito ventral colocando a mão sob o abdome do lactente. A cabeça deve elevar-se, e as extremidades devem estar flexionadas; um lactente hipotônico se derramará sobre a mão do médico, assumindo a forma de U. Avalia-se o tônus das extremidades observando-se a posição de repouso do lactente e manipulando passivamente as extremidades dele. Quando a extremidade superior de um lactente normal nascido a termo é puxada delicadamente atravessando o tórax, o cotovelo não chega exatamente à parte média do esterno (**sinal do cachecol**), enquanto o cotovelo de um lactente hipotônico se estende além da linha média com facilidade. A medida do **ângulo poplíteo** é um método útil para documentar o tônus nas extremidades inferiores. O examinador flexiona o quadril e estende o joelho. Os lactentes normais nascidos a termo permitem a extensão do joelho até aproximadamente 80°. De modo semelhante, o tônus pode ser avaliado flexionando o quadril e o joelho até 90° e depois realizando-se a rotação interna da perna, caso em que o calcanhar não deve passar do umbigo.

As anormalidades do tônus incluem espasticidade, rigidez e hipotonia. (Paratonia, que raramente é vista na população pediátrica, não é discutida aqui.) A **espasticidade** se caracteriza por uma resistência inicial ao movimento passivo, seguida por uma liberação súbita, o que é denominado fenômeno do **canivete**. Como a espasticidade resulta de disfunção do neurônio motor superior, afeta desproporcionalmente os flexores das extremidades superiores e os extensores das extremidades inferiores e tende a ocorrer juntamente com atrofia por desuso, reflexos tendíneos hiperativos e reflexos plantares em extensão (**sinal de Babinski**). Nos lactentes, a espasticidade das extremidades inferiores resulta em postura em tesoura dos membros inferiores com a suspensão vertical. As crianças mais velhas podem apresentar um prolongamento do engatinhar se arrastando, apoiadas unicamente nos membros superiores ou em marcha digitígrada. A **rigidez**, vista com lesões dos núcleos da base, caracteriza-se por resistência ao movimento passivo igual nos flexores e extensores, independentemente da velocidade do movimento (**cano de chumbo**). Os pacientes com espasticidade ou rigidez podem exibir **opistótono**, definido como hiperextensão intensa da coluna causada por hipertonia dos músculos paraespinais (Figura 608.4), embora possam ser vistas posturas semelhantes nos pacientes com a síndrome de Sandifer (refluxo gastresofágico ou hérnia hiatal associada à distonia de torção). **Hipotonia** se refere à diminuição anormal do tônus e é a anormalidade mais comum de tônus nos neonatos com um comprometimento neurológico. Um lactente hipotônico é flácido e assume uma postura em perna de rã em repouso. A hipotonia pode refletir patologia dos hemisférios cerebrais, do cerebelo, da medula espinal, das células do corno anterior, do nervo periférico, da junção neuromuscular ou do músculo.

Força

As crianças mais velhas geralmente conseguem cooperar com testes formais de força, sendo possível graduar a força muscular em uma escala de 0 a 5 do seguinte modo: 0 = ausência de contração; 1 = tremulação ou traço de contração; 2 = movimento ativo com eliminação da gravidade; 3 = movimento ativo contra a gravidade; 4 = movimento ativo contra a gravidade e resistência; 5 = força normal. Um exame da força muscular deve incluir todos os grupos musculares, inclusive os flexores e extensores do pescoço e os músculos da respiração. É importante não apenas avaliar grupos musculares individuais, mas também determinar o padrão de fraqueza (*i. e.*, proximal *vs.* distal; segmentar *vs.* regional). O teste de **movimento de pronadores** pode ser útil para localizar a lesão em um paciente com fraqueza. O teste é realizado pedindo-se que o paciente estenda os braços para longe do corpo com as palmas voltadas para cima e os olhos fechados. *Em conjunto, pronação e movimento para baixo de um membro superior indicam lesão do trato corticospinal contralateral.*

Como os lactentes e pré-escolares não conseguem participar de testes formais de força, o melhor a fazer é avaliá-los com medidas funcionais. A força proximal e distal das extremidades superiores pode ser testada pedindo-se à criança para pegar um brinquedo acima de sua cabeça e observando a criança manipular pequenos objetos. Em lactentes com menos de 2 meses, o médico também pode aproveitar o reflexo de preensão palmar para avaliar a força distal e o reflexo de Moro para avaliar a força proximal. Os lactentes com diminuição da força nas extremidades inferiores tendem a apresentar diminuição da atividade espontânea das pernas e não conseguem sustentar o peso do corpo quando seguros em pé. As crianças mais velhas podem ter dificuldades para subir ou descer escadas, saltar em distâncias ou no

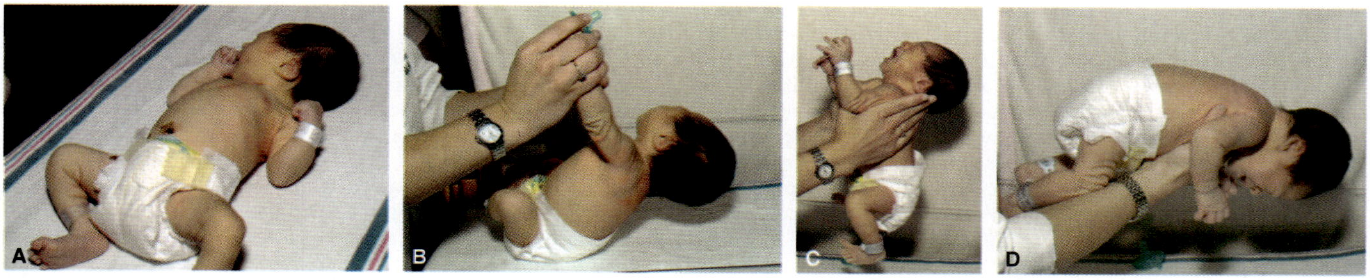

Figura 608.3 Tônus normal em um recém-nascido a termo. **A.** Postura de repouso em flexão. **B.** Resposta à tração. **C.** Suspensão vertical. **D.** Suspensão horizontal.

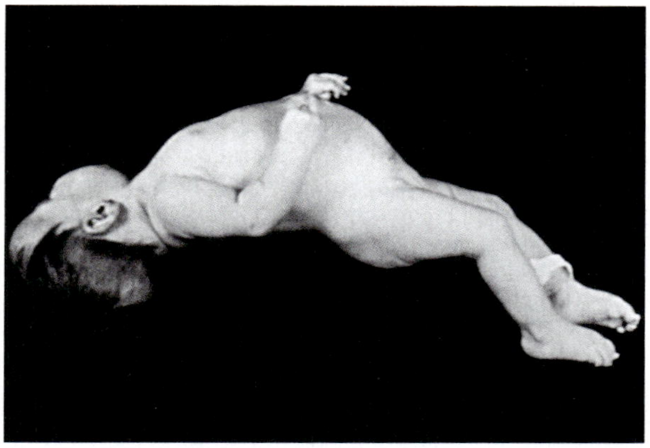

Figura 608.4 Opistótono em um lactente com lesão cerebral.

mesmo lugar. Também podem usar as mãos para apoiar o tronco sobre as pernas quando alguém lhes pede para se levantarem a partir do decúbito ventral, manobra esta chamada **sinal de Gowers** (Figura 608.5).

Movimentos involuntários

Os pacientes com lesões do neurônio motor inferior ou da parte periférica do sistema nervoso podem ter **fasciculações**, que são pequenas contrações musculares involuntárias que decorrem de descarga espontânea de uma unidade motora e criam a ilusão de um "saco de vermes" sob a pele. Como a maioria dos lactentes tem gordura corporal abundante, observam-se melhor as fasciculações musculares na língua nesse grupo etário.

A maioria dos outros movimentos involuntários, incluindo tiques, distonia, coreia e atetose, origina-se de transtornos dos núcleos da base. O tremor parece ser uma exceção e se considera que seja mediado por vias cerebelotalamocorticais. O Capítulo 615 fornece detalhes sobre transtornos de movimentos individuais.

Exame da sensibilidade

O exame da sensibilidade é difícil de realizar em um lactente ou criança que não colabore e tem rendimento relativamente baixo em termos de informação. Uma avaliação grosseira da função sensorial pode ser obtida distraindo-se o paciente com um brinquedo interessante e então tocando-o com um cotonete em diferentes locais. Os lactentes e crianças normais indicam consciência do estímulo chorando, retirando a extremidade ou fazendo pequenas pausas; entretanto, com a repetição do teste, perdem o interesse pelo estímulo e começam a ignorar o examinador. É crítico, portanto, que qualquer área de interesse seja testada eficientemente e, se necessário, reexaminada em tempo apropriado.

Felizmente, transtornos isolados do sistema sensorial são menos comuns na população pediátrica muito jovem quando se compara com a população adulta, de modo que raramente se justificam os testes sensoriais detalhados. Além disso, a maioria dos pacientes que tem idade suficiente para verbalizar uma queixa sensorial também tem idade suficiente para cooperar no teste formal de tato leve, dor, temperatura, sensibilidade vibratória, propriocepção e sensibilidade cortical (p. ex., estereognosia, discriminação de dois pontos, extinção de dupla estimulação simultânea). Uma exceção notável se dá quando o médico suspeita de uma lesão da medula espinal em um lactente ou pré-escolar e precisa identificar um nível sensitivo. Em tais situações, a observação pode sugerir uma diferença de cor, temperatura ou transpiração, com a pele fria e seca abaixo do nível da lesão. O toque leve da pele acima do nível pode provocar movimento de contorção ou retirada física. Outros sinais de lesão da medula espinal incluem diminuição do tônus e força do esfíncter anal e ausência de reflexos superficiais abdominais, da contração anal e cremastérica.

Reflexos

Reflexos tendíneos profundos e resposta plantar

Os reflexos tendíneos profundos são facilmente desencadeados na maioria dos lactentes e crianças. Nos lactentes, é importante posicionar a cabeça na linha média ao avaliar reflexos, pois voltar a cabeça para um lado pode alterar o tônus do reflexo. Os reflexos são graduados de 0 (ausente) a 4+ (marcadamente hiperativo), sendo 2+ normal. Os reflexos 1+ ou 3+ podem ser normais contanto que sejam simétricos. Clônus sustentado é sempre patológico, mas os lactentes com menos de 3 meses de idade podem ter de 5 a 10 batimentos de clônus, e as crianças mais velhas podem ter de 1 a 2 batimentos de clônus, uma vez que sejam simétricos.

O reflexo aquileu é o mais difícil de obter, mas geralmente é evocado com a dorsiflexão passiva do pé e percussão do tendão calcâneo ou no coxim plantar abaixo dos metatarsianos. O reflexo patelar é provocado na percussão do tendão patelar. Se esse reflexo estiver exaltado, a extensão do joelho pode ser acompanhada por contração dos adutores contralaterais (**resposta adutora cruzada**). Reflexos hipoativos geralmente refletem disfunção do neurônio motor inferior ou cerebelar, enquanto reflexos hiperativos são compatíveis com doença do neurônio motor superior, embora a lesão aguda do neurônio motor superior possa ocasionar reflexos tendinosos profundos hipoativos ou ausentes. A resposta plantar é obtida por estimulação da face lateral da planta do pé, começando no calcanhar e estendendo-se à base dos dedos.

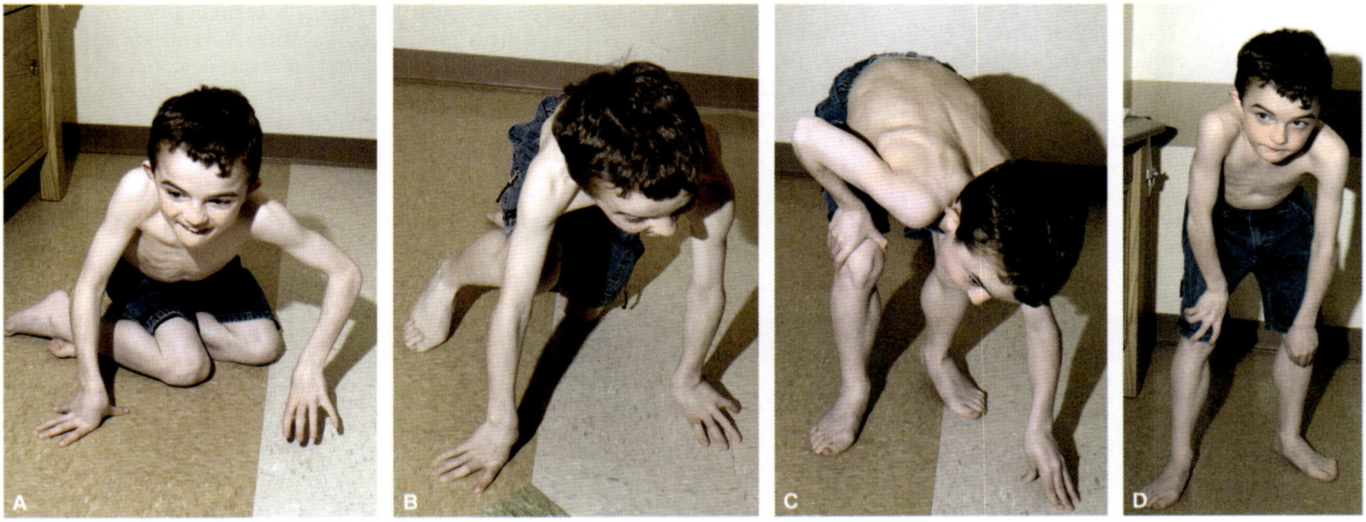

Figura 608.5 Sinal de Gowers em um menino com fraqueza no quadril causada por distrofia muscular de Duchenne. Quando se pede ao paciente para levantar-se de um decúbito ventral, ele usa as mãos para elevar as pernas e compensar a fraqueza proximal nas extremidades inferiores.

O **sinal de Babinski**, indicando lesão do neurônio motor superior, caracteriza-se por extensão do hálux e abertura em leque dos demais dedos. Uma estimulação demasiadamente vigorosa pode produzir retirada, que pode ser mal interpretada como sinal de Babinski. As respostas plantares têm utilidade diagnóstica limitada em neonatos, pois são mediadas por vários reflexos que competem entre si e podem ser flexoras ou extensoras, dependendo de como o pé é posicionado. A assimetria dos reflexos ou da resposta plantar é sinal localizatório útil em lactentes e crianças.

Reflexos primitivos

Os reflexos primitivos aparecem e desaparecem em tempos específicos durante o desenvolvimento (Tabela 608.2), e sua ausência ou persistência além desses períodos significa disfunção do SNC. Embora tenham sido descritos muitos reflexos primitivos, os reflexos de Moro, preensão, tônico cervical e do paraquedas são os mais relevantes clinicamente. O **reflexo de Moro** é desencadeado quando se apoia o lactente em posição semiereta e depois se permite que a cabeça do lactente caia para trás na mão do examinador. Uma resposta normal consiste em extensão simétrica e abdução dos dedos e das extremidades superiores, seguidas por flexão das extremidades superiores e choro audível. Uma resposta assimétrica pode significar fratura de clavícula, lesão do plexo braquial ou hemiparesia. A ausência do reflexo de Moro em um recém-nascido a termo é sombria, sugerindo disfunção significativa do SNC. A **resposta de preensão** é desencadeada colocando-se um dedo na palma aberta de cada mão; com 37 semanas de gestação, o reflexo é forte o suficiente para permitir que o examinador levante o lactente do leito com tração delicada. O **reflexo tônico cervical** é produzido com rotação manual da cabeça do lactente para um lado e observando a postura característica de esgrima (extensão do membro superior no lado para onde se dá a rotação da face e flexão do membro superior contralateral). Uma resposta tônica cervical obrigatória, na qual o lactente "trava" na posição de esgrima, sempre é anormal e implica transtorno do SNC. O **reflexo do paraquedas**, que ocorre em lactentes com um pouco mais de idade, pode ser provocado segurando-se o tronco do lactente e então subitamente baixando-o como se ele estivesse caindo. Os membros superiores espontaneamente se estenderão para frear a queda do lactente, o que torna esse reflexo um pré-requisito para a marcha.

Coordenação

Ataxia refere-se a um distúrbio no desempenho suave de atos motores voluntários e geralmente decorre de disfunção cerebelar. Lesões do vermis cerebelar resultam em instabilidade na posição sentada ou em pé **(ataxia de tronco)**. Os pacientes afetados podem ter marcha com base alargada ou não ser capazes de realizar o teste da marcha pé ante pé. Lesões dos hemisférios cerebelares causam ataxia apendicular, que pode ficar aparente quando o paciente estende a mão para alcançar objetos e realiza os movimentos das manobras índice-nariz e calcanhar-joelho. Outras características da disfunção cerebelar incluem erros de julgamento da distância **(dismetria)**, incapacidade de inibir uma ação muscular **(rebote)**, comprometimento do desempenho de movimentos rápidos e alternados **(disdiadococinesia)**, tremor de intenção, nistagmo, fala escandida com disartria, hipotonia e diminuição dos reflexos tendíneos profundos. Ataxia aguda sugere processo pós-infeccioso, endocrinológico, tóxico, traumático, vascular ou psicogênico, e sintomas crônicos sugerem um processo metabólico, neoplásico ou degenerativo.

Equilíbrio e marcha

A observação do equilíbrio e marcha de uma criança é um aspecto importante do exame neurológico. As crianças normais podem ficar em pé com os pés juntos sem oscilar; entretanto, crianças que se apresentem instáveis podem oscilar ou até cair. No teste da marcha, os calcanhares devem bater no chão a cada lado de uma linha imaginária, mas as crianças com equilíbrio insatisfatório tendem a andar com as pernas separadas para criar uma base mais estável. A marcha pé ante pé força os pacientes a terem uma base estreita, o que destaca dificuldades sutis de equilíbrio.

Existem várias marchas anormais, muitas das quais se associam a uma etiologia específica subjacente. Os pacientes com marcha **espástica** parecem ter a perna rígida como a de um soldado. Podem andar nas pontas dos pés em decorrência de redução do tônus ou contraturas dos tendões do calcâneo, e seus membros inferiores podem assumir postura em tesoura quando andam. A marcha **hemiparética** se associa a espasticidade e circundução do membro inferior (marcha ceifante), bem como a uma diminuição do balanço do membro superior no lado afetado. A **ataxia cerebelar** resulta em marcha titubeante como a de uma pessoa embriagada, enquanto a **ataxia sensitiva** resulta em **marcha talonante**, na qual o paciente eleva os membros inferiores mais alto do que o habitual na fase de balanço, e depois o pé desce ao chão em uma bofetada. A marcha **miopática** ou bamboleante se associa à fraqueza da cintura pélvica. As crianças afetadas costumam desenvolver lordose compensatória e têm outros sinais de fraqueza muscular proximal, como dificuldade para subir escadas. Durante o teste de marcha, o examinador também pode observar hipotonia ou fraqueza das extremidades inferiores; movimentos extrapiramidais, como distonia ou coreia; ou deformidades ortopédicas, como inclinação pélvica, joelho recurvado, deformidades varas ou valgas do joelho, pé cavo (arco plantar alto) ou pé plano e escoliose.

EXAME GERAL

O exame de outros órgãos e sistemas é essencial, pois uma vasta gama de doenças sistêmicas afeta o sistema nervoso. Características dismórficas podem indicar uma síndrome genética (ver Capítulo 95). Sopros cardíacos podem associar-se à febre reumática (coreia de Sydenham), ao rabdomiomas cardíaco (esclerose tuberosa), a uma cardiopatia cianótica (abscesso ou trombose cerebral) e endocardite (oclusão vascular cerebral). Hepatoesplenomegalia pode sugerir erro inato do metabolismo, doença de depósito, infecção pelo HIV ou doença maligna. Lesões cutâneas podem ser uma característica de uma síndrome neurocutânea (ver Capítulo 614).

PROCEDIMENTOS ESPECIAIS DE DIAGNÓSTICO

Punção lombar e exame do líquido cerebrospinal

O exame do líquido cerebrospinal (LCE) e a medida da pressão que ele cria no espaço subaracnóideo são essenciais para confirmar o diagnóstico de meningite, encefalite (autoimune, infecciosa) e hipertensão intracraniana idiopática (antigamente denominada pseudotumor cerebral) e frequentemente são úteis para avaliar hemorragia subaracnóidea; doenças desmielinizantes, degenerativas e vasculares do colágeno; e neoplasias intracranianas. É fundamental a presença de um assistente experiente que posicione, restrinja e console o paciente para sucesso do procedimento.

O paciente deve estar posicionado em decúbito lateral ou sentado com o pescoço e os membros inferiores flexionados para aumentar os espaços intervertebrais. Em geral, recém-nascidos doentes devem

Tabela 608.2 Cronologia de reflexos primitivos selecionados.

REFLEXO	INÍCIO	INTEIRAMENTE DESENVOLVIDO	DURAÇÃO
Preensão palmar	28 semanas de gestação	32 semanas de gestação	2 a 3 meses, pós-natal
Busca	32 semanas de gestação	36 semanas de gestação	Menos proeminente depois de 1 mês pós-natal
Moro	28 a 32 semanas de gestação	37 semanas de gestação	5 a 6 meses pós-natal
Tônico cervical	35 semanas de gestação	1 mês pós-natal	6 a 7 meses pós-natal
Paraquedas	7 a 8 meses pós-natal	10 a 11 meses pós-natal	Permanece durante toda a vida

ser mantidos em uma posição sentada para prevenir problemas com ventilação e perfusão. Independentemente da posição escolhida, é importante ter certeza de que os ombros e quadris do paciente estejam retos para impedir a rotação da coluna.

Uma vez posicionado o paciente, o médico identifica o interespaço apropriado, desenhando uma linha imaginária desde a crista ilíaca, descendo perpendicularmente à coluna vertebral. Nos adultos, geralmente se realizam punções lombares nos interespaço L3-L4 ou L4-L5. A seguir, o médico coloca uma máscara, avental e luvas estéreis. A pele é cuidadosamente preparada com agente de limpeza e são aplicados campos estéreis. A pele e os tecidos subjacentes são anestesiados por injeção de um anestésico local (p. ex., lidocaína a 1%) na ocasião do procedimento ou aplicando-se mistura eutética de lidocaína e prilocaína (EMLA) à pele 30 min antes do procedimento. Introduz-se uma agulha espinal biselada e perfurante de calibre 22 com 3,7 a 7,5 cm com um estilete adaptado apropriadamente no plano sagital médio na direção discretamente cranial. O médico deve fazer pausas frequentes, remover o estilete e pesquisar fluxo de LCE. Embora possa ocorrer um estalido à medida que a agulha penetra a dura, é mais comum ocorrer uma alteração sutil da resistência.

Uma vez detectado o LCE, pode-se anexar um manômetro e uma válvula reguladora de três saídas à agulha espinal para obter-se uma pressão inicial. Se o paciente estiver sentado quando introduzida a agulha espinal, deve ser movido cuidadosamente para um **decúbito lateral** com a cabeça e os membros inferiores estendidos antes que se anexe o manômetro. Em crianças entre 1 e 18 anos de idade, o parâmetro de intervalo de referência para pressão de abertura anormalmente elevada, determinado como o percentil 90 para todos os pacientes da população de referência, é de 28 cm de água. O limiar para uma pressão anormalmente reduzida no 10º percentil é de 11,5 cm de água. A causa mais comum de pressão inicial elevada é um paciente agitado. Sedação e índice de massa corporal alto também podem aumentar a pressão inicial (Capítulo 623).

As **contraindicações** para realizar punção lombar incluem suspeita de massa cerebral, especialmente na fossa posterior ou acima do tentório, causando desvio da linha média; suspeita de massa na medula espinal; sinais e sintomas de herniação cerebral iminente em uma criança com provável meningite; doença crítica (em raras ocasiões); infecção da pele no local da punção lombar; trombocitopenia com uma contagem de plaquetas inferior a $20 \times 10^9/\ell$. Se edema de disco óptico ou achados focais sugerirem massa lesionada, deve-se pedir uma rápida tomografia computadorizada (TC) de crânio antes de prosseguir com uma punção lombar para prevenir herniação uncal ou cerebelar quando removido o LCE. Na ausência desses achados, não se justificam imagens de rotina do crânio. O médico também deve estar alerta para sinais clínicos de herniação iminente, incluindo alterações do padrão respiratório (p. ex., hiperventilação; respiração de Cheyne-Stokes, respiração atáxica, parada respiratória), anormalidades do tamanho e reatividade da pupila, perda de reflexos do tronco encefálico e postura em decorticação ou descerebração. Se algum desses sinais estiver presente ou a criança estiver gravemente doente, de modo que a punção lombar possa induzir parada cardiorrespiratória, devem ser coletadas hemoculturas e iniciado o atendimento de suporte, incluindo antibióticos. Uma vez estabilizado o paciente, pode ser possível realizar uma punção lombar seguramente.

O LCE normal contém até 5 leucócitos/mm^3, e um recém-nascido pode ter até 15/mm^3. Células polimorfonucleares são sempre anormais em uma criança, mas 1 a 2/mm^3 podem estar presentes em um recém-nascido normal. Uma contagem elevada de polimorfonucleares sugere meningite bacteriana ou a fase inicial da meningite asséptica (ver Capítulo 621). Linfocitose do LCE pode ser vista na meningite asséptica, tuberculosa ou fúngica; doenças desmielinizantes; tumor cerebral ou da medula espinal; transtornos imunológicos, incluindo doenças vasculares do colágeno; e irritação química (após mielografia, metotrexato intratecal).

O LCE normal não contém hemácias; desse modo, sua presença indica uma punção traumática ou hemorragia subaracnóidea. O clareamento progressivo do sangue entre a primeira e a última amostra indica punção traumática. O LCE com sangue deve ser centrifugado imediatamente. Um sobrenadante claro é compatível com acidente de punção, enquanto **xantocromia** (cor amarela que resulta da degradação da hemoglobina) sugere hemorragia subaracnóidea. A xantocromia pode estar ausente nos sangramentos ocorridos há menos de 12 horas, particularmente quando os laboratórios dependem da inspeção visual, e não de espectroscopia. Também pode ocorrer xantocromia no contexto de hiperbilirrubinemia, carotenemia e elevação acentuada das proteínas no LCE.

A proteína normal no LCE é de 10 a 40 mg/dℓ em uma criança e chega a 120 mg/dℓ em um recém-nascido. A proteína do LCE atinge a faixa da normalidade encontrada na infância aos 3 meses de idade. A proteína do LCE pode estar elevada em muitos processos, incluindo doenças infecciosas, imunológicas, vasculares e degenerativas, bloqueios do LCE, bem como tumores do cérebro (tumores primários do SNC, tumores sistêmicos metastáticos para o SNC, leucemia linfoblástica aguda infiltrativa) e da medula espinal. Com uma punção traumática, a proteína do LCE aumenta aproximadamente 1 mg/dℓ para cada 1.000 hemácias/mm^3. A elevação da imunoglobulina G no LCE, que normalmente representa aproximadamente 10% da proteína total, é observada na panencefalite esclerosante subaguda, na encefalomielite pós-infecciosa e em alguns casos de esclerose múltipla. Se houver suspeita do diagnóstico de esclerose múltipla, deverá ser pesquisada a presença de bandas oligoclonais no LCE.

O conteúdo de glicose do LCE é aproximadamente 60% da glicemia em uma criança saudável. Para impedir uma razão de glicose no sangue (LCE falsamente elevada em um caso de suspeita de meningite), é recomendável coletar a glicemia antes da punção lombar quando a criança está relativamente calma. Encontra-se hipoglicorraquia associada à doença meníngea difusa, particularmente meningite bacteriana e tuberculosa. O envolvimento neoplásico generalizado das meninges, hemorragia subaracnóidea, transtornos envolvendo a proteína transportadora de glicose tipo 1 (p. ex., deficiência de GLUT1), meningite fúngica e, ocasionalmente, meningite asséptica podem produzir também glicose baixa no LCE.

A bacterioscopia do LCE é essencial, se houver suspeita de meningite bacteriana; pode-se usar preparação para bacilos álcool-ácido resistentes e tinta da Índia para pesquisar meningite tuberculosa e fúngica respectivamente. O LCE é então semeado em diferentes meios de cultura, dependendo do patógeno suspeito. Quando indicado pela apresentação clínica, também pode ser útil pesquisar a presença de antígenos específicos (p. ex., *Neisseria meningitidis*, *Haemophilus influenzae* tipo b ou *Streptococcus pneumoniae*), ou para estudos de anticorpos ou reação em cadeia da polimerase (p. ex., herpes-vírus simples 1 e 2, vírus West Nile, Zika, enterovírus). Em casos não infecciosos, os níveis de metabólitos no LCE, como lactato, aminoácidos e enolase, podem dar pistas sobre a doença metabólica subjacente.

Procedimentos neurorradiológicos

As **radiografias do crânio** têm utilidade diagnóstica limitada. Podem demonstrar fraturas, defeitos ósseos, calcificações intracranianas ou evidências indiretas de HIC. O aumento agudo da PIC causa separação de suturas, enquanto a HIC crônica se associa à erosão dos processos clinoides posteriores, aumento da sela turca e aumento das marcas das circunvoluções.

A **ultrassonografia craniana** é o método por imagem de escolha para detectar hemorragia intracraniana, leucomalacia periventricular e hidrocefalia em lactentes com fontanela anterior patente. A ultrassonografia é menos sensível do que a TC craniana ou a ressonância magnética (RM) para detectar lesão hipóxico-isquêmica, mas o uso de sonografia com Doppler colorido ou de amplitude, ambos os quais mostram alterações na velocidade do fluxo sanguíneo cerebral regional, melhora sua sensibilidade. Em geral, a ultrassonografia não é a técnica útil em crianças com mais idade, embora seja útil no intraoperatório quando se colocam *shunts*, para localizar pequenos tumores e realizar biopsias com agulha.

A **TC craniana** é um instrumento diagnóstico valioso na avaliação de muitas emergências neurológicas, bem como algumas condições fora da emergência. Não é invasiva, o procedimento é rápido e geralmente pode ser realizado sem sedação. A TC usa técnicas convencionais de raios X, o que significa que produz radiação ionizante. Como crianças com menos de 10 anos de idade são muitas vezes mais sensíveis à radiação do que os adultos, é importante considerar se as imagens são realmente indicadas e, se forem, se uma ultrassonografia ou a RM poderia ser mais apropriada. No contexto de emergência, uma TC sem contraste pode demonstrar fraturas de crânio, pneumoencéfalo, hemorragias intracranianas, hidrocefalia e herniação iminente. Se o exame sem contraste revelar anormalidade e não puder ser realizada uma RM oportunamente, deve-se usar contraste não iônico para destacar áreas de ruptura da barreira hematencefálica (p. ex., abscesso, tumores) e/ou coleções de vasos anormais (p. ex., malformações arteriovenosas). A TC é menos útil para diagnosticar infartos agudos em crianças, pois as alterações radiográficas podem não ficar aparentes por até 24 horas. Alguns sinais sutis de infarto em fase inicial (< 24 horas) incluem apagamento dos sulcos, borramento da junção das substâncias cinzenta e branca e o sinal da artéria cerebral média hiperdensa (aumento da atenuação na artéria cerebral média, que frequentemente se associa à trombose). No contexto de rotina, a TC pode ser usada para demonstrar calcificações intracranianas ou, com o acréscimo da reformatação tridimensional, avaliar pacientes com anormalidades craniofaciais ou craniossinostose. Embora outros processos patológicos possam ser visíveis na TC, a *RM, em geral, é preferida porque proporciona uma vista mais detalhada da anatomia sem exposição do paciente à radiação ionizante* (Tabela 608.3).

A **angiografia por TC craniana** é instrumento útil para visualizar estruturas vasculares e é realizada administrando-se um bolo de contraste iodado por meio de um cateter intravenoso de grande calibre e depois adquirindo imagens de TC à medida que o contraste atravessa as artérias.

A **RM** cerebral é um procedimento não invasivo bem adequado para detectar várias anormalidades, inclusive as da fossa posterior e da medula espinal. A varredura da RM é altamente suscetível a artefatos de movimento do paciente; consequentemente, muitas crianças com

Tabela 608.3 Procedimentos de imagens preferidos em doenças neurológicas.

INFARTO ISQUÊMICO OU ATAQUE ISQUÊMICO TRANSITÓRIO
TC/ATC (cabeça e pescoço) com ou sem perfusão na TC para pacientes instáveis ou candidatos em potencial ao ativador do plasminogênio tecidual ou outras intervenções agudas
De outro modo, RM/ARM (cabeça e pescoço) com e sem gadolínio e com imagens ponderadas em difusão
Se os achados do exame forem localizatórios da circulação anterior, deve ser realizada ultrassonografia da carótida, e não ATC ou ARM do pescoço
Pedir VRM se o infarto não seguir uma distribuição arterial
TC ou RM podem detectar infartos com mais de 24 h, embora a RM, em geral, seja preferida para evitar exposição à radiação ionizante

HEMORRAGIA INTRAPARENQUIMATOSA
TC se < 24 h; RM se > 24 h
RM e ARM para avaliar malformação arteriovenosa subjacente, tumor etc.
Angiografia por cateter se ARM não fizer o diagnóstico

MALFORMAÇÃO ARTERIOVENOSA
TC para hemorragia aguda; RM e ARM com e sem gadolínio o mais cedo possível
Angiografia por cateter se imagens não invasivas não fizerem o diagnóstico

ANEURISMA CEREBRAL
TC sem contraste para hemorragia subaracnóidea aguda
ARM ou ATC para identificar o aneurisma
Angiografia por cateter pode ser necessária em alguns casos
DTC para detectar vasospasmo

LESÃO CEREBRAL HIPÓXICO-ISQUÊMICA
Ultrassonografia em lactentes
Se a ultrassonografia for negativa ou se houver discrepância entre a evolução clínica e a ultrassonografia, pedir uma RM
Em crianças com mais idade, TC se instáveis; de outro modo, RM
MRS pode mostrar pico de lactato até na ausência de anormalidades estruturais e ser útil para prognóstico

TRANSTORNOS METABÓLICOS
RM, particularmente imagens ponderadas em T2 e FLAIR
Imagens ponderadas em difusão podem ser úteis para distinguir alterações agudas e crônicas
MRS, SPECT e PET podem ser úteis em certos transtornos

HIDROCEFALIA
Ultrassonografia (em lactentes), TC com e sem contraste ou RM com e sem gadolínio para diagnóstico de hidrocefalia comunicante
RM com e sem gadolínio para diagnóstico de hidrocefalia não comunicante
Ultrassonografia (em lactentes) ou TC para acompanhar o tamanho dos ventrículos em resposta ao tratamento

CEFALEIA
TC com e sem contraste ou RM com e sem gadolínio, se houver suspeita de um transtorno estrutural (RM é preferida em situações fora de emergência, pois não envolve radiação ionizante e oferece melhor visualização do parênquima)

TRAUMATISMO CRANIANO
TC sem contraste inicialmente
RM depois da avaliação inicial e tratamento, se clinicamente indicada. Imagens tensoras de difusão e/ou sequências de curtose de difusão podem ser úteis para detectar anormalidades sutis da substância branca

EPILEPSIA
RM com e sem gadolínio. Cortes finos dos lobos temporais mesiais podem ser úteis na suspeita de foco temporal
PET
SPECT interictal

TUMOR CEREBRAL
RM com e sem gadolínio
MRS
PET

ESCLEROSE MÚLTIPLA
RM com e sem gadolínio
Pedir imagens FLAIR sagitais

MENINGITE OU ENCEFALITE
TC sem e com contraste antes de punção lombar se houver sinais de HIC ao exame
RM com e sem gadolínio depois da avaliação inicial e tratamento para pacientes com meningite ou encefalite complicada

ABSCESSO CEREBRAL
RM com e sem gadolínio
Imagens ponderadas em difusão e MRS podem ajudar a diferenciar abscesso de tumor necrótico
Se o paciente estiver instável, TC com e sem contraste seguida por RM com e sem contraste quando possível

TRANSTORNOS DO MOVIMENTO
RM com e sem gadolínio
PET
DatScan (SPECT usando ioflupano iodo-123 como agente de contraste para detectar transportadores de dopamina na suspeita de síndromes parkinsonianas)

ATC, angiografia por tomografia computadorizada; FLAIR (do inglês, *fluid-attenuated inversion recovery*, recuperação de inversão com atenuação do líquido livre; HIC, hipertensão intracraniana; ARM, angiografia por ressonância magnética; MRS, espectroscopia por ressonância magnética; VRM, venografia por ressonância magnética; PET, tomografia por emissão de pósitrons; SPECT, tomografia computadorizada com emissão de fóton único; DTC, ultrassonografia Doppler transcraniana.

menos de 8 anos de idade precisam de sedação para que se obtenha um estudo adequado. A necessidade de sedação tem diminuído em alguns centros à medida que melhora a tecnologia de RM e permite a realização de estudos mais rapidamente, e as técnicas de distração visual são mais bem aplicadas enquanto a criança está no *scanner* da RM. Como a American Academy of Pediatrics recomenda que os lactentes sejam mantidos em jejum absoluto por 4 h ou mais e as crianças com mais idade por 6 h ou mais antes de sedação profunda, geralmente é difícil fazer uma RM em um lactente ou criança em situações agudas. A RM pode ser usada para pesquisar lesões cerebrais congênitas ou adquiridas, defeitos da migração, disfunção da mielinização ou desmielinização, glicose pós-traumática, neoplasias, edema cerebral e AVE agudo (Tabela 608.3). Os agentes de contraste paramagnéticos da RM (p. ex., gadolínio-ácido dietilenotriaminopenta-acético [DTPA]) são eficazes para identificar áreas de rompimento da barreira hematencefálica, como o que ocorre nos tumores cerebrais primários e metastáticos, meningite, cerebrite, abscesso e desmielinização ativa. A **angiografia por RM** e a **venografia por RM** fornecem imagens detalhadas das principais estruturas da vasculatura intracraniana e auxiliam no diagnóstico de condições como o AVE, malformações vasculares e trombose de seio venoso cerebral. A angiografia por RM é o procedimento de escolha para lactentes e pré-escolares devido à falta de radiação ionizante e de contraste; entretanto, a angiografia por tomografia computadorizada pode ser preferível nas crianças mais velhas visto que é mais rápida e pode eliminar a necessidade de sedação; é particularmente útil para ver os vasos sanguíneos do pescoço, onde existe menos interferência de artefato ósseo do que no cérebro encerrado dentro do crânio.

A **RM funcional** é uma técnica não invasiva usada para mapear a atividade neuronal durante estados cognitivos específicos e/ou funções sensorimotoras. Os dados geralmente se baseiam na oxigenação sanguínea, embora também possam basear-se no volume ou fluxo sanguíneo cerebral. A RM funcional é útil para localização pré-cirúrgica de funções cerebrais críticas e tem muitas vantagens sobre outras técnicas de imagens funcionais. Especificamente, a RM funcional produz imagens de alta resolução sem exposição à radiação ionizante ou contraste e permite registro concomitante de imagens funcionais e estruturais.

A **espectroscopia de prótons por ressonância magnética (MRS)** é uma técnica de imagens moleculares na qual o perfil neuroquímico peculiar de uma região cerebral pré-selecionada é exibido sob a forma de um espectro. Podem-se detectar muitos metabólitos, os mais comuns dos quais são *N*-acetil-aspartato, creatina e fosfocreatina, colina, mioinositol e lactato. Alterações do padrão espectral de determinada área podem produzir indícios sobre a patologia subjacente, tornando a MRS útil para detectar questões metabólicas em recém-nascidos, assim como auxiliar nos períodos pré-operatório e pós-terapêutico de tumores intracranianos. A MRS pode localizar regiões de displasia cortical em pacientes com epilepsia, já que esses pacientes têm baixas taxas de *N*-acetil-aspartato: creatina. Por fim, a MRS pode ser útil na detecção de lesões hipóxico-isquêmicas em recém-nascidos no primeiro dia de vida, pois o pico de lactato aumenta e o *N*-acetil-aspartato é reduzido antes de apresentar anormalidades na RM.

A **angiografia por cateter** é o padrão ouro para diagnosticar transtornos vasculares do SNC, como malformações arteriovenosas, aneurismas, oclusões arteriais e vasculite. Realiza-se um estudo de quatro vasos introduzindo-se um cateter na artéria femoral e depois injetando contraste na artéria carótida interna e na vertebral. Como a angiografia por cateter é invasiva e exige anestesia geral, esta fica tipicamente reservada para planejar o tratamento de procedimentos endovasculares ou abertos e para casos em que os resultados das imagens não invasivas não sejam diagnósticos.

A **tomografia por emissão de pósitrons** (PET; do inglês, *pósitron emission tomography*) fornece informações diferenciadas sobre o metabolismo cerebral e a perfusão, medindo o fluxo sanguíneo, a captação de oxigênio e/ou o consumo de glicose. A PET é uma técnica cara que é mais frequentemente empregada no contexto de programas para cirurgia da epilepsia. PET-MRI é uma modalidade clínica emergente de uso particular para a avaliação de cirurgia de epilepsia e neuro-oncologia. O PET-MRI pediátrico é amplamente usado em pesquisa, embora pelo menos um hospital pediátrico nos EUA tenha sido pioneiro no seu uso clínico. A **TC com emissão de fóton único** usando Tc^{99m} hexametil-propileno-amina-oxima é uma técnica sensível e barata para estudar o fluxo sanguíneo cerebral regional. A TC com emissão de fóton único é particularmente útil para pesquisar vasculite, encefalite por herpes, córtex displásico e tumores cerebrais recorrentes. É possível o acesso à tomografia por emissão de pósitrons apenas em alguns centros pediátricos nos EUA; essa técnica oferece melhor resolução e definição tecidual do que a TC com emissão de fóton único.

Eletroencefalografia

O eletroencefalograma (EEG) fornece registro contínuo da atividade elétrica entre eletrodos de referência colocados no couro cabeludo. Embora não se tenha certeza sobre a gênese da atividade elétrica, é provável que se origine de potenciais pós-sinápticos nos dendritos de neurônios corticais. Mesmo com amplificação da atividade elétrica, nem todos os potenciais são registrados, pois existe um efeito tampão do couro cabeludo, músculos, osso, vasos e líquido subaracnóideo. As ondas do EEG são classificadas, de acordo com sua frequência, em delta (1 a 3 Hz), teta (4 a 7 Hz), alfa (8 a 12 Hz) e beta (13 a 20 Hz). Essas ondas são alteradas por muitos fatores, incluindo idade, nível de alerta, fechamento dos olhos, fármacos e estados mórbidos.

O EEG normal com o paciente acordado se caracteriza por um ritmo posterior dominante – ritmo sinusoidal de 8 a12 Hz mais proeminente na região occipital em um estado de vigília relaxada com os olhos fechados. Esse ritmo se torna aparente pela primeira vez aos 3 a 4 meses de vida, e a maioria das crianças alcança a frequência dos adultos de 8 a 12 Hz por volta dos 8 anos de idade.

O sono normal se divide em três estágios de sono sem movimentos oculares rápidos – designados N1, N2 e N3 – e sono com movimentos oculares rápidos. N1 corresponde à sonolência e N3 representa sono de ondas lentas profundo e restaurador. O sono com movimentos oculares rápidos raramente é registrado durante um EEG de rotina, mas pode ser visto nos registros feitos durante toda uma noite. A American Electroencephalography Society Guideline and Technical Standards afirma que “devem ser feitos registros durante o sono sempre que possível”; entretanto, parece que a privação de sono – não dormir durante o EEG – é o que aumenta o rendimento do estudo, particularmente em crianças com uma ou mais crises convulsivas clinicamente diagnosticadas e em crianças com mais de 3 anos de idade.

As anormalidades do EEG podem ser divididas em duas categorias gerais: descargas epileptiformes e lentidão. As descargas epileptiformes são pontas ou ondas *sharp* paroxíticas, muitas vezes seguidas por ondas lentas, que interrompem a atividade de fundo. Podem ser focais, multifocais ou generalizadas. As descargas focais costumam associar-se à disgenesia cerebral ou a lesões irritativas, como os cistos, tumores de crescimento lento ou tecido cicatricial na glia; descargas generalizadas geralmente ocorrem em crianças com estruturas cerebrais normais. As descargas generalizadas podem ocorrer como traço epiléptico em crianças que jamais tiveram uma crise convulsiva e, por si mesmas, não são indicação de tratamento. A atividade epileptiforme pode ser intensificada por procedimentos de ativação, incluindo hiperventilação e fotoestimulação.

Assim como com as descargas epileptiformes, a lentidão pode ser focal ou difusa. Lentidão focal deve levantar a suspeita de uma anormalidade funcional ou estrutural subjacente, como um infarto, hematoma ou tumor. A lentidão difusa é o diferencial da encefalopatia geralmente secundária a um processo patológico generalizado ou transtorno toxicometabólico.

O **monitoramento por vídeo EEG por período prolongado** fornece caracterização precisa dos tipos de crises convulsivas, o que permite controle clínico ou cirúrgico específico. Facilita a diferenciação acurada de crises convulsivas epilépticas de eventos paroxísticos não epilépticos, incluindo crises psicogênicas recorrentes semelhantes a convulsões. O monitoramento prolongado com EEG também pode ser útil durante ajustes da medicação.

Potenciais evocados

Um potencial evocado é um sinal elétrico registrado no SNC após a apresentação de um estímulo visual, auditivo ou sensitivo específico. A estimulação do sistema visual por um estímulo em lampejo ou padronizado, como um tabuleiro de damas preto e branco, produz **potenciais evocados visuais** (PEV), que são registrados na região occipital, e sua média é feita em um computador. Os PEVs anormais podem ser decorrentes de lesões da via visual em qualquer ponto desde a retina até o córtex visual. Muitos transtornos desmielinizantes e doenças neurodegenerativas, como Tay-Sachs, Krabbe ou doença de Pelizaeus-Merzbacher, ou lipofuscinoses ceroides neuronais mostram anormalidades características nos PEVs. Flash PEV também podem ser úteis para avaliar lactentes que tenham sofrido uma lesão anóxica; entretanto, a detecção de um potencial evocado não significa necessariamente que o lactente terá visão funcional.

Os **potenciais evocados auditivos do tronco encefálico** (PEATE) oferecem medida objetiva da audição e são particularmente úteis em recém-nascidos e em crianças que não conseguiram realizar um teste audiométrico ou não colaboraram para sua realização. Os PEATEs são anormais em muitas doenças neurodegenerativas da infância e são instrumentos importantes na avaliação de pacientes com suspeita de tumores no ângulo pontocerebelar. Os PEATEs podem ser úteis para avaliar a função do tronco encefálico em pacientes comatosos, já que as formas em onda não são afetadas por medicamentos ou pelo nível de consciência; entretanto, não são acurados para predizer recuperação neurológica e o prognóstico.

Potenciais evocados somatossensoriais (PESS) são obtidos por estimulação de um nervo periférico (fibular, mediano), registrando-se depois a resposta elétrica na região cervical e o córtex somatossensorial contralateral parietal. PESS determinam a integridade funcional do sistema coluna posterior-lemnisco medial e são úteis para monitorar a função da medula espinal durante procedimentos cirúrgicos para escoliose, coarctação da aorta e reparo de mielomeningocele. Os PESS são anormais em muitos transtornos neurodegenerativos e são o potencial evocado mais acurado na avaliação do desfecho neurológico após um acometimento grave do SNC.

Testes genéticos e metabólicos específicos e gerais

Crianças com deficiência intelectual ou atraso no desenvolvimento são frequentemente avaliadas com testes metabólicos e/ou genéticos. Os resultados do estudo de triagem neonatal devem ser verificados novamente antes que novos estudos sejam realizados. As características de acompanhamento específicas do histórico e do exame físico da criança podem apontar para um distúrbio ou um grupo de distúrbios específicos, possibilitando o teste genético ou metabólico específico ou estudos cromossômicos frutíferos. O sequenciamento de todo o exoma é frequentemente usado em situações em que esses estudos são negativos ou não há características distintivas do histórico da criança ou exame físico que apontem para determinado subgrupo de diagnósticos.

A bibliografia está disponível no GEN-io.

Capítulo 609
Anomalias Congênitas do Sistema Nervoso Central

Stephen L. Kinsman e Michael V. Johnston

As malformações do sistema nervoso central (SNC) estão agrupadas em defeitos do tubo neural (DTN) e malformações associadas à medula espinal; encefaloceles; distúrbios de especificação de estruturas (estruturas da substância cinzenta, distúrbios de migração neuronal, distúrbios de conectividade e formação de tratos e comissuras); distúrbios da fossa posterior, tronco encefálico e cerebelo; distúrbios do crescimento e tamanho do cérebro; e distúrbios do crescimento e da forma do crânio. A classificação etiológica dessas condições em sindrômicas, não sindrômicas, variação do número de cópias e monogênicas também é importante. Essas doenças podem ser doenças isoladas ou uma consequência das exposições ambientais. A elucidação das causas monogênicas e as variações do número de cópias (deleções) ultrapassaram a nossa compreensão dos mecanismos epigenéticos e ambientais que originam essas malformações.

Tais distúrbios são heterogêneos na sua apresentação. Apresentações e problemas clínicos comuns incluem alterações do tamanho e/ou forma da cabeça; hidrocefalia; anormalidades cerebrais na ultrassonografia fetal; encefalopatia neonatal e convulsões; atraso no desenvolvimento, comprometimento cognitivo e deficiência intelectual; hipotonia, comprometimento motor e paralisia cerebral; convulsões, epilepsia e epilepsia farmacorresistente; disfunção de nervos cranianos; e disfunção da medula espinal.

A bibliografia está disponível no GEN-io.

609.1 Defeitos do Tubo Neural

Stephen L. Kinsman e Michael V. Johnston

HIDROCEFALIA

Os defeitos do tubo neural (DTN) são responsáveis pela maior proporção de anomalias congênitas do SNC e resultam de falha do tubo neural para fechar espontaneamente entre a 3ª e a 4ª semana do desenvolvimento intrauterino. Embora a causa precisa dos DTN permaneça desconhecida, as evidências sugerem que muitos fatores, que incluem a hipertermia, os fármacos (ácido valproico), desnutrição, baixos níveis de folato nos eritrócitos, produtos químicos, obesidade ou diabetes materna, e determinantes genéticos (mutações nas vias enzimáticas folato-responsivas ou folato-dependentes), podem afetar negativamente o desenvolvimento normal do SNC desde o momento da sua concepção. Em alguns casos, um estado nutricional materno anormal, ou exposição à radiação antes da concepção, aumenta a probabilidade de uma malformação congênita do SNC. Os principais DTNs incluem espinha bífida oculta, meningocele, mielomeningocele, encefalocele, anencefalia, síndrome de regressão caudal, seio dérmico, medula ancorada, siringomielia, diastematomielia e lipoma envolvendo o cone medular e/ou filo terminal e a rara condição de iniencefalia.

O sistema nervoso humano tem origem no ectoderma primitivo que também se desenvolve na epiderme. O ectoderma, o endoderma e o mesoderma formam as três camadas germinativas primárias que se desenvolvem na terceira semana. O endoderma, particularmente a placa notocordal e o mesoderma intraembrionário, induz o ectoderma supraembrionário a desenvolver a placa neural na 3ª semana do desenvolvimento (Figura 609.1A). A falha na indução normal é responsável pela maioria dos DTNs, bem como pelos distúrbios do desenvolvimento prosencefálico. O rápido crescimento das células no interior da placa neural provoca maior invaginação do sulco neural e diferenciação de um agrupamento de células, a crista neural, que migra lateralmente sobre a superfície do tubo neural (ver Figura 609.1B). A placa notocordal torna-se a notocorda, localizada centralmente, que funciona como uma fundação em torno da qual a coluna vertebral finalmente se desenvolve. Com formação da coluna vertebral, a notocorda sofre involução e se torna o núcleo pulposo dos discos intervertebrais. As células da crista neural se diferenciam para formar o sistema nervoso periférico, incluindo a coluna vertebral, os gânglios espinais e autônomos e os gânglios dos nervos cranianos V, VII, VIII, IX, e X. Além disso, a crista neural forma as leptomeninges, bem como as células de Schwann, que são responsáveis pela mielinização do sistema nervoso periférico. Acredita-se que a dura-máter surge do mesoderma paraxial. Na região embrionária destinada a tornar-se a cabeça, existem padrões semelhantes. Nessa região, a notocorda é substituída pelo mesoderma pré-cordal.

Na terceira semana do desenvolvimento embrionário, completa-se a invaginação do suco neural e o tubo neural é formado por meio da separação do ectoderma sobrejacente (Figura 609.1C). O fechamento inicial do tubo neural é realizado na área correspondente à futura junção da coluna espinal e medula espinal, movendo-se rapidamente nos sentidos caudal e rostral. Durante um breve período, o tubo neural encontra-se aberto em ambas as extremidades, e o canal neural comunica-se livremente com a cavidade amniótica (Figura 609.1D). A falha no fechamento do tubo neural permite a excreção de substâncias fetais (α-fetoproteína [AFP], acetilcolinesterase) no fluido amniótico, servindo como marcadores bioquímicos para um DTN. *A triagem pré-natal do soro materno para a AFP na 16ª-18ª semana de gestação é um método eficaz para identificar*

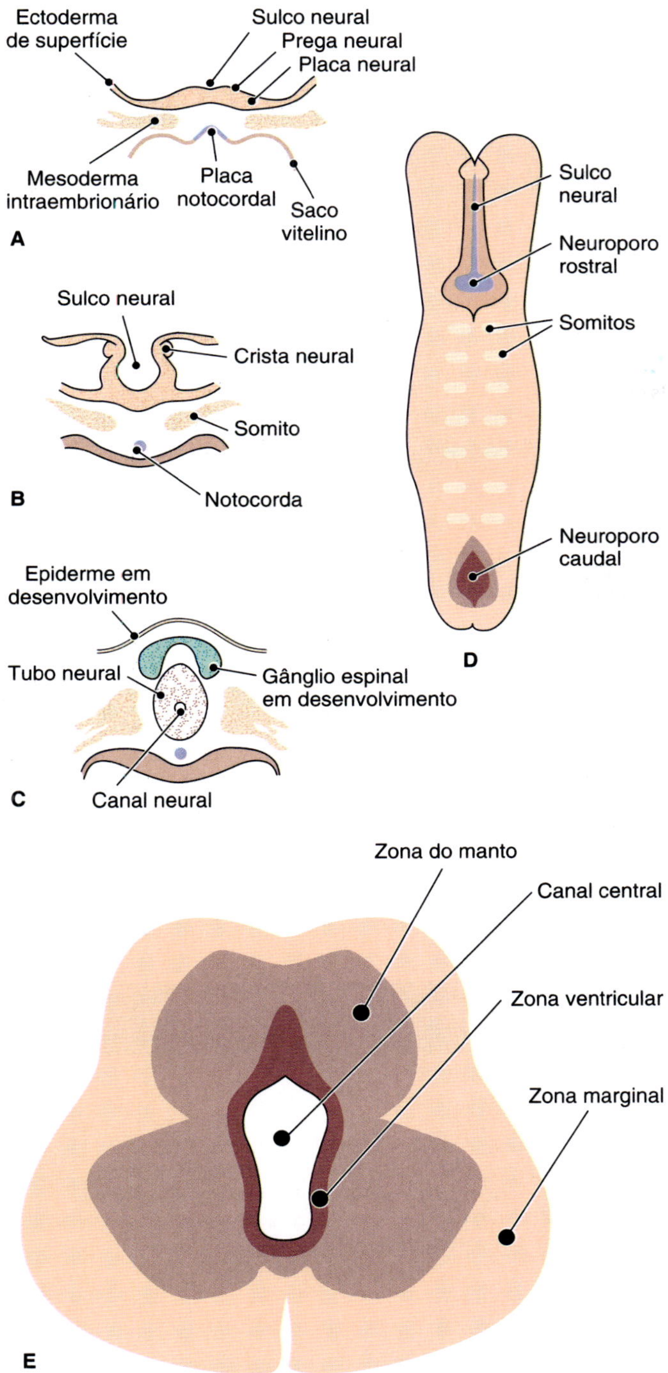

Figura 609.1 Ilustração esquemática do desenvolvimento do sistema nervoso. **A.** Secções transversais da placa neural durante a 3ª semana. **B.** Formação do sulco neural e da crista neural. **C.** O tubo neural é desenvolvido. **D.** Desenho longitudinal mostrando o fechamento inicial do tubo neural na região central. **E.** Desenho da secção transversal do tubo neural embrionário (medula espinal primitiva).

gestações de risco para fetos com DTN ainda no útero. Normalmente, a extremidade rostral do tubo neural fecha-se no 23º dia e o neuroporo caudal fecha-se por um processo de neurulação secundário por volta do 27º dia de desenvolvimento, antes do período de tempo em que muitas mulheres percebem que estão grávidas.

O tubo neural embrionário é constituído por três zonas: ventricular, manto e marginal (Figura 609.1E). A camada ependimal consiste em células neuroepiteliais colunares pseudoestratificadas e pluripotenciais. Células neuroepiteliais específicas diferenciam-se em neurónios primitivos ou neuroblastos que formam a camada do manto. A zona marginal é formada por células da camada externa do neuroepitélio, que acaba por se tornar a substância branca. Glioblastos, que atuam como as células de suporte primitivas do SNC, também têm origem nas células neuroepiteliais na zona ependimária. Essas células migram para a zona do manto e para a zona marginal e tornam-se futuros astrócitos e oligodendrócitos. É provável que a micróglia tenha origem nas células mesenquimais em uma fase posterior do desenvolvimento fetal, quando os vasos sanguíneos começam a penetrar no sistema nervoso em desenvolvimento.

609.2 Espinha Bífida Oculta (Disrafismo Espinal Oculto)

Stephen L. Kinsman e Michael V. Johnston

Espinha bífida oculta é uma anomalia comum que consiste em um defeito na linha média dos corpos vertebrais sem protrusão da medula espinal ou meninges. A maioria dos pacientes é assintomática e sem sinais neurológicos, e a condição geralmente não tem consequências. Alguns consideram o termo *espinha bífida oculta* para denotar meramente um defeito na fusão dos corpos vertebrais posteriores, em oposição a um verdadeiro disrafismo espinal. Este simples defeito não cursa com uma malformação da medula espinal associada. Outras formas clinicamente mais significativas de malformações da medula espinal fechada são mais corretamente denominadas **disrafismo espinal oculto**. Na maioria desses casos, existem manifestações cutâneas como hemangioma, descoloração da pele, depressões, nódulos, seio dérmico ou mancha pilosa (Figuras 609.2 e 609.3). Uma radiografia da coluna vertebral na espinha bífida oculta simples mostra um defeito no fechamento dos arcos vertebrais e lâminas posteriores, geralmente envolvendo L5 e S1; não há anormalidade nas meninges, medula espinal ou raízes nervosas. O disrafismo espinal oculto encontra-se frequentemente associado a anormalidades mais significativas do desenvolvimento da medula espinal, incluindo siringomielia, diastematomielia, lipoma, filamento gorduroso, seio dérmico e/ou uma medula ancorada. Uma radiografia da coluna nesses casos pode mostrar defeitos ósseos ou pode ser normal. Todos os casos de disrafismo espinal oculto são mais bem investigados com ressonância magnética (Figuras 609.3 e 609.4). A triagem inicial no recém-nascido pode incluir ultrassonografia, mas a ressonância magnética é mais precisa em qualquer idade.

Um **seio dérmico** geralmente forma pequena abertura na pele, que leva a um ducto estreito, às vezes indicado por pelos protrusos, um sinal peludo ou um nevo vascular. Os seios dermoides ocorrem na linha média, nos locais onde as meningoceles ou encefaloceles podem ocorrer: na região lombossacra ou occipital, respectivamente, e ocasionalmente na região cervical ou torácica. Os tratos do seio dermoide podem passar através da dura-máter, atuando como um canal para a disseminação de infecção. Meningite recorrente de origem oculta deve direcionar à realização de um exame cuidadoso para a observação de um pequeno trato do seio l na região posterior da linha média, incluindo a parte de trás da cabeça. Os seios lombossacrais geralmente estão localizados acima da prega glútea e dirigidos cefalicamente. A síndrome da medula ancorada também pode ser um problema associado. Diastematomielia comumente apresenta anormalidades ósseas que requerem intervenção cirúrgica, juntamente com o descolamento da medula espinal.

Uma abordagem para obtenção de imagens da coluna em pacientes com lesões cutâneas é destacada na Tabela 609.1.

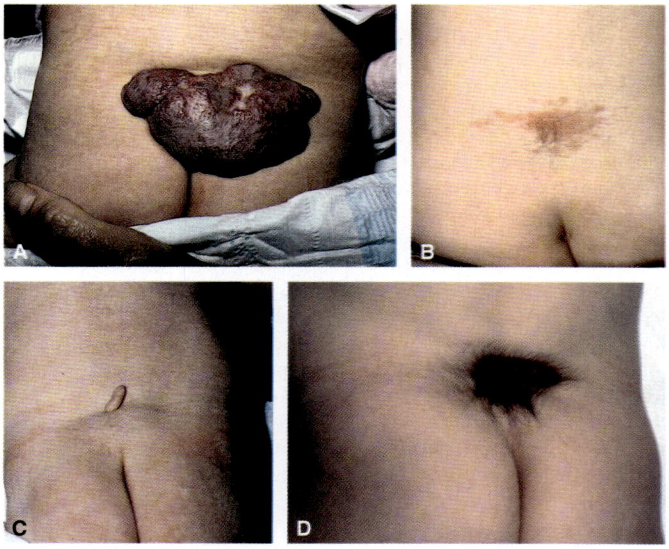

Figura 609.2 Aspectos clínicos das lesões cutâneas lombossacrais medianas congênitas. **A.** Hemangioma sacral na linha mediana em um paciente com lipomielomeningocele oculta. **B.** Malformação capilar com uma mancha sutil de hipertricose em um paciente com seio dérmico. **C.** Cauda humana com lipoma subjacente subjacentelipoma em uma criança com lipomielomeningocele. **D.** Área de hipertricose da linha média de hipertricose (cauda de fauno) cobrindo uma mancha de hiperpigmentação. (***A*** *a* ***C.*** *De Kos L, Drolet BA: Anormalidades de desenvolvimento. Em Eichenfield LF, Peace IJ, Esterly NB, editores: Neonatal dermatology, ed 2, Philadelphia, 2008, WB Saunders.* ***D.*** *Da coluna vertebral e medula espinal: distúrbios do desenvolvimento. Em Schapira A, editor: Neurology e Clinical Neuroscience, Filadélfia, 2007, Mosby.*)

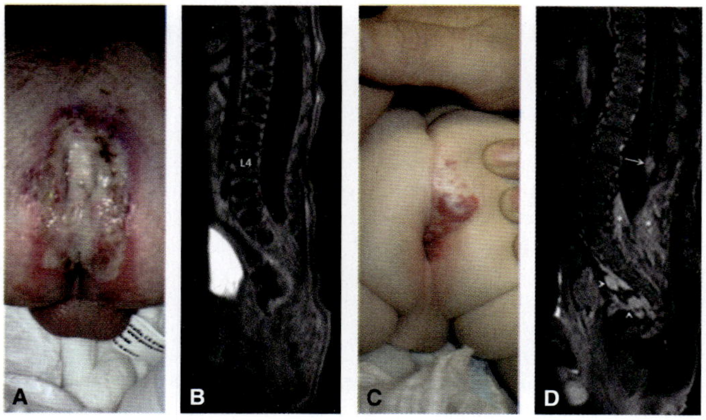

Figura 609.3 **A.** Placa ulcerativa lombossacra com borda vascular vermelha circundante foi observada no exame inicial. **B.** Imagem da linha média sagital com contraste aumentado, ponderada em T1 e saturada de gordura da coluna lombossacra na apresentação revela conus baixo no nível vertebral L4, sugestivo de cordão amarrado. **C.** Recorrência de hemangioma lombossacral após a descontinuação do propranolol oral. **D.** Imagem da linha média sagital com contraste, ponderada em T1 e saturada de gordura da coluna lombossacra aos 6 meses de idade mostra nova lesão com realce nodular na extremidade inferior do cone (*seta*) compatível com hemangioma intratecal. Além disso, há um grande hemangioma no espaço epidural no canal espinal sacro (*asteriscos*) com extensão pré-sacral (pontas de seta). (*De Yu J, Maheshwari M, Foy AB et al.: ulceração lombossacra neonatal mascarando hemangiomas lombossacrais e intraespinais associados com disrafismo espinal oculto, J Pediat 175: 211 a 215, 2016.*)

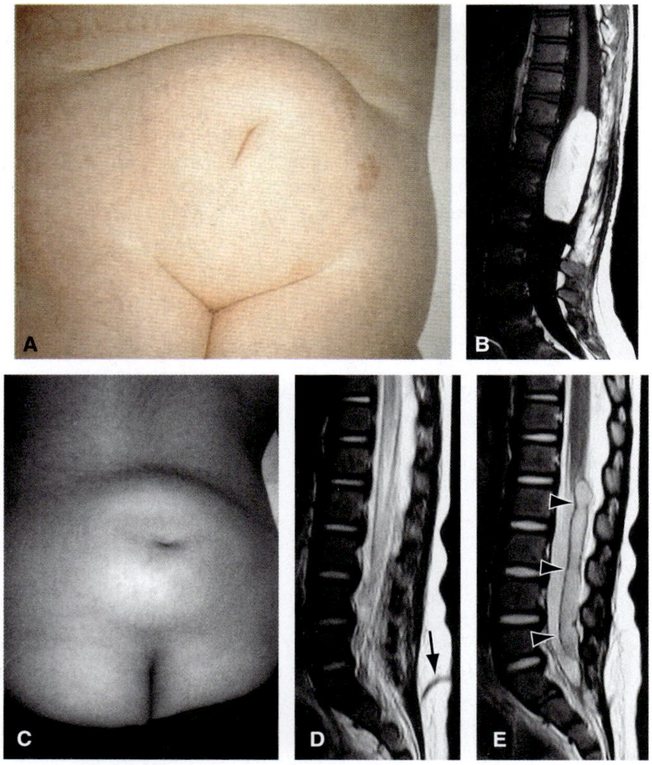

Figura 609.4 **Características clínicas e achados de imagem associados ao disrafismo espinal oculto. A.** Lipoma lombossacral. O lipoma subcutâneo encontra-se em continuidade com a medula espinal por meio de um defeito nos músculos subjacentes, osso e dura-máter. **B.** Imagem sagital ponderada em T1 mostra grande lipoma intradural, fundindo-se com o cone medular superiormente. **C.** Lipoma e seio dérmico central. **D** e **E.** Seio dérmico com dermoide em uma menina de 8 anos de idade. Imagem levemente parassagital ponderada em T2 mostra seio dérmico sacral cursando obliquamente para baixo na gordura subcutânea (*seta* em **D**). Imagem mediana ponderada em T2 mostra enorme dermoide no saco tecal (pontas de seta), estendendo-se para cima até a ponta do cone medular (**E**). A massa dá um sinal ligeiramente mais baixo do que o do LCE e é delineada por uma borda fina de baixo sinal. (***A.*** *De Thompson DNP: Anomalias digráficas espinais: classificação, apresentação e gestão, Paed Child Health 24: 431 a 438, 2014, Figura 4.* ***B, D*** *e* ***E.*** *De Rossi A, Biancheri R, Cama A et al.: Imagens na coluna e na coluna vertebralcord malformations, Eur J Radiol 50 (2): 177-200, 2004, Figura 9a.* ***C.*** *De Jaiswal AK, Garg A, Mahapatra AK: lipoma ossificante espinal, J ClinNeurosci 12: 714 a 717, 2005, Fig. 1.*)

Tabela 609.1 Lesões cutâneas associadas com disrafismo espinal oculto.
EXAMES DE IMAGEM INDICADOS
Massa subcutânea ou lipoma
Sinal coberto por pelos
Seio dérmico ou cisto
Depressões atípicas (profundas, > 5 mm, > 25 mm da borda anal)
Lesão vascular; por exemplo, hemangioma ou telangiectasia
Apêndices cutâneos ou lesões polipoides; por exemplo, marcas na pele, apêndices semelhantes a cauda
Lesões semelhantes a cicatrizes (aplasia cutis)
EXAMES DE IMAGEM OPTATIVOS
Manchas hiperpigmentadas
Desvio da prega glútea
IMAGEM NÃO EXIGIDA
Depressões simples (< 5 mm, < 25 mm da borda anal)
Fossas coccígeas

De Williams H: Spinal sinuses, dimples, pits and patches: what lies beneath? Arch Dis Child Educ Pract Ed 91:ep75-ep80, 2006.

609.3 Meningocele

Stephen L. Kinsman e Michael V. Johnston

A meningocele é formada quando as meninges herniam por um defeito nos arcos vertebrais posteriores ou no sacro anterior. A medula espinal geralmente é normal e assume uma posição normal no canal vertebral, embora possa haver medula ancorada, siringomielia ou diastematomielia. Observa-se uma massa flutuante na linha média que pode transiluminar ao longo da coluna vertebral, geralmente na parte inferior das costas. A maioria das meningoceles estão bem cobertas com pele e não representam uma ameaça imediata para o paciente. Um exame neurológico cuidadoso é obrigatório. Avaliação ortopédica e urológica também deve ser considerada. Em crianças assintomáticas com achados neurológicos normais e pele com espessura completa cobrindo a meningocele, a cirurgia pode ser adiada ou às vezes não realizada.

Antes da correção cirúrgica do defeito, deve-se examinar profundamente o paciente, pelo uso de radiografias simples, ultrassonografia e ressonância magnética para determinar a extensão do envolvimento do tecido neural, se houver, e anomalias associadas, incluindo diastematomielia, lipoma e uma possível medula ancorada clinicamente significativa. A avaliação urológica geralmente inclui a cistometrografia para identificar crianças com bexiga neurogênica que sejam de risco para deterioração renal. Pacientes com vazamento de líquido cerebroespinal (LCE) ou com uma fina cobertura de pele devem ser submetidos a tratamento cirúrgico imediato para prevenir a meningite. A realização de uma tomografia computadorizada de crânio ou uma ressonância magnética do crânio é recomendada para crianças com meningocele devido à associação com hidrocefalia em alguns casos. Uma meningocele anterior projeta-se na pelve por meio de um defeito no sacro. Sintomas de constipação intestinal e disfunção da bexiga se desenvolvem devido ao aumento do tamanho da lesão. Pacientes do sexo feminino podem apresentar anomalias associadas do trato genital, incluindo uma fístula retovaginal e septos vaginais. As radiografias planas demonstram um defeito no sacro e a tomografia computadorizada ou ressonância magnética esboçam a extensão da meningocele e quaisquer anomalias associadas.

609.4 Mielomeningocele

Stephen L. Kinsman e Michael V. Johnston

A mielomeningocele representa a forma mais grave de disrafismo, a condição chamada de "forma aberta", envolvendo a coluna vertebral e a medula espinal, ocorrendo com uma incidência de aproximadamente 1 em 4.000 nascidos vivos.

ETIOLOGIA

A causa da mielomeningocele é desconhecida, mas conforme ocorre com todos os defeitos de fechamento do tubo neural, incluindo anencefalia, há uma predisposição genética; o risco de recorrência após uma criança afetada é de 3 a 4% e aumenta para 10% quando há duas crianças afetadas previamente. Tanto a evidência epidemiológica como a presença de agregação familiar substancial de anencefalia, mielomeningocele e craniorraquisquise indicam hereditariedade, em uma base poligênica, como um fator contribuidor significativo para a etiologia dos DTNs. Fatores nutricionais e ambientais também desempenham papel importante na etiologia da mielomeningocele.

O folato está intimamente envolvido na prevenção e etiologia dos DTNs. O folato atua em reações de transferência de carbono único, existindo em diferentes formas químicas. Ácido fólico (ácido pteroil-monoglutâmico), que é a forma mais oxidada e estável de folato, raramente ocorre nos alimentos, mas é a forma usada em suplementos vitamínicos e em produtos alimentícios fortificados, especialmente farinha. A maioria dos folatos de ocorrência natural (folato alimentar) são poliglutamatos de pteroíla, que contêm 1 a 6 moléculas de glutamato unidas por uma ligação peptídica ao γ-carboxil do glutamato. As coenzimas de folato estão envolvidas na síntese de DNA, síntese de purinas, geração de formatos em agregados de formatos e interconversão de aminoácidos; a conversão de homocisteína em metionina fornece metionina para a síntese de S-adenosilmetionina (SAMe, um agente importante para a metilação *in vivo*). Mutações nos genes que codificam as enzimas envolvidas no metabolismo da homocisteína podem desempenhar um papel na patogênese da mielomeningocele. Essas enzimas incluem a 5,10-metilenotetra-hidrofolato redutase, cistationina β-sintase e metionina sintase. Uma associação entre uma variante termolábil de 5,10-metilenotetrahidrofolato redutase e mães de crianças com DTN pode representar até 15% dos DTNs evitáveis. O uso materno periconcepcional de suplementação de ácido fólico reduz a incidência de DTN em gestações com risco de pelo menos 50%. *A suplementação de ácido fólico, para ser eficaz, deve ser iniciada antes da concepção e continuada até pelo menos a 12ª semana de gestação, quando a neurulação está completa.* Os mecanismos pelos quais o ácido fólico previne os DTNs permanecem pouco compreendidos.

PREVENÇÃO

Consulte também o Capítulo 62.6.

O Serviço de Saúde Pública dos EUA recomenda que todas as mulheres em idade fértil, capazes de engravidar, tomem 0,4 mg de ácido fólico diariamente. No entanto, caso tratar-se de uma gravidez planejada em mulheres de alto risco (que tenham criança previamente afetada), a suplementação deve ser iniciada com 4 mg de ácido fólico diariamente, iniciando 1 mês antes do tempo da concepção planejada. A dieta moderna fornece cerca de metade das necessidades diárias de ácido fólico. Com o objetivo de aumentar a ingestão de ácido fólico, a fortificação de farinha, macarrão, arroz e fubá com 0,15 mg de ácido fólico a cada 100 g do produto foi obrigatória nos EUA e Canadá em 1998. O ácido fólico adicionado é insuficiente para maximizar a prevenção de DTNs evitáveis. Portanto, programas educacionais informativos e suplementação vitamínica de ácido fólico permanecem essenciais para mulheres que estejam planejando uma gravidez e, possivelmente, para todas as mulheres em idade fértil. Além disso, as mulheres também devem se empenhar para consumirem folato alimentar por meio de uma dieta variada. Certos medicamentos, incluindo os que antagonizam o ácido fólico,como a trimetoprima e os anticonvulsivantes carbamazepina, fenitoína, fenobarbital e a primidona aumentam o risco de mielomeningocele. O ácido valproico é um anticonvulsivante que causa DTN em aproximadamente 1 a 2% das gestações quando administrado durante a gravidez. Alguns médicos especialistas em epilepsia recomendam que todas as pacientes do sexo feminino com potencial para engravidar que tomam medicamentos anticonvulsivantes também recebam suplementos de ácido fólico. Pode haver um patamar para os níveis ideais de folato nos glóbulos vermelhos (900 a 1.000 nmol/ℓ), que esteja associado a uma redução acentuada do risco de DTN.

MANIFESTAÇÕES CLÍNICAS

A mielomeningocele produz disfunção de muitos órgãos e estruturas, incluindo esqueleto, pele, tratos gastrintestinal e geniturinário, além do sistema nervoso periférico e do SNC. A mielomeningocele pode estar localizada em qualquer lugar ao longo do neuroeixo, mas a região lombossacra é responsável por pelo menos 75% dos casos. A extensão e o grau do déficit neurológico dependem da localização da mielomeningocele e das lesões associadas. Uma lesão localizada na região sacral baixa causa incontinência fecal e urinária associada à anestesia na região perineal, mas sem comprometimento da função motora. Recém-nascidos com defeito na região lombar média ou na região toracolombar alta apresentam tipicamente uma estrutura cística semelhante a um saco coberto por uma fina camada de tecido parcialmente epitelizado (Figura 609.5) ou um placódio neural plano exposto sem tecidos sobrejacentes. Quando um cisto ou membrana está presente, os remanescentes do tecido neural são visíveis sob a membrana, que ocasionalmente se rompe e permite o extravasamento de LCE.

O exame das crianças mostra paralisia flácida das extremidades inferiores, ausência de reflexos tendinosos profundos, falta de resposta ao toque e à dor e alta incidência de deformidades nas extremidades inferiores (pés tortos, contraturas dos tornozelos e/ou joelhos e subluxação dos quadris). Algumas crianças apresentam gotejamento urinário constante e um esfíncter anal relaxado. Outras crianças não

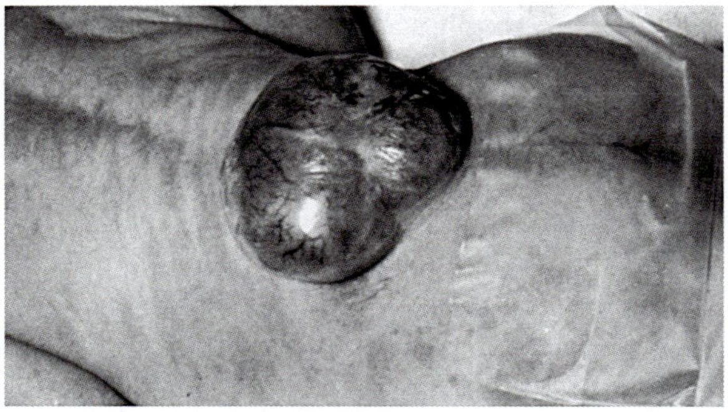

Figura 609.5 Uma mielomeningocele lombar é coberta por uma camada fina de pele.

apresentam gotejamento da urina e, na verdade, apresentam bexiga de alta pressão e dissinergia do esfíncter. Mielomeningocele acima da região lombar tende a produzir sinais de neurônios motores inferiores devido às anormalidades e interrupção do cone medular e das estruturas acima da medula espinal.

Tipicamente crianças com mielomeningocele têm um aumento do déficit neurológico quando a mielomeningocele se estende para níveis mais altos na região torácica. Algumas vezes esses pacientes possuem uma giba cifótica associada que requer correção ortopédica neonatal. Pacientes com mielomeningocele na região torácica superior ou cervical geralmente têm um déficit neurológico mínimo e, na maioria dos casos, não apresentam hidrocefalia. Eles podem apresentar bexiga e intestinos neurogênicos.

Hidrocefalia em associação com uma **malformação de Chiari tipo II** se desenvolve em pelo menos 80% dos pacientes com mielomeningocele que não foram submetidos à cirurgia fetal. Geralmente, os pacientes com mielomeningocele sacral têm um risco muito baixo de hidrocefalia. A possibilidade de hidrocefalia que se desenvolve após o período neonatal deve ser sempre considerada, não importando o nível espinal. O aumento ventricular pode ser indolente e de crescimento lento ou pode ser rápido, causando protuberância da fontanela anterior, dilatação das veias do couro cabeludo, aparência de sol poente dos olhos, irritabilidade e vômito em associação com um aumento da circunferência cefálica. Aproximadamente 15% dos pacientes com hidrocefalia e malformação de Chiari II desenvolvem sintomas de disfunção rombencefálica (tronco encefálico), incluindo dificuldade de alimentação, engasgo, estridor, apneia, paralisia de corda vocal, acúmulo de secreções e espasticidade das extremidades superiores, que, se não forem tratados, podem levar à morte. Essa **síndrome de Chiari** é causada por herniação descendente da medula e das tonsilas cerebelares através do forame magno, bem como por malformações endógenas no cerebelo e tronco encefálico, causando disfunção.

TRATAMENTO

O gerenciamento e supervisão de uma criança com mielomeningocele e de sua família requer uma abordagem de equipe multiprofissional, incluindo cirurgiões, outros médicos e terapeutas, com um profissional individual (geralmente um pediatra) atuando como orientador e coordenador do programa de tratamento. A notícia de que a criança recém-nascida tem uma condição devastadora, como a mielomeningocele, faz com que os pais sintam considerável tristeza e raiva. Eles precisam de tempo para aprender sobre a condição e suas complicações associadas, além de refletir sobre os diversos procedimentos e planos de tratamento. Um profissional capacitado em uma posição despreocupada e não ameaçadora deve fornecer as informações aos pais, juntamente com informações prognósticas gerais e estratégias de gerenciamento e procedimentos ao longo do tempo. Se possível, discutir a situação com outros pais de crianças com DTN pode ajudar a resolver questões importantes e problemas.

A cirurgia geralmente é realizada 1 ou 2 dias após o nascimento, mas pode ser adiada por vários dias (exceto quando há vazamento de LCE) para permitir que os pais se ajustem ao choque e se preparem para os múltiplos procedimentos e problemas inevitáveis que os aguardam. A avaliação de outras anomalias congênitas e da função renal também podem ser iniciadas antes da cirurgia. A maioria dos centros pediátricos trata as crianças com mielomeningocele agressivamente. Após o reparo de uma mielomeningocele, a maioria das crianças requer um procedimento de derivação para tratamento da hidrocefalia. Caso apareçam sinais ou sintomas de disfunção rombencefálica, a descompressão cirúrgica precoce da fossa posterior é indicada. Os pés tortos podem necessitar ser enfaixados ou engessados.

A avaliação cuidadosa e reavaliação do sistema geniturinário é um componente importante no gerenciamento da condição clínica. Ensinar os pais e, por último, o paciente sobre como cateterizar regularmente uma bexiga neurogênica é uma etapa crucial para manter um volume residual e pressão vesical baixos, o que previne infecções do trato urinário e refluxo, que podem levar a pielonefrite, hidronefrose e danos à bexiga. *Devem-se utilizar cateteres e luvas sem látex para prevenir o desenvolvimento de alergia a este componente.* Culturas periódicas da urina e avaliação da função renal, incluindo eletrólitos séricos e creatinina, bem como exames de imagens dos rins, vesiculouretrogramas, ultrassonografia renal e cistometrogramas são obtidos de acordo com o estado de risco e o progresso do paciente e também com os resultados do exame físico. Essa abordagem de gerenciamento do trato urinário tem reduzido muito a necessidade de diversos procedimentos urológicos e tem diminuído a morbidade e mortalidade associada à progressão da doença renal nesses pacientes. Algumas crianças podem se tornar continentes com o aumento da bexiga em uma idade posterior.

Embora a incontinência fecal seja comum e socialmente inaceitável durante os anos escolares, esta não representa os mesmos riscos de danos orgânicos que a disfunção urinária; porém, ocasionalmente, impactação fecal e/ou megacólon são desenvolvidos. Muitas crianças podem realizar um treinamento intestinal por meio de um regime de enemas ou supositórios cronometrados que permite a evacuação em um horário predeterminado, 1 ou 2 vezes/dia. Necessita-se de atenção especial para o tônus anorretal baixo e administração de enema e retenção são frequentemente obrigatórios. A apendicostomia para enemas anterógrados também pode ser útil (ver Capítulo 354).

A deambulação funcional é o desejo de cada criança e de seus pais; ela pode ser possível, dependendo do nível da lesão e da função intacta dos músculos iliopsoas. Quase todas as crianças com uma lesão sacral ou lombossacral obtém a deambulação funcional; aproximadamente metade das crianças com defeitos mais altos consegue deambular com o uso de aparelhos ortopédicos, outros dispositivos e bengalas. A deambulação costuma ser mais difícil conforme a adolescência se aproxima e a massa corporal aumenta. *A deterioração da função deambulatória, particularmente durante os primeiros anos de vida, deve incitar o encaminhamento para avaliação da medula espinal ancorada e outras questões neurocirúrgicas.*

O fechamento cirúrgico *in útero* de uma lesão espinal tem sido bem-sucedido (ver Capítulo 115.8). Há menor incidência de anomalias do rombencéfalo e hidrocefalia (menos derivações), bem como melhores resultados motores. Isso sugere que os defeitos podem ser progressivos no útero e que o fechamento no período pré-natal pode prevenir o desenvolvimento de perda de função adicional. O diagnóstico *in útero* é facilitado pela triagem de α-fetoproteína no soro materno (AFP) e por meio da ultrassonografia fetal (ver Capítulo 115.7).

PROGNÓSTICO

A taxa de mortalidade para uma criança que nasce com mielomeningocele, e que é tratada agressivamente, é de 10 a 15%; a maioria das mortes ocorre antes dos 4 anos de idade, embora complicações potencialmente fatais ocorram em todas as idades. No mínimo, 70% das crianças que sobrevivem possuem inteligência normal, mas problemas de aprendizagem e os distúrbios convulsivos são mais comuns do que na população em geral. Episódios prévios de meningite ou ventriculite afetam negativamente a função intelectual e cognitiva. Pelo fato de a mielomeningocele ser uma condição incapacitante crônica, acompanhamento multidisciplinar periódico e consistente é necessário ao longo da vida. A disfunção renal é um dos determinantes mais importantes de mortalidade.

A bibliografia está disponível no GEN-io.

609.5 Encefalocele

Stephen L. Kinsman e Michael V. Johnston

Duas formas principais de disrafismo afetam o crânio, resultando em protrusão de tecido por meio de um defeito ósseo da linha média, denominado ***cranium bifidum*** (crânio bífido). Uma meningocele craniana consiste em um saco meníngeo preenchido apenas com LCE, e uma encefalocele craniana contém o saco mais o córtex cerebral, cerebelo, ou partes do tronco encefálico. O exame microscópico do tecido neural dentro de uma encefalocele frequentemente revela anormalidades. O defeito craniano ocorre mais comumente na região occipital, na protuberância occipital externa ou abaixo dela; porém, em certas regiões do mundo, são mais comuns as encefaloceles frontais ou nasofrontais (transetmoidal, esfenoetmoidal, esfenomaxilar, esfenorbital, transesfenoidal). Algumas lesões frontais são associadas à fenda labiopalatina. Essas anormalidades são tão comuns como 1/10 dos defeitos de fechamento do tubo neural envolvendo a coluna vertebral. Presume-se que a etiologia seja semelhante à da anencefalia e da mielomeningocele; exemplos de cada uma delas são relatados em uma mesma família.

Crianças com encefalocele craniana têm maior risco de desenvolver hidrocefalia em virtude de **estenose aquedutal**, **malformação de Chiari**, ou a **síndrome de Dandy-Walker**. O exame pode mostrar um pequeno saco com uma haste pedunculada ou uma grande estrutura semelhante a um cisto que pode exceder o tamanho do crânio. A lesão pode estar completamente coberta com pele, mas áreas de lesão desnudas podem ocorrer e requerem tratamento cirúrgico urgente. A transiluminação do saco pode indicar a presença de tecido neural. Uma radiografia simples do crânio e da coluna cervical é indicada para definir a anatomia do crânio e das vértebras. A ultrassonografia é mais útil para determinar o conteúdo do saco. A ressonância magnética ou a tomografia computadorizada ajudam a definir o espectro da lesão. Crianças com meningocele craniana geralmente têm um bom prognóstico, enquanto crianças com encefalocele possuem maior risco de desenvolver problemas visuais, microcefalia, deficiência intelectual e convulsões. Geralmente, crianças com tecido neural dentro do saco e hidrocefalia associada possuem o pior prognóstico.

A encefalocele craniana costuma fazer parte de uma síndrome. A **síndrome de Meckel-Gruber** é uma condição autossômica recessiva rara caracterizada por uma encefalocele occipital, fenda labial ou palatina, microcefalia, microftalmia, genitália anormal, rins policísticos e polidactilia. A determinação dos níveis séricos de AFP maternos e a medição do diâmetro biparietal por ultrassom, bem como a identificação da própria encefalocele, podem diagnosticar a encefalocele dentro do útero materno. A ressonância magnética fetal pode ajudar a definir a extensão das anomalias do SNC associadas e o grau do cérebro herniado para dentro da encefalocele.

A bibliografia está disponível no GEN-io.

609.6 Anencefalia

Stephen L. Kinsman e Michael V. Johnston

Uma criança com anencefalia apresenta aparência distinta com um grande defeito na calvária, meninges e couro cabeludo associado a um cérebro rudimentar, que resulta da falha de fechamento do neuroporo rostral, a abertura do tubo neural anterior. O cérebro primitivo consiste em porções de tecido conjuntivo, vasos e neuróglia. Os hemisférios cerebrais e o cerebelo geralmente estão ausentes, e apenas um resíduo do tronco encefálico pode ser identificado. A glândula pituitária é hipoplásica, e os tratos piramidais da medula espinal estão ausentes devido à ausência do córtex cerebral. Anomalias adicionais, incluindo dobramento das orelhas, fenda palatina e defeitos cardíacos congênitos ocorrem em 10 a 20% dos casos. A maioria das crianças com anencefalia morre em alguns dias após o nascimento.

A incidência de **anencefalia** se aproxima de 1 em cada 1.000 nascidos vivos. A maior incidência é na Irlanda, no País de Gales e no norte da China. O risco de recorrência é de aproximadamente 4% e aumenta para 10% se um casal teve duas gestações afetadas previamente. Muitos fatores, em adição aos genéticos, estão implicados como uma causa de anencefalia, incluindo baixo *status* socioeconômico, deficiências nutricionais e de vitaminas e vários fatores ambientais e tóxicos. É muito provável que vários estímulos nocivos possam interagir em um hospedeiro geneticamente suscetível para produzir anencefalia. A incidência de anencefalia tem diminuído desde a década de 1990. Aproximadamente 50% dos casos de anencefalia têm associação com polidrâmnio. Casais que geraram uma criança com anencefalia devem ter as próximas gestações monitoradas, incluindo amniocentese, determinação dos níveis de AFP e exame ultrassonográfico entre a 14ª e a 16ª semana de gestação. A suplementação pré-natal de ácido fólico diminui o risco dessa condição.

609.7 Distúrbios da Migração Neuronal

Stephen L. Kinsman e Michael V. Johnston

Os distúrbios da migração neuronal podem resultar em anormalidades menores com pouca ou nenhuma consequência clínica (pequena heterotopia dos neurônios) ou anormalidades devastadoras da estrutura e/ou função do SNC (deficiência intelectual, convulsões, **lissencefalia** e **esquizencefalia**, particularmente a forma de lábio aberto) (Figura 609.6). Um dos mecanismos mais importantes no controle da migração neuronal é o sistema de fibras gliais radiais que orienta os neurônios para seus locais apropriados. Os neurônios em migração se ligam a fibra glial radial e, em seguida, desembarcam em locais predeterminados para formar, em última análise, o córtex cerebral precisamente constituído por 6 camadas. Outro mecanismo importante é a migração tangencial de neurônios progenitores destinados a se tornarem interneurônios corticais. A gravidade e a extensão do distúrbio estão relacionadas a vários fatores, incluindo o momento de um insulto particular e uma série de contribuintes ambientais e genéticos. Algumas malformações corticais podem ser oriundas de mutações somáticas, conforme exemplificado por mutações no gene da cinesina em pacientes com **paquigiria**.

LISSENCEFALIA

A lissencefalia, ou agiria, é um distúrbio raro caracterizado pela ausência de circunvoluções cerebrais e uma fissura de Sylvius muito malformada, dando a aparência de um cérebro de um feto de 3 a 4 meses. A condição é provavelmente o resultado de uma migração defeituosa de neuroblastos durante o início da vida embrionária e geralmente está associada à dilatação dos ventrículos laterais e heterotopias na substância branca.

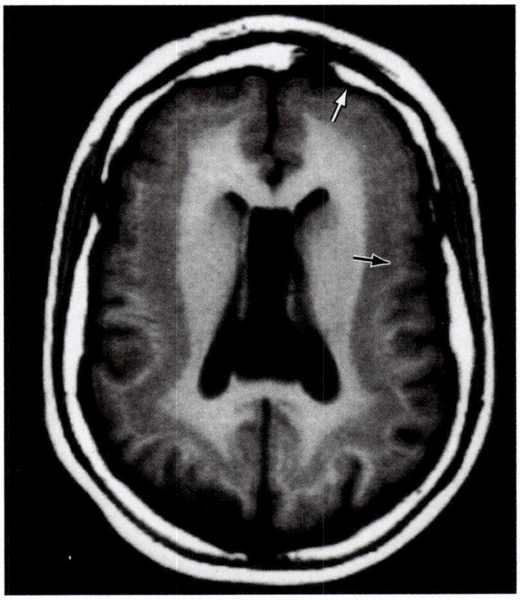

Figura 609.6 Imagem de ressonância magnética ponderada em T1 demonstrando heterotopia em banda. Uma fina camada de substância branca (*seta preta*) encontra-se entre a banda de substância cinzenta heterotópica e a superfície cortical. A falha da organização cortical com lisencefalia encontra-se presente em ambos os lobos frontais (*seta branca*).

Em algumas formas, há um córtex com 4 camadas, em vez do usual com 6 camadas, com uma fina borda de substância branca periventricular e numerosas heterotopias cinzentas, visíveis ao exame microscópico. Também existem formas mais leves de lissencefalia.

Esses pacientes apresentam evolução ponderal ruim, microcefalia, importante atraso do desenvolvimento e, frequentemente, um distúrbio convulsivo grave. Anormalidades oculares são comuns, incluindo hipoplasia do nervo óptico e microftalmia. A lissencefalia pode ocorrer como um achado isolado, mas está associada à **síndrome de Miller-Dieker** em aproximadamente 15% dos casos. Essas crianças têm fácies características, incluindo uma fronte proeminente, escavações bitemporais, narinas antevertidas, lábio superior proeminente e micrognatia. Aproximadamente 70% das crianças com a síndrome de Miller-Dieker têm deleções visíveis ou submicroscópicas do cromossomo 17 p13.3.

O gene LIS-1 (lissencefalia 1) localizado na região do cromossomo 17 p13.3 encontra-se deletado em pacientes com a síndrome de Miller-Dieker. Imagens de TC e RM geralmente mostram um cérebro liso com ausência de sulcos (Figura 609.7). O *DCX* é um gene localizado no cromossomo X que causa lissencefalia quando sofre mutações em indivíduos do sexo masculino e heterotopia subcortical em banda quando a mutação ocorre em mulheres. Outras formas importantes de lissencefalia incluem a variante de **Walker-Warburg** e outras malformações corticais em forma de paralelepípedos.

ESQUIZENCEFALIA

Esquizencefalia é a presença de fendas unilaterais ou bilaterais dentro dos hemisférios cerebrais devido a uma anormalidade da morfogênese (Figura 609.8). A fenda pode ser fundida ou não fundida e, se unilateral e grande, pode ser confundida com um cisto porencefálico. Não raramente, as bordas da fenda são circundadas por cérebro anormal, particularmente microgiria. A ressonância magnética é o estudo de escolha para a elucidação da esquizencefalia e das malformações associadas.

Quando as fendas são bilaterais, muitos pacientes apresentam deficiência intelectual grave, crises convulsivas de difícil controle, microcefalia e quadriparesia espástica. Alguns casos de esquizencefalia bilateral estão associados à **displasia septo óptica** e a distúrbios endocrinológicos. A esquizencefalia unilateral é uma causa comum de hemiparesia congênita. Ainda é controverso se há causas genéticas na esquizencefalia. Algumas mutações genéticas são observadas em casos de esquizencefalia familiar.

HETEROTOPIAS NEURONAIS

Os subtipos de heterotopias neuronais incluem **heterotopias nodulares periventriculares, heterotopia subcortical** (incluindo tipo em banda) e heterotopias glioneuronais marginais. As convulsões intratáveis são uma característica comum. Vários genes causadores dessas condições foram identificados.

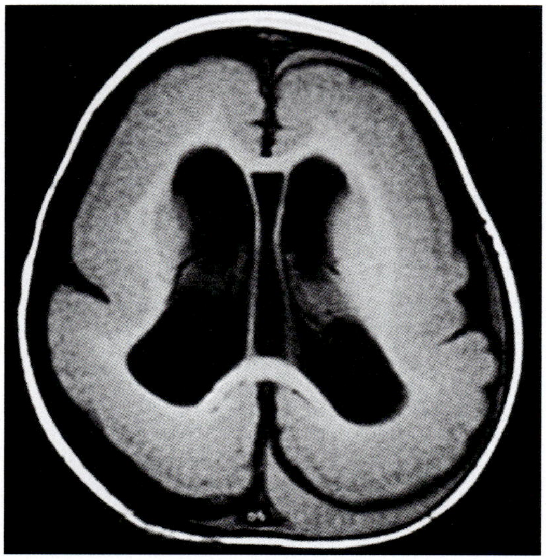

Figura 609.7 **Ressonância magnética (RM) de uma criança com lissencefalia.** Observe a ausência de sulcos cerebrais e as fissuras silvianas malformadas associadas ao aumento dos ventrículos.

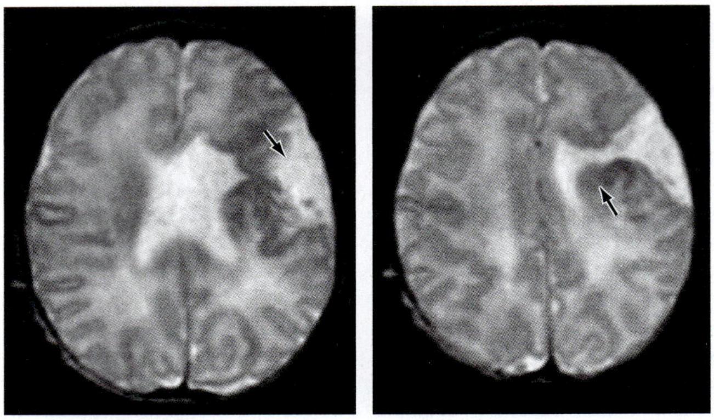

Figura 609.8 **Esquizencefalia unilateral demonstrada em imagens de RM axiais do cérebro.** Exemplo de uma esquizencefalia de lábio aberto com uma fenda comunicante entre o ventrículo e o espaço craniano extraxial (*seta no painel esquerdo*). Muitas dessas fendas estão alinhadas com a substância cinzenta anormal (*seta no painel direito*).

POLIMICROGIRIAS

A polimicrogiria é caracterizada por um aumento de pequenas circunvoluções separadas por sulcos alargados e superficiais (Figura 609.9). Epilepsia, incluindo formas farmacorresistentes, é uma característica comum. A presença de um gene KBP truncado em uma família com vários membros portadores de polimicrogiria pode ter alguma implicação; outros distúrbios são observados na Tabela 609.2.

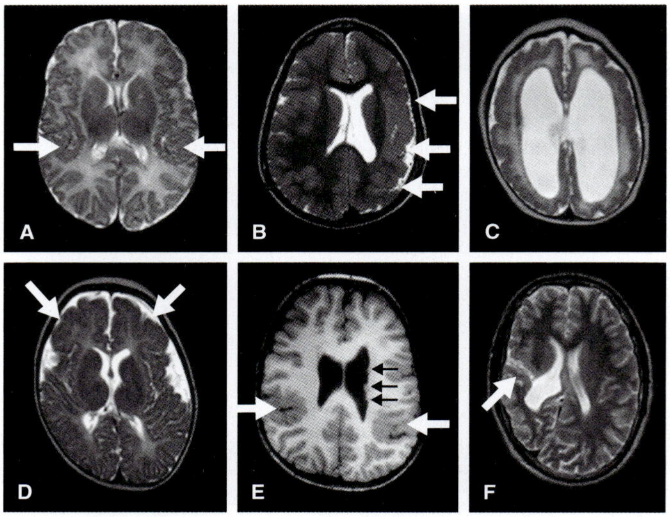

Figura 609.9 **RM de subtipos comuns de polimicrogiria.** Todas as imagens são axiais e ponderadas em T1 ou T2. **A.** PMG perisylviana bilateral com microgiria visível ao redor das fissuras silvianas (*setas*) e da ínsula. A substância branca aparece brilhante, pois o paciente é um neonato. **B.** Polimicrogiria perisylviana unilateral com polimicrogiria máxima na região perisylviana esquerda, estendendo-se anterior e posteriormente além da região perisylviana imediata (*setas*). **C.** PMG bilateral generalizada, substância branca brilhante e ventrículos laterais dilatados com baixo sinal periventricular sugestivo de calcificação em uma criança com infecção congênita por citomegalovírus. **D.** PMG frontal bilateral com PMG irregular sutil ao longo de ambos os lobos frontais (*setas*). **E.** PMG perisylviana bilateral (*setas brancas*) com heterotopia nodular periventricular da substância cinzenta (*setas pretas*). **F.** Um pequeno hemisfério direito contendo uma fenda com espessura totalmente revestida por PMG (*seta*) consistente com esquizencefalia. (*De Stutterd CA, Leventer RJ: Polimicrogiria: a malformação comum e heterogênea do desenvolvimento cortical, Am J Med Genet (Semin Med Genet) 166C: 227 a 239, 2014, Fig 1.*)

Tabela 609.2 Síndromes nomeadas nas quais a polimicrogiria foi relatada múltiplas vezes.

SÍNDROME	PADRÃO PMG	OUTROS ACHADOS	BASE GENÉTICA
Aicardi	Variável, multifocal	Agenesia do corpo caloso, lacunas retinianas	Ligado ao X: gene desconhecido
Chudley-McCullough	Frontal	Perda auditiva neurossensorial, hidrocefalia, agenesia de corpo caloso	Mutações GPSM2
DiGeorge/velocardiofacial	Perisylviana, unilateral ou bilateral	Defeitos cardíacos, hipoplasia da paratireoide, dismorfismo facial, hipoplasia do timo	Deleção 22q11.2
Ehlers-Danlos	Perisylviana e frontal	Fragilidade da pele, extensibilidade cutânea, frouxidão articular, hematomas	Múltiplos genes
Kabuki *make-up* (Nikawa-Kuroki)	Perisylviana	Dismorfismo facial, anomalias digitais, anomalias esqueléticas, microcefalia	Mutações MLL2 e KDM6A
Knobloch	Frontal	Anormalidades oculares, defeitos do crânio occipital	Mutações COLI8A1
Leigh e outros distúrbios mitocondriais, incluindo deficiência de PDH	Variável	Múltiplas anormalidades do SNC, acidose láctica, neurodegeneração, anormalidades oculares	Mitocondrial, incluindo distúrbios da cadeia respiratória
Meckel-Gruber	Variável	Meningoencefalocele occipital, arrinencefalia, rins policísticos, polidactilia, anormalidades no ducto biliar	Autossômica recessiva, múltiplos genes
Megalencefalia-malformação capilar-polimicrogiria (MCAP)	Variável	Macrocefalia, malformação vascular, sindactilia, hiperelasticidade ocasional ou pele espessa	Mutações PIK3CA
Polimicrogiria megalencefalia polidactilia hidrocefalia (MPPH)	Variável	Macrocefalia, polidactilia	Mutações PIK3R2 e Akt3
Warburg-Micro	Frontal	Microcefalia, catarata, microcórnea, atrofia óptica, hipogenitalismo, hipoplasia do corpo caloso	Mutações RAB3 GAP
Oculocerebrocutânea (Delleman)	Frontal	Anormalias orbitais, defeitos de pele e anomalias cerebrais múltiplas	Possivelmente autossômica dominante, gene desconhecido
Pena-Shokeir	variável	CIUR, múltiplas anquiloses, dismorfismo facial, hipoplasia pulmonar	Autossômica recessiva, múltiplos genes
Sturge-Weber	Angiomatose Cortical subjacente	Hemangioma facial, glaucoma	Mutações somáticas em GNAQ
Displasia tanatofórica	Temporal	Anomalias esqueléticas, pulmões hipoplásicos, megalencefalia	Autossômica dominante, múltiplos genes
Zellweger e outros distúrbios peroxissomais	Generalizada	Dismielinização da substância branca, dismorfismo facial, disgenesia biliar intra-hepática, epífises pontilhadas, cistos renais.	Peroxissomal (PEX, PXMP e mutações da família dos genes PXR)

De Stutterd CA, Leventer RJ: Polymicrogyria: a common and heterogeneous malformation of cortical development. Am J Med Genet (Semin Med Genet) 166C:227-239, 2014, Table 1.

DISPLASIAS CORTICAIS FOCAIS

As displasias corticais focais consistem em laminação cortical anormal em uma área discreta do córtex. A ressonância magnética com cortes finos de alta resolução pode algumas vezes revelar essas áreas no contexto de epilepsia farmacorresistente.

PORENCEFALIA

A porencefalia é a presença de cistos ou cavidades dentro do cérebro que resultam de defeitos do desenvolvimento ou de lesões adquiridas, incluindo infarto tecidual. Os cistos porencefálicos verdadeiros são mais comumente localizados na região da fissura de Sylvius e normalmente se comunicam com o espaço subaracnóideo sistema ventricular ou ambos. Eles representam anormalidades do desenvolvimento da migração celular e estão frequentemente associados com outras malformações do cérebro, incluindo microcefalia, padrões anormais de giros adjacentes e encefalocele. Crianças afetadas tendem a apresentar muitos problemas, incluindo deficiência intelectual, hemiparesia ou quadriparesia espásticas, atrofia óptica e convulsões.

Vários fatores de risco para a formação de cisto porencefálico foram identificados, incluindo infartos venosos hemorrágicos; trombofilias diversas, tais como deficiência de proteína C e mutações do fator V de Leiden; trombocitopenia aloimune perinatal; doença de von Willebrand; uso materno de varfarina; uso materno de cocaína; infecções congênitas; trauma, como amniocentese; e trauma abdominal materno. Mutações nos genes COL4A1 e COL4A2 foram descritas em casos de porencefalia familiar. Os cistos pseudoporencefálicos se desenvolvem caracteristicamente durante o período perinatal ou pós-natal e resultam de anormalidades (infarto, hemorragia) da circulação arterial ou venosa. Esses cistos tendem a ser unilaterais, não se comunicam com uma cavidade preenchida por líquido e não são associados a anormalidades da migração celular ou malformações do SNC.

Crianças com cistos pseudoporencefálicos apresentam hemiparesia e convulsões focais no primeiro ano de vida e às vezes se apresentam com encefalopatia neonatal ou como um neonato ou lactente hipotônico.

A bibliografia está disponível no GEN-io.

609.8 Agenesia do Corpo Caloso

Stephen L. Kinsman e Michael V. Johnston

A agenesia do corpo caloso consiste em um grupo heterogêneo de distúrbios que variam em expressão desde anormalidades intelectuais e neurológicas graves até o paciente assintomático e com inteligência normal (Figura 609.10). O corpo caloso se desenvolve a partir da placa comissural, localizada próximo ao neuroporo anterior. Tanto um trauma direto na placa comissural quanto a interrupção da sinalização genética que especifica e organiza essa área durante o início da embriogênese podem causar agenesia do corpo caloso.

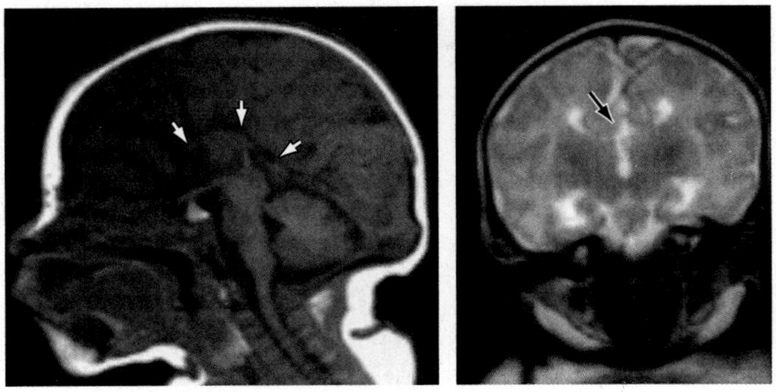

Figura 609.10 **Agenesia do corpo caloso demonstrada em imagens de RM do cérebro.** Vistas sagital (*painel esquerdo*) e coronal (*painel direito*) de um lactente mostram a ausência total de uma estrutura de substância branca na região sagital média (*painel esquerdo, setas*). A vista coronal (*painel direito*) demonstra (apesar de alguns artefatos de movimento) a ausência de uma estrutura ligando os dois hemisférios (*área sob a seta*).

Quando a agenesia do corpo caloso é um fenômeno isolado, o paciente ainda pode ser normal. Quando é acompanhada por anormalidades cerebrais decorrentes de defeitos da migração celular, como heterotopias, polimicrogiria e paquigiria (giros largos e grandes), os pacientes costumam apresentar anormalidades neurológicas significativas, incluindo deficiência intelectual, microcefalia, hemiparesia ou diplegia e convulsões.

As características anatômicas da agenesia do corpo caloso são mais bem representadas na ressonância magnética e incluem cornos frontais amplamente separados com uma posição anormalmente alta do terceiro ventrículo entre os ventrículos laterais. A ressonância magnética demonstra precisamente a extensão do defeito do corpo caloso. A ausência do corpo caloso pode ter um padrão de herança recessiva ligada ao X ou um padrão autossômico dominante e ocasionalmente um padrão autossômico recessivo. A condição pode estar associada a distúrbios cromossômicos específicos, particularmente a trissomia do 8 e a trissomia do 18. Mutações de um único gene têm sido descritas em vários genes causadores de agenesia do corpo caloso. Variações do número de cópias (deleções) também foram identificadas, porém geralmente quando a agenesia estava associada a outras anormalidades. A agenesia do corpo caloso também é observada em alguns distúrbios metabólicos (Tabela 609.3).

Tabela 609.3 Distúrbios associados à agenesia do corpo caloso.

DISTÚRBIO	CARACTERÍSTICAS NOTÁVEIS
COM GENES IDENTIFICADOS	
Síndrome de Andermann (KCC3)	ACC, neuropatia progressiva e demência
Síndrome de Donnai-Barrow (LRP2)	Hérnia diafragmática, exonfalia, ACC, surdez
Displasia frontonasal (ALX1)	ACC, microftalmia bilateral extrema, fenda facial oblíqua bilateral
XLAG (ARX)	Lissencefalia, ACC, epilepsia intratável
Microcefalia (TBR2)	ACC, polimicrogiria
Microcefalia com padrão giral simplificado e ACC (WDR62)	
Síndrome de Mowat-Wilson (ZFHX1B)	Doença de Hirschsprung, ACC
Epilepsia dependente de piridoxina (ALDH7A1)	ACC, convulsões, outras malformações cerebrais
Deficiência de Piruvato desidrogenase (PDHA1, PDHB, PDHX)	ACC com outras alterações cerebrais
ACC com acidose láctica fatal (MRPS16)	Deficiência dos complexos I e IV, malformações cerebrais
Síndromes HSAS/MASA (LICAM)	Hidrocefalia, polegares aduzidos, ACC, DI
ACC Vista de forma consistente (Ainda nenhum gene identificado)	
Síndrome Acrocalosal	ACC, polidactilia, alterações craniofaciais, DI
Síndrome de Aicardi	ACC, lacunas coriorretinianas, espamos infantis, DI
Síndrome de Chudley- McCullough	Perda auditiva, hidrocefalia, ACC, colpocefalia
Síndrome FG	DI, ACC, alterações craniofaciais, macrocefalia
Síndrome Genitopatelar	Patela ausente, malformação urogenital, ACC
Síndrome de Temtamy	ACC, Coloboma óptico, alterações craniofaciais, DI
Síndrome de Toriello- Carey	ACC, alterações craniofaciais, defeitos cardíacos, DI
Síndrome de Vici	ACC, albinismo, infecções recorrentes, DI

DISTÚRBIO	CARACTERÍSTICAS NOTÁVEIS
COM GENES IDENTIFICADOS	
ACC vista ocasionalmente (Lista Parcial)	
ACC com paraparesia espástica (SPG11, SPG15)	Espasticidade progressiva e neuropatia, corpo caloso fino
Síndrome craniofrontonasal	Craniossinostose coronal, assimetria facial e nariz bífido
Síndrome de Fryns	CDH, hipoplasia pulmonar, alterações craniofaciais
Marden-Walker	Blefarofimose, micrognatia, contraturas, ACC
Síndrome de Meckel-Gruber	Encefalocele, polidactilia, rins policísticos
Hiperglicinemia não cetótica (GLDC, GCST, GCSH)	ACC, atrofia cerebral e cerebelar, mioclonia, encefalopatia progressiva
Microftalmia com pele linear	Microftalmia, marcações lineares na pele, convulsões
Síndrome Opitz G	Fenda faríngea, alterações craniofaciais, ACC, DI
Síndrome orofaciodigital	Hamartoma na língua,microrretrognatia, clinodactilia
Deficiência de piruvato descarboxilase	Acidose láctica, convulsões, DI grave e espasticidade
Síndrome de Rubinstein-Taybi	Polegares e hálux largos, DI, microcefalia
Displasia septo óptica (síndrome de Morsier)	Hipoplasia do septo pelúcido e quiasma óptico
Síndrome de Sotos	Supercrescimento físico, DI, alterações craniofaciais
Síndrome de Warburg micro	Microcefalia, microftalmia,microgenitalia, DI
Síndrome de Wolf-Hirschhorn	Microcefalia, convulsões, defeitos cardíacos, 4 p-

*Dados confiáveis de incidência não estão disponíveis para essas síndromes muito raras. †Símbolos de genes entre parênteses. ‡Muitos destes também podem ter consistentemente um corpo caloso displásico fino, como a síndrome de Sotos ou agenesia do corpo caloso (ACC) com paraparesia espástica (SPG11). A sobreposição entre a ACC e essas condições ainda está sob investigação. Outros símbolos de genes são omitidos nesta seção. 4 p-, deleção da região terminal do braço curto do cromossomo 4, define o genótipo para pacientes com síndrome de Wolf-Hirschhorn; ACC, agenesia do corpo caloso; ARX, gene homeobox relacionado com Aristaless; CDH, hérnia diafragmática congênita; HSAS/MASA, hidrocefalia ligada ao vezes/deficiência intelectual, afasia, marcha arrastada e polegares aduzidos; KCC3, cotransportador 3 de KCl; L1CAM, molécula de adesão celular L1; DI, deficiência intelectual; MRPS16, proteína ribossômico-mitocondrial S16; SPG11, paraplegia espástica 11; XLAG, lissencefalia ligada ao X com corpo caloso ausente e genitália ambígua; ZFHX1B, zinc finger homeobox 1b. (De Sherr EH, Hahn JS: Distúrbios do desenvolvimento do prosencéfalo. Em Swaiman KF, Ashwal S, Ferriero DM, Schor NF, editores: Swaiman's Pediatric Neurology, 5ª ed., Filadélfia, 2012, WB Saunders, Table 23.2.)

A **síndrome de Aicardi** representa um distúrbio complexo que afeta muitos sistemas e está tipicamente associado à agenesia do corpo caloso, lacunas coriorretinianas distintas e espasmos infantis. Os pacientes são quase todos do sexo feminino, sugerindo uma anormalidade genética do cromossomo X (pode ser letal em homens durante a vida fetal). Convulsões tornam-se evidentes durante os primeiros meses e são geralmente resistentes aos anticonvulsivantes. Um eletroencefalograma mostra a atividade independente registrada a partir de ambos os hemisférios como resultado da ausência do corpo caloso e, frequentemente, mostra hemi-hipsarritmia. Todos os pacientes apresentam deficiência intelectual grave e podem possuir vértebras anormais que capazes de serem fundidas ou apenas parcialmente desenvolvidas (hemivértebra). Anormalidades da retina, incluindo cavidades circunscritas ou lacunas e coloboma do disco óptico são os achados mais característicos da síndrome de Aicardi.

A **colpocefalia** refere-se a um aumento anormal dos cornos occipitais do sistema ventricular e pode ser identificada já no período fetal. Muitas vezes está associada à agenesia do corpo caloso, mas pode ocorrer isoladamente. Também está associada à microcefalia, e pode ser observada na megalencefalia anatômica, assim como pode estar associada à **síndrome de Sotos**.

HOLOPROSENCEFALIA

A holoprosencefalia é um distúrbio do desenvolvimento do cérebro que resulta da formação defeituosa do prosencéfalo e da indução inadequada de estruturas do cérebro anterior. A anormalidade, que representa um espectro de gravidade, classifica-se em três grupos: alobar, semilobar e lobar, dependendo do grau da anormalidade de clivagem (Figura 609.11). Um quarto tipo, uma variante da fusão inter-hemisférica mediana ou **sintelencefalia**, envolve uma área segmentar onde não ocorre clivagem, na verdade uma ausência de separação dos lobos frontal posterior e parietal. Anormalidades faciais, incluindo ciclopia, sinoftalmia, cebocefalia, fossa nasal unificada, atresia de coanas, dente incisivo central solitário e agenesia pré-maxilar são comuns em casos graves, pois o mesoderma pré-cordal que induz o prosencéfalo ventral também é responsável pela indução das estruturas faciais medianas. Anormalidades faciais mais amenas são observadas em formas mais brandas da doença. A holoprosencefalia alobar é caracterizada por um ventrículo único, ausência da foice e ausência de separação dos núcleos cerebrais profundos. Deve-se ter cuidado para não diagnosticar de forma excessiva a holoprosencefalia com base em anormalidades ventriculares isoladas. A evidência de não separação de estruturas cerebrais profundas da linha média, como caudado, putame, globo pálido e hipotálamo, é o elemento crítico para o diagnóstico.

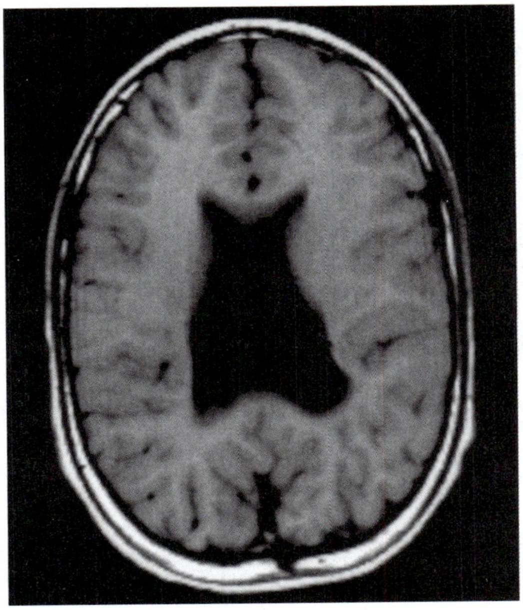

Figura 609.11 Holoprosencefalia lobar. Imagem de ressonância magnética ponderada em T1 indica falha de separação dos hemisférios e uma persistente fusão do ventrículo.

Crianças afetadas com o tipo alobar apresentam altas taxas de mortalidade, mas alguns vivem por anos. A mortalidade e a morbidade com os tipos mais leves são mais variáveis, e a morbidade é menos grave. Deve-se ter cuidado para não prognosticar desfechos graves em todos os casos. A incidência de holoprosencefalia varia de 1 a cada 5.000 a 1 a cada 16.000 nascidos vivos. Um diagnóstico pré-natal pode ser confirmado por ultrassonografia após a 10ª semana de gestação nos tipos mais graves, mas a ressonância magnética fetal em idades gestacionais posteriores oferece maior precisão anatômica e, portanto, um melhor diagnóstico.

A causa da holoprosencefalia frequentemente não é identificada. Parece haver alguma associação com o diabetes materno. Anormalidades cromossômicas, incluindo deleções dos cromossomos 7q e 3 p, 21q, 2 p, 18 p e 13q, bem como a trissomia do 13 e do 18, respondem por mais de 50% de todos os casos. Mutações no gene *sonic hedgehog* em 7q mostraram causar holoprosencefalia. A Gene Reviews lista 14 causas de gene único. Clinicamente é importante procurar anomalias associadas, já que muitas síndromes estão associadas à holoprosencefalia.

A bibliografia está disponível no GEN-io

609.9 Agenesia dos Nervos Cranianos e Disgenesia da Fossa Posterior

Stephen L. Kinsman e Michael V. Johnston

A classificação dos distúrbios do desenvolvimento dos nervos cranianos, tronco encefálico e cerebelo ainda é anatômica, mas os sistemas de classificação futuros provavelmente serão baseados na biologia molecular do desenvolvimento do cérebro com base nos genes envolvidos e nas funções que estes desempenham na orquestração da arquitetura cerebral.

DISTÚRBIOS CONGÊNITOS DE DENERVAÇÃO CRANIANA

Ausência dos nervos cranianos ou dos núcleos centrais correspondentes foi descrita em várias condições e inclui defeitos do nervo óptico, ptose congênita, fenômeno de Marcus Gunn (movimentos de sucção da mandíbula causando piscamento simultâneo da pálpebra; essa sincinesia congênita resulta da inervação anormal dos nervos trigêmeo e oculomotor), defeitos dos nervos trigêmeo e auditivo e defeitos dos nervos cranianos IX, X, XI e XII. A maior compreensão desses distúrbios e de suas causas genéticas levou à criação do termo *distúrbios congênitos de denervação craniana*.

A hipoplasia do nervo óptico pode ocorrer isoladamente ou como parte do complexo de displasia septo óptica (síndrome de Morsier). A displasia septo óptica pode ser causada por uma mutação no gene HESX1. A **síndrome de Möbius** caracteriza-se por fraqueza facial bilateral, que muitas vezes está associada à paralisia do nervo abducente. Hipoplasia ou agenesia dos núcleos do tronco encefálico, assim como a ausência ou o número reduzido de fibras musculares, também já foram relatadas. Crianças afetadas apresentam-se com fraqueza facial no período neonatal, causando dificuldades de alimentação decorrentes da má sucção. A imobilidade e a falta de expressão facial podem dar a impressão incorreta de deficiência intelectual; o prognóstico para o desenvolvimento normal é excelente na maioria dos casos. A aparência facial da síndrome de Möbius tem melhorado com a cirurgia facial.

A **síndrome da retração de Duane** é caracterizada por limitação congênita do movimento horizontal do globo ocular e alguma retração do globo na tentativa de adução, acreditando-se ser o resultado de inervação anormal do nervo oculomotor no músculo reto lateral. Anormalidades do desenvolvimento de nervos cranianos já foram demonstradas nessa condição.

Menos comum que a síndrome de retração de Duane e que a síndrome de Möbius é o grupo de doenças conhecidas como **fibrose congênita dos músculos extraoculares**. A fibrose congênita dos músculos extraoculares é caracterizada por restrição grave dos movimentos oculares e ptose, proveniente do desenvolvimento anormal dos nervos oculomotor e troclear e/ou de anormalidades da inervação do músculo extraocular.

DISTÚRBIOS DO TRONCO ENCEFÁLICO E DO CEREBELO

Os distúrbios das estruturas da fossa posterior incluem anormalidades não apenas do tronco encefálico e cerebelo, mas também dos espaços do LCE. As malformações comumente encontradas incluem malformação de Chiari, malformação de Dandy-Walker, cistos aracnoides, megacisterna magna, bolsa de Blake persistente, síndrome de Joubert, rombencefalossinapse, doença de Lhermitte-Duclos e as hipoplasias pontocerebelares.

A malformação de Chiari é a malformação mais comum da fossa posterior e do rombencéfalo. Consiste na herniação das tonsilas cerebelares através do forame magno (Figura 609.14). Frequentemente, há também uma anormalidade do desenvolvimento associada dos ossos da base do crânio levando a uma fossa posterior pequena. Os casos podem ser assintomáticos ou sintomáticos. Malformações de Chiari podem ser isoladas ou observadas em pacientes com síndrome de Ehlers-Danlos, cistinose ou outros distúrbios ósseos ou de tecido conjuntivo. Quando os sintomas se desenvolvem, eles geralmente não o fazem até a infância tardia. Os sintomas incluem cefaleia que piora com esforço e outras manobras que aumentam a pressão intracraniana. Podem surgir sintomas de compressão do tronco encefálico, como diplopia, disfunção orofaríngea, espasticidade, zumbido e vertigem. Hidrocefalia obstrutiva e/ou siringomielia também podem ocorrer (Figura 609.14).

A malformação de Dandy-Walker faz parte de um *continuum* de anomalias da fossa posterior que incluem dilatação cística do quarto ventrículo, hipoplasia do vérmis cerebelar, hidrocefalia e um aumento da fossa posterior com elevação dos seios venosos laterais e do tentório. Anomalias extracranianas também podem ser observadas. Graus variáveis de comprometimento neurológico geralmente estão presentes. A etiologia da malformação de Dandy-Walker inclui anormalidades cromossômicas, distúrbios de gene único e exposição a teratógenos.

Cistos aracnoides da fossa posterior podem estar associados à hidrocefalia. A mega cisterna magna caracteriza-se por um espaço liquórico aumentado, inferior e dorsalmente ao vérmis cerebelar; quando presente isoladamente pode ser considerada uma variante normal. A bolsa de Blake persistente é um cisto que obstrui o espaço subaracnóideo e está associado à hidrocefalia.

A síndrome de Joubert é uma doença autossômica recessiva (ciliopatia) com heterogeneidade genética significativa que está associada à hipoplasia do vérmis cerebelar e ao **sinal do dente molar** pontomesencefálico (um aprofundamento da fossa interpeduncular com pedúnculos cerebelares superiores espessos e lisos) (Figura 609.12). Está associada a hipotonia, ataxia (quando criança), anormalidades respiratórias características, incluindo apneia e hiperpneia episódicas (que melhoram com a idade), atraso global do desenvolvimento, nistagmo, estrabismo, ptose e apraxia oculomotora. Pode haver muitas características sistêmicas associadas (síndrome de Joubert e distúrbios relacionados), incluindo displasia retiniana progressiva (amaurose congênita de Leber), coloboma, doença cardíaca congênita, doença renal microcística, fibrose hepática, polidactilia, protrusão da língua e tumores de tecidos moles da língua (Figura 609.13).

A **rombencefalossinapse** caracteriza-se pela ausência do vérmis, ou um vérmis muito pequeno, associados à não separação ou fusão das estruturas profundas da linha média cerebelar. Ventriculomegalia ou hidrocefalia são frequentemente observadas. Há uma variável apresentação clínica desde função normal até comprometimento cognitivo e de linguagem, epilepsia e espasticidade. A **doença de Lhermitte-Duclos** é um gangliocitoma displásico do cerebelo levando ao aumento focal do cerebelo, macrocefalia, sinais cerebelares e convulsões.

Hipoplasias pontocerebelares são um grupo de doenças caracterizadas por comprometimento do desenvolvimento cerebelar e pontino, juntamente com características histopatológicas de morte neuronal e substituição glial. As características clínicas tendem a ser inespecíficas e incluem hipotonia, dificuldades na alimentação, atraso no desenvolvimento e dificuldades respiratórias. A classificação, as associações e as causas incluem

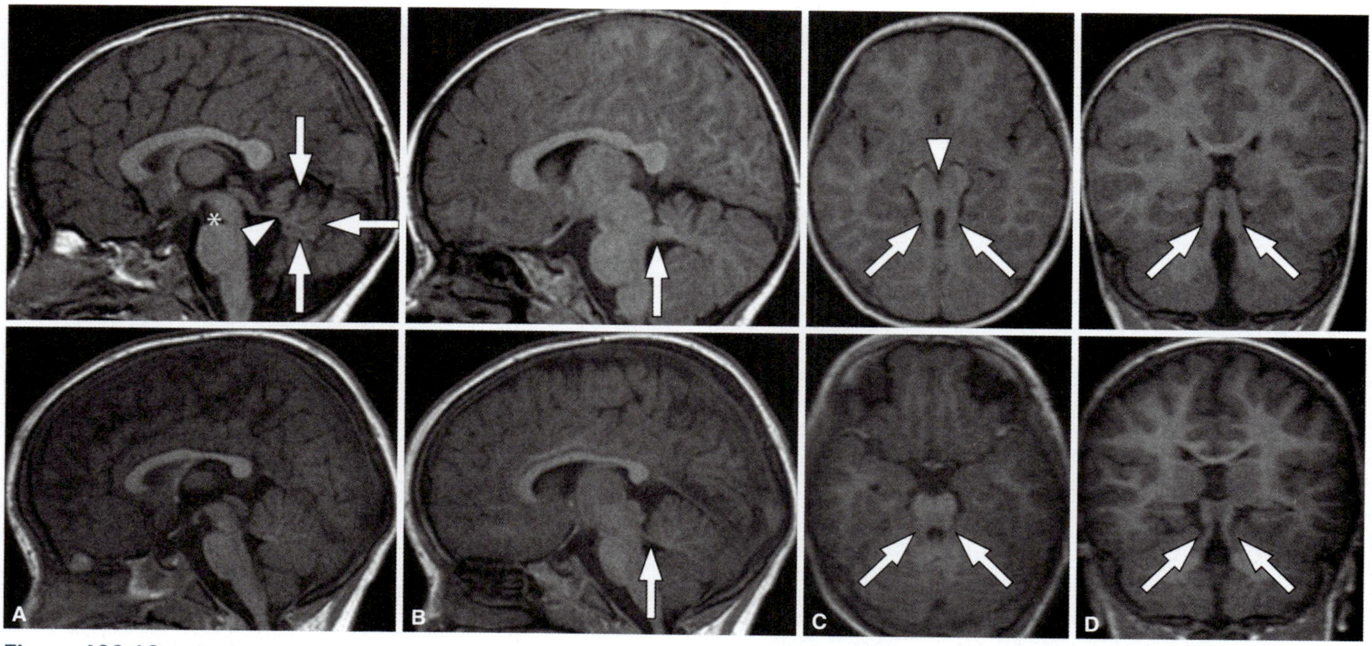

Figura 609.12 Achados de neuroimagem em uma criança de 2 anos com síndrome de Joubert pura (*painéis superiores*) em comparação com um controle saudável (*painéis inferiores*). **A.** Imagem ponderada em T1 parasagital mostra pedúnculos cerebelares superiores espessados, alongados e orientados horizontalmente (*seta branca*). **B.** Imagem ponderada em T1 sagital mediana demonstra hipoplasia e displasia moderada do vérmis cerebelar (*setas brancas*) com distorção secundária e alargamento do quarto ventrículo com deslocamento rostral do *fastigium* (*ponta de seta branca*). Uma fossa interpeduncular aprofundada também é observada. **C.** imagem axial ponderada em T1 no nível da junção pontomesencefálica mostra o sinal do dente molar com uma fossa interpeduncular aprofundada (*ponta de seta branca*) e pedúnculos cerebelares superiores alongados, espessados e orientados horizontalmente (*setas brancas*). Além disso, o vérmis cerebelar parece ser hipoplásico e seus remanescentes, displásicos. **D.** Imagem coronal ponderada em T1 revela pedúnculos cerebelares superiores espessados (*setas brancas*). (*De Romani M, Micalizzi A, Valente EM: síndrome de Joubert: ataxia cerebelar congênita com o dente molar, Lancet Neurol12: 894 a 905, 2013, Fig. 1.*)

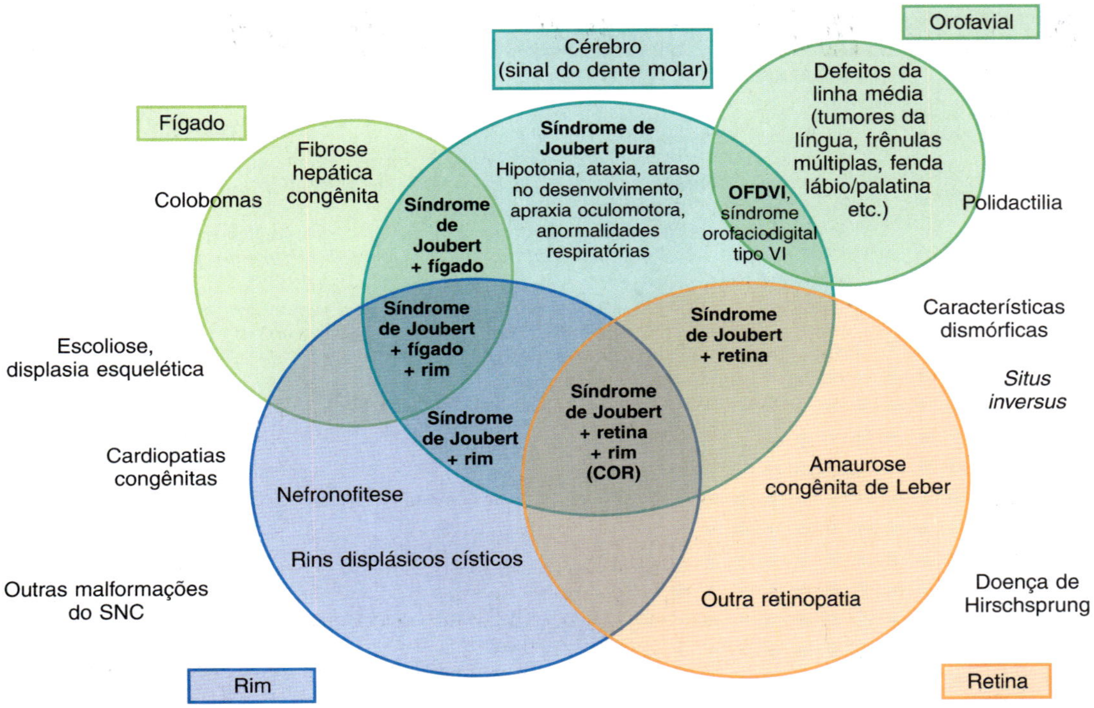

Figura 609.13 **Espectro do envolvimento orgânico na síndrome de Joubert e classificação em subgrupos clínicos (*em negrito*).** Colobomas coriorretinianos são mais frequentemente encontrados no subgrupo da síndrome de Joubert com envolvimento hepático, mas pode estar presente também em outros subgrupos. Da mesma forma, polidactilia (especialmente se pré-axial ou mesoaxial) está invariavelmente presente no subgrupo orofaciodigital tipo VI, mas a polidactilia pós-axial é frequentemente observada também em associação com outros fenótipos da síndrome de Joubert. Outras características clínicas fora dos círculos ocorrem mais raramente, sem uma associação específica a um subgrupo clínico. SNC, sistema nervoso central; COR, cerebelooculorrenal; K, envolvimento renal; L, envolvimento do fígado; MTS, sinal do dente molar; OFDVI, síndrome orofaciodigital tipo VI. (*De Romani M, Micalizzi A, Valente EM: síndrome de Joubert: ataxia cerebelar congênita com o molardente, Lancet Neurol 12: 894 a 905, 2013, Fig 3.*)

tipo I (com características do envolvimento das células do corno anterior), tipo II (com características extrapiramidais, convulsões e microcefalia adquirida), síndrome de Walker-Warburg, doença músculo-olho-cérebro, distúrbios congênitos da glicosilação tipo 1A, citopatias mitocondriais, exposição a teratógenos, infecção congênita por citomegalovírus, acidúria por 3-metilglutacônico, síndrome PEHO (encefalopatia progressiva com edema, hipsarritmia e atrofia óptica), hipoplasia cerebelar autossômica recessiva na população huterita, lissencefalia com hipoplasia cerebelar e outros subtipos de hipoplasia pontocerebelar.

A bibliografia está disponível no GEN-io.

609.10 Microcefalia

Stephen L. Kinsman e Michael V. Johnston

Microcefalia é definida como uma circunferência da cabeça que mede mais de 3 DP abaixo da média para idade e sexo. Essa condição é relativamente comum, particularmente entre crianças com atraso de desenvolvimento. Embora existam várias causas de microcefalia, frequentemente encontram-se anormalidades da migração neuronal durante o desenvolvimento fetal, incluindo heterotopias das células neuronais e desarranjos citoarquiteturais. A microcefalia pode ser subdividida em dois grupos principais: primária (genética) e secundária (não genética). Um diagnóstico preciso é importante para o aconselhamento genético e para a previsão de gestações futuras.

ETIOLOGIA

Microcefalia primária se refere a um grupo de condições que geralmente não têm malformações associadas e que seguem um padrão mendeliano de herança ou estão associadas a uma síndrome genética específica. Crianças afetadas são geralmente identificadas ao nascimento devido ao perímetro cefálico reduzido. Os tipos mais comuns incluem microcefalia familial e autossômica dominante, bem como uma série de síndromes cromossômicas que estão resumidas na Tabela 609.4. A microcefalia primária também está associada a, no mínimo, 7 *loci* de genes, e pelo menos sete genes etiológicos únicos foram identificados; a condição tem herança autossômica recessiva. Várias causas ligadas ao X da microcefalia são originadas por mutações genéticas que levam a graves malformações cerebrais estruturais, como lissencefalia, holoprosencefalia, polimicrogiria, displasia cerebral em forma de paralelepípedos ou pedra de calçamento (cobblestone), heterotopia neuronal e hipoplasia pontocerebelar; essas condições devem ser procuradas na ressonância magnética. A microcefalia secundária resulta de um grande número de agentes nocivos que podem perturbar o feto intraútero ou uma criança durante os períodos de rápido crescimento cerebral, particularmente nos primeiros 2 anos de vida, sendo a infecção associada ao zika vírus durante a gestação o exemplo mais recente.

A microcefalia adquirida pode ser observada em condições como a síndrome de Rett, síndrome de Seckel e síndromes de Angelman, assim como em síndromes de encefalopatia associadas com distúrbios convulsivos graves.

MANIFESTAÇÕES CLÍNICAS E DIAGNÓSTICO

Uma história familiar completa deve ser obtida, buscando casos adicionais de microcefalia ou distúrbios que possam afetar o sistema nervoso. É importante medir o perímetro cefálico do paciente ao nascimento a fim de se diagnosticar a microcefalia o mais precocemente possível. Um perímetro cefálico muito reduzido implica um processo que começou no início do desenvolvimento embrionário ou fetal. Um insulto cerebral que ocorre mais tardiamente, especialmente após a idade de 2 anos, tem menos probabilidade de provocar microcefalia grave. Medições seriadas do perímetro cefálico têm mais significado do que uma determinação única, particularmente quando a anormalidade é mínima ou a microcefalia é adquirida. O perímetro cefálico dos pais e irmãos deve ser registrado.

Tabela 609.4 Causas de microcefalia.

CAUSAS	ACHADOS CARACTERÍSTICOS
PRIMÁRIA (GENÉTICA)	
Familial (autossômica recessiva)	Incidência 1 a cada 40.000 nascidos vivos Aparência típica com fronte inclinada, nariz e orelhas proeminentes; deficiência intelectual grave e convulsões proeminentes; marcações convolucionais na superficiais do cérebro; citoarquitetura mal diferenciada e desorganizada
Autossômica dominante	Facies atípica, fissuras palpebrais inclinadas para cima, leve inclinação da fronte e orelhas proeminentes. Crescimento linear normal, convulsões facilmente controladas e deficiência intelectual leve ou limítrofe
Síndromes	
Down (trissomia do 21)	Incidência 1 em 800 nascidos vivos. Arredondamento anormal dos lobos occipital e frontal e um cerebelo pequeno; giro temporal superior estreito, propensão para alterações neurofibrilares de Alzheimer, anormalidades da ultraestrutura do córtex cerebral
Edward (trissomia 18)	Incidência 1 em 6.500 nascidos vivos Baixo peso ao nascer, microstomia, micrognatia, orelhas de baixa implantação e malformadas, occipital proeminente, pés equinos, deformidades em flexão dos dedos, cardiopatia congênita, giros aumentados, heterotopias dos neurônios
Cri-du-chat (5 p-)	Incidência 1 em 50.000 nascidos vivos Facies arredondada, pregas epicânticas proeminentes, orelhas de baixa implantação, hipertelorismo, choro característico Sem neuropatologia específica
Cornelia de Lange	Atraso de crescimento pré-natal e pós-natal; sinofrismo; lábio superior fino e voltado para baixo Polegar posicionado proximalmente
Rubinstein-Taybi	Nariz em forma de bico, inclinação para baixo das fissuras palpebrais, pregas epicânticas, baixa estatura, polegares e dedos dos pés largos
Smith-Lemli-Opitz	Ptose, escafocefalia, pregas epicânticas internas, narinas antevertidas, baixo peso ao nascer, dificuldade alimentar acentuada
SECUNDÁRIA (NÃO GENÉTICA)	
Infecções congênitas	
Vírus zika	Pequeno para a idade, anomalias oculares
Citomegalovírus	Pequeno para a idade, *rash* petequial, hepatoesplenomegalia, coriorretinite, surdez, deficiência intelectual, convulsões, calcificações no SNC e microgiria
Rubéola	Retardo do crescimento, púrpura, trombocitopenia, hepatoesplenomegalia, cardiopatia congênita, coriorretinite, catarata, surdez, áreas necróticas perivasculares, polimicrogiria, heterotopias, cavitações subependimárias
Toxoplasmose	Púrpura, hepatoesplenomegalia, icterícia, convulsões, hidrocefalia, coriorretinite, calcificação cerebral
Fármacos	
Álcool fetal	Retardo do crescimento, ptose, filtro nasolabial ausente, lábio superior hipoplásico, cardiopatia congênita, dificuldade alimentar, heterotopia neuroglial, desorganização dos neurônios
Hidantoína fetal	Retardo do crescimento, hipoplasia de falanges distais, pregas epicânticas internas, crista nasal ampla, narinas antevertidas
Outras causas	
Radiação	Microcefalia e deficiência intelectual mais graves com exposição antes da 15ª semana de gestação
Meningite/encefalite	Infartos cerebrais, cavitação cística, perda neuronal difusa
Desnutrição	Causa controversa de microcefalia
Causas metabólicas	Diabetes melito materno e hiperfenilalaninemia materna
Hipertermia	Foi relatado que febre significativa durante as primeiras 4 a 6 semanas causa microcefalia, convulsões e anomalias faciais. Estudos patológicos demonstram heterotopias neuronais. Outros estudos não mostram anormalidades com febre materna
Encefalopatia hipóxico-isquêmica	Edema cerebral difuso inicialmente; estágios avançados caracterizados por atrofia cerebral e sinais anormais na ressonância magnética

A investigação laboratorial de uma criança microcefálica é determinada pelo histórico e pelo exame físico. Se a causa da microcefalia é desconhecida, o nível sérico de fenilalanina da mãe deve ser determinado. Níveis séricos elevados de fenilalanina em uma mãe assintomática podem produzir danos cerebrais marcantes em uma criança sem fenilcetonúria que seria, de outra forma, normal. A triagem neonatal nos EUA detecta a maioria desses casos. Deve-se obter um estudo de cariótipo e/ou um estudo de hibridização genômica comparativa (microarray cromossômico) caso haja suspeita de uma síndrome cromossômica ou se a criança apresentar uma fácies atípica, baixa estatura e anomalias congênitas adicionais. A RNM é útil na identificação de anormalidades estruturais do cérebro, como lissencefalia, paquigiria e polimicrogiria, e a tomografia computadorizada é útil na detecção de calcificações intracerebrais. Estudos adicionais incluem análise de aminoácidos no plasma e ácidos orgânicos na urina; determinação da amônia sérica; sorologia para toxoplasmose, rubéola, citomegalovírus e herpes simples (TORCH), bem como teste de HIV da mãe e da criança; e uma amostra de urina para cultura de citomegalovírus. Teste específico para o vírus Zika também é indicado quando a criança nasce em um ambiente de alto risco ou quando um dos pais tem um histórico de viagens para áreas endêmicas. Cada vez mais mutações de gene único são identificadas como causa de microcefalia primária e microcefalia sindrômica.

TRATAMENTO

Uma vez que a causa da microcefalia foi estabelecida, o médico deve fornecer aconselhamento genético e apoio familiar necessário. Já que muitas crianças com microcefalia também são desafiadas intelectualmente, o médico deve auxiliar na sua inserção em um local com um programa adequado que proporcionará o máximo desenvolvimento da criança (ver Capítulo 53).

A bibliografia está disponível no GEN-io.

609.11 Hidrocefalia

Stephen L. Kinsman e Michael V. Johnston

A hidrocefalia não é uma doença específica; representa um grupo diverso de condições que resultam de circulação e/ou absorção prejudicada do LCE ou, em raras circunstâncias, do aumento da produção de LCE por um papiloma do plexo coroide (Tabelas 609.5 e 609.6). Pelo fato de a megalencefalia ser frequentemente descoberta como parte de uma avaliação para hidrocefalia em crianças com macrocefalia, essa condição está incluída nesta seção.

FISIOLOGIA

O LCE é formado principalmente no sistema ventricular pelo plexo coroide, que se situa nos ventrículos laterais, terceiro e quarto ventrículos. Embora a maior parte do LCE seja produzida nos ventrículos laterais, aproximadamente 25% tem origem em fontes extracoroidais, incluindo o endotélio capilar dentro do parênquima cerebral. Há controle neurogênico ativo da formação do LCE, visto que os nervos adrenérgicos e colinérgicos invervam o plexo coroide. A estimulação do sistema adrenérgico diminui a produção de LCE, enquanto a excitação dos nervos colinérgicos pode dobrar a taxa normal de produção de LCE.

Tabela 609.5 Causas de hidrocefalia pediátrica.

	CAUSA	MECANISMO PROPOSTO
Hidrocefalia adquirida		
Inflamatória		
Hemorragia ou infecção subaracnoide	Cicatriz aracnoide	Espaço subaracnoide disfuncional
Hemorragia ou infecção intraventricular	Cicatriz ependimal	Obstrução ventricular
Neoplasia		
Tumor do parênquima cerebral	Efeito de massa	Obstrução ventricular
Tumor da medula espinal	Alteração da composição do LCE	Espaço subaracnoide disfuncional
Tumor disseminado	Tumores com infiltração meníngea; por exemplo, tumor neuroectodérmico primitivo	Espaço subaracnoide disfuncional
Tumor de plexo coroide	Alteração da composição do LCE	Espaço subaracnoide disfuncional
Tumor de plexo coroide	Efeito de massa	Obstrução ventricular
Tumor ou hiperplasia do plexo coroide	Alteração da função do plexo coroide	Superprodução de LCE ou pulsações intraventriculares hiperdinâmicas
Vascular		
Malformação vascular	Obstrução ventricular; por exemplo, malformação da veia de Galeno; hipertensão venosa; por exemplo, malformação arteriovenosa	Obstrução ventricular; complacência venosa diminuída ou alteração da composição do LCE
Distúrbios da função venosa cerebral	Obstrução venosa extrínseca; por exemplo, displasias esqueléticas; obstrução venosa intrínseca; por exemplo, trombose de seio venoso; disfunção venosa idiopática; por exemplo, hidrocefalia idiopática congênita	Complacência venosa diminuída ou diminuição da absorção do LCE
Hidrocefalia congênita ou do desenvolvimento		
Estenose de aqueduto congênita	Obstrução da via de saída do terceiro ventrículo	Obstrução ventricular
Defeitos do tubo neural; por exemplo, mielomeningocele e malformação de Chiari II	Obstrução da via de saída do terceiro ou quarto ventrículo; complacência venosa alterada; cicatriz aracnoide ou ependimal	Variável
Malformações da fossa posterior	Obstrução da via de saída do quarto ventrículo; por exemplo, complexo Dandy-Walker; malformação de Chiari I	Obstrução ventricular
Cistos de desenvolvimento	Efeito de massa	Obstrução ventricular
Atresia congênita do forame de Monro	Obstrução da via de saída do ventrículo lateral	Obstrução ventricular

De Kahle KT, Kulkarni AV, Limbick Jr DD, Warf BC: Hydrocephalus in children. Lancet 387:788-798, 2016, Table 1.

Tabela 609.6 Anormalidades genéticas associadas à hidrocefalia pediátrica.

	SUPOSTO VÍNCULO GENÉTICO
Hidrocefalia ligada ao X com estenose de aqueduto (307000)	*L1CAM*
Hidrocefalia autossômica recessiva não sindrômica (HYC; 236600 [HYC1];615219 [HYC2])	*CCDC88C; MPDZ*
Retardo mental sindrômico tipo Fried (304340	*AP1S2*
Síndrome de Walker-Warburg (múltiplos subtipos)	*POMT1; POMT2; POMGNT1*; e outros
Defeitos do tubo neural (formas sensíveis ao folato [601634] e insensíveis [182940]	Vários genes de suscetibilidade envolvidos na polaridade das células planas; por exemplo, *FUZ, VANGL1/2, CCL2* e outros; defeitos do tubo neural sensíveis ao folato associados a genes das vias de síntese de folato (*MTR, MTRR, MTHFR, MTHFD*)
Discinesias ciliares primárias e outras ciliopatias (incluindo os muitos subtipos heterogêneos da síndrome de Meckel-Gruber e síndrome de Joubert)	Vários genes envolvidos na estrutura, função e regulação ciliar; por exemplo, *CC2D2A, TMEM67, MKS1* e outros
Rasopatias; por exemplo, neurofibromatose tipo 1, síndrome de Noonan, síndrome de Costello, síndrome cardiofaciocutânea	*NF1*; Genes da via Ras-Raf-MEK-ERK; por exemplo, *KRAS, BRAF, PTPN11* e outros
VACTERL-H (associação de anomalias da coluna vertebral, anal, cardíacas, traqueoesofágica, renais e dos membros mais hidrocefalia; 276950)	*PTEN*
VACTERL-H ligado ao X (300515)	FANCB

Numbers given are Online Mendelian Inheritance in Man (OMIM) identifi ers. Kahle KT, Kulkarni AV, Limbick Jr DD, Warf BC: Hydrocephalus in children. Lancet 387:788-798, 2016, Table 2.

Em uma criança normal, são produzidos aproximadamente 20 mℓ/h de LCE. O volume total de LCE aproxima-se de 50 mℓ em um lactente e 150 mℓ em um adulto. A maior parte do LCE é extraventricular. O plexo coroide produz o LCE em vários estágios; por meio de uma série de etapas intrincadas, um ultrafiltrado de plasma é, em última análise, processado em uma secreção, o LCE.

O fluxo de LCE resulta do gradiente de pressão que existe entre o sistema ventricular e os canais venosos. A pressão intraventricular pode ser tão alta quanto 180 mm H_2O no estado normal, enquanto a pressão no seio sagital superior está em torno de 90 mm H_2O. Normalmente, o LCE flui dos ventrículos laterais através dos forames de Monro para dentro do terceiro ventrículo. Em seguida, atravessa o estreito aqueduto de Sylvius, que tem aproximadamente 3 mm de comprimento e 2 mm de diâmetro em uma criança, para entrar no quarto ventrículo. O LCE deixa o quarto ventrículo por meio do par lateral de forames de Luschka e do forame de Magendie (na linha média), dentro das cisternas da base do crânio. A hidrocefalia resultante da obstrução dentro do sistema ventricular é chamada hidrocefalia obstrutiva ou não comunicante. Então, o LCE circula posteriormente, a partir das cisternas basais por meio de do sistema de cisternas e sobre as convexidades dos hemisférios cerebrais. O LCE é absorvido principalmente pelas vilosidades aracnoides através das junções celulares de seus endotélios e das forças de pressão citadas anteriormente. O LCE é absorvido em uma quantidade muito menor pelos canais linfáticos direcionados aos seios paranasais, ao longo de luvas de raízes nervosas e pelo próprio plexo coroide. A hidrocefalia resultante da obliteração das cisternas subaracnoides ou do mau funcionamento das vilosidades aracnoides chama-se hidrocefalia não obstrutiva ou comunicante.

FISIOPATOLOGIA E ETIOLOGIA

A hidrocefalia obstrutiva ou não comunicante desenvolve-se mais comumente em crianças devido a uma anomalia do aqueduto de Sylvius ou a uma lesão no quarto ventrículo. A estenose aquedutal resulta de um aqueduto de Sylvius anormalmente estreito, que é frequentemente associado a uma ramificação ou bifurcação. Em uma pequena porcentagem de casos, a estenose aquedutal tem um padrão de herança recessivo ligado ao sexo. Esses pacientes ocasionalmente possuem pequenos defeitos de fechamento do tubo neural, incluindo espinha bífida oculta. Raramente, a estenose aquedutal está associada à neurofibromatose. A gliose aquedutal também pode originar hidrocefalia. Como resultado de meningite neonatal ou hemorragia subaracnóidea em um recém-nascido prematuro, o revestimento ependimário do aqueduto é interrompido e uma resposta glial rápida resulta em obstrução completa. Infecções virais intrauterinas também podem produzir estenose aquedutal seguida por hidrocefalia, já tendo sido relatada meningoencefalite como uma causa de hidrocefalia em uma criança. Uma malformação da veia de Galeno pode se expandir, tornando-se maior e, por estar posicionada na linha média, obstruir o fluxo de LCE. Lesões ou malformações da fossa posterior são causas notáveis de hidrocefalia, incluindo tumores cerebrais da fossa posterior, malformação de Chiari e síndrome de Dandy-Walker.

A hidrocefalia não obstrutiva ou comunicante mais comumente segue uma hemorragia subaracnóidea, que geralmente resulta de uma hemorragia intraventricular em um recém-nascido prematuro. O sangue nos espaços subaracnóideos pode causar obliteração das cisternas ou vilosidades aracnoides e obstrução do fluxo do LCE. Meningite pneumocócica e tuberculosa são propensas a produzir um exsudato espesso e firme, que obstrui as cisternas basais; as infecções intrauterinas também podem destruir as vias do LCE. Infiltrados leucêmicos podem "semear" o espaço subaracnóideo e produzir hidrocefalia comunicante. Tumores ou malformações arteriovenosas na medula espinal ou cauda equina são etiologias incomuns de hidrocefalia comunicante.

MANIFESTAÇÕES CLÍNICAS

A apresentação clínica da hidrocefalia é variável e depende de muitos fatores, incluindo a idade de início, a natureza da lesão que causou a obstrução e a duração e taxa de aumento da pressão intracraniana. Em uma criança, uma taxa acelerada de aumento do perímetro cefálico é o sinal mais proeminente. Além disso, a fontanela anterior encontra-se ampla e abaulada, e as veias do couro cabeludo podem estar dilatadas. A fronte é larga, e os olhos podem se desviar em direção inferior devido à compressão do recesso suprapineal dilatado no tecto do tronco encefálico, produzindo o sinal do olhar em "sol poente". Sinais de trato longo, incluindo reflexos tendinosos hiperativos, espasticidade, clônus (particularmente nas extremidades inferiores) e sinal de Babinski, são comuns devido ao estiramento e à ruptura das fibras corticospinais originadas da região da perna do córtex motor. Em uma criança mais velha, as suturas cranianas são menos complacentes, de modo que os sinais de hidrocefalia podem ser mais sutis. Irritabilidade, letargia, hiporexia e vômitos são comuns a ambas as faixas etárias, e a cefaleia é um sintoma importante em pacientes mais velhos. Uma mudança gradual na personalidade e deterioração na produtividade acadêmica sugerem uma forma lentamente progressiva de hidrocefalia. Em relação a outros sinais clínicos, medidas seriadas do perímetro cefálico geralmente indicam um aumento da velocidade de crescimento. A percussão do crânio pode produzir um som de "pote quebrado" ou sinal de Macewen, indicando separação das suturas. Um occipício encurtado sugere malformação de Chiari, e um occipício proeminente sugere malformação de Dandy Walker. Papiledema, paralisia do nervo abducente e sinais de trato piramidal, que são mais evidentes nas extremidades inferiores, são aparentes em muitos casos.

A malformação de Chiari consiste em dois subgrupos principais. O tipo I tipicamente produz sintomas durante a adolescência ou vida adulta e geralmente não está associado à hidrocefalia. Os pacientes queixam-se de cefaleia recorrente, dor cervical, aumento da frequência urinária e espasticidade progressiva dos membros inferiores. A deformidade consiste no deslocamento das tonsilas cerebelares para o interior do canal cervical (Figura 609.14). Deve-se procurar por siringomielia da medula espinal na imagem de ressonância magnética, especialmente na região cervical. Embora a patogênese seja desconhecida, uma teoria prevalente sugere que a obstrução da porção caudal do quarto ventrículo durante o desenvolvimento fetal é responsável pela condição clínica.

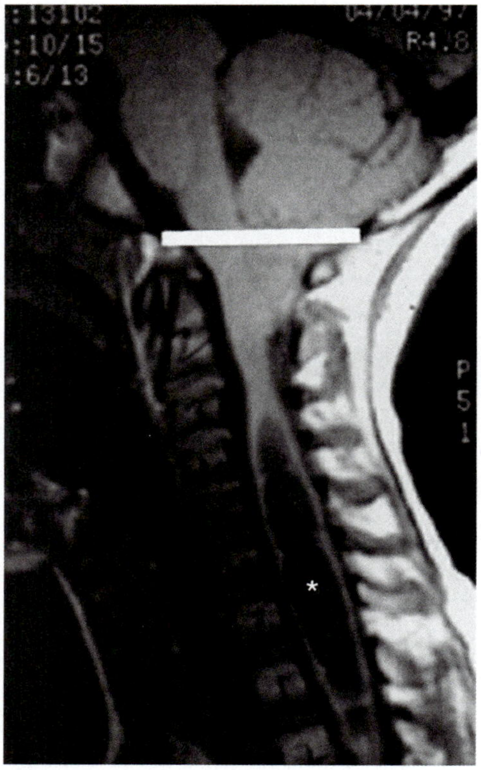

Figura 609.14 Imagem sagital de RM de um paciente com malformação de Chiari tipo I. As tonsilas cerebelares estão deslocadas através do forame magno (*barra branca*) para a face inferior de C2 com aglomeração notória das estruturas no forame. Uma siringomielia (asterisco branco) é visível estendendo-se de C3 a T2. (*De YassariR, Frim D: Avaliação e gestão do tipo de malformação de Chiari1 para o pediatra de cuidados primários, Pediatr Clin North Am 51: 477 a 490, 2004.*)

A malformação de Chiari tipo II é caracterizada por hidrocefalia associada à mielomeningocele. Essa lesão representa uma anomalia do cérebro posterior, provavelmente decorrente de uma falha no desenvolvimento da flexura pontina durante a embriogênese, resultando no alongamento do quarto ventrículo e dobra do tronco encefálico, com deslocamento do vérmis inferior, ponte e medula para dentro do canal cervical (Figura 609.15). Aproximadamente 10% das malformações do tipo II produzem sintomas durante a infância, consistindo em estridor, choro fraco e apneia, que podem ser aliviados por derivação ou por descompressão da fossa posterior. Uma forma mais indolente consiste em anormalidades da marcha, espasticidade e incoordenação progressiva (incluindo braços e mãos) durante a infância.

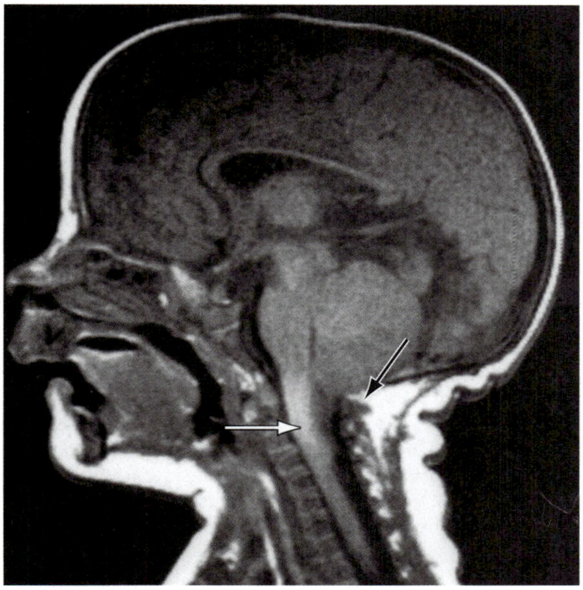

Figura 609.15 Imagem de ressonância magnética sagital mediana ponderada em T1 de um paciente com malformação de Chiari tipo II. As amígdalas cerebelares (*seta branca*) dirigem-se para baixo do forame magno (*seta preta*). Observe o quarto ventrículo pequeno, em forma de fenda, que foi empurrado para uma posição vertical.

As radiografias simples de crânio mostram uma fossa posterior pequena e um canal cervical alargado. A tomografia computadorizada com contraste e a ressonância magnética demonstram as amígdalas cerebelares projetando-se para baixo no canal cervical e as anormalidades do cérebro posterior. O tratamento da anomalia é realizado através da descompressão cirúrgica; porém, pacientes assintomáticos ou levemente sintomáticos podem ser tratados de forma conservadora.

A malformação de Dandy-Walker consiste em uma expansão cística do quarto ventrículo na fossa posterior e hipoplasia cerebelar na linha média, que resulta de uma falha no desenvolvimento do teto do quarto ventrículo durante a embriogênese (Figura 609.16). Aproximadamente 90% dos pacientes apresentam hidrocefalia, e um número significativo de crianças apresenta anomalias associadas, incluindo agenesia do vérmis cerebelar posterior e corpo caloso. As crianças apresentam um rápido aumento do perímetro cefálico e um occipício proeminente. A maioria das crianças tem evidência de sinais de trato longo, ataxia cerebelar, atraso dos marcos motores e cognitivos, provavelmente devido às anomalias estruturais associadas.

O tratamento da malformação de Dandy Walker é realizado através da derivação da cavidade cística e, quando oportuno, por meio de derivação dos ventrículos na presença de hidrocefalia.

DIAGNÓSTICO E DIAGNÓSTICO DIFERENCIAL

A investigação de uma criança com hidrocefalia inicia-se com o histórico. Casos familiares sugerem hidrocefalia ligada ao X ou hidrocefalia autossômica secundária a estenose aquedutal (Figura 609.17). Deve-se verificar a presença de um histórico no passado de prematuridade com hemorragia intracraniana, meningite ou encefalite por caxumba. Várias manchas café-com-leite e outras características clínicas de neurofibromatose apontam para estenose aquedutal como a causa da hidrocefalia.

O exame inclui inspeção cuidadosa, palpação e ausculta do crânio e coluna vertebral. O perímetro cefálico occipitofrontal deve ser registrado e comparado com medidas anteriores. Devem ser observados o tamanho e a configuração da fontanela anterior, e o dorso deve ser inspecionado quanto à presença de lesões cutâneas anormais na linha média, incluindo tufos de cabelo, lipoma ou angioma que podem sugerir disrafismo espinal. A presença de uma fronte proeminente ou anormalidades na forma do occipício podem sugerir a patogênese da hidrocefalia. Um ruído craniano é audível em associação a muitos casos de malformação arteriovenosa da veia de Galeno. A transiluminação do crânio é positiva com dilatação maciça do sistema ventricular ou na síndrome de Dandy-Walker. O exame de fundoscopia é obrigatório,

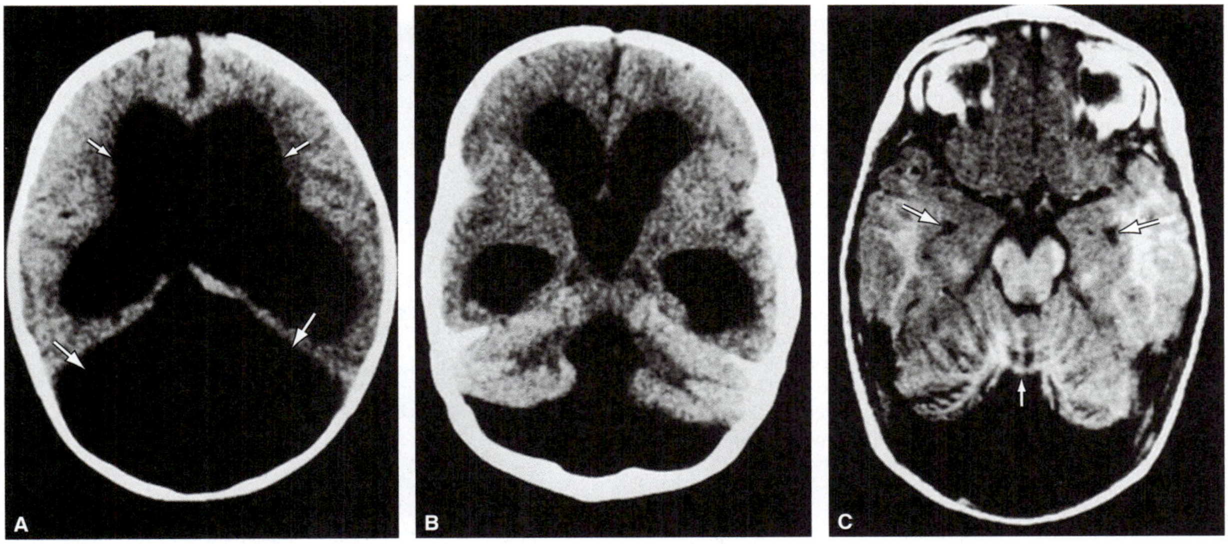

Figura 609.16 Cisto de Dandy-Walker. **A.** Imagem axial de TC (pré-operatória) mostrando um grande cisto na fossa posterior (cisto de Dandy-Walker; *setas grandes*) e ventrículos laterais dilatados (*setas pequenas*), uma complicação secundária à obstrução da via de saída do LCE do quarto ventrículo. **B.** Mesmo paciente, com uma tomografia computadorizada axial em nível mais baixo mostrando alargamento dos hemisférios cerebelares pelo quarto ventrículo dilatado (cisto de Dandy-Walker). Os ventrículos dilatados, proximais ao quarto ventrículo novamente mostram obstrução do LCE causada pelo cisto de Dandy-Walker. **C.** Ressonância magnética do mesmo paciente mostrando redução do tamanho do Cisto de Dandy-Walker e dos cornos temporais (*setas*) após a derivação. O vérmis incompleto (*seta pequena*) agora se torna reconhecível.

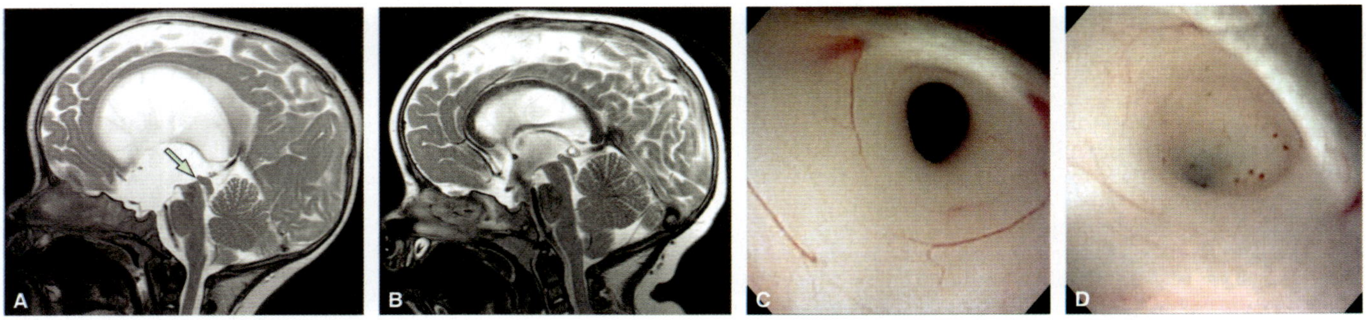

Figura 609.17 Estenose de aqueduto. **A.** RM do cérebro sagital ponderada em T2 de um lactente com hidrocefalia secundária a estenose congênita do aqueduto. A *seta* indica o ponto de obstrução. **B.** Mesmo paciente após terceiro ventriculostomia endoscópica; observe o fluxo escuro nulo indicando fluxo no terceiro ventriculostomia endoscópica. **C.** Visão endoscópica de aqueduto patente saudável. **D.** Visão endoscópica do aqueduto obstruído na estenose de aqueduto; note a comissura posterior na margem dorsal do óstio do aqueduto em **A** e **B**. (*De Kahle KT, Kulkarni AV, Limbick Jr DD, Warf BC: Hidrocefaliaem crianças, Lancet 387: 788 a 798, 2016, Fig. 1.*)

pois o achado de corioretinite sugere uma infecção intrauterina, como a toxoplasmose, como causa da hidrocefalia. Observa-se papiledema em crianças mais velhas, mas essa condição raramente está presente em crianças menores, pois as suturas cranianas separam-se em consequência do aumento da pressão.

Radiografias simples de crânio geralmente mostram separação das suturas, erosão das clinoides posteriores em uma criança mais velha e um aumento nas marcações das circunvoluções (aparência de "prata batida") no interior do crânio com aumento da PIC de longa duração. A tomografia computadorizada e/ou ressonância magnética juntamente com a ultrassonografia em uma criança são os estudos mais importantes para identificar a causa específica e a gravidade da hidrocefalia.

A cabeça pode parecer aumentada (e pode ser confundida com hidrocefalia) em consequência de um crânio espessado resultante de anemia crônica, raquitismo, osteogênese imperfeita e displasia epifisária. Coleções subdurais crônicas podem produzir proeminência óssea parietal bilateral. A ressonância magnética revela a ocorrência comum de hidrocefalia externa benigna, uma condição limitada pelo crescimento em que intervenção raramente é necessário. Vários distúrbios metabólicos e degenerativos do SNC produzem megalencefalia como resultado do armazenamento anormal de substâncias dentro do parênquima cerebral. Esses distúrbios incluem doenças lisossômicas (doença de Tay-Sachs, gangliosidose e mucopolissacaridose), as aminoacidúrias (doença da urina do xarope de bordo) e as leu-codistrofias (leucodistrofia metacromática, doença de Alexander, doença de Canavan). Além disso, o gigantismo cerebral (síndrome de Sotos), outras síndromes de supercrescimento e neurofibromatose são caracterizados pelo aumento da massa cerebral. A megalencefalia familiar tem padrão de herança autossômico dominante e é caracterizada por atraso dos marcos motores e hipotonia; porém, inteligência normal ou próxima do normal. A medida do perímetro cefálico dos pais é necessária para estabelecer o diagnóstico.

MEGALENCEFALIA

A megalencefalia é um distúrbio anatômico do crescimento do cérebro definido como a razão peso cerebral: volume maior que o percentil 98 para a idade (ou ≥ 2 DP acima da média) que geralmente é acompanhado por macrocefalia (uma circunferência occipitofrontal > percentil 98). Várias doenças de armazenamento e doenças degenerativas estão associadas à megalencefalia, mas também existem causas anatômicas e genéticas. A causa mais comum de megalencefalia anatômica é a megalencefalia familiar benigna. Essa condição é facilmente diagnosticada através de um histórico familiar cuidadoso e medição das circunferências occipitofrontais dos pais. Em contrapartida, a macrocefalia é uma característica conhecida de mais de 100 síndromes.

A megalencefalia anatômica geralmente é aparente ao nascimento, e a cabeça continua a crescer paralelamente aos percentis superiores. Às vezes, em algumas síndromes, o sinal que está presente é a circunferência occipitofrontal aumentada. A neuroimagem é fundamental para identificar as diversas anormalidades estruturais e girais observadas na macrocefalia sindrômica e para determinar se existe megalencefalia anatômica.

As síndromes macrocefálicas comuns associadas à megalencefalia incluem síndromes com supercrescimento somático pré-natal e/ou pós-natal, tais como a síndrome de Sotos, Simpson-Golabi-Behmel, síndrome do X-frágil, Weaver, cutis marmorata telangiectásica congênita e Bannayan-Ruvalcaba-Riley, além de síndromes sem supercrescimento somático, tais como a síndrome FG, cefalopolissindactilia de Greig, acrocalosal e de Gorlin.

A síndrome de Sotos (gigantismo cerebral) é a síndrome megalencefálica mais comum com 50% dos pacientes apresentando macrocefalia pré-natal e 100% dos pacientes com macrocefalia com 1 ano de idade. O supercrescimento pós-natal precoce se normaliza na idade adulta. As características faciais incluem fronte alta com proeminência frontal, pouco cabelo na região frontoparietal, inclinação inferior das fissuras palpebrais, hipertelorismo aparente, face longa e estreita, mandíbula proeminente e rubor malar. Hipotonia, coordenação ruim e atraso na fala são comuns. A maioria das crianças apresenta déficit cognitivo, variando de leve a grave.

HIDRANENCEFALIA

A hidranencefalia pode ser confundida com hidrocefalia. Os hemisférios cerebrais estão ausentes ou substituídos por sacos membranosos com remanescentes de córtex frontal, temporal ou occipital dispersos sobre a membrana. O cérebro médio e o tronco encefálico estão relativamente intactos (Figura 609.18). A causa da hidranencefalia é desconhecida,

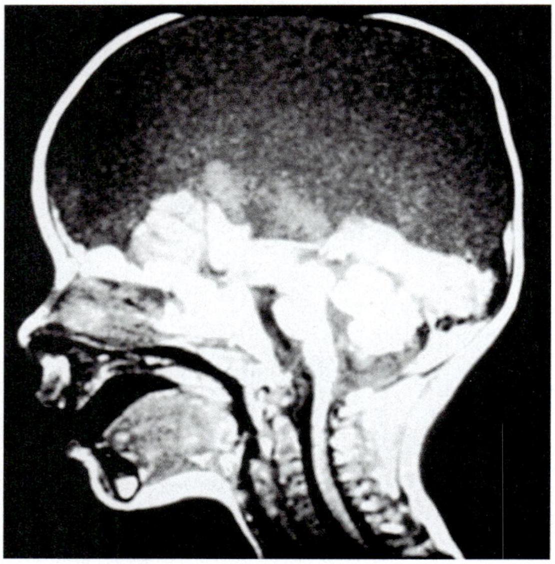

Figura 609.18 Hidranencefalia. Exame de ressonância magnética mostrando o tronco cerebral e a medula espinal com remanescentes do cerebelo e do córtex cerebral. O restante do crânio é preenchido com LCE.

mas a oclusão bilateral das artérias carótidas internas durante o desenvolvimento fetal inicial explicaria a maioria das anormalidades patológicas. Recém-nascidos afetados podem ter uma circunferência cefálica normal ou aumentada ao nascimento que cresce a uma velocidade excessiva no período pós-natal. A transiluminação mostra uma ausência dos hemisférios cerebrais. A criança encontra-se irritada, com dificuldades alimentares, evolui com convulsões, quadriparesia espástica e tem pouco ou nenhum desenvolvimento cognitivo. Uma derivação ventriculoperitoneal previne o aumento maciço do crânio.

TRATAMENTO

A terapia para hidrocefalia depende da sua causa. O manejo médico, incluindo o uso de acetazolamida e furosemida, pode fornecer alívio temporário, reduzindo a taxa de produção de LCE; porém, a longo prazo, os resultados têm sido desapontadores. A maioria dos casos de hidrocefalia requer *shunts* extracranianos, particularmente um *shunt* ventriculoperitoneal. A terceira ventriculostomia endoscópica evoluiu, tornando-se uma abordagem viável e alguns critérios foram desenvolvidos para o seu uso; porém, o procedimento pode precisar ser repetido para ser eficaz. O *shunt* ventricular pode ser evitado com essa abordagem. As principais complicações do *shunt* são a oclusão (caracterizada por cefaleia, papiledema, vômitos e alterações do estado mental) e infecção bacteriana (febre, cefaleia, meningismo), geralmente causada por *Staphylococcus epidermidis*. Com uma preparação meticulosa, a taxa de infecção do *shunt* pode ser reduzida para < 5%. Os resultados do tratamento cirúrgico intrauterino da hidrocefalia fetal têm sido ruins (possivelmente devido à alta taxa de malformações cerebrais associadas, além da hidrocefalia propriamente dita), exceto por algumas promessas em casos de hidrocefalia associada à mielomeningocele fetal.

PROGNÓSTICO

O prognóstico depende da causa da dilatação dos ventrículos e não do tamanho do manto cortical no momento da intervenção cirúrgica, exceto nos casos em que o manto cortical tenha sido severamente comprimido e estirado. Crianças com hidrocefalia apresentam risco aumentado de várias deficiências no desenvolvimento. O quociente de inteligência médio está reduzido em comparação com a população em geral, especialmente para o desempenho de tarefas em comparação com as habilidades verbais. Muitas crianças possuem anormalidades na função da memória. Problemas visuais são comuns, incluindo estrabismo, anormalidades visuoespaciais, defeitos do campo visual e atrofia óptica com diminuição da acuidade visual secundária ao aumento da PIC. As latências de potenciais evocados visuais estão atrasadas e levam algum tempo para se recuperarem após a correção da hidrocefalia. Embora a maioria das crianças hidrocefálicas seja agradável e pacífica, algumas mostram-se agressivas e com comportamento delinquente. O desenvolvimento puberal acelerado em pacientes com *shunt* para tratamento da hidrocefalia ou mielomeningocele é relativamente comum, possivelmente devido ao aumento da secreção de gonadotrofina em resposta ao aumento da PIC. É imperativo que as crianças com hidrocefalia possuam acompanhamento a longo prazo por uma equipe multiprofissional.

A bibliografia está disponível no GEN-io.

609.12 Craniossinostose

Stephen L. Kinsman e Michael V. Johnston

A craniossinostose é definida como o fechamento prematuro das suturas cranianas, sendo classificada como primária ou secundária. Está associada a vários tipos de formas cranianas anormais. A craniossinostose primária refere-se ao fechamento de uma ou mais suturas devido a anormalidades no desenvolvimento do crânio, enquanto a craniossinostose secundária resulta da falha de crescimento e expansão do cérebro (não sendo discutida aqui). A incidência de craniossinostose primária aproxima-se de 1 a cada 2.000 nascidos vivos. Não se sabe a causa na maioria das crianças; no entanto, síndromes genéticas representam 10 a 20% dos casos. As forças deformacionais parecem importantes na plagiocefalia occipital e frontal em muitos casos. A detecção precoce da forma posterior do crânio é crítica e permite uma intervenção bem-sucedida por meio de fisioterapia para torcicolo e outras assimetrias posicionais que levam à plagiocefalia.

DESENVOLVIMENTO E ETIOLOGIA

Os ossos do crânio estão bem desenvolvidos por volta do 5º mês de gestação (frontal, parietal, temporal e occipital) e são separados por suturas e fontanelas. O cérebro cresce rapidamente nos primeiros anos de vida e normalmente não há impedimento para esse rápido crescimento devido ao crescimento equivalente ao longo das linhas das suturas. A causa da craniossinostose é desconhecida, mas a hipótese prevalente sugere que o desenvolvimento anormal da base do crânio cria forças exageradas na dura-máter que perturbam o desenvolvimento normal das suturas cranianas. Fatores genéticos foram identificados para algumas causas isoladas e para muitas causas sindrômicas de craniossinostose (Tabela 609.7 e Figura 609.19). O hipertireoidismo materno não tratado também está associado com craniossinostose.

Tabela 609.7 Classificações genéticas clínicas comumente utilizadas para craniossinostoses.

DISTÚRBIO	CAUSA
CRANIOSSINOSTOSE ISOLADA	
Morfologicamente descrito	Desconhecida, limitação uterina ou mutação *FGFR3*
CRANIOSSINOSTOSE SINDRÔMICA	
Síndrome de Antler- Bixler	*FGFR-2, POR*
Síndrome de Apert	Normalmente uma das duas mutações em *FGFR2*
Síndrome de Beare-Stevenson	Mutação em *GFGR2* ou *FGFR3*
Síndrome de Baller-Gerold	Mutação em *TWIST* heterogêneo
Síndrome do Carpenter	*RAB23* na maioria
Displasia craniofrontonasal	*EFNB1*
Síndrome de Crouzon	Numerosas mutações diferentes no *FGFR2*
Síndrome Crouzonomesodermosquelética	Mutação em *FGFR3*
Síndrome de Jackson-Weiss	Mutação em *FGFR2*
Síndrome de Muenke	Mutação em *FGFR3*
Síndrome de Pfeiffer	Mutação em *FGFR1* ou várias mutações em *FGFR2*
Síndrome de Saethre- Chotzen	Mutação em *TWIST*
Síndrome de Shprintzen-Goldberg	Mutação em *FBEN1*

Adaptada de Ridgway EB, Weiner HL: Skull deformities, Pediatr Clin North Am 51:359-387, 2004.

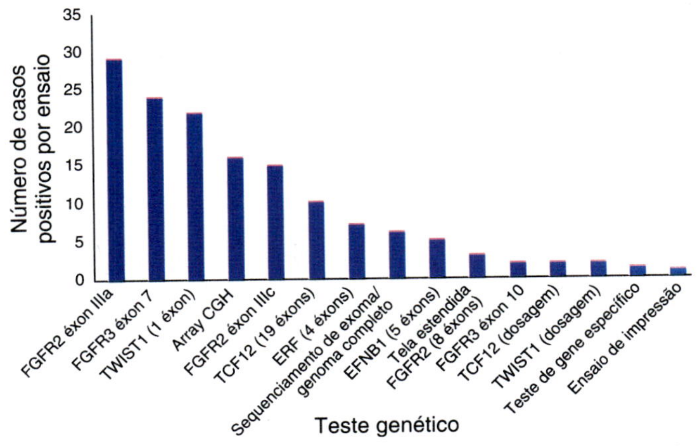

Figura 609.19 **Teste genético na craniossinostose.** Os testes são organizados hierarquicamente, com aqueles que geram o maior número de diagnósticos à esquerda. (*De Wilkie AOM, Johnson D, Wall SA: Clinical genetics ofcraniossinostose, Curr Opin Pediatr 29: 622 a 628, 2017, Fig. 2.*)

MANIFESTAÇÕES CLÍNICAS E TRATAMENTO

A maioria dos casos de craniossinostose é evidente ao nascimento, caracterizando-se por uma deformidade craniana que é um resultado direto da fusão prematura da sutura. A palpação da sutura revela uma crista óssea proeminente e a fusão da sutura pode ser confirmada por meio de radiografias simples do crânio, tomografia computadorizada, ou cintilografia óssea em casos ambíguos (Tabela 609.8).

O fechamento prematuro da sutura sagital produz um crânio longo e estreito, ou **escafocefalia**, a forma mais comum de craniossinostose. A escafocefalia está associada a um occipício proeminente, uma fronte ampla, e uma fontanela anterior pequena ou ausente. A condição é esporádica, sendo mais comum no sexo masculino, e muitas vezes causa dificuldades durante o trabalho de parto devido à desproporção cefalopélvica. A escafocefalia não produz aumento da PIC ou hidrocefalia, com resultados normais para o exame neurológico dos pacientes afetados.

A **plagiocefalia frontal** é a próxima forma mais comum de craniossinostose e é caracterizada por achatamento unilateral da fronte, elevação da órbita e sobrancelha ipsilaterais, e uma orelha proeminente no lado correspondente. A condição é mais comum em indivíduos do gênero feminino e é o resultado da fusão prematura de uma sutura coronal e uma sutura esfenofrontal. A intervenção cirúrgica produz um resultado estético agradável. Quando os exames de imagem não revelam uma sutura fechada, os fatores posicionais são de extrema importância.

A **plagiocefalia occipital** é mais frequentemente um resultado do posicionamento durante a infância e é mais comum em uma criança imóvel ou em uma criança com deficiência, mas a fusão ou esclerose da sutura lambdoide pode causar achatamento occipital unilateral e abaulamento do osso frontal ipsilateral.

Trigonocefalia é uma forma rara de craniossinostose causada por fusão prematura da sutura metópica. Essas crianças possuem uma fronte em formato de quilha e hipotelorismo, além do risco de apresentarem anormalidades associadas do desenvolvimento do cérebro anterior. Formas mais leves de cristas metópicas são mais comuns.

A **turricefalia** refere-se a uma cabeça em forma de cone proveniente da fusão prematura das suturas coronais e frequentemente das suturas esfenofrontal e frontoetmoidal. A **deformidade de kleeblattschädel** é um crânio com formato peculiar que se assemelha a uma folha de trevo. As crianças afetadas possuem ossos temporais muito proeminentes, e o restante do crânio encontra-se constrito. Hidrocefalia é uma complicação comum.

A fusão prematura de apenas uma sutura raramente causa um déficit neurológico. Nessa situação, a única indicação cirúrgica é para melhorar a aparência da criança, e o prognóstico depende da sutura envolvida e do grau de desfiguração. Complicações neurológicas, incluindo hidrocefalia e aumento da PIC, são mais prováveis de ocorrer quando duas ou mais suturas se fundem prematuramente, casos nos quais a intervenção cirúrgica é essencial. O papel dos esforços de reposicionamento precoce e terapia para torcicolo e o uso de dispositivos de moldagem craniana estão além do escopo desta revisão.

As doenças genéticas mais prevalentes associadas à craniossinostose incluem as **síndromes de Crouzon**, Apert, Carpenter, Chotzen e Pfeiffer. A síndrome de Crouzon é caracterizada por craniossinostose prematura e tem padrão de herança autossômico dominante. O formato da cabeça depende do momento e da ordem da fusão das suturas; porém, na maioria das vezes trata-se de uma compressão do diâmetro anteroposterior ou **braquicefalia** resultante do fechamento bilateral das suturas coronais. As órbitas são subdesenvolvidas, e a proptose ocular é proeminente. Hipoplasia da maxila e hipertelorismo orbital são características faciais típicas.

A **síndrome de Apert** tem muitas características em comum com a síndrome de Crouzon. A síndrome de Apert é frequentemente uma condição esporádica, embora herança autossômica dominante possa ocorrer. Está associada com fusão prematura de múltiplas suturas, incluindo a sutura coronal, sagital, escamosa e lambdoide. A fácies tende a ser assimétrica, e os olhos são menos proptóticos do que na síndrome de Crouzon. A síndrome de Apert é caracterizada por sindactilia do 2º, 3º e 4º dedos, que podem unir-se ao polegar e ao quinto dedo. Anormalidades semelhantes frequentemente ocorrem nos pés. Todos os pacientes possuem calcificação progressiva e fusão dos ossos das mãos, dos pés e da coluna cervical.

A síndrome de Carpenter tem um padrão de herança autossômica recessiva, na qual as muitas fusões das suturas tendem a produzir a deformidade craniana de kleeblattschädel. A sindactilia dos tecidos moles das mãos e dos pés está sempre presente, e a deficiência intelectual é comum. Anormalidades adicionais, embora menos comuns, incluem cardiopatia congênita, opacidades na córnea, coxas valgas e joelhos valgos.

A **síndrome de Chotzen** caracteriza-se por craniossinostose assimétrica e plagiocefalia. É a condição mais prevalente entre as síndromes genéticas, tendo um padrão de herança autossômica dominante. Associa-se a assimetria facial, ptose palpebral, dedos encurtados e sindactilia de tecidos moles do 2º e 3º dedos.

Tabela 609.8 Epidemiologia e características clínicas das craniossinostoses mais comuns.

TIPO	EPIDEMIOLOGIA	DEFORMIDADE DO CRÂNIO	APRESENTAÇÃO CLÍNICA
Sagital	CSO mais comum afetando uma única sutura, 80% sexo masculino	Dolicocefalia ou escafocefalia (em forma de barco)	Bossa frontal, occipício proeminente, crista em forma de quilha, palpável. COF normal e diâmetro biparietal reduzido
Coronal	Equivale a 18% das CSOs, mais comum em meninas. Associa-se à síndrome de Apert (com sindactilia) e à doença de Crouzon, que inclui anormalidades nos seguintes ossos: l esfenoide, orbital e facial (hipoplasia da parte média da face)	Unilateral: plagiocefalia Bilateral: braquicefalia, acrocefalia	Unilateral: fronte achatada no lado afetado, marcas lisas, desvio nasal no lado normal; margem supraorbital mais alta levando ao sinal do arlequim na radiografia e rotação externa da órbita pode resultar em ambliopia Bilateral: fronte larga e achatada. Na síndrome de Apert acompanhada por sindactilia; na doença de Crouzon acompanhada por hipoplasia da parte média da face e ptose progressiva
Lambdoide	Lambdoide 10 a 20% das CSO, razão M: F 4: 1	Lambdoide/plagiocefalia occipital; lado direito é afetado em 70% dos casos	Unilateral: achatamento do occipício, endentação ao longo da sutura sinostótica, edema da fronte ipsilateral levando a um crânio romboide, a orelha ipsilateral é anterior e inferior Bilateral: braquicefalia com ambas as orelhas deslocadas anterior e inferiormente
Metópica	Associação com anormalidade do cromossomo 19 p	Trigonocefalia	Fronte pontiaguda e crista na linha média, hipotelorismo
Múltipla	-	Oxicefalia	Crânio em forma de torre com seios da face não desenvolvidos e órbitas rasas; pressão intracraniana aumentada

CSO, craniosynostosis; OFC, occipital-frontal circumference. (De Ridgway EB, Weiner HL: Skull deformities, Pediatr Clin North Am 51:359-387, 2004.)

A **síndrome de Pfeiffer** está mais frequentemente associada à turricefalia. Os olhos são proeminentes e muito espaçados; os polegares e os hálux são curtos e largos. A sindactilia parcial de tecidos moles pode ser evidente. A maioria dos casos parece ser esporádica; porém, já foi relatada herança autossômica dominante.

Mutações da família do gene do receptor de fibroblastos (FGFR) mostraram-se associadas a tipos fenotipicamente específicos de craniossinostose.

Mutações do gene FGFR1, localizado no cromossomo 8, resultam na síndrome de Pfeiffer; uma mutação similar do gene FGFR2 causa a síndrome de Apert. Mutações idênticas do gene FGFR2 podem resultar tanto no fenótipo de Pfeiffer como no fenótipo de Crouzon.

Cada uma das síndromes genéticas representa um risco de anomalias adicionais que incluem hidrocefalia, aumento da pressão intracraniana, papiledema, atrofia óptica resultante de anomalias do forame óptico, problemas respiratórios secundários a desvio do septo nasal ou atresia de coanas, e distúrbios da fala e surdez.

A craniectomia é mandatória para o tratamento da PIC aumentada, e uma equipe craniofacial multidisciplinar é essencial para o acompanhamento a longo prazo das crianças acometidas. A craniossinostose pode ser corrigida cirurgicamente, apresentando bons resultados e morbidade e mortalidade relativamente baixas, especialmente nas crianças não sindrômicas.

A bibliografia está disponível no GEN-io.

Capítulo 610
Plagiocefalia Deformacional

Matthew P. Fahrenkopf, Nicholas S. Adams, Robert J. Mann e John A. Girotto

A plagiocefalia deformacional (DP; do inglês, *deformational plagiocephaly*), também conhecida como plagiocefalia posicional, é o desenvolvimento de achatamento e assimetria do crânio no recém-nascido *em consequência de forças moldadoras extrínsecas exercidas sobre o crânio, como dormir regularmente apoiado sobre a mesma área da cabeça*. Desde a sugestão de colocar os bebês para dormir em decúbito dorsal como forma de prevenção da síndrome da morte súbita do lactente, a incidência de DP aumentou drasticamente, o que tem sido motivo de preocupação para pais e médicos no contexto da assistência primária.

EPIDEMIOLOGIA E ETIOLOGIA

Incidência

A incidência é de 46,6%, utilizando-se a classificação de Argenta e considerando-se uma população de pacientes socioeconômica e etnicamente diversa, com média de idade de 2,25 meses. Essa incidência é mais alta que a de relatos anteriores, nos quais se constatou um pico entre 7 semanas (22,1%) e 4 meses (19,7%) de idade, com um decréscimo nos 3 anos seguintes (7% aos 12 meses e 3,3% aos 24 meses). Em geral, resolve-se completamente até os 2 a 3 anos.

Os bebês não conseguem reposicionar a cabeça nas primeiras semanas de vida nem são capazes de levantá-la antes dos 4 meses aproximadamente. Isso explica o fato de a DP ser mais grave por volta dos 4 meses de idade. É nessa época também que a circunferência cefálica do bebê aumenta rapidamente: cerca de 2 cm/mês nos primeiros 3 meses de vida, 1 cm/mês de 4 a 6 meses de idade e 0,5 cm/mês após 6 meses. Por volta dos 6 meses, o bebê já desenvolveu o controle da cabeça e essa capacidade de reposicionar ativamente a cabeça permite que o formato do crânio melhore gradativamente como resultado do alívio da pressão e do crescimento contínuo do cérebro.

Fatores de risco

O torcicolo congênito, a preferência de posição durante o sono e os níveis reduzidos de atividade são especialmente proeminentes em pacientes com DP. A Tabela 610.1 apresenta outros fatores de risco. Muitos desses fatores não têm como ser evitados, mas já se constatou que dormir na posição supina com a cabeça sempre voltada para o mesmo lado é um indício de DP, independentemente dos demais fatores, e isso *pode* ser evitado. É possível que exista uma relação entre atraso de desenvolvimento e DP. Embora não sejam de natureza causal, estudos realizados constataram haver diferenças significativas de desenvolvimento motor grosso, ações como sentar-se, engatinhar e rolar para o lado, entre bebês com e sem DP. Aspectos demográficos familiares, como baixo nível de escolaridade da mãe, primiparidade, melhor orientação pré-natal e irmãos com assimetrias cranianas, também podem ser fatores preditivos do desenvolvimento de DP. Considera-se que o aumento da DP naquelas mães que recebem mais orientação pré-natal esteja relacionado com a ênfase depositada sobre a síndrome da morte súbita do lactente e a campanha do posicionamento do bebê em decúbito dorsal para dormir.

Causas

As causas pré-natal de DP incluem a compressão uterina e a restrição intrauterina, como ocorre no caso de oligodramnia ou de gestação múltipla. Entre as causas pós-natal, estão a posição de dormir do bebê e o torcicolo muscular congênito.

O **torcicolo muscular**, uma condição presente em 1 a cada 6 recém-nascidos provoca o enrijecimento dos músculos do pescoço, impedindo a rotação passiva. Acredita-se que essa condição normalmente precede o desenvolvimento da deformidade craniana. Entretanto, a preferência de posição da cabeça pode resultar da assimetria cervical causadora do torcicolo e no subsequente achatamento de um lado do crânio em decorrência da preferência posicional adotada (ver Capítulo 700.1). Os problemas musculares e posicionais levam à plagiocefalia não sinostótica, e não o contrário. Considerando-se que a DP é resultante do maior tempo que a cabeça permanece apoiada em um único lado e que o torcicolo (e outros desequilíbrios dos músculos do pescoço) tende a resultar nessa divisão desproporcional de tempo, tais fatores provavelmente constituem causas, não efeitos, de DP.

A posição de dormir desempenha papel importante na incidência de DP. Quando um bebê dorme continuamente com a mesma parte do crânio apoiada sobre uma superfície plana, deposita-se uma força contínua nessa área. Durante esse tempo de rápido desenvolvimento craniano, o crescimento é inibido na área que permanece apoiada sobre uma superfície dura, criando um "ponto achatado". Devido a essa inibição, o crescimento aumenta em direções opostas, causando uma deformação que pode se distinguir de outros tipos de plagiocefalia.

EXAME E DIFERENCIAÇÃO ENTRE PLAGIOCEFALIA DEFORMACIONAL E CRANIOSSINOSTOSE

O formato anormal da cabeça de um bebê é motivo de aflição para os pais. A DP é um diagnóstico clínico. O manejo da condição exige também uma orientação precisa sobre a sua causa e o seu tratamento. É especialmente importante que se saiba descartar a hipótese de

Tabela 610.1	Fatores que aumentam o risco de plagiocefalia deformacional.
• Sexo masculino • Primogênito • Prematuridade • Rotação passiva do pescoço limitada por ocasião do nascimento (p. ex., torcicolo congênito) • Atraso do desenvolvimento • Posição supina para dormir ao nascer e após 6 semanas de vida • Alimentação exclusivamente por mamadeira • "Tempo de bruços" inferior a 3 vezes/dia • Nível reduzido de atividade, aquisições mais lentas • Dormir com a cabeça voltada para o mesmo lado, preferência de posição	

craniossinostose como causa primária de assimetria craniana em bebês, uma vez que o manejo dessa condição é muito diferente daquele da DP e requer encaminhamento imediato a um cirurgião para avaliação (ver Capítulo 609.12). A craniossinostose ocorre em 1 a cada 2.000 nascimentos vivos e resulta em plagiocefalia como consequência do fechamento prematuro das suturas cranianas. A craniossinostose deve distinguir-se da DP, pois o tratamento é diferente. A craniossinostose lambdoide, embora seja extremamente rara (1 em 300.000 nascimentos vivos), apresenta-se com características muito semelhantes àquelas da DP. A condição pode se distinguir da DP por diversos achados físicos e históricos. A sinostose coronal bilateral também se apresenta de forma muito semelhante à DP posterior.

Anamnese e exame físico

As Tabelas 610.2 e 610.3 apresentam os principais componentes da anamnese e do exame físico.

A observação do formato do crânio e do deslocamento das orelhas é o primeiro passo. É fundamental observar a criança pelos ângulos anterior, lateral e superior (a partir do vértex) do crânio. Observando-se de cima o formato do crânio, a DP normalmente parece um **paralelograma**, e a orelha do mesmo lado do ponto plano ou calvo se apresenta **deslocada anteriormente**. Na craniossinostose lambdoide, a cabeça tem formato trapezoidal e a orelha do mesmo lado do ponto achatado se apresenta deslocada posteriormente (Figura 610.1). É importante notar que a posição da orelha, embora provavelmente anterior na DP e posterior na craniossinostose lambdoide, pode apresentar-se posicionada anteriormente em ambas as condições.

A palpação ajuda a diferenciar essas duas condições. A craniossinostose se apresenta com cristas palpáveis ao longo da sutura, enquanto a DP, não. Além disso, pacientes com craniossinostose não têm ossos calvários móveis, o que se pode testar aplicando-se uma leve pressão sobre dois ossos adjacentes do crânio separados por uma sutura sinostótica suspeita. Se as placas não se movimentarem uma em relação à outra, levanta-se a suspeita de craniossinostose.

A verificação do tônus e da amplitude de movimento dos músculos do pescoço é uma parte essencial do exame, uma vez que ajuda na avaliação do desenvolvimento motor e no diagnóstico de torcicolo congênito. A resistência ao movimento passivo gera preocupação com a eventual presença de torcicolo. O tônus muscular reduzido deve suscitar uma avaliação mais profunda do desenvolvimento motor. Os bebês só adquirem o controle muscular necessário para virar e levantar a cabeça por volta dos 4 meses de idade, e os atrasos no desenvolvimento motor podem aumentar o risco de DP em idades posteriores àquelas em que a condição normalmente ocorre. Pode-se observar também uma amplitude de movimento reduzida na presença de anomalias da porção cervical da coluna vertebral, embora isso seja raro. O reconhecimento precoce dessas condições é fundamental no tratamento, manejo e resultado.

Tabela 610.2 Fatores físicos e históricos importantes na avaliação de um paciente com plagiocefalia.

	DEFORMACIONAL	SINOSTÓTICO
Histórico do nascimento	Compressão intrauterina Primogênito	Normalmente sem complicações
Formato da cabeça na ocasião do nascimento	Geralmente normal	Pode ser irregular
Idade em que se observa a primeira irregularidade do formato	Normalmente nos primeiros meses de vida	Pode ser na ocasião do nascimento
Como o paciente prefere dormir	Do mesmo lado, na mesma posição O mesmo durante as sonecas	Variável, dependendo da presença de síndrome concomitante
Ponto achatado	Sim	Não
Desenvolvimento motor para a idade	Em caso de idade atípica para plagiocefalia deformacional, o desenvolvimento motor normalmente é lento para a idade Presença de torcicolo História de atividade ou mobilidade limitada	Varia dependendo da presença de síndrome concomitante
Tempo de bruços	Reduzido	Tempo sugerido
Sinais/sintomas de aumento da pressão intracraniana	Não	Possível

Tabela 610.3 Principais diferenças entre plagiocefalia sinostótica (craniossinostose) e deformacional.

	PLAGIOCEFALIA DEFORMACIONAL	CRANIOSSINOSTOSE
Causas	Forças aplicadas ao crânio Pré-natal: compressão uterina, restrição intrauterina Pós-natal: torcicolo congênito, posição de dormir	Fusão prematura de uma ou mais suturas cranianas
Tipos comuns	Lateral Posterior	Coronal bilateral Sagital Metópica
Características distintivas comuns	Cabeça com formato arredondado normal na ocasião do nascimento Cabeça com formato de paralelograma Orelha ipsilateral deslocada anteriormente Ausência de cristas ósseas palpáveis ou fontanelas abertas	Cabeça com formato possivelmente anormal na ocasião do nascimento Cabeça com formato trapezoidal Orelha ipsilateral deslocada posteriormente Cristas ósseas palpáveis
Tratamento	Reposicionamento Fisioterapia Órtese craniana (capacete) em alguns casos	Cirurgia Órtese craniana (capacete) em alguns casos

Adaptada de Nield LS, Brunner MD, Kamat D: The infant with misshapen head. Clin Pediatr (Phila) 46:292-298, 2007, Tables 1 e 2.

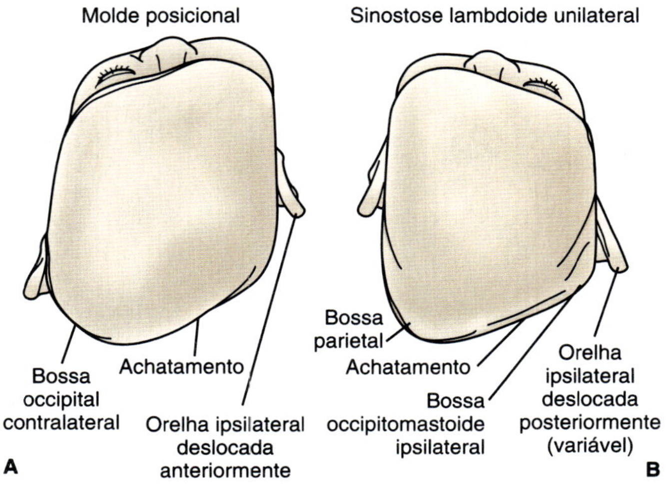

Figura 610.1 **Achados físicos diferenciais entre plagiocefalia e craniossinostose.** Vistas superiores (a partir do vértex do crânio). **A.** Plagiocefalia deformacional do lado direito exibindo o formato de paralelograma da cabeça. **B.** Craniossinostose lambdoide do lado direito exibindo o formato trapezoidal da cabeça. (*De Lin AY, Losee JE: Pediatric plastic surgery. In Zitelli BJ, McIntire SC, Norwalk AJ, editors: Zitelli and Davis' Atlas of Pediatric Physical Diagnosis, 6th ed, Philadelphia, 2012, Elsevier, Fig. 22.5.*)

Medições precisas e consistentes auxiliam na distinção das etiologias e no manejo de recém-nascidos que apresentam um formato craniano anormal. Ao realizar as medições normais da circunferência da cabeça, o médico deve medir também a largura e o comprimento do crânio e o diâmetro diagonal transcraniano (Figura 610.2), o que se faz melhor com calibradores. Essas medições permitem que o médico diagnostique, determine a gravidade e monitore a plagiocefalia

- *Comprimento craniano*: distância do ponto mais proeminente entre as sobrancelhas até o ponto mais proeminente do occipício
- *Largura*: diâmetro transversal máximo, horizontal
- *Índice cefálico* (índice craniano): relação entre a largura e o comprimento do crânio
- *Diâmetro occipitofrontal transcraniano*: procure os pontos de cada lado da cabeça em que a deformação se apresenta pior (dois do lado direito e dois do lado esquerdo), depois meça as distâncias diagonais entre esses pontos
- *Diferença transdiagonal* (diferença diagonal transcraniana): a distância entre dois diâmetros diagonais transcranianos
- *Assimetria da cúpula craniana*: relação das medições oblíquas. Difícil de implementar, uma vez que os diferentes médicos e autores propõem o uso de pontos diversos para essas medições

Uma tecnologia para a avaliação da gravidade e da melhora da DP com o tempo é o sistema fotográfico tridimensional. Entre as vantagens desse sistema está a capacidade fácil e confortável de imageamento sem distorções. Da mesma forma, os profissionais de órteses geralmente utilizam *scanners* a *laser* para a realização de exames de pré-fabricação de órteses cranianas (capacetes).

Após as observações e medições, o médico pode determinar o tipo e o grau de gravidade da DP (Tabela 610.4 e Figura 610.3). No caso de *DP lateral*, a bossa do occipício ocorre do lado oposto à deformidade achatada, e a orelha do mesmo lado que a área achatada pode apresentar um deslocamento no sentido anterior. Esse tipo de DP normalmente é associado a bebês que apresentam torcicolo ou têm preferência por posicionar a cabeça para um determinado lado. Em geral, o diâmetro transdiagonal é anormal nesse tipo de plagiocefalia, e tal medida é o padrão-ouro para se determinar o grau de gravidade da condição.

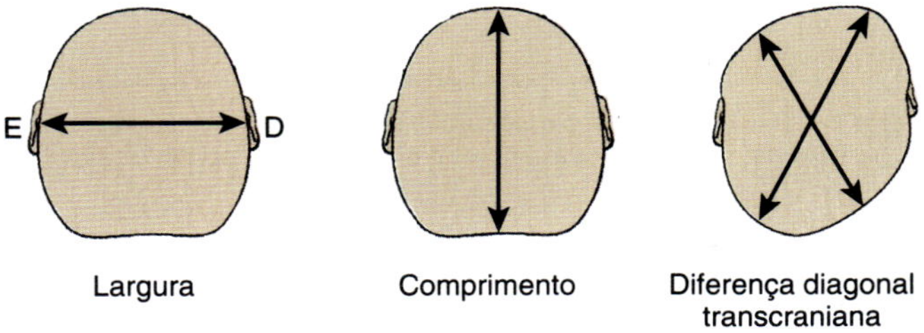

Figura 610.2 **Medições cranianas.** (*Adaptada de Looman WS, Flannery AB: Evidence-based care of the child with deformational plagiocephaly, part I: assessment and diagnosis, J Pediatr Health Care 26:242-250, 2012, Tabela 1.*)

Tabela 610.4 Guia de diagnóstico para determinação do tipo e grau de gravidade da plagiocefalia deformacional lateral e posterior.

		PLAGIOCEFALIA DEFORMACIONAL LATERAL		PLAGIOCEFALIA DEFORMACIONAL POSTERIOR (BRAQUICEFALIA)	
DETERMINAÇÃO DO TIPO COM BASE NOS ACHADOS CLÍNICOS					
Occipício (vista a partir do vértex do crânio)		Achatamento occipital ipsilateral; bossa occipital contralateral		Achatamento occipital uniforme	
Posição das orelhas (vista a partir do vértex do crânio)		A orelha ipsilateral pode se apresentar deslocada anteriormente		Normal	
Face, testa (vistas anterior, lateral e a partir do vértex do crânio)		Pode ser normal; casos mais graves podem apresentar as seguintes condições: assimetria mandibular, bossa frontal ipsilateral, achatamento contralateral da testa, bochecha ipsilateral deslocada anteriormente		Bossa temporal, aumento da altura vertical em casos graves	
Outros		Torcicolo, preferência de posição da cabeça		Tamanho grande, história de atividade ou mobilidade limitada	
DETERMINAÇÃO DO GRAU DE GRAVIDADE					
Leve	TDD 3 a 10 mm	Tipo I	Achatamento restrito à parte posterior do crânio	CI: 0,82 a 0,9	Deformidade central posterior ("depressão de bola de pingue-pongue")
Moderado	TDD 10 a 12 mm	Tipo II Tipo III	Mau posicionamento da orelha Deformidade da testa	CI: 0,9 a 1,0	Deformidade central posterior e alargamento da parte posterior do crânio
Grave	TDD > 12 mm	Tipo IV Tipo V	Deformidade malar Crescimento vertical ou temporal do crânio	CI: > 1,0	Cabeça vertical, crescimento da cabeça ou bossa temporal

CI, índice cefálico (índice craniano, do inglês *cephalic index*); TDD, diferença do diâmetro transcraniano (do inglês *transcranial diagonal diameter difference*).

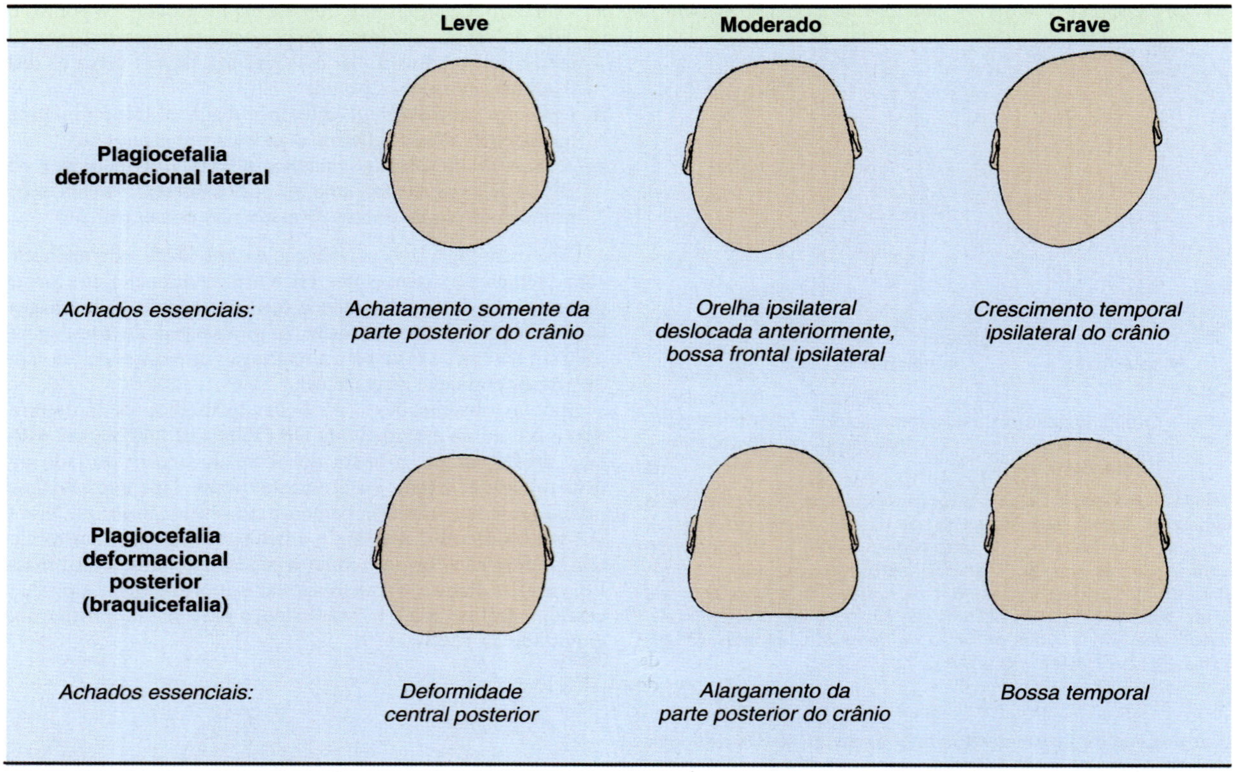

Figura 610.3 Tipos de plagiocefalia deformacional. (*De Looman WS, Flannery AB: Evidence-based care of the child with deformational plagiocephaly, part I: assessment and diagnosis, J Pediatr Health Care 26:242-250, 2012, Fig. 1.*)

Na *DP posterior*, o occipício se apresenta uniformemente achatado, com possível ocorrência de bossa temporal, e as orelhas são normais. Em geral, a condição é associada ao grande tamanho da cabeça e a um histórico de atividade ou mobilidade limitada. O índice cefálico aumenta com esse tipo de DP.

O tempo e os registros precisos dos exames podem ajudar no manejo. Se a deformação estiver piorando quando a DP normalmente começa a demonstrar melhora do formato da cabeça, deve-se suspeitar de craniossinostose.

TRATAMENTO

Prevenção

A posição de dormir deve ser monitorada e variada. Alternar a posição da cabeça do bebê de modo que ele fique de frente tanto para a cabeceira quanto para o pé do berço em noites alternadas é uma maneira de permitir que o bebê durma de frente para o interior do quarto sem se deitar sempre do mesmo lado da cabeça. Alternando regularmente a posição de dormir desde cedo, permite-se que o bebê passe o mesmo tempo com a cabeça apoiada sobre ambos os lados do occipício e venha a se acostumar com esse padrão. Os bebês que demonstram óbvia preferência de posição para determinado lado requerem mais tempo e fazem mais esforço para se reposicionarem propositalmente contra a sua preferência. Os pais devem ser orientados sobre o benefício dessa estratégia na prevenção de pontos calvos ou achatados que possam progredir para uma deformidade craniana.

Tempo de bruços é usado para descrever o período em que o bebê passa deitado em decúbito ventral enquanto está acordado. O tempo sugerido nessa posição é de 10 a 15 min, pelo menos 3 vezes/dia. Deve-se assegurar aos pais que a posição prona deve ser evitada somente durante o sono, orientando-os sobre seus benefícios enquanto o bebê está acordado como forma de ajudar a progressão do desenvolvimento motor.

Opções de tratamento

A assimetria craniana da DP normalmente não melhora de forma espontânea, tampouco as manifestações mais graves da assimetria da face e das orelhas desaparecem. A partir do momento em que se desenvolvem pontos achatados, é pouco provável que o bebê consiga vencer o impulso de deitar com a cabeça apoiada sobre o mesmo ponto em tempo de permitir a reversão da assimetria.

O gerenciamento do tipo observar e aguardar não é recomendável para bebês com DP. As evidências sugerem que, no mínimo, o reposicionamento e a fisioterapia devem ter início tão logo se observe a assimetria.

O reposicionamento e a fisioterapia (RPPT; do inglês, *repositioning and physiotherapy*) consistem em orientar e ensinar os pais a respeito das mudanças de posição e do tempo na posição de decúbito ventral pelo bebê, bem como do encaminhamento para fisioterapia em caso de torcicolo congênito. A RPPT é a opção de tratamento ideal para pacientes com menos de 4 meses de idade que apresentem DP leve ou moderadamente grave. Os primeiros tipos de mudança de comportamento podem ser muito simples, como o aumento do tempo na posição de decúbito ventral ou o reposicionamento do berço do bebê, de modo que tudo de interessante no quarto fique do lado oposto à DP.

A terapia de moldagem (terapia com órtese craniana [ou capacete]) consiste no uso de um capacete ortótico para promover a correção da assimetria craniana enquanto a cabeça do bebê ainda está em fase de franco crescimento. Os capacetes ortóticos não moldam ativamente o crânio; eles protegem as áreas achatadas e permitem que a criança "cresça para dentro" do ponto achatado. A terapia com o capacete de moldagem craniana permite uma correção 3 vezes mais rápida e melhor que o reposicionamento isolado. Essa terapia ainda é discutível por seu custo, consumo de tempo, abrangência e efeitos colaterais (irritação, erupções e úlceras de pressão). O tratamento combinado à base de terapia com capacete de moldagem e RPPT é o tipo mais benéfico de manejo de bebês com mais de 4 meses com DP grave ou com agravamento da DP leve ou moderada testada no tratamento RPPT. Deve-se considerar a terapia com capacete de moldagem craniana para bebês com DP grave em qualquer idade.

Os estudos sugerem que a terapia com capacete de moldagem para o tratamento de um grau significativo de DP deve ter início entre 4 e 8 meses e prosseguir por um período de 7 a 8 meses. É necessário orientar os pais sobre o compromisso envolvido nesse tratamento, uma vez que o capacete precisa ser usado durante até 23 h do dia. A não conformidade foi comprovada em 80% das populações de pacientes estudadas em apenas 4 meses.

Existem fatores de risco associados à RRPT e à terapia com capacete de moldagem. A Tabela 610.5 apresenta uma lista desses fatores por modalidade de tratamento. É importante levá-los em consideração ao prescrever regimes de tratamento às famílias, a fim de oferecer ao paciente a melhor chance de um resultado bem-sucedido.

Pacientes com **craniossinostose** precisam se submeter à cirurgia. Às vezes, é possível utilizar o capacete de moldagem como uma terapia adjuntiva após a cirurgia, mas nunca como monoterapia.

RESULTADOS

Os resultados podem ser melhores quando se inicia a terapia com capacete de moldagem antes dos 6 meses de idade, ressaltando-se que os bebês que iniciam a terapia depois disso não alcançam o mesmo grau de medidas normais da cabeça que aqueles que iniciam a terapia antes dessa idade. Normalmente, observam-se melhoras significativas na assimetria após 4 a 11 semanas do início da terapia. Uma análise de 8 anos que avaliou 4.378 pacientes no Children's Hospital of Chicago constatou uma correção completa em 77,1% dos pacientes submetidos à terapia conservadora (RRPT) e em 94,4% daqueles tratados com a terapia do capacete.

Estudos realizados com pacientes com uma idade média de acompanhamento de 9 anos constataram que 75% dos casos apresentavam o que tanto os pais quanto os pacientes consideravam uma cabeça de aparência normal. Nove por cento dos pacientes e 4% dos pais observaram uma assimetria residual considerada significativa. Embora parte da literatura sugira mais satisfação e menos ansiedade da parte dos pais de crianças tratadas com capacete de moldagem, existem evidências sugestivas de que a modalidade de tratamento e o resultado não fazem nenhuma diferença no que tange ao nível de satisfação dos pais a longo prazo.

Uma pequena, mas crescente, parte da literatura sugere que a terapia conservadora (RRPT) pode ser tão eficaz quanto a terapia do capacete para a correção de determinados casos de DP. A generalização desses achados para populações mais amplas atualmente não é possível. Os estudos são muito poucos, apresentam baixas taxas de participação, excluem as deformidades cranianas graves e demonstram baixos níveis gerais de correção completa.

Os resultados cognitivos e acadêmicos podem ser diferentes, dependendo do lado da deformidade. Pacientes com deformidades do lado esquerdo apresentaram um nível de desempenho acadêmico mais baixo e maior incidência de anomalias da fala do que aqueles com deformidades do lado direito. Essa condição se manifestou como o dobro do número de pacientes com anomalias expressivas da fala e o triplo do número de necessidades de educação especial. Não se conhece exatamente o mecanismo subjacente; aparentemente, as diferenças de tratamento não demonstraram ser um fator relevante. Em geral, crianças com DP e sem condições comórbidas são consideradas crianças normais e saudáveis em termos de desenvolvimento, ao contrário daquelas com craniossinostose, nas quais o aumento da pressão intracraniana pode ter efeitos nocivos na função do sistema nervoso central.

A bibliografia está disponível no GEN-io.

Tabela 610.5 Fatores de risco para o insucesso da terapia conservadora e da terapia com capacete de moldagem no tratamento da plagiocefalia deformacional.

TERAPIA CONSERVADORA	TERAPIA COM CAPACETE DE MOLDAGEM
Baixa conformidade Idade avançada* Presença de torcicolo Presença de atraso do desenvolvimento Aumento da gravidade da deformidade craniana no momento da terapia (por meio da relação e da diferença diagonal do crânio)	Idade avançada* Baixa conformidade

*A idade avançada é definida como acima de 6 meses.

Capítulo 611
Crises Convulsivas na Infância

Mohamad A. Mikati e Dmitry Tchapyjnikov

Uma convulsão é uma ocorrência transitória de sinais e/ou sintomas decorrentes da atividade neuronal anormal excessiva ou síncrona no cérebro. A classificação operacional da International League Against Epilepsy (ILAE) quanto aos tipos de crises as divide em quatro categorias com base no suposto modo de início da crise: focal, generalizada, início desconhecido e não classificada (Tabela 611.1) Nas **crises focais** (antes conhecidas como parciais), as primeiras alterações clínicas e eletroencefalográficas (no EEG) indicam ativação inicial de um sistema de neurônios limitado a uma parte de um hemisfério cerebral. As crises focais podem ser descritas como motoras ou não motoras e ainda se caracterizam por preservação ou comprometimento da percepção.

Tabela 611.1 Tipos de crises epilépticas.

TIPOS DE CRISES
Crises de início focal
Início motor
Tônica
Clônica
Atônica
Mioclônica
Hipercinética
Espasmos epilépticos
Automatismos
Início não motor
Parada comportamental
Sensorial
Cognitiva
Emocional
Autonômica
Descritor de consciência
Perceptiva
Disperceptiva
Descritor de generalização
Focal evoluindo para tônico-clônica bilateral (*antes chamada crise com generalização secundária*)
Crises com início generalizado
Motora
Tônico-clônica
Tônica
Clônica
Atônica
Mioclônica
Mioclonia-atônica
Mioclonia-tônico-clônica
Espasmos epilépticos
Não motora (ausência)
Típica
Atípica
Mioclônica
Mioclonias palpebrais
Crises com início desconhecido
Motora
Tônico-clônica
Espasmos epilépticos
Não Motora
Parada comportamental
Crises não classificadas

Adaptada de Fisher RS, Cross JH, French JA *et al.*: Operational classification of seizure types by the International League Against Epilepsy: Position Paper of the ILAE Commission for Classification and Terminology, Epilepsia 58(4):522-530, 2017.

O termo **crise parcial simples** está ultrapassado e se refere a uma crise focal sem alteração da percepção; o termo atual é **crise focal perceptiva**. **Crise parcial complexa** também é um termo ultrapassado que denota crises focais com alteração da percepção do que está nos arredores; atualmente, são denominadas **crises focais disperceptivas**. Nas **crises generalizadas**, as primeiras alterações clínicas e do EEG indicam envolvimento síncrono de ambos os hemisférios. Uma crise pode ser classificada como de **início desconhecido** se não houver informações clínicas suficientes disponíveis para determinar se ela é focal ou generalizada. Se as características clínicas de uma crise forem incomuns e não for possível determinar o início apesar de investigação adequada, a crise será denominada como **não classificada**. Cerca de 30% dos pacientes que têm uma primeira crise convulsiva afebril futuramente desenvolverão epilepsia; o risco é de mais ou menos 20% se o exame neurológico, o EEG e os exames de neuroimagem forem normais.

Crises convulsivas febris são uma categoria separada (ver Capítulo 611.1). **Crises sintomáticas agudas** ou **provocadas** ocorrem secundariamente a um problema agudo que comprometa a excitabilidade cerebral, como um distúrbio eletrolítico; a maioria das crianças com esses tipos de crises convulsivas evolui bem. No entanto, algumas vezes, essas crises convulsivas são decorrentes de transtornos estruturais, inflamatórios ou metabólicos importantes do cérebro, como meningite, encefalite, AVE agudo ou tumor cerebral. Consequentemente, o prognóstico depende do transtorno subjacente, incluindo sua reversibilidade ou tratabilidade, e da probabilidade de desenvolvimento de epilepsia a partir de então. Uma **crise não provocada** é aquela que não ocorre como evento sintomático agudo. Uma **crise sintomática remota** é aquela considerada secundária a uma lesão cerebral remota, como um AVE antigo.

Crises reflexas são um tipo de crise precipitada por um estímulo sensorial. Esses tipos de crises podem ser causados por vários estímulos, incluindo estímulos visuais (luzes piscantes, padrões piscantes e leitura), auditivos (música), somatossensoriais ou proprioceptivos; praxes; alimentação; banho em água quente ou sustos (ver Capítulo 609.11).

Epilepsia é um transtorno cerebral caracterizado por uma predisposição persistente do cérebro para gerar crises convulsivas e pelas consequências neurobiológicas, cognitivas, psicológicas e sociais dessa condição. O diagnóstico clínico de epilepsia em geral exige a ocorrência de pelo menos uma crise epiléptica não provocada com uma segunda crise ou informações clínicas e do EEG suficientes que demonstrem de forma convincente uma predisposição persistente para desenvolver recorrências. Para fins epidemiológicos e, comumente, para fins clínicos, a epilepsia é considerada presente quando ocorrem duas ou mais crises não provocadas em um prazo maior do que 24 horas. Cerca de 4 a 10% das crianças apresentam pelo menos uma crise (febril ou afebril) nos primeiros 16 anos de vida. A incidência cumulativa de epilepsia durante a vida é de 3%, e mais da metade dos casos iniciam na infância. A prevalência anual é de 0,5 a 1%. Desse modo, a ocorrência de uma única crise convulsiva ou de crises febris não implica necessariamente o diagnóstico de epilepsia. **Transtorno convulsivo** é um termo geral habitualmente usado para incluir qualquer um de vários transtornos, incluindo epilepsia, crises febris e possivelmente crises únicas e sintomáticas secundárias a etiologias metabólicas, infecciosas ou outras (p. ex., hipocalcemia, meningite).

Uma **síndrome epiléptica** é um transtorno que manifesta um ou mais tipos de crises epilépticas específicas, tem uma idade de início específica e um prognóstico determinado. Vários tipos de síndromes epilépticas podem ser destacados (Tabelas 611.2 e 611.3; Figura 611.1). Essa categoria deve ser distinguida da categoria de crises epilépticas que se refere a eventos únicos, e não a síndromes clínicas. Em geral, o tipo de crise convulsiva é o determinante primário do tipo de medicação à qual o paciente provavelmente responderá, e a síndrome epiléptica determina o tipo de prognóstico que se pode esperar. Uma **encefalopatia epiléptica** é uma síndrome epiléptica na qual existe uma anormalidade grave no EEG, que pode resultar em déficit cognitivo e outros comprometimentos. **Encefalopatia do desenvolvimento** denota um transtorno no qual a etiologia subjacente (p. ex., mutação genética específica) contribui para um atraso no desenvolvimento, independentemente da frequência de crises do paciente e/ou das anormalidades no EEG. Os termos **encefalopatia epiléptica** e **do desenvolvimento** podem ser combinados (**encefalopatia epiléptica do desenvolvimento**) em situações específicas em que tanto as anormalidades do EEG como a etiologia subjacente contribuam para o atraso do desenvolvimento do paciente.

Tabela 611.2 Classificação das síndromes epilépticas com indicação de idade de início, duração da epilepsia ativa, prognóstico e opções terapêuticas.

SÍNDROMES ESPECÍFICAS	FAIXA ETÁRIA NO INÍCIO	IDADE DA REMISSÃO	PROGNÓSTICO	MONOTERAPIA OU ASSOCIAÇÕES*	POSSÍVEIS ASSOCIAÇÕES†	CIRURGIA†
NEONATAIS						
Crises neonatais benignas	Recém-nascido	Recém-nascido	Bom	LEV, TPM, FB	–	Não
Encefalopatia mioclônica precoce e síndrome de Ohtahara	Recém-nascido, lactente	Pouca, síndrome de Ohtahara evolui para síndrome de West	Sombrio	FB, esteroides, VGB	BZD, ZON, TPM, LEV, dieta cetogênica	Não
Convulsões neonatais familiares benignas	Recém-nascido até primeiros meses de vida	Recém-nascido até primeiros meses de vida	Bom	LEV, TPM, FB	–	Não
LACTENTES						
Crises infantis benignas (não familiares)	Lactente	Lactente	Bom	LEV, TPM, FB	–	Não
Convulsões familiares benignas do lactente	Lactente	Lactente	Bom	LEV, TPM, OXC, CBZ, FB	–	Não
Epilepsia do lactente com crises focais migratórias	Lactente	Sem remissão	Sombrio	LEV, FB, OXC, CBZ, PHT, TPM, QND	BZD, brometos, LAC, VPA, ZON	Não
Síndrome de West	Lactente	Variável	Variável	ACTH, esteroides, VGB	BZD, FBM, IgIV, TPM, ZON, dieta cetogênica	Lesionectomia com ou sem ressecção cortical
Síndrome de Dravet (epilepsia mioclônica grave da infância)	Lactente	Sem remissão	Grave	CLB, estiripentol, VPA (somente depois de 2 anos de idade)	BZD, TPM, LEV, ZON, dieta cetogênica	Não
Epilepsia mioclônica benigna do lactente	3 m–3 anos	3 a 5 anos	Variável	LEV, TPM, BZD	VPA, ZON	Não

(continua)

Tabela 611.2 Classificação das síndromes epilépticas com indicação de idade de início, duração da epilepsia ativa, prognóstico e opções terapêuticas. *(continuação)*

SÍNDROMES ESPECÍFICAS	FAIXA ETÁRIA NO INÍCIO	IDADE DA REMISSÃO	PROGNÓSTICO	MONOTERAPIA OU ASSOCIAÇÕES*	POSSÍVEIS ASSOCIAÇÕES†	CIRURGIA†
INFÂNCIA						
Epilepsia benigna da infância com pontas centrotemporais	3 a 13 anos	16 anos	Bom	OXC, CBZ, LEV, VPA	LAC, PER	Não
Epilepsia occipital idiopática com início precoce e tardio	2 a 8 anos; 6-17 anos	12 anos ou menos; 18 anos	Bom	OXC, CBZ, LEV, VPA	LAC, PER	Não
Epilepsia do lobo frontal noturna autossômica dominante	Infância		Variável	OXC, CBZ, LEV	CLB, FB, PHT, LAC, PER, GBP, TPM	Não
Epilepsia do lobo temporal lateral familiar	Infância e adolescência		Variável	OXC, CBZ, LEV	CLB, FB, PHT, GBP, TPM, VPA, LAC, PER	Não, exceto em casos raros
Epilepsias generalizadas com crises febris *plus*	Infância e adolescência		Variável	ESM, LTG, LEV, VPA (dependendo do tipo de crise)	CLB, TPM, PER	Não
Epilepsia do lobo temporal mesial com esclerose hipocampal	Idade escolar ou antes	Longa duração	Variável	OXC, CBZ, LEV	CLB, GBP, LAC, FB, PER, PHT, ZON, TPM, VPA	Ressecção temporal
Síndrome de Rasmussen	6 a 12 anos	Progressiva	Sombrio	LEV, OXC, CBZ, Plasmaférese, imunoglobulinas	LAC, FB, PER, PHT, TPM	Hemisferectomia funcional
Síndrome de hemiconvulsão-hemiplegia	1 a 5 anos	Crônica	Grave	OXC, CBZ, LEV	CLB, GBP, LAC, FB, PER, PHT, ZON, TPM, VPA	Hemisferectomia funcional
Epilepsia com crises mioclônicas astáticas	3 a 5 anos	Variável	Variável	ESM, TPM, VPA, LEV, ZON	BZD, dieta cetogênica, LTG, PER, esteroides	Não
Epilepsia do tipo ausência da infância	5 a 6 anos	10 a 12 anos	Bom	ESM, LTG, VPA	Acetazolamida, CZP, dieta cetogênica, ZON	Não
Epilepsia com ausências mioclônicas	1 a 12 anos	Variável	Reservado	ESM, VPA, CZP	ZON, LTG	Não
Síndrome de Lennox-Gastaut	3 a 10 anos	Sem remissão	Grave	CLB, LTG, RFD, TPM, VPA	BZD, FBM, IgIV, PER, esteroides, ZON, dieta cetogênica	Calosotomia
Síndrome de Landau-Kleffner	3 a 6 anos	8 a 12 anos	Reservado	DZP noturno, esteroides, VPA, LEV	CLB, ESM, IgIV, LTG, dieta cetogênica	Transecção subpial múltipla, raramente lesionectomia
Epilepsia com ponta-onda contínua durante o sono de ondas lentas	4 a 7 anos	8 a 12 anos	Reservado	DZP noturno, esteroides, VPA, LEV	CLB, ESM, IgIV, LTG, dieta cetogênica	Não
Outras epilepsias com sensibilidade visual	2 a 5 anos	Obscura	Variável	VPA	BZD, LEV, LTG, ZON	Não
Crises febris	3 a 5 anos	3 a 6 anos	Bom	BZD (somente conforme a necessidade nos períodos febris, se crises febris frequentes)	–	Não
INÍCIO NA JUVENTUDE						
Epilepsia do tipo ausência juvenil	10 a 12 anos	Geralmente por toda a vida	Bom	ESM, LTG, VPA	Mesmo que na epilepsia do tipo ausência da infância	Não
Epilepsia mioclônica juvenil	12 a 18 anos	Geralmente por toda a vida	Bom	LEV, TPM, VPA	BZD, LTG, FB, PER, PRM, ZON	Não
Epilepsia apenas com crises tônico-clônicas generalizadas	12 a 18 anos	Geralmente por toda a vida	Bom	LEV, LTG, TPM, VPA	BZD, CBZ, PER, ZON	Não
Epilepsia idiopática do lobo occipital fotossensível	10 a 12 anos	Incerto	Variável	VPA, LEV	BZD, LTG, ZON	Não
Epilepsias mioclônicas progressivas (Unverricht-Lundborg, Lafora, lipofuscinoses ceroides etc.)	Final da primeira infância à adolescência	Progressiva	Sombrio	TPM, VPA, ZON, LEV	BZD, FB, CLB, PER, dieta cetogênica	Não

(continua)

Tabela 611.2 Classificação das síndromes epilépticas com indicação de idade de início, duração da epilepsia ativa, prognóstico e opções terapêuticas. (*continuação*)

SÍNDROMES ESPECÍFICAS	FAIXA ETÁRIA NO INÍCIO	IDADE DA REMISSÃO	PROGNÓSTICO	MONOTERAPIA OU ASSOCIAÇÕES*	POSSÍVEIS ASSOCIAÇÕES†	CIRURGIA†
IDADE DE INÍCIO VARIÁVEL						
Epilepsia do lobo temporal mesial definida por localização e causa	Variável	Longa duração	Variável	LEV, OXC, CBZ, TPM, VPA	PHT, FB, CLB, GBP, LAC, PER, ZON	Lesionectomia com ou sem ressecção cortical
Epilepsia do lobo temporal mesial definida por causas específicas	Variável	Longa duração	Variável	LEV, OXC, CBZ, TPM, VPA	CLB, GBP, LAC, FB, PER, PHT, ZON	Ressecção temporal
Epilepsia por sobressalto ("*startle*")	Variável	Longa duração	Reservado	OXC, CBZ, LEV, TPM, VPA	CLB, LEV, FB, PHT, ZON, GBP	Lesionectomia com ou sem ressecção cortical em alguns
Crises reflexas	Variável	n/a		LEV, VPA	LTG, ZON	Não
Crises induzidas por substâncias psicoativas ou outras substâncias químicas	Variável	n/a		Abstinência de substâncias ilícitas	–	Não
Crises pós-traumáticas imediatas e precoces	Variável	n/a		LEV, PHT	–	Não

*Reflete tendências atuais na prática, que podem não estar indicadas em bula e podem não estar aprovadas pela FDA para a indicação. A ordem da lista não implica necessariamente preferência de uso naquela ordem. Veja indicações da FDA na Tabela 611.8. †Pode aplicar-se a casos selecionados apenas. A estimulação do nervo vago tem sido usada para todos os tipos de crises refratárias e tipos de epilepsias, mas foi aprovada pela FDA como terapia complementar em pacientes com 4 anos ou mais com crises de início focal clinicamente refratárias. ACTH, hormônio adrenocorticotrófico; BZD, benzodiazepínicos; CBZ, carbamazepina; CLB, clobazam; DZP, diazepam; ESM, etossuximida; FB, fenobarbital; FBM, felbamato; GBP, gabapentina; IgIV, imunoglobulina intravenosa; LAC, lacosamida; LEV, levetiracetam; LTG, lamotrigina; n/a: não se aplica; OXC, oxcarbazepina; PER, perampanel; PHT, fenitoína; PRM, primidona; QND, quinidina; RFD, rufinamida; TPM, topiramato; VGB, vigabatrina; VPA, ácido valproico; ZON, zonisamida. (Adaptada de Guerrini R: Epilepsy in children, Lancet 367:499-524, 2006; and Parisi P, Verrotti A, Paolino MC *et al.* "Electro-clinical syndromes" with onset in the pediatric age group: the highlights of the clinical-EEG, genetic and therapeutic advances. Ital J Pediatr 37:58, 2011.)

Tabela 611.3 Genes causadores de síndromes epilépticas, encefalopatias epilépticas e encefalopatias do desenvolvimento.*†

CONDIÇÕES EPILÉPTICAS	GENE	PROTEÍNA
INÍCIO NOS LACTENTES		
Deficiência de adenilosuccinato liase	*ADSL*	Adenilosuccinato liase
Crises neonatais familiares benignas	*KCNQ2*	Canal de potássio dependente da voltagem
	KCNQ3	Canal de potássio dependente da voltagem
Crises neonatais e dos lactentes familiares benignas	*SCN2A*	Proteína do canal de sódio tipo 2α
Deficiência cerebral de folato	*FOLR1*	Receptor alfa de folato
Crises neonatais e dos lactentes familiares precoces	*SCN2A*	Proteína tipo 2α do canal de sódio
Encefalopatia epiléptica infantil precoce	*ARX (EIEE1)*	*Homeobox* relacionada a Aristaless
	CDKL5 (EIEE2)	Quinase 5 dependente de ciclina
	SLC25A22 (EIEE3)	Transportador 1 do glutamato mitocondrial
	STXBP1 (EIEE4)	Proteína 1 de ligação à sintaxina
	SPTAN1 (EIEE5)	α_2-Spectrina
	SCN1A (EIEE6)	Proteína tipo 1α dos canais de sódio
	KCNQ2 (EIEE7)	Canal de potássio dependente de voltagem
	ARHGEF9 (EIEE8)	Fator 9 de troca do nucleotídio guanina Rho
	PDCH19(EIEE9)	Protocaderina 19
	PNKP (EIEE10)	Fosfatase/quinase do polinucleotídio bifuncional
	SCN2A (EIEE11)	Proteína tipo 2α dos canais de sódio
	PLCβ1 (EIEE12)	Fosfolipase C β1
	SCN8A (EIEE13)	Subunidade alfa do canal de sódio, dependente da voltagem, tipo VIII
	KCNT1 (EIEE14)	Subfamília T de canais de potássio, membro 1
	ST3 GAL3 (EIEE15)	Betagalactosidase ST3 alfa-2,3 sialiltransferase 3
	TBC1D24 (EIEE16)	Família do domínio TBC1, membro 24
	GNAO1 (EIEE17)	Subunidade alfa da proteína G(o) de ligação ao nucleotídio guanina
	SZT2 (EIEE18)	Homólogo com limiar 2 de crises
	GABRA1 (EIEE19)	Subunidade alfa-1 do receptor ácido gama-aminobutírico
	PIGA (EIEE20)	Subunidade A da fosfatidilinositol-N-acetilglucosaminiltransferase

(*continua*)

Tabela 611.3 Genes causadores de síndromes epilépticas, encefalopatias epilépticas e encefalopatias do desenvolvimento.*† *(continuação)*

CONDIÇÕES EPILÉPTICAS	GENE	PROTEÍNA
	NECAP1 (EIEE21)	Proteína 2 associada ao revestimento de ligação à orelha da adaptina
	SLC35A2 (EIEE22)	Translocado de UDP-galactose
	DOCK7 (EIEE23)	Dedicador de citocinese 7
	HCN1 (EIEE24)	Canal 1 controlado por nucleotídios cíclicos ativado por hiperpolarização dos canais de potássio/sódio
	SLC13A5 (EIEE25)	Família 13 dos transportadores de solutos (transportador de citrato dependente do sódio), membro 5
	KCNB1 (EIEE26)	Canal de potássio dependente da voltagem, subfamília relacionada com Shab, membro 1
	GRIN2B (EIEE27)	Subtipo 2B do receptor de NMDA
	WWOX (EIEE28)	Oxidorredutase contendo domínio WW
	AARS (EIEE29)	Alanil-RNAt sintetase
	SIK1 (EIEE30)	Quinase 1 induzível por sais
	DNM1 (EIEE31)	Dinamina-1
	KCNA2 (EIEE32)	Membro 2 da subfamília A dos canais de potássio dependentes da voltagem
	EEF1A2 (EIEE33)	Fator 1-alfa2 de alongamento
	SLC12A5 (EIEE34)	Membro 5 dos transportadores de cloreto de potássio
	ITPA (EIEE35)	Trifosfato de inosina pirofosfatase
	ALG13 (EIEE36)	Homólogo da glicosilação 13 ligada à asparagina
Esclerose tuberosa	*TSC1*	Hamartina
	TSC2	Tuberina
Deficiência de transportadores de glicose	*SLC2A1*	Família 2 de transportadores de solutos, membro 1 do transporte facilitado de glicose
Epilepsia dependente de piridoxina	*ALDH7A1*	Semialdeído α-aminoadípico desidrogenase (antiquitina)
Transtornos relacionados com a polimerase G	*POLG*	Subunidade gama-1 da DNA polimerase
Incapacidade intelectual ligada ao X e epilepsia	*ATP6AP2*	Receptor da renina
Epilepsia dependente de P5 P	*PNPO*	Piridoxina-5'-fosfato oxidase
Epilepsia generalizada com crises febris *plus* (início precoce)	*SCN1A*	Proteína tipo 1α dos canais de sódio
	SCN1B	Proteína tipo 1β dos canais de sódio
	GABRG2	Subunidade γ2 do receptor do ácido γ-aminobutírico
	SCN2A	Proteína tipo 1α dos canais de sódio
Microcefalia com crises epilépticas intratáveis e atraso do desenvolvimento (MCSZ)	*PNKP*	Fosfatase/quinase de polinucleotídios bifuncional
INÍCIO NA INFÂNCIA		
Síndrome da microdeleção de 17q21.31	*KANSL1*	Subunidade 1 do complexo letal (NSL) inespecífico regulatório de KAT8
Síndromes de Angelman/ Angelman-*like*/Pitt-Hopkins	*UBE3A*	Ligase E3A da proteína ubiquitina
	SLC9A6	Trocador 6 de sódio/hidrogênio
	MBD5	Proteína 5 do domínio de ligação a metil-CpG
	TCF4	Fator 4 de transcrição
	NRXN1	Neurexina-1
	CNTNAP2	Proteína-*like* 2 associada à contactina
Encefalopatias epilépticas com início na infância	*SCN1A*	Proteína tipo 1α dos canais de sódio
	PCDH19	Protocaderina-19
	SLC2A1	Família 2 de transportadores de solutos, facilitado GTM1
	POLG	Subunidade γ1 da DNA polimerase
	SCN2A	Proteína tipo 2α dos canais de sódio
Síndromes de deficiência de creatina	*GAMT*	Guanidinoacetato *N*-metiltransferase
Crises de ausência de início precoce, epilepsia farmacorresistente de diversos tipos, por vezes com transtornos de movimento	*GATM*	Glicina amidinotransferase mitocondrial
Epilepsia com aprendizagem variável e transtornos comportamentais	*GRIN2A*	Receptor de glutamato ionotrópico, *N*-metil-D-aspartato (NMDA) 2A
	SYN1	Sinapsina-1
Epilepsia generalizada com crises febris *plus*	*SCN1A*	Proteína tipo 1α dos canais de sódio
	SCN1B	Proteína tipo 1β dos canais de sódio
	GABRG2	Subunidade γ2 do receptor do ácido γ-aminobutírico
	SCN2A	Proteína tipo 1α dos canais de sódio
Epilepsia mioclônica juvenil (mais comumente presente na adolescência)	*EFHC1*	Proteína 1 contendo domínio da mão EF
	CACNB4	Canal de cálcio tipo L dependente da voltagem
	GABRA1	Subunidade α1 do receptor do ácido γ-aminobutírico

(continua)

Tabela 611.3 Genes causadores de síndromes epilépticas, encefalopatias epilépticas e encefalopatias do desenvolvimento.*† *(continuação)*

CONDIÇÕES EPILÉPTICAS	GENE	PROTEÍNA
Epilepsias do lobo frontal noturnas autossômicas dominantes (presentes na infância até a idade adulta)	*CHRNA4*	Receptor α4 da acetilcolina neuronal
	CHRNB2	Receptor β2 da acetilcolina neuronal
	CHRNA2	Receptor α2 da acetilcolina neuronal
	CRH	Hormônio liberador de corticotrofina
	DEPDC5	Domínio de DEP contendo 5
	KCNT1	Subfamília T dos canais de potássio ativados por sódio, membro 1
Síndrome de Mowat-Wilson	*ZEB2*	*Homeobox* 2 de ligação a E-box em dedo de zinco
Lipofuscinose ceroide neuronal (NCL)	*CLN1 (PPT1)*	Palmitoil-proteína tioesterase 1
	CLN2 (TPP2)	Tripeptidil-peptidase 1
	CLN3	Battenina
	CLN4 (DNAJC5)	Proteína alfa da *string* da cisteína
	CLN5	Proteína 5 neuronal da lipofuscinose ceroide
	CLN6	Proteína 6 neuronal da lipofuscinose ceroide
	CLN7 (MFSD8)	Proteína 8 contendo o domínio da superfamília facilitadora maior
	CLN8	Proteína 8 neuronal da lipofuscinose ceroide
	CLN9	Lipofuscinose-ceroide neuronal 9
	CLN10 (CTSD)	Catepsina D
	CLN11 (GRN)	Precursor da granulina
	CLN12 (ATP13A2)	ATPase 13A2
	CLN13 (CTSF)	Catepsina F
	CLN14 (KCTD7)	Proteína KCTD7 contendo o domínio BTB/POZ
Epilepsia mioclônica progressiva (diferentes tipos presentes desde a infância até a idade adulta)	*ATN1 (DRPLA)*	Atrofina 1
	CSTB	Cistatina-B
	CLN1-14	Múltiplas proteínas causadoras de lipofuscinose ceroide neuronal
	EPM2A	Laforina
	EPM2B/NHLRC1	Proteína 1 contendo repetição NHL (Malina)
	GOSR2	Complexo do receptor *snap* de Golgi, membro 2
	PRICKLE1	Proteína 1 *prickle-like*
	SCARB2	Receptor depurador da classe B, membro 2
Síndromes de Rett/Rett atípica	*MECP2*	Proteína 2 de ligação a metil CpG
	CDKL5	Quinase-*like* 5 dependente da ciclina
	FOXG1	Proteína G1 do box *forkhead*
	MBD5	Proteína 5 do domínio de ligação a metil-CpG
	MEF2C	Fator 2C ampliador específico dos miócitos
INÍCIO NA ADOLESCÊNCIA		
Epilepsia mioclônica juvenil (EMJ)	Ver EMJ com Início na Infância	
Epilepsia mioclônica progressiva (EMP)	Ver EMP com Início na Infância	
Epilepsia do lobo frontal noturna autossômica dominante (ELFN-AD)	Ver ELFN-AD com Início na Infância	
Epilepsia do lobo temporal lateral autossômica dominante (geralmente surge na idade adulta)	*LGI1*	Proteína 1 inativada de glioma rica em leucina

*Observe que o mesmo gene (diferentes mutações) frequentemente aparece como causador de diferentes síndromes epilépticas. †A presença da maioria desses genes pode ser determinada comercialmente por meio de sequenciamento de genes únicos alvos, por painéis de genes comercializados ou por meio de sequenciamento de todo o exoma (http://www.ncbi.nlm.nih.gov/GeneTests/review?db=genetests).

A Classificação da Força-Tarefa da ILAE propôs uma estrutura em diversos níveis para categorizar as epilepsias (Tabela 611.4). Essa estrutura deve ajudar a orientar as decisões terapêuticas e também a auxiliar o prognóstico. No nível mais básico (nível 1), a epilepsia do paciente pode ser classificada por tipo de crise (focal, generalizada, focal e generalizada ou desconhecida). No nível seguinte (nível 2), com base em dados clínicos disponíveis e nos tipos de crises conhecidos, pode-se atribuir um tipo de epilepsia (focal, generalizada, focal e generalizada ou desconhecida). No nível seguinte (nível 3), se mais dados clínicos forem disponibilizados e com base em estudos de suporte (EEG e/ou RM), pode-se fazer o diagnóstico de uma síndrome epiléptica específica (p. ex., epilepsia mioclônica juvenil). Concomitantemente a esse paradigma de classificação, também se devem considerar as comorbidades associadas e a etiologia subjacente para a epilepsia. Se categorizadas por etiologia, as epilepsias são agrupadas em genéticas, estruturais, metabólicas, imunes, infecciosas ou desconhecidas. É importante observar que essas categorias não são mutuamente exclusivas, e a epilepsia de um paciente pode ter múltiplas etiologias concomitantes (p. ex., genética e estrutural). No último nível (nível 4) de categorização e diagnóstico da epilepsia, a síndrome epiléptica, a etiologia subjacente e as comorbidades associadas são consideradas.

A **epilepsia genética** (antes também denominada epilepsia idiopática) implica que a síndrome epiléptica seja resultado direto de defeito(s) genético(s) presumido(s) ou conhecido(s), não sendo ele(s) a causa de um transtorno estrutural cerebral ou metabólico além da epilepsia. Essa categoria engloba *epilepsias genéticas generalizadas* (antes conhecidas como epilepsia generalizada idiopática), como a epilepsia do tipo ausência na infância, assim como as epilepsias causadas por um defeito genético conhecido, como na síndrome de Dravet, que é mais comumente causada por mutações no gene *SCN1A*. **Epilepsia estrutural** (antes conhecida como epilepsia sintomática) diz respeito à síndrome epiléptica causada por um transtorno cerebral estrutural subjacente que pode ou não ter origem genética. Isso inclui etiologias como acidente vascular encefálico antigo ou lesão hipóxico-isquêmica, bem como

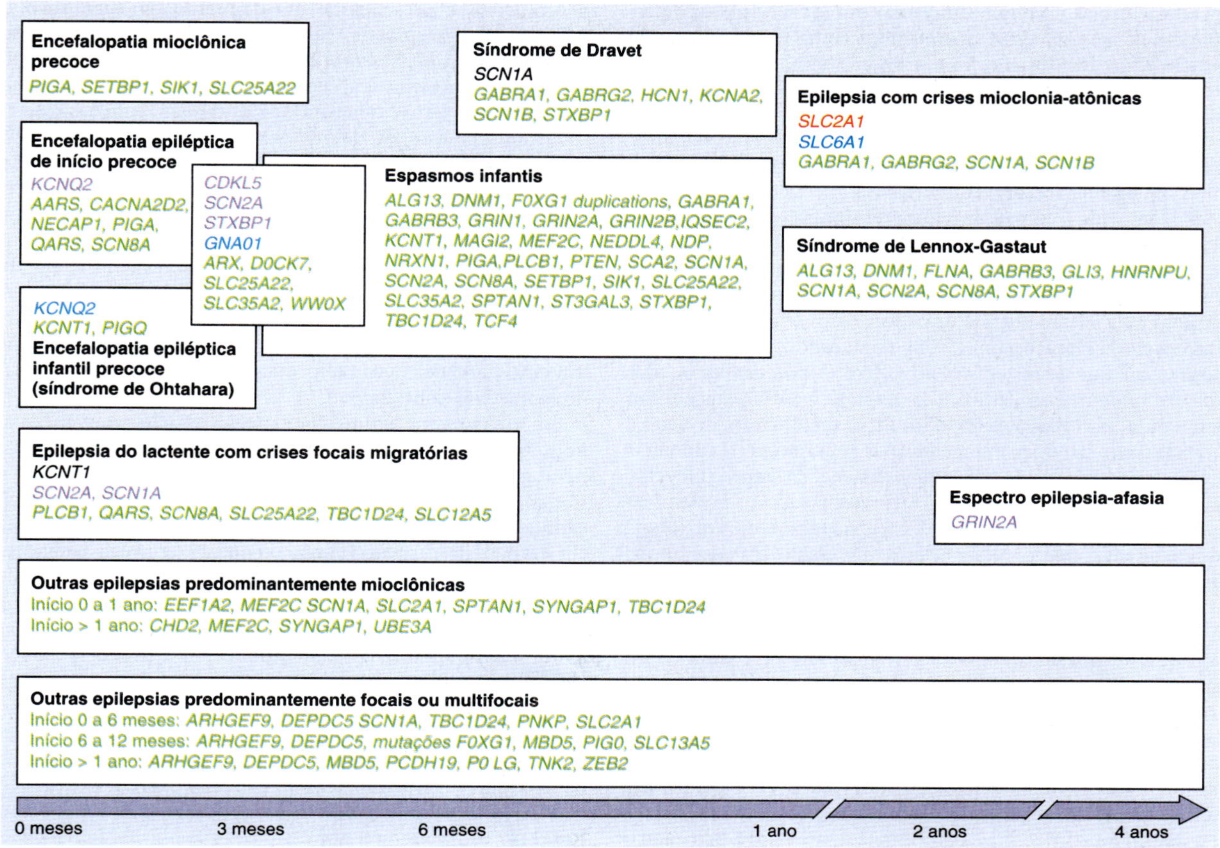

Figura 611.1 **Causas genéticas e proporção de casos gerados por cada gene, incluindo apenas transtornos não cromossômicos, não provenientes de malformações e não metabólicos.** Incluem-se apenas genes com mais de um caso relatado. A *fonte preta* denota genes responsáveis por pelo menos 50% dos casos; a *fonte roxa*, 10 a 50% dos casos; e a *fonte vermelha*, 5 a 10% dos casos. A *fonte azul* denota genes responsáveis por menos de 5% dos casos e a *fonte verde* denota genes responsáveis por uma porcentagem desconhecida de casos. (*De McTague A, Howell KB, Cross HJ et al.: The genetic landscape of the epileptic encephalopathies of infancy and childhood. Lancet 15:304-316, 2016.*)

Tabela 611.4	Esquema de diagnóstico e classificação das epilepsias.
Nível 1: Determine se o evento foi uma crise epiléptica e, se assim for, caracterize o tipo ou os tipos de crises com base em informações clínicas disponíveis como focal, generalizada ou desconhecida. (Consulte a Tabela 611.1 para obter caracterizações mais detalhadas.)	
Nível 2: Determine o tipo de epilepsia que o paciente tem (focal, generalizada, focal e generalizada ou desconhecida).	
Nível 3: Determine se a epilepsia se encaixa em uma síndrome epiléptica particular (consulte as Tabelas 611.1 a 611.3).	
Nível 4: Estabeleça um esquema de diagnóstico uniformizado que considere a síndrome epiléptica, as etiologias subjacentes e as comorbidades associadas. A etiologia das crises epilépticas deve ser considerada em **todos** os níveis de um diagnóstico de epilepsia, conforme relacionado a seguir, em categorias etiológicas: Genética Estrutural Metabólica Imune Infecciosa Desconhecida As comorbidades devem ser consideradas em **todos** os níveis de um diagnóstico de epilepsia. Elas podem incluir atraso do desenvolvimento, sintomas psiquiátricos, questões comportamentais, dificuldades acadêmicas, anormalidades do movimento e muitas outras.	

Adaptada de Scheffer IE, Berkovic S, Capovilla G *et al.*: ILAE classification of the epilepsies position paper of the ILAE Commission for Classification and Terminology, Epilepsia 58(4):512-521, 2017.

epilepsia secundária à esclerose tuberosa (que também tem etiologia genética). A **epilepsia imunomediada** é uma categoria importante que descreve as epilepsias decorrentes secundariamente de reações inflamatórias imunomediadas no sistema nervoso central (SNC). Esse grupo de transtornos requer atenção especial, já que as imunoterapias, como os esteroides e a imunoglobulina intravenosa, podem ser tratamentos de primeira escolha. As **encefalites autoimunes**, como a encefalite antirreceptor NMDA e a encefalite límbica anti-LG1, são exemplos de epilepsias imunomediadas. A **epilepsia infecciosa** descreve epilepsias secundárias a patologias infecciosas crônicas, como a tuberculose e a infecção pelo HIV, em vez de infecções agudas, como a meningite bacteriana ou a encefalite pelo herpes-vírus simples (HSV).

Os antigos termos "epilepsia criptogênica" ou "epilepsia supostamente sintomática" se referem a uma síndrome epiléptica na qual existe um suposto transtorno cerebral subjacente causando a epilepsia e comprometendo a função neurológica, mas não se sabe qual é o transtorno subjacente; esse tipo é agora denominado **epilepsia desconhecida**, designando que a causa subjacente da epilepsia ainda não é conhecida.[1]

AVALIAÇÃO DA PRIMEIRA CRISE

A avaliação inicial de um lactente ou criança durante ou logo após uma crise suspeita deve incluir avaliação da integridade das vias respiratórias, ventilação e função cardíaca, bem como determinação

[1]N.R.T.: O termo em inglês que substituiu a palavra "consciência" foi *awareness*, o qual compreende a percepção de si próprio e a do meio ambiente. A Comissão de Ter minologia da ILAE resolveu utilizar o comprometimento ou não da percepção de si próprio e do meio como os componentes fundamentais da alteração que pode ocorrer durante crises focais, classificando-as como perceptivas ou disperceptivas.

da temperatura, pressão arterial e glicemia (muitos serviços de emergência podem dosar a glicose e os eletrólitos como teste laboratorial rápido no local de atendimento). Para avaliação inicial da primeira crise, o médico deve pesquisar causas potencialmente letais de crises convulsivas, como meningite, sepse, traumatismo craniano acidental ou não; e uso abusivo de substâncias psicoativas ou ingestão acidental de drogas ilícitas ou outras toxinas. A história deve ter como objetivo determinar se o evento foi uma convulsão ou não, definir fatores que possam ter promovido a convulsão e fornecer uma descrição detalhada da crise convulsiva e do estado pós-ictal da criança.

A etapa subsequente em uma avaliação é determinar se a crise convulsiva tem início focal ou generalizado. **Crises focais** podem ser caracterizadas pela versão forçada da cabeça e dos olhos para um dos lados, movimentos clônicos unilaterais começando na face ou nas extremidades ou um distúrbio sensitivo, como parestesias ou dor localizada em uma área específica. Em geral, as crises focais em um adolescente ou adulto indicam lesão localizada, enquanto, durante a infância, essas crises são frequentemente, mas nem sempre, secundárias a uma lesão ou decorrentes de uma epilepsia genética, antes conhecida como idiopática. As crises focais em um recém-nascido podem ser decorrentes de lesões focais, como AVE perinatal, ou de uma anormalidade metabólica, como a hipocalcemia, que resulte em crises focais que podem não generalizar devido à imaturidade das conexões cerebrais. As crises motoras focais e generalizadas podem ser tônico-clônicas, tônicas, clônicas, mioclônicas ou atônicas. **Crises tônicas** são caracterizadas por aumento do tônus ou rigidez (durando em geral de 2 s a vários minutos), e as **crises atônicas** caracterizam-se por flacidez e falta de movimento. **Crises clônicas** consistem em contrações musculares rápidas e rítmicas e relaxamentos um pouco mais longos; **mioclonia** é uma contração muscular "semelhante a um choque" por menos de 50 ms, sendo frequentemente repetida. A duração da crise convulsiva e o nível de consciência (mantido ou comprometido) devem ser documentados. O histórico deve determinar se uma **aura** precedeu a convulsão e o comportamento que a criança estava exibindo logo antes da crise. As auras podem assumir a forma de algumas sensações, inclusive visuais (lampejos de luzes ou visualização de cores ou alucinações visuais complexas), somatossensitivas (formigamentos), olfatórias, auditivas, vestibulares ou experienciais (p. ex., sensações de *déjà vu, déjà vecu*), dependendo da localização precisa da origem das crises. A aura que costuma ser mais apresentada pelas crianças consiste em desconforto ou dor epigástrica e uma sensação de medo. Devem ser observados a postura do paciente, presença ou ausência e distribuição da cianose, vocalizações, perda do controle dos esfíncteres (mais comumente do esfíncter urinário) e estado pós-ictal (incluindo sono, cefaleia e hemiparesia). O profissional que faz a anamnese deve perguntar de forma específica sobre cada um dos sintomas mencionados conforme apropriado, pois os cuidadores podem não os relatar espontaneamente.

Além de esclarecer a semiologia da crise convulsiva, uma história detalhada é crucial para a identificação de uma causa subjacente para a crise. Alterações de personalidade relatadas ou sintomas de hipertensão intracraniana podem indicar um tumor intracraniano. De modo semelhante, uma história de regressão cognitiva pode ser indício de uma doença degenerativa ou metabólica. Uma história de sofrimento pré-natal ou perinatal ou de atraso do desenvolvimento pode indicar etiologia congênita ou disfunção cerebral perinatal. Alterações de personalidade agudas a subagudas, sintomas psiquiátricos e/ou anormalidades de movimento associadas podem ser indicativos de uma etiologia autoimune.

O exame de uma criança com transtorno epiléptico também deve ser direcionado para a pesquisa de uma causa orgânica. O perímetro cefálico, o comprimento e o peso da criança são plotados em um gráfico de crescimento e comparados com as medidas prévias. Deve ser realizado um exame geral e neurológico cuidadoso. Deve-se realizar o exame de fundo de olho para pesquisar a presença de papiledema, neurite óptica, hemorragias da retina, uveíte, coriorretinite, coloboma ou alterações maculares, bem como um facoma retiniano. O achado de características faciais incomuns ou de achados físicos associados, como hepatoesplenomegalia, pode apontar para uma doença de armazenamento ou erro inato do metabolismo como causa do transtorno neurológico. A presença de um **distúrbio neurocutâneo** pode ser indicada pela pesquisa de lesões do tipo folha vitiliginosas, geralmente mais bem visualizadas usando-se uma luz ultravioleta (lâmpada de Wood), de adenoma sebáceo, de placas de *shagreen* ou de facomas retinianos (esclerose tuberosa), de múltiplas manchas café com leite (neurofibromatose) ou de mancha vinho do Porto na distribuição de V1 ou V2 (síndrome de Sturge-Weber) (ver Capítulo 614).

Sinais neurológicos localizatórios – como uma **hemiparesia** sutil com hiper-reflexia, sinal de Babinski ambíguo ou positivo e desvio pronador de um braço estendido com os olhos fechados – poderiam indicar uma lesão estrutural hemisférica contralateral, como um glioma de crescimento lento, como causa do transtorno convulsivo. A parada de crescimento unilateral da unha do polegar, da mão ou da extremidade em uma criança com crises focais indica uma condição crônica, como um cisto porencefálico, malformação arteriovenosa ou atrofia cortical do hemisfério contralateral.

Em um contexto agudo, como no serviço de emergência, a decisão de solicitar mais exames laboratoriais – inclusive eletrólitos séricos, hemograma completo e/ou testes toxicológicos na urina – deve ser tomada caso a caso, considerando a história clínica do paciente e o exame físico. Pode ser necessário realizar um eletrocardiograma (ECG) para descartar QT longo ou outras arritmias cardíacas e outros exames direcionados para transtornos que poderiam simular crises convulsivas (ver Capítulo 612). A punção lombar geralmente tem valor limitado na investigação aguda de crise *afebril*, a menos que a história ou o exame clínico indiquem um processo infeccioso ou inflamatório ou se houver preocupação com um sangramento intracraniano apesar de imagens cerebrais normais. *Deve-se realizar um EEG de rotina em todos os casos de uma primeira crise afebril não provocada para ajudar a prever o risco de recorrência de crises.* Se as condições neurológicas do paciente tiverem retornado ao nível basal, o EEG poderá ser feito ambulatorialmente, embora o rendimento possa ser um pouco menos claro porque o EEG demorou a ser realizado. Imagens cerebrais de emergência com TC craniana ou RM cerebral geralmente são realizadas se a crise for focal, se houver déficits focais pós-ictais ao exame neurológico ou se as condições gerais do paciente não retornarem ao nível basal; nos pacientes com trauma precedendo a crise; e em pacientes com histórico clínico de alto risco. Em outras situações, o rendimento das imagens de emergência identificando uma anormalidade que justifique intervenção de emergência é inferior a 1%. *A RM cerebral é preferencial em relação à TC e deve-se considerar realizá-la fora da situação de emergência na maioria dos pacientes.* A TC é útil se for necessário um estudo rápido visando procurar lesão traumática, massa ou sinais de hipertensão intracraniana. Em situações selecionadas, como quando as manifestações clínicas e eletroencefalográficas forem compatíveis com uma epilepsia generalizada genética, como na epilepsia do tipo ausência infantil, a RM cerebral pode não ser necessária. O contraste com gadolínio possivelmente não será necessariamente usado de rotina ao realizar-se a RM cerebral, a menos que haja suspeita clínica de uma neoplasia, malformação vascular, abscesso ou outro processo infeccioso ou inflamatório. Outros detalhes referentes à abordagem de uma primeira crise estão incluídos no Capítulo 611.2.

611.1 Convulsões Febris

Mohamad A. Mikati e Dmitry Tchapyjnikov

As convulsões febris são aquelas que ocorrem entre as idades de 6 e 60 meses (pico dos 12 aos 18 meses) com uma temperatura de 38°C ou mais, que não são decorrentes de infecção do SNC ou de qualquer distúrbio metabólico, e que ocorrem na ausência de um histórico de convulsões afebris prévias. Uma **convulsão febril simples** é primariamente generalizada, comumente tônico-clônica e associada a febre, durando no máximo 15 minutos, e não recorrendo dentro de um período de 24 horas. Uma **convulsão febril complexa** é mais prolongada (mais de 15 minutos) e/ou é focal e/ou recorre dentro de 24 horas. O **estado epiléptico febril** corresponde a uma crise febril com duração superior a 30 minutos. A maioria dos pacientes com crises febris simples apresenta um estado pós-ictal muito breve e em geral retorna ao comportamento basal normal e à consciência em minutos depois da crise. A **síndrome epiléptica relacionada a infecção febril** (ou **refratária**) (**FIRES**; do inglês, *Febrile infection-related [or refractory] epilepsy*) é um transtorno muito diferente, visto sobretudo em crianças mais velhas (mais de 5 anos), em geral do sexo masculino, e associa-se a uma doença encefalite-símile, mas sem um agente infeccioso identificável. As crianças com FIRES são previamente hígidas, mas depois desenvolvem epilepsia de difícil tratamento.

Entre 2 e 5% dos lactentes e crianças neurologicamente saudáveis apresentam pelo menos uma crise febril, em geral simples. As convulsões febris simples não provocam aumento no risco de mortalidade, embora sejam preocupantes para os pais. As crises febris complexas podem levar a um aumento de quase duas vezes das taxas de mortalidade a longo prazo, em comparação com a população geral, ao longo dos 2 anos subsequentes, provavelmente secundária à patologia coexistente. A ocorrência de uma ou mais convulsões febris simples não se associa a efeitos adversos a longo prazo. Em comparação com controles de idade correspondentes, os pacientes com convulsões febris não apresentam aumento da incidência de anormalidades do comportamento, do desempenho acadêmico, da função neurocognitiva ou da atenção. As crianças que desenvolvem epilepsia posteriormente, contudo, podem apresentar tais dificuldades. As convulsões febris recorrem em cerca de 30% dos que apresentam um primeiro episódio, em 50% depois de dois ou mais episódios e em 50% dos lactentes que tiveram a primeira convulsão febril com menos de 1 ano de idade. Vários fatores afetam o risco de recorrência (Tabela 611.5). Embora cerca de 15% das crianças com epilepsia tenham tido convulsões febris, apenas 5% (variação de 1 a 33%, dependendo dos fatores de risco) das crianças que apresentam convulsões febris desenvolverão epilepsia futuramente. Existem vários preditores de epilepsia após as convulsões febris (Tabela 611.6).

Tabela 611.5 Fatores de risco para recorrência das convulsões febris.*

MAIORES
Idade < 1 ano
Duração da febre < 24 h
Febre de 38 a 39°C
MENORES
Histórico familiar de convulsões febris
Histórico familiar de epilepsia
Crise convulsiva febril complexa
Creche
Gênero masculino
Sódio sérico mais baixo no momento da apresentação

*Não ter fatores de risco traz um risco de recorrência de aproximadamente 12%; um fator de risco de 25 a 50%; dois fatores de risco de 50 a 59%; e três fatores de risco ou mais de 73 a 100%.

Tabela 611.6 Fatores de risco para ocorrência de epilepsia subsequente depois de uma convulsão febril.*

FATOR DE RISCO	RISCO DE EPILEPSIA SUBSEQUENTE
Convulsão febril simples	1%
Convulsões febris recorrentes	4%
Crises febris complexas (mais de 15 min de duração ou recorrentes em 24 h)	6%
Febre < 1 h antes da convulsão febril	11%
Histórico familiar de epilepsia	18%
Crises febris complexas (focais)	29%
Anormalidades do neurodesenvolvimento	33%

*Ter mais de um fator de risco é, pelo menos em parte, aditivo.

FATORES GENÉTICOS E OUTROS FATORES QUE LEVAM ÀS CONVULSÕES FEBRIS

A contribuição genética para a incidência de convulsões febris é manifestada a partir de um histórico familiar positivo para crises febris em muitos pacientes. Em algumas famílias, o transtorno tem um padrão de herança autossômico dominante, e vários genes isolados que causam o transtorno têm sido identificados em tais famílias. No entanto, na maioria dos casos, o transtorno parece ser poligênico, e muitos genes predisponentes ainda falta serem identificados. Os genes associados às convulsões febris incluem *SCN1A SCN1B SCN9A* e *CPA6*. Em termos de outras etiologias, uma desregulação entre as citocinas proinflamatórias IL-1β, IL-6 e IL-8 e citocinas anti-inflamatórias ILR-1A se associa ao **estado de mal epiléptico febril**. Uma diminuição da relação ILR-1A/IL-8 (sugestiva de um estado pró-inflamatório global) é preditiva de anormalidades do hipocampo na RM realizada após o estado de mal epiléptico febril. A relação ILR-1A/IL-8, desse modo, pode comprovar ser um biomarcador em potencial para identificar pacientes com convulsões febris e com maior risco para o desenvolvimento de epilepsia do lobo temporal mesial no futuro.

Quase todo tipo de epilepsia pode ser precedido por convulsões febris. Algumas síndromes epilépticas normalmente começam com crises febris; estas são a **epilepsia generalizada com crises febris *plus*** (EGCF+), **epilepsia mioclônica grave da infância** (SMEI ou **síndrome de Dravet**) e, em muitos pacientes, epilepsia do lobo temporal secundária à esclerose mesial temporal. A **EGCF+** é uma síndrome autossômica dominante com fenótipo muito variável. O início em geral se dá na primeira infância e a remissão normalmente ocorre no período da média infância. Caracteriza-se por múltiplas convulsões febris e vários tipos subsequentes de convulsões generalizadas afebris, incluindo crises tônico-clônicas, de ausência, mioclônicas, atônicas ou mioclônicas astáticas com graus variáveis de gravidade. Também tem sido descrita uma variante de epilepsia com crises focais febris *plus*, na qual as crises são focais, e não generalizadas.

A **síndrome de Dravet** é a mais grave do espectro fenotípico das epilepsias associadas a convulsões febris. Constitui uma entidade distinta cujo início se dá nos primeiros anos de vida. Caracteriza-se inicialmente por convulsões febris e afebris unilaterais clônicas que recorrem a cada 1 ou 2 meses. Essas crises precoces são, em geral, induzidas por febre, mas diferem das convulsões febris habituais, pois são mais prolongadas, mais frequentes e focais, recorrendo em salvas. As convulsões subsequentemente começam a ocorrer com febres mais baixas e depois sem febre. Durante o segundo ano de vida, ocorrem com frequência mioclonias, ausências atípicas, crises focais e, em geral, segue-se um atraso no desenvolvimento. Essa síndrome costuma ser causada por uma mutação de novo, embora raramente tenha um padrão de herança autossômico dominante ou possa ser herdada de um dos pais portador não afetado. Mutações no gene *SCN1A* são a causa mais comum de síndrome de Dravet (responsável por cerca de 80% de todos os casos). O mesmo gene sofre mutação no espectro EGCF+; entretanto, na síndrome de Dravet, as mutações levam à perda de função e, desse modo, a um fenótipo mais grave. Existem muitas variantes mais leves da síndrome de Dravet que manifestam algumas, mas não todas, as características mencionadas e que são denominadas espectro da síndrome de Dravet ou SMEI-Borderland. Raramente os genes *GABRG2 SCN1B* e *SCN2A* podem causar a síndrome de Dravet; entretanto, em 10 a 20% dos casos, não se identifica uma mutação genética específica.

A maioria dos pacientes com convulsões febris prolongadas e encefalopatia depois de vacinação e que se presume terem sofrido encefalopatia pela vacina (crises e regressão psicomotora ocorrendo depois da vacinação e supostamente sendo causadas por ela) tem mutações da síndrome de Dravet, indicando que sua doença é causada pela mutação, e não é secundária à vacina. Isso tem levantado dúvidas sobre a própria existência da entidade denominada encefalopatia por vacina.

AVALIAÇÃO

A Figura 611.2 delineia a abordagem geral do paciente com convulsões febris. Toda criança que apresenta uma convulsão febril requer uma anamnese detalhada e um minucioso exame geral e neurológico.

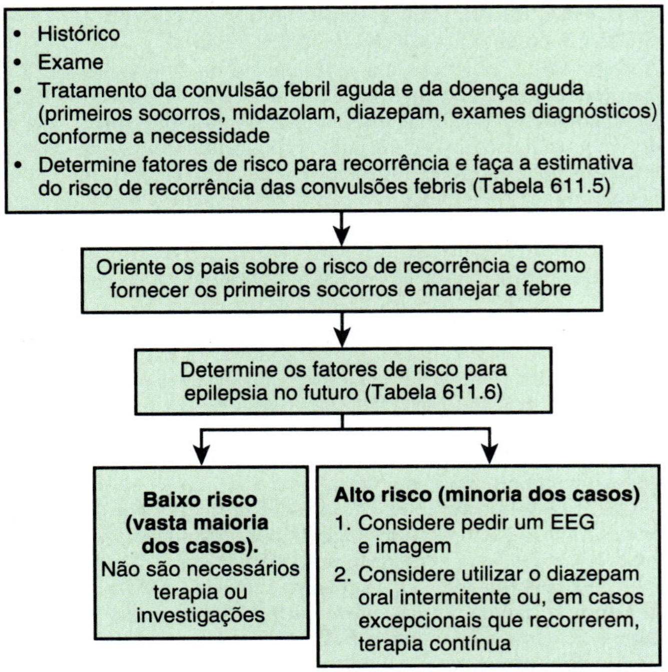

Figura 611.2 Algoritmo de tratamento para o manejo de convulsões febris. *(Adaptada de Mikati MA, Rahi A: Febrile seizures: from molecular biology to clinical practice, Neurosciences (Riyadh) 10:14-22, 2004.)*

As convulsões febris costumam ocorrer no contexto de otite média, roséola e infecções por herpes-vírus humano (HVH) 6, norovírus, enterovírus, *Shigella* ou agentes similares, exigindo mais da avaliação. Nos pacientes com estado de mal epiléptico febril, verificou-se que a infecção por HVH-6B (mais frequentemente) e por HVH-7 é responsável por 30% dos casos.

Punção lombar

Deve-se pensar em meningite no diagnóstico diferencial, e a punção lombar deve ser realizada para todos os lactentes com menos de 6 meses de idade que apresentam febre e convulsão, ou se a criança estiver aparentemente doente, ou em qualquer idade se houver sinais ou sintomas clínicos preocupantes. A punção lombar é uma opção em crianças com 6 a 12 meses de idade, em que as imunizações contra *Haemophilus influenzae* tipo b e *Streptococcus pneumoniae* estejam atrasadas ou quando o *status* da imunização não é conhecido. Uma punção lombar é uma opção em crianças que tenham sido pré-tratadas com antibióticos. Nos pacientes que apresentam estado de mal epiléptico febril, uma punção lombar não traumática raramente revela pleiocitose no líquido cerebroespinal (LCE) (96% têm menos de três células nucleadas no LCE) com proteínas e glicose do LCE concomitantemente normais. Pleiocitose indica infecção bacteriana ou viral.

Eletroencefalograma

Se a criança estiver apresentando a primeira convulsão febril simples e, de modo geral, for neurologicamente hígida, em geral não será necessário um EEG como parte da avaliação. Um EEG não prevê a recorrência futura das convulsões febris ou de epilepsia mesmo que o resultado seja anormal. Pontas durante a sonolência costumam ser encontradas em crianças com convulsões febris, sobretudo naquelas com mais de 4 anos de idade, e isso não prediz epilepsia no futuro. Os EEGs realizados até 2 semanas depois de uma convulsão febril costumam ter um alentecimento inespecífico, geralmente nas regiões posteriores. Desse modo, em muitos casos, se for indicado um EEG, este deverá ser adiado ou repetido 2 semanas após a crise. Em geral, o EEG, portanto, deve ficar restrito a casos especiais em que a suspeita de epilepsia é alta (Tabela 611.6) e, normalmente, deve ser usado para delinear o tipo de epilepsia, e não para predizer a sua ocorrência. Se for feito um EEG, este deverá ser realizado por pelo menos 20 min em vigília e depois no sono, de acordo com as diretrizes internacionais, para evitar erros de interpretação e conclusões errôneas. Por vezes, se o paciente não se recuperar imediatamente de uma convulsão, um EEG pode ajudar a distinguir entre atividade ictal em andamento e período pós-ictal prolongado. Depois de um estado de mal epiléptico febril, alentecimento focal no EEG localizada no lobo temporal aumenta o risco de que o paciente apresente esclerose mesial temporal no acompanhamento.

Exames no sangue

Exames no sangue (eletrólitos, cálcio, fósforo, magnésio e hemograma completo) não são recomendados de rotina na investigação de uma criança com uma primeira convulsão febril simples. A glicemia deve ser determinada inicialmente em crianças com obnubilação pós-ictal prolongada ou com ingestão alimentar deficiente (jejum prolongado). Os valores séricos dos eletrólitos podem ser anormais em crianças após uma convulsão febril, mas isso deve ser indicado por condições precipitantes ou predisponentes descobertas no histórico e refletidas no exame físico. Se for clinicamente indicado (p. ex., desidratação), esses exames devem ser realizados. Um baixo nível de sódio está associado a um risco mais alto de recorrência da convulsão febril nas 24 h seguintes.

Exames de neuroimagem

TC ou RM não são recomendadas na avaliação da criança após uma primeira convulsão febril simples. A investigação de crianças com convulsões febris complexas precisa ser individualizada. Esta pode incluir um EEG e exames de neuroimagem, sobretudo se a criança apresenta alguma anormalidade neurológica. Relata-se que aproximadamente 10% das crianças com estado de mal epiléptico febril têm edema unilateral, ou, com menor frequência, edema bilateral agudo do hipocampo; a atrofia hipocampal subsequente a longo prazo fica evidente em cerca de 71% daquelas que tinham achados agudos. Ainda precisa ser determinado se esses pacientes desenvolverão epilepsia do lobo temporal.

TRATAMENTO

Em geral, a terapia antiepiléptica, contínua ou intermitente, não é recomendada para crianças com uma ou mais convulsões febris simples. Os pais devem ser informados sobre os riscos relacionados à recorrência das convulsões febris e recorrência de epilepsia, orientados sobre como lidar com a crise aguda e receber apoio emocional. Se a convulsão durar mais de 5 min, será necessário tratamento agudo com lorazepam, midazolam ou diazepam (ver Capítulo 611.8 para saber mais sobre tratamento agudo de convulsões e estado de mal epiléptico). Diazepam retal é frequentemente prescrito para as famílias administrarem em casa como medicação de resgate caso a convulsão febril dure mais do que 5 min (ver posologia na Tabela 611.15). Como alternativa, pode-se usar midazolam sublingual ou intranasal. Em casos de crises febris recorrentes, pode-se administrar clonazepam oral intermitente (0,01 mg/kg a cada 8 a 12 h até uma dose máxima de 1,5 mg/dia) ou diazepam oral (0,33 mg/kg a cada 8 h) durante doenças febris. Tais terapias ajudam a reduzir, mas não eliminam os riscos de recorrência de convulsões febris. Historicamente, a terapia contínua com os antiepilépticos fenobarbital ou ácido valproico era utilizada às vezes para prevenir convulsões febris. No entanto, na grande maioria dos casos, não se justifica usar terapia contínua devido ao risco de efeitos adversos e falta de benefícios demonstrados a longo prazo, mesmo esperando-se que a taxa de recorrência das convulsões febris diminua com esses fármacos.

Os antipiréticos podem diminuir o desconforto da criança, mas não reduzem o risco de recorrência da convulsão febril. A terapia crônica com antiepilépticos pode ser considerada para crianças com alto risco de epilepsia no futuro. A possibilidade de epilepsia futura não muda com ou sem terapia com antiepilépticos. A deficiência de ferro se associa a um aumento do risco de convulsões febris e, desse modo, parece apropriado rastrear o problema e tratá-lo.

A bibliografia está disponível no GEN-io.

611.2 Convulsões Não Provocadas

Mohamad A. Mikati e Dmitry Tchapyjnikov

ANAMNESE E EXAME FÍSICO

A avaliação de uma primeira crise convulsiva já foi discutida neste capítulo. Engloba a estabilização do paciente se a criança procurar atendimento durante a crise ou logo depois dela. Devem ser realizados anamnese e exame físico cuidadosos para caracterizar precisamente a crise, excluir causas agudas em que se possa intervir e tentar determinar a etiologia subsequente da crise.

DIAGNÓSTICO DIFERENCIAL

Este envolve considerar os eventos paroxísticos não epilépticos (ver Capítulo 612), determinar o tipo de crise conforme classificação pelo sistema ILAE (Tabela 611.1) e considerar as etiologias subjacentes em potencial. Algumas crises convulsivas podem começar com **auras**, que são experiências sensoriais relatadas pelo paciente e não observadas exteriormente.

Crises motoras podem ser **tônicas**, **clônicas**, **mioclônicas**, **atônicas** ou **astáticas**. As crises **astáticas** muitas vezes vêm após as mioclônicas e causam uma perda muito momentânea do tônus, com queda súbita. As crises **atônicas**, por outro lado, em geral são mais longas, e a perda do tônus frequentemente se desenvolve de forma mais lenta. Algumas vezes, é difícil distinguir entre crises tônicas, mioclônicas, atônicas ou astáticas baseando-se apenas na história quando a família só relata que o paciente "cai"; em tais casos, a crise pode ser descrita com um ***drop attack*** **(crise de queda)**. A perda do tônus ou as mioclonias somente nos músculos do pescoço resultam em uma crise mais leve denominada **queda da cabeça**. As crises tônicas, clônicas, tônico-clônicas, mioclônicas e atônicas podem ser focais (incluindo um membro ou apenas um lado), focais com generalização secundária ou primárias generalizadas. Os espasmos epilépticos ou **espasmos axiais** (sendo esses termos preferenciais em relação a "espasmos infantis", já que podem ocorrer além do primeiro ano de vida) consistem em flexão ou extensão da musculatura do tronco e das extremidades, sendo sustentados por 1 a 2 s, mais curtos do que a duração vista nas crises tônicas, que duram mais de 2 s. As crises focais motoras clônicas e/ou mioclônicas que persistem por dias, meses ou até mais tempo são denominadas **epilepsia parcial contínua**.

As **crises de ausência** são generalizadas e consistem em olhar fixo, falta de responsividade e pequenos tremores nos olhos, durando geralmente alguns segundos. As **ausências típicas** estão associadas a descargas do tipo ponta-onda a 3 Hz e à epilepsia do tipo ausência infantil, que tem um bom prognóstico. As **ausências atípicas** estão associadas a descargas do tipo ponta-onda de 1 a 2 Hz e apresentam atonia da cabeça e mioclonias durante as crises. Ocorrem na **síndrome de Lennox-Gastaut** e em síndromes semelhantes, as quais têm um prognóstico sombrio. As **ausências juvenis** são semelhantes às típicas, mas estão associadas a descargas do tipo ponta-onda lenta de 4 a 5 Hz e ocorrem na epilepsia mioclônica juvenil. O tipo de crise e outras manifestações clínicas e de EEG determinam o tipo da **síndrome epiléptica** com a qual um paciente em particular é afligido (Tabelas 611.2 e 611.3; ver Capítulos 611.3 e 611.4).

Os antecedentes familiares de certos tipos de epilepsia, como as crises neonatais benignas familiares, podem indicar a síndrome epiléptica específica. Mais frequentemente, contudo, diferentes membros de uma família com histórico positivo de epilepsia têm tipos distintos desta. Achados específicos no exame físico podem apontar para um transtorno subjacente causador da crise, como a esclerose tuberosa, a síndrome de Sturge-Weber, a neurofibromatose ou outras malformações cerebrais.

ABORDAGEM A LONGO PRAZO DO PACIENTE E EXAMES ADICIONAIS

A abordagem ao paciente com epilepsia se baseia no esquema diagnóstico proposto pela Força-Tarefa na Classificação e Terminologia da ILAE e apresentado na Tabela 611.4. A maioria das síndromes epilépticas é potencialmente causada por qualquer uma das múltiplas etiologias subjacentes ou ainda não determinadas. No entanto, além disso, existem muitas síndromes epilépticas que se associam a mutações gênicas específicas (Tabela 611.3 e Figura 611.1). Diferentes mutações do mesmo gene podem resultar em diferentes síndromes epilépticas, e as mutações de diferentes genes podem causar o mesmo fenótipo da síndrome epiléptica. O uso clínico dos exames genéticos no diagnóstico e tratamento da epilepsia na infância tem sido limitado a pacientes que manifestam transtornos subjacentes específicos de malformação, metabólicos ou degenerativos, pacientes com síndromes epilépticas consideradas graves (como as síndromes de West e de Dravet e as epilepsias mioclônicas progressivas) e pacientes com síndromes de herança mendeliana (Tabelas 611.2 e 611.3).

Nos pacientes com epilepsia farmacorresistente ou em lactentes com epilepsia de início recente, nos quais os exames iniciais não revelaram uma etiologia subjacente, é necessária uma investigação metabólica completa, incluindo aminoácidos, ácidos orgânicos, biotinidase e estudos no LCE. Os exames adicionais podem incluir, dependendo do caso:

1. Dosagem do lactato e piruvato no sangue, perfil de acilcarnitina, creatina, ácidos graxos de cadeia muito longa e ácido guanidinoacético.
2. O soro e o sangue algumas vezes precisam ser testados para enzimas lisossômicas dos leucócitos, níveis séricos de coenzima Q e níveis de cobre e ceruloplasmina no sangue (para a síndrome de Menkes).
3. Focalização isoelétrica imune sérica é realizada para transferrina deficiente em carboidratos.
4. Testes de glicose no LCE em busca de deficiência do transportador de glicose, e o LCE pode ser analisado com base na celularidade e nos níveis de proteínas (para síndromes parainfecciosa e pós-infecciosas e para a síndrome de Aicardi-Goutières, que também mostra calcificações cerebrais e tem exame disponível para defeito gênico específico).
5. Outros estudos laboratoriais incluem índice de imunoglobulina (Ig) G, anticorpos contra o receptor de NMDA (*N*-metil-D-aspartato) e outros anticorpos associados à encefalite autoimune, bem como títulos de anticorpos do sarampo no sangue e no LCE.
6. Os testes no LCE também podem confirmar, com a configuração clínica apropriada, o diagnóstico de deficiência cerebral de folato, dependência de piridoxina, dependência de piridoxal-5-fosfato, doenças mitocondriais, hiperglicinemia não cetótica, distúrbios do metabolismo da neopterina/biopterina, deficiência de adenilossuccinato liase e deficiências de neurotransmissores. Nos lactentes que não respondem imediatamente à terapia com antiepilépticos, vitamina B_6 (100 mg intravenosa) pode ser administrada como prova terapêutica para ajudar a diagnosticar crises responsivas à piridoxina, com as precauções para proteção contra uma possível apneia. A tentativa é melhor se feita com monitoramento contínua por EEG, incluindo período de registro basal pré-administração. Antes da tentativa com vitamina B_6, devem ser coletados o nível de ácido pipecólico e os níveis sanguíneos, urinários e no LCE do semialdeído do ácido α-aminoadípico, já que estes costumam estar elevados nessa síndrome rara e o resultado da prova terapêutica pode não ser definitivo. Alguns pacientes são dependentes de piridoxal fosfato, e não de piridoxina. De igual modo, pacientes com deficiência cerebral de folato podem ter crises intratáveis. Desse modo, as tentativas de fosfato de piridoxal VO (até 50 mg/kg/dia, dados a cada 6 horas) e de ácido folínico (2,5 a 5 mg 2 vezes/dia, se necessário; pode-se titular até uma dose máxima de 8 mg/kg/dia) ao longo de várias semanas podem ajudar a diagnosticar esses raros distúrbios enquanto se aguarda o diagnóstico definitivo do LCE ou de testes genéticos. Certas alterações do EEG, como uma atividade ictal contínua de ponta-onda e padrões de surto-supressão, também podem indicar essas síndromes responsivas a vitaminas.
7. Pode ser necessário analisar a urina para avaliar os sulfitos urinários que indicam deficiência do cofator de molibdênio e para pesquisar oligossacarídeos e mucopolissacarídeos. Pode-se realizar RM com espectroscopia para detectar os picos de lactato e creatina com o objetivo de descartar doença mitocondrial e deficiência do transportador de creatina.

8. Testes genéticos são realizados para a detecção de doenças específicas que podem se manifestar com convulsões, incluindo mutações de *SCN1A* na síndrome de Dravet; gene *ARX* para a síndrome de West nos meninos; *MECP2, CDKL5* e protocaderina 19 para a síndrome de Rett e apresentações semelhantes; proteína de ligação à sintaxina para a síndrome de Ohtahara; e polimerase G para a síndrome de West e outras crises convulsivas em lactentes. Também se podem realizar testes genéticos para outras síndromes dismórficas ou metabólicas.
9. É possível realizar biopsia de músculo para determinar a concentração de enzimas mitocondriais e níveis de coenzima Q10, e a biopsia de pele pode ser algumas vezes necessária para a pesquisa de corpos de inclusão vistos na lipofuscinose ceroide neuronal e doença de corpos de Lafora.
10. Existem painéis genéticos que incluem vários genes que podem causar epilepsia em idades específicas; o sequenciamento do exoma inteiro também está disponível. Estes podem ser úteis em pacientes selecionados. A crescente disponibilidade de painéis genéticos, particularmente os que incluem testes para condições passíveis de tratamento, como a epilepsia dependente da vitamina B_6, e o tempo rápido de resposta para os resultados dos exames estão atualmente começando a substituir e dispensar muitos dos exames relacionados antes nos pontos 1 a 9.
11. Também se deve realizar RM para identificar transtornos congênitos (displasias corticais, lissencefalia, esquizencefalia), calcificações, lesões focais (núcleos da base) e transtornos da mielinização (encefalomielite disseminada aguda [ADEM], leucodistrofias). A RM pode identificar transtornos como a síndrome da encefalopatia posterior reversível (PRES), acidente vascular encefálico (encefalopatia mitocondrial, acidose láctica e episódios semelhantes a AVE [MELAS]), encefalite de Rasmussen, tumores, edema cerebral, hemorragia ou trombose venosa. Deve-se ressaltar, ainda, que as crises, por si só, podem causar anormalidades reversíveis à RM, as quais podem incluir sinais transitórios na substância cinzenta e na substância branca subcortical ou anormalidades transitórias no hipocampo e no lobo temporal.

A maioria dos pacientes não precisa de uma investigação como a descrita, com exames extensos. O ritmo e a extensão da investigação dependerão crucialmente de características clínicas epilépticas e não epilépticas, dos antecedentes familiares e pessoais do paciente, da responsividade das crises à medicação, da probabilidade de identificar uma condição tratável e do desejo e da necessidade da família de atribuir um diagnóstico específico à doença da criança.

A bibliografia está disponível no GEN-io.

611.3 Crises Focais e Síndromes Epilépticas Relacionadas

Mohamad A. Mikati e Dmitry Tchapyjnikov

As crises focais (antes denominadas *parciais*) são responsáveis por cerca de 40% das crises em crianças e podem ser divididas em **crises focais com preservação da percepção** (antes chamadas *crises parciais simples*), nas quais a percepção não é comprometida, e **crises focais com comprometimento da percepção** (antes chamadas *crises parciais complexas*), nas quais a percepção é afetada.

As crises focais com a percepção preservada ou comprometida podem ocorrer de modo isolado, uma podendo levar temporalmente à outra (em geral, de percepção preservada a percepção comprometida) e/ou cada uma pode progredir para **crises secundariamente generalizadas**, chamadas crises focais que evoluem para tônico-clônicas bilaterais, embora, com menos frequência, a crise secundariamente generalizada possa ser tônica, clônica ou atônica.

CRISES FOCAIS PERCEPTIVAS

Podem assumir a forma de crises sensoriais (auras, chamadas *crises focais perceptivas*) ou crises motoras breves, cuja natureza específica dá indícios sobre a localização do foco da crise. As crises motoras breves são as mais comuns e incluem crises focais tônicas, clônicas ou atônicas. Frequentemente existe uma marcha motora (Jacksoniana) da face para o braço e para a perna, movimentos de versão da cabeça e do olho para o lado contralateral ou **paralisia** pós-ictal (**de Todd**), que pode durar minutos ou horas e, algumas vezes, mais tempo. Ao contrário dos tiques, as crises motoras não estão sob controle voluntário parcial; elas são mais frequentemente estereotipadas e têm menor probabilidade do que os tiques de manifestar diferentes tipos em determinado paciente.

CRISES FOCAIS DISPERCEPTIVAS

Em geral, essas crises duram 1 a 2 min e são frequentemente precedidas por uma **aura**, como uma sensação abdominal ascendente, *déjà vu* ou *déjà vécu*, uma sensação de medo, alucinações visuais complexas, micropsia ou macropsia (lobo temporal), sensações generalizadas difíceis de caracterizar (lobo frontal), sensações focais (lobo parietal) ou experiências visuais simples (lobo occipital). Crianças com menos de 7 anos têm menos probabilidade do que as crianças mais velhas de relatar auras, mas os pais podem observar comportamentos pré-ictais incomuns que sugiram a experiência de auras. Manifestações subsequentes consistem em diminuição da responsividade, olhar fixo, olhar em volta aparentemente sem propósito e automatismos. **Automatismos** são movimentos automáticos semi-intencionais da boca (orais, alimentares, como na mastigação) ou das extremidades (manuais, como manipular os lençóis; automatismos das pernas, como esfregar, caminhar). Muitas vezes, há salivação, dilatação das pupilas e rubor ou mudança de cor. O paciente pode parecer reagir a alguma estimulação à sua volta, porém depois não se recorda do evento epiléptico. Por vezes, ocorre deambulação e/ou acentuada agitação das extremidades, particularmente nos pacientes com crises do lobo frontal. Estas últimas geralmente ocorrem à noite e podem ser muito numerosas e breves, mas outras crises focais disperceptivas de outras áreas cerebrais também podem ocorrer à noite. Costuma-se observar posturas distônicas contralaterais do braço e, em alguns casos, enrijecimento tônico unilateral ou bilateral dos braços. Algumas crises têm essas manifestações com automatismos mínimos ou ausentes. Outras consistem em alteração da percepção com manifestações motoras, geralmente clônicas, contralaterais. Depois da crise, o paciente pode apresentar automatismos pós-ictais, sonolência e/ou outros déficits focais transitórios, como paresia (paralisia de Todd) ou afasia.

CRISES FOCAIS EVOLUINDO PARA TÔNICO-CLÔNICAS BILATERAIS

As crises desse tipo podem iniciar-se com fenômenos clínicos generalizados (pela propagação rápida da descarga desde seu foco inicial) ou como crises focais perceptivas ou disperceptivas com subsequente generalização clínica. É comum encontrar versão do olho e desvio da cabeça para o lado contralateral ao do foco da crise, seguindo-se por atividade tônica, clônica ou tônico-clônica generalizada. É comum a mordedura da língua, incontinência urinária e fecal, vômitos com risco de broncoaspiração e cianose. Fraturas das vértebras ou do úmero são complicações raras. A maioria dessas crises dura 1 a 2 min. As crises focais tônicas ou focais que evoluem para tônico-clônicas bilaterais manifestam frequentemente desvio versivo da cabeça para o lado contralateral, posturas de esgrima, braço em forma de quatro em um hemicorpo ou no corpo inteiro e/ou posturas de Estátua da Liberdade. Essas posturas geralmente indicam origem frontal e, quando a consciência é preservada durante elas, indicam que a crise tenha origem na área motora suplementar frontal medial.

O EEG em pacientes com crises focais/parciais geralmente mostra pontas ou ondas agudas focais no lobo onde a crise se origina. Um EEG em privação de sono com registro durante o sono aumenta a sensibilidade diagnóstica e é aconselhável em todos os pacientes sempre que possível (Figura 611.3). Apesar disso, cerca de 15% das crianças com epilepsia têm EEG normais no início, pois as descargas são relativamente infrequentes ou o foco é profundo. Se a repetição do exame não detectar achados paroxísticos, podem ser úteis os registros mais longos no laboratório, usando EEG ambulatorial e até o monitoramento por vídeo-EEG de 24 horas no paciente internado. O vídeo-EEG é particularmente útil se as crises forem frequentes o suficiente, podendo este permitir a visualização dos eventos clínicos e a sua correspondência com o traçado de EEG.

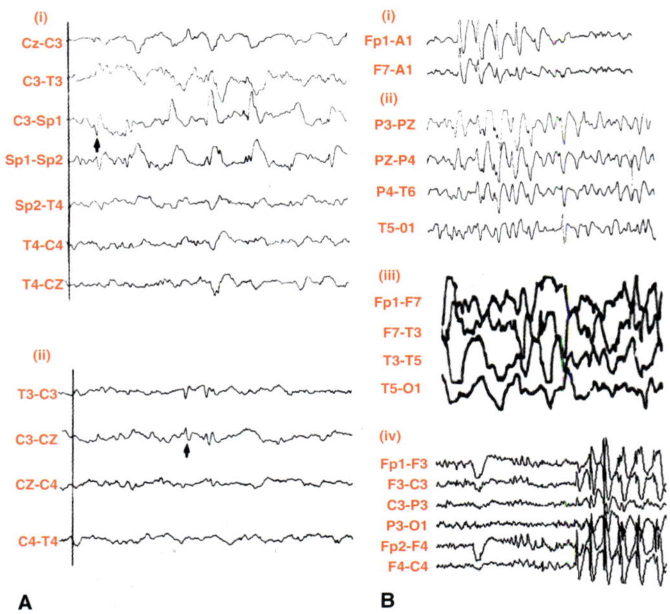

Figura 611.3 **A.** EEG representativo associado a crises focais: (i) Descargas epileptiformes do tipo ondas agudas no lobo temporal esquerdo (*seta*) em um paciente com crises parciais complexas causadas por esclerose temporal mesial; (ii) pontas centroparietais à esquerda (*seta*) características da epilepsia parcial benigna com pontas centrotemporais. **B.** EEG representativos associados a crises generalizadas: (i) complexos ponta-onda ritmados a 3/s das crises de ausência com atividade de base normal; (ii) complexos lentos de ponta-onda ritmados a 1 a 2/s no traçado interictal, em um paciente com a síndrome de Lennox-Gastaut; (iii) hipsarritmia com uma atividade de base alentecida e caótica com descargas do tipo ponta-onda lentas multifocais, irregulares e de alta voltagem; (iv) EEG de epilepsia mioclônica juvenil mostrando complexos de pontas-ondas 4 a 6/s intensificados pela fotoestimulação.

As imagens cerebrais são cruciais para os pacientes com crises convulsivas focais. Em geral, a RM é preferível à TC, que não identifica lesões sutis, porém ocasionalmente com potencial clínico significativo. A RM pode mostrar patologias como as alterações resultantes de AVEs prévios ou de lesão hipóxica, malformações, esclerose mesial temporal, malformações arteriovenosas, patologias inflamatórias ou tumores (Figura 611.4).

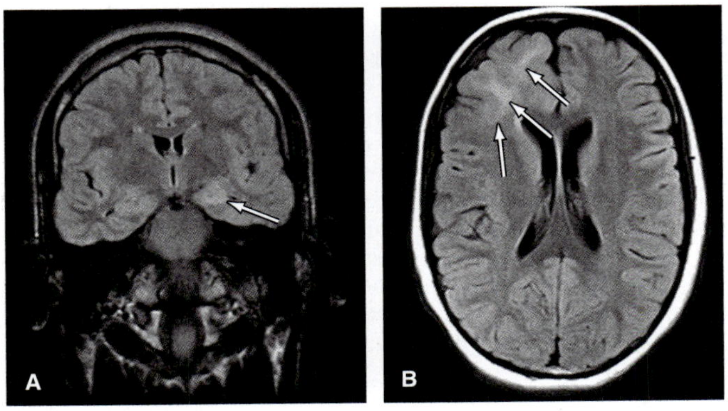

Figura 611.4 **A.** RM coronal em recuperação de inversão com atenuação do líquido livre (FLAIR) de paciente de 13 anos com crises intratáveis e esclerose mesial temporal (EMT). A *seta* aponta para o hipocampo com sinal de alta intensidade característico de EMT. **B.** RM axial em FLAIR de paciente com 7 anos apresentando crises intratáveis e displasia cortical frontal à direita. As *setas* apontam para o sinal de alta intensidade correspondente à displasia. (***A.*** *de Lee JYK, Adelson PD: Neurosurgical management of pediatric epilepsy, Pediatr Clin North Am 51:441-456, 2004.*)

SÍNDROMES EPILÉPTICAS BENIGNAS COM CRISES FOCAIS

A mais comum de tais síndromes é a **epilepsia benigna da infância com pontas centrotemporais (EBICT)**, que normalmente se inicia durante a infância (3 a 10 anos de idade) e é superada na adolescência. A criança em geral desperta à noite devido a uma crise focal com preservação da percepção, causando parestesias na boca e garganta, contrações tônicas ou clônicas de um lado da face, com sialorreia e incapacidade de falar, porém com a percepção e a compreensão preservadas. Também podem ocorrer crises focais com comprometimento da percepção e as crises secundariamente generalizadas. O EEG mostra pontas centrotemporais típicas com base ampla que aumentam acentuadamente de frequência durante a sonolência e o sono. A RM é normal. Os pacientes respondem muito bem aos antiepilépticos (DAE), como a oxcarbazepina e a carbamazepina. Em alguns pacientes cujas crises são raras e leves, pode não ser necessário o tratamento. A **EBICT atípica** é uma variante menos comum do transtorno, caracterizada frequentemente por uma idade de início mais baixa, diversos tipos de crises, inclusive *drop attacks*, padrões de EEG atípicos, incluindo sincronia bilateral secundária e/ou outras comorbidades, como atraso do desenvolvimento.

Epilepsia benigna com pontas occipitais pode ocorrer na idade pré-escolar (**tipo Panayiotopoulos**) e se manifesta com crises focais disperceptivas e com vômitos ictais ou aparece mais tarde na infância (**tipo Gastaut**) com crises focais disperceptivas, auras visuais e cefaleias do tipo migrânea que ocorrem independentemente ou no pós-ictal (sequência epilepsia-migrânea). Ambas são superadas em alguns anos.

Nos lactentes, relatam-se várias **síndromes convulsivas familiares benignas do lactente** menos comuns. Para algumas dessas, não se sabe qual é a mutação gênica correspondente e a sua função (Tabelas 611.2 e 611.3). Algumas **síndromes não familiares benignas do lactente** foram relatadas, incluindo crises focais disperceptivas com focos temporais, crises focais evoluindo para tônico-clônicas bilaterais com focos variáveis, crises tônicas com focos na linha média e crises focais associadas a uma gastrenterite leve. Todas estas têm um bom prognóstico e respondem ao tratamento prontamente, muitas vezes necessitando apenas de terapia a curto prazo (p. ex., 6 meses) ou mesmo nenhum tratamento. A **epilepsia do lobo frontal noturna autossômica dominante** é relacionada a mutações do gene do receptor de acetilcolina e do *KCNT1*. Manifesta-se com crises noturnas com posturas distônicas, agitação, gritos e chutes que respondem prontamente à carbamazepina. Várias outras síndromes epilépticas familiares benignas menos frequentes já foram descritas, com diferentes localizações, algumas das quais ocorrem exclusiva ou predominantemente em adultos.

SÍNDROMES EPILÉPTICAS GRAVES COM CRISES FOCAIS

A epilepsia estrutural/metabólica sintomática secundária a lesões cerebrais focais tem um risco mais alto de ser grave e refratária à terapia do que a epilepsia genética (idiopática). É importante observar que muitos pacientes com lesões focais, como AVE antigos ou tumores cerebrais, nunca têm crises ou têm uma epilepsia bem controlada. Em lactentes, a *epilepsia resistente aos fármacos antiepilépticos* com crises focais refratárias geralmente é causada por problemas metabólicos graves, lesão hipóxico-isquêmica ou malformações congênitas. Além disso, nesse grupo etário, foi descrita uma síndrome em que ocorrem crises focais graves multifocais com progressiva regressão mental e atrofia cerebral chamada **epilepsia com crises focais migratórias do lactente** (EIMFS; antes chamada de crises parciais migratórias malignas do lactente). Alguns casos de EIMFS são secundários a mutações no canal de potássio sensível ao cálcio *KCNT1*. Malformações cerebrais que causam epilepsia focal incluem displasia cortical focal, hemimegalencefalia, lesão cutânea de Sturge-Weber, esclerose tuberosa, tumores congênitos como o ganglioglioma e tumores neuroepiteliais disembrioplásicos, bem como outros. As crises intratáveis podem ser focais evoluindo para tônico-clônicas bilaterais ou combinações delas. Se as crises secundariamente generalizadas predominarem e assumirem uma forma de crises semelhantes a ausências e *drop attacks*, o quadro clínico pode simular a síndrome epiléptica generalizada de Lennox-Gastaut e tem sido denominada por alguns como **síndrome pseudo-Lennox-Gastaut**.

A epilepsia do lobo temporal pode ser causada por qualquer lesão nessa região. Uma causa comum é a **esclerose mesial temporal** (também denominada **medial**), uma condição frequentemente precedida por convulsões febris e, em casos raros, com origem genética. Patologicamente, esses pacientes têm atrofia, gliose ou displasia cortical do hipocampo e, em alguns, essas condições na amígdala. Alguns pacientes têm mutações no gene *SUCO*. A epilepsia do lobo temporal mesial é a causa mais comum de epilepsia focal que pode ser corrigida cirurgicamente em adolescentes e adultos. Às vezes, em pacientes com outras epilepsias focais estruturais ou genéticas ou epilepsias generalizadas, as descargas focais são tão contínuas que podem causar uma encefalopatia epiléptica. A ativação de descargas temporais no sono pode levar à perda da fala e à agnosia auditiva verbal (**síndrome de afasia epiléptica de Landau-Kleffner**). A ativação de descargas secundariamente generalizadas e por vezes focais no sono leva a um atraso mais global secundário à **síndrome de ponta-onda contínua no sono de ondas lentas** (mais de 85% do registro do sono de ondas lentas é dominado por descargas).

A síndrome da **encefalite de Rasmussen** é um tipo de encefalite crônica que se manifesta com crises focais unilaterais intratáveis, epilepsia parcial contínua e hemiparesia progressiva do lado afetado, com atrofia progressiva do hemisfério contralateral. Em geral, a etiologia é desconhecida, embora se formulem hipóteses de etiologias autoimunes.

A bibliografia está disponível no GEN-io.

611.4 Crises Generalizadas e Síndromes Epilépticas Relacionadas

Mohamad A. Mikati e Dmitry Tchapyjnikov

CRISES DE AUSÊNCIA

As crises de ausência típicas em geral iniciam com 5 a 8 anos de idade e passam frequentemente, devido à sua curta duração, despercebidas pelos pais por muitos meses, embora possam ocorrer até centenas de vezes/dia. Ao contrário das crises focais disperceptivas, não têm aura, em geral duram apenas alguns segundos e são acompanhadas por tremores das pálpebras ou desvio dos olhos para cima, mas normalmente não são observados os automatismos mais marcantes vistos nas crises focais disperceptivas (as crises de ausência podem ter automatismos simples, como estalar dos lábios ou ficar mexendo nas roupas, e a cabeça pode cair minimamente para frente). As crises de ausência não têm um período pós-ictal e se caracterizam por retomada imediata daquilo que o paciente estava fazendo antes da crise. Hiperventilação por 3 a 5 min pode precipitar as crises e acompanhar as descargas do tipo ponta-onda a 3 Hz. A presença de mioclonias das pálpebras com fechamento dos olhos (**síndrome de Jeavons**) e abalos mioclônicos periorbitais, periorais ou nas extremidades (antigamente chamadas **ausências mioclônicas**) com as crises de ausência típicas em geral prediz dificuldade para obter o controle das crises com medicamentos. As crises de ausência de início precoce (antes dos 4 anos de idade) ou a farmacorresistência devem induzir a pesquisa de defeito do transportador de glicose, muitas vezes associado a baixos níveis de glicose no LCE e teste de sequenciamento anormal para o gene do transportador.

As **crises de ausência atípicas** têm componentes mioclônicos associados e alterações do tônus da cabeça (queda da cabeça) e do corpo e são também habitualmente mais difíceis de tratar. Em geral, são precipitadas por sonolência e acompanhadas por descargas de ponta-onda de 1 a 2 Hz.

As **crises de ausência juvenil** são semelhantes às ausências típicas, mas ocorrem em uma idade maior e são acompanhadas por descargas do tipo ponta-onda lenta e poliponta-onda lenta de 4 a 6 Hz. Geralmente se associam à epilepsia mioclônica juvenil (ver *Epilepsias generalizadas benignas*).

CRISES MOTORAS GENERALIZADAS

As crises motoras generalizadas mais comuns são as tônico-clônicas generalizadas, que podem ser primariamente generalizadas (bilaterais) ou focais, evoluindo para tônico-clônicas bilaterais (ver Capítulo 611.3) a partir de um foco unilateral. Se não existe componente focal, então a crise geralmente se inicia com perda da consciência e, por vezes, com um grito súbito, supraversão ocular e uma contração tônica generalizada com queda, apneia e cianose. Em algumas pessoas, um componente clônico ou mioclônico precede o enrijecimento tônico. A fase tônica é seguida por uma fase clônica que, à medida que a crise progride, mostra alentecimento cada vez maior das contrações rítmicas até que a crise cesse, em geral após 1 a 2 min. Incontinência e um período pós-ictal frequentemente se seguem. Este último, em geral, dura de alguns minutos a várias horas com semicoma ou obnubilação e sonolência pós-ictal, fraqueza, ataxia, hiper-reflexia ou hiporreflexia e cefaleias. Existe um risco de aspiração e lesão. As medidas de primeiros socorros incluem posicionamento do paciente em decúbito lateral, limpeza da boca se esta estiver aberta, afrouxamento das roupas apertadas, retirada de joias, extensão suave da cabeça e, se possível, introdução de uma via respiratória pérvia por um profissional treinado. A boca não deve ser forçada a ficar aberta utilizando um objeto estranho (isso pode extrair dentes, causando aspiração) ou um dedo (isso poderia resultar em séria lesão ao dedo do examinador). Muitos pacientes têm **crises tônico-clônicas generalizadas genéticas** únicas que podem se associar à doença intercorrente ou a uma causa que não pode ser determinada (ver Capítulo 611.2). As crises tônicas, atônicas e astáticas generalizadas costumam ocorrer em epilepsias pediátricas generalizadas graves. As crises mioclônicas generalizadas podem ocorrer em epilepsias generalizadas benignas ou de difícil controle (ver Epilepsias generalizadas benignas e Epilepsias generalizadas graves).

EPILEPSIAS GENERALIZADAS BENIGNAS

A **epilepsia de ausência da infância** normalmente inicia na fase média da infância, e a maioria dos pacientes deixa de apresentá-la antes da idade adulta. Cerca de 25% dos pacientes também desenvolvem crises tônico-clônicas generalizadas, metade antes e metade depois do início das ausências. A **epilepsia mioclônica benigna do lactente** consiste em início de crises mioclônicas e outros tipos de crises durante o primeiro ano de vida, com descargas generalizadas de ponta-onda lenta a 3 Hz. Muitas vezes, é difícil distinguir no início esse tipo das síndromes mais graves, mas o seguimento esclarece o diagnóstico. A **síndrome das convulsões febris *plus*** manifesta convulsões febris e diversos tipos de crises generalizadas em vários familiares e, por vezes, diferentes indivíduos na mesma família manifestam diferentes tipos de crises generalizadas e febris (ver Capítulo 611.1).

A **epilepsia mioclônica juvenil (síndrome de Janz)** é a epilepsia generalizada mais comum nos adultos jovens, sendo responsável por 5% de todas as epilepsias. Tem sido relacionada a mutações em muitos genes, incluindo *CACNB4*; *CLNC2*; *EJM2, 3, 4, 5, 6, 7, 9*; *GABRA1*; *GABRD*; e *Mioclonina 1/EFHC1* (Tabela 611.3). Em geral, começa no início da adolescência com uma ou mais das seguintes manifestações: abalos mioclônicos pela manhã, muitas vezes fazendo com que o paciente deixe cair objetos; crises tônico-clônicas generalizadas ou clônico-tônico-clônicas ao despertar; e ausências juvenis. Privação de sono, álcool (em pacientes mais velhos) e fotoestimulação ou, em casos raros, certas atividades cognitivas podem atuar como precipitantes. O EEG geralmente demonstra descargas generalizadas do tipo poliponta-onda a 4 a 5 Hz. Existem outros tipos de epilepsias generalizadas, como a **epilepsia fotoparoxística**, na qual crises tônico-clônicas generalizadas, de ausência ou mioclônicas generalizadas são precipitadas por fotoestimulação, como luzes estroboscópicas, mudanças de canais de TV e visualização de videogames. Podem ocorrer outros tipos de **epilepsias reflexas** (p. ex., **provocadas por estímulos**); as crises associadas costumam ser generalizadas, embora algumas sejam focais (ver Capítulo 611.9).

EPILEPSIAS GENERALIZADAS GRAVES

As epilepsias generalizadas graves se associam a crises intratáveis e ao atraso do desenvolvimento. A **encefalopatia infantil mioclônica precoce** tem início durante os primeiros 2 meses de vida com crises mioclônicas graves e padrão no EEG de surto-supressão. Geralmente é causada por erros inatos do metabolismo, como a hiperglicinemia não cetótica. A **encefalopatia epiléptica infantil precoce (síndrome de Ohtahara)** tem idade de início e EEG semelhantes, mas se manifesta com crises tônicas e geralmente é causada por malformações cerebrais ou mutações da proteína 1 de ligação à sintaxina. O termo *encefalopatia epiléptica infantil precoce* (EEIP) também tem sido aplicado, sobretudo por geneticistas, devido ao número crescente de outras encefalopatias epilépticas genéticas e do desenvolvimento que se associam a um número cada vez maior de genes específicos com mutações patogênicas (Tabela 611.3); elas podem ou não se manifestar como síndrome de Ohtahara, mas todas compartilham a característica de encefalopatia epiléptica de início precoce. Por exemplo, a EEIP tipo 4 é a síndrome de Ohtahara causada por mutações da proteína 1 de ligação à sintaxina. A **epilepsia mioclônica da infância** grave (**síndrome de Dravet**) tem início com estado de mal epiléptico febril focal ou crises febris focais e, depois, manifesta-se com mioclonias e outros tipos de crises (ver Capítulo 611.1).

A **síndrome de West** se inicia entre as idades de 2 e 12 meses e consiste em uma tríade de espasmos epilépticos infantis que geralmente ocorrem em salvas (particularmente na sonolência ou logo depois do despertar), atraso do desenvolvimento e um padrão típico no EEG chamado **hipsarritmia** (Figura 611.3). A hipsarritmia caracteriza-se por uma atividade de base caótica, lenta, de alta voltagem e com pontas multifocais. Os pacientes com síndrome de West criptogênica (algumas vezes chamada idiopática, atualmente denominada de etiologia desconhecida) têm o desenvolvimento normal antes do início do quadro, enquanto os pacientes com síndrome de West sintomática apresentam atraso do desenvolvimento previamente devido a encefalopatias perinatais, malformações, transtornos metabólicos subjacentes ou outras etiologias (ver Capítulo 611.2). Nos meninos, a síndrome de West também pode ser causada por mutações do gene *ARX* (muitas vezes associadas a genitália ambígua e anormalidades da migração cortical). A síndrome de West, especialmente nos casos de etiologia desconhecida (casos criptogênicos; por exemplo, os que não são sintomáticos secundários a um distúrbio cerebral metabólico ou estrutural), é uma emergência médica, já que uma demora de 3 semanas ou mais para a realização do diagnóstico pode afetar o prognóstico a longo prazo. Os espasmos costumam passar despercebidos pelos pais e por médicos, sendo erroneamente considerados sobressaltos causados por cólica ou outras síndromes paroxísticas benignas (ver Capítulo 612).

A **síndrome de Lennox-Gastaut** normalmente inicia entre as idades de 2 e 10 anos e consiste em uma tríade de atraso do desenvolvimento, diversos tipos de crises que, em geral, incluem crises de ausências atípicas, crises mioclônicas, astáticas e tônicas, bem como anormalidades específicas no EEG. As crises tônicas ocorrem durante a vigília (causando quedas e lesões) ou, com frequência, no sono. O terceiro componente corresponde a achados no EEG (Figura 611.3): complexos de ponta-onda lenta a 1 a 2 Hz, surtos de polipontas no sono e atividade de base lenta na vigília. Os pacientes comumente apresentam crises tônicas, mioclônicas, atônicas e outras que causam quedas e são difíceis de controlar. A maioria evolui com comprometimento cognitivo a longo prazo e crises intratáveis, apesar de muitas terapias. Alguns pacientes, mas nem todos, iniciam com a síndrome de Ohtahara, desenvolvem a síndrome de West e progridem para a síndrome de Lennox-Gastaut. A **epilepsia mioclônica astática** (**síndrome de Doose**) é semelhante, porém mais leve, à síndrome de Lennox-Gastaut, e em geral não são encontradas as crises tônicas ou os surtos de polipontas durante o sono. O prognóstico é mais favorável do que para a síndrome de Lennox-Gastaut. Outra síndrome caracterizada por crises atônicas causando queda da cabeça, bem como crises tônicas, clônicas e sensíveis a estímulos, é a "**síndrome do cabeceio**", chamada de síndrome de *nodding*, que é vista em alguns países africanos e muitas vezes se associa a encefalopatia, déficit de crescimento e graus variáveis de déficits cognitivos. A etiologia subjacente provavelmente é uma reação autoimune ao parasita *Onchocerca volvulus*.

As **epilepsias mioclônicas progressivas** são um grupo de epilepsias caracterizadas por demência progressiva e piora das crises mioclônicas e de outros tipos. O **tipo I**, ou **doença de Unverricht-Lundborg**, é causado por mutações no gene da cistatina B (*CSTB*), é mais lentamente progressivo do que outros tipos e geralmente inicia na adolescência. O **tipo II**, ou **doença dos corpos de Lafora**, pode ter um início precoce na infância, mas em geral inicia na adolescência, progride de forma mais rápida e costuma ser fatal na 2ª ou 3ª década. Pode associar-se à fotossensibilidade, manifesta inclusões de Lafora positivas para o ácido periódico de Schiff na biopsia de músculo ou da pele (em glândulas sudoríparas écrinas), sendo causada por mutações nos genes da laforina (*EPM2A*) ou da malina (*NHLRC1/EPM2B*). Outras causas de epilepsia mioclônica progressiva incluem **epilepsia mioclônica com fibras vermelhas rasgadas** (**MERRF**, causada por várias mutações no DNA mitocondrial), **sialidose tipo I** (causada por mutações no gene *NEU1*), **lipofuscinoses ceroides neuronais** (transtornos de armazenamento lisossômicos causados por mutações nos genes *CLN1-CLN14*), **doença de Gaucher neuropática tipo 3** (causada por deficiência de glicocerebrosidase lisossômica), **atrofia dentatorrubral palidoluysiana** (causada por expansão instável de repetições de trinucleotídio no gene *ATN1*), **síndrome de mioclonias de ação-insuficiência renal** (também conhecida como EPM4, causada por mutações no gene *SCARB2*), **síndrome de epilepsia mioclônica progressiva-ataxia** (também conhecida como EPM5, causada por mutações no gene *PRICKLE1*) e **epilepsia mioclônica progressiva do Mar do Norte** (também conhecida como EPM6, causada por mutações no gene *GOSR2*).

A **encefalopatia mioclônica em distúrbios não progressivos** é uma encefalopatia epiléptica que ocorre em alguns transtornos congênitos que afetam o cérebro, como a síndrome de Angelman, e consiste em crises mioclônicas quase contínuas e difíceis de tratar e, por vezes, outros tipos de crises.

A **síndrome de Landau-Kleffner** é uma condição rara de origem supostamente autoimune, mas algumas vezes também de etiologia genética (mutações de *GRIN2A*). Caracteriza-se por perda das habilidades de linguagem e por agnosia auditiva verbal em criança previamente hígida. Ao menos 70% se associam a convulsões clínicas, mas, em alguns casos, não. As crises, quando ocorrem, são de vários tipos, incluindo focais perceptivas, focais evoluindo para tônico-clônicas bilaterais, ausência atípica, focal disperceptiva e, ocasionalmente, mioclônicas. Descargas de ponta-onda com grande amplitude predominam e tendem a ser bitemporais. Nos estágios mais avançados da evolução da condição, os achados de EEG podem ser normais. As descargas do tipo pontas são sempre mais aparentes durante o sono NREM (do inglês, *non-rapid eye movement*); desse modo, para uma criança com suspeita da síndrome de Landau-Kleffner deve-se solicitar um EEG durante o sono. Estudos com TC e RM normalmente demonstram resultados normais. Na síndrome epiléptica relacionada, porém clinicamente distinta, com **ponta-onda contínua no sono de ondas lentas (POCS)**, as descargas ocorrem em mais de 85% do sono de ondas lentas, achado este denominado **estado de mal epiléptico elétrico no sono (ESES)**. Também pode ocorrer ESES na síndrome de Landau-Kleffner, mas, na POCS, as descargas em geral são frontais ou generalizadas e os atrasos, globais. A abordagem e a terapia para as duas síndromes são semelhantes. O ácido valproico costuma ser o anticonvulsivante de primeira escolha para tratar as crises clínicas e pode ajudar na afasia. Algumas crianças respondem ao clobazam, à associação de ácido valproico e clobazam ou ao levetiracetam. Para terapia da afasia, usa-se geralmente diazepam noturno (0,2 a 0,5 mg/kg VO na hora de dormir por vários meses) como terapia de primeira ou segunda escolha, assim como esteroides orais. A prednisona oral é iniciada na dose de 2 mg/kg/dia durante 1 mês e depois diminuída gradualmente ao longo de um período de 1 a 3 meses. Como alternativa, podem-se realizar infusões mensais de metilprednisolona intravenosa em altas doses no lugar dos esteroides orais. Muitas vezes, é necessário terapia a longo prazo, independentemente do medicamento ao qual o paciente responda. Se as crises e a afasia persistirem depois das tentativas de uso do diazepam e de esteroides, então deve-se considerar um curso de imunoglobulina intravenosa, já que muitos pacientes podem apresentar resposta. É obrigatório iniciar a terapia de fonoaudiologia e a sua manutenção por vários anos, visto que ocorre melhora da função da linguagem ao longo de um período prolongado.

As **epilepsias metabólicas passíveis de tratamento** já estão bem reconhecidas. A **epilepsia dependente da piridoxina** em geral se apresenta como encefalopatia neonatal ou infantil (raramente depois dos dois primeiros anos de vida), por vezes com relato de aumento dos movimentos fetais (crise) intraútero. Ocorrem crises motoras focais recorrentes, crises tônicas generalizadas e mioclonias. As crises evoluem para estado de mal epiléptico caso não seja usada a piridoxina.

O diagnóstico é confirmado pela presença de semialdeído α-aminoadípico elevado no plasma, urina e LCE e níveis elevados de ácido pipecólico no plasma e no LCE. A presença de mutações homozigóticas ou heterozigóticas compostas em alelos *ALDH7A1* (que codificam a proteína antiquitina) confirma o diagnóstico. O uso de piridoxina na dose de 100 mg/dia VO (têm sido usadas doses mais altas de até 500 a 600 mg/dia) ou IV ajuda a cessar as crises. Mutações do gene *PROSC* também podem causar epilepsia dependente da piridoxina. A **encefalopatia epiléptica neonatal responsiva ao fosfato de piridoxal** (deficiência de piridox[am]ina 5'-fosfato oxidase [PNPO]) pode se apresentar de forma similar na ausência de sintomas gastrintestinais. Do ponto de vista diagnóstico, observa-se redução dos níveis de fosfato de piridoxal com aumento dos níveis de levodopa e 3-metoxitirosina no LCE, juntamente com diminuição do ácido homovanílico e do ácido 5-hidroxi-indolacético no LCE. O EEG pode demonstrar um padrão de surto-supressão. O tratamento é realizado com a administração enteral de fosfato de piridoxal (até 50 mg/kg/dia a cada 6 horas). As **crises responsivas ao ácido folínico** também podem se apresentar como encefalopatia epiléptica neonatal ou infantil e crises intratáveis. Alguns desses pacientes têm um perfil diagnóstico semelhante ao dos pacientes com epilepsia dependente da piridoxina, e seu transtorno é causado pelas mesmas mutações gênicas, mas responde à suplementação de ácido folínico além do uso de piridoxina. A **deficiência cerebral de folato**, que também responde a altas doses de ácido folínico (1 a 3 mg/kg/dia), pode se manifestar com epilepsia, deficiência intelectual, regressão do desenvolvimento, discinesia e autismo. Os níveis de 5-metiltetraidrofolato no LCE diminuem, mas os níveis de folato no plasma e nas hemácias são normais. Existem geralmente mutações no gene do receptor do folato *(FOLR1)* ou autoanticorpos bloqueadores contra os receptores de folato associados à membrana do plexo coroide. As **deficiências de tetraidrobiopterina** com ou sem hiperfenilalaninemia podem apresentar-se com epilepsia e sintomas resultantes de deficiências de dopamina (parkinsonismo, distonia), norepinefrina (hipotonia axial), serotonina (depressão, insônia, alterações da temperatura) e do folato (formação de mielina, calcificações dos núcleos da base e crises convulsivas). O tratamento é realizado com terapia de substituição, com tetraidrobiopterina e precursores de neurotransmissores iniciados o mais cedo possível. As **síndromes de deficiência de creatina** normalmente apresentam atraso do desenvolvimento, crises convulsivas, características do espectro do autismo e distúrbios do movimento, sendo diagnosticadas pelo sequenciamento genético e níveis anormais de creatina e ácido guanidinoacético na urina e/ou, particularmente no caso de deficiência do transportador de creatina, pela ausência do pico de creatina na espectroscopia por RM do cérebro. O uso de mono-hidrato de creatina e as restrições na dieta são úteis. A **deficiência de biotinidase** responde ao uso de biotina e se apresenta como atraso do desenvolvimento, crises convulsivas, ataxia, alopecia e *rash* cutâneo e está frequentemente associada à acidose metabólica intermitente e a um perfil de ácidos orgânicos de acidemia láctica e propiônica. Defeitos da biossíntese da serina com baixos níveis de serina no plasma ou nos aminoácidos do LCE apresentam-se frequentemente com microcefalia congênita, crises convulsivas intratáveis e retardo psicomotor, respondendo aos suplementos de serina e glicina. **Atraso no desenvolvimento, epilepsia e diabetes neonatal** são causados por mutações ativadoras nos canais de potássio sensíveis ao trifosfato de adenosina. Substâncias sulfonilureias que bloqueiam o canal de potássio tratam o diabetes neonatal e provavelmente também afetam de forma favorável os sintomas do sistema nervoso central (SNC) e as crises convulsivas. A **síndrome de hiperinsulinismo-hiperamonemia** é causada por ativação de mutações da glutamato desidrogenase codificadas pelo gene *GLUD1*. Os pacientes apresentam crises convulsivas por hipoglicemia depois de uma refeição rica em proteínas com hiperamonemia (níveis de amônia de 80 a 150 μmol/ℓ). São tratados com uma combinação de restrição proteica, medicamentos antiepilépticos e diazóxido (um agonista do canal de potássio que inibe a liberação de insulina). A **síndrome da deficiência de GLUT-1** classicamente se apresenta com epilepsia de início no primeiro ano de vida, atraso do desenvolvimento, microcefalia adquirida e distúrbios de movimentos complexos. A deficiência de GLUT-1 provoca comprometimento do transporte de glicose para o cérebro, normalmente diagnosticado por exames genéticos, por achado de baixo nível de lactato e de glicose no LCE ou pela baixa relação da glicose sérica com a glicose do LCE (menos de 0,4). As manifestações da doença em geral são responsivas à dieta cetogênica. **Mutações no transportador da tiamina com doença aguda dos núcleos da base** frequentemente se apresentam com convulsões, sendo responsivas à suplementação de biotina e tiamina. A **deficiência do transportador de riboflavina** também pode se manifestar como epilepsia, além dos sintomas habituais de fraqueza neuromuscular (polineuropatia); é tratada com suplementação de riboflavina em alta dose.

611.5 Mecanismos das Crises

Mohamad A. Mikati e Dmitry Tchapyjnikov

É possível distinguir, na fisiopatologia da epilepsia, quatro mecanismos de processos distintos, muitas vezes sequenciais. O primeiro é a **etiologia subjacente**, que corresponde a qualquer patologia ou processo patológico que possa alterar a função e a conectividade neuronais e que finalmente leve ao segundo processo (**epileptogênese**), que torna o cérebro epiléptico. Algumas vezes, a etiologia subjacente pode aumentar diretamente a excitabilidade, mesmo sem a contribuição dos efeitos subsequentes da epileptogênese.

Em algumas epilepsias genéticas, um transtorno na função e/ou na estrutura dos canais iônicos é a etiologia subjacente que leva a uma transdução de sinal aberrante, que pode causar crises. Essas mutações podem envolver canais dependentes de voltagem (Na^+, K^+, Ca^{2+}, Cl^- e HCN [cianeto de hidrogênio]), canais controlados por ligantes (receptores nicotínicos de acetilcolina e A do ácido γ-aminobutírico [$GABA_A$]) ou outras proteínas. Em algumas dessas mutações, mas não em todas, foram identificados os déficits moleculares e celulares provocados pelas mutações. Por exemplo, na síndrome de Dravet, a mutação de perda de função no gene *SCN1A*, que codifica um canal de sódio controlado por voltagem, causa diminuição da excitabilidade em interneurônios inibitórios GABAérgicos, levando ao aumento da excitabilidade e epilepsia. Na displasia cortical humana, a expressão da subunidade NR2B do receptor NMDA está aumentada, levando a um excesso de correntes despolarizantes. As mutações genéticas também podem afetar a função dos neurotransmissores por meio de outros mecanismos. Por exemplo, as mutações do gene *ARX* podem levar à disfunção dos neurônios GABAérgicos e causar a síndrome de West ligada ao X, entre outras epilepsias. Na síndrome do X frágil, a hipótese é que mutações no gene *FMR* resultem no aumento da sinalização glutamatérgica por meio do receptor de mGluR5. Na síndrome de Rett, mutações no gene *MECP2* levam ao aumento na expressão do receptor de NMDA, o que pode suscitar epilepsia e outros sintomas associados ao transtorno.

Nos espasmos infantis, modelos animais sugerem que aumentos do hormônio liberador de corticotrofina relacionados com o estresse, bloqueio dos canais de sódio e estimulação do receptor de NMDA são mecanismos que contribuem para a epilepsia.

As etiologias autoimunes da epilepsia estão sendo mais reconhecidas. Os autoanticorpos, algumas vezes gerados por reatividade cruzada após uma infecção recente ou secundariamente a uma doença maligna, podem ligar-se a receptores extracelulares ou a outras proteínas expressas nos neurônios. Isso, por sua vez, leva a uma resposta inflamatória e, em alguns casos, a crises convulsivas. A encefalite por anticorpo contra o receptor de NMDA provavelmente é a causa autoimune mais bem caracterizada de epilepsia, mas outras síndromes epilépticas se associam a autoanticorpos direcionados para o complexo de canais de potássio controlados por voltagem (anti-LGI1 e anti-CASPR2), aos receptores do GABA (GABA-A e GABA-B), aos receptores de glicina e à descarboxilase do ácido glutâmico (GAD).

O segundo processo, a **epileptogênese**, é o mecanismo pelo qual o cérebro, ou parte dele, se torna epiléptico. Ultimamente, o papel de vias de sinalização celulares moleculares em larga escala na epileptogênese também tem sido implicado nos mecanismos que levam à epilepsia, a saber, na via alvo da rapamicina nos mamíferos (mTOR), na via Ras/ERK e nas vias do fator de transcrição silenciador do elemento repressor 1 (RE1) (REST). A via mTOR é vista na esclerose tuberosa, hemimegalencefalia e epilepsias relacionadas com displasia cortical; a via Ras/ERK, em algumas síndromes; e a via REST, na epileptogênese após lesão neuronal aguda. Crises repetidas levam, pelos mecanismos anteriormente mencionados e outros, à religação do cérebro e à epilepsia a longo prazo.

O terceiro processo é resultante do **estado epiléptico de aumento de excitabilidade**, presente em todos os pacientes, independentemente da etiologia subjacente ou do mecanismo de epileptogênese. Nos neurônios epileptogênicos ocorre uma desregulação da excitação glutamatérgica *versus* inibição GABAérgica, o que cria um foco ou rede de crises epilépticas.

O quarto processo é a **lesão neuronal relacionada com as crises**, como frequentemente se demonstra por RM em pacientes após estado de mal epiléptico prolongado ou naqueles com epilepsia de longa duração e farmacorresistente. Por exemplo, muitos desses pacientes apresentam edema agudo no hipocampo ou em outras regiões após estado de mal epiléptico e atrofia hipocampal a longo prazo com esclerose hipocampal na RM. Existem evidências, obtidas em tecido epiléptico cirurgicamente removido, de que as vias apoptóticas são ativadas em focos de epilepsia farmacorresistente.

A bibliografia está disponível no GEN-io.

611.6 Tratamento das Crises Convulsivas e da Epilepsia

Mohamad A. Mikati e Dmitry Tchapyjnikov

DECISÃO SOBRE A TERAPIA A LONGO PRAZO

Depois de uma primeira crise convulsiva, se o risco de recorrência for baixo, como quando o paciente apresenta neurodesenvolvimento, EEG e RM normais (risco de aproximadamente 20%), em geral não se inicia o tratamento. Se o paciente tiver EEG, RM, desenvolvimento e/ou exame neurológico anormais e/ou antecedentes familiares positivos para epilepsia, o risco é mais alto e o tratamento é iniciado. Outras considerações também são importantes, como condições para dirigir veículos e tipo de emprego em pacientes mais velhos, ou a capacidade dos pais de lidar com recorrências ou com a terapia medicamentosa antiepiléptica em crianças. A decisão, portanto, é sempre individualizada. Todos os aspectos desse processo de tomada de decisão devem ser discutidos com a família. A Figura 611.5 apresenta uma visão geral da abordagem do tratamento das crises convulsivas e da epilepsia.

ACONSELHAMENTO

Uma parte importante da conduta para um paciente com epilepsia é orientar a família e a criança sobre a doença e seu tratamento, informando as limitações que ela pode impor e como se deve lidar com isso. É importante estabelecer uma aliança terapêutica bem-sucedida. Geralmente, são necessárias restrições sobre dirigir veículos (em adolescentes), sobre a prática de natação e certos esportes (Tabela 611.7). Na maioria dos estados norte-americanos, não é necessário que o médico faça relato sobre o paciente epiléptico no registro de veículos motores, isso é responsabilidade do paciente. Solicita-se que o médico preencha um formulário específico para pacientes que estejam habilitados para dirigir. Também na maioria dos estados norte-americanos exige-se um período livre de crises de 6 meses, e em alguns outros estados ele é mais longo, antes que seja permitido ao paciente voltar a dirigir. Frequentemente, proíbe-se nadar em rios, lagos ou no mar, além de mergulho em profundidade, mas nadar em piscina pode ser autorizado. Ao nadar, mesmo os pacientes com epilepsia sob excelente controle devem ficar sob contínua supervisão de um observador ciente de sua condição e capaz de fazer um resgate salva-vidas.

O médico, os pais e a criança devem avaliar em conjunto o risco de envolvimento em atividades de atletismo. Para participar de atletismo, um acompanhamento médico apropriado, bom controle das crises e

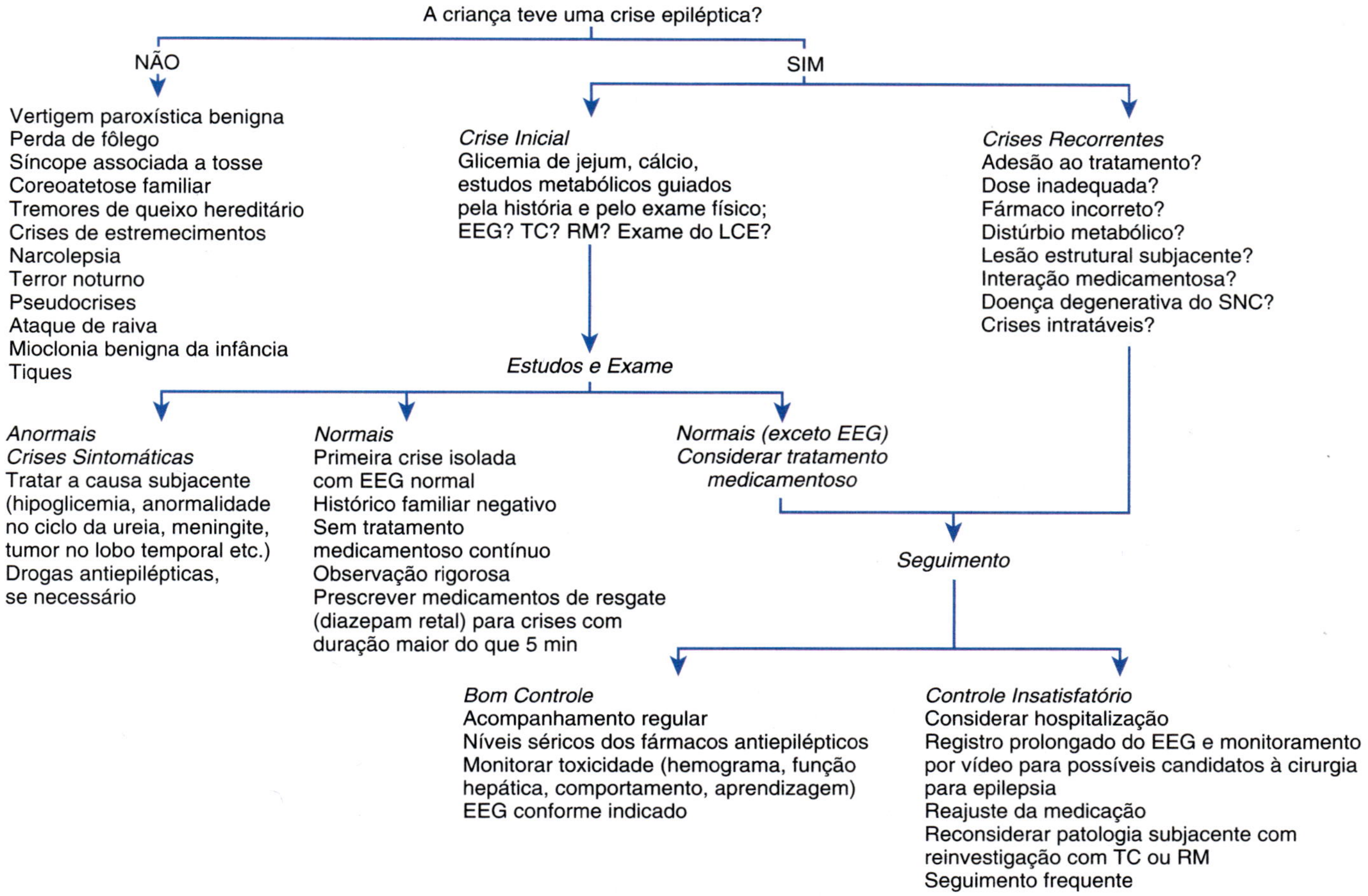

Figura 611.5 Algoritmo para abordagem da criança com suspeita de transtorno convulsivo.

Tabela 611.7 Esportes e considerações especiais para a criança com epilepsia.*

SITUAÇÃO CLÍNICA	GRUPO 1	GRUPO 2	GRUPO 3
Crises sintomáticas agudas (uma ou mais)	Permitido	A critério do neurologista	A critério do neurologista
Uma crise não provocada	Permitido	Permitido se há > 12 m sem crise	Permitido se há > 12 m sem crise
Sem crises há > 12 m	Permitido	Permitido	Permitido
Crises relacionadas com o sono	Permitido	A critério do neurologista	A critério do neurologista
Crises perceptivas	Permitido	A critério do neurologista	Não recomendado
Crises disperceptivas	A critério do neurologista	A critério do neurologista	Não recomendado
Epilepsia resolvida; sem crise há > 10 anos e sem uso de antiepilépticos há > 5 anos	Permitido	Permitido	Permitido
Suspensão do fármaco	A critério do neurologista	A critério do neurologista	A critério do neurologista

*As recomendações específicas devem ser individualizadas, dependendo da condição clínica do paciente. Grupo 1: esportes com baixo risco; Grupo 2: esportes com risco moderado; Grupo 3: esportes de alto risco. Consulte o Capítulo 611.6 para obter mais detalhes sobre a definição de cada grupo. (Adaptada de Capovilla G, Kaufman KR, Perucca E *et al.* Epilepsy, seizures, physical exercise, and sports: a report from the ILAE Task Force on Sports and Epilepsy, Epilepsia 57:6-12, 2016.)

supervisão adequada são cruciais para evitar riscos significativos. A Força-Tarefa da ILAE sobre Esportes e Epilepsia oferece recomendações gerais para auxiliar a tomada de decisões referentes à participação em esportes dos pacientes com epilepsia. Por essas recomendações, os esportes são agrupados em categorias com base no risco de lesão ou morte em potencial para o paciente e espectadores. Os **esportes do Grupo 1** se associam à ausência de risco adicional para os pacientes com epilepsia e incluem a maioria das atividades de atletismo (excluindo salto com vara), boliche, a maioria dos esportes coletivos de contato (como judô e luta greco-romana), a maioria dos esportes coletivos de solo (beisebol, basquetebol, críquete, hóquei de grama, futebol americano, rúgbi), esqui *cross country*, *curling*, dança, golfe e esportes com raquetes, inclusive tênis e tênis de mesa. Os **esportes do grupo 2** se associam a um risco moderado para os pacientes com epilepsia, mas não aos espectadores; incluem esqui alpino, tiro com arco, salto com vara, biátlon/triátlon/pentátlon moderno, canoagem, esportes coletivos com potencial de levar a traumas graves (boxe, caratê, *kickboxing* etc.), ciclismo, esgrima, ginástica, hipismo, hóquei no gelo, tiro, *skate*, patinação sobre rodas e no gelo, esqui, *snowboarding*, natação, esqui aquático e levantamento de pesos. Os **esportes do grupo 3** são considerados de alto risco para o paciente e para espectadores; incluem aviação, alpinismo, salto de plataforma e de trampolim, corrida de cavalos, esportes motorizados, paraquedismo em suas várias modalidades, rodeio, mergulho, salto de esqui, vela na modalidade solitária, bem como surfe e *wind surf*. A Tabela 611.7 resume as sugestões da ILAE e situações específicas em que os esportes podem ou não ser permissíveis. Em geral, tem havido uma mudança em direção a incentivar a participação em esportes seguros nos pacientes com epilepsia em vez de restringir indiscriminadamente sua participação; entretanto, a decisão deve ser individualizada para o paciente e sua família.

O aconselhamento é útil para dar apoio à família e para instruí-la sobre os recursos à disposição na comunidade. Pode ser necessária uma avaliação educacional e, em alguns casos, psicológica para verificar possíveis dificuldades de aprendizagem ou padrões de comportamento anormais que coexistam com a epilepsia. Pacientes com epilepsia apresentam um risco maior de mortalidade (duas vezes ou mais que as taxas de mortalidade da população geral) e de morte súbita inesperada. Isso se relaciona principalmente com as condições associadas ou subjacentes à epilepsia (p. ex., tumor, doenças metabólicas), com o controle insatisfatório das crises (p. ex., em pacientes com encefalopatias epilépticas graves ou crises fármaco resistentes) e com a adesão deficiente às terapias prescritas. Desse modo, recomenda-se que os familiares sejam informados sobre esse maior risco sem aumentar inadequadamente sua ansiedade. Muitos familiares sentem a necessidade de observar o paciente continuamente na vigília e no sono e solicitam a ele que durma no quarto dos pais para que estes possam detectar as crises. Existem atualmente no mercado dispositivos para detecção de crises, que usam sensores de movimento colocados sob o colchão ou usados no punho para detectar crises convulsivas. Alguns são decepcionantes e ineficazes para detectar crises, enquanto os dados de outro equipamento são encorajadores, pois conseguem detectar a maioria das crises tônico-clônicas generalizadas durante o sono; a maioria não foi submetida a estudos rigorosos. Ainda é necessário avaliar se tais medidas reduzem o risco **de morte súbita inesperada na epilepsia (SUDEP)**, e os pais precisam evitar uma atitude excessivamente protetora que afeta de forma adversa a psicologia da criança. Deve ser fornecida aos pais a orientação sobre o que fazer em caso de crises, as escolhas de tratamento ou não tratamento, dados referentes aos medicamentos e seus efeitos colaterais, bem como das complicações potenciais da epilepsia. Caso a criança tenha idade suficiente, esta também deve receber tais informações.

MECANISMOS DE AÇÃO DOS FÁRMACOS ANTIEPILÉPTICOS

Os antiepilépticos reduzem a excitabilidade, interferindo nos canais iônicos de sódio, potássio e cálcio, reduzindo a liberação ou a função de neurotransmissores excitatórios ou aumentando a inibição GABAérgica (Figura 611.6). A maioria das medicações tem diversos mecanismos de ação, e o mecanismo exato responsável por sua atividade na epilepsia humana em geral não é inteiramente compreendido. Muitas vezes, medicamentos que atuam nos canais de sódio são eficazes contra crises focais, e as medicações que atuam sobre os canais de cálcio do tipo T são eficazes contra crises de ausência. Os canais de sódio dependentes de voltagem são bloqueados por felbamato, valproato, topiramato, carbamazepina, oxcarbazepina, lamotrigina, fenitoína, rufinamida, lacosamida e zonisamida. Os canais de cálcio tipo T, encontrados na área do tálamo, são bloqueados pelo valproato, zonisamida e etossuximida. Os canais de cálcio dependentes de voltagem são inibidos pela gabapentina, pregabalina, lamotrigina e felbamato. Os canais de cálcio do tipo N são inibidos pelo levetiracetam. Ezogabina/retigabina abrem os canais de potássio dependentes de voltagem KCNQ/Kv7, porém foram retirados do mercado.

Os receptores $GABA_A$ são ativados por fenobarbital, benzodiazepínicos, topiramato, felbamato e levetiracetam. Tiagabina, em virtude de sua ligação com os transportadores 1 e 3 de GABA (GAT-1 e GAT-3) é um inibidor da recaptação de GABA. Os níveis de GABA aumentam pela vigabatrina por meio de sua inibição irreversível das transaminases do GABA. O valproato inibe as transaminases do GABA, atua nos receptores pré-sinápticos $GABA_B$ (o que também é feito pela gabapentina) e ativa a descarboxilase do ácido glutâmico (a enzima que forma o GABA).

A transmissão glutaminérgica diminui com o felbamato, que bloqueia os receptores cainato de NMDA e AMPA (ácido α-amino-3-hidroxi-5-metil-4-isoxazol-propiônico). O topiramato também bloqueia os receptores de AMPA/cainato. O levetiracetam e o brivaracetam se ligam à proteína SV2A da vesícula pré-sináptica encontrada em todas as vesículas de neurotransmissores e possivelmente resultam em inibição da liberação de neurotransmissor pré-sináptico de modo dependente da utilização. O perampanel bloqueia os receptores AMPA de glutamato.

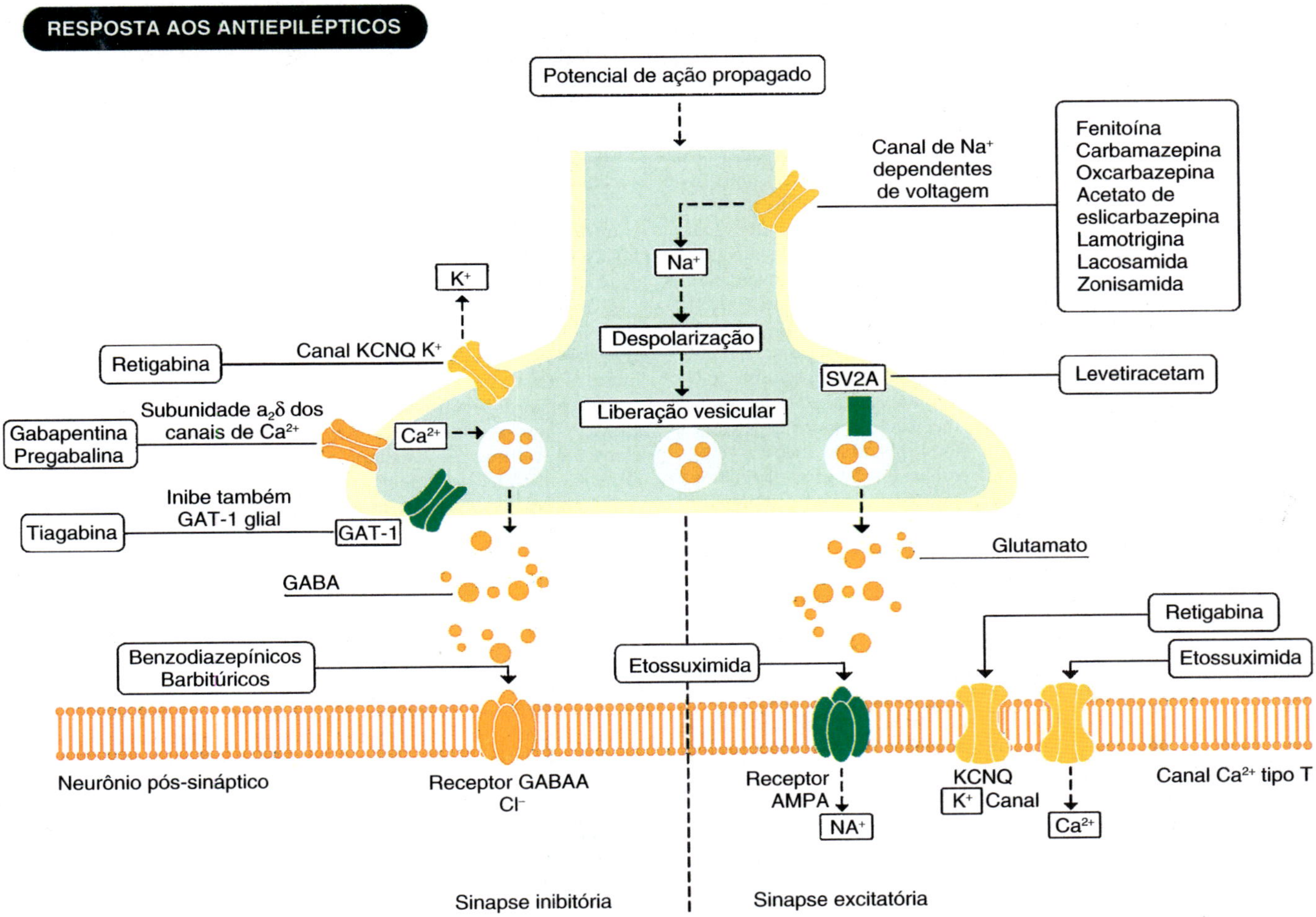

Figura 611.6 **Mecanismos de ação dos antiepilépticos que atuam por mecanismos diversos, envolvendo principalmente modulação dos canais iônicos dependentes de voltagem, potencialização do GABA e inibição do glutamato.** Os fármacos antiepilépticos aprovados têm efeitos sobre as terminações nervosas inibitórias (*lado esquerdo*) e excitatórias (*lado direito*). A eficácia dos antiepilépticos em ensaios clínicos da maioria desses fármacos como tratamento complementar não difere muito, indicando que, aparentemente, atividade anticonvulsivante semelhante pode ser obtida por mecanismos dirigidos em alvos diversos. No entanto, os supostos mecanismos de ação foram determinados apenas depois da descoberta dos efeitos anticonvulsivantes; o mecanismo que dirigiu a descoberta do medicamento tem sido amplamente ignorado. AMPA, ácido α-amino-3-hidroxi-5-metil-4-isoxazol propiônico; GABA, ácido γ-aminobutírico; GAT-1, transportador 1 de GABA dependente de sódio e dependente de cloreto; SV2A, glicoproteína 2A das vesículas sinápticas. (*De Schmidt D, Schachter SC: Drug treatment of epilepsy in adults. BMJ, 348:g254, 2014.*)

ESCOLHA DO MEDICAMENTO DE ACORDO COM O TIPO DE CRISE E SÍNDROME EPILÉPTICA

A terapia medicamentosa deve se basear no tipo de crise e na síndrome epiléptica, bem como em outros fatores individuais. Em geral, os **medicamentos de primeira escolha** para crises convulsivas e epilepsias focais são oxcarbazepina e levetiracetam; para crises de ausência, etossuximida; para epilepsia mioclônica juvenil, valproato ou lamotrigina (menos em mulheres, em razão de seus efeitos hormonais e colaterais fetais); outras escolhas incluem levetiracetam (que costuma ser o primeiro medicamento a ser usado em outras crises generalizadas primárias), lamotrigina, zonisamida, topiramato e perampanel. Existe controvérsia significativa sobre essas escolhas, e a terapia sempre deve ser individualizada (ver Escolha do medicamento: outras considerações).

O melhor tratamento da **síndrome de West** é com a terapia hormonal por meio da administração de ACTH injetável ou, possivelmente, esteroides orais. Existem vários protocolos que variam quanto à dose (alta, intermediária ou baixa). O esquema recomendado de ACTH (80 mg/mℓ) é uma dose diária de 150 unidades/m^2 (dividida em injeções intramusculares de 75 unidades/m^2 2 vezes/dia) administradas ao longo de um período de 2 semanas com uma diminuição gradual subsequente ao longo de um período de 2 semanas (30 unidades/m^2 pela manhã por 3 dias; 15 unidades/m^2 pela manhã por 3 dias; 10 unidades/m^2 pela manhã por 3 dias; 10 unidades/m^2 em manhãs alternadas por 6 dias e depois suspende). A resposta geralmente é observada nos primeiros 7 dias; entretanto, se não for observada resposta em até 2 semanas, muda-se o lote. Durante o período de retirada gradual de qualquer esquema, pode ocorrer recidiva. A correção inclui aumentar a dose para aquela previamente efetiva por 2 semanas e depois começar a diminuir de novo de forma gradual. Pode-se também usar o ACTH sintético (tetracosactida/cosintropina), contanto que se escolha a preparação de longa ação (*depot*). Prednisolona oral em altas doses é uma alternativa ao ACTH com custo mais baixo, sem necessitar que as famílias aprendam a administrar injeções intramusculares; entretanto, pode ter eficácia inferior à do ACTH, sobretudo naqueles com a síndrome de West criptogênica (de etiologia desconhecida).

São realizados EEGs em vigília e sono 1, 2 e 4 semanas após o início da terapia hormonal para monitorar a resposta do paciente com o intuito de obter o desaparecimento da hipsarritmia no EEG, assim como a interrupção das crises. Os efeitos colaterais, mais comuns com doses mais altas, incluem hipertensão, distúrbio eletrolítico, infecções, hiperglicemia e/ou glicosúria e úlceras gástricas. A terapia profilática para úlceras com bloqueador de H_2 ou inibidor da bomba de prótons é indicada enquanto o paciente estiver recebendo terapia hormonal. De igual modo, vacinas com vírus vivos são contraindicadas, e outras vacinas não apresentam eficácia durante a terapia com ACTH e esteroides devido aos efeitos imunossupressores desses agentes hormonais. Todas as vacinas, portanto, não são administradas durante a terapia hormonal e no período após o término da terapia (geralmente até 3 meses após a última dose).

A vigabatrina pode ser usada como agente de primeira escolha para o tratamento de **espasmos infantis** em pacientes com esclerose tuberosa, ou de segunda escolha caso a terapia hormonal não tenha sucesso nos outros casos de espasmos infantis. Seu principal efeito colateral é a toxicidade retiniana, vista em cerca de 30% dos pacientes, mais frequentemente se o medicamento for usado por mais de 6 meses, resultando em defeitos do campo visual que persistem apesar da retirada do medicamento. O nível de evidência para sua eficácia é mais fraco do que para o ACTH, porém mais forte do que para os outros medicamentos. Evidências emergentes sugerem que o tratamento duplo com vigabatrina e terapia hormonal no início dos espasmos possa ser superior à terapia hormonal isolada. Dieta cetogênica provavelmente é a terapia de terceira escolha. Opções alternativas subsequentes para espasmos incluem valproato; benzodiazepínicos, como o nitrazepam e o clonazepam; topiramato; lamotrigina; zonisamida; piridoxina; e imunoglobulina intravenosa (IgIV). Nenhum desses medicamentos alternativos oferece resultados uniformemente satisfatórios. No entanto, são úteis para diminuir a frequência e a gravidade das crises em pacientes com espasmos infantis sintomáticos e como terapia adjuvante em pacientes com espasmos infantis idiopáticos que não respondam completamente ao ACTH ou à vigabatrina.

A **síndrome de Lennox-Gastaut** é outra síndrome epiléptica difícil de tratar. O tratamento das crises na síndrome varia de acordo com o tipo de crise preponderante. Para *drop attacks* (crises tônicas, atônicas ou mioclônicas astáticas), clobazam, valproato, lamotrigina, topiramato, felbamato e rufinamida são considerados efetivos. O felbamato é usado como última opção devido à sua toxicidade em potencial. Esses medicamentos também podem controlar outros tipos de crises (focais, tônico-clônicas generalizadas, ausências atípicas, outras tônicas, mioclônicas). Para os pacientes nos quais as crises de ausência atípica predominam, valproato, lamotrigina ou etossuximida são medicamentos adequados para serem utilizados, visto que são relativamente menos tóxicos do que muitos dos medicamentos alternativos. O clonazepam é frequentemente útil, porém produz sedação significativa, hiperatividade e sialorreia, e é comum que o paciente desenvolva tolerância aos seus efeitos antiepilépticos em poucos meses. Consequentemente, na síndrome de Lennox-Gastaut e em outras síndromes epilépticas farmacorresistentes, o clonazepam costuma ser usado como medicação de resgate para crises em salvas (preparação em comprimidos que se desintegram para o uso sublingual) ou como um meio de ligação ao longo de alguns dias até que as mudanças de dose da medicação de base sejam eficazes. Nos casos resistentes da síndrome de Lennox-Gastaut e epilepsias relacionadas, pode-se usar zonisamida, levetiracetam, acetazolamida, metossuximida, corticosteroides ou IgIV.

A **síndrome de Dravet** geralmente é tratada com benzodiazepínicos, como o clobazam, e com valproato. A dieta cetogênica também pode ser útil em pacientes com essa síndrome, incluindo casos com estado de mal refratário. O estiripentol, encontrado em alguns países, é útil, particularmente se usado junto com o valproato e o clobazam, mas as doses precisam ser ajustadas, já que o estiripentol pode aumentar os níveis de clobazam e o valproato pode aumentar os níveis de estiripentol. Outros medicamentos incluem zonisamida e topiramato. Relata-se que lamotrigina, carbamazepina, oxcarbazepina e fenitoína exacerbam as crises na síndrome de Dravet. Suspeita-se de que o uso de barbitúricos durante estado de mal epiléptico nessa síndrome se associe a resultados adversos; consequentemente, é preciso considerar terapias agudas alternativas em tais casos.

O canabidiol foi recentemente aprovado pela FDA para o tratamento de convulsões associadas à síndrome de Lennox-Gastaut ou síndrome de Dravet em pacientes com 2 anos ou mais. A dose inicial é de 2,5 mg/kg, 2 vezes ao dia (5 mg/kg/dia). Após 1 semana, a dose é geralmente aumentada para uma dose de manutenção de 5 mg/kg, 2 vezes ao dia (10 mg/kg/dia). Se for tolerado e necessário, a dose pode ser aumentada até 10 mg/kg, 2 vezes ao dia (20 mg/kg/dia). Ele vem como uma solução oral (100 mg/mℓ).

As **crises de ausência** costumam ser inicialmente tratadas com etossuximida, que é tão efetiva quanto o valproato, porém menos tóxica; ambos são mais efetivos do que a lamotrigina (que tem menos efeitos colaterais do que o valproato). Drogas alternativas de primeira escolha são a lamotrigina e o valproato, especialmente se coexistirem crises tônico-clônicas generalizadas com as crises de ausência, pois esses dois fármacos são efetivos contra as segundas crises, enquanto a etossuximida não demonstra eficácia. Os pacientes resistentes à etossuximida podem ainda responder ao valproato ou à lamotrigina. Nas crises de ausência, o EEG em geral é útil no monitoramento da resposta à terapia e costuma ser mais sensível do que as observações dos pais para detectar essas crises. O EEG se normaliza comumente quando se obtém controle completo das crises. Isso não costuma ser verdadeiro para as epilepsias focais. Outros medicamentos que podem ser usados para as crises de ausência incluem acetazolamida, zonisamida ou clonazepam.

O melhor tratamento das **epilepsias mioclônicas benignas** deve ser realizado com valproato, sobretudo quando os pacientes tiverem crises associadas tônico-clônicas generalizadas e de ausência. Zonisamida, clonazepam, lamotrigina e topiramato são alternativas.

Epilepsias mioclônicas graves são tratadas com medicamentos efetivos para a síndrome de Lennox-Gastaut, como o topiramato, clobazam, valproato e zonisamida. O levetiracetam também pode ter eficácia em epilepsias mioclônicas.

As **epilepsias focais e aquelas que evoluem para convulsões tônico-clônicas** podem ser tratadas com oxcarbazepina, levetiracetam, carbamazepina, fenobarbital, topiramato, ácido valproico, lamotrigina, clobazam, perampanel ou clonazepam (Tabela 611.2). Oxcarbazepina e levetiracetam geralmente são usados como primeira escolha.

ESCOLHA DO MEDICAMENTO: OUTRAS CONSIDERAÇÕES

Como existem muitas opções para cada paciente, a escolha de qual medicamento usar é sempre uma decisão individualizada com base em dados comparativos da eficácia nos ensaios clínicos randomizados controlados e em outras considerações descritas a seguir.

- É preciso considerar a **eficácia comparativa** (listas de doses nas Tabelas 611.8 e 611.9) e o **potencial para agravamento das crises paradoxais** por alguns fármacos antiepilépticos (p. ex., precipitação de crises mioclônicas pela lamotrigina na síndrome de Dravet e exacerbações das crises de ausência pela carbamazepina e a tiagabina). Embora muitos antiepilépticos não tenham sido estudados na população pediátrica, o uso não indicado em bula desses medicamentos é comum em crianças e há estudos que têm mostrado que, em geral, sua eficácia em adultos é preditiva de sua eficácia em crianças com os mesmos tipos de crises
- **Tolerabilidade comparativa** (Tabela 611.10): os efeitos adversos podem variar de acordo com o perfil do paciente. O exemplo mais proeminente é o aumento do risco de toxicidade hepática pela terapia com valproato em crianças com menos de 2 anos de idade, em uso de politerapia e/ou que tenham distúrbios metabólicos. Desse modo, se houver suspeita de distúrbios metabólicos, devem ser considerados outros medicamentos e não se deve iniciar o valproato até que sejam descartados tais distúrbios por meio de resultados normais da análise de aminoácidos, ácidos orgânicos, perfil de acilcarnitina, lactato, piruvato, assim como as provas de função hepática e talvez testes genéticos para transtornos mitocondriais (ver parágrafo sobre a presença de comorbidades mais adiante). A escolha de um fármaco antiepiléptico também pode ser influenciada pela probabilidade de ocorrência de efeitos colaterais leves, como ganho de peso (valproato, carbamazepina), hiperplasia gengival (fenitoína), alopecia (valproato), hiperatividade (benzodiazepínicos, barbitúricos, levetiracetam, valproato, gabapentina) ou irritabilidade/raiva (levetiracetam e perampanel). As crianças com problemas de comportamento e/ou com transtorno do déficit da atenção podem se tornar particularmente hiperativas com medicamentos GABAérgicos. Isso compromete com frequência a escolha dos medicamentos.
- **Custo e disponibilidade**: o custo dos fármacos antiepilépticos mais novos pode impossibilitar o seu uso, particularmente nos países em desenvolvimento, onde o custo é uma questão importante. De igual modo, muitos medicamentos não estão disponíveis em muitos países (1) porque são muito caros; (2) porque, paradoxalmente, são baratos demais (margem de lucro mais baixa); ou

Tabela 611.8 Comparação de recomendações para o tratamento da epilepsia pediátrica.

TIPO DE CRISE OU SÍNDROME EPILÉPTICA	APROVADOS PELA FDA†	ILAE (2013)*†
Início focal	CBZ, ezogabina, lacosamida, LEV, LTG, OXC, FB, PER, PHT, TPM, VGB	A: OXC B: Nenhum C: CBZ, FB, PHT, TPM, VGB, VPA D: CLB, CZP, LTG, ZNS
EBPCT	Nenhum	A, B: Nenhum C: CBZ, VPA D: GBP, LEV, OXC, STM
Epilepsia do tipo ausência na infância	ESM, VPA	A: ESM, VPA B: Nenhum C: LTG D: Nenhum
Epilepsia mioclônica juvenil	LEV, LTG, TPM	A, B, C: Nenhum D: TPM, VPA
Síndrome de Lennox-Gastaut	CLB, FLB, LTG, rufinamida (atônica), TPM	Não revisada
Espasmos infantis	ACTH, VGB	Não revisada
Crises tônico-clônicas generalizadas primárias	LEV, LTG, TPM, PER	A: Nenhum B: Nenhum C: CBZ, FB, PHT, TPM, VPA D: OXC

*As recomendações da ILAE estão relacionadas de acordo com os níveis de evidência comprovando a eficácia das opções. Nível A: um ou mais ensaios clínicos randomizados controlados (ECR) classe I ou dois ou mais ECR classe II; Nível B: um ECR classe II ou dois ou mais ECR classe III; Nível C: dois ou mais ECR classe III; Nível D: estudo duplo-cego ou aberto classe III *ou* estudo clínico classe IV *ou* dados de relatórios de comitês de especialistas, opiniões de clínicos experientes.
†Dados mais recentes estão disponíveis depois da aprovação da FDA e da revisão da ILAE, e as implicações desses dados foram incorporadas, dentro do possível, à Tabela 611.8. Em conjunto, essas duas tabelas têm o objetivo de fornecer um quadro, o mais completo possível, das inovações e das indicações aprovadas para a terapia da epilepsia pediátrica nos EUA. AAN, American Academy of Neurology; ACTH, hormônio adrenocorticotrófico; CBZ, carbamazepina; CLB, clobazam; CZP, clonazepam; EBPCT, epilepsia benigna da infância com pontas centrotemporais; ESM, etossuximida; FB, fenobarbital; FDA, Food and Drug Administration; FLB, felbamato; PHT, fenitoína; GBP, gabapentina; ILAE, International League aginst Epilepsy; LEV, levetiracetam; LTG, lamotrigina; NICE, National Institute for Clinical Excellence; OXC, oxcarbazepina; STM, sultiame; TPM, topiramato; VGB, vigabatrina; VPA, ácido valproico; ZNS, zonisamida. (Adaptada e atualizada de Perucca E, Tomson T: ILAE Subcommission on AED Guidelines updated. UKAE evidence review of antiepileptic drug efficacy and effectiveness as initial monotherapy for epileptic seizures and syndromes. Epilepsia 54(3):551-563, 2013.)

Tabela 611.9 Doses de antiepilépticos selecionados.

FÁRMACO	APROVAÇÃO PELA FDA (APROVADO PARA A IDADE)	DOSE ORAL DE MANUTENÇÃO (mg/kg/dia) A MENOS QUE ESPECIFICADA DE OUTRO MODO	DOSE HABITUAL	NÍVEIS TERAPÊUTICOS	PREPARAÇÕES
Acetazolamida	Crises de ausência (adultos)	1 a 12 m; 10 > 1 ano: 20 a 30	2 vezes/d ou 3 vezes/d	10 a 15 mg/ℓ	Compr. de 125, 250 e 500 mg
Brivaracetam	Crises focais (idade: > 16 anos)	50 a 200 mg/dia	2 vezes/d		Compr. de 10, 25, 50, 75 e 100 mg; sol oral e IV 10 mg/mℓ
Brometo		50 a 100	2 vezes/d ou 1 vez/d	10 a 15 mEq/ℓ; outras referências, 75 a 352 mg/dℓ	Formulada como solução tripla de brometos (240 mg/mℓ ou 500 mg/mℓ de sal brometo)
Carbamazepina*	Crises focais e TCG (todas as idades)	10 a 20	3 ou 4 vezes/d SR geralmente 2 vezes/d	3 a 12 mg/ℓ	Cáps. de 150, 300 mg ER Compr. de 100, 200, 400 mg ER Compr. mastigáveis de 100 mg Compr. de 200 mg Susp. de 100 mg/5 mℓ
Clobazam†	SLG (todas as idades acima de 2 anos)	10 a 40 mg/dia	2 vezes/d	60 a 200 μg/ℓ	Compr. de 10 mg, 20 mg Solução de 2,5 mg/mℓ
Clonazepam†	Crises de ausência, SLG, crises mioclônicas (todas as idades)	0,05	2 ou 3 vezes/d	25 a 85 μg/ℓ	Compr. 0,5, 1 e 2 mg Compr. sublinguais 0,125, 0,25 e 0,5 mg
Diazepam	Crises focais (todas as idades > 6 meses)	0,25 a 1,5 0,01 a 0,25 IV 0,2 a 0,5 mg/kg VR (de acordo com a idade; ver Tabela 611.15)	2 ou 3 vezes/d	100 a 700 μg/ℓ	Compr. 2, 5, 10 mg Sol. 5 mg/mℓ, 5 mg/5 mℓ Gel retal programado para dispensação 2,5, 5, 7,5, 10, 12,5, 15, 17,5, 20 mg

(*continua*)

Tabela 611.9 Doses de antiepilépticos selecionados. *(continuação)*

FÁRMACO	APROVAÇÃO PELA FDA (APROVADO PARA A IDADE)	DOSE ORAL DE MANUTENÇÃO (mg/kg/dia) A MENOS QUE ESPECIFICADA DE OUTRO MODO	DOSE HABITUAL	NÍVEIS TERAPÊUTICOS	PREPARAÇÕES
Eslicarbazepina	Crises focais (adultos)	800 a 1.600 mg/dia	1 vez/d		Compr. de 200, 400, 600 e 800 mg
Etossuximida	Crises de ausência (> 3 anos)	20 a 30	2 ou 3 vezes/d	40 a 100 mg/ℓ	Cáps. 250 mg Xarope, sol. 250 mg/5 mℓ
Felbamato	SLG (> 2 anos), crises focais (> 14 anos)	15 a 45	2 ou 3 vezes/d	50 a 110 mg/ℓ	Compr. 400, 600 mg Susp. 600 mg/5 mℓ
Gabapentina[†]	Crises focais (> 3 anos)	30 a 60	3 vezes/d	2 a 20 mg/ℓ	Cáps. 100, 300, 400 mg Compr. 300, 600, 800 mg; sol. 250 mg/5 mℓ; susp. 25 mg/mℓ
Lacosamida	Crises focais (> 17 anos)	4 a 12	2 vezes/d	< 15 μg/ℓ	Compr. 50, 100, 150, 200 mg Sol. oral 10 mg/mℓ
Lamotrigina	SLG, crises focais e tônico-clônicas (idade > 2 anos)	5 a 15[§] 1 a 5[¶]	3 vezes/d 2 vezes/d	1 a 15 mg/ℓ	Compr. 25, 100, 150, 200 mg Compr. mastigáveis dispersíveis 5, 25 mg Compr. SL 25, 50, 100, 200 mg Compr. 25, 50, 100, 200, 250, 300 mg ER
Levetiracetam[†]	Início focal (idade ≥ 1 m), crises tônico-clônicas (idade > 6 anos), mioclônicas (idade > 12 anos)	20 a 60	2 ou 3 vezes/d	6 a 40 mg/ℓ	Compr. 250, 500, 750 mg Sol. 100 mg/mℓ Compr. 500, 750 mg SR (ER)
Lorazepam	Estado de mal epiléptico (todas as idades)	0,05 a 0,1	2 ou 3 vezes/d	20 a 30 μg/ℓ	Compr. 0,5, 1, 2 mg Sol. 2 mg/mℓ
Metsuximida	Crises de ausência (crianças e mais velhos)	10 a 30	2 ou 3 vezes/d	10 a 50 mg/ℓ	Cáps. 150, 300 mg
Nitrazepam	–	0,25 a 1	2 ou 3 vezes/d	< 200 μg/ℓ	Compr. 5 mg
Oxcarbazepina*	Crise focal (> 2 anos)	20 a 60	2 vezes/d	13 a 35 mg/ℓ	Compr. 150, 300, 600 mg Susp. 300 mg/5 mℓ
Perampanel	Crises focais (> 12 anos)	2 a 12 mg/dia (acima de 12 anos)	À hora de dormir	20 a 800 ng/mℓ	Compr. 2, 4, 6, 8, 10, 12 mg; sol. 0,5 mg/mℓ
Fenobarbital	Crises mioclônicas, focais e tônico-clônicas e estado de mal epiléptico (todas as idades)	< 5 anos, 3 a 5 > 5 anos, 2 a 3	1 ou 2 vezes/d	10 a 40 mg/ℓ	Compr. 15, 30, 60, 90, 100 mg Sol. 4 mg/mℓ
Fenitoína	Crises focais e tônico-clônicas e estado de mal epiléptico (todas as idades)	< 3 anos, 8 a 10 > 3 anos, 4 a 7	Compr., susp.: 3 vezes/d Cáps: 1 vez/d	5 a 20 mg/ℓ	Compr. 50 mg Cáps. 30, 100 mg Susp. 125 mg/5 mℓ
Pregabalina	Crises focais (adultos)	2 a 14	2 vezes/d	Até 10 μg/mℓ	Cáps. 25, 50, 75, 100, 150, 200, 225, 300 mg Sol. 20 mg/mℓ
Primidona	Crises focais e tônico-clônicas (todas as idades)	10 a 20	2 ou 3 vezes/d	4 a 13 mg/ℓ	Compr., susp. 50, 250 mg
Rufinamida[†]	SLG (idade > 4 anos)	30 a 45	2 vezes/d	< 60 μg/mℓ	Compr. 200, 400 mg
Sultiame[‖]		5 a 15	2 ou 3 vezes/d	1,5 a 20 μg/mℓ	Cáps. 50, 200 mg Não disponível em todos os países
Tiagabina	Crises focais (idade > 2 anos)	0,5 a 2	2 a 4 vezes/d	80 a 450 μg/ℓ	Compr. 2, 4, 12, 16 mg
Topiramato[†]	SLG, crises focais e tônico-clônicas (todas as idades)	3 a 9, titulação lenta	2 ou 3 vezes/d	2 a 25 mg/ℓ	Compr. 25, 100, 200 mg Cáps. *sprinkle* 15, 25 mg

(continua)

Tabela 611.9 Doses de antiepilépticos selecionados. (*continuação*)

FÁRMACO	APROVAÇÃO PELA FDA (APROVADO PARA A IDADE)	DOSE ORAL DE MANUTENÇÃO (mg/kg/dia) A MENOS QUE ESPECIFICADA DE OUTRO MODO	DOSE HABITUAL	NÍVEIS TERAPÊUTICOS	PREPARAÇÕES
Valproato	Crises de ausência, mioclônicas, focais e tônico-clônicas (idade > 2 anos)	15 a 40. Doses mais altas são utilizadas se o paciente estiver usando indutores enzimáticos (< 60 mg/kg/dia)	Cáps. *sprinkle*: 2 vezes/d Sol.: 3 vezes/d	50 a 100 mg/ℓ	Cáps. 250 mg Cáps. *Sprinkle* 125 mg Compr. 125, 250, 500 mg Sol. 250 mg/5 mℓ
Vigabatrina	Espasmos infantis e crises focais (idade > 1 mês)	50 a 150	2 vezes/d	20 a 160 μg/mℓ (seguimento dos níveis séricos não é útil para este medicamento)	Compr. 500 mg Pó para sol. 500 mg
Zonisamida	Crises focais (idade > 16 anos)	4 a 8	1 a 2 vezes/d	10 a 40 mg/ℓ	Cáps. 100 mg

A menos que especificado de outro modo, como na tabela, a dose alvo geralmente é a faixa mais baixa da dose terapêutica e depois o ajuste deve ser realizado conforme necessário, dependendo da resposta, dos efeitos colaterais e/ou dos níveis. O esquema posológico (p. ex., 2 ou 3 vezes/d) pode depender da disponibilidade de uma preparação de liberação sustentada e se o paciente estiver fazendo uso de indutores enzimáticos (p. ex., carbamazepina) ou inibidores enzimáticos (p. ex., ácido valproico) que poderiam comprometer aquele medicamento (conforme indicado na posologia, na tabela e no texto). *Geralmente, inicia-se com um quarto da dose de manutenção e aumenta-se um quarto a cada 2 a 3 dias até a dose plena. †Geralmente, inicia-se com um quarto da dose de manutenção e aumenta-se um quarto a cada 7 dias até a dose plena. ‡Geralmente, inicia-se com um quarto da dose de manutenção e aumenta-se um quarto a cada dia até a dose plena. §Criança em uso de indutores enzimáticos. ‖Disponível em alguns países europeus. ¶Criança em uso de valproato. Cáps., cápsula; ER, liberação prolongada; TCG, tônico-clônicas generalizadas; SLG, síndrome de Lennox-Gastaut; Sol., solução; SR, liberação sustentada; susp., suspensão; compr., comprimido.

Tabela 611.10 Alguns efeitos adversos comuns das drogas antiepilépticas.*

FÁRMACO ANTIEPILÉPTICO	EFEITOS COLATERAIS
Acetazolamida	Leves: tonturas, poliúria, distúrbio eletrolítico Sérios: síndrome de Stevens-Johnson, litíase renal
Benzodiazepínicos	Leves: neurotoxicidade relacionada com a dose (sonolência, sedação, ataxia), hiperatividade, sialorreia, aumento das secreções Sérios: apneia
Brivaracetam	Tonturas, náuseas/vômitos, fadiga, humor deprimido
Brometo	Leves: irritabilidade, hipercloremia falsa (cloreto falsamente elevado devido ao brometo) Sérios: psicose, *rash*, toxicidade desenvolvida lentamente devido à meia-vida muito longa
Carbamazepina	Leves: tiques, leucopenia transitória; hiponatremia, ganho de peso, náuseas; tonturas Sérios: síndrome de Stevens-Johnson, agranulocitose, anemia aplásica, hepatotoxicidade
Clobazam	Leves: sonolência, sedação, sialorreia Sérios: síndrome de Stevens-Johnson, necrólise epidérmica tóxica
Eslicarbazepina	Tonturas, ataxia, náuseas/vômitos, diplopia, tremores, sonolência, cefaleia, fadiga
Felbamato	Leves: anorexia, vômitos, insônia, hiperatividade, tonturas Sérios: risco significativo de toxicidade hepática e hematológica que exige monitoramento regular (1 em 500 crianças > 2 anos com distúrbios neurológicos complexos)
Gabapentina	Em crianças: início agudo de agressividade, hiperatividade Em adultos: euforia e desinibição do comportamento, ganho de peso
Lacosamida	Leves: diplopia, cefaleia, tonturas, náuseas Sérios: possivelmente arritmias cardíacas (se houver predisposição)
Lamotrigina	Leves: efeitos colaterais no SNC – cefaleia, ataxia, tonturas, tremor, mas geralmente menos do que os outros DAE Sérios: síndrome de Stevens-Johnson, raramente hepatotoxicidade
Levetiracetam	Eventos adversos no SNC: sonolência, astenia, tontura, mas geralmente menos do que os outros DAE Em crianças: raiva, irritabilidade, outros sintomas comportamentais Em adultos: humor deprimido
Oxcarbazepina	Sonolência, cefaleia, tonturas, náuseas, apatia, *rash*, hipertricose, hipertrofia gengival, hiponatremia
Perampanel	Agressividade, ideação homicida, pensamentos/comportamento suicidas
Fenobarbital e outros barbitúricos	Leves: neurotoxicidade, insônia, hiperatividade, sinais de distração, flutuação do humor, explosões de agressividade Sérios: hepatotoxicidade, síndrome de Stevens-Johnson
Fenitoína e outras hidantoínas	Leves: hiperplasia gengival, aspecto grosseiro da face, hirsutismo, sintomas cerebelovestibulares (nistagmo e ataxia) Sérios: síndrome de Stevens-Johnson, hepatotoxicidade
Pregabalina	Leves: tonturas, edema periférico, visão turva, ganho de peso, trombocitopenia Sérios: reações de hipersensibilidade, rabdomiólise

(*continua*)

Tabela 611.10 Alguns efeitos adversos comuns das drogas antiepilépticas.* *(continuação)*

FÁRMACO ANTIEPILÉPTICO	EFEITOS COLATERAIS
Primidona	Leves: toxicidade no SNC (tonturas, fala arrastada, distração, sonolência, depressão) Sérios: hepatotoxicidade, síndrome de Stevens-Johnson
Rufinamida	Leves: sonolência, vômitos Sério: contraindicada no intervalo QT curto familiar
Succinimidas	Leves: náuseas, desconforto abdominal, anorexia, soluços Sérios: síndrome de Stevens-Johnson, lúpus induzido por drogas
Tiagabina	Leves: tonturas, sonolência, astenia, cefaleia e tremor, precipitação de crises de ausência ou mioclônicas Sérios: precipitação de estado de mal epiléptico não convulsivo
Topiramato	Leves: disfunção cognitiva, perda de peso, hipoidrose, febre Sério: precipitação de glaucoma, litíase renal
Ácido valproico	Leves: ganho de peso, hiperamonemia, tremor, alopecia, irregularidades menstruais Sérios: hepatotoxicidade e toxicidade pancreática
Vigabatrina	Leve: hiperatividade Sérios: déficits irreversíveis do campo visual, retinopatia que exige frequentes avaliações e seguimento oftalmológico
Zonisamida	Fadiga, tonturas, anorexia, lentidão psicomotora, ataxia, raramente alucinações, hipoidrose, febre, litíase renal

*Essencialmente, todos os DAEs podem causar toxicidade no SNC e potencialmente *rashes* e reações alérgicas sérias. DAE, fármacos antiepilépticos; SNC, sistema nervoso central.

(3) devido às restrições regulatórias. Os antiepilépticos têm uma faixa terapêutica estreita e, desse modo, a mudança de nome comercial para formulações genéricas ou de um genérico para outro pode resultar em alterações nos níveis que poderiam resultar em reaparecimento de crises ou em efeitos colaterais

- **Facilidade de início** do antiepiléptico: medicamentos que são iniciados muito gradualmente, como a lamotrigina e o topiramato, não devem ser escolhidos em situações em que haja necessidade de obter um nível terapêutico rapidamente. Em tais situações, devem ser considerados medicamentos que tenham preparações intravenosas ou que possam ser iniciados e titulados com mais rapidez, como o levetiracetam, a fenitoína, a lacosamida ou o valproato
- **Interações medicamentosas** e presença de medicamentos de fundo: um exemplo é a interferência em potencial dos indutores enzimáticos com muitos agentes quimioterápicos. Nesses casos, usam-se medicamentos como a gabapentina ou o levetiracetam. De igual modo, o valproato inibe o metabolismo e aumenta os níveis de lamotrigina, fenobarbital e felbamato. Este também desloca a fenitoína dos seus sítios de ligação a proteínas, aumentando a fração livre e, desse modo, esta – e não a concentração total – precisa ser monitorada quando as duas medicações estiverem sendo usadas em associação. Os indutores enzimáticos, como o fenobarbital, a carbamazepina, a fenitoína, a primidona e o perampanel reduzem os níveis de lamotrigina, de valproato e, em menor grau, do topiramato e da zonisamida. Medicamentos excretados exclusivamente pelo rim, como o levetiracetam e a gabapentina, não estão sujeitos a tais interações
- **Presença de comorbidades**: por exemplo, a presença de migrânea em um paciente com epilepsia pode levar à escolha de uma medicação efetiva contra ambas as condições, como o valproato, o topiramato ou a zonisamida. Em um paciente obeso, deve-se evitar um medicamento como o valproato e, em seu lugar, preferir um fármaco anorexígeno, como o topiramato ou a zonisamida. Nas adolescentes em idade fértil, os antiepilépticos indutores enzimáticos costumam ser evitados, pois podem interferir na contracepção; outros antiepilépticos, particularmente o valproato, podem aumentar os riscos de malformações fetais. O ácido valproico pode revelar ou exacerbar certos distúrbios metabólicos subjacentes; estes incluem hiperglicinemia não cetótica, mutações da DNA polimerase γ *(POLG)* com depleção do DNA mitocondrial (também conhecida como síndrome de Alpers-Huttenlocher), outras doenças mitocondriais (síndrome de Leigh; miopatia mitocondrial, encefalopatia, acidose láctica e episódios semelhantes a acidente vascular encefálico [MELAS]; epilepsia mioclônica com fibras vermelhas rasgadas; síndrome de epilepsia mioclônica-miopatia-ataxia sensitiva) e encefalopatias hiperamonêmicas. As manifestações podem incluir hepatotoxicidade ou encefalopatia
- **Crises coexistentes**: em um paciente com crises de ausência e tônico-clônicas generalizadas, um medicamento que tenha amplo espectro de efeitos antiepilépticos, como a lamotrigina ou o valproato, pode ser usado no lugar de medicamentos que tenham um espectro de eficácia estreito, como a fenitoína e a etossuximida
- **História de resposta prévia** a fármacos antiepilépticos específicos: por exemplo, se um paciente ou um familiar com o mesmo problema tiver respondido previamente à carbamazepina, o medicamento poderia ser uma escolha desejável
- **Mecanismo de ação dos fármacos**: na atualidade, os conhecimentos de fisiopatologia da epilepsia não permitem escolha específica de antiepilépticos com base na fisiopatologia presumida da epilepsia. No entanto, em geral, acredita-se que seja melhor evitar associar medicações que tenham mecanismos de ação semelhantes, como a fenitoína e a carbamazepina (ambas atuam nos canais de sódio). Relata-se que alguns medicamentos, como a lamotrigina e o valproato ou o topiramato e a lamotrigina, têm efeitos sinérgicos, possivelmente devido ao fato de terem mecanismos de ação diferentes
- **Facilidade de uso**: medicamentos que são administrados 1 ou 2 vezes/dia têm maior facilidade de adesão terapêutica se comparados àqueles que são administrados 3 ou 4 vezes/dia. A existência de uma preparação em solução pediátrica, particularmente se for palatável, também pode auxiliar
- **Possibilidade de monitorar a medicação** e ajustar a dose: alguns medicamentos são difíceis de ajustar e de monitorar, exigindo medida dos níveis séricos frequentemente. O protótipo de tais medicamentos é a fenitoína, porém muitos dos medicamentos mais antigos, como o valproato e o fenobarbital, também precisam de monitoramento do nível sérico para uma titulação ideal. No entanto, o monitoramento, por si, pode representar um inconveniente prático para a satisfação do paciente em relação aos medicamentos mais antigos, em comparação com os antiepilépticos mais novos, que, em geral, não precisam de monitoramento dos níveis séricos, exceto para verificar a adesão do paciente
- **Preferências do paciente e da família**: quando todos os elementos são iguais, a escolha entre duas ou mais alternativas aceitáveis de fármacos antiepilépticos também pode depender das preferências do paciente ou da família. Por exemplo, alguns pacientes podem querer evitar a hiperplasia gengival e o hirsutismo como efeitos colaterais, mas podem tolerar perda de peso ou vice-versa

- **Genética** e testes genéticos: uma predisposição genética para desenvolver efeitos colaterais induzidos pelos fármacos antiepilépticos é mais um fator que pode ser considerado. Por exemplo, existe forte associação entre o alelo HLA-B*1502 do antígeno de leucócitos humanos e reações cutâneas intensas induzidas por carbamazepina, oxcarbazepina fenitoína ou lamotrigina em pacientes chineses Han e, em menor grau, populações do Sudeste Asiático; por isso, esses antiepilépticos devem ser evitados em pessoas geneticamente suscetíveis depois de testes para o alelo. Mutações do gene dos canais de sódio *SCN1A*, indicativas da síndrome de Dravet, também poderiam orientar que se evitasse a lamotrigina, a carbamazepina e a fenitoína, usando em seu lugar fármacos mais apropriados como o valproato, o clobazam ou o estiripentol
- **Perfis teratogênicos**: com base nas evidências existentes, o levetiracetam e a lamotrigina são medicamentos categoria C para uso na gravidez conforme a FDA e provavelmente são os antiepilépticos mais seguros para uso durante a gravidez. O valproato é um medicamento categoria X associado a defeitos do tubo neural, hipospadias e malformações cardiovasculares. *O uso do valproato, portanto, deve ser evitado se possível durante a gravidez.* Topiramato, fenobarbital e fenitoína são medicamentos da categoria D com defeitos congênitos associados a seu uso relatado em humanos. A decisão de fazer a transição para um antiepiléptico menos teratogênico, em vez de continuar com um esquema em uso, precisa ser tomada caso a caso, considerando-se o risco de crises durante a gravidez *versus* o risco de teratogenicidade
- **Etiologia subjacente**: a etiologia da epilepsia precisa ser levada em conta e pode resultar em escolhas de terapias mais específicas, como o uso de terapia imunomoduladora na encefalopatia autoimune ou terapias personalizadas e de precisão para canalopatias epilépticas específicas ou epilepsias responsivas a vitaminas.

INÍCIO E MONITORAMENTO DA TERAPIA

Em situações não emergenciais ou quando não for necessária dose de ataque, inicia-se a **dose de manutenção** da droga antiepiléptica escolhida (Tabela 611.9). Com alguns medicamentos (p. ex., oxcarbazepina, carbamazepina, topiramato e perampanel), são iniciadas até doses menores e depois **gradualmente aumentadas** até a dose de manutenção para favorecer a tolerância aos efeitos adversos, como a sedação. Por exemplo, a dose de início da oxcarbamazepina geralmente é de 8 a 10 mg/kg/dia. Podem ser realizados incrementos de 5 mg/kg/dia a cada 3 dias até que se alcance um nível terapêutico e se estabeleça uma resposta terapêutica ou até que ocorram efeitos adversos inaceitáveis. Com outras medicações, como zonisamida, fenobarbital, fenitoína ou valproato, geralmente o início com a dose de manutenção é bem tolerado. Com alguns, como o levetiracetam e a gabapentina, pode ser usada qualquer uma das duas abordagens. Os pacientes devem ser avisados sobre os potenciais efeitos adversos, que devem ser monitorados durante as visitas de retorno (Tabela 611.10).

Titulação

Os níveis de muitos fármacos antiepilépticos geralmente devem ser determinados após o início do tratamento para garantir a adesão e as concentrações terapêuticas. o monitoramento é mais útil para os fármacos antiepilépticos mais antigos, como a fenitoína, a carbamazepina, o valproato, o fenobarbital e a etossuximida. Depois de iniciar a dose de manutenção ou depois de qualquer mudança de dose, não se chega a um estado de equilíbrio estável até que decorram cinco meias-vidas, o que, para a maioria dos antiepilépticos, corresponde a 2 a 7 dias (meia-vida: 6 a 24 horas). Para o fenobarbital, é de 2 a 4 semanas (meia-vida média: 69 horas). Para a zonisamida, é de 14 dias durante monoterapia e menos do que isso durante a politerapia com indutores enzimáticos (meia-vida: 63 horas em monoterapia e 27 a 38 horas durante terapia combinada com indutores enzimáticos). Caso o objetivo seja alcançar um nível terapêutico mais rapidamente, pode-se usar uma dose de ataque para alguns medicamentos, em geral com uma dose única que seja duas vezes a dose de manutenção média por meia-vida. Para o valproato, a dose é de 20 mg/kg; para a fenitoína, 20 mg/kg; e para o fenobarbital, 10 a 20 mg/kg. Algumas vezes, é administrada uma dose de ataque mais baixa de fenobarbital para crianças em idade escolar (5 mg/kg, que podem ser repetidos uma vez ou mais em 24 horas) a fim de evitar a sedação excessiva.

Apenas um medicamento deve ser usado inicialmente e a dose deve ser aumentada até que se consiga o controle completo ou até que efeitos colaterais impeçam outros aumentos. Depois, e apenas depois, outro medicamento pode ser acrescentado, e o medicamento inicial subsequentemente diminuído de forma gradual. O controle com um medicamento (**monoterapia**) deve ser o objetivo, embora alguns pacientes eventualmente precisem fazer uso de diversos medicamentos. Quando apropriado, os níveis também devem ser monitorados com o acréscimo (ou descontinuação) de um segundo medicamento devido às potenciais interações medicamentosas. Durante o seguimento, pode ser útil repetir o EEG em intervalos de poucos meses para avaliar alterações na predisposição para as crises convulsivas. Isso é especialmente verdadeiro em situações em que se contemple uma redução gradual da medicação em qualquer tipo de crise e durante o seguimento para avaliar a resposta das crises de ausência, pois o EEG reflete a resposta em tais pacientes.

Monitoramento

No caso dos fármacos antiepilépticos mais antigos, antes de iniciar o tratamento, pedem-se estudos laboratoriais basais, incluindo hemograma completo, plaquetas, enzimas hepáticas e possivelmente testes de função renal e exame de urina, os quais são repetidos periodicamente. o monitoramento laboratorial é mais relevante no início do tratamento, pois efeitos adversos idiossincráticos, como hepatite alérgica e agranulocitose, têm mais probabilidade de ocorrer nos primeiros 3 a 6 meses de terapia. Esses exames laboratoriais em geral são realizados inicialmente uma ou duas vezes durante o primeiro mês, em seguida a cada 3 a 4 meses. Foram levantadas sérias preocupações sobre a real utilidade do monitoramento de rotina (na ausência de sinais clínicos) já que o aparecimento de efeitos adversos significativos é baixo, e os custos podem ser altos. Existem hoje em dia muitos defensores de um monitoramento de rotina menos frequente.

Em cerca de 10% dos pacientes, uma leucopenia reversível dose-dependente pode ocorrer em pacientes em uso de carbamazepina ou de fenitoína. Esse efeito adverso responde à diminuição da dose ou à suspensão da medicação e deve ser distinguido da anemia aplásica idiossincrática muito menos comum ou da agranulocitose. Uma exceção que exige monitoramento frequente (até semanal) da função hepática e do hemograma durante toda a terapia é com o uso do felbamato devido à alta incidência de toxicidade hepática e hematológica (uma em 500 crianças abaixo de 2 anos de idade com transtornos neurológicos complexos que estejam em uso do medicamento). A hiperplasia gengival vista com a fenitoína necessita de boa higiene oral (escovar os dentes pelo menos 2 vezes/dia e enxaguar a boca depois da injestão da fenitoína); em alguns casos, pode ser intensa o suficiente para justificar a redução cirúrgica e/ou mudança de medicação. *Rash* alérgico pode ocorrer com qualquer medicação, mas é provavelmente mais comum com lamotrigina, carbamazepina e fenitoína.

EFEITOS COLATERAIS

Durante o seguimento, o paciente deve ser monitorado quanto aos efeitos colaterais. Às vezes, desenvolve-se uma síndrome semelhante à de Stevens-Johnson, provavelmente mais comum com a lamotrigina; também tem sido visto ser particularmente comum em pacientes chineses que têm o alelo HLA-B*1502 em uso de oxcarbazepina, carbamazepina e/ou lamotrigina.

Outros efeitos colaterais em potencial de fenitoína, fenobarbital, primidona e carbamazepina (indutores de enzimas que reduzem o nível de 25-hidroxivitamina D pela indução do seu metabolismo) são o raquitismo e a hiperamonemia pelo valproato. Justifica-se o monitoramento esquelético nos pacientes em terapia crônica com antiepilépticos, já que muitas vezes se associa a osteopenia independentemente de deficiência da vitamina D ou secundária a ela (baixa densidade óssea, raquitismo e hipocalcemia) em crianças e adultos, sobretudo naqueles em uso de medicamentos indutores enzimáticos. Desse modo, recomenda-se a orientação ao paciente sobre exposição ao sol e consumo de vitamina D, monitorando seus níveis e, na maioria dos casos, a suplementação de vitamina D é recomendada. Não existe hoje consenso sobre a dose a ser usada para suplementação ou profilaxia, mas são razoáveis as doses de início de 2.000 UI/dia com seguimentos dos níveis.

Lesão hepática irreversível e óbito são particularmente temidos em crianças muito jovens (menos de 2 anos de idade) que estejam recebendo valproato em combinação com outras drogas antiepilépticas, em especial naquelas com diagnóstico de erros inatos do metabolismo, como as aminoacidopatias e a doença mitocondrial. Quase todos os antiepilépticos podem produzir sonolência, ataxia, nistagmo e fala arrastada com níveis tóxicos.

A FDA (US Food and Drug Administration) determina que o uso de fármacos antiepilépticos pode estar associado a um aumento do risco de ideação e ação suicidas e recomenda orientação sobre esse efeito colateral antes de iniciar a medicação. Isso é obviamente mais aplicável a adolescentes e adultos.

Ao acrescentar uma nova droga antiepiléptica, as doses usadas costumam ser afetadas pela medicação de base. Por exemplo, se o paciente estiver recebendo indutores enzimáticos, as doses necessárias de valproato, lamotrigina, topiramato, zonisamida e perampanel necessitam ser mais altas, algumas vezes 1,5 a 2 vezes as doses habituais de manutenção. Por outro lado, se o paciente estiver em uso de valproato (antiepiléptico inibidor de enzimas), as doses de fenobarbital ou de lamotrigina são aproximadamente metade daquelas em geral necessárias. Desse modo, alterações na posologia da medicação de base são frequentemente realizadas à medida que a medicação que interage se inicia ou é retirada. A variabilidade genética nas enzimas que metabolizam os antiepilépticos, bem como a variabilidade presente em genes induzíveis de resistência a diversos agentes (farmacogenômica), podem ser responsáveis por parte da variação entre indivíduos ao responderem a certos antiepilépticos e pela variabilidade na dose do medicamento necessária para controle das crises. No entanto, o uso desses novos conhecimentos hoje em dia está amplamente restrito a investigações de pesquisa e ainda têm de ser aplicados à prática clínica de rotina.

TRATAMENTOS ADICIONAIS

Os princípios da monoterapia indicam que uma segunda medicação precisa ser considerada depois que a primeira tiver sido ajustada até onde a tolerância o permita e, mesmo assim, não controle as crises ou resulte em efeitos adversos intoleráveis. Nesses casos, inicia-se um segundo medicamento, e o primeiro é diminuído aos poucos e depois descontinuado. O segundo medicamento é então novamente ajustado até a dose que controle as crises ou que resulte em efeitos colaterais intoleráveis. Se o segundo medicamento falhar, considera-se a monoterapia com um terceiro medicamento ou a **terapia dupla (combinada)**.

Os pacientes com **epilepsia farmacorresistente** (previamente denominada *intratável* ou *refratária*) – aqueles que tenham tido insucesso em pelo menos duas tentativas razoáveis de medicações apropriadas – requerem uma cuidadosa reavaliação diagnóstica para pesquisar doenças degenerativas, metabólicas ou inflamatórias subjacentes (p. ex., doença mitocondrial, encefalopatia Rasmussen; ver Capítulo 611.2) e para investigar se são candidatos à cirurgia de epilepsia. As doenças metabólicas tratáveis que podem se manifestar como epilepsia farmacorresistente incluem epilepsia dependente de piridoxina e responsiva ao piridoxal; crises responsivas ao ácido folínico (demonstraram ser o mesmo distúrbio que a epilepsia dependente de piridoxina); deficiência cerebral de folato; outras condições responsivas a vitaminas (como a doença dos núcleos da base responsiva à biotina/tiamina e a epilepsia responsiva à riboflavina); distúrbios de neurotransmissores; deficiência de biotinidase; deficiência do transportador 1 da glicose (responde à dieta cetogênica); defeitos da síntese de serina; síndromes de deficiência de creatina; fenilcetonúria não tratada; atraso do desenvolvimento, epilepsia e diabetes neonatal; e hiperinsulinemia-hiperamonemia. Muitas vezes, os pacientes que não respondem aos fármacos antiepilépticos são candidatos a esteroides, IgIV ou a dieta cetogênica.

Os esteroides podem ser utilizados como tratamento de primeira escolha em certos casos (p. ex., uso de ACTH na síndrome de West), mas também podem ser usados para outras síndromes de epilepsia farmacorresistente, como a síndrome de Lennox-Gastaut, mioclônica astática, ponta-onda contínua no sono de ondas lentas e síndrome de Landau-Kleffner. Nessas situações, a terapia com esteroides é normalmente administrada com uma infusão intravenosa mensal (pulsoterapia com esteroides) ou com prednisona oral diariamente na dose de 2 mg/kg/dia (ou equivalente). Essa dose é mantida por 1 a 2 meses e depois diminuída aos poucos ao longo de 1 a 3 meses. A pulsoterapia com esteroides geralmente é mais bem tolerada, em comparação com um esquema diário de esteroides, que pode causar mais ganho de peso, hiperglicemia, hipertensão, imunossupressão e outros efeitos colaterais. Como as recidivas são comuns durante a diminuição gradual e em síndromes como Landau-Kleffner e ponta-onda contínua no sono de ondas lentas, muitas vezes é necessário terapia por mais de 1 ano.

Também se relata que a IgIV tem efeito similar em pacientes sem imunodeficiência com a síndrome de West, de Lennox-Gastaut, de Landau-Kleffner e de ponta-onda contínua no sono de ondas lentas, e também pode ter eficácia nas crises focais. Devem-se verificar os níveis de IgA antes de iniciar as infusões (para avaliar o risco de reações alérgicas, já que existe aumento nos pacientes com deficiência completa de IgA) e proteger o paciente contra reações alérgicas durante a infusão, as quais podem ocorrer até na ausência de deficiência de IgA. Relata-se que IgA baixa, IgG_2 baixa e o gênero masculino possivelmente predizem uma resposta favorável. O esquema habitual é de 2 g/kg divididos ao longo de 4 dias consecutivos, seguidos por 1 g/kg uma vez ao mês por 6 meses. Não se sabe quais são os mecanismos de ação dos esteroides e da IgIV, mas se presume que sejam anti-inflamatórios já que se tem demonstrado que as crises aumentam as citocinas e que estas, por sua vez, aumentam a excitabilidade neuronal por vários mecanismos, inclusive por meio da ativação dos receptores de glutamato. Os esteroides e o ACTH também podem estimular os receptores neurosteroides cerebrais que intensificam a atividade do GABA e podem reduzir o hormônio liberador de corticotrofina, que é sabidamente epileptogênico.

Acredita-se que a dieta cetogênica seja efetiva na deficiência de proteína transportadora de glicose 1, na deficiência da piruvato desidrogenase, na epilepsia mioclônica astática, no complexo de esclerose tuberosa, na síndrome de Rett, na epilepsia mioclônica grave da infância (síndrome de Dravet) e nos espasmos infantis. Existe também sugestão de uma possível eficácia nas doenças mitocondriais selecionadas – glicogenose tipo V, síndrome de Landau-Kleffner, doença de corpos de Lafora e panencefalite esclerosante subaguda. A dieta é absolutamente contraindicada em deficiência de carnitina (primária); deficiência de carnitina palmitoil transferase I ou II; deficiência de carnitina translocase; defeitos da β-oxidação; deficiência de acil desidrogenase de cadeia média; deficiência de acil desidrogenase de cadeia longa; deficiência de acil desidrogenase de cadeia curta; deficiência de 3-hidroxiacil coenzima A de cadeia longa; deficiência de 3-hidroxiacil-coenzima A de cadeia média; deficiência de piruvato carboxilase; e porfirias. Desse modo, geralmente precisa ser realizada uma investigação metabólica apropriada, dependendo do quadro clínico, antes de se iniciar a dieta (p. ex., perfil de acilcarnitina e nível total e livre de carnitina). A dieta tem sido usada para crises refratárias de vários tipos (focais ou generalizadas) e consiste em um período inicial de jejum, seguido por uma dieta com proporção calórica de 3:1 ou 4:1 de gordura:não gordura – sendo que as gorduras consistem em gordura animal, óleos vegetais ou triglicerídeos de cadeia média. Muitos pacientes não a toleram devido a diarreia, vômitos, hipoglicemia, desidratação ou impalatabilidade. Dietas como a de baixo índice glicêmico e dieta modificada de Atkins são mais fáceis de instituir, não exigem hospitalização e também podem ser eficazes no tratamento da epilepsia.

O canabidiol (CBD) é um extrato não psicoativo da planta cannabis, tendo adquirido proeminência como possível terapia complementar para epilepsias farmacorresistentes, como as síndromes de Dravet e de Lennox-Gastaut.

A **terapia de precisão**, no que se aplica à epilepsia pediátrica, é definida como específica para o paciente ou, mais precisamente, como fisiologia específica, sendo a seleção da terapia determinada pelas informações existentes com referência à fisiopatologia subjacente com base na causa genética específica primária, metabólica e/ou outra etiologia da epilepsia naquele paciente. O uso de terapias de precisão (Tabela 611.11) se expandiu à medida que mais mutações genéticas epileptogênicas são identificadas como parte da triagem genética de rotina para epilepsias farmacorresistentes. Isso tem permitido a terapia orientada com base na mutação gênica específica identificada (Tabela 611.11). Os exemplos incluem o uso de quinidina para mutações *KCNT1* com ganho de função e retigabina para mutações *KCNQ2* com perda de função. As mutações *KCNQ2* com ganho de função não respondem à retigabina, fato esse que enfatiza a necessidade de análise cuidadosa dos genes responsáveis pelo resultado funcional de cada mutação gênica em particular.

Tabela 611.11 Terapia de precisão: considerações de tratamento para epilepsias genéticas e outras síndromes com alta prevalência de epilepsia.

MUTAÇÃO GENÉTICA	TRANSTORNO EPILÉPTICO	CONSIDERAÇÕES SOBRE O TRATAMENTO
ALDH7A1	Epilepsia dependente de piridoxina	Piridoxina
BTD	Epilepsia associada à deficiência de biotinidase	Biotina
FOLR1	Deficiência cerebral de folato	Ácido fólico
GRIN2A	Epilepsia relacionada com GRIN2A	Memantina e dextrometorfano para mutação com ganho de função
KCNQ2	Crises neonatais ou do lactente familiares benignas; encefalopatia epiléptica relacionada ao KCNQ2	Retigabina para mutações com perda de função*
KCNT1	Crises focais migratórias da infância	Quinidina para mutações com ganho de função
PNPO	Epilepsia dependente de piridoxal 5′-fosfato	Piridoxal 5′-fosfato
PRRT2	Epilepsia familiar benigna da infância; discinesias paroxísticas; migrânea hemiplégica; ataxia episódica	Oxcarbazepina e carbamazepina
SCN1A	Síndrome de Dravet; EGCF+; outras epilepsias relacionadas ao SCN1A	Evitar o uso de bloqueadores dos canais de sódio (carbamazepina, oxcarbazepina, lamotrigina, lacosamida, fenitoína) e vigabatrina
SCN2A	Crises neonatais ou do lactente benignas; síndrome de Dravet; EGCF+; espasmos infantis; outras encefalopatias epilépticas infantis precoce	Fenitoína e carbamazepina
SCN8A	Encefalopatias epilépticas infantis precoces; crises benignas do lactente; transtornos dos movimentos	Fenitoína em altas doses
SLC2A1	Síndrome da deficiência do transportador de glicose	Dieta cetogênica
SLC19A3	Doença dos núcleos da base responsiva a biotina e tiamina	Biotina e tiamina
TSC1; TSC2	Complexo da esclerose tuberosa	Vigabatrina para espasmos infantis; possivelmente everolimo para crises farmacorresistentes

*Retirada do mercado. (Adaptada de Hani A, Mikati MA: Current and emerging therapies of severe epileptic encephalopathis. Semin Pediatr Neurol 23(2):180-186, 2016; Mudigoudar B, Weatherspoon S, Wheeless JW: Emergin antiepileptic drugs for severe pediatric epilepsies. Semin Pediatr Neurol 23(2):167-179, 2016; Smith LA, Ullman JFP, Olson HE *et al.*: A model program for translational medicine in epilepsy genetics. J Child Neurol 32(4):429-436, 2017.)

As **epilepsias responsivas a vitaminas** também requerem atenção especial, pois, se forem diagnosticadas precocemente e for iniciada terapia de precisão nesses casos, a terapia poderá ter um impacto significativo sobre o controle das crises e sobre os desfechos de neurodesenvolvimento. Os exemplos incluem o uso de piridoxina para as epilepsias associadas à deficiência de antiquitina, de biotina para a biotinidase, de folato para a deficiência de folato cerebral e de biotina/tiamina para a **doença dos núcleos da base responsiva à biotina/tiamina**, a qual pode ter epilepsia coexistente e é causada por defeitos em um transportador cerebral de tiamina.

ABORDAGEM DA CIRURGIA PARA EPILEPSIA

Caso o paciente tenha apresentado falhas com três medicamentos, a chance de conseguir ficar livre de crises usando os fármacos antiepilépticos, em geral, é de menos de 10%. Portanto, é necessária uma avaliação apropriada para cirurgia assim que o paciente apresentar falha com dois ou três antiepilépticos, em geral no prazo de 2 anos desde o início da epilepsia, e muitas vezes antes dos 2 anos. Realizar cirurgia para epilepsia em crianças em um estágio mais precoce (p. ex., menos de 5 anos) permite a transferência de função no cérebro em desenvolvimento. Para que uma criança seja candidata à cirurgia para epilepsia, é necessário comprovar a resistência aos antiepilépticos usados em dose máxima, doses toleravelmente não tóxicas; ausência de consequências adversas inaceitáveis esperadas da cirurgia; e uma **zona epileptogênica** (área que necessita ser removida para que o paciente fique livre de crises) bem definida. A zona epileptogênica é identificada pela análise cuidadosa, por uma esquipe de especialistas peritos em epilepsia em um centro de epilepsia, por meio dos seguintes parâmetros: semiologia das crises, EEG interictal, vídeo-EEG com monitoramento de longa duração, avaliação neuropsicológica e RM. Outras técnicas, como EEG invasivo (eletrodos profundos, subdurais), tomografia computadorizada com emissão de fóton único (SPECT), magnetoencefalografia (MEG) e tomografia por emissão de pósitrons (PET), também costumam ser necessárias quando a zona epileptogênica é difícil de localizar ou quando está próxima de córtex eloquente. O **estéreo-EEG** é um método mais novo de monitoramento invasivo por EEG, usado para localizar áreas epilépticas do córtex. Envolve a implantação estereotáxica de eletrodos de profundidade por meio de diversos orifícios de trepanação no crânio, utilizando implantações assistidas por robótica e localização computadorizada 3D, o que permite a implantação de muito mais eletrodos de profundidade do que era possível antes. Para evitar ressecção de córtex eloquente, podem ser empregados vários procedimentos, inclusive o **teste de Wada**. Neste, usa-se infusão intracarotídea de amobarbital para anestesiar um hemisfério com a finalidade de lateralizar a memória e a fala, testando-as durante a anestesia unilateral. Outros testes para localizar a função incluem **RM funcional** (RMf), magnetoencefalografia e estimulação cortical com eletrodos subdurais e profundos. Atraso no desenvolvimento ou doenças psiquiátricas precisam ser considerados ao avaliar o impacto em potencial da cirurgia sobre o paciente. A avaliação pré-cirúrgica mínima habitualmente inclui videomonitoramento por EEG, imagem e avaliação neuropsicológica específica para a idade.

A cirurgia para epilepsia costuma ser indicada para tratar epilepsia farmacorresistente de algumas etiologias, incluindo displasia cortical, esclerose tuberosa, polimicrogiria, hamartoma hipotalâmico, síndrome de Landau-Kleffner e síndromes hemisféricas (como a síndrome de Sturge-Weber, hemimegalencefalia e encefalite de Rasmussen). Os pacientes com epilepsia farmacorresistente decorrente de problemas metabólicos ou degenerativos não são candidatos à cirurgia de ressecção para epilepsia. **Ressecção focal** da zona epileptogênica é o procedimento mais comum. **Hemisferectomia** é usada para lesões hemisféricas difusas em casos como o da encefalite de Rasmusssen; **transecção subpial múltipla**, uma técnica cirúrgica na qual são parcialmente seccionadas as conexões horizontais do foco epiléptico sem ressecá-lo, é usada algumas vezes para focos não ressecáveis localizados em córtex eloquente, como na síndrome de Landau-Kleffner. Na síndrome de Lennox-Gastaut usa-se a **calosotomia** como procedimento paliativo para os *drop attacks*. A **estimulação do nervo vago** costuma ser indicada para epilepsias intratáveis de vários tipos e para crises de origem anatômica focal difusa ou multifocal que não seriam candidatas à cirurgia de ressecção. Essa técnica é considerada paliativa, e não curativa, já que frequentemente leva à redução da frequência das crises, e não ao desaparecimento completo delas. A partir da produção de estímulos com corrente de baixa amplitude, em geral uma vez a cada 5 min, o dispositivo resulta em redução das crises. De igual modo, os cuidadores podem ativar o dispositivo passando um imã sobre ele no momento da crise, o que pode abreviar a duração desta. Os estimuladores do nervo vago mais recentes têm monitoramento da frequência cardíaca integrada que detecta padrões de taquicardia normalmente associados às crises, ativando então o estimulador durante esses períodos. **Neuroestimulação responsiva (RNS)** é uma técnica usada em adultos com epilepsia; exige a implantação de eletrodos subdurais ou de profundidade para monitorar diretamente a atividade epiléptica por um longo prazo a fim de detectar e abortar as crises. Uma vez detectada uma crise, é liberada uma estimulação elétrica àquela área cerebral, levando à interrupção da crise. A radiocirurgia estereotáxica com *gamma knife* é uma técnica cirúrgica menos invasiva que usa um feixe de radiação gama para ablação de áreas epilépticas no córtex; tem sido usada para tratar esclerose temporal mesial, hamartomas hipotalâmicos e calosotomias. Outras técnicas minimamente invasivas incluem terapia térmica intersticial com *laser* (LITT) para ablação de zonas epileptogênica relativamente pequenas (menos de 3×3 cm) e calosotomia com *laser* de CO_2. A ressecção focal e a hemisferectomia resultam em taxa elevada (50 a 80%) de casos que ficam livres de crises. A calosotomia e a estimulação do nervo vago resultam em taxas mais baixas de pacientes livres de crises (5 a 10% para a estimulação do nervo vago e ainda mais baixas para a calosotomia); entretanto, esses procedimentos de fato resultam em reduções significativas da frequência e gravidade das crises, diminuição da necessidade de medicamentos e melhoras significativas da qualidade de vida em aproximadamente metade ou mais dos pacientes elegíveis.

DESCONTINUAÇÃO DA TERAPIA

A descontinuação dos fármacos antiepilépticos é geralmente indicada quando as crianças estão livres de crises há pelo menos 2 anos. Nas síndromes mais graves, como a epilepsia do lobo temporal secundária à esclerose mesial temporal, síndrome de Lennox-Gastaut ou epilepsia mioclônica grave, um período prolongado sem crises durante o tratamento é necessário antes da tentativa de retirada dos antiepilépticos, caso haja essa tentativa. Nas síndromes de epilepsia autolimitada (benigna), a duração da terapia pode não ultrapassar 6 meses.

Muitos fatores devem ser considerados antes de descontinuar as medicações, incluindo a probabilidade de permanecer sem crises depois da retirada da medicação com base no tipo de síndrome epiléptica e de sua etiologia; no risco de lesão no caso de recorrência das crises (p. ex., se o paciente dirige veículos); e nos efeitos adversos da terapia com antiepilépticos. A maioria das crianças que não apresenta crise convulsiva por 2 anos ou mais, com um EEG normal quando se inicia a retirada do antiepiléptico, permanecem livres de crises depois de descontinuar a medicação, e a maioria das recidivas ocorre nos primeiros 6 meses.

Certos fatores de risco podem ajudar os clínicos a predizer o prognóstico depois da retirada dos antiepilépticos. O fator de risco mais importante para recidiva das crises é um EEG anormal antes da medicação ser descontinuada. Crianças que apresentam epilepsia estrutural remota (sintomática) têm menor probabilidade de interromper o uso dos antiepilépticos do que as crianças que têm uma epilepsia genética (idiopática) benigna. Nos pacientes com ausência ou nos pacientes tratados com valproato ou outros medicamentos para epilepsia generalizada primária, o risco de recidiva ainda pode ser alto apesar de um EEG normal, já que o valproato (e menos para outros antiepilépticos para epilepsia generalizada primária) pode normalizar os EEGs com anormalidades de ponta-onda generalizadas. Desse modo, nesses pacientes, repetir o EEG durante a diminuição gradual do medicamento pode ajudar a identificar recorrência da anormalidade no EEG e o risco de crise associada antes da recorrência de crises clínicas. Idade mais avançada no aparecimento da epilepsia, duração mais longa da epilepsia, presença de diversos tipos de crises e necessidade de uso de mais de um antiepiléptico são todos fatores associados a um risco mais alto de recidiva das crises após a retirada dos antiepilépticos.

A terapia com DAE deve ser descontinuada aos poucos, em geral por um período de 3 a 6 meses. A descontinuação abrupta pode resultar em crises por abstinência ou no estado de mal epiléptico. As crises por abstinência são especialmente comuns com o fenobarbital e os benzodiazepínicos; como consequência, é preciso dar atenção especial a uma agenda prolongada de diminuição gradual durante a retirada dos DAEs. Crises que ocorrem mais de 2 a 3 meses depois do antiepiléptico ter sido completamente descontinuado indicam recidiva e em geral se justifica a retomada do tratamento. Crises que ocorram antes desse período, como durante a redução gradual da medicação ou logo após a redução, podem ser crises por abstinência ou, por outro lado, podem indicar uma recidiva.

A decisão de tentar retirar o antiepiléptico precisa ser avaliada mutuamente entre o clínico, os pais e a criança, dependendo da idade desta. Devem ser identificados fatores de risco e tomadas medidas de precaução. O paciente e a família devem ser orientados por completo sobre o que esperar, quais precauções adotar (p. ex., parar de dirigir por um período de tempo) e o que fazer em caso de recidiva. Frequentemente é necessário garantir o fornecimento de uma prescrição de diazepam retal ou de midazolam intranasal para a ocasião em que possam ocorrer crises durante e depois da redução gradual (Tabela 611.16 traz a posologia).

MORTE SÚBITA INESPERADA EM EPILEPSIA (SUDEP)

A morte súbita inesperada em epilepsia (SUDEP; do inglês, *sudden unexpected death in epilepsy*) é a causa mais comum de mortalidade relacionada com a epilepsia, sendo responsável por até 17% das mortes em pacientes com a condição. Os fatores de risco incluem politerapia com mais de três antiepilépticos, gênero masculino, idade baixa no início da epilepsia, atraso no desenvolvimento, baixa adesão ao antiepiléptico, crises noturnas, crises convulsivas mal controladas (especialmente se mais de três crises por ano), elevada frequência de crises (sobretudo se mais de 50 por ano) e epilepsia há mais de 30 anos nos adultos. Os pacientes geralmente são encontrados mortos em sua cama em decúbito ventral com evidências sugerindo uma crise recente.

As hipóteses levantadas são de mecanismos respiratórios, cardiogênicos e respiratórios/cardiogênicos mistos como causa da SUDEP. Os modelos respiratórios incluem hipoventilação central induzida pela crise, edema pulmonar neurogênico e desequilíbrios do sistema serotoninérgico do tronco encefálico, levando à parada respiratória. Os modelos cardiogênicos incluem arritmia cardíaca induzida pela crise, bem como **canalopatias cardiocerebrais**, nas quais canais de íons expressos no cérebro e no coração causam disfunção cardíaca concomitante com as crises. *SCN1A*, *SNC8A*, *ATP1A3* e *KCNQ1* são exemplos de genes que codificam os canais iônicos cardiocerebrais conhecidos por causarem epilepsia e que também se associam à SUDEP. Modelos respiratórios/cardiogênicos mistos incluem disautonomia induzida pela crise, altos níveis de adenosina durante a crise, causando colapso cardiorrespiratório e depressão alastrante no tronco encefálico, provocando a disautonomia. São necessários dados mais recentes para determinar se travesseiros de segurança, dispositivos de detecção de crises ou inibidores seletivos da recaptação da serotonina podem ser benéficos na prevenção da SUDEP. *Atualmente, recomenda-se aconselhar os pacientes e a família com relação à SUDEP mesmo que o assunto seja desconfortável.* Além de proporcionar informações importantes a eles, tal aconselhamento também pode incentivar as famílias a abordar fatores de risco modificáveis, como a adesão aos antiepilépticos. A Tabela 611.12 relaciona outras possíveis medidas preventivas.

A bibliografia está disponível no GEN-io.

Tabela 611.12	Medidas na prática clínica para reduzir o risco de SUDEP.

Aconselhamento: é obrigatório explicar SUDEP e os fatores de risco, mesmo que a discussão seja desconfortável. Enfatize fatores de risco modificáveis, como adesão à medicação.

Redução das crises tônico-clônicas: tratamento otimizado, boa adesão ao medicamento, aconselhamento sobre o estilo de vida (p. ex., consumo de álcool, privação de sono).

Alterações do tratamento: alterar de maneira gradual; quando trocar o medicamento, introduzir a nova medicação antes de retirar a antiga; o paciente deve ter acesso a orientações imediatas no caso de piora das crises durante os períodos de mudança.

Supervisão à noite para pacientes com alto risco: assistência, uso de alarmes (pesar os benefícios da vida independente contra as penalidades do monitoramento invasivo).

Escolha das medicações: cautela com os antiepilépticos com efeitos cardiorrespiratórios adversos em potencial.

Reagir aos sinais de alerta ictais: crises tônico-clônicas prolongadas associadas a uma cianose acentuada, bradicardia intensa ou apneia e supressão pós-ictal do EEG; crises focais complexas com atonia acentuada (*drop attacks*); crise naqueles com um comprometimento cardíaco ou respiratório preexistente.

Supervisão depois de uma crise tônico-clônica: assistência contínua até que se restaure a consciência completamente; entrar em contato com serviços de emergência para crises convulsivas de alto risco.

EEG, eletroencefalograma; SUDEP (*sudden unexpected death in epilepsy*), morte súbita inesperada em epilepsia. (De Shorvan S, Tomson T: Sudden unexpected death in epilepsy. Lancet 378:2028-2036, 2011.)

611.7 Crises Neonatais

Mohamad A. Mikati e Dmitry Tchapyjnikov

As crises convulsivas possivelmente são o indicador mais importante e comum de disfunção neurológica significativa no período neonatal. A incidência das convulsões é mais alta durante esse período do que em qualquer outro período da vida: 57,5 por mil em lactentes com peso menor que 1.500 g ao nascimento e 2,8 por mil em lactentes com peso entre 2.500 e 3.999 g têm crises convulsivas.

FISIOPATOLOGIA

O cérebro imaturo tem muitas diferenças em relação ao cérebro maduro, e estas o tornam mais excitável e com mais probabilidade de desenvolver crises convulsivas. Com base predominantemente em estudos de animais, nota-se atraso de maturação da Na^+, K^+-adenosina trifosfatase e aumento da densidade dos receptores de NMDA e α-amino-3-hidroxi-5-metilisoxazol-4-propionato (AMPA). Além disso, os tipos específicos de receptores que estão aumentados são aqueles permeáveis ao cálcio (receptores de AMPA GLUR2). Isso contribui para aumento da excitabilidade e para as consequências a longo prazo associadas às crises, particularmente aquelas que resultam de hipoxia perinatal. Os medicamentos bloqueadores dos receptores AMPA, como o topiramato, podem mostrar utilidade nesse contexto clínico.

Outra diferença é a demora no desenvolvimento da transmissão GABAérgica inibitória. De fato, o GABA no cérebro imaturo tem função excitatória, pois o gradiente de cloreto é invertido em relação ao cérebro maduro, estando presentes concentrações mais altas de cloreto no meio intracelular do que no extracelular. Desse modo, a abertura dos canais de cloreto no cérebro imaturo resulta na despolarização da célula, e não na sua hiperpolarização. Esse fenômeno parece ser mais proeminente nos meninos, talvez explicando sua maior predisposição para as convulsões. Contudo, ele é mais aplicável aos animais recém-nascidos do que aos neonatos humanos, pois a regra é que os agentes GABAérgicos são inibitórios nos recém-nascidos humanos, inclusive nos prematuros.

TIPOS DE CRISES NEONATAIS

Existem cinco tipos principais de crises neonatais: sutis, clônicas, tônicas, espasmos e mioclônicas. Os espasmos, as crises clônicas focais, as crises tônicas focais e as crises mioclônicas generalizadas associam-se, em geral, a descargas eletrográficas (crises epilépticas), enquanto os automatismos motores e sutis e os episódios tônicos generalizados e mioclônicos multifocais frequentemente não se associam a descargas e, desse modo, considera-se que representem fenômenos de liberação com movimentos anormais secundários a uma lesão cerebral, e não crises epilépticas verdadeiras (Tabela 611.13). É difícil determinar clinicamente se tais manifestações são convulsões ou fenômenos de liberação, mas a precipitação de tais manifestações por estimulação e o abortamento destas por contenção ou manipulação sugerem que elas não sejam crises epilépticas. É preciso ter em mente, contudo, que as crises epilépticas também podem ser induzidas por estimulação. Desse modo, em muitos casos, especificamente em neonatos doentes com histórico de insultos neurológicos, o monitoramento contínuo por EEG no leito ajuda a fazer tal distinção.

Crises sutis

As crises sutis incluem desvios transitórios dos olhos, nistagmo, piscamento, movimentos com a boca, movimentos anormais nas extremidades (remar, nadar, andar de bicicleta, pedalar e dar passos), flutuações da frequência cardíaca, episódios de hipertensão e apneia. As crises sutis ocorrem mais comumente em prematuros do que nos nascidos a termo.

Crises clônicas

As crises clônicas podem ser focais ou multifocais. As multifocais englobam várias partes do corpo e têm natureza migratória. A migração segue uma tendência não jacksoniana; por exemplo, abalos do membro superior esquerdo podem estar associados a abalos do membro inferior direito. As crises clônicas generalizadas que são bilaterais, simétricas e síncronas são incomuns no período neonatal, presumivelmente devido à diminuição da conectividade associada à mielinização incompleta nessa idade.

Crises tônicas

As crises tônicas podem ser focais ou generalizadas (as generalizadas são mais comuns). As crises focais tônicas incluem posturas persistentes de uma extremidade ou posturas do tronco ou pescoço de modo assimétrico com desvio horizontal persistente dos olhos. As crises tônicas generalizadas são extensões tônicas bilaterais dos membros ou flexões tônicas das extremidades superiores, frequentemente associadas à extensão tônica das extremidades inferiores e do tronco.

Espasmos

Os espasmos são abalos súbitos generalizados que duram 1 a 2 segundos, distinguidos das crises tônicas generalizadas por sua duração mais curta e pelo fato de que os espasmos geralmente se associam a uma descarga única, muito breve e generalizada.

Crises mioclônicas

As crises mioclônicas são divididas em focais, multifocais e generalizadas. Elas podem ser distinguidas das crises clônicas pela rapidez dos abalos (menos de 50 milissegundos) e por sua falta de ritmicidade. As crises mioclônicas focais caracteristicamente envolvem os músculos flexores das extremidades superiores e, algumas vezes, estão associadas a uma atividade epileptiforme no EEG. Os movimentos mioclônicos multifocais envolvem contrações assíncronas de várias partes do corpo e não se associam comumente a descargas epileptiformes no EEG. As crises mioclônicas generalizadas envolvem abalos bilaterais associados à flexão das extremidades superiores e, às vezes, das inferiores. O último tipo de abalos mioclônicos está correlacionado mais comumente com anormalidades do EEG do que os outros tipos.

Convulsões *versus* hiperexcitabilidade

É possível definir hiperexcitabilidade como atividades motoras rápidas, como tremor ou sacudidas, que podem ser encerradas pela flexão ou segurando o membro. As convulsões, por outro lado, não se encerram com a supressão tátil ou motora. A hiperexcitabilidade, ao contrário da maioria das convulsões, é geralmente induzida por um estímulo. Também ao contrário da hiperexcitabilidade, as convulsões costumam envolver desvio dos olhos e alterações autonômicas.

Tabela 611.13 Características clínicas, classificação e fisiopatologia presumida das convulsões neonatais.

CLASSIFICAÇÃO	CARACTERIZAÇÃO
Clônica focal	Contrações rítmicas e repetitivas de grupos musculares dos membros, face ou tronco Pode ser unifocal ou multifocal Pode ocorrer de modo síncrono ou assíncrono em grupos musculares em um lado do corpo Pode ocorrer simultaneamente, mas de modo assíncrono, em ambos os lados Não pode ser suprimida por contenção Fisiopatologia: epiléptica
Tônica focal	Posturas sustentadas dos membros isoladamente Posturas sustentadas assimétricas do tronco Desvio ocular sustentado Não pode ser provocada por estimulação nem suprimida por contenção Fisiopatologia: epiléptica
Tônica generalizada	Posturas simétricas sustentadas dos membros, tronco e pescoço Pode ser flexora, extensora ou mista extensora/flexora Pode ser provocada ou intensificada por estimulação Pode ser suprimida por contenção ou reposicionamento Fisiopatologia presumida: não epiléptica
Mioclônica	Contrações aleatórias, únicas e rápidas de grupos musculares dos membros, face ou tronco Normalmente não repetitiva ou pode recorrer em uma frequência lenta Pode ser generalizada, focal ou fragmentada Pode ser provocada por estimulação Fisiopatologia presumida: pode ser epiléptica ou não epiléptica
Espasmos	Podem ser flexores, extensores ou mistos extensores/flexores Podem ocorrer em salvas Não podem ser provocados por estimulação ou suprimidos por contenção Fisiopatologia: epiléptica
Automatismos motores	
Sinais oculares	Movimentos oculares aleatórios e erráticos ou nistagmo (distinto do desvio ocular tônico) Podem ser provocados ou intensificados por estimulação tátil Fisiopatologia presumida: não epilépticos
Movimentos orobucolinguais	Sucção, mastigação, protrusões da língua Podem ser provocados ou intensificados por estimulação Fisiopatologia presumida: não epilépticos
Movimentos de progressão	Movimentos de remar ou de nadar Movimentos das pernas de pedalar ou de andar de bicicleta Podem ser provocados ou intensificados por estimulação Podem ser suprimidos por contenção ou reposicionamento Fisiopatologia presumida: não epiléptica
Movimentos involuntários complexos	Despertar súbito com aumento transitório da atividade dos membros de forma aleatória Podem ser provocados ou intensificados por estimulação Fisiopatologia presumida: não epiléptica

De Mizrahi EM, Kellaway P. Diagnosis and management of neonatal seizures. Philadelphia, 1998, Lippincott-Raven. Table 4, p. 21.

ETIOLOGIA

A Tabela 611.14 relaciona causas de convulsões neonatais.

Encefalopatia hipóxico-isquêmica

Esta é a causa mais comum de convulsões neonatais, sendo responsável por 50 a 60% dos pacientes. As crises secundárias a essa encefalopatia ocorrem nas primeiras 12 horas após o nascimento.

Eventos vasculares

Incluem hemorragias intracranianas e acidentes vasculares encefálicos isquêmicos, sendo responsáveis por 10 a 20% dos pacientes. Podem-se distinguir três tipos de hemorragia: hemorragia subaracnóidea primária, hemorragia da matriz germinativa-intraventricular e hemorragia subdural. Os pacientes com acidentes vasculares encefálicos arteriais ou trombose de seios venosos podem apresentar convulsão, e tais patologias podem ser diagnosticas por neuroimagens. A trombose de seio venoso pode passar despercebida, a menos que seja solicitada venografia por RM ou TC.

Infecções intracranianas

Infecções bacterianas e não bacterianas são responsáveis por 5 a 10% dos casos de convulsões neonatais e incluem meningite bacteriana, infecções TORCH (*t*oxoplasmose, *o*utras infecções, *r*ubéola, *c*itomegalovírus, *h*erpes-vírus simples) e, particularmente, encefalite por herpes simples.

Malformações cerebrais

As malformações cerebrais são responsáveis por 5 a 10% dos casos de convulsões neonatais. Um exemplo é a **síndrome de Aicardi**, que afeta apenas meninas e consiste em lacunas na retina, agenesia do corpo caloso e crises convulsivas graves, incluindo espasmos infantis subsequentes com hipsarritmia, que algumas vezes é inicialmente unilateral no EEG.

Distúrbios metabólicos

Os distúrbios metabólicos incluem distúrbios na glicose, cálcio, magnésio, outros eletrólitos, aminoácidos ou ácidos orgânicos e dependência de piridoxina (Tabela 611.15).

Hipoglicemia pode causar distúrbios neurológicos e é muito comum em recém-nascidos pequenos e naqueles com mães diabéticas ou pré-diabéticas. A duração da hipoglicemia é importante para determinar a incidência de sintomas neurológicos.

Hipocalcemia ocorre com dois picos. O primeiro corresponde a lactentes com baixo peso ao nascimento e fica evidente nos primeiros 2 a 3 dias de vida. O segundo pico ocorre mais tarde na vida neonatal e frequentemente envolve recém-nascidos grandes a termo que consomem leite que tenha uma proporção desfavorável de fósforo para cálcio e de fósforo para magnésio. A **hipomagnesemia** costuma associar-se à hipocalcemia. A **hiponatremia** pode causar convulsões e é frequentemente secundária à secreção inapropriada do hormônio antidiurético ou à intoxicação hídrica.

Tabela 611.14 Causas de convulsões neonatais de acordo com a idade comum de apresentação.

IDADE DE 1 a 4 DIAS
Encefalopatia hipóxico-isquêmica
Abstinência de substâncias psicoativas, uso materno de substâncias narcóticas ou barbitúricos
Toxicidade medicamentosa: lidocaína, penicilina
Hemorragia intraventricular
Distúrbios metabólicos agudos
- Hipocalcemia
- Sepse
- Hipertireoidismo ou hipoparatireoidismo materno
- Hipoglicemia
- Insultos perinatais, prematuridade, pequeno para a idade gestacional
- Diabetes materno
- Hipoglicemia hiperinsulinêmica
- Hipomagnesemia
- Hiponatremia ou hipernatremia
- Secreção inapropriada do hormônio antidiurético ou iatrogênica
- Erros inatos de metabolismo
- Galactosemia
- Hiperglicinemia
- Distúrbios do ciclo da ureia

A deficiência de piridoxina e piridoxal-5-fosfato (precisa ser considerada em qualquer idade)

IDADE DE 4 a 14 DIAS
Infecção
- Meningite (bacteriana)
- Encefalite (enterovírus, herpes simples)

Distúrbios metabólicos
- Hipocalcemia relacionada com a dieta, fórmula láctea
- Hipoglicemia persistente
- Erros inatos do metabolismo
- Galactosemia
- Frutosemia
- Hipersensibilidade à leucina
- Hipoglicemia hiperinsulinêmica, hiperinsulinismo, síndrome da hiperamonemia
- Hipoplasia da hipófise anterior, tumor das células das ilhotas pancreáticas
- Síndrome de Beckwith

Abstinência de substâncias psicoativas, uso materno de substâncias narcóticas ou barbitúricos
Convulsões neonatais benignas familiares ou não familiares
Kernicterus, hiperbilirrubinemia
Atraso do desenvolvimento, epilepsia, síndrome do diabetes neonatal

IDADE DE 2 a 8 SEMANAS
Infecção
- Encefalite por herpes simples ou enterovírus
- Meningite bacteriana

Traumatismo craniano
- Hematoma subdural
- Violência contra a criança

Erros inatos do metabolismo
- Aminoacidúrias
- Defeitos do ciclo da ureia
- Acidúrias orgânicas
- Adrenoleucodistrofia neonatal

Malformações do desenvolvimento cortical
- Lissencefalia
- Displasia cortical focal

Esclerose tuberosa
Síndrome de Sturge-Weber

Tabela 611.15 Panorama dos achados diagnósticos dos erros inatos do metabolismo que se apresentam com crises neonatais isoladas.

TRANSTORNO	ACHADOS DE RM E ERM	ACHADOS NO LCE	OUTROS EXAMES DIAGNÓSTICOS
Crises dependentes de piridoxina	Normais ou hipoplasia do corpo caloso e do cerebelo	Aumento dos níveis de α-AASA, ácido pipecólico e de marcadores de neurotransmissores	α-AASA e ácido pipecólico na urina e no sangue, teste genético do *ALDH7A1*
Crises dependentes de piridoxal fosfato	Atrofia generalizada	Podem ser normais ou estar presentes alterações inespecíficas	Teste do gene da oxidase da piridoxamina-5-fosfato
Defeitos da biogênese da serina	Inicialmente normais, evoluindo para profunda hipomielinização	Baixos níveis de serina; baixos níveis de glicina ou de 5-MTHF também podem ser encontrados	Biopsia de pele para atividade da 3-fosfoglicerato desidrogenase
Deficiência de GLUT-1	Normais ou atrofia generalizada	Glicose no LCS < 40 mg/dℓ ou < metade da glicemia	FDG-PET; captação de 3-OMG nas hemácias; teste genético para *SLC2A1*
Hiperglicemia não cetótica	Normais ou agenesia ou diminuição da espessura do corpo caloso	Aumento dos níveis de glicina e aumento da relação LCE/plasma da glicina	Atividade da enzima do complexo de clivagem da glicina no fígado; teste genético para hiperglicinemia não cetótica
Deficiência de sulfito oxidase/cofator do molibdênio	Os achados de RM podem simular os da lesão hipóxico-isquêmica; ERM revela aumento dos níveis de lactato, de mioinositol e de colina com diminuição dos níveis de NAA	Normais ou alterações inespecíficas do perfil de aminoácidos	Homocisteína e ácido úrico no plasma; sulfitos, sulfocisteína e tiossulfatos na urina; atividade da enzima sulfito oxidase na pele ou em material de biopsia hepática
Lipofuscinose ceroide neuronal congênita	Hipoplasia cerebral generalizada	Normais	Teste do gene da catepsina D
Deficiência de ácido γ-aminobutírico transferase	RM indica leucodistrofia e agenesia do corpo caloso; ERM indica níveis elevados de ácido γ-aminobutírico nos núcleos da base	Aumento dos níveis de homocarnosina	Atividade enzimática nos linfócitos
Deficiência de di-hidro-pirimidina desidrogenase	Atrofia difusa	Aumento dos níveis de uracila e timina	Teste genético para di-hidropirimidina desidrogenase
Síndromes de deficiência de creatina	RM indica atraso da mielinização ERM revela ausência do pico de creatina	Normais	Creatina e guanidinoacetato no sangue; creatina, creatinina e guanidinoacetato na urina; atividade enzimática dos fibroblastos; testes genéticos específicos

3-OMG, 3-O-metil-D-glicose; 5-MTHF, 5-metiltetra-hidrofolato; α-AASA, emialdeído α-aminoadípico; LCS, líquido cerebrospinal; FDG-PET, tomografia por emissão de pósitron com fluor-desoxi-glicose; RM, ressonância magnética; ERM, espectroscopia por ressonância magnética; NAA, N-acetilaspartato. Informações atualizadas sobre os melhores locais para realizar testes bioquímicos e genéticos em genereviews.org. (De Ficicioglu C, Bearden D: Isolated neonatal seizures: when to suspecto inborn erros of metabolism. Pediatric Neurol 45:283-291, 2011, Table 2.)

Convulsões por **intoxicação com anestésico local** podem ser decorrentes da intoxicação neonatal por anestésicos locais administrados inadvertidamente no couro cabeludo do lactente.

As convulsões neonatais também podem resultar de distúrbios do metabolismo de **aminoácidos** ou **ácidos orgânicos**. Geralmente se associam à acidose e/ou hiperamonemia. No entanto, até mesmo na ausência desses achados, se a etiologia das crises convulsivas não ficar imediatamente evidente, então, para descartar causas metabólicas, é preciso uma investigação metabólica completa (ver Capítulo 611.2), incluindo exame dos aminoácidos séricos, perfil de acilcarnitina, lactato, piruvato, amônia, ácidos graxos de cadeia muito longa (para adrenoleucodistrofia neonatal e síndrome de Zellweger), exame da urina para pesquisa de ácidos orgânicos, semialdeído do ácido α-aminoadípico e sulfocisteína, bem como exame do LCE para pesquisa da glicose, proteínas, células, aminoácidos, lactato, piruvato, semialdeído do ácido α-aminoadípico, fosfato de piridoxal, 5-MTHF (5-metiltetraidrofolato), succinil-adenosina e metabólitos neurotransmissores no LCE. Isso se deve ao fato de que muitos erros inatos do metabolismo, como a hiperglicinemia não cetótica, podem se manifestar com convulsões neonatais (muitas vezes erroneamente interpretadas no início como soluços, que esses pacientes também apresentam) e podem ser detectados apenas por meio de exames. O diagnóstico definitivo de **hiperglicinemia não cetótica**, por exemplo, requer a determinação da relação da glicina no LCE com a glicina no plasma.

Os **distúrbios de dependência de piridoxina** e **de piridoxal** podem causar crises graves. Essas crises convulsivas, muitas vezes clônicas multifocais, em geral se iniciam durante as primeiras horas de vida. É frequente o comprometimento cognitivo associado se o início da terapia for atrasado (ver Capítulo 611.4).

Abstinência de drogas

Em raros casos, as convulsões podem ser causadas por adição passiva do neonato, seguida por abstinência do medicamento. Tais medicamentos incluem os analgésicos narcóticos, sedativos-hipnóticos e outros. As convulsões associadas aparecem durante os primeiros 3 dias de vida.

Síndromes convulsivas neonatais

As síndromes convulsivas incluem **convulsões neonatais benignas (crises do quinto dia)**, que geralmente são crises apneicas e motoras focais, iniciadas por volta do quinto dia de vida. O EEG interictal mostra padrão distinto chamado *teta pontiagudo alternante* (trens de atividade aguda de 4 a 7 Hz), o EEG ictal mostra crises eletrográficas multifocais. Os pacientes têm boa resposta aos medicamentos e bom prognóstico. As **convulsões neonatais familiares benignas** autossômicas dominantes têm início com 2 a 4 dias de vida e geralmente têm remissão com 2 a 15 semanas de idade. As crises consistem em desvio ocular, postura tônica, abalos clônicos e, por vezes, automatismos motores. O EEG interictal geralmente é normal. Elas são causadas por mutações nos genes *KCNQ2* e *KCNQ3*. Cerca de 16% dos pacientes desenvolvem epilepsia no futuro. A **encefalopatia mioclônica precoce** e a **encefalopatia epiléptica infantil precoce (síndrome de Ohtahara)** são discutidas no Capítulo 611.4.

Condições variadas

As condições variadas incluem mioclonias neonatais benignas do sono e hiperecplexia (ver Capítulo 612).

DIAGNÓSTICO

Alguns casos podem ser corretamente diagnosticados apenas avaliando a história pré-natal e pós-natal e realizando um exame físico adequado; entretanto, *as Diretrizes da American Clinical Neurophysiology Society para Monitoramento pelo EEG recomendam tal monitoramento em casos nos quais haja uma preocupação clínica com crises e/ou quando um recém-nascido tenha uma condição que o predisponha a crises convulsivas.* O monitoramento pelo EEG pode mostrar atividade epileptiforme (p. ex., ondas agudas) entre as crises (sugerindo aumento do risco de crises) e confirma a atividade epileptiforme eletrográfica se uma crise clínica for registrada. Além disso, normalmente é necessário fazer o monitoramento por EEG, pois podem ocorrer crises eletrográficas sem a observação de sinais clínicos (**dissociação eletroclínica**). Presume-se que isso seja decorrente da imaturidade das conexões corticais, resultando, em muitos casos, em nenhuma manifestação clínica ou em manifestações mínimas.

Desse modo, monitoramento contínuo por EEG à beira do leito na unidade de terapia intensiva faz parte da prática clínica de rotina em neonatos com risco de crises neonatais e lesão cerebral. Monitoramento por EEG integrado por amplitude (aEEG) está sendo cada vez mais usado como adjunto do monitoramento convencional por EEG e oferece uma representação gráfica no leito da atividade eletrocerebral do neonato, o que pode auxiliar na identificação mais precoce das crises. Os profissionais da enfermagem e outros prestadores de atendimento podem identificar possível atividade epiléptica usando a EEG e então entrar em contato com o neurofisiologista para confirmar a presença ou ausência de crises. Exemplos de situações em que o monitoramento contínuo por EEG deve ser usada incluem casos de **lesão hipóxico-isquêmica** (particularmente se um neonato estiver sendo submetido à hipotermia terapêutica), infarto, hemorragia intracraniana ou infecção do SNC; para triagem das crises em lactentes que recebam agentes paralíticos, lactentes com malformações cerebrais congênitas e/ou lactentes nos quais seja preciso caracterizar eventos clínicos suspeitos de serem crises.

O exame neurológico cuidadoso do lactente pode revelar a causa do distúrbio convulsivo. O exame da retina pode mostrar a presença de coriorretinite, indicando uma infecção TORCH congênita, caso em que está indicada a dosagem dos títulos de anticorpos da mãe e do neonato. A **síndrome de Aicardi** está associada ao coloboma da íris e a lacunas na retina. A inspeção da pele pode mostrar lesões hipopigmentadas características da esclerose tuberosa (visualizadas melhor ao exame com luz ultravioleta) ou as típicas lesões vesiculares com crostas da incontinência pigmentar; ambas as síndromes neurocutâneas são frequentemente associadas a crises mioclônicas generalizadas que têm início precoce na vida. Um odor corporal ou da urina incomum sugere erro inato do metabolismo.

O sangue deve ser coletado para determinar os níveis de glicose, cálcio, magnésio, eletrólitos e ureia. Se hipoglicemia for uma possibilidade, indica-se o exame da glicemia coletado no leito para que o tratamento seja iniciado imediatamente. Pode ocorrer hipocalcemia isolada ou associada à hipomagnesemia. Um nível de cálcio baixo no sangue costuma associar-se a tocotraumatismo ou a uma agressão ao SNC no período perinatal. Causas adicionais incluem diabetes materna, prematuridade, síndrome de DiGeorge e alimentação rica em fosfato. A hipomagnesemia (menor que 1,5 mg/dℓ) costuma associar-se à hipocalcemia e ocorre particularmente em lactentes de mães desnutridas. Nessa situação, as crises são resistentes à terapia com cálcio, mas respondem ao magnésio intramuscular em dose de 0,2 mℓ/kg de uma solução de $MgSO_4$ a 50%. A dosagem dos eletrólitos séricos pode indicar hiponatremia significativa (sódio sérico menor que 115 mEq/ℓ) ou hipernatremia (sódio sérico maior que 160 mEq/ℓ) como causa do distúrbio epiléptico.

A **punção lombar** pode ser indicada para quase todos os recém-nascidos com crises convulsivas, a menos que a causa esteja obviamente relacionada com um distúrbio metabólico (tal como a hipoglicemia ou a hipocalcemia) ou atribuível a uma etiologia estrutural, como a lesão hipóxico-isquêmica ou hemorragia intracraniana. Os achados no LCE podem indicar meningite bacteriana ou encefalite asséptica. O diagnóstico rápido e a terapia apropriada melhoram os resultados para esses neonatos. O LCE hemorrágico indica acidente de punção ou um sangramento subaracnóideo ou intraventricular. A centrifugação imediata da amostra pode ajudar a diferenciar os dois distúrbios. Um sobrenadante claro sugere acidente de punção, e a xantocromia sugere um sangramento subaracnóideo. Recém-nascidos normais com icterícia leve podem ter uma alteração de cor amarelada do LCE que torne a inspeção do sobrenadante menos confiável no período neonatal.

Muitos **erros inatos do metabolismo** causam convulsões generalizadas no período neonatal. Como essas patologias são herdadas de maneira autossômica recessiva ou recessiva ligada ao X, é obrigatório que seja obtido um histórico familiar cuidadoso para determinar se existe consanguinidade ou se irmãos ou familiares próximos desenvolveram crises convulsivas ou evoluíram com óbito em idade precoce. A determinação da amônia no sangue é útil para o rastreio da síndrome da hiperamonemia hipoglicêmica e para suspeita de anormalidades do ciclo da ureia. Além de apresentarem crises clônicas generalizadas, estes últimos neonatos apresentam, durante os primeiros dias de vida, aumento da letargia, evoluindo para coma, anorexia e vômitos, bem como uma fontanela abaulada. Se a gasometria mostrar um *ânion gap* e acidose metabólica com hiperamonemia, os ácidos orgânicos na urina devem ser imediatamente determinados para investigar a possibilidade de uma **acidemia orgânica**, como a metilmalônica ou a propiônica.

A **doença da urina de xarope de bordo** deve ser suspeitada quando ocorre uma acidose metabólica associada a crises clônicas generalizadas, vômitos, fontanela abaulada e rigidez muscular durante a primeira semana de vida. O resultado de um teste de triagem rápido usando 2,4-dinitrofenil-hidrazina que identifica cetoderivados na urina é positivo na doença da urina de xarope de bordo.

Causas metabólicas adicionais de crises neonatais incluem **hiperglicinemia não cetótica**, uma patologia intratável caracterizada por níveis de glicina no plasma e LCE acentuadamente elevados; soluços proeminentes; crises convulsivas generalizadas persistentes; letargia que logo leva ao coma; hiperglicinemia cetótica, na qual as crises se associam a vômitos, desequilíbrios hidreletrolíticos e uma acidose metabólica; e doença de Leigh, indicada por níveis elevados de lactato no sangue e no LCE ou aumento da relação lactato:piruvato. A **deficiência de biotinidase** também deve ser considerada.

A **injeção** acidental **de um anestésico local** em um feto durante o trabalho de parto pode provocar intensas crises tônicas. Geralmente considera-se que esses neonatos tenham tido um parto traumático, pois são flácidos ao nascimento, têm reflexos de tronco encefálico anormais e mostram sinais de depressão respiratória que algumas vezes requer ventilação. O exame clínico pode mostrar um sinal de punção por agulha na pele ou uma perfuração ou laceração do couro cabeludo. Um nível elevado de anestésico no sangue confirma o diagnóstico. O tratamento consiste em medidas de suporte e promoção de diurese por administração de líquidos intravenosos com monitoramento apropriada para impedir a sobrecarga hídrica.

As **crises neonatais familiares benignas**, uma condição autossômica dominante, têm início no 2º ao 3º dia de vida, havendo uma frequência de crises de 10 a 20/dia. Os pacientes são normais entre as crises, e estas cessam em 1 a 6 meses. Elas são causadas por mutações nos genes dos canais de potássio sensíveis à voltagem *Kv7.2* e *Kv7.3* (*KCNQ2* e *KCNQ3*). Outras mutações no gene *Kv7.2* causam encefalopatia epiléptica neonatal grave. As **crises do quinto dia** ocorrem no quinto dia de vida (4 a 6 dias) em neonatos com aspecto normal. As crises em geral são multifocais e estão presentes por menos de 24 horas. O diagnóstico requer a exclusão de outras causas de crises, além do sequenciamento dos genes mencionados. O prognóstico é bom na forma benigna.

A **dependência de piridoxina**, um distúrbio raro, precisa ser considerada quando as crises se iniciam logo depois do nascimento com sinais de sofrimento fetal intraútero e são resistentes aos anticonvulsivantes convencionais, como o fenobarbital ou a fenitoína, mesmo se houver uma resposta inicial. A história pode sugerir que crises semelhantes tenham ocorrido intraútero. Quando houver suspeita de crises dependentes de piridoxina, devem ser administrados 100 mg de piridoxina ou fosfato de piridoxal IV durante a realização do EEG, o que se faz prontamente, uma vez considerado o diagnóstico. As crises cessam de forma abrupta, e o EEG muitas vezes normaliza nas horas seguintes ou um pouco depois. Nem todos os casos de dependência de piridoxina respondem consideravelmente ao *bolus* inicial de piridoxina intravenosa. Portanto, recomenda-se uma prova terapêutica com 6 semanas de piridoxina oral (100 a 200 mg/dia) ou, de preferência, fosfato de piridoxal (já que a piridoxina não beneficia lactentes com a síndrome de dependência de piridoxal, que é um quadro relacionado, porém distinto) para lactentes nos quais um alto índice de suspeita persite depois de uma resposta negativa à piridoxina intravenosa. A dosagem do ácido pipecólico e do semialdeído do ácido α-aminoadípico no sangue (elevados) e do piridoxal-5-fosfato no LCE (diminuído) precisa ser realizada antes do início da prova terapêutica, sem atrasos. Essas crianças necessitam de suplementação de piridoxina oral (100 mg/dia, por vezes, com ácido folínico) ou fosfato de piridoxal (até 50 mg/kg/dia administrados a cada 6 h) durante toda a vida. A deficiência cerebral de folato também deve ser descartada por prova terapêutica (ácido folínico, 1 a 3 mg/kg/dia) e pela determinação dos níveis de 5-metiltetraidrofolato no LCE. O sequenciamento de genes pode confirmar o diagnóstico (ver Capítulo 611.4). Quanto mais cedo for iniciada a terapia nesses distúrbios responsivos a vitaminas, mais favorável o prognóstico.

As convulsões por abstinência de substâncias psicoativas podem ocorrer na unidade neonatal, mas podem levar várias semanas para se desenvolver devido à excreção prolongada da droga pelo neonato. As drogas responsáveis incluem os barbitúricos, os benzodiazepínicos, a heroína e a metadona. O neonato pode encontrar-se agitado, irritado e letárgico e pode apresentar mioclonias ou francas crises clônicas. A mãe pode negar o uso de substâncias; um exame de substâncias no sangue ou na urina é capaz de identificar o agente responsável.

Os neonatos com crises focais, suspeita de AVE ou hemorragia intracraniana e **anormalidades citoarquitetônicas** graves do cérebro (incluindo lissencefalia e esquizencefalia), que clinicamente podem parecer normais ou microcefálicas, devem ser submetidos a exames com RM e TC. Na verdade, é apropriado recomendar imagens a todos os neonatos com convulsões não explicadas por distúrbios da glicemia, do cálcio ou dos eletrólitos.

PROGNÓSTICO

Ao longo das últimas décadas, o prognóstico relacionado às convulsões neonatais tem melhorado devido aos avanços nos cuidados obstétricos e neonatais intensivos. As taxas de mortalidade diminuíram de 40 para 20%. A correlação entre EEG e prognóstico é muito clara. Embora a interpretação do EEG neonatal seja muito difícil, verificou-se que o EEG se associa muito ao prognóstico em neonatos prematuros e nascidos a termo. Uma atividade de base anormal é um poderoso preditor de prognóstico menos favorável no futuro. Além disso, crises eletrográficas prolongadas (mais de 10 min/h), descargas eletrográficas periódicas multifocais e propagação das crises eletrográficas para o hemisfério contralateral também se correlacionam com um prognóstico pior. A etiologia subjacente das crises é o principal determinante do prognóstico. Por exemplo, os pacientes com crises secundárias à encefalopatia hipóxico-isquêmica têm uma chance de 50% de desenvolvimento normal, enquanto aqueles com crises causadas por hemorragia subaracnóidea primária ou hipocalcemia têm prognóstico muito melhor.

TRATAMENTO

A base para a terapia das crises convulsivas neonatais é o diagnóstico e o tratamento da etiologia subjacente (p. ex., hipoglicemia, hipocalcemia, meningite, abstinência de substâncias psicoativas, trauma) sempre que a etiologia puder ser identificada. Existem abordagens conflitantes com referência ao controle das crises neonatais. A maioria dos especialistas preconiza controle completo das crises clínicas, bem como das eletrográficas. Outros argumentam que se trata somente das crises clínicas. Uma consideração importante antes de se iniciarem os anticonvulsivantes é decidir, com base na gravidade, duração e frequência das crises, se o paciente precisa receber terapia intravenosa e dose de ataque com um *bolus* inicial ou pode simplesmente iniciar com doses de manutenção de um medicamento de longa ação. Os pacientes geralmente necessitam de ventilação assistida depois de receberem doses de ataque intravenosas ou orais de antiepilépticos e, desse modo, é preciso tomar precauções para as observações e para as intervenções necessárias.

Lorazepam e outros benzodiazepínicos

O lorazepam costuma ser usado no tratamento agudo das crises neonatais; ele é distribuído no cérebro muito rapidamente e exerce seu efeito anticonvulsivante em menos de 5 minutos. Por não ser muito lipofílico, não é removido do cérebro com muita rapidez. Sua ação pode durar de 6 a 24 horas. Normalmente, não causa hipotensão ou depressão respiratória. A dose é de 0,1 mg/kg quando usado para o tratamento agudo das crises e de 0,05 mg/kg (variação: 0,02 a 0,10 mg/kg) a cada 4 a 8 horas quando usado como medicação regular. O diazepam também tem sido usado, e o midazolam costuma ser iniciado na forma de infusão contínua para os casos refratários de crises neonatais. As doses de midazolam ficam na faixa de 0,05 a 0,15 mg/kg IV em *bolus* intravenoso inicial, com uma infusão contínua de 0,5 a 1 μg/kg/min IV que podem ser gradualmente tituladas de modo ascendente, se tolerado, a cada 5 minutos ou mais, até um máximo de cerca de 33 μg/kg/min (2 mg/kg/h).

Fenobarbital

O fenobarbital é considerado por muitos o medicamento de longa ação de primeira escolha nas convulsões neonatais. O uso ou não de um benzodiazepínico inicialmente é algo que depende da situação clínica. A dose de ataque habitual do fenobarbital é de 20 mg/kg. Caso essa dose não seja efetiva, então podem ser administradas doses adicionais de 5 a 10 mg/kg até ser alcançada uma dose de 40 mg/kg. Pode ser necessário suporte respiratório depois do ataque com fenobarbital. Vinte e quatro horas depois de iniciar a dose de ataque, pode-se iniciar a dose de manutenção com 3 a 6 mg/kg/dia, geralmente administradas em duas doses separadas. O fenobarbital é metabolizado no fígado e excretado pelos rins. Desse modo, qualquer anormalidade na função desses órgãos que altere o metabolismo do fármaco pode resultar em toxicidade. Nos neonatos com acidose ou doença crítica que possa alterar o conteúdo de proteínas no sangue, devem ser cuidadosamente acompanhados os níveis livres (não ligados a proteínas) do medicamento. O uso do fenobarbital pode estar associado à dissociação eletroclínica, na qual as crises eletrográficas persistem apesar da resolução das crises clínicas depois que o medicamento é administrado. Portanto, é obrigatório o monitoramento subsequente por EEG para descartar atividade epiléptica subclínica.

Fenitoína e fosfenitoína

O único ensaio clínico randomizado e controlado para comparar a eficácia do fenobarbital *versus* fenitoína não revelou que um fármaco fosse superior ao outro para o tratamento das crises neonatais. Desse modo, fosfenitoína ou fenitoína podem ser usadas como agentes de primeira ou segunda escolha. Devido à sua reduzida solubilidade, reações cutâneas locais potencialmente graves, interação com outros medicamentos e possível toxicidade cardíaca, a fenitoína intravenosa não é usada amplamente, e a fosfenitoína é o agente preferido. A fenitoína é prescrita em uma dose de ataque de 20 mg/kg em uma taxa não excedendo 0,5 a 1,0 mg/kg/min para prevenir problemas cardíacos; a medicação precisa ser evitada em pacientes com cardiopatia significativa. A frequência cardíaca deve ser monitorada enquanto o fármaco é administrado. Não é possível diluir fenitoína ou fosfenitoína em soluções glicosadas. Além disso, a fenitoína e a fosfenitoína não devem ser administradas juntamente com lidocaína intravenosa devido à preocupação de que ambos os fármacos aumentem o risco de arritmias cardíacas e de hipotensão.

Como afirmado antes, a fosfenitoína, que é um profármaco éster fosfato, é preferível à fenitoína. É altamente solúvel em água e pode ser administrada de forma muito segura pela via intravenosa e intramuscular, sem causar lesão dos tecidos. A fosfenitoína é administrada em equivalentes de fenitoína (EF). A dose de ataque habitual de fosfenitoína é 15 a 20 EF/kg administrados ao longo de 30 minutos. Podem ser administradas doses de manutenção de 4 a 8 EF/kg/dia. Como é o caso do fenobarbital, os níveis livres do medicamento devem ser monitorados em neonatos cujo pH do sangue ou o conteúdo de proteínas possam não ser normais.

Outros medicamentos

Cerca de 45% dos neonatos respondem ao primeiro fármaco usado caso este seja fenobarbital ou fenitoína, e mais de 15% respondem ao segundo fármaco. Relata-se que o **levetiracetam** (que pode ser utilizado por via intravenosa com a conversão conveniente para a solução oral mais tardiamente) e o topiramato (oral) são medicamentos de segunda e terceira escolhas para quase metade dos neuropediatras pesquisados, e têm sido usados por alguns até mesmo antes do fenobarbital ou da fenitoína em casos selecionados. As doses usadas são 30 a 60 mg/kg/dia de levetiracetam, por vezes mais baixas ou mais altas, e 5 a 10 mg/kg/dia de topiramato (às vezes doses mais altas). Estão crescendo as evidências de que a lidocaína seja um agente efetivo de segunda ou terceira escolha, e alguns estudos sugerem que seja superior aos benzodiazepínicos no tratamento de crises neonatais. Uma dose em *bolus* de 2 mg/kg é administrada, seguida por uma infusão em uma taxa de 4 a 6 mg/kg/h. Não se relataram arritmias cardíacas nem hipotensão nessa faixa posológica, mas existe o potencial para efeitos colaterais em doses mais altas. A lidocaína não deve ser usada juntamente com a fenitoína ou com a fosfenitoína devido a preocupações com efeitos colaterais cardíacos. A bumetanida era usada como medicação adjuvante, particularmente com o fenobarbital, por seu efeito no gradiente de cloreto; entretanto, o estudo aberto mais recente não mostrou benefício a mais e sugeriu que o uso da bumetanida se associe a um aumento do risco de perda auditiva. O uso de primidona, carbamazepina, lamotrigina ou valproato, embora relatado em alguns estudos, raramente é justificado. O valproato, por exemplo, tem maior probabilidade de toxicidade em crianças com menos de 2 anos de idade do que nas crianças com mais idade.

Duração da terapia

A duração da terapia está relacionada com o risco de desenvolver epilepsia mais tarde em lactentes que tenham apresentado convulsões neonatais, o qual varia de 10 a 30% e depende do exame neurológico individual, da etiologia das crises e do EEG na ocasião da alta hospitalar. Em geral, se o EEG não mostrar evidências de atividade epileptiforme antes da alta, então os medicamentos serão normalmente reduzidos de forma gradual nessa ocasião. Se o EEG permanecer paroxístico, então a decisão em geral é adiada por vários meses após a alta.

A bibliografia está disponível no GEN-io.

611.8 Estado de Mal Epiléptico

Mohamad A. Mikati e Dmitry Tchapyjnikov

O estado de mal epiléptico (EME) é uma emergência médica que deve ser prevista em qualquer paciente que apresente uma convulsão aguda. A ILAE redefiniu o EME para refletir o momento em que o tratamento deve ser iniciado (t_1) e o momento em que a atividade epiléptica contínua leva a sequelas a longo prazo (t_2), como lesão neuronal, dependendo do tipo de EME. No passado, o tempo de corte era de 30 min, com base em estudos com animais que mostravam evidências de dano neuronal após esse corte no tempo, mas ele foi reduzido para enfatizar os riscos envolvidos com durações mais longas e a necessidade de intervenção farmacológica precoce e agressiva. Para crises tônico-clônicas generalizadas, define-se EME como uma atividade convulsiva contínua ou atividade epiléptica convulsiva generalizada recorrente sem retomada da consciência (t_1 = 5 min, $t_2 \geq$ 30 min). A definição difere para o EME que consista em crises focais disperceptivas (t_1 = 10 min, t_2 = 30 min) e EME com ausências (t_1 = 10 a 15 min, t_2 = desconhecido). O tipo mais comum de EME é o **estado de mal epiléptico convulsivo** (tônico, clônico ou tônico-clônico generalizado), mas outros tipos também ocorrem, incluindo **estado de mal não convulsivo** (focal disperceptivo, ausência), estado de mal mioclônico, epilepsia parcial contínua e estado de mal epiléptico neonatal. A incidência do estado de mal epiléptico varia entre 10 e 60 por 100 mil habitantes em vários estudos. O EME é mais comum em crianças com menos de 5 anos, tendo uma incidência nesse grupo etário superior a 100 por 100 mil crianças.

Cerca de 30% dos pacientes que apresentam EME estão tendo sua primeira crise epiléptica, e aproximadamente 40% deles desenvolvem epilepsia no futuro. O **estado de mal epiléptico febril** é o tipo mais comum de EME em crianças. Nas décadas de 1950 e 1960, foram relatadas taxas de mortalidade de 6 a 18% após EME; hoje em dia, com o reconhecimento do EME como emergência médica, observa-se uma taxa de mortalidade mais baixa, em torno de 4 a 5%, a maior parte desta devido à etiologia subjacente, e não às crises epilépticas. O EME gera um risco de aproximadamente 14% de novos déficits neurológicos, a maioria deles (12,5%) secundários à patologia subjacente.

O **estado de mal epiléptico não convulsivo** se manifesta como um estado confusional, demência, hiperatividade com problemas comportamentais, comprometimento flutuante da consciência, por vezes com instabilidade para sentar-se ou caminhar, flutuação do estado mental, estado confusional, alucinações, paranoia, agressividade, catatonia ou sintomas psicóticos. Deve ser considerado em qualquer uma dessas situações, especialmente em uma criança não responsiva ou com encefalopatia. A **epilepsia parcial contínua** foi definida previamente e pode ser causada por tumor, etiologias vasculares, doença mitocondrial (miopatia mitocondrial, encefalopatia, acidose láctica e episódios do tipo AVE [MELAS]) e encefalite de Rasmussen.

O **estado de mal epiléptico refratário** é aquele em que não ocorre resposta à terapia, em geral com pelo menos duas medicações (um benzodiazepínico e mais uma medicação). Atualmente, a tendência é não atribuir uma duração mínima, enquanto, no passado, era citada uma duração mínima de 30 minutos, 60 minutos ou até 2 horas. O **estado de mal epiléptico super-refratário** é aquele que apresenta falha na resposta terapêutica ou que recorre em 24 horas ou mais apesar de terapia que inclua uma infusão contínua com midazolam e/ou pentobarbital.

O **estado de mal epiléptico refratário com início recente (NORSE)** foi identificado como uma entidade distinta que pode ser causada por quase qualquer uma das etiologias do EME em um paciente sem epilepsia prévia. Também costuma ter etiologia desconhecida, supostamente encefálica ou pós-encefálica, pode durar semanas ou mais e, muitas vezes, mas nem sempre, tem mau prognóstico. A **encefalopatia epiléptica devastadora em crianças em idade escolar (DESC)**, também chamada **encefalopatia epiléptica refratária induzida por febre em crianças em idade escolar (FIRES)**, é uma síndrome de EME refratário que está associada a infecções febris agudas, parece ter natureza parainfecciosa e ser altamente farmacorresistente, mas muitas vezes responsiva à dieta cetogênica.

ETIOLOGIA

As etiologias incluem epilepsia de início recente de qualquer tipo; intoxicação medicamentosa (p. ex., antidepressivos tricíclicos) em crianças e uso abusivo de substâncias psicoativas e álcool em adolescentes; abstinência ou superdosagem de substâncias psicoativas em pacientes que façam uso de antiepilépticos; hipoglicemia; hipocalcemia; hiponatremia; hipomagnesemia; traumatismo craniano agudo; encefalite; meningite; encefalite autoimune (como as síndromes antirreceptor de NDMA, a encefalopatia responsiva a esteroides associada à tireoidite autoimune/SREAT e as síndromes de anticorpos complexos de canais de potássio controlados por voltagem); acidente vascular encefálico isquêmico (arterial ou venoso); hemorragia intracraniana; dependência do ácido folínico, de piridoxina e do fosfato de piridoxal (estes geralmente presentes em lactentes, mas o início também pode ser mais tarde na infância); erros inatos do metabolismo (ver Capítulo 611.2), como a hiperglicinemia não cetótica em neonatos e a encefalopatia mitocondrial com acidose láctica (MELAS) em lactentes, crianças e adolescentes; epilepsias relacionadas com os canais iônicos (p. ex., mutações dos canais de sódio e potássio analisadas nas seções anteriores); lesão hipóxico-isquêmica (p. ex., depois de parada cardíaca); condições sistêmicas (como encefalopatia hipertensiva, encefalopatia posterior reversível, encefalopatia renal ou hepática); tumores cerebrais; e qualquer outro distúrbio que possa causar epilepsia (como as malformações cerebrais, distúrbios neurodegenerativos, diferentes tipos de epilepsia mioclônica progressiva, doenças de depósito).

Uma afecção rara chamada **síndrome de hemiconvulsão-hemiplegia-epilepsia** consiste em EME febril prolongado presumivelmente causado por encefalite aguda focal que resulta em atrofia no hemisfério envolvido, hemiplegia contralateral e epilepsia crônica. Deve-se levantar a suspeita precocemente na tentativa de controlar as crises o mais cedo possível. Esta e a condição semelhante já mencionada, denominada FIRES, provavelmente têm uma etiologia parainfecciosa-autoimune. A **encefalite de Rasmussen** frequentemente causa a epilepsia parcial contínua (ver Capítulo 611.3) e, algumas vezes, EME convulsivo. Vários tipos de infecções têm mais probabilidade de causar encefalite com EME, como o herpes simples (estado de mal convulsivo e parcial complexo), *Bartonella* (particularmente estado de mal não convulsivo), vírus Epstein-Barr e micoplasma (encefalomielite pós-infecciosa com qualquer tipo de estado de mal epiléptico). A encefalite pós-infecciosa e a encefalomielite disseminada aguda são causas comuns de EME, incluindo EME refratário. O HHV6 pode causar uma síndrome epiléptica distinta com EME límbico em pacientes imunossuprimidos.

MECANISMOS

Os mecanismos que levam ao estabelecimento da atividade epiléptica sustentada vista no EME parecem envolver: (1) falta de dessensibilização dos receptores de glutamato AMPA, desse modo causando a persistência do aumento da excitabilidade, e (2) redução da inibição mediada pelo GABA em decorrência de internalização intracelular dos receptores $GABA_A$. Isso explica a observação clínica de que, quanto mais longa a duração da crise epiléptica, menor a probabilidade do EME de cessar no período de tempo próximo específico e pelo fato de os benzodiazepínicos demonstrarem perder a eficácia quanto mais tempo durar a atividade epiléptica. Durante o EME, existe aumento da taxa metabólica cerebral e um aumento compensatório do fluxo sanguíneo cerebral que, depois de aproximadamente 30 min, não é capaz de manter-se frente aos aumentos da taxa metabólica cerebral. Isso leva a uma transição de tensões de oxigênio cerebral adequada para inadequada e, juntamente com outros fatores, contribui para lesão neuronal decorrente do EME.

TERAPIA

O EME é uma emergência médica que exige atenção inicial e contínua à segurança das vias respiratórias, respiração e circulação (com monitoramento contínuo dos sinais vitais, inclusive do ECG) e determinação e controle da etiologia subjacente (p. ex., hipoglicemia). Estudos laboratoriais, incluindo glicose, sódio, cálcio, magnésio, hemograma completo, painel metabólico básico, TC e EEG contínuo são necessários para todos os pacientes. Frequentemente são necessárias culturas do sangue e do LCE, rastreios toxicológicos e exames para erros inatos do metabolismo. Os níveis séricos dos antiepilépticos precisam ser determinados em todos os pacientes que já estejam fazendo uso desses medicamentos. O EEG é útil para descartar **pseudoestado de mal epiléptico** (reação conversiva psicológica que simula o EME) ou outros distúrbios dos movimentos (coreia, tiques), tremores, clônus com estimulação e postura descerebrada/decorticada. O EEG também pode ser útil para identificar o tipo de EME (generalizado *vs.* focal), o que pode orientar mais exames para a etiologia subjacente e posterior terapia. O EEG também pode ajudar a distinguir entre depressão pós-ictal e estágios mais tardios do EME nos quais as manifestações clínicas sejam sutis (p. ex., abalos mioclônicos mínimos) ou ausentes (dissociação eletroclínica) e pode ajudar a monitorar a terapia, particularmente em pacientes paralisados e intubados. As neuroimagens precisam ser consideradas depois que a criança estiver estabilizada, sobretudo se for indicada pelas manifestações clínicas, por uma natureza assimétrica ou focal das anormalidades do EEG ou por falta de conhecimentos sobre a etiologia subjacente.

A terapia inicial de emergência deve ser iniciada para crises convulsivas que durem mais de 5 min e envolve o uso de um benzodiazepínico (Figura 611.7). As Diretrizes da American Epilepsy Society para EME recomendam o uso de lorazepam intravenoso, diazepam intravenoso ou midazolam intramuscular como agentes de primeira escolha. As Diretrizes para EME da Neurocritical Care Society recomendam lorazepam intravenoso como agente de primeira escolha e, se o paciente não tiver acesso intravenoso, o uso do midazolam intramuscular. A Tabela 611.16 descreve os medicamentos e doses normalmente usados no EME. Caso não se disponha de um acesso intravenoso, outras opções além do midazolam intramuscular incluem o midazolam sublingual ou intranasal, o lorazepam intranasal ou o diazepam retal. Em todas essas opções, a depressão respiratória é um efeito colateral em potencial para o qual o paciente deve ser monitorado e tratado conforme necessário. Se as crises persistirem por 5 min depois da dose inicial de benzodiazepínico, deve-se administrar uma segunda dose do fármaco. Menos evidências apoiam o uso de fenitoína/fosfenitoína, fenobarbital, valproato ou levetiracetam como agentes de primeira escolha alternativos. Além disso, em alguns lactentes justifica-se uma tentativa de uso da piridoxina.

Caso a terapia de emergência com um benzodiazepínico não tenha sucesso (crises persistentes 5 minutos depois da segunda dose de benzodiazepínico), fosfenitoína, valproato ou levetiracetam são as opções recomendadas para a terapia de urgência. A fosfenitoína é administrada em uma dose de ataque de 20 EF/kg e geralmente dosa-se o nível 2 horas mais tarde para assegurar que uma concentração terapêutica foi alcançada. Dependendo do nível e da resposta, pode-se iniciar uma dose de

Cronologia

Intervenções no departamento de emergência, contexto de paciente internado ou contexto pré-hospitalar com paramédicos treinados

0 a 5 min fase de estabilização

1. Estabilize o paciente (vias respiratórias, respiração, circulação, exame neurológico para avaliar déficits)
2. Monitore o tempo desde o início da crise, monitore os sinais vitais
3. Avalie a oxigenação, forneça oxigênio por cateter nasal/máscara; considere intubação se for necessária assistência respiratória
4. Inicie o monitoramento com ECG
5. Colete sangue por meio de punção da ponta do dedo para glicemia. Se glicose < 60 mg/dℓ, então
   Adultos: 100 mg de tiamina IV e depois 50 mg de glicose a 50%
   Crianças ≥ 2 anos: 2 mℓ/kg de glicose a 25% IV   Crianças < 2 anos: 4 mℓ/kg e glicose a 12,5%
6. Tente acesso IV e faça coleta para eletrólitos, hematologia, triagem toxicológica (se apropriado), níveis séricos de anticonvulsivantes

A crise persiste? Sim → próxima fase; Não → Se o paciente estiver no nível basal, então cuidados médicos sintomáticos

5 a 20 min fase de terapia inicial

Um benzodiazepínico é a terapia de escolha inicial (Nível A)

Escolha uma das três opções de primeira escolha equivalentes com posologia e frequência:
- Midazolam intramuscular (10 mg para > 40 kg, 5 mg para 13 a 40 kg, dose única, Nível A) OU
- Lorazepam intravenoso (0,1 mg/kg/dose, máx: 4 mg/dose, podendo repetir a dose uma vez, Nível A) OU
- Diazepam intravenoso (0,15 a 0,2 mg/kg/dose, máx. 10 mg/dose, podendo repetir a dose uma vez, Nível A)

Se nenhuma das 3 opções for possível, escolha uma das seguintes:
- Fenobarbital intravenoso (15 mg/kg/dose, dose única, Nível A) OU
- Diazepam retal (0,2 a 0,5 mg/kg, máx.: 20 mg/dose, dose única, Nível B) OU
- Midazolam intranasal (Nível B), midazolam sublingual (Nível B)

A crise persiste? Sim → próxima fase; Não → Se o paciente estiver no nível basal, então cuidados médicos sintomáticos

20 a 40 min segunda fase da terapia

Não existem evidências baseadas na segunda terapia de escolha preferida (Nível U):

Escolha uma das seguintes opções de segunda escolha administradas em dose única
- Fosfenitoína intravenosa (20 mg EF/kg, máx: 1.500 mg EF/dose, dose única, Nível U) OU
- Ácido valproico intravenoso (40 mg/kg, máx: 3.000 mg/dose, dose única, Nível B) OU
- Levetiracetam intravenoso (60 mg/kg, máx: 4.500 mg/dose, dose única, Nível U)

Se nenhuma das opções anteriores for possível, escolha uma das seguintes (se ainda não tiver sido usada)
- Fenobarbital intravenoso (15 mg/kg, dose máx., Nível B)

A crise persiste? Sim → próxima fase; Não → Se o paciente estiver no nível basal, então cuidados médicos sintomáticos

40 a 60 min terceira fase da terapia

Não há evidências claras para orientar a terapia nesta fase (Nível U):

As escolhas incluem: repetir a terapia de segunda escolha ou doses anestésicas de tiopental, midazolam, pentobarbital ou propofol (todos com monitoramento contínuo por EEG)

Se o paciente estiver no nível basal, então cuidados médicos sintomáticos

Figura 611.7 **Algoritmo proposto para o tratamento do estado de mal epiléptico.** Declaração de isenção de responsabilidade: Este(a) algoritmo/diretriz se destina a auxiliar os clínicos fornecendo uma estrutura analítica para avaliação e tratamento de pacientes com estado de mal epiléptico. Não tem o objetivo de estabelecer um padrão de assistência comunitário, de substituir o julgamento médico do clínico, nem de estabelecer um protocolo para todos os pacientes. As condições clínicas contempladas por este(a) algoritmo/diretriz não se aplicarão a todos os pacientes e nem serão eficazes em todos. Abordagens não contempladas neste(a) algoritmo/diretriz podem ser apropriados(as). (*De Glauser T, Shinnar S, Gloss D et al.: Eviden-based Guideline: treatment of convulsive status epilepticus in children and adults: repor of the Guideline committee of the American Epilepsy Society, Epilepsy Currents 16[1]:48-61, 2016, Fig. 1.*)

manutenção no mesmo momento ou, mais comumente, 6 horas após o *bolus* inicial. O valproato é administrado em uma dose de ataque de 20 a 40 mg/kg, mas seu uso deve ser evitado em pacientes com menos de 2 anos de idade e naqueles com disfunção hepática ou doença mitocondrial. O levetiracetam é administrado em doses de ataque de 30 a 60 mg/kg e é bem tolerado, embora existam menos dados referentes à sua eficácia. O fenobarbital intravenoso é uma opção alternativa caso o valproato, a fosfenitoína ou o levetiracetam não estejam disponíveis, mas não é recomendado como terapia de primeira escolha na urgência devido aos seus efeitos colaterais. A dose de fenitoína usada em neonatos geralmente é de 20 mg/kg como dose de ataque, mas, em lactentes e crianças, a dose costuma ser mais baixa para evitar depressão respiratória, sendo repetida se não houver resposta adequada. Se as crises persistirem depois da administração da medicação de urgência, é preciso tomar a decisão referente a administrar outra dose com outros agentes de segunda escolha ou prosseguir para uma infusão contínua. Essa decisão vai depender do caso. As Diretrizes da Neurocritical Care Society para EME sugerem que o controle definitivo das crises deva ser obtido em 60 min desde o início da crise, o que pode levar à opção por terapia mais agressiva (prosseguindo para a infusão contínua e intubação) em um paciente que já tinha crises convulsivas há mais de 30 a 60 minutos. Devido às diversas opções à disposição para a escolha dos fármacos para abortar crises prolongadas, é importante que cada instituição desenvolva seu próprio algoritmo para a conduta no EME a fim de aumentar a eficácia e diminuir a demora no tratamento.

Depois de ser administrada a segunda ou terceira medicação, e às vezes antes disso, o paciente pode necessitar ser intubado. Todos os pacientes com EME, mesmo aqueles que respondem, precisam ser

Tabela 611.16 Doses dos antiepilépticos comumente usados no estado de mal epiléptico.

MEDICAMENTO*	VIA	DOSE
Lorazepam	Intravenosa	0,1 mg/kg até o máximo de 4 mg, podendo ser repetido em 5 a 10 min
	Intranasal	0,1 mg/kg até o máximo de 5 mg
Midazolam	Intravenosa	0,2 mg/kg até dose total de 10 mg, podendo ser repetido em 5 a 10 min Manutenção por infusão contínua: 0,05 a 2 mg/kg/h
	Intramuscular	0,2 mg/kg
	Intranasal	0,2 mg/kg
	Sublingual	0,5 mg/kg
Diazepam	Intravenosa	0,15 mg/kg até dose máxima total de 10 mg, podendo ser repetido em 5 a 10 min
	Retal	2 a 5 anos: 0,5 mg/kg 6 a 11 anos: 0,3 mg/kg ≥ 12 anos: 0,2 mg/kg
Fosfenitoína	Intravenosa	Ataque: 20 mg/kg EF, taxa máxima de infusão de 50 mg EF/min Manutenção: 4 a 8 mg/kg/24 h fracionados 3 vezes/d
Cetamina	Intravenosa	Ataque: 1 mg/kg Manutenção: 0,5 a 2 mg/kg/h
Fenobarbital†	Intravenosa	Ataque: 15 a 20 mg/kg (máximo de 1.000 mg) Manutenção: 3 a 5 mg/kg/24 h fracionados 2 vezes/d
Coma por pentobarbital†	Intravenosa	Ataque: 5 a 15 mg/kg Manutenção: 1 a 5 mg/kg/h
Propofol†	Intravenosa	Ataque: 1 a 2 mg/kg Infusão de manutenção: 1,2 a 3,9 mg/kg/h
Tiopental†	Intravenosa	Ataque: 2 a 7 mg/kg, taxa máxima de infusão de 50 mg/min Infusão de manutenção: 0,5 a 5 mg/kg/h
Valproato†	Intravenosa	Ataque: 20 a 40 mg/kg Manutenção: 30 a 60 mg/kg/24 h fracionados 2 vezes/d
Lacosamida†	Intravenosa	Ataque: 4 a 8 mg/kg (máximo de 400 mg) Manutenção: 4 a 12 mg/kg/dia fracionados 2 vezes/d (máximo de 400 mg/dia)
Levetiracetam	Intravenosa	Ataque: 30 a 60 mg/kg (máximo de 4.500 mg) Manutenção: 30 a 60 mg/kg/24 h fracionados 2 vezes/d (máximo de 3.000 mg/dia)
Topiramato	Via enteral	Ataque: 5 a 10 mg/kg Manutenção: 5 a 12 mg/kg/dia fracionados 2 vezes/d (máximo de 400 mg/dia)

*Reflete as atuais tendências de uso, que podem não ser aprovadas pela FDA. Veja indicações da FDA na Table 611.8. †Pode causar prolongamento do PR. EF, equivalentes da fenitoína.

admitidos em uma unidade de terapia intensiva para completar a terapia e o monitoramento. De modo ideal, as terapias de emergência e de urgência devem ter administradas em menos de 30 minutos, de modo a iniciar a terapia subsequente prontamente, reduzindo assim as chances de sequelas. Para o **tratamento do estado de mal epiléptico refratário**, usa-se *bolus* intravenoso, seguido pela infusão contínua de midazolam, propofol, pentobarbital ou tiopental. Os *bolus* subsequentes e o ajuste da taxa de infusão geralmente são realizados na dependência da resposta clínica e do EEG. Como a maioria desses pacientes precisa ser intubada e imobilizada (bloqueadores neuromusculares), o EEG se torna o método de escolha para o seguimento desses pacientes. O objetivo é fazer cessar a atividade epiléptica eletrográfica antes de reduzir a terapia. Em geral, isso implica na obtenção de um EEG completamente atenuado. Alguns consideram que pode ser suficiente obter um padrão de surto-supressão, e os períodos de atenuação/supressão, em tal caso, precisam ser de 8 a 20 segundos para garantir a interrupção da atividade irritativa eletrográfica. No entanto, essa é uma área em que precisam ser feitos mais estudos.

Os pacientes em uso dessas terapias precisam de atenção cuidadosa à pressão arterial e às complicações sistêmicas, e alguns desenvolvem falência de múltiplos órgãos. Não é incomum que os pacientes em coma induzido pelo pentobarbital necessitem do uso de múltiplos vasopressores para manter a pressão arterial durante a terapia.

A escolha entre as opções referidas para tratar o EME super-refratário depende da experiência do centro específico. O midazolam provavelmente oferece menos efeitos colaterais, porém é menos efetivo, sendo o coma barbitúrico mais efetivo, porém com risco mais alto de efeitos colaterais. Alguns pacientes que recebem propofol desenvolvem uma síndrome por infusão de propofol com acidose láctica, instabilidade hemodinâmica e rabdomiólise com taxas de infusão mais altas (> 67 µg/kg/min). Isso limita o uso do propofol na população pediátrica. Eletrólitos, creatinofosfoquinase e a função orgânica precisam ser monitorados se um paciente estiver recebendo propofol em infusão. Muitas vezes, o coma barbitúrico e as terapias similares são mantidos por um ou mais dias antes de ser possível diminuir gradualmente a terapia, via de regra em alguns dias. No entanto, em alguns casos, incluindo os de NORSE, tais terapias precisam ser mantidas por várias semanas ou até meses. Embora o prognóstico dos casos de NORSE costume ser reservado, e muitos pacientes não sobrevivam, ainda é possível uma recuperação significativa, apesar de uma evolução prolongada. Isso também parece aplicar-se à síndrome FIRES.

Pacientes com **estado de mal epiléptico super-refratário (SRSE)** têm atividade epiléptica persistente ou recorrência das crises apesar de 24 horas de anestesia geral com medicamentos como o midazolam, pentobarbital e/ou propofol. Além dessas infusões contínuas, em geral se inicia politerapia com outros antiepilépticos, embora faltem dados com referência à estratégia ideal de tratamento. Os fármacos mais comumente usados são a fosfenitoína, o valproato, o fenobarbital, o levetiracetam, o topiramato e a lacosamida. Se o acréscimo de tais fármacos não tiver sucesso, no parágrafo seguinte, descrevem-se outras opções de tratamento para SRSE, embora as evidências que dão sustentação a esses tratamentos sejam limitadas a séries ou relatos de casos. O tratamento precisa ser individualizado e é de máxima importância identificar a etiologia subjacente para o SRSE, já que tratar a etiologia subjacente também pode tratar as crises (imunoterapia para a encefalite antirreceptor de NMDA).

A infusão de cetamina está se tornando opção de tratamento mais reconhecida. A cetamina é um antagonista do receptor de NMDA e pode ser de particular benefício, já que os receptores de NMDA ficam regulados para cima no EME. Também se verifica que a **dieta cetogênica** é efetiva em crianças, embora a resposta possa levar até 1 semana após o início da dieta e a cetose seja mais difícil de obter se o paciente estiver recebendo pentobarbital, pois este tem um líquido transportador rico em carboidratos. A imunoterapia com esteroides intravenosos, imunoglobulinas e/ou trocas de plasma costuma ser usada em casos de SRSE de etiologia obscura. Em situações específicas, como na **encefalite antirreceptor de NMDA** ou **vasculite do SNC**, a imunoterapia pode ser a primeira escolha. Como se pode levar algum tempo para o diagnóstico definitivo das encefalites autoimunes, a imunoterapia costuma ser iniciada empiricamente caso a história clínica seja compatível com o diagnóstico. **Anestésicos inalatórios**, como o isoflurano, têm sido usados para SRSE, mas se associam a algumas reações adversas e exigem a presença de anestesiologista na beira do leito, o que limita seu uso. **Hipotermia induzida** também tem sido usada, mas são necessários mais estudos para avaliar sua segurança e eficácia. Em casos selecionados de SRSE lesional, a neurocirurgia de emergência pode ser uma opção. Tais casos incluem realizar hemisferectomia para a **encefalite de Rasmussen** ou ressecção focal se as crises forem secundárias a uma área de displasia cortical. Também se relata o uso de estimulação do nervo vago, de eletroconvulsoterapia e de estimulação magnética transcraniana (para epilepsia parcial contínua). A alopregnanolona, um neuroesteroide, tem se mostrado promissora no tratamento de SRSE pediátrico e do adulto, e atualmente estão em andamento ensaios clínicos para determinar melhor sua eficácia.

Para o **estado de mal epiléptico não convulsivo** e **epilepsia parcial contínua**, a terapia precisa ser adequada de acordo com as manifestações clínicas e consiste geralmente em experiências de DAE orais sequenciais ou algumas vezes parenterais sem recorrer ao coma barbitúrico ou à supermedicação, que poderia resultar em comprometimento respiratório. A abordagem do estado de mal epiléptico focal com comprometimento da percepção é algumas vezes semelhante à do estado de mal epiléptico convulsivo generalizado e outras vezes intermediário entre a abordagem para a epilepsia focal e para o estado de mal epiléptico, dependendo da gravidade.

A bibliografia está disponível no GEN-io.

611.9 Crises Reflexas (Crises Precipitadas por Estímulo)

Mohamad A. Mikati e Dmitry Tchapyjnikov

Muitos pacientes com epilepsia podem identificar os eventos precipitantes ou provocadores que os predisponham a ter uma crise. Os precipitantes comuns nesses pacientes incluem estresse, privação de sono, febre ou fadiga.

Existe outro grupo de pacientes que apresenta crises epilépticas em resposta a um estímulo sensorial ou atividade especificamente identificável e se considera que tenha crises reflexas. Como nenhum "reflexo" conhecido está envolvido, termos mais apropriados podem ser "crises epilépticas precipitadas" ou "sensíveis a estímulos sensoriais". Os estímulos podem ser externos (luz, padrões, música, escovação dos dentes) ou internos (aritmética, leitura, pensamento, autoinduzidos). As crises reflexas podem ser generalizadas, focais, não convulsivas, de ausência ou mioclônicas. Um padrão é o das crises fotossensíveis, nas quais **estimulação fótica** repetitiva induz descargas epileptogênicas fotoparoxísticas no EEG e, algumas vezes, crises.

As crises epilépticas fotossensíveis são um distúrbio bem reconhecido estimulado por luzes fortes ou que piscam (TV, videogames, discotecas, espetáculos de luzes em shows) ou padrões (TV, videogames, linhas na estrada ao longo da viagem). Pode ocorrer sensibilidade visual em 0,3 a 3% da população, enquanto crises fotossensíveis ou induzidas por padrões podem ocorrer em uma em cada 4 mil pessoas no grupo etário de risco de 5 a 25 anos. Quando crianças japonesas foram expostas a um desenho animado do Pokémon que induzia a crises convulsivas em muitas delas, somente 24% tinham uma história de crises espontâneas prévias. Os pacientes tendem a deixar de ter crises por fotossensibilidade ou induzidas por padrões por volta dos 30 anos. Respostas fotoparoxísticas, com uma resposta anormal do EEG à fotoestimulação, são mais comuns do que as crises fotoinduzidas.

Para os pacientes com crises fotossensíveis isoladas ou induzidas por padrões, a abordagem inicial é evitar ou modificar os estímulos. Tais atividades podem incluir o uso de óculos de sol azuis ou polarizados, evitar videogames com luz piscante (*flash* de luz) e alto contraste, evitar discotecas, usar um controle remoto para TV ou assistir à TV em sala bem iluminada a uma distância maior que 2,40 m, além de cobrir um dos olhos quando em uma situação provocativa.

A bibliografia está disponível no GEN-io.

611.10 Síndrome de *Nodding*

Michael J. Boivin

A síndrome de *nodding* (cabeceio) é uma síndrome de encefalopatia epiléptica progressiva tipificada por crises atônicas que afeta crianças entre 5 e 15 anos de idade em regiões geograficamente localizadas, incluindo Uganda, Libéria, Tanzânia, República Democrática do Congo e o sul do Sudão. A prevalência é de aproximadamente 6,8 por mil crianças. Os episódios de balanceio da cabeça se caracterizam por crises de movimentos paroxísticos da cabeça para a frente, pelo menos diariamente, rápidos, com duração de vários minutos; alguns pacientes ficam não responsivos, enquanto outros respondem a comandos ou continuam o que estavam fazendo antes do episódio. Essas crises podem ser indicativas de crises atônicas, embora também possam existir crises epilépticas associadas definidas como tônico-clônicas generalizadas ou de *ausência*. O EEG demonstra uma atividade de base lenta desorganizada interictal de pontas-ondas lentas generalizadas de 2,5 a 3,0 Hz com eletrodecréscimo generalizado e, na eletromiografia paraespinal, uma queda sugestiva de uma crise atônica. Os episódios de balanceio da cabeça podem ser desencadeados durante as refeições quando o paciente ingere alimentos quentes ou líquidos frios; a temperatura ambiente fria também pode desencadear um episódio de balanceio da cabeça. Indica-se o tratamento das crises; entretanto, a resposta ao tratamento não é boa.

A síndrome de *nodding* se caracteriza por retardo do crescimento cerebral, que inclui significativa atrofia cerebral perto do hipocampo e da substância glial do cérebro e significativo comprometimento cerebelar. As análises de rotina do LCE geralmente são negativas, mas a RM do cérebro mostra atrofia cerebral e cerebelar. Um estudo por RM em pacientes com a doença na Tanzânia revelou que a anormalidade mais frequente foi a atrofia generalizada, seguida por patologias intraparenquimatosas, como alterações do hipocampo, lesões gliόticas e anormalidades do sinal subcortical. Epidemiologicamente, há uma associação entre patologias cerebrais intraparenquimatosas e infecção da pele por *Onchocerca volvulus*. O nematódeo é carregado pela mosca negra, cujas picadas podem causar oncocercose, tipo altamente prevalente de cegueira causada por infecção.

Dada a extensão da patogênese cerebral na doença de *nodding*, não causa surpresa ser acompanhada por neurodeficiência cognitiva profunda durante toda a vida, graves problemas de comportamento e taxas de mortalidade elevadas (a Tabela 611.17 relaciona definições de casos). A origem dessas crises é desconhecida. Normalmente, originam-se em crianças previamente hígidas, embora possa haver uma história familiar de crises epilépticas.

Estudos em Uganda apoiam a hipótese de que a síndrome de *nodding* seja um transtorno epiléptico autoimune causado por mimetismo molecular com os antígenos da *O. volvulus*. Exames histológicos necroscópicos dos cérebros têm revelado material polarizável na maioria dos espécimes, mas é difícil de caracterizar ou identificar. Há evidências de autoanticorpos contra leiomodina-1 no soro e no LCE de pacientes ugandenses com a síndrome de *nodding*. Como os anticorpos contra leiomodina-1 reagem de modo cruzado com as proteínas da *O. volvulus*, a síndrome de *nodding* pode ser uma epilepsia autoimune iniciada pela infecção causada por esse parasita. Portanto, pode ser prevenível pelo tratamento com antiparasitários, como o fármaco ivermectina. Talvez também seja tratável em seus estágios iniciais com terapias imunomoduladoras.

A oncocercose tende a ter a prevalência mais alta em áreas rurais do leste e centro da África, onde o atendimento à saúde e as infraestruturas de serviço social são pouco desenvolvidos. Assim, famílias com crianças

Tabela 611.17 Consenso da definição de caso e consenso modificado da definição de caso para a síndrome de *nodding* – Uganda, 2012-2013.*

TIPO DE CASO	CONSENSO DA DEFINIÇÃO DE CASO	CONSENSO MODIFICADO DA DEFINIÇÃO DE CASO
Caso suspeito	Balanceio da cabeça relatado (queda involuntária e repetitiva da cabeça em direção ao tórax em duas ou mais ocasiões) em uma pessoa previamente hígida	Balanceio da cabeça relatado (queda involuntária e repetitiva da cabeça em direção ao tórax em duas ou mais ocasiões) em uma pessoa previamente hígida
Caso provável	Caso suspeito de balanceio da cabeça, com ambos os critérios maiores: Idade de início varia de 3 a 18 anos Frequência de 5 a 20 por minuto	Caso suspeito de balanceio da cabeça com um critério maior: Idade de início varia de 3 a 18 anos
	Além disso, pelo menos 1 dos seguintes critérios menores: outras anormalidades neurológicas (declínio cognitivo, abandono escolar devido aos problemas cognitivos ou comportamentais, outras crises convulsivas ou anormalidades neurológicas) Agrupar no espaço ou no tempo com casos semelhantes Desencadeado por alimento ou temperatura fria Déficit de crescimento ou nanismo Atraso no desenvolvimento sexual ou físico Sintomas psiquiátricos	Além disso, pelo menos 1 dos seguintes critérios menores: Outras anormalidades neurológicas (declínio cognitivo, abandono escolar devido aos problemas cognitivos ou comportamentais, outras crises convulsivas ou anormalidades neurológicas) Agrupar no espaço ou no tempo com casos semelhantes Desencadeado por alimento ou temperatura fria Déficit de crescimento ou nanismo Sintomas psiquiátricos
Caso confirmado	Provável caso com episódio de balanceio da cabeça documentado Observado e registrado por um profissional de saúde treinado *ou* Vídeo do episódio de balanceio da cabeça *ou* Vídeo/EEG/EMG documentando o balanceio da cabeça como crises atônicas	Provável caso com episódio de balanceio da cabeça documentado Observado e registrado por um profissional de saúde treinado *ou* Vídeo do episódio de balanceio da cabeça *ou* Vídeo/EEG/EMG documentando o balanceio da cabeça como crises atônicas

*O consenso da definição de caso foi elaborado no primeiro Encontro Científico Internacional sobre a Síndrome de *Nodding*, ocorrida em 30 de julho a 1º de agosto de 2012 em Kampala, Uganda. Relatório da reunião disponível em: http://www.who.int/neglected_diseases/diseases/Nodding_syndrom_Kampala_Report_2102.pdf. O consenso modificado da definição de caso foi desenvolvido durante a pesquisa em março de 2013, em estágio único, conduzida pelo Centers for Disease Control and Prevention (CDC) e o Ministério da Saúde de Uganda para avaliar a prevalência da síndrome de *nodding* em Uganda. EEG, eletroencefalograma; EMG, eletromiografia. (De Iyengar PJ, Wamala J, Ratto J *et al.*: Prevalence of nodding syndrome – Uganda, 2012-2013. MMWR Morb Mortal Wkly Rep 63:603-606, 2014, Table 1.)

afetadas pela doença de *nodding*, muitas vezes existindo à margem dos recursos em áreas de pobreza extrema, têm pouco em termos de recursos de atendimento à saúde necessários para enfrentar a profunda incapacidade que resulta dessa doença. Isso diminui ainda mais o prognóstico para essas crianças devido ao aumento de risco por lesão acidental (queimaduras pelas chamas durante o preparo de alimentos), desnutrição pela dificuldade de alimentação e/ou negligência.

A bibliografia está disponível no GEN-io.

Capítulo 612
Distúrbios Paroxísticos Não Epilépticos

Mohamad A. Mikati e Makram M. Obeid

Estima-se que o diagnóstico errôneo de epilepsia seja elevado, em torno de 5 a 40%, o que implica que muitos pacientes possam ser submetidos a exames complementares e possam receber tratamentos de forma desnecessária. Frequentemente, tudo o que é preciso para diferenciar os transtornos paroxísticos não epilépticos da epilepsia baseia-se em uma anamnese cuidadosa e detalhada e no exame clínico meticuloso; algumas vezes, no entanto, um eletroencefalograma (EEG) ou exames complementares mais avançados podem ser necessários. A ampla disponibilidade de gravações em vídeo em telefones celulares e outros dispositivos em casa ou na escola pode trazer informações importantíssimas. Os transtornos paroxísticos não epilépticos podem ser classificados de acordo com a idade de apresentação e as manifestações clínicas: (1) síncope e outros paroxismos generalizados, (2) distúrbios dos movimentos e outros movimentos e posturas anormais, (3) anomalias oculomotoras e alucinações visuais e (4) transtornos relacionados ao sono (Tabela 612.1).

SÍNCOPE E OUTROS PAROXISMOS GENERALIZADOS

Apneia

Os episódios de apneia (pausa respiratória > 20 s) em neonatos e de apneia resultante da compressão do tronco encefálico estão geralmente associados à bradicardia. Por outro lado, a apneia associada a convulsões é frequentemente acompanhada por taquicardia. É importante notar que há exceções, visto que a bradicardia pode ocorrer durante algumas crises epilépticas, e a apneia grave de qualquer etiologia pode ser seguida por convulsões anóxicas. O termo **evento inexplicável breve resolvido (BRUE**; do inglês, *brief resolved unexplained event*) substituiu o termo **evento aparentemente letal** (**ALTE**; do inglês, *apparent life-threatening event*) e é definido como evento observado em um lactente, ocorrendo de forma súbita, breve e com autorresolução, consistindo em um ou mais dos seguintes achados: (1) cianose ou palidez; (2) respiração ausente, diminuída ou irregular; (3) acentuada alteração do tônus (hipo ou hipertonia); e (4) alteração do nível de responsividade (ver Capítulo 403). Um BRUE, que geralmente dura menos de 1 min, é diagnosticado somente quando não há explicação evidente após a realização de uma anamnese e exame físico apropriados. A **apneia do sono** pode ser central (comumente observada em neonatos prematuros) ou obstrutiva. A apneia também pode ser secundária à iminente herniação cerebral e à compressão intermitente do tronco encefálico no contexto de hipertensão intracraniana ou malformações de Chiari. A **síndrome de Ondine** (síndrome de hipoventilação alveolar central congênita idiopática) consiste em um controle ventilatório inadequado com períodos de apneia prolongada, requerendo traqueostomia e ventilação mecânica (ver Capítulo 446.2).

Tabela 612.1 Distúrbios paroxísticos não epilépticos de acordo com a idade de apresentação.

IDADE	SÍNCOPE E OUTROS PAROXISMOS GENERALIZADOS	DISTÚRBIOS MOTORES E OUTROS MOVIMENTOS ANORMAIS	ANOMALIAS OCULOMOTORAS E VISUAIS	DISTÚRBIOS DO SONO
Neonato	Apneia Distúrbio de dor extrema paroxística	Hiperexcitabilidade (*jitteriness*), tremor, aumento do reflexo de Moro, soluços Hiperecplexia Coreoatetose distônica paroxística	Opistótono tônico paroxístico Hemiplegia alternante da infância, olhar fixo, sonhar acordado e "falta de responsividade"	Mioclonia neonatal benigna do sono Transtornos da transição do sono, REM
Lactentes	Crises reflexas anóxicas Crises de perda de fôlego Vertigem paroxística benigna Distúrbio de dor extrema paroxística	Hiperexcitabilidade (*jitteriness*) Síndrome de Sandifer Coreoatetose distônica paroxística Mioclonia benigna infantil precoce Moro patológico Crises de estremecimento, crises atônicas da cabeça no lactente Torcicolo benigno paroxístico Transtornos psicológicos Hemiplegia alternante da infância Balançar de cabeça (*jactatio capitis*) Reações a fármacos	Opistótono tônico paroxístico Apraxia oculomotora *Spasmus nutans* Síndrome de opsoclono-mioclonia, olhar fixo, sonhar acordado e "falta de responsividade"	Transtornos de despertar parcial no sono não REM Transtornos do sono REM Narcolepsia Transtornos da transição do sono (sonambulismo, sonilóquio)
Crianças e adolescentes	Vertigem paroxística benigna Valsalva compulsiva Enxaqueca hemiplégica familiar Síncope (QT longo, vasovagal, ortostática vasovagal, induzida por enxaqueca) Crises psicogênicas Amnésia global transitória Crises de hiperventilação, transtorno factício	Tiques Tremor Moro patológico Discinesias paroxísticas Hemiplegia alternante da infância Torcicolo paroxístico benigno Ataxia episódica Transtornos psicológicos incluindo transtorno factício por procuração, simulação Masturbação Crises psicogênicas Cataplexia *Jactatio capitis* (balançar de cabeça) Raiva episódica Reações a drogas, transtorno factício	Sonhar acordado e "falta de responsividade" Reações a drogas, alucinações, neve visual Reações conversivas, transtorno factício	Transtornos de despertar parcial do sono não REM Transtornos do sono REM Narcolepsia Transtornos da transição do sono (sonambulismo, sonilóquio) Mioclonia do sono Síndrome das pernas inquietas, reações conversivas, transtorno factício

REM, movimento ocular rápido. (De Obeid M, Mikati MA: Expanding spectrum of paroxysmal events in children: potential mimickers of epilepsy, *Pediatr Neurol* 37(5):309-316, 2007.)

Crises de perda de fôlego

O termo **crises de perda de fôlego** é, na verdade, impróprio, visto que esses episódios não são necessariamente autoinduzidos, mas decorrentes da imaturidade do sistema autônomo, e ocorrem em duas diferentes formas. O primeiro tipo é **a crise de perda de fôlego com palidez**, que é causada por bradicardia secundária a um reflexo vagal-cardíaco e assistolia. O segundo tipo é a **perda de fôlego cianótica**, ou **azul**, que não ocorre durante a inspiração, mas é decorrente da apneia expiratória prolongada e *shunt* intrapulmonar (ver Capítulo 43). Os episódios geralmente começam com um choro (frequentemente, no tipo pálido, choro "silencioso" com importante palidez) e progridem para apneia e cianose. As crises tendem a começar entre 6 e 18 meses de idade. Síncope, postura tônica e até mesmo crises convulsivas anóxicas reflexas podem ocorrer após episódios mais graves, principalmente nas crises de perda de fôlego do tipo pálido. Traumatismo (até uma batida leve na região da cabeça), dor e frustração, principalmente de forma inesperada, são desencadeantes comuns. Geralmente há antecedente familiar de síncope vasovagal ou crises de perda de fôlego. De modo geral, apenas a orientação e a tranquilização dos pais são suficientes, tendo em vista que esses episódios são, em geral, autolimitados e desaparecem em alguns anos. No entanto, recomenda-se a investigação para anemia e distúrbios elétricos cardíacos com um eletrocardiograma, já que as crises pioram nas crianças com anemia ferropriva e raramente podem ser o sinal de apresentação de síndromes do QT longo. Raramente, podem ser necessários anticolinérgicos (p. ex., sulfato de atropina, 0,03 mg/kg/dia em 2 a 3 doses fracionadas, com dose máxima diária de 1 a 2 mg) ou terapia medicamentosa antiepiléptica na presença de convulsões anóxicas recorrentes, prolongadas e que não respondam a outras medidas. Se forem necessários medicamentos antiepilépticos, não é recomendável usar medicamentos que aumentem a irritabilidade, como o levetiracetam. É importante também orientar os pais em como lidar com as crises mais graves com medidas de primeiros socorros ou mesmo reanimação cardiopulmonar básica, caso necessário. Relata-se que episódios extremamente graves, resultando em bradicardia acentuada e assistolia, respondem ao implante de um marca-passo cardíaco. Todos os pais devem aprender a não prover ganho secundário quando os episódios ocorrem, pois isso pode reforçá-los. Ademais, o preparo para experiências desagradáveis (como receber uma injeção), em vez de surpreender a criança, pode ajudar a limitar o número de crises.

Manobra de Valsalva compulsiva

Em crianças com deficiência intelectual, incluindo a síndrome de Rett, as convulsões por síncope podem ser autoinduzidas por manobras como a de Valsalva. Nesse caso, há interrupção verdadeira da respiração com duração usual de aproximadamente 10 s durante a inspiração. Alguns clínicos defendem o uso de naloxona em tais casos. Na experiência do autor, a manobra de Valsalva compulsiva raramente pode fazer parte de uma crise de pânico ou de um transtorno conversivo. Quando clinicamente estereotipada, são necessários EEGs prolongados e investigação cuidadosa por um epileptogista pediátrico, a fim de descartar crises epilépticas.

Síncope neuromediada

A síncope pode se apresentar como crises de queda (*drop attack*) e também causar convulsões generalizadas, chamadas *convulsões anóxicas*. Tais convulsões – desencadeadas por uma redução súbita da oxigenação cerebral – são clinicamente similares às crises epilépticas generalizadas, com as quais podem ser confundidas. A **síncope vasovagal (neurocardiogênica)** é geralmente desencadeada por desidratação, calor, longos períodos de pé sem movimentação, banhos quentes, visualização de sangue, dor, deglutição, vômito, exposição súbita ao frio, como em uma imersão em água fria, e episódio de estresse súbito (ver Capítulo 87). A anamnese geralmente direciona para a diferenciação entre a síncope e as crises epilépticas: inicialmente, há palidez e sudorese, seguidas por visão turva, tontura e náuseas e, então, colapso gradual com perda da consciência. É importante o fato de que tais características prodrômicas têm um aparecimento insidioso e aumentam de forma gradual, frequentemente a partir de um estado de mal-estar, quando precedem a síncope. No entanto, na epilepsia, quando auras com características semelhantes precedem uma convulsão, tais características geralmente são súbitas, têm curta duração e são seguidas por outras manifestações de convulsões parciais complexas, como automatismos estereotipados. A dor abdominal, uma aura comum da epilepsia do lobo temporal, ocorre na síncope vasovagal e pode ser um desencadeante ou uma consequência desse processo (hiperatividade vagal intestinal). A incontinência urinária e um breve período de espasmos convulsivos não são incomuns na síncope vasovagal – ocorrem com frequência de 10 e 50%, respectivamente. A confusão pós-ictal é rara, e a regra é a ocorrência apenas de um breve cansaço pós-ictal com grande capacidade subsequente de retomada das atividades planejadas. A maioria das crianças com síncope vasovagal tem um familiar de primeiro grau afetado; relatos demonstram herança autossômica dominante em pelo menos algumas famílias. O EEG é normal, e o teste de inclinação (*tilt test*) tem sido usado com fins diagnósticos em casos selecionados. Na maioria dos casos com história típica, esse teste não é necessário. Em adição, **anafilaxia induzida pelo exercício** tem sido raramente observada. Na **síncope pelo alongamento**, que ocorre principalmente em adolescentes enquanto alongam o pescoço e o tronco para trás e os braços para fora ou durante flexão do pescoço, o mecanismo presumido é a interrupção mecânica da perfusão cerebral causada por compressão das artérias vertebrais. Em alguns outros casos, isso pode se associar a um processo estilomastóideo anormalmente prolongado, comprimindo as carótidas. Se houver suspeita da última condição, são necessárias neuroimagens com tomografia computadorizada (TC) ou ressonância magnética (RM) do crânio para o diagnóstico apropriado da anomalia estilomastóidea. **Enxaqueca** também pode induzir síncope vasovagal. Outras causas de síncope incluem insuficiência autonômica primária, que é rara em crianças, e a disautonomia familiar, que é a única forma relativamente comum. A **disautonomia familiar**, doença comum em judeus Asquenaze, caracteriza-se pela ausência de secreção de lágrimas por emoção, depressão de reflexos patelares e ausência de reação eritematosa após a injeção intradérmica de histamina. A **deficiência de dopamina β-hidroxilase** é uma causa muito rara de disfunção autonômica primária e é caracterizada por um período perinatal complicado (hipotensão, hipotonia, hipotermia), ptose, palato altamente arqueado, articulações hiperflexíveis, nictúria e, mais tarde, comprometimento da ejaculação.

Síndrome da taquicardia postural

Ver Capítulo 87.1.

Síncope cardíaca

Ver também Capítulos 87 e 463.

As síndromes de QT longo (QTL) podem causar síncope "pálida" ou branca com risco de morte. Essas síndromes são acompanhadas pelas arritmias ventriculares e, em geral, *torsade de pointes* ou mesmo fibrilação ventricular. Há mais de 10 tipos de síndromes de QT longo. Quando acompanhada por surdez congênita, é parte da síndrome autossômica recessiva de Jervell e Lange-Nielsen (tipo 1, QTL 1, associada à mutação no canal de potássio *KvLQT1*). A síndrome de Romano-Ward é autossômica dominante com penetrância incompleta (QTL 2 está associada a uma mutação no gene *HERG* do canal de potássio). A QTL 3 está associada a uma mutação no gene *SCN1A* do canal de sódio; QTL 4, a uma mutação na proteína ancirina; QTL 5 (forma mais branda), a mutações em *KCNE1*; QTL 6, a mutações no gene *KCNE2* dos canais de potássio; QTL 9, a mutações na proteína relacionada ao canal de sódio caveolina; e QTL 10, a mutações no gene *SCN4B* do canal de sódio. QTL 7 e QTL 8 associam-se a manifestações clínicas e neurológicas. A síndrome de QTL 7 (Andersen-Tawil) está associada a: paralisia periódica, anomalias do desenvolvimento esquelético, clinodactilia, orelhas de implantação baixa e micrognatia (mutações no gene *KCNJ2*). A síndrome de QTL 8 ou de Timothy (mutações no gene *CACNA1C* dos canais de cálcio) manifesta-se com cardiopatia congênita, autismo, sindactilia e imunodeficiência. Todos os membros da família de uma criança afetada devem ser investigados. Os indivíduos acometidos precisam ser submetidos ao implante de desfibriladores cardíacos e suas famílias devem aprender a realizar a reanimação cardiopulmonar. Em geral, as crianças com transtorno convulsivo de aparecimento recente e etiologia a esclarecer devem ser submetidas a um eletrocardiograma para descartar a presença de uma síndrome de QTL mascarada como convulsão. A síncope cardíaca é geralmente súbita, sem o aparecimento gradual e os sintomas que acompanham a síncope vagal. A estenose aórtica pode causar síncope súbita durante o pico de realização de exercícios (geralmente hipertrófica) ou logo depois de seu término (geralmente valvular), e sua suspeita justifica a solicitação de um ecocardiograma.

Enxaqueca e variantes de enxaqueca

A **enxaqueca hemiplégica familiar (FHM**; do inglês, *familial hemiplegic migraine*) é um tipo raro autossômico dominante de enxaqueca com a característica proeminente de fraqueza motora transitória. As crises começam cedo, entre 5 e 7 anos de idade. Em uma criança com suscetibilidade genética, as crises podem ser precipitadas por traumatismo craniano, esforço ou estresse emocional. Os três genes comumente identificados são *CACNA1A* (subunidade dos canais de cálcio neuronais) na FHM1, *ATP1A2* (subunidade de sódio e potássio da adenosina trifosfatase) na FHM2 e *SCN1A* (subunidade dos canais de sódio neuronais) na FHM3. Mutações de outros genes, como PRRT2, também podem causar FHM. No entanto, pelo menos um quarto das famílias acometidas e a maioria dos casos esporádicos não apresentam mutações nesses três genes. As cefaleias ocorrem em todas as crises na maioria dos pacientes. A presença de fenômenos negativos (p. ex., dormência, escotomas visuais), além de fenômenos positivos (parestesia, luzes brilhantes) e a ocorrência progressiva e sucessiva de sinais e sintomas visuais, sensoriais, motores, afásicos e basilares, nessa ordem, ajudam a diferenciar esses episódios das crises epilépticas. Déficits cerebelares persistentes (p. ex., nistagmo, ataxia) podem estar presentes. Verapamil, acetazolamida e lamotrigina têm sido usados com sucesso na prevenção das crises, e o verapamil e a cetamina têm sido usados em episódios agudos, enquanto derivados do ergot, nimodipino, Midrin® (mucato de isometepteno, dicloralfenazona e paracetamol) e, provavelmente, triptanas e propranolol devem ser evitados devido ao risco de exacerbação das crises. É interessante notar a ocorrência concomitante de crises epilépticas em uma minoria de pacientes com enxaqueca hemiplégica. É importante também observar que as crises recorrentes similares à enxaqueca hemiplégica podem ser sintomas da síndrome de Sturge-Weber ou de diversas doenças metabólicas (p. ex., encefalopatia mitocondrial com acidose láctica e episódios similares aos AVEs, bem como hemiplegia alternante da infância).

A **vertigem paroxística da infância** é um equivalente comum da enxaqueca que consiste em breves episódios de vertigem por segundos a minutos, frequentemente acompanhada por desequilíbrio postural e nistagmo. É importante notar que a vertigem nem sempre se refere a movimentos de rotação; pode também se referir a movimentos para a frente ou para trás (vertigem titubeante), quando as crianças às vezes relatam que objetos estão se movendo em sua direção. A criança parece assustada durante o episódio. Diaforese, náuseas, vômito e, raramente, tinido, podem estar presentes. Os episódios geralmente desaparecem aos 6 anos de idade. Os achados à RM e ao EEG são normais, mas o teste calórico, se realizado, pode demonstrar função vestibular anormal. A administração de difenidramina, em dose de 5 mg/kg/dia (com máximo de 300 mg/dia), pode ser feita em salvas de crises. O tratamento preventivo com cipro-heptadina pode raramente ser necessário em caso de crises frequentes.

A **síndrome dos vômitos cíclicos (SVC)** é outra variante de enxaqueca periódica que pode responder a antiepilépticos ou a medicações usadas no tratamento da enxaqueca. Essa e outras síndromes periódicas foram associadas a mutações genéticas que causam enxaqueca hemiplégica. Os vômitos recorrentes também podem ser causados por neuromielite óptica, doença de Alexander juvenil, patologia do tronco encefálico, erros inatos do metabolismo com apresentações intermitentes e crises epilépticas, geralmente do lobo temporal não dominante, no qual, como em geral, há comprometimento da consciência. A profilaxia para a SVC inclui medicamentos como amitriptilina, propranolol, cipro-heptadina, sumatriptana, eritromicina, coenzima Q, fluoxetina ou antiepilépticos. A terapia aguda geralmente consiste em soro glicosado a 10% IV com ondansetrona e um anti-histamínico ou benzodiazepínico.

A síndrome de Alice no País das Maravilhas (ver *Alucinações visuais*, adiante), enxaqueca confusional e enxaqueca abdominal também são variantes de enxaqueca. Deve-se observar que muitos pacientes com enxaqueca ou variantes de enxaqueca (inclusive FHM) têm epilepsia coexistente, e as crianças com epilepsia têm incidência mais alta de cefaleias do tipo enxaqueca, em comparação com a população geral, de modo que os prestadores de assistência devem estar cientes de que tais pacientes têm sintomas atribuíveis a ambas.

Transtornos psicológicos

As crises não epilépticas psicogênicas (pseudocrises, PNES [do inglês *psychogenic nonepileptic seizures*) são reações conversivas que podem ser diagnosticadas clinicamente com base nas características das crises (Tabela 612.2). Geralmente é possível se obter um vídeo do evento, visto que a maioria dos episódios é testemunhada. Se necessário, o diagnóstico pode ser confirmado mediante a realização de um videoeletroencefalograma (VEEG) com o registro de um episódio que permita a eliminação de quaisquer dúvidas sobre sua natureza, visto que, frequentemente, esses eventos ocorrem em pacientes que também apresentam crises epilépticas. A história social é muito importante, pois as PNES costumam ser, com frequência, uma reação a abuso físico ou sexual ou à incapacidade de enfrentar tarefas psicossociais. O melhor tratamento agudo para essas crises é tranquilizar o paciente acerca de sua natureza relativamente benigna e dar apoio, mas sem reforçar positivamente o episódio. O uso de termos como **crises não epilépticas por estresse** facilita a comunicação com as famílias, dada a conotação frequentemente percebida como negativa do termo **psicogênico**. A avaliação e o acompanhamento psiquiátrico são necessários para a descoberta da psicopatologia subjacente e para o estabelecimento do suporte contínuo, visto que as convulsões psicogênicas podem persistir por longos períodos. O diagnóstico da simulação e do transtorno factício por procuração (antigamente chamado síndrome de Munchausen por procuração) é frequentemente difícil, mas uma abordagem similar à usada nas crises psicogênicas, incluindo o monitoramento por VEEG, pode ajudar. Casos tristes de perda de consciência relacionados com sufocamento causado pelos cuidadores em lactentes e pré-escolares também têm sido relatados.

Transtorno de dor extrema paroxística

O transtorno de dor extrema paroxística, previamente chamado de síndrome familiar de dor retal, é causado por uma mutação com ganho de função em um gene autossômico dominante em um canal de sódio (Nav1.7) codificado pelo gene *SCN9A*. O transtorno da dor extrema paroxística geralmente tem início no período neonatal ou na infância e persiste por toda a vida. A princípio, há predominância inicialmente

Tabela 612.2 Comparação entre as crises generalizadas e alguns transtornos que podem mimetizá-las.

DOENÇA	PRECIPITANTES (PODEM NÃO SE APLICAR A TODOS OS PACIENTES)	PRÓDROMO	SINTOMAS ICTAIS	SINTOMAS PÓS-ICTAIS
Convulsões generalizadas	Privação de sono, televisão, vídeo games, padrões visuais e estimulação fótica	Raramente irritabilidade ou alterações comportamentais não específicas	Geralmente por 2 a 3 min O nível de consciência pode estar preservado nas convulsões atônicas ou em algumas tônicas Movimentos bilaterais sincronizados Mordedura da língua	Recuperação lenta com depressão pós-ictal, incontinência (pode também ser ictal)
Síncope: vasovagal Síncope com convulsões anóxicas reflexas Síncope: vagal trigeminal Síncope: ortostática	Fadiga, estresse emocional, desidratação, vômito, engasgo, deglutição Traumatismo craniano de menor gravidade, surpresas desagradáveis Água fria no rosto Ficar em pé, tomar banho de imersão, acordar	Visão turva, tinido, tonturas, náuseas, sudorese Choro em crises de perda de fôlego	Perda de consciência por segundos, palidez e raramente convulsões anóxicas reflexas	Recuperação rápida sem depressão pós-ictal
Hiperecplexia	Estímulos auditivos e táteis	Ausente	Rigidez tônica, cianose se grave, excitação sem fadiga induzida pelo ato de tapar o nariz	Dependendo da gravidade, pode haver depressão pós-ictal
Cardíaca	Exercício	Ausente	Perda de consciência, geralmente por somente alguns segundos, palidez	Raramente
Psicogênica	Sugestão, estresse	Ausente	Olhos fechados e oposição ativa às tentativas de abri-los Movimentos não sincronizados de membros, com variação entre as crises Atividade motora cessa e reinicia durante uma crise Choro sentido ou não Ausência de lesão Pode responder à sugestão durante a "perda de consciência" Duração geralmente superior a 2 a 3 min	Ausência de depressão pós-ictal

Adaptada de Obeid M, Mikati MA: Expanding spectrum of paroxysmal events in children: potential mimickers of epilepsy, *Pediatr Neurol* 37(5):309-316, 2007.

das manifestações autonômicas, com rubor cutâneo em todos os casos, alteração de cor em arlequim e crises tônicas na maioria dos pacientes. Ocorre síncope grave com bradicardia e, às vezes, assistolia. Mais tarde, o transtorno é caracterizado por crises de dor intensa em queimação, frequentemente no reto, nas áreas oculares ou mandibulares. No entanto a dor também pode ser difusa em outros pacientes. As crises são desencadeadas por evacuação, frio, vento, alimentação e emoção. A carbamazepina é usada, mas a resposta tende a ser incompleta. Crianças com um comprometimento neurológico muitas vezes podem ter irritabilidade sem etiologia clara mesmo depois de investigações, e há relatos de que possa haver resposta à gabapentina (para irritabilidade neurológica).

Tempestades autonômicas

As tempestades autonômicas também são denominadas crises diencefálicas, hiperatividade simpática paroxística, tempestades simpáticas, instabilidade autonômica paroxística com distonia, disautonomia e disfunção autonômica central. Episódios de hiperidrose, alterações da pressão arterial, temperatura e instabilidade autonômica ocorrem em pacientes com grave lesão cerebral difusa ou lesão hipotalâmica localizada e têm sido denominados tempestades autonômicas. O uso do termo **convulsões diencefálicas** é desencorajado, visto que os episódios não são convulsões verdadeiras. O tratamento é difícil e inclui, com resultados mistos, clonidina, propranolol, baclofeno (oral ou intratecal), benzodiazepínicos (particularmente, clonazepam), bromocriptina, clorpromazina, hidralazina, metadona, cipro-heptadina, morfina e simpatectomia.

A **síndrome serotoninérgica** causada por antidepressivos, estimulantes, opioides, certos fitoterápicos, como *Hypericum* (erva-de-são-joão) e alguns outros medicamentos pode ter sintomas similares e, se não reconhecida, pode ser fatal, assim como a **síndrome neuroléptica maligna** provocada por antipsicóticos.

DISTÚRBIOS MOTORES E OUTROS MOVIMENTOS E POSTURAS ANORMAIS

Hiperexcitabilidade neonatal (*jitteriness*) e clônus

A hiperexcitabilidade (*jitteriness*) consiste em tremores recorrentes. Esses movimentos se manifestam como movimentos iguais, para a frente e para trás, dos membros, de ocorrência espontânea ou desencadeada pelo toque ou por sons altos. A supressão dos movimentos por remoção do estímulo ou relaxamento dos membros afetados, a ausência de sintomas autonômicos e a clara diferença entre as duas fases de atividade clônica (contração rápida e relaxamento lento) e os abalos mioclônicos muito rápidos indicam um evento não epiléptico. Hipocalcemia, hipoglicemia, abstinência a drogas ilícitas e encefalopatia hipóxico-isquêmica são possíveis etiologias, mas a hiperexcitabilidade também é vista frequentemente em neonatos normais. O clônus decorrente da lesão do trato corticospinal geralmente ocorre no final da infância e pode ser interrompido pela mudança de posição. Clônus com dois a três batimentos podem ser considerados dentro da normalidade em alguns neonatos.

Hiperecplexia (síndrome do bebê rígido) e moro patológico

A hiperecplexia é um transtorno raro, esporádico ou de herança dominante, com aparecimento neonatal, de episódios de rigidez tônica que precipita apneia e crises convulsivas hipóxicas potencialmente letais. Caracteriza-se por uma tríade de rigidez generalizada, mioclonias noturnas e, mais tarde, um reflexo de Moro patológico. A rigidez pode dificultar a deglutição e causar engasgos, luxação do quadril, hérnias umbilicais ou inguinais e retardo do desenvolvimento motor. Na forma neonatal, o enrijecimento melhora por volta de 1 ano de idade e pode desaparecer durante o sono. A causa genética é um defeito nas subunidades α ou β dos receptores de glicina sensíveis à estricnina. No entanto, outras mutações relacionadas, menos comumente encontradas e que interrompem o complexo de sinalização do receptor de glicina também têm sido descritas. O sinal diagnóstico específico pode ser estimulado tampando o nariz do paciente, o que produz um reflexo de agitação incansável com retração da cabeça. Banhos, despertar súbito e estímulos auditivos ou táteis podem induzir as crises. O diagnóstico diferencial inclui a síndrome congênita do homem rígido, a epilepsia por sobressalto, as convulsões mioclônicas, a tetania neonatal, a intoxicação por fenotiazínico e a síndrome de Schwartz-Jampel. O rápido estabelecimento do diagnóstico é extremamente importante para o início do tratamento com clonazepam, visto que um episódio prolongado pode causar lesão cerebral hipóxica. Outros antiepilépticos também são eficazes. A flexão repetida do pescoço e do quadril do bebê (a manobra de Vigevano) pode abortar os episódios. Devem ser mencionados os raros casos desafiadores de crianças com hiperecplexia e crises epilépticas concomitantes (inclusive crises mioclônicas). Em outras crianças, após lesões cerebrais, e em muitos pacientes com paralisia cerebral, um **reflexo exagerado de sobressalto** pode ser observado, sendo mais comum que a hiperecplexia. Na doença de Tay-Sachs e gangliosidoses similares, observa-se sobressalto exagerado em resposta a sons, e isso tem sido inadequadamente interpretado como hiperacusia. **Soluços** podem ocorrer normalmente nos recém-nascidos, mas podem também fazer parte das síndromes de hiperglicinemia não cetótica, de citrulinemia e de neuromielite óptica, apresentando-se a última durante o final da idade escolar e adolescência, não em neonatos. Além disso, em crianças com doenças neurológicas, um repertório limitado de movimentos e comportamentos relacionados, sustos, sinais de alerta ou de aflição podem ser clinicamente expressos com movimentos estereotipados que simulam crises epilépticas.

Torcicolo paroxístico benigno do lactente

Esse transtorno geralmente se manifesta como episódios matinais de retrocolo indolor e, mais tarde, torcicolo, frequentemente desencadeado por alterações posturais. As crises podem começar com movimentos oculares anormais e progredir para imobilidade em uma postura anormal. Esta costuma durar minutos (geralmente denominada paroxística, e não periódica) ou, mais comumente, horas, e, às vezes, dias (geralmente periódica). O exame neurológico entre as crises, assim como os resultados do EEG e das neuroimagens, é normal. Meninas são mais afetadas que meninos (3:1). O transtorno frequentemente começa antes dos 3 meses de idade e regride de forma espontânea antes dos 5 anos. A terapia medicamentosa não é necessária. A doença é considerada um equivalente da enxaqueca e é congregada com a enxaqueca familiar.

Síndrome de Sandifer e ruminação

O refluxo gastresofágico em bebês pode causar episódios paroxísticos de enrijecimento generalizado e opistótono, acompanhados por apneia, olhar fixo e espasmos discretos das extremidades. Os episódios frequentemente ocorrem 30 min depois da alimentação. Em crianças mais velhas, essa síndrome se manifesta com episódios de distonia ou movimentos discinéticos compostos por inclinação lateral do pescoço, retroversão do pescoço ou torcicolo, cuja fisiopatologia exata ainda é desconhecida. O refluxo também pode se apresentar com ruminação, consistindo em contração dos músculos abdominais, seguida por movimentos da boca e de deglutição, além de, às vezes, vômitos.

Hemiplegia alternante da infância

É um transtorno raro, frequentemente grave, composto por crises de hemiplegia flácida que afeta 1 ou ambos os lados, com duração de minutos a dias, começando nos primeiros 18 meses de vida. As primeiras manifestações incluem nistagmo paroxístico, que é frequentemente monocular e ipsilateral à hemiplegia ou distonia. Crises distônicas também são a regra. Os pacientes podem apresentar redução do nível de consciência e confusão que não são de natureza epiléptica. A maioria das crianças afetadas também tem ataxia e atraso do desenvolvimento, podendo apresentar coreoatetose e problemas comportamentais. A maioria dos pacientes, inicialmente, recebe diagnóstico equivocado de epilepsia focal refratária com paralisia de Todd. Cerca de metade delas também tem crises epilépticas, o que torna ainda mais difícil o diagnóstico diferencial. A flunarizina em dose de 2,5 a 20 mg/dia reduz a frequência e a intensidade das crises. A maior parte dos casos é provocada por mutações no gene *ATP1A3*, embora, raramente, um quadro clínico similar possa ser decorrente de mutações no gene *ATP1A2* ou do transportador de glicose 1 (*GLUT1/SLC2A1*). Deve-se mencionar que o gene *ATP1A3* também está relacionado com uma síndrome de **encefalopatia recidivante com ataxia cerebelar (RECA**; do inglês, *relapsing encephalopathy with cerebellar ataxia*) durante doenças febris.

Discinesias paroxísticas e outros distúrbios motores

Esses distúrbios são caracterizados por crises súbitas que consistem em movimentos coreicos, distônicos, balísticos ou mistos (Tabela 612.3). A sensação de fadiga ou fraqueza confinada a um lado do corpo pode preceder uma crise. A consciência é preservada e os pacientes podem ser capazes de realizar atividades motoras, como caminhar, apesar da crise. A variabilidade no padrão de gravidade e localização entre as diferentes crises pode também ajudar na diferenciação com as convulsões. A frequência das crises aumenta na adolescência e diminui progressivamente ao longo da terceira década de vida. O exame neurológico entre as crises, os achados ao EEG, os exames laboratoriais e de imagem são normais. A **coreia** consiste em movimentos rápidos involuntários mais lentos que as mioclonias e sem ritmicidade. As causas comuns são a coreia de Sydenham pós-estreptocócica, a síndrome dos anticorpos antifosfolipídios e o lúpus eritematoso sistêmico. As **reações a medicamentos** podem provocar movimentos anormais, como a **crise oculógira**, com o uso de muitos antieméticos e na toxicidade pela lamotrigina, coreoatetose com fenitoína, distonia e discinesias faciais com antidopaminérgicos e tiques com carbamazepina. Acidentes vasculares encefálicos (AVE), lesões cerebrais focais, distúrbios do tecido conjuntivo (p. ex., lúpus eritematoso sistêmico), vasculite ou distúrbios metabólicos e genéticos podem também causar transtornos de movimento. Mutações no gene do transportador 1 de glicose *(GLUT1/SLC2A1)* têm sido descritas em pacientes com **discinesia induzida por exercício**.

Tiques motores

Os tiques motores são movimentos que podem ser controlados de forma parcial e se associam à urgência de fazê-los, com alívio subsequente. Esses tiques são geralmente exacerbados por emoções e tendem a mudar de características com o passar do tempo. Os **tiques simples**, que ocorrem por algum tempo em cerca de uma a cada cinco crianças, envolvem um ou dois grupos musculares; os **tiques complexos** envolvem múltiplos tiques ou grupos musculares; e a **síndrome de Tourette** consiste em múltiplos tiques motores e tiques vocais por mais de 1 ano. Em pacientes com tiques que apresentam síndrome de Tourette, frequentemente há um histórico familiar de tiques e/ou transtorno obsessivo-compulsivo ou traços de personalidade obsessivo-compulsivos. Alguns casos raros parecem ocorrer depois de infecções estreptocócicas precedentes e são denominados PANDAS (transtorno neuropsiquiátrico autoimune pediátrico associado a infecções estreptocócicas; do inglês *pediatric autoimmune neuropsychiatric disorder associated with streptococcal infect*). PANS, por outro lado, refere-se a um início agudo de sintomas obsessivo-compulsivos com outros problemas comportamentais e muitas vezes com tiques, mas sem a associação a infecções estreptocócicas (síndrome neuropsiquiátrica de início agudo).

Ataxia episódica

Ataxias episódicas formam um grupo de doenças clínica e geneticamente heterogêneas que se manifestam com ataxia de tronco e falta de coordenação motora recorrentes. Das oito síndromes descritas até aqui, apenas duas (tipos 1 e 2) são relatadas em um grande número de famílias de diferentes grupos étnicos. O **tipo 1** é causado por mutações no canal de potássio dependente de voltagem Kv1.1. Caracteriza-se por breves episódios (segundos a minutos) de ataxia cerebelar e crises convulsivas parciais ocasionais com mioquimia interictal como principal característica diagnóstica. O **tipo 2** é caracterizado por crises mais longas (minutos a horas) e sinais cerebelares interictais. É causado por mutações no gene do canal de cálcio dependente de voltagem *CACNA1A*. Esse tipo é mais responsivo à acetazolamida; o fármaco pode reduzir a frequência e a gravidade das crises, mas não os sinais e sintomas interictais.

Tabela 612.3 Diagnósticos diferenciais dos diversos tipos de discinesia paroxística.

		PNKD			
CARACTERÍSTICAS	**PKD**	**PNKD1 (MR1 + VE)**	**PNKD2 (MR1 – VE)**	**PED**	**PHD (EPILEPSIA COM CRISES DISTÔNICAS)**
Nomenclatura	PKC	PDC, FPC	PDC, FPC	PEDt	ADNFLE
Herança	AD-16q	AD-2q35	AD-2q13	AD/AR	AD-20q13, 15q24, 1q21, 8 p21
Gene	PRRT2	MR1	Desconhecido	SLC2A1	CHRNA4, CHRNB2, KCNT1
Idade de aparecimento (anos)	1 a 20	< 1 a 12	1 a 23	Geralmente na infância	Geralmente na infância
Desencadeantes	Movimentação súbita de todo o corpo	Café, álcool, estresse	Exercício	Depois de 10 a 15 min de exercício	Sono
Características clínicas	Coreia, atetose, balismo, distonia	Coreia, atetose, distonia, balismo	Coreia, atetose, distonia, balismo	Principalmente distonia dos membros inferiores	Despertar com postura distônica
Duração habitual	< 1 a 5 min	10 min a 1 h	10 min a 2 a 3 h	10 a 15 min	< 1 min
Frequência	1 a 20/dia	1/semana	1/semana	Diária, semanal ou mensal	Vários episódios por noite
Associações	Convulsões da infância, enxaqueca, cãibra do escrivão, tremor essencial	Enxaqueca	Epilepsia	RE-PED-WC	
Medicamentos	Carbamazepina Fenitoína Oxcarbazepina	Clonazepam Benzodiazepínico	Clonazepam Benzodiazepínico	Acetazolamida L-DOPA Antiepilépticos Tri-hexifenidila Dieta cetogênica em casos de mutação de *SLC2A1*	Carbamazepina Oxcarbazepina
Prognóstico	Excelente	Excelente, pior que PKD	Minimamente pior que PNKD MR1+	Má resposta terapêutica	Excelente

AD, autossômica dominante; ADNFLE, epilepsia noturna do lobo frontal autossômica dominante; AR, autossômica recessiva; FPC, coreoatetose paroxística familiar; MR1+, regulador da miofibrilogênese 1-positivo; MR1–, regulador da miofibrilogênese 1-negativo; PDC, coreoatetose distônica paroxística; PED, discinesia paroxística induzida por exercício; PEDt, distonia paroxística induzida por exercício; PHD, discinesia hipnogênica paroxística; PKC, coreoatetose quinesigênica paroxística; PKD, discinesia quinesigênica paroxística; PNKD, discinesia não quinesigênica paroxística; RE-PED-WC, epilepsia parcial benigna da infância com paroxismos centrotemporais (rolândica)-distonia paroxística induzida por exercício-cãibra do escrivão. (De Friedman NR, Ghosh D, Moodley M: Syncope and paroxysmal disorders other than epilepsy. In Swaiman KF, Ashwal S, Ferriero DM, Schor NF, editors: Swaiman's Pediatric Neurology, 5th ed., Philadelphia, 2012, WB Saunders, Table 65.1.)

Paroxismos motores benignos no lactente

A **mioclonia benigna do lactente** consiste em espasmos mioclônicos das extremidades quando o paciente está desperto e, às vezes, também durante o sono sem alterações epilépticas concomitantes no EEG em uma criança neurologicamente normal. As **crises de estremecimento** são caracterizadas por tremores rápidos da cabeça, do ombro e do tronco, com duração de poucos segundos, frequentemente associadas à alimentação e ocorrem várias vezes ao dia. Outros consideram que o estremecimento é uma manifestação precoce do tremor essencial, devido a sua frequente presença no histórico familiar. As **crises atônicas da cabeça no lactente** consistem em quedas repetidas da cabeça, centenas a milhares de vezes/dia, geralmente aparecendo aos 3 a 6 meses de vida e desaparecendo espontaneamente ainda no primeiro ano de vida, sem atividade epiléptica concomitante no EEG. A remissão espontânea ocorre, em todas as três síndromes, geralmente em alguns meses. O VEEG no período ictal e interictal é normal nessas síndromes, e deve ser realizado para diferenciá-las dos espasmos do lactente e da mioclonia epiléptica. O **tremor de queixo hereditário** em frequência superior a 3 Hz, que começa logo após o nascimento e é desencadeado por estresse, tem sido descrito em várias famílias.

Disfunção do tronco cerebral

A postura de decorticação ou descerebração que mimetiza as crises epilépticas tônicas pode ser secundária à hidrocefalia descompensada, hemorragia intracraniana, tumores do tronco encefálico, malformação de Chiari ou outras causas de aumento súbito da pressão intracraniana que provoquem disfunção do tronco cerebral. O termo **ataques cerebelares** tem sido usado para descrever os *drop attacks*, posturas em extensão, com graus variados de alteração do nível de consciência e comprometimento respiratório secundário a uma compressão da fossa posterior com iminente herniação, em tumores cerebelares descompensados e em certos casos de malformação de Chiari.

Distúrbios psicológicos

Muitos transtornos psicológicos podem ser confundidos com crises epilépticas. Comportamentos prazerosos, semelhantes à masturbação, podem ocorrer da idade de lactente em diante e consistir em movimentos rítmicos de balanceio na posição deitada ou sentada, assim como em flexão e adução rítmica do quadril. A **masturbação do lactente**, mais comum em meninas, pode ocorrer aos 2 a 3 anos de idade, e é frequentemente associada a transpiração, respiração irregular e grunhidos, mas sem perda de consciência. Ocasionalmente, a masturbação está associada ao abuso infantil ou outra psicopatologia. As **estereotipias**, ou movimentos repetitivos, que são mais complexos que os tiques, não mudam; aparecem e desaparecem como os tiques (p. ex., balançar a cabeça, girar a cabeça, balançar o corpo e sacudir as mãos); geralmente ocorrem em crianças com algum comprometimento neurológico. O **maneirismo** é um padrão de comportamento socialmente aceitável e situacional que é observado em determinadas circunstâncias, como gesticular enquanto fala. Os maneirismos não devem ser confundidos com as estereotipias, que geralmente invadem quase todas as demais atividades, como balançar a cabeça ou sacudir as mãos em diversas situações. As estereotipias, diferentemente dos maneirismos, aumentam com o estresse. Diferentemente dos tiques e dos maneirismos, as estereotipias tendem a surgir antes dos 3 anos de idade, envolvem mais partes do corpo, são mais rítmicas e, mais importante, ocorrem quando a criança está envolvida com um objeto ou atividade de interesse, sem urgência premonitória, que aumentaria as tentativas de suprimi-las, visto que as crianças raramente tentam interromper as estereotipias. Os **transtornos de pânico e ansiedade** foram descritos em crianças; às vezes, podem ser clinicamente indistinguíveis das crises epilépticas verdadeiras e, portanto, podem precisar de monitoramento com VEEG. Os **ataques de raiva** costumam ocorrer em pacientes com transtorno de personalidade e geralmente não são convulsões, embora raros casos de crises convulsivas parciais possam se manifestar como ataques de raiva. As **crises de hiperventilação** podem ser precipitadas por ansiedade e são associadas à tontura, ao formigamento e, às vezes, ao espasmo carpopedal. A **amnésia global transiente** consiste em perda isolada da memória a curto prazo por minutos a horas, ocorrendo principalmente em adultos, mas já foi relatada em crianças. Sua etiologia pode ser estresse emocional, um transtorno epiléptico, enxaqueca, um transtorno vascular ou reação a drogas.

ANORMALIDADES OCULOMOTORAS E VISUAIS

Opistótono tônico paroxístico da infância

O opistótono tônico paroxístico da infância geralmente começa antes dos 3 meses de idade e consiste em crises prolongadas (horas a dias) de desvio contínuo ou episódico do olhar para cima, com preservação dos movimentos oculares horizontais. O nistagmo vertical ocorre com o olhar para baixo. Os sintomas são reduzidos ou aliviados pelo sono, exacerbados por fadiga e infecções, e desaparecem espontaneamente depois de alguns anos. Mais de 50% dos pacientes podem apresentar atraso psicomotor e da linguagem. Embora as imagens e exames laboratoriais não tenham sido reveladores nos casos pioneiros, mais tarde foram relatadas lesões da substância branca em alguns pacientes. Há relatos de associação com o gene *CACNA1A* em alguns pacientes que também sofriam de ataxia, apontando para heterogeneidade etiológica e clínica. O diagnóstico diferencial inclui reações a drogas, tiques, doença de Chediak-Higashi, síndrome de Rett e doença de Wilson. A maioria delas, contudo, ocorre em uma idade posterior. A terapia com levodopa/carbidopa em baixa dose pode ser útil. Deve-se mencionar que uma epilepsia do tipo ausência era concomitante em alguns casos.

Apraxia oculomotora e intrusões sacádicas

Na apraxia oculomotora, os movimentos oculares sacádicos são alterados. Ocorre uma virada súbita da cabeça para compensar a má visão lateral, mimetizando as crises convulsivas. Tal transtorno pode ser idiopático (apraxia oculomotora congênita de Cogan) ou pode ocorrer no contexto da síndrome de Joubert, da ataxia telangiectasia ou de doenças de armazenamento lisossômico. Acredita-se que, nesses distúrbios, ocorra uma perda seletiva das células de Purkinje, necessárias à supressão dos neurônios de pausa e ao início dos movimentos oculares sacádicos. As intrusões sacádicas são movimentos oculares conjugados súbitos e involuntários distantes da posição desejada do olho. Tais intrusões não são necessariamente patológicas.

Spasmus Nutans

Esse distúrbio se manifesta com uma tríade de nistagmo, inclinação da cabeça e balanceio da cabeça. Caso ocorra uma flutuação diurna, os sintomas podem ser similares aos das crises epilépticas. A RM cranioencefálica deve ser realizada, visto que a tríade foi associada a massas no quiasma óptico e no terceiro ventrículo. A presença de doença retiniana também deve ser descartada. Na ausência dessas associações, a remissão ocorre antes dos 5 anos de idade.

Síndrome de mioclonia-opsoclono

Na síndrome mioclonia-opsoclono, o termo *olhos dançantes* se refere a movimentos oculares contínuos, aleatórios, irregulares e conjugados de intensidade flutuante. Esses achados são geralmente acompanhados de mioclonia e ataxia ("pés dançantes"). Neuroblastoma (mais comumente), encefalite e uma etiologia supostamente pós-infecciosa são causas possíveis. Além de tratar a etiologia subjacente, frequentemente é necessária a administração de hormônio adrenocorticotrófico (ACTH), corticosteroides, rituximabe e clonazepam. As recorrências não são infrequentes, sendo comum o atraso do desenvolvimento. A opsoclonia e as mioclonias podem recorrer depois do tratamento. O prognóstico neurológico a longo prazo permanece insatisfatório; ainda assim, a presença dessa síndrome se associa a uma resposta favorável ao tratamento de um neuroblastoma coexistente. Também foi descrita opsoclonia com mioclonia epiléptica em uma criança com deficiência do transportador 1 da glicose (GLUT1).

Sonhar acordado e olhar fixo comportamental

O olhar fixo pode ser uma manifestação das crises do tipo ausência, que devem ser diferenciadas do sonhar acordado e do olhar fixo comportamental devido à fadiga e à desatenção. Isso é comum em crianças com o **transtorno do déficit da atenção**, e tais pacientes são muitas vezes encaminhados para descartar crises de ausência. Hiperventilação realizada no consultório precipita crise de ausência, sendo um exame clínico útil. É improvável que os episódios de olhar fixo apenas em determinados ambientes (p. ex., escola) sejam crises epilépticas. Além disso, a resposta à estimulação com toque e a falta de interrupção de uma brincadeira caracterizam o olhar fixo não epiléptico. Os **devaneios (sonhar acordado)** ocorrem frequentemente em crianças, que se apresentam como **olhar fixo distante** quando estão pressionadas por estímulos externos ou por demandas que as paralisam, ignorando o ambiente.

Alucinações visuais

As crises do **lobo temporal** podem se associar a auras visuais complexas, como visualizar pessoas e lugares, muitas vezes com manifestações epilépticas focais subsequentes. As **crises do lobo occipital** geralmente causam alucinações simples e podem ocorrer como auras visuais isoladas ou podem ser acompanhadas por cefaleia e náuseas (epilepsia occipital benigna **tipo Gastaut**), dificultando sua diferenciação da **enxaqueca**. As alucinações nas crises convulsivas occipitais são caracterizadas pelo aparecimento de formas, círculos e manchas coloridas que duram segundos e são confinadas a um hemicampo, enquanto as auras da enxaqueca geralmente duram minutos e consistem em linhas em branco e preto, escotomas e/ou espectros de fortificação que começam no centro da visão. **Neve visual** é um fenômeno que pode ser confundido com crises occipitais e com aura de enxaqueca. Consiste em pontinhos contínuos dinâmicos em todo o campo visual, tendo duração maior que 3 meses, com pelo menos dois a quatro sintomas visuais específicos adicionais (imagens consecutivas [*i. e.*, alinopsia], fenômenos visuais intensificados [*i. e.*, fenômenos entotópicos, como excesso de moscas volantes e fotopsia], fotofobia e comprometimento da visão noturna [*i. e.*, nictalopia]). Embora ocorra em paciente com enxaqueca ou com estresse psicológico, a patologia subjacente não foi esclarecida. Diferentemente da enxaqueca, associa-se a aumento, e não diminuição, do metabolismo no exame por PET do giro lingual, que é a área de memória visual, e os pacientes geralmente não respondem a terapias antienxaquecosas. A **síndrome de Alice no País das Maravilhas** consiste em distorção visual do corpo ou do ambiente (maior, menor, próximo, distante) e se associa a enxaqueca, epilepsia, infecção aguda, como a do vírus Epstein-Barr, ou febre. As alucinações podem também ser **secundárias a outras causas**: exposição a drogas ilícitas, lesões mesencefálicas e doenças psiquiátricas. Além disso, as alucinações associadas à retina podem ocorrer na forma de *flashes* de luz no contexto de etiologias inflamatórias, trauma ou edema do nervo óptico. A **síndrome de Charles Bonnet** é a ocorrência de alucinações visuais por perda visual de origem ocular ou, por vezes, por patologia intracraniana.

TRANSTORNOS RELACIONADOS COM O SONO

Os eventos paroxísticos não epilépticos do sono são mais comuns em pacientes epilépticos do que na população geral, o que dificulta seu diagnóstico. É importante notar que, ao EEG, o padrão de crises epilépticas do lobo frontal pode ser similar ao observado em despertares normais, fazendo com que o diagnóstico seja desafiador, especialmente pela presença de manifestações hipermotoras inespecíficas, como violência física, balançar o corpo, chutar, socar, pedalar, dobrar-se, correr e várias vocalizações. O diagnóstico de tais crises epilépticas é baseado nos eventos altamente estereotipados e geralmente breves (duração inferior a 1 min) que ocorrem diversas vezes durante a noite no sono sem movimentos oculares rápidos (sono NREM [*non-rapid eye movement sleep*]).

Mioclonia benigna do sono e mioclonia neonatal do sono

A mioclonia neonatal do sono consiste em espasmos repetitivos, geralmente rítmicos e bilaterais dos membros inferiores e superiores durante sono NREM. Embora a regra seja não ser sensível a estímulos, o balançar lento (1 Hz) do bebê em direção craniocaudal é um teste diagnóstico específico que algumas vezes pode reproduzir a mioclonia neonatal do sono. A ausência de alterações autonômicas, a ocorrência apenas durante o sono e a supressão pelo despertar podem ajudar a diferenciar esses eventos das crises epilépticas. A remissão é espontânea, geralmente aos 2 a 3 meses de idade. Em crianças com mais idade e adultos, a mioclonia do sono consiste em espasmos mioclônicos aleatórios dos membros.

Distúrbios do despertar parcial do sono NREM

Breves **despertares confusionais noturnos** ocorrem 1 a 2 h após o sono de ondas lentas e são normais em crianças. Tais episódios podem variar desde movimentos de mastigação, movimentos de sentar e murmurar até o sonambulismo agitado, e geralmente duram 10 a 15 min. Com o **sonambulismo**, costuma haver histórico familiar positivo e geralmente ocorre 1 a 3 h depois do início do sono. Da mesma maneira, os **terrores noturnos** ocorrem no sono profundo, com maior frequência entre os 2 e 7 anos de idade e mais em meninos. O estresse aumenta o risco de ambos. Nos terrores noturnos, a criança grita, parece aterrorizada, apresenta pupilas dilatadas, taquicardia, taquipneia, ausência de resposta, agitação e violência física que aumentam com as tentativas de ser acalmada; além disso, é difícil despertar a criança, que pode vocalizar pouco ou ficar muda. Em crianças com mais idade com terrores noturnos persistentes, pode estar presente uma etiologia psicológica subjacente. O diagnóstico tem como base a anamnese. No entanto, raramente o monitoramento por VEEG é necessário, especialmente se características motoras estereotipadas forem sugeridas pelo histórico. Às vezes, o uso de diazepam (0,2 a 0,3 mg/kg) ou clonazepam (0,125 a 0,5 mg) na hora de dormir pode ajudar a controlar o problema enquanto os fatores psicológicos estão sendo investigados. A **síndrome das pernas inquietas** pode causar disestesias dolorosas nos membros inferiores que, por sua vez, provocam despertares noturnos e insônia. A síndrome pode ser genética ou associada à deficiência de ferro, doenças sistêmicas ou alguns fármacos, como os antidepressivos. O tratamento depende da resolução da causa subjacente e, se necessário, administram-se fármacos dopaminérgicos, como levodopa/carbidopa, ou antiepilépticos, como a gabapentina.

Transtornos do sono com movimento ocular rápido

Diferentemente dos terrores noturnos, os **pesadelos** tendem a ocorrer mais tarde durante a noite e a criança se recorda do evento. O **transtorno de comportamento no sono com movimento ocular rápido** (REM; do inglês, *rapid eye movement sleep*) consiste na perda da atonia durante o sono REM, possibilitando que o paciente represente seus sonhos e, desse modo, simulando crises noturnas do lobo frontal ou temporal. É mais comum em adultos. As crianças com autismo e atraso do desenvolvimento têm mais probabilidade de apresentá-lo do que outras crianças.

Transtorno da transição do sono

O movimento de balanceio noturno da cabeça (***jactatio capitis nocturna***), o rolamento, os movimentos repetitivos das extremidades ou o balançar do corpo geralmente ocorrem em lactentes e crianças que estão tentando adormecer e podem ser confundidos com crises epilépticas ou espasmos. Eles geralmente desaparecem de forma espontânea por volta dos 5 anos de idade. Nenhum tratamento específico é necessário, mas, em casos excepcionais, pode-se usar clonazepam na hora de dormir.

Síndrome de narcolepsia-cataplexia

A narcolepsia é caracterizada pela sonolência excessiva durante o dia, cataplexia, paralisia do sono, alucinações hipnagógicas e transtornos do sono no período noturno. A persistência da atonia do sono REM ao despertar ou seu aparecimento nos períodos durante a vigília provocam a paralisia do sono ou cataplexia, respectivamente. Na cataplexia, a perda de tônus ocorre em resposta a fortes emoções e se propaga de forma cefalocaudal, provocando queda em vários estágios, em vez de subitamente. O nível de consciência é mantido na cataplexia. A perda seletiva de neurônios secretores de hipocretina no hipotálamo está na origem desse transtorno. O fato de que DQB1*0602 é um alelo predisponente HLA identificado em 85 a 95% dos pacientes com narcolepsia-cataplexia sugere que a perda neuronal é mediada por mecanismos autoimunes. O diagnóstico fundamenta-se no teste de latência múltipla do sono. A terapia tem como base cochilos programados, medicamentos como as anfetaminas, metilfenidato, antidepressivos tricíclicos, modafinila ou oxibato de sódio e aconselhamento acerca das precauções no trabalho e ao dirigir.

A bibliografia está disponível no GEN-io.

Capítulo 613
Cefaleias

Andrew D. Hershey,
Marielle A. Kabbouche, Hope L. O'Brien e
Joanne Kacperski

A cefaleia é uma queixa comum em crianças e adolescentes. Ela pode ser um problema primário ou ocorrer como sintoma de outro distúrbio, sendo denominada cefaleia secundária. É essencial reconhecer essa diferença para escolher a avaliação e o tratamento apropriados para garantir o sucesso da conduta para a cefaleia. As cefaleias primárias são mais frequentemente cefaleias recorrentes e episódicas e, na maioria das crianças, esporádicas em sua apresentação.

Os tipos mais comuns de *cefaleia primária* da infância são a migrânea e as cefaleias tensionais (Tabela 613.1). Outros tipos de cefaleia primária, incluindo as cefalalgias autônomas trigeminais e cefaleias em salvas, ocorrem de modo muito menos comum. A cefaleia primária pode evoluir para cefaleias muito frequentes e até diárias, sendo cada vez mais reconhecidas a migrânea crônica e a cefaleia tensional crônica em crianças e adolescentes. Essas cefaleias mais frequentes podem ter significativo impacto na vida da criança e do adolescente, o que se reflete em falta às aulas e à diminuição do desempenho escolar, retraimento social e mudança nas interações familiares. Para reduzir esse impacto, é necessário implementar uma estratégia de cuidado que incorpore tratamentos agudos, prevenção e terapias comportamentais.

A *cefaleia secundária* envolve aquelas que são sintoma de uma doença subjacente (Tabela 613.1). A doença subjacente deve estar claramente presente como causa direta das cefaleias com estreita associação entre cronologia e sintomatologia. Isso costuma ser difícil quando ocorrem duas ou mais condições em estreita associação temporal. Tal situação frequentemente leva ao diagnóstico equivocado de uma cefaleia primária em vez de cefaleia secundária. Por exemplo, o caso ocorre quando

Tabela 613.1 Classificação das cefaleias (código de diagnóstico da ICHD-3 Beta).

Migrânea
Migrânea com ou sem aura
Migrânea com aura típica (com ou sem cefaleia)
Migrânea com aura do tronco encefálico
Migrânea hemiplégica (esporádica ou tipos familiares 1, 2, 3 ou outros *loci* genéticos)
Migrânea retiniana
Migrânea crônica

Complicações da enxaqueca
Estado migranoso
Aura persistente sem infarto
Infarto migranoso
Crise convulsiva desencadeada por aura de migrânea

Síndromes episódicas que podem se associar à migrânea
Distúrbio gastrintestinal recorrente
Síndrome dos vômitos cíclicos
Migrânea abdominal
Vertigem paroxística benigna
Torcicolo paroxístico benigno
Cólica episódica

Cefaleia tensional
Cefaleia tensional episódica infrequente associada ou não à palpação dolorosa pericraniana
Cefaleia tensional episódica frequente associada ou não à palpação dolorosa pericraniana
Cefaleia tensional episódica crônica associada ou não à palpação dolorosa pericraniana
Prováveis cefaleias tensionais

Cefalalgias autonômicas trigeminais (CAT)
Cefaleia em salvas (episódica ou em salvas)
Hemicrânia paroxística (episódica ou em salvas)
Crises de cefaleia neuralgiforme unilateral com curta duração com ou sem hiperemia conjuntival e lacrimejamento (SUNCT)
SUNCT episódica
SUNCT crônica
Crises de cefaleia neuralgiforme unilateral com curta duração com ou sem sintomas autonômicos cranianos (SUNA)
SUNA episódica
SUNA crônica
Hemicrânia contínua
Prováveis cefalalgias autonômicas trigeminais

Outras cefaleias primárias
Cefaleia primária da tosse
Cefaleia primária do exercício
Cefaleia primária associada à atividade sexual
Cefaleia primária em trovão
Cefaleia por estímulo frio (aplicação externa, ingestão ou inalação)
Cefaleia por pressão externa
Cefaleia por compressão externa
Cefaleia por tração externa
Cefaleia primária em pontadas
Cefaleia numular
Cefaleia hípnica
Cefaleia persistente diária nova (NDPH)

Cefaleia atribuída a trauma ou lesão da cabeça ou pescoço
Cefaleia aguda atribuída a lesão traumática (leve, moderada ou grave) do crânio
Cefaleia persistente atribuída a lesão traumática (leve, moderada ou grave) do crânio
Cefaleia aguda ou persistente atribuída a trauma por chicote
Cefaleia aguda ou persistente atribuída a craniotomia

Cefaleia atribuída a distúrbio vascular craniano ou cervical
Cefaleia atribuída a acidente vascular encefálico isquêmico ou ataque isquêmico transitório
Cefaleia atribuída à hemorragia intracerebral não traumática
Cefaleia atribuída à hemorragia subaracnóidea (HSA) não traumática
Cefaleia atribuída à hemorragia subdural aguda (HSDA) não traumática
Cefaleia atribuída à malformação vascular não rota
Cefaleia atribuída a aneurisma sacular não roto
Cefaleia atribuída à malformação arteriovenosa
Cefaleia atribuída à fístula arteriovenosa dural
Cefaleia atribuída a angioma cavernoso
Cefaleia atribuída à angiomatose encefalotrigeminal ou leptomeníngea (síndrome de Sturge-Weber)
Cefaleia atribuída à arterite
Cefaleia atribuída à arterite de células gigantes
Cefaleia atribuída à angiite primária do sistema nervoso central
Cefaleia atribuída à angiite secundária do sistema nervoso central
Cefaleia atribuída a distúrbio da artéria carótida cervical ou da vertebral
Cefaleia ou dor facial ou cervical atribuída à dissecção da artéria carótida cervical ou da vertebral
Cefaleia pós-endarterectomia
Cefaleia atribuída à angioplastia carotídea ou vertebral
Cefaleia atribuída à trombose venosa cerebral
Cefaleia atribuída a outro distúrbio arterial intracraniano agudo
Cefaleia atribuída a um procedimento endovascular intracraniano
Cefaleia da angiografia
Cefaleia atribuída à síndrome da vasoconstrição cerebral reversível
Cefaleia atribuída à dissecção arterial intracraniana
Cefaleia atribuída à vasculopatia genética
Arteriopatia cerebral autossômica dominante com infartos subcorticais e leucoencefalopatia (CADASIL)
Encefalopatia mitocondrial, acidose láctica e episódios semelhantes a AVE (MELAS)
Cefaleia atribuída a outra vasculopatia genética
Cefaleia atribuída à apoplexia hipofisária

(continua)

Tabela 613.1 Classificação das cefaleias (código de diagnóstico da ICHD-3 Beta). *(continuação)*

Cefaleia atribuída a distúrbio intracraniano não vascular
Cefaleia atribuída a aumento da pressão do líquido cerebrospinal
Cefaleia atribuída à hipertensão intracraniana idiopática
Cefaleia atribuída à hipertensão intracraniana secundária a causas metabólicas, tóxicas ou hormonais
Cefaleia atribuída à hipertensão intracraniana secundária à hidrocefalia
Cefaleia atribuída à baixa pressão do líquido cerebrospinal
Cefaleia pós-punção dural
Cefaleia por fístula do líquido cerebrospinal
Cefaleia atribuída à hipotensão intracraniana espontânea
Cefaleia atribuída à doença inflamatória não infecciosa
Cefaleia atribuída à neurossarcoidose
Cefaleia atribuída à meningite asséptica (não infecciosa)
Cefaleia atribuída a outra doença inflamatória não infecciosa
Cefaleia atribuída à hipofisite linfocitária
Síndrome de cefaleia e déficits neurológicos transitórios com linfocitose do líquido cerebrospinal (HaNDL)
Cefaleia atribuída à neoplasia intracraniana
Cefaleia atribuída a cisto coloide do terceiro ventrículo
Cefaleia atribuída à meningite carcinomatosa
Cefaleia atribuída à hiper ou hipossecreção hipotalâmica ou hipofisária
Cefaleia atribuída à injeção intratecal
Cefaleia atribuída à crise epiléptica
Hemicrânia epiléptica
Cefaleia pós-ictal
Cefaleia atribuída à malformação de Chiari tipo I
Cefaleia atribuída a outro distúrbio intracraniano não vascular

Cefaleia atribuída a uma substância ou sua retirada
Cefaleia atribuída ao uso de uma substância ou exposição a ela
Cefaleia induzida por doador de óxido nítrico
Cefaleia induzida por inibidor de fosfodiesterase
Cefaleia induzida por monóxido de carbono
Cefaleia induzida por álcool
Cefaleia induzida por glutamato monossódico
Cefaleia induzida por cocaína
Cefaleia induzida por histamina
Cefaleia induzida pelo peptídeo relacionado com o gene da calcitonina
Cefaleia atribuída a agente pressor agudo exógeno
Cefaleia atribuída ao uso ocasional ou a longo prazo de medicação não destinada a cefaleias
Cefaleia atribuída a hormônio exógeno

Cefaleia por uso excessivo de medicação (MOH)
Cefaleia por uso excessivo de ergotamina
Cefaleia por uso excessivo de triptanos
Cefaleia por uso excessivo de analgésicos comuns
Cefaleia por uso excessivo de paracetamol
Cefaleia por uso excessivo de ácido acetilsalicílico
Cefaleia por uso excessivo de outros anti-inflamatórios não esteroidais
Cefaleia por uso excessivo de opioides
Cefaleia por uso excessivo de analgésicos em associação

Cefaleia atribuída à abstinência de substâncias
Cefaleia por abstinência de cafeína
Cefaleia por abstinência de opioides
Cefaleia por retirada de estrogênio

Cefaleia atribuída a infecções
Cefaleia aguda ou crônica atribuída à meningite ou meningoencefalite bacteriana
Cefaleia persistente atribuída à meningite ou meningoencefalite bacteriana no passado
Cefaleia aguda ou crônica atribuída à infecção intracraniana fúngica ou a outro parasita
Cefaleia atribuída a abscesso cerebral
Cefaleia atribuída à empiema subdural
Cefaleia atribuída a infecção sistêmica (aguda ou crônica)

Cefaleia atribuída a distúrbios da homeostase
Cefaleia atribuída à hipoxia e/ou hipercapnia
Cefaleia das grandes altitudes
Cefaleia atribuída a viagens de avião
Cefaleia do mergulho
Cefaleia da apneia do sono
Cefaleia da diálise
Cefaleia atribuída à hipertensão arterial
Cefaleia atribuída à feocromocitoma
Cefaleia atribuída à crise hipertensiva com ou sem encefalopatia hipertensiva
Cefaleia atribuída a pré-eclâmpsia ou eclâmpsia
Cefaleia atribuída à disreflexia autônoma
Cefaleia atribuída ao hipotireoidismo
Cefaleia atribuída ao jejum
Cefalalgia cardíaca
Cefaleia atribuída a outro distúrbio da homeostase

Cefaleia ou dor facial atribuída a distúrbio do crânio, pescoço, olhos, orelhas, nariz, seios paranasais, dentes, boca ou outra estrutura facial ou cervical
Cefaleia atribuída a distúrbio dos ossos cranianos
Cefaleia atribuída à tendinite retrofaríngea
Cefaleia atribuída à distonia craniocervical
Cefaleia atribuída a glaucoma agudo
Cefaleia atribuída a erro de refração
Cefaleia atribuída a heteroforia ou heterotropia (estrabismo latente ou persistente)
Cefaleia atribuída a distúrbio inflamatório ocular
Cefaleia atribuída à traqueíte
Cefaleia atribuída a distúrbio do ouvido
Cefaleia atribuída à rinossinusite aguda, crônica ou recorrente
Cefaleia atribuída à articulação temporomandibular
Dor na cabeça ou face atribuída à inflamação do ligamento estilo-hióideo
Dor na cabeça ou face atribuída a outro distúrbio do crânio, pescoço, olhos, orelhas, nariz, seios paranasais, dentes, boca ou outra estrutura facial ou cervical

Cefaleia atribuída a distúrbio psiquiátrico
Cefaleia atribuída a distúrbio de somatização
Cefaleia atribuída a distúrbio psicótico

Neuropatias cranianas dolorosas e outras dores faciais
Neuralgia do trigêmeo clássica
Neuralgia do trigêmeo clássica, puramente paroxística ou com dor facial persistente concomitante
Neuropatia trigeminal dolorosa
Neuropatia trigeminal dolorosa atribuída ao herpes-zóster agudo
Neuropatia trigeminal pós-herpética
Neuropatia trigeminal pós-traumática dolorosa
Neuropatia trigeminal dolorosa atribuída à placa de esclerose múltipla (EM)
Neuropatia trigeminal dolorosa atribuída a processo expansivo
Neuropatia trigeminal dolorosa atribuída a outro distúrbio
Neuralgia do glossofaríngeo
Neuralgia do nervo intermediário (nervo facial) clássica
Neuropatia do nervo intermediário atribuída ao herpes-zóster
Neuralgia occipital
Neurite óptica
Cefaleia atribuída à paralisia isquêmica do nervo oculomotor
Síndrome de Tolosa-Hunt
Síndrome oculossimpática paratrigeminal (Raeder)
Neuropatia oftalmoplégica dolorosa recorrente
Síndrome do ardor na boca (BMS, do inglês *burning mouth syndrome*)
Dor facial idiopática persistente (PIFP, do inglês *persistent idiopathic facial pain*)
Dor neuropática central
Dor neuropática central atribuída à esclerose múltipla
Dor central pós-acidente vascular encefálico (CPSP, do inglês *central post-stroke pain*)

a migrânea é erroneamente diagnosticada como cefaleia sinusal. Em geral, os componentes básicos de uma cefaleia secundária são a relação de causa e efeito direta provável entre a cefaleia e a condição precipitante. Dessa maneira, quando a causa presumida da cefaleia secundária tiver sido tratada (antibióticos) ou se for dado tempo adequado para a recuperação (cefaleia pós-traumática), os sintomas de cefaleia devem estar resolvidos. Caso isso não ocorra, o diagnóstico precisa ser reavaliado ou a efetividade do tratamento deverá ser reavaliada.

Em todos os casos de cefaleias primárias, o exame neurológico deve ser normal. Se este não for normal, ou houver suspeita de uma cefaleia secundária, podemos considerar a presença de um sinal de alarme. *Um indício importante de que é necessária uma investigação adicional é a presença de um exame neurológico anormal ou de sintomas neurológicos incomuns.*

613.1 Migrânea

Andrew D. Hershey, Marielle A. Kabbouche, Hope L. O'Brien e Joanne Kacperski

A migrânea é o tipo mais frequente de cefaleia recorrente que chama a atenção dos pais e dos prestadores de atenção básica, mas continua pouco reconhecida e pouco tratada, particularmente em crianças e adolescentes. A migrânea caracteriza-se por crises episódicas que podem ter intensidade moderada a forte, localização focal na cabeça, caráter latejante e se associar a náuseas, vômitos, fotofobia e/ou fonofobia. Em comparação com os adultos, a migrânea pediátrica pode ter duração mais curta e localização bilateral, muitas vezes bifrontal. A migrânea também pode se associar à aura, que pode ser típica (visual, sensitiva ou disfásica) ou atípica (p. ex., hemiplégica, síndrome "Alice no País das Maravilhas") (Tabelas 613.2 a 613.6). Além disso, estão descritas

Tabela 613.2 Migrânea sem aura.

A. Pelo menos cinco crises que preencham os requisitos B a D
B. Crises de cefaleia que durem 4 a 72 h (não tratadas ou tratadas sem sucesso)
C. Cefaleia tem pelo menos duas das quatro características a seguir:
  1. Localização unilateral
  2. Caráter pulsátil
  3. Intensidade da dor moderada ou intensa
  4. Agravamento pela atividade física de rotina (p. ex., caminhar, subir escadas) ou que faça evitar a atividade
D. Durante a cefaleia, pelo menos um dos seguintes:
  1. Náuseas e/ou vômitos
  2. Fotofobia e fonofobia
E. Não atribuída a outro diagnóstico da ICHD-3.

De Headache Classification Committee on the International Headache Society (IHS): The International Classification of Headache Disorders, ed 3 (beta version). Cephalalgia 33(9):629-808, 2013, Table 4.

Tabela 613.3 Migrânea com aura típica.

A. Pelo menos duas crises que preencham os requisitos B e C
B. Aura consistindo em sintomas visuais, sensitivos e/ou de fala/linguagem, cada um deles plenamente reversível, mas sem sintomas motores, de tronco encefálico ou de retina
C. Pelo menos duas das quatro características a seguir:
  1. Pelo menos um sintoma de aura se propaga gradualmente durante cinco minutos ou mais e/ou dois ou mais sintomas ocorrem em sucessão
  2. Cada sintoma de aura individual dura 5 a 60 min
  3. Pelo menos um sintoma de aura é unilateral
  4. A aura é acompanhada ou seguida, no prazo de 60 min, por cefaleia
D. Não atribuída a outro diagnóstico da ICHD-3 e deve ser excluído ataque isquêmico transitório.

De Headache Classification Committee on the International Headache Society (IHS): The International Classification of Headache Disorders, ed 3 (beta version). Cephalalgia 33(9):629-808, 2013, Table 6.

Tabela 613.4 Migrânea com aura de tronco encefálico.

A. Pelo menos duas crises que preencham os requisitos B a D
B. Aura consistindo em sintomas visuais, sensitivos e/ou de fala/linguagem, cada um deles plenamente reversível, mas sem sintomas motores ou de retina
C. Pelo menos dois dos seguintes sintomas do tronco encefálico:
  1. Disartria
  2. Vertigem
  3. Tinido
  4. Hipoacusia
  5. Diplopia
  6. Ataxia
  7. Diminuição do nível de consciência
D. Pelo menos duas das quatro características a seguir:
  1. Pelo menos um sintoma de aura se propaga gradualmente durante cinco minutos ou mais e/ou dois ou mais sintomas ocorrem em sucessão
  2. Cada sintoma de aura individual dura 5 a 60 min
  3. Pelo menos um sintoma de aura é unilateral
  4. A aura é acompanhada ou seguida, no prazo de 60 min, por cefaleia
E. Não atribuída a outro diagnóstico da ICHD-3 e se excluiu ataque isquêmico transitório.

De Headache Classification Committee on the International Headache Society (IHS): The International Classification of Headache Disorders, ed 3 (beta version). Cephalalgia 33(9):629-808, 2013, Table 7.

Tabela 613.5 Migrânea vestibular com vertigem.

A. Pelo menos cinco episódios que preencham os requisitos C e D
B. Histórico corrente ou passado de 1.1 migrânea *sem aura* ou 1.2 migrânea *com aura*
C. Sintomas vestibulares de intensidade moderada ou grande, durando entre cinco minutos e 72 h
D. Pelo menos 50% dos episódios se associam a no mínimo uma das três características migranosas a seguir:
  1. Cefaleia com pelo menos duas das quatro características a seguir:
    a. Localização unilateral
    b. Caráter pulsátil
    c. Intensidade moderada ou grande
    d. Agravamento por atividade física de rotina
  2. Fotofobia e fonofobia
  3. Aura visual
E. Não atribuída a outro diagnóstico da ICHD-3 ou por outro distúrbio vestibular.

De Headache Classification Committee on the International Headache Society (IHS): The International Classification of Headache Disorders, ed 3 (beta version). Cephalalgia 33(9):629-808, 2013, Table 8.

Tabela 613.6 Migrânea crônica.

A. Cefaleia (tensional-*like* ou migrânea-*like*) em 15 ou mais dias por mês por mais de 3 meses, preenchendo os requisitos de B e C
B. Ocorrendo em um paciente que tenha pelo menos cinco crises preenchendo os requisitos B a D para 1.1 migrânea *sem aura* ou 1.2 migrânea *com aura*
C. Em oito ou mais dias por mês por mais de 3 meses, preenchendo os seguintes critérios:
  1. Critérios C e D para 1.1 *enxaqueca sem aura*
  2. Critérios B e C para 1.2 *enxaqueca com aura*
  3. Paciente acredita que seja enxaqueca no início e é aliviada por um triptano ou derivado do ergot
D. Não atribuída a outro diagnóstico da ICHD-3.

De Headache Classification Committee on the International Headache Society (IHS): The International Classification of Headache Disorders, ed 3 (beta version). Cephalalgia 33(9):629-808, 2013, Table 9.

algumas variantes da migrânea que, nas crianças, incluem sintomas abdominais sem cefaleia e componentes de síndromes periódicas da infância (Tabela 613.1). O tratamento da migrânea exige incorporação de um plano de tratamento agudo, um plano de tratamento preventivo, se a migrânea ocorrer frequentemente ou se for incapacitante, e um plano comportamental para ajudar a enfrentar as crises agudas, frequentes ou persistentes, se estiverem presentes.

EPIDEMIOLOGIA

Até 75% das crianças relatam já terem apresentado uma cefaleia significativa quando chegam aos 15 anos de idade. Embora as cefaleias recorrentes sejam menos comuns, permanecem altamente frequentes. Relata-se que a migrânea ocorra em até 10,6% das crianças entre as idades de cinco e 15 anos e até 28% dos adolescentes mais velhos. Quando as cefaleias ocorrem em mais do que 15 dias por mês, são denominadas migrânea crônica e podem ocorrer em até 1% das crianças e adolescentes. O risco de uma conversão para cefaleia diária se torna mais provável à medida que a frequência aumenta ou que se utilizem tratamentos agudos ineficazes. Isso explica a necessidade de tratar as cefaleias agressivamente ou preveni-las inteiramente, tentando bloquear a transformação em migrânea crônica.

A migrânea pode ter impacto na vida do paciente ao fazê-lo faltar às aulas, limitar as atividades em casa e restringir as atividades sociais. Isso pode ser avaliado por meio de ferramentas simples, como a PedMIDAS. À medida que as cefaleias se tornam mais frequentes, seu impacto negativo torna-se mais significativo. Isso pode levar a outras complicações, como ansiedade, e o paciente pode começar a evitar a escola, exigindo assim um plano de tratamento mais extensivo.

CLASSIFICAÇÃO E MANIFESTAÇÕES CLÍNICAS

Foram estabelecidos critérios para guiar o estudo clínico e científico das cefaleias; eles estão resumidos em *The International Classification of Headache Disorders*, 3ª edição (ICHD-3 beta). A Tabela 613.1 contrasta os diferentes tipos clínicos de migrânea; as Tabelas 613.2 a 613.6 listam os critérios específicos para os tipos de migrânea.

Migrânea sem aura

A migrânea sem aura é o tipo mais comum em crianças e adultos. A ICHD-3 beta (Tabela 613.2) exige que seja recorrente (pelo menos cinco cefaleias que preencham os critérios, tipicamente ao longo do ano anterior, mas não se exige um período firme). A natureza episódica recorrente ajuda a diferenciá-la de uma cefaleia secundária, bem como separa a migrânea da cefaleia tensional. Como as cefaleias podem iniciar na idade pré-escolar, isso é capaz de limitar o diagnóstico em crianças, já que elas podem estar apenas começando a apresentar cefaleias.

A duração da cefaleia é definida como de 4 a 72 horas para adultos. Tem sido reconhecido que as crianças podem ter cefaleias com duração mais curta, de modo que se permite uma redução da duração para 2 a 72 horas em crianças e adolescentes abaixo de 18 anos de idade. Observe que a duração é para a cefaleia não tratada ou tratada sem sucesso. Além disso, se a criança adormecer com cefaleia, o período de sono inteiro é considerado parte da duração. Esses limites de duração ajudam a diferenciar a migrânea de cefaleias de curta duração, inclusive cefalalgias autônomas trigeminais, e cefaleias prolongadas, como aquelas causadas por hipertensão intracraniana idiopática (pseudotumor cerebral). Algumas cefaleias prolongadas ainda podem ser migrâneas, mas uma migrânea que persiste além de 72 horas é classificada como a variante denominada **estado migranoso**.

O caráter da dor na migrânea costuma ser latejante ou em marteladas, mas nem sempre é assim, podendo ser difícil de descobrir em crianças pequenas, e desenhos ou demonstrações podem ajudar a confirmar a qualidade latejante.

A localização da dor classicamente é descrita como **unilateral** (**hemicrânia**); nos pré-escolares, é mais comumente bilateral. Um modo mais apropriado de pensar na localização, portanto, seria de uma dor focal para diferenciá-la da dor difusa presente nas cefaleias tensionais. É de particular interesse a cefaleia exclusivamente occipital porque, embora possa ser migrânea, é mais frequentemente secundária a outra etiologia mais próxima, como anormalidades da fossa posterior.

A migrânea, quando se desenvolve inteiramente, costuma piorar com a atividade e secundariamente resulta em alteração do nível de atividade. Por exemplo, ocorre piora da dor classicamente em adultos quando sobem ou descem escadas. O histórico não costuma ser esse para as crianças. Pode ser facilmente observada uma alteração do padrão da atividade da criança como redução das brincadeiras e atividade física. As crianças em idade escolar podem limitar ou restringir a participação em esportes ou exercícios durante uma crise de cefaleia.

A migrânea pode apresentar vários sintomas associados. Nas crianças mais novas, náuseas e vômitos podem ser os sintomas mais óbvios e costumam superar a própria cefaleia. Isso pode levar à sobreposição de várias doenças periódicas gastrintestinais, incluindo dor abdominal recorrente, vômitos recorrentes, vômitos cíclicos e migrânea abdominal. A característica comum entre todas essas condições é um aumento da propensão, entre as crianças portadoras, do desenvolvimento de migrânea tardiamente. É muito frequente que os vômitos recorrentes das crianças sejam, de fato, migrânea; no entanto, as crianças não são questionadas sobre a cefaleia ou não são capazes de descrevê-la. Isso pode ocorrer já na idade de lactentes porque os bebês com cólica têm uma incidência mais alta de migrânea uma vez que consigam expressar seus sintomas. Caso a cefaleia se torne clara e evidente, o diagnóstico anterior de distúrbio gastrintestinal já não é apropriado.

Quando há cefaleia, os vômitos tornam a preocupação com uma cefaleia secundária mais significativa, particularmente relacionada com aumento da pressão intracraniana. *Um dos sinais de alerta são os vômitos diários ou quase diários no início da manhã ou cefaleias que acordam a criança durante o sono.* Quando as cefaleias associadas aos episódios de vômitos são esporádicas e não estão piorando, é mais provável que o diagnóstico seja migrânea. Vômitos e cefaleia causados por aumento da pressão intracraniana frequentemente estão presentes logo que o paciente acorda e remitem com a manutenção da postura ereta. Diferentemente, se há migrânea logo ao acordar *(ocorrência relativamente infrequente em crianças)*, levantar-se e assumir as atividades normais em postura ereta geralmente fazem a cefaleia e os vômitos piorarem.

À medida que a criança cresce, a sensibilidade à luz e a sons (**fotofobia** e **fonofobia**) podem se tornar mais aparentes. Existe relato do paciente ou interpretação dos pais para a atividade da criança porque a mãe/pai pode ter ciência desses sintomas antes da criança. Tais sintomas provavelmente são componentes da hipersensibilidade que se desenvolve durante uma crise aguda de migrânea, assim como podem incluir sensibilidade a odores (**osmofobia**) e sensibilidade ao tato (**alodinia cutânea**). Embora somente a fotofobia e a fonofobia sejam componentes dos critérios ICHD-3 beta, esses outros sintomas são úteis para confirmar o diagnóstico e podem ser úteis para compreender a fisiopatologia subjacente e para determinar a resposta ao tratamento. A exigência final da ICHD-3 beta é a exclusão de causas de cefaleias secundárias, e isso deve ser componente integrante do histórico de cefaleia.

A migrânea é tipicamente encontrada em famílias, e os relatos incluem até 90% de crianças que têm um familiar de 1º ou 2º graus com cefaleias recorrentes. Dados o subdiagnóstico e o diagnóstico incorreto em adultos, a cefaleia não é frequentemente reconhecida pela família quando se investiga o histórico familiar. Quando não se identificam antecedentes familiares, isso pode ser resultado de falta de conhecimento sobre a migrânea na família ou cefaleia secundária subjacente na criança. Qualquer criança cuja família, no questionamento direto e indireto, não incluir indivíduos com migrânea ou síndromes relacionadas (p. ex., cinetose, vômitos cíclicos, cefaleia menstrual) deve ser submetida a um procedimento de imagem para procurar etiologias anatômicas para a cefaleia.

Além de classificar as características, pode haver marcadores adicionais de um distúrbio migranoso. Eles incluem desencadeantes (pular refeições, sono inadequado ou irregular, desidratação e mudanças de tempo são os mais comuns), reconhecimento de padrões (associados a períodos menstruais em adolescentes ou cefaleias da segunda-feira pela manhã decorrentes de alterações dos padrões de sono no fim de semana e do acordar cedo de maneira não fisiológica nas manhãs de segunda-feira para ir à escola) e sintomas prodrômicos (sensação de irritabilidade, cansaço e desejo compulsivo de comer alguns alimentos antes do início da cefaleia) (Figura 613.1). Embora essas características adicionais possam não ser consistentes, elevam o índice de suspeita de migrânea e apresentam um mecanismo potencial de intervenção.

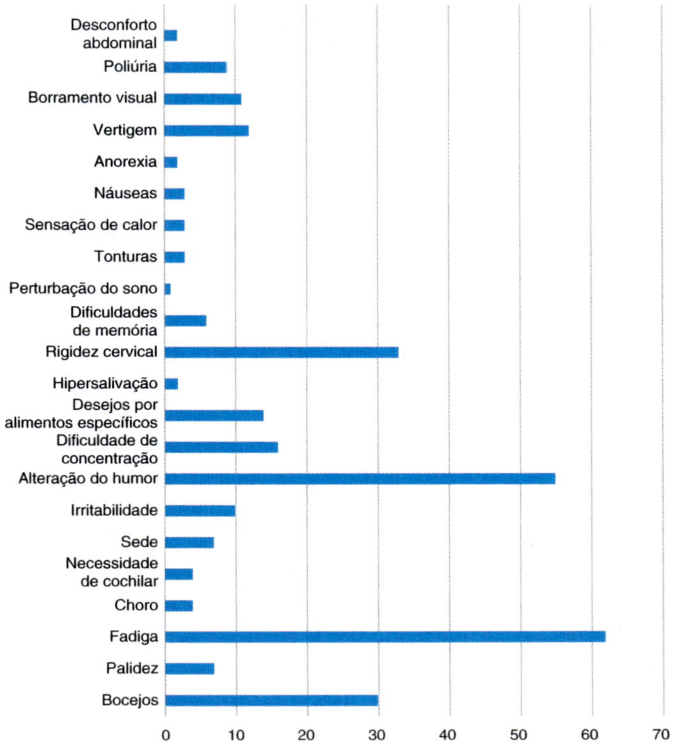

Figura 613.1 Frequência de diferentes sintomas premonitórios relatados. (*De Karsan N, Prabhakar P, Goadsby PJ: Characterizing the premonitory stage of migraine in children: a clinic-based study of 100 patients in a specialist headache service, J Head Pain 17:94, 2016, Fig. 1.*)

No passado, os desencadeantes alimentares eram considerados amplamente comuns, mas a maioria atualmente recebe descrédito em estudos científicos ou representa um pequeno número de pacientes e só precisam ser abordados quando desencadearem consistentemente a cefaleia.

Migrânea com aura

A aura associada à migrânea é um aviso neurológico de que vai ocorrer uma crise. Nos tipos comuns, isso indica o início de uma crise de migrânea típica ou uma cefaleia sem migrânea, ou pode até ocorrer isoladamente. Para que possa ser considerada uma aura típica, esta precisa ser visual, sensorial ou disfásica, com duração de mais de cinco minutos e menos de 60 minutos, e a cefaleia deve ter início em até 60 minutos (Tabela 613.3). A importância de a aura durar mais de cinco minutos é para diferenciar a aura da migrânea de uma convulsão com cefaleia pós-ictal, enquanto a duração máxima de 60 minutos é para distinguir a aura da migrânea da possibilidade de um evento neurológico mais prolongado, como um ataque isquêmico transitório. Em uma revisão dos critérios ICHD-3b, sugeriu-se que, para um diagnóstico de aura, é necessário que haja um sintoma positivo, não apenas uma perda de função (luzes piscantes, formigamento).

O tipo mais comum de aura visual, em crianças e adolescentes, é a **fotopsia** (lampejos de luz ou luzes saindo de todas as partes). Essas fotopsias costumam ser multicoloridas e, quando desaparecem, a criança pode relatar que não conseguia enxergar de onde surgiam os lampejos. É pouco provável que as crianças apresentem auras típicas dos adultos, incluindo *espectros em fortificação ou fortaleza* (linhas em ziguezague brancas brilhantes semelhantes a um castelo com padrão estrelado) ou *escotomas cintilantes* (algumas vezes descritos como mancha brilhante que cresce ou uma cortina de lantejoulas se fechando). Nos adultos, as auras envolvem tipicamente apenas metade do campo visual, enquanto, nas crianças, podem se dispersar aleatoriamente. Visão embaçada costuma ser confundida com aura, mas é difícil diferenciá-la da fotofobia ou da dificuldade de concentração durante a dor da cefaleia.

As **auras sensoriais** são menos comuns. As típicas ocorrem unilateralmente. Muitas crianças descrevem essa sensação como de insetos ou vermes arrastando-se em sua mão, subindo pelo braço e indo até o rosto, seguida por um adormecimento. Uma vez que a hipoestesia ocorra, a criança tem dificuldade em usar o braço, pois perde a aferência sensorial, podendo ser realizado um diagnóstico incorreto de migrânea hemiplégica.

As **auras disfásicas** são o tipo menos comum de aura típica e têm sido descritas como uma incapacidade de responder verbalmente. O paciente descreverá depois a capacidade de compreender o que lhe é perguntado, mas não conseguia responder. Essa pode ser a base do que, no passado, era denominado migrânea confusional e é preciso prestar atenção especial e perguntar à criança sobre essa possibilidade e seu grau de compreensão durante as fases iniciais da crise. Na maior parte das vezes, esses episódios são descritos como afasia motora e costumam se associar a sintomas sensoriais ou motores.

Muito menos comumente, *podem ocorrer formas atípicas de aura*, incluindo hemiplegia (fraqueza verdadeira, não adormecimento, e pode ser familiar), vertigem ou sintomas nos nervos cranianos inferiores (antes chamada do tipo basilar, pois se acreditava que fosse causada por disfunção da artéria basilar e, agora, acredita-se mais que seja uma migrânea com sede no tronco encefálico com aura de tronco) (ver Tabela 613.4) e distorção (síndrome "Alice no País das Maravilhas"). Sempre que esses tipos mais raros de aura estiverem presentes, justifica-se uma investigação mais profunda. Nem todas as auras motoras podem ser classificadas como espectro de migrânea hemiplégica e devem ser diferenciadas dos eventos migranosos muito específicos, pois o diagnóstico de migrânea hemiplégica tem implicações genéticas, fisiopatológicas e terapêuticas.

A **migrânea hemiplégica** é um dos tipos mais conhecidos de auras consideradas raras. Essa fraqueza unilateral transitória geralmente dura apenas algumas horas, mas pode persistir por vários dias. Descreve-se tanto o tipo familiar quanto o esporádico. A migrânea hemiplégica familiar é um distúrbio autossômico dominante, sendo descritas mutações em três genes diferentes: (1) *CACNA1A*, (2) *ATP1A2* e (3) *SCN1A*. Alguns pacientes com migrânea hemiplégica familiar têm outras mutações ainda não identificadas. São descritos muitos polimorfismos para esses genes. As migrâneas hemiplégicas podem ser desencadeadas por traumatismo craniano leve, esforço físico ou estresse emocional. A fraqueza motora geralmente se associa a outros sintomas de aura e pode evoluir lentamente durante 20 a 30 minutos, primeiramente com aura visual, e, em sequência, com auras sensorial, motora, afásica e depois basilar. A cefaleia está em mais de 95% dos pacientes e geralmente começa durante a aura; a cefaleia pode ser uni ou bilateral e não ter relação com a fraqueza motora. Alguns pacientes podem desenvolver ataques de coma com encefalopatia, pleiocitose no líquido cerebrospinal LCS e edema cerebral. As complicações a longo prazo podem incluir crises convulsivas, episódio diários recorrentes de cegueira, sinais cerebelares com o desenvolvimento de atrofia cerebelar e retardo mental.

A migrânea **com aura de tronco encefálico** (migrânea **do tipo basilar)** foi considerada uma doença da artéria basilar, já que muitos dos sintomas peculiares eram atribuídos à disfunção nessa área do tronco encefálico. Alguns dos sintomas descritos incluem vertigem, tinido, diplopia, visão embaçada, escotomas, ataxia e uma cefaleia occipital. As pupilas podem estar midriáticas e pode ser evidente uma ptose.

A **síndrome da cefaleia transitória e déficits neurológicos com linfocitose do LCS (HaNDL)** descreve cefaleias transitórias semelhantes a migrâneas associadas a déficits neurológicos (comprometimentos motores, sensoriais e de linguagem) e LCS mostrando pleiocitose. É considerada uma síndrome migrânea-*like* autolimitada e raramente é relatada na população pediátrica.

As **síndromes periódicas da infância** são um grupo de sintomas potencialmente relacionados que ocorrem com aumento de frequência em crianças com migrânea. A marca que distingue esses sintomas é a natureza episódica recorrente dos eventos. Alguns deles têm incluído sintomas relacionados com o trato gastrintestinal (cólica, cinetose, dor abdominal recorrente, vômitos recorrentes, incluindo vômito cíclicos e migrânea abdominal), distúrbios do sono (sonambulismo, sonilóquios e terrores noturnos), febres recorrentes sem explicação e até crises convulsivas.

Os sintomas gastrintestinais englobam o espectro desde episódios relativamente leves (cinetose ocasionalmente em viagens longas de carro) a episódios intensos de vômitos incontroláveis que podem levar à desidratação e à necessidade de internação para receber líquidos. Esses últimos episódios podem ocorrer em um cronograma previsível e, por isso, têm sido chamados vômitos cíclicos. Durante as crises, a criança pode ficar pálida e assustada, porém não perde a consciência. Depois de um período de sono profundo, ela acorda e retoma as brincadeiras normais e seus hábitos alimentares como se os vômitos não tivessem ocorrido. Muitas crianças com vômitos cíclicos têm antecedentes familiares positivos de migrânea e, à medida que ficam mais velhas, apresentam uma probabilidade média mais alta de desenvolver migrânea. Os vômitos cíclicos podem responder a terapias específicas para migrânea, sendo necessário atenção à reposição hídrica se os vômitos forem excessivos. **Os vômitos cíclicos da migrânea** precisam ser diferenciados de distúrbios gastrintestinais, incluindo obstrução intestinal (má rotação, vólvulo intermitente, membrana duodenal, cistos de duplicação, compressão da artéria mesentérica superior e hérnias internas), úlcera péptica, gastrite, giardíase, pancreatite crônica e doença de Crohn. Motilidade gastrintestinal anormal e obstrução da junção ureteropélvica também podem causar vômitos cíclicos. As causas metabólicas incluem distúrbios do metabolismo dos aminoácidos (deficiência heterozigota de ornitina transcarbamilase), acidúrias orgânicas (acidemia propiônica, acidemia metilmalônica), defeitos da oxidação de ácidos graxos (deficiência da desidrogenase da acil-coenzima A de cadeia média), distúrbios do metabolismo dos carboidratos (intolerância hereditária à frutose), porfiria aguda intermitente e lesões estruturais do sistema nervoso central (tumores cerebrais na fossa posterior, hematomas ou coleções subdurais). O diagnóstico é de exclusão, e as crianças precisarão de uma investigação completa antes de serem diagnosticadas com a síndrome dos vômitos cíclicos. Esta é mais frequente em pré-escolares e gradualmente se transformará em crise de migrânea típica por volta da puberdade (ver Capítulo 369).

O diagnóstico de **migrânea abdominal** pode ser confuso, mas ela é vista como uma migrânea sem cefaleia. Como uma migrânea, é um distúrbio episódico caracterizado por dor abdominal média com períodos sem dor entre as crises. Por vezes, essa dor é associada a náuseas e vômitos (atravessando o espectro das dores abdominais recorrentes ou os vômitos cíclicos). A dor é geralmente descrita como "surda" e pode ser moderada a intensa. Pode persistir por 1 a 72 horas e, embora geralmente ocorra na linha média, pode ser periumbilical ou mal localizada pela criança. Para preencher os requisitos de migrânea abdominal, a criança precisa queixar-se, na ocasião da dor abdominal, de pelo menos dois dos seguintes sintomas: anorexia, náuseas, vômitos ou palidez. Assim como nos vômitos cíclicos, anamnese e exame físico minuciosos associados a estudos laboratoriais apropriados precisam ser realizados para descartar um distúrbio gastrintestinal subjacente como causa da dor abdominal. O questionamento cuidadoso sobre a presença de cefaleia ou dor na cabeça precisa ser abordado diretamente com a criança, pois muitas vezes se trata verdadeiramente de uma migrânea, mas, na mente da criança (bem como na observação dos pais), os sintomas abdominais são muito importantes.

DIAGNÓSTICO E DIAGNÓSTICO DIFERENCIAL

Anamnese e exame físico minuciosos, incluindo exame neurológico com foco especial em cefaleia, são os indicadores mais sensíveis de uma etiologia subjacente. A anamnese precisa incluir avaliação minuciosa dos sintomas prodrômicos, qualquer evento desencadeante em potencial, momento das cefaleias, sintomas neurológicos associados e uma caracterização detalhada das crises de cefaleia, incluindo frequência, intensidade, duração, sintomas associados, uso de medicação e incapacitação. A avaliação da incapacidade deve incluir impacto escolar, no ambiente doméstico e nas atividades sociais e pode ser facilmente realizada com instrumentos como PedMIDAS. Os antecedentes familiares de cefaleia e qualquer outra condição neurológica, psiquiátrica e de saúde geral, também são importantes para a identificação de migrânea na família, assim como a determinação de possíveis distúrbios associados à cefaleia secundária. A penetrância familiar da migrânea é tão significativa, que a ausência de um histórico familiar dessa condição ou de seus fenômenos equivalentes deve levantar a suspeita de que o diagnóstico não seja migrânea, justificando a insistência na anamnese, o encaminhamento para um especialista em cefaleias, além de investigação. A falta de antecedentes familiares pode ser decorrente do desconhecimento da presença de migrânea na família ("ninguém se queixa de cefaleia?"). Quando as cefaleias forem refratárias, um histórico das condições potenciais de comorbidades, incluindo distúrbios do humor e uso de substâncias ilícitas, especialmente em adolescentes, que possam influenciar a adesão e a aceitabilidade do plano de tratamento, também pode precisar ser abordado. Os pacientes com migrâneas crônicas difíceis de tratar possivelmente terão elevação da pressão intracraniana; uma punção lombar com redução da pressão pode resolver a migrânea. Esses pacientes podem não ter papiledema. Além disso, distúrbios como CADASIL (arteriopatia cerebral autossômica dominante com infartos subcorticais e leucoencefalopatia), doença de Moyamoya e SMART (crises de migrânea semelhantes a acidentes vasculares encefálicos depois de radioterapia) tendem a se apresentar inicialmente como migrâneas.

As neuroimagens se justificam quando o exame neurológico for anormal ou relatarem-se características neurológicas incomuns durante a crise de migrânea; quando a criança tiver cefaleias que a acordam ou que estejam presentes logo ao acordar e remitem com a postura ereta; quando a criança tiver cefaleias breves que ocorrem somente com tosse ou na posição curvada; quando a cefaleia ocorrer principalmente na área occipital; e quando a criança tiver cefaleia migranosa com histórico familiar ou seu equivalente (p. ex., cinetose, vômitos cíclicos; Tabela 613.7) absolutamente negativa. Nesse caso, a RM é o método de imagem de escolha, pois oferece melhor sensibilidade para detectar lesões na fossa posterior e não expõe a criança à radiação.

Na criança com uma cefaleia que, já no início, atinge a sua pior intensidade, uma TC para procurar sangue é o melhor exame inicial; se o resultado for negativo, deve ser feita uma punção lombar, procurando especialmente xantocromia do LCS. Não existem evidências de que estudos laboratoriais ou um eletroencefalograma sejam benéficos em uma migrânea típica sem aura ou na migrânea com aura.

TRATAMENTO

A Tabela 617.8 descreve os medicamentos usados para tratar migrânea em crianças. A Academia Americana de Neurologia estabeleceu as seguintes diretrizes práticas que são úteis para o tratamento da migrânea:

1. Redução da frequência, intensidade, duração das cefaleias e da incapacidade causada por elas
2. Redução da dependência de farmacoterapias agudas mal toleradas, ineficazes ou não desejadas
3. Melhora da qualidade de vida
4. Prevenção da escalada de uso de medicação aguda para cefaleia
5. Orientação e capacitação dos pacientes para lidarem com sua doença, elevando o controle pessoal da migrânea
6. Redução do sofrimento e dos sintomas psicológicos relacionados à cefaleia.

Tabela 613.7 Indicações para neuroimagens em uma criança com cefaleias.

Exame neurológico anormal
Sinais ou sintomas neurológicos anormais ou focais
- Sintomas ou sinais neurológicos focais desenvolvidos durante uma cefaleia (p. ex., migrânea complicada)
- Sintomas ou sinais neurológicos focais (exceto sintomas visuais clássicos de migrânea) se desenvolvem durante a aura com lateralidade fixa; sinais focais da aura persistentes ou recorrentes na fase de cefaleia

Crises convulsivas ou auras muito breves (< 5 min)
Cefaleias incomuns em crianças
- Auras atípicas, incluindo tipo basilar, hemiplégica
- Cefalalgia autônoma trigeminal, incluindo cefaleias em salvas em criança ou adolescente
- Cefaleia secundária aguda (p. ex., cefaleia com doença ou agressão subjacente conhecida)

Cefaleia em crianças com menos de 6 anos de idade ou em qualquer criança que não consiga descrever adequadamente sua cefaleia
Cefaleia da tosse breve em uma criança ou adolescente
Cefaleia piorada logo ao acordar ou que acorda a criança durante o sono
Cefaleia migranosa na criança sem histórico familiar de migrânea ou seu equivalente

Tabela 613.8 Medicamentos usados no tratamento de migrâneas em crianças.

MEDICAMENTO	DOSE	MECANISMO	EFEITOS COLATERAIS	COMENTÁRIOS
Migrânea aguda				
Analgésicos				
Paracetamol	15 mg/kg/dose	Efeitos analgésicos	Superdose, necrose hepática fatal	Efetividade limitada na migrânea
Ibuprofeno	7,5 a 10 mg/kg/dose	Anti-inflamatório e analgésico	Sangramento GI, desconforto gástrico, lesão renal	Evitar uso excessivo (2 a 3 vezes/semana)
Triptanos				
Almotriptana* (12 a 17 anos de idade)	12,5 mg	Agonista de 5-$HT_{1b/1\ d}$	Constrição vascular, sintomas relacionados com a serotonina, como rubor, parestesias, sonolência, desconforto GI	Evitar uso excessivo (mais de 4 a 6 vezes por mês)
Eletriptana	40 mg	Mesmo	Mesmos	Evitar uso excessivo (mais de 4 a 6 vezes por mês)
Frovatriptana	2,5 mg	Mesmo	Mesmos	Pode ser efetiva para prevenção de migrânea menstrual Evitar uso excessivo (mais de 4 a 6 vezes por mês)
Naratriptana	2,5 mg	Mesmo	Mesmos	Pode ser efetiva para prevenção de migrânea menstrual Evitar uso excessivo (mais de 4 a 6 vezes por mês)
Rizatriptana* (6 a 17 anos de idade)	5 mg para paciente pesando < 40 kg, 10 mg	Mesmo	Mesmos	Formulação em comprimidos orais e sublinguais Evitar uso excessivo (mais de 4 a 6 vezes por mês)
Sumatriptana	Oral: 25 mg, 50 mg, 100 mg Nasal: 10 mg SC: 6 mg	Mesmo	Mesmos	Evitar uso excessivo (mais de 4 a 6 vezes por mês)
Zolmitriptana	Oral: 2,5 mg, 5 mg Nasal: 5 mg	Mesmo	Mesmos	Formulação em comprimidos orais e sublinguais Evitar uso excessivo (mais de 4 a 6 vezes por mês)
Profilaxia (Nenhuma aprovada para crianças pela FDA)				
Bloqueadores dos canais de cálcio				
Flunarizina†	5 mg ao deitar	Bloqueador dos canais de cálcio	Cefaleia, letargia, tonturas	Possível ↑ até 10 mg ao deitar
Anticonvulsivantes				
Ácido valproico	20 mg/kg/24 h (começar com 5 mg/kg/24 h)	↑ GABA cerebral	Náuseas, pancreatite, hepatotoxicidade fatal	↑ 5 mg/kg a cada 2 semanas
Topiramato* (12 a 17 anos)	100 a 200 mg fracionados em 2 vezes/dia	↑ atividade do GABA	Fadiga, nervosismo	Aumente lentamente durante 12 a 16 semanas
Levetiracetam	20 a 60 mg/kg fracionados em 2 vezes/d	Desconhecido	Irritabilidade, fadiga	Aumente a cada 2 semanas, iniciando com 20 mg/kg fracionados em 2 vezes/d
Gabapentina	900 a 1.800 mg fracionados em 2 vezes/d	Desconhecido	Sonolência, fadiga, agressividade, ganho de peso	Começar com 300 mg, ↑ 300 mg/semana
Antidepressivo				
Amitriptilina	1 mg/kg/dia	↑ serotonina e norepinefrina no SNC	Anormalidades da condução cardíaca e boca seca, constipação intestinal, sonolência, confusão	Aumente 0,25 mg/kg a cada 2 semanas Sonolência matinal reduzida pela administração na hora do jantar
Anti-histamínico				
Cipro-heptadina	0,2 a 0,4 mg/kg fracionados em 2 vezes/d; máx: 0,5 mg/kg/24 h	Agonista do receptor H_1 e da serotonina	Sonolência, secreções brônquicas espessas	Preferida em crianças que não conseguem engolir comprimidos; não é bem-tolerada por adolescentes
Anti-hipertensivo				
Propranolol	10 a 20 mg 3 vezes/d	Bloqueador beta-adrenérgico não seletivo	Tonturas, letargia	Começar com 20 mg/24 h e ↑ 10 mg/semana (contraindicado na asma e depressão)

(continua)

Tabela 613.8 Medicamentos usados no tratamento de migrâneas em crianças. *(continuação)*

MEDICAMENTO	DOSE	MECANISMO	EFEITOS COLATERAIS	COMENTÁRIOS
Outros				
Coenzima Q10	1 a 3 mg/kg/dia	Aumenta a oxidação de ácidos graxos nas mitocôndrias	Não foram relatados efeitos adversos	Lipossolúvel; verifique se a marca contém pequena quantidade de vitamina E para ajudar na absorção
Riboflavina	50 a 400 mg/dia	Cofator no metabolismo da energia	Urina amarelo-vivo, poliúria e diarreia	–
Magnésio	9 mg/kg fracionados 3 vezes/d	Cofator em metabolismo de energia	Diarreia ou fezes amolecidas	–
Ruibarbo do pântano	50 a 150 mg/dia	Pode atuar de modo semelhante a um bloqueador dos canais de cálcio	Eructações	–
Toxina onabotulínica A	100 unidades (11 a 17 anos de idade)	Inibe a liberação de acetilcolina das terminações nervosas	Ptose, visão embaçada, hematoma no local da injeção	Uso não encontrado em bula para crianças
Intratável intensa				
Proclorperazina	0,15 mg/kg IV; dose máx. 10 mg	Antagonista da dopamina	Agitação, sonolência rigidez muscular, acinesia e acatisia	Pode ter aumento de efetividade quando associada ao cetorolaco e hidratação
Metoclopramida	0,2 mg/kg IV; dose máx. de 10 mg	Antagonista da dopamina	Sonolência, urticária, agitação, acinesia, acatisia	Cautela em pacientes asmáticos
Cetorolaco	0,5 mg/kg IV; dose máx. 15 mg	Anti-inflamatório e analgésico	Desconforto GI, sangramento	–
Injeção de valproato de sódio	15 mg/kg IV; dose máx. 1.000 mg	↑ GABA cerebral	Náuseas, vômitos, sonolência, trombocitopenia	Evite em doença hepática
Di-hidroergotamina IV	0,5 mg/dose 8/8 h (< 40 kg) 1,0 mg/dose 8/8 h (> 40 kg)	–	Náuseas, vômitos, constrição vascular, flebite	A dose pode precisar ser ajustada por causa dos efeitos colaterais (diminuição) ou de efetividade limitada (aumento)
Aerossol nasal	0,5 a 1,0 mg/dose 0,5 mg/jato	–	–	–

*Aprovado pela FDA na população pediátrica. †Disponível na Europa. ↑, aumento; SNC, sistema nervoso central; GABA, ácido gama-aminobutírico; GI, gastrintestinal; SC, via subcutânea.

Para cumprir esses objetivos, três componentes precisam ser incorporados ao plano de tratamento: (1) Deve ser desenvolvida uma estratégia de tratamento agudo para abortar a crise de cefaleia de maneira consistente, com retorno à função normal assim que possível, ou seja, no máximo em duas horas; (2) deve ser considerada uma estratégia de tratamento preventivo quando as cefaleias forem frequentes (uma ou mais por semana) e incapacitantes; e (3) deve-se iniciar a terapia biocomportamental, incluindo-se discussão da adesão, eliminação de barreiras ao tratamento e abordagem de hábitos saudáveis.

Tratamento agudo

A finalidade do tratamento de uma crise aguda é livrar o paciente da dor o mais rapidamente possível, com retorno à função normal. Isso inclui principalmente dois grupos de medicamentos: anti-inflamatórios não esteroidais (AINEs) e triptanos. A maioria das crises de migrânea em crianças responderá a doses apropriadas de AINEs quando administradas no início da dor. Tem-se documentado a eficácia do ibuprofeno em dose de 7,5 a 10,0 mg/kg, o qual costuma ser o medicamento de eleição; entretanto, o paracetamol (15 mg/kg) pode ser efetivo naqueles com uma contraindicação aos AINEs. Cautela especial no uso do ibuprofeno ou outros AINE inclui certificar-se de que as crianças consigam reconhecer e responder ao início da cefaleia. Isso significa conversar com a criança sobre a importância de dizer ao professor quando a cabeça começar a doer na escola e ter certeza de que foram seguidas, naquele ambiente, as diretrizes apropriadas de posologia permitida para uso do medicamento. Além disso, é preciso evitar o uso excessivo, limitar o AINE (ou qualquer associação de analgésicos de venda sem prescrição) a não mais do que 2 a 3 vezes/semana. A limitação de qualquer analgésico a até 3 vezes/semana é necessária para impedir a transformação das migrâneas em cefaleias por uso excessivo de medicação. Se o paciente tiver ultrapassado a dose permitida de analgésicos para 1 semana, o próximo passo será o uso apenas de hidratação durante o restante da semana como abordagem abortiva. Se o ibuprofeno não for eficaz, é possível tentar o naproxeno sódico em doses semelhantes. O ácido acetilsalicílico também é opção razoável, mas costuma ser reservado aos pacientes mais velhos (> 16 anos). O uso de outros AINE ainda não foi estudado na migrânea pediátrica. O objetivo da medicação aguda primária deve ser alívio da cefaleia em uma hora com retorno à função em 10 de 10 cefaleias.

Quando uma migrânea é especialmente intensa, apenas o uso dos AINEs pode não ser suficiente. Nesse caso, pode-se considerar um triptano. Múltiplos estudos têm demonstrado sua efetividade e tolerabilidade. Atualmente, existem três triptanos aprovados pela United States Food and Drug Administration (FDA) para o tratamento de migrânea episódica na população pediátrica. O almotriptana está aprovado para o tratamento de migrânea aguda em adolescentes (idades de 12 a 17 anos). O rizatriptana está aprovado para o tratamento da migrânea em crianças a partir dos 6 anos. A formulação intranasal de zolmatriptano foi recentemente aprovada pela FDA nos EUA para uso em crianças com idades de 12 anos ou mais. Vários estudos mostram que produz alívio rápido e eficácia, tendo demonstrado boa tolerabilidade para o tratamento da migrânea aguda.

A associação de naproxeno sódico e sumatriptana tem sido estudada e pode ser eficaz em crianças. Ensaios clínicos controlados demonstram que o sumatriptana intranasal é seguro e efetivo em crianças acima de 8 anos com migrânea moderada a intensa. Até o presente momento, faltam estudos pediátricos mostrando a efetividade do sumatriptana oral e existem evidências insuficientes respaldando o uso do sumatriptana subcutâneo em crianças. Para a maioria dos adolescentes, a posologia é a mesma dos adultos; faz-se uma redução da dose para crianças que pesem menos de 40 kg. Os triptanos variam na rapidez do início da ação e na meia-vida biológica. Clinicamente, 60 a 70%

dos pacientes respondem ao primeiro triptano experimentado, sendo que 60 a 70% dos que não responderam ao primeiro triptano experimentado responderão ao seguinte. Portanto, no paciente que não responde ao primeiro triptano do modo desejado (resposta rápida e reproduzível sem recidiva ou efeitos colaterais), vale a pena tentar um triptano diferente. Os efeitos colaterais mais comuns dos triptanos são causados por seu mecanismo de ação – aperto na mandíbula, peito e dedos em decorrência da constrição vascular e subsequente sensação de tontura e cansaço pelo efeito central da serotonina. Os sintomas de constrição vascular podem ser amenizados pela hidratação adequada durante uma crise.

O modo mais efetivo de realizar o tratamento agudo é com o reconhecimento de que os AINEs e os triptanos têm mecanismos de ação diferentes. Os AINEs são usados para todos os casos leves a intensos de cefaleias, restringindo-se o uso a menos de 2 a 3 crises por semana; os triptanos são acrescentados para cefaleias moderadas a intensas, sendo seu uso restrito a não mais do que quatro a seis crises por mês. Para uma crise aguda, os AINEs podem ser repetidos uma vez em 3 a 4 horas se necessário para aquela crise específica, e os triptanos podem ser repetidos uma vez em duas horas se necessário. É importante considerar as várias formulações à disposição e devem ser discutidas essas opções com os pacientes pediátricos e seus pais, especialmente se a criança não conseguir ingerir comprimidos ou não conseguir ingerir uma dose oral devido a náuseas.

Como a dilatação vascular é uma característica comum da migrânea, podendo ser responsável por um rubor facial seguido por palidez e sensação de tontura acompanhando as crises, a hidratação deve ser integrada ao plano de tratamento agudo. Para a hidratação oral, podem-se incluir bebidas energéticas que combinam eletrólitos e açúcar para promover a reidratação intravascular.

Os antieméticos foram usados para o tratamento agudo de náuseas e vômitos. Estudos posteriores identificaram que seu mecanismo de efetividade peculiar no tratamento de cefaleias está relacionado ao seu antagonismo à neurotransmissão dopaminérgica. Portanto, os antieméticos com antagonismo mais robusto à dopamina (p. ex., proclorperazina e metoclopramida) têm a melhor eficácia. Podem ser muito efetivos para o estado migranoso ou em uma migrânea que não responda aos AINEs e triptanos. Requerem administração intravenosa, já que as outras vias para administração desses medicamentos os tornam menos eficazes do que os AINEs ou triptanos. Quando combinados com cetorolaco e líquidos intravenosos nas salas de emergência ou em um centro de infusão aguda, os antieméticos intravenosos podem ser bem efetivos. Quando não o forem, poderá ser necessário um tratamento com o paciente internado usando di-hidroergotamina (DHE), o que significará internação em uma unidade para terapia mais agressiva de uma crise intratável.

Tratamentos em serviços de emergência para cefaleias intratáveis

Quando uma crise aguda de migrânea não responder ao esquema ambulatorial recomendado e for incapacitante, existem outras abordagens terapêuticas mais agressivas que podem ser necessárias para impedir o aumento da duração, bem como da frequência das cefaleias. Essas migrâneas são classificadas como estado migranoso, e os pacientes podem precisar ser encaminhados a um centro de infusão, ao departamento de emergência ou à internação hospitalar.

Os tratamentos específicos para a migrânea, em sala de emergência, incluem: medicamentos antidopaminérgicos, como a proclorperazina e a metoclopramida; AINEs como o cetorolaco; medicação vasoconstritora, como a DHE; antiepilépticos, como o valproato de sódio.

Agentes antidopaminérgicos | Proclorperazina e metoclopramida

O uso de medicamentos antidopaminérgicos não se limita ao controle de náuseas e vômitos muitas vezes presentes durante uma crise de migrânea. Seu efeito farmacológico em potencial pode decorrer de sua propriedade antidopaminérgica e do processo patológico subjacente envolvendo o sistema dopaminérgico durante uma crise de migrânea. A proclorperazina é efetiva para abortar uma crise na sala de emergência quando dada pela via intravenosa com um líquido IV em *bolus*. Os resultados mostram melhora de 75%, com ausência da cefaleia em 50% em uma hora e melhora de 95% com ausência da cefaleia em 60% em três horas. A proclorperazina pode ser mais efetiva do que a metoclopramida. A dose média de metoclopramida é de 0,13 a 0,15 mg/kg, sendo administrada uma dose máxima de 10 mg pela via intravenosa ao longo de 15 min. A dose média da proclorperazina é de 0,15 mg/kg, tendo uma dose máxima de 10 mg. Essas medicações são geralmente bem-toleradas, mas as *reações extrapiramidais* são mais frequentes em crianças, comparadas à população mais velha. Uma reação extrapiramidal aguda pode ser controlada na sala de emergência com 25 a 50 mg de difenidramina intravenosa. Não há necessidade de pré-medicação com difenidramina para prevenir efeitos colaterais, devendo aquela ser usada, se necessário, quando estes estiverem presentes.

Anti-inflamatórios não esteroidais: cetorolaco

Sabe-se que ocorre uma reação inflamatória asséptica no sistema nervoso central em decorrência do efeito de múltiplos peptídeos reativos em pacientes com migrâneas. O cetorolaco é geralmente usado no serviço de emergência em monoterapia para crises de migrânea ou associados a outros medicamentos. Na monoterapia, a resposta ao cetorolaco é a melhora de 55,2%. Quando associado à proclorperazina, a taxa de respostas salta para 93%.

Antiepilépticos: valproato de sódio

Os antiepilépticos têm sido usados como tratamento profilático para migrânea há anos, havendo estudos duplo-cegos e controlados adequados sobre sua eficácia em adultos. O mecanismo pelo qual o valproato de sódio aborta agudamente as crises de migrânea ainda não foi bem-compreendido. O valproato de sódio é administrado em bolus de 15 a 50 mg/kg (ao longo de 10 minutos). Essa dose de ataque intravenosa é seguida por uma dose oral (15 a 20 mg/dia) nas quatro horas depois da injeção. Os pacientes podem se beneficiar de um tratamento preventivo a curto prazo com a formulação de liberação prolongada depois da alta da emergência. O valproato de sódio geralmente é bem-tolerado. Os pacientes devem receber uma quantidade adequada de líquidos durante o procedimento para prevenir possível episódio de hipotensão.

Triptanos

O sumatriptana subcutâneo (0,06 mg/kg) tem eficácia global de 72% em 30 min e de 78% em duas horas, sendo a taxa de recorrência de 6%. Como as crianças tendem a ter cefaleia de mais curta duração, uma taxa de recorrência de 6% parece apropriada para essa população. A DHE, se recomendada para recorrências, não deve ser dada nas 24 h depois do uso de triptano. Os triptanos são contraindicados em pacientes tratados com ergotamina antes de 24 horas e nas 2 semanas depois do tratamento com inibidores da monoamina oxidase. Os triptanos raramente podem produzir uma síndrome serotoninérgica em pacientes que tomam um inibidor da recaptação da serotonina. *Triptanos e ergotamina são contraindicadas em migrâneas hemiplégicas.*

Di-hidroergotamina

A DHE é uma medicação antiga no tratamento da migrânea, usada como vasoconstritor para abortar a fase vascular da migrânea. A efetividade é discutida com detalhes na seção "Tratamento Intra-hospitalar da Migrânea Intratável e do Estado Migranoso", a seguir. Uma dose de DHE pode ser efetiva para tratamento abortivo no serviço de emergência. O tratamento da migrânea na sala de emergência mostra uma taxa de recorrência de 29% em 48 a 72 horas, sendo que 6% dos pacientes precisam de terapia ainda mais agressiva em uma unidade hospitalar.

Tratamento intra-hospitalar de migrânea intratável e do estado migranoso

Seis a sete por cento dos pacientes não têm sucesso no tratamento no serviço de emergência. Esses pacientes geralmente são internados para uma permanência de 3 a 5 dias e recebem tratamento parenteral extensivo. Uma criança deve ser internada em decorrência de uma cefaleia primária quando estiver em estado migranoso, se apresentar exacerbação de uma cefaleia intensa crônica ou tiver uma cefaleia por uso excessivo de analgésicos com exacerbação aguda. O objetivo do tratamento com internação é controlar uma cefaleia que não seja responsiva a outra terapia abortiva e seja incapacitante para a criança. Os protocolos de tratamento incluem o uso de DHE, antieméticos, valproato de sódio e outros medicamentos.

Di-hidroergotamina

Os derivados do ergot estão entre os tratamentos mais antigos para migrânea. A DHE é uma apresentação parenteral usada para exacerbações agudas. Seu efeito se origina da afinidade agonista do receptor 5 $HT_{1A\text{-}1B\text{-}1D\text{-}1F}$ e vasoconstrição central. A DHE tem maior atividade antagonista α-adrenérgica e é menos vasoconstritiva na periferia. Antes do início de um protocolo de ergot intravenoso, deve-se fazer uma anamnese completa e um exame neurológico. Deve-se pesquisar gravidez nas meninas em idade fértil antes de administrar derivados do ergot.

O protocolo da DHE consiste no seguinte: os pacientes são pré-medicados com 0,13 a 0,15 mg/kg de proclorperazina 30 minutos antes da dose de DHE (máximo de três doses de proclorperazina para prevenir síndrome extrapiramidal, depois, deve-se usar um antiemético não antagonista da dopamina, como a ondansetrona). Administra-se uma dose de 0,5 a 1,0 mg de DHE (dependendo da idade e da tolerabilidade) a cada oito horas até que a cefaleia desapareça. A primeira dose deve ser fracionada em duas meias doses separadas por intervalos de 30 minutos; sendo consideradas doses de teste. Quando a cefaleia cessar, ministra-se uma dose extra na tentativa de prevenir recorrência depois da alta. A resposta a esse protocolo é uma melhora de 97% e um estado sem cefaleia de 77%. A resposta é perceptível na quinta dose; o medicamento pode chegar aos seus efeitos máximos depois da décima dose. Os efeitos colaterais da DHE incluem náuseas, vômitos, desconforto abdominal, rubor facial e aumento da pressão arterial. A dose máxima usada nesse protocolo é o total de 15 mg de DHE.

Valproato de sódio

O valproato de sódio é usado quando a DHE é contraindicada ou se ela não tiver sido eficaz. Um estudo em adultos recomenda o uso de valproato de sódio do seguinte modo: bolo de 15 mg/kg (máximo de 1.000 mg), seguido por 5 mg/kg a cada oito horas até que não haja mais cefaleia ou até o máximo de dez doses. Indica-se sempre ministrar uma dose extra depois que a cefaleia cessar. O protocolo foi estudado em adultos com cefaleias crônicas diárias e mostrou melhora de 80%. É bem-tolerado e útil em crianças quando a DHE não for eficaz, se for contraindicada ou não tolerada.

Outras terapias para o paciente hospitalizado

Durante uma internação por estado migranoso, recomendamos insistentemente que outros serviços, como o de medicina comportamental e de medicina holística, envolvam-se se possível. A equipe de medicina comportamental pode desempenhar papel importante ao conversar com os pacientes sobre seus desencadeantes específicos e também pode avaliar os estressores escolares, bem como os domésticos e sociais. A equipe também iniciaria algumas habilidades de enfrentamento durante a hospitalização e avaliaria a necessidade de acompanhamento ambulatorial para terapia cognitivo-comportamental, *biofeedback* ou tratamento para outras comorbidades. A equipe de medicina holística, quando consultada, pode oferecer abordagens holísticas para controle de dor, inclusive técnicas de relaxamento, bem como massagem médica e terapia craniossacral.

Terapia preventiva

Quando as cefaleias forem frequentes (mais de uma cefaleia por semana) ou incapacitantes (fazendo o paciente faltar às aulas, não se envolver em atividades em casa ou sociais ou se tiver uma pontuação PedMIDAS acima de 20), justifica-se a **terapia profilática** ou preventiva. O objetivo dessa terapia é de reduzir a frequência (para uma a duas cefaleias ou menos por mês) e o nível de incapacidade (pontuação PedMIDAS < 10). Devem ser ministrados agentes profiláticos por pelo menos 4 a 6 meses em uma dose adequada e depois retirados gradualmente ao longo de várias semanas. Evidências em estudos de adultos começam a demonstrar que as cefaleias frequentes persistentes configuram um aumento do risco de progressão, com diminuição da responsividade e aumento do risco de refratariedade no futuro. Não se sabe com certeza se o tratamento precoce da cefaleia na infância previne o desenvolvimento de cefaleia refratária na idade adulta.

Utilizam-se múltiplas medicações preventivas para profilaxia de migrânea em crianças. Quando analisadas como parte de um parâmetro prático, somente uma medicação, a **flunarizina** (um bloqueador dos canais de cálcio), demonstrou um nível de efetividade visto como substancial; não se tem acesso a ela nos EUA. A flunarizina é tipicamente oferecida em uma dose oral de 5 mg/dia e aumentada, depois de 1 mês, para 10 mg/dia VO, deixando-se o paciente sem o medicamento por 1 mês a cada 4 a 6 meses.

Uma terapia preventiva comumente usada para cefaleia e migrânea é a amitriptilina. Tipicamente, uma dose de 1 mg/kg/dia ao jantar ou antes de dormir é efetiva. No entanto, essa dose precisa ser alcançada lentamente (p. ex., durante semanas, com um aumento a cada 2 semanas até que se chegue ao objetivo) para minimizar os efeitos e melhorar a tolerabilidade. Os efeitos colaterais incluem sonolência e os relacionados à atividade anticolinérgica da amitriptilina. Observa-se ganho de peso em adultos que usam amitriptilina, porém a ocorrência é menos frequente em crianças. A amitriptilina tem o potencial de exacerbar a síndrome do QT prolongado, de modo que deve ser evitada em pacientes com esse diagnóstico, e este deve ser investigado nos pacientes que a usem quando se queixarem de taquicardia ou ritmo cardíaco irregular.

Os antiepilépticos também são usados para profilaxia de migrânea, tendo o topiramato, o ácido valproico e o levetiracetam demonstrado eficácia em adultos. Existem estudos limitados em crianças sobre prevenção de migrânea, mas todas essas medicações têm sido avaliadas quanto a segurança e tolerabilidade em crianças com epilepsia.

O topiramato se tornou amplamente usado para profilaxia de migrânea em adultos. Também demonstrou ser efetivo em um estudo de adolescentes. Esse estudo demonstrou que uma dose de 25 mg 2 vezes/dia era equivalente ao placebo, enquanto uma dose de 50 mg 2 vezes/dia era superior. Desse modo, parece que o esquema posológico para adultos também é efetivo em adolescentes, sendo que a dose efetiva varia de 50 mg 2 vezes/dia a 100 mg 2 vezes/dia. Essa dose precisa ser alcançada lentamente para minimizar a lentidão cognitiva associada ao uso do topiramato. Os efeitos colaterais incluem perda de peso, parestesias, cálculos renais, redução dos níveis de bicarbonato, diminuição da sudorese e raramente glaucoma e alterações das transaminases séricas. Além disso, nas adolescentes que tomam contraceptivos orais, é preciso discutir a redução da eficácia do controle da natalidade pelo topiramato.

Um estudo de efetividade comparativo em crianças (8 a 17 anos) dos dois tratamentos mais comuns (amitriptilina e topiramato), comparando-os ao placebo (estudo CHAMP) demonstrou que os três tratamentos eram efetivos, mas não houve superioridade estatística para a amitriptilina ou o topiramato sobre o placebo.

O ácido valproico tem sido usado há muito tempo para epilepsia em crianças e tem demonstrado eficácia na profilaxia de migrânea em adultos. A dose efetiva, em crianças, parece ser de 10 mg/kg VO 2 vezes/dia. Os efeitos colaterais como ganho de peso, ovário policístico, alterações das transaminases séricas e contagens de plaquetas precisam ser monitorados. Outros antiepilépticos, incluindo a lamotrigina, levetiracetam, zonisamida, gabapentina e pregabalina, também são usados para prevenção de migrânea.

Os β-bloqueadores têm sido usados há muito tempo para prevenção de migrânea. Os estudos sobre betabloqueadores têm um padrão de resposta variável entre os betabloqueadores e entre pacientes com um mesmo betabloqueador. O propranolol é o mais estudado para a prevenção de migrânea pediátrica, tendo resultados inequivocamente positivos. A contraindicação para o uso de propranolol em crianças com asma, distúrbios alérgicos, diabetes melito e o aumento da incidência de depressão em adolescentes que usam propranolol limitam um pouco seu uso. Pode ser muito efetivo para um subtipo misto de migrânea (a migrânea do tipo basilar com a síndrome da taquicardia ortostática postural). Relata-se que essa síndrome seja responsiva ao propranolol. Os α-bloqueadores e os bloqueadores dos canais de cálcio, além da flunarizina, também têm sido usados na migrânea pediátrica; sua efetividade no tratamento ainda não foi esclarecida.

Em crianças muito novas, a cipro-heptadina pode ter efeito na prevenção de migrânea ou variantes relacionadas. Os pré-escolares tendem a tolerar o aumento do apetite induzido pela cipro-heptadina e a não ficar sujeitos à letargia vista nas crianças mais velhas e nos adultos; o ganho de peso é limitante, quando as crianças começam a entrar na puberdade. A posologia típica é de 0,1 a 0,2 mg/kg VO 2 vezes/dia.

Os nutracêuticos têm se tornado cada vez mais populares nos últimos anos, especialmente entre famílias que preferem uma abordagem mais "natural" no tratamento da cefaleia. Apesar de haver estudos mostrando sucesso dessas terapias em adultos, poucos deles têm mostrado efetividade nas cefaleias pediátricas. A riboflavina (vitamina B_2), em doses que variam de 25 a 400 mg, é a mais amplamente estudada, apresentando bons resultados. Os efeitos colaterais são mínimos e incluem urina de coloração amarelo-vivo, diarreia e poliúria. A suplementação com coenzima Q10 pode ser eficaz na redução da frequência da migrânea em doses de 1 a 2 mg/kg/dia. O ruibarbo do pântano também é efetivo para reduzir cefaleias com efeitos colaterais mínimos, incluindo eructações. O uso em crianças tem sido limitado para evitar a toxicidade em potencial do ruibarbo, que contém alcaloides da pirrolizidina, que são carcinógenos conhecidos e tóxicos para o fígado.

A toxina onabotulínica A é a primeira medicação aprovada pela FDA para migrânea crônica em adultos. Existem estudos em crianças indicando sua efetividade; o uso em crianças não é indicado em bula. Os estudos limitados disponíveis revelaram o seguinte: a dose média usada foi de 188,5 unidades ± 32 unidades, com uma dose mínima de 75 unidades e máxima de 200 unidades. A média de idade dos pacientes que receberam o tratamento foi de 16,8 ± 2 anos (mínimo: 11; máximo: 21 anos de idade). As injeções de toxina onabotulínica A melhoraram as pontuações de incapacidade (PedMIDAS) e a frequência das cefaleias nos pacientes com cefaleia diária crônica pediátrica e na migrânea crônica nesse grupo etário. A toxina onabotulínica A não apenas apresentou eficácia positiva sobre as pontuações de incapacidade para esses pacientes jovens com cefaleia, mas também conseguiu transformar as cefaleias de crônicas diárias em cefaleias intermitentes em mais de 50% dos pacientes.

Eptinezumabe, Erenumabe, Galcanezumabe e Fremanezumabe – anticorpos monoclonais humanizados contra o peptídeo relacionado com o gene da calcitonina ou seu receptor – demonstram segurança e eficácia em pacientes adultos com migrânea. A FDA aprovou esses agentes para uso em adultos com migrânea, inclusive na migrânea crônica. Até o momento, não houve finalização de estudos com crianças e adolescentes.

Terapia biocomportamental

A avaliação e a terapia comportamentais são essenciais para o controle efetivo da migrânea. Isso inclui identificação das barreiras comportamentais ao tratamento, como timidez da criança ou limitação em notificar um professor sobre o início de uma crise de migrânea ou a falta de disposição do professor em aceitar a necessidade de tratamento. Barreiras adicionais incluem falta de reconhecimento da significância do problema da cefaleia e a reversão de maus hábitos, uma vez que as cefaleias tenham respondido ao tratamento. A adesão é igualmente importante para o tratamento agudo e preventivo. A necessidade de ter uma resposta sustentada por tempo suficiente para impedir a recidiva (p. ex., ficar usando medicação preventiva) costuma ser difícil quando a criança começa a se sentir melhor. Estabelecer um objetivo definido para tratamento (uma ou duas ou até menos cefaleias por mês por 4 a 6 meses) ajuda a aceitação.

Como muitos dos desencadeantes em potencial para migrâneas frequentes (pular refeições, desidratação, diminuição ou alteração do sono) estão relacionados à rotina diária da criança, uma discussão sobre hábitos saudáveis faz parte da terapia biocomportamental. Ela deve incluir ingestão de líquidos sem cafeína, exercícios regulares, não pular refeições, fazer boas escolhas alimentares e sono adequado (8 a 9 horas) regularmente. O sono costuma ser difícil em adolescentes, pois as aulas nos últimos anos do fundamental e do ensino médio geralmente começam muito cedo, e a arquitetura do sono dos adolescentes muda para um início de sono e um acordar mais tarde. Essa tem sido uma das explicações para a piora das cefaleias durante o ano escolar em geral, no começo do ano escolar e nos inícios das semanas.

O relaxamento auxiliado por *biofeedback* e a terapia cognitivo-comportamental (geralmente associada à amitriptilina) são efetivos para terapia aguda e preventiva e podem ser incorporados a essa estratégia múltipla de tratamento. Isso dá à criança um grau de autocontrole sobre as cefaleias e ainda pode ajudá-la a enfrentar as cefaleias frequentes.

Adultos jovens e a transição do atendimento à cefaleia de um profissional pediátrico para um profissional de adultos

A migrânea é uma afecção crônica que começa na infância. Os meninos são diagnosticados em uma idade mais baixa do que as meninas; entretanto, durante o desenvolvimento, a prevalência se torna mais alta entre as meninas que estão iniciando a puberdade. Algumas adolescentes e mulheres relatam migrânea associada às menstruações, sendo os sintomas dolorosos descritos como mais duradouros e com intensidade mais elevada. O papel dos contraceptivos orais (OCP; do inglês, *oral contraceptive pills*) costuma ser um tópico de discussão entre as adolescentes e jovens. Estudos têm mostrado melhora da migrânea menstrual nas pacientes adultas que tomam estrogênios e progesterona orais; estudos semelhantes não foram feitos em adolescentes. Os OCPs não são aprovados pela FDA para tratamento de migrânea menstrual; associam-se a aumento do risco de acidente vascular encefálico entre mulheres que apresentam migrânea com aura. Portanto, seu uso em adolescentes como agente profilático não é aconselhável.

Encontram-se afecções comórbidas, como ansiedade e depressão, com alta prevalência entre adultos com migrânea; entretanto, a prevalência entre os adolescentes continua desconhecida. São limitados os instrumentos capazes de diferenciar distúrbios de humor de sintomas dolorosos na população pediátrica, o que torna desafiador identificar aqueles que estão em risco. No entanto, é importante ter em mente o potencial dos distúrbios do humor, especialmente em adultos jovens.

Observa-se a remissão da migrânea em até 34% dos adolescentes, e quase 50% continuam a ter migrânea persistente durante a idade adulta. Apesar da alta prevalência, a transição do atendimento nessa população ainda precisa ser estudada. Transições bem-sucedidas do atendimento pelo pediatra para um profissional que atende adultos demonstram melhorar os resultados em pacientes com doença crônica.

O diagnóstico e tratamento precoces da migrânea podem ajudar a minimizar a progressão da doença em adultos. Isso, juntamente com triagem cuidadosa de afecções comórbidas, pode ajudar a identificar os que têm risco de migrânea refratária, minimizar a incapacidade e melhorar os resultados gerais para a cefaleia.

A bibliografia está disponível no GEN-io.

613.2 Cefaleias Secundárias

Andrew D. Hershey, Marielle A. Kabbouche, Hope L. O'Brien e Joanne Kacperski

As cefaleias podem ser sintomas comuns de outras doenças subjacentes. Reconhecendo isso, a ICHD-3 beta classificou as principais cefaleias secundárias (Tabela 613.1). A chave para o diagnóstico de uma cefaleia secundária é reconhecer a causa subjacente e demonstrar uma causa e efeito diretos. Até que isso tenha sido feito, o diagnóstico é especulativo. Isso é especialmente verdadeiro quando a etiologia suspeita é comum.

Cefaleia ocorre comumente após concussão ou lesão cerebral traumática leve, sendo relatada em até 86% dos atletas do ensino médio e universitários que sofrem traumatismo craniano. Embora não haja critérios rígidos para determinar quem desenvolverá cefaleia persistente após concussão, é importante reunir informações para descartar outras cefaleias secundárias e distúrbios significativos por cefaleias primárias e para identificar aqueles que possam estar em risco de cefaleia persistente após concussão.

As cefaleias crônicas ou persistentes são aquelas que duram mais do que 3 meses após o traumatismo craniano. Essa definição é condizente com a classificação de cefaleias pós-traumáticas persistentes na ICHD-3b. Embora a cefaleia por concussão e a pós-traumática sejam áreas com rápida evolução de estudo, há uma lamentável falta de evidências científicas definitivas atualmente sobre esses tópicos em pediatria. A ICHD-3 classifica cefaleias pós-traumáticas como agudas se durarem menos do que 3 meses e persistentes se durarem mais de 3 meses. O período é condizente com os critérios diagnósticos da ICHD-II, embora o termo **persistente** tenha sido adotado em lugar de **crônica**. Embora os critérios da ICHD-3 afirmem que as cefaleias pós-traumáticas comecem em até 7 dias depois do trauma craniano ou depois de a consciência ser recuperada, os autores comentam que esse ponto de corte de 7 dias é arbitrário, e alguns especialistas acreditam que as cefaleias possam se desenvolver depois de um intervalo mais longo. Alguns estudos têm mostrado que cerca de metade das crianças com cefaleia pós-traumática 3 meses após a concussão tinha histórico de cefaleias preexistentes, e 31% tinham histórico de migrânea confirmada ou provável antes do trauma. Além disso, 56% dos pacientes com cefaleias 3 meses após o trauma tinham antecedentes familiares de migrânea. Com base em nossa experiência clínica e em estudos de pacientes com sintomas pós-concussionais prologados em geral, suspeitamos que aqueles com cefaleias pós-traumáticas persistentes e por concussão previamente, ansiedade e/ou depressão preexistentes e estilos de enfrentamento mal adaptados também possam ter risco mais alto de cefaleia pós-traumática persistente. Um estudo que investigou fatores de risco para a síndrome pós-concussional prolongada suportam essas teorias; os pesquisadores verificaram que um histórico pessoal ou familiar de distúrbios do humor ou de migrânea, bem como concussão prévia e início tardio dos sintomas, associaram-se a sintomas por 3 meses ou mais após a concussão.

Apesar de ser classificada como cefaleia secundária, uma cefaleia pós-traumática, em geral, apresenta-se com um quadro clínico observado nos distúrbios por cefaleia primária, incluindo cefaleia tensional, migrânea e cefaleias cervicogênicas. Os poucos trabalhos que, desse modo, avaliaram as características da cefaleia pós-traumática na população pediátrica também relataram variadas proporções de características de migrânea ou cefaleia tensional, variando a prevalência relatada para cada uma entre estudos individuais.

Embora se relate que a cefaleia seja o sintoma mais comum após concussão, existem pouquíssimos estudos referentes à segurança e eficácia dos tratamentos para as cefaleias pós-traumáticas persistentes. Como a maioria dos clínicos que lidam com cefaleias concussionais e pós-traumáticas pode atestar, essas cefaleias podem ser difíceis de tratar. Não há atualmente diretrizes estabelecidas para seu tratamento, especialmente quando persistentes, e as práticas podem variar amplamente. A maioria dos algoritmos de tratamento propostos tem sido extrapolada da literatura sobre cefaleias primárias e de pequenos ensaios clínicos não controlados de esquemas para cefaleias pós-traumáticas. Quando as cefaleias pós-traumáticas se tornam problemáticas ou persistentes, habitualmente se usa uma abordagem de tratamento multidimensional, incluindo intervenção farmacológica, reabilitação física e terapias cognitivo-comportamentais. A conduta, portanto, deve levar em consideração o tipo de cefaleia, bem como se concentrar nas necessidades clínicas da criança.

Como as cefaleias primárias, as secundárias podem impactar de maneira substancial a vida da criança, levando à perda de dias de aulas e ao afastamento de interações sociais. Pode ser necessário o encaminhamento para terapia biocomportamental e para estratégias de enfrentamento. A adesão deve ser promovida e otimizada por orientação do paciente e da família sobre o uso adequado de medicamentos agudos e profiláticos, estabelecendo-se expectativas realistas que incluam recuperação e enfatizando-se o seguimento do tratamento desde o seu início.

As crianças com cefaleias pós-traumáticas persistentes podem precisar de analgésicos frequentes. As cefaleias de rebote são comuns e podem complicar o tratamento. O uso excessivo de medicamentos sintomáticos para cefaleia, mais comumente analgésicos simples, pode causar cefaleias por uso excessivo de medicação em pacientes suscetíveis e tem sido bem-descrita em pacientes com cefaleias primárias. O uso excessivo de medicação pode ser fator contribuinte para a cronicidade da cefaleia em 20 a 30% das crianças e adolescentes com cefaleia crônica diária não relacionada com concussão. Como os analgésicos são comumente recomendados para o tratamento de cefaleias agudas após concussão, alguns pacientes suscetíveis têm risco de desenvolver um padrão de uso excessivo de medicação que cause uma síndrome de cefaleia crônica.

Não há evidências claras que ajudem a orientar o clínico sobre o prazo para início de terapia preventiva em crianças para diminuir a probabilidade do desenvolvimento de cefaleias pós-traumáticas persistentes. Embora estejam sendo usados muitos medicamentos para tratar cefaleias pós-traumáticas persistentes, a maioria tem dados de apoio para a conduta na migrânea ou na migrânea crônica e poucos têm sido estudados para o tratamento de cefaleias pós-traumáticas persistentes de maneira sistemática.

A **cefaleia sinusal** é o tipo mais excessivamente diagnosticado de cefaleia recorrente. Embora não tenham sido avaliados estudos da frequência ou diagnóstico incorreto de uma migrânea subjacente como cefaleia sinusal em crianças, verifica-se, em adultos, que até 90% dos pacientes diagnosticados por si mesmos ou pelos médicos como tendo cefaleia sinusal parecem ter migrânea. Quando as cefaleias são recorrentes e respondem em horas a analgésicos, deve-se considerar primeiramente uma migrânea. Na ausência de secreção nasal purulenta, febre ou tosse crônica, não se deve fazer o diagnóstico de cefaleia sinusal.

As **cefaleias por uso excessivo de medicação** frequentemente complicam as cefaleias primárias e secundárias. São definidas como cefaleias presentes por mais de 15 dias/mês a mais de 3 meses e quando existe uso de analgésicos simples em mais de 15 dias/mês e/ou de medicamentos prescritos, incluindo os triptanos ou medicamentos associados, em mais de 10 dias/mês. Alguns dos sinais que devem levantar suspeita sobre uso excessivo de medicação são o aumento do uso de analgésicos (sem prescrição ou prescritos) e diminuição da eficácia ou desgaste frequente do efeito (p. ex., rebote de analgésicos). Uma cefaleia por uso excessivo de medicação pode ser agravada pelo uso de medicamentos sem eficácia e pelo diagnóstico incorreto da cefaleia. Os pacientes devem ser advertidos quanto ao uso frequente de medicamentos contra a migrânea, incluindo analgésicos combinados ou triptanos.

As causas graves de cefaleias secundárias provavelmente estão relacionadas ao **aumento da pressão intracraniana**. Isso pode ser causado por massa (tumor, malformação vascular, estrutura cística) ou aumento intrínseco da pressão (hipertensão intracraniana idiopática, também conhecida como pseudotumor cerebral). No primeiro caso, a cefaleia é causada pelo efeito de massa e pressão local sobre a dura; no segundo caso, a cefaleia é causada por pressão difusa sobre a dura. A etiologia da hipertensão intracraniana idiopática pode ser o consumo de quantidades excessivas de compostos lipossolúveis (p. ex., vitamina A, ácido retinoico e minociclina), alterações hormonais (aumento da incidência no gênero feminino) ou bloqueio da drenagem venosa (como com a inflamação do seio venoso transverso por mastoidite). Quando há suspeição do aumento da pressão, seja pelo histórico clínico ou pela presença de papiledema, deve-se realizar uma angiografia por RM e venografia por ressonância magnética, seguida por uma punção lombar se não for observada anomalia vascular. A punção lombar pode ser realizada com finalidade diagnóstica e terapêutica na hipertensão intracraniana idiopática, mas precisa ser realizada com o paciente deitado e relaxado com os membros inferiores estendidos, pois a pressão abdominal pode elevar artificialmente a pressão intracraniana. Se a cefaleia persistir ou houver alterações do campo visual, será preciso considerar tratamento medicamentoso com um inibidor da anidrase carbônica, fenestração do nervo óptico ou uma derivação.

Causas adicionais de cefaleias secundárias em crianças que podem não estar associadas a aumento da pressão intracraniana incluem malformações arteriovenosas, aneurisma sacular, doenças vasculares do colágeno comprometendo o sistema nervoso central, encefalopatia hipertensiva, etiologia infecciosa ou autoimune, hemorragia subaracnóidea aguda e acidente vascular encefálico. O tratamento da cefaleia secundária depende da etiologia. Exames laboratoriais úteis e procedimentos neurorradiológicos dependem dos indícios fornecidos pelo histórico e o exame físico. Por definição, uma cefaleia secundária tem causa específica e deve se resolver, uma vez que essa causa seja tratada. Se a cefaleia persistir, o diagnóstico e o tratamento deverão ser questionados, pois o diagnóstico, que pode incluir uma cefaleia primária, ou o tratamento ou ambos podem estar incorretos.

A bibliografia está disponível no GEN-io.

613.3 Cefaleias Tensionais

Andrew D. Hershey, Marielle A. Kabbouche, Hope L. O'Brien e Joanne Kacperski

As cefaleias tensionais podem ser muito comuns em crianças e adolescentes, uma vez que alguns estudos mostram uma prevalência que chega a 48%, com uma combinação de migrânea e cefaleia tensional em torno de 20%. Em razão de sua natureza leve a moderada, relativa falta de sintomas associados e grau mais baixo de incapacidade associada, são frequentemente ignoradas ou têm impacto mínimo. A ICHD-3 beta subclassifica as cefaleias tensionais como infrequentes (< 12 vezes/ano) (Tabela 613.9), frequentes (1 a 15 vezes/mês) e crônicas (> 15 cefaleias/mês). Podem ainda ser divididas em cefaleias com ou sem dor à palpação dos músculos pericranianos. A classificação de cefaleia tensional pode ser comparada ao oposto da migrânea. Enquanto as crises de migrânea são tipicamente moderadas a intensas, tendo localização focal, piorando com atividade física ou limitando a atividade física e apresentando caráter latejante, a cefaleia tensional tem intensidade leve a moderada, localização difusa, não é afetada pela atividade física (embora o paciente possa não sentir vontade de estar ativo) e não é latejante (muitas vezes descrita como uma pressão constante). A cefaleia tensional se associa muito menos frequentemente a náuseas, fotofobia ou fonofobia e jamais se associa a mais de um desses de uma só vez ou a vômitos. A cefaleia tensional precisa ser recorrente, mas são necessários pelo menos 10 eventos, e a duração pode ser de 30 minutos a 7 dias. É preciso descartar cefaleias secundárias com outras etiologias subjacentes.

A avaliação dos pacientes com suspeita de cefaleia tensional exige anamnese detalhada da cefaleia e exame geral/neurológico completos. Isso se faz para estabelecer o diagnóstico e garantir a exclusão de etiologias secundárias. Quando se suspeita de cefaleias secundárias, indica-se uma avaliação dirigida.

O tratamento das cefaleias tensionais pode requerer terapia aguda para cessar as crises, terapia preventiva quando frequentes ou crônicas e terapia comportamental. Muitas vezes, suspeita-se que possa haver estressores psicológicos subjacentes (por isso, a terminologia incorreta de cefaleia "por estresse"), mas isso geralmente é difícil de identificar em crianças e, embora os pais possam levantar a suspeita, esse fato não pode ser confirmado nas crianças. Faltam estudos e evidências conclusivas para orientar o tratamento da cefaleia tensional em crianças, mas os mesmos princípios gerais e medicamentos usados em migrânea podem ser aplicados às crianças com cefaleias tensionais (ver Capítulo 613.1). Muitas vezes, analgésicos simples (ibuprofeno ou paracetamol) podem ser efetivos para o tratamento agudo. A flupirtina é um analgésico não opioide já aprovado na Europa para o tratamento de cefaleia tensional em crianças a partir dos 6 anos, mas não está disponível nos EUA. A amitriptilina tem as maiores evidências de prevenção efetiva de cefaleias tensionais; a intervenção biocomportamental, incluindo o treinamento do relaxamento assistido por *biofeedback* e habilidades de enfrentamento, também pode ser útil.

A bibliografia está disponível no GEN-io.

Tabela 613.9	Cefaleia tensional episódica infrequente.
A.	Pelo menos 10 episódios de cefaleia ocorridos < 1 dia por mês em média (< 12 dias por ano), preenchendo os requisitos B a D
B.	Duração de 30 min a 7 dias
C.	Pelo menos duas das quatro características a seguir: 1. Localização bilateral 2. Pressão ou aperto (caráter não pulsátil) 3. Intensidade leve ou moderada 4. Não agravada por atividade física de rotina, como andar ou subir escadas
D.	Ambos a seguir: 1. Ausência de náuseas ou vômitos 2. Não mais do que um entre fotofobia ou fonofobia
E.	Não atribuída a outro diagnóstico da ICHD-3

De Headache Classification Committee on the International Headache Society (IHS): The International Classification of Headache Disorders, ed 3 (beta version). Cephalalgia 33(9):629-808, 2013, Table 10.

Capítulo 614
Síndromes Neurocutâneas

Mustafa Sahin, Micole Ullrich, Siddharth Srivastava e Anna Pinto

As síndromes neurocutâneas compreendem um grupo heterogêneo de distúrbios caracterizados por anormalidades do tegumento e do sistema nervoso central (SNC) de intensidade variável (Tabela 614.1). Muitos dos distúrbios são hereditários e acredita-se que se originem de um defeito na diferenciação do ectoderma primitivo (sistema nervoso, bulbo do olho, retina e pele). Os distúrbios classificados como síndromes neurocutâneas incluem neurofibromatose tipo 1 (NF1), complexo da esclerose tuberosa (TSC), síndrome de Sturge-Weber (SSW), doença de von Hippel-Lindau (VHL), síndrome PHACE (malformações na fossa posterior, hemangiomas, anomalias arteriais, coarctação da aorta, defeitos cardíacos, anormalidades oculares), ataxia telangiectasia (AT), síndrome do nevo linear, hipomelanose de Ito e incontinência pigmentar.

614.1 Neurofibromatose

Nicole Ullrich

As neurofibromatoses são distúrbios autossômicos dominantes que causam o crescimento de tumores nos nervos e resultam em outras anormalidades sistêmicas. Há três tipos de neurofibromatose: neurofibromatose tipo 1 (NF-1), neurofibromatose 2 (NF-2) e schwannomatose. Todas são doenças clínica e geneticamente distintas e devem ser consideradas entidades separadas.

MANIFESTAÇÕES CLÍNICAS E DIAGNÓSTICO

A **NF-1** tem incidência de 1 em 3.000 nascidos vivos, e é causada por mutações autossômicas dominantes com perda de função no gene *NF-1*. Aproximadamente 50% são herdadas de um dos pais, afetado, e os outros 50% resultam de uma mutação genética esporádica A doença é diagnosticada clinicamente quando há duas dentre as sete características a seguir: (1) seis ou mais manchas café-com-leite maiores do que 5 mm no maior diâmetro em indivíduos pré-puberais e com mais de 15 mm no maior diâmetro em indivíduos pós-puberais (Figura 614.1). As manchas café-com-leite (CALM; do inglês, *café-au-lait macules*) são marca da neurofibromatose e estão presentes em quase 100% dos pacientes. Ocorrem ao nascimento, mas aumentam de tamanho, número e pigmentação, especialmente durante os primeiros anos de vida. As manchas se distribuem por toda a superfície corporal, tendo predileção pelo tronco e extremidades. As CALMs não são específicas da NF-1 e podem ser observadas em outros distúrbios (Tabela 614.2). (2) Efélides axilares ou inguinais, consistindo em múltiplas áreas hiperpigmentadas com 2 a 3 mm de diâmetro (Figura 614.2). As efélides em dobras da pele geralmente aparecem entre 3 e 5 anos de idade. Relata-se que a frequência das efélides axilares e inguinais seja > 80% aos 6 anos de idade. (3) Dois ou mais nódulos de Lisch na íris, os quais são hamartomas localizados na íris e é mais fácil identificá-los com um exame por lâmpada de fenda (Figura 614.3). Estão presentes em mais de 74% dos pacientes com NF-1. A prevalência de nódulos de Lisch aumenta com a idade, de apenas 5% das crianças com menos de 3 anos de idade até 42% entre crianças com 3 a 4 anos de idade e virtualmente 100% dos adultos com mais de 21 anos de idade. (4) Dois ou mais neurofibromas ou um neurofibroma plexiforme. Os neurofibromas são mais visíveis na pele, mas podem ocorrer em qualquer nervo periférico no corpo, inclusive no trato gastrintestinal. Essas lesões aparecem caracteristicamente durante a adolescência ou a gravidez, sugerindo uma influência

Tabela 614.1 Características genéticas e clínicas associadas às síndromes neurocutâneas.

SÍNDROME	GENE(S)	HERANÇA	QUADRO CLÍNICO
Complexo da esclerose tuberosa	*TSC1 (esclerose tuberosa 1; hamartina)* *TSC2 (esclerose tuberosa 2; tuberina)*	Autossômica dominante	Angiofibromas, máculas hipomelanóticas, placas em couro granulado, fibromas ungueais, displasias corticais, astrocitomas de células gigantes subependimárias, nódulos subependimários, deficiência intelectual, epilepsia, incluindo espasmos infantis, distúrbio do espectro autista, hamartomas da retina, rabdomiomas cardíacos, linfangioleiomiomatose, angiomiolipomas renais
Von Hippel-Lindau	*VHL (supressor tumoral de von Hippel-Lindau)*	Autossômico dominante	Hemangioblastomas cerebelares, angiomas da retina, tumores do saco endolinfático, tumores neuroendócrinos pancreáticos, cistos renais, carcinomas de células renais, feocromocitomas
Nevo sebáceo linear	*HRAS (proto-oncogene HRas, GTPase)* *KRAS (proto-oncogene KRAS, GTPase)* *NRAS (homólogo do oncogene viral RAS do neuroblastoma*	Mosaicismo somático	Nevo sebáceo linear, hemimegalencefalia, ventriculomegalia, deficiência intelectual, epilepsia, defeitos oculares (estrabismo), defeitos cardíacos (coarctação da aorta), defeitos urogenitais (rim em ferradura), defeitos esqueléticos (displasia fibrosa)
PHACE	Desconhecido(s)		Malformações da fossa posterior, hemangiomas, lesões arteriais (displasia das artérias cerebrais), defeitos cardíacos (coarctação da aorta), defeitos oculares (microftalmia), defeitos anteriores (fendas esternais)
Incontinência pigmentar	*IKBKG (inibidor da kapa B quinase gama)*	Dominante ligada a X	Lesão de pele distinta com aparecimento em quatro estágios (bolhoso, verrucoso, pigmentar, atrésico), alopecia, anomalias dentárias (hipodontia), deficiência intelectual, epilepsia, defeitos oculares (neovascularização da retina), defeitos ungueais (unhas distróficas)

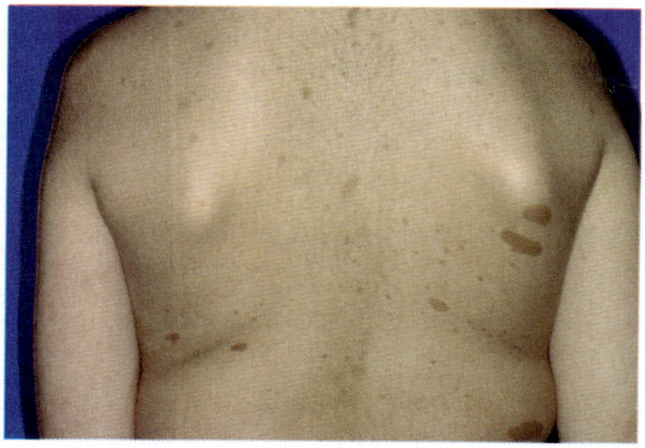

Figura 614.1 Neurofibromatose tipo 1 (NF-1). A presença de seis ou mais manchas café-com-leite (CAL) com mais de 0,5 cm de diâmetro em crianças e de 1,5 cm em adolescentes sugere a possibilidade de NF-1, embora ter unicamente manchas CAL não permita um diagnóstico definitivo. (De Paller AS, Mancini AJ: Hurwitz clinical pediatric dermatology, 5th ed., Philadelphia, 2016, Elsevier, Figura 11.44.)

hormonal. Geralmente são lesões pequenas e elásticas com discreta alteração de coloração arroxeada na pele sobrejacente. Os neurofibromas plexiformes são tipicamente congênitos e resultam do espessamento difuso de troncos nervosos e tecidos moles ao redor. A pele sobre o neurofibroma plexiforme pode ser grosseira e associar-se a uma hiperpigmentação. Os neurofibromas plexiformes podem produzir hipercrescimento de uma extremidade e uma deformidade do osso correspondente. (5) Uma lesão óssea distintiva, como a displasia do esfenoide (que pode causar exoftalmia pulsátil) ou diminuição da espessura cortical de ossos longos com ou sem pseudoartrose (mais frequentemente na tíbia). (6) Gliomas ópticos estão presentes em aproximadamente 15 a 20% dos indivíduos com NF-1; entretanto, apenas aproximadamente 30% deles são clinicamente sintomáticos e precisam de terapia direcionada ao tumor. São o tumor mais frequentemente observado no SNC na NF-1. Devido ao comprometimento da acuidade visual, recomenda-se que todas as crianças com NF-1 sejam submetidas pelo menos a exames oftalmológicos anuais ou mais frequentemente se houver alguma suspeita. O desenvolvimento dos sintomas ocorre mais comumente entre as idades de 2 a 6 anos; manifestam-se como alteração da acuidade visual, alteração dos campos visuais ou palidez do nervo óptico. A extensão ao hipotálamo pode levar à puberdade precoce. Os achados cerebrais na RM de um glioma óptico incluem espessamento difuso, aumento de volume localizado ou massa focal distinta originada no nervo ou quiasma óptico (Figura 614.4). (7) Um parente de primeiro grau com NF-1 cujo diagnóstico se baseou nos critérios já mencionados.

As crianças com NF-1 são suscetíveis a **complicações neurológicas**. Estudos com RM de crianças selecionadas têm mostrado sinais hiperintensos anormais no exame ponderado em T2 nos tratos ópticos, tronco encefálico, globo pálido, tálamo, cápsula interna e cerebelo (Figura 614.5). Esses sinais, **objetos brilhantes não identificados**, tendem a desaparecer com a idade; a maioria desaparece aos 30 anos. Não está claro quais objetos brilhantes não identificados representam patologia e não um consenso quanto à relação entre a presença e o número de objetos brilhantes não identificados e a ocorrência de deficiências de aprendizagem, distúrbios de déficit de atenção, problemas comportamentais e psicossociais e anormalidades da fala entre as crianças afetadas. Portanto, estudos por imagens, como a RM cerebral, devem ficar reservados apenas para pacientes com sintomas clínicos.

Uma das complicações mais comuns é a deficiência de aprendizagem, que afeta mais da metade dos indivíduos com NF-1. São observadas crises convulsivas em aproximadamente 8% dos pacientes com NF-1. Os vasos cerebrais podem desenvolver aneurismas ou estenose compatíveis com a síndrome de moyamoya (Capítulo 619). As sequelas neurológicas dessas anormalidades vasculares incluem ataques isquêmicos cerebrovasculares transitórios, hemiparesia e déficits cognitivos. A puberdade precoce pode se tornar evidente na presença ou ausência de lesões dos tumores da via óptica. Tumores malignos da bainha dos nervos pertecencem à família dos sarcomas agressivos e ocorrem como lesões novas ou em decorrência de degeneração maligna de um neurofibroma plexiforme existente, sendo um problema significativo nos pacientes com NF-1. O risco durante a vida é de 8 a 13%. Adicionalmente, a incidência de feocromocitoma, rabdomiossarcoma, leucemia e tumor de Wilms é mais alta do que na população geral. Escoliose é complicação comum encontrada em aproximadamente

Tabela 614.2 Doenças associadas a múltiplas manchas café-com-leite.

DOENÇA	CARACTERÍSTICAS MAIORES
Ataxia telangiectasia	Ataxia progressiva, doença maligna linforreticular
Síndrome de Bannayan-Riley-Ruvalcaba	Macrossomia, megalencefalia, lipomas, pólipos intestinais
Síndrome do nevo de células basais	Múltiplos epiteliomas de células basais, cistos na mandíbula, anomalias esqueléticas
Síndrome de Bloom	Baixa estatura, fotossensibilidade, quebras cromossômicas, malignidade
Anemia de Fanconi	Anomalias das extremidades, anomalias renais, pancitopenia
Doença de Gaucher	Predileção por judeus, ataxia, retardo mental
Síndrome de Hunter	Pele espessada, face grosseira, pápulas na pele, contraturas articulares
Síndrome de Jeffe-Campanacci	Fibromas nos ossos longos, hipogonadismo, retardo mental, anomalias oculares/cardíacas
Síndrome de Legius	Efélides axilares, macrocefalia, dismorfismo facial semelhante a Noonan, lipomas
Síndrome de Maffucci	Malformações venosas, encondroma
Síndrome de McCune-Albright	Displasia fibrosa poliostótica, puberdade precoce
Síndrome de lentículas múltiplas	Lentículas múltiplas, hipertelorismo, estenose pulmonar
Síndrome de neuromas múltiplos na mucosa	Neuromas de mucosa, carcinoma de tireoide, feocromocitoma, adenoma de paratireoide, disautonomia
Neurofibromatose tipo 1	Neurofibromas, tumores no sistema nervoso central, hamartomas de íris, efélides axilares, anomalias esqueléticas
Neurofibromatose tipo 2	Schwannoma vestibular, meningioma, catarata subcapsular, schwannomas plexiformes de pele
Síndrome de Russell-Silver	Baixa estatura, assimetria, anomalias das extremidades
Esclerose tuberosa	Máculas brancas, múltiplos hamartomas, anomalias do sistema nervoso central
Síndrome de Watson	Estenose pulmonar, efélides axilares, baixa inteligência

De Marcoux DA, Duran-McKinster C, Baselga E *et al.*: Pigmentary abnormalities. In: Schachner LA, Hansen RC, editors: Pediatric dermatology, ed 4, Philadelphia, 2011, Mosby, Table 10.2.

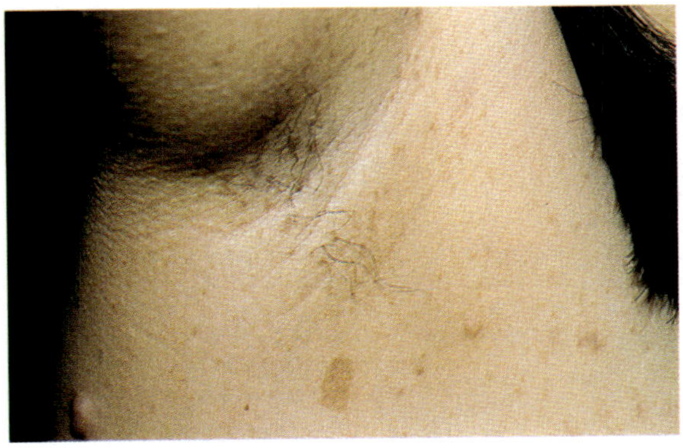

Figura 614.2 **Neurofibromatose de von Recklinghausen.** Efélides axilares (sinal de Crowe) são patognomônicas. (De Habif TP, editor: Clinical dermatology: a color guide to diagnosis and therapy, 4th ed., Philadelphia, Mosby, Fig 26.11.)

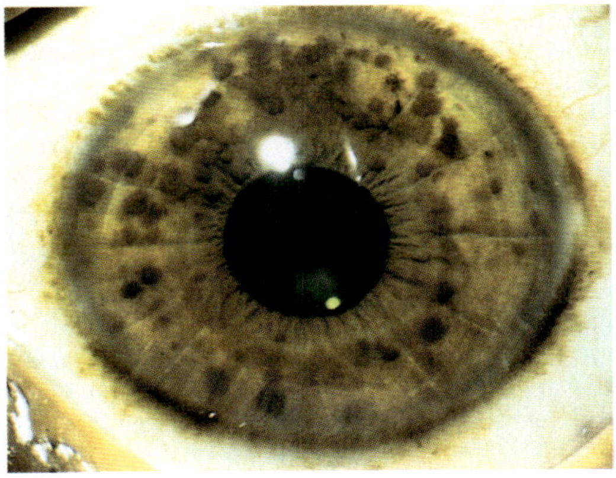

Figura 614.3 **Neurofibromatose tipo 1 (NF1).** Hamartomas pigmentados da íris (nódulos de Lisch). (De Zitelli BJ, McIntire S, Nowalk AJ, editors: *Zitelli* and *Davis' atlas of pediatric physical diagnosis*, 6th ed., Philadelphia, 2012, Mosby, Fig 15.9.)

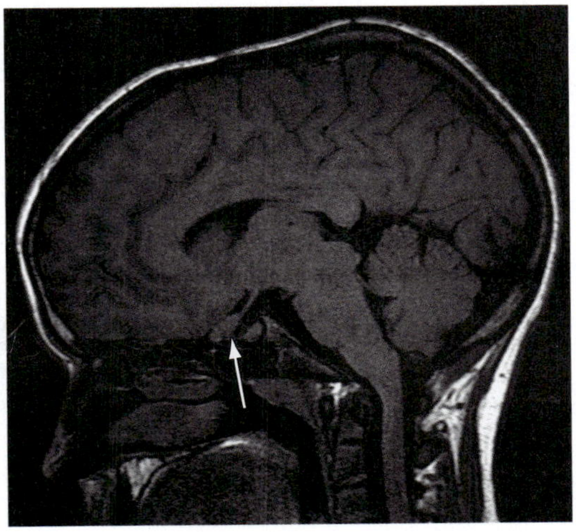

Figura 614.4 **Glioma óptico.** RM sagital ponderada em T1 de um paciente com NF1 mostra espessamento do nervo óptico (*seta*).

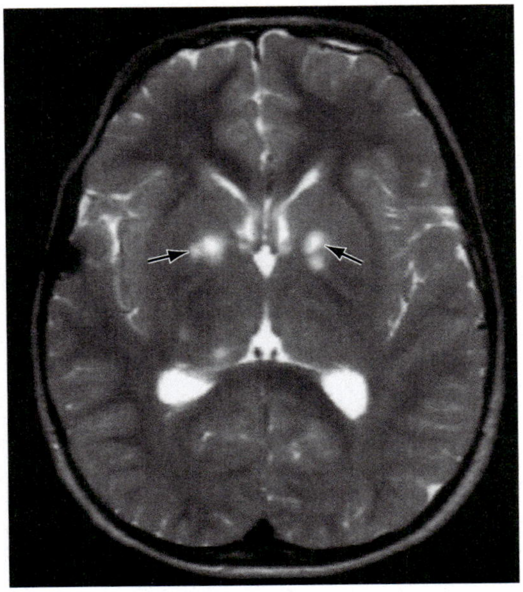

Figura 614.5 **RM ponderada em T2 de um paciente com NF-1.** Observe as áreas de alto sinal (objetos brilhantes não identificados) nos núcleos da base (*setas pretas*).

10% dos pacientes. Os pacientes com NF-1 têm risco de hipertensão, que pode estar presente isoladamente ou resultar de estenose vascular renal ou de um feocromocitoma.

A **NF-1 em mosaico** (também chamada *NF-1 segmentar*) tem manifestações limitadas a um ou mais segmentos secundariamente a mutações somáticas (ou gonadais) expressas nesses locais. As lesões podem ser unilaterais ou bilaterais, assimétricas ou simétricas e confinadas a uma faixa estreita ou a um único quadrante. As manifestações neurológicas são raras, mas há relatos delas.

TRATAMENTO

Em razão das complicações diversas e imprevisíveis associadas à NF-1, é necessário um seguimento multidisciplinar de perto. Os pacientes com NF-1 devem passar por avaliações clínicas regulares pelo menos anualmente, concentrando-se na história e no exame dos problemas em potencial para os quais o risco é mais alto. Essas avaliações incluem exame oftalmológico anual, avaliação neurológica, monitoramento da pressão arterial e avaliação de escoliose. Conforme a necessidade, devem ser considerados testes neuropsicológicos e educacionais. A Conferência de Desenvolvimento de Consenso do National Institutes of Health (NIH) advertiu contra estudos cerebrais e dos tratos ópticos por imagens de rotina, já que o tratamento, nessas crianças assintomáticas com NF-1, raramente é necessário. No entanto, todos os casos sintomáticos (p. ex., aqueles com distúrbios visuais, proptose, aumento da pressão intracraniana) precisam ser estudados sem demora. O selumetinibe, um inibidor oral da MAPK quinase 1 e 2, tem demonstrado, em ensaios clínicos preliminares em crianças com neurofibromas plexiformes inoperáveis relacionados com a NF-1, sua eficácia em induzir respostas parciais e em reduzir a progressão tumoral.

ACONSELHAMENTO GENÉTICO

Embora a NF-1 seja um distúrbio autossômico dominante, mais de metade dos casos são esporádicos, representando mutações *de novo*. O gene *NF-1*, na região cromossômica 17q11.2, codifica uma proteína também conhecida como neurofibromina. Ela atua como inibidor do oncogene Ras (Figura 614.6). O diagnóstico de NF-1 se baseia no quadro clínico. No entanto, existem testes moleculares para as mutações do gene *NF-1* e podem ser úteis em alguns casos. Alguns cenários em que os testes genéticos são úteis incluem os pacientes que preenchem apenas um dos critérios para o diagnóstico clínico, aqueles com doença extraordinariamente grave e aqueles que procuram diagnóstico pré-natal/pré-implantação.

A **NF-2** é um distúrbio menos comum do que a NF-1, também com modo de transmissão autossômica dominante, tendo uma incidência de 1 em 25.000 nascidos. Os critérios diagnósticos clínicos foram estabelecidos pela conferência de consenso dos United States National Institutes of Health e modificados para os critérios de Manchester e os critérios de Baser. O diagnóstico também pode ser confirmado por testes genéticos séricos ou mutação idêntica em dois tumores distintos do mesmo indivíduo. Tipicamente, a NF-2 é diagnosticada quando uma das quatro características a seguir estiver presente: (1) schwannomas vestibulares bilaterais; (2) um dos pais, irmão ou filho com NF-2 e schwannoma vestibular unilateral ou quaisquer dois dos seguintes: meningioma, schwannoma, glioma, neurofibroma, opacidades lenticulares subcapsulares posteriores; (3) schwannoma vestibular unilateral e quaisquer dois dos seguintes: meningioma, schwannoma, glioma, neurofibroma, opacidades lenticulares subcapsulares posteriores; ou (4) meningiomas múltiplos (dois ou mais) e schwannoma vestibular unilateral ou quaisquer dois dos seguintes: schwannoma, glioma, neurofibroma, catarata. Sintomas de tinido, perda auditiva, fraqueza facial, cefaleia ou instabilidade podem aparecer durante a infância, embora sinais de massa no ângulo pontocerebelar estejam mais comumente presentes na 2ª e na 3ª década de vida. CALM e schwannomas plexiformes são visíveis no grupo etário pediátrico. Identificam-se opacidades subcapsulares posteriores na lente em aproximadamente 50% dos pacientes com NF-2 quando se faz um exame com lâmpada de fenda. O gene NF-2 (que codifica uma proteína conhecida como merlina ou schwannomina) está localizado no cromossomo 22q1.11. A Tabela 614.3 ressalta a frequência das lesões na NF-2.

A avaliação oftalmológica, RM cranioencefálica e da coluna, audiologia e potenciais evocados do tronco encefálico são todos componentes importantes da atual conduta para indivíduos com NF-2.

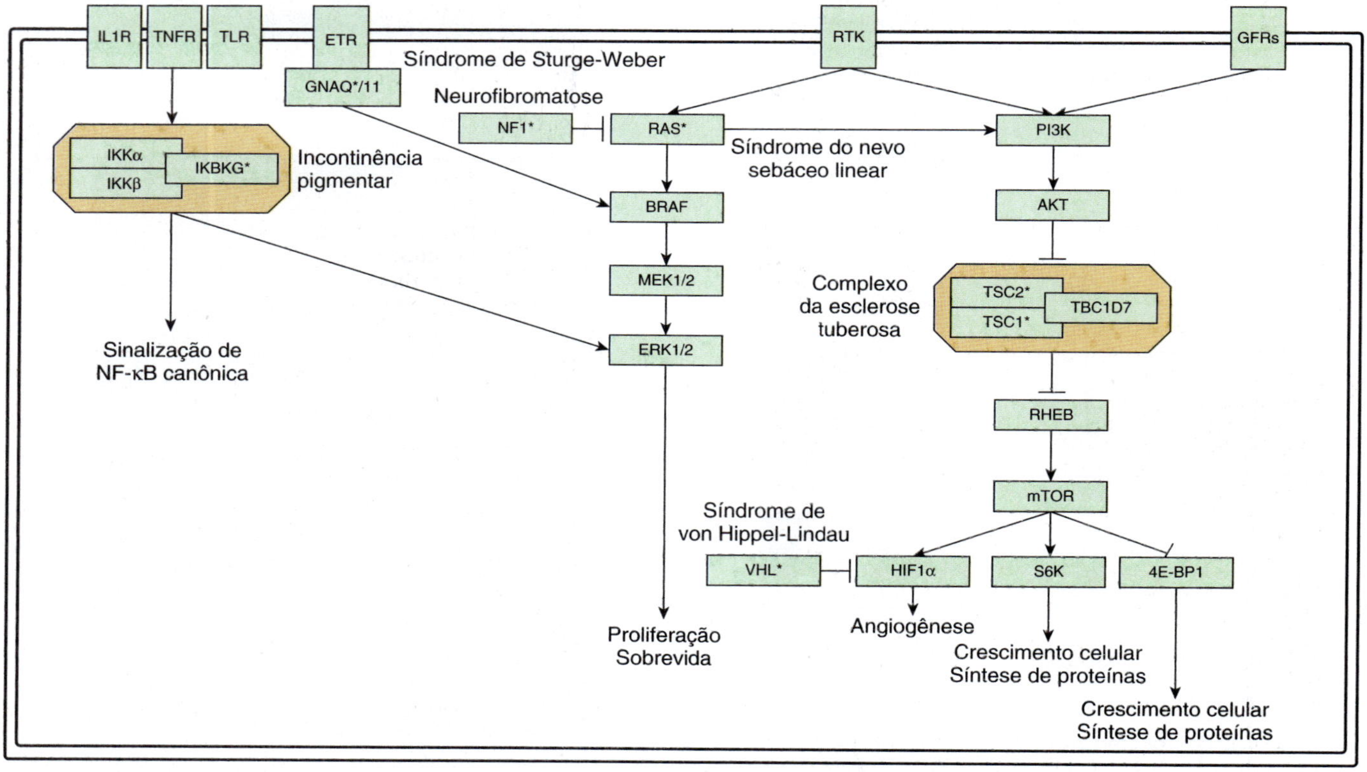

Figura 614.6 Representação esquemática das vias celulares afetadas por mutações nos genes associados aos distúrbios neurocutâneos, como NF1, TSC e SSW. Os *asteriscos* denotam genes com síndromes associadas discutidas no capítulo.

Tabela 614.3 Frequência das lesões associadas à neurofibromatose tipo 2.

	FREQUÊNCIA DE ASSOCIAÇÃO COM NF-2
Lesões neurológicas	
Schwannomas vestibulares bilaterais	90 a 95%
Schwannomas de outros nervos cranianos	24 a 51%
Meningiomas intracranianos	45 a 58%
Tumores espinais	63 a 90%
Extramedulares	55 a 90%
Intramedulares	18 a 53%
Neuropatia periférica	Até 66%
Lesões oftalmológicas	
Catarata	60 a 81%
Membranas epirretinianas	12 a 40%
Hamartomas de retina	6 a 22%
Lesões cutâneas	
Tumores de pele	59 a 68%
Placas de pele	41 a 48%
Tumores subcutâneos	43 a 48%
Tumores intradérmicos	Raros

De Asthagiri AR, Parry DM, Butman JA *et al.*: Neurofibromatosis type 2, Lancet 373:1974–1984, 2009, Table 1.

Em vista da frequência do desenvolvimento de tumores concorrentes múltiplos, as lesões intracranianas são tratadas de modo conservador, sendo o objetivo preservar a audição e maximizar a qualidade de vida.

A **schwannomatose** é um tipo de neurofibromatose clinicamente distinta de NF-1 e NF-2, caracterizando-se por múltiplos schwannomas na ausência de schwannomas vestibulares bilaterais. Embora a incidência total seja muito mais baixa, de 0,47 a cada milhão de pessoas, acredita-se que os indivíduos com schwannomatose contribuam para 2 a 10% de todos os indivíduos que se submetam à ressecção cirúrgica de um schwannoma. Estima-se que pelo menos 20% tenham natureza familiar. O diagnóstico deve ser considerado em um indivíduo que apresente múltiplos schwannomas, particularmente se houver um familiar afetado. A avaliação também inclui RM cerebral e da coluna para excluir schwannomas vestibulares e outros. Independentemente da idade de apresentação, a investigação inicial precisa distinguir entre NF-2 e schwannomatose. A análise de ligação levou à descoberta do gene supressor tumoral *SMARCB1* como principal gene predisponente na schwannomatose. *SMARCB1*, também conhecido como *INI1*, está envolvido na regulação do ciclo do crescimento e da diferenciação das células. Não foram estabelecidos o melhor tratamento nem a frequência ideal de imagens de vigilância; entretanto, a RM é tipicamente realizada anualmente.

A **síndrome de Legius** (causada por mutações *SPRED1*) assemelha-se a um tipo leve de NF-1. Os pacientes com a síndrome de Legius apresentam múltiplas CALM e macrocefalia com e sem efélides nas dobras cutâneas. No entanto, outras características típicas da NF-1, como nódulos de Lisch, neurofibromas, gliomas do nervo óptico e tumores malignos na bainha de nervos periféricos, não são vistos nas mutações *SPRED1*.

A bibliografia está disponível no GEN-io.

614.2 Esclerose Tuberosa

Siddarth Srivstava e Mustafa Sahin

O complexo da esclerose tuberosa (TSC; do inglês, *tuberous sclerosis complex*) é uma doença multissistêmica herdada de maneira autossômica dominante com expressividade variável e prevalência de 1 a cada 6.000 a 10.000 recém-nascidos. Ocorrem mutações genéticas espontâneas em 65% dos casos. Estudos genéticos moleculares identificaram dois *loci* para o TSC: o gene *TSC1* se localiza no cromossomo 9 p34, e o gene *TSC2* está no cromossomo 16 p13. O gene *TSC1* codifica uma proteína chamada hamartina, enquanto o gene *TSC2* codifica uma proteína chamada tuberina. Em uma célula, essas duas moléculas formam um complexo juntamente com uma terceira proteína, a TBC1D7 (família do domínio 1 Tre2-Bub2-Cdc16, membro 7). Consequentemente, uma mutação no gene *TSC1* ou *TSC2* resulta em doença semelhante nos pacientes, embora indivíduos com mutações de *TSC2* tendam a ser mais intensamente afetados.

A tuberina e a hamartina estão envolvidas em uma via fundamental na célula que regula a síntese proteica e o tamanho das células (ver Figura 614.6). Um dos modos pelos quais as células regulam seu crescimento é por controle da taxa de síntese proteica. Uma proteína chamada mTOR (alvo da rapamicina em mamíferos) foi identificada como um dos reguladores principais do crescimento celular (mTOR tem papéis adicionais no SNC, onde ajuda a regular o desenvolvimento neuronal e a plasticidade sináptica). A mTOR, por sua vez, é controlada por RHEB (homólogo de Ras enriquecida no cérebro), uma pequena trifosfatase da guanosina citoplasmática. Quando a RHEB é ativada, o aparelho da síntese proteica, por sua vez, é ligado, mais provavelmente por meio da mTOR, e a célula cresce. Sob condições normais, o complexo tuberina/hamartina mantém a RHEB no estado inativo. No entanto, no TSC, há uma desinibição da RHEB e subsequente hiperativação da via mTOR. Consequentemente, os genes *TSC1* e *TSC2* podem ser considerados supressores tumorais. A perda da proteína tuberina ou da hamartina resulta na formação de numerosos tumores benignos (hamartomas).

O TSC é uma doença extremamente heterogênea com amplo espectro clínico, que varia da incapacidade intelectual grave e epilepsia intratável à inteligência normal e ausência de crises convulsivas. Essa variação costuma ser vista na mesma família, isto é, com indivíduos portadores da mesma mutação. A doença afeta muitos sistemas de órgãos, que não a pele e o cérebro, incluindo o coração, o rim, os olhos, os pulmões e o osso (Figura 614.7).

MANIFESTAÇÕES CLÍNICAS E DIAGNÓSTICO

O TSC definido é diagnosticado quando pelo menos duas características maiores ou uma maior associada a duas menores ocorrerem (Tabelas 614.4 e 614.5 relacionam as características maiores e menores). Além disso, é suficiente ser portador de uma mutação patogênica em *TSC1* ou *TSC2* para o diagnóstico de TSC.

A marca diferenciadora do TSC é o envolvimento do sistema nervoso central. As lesões na retina consistem em dois tipos: hamartomas (lesões em amora elevadas ou lesões em forma de placa; Figura 614.8) e áreas despigmentadas brancas (semelhantes às lesões cutâneas hipopigmentadas). A lesão cerebral característica é um túber cortical (Figura 614.9). A RM cerebral é o melhor método para identificar túberes corticais, os quais podem se formar antes do nascimento.

Nódulos subependimários são lesões encontradas ao longo da parede dos ventrículos laterais, onde sofrem calcificação e se projetam na cavidade ventricular, produzindo um aspecto em gotejamento de vela. Essas lesões não causam problemas; entretanto, em 5 a 10% dos casos, essas lesões benignas podem se transformar em **astrocitomas de células gigantes subependimários** (SEGA; do inglês, *subependymal giant cell astrocytomas*). Esses tumores podem crescer e bloquear a circulação do líquido cerebrospinal em torno do cérebro e causar hidrocefalia, o que exige intervenção neurocirúrgica imediata. Desse modo, recomenda-se que todos os pacientes assintomáticos com TSC realizem RM cerebral a cada 1 a 3 anos para monitorar se há a ocorrência nova de SEGA. Os pacientes com SEGA grande ou em crescimento ou com SEGA que causem aumento de volume do ventrículo sem outras manifestações devem ser submetidos a RM mais frequentemente, e os pacientes e suas famílias devem ser orientados a reconhecer o potencial de novos sintomas devido a aumento da pressão intracraniana. A ressecção cirúrgica deve ser realizada para a SEGA sintomática aguda. Para SEGA em crescimento, mas assintomáticos de modo geral, pode-se usar a ressecção cirúrgica ou o tratamento clínico com um inibidor da mTOR (everolimo). O tratamento com everolimo pode ser efetivo para tornar mais lento o crescimento ou até reduzir o tamanho dos SEGAs. O everolimo também é efetivo para tratar crises convulsivas refratárias e reduzir o volume dos angiomiolipomas renais, e o sirolimo, outro inibidor de mTOR, está aprovado para linfangioleiomiomatose.

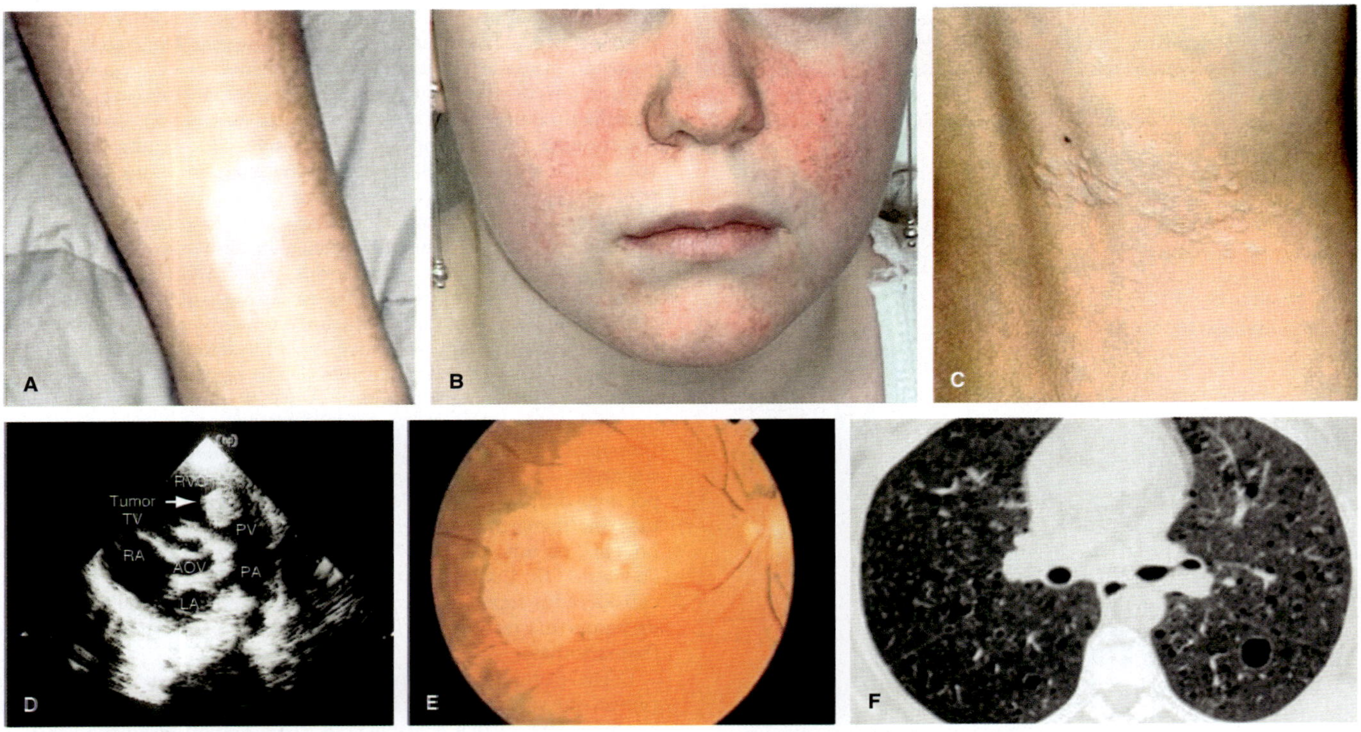

Figura 614.7 Manifestações dermatológicas, cardíacas e pulmonares da esclerose tuberosa. **A.** Máculas hipomelanóticas. **B.** Angiofibromas faciais. **C.** Área em couro granulado. **D.** Rabdomioma hiperecoico detectado por ecocardiografia. **E.** Hamartoma de retina. **F.** Linfangioleiomiomatose. (De Curatolo P, Bombardieri R, Jozwiak S: Tuberous sclerosis, Lancet 372:657-668, 2008, Fig 7.)

Tabela 614.4 Características maiores do complexo da esclerose tuberosa.
Displasias corticais (incluindo túberes e linhas de migração da substância branca cerebral)
Nódulos subependimários
Astrocitoma subependimário de células gigantes
Angiofibromas faciais (≥ 3) ou placa na região frontal
Fibromas ungueais (≥ 2)
Máculas hipomelanóticas (≥ 3,5 mm ou mais de diâmetro)
Área com aspecto de couro granulado
Múltiplos hamartomas nodulares da retina
Rabdomioma cardíaco
Angiomiolipoma renal
Linfangioleiomiomatose pulmonar

Tabela 614.5 Características menores do complexo da esclerose tuberosa.
Depressões no esmalte dentário (> 3)
Fibromas intraorais
Área acrômica na retina
Lesões cutâneas em confete
Hamartomas não renais
Múltiplos cistos renais

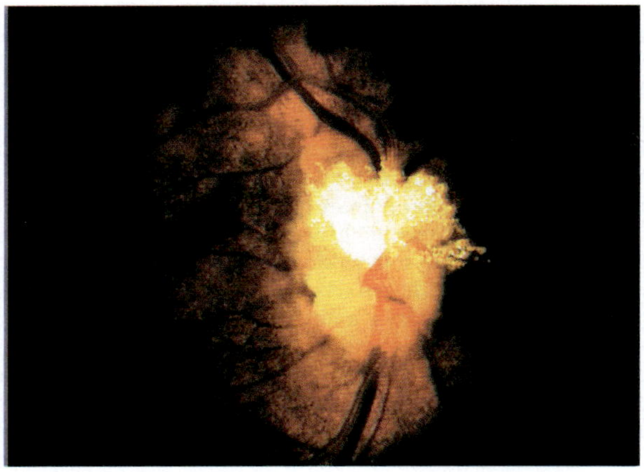

Figura 614.8 **Lesão em amora envolvendo a parte superior do nervo óptico em um paciente com esclerose tuberosa.** (De Yanoff M, Sassani JW: Ocular pathology, ed 7, Philadelphia, 2015, WB Saunders, Fig 2.7.)

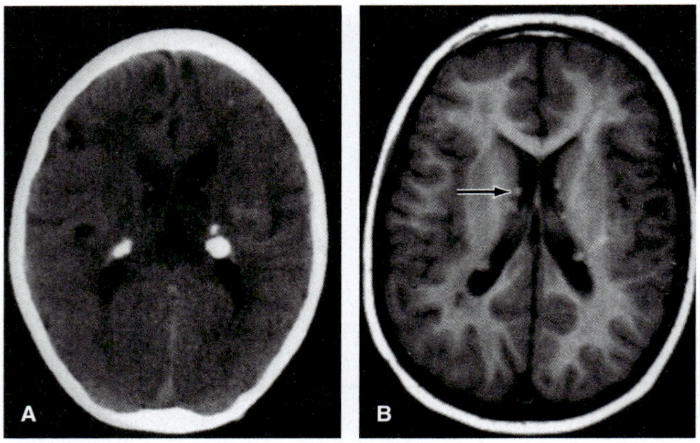

Figura 614.9 **Esclerose tuberosa. A.** TC com calcificações subependimárias características da esclerose tuberosa. **B.** A RM demonstra múltiplos nódulos subependimários no mesmo paciente (*seta preta*). Os túberes parenquimatosos também são visíveis na TC e na RM como áreas com baixa densidade no parênquima cerebral.

As manifestações neurológicas mais comuns do TSC consistem em epilepsia, comprometimento cognitivo e distúrbio do espectro autista. O TSC pode ocorrer durante a infância com espasmos infantis e um padrão de eletroencefalograma hipsarrítmico. No entanto, é importante ter em mente que os pacientes com TSC podem ter espasmos infantis sem hipsarritmia. As crises convulsivas podem ser difíceis de controlar e, em uma idade mais à frente, podem se transformar em crises de início focal ou crises mioclônicas generalizadas (ver Capítulo 611). A vigabatrina é a terapia de primeira escolha para os espasmos infantis. O hormônio adrenocorticotrófico (ACTH) pode ser usado se o tratamento com vigabatrina falhar. A terapia anticonvulsivante para outros tipos de crises no TSC, em geral, deve seguir o de outras epilepsias, e a cirurgia para epilepsia deve ser considerada para pacientes com TSC refratário ao tratamento clínico. O everolimo (complementar) tem sido terapia efetiva para reduzir o número de crises nos pacientes com crises refratárias ao tratamento. Além da epilepsia, cerca de 90% dos indivíduos com TSC têm um espectro de comprometimentos cognitivos, comportamentais, psiquiátricos e acadêmicos (TAND; do inglês, *tuberous sclerosis–associated neuropsychiatric disorders*), que incluem deficiência intelectual, distúrbio do espectro autista, distúrbio do déficit da atenção e hiperatividade, e até 50% têm distúrbio do espectro autista.

Lesões na pele

Mais de 90% dos pacientes apresentam manchas hipomelanóticas típicas semelhantes a uma folha de freixo no tronco e extremidades. A visualização da mácula hipomelanótica é facilitada pelo uso de uma luz de Wood ultravioleta (ver Capítulo 672). Para ser considerada como característica maior, pelo menos três máculas hipomelanóticas precisam estar presentes (Figura 614.7). Os angiofibromas faciais se desenvolvem entre 4 e 6 anos de idade; aparecem como minúsculos nódulos vermelhos sobre o nariz e regiões malares e, algumas vezes, são confundidos com acne (Figura 614.7). Mais tarde, aumentam de volume, coalescem e assumem um aspecto carnoso. Uma área com aspecto de couro granulado também é característica do TSC e consiste em lesão elevada e áspera com uma consistência de casca de laranja, localizada primariamente na região lombossacral (Figura 614.7). Geralmente ocorrem placas fibrosas na região frontal unilateral. São, caracteristicamente, elevadas, têm coloração castanho-amareladas ou cor de carne e têm consistência macia a endurecida. As placas na região frontal são histologicamente semelhantes aos angiofibromas faciais, embora as primeiras possam aparecer a qualquer momento. Durante a adolescência ou mais tarde, podem formar-se pequenos fibromas ou nódulos de pele em torno das unhas das mãos ou dos pés em 15 a 20% dos pacientes com TSC (Figura 614.10).

Envolvimento de outros órgãos

Aproximadamente 50% das crianças com TSC têm rabdomiomas cardíacos, que podem ser detectados no feto por ecocardiograma, geralmente por volta de 20 a 30 semanas de gestação. Os rabdomiomas podem ser numerosos e se localizar em todo o miocárdio ventricular e, embora causem insuficiência cardíaca congestiva e arritmias em uma minoria de pacientes, tendem a se resolver lentamente de maneira espontânea. Em 75 a 80% dos pacientes com mais de 10 anos de idade, os rins exibem angiomiolipomas, que são tumores geralmente benignos. Os angiomiolipomas começam na infância em muitos indivíduos com TSC, mas podem não ser problemáticos até o início da idade adulta. Por volta da terceira década de vida, podem causar dor lombar e hematúria com sangramento lento e raramente resultam em súbito sangramento retroperitoneal. Embolização seguida por corticosteroides para amenizar a síndrome pós-embolização é a terapia de primeira escolha para os angiomiolipomas que se apresentem com hemorragia aguda. Deve-se evitar a nefrectomia como maneira de manter a função renal, já que as lesões podem ser numerosas e bilaterais. Para angiomiolipomas assintomáticos em crescimento que meçam mais de 3 cm de diâmetro, a U.S. Food and Drug Administration (FDA) aprovou um inibidor da mTOR, o everolimo, para tratamento. A embolização seletiva ou a ressecção poupando o rim é terapia alternativa para o angiomiolipoma assintomático. Cistos renais únicos ou múltiplos também estão comumente presentes no TSC. O carcinoma de células renais, por outro lado, é raro. A linfangioleiomiomatose é a lesão pulmonar clássica no TSC e afeta somente mulheres, começando no final da adolescência (15 anos ou mais). A rapamicina está aprovada pela U.S. FDA para linfangioleiomiomatose.

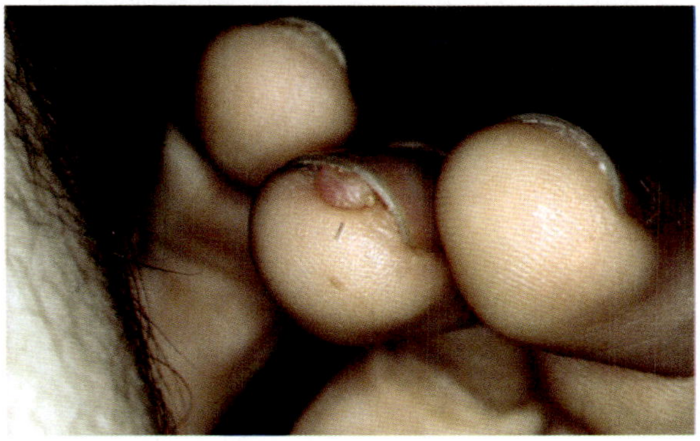

Figura 614.10 Fibroma periungueal em um paciente com o complexo da esclerose tuberosa (TSC).

O diagnóstico de TSC depende de alto índice de suspeita ao avaliar uma criança com espasmos infantis. Deve-se completar uma avaliação cuidadosa para as lesões típicas da pele e retina em todos os pacientes com um distúrbio epiléptico ou distúrbio do espectro autista. A RM cerebral confirma o diagnóstico clínico na maioria dos casos. Testes genéticos para mutações de *TSC1* e *TSC2* estão disponíveis e devem ser considerados quando o paciente individual não preencher todos os critérios clínicos ou a fim de fornecer confirmação molecular de um diagnóstico clínico. Podem ser oferecidos testes pré-natais quando existir mutação de *TSC1/2* conhecida naquela família.

TRATAMENTO

Como para o seguimento de rotina de indivíduos com TSC, recomenda-se o seguinte além do exame físico: RM cerebral a cada 1 a 3 anos, imagens renais (US, TC ou RM) a cada 1 a 3 anos; ecocardiograma a cada 1 a 3 anos nos pacientes com rabdomiomas cardíacos; eletrocardiograma a cada 3 a 5 anos; TC de tórax de alta resolução a cada 5 a 10 anos em mulheres com mais de 18 anos; exame odontológico duas vezes ao ano; exames da pele uma vez ao ano; exame oftálmico detalhado uma vez ao ano em pacientes com suspeitas visuais ou lesões retinianas (antes e enquanto estiverem recebendo tratamento com vigabatrina); testes de neurodesenvolvimento na ocasião do início do primeiro ano escolar e rastreio de TAND em cada consulta clínica. Com base nas complicações da doença, podem ser necessários testes de seguimento adicionais para cada indivíduo. Os sintomas e sinais de aumento da pressão intracraniana sugerem obstrução do forame de Monro por um SEGA e justificam investigação imediata e intervenção cirúrgica.

A bibliografia está disponível no GEN-io.

614.3 Síndrome de Sturge-Weber

Anna Pinto

A síndrome de Sturge Weber (SWS; do inglês, *Sturge-Weber syndrome*) é um distúrbio neurocutâneo vascular segmentar com uma constelação de sintomas e sinais, caracterizada por malformação capilar na face (mancha em vinho do Porto congênita), vasos cerebrais anormais (angioma leptomeníngeo) e no cérebro (leptomeninges), bem como vasos anormais do olho, levando ao glaucoma. Os pacientes apresentam crises convulsivas, hemiparesia, episódios semelhantes a acidentes vasculares encefálicos, cefaleias e atraso do desenvolvimento. Aproximadamente 1 a cada 20.000 a 50.000 nascidos vivos é afetado pela SWS.

ETIOLOGIA

A incidência esporádica e a natureza focal da SWS sugerem a presença de mutações somáticas. O sequenciamento do genoma completo de pele afetada e não afetada de três pacientes com SWS identificou uma variante com nucleotídio único (c.548 G→A, p. Arg183 Gln) no gene *GNAQ* (Figura 614.6). Outros confirmaram essa mutação em amostras de tecido afetado de 88% dos pacientes com SWS (23 de 26) de uma coorte maior de pacientes com SWS, bem como em 92% dos participantes (12 de 13) com manchas vinho do Porto (PWB; do inglês, *port-wine birthmarks*) congênitas aparentemente não sindrômicas. O tecido cerebral de pacientes com SWS também demonstra a mesma alteração no gene *GNAQ*. Esses resultados sugerem fortemente que a SWS ocorra em decorrência de mutações mosaico em *GNAQ*.

A mutação *GNAQ* p.R183Q é enriquecida nas células endoteliais nas lesões cerebrais da SSW, assim revelando células endoteliais como fonte de sinalização Gαq aberrante. O momento da mutação somática em *GNAQ* durante o desenvolvimento provavelmente afeta o fenótipo clínico. Baixo fluxo da malformação capilar leptomeníngea parece resultar em estado hipóxico crônico, levando a atrofia cortical e calcificações.

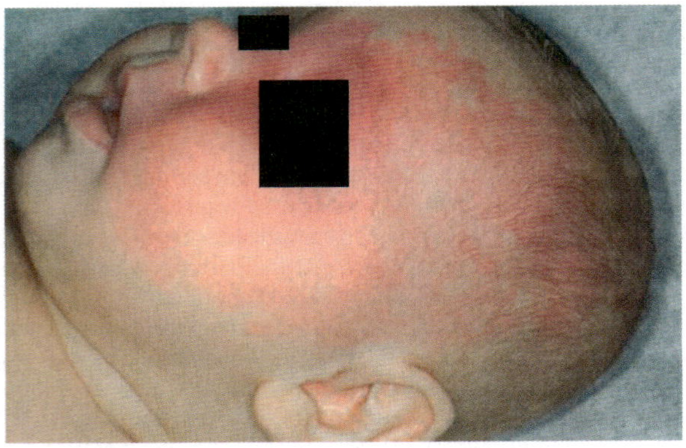

Figura 614.11 Mancha vinho do Porto envolvendo os dermátomos V1 e V2. (*Cortesia da Dra. Anne W. Lucky, Cincinnati Children's Hospital.*)

MANIFESTAÇÕES CLÍNICAS

PWBs faciais ocorrem ao nascimento, mas nem todas se associam à SWS (Tabela 614.6). De fato, relata-se que a incidência total de SSW seja de 20 a 50% naqueles com MVP envolvendo a região frontal e a pálpebra superior. A PWB tende a ser unilateral e ipsilateral ao envolvimento cerebral (Figura 614.11). A malformação capilar também pode ficar evidente na parte inferior da face, tronco e na mucosa da boca e faringe. É importante observar que nem todas as crianças com mancha vinho do Porto facial têm SWS, embora o defeito genético pareça ser o mesmo. De fato, relata-se que a incidência global da SWS seja de 8 a 33% naqueles com mancha vinho do Porto. Buftalmia e glaucoma do olho ipsilateral são complicações comuns. Ocorrem crises epilépticas em 75 a 80% de todos os pacientes com SWS e em mais de 90% daqueles com envolvimento cerebral bilateral. O início precoce das crises epilépticas provavelmente ocorrerá durante o primeiro ano de vida, mas raramente durante o primeiro mês de vida e tipicamente são clônicas focais e contralaterais à malformação capilar facial. Podem se tornar refratárias aos anticonvulsivantes, sendo frequente a associação com estado de mal epiléptico. Um terço das crianças com epilepsia intratável associada à SWS apresenta episódios de *déficits pós-ictais prolongados*, que durariam de 1 dia a alguns anos até que haja recuperação ao estado basal.

Alguns pacientes também desenvolvem uma hemiparesia lentamente progressiva. Episódios transitórios semelhantes a acidentes vasculares encefálicos ou defeitos visuais que persistam por vários dias e não tenham relação com a atividade convulsiva são comuns e provavelmente resultam de trombose de veias corticais na região afetada. Embora o neurodesenvolvimento pareça ser normal no primeiro ano de vida, observa-se deficiência intelectual ou incapacidades graves de aprendizagem em pelo menos 50% dos pacientes na fase mais avançada da infância, provavelmente resultado de epilepsia intratável e aumento da atrofia cerebral. O grau de comprometimento do campo visual, da hemiparesia, a frequência das crises epilépticas e a função cognitiva (com base no grupo etário: lactente/pré-escolar, criança em idade escolar e adulto) podem ser classificados usando-se um sistema de classificação neurológica validado para SWS.

Tabela 614.6	Síndromes associadas a mancha vinho do porto.
Síndrome de Sturge-Weber	
Síndrome de Klippel-Trénaunay	
Facomatose pigmentovascular	
Síndrome de Proteus	
Síndrome CLOVES	
Macrocefalia – síndrome da malformação capilar (M-CM)	
Síndrome da malformação capilar-malformação arteriovenosa (CM-AVM)	
Síndrome de Cobb	
Síndrome de Bannayan-Riley-Ruvalcaba	
Síndrome de Beckwith-Wiedemann	
Doença de Von Hippel-Lindau	
Síndrome de Rubinstein-Taybi	
Síndrome de Wyburg-Mason	
Síndrome de Roberts	
Doença de Coat	

CLOVES, congenital lipomatous overgrowth, vascular malformations, epidermal nevi, and scoliosis/skeletal and spinal anomalies.
From Paller AS, Mancini (eds): Hurwitz clinical pediatric dermatology, 5th ed., Philadelphia, 2016, Elsevier, Box 12.2.

DIAGNÓSTICO

A RM cerebral contrastada é a modalidade de imagem de escolha para demonstrar a extensão da malformação capilar pial na SWS (Figura 614.12). São comuns as anormalidades da substância branca e se considera que resultem de hipoxia crônica. Muitas vezes, observa-se atrofia ipsilateral à malformação capilar leptomeníngea. Pode-se ver melhor as calcificações com uma TC craniana (Figura 614.13). O plexo coroide frequentemente está aumentado de volume, e o grau de aumento de volume do plexo mostra correlação positiva com a extensão da malformação capilar leptomeníngea. Tomografia por emissão de pósitrons usando 18 F-desoxiglicose tem sido utilizada para estudo do metabolismo cerebral em pacientes com a SWS e tem sido útil para planejamento cirúrgico e prognóstico. Também é necessário fazer avaliação oftalmológica para pesquisa de glaucoma, que é uma preocupação durante toda a vida, já que podem

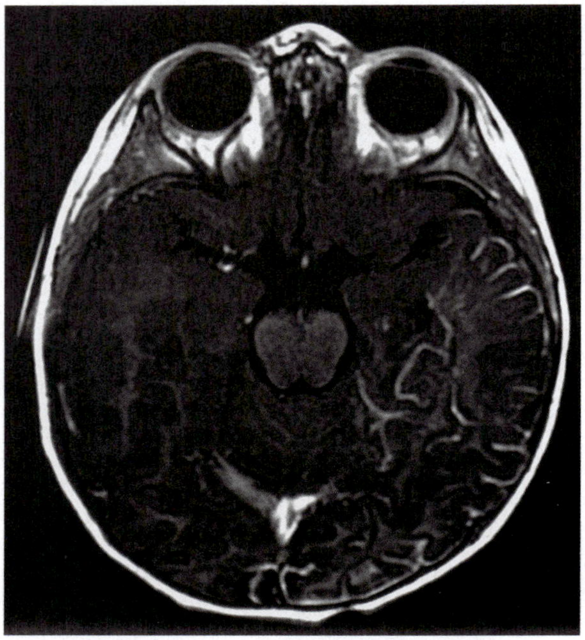

Figura 614.12 Imagens axiais contrastadas com gadolínio em recuperação de inversão com atenuação do líquido livre (FLAIR) de um paciente de 15 meses com a síndrome de Sturge-Weber mostra realce leptomeníngeo no hemisfério esquerdo.

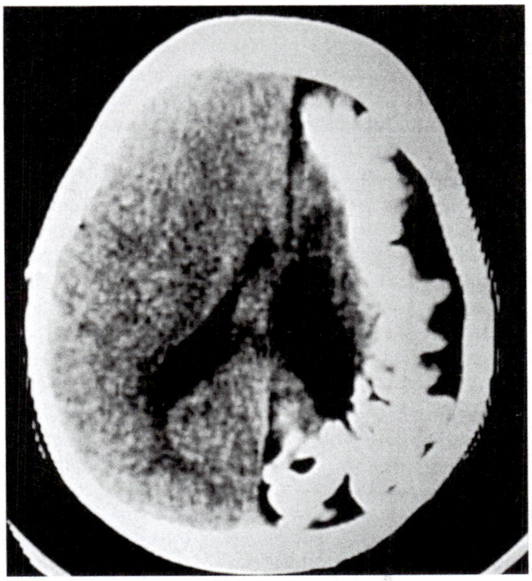

Figura 614.13 TC de paciente com a síndrome de Sturge-Weber mostrando calcificação unilateral e atrofia subjacente de um hemisfério cerebral.

ocorrer complicações oculares a qualquer momento durante a vida. Com base no envolvimento do cérebro e da face, existem três tipos de SWS de acordo com a Escala Roach:

1. Tipo I – Angiomas faciais e leptomeníngeos presentes; pode ter glaucoma.
2. Tipo II – Angioma facial apenas (sem envolvimento do SNC); pode ter glaucoma
3. Tipo III – Angiomas leptomeníngeos isolados; geralmente sem glaucoma.

Além disso, há uma síndrome de sobreposição entre SWS e **síndrome de Klippel-Trenaunay** (malformações capilares, venosas ou linfáticas mistas envolvendo osso e músculo em um membro).

TRATAMENTO

O tratamento da SWS é sintomático e multidisciplinar, mas não foi bem-pesquisado por estudos prospectivos. A descoberta da mutação em mosaico somática causadora sugere novos esclarecimentos sobre a fisiopatologia desse distúrbio com malformação vascular e potenciais estratégias novas de tratamento para futuro estudo. O objetivo do tratamento é o controle das crises epilépticas, alívio das cefaleias e prevenção dos episódios semelhantes a acidentes vasculares encefálicos, bem como monitoramento do glaucoma e terapia a *laser* para as malformações capilares cutâneas. Crises que começam na primeira infância nem sempre se associam a um desfecho ruim do neurodesenvolvimento. Para pacientes com crises bem controladas e desenvolvimento normal ou quase normal, o tratamento consiste em anticonvulsivantes e pesquisa de complicações, inclusive glaucoma, buftalmia e anormalidades do comportamento. Se as crises forem refratárias à terapia com anticonvulsivantes, especialmente na primeira infância e nos dois primeiros anos de vida, e se originarem primariamente em um hemisfério, a maioria dos centros médicos recomenda a hemisferectomia. O uso de ácido acetilsalicílico em baixas doses ainda é controverso. A medicação não é usada de rotina, mas os pacientes com eventos semelhantes a acidentes vasculares encefálicos e crises epilépticas refratárias frequentes podem se beneficiar desse tipo de tratamento. Em razão do risco de glaucoma, indica-se a determinação regular da pressão intraocular. A PWB facial costuma gerar situações constrangedoras pelos colegas de classe, levando ao trauma psicológico. A terapia com *laser* de corante pulsado proporciona excelente clareamento da PWB, particularmente se estiver localizada na região frontal.

A bibliografia está disponível no GEN-io.

614.4 Doença de von Hippel-Lindau

Siddarth Srivastava e Mustafa Sahin

A doença de von Hippel-Lindau afeta muitos órgãos, incluindo o cerebelo, a medula espinal, a retina, o rim, o pâncreas e o epidídimo. Sua incidência é em torno de um em 36.000 recém-nascidos. Resulta de uma mutação autossômica dominante que afeta um gene supressor tumoral, *VHL*. Aproximadamente 80% dos indivíduos com a síndrome de von Hippel-Lindau têm um dos pais afetado, e aproximadamente 20% têm uma mutação *de novo*. Existem testes moleculares para detectar mutações em quase 100% dos probandos.

As principais características neurológicas da condição incluem hemangioblastomas cerebelares e angiomas da retina (também conhecidos como hemangioblastomas capilares da retina). Os pacientes com hemangioblastoma cerebelar se apresentam no início da vida adulta com sintomas e sinais de aumento da pressão intracraniana. Um número menor de pacientes tem hemangioblastoma da medula espinal, produzindo anormalidades da propriocepção e distúrbios da marcha e da função vesical. A TC ou RM cranioencefálica tipicamente mostra uma lesão cerebelar cística com nódulo mural vascular. A remoção cirúrgica total do tumor é curativa.

Aproximadamente 25% dos pacientes com hemangioblastoma cerebelar têm angiomas da retina. Os angiomas da retina se caracterizam por pequenas massas de capilares de paredes finas alimentados por arteríolas e vênulas grandes e tortuosas. Geralmente se localizam na retina periférica, de modo que a visão não é afetada. Exsudação na região dos angiomas pode levar a descolamento da retina e perda visual. Os angiomas da retina são tratados com fotocoagulação e criocoagulação, e ambas têm produzido bons resultados, embora possam ocorrer complicações, como edema da retina.

As lesões císticas dos rins, pâncreas, fígado e epidídimo, bem como o feocromocitoma, associam-se frequentemente à doença de von Hippel-Lindau. Carcinoma renal é a causa mais comum de óbito, e os hemangioblastomas do SNC também contribuem para morbidade. O seguimento regular e estudos apropriados por imagens são necessários para identificar lesões que podem ser tratadas em um estágio inicial. Nos indivíduos afetados com idade de 1 ano ou mais, deve ser feita uma avaliação anual do estado neurológico, estado visual/oftalmológico, da audição e da pressão arterial. Depois dos 5 anos de idade, deve ser feita uma triagem laboratorial de feocromocitoma a cada ano, avaliação da audição a cada 2 a 3 anos e RM contrastada com cortes finos do canal auditivo interno para pesquisa de tumores do saco endolinfático naqueles que estejam sintomáticos. Depois dos 16 anos de idade, deve ser feita ultrassonografia abdominal anualmente para identificar lesões viscerais e RM do abdome e de todo neuroeixo a cada 2 anos.

A bibliografia está disponível no GEN-io.

614.5 Síndrome do Nevo Sebáceo Linear

Siddarth Srivastava e Mustafa Sahin

Essa condição esporádica se caracteriza por um grande nevo facial, anormalidades do desenvolvimento e defeitos sistêmicos. O nevo geralmente se localiza na fronte e nariz e tende a ter uma distribuição na linha média. Pode ser pouco aparente durante os primeiros meses de vida, porém se torna hiperceratótico mais tarde, assumindo um aspecto amarelo-acastanhado. Dois terços dos pacientes com a síndrome do nevo linear demonstram achados neurológicos associados, incluindo displasia cortical, hamartomas gliais e gliomas com baixo grau. Relatam-se anomalias cerebrais e cranianas, predominantemente hemimegalencefalia e aumento de volume dos ventrículos laterais, em 72% dos casos. A incidência de epilepsia e de deficiência intelectual chega a 75 e 60% respectivamente. Também podem ocorrer sinais neurológicos focais, incluindo hemiparesia e hemianopsia homônima. Outros sistemas e órgãos podem ser envolvidos, incluindo os olhos (estrabismo, anormalidades da retina, coloboma, catarata, revascularização da córnea e hemangiomas oculares), o coração (coarctação da aorta), os rins (rim em ferradura) e o esqueleto (displasia fibrosa, hipoplasia do esqueleto e escoliose/cifoescoliose). A síndrome se associa a mutações somáticas nos membros da família Ras de oncogenes, incluindo *HRAS* (proto-oncogene de HRas, GTPase), *KRAS* (proto-oncogene de KRAS, GTPase) e *NRAS* (homólogo do oncogene viral RAS do neuroblastoma) (Figura 614.6).

A bibliografia está disponível no GEN-io.

614.6 Síndrome PHACE

Siddarth Srivastava e Mustafa Sahin

Veja também o Capítulo 669.

A síndrome denota malformações da fossa posterior, hemangiomas, anomalias arteriais, coarctação da aorta e outros defeitos cardíacos, além de anormalidades oculares (*eye*). Também é denominada *síndrome PHACES* quando há defeitos do desenvolvimento ventrais, incluindo fenda esternal e/ou uma rafe supraumbilical. Grandes hemangiomas faciais podem se associar à malformação de Dandy-Walker, anomalias vasculares (como coarctação da aorta, aplasia ou hipoplasia das artérias carótidas, dilatação aneurismática da carótida e artéria subclávia esquerda aberrante), vasculatura fetal persistente, anomalia do disco do tipo *morning glory*, glaucoma, catarata, microftalmia, hipoplasia do nervo óptico e defeitos ventrais (fendas esternais). Também podem ocorrer endocrinopatias (como hipopituitarismo, hipotireoidismo, deficiência do hormônio do crescimento e diabetes insípido). O hemangioma facial é tipicamente ipsilateral ao arco aórtico. A malformação de Dandy-Walker é a anormalidade de desenvolvimento mais comum do cérebro. Outras anomalias incluem hipoplasia ou agenesia do cerebelo, do verme cerebelar, do corpo caloso, do telencéfalo e do septo pelúcido. As anomalias cerebrovasculares podem resultar em estenose adquirida progressiva de vaso e acidente vascular encefálico isquêmico agudo. De acordo com uma série de casos de 29 crianças com a síndrome PHACE, 69% tinham neurodesenvolvimento anormal, incluindo 44% com atraso de linguagem; 36% com atraso motor grosseiro e 8% com atraso motor fino. Mais da metade (52%) apresentava anormalidades no exame neurológico, sendo a mais comum a da fala (disartria ou afasia). De modo geral, existe uma predominância feminina. A patogênese subjacente da síndrome PHACE continua desconhecida, embora evidências de que os hemangiomas do lactente possam resultar de crescimento e da diferenciação anormais do endotélio hemogênico ressaltem alguns caminhos para maior investigação. Devido ao envolvimento de múltiplos sistemas de órgãos na síndrome PHACE, o atendimento clínico deve englobar uma equipe multiprofissional. O betabloqueador propranolol está surgindo como tratamento para hemangiomas do lactente associados à síndrome PHACE.

A **síndrome LUMBAR** (hemangioma no segmento inferior [*l*ower], defeitos *u*rogenitais, *m*ielopatia espinal, deformidades ósseas [*b*ony], defeitos *a*rteriais e anorretais, anomalias *r*enais), também chamada **síndrome SACRAL** (disrafismo espinal, anomalias *a*nogenitais, anomalias *c*utâneas, anomalias *r*enais-urológicas, *a*ngioma de localização *l*ombossacral), é uma possível variante da síndrome PHACES na região lombossacral.

A bibliografia está disponível no GEN-io.

614.7 Incontinência Pigmentar

Siddarth Srivastava e Mustafa Sahin

A incontinência pigmentar (IP) é um raro distúrbio ectodérmico multissistêmico hereditário que apresenta anormalidades dermatológicas, dentárias e oculares. O fenótipo é decorrente de defeitos no gene dominante ligado a X *IKBKG* (*inibidor da kapa B quinase gama*, antes *NEMO*), que desempenha um papel na ativação da molécula de sinalização antiapoptótica NF-kapaB (NF-κB). Na maioria dos casos no gênero masculino, a IP causa letalidade embrionária devido ao aumento da vulnerabilidade à morte celular, de modo que aqueles que sobrevivem podem ter *mosaicismo somático* para uma variante de *IKBKG* patogênica ou um cariótipo 47,XXY. Entre os casos no gênero feminino, um produto genético anormal causa apoptose nas células; portanto, o resultado pode ser a alta proporção de alteração de padrão da inativação de X. O número baixo de homens afetados, a transmissão de mulher para mulher e o aumento da frequência de abortamentos espontâneos nas portadoras dão respaldo a essa suposição.

MANIFESTAÇÕES CLÍNICAS E DIAGNÓSTICO

Essa doença apresenta quatro estágios, sendo que nem todas ocorrem obrigatoriamente em um mesmo paciente. O **1º estágio (bolhoso)** é evidente ao nascimento ou nas primeiras semanas de vida e consiste em estrias lineares eritematosas e placas de vesículas (Figura 614.14) mais pronunciadas nas extremidades e circunferencialmente no tronco. As lesões podem ser confundidas com as do herpes simples, o impetigo bolhoso ou a mastocitose, mas a configuração linear é peculiar. Histopatologicamente, há edema epidérmico e vesículas intraepidérmicas cheias de eosinófilos. Os eosinófilos também infiltram a epiderme adjacente e a derme. É comum a eosinofilia no sangue chegar a 65% da contagem de leucócitos. O **primeiro estágio**, em geral, resolve-se aos 4 meses de idade, porém recorrências leves e de curta duração de vesículas nas extremidades distais podem se desenvolver durante doenças febris. No **segundo estágio (verrucoso)**, à medida que as vesículas nas extremidades distais se resolvem, tornam-se secas e hiperceratóticas, formando placas verrucosas. As placas verrucosas raramente afetam o tronco ou a face e, em geral, involuem em cerca de 6 meses. Hiperplasia epidérmica, hiperqueratose, disqueratose e papilomatose são características. O **terceiro estágio (pigmentar)** é a marca que distingue a incontinência pigmentar. Em geral, desenvolve-se ao longo de semanas a meses e pode se sobrepor às fases anteriores, ser evidente ao nascimento ou, mais comumente, começar a aparecer nos primeiros meses de vida. A hiperpigmentação é mais aparente no tronco do que nas extremidades e se distribui em espirais maculares, áreas reticuladas, manchas e estrias lineares que seguem as linhas de Blaschko. As axilas e regiões inguinais são caracteristicamente afetadas. Os locais de envolvimento não são necessariamente aqueles das lesões vesiculares e verrucosas precedentes. As lesões pigmentadas, uma vez presentes, persistem por toda a infância. Geralmente começam a esmaecer no início da adolescência e a desaparecer por volta dos 16 anos de idade.

Ocasionalmente, a pigmentação continua permanentemente, em particular na região inguinal. A lesão, histopatologicamente, mostra degeneração vacuolar basocelular epidérmicas e da melanina nos melanófagos da derme superior em decorrência da incontinência de pigmento. No **quarto estágio (atrésico)**, ocorrem áreas ou estrias sem pelos, anidróticas e hipopigmentadas como manifestação tardia de incontinência pigmentar, podendo se desenvolver, contudo, antes de a hiperpigmentação do estágio 3 estar resolvida. As lesões se desenvolvem principalmente na face flexora das pernas e menos frequentemente nos membros superiores e tronco. Na histologia, há diminuição de cristas interpapilares (protrusões epidérmicas) e das espirais secretoras das glândulas sudoríferas durante esse estágio.

Aproximadamente 80% das crianças afetadas têm outros defeitos. Alopecia, que pode ser cicatricial, focal ou difusa, é mais comum no vértex e ocorre em até 40% dos pacientes. Os cabelos podem ser opacos, rijos e grosseiros. As anomalias dentárias, que estão presentes em até

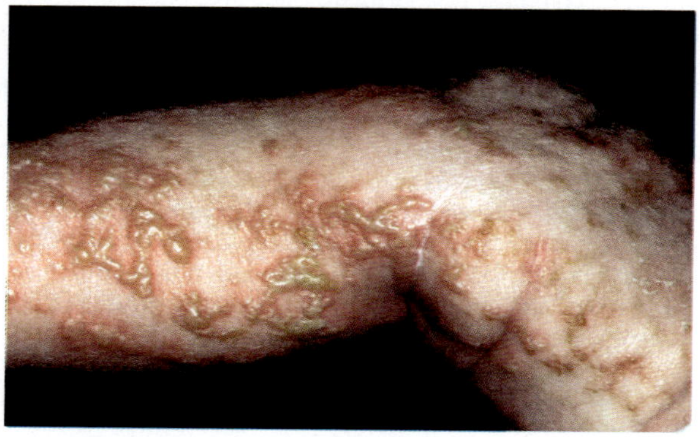

Figura 614.14 Fase vesicular espiralada da incontinência pigmentar.

80% dos pacientes e são persistentes por toda a vida, consistem em dentição tardia, hipodontia, dentes cônicos, má oclusão e impacção. As manifestações no SNC, incluindo crises convulsivas, deficiência intelectual, hemiplegia, hemiparesia, espasticidade, microcefalia e ataxia cerebelar, são encontradas em até 30% das crianças afetadas. As anomalias oculares, como neovascularização da retina, microftalmia, estrabismo, atrofia do nervo óptico, catarata e massas retrolenticulares, ocorrem em mais de 30% das crianças. Não obstante, mais de 90% dos pacientes têm visão normal. Notavelmente, a neovascularização da retina poderia alertar para anormalidades na vasculatura do SNC que predisponham o paciente a acidente vascular encefálico isquêmico ou hemorrágico. Anormalidades menos comuns incluem distrofia ungueal (cristas, depressões), tumores ceratóticos sub e periungueais e defeitos esqueléticos.

O diagnóstico de incontinência pigmentar é feito em bases clínicas, embora tenham sido estabelecidos critérios maiores e menores para auxiliar. É necessário o preenchimento de pelo menos um dos critérios maiores para o diagnóstico clínico; a falta de preenchimento de qualquer dos critérios menores deve direcionar o clínico para a possibilidade de outro diagnóstico. O exame com luz de Wood pode ser útil em crianças na idade escolar e adolescentes para destacar anormalidades pigmentares. Existem testes moleculares clínicos e, aproximadamente 65% das afetadas e 16% dos afetados têm uma deleção comum de 11,7 kb em *IKBKG* que remove os éxons 4 a 10. A biopsia de pele pode ser útil se o paciente não tiver achados clínicos claros e se os testes genéticos forem negativos. Para os pacientes do sexo masculino com testes genéticos negativos no sangue, pode-se detectar uma mutação nas células da pele de uma região afetada, aumentando a utilidade de uma biopsia de pele. O diagnóstico diferencial inclui hipomelanose de Ito, que se apresenta com manifestações de pele semelhantes e que se associa a mosaicismo cromossômico.

TRATAMENTO

A escolha dos estudos para investigação e o plano de tratamento dependem da ocorrência de anormalidades não cutâneas em particular, já que as lesões de pele são benignas. A dermatologia pode ser envolvida para caracterizar a natureza das lesões de pele, bem como para tratar as manifestações cutâneas que sejam extensas. A genética médica e o aconselhamento genético podem ajudar a estabelecer um diagnóstico molecular, além de oferecer aconselhamento familiar. A oftalmologia é importante para delinear a presença e a extensão de neovascularização da retina (que pode ser tratada com crioterapia e fotocoagulação com *laser*) e outras anormalidades oculares. A neurologia pode ajudar a avaliar e tratar suspeitas relevantes, como microcefalia, crises convulsivas e anormalidades motoras. Uma RM cerebral é útil se houver um déficit neurológico ou neovascularização da retina. A odontologia pode oferecer implantes dentários, juntamente com os cuidados de rotina. Se as anormalidades dentárias afetarem a fala ou a alimentação, então pode ser necessário solicitar a colaboração do fonoaudiólogo ou do nutricionista. Finalmente, a medicina do desenvolvimento é capaz de formular recomendações referentes às preocupações com o desenvolvimento e o comportamento.

Capítulo 615
Distúrbios de Movimento

Jonathan W. Mink

Os distúrbios de movimento caracterizam-se por movimentos voluntários comprometidos ou movimentos involuntários excessivos que podem resultar em anomalias de postura, tônus, equilíbrio ou controle motor fino. A maioria dos distúrbios de movimento em crianças caracteriza-se por movimentos involuntários. Esses movimentos involuntários podem representar a única manifestação da doença ou ser um dos muitos sinais e sintomas.

A avaliação dos distúrbios de movimento começa com uma abrangente anamnese e um criterioso exame neurológico. Em geral, é difícil a criança e seus cuidadores descreverem os movimentos anormais, o que torna a observação dos movimentos pelo médico um componente essencial da avaliação. Se os movimentos não se mostrarem aparentes no momento do exame, os exemplos demonstrados por meio de vídeos gravados em casa ou na escola podem ter um papel valioso. Com a crescente disponibilidade da função de vídeo de alta qualidade em telefones celulares, a obtenção de um vídeo de curta duração é uma alternativa viável para a maioria das famílias. Existem recursos para orientar as famílias a coletar dados úteis por meio de vídeo.

Não há teste diagnóstico específico que permita a diferenciação entre os distúrbios de movimento. A categoria do movimento auxilia na localização do processo patológico, enquanto a manifestação do distúrbio, a idade do paciente, o grau de atividade motora anormal e os achados neurológicos correlatos ajudam a organizar a investigação.

Ao considerar o tipo de distúrbio de movimento, as seguintes perguntas relacionadas ao histórico e ao exame dos movimentos são úteis:

- De que maneira os movimentos estão distribuídos pelas partes do corpo?
- Os movimentos são simétricos?
- Qual a velocidade dos movimentos involuntários? Eles são ágeis e rápidos ou lentos e sustentados?
- Quando os movimentos ocorrem? Há movimento em posição de repouso? Os movimentos se apresentam com uma postura fixa ou com ações voluntárias?
- Observam-se movimentos em relação a determinadas posturas ou posições de meninos?
- Os movimentos anormais ocorrem somente durante a execução de tarefas específicas?
- A criança consegue suprimir voluntariamente os movimentos, ainda que por pouco tempo?
- Os movimentos são estereotipados?
- Os movimentos são rítmicos?
- Qual o padrão temporal dos movimentos? São movimentos contínuos ou intermitentes? Eles ocorrem em episódios distintos?
- Os movimentos involuntários são precedidos pela urgência em realizar um movimento?
- Os movimentos persistem durante o sono?
- Os movimentos estão associados ao comprometimento da função motora?
- Que fatores agravam ou atenuam os movimentos?

A primeira decisão a ser tomada é se o distúrbio de movimento é **hipercinético** (caracterizado por movimentos excessivos ou involuntários) ou **hipocinético** (caracterizado por movimentos voluntários lentos e uma escassez geral de movimentos). Os distúrbios hipercinéticos são muito mais comuns nas crianças do que os hipocinéticos. Depois de reconhecer a categoria do distúrbio, pode-se considerar a sua etiologia. O histórico clínico, inclusive o histórico do nascimento, a exposição a medicamentos/toxinas, a ocorrência de trauma, a incidência de infecções, o histórico familiar, a progressão dos movimentos involuntários, a evolução dos marcos do desenvolvimento e o comportamento devem ser explorados ao se estabelecer a causa subjacente. A Tabela 615.1 relaciona os tipos e as características clínicas de determinados distúrbios hipercinéticos do movimento.

A bibliografia está disponível no GEN-io.

615.1 Ataxias

Peter E. Morrison e Jonathan W. Mink

Ataxia é a incapacidade de realizar movimentos suaves, precisos e coordenados, devido a uma disfunção do cerebelo, de suas aferências e eferências, de suas vias sensoriais nas colunas posteriores da medula espinal ou a uma combinação desses fatores. As ataxias podem ser generalizadas, mas podem também afetar basicamente a marcha, as mãos, os braços ou o tronco, podendo ser agudas ou crônicas; adquiridas ou genéticas (Tabelas 615.2 a 615.6).

Tabela 615.1 Tipos específicos de movimentos involuntários na infância.

TIPO	CARACTERÍSTICAS
Estereotipias (Capítulo 37)	Movimentos involuntários rítmicos, repetitivos, coordenados e padronizados que ocorrem da mesma maneira a cada repetição
Tiques (Capítulo 37)	Movimentos motores ou vocalizações (produções fônicas) involuntárias simples ou complexas, arrítmicas, repetitivas, bruscas, rápidas e repentinas. Os tiques normalmente são precedidos por um ímpeto atenuado pela execução do movimento
Tremor	Movimentos rítmicos e oscilantes em torno de um ponto fixo, um eixo ou um plano
Distonia (Capítulo 615.4)	Contrações musculares involuntárias intermitentes e sustentadas que produzem posturas anormais e movimentos de diferentes partes do corpo, geralmente com um caráter de torção
Coreia (Capítulo 615.2)	Movimentos ou fragmentos de movimentos involuntários, contínuos e irregulares, com frequência e direção variáveis, que ocorrem de maneira imprevisível e aleatória
Balismo	Movimentos involuntários, amplos, semelhantes a arremessos que normalmente ocorrem em sentido proximal. O balismo é essencialmente uma coreia de grande amplitude
Atetose	Movimentos involuntários lentos, sinuosos e contínuos
Mioclonia	Espasmos musculares súbitos, rápidos e involuntários

Tabela 615.2 Causas específicas de ataxia na infância.

Causas congênitas
Agenesia do verme cerebelar
Aplasia ou displasia cerebelar
Impressão basilar
Displasia cerebelar com microgiria, macrogiria ou agiria
Espinha bífida cervical com herniação do cerebelo (Malformação de Chiari do tipo 3)
Malformação de Chiari
Síndrome de Dandy-Walker
Encefalocele
Hidrocefalia (progressiva)
Hipoplasia cerebelar

Causas degenerativas e/ou genéticas
Ataxia cerebelar intermitente aguda
Ataxia, retinite pigmentosa, surdez, anomalia vestibular e deterioração intelectual
Ataxia-telangiectasia
Ataxia da coluna posterior (ataxia de Biemond)
Ataxia cerebelar com surdez, anosmia, ausência de respostas calóricas, pupilas não reativas e hiporreflexia
Síndrome de Cockayne
Ataxia cerebelar (ou cerebelosa) dentada (dissinergia cerebelar progressiva)
Ataxia hereditária com degeneração macular
Ataxia de Friedreich
Ataxia cerebelar hereditária, retardo intelectual, coreoatetose e eunucoidismo
Ataxia cerebelar hereditária com miotonia e catarata
Neurite intersticial hipertrófica
Ataxia de Marie
Síndrome de Marinesco-Sjögren
Atrofia multissistêmica
Doença de Pelizaeus-Merzbacher
Crises periódicas de vertigem, diplopia e ataxia com herança autossômica dominante (ou ataxia hereditária autossômica dominante)
Dificuldades com as colunas posterior e lateral, nistagmo e atrofia muscular
Ataxia cerebelar progressiva e epilepsia
Síndrome de Ramsay Hunt (convulsões mioclônicas e ataxia)
Doença de Roussy-Lévy
Ataxia espinocerebelar (SCA, do inglês *spinocerebellar ataxia*); ataxias olivopontocerebelares
Síndrome da substância branca evanescente

Causas endocrinológicas
Hipotireoidismo adquirido
Cretinismo

Causas infecciosas, pós-infecciosas, inflamatórias
Ataxia cerebelar aguda
Encefalomielite disseminada aguda
Autoimunes (anticorpos antidescarboxilase do ácido antiglutâmico, antirreceptor do ácido gama-aminobutírico$_B$)
Abscesso cerebelar
Cerebelite
Vírus coxsackie (ou vírus Coxsackie)
Difteria
Ecovírus
Síndrome de Fisher
Mononucleose infecciosa (infecção pelo vírus Epstein-Barr)
Polineuropatia infecciosa
Encefalite japonesa B
Encefalite por caxumba
Pneumonia por *micoplasma*
Síndrome paraneoplásica (síndrome de opsoclônus-mioclonia-ataxia)
Coqueluche
Pólio
Meningite pós-bacteriana
Rubéola
Tuberculose
Tifo
Varicela

Causas metabólicas
Abetalipoproteinemia
Acidúria argininosuccínica
Ataxia com deficiência de vitamina E (AVED, do inglês *ataxia with vitamin E deficiency*)
Distúrbios congênitos de glicosilação
Gangliosidose GM_2 (tardia)
Doença de Hartnup
Hiperalaninemia
Hiperamonenia I e II (defeito do ciclo da ureia)
Hipoglicemia
Síndrome de Kearns-Sayre
Doença de Leigh
Doença da urina do xarope de bordo (ou leucinose) (intermitente)
Epilepsia mioclônica com fibras rotas vermelhas (ou epilepsia mioclônica com fibras vermelhas rajadas) (MERRF, do inglês *myoclonic epilepsy with ragged red fibers*)
Leucodistrofia metacromática
Defeitos do complexo mitocondrial (I, III IV)
Deficiência múltipla de carboxilase (deficiência de biotinidase)
Lipofuscinose ceroide neuronal
Neuropatia, ataxia, retinite pigmentosa (NARP)
Doença de Niemann-Pick (infantil tardia)
5-Oxoprolinúria

(*continua*)

Tabela 615.2 Causas específicas de ataxia na infância. *(continuação)*

Deficiência de piruvato descarboxilase Doença de Refsum Sialidose Deficiência de triosefosfato isomerase Triptofanúria Encefalopatia de Wernicke **Causas neoplásicas** Tumores do lobo frontal Tumores dos hemisférios cerebelares Tumores da linha média do cerebelo Neuroblastoma Tumores pontinos (basicamente gliomas) Tumores da medula espinal **Causas psicogênicas primárias** Reação de conversão **Causas tóxicas** Álcool Benzodiazepínicos Carbamazepina Clonazepam Dextrometorfano Encefalopatia induzida por chumbo Neuroblastoma Fenobarbital Fenitoína Primidona Intoxicação paralisante por picada de carrapato	**Causas traumáticas** Edema cerebelar agudo Edema agudo do lobo frontal **Causas vasculares** Angioblastoma cerebelar Migrânea basilar Embolia cerebelar Hemorragia cerebelar Trombose cerebelar Doença da artéria cerebelar posterior Vasculite Doença de von Hippel-Lindau

Adaptada de Jafar-Nejad P, Maricich SM, Zoghbi HY: The cerebellum and the hereditary ataxias. Em Swaiman KF, Ashwal S, Ferriero DM, Schor NF (eds): *Swaiman's pediatric neurology*, 5e, Philadelphia, 2012, WB Saunders, Box 67.1.

Tabela 615.3 Causas tratáveis de ataxia hereditária.

DISTÚRBIO	ANOMALIA METABÓLICA	CARACTERÍSTICAS CLÍNICAS DISTINTIVAS	TRATAMENTO
Encefalomielite disseminada aguda	Desmielinização	Achados de RM positivos	Esteroides IVIG, rituximabe
Ataxia com deficiência de vitamina E	Mutação na proteína de transferência de α-tocoferol	Ataxia, arreflexia, retinopatia	Vitamina E
Síndrome de Bassen-Kornzweig	Abetalipoproteinemia	Acantocitose, retinite pigmentosa, má absorção de gorduras	Vitamina E
Doença de Hartnup	Má absorção de triptofano	Pelagra, ataxia intermitente	Niacina
Ataxia esporádica hereditária dos tipos 1 e 2	Mutações no canal de potássio (KCNA1) e no canal de cálcio dependente de voltagem α_{1A}(ou canal de cálcio voltagem-dependente), respectivamente	Crises esporádicas, agravadas com a gravidez ou o uso de pílulas anticoncepcionais	Acetazolamida
Deficiência múltipla de carboxilase	Deficiência de biotinidase	Alopecia, infecções recorrentes, acidúria orgânica variável	Biotina
Defeitos do complexo mitocondrial	Complexos I, III IV	Encefalomielopatia	Possivelmente riboflavina, CoQ10, dicloroacetato
Síndrome de opsoclonia-mioclonia-ataxia	Autoimune paraneoplásica ou espontânea	Neuroblastoma subjacente ou autoanticorpos	Esteroides IVIG, rituximabe
Deficiência de piruvato desidrogenase	Bloqueio da interface entrea E-M e o ciclo de Krebs	Acidose láctica, ataxia	Dieta cetogênica, possivelmente dicloroacetato
Doença de Refsum	Ácido fitânico, α-hidroxilase	Retinite pigmentosa, cardiomiopatia, neuropatia hipertrófica, ictiose	Restrição a dieta de ácido fitânico
Defeitos do ciclo da ureia	Enzimas do ciclo da ureia	Hiperamonemia	Restrição proteica, arginina, benzoato, α-cetoacidose

CoQ10, Coenzima Q10; E-M, cadeia mitocondrial transportadora de elétrons; IVIG, do inglês *intravenous immunoglobulin*, imunoglobulina intravenosa. (Adaptada de Stumpf DA: The inherited ataxias. Pediatr Neurol 1:129-133, 1985, Table 1; e de Jafar-Nejad P, Maricich SM, Zoghbi HY: The cerebellum and the hereditary ataxias. Em Swaiman KF, Ashwal S, Ferriero DM, Schor NF, (eds): *Swaiman's pediatric neurology*, 5e, Philadelphia, 2012, WB Saunders, Table 67.1.)

Tabela 615.4 Ataxias cerebelares autossômicas recessivas.

ATAXIA	CROMOSSOMO	GENE	PRODUTO GENÉTICO	MECANISMO	IDADE DE MANIFESTAÇÃO (ANOS)
Ataxia de Friedreich	9q13	*X25*	Frataxina	Repetição GAA	2 a 51
Ataxia de Friedreich 2	9 p23-p11	Desconhecido	Desconhecido	Desconhecido	5 a 20
AVED	8q13	*TTP1*	TTPA	Mutação de sentido alterado, deleção, inserção	2 a 52
Ataxia-telangiectasia	11q22.3	*ATM*	ATM	Mutações de sentido alterado e por deleção	Período neonatal
ATLD	11q21	*hMRE11*	hMRE11A	Mutações de sentido alterado e por deleção	9 a 48 meses
Ataxia-apraxia oculomotora 1	9 p13.3	*APTX*	Aprataxina	Mutações por deslocamento do quadro de leitura, de sentido alterado e sem sentido	2 a 18
SCAR1	9q34	*SETX*	Senataxina	Mutações por deslocamento do quadro de leitura, de sentido alterado e sem sentido	9 a 22
SCAR2	9q34-qter	Desconhecido	Desconhecido	Desconhecido	Congênito
SCAR3	6 p23-p21	Desconhecido	Desconhecido	Desconhecido	3 a 52
SCAR4	1 p36	Desconhecido	Desconhecido	Desconhecido	23 a 39
SCAR5	15q24-q26	Desconhecido	Desconhecido	Desconhecido	1 a 10
SCAR6	20q11-q13	Desconhecido	Desconhecido	Desconhecido	Período neonatal
SCAR7	11 p15	Desconhecido	Desconhecido	Desconhecido	Infância
SCAR8	11 p15	*SYNE1*	SYNE1	Mutação no sítio de *splicing*	17 a 46
SCAR9	1q41	*ADCK3*	ADCK3	Mutações no sítio de *splicing*, de sentido alterado e sem sentido	3 a 11
Ataxia, tipo Cayman	19q13.3	*ATCAY*	Caitaxina	Mutação de sentido alterado	Nascimento
IOSCA	10q24	*C10orf2*	Twinkle	Mutações de sentido alterado, silenciosas	9 a 24 meses
Epilepsia mioclônica progressiva	21q22.3	*CST6*	Cistatina B	Repetição 5′ dodecâmero	6 a 13
ARSACS	13q12	*SACS*	Sacsina	Mutações por deslocamento do quadro de leitura e sem sentido	1 a 20
Distúrbios congênitos de glicosilação	Múltiplos	Múltiplos	Múltiplos	-	Nascimento

ARSACS, do inglês *autosomal recessive spastic ataxia of Charlevoix-Saguenay*, ataxia espástica autossômica recessiva de Charlevoix-Saguenay; ATLD, do inglês *ataxia-telangiectasia-like disorder*, distúrbio da ataxia-telangiectasia símile; AVED, do inglês *ataxia with vitamin E deficiency*, ataxia com deficiência de vitamina E; IOSCA, do inglês *infantile-onset spinocerebellar ataxia*, ataxia espinocerebelar de início precoce; SCAR, do inglês *spinocerebellar ataxia, autosomal recessive*, ataxia espinocerebelar autossômica recessiva. (De Jafar-Nejad P, Maricich SM, Zoghbi HY: The cerebellum and the hereditary ataxias. Em Swaiman KF, Ashwal S, Ferriero DM, Schor NF, editores: *Swaiman's pediatric neurology*, 5e, Philadelphia, 2012, WB Saunders, Table 67.2.)

Tabela 615.5 Ataxias esporádicas.

ATAXIA ESPORÁDICA	CROMOSSOMO	GENE	PRODUTO GENÉTICO	MECANISMO	IDADE DE MANIFESTAÇÃO (ANOS)	DURAÇÃO DOS EPISÓDIOS, FREQUÊNCIA	CARACTERÍSTICAS
EA1	12 p13	*EA1*	KCNA1	Canalopatia	Início da infância	Segundos a minutos, podendo ser vários por dia	Ataxia desencadeada por exercício, febre, estresse, movimento brusco
EA2/FHM	19 p13	*CACNA1A*	Cav2.1	Canalopatia: mutações de sentido trocado e sem sentido, deleções	4 a 30	Minutos a dias	Ataxia, migrânea, aspectos oculares; nistagmo interictal, ataxia, epilepsia. Responde à acetazolamida
EA3	1q42	Desconhecido	Desconhecido	Desconhecido	1 a 42	1 min a 6 h	Vertigem, desequilíbrio, tinido, diplopia Responde à acetazolamida

(*continua*)

Tabela 615.5 Ataxias esporádicas. (*continuação*)

ATAXIA ESPORÁDICA	CROMOSSOMO	GENE	PRODUTO GENÉTICO	MECANISMO	IDADE DE MANIFESTAÇÃO (ANOS)	DURAÇÃO DOS EPISÓDIOS, FREQUÊNCIA	CARACTERÍSTICAS
EA4	Desconhecido	Desconhecido	Desconhecido	Desconhecido	23 a 42	Curta, pode evoluir para constante	Vertigem, náuseas, tinido, nistagmo horizontal, oscilopsia; desencadeada pela sensação de movimento visual
EA5	2q22-q23	*CACNB4*	CACNB4	Canalopatia: mutações de sentido trocado e sem sentido	Juvenil	Horas	Ataxia, mesma mutação na epilepsia em geral produzida por laços de parentesco sem ataxia
EA6	5 p13	*SLC1A3*	EAAT1	Mutação de sentido trocado	5	Horas a dias	Ataxia progressiva, convulsões, hemiplegia
EA7	19q13	Desconhecido	Desconhecido	Desconhecido	< 20	Horas a dias; uma vez por mês a uma vez por ano	Fraqueza, disartria
EA8	1 p36-p34	Desconhecido	Desconhecido	Desconhecido	2	Minutos a horas; 2 vezes/dia e duas vezes por mês	Ataxia, fraqueza, disartria, tremor intencional persistente

De Jafar-Nejad P, Maricich SM, Zoghbi H: The cerebellum and the hereditary ataxias. In Swaiman KF, Ashwal S, Ferriero DM, Schor NF *et al.* (eds): *Swaiman's pediatric neurology*, 6e, Philadelphia, 2018, WB Saunders, Table 91.4.)

Tabela 615.6 Ataxias espásticas hereditárias.

ATAXIA ESPÁSTICA (MIM#)	GENE	MODO DE HERANÇA	IDADE DE MANIFESTAÇÃO (ANOS)	CARACTERÍSTICAS
SPAX1 (108600)	*VAMP1*	–	10 a 20 anos	Espasticidade progressiva da perna, disartria, anormalidades nos movimentos oculares
SPAX2 (611302)	*KIF1C*	–	1 a 16 anos	Quedas frequentes, ataxia, tremor da cabeça, hiper-reflexia, fasciculações
SPAX3/ARSAL (611390)	*MARS2*	AR	2 a 59 anos; média 15 anos	Ataxia e espasticidade
SPAX4 (613672)	*MTPAP*	AR	Início da infância	Ataxia, paraparesia espástica, disartria, atrofia óptica, hipertonia dos membros superiores
SPAX5 (614487)	*AFG3 L2*	AR	Infância	Espasticidade, ataxia, apraxia oculomotora, distonia, epilepsia mioclônica
SPAX6/SACS/ARCSACS (270660)	*SACS*	AR	Infância	Espasticidade e ataxia, curso muito lento, cessa progressivamente após os 20 anos de idade
SPAX7	Desconhecido	AD	Primeira infância aos 20 anos	Ataxia simétrica, disartria, sinais piramidais, atrofia óptica
SPAR (607565)	Desconhecido	–	15 a 35 anos	Manifestação tardia: paraplegia espástica Manifestação prematura: + ataxia, retardo mental

De Jafar-Nejad P, Maricich SM, Zoghbi H: The cerebellum and the hereditary ataxias. In Swaiman KF, Ashwal S, Ferriero DM, Schor NF *et al.* (eds): *Swaiman's pediatric neurology*, 6e, Philadelphia, 2018, WB Saunders, Table 91.5.

Os sinais e sintomas da ataxia incluem inépcia, dificuldade para andar ou se sentar, queda para um dos lados, fala arrastada, hipotonia muscular, tremor intencional, tontura, desenvolvimento motor atrasado ou uma combinação desses fatores. Em geral, as causas genéticas ou crônicas da ataxia cerebelar são caracterizadas por longa duração dos sintomas, histórico familiar positivo, fraqueza muscular e marcha anormal, tonicidade e força anormais, reflexos tendinosos profundos anormais, pé cavo e defeitos sensoriais. A distinção entre ataxia e disfunção vestibular pode ser difícil; entretanto, os distúrbios do labirinto geralmente caracterizam-se por vertigem grave, náuseas e vômitos, vertigem induzida por mudança de posição e forte sensação de instabilidade.

As **anomalias congênitas** da fossa posterior, incluindo a malformação de Dandy-Walker, a malformação de Chiari e a encefalocele, estão proeminentemente associadas à ataxia na medida em que levam à destruição ou ao desenvolvimento anormal do cerebelo (Capítulo 609.09). *A RM é o método preferido para a investigação de anomalias congênitas do cerebelo, verme (ou vermis) e estruturas correlatas.* A **agenesia do verme (ou vermis) cerebelar** manifesta-se no período neonatal com hipotonia generalizada e redução dos reflexos tendinosos profundos. O atraso dos marcos motores e a ataxia truncal são condições típicas. A **síndrome de Joubert e distúrbios correlatos** são distúrbios autossômicos recessivos marcados por atraso de desenvolvimento, hipotonia, movimentos oculares anormais, respiração anormal e malformação característica do cerebelo e do tronco encefálico que se manifesta como o "sinal do dente molar" na RM axial. As mutações de mais de 21 genes diferentes estão associadas à síndrome de Joubert, mas apenas cerca de 50% dos casos têm mutação causal comprovada.

As principais **causas infecciosas ou pós-infecciosas da ataxia** incluem ataxia cerebelar aguda, cerebelite infecciosa e labirintite aguda. A **ataxia cerebelar aguda** ocorre basicamente em crianças de 1 a 3 anos de idade e é um diagnóstico de exclusão. A condição geralmente segue uma doença viral, como uma infecção pelo vírus da varicela, por vírus Coxsackie (ou vírus coxsackie) ou por ecovírus até a 2ª a 3ª semana, e supostamente representa uma resposta autoimune a um agente viral que esteja afetando o cerebelo (ver Capítulo 621)). A manifestação normalmente é repentina, e a ataxia truncal pode ser tão grave que a criança não consegue se colocar de pé ou se sentar. Podem ocorrer episódios de vômitos inicialmente, mas sem febre e rigidez nucal devido à ausência de envolvimento meníngeo. O nistagmo horizontal é evidente em aproximadamente 50% dos casos e, se a criança conseguir falar, a disartria pode ser impressionante. O exame do líquido cefalorraquidiano geralmente é normal quando a ataxia se instala, mas uma leve pleocitose linfocítica (10 a 30/mm^3) não é incomum. Subsequentemente, a proteína do líquido cefalorraquidiano sofre uma elevação moderada. A ataxia começa a melhorar em algumas semanas, podendo persistir por até 3 meses e, em raras ocasiões, por mais tempo. A incidência de ataxia cerebelar aguda parece ter diminuído com o aumento das taxas de vacinação contra varicela. **O prognóstico para uma recuperação completa é excelente**. Um pequeno número de pacientes apresenta sequelas a longo prazo, inclusive distúrbios do comportamento e da fala, bem como ataxia e falta de coordenação. A **cerebelite aguda**, por outro lado, é uma forma mais grave de ataxia cerebelar caracterizada por anormalidades nos exames de RM, sintomas mais graves e um prognóstico a longo prazo menos favorável. Os agentes infecciosos incluem vírus Epstein-Barr, micoplasma, caxumba e vírus da gripe. Nas infecções bacterianas, podem ocorrer também abscessos cerebelares. Em muitos casos, a etiologia é desconhecida, mas a cerebelite autoimune pode representar alguns desses casos desconhecidos. Clinicamente, os pacientes podem apresentar ataxia, aumento da pressão intracraniana causado por hidrocefalia obstrutiva, cefaleia e febre. A distinção entre **labirintite aguda** e ataxia cerebelar pode ser difícil em crianças pequenas. A condição é associada a infecções da orelha média e se manifesta com vertigem intensa, vômitos e anomalias da função labiríntica.

Entre as **causas tóxicas da ataxia** estão o álcool, o tálio (utilizado ocasionalmente no ambiente doméstico como pesticida), dextrometorfano e os anticonvulsivantes, especialmente a fenitoína e a carbamazepina, quando os níveis séricos excedem a faixa terapêutica normal.

Condições como **tumores cerebrais** (ver Capítulo 524), inclusive tumores do cerebelo e do lobo frontal, podem se manifestar com a ataxia. Os tumores do cerebelo causam ataxia devido à desregulação direta da função cerebelar ou, indiretamente, devido ao aumento da pressão craniana provocado pela compressão do quarto ventrículo. Os tumores do lobo frontal podem causar ataxia em consequência da destruição ou interrupção das fibras de associação que conectam o lobo frontal ao cerebelo ou em decorrência da elevação da pressão intracraniana. O neuroblastoma (ver Capítulo 525) pode ter correlação com uma encefalopatia paraneoplásica caracterizada por ataxia progressiva, espasmos mioclônicos e opsoclono (oscilações oculares horizontais e verticais conjugadas e arrítmicas).

Vários **distúrbios metabólicos** caracterizam-se por ataxia, inclusive abetalipoproteinemia, acidúria arginosuccínica e doença de Hartnup (Tabela 615.7).

A **abetalipoproteinemia** (doença de Bassen-Kornzweig) é um distúrbio autossômico recessivo causado por uma mutação na proteína de transferência de triglicerídeos microssômicos (MTP; do inglês, *microsomal triglyceride transfer protein*). Esse distúrbio começa na infância com esteatorreia e comprometimento do crescimento e desenvolvimento. Um esfregaço sanguíneo mostra a presença de acantocitose, que consiste em hemácias espiculadas. Os exames bioquímicos séricos revelam níveis reduzidos de colesterol e triglicerídeos e ausência de β-lipoproteínas no soro. Os sinais neurológicos tornam-se evidentes no final da infância e consistem em ataxia, retinite pigmentosa, neurite periférica, anomalias de posição e sensibilidade vibratória, fraqueza muscular e deficiência intelectual. A vitamina E é indetectável no soro de pacientes com sintomas neurológicos. Além disso, a ataxia pode ser uma das manifestações de um **distúrbio mitocondrial**, que incluem MERFF (epilepsia mioclônica com fibras vermelhas rajadas), síndrome de Kearns-Sayre, mutações em *POLG1* e síndrome de Charlevoix-Saguenay.

As **doenças degenerativas** do sistema nervoso central representam um grupo importante de distúrbios atáxicos da infância em virtude das consequências genéticas e do prognóstico desfavorável. A **ataxia-telangiectasia**, uma condição autossômica recessiva, é a mais comum das ataxias degenerativas, sendo prenunciada pela ataxia aproximadamente aos 2 anos de idade, progredindo para a perda da capacidade de deambulação até a adolescência. A ataxia-telangiectasia é causada por mutações no gene *ATM* localizado na posição 11q22-q23. A ATM é um fosfatidilinositol-3 quinase que fosforila as proteínas envolvidas no reparo do DNA e no controle do ciclo celular. A apraxia oculomotora do olhar horizontal, definida como dificuldade para desviar o olhar de um objeto para outro e ultrapassar o alvo com o movimento lateral da cabeça, seguido pela refixação dos olhos, é um achado frequente. Além disso, o estrabismo, as anomalias dos movimentos sacádicos hipométricos e o nistagmo são condições observadas com frequência. A ataxia-telangiectasia pode se manifestar com a presença de coreia (ver Capítulo 615.2), e não de ataxia. A telangiectasia torna-se evidente até meados da infância, localizando-se na conjuntiva bulbar, sobre a ponte do nariz, nas orelhas e superfícies expostas dos membros. O exame da pele mostra uma perda de elasticidade. As anomalias da função imunológica que levam a frequentes infecções sinopulmonares incluem níveis séricos e secretores reduzidos de imunoglobina (Ig) A, bem como de IgG_2, IgG_4 e IgE, em mais de 50% dos pacientes. As crianças com ataxia-telangiectasia apresentam um risco de 50 a 100 vezes maior de desenvolver tumores linforreticulares (linfoma, leucemia e doença de Hodgkin) e tumores cerebrais. Entre outras anomalias adicionais, estão uma maior incidência de quebras cromossômicas, especialmente do cromossomo 14, e elevados níveis de α-fetoproteína. A morte normalmente é uma consequência da infecção ou da disseminação tumoral.

A **ataxia de Friedreich** é um distúrbio com padrão de herança autossômico recessivo que envolve os tratos espinocerebelares, as colunas dorsais da medula espinal, os tratos piramidais, o cerebelo e a medula. A maioria dos pacientes é homozigota para uma expansão da repetição do trinucleotídio GAA na região não codificadora da codificação genética da proteína mitocondrial frataxina. As mutações causam lesão oxidativa associada a depósitos excessivos de ferro nas mitocôndrias. A ataxia manifesta-se um pouco mais tarde do que a ataxia-telangiectasia, mas normalmente antes dos 10 anos de idade. A ataxia progride lentamente e envolve mais os membros inferiores do que os membros superiores. O exame demonstrará um teste de Romberg positivo e inexistência de reflexos tendinosos profundos (especialmente no tornozelo); a resposta plantar é tipicamente extensora (sinal de Babinski). Os pacientes desenvolvem uma fala disártrica explosiva característica, com a presença de nistagmo na maioria das crianças. Embora os pacientes possam parecer apáticos, a sua inteligência é preservada. Eles podem apresentar uma fraqueza significativa da musculatura distal das mãos e dos pés. A acentuada perda da sensibilidade vibratória e posição articular é uma condição comum causada por degeneração das colunas posteriores. A ataxia de Friedreich caracteriza-se também por anomalias esqueléticas, inclusive pés com um arco alto (pés cavos) e dedos de martelo, bem como cifoescoliose progressiva. Os resultados dos estudos eletrofisiológicos, inclusive os potenciais evocados visuais, auditivos do tronco encefálico e somatossensoriais, geralmente são anormais. A cardiomiopatia hipertrófica com evolução para insuficiência cardíaca congestiva intratável é a causa da morte da maioria dos pacientes.

Várias formas de **ataxia espinocerebelar** assemelham-se à ataxia de Friedreich, mas são menos comuns (Figura 615.1). A **doença de Roussy-Levy** tem, além da ataxia, a atrofia dos músculos do membro inferior com um padrão de deterioração semelhante àquele observado na doença de Charcot-Marie-Tooth; a **síndrome de Ramsay Hunt** envolve uma epilepsia mioclônica correlata.

Existem mais de 20 ataxias espinocerebelares hereditárias dominantes, algumas delas presentes na infância, incluindo aquelas associadas a repetições de trinucleotídios CAG (poliglutamina) e a expansões de microssatélites não codificadoras. As ataxias esporádicas hereditárias dominantes causadas por disfunção do canal de potássio ou cálcio

Tabela 615.7 Distúrbios genéticos e metabólicos que podem causar síndrome espástico-atáxica.

	IDADE DE MANIFESTAÇÃO	TRATAMENTO DISPONÍVEL	EXAMES DIAGNÓSTICOS, ALÉM DE TESTES METABÓLICOS	MODO DE HERANÇA	GENES
Abetalipoproteinemia (MIM #200100)	C	Sim	Perfil de lipídios no sangue, vitamina E	Ar	*MTP*
Adrenomieloneuropatia (MIM #300100)	A	Sim	RM da medula espinal, VLCFA no sangue	Ligado ao X	*ABCD1*
Ataxia com deficiência (primária) de vitamina E (MIM #277460)	C	Sim	Vitamina E no sangue	Ar	*TTPA*
CAMOS (também SCAR5; MIM #606937)*	C	Não	–	AR	*ZNF592*
CARASIL (MIM #600142)	A	Não	RM	AR	*HTRA1*
Angiopatia amiloide cerebral: demência pré-senil com ataxia espástica (MIM #176500)*	A	Não	RM	AD	*ITM2B*
Deficiência de folato no cérebro (MIM 613068)	C	Sim	Folatos no líquido cefalorraquidiano	AR	*FOLR1*
Ataxia espástica manifestada na infância com atrofia óptica e retardo mental (MIM %270500)*	C	Não	–	AR	Desconhecido
Deficiência da coenzima Q10 (MIM #607426)	C	Sim	–	AR	> 3 genes diferentes
Transportadores femininos de EIEE1 (MIM #308350)*	A	Não	–	Ligado ao X	*ARX*
Doença de Gaucher tipo III (MIM #231000)	C-A	Sim	–	AR	*GBA*
Acidemia glutárica (MIM #231680)	C	Sim	RM	AR	*ETFA, ETFB, ETFDH*
Gangliosidose GM2 (MIM #272800)	A	Não	RM	AR	*HEXA, HEXB, GM2A*
Ataxia espástica hereditária com miose congênita (MIM %108650)(SPAX7)*	C	Não	–	AD	Desconhecido
Doença de Krabbe (MIM #245200)	C-A	Não	RM	AR	*GALC*
LBSL (MIM #611105)*	C-A	Não	RM	AR	*DARS2*
Leucoencefalopatia megaloencefálica com cistos subcorticais (MIM #604004)*	C	Não	RM	AR	*MLC1*
Leucodistrofia metacromática (MIM #250100)	C-A	Sim	RM	AR	*ARSA*
Hiperglicinemia não cetótica (MIM #605899)	C-A	Sim	Aminoácidos no líquido cefalorraquidiano	AR	> 3 genes diferentes
Atrofia óptica +/– surdez. optalmoplegia, miopatia, ataxia, neuropatia (MIM *605290)*	C	Não	–	AD	*OPA1*
PHARC (MIM #612674)*	C	Não	–	AR	*ABHD12*
Síndrome do triplo H (MIM #238970)*	C-A	Sim	Amônia e aminoácidos no sangue	AR	*SLC25A15*
Acidúria 3-metilglutacônica tipo III (MIM #258501)*	C	Não	Ácidos orgânicos na urina	AR	*OPA3*
Leucodistrofia com substância branca evanescente (#603896)*	C	Não	RM	AR	> 3 grupos diferentes

A, manifestação na fase adulta; C, manifestação na infância; C-A, possível em todas as idades, com manifestação predominantemente na adolescência; CAMOS, do inglês *cerebellar ataxia with mental retardation, optic atrophy, and skin abnormalities*, ataxia cerebelar com retardo mental, atrofia óptica e anomalias cutâneas; CARASIL, do inglês *cerebral arteriopathy with subcortical infarcts and leukoencephalopathy*, arteriopatia cerebral com infartos subcortical e leucoencefalopatia; E1EE1, encefalopatia epiléptica infantil precoce 1; LBSL, do inglês *leukoencephalopathy with brainstem and spinal cord involvement and lactate elevation*, leucoencefalopatia com envolvimento do tronco encefálico e da medula espinal e elevação de lactato; MIM%, descrição fenotípica ou *locus*, base molecular desconhecida; MIM#, descrição fenotípica, base molecular desconhecida; MRI, RM do cérebro, salvo especificação em contrário; quando a RM é indicada, é possível reconhecer um padrão patognomônico característico; PHARC, do inglês *polyneuropathy, hearing loss, ataxia, retinitis pigmentosa, and cataract*, polineuropatia, perda auditiva, ataxia, retinite pigmentosa e catarata; triplo H, hiperornitinemia-hiperamonemia-homocitrulinúria; VLCFA, do inglês *very-longchain fatty acids*, ácidos graxos de cadeia muito longa. *OMIM. (Adaptada de deBot ST, Willemsen MAAP, Vermeer S *et al.*: Reviewing the genetic causes of spastic-ataxias, *Neurology* 79:1507-1514, 2012, Table 2.)

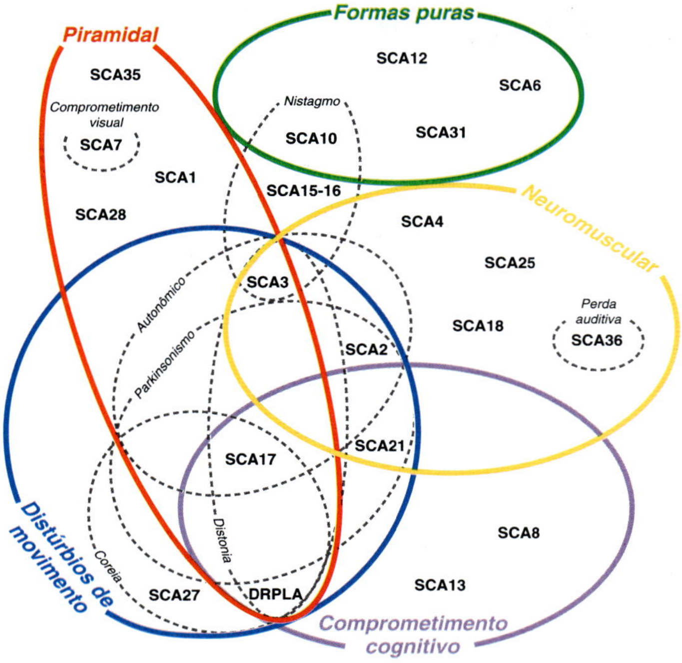

Figura 615.1 Organização das SCAs de acordo com as principais características clínicas. (*De Rossi M, Perez-Lloret S, Doldan L et al.: Autosomal dominant cerebellar ataxias: a systematic review of clinical features*, Eur J Neurol *21:607-615, 2014, Figura 2.*)

apresentam-se como episódios de ataxia e fraqueza muscular. Alguns desses distúrbios podem responder à acetazolamida. As **atrofias olivopontocerebeleares** hereditárias dominantes incluem ataxia, paralisias de nervos cranianos e achados sensoriais anormais na segunda ou terceira décadas de vida, mas podem se manifestar em crianças com ataxia rapidamente progressiva, nistagmo, disartria e convulsões.

Existem outras ataxias degenerativas, como a **doença de Pelizaeus-Merzbacher, as lipofuscinoses ceroides neuronais** e a **gangliosidose GM_2** de manifestação tardia (ver Capítulo 617). Há relatos de formas raras de ataxia cerebelar progressiva associadas à **deficiência de vitamina E**. Uma série de ataxias espinocerebelares autossômicas dominantes progressivas já foi definida no nível molecular, inclusive aquelas causadas por expansões de repetições de trinucleotídios.

A bibliografia está disponível no GEN-io.

615.2 Coreia, Atetose, Tremor

Jennifer A. Vermilion e Jonathan W. Mink

Coreia, que significa "semelhante a dança" em grego, é um termo designativo de movimentos rápidos e caóticos que parecem fluir de uma parte do corpo para outra. As pessoas afetadas geralmente parecem inquietas e os movimentos são aleatórios. Em geral, elas apresentam impersistência motora ao exame neurológico, demonstrando sinais característicos, como movimentos "reptiformes" da língua (dificuldade para manter a língua protraída e imóvel fora da boca) ou a "pegada da ordenhadeira" (dificuldade para manter a pegada). A coreia tende a ocorrer tanto em repouso quanto durante a ação, embora determinadas ações ou posturas possam exacerbá-la. Os pacientes geralmente tentam incorporar os movimentos involuntários a movimentos mais intencionais, fazendo-os parecer inquietos. *A coreia aumenta com o estresse e desaparece no sono*, sendo tradicionalmente dividida em formas primárias e secundárias; entretanto, esse esquema de classificação dos distúrbios de movimento pode causar confusão, dada a recente explosão de descobertas genéticas no campo. Em vez disso, talvez seja mais útil classificar as causas da coreia de acordo com a etiologia: adquirida ou congênita (Tabelas 615.8 e 615.9).

Tabela 615.8 Causas adquiridas de coreia.

Lesões estruturais dos gânglios da base	
Acidente vascular cerebral	
Doença de Moyamoya	
Malformações vasculares	
Hemorragia	
Transplante pós-cardíaco (coreia pós-circulação externa)	
Lesões de massa (linfoma do sistema nervoso central, tumores cerebrais metastáticos)	
Placa de esclerose múltipla	
Mielinólise extrapontina	
Trauma	
Distúrbios parainfecciosos e autoimunes	
Coreia de Sydenham pós-estreptocócica	
Coreia decorrente de lúpus eritematoso sistêmico	
Coreia decorrente de síndrome do anticorpo antifosfolipídio	
Encefalomielite disseminada aguda	
Encefalite antirreceptor NMDA	
Encefalite de Rasmussen	
Coreia gravídica	
Encefalite pós-infecciosa ou pós-vacina	
Coreias paraneoplásicas	
Distúrbios infecciosos	
Encefalopatia pelo HIV	
Toxoplasmose	
Cisticercose	
Difteria	
Endocardite bacteriana	
Neurossífilis	
Escarlatina	
Encefalite viral (caxumba, sarampo, varicela)	
Distúrbios metabólicos ou tóxicos	
Porfiria aguda intermitente	
Hiponatremia/hipernatremia	
Hipocalcemia	
Hipertireoidismo	
Insuficiência hepática/renal	
Intoxicação por monóxido de carbono	
Álcool metílico	
Tolueno	
Intoxicação por manganês	
Intoxicação por mercúrio	
Feocromocitoma	
Intoxicação por organofosfato	
Distúrbios psicogênicos	
Distúrbios induzidos por medicamentos	
Agentes bloquadores da dopamina (após a suspensão ou como síndrome tardia)	Fenotiazinas Butirofenonas Benzamidas
Medicamentos antiparkinsonianos	L-DOPA Agonistas dopamínicos Anticolinérgicos
Medicamentos antiepilépticos	Fenitoína Carbamazepina Ácido valproico
Psicoestimulantes	Anfetaminas Metilfenidato Cocaína
Bloqueadores dos canais de cálcio	Cinarizina Flunarizina Verapamil
Outros	Lítio Baclofeno Digoxina Antidepressivos tricíclicos Ciclosporina Esteroides/contraceptivos orais Teofilina Propofol

Tabela 615.9 Causas hereditárias de coreia manifestada na infância.

NOME DA DOENÇA	HERANÇA	GENE CORRELATO	IDADE DE MANIFESTAÇÃO	MANIFESTAÇÕES NEUROLÓGICAS OU PSIQUIÁTRICAS	SINTOMAS SISTÊMICOS
Característica proeminente da coreia					
Ataxia-telangiectasia	AR	*ATM*	18 meses-3 anos	A coreia geralmente é o sintoma inicial; presença também de apraxia oculomotora, ataxia e distonia	Telangiectasias, maior incidência de infecções sinopulmonares, maior incidência de câncer
Ataxia com apraxia oculomotora 1 e 2 (especialmente tipo 1)	AR	*APTX*	Início mais tardio que da ataxia-telangiectasia	Coreia, distonia, apraxia oculomotora, ataxia, neuropatia axonal sensorial distal	–
Ataxia de Friedreich	AR	*GAAn* em *FRDA*	Acima de 2 anos, normalmente adolescentes	Ataxia da marcha, neuropatia axonal, arreflexia, resposta extensora plantar. Pode haver diversos movimentos (tremor, distonia, coreia, mioclonia). Existem relatos de casos de coreia sem sinais cerebelares	Cardiomiopatia, diabetes
Discinesias relacionadas a *GNAO1*	AR	*GNAO1*	Primeira infância	Balismo, coreia, discinesias orofaciais; pode alternativamente causar síndrome de Ohtahara	–
Coreia hereditária benigna	AD	*NKX2*	Antes dos 5 anos de idade	Coreia; pode haver mioclonia, deficiência de aprendizado	Doença da tireoide, doença pulmonar
Coreia hereditária com ou sem "mioquimia" facial	AD	ADCY5	Da primeira infância ao final da adolescência	Coreia, contrações faciais coreicas (anteriormente denominada mioquimia); pode haver mioclonia ou distonia	Alguns relatos de insuficiência cardíaca congestiva
Coreia associada ao *PDE10A*	AD ou AR	*PDE10A*	AD: infância AR: primeira infância	Coreia, alterações estriatais evidenciadas na RM na forma AD	–
Discinesias paroxísticas não cinesigênicas	AD	*MR1*	Da primeira infância aos 10 anos	Distonia, coreia ou uma combinação de ambas	–
Acidúria 3-metilglutacônica tipo III (síndrome de Costeff)	AR	*OPA3*	Primeira infância	Atrofia óptia bilateral e coreia inicialmente; espasticidade, ataxia e demência tardia	–
Catarata congênita, dismorfismo facial e neuropatia	AR	*CTDP1*	Primeira infância ou infância	Neuropatia progressiva, retardo do desenvolvimento psicomotor, coreia branda, hipomielinação, perda auditiva	Anomalias esqueléticas, face dismórfica, catarata congênita, microcórnea, hipogonadismo
Atrofia dentatorrubral-palidoluisiana	AD	CAGn na *atrophin-1*	Principalmente adultos, mas observado também em algumas crianças	Neurodegeneração, coreia, tiques, demência, convulsões, ataxia, sintomas psiquiátricos	–
Coreia/doença de Huntington	AD	CAGn em *HTT*	Adolescência até a faixa dos 40 anos	Manifestação em uma idade mais precoce *sem* coreia e com parkinsonismo; porém, mais tarde, os adolescentes podem manifestar coreia e distúrbios emocionais semelhantes à forma adulta	–
Síndrome semelhante à doença de Huntington (HDL3)	AR	Ligado ao cromossomo 4 p15.3	Infância	Neurodegeneração, coreia, distonia, ataxia, demência, convulsões	–
Calcificação idiopática dos gânglios da base (IBGC, do inglês *idiopathic basal ganglia calcification*), manifestação na infância (calcinose estriopalidodentada bilateral)	AR ou AD	*SLC20A2* ou *PDGFRB*	Primeira infância a segunda década de vida	Tetraplegia, coreia, comprometimento cognitivo grave, microcefalia, calcificações nos gânglios da base	Morte prematura
Coreoacantocitose	AR	*VPS13A*	Média de idade de 20 anos, mas descrito também na infância	Os sintomas psiquiátricos (p. ex., distúrbio obsessivo-compulsivo) podem preceder os sintomas neurológicos	Acantocitose, CK e/ou transaminases hepáticas elevadas
	–	–	–	Neurodegeneração, movimentos hipercinéticos progressivos (coreia com envolvimento dos membros, discinesias orofaciais, tiques, distonia), demência, convulsões, declínio cognitivo, polineuropatia sensorimotora	–

(*continua*)

Tabela 615.9 Causas hereditárias de coreia manifestada na infância. (*continuação*)

NOME DA DOENÇA	HERANÇA	GENE CORRELATO	IDADE DE MANIFESTAÇÃO	MANIFESTAÇÕES NEUROLÓGICAS OU PSIQUIÁTRICAS	SINTOMAS SISTÊMICOS
Ataxia espinocerebelar 1	AD	CAGn em *ATXN1*	Infância	Neurodegeneração, ataxia progressiva, comprometimento cognitivo leve, disartria, oftalmoplegia, atrofia óptica, espasticidade, distonia ou coreia	–
Ataxia espinocerebelar 17	AD	CAGn ou CAAn em *TBP*	Principalmente no início da idade adulta, mas existem alguns relatos de ocorrência na adolescência	Neurodegeneração, sintomas psiquiátricos (depressão, alucinações), sinais de liberação frontal, coreia, distonia e parkinsonismo; possíveis anomalias nos movimentos oculares	–
Síndrome de Leigh	Ligado ao X	*PDHA1*	Primeira infância ou infância	Neurodegeneração, atraso psicomotor, hipotonia e coreia e outros movimentos hipercinéticos podem ser proeminentes, evolui para defeitos de alimentação e deglutição, nistagmo, oftalmoplegia, atrofia óptica, convulsões Lesões nos gânglios da base, no cérebro, no cerebelo, na medula espinal	Acidemia láctica, insuficiência respiratória
Hiperglicemia não cetótica (encefalopatia por glicina)	AR	*GLDC, GCST* ou *GCSH*	Neonatos/primeira infância	Hipotonia, epilepsia mioclônica grave, comprometimento cognitivo profundo, inquietação	Hiperglicemia
Necrose estriatal infantil bilateral	AR	*NUP62*	Primeira infância	Regressão do desenvolvimento, deficiência intelectual, nistagmo pendular, atrofia óptica, disfagia, distonia, coreoatetose, espasticidade e atrofia estriatal bilateral grave	–
Eventual presença de coreia					
Ataxia espinocerebelar 7	AD	CAGn em *ATXN7*	Infância	Possível ocorrência de distúrbio mitocondrial neurodegenerativo, ataxia progressiva, disartria, disfagia, atrofia óptica, oftalmoplegia, espasticidade, distonia ou coreia	Degeneração retiniana
Doença de Wilson	AR	*ATP7B*	Dos 12 ao início dos 20 anos	Disartria, sialorreia, dismotilidade faríngea, postura desajeitada, tremor ("batimento de asas"), sintomas psiquiátricos (declínio do rendimento escolar, ansiedade, depressão, psicose); coreia e distonia variável	Disfunção hepática (hepatomegalia assimétrica, hepatite transitória aguda ou fulminante), anéis corneanos de Kayser-Fleischer
Doença de Lesch-Nyhan	Ligado ao X	*HPRT*	Início da infância	Comportamento autolesivo, deficiência intelectual, deficiência motora, sinais piramidais, superposição de distonia com hipotonia, possível ocorrência de coreia ou balismo, motilidade ocular anormal	Hiperuricemia, nefrolitíase, gota
Neurodegeneração associada a pantotenato quinase (PKAN, do inglês *pantothenate quinase–associated neurodegeneration*), forma clássica	AR	*PANK2*	Antes dos 6 anos de idade (na manifestação clássica)	Dificuldades motoras progressivas, mudanças de personalidade, declínio cognitivo, disartria, espasticidade; manifestação tardia de movimentos (distonia é o mais comum, com possível ocorrência também de coreia ou tremor); sinal do "olho do tigre" na RM do cérebro	Degeneração do epitélio pigmentar da retina, acantocitose
Discinesia paroxística cinesigênica (PKD, do inglês *paroxysmal kinesigenic dyskinesia*)	AD	*PRRT2*	1 a 20 anos	Curtos episódios desencadeados por movimentos bruscos; a distonia é o movimento mais comum, mas pode haver ocorrência de coreia	–

(*continua*)

Tabela 615.9 Causas hereditárias de coreia manifestada na infância. *(continuação)*

NOME DA DOENÇA	HERANÇA	GENE CORRELATO	IDADE DE MANIFESTAÇÃO	MANIFESTAÇÕES NEUROLÓGICAS OU PSIQUIÁTRICAS	SINTOMAS SISTÊMICOS
Hiperfenilalaninemia	Normalmente AR	Múltiplas causas genéticas	Neonato	Inicialmente hipotônico com baixa capacidade de sucção, movimentos reduzidos e microcefalia; meses mais tarde, crises oculogíricas, dificuldade de deglutição, movimentos hipocinéticos e hipercinéticos variáveis, convulsões, comprometimento cognitivo	Nível elevado de fenilalanina no nascimento. Os sintomas autonômicos se manifestam vários meses mais tarde
Acidúria glutárica	AR	*GCDH*	Primeiros 6 meses	Hipotonia e hiperexcitabilidade ao nascer; depois de 6 a 18 meses, movimentos hipercinéticos progressivos (distonia, coreoatetose); possível ocorrência de convulsões	–
Hemiplegia alternante da infância	AR	*ATP1A-3*	Neonato a < 18 meses	Episódios transitórios de hemiplegia alternante/ hemiparesia, crises distônicas, movimentos oculares paroxísticos anormais, convulsões, episódios de disfunção autonômica; entre as crises, possível ocorrência de ataxia, distonia e/ou coreoatetose; a maioria apresenta deficiência intelectual	–
Deficiência de sucinato semialdeído desidrogenase	AR	*ALDH5A*	Primeira infância ao início da infância	Deficiência intelectual, disfunção pronunciada da linguagem, traços autísticos, hipotonia, agressividade, ataxia, ansiedade, alucinações, possível ocorrência de coreoatetose	–

A **coreia de Sydenham** (dança de S. Vito) é o tipo de coreia adquirida mais comum da infância e ocorre em 10 a 20% dos pacientes com **febre reumática aguda**, normalmente semanas ou meses após uma infecção por estreptococos beta-hemolíticos do grupo A (ver Capítulo 178). O pico de incidência ocorre entre os 8 e os 9 anos de idade, com uma predominância do sexo feminino de 2:1. Existem evidências de que os estreptococos beta-hemolíticos do grupo A promovam a geração de anticorpos de reação cruzada ou polirreativos por meio de mimetismo molecular entre os antígenos dos estreptococos e do hospedeiro. Especificamente, os anticorpos contra o epítopo *N*-acetil-β-$_D$-glicosamina (ou glucosamina) (GlcNAc) do carboidrato estreptocócico do grupo A visam à β-tubulina intracelular e ao lisogangliosídeo extracelular GM_1 nas preparações a partir do caudado e putame humanos. Esses anticorpos são capazes também de direcionar a ativação da quinase proteica tipo II dependente de cálcio/calmodulina, o que pode provocar as manifestações neurológicas da coreia de Sydenham na medida em que aumenta a liberação de dopamina na sinapse.

As características clínicas da coreia Sydenham são a coreia, a hipotonia e a labilidade emocional. A manifestação da coreia normalmente se estende por horas e, até mesmo, dias, mas pode ser mais brusca. A coreia normalmente é generalizada, embora quase sempre assimétrica; entretanto, até 20% têm hemicoreia. Os pais costumam descrever a criança como aparentemente desajeitada e com tendência a deixar cair objetos que carrega quando acordada, sendo um movimento que cessa com o sono. A hipotonia manifesta-se com o "sinal do pronador" (braços e palmas das mãos voltados para fora quando elevados acima da cabeça) e a "mão coreica" (mão estendida em forma de concha por flexão do pulso e extensão dos dedos). Quando a coreia e a hipotonia são graves, a criança pode se mostrar incapaz de se alimentar, vestir ou caminhar sem assistência. A fala geralmente é afetada, às vezes a ponto de se tornar ininteligível. Os períodos de choro incontrolável e oscilações extremas de humor são característicos, podendo preceder a manifestação do distúrbio do movimento. Os pacientes podem também demonstrar desatenção, ansiedade, sintomas obsessivo-compulsivos, paranoia e relutância em falar.

A coreia de Sydenham é um diagnóstico clínico; uma combinação de titulações agudas e convalescentes de antiestreptolisina. O sérica pode ajudar a confirmar uma infecção estreptocócica aguda. As titulações negativas não excluem o diagnóstico. Todo paciente com coreia de Sydenham deve ser avaliado para a verificação da presença de cardite e iniciar uma profilaxia prolongada com antibióticos (p. ex., 0,6 a 1,2 milhões de unidades de penicilina G benzatina por via intramuscular a cada 4 semanas ou 250 mg de penicilina V VO 2 vezes/dia) visando reduzir o risco de cardiopatia reumática com recidiva; isso deve continuar até que o paciente complete 21 anos. Para os pacientes com coreia comprometedora, as opções de tratamento incluem valproato, carbamazepina e antagonistas dos receptores de dopamina. Historicamente, existe um conflito de dados quanto à eficácia da prednisona, da imunoglobina intravenosa (IVIG; do inglês, *intravenous immunoglobulin*) e de outros agentes imunomodulares na coreia de Sydenham, o que dificulta recomendá-los para uso de rotina. Um estudo randomizado duplo-cego envolvendo 37 crianças com coreia de Sydenham comparou a predisona administrada em altas doses (2 mg/kg/dia, máx: 60 mg) durante 4 semanas com um placebo e constatou que os esteroides reduziam significativamente o tempo de remissão (54,3 dias *vs.*119,9 dias dos grupos de controle). Um ensaio randomizado controlado de entrada envolvendo IVIG, troca plasmática e prednisona de baixa dosagem demonstrou uma redução da gravidade geral da coreia nos grupos que receberam IVIG e realizaram troca plasmática em um acompanhamento de 1 mês. Um estudo puro realizado na África do Sul comparou a IVIG ao tratamento-padrão (penicilina e haloperidol) e constatou melhora nos resultados em até 6 meses. Entretanto, não existe nenhuma evidência de que a prednisona, a IVIG ou a troca plasmática altere a taxa de recorrência ou o resultado a longo prazo.

Em geral, a coreia de Sydenham se resolve espontaneamente em um período de 1 ano, mas os sintomas podem recidivar em cerca de 20% dos pacientes, apesar da profilaxia com penicilina. A recorrência remota da coreia é rara, mas pode ser provocada por infecções estreptocócicas, gravidez (**coreia gravídica**) ou uso de contraceptivo oral.

Embora observado com menos frequência do que a coreia de Sydenham, o **lúpus eritematoso sistêmico** (SLE; do inglês, *systemic lúpus erythematosus*) **e a síndrome do anticorpo antifosfolipídio** (**APS**; do inglês, *antiphospholipid antibody syndrome*) (ver Capítulo 183) são causas bastante conhecidas de coreia em crianças. Em alguns casos, a coreia pode ser o sinal de manifestação desses distúrbios e, do ponto de vista clínico, pode ser indistinguível da coreia de Sydenham. Um estudo retrospectivo com uma grande coorte de pacientes pediátricos com lúpus avaliou a relação da doença com sintomas neuropsiquiátricos, com uma associação significativa entre um anticoagulante lúpico persistentemente positivo e a coreia; entretanto, apenas duas crianças em um grupo de 137 apresentou coreia. Deve-se levar em conta que uma criança com coreia de causa desconhecida deve ser investigada para a verificação da presença de anticorpos antifosfolipídicos.

Outras causas de coreia adquirida incluem distúrbios metabólicos (hipertireoidismo, hipoparatireoidismo), infecciosos (doença de Lyme), imunomediados (síndrome dos anticorpos antirreceptor *N*-metil-D-aspartato), vasculares (acidente vascular cerebral, doença de moyamoya, coreia pós-circulação extracorpórea), heredodegenerativos (doença de Wilson) e fármacos (ver Tabela 615.8). Embora a coreia seja uma característica da doença de Huntington em adultos, as crianças que desenvolvem doença de Huntington tendem a apresentar rigidez e bradicinesia (**variante de Westphal**) ou distonia, e não coreia.

Os avanços no campo do reconhecimento dos fundamentos genéticos de diversas doenças que se manifestam com a coreia são notáveis. Embora algumas entidades se manifestem predominantemente com coreia, outras apresentam várias manifestações neurológicas, psiquiátricas e sistêmicas diferentes que acompanham os distúrbios do movimento (Tabela 615.9). Por exemplo, a **coreia hereditária benigna** é uma causa relativamente rara de coreia na infância, a qual normalmente se manifesta antes dos 5 anos de idade; a coreia é estável ou lentamente progressiva desde o início. A doença tende a melhorar entre o final da adolescência e a idade de adulto jovem, geralmente diminuindo em meados da fase adulta. Em geral, a coreia é decorrente de uma mutação no gene *NKX2-1*, que codifica a proteína fator de transcrição da tireoide 1 (TTF1). A maioria dos pacientes (80%) também apresenta envolvimento da tireoide ou dos pulmões, ou de ambos. Embora as crianças sejam consideradas cognitivamente normais, existem relatos de uma elevada incidência de deficiências de aprendizagem e TDAH nessa população. O gene *ADCY5*, codificador de uma adenilil ciclase, já foi associado a uma forma de coreia hereditária benigna com manifestação de movimentos paroxísticos com início entre a primeira infância e o final da adolescência. A coreia é o movimento descrito com mais frequência, embora existam relatos de movimentos mioclônicos ou distônicos também. A doença geralmente é associada a contrações faciais coreicas anteriormente consideradas mioquimia facial (conhecida como **discinesia hereditária com mioquimia facial**). É interessante que os movimentos dessa forma persistam durante o sono. Os sintomas podem oscilar de tal modo que a coreia pode ser paroxística, e tendem a piorar em razão de ações específicas e ansiedade. Esses pacientes tendem também a apresentar um curso estável ou lentamente progressivo com tendência a estabilizar-se e, até mesmo, melhorar na meia-idade. Esse quadro não tem relação com doença tireoidiana ou pulmonar; entretanto, a presença de insuficiência cardíaca congestiva já foi relatada em cinco pacientes. Embora tais condições sejam consideradas benignas, esses movimentos podem ser incapacitantes e progressivos em alguns pacientes. Por essa razão, é possível que alguns pacientes necessitem tratar os sintomas. Embora não exista nenhum tratamento sintomático comprovado para essas condições, existem relatos de resultados benéficos com o uso de agentes depletores ou bloqueadores do receptor da dopamina. Em alguns casos, a levodopa de baixa dosagem mostrou-se benéfica.

A presença de coreia pura, benigna e não progressiva manifestada na infância já foi descrita em alguns pacientes com mutações correlatas no gene *PDE10A*, que codifica uma fosfodiesterase. As crianças com mutações dominantes de novo apresentam caracteristicamente hiperintensidades simétricas em T2 no estriado bilateral do cérebro, evidenciadas na RM do cérebro. Em crianças com mutações homozigotas recessivas, existem relatos de manifestação em uma idade mais precoce e um curso clínico mais grave.

As discinesias paroxísticas podem manifestar-se com coreia ou distonia, ou ambas; entretanto, a coreia é frequentemente associada à **discinesia paroxística não cinesigênica** (**PNKD**; do inglês, *paroxysmal nonkinesigenic dyskinesia*). Esse distúrbio se manifesta na primeira década de vida e cerca de um terço dos pacientes manifestam sintomas no primeiro ano de vida. Os pacientes geralmente têm coreia e distonia, embora alguns manifestem apenas distonia. Os episódios podem durar de minutos a horas, e as crianças apresentam-se normais entre os episódios. Os episódios não são desencadeados por movimento brusco, mas podem ser precipitados pela ingestão de álcool, cafeína ou por estresse emocional. Cerca da metade dos pacientes relata uma sensação premonitória ou de ansiedade antes de um episódio. Embora diversos genes tenham sido implicados nesse distúrbio, o gene *MR-1* é associado com mais frequência à discinesia paroxística não cinesigênica, e os pacientes geralmente respondem aos benzodiazepínicos.

Alguns distúrbios hereditários classificados como síndromes atáxicas também se manifestam com um grau significativo de coreia. Por exemplo, a **ataxia-telangiectasia** normalmente aparece como um distúrbio misto de movimento com ataxia, distonia e coreia no início da infância (18 meses a 3 anos). Esses sintomas surgem antes do aparecimento das telangiectasias. Com o tempo, as crianças apresentam progressão do envolvimento dos membros e da marcha e normalmente perdem a capacidade de deambulação na infância. As crianças apresentam também apraxia oculomotora (dificuldade para iniciar movimentos sacádicos horizontais e verticais). A ataxia-telangiectasia é um distúrbio autossômico recessivo decorrente de mutações no gene *ATM*. Como esse gene codifica uma proteína envolvida nos mecanismos de reparo do DNA, as crianças afetadas apresentam risco elevado de infecções sinopulmonares e neoplasias linforreticulares. Em caso de suspeita dessa doença, a avaliação inicial envolve teste do nível de alfafetoproteína (AFP), que é anormalmente elevado nessa população. A **ataxia com apraxia oculomotora tipo 1 (AOA1)** também é associada a um distúrbio misto de movimento resultante de mutações no gene *APTX*, que codifica a proteína aprataxina. Até 80% das crianças têm coreia e distonia como sintoma inicial. Outros sintomas neurológicos incluem apraxia oculomotora, ataxia e neuropatia axonal sensorial distal. O distúrbio de movimento tende a ser mais grave no início da doença e melhora à medida que a doença progride. Diferentemente da ataxia-telangiectasia, esse distúrbio não está associado a achados cutâneos ou incidência elevada de câncer.

A coreia pode também ser uma manifestação importante em crianças com condições hereditárias com curso progressivo e grave. Por exemplo, a **hipoplasia pontocerebelar tipo 2A (PCH-2A)** é associada à presença de coreia desde uma idade precoce. Em um histórico natural de 33 crianças com esse distúrbio, a maioria teve coreia nos primeiros 6 meses de vida. A hipoplasia pontocerebelar tipo 2A é associada a microcefalia adquirida, discinesias extrapiramidais e espasticidade. Essas crianças apresentam retardo psicomotor significativo com morte prematura. Embora diversos genes tenham sido implicados nas diferentes formas de hipoplasia pontocerebelar, a hipoplasia pontocerebelar tipo 2A é associada a mutações no gene *TSEN54*, que codifica uma proteína envolvida no *splicing* do tRNA. As mutações no gene *GNAO1*, que codifica a subunidade alfa das proteínas G, foram descritas como causadoras de determinado distúrbio do movimento nas crianças afetadas. Esse gene era descrito anteriormente como uma causa de encefalopatia epiléptica infantil (**síndrome de Ohtahara**). Entretanto, as crianças afetadas podem, por outro lado, manifestar hipotonia, atraso de desenvolvimento sem epilepsia e um distúrbio do movimento caracterizado pela presença de coreia e balismo na primeira década de vida. A coreia tende a começar de maneira aguda durante a doença.

Algumas crianças com mutações no gene *GNAO1* apresentam um distúbio do movimento sem convulsões. As discinesias orofaciais são comuns. As crianças geralmente têm períodos de exacerbações de movimentos que podem ser acompanhadas por alterações autonômicas. Esses movimentos podem ser refratários ao tratamento, tendo levado à morte duas das crianças descritas nesse estudo. A estimulação cerebral profunda foi proposta como um possível tratamento para essas crianças clinicamente refratárias.

A **atetose** caracteriza-se por movimentos sinuosos, lentos e contínuos que envolvem repetidamente a(s) mesma(s) parte(s) do corpo, normalmente as extremidades distais, a face, o pescoço e o tronco. Assim como a coreia, a atetose pode ocorrer em repouso e geralmente piora com a execução de movimentos voluntários. Como a atetose tende a ocorrer concomitantemente com outros distúrbios de movimento, como coreia (**coreoatetose**) e distonia, geralmente é difícil distingui-la como uma doença distinta. A coreoatetose é associada a condições como paralisia cerebral, kernicterus e outras formas de lesão dos núcleos da base, razão pela qual costuma ser observada juntamente à **rigidez** – maior tonicidade muscular equiparada nos flexores e extensores em todas as direções de movimento passivo, independentemente da velocidade do movimento. Deve-se diferenciar essa condição da **espasticidade**, uma forma de hipertonia que depende da velocidade ("sinal do canivete") e é observada em caso de disfunção do neurônio motor superior. Assim como a coreia, a atetose/coreoatetose também são condições possivelmente observadas na presença de lesão hipóxico-isquêmica e da administração de medicamentos bloqueadores de dopamina.

O **tremor** é um movimento oscilatório rítmico em torno de um ponto ou plano central que resulta da ação dos músculos antagonistas. O tremor pode afetar os membros, a cabeça, o tronco ou a voz, podendo ser classificado tanto por sua frequência (lenta [4 Hz], intermediária [4 a 7 Hz] e rápida [> 7 Hz]) quanto pelo contexto em que se mostra mais pronunciado. O **tremor de repouso** é máximo quando a parte afetada do corpo se encontra inativa e apoiada contra a gravidade, enquanto o **tremor postural** é mais notável quando o paciente sustenta a posição contra a gravidade. O **tremor e ação** ocorre durante a realização de uma atividade voluntária e pode ser subclassificado em **tremor cinético simples**, que se dá com o membro em movimento, e **tremor intencional**, que ocorre à medida que o paciente se aproxima de um alvo e é uma característica de doença cerebelar.

O **tremor essencial** (ET; do inglês, *essential tremor*) é o distúrbio de movimento mais comum em adultos, e 50% das pessoas diagnosticadas com ET relatam ter apresentado manifestação na infância; portanto, o ET pode ser o distúrbio de tremor mais comum em crianças também. A experiência clínica em distúrbios de movimento na infância sugere que o ET é mais comum na população pediátrica do que propõe a literatura. O ET é uma condição autossômica dominante com expressividade variável, mas com penetrância completa até os 60 anos. Embora os aspectos genéticos do ET não sejam totalmente conhecidos, pelo menos três genes diferentes (*EMT1* no cromossomo 3q13, *EMT2* no cromossomo 2 p22-25, *EMT3* no cromossomo 6 p23, *EMT4* no cromossomo 16 p 11.2 e *EMT5* no cromossomo 11q14.1) foram associados a essa condição. Além disso, os polimorfismos do gene *LINGO1* (também conhecido como *LRRN6A*) no cromossomo 15q24 foram associados ao tremor essencial. Com base em estudos funcionais de imagem, acredita-se que o defeito esteja localizado nos circuitos cerebelares.

O ET caracteriza-se por um tremor postural, bilateral e lentamente progressivo de 4 a 9 Hz que envolve os membros superiores e ocorre na ausência de outras causas de tremor conhecidas. Uma leve assimetria é comum, mas o ET raramente é unilateral, podendo agravar-se com as ações realizadas, como tentar passar água de um copo para outro. Os adultos afetados podem relatar um histórico de sensibilidade ao etanol. Na literatura especializada adulta, existe um consenso em relação aos critérios diagnósticos; entretanto, não existem critérios específicos para crianças. Diferentemente dos adultos, as crianças não precisam apresentar 5 anos de sintomas para que se faça o diagnóstico de ET. A maioria das crianças é levada à atenção médica a partir do momento em que os pais, o professor ou o terapeuta observa o tremor, e não porque o tremor cause dificuldades. A maioria das crianças com ET não necessita de intervenção farmacológica. Caso elas tenham dificuldades para escrever ou se alimentar, uma avaliação por meio de terapia ocupacional e/ou dispositivos de assistência, como pesos para os punhos e talheres pesados, pode ajudar. Os adolescentes tendem a relatar mais dificuldades causadas pelo ET. Aqueles que necessitam de farmacoterapia normalmente respondem aos mesmos medicamentos utilizados em adultos – propranolol e primidona. Pode-se iniciar o propranolol, geralmente considerado o tratamento de primeira linha, com 20 a 40 mg/dia e titulado para produzir o efeito desejado – a maioria dos pacientes responde a doses de 60 a 80 mg/dia. O propranolol não deve ser utilizado em pacientes com doença reativa das vias respiratórias. Pode-se iniciar a primidona com 12,5 a 25 mg na hora de dormir, aumentando gradativamente em um regime de 2 vezes/dia. A maioria dos pacientes responde a doses de 50 a 200 mg/dia. Outras opções de tratamento para ET relatadas na literatura adulta consistem na administração de atenolol, gabapentina, pregabalina, topiramato e alprazolam. Os tratamentos cirúrgicos, que incluem a estimulação cerebral profunda do tálamo e a talamotomia unilateral, geralmente são reservados para adultos com tremor desabilitante clinicamente refratário.

O **tremor fisiológico agravado** é a mais comum das etiologias do tremor em adolescentes. Esse tremor ocorre em pessoas saudáveis e caracteriza-se por um tremor simétrico das mãos, geralmente de frequência mais acelerada e menor amplitude do que o ET. Os gatilhos incluem emoções fortes, fadiga, febre, raiva e despertar do sono. Substâncias como a cafeína podem aumentar o tremor. Objetos pesados podem reduzir a frequência do tremor.

Em crianças de 3 a 7 anos, as dificuldades de coordenação decorrentes de **atraso de desenvolvimento** podem se apresentar como tremor não progressivo. Muitas crianças com atrasos motores apresentarão tremor das mãos e, possivelmente, tremor truncal, que é mais aparente na execução de tarefas que envolvem a coordenação motora fina, como desenhar, utilizar tesouras ou brincar com brinquedos pequenos. O histórico geralmente mostra que essas crianças estão em desvantagem em relação a crianças com desenvolvimento normal em termos de habilidades motoras que envolvem a coordenação fina e/ou grossa e de articulação da fala. O exame revela que o movimento tende a ser um tremor postural ou intencional, regular ou irregular, de pequena amplitude. O caminhar e o correr podem ser desajeitados. Não existe um tratamento fundamentado em evidências definido para o tremor relacionado ao atraso de desenvolvimento; entretanto, o encaminhamento para terapia ocupacional pode ajudar a identificar estratégias que possam melhorar a coordenação dessas crianças.

A **síndrome do tremor infantil** é um distúrbio de etiologia desconhecida que se manifesta aos 6 e 18 meses de vida com regressão ou estagnação do desenvolvimento, tremor grosseiro e anemia. As possíveis etiologias incluem a deficiência de vitamina B_{12}, ferro, zinco ou magnésio.

Existem várias etiologias secundárias de tremor em crianças (Tabela 615.10).

O **tremor de Holmes**, anteriormente denominado tremor mesencefálico ou tremor rubral, caracteriza-se por um tremor de baixa frequência e alta amplitude que se apresenta em repouso e de modo intencional. Trata-se de um tremor sintomático, normalmente resultante de lesões do tronco encefálico, do cerebelo ou do tálamo. O **tremor psicogênico** se distingue por sua aparência variável, manifestação e remissão abruptas, curso não progressivo e associação com determinadas deficiências, mas não relacionadas a tarefas específicas. Em alguns casos, o tremor pode até ocorrer como uma manifestação de outro distúrbio de movimento, como se observa no tremor relacionado a posições ou tarefas específicas (p. ex., tremor ao escrever), no tremor distônico e no tremor mioclônico.

Ao avaliar uma criança com tremor, é importante rastrear distúrbios metabólicos comuns, entre os quais anomalias eletrolíticas e doença da tireoide, avaliar a ingestão de cafeína da criança e rever sua lista de medicamentos para identificar eventuais agentes conhecidos indutores de tremor. É fundamental também excluir a hipótese de doença de Wilson em adolescentes com tremor característico do tipo "bater de asas", pois esta é uma condição tratável.

A bibliografia está disponível no GEN-io.

Tabela 615.10 Causas específicas de tremor em crianças.
Tremores benignos Tremor fisiológico intensificado Atraso de desenvolvimento Crises de tremor Nervosismo *Spasmus nutans*
Lesão estática/tremores estruturais Malformação cerebelar Acidente vascular cerebral (particularmente no mesencéfalo ou no cerebelo) Esclerose múltipla
Tremores hereditários/degenerativos Tremor essencial hereditário Pré-mutação do X frágil Doença de Wilson Doença de Huntington Parkinsonismo juvenil (o tremor é raro) Degeneração palidonigral
Tremores metabólicos Hipertireoidismo Estado hiperadrenérgico (incluindo feocromocitoma e neuroblastoma) Hipomagnesemia Hipocalcemia Hipoglicemia Encefalopatia hepática Deficiência de vitamina B_{12} Erros inatos do metabolismo Distúrbios mitocondriais
Medicamentos/toxinas Valproato, fenitoína, carbamazepina, lamotrigina, gabapentina, lítio, antidepressivos tricíclicos, estimulantes (cocaína, anfetamina, cafeína, tiroxina, broncodilatadores), neurolépticos, ciclosporina, tolueno, mercúrio, tálio, amiodarona, nicotina, chumbo, manganês, arsênico, cianeto, naftaleno, etanol, lindano, inibidores da recaptação de serotonina
Neuropatias periféricas
Tremores funcionais (psicogênicos)

615.3 Mioclonia

Jonathan W. Mink

A mioclonia consiste em contrações (ou na interrupção das contrações) espasmódicas abruptas, involuntárias, não suprimíveis e muito breves que envolvem um único músculo ou um grupo de músculos. A rapidez desses movimentos geralmente é descrita como *semelhante a um choque*. Em alguns casos, a mioclonia pode ser provocada por um estímulo sensorial (mioclonia reflexa; o exemplo mais comum é a resposta de sobressalto acústico em neonatos) ou movimento volicional (mioclonia de ação). A condição ocorre em situações normais e patológicas, tanto epilépticas quanto não epilépticas. A mioclonia epiléptica é abordada no Capítulo 611. A classificação etiológica da mioclonia encontra-se resumida na Tabela 615.11.

A **mioclonia fisiológica** ocorre em indivíduos saudáveis em situações específicas e inclui soluços, sobressaltos durante o sono e mioclonia do sono. O sobressalto do sono, também conhecido como mioclonia hípnica ou hipnagógica, ocorre quando o sono se inicia. Em geral, esses episódios são acompanhados por uma sensação de queda e são fenômenos fisiológicos normais que não requerem tratamento. A mioclonia do sono (mioclonia noturna) também faz parte de uma fisiologia normal do sono e geralmente ocorre durante o sono com movimentos rápidos dos olhos (REM; do inglês, *rapid eye moviment*) devido a ausência transitória de inibição do tronco encefálico. A mioclonia do sono tende a persistir durante toda a vida e não requer tratamento.

Tabela 615.11 Causas específicas de mioclonia em crianças.
Causas fisiológicas Soluços Espasmos hípnicos (sobressalto do sono) Mioclonia noturna (do sono)
Causas desenvolvimentais Mioclonia neonatal benigna do sono Mioclonia benigna do início da primeira infância Mioclonia com febre
Doenças de armazenamento Doença de Gaucher juvenil (tipo III) Sialidose tipo 1 (mioclonia com manchas vermelho-cereja) Gangliosidose GM_1 Lipofuscinose ceroide neuronal (final da infância)
Doenças degenerativas hereditárias Atrofia dentatorrubral-palidoluisiana (DRPLA, do inglês *dentatorubral-pallidoluysian atrophy*) Doença de Huntington Ataxia mioclônica progressiva Síndrome de Ramsay Hunt Encefalopatia mioclônica precoce Encefalite de Rasmussen
Doenças infecciosas e pós-infecciosas Meningite (viral ou bacteriana) Encefalite Vírus Epstein-Barr (EBV) Vírus Coxsackie Influenza Vírus da imunodeficiência humana (HIV) Encefalomielite disseminada aguda (ADEM, do inglês *Acute disseminated encephalomyelitis*)
Causas metabólicas Uremia Insuficiência hepática Distúrbios eletrolíticos Hipoglicemia ou hiperglicemia Aminoacidúrias Acidúrias orgânicas Distúrbios do ciclo da ureia Mutações em *POLG1* Epilepsia mioclônica com fibras vermelhas rajadas (MERRF, do inglês *myoclonic epilepsy with ragged red fibers*) Encefalomiopatia mitocondrial, acidose láctica e episódios semelhantes a acidente vascular cerebral (MELAS, do inglês *mitochondrial encephalomyopathy, lactic acidosis, and stroke-like episodes*) Deficiência de biotinidase (normalmente epiléptica) Deficiência de cobalamina (infantil) Síndrome de Leigh
Causas tóxicas Medicamentos psicotrópicos (antidepressivos tricíclicos, lítio, inibidores seletivos da recaptação de serotonina, neurolépticos) Antibióticos (penicilina, cefalosporinas, quinolonas) Antiepilépticos (fenitoína, carbamazepina, lamotrigina, gabapentina, benzodiazepínicos [em neonatos], vigabatrina) Opioides Anestésicos em geral Medicamentos antineoplásicos Estricnina, tolueno, chumbo, monóxido de carbono, mercúrio
Hipoxia Síndrome de Lance-Adams
Causas funcionais (psicogênicas)

A **mioclonia benigna** pode ocorrer associada a estágios de desenvolvimento específicos. A mioclonia neonatal benigna do sono caracteriza-se por espasmos mioclônicos repetitivos durante o sono. A mioclonia normalmente é mais distal do que proximal e mais proeminente nos membros superiores do que nos inferiores. A mioclonia pode ser focal, multifocal, unilateral ou bilateral. Normalmente, os movimentos ocorrem em grupos de espasmos com frequência de 1 a 5 Hz por um período de vários segundos. A mioclonia neonatal benigna do sono começa na primeira semana de vida, diminui no segundo mês e normalmente desaparece antes dos 6 meses de idade. Os movimentos tendem a ocorrer durante o sono quieto (não REM), mas já foi descrito em todos os estágios de sono. Ao se acordar o bebê, os movimentos cessam abruptamente. O exame neurológico é normal e o prognóstico é bom. Por outro lado, a mioclonia pode ocorrer também quando há febre em crianças normais. Os espasmos mioclônicos podem ser bastante frequentes, mas são autolimitados e cessam quando a febre desaparece. A mioclonia febril pode ser mais comum em crianças menores e não requer tratamento.

A **síndrome de opsoclonia-miocolonia (ataxia) (OMS/OMAS**; do inglês, *opsoclonus myoclonus [ataxia] syndrome*) caracteriza-se por uma combinação de movimentos rápidos involuntários e caóticos dos olhos (opsoclonia), mioclonia multifocal e ataxia. A irritabilidade é uma característica comum. A doença normalmente começa abruptamente no início da infância, geralmente antes dos 5 anos. Um diagnóstico errôneo comum é o de ataxia cerebelar aguda (ACA), uma vez que tanto a ACA quanto a OMAS envolvem distúrbios subagudos progressivos da marcha, instabilidade truncal e irritabilidade comportamental. É difícil examinar minuciosamente crianças pequenas, somando-se ao desafio de discernir a presença de minimioclonia multifocal e mioclonia de ação com ataxia em uma criança pequena com OMAS *versus* titubeação e ataxia da marcha e dos membros na ACA. Em seu grau máximo, a OMAS pode causar acentuada incapacidade à criança.

A OMAS é uma condição autoimune em que há um tráfego anormal de células B no sistema nervoso central, podendo seguir-se uma infecção viral em muitos casos. Uma grande proporção de crianças (40% por uma determinada estimativa) com OMAS têm um neuroblastoma, um tumor da crista neural potencialmente fatal (ver Capítulo 525). Por outro lado, somente uma pequena proporção de crianças com neuroblastoma (provavelmente < 5%) tem OMAS. A manifestação subaguda da OMAS e a associação a tumores da crista neural respaldam uma etiologia paraneoplásica autoimune. Pesquisas intensivas sobre múltiplos autoanticorpos circulantes, incluindo anticorpos aos alvos das células de Purkinje, ainda não identificaram, até o momento, qualquer anticorpo único e regularmente presente associado à doença.

A OMAS é um diagnóstico clínico. Na presença de irritabilidade subaguda, tremor e ataxia, deve-se considerar um diagnóstico de OMAS, e as crianças diagnosticadas com ACA devem continuar a ser monitoradas quanto ao aparecimento de sintomas característicos da OMAS. A opsoclonia tem elevado valor positivo preditivo de OMAS, mas a sua ausência não subentende um alto valor preditivo negativo. Ou seja, como a opsoclonia pode ser sutil, intermitente ou tardia, os médicos e pais precisam continuar a monitorá-la. A RM do cérebro, assim como o líquido cefalorraquidiano, devem ser normais. Não existem estudos imunológicos clinicamente estabelecidos para esse diagnóstico. A busca por um neuroblastoma deve ser completa e persistente nesse contexto clínico. A RM com gadolínio ou a TC contrastada do tórax e abdome oferece uma sensibilidade mais alta. A medicina nuclear I-MIBG (metaiodobenzilguanidina) ou os exames PET com marcador indium-penetreotide (ligante do receptor de somatostatina) e a coleta de amostras de urina de 24 horas para verificação de concentrações elevadas de catecolaminas na urina e os níveis séricos de enolase neurônio-específica podem ser considerados, mas oferecem um rendimento mais baixo.

A OMAS requer tratamento multimodal. Se relacionado a neuroblastoma, a criança provavelmente necessitará de tratamento imunomodulador, mesmo no caso de tumor identificado e ressectado.

Os protocolos da adrenocorticotrofina (ACTH; do inglês, *adrenocorticotrophin*) são recomendados com base no consenso de especialistas e na experiência clínica. Além da adrenocorticotrofina, o tratamento com uma combinação de IVIG, plasmaférese, rituximabe ou outras terapias imunomoduladoras pode ser necessário. A farmacologia sintomática e a terapia comportamental para mioclonia, problemas de comportamento, agressividade e insônia também podem ser benéficas. A fisioterapia, a terapia ocupacional e a terapia da fala podem ser benéficas. Na maioria dos casos, os resultados cognitivos são subotimizados.

As causas de outros tipos de mioclonia encontram-se relacionadas na Tabela 615.11.

O tratamento da mioclonia é sintomático, podendo ser ineficaz em muitos casos. A mioclonia cortical pode responder aos benzodiazepínicos e geralmene é tratada com clonazepam (embora a mioclonia do sono possa piorar). Às vezes, o ácido valproico é útil, mas deve ser utilizado com cautela em razão de sua capacidade de causar tremores como efeito colateral, com consequente confusão de sintomas. Outros medicamentos para epilepsia, entre os quais o levetiracetam e a zonisamida, podem ser eficazes para algumas formas de mioclonia. A carbamazepina, por outro lado, pode agravar a mioclonia.

A bibliografia está disponível no GEN-io.

615.4 Distonia

Shannon L. Dean e Erika U. Augustine

A distonia é um distúrbio de movimento caracterizado por contrações musculares sustentadas, que causa torções frequentes e movimentos repetitivos ou posturas anormais. As principais causas de distonia são a distonia primária generalizada, os medicamentos, os distúrbios metabólicos e a asfixia perinatal (Tabelas 615.12 e 615.13).

Tabela 615.12 Causas de distonia na infância.

Lesões estáticas/distúrbios estruturais	DYT4 (disfonia espasmódica com início na fase adulta, *TUBB4A*)
Paralisia cerebral	DYT5 (distonia dopa-responsiva, *GCH1*)
Lesão hipóxico-isquêmica	DYT6 (distonia de torção com início na fase adulta e envolvimento craniocervical e laríngeo, *THAP1*)
Kernicterus	DYT7 (distonia cervical com início na fase adulta)
Traumatismo craniano	DYT8 (discinesia paroxística não cinesigênica, *MR1*)
Encefalite	DYT10 (discinesia paroxística cinesigênica, *PRRT2*)
Tumores	DYT11 (distonia mioclônica, *SGCE*)
Acidente vascular cerebral nos núcleos da base (possivelmente resultante de anomalias vasculares ou varicela)	DYT12 (distonia-parkinsonismo de início rápido, *ATP1A3*)
Malformações congênitas	DYT18 (discinesia paroxística induzida por exercício, *SLC2A1*)
	DYT23 (distonia craniocervical com tremor nos membros, *ANO3*)
Distúrbios hereditários/degenerativos	Doença de Fahr (geralmente causada por hipoparatireoidismo)
DYT1 (distonia de torção primária de início precoce, *TOR1A*)	Neurodegeneração com acúmulo de ferro no cérebro
DYT2 (distonia de início precoce com envolvimento craniocervical, autossômica recessiva)	Doença de Huntington (particularmente a variante de Westphal, IT15-4 p 16.3)
DYT3 (distonia-parkinsonismo com início na fase adulta, ligada ao X *TAF1*)	Ataxias espinocerebelares (SCA, do inglês *spinocerebellar ataxias*, incluindo SCA3/doença de Machado-Joseph)

(*continua*)

Tabela 615.12 Causas de distonia na infância. (*continuação*)

Lipofuscinoses-ceroides neuronais (NCL, do inglês *Neuronal ceroid-lipofuscinoses*)
Síndrome de Rett
Necrose estriatal
Doença de Leigh
Neuropatia óptica hereditária de Leber (LHON, do inglês *Leber hereditary ocular neuropathy*)
Neuroacantocitose
Síndrome HARP (hipoprebetalipoproteinemia, acantocitose, retinite pigmentosa e degeneração palidal)
Ataxia-telangiectasia
Mutações em *POLG1*
Doença de Tay-Sachs
Doença de Sandhoff
Niemann-Pick tipo C
Gangliosidose GM_1
Neurodegeneração da membrana mitocondrial associada a proteínas (MPAN, do inglês *mitochondrial membrane protein–associated neurodegeneration*)
Leucodistrofia metacromática (MLD, do inglês *metachromatic leukodystrophy*)
Doença de Lesch-Nyhan
Neurodegeneração associada à pantotenato quinase

Doença metabólica
Acidúria glutárica tipos 1 e 2
Deficiência de acil-coenzima A (CoA) desidrogenase
Distonia dopa-responsiva
Deficiência de l-aminoácido decarboxilase aromática
Ácido aminolevulínico desidrase
Doença dos gânglios da base responsiva à biotina
Distúrbios mitocondriais
Doença de Wilson
Deficiência de vitamina E
Homocistinúria
Acidúria metilmalônica
Tirosinemia

Medicamentos/toxinas
Medicamentos neurolépticos e antieméticos (haloperidol, clorpromazina, olanzapina, risperidona, proclorperazina)
Bloqueadores dos canais de cálcio
Estimulantes (anfetamina, cocaína, alcaloides do ergot)
Anticonvulsivantes (carbamazepina, fenitoína)
Tálio
Manganês
Monóxido de carbono
Etilenoglicol
Cianeto
Metanol
Ferroada de vespa (maribondo)

Distúrbios paroxísticos
Coreoatetose paroxística cinesigênica (PKD, do inglês *paroxysmal kinesigenic choreoathetosis*)
Coreoatetose paroxística não cinesigênica (PNKD, do inglês *paroxysmal nonkinesigenic choreoathetosis*)
Distonia paroxística induzida por exercício (PED, do inglês *paroxysmal exercise-induced dystonia*)
Migrânea complexa
Hemiplegia alternante da infância (AHC, do inglês *alternating hemiplegia of childhood*)
Torcicolo paroxístico da primeira infância

Distúrbios que mimetizam distonia
Convulsões tônicas (incluindo distonia paroxística noturna causada por convulsões noturnas do lobo frontal)
Malformação de Arnold-Chiari tipo II
Subluxação atlantoaxial
Siringomielia
Massa da fossa posterior
Malformação da porção cervical da coluna vertebral (incluindo síndrome de Klippel-Feil)
Desvio oblíquo com diplopia vertical causadora de torção do pescoço
Artrite reumatoide juvenil
Síndrome de Sandifer (associada à hérnia de hiato em neonatos)
Spasmus nutans
Tiques
Masturbação infantil
Espasticidade
Miotonia
Rigidez
Síndrome da pessoa rígida
Síndrome de Isaac (neuromiotonia)
Doença do sobressalto (hiperecplexia)
Síndrome neuroléptica maligna
Herniação central decorrente da postura
Distonia psicogênica

De Sanger TD, Mink JW: Movement disorders. In Swaiman KF, Ashwal S, Ferriero DM, Schor NF (eds): *Swaiman's pediatric neurology: principles and practice*, 5e, Philadelphia, 2012, WB Saunders, Box 68.2.

Tabela 615.13 Exemplos de distonia primária e secundária na infância.

DIAGNÓSTICO	CARACTERÍSTICAS CLÍNICAS ADICIONAIS
Síndrome de Aicardi-Goutières	Encefalopatia, regressão do desenvolvimento Microcefalia adquirida Pirexias estéreis Lesões nos dedos, orelhas (frieira) Epilepsia TC: calcificação dos gânglios da base
Hemiplegia alternante da infância	Hemiplegia episódica/quadriplegia Movimentos oculares anormais Sintomas autonômicos Epilepsia Comprometimento do desenvolvimento global Gatilhos ambientais dos períodos de crises
Deficiência de aminoácidos aromáticos (AADC, do inglês *aromatic amino acid decarboxylase deficiency*)	Atraso de desenvolvimento Crises oculogíricas Disfunção autonômica Hipotonia
Mutação no gene *ARX* (ligado ao X)	Sexo masculino Comprometimento cognitivo Espasmos infantis, epilepsia Malformação cerebral
Torcicolo paroxístico benigno da infância	Episódico Somente distonia cervical Histórico familiar de migrânea
Síndrome da dor regional complexa	Envolvimento dos membros inferiores Dor proeminente
Distonia dopa-responsiva (DRD, do inglês *dopa-responsive dystonia*)	Variação diurna
Distonia induzida por medicamentos	
Síndrome de surdez-distornia-neuropatia óptica	Perda auditiva neurosensorial no início da infância Psicose Atrofia óptica na adolescência

(*continua*)

Tabela 615.13 Exemplos de distonia primária e secundária na infância. *(continuação)*

DIAGNÓSTICO	CARACTERÍSTICAS CLÍNICAS ADICIONAIS
Distonia DYT1	Manifestada inicialmente nos membros inferiores seguida por generalização
Acidúria glutárica tipo 1	Macrocefalia Crises encefalopáticas RM: necrose estriatal
Gangliosidose GM_1 tipo 3	Baixa estatura, displasia esquelética Distonia orofacial Distúrbios da fala/deglutição Parkinsonismo RM: hiperintensidade putaminal
Doença de Huntington	Parkinsonismo Epilepsia Histórico familiar de doença de Huntington
Kernicterus	Icterícia na primeira infância Perda auditiva Comprometimento do olhar para cima Displasia do esmalte dentário RM: lesões hiperintensas localizadas no globo pálido
Síndrome de Leigh	Atrasos motores, fraqueza, hipotonia Ataxia, tremor Lactato elevado RM: lesões simétricas bilaterais hiperintensas nos núcleos da base ou no tálamo
Síndrome de Lesch-Nyhan (ligada ao X)	Sexo masculino Comportamento autolesivo Hipotonia Distonia oromandibular, estridor inspiratório Apraxia oculomotora Comprometimento cognitivo Ácido úrico elevado

DIAGNÓSTICO	CARACTERÍSTICAS CLÍNICAS ADICIONAIS
Distonia mioclônica	Mioclonia Envolvimento da cabeça e dos membros superiores
Niemann-Pick tipo C	Hipatoesplenomegalia Hipotonia Paralisia supranuclear do olhar Ataxia, disartria Epilepsia Sintomas psiquiátricos
Neuroacantocitose	Distonia oromandibular e lingual
Neurodegeneração com acúmulo cerebral de ferro	Comprometimento cognitivo Degeneração do epitélio pigmentar da retina, atrofia óptica
Distonia-parkinsonismo de início rápido (DYT12)	Manifestação aguda Distribuição face > braço > perna Sinais bulbares proeminentes
Síndrome de Rett	Sexo feminino Regressão do desenvolvimento após um período de desenvolvimento normal Movimentos estereotípicos das mãos Microcefalia adquirida Epilepsia
Ataxia espinocerebelar 17 (SCA17)	Ataxia Demência, sintomas psiquiátricos Parkinsonismo
Tiques	Movimentos estereotipados Impulso premonitório, suprimível
Deficiência de tirosina hidroxilase	Encefalopatia infantil, hipotonia Crises oculogíricas, ptose Sintomas autonômicos Menos oscilação diurna do que a DRD

DISTONIAS PRIMÁRIAS HEREDITÁRIAS

A distonia primária generalizada, também conhecida como distonia de torção primária ou *distonia muscular deformante*, é causada por um grupo de distúrbios genéticos com manifestação na infância (Figura 615.2). Uma das formas, que ocorre com mais frequência na população judaica Asquenaze, é causada por uma mutação dominante no gene ***DYT1***, que codifica a torsina A, a proteína de ligação do trifosfato de adenosina (adenosina trifosfato) (ATP). A manifestação inicial da distonia *DYT1* geralmente é a postura unilateral intermitente de um membro inferior, que assume uma posição estendida e rotacionada. Em última análise, os quatro membros da musculatura axial podem ser afetados, mas a distonia pode também permanecer restrita a um único membro. É possível haver envolvimento craniano na distonia *DYT1*, mas é uma ocorrência incomum se comparada às distonias não *DYT1*. Existe um amplo espectro clínico, com variabilidade até mesmo no âmbito das famílias. Mesmo na ausência de histórico familiar de distonia, deve-se levar em consideração o diagnóstico, dada a variabilidade intrafamiliar da manifestação clínica.

Identificou-se mais de uma dezena de *loci* para os genes de distonia de torção (*DYT1-DYT-24*). Um deles é o distúrbio autossômico dominante da **distonia dopa-responsiva** (DRD, *DYT5a*), também chamada síndrome de Segawa. O gene da DRD codifica o trifosfato de guanosina ciclo-hidrolase 1, a enzima limitadora da taxa de síntese da tetra-hidrobiopterina, que é um cofator para a síntese dos neurotransmissores dopamina e serotonina. Consequentemente, a mutação genética resulta na deficiência de dopamina. A característica do distúrbio, especialmente em adolescente e adultos, é a oscilação diurna: os sintomas pioram no decorrer do dia, podendo melhorar transitoriamente durante o sono. Os pacientes com manifestação precoce da condição, que tendem a apresentar anomalias ou retardo da marcha em decorrência da distonia de um membro inferior, podem facilmente ser confundidos com pacientes com paralisia cerebral distônica. Vale notar que, na presença de uma distonia progressiva, de oscilação diurna ou de perda de habilidades motoras anteriormente alcançadas, deve-se rever um diagnóstico anterior de paralisia cerebral. A DRD responde drasticamente a pequenas doses diárias de levodopa. A capacidade de resposta à levodopa é um benefício sustentado, mesmo que se leve vários anos para definir o diagnóstico, desde que não se desenvolvam contraturas. Mais raramente, uma forma autossômica recessiva desse distúrbio é causada por mutações no gene tirosina hidroxilase (*TH*).

A **distonia mioclônica (DYT11)**, causada por mutações do gene épsilon-sarcoglicano *(SCGE)*, caracteriza-se por uma distonia que envolve os membros superiores, a cabeça e/ou o pescoço, bem como os movimentos mioclônicos observados nessas regiões. Embora normalmente ocorra uma combinação de mioclonia e distonia, cada manifestação pode se apresentar isoladamente. Quando repetitiva, a mioclonia pode assumir a aparência de tremor, denominado *tremor distônico*. A melhora dos sintomas após a ingestão de álcool, relatada por membros adultos da família, pode ser uma pista útil para o diagnóstico.

Como é comum às distonias hereditárias, existe uma considerável variabilidade intrafamiliar nas manifestações clínicas, na distribuição e na gravidade da distonia. Nas distonias primárias, embora as principais características clínicas sejam de natureza motora, pode haver aumentado de depressão maior. Ansiedade, distúrbios obsessivo-compulsivos e depressão foram manifestações relatadas na síndrome da distonia mioclônica. Não se deve desprezar o rastreamento de comorbidades pediátricas nessa população.

DISTONIAS INDUZIDAS POR MEDICAMENTOS

Existe uma série de medicamentos capazes de induzir movimentos involuntários, distúrbios de movimento induzidos por medicamentos, em crianças e adultos. Os agentes bloqueadores da dopamina, nos quais se incluem os antipsicóticos (p. ex., haloperidol) e antieméticos (p. ex., metoclopramida, proclorperazina), bem como antipsicóticos atípicos (p. ex., risperidona, aripiprazol), podem produzir reações distônicas agudas ou distúrbios de movimento tardios induzidos por medicamentos. As **reações distônicas agudas**, que ocorrem nos primeiros dias de

	Local de início / Idade no início da manifestação, probabilidade de generalização	Herança	Gene ou *locus*	Penetrância	Características clínicas
DYT1	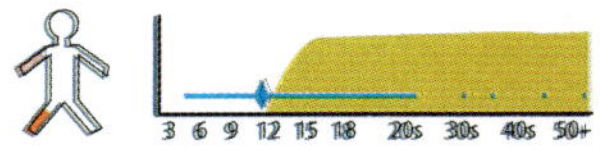	Autossômico dominante	TorsinA	30 a 40%	Generaliza-se rapidamente A marcha anormal é a regra > 50% são Asquenaze
DYT2	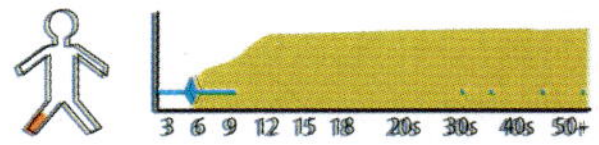	Autossômico recessivo	Desconhecido, provavelmente múltiplo	100%	Rápida generalização, estabilidade, exacerbação na puberdade
DYT3	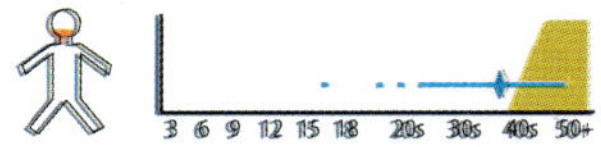	Ligado ao X, recessivo, raros relatos de ocorrência no sexo feminino	Possivelmente *TAF1*, outros genes em *locus* não excluídos	100%	Somente ancestralidade felipina, 50% desenvolvem parkinsonismo depois de cerca de 5 anos
DYT5a	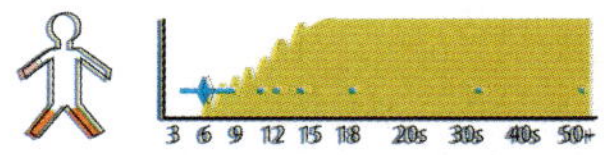	Autossômico dominante	Ciclo-hidrolase GTP	Baixa, 2-3x, F>M	Desenvolvimento normal, ↑ humor d/o, OCD Sx piora durante o dia, melhora com o repouso; distúrbio da marcha
Deficiência de TH (DYT5b)	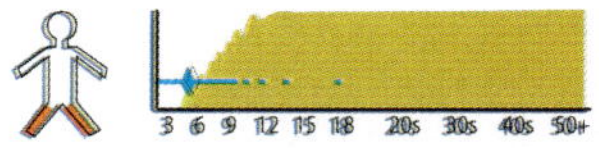	Autossômico recessivo	Tirosina hidroxilase	100%, gravidade variável	Leve: desenvolvimento normal Grave: manifestação infantil, atraso motor + cognitivo
DYT6	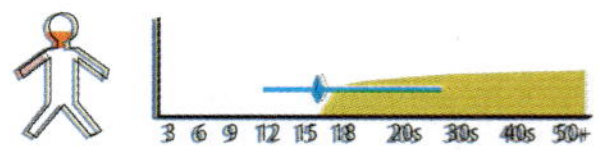	Autossômico dominante	*THAP1*	60%	Todas as etnias, geralmente envolve a fala. Envolvimento tardio dos membros superiores > membros inferiores
DYT7	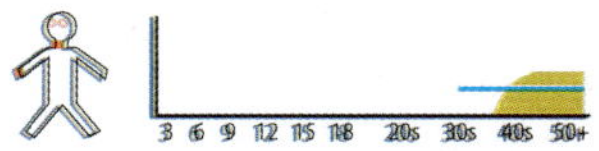	Autossômico dominante	Relatado como 18 p, hoje questionado	Incompleto	Raramente se generaliza
DYT12	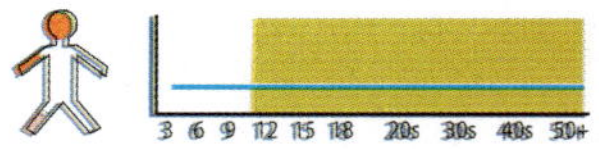	Autossômico dominante	*ATP1A3*	Baixa	Evolução em um espaço de horas a dias. Mutações *de novo* tão comuns quanto as hereditárias
DYT16	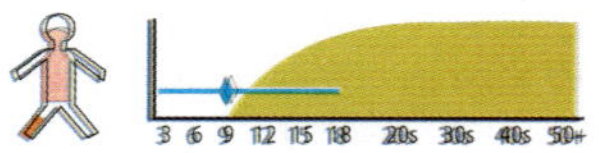	Autossômico recessivo	*PRKRA*	100%?	50% têm pakinsonismo. Refratário à terapia
DYT21	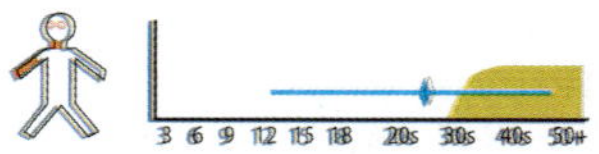	Autossômico dominante	2q14-q21	90%	Misto generalizado, segmentar ou focal em uma família

Figura 165.2 Síndromes com distonia como apresentação ou uma característica predominante; as distonias primárias ou as síndromes distonia-*plus* que geralmente começam com distonia encontram-se relacionadas na figura. Os locais mais comuns de manifestação da distonia estão indicados no homúnculo em *vermelho* e os locais menos comuns, em *cor de rosa*. A distribuição etária da manifestação está indicada por uma *barra azul*, com a média de idade indicada por um *dimante azul*, e os casos raros, mas relatados, indicados por *travessões extralineares azuis*. As taxas de progressão típicas e a probabilidade de generalização estão plotados em *amarelo*. Observe que os homúnculos e os gráficos representam as manifestações clínicas mais comuns, mas as variações nesses eixos não são incomuns. (*De Waugh JL, Sharma N: Clinical neurogenetics: dystonia from phenotype to genotype*, Neurol Clin *31:969-986, 2013, Fig. 1.*)

exposição, normalmente envolvem a face e o pescoço e se manifestam como torcicolo, retrocolo, crise oculogírica ou protrusão da língua. Podem ocorrer também manifestações letais, com laringospasmo e comprometimento das vias respiratórias, que exigem pronto reconhecimento e tratamento. A difenidramina intravenosa, 1 a 2 mg/kg/dose (dose máxima de 50 mg), pode reverter rapidamente a distonia induzida por medicamentos. O grau de potência do bloqueador da dopamina, a pouca idade e as reações distônicas anteriores podem ser fatores de predisposição. Já foram relatadas reações distônicas agudas também com a cetirizina.

A rigidez grave combinada a febre alta, sintomas autonômicos (taquicardia, diaforese), delírios e distonia são sinais de **síndrome neuroléptica maligna**, que normalmente ocorre alguns dias após o início da administração ou o aumento da dose de um medicamento neuroléptico, ou no caso da suspensão de um agente dopaminérgico. Ao contrário das reações distônicas agudas, que ocorrem no espaço de dias, a síndrome neuroléptica maligna normalmente ocorre dentro de 1 mês após o início da medicação ou aumento da dosagem.

Os movimentos involuntários manifestados tardiamente, **discinesias tardias**, desenvolvem-se durante o uso crônico de neurolépticos, normalmente mais de 3 meses. O envolvimento da face, especialmente da boca, dos lábios e/ou da mandíbula com a mastigação e a impulsão da língua, é característico. O risco de discinesia tardia, que é muito menos frequente em crianças do que em adultos, aumenta à medida que a dosagem da medicação, a duração do tratamento e a politerapia aumentam. Existem dados sugerindo que crianças com distúrbios do espectro autista também podem apresentar maior risco para distúrbios de movimento induzidos por medicamentos. Ao contrário das reações distônicas agudas e da síndrome neuroléptica maligna, a descontinuação do agente causador pode não resultar em melhora clínica. Nesses pacientes, o uso de depletores de dopamina, como a reserpina ou a tetrabenazina, pode se revelar útil.

As doses terapêuticas de fenitoína, carbamazepina ou valproato raramente causam distonia progressiva em crianças com epilepsia, particularmente naquelas com anomalia estrutural subjacente do cérebro.

Durante a avaliação da nova distonia manifestada, é fundamental um histórico criterioso dos medicamentos prescritos e da potencial exposição medicamentosa.

PARALISIA CEREBRAL

Ver Capítulo 616.1.

DISTÚRBIOS METABÓLICOS

Os **distúrbios do metabolismo do neurotransmissor monoamina**, que incluem a DRD, manifestam-se no período neonatal e no início da infância com distonia, hipotonia, crises oculogíricas e/ou sintomas autonômicos. Comorbidades comuns como epilepsia, atraso de desenvolvimento e microcefalia, também encontrados na paralisia cerebral e em outros distúrbios mais comuns, provavelmente contribuem para o subdiagnóstico desse grupo de doenças raras. Os distúrbios mais comuns nesse grupo incluem DRD, deficiência de tirosina hidroxilase e deficiência de descarboxilase de aminoácidos aromáticos. Com a distonia, podem se apresentar na primeira infância também anomalias do transportador de dopamina (DAT).

A **doença de Wilson** é um defeito congênito autossômico recessivo do transporte de cobre caracterizado por cirrose hepática e alterações degenerativas do sistema nervoso central, particularmente dos núcleos da base (ver Capítulo 384.2). Já se constatou que existem múltiplas mutações no gene da doença de Wilson (*WND*), responsáveis pela variabilidade da manifestação dessa condição. As manifestações neurológicas da doença de Wilson raramente aparecem antes dos 10 anos de idade, e o sinal inicial em geral é a distonia progressiva. Desenvolvem-se tremores dos membros, unilateralmente em um primeiro instante, mas que acabam se tornando grosseiros, generalizados e incapacitantes. Outros sinais neurológicos da doença de Wilson estão relacionados à doença progressiva dos núcleos da base, como parkinsonismo, disartria, disfonia e coreoatetose. A ataxia e os sinais piramidais são menos frequentes. O exame de RM ou TC mostra a dilatação ventricular em casos avançados com atrofia do cérebro, cerebelo e/ou tronco encefálico, juntamente com alterações na intensidade do sinal nos núcleos da base, no tálamo e/ou no tronco encefálico, sobretudo no mesencéfalo.

A **neurodegeneração associada à pantotenato quinase** é um distúrbio neurodegenerativo autossômico recessivo raro. Muitos pacientes apresentam mutações no gene pantotenato quinase 2 (*PANK2*) localizado nas mitocôndrias dos neurônios. A condição, que normalmente começa antes dos 6 anos de idade, caracteriza-se por distonia rapidamente progressiva, rigidez e coreoatetose. Em geral, condições como espasticidade, respostas plantares extensoras, disartria e deterioração intelectual tornam-se evidentes durante a adolescência, normalmente culminando com a morte no início da idade adulta. A RM mostra lesões do globo pálido, inclusive com baixa intensidade de sinal nas imagens ponderadas em T2 (correspondentes a pigmentos de ferro) e uma área anteromedial com alta intensidade de sinal (necrose e edema dos tecidos), ou com o sinal do "olho do tigre" (Figura 615.3). O exame neuropatológico indica acúmulo excessivo de pigmentos de ferro no globo pálido e na substância negra. Distúrbios semelhantes de alto conteúdo de ferro no cérebro sem mutações no gene *PANK2*, como neurodegeneração associada à fosfolipase A2 (PLAN; do inglês, *phospholipase A2–associated neurodegeneration*), neurodegeneração associada à proteína da membrana mitocondrial (MPAN; do inglês, *membrane protein–associated neurodegeneration*), neurodegeneração associada à proteína betapropulsora (BPAN; do inglês, *betapropeller protein–associated neurodegeneration*), distrofia neuroaxonal infantil, neuroferritinopatia, aceruloplasminemia e outros, foram agrupados como distúrbios de neurodegeneração com acúmulo de ferro no cérebro. Os padrões de depósito de ferro visualizados por exame de RM do cérebro mostraram-se úteis para diferenciar esses distúrbios.

As **doenças dos núcleos da base responsivas à biotina** manifestam-se com episódios de distonia aguda, oftalmoplegia externa e encefalopatia. O gene *SLC19A3* é o gene mutado responsável. A RM demonstra o envolvimento dos núcleos da base, com edema vasogênico e o sinal da "asa de morcego" (Figura 615.4). **O tratamento com biotina e tiamina resulta em melhora no espaço de 2 a 4 dias.**

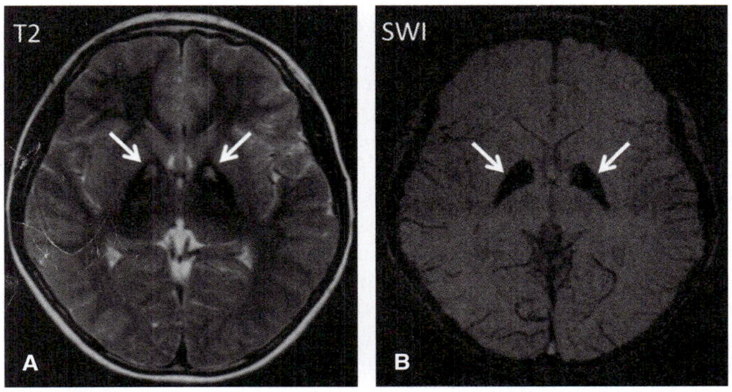

Figura 615.3 Neurodegeneração associada à pantotenato quinase (PKAN). **A.** Imagem axial ponderada em T2 mostra hipointensidade simétrica nos globos pálidos bilaterais com hiperintensidade central (sinal do olho do tigre, *setas*). **B.** Imagem axial ponderada em suscetibilidade (SWI, do inglês *susceptibility-weighted image*) mostra hipointensidade nos globos pálidos, o que representa maior acúmulo de ferro (*setas*). (*De Bosemani T, Meoded A, Poretti A: Susceptibility-weighted imaging in pantothenate kinase-associated neurodegeneration*, J Pediatr *164:212, 2014.*)

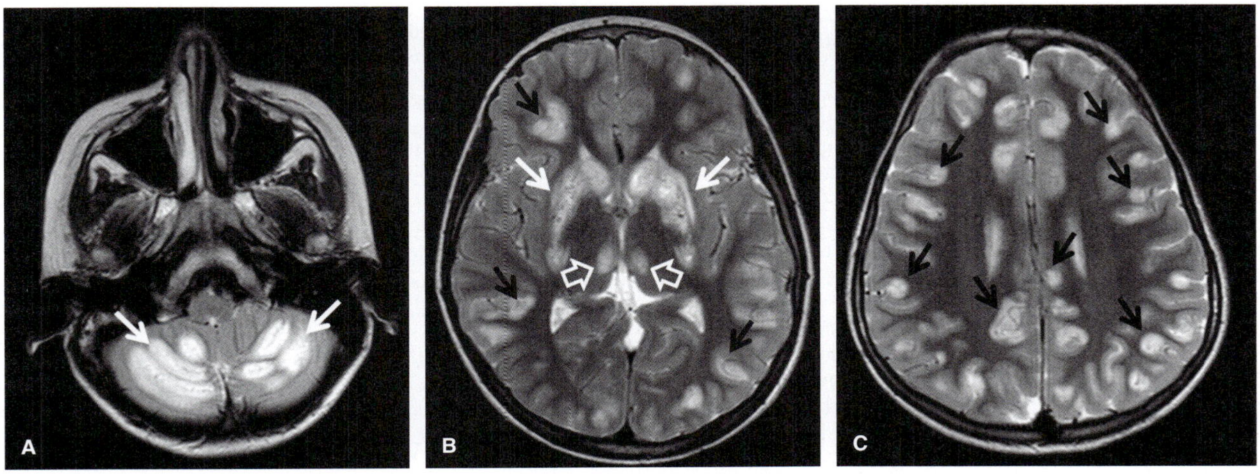

Figura 615.4 Doença dos gânglios da base responsiva à biotina. Uma RM inicial do cérebro mostrou alterações com sinal de alta intensidade nas imagens ponderadas em T2, envolvendo bilateralmente o (**A**) cerebelo (*setas*), os (**B**) gânglios da base (*setas brancas*) e o núcleo medial do tálamo (*setas abertas*) e o (**B**, **C**) córtex cerebral (*setas pretas*). (*Adaptada de Tabarki B, Al-Sheikh F, Al-Shahwan S, Zuccoli G: Bilateral external ophthalmoplegia in biotina-responsive basal ganglia disease*, J Pediatr *162:1291-1292, 2013.*)

Embora a distonia possa se manifestar isoladamente como o primeiro sinal de um distúrbio metabólico ou neurodegenerativo, deve-se considerar esse grupo de doenças principalmente naquelas crianças que demonstram sinais de doença sistêmica (p. ex., organomegalia, baixa estatura, perda auditiva, comprometimento da visão, epilepsia) e naquelas com episódios de doença grave, evidência de regressão ou comprometimento cognitivo. A Tabela 615.12 descreve outras características sugestivas de distúrbios específicos.

OUTROS DISTÚRBIOS

Embora incomuns, os distúrbios de movimento, inclusive a distonia, podem fazer parte dos sintomas manifestados da **síndrome complexa de dor regional**. O início dos movimentos involuntários no espaço de 1 ano após um evento traumático, um membro inferior afetado, a dor desproporcional ao evento causador e as alterações na pele sobrejacente e no fluxo sanguíneo para a região afetada sugerem síndrome complexa de dor regional. Embora a distonia sustentada possa produzir dor ou desconforto, deve-se considerar a síndrome complexa de dor regional naqueles pacientes que apresentam um componente proeminente de dor e histórico recente de trauma do membro afetado.

As discinesias paroxísticas podem causar uma combinação de postura distônica e movimentos coreoatetoides. De longe, a mais comum é a **discinesia paroxística cinesigênica** (PKD), que geralmente se manifesta por volta dos 10 anos de idade com crises de coreia ou postura distônica com duração de segundos a minutos. Os movimentos geralmente são precipitados por movimentos voluntários e quase sempre são facilmente controlados por baixas doses de carbamazepina ou outros medicamentos antiepilépticos. Muitos pacientes apresentam uma mutação no gene *PRRT2*, uma proteína transmembrana que interage com SNAP25. A **discinesia paroxística não cinesigênica** (PNKD) caracteriza-se por crises prolongadas precipitadas por estresse emocional ou álcool, e não por movimento voluntário. As crises são menos frequentes, talvez algumas vezes por ano ou menos, mas podem prolongar-se por horas. A PNKD é menos responsiva ao tratamento do que a PKD. Por fim, a forma mais rara de discinesia paroxística é a **distonia induzida pelo exercício.** A distonia nesse distúrbio ocorre após períodos de exercício prolongado e tende a durar entre 10 e 30 minutos. Os pacientes podem também sofrer de enxaqueca e epilepsia. Esse distúrbio é causado por mutações no gene *SLC2A1*, que codifica a proteína do transportador de glicose tipo 1 e faz parte da síndrome de deficiência de GLUT-1. Os relatos de caso indicam que alguns pacientes podem apresentar melhora com a dieta cetogênica.

Existem distúrbios exclusivos da infância que justificam a exploração nesse campo também. A **torcicolite paroxística benigna da infância** se caracteriza por episódios recorrentes de distonia cervical que se iniciam nos primeiros meses de vida. A torcicolite pode alternar de lado de um episódio para o seguinte, podendo também persistir durante o sono. Os sinais e os sintomas correlatos incluem irritabilidade, palidez, vômitos, vertigem, ataxia e, ocasionalmente, distonia dos membros. O histórico familiar geralmente é notável pela presença de enxaqueca e/ou doença da unidade motora nos familiares de 1º grau. Apesar da alta frequência das crises, os exames de imagem são normais, e os resultados são uniformemente benignos, resolvendo-se até os 3 anos de idade.

Na **hemiplegia alternante da infância (AHC, na sigla em inglês)**, a hemiplegia esporádica que afeta um dos lados do corpo é a característica do distúrbio. Entretanto, os pacientes são afetados também por episódios de distonia, cuja duração varia de minutos a dias. Em média, ambas as características dos distúrbios começam aproximadamente aos 6 meses de idade. Observam-se movimentos esporádicos e anormais dos olhos em uma grande proporção de pacientes (93%), manifestados na primeira semana de vida. A hemiplegia alternante da infância está associada a mutações nos genes *ATP1A2* E *ATP1A3*. O distúrbio pode ser desencadeado por oscilações de temperatura, ingestão de determinados alimentos ou exposição à água. Com o tempo, surgem a epilepsia e o comprometimento cognitivo, e os movimentos involuntários passam de esporádicos a constantes. A manifestação na infância e a natureza paroxística dos sintomas no início do curso da doença são aspectos básicos para esse diagnóstico. Outro distúrbio relacionado a mutações no gene *ATP1A3*, a **distonia-parkinsonismo de início rápido (RODP, na sigla em inglês)**, geralmente se manifesta em adolescentes com distonia aguda progressiva e bradicinesia, geralmente após um agente estressor, como doença recente. Embora as formas clássicas desses dois distúrbios, a AHC e a RODP, geralmente sejam causadas por mutação não superpostas, a genética molecular permitiu a identificação de pacientes com fenótipos intermediários.

Por fim, apesar de ser um diagnóstico de exclusão, a presença de movimentos estranhos ou de deficiência específica pode indicar uma distonia psicogênica em crianças mais velhas. Existe uma considerável superposição de características orgânicas e **distúrbios psicogênicos de movimento**, o que dificulta o diagnóstico. Por exemplo, tanto os distúrbios de movimento orgânicos quanto psicogênicos têm o potencial de piorar em condições de estresse, podendo desaparecer com o descanso ou o sono. O histórico deve conter uma revisão de fatores como estressores recentes, sintomas psiquiátricos e exposição a outros pacientes com distúrbios semelhantes. Nos exames, um distúrbio de movimento mutável, uma avaliação motora ou sensorial inconsistente ou uma resposta a uma sugestão são aspectos que respaldam um possível distúrbio de movimento psicogênico. O reconhecimento precoce desse distúrbio pode reduzir a morbidade causada por procedimentos diagnósticos e intervencionistas desnecessários.

A Tabela 615.14 e a Figura 615.5 apresentam uma abordagem de exame diagnóstico.

TRATAMENTO

Crianças com distonia generalizada, inclusive aquelas com envolvimento dos músculos da deglutição, podem responder ao agente anticolinérgico triexifenidil. A titulação ocorre lentamente no decorrer dos meses em uma tentativa de limitar efeitos colaterais adversos, como retenção urinária, confusão mental ou visão turva. Outros medicamentos que se mostraram eficazes foram a levodopa e o diazepam. A distonia segmentar, como torcicolo, geralmente responde bem às injeções de toxina botulínica. O baclofeno intratecal administrado por meio de bomba de infusão de fluxo constante implantável pode ser útil em

Tabela 615.14	Situações clínicas que devem indicar testes genéticos.
Distonia manifestada nos membros no início da adolescência: teste torsinA (DYT1), especialmente no caso de ancestralidade Asquenaze	
Manifestação na região cervical/craniana no meio da adolescência: teste THAP1 (DYT6), especialmente no caso de fala arrastada (disfonia espasmódica)	
Marcha normal pela manhã, comprometida à noite: administrar levodopa; se os sintomas melhorarem, teste de guanosina trifosfato (GTP) ciclo-hidrolase 1 (DYT5a); se negativo, teste de tirosina hidroxilase (DYT5b)	
Mioclonia mista e distonia com início durante a infância: teste de ε-sarcoglicano (DYT11), especialmente se os sintomas forem responsivos ao álcool em membros da família	
Manifestação da distonia +/− parkinsonismo no espaço de horas a dias: teste ATP1A3 (DYT12), especialmente se os sintomas evoluíram em sentido rostrocaudal	
Distonia paroxística +/− coreia desencadeada por:	
Movimento brusco: teste PRRT2 (DYT10), especialmente se houver histórico familiar de migrâneas complexas ou convulsões benignas/coreia na primeira infância	
Cafeína ou álcool: teste PNKD (DYT8), especialmente se os sintomas forem raros, mas com duração de vários minutos a horas	
Esforço ou se a relação líquido cefalorraquidiano/concentração sérica de glicose for inferior a 0,5, teste SLC2A1 (DYT18), especialmente em famílias com atraso cognitivo ou distúrbio convulsivo inexplicável.	

De Waugh JL, Sharma N: Clinical neurogenetics: dystonia from phenotype to genotype, *Neurol Clin* 31:969-986, 2013, Box, p. 975.

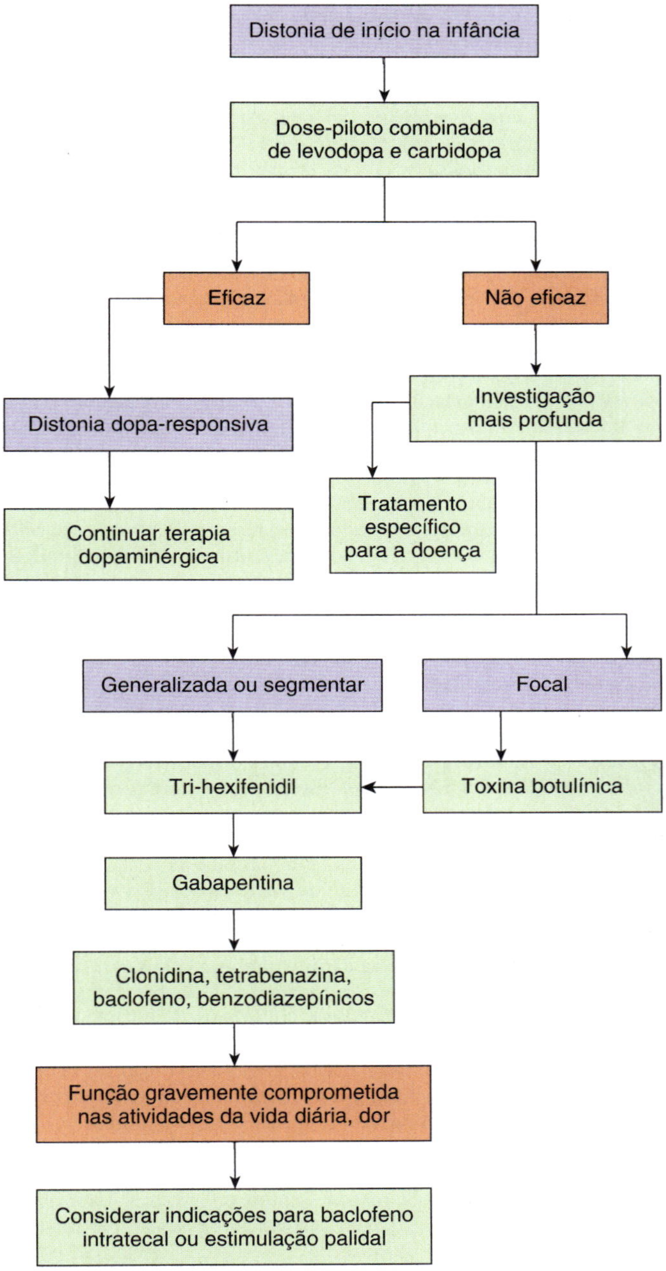

Figura 615.5 **Abordagens terapêuticas no manejo da distonia manifestada na infância.** Os agentes farmacológicos devem ser utilizados com parcimônia quando possível. As doses altas e a politerapia são inevitavelmente utilizadas quando a distonia é suficientemente grave para causar dor e interferir nos cuidados diários, no conforto na posição sentada e no sono. Assim como na epilepsia intratável, deve-se considerar a neurocirurgia funcional quando dois ou mais medicamentos não tiverem logrado êxito no controle da distonia. (*De Lin JP: Advances in pharmacotherapies for movement disorders in children: current limitations and future progress,* Curr Opin Pediatr *29:652-664, 2017, Fig. 6.*)

alguns pacientes. A estimulação cerebral profunda com eletrodos implantados no globo pálido é de grande utilidade em crianças com distonia primária generalizada grave. A estimulação cerebral profunda pode ser benéfica em crianças com distonias secundárias, como paralisia cerebral.

No caso de distonias induzidas por medicamentos, a remoção do agente causador e o tratamento com difenidramina intravenosa normalmente são suficientes. Para síndrome neuroléptica maligna, pode-se indicar o dantroleno.

Capítulo 616
Encefalopatias

Michael V. Johnston

Encefalopatia é um transtorno generalizado da função cerebral que pode ser agudo ou crônico, progressivo ou estático. As etiologias das encefalopatias em crianças incluem causas infecciosas, tóxicas (monóxido de carbono, medicamentos, chumbo), metabólicas, genéticas e isquêmicas. A encefalopatia hipóxico-isquêmica é discutida no Capítulo 99.5.

616.1 Paralisia Cerebral

Michael V. Johnston

Veja também Capítulos 53, 117.2 e 615.4.

Paralisia cerebral (PC) é um termo diagnóstico usado para descrever um grupo de transtornos permanentes do movimento e da postura, causando limitação da atividade, sendo atribuída a distúrbios não progressivos no cérebro em desenvolvimento do feto ou do lactente. Os transtornos motores costumam ser acompanhados por distúrbios de sensibilidade, percepção, cognição, comunicação e comportamento, bem como epilepsia e problemas musculoesqueléticos secundários. A PC é causada por um amplo grupo de etiologias relacionadas a desenvolvimento, genéticas, metabólicas, isquêmicas, infecciosas e outras etiologias adquiridas que produzem um grupo comum de fenótipos neurológicos. A PC tem sido considerada, historicamente, uma encefalopatia estática, mas algumas das características neurológicas da PC, como os transtornos de movimentos e complicações ortopédicas, incluindo escoliose e luxação do quadril, podem mudar ou progredir com o passar do tempo. Muitas crianças e adultos com PC apresentam função cognitiva em alto nível educacional e profissional, sem nenhum sinal de disfunção intelectual.

EPIDEMIOLOGIA E ETIOLOGIA

A PC é o tipo de deficiência motora crônica mais comum e dispendiosa com início na infância; dados dos *Centers for Disease Control and Prevention* indicam que a incidência seja de 3,6 por 1.000 crianças, com uma proporção meninos:meninas de 1,4:1. O *Collaborative Perinatal Project*, no qual aproximadamente 45.000 crianças foram regularmente monitoradas desde a fase intrauterina até os 7 anos de idade, observou-se que a maioria das crianças com PC tinha nascido a termo com trabalhos de parto e partos sem complicações. Em 80% dos casos, as características identificadas apontavam para fatores pré-natais causadores de um desenvolvimento anormal do cérebro. Um número substancial de crianças com PC apresentou anomalias congênitas externas ao sistema nervoso central (SNC). Menos de 10% das crianças com PC tinham evidências de asfixia intraparto. A exposição intrauterina a infecção materna (corioamnionite, inflamação das membranas placentárias, inflamação do cordão umbilical, líquido amniótico com odor fétido, sepse materna, temperatura maior que 38°C durante o trabalho de parto, infecção do trato urinário) se associou a um aumento do risco de PC em lactentes com peso normal ao nascimento. Relataram-se níveis elevados de citocinas inflamatórias em sangue de punção do calcanhar coletado ao nascimento de crianças que, mais tarde, foram identificadas com PC. Fatores genéticos podem contribuir para a resposta de citocinas inflamatórias, e um polimorfismo no gene da interleucina-6 se associa a uma taxa mais alta de PC em lactentes nascidos a termo.

A prevalência de PC tem aumentado um pouco em decorrência do aumento da sobrevida de lactentes muito prematuros pesando menos de 1.000 g, os quais evoluem desenvolvendo PC em uma taxa de aproximadamente 15 por 100. No entanto, a prevalência de PC ajustada para a idade gestacional ao nascimento entre lactentes com 2 anos de idade prematuros, nascidos com 20 a 27 semanas de idade gestacional, diminuiu na década passada. As principais lesões que contribuem para a PC em lactentes pré-termo são **hemorragia intracerebral** e **leucomalácia periventricular** (PVL; do inglês, *periventricular leukomalacia*).

Embora a incidência de hemorragia intracerebral tenha diminuído significativamente, a PVL continua a ser um grande problema. A PVL reflete o aumento da vulnerabilidade da oligodendróglia imatura dos lactentes prematuros ao estresse oxidativo causado por isquemia ou agressões infecciosas/inflamatórias. Anormalidades da substância branca (perda de volume da substância branca periventricular, extensão das alterações císticas, dilatação ventricular, diminuição da espessura do corpo caloso) presentes na RM com 40 semanas de idade gestacional em lactentes que foram pré-termo são um preditor de PC futuramente. Em 2006, o *European Cerebral Palsy Study* examinou fatores pré-natais e perinatais, bem como achados clínicos e resultados de RM em uma coorte contemporânea de mais de 400 crianças com PC. Em concordância com o estudo Collaborative Perinatal Project, mais da metade das crianças com PC nesse estudo nasceram a termo, e menos de 20% tiveram indicadores clínicos ou de imagens cerebrais de possíveis fatores intraparto, como asfixia. A contribuição de fatores intraparto para a PC é mais alta em algumas regiões subdesenvolvidas do mundo. Da mesma maneira, em concordância com dados já mencionados, a infecção pré-natal se associou fortemente à PC, e 39,5% das mães de crianças com PC relataram uma infecção durante a gravidez, sendo que 19% tinham evidências de uma infecção do trato urinário e 11,5% relataram ter feito uso de antibióticos. Gestação múltipla também se associou a uma incidência mais alta de PC, e 12% dos casos no estudo de PC europeu resultaram de uma gravidez múltipla, em contraste com uma taxa de 1,5% de gestações múltiplas no estudo. Outros estudos também documentaram uma relação entre partos múltiplos e PC, com taxa de gêmeos cinco a oito vezes maior quando comparados a gestações únicas, e taxas 20 a 47 vezes maiores em trigêmeos. O óbito de um gemelar intraútero traz um risco ainda maior de PC, de oito vezes, comparado aos casos que ambos os gêmeos sobrevivem e aproximadamente 60 vezes o risco comparado com casos de gravidez simples. Tratamentos para infertilidade também se associam a uma taxa mais alta de PC, provavelmente porque esses tratamentos frequentemente estejam ligados a gestações múltiplas. Entre as crianças que nasceram de gestações múltiplas, 24% eram de gestações decorrentes de tratamento para infertilidade, em comparação com 3,4% das gestações simples no estudo. PC é mais comum e mais grave em meninos do que nas meninas, e esse efeito aumenta em casos de maior peso corporal. Meninos com restrição do crescimento intrauterino e peso ao nascimento abaixo do 3º percentil têm 16 vezes mais probabilidade de ter PC do que os meninos com crescimento adequado, e os lactentes com peso acima do 97º percentil têm quatro vezes mais probabilidade de ter PC.

MANIFESTAÇÕES CLÍNICAS

A PC, em geral, divide-se em várias síndromes motoras que diferem de acordo com o padrão de envolvimento neurológico, neuropatológico e etiologia (Tabela 616.1). A classificação fisiológica identifica a principal anormalidade motora, enquanto a taxonomia topográfica indica as extremidades envolvidas. A PC também se associa comumente a um espectro de deficiências de desenvolvimento, incluindo comprometimento intelectual, epilepsia e anormalidades visuais, auditivas, de fala, cognitivas e comportamentais. A deficiência motora pode ser o menor dos problemas da criança.

Os lactentes com **hemiplegia espástica** têm diminuição dos movimentos espontâneos no lado afetado e mostram preferência manual em idade muito baixa. O braço costuma ser mais envolvido do que a perna, sendo óbvia a dificuldade de manipulação com as mãos com 1 ano de idade. O andar geralmente atrasa até 18 a 24 meses e fica aparente a marcha ceifante. O exame das extremidades pode mostrar parada de crescimento, particularmente na mão e na unha do polegar, especialmente se o lobo parietal contralateral for anormal, visto que o crescimento das extremidades é influenciado por essa área do cérebro. Espasticidade se refere à qualidade de aumento do tônus muscular, o que aumenta a velocidade de estiramento muscular passivo e é maior nos músculos antigravitacionais. É aparente nas extremidades afetadas, particularmente no tornozelo, causando uma deformidade em equinovaro no pé. Uma criança afetada geralmente tem marcha digitígrada por causa do aumento do tônus nos músculos gastrocnêmios antigravitacionais, e a extremidade superior afetada assume uma postura em flexão quando a criança corre. Pode estar presente clônus de tornozelo e sinal de Babinski, os reflexos tendíneos profundos são aumentados, sendo evidente a fraqueza da mão e dos flexores dorsais do pé. Também se observa uma dificuldade no controle motor seletivo. Cerca de um terço dos pacientes com hemiplegia espástica tem um transtorno convulsivo que geralmente se desenvolve no primeiro ou segundo anos de vida; aproximadamente 25% têm anormalidades cognitivas, incluindo déficit intelectual. A RM é muito mais sensível do que a TC craniana para a visualização da maioria das lesões encontradas na PC, embora uma TC possa ser útil para detectar calcificações associadas a infecções congênitas. No estudo europeu de PC, 34% das crianças com hemiplegia tinham lesão da substância branca que provavelmente datava do período intraútero, e 27% apresentavam uma lesão focal que pode ser resultado de um acidente vascular encefálico. Outras crianças com PC hemiplégica tinham malformações por múltiplas causas, incluindo infecções (p. ex., citomegalovírus), lissencefalia, polimicrogiria, esquizencefalia ou displasia cortical. Infarto cerebral focal (acidente vascular encefálico) secundário a tromboembolismo intrauterino ou perinatal relacionado a transtornos trombofílicos, como a presença de anticorpos anticardiolipina, é causa importante de PC hemiplégica (ver Capítulo 619). Históricos familiares sugestivos de trombose e transtornos de coagulação hereditários, como a mutação do fator V Leiden, podem estar presentes, e a avaliação da mãe pode fornecer informações valiosas para futuras gestações e outros familiares.

A **diplegia espástica** é a espasticidade bilateral das pernas, sendo maior do que a dos braços. A diplegia espástica se associa fortemente à lesão da substância branca imatura durante o período vulnerável de oligodendróglia imatura entre 20 e 34 semanas de gestação. No entanto, aproximadamente 15% dos casos de diplegia espástica resultam de lesões

Tabela 616.1 Classificação de paralisia cerebral e principais causas.

SÍNDROME MOTORA (% APROX. DE PC)	NEUROPATOLOGIA/RM	PRINCIPAIS CAUSAS
Diplegia espástica (35%)	Leucomalácia periventricular Cistos ou cicatrizes periventriculares na substância branca, aumento de volume dos ventrículos, ventrículos posteriores em forma retangular	Prematuridade Isquemia Infecção Endócrinas/metabólicas (p. ex., tireoide)
Tetraplegia espástica (20%)	Leucomalácia periventricular Encefalomalácia multicística Malformações corticais	Isquemia, infecção Endócrinas/metabólicas, genéticas/do desenvolvimento
Hemiplegia (25%)	AVE: intraútero ou neonatal Infarto focal ou cortical, lesão subcortical Malformações corticais	Transtornos trombofílicos Infecção Genéticas/do desenvolvimento Infarto hemorrágico periventricular
Extrapiramidal (atetoide, discinética) (15%)	Asfixia: cicatrizes simétricas no putame e tálamo Kernicterus: cicatrizes no globo pálido, hipocampo Mitocondrial: cicatrizes no globo pálido, caudado, putame, tronco encefálico Ausência de lesões: distonia responsiva à DOPA?	Asfixia Kernicterus Mitocondrial Genéticas/metabólicas

intraútero em lactentes que prosseguem até o parto a termo. A primeira indicação clínica de diplegia espástica costuma ser notada quando um lactente afetado começa a engatinhar. A criança usa os braços de maneira recíproca normal, mas tende a arrastar as pernas atrás de si (*commando crawl*), e não realiza o movimento normal de engatinhar com as quatro extremidades. Se a espasticidade for intensa, será difícil a colocação de uma fralda por causa da adução excessiva dos quadris. Caso haja envolvimento dos músculos paraespinais, a criança pode não ser capaz de se sentar. O exame da criança revela espasticidade nos membros inferiores, com reflexos vivos, clônus de tornozelo e sinal de Babinski bilateral. Quando a criança é suspensa pelas axilas, mantém uma postura em tesoura nas extremidades inferiores. Há demora significativamente para andar, os pés são mantidos em uma posição de equinovaro, e a marcha é digitígrada. A diplegia espástica intensa se caracteriza por crescimento desproporcional com desenvolvimento normal da parte superior do tronco. O prognóstico em relação ao desenvolvimento intelectual normal para esses pacientes é bom, e a probabilidade de crises convulsivas é mínima. Tais crianças costumam ter dificuldades de aprendizagem e déficits em outras habilidades, como na visão, devido à ruptura de múltiplas vias da substância branca que conduzem informações sensoriais, bem como motoras.

O achado neuropatológico mais comum em crianças com diplegia espástica é a leucomalácia periventricular (PVL; do inglês, *periventricular leukomalacia*), visualizada na RM em mais de 70% dos casos. A RM tipicamente mostra cicatrizes e diminuição da substância branca periventricular com aumento compensatório dos ventrículos cerebrais. No entanto, a neuropatologia também tem demonstrado uma redução da oligodendróglia em regiões subcorticais mais generalizadas, além da zonas periventriculares, e essas lesões subcorticais podem contribuir para os problemas de aprendizagem que esses pacientes possam vir a ter. A RM na sequência de difusão está sendo usada para mapear os trajetos da substância branca mais precisamente nos pacientes com diplegia espástica, e essa técnica tem mostrado que as vias sensoriais talamocorticais costumam estar tão intensamente lesadas quanto as vias corticospinais motoras (Figura 616.1). Tais observações têm tornado significativa a importância dos déficits sensoriais nesses pacientes, o que pode ser primordial para elaborar técnicas de reabilitação.

A **tetraplegia espástica** é o tipo mais grave de PC devido ao acentuado comprometimento motor de todas as extremidades e da elevada associação à deficiência intelectual e crises convulsivas. As dificuldades de deglutição são comuns em decorrência de paralisias bulbares supranucleares, muitas vezes levando à pneumonia aspirativa e à insuficiência de crescimento. As lesões mais comumente vistas ao exame patológico ou na RM são PVL intensa e encefalomalácia cortical multicística. O exame neurológico mostra aumento do tônus e espasticidade em todas as extremidades, diminuição dos movimentos espontâneos, reflexos vivos e respostas extensoras plantares. É comum encontrar contraturas em flexão dos joelhos, cotovelos e punhos no final da idade escolar. Deficiências de desenvolvimento associadas, incluindo anormalidades visuais e da fala, são particularmente prevalentes nesse grupo de crianças. As crianças com tetraparesia espástica costumam ter evidências de atetose e podem ser classificadas como tendo PC mista.

A **PC atetoide**, também chamada PC **coreoatetoide, extrapiramidal** ou **discinética**, é menos comum do que a PC espástica e representa aproximadamente 15 a 20% dos pacientes com PC. Os lactentes afetados são caracteristicamente hipotônicos, têm pouco controle da cabeça e acentuado *head lag* (dificuldade para ter controle da cabeça quando puxados pelos braços para uma posição sentada) e desenvolvem variável aumento do tônus com rigidez e distonia ao longo de vários anos. O termo *distonia* se refere à anormalidade de tônus em que os músculos são rígidos ao longo de toda a sua amplitude de movimento e podem ocorrer contrações involuntárias nos músculos flexores e extensores, levando ao posicionamento das extremidades em posturas fixas. Diferentemente da diplegia espástica, os membros superiores, em geral, são mais afetados do que os inferiores na PC extrapiramidal. A alimentação

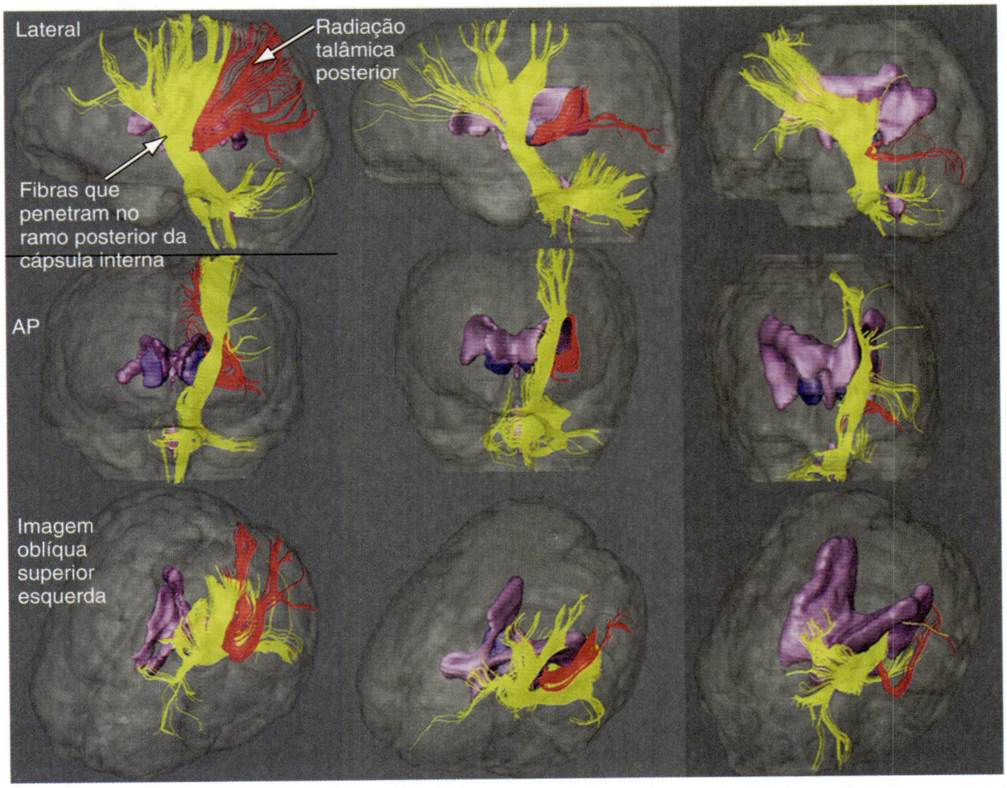

Figura 616.1 **Imagens por difusão das vias da substância branca no cérebro de dois pacientes com diplegia espástica à direita, comparados a uma criança normal na extrema esquerda.** As fibras em amarelo são as vias corticospinais projetadas do córtex cerebral motor no topo, descendo ao tronco encefálico, enquanto as fibras vermelhas são as fibras sensitivas talamocorticais projetadas do tálamo e subindo ao córtex. Nas crianças com diplegia espástica, as vias corticospinais e talamocorticais têm tamanho reduzido, mas as vias talamocorticais ascendentes são mais afetadas. (*De Nagae LM, Hoon AH Jr, Stashinko E et al.: Diffusion tensor imaging in children with periventricular leukomalacia: variability of injuries to White matter tracts,* AJNR Am J Neuroradiol *28:1213–1222, 2007.*)

pode ser difícil, e a protrusão da língua e sialorreia podem ser proeminentes. A fala é tipicamente afetada devido ao envolvimento dos músculos orofaríngeos. A fala pode ainda estar ausente ou as sentenças são indistintas, e a modulação da voz é comprometida. Em geral, não estão presentes sinais do neurônio motor superior, são incomuns as crises convulsivas, e a cognição é preservada em muitos pacientes. Esse tipo de PC também é denominado PC discinética na Europa e é o tipo que mais provavelmente se associa à **asfixia do parto**. No estudo europeu sobre PC, 76% dos pacientes com esse tipo de PC apresentavam lesões nos núcleos da base e no tálamo. PC extrapiramidal secundária à asfixia periparto está associada a lesões simétricas bilaterais no putame posterior e no tálamo ventrolateral. Essas lesões parecem ser o correlato da lesão neuropatológica chamada *status marmoratus* nos núcleos da base. A PC atetoide também pode ser causada por **kernicterus** secundário a altos níveis de bilirrubina e, nesse caso, a RM mostra lesões do globo pálido bilateralmente. A PC extrapiramidal também pode se associar a lesões dos núcleos da base e do tálamo causadas por transtornos genéticos metabólicos, como os transtornos mitocondriais e acidúria glutárica. A RM e possivelmente os testes metabólicos são importantes na avaliação de crianças com PC extrapiramidal para se fazer um diagnóstico etiológico correto. Nos pacientes com distonia que apresentam RM normal, é importante ter alto nível de suspeição de distonia responsiva à di-hidroxifenilalanina (DOPA) (doença de Segawa), que causa distonia proeminente, podendo se assemelhar à PC. Esses pacientes tipicamente têm variação dos sinais durante o dia, com piora da distonia nas pernas; entretanto, isso pode não ser proeminente. Eles podem ser testados para uma resposta terapêutica a pequenas doses de L-dopa e/ou o líquido cerebrospinal ser enviado para análise de neurotransmissores.

As comorbidades associadas são comuns e incluem dor (75%), deficiência cognitiva (50%), deslocamento do quadril (30%) crises convulsivas (25%), transtornos comportamentais (25%), distúrbios do sono (20%), comprometimento visual (19%) e comprometimento auditivo (4%).

DIAGNÓSTICO

A anamnese e o exame físico minuciosos devem descartar um **transtorno progressivo** do SNC, incluindo doenças degenerativas, transtornos metabólicos, tumor da medula espinal ou distrofia muscular. A possibilidade de anomalias na base do crânio ou outros transtornos afetando a medula espinal cervical precisa ser considerada nos pacientes com pouco envolvimento dos braços ou dos nervos cranianos. Indica-se RM cerebral para determinar a localização e a extensão das lesões estruturais ou malformações congênitas associadas; indica-se RM da medula espinal se houver dúvida sobre patologia da medula espinal. Estudos adicionais podem incluir testes da função auditiva e visual. A avaliação genética deve ser considerada em pacientes com malformações congênitas (cromossomos) ou evidências de transtornos metabólicos (p. ex., aminoácidos, ácidos orgânicos, espectroscopia por RM). Além dos transtornos genéticos mencionados anteriormente que podem se apresentar como PC, o transtorno do ciclo da ureia por deficiência de arginase é causa rara de diplegia espástica, e uma deficiência de sulfito oxidase ou do cofator de molibdênio pode se apresentar como uma PC causada por asfixia perinatal. Os testes para detectar transtornos trombofílicos hereditários podem ser indicados em pacientes nos quais se suspeite de um acidente vascular encefálico intraútero ou neonatal como causa de PC. Como a PC geralmente se associa a um amplo espectro de transtornos de desenvolvimento, uma abordagem multidisciplinar é mais útil na avaliação e tratamento de tais crianças. O diagnóstico diferencial precisa incluir transtornos que simulem os vários tipos de PC. Eles podem incluir diplegias espásticas hereditárias (Tabela 616.2), transtorno dos neurotransmissores monoaminas (Tabela 616.3 e Figura 616.2) e muitos erros inatos do metabolismo tratáveis, incluindo transtornos dos aminoácidos, da oxidação de ácidos graxos, dos lisossomos, das mitocôndrias, de ácidos orgânicos e de cofatores vitamínicos.

Tabela 616.2 Achados clínicos e de neuroimagens nas paraplegias espásticas hereditárias (HSP) com início na faixa etária pediátrica.*

FORMA DE HSP	TIPO DE HSP	HERANÇA	GENE	INÍCIO NA INFÂNCIA	CARACTERÍSTICAS DA DOENÇA[†]	ACHADOS DE NEUROIMAGENS (CEREBRAIS)
Pura	HSP 3A	Autossômica dominante	*ATL1*	+++	Nenhuma	Normais
Pura	HSP 4	Autossômica dominante	*SPAST*	++	Nenhuma	Leucoencefalopatia, corpo caloso fino
Pura	HSP 6	Autossômica dominante	*NIPA1*	+	Nenhuma	Normais
Pura	HSP 10	Autossômica dominante	*KIF5A*	+++	Neuropatia	Normais
Pura	HSP 12	Autossômica dominante	*RTN2*	+++	Nenhuma	Normais
Pura	HSP31	Autossômica dominante	*REEP1*	++	Nenhuma	Normais
Complicada	HSP 1	Ligada a X	*LICAM*	++	Deficiência intelectual, polegar aduzido	Corpo caloso fino
Complicada	HSP 2	Ligada a X	*PLP1*	+++	Deficiência intelectual, epilepsia	Normais
Complicada	HSP 7	Autossômica recessiva	*SPG7*	+	Atrofia óptica, neuropatia, ataxia cerebelar	Atrofia cerebelar
Complicada	HSP 11	Autossômica recessiva	*KIAA1 840*	+++	Deficiência intelectual, neuropatia	Leucoencefalopatia, corpo caloso fino
Complicada	HSP 15	Autossômica recessiva	*ZFYVE 26*	+++	Deficiência intelectual, retinopatia, ataxia cerebelar	Leucoencefalopatia, corpo caloso fino
Complicada	HSP 17	Autossômica recessiva	*BSCL2*	+	Neuropatia	Normais

HSP (do inglês *hereditary spastic paraplegias*), paraplegias estásticas hereditárias. *Início antes dos 18 anos de idade. [†]Além dos sintomas clássicos de HSP, incluindo paraparesia espástica, atrofia da parte distal das extremidades inferiores e disfunção por bexiga neurogênica. +, ocasional; ++, comum; +++, característico. (De Lee RW, Poretti A, Cohen JS *et al.*: A diagnostic approach for cerebral palsy in the genomic era. *Neurol Med* 16:821-844, Table 5, p. 832.)

Tabela 616.3 Quadro clínico dos transtornos de neurotransmissores monoaminas.

	IDADE DE APRESENTAÇÃO	ATRASO MOTOR E COGNITIVO	ACHADOS EXTRAPIRAMIDAIS HIPERCINÉTICOS	ACHADOS EXTRAPIRAMIDAIS HIPOCINÉTICOS	ACHADOS DO TRATO PIRAMIDAL	EPILEPSIA	ACHADOS AUTONÔMICOS	ACHADOS NEUROPSIQUIÁTRICOS
AD GTPCH-D	Infância (mas pode ocorrer em qualquer idade)	Não comuns	Sim	Sim	Não	Não	Não	Não
SR-D	Primeiro ano	Na maioria	Sim	Sim	Sim	Sim	Sim	Sim
AR GTPCH-D	Primeiro ano	Sim	Sim	Sim	Sim	Sim	Sim	Sim
PTPS-D	Primeiro ano à infância	Na maioria	Sim	Sim	Sim	Sim	Sim	Sim
DHPR-D	Primeiro ano à infância	Sim	Sim	Sim	Sim	Sim	Sim	Sim
PCD-D	Primeiro ano	Não	Não	Não	Não	Não	Não	Não
TH-D	Primeiro ano ao começo da infância	Na maioria	Sim	Sim	Sim	Sim	Sim	Sim
AADC-D	Principalmente primeiro ano (mas pode ocorrer em qualquer idade)	Sim	Sim	Sim	Sim	Sim	Sim	Sim
PLP-DE	Primeiro ano ao começo da infância	Na maioria	Sim	Sim	Sim	Sim	Sim	Sim
DTDS	Primeiro ano	Sim	Sim	Sim	Sim, nas crianças com mais idade	Não	Sim	Não

De Kurian MA, Gissen P, Smith M et al.: The monoamine neurotransmitter disorders: na expanding range of neurological syndromes, Lancet Neurol 10:721-731, 2011, Table, p. 722.

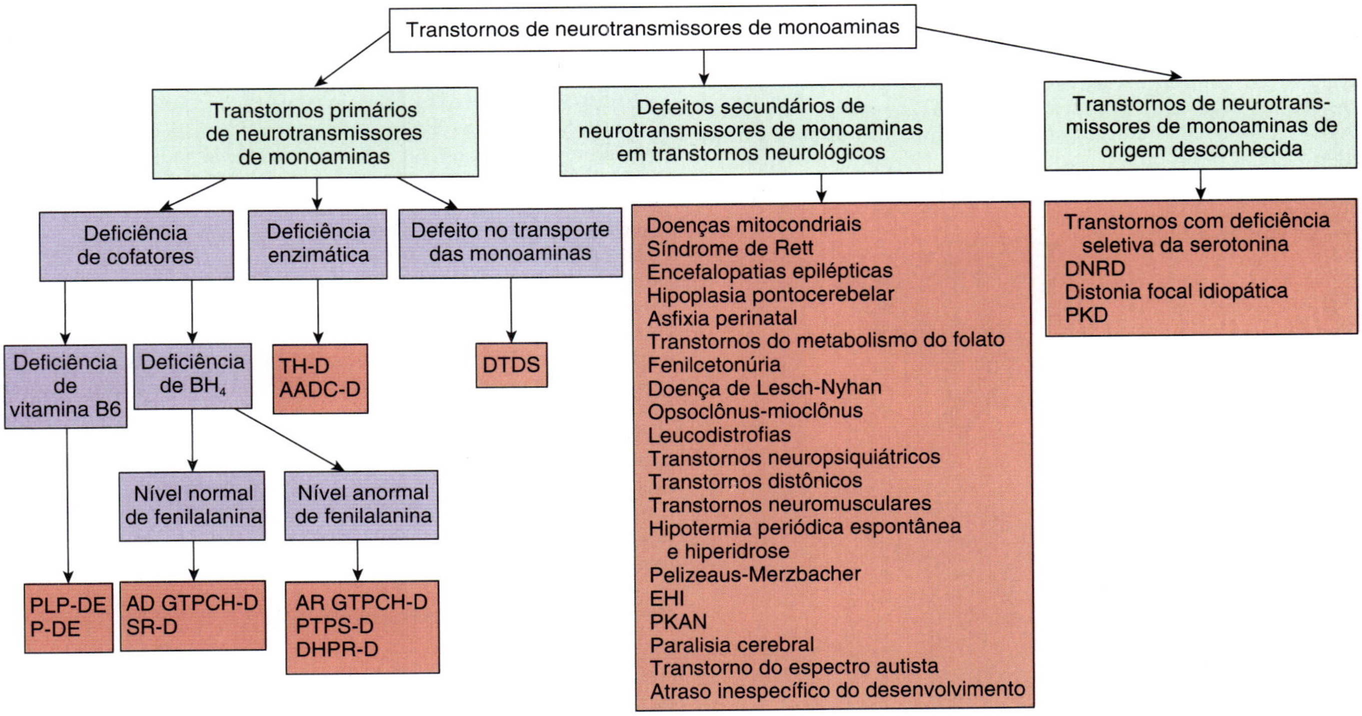

Figura 616.2 Classificação dos transtornos dos neurotransmissores de monoaminas. BH_4, tetraidrobiopterina; TH-D, deficiência de tirosina hidroxilase; AADC-D, deficiência de L-aminoácido aromático descarboxilase; DTDS, síndrome de deficiência do transportador da dopamina; PLP-DE, epilepsia dependente de piridoxal-fosfato; P-DE, epilepsia dependente de piridoxina; AD GTPCH-D, deficiência autossômica dominante de GTP ciclo-hidrolase 1; SR-D, deficiência de sepiapterina redutase; AR GTPCH-D, deficiência autossômica recessiva de GTP ciclo-hidroxilase 1; PTPS-D, deficiência de 6-piruvoiltetraidropterina sintase; DHPR-D, deficiência de di-hidropteridina redutase; EHI, encefalopatia hipóxico-isquêmica; PKAN, neurodegeneração associada à pantotenato quinase; DNRD, distonia não responsiva à DOPA; PKD, discinesia cinesigênica paroxística. (*De KurianMA, Gissen P, Smith M et al.: The monoamine neurotransmitter disorders: na expanding range of neurological syndromes, Lancet Neurol 10:721-731, 2011, Fig. 1.*)

TRATAMENTO

Observou-se algum progresso na prevenção da PC antes que ela ocorresse e no tratamento de crianças com o transtorno. Os resultados preliminares de ensaios clínicos controlados de sulfato de magnésio ministrado pela via intravenosa a mães em trabalho de parto prematuro com parto iminente antes de 32 semanas de gestação mostraram redução significativa do risco de PC aos 2 anos de idade. Não obstante, um estudo que acompanhou lactentes pré-termo cujas mães receberam sulfato de magnésio não demonstrou benefício em termos da incidência de PC e função motora, cognitiva ou comportamental anormais na idade escolar. Além disso, vários grandes ensaios clínicos mostraram que resfriar lactentes nascidos a termo com encefalopatia hipóxico-isquêmica a 33,3°C (91,9°F) por 3 dias, iniciando em até 6 horas após o parto, reduz o risco dos tipos discinético e de tetraplegia espástica de PC.

Para crianças que têm um diagnóstico de PC, é importante o acompanhamento em uma equipe com médicos, inclusive pediatras especialistas em neurodesenvolvimento, neuropediatras e especialistas em fisiatria, bem como terapeutas ocupacionais e fisioterapeutas, fonoaudiólogos, assistentes sociais, educadores e psicólogos especialistas em desenvolvimento, visando reduzir as anormalidades de movimento e de tônus, bem como otimizar o desenvolvimento psicomotor normal. Os pais devem ser ensinados a trabalhar com seu filho nas atividades diárias, como alimentação, locomoção, vestir-se, tomar banho e brincar de forma que limitem os efeitos do tônus muscular anormal. As famílias e crianças também precisam ser instruídas na supervisão de uma série de exercícios destinados a prevenir o desenvolvimento de contraturas, especialmente no tendão do calcâneo. Fisioterapia e terapia ocupacional são úteis para promover mobilidade e o uso dos membros superiores para atividades da vida diária. Os fonoaudiólogos promovem a aquisição de um meio funcional de comunicação e trabalham as questões de deglutição. Esses terapeutas ajudam as crianças a alcançar seu potencial e muitas vezes recomendam outras avaliações e equipamento adaptativo.

As crianças com diplegia espástica são tratadas inicialmente com o auxílio de equipamento adaptativo, como órteses, andadores e *standing frames*. Se um paciente apresentar acentuada espasticidade dos membros inferiores ou evidências de luxação do quadril, deve-se considerar a realização de procedimentos cirúrgicos nas partes moles que reduzam o espasmo muscular na cintura pélvica, incluindo uma tenotomia de adutores ou transferência e liberação do psoas. Uma rizotomia, procedimento em que as raízes dos nervos espinais são seccionadas, produz considerável melhora em pacientes selecionados com diplegia espástica intensa e com pouco ou nenhum envolvimento dos núcleos da base (Figura 616.3). Um encurtamento tendíneo no calcanhar em uma criança com hemiplegia espástica pode ser tratado cirurgicamente por tenotomia do tendão do calcâneo ou algumas vezes com injeções de toxina botulínica. A tetraplegia é tratada com cadeiras de rodas motorizadas, aparelhos especiais para alimentação, teclados de digitação modificados e arranjos personalizados para que o paciente fique sentado. A função dos membros afetados em crianças com **PC hemiplégica** pode ser melhorada por terapia na qual o movimento do lado bom é restringido com aparelhos gessados, enquanto as extremidades comprometidas realizam exercícios que induzem melhora da função da mão e do braço. Essa terapia induzida com movimentos de restrição é efetiva em pacientes de todas as idades.

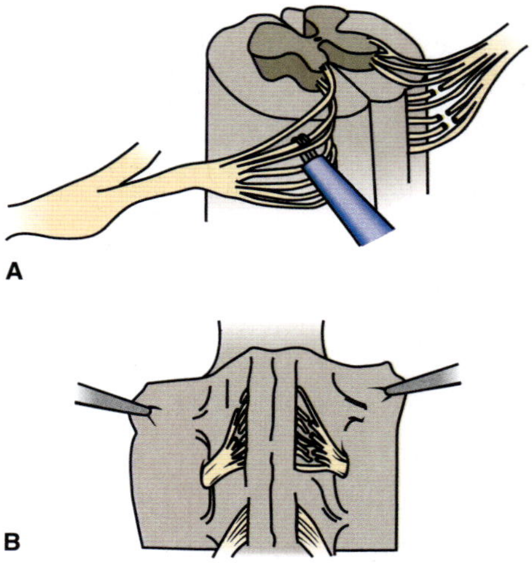

Figura 616.3 Esquema da técnica de rizotomia posterior seletiva. **A.** Depois da laminectomia, a dura é mantida aberta e as raízes espinais posteriores se expõem. Tais raízes são estimuladas de tal modo que se possa identificar sua atividade anormal. **B.** Uma parte das raízes é transeccionada. (*De Koman LA, Smith BP, Shilt JS: Cerebral palsy, Lancet 363:1619–1631, 2004. Reproduced with permission from Wake Forest University Orthopaedic Press.*)

Vários medicamentos têm sido usados para tratar espasticidade, incluindo os benzodiazepínicos e o baclofeno. Essas medicações demonstram efeitos benéficos em alguns pacientes, mas também podem causar efeitos colaterais como sedação no caso dos benzodiazepínicos e redução do limiar para crises convulsivas no caso do baclofeno. Vários medicamentos podem ser usados para tratar espasticidade, inclusive o diazepam oral (0,01 a 0,3 mg/kg/dia, divididos em duas ou três doses ao dia), o baclofeno (0,2 a 2 mg/kg/dia, divididos em duas ou três doses ao dia) ou o dantroleno (0,5 a 10 mg/kg/dia 2 vezes/dia). Pequenas doses de levodopa (0,5 a 2 mg/kg/dia) podem ser usadas para tratar distonia ou distonia responsiva à DOPA. O Artane (triexifenidila, 0,25 mg/dia, dividido em duas ou três doses ao dia e titulado ascendentemente) algumas vezes é útil para tratar distonia e pode aumentar o uso dos membros superiores e vocalizações. A reserpina (0,01 a 0,02 mg/kg/dia, divididos em duas doses ao dia até um máximo de 0,25 mg/dia) ou tetrabenazina (12,5 a 25 mg, divididos em duas ou três doses ao dia) podem ser úteis para transtornos de movimentos hipercinéticos, incluindo atetose ou coreia.

O **baclofeno intratecal**, administrado por uma bomba implantada, tem sido usado com sucesso em muitas crianças com espasticidade intensa e pode ser útil, já que o medicamento é levado diretamente ao redor da medula espinal, reduzindo assim a neurotransmissão das fibras nervosas aferentes. A oferta direta à medula espinal supera o problema dos efeitos colaterais no SNC causados pelas grandes doses orais necessárias para penetrar a barreira hematencefálica. Essa terapia exige uma abordagem de equipe e seguimento constante das complicações do mecanismo de bomba de infusão e infecção.

A **toxina botulínica**, injetada em grupos musculares específicos para tratamento de espasticidade, mostra resposta muito positiva em muitos pacientes. A toxina botulínica injetada nas glândulas salivares também pode ajudar a reduzir a intensidade da sialorreia, vista em 10 a 30% dos pacientes com PC e tradicionalmente tratada com anticolinérgicos. Os pacientes com rigidez, distonia e tetraparesia espástica algumas vezes respondem à levodopa, e as crianças com distonia podem se beneficiar da carbamazepina ou do triexifenidila. Tem-se usado **estimulação cerebral profunda** em pacientes refratários selecionados. O oxigênio hiperbárico não trouxe melhora da condição em crianças com PC.

As habilidades de comunicação podem ser melhoradas pelo uso de símbolos Bliss, teclado acionado pela voz, dispositivos eletrônicos geradores de fala e computadores especialmente adaptados, incluindo computadores com inteligência artificial para aumentar a função motora e da linguagem. Problemas significativos de comportamento podem interferir substancialmente no desenvolvimento de uma criança com PC; sua identificação e tratamento precoces são importantes e pode ser necessária a assistência de um psicólogo ou psiquiatra. Transtornos de aprendizagem e déficit de atenção, assim como déficit intelectual, são avaliados e tratados por um psicólogo e educador. Estrabismo, nistagmo e atrofia óptica são comuns em crianças com PC; um oftalmologista deve ser incluído na avaliação inicial e no seguimento. A disfunção do trato urinário baixo deve receber pronta avaliação e tratamento.

A bibliografia está disponível no GEN-io.

616.2 Encefalomiopatias Mitocondriais

Michael V. Johnston

Veja Capítulos 105.4 e 629.4.

As encefalomiopatias mitocondriais são um grupo heterogêneo de síndromes clínicas causadas por lesões genéticas que comprometem a produção de energia por meio da fosforilação oxidativa e da função mitocondrial. Os sinais e os sintomas desses transtornos refletem a vulnerabilidade do sistema nervoso, dos músculos e de outros órgãos à deficiência de energia. Sinais de disfunção do cérebro e dos músculos (crises convulsivas, fraqueza, ptose, oftalmoplegia externa, regressão psicomotora, perda auditiva, transtornos de movimentos e ataxia), juntamente com acidose láctica, são características proeminentes de transtornos mitocondriais. Miocardiopatia e diabetes melito também podem resultar de transtornos mitocondriais.

As crianças com transtornos mitocondriais muitas vezes têm sinais multifocais intermitentes ou recorrentes-remitentes, frequentemente associados a uma doença intercorrente. Muitos desses transtornos foram descritos como síndromes clínicas antes de sua genética ser compreendida. As crianças com encefalomiopatia mitocondrial com acidose láctica e episódios semelhantes a AVE (MELAS) apresentam atraso do desenvolvimento, fraqueza e cefaleias, bem como sinais focais que sugerem um acidente vascular encefálico. As imagens cerebrais indicam que a lesão não se encaixa nos territórios vasculares habituais. As crianças com epilepsia mioclônica com fibras vermelhas rasgadas (MERRF) apresentam mioclonias e crise mioclônicas, bem como fraqueza muscular intermitente. As fibras vermelhas rasgadas referidas no nome do transtorno correspondem a montes de mitocôndrias anormais vistos nas fibras musculares em cortes de uma biopsia muscular corada com coloração tricrômica de Gomori. A síndrome NARP (neuropatia, ataxia e retinite pigmentosa), a síndrome de Kearns-Sayre (KSS; ptose, oftalmoplegia, bloqueio cardíaco), a doença de Leigh (encefalomiopatia necrosante subaguda) e a neuropatia óptica hereditária de Leber (LHON) também são definidas como subgrupos clínicos relativamente homogêneos, embora a idade de apresentação/diagnóstico varie (Tabela 616.4). É importante ter em mente que os transtornos mitocondriais podem ser difíceis de diagnosticar. Frequentemente se apresentam com combinações novas de sinais e sintomas em consequência das altas taxas de mutações no DNA mitocondrial (DNAmt), e a intensidade da doença varia de pessoa a pessoa. As mutações dos genes nucleares (mais de 400 possíveis genes) são mais comuns nos transtornos infantis, mas também se veem anormalidades em genes mitocondriais.

As doenças mitocondriais podem ser causadas por mutações do DNA nuclear (DNAn) ou do DNAmt (ver Capítulos 97, 104 e 105). A fosforilação oxidativa na cadeia respiratória é mediada por quatro complexos de enzimas intramitocondriais (complexos I-IV) e dois transportadores de elétrons móveis (coenzima Q e citocromo c) que criam um gradiente eletroquímico de prótons utilizado pelo complexo V (trifosfato de adenosina [ATP] sintase) para criar o ATP necessário para a função celular normal. A manutenção da fosforilação oxidativa requer regulação coordenada dos genes do DNA nuclear e do DNAmt. O DNAmt humano é uma molécula pequena (16,6 kb), circular e com cadeia dupla que foi completamente sequenciada e codifica 37 genes, inclusive 13 proteínas estruturais, todas as quais são subunidades dos complexos da cadeia respiratória, bem como dois RNAs ribossômicos e 22 RNAs transportadores (RNAt) necessários para a transcrição. O DNA nuclear é responsável por sintetizar aproximadamente 70 subunidades, transportá-las às mitocôndrias por meio de proteínas chaperonas, assegurando sua passagem através da membrana mitocondrial interna e coordenando seu processamento e montagem corretos. As doenças da fosforilação oxidativa mitocondrial podem ser divididas em três grupos: (1) defeitos do DNAmt, (2) defeitos do DNAn e (3) defeitos de comunicação entre o genoma nuclear e mitocondrial. O DNAmt é distinto do DNAn pelas cinco razões a seguir: (1) seu código genético difere daquele do DNAn, (2) está disposto em configuração firme das informações porque não contém íntrons, (3) fica sujeito a mutações espontâneas em uma taxa mais alta do que o DNAn, (4) apresenta mecanismos de reparo menos eficientes, (5) é herdado da mãe.

A herança das mutações presentes no DNAmt é não mendeliana e pode ser complexa. Na fertilização, o DNAmt está presente em centenas ou milhares de cópias por célula e é transmitido por herança materna de seu ovócito para todos os seus filhos, mas somente as filhas podem passá-lo para seus filhos. Por meio do processo chamado heteroplasmia ou efeito de limiar, o DNAmt contendo mutações pode ser distribuído de maneira desigual entre as células em tecidos específicos. Algumas células recebem pouco ou nenhum genoma mutante (**normal** ou **homoplasmia do tipo selvagem**), enquanto outras recebem uma população

Tabela 616.4 Manifestações clínicas das encefalomiopatias mitocondriais.

TECIDO	SINTOMAS/SINAIS	MELAS	MERRF	NARP	KSS	LEIGH	LHON
SNC	Regressão	+	+		+	+	
	Crises convulsivas	+	+				
	Ataxia	+	+	+	+		
	Cegueira cortical	+					
	Surdez	+		+			
	Enxaqueca	+					
	Hemiparesia	+					
	Mioclonias	+	+				
	Transtorno dos movimentos	+					+
Nervos	Neuropatia periférica	+	+	+	+		
Músculo	Oftalmoplegia				+		
	Fraqueza	+	+	+	+	+	
	RRF na biopsia do músculo	+	+		+		
	Ptose				+		
Olho	Retinopatia pigmentar			+	+		
	Atrofia óptica				+	+	+
	Catarata						
Coração	Bloqueio de condução				+		+
	Miocardiopatia				+		
Sangue	Anemia	+					
	Acidose láctica		+		+	+	
Endócrino	Diabetes melito				+		
	Baixa estatura	+	+		+		
Rim	Síndrome de Fanconi	+	+		+		

KSS, síndrome de Kearns-Sayre, LHON (do inglês *leber hereditary optic neuropathy*), neuropatia óptica hereditária de Leber; MELAS, miopatia mitocondrial, encefalopatia, acidose láctica e episódio semelhantes a AVE; MERRF, epilepsia mioclônica com fibras vermelhas rasgadas; NARP, neuropatia, ataxia e retinite pigmentosa; RRF (do inglês *ragged red fibers*), fibras vermelhas rasgadas.

mista de DNAmt **mutantes** e **do tipo selvagem** (**heteroplasmia**), e ainda outras recebem primária ou exclusivamente genomas **mutantes** (**homoplasmia mutante**). As implicações importantes da herança materna e da heteroplasmia são as seguintes: (1) a herança da doença é materna, porém ambos os sexos são igualmente afetados; (2) a expressão fenotípica de uma mutação do DNAmt depende das proporções relativas dos genomas mutante e do tipo selvagem, sendo necessário um número crítico mínimo de genomas mutantes para expressão da doença (**efeito de limiar**); (3) na divisão celular, a distribuição proporcional pode mudar entre as células filhas (segregação mitótica), levando a uma alteração fenotípica correspondente; e (4) gerações subsequentes são afetadas em uma taxa mais alta do que nas doenças autossômicas dominantes. O número crítico de DNAmt mutantes necessários para o efeito de limiar pode variar, dependendo da vulnerabilidade do tecido aos comprometimentos do metabolismo oxidativo, bem como da vulnerabilidade do mesmo tecido ao longo do tempo, o que pode aumentar com a idade. Diferentemente dos transtornos maternalmente herdados causados por mutações do DNAmt, as doenças decorrentes de defeitos do DNAn seguem herança mendeliana. As doenças mitocondriais causadas por defeitos no DNAn incluem defeitos no transporte de substratos (defeitos do transportador de carnitina orgânico, da carnitina palmitoiltransferase I e II, da carnitina acilcarnitina translocase), defeitos na oxidação de substratos (defeitos do complexo piruvato desidrogenase, da piruvato carboxilase, a oxidação de ácidos graxos intramitocondriais), defeitos no ciclo de Krebs (defeitos de α-cetoglutarato, fumarase, aconitase) e defeitos na cadeia respiratória (complexos I-V), incluindo defeitos no acoplamento oxidação/fosforilação (síndrome de Luft) e defeitos no transporte de proteínas mitocondriais.

As doenças causadas por defeitos no DNAmt podem ser divididas em doenças associadas a mutações em ponto herdadas da mãe (p. ex., síndromes LHON, MELAS, MERRF e NARP/mtLeigh) e as causadas por deleções ou duplicações do DNAmt que refletem comunicação alterada entre o núcleo e as mitocôndrias (KSS; síndrome de Pearson, uma encefalopatia grave rara com anemia e disfunção pancreática; e oftalmoplegia externa progressiva). Esses transtornos podem ser herdados por mecanismos esporádicos, autossômicos dominantes ou recessivos e foram identificadas mutações em múltiplos genes, incluindo a subunidade γ catalítica da polimerase do DNAmt (POLG). As **mutações POLG** também têm sido identificadas em pacientes com a síndrome de Alpers-Huttenlocher, que causa um transtorno convulsivo refratário e insuficiência hepática, bem como oftalmoplegia externa progressiva autossômica dominante e recessiva, transtornos do espectro de músculo-cérebro-hepatopatia, síndrome de epilepsia mioclônica, miopatia e ataxia sensorial e transtornos do espectro de neuropatia e ataxia relacionadas com *POLG*. Outros genes que regulam a oferta de nucleotídios para síntese do DNAmt se associam a uma encefalopatia grave e hepatopatia e estão sendo identificados novos transtornos que resultam de defeitos nas interações entre as mitocôndrias e suas redondezas na célula.

MIOPATIA MITOCONDRIAL, ENCEFALOPATIA, ACIDOSE LÁCTICA E EPISÓDIOS SEMELHANTES A ACIDENTE VASCULAR ENCEFÁLICO

Crianças com a síndrome MELAS podem ser normais nos primeiros anos de vida, mas gradualmente manifestam atraso global do desenvolvimento, bem como baixa estatura. A síndrome clínica se caracteriza por: (1) episódios semelhantes a AVE recorrentes com hemiparesia ou outros sinais neurológicos focais, sendo as lesões mais comumente vistas nos lobos temporal posterior, parietal e occipital com base em evidências de anormalidades cerebrais focais por TC ou RM); (2) acidose láctica, fibras vermelhas rasgadas (RRF) ou ambas; e (3) pelo menos dois dos seguintes: crises convulsivas focais ou generalizadas, demência, crises recorrentes de migrânea e vômitos. Em uma série, o início se deu antes da idade de 15 anos em 62% dos pacientes, e a hemianopsia ou cegueira cortical foi a manifestação mais comum. As proteínas do líquido cerebrospinal geralmente aumentam. A mutação MELAS 3243 no DNAmt é a que mais comumente produz MELAS e pode se associar a diferentes combinações de intolerância ao exercício, miopatia, oftalmoplegia, retinopatia pigmentar, miocardiopatia hipertrófica ou dilatada, defeitos de condução cardíaca, surdez, endocrinopatia (diabetes melito) e disfunção tubular renal proximal. Relatam-se algumas outras mutações e existe a descrição de dois pacientes com lesões na região rolândica e epilepsia parcial contínua associadas a mutações no DNAmt em 10158T>C e 10191T>C. MELAS é um transtorno progressivo relatado em irmãos. No entanto, a maioria dos parentes maternos de pacientes com MELAS é levemente afetada ou não é afetada. MELAS é pontuada por episódio de AVE que leva à demência (ver Capítulo 629.4).

É possível detectar hipoperfusão cerebral regional pode por estudos com TC com emissão de fóton único, e a espectroscopia por RM pode detectar áreas focais de acidose láctica no cérebro. A neuropatologia pode mostrar atrofia cortical com lesões semelhantes a infartos em estruturas corticais e subcorticais, calcificações nos núcleos da base e dilatação ventricular. Os espécimes de biopsia muscular geralmente mostram fibras vermelhas rasgadas (RRF). Encontram-se acúmulos e anormalidades mitocondriais nas células musculares lisas dos vasos intramusculares, nas arteríolas cerebrais, nas células epiteliais e nos vasos do plexo corióideo, produzindo uma angiopatia mitocondrial. A bioquímica do músculo mostra deficiência de complexo I em muitos casos; entretanto, também têm sido documentados múltiplos defeitos envolvendo os complexos I, III e IV. Testes moleculares direcionados para mutações específicas ou sequenciamento e varredura de mutações, em geral, são usados para fazer o diagnóstico de MELAS quando a avaliação clínica sugere o diagnóstico. Como o número de genomas mutantes é mais baixo no sangue do que no músculo, este último é o tecido de escolha para a realização do exame. A herança é materna e existe mutação em ponto altamente específica, porém não exclusiva em nt 3243 no $RNAt^{Leu(UUR)}$ no gene do DNAmt em aproximadamente 80% dos pacientes. Mais 7,5% têm mutação em ponto no nt 3252 no gene do $RNAt^{Leu(UUR)}$. Foi identificada uma terceira mutação em nt 3252 no gene do $RNAt^{Leu(UUR)}$. O prognóstico é sombrio nos pacientes com a síndrome completa. Experimentos terapêuticos relatando certo benefício incluem corticosteroides, coenzima Q10, nicotinamida, carnitina, creatina, riboflavina e várias associações destes; L-arginina e estudos pré-clínicos relataram certo sucesso com o resveratrol e com um novo agente, o EPI-743, um composto análogo à coenzima Q10.

EPILEPSIA MIOCLÔNICA E FIBRAS VERMELHAS RASGADAS

A síndrome MERRF se caracteriza por epilepsia mioclônica progressiva, miopatia mitocondrial e ataxia cerebelar com disartria e nistagmo. O início do quadro pode ser na infância ou na vida adulta, e a evolução pode ser lentamente progressiva ou com deterioração rápida. Outras características incluem demência, perda auditiva neurossensorial, atrofia óptica, neuropatia periférica e espasticidade. Como alguns pacientes têm anormalidades da sensibilidade profunda e pé cavo, a condição pode ser confundida com a ataxia de Friedreich. Um número significativo de pacientes tem antecedentes familiares positivos e baixa estatura. Essa condição é herdada da mãe.

Os achados patológicos incluem concentrações elevadas de lactato no soro, RRF na biopsia muscular e perda neuronal acentuada e gliose, afetando, em particular, o núcleo denteado e o complexo olivar inferior, com certa perda de células de Purkinje e neurônios do núcleo rubro. Ocorrem palidez das colunas posteriores da medula espinal e degeneração dos núcleos grácil e cuneiforme. A bioquímica do músculo mostra defeitos variáveis do complexo III, dos complexos II e IV, dos complexos I e IV ou unicamente do complexo IV. Mais de 80% dos casos têm como causa uma mutação em ponto heteroplásmica de G para A em nt 8344 do $RNAt^{Lys}$ do gene do DNAmt. Para outros pacientes, há relatos de mutação de T para C em nt 8356 no gene $RNAt^{Lys}$. A análise de mutações direcionada ou a análise de mutações depois de sequenciamento do genoma mitocondrial é usada para diagnosticar MERRF.

Não existe terapia específica, embora a coenzima Q10 tenha parecido ser benéfica em mãe e filha com mutação MERRF. Relata-se que o anticonvulsivante levetiracetam ajude a reduzir as mioclonias e as crises mioclônicas nesse transtorno.

SÍNDROME DE NEUROPATIA, ATAXIA E RETINITE PIGMENTOSA (NARP)

Esse transtorno herdado da mãe apresenta-se com síndrome de Leigh ou com fraqueza neurogênica e síndrome NARP, bem como crises convulsivas. É causado por mutação em ponto no nt 8993 no gene da subunidade 6 da ATPase. A gravidade de apresentação da doença parece ter estreita correlação com a porcentagem de DNAmt mutante nos leucócitos. Veem-se dois padrões clínicos em pacientes com a síndrome NARP: (1) neuropatia, ataxia, retinite pigmentosa, demência e ataxia e (2) encefalopatia infantil grave assemelhando-se à síndrome de Leigh com lesões nos núcleos da base na RM.

NEUROPATIA ÓPTICA HEREDITÁRIA DE LEBER (LHON)

A LHON se caracteriza por início geralmente entre as idades de 18 e 30 anos, com perda visual subaguda por atrofia óptica bilateral intensa, embora existam relatos de crianças com menos de 5 anos de idade com LHON. Três mutações no DNAmt são responsáveis pela maioria dos casos de LHON, e pelo menos 85% dos pacientes são jovens do sexo masculino. Um fator ligado a X pode modular a expressão da mutação em ponto do DNAmt. As características oftalmológicas clássicas incluem microangiopatia telangiectásica peripapilar e pseudoedema do disco óptico. As características variáveis podem incluir ataxia cerebelar, hiper-reflexia, sinal de Babinski, sintomas psiquiátricos, neuropatia periférica ou anormalidades de condução cardíaca (síndrome da pré-excitação). Alguns casos se associam a lesões generalizadas na substância branca, como observado na esclerose múltipla. A acidose láctica e as RRFs tendem a estar visivelmente ausentes na LHON. Foram descritas mais de 11 mutações em ponto no DNAmt, incluindo geralmente transição homoplásmica de G a A em nt 11.778 do gene da subunidade ND4 do complexo I. Esta última mutação leva à substituição de um resíduo de arginina altamente conservado por histidina no 340° aminoácido e é responsável por 50 a 70% dos casos na Europa e mais de 90% dos casos no Japão. Certos heredogramas de LHON com outras mutações em ponto se associam a transtornos neurológicos complexos e podem ter características em comum com a síndrome MELAS e com necrose estriatal bilateral infantil. Relata-se o caso de uma família com início pediátrico da distonia generalizada progressiva com necrose estriatal bilateral associada a uma mutação homoplásmica G14459A no gene *ND6* do DNAmt, que também se associa a LHON isolada ou LHON com distonia. Idebenona e EPI-743 têm sido estudados para o tratamento do transtorno.

SÍNDROME DE KEARNS-SAYRE (KSS)

A KSS é um transtorno característico de múltiplos órgãos, envolvendo oftalmoplegia externa, bloqueio cardíaco e retinite pigmentosa, tendo início antes dos 20 anos de idade, causada por deleções simples no DNAmt. Também precisa haver pelo menos um dos seguintes fatores: bloqueio cardíaco, síndrome cerebelar ou proteínas no líquido cerebrospinal > 100 mg/dℓ. Outras características inespecíficas, mas comuns, incluem demência, perda auditiva neurossensorial, diabetes melito e hipoparatireoidismo. O prognóstico é reservado, apesar da implantação de um marca-passo, e é progressivo, resultando em óbito na 3ª ou na 4ª década de vida. As apresentações clínicas não habituais podem incluir acidose tubular renal e síndrome de Lowe. Também há alguns casos de sobreposição de filhos com KSS e episódios semelhantes a AVE. A biopsia muscular mostra RRF e fibras negativas para citocromo c oxidase (COX). A maioria dos pacientes tem deleções no DNAmt, e alguns têm duplicações. Estas podem ser novas mutações, responsáveis pela natureza geralmente esporádica da KSS. Alguns heredogramas mostram transmissão autossômica dominante. Os pacientes devem ser monitorados de perto para investigação de anormalidades endócrinas, que possam ser tratadas. Relata-se anedoticamente que a coenzima Q tem certo efeito benéfico; também se relata um efeito positivo do ácido folínico para níveis baixos de folato, assim como efeitos positivos de um implante coclear para a surdez.

Oftalmoplegia externa progressiva esporádica com fibras vermelhas rasgadas é uma condição clinicamente benigna, caracterizada por oftalmoplegia com início na adolescência ou na idade de adulto jovem, ptose e fraqueza proximal das cinturas. É lentamente progressiva e compatível com uma vida relativamente normal. O material de biopsia muscular demonstra RRF e fibras negativas para COX. Aproximadamente 50% dos pacientes com oftalmoplegia externa progressiva têm deleções no DNAmt e não existem antecedentes familiares.

MIOPATIA INFANTIL REVERSÍVEL POR DEFICIÊNCIA DE CITOCROMO C OXIDASE

Mutações no DNAmt também são responsáveis por um tipo reversível de fraqueza neuromuscular e hipotonias intensas em lactente, sendo decorrentes de uma mutação homoplásmica m.14674T>C no RNt-mt^{Glu} com herança materna, associadas a uma deficiência de COX. As crianças afetadas apresentam, nas primeiras semanas de vida, hipotonia, fraqueza muscular intensa e níveis de lactato no soro muito elevados, muitas vezes necessitando de ventilação mecânica. No entanto, a alimentação e o desenvolvimento neuropsicomotor não são afetados. As biopsias musculares feitas nessas crianças no período neonatal mostram RRF e deficiência na atividade da COX, mas esses achados desaparecem em 5 a 20 meses quando os lactentes se recuperam espontaneamente. É difícil distinguir esses lactentes daqueles com transtornos mitocondriais letais sem esperar que melhorem. O mecanismo para essa recuperação ainda não ficou estabelecido, mas pode refletir uma mudança dos RNAs mitocondriais durante o desenvolvimento mais tardio ainda no período de lactente. Esse transtorno reversível é observado somente na deficiência de COX associada à mutação de 14674T>C no RNAt-mt^{Glu}; portanto, sugere-se que os lactentes com esse tipo de fraqueza intensa no período neonatal sejam testados para tal mutação a fim de ajudar no prognóstico.

DOENÇA DE LEIGH (ENCEFALOMIOPATIA NECROSANTE SUBAGUDA)

A doença de Leigh é um transtorno degenerativo progressivo presente em lactentes que gera problemas na alimentação e deglutição, vômitos e atraso do crescimento associados a uma acidose láctica e lesões vistas no tronco encefálico e/ou núcleos da base na RM (Tabela 616.5). Existem várias causas geneticamente determinadas para a doença de Leigh que resultam de mutações do DNA nuclear em genes que codificam componentes da cadeia respiratória: deficiência do complexo da piruvato desidrogenase, deficiência de complexo I ou II, deficiência do complexo IV (COX), deficiência do complexo V (ATPase) e deficiência de coenzima Q10. Esses defeitos podem ocorrer esporadicamente ou ser herdados por transmissão autossômica recessiva, como no caso da deficiência de COX; por transmissão ligada a X, como no caso da deficiência de piruvato desidrogenase $E_1\alpha$; ou por transmissão materna, como na deficiência do complexo V (mutação 6 nt 8993 da ATPase). Aproximadamente 30% dos casos são causados por mutações no DNAmt. Pode ser evidente o atraso dos marcos motores e de linguagem, e crises generalizadas, fraqueza, hipotonia, ataxia, tremor, sinais piramidais e nistagmo são achados proeminentes. Respiração intermitente com suspiros ou soluços associados é característica e sugere disfunção do tronco encefálico. Alguns pacientes evoluem com oftalmoplegia externa, ptose, retinite pigmentosa, atrofia óptica e diminuição da acuidade visual. Os resultados anormais na TC ou RM consistem em áreas bilateralmente simétricas hipointensas nos núcleos da base e tronco encefálico, bem como ácido láctico elevado na espectroscopia por ressonância magnética (Figura 616.4). As alterações patológicas consistem em áreas focais simétricas de necrose no tálamo, núcleos da base, substância cinzenta do tegmento, regiões periventriculares e periaquedutais do tronco encefálico e colunas posteriores da medula espinal. Microscopicamente, essas lesões espongiformes mostram cavitação cística com perda neuronal, desmielinização e proliferação vascular. As elevações dos níveis de lactato no soro são características e pode ocorrer miocardiopatia hipertrófica, insuficiência hepática e disfunção tubular renal. O panorama geral é ruim, mas alguns pacientes apresentam períodos prolongados de remissão. Não há tratamento definitivo para o transtorno subjacente, mas uma variedade de vitaminas, incluindo riboflavina, tiamina e coenzima Q10 são dadas para tentar melhorar a função mitocondrial. Também têm sido usados biotina, creatina, succinato, idebenona e EPI-743, bem como dieta rica em gorduras. Fenobarbital e ácido valproico devem ser evitados por seu efeito inibitório na cadeia respiratória mitocondrial.

Tabela 616.5 Quadro clínico da síndrome de Leigh congênita ou síndrome Leigh-Like.

MANIFESTAÇÕES NEUROLÓGICAS *Tronco encefálico* Bradipneia, hipopneia, episódios de apneia Bradicardia Tetraparesia Hipotonia (lactente flácido) Atraso do crescimento, sucção insatisfatória Dificuldades de deglutição, disfagia, alimentação insatisfatória, sucção insatisfatória Vômitos Espasticidade, reflexos tendíneos vivos Disfasia, disartria Estrabismo Ausência de piscamento óptico ou acústico *Outras manifestações cerebrais* Episódios semelhantes a AVE Atraso nos marcos do desenvolvimento Paralisia do olhar vertical Abalos mioclônicos nas extremidades ou pálpebras Hipotermia Sonolência, tonturas Retardo psicomotor (mental) Ataxia, tremor Crises convulsivas, epilepsia Retardo do crescimento Distonia Falta de coordenação, falta de interesse Nistagmo, movimentos oculares sem coordenação, movimentos sacádicos lentos Atrofia óptica Perda visual Discinesia facial Apraxia ocular Sialorreia Dificuldade para fixar o olhar	*Manifestações na parte periférica do sistema nervoso* Atrofia generalizada Ptoses bilaterais Oftalmoplegia externa progressiva crônica, estrabismo Redução dos reflexos profundos Polineuropatia Fraqueza muscular Miopatia Paralisias de nervos cranianos MANIFESTAÇÕES NÃO NEUROLÓGICAS *Características dismórficas* Fenda labial Falanges distais curtas Prega palmar única Vértebras rostrais Face redonda Bossas frontais Base do nariz plana Microcefalia Lábios finos Queixo pequeno Filtro longo e que não se destaca Hipospadia *Outras* Hérnia inguinal Pescoço rígido Distrofia da retina, retinopatia Surdez, hipoacusia Miocardiopatia hipertrófica, dilatada Pancreatite Diarreia Excreção urinária de intermediários do ciclo de Krebs Restrição do crescimento intrauterino Hipertricose Atrofia vilosa Síndrome nefrótica Nefropatia Hiperidrose Escoliose

De Finsterer J: Leigh and Leigh-like syndrome in children and adults. *Pediatr Neurol* 39:223-235, 2008, Table 1.

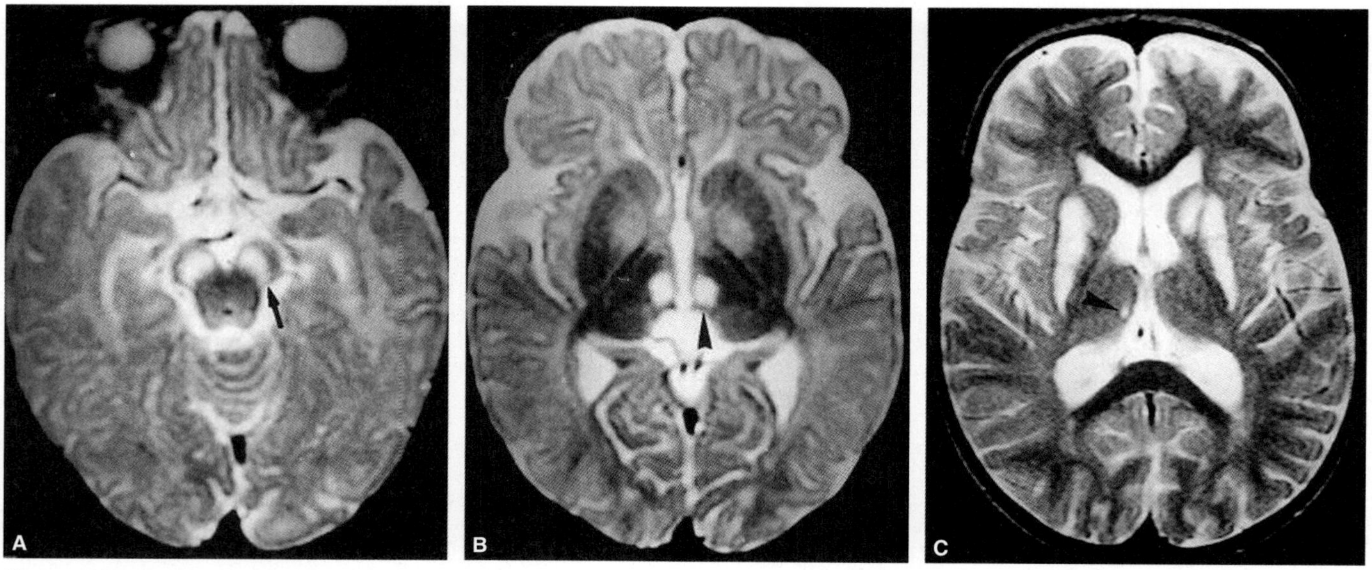

Figura 616.4 **Síndrome de Leigh.** Imagens de RM axial ponderada em T2 (TR/TE/NEX = 3.000/120/1 ms) de uma menina de 8 meses com a síndrome de Leigh causada por mutação de SURF1 indicam lesões hiperintensas na substância negra e núcleos talâmicos mediais (**A**, **B**). Imagens do seguimento (TR/TE/NEX = 2.028/120/2 ms) aos 26 meses (**C**) indicam putames e núcleo caudado esquerdo hiperintensos. (*De Farina L, Chiapparini L, Uziel G, et al: MR findings in Leigh syndrome with COX deficiency and SURF-1 mutations, AJNR Am J Neuroradiol 23:1095–1100, 2002, Fig. 2.*)

SÍNDROME DE DEPLEÇÃO DO DNA MITOCONDRIAL

A síndrome da depleção do DNA mitocondrial é um grupo de transtornos autossômicos recessivos que causam uma queda significativa do DNA mitocondrial no músculo, no fígado e no cérebro (Tabela 616.6). A condição geralmente é fatal em lactentes, embora algumas crianças sobrevivam até a adolescência.

SÍNDROME DE REYE

Esta encefalopatia, que se tornou incomum, associa-se a características patológicas caracterizadas por degeneração gordurosa das vísceras (esteatose microvesicular) e anormalidades mitocondriais e características bioquímicas com um desequilíbrio do metabolismo mitocondrial (ver Capítulo 388).

A **síndrome Reye-like recorrente** é encontrada em crianças com defeitos genéticos da oxidação de ácidos graxos, como deficiências do transportador de carnitina orgânico, de palmitoiltransferases I e II, de carnitina acilcarnitina translocase, acil-coenzima A desidrogenase de cadeia média e longa, acil-coenzima A desidrogenase múltipla e L-3 hidroxiacil-coenzima A desidrogenase de cadeia longa ou proteína trifuncional. Esses transtornos se manifestam por encefalopatia hipoglicêmica e hipocetótica recorrente com padrão de herança autossômico recessivo. Outros erros inatos do metabolismo em potencial presentes com a síndrome de Reye incluem defeitos no ciclo da ureia (ornitina transcarbamilase, carbamil fosfato sintetase) e certas acidúrias orgânicas (acidúria glutárica tipo I), defeitos da cadeia respiratória e defeitos do metabolismo dos carboidratos (intolerância à frutose).

A bibliografia está disponível no GEN-io.

616.3 Outras Encefalopatias

Michael V. Johnston

ENCEFALOPATIA PELO VÍRUS DA IMUNODEFICIÊNCIA HUMANA (HIV)

A encefalopatia é uma manifestação infeliz e comum em lactentes e crianças com infecção pelo HIV (ver Capítulo 302).

ENCEFALOPATIA POR CHUMBO

Veja Capítulo 739.

ENCEFALOPATIA DAS QUEIMADURAS

Desenvolve-se uma encefalopatia em aproximadamente 5% das crianças com queimaduras significativas nas primeiras semanas de hospitalização (ver Capítulo 92). Não existe uma única causa para a encefalopatia das queimaduras, mas é causada por uma combinação de fatores que incluem anoxia (inalação de fumaça, envenenamento por monóxido de carbono, laringospasmo), anormalidades eletrolíticas, bacteriemia e sepse, trombose de veia cortical, traumatismo craniano concomitante, edema cerebral, reações a medicamentos e perturbação emocional. As crises convulsivas são a manifestação clínica mais comum da encefalopatia por queimaduras, mas alterações do nível de consciência, alucinações e coma também podem ocorrer. O tratamento para a encefalopatia das queimaduras é direcionado a uma pesquisa da causa subjacente e tratamento da hipoxemia, crises convulsivas, anormalidades eletrolíticas específicas ou edema cerebral. O prognóstico para recuperação neurológica completa, em geral, é excelente, particularmente se as crises forem a anormalidade primária.

ENCEFALOPATIA HIPERTENSIVA

A encefalopatia hipertensiva se associa mais comumente a doenças renais em crianças, incluindo glomerulonefrite aguda, pielonefrite crônica e insuficiência renal crônica (ver Capítulos 472 e 550). Em alguns casos, a encefalopatia hipertensiva é a manifestação inicial de doença renal subjacente. Hipertensão sistêmica acentuada produz vasoconstrição dos vasos cerebrais, o que leva à permeabilidade vascular, causando áreas de edema cerebral focal e hemorragia. O início pode ser agudo, com crises convulsivas e coma, ou mais indolente, com cefaleia, sonolência e letargia, náuseas e vômitos, visão embaçada, cegueira cortical transitória e hemiparesia. O exame do fundo de olho pode não esclarecer o diagnóstico em crianças, mas pode demonstrar papiledema e hemorragias na retina. A RM geralmente revela hiperintensidade nos lobos occipitais em imagens na sequência em T2, o que é conhecido como **leucoencefalopatia posterior reversível (PRES**; do inglês, *posterior reversible leukoencephalopathy*) e pode ser confundido com infartos cerebrais. Essas áreas de alto sinal também são encontradas em outras regiões do cérebro. Ainda, PRES é observada em crianças sem hipertensão. Em todas as circunstâncias, a PRES se manifesta com crises motoras generalizadas, cefaleia, alterações do estado mental e distúrbios visuais. A TC pode ser normal na PRES; a RM é o estudo de escolha. O tratamento se volta para restauração de um estado de normotensão e controles das crises convulsivas com anticonvulsivantes apropriados.

ENCEFALOPATIA POR RADIAÇÃO

A encefalopatia aguda por radiação se desenvolve mais provavelmente em pacientes jovens que receberam grandes doses diárias de radiação. A radiação excessiva lesa o endotélio dos vasos, resultando em aumento da permeabilidade vascular, edema cerebral e numerosas hemorragias. A criança pode se tornar subitamente irritável e letárgica, queixar-se de cefaleia ou apresentar sinais neurológicos focais e crises convulsivas. Os pacientes ocasionalmente desenvolvem hemiparesia em decorrência de um infarto secundário a uma oclusão vascular dos vasos cerebrais. Os esteroides costumam ser benéficos na redução do edema cerebral e na reversão dos sinais neurológicos. A encefalopatia por radiação tardia se caracteriza por cefaleias e sinais neurológicos focais lentamente progressivos, incluindo hemiparesia e crises convulsivas. A exposição do cérebro à radiação para tratamento de câncer infantil aumenta o

Tabela 616.6 Manifestações da síndrome de depleção do DNA mitocondrial.

GENE MUTADO	SÍNDROME	MANIFESTAÇÕES CLÍNICAS	DEPLEÇÃO DO DNAMT	DELEÇÕES MÚLIPLAS
POLG1	HC; AHS	Cérebro, fígado	×	×
DGUOK	HC	Cérebro, fígado	×	×
TK2	M	Músculo	×	×
MPV17	HC	Cérebro, fígado	×	×
TYMP	MNGIE	Nervo, músculo, GI, cérebro	×	×
SUCLA2	EM	Cérebro, músculo	×	
SUCLG1	EM	Cérebro, músculo	×	
RRM2B	M	Músculo	×	×
PEO1/twinkle	HC, IOSCA, MIRAS	Cérebro, fígado	×	×

AHS, síndrome de Alpers-Huttenlocher; EM, forma encefalomiopática; GI, gastrintestinal; HC, forma hepatocerebral; IOSCA, ataxia espinocerebelar com início no primeiro ano; M, forma miopática; MIRAS, síndrome de ataxia recessiva mitocondrial; MNGIE, encefalopatia neurogastrintestinal mitocondrial. (De Finsterer J, Ahting U: Mitochondrial depletion syndromes in children and adults, *Can J Neurol Sci* 40:635-644, 2013, Table 2.)

risco de doença cerebrovascular tardiamente, incluindo acidente vascular encefálico, doença de moyamoya, aneurisma, malformações vasculares, microangiopatia mineralizante e cefaleias semelhantes a AVE. Algumas crianças com leucemia linfocítica aguda tratadas com uma combinação de metotrexato intratecal e irradiação craniana desenvolvem sinais neurológicos meses ou anos mais tarde; os sinais consistem em aumento de letargia, perda das capacidades cognitivas, demência, sinais neurológicos focais e crises convulsivas (ver Capítulo 521). A TC mostra calcificações na substância branca, e a necropsia demonstra uma encefalopatia necrosante. Essa complicação devastadora do tratamento da leucemia tem levado a reavaliação e redução do uso de radiação craniana no tratamento dessas crianças.

ENCEFALOPATIA NECROSANTE AGUDA

A encefalopatia necrosante aguda (ANE; do inglês, *acute necrotizing encephalopathy*) é rara e grave, sendo vista mais comumente em países asiáticos. Considera-se que seja desencadeada por uma infecção viral (influenza, HHV-6) em um hospedeiro geneticamente suscetível. A Tabela 616.7 lista os critérios diagnósticos. A elevação das enzimas hepáticas sem hiperamonemia é uma característica diferenciadora. Um tipo familiar ou recorrente se associa a mutações no gene *RANBP2* e é designado ANE1. Os achados de RM se caracterizam por lesões simétricas que precisam estar presentes nos tálamos (Figura 616.5). O prognóstico geralmente é sombrio; entretanto, alguns pacientes respondem a esteroides e à imunoglobulina intravenosa (IVIG).

Tabela 616.7 Critérios diagnósticos para encefalopatia necrosante aguda infantil.

1. Encefalopatia aguda depois (1 a 3 dias) de uma doença febril. Deterioração rápida do nível de consciência. Crises convulsivas.
2. Ausência de pleiocitose no líquido cerebrospinal. Aumento das proteínas no líquido cerebrospinal.
3. Evidências em TC ou RM de lesões cerebrais simétricas multifocais. Envolvimento do tálamo bilateralmente. As lesões também são comuns na substância branca periventricular cerebral, na cápsula interna, putame, tegmento da parte alta do tronco encefálico e medula cerebelar. Não existe envolvimento de outras regiões do sistema nervoso central.
4. Elevação das aminotransferases séricas em graus variáveis. Não se encontra aumento da amônia no sangue.
5. Exclusão de doenças semelhantes.
   A. Diagnóstico diferencial do ponto de vista clínico
      Infecções bacterianas e virais incontroláveis e hepatite fulminante; choque tóxico, síndrome hemolítico-urêmica e outras doenças induzidas por toxinas; síndrome de Reye; choque hemorrágico e síndrome de encefalopatia e choque produzido pelo calor
   B. Diagnóstico diferencial do ponto de vista radiológico
      Encefalopatia de Leigh e citopatias mitocondriais relacionadas; acidemia glutárica, acidemia metilmalônica e necrose estriatal bilateral infantil; encefalopatia de Wernicke e envenenamento por monóxido de carbono; encefalomielite disseminada aguda, leucoencefalite hemorrágica aguda, outros tipos de encefalite e vasculite; infecção arterial ou venosa e efeitos de hipoxia ou traumatismo craniano grave

Adaptada de Hoshino A, Saitoh M, Oka et al.: Epidemiology of acute encephalopathy in Japan, with emphasis on the association of viruses and syndromes. Brain Dev 34:337-343, 2012, Table 1.

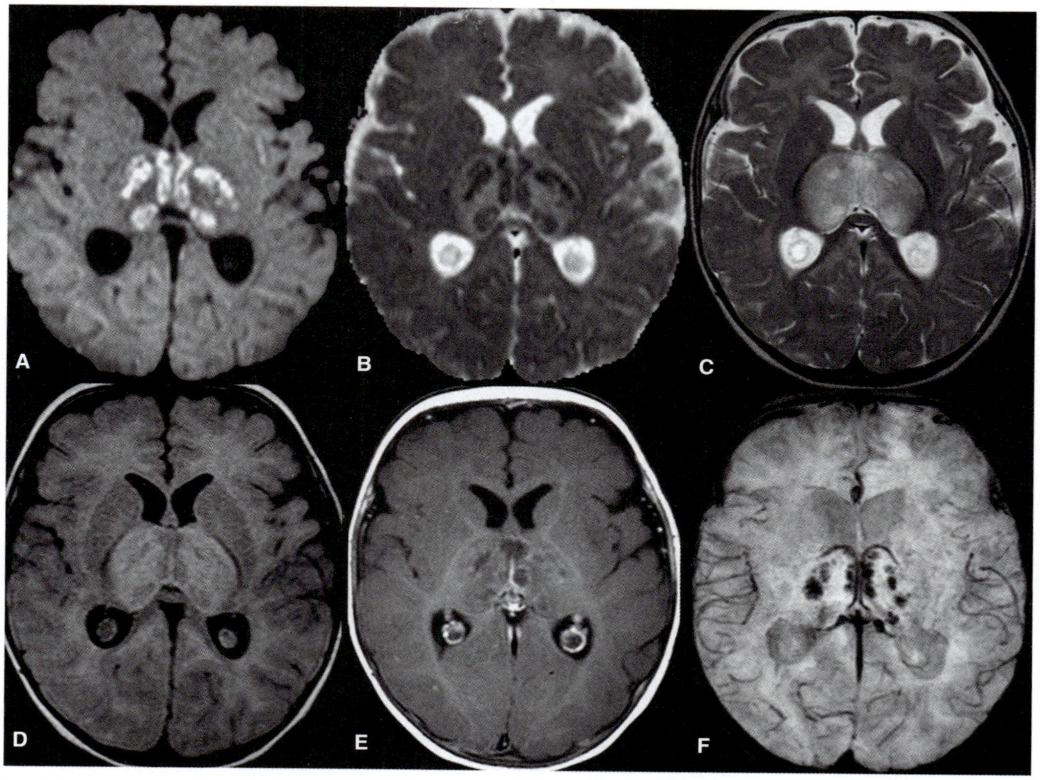

Figura 616.5 Encefalopatia necrosante aguda. RM na apresentação. **A.** Imagem axial ponderada em difusão. **B.** Mapa axial do coeficiente de difusão aparente (CDA). **C.** Imagem axial ponderada em T2. **D.** Imagem em recuperação de inversão com atenuação do líquido livre (FLAIR). **E.** Imagem axial contrastada ponderada em T1. **F.** Imagem axial ponderada em suscetibilidade. As imagens ponderadas em difusão (**A**) e o mapa do CDA correspondente (**B**) claramente mostram múltiplas áreas de difusão restrita contra um fundo de aumento de difusão envolvendo ambos os tálamos, que estão edemaciados. Nas imagens ponderadas em T2 (**C**) e FLAIR (**D**), os tálamos estão acentuadamente edemaciados e hiperintensos. Nas imagens ponderadas em T1 feitas depois da injeção intravenosa de quelato de gadolínio (**E**), múltiplas áreas necróticas ficam bem delineadas por captação linear, fraco periférico. Detectam-se cistos do plexo corióideo incidentais. A imagem ponderada em suscetibilidade (**F**) mostra manchas hipointensas compatíveis com hemorragia petequial. (*De Bergamino L, Capra V, Biancheri R et al.: Immunomodulatory therapy in recurrent acute necrotizing encephalopathy ANE1: is it useful?* Brain Dev *34:384-391, 2012, Fig. 1.*)

LEUCOENCEFALOPATIA CÍSTICA

É um transtorno autossômico recessivo causado por mutações das proteínas RNASET2 e produz um estudo do cérebro por RM que se assemelha muito à infecção congênita pelo citomegalovírus. A leucoencefalopatia cística se manifesta como encefalopatia estática sem megalencefalia.

A bibliografia está disponível no GEN-io.

616.4 Encefalite Autoimune

Thaís Armangué e Josep O. Dalmau

A encefalite autoimune compreende um grupo em expansão de síndromes clínicas que ocorrem em todas as idades (menos de 1 ano até a idade adulta), mas afeta preferencialmente adultos mais jovens e crianças (Tabela 616.8). Alguns desses transtornos se associam a anticorpos contra proteínas da superfície da célula neuronal e receptores sinápticos envolvidos na transmissão sináptica, plasticidade ou excitabilidade neuronal. As síndromes variam de acordo com o anticorpo associado a fenótipos que se assemelham àqueles nos quais a função do antígeno-alvo é farmacológica ou geneticamente modificada.

A maioria desses transtornos é grave e potencialmente fatal, mas os pacientes frequentemente respondem à imunoterapia com bons resultados. Além disso, em razão do amplo espectro de sintomas – incluindo alterações do comportamento, psicose, catatonia, insônia, déficits de memória, crises convulsivas, movimentos anormais e desregulação autonômica –, os pacientes geralmente precisam de uma abordagem de tratamento multidisciplinar, muitas vezes em uma unidade de terapia intensiva.

A identificação desses transtornos proporciona um diagnóstico definitivo para muitos casos de encefalite previamente considerados idiopáticos, infecciosos ou pós-infecciosos, embora não se encontrassem agentes causais. Como a etiologia e os mecanismos patogênicos eram desconhecidos, alguns desses transtornos foram previamente definidos com termos descritivos. Sabe-se que mais de metade dos casos sob o termo mal definido **encefalite letárgica** e alguns casos de "coreoatetose pós-encefalite por herpes "simples" são encefalite antirreceptor de *N*-metil-D-aspartato (**NMDAR**).

Os mecanismos que desencadeiam a produção dos anticorpos são desconhecidos. Em um pequeno subgrupo de pacientes adolescentes e adultos jovens, a presença de um tumor que expressa o antígeno neuronal-alvo provavelmente contribui para desencadear a resposta imune. Além disso, a alta prevalência de sintomas prodrômicos semelhantes aos virais tem sugerido que infecções virais inespecíficas contribuam para a quebra da tolerância imunológica relacionada às proteínas neuronais e aumentem a permeabilidade da barreira hematencefálica a anticorpos. Não obstante, em muitas dessas doenças, a barreira hematencefálica parece intacta e existem evidências de que os autoanticorpos são sintetizados no SNC por plasmócitos que fazem parte dos infiltrados inflamatórios locais no cérebro e nas meninges.

ENCEFALITE ANTIRRECEPTOR DE *N*-METIL-D-ASPARTATO

Nesta doença, anticorpos do tipo imunoglobulina G têm como alvo a subunidade GluN1 do receptor NMDA. Não se sabe qual é a frequência exata desse transtorno, mas é considerada a segunda causa mais comum de encefalite autoimune depois da encefalomielite disseminada aguda em crianças e adolescentes. De um modo geral, a doença predomina no gênero feminino (80%), embora, em pacientes com menos de 12 anos de idade, a frequência nos meninos seja mais alta (40%). A síndrome resultante é altamente previsível e geralmente evolui em estágios. Em adolescentes e adultos jovens, o transtorno geralmente apresenta proeminentes manifestações psiquiátricas que podem incluir ansiedade rapidamente progressiva, agitação, pensamentos delirantes, comportamento bizarro, labilidade emocional, distúrbios do humor (mania), características catatônicas, déficit de memória, desintegração da linguagem, agressividade e insônia ou outros distúrbios do sono. Foram observados que, em muitos casos, esses sintomas tinham sido precedidos de cefaleia prodrômica, febre ou sintomas semelhantes aos das infecções virais. Os pacientes geralmente são diagnosticados incorretamente como tendo psicose de início recente ou um transtorno psiquiátrico primário. No entanto, em alguns dias ou semanas, ocorrem sintomas adicionais, incluindo uma diminuição do nível de consciência, crises convulsivas (inclusive estado de mal epiléptico), discinesias nas extremidades e orais, movimentos coreoatetoides e instabilidade autonômica, que geralmente inclui taquicardia, bradicardia, flutuação da pressão arterial, hipoventilação, hipertermia e sialorreia. Em raros casos, ocorre bradicardia e pausas cardíacas, por vezes exigindo o uso

Tabela 616.8 Encefalite autoimune em crianças.

DOENÇA	ANTICORPOS E/OU MECANISMOS	SÍNDROME	EXAMES SUBSIDIÁRIOS	TRATAMENTO/ PROGNÓSTICO
Encefalite anti-NMDAR	Anticorpos contra a subunidade GluN1 de NMDAR. Em crianças, a maioria dos casos é idiopática. Em um subgrupo de pacientes, a doença é desencadeada pela presença de um tumor. Em outro subgrupo, a doença é desencadeada pela encefalite por HSV.	Sintomas psiquiátricos, diminuição da produção verbal, distúrbios do sono (principalmente insônia), crises convulsivas, discinesias (orofaciais, extremidades) e outros movimentos anormais, disfunção autonômica, hipoventilação	EEG: quase sempre anormal (atividade epiléptica e/ou lenta). Em alguns pacientes, mostra o padrão *"extreme delta brush"* RM cerebral: achados inespecíficos em cerca de 35% LCE: pleiocitose e/ou aumento das proteínas em cerca de 80%	80% de recuperação substancial depois de imunoterapia e remoção do tumor (se apropriado). Aproximadamente 50% dos pacientes precisam de imunoterapias de segunda escolha.* Recidivas em cerca de 15% dos pacientes. Desfecho pior quando pós-HSE
Encefalite associada a anticorpos contra $GABA_AR$	Anticorpos contra subunidades $\alpha1$, $\beta3$ ou $\gamma2$ do $GABA_AR$. cerca de 40% dos adultos têm um tumor subjacente (timoma). As crianças geralmente não têm tumor associado.	Crises convulsivas refratárias, epilepsia parcial contínua. Os pacientes podem desenvolver discinesias nas extremidades ou orofaciais	EEG: quase sempre anormal; atividade epiléptica frequente RM: hiperintensidades corticais e subcorticais multifocais em FLAIR/ T2 em 77% dos pacientes LCE: pleiocitose e/ou aumento de proteínas	80% mostram recuperação moderada ou boa depois da imunoterapia.
Encefalite com anticorpos mGluR5 (síndrome de Ofélia)	Anticorpos contra mGluR5 Frequente associação com linfoma de Hodgkin	Comportamento anormal, crises convulsivas, déficits de memória	EEG: frequentemente anormal com achados inespecíficos RM: normal ou achados inespecíficos LCE: frequente pleiocitose e/ou aumento de proteínas	Boa recuperação depois do tratamento do tumor e da imunoterapia

(*continua*)

Tabela 616.8 Encefalite autoimune em crianças. (*continuação*)

DOENÇA	ANTICORPOS E/OU MECANISMOS	SÍNDROME	EXAMES SUBSIDIÁRIOS	TRATAMENTO/ PROGNÓSTICO
Outras encefalites autoimunes (muito infrequentes em crianças)	Anticorpos contra antígenos da superfície celular neuronal ($GABA_BR$, DPPX, GlyR) ou intraneuronais (Hu, Ma2, anfifisina GAD65) Todos esses anticorpos raramente se associam a tumores em crianças	A síndrome varia, dependendo do autoanticorpo, e os fenótipos muitas vezes são diferentes dos relatados em adultos. $GABA_BR$: encefalite, crises convulsivas, ataxia cerebelar DPPX: hiperexcitabilidade do SNC, PERM GlyR: PERM ou síndrome da pessoa rígida Hu: encefalite do tronco encefálico ou límbica Ma2: encefalite, encefalite diencefálicas (somente em adultos) GAD65: encefalite límbica, epilepsia	RM: alterações variáveis, dependendo da síndrome LCE: pleiocitose frequente e/ou aumento de proteínas	Transtornos com anticorpos contra antígenos da superfície celular são substancialmente mais responsivos à imunoterapia do que aqueles com anticorpos contra antígenos intracelulares
ADEM	50 a 60% dos pacientes com ADEM apresentam anticorpos contra MOG	Crises convulsivas, déficits motores, ataxia ou disfunção visual acompanhados por encefalopatia	RM com grandes anormalidades nebulosas em T2/FLAIR com ou sem envolvimento da substância cinzenta profunda LCE: frequente pleiocitose e/ou aumento de proteínas	Em cerca de 90% dos pacientes, a doença é monofásica e mostra boa resposta aos esteroides. Alguns pacientes desenvolvem doença recidivante (com detecção prolongada de anticorpos contra MOG).
NMOSD	Os pacientes têm anticorpos contra AQP4 ou MOG; alguns pacientes são soronegativos.	Envolvimento típico dos nervos ópticos e da medula espinal Encefalopatia no contexto de síndromes diencefálicas ou da área postrema	Envolvimento característico de áreas cerebrais ricas em AQP4 (substância cinzenta periaquedutal, hipotálamo, nervo óptico, envolvimento central da medula espinal)	Alto risco de recidivas e de deficiência a longo prazo. Exige imunoterapia crônica. Os pacientes com anticorpos contra MOG têm melhor resultado a longo prazo do que aqueles com anticorpos contra AQP4 ou os casos soronegativos.
Opsoclônus-mioclonia e outras encefalites cerebelares do tronco encefálico	A maioria dos pacientes não tem anticorpos detectáveis (alguns pacientes têm anticorpos Hu). Ocorre neuroblastoma em 50% das crianças < 2 anos de idade; teratoma em adolescentes e adultos jovens	Opsoclônus muitas vezes acompanhado por irritabilidade, ataxia, quedas, mioclonias, tremores e sialorreia	RM: geralmente normal; pode mostrar atrofia cerebelar com o passar do tempo. EEG: Normal LCE: pode ser normal ou mostrar anormalidades sugestivas de ativação de linfócitos B	Tratamento do neuroblastoma (se aplicável) Resposta neurológica parcial à imunoterapia em muitas crianças em idade pré-escolar independentemente da presença ou ausência de neuroblastoma. (Melhores resultados se for usada imunoterapia agressiva). Boa resposta ao tratamento em adolescentes com opsoclônus associado à teratoma
Encefalite de Bickerstaff	Anticorpos GQ1b (cerca de 65% inespecíficos para este transtorno)	Oftalmoplegia, ataxia e diminuição do nível de consciência. Frequente hiper-reflexia. Pacientes podem desenvolver hiporreflexia e síndrome de Miller-Fisher sobreposta	RM: anormal em cerca de 30% (anormalidades de sinal em T2 no tronco encefálico, tálamo e cerebelo) Estudos de condução nervosa: anormais em cerca de 45% (degeneração axonal predominante, menos frequentemente, desmielinização)	Boa resposta aos esteroides IVIG ou plasmaférese
Encefalite de Hashimoto	Anticorpos TPO[†] (inespecíficos para este transtorno)	Sintomas semelhantes a um AVE, tremor, mioclonias, afasia, crises convulsivas, ataxia, problemas de sono e de comportamento	48% hipotireoidismo, RM costuma ser normal EEG: atividade lenta LCE: proteínas elevadas	Responsiva a esteroides. São frequentes as respostas parciais.
Encefalite de Rasmussen	Maior probabilidade de ser imunomediada (mecanismo não esclarecido)	Crises parciais refratárias progressivas, declínio cognitivo, déficits focais e hemiatrofia cerebral	RM: atrofia hemisférica unilateral progressiva	Resposta limitada à imunoterapia. Os pacientes podem precisar de hemisferectomia funcional

(*continua*)

Tabela 616.8 Encefalite autoimune em crianças. (*continuação*)

DOENÇA	ANTICORPOS E/OU MECANISMOS	SÍNDROME	EXAMES SUBSIDIÁRIOS	TRATAMENTO/ PROGNÓSTICO
Encefalite dos núcleos da base	Anticorpos contra D2R em alguns casos	Letargia, movimentos anormais, transtorno do comportamento, agitação, psicose	RM: Anormalidades dos núcleos da base em T2/ FLAIR, mas pode ser normal em até 50% LCE: frequentemente proteína elevada	Geralmente monofásica, resultado variável; 40% recuperação completa com imunoterapia.
CLIPPERS	Nenhuma associação com autoanticorpo específico	Diplopia ou parestesias faciais episódicas com subsequente desenvolvimento de sintomas de disfunção do tronco encefálico e ocasionalmente da medula espinal	RM: captação curvilínea simétrica do gadolínio salpicando a ponte e estendendo-se variavelmente até o bulbo, o pedúnculo cerebelar médio, o cerebelo, o mesencéfalo e, ocasionalmente, a medula espinal	Responsiva a esteroides, mas pode requerer terapia crônica com esteroides ou terapia com outro imunossupressor
ROHHAD	Causa desconhecida. Postula-se origem autoimune ou genética. Frequentemente associada a tumores da crista neural	Obesidade com instalação rápida, hiperfagia, comportamento anormal, disfunção autonômica e hipoventilação central	RM cerebral geralmente normal	Tratamento sintomático. Em alguns pacientes, resposta limitada à imunoterapia

*Inclui rituximabe e ciclofosfamida. †Diagnóstico de exclusão depois de se descartarem autoanticorpos relevantes (p. ex., NMDAR, AMPAR entre outros). AQP4, aquaporinas 4; CLIPPERS, Inflamação linfocitária crônica com captação de contraste perivascular pontina responsiva a esteroides; LCE, líquido cerebrospinal; D2R, receptor 2 da dopamina; DPPX, proteína 6 semelhante à dipeptidil peptidase EEG, eletroencefalograma; FLAIR, recuperação de inversão com atenuação do líquido livre; $GABA_AR$, receptor A do ácido γ-aminobutírico; $GABA_BR$, receptor B do ácido γ-aminobutírico; GAD65, descarboxilase 65 do ácido glutâmico; HSV, herpes-vírus simples; IVIG, imunoglobulina intravenosa; mGluR5, receptor 5 do glutamato metabotrópico; MOG, glicoproteína mielina-oligodendrócito; RM, ressonância magnética; NMDAR, receptor do *N*-metil-D-aspartato; NMOSD, transtorno do espectro da neuromielite óptica; PERM, encefalomielite progressiva com rigidez e mioclonias; ROHHAD, obesidade de instalação rápida com disfunção hipotalâmica, hipoventilação e desregulação autonômica; TPO, tireoide peroxidase.

temporário de um marca-passo. O transtorno também ocorre no segundo ano de vida e em lactentes (o paciente mais jovem identificado até hoje tinha 2 meses de idade) e, embora a evolução da síndrome seja semelhante à dos adultos, os pacientes jovens apresentam mais frequentemente crises convulsivas motoras ou complexas e transtornos do movimento. Em virtude da idade dos pacientes, as características psiquiátricas-comportamentais podem não ser percebidas. Nesse grupo etário jovem, as alterações do comportamento incluem irritabilidade, crises de mau humor com início recente, agitação, agressividade, redução da fala, mutismo e regressão semelhante à do autismo. Além disso, em comparação com os adultos, algumas crianças também desenvolvem ataxia cerebelar e hemiparesia; diferentemente, a disfunção autonômica geralmente é mais leve e menos grave nas crianças.

Estudos com RM cerebral são anormais em aproximadamente 35% dos pacientes, geralmente mostrando anormalidades de sinal corticais e subcorticais na recuperação de inversão com atenuação do líquido livre em T2 (FLAIR), algumas vezes com captação de contraste cortical ou meníngeo transitório; podem ocorrer anormalidades inespecíficas da substância branca. No entanto, se forem predominantes as alterações da substância branca, deve-se suspeitar de uma síndrome sobreposta (Figuras 616.6 e 616.7). O líquido cerebrospinal é inicialmente anormal em aproximadamente 80% dos pacientes, mostrando pleiocitose linfocitária e, menos frequentemente, aumento da síntese de proteínas e de bandas oligoclonais. O eletroencefalograma (EEG) é anormal virtualmente em todos os pacientes e geralmente mostra atividade lenta focal ou difusa nas faixas delta e teta, o que não se correlaciona com os movimentos anormais. Além disso, muitos pacientes desenvolvem atividade epiléptica, exigindo videomonitoramento para controle clínico adequado. Um padrão de EEG característico chamado "*extreme delta brush*", caracterizado por complexos betadelta, ocorre em 30% dos adultos e tem sido descrito em crianças (Figura 616.8).

O diagnóstico do transtorno é estabelecido por meio da demonstração de anticorpos contra NMDAR no LCE ou no soro. A sensibilidade é mais alta no LCE, em comparação com o soro (100% *vs.* 85%), e os níveis de anticorpos no LCE parecem se correlacionar melhor com o resultado. Os anticorpos podem permanecer detectáveis, porém com títulos mais baixos, depois que os pacientes se recuperam.

A presença de um tumor subjacente, geralmente um teratoma, é dependente da idade e do gênero. Enquanto 40% das meninas com mais de 12 anos de idade são diagnosticadas com um teratoma de ovário subjacente, é excepcional a presença de um tumor em pacientes jovens do gênero masculino ou feminino, ou em adultos jovens do gênero masculino. Nas crianças, a RM do abdome e da pelve e ultrassonografia abdominal e testicular são os exames de triagem preferidos para pesquisa de tumores.

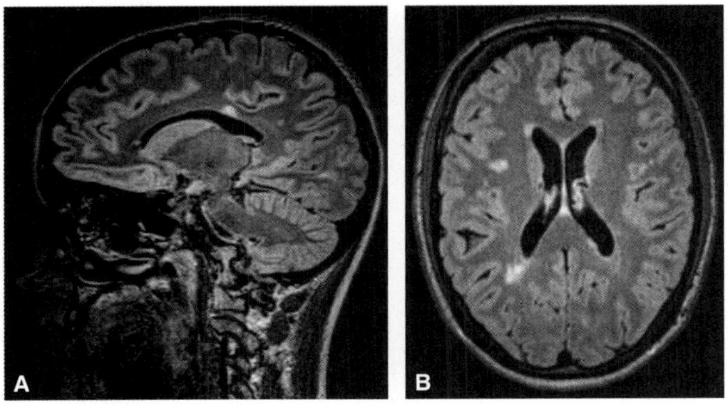

Figura 616.6 Síndrome desmielinizante sobreposta em dois pacientes com encefalite NMDAR. **A.** Lesões com hiperintensidade em FLAIR no corpo caloso de paciente feminina com idade de 20 anos e encefalite NMDAR, uma lesão com aspecto de "dedo de Dawson" típico da esclerose múltipla. Observam-se outras lesões desmielinizantes na substância branca periventricular, sendo que duas das lesões mostram captação de contraste. As lesões foram detectadas em uma RM de controle de rotina; entretanto, a paciente vinha apresentando fadiga nos 6 meses anteriores à RM. Pouco depois da RM, ela desenvolveu hipoestesia em ambas as pernas e disfunção vesical. Iniciou-se tratamento com esteroides intravenosos, e os sintomas tiveram remissão parcial. **B.** Lesões hiperintensas em FLAIR na substância branca periventricular em paciente feminina com 26 anos com encefalite NMDAR. No total, detectaram-se 14 lesões supratentoriais, e duas lesões mostraram captação de contraste. A RM foi realizada porque a paciente apresentava diplopia intermitente. Ela foi tratada com esteroides intravenosos, e a diplopia teve remissão. (*De Heine J, Pruss H, Bartsch T et al.: Imaging of autoimmune encephalitis: relevance for clinical practice and hippocampal function. Neuroscience 309:68-83, 2015, Fig. 3.*)

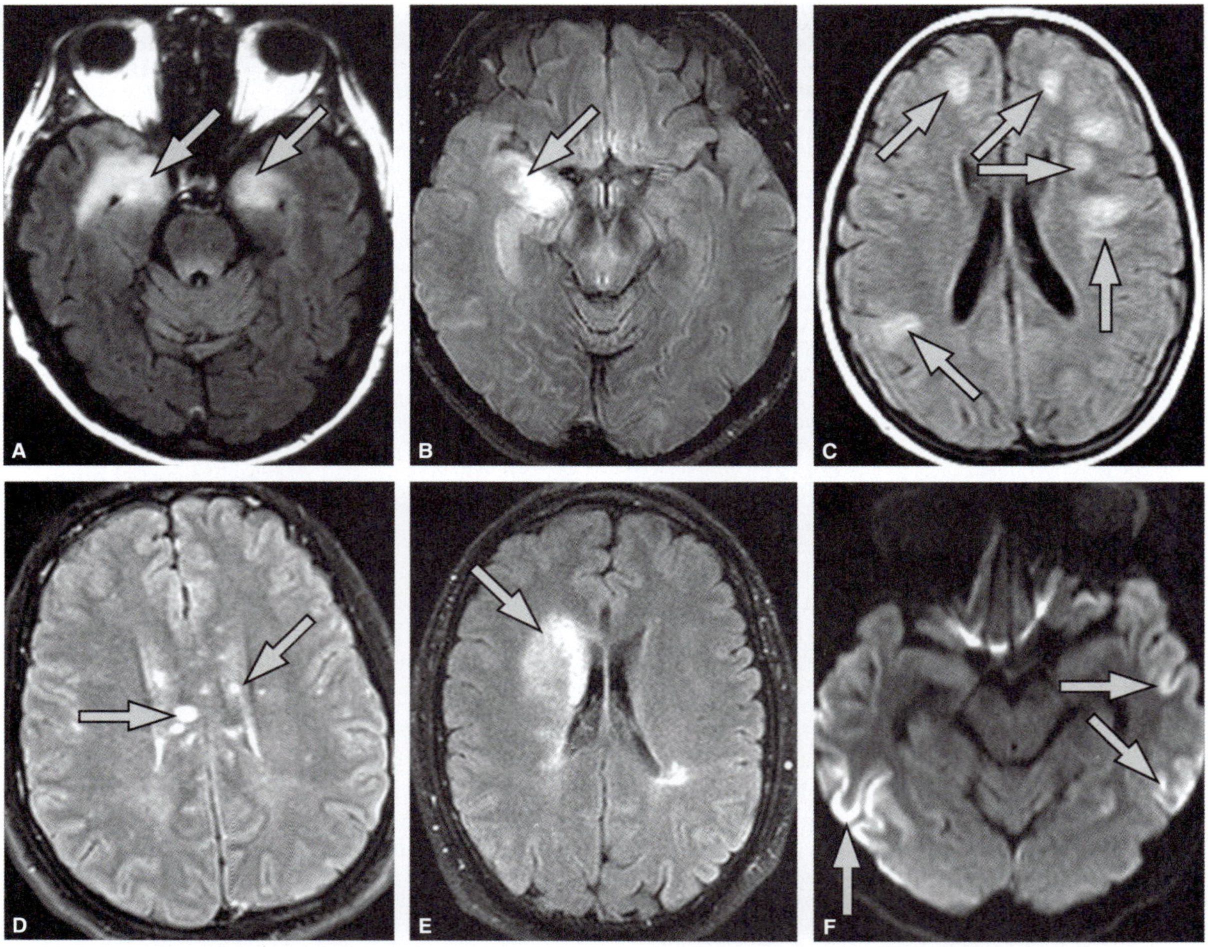

Figura 616.7 **Padrões de RM na encefalite autoimune e quadros semelhantes.** RM típica de encefalite límbica (**A**) com anormalidades bilaterais no lobo temporal medial nas imagens em recuperação de inversão com atenuação do líquido livre ponderadas em T2; este paciente com encefalite límbica comprovada em necropsia não tinha anticorpos antineuronais no soro ou no LCE. Paciente com diagnóstico final de glioma (**B**) que apresentou envolvimento hipocampal unilateral à direita simulando encefalite límbica. RM típica de encefalomielite disseminada aguda (**C**) com grandes lesões bilaterais na substância branca. Múltiplas lesões envolvendo o corpo caloso em paciente com síndrome de Susac (**D**). RM de um paciente com síndrome de sobreposição (anticorpos contra receptor de NMDA e glicoproteína mielina-oligodendrócito) (**E**), mostrando anormalidade frontal à direita compatível com desmielinização. Sequência de RM em difusão em paciente com encefalite associada a anticorpo contra o receptor de AMPA (**F**), simulando as alterações na RM vistas em pacientes com doença de Creutzfeldt-Jakob. Lado esquerdo das imagens = lado direito do cérebro. *(De Graus F, Titulaer MJ, Balu R et al.: A clinical approach to diagnosis of autoimmune encephalitis, Lancet Neurol 15:391-404, 2016, Fig. 2.)*

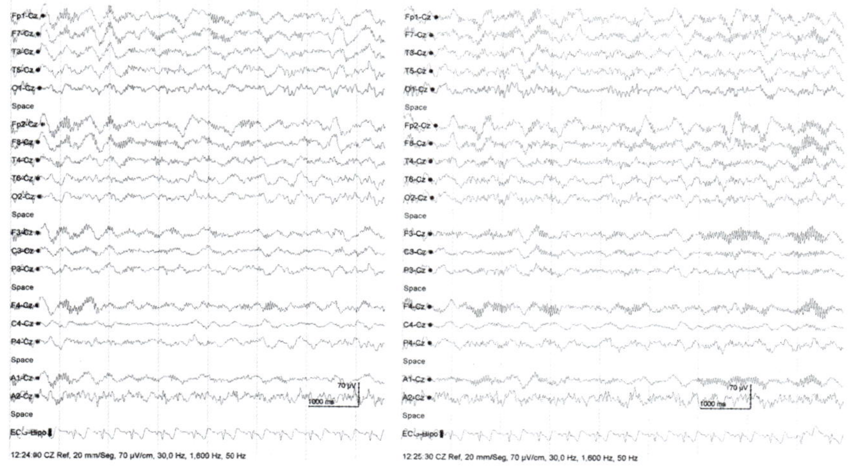

Figura 616.8 **Eletroencefalograma mostrando um padrão denominado *extreme delta brush* em garota de 14 anos com encefalite contra o receptor de *N*-metil-D-aspartato.** Verificou-se que esse padrão é característico de uma encefalite anti-NMDAR. Consiste em uma combinação quase contínua de atividade delta com atividade rápida superposta, geralmente na faixa beta, envolvendo simetricamente todas as regiões da cabeça, tendo uma preferência frontal em pacientes que não estejam sob efeitos de sedação ou anestesia. *(De Armangue T, Titulaer MJ, Málaga I et al.: Pediatric anti-N-methyl-D-aspartate receptor encephalitis–clinical analysis and novel findings in a series of 20 patients. J Pediatr 162:850-856, 2012, Fig. 2.)*

Em um pequeno número de pacientes, ocorre encefalopatia anti-NMDAR simultaneamente ou após infecções causadas por uma variedade de patógenos, incluindo *Mycoplasma pneumoniae*, herpes-vírus simples 1 (HSV1), herpesvírus humano 6, enterovírus e vírus influenza. Com exceção do HSV1, não foi estabelecida uma relação patogênica com a maioria dessas infecções. Existem evidências de que alguns pacientes com encefalopatia pelo HSV desenvolvem anticorpos contra a subunidade GluN1 do NMDAR e outras proteínas e receptores da superfície celular neuronal, o que leva à apresentação de novos sintomas neurológicos recidivantes 2 a 12 semanas depois de finalizado o tratamento para encefalite por HSV. Em crianças com menos de 4 anos, esse tipo de encefalite autoimune geralmente se manifesta com coreoatetose e discinesias (o que se conhece como coreoatetose pós-encefalite pelo HSV; ver Vídeos 616.1, 616.3 e 616.5). Por outro lado, crianças com mais idade e adultos desenvolvem com maior frequência sintomas predominantemente comportamentais.

Embora não tenham sido feitos ensaios clínicos prospectivos, existem evidências de que a remoção tumoral, quando apropriada, e a pronta imunoterapia melhoram os resultados. A maioria das crianças recebe imunoterapias de primeira escolha, incluindo corticosteroides IVIG ou plasmaférese. No entanto, como esses tratamentos falham em quase 50% dos pacientes e com um número cada vez maior de relatos mostrando que o rituximabe pode ser eficaz, esse tratamento está sendo cada vez mais usado juntamente com IVIG e esteroides ou após imunoterapias de primeira escolha. A ciclofosfamida pode demonstrar eficácia quando não existe resposta aos tratamentos citados.

Embora a encefalite anti-NMDAR tenha uma taxa de mortalidade de 7%, aproximadamente 80% dos pacientes têm recuperação substancial ou completa. A recuperação geralmente é lenta e pode levar até 2 anos depois do início dos sintomas. Os últimos sintomas a melhorarem são os problemas de interação social e as funções executivas e de linguagem. Ocorrem recidivas em aproximadamente 15% dos pacientes; elas podem se desenvolver como síndromes parciais, são geralmente mais leves do que o episódio inicial e respondem igualmente bem à imunoterapia. A imunoterapia abrangente inicial parece prevenir ou reduzir o número de recidivas. Não se sabe qual é a eficácia da imunossupressão crônica com medicamentos como a azatioprina ou o micofenolato mofetila em prevenir recidivas.

O diagnóstico diferencial de encefalopatia por anti-NMDAR é extenso e varia de acordo com o estágio da doença (Tabela 616.9). Os transtornos mais frequentemente considerados são encefalite viral, síndrome maligna por neurolépticos, psicose aguda e uso abusivo de substâncias.

Tabela 616.9 Diagnóstico diferencial de encefalite por anti-NMDAR e outros tipos de encefalites autoimunes em crianças.

TRANSTORNO	OBSERVAÇÕES
Encefalite viral	A encefalite viral é sugerida pelo início agudo dos sintomas, pleiocitose do LCE e hipertermia. A maioria das encefalites virais (exceto pela raiva) ocorre com níveis mais altos de pleiocitose no LCE e da concentração de proteínas. Psicose e discinesias são significativamente menos frequentes na encefalite viral do que na encefalite anti-NMDAR.
Encefalite recidivante pós-infecção pelo herpes-vírus simples	Ocorre cerca de 2 a 12 semanas depois do tratamento bem-sucedido da encefalite por herpes simples. Isso pode representar uma verdadeira recidiva de encefalite viral (PCR positiva no LCE, progressão de alterações necróticas na RM, resposta ao aciclovir) ou um transtorno autoimune (PCR negativa no LCE, ausência de novas lesões necróticas na RM, falta de resposta ao aciclovir). Em uma parte dos últimos pacientes, o transtorno é uma encefalite anti-NMDAR.
Psicose de início recente	Como a maioria dos pacientes com encefalite anti-NMDAR apresenta psicose, frequentemente se considera um transtorno psiquiátrico. À medida que a doença evolui, o desenvolvimento de sintomas neurológicos geralmente revela o diagnóstico.
Drogas/toxinas	O desenvolvimento agudo de alterações da personalidade e do comportamento e sintomas sugerindo envolvimento das vias dopaminérgicas (rigidez, distonia, movimentos orofaciais) geralmente leva a uma suspeita de uso abusivo de drogas (p. ex., cetamina, fenciclidina, entre outras).
Síndrome maligna dos neurolépticos	A ocorrência de alteração do nível de consciência, de episódios de rigidez, hipertermia e instabilidade autonômica costuma sugerir SMN. Além disso, alguns pacientes com encefalite anti-NMDAR têm elevação da creatina fosfoquinase no soro e rabdomiólise (na ausência de medicação antipsicótica). O uso frequente de neurolépticos para controlar comportamento anormal acrescenta ainda mais confusão entre ambas as síndromes. A presença de discinesias e de catatonia sugere encefalite anti-NMDAR.
Encefalite límbica (EL)	Os critérios da EL são bem definidos. Os pacientes com EL não têm discinesias nem hipoventilação central; a RM geralmente mostra anormalidades restritas aos lobos temporais mediais, e os achados de EEG (atividade epiléptica ou lenta) se restringem amplamente aos lobos temporais.
Encefalite letárgica	Essa é uma entidade mal definida, provavelmente representando múltiplos transtornos. Os critérios incluem: encefalite aguda ou subaguda com pelo menos três dos seguintes achados: sinais de envolvimento dos núcleos da base; crises oculógiras; oftalmoplegia; transtorno obsessivo-compulsivo; mutismo acinético; irregularidades respiratórias centrais; e sonolência e/ou inversão de sono. Muitos pacientes diagnosticados com encefalite letárgica hipercinética têm encefalite anti-NMDAR.
Transtorno desintegrador do pré-escolar e escolar/autismo de início tardio	As crianças com encefalite anti-NMDAR costumam apresentar regressão cognitiva, perda rápida da função da linguagem, características de autismo e crises convulsivas, sugerindo um transtorno desintegrador do pré-escolar e escolar. Conquanto o prognóstico do TDPEE seja reservado, a maioria dos pacientes com encefalite anti-NMDAR responde à imunoterapia e tem recuperação clínica substancial.
Síndrome de Kleine-Levin	Sintomas de hipersônia, hiperfagia compulsiva, hipersexualidade, apatia e comportamento semelhante ao de uma criança, componentes típicos da síndrome de Kleine-Levin, podem ocorrer transitoriamente durante o processo de recuperação de uma encefalite anti-NMDAR ou como sequelas permanentes.
Erros inatos do metabolismo	A acidúria glutárica do tipo I pode se apresentar em pacientes antes assintomáticos como episódios de encefalopatia com distonia, coincidindo com um processo infeccioso ou febril. Vários erros inatos do metabolismo também podem ocorrer com encefalopatia aguda ou subaguda com sinais extrapiramidais, incluindo acidúria 3-metilglutacônica, deficiência no transporte de creatina, transtornos mitocondriais (síndrome de Leigh), síndromes de Wilson e Lesch-Nyhan. Também se deve considerar a neurodegeneração associada à pantotenato quinase, porfiria e defeitos do ciclo da ureia.

(continua)

Tabela 616.9 Diagnóstico diferencial de encefalite por anti-NMDAR e outros tipos de encefalites autoimunes em crianças. (*continuação*)

TRANSTORNO	OBSERVAÇÕES
Transtornos genéticos que podem se manifestar como encefalite autoimune	Mutações de HLH, RANBP2, interferonopatias, síndromes autoinflamatórias, incluindo síndromes periódicas associadas à criopirina e deficiência de CTLA4 podem apresentar-se com um quadro clínico simulando ADEM ou encefalite autoimune ou infecciosa. A RM muitas vezes mostra hiperintensidades em T2/FLAIR envolvendo a substância branca com captação de contraste em deficiência de HLH e CTLA4; em ambos os tálamos nas mutações de *RANBP2*; e pode mostrar necrose estriatal com ou sem hipomielinização associada na interferonopatia de ADAR1. O LCE é anormal na maioria dos pacientes. Alguns desenvolvem sintomas sistêmicos (febre, artralgias ou erupção cutânea em síndromes autoinflamatórias ou citopenias autoimunes ou hipogamaglobulinemia na deficiência de CTLA4) que podem ajudar a fazer o diagnóstico, confirmado pelos testes genéticos.
Transtornos dos neurotransmissores de monoaminas	Deficiência de dopamina, de serotonina ou de ambas pode resultar em encefalopatia, epilepsia e sintomas piramidais e extrapiramidais. O diagnóstico é estabelecido pesquisando-se os níveis desses neurotransmissores no LCE.
Transtornos desmielinizantes adquiridos	ADEM e NMOSD são transtornos inflamatórios e desmielinizantes imunomediados do sistema nervoso central. Esses transtornos devem ser considerados no diagnóstico diferencial de anormalidades neurológicas multifocais e encefalopatia em crianças. Como com a encefalite anti-NMDAR, esses transtornos podem ser precedidos por uma infecção e podem mostrar pleiocitose. O diagnóstico é sugerido pelos achados de RM. Na NMOSD, a presença de anticorpos contra AQP4 no soro ou LCE se associa a recidivas e prognóstico sombrio. Ocorrem anticorpos contra MOG em aproximadamente 50% das crianças com ADEM e em alguns pacientes com NMOSD.
Vasculite do SNC	A vasculite do SNC resulta em déficits neurológicos e manifestações psiquiátricas. O diagnóstico é estabelecido por angiografia na angiite de grandes vasos e biopsia cerebral na angiite de pequenos vasos. Ademais, os marcadores inflamatórios séricos (velocidade de hemossedimentação, proteína C reativa, Complemento 3, antígeno do fator de von Willebrand) geralmente estão elevados, e a RM mostra anormalidades em FLAIR/T2 na substância branca e/ou na substância cinzenta, sugerindo isquemia e micro-hemorragias, mas não se restringindo a territórios vasculares e com frequente captação de contraste leptomeníngeo e/ou local.
Transtornos reumáticos sistêmicos	O lúpus eritematoso sistêmico e outros transtornos reumáticos podem resultar em encefalopatia e manifestações neurológicas e psiquiátricas multifocais. Esses transtornos geralmente são sugeridos pela presença de sinais e sintomas de envolvimento de órgãos sistêmicos: pele, articulações, rins, células formadoras do sangue e vasos sanguíneos.

ADEM, encefalomielite disseminada aguda; AQP4, aquaporinas 4; TDPEE, transtorno desintegrador do pré-escolar e escolar; SNC, sistema nervoso central; LCE, líquido cerebrospinal; EEG, eletroencefalograma; FLAIR, recuperação de inversão com atenuação do líquido livre; HLH, linfo-histiocitose hemofagocítica; EL, encefalite límbica; MOG, glicoproteína mielina-oligodendrócito; RM, ressonância magnética; NMDAR, receptor *N*-metil-D-aspartato; NMOSD, transtornos do espectro da neuromielite óptica; SMN, síndrome maligna dos neurolépticos; PCR, reação de polimerase em cadeia; RANBP2, proteína 2 de ligação à proteína nuclear relacionada com Ras; CTLA4, proteína 4 associaca a linfócitos T citotóxicos; ADAR1, adenosina desaminase com atuação sobre o RNA 1.

OUTROS TIPOS DE ENCEFALITE ASSOCIADOS A ANTICORPOS CONTRA ANTÍGENOS DA SUPERFÍCIE CELULAR NEURONAL

A encefalite com anticorpos contra o receptor de ácido γ-aminobutírico A ($GABA_AR$) é uma encefalite autoimune rara que pode afetar crianças (40% dos pacientes têm menos de 18 anos) e que se desenvolve com estado de mal epiléptico, crises convulsivas refratárias ou epilepsia parcial contínua associando-se a anticorpos contra as subunidades α1, β3 ou γ2 do $GABA_AR$. Crianças de baixa idade podem desenvolver movimentos anormais sugerindo encefalite anti-NMDAR, mas com estudos negativos para anticorpos contra NMDAR. Diferentemente de outros tipos de encefalite autoimune, em que a RM cerebral geralmente é normal ou mostra achados inespecíficos, os pacientes adultos e pediátricos com este transtorno frequentemente apresentam anormalidades com hiperintensidades corticais-subcorticais em FLAIR/T2. Em adultos, esta encefalite pode ocorrer associada a timomas, mas as crianças raramente têm um tumor subjacente.

A **síndrome de Ofélia** é um tipo de encefalite que ocorre em associação ao linfoma de Hodgkin e afeta predominantemente adultos jovens, adolescentes ou crianças. Alguns pacientes desenvolvem anticorpos contra mGluR5, um receptor envolvido na aprendizagem e na memória. Os sintomas neurológicos são altamente responsivos ao tratamento do tumor e à imunoterapia.

A **encefalite límbica autoimune** se refere a um processo inflamatório do sistema límbico, incluindo os lobos temporais mediais, a amígdala e os giros cingulados. Em adultos, a encefalite límbica imunomediada mais frequente ocorre associada a anticorpos contra proteínas que antes se pensava serem canais de potássio controlados pela voltagem (VGKCs), mas que, de fato, tinham como objetivo uma proteína neuronal secretada chamada proteína 1 inativada pelo glioma e rica em leucina (LGI1) e uma proteína chamada Caspr2, expressa no cérebro e em regiões justaparanodais de nervos mielinizados. Os pacientes com anticorpo contra LGI1 associado à encefalite límbica costumam desenvolver *hiponatremia*; em alguns pacientes, o transtorno é precedido por episódios de curta duração de movimento distônicos ou semelhantes aos mioclônicos, descritos como *crises distônicas braquiais*, mas com características eletroencefalográficas de crises tônicas. Os pacientes com anticorpos contra Caspr2 geralmente desenvolvem a **síndrome de Morvan**, que inclui encefalopatia, crises convulsivas, um transtorno do sono, disfunção autonômica e neuromiotonia. Estudos têm demonstrado que, em pacientes sem anticorpos LGI1 ou Caspr2, a detecção de anticorpo do complexo VGKC tem significância clínica muito limitada. Em crianças, a identificação de anticorpos LGI1 ou Caspr2 é incomum; portanto, um teste positivo para anticorpos do complexo VGKC deve ser interpretado com cautela porque não indica necessariamente encefalite autoimune. Em crianças, a encefalite límbica autoimune ou paraneoplásica é excepcional. Infelizmente, qualquer tipo de encefalopatia que resulte em crises convulsivas e alteração da memória e do comportamento frequentemente é rotulado de encefalite límbica, tornando não confiáveis os dados com base em buscas na literatura usando o termo *encefalite límbica*. Excluindo-se os pacientes com encefalite associada a anticorpos contra NMDAR ou GABAAR, menos de 30 crianças com encefalite límbica e outros tipos de encefalite associada a anticorpos foram descritas na literatura em inglês, algumas das quais com anticorpos contra receptores ou proteínas da superfície celular neuronal ($GABA_BR$. DPPX, GlyR), proteínas intracelulares (Hu, Ma2, GAD65, anfifisina) ou proteínas intracelulares de identidade desconhecida (proteínas do complexo VGKC). Em alguns pacientes, identificou-se um tumor subjacente, incluindo leucemia, ganglioneuroblastoma, neuroblastoma e carcinoma de pequenas células do ovário.

Na prática, a determinação do tipo de autoanticorpos e a localização dos antígenos-alvo são importantes porque uma encefalite na qual os antígenos estão na superfície celular (NMDAR u GABAAR) responde melhor à imunoterapia do que aquela em que os antígenos são intracelulares (p. ex., GAD65).

SÍNDROMES DESMIELINIZANTES ADQUIRIDAS COM ENCEFALOPATIA

A **encefalomielite disseminada aguda (ADEM)** é a encefalite autoimune mais frequente em crianças (ver Capítulo 618.4). Os sintomas podem incluir crises convulsivas, déficits motores, ataxia e disfunção visual, entre outros. São identificados anticorpos contra a glicoproteína mielina-oligodendrócito (MOG) em 50 a 60% dos pacientes com ADEM, tendo um valor preditivo negativo para evolução para esclerose múltipla em crianças com um primeiro evento desmielinizante (ver Capítulo 618.4). Os anticorpos contra MOG também são descritos em pacientes com encefalite autoimune e achados de RM mostrando envolvimento predominante da substância cinzenta (estruturas do córtex e da substância cinzenta profunda).

O transtorno do espectro da neuromielite óptica (NMOSD) pode se apresentar com encefalopatia com envolvimento predominante de regiões diencefálicas e da área postrema. Esses pacientes costumam apresentar anticorpos contra aquaporinas 4 (AQP4) ou anticorpos contra MOG. Deve-se considerar a determinação desses anticorpos em pacientes com encefalopatia e achados de RM revelando envolvimento de regiões ricas em AQP4, como a substância cinzenta periaquedutal, hipotálamo, nervos ópticos e região central da medula espinal (ver Capítulo 618.2).

ENCEFALOPATIA DE HASHIMOTO

A encefalopatia de Hashimoto ou, mais apropriadamente, encefalopatia responsiva a esteroides com tireoidite autoimune (SREAT) é definida pela detecção de anticorpos contra peroxidase da tireoide (TPO) em pacientes com encefalite aguda ou subaguda que responde a corticosteroides. O quadro clínico não é específico e pode incluir sintomas semelhantes aos de um AVE, tremores, mioclonias, afasia transitória, anormalidades do sono e do comportamento, alucinações, crises convulsivas e ataxia. O LCE geralmente mostra nível elevado de proteínas com pleiocitose menos frequente. Os estudos por EEG quase sempre são anormais, frequentemente mostrando lentidão generalizada. A RM cerebral geralmente é normal, embora possa mostrar anormalidades difusas da substância branca e captação de contraste meníngeo que pode se resolver com terapia usando esteroides. Como ocorrem anticorpos contra TPO em aproximadamente 10% das crianças assintomáticas (sem encefalopatia e, na maioria dos casos, eutireóideas) e como também pode ser encontrada em alguns pacientes que têm doenças associadas a anticorpos mais relevantes, os anticorpos contra TPO devem ser vistos como marcador de autoimunidade, e não como anticorpo específico de doença neurológica ou patogênico. Portanto, a presença de anticorpos contra TPO não deve impedir a realização de testes para anticorpos mais relevantes, como os anticorpos contra NMDAR.

OPSOCLÔNUS-MIOCLÔNUS E OUTROS TIPOS DE ENCEFALITES DE TRONCO-CEREBELARES

Ocorre opsoclônus-mioclônus em lactentes, adolescentes e adultos, embora provavelmente represente diferentes doenças e mecanismos patogênicos. Nos lactentes, a síndrome geralmente se desenvolve nos primeiros 2 anos de vida (média: 20 meses), e pelo menos 50% dos pacientes têm um neuroblastoma subjacente. A criança geralmente apresenta irritabilidade, ataxia, quedas, mioclonias, tremor e sialorreia. Sintomas adicionais podem incluir recusa em caminhar ou sentar-se, problemas com a fala, hipotonia e as características típicas do opsoclônus, caracterizada por movimentos oculares rápidos, caóticos e multidirecionais sem intervalos sacádicos. Como é possível que o opsoclônus esteja ausente na apresentação dos sintomas, os pacientes inicialmente podem ser diagnosticados com cerebelite ou labirintite aguda. Tipicamente, as anormalidades do LCE sugerem ativação de linfócitos B, e a presença de anticorpos contra proteínas neuronais tem sido demonstrada em alguns pacientes, embora seja enganosa a identificação de um autoantígeno específico.

A imunoterapia, incluindo corticosteroides e IVIG, muitas vezes melhora os movimentos oculares anormais, mas problemas residuais comportamentais, de linguagem e cognitivos persistem na maioria dos pacientes, muitas vezes requerendo educação especial. Além disso, é comum a insônia e uma reação anormal à dor. Ocorrem recidivas em 50% dos pacientes, geralmente em decorrência de uma infecção intercorrente ou em processos de retirada gradual de medicamentos. Os pacientes tratados com imunossupressão mais agressiva (muitas vezes incluindo rituximabe) têm melhores resultados, em comparação com séries de controles históricos ou pacientes que não receberam esses tratamentos. A demora em iniciar o tratamento parece associar-se a um desfecho neurológico pior; portanto, em casos com neuroblastoma, a remoção do tumor não deve atrasar o início da imunoterapia.

Nos adolescentes e adultos jovens, opsoclônus-mioclônus e encefalite de tronco-cerebelar sem opsoclônus são geralmente consideradas "idiopáticas" ou "pós-infecciosas"; entretanto, existem evidências de que alguns pacientes apresentem um **teratoma** subjacente, geralmente nos ovários. Esses pacientes não apresentam anticorpos contra NMDAR e, comparados com aqueles que têm encefalite com anti-NMDAR, possuem menor probabilidade de apresentar inicialmente psicose e alterações comportamentais e raramente desenvolvem discinesias. Embora esses pacientes não pareçam ter anticorpos neuronais, o LCE geralmente mostra pleiocitose e concentração elevada de proteínas. A identificação desses subfenótipos de opsoclônus-mioclônus é importante visto que os pacientes geralmente têm recuperação completa depois do tratamento com imunoterapia (corticosteroides, IVIG e/ou plasmaférese) e, se presente, remoção de teratoma ovariano. O prognóstico do opsoclônus-mioclônus em adolescentes e adultos jovens parece melhor do que em pré-escolares (com ou sem neuroblastoma), ou do opsoclônus paraneoplásico dos pacientes com mais idade, geralmente relacionado com câncer de mama, de ovário ou de pulmão.

ENCEFALITE DE BICKERSTAFF

Esse termo é usado para descrever pacientes com progressão rápida (menos de 4 semanas) de oftalmoplegia externa bilateral, ataxia e diminuição do nível de consciência. Embora essa entidade tenha sido descrita mais frequentemente em adultos, foram identificadas crianças com menos de 3 anos de idade. A maioria dos pacientes é tratada com esteroides, IVIG e/ou plasmaférese, e os resultados, muitas vezes, são bons. Encontram-se anticorpos do tipo imunoglobulina G GQ1b em 66% dos pacientes. Ocorrem anormalidades cerebrais na RM em 30% dos pacientes e geralmente incluem aumento de sinal em T2 no tronco encefálico, tálamo e cerebelo, algumas vezes na substância branca cerebral. Alguns pacientes desenvolvem hiporreflexia e fraqueza das extremidades, com envolvimento axonal predominante, sobrepondo-se a sintomas da síndrome de Miller-Fisher e ao subtipo axonal da síndrome de Guillain-Barré.

INFLAMAÇÃO LINFOCITÁRIA CRÔNICA COM CAPTAÇÃO DE CONTRASTE PERIVASCULAR PONTINO RESPONSIVA A ESTEROIDES

CLIPPERS é uma encefalomielite clínica e radiologicamente distinta de predomínio pontino. Até o momento, foram publicados menos de 30 pacientes e dois deles eram da faixa etária pediátrica (13 e 16 anos). Os pacientes geralmente apresentam diplopia episódica ou parestesias faciais com subsequente desenvolvimento de sintomas de tronco encefálico e ocasionalmente disfunção da medula espinal. A RM cerebral mostra captação de contraste com gadolínio curvilíneo simétrico salpicando a ponte e estendendo-se variavelmente ao bulbo, pedúnculo cerebelar médio, cerebelo e mesencéfalo, ocasionalmente chegando à medula espinal. Os achados clínicos e radiológicos geralmente respondem a altas doses de esteroides, mas podem piorar depois da diminuição gradual dos esteroides, requerendo esteroides em uso crônico ou outra terapia imunossupressora. O diagnóstico diferencial é extenso e inclui infecções, síndromes desmielinizantes adquiridas, doença granulomatosa, linfoma ou vasculite. Podem ser necessários estudos por biopsias para excluir essas e outras condições.

ENCEFALOPATIAS AUTOIMUNES ASSOCIADAS À EPILEPSIA E ESTADO DE MAL EPILÉPTICO

A **encefalite de Rasmussen** é uma encefalopatia inflamatória caracterizada por crises focais refratárias progressivas, deterioração cognitiva e déficits neurológicos focais que ocorrem com atrofia gradual de um hemisfério cerebral. O transtorno frequentemente se apresenta em crianças com 6 a 8 anos de idade, embora adolescentes e adultos possam ser afetados. A etiologia é desconhecida e, portanto, são propostas múltiplas teorias, incluindo a presença de anticorpos neuronais e mecanismos mediados por linfócitos T desencadeados por uma infecção viral. Nenhum desses mecanismos explica satisfatoriamente o envolvimento unilateral do cérebro característico do transtorno. O tratamento com altas doses de esteroides, plasmaférese ou IVIG pode amenizar os sintomas nos primeiros estágios da doença. Rituximabe e γ-interferona pela via intraventricular têm sido efetivos em alguns casos isolados. Em uma pequena série, pacientes tratados com tacrolimo mostraram melhores resultados da função neurológica e progressão mais lenta da hemiatrofia cerebral, mas não melhoraram o controle das crises convulsivas. Um estudo aberto usando anticorpo monoclonal contra fator de necrose tumoral (TNF)-α (adalimumabe) levou ao controle das crises e à preservação da função cognitiva em aproximadamente 50% dos pacientes. O tratamento mais efetivo para controle das crises convulsivas é a hemisferectomia funcional, que consiste em desconexão cirúrgica do hemisfério afetado.

A descoberta da encefalite responsiva ao tratamento associada a anticorpos contra proteínas da superfície celular ou sinápticas sugere que possa haver uma base autoimune para várias encefalopatias devastadoras com crises convulsivas refratárias. Alguns tipos bem-definidos de encefalite autoimune, como a **encefalite anti-NMDAR ou anti-GABA$_A$R**, podem apresentar-se em crianças com crises refratárias ou estado de mal epiléptico. A maioria desses pacientes desenvolve outras características clínicas que sugerem o diagnóstico da doença, e testes para os anticorpos correspondentes levam ao diagnóstico correto e ao início de imunoterapia.

Suspeita-se de que uma encefalopatia epiléptica devastadora associada à febre e denominada **síndrome de encefalopatia epiléptica refratária induzida por febre (FIRES)**, entre outros termos, seja um processo autoimune desencadeado por infecção em vista de sua evolução clínica bifásica e achado ocasional de anticorpos neuronais em alguns pacientes. No entanto, a falta de resposta à maioria dos tratamentos, incluindo imunoterapia e a associação rara e inconsistente com diferentes tipos de anticorpos lançam dúvidas sobre uma patogênese autoimune. Alguns investigadores sugerem um erro genético no metabolismo.

Foram descritos anticorpos contra proteínas do complexo VGKC diferentes de LGI1 e de Caspr2 em algumas crianças com encefalite com ou sem estado de mal epiléptico. Como os antígenos-alvo são mais provavelmente intracelulares e a resposta à imunoterapia é imprevisível, não foi esclarecida a significância desses anticorpos.

OUTROS TIPOS DE ENCEFALITES SUPOSTAMENTE AUTOIMUNES

Vasculite do SNC e doenças reumáticas associadas a mecanismos autoimunes que podem resultar em encefalite são discutidas no Capítulo 620.

Obesidade de instalação rápida com disfunção hipotalâmica, hipoventilação e desregulação autonômica (**ROHHAD**, ver também Capítulo 60.1) geralmente afeta crianças com desenvolvimento normal até 2 a 4 anos de idade, que, em seguida, desenvolvem rapidamente hiperfagia, ganho de peso e comportamento anormal (desinibição social, irritabilidade, impulsividade, letargia, crises de euforia e riso, comprometimento da concentração), seguido por disfunção autonômica (respostas pupilares anormais, desregulação térmica, distúrbio da motilidade gastrintestinal) e hipoventilação central. Uma etiologia autoimune ou paraneoplásica da síndrome ROHHAD é apoiada pela frequente associação a tumores da crista neural, identificação de alguns pacientes com fatores genéticos predispondo-os à autoimunidade e o achado, em alguns pacientes, de bandas oligoclonais intratecais e infiltrados de linfócitos e histiócitos no hipotálamo de alguns pacientes. Além disso, foram descritas respostas à imunoterapia em alguns pacientes. Uma possível origem genética é sugerida devido às semelhanças dessa síndrome com a síndrome da hipoventilação central congênita (síndrome de Ondine), relacionada com mutação de *PHOX2B*, que se apresenta no período neonatal e também se associa a problemas autonômicos (doença de Hirschsprung) e tumores da crista neural (ver Capítulo 446.2). No entanto, não se encontraram mutações no *PHOX2B* nem em outros genes candidatos em pacientes com ROHHAD.

O termo **encefalite dos núcleos da base** é usado para descrever pacientes com envolvimento predominante ou isolado dos núcleos da base. Esses pacientes tipicamente manifestam movimentos anormais e doença neuropsiquiátrica. Embora essas manifestações clínicas possam ter múltiplas etiologias, inclusive processos metabólicos, tóxicos, genéticos e infecciosos, postula-se uma etiologia imunomediada em alguns pacientes. Não existem ensaios clínicos, porém há relatos e pequenas séries de casos não controladas descrevendo o benefício em potencial da imunoterapia. Raramente foram identificados anticorpos contra o receptor dopamina-2 em alguns desses pacientes, bem como em pacientes com coreia de Sydenham e síndrome de Tourette.

A **síndrome da pseudomigrânea com pleiocitose no LCE (PMP)** ou **cefaleia com déficits neurológicos e linfocitose no LCE (HaNDL)** é uma doença pouco definida que afeta predominantemente rapazes com antecedentes familiares de migrânea, embora adolescentes possam ser afetados. Essa síndrome se caracteriza por episódios repetidos de cefaleia intensa com déficits neurológicos transitórios, acompanhada por linfocitose asséptica no LCE e RM cerebral normal. Os pacientes frequentemente demonstram alta pressão inicial do LCE, elevada concentração de proteínas no LCE e EEG com lentidão focal, o que se normaliza depois dos episódios de cefaleia. Em vista das características inflamatórias do LCE e da alta prevalência de sintomas virais prodrômicos, foi proposto um mecanismo mediado por fatores infecciosos-autoimunes. Outras teorias incluem propagação da depressão cortical e ativação trigeminal-vascular.

Um mecanismo imunomediado e a ativação trigeminal-vascular são, da mesma forma, considerados possíveis mecanismos da **migrânea oftalmoplégica**, também denominada **neuralgia craniana recorrente**. Esse transtorno afeta predominantemente crianças de baixa idade e se caracteriza por crises recorrentes de cefaleia, além de paralisia dos nervos cranianos III, IV e/ou VI. Diferentemente da PMP/HaNDL, os estudos do LCE não mostram pleiocitose e, em aproximadamente 75% dos pacientes, a RM mostra espessamento focal de nervo e captação do contraste. Dados observacionais sugerem que o tratamento com esteroides seja benéfico. Nessa síndrome, bem como na PMP/HaNDL, o diagnóstico diferencial inclui transtornos estruturais, neoplásicos, traumáticos, metabólicos e infecciosos.

A bibliografia está disponível no GEN-io.

Capítulo 617
Doenças Neurodegenerativas da Infância

Jennifer M. Kwon

As doenças neurodegenerativas da infância abrangem um vasto e heterogêneo grupo de enfermidades que resultam de defeitos genéticos e bioquímicos. Crianças com suspeita de doenças neurodegenerativas já foram submetidas a biopsias cerebrais e retais (neurais), mas com as técnicas modernas de neuroimagem, esses procedimentos invasivos são raramente necessários. O componente mais importante da investigação diagnóstica continua sendo a anamnese completa e o exame físico. A marca da doença neurodegenerativa é a **deterioração regressiva e progressiva** da função neurológica, com perda da fala, audição ou locomoção, frequentemente associada a convulsões, dificuldades de alimentação e comprometimento do desenvolvimento intelectual. A idade de início, a taxa de progressão e os principais achados determinam se a doença afeta principalmente a substância branca ou a substância cinzenta. Sinais do neurônio motor superior e espasticidade progressiva são característicos de distúrbios da substância branca; convulsões, comprometimento intelectual e visual que ocorrem precocemente no curso da doença são característicos de distúrbios da substância cinzenta. Um histórico preciso confirma a regressão de marcos do desenvolvimento, e o exame neurológico localiza o processo dentro do sistema nervoso. Embora o resultado de uma condição neurodegenerativa seja geralmente fatal e as terapias disponíveis frequentemente tenham eficácia limitada, é importante realizar o diagnóstico correto para que o aconselhamento genético possa ser oferecido e estratégias preventivas possam ser implementadas. Transplante de medula óssea e outras terapias novas podem impedir a progressão da doença em certos indivíduos que são pré-sintomáticos ou que estejam bem no início do curso da doença. Para todas as condições em que o defeito genético específico é conhecido, a prevenção por diagnóstico pré-natal (amostra de vilo coriônico ou aminiocentese) é possível, assim como a detecção de portadores. A Tabela 617.1 resume as doenças metabólicas e neurodegenerativas hereditárias por idade comum de início.

617.1 Esfingolipidose

Jennifer M. Kwon

As esfingolipidoses são caracterizadas por armazenamento intracelular de substratos lipídicos resultantes de catabolismo defeituoso de esfingolipídios que compõem as membranas celulares (Figura 617.1). As esfingolipidoses são subclassificadas em seis categorias: doença de Niemann-Pick, doença de Gaucher, gangliosidose GM_1, gangliosidose GM_2, doença de Krabbe e leucodistrofia metacromática. A doença de Niemann-Pick e a doença de Gaucher são discutidas no Capítulo 104.4.

GANGLIOSIDOSES

Ver Capítulo 104.4.

Gangliosídeos são glicoesfingolipídios, constituintes normais das membranas neuronais e sinápticas. A estrutura básica de um gangliosídeo GM_1 consiste em uma cadeia de oligossacarídeo ligado a um grupo hidroxila de ceramida e ácido siálico acoplados a galactose. Os gangliosídeos são catabolizados por clivagem sequencial das moléculas

Tabela 617.1 Condições metabólicas selecionadas associadas a regressão do desenvolvimento.

IDADE DE INÍCIO (ANO)	CONDIÇÕES	COMENTÁRIOS
< 2, geralmente com hepatomegalia ou efeitos hepáticos	Intolerância a frutose	Vômito, hipoglicemia, dificuldade na alimentação, atraso no desenvolvimento (quando dada frutose)
	Galactosemia	Letargia, hipotonia, icterícia, catarata, hipoglicemia (quando dada lactose)
	Glicogenose (doença de armazenamento do glicogênio) tipos I-IV	Hipoglicemia, cardiomegalia (tipo II)
	Mucopolissacaridose tipos I e II	Fácies grosseiras, rigidez articular
	Gangliosidose GM_1	Fácies grosseiras, macroglossia, mancha vermelho-cereja na mácula
	Doença de Niemann-Pick, tipo infantil	Doença da substância cinzenta, atraso no desenvolvimento
	Síndrome de Zellweger	Hipotonia, fronte elevada, fácies plana
	Doença de Gaucher (forma neuropática)	Postura extensora, irritabilidade
	Síndrome de glicoproteína deficiente de carboidrato	Desmielinização, hipoplasia cerebelar
< 2, sem hepatomegalia	Doença de Krabbe	Irritabilidade, postura extensora, atrofia óptica e cegueira
	Síndrome de Rett	Sexo feminino com desaceleração do crescimento da cabeça, perda das habilidades manuais, mãos retorcidas, comprometimento da habilidade linguística, apraxia de marcha
	Doença da urina do xarope do bordo	Dificuldades na alimentação, tremores, mioclonia, opistótono
	Fenilcetonúria	Pigmentação clara, microcefalia,
	Doença do cabelo enroscado de Menkes	Hipertonia, irritabilidade, convulsões e cabelo anormal
	Doença de Tay-Sachs, gangliosidose GM_2	Convulsões, mancha vermelho-cereja na mácula, resposta de sobressalto aumentada
	Encefalopatia necrosante subaguda da doença de Leigh	Doença da substância branca, lesões nos gânglios basais, tronco encefálico
	Doença de Canavan	Doença da substância branca, macrocefalia
	Neurodegeneração com doença de acúmulo cerebral de ferro (ver também Tabela 617.4)	Atrofia cerebelar, atrofia óptica, acúmulo de ferro nos gânglios basais, distúrbio do movimento
2 a 5	Doença de Niemann-Pick tipos III e IV	Hepatoesplenomegalia, dificuldade na marcha
	Doença de Wilson	Doença hepática, anel de Kayser-Fleischer; deterioração da cognição é tardia
	Lipofuscinose ceroide neuronal	Doença da substância cinzenta
	Encefalopatias mitocondriais (p. ex., epilepsia mioclônica com fibras vermelho-rajadas [MERRF])	Doença da substância cinzenta
	Ataxia-telangiectasia	Doença dos gânglios da base
	Neurodegeneração com síndrome de acúmulo cerebral de ferro	Doença dos gânglios da base
	Leucodistrofia metacromática	Doença da substância branca
	Adrenoleucodistrofia	Doença da substância branca, problemas comportamentais, deterioração do desempenho escolar, perda da visão
5 a 15	Adrenoleucodistrofia	Os mesmos que para adrenoleucodistrofia com 2 a 5 anos de idade
	Lipofuscinose ceroide neuronal, formas juvenil e adulta	Doença da substância cinzenta
	Doença de Refsum	Neuropatia periférica, ataxia, retinite pigmentosa
	Sialidose II, forma juvenil	Mácula vermelho-cereja, mioclonia, ataxia e fácies grosseira

Adaptada de Kliegman RM, Greenbaum LA, Lye PS: Practical strategies in pediatric diagnosis and therapy, 2. ed, Philadelphia, 2004, WB Saunders, p. 542.

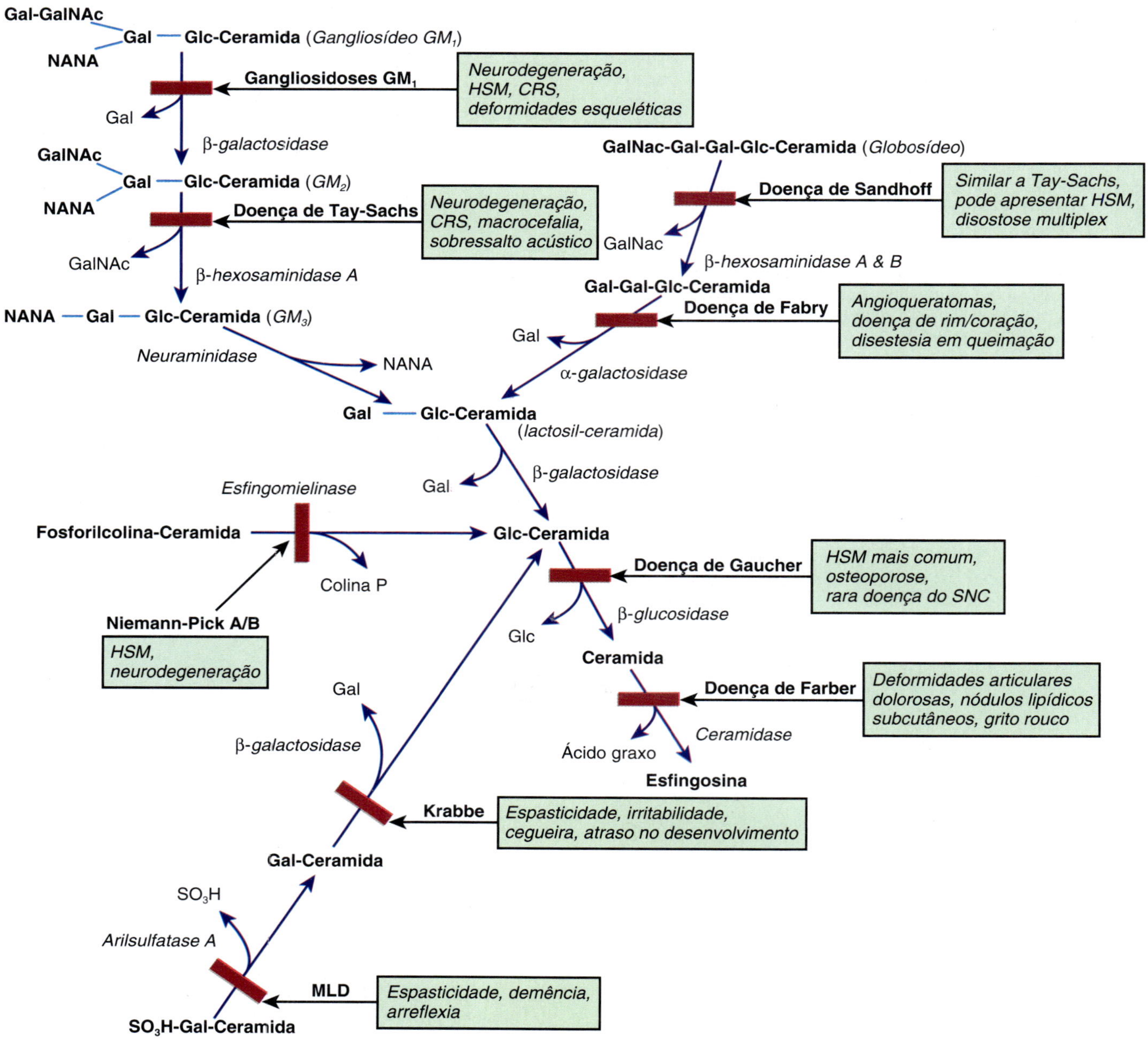

Figura 617.1 Via de degradação de esfingolipídio mostrando os sítios de deficiências enzimáticas e seus distúrbios associados. Esfingolipídios são compostos de uma espinha dorsal de ceramida com cadeias laterais de oligossacarídeos. CRS (do inglês *cherry-red spot*), mancha vermelho-cereja (retiniano); Gal-, galactosil-; GalNAc, galactose N-acetil; Glc-, glucosil-; HSM, hepatoesplenomegalia; MLD (do inglês *metachromatic leukodystrophy*), leucodistrofia metacromática; NANA, ácido n-actilneuramínico.

de açúcar por exoglicosidases específicas. Anormalidades no catabolismo resultam no acúmulo de gangliosídeos dentro da célula. Defeitos na degradação dos gangliosídeos podem ser classificados em dois grupos: gangliosidoses GM_1 e gangliosidoses GM_2.

Gangliosidoses GM_1

Os três subtipos de gangliosidoses GM_1 são classificados de acordo com a idade de apresentação: infantil (tipo 1), juvenil (tipo 2) e adulto (tipo 3). A condição tem um padrão de herança autossômico recessivo e resulta de uma deficiência marcante da β-galactosidase ácida. Essa enzima pode ser encontrada em leucócitos e fibroblastos cultivados. O gene da β-galactosidase ácida foi mapeado no cromossomo 3 p22.3. O diagnóstico pré-natal é possível pela quantificação da β-galactosidase ácida ou teste molecular direto de cultura de células amnióticas.

A **gangliosidose GM_1 infantil** apresenta-se no nascimento ou durante o período neonatal com anorexia, baixa sucção e ganho de peso inadequado. O desenvolvimento é globalmente atrasado, e convulsões generalizadas são proeminentes. O fenótipo é notável e compartilha muitas características com a síndrome de Hurler. As características faciais são grosseiras, a fronte é proeminente, a ponte nasal é deprimida, a língua é larga (macroglossia) e as gengivas são hipertrofiadas. Hepatoesplenomegalia apresenta-se precocemente no curso da doença como resultado do acúmulo de histiócitos espumosos, e cifoescoliose é evidente devido a uma rotação anterior de corpos vertebrais. O exame neurológico é dominado por apatia, cegueira progressiva, surdez, quadriplegia espástica e rigidez em descerebração. Uma mancha vermelho-cereja na região macular é visualizada em aproximadamente 50% de casos. A mancha **vermelho-cereja** é caracterizada por um anel opaco (células ganglionares da retina) circundando a fóvea vermelha normal (Figura 617.2). Crianças raramente sobrevivem além de 2 a 3 anos de idade, e a morte pode ser decorrente de pneumonia aspirativa.

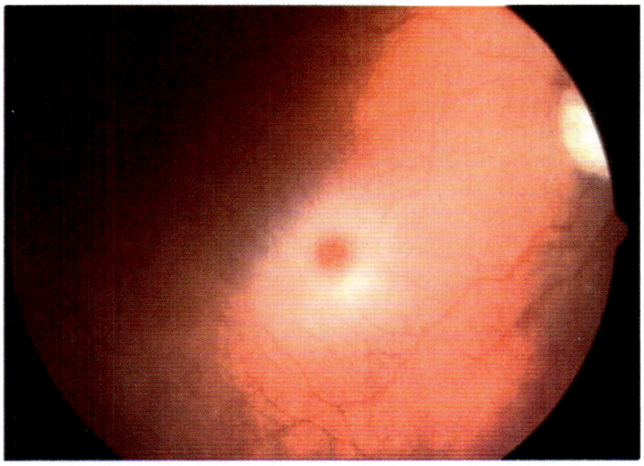

Figura 617.2 Mancha vermelho-cereja em paciente com gangliosidose GM_1. Observe o anel esbranquiçado de células ganglionares carregadas de esfingolipídios circundantes a fóvea. (*De Leavitt JA, Kotagal S: The "cherry red" spot.* Pediatr Neurol *37(1):74-75, 2007, Fig. 1.*)

A **gangliosidade GM_1 juvenil** tem um início mais tardio começando por volta de 1 ano de idade. Os sintomas iniciais consistem em falta de coordenação, fraqueza, ataxia e regressão da linguagem. Posteriormente, convulsões, espasticidade, rigidez em descerebração e cegueira são os principais achados. Ao contrário do tipo infantil, esse tipo não é frequentemente marcado por características faciais grosseiras e hepatoesplenomegalia. O exame radiográfico da vértebra lombar pode apresentar rotação mínima. As crianças raramente sobrevivem além dos 10 anos de idade. **Gangliosidade GM_1 adulta** é uma doença lentamente progressiva que consiste em espasticidade, ataxia, disartria e perda gradual da função cognitiva.

Gangliosidade GM_2

As gangliosidades GM_2 são um grupo heterogêneo de distúrbios de herança autossômica recessiva que consistem em diversos subtipos, incluindo doença de Tay-Sachs (TSD), doença de Sandhoff, gangliosidose GM_2 juvenil e gangliosidose GM_2 adulta. **TSD** é a mais prevalente na população judaica Asquenaze e apresenta uma taxa de portadores de aproximadamente um em 30 judeus nos EUA. A TSD é causada por mutações no gene *HEXA* localizado no cromossomo 15q23. Crianças afetadas parecem normais até aproximadamente 6 meses de idade, exceto por uma reação característica de sobressalto em resposta ao barulho que é evidente imediatamente após o nascimento. Crianças afetadas começam com atraso nos marcos de desenvolvimento e, por volta de 1 ano de idade, perdem a habilidade de ficar em pé, se sentar e vocalizar. Hipotonia precoce evolui com espasticidade progressiva, seguido por uma implacável deterioração, convulsões, cegueira, surdez e mancha vermelho-cereja em quase todos os pacientes (ver Figura 617.2). A macrocefalia se torna aparente por volta de 1 ano de idade e resulta de 200 a 300 vezes o conteúdo normal de gangliosídeos GM_2 depositados no cérebro. Poucas crianças vivem além de 3 a 4 anos de idade, e a morte é geralmente associada a aspiração ou broncopneumonia. A deficiência da isoenzima hexosaminidase A é encontrada em tecidos de pacientes com TSD. Um teste de detecção de portador preciso e barato está disponível (hexosaminidase A do soro ou do leucócito), e tem sido uma ferramenta efetiva na população definida de judeus Asquenaze. A triagem direcionada é responsável pelo fato de que, atualmente, as raras crianças com TSD nascidas nos EUA nasceram mais comumente de pais não judeus que não são rotineiramente testados.

Doença de Sandhoff é muito similar a TSD na forma de apresentação, incluindo perda progressiva de marcos motores e linguísticos, começando com 6 meses de idade. Convulsões, manchas vermelho-cereja, macrocefalia e fácies de boneca estão presentes na maioria dos pacientes; entretanto, crianças com doença de Sandhoff podem apresentar também esplenomegalia. O potencial evocado visual (VEP; do inglês, *visual evoked potential*) é inicialmente normal no curso da doença de Sandhoff e TSD, mas se torna anormal ou ausente na medida em que a doença progride. As respostas do nervo auditivo do tronco encefálico apresentam latências prolongadas. O diagnóstico da doença de Sandhoff é estabelecido pelo achado de níveis deficientes de hexosaminidases A e B no soro e em leucócitos. As crianças geralmente morrem com 3 anos de idade. A doença de Sandhoff é causada por mutações no gene *HEXB* localizado no cromossomo 5q13.

Gangliosidose GM_2 juvenil se desenvolve no meio da infância inicialmente com falta de coordenação motora, seguido de ataxia. Sinais de espasticidade, atetose, perda da linguagem e convulsões se desenvolvem gradualmente. Perda progressiva de visão está associada a atrofia óptica, mas manchas vermelho-cereja raramente ocorrem em gangliosidose GM_2 juvenil. A deficiência de hexosaminidase é variável (deficiência total a próximo do normal) nesses pacientes. Mortes ocorrem por volta dos 15 anos de idade.

Gangliosidose GM_2 adulta é caracterizada por sinais neurológicos diversos, incluindo marcha atáxica lentamente progressiva, espasticidade, distonia, atrofia da musculatura proximal e disartria. Geralmente, a acuidade visual e a função intelectual estão comprometidas. Atividade de hexosaminidase isolada ou atividade de hexosaminidase A e B são significantemente reduzidas no soro e em leucócitos.

DOENÇA DE KRABBE (LEUCODISTROFIA DE CÉLULAS GLOBOIDES)

Doença de Krabbe (KD) é uma rara doença neurodegenerativa autossômica recessiva caracterizada por perda grave de mielina e pela presença de corpos globoides na substância branca. O gene para KD (*GALC*) está localizado no cromossomo 14q24.3-q32.1. A doença resulta de uma deficiência acentuada da enzima lisossomal galactocerebrosídeo β-galactosidase (GALC). KD é uma doença em que ocorre destruição da mielina mais que uma formação anormal da mielina. Normalmente, a mielinização começa no terceiro trimestre, correspondente a um rápido aumento da atividade de GALC no cérebro. Em pacientes com KD, o galactocerebrosídeo não pode ser metabolizado durante o *turnover* normal da mielina devido à deficiência de GALC. Quando o galactocerebrosídeo é injetado dentro do cérebro de animais experimentais, é seguido por reação celular globoide. Acredita-se que um fenômeno similar ocorra em humanos; galactocerebrosídeo não metabolizado estimula a formação de células globoides, que refletem a destruição de células oligodendrogliais. Como células oligodendrogliais são responsáveis pela produção de mielina, sua perda resulta na quebra de mielina, produzindo assim galactocerebrosídeo adicional e causando um círculo vicioso de destruição de mielina.

Os sintomas de KD tornam-se evidentes logo nos primeiros meses de vida e incluem irritabilidade excessiva e choro, episódios inexplicáveis de hiperpirexia, vômito e dificuldade de alimentação. No estágio inicial da KD, as crianças são frequentemente tratadas para cólica ou alergia a leite com frequente mudança de fórmulas. Convulsões generalizadas podem aparecer precocemente no curso da doença. Alterações no tônus muscular com rigidez e opistótono e desatenção visual como resultado de atrofia óptica tornam-se aparentes e a doença progride. Nos estágios finais, cegueira, surdez, ausência de reflexo tendíneo profundo e rigidez em descerebração constituem os principais achados físicos. A maioria dos pacientes morre com 2 anos de idade. RM e espectroscopia por ressonância magnética são úteis para avaliação da extensão da desmielinização na KD. Transplante de sangue de cordão umbilical (célula-tronco) de doadores não relacionados em lactentes assintomáticos podem favoravelmente alterar a história natural, mas não irão ajudar pacientes que já apresentam sintomas neurológicos.

KD de início tardio tem sido descrita no início da infância ou adolescência. Pacientes apresentam atrofia óptica e cegueira cortical, e sua condição pode ser confundida com adrenoleucodistrofia. A progressão lenta de distúrbios da marcha, incluindo espasticidade e ataxia, são proeminentes. Assim como a KD clássica, as células globoides são abundantes na substância branca, e os leucócitos são deficientes em GALC. Um exame do líquido cerebroespinal mostra elevado conteúdo proteico, e a velocidade de condução do nervo é acentuadamente atrasada como resultado da desmielinização segmentar de nervos periféricos.

LEUCODISTROFIA METACROMÁTICA

O distúrbio no metabolismo da mielina tem herança de caráter autossômico recessivo e é caracterizado por uma deficiência na atividade da arilsulfatase A. O gene *ARSA* está localizado no cromossomo

22q13.33. A ausência ou deficiência de arilsulfatase A leva ao acúmulo de sulfato de cerebrosídeo dentro da bainha de mielina do sistema nervoso central e do sistema nervoso periférico devido à incapacidade de clivar o sulfato de ceramida galactosil-3-sulfato. O excesso de sulfato de cerebrosídeo parece causar o desarranjo da mielina. O diagnóstico pré-natal de leucodistrofia metacromática (MLD; do inglês, *metachromatic leukodystrophy*) é realizado pelo ensaio de atividade de arilsulfatase A em vilo coriônico ou cultura de células do fluido amniótico. A coloração violeta cresil aplicada a espécies de tecidos produz coloração metacromática de grânulos de sulfatídeo, o que dá nome à doença. Alguns indivíduos com pouca atividade da enzima arilsulfatase A são clinicamente normais e apresentam um estado de pseudodeficiência que pode ser confirmado apenas por testes genéticos e bioquímicos adicionais. Aqueles afetados com MLD são geralmente classificados de acordo com a idade de início: infantil tardio, juvenil e adulto.

MLD infantil tardia começa de forma insidiosa com distúrbios da marcha entre 1 e 2 anos de idade. A criança inicialmente parece desajeitada e cai frequentemente, mas a locomoção é significativamente comprometida gradualmente e é necessário suporte para deambular. As extremidades são hipotônicas, e os reflexos tendíneos profundos estão ausentes ou diminuídos. Dentro dos próximos meses, a criança não consegue se manter em pé por muito tempo, e a deterioração na função intelectual torna-se aparente. A fala é arrastada e disártrica, e a criança parece aborrecida e apática. A fixação visual é diminuída, nistagmo está presente, e o exame de retina revela atrofia óptica. Ao longo do período de 1 ano do início da doença, a criança é incapaz de se sentar sem suporte, e postura em decorticação progressiva se desenvolve. Alimentação e deglutição são comprometidas devido à paralisia pseudobulbar, e uma alimentação por gastrostomia é necessária. Pacientes, por fim, tornam-se letárgicos e morrem por aspiração ou broncopneumonia por volta de 5 a 6 anos de idade. Avaliação mostra uma lenta velocidade de condução do nervo periférico e alterações progressivas nos VEPs, respostas do nervo auditivo do tronco encefálico e potencial evocado somatossensorial. Imagens de TC e RM do cérebro indicam atenuação simétrica difusa da substância branca do cérebro e cerebelo, e exame do líquido cerebroespinal mostra um elevado conteúdo proteico. Transplante de medula óssea ou terapia gênica lentiviral com células-tronco hematopoéticas é uma terapia experimental promissora para o tratamento de pacientes com MLD infantil tardia identificados muito precocemente no curso da doença.

MLD juvenil apresenta muitas características em comum com MLD infantil tardia, mas o início dos sintomas é mais tardio e ocorre por volta dos 5 a 10 anos de idade. Comprometimento da *performance* escolar e alterações na personalidade podem anunciar o início da doença, sendo seguido por falta de coordenação da marcha, incontinência urinária e disartria. O tônus muscular torna-se aumentado, e ataxia, distonia ou tremor podem ocorrer. Nos estágios terminais, convulsões tônico-clônicas generalizadas são proeminentes e difíceis de controlar. Pacientes raramente vivem além de meados da adolescência.

MLD adulto ocorre da segunda à sexta década de vida. Anormalidades na memória, distúrbios psiquiátricos e alterações de personalidade são características proeminentes. Sinais neurológicos lentamente progressivos, incluindo espasticidade, distonia, atrofia óptica e convulsões generalizadas levam eventualmente a um estado acamado caracterizado por posturas em decorticação e ausência de resposta.

A bibliografia está disponível no GEN-io.

617.2 Lipofuscinoses Ceroides Neuronais

Jennifer M. Kwon

Lipofuscinoses ceroides neuronais (NCL; do inglês, *neuronal ceroid lipofuscinoses*) são um grupo de doenças de depósito lisossômico, hereditárias, neurodegenerativas, caracterizadas por perda visual, demência progressiva, convulsões, deterioração motora e morte precoce. As NCLs são assim chamadas devido ao acúmulo intracelular de lipopigmentos fluorescentes, ceroide e lipofuscina. Elas compreendem um grupo de doenças genéticas e fenotipicamente heterogêneas (atualmente há no mínimo nove tipos de NCL), tradicionalmente subclassificadas de acordo com a idade de início, entre outras características clínicas. Elas diferem uma da outra nos padrões ultraestruturais associados de inclusões como visto por microscopia eletrônica. Avaliação de biopsias neuronais (cerebral, retal, conjuntival ou cutânea) é necessária para diagnóstico. Com o advento de métodos de teste enzimático e molecular, médicos podem fazer diagnóstico de NCL específico utilizando métodos menos invasivos (Tabela 617.2).

Lipofuscinose ceroide neuronal tipo infantil (INCL; do inglês, *infantile-type neuronal ceroid lipofuscinosis*, **Haltia-Santavuori)** tem início no primeiro ano de vida com convulsões mioclônicas, deterioração intelectual e cegueira. Atrofia óptica e descoloração acastanhada da mácula são evidentes no exame da retina, e ataxia cerebelar é proeminente. A eletrorretinografia mostra tipicamente uma pequena amplitude ou ausência de formas de onda. A morte ocorre durante a infância. A forma infantil é causada por mutações recessivas do gene da enzima lisossômica palmitoil proteína tioesterase-1 (PPT1) no cromossomo 1 p32. Através da microscopia eletrônica pode-se observar a presença de depósitos granulares osmeofílicos finos intracelulares, característicos em diferentes células de pacientes com INCL.

Tabela 617.2 Características clínicas e genéticas da lipofuscinose ceroide neuronal.

NCL TIPO	GENE*	PROTEÍNA	IDADE DE INÍCIO	MANIFESTAÇÃO CLÍNICA
Congênita	*CLN10*	Catepsina‡	Nascimento (mas pode se manifestar mais tarde, até mesmo em adultos)	Convulsões graves, cegueira, rigidez, morte precoce Também pode se manifestar similarmente à forma infantil tardia
Infantil	*CLN1*	Proteína palmitoil tioesterase-1 (PPT1)‡	6 a 24 meses	Início precoce, frequentemente rápida progressão de convulsões; declínio cognitivo e motor com perda visual
Variante infantil	*CLN1*		3 anos a adulto	Curso crônico Perda visual inicial seguida por declínio motor e mental lento e convulsões
Infantil tardio	*CLN2*	Tripeptidil peptidase-1 (TPP1)‡	2 a 8 anos	Convulsões, frequentemente graves e intratáveis; declínio motor e cognitivo; e perda visual
	CLN5	Proteína parcialmente solúvel		
	CLN6	Proteína de membrana		
	CLN7	Proteína de membrana		
	CLN8	Proteína de membrana	5 a 10 anos	Epilepsia grave, progressiva e com retardo mental
Juvenil	*CLN3*	Proteína de membrane	4 a 10 anos	A perda visual é geralmente a queixa inicial Também ocorrem distúrbio mental e motor e convulsões

*Observe que todos os genes NCL têm o prefixo CLN. A forma adulta (também chamada de doença de Kufs, com *locus* CLN4, causada por mutações em DNAJC5) não está bem caracterizada e não foi incluída nessa tabela. Testes genéticos estão disponíveis para todos os genes listados. ‡Teste enzimático está disponível.

Há um subtipo de crianças com deficiência enzimática PPT1 que apresenta um curso bem menos grave com características clínicas semelhantes àquelas de pacientes NCL com início juvenil. Clinicamente, esses pacientes que variam no NCL apresentam um curso frequentemente bastante distinto da apresentação infantil típica, clássica, rapidamente degenerativa; no entanto, eles apresentam deficiência PPT1 e depósitos osmeofílicos granulares na patologia. Não está claro se o genótipo *CLN1* prediz a gravidade do fenótipo.

Lipofuscinose ceroide neuronal tipo infantil tardia (LINCL; do inglês, *late infantile-type neuronal ceroid lipofuscinosis*, **Jansky-Bielschowsky)** geralmente se apresenta com convulsões mioclônicas começando entre 2 e 4 anos de idade em uma criança previamente normal. Demência e ataxia são combinadas com perda progressiva da acuidade visual e microcefalia. Exame da retina apresenta atenuação acentuada de vasos, anormalidades pigmentares pretas, atrofia óptica e um sutil pigmento marrom na região macular. O eletrorretinograma e o VEP são normais no início do curso da doença. O material autofluorescente é depositado nos neurônios, fibroblastos e células secretoras. O exame de microscopia eletrônica do material armazenado em espécime de biopsia da pele ou conjuntival tipicamente mostra perfis curvilíneos. LINCL pode ser causada por mutações autossômicas recessivas de diferentes genes: gene *CLN2*, que codifica uma tripeptidil-peptidase 1 (TPP1) que é essencial para a degradação de colecistoquinina-8, bem como os genes *CLN5*, *CLN6* e *CLN8*, que codificam proteínas de membrana que não foram completamente caracterizadas. *CLN8* também é conhecido como o *locus* da síndrome epiléptica do norte, a qual é frequentemente chamada de epilepsia progressiva com comprometimento cognitivo. *CLN2* foi tratada com cerliponase alfa intraventricular, contribuindo com menos declínio na função da língua e motora, porém apresentou efeitos secundários graves.

Lipofuscinose ceroide neuronal tipo juvenil (JNCL; do inglês, *Juvenile-type neuronal ceroid lipofuscinosis*, **Spielmeyer-Vogt ou doença de Batten)** é a forma mais comum de doença NCL e é geralmente causada por mutações autossômicas recessivas em *CLN3* (pacientes que se apresentam clinicamente com JNCL, mas têm deficiência de PPT1 ou TPP1 parecem ter variante INCL ou LINCL, respectivamente). Crianças afetadas com JNCL tendem a se desenvolver normalmente nos primeiros 5 anos de vida. O sintoma inicial é geralmente a perda visual progressiva, e alterações pigmentares da retina frequentemente resultam em um diagnóstico inicial de retinite pigmentosa. As alterações de fundo de olho são similares àquelas encontradas no tipo infantil tardio. Após início da doença, pode haver um rápido declínio com alterações na cognição e na personalidade, falta de coordenação motora e convulsões. Convulsões mioclônicas não são proeminentes como em LINCL, mas parkinsonismo pode se desenvolver e comprometer a deambulação. Pacientes morrem entre o final da segunda e terceira décadas de vida. Em JNCL causada por *CLN3*, a microscopia eletrônica de tecidos mostra inclusões tipo impressão digital, e microscopia óptica de rotina de esfregaço de sangue periférico pode mostrar vacúolos linfocíticos.

A bibliografia está disponível no GEN-io.

617.3 Adrenoleucodistrofia

Ver Capítulo 104.2.

617.4 Sialidose

Jennifer M. Kwon

Sialiodose é o resultado de deficiência de sialidase lisossomal, secundária a mutações autossômicas recessivas no gene da sialidase (α-neuraminidase, *NEU1*) no cromossomo 6 p21.3. O acúmulo de oligossacarídeos de ácido siálico com aumento acentuado de excreção urinária de oligossacarídeos contendo ácido siálico está associado a apresentações clínicas que variam de sialidose branda tipo I a sialidose mais grave tipo II associada a características neurológicas e somáticas.

Sialidose tipo I, síndrome mioclônica de manchas vermelho-cereja, geralmente está presente na segunda década de vida, quando o paciente se queixa de deterioração visual. Inspeção da retina mostra uma mancha vermelho-cereja, mas ao contrário de pacientes com TSD, a acuidade visual declina lentamente em indivíduos com síndrome de mioclonia de manchas vermelho-cereja. Mioclonia das extremidades é gradualmente progressiva e frequentemente debilitante e, eventualmente, torna os pacientes não deambulantes. A mioclonia é desencadeada por movimento voluntário, por toque e por som e não é controlada com anticonvulsionantes. Convulsões generalizadas responsivas a fármacos antiepilépticos ocorrem na maioria dos pacientes.

Pacientes com sialidose tipo II apresentam-se em uma idade mais jovem e exibem manchas vermelho-cereja e mioclonia, bem como envolvimento somático, incluindo características faciais grosseiras, opacificação corneal (raramente) e disostose multiplex, causando rotação anterior da vértebra lombar. Pacientes tipo II podem ser ainda subclassificados em formas congênita e infantil (infância), dependendo da idade de manifestação. Exame dos linfócitos mostra vacúolos no citoplasma, biopsia do fígado demonstra vacúolos citoplasmáticos nas células de Kupffer e vacúolos ligados à membrana são encontrados no citoplasma de células de Schwann, tudo atestando para a natureza multissistêmica da sialidose tipo II. O estudo de neuroimagem e eletrofisiológicos não demonstram anormalidades específicas nesse grupo de doenças. Tem sido descrito que pacientes com sialidose vivem além da quinta década de vida.

Alguns casos que parecem ser sialidose tipo II são resultado de deficiências combinadas de β-galactosidase e α-neuraminidase resultantes da deficiência de proteína/catepsina A protetora que previne a degradação intracelular prematura dessas duas enzimas. Esses pacientes apresentam galactosidose e são clinicamente indistinguíveis daqueles com sialidose tipo II. Consequentemente, pacientes que apresentam características de sialidose tipo II com excreção urinária acentuada de oligossacarídeos devem ser testados para deficiência de proteína/catepsina A protetora, bem como para deficiência de sialidase.

A bibliografia está disponível no GEN-io.

617.5 Doenças Neurodegenerativas Variadas

Jennifer M. Kwon

DOENÇA DE PELIZAEUS-MERZBACHER

Doença de Pelizaeus-Merzbacher (PMD; do inglês, *Pelizaeus-Merzbacher disease*) é uma doença recessiva ligada ao X caracterizada por nistagmo e anormalidades da mielina. A PMD é causada por mutações no gene da proteína proteolipídica (*PLP1*), no cromossomo Xq22, o qual é essencial para a formação da mielina no SNC e diferenciação do oligodendrócito. Mutações no mesmo gene podem causar a paraparesia espástica familiar (paraparesia espástica progressiva tipo 2, SPG2). Doenças causadas por mutações em *PLP1* incluem mutações pontuais, deleções, duplicações gênicas e outras alterações de dosagem gênica.

Clinicamente, PMD clássica é reconhecida por nistagmo e movimentos itinerantes dos olhos associados a um balanço da cabeça durante a infância. Os marcos do desenvolvimento estão atrasados; desenvolve-se ataxia, coreoatetose e, por fim, espasticidade. Atrofia óptica e disartria são achados associados, e a morte ocorre na segunda ou terceira década. O principal achado patológico é a perda de mielina com axônios intactos, sugerindo um defeito na função da oligodendroglia. Rastreio por RM revela um padrão simétrico de atraso de mielinização. Atualmente é aceito que um amplo espectro de fenótipos, incluindo SPG2 e anormalidades do nervo periférico, também podem resultar de mutações no gene *PLP1*.

Outras leucodistrofias hipomielinizantes semelhantes à PMD continuam sendo identificadas e devem ser consideradas no diagnóstico diferencial de PMD. Estas incluem a síndrome de Allan-Herndon-Dudley e os distúrbios relacionados a TUBB4A.

DOENÇA DE ALEXANDER

Essa é uma doença rara que causa macrocefalia progressiva e leucodistrofia. Doença de Alexander é causada por mutações dominantes no gene da proteína ácida fibrilar glial (*GFAP*), no cromossomo 17q21, e os casos são geralmente esporádicos nas famílias. Exame patológico do cérebro revela deposição de corpos de hialina eosinofílica chamada de fibras de Rosenthal em astrócitos. Esse acúmulo tem distribuição perivascular por todo o cérebro. Na forma infantil clássica da doença de Alexander, a degeneração da substância branca é mais proeminente nas regiões frontais. O diagnóstico pode ser sugerido por RM (Figura 617.3) e espectroscopia por RM demonstrando substratos metabólicos anormais. Crianças afetadas desenvolvem perda progressiva do intelecto, espasticidade e convulsões não responsivas, causando morte com 5 anos de idade. Entretanto, existem formas brandas que se apresentam tardiamente na vida e que podem não apresentar características frontais predominantes ou megalencefalia.

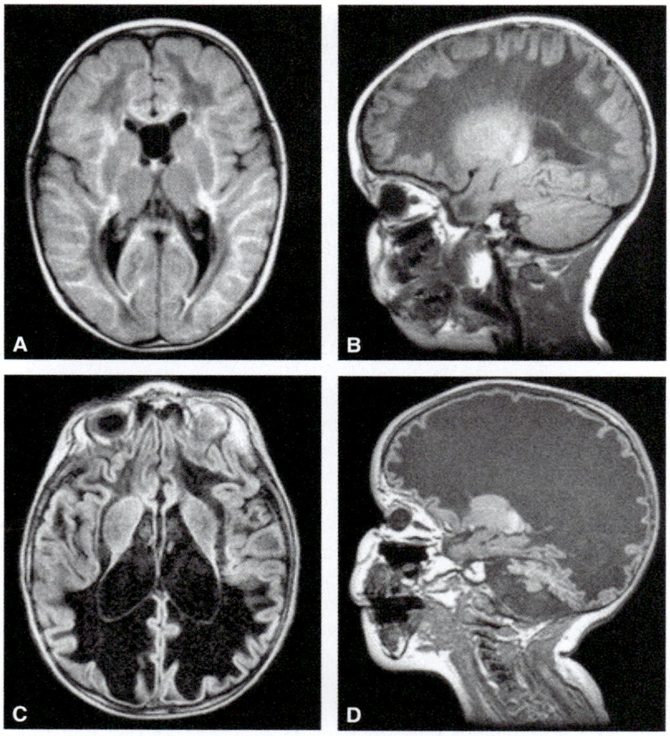

Figura 617.4 Imagens ponderadas em T1 e FLAIR de um paciente com doença da substância branca evanescente. FLAIR axial (**A**, **C**) e sagital ponderada em T1 (**B**, **D**) imagens de um paciente com 1,5 e 2,5 anos de idades. A primeira RM (**A**, **B**) foi obtida logo após o início dos sintomas. A imagem inicial do FLAIR (**A**) mostra a anomalia difusa e a degeneração cística parcial da substância branca cerebral, enquanto a imagem do FLAIR da continuação (**C**) mostra que toda a substância branca cerebral foi substituída por líquido. A imagem sagital ponderada em T1 inicial (**B**) mostra o padrão típico semelhante a faixa dentro da substância branca anormal, enquanto a imagem da continuação (**D**) mostra que toda a substância branca cerebral desapareceu e que somente o córtex cerebral e o revestimento ependimal foram preservados. Surpreendentemente, a substância branca ausente parece edemaciada com alongamento do córtex sobrejacente no giro largo. O cerebelo tornou-se altamente atrófico. (*De Van der Knaap MS, Valk J: Magnetic resonance of myelination and myelin disorders, 3e. Heidelberg, 2004, Springer.*)

DEGENERAÇÃO ESPONJOSA DE CANAVAN

Ver Capítulo 103.15.

OUTRAS LEUCODISTROFIAS

Doenças metabólicas e degenerativas podem se apresentar com alterações significativas na substância branca cerebral, tais como alguns distúrbios mitocondriais (ver Capítulos 104.1 e 616.2) e acidúria glutárica tipo 1 (ver Capítulo 103.14). Além disso, o uso mais amplo de RM craniana possibilitou a descoberta de novas leucodistrofias. Um exemplo é a doença da substância branca evanescente ou ataxia da infância com hipomielinação do SNC caracterizada por ataxia e espasticidade (Figura 617.4). Alguns pacientes também apresentam atrofia óptica, convulsões e deterioração cognitiva. A idade de apresentação e a rapidez do declínio nas leucodistrofias podem ser bastante variáveis. Nas formas de início precoce, o declínio é geralmente ágil e seguido rapidamente por morte; nas formas de início tardio, o declínio mental é geralmente mais lento e mais brando. É interessante observar que a desmielinização aguda nessas doenças pode ser desencadeada por febre ou susto. O diagnóstico da doença da substância branca evanescente ou ataxia da infância com hipomielinização do SNC baseia-se em achados clínicos, anormalidades características na RM craniana e mutações autossômicas recessivas em um de cinco genes causadores (*EIF2B1*, *EIF2B2*, *EIF2B3*, *EIF2B4* e *EIF2B5*) que codificam as cinco subunidades do fator de iniciação de tradução eucariótica, eIF2B. Uma abordagem às leucodistrofias fundamentadas em resultados de RM é observada na Figura 617.5, e a avaliação diagnóstica, na Tabela 617.3.

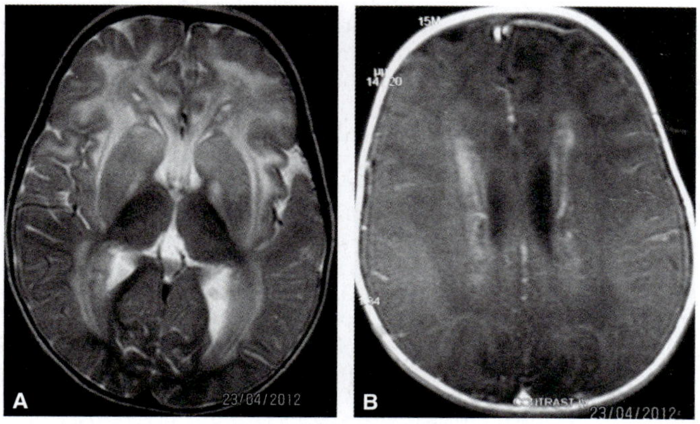

Figura 617.3 Doença de Alexander. RM de paciente com 15 meses de idade. **A.** Sequências em T2 axial (TR/TE: 4000/99) no nível dos gânglios de base e tálamo, demonstrando sinal aumentado simétrico e bilateral difuso predominantemente na região periventricular frontal, mas também na substância branca subcortical e nos gânglios de base. **B.** Aro periventricular significativo após infusão de gadolíneo intravenoso (sequências em T2; TR/TE: 400/88). (*De Zafeiriou DI, Dragoumi P, Vargiami E: Alexander disease.* J Pediatr *162:648, 2013.*)

DOENÇA DE MENKES

Doença de Menkes (síndrome do cabelo enroscado) é uma condição neurodegenerativa progressiva de herança autossômica recessiva ligada ao X. O gene Menkes, *ATP7A*, localizado em Xq21.1, codifica um transportador de cobre, trifosfatase adenosina tipo P, e mutações na proteína são associadas a baixos níveis séricos de cobre e ceruloplasmina, bem como um defeito na absorção intestinal e no transporte de cobre. Os sintomas começam nos primeiros meses e incluem hipotermia, hipotonia e convulsões mioclônicas generalizadas. Os pacientes têm uma fácies típica, com bochechas carnudas e rosadas e cabelos crespos, incolores e frágeis. O exame microscópico do cabelo mostra diversas anormalidades, incluindo tricorrexis nodosa (fraturas ao longo do eixo do cabelo) e *pili torti* (cabelo enroscado). Dificuldades de alimentação são proeminentes e levam a falha no desenvolvimento. Deficiência cognitiva grave e atrofia óptica são características constantes da doença. Alterações neuropatológicas incluem degeneração tortuosa da substância cinzenta e alterações acentuadas no cerebelo com perda da camada de células granulares interna e necrose das células de Purkinje. Ocorre morte por volta dos 3 anos de idade em pacientes não tratados. Muito raramente a doença de Menkes se manifesta no sexo feminino, e, quando isso ocorre, os sintomas são mais leves.

A terapia com cobre-histidina pode ser efetiva na prevenção da deterioração neurológica em alguns pacientes com doença de Menkes, particularmente quando os tratamentos começam no período neonatal ou, de preferência, no período fetal. Essas crianças pré-sintomáticas são frequentemente identificadas devido ao histórico familiar de um irmão afetado. O cobre é essencial nos primeiros estágios de desenvolvimento do SNC, e sua ausência provavelmente é a causa de alterações neuropatológicas. Crianças pré-sintomáticas diagnosticadas

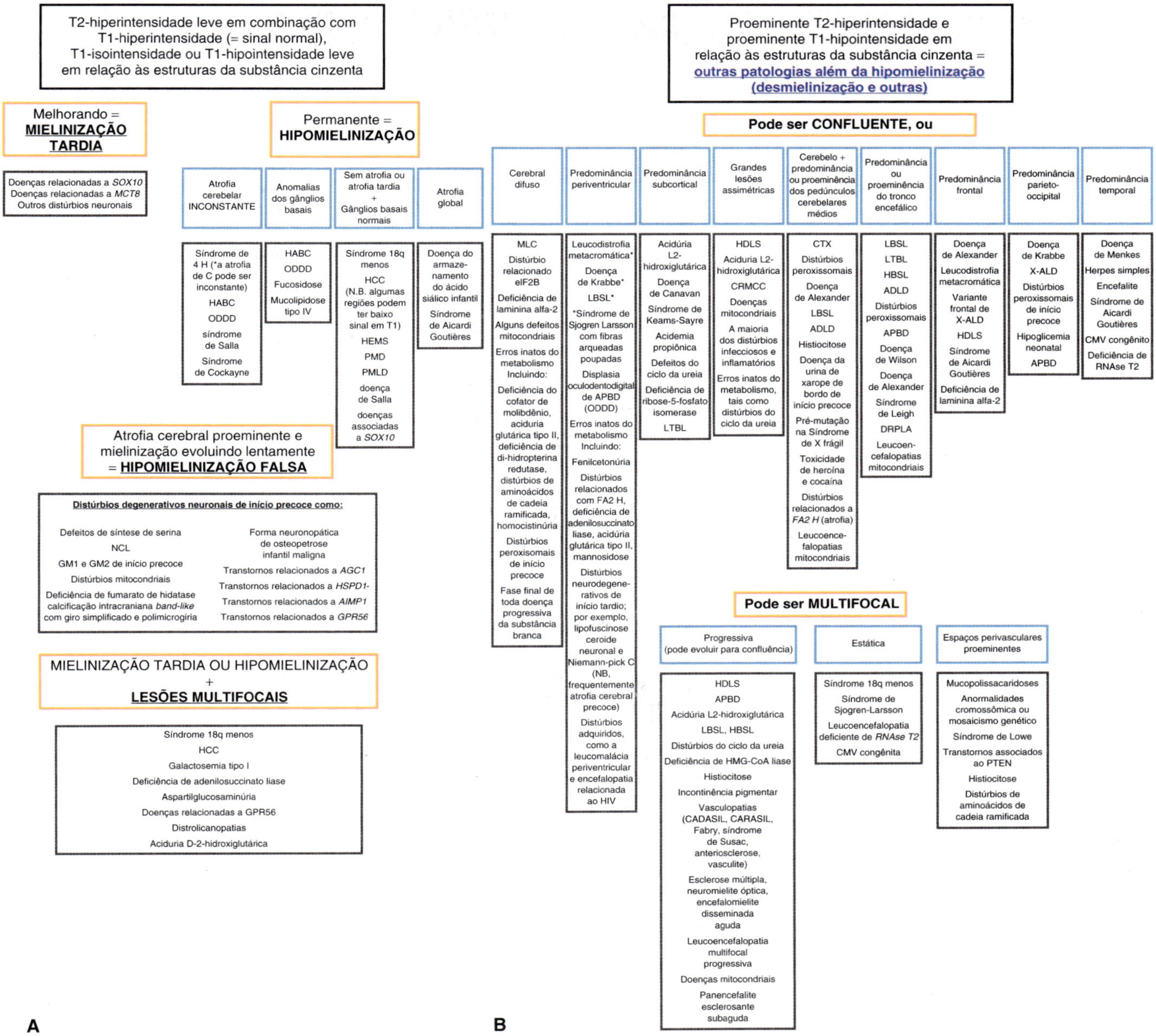

Figura 617.5 **A.** Reconhecimento do padrão de RM nas leucodistrofias e leucoencefalopatias genéticas (gLEs). Três características principais na RM ajudam a discriminar os tipos diferentes de leucodistrofia e de gLE. O primeiro discriminador é a presença ou ausência de hipomielinização. Dentro desse subconjunto, melhoria da mielinização ou atrofia dirige o clínico a uma série de gLEs. **B.** Dentro das leucodistrofias hipomielinizantes verdadeiras, a presença de envolvimento dos gânglios basais e do cerebelo adicionalmente ajuda a refinar o diagnóstico. Se o padrão não é de hipomielinização, então o segundo discriminador é se as anormalidades da substância branca são confluentes ou isoladas e multifocais. Se as anormalidades da substância branca são confluentes, então o terceiro discriminador é a localização predominante das anormalidades (**B**). 4 H, hipomielinização, hipodontia e hipogonadismo hipogonadotrófico; HACB (do inglês *hypomyelination with atrophy of the basal ganglia and cerebellum*), hipomielinização com atrofia dos gânglios basais e cerebelo; HEMS (do inglês *hypomyelination of early myelinating structures*), hipomielinização de estruturas mielinizantes precoces; ODDD, displasia oculodentodigital; HCC, hipomielinização com catarata congênita; PMD, doença de Pelizaeus-Merzbacher; PMLD (do inglês *Pelizaeus-Merzbacher–like disease*), doença semelhante a Pelizaeus-Merzbacher; NCL (do inglês *neuronal ceroid lipofuscinosis*), lipofuscinose ceroide neuronal; APDB (do inglês *adult polyglucosan body disease*), doença do corpo de poliglicosana adulto; ADLD (do inglês *autosomal dominant leukodystrophy with autonomic symptoms*), leucodistrofia autossômica dominante com sintomas autonômicos; CRMCC (do inglês *cerebroretinal microangiopathy with calcifications and cysts*), microangiopatia cerebrorretinal com calcificações e cistos; CTX (do inglês *cerebrotendinous xanthomatosis*), xantomatose cerebrotendinosa; DRPLA (do inglês *dentatorubral pallidoluysian atrophy*), atrofia palidoluisiana dentatorrubral; distúrbio relacionado ao *E1F2B* (doença de substância branca evanescente ou CACH; HDLS (do inglês *hereditary diffuse leukoencephalopathy with spheroids/neuroaxonal leukodystrophy with spheroids*), leucoencefalopatia difusa hereditária com esferoides/leucodistrofia neuroaxonal com esferoides; HBSL (do inglês *hypomyelination with brainstem and spinal cord and leg involvement*), hipomielinização com envolvimento do tronco encefálico e da medula espinal e perna; LTBL (do inglês *leukoencephalopathy with thalamic and brainstem involvement and high lactate*), leucoencefalopatia com envolvimento talâmico e tronco encefálico e lactato alto; LBSL (do inglês *leukoencephalopathy with brainstem and spinal cord involvement and lactate elevation*), leucoencefalopatia com envolvimento do tronco encefálico e da medula espinal e elevação do lactato; MLC (do inglês *megalencephalic leukodystrophy with subcortical cysts*), leucodistrofia megalencefálica com cistos subcorticais; X-ALD, adrenoleucodistrofia ligada ao X. (Reconhecimento de padrão reimpresso com permissão de Genereviews; de *Parikh S, Bernard G, Leventer RJ et al.: A clinical approach to the diagnosis of patients with leukodystrophies and genetic leukoencephalopathies, Mol Gen Metab 114:501-515, 2018, Fig. 2, pp. 508-509.*)

Tabela 617.3 Exames clínicos e laboratoriais que auxiliam no diagnóstico de leucodistrofias e leucoencefalopatias genéticas.

EXAMES CLÍNICOS E LABORATORIAIS	OBJETIVO DO DIAGNÓSTICO
RM cerebral e espinal (± gadolínio, ± MRS)	Estabelecer doença da substância branca; ± evidência de vazamento da barreira hematencefálica e acúmulo de metabólito (distúrbios mitocondriais, doença de Canavan, síndrome de Sjögren-Larson, distúrbios da biogênese peroxisomal)
Exames oftalmológicos	Documentar sinais oftalmológicos em várias leucodistrofias
TC craniana	Avaliar as calcificações
Ácidos graxos plasmáticos de cadeia muito longa	Adrenoleucodistrofia e adrenomieloneuropatia ligadas ao X e distúrbios da biogênese peroxisomal
Enzimas lisossômicas (leucócitos)	Leucodistrofia metacromática, doença de Krabbe, deficiência múltipla de sulfatase, galactosialidose, sialidose
Lactato, piruvato e aminoácidos no sangue	Distúrbios mitocondriais
Punção lombar (contagem celular, proteína, ± neopterina do LCE, ± interferona alfa	Marcador não específico de desmielinização; ± Pleocitose e marcadores para a síndrome de Aicardi-Goutières
Sulfatídeos da urina	Leucodistrofia metacromática, deficiência múltipla de sulfatase
Ácidos orgânicos na urina	L-2-Hidroxiglutarato; ácido N-acetil aspático para doença de Canavan; Intermediários do ciclo de Krebs (distúrbios mitocondriais)
Estudos neurofisiológicos (BAER EMG/NCV, VEP, SSEP)	Caracterizar o envolvimento de nervos cranianos e periféricos, tratos ópticos e tratos espinais
Análise genética	Como indicado para cada leucodistrofia ou leucoencefalopatia genética

*Podem ser indicados testes adicionais para pacientes com determinadas apresentações clínicas distintas ou características extraneurológicas sugestivas de uma ou mais leucodistrofias específicas. BAER (do inglês, *brainstem auditory evoked response test*), teste de resposta evocada auditiva de tronco encefálico; LCE, líquido cerebroespinal; TC, tomografia computadorizada; EMG, eletromiografia; RM, ressonância magnética; MRS (do inglês, *magnetic resonance spectroscopy*), espectroscopia de ressonância magnética; NCV (do inglês, *nerve conduction velocity test*), teste de velocidade de condução nervosa; SSEP (do inglês, *somatosensory evoked potential test*), teste potencial evocado somatossensorial; VEP (do inglês, *visual evoked potential test*), teste potencial evocado visual. De Parikh S, Bernard G, Leventer RJ *et al.*: A clinical approach to the diagnosis of patients with leukodystrophies and genetic leukoencephalopathies, Mol Gen Metab 114:501-515, 2018, Table 6.

nos primeiros 10 dias de vida podem ser inclusas no protocolo experimental com injeções subcutâneas diárias de cobre-histidina (a partir de 2017, disponível apenas no NIH em um programa supervisionado pelo Dr. Stephen Kaler). A ótima resposta ao tratamento com injeção de cobre-histidina parece ocorrer apenas em pacientes que são identificados no período de recém-nascidos e cujas mutações permitam uma atividade residual do transporte de cobre.

A **síndrome de corno occipital**, uma displasia esquelética causada por diferentes mutações no mesmo gene envolvido na doença de Menkes, é uma doença relativamente branda. As duas doenças são frequentemente confundidas, porque as anormalidades bioquímicas são idênticas. A resolução da incerteza sobre o tratamento de pacientes com doença de Menkes irá necessitar de cuidado na correlação de genótipo-fenótipo, juntamente com novos ensaios clínicos de terapia de cobre.

SÍNDROME DE RETT

Essa síndrome não é, estritamente falando, uma doença degenerativa, mas um distúrbio do desenvolvimento inicial do cérebro marcado por um período de regressão do desenvolvimento e desaceleração do crescimento cerebral após um curso neonatal relativamente normal. É uma doença ligada ao X que ocorre predominantemente no sexo feminino. A frequência é aproximadamente 1 em 15.000 a 22.000 crianças. A síndrome de Rett é causada por mutações no gene *MeCP2*, em Xq28, que codifica um fator de transcrição que se acopla a ilhas CpG metiladas e silencia a transcrição. O desenvolvimento pode proceder normalmente até 1 ano de idade, quando regride a linguagem e os marcos motores e a microcefalia adquirida se torna aparente. A mancha atáxica e um leve tremor dos movimentos da mão são os achados neurológicos iniciais. A maioria das crianças desenvolve respiração suspirosa peculiar com períodos intermitentes de apneia que podem estar associados à cianose. A característica da síndrome de Rett são movimentos repetitivos e involuntários das mãos e a perda do uso intencional e espontâneo delas; essas características podem não aparecer até 2 a 3 anos de idade. O comportamento do espectro autista é um achado típico em todos os pacientes. Convulsões tônico-clônicas generalizadas ocorrem na maioria, mas podem ser bem-controladas com anticonvulsionantes. Distúrbios da alimentação e baixo ganho de peso são comuns. Após o período inicial de regressão neurológica, o processo da doença alcança um platô, com persistência do comportamento autista. Arritmias cardíacas podem resultar em morte súbita inesperada em uma taxa que é mais alta que a da população em geral. Geralmente, os pacientes do sexo feminino sobrevivem até a fase adulta.

Estudos pós-morte mostram redução significativa do peso cerebral (60 a 80% do normal) com uma redução no número de sinapses, associada a redução no tamanho e ramificação dendrítica. O fenótipo pode estar relacionado à falha em suprimir a expressão de genes que são normalmente silenciados nas fases iniciais do desenvolvimento pós-natal. Embora poucos homens sobrevivam com fenótipo da síndrome de Rett clássica, a genotipagem de meninos sem fenótipo de síndrome de Rett clássica, mas com incapacidade intelectual e outras características neurológicas atípicas, detectou um número significativo com mutações em *MeCP2*. Mutações em *MeCP2* foram demonstradas em mulheres portadoras normais, mulheres com síndrome de Angelman e homens com encefalopatia fatal, síndrome de Klinefelter (47 XXY), e deficiência cognitiva familiar ligada ao X. Os indivíduos do sexo masculino podem apresentar uma síndrome semelhante à de Rett, caso tenham uma duplicação *MECP2*.

Alguns pacientes do sexo feminino apresentam um fenótipo de Rett atípico associado a convulsões mioclônicas graves na infância, crescimento lento da cabeça e desenvolvimento reprimido, e apresentam mutações em outro gene ligado ao X que codifica quinase dependente de ciclina do tipo 5 (*CDKL5*), que pode interagir com *MeCP2* e outras proteínas que regulam a expressão gênica.

NEURODEGENERAÇÃO COM ACÚMULO DE FERRO CEREBRAL

Neurodegeneração com acúmulo cerebral de ferro representa doenças múltiplas, dependentes da idade de início caracterizadas por sintomas extrapiramidais, deterioração e regressão intelectual, com depósito de ferro nos gânglios basais. Há uma significativa variabilidade fenotípica dessas doenças; entretanto, um achado característico na RM demonstra sinal de *hipointensidade* homogênea simétrica em T2. Neurodegeneração comum com doenças de acúmulo cerebral de ferro são distinguidas na Tabela 617.4 e uma abordagem para o seu diagnóstico é apresentada na Figura 617.6. Características clínicas, as quais são altamente variáveis, podem incluir distonia, parkinsonismo, ataxia, espasticidade, sintomas psiquiátricos e comprometimento intelectual. O tratamento deve se concentrar na doença específica e é geralmente mais sintomático do que curativo. Quelação de ferro tem sido testada sem grandes benefícios a longo prazo.

Tabela 617.4 Visão geral de neurodegeneração com condições de acúmulo cerebral de ferro e genes (se conhecidos).

					VARIANTE DE INÍCIO NA INFÂNCIA		VARIANTE DE INÍCIO TARDIO	
CONDIÇÃO (ACRÔNIMO)	SINÔNIMO	GENE	POSIÇÃO CROMOSSÔMICA	PATOLOGIA LB	IDADE DE INÍCIO	MANIFESTAÇÃO CLÍNICA	IDADE DE INÍCIO	MANIFESTAÇÃO CLÍNICA
PKAN	NBIA1	PANK2	20 p13	Não	Primeira infância, por volta de 3 anos	PKAN típico	Adolescentes ou início da idade adulta	PKAN atípico
PLAN	NBIA2, PARK14	PLA2 G6	22q12	√	Infância	Distrofia neuroaxonal infantil	Adolescentes ou início da idade adulta	Distonia do parkinsonismo
FAHN	SPG35	FA2 H	16q23	Não conhecida	Infância	Leucodistrofia, paraplegia espástica hereditária	Fase adulta (idade varia até 30 anos)	Pode se assemelhar a doença de Parkinson idiopática
MPAN	–	C19orf12	19q12	√	–	Piramidal Síndrome extrapiramidal		
Doença de Kufor-Rakeb	PARK9	ATP13A2	1 p36	√	Infância-adolescência	Parkinsonismo, sinais do trato piramidal, distúrbio do movimento ocular		
BPAN	Síndrome SENDA	WDR45	Xp11.23	Não conhecida	Infância	Encefalopatia com regressão psicomotora, depois estática	Depois dos 20 aos 30 anos	Distonia do parkinsonismo progressiva de início repentino
Aceruloplasminemia	–	CP	3q23	Não	–	–	50 anos (variação: 16 a 70)	Extrapiramidal, diabetes, demência
Neuroferritinopatia	–	FTL	19q13	Não	–	–	40 anos	Coreia, distonia, demência
Casos idiopáticos de início tardio	–	Provavelmente heterogêneo	Provavelmente heterogêneo	Heterogênea	–	–	Heterogêneo	Parkinsonismo; pode se assemelhar à doença de Parkinson idiopática

√, presente; BPAN (do inglês *betapropeller–associated neurodegeneration*), neurodegeneração associada a proteína beta-hélice; CP, ceruloplasmina; FA2 H, ácido graxo-2-hidroxilase; FAHN (do inglês *fatty acid 2-hydroxylase–associated neurodegeneration*), neurodegeneração associada a ácido graxo-2-hidroxilase; FTL (do inglês *ferritina light chain*), cadeia leve de ferritina; MPAN (do inglês *mitochondrial membrane–associated neurodegeneration*), neurodegeneração associada a membrana mitocondrial; NBIA (do inglês *neurodegeneration with brain iron accumulation*), neurodegeneração com acúmulo cerebral de ferro; PANK2, pantotenato quinase 2; PKAN, neurodegeneração associada a pantotenato quinase; PLA2 G6, fosfolipase A2; PLAN (do inglês *PLA2 G6-associated neurodegeneration*), neurodegeneração associada a PLA2 G6; SENDA (do inglês *static encephalopathy of childhood with neurodegeneration in adulthood*), encefalopatia estática de infância com neurodegeneração na fase adulta; SPG (do inglês *spastic paraplegia*), paraplegia espástica. (*De Schneider SA, Zorzi G, Nardocci N: Pathophysiology and treatment of neurodegeneration with brain iron accumulation in the pediatric population, Curr Treat Option Neurol 15:652-667, 2013, Table 1.*)

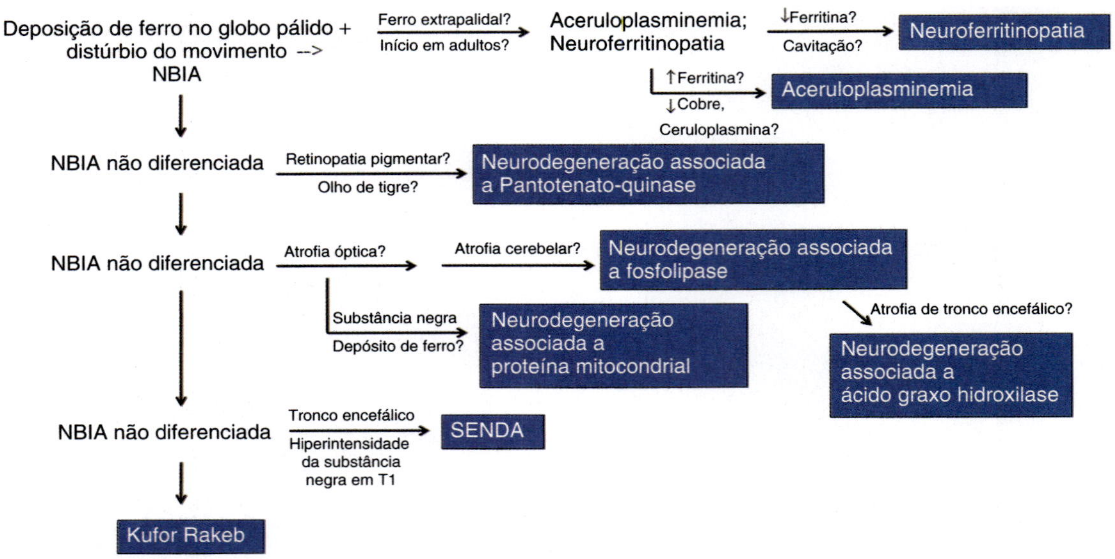

Figura 617.6 **Abordagem clínica e radiográfica da neurodegeneração com acúmulo cerebral de ferro.** NBIA (do inglês *neurodegeneration with brain iron. accumulation*), neurodegeneração com acúmulo cerebral de ferro; SENDA (do inglês *static encephalopathy of childhood with neurodegeneration in adulthood*), encefalopatia estática da infância com neurodegeneração na fase adulta. (*De Kruer MC, Boddaert N: Neurodegeneration with brain iron accumulation: a diagnostic algorithm.* Semin Pediatr Neurol *19:67-74, 2012, Fig. 1.*)

Capítulo 618

Doenças Desmielinizantes do Sistema Nervoso Central

Cheryl Hemingway

As doenças desmielinizantes adquiridas do sistema nervoso central (SNC) coletivamente são doenças raras, com incidência anual de 0,5 a1,66 por 100.000 crianças. Elas se apresentam com disfunção neurológica causada por ataques imunomediados à substância branca isolante do cérebro, nervos ópticos e medula espinal. O isolamento da substância branca é formado pela mielina contida nos oligodendrócitos que envolve os axônios dos nervos. Contrastando com as leucodistrofias geneticamente determinadas (algumas vezes chamadas doenças desmielinizantes) que produzem ruptura da substância branca, as doenças desmielinizantes adquiridas, em geral, têm como alvo a substância branca normalmente formada.

Tem havido avanços significativos em nossos conhecimentos a respeito da patogênese da desmielinização, juntamente com um interesse crescente no papel das células B e anticorpos contra o SNC na desmielinização. Há dois anticorpos IgG reconhecidos como desempenhando um papel importante na desmielinização, o anticorpo contra aquaporina 4 (AQP4-Ab) e o anticorpo contra a glicoproteína da mielina dos oligodendrócitos (MOG-Ab). As aquaporinas, proteínas transportadoras de água da membrana plasmática, são expressas nos astrócitos e estão envolvidas no movimento da água, na migração celular e na neuroexcitação. A glicoproteína da mielina dos oligodendrócitos é expressa exclusivamente no SNC e, embora seja apenas um componente menor da bainha de mielina, sua localização nas lamelas mais externas e na superfície celular dos oligodendrócitos a torna disponível para a ligação com os anticorpos. O aumento da conscientização sobre a importância desses anticorpos, juntamente com os tratamentos modificadores de doença (DTM; do inglês, *disease-modifying treatments*), tornaram crucial o diagnóstico acurado nas doenças desmielinizantes.

As síndromes desmielinizantes pediátricas se caracterizam clinicamente: (1) por localização dos déficits neurológicos (sítio único, como na medula espinal [mielite transversa, TM (do inglês *disease-modifying treatments*)], nervos ópticos [neurite óptica, ON (do inglês *optic neuritis*)] ou desmielinização do tronco encefálico *versus* polirregional; (2) pela presença ou ausência de encefalopatia; (3) evolução da doença (ataques monofásicos *versus* repetidos, envolvendo a mesma região ou novas regiões no SNC); e (4) presença ou ausência de anticorpos específicos.

A RM do cérebro e da coluna é útil para caracterizar as lesões desmielinizantes sintomáticas e clinicamente silenciosas, para auxiliar no diagnóstico da síndrome desmielinizante e para predizer a probabilidade de recorrências futuras. RMs sequenciais podem ser necessárias para confirmar o diagnóstico e podem ser usadas para monitorar a resposta ao tratamento e orientar o escalonamento de um DMT. A presença de bandas oligoclonais (OB; do inglês, *oligoclonal bands*), na análise do líquido cerebroespinal (LCE), é usada para confirmar o diagnóstico de esclerose múltipla (Tabela 618.1); sua ausência pode sugerir um diagnóstico alternativo. No entanto, as OBs são vistas em outras doenças inflamatórias do SNC. Podem ser necessários estudos adicionais, incluindo um perfil autoimune, testes de anticorpos, testes metabólicos, testes genéticos, angiografia por cateter e, algumas vezes, até biopsia cerebral para avaliar os mimetizadores de desmielinização, como nas doenças reumatológicas sistêmicas, doenças mitocondriais, angiite primária do SNC, infecção, neoplasia e condições genéticas, como as leucodistrofias (Tabelas 618.2 e 618.3).

Na maioria das crianças que apresentam um episódio de desmielinização, este tem um curso monofásico, não ocorrendo recidiva. As doenças desmielinizantes monofásicas da infância incluem a encefalomielite disseminada aguda (ADEM; do inglês, *acute disseminated encephalomyelitis*), a neurite óptica (ON) e a mielite transversa (TM); tipos recidivantes de desmielinização incluem a esclerose múltipla e as doenças do espectro da neuromielite óptica (NMOSD; do inglês, *neuromyelitis optica spectrum disorder*).

A bibliografia está disponível no GEN-io.

Tabela 618.1 Doenças desmielinizantes agudas do sistema nervoso central.

DOENÇA	DEFINIÇÃO
Encefalomielite disseminada aguda (ADEM, do inglês *acute disseminated encephalomyelitis*)	Primeiro evento multifocal no SNC com causa inflamatória presumida Encefalopatia presente, não podendo ser explicada por febre RM costuma mostrar lesões em T2 difusas e mal demarcadas Ausência de novos sintomas, sinais ou achados de RM depois dos 3 meses iniciais
ADEM multifásica	Novo evento de ADEM 3 meses ou mais após evento inicial, podendo associar-se a novos ou ao ressurgimento de achados clínicos prévios e de RM Frequentemente associada à presença de anticorpo anti-MOG
Síndrome clinicamente isolada (CIS, do inglês *clinically isolated syndrome*)	Primeiro evento desmielinizante monofocal ou multifocal no SNC Encefalopatia ausente, a menos que causada por febre
Esclerose múltipla	A esclerose múltipla pode ser diagnosticada naqueles em que não haja melhor explicação se for possível demonstrar a disseminação no tempo (DIT, do inglês *dissemination in time*) e a disseminação no espaço (DIS, do inglês *dissemination in space*). Fala-se em DIS quando há lesões neurológicas afetando locais separados (regiões periventricular, justacortical, infratentorial ou medular) no SNC Fala-se em DIT quando a RM demonstra a presença simultânea de uma lesão contrastada por gadolínio e lesão não contrastada as OBs são positivas no LCE ou a RM de controle, depois de pelo menos 30 dias, mostra acúmulo de uma nova lesão em T2
Esclerose múltipla progressiva primária	Esclerose múltipla progressiva primária é muito rara na infância, mas pode ser diagnosticada depois de 1 ano de um déficit progressivo e dois dos seguintes: (1) RM cerebral positiva, (2) RM da medula espinal positiva e (3) OB positiva
Desmielinização associada a anticorpo anti-MOG	EMDM: ADEM recorrente (ver anteriormente) ADEM-NO: ADEM ou EMDM seguida por neurite óptica (ON) NMOSD: ON e mielite transversa aguda (ATM, do inglês *acute transverse myelitis*) sequencial ou simultaneamente ON inflamatória recidivante (RION, do inglês *relapsing inflammatory ON*) Desmielinização do tronco encefálico: episódios recorrentes de desmielinização, muitas vezes envolvendo, em particular, a fossa posterior e o tronco encefálico
Doenças do espectro da neuromielite óptica (NMOSD, do inglês *neuromyelitis optica spectrum disorders*)	Uma vez que não haja melhor explicação, se AQP4-positivo, então somente um dos seguintes critérios principais é necessário: neurite óptica mielite aguda síndrome da área postrema (náuseas, vômitos, soluços) narcolepsia, síndrome diencefálica aguda com lesões na RM síndrome cerebral sintomática com lesões na RM Se AQP4-negativo ou se não tiver sido pesquisado necessários dois critérios principais (um dos quais necessita ser ON com RM cerebral compatível ou alterações do nervo óptico longitudinalmente extensas, TM longitudinalmente extensa ou síndrome da área postrema com lesão compatível na RM) disseminação no espaço (dois ou mais critérios principais diferentes)

Tabela 618.2 Diagnóstico diferencial das doenças desmielinizantes.

Lesões multifocais na substância branca	Desmielinização (p. ex., ADEM, MS, CIS, NMOSD, AHL) Vasculites primárias e secundárias (angiite primária do SNC, neurossarcoidose, LES, síndrome de Behçet, esclerodermia Autoanticorpos (NMDAR-Ab, encefalite de Hashimoto) Mitocondriais (POLG) Leucoencefalopatia (DARS) Doença de Charcot-Marie-Tooth ligada ao X Migrânea Variante normal Agressão prévia e gliose residual (infecções congênitas ou lesão hipóxica)
Lesões bilaterais ou difusas na substância branca	Leucodistrofia (LD adrenal, doença de Alexander, LD metacromática, doença de Krabbe) Leucoencefalopatia (síndrome de Aicardi-Goutières) Mitocondriais (neuropatia óptica hereditária de Leber, doença de Leigh, MELAS, MERFF) Tumor (gliomatose cerebral, astrocitoma, linfoma) Linfo-histiocitose hemofagocítica (HLH, do inglês *hemophagocytic lymphohistiocytosis*) Tumor Infecção
Lesões na substância cinzenta profunda, talâmicas e estriatais	Infecção (micoplasma, vírus Epstein-Barr, vírus West Nile, encefalite japonesa B, enterovírus) Doença dos núcleos da base responsiva à biotina (SLC19A3) Encefalopatia necrosante aguda (ANE, do inglês *acute necrotizing encephalopathy*) e mutação do gene RANBP2

Tabela 618.3 Sinais de alerta em imagens de RM para o diagnóstico de crianças com síndromes desmielinizantes adquiridas.

Imagens por RM	Captação leptomeníngea de contraste	SVcPACNS Infecção Tumor HLH	A captação leptomeníngea de contraste não é uma característica da esclerose múltipla em adultos; emerge como alerta vermelho para processos vasculíticos ou malignos na coorte pediátrica
	Lesão expansiva	Tumor Linfoma PML Sarcoidose	Aumento do tamanho das lesões em T2 em imagens sequenciais é bem reconhecido na esclerose múltipla, embora isso sempre se deva levar à consideração de malignidade. O aumento do tamanho de uma lesão predominante na substância branca sem captação de contraste em paciente tratado com imunossupressores (ou um paciente com HIV conhecido) deve levar à consideração de PML. Esse é um risco para pacientes com esclerose múltipla expostos a terapias imunossupressoras mais intensas
	Hemorragia	ANE AVE Cerebelite AHLE Vasculite de grandes vasos no SNC SVcPACNS	Embora as imagens ponderadas em suscetibilidade revelem microfocos de hemossiderina em pacientes com esclerose múltipla, hemorragia grande o suficiente para se tornar visível em sequências convencionais de RM não é uma característica de ADS ou de esclerose múltipla e deve levar à pronta consideração de transtornos em que a vasculatura cerebral esteja especificamente envolvida

ANE (do inglês *acute necrotizing encephalopathy*), encefalopatia necrosante aguda; ADS (do inglês *acquired demyelinating syndrome*), síndrome desmielinizante adquirida; AHLE (do inglês *acute hemorrhagic leukoencephalitis*), leucoencefalite hemorrágica aguda; SNC, sistema nervoso central; HIV, vírus da imunodeficiência humana; HLH (do inglês *hemophagocytic lymphohistiocytosis*), linfo-histiocitose hemofagocítica; PML (do inglês *progressive multifocal leukoencephalopathy*), leucoencefalopatia multifocal progressiva; SVcPACNS (do inglês *small-vessel childhood primary angiitis of the central nervous system*), angiite primária de pequenos vasos do sistema nervoso central na infância. (De O'Mahony J, Shroff M, Banwell B: Mimics are rare presentations of pediatric demyelination. Neuroimaging Clin North Am 23:321-336, 2013, Table 2.)

618.1 Encefalomielite Disseminada Aguda

Cheryl Hemingway

A ADEM é um evento desmielinizante inflamatório que se apresenta nos primeiros anos da infância com um início agudo de déficits neurológicos *multifocais*, acompanhados por *encefalopatia* e alterações compatíveis com desmielinização na RM cerebral (Tabela 618.1).

EPIDEMIOLOGIA

Embora a ADEM possa ocorrer em qualquer idade, a maioria das séries relata uma média de idade entre 5 e 8 anos, com discreto predomínio no gênero masculino. A incidência publicada varia de 0,1 a 0,6 por 100.000 por ano na população pediátrica. A ADEM geralmente é monofásica, mas pode ocorrer recorrência; se a recorrência ocorrer com 3 meses ou mais do primeiro episódio, a condição é denominada *encefalomielite disseminada multifásica (MDEM;* do inglês, *multiphasic disseminated encephalomyelitis*). Verificou-se que até 50% dos casos de ADEM se associam à positividade para anticorpos anti-MOG no soro (Capítulo 618.6), e quase todos os casos de MDEM são positivos para anticorpos anti-MOG; desse modo, há forte probabilidade de que, conforme a testagem para anticorpo anti-MOG se disponibiliza, os casos de MDEM não positivos para anticorpos anti-MOG se tornam excepcionalmente raros. Um episódio de ADEM também pode ser seguido por desmielinização não ADEM em novo local. Caso seja esse o cenário, se o anticorpo anti-MOG for negativo, pode-se diagnosticar esclerose múltipla. Se ADEM for seguida por uma recidiva em local específico, como o nervo óptico (ON), então se diagnostica ADEM-ON. Se o ON e a medula espinal estiverem envolvidos, diagnostica-se NMOSD (Tabela 618.1); os dois últimos frequentemente se associam à positividade do anticorpo anti-MOG.

PATOGÊNESE

Acredita-se que o mimetismo molecular induzido pela exposição infecciosa ou por vacina desencadeie a produção de autoantígenos no SNC, embora jamais tenha sido comprovada a causalidade. Muitos pacientes apresentam uma doença febril transitória no mês anterior ao início da ADEM. Infecções precedentes associadas à ADEM incluem influenza, vírus Epstein-Barr, citomegalovírus, varicela, enterovírus, sarampo, caxumba, rubéola, herpes simples e *Mycoplasma pneumoniae.* A ADEM pós-vacinação tem sido relatada após imunizações para raiva, varíola, sarampo, caxumba, rubéola, encefalite japonesa B, coqueluche, difteria-pólio-tétano e influenza, embora o risco de ADEM pós-vacinação seja significativamente mais baixo do que após a própria infecção.

MANIFESTAÇÕES CLÍNICAS

Os sintomas iniciais da ADEM podem incluir letargia, febre, cefaleia, vômitos, sinais meníngeos e crises convulsivas, incluindo estado de mal epiléptico. *Encefalopatia* é a marca da ADEM, variando de alterações de comportamento e irritabilidade persistente ao coma. Os déficits neurológicos focais podem ser difíceis de avaliar na criança obnubilada ou muito jovem, mas os sinais neurológicos comuns na ADEM incluem perda visual, neuropatias cranianas, ataxia, déficits motores e sensitivos, além de disfunção vesical/intestinal com desmielinização concomitante da medula espinal. A evolução clínica geralmente é rapidamente progressiva ao longo de dias. Pode vir a ser necessária a internação em unidade de terapia intensiva, particularmente para pacientes com disfunção do tronco encefálico ou hipertensão intracraniana.

NEUROIMAGENS

A TC craniana pode ser normal ou mostrar regiões hipodensas. A RM craniana, estudo por imagem de escolha, tipicamente demonstra grandes lesões em T2 com aspecto de massa bilaterais, multifocais, algumas vezes confluentes e com edema, com realce de contraste variável na substância branca e na cinzenta dos hemisférios cerebrais, cerebelo e tronco encefálico. As estruturas da substância cinzenta profunda (tálamos, núcleos da base) costumam estar envolvidas, embora isso não seja específico de ADEM (Figuras 618.1 e 618.2). A medula espinal pode apresentar um sinal ou realce por contraste anormal em T2 com ou sem sinais clínicos de mielite. As lesões na RM na ADEM tipicamente parecem ter idade semelhante, mas sua evolução pode ficar atrasada com relação à apresentação clínica. Imagens sequenciais de RM 3 a 12 meses após a ADEM mostram melhora e, muitas vezes, resolução completa das anormalidades em T2, embora possa restar uma gliose residual.

O envolvimento grave pode evoluir para uma **leucoencefalopatia hemorrágica aguda** (doença de Weston-Hurst), com grandes lesões, edema, efeito de massa e uma pleiocitose com células polimorfonucleadas (diferentemente da pleiocitose linfocítica no LCE observada na ADEM típica).

ACHADOS LABORATORIAIS

Não existe marcador biológico para a ADEM, e os achados laboratoriais podem variar amplamente. Os estudos do LCE costumam ser normais ou podem exibir pleiocitose com predominância linfocítica ou monocítica.

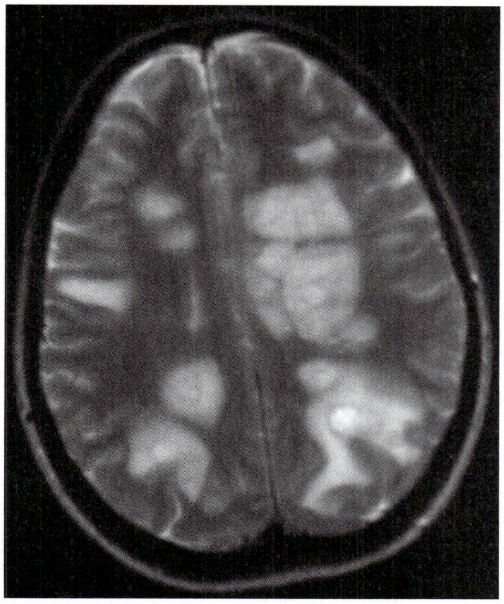

Figura 618.1 Menina de 6 anos de idade diagnosticada com ADEM e apresentando encefalopatia, ataxia e déficits motores após leve infecção viral. A imagem axial de RM ponderada em T2 mostra lesões bilaterais difusas e mal demarcadas. Comumente, observa-se envolvimento da substância cinzenta, incluindo o tálamo e os núcleos da base.

As proteínas no LCE podem estar elevadas, especialmente em estudos seriados. Uma produção elevada de imunoglobulinas no LCE pode estar presente, mas a positividade de OB verdadeira é rara. Os eletroencefalogramas costumam mostrar alentecimento generalizado, compatível com *encefalopatia*, embora a desmielinização regional da ADEM também possa causar lentidão focal ou descargas epileptiformes.

DIAGNÓSTICO DIFERENCIAL

A ADEM é um diagnóstico clínico sustentado por achados na RM, no LCE e achados séricos. O diagnóstico diferencial da ADEM é amplo, e antibioticoterapia empírica e tratamento antiviral devem ser considerados enquanto as avaliações infecciosas estiverem pendentes. Exames de controle por RM 3 a 12 meses após a ADEM devem mostrar melhora; lesões novas ou aumentadas em T2 devem impulsionar à reavaliação para pesquisa de outras etiologias, como esclerose múltipla, transtornos associados a anticorpos, leucodistrofias, tumor, vasculite ou doenças mitocondriais, metabólicas ou reumatológicas (Tabela 618.4; ver Tabelas 618.1 a 618.3).

TRATAMENTO

Embora não haja ensaios clínicos controlados randomizados para comparar os tratamentos agudos para ADEM ou outras doenças desmielinizantes da infância, esteroides intravenosos em doses altas são comumente empregados (tipicamente, metilprednisolona, 20 a 30 mg/kg/dia durante 5 dias com uma dose máxima de 1.000 mg/dia), seguidos por uma redução gradual com prednisolona oral na dose de 1 a 2 mg/kg/dia (máximo de 40 a 60 mg/dia) ao longo de 4 a 6 semanas.

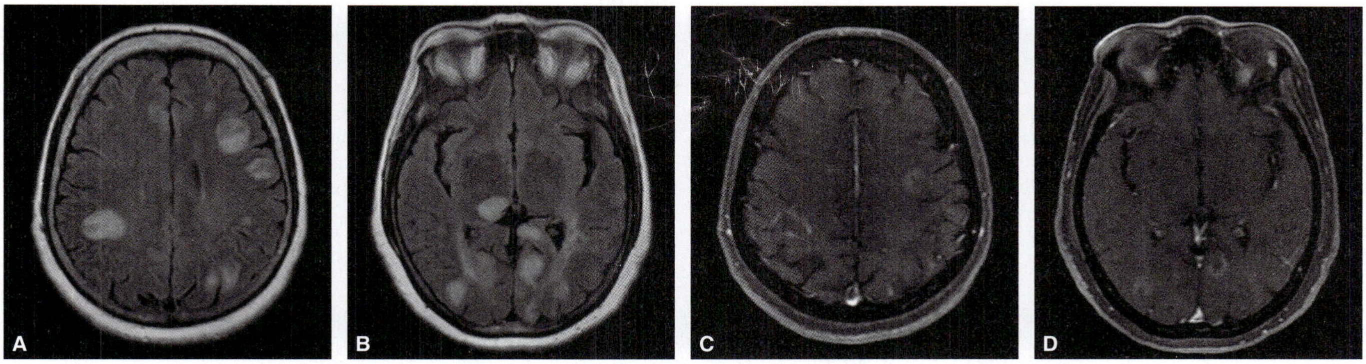

Figura 618.2 Encefalomielite disseminada aguda (ADEM). **A-B.** Imagens em T2-FLAIR mostram numerosas lesões hiperintensas arredondadas assimétricas predominantemente na substância branca subcortical. Algumas lesões envolvem o córtex. Também se observa lesão no pulvinar à direita. **C-D.** Imagem em T1 pós-contraste demonstra realce por contraste incompleto em anel associado a essas lesões. Todas as lesões mostram características de imagens semelhantes. Observou-se melhora acentuada depois de terapia com esteroides. *(De Haaga JR, Boll DT (eds): CT and MRI of the whole body, 6th ed, vol 1, Philadelphia, 2017, Elsevier, Fig. 10.15, p. 280.)*

Tabela 618.4 Características que podem distinguir ADEM de um primeiro ataque de esclerose múltipla.

	ADEM COM OU SEM MOG-AB	EM
Idade e gênero	< 10 anos Igual para meninos e meninas	> 10 anos Preponderância feminina
Crises convulsivas	+	–
Encefalopatia	+	–
Febre/vômitos	+	–
Antecedentes familiares	Não	20%
Neurite óptica	Bilateral	Unilateral
Manifestações	Polissintomática	Monossintomática
LCE	Pleiocitose (linfocitose) OB negativas	Acelular OB positivas
RM	Lesões grandes, fofas e mal demarcadas em T2, envolvendo as substâncias branca e cinzenta	Lesões ovoides em T2, envolvendo áreas justacortical, periventricular ou infratentorial ou lesões medulares; lesões hipointensas em T1
RM de controle depois de 30 dias	Ausência de novas lesões	Novas lesões visíveis

+, maior probabilidade de estar presente; –, menor probabilidade de estar presente; ADEM, encefalomielite disseminada aguda; LCE, líquido cerebroespinal; MOG-Ab, anticorpo contra a glicoproteína da mielina dos oligodendrócitos; OB, bandas oligoclonais.

Outras opções de tratamento incluem imunoglobulina intravenosa (geralmente 2 g/kg administrados ao longo de 2 a 5 dias) ou plasmaférese (tipicamente 5 a 7 trocas realizadas em dias alternados) para casos refratários ou graves. Não existe consenso sobre a programação desses tratamentos para ADEM.

PROGNÓSTICO

A maioria das crianças apresenta recuperação motora completa depois da ADEM, porém déficits residuais podem ser vistos, não sendo incomuns os déficits cognitivos ou alterações comportamentais. A recuperação se inicia em dias a semanas, mas os sintomas podem flutuar.

A bibliografia está disponível no GEN-io.

618.2 Neurite Óptica

Cheryl Hemingway

Define-se neurite óptica (ON) como a reação inflamatória de um ou ambos os nervos ópticos. Apresenta-se com disfunção visual. Pode ser idiopática e ocorrer juntamente com outras condições inflamatórias sistêmicas ou condições inflamatórias do SNC, como ADEM, esclerose múltipla ou NMOSD.

EPIDEMIOLOGIA E APRESENTAÇÃO CLÍNICA

A ON é uma das síndromes desmielinizantes adquiridas mais comuns, sendo responsável por um quarto de todas as apresentações desmielinizantes na infância. A apresentação típica é a perda visual uni ou bilateral ao longo de horas a dias, visão para cores anormal, perda de campos visuais e, algumas vezes, defeito pupilar aferente relativo. A perda visual pode ser bem grave, sendo que a maioria das crianças apresenta 20/200 de AV ou menos. Dor periocular ou dor associada à movimentação ocular e, por vezes, cefaleia, são achados comuns. A ON bilateral é mais comum em crianças mais novas e costuma associar-se a uma infecção precedente. ON unilateral também pode ser seguida no tempo por envolvimento bilateral. O exame fundoscópico, em alguns pacientes, revela edema da cabeça do nervo óptico (papilite), mas, em outros, a reação inflamatória ocorre na parte retrobulbar do nervo óptico e, desse modo, a aparência do nervo óptico é normal. Geralmente se observa palidez do nervo óptico após um episódio inicial ou naqueles com ON recidivante.

AVALIAÇÃO DIAGNÓSTICA

Eletrodiagnóstico, em particular com potenciais evocados visuais (VEP; do inglês, *visual evoked potentials*), pode ser útil, muitas vezes detectando latência prolongada. Na criança mais nova, os VEPs também podem detectar episódios clinicamente silenciosos de ON no olho contralateral. A tomografia de coerência óptica (OCT; do inglês, *optical coherence tomography*) pode detectar alterações estruturais na retina, como diminuição da espessura da camada de fibras nervosas da retina (RNFL; do inglês, *retinal nerve fiber layer*), e pode ser útil para monitorar a criança mais jovem.

A RM das órbitas pode ser normal, mas geralmente mostra, em imagens ponderadas em T1, nervos ópticos espessados, com aumento do sinal nas imagens ponderadas em T2 (Figura 618.3F e G). Acredita-se que a ON longitudinalmente extensa, envolvendo o quiasma, associe-se mais comumente à desmielinização mediada por anticorpos (Figura 618.3C).

A análise do LCE para pesquisa de OB nem sempre é indicada, mas ela, juntamente com uma RM do cérebro, é muito útil para predizer o risco de esclerose múltipla. Em face de uma RM cerebral normal e OBs negativas, é extremamente baixo o risco do desenvolvimento de esclerose múltipla.

Há algumas condições que podem simular e se associar à ON. É essencial uma análise oftalmológica detalhada e, dependendo do histórico e dos achados clínicos, podem ser necessárias investigações para excluir doenças reumatológicas sistêmicas (lúpus eritematoso sistêmico [LES], sarcoidose, doença de Behçet), doenças infecciosas (doença viral, doença de Lyme, sífilis, tuberculose), doenças mitocondriais (neuropatia óptica hereditária de Leber), eventos vasculares ou transtornos tóxicos nutricionais ou metabólicos. Recomendam-se os testes de anticorpos no soro para anticorpo anti-AQP4 e anticorpo anti-MOG para garantir que o tratamento profilático seja providenciado, se indicado (positividade para anticorpo anti-AQP4), ou para oferecer aconselhamento sobre o risco de recorrência (positividade para anticorpo anti-MOG).

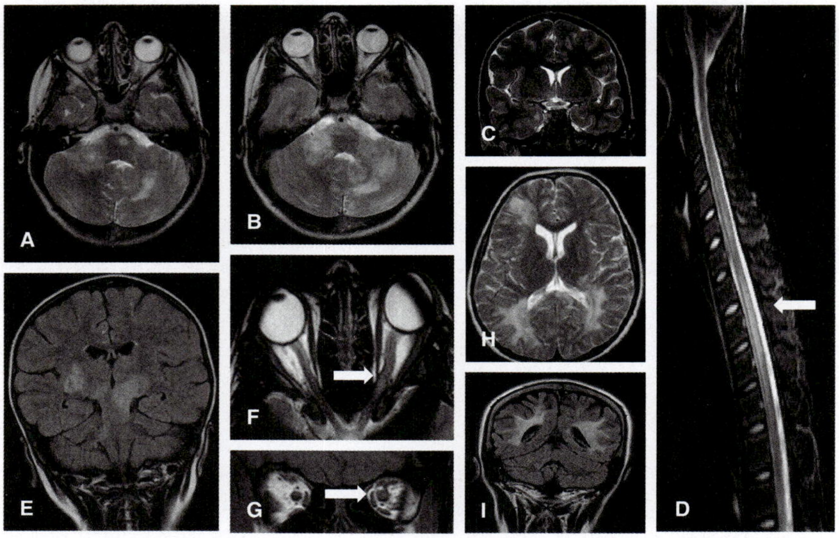

Figura 618.3 **Imagens em RM destacando o espectro de possíveis fenótipos nas doenças recidivantes associadas ao anticorpo contra a glicoproteína da mielina dos oligodendrócitos (MOG).** **A.** RM axial ponderada em T2-FLAIR do cérebro de uma menina de 6 anos de idade com ON bilateral, ataxia e letargia, inicialmente diagnosticada com ADEM até sua recidiva (**B**) com outras múltiplas lesões no tronco encefálico com positividade para MOG-Ab. **C.** RM coronal ponderada em T2 com ON longitudinalmente extensa com envolvimento pré e pós-quiasmático e (**D**) com TM longitudinalmente extensa de uma menina de 9 anos de idade com NMOSD associada a MOG-Ab após apresentação simultânea de comprometimento visual bilateral e paraparesia que exigiu suporte ventilatório. **E.** RM cerebral em T2-FLAIR demonstrando lesão assimétrica, bilateral e mal definida envolvendo o tronco encefálico e estendendo-se ao pedúnculo cerebelar médio. **F-G.** RM orbital mostra nervo óptico esquerdo espessado em menina de 13 anos de idade com NO recorrente à esquerda associada a MOG-Ab positivo. **H.** Fenótipo semelhante ao de leucodistrofia difusa, bilateral e assimétrica em T2 axial associado a MOG-Ab. **I.** RM cerebral coronal em T2-FLAIR mostrando de forma similar o aspecto semelhante a leucodistrofia, visto ao longo do tempo naqueles com desmielinização associada a MOG-Ab com início em idade mais jovem.

TRATAMENTO

Nenhum ensaio clínico randomizado controlado foi conduzido para ON pediátrica, mas o tratamento padrão, com base na experiência clínica e nos ensaios clínicos em adultos, é com esteroides intravenosos em altas doses (tipicamente metilprednisolona 20 a 30 mg/kg/dia durante 3 a 5 dias, sendo a dose máxima de 1.000 mg/dia). Nos adultos, o Optic Neuritis Treatment Trial (ONTT) mostrou que a administração de esteroides levou a uma recuperação mais rápida, mas não foram vistas diferenças no prognóstico visual a longo prazo. Como em outros episódios graves de desmielinização, outras opções de tratamento incluem imunoglobulina intravenosa (geralmente 2 g/kg administrados ao longo de 2 a 5 dias) ou plasmaférese (tipicamente 5 a 7 trocas realizadas em dias alternados); não existem evidências claras de seu benefício nem um consenso sobre quando usá-las na ON isolada. Os ensaios clínicos em adultos se concentraram na neuroproteção; a fenitoína tem efeito benéfico sobre a diminuição da espessura da RNFL na ON aguda.

PROGNÓSTICO

O fato de a recuperação completa da acuidade visual de alto contraste (HCVA; do inglês, *high-contrast visual acuity*) geralmente ocorrer na criança, traz um grande alívio, embora muitas vezes se detecte dano irreversível à integridade estrutural, o que pode ser evidenciado pela diminuição da espessura da RNFL na OCT, defeitos na visão para cores e comprometimento da acuidade visual com baixo contraste (LCVA; do inglês, *low-contrast visual acuity*). Acredita-se que os pacientes pediátricos com desmielinização do nervo óptico associada ao anticorpo contra AQP4 evoluam, mais comumente, com deficiência visual a longo prazo do que os pacientes com outras causas de ON.

A bibliografia está disponível no GEN-io.

618.3 Mielite Transversa

Cheryl Hemingway

A mielite transversa (TM) é uma condição caracterizada pelo rápido desenvolvimento de déficits motores e sensitivos em qualquer nível da medula espinal. A TM se apresenta de maneira aguda com envolvimento medular parcial ou completo, com sinais bilaterais e, em adultos e crianças mais velhas, com claro nível sensitivo. A TM tem múltiplas causas e pode ser idiopática ou secundária a uma condição imunomediada (pós-infecciosa ou desencadeada por anticorpo) ou resultar de infecção direta (mielite infecciosa). Na TM, pode-se demonstrar evidência de inflamação da medula espinal por meio de uma lesão contrastada documentada em RM, pleiocitose no LCE (> 10 células) ou aumento do índice de imunoglobulina G (IgG). A progressão é rápida, e o tempo até a incapacidade máxima é superior a 4 h e ocorre antes de 21 dias.

EPIDEMIOLOGIA

A TM é mais comum em adultos, mas estima-se que afete em torno de duas crianças por milhão por ano. Uma distribuição etária bimodal naqueles com menos de 5 anos e naqueles com mais de 10 anos é observada. Embora representem um pequeno subgrupo, as crianças com 5 anos de idade ou menos desenvolvem disfunção medular ao longo de horas até alguns dias. Costuma-se encontrar nessas crianças uma história de doença infecciosa, possivelmente de origem viral ou por micoplasma, ou de imunização nas semanas que precedem o desenvolvimento de suas dificuldades neurológicas. A perda clínica de função costuma ser grave e pode parecer completa. Embora seja comum uma recuperação lenta (semanas a meses) nesses casos, é provável que seja incompleta. A probabilidade de deambulação independente em crianças pequenas é de aproximadamente 40%. Os achados patológicos de infiltração perivascular por células mononucleares implicam uma base infecciosa ou inflamatória. Pode-se observar necrose manifesta da medula espinal que pode estar ligada a etiologias específicas, inclusive etiologias infecciosas, como uma infecção por enterovírus.

Nas crianças mais velhas, a síndrome pode ser diferente, e o prognóstico pode variar conforme a etiologia. Embora o início também seja rápido, com uma incapacidade máxima da função neurológica ocorrendo entre 2 dias e 2 semanas, a recuperação é mais rápida e tem maior probabilidade de ser completa. Em número pequeno, mas importante, de casos, pode ocorrer necrose e lesão irreversível. A condição pode se associar a etiologias subjacentes, incluindo entidades vasculíticas sistêmicas (LES), doenças do SNC mediadas por anticorpos (NMOSD associadas a anticorpos anti-AQP4 ou anti-MOG), etiologias infecciosas (micoplasma, enterovírus) ou doença idiopática. Os exames anatomopatológicos ou por imagens mostram reação inflamatória aguda com desmielinização em alguns casos. Não há predisposição por gênero ou familiar naqueles com TM idiopática.

A **mielite flácida aguda** é uma doença idiopática (provavelmente causada pelo enterovírus D68 ou o D71), apresentando-se com paralisia ou paresia, pleiocitose do LCE e RM demonstrando mielite com anormalidades frequentemente da substância cinzenta do corno anterior. A paralisia pode ser assimétrica e geralmente não é acompanhada por um déficit sensitivo; o envolvimento de nervos cranianos pode incluir paresia facial, disartria e disfagia.

MANIFESTAÇÕES CLÍNICAS

A TM costuma ser precedida, em 1 a 3 semanas, por doença leve inespecífica, trauma mínimo ou talvez uma imunização. É comum o desconforto ou dor manifesta no pescoço ou dorso, dependendo do nível da lesão. Dependendo de sua gravidade, a condição evolui para hipoestesia, anestesia, ataxia, arreflexia e fraqueza motora na musculatura do tronco e apendicular no local da lesão ou distalmente a ela. A paralisia inicia com flacidez (paraparesia, tetraparesia), mas, ao longo de algumas semanas, desenvolve-se uma espasticidade, evidenciada por hiper-reflexia e clônus. Raramente, a paresia é unilateral. Unilateralidade sugere a presença de uma lesão hemimedular, associada mais comumente à esclerose múltipla e, como tal, deve levantar suspeita dessa doença, particularmente em adolescentes com essa apresentação. Retenção urinária é um achado comum e precoce; ocorre incontinência mais tardiamente na evolução. Embora a maioria tenha perda sensitiva que se manifesta como anestesia, parestesia ou alodinia, os achados sensitivos precoces podem ser isolados à coluna posterior, enfatizando a importância da avaliação da sensibilidade vibratória. Outros achados podem incluir priapismo ou comprometimento respiratório, bem como choque espinal e subsequente disreflexia autonômica.

AVALIAÇÃO DIAGNÓSTICA

Devido ao fato de a TM aguda ser um diagnóstico de exclusão, deve-se completar a avaliação minuciosa em todos os casos. O diagnóstico diferencial inclui, entre outras condições, a síndrome de Guillain-Barré, doenças desmielinizantes, patologias reumatológicas sistêmicas, meningite, mielite infecciosa, infarto medular, malformações arteriovenosas, trauma, processos expansivos, distorção óssea e de disco intervertebral, abscesso e tumores na coluna e na medula espinal (Tabela 618.5).

A RM com e sem contraste é essencial para descartar um processo expansivo que exija intervenção neurocirúrgica. Em ambas as condições, as imagens ponderadas em T1 da coluna, no nível anatômico do envolvimento, podem ser normais ou mostrar distensão da medula espinal. Na forma infantil, as imagens ponderadas em T2 mostram alta intensidade de sinal, que se estende a múltiplos segmentos. Na forma encontrada no adolescente, o alto sinal costuma se localizar centralmente, envolvendo a substância cinzenta e a substância branca adjacente. Pode ficar limitada a um ou dois segmentos, mas frequentemente se estende a múltiplos segmentos. Espera-se um grau limitado de captação de contraste após a administração de gadolínio, especialmente na forma infantil, denotando uma condição inflamatória. As lesões cervicais e cervicotorácicas representam a maioria das lesões agudas da TM. Cortes axiais da medula espinal são essenciais e podem ajudar a estabelecer etiologias em potencial. Envolvimento de hemimedula pode indicar esclerose múltipla. Envolvimento da medula inteira, com típico envolvimento do cérebro e do nervo óptico, pode indicar NMOSD. Se o envolvimento for predominantemente da substância cinzenta, pode indicar um processo vasculítico ou infeccioso, inclusive LES ou infecção por enterovírus. A captação de contraste

Tabela 618.5 Alterações clínicas e radiológicas que mimetizam mielite transversa.

DOENÇA POR COMPRESSÃO EXTRA-AXIAL
1. Transtornos da coluna vertebral
   a. Trauma (contuso, penetrante)
   b. Subluxação atlanto-axial (trissomia do 21, mucopolissacaridose tipo IV, síndrome de Grisel)
   c. Lesões destrutivas (tuberculose, linfoma, histiocitose de células de Langerhans)
   d. Doença de Scheuermann
2. Doença epidural
   a. Tumor (neuroblastoma, tumor de Wilms, sarcoma de Ewing)
   b. Abscesso (associado ao seio dérmico, infecção do corpo vertebral)
   c. Hematoma
3. Aracnoidite (tuberculose, criptococose, infiltração carcinomatosa)
4. Inflamação de raiz nervosa espinal (síndrome de Guillain-Barré)

DOENÇAS DA MEDULA ESPINAL
1. Malformações congênitas (cistos neuroentéricos, medula ancorada)
2. Infecção (enterovírus não pólio, vírus West Nile; vírus contra linfócitos T humanos tipo 1; zika vírus, neurocisticercose)
3. Doenças vasculares (malformação arteriovenosa, cavernomas, síndrome de Cobb, infarto da medula espinal)
4. Vasculite (LES, doença de Behçet)
5. Transtornos nutricionais (deficiência de vitamina B_{12})
6. Lesão tóxica (quimioterapia, radioterapia)
7. Imunomediado (ADEM, NMOSD, esclerose múltipla), anticorpos antirreceptor NMDA.

Adaptada de Thomas T, Branson HM: Childhood transverse myelitis anc its mimics, Neuroimaging Clin North Am 23:267-267, 2013, Box 11.

pelas raízes nervosas é ocasionalmente vista e deve levantar suspeita de um quadro misto (desmielinização central e periférica) ou envolvimento de células do corno anterior (Figura 618.4). Em até 6% das apresentações, a RM com 1,5T e 3T pode não mostrar lesões na medula espinal. Imagens repetidas em 7 dias são capazes de mostrar atrofia nesses casos. *A RM do cérebro também é indicada.* Observam-se evidências de outros focos de desmielinização em pelo menos 40% dos pacientes e, dependendo da localização da lesão, deve-se considerar esclerose múltipla, NMOSD, LES e mielite flácida aguda associada a enterovírus. Em pacientes com *encefalopatia*, é preciso considerar ADEM.

Após a exclusão de um processo expansivo por meio da RM, indica-se uma punção lombar. O número de células mononucleares geralmente fica elevado. No LCE, devem-se analisar celularidade, proteína, índice de imunoglobulinas, OB e as etiologias infecciosas. A presença de células inflamatórias é essencial para o diagnóstico de TM.

Pelo fato de uma das possibilidades mais importantes para essa condição ser a doença do espectro da neuromielite óptica (NMOSD), o soro de todos os pacientes deve ser analisado para pesquisa de anticorpos contra AQP-4 e MOG. As crianças mais velhas com a condição também devem passar por estudos séricos enviados para outras doenças autoimunes, especialmente LES.

TRATAMENTO

Não há padrões para o tratamento da TM. Evidências à disposição sugerem que a modulação da resposta imune possa ser eficaz em diminuir a gravidade e a duração da condição. O uso de esteroides em altas doses, particularmente metilprednisolona, é a abordagem inicial no tratamento das formas infantis da TM. Caso a resposta seja insatisfatória aos esteroides em altas doses, outras abordagens terapêuticas para intervenção aguda incluem imunoglobulina intravenosa e troca de plasma. Se a TM for secundária a um transtorno subjacente desencadeado por anticorpos, podem-se considerar tratamentos como rituximabe ou ciclofosfamida. Recomenda-se a terapia profilática a longo prazo para crianças com os tipos recorrentes da doença (Tabela 618.6).

PROGNÓSTICO

As crianças mais velhas com TM aguda têm melhor prognóstico do que os adultos, com quase 50% obtendo boa recuperação após 2 anos. Isso pode refletir a probabilidade mais elevada de transtornos associados ao anticorpo anti-MOG na criança mais velha. As sequelas mais comuns nos 50% restantes são problemas sensitivos e disfunção vesical.

O tratamento da mielite flácida aguda inclui esteroides e IVIG; apesar dessas terapias, os pacientes costumam ter uma recuperação incompleta.

A bibliografia está disponível no GEN-io.

618.4 Esclerose Múltipla

Cheryl Hemingway

A esclerose múltipla é uma doença autoimune desmielinizante crônica do cérebro, medula espinal e nervos ópticos, caracterizada por um curso remitente-recorrente de eventos neurológicos sem encefalopatia separados no tempo (mais de um episódio de pelo menos 24 h com

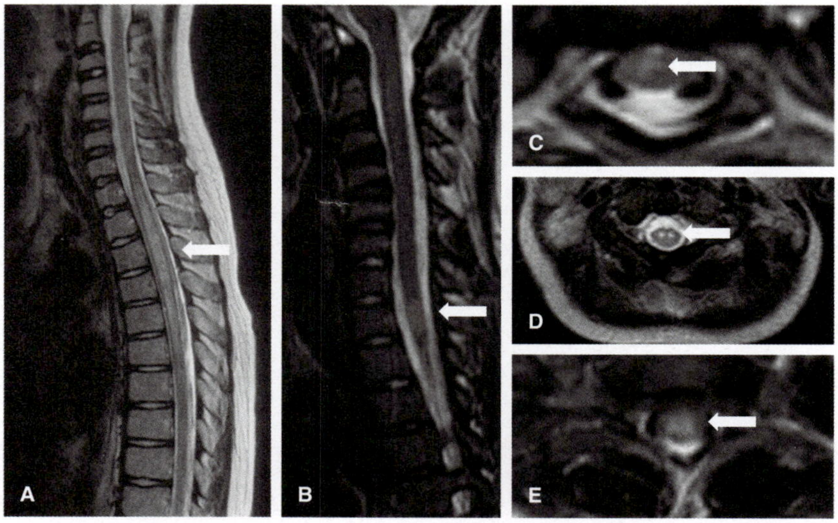

Figura 618.4 **Mielite transversa. A.** Imagem sagital ponderada em T2 demonstra lesão hiperintensa longitudinal na medula espinhal espinal em menina de 12 anos com primeira apresentação de NMOSD com anticorpo positivo para AQP4 AQP4-Ab (*seta*). **B.** Imagem sagital ponderada em T1 mostra segmento curto em T1 (*seta*) em menina ccm 14 anos de idade com NO e EM. As imagens axiais da coluna ponderadas em T2 com diferentes etiologias mostrando aspecto hemimedular típico da EM (**C**), envolvimento de células do corno anterior na pólio (**D**) e envolvimento da medula inteira no NMOSD (**E**). (*C, D e E. Cortesia do Dr Felice D'Arco, Great Ormond Street Hospital, Londres.*)

Tabela 618.6 Critérios de McDonald de 2017 de esclerose múltipla em pacientes com uma crise no início.

	NÚMERO DE LESÕES COM EVIDÊNCIA CLÍNICA OBJETIVA	DADOS ADICIONAIS NECESSÁRIOS PARA UM DIAGNÓSTICO DE ESCLEROSE MÚLTIPLA
≥ 2 crises clínicas	≥ 2	Nenhum*
≥ 2 crises clínicas	1 (bem como evidências históricas nítidas de uma crise prévia envolvendo uma lesão em localização anatômica distinta†	Nenhum*
≥ 2 crises clínicas	1	Disseminação no espaço demonstrada por uma crise clínica adicional implicando um local diferente no SNC ou por RM‡
1 crise clínica	≥ 2	Disseminação no tempo demonstrada por uma crise clínica adicional ou por RM OU demonstração de OB específicas no LCE‡
1 crise clínica	1	Disseminação no espaço demonstrada por uma crise clínica adicional implicando um ponto diferente do SNC ou por RM E Disseminação no tempo demonstrada por uma crise clínica adicional ou por RM OU demonstração de BO específicas no SNC‡

Se os critérios de McDonald de 2017 forem preenchidos e não houve melhor explicação para a apresentação clínica, o diagnóstico é de esclerose múltipla. Se houver suspeita de esclerose múltipla em virtude de uma síndrome clinicamente isolada, mas os critérios de McDonald de 2017 não forem completamente preenchidos, o diagnóstico é esclerose múltipla possível. Se surgir outro diagnóstico durante a avaliação que explique melhor a apresentação clínica, o diagnóstico não será esclerose múltipla. *Não são necessários testes adicionais para demonstrar a disseminação no espaço e no tempo. No entanto, a menos que não seja possível RM, a RM cerebral deve ser pedida em todos os pacientes nos quais esteja sendo considerado o diagnóstico de esclerose múltipla. Além disso, a RM da medula espinal ou o exame do LCE devem ser considerados em pacientes com insuficientes evidências clínicas e por RM que deem apoio à esclerose múltipla se a apresentação for diferente da síndrome clinicamente isolada ou tiver características atípicas. Se as imagens ou outros testes (LCE) forem realizados e se mostrarem negativos, é preciso cautela antes de fazer um diagnóstico de esclerose múltipla e devem ser considerados diagnósticos alternativos. †O diagnóstico clínico com base em achados clínicos objetivos para duas crises é mais seguro. Evidências históricas razoáveis de uma crise no passado, na ausência de achados neurológicos objetivos documentados, podem incluir eventos históricos com sintomas e evolução característicos de uma crise desmielinizante inflamatória prévia; pelo menos uma crise, contudo, precisa ser sustentada por achados objetivos. Na ausência de evidências objetivas residuais, é necessário cautela. ‡A presença de OB específicas no LCE não demonstra disseminação no tempo em si, mas pode ser usada para substituir a exigência de demonstração dessa medida. Extraída de Thompson AJ, Banwell BL, Barkhof F *et al.*: Diagnosis of multiple sclerosis: 21017 revisios of the McDonald ccriteria. Lancet 17:162-173, 2018.

pelo menos 30 dias de intervalo) e espaço (em mais de uma região do SNC) (Tabela 618.6). Quando se apresenta pela primeira vez naqueles abaixo de 18 anos, é conhecida como esclerose múltipla de início em idade pediátrica (POMS). Eventos recorrentes levam ao acúmulo progressivo de deficiência física e cognitiva e à atrofia cerebral.

EPIDEMIOLOGIA E FATORES DE RISCO

A POMS é rara, sendo estimada a sua incidência, em países do norte, como o Reino Unido e o Canadá, de 1 a 2 por milhão abaixo dos 16 anos de idade. Em torno de 10% dos pacientes com esclerose múltipla relatam retrospectivamente, que apresentaram seus primeiros sintomas antes da idade de 18 anos. Antes da puberdade, a condição parece afetar ambos os gêneros igualmente, mas, depois da puberdade, há uma predominância feminina de quase 2:1. Quase sempre, a POMS se apresenta com curso remitente-recorrente, e as características sugestivas de esclerose múltipla progressiva primária devem levar à avaliação cuidadosa de condições alternativas (Tabela 618.7).

Em adultos, acredita-se que uma possível interação complexa de fatores ambientais (luz solar, hipovitaminose D, obesidade e toxinas), infecciosos (exposição ao vírus Epstein-Barr) e genéticos (HLADRB1*15:01, obesidade) influencie a *suscetibilidade* à esclerose múltipla. Estudos pediátricos, até aqui, confirmaram o papel de alguns dos fatores mencionados, mas não de todos, e pode ser que os fatores ambientais, na esclerose múltipla pediátrica, sejam mais importantes do que os fatores genéticos.

PATOGÊNESE

A desregulação do sistema imune envolvendo linfócitos T e B desencadeia uma reação inflamatória, desmielinização axonal, perda axonal e regeneração na substância branca e cinzenta. Infiltrados inflamatórios nas lesões desmielinizantes ativas da esclerose múltipla remitente-recorrente são alvos para os DMTs.

MANIFESTAÇÕES CLÍNICAS

Os sintomas de apresentação, na esclerose múltipla pediátrica, são polirregionais em mais da metade dos pacientes e incluem perda sensitiva focal ou outras parestesias (39 a 63%); sintomas cerebelares, como ataxia ou disartria (44 a 55%); dor unilateral ou, menos frequentemente, bilateral, aos movimentos oculares e redução da acuidade visual (ON) (36 a 38%); sintomas do tronco encefálico em 30 a 31% e, em 29 a 50%, déficits motores, incluindo hemiparesia, paraparesia e disfunção intestinal/vesical (por TM ou outras lesões espinais). Não se observa encefalopatia dissociada de situações em que haja significativo envolvimento do tronco encefálico.

ACHADOS DE IMAGENS E LABORATORIAIS

A RM cerebral exibe tipicamente lesões distintas ovoides e assimétricas em T2 na substância branca cerebral, particularmente nas regiões periventriculares, bem como justacorticais, corticais, no tronco encefálico, cerebelares e, menos comumente, na substância cinzenta profunda (Figura 618.5). A RM da coluna, tipicamente, quando envolvida, mostra lesões medulares com largura parcial restrita a um ou dois segmentos vertebrais. É mais provável a ocorrência de *lesões longitudinalmente extensas* em NMOSD (associadas a anticorpos anti-MOG e Anti-AQP4) do que na esclerose múltipla. O LCE pode ser normal, ou apresentar linfocitose leve, particularmente em crianças mais novas. As OBs no LCE são positivas, mas não no soro *(padrão do tipo 2)* em mais de 90% dos pacientes pediátricos com esclerose múltipla, mas geralmente são negativas *(padrão tipo 1)* ou estão presentes tanto no LCE como no soro *(padrão tipo 4)*. Estudos por potenciais evocados anormais podem localizar comprometimento das vias visual, auditiva ou somatossensorial.

DIAGNÓSTICO E DIAGNÓSTICO DIFERENCIAL

A esclerose múltipla pediátrica geralmente pode ser diagnosticada após dois episódios desmielinizantes *sem* encefalopatia, localizados em regiões distintas do SNC, com duração além de 24 horas e separados por mais de 30 dias, uma vez que não exista nenhuma outra explicação plausível. Os critérios diagnósticos para esclerose múltipla utilizam a RM para servir como detector da desmielinização recorrente, possibilitando o diagnóstico de esclerose múltipla após um primeiro evento. Para adultos e crianças, a RM inicial pode ser suficiente para diagnosticar esclerose múltipla se demonstrar disseminação no espaço (≥ 2 lesões em T2, envolvendo as regiões justacortical, periventricular, infratentorial ou da coluna) e no tempo (presença de lesão contrastada por gadolínio e lesão em T2 não contrastada no mesmo exame). Alternativamente, a esclerose múltipla pode ser diagnosticada com uma RM de controle em qualquer intervalo de tempo se exibir acúmulo de lesões em T2 ou lesões contrastadas por gadolínio no cérebro ou coluna. Os critérios diagnósticos de

Tabela 618.7 Diagnóstico diferencial de esclerose múltipla | Doenças selecionadas com uma evolução progressiva.

	QUADRO CLÍNICO	ACHADOS DE RM	ACHADOS NO LCE	OUTRAS INVESTIGAÇÕES
Mielopatia associada ao HTLV1	Mielopatia progressiva; residência ou viagem para uma área endêmica (especialmente Índias Ocidentais ou Japão)	Atrofia da medula espinal (torácica mais do que cervical); lesões cerebrais hiperintensas em T2 em alguns pacientes	OBs algumas vezes presentes	Testes de anticorpos contra HTLV1 no LCE
Fístula arteriovenosa dural	Mielopatia progressiva subaguda	Hiperintensidade extensa em T2 na medula espinal, muitas vezes estendendo-se ao cone medular com ou sem captação do contraste gadolínio; veias dilatadas na superfície posterior da medula (muitas vezes sutil); RM cerebral normal	OBs ausentes	Angiografia espinal
Mielopatia nutricional (deficiência de vitamina B_{12} ou cobre)	Mielopatia progressiva subaguda ou mieloneuropatia; atrofia óptica (deficiência grave de vitamina B_{12}); anemia ou pancitopenia	Hiperintensidade da medula cervical alta em T2, classicamente afetando as colunas posteriores; RM cerebral normal	OBs ausentes	Níveis séricos de B_{12}, ácido metilmalônico, de cobre e de ceruloplasmina
Esclerose lateral primária (ou ALS predominante no neurônio motor superior)	Tetraparesia ou hemiparesia espástica; com ou sem envolvimento bulbar; com ou sem desenvolvimento de sinais no neurônio motor inferior	RM normal ou mostrando hiperintensidade em T2 nos tratos corticospinais	OBs ausentes	Eletromiografia pesquisando envolvimento do neurônio motor inferior
Leucodistrofias: adrenomieloneuropatia; doença de Krabbe; doença de Alexander; leucoencefalopatia difusa hereditária com esferoides axonais	Mielopatia progressiva (adrenomieloneuropatia; doença de Krabbe); sintomas bulbares, ataxia (doença de Alexander); comprometimento cognitivo precoce (leucoencefalopatia difusa hereditária com esferoides axonais)	Altamente variáveis; hiperintensidade simétrica difusa em T2, poupando fibras em U subcorticais; com predominância hemisférica posterior (adrenomieloneuropatia); RM medular normal ou mostrando atrofia	OBs ausentes	Ácidos graxos de cadeia muito longa (adrenomieloneuropatia); testes genéticos disponíveis para algumas leucodistrofias
Paraplegia espástica hereditária (especialmente *SPG5*)	Mielopatia lentamente progressiva (espasticidade maior do que a fraqueza) com ou sem outros sintomas neurológicos e antecedentes familiares	Atrofia medular; lesões supratentoriais e infratentoriais da substância branca (*SPG5*); atrofia do corpo caloso	OBs ausentes	Testes genéticos
Ataxias espinocerebelares	Ataxia cerebelar progressiva com ou sem outros sintomas neurológicos e antecedentes familiares	Achados cerebelares precoces proeminentes com ou sem atrofia medular	OBs ausentes	Testes genéticos

LCE, líquido cerebroespinal; HTLV1, vírus linfotrópico humano do tipo 1; OB, banda oligoclonal; ALS (do inglês *amyotrophic lateral sclerosis*), esclerose lateral amiotrófica. (De Brownlee WJ, Hardy TA, Fazekas F, Miller DH: Multiple sclerosis 1: diagnosis of multiple sclerosis: progress and challenges. Lancet 389:1336-1346, 2017, Table 2, p. 1341.)

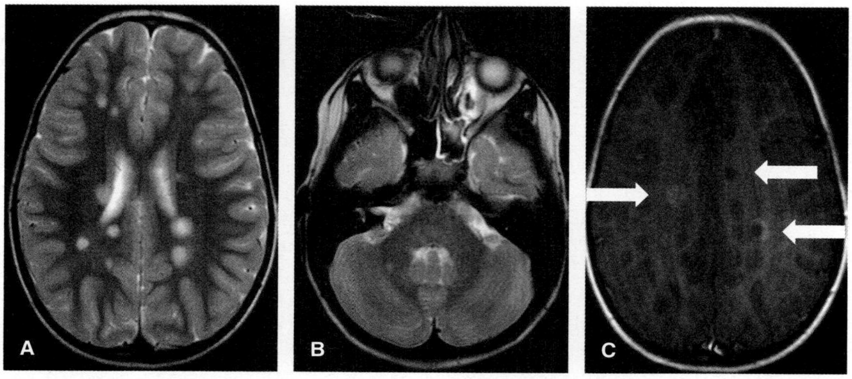

Figura 618.5 Menina de 5 anos de idade diagnosticada, pelas imagens, com EM após apresentação de fraqueza no hemicorpo esquerdo. **A.** RM cerebral axial ponderada em T2 mostra múltiplas lesões distintas e ovoides na substância branca das regiões periventriculares e cortical, justacortical e infratentorial (**B**). **C.** Área de hipointensidade em T1 axial e duas lesões contrastadas (*setas*).

McDonald de 2017 permitem a presença de OB intratecais para substituir a disseminação no tempo (Tabela 618.1). Podem surgir desafios em distinguir uma primeira crise de esclerose múltipla pediátrica de outras síndromes desmielinizantes adquiridas, em particular aquelas associadas a anticorpos conhecidos (anti-AQP4 ou anti-MOG) ou ADEM (Tabela 618.8; ver Tabela 618.4).

TRATAMENTO

As recidivas que ocasionam incapacidade funcional podem ser tratadas com metilprednisolona 20 a 30 mg/kg/dia (máximo de 1.000 mg/dia) por 3 a 5 dias com ou sem redução gradual da prednisolona. Os DMTs reduzem a frequência das recidivas e a carga de lesões em T2, principalmente por atuar contra a resposta inflamatória que predomina durante a fase remitente-recorrente da esclerose múltipla. Atualmente, há um grande número de opções de tratamento à disposição, incluindo tratamentos injetáveis, medicações orais e infusões. Os tratamentos variam de opções imunomoduladoras a imunossupressoras, e a escolha e a sequência estão se tornando altamente especializadas (Tabela 618.9). Quase todo o uso de DMT em pediatria é *off label*, e alguns dos ensaios clínicos randomizados controlados estão em andamento atualmente. A única medicação com aprovação da FDA dos EUA no presente é o fingolimode, após a finalização de um ensaio clínico randomizado, duplo-cego e controlado por 2 anos com fingolimode e interferona-beta-1α intramuscular. Esse ensaio clínico demonstrou que, naqueles entre 10 e 18 anos de idade com POMS, o fingolimode reduziu a taxa de recidivas por ano em 82%, em comparação com a interferona-beta-1α. Essa eficácia é maior do que a que é observada em adultos, possivelmente em virtude da maior natureza inflamatória da POMS. Essa é uma das razões que incentivam o pronto início do tratamento recomendado para todos os diagnosticados com POMS.

Tabela 618.8 Diagnóstico diferencial de esclerose múltipla: clínica, RM e achados sorológicos dos principais transtornos que podem assemelhar-se à doença remitente-recorrente.

	CARACTERÍSTICAS NEUROLÓGICAS	CARACTERÍSTICAS NA RM	ACHADOS EM TESTES NO SANGUE E NO LCE
Encefalomielite disseminada aguda (tipicamente encontrada em crianças)	Semelhante em sintomas à esclerose múltipla, mas a encefalopatia é típica; também sintomas multifocais	Grande espectro, indo desde lesões puntiformes a lesões tumefativas com efeito de massa na substância branca supratentorial ou infratentorial, bilateral e envolvimento assimétrico do córtex cerebral, substância cinzenta profunda tronco encefálico e medula espinal; capta contraste	Pleiocitose no LCE; anticorpo sérico contra MOG
Doenças do espectro da neuromielite óptica	ON e TM concomitantes ou concorrentes (graves); náuseas e vômitos; espasmos tônicos paroxísticos	Lesão medular longitudinalmente extensa (mais de três segmentos vertebrais); envolvimento do quiasma óptico; contraste ependimário fino como um lápis e captação de contraste nebulosa	Anticorpo sérico contra AQP4 e MOG; algumas vezes, pleiocitose leve; infrequentes as OBs no LCE
Neurossarcoidose	Envolvimento dos nervos cranianos (primariamente nervos facial e óptico); cefaleia; hipertensão intracraniana; meningite; crises convulsivas; mielopatia	Contraste meníngeo com envolvimento hipofisário, hipotalâmico e de nervos cranianos; lesões da substância branca do cérebro; captação simultânea de contraste de todas as lesões	Elevação de ACE no soro e no LCE (não sensível nem específica para sarcoidose); OB algumas vezes presentes no LCE
Vasculite do SNC	Confusão, cefaleia, alteração de personalidade; crises convulsivas; sintomas semelhantes aos de acidente vascular encefálico	Múltiplas lesões isquêmicas; predominância de lesões na junção corticossubcortical; hemorragia intracraniana; contraste meníngeo; captação de contraste simultâneo em todas as lesões, microssangramentos	Anticorpos citoplasmáticos contra neutrófilos no soro; algumas vezes, OBs presentes no LCE
Síndrome de Susac	Perda visual; perda auditiva neurossensorial; encefalopatia; cefaleia, perda de memória; distúrbios comportamentais	Lesões focais e pequenas nas regiões supratentorial e infratentorial (substâncias branca e cinzenta; envolvimento do corpo caloso (lesões em bolas de neve); captação de contraste leptomeníngeo	OBs geralmente ausentes no LCE
Vasculopatias hipóxico-isquêmicas (em particular, doença de pequenos vasos)	Eventos de acidente vascular encefálico; declínio cognitivo; sinais neurológicos focais; desequilíbrio da marcha	Lesões puntiformes e periféricas na substância branca, poupando as fibras em U; lesões periventriculares simétricas e confluentes; infartos lacunares; envolvimento das fibras transversas centrais na ponte; microssangramentos	Testes séricos para fatores de risco vascular (diabetes, hipercolesterolemia); OBs ausentes no LCE
Arteriopatia autossômica dominante cerebral com infartos subcorticais e leucoencefalopatia (CADASIL)	Migrânea; eventos de acidente vascular encefálico; distúrbios psiquiátricos e demência	Lesões no polo temporal; lesões na cápsula externa e das fibras em U; microssangramentos	OB ausentes no LCE; testes para mutação do gene *NOTCH3*
Transtornos do tecido conjuntivo (LES, síndrome de Sjögren, síndrome dos anticorpos antifosfolipídios)	Envolvimento do nervo óptico, cérebro e medula espinal; sintomas neuropsiquiátricos; crises convulsivas; episódios isquêmicos	Infartos e hemorragia cerebrais; lesões nos núcleos da base; lesões puntiformes (subcorticais); lesões na medula espinal; trombose de seios venosos cerebrais; envolvimento da glândula parótida na síndrome de Sjögren	Anticorpo antinuclear no soro; antígeno nuclear extraível (em particular, anticorpos anti-SS-A (Ro) e SS-B(La) para síndrome de Sjögren e anti-Sm para LES); OBs geralmente ausentes no LCE

(continua)

Tabela 618.8 Diagnóstico diferencial de esclerose múltipla: clínica, RM e achados sorológicos dos principais transtornos que podem assemelhar-se à doença remitente-recorrente. *(continuação)*

	CARACTERÍSTICAS NEUROLÓGICAS	CARACTERÍSTICAS NA RM	ACHADOS EM TESTES NO SANGUE E NO LCE
Doença de Behçet neurológica	Síndrome de tronco encefálico; mielopatia; meningoencefalite	Grandes lesões no tronco encefálico; lesões nos núcleos da base, substância branca subcortical e medula espinal; contrastadas com gadolínio; trombose de seios venosos cerebrais	HLA-B5; pleiocitose no LCE; OBs geralmente ausentes no LCE
Inflamação linfocítica crônica contrastada na região perivascular pontina responsiva a esteroides (CLIPPERS)	Disfunção de nervos cranianos e sinais de tratos longos; sintomas referíveis ao tronco encefálico ou disfunção cerebelar; síndrome medular; disfunção cognitiva	Múltiplas regiões puntiformes, focais e lineares de captação de gadolínio relativamente confinadas à ponte; lesões também envolvendo o cerebelo, núcleos da base, substância branca supratentorial, tronco encefálico e medula espinal	OBs algumas vezes presentes no LCE
Doença de Fabry	Eventos de acidentes vasculares encefálicos; vertigem	Infartos posteriores; múltiplas lesões na substância branca com envolvimento do pulvinar (lesões hipointensas em T1)	Redução da atividade da enzima GLA; análise do gene *GLA*
Neuropatia óptica hereditária de Leber	Neuropatias ópticas sequenciais bilaterais com pouca recuperação visual; mais comum em homens do que em mulheres	Normal ou pode mostrar lesões na substância branca (doença de Harding)	OBs ausentes; testes genéticos

Nesta tabela, não estão incluídas doenças infecciosas, mas devem ser consideradas, especialmente em casos de lesões desmielinizantes atípicas. LCE, líquido cerebroespinal; ACE (do inglês *angiotensin-converting enzyme*), enzima conversora da angiotensina; GLA, α galactosidase; OB (do inglês *oligoclonal band*), banda oligoclonal. (Adaptada de Thompson AJ, Baranzini SE; Geurts J *et al.*: Multiple sclerosis, Lancet 391:1622-1636, 2018, Table 3, pp. 1628-1629.)

Tabela 618.9 Panorama das terapias disponíveis e emergentes usadas em esclerose múltipla pediátrica e outras doenças desmielinizantes recidivantes.

MEDICAÇÃO E VIA DE ADMINISTRAÇÃO	CLASSE DA MEDICAÇÃO	MECANISMO NA ESCLEROSE MÚLTIPLA	EFEITOS COLATERAIS COMUMENTE RELATADOS OU SÉRIOS	EFICÁCIA
TERAPIAS DE PRIMEIRA LINHA APROVADAS PARA ESCLEROSE MÚLTIPLA EM ADULTOS				
Interferona-β-1ª e β-1b (injeção subcutânea ou intramuscular em dias alternados 3 vezes/semana, semanalmente ou bimestralmente, dependendo da preparação)	Imunomodulador	Modula a produção de células T e de citocinas	Reação no local da injeção; sintomas gripais; cefaleia, dores musculares, transaminite; leucopenia; necrose tecidual no local da injeção (rara)	Cerca de 33% de diminuição da ARR e progressão lenta da incapacidade
Acetato de glatirâmer (diariamente ou 3 vezes/semana, injeção subcutânea)	Imunomodulador	Modula a resposta das células T, alterando a apresentação do antígeno	Reações no local da injeção; rubor transitório, aperto no tórax e dispneia. Lipodistrofia nos locais da injeção	cerca de 33% de diminuição da ARR e lenta progressão da incapacidade
Dimetil fumarato (DMF) (medicação oral a cada 12 h com alimentos, isto é, 2 vezes/dia)	Imunomodulador	Mecanismo não esclarecido, mas modula a produção de citocinas e diminui a contagem de linfócitos. Neuroprotetor; antioxidante.	Reação de rubor; desconforto GI; cefaleia; proteinúria, leucopenia. Raros relatos de PML naqueles com linfopenia prolongada intensa	Reduz o número de recidivas em cerca de 50%, em comparação com placebo, em adultos. Ensaios clínicos pediátricos em andamento
TERAPIAS DE SEGUNDA LINHA APROVADAS PARA ESCLEROSE MÚLTIPLA EM ADULTOS				
Teriflunomida	Imunomodulador	Compromete a proliferação do DNA por meio da inibição da síntese de pirimidina e diminui as células T e B	Infecções; cefaleias; diarreia; transaminite; alopecia; teratogenicidade	Ensaios clínicos pediátricos em andamento
Natalizumabe (infusão ao longo de 2 a 3 h a cada 4 semanas)	Anticorpo monoclonal	Tem como alvo a α_4-integrina no endotélio vascular e impede a migração de células T e B para o SNC e outros tecidos	Reações infusionais com cefaleia, tonturas, erupção cutânea; rara anafilaxia. Pode afetar a função hepática. Risco de PML capaz de ser estratificada por *status* do vírus JC, duração longa de tratamento e tratamentos prévios. Síndrome da reconstituição imune depois da descontinuação; melanoma	Reduz o número de recidivas em cerca de 70% em adultos
Fingolimode (medicação oral diária: primeira dose, obrigatórios o monitoramento cardíaca e a necessidade de garantir boa adesão em razão dos riscos de bradicardia na primeira dose e bloqueio cardíaco)	Imunomodulador	Modula os receptores de esfingosina-1-fosfato; ocasiona sequestro de células T em compartimentos linfoides	Bradicardia na primeira dose; arritmia cardíaca; infecção viral sistêmica; linfopenia persistente com risco de infecção grave por herpes e varicela; edema macular; transaminite; carcinoma basocelular. Raros casos de PML	Aprovado pela FDA para pacientes pediátricos em maio de 2018 após ensaio clínico mostrando 82% de diminuição da ARR, em comparação com a interferona β

(continua)

Tabela 618.9 Panorama das terapias disponíveis e emergentes usadas em esclerose múltipla pediátrica e outras doenças desmielinizantes recidivantes. *(continuação)*

MEDICAÇÃO E VIA DE ADMINISTRAÇÃO	CLASSE DA MEDICAÇÃO	MECANISMO NA ESCLEROSE MÚLTIPLA	EFEITOS COLATERAIS COMUMENTE RELATADOS OU SÉRIOS	EFICÁCIA
Alentuzumabe (infusões em 2 cursos: primeiro por 5 dias consecutivos; segundo 12 meses mais tarde por 3 dias consecutivos)	Anticorpo monoclonal	Alvo é o anticorpo anti-CD52; ocasiona depleção de células T maduras	Reações infusionais; infecção oportunista, transtornos autoimunes secundários, incluindo tireoidite (50% de risco), trombocitopenia imune (1%), síndrome de Goodpasture. Necessários exames de sangue mensais por 4 anos depois do último curso.	Altamente efetivo em adultos; cerca de 55% de diminuição da ARR, em comparação com os interferons. Ensaio clínico pediátrico em andamento
Cladribina (comprimidos orais em 2 cursos: primeiro por 4 a 5 dias consecutivos durante os meses 1 e 2; segundo, como antes, 12 meses mais tarde)	Imunomodulador	Atividade seletiva contra células T CD4 e CD8 e células B CD19 via atividade da adenosina deaminase	Neutropenia, linfopenia, infecção, herpes oral, transtornos GI e erupção cutânea	Redução das recidivas em cerca de 58% *vs.* placebo em adultos e atraso da progressão para incapacidade. Sem evidências até aqui em Pediatria
Rituximabe (infusões realizadas com intervalos de 2 semanas entre elas a cada 6 meses aproximadamente)	Anticorpo monoclonal	Alvo é o CD20, um marcador de células B imaturas; ocasiona depleção de populações de células B	Efeitos colaterais relacionados com a infusão; hepatite, PML (taxa indefinida)	Usado *off label* para esclrerose múltipla em adultos; não há avaliações de eficácia na esclerose múltipla pediátrica
Ocrelizumabe (infusões realizadas com intervalos de 2 semanas entre elas cerca de a cada 6 meses	Anticorpo monoclonal	Alvo é o CD20, um marcador de células B imaturas; ocasiona depleção de populações de células B	Cefaleia, efeitos colaterais relacionados com a infusão; risco teórico de PML (não definido) e, possivelmente, doença maligna	Na esclerose múltipla do adulto, mostrou diminuição da ARR de 50%, em comparação com os interferons; não há evidências na esclerose múltipla pediátrica até o momento
Laquinimode (medicação oral diária)	Imunomodulador	Modula a produção de células T e de citocinas; anti-inflamatório; possivelmente neuroprotetor	Transaminite, dorsalgia, cefaleia	Na esclerose múltipla de adultos, ARR de 20 a 25%, em comparação com placebo; não há dados sobre uso pediátrico até o momento
OUTRAS MEDICAÇÕES USADAS PARA DOENÇAS DESMIELINIZANTES				
Azatioprina (infusão intravenosa ou comprimidos orais diários)	Quimioterápico	Rompe o metabolismo das purinas; efeitos incluem depleção de células imunes citotóxicas	Efeitos colaterais GI, alopecia, supressão da medula óssea e discrasias sanguíneas, transaminite, infecções, malignidade secundária. Aumento dos efeitos colaterais com baixa atividade da enzima TPMT	Não existem avaliações de eficácia na esclerose múltipla pediátrica, pequenos estudos retrospectivos para NMOSD
Ciclofosfamida (infusão intravenosa ou comprimidos orais diários)	Quimioterápico	Alquilação do DNA; efeitos incluem depleção de células imunes citotóxicas	Cistite hemorrágica; câncer de bexiga; malignidade com início tardio; infecção; infertilidade	Não existem avaliações de eficácia na desmielinização pediátrica
Micofenolato mofetila (MMF) (infusão intravenosa ou comprimidos orais 2 vezes/dia)	Imunossupressor	Rompe a síntese de purina e compromete a proliferação de linfócitos B e T	Efeitos colaterais GI, alopecia, supressão da medula óssea e discrasias sanguíneas, transaminite, infecções, malignidade secundária. Teratogênico.	
Vitamina D	Vitamina/hormônio	Modula a expressão das células imunes	Hipercalcemia e cálculos renais com nível sérico de 25(OH) vitamina D > 100 ng/mℓ	Ensaios clínicos prospectivos na esclerose múltipla pediátrica e de adultos atualmente em andamento

SNC, sistema nervoso central; ARR (do inglês *annualized relapse rate*), taxa de recidivas anual; vírus JC, vírus John Cunningham; PML (do inglês *progressive multifocal leukoencephalopathy*), leucoencefalopatia multifocal progressiva; TPMT (do inglês *thiopurine methyltransferase*), tiopurina metiltransferase; GI, gastrintestinal.

A controvérsia sobre o uso de DMT para pacientes adultos e pediátricos se refere ao início com agentes de primeira escolha mais seguros e menos eficazes, seguindo-se o escalonamento se o tratamento falhar ou se a remissão for induzida primeiramente com tratamentos mais efetivos e depois o paciente for mantido com medicações mais seguras. Estão em andamento os ensaios clínicos com adultos para responder à pergunta. Atualmente, os tratamentos mais eficazes, em geral, são usados somente para aqueles com esclerose múltipla altamente ativa, embora se possa argumentar que, com o aumento da atividade inflamatória, taxas mais elevadas de recidivas e idade mais jovem em que ocorra incapacidade, a esclerose múltipla com início pediátrico, em particular, pode se beneficiar do tratamento precoce de alta eficácia (HEET; do inglês, *high-efficacy early treatment*).

PROGNÓSTICO

Estudos de esclerose múltipla pediátrica prévios ao uso generalizado de DMT sugeriam uma taxa mais alta de recidivas, porém taxa mais lenta de progressão da doença, em comparação com os adultos. Apesar desse tempo mais longo até a incapacidade irreversível (20 a 30 anos), os pacientes com esclerose múltipla pediátrica adquirem incapacidade em uma idade mais baixa do que os adultos em razão da idade mais precoce de início da doença. De forma semelhante aos adultos com esclerose múltipla, os pacientes pediátricos com esclerose múltipla podem adquirir déficits neurológicos fixos que afetem os nervos visuais e outros nervos cranianos, a função motora e sensitiva, o equilíbrio e a função intestinal/vesical. As crianças com esclerose múltipla também mostram ter redução global do tamanho da cabeça, do volume cerebral e do volume talâmico em particular. Isso pode ser atribuído à degeneração da substância cinzenta e se pode demonstrar deficiência cognitiva em 30 a 50% dos jovens com esclerose múltipla com início em idade pediátrica, mais do que é observado na esclerose múltipla com início na idade adulta.

Fadiga é um sintoma importante na esclerose múltipla pediátrica e pode levar a uma diminuição da qualidade de vida. É importante abordar isso juntamente com outros fatores, como humor, qualidade do sono e higiene do sono. O manejo farmacológico da fadiga é desafiador, mas a terapia baseada na psicologia com terapia cognitivo-comportamental e estimulação têm mostrado serem efetivas.

A bibliografia está disponível no GEN-io.

618.5 Doenças do Espectro da Neuromielite Óptica

Cheryl Hemingway

As doenças do espectro da neuromielite óptica (NMOSD; do inglês, *neuromyelitis optica spectrum disorders*) classicamente se apresentam com episódios de ON e/ou TM longitudinalmente extensa. A descoberta de anticorpos patogênicos contra a proteína dos canais de água dos astrócitos aquaporina-4 (AQP4) e a incorporação desses anticorpos aos critérios diagnósticos revisados de 2015 para NMOSD não apenas possibilitaram aos clínicos distinguir claramente transtornos relacionados com anticorpo anti-AQP4 de outras condições desmielinizantes, mas também ampliaram o espectro do grupo de doenças, incluindo síndromes de tronco encefálico (síndrome da área postrema) e tipos recorrentes de ON e TM (Tabela 618.1). O anticorpo anti-MOG foi recentemente identificado em muitas outras apresentações anticorpo-negativas, não havendo relatos de ambos os anticorpos estarem presentes em um único indivíduo.

EPIDEMIOLOGIA

As NMOSDs positivas para anticorpo anti-AQP4 se apresentam geralmente em adultos mais velhos, sendo o anticorpo anti-MOG mais comum em crianças e em pessoas jovens, porém ambos podem ocorrer em um amplo espectro de variação etária. Estudos populacionais variam significativamente, mas sugerem uma incidência pediátrica para NMOSDs de 0,5 a 4,5%. As NMOSDs desencadeadas por anticorpo anti-AQP4 são significativamente mais comuns no gênero feminino do que no masculino, sendo as doenças associadas a anticorpo anti-MOG apresentando apenas discreta preponderância feminina. NMOSD também é mais comum em asiáticos do que em negros ou brancos e parece ter taxa de mortalidade mais alta em indivíduos descendentes de africanos do que em outros. Embora a maioria dos casos de NMO seja idiopática e tenham sido publicados apenas casos familiares ocasionais, há alguns fatores de risco genéticos conhecidos, incluindo o alelo HLA-DRB1*0301 e um polimorfismo de nucleotídio único em CD58, associados a NMOSD em grupos populacionais específicos.

PATOGÊNESE

Os canais de água, contra os quais é dirigido o anticorpo AQP4-IgG, são mais abundantes nos processos pediosos dos astrócitos nas regiões periventriculares, tronco encefálico, nervos ópticos e medula espinal. O anticorpo, principalmente do subtipo IgG1, liga-se às alças extracelulares da proteína AQP4, ativando a via clássica do complemento com os componentes C5b-C9, levando à atração e desgranulação dos leucócitos e causando morte dos astrócitos. Quimiocinas dos astrócitos mortos e leucócitos ativados atraem macrófagos, levando à morte de oligodendrócitos e neurônios, com subsequente necrose ou até cavitação nos tecidos afetados.

MANIFESTAÇÕES CLÍNICAS

A NMOSD se apresenta mais comumente com ON, TM ou uma síndrome da área postrema, como vômito ou soluços intratáveis. Os sinais e sintomas de TM dependem do nível vertebral e de as alterações inflamatórias serem completas. ON ou TM podem ocorrer simultaneamente ou podem ser separadas no tempo por semanas ou até anos. Alguns pacientes apresentam crises convulsivas e encefalopatia, simulando ADEM. Outros exibem endocrinopatias, como a síndrome da secreção inapropriada do hormônio antidiurético, diabetes insípido, hiperinsulinemia, interrupção da puberdade ou obesidade. A NMOSD também se associa a outras condições autoimunes, como LES, síndrome de Sjögren, diabetes e tireoidite.

ACHADOS EM IMAGENS E EM EXAMES LABORATORIAIS

Os estudos por neuroimagens devem incluir toda a coluna, os nervos ópticos, se estiverem presentes sintomas visuais, e o cérebro. As imagens cerebrais podem ser normais, ter alterações sutis nos tratos da substância branca ou podem demonstrar grandes lesões nebulosas mal-definidas na substância branca e/ou envolvimento da substância cinzenta, como lesões talâmicas. As lesões cerebrais frequentemente se localizam em áreas de alta expressão de anticorpo anti-AQP4, como a substância cinzenta periaquedutal, região posterior do tronco encefálico e diencéfalo (Figura 618.6). As imagens da coluna podem revelar TM curta ou longitudinalmente extensa; a ON longitudinal extensa envolvendo o quiasma é mais comum na doença por anticorpo anti-MOG, mas pode ocorrer em ambas. As imagens geralmente podem ser distinguidas da esclerose múltipla pela ausência de lesões ovais distintas e bem definidas na substância branca periventricular, mas a doença por anticorpos anti-AQP4 e anti-MOG muitas vezes não pode ser diferenciada de modo confiável pelas imagens.

O anticorpo anti-AQP4 pode ser encontrado no soro e no LCE, sendo o soro mais sensível. O anticorpo anti-MOG também é mais comumente positivo no soro, implicando produção extratecal do anticorpo. Se houver alta suspeita clínica de um transtorno desencadeado por anticorpos e um teste negativo, é importante reconhecer que há alguns métodos diferentes de testes para detecção de anticorpos e que a sensibilidade dos ensaios varia, de modo que pode estar indicada a repetição dos testes. O LCE de pacientes com NMOSD frequentemente apresenta alguns leucócitos, sendo observada uma contagem de células mais elevada no anticorpo anti-MOG. Diferentemente da esclerose múltipla, o LCE na NMOSD geralmente é negativo para OB.

DIAGNÓSTICO E DIAGNÓSTICO DIFERENCIAL

O Painel Internacional para Diagnóstico de NMO (IPND) publicou novos critérios para NMOSD em 2015. Eles deram alta ênfase à presença ou ausência de anticorpo contra AQP4 (Tabela 618.1). Em pacientes soropositivos, uma vez excluídos diagnósticos alternativos, exige-se apenas um critério clínico principal: ON, TM, síndrome da área postrema, narcolepsia ou síndrome diencefálica com lesões compatíveis na RM. Se anticorpo anti-AQP4 for negativo, o diagnóstico é mais limitado, sendo exigidos dois critérios clínicos principais.

O diagnóstico diferencial inclui outras doenças desmielinizantes, como esclerose múltipla ou ADEM; vasculite ou doenças reumatológicas, incluindo LES, doença de Behçet e neurossarcoidose (geralmente acompanhada por outras manifestações neurológicas); TM idiopática, paraparesia espástica tropical e encefalomielite viral (nenhum dos quais tem anticorpos NMO no soro ou no LCE); doenças genéticas, como linfo-histiocitose hemofagocítica (HLH) ou mutação no gene DARS; causas metabólicas, como deficiência de biotinidase e condições responsivas à riboflavina; causas idiopáticas de ON isolada ou outros tipos agudos de perda visual monocular ou binocular (Tabela 618.10; ver Capítulo 649). Considerações adicionais, dependendo da localização das lesões, incluem linfoma, histiocitose de células de Langerhans, tuberculose e deficiências de vitaminas B_{12} ou E.

TRATAMENTO

O tratamento envolve: (1) remoção aguda e a longo prazo do anticorpo, (2) minimizar a lesão do SNC e (3) tratar os sintomas. Os episódios iniciais e as recidivas podem ser tratados de maneira aguda com metilprednisolona, 20 a 30 mg/kg/dia (máximo de 1.000 mg/dia) geralmente por 5 dias; porém, para uma crise intensa, o prazo pode ser prolongado. Recomenda-se uma retirada oral gradual, especialmente se os resultados não estiverem prontos na ocasião da alta. Se houver

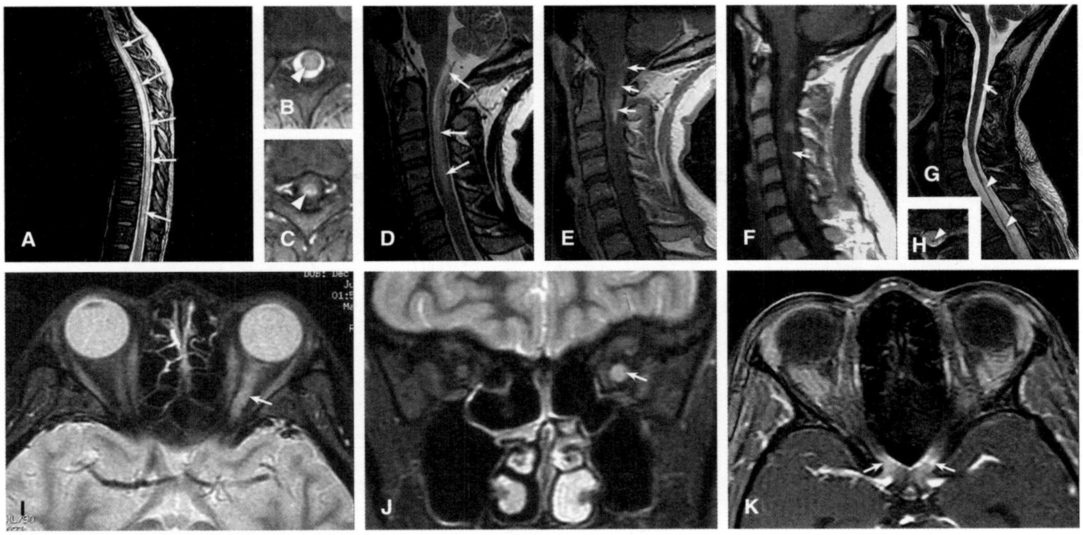

Figura 618.6 Padrões de RM da medula espinal e do nervo óptico em NMOSD. As imagens de medula espinal, no contexto de mielite aguda em NMOSD, geralmente revelam lesão de mielite transversa longitudinalmente extensa (LETM, do inglês *longitudinally extensive transverse myelitis*) estendendo-se ao longo de três ou mais segmentos vertebrais. RM sagital ponderada em T2 da medula espinal torácica (**A**) demonstra típica lesão de LETM envolvendo a maior parte da medula espinal torácica (*setas*). As lesões de LETM têm predileção pela medula central, como mostram as imagens de RM axial ponderada em T2 (*ponta de seta* em **B**) e ponderada em T1 com gadolínio (*ponta de seta* em **C**). A LETM cervical pode estender-se ao bulbo, um padrão de NMOSD característico demonstrado em **D** (*setas*; RM sagital ponderada em T2) e **E** (*setas*; RM sagital ponderada em T1 com gadolínio). As lesões agudas de LETM podem associar-se a hipointensidade intralesional, como se vê na RM sagital ponderada em T1 (*seta* em **F**); neste exemplo, uma orla de contraste por gadolínio circunda a região hipointensa. Sequelas crônicas de LETM podem incluir segmentos longitudinalmente extensos de atrofia medular, como se mostra na RM ponderada em T2 usando-se o plano sagital (**G**; as duas *pontas de seta* indicam o segmento atrófico, e a *seta* superior indica o diâmetro normal da medula espinal cervical não afetada) e o plano axial (**H**; a *ponta de seta* mostra medula espinal atrófica). A RM ponderada em T2 com spin eco rápida e supressão de gordura nos planos axial (**I**) e coronal (**J**) mostra aumento de sinal em toda a extensão, principalmente do comprimento do nervo óptico esquerdo, sobretudo sua parte posterior (*setas*). A RM axial ponderada em T1 com gadolínio mostra realce por contraste do quiasma óptico (*setas* em **K**). Essas imagens são de dois pacientes diferentes que apresentaram ON aguda no contexto de NMOSD. (*De Wingerchuk DM, Banwell B, Bennett JL et al.: International consensus diagnostic criteria for neuromyelitis optica spectrum disorders, Neurology 85:177-189, 2015, Fig. 1.*)

Tabela 618.10 Sinais de alerta: achados atípicos para NMOSD.*

SINAIS DE ALERTA (CLÍNICOS E LABORATORIAIS)	SINAIS DE ALERTA (NEUROIMAGENS CONVENCIONAIS)
1. Quadro clínico e achados laboratoriais Evolução clínica global progressiva (deterioração neurológica não relacionada com as crises; considere esclerose múltipla) Tempo atípico até o nadir da crise: menos de 4 h (pense em isquemia/infarto medular); piora contínua por mais de 4 semanas desde o início da crise (considere sarcoidose ou neoplasia) MT parcial, especialmente quando não associada a lesão de LETM na RM (considere EM) Presença de OB no LCE (OB ocorrem em < 20% dos casos de NMO *vs.* > 80% nos casos de esclerose múltipla 2. Comorbidades associadas a síndromes neurológicas que simulam NMOSD Sarcoidose estabelecida ou sugerida por achados clínicos, radiológicos ou laboratoriais (adenopatia mediastinal, febre e sudorese noturna, níveis elevados dos receptores de enzima conversora da angiotensina ou de interleucina-2 Neoplasia estabelecida ou sugerida por achados clínicos, radiológicos ou laboratoriais; considere linfoma ou doença paraneoplásica (neuropatia óptica e mielopatia associadas à proteína mediadora da resposta à colapsina-5 ou síndrome diencefálica associada a anti-Ma) Infecção crônica estabelecida ou com achados clínicos, radiológicos ou laboratoriais sugestivos (HIV, sífilis)	1. Encéfalo a. Características das imagens (RM ponderada em T2) sugestivas de esclerose múltipla (típicas de esclerose múltipla) Lesões com orientação perpendicular à superfície do ventrículo lateral (dedos de Dawson) Lesões adjacentes ao ventrículo lateral no lobo temporal Lesões justacorticais envolvendo fibras em U subcorticais Lesões corticais b. Características das imagens sugestivas de doenças outras, que não a esclerose múltipla e NMOSD Lesões contrastadas persistentemente (> 3 meses) pelo gadolínio 2. Medula espinal Características mais sugestivas de esclerose múltipla do que de NMOSD Lesões em menos de 3 segmentos vertebrais completos nas sequências sagitais ponderadas em T2 Lesões localizadas predominantemente (> 70%) na medula periférica nas sequências axiais ponderadas em T2 Alteração de sinal difusa e indistinta nas sequências ponderadas em T2 (como se vê algumas vezes na esclerose múltipla de longa duração ou progressiva)

*Esses são alguns achados comuns ou fundamentais que devem levar a uma investigação minuciosa para diagnósticos diferenciais antes de se fazer um diagnóstico de NMOSD. LETM (do inglês *longitudinally extensive transverse myelitis lesions*), lesões de mielite transversa longitudinalmente extensa; NMO (do inglês *neuromyelitis optica*), neuromielite óptica. NMOSD (do inglês *neuromyelitis optica spectrum disorders*), doenças do espectro de neuromielite óptica. (De Wingerchuk DM, Banwell B, Bennett JL et al.: International consensus diagnostic criteria for neuromyelitis optica spectrum disorders, Neurology 85:177-189, 2015, Table 2, p. 180.)

melhora mínima agudamente, plasmaférese (PLEX) pode ser considerada antes ou depois da IGIV (2 g/kg ao longo de 2 a 5 dias) e um curso repetido de esteroides. É possível usar rituximabe na fase aguda e para prevenir futuras recidivas.

Na NMOSD do adulto positiva para anticorpo anti-AQP4, as opções efetivas para DMT incluem azatioprina, micofenolato mofetila (MMF) ou rituximabe. Pequenos estudos retrospectivos em NMOSD pediátrica positiva para anticorpo anti-AQP4 têm confirmado o benefício de reduzir a taxa de recidivas com MMF e rituximabe. Evidências preliminares em adultos sugerem que o eculizumabe, um anticorpo monoclonal contra a proteína C5 do complemento, reduz as recorrências e pode melhorar a incapacidade em pacientes com NMOSD grave. Um estudo piloto com tocilizumabe, um anticorpo monoclonal anti-IL-6, demonstrou eficácia em NMOSD-AQP4 em adultos. Atualmente, estão em andamento ensaios clínicos com satralizumabe, um anticorpo monoclonal humanizado anti-IL-6, em adultos e crianças. As medicações usadas para tratamento de esclerose múltipla não têm eficácia ou podem exacerbar recidivas, novamente destacando a importância de um diagnóstico preciso.

PROGNÓSTICO

A maioria dos pacientes positivos para AQP4 tem um fenótipo recidivante com acúmulo progressivo da incapacidade, enquanto aqueles com NMOSD com anticorpo anti-MOG positivo podem ser monofásicos. Nos fenótipos recidivantes, a taxa de recidivas é mais alta naqueles com transtornos ligados a anticorpo anti-AQP4 do que anti-MOG, e alguns estudos mostram melhor recuperação e prognóstico a longo prazo para os transtornos associados a anticorpo anti-MOG. De modo semelhante aos adultos com NMOSD, os pacientes pediátricos apresentam déficits neurológicos fixos que afetam a acuidade visual, os campos visuais, a visão para cores, a função motora e sensitiva, o equilíbrio e a função intestinal/vesical, e os melhores resultados são alcançados com uma equipe multiprofissional.

A bibliografia está disponível no GEN-io.

618.6 Doença Associada à Glicoproteína da Mielina dos Oligodendrócitos

Cheryl Hemingway

Há uma conscientização cada vez maior sobre um grupo de doenças desmielinizantes associadas a um anticorpo IgG contra uma glicoproteína na camada externa da bainha de mielina, a glicoproteína da mielina dos oligodendrócitos (MOG).

APRESENTAÇÃO CLÍNICA

O fenótipo clínico parece ser distinto da esclerose múltipla, mas há sobreposição com pacientes com ADEM e NMOSD com anticorpo positivo para AQP4. O anticorpo anti-MOG está presente em mais de um terço das crianças que apresentam um episódio inicial de desmielinização, em mais da metade das que apresentam ADEM e em quase todas com ADEM recidivante (MDEM). A autoimunidade por MOG não é apenas mais comum nos jovens, mas também parece demonstrar fenótipos dependentes da idade, sendo a apresentação na população pediátrica mais heterogênea do que se observa em adultos. Nos adultos, a maioria dos casos apresenta ON ou NMOSD, enquanto, nos pacientes pediátricos, os anticorpos anti-MOG também são detectados em uma variedade de outros fenótipos recidivantes, incluindo a neurite óptica inflamatória recidivante (NOIR), ADEM seguida por neurite óptica (ADEM-NO), desmielinização do tronco encefálico e NMOSD com anticorpo anti-AQP4 negativo (Tabela 618.1).

ACHADOS DE IMAGENS E DE EXAMES LABORATORIAIS

Os achados de RM são atípicos para esclerose múltipla e podem mostrar envolvimento generalizado da substância branca e aumento da frequência de TM longitudinalmente extensa. Ao longo do tempo, pode haver desenvolvimento de um padrão como da leucodistrofia (Figura 618.3). Esses achados, que previamente se pensava serem atribuídos à esclerose múltipla com início precoce, agora estão sendo reconhecidos como marcas registradas da doença associada ao anticorpo anti-MOG. Habitualmente, não estão presentes OBs intratecais, novamente algo que previamente se pensava ser atribuível à esclerose múltipla com início precoce

TRATAMENTO

O tratamento das crises agudas é semelhante ao de outras doenças desmielinizantes e inclui metilprednisolona em altas doses, troca de plasma e IVIG, dependendo da gravidade da apresentação e da resposta. Atualmente, não há clareza sobre os DMTs que possam ser úteis a longo prazo. Um fator complicador é o intervalo potencialmente longo entre as recidivas, tornando difícil determinar a verdadeira eficácia dos DMTs e orientar decisões precoces quanto a tratar ou não. Alguns estudos também têm demonstrado uma piora em potencial quando os transtornos por anticorpo anti-MOG são tratados com medicações para esclerose múltipla, destacando novamente a importância de um diagnóstico clínico preciso.

Naqueles avaliados como provavelmente beneficiados pelos DMTs, medicações como o micofenolato mofetila e azatioprina frequentemente são os fármacos oferecidos, com ou sem esteroides. O rituximabe tem sido usado e, embora haja algumas publicações sobre benefício, também há relatos de exacerbações intensas, particularmente naqueles com desmielinização recidivante do tronco encefálico. É importante lembrar-se de que, embora os transtornos associados a AQP4 e MOG sejam desencadeados por anticorpos, o primeiro é uma astrocitopatia, enquanto o segundo é uma oligodendrocitopatia, o que não torna aconselhável realizar extrapolação da eficácia do tratamento de uma condição para a outra. Em um grande estudo recente, o único tratamento que mostrou benefício consistentemente em indivíduos de alto risco foi a IVIG mensal.

Embora o espectro completo de fenótipos e as opções de melhores tratamentos ainda estejam sendo determinados atualmente, é importante considerar as doenças associadas a anticorpo anti-MOG no diagnóstico diferencial e procurar a consultoria de especialistas sobre o tratamento quando possível.

PROGNÓSTICO

Apesar de alguns fenótipos parecerem associar-se a uma evolução mais benigna, por exemplo, desmielinização associada ao anticorpo anti-AQP4, outros fenótipos, como a desmielinização do tronco encefálico, podem ter uma taxa muito alta de recidivas e ser muito debilitantes. Também podem ocorrer recidivas muitos anos após o primeiro evento, tendo sido relatados intervalos de mais de 10 anos. Os déficits cognitivos são vistos frequentemente naqueles com início em idade mais jovem e com recidivas frequentes.

A bibliografia está disponível no GEN-io.

Capítulo 619 Acidente Vascular Encefálico Pediátrico

Nomazulu Diamini e Gabrielle A. deVeber

O acidente vascular encefálico é importante causa de lesão cerebral adquirida em recém-nascidos, crianças e adolescentes. As variedades isquêmicas de acidente arterial encefálico isquêmico (AIS; do inglês, *arterial ischemic stroke)* e de trombose de seio venoso cerebral (CSVT; do inglês, *cerebral sinovenous thrombosis*), em conjunto, são mais comuns do que doença maligna (incidência cerca de 5 em 100.000 crianças por ano). O acidente vascular encefálico (AVE) perinatal é mais comum (1 em 2.500 a 4.000 nascidos vivos) e é a principal causa de paralisia cerebral hemiparética. Um número semelhante de crianças é diagnosticado com acidente vascular encefálico hemorrágico (AVEH) e outros tipos de doença cerebrovascular. O AVE agudo é uma emergência neurológica; entretanto, é comum a demora em reconhecê-lo, e o atraso no tratamento piora o prognóstico. Diferentemente do AVE em adultos, existe um grupo com maior diversidade de transtornos que produzem acidente vascular encefálico em recém-nascidos e crianças.

619.1 Acidente Arterial Encefálico Isquêmico

Nomazulu Diamini e Gabrielle A. deVeber

O sangue arterial chega ao cérebro por meio da circulação anterior (carótida interna) e posterior (vertebrobasilar), convergindo no polígono de Willis. Os acidentes vasculares encefálicos geralmente envolvem o território da artéria cerebral média, mas podem ocorrer em qualquer artéria cerebral de qualquer tamanho. O AIS é o infarto cerebral focal resultante da oclusão dessas artérias.

Frequentemente ocorre um atraso no diagnóstico de AVE em crianças. Isso decorre de apresentações clínicas sutis e inespecíficas, pouca conscientização dos pediatras da atenção básica, diagnóstico diferencial complicado (Capítulo 619.5) e alta frequência (> 50%) de TC cerebral inicial negativa em AIS verdadeiro. **O início agudo de um déficit neurológico focal em uma criança é um acidente vascular encefálico até que se prove o contrário**. A apresentação focal mais comum é a hemiparesia, mas também ocorrem déficits visuais, de fala, sensitivos ou de equilíbrio. É importante observar que crises de início recente, especialmente crises motoras focais, frequentemente anunciam um acidente vascular encefálico em crianças. As crianças com essas apresentações necessitam de neuroimagens e avaliação urgente com um neuropediatra, pois podem ser indicadas intervenções de emergência. O AIS é um diagnóstico clínico e radiográfico. Embora as imagens de TC demonstrem AIS maduro e excluam hemorragia, a RM cerebral é necessária para identificar infartos pequenos e em fase inicial. A **RM ponderada em difusão** demonstra AIS minutos após o início até 7 dias pós-instalação; a angiografia por RM pode confirmar a oclusão vascular e sugerir possível arteriopatia (Figura 619.1). A RM ponderada em difusão também pode demonstrar degeneração walleriana no trato corticospinal descendente, o que se correlaciona com hemiparesia crônica.

Muitos fatores de risco possíveis para AIS na infância são reconhecidos (Tabela 619.1), embora seus mecanismos fisiopatológicos específicos continuem pouco entendidos. Metade das crianças com AIS eram saudáveis antes do acidente vascular encefálico. Devem-se considerar três categorias principais de etiologia: **arteriopatia, doença cardíaca** e **doença hematológica**. Por isso, além de anamnese e exame físico cuidadosos, uma investigação completa (incluindo imagens vasculares, ecocardiograma e exames no sangue para transtornos inflamatórios, infecciosos e protrombóticos) são importantes porque esses testes costumam revelar múltiplos fatores de risco predisponentes e desencadeantes.

Arteriopatia, um transtorno das artérias cerebrais, é uma causa importante de AIS em crianças, presente em mais de 50% dos casos. Uma arteriopatia comum que afeta crianças saudáveis na idade escolar apresenta estenose irregular unilateral da artéria cerebral média proximal e artérias vizinhas, com infarto dos núcleos da base associado. Essa entidade tem sido publicada sob vários nomes – **arteriopatia cerebral**

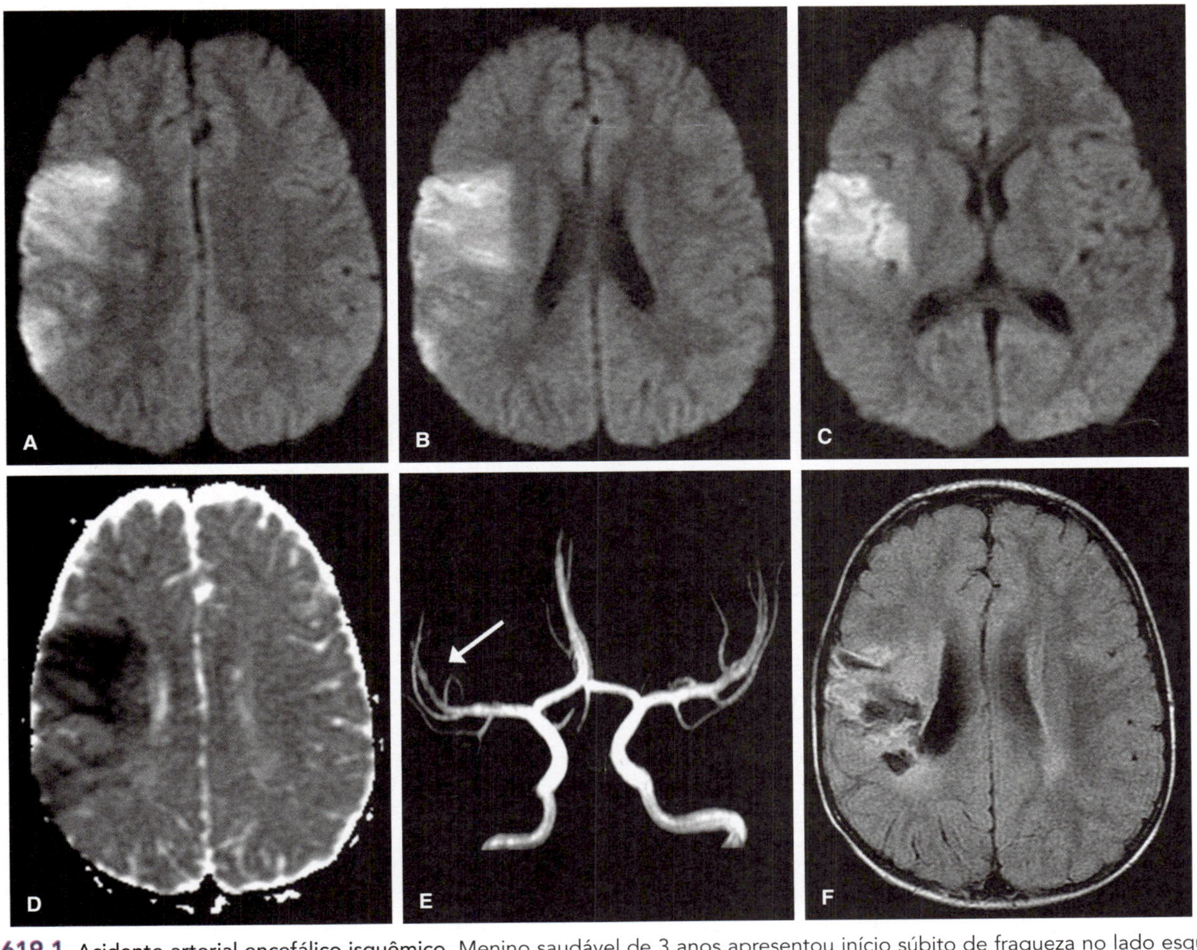

Figura 619.1 Acidente arterial encefálico isquêmico. Menino saudável de 3 anos apresentou início súbito de fraqueza no lado esquerdo. O exame também demonstrava perda hemissensitiva l no lado esquerdo e negligência. **A-C.** RM ponderada em difusão mostra aumento de sinal focal na região temporoparietal direita no território da artéria cerebral média (MCA, do inglês *middle cerebral artery*). **D.** Mapa do coeficiente de difusão aparente confirma difusão restrita compatível com infarto (acidente vascular encefálico isquêmico). **E.** Angiografia por RM mostra diminuição do fluxo no ramo da MCA correspondente. **F.** RM de controle após 3 meses mostra atrofia e gliose na mesma região.

Tabela 619.1 Fatores de risco para acidente arterial encefálico isquêmico em crianças.

CATEGORIA PRINCIPAL	EXEMPLOS
Arteriopatias	Arteriopatia cerebral transitória (TCA; do inglês, *transient cerebral arteriopathy*) (sinônimos: angiite primária infantil do sistema nervoso central [cPANCS; do inglês, *childhood primary angiitis of the central nervous system*]; arteriopatia cerebral focal [FCA; do inglês, *focal cerebral arteriopathy*]) Angiopatia pós-varicela e outros vírus (PVA; do inglês, *postvaricella and other viruses angiopathy*) Vasculite sistêmica/secundária (p. ex., arterite de Takayasu) Doença/síndrome de moyamoya Infecção arterial (p. ex., meningite bacteriana, tuberculose; Tabela 691.2) Displasia fibromuscular Dissecção traumática ou espontânea da artéria carótida ou vertebral Vasospasmo na vasoconstrição cerebral reversível (p. ex., síndrome de Call-Fleming) Migrânea Arteriopatias congênitas/genéticas (p. ex., síndrome PHACES, síndrome de Alagille, CADASIL; mutações em TCAA2, COL4A1, COL4A2 e ADA2)
Cardíaca	Cardiopatias congênitas complexas (cianóticas >> acianóticas) Cateterização/procedimento cardíaco (p. ex., septostomia atrial com balão) Uso de dispositivo de assistência ventricular Cirurgia cardíaca Oxigenação por membrana extracorpórea (ECMO; do inglês, *extracorporeal membrane oxygenation*) Arritmia Valvopatia cardíaca Endocardite Miocardiopatia, disfunção ventricular grave Lesões intracardíacas (p. ex., mixoma atrial) Defeitos septais (comunicação interatrial, comunicação interventricular, forame oval patente [possível embolia paradoxal])
Hematológicos	Anemia falciforme Anemia ferropriva Fatores protrombóticos hereditários (p. ex., fator V Leiden, mutação do gene da protrombina 20210A) Fatores protrombóticos adquiridos (p. ex., deficiência de proteína C/S, deficiência de antitrombina III, lipoproteína a, anticorpos antifosfolipídios, contraceptivos orais, gravidez)
Outros, incluindo etiologias metabólicas/genéticas	Doença sistêmica aguda (p. ex., desidratação, sepse, cetoacidose diabética) Doença sistêmica crônica (p. ex., lúpus eritematoso sistêmico, leucemia) Drogas ilícitas e toxinas (p. ex., cocaína) Dislipoproteinemia hereditária Hipoalfalipoproteinemia familiar Hipercolesterolemia familiar Hiperlipoproteinemia tipo IV, tipo III Doença de Tangier Progeria Doença de Fabry (deficiência de α-galactosidase A) Neurofibromatose tipo 1 Transtornos hereditários do tecido conjuntivo Síndrome de Ehlers-Danlos (tipo IV) Síndrome de Marfan Pseudoxantoma elástico Homocistinúria (deficiência de cistationina β-sintase ou 5,20-metilenotetraidrofolato redutase), hiper-homocisteinemia Síndrome de Menkes Transtornos congênitos da glicosilação Veja também: simulações de acidente vascular encefálico (Capítulo 619.5)

CADASIL (do inglês *cerebral autosomal dominant arteriopathy with subcortical infarcts and leukoencephalopathy*), arteriopatia cerebral autossômica dominante com infartos subcorticais e leucoencefalopatia, PHACES (do inglês *posterior fossa abnormalities, hemangioma, and arterial, cardiac, eye, and sternal abnormalities*), anormalidades da fossa posterior, hemangioma e anormalidades arteriais, cardíacas, oculares e do esterno. (Adaptada de Roach ES, Golomb MR, Adams R *et al*.: Management of stroke in infants and children. *Stroke* 39:2644–2691, 2008, Table 2.)

transitória, angiopatia pós-varicela, angiite primária não progressiva do sistema nervoso central (SNC) em crianças e arteriopatia cerebral focal – refletindo a incerteza sobre a patogênese.

A **arteriopatia cerebral transitória** quase sempre é autolimitada e pode decorrer de inflamação focal. No entanto, na ocasião do diagnóstico de AIS, pode ser indistinguível de dissecção intracraniana ou doença de moyamoya em fase inicial. **Vasculite** difusa bilateral progressiva é rara e pode representar angiite primária progressiva do SNC em crianças ou associar-se a vasculites sistêmicas (Tabela 619.2). As infecções cranianas (p. ex., meningite bacteriana ou tuberculosa) também produzem arterite e tromboflebite infecciosas dos vasos superficiais. A **dissecção arterial** pode ser espontânea ou pós-traumática e envolve artérias extracranianas mais frequentemente do que artérias intracranianas. A **síndrome de moyamoya** demonstra oclusão progressiva das artérias carótidas internas distais. Pode ser idiopática (**doença de moyamoya**) ou associar-se a outras condições (**síndrome de moyamoya**), como a anemia falciforme, neurofibromatose tipo 1, trissomia 21, síndrome de William, síndrome de Alagille, microdeleções/microduplicações cromossômicas e transtornos pós-irradiação. Os **transtornos congênitos/genéticos** das artérias craniocervicais incluem a síndrome PHACES (anormalidades da fossa posterior, hemangioma e anormalidades arteriais, cardíaca, oculares e do esterno), displasia fibromuscular ou CADASIL (arteriopatia cerebral autossômica dominante, infartos subcorticais e leucoencefalopatia). Mutações de *TCAA2*, *COL41A* e *ADA2* podem associar-se a um AIS e têm sido constantemente acrescentadas novas arteriopatias genéticas a essa lista. Por isso, recomendam-se a realização de testes genéticos e sequenciamento total do exoma. O vasospasmo, como ocorre na migrânea, hemorragia subaracnóidea ou síndrome da vasoconstrição cerebral reversível (algumas vezes chamada síndrome de Call-Fleming),

Tabela 619.2 Classificação de vasculite cerebral.

- Vasculites infecciosas
  - Bacteriana, fúngica, parasitária
  - Por espiroquetas (sífilis, doença de Lyme, leptospirose)
  - Viral, por riquétsias, micobactérias, amebas de vida livre, cisticercose, outros helmintos
- Vasculites necrosantes
  - Poliarterite nodosa clássica
  - Granulomatose de Wegener
  - Angiite e granulomatose alérgicas (síndrome de Churg-Strauss)
  - Síndrome de sobreposição à vasculite sistêmica necrosante
  - Granulomatose linfomatoide
  - Vasculite associada à doença vascular do colágeno
  - Lúpus eritematoso sistêmico
  - Artrite reumatoide
  - Esclerodermia
  - Síndrome de Sjögren
  - Vasculite associada a outras doenças sistêmicas
  - Doença de Behçet
  - Colite ulcerativa
  - Sarcoidose
  - Policondrite recidivante
  - Doença de Kohlmeier-Degos
  - Arterite de Takayasu
- Vasculites por hipersensibilidade
  - Púrpura de Henoch-Schönlein
  - Vasculites induzidas por drogas
- Vasculites químicas
  - Crioglobulinemia mista essencial
- Vasculites variadas
  - Vasculite associada a neoplasias
  - Vasculite associada à radiação
  - Síndrome de Cogan
  - Dermatomiosite-polimiosite
  - Síndrome linfoproliferativa ligada a X
  - Doença de Kawasaki
  - Vasculite primária do sistema nervoso

Adaptada de Roach ES, Golomb MR, Adams R *et al.*: Management of stroke in infants and children, *Stroke* 39:2644-2691, 2008, Table 5.

pode causar AIS. AVEs metabólicos são vistos na acidemia orgânica, acidemia metilmalônica, acidemia propiônica, acidemia isovalérica, acidúria glutárica tipo II, encefalomiopatias mitocondriais, MELAS, MERRF, síndrome de sobreposição MELAS/MERRF e síndrome de Kearns-Sayre.

O **acidente vascular encefálico cardioembólico** totaliza aproximadamente 25% dos casos de AIS em crianças, ocorrendo o risco embólico máximo com cateterização, reparo cirúrgico ou uso de dispositivo de assistência ventricular. O AIS complica aproximadamente 0,5% das cirurgias cardíacas pediátricas e a reoperação aumenta o risco. Embora as **cardiopatias congênitas complexas** se associem mais frequentemente ao AIS, condições adquiridas, incluindo arritmia, miocardiopatia e endocardite infecciosa, também devem ser consideradas. Um forame oval patente oferece um possível conduto para o tromboembolismo venoso paradoxal para o cérebro. Todas as crianças com suspeita de AIS exigem exame cardiovascular minucioso, eletrocardiograma e ecocardiograma. Transtornos da coagulação protrombóticos e infecção identificados na ocasião do AVE cardiogênico índice aumentam o risco de recorrência do acidente vascular encefálico.

Transtornos hematológicos associados ao AIS incluem **anemia falciforme**, na qual o risco de acidente vascular encefálico aumenta 400 vezes, embora o rastreio efetivo (usando Doppler transcraniano) e terapia transfusional tenham reduzido a incidência. A anemia ferropriva também aumenta o risco e é facilmente tratável. Transtornos da coagulação se associam a AIS nas crianças. Eles incluem **estados protrombóticos** hereditários (p. ex., fator V Leiden) e adquiridos (p. ex., anticorpos antifosfolipídios, elevação da lipoproteína-a) e **medicações protrombóticas**, incluindo contraceptivos orais e quimioterapia com asparaginase. Fatores de risco adicionais para AIS incluem migrânea, doenças agudas da infância, doenças sistêmicas crônicas, drogas ilícitas, toxinas e erros inatos do metabolismo raros.

O tratamento do AIS em crianças é multifacetado e existem diretrizes múltiplas com base em consenso. Em geral, a trombólise de emergência não é recomendada para pré-escolares e não se recomenda a trombectomia mecânica para pré-escolares, dada a ausência de dados de segurança e eficácia.

Não obstante, alguns centros de acidente vascular encefálico pediátrico oferecem trombólise com ou sem trombectomia para pacientes pediátricos com AIS. A maioria dos candidatos são pré-adolescentes ou adolescentes com AIS; crianças mais novas também podem ser candidatas à trombólise, mas frequentemente há quadros que simulam acidente vascular encefálico e precisam ser avaliados cuidadosamente para descartar outros diagnósticos. Só existem relatos anedóticos quanto à segurança e eficácia da trombólise e/ou da trombectomia em crianças com AIS, não havendo ensaios clínicos randomizados.

O início precoce de **estratégias antitrombóticas** é fundamental para prevenir o reinfarto precoce. Dependendo da causa suspeita, isso inclui anticoagulação com heparina ou estratégias antiplaquetárias, geralmente ácido acetilsalicílico. É essencial iniciar as **estratégias de neuroproteção** hiperagudas em minutos quando há suspeita de acidente vascular encefálico, pois elas previnem lesão cerebral isquêmica progressiva. Essas estratégias incluem controle de glicemia (evitar hipo e hiperglicemia), temperatura (evitar hipertermia, manter a temperatura normal), manutenção da pressão de perfusão cerebral adequada (evitar hipo e hipertensão) e a oxigenação. O tratamento urgente das crises convulsivas é estratégia de neuroproteção importante, incluindo possível monitoramento com eletroencefalograma (EEG) contínuo. O edema cerebral maligno precoce do infarto é potencialmente letal, sendo mais comum e previsível em crianças, e a descompressão cirúrgica de emergência pode salvar a vida. Tratamentos específicos para a doença incluem terapia de transfusão na anemia falciforme, imunossupressão na vasculite e cirurgia de revascularização na doença de moyamoya. Os objetivos do tratamento a longo prazo incluem **prevenção secundária de acidente vascular encefálico**, abrangendo terapia antiplaquetária em arteriopatia e anticoagulação em causas cardiogênicas. São necessários programas de **reabilitação** centrados na família para a maioria dos sobreviventes, tendo como alvo déficits motores, comprometimentos de linguagem e intelectuais, deficiências comportamentais e sociais e epilepsia. Também pode ser importante a atenção quanto aos fatores de estilos de vida saudáveis para a saúde das artérias a longo prazo. O prognóstico após um AIS em criança inclui: acidente vascular encefálico recorrente em 10 a 50%, dependendo da causa e do tratamento preventivo, óbito em 2 a 6%, déficits neurológicos em 60 a 70% e transtornos convulsivos em 30% ou menos.

Adolescentes e adultos jovens com AIS idiopática (criptogênico) e forame oval patente (PFO; do inglês, *patent foramen ovale*) podem se beneficiar do fechamento percutâneo do PFO para prevenir acidente vascular encefálico recorrente.

ACIDENTE ARTERIAL ENCEFÁLICO ISQUÊMICO PERINATAL

O acidente vascular encefálico perinatal é muito comum. Difere do acidente vascular encefálico em crianças mais velhas e tem duas apresentações clínicas distintas. O AIS neonatal sintomático agudo se apresenta com crises focais entre 24 e 28 horas de vida (Figura 619.2). Anormalidades na RM por difusão em um território arterial confirmam o infarto recente. Alternativamente, alguns neonatos afetados são assintomáticos ao nascimento e apresentam, mais tarde, sinais de dominância manual precoce e hemiparesia congênita. A dominância manual no primeiro ano de vida é anormal e pode decorrer de acidente vascular encefálico perinatal. Exames por imagem revelam encefalomalácia focal em um território arterial, tipicamente com grandes lesões no território da artéria cerebral média.

No AIS neonatal agudo, é importante o controle das crises convulsivas, mas raramente são necessários agentes antitrombóticos, visto que são raros os AVEs recorrentes; as exceções são neonatos com cardiopatia congênita e embolia cardíaca, transtornos protrombóticos e talvez aqueles com anomalias arteriais congênitas (estenose, hipoplasia). A fisiopatologia é complexa e não se tem muito conhecimento a respeito dela. A maioria deles é idiopática, embora causas estabelecidas incluam cardiopatia congênita, placentopatia trombótica, anomalias arteriais,

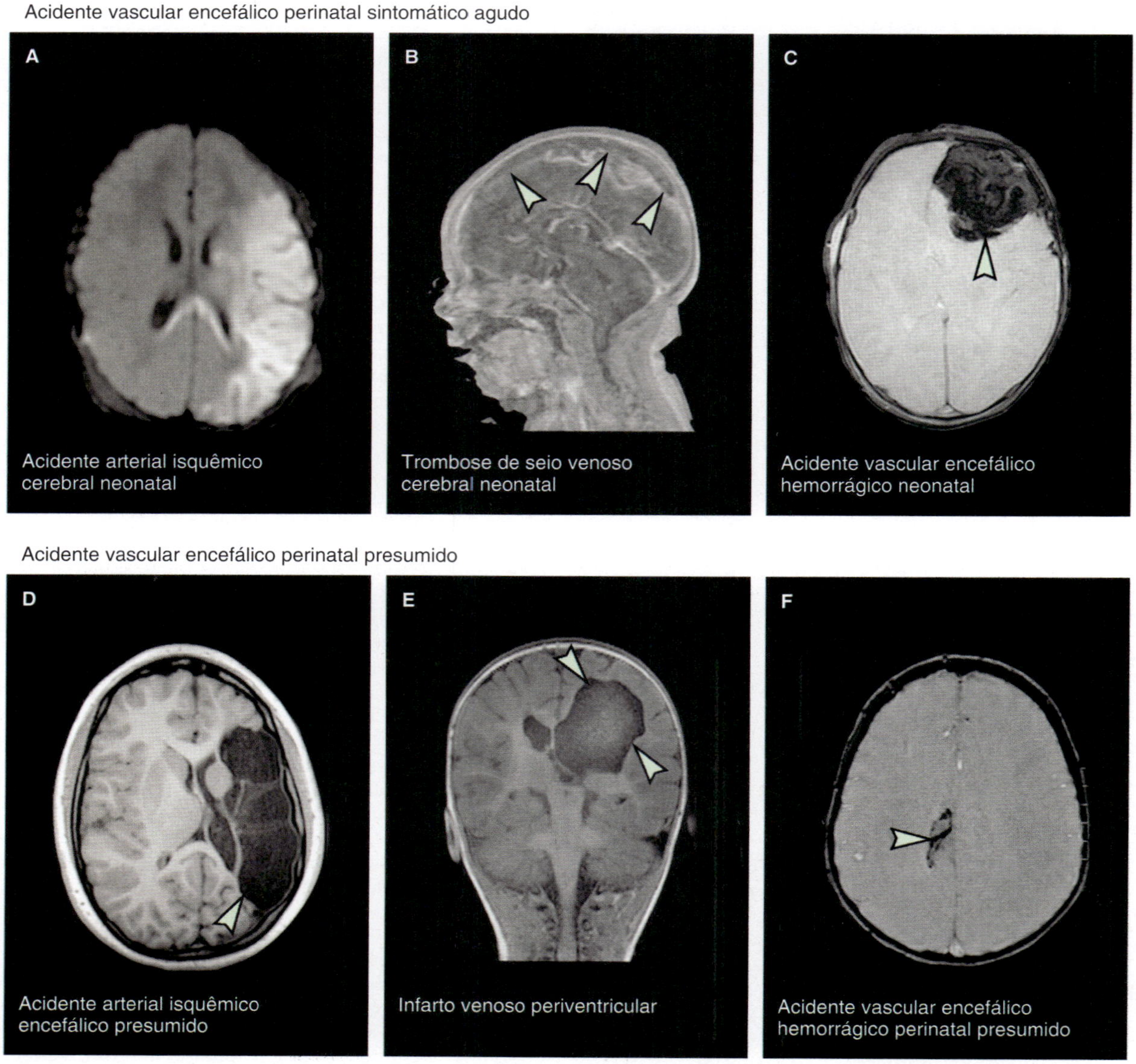

Figura 619.2 Aspecto de doenças por acidente vascular encefálico perinatal na RM. **A.** Acidente arterial isquêmico encefálico neonatal apresenta restrição aguda na RM axial ponderada em difusão em um território arterial; também fica evidente a diásquise do esplênio do corpo caloso. **B.** A trombose neonatal de seio venoso cerebral é evidente como falha de enchimento no venograma em RM sagital (mostrado), neste caso, no seio sagital superior (*setas*). **C.** Acidente vascular encefálico hemorrágico neonatal em gradiente-eco ou RM ponderada em suscetibilidade (*seta*). **D.** Acidente arterial isquêmico encefálico perinatal presumido em uma criança com hemiparesia é diagnosticado por encefalomalácia em TC ou RM (mostrada RM axial ponderada em T1) em um território arterial (*seta*). **E.** Infarto venoso periventricular se apresenta com hemiparesia congênita com lesão focal afetando a substância branca periventricular, poupando o córtex e os núcleos da base, mostrada em RM ponderada em T1 (porencefalia indicada por *setas*). **F.** Acidente vascular encefálico hemorrágico perinatal presumido em área focal de lesão parenquimatosa remota mostrando hemorragia (gradiente-eco, *seta*). (*De Dunbar M, Kirton A: Perinatal stroke: mechanisms, management, and outcomes of early cerebrovascular brain injury, Lancet 2:666-676, 2018, Fig. 2, p. 668.*)

outros transtornos hereditários ou protrombóticos e meningite. Muitos outros fatores maternos, pré-natais, perinatais, obstétricos e neonatais têm sido investigados e encontraram-se várias associações significativas (p. ex., infertilidade, primiparidade, gestação múltipla). Embora os desfechos possam ser favoráveis, a maioria das crianças apresenta deficiências por toda a vida. O acidente vascular encefálico perinatal é responsável pela maioria dos casos de paralisia cerebral hemiparética (hemiplegia congênita, Capítulo 616.1). Morbidade adicional, vista em aproximadamente 25%, inclui transtornos de linguagem, da cognição, do comportamento e epilepsia a longo prazo. As taxas de recorrência de acidente vascular encefálico para a criança e para gestações subsequentes são extremamente baixas na ausência de um transtorno protrombótico familiar.

A bibliografia está disponível no GEN-io.

619.2 Trombose de Seio Venoso Cerebral

Nomazulu Diamini e Gabrielle A. deVeber

A drenagem venosa cerebral ocorre por meio do sistema sinovenoso cerebral. O sistema superficial (veias corticais, seio sagital superior) e o sistema profundo (veias cerebrais internas, seio reto) convergem na confluência dos seios venosos para sair da abóbada craniana por meio dos pares de seios transversos, sigmoides e veias jugulares. Na trombose de seio venoso cerebral (CSVT; do inglês, *cerebral sinovenous thrombosis*), a oclusão trombótica dessas estruturas venosas pode levar à hipertensão intracraniana regional ou difusa, edema cerebral e, em 50% dos casos, infarto venoso ou hemorragia (acidente vascular encefálico venoso). A CSVT é mais comum em crianças do que em adultos, sendo o risco mais alto no período neonatal.

As apresentações clínicas são tipicamente graduais, variáveis e inespecíficas, em comparação com o AIS. Os recém-nascidos geralmente apresentam encefalopatia e crises convulsivas. As crianças podem apresentar sintomas que simulam hipertensão intracraniana idiopática, incluindo cefaleia progressiva, papiledema, diplopia secundária à paralisia do VI nervo craniano ou déficits focais agudos. Crises convulsivas, letargia e confusão também são comuns. O diagnóstico exige alta suspeita clínica e imagens do sistema venoso cerebral solicitadas especificamente. A TC não contrastada não demonstra sensibilidade para o diagnóstico de CSVT, e a **venografia por TC** contrastada ou a venografia por RM são necessárias para demonstrar falhas de enchimento no sistema venoso cerebral (Figura 619.3). A RM oferece imagens de qualidade superior do parênquima cerebral, quando comparada com a TC.

A Tabela 619.3 relaciona os fatores de risco para CSVT. **Estados protrombóticos** associados à CSVT na criança incluem condições hereditárias (p. ex., mutação do gene 20210A da protrombina) e condições adquiridas (p. ex., anticorpos antifosfolipídios), medicações protrombóticas (asparaginase, contraceptivos orais) e doenças comuns das crianças (otite média, anemia ferropriva e **desidratação**). As **doenças sistêmicas** associadas a aumento do risco de CSVT incluem leucemia, doença inflamatória intestinal e síndrome nefrótica.

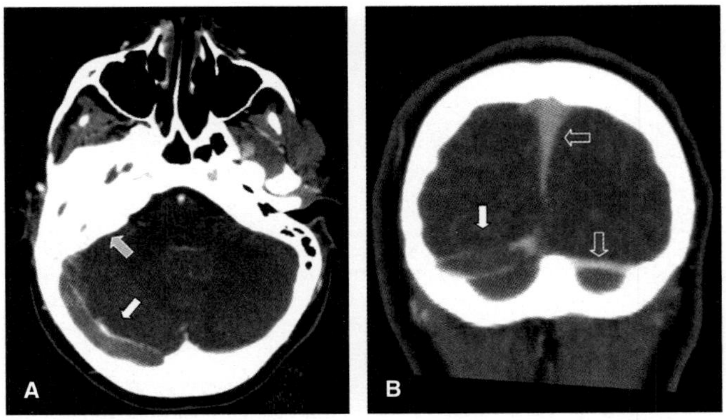

Figura 619.3 Trombose de seios venosos cerebrais. Menina de 9 anos se apresentou com febre a cefaleia progressiva à direita. Ela se queixava de visão dupla e tinha papiledema ao exame. Venografia por TC axial (**A**) e coronal (**B**) demonstra grande trombo no seio transverso direito que não capta contraste (*setas completas*). Observe o enchimento normal nos seios sagital superior e no seio transverso esquerdo menor (*setas vazias, direita*) e opacificação das células aéreas da mastoide (*seta hachurada à esquerda*). A causa foi otite média/mastoidite com tromboflebite séptica do seio transverso.

Transtornos da cabeça e do pescoço podem envolver diretamente as veias e os seios cerebrais, causando CSVT. **Infecções** comuns, incluindo meningite, otite média e mastoidite, podem causar **tromboflebite séptica** dos canais venosos. A CSVT pode complicar o **traumatismo** craniano, especialmente em veias adjacentes a fraturas de crânio. Procedimentos cirúrgicos nas proximidades de estruturas venosas cerebrais também podem levar à lesão e à CSVT. Finalmente, a obstrução das veias jugulares e a estase proximal podem resultar em CSVT. Nos recém-nascidos, como as suturas cranianas não estão fundidas, pode ocorrer distorção mecânica dos seios venosos subjacentes durante o parto, predispondo a CSVT durante o trabalho de parto e o parto ou decorrer da posição de decúbito dorsal devido à compressão do seio sagital posterior pelo osso occipital.

A **anticoagulação** desempenha um papel importante no tratamento da CSVT em crianças. Evidências indiretas substanciais têm levado ao consenso de recomendar anticoagulação com heparina não fracionada ou heparina com baixo peso molecular na maioria das crianças. A presença de infartos venosos hemorrágicos não é contraindicação absoluta. O tratamento é geralmente planejado por 6 meses, porém pode ser descontinuado caso a reavaliação por imagem confirme a recanalização aos 3 meses. No entanto, a anticoagulação de recém-nascidos é mais controversa, e as diretrizes diferem. As evidências sugerem que 30% dos recém-nascidos e crianças não tratados estenderão sua trombose na primeira semana após o diagnóstico, podendo resultar em mais um infarto venoso. Portanto, se a anticoagulação for suspensa, é fundamental repetir precocemente (p. ex., em 5 a 7 dias) as imagens venosas. Os protocolos que sustentam a anticoagulação inicial recomendam tratamento de menor duração (p. ex., 6 semanas a 3 meses) em recém-nascidos. Crianças com fatores de risco persistentes podem exigir anticoagulação profilática a longo prazo. No diagnóstico inicial, as intervenções de suporte incluem tratamento de infecção, detecção e tratamento de crises convulsivas e medidas de neuroproteção (normotermia, normotensão, normovolemia, normoglicemia). A **neuropatia óptica compressiva** secundária à hipertensão intracraniana prolongada depois de CSVT é uma complicação importante que passa facilmente despercebida e pode levar à perda visual permanente. A fundoscopia regular feita por um oftalmologista e o tratamento direcionado para reduzir a pressão intracraniana (p. ex., acetazolamida, punção lombar sequencial) podem ser necessários para evitar a perda visual. A maior parte da morbidade neurológica apresentada por aqueles que sofrem infarto venoso e em crianças com infarto venoso bilateral pode ser devastadora. Assim como em outras formas de acidente vascular encefálico em crianças, é necessário um programa de neurorreabilitação abrangente.

A bibliografia está disponível no GEN-io.

Tabela 619.3 Fatores de risco comuns para TSVC em crianças.

CATEGORIAS PRINCIPAIS	EXEMPLOS
Coagulação sanguínea	Condições protrombóticas Fator V Leiden, mutação do gene da protrombina 20210A, deficiência de proteína C, deficiência de proteína S, deficiência de antitrombina III, lipoproteína a, anticorpos antifosfolipídios (anticoagulante lúpico, anticorpos anticardiolipina), gravidez/puerpério Desidratação (p. ex., gastrenterite, atraso de crescimento neonatal) Anemia ferropriva Drogas e toxinas (p. ex., L-asparaginase, contraceptivos orais) Doença sistêmica aguda (p. ex., sepse, coagulação intravascular disseminada) Doença sistêmica crônica (p. ex., doença inflamatória intestinal, lúpus eritematoso sistêmico, leucemia) Síndrome nefrótica Erros inatos do metabolismo (p. ex., homocistinúria)
Vaso sanguíneo	Infecção/tromboflebite Otite média, mastoidite, meningite bacteriana, sinusite, abscesso dentário, faringite Síndrome de Lemierre Sepse Trauma: fraturas do crânio, traumatismo craniano fechado Compressão: parto, compressão do osso occipital em neonatos em decúbito dorsal Iatrogênicos: neurocirurgia, acessos jugulares, oxigenação por membrana extracorpórea Malformações venosas (p. ex., fístulas arteriovenosas durais)

619.3 Lesões da Medula Espinal Associada a Processos Vasculares

E. Ann Yeh e Gabrielle A. deVeber

A maioria dos casos de **mielite transversa** (MT) na infância origina-se de condições pós-infecciosas ou, se recorrentes, associam-se a processos desmielinizantes subjacentes, como a esclerose múltipla (Capítulo 618.4) ou a neuromielite óptica (Capítulo 618.2). No entanto, em uma pequena proporção de crianças que apresentam sintomas medulares agudos, estes podem decorrer de infarto e necrose. Essa patologia pode associar-se à doença dos vasos, como na **vasculite** associada ao lúpus eritematoso sistêmico (LES) (Capítulo 183) ou outros eventos vasculares, como a **embolia** (inclusive embolia do núcleo pulposo na embolia fibrocartilaginosa). Raramente encontram-se **malformações arteriovenosas** da medula espinal que possam causar mielopatia e infarto com hemorragia na medula espinal. Uma instalação aguda e o pico dos sintomas no decorrer de minutos a horas podem sugerir um processo vascular.

PROCESSOS VASCULÍTICOS: LÚPUS ERITEMATOSO SISTÊMICO

A maioria dos casos de mielite associada ao LES é extensa longitudinalmente e, embora sejam raros os relatos nas populações pediátricas, o transtorno pode ocorrer. Em 23 a 60% dos casos, a mielite pode ser a primeira manifestação clínica e pode, em muitos casos, ocorrer em períodos de baixa atividade de doença sistêmica do LES. Nesses casos, costuma haver pouca recuperação, sendo que apenas 14% dos pacientes experimentam recuperação completa. Nas crianças, existem outras etiologias de doenças vasculíticas da medula espinal, como a doença de Behçet.

EMBOLIA MEDULAR

Outras etiologias raras de aumento agudo de sinal em T2 na RM da medula espinal que se apresentam clinicamente como mielite transversa incluem infarto medular por tromboembolismo, como na embolia fibrocartilaginosa ou na originada de uma dissecção da artéria vertebral. Embora a mielopatia isquêmica causada por uma **dissecção da artéria vertebral** ocorra na coluna cervical, a embolia fibrocartilaginosa pode ocorrer em qualquer ponto da medula espinal. Uma instalação hiperaguda e o aspecto da lesão (distribuição em forma de cunha), juntamente com imagens ponderadas em difusão na RM mostrando restrição da difusão, podem ser úteis para distinguir anormalidades tromboembólicas isquêmicas da mielite transversa inflamatória.

Manifestações clínicas

Como com a MT inflamatória, os pacientes apresentarão início agudo de fraqueza motora, acompanhada por anormalidades sensitivas. A fraqueza pode evoluir ao longo de minutos a horas. Frequentemente, relata-se dor ou desconforto localizado no dorso ou no pescoço, dependendo da localização da lesão, havendo rápida progressão da fraqueza motora e arreflexia precoce, refletindo o choque espinal. Espasticidade, hiper-reflexia e clônus ocorrerão nas semanas seguintes. Frequentemente observa-se um nível sensitivo e fraqueza motora distalmente à lesão com sintomas urinários, incluindo retenção urinária.

Investigação

A RM da medula espinal, incluindo a axial ponderada em T1 e T2, bem como cortes sagitais com gadolínio, é necessária para pesquisar a presença de uma lesão focal na medula espinal. Dada a frequência de lesões longitudinalmente extensas em mielopatia nas populações pediátricas, devem-se incluir imagens da coluna cervical e torácica em todos os pacientes que se apresentem com MT aguda. A inclusão de sequências de imagens sensíveis a hemorragia (sequência gradiente-eco) pode ajudar, assim como as sequências de difusão. Finalmente, a inclusão de RM cerebral incluindo imagens vasculares dos vasos da cabeça e pescoço ajudará a pesquisar a possibilidade de doença de grandes vasos. Particular atenção deve ser dada à possibilidade de dissecção da artéria vertebral no caso de uma lesão da coluna cervical e lesões cerebrais isquêmicas na distribuição da circulação posterior.

Pode-se realizar punção lombar uma vez que a avaliação por RM tenha descartado uma expansão medular grave ou massa que leve ao bloqueio completo da coluna vertebral. Embora a MT inflamatória se associe a elevações dos leucócitos e proteínas no LCE, a mielopatia isquêmica por embolia não mostrará uma pleiocitose aguda. No entanto, em um evento vasculítico, tal como a mielopatia associada ao LES, pode ser encontrado um aumento das proteínas e leucócitos no LCE.

Testes séricos para a procura de transtornos reumatológicos subjacentes devem ser realizados em pacientes que apresentem MT. Deve-se realizar uma investigação de estados de hipercoagulação no caso de alta suspeita de mielopatia isquêmica.

TRATAMENTO

Além dos cuidados de suporte, o tratamento tem como objetivo o processo patológico subjacente suspeito. Dada a baixa probabilidade de recuperação completa nas lesões isquêmicas da medula espinal e a incapacidade significativa associada à lesão medular, quando etiologias subjacentes como o LES forem encontradas, recomenda-se tratamento profilático. Cuidados de suporte, incluindo controle da dor do tipo neuropática, controle da espasticidade e controle dos sintomas urinários, são frequentemente exigidos nessa população. Quando se identificarem anormalidades vasculares ou se a mielite isquêmica for a causa clara, pode-se indicar ácido acetilsalicílico em baixa dose (2 a 4 mg/kg/dia) para a prevenção de recorrência.

A bibliografia está disponível no GEN-io.

619.4 Acidente Vascular Encefálico Hemorrágico

Nomazulu Diamini e Gabrielle A. deVeber

O acidente vascular encefálico hemorrágico inclui hemorragia intracraniana não traumática e é classificado pelo compartimento intracraniano que apresenta a hemorragia. Pode ocorrer sangramento intraparenquimatoso em qualquer localização, enquanto a hemorragia intraventricular pode ser isolada ou em uma extensão intraparenquimatosa. Pode ocorrer sangramento em localizações extracerebrais como no espaço subaracnóideo, subdural ou epidural.

As apresentações clínicas variam de acordo com a localização, etiologia e taxa de sangramento. Hemorragias agudas podem apresentar **cefaleia** instantânea ou **"em trovão"**, perda de consciência e rigidez de nuca, além de déficits neurológicos focais e crises convulsivas. O acidente vascular encefálico hemorrágico pode ser rapidamente fatal. Nos sangramentos associados a malformações vasculares, é possível haver tinido pulsátil, sopro craniano, macrocefalia e insuficiência cardíaca de alto débito. O diagnóstico depende de imagens, e a TC é altamente sensível para acidente vascular encefálico hemorrágico agudo. No entanto, pode ser necessária a punção lombar para excluir hemorragia subaracnóidea. A RM é altamente sensível até a pequenas quantidades de hemorragia aguda e crônica e oferece melhor acurácia diagnóstica (Figura 619.4). Angiografia por TC, RM ou por cateterização convencional geralmente é necessária para excluir anormalidades vasculares subjacentes (p. ex., malformações vasculares, aneurismas).

Traumatismo craniano por violência contra a criança com sangramento intracraniano pode se apresentar como hemorragia subdural ou parenquimatosa sem história aparente de trauma. Os clínicos devem pesquisar o seguinte: equimoses sutis no couro cabeludo, suborbitárias ou na orelha; hemorragias retinianas em múltiplas camadas e atraso do crescimento crônico. Em lactentes com sangramentos subdurais, devem ser realizadas radiografias para descartar fraturas. O hematoma epidural é quase sempre causado por trauma, inclusive lesão da artéria meníngea média tipicamente associada a uma fratura de crânio. O hematoma subdural pode ocorrer espontaneamente ou com trauma banal em crianças com atrofia cerebral devido ao estiramento das veias de ligação.

As causas e fatores de risco para acidente vascular encefálico hemorrágico (Tabela 619.4) incluem malformações vasculares e transtornos sistêmicos. **Malformações arteriovenosas** são a causa mais comum de acidente vascular encefálico hemorrágico subaracnóideo e intraparenquimatoso e podem ocorrer em qualquer local. Os recém-nascidos

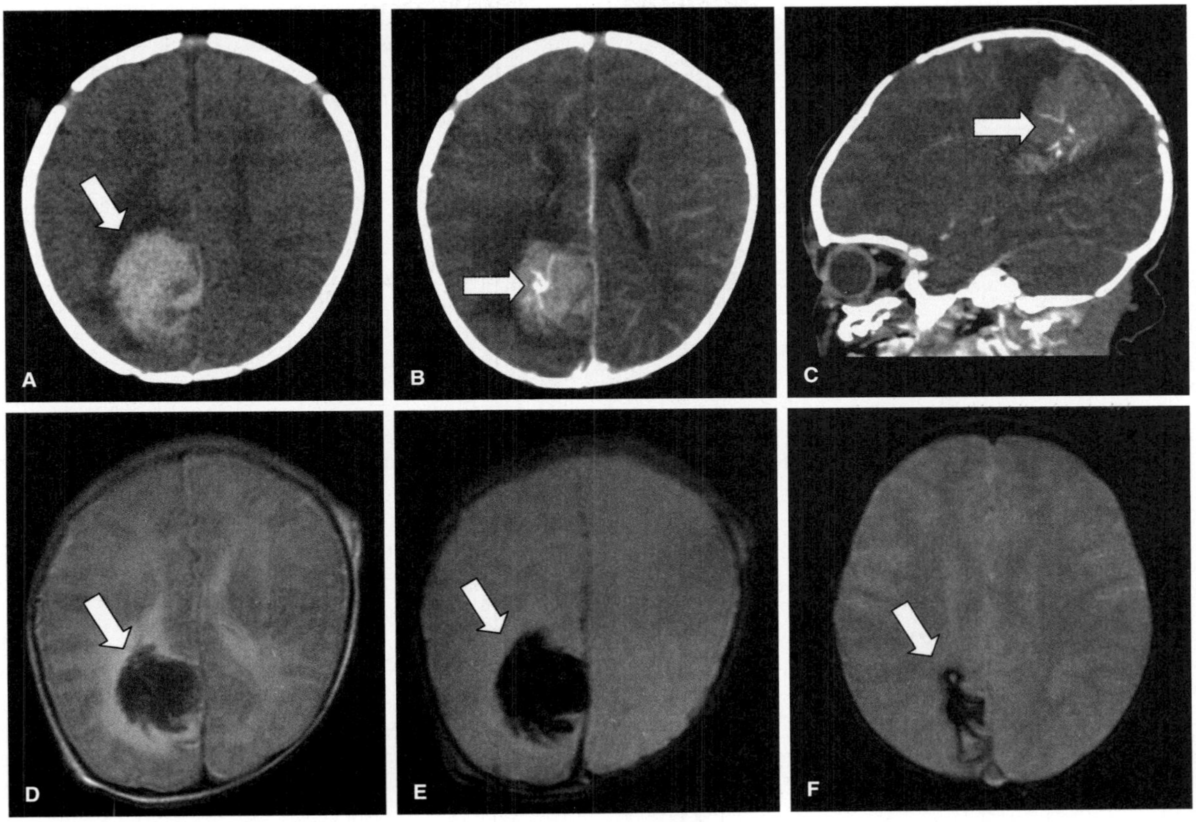

Figura 619.4 **Acidente vascular encefálico hemorrágico. A.** Paciente saudável com 1 mês de idade apresentou irritabilidade com início súbito, seguida por crises focais no hemicorpo esquerdo. A TC não contrastada demonstra grande lesão hiperdensa na região parietal direita com edema em torno, compatível com hemorragia aguda. TC contrastada axial (**B**) e sagital (**C**) sugere um grupo anormal de vasos no centro da hemorragia, compatível com malformação arteriovenosa. **D.** A RM ponderada em T2 diferencia a hemorragia aguda do edema em torno. RM sequência gradiente-eco agudamente (**E**) e depois de 3 meses (**F**) demonstra a presença de produtos de sangue.

Tabela 619.4 Fatores de risco em potencial para acidente vascular encefálico hemorrágico em crianças.

CATEGORIAS PRINCIPAIS	EXEMPLOS
Transtorno vascular	Malformações arteriovenosas Malformações cavernosas ("cavernomas") Angiomas venosos e outras anomalias venosas Telangiectasia hemorrágica hereditária Aneurisma intracraniano Angiomas do plexo corióideo (hemorragia intraventricular pura) Doença/síndrome de moyamoya Vasculite inflamatória (Capítulo 619.1) Arteriopatia por lesões genéticas (Capítulo 619.1) Lesões neoplásicas com vasculatura instável Drogas/toxinas (cocaína, anfetamina) Trombose de seio venoso cerebral
Transtorno sanguíneo	Púrpura trombocitopênica idiopática Síndrome hemolítico-urêmica Coagulopatia de doença/insuficiência hepática Deficiência de vitamina K (doença hemorrágica do recém-nascido) Coagulopatia intravascular disseminada
Trauma	Lesão da artéria meníngea média (hematoma epidural) Lesão de veia meníngea (hematoma subdural) Hemorragia subaracnóidea Contusões hemorrágicas (golpe e contragolpe) Trauma não acidental (hematomas subdurais de idades diferentes) Iatrogênica (procedimentos neurocirúrgicos, angiografia) Ruptura de cisto aracnóideo

com malformações da veia cerebral magna podem apresentar insuficiência cardíaca, macrocefalia progressiva ou, raramente, hemorragia. Nas crianças em idade escolar com malformações arteriovenosas, o risco de sangramento é de aproximadamente 2 a 4% por ano durante a sua vida. Mutações somáticas em *KRAS* são notadas em pacientes com malformações arteriovenosas do cérebro. Outras malformações vasculares que levam ao acidente vascular encefálico hemorrágico incluem angiomas cavernosos ("**cavernomas**"), fístulas arteriovenosas durais e malformações da veia cerebral magna. As malformações cavernosas cerebrais podem ser esporádicas ou familiares (autossômicas dominantes) e se associam a mutações nos genes *CCM1, CCM2* ou *CCM3.* Os aneurismas cerebrais são causa menos comum de hemorragia subaracnóidea em crianças e podem sugerir um transtorno subjacente (p. ex., doença renal policística, endocardite infecciosa) (Figura 619.5).

Uma causa comum de acidente vascular encefálico hemorrágico é o sangramento de um tumor cerebral preexistente. As doenças arteriais que geralmente causam acidente vascular encefálico isquêmico, incluindo displasia fibromuscular, vasculite, dissecção intracraniana e moyamoya, também podem predispor ao acidente vascular encefálico hemorrágico. Causas adicionais de acidente vascular encefálico hemorrágico parenquimatoso incluem hemorragia hipertensiva e transtornos hematológicos, como a púrpura trombocitopênica, hemofilia, coagulopatia adquiridas (p. ex., coagulação intravascular disseminada, insuficiência hepática), terapia com anticoagulantes (p. ex., varfarina) ou uso de substâncias ilícitas. Os infartos isquêmicos podem sofrer transformação hemorrágica, particularmente em CSVT, e podem ser difíceis de diferenciar do acidente vascular encefálico hemorrágico primário.

O controle do acidente vascular encefálico hemorrágico agudo em crianças exige intervenção neurocirúrgica de emergência para hemorragia grande ou que se expanda rapidamente. Os mesmos princípios de neuroproteção para o cérebro vulnerável sugeridos nas seções de AIS também se aplicam ao acidente vascular encefálico hemorrágico.

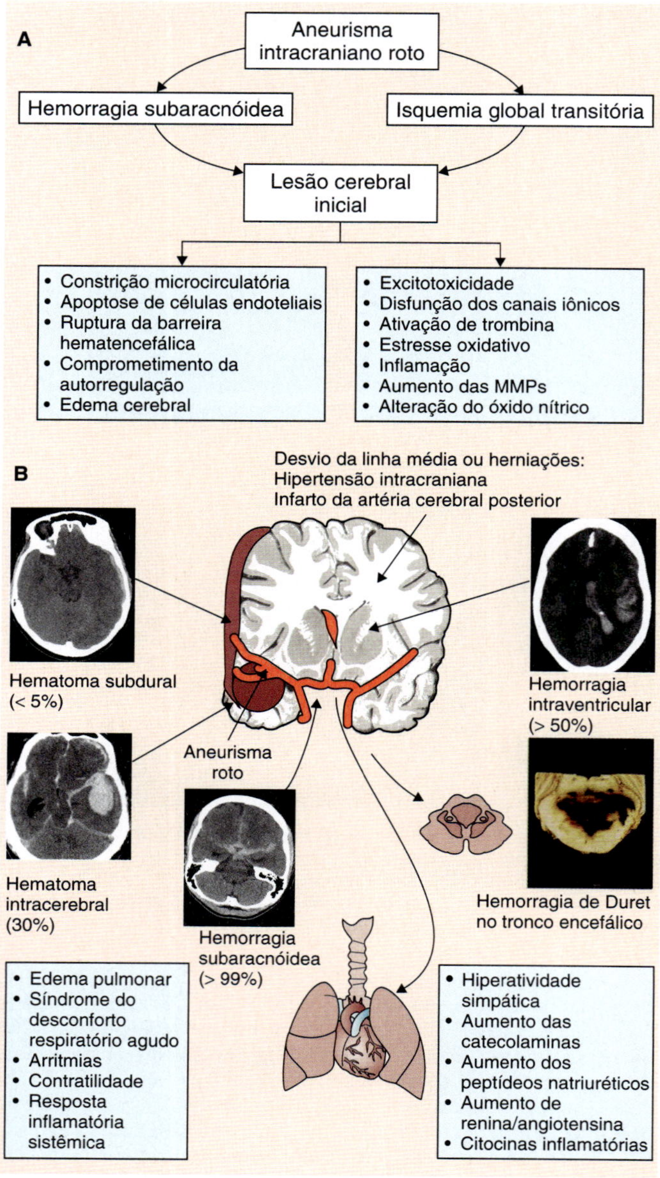

Figura 619.5 Fisiopatologia da hemorragia subaracnóidea. Hemorragia em vários compartimentos (subaracnóidea, intraventricular, intracerebral, subdural) pode causar desvio cerebral, hipertensão intracraniana, herniação, hemorragias de Duret no tronco encefálico e óbito. Os efeitos sistêmicos da hemorragia subaracnóidea incluem complicações cardíacas e pulmonares. A lesão cerebral por essa condição inicialmente se deve à isquemia global transitória e aos efeitos da hemorragia. Complicações neurológicas tardias podem vir a seguir. MMP (do inglês, *matrix metalloproteinases*), metaloproteinases da matriz. (*De Macdonald RL, Schweizer TA: Spontaneous subarachnoid haemorrhage, Lancet 389:655-666. 2017, Fig 2.*)

Pode ser necessária a reversão da terapia anticoagulante (p. ex., com vitamina K, plasma fresco congelado), mas o papel de outras intervenções clínicas, como o fator VII, não foram estudados em crianças. O risco de recorrência para aqueles com lesões estruturais é significativo e podem ser necessárias imagens sequenciais. O reparo definitivo ou remoção da malformação vascular pode exigir abordagem combinada com métodos endovasculares intervencionistas e neurocirurgia. As consequências do acidente vascular encefálico hemorrágico em crianças não foram bem estudadas, mas provavelmente dependem de tamanho, localização e etiologia da lesão. Em comparação com o AIS, a taxa de mortalidade do acidente vascular encefálico hemorrágico é mais alta, mas os déficits a longo prazo são menos comuns.

O acidente vascular encefálico hemorrágico neonatais têm características diferenciadas. A ultrassonografia craniana pode detectar muitos sangramentos parenquimatosos neonatais, especialmente no lactente pré-termo, no qual os sangramentos se localizam centralmente no crânio e incluem sangramento na matriz germinativa, hemorragia intraventricular e no cerebelo (Capítulo 120.3). A lesão ou o sangramento na matriz germinativa também podem ocorrer intraútero, resultando em infarto venoso periventricular, que se torna sintomático mais tarde por volta do segundo ano de vida como hemiparesia congênita. O sangue no espaço subaracnóideo e subdural pode ser detectado por imagens em até 25% dos recém-nascidos a termo normais. O acidente vascular encefálico hemorrágico no recém-nascido a termo é pouco estudado e inclui etiologias relacionadas anteriormente, embora o acidente vascular encefálico hemorrágico possa ser idiopático em mais de 50% dos casos. Sangramento intraventricular a termo geralmente é secundário a uma CSVT profunda com implicações de controle específicas.

A bibliografia está disponível no GEN-io.

619.5 Diagnóstico Diferencial de Eventos Semelhantes ao Acidente Vascular Encefálico

Nomazulu Diamini e Gabrielle A. deVeber

O diagnóstico de acidente vascular encefálico em criança exige alto índice de suspeição, equilibrado com o conhecimento do diagnóstico diferencial com eventos semelhantes a acidente vascular encefálico (Tabela 619.5). Um início agudo de déficit neurológico focal deve ser considerado um acidente vascular encefálico até que se prove o contrário e as neuroimagens sejam avaliadas. No entanto, o acidente vascular encefálico pediátrico precisa ser diferenciado de outros transtornos semelhantes, que podem necessitar de tratamento específico de urgência.

MIGRÂNEA

Anamnese e exame cuidadosos podem sugerir migrânea como causa de déficits focais agudos. A auras da migrânea devem durar entre 5 e 60 minutos e se resolvem completamente. Os déficits neurológicos associados à migrânea tipicamente evoluem lentamente, em comparação com acidente vascular encefálico, sendo que o distúrbio sensorial ou fraqueza "migra" pelas áreas do corpo ao longo de minutos. Embora haja expectativa de evolução para uma cefaleia migranosa, a cefaleia também pode acompanhar um infarto agudo. Além disso, pode ocorrer um grupo de subtipos incomuns de migrânea sem cefaleia, capaz de simular mais estreitamente acidente vascular encefálico em crianças. Essas entidades incluem a migrânea hemiplégica familiar, a migrânea basilar e a aura de migrânea sem cefaleia. A migrânea também pode (raramente) causar um acidente vascular encefálico, denominado infarto migranoso.

CRISE CONVULSIVA

A atividade prolongada em uma crise focal frequentemente é seguida por um período de déficit neurológico focal (a chamada **paresia de Todd**) que tipicamente se resolve ao longo de horas depois da crise. Muito raramente, crises focais podem se manifestar somente com sintomas "negativos", produzindo apenas hemiparesia ou outros déficits neurológicos focais de início agudo. Um antecedente conhecido de crises convulsivas e achados eletroencefalográficos podem ser úteis. Deve-se considerar a realização urgente de imagens em casos novos de crise focal prolongada ou recorrente com paresia de Todd persistente, já que o acidente vascular encefálico em crianças muitas vezes se associa a crises convulsivas no início.

INFECÇÃO

Infecções cerebrais potencialmente letais e tratáveis, incluindo meningite bacteriana e encefalite por herpes, podem ser confundidas com acidente vascular encefálico. No entanto, o início dos sintomas na infecção primária do SNC é tipicamente mais gradual e menos focal, sendo a

Tabela 619.5 Diagnóstico diferencial de episódios semelhantes a AVEs em crianças.

TRANSTORNO	DISTINÇÃO DE AVE PELA CLÍNICA	DISTINÇÃO DE AVE POR IMAGENS
Migrânea	Sintomas evoluem ou "migram", duração curta, resolução completa, cefaleia, antecedentes pessoais ou familiares de migrânea	Tipicamente normal É raro o infarto migranoso
Crise convulsiva*	Sintomas positivos, paralisia de Todd ocorre no pós-crise e é limitada	Normais ou podem identificar origem das crises (p. ex., malformação, lesão antiga)
Infecção	Febre, encefalopatia, início gradual, meningismo	Normais ou sinais de encefalite/cerebrite, os quais são tipicamente difusos e bilaterais. Acidente arterial encefálico isquêmico e trombose de seio venoso cerebral podem ocorrer na meningite bacteriana
Desmielinização	Início gradual, sintomas multifocais, encefalopatia Acompanhando neurite óptica ou mielite transversa	Lesões multifocais, aspecto característico (p. ex., irregular na encefalomielite disseminada aguda, ovoide na esclerose múltipla), localizações típicas (p. ex., pericalosas na esclerose múltipla), menos provável mostrar difusão restrita
Hipoglicemia	Fator de risco (p. ex., insulinoterapia), relacionada com refeições, sintomas sistêmicos adicionais	Bilaterais, simétricas Pode-se ver difusão restrita Padrão dominante posterior
Infarto na região de artérias terminais causado por encefalopatia hipóxico-isquêmica global	Fator de risco (p. ex., hipotensão, sepse, cardiopatia), déficits bilaterais	Difusão restrita simétrica e bilateral em zonas fronteiriças entre as grandes artérias (zonas de artérias terminais)
Encefalopatia hipertensiva (leucoencefalopatia reversível posterior)	Hipertensão documentada, sintomas visuais bilaterais, encefalopatia	Lesões focais bilaterais, posteriormente dominantes envolvendo a substância cinzenta e a substância branca, geralmente sem restrição da difusão
Erros inatos do metabolismo	Atrasos/regressão preexistentes, doença multissistêmica, perfis bioquímicos anormais	Podem ter lesões com difusão restrita, mas bilaterais e simétricas, não se localizando em territórios vasculares estabelecidos. Alterações na espectroscopia por RM (p. ex., lactato alto na miopatia mitocondrial, encefalopatia, acidose láctica e episódios semelhantes a AVE)
Vestibulopatia	Sintomas limitados a vertigem, desequilíbrio (*i. e.*, sem fraqueza). Início gradual	Normais
Ataxia cerebelar aguda	Início súbito de ataxia bilateralmente simétrica; pós-viral	Normais
Canalopatia	Grupamento de sintomas sindrômicos não localizatórios de lesão única. Início gradual, evolução progressiva	Normais
Hemiplegia alternante	Histórico de eventos contralaterais Coreoatetose/distonia	Normais

*As crises convulsivas, contudo, também podem anunciar o início de um acidente vascular encefálico verdadeiro.

febre uma característica consistente. As crianças com meningite bacteriana apresentam risco de evoluírem com acidente vascular encefálico venoso e arterial.

DESMIELINIZAÇÃO

A encefalomielite disseminada aguda, uma síndrome clinicamente isolada, a esclerose múltipla e outras condições desmielinizantes podem se apresentar com déficits neurológicos focais agudos. O início dos sintomas e a progressão inicial são mais graduais (tipicamente horas ou dias), em comparação com a instalação de um acidente vascular encefálico (tipicamente horas ou dias *versus* minutos). Déficits multifocais ou encefalopatia concomitante, no caso da encefalomielite disseminada aguda, diminuiriam a probabilidade de acidente vascular encefálico.

HIPOGLICEMIA

A redução aguda dos níveis de glicemia pode produzir déficits focais que se assemelham ao acidente vascular encefálico. Hipoglicemia de início recente é rara em crianças saudáveis de maneira geral, mas condições predisponentes incluem diabetes tipo 1, insuficiência da suprarrenal, retirada de esteroides e dieta cetogênica.

ENCEFALOPATIA HIPÓXICO-ISQUÊMICA GLOBAL

Diminuições generalizadas da perfusão cerebral podem produzir áreas focais de infarto cerebral nas regiões de artérias terminais, que, quando assimétricas, podem simular acidente vascular encefálico tipo vasoclusivo. A lesão isquêmica em áreas de artérias terminais costuma ser acompanhada por hipotensão reconhecida ou condições que predisponham à baixa perfusão cerebral, como sepse, desidratação ou disfunção cardíaca. As apresentações clínicas envolvem disfunção cerebral mais generalizada e bilateral, em comparação com o acidente vascular encefálico, e a localização anatômica do infarto é tipicamente em zonas de artérias terminais bilateralmente, e não correspondem a um território arterial estabelecido.

ENCEFALOPATIA HIPERTENSIVA

A síndrome da leucoencefalopatia posterior reversível é vista em crianças com hipertensão, muitas vezes no contexto de uma elevação aguda da pressão arterial. As regiões posteriores são seletivamente envolvidas, possivelmente resultando em sintomas de disfunção visual cortical bilateral além de encefalopatia e crises convulsivas.

ERROS INATOS DO METABOLISMO

Miopatia mitocondrial, encefalopatia, acidose láctica e episódio semelhantes a AVE (MELAS; ver Capítulo 616.2) são exemplos clássicos, embora outras doenças mitocondriais possam simular AVE. As características favoráveis a MELAS incluem histórico de regressão do desenvolvimento, lesões posteriores (muitas vezes bilaterais) não respeitando territórios vasculares na RM e elevação do lactato no soro ou no líquido cerebroespinal (na espectroscopia por RM). Diferentemente desses tipos de "infarto metabólico", as crianças com doença de Fabry (ver Capítulo 631.6), hiper-homocisteinemia e homocistinúria (ver Capítulo 103.4) têm um risco de acidente vascular encefálico isquêmico verdadeiro.

VESTIBULOPATIA E ATAXIA

Vertigem e/ou ataxia de instalação aguda podem ser confundidos com acidente vascular encefálico de tronco ou cerebelar. Exames simples da função vestibular na beira do leito demonstrando funções do tronco intactas de modo geral dão tranquilidade. O diagnóstico diferencial inclui neuronopatia vestibular aguda, labirintite viral e a vertigem paroxística benigna, bem como ataxia cerebelar aguda e ataxias episódicas.

CANALOPATIAS

Um número cada vez maior de mutações nos canais iônicos do sistema nervoso é descrito, sendo responsáveis por déficits neurológicos focais súbitos que simulam um acidente vascular encefálico. Elas incluem as síndromes de migrânea mencionadas anteriormente, bem como uma lista cada vez maior de ataxias episódicas. Um histórico familiar forte levanta suspeitas, mas a maioria precisa de investigação adicional.

HEMIPLEGIA ALTERNANTE DA INFÂNCIA

A hemiplegia alternante da infância tipicamente se apresenta no final do primeiro ano com episódios intermitentes agudos de hemiplegia que alternam de um lado do corpo ao outro. A hemiplegia persiste por minutos a semanas e então se resolve espontaneamente. Comumente, observam-se coreoatetose e movimentos distônicos na extremidade hemiparética. Os sinais regridem espontaneamente com o sono, mas recorrem com o despertar. As crianças afetadas também apresentam crises súbitas de rubor e calor ou de palidez incomum da pele, ocorridas durante os episódios de hemiplegia ou separadamente deles. Quase todos os indivíduos afetados têm algum nível de atraso do desenvolvimento e de incapacidade intelectual que tipicamente progridem com o passar do tempo. Neuroimagens, incluindo a RM, devem ser realizadas para excluir a doença de moyamoya. A hemiplegia alternante da infância está ligada a mutações no gene *ATP1A3*.

Capítulo 620
Vasculite do Sistema Nervoso Central

Sona Narula, Anusha K. Yeshokumar e Brenda L. Banwell

As doenças encefálicas inflamatórias autoimunes são uma etiologia reconhecida de sintomas neurológicos e neuropsiquiátricos em crianças e adultos e incluem vasculite primária do sistema nervoso central (SNC), vasculite secundária do SNC e encefalite autoimune (Figura 620.1; Capítulo 616.4).

A vasculite (também chamada de angiite) primária do SNC (VPSNC) é reconhecida como uma etiologia subjacente de um amplo espectro de sintomas neurológicos e psiquiátricos em crianças. Os critérios característicos de vasculite primária do SNC na infância (VPSNCi) incluem (1) déficits neurológicos focais e/ou difusos recém-adquiridos e/ou sintomas psiquiátricos em pacientes de 18 anos de idade ou mais jovens, **mais** (2) evidência angiográfica e/ou histológica de vasculite **na ausência de** (3) uma condição sistêmica subjacente conhecida capaz de causar ou simular os achados. Duas grandes categorias de VPSNCi são reconhecidas com base no tamanho do vaso predominantemente afetado: VPSNCi de vasos de médio/grande calibre e VPSNCi de vasos de pequeno calibre (VPSNCiVPC). A VPSNCi de vasos de médio/grande calibre é diagnosticada por angiografia, que demonstra características de inflamação da parede do vaso, edema e inchaço da parede, resultando em estenose luminal. Com base no curso clínico e na distribuição correspondente da estenose do vaso dentro da árvore vascular do sistema nervoso central, as VPSNCi de vasos de médio/grande calibre são classificadas como tendo um subtipo monofásico não progressivo (VPSNCiNP) ou um subtipo progressivo (VPSNCiP). Esta última é caracterizada por inflamação crônica progressiva da parede do vaso afetando os segmentos proximal e distal dos vasos em um ou ambos os hemisférios. Em contraste, a VPSNCiNP é uma doença monofásica; a inflamação do vaso ocorre em uma distribuição característica e é limitada aos segmentos vasculares proximais da artéria cerebral média e/ou anterior e/ou da artéria carótida interna distal de um hemisfério. A VPSNCiVPC é considerada uma doença progressiva; o diagnóstico é confirmado em biopsias cerebrais, já que a angiografia tem resultado normal.

A vasculite secundária do SNC da infância pode afetar todos os segmentos dos vasos cerebrais e pode ocorrer no contexto de infecções, doenças reumatológicas ou outras condições inflamatórias, ou como resultado de irritação vascular sistêmica ou local (Tabela 620.1). As manifestações neuropsiquiátricas da vasculite secundária do SNC são as mesmas da vasculite primária do SNC. A vasculite secundária do SNC distingue-se da vasculite primária do SNC em grande parte pelas manifestações não SNC da doença vasculítica sistêmica subjacente.

EPIDEMIOLOGIA

A incidência e a prevalência de vasculite primária do SNC são indeterminadas. No passado, a maioria das crianças era diagnosticada na necropsia. O conhecimento médico aumentou, os marcadores de diagnóstico melhoraram, as técnicas de neuroimagem tornaram-se mais sensíveis e as biopsias cerebrais proporcionaram maior reconhecimento e diminuição das taxas de mortalidade. Os estudos da epidemiologia da vasculite primária do SNC continuam sendo um desafio: a doença tem muitos nomes, que incluem angiite isolada do SNC, angiite cerebral transitória, angiopatia pós-varicela e arteriopatia cerebral focal. Além disso, as crianças são frequentemente diagnosticadas somente com o fenótipo clínico, como acidente vascular encefálico, distúrbios do movimento, psicose ou declínio cognitivo. A VPSNCi deve ser considerada uma etiologia importante na presença de fenótipos clínicos, como acidente vascular encefálico isquêmico arterial ou estado de mal epiléptico em crianças sem epilepsia preexistente.

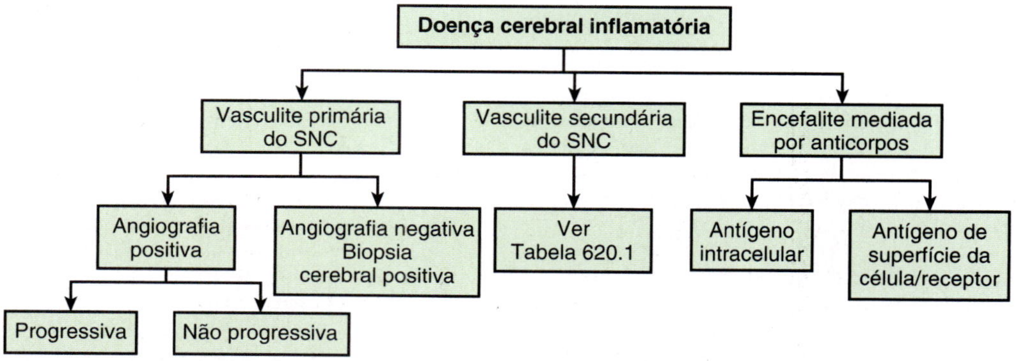

Figura 620.1 Algoritmo de classificação para vasculite do SNC no espectro das doenças cerebrais inflamatórias imunomediadas.

Tabela 620.1	Causas de vasculite secundária do SNC.

Infecções virais
Vírus varicela-zóster, HIV, vírus da hepatite C, citomegalovírus, parvovírus B19

Infecções bacterianas
Treponema pallidum, Borrelia burgdorferi, Mycobacterium tuberculosis, Mycoplasma pneumoniae, Bartonella henselae, Rickettsia spp.

Infecções fúngicas
Aspergilose, mucormicose, coccidioidomicose, candidose

Infecções parasitárias
Cisticercose

Vasculites sistêmicas
Granulomatose de Wegener, síndrome de Churg-Strauss, doença de Behçet, poliarterite nodosa, púrpura de Henoch-Schönlein, doença de Kawasaki, arterite de células gigantes, arterite de Takayasu, doença de Degos.

Doenças do tecido conectivo
Lúpus eritematoso sistêmico, artrite reumatoide, síndrome de Sjögren, dermatomiosite, doença mista do tecido conjuntivo

Diversas
Síndrome de anticorpos antifosfolipídio, linfomas de Hodgkin e não Hodgkin, neurossarcoidose, doença intestinal inflamatória, doença do enxerto *versus* hospedeiro, endocardite bacteriana, meningite bacteriana aguda, vasculite do SNC induzida por fármacos (cocaína, anfetamina, efedrina, fenilpropanolamina)

De Salvarani C, Brown Jr. RD, Hunder GG: Adult primary central nervous system vasculitis. Lancet 380:767-776, 2012.

MANIFESTAÇÕES CLÍNICAS

O reconhecimento de vasculite do SNC na infância exige um nível muito elevado de suspeição, pois qualquer apresentação neurológica ou psiquiátrica pode ser o resultado de uma vasculite do SNC subjacente. O fenótipo clínico pode fornecer pistas para o tamanho dos segmentos dos principais vasos afetados e subtipo de VPSNCi resultante: a maioria das crianças com VPSNCi de vasos de médio/grande calibre apresenta características de acidente vascular encefálico isquêmico arterial. Déficits neurológicos focais, como hemiparesia, paralisia facial, afasia ou qualquer outro déficit específico da motricidade fina ou grossa, podem ser o resultado de uma inflamação de um grande vaso, causando estenose e diminuição do suprimento de sangue para áreas funcionais específicas do cérebro. Inicialmente, esses déficits focais aumentam e diminuem; eles podem até mesmo se resolver temporariamente sem intervenção terapêutica e, por isso, podem ser facilmente ignorados. Cefaleia é possivelmente um sintoma de doença vascular e é comumente relatada em VPSNCi. O aparecimento de cefaleia de início recente em crianças sem histórico familiar de enxaqueca pode ser uma pista para o diagnóstico. Disfunção cognitiva em VPSNCi geralmente inclui perda da função executiva superior, dificuldade de concentração, problemas de aprendizagem e de memória, comportamento atípico ou mudanças de personalidade e perda de controle social e emocional. Convulsões são uma característica distintiva de VPSNCiVPC, já que mais de 80% das crianças têm convulsões. Geralmente, há uma discordância entre a apresentação clínica e os achados do eletroencefalograma da criança. Em muitos centros, o estado de mal epiléptico refratário é cada vez mais reconhecido como o fenótipo de apresentação da VPSNCiVPC. Neurite óptica e doença da medula espinal também são reconhecidas em casos de VPSNCiVPC.

Sintomas constitucionais como febre ou fadiga podem apontar para uma doença sistêmica subjacente causando uma vasculite secundária do SNC. Todas as crianças com vasculite do SNC confirmada ou suspeita devem ser avaliadas cuidadosamente quanto à possibilidade de uma doença sistêmica associada.

DIAGNÓSTICO

A primeira etapa é considerar a vasculite como uma possível etiologia subjacente de déficits neurológicos e/ou sintomas psiquiátricos recém-adquiridos (Tabela 620.2). A probabilidade de vasculite do SNC, em geral, e de um subtipo específico de vasculite do SNC, em particular, depende das características demográficas do paciente, das características da apresentação clínica no SNC e fora do SNC, dos sintomas precedentes e do modo de início da doença. A VPSNCiVPC é mais comumente observada em meninas de todas as idades, enquanto a VPSNCi de vasos de médio/grande calibre tem uma preponderância clara no sexo masculino. Convulsões são uma característica distintiva de VPSNCiVPC, enquanto acidente vascular encefálico geralmente reflete inflamação de vaso de médio/grande calibre. Marcadores laboratoriais de vasculite tipicamente incluem proteína C reativa, velocidade de hemossedimentação e hemograma completo. No entanto, marcadores inflamatórios não apresentam sensibilidade e especificidade na VPSNCi, particularmente quando o sistema nervoso central está envolvido de maneira isolada. Mais de 50% das crianças com VPSNCi de vasos de médio/grande calibre têm marcadores inflamatórios normais no momento do diagnóstico. Em contraste, a maioria das crianças com VPSNCiVPC apresenta marcadores de leve a moderadamente elevados. O antígeno do fator de von Willebrand, uma proteína derivada da célula endotelial, é um biomarcador proposto de vasculite correlacionando-se estreitamente com a atividade da doença em VPSNCi. Isso pode ser de particular importância para distinguir VPSNCiVPC de doenças desmielinizantes. A análise do líquido cerebroespinal (LCS) é anormal em até 90% dos pacientes com VPSNCiVPC e em menos da metade dos pacientes com VPSNCi de vasos de médio/grande calibre. Dentro do segundo grupo, as crianças com o subtipo progressivo têm maior probabilidade de apresentar achados anormais do LCS, incluindo

Tabela 620.2	Avaliação diagnóstica proposta de suspeita de vasculite primária do SNC da infância.

1. Avaliação clínica: sintoma ou déficit recém-adquiridos em uma criança anteriormente saudável
   - Déficit neurológico focal: hemiparesia, perda hemissensorial, afasia, ataxia, anormalidade de movimento, parestesia, paralisia facial, perda da visão, sintomas da medula espinal, outros
   - Convulsões ou *status* convulsivo (refratário)
   - Déficit neurológico difuso, incluindo declínio cognitivo com perda da função executiva superior, dificuldades de concentração, problemas de aprendizagem ou memória, mudanças de comportamento ou de personalidade, perda de habilidades sociais ou controle emocional/impulso, outros
   - Cefaleias
   - Sintomas de meningite, alteração do nível de consciência
   - Sintomas psiquiátricos, incluindo alucinações

   Abordagem de diagnóstico diferencial:
   - Doença subjacente conhecida por causar, estar associada ou simular vasculite do SNC: verificar todas as potenciais características clínicas
2. Testes laboratoriais
   - Marcadores inflamatórios sanguíneos: proteína C reativa, taxa de hemossedimentação eritrocitária e hemograma completo
   - Marcadores endoteliais: antígeno do fator de von Willebrand (vWF)
   - Marcadores inflamatórios do LCS: pressão de abertura, contagem de células, proteínas, bandas oligoclonais

   Abordagem de diagnóstico diferencial:
   - Infecção/inflamação pós-infecciosa: culturas, sorologias, colorações pelo Gram
   - Encefalite autoimune: verificar anticorpos neuronais no LCS e no sangue
   - Doença reumática/inflamação sistêmica: marcadores laboratoriais característicos, como complemento, autoanticorpos
   - Condições tromboembólicas: perfil pró-coagulatório
3. Neuroimagem
   - Imagem do parênquima na RM:
   - Lesões inflamatórias: sequências em T2/recuperação de inversão com atenuação de líquido mais contraste com gadolínio (realce da lesão)
   - Lesões isquêmicas: imagens ponderadas de difusão/mapeamento do coeficiente de difusão aparente
   - Imagem do vaso
4. Biopsia cerebral

pressão de abertura elevada, aumento de celularidade do LCS, tipicamente com predominância de linfócitos e proteína do LCS elevada. Bandas oligoclonais são observadas em 20% das crianças com VPSNCiVPC. Elas são raramente vistas em outros subtipos. Encefalite autoimune (ver Capítulo 616.4) é um dos principais diagnósticos diferenciais de VPSNCiVPC.

A neuroimagem é uma modalidade de diagnóstico valiosa para a VPSNCi. Lesões parenquimatosas podem ser de natureza inflamatória ou isquêmica e são mais bem observadas na RM, incluindo T2/recuperação de inversão com atenuação de líquido (FLAIR; do inglês, *fluid-attenuated inversion recovery*) e imagens ponderadas de difusão (DWI; do inglês, *diffusion-weighted images*) (Figura 620.2). Lesões do SNC em crianças com VPSNCi de vasos de médio/grande calibre são predominantemente de natureza isquêmica e restritas a grandes regiões vasculares. Ao contrário, as lesões na RM em crianças com VPSNCiVPC não são limitadas a grandes regiões vasculares; as lesões são principalmente inflamatórias e podem realçar com contraste. Nesse subtipo, captação de contraste meníngeo focal ou generalizado é comumente observada se as imagens são obtidas antes da terapia imunossupressora.

A evidência de estenose do vaso confirma o diagnóstico do subtipo de VPSNCi de vasos de médio/grande calibre; biopsias encefálicas não são necessárias. Importantes informações sobre a atividade da doença podem ser obtidas a partir de estudos da parede vascular pós-contraste com gadolínio. A parede de um vaso cerebral inflamado nos subtipos ativos de VPSNCi de vasos de médio/grande calibre é espessada e capta contraste. O realce da parede do vaso pode igualmente ser útil para a avaliação da atividade da doença em curso. A angiografia convencional, quando comparada com a angiografia por RM, tem sensibilidade maior para detectar estenose do vaso em segmentos de vasos distais, na circulação posterior e em crianças muito jovens. As imagens da parede vascular são geralmente normais em crianças com VPSNCiVPC, às vezes exigindo uma biopsia cerebral para obter o diagnóstico definitivo. Estudos de fluxo sanguíneo regional ou ensaios terapêuticos com agentes anti-inflamatórios ou imunossupressores são alternativas não cirúrgicas que não permitem informações diagnósticas específicas. As biopsias devem visar áreas não funcionais, de baixo risco, identificadas na RM. No contexto clínico apropriado, biopsias não lesionais têm alto rendimento para confirmar o diagnóstico de VPSNCiVPC. Achados característicos na VPSNCiVPC incluem infiltrado mononuclear intramural e/ou perivascular, evidência de ativação endotelial e ativação de astrócitos reativos. Gliose e desmielinização perivascular são características da doença prolongada. Lesões hemorrágicas também foram relatadas. Achados tipicamente observados em VPSNC do adulto, incluindo granulomas ou necrose da parede do vaso, são raramente observados em crianças com VPSNCiVPC. Em crianças, tem sido relatado que o rendimento diagnóstico de biopsias cerebrais é de até 70%, podendo ser melhor se a biopsia incluir as meninges, a substância branca e cinzenta e se for feita antes do início da imunossupressão. Em adultos, um estudo recente relatou que o rendimento diagnóstico das biopsias para a VPSNC é de 11%, com relato de um diagnóstico alternativo identificado em aproximadamente 30% dos casos. Nesse estudo, as biopsias menores e os procedimentos fechados eram menos prováveis de serem diagnósticos, e as complicações relacionadas com a biopsia ocorreram em 16% dos pacientes.

Os distúrbios que podem ser observados em adolescentes e adultos jovens e que provocam a síndrome de vasoconstrição reversível também devem ser considerados. Estes incluem enxaqueca, vasospasmo induzido por fármacos e angiopatia pós-parto. Diferenciar a vasculite é importante para o tratamento e o prognóstico (Tabela 620.3).

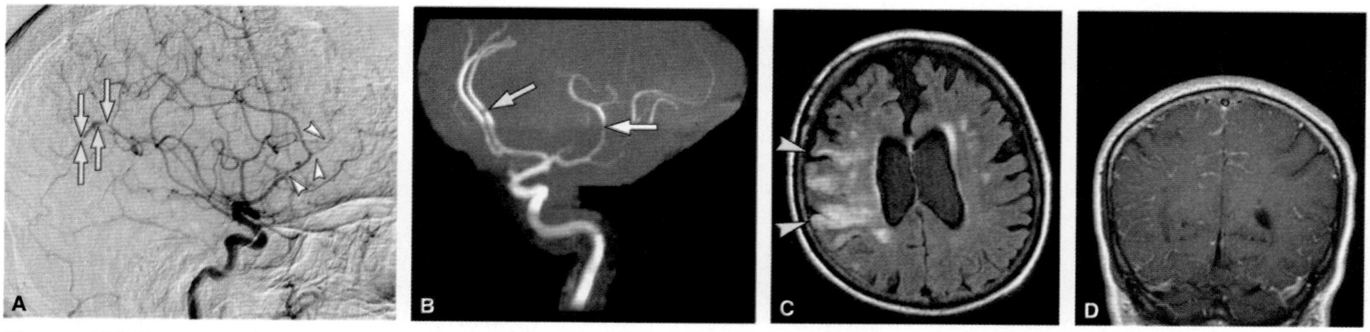

Figura 620.2 Imagem de pacientes com vasculite primária do SNC. **A.** Angiografia cerebral mostra estenose e dilatação alternantes da artéria cerebral média distal (*setas*) e da artéria cerebral anterior (*pontas da seta*). **B.** Angiografia por RM do cérebro mostra uma estenose de segmento curto da artéria cerebral anterior (*seta verde*) e estenose da artéria cerebral média distal (*seta branca*). **C.** Recuperação de inversão com atenuação de líquido na RM mostra uma grande anormalidade no hemisfério cerebral direito compatível com isquemia (*pontas da seta*). **D.** RM mostra captação leptomeníngea difusa, assimétrica, nodular e linear, com a dura-máter apenas levemente afetada. (*De Salvarani C, Brown Jr. RD, Hunder GG: Adult primary central nervous system vasculitis.* Lancet *380:767-776, 2012, Fig. 2.*)

Tabela 620.3 Características da vasculite primária do SNC e da síndrome de vasoconstrição cerebral reversível.

	VPSNC	SVCR
Fator precipitante	Nenhum	Início após o parto ou início após a exposição a substâncias vasoativas
Início	Curso mais insidioso, progressivo	Início agudo, seguido por um curso monofásico
Cefaleias	Crônicas e progressivas	Agudas, tipo trovoada (*thunderclap*)
Achados do LCS	Anormais (leucocitose e alta concentração de proteína total)	Normais ou próximos do normal
RM	Anormal em quase todos os pacientes	Normal em 70% dos pacientes
Angiografia	Possivelmente normal; caso contrário, anormalidades difusas são muitas vezes indistinguíveis da SVCR; estenoses arteriais irregulares e assimétricas ou oclusões múltiplas são mais sugestivas de VPSNC; anomalias podem ser irreversíveis	Sempre anormal, sequências de aparência de contas das artérias cerebrais; anormalidades reversíveis em 6 a 12 semanas
Biopsia cerebral	Vasculite	Sem alterações vasculares
Tratamento medicamentoso	Prednisona, com ou sem agentes citotóxicos	Nimodipino

LCS, líquido cerebrospinal; VPSNC, vasculite primária do SNC; SVCR, síndrome de vasoconstrição cerebral reversível. (*De Salvarani C, Brown Jr. RD, Hunder GG: Adult primary central nervous system vasculitis.* Lancet *380:767-776, 2012, Tabela 2.*)

TRATAMENTO

Os corticosteroides são o pilar do tratamento imunossupressor agudo da VPSNCi. Geralmente, a pulsoterapia é inicialmente realizada. A terapia antitrombótica é igualmente importante, particularmente em subtipos de VPSNCi de vasos de médio/grande calibre, pois as crianças estão em alto risco de eventos isquêmicos recorrentes. Para os subtipos distintos de VPSNCi, diferentes esquemas de tratamento devem ser considerados. A VPSNCi não progressiva é uma doença inflamatória monofásica com o maior risco de prognóstico neurológico desfavorável. A inflamação da parede do vaso provoca estenose proximal grave e risco elevado de recorrência de acidente vascular encefálico. Altas doses de corticosteroides são comumente administradas, seguidas por um curso de 6 a 12 semanas de esteroides orais em doses gradualmente reduzidas. Agentes imunossupressores de segunda linha são pouco usados. Todas as crianças precisam de terapia antitrombótica, embora não exista um consenso único de tratamento na literatura. Muitos centros usam inicialmente heparina de baixo peso molecular seguida por terapia antiplaquetária a longo prazo. Quando submetidas a um novo exame de imagem aos 3 meses de seguimento, as crianças devem apresentar melhora ou estabilidade da doença vascular, não deve haver novos segmentos vasculares afetados e nenhuma evidência de captação de contraste na parede do vaso. Então, a terapia imunossupressora é comumente interrompida, e as crianças continuam apenas com os agentes antiplaquetários.

A VPSNCi progressiva e a VPSNCiVPC são consideradas subtipos de vasculite progressiva crônica que exigem um curso prolongado de imunossupressão combinada. Doses elevadas de corticosteroides são inicialmente empregadas, seguidas de corticosteroides orais a longo prazo com redução gradual lenta. Muitos centros utilizam um protocolo de indução de manutenção acrescentando ciclofosfamida aos corticosteroides (por 6 meses), seguida de micofenolato de mofetila ou outros agentes de segunda linha orais durante terapia de manutenção (geralmente 18 meses). Além disso, há estudos observacionais emergentes sugerindo a eficácia do rituximabe como um tratamento de indução inicial. A terapia sintomática é essencial, incluindo anticonvulsivantes ou medicamentos psicotrópicos, se necessário. A terapia de suporte inclui a proteção dos ossos com cálcio e vitamina D, a profilaxia contra a pneumonia por *Pneumocystis* e proteção da mucosa gástrica conforme necessário.

PROGNÓSTICO

A taxa de mortalidade por VPSNCi tem melhorado significativamente. Em VPSNCi de vaso de grande calibre, acredita-se que o risco de recorrência do acidente vascular encefálico seja elevado nos pacientes que têm progressão na imagem vascular em 12 meses (especialmente se houve progressão e melhora simultâneas ocorrendo através de múltiplos vasos).

Alguns protocolos de tratamento para VPSNCiVPC relatam bom prognóstico, definido como ausência de déficit neurológico funcional em dois terços das crianças. Crianças que apresentam estado de mal epiléptico e VPSNCiVPC têm o pior prognóstico cognitivo. O cuidado multidisciplinar envolvendo neurologia, reumatologia, hematologia e reabilitação é ideal e pode melhorar os desfechos.

A bibliografia está disponível no GEN-io.

Capítulo 621
Infecções do Sistema Nervoso Central

Andrew B. Janowski e David A. Hunstad

As infecções do sistema nervoso central (SNC) são uma causa significativa de morbidade e mortalidade em crianças. A identificação de infecções do SNC pode ser difícil para os clínicos, pois os sintomas podem ser inespecíficos em lactentes mais novos, e um diagnóstico atrasado ou ausente contribui com as taxas de morbidade e de mortalidade associadas a essas doenças. Ao longo das últimas três décadas, a implementação de múltiplas vacinas conjugadas reduziu grandemente a incidência de infecção bacteriana do SNC. Entretanto, as infecções virais continuam sendo uma causa significativa da doença do SNC, com os patógenos bacterianos, fúngicos e parasitários atípicos igualmente também contribuindo para menos infecções do SNC em pediatria.

Apesar da etiologia, muitos pacientes com infecção do SNC têm manifestações clínicas similares. Os sintomas comuns incluem cefaleia, náuseas, vômitos, anorexia, fotofobia, inquietação, alteração do nível de consciência e irritabilidade. Os sinais comuns da infecção do SNC incluem febre, dor e rigidez cervical, déficits neurológicos focais, obnubilação e coma. A gravidade e a constelação de sinais são determinadas pelas interações hospedeiro-patógeno e pela região afetada do SNC.

Historicamente, a infecção do SNC foi classificada de acordo com o tecido comprometido. A meningite descreve o envolvimento principal das meninges, enquanto a encefalite indica o envolvimento parenquimatoso do cérebro. Entretanto, esses limites anatômicos podem ser indistintos durante a infecção, e os pacientes podem ter a evidência do envolvimento meníngeo e parenquimatoso. Termos como **meningoencefalite** descrevem melhor infecções difusas do SNC por patógenos como vírus. O abscesso cerebral é o exemplo mais comum de uma infecção focal do SNC (ver Capítulo 622).

O diagnóstico da infecção do SNC depende de uma combinação de imagem do cérebro e de testes do líquido cerebroespinal (LCE) por cultura, por PCR e por métodos sorológicos. Até a realização de muitos desses testes, os estudos padrão do LCE fornecem dados iniciais para ajudar a diferenciar infecções bacterianas das virais. A Tabela 621.1 fornece uma visão geral das anormalidades típicas do LCE nos vários distúrbios do SNC.

621.1 Meningite Bacteriana Aguda após o Período Neonatal

Andrew B. Janowski e David A. Hunstad

Meningite bacteriana é uma das infecções pediátricas mais graves, pois está associada a uma taxa elevada de complicações agudas e risco de mortalidade e morbidade a longo prazo.

No entanto, atualmente os clínicos observam que a implantação de antibióticos e vacinas contra as causas mais comuns de meningite alterou significativamente o espectro da doença. Na década de 1980, as causas mais comuns de meningite bacteriana em crianças com mais de 1 mês de idade nos EUA foram *Haemophilus influenzae* type b, *Streptococcus pneumoniae e Neisseria meningitidis.* A incidência de meningite causada por todos esses três microrganismos tem sido significativamente reduzida em países que introduziram vacinação universal contra tais patógenos, e *S. pneumoniae* é agora a causa mais comum de meningite bacteriana nos EUA. Demonstrando o impacto da vacinação nos Estados Unidos, a doença invasora por H. influenzae ocorreu em 67 a 129 casos por 100.000 crianças com menos de 5 anos de idade na década de 1980. Por volta de 2014, as doenças associadas a H. Influenzae eram excepcionalmente raras; havia apenas um total de 40 casos invasivos nos EUA (0,19 casos por 100.000 crianças < 5 anos de idade).

EPIDEMIOLOGIA

Um importante fator de risco de meningite bacteriana é a falta de imunidade preexistente a patógenos e sorotipos específicos, refletida para elevada incidência de meningite em lactentes. Fatores de risco adicionais incluem colonização recente com bactérias patogênicas; contato próximo (em trabalhos domésticos, creches, dormitórios universitários, quartéis militares) com indivíduos com doença invasiva causada por *N. Meningitidis* ou *H. Influenzae* tipo b; aglomerados; condições de pobreza; as populações de maior risco são de etnia negra ou indígena e do sexo masculino. O modo de transmissão desses patógenos é o contato com secreções do trato respiratório ou gotículas.

Tabela 621.1 Achados do líquido cerebroespinal em distúrbios do sistema nervoso central.

CONDIÇÃO	PRESSÃO (cm H_2O)	LEUCÓCITOS (mm³)	PROTEÍNA (mg/dℓ)	GLICOSE (mg/dℓ)	COMENTÁRIOS
Normal	< 28	< 5, ≥ 75% linfócitos; em neonatos: < 20	20 a 45	> 50 (ou 75% glicose sérica)	
FORMAS COMUNS DE MENINGITE					
Meningite bacteriana aguda	Geralmente elevada	100 a 10.000 ou mais; geralmente 300 a 2.000; PMNs predominam	Geralmente 100 a 500	Diminuída, geralmente < 40 (ou < 50% de glicose sérica)	Organismos geralmente vistos na coloração pelo Gram e isolados por cultura
Meningite bacteriana parcialmente tratada	Normal ou elevada	5 a 10.000; habitualmente PMN, mas células mononucleares podem predominar se pré-tratado por longo período	Geralmente 100 a 500	Normal ou diminuída	Organismos podem ser vistos na coloração pelo Gram Pré-tratamento pode fornecer LCE estéril. Ensaios baseados em PCR podem detectar o DNA bacteriano
Meningite viral ou meningoencefalite	Normal ou ligeiramente elevada	Raramente > 1.000 células. Encefalite equina oriental e coriomeningite linfocítica podem ter a contagem de milhares de células. PMN inicialmente, mas células mononucleares predominam na maior parte do curso	Geralmente 50 a 200	Geralmente normal; talvez diminuída a < 40 em algumas doenças virais, principalmente caxumba (15 a 20% dos casos)	A encefalite por HSV é sugerida por convulsões focais ou por achados focais na TC ou RM, ou EEG. A maioria dos arbovírus detectados por sorologia. A maioria dos outros vírus detectados por PCR no LCE
FORMAS INCOMUNS DE MENINGITE					
Meningite tuberculosa	Geralmente elevada	10 a 500; PMN inicialmente, mas linfócitos predominam na maior parte do curso	100 a 3.000; pode ser maior em caso de bloqueio	< 50 na maioria dos casos; diminui com o tempo, se o tratamento não for iniciado	Organismos ácido-álcool resistentes raramente vistos no esfregaço. Grandes volumes de LCE necessários para identificação de organismos. *Mycobacterium tuberculosis* pode ser detectado por PCR do LCE
Meningite fúngica	Geralmente elevada	5 a 500; PMN inicialmente, mas células mononucleares predominam na maior parte do curso. Meningite criptocócica pode não ter pleocitose. Meningite por coccidioide pode ter eosinofilia	25 a 500	< 50; diminui com o tempo se o tratamento não é iniciado	Levedura em brotamento pode ser vista. Organismos podem ser identificados por cultura. Antígeno criptocócico (LCE e soro) pode ser positivo na infecção criptocócica
Sífilis (aguda) e leptospirose	Geralmente elevada	50 a 500; linfócitos predominam	50 a 200	Geralmente normal	Sorologia do LCE positiva. Espiroquetas não demonstráveis por esfregaço ou cultura; exame de campo pode ser positivo
Meningoencefalite amébica (*Naegleria*)	Elevada	1.000 a 10.000 ou mais; PMN predominam	50 a 500	Normal ou ligeiramente diminuída	Amebas móveis podem ser vistas por microscopia de esfregaço do LCE
ABSCESSOS CEREBRAIS E FOCO PARAMENÍNGEO					
Abscesso cerebral	Geralmente elevada	5 a 200; LCE raramente acelular; linfócitos predominam; se o abscesso se rompe no ventrículo, PMNs predominam e a contagem celular pode chegar a > 100.000	75 a 500	Normal a menos que o abscesso se rompa no sistema ventricular	Não há organismos no esfregaço ou cultura a menos que o abscesso se rompa no sistema ventricular
Empiema subdural	Geralmente elevada	100 a 5.000; PMNs predominam	100 a 500	Normal	As culturas do LCE são positivas em apenas 25% dos casos, a menos que também haja meningite; organismos encontrados no líquido subdural
Abscesso epidural cerebral	Normal a ligeiramente elevada	10 a 500; linfócitos predominam	50 a 200	Normal	Não há organismos no esfregaço ou cultura de LCE
Abscesso epidural espinal	Geralmente baixa, com bloqueio espinal	10 a 100; linfócitos predominam	50 a 400	Normal	Não há organismos no esfregaço ou cultura de LCE

(*continua*)

Tabela 621.1 Achados do líquido cerebroespinal em distúrbios do sistema nervoso central. *(continuação)*

CONDIÇÃO	PRESSÃO (cm H_2O)	LEUCÓCITOS (mm^3)	PROTEÍNA (mg/dℓ)	GLICOSE (mg/dℓ)	COMENTÁRIOS
Química (fármacos, cistos dermoides, corante de mielografia)	Geralmente elevada	100 a 1.000 ou mais; PMNs predominam	50 a 100	Normal ou ligeiramente diminuída	Células epiteliais podem ser vistas no LCE pelo uso de luz polarizada em algumas crianças com cisto dermoide roto
CAUSAS NÃO INFECCIOSAS					
Sarcoidose	Normal ou ligeiramente elevada	0 a 100; mononucleares	40 a 100	Normal	Não há achados específicos
Lúpus eritematoso sistêmico com envolvimento do SNC	Ligeiramente elevada	0 a 500; PMNs geralmente predominam; linfócitos podem estar presentes	100	Normal ou ligeiramente diminuída	Não há organismos no esfregaço ou cultura. Positivo para anticorpos de proteína P ribossômica e neuronal no LCE
Tumor, leucemia	Ligeiramente elevada a muito alta	0 a 100 ou mais; mononucleares ou blastos	50 a 1.000	Normal a Diminuída (20 a 40)	Citologia pode ser positiva
Encefalomielite aguda disseminada	Normal ou elevada	cerca de 100 linfócitos	Normal a elevada	Normal	RM ajuda o diagnóstico
Encefalite autoimune	Normal	cerca de 100 linfócitos	Normal a elevada	Normal	Anticorpo contra NMDAR positivo (LCE é mais sensível do que o soro)

LCE, líquido cerebroespinal; EEG, eletroencefalograma; HSV, herpes-vírus simples; NMDAR, receptor de N-metil-D-aspartato; PCR (do inglês, *polymerase chain reaction*), reação em cadeia da polimerase; PMN (do inglês *polymorphonuclear neutrophils*), neutrófilos polimorfonucleares.

O risco de meningite é aumentado em lactentes e crianças jovens com bacteriemia oculta; a razão de chances (OR; do inglês, *odds ratio*) é maior para meningococos (85 vezes) e H. *Influenzae* tipo b (12 vezes) em comparação com pneumococos.

Populações de americanos indígenas e esquimós têm maior incidência de meningite bacteriana por apresentarem produção de imunoglobulina alterada em resposta aos patógenos encapsulados. Defeitos do sistema de complemento (C5-C8) estão associados a infecção meningocócica recorrente, e defeitos do sistema properdina estão associados a um risco significativo de doença meningocócica letal. Disfunção esplênica (p. ex., anemia falciforme) ou asplenia (causada por trauma ou defeito congênito) estão associadas a maior risco de sepse e meningite pneumocócicas, por *H. Influenzae* tipo b, e meningocócicas. Defeitos dos linfócitos T (congênitos ou adquiridos por quimioterapia, AIDS ou doenças malignas) estão associados a maior risco de infecções do SNC por *Listeria Monocytogenes.*

O risco de meningite pneumocócica é elevado em crianças com vazamento de LCE congênito ou adquirido através de uma barreira mucocutânea, como um seio dérmico dorsal, defeitos faciais cranianos ou da linha média (lâmina cribriforme), fístulas da orelha média (base do osso estribo) ou da orelha interna (janela oval, canal auditivo interno, aqueduto coclear), ou o vazamento de LCE como resultado de uma fratura basilar ou outra fratura craniana. O risco de meningite bacteriana meningocócica foi elevado historicamente em mais de 30 vezes em crianças com implantes cocleares, embora os avanços no projeto do implante tenham reduzido esse risco. Seio dérmico lombossacral e meningomielocele estão associados a meningite bacteriana estafilocócica, anaeróbica e bactérias gram-negativa entéricas. Infecções de *shunts* do LCE aumentam o risco de meningite causada por *Pseudomonas aeruginosa, Staphylococcus* spp. (*Staphylococcus aureus* e espécies coagulase-negativas), *Propionibacterium* spp. e outras bactérias de menor virulência que normalmente colonizam a pele.

Streptococcus pneumoniae

Ver também Capítulo 209.

Embora a incidência da meningite pneumocócica seja reduzida, o *S. pneumoniae* continua sendo o patógeno mais frequentemente identificado da meningite bacteriana nos EUA e em outros países que adotaram estratégias similares de vacinação. A vacina pneumocócica conjugada 7-Valente (PCV7) foi incluída no esquema de vacinação de rotina dos EUA em 2000 e continha os sorotipos 4, 6B, 9V, 14, 18C, 19F e 23F, responsáveis por cerca de 85% das infecções pneumocócicas invasivas no país. Houve uma diminuição expressiva na taxa de meningite pneumocócica, de 8,2 casos por 100.000 em 1998-1999 a 0,59 caso por 100.000 em 2004-2005. Reduções semelhantes também foram identificadas em outras nações que introduziram essa vacina. No entanto, observou-se aumento da incidência de doença invasiva causada por sorotipos não contidos na vacina original, conhecida como substituição do sorotipo. Como resultado, uma vacina pneumocócica conjugada 13-valente (PCV13) foi licenciada nos EUA em 2010, contendo os sorotipos em PCV7 mais os sorotipos 1, 3, 5, 6A, 7F e 19A. Dados de vigilância pós-comercialização sugerem que a taxa de infecções pneumocócicas invasivas diminuiu ainda mais, embora existam dados conflitantes sobre se a taxa de meningite pneumocócica diminuiu. Com base nos dados do sistema de vigilância bacteriana ativa do CDC, a incidência de infecções pneumocócicas invasivas caiu de 142,9 por 100.000 crianças menores de 1 ano em 1977 para 15,9 por 100.000 crianças menores de 1 ano em 2014. Crianças com asplenia anatômica ou funcional secundária à doença falciforme e aquelas infectadas com HIV têm taxas de infecção que são 20 a 100 vezes maiores do que aquelas de crianças saudáveis nos primeiros 5 anos de vida. Fatores de risco adicionais para contrair meningite pneumocócica incluem otite média, sinusite, pneumonia, otorreia ou rinorreia do LCE, a presença de um implante coclear e imunossupressão.

Neisseria meningitidis

Ver também Capítulo 218.

Seis sorogrupos de meningococos, A, B, C, X, Y e W-135, são responsáveis por doenças invasivas em humanos. A meningite meningocócica pode ser esporádica ou pode ocorrer em grandes epidemias, particularmente no cinturão da meningite africana, em que o sorogrupo A representa 80 a 85% dos surtos. Nos EUA, o sorogrupo B é a causa mais comum de meningite em bebês e também causa de surtos nos *campus* das faculdades. Os casos meningocócicos são mais comuns no inverno e na primavera, provavelmente devido a associações com infecções virais, incluindo influenza. O transporte nasofaríngeo de N. meningitidis ocorre em 1 a 15% dos adultos. A maioria das infecções em crianças é adquirida por meio de contato em uma creche, um membro adulto colonizado da família ou um paciente doente com doença meningocócica. A colonização pode durar de semanas a meses;

a colonização recente coloca as crianças mais jovens não imunes em maior risco de meningite. A incidência da doença associada a um caso-índice na família é de 1%, uma taxa que é 1.000 vezes o risco na população em geral. O risco de casos secundários que ocorrem em contatos de creches é de aproximadamente 1 em 1.000. Crianças menores de 5 anos têm as maiores taxas de infecção meningocócica, e um segundo pico de incidência ocorre em pessoas entre 15 e 24 anos de idade. Universitários que vivem em dormitórios têm incidência maior de infecção em comparação com controles não universitários pareados por idade.

Haemophilus influenzae Tipo b

Ver também Capítulo 221.

Antes da vacinação universal para *H. Influenzae* tipo b nos EUA, cerca de 70% dos casos de meningite bacteriana que ocorriam nos primeiros 5 anos de vida eram causados por esse patógeno. Infecções invasivas ocorriam principalmente em crianças de 2 meses a 2 anos de idade; o pico de incidência era no 6º ao 9º mês de idade, e 50% dos casos ocorriam no primeiro ano de vida. O risco para as crianças era acentuadamente maior entre familiares ou contatos em creches de pacientes com doença por *H. Influenzae* tipo b. Atualmente, muitos médicos dos EUA que estão se especializando em pediatria provavelmente nunca tratarão um paciente com doença invasiva por H. influenzae tipo b devido ao sucesso dos esforços de vacinação. Da mesma maneira, os esforços globais de vacinação também levaram a notáveis declínios na incidência dessa doença. Indivíduos incompletamente vacinados, aqueles em países subdesenvolvidos que não foram vacinados e aqueles com respostas imunológicas atenuadas a vacina (como crianças com infecção pelo HIV) permanecem em risco de meningite por *H. Influenzae* tipo b.

PATOLOGIA E FISIOPATOLOGIA

Várias alterações patológicas graves podem ser identificadas nos casos de meningite. Um exsudato meníngeo purulento de espessura variável pode ser distribuído em torno das veias cerebrais, seios venosos, convexidade do cérebro e cerebelo, e nos sulcos, fissuras sylvianas (sulcos laterais), cisternas basais e medula espinal. Pode haver ventriculite com bactérias e células inflamatórias no líquido ventricular (mais comum em recém-nascidos), assim como efusão subdural e empiema. Podem ocorrer infiltrados inflamatórios perivasculares, e a membrana ependimal pode estar rompida. Alterações cerebrais parenquimatosas e vasculares são descritas na necropsia, incluindo infiltrados polimorfonucleares que se estendem para a região subíntima das pequenas veias e artérias, vasculite, trombose de pequenas veias corticais, oclusão de grandes seios venosos, arterite necrosante provocando hemorragia subaracnoide e necrose cortical cerebral na ausência de trombose identificável. **Infarto cerebral** é uma frequente sequela causada por oclusão vascular devida a inflamação, vasospasmo e trombose. A extensão do infarto pode variar de microscópico a de todo um hemisfério.

A inflamação de nervos e raízes espinais provoca sinais meníngeos, e a inflamação dos nervos cranianos causa neuropatias cranianas dos nervos ópticos, oculomotores, faciais e auditivos. O aumento da pressão intracraniana (ICP; do inglês, *intracranial pressure*) também provoca paralisia do nervo oculomotor, devido à compressão do nervo pelo lobo temporal durante a herniação tentorial. A paralisia do nervo abducente pode ser um sinal não localizatório de ICP elevada.

A **ICP elevada** é um resultado de morte celular (edema cerebral citotóxico), aumento da permeabilidade vascular capilar induzida por citocina (edema cerebral vasogênico) e aumento da pressão hidrostática (edema cerebral intersticial) após obstrução da reabsorção do LCE nas vilosidades aracnóideas ou obstrução do fluxo de líquido nos ventrículos. A ICP pode ultrapassar 30 cm H_2O, e a perfusão cerebral pode ser ainda mais comprometida se a pressão de perfusão cerebral (pressão arterial média menos ICP média) for < 50 mmHg como resultado de hipotensão sistêmica. A síndrome de secreção inapropriada de hormônio antidiurético (SIADH; do inglês, *syndrome of inappropriate antidiuretic hormone*) pode provocar retenção excessiva de água e, potencialmente, aumentar o risco de elevação da ICP (Capítulo 575). A hipotonicidade de espaços extracelulares cerebrais pode provocar edema citotóxico com edema celular e lise. A herniação tentorial, em foice ou cerebelar normalmente não ocorre, pois a ICP aumentada é transmitida para todo o espaço subaracnóideo e há pouco deslocamento estrutural. Além disso, se as fontanelas ainda estiverem patentes, a ICP aumentada nem sempre é dissipada.

Hidrocefalia é possível ocorrer como uma complicação aguda de meningite bacteriana, pois é geralmente causada por espessamento adesivo das vilosidades aracnóideas ao redor das cisternas na base do cérebro. Portanto, esse espessamento leva à interferência na reabsorção normal do LCE e ao desenvolvimento de hidrocefalia. Menos comumente, hidrocefalia obstrutiva desenvolve-se após fibrose e gliose do aqueduto cerebral ou das aberturas medianas (forame de Magendie) e laterais (forame de Luschka) do quarto ventrículo.

Os níveis de proteína **aumentados do LCE** são, em parte, resultado do aumento da permeabilidade vascular da barreira hematencefálica e da perda de líquido rico em albumina a partir dos capilares e veias que atravessam o espaço subdural. A continuação da transudação pode resultar em efusões subdurais, geralmente observadas na fase final da meningite bacteriana aguda. A **hipoglicorraquia** (níveis de glicose do LCE reduzidos) é atribuível à alteração do transporte de glicose pelo tecido cerebral.

Danos ao córtex cerebral podem ser resultado dos efeitos difusos ou locais de oclusão vascular (infarto, necrose, acidose láctica), hipoxia, invasão bacteriana (cerebrite), encefalopatia tóxica (toxinas bacterianas), ICP elevada, ventriculite e transudação (efusões subdurais). Esses fatores patológicos resultam nas manifestações clínicas de alteração da consciência, convulsões, comprometimento de nervos cranianos, déficits motores e sensitivos e posterior retardo psicomotor.

PATOGÊNESE

A meningite bacteriana após o período neonatal decorre geralmente da colonização bacteriana da nasofaringe com subsequente invasão da corrente sanguínea, causando bacteriemia. Os microrganismos bacterianos então invadem a barreira hematencefálica (BBB; do inglês, *blood–brain barrier*) e entram no SNC para causar infecção e inflamação. Essas etapas envolvem interações complexas entre o hospedeiro e o patógeno, e muitos dos mecanismos ainda exigem mais pesquisas.

Os patógenos que causam meningite frequentemente colonizam a nasofaringe das crianças, mas também pode ocorrer uma rápida invasão após colonização recente. O microbioma da nasofaringe é uma comunidade complexa de bactérias capaz de aumentar ou inibir a colonização de outras bactérias. S. pneumoniae pode sintetizar peróxido de hidrogênio, o que possivelmente inibirá o crescimento de *H. influenzae* tipo b. Por outro lado, *H. influenzae* tipo b invoca uma resposta imune específica que visa à eliminação de *S. pneumoniae*. Outras bactérias têm a capacidade de alterar o microbioma da nasofaringe, e estudos após a implementação de vacinas pneumocócicas identificaram alterações na composição das populações bacterianas da nasofaringe. As proteínas bacterianas atuam para melhorar a colonização, uma vez que *N. meningitidis* e *H. influenzae* tipo b expressam pili que se ligam aos receptores de células epiteliais da mucosa. Os vírus também podem aumentar a adesão bacteriana por uma combinação de expressão de fatores virais que interagem com as proteínas de adesão do hospedeiro.

Após a ligação às células epiteliais, as bactérias rompem a mucosa e entram na corrente sanguínea. Vários modelos de invasão foram desenvolvidos; por exemplo, N. meningitidis pode ser transportado através da superfície da mucosa dentro de um vacúolo fagocítico após ingestão pela célula epitelial. A expressão da cápsula de polissacarídeo bacteriano também parece ser fortemente regulada, pois pode aumentar ou inibir a eficiência da translocação bacteriana da barreira mucosa. Os vírus rompem a barreira mucosa, contribuindo assim para a invasão bacteriana. Em particular, existe uma associação significativa entre infecção recente por influenza e desenvolvimento de meningococcemia. Uma vez que as bactérias alcançam a corrente sanguínea, a cápsula é um componente crítico para a sobrevivência, pois interfere na fagocitose opsônica. Defeitos de desenvolvimento relacionados ao hospedeiro na fagocitose bacteriana por opsonização também contribuem para a bacteriemia. Em hospedeiros não imunes, o defeito pode ser decorrente da ausência de anticorpos anticapsulares IgM ou IgG pré-formados, ao passo que, em pacientes imunodeficientes, várias deficiências de componentes do sistema do complemento ou properdina podem interferir na efetividade da fagocitose por opsonização. Asplenia também tem potencial de reduzir a fagocitose por opsonização pelo sistema reticuloendotelial.

Uma quantidade maior de bactérias está associada à meningite, sugerindo que um limiar crítico pode ser necessário para violar a BBB. Fatores bacterianos, incluindo o capsídio, desempenham um papel importante na travessia da BBB através de mecanismos transcelulares, paracelulares e de "cavalo de "Troia" (dentro de fagócitos infectados). Bactérias ganham acesso ao LCE por meio do plexo coroide dos ventrículos laterais e das meninges e, então, circulam para o LCE extracerebral e espaço subaracnóideo. As bactérias multiplicam-se rapidamente, pois as concentrações de complemento e anticorpos no LCE são inadequadas para conter a proliferação bacteriana. Fatores quimiotáticos, então, incitam uma resposta inflamatória local caracterizada por infiltração de células polimorfonucleares. A presença de lipopolissacarídeo na parede celular bacteriana (endotoxina) das bactérias Gram-negativas *(H. Influenzae* tipo b, *N. Meningitidis)* e de componentes da parede celular pneumocócica (ácido teicoico, peptidoglicano) estimula uma resposta inflamatória acentuada, com produção local de fator de necrose tumoral, interleucina 1, prostaglandina E e outros mediadores inflamatórios. A resposta inflamatória subsequente é caracterizada por infiltração neutrofílica, aumento da permeabilidade vascular, alterações da barreira hematencefálica e trombose vascular. A lesão cerebral associada a meningite não é simplesmente causada por bactérias viáveis, mas ocorre como consequência da reação do hospedeiro à cascata inflamatória iniciada por componentes bacterianos.

Raramente ocorre meningite bacteriana a partir de um foco contíguo de infecção, como sinusite paranasal, otite média, mastoidite, celulite orbitária ou osteomielite craniana ou vertebral, ou pode ocorrer após a entrada de bactérias via trauma craniano penetrante, vias sinusais dérmicas ou meningomieloceles.

MANIFESTAÇÕES CLÍNICAS

O início da meningite aguda tem dois padrões predominantes. Mais comumente, a meningite é precedida por vários dias de febre acompanhada de sintomas gastrintestinais ou das vias respiratórias superiores, seguidos por sinais inespecíficos de infecção do SNC, tais como o aumento de letargia e irritabilidade. Felizmente, a apresentação mais dramática é menos comum e apresenta choque súbito e progressivo, púrpura, coagulação intravascular disseminada e diminuição do nível de consciência, geralmente resultando em progressão para coma ou morte em 24 horas.

Os sinais e sintomas de meningite estão relacionados aos achados inespecíficos associados a uma infecção sistêmica e às manifestações de irritação meníngea. Entre os achados inespecíficos estão febre, anorexia e má alimentação, cefaleia, sintomas das vias respiratórias superiores, mialgias, artralgias, taquicardia, hipotensão e vários sinais cutâneos, como petéquias, púrpura ou erupção macular eritematosa. A erupção cutânea da meningococcemia é tipificada por uma erupção petequial inicial que evolui para lesões equimóticas e purpúricas. Irritação meníngea manifesta-se como rigidez da nuca, dor nas costas, **sinal de Kernig** (dor com a extensão das pernas após flexão do quadril em 90°) e **sinal de Brudzinski** (flexão involuntária dos joelhos e quadris após flexão passiva do pescoço enquanto em posição supina). Em crianças, especialmente menores de 12 a 18 meses, os sinais de Kernig e Brudzinski não são consistentemente observados. Em adultos, febre, cefaleia e rigidez da nuca ocorrem em apenas 40% dos casos de meningite bacteriana. O aumento da ICP é sugerido por cefaleia, vômitos, abaulamento das fontanelas ou diástase (alargamento) das suturas, paralisia do nervo oculomotor (anisocoria, ptose) ou abducente, hipertensão com bradicardia, apneia ou hiperventilação, postura de decorticação ou descerebração, estupor, coma ou sinais de herniação. Papiledema é mais comum na meningite complicada e é sugestivo de um processo mais crônico, como abscesso intracraniano, empiema subdural ou oclusão de um seio venoso dural. Sinais neurológicos focais geralmente são resultado de uma oclusão vascular. Neuropatias cranianas dos nervos oculares, oculomotores, abducentes, faciais e auditivos também podem ser o resultado da inflamação focal. Em geral, aproximadamente 10 a 20% das crianças com meningite bacteriana apresentam sinais neurológicos focais.

Convulsões (focais ou generalizadas) relacionadas a cerebrite, infarto ou distúrbios eletrolíticos ocorrem em 20 a 30% dos pacientes com meningite. As convulsões que ocorrem na apresentação ou nos primeiros 4 dias após o início do quadro geralmente têm pouco significado prognóstico. Um prognóstico ruim é sugerido quando as convulsões persistem após o quarto dia de doença, o que pode ser refratário ao tratamento.

Alteração do estado mental é comum entre pacientes com meningite e pode ser a consequência do aumento da ICP, cerebrite ou hipotensão; as manifestações incluem irritabilidade, letargia, torpor, obnubilação e coma. Pacientes comatosos têm prognóstico desfavorável. Manifestações adicionais de meningite incluem fotofobia e dermografismo (*tache cérébrale)*, que é provocada pelo toque da pele com um objeto não cortante e surgimento de uma linha vermelha em 30 a 60 segundos.

DIAGNÓSTICO

A punção lombar (LP; do inglês, *lumbar puncture*), a fim de obter LCE para coloração pelo Gram e cultura, é o passo mais importante no diagnóstico de meningite. Além disso, testar o LCE para pesquisa de pleocitose neutrofílica, proteínas elevadas e concentrações reduzidas de glicose pode fornecer resultados dentro de algumas horas e pode ser sugestivo de um diagnóstico de meningite bacteriana (Tabela 621.1). As **contraindicações** para a PL imediata incluem (1) evidências de aumento da ICP (que não seja abaulamento da fontanela), como paralisia do terceiro ou sexto nervo craniano com depressão do nível de consciência ou reflexo de Cushing (hipertensão e bradicardia associadas a alterações respiratórias; Capítulo 608); (2) prejuízo cardiopulmonar grave que requeira medidas imediatas de reanimação para o choque ou em pacientes para os quais o posicionamento para a PL comprometeria ainda mais a função cardiopulmonar; ou (3) infecção da pele sobrejacente ao local da PL. Trombocitopenia é uma contraindicação relativa para PL. *Se a PL for atrasada, o tratamento antibiótico empírico deve ser iniciado.*

Alguns médicos obtêm uma TC de crânio antes da PL para avaliar a evidência de aumento da ICP, pois uma PL no cenário de ICP elevada tem capacidade de levar a uma herniação cerebral. No entanto, uma TC de crânio pode atrasar o diagnóstico de meningite e o início de antimicrobianos e nem sempre exclui o aumento da ICP. Portanto, as TCs de rotina antes da PL não são recomendadas, a menos que o paciente tenha sinais clínicos ou corra risco de ICP elevada, incluindo papiledema, achados neurológicos focais, coma, histórico de hidrocefalia ou histórico de um procedimento neurocirúrgico anterior, incluindo colocação de derivação LCE. No entanto, se for tomada a decisão de obter uma TC antes da PL, a terapia antimicrobiana não deve ser adiada. A PL pode ser realizada após o aumento da ICP ter sido tratado adequadamente.

Hemoculturas devem ser realizadas em todos os pacientes com suspeita de meningite. Hemoculturas revelam as bactérias responsáveis em até 80 a 90% dos casos de meningite. Elevações da proteína C reativa, taxa de hemossedimentação e procalcitonina podem ser observadas na meningite bacteriana e viral e não devem ser usadas para determinar rotineiramente quais pacientes devem receber antimicrobianos.

Punção lombar

Ver também Capítulo 608.

A contagem de leucócitos do LCE na meningite bacteriana geralmente é elevada a $> 1.000/mm^3$ e, normalmente, há uma predominância de neutrófilos (75 a 95%). O LCE torna-se turvo quando a contagem de leucócitos excede 200 a $400/mm^3$. Neonatos saudáveis e normais podem ter até 20 leucócitos/mm^3, mas crianças mais velhas sem meningite viral ou bacteriana têm < 8 leucócitos/mm^3 no LCE; no estado saudável, essas células são na maioria linfócitos ou monócitos.

Pode ser observada contagem de leucócitos do LCE $< 250/mm^3$ em até 20% de pacientes com meningite bacteriana aguda. Pleocitose pode não ocorrer em paciente com sepse grave associada a meningite; este é um sinal prognóstico desfavorável. É possível haver pleocitose com predomínio de linfócitos durante a fase precoce de meningite bacteriana aguda; por outro lado, também é possível ocorrer pleocitose neutrofílica em pacientes em estágios iniciais da meningite viral aguda. A mudança para a predominância linfocítica-monocítica na meningite viral ocorre invariavelmente em 8 a 24 horas da PL inicial. A coloração pelo Gram é positiva em 70 a 90% dos pacientes com meningite bacteriana não tratada. Na ausência de infecção do SNC ou doença inflamatória, crianças com convulsão, particularmente aquelas com *status epilepticus* associado à febre, não apresentam pleocitose no LCE.

Uma dificuldade diagnóstica na avaliação de crianças com suspeita de meningite bacteriana é a análise do LCE obtida de crianças já em tratamento com antibiótico. Esse é um cenário comum, pois 25 a 50% das crianças avaliadas quanto à meningite bacteriana recebem antibióticos antes da obtenção da amostra de LCE. O LCE obtido de crianças com meningite bacteriana pode ser negativo na coloração pelo Gram e cultura 2 a 4 horas após a administração de antibióticos, especialmente em situações de meningite causada pela N. meningitidis e por S. pneumoniae sensíveis. Contudo, pleocitose com predominância de neutrófilos, níveis de proteína elevados e concentração reduzida de glicose do LCE geralmente irão persistir por alguns dias após a administração de antibióticos parenterais apropriados. Portanto, apesar das culturas negativas, o diagnóstico presuntivo de meningite bacteriana pode ser realizado com base em uma contagem anormal de células, proteínas e glicose no LCE. Foram desenvolvidos testes rápidos para detecção de antígeno para uso no LCE, mas esses testes têm limitações técnicas e alta taxa de falsos positivos em crianças e, portanto, não são recomendados. Reações em cadeia da polimerase utilizando padrões de gene de RNA ribossômico 16S bacteriano de base ampla podem ser úteis para diagnosticar a causa da meningite com cultura negativa devido ao tratamento prévio com antibiótico ou a presença de um patógeno difícil e impossível de ser cultivado.

Uma PL traumática também complica a interpretação dos testes do LCE, pois os leucócitos e a concentração de proteínas são significativamente afetados por punções lombares traumáticas. Normalmente, é improvável que a coloração pelo Gram, a cultura e o nível de glicose sejam influenciados pelo sangue em uma amostra de LCE. Repetir a PL em um espaço intervertebral mais alto pode produzir líquido menos hemorrágico, mas esse líquido geralmente contém glóbulos vermelhos. Embora tenham sido propostos métodos para correção pela presença de eritrócitos para contagens de glóbulos vermelhos < 10.000 células/mm3, essas correções podem ser imprecisas, e é prudente confiar nos resultados bacteriológicos, em vez de tentar interpretar os resultados de leucócitos e proteínas do LCE após uma PL traumática.

DIAGNÓSTICO DIFERENCIAL

Atualmente, a grande maioria dos casos de meningite é causada por S. pneumoniae e N. meningitidis, enquanto H. influenzae tipo b é relativamente raro em países com alta taxa de imunização contra esse patógeno. No entanto, outros patógenos que são menos frequentemente identificados na meningite podem causar manifestações clínicas semelhantes. Esses organismos incluem outras bactérias, como outros tipos de H. Influenzae, *Mycobacterium tuberculosis, Nocardia* spp., *Treponema pallidum* (sífilis) e *Borrelia burgdorferi* (doença de Lyme); fungos, como os endêmicos para áreas geográficas específicas (*Coccidioides, Histoplasma* e *Blastomyces)* e os responsáveis por infecções em hospedeiros imunocomprometidos *(Candida, Cryptococcus e Aspergillus);* parasitas, como *Toxoplasma gondii* e *Taenia solium,* e, mais frequentemente, vírus (Tabela 621.2; ver Capítulo 621.2). Infecções focais do SNC, incluindo abscesso cerebral e abscesso parameníngeo (empiema subdural, abscesso espinal epidural e craniano) podem também ser confundidos com meningite. Além disso, doenças não infecciosas (autoimunes, reumatológicas) podem causar inflamação generalizada do SNC. Em comparação com as infecções, esses distúrbios são muito incomuns e incluem doenças malignas, síndromes vasculares do colágeno e exposição a toxinas (Tabela 621.2).

A determinação da causa específica da infecção do SNC é facilitada pelo exame cuidadoso do LCE com colorações específicas (carbol fucsina de Kinyoun para micobactérias, tinta de Nanquim para fungos), citologia, detecção de antígeno *(Cryptococcus),* sorologia do LCE (sífilis, vírus do Oeste do Nilo, arbovírus) e PCR (herpes-vírus simples, enterovírus e outros). Outros testes diagnósticos potencialmente valiosos incluem hemoculturas, tomografia computadorizada ou ressonância magnética do cérebro, testes sorológicos e, raramente, biopsia meníngea ou do cérebro. O diagnóstico diferencial inclui também doenças inflamatórias ou imunológicas, como síndrome de Sweet, vasculite do SNC, sarcoidose, linfoma, encefalite autoimune, encefalomielite disseminada aguda e doença inflamatória multissistêmica de início neonatal.

Meningoencefalite viral aguda é a infecção mais provável de ser confundida com meningite bacteriana (Tabelas 621.2 e 621.3). Embora, tipicamente, as crianças com meningoencefalite viral pareçam menos doentes do que aquelas com meningite bacteriana, ambos os tipos de infecção têm um espectro de gravidade. Algumas crianças com meningite bacteriana podem ter sinais e sintomas relativamente leves, enquanto algumas com meningoencefalite viral podem estar gravemente doentes. Embora os perfis clássicos do LCE associados a infecção bacteriana *versus* viral tendam a ser distintos (Tabela 621.1), esses casos podem se sobrepor no número de leucócitos do LCE e nos níveis de glicose e proteína. Frequentemente, as crianças são tratadas empiricamente com antibióticos por > 48 horas, enquanto aguardam a cultura do LCE e os dados de PCR para delinear entre esses dois grupos de patógenos.

TRATAMENTO

Essencial para melhorar os resultados clínicos em pacientes com meningite bacteriana é o reconhecimento imediato, teste diagnóstico e início da terapia antimicrobiana apropriada. Vários estudos demonstraram que os atrasos no início da terapia antimicrobiana, mesmo em algumas horas, estão significativamente associados a resultados clínicos adversos e morte. Se houver sinais de achados neurológicos focais, papiledema ou aumento da ICP, os antibióticos devem ser administrados antes da obtenção da tomografia computadorizada do crânio e PL, e o aumento da ICP deve ser tratado simultaneamente (ver Capítulo 85). Uma TC deve ser realizada antes da PL para determinar a segurança do procedimento. Alguns pacientes com meningite desenvolverão falência múltipla de órgãos, choque (Capítulo 88) e síndrome do desconforto respiratório agudo (Capítulo 89), exigindo tratamento adicional em uma unidade de terapia intensiva.

Antibioticoterapia inicial

A escolha inicial (empírica) da antibioticoterapia para tratamento da meningite em lactentes e crianças imunocompetentes deve alcançar níveis bactericidas no LCE e apresentar excelente atividade contra as etiologias bacterianas típicas causadoras da meningite (Tabela 621.4). Embora haja diferenças geográficas substanciais na frequência de resistência do *S. Pneumoniae* a antibióticos betalactâmicos, as taxas estão aumentando em todo o mundo. Nos EUA, 25 a 50% das cepas de *S. Pneumoniae* são atualmente resistentes à penicilina; a resistência relativa (concentração mínima inibitória = 0,1 a 1,0 μg/mℓ) é mais comum do que a resistência de alto nível (concentração mínima inibitória = 2,0 μg/mℓ). A resistência a cefepima, cefotaxima e à ceftriaxona também é evidente em até 25% dos isolados. Em contraste, a maioria das cepas de *N. Meningitidis* é sensível à penicilina e a cefalosporinas, embora raras cepas resistentes tenham sido relatadas. Aproximadamente 30 a 40% das cepas de *H. Influenzae* tipo b produzem betalactamases e, por conseguinte, são resistentes à ampicilina. As cepas produtoras de betalactamase continuam sensíveis às cefalosporinas de terceira e quarta gerações.

O esquema de antibiótico empírico recomendado em um caso suspeito de meningite após o período neonatal é a vancomicina combinada com uma cefalosporina de terceira geração (ceftriaxona). Devido à eficácia das cefalosporinas de terceira geração no tratamento da meningite causada por *S. Pneumoniae, N. Meningitidis* e *H. Influenzae* tipo b sensíveis, ceftriaxona (50 mg/kg/dose, a cada 12 h) deve fazer parte da terapia empírica inicial. Com base na taxa substancial de resistência de *S. Pneumoniae* aos medicamentos betalactâmicos, a vancomicina (60 mg/kg/dia administrada a cada 6 a 8 horas; alguns especialistas iniciam com doses de 80 mg/kg/dia; meta de 15 a 20 μg/mℓ) também é recomendada como parte da terapia empírica inicial. Pacientes alérgicos aos antibióticos penicilina ou cefalosporina podem ser tratados com meropeném (40 mg/kg/dose a cada 8 horas); outras substâncias alternativas incluem fluoroquinolonas ou cloranfenicol, se disponível. Como alternativa, os pacientes alérgicos podem ser dessensibilizados ao antibiótico (ver Capítulo 177).

Tabela 621.2 Condições clínicas e agentes infecciosos associados à meningite asséptica.

VÍRUS

Arbovírus: La Crosse, encefalite equina ocidental, equina oriental, equina venezuelana, encefalite de St. Louis, encefalite de Powassan e Califórnia, chikungunya, febre do carrapato do Colorado, dengue, Jamestown Canyon, encefalite japonesa, febre de Rift Valley, encefalite do carrapato, Nilo ocidental, Zika
Enterovírus (vírus Coxsackie, vírus ECHO, enterovírus, poliovírus)
Parechovírus
Herpes simples (tipos 1 e 2)
Vírus varicela-zóster
Vírus Epstein-Barr
Citomegalovírus
Herpesvírus humano tipos 6 e 7
Parvovírus B19
Adenovírus
Varíola
Sarampo
Caxumba
Rubéola
Influenza A e B
Parainfluenza
Rinovírus
Vírus da raiva
Coriomeningite linfocítica
Rotavírus
Coronavírus
Cardiovírus A
Vírus Hendra e Nipah
Astrovírus
Coronavírus
Vírus linfotrópico de células T humanas (HTLV-1)
Vírus da imunodeficiência humana

BACTÉRIAS

Mycobacterium tuberculosis (precoce e tardia)
Leptospira spp. (leptospirose)
Treponema pallidum (sífilis)
Borrelia spp. (febre recorrente)
Borrelia burgdorferi (doença de Lyme)
Nocardia spp. (nocardiose)
Brucella spp.
Bartonella spp. (doença da arranhadura do gato)
Rickettsia rickettsii (febre maculosa)
Rickettsia prowazekii (tifo)
Ehrlichia spp.
Anaplasma spp.
Coxiella burnetii
Mycoplasma pneumonia
Mycoplasma hominis
Chlamydia trachomatis
Chlamydia psittaci
Chlamydia pneumoniae
Ureaplasma spp.
Meningite bacteriana parcialmente tratada

FOCO PARAMENÍNGEO BACTERIANO

Sinusite
Mastoidite
Abscesso cerebral
Empiema subdural-epidural
Osteomielite craniana

FUNGOS

Coccidioides immitis (coccidioidomicose)
Blastomyces dermatitidis (blastomicose)
Cryptococcus neoformans (criptococose)
Histoplasma capsulatum (histoplasmose)
Espécies de *Candida*
Outros fungos (*Alternaria, Aspergillus, Cephalosporium, Cladosporium, Drechslera hawaiiensis, Paracoccidioides brasiliensis, Petriellidium boydii, Sporotrichum schenckii, Ustilago* spp., *Zygomycetes*)

PARASITAS (EOSINOFÍLICA)

Angiostrongylus cantonensis
Gnathostoma spinigerum
Baylisascaris procyonis
Strongyloides stercoralis
Trichinella spiralis
Toxocara canis
Taenia solium (cisticercose)
Paragonimus spp.
Schistosoma spp.
Fasciola spp.

PARASITOS (NÃO EOSINOFÍLICA)

Toxoplasma gondii (toxoplasmose)
Acanthamoeba spp.
Naegleria fowleri
Balamuthia mandrillaris
Malária

PÓS-INFECCIOSA

Vacinas: raiva, gripe, sarampo, pólio
Encefalite alérgica ou desmielinizante

SISTÊMICA OU IMUNOMEDIADA

Encefalomielite disseminada aguda (ADEM, do inglês *Acute disseminated encephalomyelitis*)
Encefalite autoimune
Endocardite bacteriana
Doença de Kawasaki
Lúpus eritematoso sistêmico
Vasculite, incluindo poliarterite nodosa
Síndrome de Sjögren
Doença mista do tecido conjuntivo
Artrite reumatoide
Doença de Behçet
Granulomatose com poliangiite
Granulomatose linfomatoide
Arterite granulomatosa
Sarcoidose
Febre familiar do Mediterrâneo
Síndrome de Vogt-Koyanagi-Harada

DOENÇA MALIGNA

Leucemia
Linfoma
Carcinoma metastático
Tumor do sistema nervoso central (p. ex., craniofaringioma, glioma, ependimoma, astrocitoma, meduloblastoma, teratoma)

FÁRMACOS

Injeções intratecais (meios de contraste, soro, antibióticos, agentes antineoplásicos)
Agentes anti-inflamatórios não esteroides
Anticorpos monoclonais OKT3
Carbamazepina
Azatioprina
Imunoglobulinas intravenosas
Antibióticos (sulfametoxazol-trimetoprima, sulfassalazina, ciprofloxacino, isoniazida)

DIVERSOS

Metais pesados, envenenamento (chumbo, arsênico)
Materiais estranhos (*shunt*, reservatório)
Hemorragia subaracnoide
Estado pós-ictal
Síndrome de Mollaret (recorrente)
Hemorragia intraventricular (neonato)
Síndrome hemofagocítica familiar
Procedimento pós-neurocirurgia
Cisto dermoide-epidermoide
Síndrome de cefaleia transitória e déficits neurológicos com linfocitose de líquido cerebroespinal)

De Bronstein DE, Glaser CA: Aseptic meningitis and viral meningitis. n Cherry J, Demmler-Harrison GJ, Kaplan SL et al. (eds): Feigin and Cherry's *Textbook of* Pediatric Infectious Diseases, 7e, Philadelphia, 2014, WB Saunders, pp. 484-492; Romero JR: Aseptic and viral meningitis. In Long SS, Pickering LK, Prober CG (eds): *Principles and* Practice *of* Pediatric Infectious Diseases, 4e, Philadelphia, 2012, Saunders, pp. 292-297.

Tabela 621.3 Etiologias e epidemiologia das meningoencefalites.

PATÓGENO	EPIDEMIOLOGIA
MENINGOENCEFALITE VIRAL	
Arbovírus transmitidos por mosquito	
Vírus do Nilo Ocidental	Comum na América do Norte, Europa, África, Oriente Médio e Ásia. Em regiões temperadas, picos nos meses de verão/outono
Vírus da encefalite japonesa	Endêmica da Ásia. Vacina disponível para prevenção.
Vírus da encefalite de La Crosse e vírus da encefalite da Califórnia	Após o vírus do Nilo Ocidental, La Crosse é o segundo arbovírus mais comum nos EUA. Pico no verão/queda
Vírus da encefalite de St. Louis	Endêmica do oeste dos EUA. Pico no verão/queda
Vírus de Jamestown Canyon	Presente no leste dos EUA
Vírus da encefalite equina oriental	Afeta estados dos EUA adjacentes e a leste do rio Mississippi; também presente na América do Sul
Vírus da encefalite equina ocidental	Casos identificados na América do Norte e do Sul. Agora causa rara da encefalite nos EUA; tipicamente identificado a oeste do rio Mississippi
Vírus da encefalite equina venezuelana	Endêmica da América Central e do Sul; surtos raros nos EUA
Vírus Zika	África, Ásia, e recente epidemia em países do Caribe e América do Norte, América Central e América do Sul. A infecção congênita é associada à microcefalia e outras malformações do cérebro. Em adultos, também associado à síndrome de Guillain-Barré
Vírus Chikungunya	África, Ásia, e recentemente introduzido no hemisfério ocidental. Raramente associada à infecção do SNC
Vírus da dengue	Presente nas regiões equatoriais; causa rara de doença do SNC
Vírus da encefalite de Murray Valley	Presente no norte da Austrália, Indonésia e Papua-Nova Guiné
Vírus Kunjin	Presente na Oceania
Vírus de Rochio	Surto identificado no Brasil
Vírus da floresta de Semliki	Causa rara da doença humana na África
Usutu vírus	Identificados em casos da África e da Europa
Vírus da febre do vale do Rift	Presente na África e no Oriente Médio
Arbovírus transmitidos por carrapato	
Vírus Powassan	Endêmica das regiões do nordeste dos EUA
Vírus da encefalite transmitida por carrapatos	Presente em uma faixa que se estende por toda a Europa, Rússia e norte da Ásia
Febre grave com vírus da síndrome de trombocitopenia	Hipótese de que o vetor preliminar seja carrapato. Presente na Ásia Oriental
Vírus da encefalite do carrapato do Colorado	Casos presentes no oeste dos EUA e Canadá
Thogotovirus	Vírus de thogoto e vírus de Dhori implicados na infecção do SNC
Arbovírus transmitidos por mosquitos-palha	
Vírus da Toscana	Causa comum da meningoencefalite viral em países mediterrânicos
Vírus de Chandipura	Identificado em flebotomíneos na África Ocidental e na Índia
Vírus Transmitidos por Animais	
Vírus da raiva	Globalmente disseminado. Associado a picadas com exposição de saliva por morcegos infectados, cães, gatos, guaxinins, gambás, raposas e outros animais de médio a grande porte. Pequenos roedores não são conhecidos por transmitir raiva para os seres humanos. Vacina e imunoglobulina disponíveis para prevenção e profilaxia pós-exposição
Vírus da coriomeningite linfocítica	O vírus está presente em roedores em todo o mundo. Transmitido pelo contato ou aerossolização da urina do roedor, das fezes, da saliva, ou do material da forragem
Vírus Hendra	Presente na Austrália. Disseminado pelo contato com os tecidos do cavalo
Vírus Nipah	Casos identificados na Ásia. Transmitido por contato com suínos infectados ou morcegos e seres humanos infectados
Vírus da herpes B	Transmitido aos seres humanos através de picadas de macacos ou por contaminação de uma ferida com tecido de macaco infectado ou fluidos
Vírus disseminados por contato humano-humano	
Enterovírus (vírus Coxsackie, vírus ECHO, enterovirus, poliovírus)	Transmissão fecal-oral. Predominante em todo o mundo. Em regiões temperadas, pico de incidência no verão/outono. O poliovírus foi quase erradicado devido aos esforços globais de vacinação
Parechovírus	Transmissão fecal-oral. A infecção ocorre tipicamente cedo na infância. Causa de doença no SNC e da síndrome do tipo sepse em neonatos/lactentes
Caxumba	Aproximadamente 1:1.000 casos de caxumba estão associados à encefalite. Permanece endêmica na África e na Ásia, onde as taxas de vacinação são baixas

(continua)

Tabela 621.3 Etiologias e epidemiologia das meningoencefalites. *(continuação)*

PATÓGENO	EPIDEMIOLOGIA
Sarampo	A encefalite tipicamente ocorre em associação com os sintomas clássicos do sarampo. O sarampo permanece endêmico na Ásia, África e partes da Europa. Também associada a doenças autoimunes pós-infecciosas, como a encefalomielite disseminada aguda e a panencefalite esclerosante subaguda
Rubéola	Na maioria das vezes associada à encefalite pós-infecciosa. Muitos países na África e na Ásia não vacinam rotineiramente contra a rubéola. Em casos raros, pode causar panencefalite de rubéola progressiva
Vírus da gripe A e B	Mais comum no inverno e nos meses de início da primavera
Coronavírus	Infecta células neuronais *in vitro*; raramente associado a doenças do SNC em humanos. Mais prevalente nos meses de inverno
Vaccinia e varíola	A infecção por varíola foi erradicada
Parvovirus B19	Raramente associado à encefalite
Rotavírus	O vírus foi isolado do LCE de pacientes com encefalite e gastrenterite
Astrovírus	Causa emergente da meningoencefalite
Vírus da imunodeficiência humana	A meningoencefalite pode desenvolver-se durante a síndrome retroviral aguda. A infecção crônica pode causar encefalopatia.
Vírus JC	Mais comumente associado à leucoencefalopatia multifocal progressiva em hospedeiros imunocomprometidos
Outras causas virais raras (adenovírus, vírus sincicial respiratório, parainfluenza, rinovírus, reovírus)	Muitos outros vírus são detectados infrequentemente no LCE ou em outros locais do corpo dos pacientes com meningoencefalite, mas a importância de identificar esses vírus é obscura
Membros da família Herpesviridae viral	
Herpes-vírus simples (HSV) tipos 1 e 2	HSV1 pode causar a encefalite grave associada ao envolvimento dos lobos temporais. HSV2 pode causar infecção grave em neonatos. A infecção HSV2 preliminar com lesões genitais é associada à meningoencefalite suave
Vírus varicela-zoster (VZV)	Ocorre cerca de 1 semana dos sintomas; tipicamente apresenta-se como ataxia cerebelar ou encefalite difusa
Vírus Epstein-Barr (EBV)	Causa rara da meningoencefalite. A detecção do DNA de EBV no LCE também pode ser indicativa de genomas integrados em leucócitos que não estão ativamente replicando.
Citomegalovírus (CMV)	Ocorre quase exclusivamente em pacientes imunocomprometidos, incluindo pacientes com AIDS
Roseolovírus (HHV-6 e HHV-7)	Associado a doenças do SNC, mas em alguns casos, a importância da detecção de HHV-6/7 não é clara porque a inflamação pode causar a reativação do vírus
Meningoencefalite infecciosa não viral	
Rickettsia	Febre maculosa da montanha rochosa e tifo associados a vasculite cerebral, causando encefalite
Ehrlichia/Anaplasma	Endêmica das partes centro-oeste e leste dos EUA
Borrelia burgdorferi	Sintomas encefalíticos cedo após a infecção; a meningite apresenta-se tipicamente 4 semanas após a infecção. Endêmica das partes nordeste e centro-oeste dos EUA
Bartonella spp.	Apresentação clássica da exposição recente do gato, pápula no local da inoculação, linfadenopatia regional, e convulsões. O LCE pode não ter pleocitose
Leptospira spp.	Exposição à água fresca; pode se manifestar com conjuntivite, hepatite e lesão renal aguda
Treponema pallidum	Presente em pessoas sexualmente ativas
Mycoplasma pneumoniae	O organismo foi detectado no LCE pelo PCR. No entanto, a associação entre doenças do SNC e a detecção de Mycoplasma é controversa
Outras spp. bacterianas	As bactérias tuberculosas e outras podem ter um componente encefalítico
Fúngicas	Pacientes imunologicamente comprometidos em risco especial: criptococcose, histoplasmose, aspergilose, mucormicose, candidíase, coccidioidomicose
Protozoários	Plasmodium, Trypanosoma, Naegleria fowleri, Balamuthia mandrillaris, Acanthamoeba spp. e *Toxoplasma* gondii
Metazoários	Triquinose, equinococose, cisticercose, esquistossomíase, Baylisascaris procyonis, Paragonimus spp., Gnathostoma spp. e Angiostrongylus cantonensis
Encefalopatia espongiforme transmissível	Doenças de príon, incluindo a doença de Creutzfeldt-Jakob, Kuru, e outras síndromes raras

(continua)

Tabela 621.3 Etiologias e epidemiologia das meningoencefalites. *(continuação)*

PATÓGENO	EPIDEMIOLOGIA
Encefalite parainfecciosa ou pós-infecciosa	Postulou-se que a infecção viral fora do SNC desencadeia o desenvolvimento de complexos antígeno-anticorpo mediados por células mais o complemento que conduz ao dano de tecido do SNC. Os seguintes patógenos têm sido propostos por mediar a doença dessa forma: sarampo, caxumba, rubéola, varicela-zoster, influenza A e B, herpesvírus, enterovírus, infecções riquetsiais e M. pneumoniae
Encefalite associada à vacina	Similar à meningoencefalite parainfecciosa ou pós-infecciosa, as seguintes vacinas foram associadas muito raramente à encefalite: raiva, sarampo, vaccinia e febre amarela
Encefalite mediada por toxina	Várias toxinas foram implicadas, incluindo intoxicação por chumbo, toxinas bacterianas, síndrome de Reye e ingestão de toxinas
Erros inatos do metabolismo	Vários distúrbios das vias metabólicas têm sido associados à meningoencefalite
ENCEFALITE AUTOIMUNE	
Encefalite associada a N-metil D-aspartato (NMDA)	Em adolescentes e adultos jovens, pode ser a causa mais comum de meningoencefalite. Na infância, os meninos e as meninas são afetados ingualmente; na idade adulta jovem, a maioria dos casos é observada em mulheres. Frequentemente ocorre em conjunto com teratomas. Casos recentes associaram com a encefalite de HSV recente
Encefalomielite disseminada aguda	Muitas vezes precedido por um pródromo viral, que se propõe ser desencadeado por infecção viral
Neuromielite óptica (doença de Devic)	Tipicamente apresenta-se com neurite óptica e/ou mielite, associada a outros distúrbios autoimunes. Mais frequente no sexo feminino
Paraneoplásica	Vários tumores associados à geração de anticorpos que reagem aos epítopos do SNC
Reumatológicos	Lúpus eritematoso sistêmico, síndrome de Sjögren, doença de Kikuchi-Fujimoto, doença de Behçet, tireoidite de Hashimoto, todos associados a sintomas encefalíticos
Outros	Muitas outras condições podem simular a meningoencefalite, incluindo distúrbios metabólicos adquiridos, acidente vascular encefálico, migranea, epilepsia, trombose do seio venoso e hematomas subdurais/epidurais

SNC, Sistema nervoso central; LCE, líquido cerebroespinal. (Adaptada de Glaser C, Long SS: Encephalitis. In Long SS, Pickering LK, Prober CG (eds): *Principles and Practice of Pediatric Infectious Diseases*, 4e, Philadelphia, 2012, Saunders, pp. 297-314.)

Tabela 621.4 Antibióticos utilizados para o tratamento da meningite bacteriana.*

FÁRMACOS	RECÉM-NASCIDOS 0 A 7 DIAS	RECÉM-NASCIDOS 8 A 28 DIAS	LACTENTES E CRIANÇAS
Amicacina[†‡]	15 a 20 divididos a cada 12 h	30 divididos a cada 8 h	20 a 30 divididos a cada 8 h
Ampicilina	200 a 300 divididos a cada 8 h	300 divididos a cada 6 h ou 8 h	300 divididos a cada 6 h
Cefepima	150 divididos a cada 8 h	150 divididos a cada 8 h	150 divididos a cada 8 h
Cefotaxima**	100 a 150 divididos a cada 8 h ou 12 h	150 a 200 divididos a cada 6 h ou 8 h	225 a 300 divididos a cada 6 h ou 8 h
Ceftriaxona[§]	–	–	100 divididos a cada 12 h ou 24 h
Ceftazidima	100 a 150 divididos a cada 8 h ou 12 h	150 divididos a cada 8 h	150 a 200 divididos a cada 8 h
Gentamicina[†‡]	5 divididos a cada 12 h	7,5 divididos a cada 8 h	7,5 divididos a cada 8 h
Meropeném	–	–	120 divididos a cada 8 h
Nafcilina	75 divididos a cada 8 h ou 12 h	100 a 150 divididos a cada 6 h ou 8 h	200 divididos a cada 6 h
Penicilina G	150.000 divididos a cada 8 h ou 12 h	200.000 divididos a cada 6 h ou 8 h	300.000 a 400.000 divididos a cada 4 h ou 6 h
Rifampicina	–	10 a 20 divididos a cada 12 h	10 a 20 divididos a cada 12 h ou 24 h
Tobramicina[†‡]	5 divididos a cada 12 h	7,5 divididos a cada 8 h	7,5 divididos a cada 8 h
Vancomicina[†‡]	20 a 30 divididos a cada 8 h ou 12 h	30 a 45 divididos a cada 6 h ou 8 h	60 divididos a cada 6 h

*Doses em mg/kg (unidades/kg de penicilina G) por dia. †Doses menores e intervalos das dosagens mais longos, especialmente para aminoglicosídeos e vancomicina para recém-nascidos de muito baixo peso ao nascer, podem ser aconselháveis. ‡Monitoramento dos níveis séricos é aconselhável para assegurar valores seguros e terapêuticos. §O uso em neonatos não é recomendado devido à insuficiente experiência na meningite neonatal e preocupações com o deslocamento da bilirrubina da albumina, levando ao agravamento da hiperbilirrubinemia. ||Meta de vancomicina de 15 a 20 μg/mℓ. Um regime de dosagem alternativo fora do período neonatal inclui: < 3 meses, 15 mg/kg/dose a cada 8 h; 3 a 11 meses, 15 mg/kg/dose a cada 6 h; 1 a 8 anos, 20 mg/kg/dose a cada 6 h; 9 a 13 anos, 20 mg/kg/dose a cada 8 h; ≥ 14 anos, 15 mg/kg/dose a cada 8 h. **A cefotaxima não está mais disponível. (Adaptada de Tunkel AR, Hartman BJ, Kaplan SL et al.: Practice guidelines for the management of bacterial meningitis. *Clin Infect Dis* 39:1267-1284, 2004, Table 6.)

Se houver suspeita de infecção por *L. Monocytogenes*, como em lactentes ou aqueles com deficiência de linfócitos T, ampicilina (300 mg/kg/dia, divididos a cada 6 h) também deve ser administrada, já que as cefalosporinas são inativas contra *L. Monocytogenes*. *Sulfametoxazol-trimetoprima* intravenoso é uma alternativa de tratamento para *L. Monocytogenes* e tem eficácia clínica documentada.

Se o paciente estiver imunodeprimido e se houver suspeita de meningite por bactérias Gram-negativas, o tratamento inicial pode incluir cefepima ou meropeném.

Duração da antibioticoterapia

Historicamente, a duração da antibioticoterapia para meningite foi baseada em longa experiência e opinião de especialistas, e não em ensaios clínicos randomizados. Nas décadas de 1960 e 1970, o padrão de cuidados para o tratamento da meningite era repetir uma PL antes do final da terapia antimicrobiana. A duração total da terapia seria determinada de acordo com a normalização ou não dos parâmetros do LCE (contagem de glóbulos brancos, proteína e glicose). No entanto, estudos na década de 1980 mostraram que os parâmetros do LCE não previam quais pacientes desenvolveriam infecção recidivante após a interrupção dos antibióticos, já que os valores anormais do LCE não estavam associados ao desenvolvimento futuro de infecção recidivada. Portanto, não se recomenda repetir a PL antes da descontinuação de antibióticos para meningite bacteriana típica. Atualmente, a duração recomendada do tratamento para meningite não complicada por *S. Pneumoniae* sensível é de 10 a 14 dias com uma cefalosporina de terceira geração ou penicilina intravenosa (300.000 a 400.000 unidades/kg/dia, divididas a cada 4 a 6 horas) usada para patógenos isolados sensíveis à penicilina ou vancomicina, caso o patógeno isolado seja resistente a penicilinas e as cefalosporinas. Para meningite causada por N. meningitidis, a duração recomendada do tratamento é de 5 a 7 dias com penicilina intravenosa (300.000 unidades/kg/dia) para cepas com concentração inibitória mínima (MIC; do inglês, *minimum inhibitory concentration*) de penicilina < 0,1 μg/mℓ ou ceftriaxona para cepas com uma MIC de 0,1 a 1 μg/mℓ. A meningite não complicada causada por *H. influenzae* tipo b deve ser tratada durante 7 a 10 dias com ampicilina para cepas betalactamase-negativas, ou uma cefalosporina de terceira geração para patógenos isolados betalactamase-positivos. Os pacientes que recebem antibióticos intravenosos ou orais antes da PL e que não têm um patógeno identificável, mas têm evidência de meningite bacteriana com base em seu perfil de LCE, devem receber o tratamento com ceftriaxona ou cefotaxima por 7 a 10 dias. Tratamento com curtos períodos de antibióticos na meningite podem ser eficazes; um estudo randomizado, duplo-cego, de crianças africanas com meningite demonstrou resultados equivalentes ao tratar com ceftriaxona por 5 *versus* 10 dias. Além disso, durante epidemias de meningite na África, podem ser usadas doses intramusculares únicas de ceftriaxona ou cloranfenicol. Dados adicionais são necessários para determinar a eficácia total de curtos períodos de tratamento para meningite.

Para a meningite causada por *Escherichia coli* ou *P. Aeruginosa* é necessário o tratamento com uma cefalosporina de terceira ou quarta geração ou carbapenem ativo contra o isolado *in vitro*. A maioria das *E. Coli isoladas* é sensível à ceftriaxona, e a maioria das *P. Aeruginosa isoladas* é sensível à ceftazidima. O exame repetido do LCE é indicado em alguns neonatos, em todos os pacientes com meningite por bacilos Gram-negativos e em pacientes com infecção causada por S. pneumoniae resistente a betalactâmicos. O LCE deve ser estéril em 24 a 48 horas após o início da antibioticoterapia apropriada. A meningite por bacilos Gram-negativos deve ser tratada por 3 semanas ou por pelo menos 2 semanas após a esterilização do LCE, que pode ocorrer após 2 a 10 dias do tratamento. Se houver sinais focais ou a criança não responder ao tratamento, um foco parameningeal pode estar presente e uma tomografia computadorizada ou ressonância magnética deve ser realizada.

Efeitos colaterais da antibioticoterapia para meningite incluem flebite, febre medicamentosa, erupção cutânea, vômitos, candidíase oral e diarreia. A ceftriaxona pode causar pseudolitíase da vesícula biliar reversível, detectável por ultrassonografia abdominal. Essa é normalmente assintomática, mas pode ser associada a êmese e dor no quadrante superior direito.

Corticosteroides

A morte rápida das bactérias no LCE esteriliza efetivamente a infecção nas meninges, mas libera produtos celulares tóxicos após a lise celular (p. ex., endotoxina) que precipitam a cascata inflamatória mediada por citocinas. A formação de edema resultante e a infiltração neutrofílica podem provocar lesão neurológica adicional com agravamento dos sinais e sintomas do SNC. Portanto, agentes que limitem a produção de mediadores inflamatórios podem ser benéficos para pacientes com meningite bacteriana.

Em uma revisão Cochrane sobre o uso de esteroides no tratamento da meningite, os esteroides reduziram a perda auditiva em crianças com meningite devido ao H. influenzae tipo b, mas não a outros patógenos. O uso de esteroides em crianças não reduziu as taxas de mortalidade; no entanto, os esteroides melhoraram as taxas de sobrevivência em adultos com meningite pneumocócica. Esses dados confirmam a administração de dexametasona por via intravenosa, 0,15 mg/kg/dose a cada 6 h durante 2 dias, no tratamento de meningite por H. influenzae tipo b em crianças com mais de 6 semanas de idade. Os corticosteroides parecem ter o máximo benefício se administrados 1 a 2 horas antes do início dos antibióticos. Eles também podem ser eficazes se administrados simultaneamente ou logo após a primeira dose de antibióticos. Dados pediátricos sobre os benefícios do tratamento com corticosteroides para crianças com meningite causada por outras bactérias continuam inconclusivos.

COMPLICAÇÕES

Durante o tratamento da meningite, podem ocorrer complicações agudas do SNC, como convulsões, aumento da ICP, paralisia de nervos cranianos, acidente vascular encefálico, herniação cerebral ou cerebelar e trombose dos seios venosos durais.

Coleções de líquido no espaço subdural desenvolvem-se em 10 a 30% de pacientes com meningite e são assintomáticas em 85 a 90% dos pacientes. Efusões subdurais são especialmente comuns em crianças. Efusões subdurais sintomáticas podem resultar em abaulamento da fontanela, diástase das suturas, aumento da circunferência cefálica, vômitos, convulsões, febre e resultados anormais da transiluminação craniana. A TC ou a RM confirmam a efusão subdural. Em caso de aumento da ICP ou depressão do nível de consciência, a efusão subdural sintomática deve ser tratada por aspiração através da fontanela aberta (Capítulos 85 e 608). Febre isolada não é uma indicação para a aspiração.

SIADH ocorre em alguns pacientes com meningite, resultando em hiponatremia e osmolaridade sérica reduzida. Isso pode exacerbar o edema cerebral ou resultar em convulsões hiponatrêmicas (Capítulo 85).

Febre associada a meningite bacteriana geralmente se resolve dentro de 5 a 7 dias após o início do tratamento. Febre prolongada (> 10 dias) é observada em aproximadamente 10% dos pacientes. Febre prolongada é geralmente causada por infecção viral intercorrente, infecção bacteriana nosocomial ou secundária, tromboflebite ou reação a fármacos. Infecções nosocomiais são especialmente importantes na avaliação desses pacientes. Na meningite causada por *N. Meningitidis*, pode ocorrer pericardite ou artrite durante o tratamento devido ou à disseminação bacteriana ou à deposição de complexos imunes. Em geral, pericardite ou artrite infecciosas ocorrem mais cedo no curso do tratamento quando comparadas às complicações por doença imunomediada.

Trombocitose, eosinofilia e anemia podem se desenvolver durante o tratamento da meningite. A anemia pode ser resultado de hemólise ou de supressão da medula óssea. A coagulação intravascular disseminada é mais frequentemente associada ao padrão de progressão rápida da apresentação e é mais comumente observada em pacientes com choque e púrpura. A combinação de endotoxemia e hipotensão grave inicia a cascata da coagulação; a coexistência de trombose em curso pode provocar gangrena periférica simétrica.

PROGNÓSTICO

Antibioticoterapia adequada e cuidados de suporte reduziram a taxa de mortalidade causada pela meningite bacteriana após o período neonatal a < 10%. As maiores taxas de mortalidade são observadas com a meningite pneumocócica. Sequelas graves no desenvolvimento neurológico podem ocorrer em 10 a 20% dos pacientes que se recuperam de meningite bacteriana, e até 50% têm alguma sequela neurológica. O prognóstico é pior em pacientes menores de 6 meses e naqueles com uma alta carga bacteriana no LCE. Aqueles com convulsões iniciadas com mais de 4 dias de tratamento ou que se encontrem em coma ou com sinais neurológicos focais na apresentação também têm maior risco de sequelas a longo prazo. Não parece haver correlação entre a duração dos sintomas antes do diagnóstico de meningite e os desfechos.

As sequelas neurológicas mais comuns secundárias à meningite são perda auditiva, deficiência cognitiva, convulsões recorrentes, atraso na aquisição da linguagem, deficiência visual e problemas comportamentais. Perda auditiva neurossensorial é a sequela mais comum de meningite bacteriana e, normalmente, já está presente na apresentação inicial. É resultado de infecção coclear ou do nervo auditivo e ocorre em até 30% dos pacientes com meningite pneumocócica; 10%, com meningite meningocócica; e 5 a 20%, com meningite por *H. Influenzae* tipo b. Todos os pacientes com meningite bacteriana devem ser submetidos a uma avaliação audiológica cuidadosa antes ou logo após a alta do hospital. A reavaliação frequente em nível ambulatorial é indicada para pacientes com déficit auditivo.

PREVENÇÃO

Vacinação e antibioticoprofilaxia de contatos suscetíveis em risco representam os dois métodos para reduzir a transmissão e o desenvolvimento de casos secundários de meningite bacteriana. A disponibilidade e a aplicação de cada uma dessas abordagens dependem do microrganismo específico.

Neisseria meningitidis

Ver também Capítulo 218

A quimioprofilaxia é recomendada para todos os contatos próximos de pacientes com meningite meningocócica, independentemente da idade ou do estado de imunização. Contatos próximos devem ser tratados com rifampicina 10 mg/kg/dose a cada 12 h (dose máxima de 600 mg) durante 2 dias, logo que possível após a identificação de um caso suspeito de meningite ou sepse meningocócica. As outras opções incluem ceftriaxona 125 mg por via intramuscular dose única para crianças com menos de 15 anos ou 250 mg por via intramuscular dose única para pessoas com mais de 15 anos ou ciprofloxacino 500 mg VO em dose única. Os contatos próximos incluem contatos do domicílio, de creches, berçários e profissionais da saúde que têm exposição direta a secreções orais (reanimação boca-a-boca, aspiração, intubação). Se houver grande suspeita de meningococcemia no paciente índice, os contatos expostos devem ser tratados imediatamente. Além disso, todos os contatos devem ser orientados sobre os primeiros sinais de doença meningocócica e da necessidade de procurar cuidado médico imediato se esses sinais se desenvolverem.

Muitos países incluíram uma vacina meningocócica conjugada quadrivalente (tipos A, C, Y e W-135; Menactra e Menveo) como parte dos cronogramas rotineiros de imunização. Nos EUA, o Comitê Consultivo para Práticas de Imunização (ACIP) do CDC recomenda uma série de duas doses da vacina para todas as crianças, com a primeira dose administrada dos 11 aos 12 anos e a segunda dose, dos 16 aos 18 anos. A vacinação também é recomendada para pessoas de 2 meses a 18 anos de idade com risco aumentado de doença meningocócica, incluindo aquelas com asplenia, asplenia funcional ou deficiências do complemento ou que estejam recebendo um inibidor do complemento terminal (eculizumabe). Duas vacinas meningocócicas contra o sorogrupo B foram desenvolvidas. No Reino Unido, a vacina meningocócica B é administrada a todos os bebês aos 2, 4 e 12 meses de idade. Isso difere dos EUA, onde atualmente a vacina é recomendada para crianças de 10 anos ou mais com risco aumentado de doença invasiva e é opcional para pessoas de 16 a 23 anos de idade.

Haemophilus influenzae Tipo B

Ver também Capítulo 221

A profilaxia com rifampicina deve ser dada a todos os contatos domiciliares de pacientes com doença invasiva causada por *H. Influenzae* tipo b se qualquer membro da família tiver menos de 48 meses de vida e não tiver sido totalmente imunizado ou se uma criança imunodeprimida, de qualquer idade, residir no domicílio. Um contato domiciliar é aquele que vive na residência do caso índice ou que tenha estado no mínimo 4 h com o caso índice por pelo menos 5 dos 7 dias anteriores à internação do paciente. Os membros da família devem receber profilaxia com rifampicina imediatamente após a suspeita do diagnóstico no caso índice já que mais de 50% dos casos familiares secundários ocorrem na primeira semana após a internação do paciente índice. A dose de rifampicina é de 20 mg/kg/dia (dose máxima de 600 mg) administrada 1 vez/dia durante 4 dias.

Três vacinas conjugadas para *H. influenzae* tipo b são licenciadas nos EUA. Embora cada vacina desencadeie diferentes perfis de resposta de anticorpos em lactentes imunizados aos 2 a 6 meses de idade, todas resultam em níveis protetores de anticorpo com uma taxa de eficácia de 93% contra infecções invasoras após as primeiras séries. A eficácia não é tão consistente em populações nativas americanas, um grupo que conhecidamente tem maior incidência da doença. Todas as crianças devem ser imunizadas com vacina conjugada contra *H. Influenzae* tipo b começando aos 2 meses de idade.

Streptococcus pneumoniae

Ver também Capítulo 209.

A antibioticoprofilaxia não deve ser administrada a contatos de crianças diagnosticadas com meningite pneumocócica. A administração de rotina da vacina conjugada VCP13 contra *S. Pneumoniae* é recomendada para crianças com menos de 5 anos de idade. A dose inicial das séries é dada aos 2 meses de idade. As crianças que estão em alto risco para infecções pneumocócicas invasoras, incluindo aquelas com asplenia anatômica ou funcional e aquelas com imunodeficiência subjacente (como infecção pelo HIV, imunodeficiência primária e as que recebem terapia imunossupressora) devem receber VCP13 e a vacina pneumocócica polissacarídica 23-valente (PPSV23).

A bibliografia está disponível no GEN-io.

621.2 Meningoencefalite Viral

Andrew B. Janowski e David A. Hunstad

Meningoencefalite viral é um processo inflamatório agudo que acomete as meninges e/ou o tecido parenquimatoso cerebral. Essas infecções são causadas por diferentes patógenos, e muitas vezes, nenhum patógeno pode ser identificado a partir do LCE e de amostras de tecido cerebral. O LCE é caracterizado por pleocitose e pela ausência de microrganismos na coloração pelo Gram e na cultura bacteriana de rotina. Os resultados são bastante variáveis, já que os casos de meningoencefalite causada por alguns patógenos são autolimitados, enquanto outros causam sequelas neurológicas significativas a longo prazo.

ETIOLOGIA

Entre as causas mais comuns de meningoencefalite viral estão os vírus da família Picornaviridae, incluindo os **enterovírus** (poliovírus, vírus Coxsackie, enterovírus e vírus ECHO) e **parechovírus** (ver Capítulos 276 e 277). A meningoencefalite causada por esses vírus geralmente é autolimitada, mas pode ser grave em neonatos ou crônica em hospedeiros imunocomprometidos (particularmente agammaglobulinemia ligada ao X; ver Capítulo 150). O vírus Coxsackie humano A7 e os enterovírus D68 e 71 foram associados a sintomas neurológicos, incluindo paralisia flácida aguda. Parecovírus são uma causa importante de meningoencefalite em lactentes e raramente causam doenças em crianças mais velhas. As manifestações clínicas são semelhantes às dos enterovírus, mas os lactentes com infecção por parecovírus podem exibir sinais abdominais ou uma síndrome semelhante à sepse. Além disso, a infecção por parecovírus está associada a lesões mais graves do córtex cerebral visualizadas na ressonância magnética, e a pleocitose no LCE pode ser mínima ou ausente.

O termo **arbovírus** refere-se a uma ampla gama de vírus de várias famílias virais transmitidas por vetores de artrópodes, tipicamente mosquitos ou carrapatos (ver Capítulos 294 e 295). A maioria dessas infecções virais é considerada zoonótica, pois seu reservatório primário encontra-se em aves ou em pequenos animais. Os seres humanos geralmente são hospedeiros sem saída, pois uma viremia suficiente não se desenvolve para permitir a transmissão de volta aos vetores dos artrópodes. No entanto, os seres humanos são o principal reservatório de vírus como o zika, chikungunya e dengue. Os arbovírus mais comuns que causam meningoencefalite incluem o vírus do Nilo Ocidental (WNV; do inglês, *West Nile virus*), o vírus da encefalite japonesa e o vírus La Crosse, com outros arbovírus descritos na Tabela 621.3. O WNV apareceu no Hemisfério Ocidental em 1999 e agora é o arbovírus mais comum causador de meningoencefalite. O WNV também pode ser transmitido por transfusão de sangue, transplante de órgãos ou verticalmente através da placenta. A maioria das crianças com WNV é assintomática ou tem uma doença viral inespecífica. Aproximadamente 1% dos humanos infectados desenvolvem doença do SNC; os adultos são mais severamente afetados que as crianças.

Vários membros da família viral Herpesviridae podem causar meningoencefalite (ver Capítulos 279 a 284). O herpes-vírus simples (HSV) tipo 1 é uma causa importante de encefalite esporádica grave em crianças e adultos, com progressão para coma e morte em 70% dos casos sem terapia antiviral. Em neonatos, a encefalite grave com envolvimento cerebral difuso pode ser causada pelo HSV tipo 2, transmitido verticalmente no momento do parto. Uma forma leve transitória (e às vezes recorrente) de meningoencefalite com HSV tipo 2 pode acompanhar a infecção por herpes genital em adolescentes e adultos sexualmente ativos. O vírus varicela-zoster pode causar infecção no SNC em estreita relação temporal com manifestações clínicas de varicela. A manifestação mais comum do envolvimento do SNC é a ataxia cerebelar e a mais grave é a encefalite aguda. Após a infecção primária, o vírus varicela-zoster se torna latente nos gânglios das raízes dos nervos espinais e cranianos, e a reativação ocorre como herpes-zóster que pode ser acompanhado por meningoencefalite leve. O vírus Epstein-Barr está associado a várias síndromes do SNC (ver Capítulo 281). A infecção por citomegalovírus do SNC pode ocorrer como infecção congênita ou doença disseminada em hospedeiros imunocomprometidos, mas é uma causa excepcionalmente rara de meningoencefalite em lactentes e crianças imunocompetentes (ver Capítulo 282). O herpes-vírus humano tipo 6 está associado à encefalite, mas a detecção do vírus também pode refletir a latência nos linfócitos com reativação devido a inflamação (ver Capítulo 283).

A caxumba pode causar meningoencefalite e tem maior incidência em regiões onde a vacina contra a doença não é distribuída (consulte o Capítulo 275). A meningoencefalite relacionada à caxumba é tipicamente leve, mas pode ocorrer surdez por danos no VIII nervo craniano. A meningoencefalite também está associada à infecção aguda por sarampo, rubéola, vírus respiratórios (adenovírus, coronavírus, vírus influenza, vírus parainfluenza, vírus sincicial respiratório), rotavírus, vírus da coriomeningite linfocítica ou raiva. O HIV está associado à meningoencefalite aguda e pode causar encefalopatia crônica, levando ao declínio neurocognitivo (ver Capítulo 302). Em situações excepcionalmente raras, a meningoencefalite pode seguir a vacinação de vírus vivos contra poliomielite, sarampo, caxumba ou rubéola.

EPIDEMIOLOGIA

A maioria dos casos de meningoencefalite ocorre no verão e no final do outono, pois esses períodos estão associados a uma maior incidência de enterovírus e arbovírus em circulação. Em 2016, o arbovírus mais comum responsável pela meningoencefalite nos EUA foi o vírus do Nilo Ocidental, com um total de 2.039 casos; menos de 100 casos foram causados pelos vírus La Crosse, Jamestown Canyon, St. Louis, Powassan e encefalite equina oriental combinados (ver Capítulo 294). Na Ásia, a causa mais comum é o vírus da encefalite japonesa. As considerações epidemiológicas na meningite asséptica devida a outros agentes que não os enterovírus também incluem a estação do ano, local e viagem, condições climáticas, exposições a animais, picadas de mosquitos ou carrapatos e fatores relacionados ao patógeno específico.

Diversos estudos tentaram descrever os patógenos causadores associados à meningoencefalite, incluindo o California Encephalitis Project. Apesar de extensos testes, no entanto, nenhum patógeno pode ser identificado em até 63% dos casos de meningoencefalite. Testes mais recentes, como o sequenciamento de nova geração, têm o potencial de identificar patógenos novos ou previamente não reconhecidos na etiologia da meningoencefalite. Casos de meningoencefalite oculta provocados por patógenos como Leptospira, astrovírus e *Propionibacterium acnes* foram identificados por essa metodologia. Em adição aos agentes infecciosos, a encefalite autoimune é uma causa comum de uma doença semelhante à encefalite.

PATOGÊNESE E PATOLOGIA

A lesão neurológica é causada por invasão direta e destruição de tecidos neurais por vírus que se multiplicam ativamente ou por uma reação do hospedeiro a antígenos virais. Os cortes de tecido cerebral geralmente são caracterizados por congestão meníngea e infiltração mononuclear, bainhas perivasculares de linfócitos e células plasmáticas, alguma necrose do tecido perivascular com ruptura de mielina e lesão neuronal em vários estágios, incluindo, em última análise, neuronofagia e proliferação endotelial ou necrose. Considera-se que um grau marcante de desmielinização, com preservação de neurônios e seus axônios, representa predominantemente a encefalite "pós-infecciosa" ou autoimune. Na encefalite por HSV o córtex cerebral (classicamente o lobo temporal na encefalite por HSV-1) é, geralmente, afetado de forma grave. Os arbovírus tendem a afetar todo o cérebro, enquanto a raiva tem predileção pelas estruturas basais. O envolvimento da medula espinal, das raízes nervosas e dos nervos periféricos é variável.

MANIFESTAÇÕES CLÍNICAS

A progressão e a gravidade da doença estão relacionadas ao grau relativo de acometimento das meninges e do parênquima, que, em parte, é determinado pela etiologia específica. O curso clínico da infeção varia de caso a caso, até com o mesmo patógeno causador. Algumas crianças podem manifestar sintomas leves no início, mas repentinamente podem entrar em coma e evoluir para o óbito. Em outras, a doença pode se iniciar com febre alta, convulsões violentas intercaladas, com movimentos bizarros e alucinações, seguidos por recuperação completa.

O início da meningoencefalite é geralmente agudo, embora os sinais e os sintomas do SNC sejam geralmente precedidos por uma doença febril inespecífica que dura alguns dias. As crianças mais velhas apresentam cefaleia e hiperestesia, e os lactentes, irritabilidade e letargia. Cefaleia é mais comumente frontal ou generalizada; adolescentes frequentemente queixam-se de dor retrobulbar. Febre, náuseas e vômitos, fotofobia e dor no pescoço, costas e pernas são comuns. Devido à febre alta, os pacientes podem desenvolver um estado mental alterado que evolui para encefalopatia em combinação com convulsões e movimentos descontrolados do corpo. Os sinais neurológicos focais podem ser persistentes, flutuantes ou migratórios. Enterovírus, WNV e vírus não pólio podem causar lesão das células do corno anterior e paralisia flácida aguda. A encefalite é mais comum que a meningite asséptica na infecção por WNV, enquanto paralisia flácida aguda pode ser observada em aproximadamente 5% dos pacientes. Perda do controle esfincteriano intestinal e vesical e explosões emocionais sem causa aparente também podem ocorrer. No entanto, muitos pacientes têm uma doença febril não específica em associação com a infecção de WNV e podem nunca procurar atendimento médico.

Exantemas podem preceder ou acompanhar os sinais do SNC, especialmente com enterovírus, vírus varicela-zóster, sarampo, rubéola e WNV. O exame geralmente revela rigidez da nuca sem alterações neurológicas localizadas significativas no início dos sintomas.

Condições específicas associadas a infecção viral do SNC incluem síndrome de Guillain-Barré, mielite transversa, hemiplegia e ataxia cerebelar.

Uma encefalopatia leve com lesão esplênica reversível (do corpo caloso) (**MERS**; do inglês, *mild encephalopathy with a reversible splenial*) tem sido associada a vários patógenos, incluindo rotavírus, vírus da salmonela, CMV, adenovírus e vírus influenza.

DIAGNÓSTICO

O diagnóstico de meningoencefalite baseia-se na combinação da análise do LCE por PCR, sorologia e, em raras situações, biopsia cerebral. O diagnóstico é apoiado por sintomas associados e pelo exame do LCE, que geralmente mostra leve predomínio mononuclear (Tabela 621.1). Outros testes possivelmente valiosos na avaliação de pacientes com suspeita de meningoencefalite viral incluem eletroencefalograma (EEG), e RM. O EEG tipicamente mostra atividade de onda lenta difusa, embora alterações focais nas regiões temporais possam ser observadas na meningoencefalite por HSV. A ressonância magnética do cérebro pode demonstrar lesões cerebrais focais que se correlacionam com a doença clínica, incluindo o envolvimento do lobo temporal para sugerir a doença causada pelo HSV-1. Lesões hiperintensas também podem ser identificadas nas imagens ponderadas em T2 e FLAIR.

DIAGNÓSTICO DIFERENCIAL

A meningoencefalite não é causada exclusivamente por vírus, pois outros patógenos também estão associados a essa condição (Tabela 621.3). O diagnóstico mais importante que deve ser diferenciado da meningoencefalite é a meningite bacteriana, dadas as consequências se a doença não for tratada. A maioria das crianças com meningite bacteriana aguda parecem mais gravemente enfermas do aquelas com infecção viral do SNC. Infecções bacterianas parameníngeas, como abscesso cerebral ou empiema subdural ou epidural, podem ter características semelhantes às das infecções virais do SNC. As infecções causadas por *M. Tuberculose* (Capítulo 242), *T. Pallidum* (sífilis, ver Capítulo 245) e *B. Burgdorferi* (doença de Lyme, ver Capítulo 249) podem exibir cursos clínicos mais indolentes. *Bartonella henselae* está associada à exposição a gatos, a presença de uma pápula no local da inoculação, linfadenopatia regional e convulsões de início recente (ver Capítulo 236). *Mycoplasma pneumoniae* tem sido implicado como um patógeno causador da meningoencefalite como um patógeno direto ou distúrbio pós-infeccioso (ver Capítulo 250). O teste sorológico para Mycoplasma pode ser inespecífico e os títulos de IgM podem ser elevados por vários meses após a infecção; o PCR pode ser mais específico, mas não é sensível.

As infecções causadas por fungos, riquétsias, protozoários e outros parasitas também devem ser incluídas no diagnóstico diferencial. Normalmente, esses agentes são considerados em virtude de sintomas associados, epidemiologia geográfica local e fatores imunes do hospedeiro.

Vários distúrbios não infecciosos podem estar associados à inflamação do SNC e têm manifestações que se sobrepõem àquelas associadas à meningoencefalite viral. Alguns desses distúrbios incluem doenças malignas, doenças autoimunes, hemorragia intracraniana e exposição a certos fármacos ou toxinas. Atenção à história e ao acometimento de outros órgãos geralmente permite a exclusão desses possíveis diagnósticos. Encefalite autoimune devida a anticorpos contra o receptor *N*-metil-d-aspartato (anti-NMDA) é uma causa importante de encefalite não infecciosa em crianças (ver Capítulo 616.4). Em adolescentes e adultos jovens com meningoencefalite, a encefalite do receptor anti-NMDA pode ocorrer com mais frequência do que enterovírus ou meningoencefalite por HSV. A detecção desses anticorpos no soro ou no LCE confirma esse diagnóstico. A encefalite do receptor anti-NMDA também tem sido associada a encefalite por HSV recente, mas a etiologia dessa associação é desconhecida. Encefalomielite disseminada aguda (ADEM) também pode ser inicialmente confundida com encefalite (Capítulo 618).

Achados laboratoriais

Os achados do LCE na meningoencefalite são caracterizados por uma pleocitose de leucócitos com contagens tipicamente < 1.000/mm^3. No início da doença, geralmente as células são polimorfonucleares, enquanto mais tarde, na evolução da doença, as células mononucleares predominam. Essa alteração no tipo de célula geralmente ocorre entre 8 e 12 horas. A concentração de proteínas no LCE tende a ser elevada e as concentrações podem ser muito altas se a destruição cerebral for extensa, como na encefalite por HSV. O nível de glicose é geralmente normal, embora possa ocorrer hipoglicorragia com certos vírus. Por exemplo, pode ser observada uma depressão substancial das concentrações de glicose no LCE na encefalite causada pelo vírus da caxumba. No caso da encefalite causada pelo parecovírus, a contagem de glicose, proteína e células no LCE pode ser normal.

O principal meio de detecção de patógenos não bacterianos que causam meningoencefalite é a amplificação de ácidos nucleicos. A obtenção de uma amostra de LCE no início do curso da doença é importante para a detecção do vírus. No momento em que pacientes com meningoencefalite por WNV se apresentam para atendimento médico, o ácido nucleico viral pode estar ausente no LCE. Portanto, o teste de escolha para detecção de WNV e outros arbovírus é a sorologia (no sangue e no LCE). Vírus detectados em amostras de sangue, nasofaringe, fezes e urina podem ser usados para sugerir uma possível etiologia viral. No entanto, é preciso ter cuidado quando os vírus são detectados em locais fora do LCE, já que esses vírus podem não explicar os sintomas do paciente no SNC. A cultura viral, uma vez rotineira, foi amplamente eliminada dos testes de rotina devido a sua baixa sensibilidade, necessidade de técnicos de laboratório qualificados e atraso relativo nos resultados dos testes (alguns dias a semanas).

A amostra de soro deve ser obtida no início do curso da doença para a realização do teste de sorologia. Se as PCRs e as sorologias iniciais do LCE não forem diagnósticas, os testes sorológicos devem ser repetidos 2 a 3 semanas mais tarde. Um aumento de quatro vezes nos títulos de um vírus específico seria sugestivo da etiologia da apresentação do paciente.

TRATAMENTO

Para a maioria dos agentes etiológicos causadores de meningoencefalite viral, não existem agentes antivirais eficazes; portanto, o tratamento é primariamente cuidados de suporte. Normalmente, os fluidos intravenosos são administrados devido à baixa ingestão oral. Os AINEs são frequentemente usados para alívio sintomático da cefaleia. É importante monitorar rigorosamente os pacientes com encefalite grave quanto a convulsões, edema cerebral, equilíbrio hidreletrolítico, broncoaspiração, insuficiência respiratória e parada cardíaca. Os membros da família dos herpesvírus podem ser tratados com antivirais, sendo que o aciclovir, o ganciclovir, o cidofovir e o foscarnet têm atividades variáveis contra cada vírus (ver Capítulos 279 a 284). Foi demonstrado especificamente que o aciclovir parenteral reduz expressivamente as taxas de morbimortalidade na meningoencefalite associada ao HSV. Vários outros antivirais estão atualmente em desenvolvimento, mas a eficácia clínica desses medicamentos é amplamente desconhecida. Frequentemente, quando nenhum patógeno é identificado e se suspeita de uma etiologia pós-infecciosa ou autoimune, os pacientes são tratados com uma combinação de corticosteroides, imunoglobulina intravenosa e plasmaférese (ver Capítulos 616 e 618).

PROGNÓSTICO

Atividades de reabilitação e suporte são muito importantes após a recuperação dos pacientes da fase aguda da doença. Incoordenação motora, crises convulsivas, surdez total ou parcial e distúrbios comportamentais podem seguir as infecções virais do SNC. Distúrbios visuais decorrentes de coriorretinopatia e ambliopia perceptual possivelmente também ocorrem. Algumas sequelas de infecção podem ser muito sutis. Portanto, as avaliações audiológicas, neurológicas e do desenvolvimento devem fazer parte da rotina de acompanhamento de crianças que se recuperaram de uma meningoencefalite viral.

A recuperação das crianças com infecções virais do SNC depende da gravidade da doença clínica, do agente causador específico e da idade da criança. Se a doença clínica for grave e for evidente o envolvimento substancial do parênquima, o prognóstico é ruim, e os potenciais déficits são de natureza intelectual, motora, psiquiátrica, epiléptica, visual ou auditiva. Sequelas graves também devem ser previstas em pessoas com infecção causada pelo HSV se não foi diagnosticado e tratado no início da doença. No geral, vários estudos demonstraram que a maioria das crianças apresenta sintomas persistentes anos após o diagnóstico de meningoencefalite. Esses resultados desfavoráveis provavelmente refletem uma combinação de diagnósticos deficientes quanto à identificação de patógenos causadores de meningoencefalite associado à falta de terapias específicas direcionadas para a maioria dos patógenos virais.

PREVENÇÃO

Para alguns vírus que causam meningoencefalite, existem vacinas disponíveis para prevenção. O uso difundido de vacinas virais efetivas para poliomielite, sarampo, caxumba, rubéola e varicela quase eliminou as complicações do SNC decorrentes dessas doenças nos EUA. A vacinação contra o vírus da encefalite japonesa também está disponível, mas devido ao custo elevado essa vacina não foi amplamente distribuída na Ásia. A disponibilidade de programas de vacinação de animais domésticos contra a raiva reduziu a frequência da encefalite por raiva. O controle de encefalite causada por arbovírus tem sido menos bem-sucedido, pois as vacinas específicas estão apenas em vários estágios de desenvolvimento nos ensaios clínicos. O método principal para reduzir infecções por arbovírus é o controle de vetores, por meio de métodos que incluem inseticidas e erradicação dos locais de criação de insetos. Além disso, minimizar a picada do mosquito e carrapato por meio da aplicação de repelentes de insetos contendo *N,N*-dietil-3-metilbenzamida (DEET) na pele exposta e vestir camisas de mangas compridas, calças compridas e meias quando ao ar livre, especialmente ao amanhecer e ao anoitecer, reduz o risco de infecção arboviral.

A bibliografia está disponível no GEN-io.

621.3 Meningite Eosinofílica

Andrew B. Janowski e David A. Hunstad

Meningite eosinofílica é definida como >10 eosinófilos/mm³ no LCE ou um achado de que pelo menos 10% dos leucócitos no LCE são eosinófilos. A causa mais comum de pleocitose eosinofílica no LCE em todo o mundo é a infecção do SNC por parasitas helmínticos. No entanto, o diagnóstico diferencial da pleocitose eosinofílica no LCE é amplo, especialmente em países onde a infestação helmíntica é incomum, como nos EUA.

ETIOLOGIA

Embora qualquer helminto que tenha capacidade de migrar aos tecidos possa causar meningite eosinofílica, a causa global mais comum é a infecção humana por um nematódeo pulmonar (*lungworm*) de rato, *Angiostrongylus cantonensis* (Capítulo 323). Entre outros parasitos que podem causar meningite eosinofílica estão *Gnathostoma spinigerum* (nematódeo de cão e gato: Capítulo 323), *Baylisascaris procyonis* (nematódeo de guaxinim), *Ascaris lumbricoides* (nematódeo humano, Capítulo 317), *Toxocara canis* (Capítulo 324) *Trichinella spiralis* (Capítulo 325), *Toxoplasma gondii* (Capítulo 316), *Paragonimus westermani, Echinococcus granulosus* (Capítulo 330), *Schistosoma japonicum* (Capítulo 326), *Onchocerca volvulus* e *Taenia solium* (Capítulo 329). Meningite eosinofílica também pode ocorrer como uma manifestação incomum de infecções virais, bacterianas ou fúngicas do SNC; por exemplo, a coccidioidomicose tem sido particularmente associada à meningite eosinofílica. As causas não infecciosas de meningite eosinofílica incluem esclerose múltipla, doença maligna, síndrome hipereosinofílica ou reação a medicamentos ou materiais de *shunt* ventriculoperitoneal.

EPIDEMIOLOGIA

A. cantonensis é encontrada no Sudeste Asiático, no sul do Pacífico, no Japão, em Taiwan, no Egito, na Costa do Marfim e em Cuba. A infecção é adquirida pela ingestão de caramujos de água doce, lesmas, camarões ou caranguejos crus ou malcozidos que contenham larvas no 3º estágio infeccioso. Infecções por *Gnathostoma* são encontradas no Japão, na China, na Índia, em Bangladesh e no Sudeste Asiático. Gnatostomíase é adquirida pela ingestão de carne de peixe, rã, ave ou cobra malcozida ou crua. *B. procyonis* (lombriga do guaxinim) é endêmica nos EUA e adquirida por crianças que brincam ao ar livre, onde os guaxinins podem depositar os organismos (latrinas de guaxinim).

MANIFESTAÇÕES CLÍNICAS

Pacientes com meningite eosinofílica por infestação helmíntica tipicamente adoecem 1 a 3 semanas após a exposição, pois este reflete o tempo de trânsito para os parasitos migrarem do trato gastrintestinal ao SNC. Achados concomitantes incluem febre, vômitos, dor abdominal, erupções cutâneas progressivas, pleurisia ou eosinofilia periférica. Sintomas neurológicos podem incluir cefaleia, meningismo, ataxia, paralisia do nervo craniano e parestesias. Paraparesia ou incontinência podem resultar em radiculite ou mielite.

DIAGNÓSTICO

O diagnóstico presuntivo de meningite eosinofílica induzida por helmintos é mais comumente baseado na história de viagens e exposição na presença de achados clínicos e laboratoriais típicos. A visualização direta de helmintos no LCE é difícil, pois normalmente se encontra uma baixa carga de organismos. Ensaios sorológicos para infecções helmínticas são também de utilidade limitada já que eles não estão facilmente disponíveis comercialmente e não há reatividade cruzada substancial entre diferentes espécies de helmintos.

TRATAMENTO

O tratamento é de suporte, pois a infecção é autolimitada e medicamentos anti-helmínticos parecem não influenciar o prognóstico da infecção. Analgésicos devem ser dados para cefaleia e radiculite, e a remoção ou *shunt* de LCE devem ser realizados para aliviar a hidrocefalia, se presente. Esteroides podem diminuir a duração das cefaleias em adultos com meningite eosinofílica. O tratamento de *B. procyonis* deve ser iniciado empiricamente com albendazol e corticosteroides.

PROGNÓSTICO

Em geral, até 70% dos pacientes melhoram significativamente dentro de 4 semanas após o início dos sintomas. A taxa de mortalidade associada à meningite eosinofílica é < 5%; infecção por lombriga guaxinim não tratada pode ser fatal ou associada a sequelas graves.

A bibliografia está disponível no GEN-io.

Capítulo 622
Abscesso Cerebral

Andrew B. Janowski e David A. Hunstad

A incidência de abscesso cerebral está entre 0,3 e 1,3 casos por 100.000 pessoas por ano. O desenvolvimento de abscesso cerebral é mais frequentemente associado a uma etiologia subjacente, incluindo: propagação contígua de uma infecção associada (meningite, otite média crônica, mastoidite, sinusite, infecção dos tecidos moles da face ou couro cabeludo, celulite orbitária ou infecções dentárias); comprometimento direto da barreira hematencefálica devido a lesões cranianas penetrantes ou procedimentos cirúrgicos; fenômenos embólicos (endocardite); *shunts* da direita para a esquerda (cardiopatia congênita ou malformação arteriovenosa pulmonar), imunodeficiência ou corpo estranho inserido no sistema nervoso central (SNC), incluindo *shunts* ventriculoperitoniais.

PATOLOGIA

Os abscessos cerebrais ocorrem em ambos os hemisférios em crianças; no entanto, em adultos, abscessos localizados à esquerda são mais comuns, provavelmente em virtude de lesões penetrantes causadas por agressores destros. Aproximadamente 80% dos abscessos ocorrem nos lobos frontal, parietal e temporal, enquanto os abscessos no lobo occipital, cerebelo e tronco encefálico respondem pelo restante dos casos. Em 18% deles, abscessos cerebrais múltiplos estão presentes, e, em quase 20% dos casos, nenhum fator de risco predisponente pode ser identificado. Abscessos no lobo frontal são geralmente causados por extensão de sinusite ou celulite orbitária, enquanto abscessos localizados no lobo temporal ou cerebelo são frequentemente associados a otite média e mastoidite.

ETIOLOGIA

Os organismos predominantes que causam abscessos cerebrais são estreptococos, que respondem por um terço de todos os casos em crianças, com membros do grupo *Streptococcus anginosus* (*S. anginosus, Streptococcus constellatus* e *Streptococcus intermedius*) sendo os estreptococos mais comuns. Outros estreptococos importantes incluem

Streptococcus pneumoniae e *Enterococcus* spp. e outros estreptococos *viridans*. *Staphylococcus aureus* é o segundo organismo mais comumente encontrado em abscessos cerebrais pediátricos, representando 11% dos casos, sendo mais frequentemente associado a lesões penetrantes. Outras bactérias isoladas de abscessos cerebrais incluem organismos aeróbicos gram-negativos (*Haemophilus* spp., *Escherichia coli*, *Klebsiella pneumoniae*, *Proteus* spp. e outros Enterobacteriaceae) e bactérias anaeróbicas (gram-positivos spp., *Bacteroides* spp., *Fusobacterium* spp., *Prevotella* spp. e *Actinomyces spp.*). Em neonatos com meningite, a formação de abscesso é uma complicação em 13% dos casos, com *Citrobacter koseri*, *Cronobacter sakazakii*, *Serratia marcescens* e *Proteus mirabilis* sendo considerações especiais nesse grupo etário. Em até 27% dos casos, mais de um organismo é isolado. Abscessos associados a infecções das mucosas (sinusite ou infecções dentárias) frequentemente são polimicrobianos e incluem organismos anaeróbicos. Bactérias atípicas, incluindo *Nocardia, Mycobacterium*, *Listeria* spp. e fungos (*Aspergillus*, *Candida*, *Cryptococcus*) são mais comuns em crianças imunocomprometidas.

MANIFESTAÇÕES CLÍNICAS

Em geral, os estágios iniciais de cerebrite e formação de abscesso são assintomáticos e estão associados a sintomas inespecíficos, incluindo febre baixa, cefaleia e letargia. Com a piora do processo inflamatório, podem ocorrer vômitos, cefaleia intensa, convulsões, papiledema, sinais neurológicos focais (hemiparesia) e coma. Um abscesso de localização cerebelar é caracterizado por nistagmo, ataxia ipsilateral, dismetria, vômito e cefaleia. Se o abscesso se rompe para a cavidade ventricular, ocorre choque grave e morte em 27 a 85% dos casos.

DIAGNÓSTICO

A chave para o diagnóstico dos abscessos cerebrais é a pronta realização de imagem do SNC. A ressonância magnética (RM) do cérebro com contraste é o teste diagnóstico preferencial, visto que pode ajudar a diferenciar abscessos de cistos e de tumores necróticos (Figura 622.1). Como alternativa, a tomografia computadorizada (TC) craniana pode fornecer resultados de imagens mais rápidos, mas não pode fornecer os detalhes finos do tecido que são oferecidos pela RM (Figura 622.2). As imagens de RM e de TC com contraste podem demonstrar uma cavidade de um abscesso com realce em anel. Os achados de cerebrite na TC são caracterizados por uma lesão de baixa densidade parenquimatosa, enquanto as imagens de RM ponderadas em T2 são caracterizadas por aumento da intensidade de sinal. Outras anormalidades detectadas em testes laboratoriais comuns podem ser observadas nas crianças com abscesso cerebral. A contagem de leucócitos do sangue periférico é elevada em 60% dos casos, e as culturas de sangue são positivas em 28% dos casos. A punção lombar não é recomendada rotineiramente em casos de abscessos cerebrais, visto que o procedimento pode levar à herniação cerebral devido à pressão intracraniana elevada. Quando testado, o líquido cerebrospinal (LCS) é normal em 16% dos casos, 71% deles exibem pleocitose no LCS e 58% apresentam um nível elevado de proteína no LCS. As culturas do LCS são positivas em apenas 24% dos casos; portanto, uma cultura obtida a partir do líquido do abscesso é essencial para identificar patógenos bacterianos. Em alguns casos, a cultura do líquido do abscesso pode ser estéril, e testes alternativos, incluindo o sequenciamento de RNA ribossômico 16S, podem ser usados para identificar os organismos. Um eletroencefalograma (EEG) pode identificar um alentecimento focal correspondente.

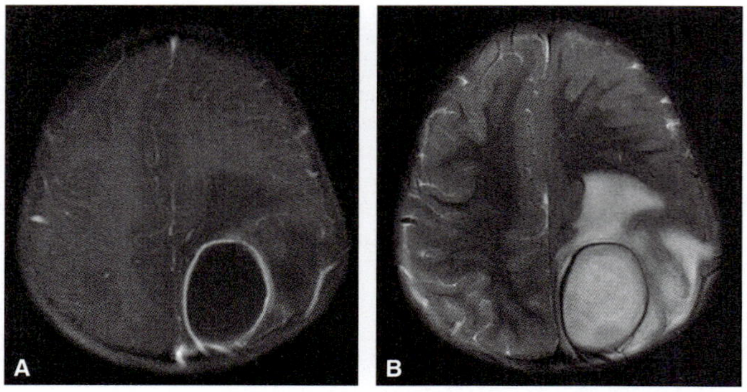

Figura 622.1 **Ressonância magnética do cérebro de um menino de 2 anos com defeito do septo atrial e abscesso cerebral causado por MRSA.** **A.** Imagem axial pós-contraste T1 fl2D demonstrando o realce da borda do abscesso. **B.** Imagem axial T2 TSE mostrando uma grande lesão cheia de líquido com edema circundante.

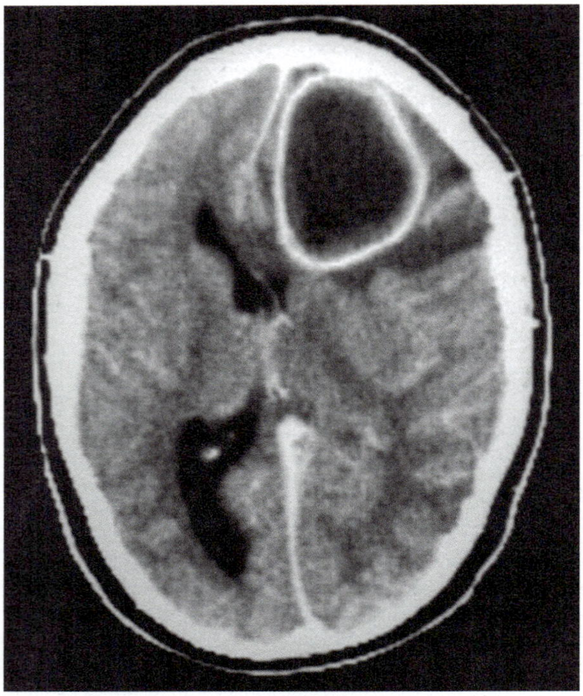

Figura 622.2 **Abscesso cerebral mostrado na tomografia computadorizada (TC) com contraste.** Observa-se grande abscesso com parede contrastada no lobo frontal esquerdo provocando deslocamento da linha média do cérebro para a direita. O paciente não apresentava sinais neurológicos até pouco antes da TC, pois o abscesso está localizado no lobo frontal, uma área "silenciosa" do cérebro.

TRATAMENTO

O tratamento inicial de um abscesso cerebral inclui o pronto diagnóstico e a instituição de um esquema de antibioticoterapia que é baseado nos patógenos mais prováveis. A terapia empírica consiste em uma combinação de cefalosporina de terceira geração e metronidazol, geralmente associados à vancomicina, visando à cobertura de *S. aureus* resistente à meticilina e cepas de *S. pneumoniae* resistentes à cefalosporina. Se houver suspeita de organismos gram-negativos resistentes, como nos casos de *shunts* ventriculoperitoneais infectados, cefepima ou meropeném podem ser usados como betalactâmicos no esquema inicial. *Listeria monocytogenes* pode causar abscesso cerebral no recém-nascido e, se suspeita, penicilina G ou ampicilina com gentamicina são recomendadas. Em pacientes imunocomprometidos, a cobertura de antibiótico de largo espectro é utilizada, e a terapia com anfotericina B deve ser considerada para atividade antifúngica.

Os procedimentos neurocirúrgicos para o tratamento do abscesso cerebral foram bastante aprimorados pelos sistemas estereotáxicos de RM ou TC, permitindo abordagens otimizadas para minimizar a morbidade. A aspiração do abscesso é recomendada para a realização de culturas com finalidade diagnóstica e para descompressão, a menos que contraindicado com base na localização ou na condição do paciente. Existem dados limitados sobre a injeção de antibióticos na cavidade do abscesso, e essa técnica não é recomendada rotineiramente. Pequenos abscessos com menos de 2,5 cm de diâmetro ou múltiplos abscessos podem ser tratados com antibióticos, e, na ausência de drenagem, devem ser realizados exames de neuroimagem para acompanhar e garantir que haja diminuição no tamanho do abscesso. A excisão cirúrgica de um abscesso raramente é necessária, pois esse procedimento pode estar associado a maior morbidade em comparação à aspiração de uma cavidade. A administração de glicocorticoides pode reduzir o edema, embora não existam evidências de melhores resultados com esteroides.

O esquema de antibióticos pode ser reduzido ou se tornar mais específico quando os dados da cultura do abscesso estiverem disponíveis, embora a maioria dos abscessos seja polimicrobiana e nem todos os organismos presentes possam ser isolados em cultura. *A duração da antibioticoterapia parenteral depende do organismo e da resposta ao tratamento, mas geralmente é de 6 semanas.*

PROGNÓSTICO

As taxas de mortalidade antes de 1980 variavam de 11 a 53%. As taxas de mortalidade mais recentes acompanhando o mais amplo uso de TC e RM, melhores técnicas microbiológicas e pronto tratamento antibiótico e cirúrgico variam de 5 a 10%. Fatores associados à alta taxa de mortalidade no momento da admissão incluem atraso na administração de antimicrobianos, idade inferior a 1 ano, múltiplos abscessos e coma. Sequelas a longo prazo ocorrem em cerca de um terço dos sobreviventes e incluem hemiparesia, convulsões, hidrocefalia, anormalidades dos nervos cranianos, problemas comportamentais e dificuldades na aprendizagem.

A bibliografia está disponível no GEN-io.

Capítulo 623

Hipertensão Intracraniana Idiopática (Pseudotumor Cerebral)

Alasdair P. J. Parker

Hipertensão intracraniana idiopática (HII), ou pseudotumor cerebral, é frequentemente considerada uma causa potencial de cefaleia associada à papiledema em crianças com ressonância magnética (RM) cerebral sem alterações. Um diagnóstico falso-positivo é comum, e são descritas a seguir estratégias para evitá-lo. A fisiopatologia é pouco conhecida e não existe estudo randomizado controlado quanto a estratégias de tratamento em crianças.

A HII é rara, mas um diagnóstico preciso é essencial devido ao risco de comprometimento visual. Houve uma evolução na investigação dessa condição. Anteriormente, os níveis normais de pressão intracraniana (PIC) não eram claros, levando ao superdiagnóstico da HII. Atualmente, estudos em crianças com monitoramento da PIC mostram um limite superior do normal de 10 mmHg (13,5 cm H_2O) entre as idades de 2 e 5 anos, com o nível pressórico do líquido cerebrospinal (LCS) encontrado em adultos sendo atingido aos 8 anos de idade. Atualmente, o percentil 90 da pressão do LCS na punção lombar é de 28 cm (22 mmHg) em crianças de 1 a 18 anos, sem um efeito significativo da idade. Outros parâmetros normais incluem a contagem de células no LCS, o conteúdo de proteínas e o tamanho ventricular, embora o tamanho ventricular na RM cerebral possa estar ligeiramente diminuído. O papiledema está quase universalmente presente e, em casos raros, em que este não é encontrado, deve-se tomar muito cuidado antes de estabelecer o diagnóstico, visto que é observada uma elevada taxa de erros diagnósticos (Figura 623.1).

ETIOLOGIA

Na HII, por definição, não se encontrará uma causa identificável, apesar dos achados típicos. Uma grande proporção de crianças encaminhadas ao pediatra com possível/provável HII após uma história completa, exame e investigação cuidadosa receberá o diagnóstico de *HI secundária* com uma causa subjacente identificada. A Tabela 623.1 lista alguns dos muitos distúrbios que causam a HI sem lesão obstrutiva na RM, incluindo obstrução venosa, doenças metabólicas (galactosemia, hipoparatireoidismo, pseudo-hipoparatireoidismo, hipofosfatasia, corticoterapia prolongada ou retirada rápida de corticosteroides, possivelmente tratamento com hormônio do crescimento, realimentação de uma criança significativamente desnutrida, hipervitaminose A, deficiência grave de vitamina A, doença de Addison, obesidade, menarca, uso de contraceptivos orais e gravidez), infecções (roséola infantil, sinusite, otite média crônica e mastoidite, síndrome de Guillain-Barré), fármacos (ácido nalidíxico, doxiciclina, minociclina, tetraciclina, nitrofurantoína, isotretinoína usada para o tratamento da acne, especialmente quando combinada com tetraciclina e valproato de sódio), doenças hematológicas (policitemia, várias anemias e síndrome de Wiskott-Aldrich) e, importante, obstrução da drenagem intracraniana por trombose venosa central.

MANIFESTAÇÕES CLÍNICAS

A IIH é rara abaixo dos 10 anos de idade, com preponderância no gênero feminino, e, por motivos pouco compreendidos, é muito mais provável que os pacientes sejam obesos. O sintoma mais frequente é cefaleia crônica (semanas a meses), progressiva, frontal, que pode se agravar com mudanças posturais ou uma manobra de Valsalva. Apesar de vômito poder estar presente, este é raramente tão persistente e insidioso quanto ao associado a um tumor da fossa posterior. **Obscurecimento visual transitório** (**OVT**) dura segundos, e diplopia (secundária à

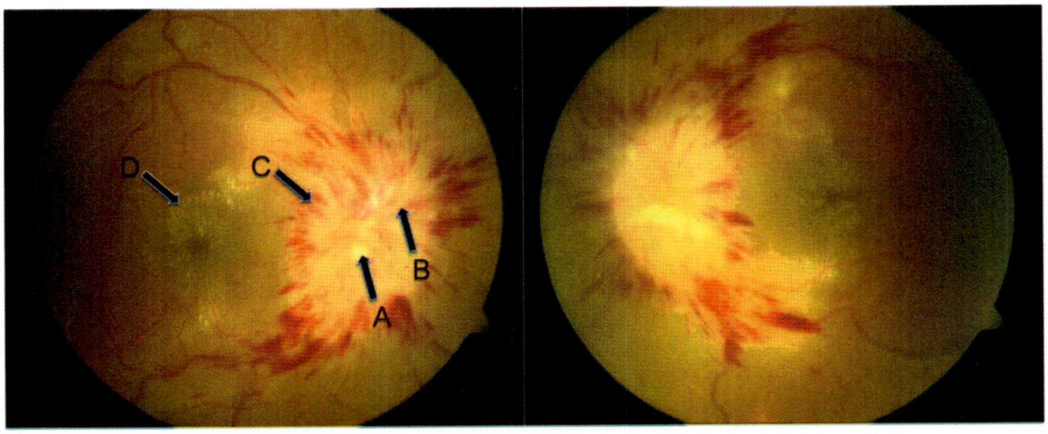

Figura 623.1 Fotografias do nervo óptico dos olhos direito e esquerdo, respectivamente, demonstrando edema de grau 5 da cabeça do nervo óptico com obscurecimento total do cálice óptico (**A**); obscurecimento total de um segmento de um grande vaso sanguíneo (**B**); obscurecimento total da margem do disco (**C**); e estrela macular (**D**). (*De Vickers AL, El-Dairi MA: Subacute vision loss in young, obese female. J Pediatr 163:1518-1519, 2013, Fig. 1.*)

Tabela 623.1	Hipertensão intracraniana secundária sem lesão obstrutiva na ressonância magnética.
Distúrbios hematológicos Síndrome de Wiskott-Aldrich Anemia ferropriva Anemia aplásica Doença falciforme Policitemia Transplante de medula óssea e tratamentos associados Estados protrombóticos Anemia de Fanconi **Infecções** Sinusite aguda Otite média (trombose do seio lateral) Mastoidite Amigdalite Sarampo Roséola Varicela, infecção recorrente pelo vírus da varicela-zóster Doença de Lyme HIV ou complicações associadas ao tratamento **Condições relacionadas com medicamento** Tetraciclinas Sulfonamidas Ácido nalidíxico Fluoroquinolonas Corticoterapia e retirada de corticosteroide Nitrofurantoina Citarabina Ciclosporina Fenitoína Mesalamina Isotretinoína Amiodarona Pílulas contraceptivas orais/implantes	**Distúrbios renais** Síndrome nefrótica Insuficiência renal crônica Pós-transplante renal Diálise peritoneal **Distúrbios nutricionais** Hipovitaminose A Intoxicação por vitamina A Hiperalimentação no paciente desnutrido Raquitismo dependente de vitamina D **Distúrbios do tecido conectivo** Síndrome do anticorpo antifosfolipídio Lúpus eritematoso sistêmico Doença de Behçet **Distúrbios endócrinos** Síndrome do ovário policístico Hipotireoidismo Hipoparatireoidismo/ hiperparatireoidismo Hiperplasia adrenal congênita Doença de Addison Hormônio de crescimento recombinante **Outras condições** Trombose de seio dural Obesidade (em pacientes puberais) Síndrome da veia cava superior Apneia do sono Síndrome de Guillain-Barré Doença de Crohn Colite ulcerativa Síndrome de Turner Galactosemia Reparo de defeito do septo atrial Síndrome de Moebius Sarcoidose

disfunção do nervo abducente) também pode ocorrer, assim como um zumbido pulsátil. O OVT pode ser definido como um acinzentamento transitório ou perda de visão frequentemente associada a mudanças posturais ou manobras de Valsalva. As crianças são alertas e não apresentam sintomas constitucionais. **Papiledema** com um ponto cego aumentado é o sinal mais consistente. É frequentemente diagnosticado incorretamente. As drusas na cabeça do nervo óptico e/ou a neurite óptica podem ser confundidas com papiledema. Portanto, a tomografia de coerência óptica (Figura 623.2) e a ultrassonografia *B* são fortemente recomendadas em todos os casos. Defeitos do campo visual periférico ou nasal inferior podem ser detectados. A presença de outros sinais neurológicos focais deve exigir uma investigação para a procura de outras etiologias que não a HII. Todas as crianças devem ser submetidas à RM craniana, que pode mostrar nada mais que papiledema ou aumento das bainhas do nervo óptico/fossa hipofisária. A venografia por RM é essencial, tanto para excluir uma trombose venosa quanto para identificar o afilamento dos seios laterais, comumente observado na hipertensão intracraniana.

Deve-se realizar a medida da pressão no LCR em todas as crianças. As pressões de abertura padrão em cmH_2O usando um manômetro podem estar falsamente elevadas. Um registgro mais preciso será obtido usando um transdutor eletrônico (equipamento similar rotineiramente conectado a uma linha arterial), que fornecerá um registro auxiliado por computador com análise da forma da onda, tanto na abertura quanto no estado de equilíbrio por 20 minutos (quando o paciente

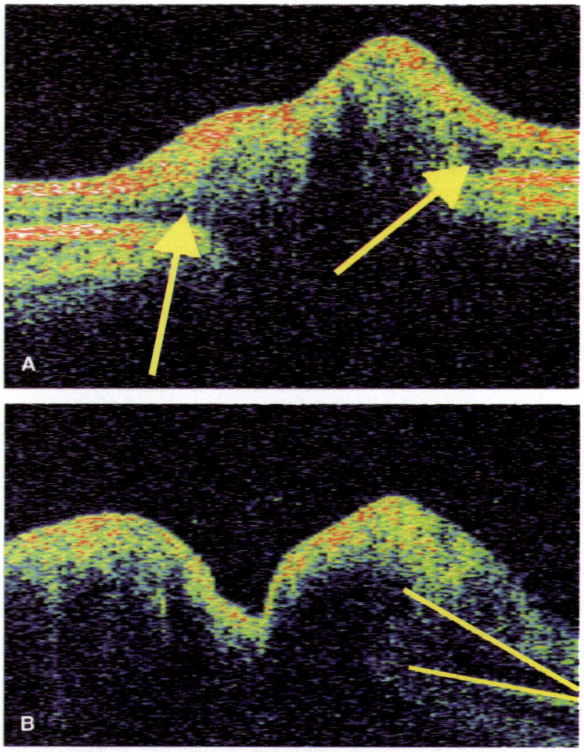

Figura 623.2 A. Tomograma de coerência óptica (*imagem em seção transversal*) de um disco óptico com drusas mostrando o tecido tipicamente irregular subjacente à superfície elevada do disco, sem extensão da camada hiporrefletiva sub-retiniana (*setas*) além da cabeça do nervo óptico. **B.** Tomograma de coerência óptica (*imagem em seção transversal*) de um disco óptico papiledematoso mostrando um disco levemente elevado com líquido hiporrefletor subjacente que se estende além do disco para o espaço sub-retiniano em um padrão lento-V (*linhas amarelas*). (*Cortesia de Louise Allen, MD, FRCOphth, Cambridge, United Kingdom.*)

estiver relaxado, feliz, em decúbito lateral, e não segurado firmemente ou em posição com excesso de flexão). A cooperação da criança é necessária e é auxiliada pela presença de um especialista em jogos ou pelo uso de óxido nitroso durante a inserção da agulha, evitando dor, choro, manobra de Valsalva ou respiração anormal. Quando a pressão de abertura da punção lombar é medida sob anestesia geral, é importante registrar uma pressão parcial normal ao final da expiração de dióxido de carbono (ET-P_{CO_2}). Como a HI secundária é mais comum, perfis renais, hepáticos, tireoidianos, hematológicos, inflamatórios e autoimunes devem ser obtidos no exame de sangue venoso. Os testes provavelmente ajudarão a reduzir a taxa de falso-positivos. Os estudos de infusão do LCS também podem ser úteis, principalmente em casos limítrofes. Um resumo dos critérios de diagnóstico é observado na Tabela 623.2.

TRATAMENTO

Não há ensaios clínicos randomizados para orientar o tratamento da HII. Atrofia óptica e deficiência visual são as complicações mais significativas. Quaisquer causas de HI secundária devem ser tratadas (p. ex., retirada de um medicamento). Crianças obesas com HII necessitam de um plano de intervenção para perda de peso. A acetazolamida (10 a 30 mg/kg/24 h) provavelmente é um tratamento eficaz, e, mais recentemente, alguns autores recomendaram o uso de topiramato ou furosemida. Os corticosteroides não são administrados rotineiramente, embora possam ser utilizados em pacientes com hipertensão intracraniana grave que correm o risco de perder a função visual e aguardam intervenção cirúrgica; raramente é necessária uma derivação ventriculoperitoneal ou lombo peritoneal.

A fenestração da bainha do nervo óptico também pode ser tentada em situações refratárias da HII, mas seu valor é discutido. Em qualquer criança cuja pressão intracraniana se mostre refratária ao tratamento,

Tabela 623.2 Critérios diagnósticos para hipertensão intracraniana idiopática (HII).

DIAGNÓSTICO DE HII	DIAGNÓSTICO DE HII SEM PAPILEDEMA
O diagnóstico de HII é definitivo se o paciente preencher critérios de A-E A. Papiledema B. Exame neurológico normal, exceto para as anormalidades do sexto nervo craniano C. Neuroimagem: parênquima cerebral normal sem evidência de hidrocefalia, massa ou lesão estrutural, e nenhum realce meníngeo anormal na RM, com e sem gadolínio, para pacientes típicos (sexo feminino e obesos), e RM, com e sem o gadolínio, e venografia por RM para outros; se a RM estiver indisponível ou contraindicada, a TC com contraste pode ser aplicada D. Composição normal do LCS E. Pressão de abertura da pressão lombar elevada (LCS ≥ 250 mm nos adultos; ≥ 280 nas crianças ou nos adultos obesos) em uma punção lombar corretamente realizada	Na ausência de papiledema, um diagnóstico de HII pode ser feito se critérios B-E forem preenchidos; além disso, o paciente pode apresentar paralisia unilateral ou bilateral do nervo abducente. Na ausência de papiledema ou paralisia do sexto nervo, um diagnóstico de HII pode ser sugerido, mas não confirmado se B-E forem preenchidos; além disso, pelo menos três dos seguintes estão presentes na neuroimagem: 1. Sela vazia. 2. Achatamento do aspecto posterior do globo. 3. Distensão do espaço subaracnoide perióptico com ou sem um nervo óptico tortuoso. 4. Estenose do seio venoso transverso.

O diagnóstico de HII é considerado provável se A-D forem atendidos, mas a pressão do LCS estiver abaixo de 250 mm. (De Mollan SP, Ali F, Hassan-Smith G *et al.*: Evolving evidence in adult idiopathic intracranial hypertension: pathophysiology and management, J Neurol Neurosurg Psychiatry 87(9):982-992, 2016, Table 1.)

justifica-se repetir a investigação completa. O monitoramento seriado da função visual (ou seja, acuidade visual, visão de cores e campos visuais) é necessário em crianças com idade suficiente para participar. O exame seriado do nervo óptico também é essencial. A tomografia de coerência óptica é útil para acompanhar de forma seriada as mudanças no papiledema. Potenciais evocados visuais seriados são úteis se a acuidade visual não puder ser documentada de forma confiável. A punção lombar diagnóstica inicial pode ser terapêutica. A agulha espinal produz uma pequena abertura na dura-máter que possibilita que o LCS escape do espaço subaracnoide, reduzindo assim a pressão intracraniana. Várias punções lombares adicionais e a remoção de LCS suficiente para reduzir a pressão liquórica em 50%, ocasionalmente, levam à resolução do processo.

A bibliografia está disponível no GEN-io.

Capítulo 624
Distúrbios da Medula Espinal

Mark R. Proctor

624.1 Medula Ancorada

Mark R. Proctor

Em condições normais, à medida que a coluna vertebral se flexiona e se estende, a medula espinal torna-se livre para se mover para cima e para baixo dentro do canal espinal. Se a medula espinal estiver fixa em algum ponto, o seu movimento será restrito e a medula espinal e as raízes nervosas poderão se tornar estiradas. Essa fixação da medula espinal, independentemente da causa, é chamada de medula ancorada. Quando ocorre dor, deterioração neurológica ou disfunção vesical ou intestinal em resposta à fixação, ela é chamada de **síndrome da medula ancorada**.

No final da gestação, a medula espinal termina, em média, no espaço do disco lombar L1-2, embora haja uma distribuição normal em forma de sino a partir de T12-L3 torácico. O ancoramento da medula espinal não pode ser determinado pela posição do cone medular isoladamente, mas uma posição abaixo de L3 é preocupante quanto ao ancoramento, especialmente quando associado a uma anormalidade que liga a medula aos ossos ou tecidos moles ao redor da coluna vertebral. Da mesma forma, a medula espinal pode ser ancorada mesmo que termine em uma posição normal se uma lesão de ancoramento estiver presente. Isso pode decorrer de uma variedade de causas.

Na sua forma mais simples, a síndrome da medula ancorada resulta de um espessamento do filamento terminal, que normalmente se estende como uma estrutura fina, muito móvel, a partir da ponta do cone até a região sacrococcígea na qual se fixa. Quando essa estrutura se torna espessa e/ou encurtada, a medula pode se tornar ancorada. Esse estiramento entre dois níveis medulares pode causar sintomas mais tardiamente. Em geral, observa-se uma infiltração gordurosa no filamento espessado (Figura 624.1).

Outras condições que são bem-estabelecidas como causas da medula ancorada sintomática incluem várias formas de disrafismo oculto, como lipomielomeningocele, mielocistocele e diastematomielia. Essas condições podem estar associadas a manifestações cutâneas, como lipomas da linha média, assimetria da prega glútea (Figura 624.2), indentações e áreas com crescimento de pelos, chamadas de hipertricose (Figura 624.3). Provavelmente o tipo mais comumente conhecido de medula ancorada sintomática ocorre em pacientes que se submeteram anteriormente ao fechamento de uma mielomeningocele aberta e, mais tarde, tornam-se sintomáticos com dor ou deterioração neurológica. A síndrome da medula ancorada também pode ser iatrogência e estar associada à cicatrização da medula espinal em pacientes submetidos a procedimentos cirúrgicos que rompem a pia-máter da medula espinal.

MANIFESTAÇÕES CLÍNICAS

Os pacientes em risco para o desenvolvimento subsequente da síndrome da medula ancorada geralmente podem ser identificados ao nascimento pela presença de mielomeningocele aberta ou por manifestações cutâneas de disrafismo (Capítulo 609). É importante examinar o dorso dos recém-nascidos quanto a lesões cutâneas de linha média (lipoma, seio dérmico, cauda ou tufo capilar) que podem sinalizar uma forma subjacente de disrafismo oculto. Seios dérmicos estão quase sempre localizados *acima* da prega glútea, e cavidades na fenda glútea diretamente sobrepondo o cóccix são geralmente tratos fibrosos benignos chamados fossetas coccígeas que não estão associadas ao ancoramento espinal. No entanto, anormalidades cutâneas podem estar ausentes em pacientes com medula espinal ancorada, e esses pacientes apresentam, mais tardiamente, manifestações clínicas.

Pacientes que se tornam sintomáticos mais tardiamente, apresentam, em geral, uma das quatro manifestações clínicas, incluindo sintomas neurológicos, ortopédicos, intestinais/vesicais e/ou dor. Uma apresentação ortopédica é a assimetria dos pés, com um pé menor, de arco alto, e dedos encurvados (Figura 624.4), às vezes referida como síndrome neuro-ortopédica. Caracteristicamente, não há nenhum reflexo aquileu no lado envolvido e a panturrilha é atrofiada. Escoliose também pode ser um sinal de apresentação. Outra apresentação clínica é o aumento da urgência urinária, que pode progredir para incontinência. Constipação intestinal progredindo para incontinência fecal também pode afetar o sistema gastrintestinal. Finalmente, dor nas costas generalizada grave, geralmente irradiando para os membros inferiores, pode ocorrer, especialmente no final da adolescência e em adultos.

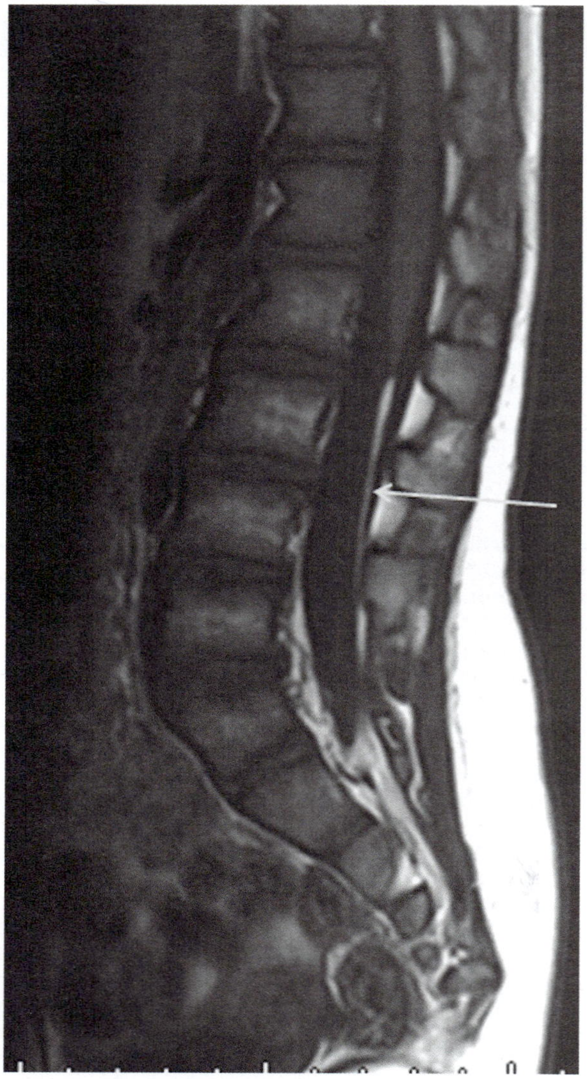

Figura 624.1 RM sagital em T1 mostrando espessamento e infiltração gordurosa do filamento terminal (*seta*) em um paciente com medula ancorada sintomática.

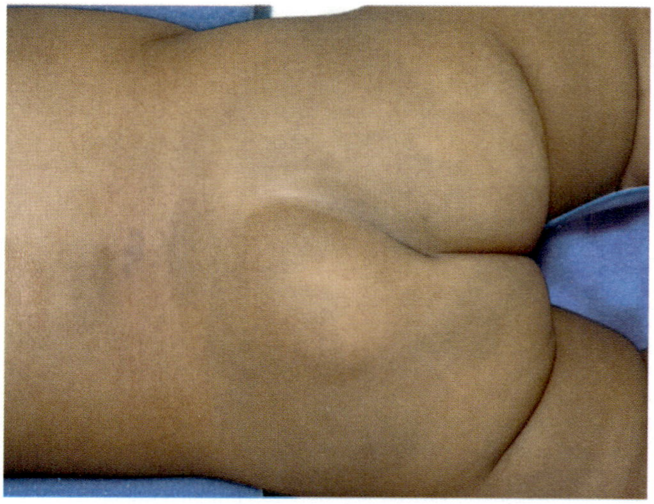

Figura 624.2 Criança com lipomielomeningocele demonstrando uma massa extraespinal e uma assimetria da prega glútea, indicativo de disrafismo oculto subjacente. (*Com permissão do Barrow Neurological Institute.*)

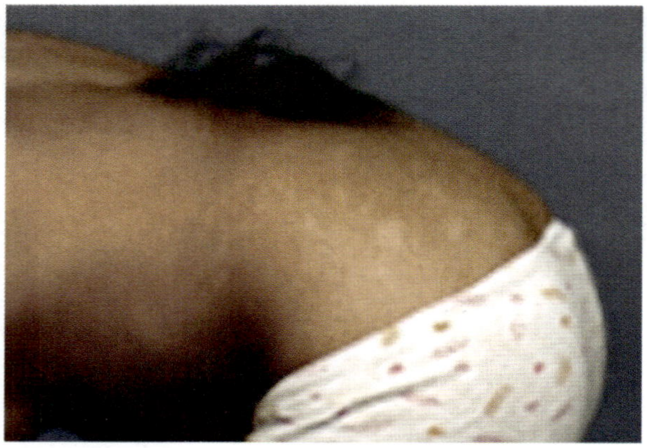

Figura 624.3 Área de crescimento de pelos, ou hipertricose, geralmente associada à diastematomielia. (*Com permissão do Barrow Neurological Institute.*)

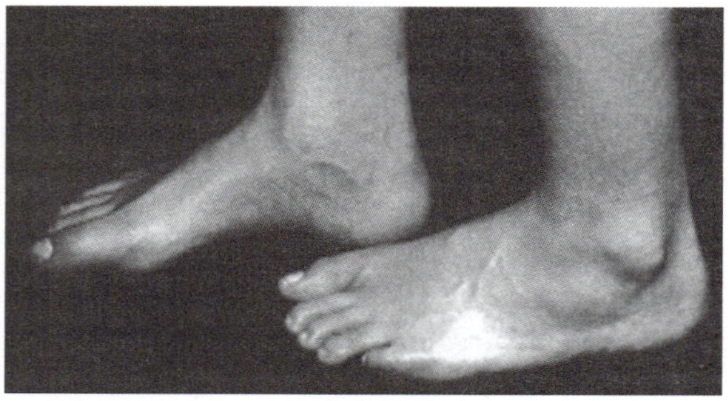

Figura 624.4 Exemplo de alterações neuropáticas no pé direito como resultado do ancoramento da coluna espinal, com um pé menor altamente arqueado e reflexo aquileu ausente no exame. (*Com permissão do Barrow Neurological Institute.*)

AVALIAÇÃO DIAGNÓSTICA

Quando os pacientes apresentam sintomas relacionados à síndrome da medula ancorada, um exame motor e sensitivo completo deve ser realizado. A avaliação da função vesical com ultrassonografia da bexiga e estudos urodinâmicos é útil para analisar a inervação da bexiga. A ressonância magnética (RM) é o exame diagnóstico preferencial para estudar a anatomia do ancoramento medular e fornecer informações sobre os riscos da intervenção cirúrgica.

TRATAMENTO

Não há opções não cirúrgicas para o tratamento da síndrome da medula ancorada. Como é provável que o ancoramento assintomático seja no mínimo suspeitado no recém-nascido, a cirurgia profilática para prevenir a deterioração posterior tem sido defendida por alguns neurocirurgiões. Essa estratégia continua sendo controversa e depende, de certo modo, de uma avaliação cuidadosa dos riscos em comparação com os benefícios. Caso a intervenção cirúrgica seja escolhida, a dissecção microcirúrgica com a liberação da medula espinal ancorada na dura-máter sobrejacente e dos tecidos moles é o objetivo do tratamento.

RESULTADOS

Os resultados da cirurgia dependem da complexidade da lesão subjacente e da condição de apresentação da criança já que os déficits existentes geralmente não são revertidos. A liberação de um filamento terminal espesso ou fixação de pacientes com diastematomielia geralmente tem bom resultado, e a chance de recorrência dos sintomas é muito baixa. Os pacientes com medula ancorada sintomática que se submetem a reparação de mielomeningocele ou lipomielomeningocele têm grande possibilidade de apresentar novo ancoramento e sintomas recorrentes.

A bibliografia está disponível no GEN-io.

624.2 Diastematomielia (Malformação da Divisão Medular)

Mark R. Proctor

Diastematomielia é uma apresentação relativamente rara de disrafismo oculto em que a medula espinal é separada em duas metades e pode se apresentar como medula espinal ancorada. Na malformação de divisão da medula do tipo 1, há duas medulas espinais, cada uma em sua própria dura-máter e separadas por um septo ósseo ou cartilaginoso (Figura 624.5). Na malformação de divisão da medula do tipo 2, as duas medulas espinais são posicionadas em um único saco dural com um septo fibroso entre os dois segmentos da coluna (Figura 624.6). Em ambos os casos, a anatomia da metade exterior da medula espinal é essencialmente normal, mas a metade medial é extremamente subdesenvolvida. Raízes nervosas subdesenvolvidas e ligamentos denteados se localizam medialmente dentro da membrana dural medial em casos de tipo 1 e terminam no septo membranoso nos casos de tipo 2. Ambos os tipos têm um defeito associado no segmento espinal ósseo. No caso de lesões do tipo 2, esse defeito pode ser bastante sutil.

MANIFESTAÇÕES CLÍNICAS

Pacientes com ambas as malformações tipo 1 e tipo 2 de divisão da medula terão apresentações semelhantes a outros tipos de lesões de ancoramento espinal. Isso pode incluir sinais sutis de envolvimento neurológico, tais como atrofia unilateral da panturrilha e arqueamento plantar em um ou ambos os pés nos primeiros anos de vida, porém os pacientes tendem a apresentar função neurológica normal. Esses pacientes apresentam fixação medular pela aderência da medula espinal, podendo ocorrer perda progressiva da função intestinal e vesical, além de déficits sensitivos e motores nos membros inferiores. Dor nas costas é um sintoma comum em adolescentes e adultos com divisão da medula, mas é incomum em crianças pequenas.

Manifestações cutâneas de disrafismo ocorrem em 90% dos pacientes com malformações de divisão da medula. Grandes áreas de crescimento de pelos na linha média, chamadas de hipertricose, é a manifestação cutânea mais comum, observada em aproximadamente 60% dos casos.

AVALIAÇÃO DIAGNÓSTICA

A RM é o exame de escolha, e mostra as duas medulas espinais. A associação frequente de anormalidades ósseas nessa condição pode exigir uma avaliação mais profunda com tomografia computadorizada (TC).

TRATAMENTO

O tratamento das malformações da divisão da medula é cirúrgico. Essa anormalidade é uma forma de síndrome da medula ancorada, e o seu tratamento é a liberação da medula espinal para que esta se mova livremente com o movimento da coluna vertebral. Nas malformações de divisão da medula do tipo 1, as duas hemimedulas estão em sacos durais separados com fixação medial à dura-máter e ao septo ósseo. Nesse caso, deve-se abrir a dura-máter, remover o septo ósseo, ressecar as porções mediais e criar um único tubo dural. Para lesões do tipo 2, o septo membranoso deve ser ressecado. Deve-se também investigar e ressecar qualquer fixação dessa membrana à face anterior da dura-máter. A refixação da medula nesse tipo é rara já que não há nenhuma razão para romper a pia-máter da medula espinal.

A bibliografia está disponível no GEN-io.

624.3 Siringomielia

Mark R. Proctor

Siringomielia é uma distensão cística da medula espinal causada por obstrução do fluxo de líquido espinal no interior da medula até o seu ponto de absorção. Há três formas reconhecidas de siringomielia dependendo da causa subjacente. Siringomielia comunicante significa que o líquido cerebroespinal (LCE) dos ventrículos se comunica com o líquido no interior da medula espinal e é a produção ventricular do LCE que distende a medula espinal. Siringomielia não comunicante

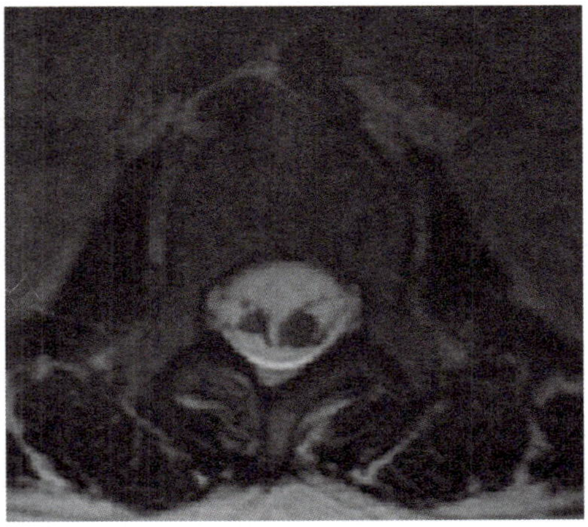

Figura 624.6 Diastematomielia tipo 2. RM axial ponderada em T2 em um paciente com DSM tipo 2 mostra a medula espinal dividida em duas hemimedulas dentro de um único tubo dural. Nenhum septo fibroso ou ósseo foi identificado. (*De Moore KR: Anomalias congênitas da coluna vertebral. In Coley BD (ed): Caffey's pediatric diagnostic imaging, 13e, Philadelphia, 2019, Elsevier, 2019, Fig. 43.13.*)

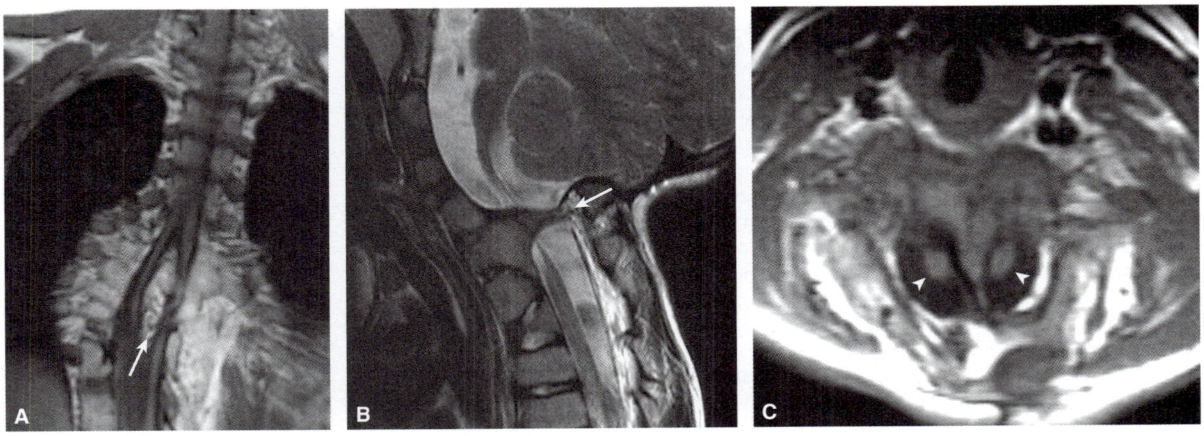

Figura 624.5 Diastematomielia tipo 1. **A.** A RM coronal ponderada em T1 em um paciente com DSM tipo 1 mostra um grande esporão ossificado (*seta*) que divide a medula espinal torácica. Há numerosas anomalias de segmentação vertebral com fusões costais posteriores. A RM sagital ponderada em T2 (**B**) e axial ponderada em T1 (**C**) em um outro paciente mostra DSM cervical do tipo 1 com esporão ossificado (*seta em* **B**) e duas hemimedulas (*pontas de seta em* **C**). (*De Moore KR: Congenital abnormalities of the spine. In Coley BD (ed): Caffey's pediatric diagnostic imaging, 13e, Philadelphia, 2019, Elsevier, Fig. 43.12.*)

significa que o LCE ventricular não se comunica com o líquido no interior da medula espinal. Ela ocorre principalmente no contexto de tumores e lesões obstrutivas intramedulares. Na última forma de siringomielia, isto é, siringomielia pós-traumática, a lesão da medula espinal resulta em danos e subsequente amolecimento da medula espinal. Esse amolecimento, combinado com a formação de cicatrizes no tecido circundante da medula espinal, resulta em distensão progressiva do cisto. A siringomielia está altamente associada à malformação de Chiari, e pode ser observada após infecção ou trauma, mas muitos casos observados em imagens são variantes anatômicas normais não associadas a síndromes ou quaisquer sintomas. A siringomielia também está associada a distúrbios do tecido conjuntivo (síndrome de Ehlers-Danlos).

MANIFESTAÇÕES CLÍNICAS

Os sinais e sintomas da siringomielia desenvolvem-se de maneira insidiosa ao longo de anos ou décadas. A apresentação clássica é a **síndrome da medula central**. A siringomielia compromete a medula espinal a partir da região central, na qual as fibras nervosas cervicais e torácicas estão localizadas, por isso afeta menos comumente as fibras lombares e sacrais, que estão mais localizadas lateralmente na medula espinal. Portanto, na siringomielia, o paciente desenvolve dormência que se inicia no ombro, em uma distribuição semelhante à capa, seguida pelo desenvolvimento de atrofia e fraqueza dos membros superiores. Úlceras tróficas nas mãos são características dos casos avançados.

Outras formas de apresentação incluem escoliose, que pode ser rapidamente progressiva e geralmente pode ser suspeita pela ausência de reflexos abdominais superficiais. Urgência urinária e disfunção vesical, bem como espasticidade em membros inferiores, também podem fazer parte da apresentação.

Em pacientes com siringomielia relacionada a lesão da medula espinal anterior significativa, a apresentação é, comumente, dor intensa na área da distensão da medula espinal acima do nível da lesão inicial. Há também um nível crescente de disfunção motora e sensitiva.

AVALIAÇÃO DIAGNÓSTICA

A RM é o exame radiológico preferencial (Figuras 624.7 e 624.8). O exame precisa abranger toda a coluna, devendo incluir sequências contrastadas com gadolínio se houver suspeita de tumor. Deve-se dar especial atenção à junção craniovertebral devido à frequente associação de siringomielia com malformação de Chiari I. A obstrução liquórica a partir do quarto ventrículo pode causar siringomielia; portanto, a maioria dos pacientes também deve ser submetida a exames de imagem encefálica caso seja observada malformação de Chiari na imagem cervical.

TRATAMENTO

O tratamento da siringomielia deve ser direcionado à causa subjacente, e raramente a siringomielia é abordada de maneira direta. Caso a etiologia da siringomielia possa ser excluída ou atenuada, a dilatação deverá melhorar. Cirurgia direta na siringe está associada a um perfil de risco cirúrgico muito maior.

A siringomielia comunicante é mais frequentemente observada no contexto de anormalidades na junção craniovertebral, geralmente associadas a malformações de Chiari (Figura 624.7). Em tais casos, a descompressão da junção craniovertebral é, via de regra, efetiva no manejo da siringomielia. No contexto de malformação de Chiari II associada à espinha bífida, a siringomielia, de modo geral, resulta de uma falha progressiva do *shunt* usado para tratar a hidrocefalia. Essa distensão da medula espinal redunda em um rápido desenvolvimento de escoliose e, ocasionalmente, espasticidade nos membros inferiores. O reparo do *shunt* é frequentemente um tratamento eficaz, e raramente a descompressão cirúrgica na junção craniovertebral é necessária. Outras condições que podem causar obstrução na junção craniocervical incluem condições inflamatórias, como meningite crônica, tuberculose ou carcinomatose meníngea.

A siringomielia não comunicante resulta do bloqueio do fluxo de líquido extracelular ou LCE da medula espinal dentro do canal central por um tumor intramedular ou compressão externa grave da medula espinal. Em tais casos, o manejo deve ser direcionado à ressecção do tumor ou à descompressão de elementos constritivos.

Siringomielias traumáticas resultam da hematomielia na substância da medula espinal juntamente com cicatrizes aracnoidais graves em torno da circunferência da medula espinal. Quando progressiva, esta apresentação de siringomielia é tratada pela exploração e lise das aderências que fixam a medula espinal à dura-máter sobrejacente. A lise microscópica da cicatriz em torno da medula espinal no ponto de lesão permite que a medula espinal entre em colapso e impede que ela seja distorcida por uma coluna hidrostática de pulsações do fluido espinal.

Em casos raros, procedimentos de drenagem direta devem ser empregados, e podem resultar em melhora sintomática e radiológica. Um *shunt* entre o canal medular e o espaço subaracnóideo ou um *shunt* siringopleural com um pequeno pedaço de tubo de silicone é a opção de tratamento. Esses procedimentos têm frequentemente um tempo curto de êxito, pois o tubo tende a se tornar obstruído; portanto, devem ser reservados para casos com sintomas obstrutivos.

Atualmente, em lugares em que crianças são submetidas a RM espinal, as que não apresentam déficits neurológicos estão sendo encaminhadas para neurocirurgiões pediátricos com o diagnóstico de siringomielia. Muitas dessas crianças foram avaliadas em virtude de dor nas costas ou

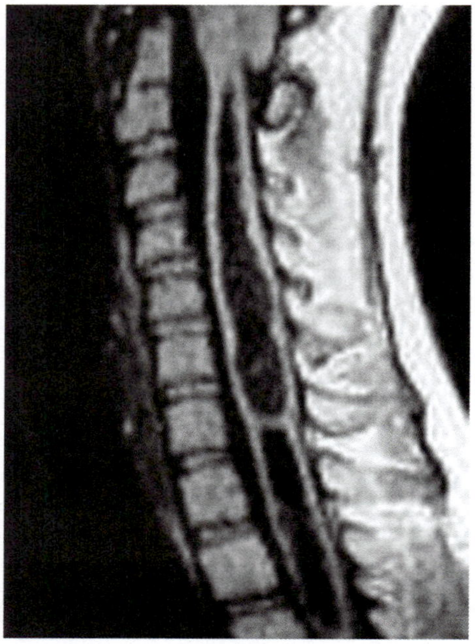

Figura 624.7 RM sagital do paciente com malformação de Chiari I e siringomielia difusa. (*Com permissão do Barrow Neurological Institute.*)

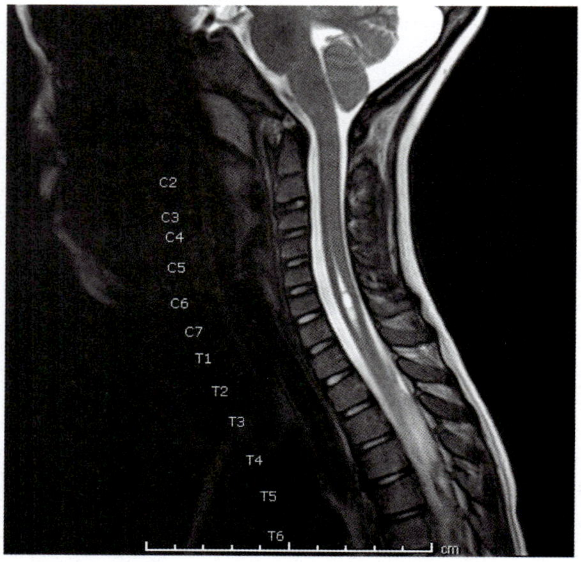

Figura 624.8 RM ponderada em T2 da medula espinal cervical e torácica mostrando dilatação do canal central (C5-T1) na ausência de uma malformação de Chiari ou outra patologia.

como parte de um rastreio para escoliose. Na RM, observa-se que elas têm um **canal central persistente** e o diagnóstico de siringomielia é realizado. Essas siringomielias têm 1 a 3 mm de diâmetro e podem se estender por vários segmentos (Figura 624.8). Não há distorção da medula espinal na região, assim como nenhuma alteração de sinal da medula espinal circundante. Essas siringomielias vêm sendo chamadas de "idiopáticas". O acompanhamento de um número significativo dessas crianças tem mostrado a natureza benigna de tais siringomielias e que são provavelmente uma variante da normalidade. Não parece haver necessidade de exames de imagem de rotina seriados na ausência de sintomas. Elas não precisam de tratamento e não requerem limitações de atividade física.

A bibliografia está disponível no GEN-io.

624.4 Tumores da Medula Espinal

Mark R. Proctor

Os tumores da coluna vertebral e da medula espinal são raros em crianças. Diferentes tipos de tumores têm relações diferentes com a medula espinal, meninges, e elementos ósseos da coluna vertebral (Figura 624.9). Tumores intramedulares surgem dentro da substância da própria medula espinal (Figura 624.10). Eles representam entre 5 e 15% dos tumores primários do sistema nervoso central. Essa porcentagem pode refletir bem o volume relativo da medula espinal em comparação ao cérebro. Aproximadamente 10% dos tumores intramedulares da medula espinal são tumores astrocíticos malignos, mas a maioria é de origem glial ou ependimária graus I ou II pela Organização Mundial de Saúde. Em crianças, astrocitomas e gangliogliomas de baixo grau representam os tipos de tumores mais comuns, com ependimomas sendo menos comuns do que em adultos.

Exceto no contexto de neurofibromatose (NF-1 e NF-2; ver Capítulo 614.1), os tumores extramedulares intradurais são extremamente raros em crianças. A maioria são tumores da bainha dos nervos, ou schwannomas ou, em caso de NF-2, neurofibromas. Meningiomas intraespinais em crianças são encontrados apenas nos pacientes com NF-2, ou naqueles que foram submetidos anteriormente à irradiação por algum motivo. O compartimento extramedular intradural é também um local para tumores metastáticos de cânceres primários, como leucemia ou tumores neuroectodérmicos primitivos. Ependimoma mixopapilar, um subtipo benigno encontrado no filamento terminal, é outro tumor extramedular observado em crianças.

Tumores medulares extradurais caracteristicamente iniciam nos ossos da coluna vertebral. Os tumores primários nesse local incluem cistos ósseos aneurismáticos, histiocitose de células de Langerhans (anteriormente chamada de granuloma eosinofílico), osteoma osteoide e tumores de células gigantes. Em lactentes, o espaço extradural é geralmente o local de ocorrência de neuroblastomas ou ganglioneuroblastomas, que tendem a se estender de uma localização paraespinal para o espaço epidural através do forame intervertebral. Em pacientes mais velhos, os ossos da coluna vertebral podem ser o local de mieloma múltiplo e metástases de tumores malignos comuns, como cordoma e sarcomas.

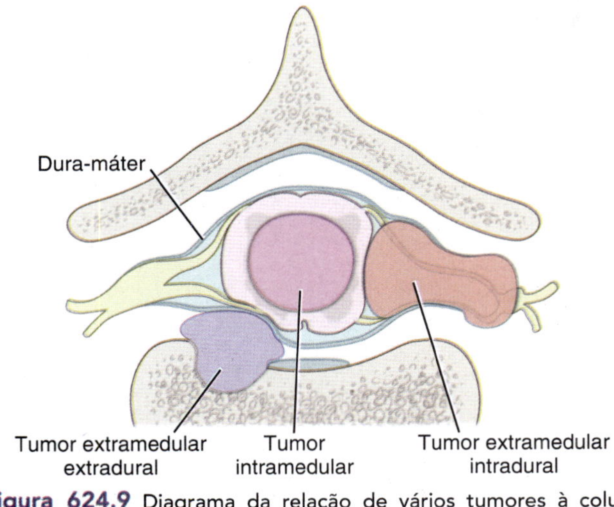

Figura 624.9 Diagrama da relação de vários tumores à coluna vertebral, raízes nervosas e medula espinal. (*Com permissão do Barrow Neurological Institute.*)

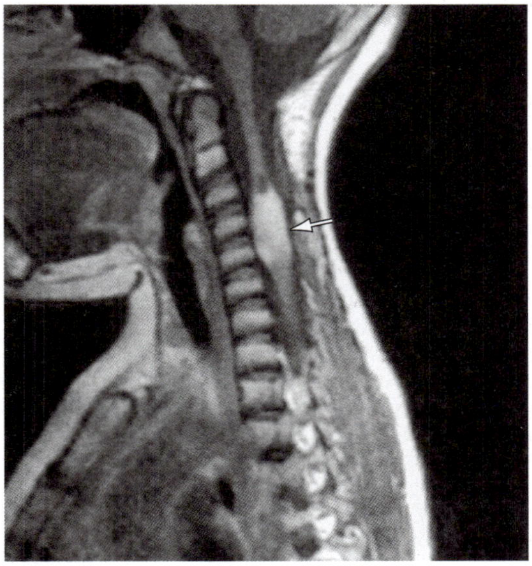

Figura 624.10 RM ponderada em T1 de um tumor medular (*seta*). A expansão fusiforme da medula cervical aumenta após a injeção intravenosa de gadolínio.

MANIFESTAÇÕES CLÍNICAS

Com exceção dos tumores gliais malignos incomuns da medula espinal, que tendem a se apresentar de maneira abrupta, os tumores intramedulares da medula espinal apresentam-se de maneira muito insidiosa. A dor nas costas relacionada com o nível do tumor é uma queixa comum. É provável que essa dor desperte a criança durante o sono e melhore no decorrer do dia. Antes de a RM se tornar rotina, o tempo desde o surgimento dos sintomas até a confirmação diagnóstica do tumor era muito longo, e se estendia por anos. Fraqueza, distúrbios da marcha e déficits sensitivos são geralmente sutis, porém são detectáveis no exame neurológico formal. Escoliose, assimetria dos membros e disfunção vesical e intestinal podem ser as queixas de apresentação associadas a tumores intramedulares da medula espinal.

Tumores da bainha do nervo surgem principalmente a partir das raízes sensitivas espinais. Eles são tumores de crescimento muito lento e se apresentam com sinais e sintomas relacionados ao nervo envolvido. Dor em uma distribuição em faixa ao redor do tórax ou em um membro é a queixa mais comum. O crescimento do tumor, eventualmente, leva à compressão da medula espinal e ao comprometimento das raízes nervosas adjacentes, mas a dor é o sintoma mais provável na apresentação.

Tumores extradurais extramedulares tendem a se apresentar mais agudamente devido ao rápido crescimento dentro de um espaço confinado. Tais crianças podem apresentar paresia aguda e retenção urinária. Elas também podem apresentar dor intensa abrupta e déficit neurológico no momento da fratura patológica do corpo vertebral. Os tumores benignos, como os tumores de células gigantes e cistos ósseos aneurismáticos têm uma apresentação mais insidiosa à medida que o tumor cresce lentamente e começa a comprimir as estruturas neurais. Osteomas osteoides apresentam-se com dor intensa aliviada por fármacos anti-inflamatórios não esteroidais.

AVALIAÇÃO DIAGNÓSTICA

A RM da medula espinal com e sem contraste com gadolínio é o exame diagnóstico preferencial e é essencial para o diagnóstico de tumores da medula espinal, especialmente intramedulares. A maioria dos tumores astrocíticos da medula espinal e a maioria dos ependimomas mostram captação de contraste de forma difusa com compressão medular focal.

Esses tumores podem envolver a medula espinal em todo o seu comprimento (astrocitomas difusos), embora grande parte dessa alteração possa ser devida à siringomielia associada. Tumores da bainha do nervo caracteristicamente captam contraste e são focais. Eles podem emergir através do forame neural e distender o canal medular podendo ser evidenciados na RM. Eles também podem ser visualizados em radiografias simples na área afetada da coluna vertebral em virtude do efeito crônico nos ossos.

As radiografias simples da coluna vertebral são úteis na definição da relação entre os tumores extradurais e a coluna vertebral óssea e no registro da evidência de instabilidade no caso de fraturas por compressão patológica. Quando uma fratura patológica ocorre, a TC é essencial para determinar o efeito do tumor sobre o osso. Como muitos desses tumores ocorrem como lesões metastáticas, um estadiamento geral da extensão da doença é essencial. No caso da histiocitose de células de Langerhans, um rastreamento ósseo completo deve ser realizado para procurar outras lesões. O mapeamento ósseo por radionucleotídio também é útil na determinação da extensão da doença.

TRATAMENTO

O tratamento primário de tumores intramedulares e extramedulares intradurais é a remoção cirúrgica. Tanto para os astrocitomas de baixo grau quanto ependimomas, a remoção microcirúrgica com a intenção de remoção total é o tratamento de escolha. Esse objetivo deve ser alcançado na maioria dos pacientes com ependimomas e em muitos pacientes com astrocitomas e gangliogliomas de baixo grau. O tratamento adjuvante desses tumores é geralmente desnecessário em pacientes tratados com ressecção cirúrgica adequada. Da mesma forma, schwannomas geralmente são ressecáveis. Ocasionalmente, no entanto, a raiz do nervo precisa ser ressecada. A ressecção da raiz na tentativa de remover o tumor pode não levar a nenhuma consequência para a medula espinal torácica, porém é fundamental proteger a raiz motora na região cervical e lombossacral para preservar o movimento. Tumores astrocíticos malignos não podem ser ressecados sem grande morbidade e, na maior parte dos casos, oferecem um prognóstico extremamente ruim. No caso de astrocitomas dos tipos III e IV da medula espinal, descompressão e biopsia, seguidas por radioterapia e, possivelmente, quimioterapia devem ser realizadas.

O diagnóstico e o tratamento de tumores extramedulares da medula espinal devem ser individualizados. Os pacientes com envolvimento ósseo podem estar em risco de instabilidade, e o tratamento envolverá, portanto, ressecção do tumor e estabilização da coluna vertebral. Para tumores extramedulares com componentes de tecido mole, tais como os neuroblastomas, o tratamento é determinado pela natureza do tumor e pelo grau de compressão da medula espinal, podendo ser necessária a realização de biopsia da lesão com agulha para direcionar o tratamento. Na ausência de compressão neurológica significativa, a intervenção cirúrgica pode não ser indicada se os tratamentos adjuvantes forem efetivos.

PROGNÓSTICO

O prognóstico dos pacientes com tumores benignos intramedulares depende, de certo modo, da condição do paciente no momento da intervenção cirúrgica. É pouco provável que os pacientes com perda da marcha melhorem após a cirurgia, e a maioria deles apresentará, pelo menos, uma piora transitória com a cirurgia. Pacientes que deambulam no momento da cirurgia provavelmente irão recuperar, pelo menos, o seu nível de função do pré-operatório. A maioria dos tumores intramedulares em crianças é benigna e comporta-se como tumores com os mesmos achados histológicos no cérebro. A evidência aponta para o fato de que os ependimomas intramedulares agem de maneira mais benigna do que o fazem no quarto ventrículo. A remoção total bruta sem tratamento adjuvante é o método preferido de tratamento e traz em si não apenas um tempo de sobrevivência livre de progressão muito mais longo, mas também melhor qualidade de vida.

Tumores medulares malignos são geralmente letais, com a morte resultante de metástases difusas pelo sistema liquórico. A ressecção bem-sucedida de tumores da bainha dos nervos deve ser curativa. No contexto de neurofibromatose, no entanto, muito mais tumores podem ser encontrados em outros níveis, ou pode-se esperar que se desenvolvam mais tardiamente. A intervenção cirúrgica no contexto das neurofibromatoses deve ser realizada apenas para lesões claramente sintomáticas.

O resultado do tratamento de tumores extramedulares depende do tipo de célula e, na maioria dos casos, da eficácia de terapias adjuvantes, não cirúrgicas. Em relação aos cistos ósseos aneurismáticos e tumores de células gigantes, a ressecção do tumor e a fusão da coluna vertebral são os tratamentos preferenciais.

A bibliografia está disponível no GEN-io.

624.5 Malformações Arteriovenosas Espinais

Mark R. Proctor

Malformações arteriovenosas da medula espinal são lesões raras em crianças. Apenas cerca de 60 pacientes com menos de 18 anos de idade são tratados nos EUA a cada ano. Essas lesões são complexas, e, apesar da sua raridade, existem múltiplos subtipos, que exigem diferentes estratégias de tratamento. Os pacientes geralmente apresentam-se com dor nas costas ou pescoço, dependendo dos segmentos da medula espinal envolvidos, e eles podem ter início insidioso com distúrbios sensitivos e motores. Já foi relatado o aparecimento súbito de paraplegia secundária à hemorragia. Ocasionalmente, os pacientes apresentam hemorragia subaracnoide sem déficits neurológicos evidentes, semelhante à apresentação associada com aneurismas cerebrais. Em alguns casos, sopros são audíveis à ausculta através da coluna vertebral óssea.

AVALIAÇÃO DIAGNÓSTICA

Quando se suspeita de uma malformação arteriovenosa da medula, é necessário realizar primeiramente a RM da medula espinal para se fazer o diagnóstico e se ter uma ideia geral da localização da lesão (Figura 624.11). A angioressonância ou a angiotomografia podem fornecer informações adicionais, porém a angiografia convencional da medula espinal com cateter é necessária para obter uma adequada compreensão da complexa anatomia da lesão e planejar a intervenção.

TRATAMENTO

A microcirurgia aberta tem sido o pilar do tratamento de fístulas arteriovenosas da medula espinal e malformações arteriovenosas. Com o rápido desenvolvimento de técnicas de intervenção, a porcentagem de pacientes submetidos à microcirurgia diminuiu de 70% para aproximadamente 30%. A radiocirurgia estereotáxica pode ser usada como terapia coadjuvante. O tratamento dessas lesões complexas requer o compromisso de um programa de tratamento neurovascular organizado.

A bibliografia está disponível no GEN-io.

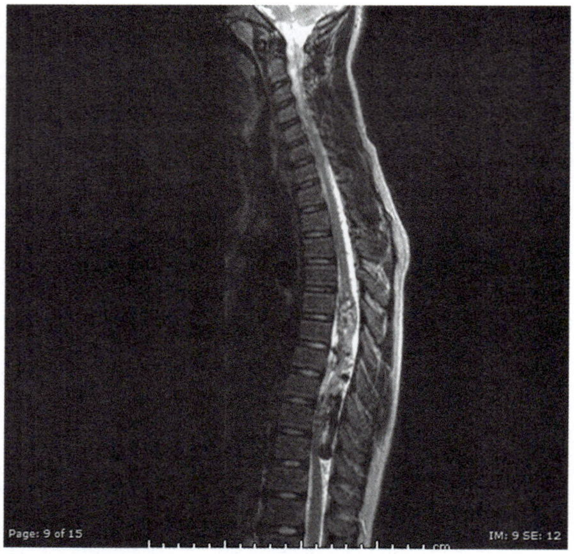

Figura 624.11 RM ponderada em T2 mostrando uma extensa malformação arteriovenosa espinal torácica.

Distúrbios Neuromusculares

PARTE 27

Capítulo 625
Avaliação e Investigação de Distúrbios Neuromusculares

Harvey B. Sarnat

O termo *doença neuromuscular* define os distúrbios da unidade motora e exclui as influências do cérebro sobre a função muscular, tais como a espasticidade. A unidade motora apresenta quatro componentes: um neurônio motor no tronco cerebral ou corno anterior da medula espinal; seu axônio, que em conjunto com outros axônios forma o nervo periférico; a junção neuromuscular; e todas as fibras musculares inervadas por um único neurônio motor. O tamanho da unidade motora varia entre os diferentes músculos e de acordo com a precisão da função muscular requerida. Em grandes músculos, como os glúteos e quadríceps femoral, centenas de fibras musculares são inervadas por um único neurônio motor; em músculos pequenos que executam funções de grande precisão, como o estapédio ou os músculos extraoculares, pode prevalecer uma proporção de 1:1. A unidade motora é influenciada pelo controle suprassegmentar ou do neurônio motor superior, que altera as propriedades do tônus muscular, de precisão do movimento, da inibição recíproca dos músculos antagonistas durante o movimento e do sequenciamento das contrações musculares para obter movimentos suaves e coordenados. Impulsos suprassegmentares também aumentam ou inibem o reflexo de estiramento monossináptico; o trato corticospinal é inibitório sobre esse reflexo.

Doenças da unidade motora são comuns em crianças. Essas enfermidades neuromusculares podem ser geneticamente determinadas, congênitas ou adquiridas, agudas ou crônicas e progressivas ou estáticas. O diagnóstico preciso é importante, uma vez que há disponível terapia específica para muitas doenças, e devido às implicações genéticas e do prognóstico; a confirmação laboratorial é necessária para a maioria das doenças devido à sobreposição de manifestações clínicas.

AVALIAÇÃO GENÉTICA

Como resultado de estudos genéticos, isolamento e clonagem de alguns genes específicos, muitos *loci* cromossômicos são identificados em doenças neuromusculares específicas. Em alguns casos, como na distrofia muscular de Duchenne, o defeito genético é uma deleção de sequências de nucleotídios e está associado à produção de proteína defeituosa, a distrofina. Em outros casos, tais como na distrofia muscular miotônica, o defeito genético não é uma deleção, e sim uma expansão ou repetição em um códon (um conjunto de três repetições de nucleotídios consecutivos que codifica um único aminoácido), com muitas cópias de um códon específico (no presente exemplo, também associado ao RNA mensageiro anormal). Algumas doenças apresentam padrão de herança autossômico dominante e autossômico recessivo em diferentes genealogias; esses genótipos mendelianos distintos podem resultar de mutações genéticas diferentes em cromossomos distintos (miopatia nemalínica) ou a partir de pequenas diferenças no mesmo gene localizado no mesmo *locus* cromossômico (miotonia congênita), apesar de muitas características fenotípicas comuns e achados histopatológicos compartilhados em uma amostra de biopsia muscular. Entre as várias miopatias mitocondriais clinicamente definidas, são reconhecidas deleções de DNA mitocondrial específicas e mutações pontuais no RNA transportador. Os padrões de herança e os *loci* cromossômicos e mitocondriais de enfermidades neuromusculares comuns que afetam lactentes e crianças estão resumidos na Tabela 626.1, no Capítulo 626.

As correlações genótipo:fenótipo nem sempre são tão precisas quanto se gostaria para o diagnóstico; muitas mutações genéticas, mesmo em cromossomos diferentes, causam o mesmo fenótipo e o inverso também é verdadeiro, em que a mesma mutação genética pode produzir muitas variações clínicas do fenótipo em pacientes distintos. Mesmo uma doença tão estereotipada e previsível como a distrofia muscular de Duchenne, é atualmente conhecida por estar associada a dúzias de diferentes variações genéticas em deleções e mutações *out-of-frame* do grande gene da distrofina. Isso explica por que as terapias específicas podem ser benéficas para alguns pacientes e não alteram o curso natural da doença em outros.

MANIFESTAÇÕES CLÍNICAS

O exame do sistema neuromuscular inclui uma avaliação da massa, tônus e força musculares. O tônus e a força não devem ser confundidos: **tônus passivo** é a amplitude de movimento em torno de uma articulação; **tônus ativo** é a resistência fisiológica ao movimento. A queda da cabeça para trás quando uma criança é puxada para a posição sentada, a partir da posição de supino, é um sinal de fraqueza, e não de tônus diminuído. A hipotonia pode estar associada à resistência normal ou à fraqueza; músculos delgados e desgastados podem estar fracos ou apresentar uma força normal inesperada. A distribuição desses componentes tem importância no diagnóstico. Em geral, as miopatias seguem uma distribuição proximal de fraqueza e perda de massa muscular (com a notável exceção da distrofia muscular miotônica); neuropatias geralmente apresentam distribuição distal (com notável exceção da atrofia muscular espinal juvenil; Tabela 625.1). O envolvimento de face, língua, palato e músculos extraoculares fornece uma distinção importante no diagnóstico diferencial. **Reflexos de estiramento do tendão** geralmente são abolidos em neuropatias e em doenças do neurônio motor, e estão diminuídos, porém conservados, nas miopatias (Tabela 625.1). Algumas características clínicas específicas são importantes no diagnóstico de algumas doenças neuromusculares. **Fasciculações** musculares, que são muitas vezes mais bem observadas na língua, são um sinal de desnervação. Anormalidades sensitivas indicam neuropatia. A fraqueza com fadiga é característica de distúrbios da junção neuromuscular, enquanto a miotonia é específica para algumas miopatias.

Algumas características não distinguem a miopatia de neuropatia. As dores musculares, ou **mialgias**, estão associadas à doença aguda de ambas as origens, miopática ou neurogênica. A dermatomiosite aguda e a polineuropatia aguda (síndrome de Guillain-Barré) são caracterizadas por mialgias, já as distrofias musculares e atrofias musculares espinais não estão associadas às dores musculares. As mialgias também ocorrem em diversas doenças musculares metabólicas e na miopatia isquêmica, incluindo doenças vasculares, tais como dermatomiosite. Mialgias denotam a rapidez do processo, em vez da natureza, de modo que as doenças progressivas, mas crônicas, tais como a distrofia muscular e atrofia muscular espinal, não são dolorosas, porém as fases agudas de miopatias inflamatórias e desnervação aguda do músculo frequentemente se apresentam com dor muscular e sensibilidade à palpação. **Contraturas** musculares, se presentes ao nascimento ou se desenvolvendo tardiamente no curso de uma doença, ocorrem em ambas às doenças, miopáticas e neurogênicas.

Lactentes do sexo masculino que manifestam fraqueza no final da vida fetal e no período neonatal, frequentemente apresentam **criptorquidismo**. Os testículos são ativamente puxados para dentro do escroto pela parede abdominal anterior por um par de cordões, constituído

Tabela 625.1 Características distintivas dos distúrbios do sistema motor (exceto genética).

LOCAL DA LESÃO	FRAQUEZA Face	Braços	Pernas	Proximal-distal	REFLEXOS TENDINOSOS PROFUNDOS	ELETRO-MIOGRAFIA	BIOPSIA MUSCULAR	OUTROS
Central	0	+	+	≥	Normal ou ↑	Normal	Normal	Convulsões, hemiparesia e atraso no desenvolvimento
Célula do corno ventral	Tardia	++++	++++	≥	0	Fasciculações e fibrilações	Padrão de desnervação	Fasciculações (língua)
Nervo periférico	0	+++	+++	<	↓	Fibrilações	Padrão de desnervação	Déficit sensitivo, proteína do fluido cerebroespinal elevada, biopsia de nervo alterada
Junção neuromuscular	+++	+++	+++	=	Normal	Resposta decrescente (miastenia); resposta incremental e BSAP (botulismo)	Normal	Resposta à neostigmina ou edrofônio (miastenia); constipação intestinal e pupilas fixas (botulismo)
Músculo	Variável (+ a ++++)	++	+	>	↓	Curta duração, pequena amplitude de potenciais da unidade motora e potenciais polifásicos miopáticos	Padrão miopático*	Níveis de enzimas musculares elevados (variável)

*Também pode mostrar características únicas, como na doença do núcleo central, miopatia nemalínica, miopatia miotubular e desproporção congênita do tipo de fibra. + a + + + +, diferentes graus de gravidade; BSAP (do inglês, *brief-duration, small-amplitude, overly abundant motor unit potentials*), potenciais de unidade motora de curta duração, pequena amplitude, excessivamente abundantes. (De Volpe J: Neurology of the newborn, ed 4, Philadelphia, 2001, WB Saunders, p. 706.)

por músculo liso e estriado chamado gubernáculo. O gubernáculo está enfraquecido em muitas doenças neuromusculares congênitas, incluindo a atrofia muscular espinal, a distrofia muscular miotônica e muitas miopatias congênitas.

O tórax de lactentes com doença neuromuscular congênita muitas vezes tem forma de sino, e as costelas são finas e radiolucentes, como um resultado de fraqueza do músculo intercostal durante o crescimento intrauterino. Este fenômeno é caracteristicamente encontrado na atrofia muscular espinal infantil, mas também ocorre na miopatia miotubular, distrofia miotônica neonatal e outros distúrbios (Figura 625.1). Devido à pequena massa muscular, o peso ao nascer pode estar baixo para a idade gestacional.

Hipotonia generalizada e atraso no desenvolvimento motor são as manifestações mais comuns da doença neuromuscular em lactentes e crianças jovens (Tabela 625.2 e Figuras 625.2 a 625.4). Essas características também podem ser expressões de doença neurológica, doenças metabólicas endócrinas e sistêmicas e síndrome de Down, ou podem ser manifestações neuromusculares inespecíficas de desnutrição ou doença sistêmica crônica (Tabela 625.3). Um histórico pré-natal de diminuição dos movimentos fetais e retardo do crescimento intrauterino são frequentemente encontrados em pacientes sintomáticos no momento do nascimento. Transtornos de desenvolvimento tendem a se manifestar lentamente e são progressivos. A paralisia flácida aguda em lactentes com idade mais avançada e crianças possui um diagnóstico diferencial distinto (Tabela 625.4).

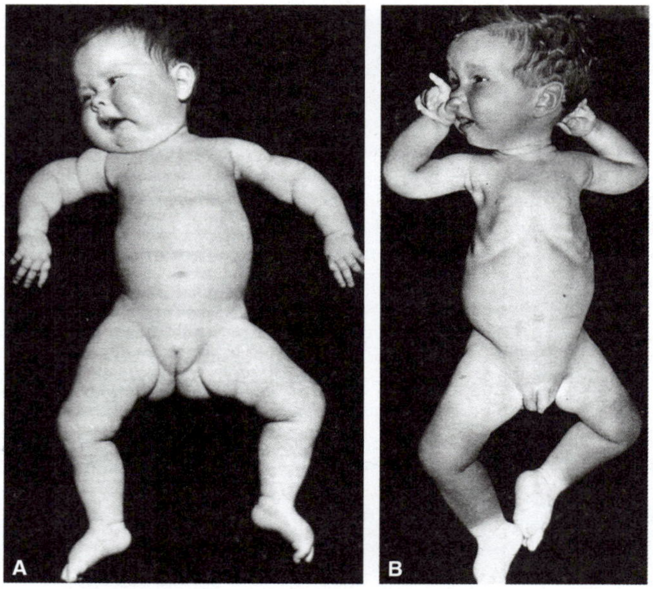

Figura 625.1 Atrofia muscular espinal tipo 1 (doença de Werdnig-Hoffmann). Posturas características em uma criança de 6 semanas de idade (**A**) e de 1 ano de idade (**B**) com fraqueza grave e hipotonia desde o nascimento. Observe a postura de "batráquio" dos membros inferiores e rotação interna ("alça de jarro") (**A**) ou rotação externa (**B**) nos ombros. Nota-se também a retração intercostal, especialmente evidente em **B**, e as expressões faciais normais. (*De Volpe J: Neurology of the newborn, ed 4, Philadelphia, 2001, WB Saunders, p. 645.*)

ACHADOS LABORATORIAIS

Enzimas séricas

Várias enzimas lisossômicas são liberadas pelas fibras musculares danificadas ou degeneradas e podem ser mensuradas no soro sanguíneo. A mais útil dessas enzimas é a creatinofosfoquinase (**CK**, do inglês *creatine quinase*), que é encontrada em apenas três órgãos e pode ser separada em isozimas correspondentes: MM para o músculo esquelético, MB para músculo cardíaco e BB para o cérebro. A determinação de CK no soro não é um teste de triagem universal para a doença neuromuscular, já que muitas doenças da unidade motora não estão associadas a enzimas elevadas. O nível de CK está caracteristicamente elevado em certas doenças, tais como na distrofia muscular de Duchenne, e a magnitude do aumento é característico de determinadas enfermidades. A CK também pode estar elevada em alguns distúrbios não neuromusculares (Tabela 625.5)

A **rabdomiólise** geralmente é um evento dramático associado a níveis plasmáticos elevados de CK, a mioglobinúria, dor e sensibilidade muscular. Ela pode ser adquirida (Tabela 625.6 e Figura 625.5), pode ser decorrente de doenças metabólicas (Tabela 625.7), ou ocorrer espontaneamente ou secundária à diversos gatilhos (Figura 625.6).

Tabela 625.2 Padrão de fraqueza e localização na criança hipotônica.

REGIÃO ANATÔMICA DA HIPOTONIA	DISTÚRBIOS CORRESPONDENTES	PADRÃO DE FRAQUEZA E ENVOLVIMENTO
Sistema nervoso central	Alterações cromossômicas Alterações congênitas do metabolismo Disgenesia cerebral Trauma cerebral, medula espinal	Hipotonia central Hipotonia axial mais proeminente Reflexos hiperativos
Neurônio motor	Atrofia muscular espinal	Fraqueza generalizada; frequentemente poupa o diafragma, músculos faciais, pelve e esfíncteres.
Nervo	Neuropatias periféricas	Envolvimento de grupos musculares distais Fraqueza com atrofia
Junção neuromuscular	Síndromes miastênicas Botulismo infantil	Músculos bulbar e oculomotores apresentam grande grau de envolvimento
Músculo	Miopatias congênitas Miopatias metabólicas Distrofia muscular congênita Distrofia miotônica congênita	Fraqueza é proeminente Musculatura proximal Reflexos hipoativos Contraturas articulares

De Prasad AN, Prasad C: The floppy infant: contribution of genetic and metabolic disorders, Brain Dev 27:457-476, 2003.

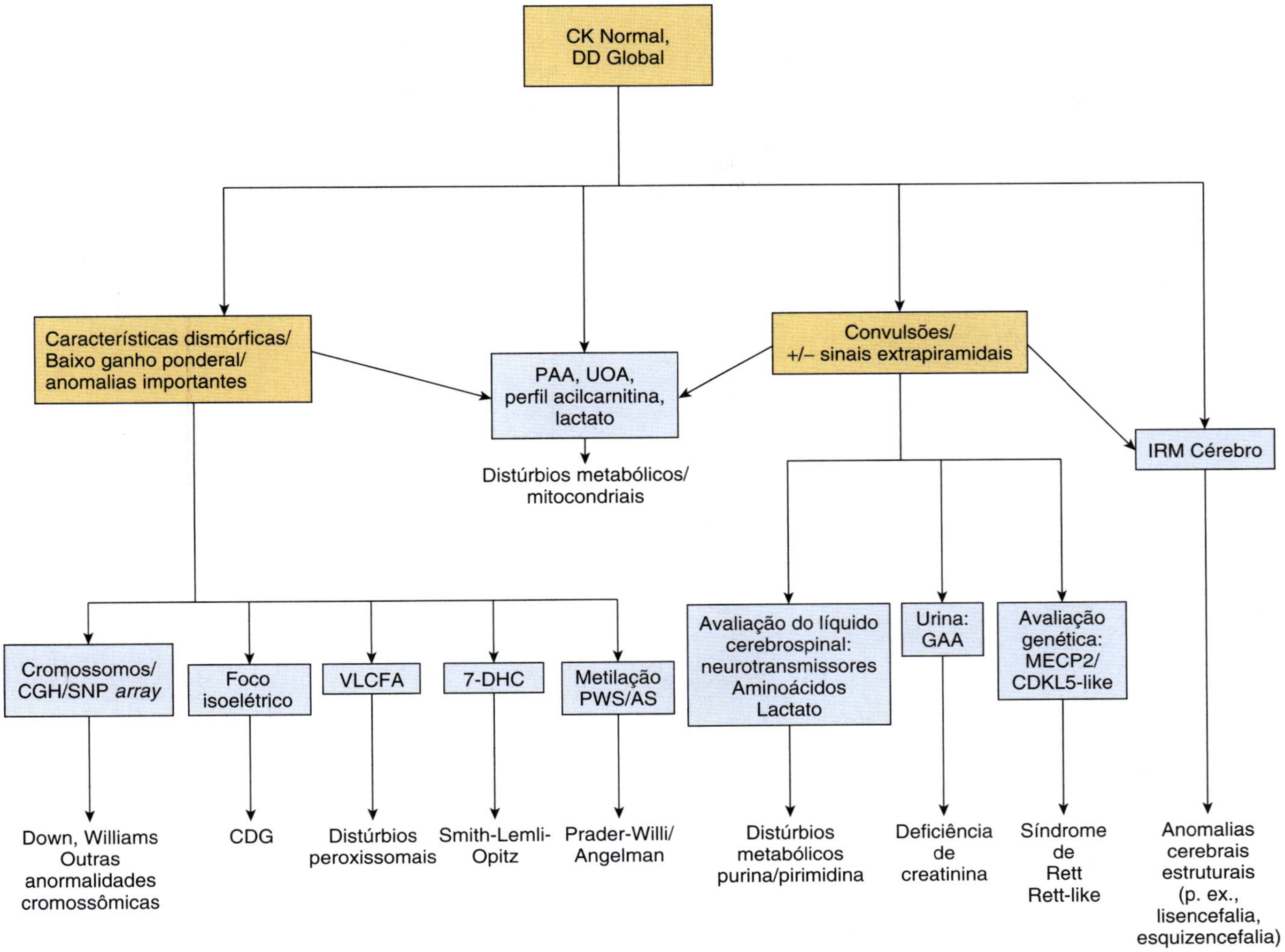

Figura 625.2 **Hipotonia central.** CK, creatinoquinase; PAA (do inglês, *plasma amino acids*), aminoácidos plasmáticos; UOA (do inglês, *urine organic acids*), ácidos orgânicos na urina; CDG (do inglês, *congenital disorders of glycosylation*), distúrbios congênitos de glicosilação; DD (do inglês, *development delay*), atraso no desenvolvimento; VLCFA (do inglês, *very-long-chain fatty acids*), ácidos graxos de cadeia muito longa; GAA, guanidinoacetato. (*De Lisi EC, Cohn RD: Genetic evaluation of the pediatric patient with hypotonia: perspective from a hypotonia specialty clinic and review of the literature, Dev Med Child Neurol 53:586-599, 2011, Fig 1.*)

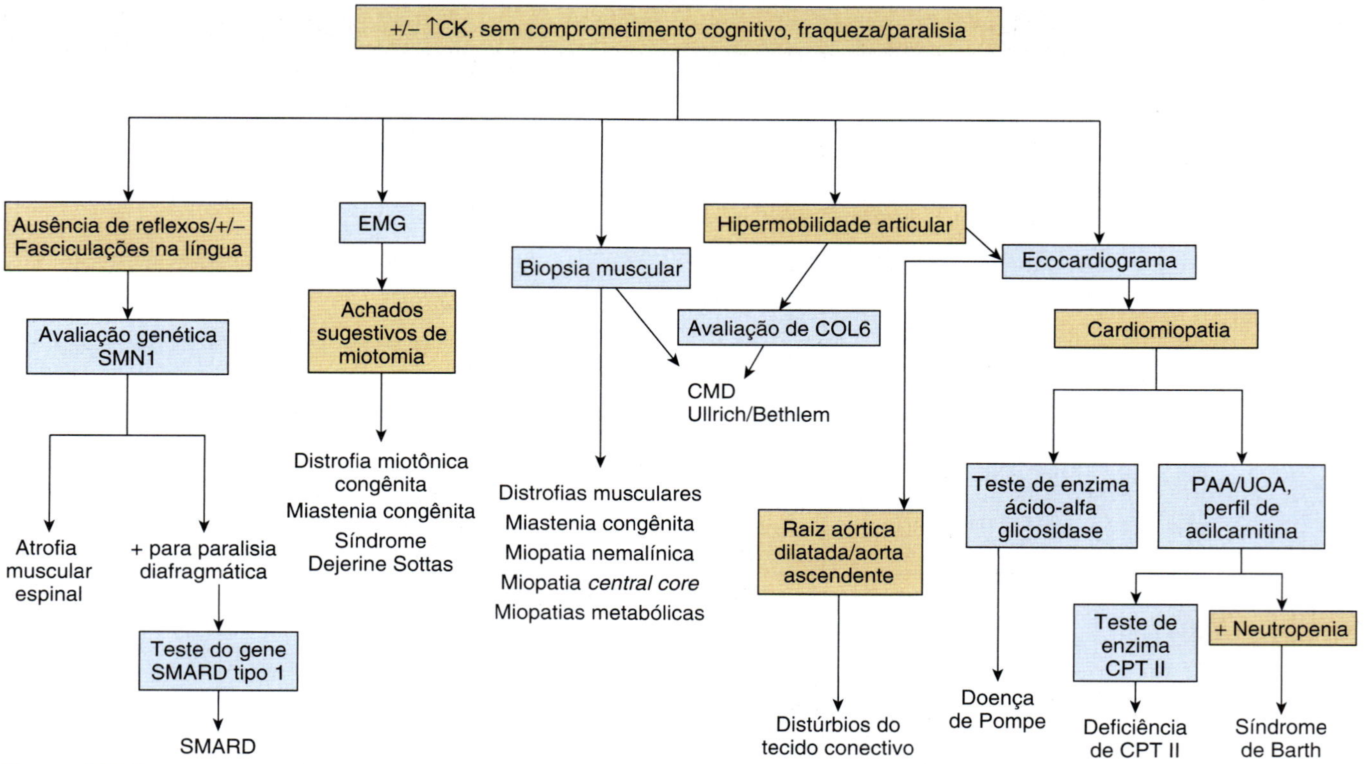

Figura 625.3 **Hipotonia periférica.** CK, creatinina quinase; EMG, eletromiografia; +/–, com ou sem; PAA (do inglês, *plasma amino acids*), aminoácidos plasmáticos; UOA (do inglês, *urine organic acids*), ácidos orgânicos na urina; SMARD (do inglês, *spinomuscular atrophy with respiratory distress*), atrofia muscular espinal com dificuldade respiratória. (*De Lisi EC, Cohn RD: Genetic evaluation of the pediatric patient with hypotonia: perspective from a hypotonia specialty clinic and review of the literature, Dev Med Child Neurol 53:586-599, 2011, Fig 2.*)

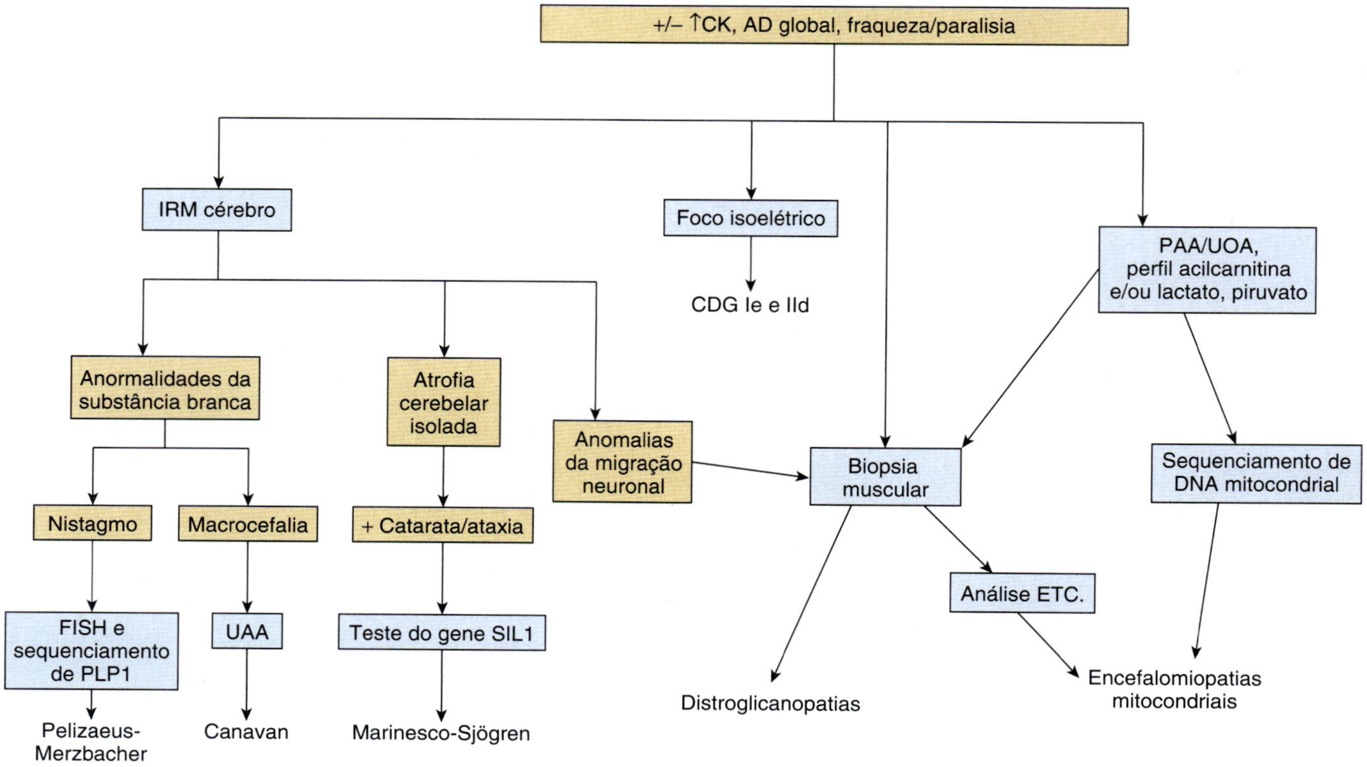

Figura 625.4 **Hipotonia combinada.** DD (do inglês, *developmental delay*), atraso no desenvolvimento; CDG (do inglês, *congenital disorders of glycosylation*), distúrbios congênitos de glicosilação; PAA (do inglês, *plasma amino acids*), aminoácidos plasmáticos; UOA (do inglês, *urine organic acids*), ácidos orgânicos na urina; UAA (do inglês, *urine amino acids*), aminoácidos na urina; +/–, com ou sem. (*De Lisi EC, Cohn RD: Genetic evaluation of the pediatric patient with hypotonia: perspective from a hypotonia specialty clinic and review of the literature, Dev Med Child Neurol 53:586-599, 2011, Fig 3.*)

Tabela 625.3 Diagnóstico diferencial do lactente hipotônico.

HIPOTONIA CEREBRAL
Hipotonia congênita benigna*

DISTÚRBIOS CROMOSSÔMICOS
Síndrome de Prader-Willi
Trissomias

ENCEFALOPATIA CRÔNICA NÃO PROGRESSIVA

MALFORMAÇÃO CEREBRAL
Complicações perinatais*
Distúrbios pós-natais*
Distúrbios peroxissomais
Síndrome cérebro-hepatorrenal (síndrome de Zellweger)
Adrenoleucodistrofia neonatal

OUTROS DEFEITOS GENÉTICOS
Disautonomia familiar
Síndrome oculocerebrorrenal (síndrome de Lowe)

OUTROS DEFEITOS METABÓLICOS
Deficiência de maltase ácida* (Doença de Pompe)
Gangliosidose GM_1 infantil
Deficiência piruvato carboxilase

DISTÚRBIOS DA MEDULA ESPINAL
Atrofias musculares espinais
Infantil aguda
Autossômica dominante
Autossômica recessiva
Deficiência de citocromo-c oxidase
Ligado ao cromossomo X
Crônica infantil
Autossômica dominante
Autossômica recessiva
Atrofia muscular espinal cervical congênita
Degeneração neuronal infantil
Artrogripose neurogênica
Polineuropatias
Neuropatia hipomielinizante congênita
Neuropatia axonal gigante
Neuropatias sensorimotoras hereditárias

DISTÚRBIOS DA TRANSMISSÃO NEUROMUSCULAR
Miastenia infantil familiar
Botulismo infantil
Miastenia gravis transitória
Miopatias com desproporção de tipos de fibras
Doença do núcleo central
Miopatia de desproporção congênita do tipo de fibras
Miopatia miotubular (centronuclear)
Aguda
Crônica
Miopatia nemalínica (haste nemalínica)
Autossômica dominante
Autossômica recessiva
Miopatias metabólicas
Deficiência de maltase ácida (doença de Pompe)
Deficiência de citocromo-c oxidase

*Demonstra as condições mais comuns e aquelas com tratamentos modificadores da doença.Modificado de Fenichel's clinical pediatric neurology, 7th ed, Philadelphia, 2013, Elsevier, Box 6.1.)

Tabela 625.4 Diagnóstico diferencial de paralisia flácida aguda.

Acidente vascular de tronco cerebral
Encefalite de tronco cerebral
Poliomielite anterior aguda
- Causada por poliovírus
- Causada por outros vírus neurotrópicos
- Causa desconhecida de mielite flácida aguda

Mielopatia aguda
- Lesões que ocupam o espaço
- Mielite transversa aguda

Neuropatia periférica
- Síndrome de Guillain-Barré
- Neuropatia pós-vacina antirrábica
- Neuropatia diftérica
- Metais pesados, toxinas biológicas ou intoxicação por drogas
- Porfiria aguda intermitente
- Neuropatia vasculítica
- Neuropatia do paciente crítico
- Neuropatia linfomatosa

Distúrbios da transmissão neuromuscular
- Miastenia *gravis*
- Toxinas biológicas ou industriais
- Paralisia por carrapato

Transtornos do músculo
- Hipopotassemia
- Hipofosfatemia
- Miopatia inflamatória
- Rabdomiólise aguda
- Triquinose
- Paralisia familiar periódica (normocalêmica, hipopotassêmica, hiperpotassêmica)

De Hughes RAC, Camblath DR: Guillain-Barré syndrome, Lancet 366:1653-1666, 2005.

Tabela 625.5 Distúrbios não neuromusculares que podem contribuir com níveis elevados de creatinofosfoquinase.

DISTÚRIOS ENDÓCRINOS
Hipertiroidismo (raro)
Hipotiroidismo
Hiperparatiroidismo
Acromegalia
Síndrome de Cushing

DISTÚRBIOS METABÓLICOS
Hiponatremia
Hipopotassemia
Hipofosfatemia

TRAUMA MUSCULAR
Exercício extenuante
Injeções intramusculares
Eletromiografia por agulha
Convulsões

MEDICAÇÕES
Estatinas
Fibratos
Antirretrovirais
Betabloqueadores
Clozapina
Bloqueadores de receptores de angiotensina II
Hidroxicloroquina
Isotretinoína
Colchicina

OUTROS
Doença celíaca
Neoplasias
Macrocreatinoquinase
Cirurgia
Gestação
Doença cardíaca
Doença renal aguda
Doença viral
Predisposição à hipertermia maligna

De Moghadam-Kia S, Oddis CV, Aggarwal R: Approach to asymptomatic creatine quinase elevation, Cleveland Clin J Med 83(1):37-42, 2016, Table 1.

Tabela 625.6 Causas de rabdomiólise.

CAUSAS NÃO TRAUMÁTICAS

Causas Não Relacionadas ao Esforço

Álcool/abuso de substâncias:
Etanol, metanol, etilenoglicol, heroína, metadona, barbitúricos, cocaína, cafeína, anfetamina, dietilamina do ácido lisérgico, 3,4-metilenodioximetanfetamina (MDMA, *ecstasy*), fenciclidina, benzodiazepínicos, tolueno (inalação de cola), inalação de gasolina/tinta

Medicação:
Salicilatos, derivados do ácido fíbrico (bezafibrato, clofibrato, fenofibrato, genfibrozila), neurolépticos, antipsicóticos (haloperidol, flufenazina, perfenazina, clorpromazina), quinina, corticosteroides, estatinas (atorvastatina, fluvastatina, lovastatina, pravastatina, rosuvastatina, sinvastatina, cerivastatina), teofilina, antidepressivos cíclicos, inibidores seletivos da recaptação de serotonina, antibióticos (fluoroquinolona, pirazinamida, trimetoprima/sulfonamida, anfotericina B, itraconazol, levofloxacino), zidovudina, benzodiazepínicos, anti-histamínicos, ácido aminocaproico, fenilpropanolamina

Agentes tóxicos:
Monóxido de carbono (CO), ervas de cicuta, picadas de cobra, veneno aracnídeo, ataque massivo de abelhas, *Tricholoma equestre* (cogumelo), peixe-búfalo

Agentes anestésicos e bloqueadores neuromusculares:
Barbitúricos, benzodiazepínicos, propofol, succinilcolina em pacientes com distrofia muscular de Duchenne/Becker

Infecções:
Viral: Influenza A e B, HIV, enterovírus, adenovírus, Coxsackie, vírus Epstein-Barr, vírus ECHO, citomegalovírus, herpes-vírus simplex, vírus varicela-zóster, vírus do Nilo Ocidental. *Bacteriana:* Espécies de *Legionella*, espécies de *Salmonella*, espécies de *Francisella*, *Streptococcus pneumoniae*, *Staphylococcus aureus*, *Enterococcus*, *Pseudomonas aeruginosa*, *Neisseria meningitidis*, *Haemophilus influenzae*, *Coxiella burnetii*, espécies de *Leptospira*, espécies de *Mycoplasma*, *Escherichia coli*, infecções fúngicas e por malária.

Distúrbios eletrolíticos:
Hiponatremia, hipernatremia, hipopotassemia, hipofosfatemia, hipocalcemia, condições hiperosmóticas

Distúrbios endócrinos:
Hipotiroidismo, hipertiroidismo, cetoacidose diabética, coma diabético hiperosmolar não cetótico, hiperaldosteronismo

Miopatias inflamatórias idiopáticas:
Polimiosite, dermatomiosite, miosite necrosante

Temperaturas extremas:
Insolação, hipertermia maligna, exposição ao frio

Isquemia muscular:
Trombose, embolismo
Síndrome neuroléptica maligna

Causas por esforço
Esforço físico extremo
Doença das células falciformes (crise)
Estado de mal epiléptico
Síndrome hipercinética
Distonia grave
Estado asmático

CAUSAS TRAUMÁTICAS
Lesões múltiplas

Lesão por compressão:
Bombardeios, terremotos, desabamentos, acidentes com minas terrestres, acidentes por trem ou veículo
Lesão elétrica de alta voltagem
Queimaduras extensas de terceiro grau

Cirurgia vascular/ortopédica:
Uso intraoperatório de torniquete, ataduras ou gesso apertado, aplicação prolongada de talas insufláveis ou vestimentas pneumáticas antichoque, e fixação de vasos durante cirurgia

Imobilidade prolongada:
Imobilização após trauma, anestesia, coma, inconsciência induzida por substâncias ou álcool

Adaptada de Zutt R, van der Kooi AJ, Linthorst GE et al.: Rhabdomyolysis: review of the literature, Neuromusc Dis 24:651-659, 2014, Table 2.)

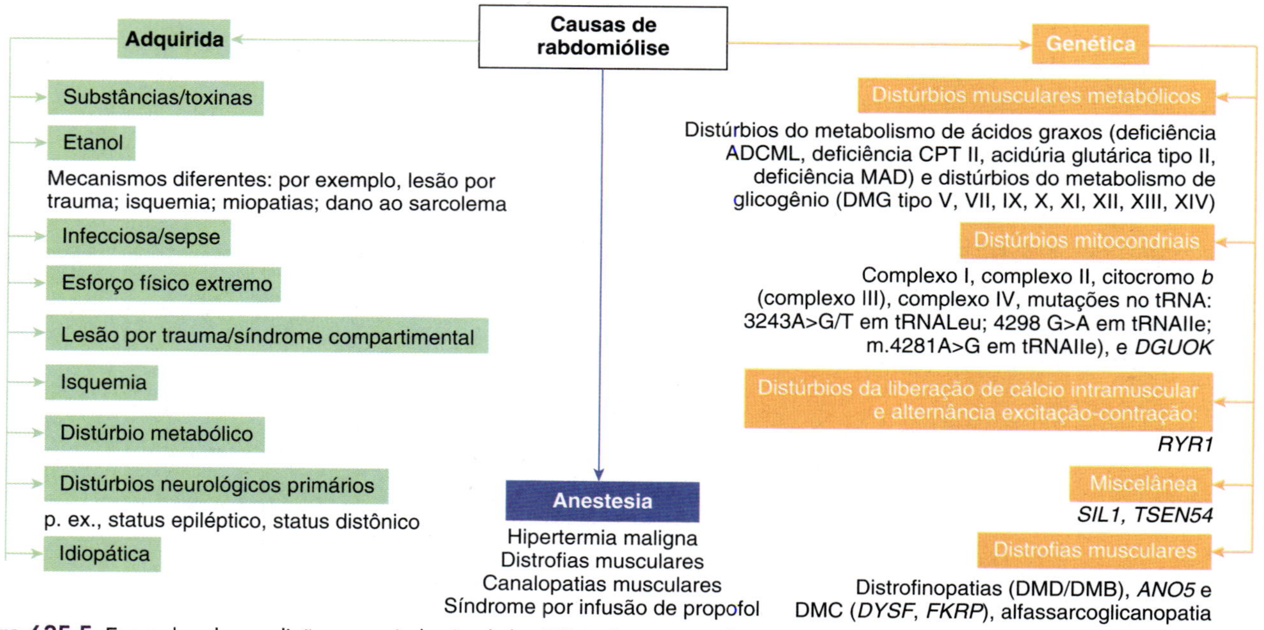

Figura 625.5 Exemplos de condições associadas à rabdomiólise. Em casos individuais, fatores genéticos e ambientais podem se combinar para provocar um evento de rabdomiólise; rabdomiólise induzida por anestesia é o exemplo mais bem caracterizado. VLCAD (do inglês, *very-long-chain acyl-CoA dehydrogenase*), acil-CoA desidrogenase de cadeia muito longa; CPT II, carnitina palmitoil-transferase II; MAD (do inglês, *multiple acyl-CoA dehydrogenase*), múltipla acil-CoA desidrogenase; GSD (do inglês, *glycogen storage disease*), doença de armazenamento de glicogênio; tRNA, ácido ribonucleico transportador; *DGUOK*, gene desoxiguanosina quinase; *RYR1*, gene receptor de rianodina tipo 1; *SIL1*, SIL1, *Saccharomyces cerevisiae*, homólogo de; *TSEN54*: gene *TSEN54*: tRNA splicing endonuclease 54 gene, *S. cerevisiae*, homólogo de; DMD, distrofia muscular de Duchenne; BMD (do inglês, *Becker muscular dystrophy*), distrofia muscular de Becker; *ANO5*, gene da anoctamina 5; LGMD (do inglês, *limb-girdle muscular dystrophy*), distrofia muscular de cinturas; *DYSF*, gene da disferlina; *FKPR*, gene da proteína relacionada à fukutina. (*De Scalco RS, Gardiner AR, Pitceathly RDS et al.: Rhabdomyolysis: a genetic perspective, Orphanet J Rare Dis 10:51, 2015, Fig 1.*)

Tabela 625.7 Distúrbios neuromusculares hereditários associados a episódios de rabdomiólise.*

GENE	NOME DA DOENÇA	REFERÊNCIA DOS NÍVEIS DE CREATINO-FOSFOQUINASE	PADRÃO DE HEREDITARIEDADE	GATILHO PARA A RABDOMIÓLISE
DISTÚRBIOS DO METABOLISMO DE GLICOGÊNIO				
PYGM	Doença de armazenamento de glicogênio tipo V, doença de McArdle	Elevada	AR	Exercício aeróbico e anaeróbico, sintoma manifesta-se em minutos
PFKM	Doença de armazenamento de glicogênio tipo VII, doença de Tarui	Elevada	AR	Exercício aeróbico e anaeróbico, sintoma manifesta-se em minutos
ALDOA	Doença de armazenamento de glicogênio tipo XII	Normal Elevação leve a alta	AR	Doença febril, infecção
ENO3	Doença de armazenamento de glicogênio tipo XIII	Normal Elevada	AR	Exercício aeróbico e anaeróbico, sintoma manifesta-se em minutos
PGAM2	Doença de armazenamento de glicogênio tipo X	Elevada	AR	Exercício aeróbico e anaeróbico, sintoma manifesta-se em minutos
PGK1	Deficiência de fosfoglicerato quinase 1	Normal Elevada	Ligada ao cromossomo X	Exercício aeróbico e anaeróbico, sintoma manifesta-se em minutos
PGM1	Doença de armazenamento de glicogênio tipo XIV	Elevada	AR	Exercício aeróbico e anaeróbico, sintoma manifesta-se em minutos, anestesia geral
PHKA1 *PHKB*	Doença de armazenamento de glicogênio tipo IX	?	Ligada ao cromossomo X AR	Exercício aeróbico e anaeróbico, sintoma manifesta-se em minutos
DISTÚRBIOS DO METABOLISMO DE ÁCIDOS GRAXOS:				
ACADVL	Deficiência de acil-CoA desidrogenase de cadeia muito longa	Normal Elevada	AR	Jejum, exercício prolongado, frio, infecções, febre
CPT2	Deficiência de carnitina palmitoil-transferase	Normal	AR	Exercício prolongado, jejum, febre, infecção, elevada ingestão de gordura, exposição ao frio, calor, estresse emocional, substâncias
ETFA *ETFB* *ETFDH*	Acidúria glutárica tipo II Deficiência múltipla de acil-coenzima A desidrogenase	Normal Levemente a moderadamente elevada	AR	Exercício físico, jejum, dieta irregular ou infeção
DISTÚRBIOS MITOCONDRIAIS				
COI (MTCO1)	Distúrbio mitocondrial	Normal	Herança materna	Exercício prolongado ou repetitivo
COII (MTCO2)	Distúrbio mitocondrial	Normal	Herança materna	Exercício
COIII (MTCO3)	Distúrbio mitocondrial	Normal	Herança materna	Exercício prolongado, doença viral, causa desconhecida
DGUOK	Distúrbio mitocondrial	?	AR	Doença viral
FDX1 ℓ	Distúrbio mitocondrial	Normal Elevado	AR	? Após exercício
HADHA *HADHB*	Deficiência da proteína trifuncional mitocondrial	Normal	AR	Atividade física extenuante
ISCU	Miopatia por deficiência no agrupamento ferro-enxofre (distúrbio mitocondrial)	?	AR	Exercício
MTCYB	Distúrbio mitocondrial	Normal	? Mutações esporádicas	Exercício
POLG1	Um relato de caso de rabdomiólise associada à síndrome da infusão do propofol		AD, AR	Síndrome da infusão do propofol
DISTÚRBIOS DE LIBERAÇÃO DE CÁLCIO INTRAMUSCULAR E ALTERNÂNCIA EXCITAÇÃO-CONTRAÇÃO				
RYR1	Suscetibilidade à hipertermia maligna, rabdomiólise por exercício, miopatias congênitas	Normal ou levemente a moderadamente elevada (geralmente < 1000 UI/ℓ)	AD, AR	Calor, infecção, álcool, substâncias, anestésicos (suscetibilidade à hipertermia maligna) e exercício
DISTROFIAS MUSCULARES				
ANO5	Anoctaminopatia-5	Elevada	AR	Não provocada; nenhum gatilho foi identificado
DMD	Distrofia muscular de Duchenne, distrofia muscular de Becker	Elevada	Ligada ao cromossomo X	Exercício, substâncias anestésicas
DYSF	Distrofia muscular de cinturas 2B, miopatias de Miyoshi	Elevada	AR	Exercício
FKTN	Distrofia muscular congênita de Fukuyama	Elevada	AR	Um caso seguido do uso de halotano e succinilcolina
FKRP	Distrofia muscular de cinturas 2I	Elevada	AR	Exercício
VARIADOS				
LPIN1	Deficiência de ácido fosfatídico fosfatase.	Normal, elevada	AR	Doença febril, anestesia e esforço
SIL1	Síndrome de Marinesco-Sjögren	Normal, elevada	AR	Infecção febril
TSEN54	Hipoplasia pontocerebelar tipo-2	Normal, elevada	AR	Hipertermia
TANGO2	Encefalocardiomiopatia	Elevada	AR	Crise de encefalocardiomiopatia

*A tabela resume genes, nomes de doenças, níveis séricos de referência para CK (entre episódios agudos de rabdomiólise), padrões de hereditariedade e gatilhos para rabdomiólise. Genes comumente associados a episódios de rabdomiólise em itálico. AD, autossômico dominante; AR, autossômico recessivo. (De Scalco RS, Gardiner AR, Pitceathly RDS et al.: Rhabdomyolysis: a genetic perspective, Orphanet J Rare Dis 10:51, 2015, Table 1.)

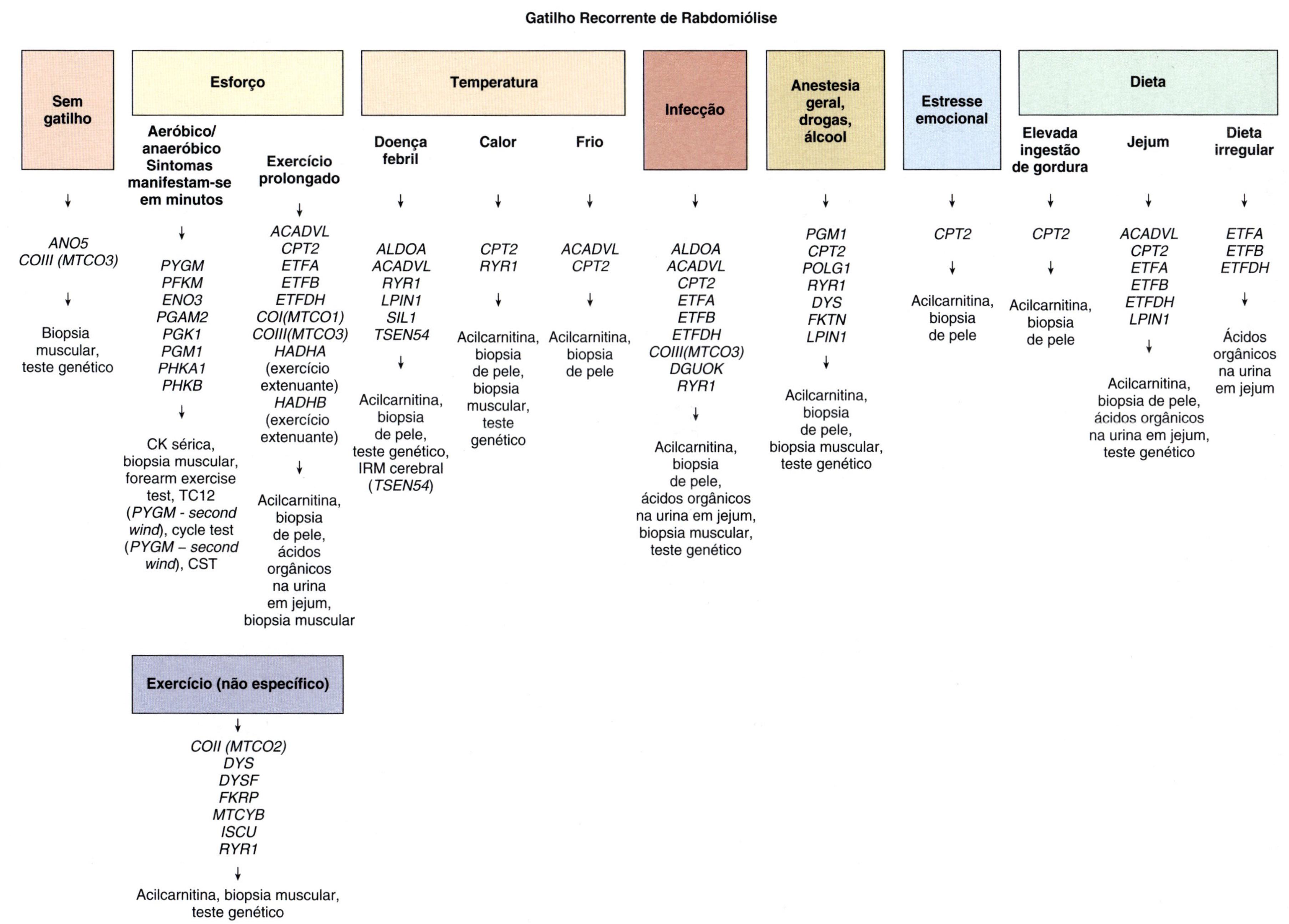

Figura 625.6 Exemplos de diferentes gatilhos de rabdomiólise. A identificação de gatilhos pode auxiliar na orientação do teste genético e também pode ajudar na interpretação de variantes de significado incerto identificadas no sequenciamento de nova geração em pacientes com RM. CK, creatinoquinase; TC12, teste de caminhada de 12 minutos; CST, contagem sanguínea total. (*De Scalco RS, Gardiner AR, Pitceathly RDS et al.: Rhabdomyolysis: a genetic perspective, Orphanet J Rare Dis 10:51, 2015, Fig 2.*)

Marcadores genético-moleculares

Muitos marcadores de DNA de miopatias hereditárias, incluindo as distrofias musculares e neuropatias, estão disponíveis a partir de leucócitos em amostras de sangue. Se as manifestações clínicas sugerirem uma doença particular, esses testes podem fornecer um diagnóstico definitivo sem sujeitar a criança a procedimentos mais invasivos, como a biopsia muscular. Outros marcadores moleculares estão disponíveis apenas em amostras de tecido de biopsia muscular.

Velocidade de condução nervosa

A velocidade de condução nervosa motora e sensitiva pode ser mensurada eletrofisiologicamente usando eletrodos de superfície. Neuropatias de vários tipos são detectadas pela diminuição da condução. O local de lesão traumática do nervo também pode ser localizado. O valor da condução nervosa ao nascer é cerca de metade do valor normal, que é alcançado por volta de 2 anos de idade. Existem tabelas disponíveis referentes aos valores normais em várias idades na infância, inclusive para recém-nascidos prematuros. Uma vez que os estudos de velocidade de condução nervosa avaliam apenas as fibras condutoras mais rápidas em um nervo, 80% de todas as fibras nervosas devem estar envolvidas antes que a diminuição de velocidade de condução seja detectada.

Eletromiografia

A eletromiografia (EMG) requer a inserção de uma agulha no ventre muscular para registrar os potenciais elétricos em vários estados de contração. É menos útil na pediatria do que na medicina para adultos, em parte devido às dificuldades técnicas no registro desses potenciais em crianças pequenas e em parte porque os melhores resultados requerem a cooperação do paciente para o pleno relaxamento e máxima contração voluntária de um músculo. Muitas crianças estão bastante assustadas para conseguir cooperar. Padrões característicos de EMG distinguem a desnervação do envolvimento miopático. O tipo específico de miopatia normalmente não é diagnosticado definitivamente, mas certas condições miopáticas específicas, tais como miotonia, podem ser reveladas. Uma EMG pode, transitoriamente, elevar o nível de CK no soro.

A EMG combinada com a estimulação elétrica repetitiva de um nervo motor que inerva um músculo para produzir tetania é útil para demonstrar respostas miastênicas decrementais. Músculos pequenos, tais como o abdutor do dedo mínimo da eminência hipotenar, são utilizados para estes estudos. Exames adicionais especializados, como EMG de fibra única, podem fornecer evidências suplementares em casos específicos, mas são realizados somente em grandes centros neuromusculares.

IMAGEM DE MÚSCULO E SISTEMA NERVOSO CENTRAL

A ultrassonografia, tomografia computadorizada (TC) e, mais frequentemente, a imagem de ressonância magnética (IRM), são utilizadas para capturar imagens do músculo em muitas doenças neuromusculares. Embora esses métodos nem sempre determinem o diagnóstico definitivo, em mãos experientes, eles fornecem um meio complementar para acompanhar a progressão da doença ao longo do tempo. A IRM é bastante útil na identificação de miopatias inflamatórias de origem imune (dermatomiosite) ou infecciosa (viral, bacteriana, parasitária). A IRM é o estudo de eleição para avaliação da medula espinal, se houver suspeita de tumor ou outra lesão estrutural da medula espinal como causa da disfunção muscular, e das raízes nervosas e plexos (p. ex., plexo braquial). A IRM cerebral é indicada em algumas miopatias, tais como as distrofias musculares congênitas, nas quais as malformações cerebrais muitas vezes acompanham a miopatia já que a mutação do gene responsável é expressa tanto no músculo como no cérebro em desenvolvimento.

BIOPSIA MUSCULAR

A biopsia muscular é, tradicionalmente, o estudo diagnóstico mais importante e específico para a maioria dos distúrbios neuromusculares. O diagnóstico molecular substitui a biopsia muscular ou a coloca em segundo plano na importância diagnóstica, sendo utilizada se o diagnóstico definitivo de uma doença hereditária não for esclarecido pelo teste genético molecular no sangue. Portanto, a biopsia muscular não é mais essencial para a atrofia muscular espinal, para a maioria das distrofias musculares e para as miopatias congênitas. Entretanto, a biopsia muscular permanece útil em casos determinados, como para fornecer detalhes morfológicos e perfis metabólicos não revelados pela avaliação genética isolada ou como procedimento diagnóstico primário caso o teste genético esteja equivocado ou negativo. Os processos neurogênicos e miopáticos não são diferenciados apenas pela biopsia muscular, mas também podem ser determinados o tipo de miopatia e deficiências enzimáticas específicas. *Além disso, existem condições que podem estar associadas à genes identificáveis causadores de doença na maioria, porém não em todos os pacientes.*

O vasto lateral (quadríceps femoral) é o músculo mais comumente usado. Na maioria dos casos, o músculo deltoide deve ser evitado pois normalmente tem uma predominância de 60 a 80% de fibras do tipo I e com isso os padrões de distribuição dos tipos de fibras são difíceis de reconhecer. A biopsia muscular é um procedimento ambulatorial simples que pode ser realizado sob anestesia local, com ou sem bloqueio do nervo femoral. As biopsias por agulha são preferidas em alguns centros, mas, por não ser uma técnica percutânea, requerem uma incisão na pele semelhante à biopsia aberta; devem ser obtidas diversas amostras para realizar uma análise adequada do tecido, uma vez que o método fornece amostras pequenas. O volume de tecido a partir de uma biopsia por agulha geralmente não é adequado para todos os estudos necessários, incluindo estudos bioquímicos complementares, como as enzimas da cadeia respiratória mitocondrial; portanto, uma biopsia aberta, pequena e limpa, é vantajosa.

Estudos histoquímicos de cortes congelados do músculo são obrigatórios em todas as biopsias musculares pediátricas, pois muitas miopatias congênitas e metabólicas não podem ser diagnosticadas a partir de secções de parafina com o uso de corantes histológicos convencionais. A imuno-histoquímica é um complemento útil em alguns casos, como para demonstrar a distrofia na suspeita de distrofia muscular de Duchenne ou a merosina na distrofia muscular congênita. Uma parte da amostra da biopsia deve ser fixada para uma possível microscopia eletrônica, porém a ultraestrutura tem valor diagnóstico adicional somente em casos selecionados. A interpretação da biopsia de amostras musculares é complexa e deve ser realizada por um patologista experiente. Uma porção de tecido muscular congelado também deve ser rotineiramente armazenado para possível análise bioquímica (citopatias mitocondriais, carnitina palmitoil transferase, maltase ácida).

Reações imunocitoquímicas podem ser aplicadas aos cortes fixados com formalina, embebidos em parafina e não necessitam de secções congeladas. Algumas reações, como a miosina lenta e rápida, podem distinguir tipos de fibras e, portanto, substituir o corante histoquímico de adenosina trifosfatase miofibrilar em cortes congelados. Um número crescente de proteínas regionais sarcolemais podem ser demonstradas sendo específicas para cada uma das diversas distrofias musculares e incluem as distrofinas, merosinas, sarcoglicanos e distroglicanos. Também pode ser demonstrado o envolvimento de receptores de rianodina, importantes na miastenia *gravis* e na hipertermia maligna. Além disso, as reações imunocitoquímicas podem diferenciar os vários tipos de células inflamatórias nas miopatias autoimunes, incluindo os linfócitos T e B e macrófagos.

BIOPSIA DO NERVO

A biopsia do nervo é aplicada menos frequentemente devido à precisão diagnóstica de muitas neuropatias periféricas congênitas através de testes genéticos menos invasivos e mais específicos. Em alguns casos, sem o diagnóstico definitivo por avaliação genética, a biopsia do nervo ainda fornece informação diagnóstica valiosa. O nervo mais comumente avaliado é o sural, um nervo sensitivo puro, que inerva uma pequena área da pele sobre a superfície lateral do pé. Podem ser retiradas amostras para biopsia completas ou fasciculares deste nervo. Quando o nervo sural é rompido por trás do maléolo lateral do tornozelo, a regeneração do nervo ocorre em mais de 90% dos casos, de modo que não ocorre a

Tabela 625.8 Mutações genéticas e manifestações cardíacas de distúrbios neuromusculares.

DISTÚRBIO NEUROMUSCULAR	MUTAÇÃO GENÉTICA	MIOCARDIOPATIA	ECG	ARRITMIA
Distrofia muscular de Duchenne	Distrofina	Dilatada	Intervalo PR curto, intervalo QT prolongado, proporção QT:PT elevada, hipertrofia ventricular direita, ondas Q profundas II, III, aVF, %, v6	Referência de FC elevada, taxa de variabilidade reduzida, batimentos ventriculares prematuros (58% dos pacientes com 24 anos de idade)
Distrofia muscular de Duchenne, portador do sexo feminino	Distrofina	Dilatada	Nenhum	Incomum
Distrofia muscular de Becker	Distrofina	Dilatada	Doença do sistema de condução	Semelhante à DMD
Distrofia muscular Emery-Dreifuss autossômica dominante ou distrofia muscular de cinturas IB proximal dominante	Lâmina A/C	Dilatada	Anomalias de condução: intervalo PR prolongado e bradicardia sinusal	Fibrilação atrial ou palpitação e parada atrial. Disritmias ventricular
Distrofia muscular de cinturas	Sarcoglicanos α, β, γ, δ	Dilatada	Bloqueio incompleto de ramo direito, ondas R elevadas em VI e V2 ou hemibloqueio anterior esquerdo	Incomum
Distrofia muscular congênita	Laminina alfa 2	Dilatada	Nenhum	Nenhuma
Distrofia muscular de cinturas 2I	Fukutina	Dilatada	Bloqueio do nodo e ramo AV, idade de início da manifestação na adolescência e início aos 20 anos	Arritmias atriais e/ou arritmias ventriculares
Emery-Dreifuss ligada ao cromossomo X	Emerina	Rara	Anomalias de condução: intervalo PR prolongado e bradicardia sinusal	Fibrilação atrial ou palpitação e parada atriais
Ataxia de Friedreich	Gene da frataxina	Hipertrófica	Inversão da onda T, desvio do eixo esquerdo e anomalias de repolarização	Arritmias ventriculares
Distrofia miotônica do tipo 1, infantil	Gene da proteinoquinase da distrofia miotônica	Hipertrófica	Doença de condução, intervalo PR prolongado, ampliação do complexo QRS	Fibrilação e palpitação atriais, bloqueio cardíaco completo
Distrofia miotônica do tipo 1	Gene da proteinoquinase da distrofia miotônica	Não compactação de VE	Doença da condução, intervalo PR prolongado, ampliação do complexo QRS	Fibrilação e palpitação atrial, bloqueio cardíaco completo

De Hsu DT: Cardiac manifestations of neuromuscular disorders in children, Paediatr Respir Rev 11:35-38, 2010, Table 1.

perda sensitiva permanente. O nervo sural está frequentemente envolvido em muitas neuropatias cujas manifestações clínicas são predominantemente motoras.

A microscopia eletrônica é realizada na maior parte das amostras de biopsia de nervos, pois muitas alterações morfológicas não podem ser apreciadas na resolução de um microscópio óptico. Preparações de fibra fragmentadas às vezes são úteis para demonstrar desmielinização segmentar, tumefação axonal e outras anormalidades específicas, mas estes procedimentos laboriosos não são feitos rotineiramente. Corantes especiais podem ser aplicados em secções congeladas ou parafinadas comuns no material de biopsia do nervo para demonstrar produtos de mielina, axoplasma e metabólicos.

AVALIAÇÃO CARDÍACA

A avaliação cardíaca é importante se há suspeita de miopatia, devido ao envolvimento do coração nas distrofias musculares e em miopatias inflamatórias e metabólicas (Tabela 625.8). A eletrocardiografia muitas vezes detecta de modo precoce cardiomiopatia ou defeitos de condução que são clinicamente assintomáticos. Às vezes, é indicado um exame cardíaco mais completo, incluindo ecocardiografia e avaliação por um cardiologista pediátrico. Testes seriados da função pulmonar também devem ser realizados nas distrofias musculares e em outras doenças progressivas ou crônicas da unidade motora.

A bibliografia está disponível no GEN-io.

Capítulo 626
Doenças do Desenvolvimento do Músculo

Harvey B. Sarnat

Um grupo heterogêneo de doenças neuromusculares congênitas é conhecido como **amiopatias congênitas** (Tabelas 626.1 e 626.2). A maioria dessas doenças apresenta anormalidades subcelulares que podem ser demonstradas apenas por biopsia muscular, por meio de histoquímica, imunocitoquímica e microscopia eletrônica. Em outras, a anormalidade na biopsia muscular não é um defeito subcelular, mas uma aberração nas proporções e tamanhos de tipos específicos de miofibras. Uma etiologia genética é demonstrada em muitas das miopatias congênitas, e a testagem genética molecular de amostras de sangue pode confirmar o diagnóstico sem a biopsia de músculo em várias das miopatias congênitas, distrofias musculares e atrofia muscular espinal.

Tabela 626.1 Classificação das distrofias musculares.

DISTROFIA MUSCULAR	HERANÇA	NÚMERO OMIM	LOCUS	SÍMBOLO GENÉTICO	PROTEÍNA	PRINCIPAL LOCALIZAÇÃO
Distrofia muscular de Duchenne ou Becker	X-R	310200 (Duchenne); 300376 (Becker)	Xq21.2	*DMD*	Distrofina	Proteína associada à sarcolema
DISTROFIA MUSCULAR DAS CINTURAS DOS MEMBROS						
Tipo 1A	AD	159000	5q31	*MYOT*	Miotilina	Proteína associada ao sarcômero (disco Z)
Tipo 1B	AD	159001	1q21.2	*LMNA*	Lâmina A/C	Proteína associada à lâmina nuclear
Tipo 1C	AD	607780	3 p25	*CAV3*	Caveolina 3	Proteína associada à sarcolema
Tipo 1D	AD	603511	7q	*DNAJB6*	Cochaperone DNAJB6	Proteína associada aos sarcômeros (disco Z)
Tipo 1E	AD	602067	6q23	*DES*	Desmina	Proteína filamento intermediário
Tipo 1F	AD	608423	7q32	Desconhecida	Desconhecida	Desconhecida
Tipo 1 G	AD	609115	4 p21	Desconhecida	Desconhecida	Desconhecida
Tipo 1 H	AD	613530	3 p23–p25	Desconhecida	Desconhecida	Desconhecida
Tipo 2A	AR	253600	15q15.1	*CAPN3*	Calpaína-3	Proteínas associadas à miofibrila
Tipo 2B	AR	253601	2 p13	*DYSF*	Disferlina	Proteína associada à sarcolema
Tipo 2C	AR	253700	13q12	*SGCG*	γ-Sarcoglicano	Proteína associada à sarcolema
Tipo 2D	AR	608099	17q12–q21·33	*SGCA*	α-Sarcoglicano	Proteína associada à sarcolema
Tipo 2E	AR	604286	4q12	*SGCB*	β-Sarcoglicano	Proteína associada à sarcolema
Tipo 2F	AR	601287	5q33	*SGCD*	δ-Sarcoglicano	Proteína associada à sarcolema
Tipo 2 G	AR	601954	17q12	*TCAP*	Teletonina	Proteína associada aos sarcômeros (disco Z)
Tipo 2 H	AR	254110	9q31–q34	*TRIM32*	Tripartite motifcontaining 32 (ubiquitina ligase)	Proteína associada ao sarcômero (disco Z)
Tipo 2I	AR	607155	17q13.3	*FKRP*	Proteína relacionada à fukutina	Enzimas gliosiltransferases putativas
Tipo 2J	AR	608807	2q31	*TTN*	Titina	Proteína sarcomérica
Tipo 2 K	AR	609308	9q34	*POMT1*	Proteína-1-O-manosiltransferase 1	Enzimas glicosiltransferases
Tipo 2 ℓ	AR	611307	11 p14:13	*ANO5*	Anoctamina 5	Proteína transmembrânica, possível retículo sarcoplasmático
Tipo 2 M	AR	611588	9q31	*FKTN*	Fukutina	Enzimas glicosiltransferases putativas
Tipo 2N	AR	613158	14q24	*POMT2*	Proteína-O-manosiltransferase 2	Enzimas glicosiltransferases
Tipo 2O	AR	613157	1 p34	*POMGNT1*	Proteína-O-ligada manose-β 1,2-N-aminiltransferase-1	Enzimas glicosiltransferases
Tipo 2 P	AR	613818	3 p21	*DAG1*	Glicoproteína 1 associada à distrofina	Proteína associada ao sarcômero
Tipo 2Q	AR	613723	8q24	*PLEC1*	Plectina 1	Proteína associada ao sarcolema
DISTROFIA MUSCULAR FASCIOSCAPULOUMERAL						
Tipo 1	AD	158900	4q35	Desconhecida	Rearranjo de DUX4 e cromatina	Nuclear
Tipo 2	AD	158901	18	Desconhecida	SMCHD1	Manutenção estrutural de domínio do cromossomo 1
DISTROFIA MUSCULAR DE EMERY-DREIFUSS						
Ligada ao X tipo 1	X-R	310300	Xq28	*EMD*	Emerina	Proteína da membrana nuclear
Ligada ao X tipo 2	X-R	300696	Xq27:2	*FHL1*	Domínio quatro e meio LIM 1	Sarcômero e sarcolema
Autossômica dominante	AD	2181350	1q21:2	*LMNA*	Lâmina A/C	Proteína da membrana nuclear
Autossômica recessiva	AR	604929	1q21:2	*LMNA*	Lâmina A/C	Proteína da membrana nuclear

(continua)

Tabela 626.1 Classificação das distrofias musculares. (*continuação*)

DISTROFIA MUSCULAR	HERANÇA	NÚMERO OMIM	LOCUS	SÍMBOLO GENÉTICO	PROTEÍNA	PRINCIPAL LOCALIZAÇÃO
Com defeito de nesprina-1	AD	612998	6q25	*SYNE1*	Repetição de espectrina contendo invólucro nuclear 1 (nesprina-1)	Proteína da membrana nuclear
Com defeito de nesprina-2	AD	5612999	4q23	*SYNE2*	Repetição de espectrina contendo invólucro nuclear 2 (nesprina-2)	Proteína da membrana nuclear
Distrofia muscular congênita com deficiência de merosina (MDC1A)	AR	607855	6q2	*LAMA2*	Cadeia de lâmina α_2 da merosina	Proteínas de matriz extracelular
Distrofia muscular congênita	AR	604801	1q42	Desconhecida	Desconhecida	Desconhecida
Distrofia muscular congênita e glicosilação anormal de distroglicano (MDCIC)	AR	606612	19q13	*FKRP*	Proteína relacionada à fukutina	enzimas glicosiltransferases putativas
Distrofia muscular congênita e glicosilação anormal de distroglicano (MDC1D)	AR	608840	22q12	*LARGE*	Semelhante a glicosiltransferase	enzimas glicosiltransferases putativas
Distrofia muscular congênita de Fukuyama	AR	253800	9q31–q33	*FCMD*	Fukutina	enzimas glicosiltransferases putativas
SÍNDROME DE WALKER-WARBURG						
Com defeito de fukutima	AR	236670	9q31–q33	*FCMD*	Fukutina	Enzimas glicosiltransferases putativas
Com defeito de proteína-O-manosiltransferase 1	AR	236670	9q34	*POMT1*	Proteína-1-O-manosiltransferase 1	Enzimas glicosiltransferases
Com defeito de proteína-O-manosil-transferase 2	AR	236670	14q24	*POMT2*	Proteína-O-manosiltransferase 2	Enzimas glicosiltransferases
Com defeito de proteína-O-ligada manose β 1,2-N-aminiltransferase	AR	236670	1 p34	*POMGNT1*	Proteína-O-ligada manose β 1,2-N aminiltransferase 1	Enzimas glicosiltransferases
Com defeito de proteína relacionada à fukutina	AR	236670	19q13	*FKRP*	Proteína relacionada à fukutin	Enzimas glicosiltransferases putativas
DOENÇA MÚSCULO-ÓCULO-CEREBRAL						
Com defeito de proteína-O-ligada manose β 1,2-N-aminiltransferase	AR	253280	1 p34	*POMGNT1*	Proteína-O-ligada manose β 1,2-N-aminiltransferase	Enzimas glicosiltransferases
Com defeito de proteína fukutina-relacionada	AR	253280	19q13	*FKRP*	Proteína relacionada à fukutina	Enzimas glicosiltransferases putativas
Com defeito de proteína-O-manosiltransferase	AR	253280	14q24	*POMT2*	Proteína-O-manosiltransferase 2	Enzimas glicosiltransferases
Distrofia muscular congênita causada por distúrbio da glicosilação	AR	NA	9q34·1	*DPM2*	Doliquil-fosfato manosiltransferase polipeptídeo 2	Enzimas glicosiltransferases
Distrofia muscular congênita causada por distúrbio da glicosilação	AR	NA	1q21·3	*DPM3*	Doliquil-fosfato manosiltransferase polipeptídeo 3	Enzimas glicosiltransferases
Distrofia muscular congênita com anormalidades estruturais mitocondriais	mtDNA	602541	22q13	*CHKB*	Colina quinase	Membrana sarcolêmica e mitocondrial
Distrofia muscular congênita com síndrome de coluna rígida	AR	60771	1 p36	*SEPN1*	Selenoproteína N1	Proteína do retículo endoplasmático

(*continua*)

Tabela 626.1 Classificação das distrofias musculares. *(continuação)*

DISTROFIA MUSCULAR	HERANÇA	NÚMERO OMIM	LOCUS	SÍMBOLO GENÉTICO	PROTEÍNA	PRINCIPAL LOCALIZAÇÃO
SÍNDROME DE ULRICH						
Com defeito da subunidade α_1 do colágeno tipo VI	AR	254090	21q22·3	*CO L6A1*	Colágeno tipo VI, subunidade α_1	Proteínas da matriz extracelular
Com defeito da subunidade α_2 do colágeno tipo VI	AR	254090	21q22·3	*COL6A2*	Colágeno tipo VI, subunidade α_2	Proteínas da matriz extracelular
Com defeito da subunidade α_3 do colágeno tipo VI	AR	254090	2q37	*COL6A3*	Colágeno tipo VI, subunidade α_3	Proteínas da matriz extracelular
Distrofia muscular congênita com defeito de integrina α_7	AR	613214	12q13	*ITGA7*	Integrina α_7	Proteína sarcolêmica externa
Distrofia muscular congênita com defeito de integrina α_9	AR	NA	3 p21·3	*ITGA9*	Integrina α_0	Proteína sarcolêmica externa
Distrofia muscular congênita com lipodistrofia generalizada	AR	NA	17q21–q23	*PTRF*	Polimerase I e fator de liberação de transcrito (cavina-1)	Túbulos T e sarcolema
Distrofia muscular oculofaríngea	AD ou AR	164300	14q11·2	*PABPN1*	Proteína nuclear ligadora de poliadenilato 1	Desconhecida

AD, autossômica dominante; RA, autossômica recessiva; NA, não atribuída; OMIM, *Online Mendelian Inheritance in Man*; X-R, recessiva ligada ao X. (*De Mercuri E, Muntoni F: Muscular dystrophies.* Lancet *381:845-858, 2013, Table 1.*)

A maioria das miopatias congênitas é uma condição não progressiva, mas alguns pacientes apresentam deterioração clínica lenta acompanhada por alterações adicionais na sua histologia muscular. Em algumas miopatias congênitas, como a miopatia nemalínica neonatal grave, a expressão clínica pode ameaçar a vida devido à ocorrência de disfagia e insuficiência respiratória e/ou cardíaca. Cardiomiopatia se desenvolve em alguns pacientes com miopatias congênitas (Tabelas 626.3 e 626.4). A maioria das doenças na categoria de miopatias congênitas é hereditária; algumas, com os traços mendelianos clássicos e outras, são mutações esporádicas ou novas mutações pontuais. Embora as características clínicas, incluindo fenótipo, possam levantar uma forte suspeita de miopatia congênita, o diagnóstico definitivo é determinado pelos achados histopatológicos na biopsia muscular ou por meio de teste genético em linfócitos se houver suspeita de uma mutação específica. As anormalidades morfológicas e histoquímicas diferem consideravelmente daquelas das distrofias musculares, atrofias musculares espinais, e neuropatias, mas pode haver coexpressão pela desproporção congênita do tipo de fibra muscular na distrofia miotônica infantil. Muitas lembram o desenvolvimento embriológico do músculo, assim sugerindo possíveis defeitos na regulação genética do desenvolvimento muscular.

As miopatias congênitas frequentemente mostram associações genéticas mais estreitas do que seria esperado entre entidades que apresentam fenótipos bastante distintos na biopsia muscular e também variabilidade na expressão clínica com um grau de superposição. A mutação do gene *tropomiosina-3 (TPM3)* é uma das etiologias bem-documentadas da miopatia nemalínica, mas mutações genéticas idênticas desse gene demonstraram capacidade para causar miopatia por desproporção congênita de fibras isolada sem bastões nemalínicos, miopatias tipo "cap", miopatia centronuclear ("miotubular"), e doença de core central/minicore central.

GENES REGULADORES MIOGÊNICOS E *LOCI* GENÉTICOS DE DOENÇAS HEREDITÁRIAS DO MÚSCULO

Uma família de quatro genes reguladores miogênicos compartilha codificadores de fatores de transcrição de proteínas de "hélice-alça-hélice" básica associadas a sequências comuns de nucleotídios do DNA. Esses genes dirigem a diferenciação do músculo estriado de qualquer célula mesodérmica indiferenciada. O mais primordial gene de hélice-alça-hélice básico que programa a diferenciação de mioblastos é o fator miogênico 5 *(MYF5)*. O segundo gene, *miogenina*, promove fusão de mioblastos para formar miotubos. *Herculina* (também conhecida como *MYF6*) e *MYOD1* são os outros dois genes miogênicos. *Myf5* não é capaz de determinar diferenciação miogênica sem miogenina, *MyoD* e *MYF6*. Cada um desses quatro genes é capaz de ativar a expressão de ao menos um dos outros e, sob certas circunstâncias, também se pode autoativar. Outro gene conhecido como ***myomaker*** também facilita a fusão de mioblastos. A expressão de *MYF5* e de *herculina* é transitória na ontogênese inicial, mas retorna mais tarde na vida fetal e persiste pela vida adulta.

O *locus* humano do gene *MYOD1* está localizado no cromossomo 11, muito perto do domínio associado a rabdomiossarcoma embrionário. Os genes *Myf5* e herculina estão localizados no cromossomo 12, e *miogenina* no cromossomo 1.

Os genes miogênicos são ativados durante a regeneração muscular, recapitulando o processo do desenvolvimento; *MyoD* em particular é requerido para ativação de células-tronco miogênicas (células satélites progenitoras) no músculo adulto. Os genes *PAX3*, *PAX7* e *WNT3a* também desempenham papéis importantes na miogênese e interagem com cada um dos quatro genes básicos acima aludidos. Outro gene, *miostatina,* é um regulador negativo do desenvolvimento muscular impedindo que miócitos se diferenciem. Os papéis integrativos dos genes miogênicos nas miopatias do desenvolvimento não estão ainda completamente definidos.

Os genes miogênicos são importantes não apenas para miogênese fetal, mas também para a regeneração do músculo em qualquer idade, particularmente em doenças degenerativas como as distrofias musculares e as miopatias inflamatórias autoimunes e em lesões do músculo secundárias a trauma ou a toxinas. Células satélites no músculo maduro responsáveis pela regeneração têm a mesma origem somítica das células progenitoras musculares embrionárias, mas os genes que as regulam diferem. *Pax3* e *Pax7* induzem a migração de progenitores mioblásticos primitivos a partir dos miótomos dos somitos para os seus locais musculares periféricos no embrião, mas apenas um de dois genes *Pax7* continua a atuar após o nascimento para sobrevida das células satélites. Mais tarde na adolescência, ele também não é mais necessário para as células satélites do músculo (p. ex., células-tronco) se tornarem ativadas para regeneração muscular.

Tabela 626.2 Sinais clínicos de distrofia muscular.

DISTROFIA MUSCULAR	FUNÇÃO MOTORA	DISTRIBUIÇÃO DA FRAQUEZA	COLUNA RÍGIDA	CARDIOMIOPATIA	COMPROMETIMENTO RESPIRATÓRIO	EVOLUÇÃO DA DOENÇA	CK AUMENTADA	OUTROS SINAIS
DISTROFIA MUSCULAR DE INÍCIO CONGÊNITO								
Distrofia muscular congênita com deficiência de merosina	Deambulação independente geralmente não alcançada em pacientes com merosin ausente	Membros superiores > membros inferiores	–	Não frequente	++	Lentamente progressiva	++	Alterações na substância branca na RM cerebral
Distrofia muscular congênita e glicosilação anormal do distroglicano (síndrome de Walker-Warburg, doença músculo-óculo-cerebral, distrofia muscular congênita tipo 1C etc.)	Deambulação independente geralmente não alcançada	Membros superiores > membros inferiores	–	Não frequente	++	Lentamente progressiva	++	Frequentes alterações estruturais cerebrais
Distrofia muscular congênita com síndrome de espinha rígida tipo 1 (SEPN1)	Deambulação alcançada	Músculos axiais > membros	++	–	Insuficiência respiratória precoce	Progressão de sinais respiratórios > sinais motores	N ou +	Escoliose
Síndrome de Ulrich	Deambulação atingida em cerca de 50% mas perdida no meio da adolescência	Proximais e axiais	++	–	Insuficiência respiratória precoce	Progressão de sinais respiratórios e motores	N ou +	Frouxidão distal
DISTROFIA MUSCULAR DE INÍCIO PRECOCE AO INÍCIO NA INFÂNCIA								
Distrofia muscular de Duchenne	Deambulação independente alcançada, mas perdida antes da idade de 13 anos	Proximais > distais (padrão A)	–	++	++	Progressão de sinais motores, cardíacos e respiratórios	++	Retardo mental em 30%
Distrofia muscular de Emery-Dreifuss com deficiência de lâmina AC (tipo 2)	Deambulação alcançada em todos os casos exceto raros casos com início congênito	Escapulofibulares (padrão B)	++	++	No adulto com a forma típica, mas também na infância (variantes congênitas)	Lentamente progressiva	+ (+)	Frequente associação com lipodistrofia tipo Dunningham
Distrofia muscular das cinturas dos membros com deficiência de lâmina AC (tipo 1B)	Deambulação independente obtida, progressão variável	Proximais > distais (padrão A)	+	++	Na idade adulta	Progressão de sinais cardíacos > sinais motores	+ (+)	Nada
Distrofia muscular das cinturas dos membros com deficiência de calpaína (tipo 2ª)	Deambulação alcançada	Proximais > distais (padrão A)	+	–	Não frequente	Progressão lenta	++	Nada

(continua)

DISTROFIA MUSCULAR	FUNÇÃO MOTORA	DISTRIBUIÇÃO DA FRAQUEZA	COLUNA RÍGIDA	CARDIOMIOPATIA	COMPROMETIMENTO RESPIRATÓRIO	EVOLUÇÃO DA DOENÇA	CK AUMENTADA	OUTROS SINAIS
DISTROFIA MUSCULAR DE INÍCIO NA INFÂNCIA E INÍCIO EM ADULTO								
Distrofia muscular de Baker	Deambulação independente alcançada, progressão variável	Proximal > distal (padrão A)	–	++	Não frequente	Progressiva com substancial variabilidade	++	Nada
Distrofia muscular das cinturas dos membros com deficiência de sarcoglicano (tipos 2C. 2D, 2E, 2F)	Deambulação independente atingida, geralmente perdida na 2ª década	Proximal > distal (padrão A)	–	++	++	Progressão de sinais motores, cardíacos e respiratórios	++	Nada
Distrofia muscular das cinturas dos membros com glicosilação anormal do distroglicano (tipos 2I, 2 K, 2 ℓ, 2 M, 2N, 2O)	Deambulação independente atingida, progressão variável	Proximal > distal (padrão A)	–	++	+ (+)	Progressiva	++	Retardo mental relatado em alguns casos
Distrofia muscular das cinturas dos membros com deficiência de disferlina	Deambulação independente sempre alcançada	Ambos os padrões A e B	–	–	–	Progressiva na idade adulta	++	Nada
Distrofia muscular das cinturas dos membros com deficiência de teletonina (tipo 2 G)	Deambulação independente alcançada, geralmente perdida na 4ª década	Proximal > distal (padrão A); em alguns, padrão B	–	+	+	Progressiva no adulto	+ (+)	Nada
Distrofia muscular das cinturas dos membros com deficiência de titina	Deambulação independente alcançada	Proximal > distal (padrão A), mas também padrão E	–	–	–	Aproximadamente metade perde deambulação na idade adulta	++	Nada
Distrofia facioescapuloumeral	Deambulação independente alcançada, progressão variável	Padrão D	–	–	Incomum e branda	Lentamente progressiva	N ou +	Perda auditiva neurossensorial e degeneração da retina
Distrofia muscular de Emery-Dreifuss com deficiência de merosina	Deambulação independente alcançada, progressão variável	Escapulofibular (padrão B)	+	++	Não frequente	Progressão de sinais cardíacos > sinais motores	+ (+)	Nada
DISTROFIA MUSCULAR DE INÍCIO EM ADULTO								
Distrofia muscular das cinturas dos membros com deficiência de anoctamina (tipo 2 ℓ)	Início em adulto, proporção de 8:1 de homens para mulheres	Principalmente membros inferiores padrão A, raramente padrão E	–	–	–	Lentamente progressiva na idade adulta	++	Nada
Distrofia musular das cinturas dos membros tipo 1A (miotilina)	Deambulação independente atingida	Proximal > distal (padrão A)	–	–	–	Geralmente lentamente progressiva na idade adulta	+	Disartria em alguns casos
Distrofia muscular das cinturas dos membros com deficiência de caveolina (tipo 1C)	Deambulação independente alcançadas; ondulações poderiam ser vistas antes da fraqueza	Proximal e distal	–	–	–	Lentamente progressiva, variável	++	Câibras, ondulações, contrações repetitivas induzidas por percussão

–, Ausente; +, branda; ++, grave; + (+), variável; CK, creatinoquinase; N, normal. (*De Mercuri E, Muntoni F: Muscular dystrophies.* Lancet *381;845-858, 2013, Table 2.*)

Tabela 626.3 Comprometimento cardíaco nas distrofias musculares.

DISTROFIA MUSCULAR	INÍCIO E PRIMEIROS SINAIS	PROGRESSÃO	MORTE CARDÍACA	VIGILÂNCIA
Distrofia muscular de Duchenne	Cardiomiopatia dilatada com fração de ejeção ventricular esquerda reduzida após 10 anos de idade	Cardiomiopatia dilatada em quase todos os pacientes aos 18 anos de idade. Arritmias ventriculares ocorrem nos pacientes mais velhos	Insuficiência cardíaca congestiva ou morte súbita em 20% dos pacientes, embora a contribuição do coração para a morte dos pacientes ventilados não esteja bem-estabelecida	Ecocardiografia a cada 2 anos na 1ª década de vida e anualmente depois de 10 anos de idade (ou mais frequentemente se anormalidades forem identificadas)
Distrofia muscular de Becker	Cardiomiopatia dilatada, geralmente após 10 anos de idade	Presente em 40% dos pacientes com mais de 18 anos e mais de 80% daqueles com mais de 40 anos. A maioria dos pacientes desenvolvem cardiomiopatia dilatada seguida por arritmias ventriculares	Morte por insuficiência cardíaca congestiva e arritmias é estimada como ocorrendo em até 50% dos casos. Transplantes cardíacos relatados.	Ecocardiografia pelo menos a cada 5 anos
Distrofia miotônica	Anormalidades cardíacas podem ocorrer precocemente na 2ª década de vida	Déficits de condução ocorrem em cerca de 65% dos pacientes adultos	20 a 30% dos pacientes: média de 54 anos de idade. Morte súbita é principalmente causada por bloqueios da condução, mas taquiarritmias ventriculares também são possível causa de morte	ECG anualmente. Monitoramento Holter é recomendada em pacientes com anormalidades ECG para detectar bloqueios de condução assintomáticos e arritmias
DISTROFIA MUSCULAR DE EMERY-DREIFUSS				
Distrofia muscular de Emery-Dreifuss recessiva ligada ao X (tipo 1)	Perturbações da condução geralmente na 2ª década	Miocárdio ventricular pode ser comprometido, levando à dilatação ventricular e função sistólica baixa a normal	Morte súbita é de longe a causa mais comum de morte e pode ser muito imprevisível	Monitoramento com ECG e Holter estão indicados. Implantação de marca-passo deve ser considerada caso desenvolva modo sinusal ou doença atrioventricular. Desfibrilador poderia ser necessário em alguns pacientes
Distrofia muscular de Emery-Dreifuss 2 e distrofia muscular das cinturas dos membros	Doença da condução e insuficiência cardíaca	Disritmias (bradicardia sinusal, bloqueio da condução atrioventricular, ou arritmias atriais) presentes em 92% dos pacientes acima de 30 anos	Morte súbita relatada também em pacientes com marca-passo. Rara morte com desfibrilador também foi relatada. Insuficiência cardíaca. Transplantes cardíacos relatados.	ECG e anualmente Holter podem estar indicados. Implantação de desfibrilador deve ser considerada uma vez que o marca-passo não tem um efeito substancial sobre a mortalidade
DISTROFIA MUSCULAR DAS CINTURAS DOS MEMBROS				
Sarcoglicanopatias	ECG e/ou anormalidades ecocardiográficas relatadas em 20 a 30% dos pacientes (especialmente variantes β e δ; menos comuns na variante α)	Cardiomiopatia dilatada grave e arritmias ventriculares letais poderiam ocorrer em pacientes com distrofia semelhante à distrofia muscular de Duchenne	Tipicamente por insuficiência cardíaca. Transplantes descritos.	Não existem padrões de tratamento baseados em evidência, porém especialistas têm feito recomendações
Distrofia muscular das cinturas dos membros 2I	Comprometimento cardíaco descrito em 29 a 62% da distrofia muscular das cinturas dos membros 2I. Cardiomiopatia dilatada por começar na adolescência	Insuficiência cardíaca sintomática com o tempo, a uma idade média de 38 anos (variação 18 a 58 anos)	Insuficiência cardíaca. Transplantes cardíacos descritos	Não existem padrões de tratamento baseados em evidência, mas especialistas fizeram recomendações
Distrofia muscular das cinturas dos membros 1E	Cardiomiopatias dilatadas, restritivas, hipertróficas e arritmias. Comprometimento cardíaco pode preceder fraqueza muscular em alguns pacientes	Sinais cardíacos importantes, como bloqueio atrioventricular, podem ser o sintoma de apresentação ou ocorrer dentro de uma década desde o início da fraqueza muscular	Complicações cardíacas ameaçadoras à vida em aproximadamente 50% dos pacientes, a uma idade média de 40 anos, incluindo morte súbita, insuficiência cardíaca terminal, bloqueio atrioventricular e síncope	Não existem padrões de tratamento baseados em evidência, mas os especialistas fizeram recomendações

(continua)

Tabela 626.3 Comprometimento cardíaco nas distrofias musculares. (*continuação*)

DISTROFIA MUSCULAR CONGÊNITA				
Distrofia muscular congênita tipo distrofia muscular de merosina	Relatos ocasionais de função sistólica ventricular esquerda reduzida	Não bem caracterizada	Rara por insuficiência cardíaca	Não existem padrões de tratamento baseados em evidência, mas especialistas fizeram recomendações
Distrofia muscular congênita de Fukuyama	Disfunção sistólica ventricular esquerda na 2ª década	Insuficiência cardíaca sintomática com o tempo	Morte por insuficiência cardíaca congestiva poderia ocorrer pela idade de 20 anos	Não existem padrões de tratamento baseados em evidência, mas especialista fizeram recomendações
Distrofia muscular tipo C1C	Cardiomiopatia dilatada descrita em crianças jovens	Não está bem caracterizada	Não descrita	Não existem padrões de tratamento baseados em evidência, mas especialistas fizeram recomendações
Distrofia muscular facioescapuloumeral	Incomum	Não está bem caracterizada	Não relatada	Não existem padrões de tratamento baseados em evidência, mas especialistas fizeram recomendações

ECG, eletrocardiograma. (*De Mercuri E, Muntoni F: Muscular Dystrophies.* Lancet *381;845-658, 2013. Table 3.*)

Tabela 626.4 Miopatias que levam a arritmias ventriculares ou morte súbita cardíaca.

MIOPATIAS	ARRITMIAS	MORTE SÚBITA CARDÍACA
DMD, XL-EDMD, MD1, MD2, canalopatia RyR, MP mitocondrial, distúrbios da oxidação de ácidos graxos, deficiência da desidrogenase de acil-CoA de cadeia muito longa, doença de Danon	Taquicardia ventricular	r
DMB	Taquicardia ventricular de reentrada	r
Laminopatia	Taquicardia ventricular, fibrilação ventricular	r
DMF, paralisia periódica hipopotassêmica	Taquicardia ventricular	nr
MMF	Taquicardia ventricular não sustentada	r
Desminopatia, MELAS	Taquicardia ventricular sustentada	r
NARP, OEP	Taquicardia ventricular não sustentada	nr
Síndrome de Kearns-Sayre	*Torsade de pointes*	r
Deficiência de CPT-II	Parada cardíaca	r
Syndrome de Barth	Arritmia ventricular	r

DMB, distrofia muscular de Becker; CPT, carnitine palmitil transferase; DMD, distrofia muscular de Duchenne; DMF, distrofia muscular facioescapuloumeral; MD1 MD2, distrofia muscular; MELAS, encefalomeilopatia mitochondrial com acidose láctica e AVC; MMF, miopatia miofibrilar; MP, miopatia; NARP, neuropatia, ataxia e retinite pigmentosa; nr, não relatado; OEP, oftalmoplegia externa progressive; r, relatado; XL-EDMD, distrofia muscular de Emery-Dreifuss.
Adaptada de Finsterer J, Stollberger C, Keller H: Arrhythmia-related workup in hereditary myopathies, J Electrocardiol 45:376-384, 2012, Table 5.

TRATAMENTO DAS MIOPATIAS CONGÊNITAS

O tratamento ainda é praticamente de suporte para insuficiência respiratória e dificuldades de alimentação e deglutição em particular, mas estão sendo investigadas abordagens genéticas específicas para as mutações identificadas que podem acabar revertendo alguns dos déficits clínicos mais incapacitantes. A administração de esteroides, bem como de outros agentes anti-inflamatórios, que é útil em muitos pacientes com distrofia muscular de Duchenne, não é eficaz para as miopatias congênitas. Os resultados a longo prazo de algumas miopatias congênitas são observados nas Figuras 626.1 e 626.2.

A bibliografia está disponível no GEN-io.

626.1 Miopatia Miotubular (Miopatia Centronuclear)

Harvey B. Sanat

O termo **miopatia miotubular** é um nome equivocado, pois sugere parada maturacional do músculo fetal durante o estádio miotubular de desenvolvimento entre 8 e 15 semanas de gestação. Ela foi fundamentada no aspecto morfológico das miofibras como uma fileira de núcleos e mitocôndrias centrais dentro do centro do citoplasma, com miofibrilas contráteis formando um cilindro em torno desse centro (Figura 626.3). No entanto, essas miofibras morfologicamente anormais não são miotubos fetais verdadeiros; daí o termo mais neutro e descritivo **miopatia centronuclear** ser preferido.

PATOGÊNESE

A patogênese comum envolve perda da proteína miotubularina, levando a anormalidades estruturais e funcionais na organização do túbulo T e retículo sarcoplasmático, além de acoplamento defeituoso da excitação-contração. Apesar de os modelos animais com *knockout* para *Mtm1* exibirem redução acentuada da liberação de cálcio mediada pelo receptor 1 da rianodina, as mutações do *MTM1* humano não afetam a homeostase do cálcio e a liberação do mesmo mediada pelo receptor 1 da rianodina, apesar de afetarem o tamanho do miotubo e o conteúdo nuclear. Nos miotubos fetais verdadeiros, a migração periférica dos núcleos centrais e do cerne das mitocôndrias internucleares é iniciada pela regressão dos filamentos intermediários de vimentina fetal na 15ª à 20ª semana de gestação que seguram essas estruturas no centro do miotubo, mas este não é o mecanismo das miopatias centronucleares, exceto talvez na *distrofia miotônica neonatal*, que envolve a prisão de algumas miofribas para maturação.

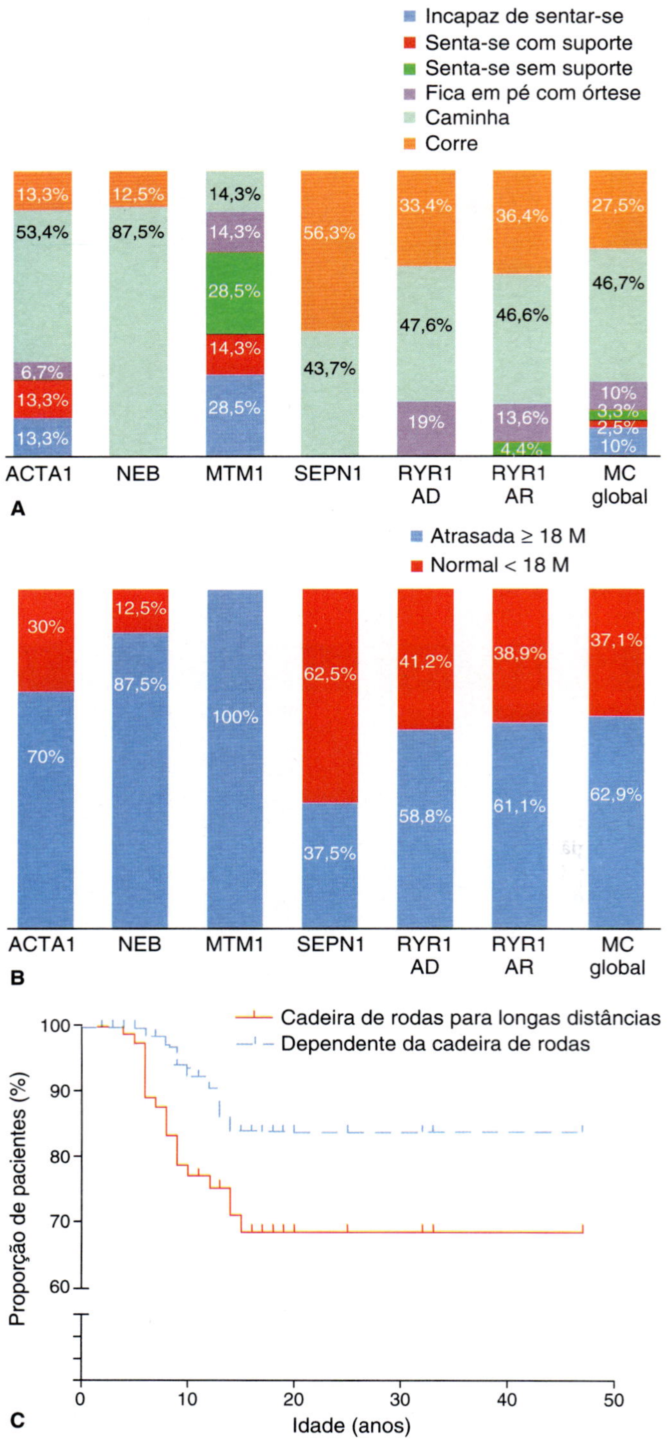

Figura 626.1 Capacidades motoras. **A.** Capacidade motora máxima: todos os pacientes com mutações de *SEPN1* e *NEB* caminharam de maneira independente, ao passo que a capacidade motora foi mais variável com outras bases genéticas. **B.** Idade de caminhar: a maioria dos pacientes ambulantes caminhou tarde (39,3%) ou no limite superior do normal em 18 meses (23,6%). No último acompanhamento, 3,2% tinham menos de 18 meses. **C.** Curva de Kaplan-Meier mostrando o uso de cadeiras de rodas em pacientes que alcançaram deambulação independente: 20 de 89 (22,5%) começaram com uma cadeira de rodas manual para longas distâncias, ao passo que uma deterioração posterior do desempenho motor foi observada em 8 de 20, que ficaram presos à cadeira de rodas. ACTA1, alfa-actina muscular esquelética; AD, autossômico dominante; AR, autossômico recessivo; MC, miopatia congênita; MTM1, miotubularina; NEB, nebulina; RYR1, receptor tipo 1 da rianodina; SEPN1, selenoproteína N. (De Colombo I, Scoto M, Manzur AY *et al.*: Congenital myopathies, Neurology 84:28-35, 2015. Fig 3.)

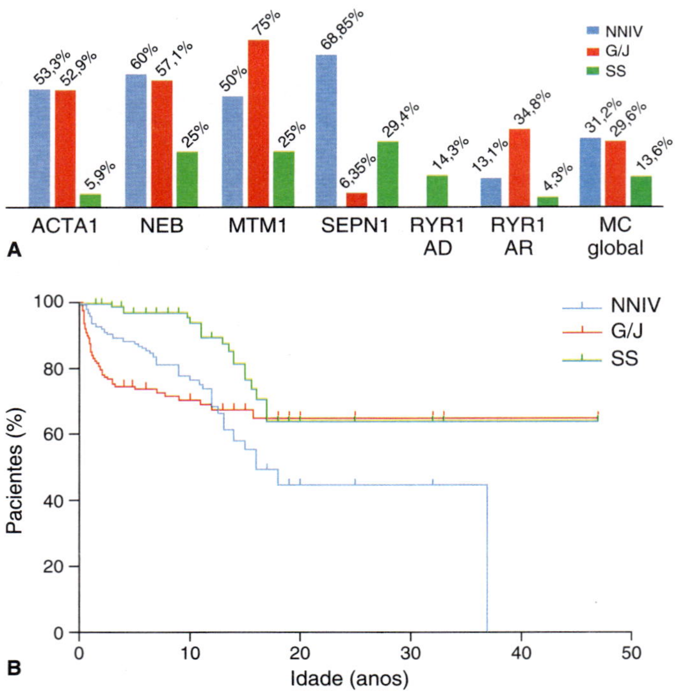

Figura 626.2 Procedimentos respiratório, alimentar e ortopédico. **A.** Prevalência de NNIV, G/J e SS de acordo com a base genética: em geral, cerca de um terço dos casos exigiu NNIV e inserção de G/J. Somente uma minoria dos casos exigiu cirurgia de escoliose. **B.** Curvas de Kaplan-Meier mostrando ventilação, G/J e pacientes sem SS: NNIV foi iniciada na idade média de 8,53 anos, enquanto a G/J foi substituída mais cedo, em uma idade média de 2,74 anos, geralmente no primeiro ano. A SS foi feita na idade média de 12,0 anos. AD, autossômica dominante; AR, autossômica recessiva; MC, miopatia congênita; G/J, gastrostomia/jejunostomia; NNIV, ventilação noturna não invasiva; SS, cirurgia de escoliose. (De Colombo I, Scoto M, Manzur AY *et al.*: Congenital myopathies, Neurology 84:28-35, 2015, Fig 4.)

MANIFESTAÇÕES CLÍNICAS

Os movimentos fetais podem diminuir no final da gestação. Polidrâmnio é uma complicação comum devido à fraqueza faríngea do feto e a incapacidade de deglutir o líquido amniótico.

Ao nascimento, os bebês afetados têm uma massa muscular fina envolvendo os músculos axiais, e nos membros tanto na região das cinturas quanto distal; hipotonia generalizada grave; e fraqueza difusa. Esforços respiratórios podem ser ineficazes, exigindo suporte ventilatório. Alimentação por gavagem pode ser necessária devido à fraqueza dos músculos da sucção e da deglutição. Os testículos muitas vezes não descem. Músculos faciais podem ser fracos, mas os bebês não têm a fácies característica da distrofia miotônica. Ptose pode ser um aspecto proeminente. Oftalmoplegia é observada em alguns casos. O palato pode ser alto. A língua é fina, mas não são vistas fasciculações. Reflexos tendinosos são diminuídos ou ausentes.

Miopatia miotubular não é associada à cardiomiopatia (fibras cardíacas maduras normalmente apresentam núcleos centrais), mas um relato descreve bloqueio atrioventricular completo sem cardiomiopatia confirmada em um paciente com miopatia miotubular ligada ao X. Anomalias congênitas do sistema nervoso central (SNC) ou de outros sistemas não são associadas. Foi descrita mutação que excluía o sinal de partida do éxon 2 em um único paciente com demência progressiva. São conhecidos atualmente pacientes com sintomas muito mais brandos ou com início de mutações em idade muito mais tardia no mesmo gene. Alguns deles são portadores sintomáticos.

ACHADOS LABORATORIAIS

Os níveis séricos de creatinofosfoquinase (CK) são normais. Eletromiografia não mostra evidência de desnervação; os resultados em geral são normais ou mostram mínimos aspectos miopáticos inespecíficos

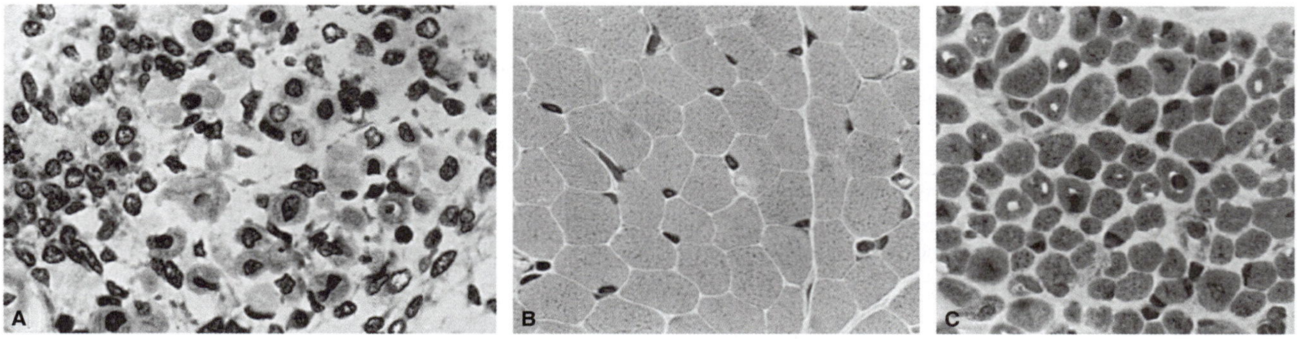

Figura 626.3 Secção transversa de músculo de um feto humano de 14 semanas (A), um recém-nascido a termo normal (B), e um recém-nascido a termo com miopatia miotubular recessiva ligada ao X (C). As miofibras apresentam grandes núcleos centrais no feto e no paciente de miopatia miotubular, e os núcleos estão na periferia da fibra muscular no recém-nascido de termo, como no adulto (hematoxilina e eosina, 500×).

no bebê jovem. Velocidade de condução nervosa pode ser lenta, mas em geral é normal. O eletrocardiograma é normal. Radiografias de tórax não mostram cardiomegalia; as costelas podem ser finas.

DIAGNÓSTICO

Caso haja forte suspeição diagnóstica a partir do quadro clínico, especialmente se o diagnóstico tiver sido confirmado em um irmão, testes genéticos podem ser realizados no período neonatal. Na maioria dos casos, o diagnóstico não é tão evidente, mas os achados de biopsia muscular são diagnósticos ao nascimento, mesmo em prematuros. Mais de 90% das fibras musculares são pequenas e apresentam grandes núcleos vesiculares em uma fileira única localizada centralmente. Os espaços entre os núcleos são preenchidos com sarcoplasma contendo mitocôndrias. Colorações histoquímicas para atividade enzimática oxidativa e glicogênio revelam uma distribuição central como em miotubos fetais. O cilindro de miofibrilas mostra diferenciação histoquímica normal com colorações para adenosina trifosfatase. O tecido conjuntivo dos fusos musculares, vasos sanguíneos, nervos intramusculares, e placas motora são normais. Aspectos ultraestruturais diferentes daqueles que definem a doença também são normais. Microscopia eletrônica mostra tríades desorganizadas e perda focal de miofilamentos. Vimentina e desmina mostram forte imunorreatividade nas fibras musculares na miopatia centronuclear congênita e nenhuma atividade demonstrável no músculo neonatal a termo normal. Várias miotubularinas estão presentes nas plaquetas circulantes e podem ser um teste de triagem simples e não invasivo em pacientes com suspeita de portar esta doença. O marcador genético molecular no sangue está disponível também para diagnóstico pré-natal precoce se a suspeita for forte em virtude da história familiar. O diagnóstico pré-natal por amniocentese é viável nos fetos com fortes suspeitas de envolvimento. A Tabela 626.5 distingue a miopatia centronuclear de outras miopatias congênitas.

GENÉTICA

Pelo menos cinco genes estão envolvidos nessa doença e se responsabilizam por aproximadamente 80% dos pacientes. Estes incluem mutações na miotubularina (gene *MTM1*) com manifestações graves ligadas ao X; dinamina 2 (*DNM2*) com ocorrência dominante autossômica ou esporádica; mutações da anfinisina 2 (*BTN1*) e da titina (*TTN*) com herança autossômica recessiva e receptor da rianodina 1 (*RYR1*), com ocorrência autossômica recessiva ou esporádica.

Herança recessiva ligada ao X é o caráter mais comum nessa doença que afeta meninos. As mães de bebês afetados são clinicamente assintomáticas, mas suas biopsias musculares mostram pequenas alterações. Pelo *linkage* genético foi localizado o *locus* Xq28 no cromossomo X, um *locus* diferente daquele do gene Xp21 das distrofias musculares de Duchenne e Becker. Uma deleção no gene responsável *MTM1* foi identificada. Ela codifica uma proteína chamada miotubularina. Esse gene pertence a uma família de genes semelhantes que codificam formas enzimaticamente ativas e inativas de fosfatidilinosito-3-fosfatases que formam dímeros. *MTM1*, dinamina-2 e anfinisina estão todas localizadas na parede do túbulo T em tríades. Essa região crucial é onde o potencial de ação aplica um sinal ao receptor rianodina para liberar cálcio. A patogênese está na regulação da atividade enzimática e na ligação a outras proteínas induzidas por interações dos dímeros. Embora apenas um único gene *MTM1* esteja envolvido, cinco mutações pontuais distintas e muitos alelos diferentes, bem como grandes duplicações, podem produzir a mesma doença clínica. Mutações na proteína dinamina-2 resultam em uma forma autossômica dominante de miopatia centronuclear, e podem se responsabilizar por até metade de todos os pacientes com miopatia centronuclear, mas estes casos em geral são brandos e poderiam não se manifestar clinicamente até a vida adulta sob a forma de fraqueza difusa lentamente progressiva e pseudo-hipertrofia muscular generalizada.

Outras miopatias centronucleares mais raras também são conhecidas; algumas são autossômicas recessivas e afetam ambos os sexos, e outras são esporádicas e de origem genética desconhecida. As formas recessivas são às vezes divididas em uma forma com início precoce com ou sem oftalmoplegia e uma forma de início tardio sem oftalmoplegia.

TRATAMENTO

Apenas tratamento de suporte e paliativo está disponível no momento. Escoliose progressiva pode ser tratada por artrodese posterior longa. Estudos genéticos e neuropatológicos da miopatia centronuclear ligada ao X ("miotubular") conduziram a uma terapia genética efetiva em

Tabela 626.5 Miopatias congênitas específicas: distinção das características clínicas.

MIOPATIA	HIPOTONIA E FRAQUEZA NEONATAL	FORMA GRAVE COM MORTE NEONATAL	FRAQUEZA FACIAL	PTOSE	FRAQUEZA MUSCULAR EXTRAOCULAR
Doença do core central	+	0	±	0	0
Miopatia nemalínica	+	+	+	0	0
Miopatia miotubular (miopatia centronuclear)	+	+	+	+	+
Desproporção congênita de fibras	+	±	±	0	+

+, Frequentemente uma característica proeminente; ±, variavelmente uma característica proeminente; 0, não é uma característica proeminente. (De Volpe JJ: *Neurology of the newborn*, ed 5, Philadelphia, 2008, Elsevier Saunders, p. 820.)

camundongos e em cães, tal que os animais se movimentam mais e têm melhora da fraqueza; a terapia resulta na expressão a longo prazo do transgene da miotubularina com desempenho muscular e função neurológica normais na ausência de patologia muscular. Ensaios humanos de terapia gênica para miopatia centronuclear ligada ao X estão em andamento.

PROGNÓSTICO

Aproximadamente 75% dos recém-nascidos gravemente afetados com a doença ligada ao X morrem na 1ª semana ou no 1º mês de vida. Os sobreviventes têm uma evolução não progressiva, mas apresentam importantes deficiências físicas, raramente andam, e permanecem gravemente hipotônicos. Formas de início tardio e especialmente autossômicas dominantes têm um prognóstico muito melhor, frequentemente com fraqueza não progressiva branda. O tratamento por terapia gênica pode mudar radicalmente este prognóstico.

A bibliografia está disponível no GEN-io.

626.2 Desproporção Congênita de Tipos de Fibras Musculares

Harvey B. Sanat

Desproporção congênita de tipos de fibras musculares (CMFTD, do inglês *congenital muscle fiber-type disproportion*) ocorre como uma miopatia congênita isolada, mas também se desenvolve em associação a várias doenças não relacionadas que incluem miopatia nemalínica e doença de Krabbe (leucodistrofia de células globoides) com início em uma fase precoce na evolução antes do surgimento da neuropatia; distrofia muscular congênita com deficiência de merosina (ocasionalmente); hipoplasia cerebelar e certas outras malformações cerebrais; síndrome alcoólica fetal; algumas glicogenoses; deficiência múltipla de sulfatases; síndrome de Lowe; miopatia de coluna rígida; e alguns casos infantis de distrofia muscular miotônica. CMFTD deve, portanto, ser vista como uma síndrome. Várias mutações genéticas estão confirmadas, incluindo *TPM2*, *TPM3*, *MYH7*, *ACTA1* e *LMNA*.

PATOGÊNESE

A associação de CMFTD com hipoplasia cerebelar sugere que a patogênese possa ser uma influência suprassegmentar anormal sobre a unidade motora em desenvolvimento durante o estágio de diferenciação histoquímica do músculo entre 20 e 28 semanas de gestação. Os tipos de fibras musculares e seu crescimento são determinados pela inervação e são mutáveis mesmo em adultos. Embora CMFTD não corresponda realmente a qualquer estágio normal de desenvolvimento, ela parece constituir uma perturbação embriológica da diferenciação e crescimento dos tipos de fibras.

MANIFESTAÇÕES CLÍNICAS

Como uma condição isolada não associada com a outras doenças, CMFTD é geralmente uma doença não progressiva presente já ao nascimento. Os pacientes têm hipotonia e fraqueza generalizadas, mas a fraqueza geralmente não é grave. Contraturas estão presentes ao nascimento em 25% dos pacientes. O controle deficiente da cabeça e atraso no desenvolvimento de habilidades motoras são comuns no bebê. A marcha em geral é atrasada até 18 a 24 meses, mas eventualmente é alcançada. Em virtude da hipotonia, subluxação dos quadris pode ocorrer. A massa muscular é reduzida. A atrofia muscular e a hipotonia são proporcionalmente maiores que a fraqueza, e a criança pode ser mais forte que o esperado durante exame. Cardiomiopatia é uma complicação rara. A fraqueza respiratória geralmente é branda, mas pode ser demonstrada em 30% dos neonatos e crianças pequenas. A disfagia é pouco frequente, exceto se a CMFTD for secundária à distrofia miotônica, miopatia nemalínica ou uma doença metabólica sistêmica com encefalopatia adicional.

As características craniofaciais das crianças com CMFTD muitas vezes suscitam suspeita, especialmente se a criança for encaminhada para avaliação de atraso no desenvolvimento e hipotonia. A cabeça é dolicocefálica, e há fraqueza facial. O palato é em geral ogival. Músculos atróficos do tronco e extremidades dão uma aparência magra, desgastada. O fenótipo é muito semelhante ao da miopatia nemalínica que também inclui CMFTD como parte do quadro patológico. Os pacientes não se queixam de mialgias. O curso clínico geralmente não é progressivo ou é apenas lentamente progressivo, a menos que esteja associado a outras miopatias congênitas.

ACHADOS LABORATORIAIS

CK sérica, eletrocardiograma, eletromiografia e resultados de velocidade de condução nervosa são normais na CMFTD isolada. Se outras doenças forem associadas, a investigação laboratorial dessas condições revela as características específicas. São indicados estudos genéticos específicos se houver história familiar.

DIAGNÓSTICO

CMFTD é diagnosticada por biopsia de músculo que revela desproporção em tamanho e proporções relativas de tipos histoquímicos de fibras: Fibras tipo I são uniformemente pequenas, e fibras tipo II são hipertróficas; fibras tipo I são mais numerosas que fibras tipo II. Degeneração de miofibras e outros aspectos miopáticos primários estão ausentes. A biopsia é diagnóstica ao nascimento. A Tabela 626.5 mostra as características que distinguem CMFTD de outras miopatias congênitas. Atrofia seletiva ou mesmo hipoplasia das miofibras do tipo II não é CMFTD, embora às vezes seja rotulada como *CMFTD reversa*.

GENÉTICA

Muitos casos de CMFTD simples são esporádicos, embora a herança autossômica recessiva esteja bem-documentada em algumas famílias e um caráter autossômico dominante seja suspeitado em outras. A base genética é heterogênea nas formas hereditárias; uma mutação no gene do receptor da insulina em 19 p13.2 foi descrita. Translocação t(10:17) foi vista em uma família. Transmissão ligada ao X com *linkage* a Xp23.12-p11.4 e Xq13.1-q22.1 também está descrita. As mutações no gene LMNA produzem CMFTD familiar, claramente uma mutação da linhagem germinativa com transmissão autossômica mendeliana. Em três famílias diferentes com CMFTD, uma mutação heterozigota com perda de sentido do gene da α-actina do músculo esquelético foi demonstrada, mas esse defeito genético representa uma minoria; mutações em *TPM3* ou *TPM2* são o achado genético mais comum. Grandes duplicações no gene *TPM3* podem causar CMFTD. As mutações de novo do *MYH7* levam ao salto de éxon. Na CMFTD associada à hipoplasia cerebelar, o efeito epigenético é sobre o desenvolvimento cerebelar e a expressão no musculo é secundária.

TRATAMENTO

Nenhuma farmacoterapia está disponível. Fisioterapia pode ser útil a alguns pacientes para fortalecer os músculos que não são exercitados o suficiente nas atividades diárias. Contraturas congênitas brandas frequentemente respondem bem a exercícios passivos com leve amplitude de movimento e raramente requerem aparelho gessado ou cirurgia. A raridade relativa das miopatias congênitas de início precoce, como a CMFTD e a diversidade do genótipo tornam difíceis as terapias genéticas focadas, mas a identificação dos mecanismos moleculares específicos e as novas estratégias de edição genética são a base da terapia futura.

A bibliografia está disponível no GEN-io.

626.3 Miopatia com Corpúsculos Nemalínicos (Miopatia Nemalínica)

Goknur Haliloglu

Corpúsculos nemalínicos (do grego *nema*, significando "filamento") são estruturas anormais semelhantes a inclusões em forma de bastões dentro das fibras musculares. São histologicamente difíceis de demonstrar com coloração convencional de hematoxilina-eosina, mas são vistas facilmente com colorações especiais. Elas não são corpos de inclusão estranhos, mas consistem em excessivo material de banda Z com uma ultraestrutura semelhante (Figura 626.4). Quimicamente, os corpúsculos são compostos de actina, α-actinina, tropomiosina-3, e a proteína nebulina. Formação de um corpúsculo nemalínico pode ser uma reação incomum de fibras musculares à lesão, já que essas estruturas em haste raramente foram encontradas em outras doenças. Elas são mais abundantes na miopatia congênita conhecida como *miopatia nemalínica*. A maioria dos corpúsculos está dentro das miofibrilas, mas são ocasionalmente demonstrados por microscopia eletrônica nos corpúsculos intranucleares. Corpúsculos intranucleares ocorrem principalmente em recém-nascidos com extrema fraqueza; em geral, eles indicam mutações no *ACTA1* e podem coexistir com bastonetes citoplasmáticos mais usuais. A miopatia nemalínica causada por uma mutação no *ACTA1* é uma dentro de um espectro de *actinopatias*.

As mutações na tropomiosina-2 (*TPM2*) podem causar uma miopatia congênita relacionada à miopatia nemalínica com bastonetes, designada **miopatia *cap***, na qual estão presentes acúmulos focais de miofilamentos distorcidos na periferia das fibras. Elas podem coexistir com bastonetes nemalínicos miofibrilares. O mosaicismo somático é demonstrado na miopatia nemalínica relacionada ao *TPM2* com estruturas *cap*.

As mutações nos genes Kelch BTB músculo-específicos (*KBTBD13, KLHL40, KLHL41*) causam miopatia nemalínica com alterações potenciais na biopsia muscular. As mutações autossômicas dominantes no *KBTBD13* são identificadas nas famílias com miopatia nemalínica e cores. As mutações autossômicas recessivas em *KLHL40* e *KLHL41* são descritas na miopatia nemalínica de início precoce grave com fenótipos de acinesia fetal e fraturas congênitas (ver Capítulo 626.10).

MANIFESTAÇÕES CLÍNICAS

As formas pré-natal, neonatal, infantil, juvenil e adulta da doença são conhecidas. Há um grau altamente variável de fraqueza muscular, variando de apresentações dentro do espectro de *acinesia fetal* até adultos levemente afetados. Todas as características definidoras das miopatias congênitas podem ocorrer em diferentes contextos; embora não haja uma correlação clara entre genótipo e fenótipo, pode haver pistas clínicas para mutações específicas. As formas pré-natal e neonatal são graves e geralmente fatais em virtude da insuficiência respiratória desde o nascimento. Na forma infantil, a hipotonia e fraqueza generalizadas, que podem incluir músculos bulbares e músculos respiratórios, além de uma massa muscular hipotrófica, são características (Figura 626.5). A cabeça é dolicocefálica, e o palato é ogival ou fendido. Os músculos da mandíbula podem ser fracos demais para a manterem fechada (Figura 626.6). Movimentos fetais diminuídos são relatados pela mãe, e os recém-nascidos sofrem de hipoxia e disfagia. Artrogripose pode estar presente. Os bebês com miopatia nemalínica neonatal e infantil grave têm fácies e fenótipo quase indistinguíveis daqueles da distrofia miotônica neonatal, mas suas mães têm fácies normal.

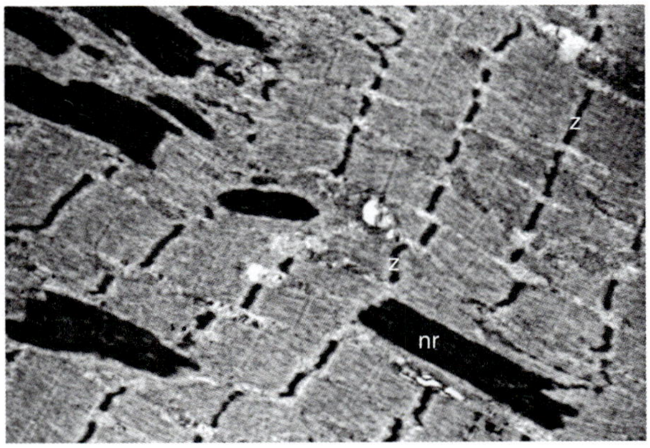

Figura 626.4 Micrografia eletrônica do músculo de um paciente mostrado na Figura 626.6. Corpúsculos nemalínicos (*nr*) são vistos dentro de muitas miofibrilas. Elas são idênticas em composição às bandas Z normais (*z*). (6.000×).

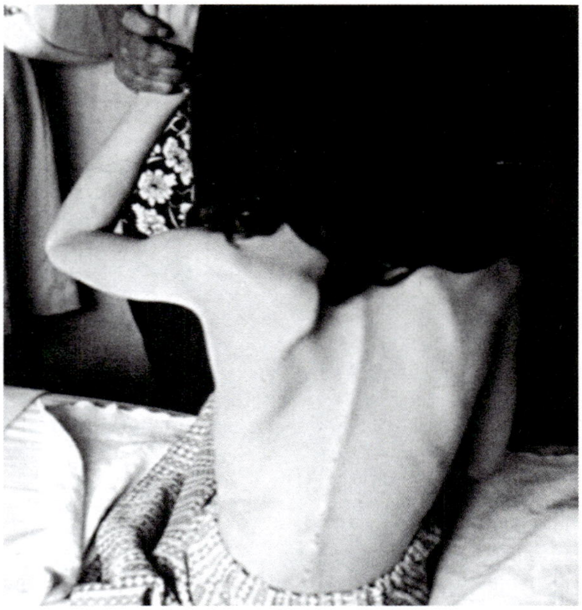

Figura 626.5 Dorso de uma menina de 13 anos com a forma juvenil da doença de corpúsculos nemalínicos. Os músculos paraespinais são muito atróficos, e as escápulas aladas são evidentes. A massa muscular das extremidades é também grandemente reduzida tanto proximal como distal.

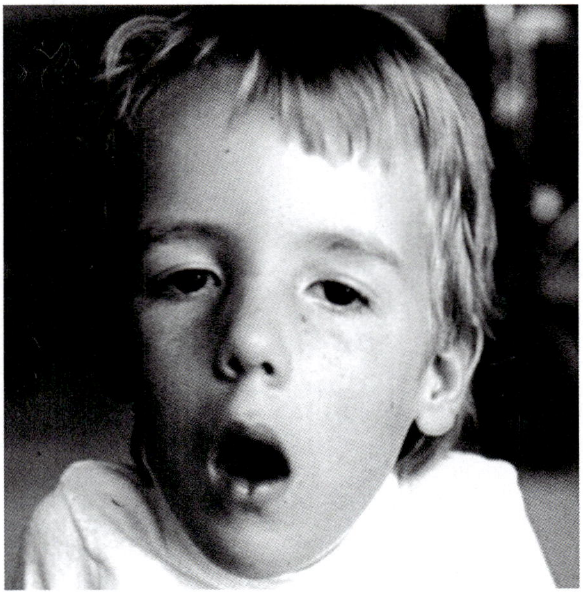

Figura 626.6 Forma infantil da doença de corpúsculos nemalínicos em um menino de 6 anos. Fraqueza facial e atrofia muscular generalizada são graves. A cabeça é dolicocefálica. A boca geralmente está aberta, pois os masseteres são fracos demais para elevar a mandíbula contra gravidade por mais de alguns segundos.

Na miopatia nemalínica relacionada ao *NEB*, que é a forma mais comum, os pacientes geralmente se apresentam na primeira infância ou na infância, e há um envolvimento axial e bulbar desproporcional comparado com a fraqueza dos membros. Apesar da deambulação preservada, a escoliose e o envolvimento respiratório são universais. O envolvimento muscular distal pode ser uma característica presente em alguns pacientes. A miopatia nemalínica relacionada ao *ACTA1* é tipicamente grave e outros fenótipos incluem (1) fraqueza escapulodistal e distal progressiva em uma grande família com herança autossômica dominante. Demonstrando atrofia muscular sem bastonetes nemalínicos;

(2) uma apresentação congênita grave com características miofibrilares na biopsia muscular; (3) fenótipo LGMD; (4) distrofia muscular congênita autossômica recessiva com uma espinha rígida; e (5) miopatia com corpos no padrão zebrado. A cardiomiopatia não é uma característica da miopatia nemalínica relacionada ao *NEB*; no entanto, ela raramente tem sido relatada em pacientes com mutações no *ACTA1*.

A forma juvenil é a mais branda e não está associada à insuficiência respiratória, mas o fenótipo, incluindo comprometimento facial, é semelhante. As apresentações de início na vida adulta são na forma de fraqueza proximal lentamente progressiva com envolvimento axial e, embora não sintomática na infância e adolescência, esses pacientes relatam dificuldades retrospectivas com atividades esportivas na infância.

ACHADOS LABORATORIAIS

O nível de CK sérico é normal ou discretamente elevado. A biopsia muscular é diagnóstica. Além dos corpúsculos nemalínicos característicos, ela também mostra CMFTD ou pelo menos predominância de fibras tipo I. Em alguns pacientes, fibras tipo I uniformes são vistas com poucas ou nenhuma fibra tipo II. Degeneração miofibrilar focal e um aumento nas enzimas lisossômicas foram encontrados em alguns casos graves associados a sintomas progressivos. Corpúsculos nemalínicos intranucleares, demonstrados por microscopia eletrônica, se correlacionam com as manifestações neonatais mais graves. Os potenciais marcos patológicos das mutações do KLHL40 são corpos miliares e mutações da leimodina-3 (*LMOD3*); estas últimas são uma franja de filamentos finos irradiando dos corpos nemalínicos simples e pareados, interconectados por filamentos finos. Como os corpúsculos nemalínicos podem ocorrer em outras miopatias, sua presença na biopsia muscular não é patognomônica na ausência das manifestações clínicas características. A **miopatia nemalínica de início na vida adulta** (**SLONM**) pode estar associada a gamopatia monoclonal, infecção pelo HIV e vários distúrbios autoimunes, devendo ser diferenciada das causas genéticas já que é uma condição potencialmente tratável.

GENÉTICA

Ocorrem formas autossômicas dominantes e autossômicas recessivas, e uma forma dominante ligada ao X também pode ocorrer em meninas. A miopatia nemalínica pode ser causada por mutação em pelo menos 10 genes, incluindo o *ACTA1* (α-actina muscular esquelética), *NEB* (nebulina), *TPM3* (α-tropomiosina muscular lenta), *TPM2* (β-tropomiosina), *CFL2* (cofilina muscular esquelética), *TNNT1* (troponina-T, muscular lenta), LMOD3 (leiomiodina 3), *KBTBD13* (domínio Kelch-repeat e BTB contendo 13), *KLHL40*, e *KLHL41* (membro da família semelhante a Kelch 40 e 41). Todos os genes implicados na miopatia nemalínica codificam proteínas que constituem os filamentos finos das miofibrilas ou regulam a organização e a estabilidade dos filamentos finos. No geral, as mutações recessivas no *NEB* e as mutações dominantes de novo no *ACTA1* são mais comuns e representam aproximadamente 50 a 25% dos casos, respectivamente. A miopatia nemalínica de *TNNT1* reconhecidamente específica das populações de Amish da Velha Ordem também é identificada em outras populações. As mutações nas proteínas Kelch específicas do músculo são cada vez mais reconhecidas. A miopatia nemalínica de *KBTBD13* é caracterizada por herança autossômica dominante e variabilidade fenotípica. As miopatias nemalínica de *KLHL40* e *KLHL41* representam a extremidade mais grave do espectro, com apresentações intraútero, acinesia fetal, artrogripose, fraturas congênitas e alterações específicas nas amostras de biopsia muscular (ver Capítulo 626.10). As proteínas Kelch-BTB agem como ligases E3-ubiquitina e medeiam a rotatividade das proteínas. Em estudos animais e culturas de células, o *KLHL40* demonstrou estabilizar a leiomiodina-3 (Lmod3) e a ausência de *KLHL40* demonstrou reduzir Lmod3 e Neb, que posteriormente foi confirmado em amostras de biopsia muscular de alguns pacientes com *KLHL40*. Isso levou à identificação de mutações no gene que codifica a leiomiodina-3, uma proteína especialmente presente na extremidade pontuda dos filamentos musculares finos. A miopatia nemalínica do *LMOD3* é caracterizada por um fenótipo grave, novamente com características potenciais na biopsia muscular.

TRATAMENTO E PROGNÓSTICO

Não existe cura, e a terapia é principalmente de suporte e sintomática. Sobreviventes geralmente dependem de uma cadeira de rodas elétrica e geralmente são incapazes de superar a gravidade. Músculos proximais e distais são comprometidos. Artrogripose congênita e as fraturas podem ocorrer e predizer um prognóstico desfavorável. Pode ser necessária uma dieta para disfagia crônica. É importante dedicar uma atenção especial à função respiratória em pacientes que apresentam escoliose e comprometimento axial para reconhecer sinais e sintomas precoces de **síndrome de hipoventilação noturna**. Na forma juvenil, os pacientes deambulam e são capazes de realizar a maioria das atividades da vida diária. A fraqueza não é geralmente progressiva, mas alguns pacientes apresentam mais dificuldade com o tempo ou entram em uma fase de fraqueza progressiva. Cardiomiopatia é uma complicação incomum. Óbito em geral resulta de insuficiência respiratória, com ou sem pneumonia superposta.

Com base nos dados pré-clínicos em um modelo de camundongo de miopatia nemalínica relacionada ao *ACTA1*, uma série de compostos farmacológicos e suplementos, incluindo a L-tirosina, foram testados em cinco pacientes com miopatia nemalínica; um efeito benéfico foi sugerido, com fadiga reduzida e melhora na salivação. Os tratamentos visando à junção neuromuscular são outra opção; um único paciente com miopatia nemalínica relacionada ao *KLHL40* obteve uma resposta benéfica sustentada à piridostigmina, um inibidor da acetilcolinesterase, sendo esse um resultado que corresponde às experiencias em outras miopatias congênitas, principalmente as miopatias centronucleares. Os medicamentos que visam aos filamentos finos e às suas interações, aos inibidores de miostatina para promover o crescimento muscular e a suprarregulação da alfa-actina cardíaca na miopatia nemalínica relacionada ao *ACTA1* estão sendo investigados em modelos animais.

Apesar dos recentes avanços em nossa compreensão dos conceitos fisiopatológicos e dos esforços para terapia, o aconselhamento genético e o diagnóstico pré-natal devem ser considerados nas famílias com um paciente índice e um diagnóstico genético preciso.

A bibliografia está disponível no GEN-io.

626.4 Miopatias de Core

Goknur Haliloglu

As miopatias core são a forma mais comum de miopatia congênita, consistindo nas *doenças do core central* (CCD, do inglês, *central core diseases*), *doença multiminicore* (MmD) e *cores atípicos*. Os cores são regiões dentro das fibras musculares nas quais se pode encontrar apenas um citoplasma granular e amorfo, sem miofibrilas e organelas. São desprovidos das mitocôndrias que contêm proteínas sarcoméricas desordenadas. As colorações histoquímicas exibem a falta de atividades enzimáticas de todos os tipos dentro desses cores, bem como ausência de proteínas contráteis (actina e miosina) que formam miofilamentos delgados e espessos. Áreas extensas no sentido longitudinal na área central da miofibra destituídas de atividade enzimática oxidativa representam cores centrais e várias áreas de menor atividade afetando segmentos mais curtos da miofibra são características dos multicores e minicores. Na microscopia eletrônica, os cores são caracterizados por uma estrutura sarcomérica anormal, incluindo o streaming de banda Z, desorganização miofibrilar completa e acúmulo de material de banda Z. Embora sejam descritas variações dos cores centrais (minicores e multicores) em algumas famílias, acredita-se que elas representem o mesmo processo básico da doença. As características patológicas podem evoluir, com mudanças e anormalidades se tornando mais evidentes ao longo do tempo.

MANIFESTAÇÕES CLÍNICAS

O espectro fenotípico das miopatias de core varia de brando a grave. Hipotonia, frouxidão articular, atraso no desenvolvimento motor, fraqueza muscular axial e dos músculos da cintura pélvica, complicações ortopédicas como os deslocamentos recorrentes de ombro e patela, deslocamento congênitos ou displasia do quadril ou deformidades dos pés podem ser características presentes. Nas crianças mais velhas, a CCD é um diagnóstico diferencial importante da escoliose toracolombar progressiva. Também há uma variabilidade intrafamiliar, com alguns indivíduos apresentando apenas rigidez muscular, mialgia por esforço ou rabdomiólise.

A resolução genética das miopatias core levou a apresentações clínicas específicas para mutações e correlações entre fenótipo e genótipo.

Doença do core central

A doença do core central (CCD) é a mais associada com mutações do gene da rianodina 1 (*RYR1*), que são descritas como causas genéticas predominantes dos transtornos neuromusculares não distróficos. Esses transtornos variam de CCD herdada de modo dominante, subgrupos da doença multiminicore herdada de modo recessivo (MmD), miopatia centronuclear (CNM) (ver Capítulo 626.1) e CFTD (ver Capítulo 626.2) até traço de **suscetibilidade à hipertermia maligna** (**MHS**, do inglês, *malignant hyperthermia susceptibility*). A MHS é um traço alélico herdado de modo dominante, descrito como uma predisposição farmacogenética para uma reação grave e potencialmente fatal em resposta a agentes anestésicos halogenados e relaxantes musculares despolarizantes. Existe suspeita de MHS em um indivíduo com miopatia congênita quando (1) há uma história familiar positiva de MHS, (2) há dificuldades prévias com anestesia e (3) o paciente tem uma mutação *RYR1* documentada.

A CCD relacionada ao *RYR1* herdada de modo dominante é caracterizada por fraqueza branda a moderada que se apresenta da primeira infância até a infância (Figura 626.7). O espectro clínico varia de sequência de deformação pela acinesia fetal até as formas adultas mais brandas. A distribuição da fraqueza é tipicamente proximal, com comprometimento proeminente dos músculos da cintura pélvica e dos músculos axiais. O deslocamento congênito do quadril, a escoliose e a frouxidão articular generalizada são comuns. Ao contrário das formas recessivas com um fenótipo clínico mais grave, não há envolvimento dos músculos extraoculares. O comprometimento bulbar, respiratório e cardíaco é incomum. A mialgia pode ser proeminente. Exceto para pacientes com um início neonatal grave, a maioria dos pacientes com CCD alcança a deambulação independente. A CCD tende a ser estável por longos períodos, com um possível curso lentamente progressivo na vida adulta. A MHS relacionada ao *RYR1* é alélica para CCD e alguns pacientes com CCD também podem ser suscetíveis à hipertermia maligna. A Figura 626.8 mostra uma família com uma mutação *RYR1* recessiva no paciente índice e seu pai assintomático que é portador de um gene *RYR1*-MHS dominante. As características e os fenótipos recentemente identificados devido às mutações do *RYR1* estão resumidos na Tabela 626.6.

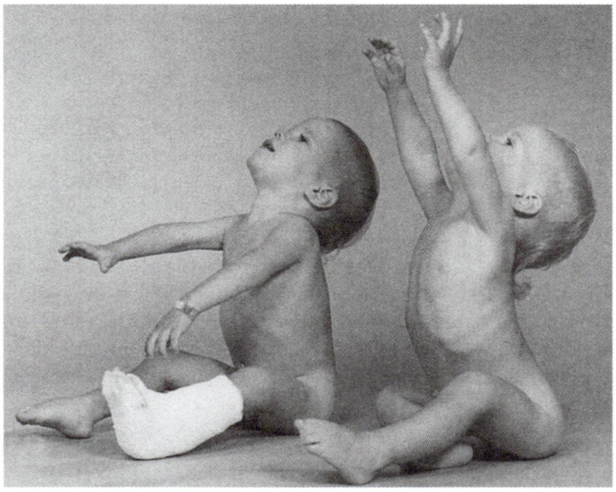

Figura 626.7 Doença do core central. Fotografia de gêmeos, um dos quais com a doença. Repare na fraqueza das extremidades superiores proximais. (*De Cohen ME, Duffner PK, Heffner R: Central core disease in one of identical twins, J Neurol Neurosurg Psychiatry 41:659-663, 1978.*)

As mutações do *RYR1* relacionadas à MHS também foram descritas como uma causa comum de fenótipos induzidos e episódicos, como a *rabdomiólise por esforço*, que contribuem para até 30% das apresentações

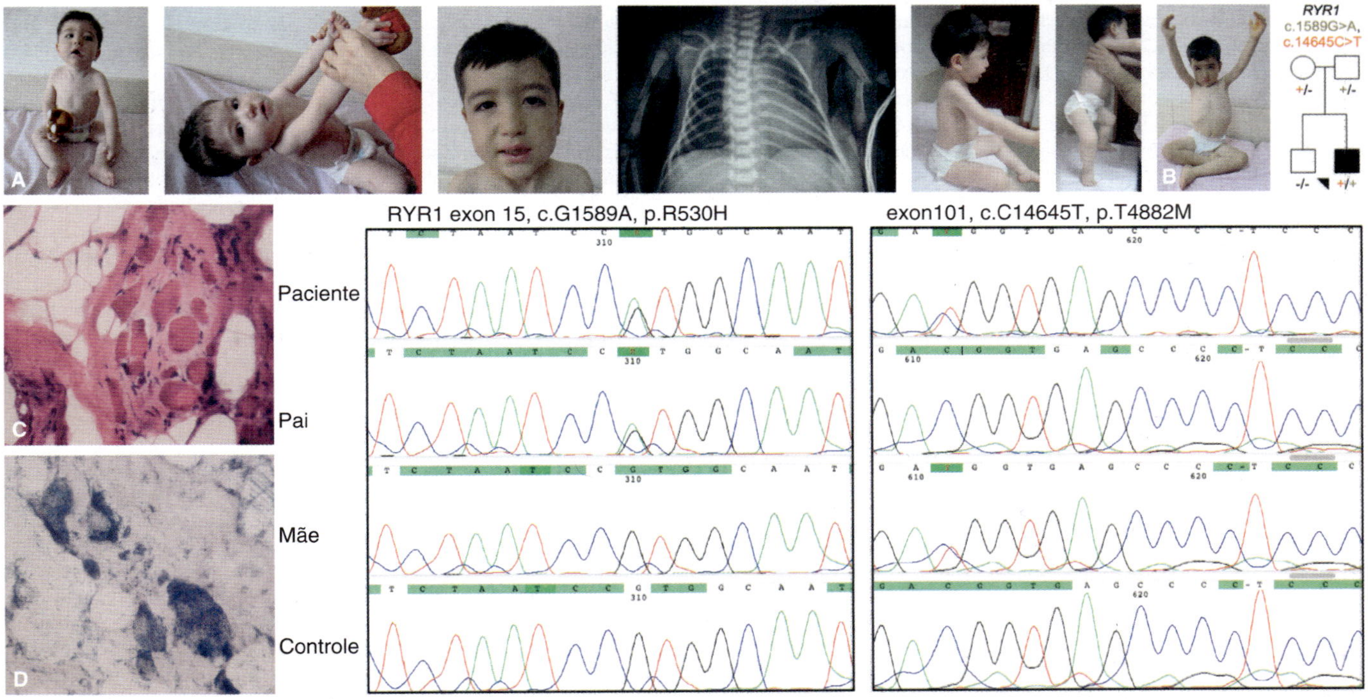

Figura 626.8 **Paciente índice se apresentando com atraso no desenvolvimento e hipotonia aos 19 meses de idade.** Repare nas fraturas bilaterais do úmero ao nascer. Ele teve um diagnóstico prévio de osteogênese imperfeita. Ele tem fraqueza facial, uma face miopática e envolvimento dos músculos flexores do pescoço com atraso de sustento da cabeça; sua capacidade motora máxima é sentar-se sem suporte. **A.** Ele é incapaz de sentar-se sobre os pés. **B.** Aos 4 anos de idade, o paciente é incapaz de caminhar. A biopsia muscular aos 19 meses de idade, demonstrando alterações miopáticas com aumento de infiltração de tecido fibroso e gorduroso (HE) (**C**) e cores centrais (NADH) (**D**). O paciente índice tem uma mutação *RYR1* recessiva e seu pai é portador de uma mutação dominante de suscetibilidade à hipertermia maligna do *RYR1* (**E**).

Tabela 626.6 Características e fenótipos clínicos relacionados à rianodina 1 (ryr1) doença do core central (CCD) relacionada à mutação.

FENÓTIPOS RELACIONADOS AO RYR1 DE INÍCIO PRECOCE	FENÓTIPOS RELACIONADOS AO RYR1 DE INÍCIO TARDIO
Mutações dominantes se apresentam tipicamente com hipotonia congênita, fraqueza, deslocamento do quadril ao nascer. Os marcos motores são atrasados; a deambulação independente acaba sendo alcançada. A fraqueza tende a envolver a cintura pélvica e o quadríceps, preservando os músculos faciais e extraoculares.	Suscetibilidade à hipertermia maligna (MHS, do inglês, *malignant hyperthermia susceptibility*)
Mutações recessivas têm uma tendência de apresentação mais precoce e mais grave em comparação com a maioria dos pacientes com mutações dominantes; no entanto, elas também estão associadas com uma ampla gama de fenótipos clínicos e características patológicas.	Síndrome de King-Denborough
Os fenótipos recessivos podem ser ainda mais agrupados clinicamente com e sem oftalmoparesia.	Rabdomiólise por esforço
São descritas mutações dominantes e recessivas com uma apresentação neonatal grave levando à morte.	Paralisia periódica
Miopatia centronuclear (CNM, do inglês, *centronuclear myopathy*) relacionada a *RYR1* se apresenta com um grau variável de oftalmoparesia externa, frequentemente associada com fraqueza facial.	Miopatia axial de início tardio
características histopatológicas podem se assemelhar à distrofia muscular congênita (CMD, do inglês, *congenital muscular dystrophy*) com desproporção congênita das fibras (CFTD, do inglês, *congenital fibre-type disproportion*).	

em indivíduos saudáveis durante a vida (ver Capítulo 625). As apresentações de início tardio na vida adulta realçam a importância das miopatias congênitas para a prática neuromuscular no adulto. Um antecedente genético predisponente deve ser considerado se os episódios forem familiares, recorrentes, fora de contexto com o exercício realizado ou precedidos por outros sintomas, como cãibras, mialgia e fraqueza. A rabdomiólise relacionada ao *RYR1* pode ocorrer até 72 horas após o exercício e mimetizar a miosite viral; em contraste com outras miopatias metabólicas, o jejum *não parece ser* um fator desencadeante. Devido à expressão dos receptores de rianodina diferentes do músculo esquelético estriado, são reconhecidas as *apresentações das miopatias relacionadas ao RYR1 não musculares esqueléticas. As anormalidades de sangramento leve* são descritas em pacientes com hipertermia maligna e carreadores de mutações de ganho de função do *RYR1* pela alteração da função celular do músculo liso vascular. Um defeito de sangramento no modelo animal e em um paciente foi revertido pelo tratamento com dantroleno, um antagonista de RyR1, sugerindo um papel terapêutico dos transtornos de sangramento relacionados ao *RYR1* e potencialmente também a outros transtornos de sangramento. Outro fenótipo observado é o comprometimento grave do SNC em um adolescente sofrendo um episódio de hipertermia maligna. Semelhanças impressionantes em termos de comprometimento cerebelar observadas neste paciente e nas *vítimas de insolação* indicaram uma ligação potencial entre a rabdomiólise por esforço relacionada ao *RYR1* e a síndrome maligna neuroléptica. Alguns medicamentos psicofarmacológicos, como a olanzapina, devem ser considerados como agentes desencadeantes em pacientes com mutações do *RYR1* e rabdomiólise por esforço. Uma questão emergente é o *envolvimento cardíaco* nas miopatias relacionadas ao *RYR1*. A morte súbita inexplicada, a cardiomiopatia dilatada presumivelmente decorrente de uma infecção viral, a valva aórtica bicúspide e a bradicardia sinusal são descritas; a avaliação cardiológica deve ser considerada para definir um fenótipo cardíaco associado às miopatias relacionadas ao *RYR1*.

Doença multiminicore

A doença multiminicore (MmD) é tipicamente herdade de modo recessivo e o fenótipo clínico depende do antecedente genético subjacente. As apresentações podem variar e se sobrepor entre a forma mais comum e clássica reconhecível, uma forma neonatal grave, uma forma com oftalmoplegia externa e uma forma moderada com envolvimento das mãos. O *fenótipo clássico* devido às mutações recessivas da selenoproteína N1 (*SEPN1*) podem ser resumidas como fraqueza axial, rigidez espinal precoce, escoliose e comprometimento respiratório (Figura 626.9). O início é precoce, com comprometimento predominante dos músculos do pescoço. Os bebês são incapazes de manter a cabeça erguida, apesar de conseguirem caminhar de maneira independente, podem apresentar *miopatia isolada do pescoço* ou *síndrome da cabeça caída*. Uma face miopática, palato arqueado para cima ou fenda palatina, voz aguda, dificuldades de alimentação e má evolução ponderal podem ser características associadas. Esses pacientes podem se parecer muito uns com os outros, portando um fenótipo muscular astênico e atrófico e atraso no crescimento, que são investigados principalmente e encaminhados com um diagnóstico preliminar de doença celíaca. Os músculos da cintura escapular proximal e da parte interna da coxa são mais afetados. A fraqueza axial é substituída por contraturas dos músculos extensores espinais com o tempo, levando a uma *deformidade de espinha rígida*. Geralmente por volta da segunda década há uma escoliose progressiva, desvio lateral do tronco e comprometimento respiratório geral, desproporcional à fraqueza muscular esquelética. A MmD deve ser considerada no diagnóstico diferencial das doenças que se apresentam com *insuficiência respiratória crônica neuromuscular* (*i. e.*, fraqueza muscular respiratória de início crônico enquanto o paciente ainda deambula). O comprometimento respiratório pode levar à insuficiência cardíaca secundária. A oftalmoplegia não é uma característica desta forma clássica, mas foi reconhecida excepcionalmente nos estágios finais da doença em pacientes com um curso grave.

Os fenótipos de MmD devidos a *mutações recessivas do RyR1* são caracterizados por um comprometimento respiratório mais brando, porém mais proeminente no aspecto bulbar, comparado com os da forma clássica. A oftalmoplegia externa, os episódios recorrentes de paralisia periódica, a fraqueza distal e o desgaste afetando principalmente as mãos, a artrogripose, o criptorquidismo e as características dismórficas também foram descritos no espectro de MmD relacionado ao *RYR1*. A cardiomiopatia hipertrófica associada com *deficiência de Acil-CoA desidrogenase de cadeias curtas* (SCAD) e as cardiomiopatias primárias decorrentes de mutações nos genes da *cadeia* beta de *miosina pesada* (*MYH7*) ou titina (*TTN*) foram descritas na MmD. Embora não relatada na MmD relacionada ao *SEPN1*, há um risco potencial de MHS na MmD relacionada ao *RYR1*.

ACHADOS LABORATORIAIS

O diagnóstico das miopatias core pode ser complexo e exigir uma combinação de avaliação e interpretação clínica (reconhecimento do fenótipo) e laboratorial (histopatológica, genética e imagens musculares) detalhadas. O valor da CK sérica é normal, exceto durante as crises de hipertermia maligna, que podem resultar em rabdomiólise ou necrose extensiva aguda das miofibras (ver Capítulo 629.2). A imagem muscular (ultrassonografia e RM) pode servir como uma ferramenta não invasiva para descrever o comprometimento muscular seletivo característico. O reconhecimento desses padrões pode ajudar a distinguir as formas de CCD herdadas de modo dominante e de MmD relacionada ao *SEPN1* de uma série de doenças neuromusculares. O diagnóstico de uma miopatia core baseado nos achados patológicos pode ser direto; no entanto, o quadro típico pode evoluir com o tempo, com as biopsias musculares iniciais exibindo quase nenhuma ou mínimas alterações.

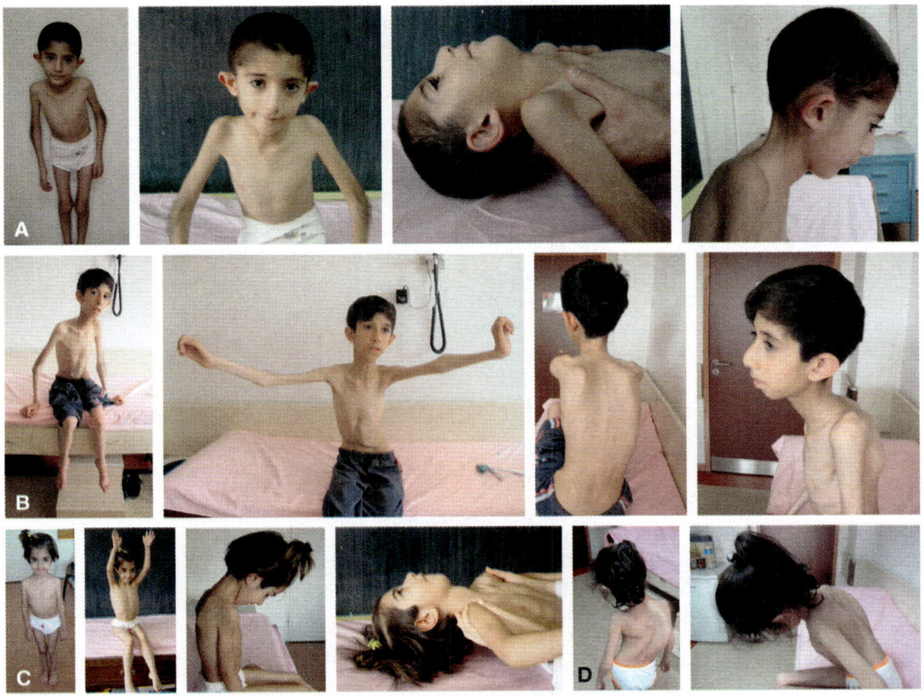

Figura 626.9 Pacientes com um fenótipo típico de doença multiminicore (MmD) relacionada ao *SEPN1* aos 10 anos (**A**), 12 anos (**B**), 7 anos (**C**) e 8 anos (**D**) de idade. Repare no fenótipo astênico atrófico com síndrome da espinha rígida, fraqueza nos músculos flexores do pescoço e graus variados de escoliose.

A formação do core é um achado inespecífico e pode ser observada no processo de desnervação, tenotomia, condições metabólicas ou mesmo em probandos após o exercício extenuante. As *fibras com aspecto de roídas por traças* descritas nas distrofias musculares podem assemelhar-se a minicores na MmD. A presença de cores sem fraqueza associada, conforme relatado em alguns indivíduos com MHS, não é suficiente para fornecer um diagnóstico de miopatia core. Os cores e outras anormalidades estruturais específicas para outras miopatias estruturais, como os bastonetes nemalínicos ou os núcleos centralizados, podem coexistir. As distrofias musculares devido a mutações nas lâminas A/C (*LMNA*), miopatias relacionadas ao colágeno VI, miopatias metabólicas (doença de Pompe), miopatias miofibrilares em pacientes com cardiomiopatia e síndromes miastênicas congênitas podem mimetizar as miopatias core baseadas em características clínicas e/ou patológicas e devem ser consideradas no diagnóstico diferencial.

Devido às extremas sobreposições clínicas e patológicas entre as doenças musculares de início precoce, tem havido uma mudança nas vias de diagnóstico tradicionais. Levando em conta essas questões, o diagnóstico das miopatias core, assim como de outras miopatias congênitas, requer um esforço combinado da parte do clínico, patologista e geneticista molecular.

GENÉTICA

As miopatias central core são transmitidas seguindo um padrão autossômico dominante ou autossômico recessivo, ou mutações dominantes *de novo*. Elas são causadas pelo mesmo gene anormal no *locus* 19q13.1. Esse gene programa o receptor rianodina *(RYR1)*, um receptor tetramérico que contém um canal de cálcio não ativado pela voltagem; ele é prevalente no retículo sarcoplasmático e especialmente na junção do túbulo T com as cisternas do retículo sarcoplasmático. Ele contém o canal pelo qual o cálcio é liberado entre os miofilamentos. Mutações no gene *RYR1* também são a causa da **hipertermia maligna (HM)**. Nas miopatias centronucleares, as mutações autossômicas recessivas do *RYR1* são reconhecidamente uma causa frequente e recentemente um paciente com uma mutação dominante *de novo* do *RYR1* também foi descrito (ver Capítulo 629.2). Os pacientes que apresentam miopatia congênita, ptose, oftalmoplegia externa e núcleos internos proeminentes além de outros achados estruturais são candidatos altamente prováveis às mutações do *RYR1*. É importante observar que a doença do core recessiva pode estar associada ao silenciamento do alelo normal específico do tecido, um fenômeno epigenético. Certas mutações com troca de sentido podem estar associadas com HM autossômica dominante e o manejo do portador assintomático do alelo de suscetibilidade à HM deve ser tratado em conformidade.

As mutações no gene da betamiosina do tipo lenta (*MYH7*), as mutações autossômicas recessivas na titina (*TTN*) e as mutações recessivas do gene de células satélite (*MEGF10*) são outras causas identificadas de miopatia core. Esta última é caracterizada por *miopatia de início precoce, arreflexia, angústia respiratória e disfagia* (EMARRD). Um único paciente foi descrito, o qual se apresentou com miopatia congênita grave e oftalmoplegia e variantes recessivas no gene codificador da subunidade alfa-1 do receptor de di-hidropiridina (*CACNA1S*), um gene no qual as mutações dominantes reconhecidamente estão associadas com **paralisia hipopotassêmica periódica** e **HM**. São necessários estudos funcionais para vincular as mutações do *CACNA1S* às miopatias congênitas.

A MmD é causada principalmente por mutações recessivas em *SEPN1* e *RYR1*. A selenoproteína N é uma proteína de membrana integral localizada no retículo endoplasmático, que é expressa em vários tecidos, incluindo o músculo esquelético, coração, pulmão e placenta. Também é altamente expressa no diafragma; isto poderia explicar o achado de insuficiência respiratória restritiva precoce nos pacientes. As mutações de *SEPN1* também causam CFTD (ver Capítulo 626.2) e distrofia muscular espinal rígida (ver Capítulo 627).

TRATAMENTO E PROGNÓSTICO

O tratamento das miopatias core é sintomático e deve ser, em geral, paralelo às diretrizes de cuidados consensuais nas miopatias congênitas. As complicações ortopédicas, a reabilitação e os problemas de alimentação devem ser tratados adequadamente. A escoliose e outras deformidades esqueléticas requerem atenção especial, pois podem se desenvolver rapidamente e progredir com uma gravidade desproporcional até a fraqueza dos membros. Comparadas com outras miopatias congênitas, existe um número maior de falhas no deslocamento e displasia congênitos do quadril na CCD.

A CCD é associada constantemente com **hipertermia maligna (HM)**, que pode preceder o diagnóstico de CCD. Todos os pacientes e portadores assintomáticos devem ser aconselhados a respeito de uma reação adversa potencialmente fatal a anestésicos voláteis e relaxantes musculares. A **consulta anestésica pré-operatória** e em pacientes que devem ser submetidos à anestesia geral deve ser considerada. Deve-se aconselhar o **uso de uma pulseira de alerta médico** em caso de qualquer emergência. O tratamento da HM requer dantroleno e outras medidas de cuidados de suporte. Vale a pena ressaltar que o dantroleno não é recomendado antes da anestesia, mesmo nos casos em que a MHS foi estabelecida.

Pode haver um início insidioso do envolvimento muscular respiratório, particularmente em pacientes com MmD e mutações do *SEPN1*. Os pacientes podem ser assintomáticos após uma doença intercorrente ou anestesia ou mesmo sedação no momento de um procedimento de biopsia muscular. O cuidado multidisciplinar requer a opinião de pneumologistas. Sinais e sintomas de distúrbios respiratórios do sono, síndrome de hipoventilação noturna, devem ser questionados. Os testes de função respiratória nas posições sentado e em supino e a polissonografia são necessários para introduzir ventilação não invasiva com pressão positiva de maneira oportuna. Os pacientes com doença grave de início precoce podem necessitar de ventilação mecânica invasiva. As complicações cardíacas são incomuns na CCD, mas os estudos de eletrocardiografia e ecocardiografia basais são apropriados na maioria dos casos. A disfunção ventricular direita secundária e a insuficiência cardíaca podem complicar a situação nos pacientes com comprometimento respiratório.

Uma melhora subjetiva nos testes de força muscular e funcional foi relatada nos pacientes com CCD que fazem uso de β-2 agonistas (salbutamol, albuterol). As abordagens terapêuticas atuais e futuras incluem (1) modificação da função do *RYR1*, (2) correção das anormalidades oxidativas associadas, (3) uso de compostos farmacológicos reforçando a contratilidade muscular e/ou a transmissão neuromuscular e (4) correção de um defeito genético específico. A N-acetilcisteína (NAC), como antioxidante, pode servir como uma possível opção de tratamento para miopatias relacionadas a *RYR1* e *SEPN1* e os primeiros ensaios clínicos em humanos estão em andamento.

A bibliografia está disponível no GEN-io.

626.5 Miopatias Miofibrilares

Goknur Haliloglu e Harvey B. Sarnat

As miopatias miofibrilares (MFMs) são doenças neuromusculares progressivas raras, herdadas ou esporádicas, diagnosticadas com base em características morfológicas distintas. Existe uma ampla gama de heterogeneidades clínica e genética dentro das MFMs, que também são subagrupadas como *miopatias de agregados proteicos*. Uma série de apresentações fenotípicas é descrita em virtude do comprometimento cardíaco, esquelético e da musculatura lisa. Os achados histopatológicos do core podem ser definidos como desintegração focal das miofibrilas, predominantemente no nível da banda Z, acúmulo de produtos da degradação miofibrilar e expressão ectópica de muitos proteínas. A dissolução da miofibrila começa na banda Z e alguns sarcômeros de miofibrilas têm desorganização ou dissolução das miofibrilas adjacentes a outras áreas de sarcômeros normais dentro da mesma fibra. As agregações proteicas anormais, a congofilia intensa de muitas estruturas hialínicas, os núcleos internalizados, a divisão das fibras, os vacúolos, as lesões do tipo *core*, um aumento de brando a grave no colágeno endomisial e a maior variabilidade do tamanho das fibras (de hipotróficas a hipertróficas) estão entre as características comuns. Essas zonas estão associadas a *streaming* das bandas Z e há uma expressão de uma grande quantidade de proteínas nos agregados, incluindo a distrofina, os sarcoglicanos, a ubiquitina, os filamentos intermediários de desmina, a αβ-cristalina e várias proteínas da banda Z, como a miotilina e a filamina-C. A *disfunção mitocondrial* na forma de distribuição mitocondrial anormal é um achado frequente. Embora seja necessário um estudo imunocitoquímico e ultraestrutural detalhado do tecido de biopsia muscular para o diagnóstico e o mesmo forneça pistas sobre o gene causador subjacente, o diagnóstico final do subtipo de MFM depende do teste genético molecular. A superexpressão ou suprarregulação das proteínas normais, como a desmina ou αβ-cristalina nas miofibras, pode ser um atributo adicional em muitas outras condições neuromusculares, tal que a MFM deve ser usada quando esses acúmulos se devem à mutação na proteína respectiva. Os subtipos de MFM são classificados de acordo com a proteína afetada; por exemplo, desminopatia, αβ-cristalinopatia ou Bag3opatia.

MANIFESTAÇÕES CLÍNICAS E SUBTIPOS DE MFM DE ACORDO COM O PATRIMÔNIO GENÉTICO

A maioria das miopatias miofibrilares não é sintomática na infância, mas, às vezes, as crianças mais velhas e os adolescentes exibem sintomas precoces de fraqueza proximal e distal inespecífica. As MFM geralmente se apresentam na meia-idade, com uma fraqueza lentamente progressiva envolvendo os músculos proximais e distais. A apresentação distal geralmente é mais pronunciada do que a fraqueza proximal. Sintomas sensoriais, rigidez muscular, dores e cãibras podem estar presentes. Os indivíduos afetados podem exibir sinais de *neuropatia periférica* e *cardiomiopatia* evidente. As formas autossômicas recessivas se apresentam com um curso precoce e mais grave comparadas com as formas autossômicas dominantes. Também há uma grande variabilidade interfamiliar e intrafamiliar na expressão clínica da doença. O grau de envolvimento e o padrão de progressão podem variar entre os indivíduos afetados.

Os subtipos de MFM com as características clínicas principais estão resumidos na Tabela 626.7. O envolvimento cardíaco às vezes pode ser o sintoma inicial e único, especialmente nas desminopatias. Episódios sincopais, defeitos de condução (bloqueio atrioventricular completo, bloqueio do ramo direito do feixe de His, hemibloqueio anterior esquerdo), problemas de ritmo (arritmia ventricular), cardiomiopatia (dilatada, restritiva, hipertrófica), ducto arterioso persistente e insuficiência cardíaca congestiva estão entre as apresentações cardíacas. O envolvimento do músculo facial e músculo axial do pescoço, sinais bulbares, dificuldades de deglutição e alimentação, deformidade de espinha rígida, insuficiência respiratória precoce e catarata de início precoce podem ser outras pistas para o diagnóstico. O envolvimento do músculo liso pode estar presente na forma de má absorção intestinal e pseudo-obstrução. Alguns subtipos de MFM podem estar associados com início infantil precoce. Um exemplo é a miopatia especial autossômica recessiva em bebês da população nativa *Cree* americana que é caracterizada por hipertonia muscular generalizada grave que não é revertida por bloqueio neuromuscular e, portanto, é de origem miopática. A maioria morre de insuficiência respiratória nos primeiros meses de vida como resultado de comprometimento diafragmático. A biopsia muscular mostra achados semelhantes a muitas outras miopatias miofibrilares (Figura 626.10); uma nova mutação do gene da αB-cristalina é a causa. Um início precoce da doença também pode ser observado na desminopatia; Bagopatia; epidermólise bolhosa simples autossômica recessiva com distrofia muscular (EBS-MD) dentro do grupo de *plectinopatias;* miopatia hereditária com insuficiência respiratória precoce (HMERF) dentro do grupo de *plectinopatias*; MFM relacionada à actina; e miopatia por PYROXD1.

Os genes da doença MFM codificam proteínas que são componentes estruturais e funcionais do sarcômero, do citoesqueleto extrassarcomérico ou dos sistemas de controle de qualidade das proteínas. A PYROXD1 é classificada como uma *piridina nucleotídio-dissulfeto* oxidorredutase classe I, que pertence a uma antiga família de enzimas que regulam o estado redox de outras proteínas. Uma miopatia por PYROXD1 de início precoce é descrita, caracterizada histologicamente por múltiplos núcleos internalizados, grandes zonas de desorganização sarcomérica, acúmulo de filamentos finos, bandas Z espessadas e inclusões desmino-positivas. Existe uma histopatologia distintiva que combina atributos da doença central e minicore e das miopatias centronuclear, miofibrilar e nemalínica em pacientes descritos até agora, o que indica claramente a sobreposição entre miopatias congênitas e MFM.

Em aproximadamente metade dos indivíduos afetados com MFM, o defeito genético permanece desconhecido.

Tabela 626.7 Subtipos de miopatias miofibrilares (MYM).

GENE/PROTEÍNA	DOENÇA	PADRÃO DE HERENÇA	IDADE DE INÍCIO	PRINCIPAIS CARACTERÍSTICAS CLÍNICAS
DES/desmina	Desminopatia	Dominante, de novo	Início/meio da vida adulta	Fraqueza distal > proximal, cardiopatia insuficiência respiratória
	Desminopatia	Recessiva	Primeira infância/infância	
CRYAB/αβ-cristalina	αβ-cristalinopatia	Dominante	Meio da vida adulta	Fraqueza distal > proximal, cardiopatia insuficiência respiratória, catarata
	αβ-cristalinopatia	Recessiva	Infância	Rigidez dos membros e axial, fraqueza, insuficiência respiratória
MYOT/miotilina	miotilinopatia	Dominante	Meio/fim da vida adulta	Fraqueza distal e proximal, cardiopatia e insuficiência respiratória em uma minoria de pacientes
	Miotilinopatia	Recessiva	Início/meio da vida adulta	Fraqueza distal e proximal, arritmia
ZASP/ZASP	ZASPopatia	Dominante	Meio/fim da vida adulta	Fraqueza distal e proximal, cardiopatia e neuropatia em uma minoria de pacientes
FLNC/filamina C	MFM-filaminopatia	Dominante	Meio da vida adulta	Fraqueza distal e proximal, insuficiência respiratória e cardiopatia em um subconjunto de pacientes
BAG3/BAG3	Miopatia BAG3	*De novo*	Infância	Fraqueza distal e proximal, insuficiência respiratória, cardiomiopatia hipertrófica, neuropatia periférica
FHL1/FHL1	Reduz a miopatia corporal, miopatia FHL1	Ligada ao cromossomo x	Primeira infância/ infância, vida adulta (rara)	Atraso nos marcos motores, fraqueza proximal > distal, escoliose, contraturas, perda rápida da ambulação, insuficiência respiratória; curso mais brando nos pacientes de início na vida adulta
TTN/titina	Miopatia hereditária com insuficiência respiratória precoce (HMERF)	Dominante	Início/fim da vida adulta	Fraqueza distal, proximal e do pescoço, insuficiência respiratória precoce
PLEC/plectina	Epidermólise bolhosa simples com distrofia muscular (EBS-MD)	Recessiva	Vesículas cutâneas desde o nascimento, miopatia na primeira infância/ infância, vida adulta	Fraqueza proximal e distal, cardiomiopatia, catarata, epidermólise, anormalidades ungueais e dentárias, anormalidades cerebrais
ACTA1/α-actina	MFM-actinopatia	*De novo*	Primeira infância	Fraqueza do membro superior > membro inferior, insuficiência respiratória, contraturas
HSPB8/HSPB8	Miopatia HSPB8	Dominante	Início/meio da vida adulta	Fraqueza distal > proximal, neuropatia motora periférica
DNAJB6/DNAJB6	Distrofia muscular da cintura dos membros 1 d	Dominante	Meio da vida adulta	Fraqueza distal e proximal
PYROXD1/PYROXD1*	Miopatia PYROXD1	Recessiva	Primeira infância/início da infância	Fraqueza proximal e distal simétrica lentamente progressiva, redução generalizada no volume muscular, fraqueza no pescoço, escápula alada, fraqueza facial leve a moderada, ptose leve, palato altamente arqueado, fala anasalada, dificuldades de deglutição, doença pulmonar restritiva leve, neuropatia axonal dependente do tamanho e evidência de envolvimento cardíaco na 3ª década

*PYROXD1 é uma oxidorredutase citoplasmática nuclear localizada no núcleo e nos componentes sarcoméricos estriados. (Adaptada de Kley RA, Olive M, Schroder R: New aspects of myofibrillar myopathies, Curr Opin Neurol 29:628-634, 2016.)

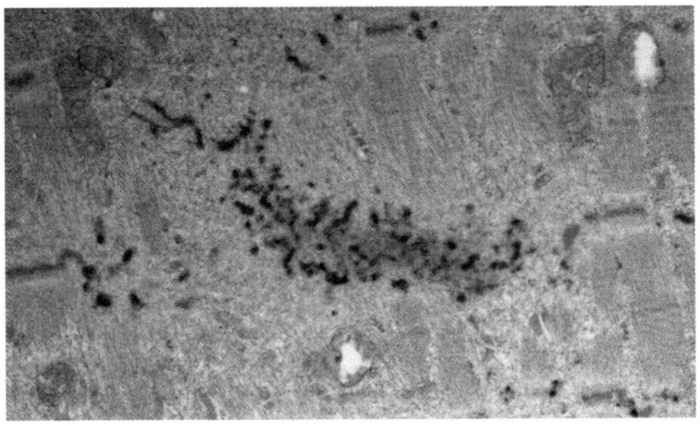

Figura 626.10 Micrografia eletrônica de biopsia de músculo quadríceps femoral de uma menina de 1 mês da população indígena americana *Cree* com miopatia miofibrilar. Dentro da mesma miofibra, alguns sarcômeros são bem formados e outros exibem desarranjo dos monofilamentos espessos e delgados e fragmentação das bandas Z. Mitocôndrias mostram-se normais (21.400×).

ACHADOS LABORATORIAIS

O diagnóstico das MFM repousa nas características morfológicas comuns observadas nos estudos histológicos musculares. Estudos imunocitoquímicos e microscopia eletrônica do músculo podem fornecer pistas sobre o gene causador. Achados patológicos no sistema nervoso periférico e no miocárdio foram descritos resumidamente em uma pequena quantidade de pacientes com MFM; os testes não são realizados rotineiramente por motivos clínicos. O nível sérico de CK pode estar normal ou levemente elevado. A eletromiografia revela características miopáticas ou neuropáticas e miopáticas simultâneas, estudos de condução nervosa anormais e irritabilidade elétrica (potenciais de fibrilação, ondas positivas acentuadas, descargas repetitivas complexas e descargas miotônicas). A RM do músculo pode demonstrar diferentes padrões de envolvimento, de acordo com os subtipos de MFM. O diagnóstico final se baseia na combinação de características clínicas, características de biopsia muscular e resultados do teste genético molecular.

A análise proteômica dos agregados proteicos leva à identificação de biomarcadores diagnósticos nos diferentes subtipos de MFM. A proporção entre filamina C e miotilina nos agregados é descrita como um marcador diagnóstico altamente sensível e específico para miotilinopatia. A combinação de estudos de imunofluorescência com achados proteômicos irá facilitar ainda mais a identificação das várias proteínas envolvidas no controle de qualidade e degradação das proteínas, que também podem agir como agentes terapêuticos.

O diagnóstico diferencial inclui miopatias congênitas, distrofia miotônica, doenças mitocondriais e neuropatias periféricas da infância.

TRATAMENTO

Não existe cura disponível para as MFM. O tratamento é de suporte e sintomático. A triagem cardíaca (eletrocardiografia, ecocardiografia e monitoramento com Holter de 24 horas) deve ser feito pelo menos uma vez ao ano. No caso de anormalidades cardíacas ou em pacientes com desminopatias, o acompanhamento cardiológico pediátrico é recomendado duas vezes ao ano. Um marca-passo e um cardioversor desfribrilador implantável (ICD, do inglês, *implantable cardioverter defibrillator*), o transplante cardíaco, o suporte respiratório, a fisioterapia de amplitude dos movimentos e os dispositivos assistidos podem ser introduzidos convenientemente. O exame em lâmpada de fenda para detecção das opacidades do cristalino deve ser considerado. Não há um risco maior conhecido de hipertermia maligna; no entanto, a possibilidade ainda não pode ser completamente excluída. O aconselhamento genético e o diagnóstico pré-natal devem ser oferecidos de acordo com o padrão de herança e o defeito genético subjacente.

A geração de modelos de simulação de células de pacientes e modelos animais oferece uma base para a avaliação pré-clínica e clínica de novas estratégias terapêuticas. Estudos animais iniciais se baseiam em evitar o exercício extenuante, tratamento com um antioxidante N-acetil-cisteína, modulação da atividade autofágica e uso de medicamentos antiagregação como a doxiciclina e o 4-fenilbutirato (uma chaperonas química aprovada para perturbações do ciclo da ureia).

A bibliografia está disponível no GEN-io.

626.6 Malformações Cerebrais e Desenvolvimento Muscular

Goknur Haligoglu e Harvey B. Sarnat

As crianças com **hipoplasia cerebelar** são hipotônicos e têm atraso no desenvolvimento, especialmente em habilidades motoras grosseiras. Às vezes realiza-se uma bioscopia muscular a fim de excluir uma miopatia congênita. Um espécime de biopsia pode mostrar maturação retardada do músculo, predominância de tipo de fibra, ou CMFTD. Outras malformações do cérebro podem também estar associadas a padrões histoquímicos anormais, mas lesões supratentoriais tendem menos que lesões do tronco cerebral ou cerebelares a alterar o desenvolvimento muscular. Impulsos descendentes anormais ao longo das vias bulbospinais provavelmente alteram padrões de descarga de neurônios motores inferiores que determinam a diferenciação histoquímica do músculo às 20 a 28 semanas de gestação. O trato corticospinal não participa, pois ele ainda não é funcional durante este período da vida fetal.

Existe uma série de distrofias musculares associadas a fenótipos cerebrais e oculares, sugerindo mecanismos comuns que afetam o desenvolvimento do músculo, cérebro e olhos. Está claro que em pelo menos alguns destes casos, a proteína anormal implicada na patogênese é expressa no músculo, cérebro e olhos, sendo importante tanto para a estabilização do músculo quanto para a migração dos neurônios centrais e o desenvolvimento normal do tecido nos olhos.

As **distrofias relacionadas a alfa distroglicanos (αDG-RD)** são um grupo de doenças musculares com um amplo espectro fenotípico e genético, incluindo várias distrofias musculares congênitas (ver Capítulo 627.6), com envolvimento cerebral grave na forma de lisencefalia com aspecto de "pedra de calçamento" (*cobblestone*) (síndrome de Walker-Warburg, doença de Fukuyama e doença músculo-olho-cérebro de Santavuori) até o espectro de distrofias musculares de cinturas (LGMD) (ver Capítulo 627.4).

O complexo distrofina-glicoproteínas forma uma ligação crítica entre a matriz extracelular e o citoesqueleto no tecido muscular para estabilizar a membrana muscular. O distroglicano simplesmente interage com as proteínas na matriz extracelular e no citoesqueleto via distrofina (Figura 626.11). A αDG é uma glicoproteína transmembrana e a glicosilação pós-transicional extensiva (manolisação ligada ao O) é necessária para a sua função correta, mediar a ligação das proteínas da membrana basal (cadeia alfa-2 da laminina, perlecan, agrin), neurexina no cérebro, pikachurin nos olhos e Slit (pela interação com os domínios globulares [G] da laminina).

Defeitos da glicosilação O da αDG são considerados centrais para a patogênese da αDG-RD. A deleção do distroglicano ou de suas glicosiltransferases resulta em defeitos de migração na forma de lisencefalia com aspecto de "pedra de calçamento" do tipo II e uma série de malformações oculares afetando a retina e a câmara anterior, como glaucoma e catarata.

Estudos em animais mostram que o distroglicano glicosilado é necessário para a orientação adequada e o desenvolvimento de vários tratos axonais. O distroglicano é necessário não só para a integridade das membranas basais ao longo das quais se estendem as vias de axônios

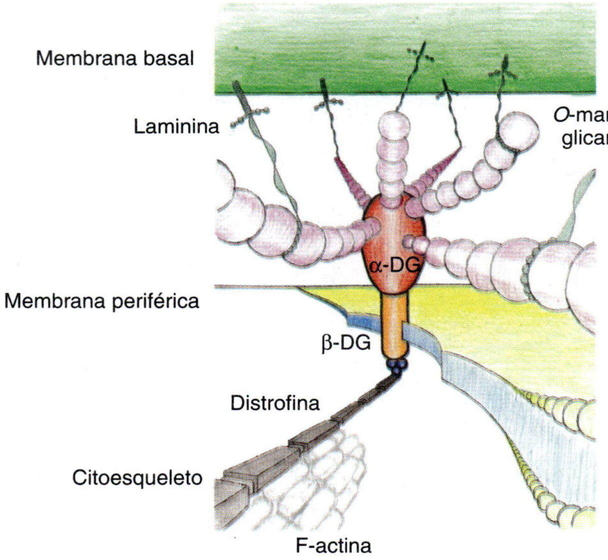

Figura 626.11 Desenho esquemático do complexo distrofina-glicoproteína (DGC) e α-distroglicano glicosilado (DG). O α-DG liga os componentes extracelulares, como a laminina, e liga o β-DG, uma glicoproteína transmembrana. Através da distrofina, ele se liga ao citoesqueleto de actina. O α-DG é altamente glicosilado e seus glicanos desempenham um papel na ligação à laminina. (*De Taniguchi-Ikeda M, Morioka I, Iijima K, Toda T: Mechanistic aspects of the formation of α-dystroglycan and therapeutic research for the treatment of α-dystroglycanopathy: a review, Mol Aspects Med 51:115-124, 2016.*)

em desenvolvimento, mas também porque ele se liga diretamente ao domínio de laminina G da Slit, organizando a sua distribuição *in vivo*. Ele mantém um ambiente de crescimento e as funções como um arcabouço extracelular que controla os eventos de orientação dos axônios organizando a disponibilidade do crescimento axonal e as pistas de orientação nos alvos intermediários críticos. A desregulação da sinalização Slit-Robo envolvida na orientação axonal e na conectividade neuronal se reflete nos pacientes com αDG-RD.

Com base clínica, a classificação é difícil, pois existem pacientes com anormalidades mais sutis, como microcefalia, hipoplasia cerebelar com ou sem cistos, dificuldades de aprendizagem com achados normais na neuroimagem e fenótipo CMD ou LGMD e com função cognitiva normal. Os achados de neuroimagem na RM encefálica podem ser resumidos como complexo cobblestone (lisencefalia com aspecto de "pedra de calçamento" do tipo II até paquigiria focal ou polimicrogiria), hipoplasia mesencefálica, teto mesencefálico relativamente espesso, colículos fundidos, fenda pontina ventral, dobra pontomesencefálica, anormalidades das folias cerebelares, cistos cerebelares, hidrocefalia, encefalocele occipital e envolvimento irregular e confluente da substância branca com aumento da intensidade de sinal nas imagens ponderadas em T2 e FLAIR (Figura 626.12). Um elevado **nível sérico de CK** na presença dos achados de imagem supracitados simplesmente diferencia um transtorno muscular de outras causas genéticas de malformações corticais do desenvolvimento. Uma redução ou ausência de imunomarcação com anticorpos, que reconhece epítopos glicosilados de αDG na biopsia muscular, é um sinal patológico para αDG-RG.

Existe uma lista em constante expansão dos genes envolvidos em αDG-RG. Até hoje, constatou-se que as mutações em até 19 glicosiltransferases e proteínas acessórias estão envolvidas na glicosilação da αDG (*DAG1, POMT1, POMT2, POMGnT1, POMGnT2, LARGE, FKRP, FKTN, ISPD, GTDC2, B3GNT1, B3GALNT2, GMPPB, TMEM5, SGK196, DPM1, DPM2, DPM3, DOLK*); a disponibilidade dos painéis genéticos direcionados e das técnicas de sequenciamento de nova geração (NGS) vão aumentar ainda mais a produção de diagnósticos neste espectro.

Os **distúrbios congênitos de glicosilação,** envolvendo a glicosilação de N e O (mutações em *DPM1, DPM2* e *DPM3*), sobrepõe-se com a αDG-RG, e podem se apresentar com elevados níveis séricos de CK, comprometimento cognitivo, microcefalia, dificuldades de alimentação, epilepsia mioclônica e hipoplasia cerebelar.

Outro exemplo é a forma **CMD se sobrepondo à síndrome de Marinesco-Sjögren (MSS) e distroglicanopatia** devido a mutações do *INPP5 K*, em pacientes com baixa estatura, deficiência intelectual e catarata, descrita como um continuum de αDG-RD. O *INPP5 K* codifica a inositol polifosfato-5-fosfatase K, que demonstrou regular a diferenciação dos mioblastos e o processamento de proteínas através de sua interação com as chaperonas do retículo endoplasmático.

Os genes identificados até agora, funcionando no retículo endoplasmático e/ou aparelho de Golgi, apontam para um mecanismo comum envolvendo uma interação entre as células e a matriz extracelular circundante no que se refere às malformações do cérebro e desenvolvimento muscular.

A bibliografia está disponível no GEN-io.

626.7 Amioplasia

Harvey B. Sarnat

A ausência congênita de músculos individuais é comum e muitas vezes assimétrica. Uma aplasia comum é do *músculo palmar longo* do compartimento anterior do antebraço, o qual está ausente em 30% dos indivíduos normais e é completamente compensado por outros flexores do punho. Ausência unilateral de um *músculo esternocleidomastóideo* é uma das causas de torcicolo congênito. Ausência de um *músculo peitoral maior* faz parte da **anomalia de Poland.**

Quando a inervação não se desenvolve, como nos membros inferiores em casos graves de *mielomeningocele*, músculos podem deixar de se desenvolver. Na *agenesia sacral*, os somitos anormais que falham em formar vértebras ósseas também podem deixar de formar músculos a partir da mesma placa mesodérmica defeituosa, um distúrbio de indução que resulta em amioplasia segmentar. Músculos esqueléticos das extremidades deixam de se diferenciar a partir de miômeros embrionários se os ossos longos não se formarem. A ausência de um osso longo como o rádio é associada à aplasia variável ou hipoplasia de músculos associados, como o flexor radial do carpo. Atrofia neurogênica terminal de músculo é às vezes chamada **amioplasia**, mas este uso é semanticamente incorreto.

Amioplasia generalizada tipicamente resulta em morte fetal, e os recém-nascidos vivos raramente sobrevivem. Suspeita-se que uma mutação em um dos genes miogênicos seja a etiologia em virtude de estudos de inativação (*knockout*) genética em camundongos, mas ela

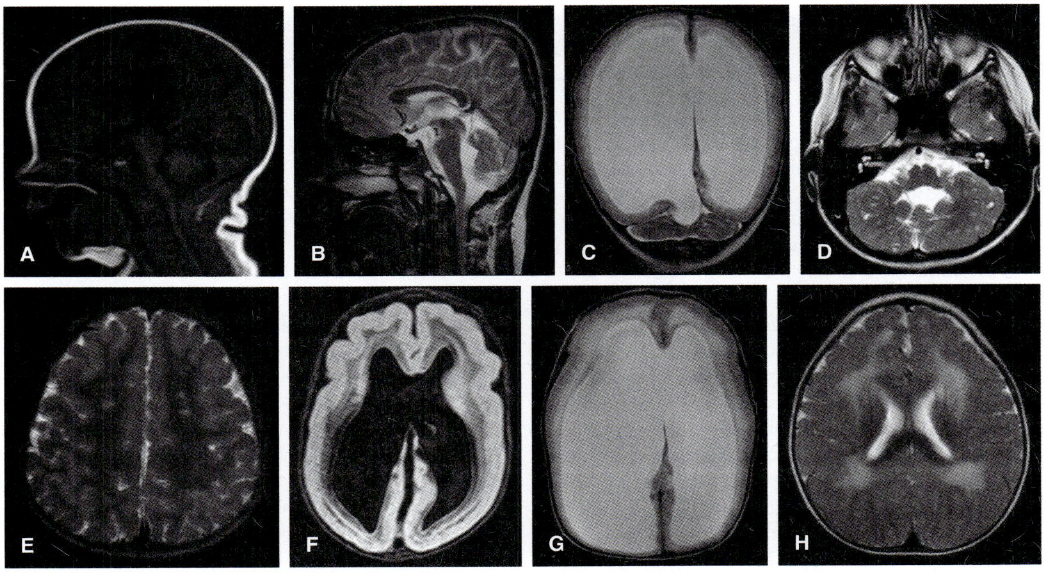

Figura 626.12 Imagem sagital ponderada em T1W exibindo um tronco encefálico hipoplásico e "dobrado", além de hipoplasia cerebelar (*POMGnt1*). **A.** Imagem sagital ponderada em T2W revelando achatamento pontino dorsal (**B**) (*POMK*). **C.** Imagem coronal ponderada em T2W demonstrando uma enorme ventriculomegalia, hipoplasia cerebelar e lisencefalia cortical em forma de "pedra em calçamento" (*ISPD*). **D.** Imagem axial ponderada em T2W mostrando microcistos cerebelares *FKRP*). **E.** Imagem axial ponderada em T2 revelando polimicrogiria frontal bilateral. **F.** Imagem axial FLAIR exibindo lisencefalia (*POMGnt1*). **G.** Imagem axial ponderada em T2W revelando lisencefalia em forma de "pedra em calçamento". **H.** Imagem axial ponderada em T2W exibindo lesões na substância branca periventricular cerebral.

não foi provada em humanos. Estima-se que 400 diagnósticos discretos podem levar à artrogripose congênita. As duas maiores categorias são a amioplasia e a artrogripose distal, que combinadas correspondem a até 50 a 65% de todos os diagnósticos dentro do subconjunto da artrogripose. A amioplasia, o mais comum, não é claramente uma síndrome genética hereditária de contraturas características dos membros superiores e inferiores. As artrogriposes distais, por outro lado, têm uma anormalidade genética subjacente, que em muitos casos parece visar os músculos de contração rápida do feto em desenvolvimento.

A bibliografia está disponível no GEN-io.

626.8 Disgenesia Muscular (Miopatia Síndrome de Proteus)

Harvey B. Sarnat

Síndrome de Proteus é uma perturbação do crescimento celular comprometendo tecidos ectodérmicos e mesodérmicos, representando um mosaicismo celular. O defeito genético é uma mutação no gene *AKT1*, da mesma família genética que *AKT3*, que causa hemimegalencefalia; de fato muitas crianças com a síndrome de Proteus também têm hemimegalencefalia como outra forma de supercrescimento tecidual, não como uma associação distinta. Estes genes em mamíferos participam no alvo da via da rapamicina. Síndrome de Proteus também se manifesta como um crescimento assimétrico das extremidades, lesões cutâneas verrucosas, angiomas de vários tipos, espessamento de ossos, e crescimento excessivo de músculos sem fraqueza. Convulsões graves, iniciando em recém-nascidos, são incomuns. Histologicamente, o músculo demonstra uma *disgenesia muscular* única. Zonas anormais são adjacentes a zonas de formação de músculo normal e não obedecem a limites anatômicos.

A síndrome de Proteus é reconhecida como uma variedade fenotípica da *síndrome do nevo epidérmico*, junto com o nevo sebáceo linear de Jadassohn, síndrome de CLOVER, e outras, como um mosaicismo somático pós-zigótico.

A bibliografia está disponível no GEN-io.

626.9 Hipotonia Congênita Benigna

Harvey B. Sarnat

Hipotonia congênita benigna não é uma doença, mas é um termo descritivo para bebês ou crianças com hipotonia não progressiva de origem desconhecida. A hipotonia não é geralmente associada à fraqueza ou com atraso no desenvolvimento, embora algumas crianças adquiram habilidades motoras grosseiras mais lentamente que o normal. Reflexos ao estiramento tendinoso são normais ou hipoativos. Não há anormalidades de nervos cranianos, e a inteligência é normal.

O **diagnóstico** é de exclusão (Tabela 625.2 no Capítulo 625) após resultados de estudos laboratoriais serem normais, incluindo biopsia muscular e exames de imagem do cérebro com atenção especial ao cerebelo. Biopsia muscular é adiada em alguns casos brandos para acompanhar a evolução clínica durante o tempo, mas o diagnóstico nesses bebês é mais provisório. Nenhuma base genética molecular conhecida para essa síndrome foi identificada na maioria, mas uma forma rara com uma mutação do *RYR1* e hipertermia é reconhecida. A Tabela 625.3 no Capítulo 625 demonstra o diagnóstico diferencial.

O **prognóstico** é geralmente bom; nenhuma terapia específica é requerida. Contraturas não se desenvolvem. Fisioterapia poderia ajudar a alcançar marcos de desenvolvimento motor (marcha) mais cedo que o esperado. Hipotonia persiste durante a vida adulta. A doença nem sempre é "benigna" como dá a entender o seu nome, pois luxação recorrente de articulações é uma complicação comum, especialmente nos ombros. Motilidade excessiva da coluna pode resultar em lesão de estiramento, compressão ou comprometimento de raízes nervosas ou da medula espinal. Esses são riscos particulares para os pacientes que fazem ginástica ou que se tornam artistas de circo, em virtude da agilidade das articulações sem estar associada à fraqueza ou dor.

A bibliografia está disponível no GEN-io.

626.10 Artrogripose

Goknur Haligoglu

Ver também Capítulo 702.

A artrogripose (artro, articulação; grip, curva), artrogripose congênita multiplex (multiplex; múltipla; congênita, presente ao nascer) e as contraturas congênitas múltiplas são termos descritivos, usados de forma intercalada para definir as contraturas em duas ou mais partes diferentes do corpo. A artrogripose é um sinal e não um diagnóstico; qualquer coisa que interfira ou limite o movimento fetal normal pode levar a contraturas congênitas. As contraturas geralmente (1) envolvem os membros, mas também podem incluir a mandíbula, pescoço e coluna; (2) são de natureza não progressiva; e (3) melhoram com o tempo por meio de fisioterapia e intervenções ortopédicas.

Embora cada tipo específico seja raro, a incidência de artrogripose é descrita como 1 em 3.000 a 5.000 nativivos, segundo estudos populacionais.

MOVIMENTO FETAL E LIGAÇÃO COM A ARTROGRIPOSE

O principal fator subjacente em todas as formas de artrogripose é a diminuição ou ausência de movimento fetal (*acinesia/hipocinesia fetal*) e a gravidade clínica está diretamente correlacionada com o início. Um início precoce e a longa duração da redução dos movimentos leva a um fenótipo mais grave ao nascer. O primeiro trimestre é um período crítico em termos de desenvolvimento motor progressivo. Há uma evolução do padrão de movimento; a atividade fetal inicial, segundo se acredita, é gerada por redes de padrão central na medula espinal e mediada pelo *feedback* das fibras musculares imaturas dos miótomos, passando para um padrão mais específico devido ao desenvolvimento de partes supraspinais do cérebro. O desenvolvimento das articulações, espaços articulares e movimentos começa na semana 5½, 7 e 8 do desenvolvimento embrionário, respectivamente. Portanto, a diminuição do movimento fetal além da semana 10 é um sinal de mau desenvolvimento e/ou disfunção do sistema nervoso central ou periférico fetal inicial. Os movimentos gerais com inclinações laterais relativamente simples e estereotipadas da cabeça e do tronco podem ser notados já na semana 7 de gravidez (semana 5 embrionária). Eles se desenvolvem em uma direção craniocaudal e proximal-distal, com uma propagação dos ombros e quadris primeiro, membros superiores e, em seguida, os inferiores (semanas 7 a 9). Nesse ponto, inicia-se também a abertura da mandíbula. Os movimentos isolados de braços e pernas podem ser visíveis da semana 8 a 9 até a 10, respectivamente. Por volta da semana 11 de gravidez, desenvolve-se a amplitude total dos movimentos dos membros (extensão, flexão, rotação, abdução e adução). Em termos de desenvolvimento, a sucção fetal e a deglutição são descritas no início do segundo trimestre. Os movimentos de respiração fetal começam por volta das semanas 12 a 14 e na semana 20 ficam mais regulares. Os movimentos faciais são reconhecidos no final do segundo trimestre e entre as semanas 24 e 35 exibem uma progressão do desenvolvimento que vai dos movimentos faciais não relacionados para *gestalts* faciais fetais. Modelos animais demonstram a ligação entre movimento embrionário e contração muscular com a formação articular. A musculatura em contração é o principal participante na manutenção do comprometimento das células progenitoras articulares com seu destino e na correção da cavitação e formação articular. Um modulador fundamental da formação articular, a beta catenina é ativada de acordo com a contração. Além disso, um fenótipo muscular reduzido também tem um efeito diferencial nos centros de ossificação, com diminuições significativas na formação óssea. O desenvolvimento muscular, a contração espontânea inicial, a inervação e a formação de articulações e ossos parecem ser processo de desenvolvimento complexos e interdependentes que finalmente permitem o movimento e manutenção normais dos membros. Embora não investigadas em detalhes, a respiração fetal normal e/ou a deglutição e a maturação pulmonar e gastrintestinal podem ser afetadas através dos mesmos processos do desenvolvimento.

A diminuição do movimento está associada com uma resposta compensatória do tecido conjuntivo, *colagenose* (um aumento do tecido conjuntivo em volta das articulações), que limita os movimentos articulares e aumenta as contraturas. Qualquer esforço para mobilizar as articulações pode levar a fraturas menores das superfícies articulares anormais. A disfunção muscular diafragmática e intercostal resulta na perda de movimentos torácicos rítmicos e leva a uma pequena caixa torácica e falha da maturação dos alvéolos e surfactantes, levando à hipoplasia pulmonar. Na semana 15 de gestação, o desenvolvimento dos pulmões é paralisado na fase canalicular, o que também é um ponto crítico para o desenvolvimento articular. A falta de tração muscular nos sítios de inserção normais pode levar a anormalidades craniofaciais, com fraqueza facial levando a uma aparência de lábio superior em tenda. As alterações patológicas que começam durante o desenvolvimento intrauterino estão confinadas a alterações primárias nas células do corno anterior, raízes, nervos periféricos, placas motoras finais ou músculos. O envolvimento da medula espinal, com histologia anormal e distribuição desigual dos neurônios motores alfa nas células do corno anterior, é descrito em lactentes com formas neurogênicas de artrogripose.

CATEGORIAS BÁSICAS, ETIOLOGIAS E CLASSIFICAÇÕES

A diminuição ou ausência dos movimentos no útero se refletem nas características clínicas das **formas letais de doenças dos neurônios motores inferiores** e na **sequência de deformações de acinesia/hipocinesia fetal (FADS), fenótipo de Pena-Shokeir**, que representa a extremidade grave do espectro da artrogripose. Este fenótipo pode ser descrito como restrição do crescimento intrauterino, contraturas articulares múltiplas, membros encurtados, alterações craniofaciais (micrognatia, fenda palatina, raiz nasal alta, hipertelorismo ocular), hipoplasia pulmonar, polidrâmnio, redução da motilidade intestinal, intestino curto, cordão umbilical curto, alterações cutâneas e membros curtos. As fraturas iatrogênicas devido à osteoporose dos ossos longos no período pré-natal pode ser outra característica. Elas podem ser isoladas ou associadas com anormalidades de órgãos e sistemas.

As **doenças dos neurônios motores inferiores**, caracterizadas pela degeneração das células do corno anterior da medula espinal e dos tratos descendentes, podem se sobrepor à artrogripose e FADS. O protótipo na infância é de **atrofia muscular espinal** (**SMA**, do inglês *spinal muscular atrophy*) (ver Capítulos 630.2 e 630.3).

A **síndrome de contratura congênita letal (LCCS)** e a **artrogripose letal com doença das células do corno anterior (LAAHD)** são dois subtipos independentes de artrogripose neurogênica, com uma sobreposição fenotípica notável e heterogeneidade em constante expansão nos níveis fenotípico e genético molecular.

A **amioplasia** e a **artrogripose distal (AD)** são as duas categorias mais comuns de condições, correspondendo a até 50 a 65% dos pacientes que se apresentam com artrogripose.

O tipo mais comum de amioplasia (em que A é não, mio é músculo e plasia é crescimento) também se chama artrogripose clássica. É uma condição esporádica na qual o tecido muscular dos membros é substituído por tecido gorduroso. Apesar de amplos estudos genéticos, nenhuma etiologia de cromossomo ou gene único foi identificada até hoje. A Amioplasia (com A maiúsculo) é um diagnóstico de exclusão, então deve ser diferenciada das outras formas genéticas de artrogripose que se apresentam com redução ou ausência de massa muscular. O curso natural, manejo e aconselhamento genético dependem de um diagnóstico correto. A incidência de Amioplasia é de 1/10.000 nativivos. A geminação monozigótica discordante é descrita, ou seja, pelo menos 6,6% dos indivíduos afetados têm um gêmeo monozigótico não afetado.

O diagnóstico deve ser considerado na presença de contraturas rígidas congênitas simétricas com uma posição característica dos membros no período neonato (rotação interna dos ombros, extensão fixa dos cotovelos, pronação do antebraço, flexão do punho, camptodactilia e deformidade equinovaro grave dos pés; Figura 626.13), acompanhada por encurtamento dos membros afetados, uma diminuição acentuada na massa muscular do membro; ausência de flexão nos membros, dedos e mãos; retardo leve do crescimento intrauterino; covinhas sobrejacentes às articulações afetadas; tronco preservado; nevo flâmeo sobre a linha média craniofacial; fraturas ósseas; osteoporose dos ossos longos; função normal do SNC; e ausência de uma história familiar. Pode haver envolvimento espinal. Os defeitos musculares na parede abdominal, hérnias inguinais, atresia intestinal, ausência de músculos do tronco, comprometimento dos dedos ou bandas de constrição dos membros ou dedos podem acompanhar o quadro clínico devido ao comprometimento vascular. Há uma gama de gravidades, do envolvimento leve ao grave, com quase 15% dos pacientes apresentando uma extremidade superior pura, isolada, ou envolvimento da extremidade inferior. O diagnóstico dessas formas requer experiência e avaliação de uma lista de diagnóstico diferencial. As contraturas geralmente melhoram ao longo do tempo com a fisioterapia precoce e o cuidado ortopédico (ver Capítulo 702), com quase 85% dos indivíduos afetados sendo deambulantes aos 5 anos de idade e dois terços sendo capazes de ter uma vida independente.

A **artrogripose distal (AD)** é um grupo heterogêneo com uma ampla variabilidade fenotípica, envolvendo principalmente as mãos e pés, poupando as articulações proximais. A prevalência é desconhecida. Frequentemente está associada com fácies anormais e herança autossômica dominante, mas também são descritos pacientes autossômicos recessivos e esporádicos. Geralmente os pacientes se apresentam em um ambiente ortopédico. Há uma classificação expandida com 11 diferentes síndromes (ver Capítulo 702, Tabela 702.2). As anormalidades dos músculos de contração rápida são identificadas na maioria dos pacientes com AD. As mutações nas proteínas musculares sarcoméricas (troponina, tropomiosina e miosina) podem causar AD ou miopatias congênitas. Além desta sobreposição clínica devido a uma mutação genética particular, um determinado fenótipo pode estar associado a mutações em diferentes genes. Algumas das formas de AD provam que a expressão embrionária de alguns dos genes durante a vida fetal, como a cadeia pesada de miosina (*MYH3*), afeta as proteínas sarcoméricas e a geração de força nas células musculares. As mutações genéticas dominantes e recessivas relacionadas à mecanotransdução são identificadas no grupo de AD.

Entre as mais de 400 condições dentro dessa categoria complexa (incluindo mutações genéticas, anormalidades cromossômicas, deleções e duplicações), mais de 320 genes foram implicados e um gene responsável foi identificado em mais de 150 das condições. Considerando essa extrema heterogeneidade clínica e genética, sugere-se que as classificações podem ser feitas em diferentes níveis, dependendo da *área de envolvimento, causa global da acinesia/hipocinesia fetal* e *processo etiológico subjacente à disfunção do desenvolvimento*, ou levando em

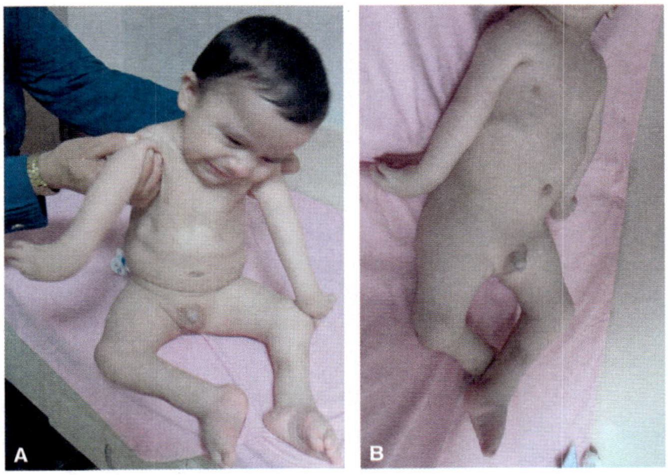

Figura 626.13 Aparência típica de um paciente com amioplasia e rotação interna dos ombros, extensão fixa dos cotovelos, punhos cerrados (**A**), displasia de quadril e deformidade equinovaro (**B**).

consideração as *características cardinais*, como no caso da Amioplasia e AD (Tabela 626.8). Com a utilidade das tecnologias de sequenciamento de nova geração e os avanços recentes em nossa via de diagnóstico molecular, o campo da artrogripose está passando para os sistemas de *classificação baseada em genes* e agrupando as condições de acordo com os produtos genéticos afetados ou associados e as vias de desenvolvimento envolvidas.

A etiologia pode se basear em anormalidades do SNC, nervos, músculos e tecido conjuntivo; ausência de espaço; doença materna; agentes ambientais; ou comprometimento vascular; elas podem resultar em redução dos movimentos intrauterinos. Como uma abordagem alternativa, as condições genéticas, esporádicas (amioplasia) e ambientais ou as categorias neurogênicas, miopáticas, sindrômicas e metabólicas podem ser usadas para avaliar as possíveis etiologias.

Para fins práticos, a classificação clínica se baseia frequentemente na presença e ausência de outras anormalidades ou malformações do sistema de órgãos ou na presença ou ausência de envolvimento do SNC, incluindo deficiência intelectual e letalidade. Dentre as crianças com artrogripose, cerca de 30% terão envolvimento dos membros, cerca de 30% terão membros afetados associado a outras áreas do corpo, mas função cognitiva normal e cerca de 30% terão disfunção do SNC.

ABORDAGEM DIAGNÓSTICA E AVALIAÇÃO LABORATORIAL

Em um grupo tão diverso de distúrbios com heterogeneidade extrema nos níveis etiológico, fenotípico e genético molecular, é importante estabelecer um diagnóstico específico. A história natural, evolução, prognóstico, intervenções terapêuticas e aconselhamento genético/diagnóstico pré-natal dependem de um diagnóstico preciso.

O primeiro passo na abordagem diagnóstica é a obtenção de uma história detalhada, incluindo informações sobre gravidez, parto e história familiar, com pelo menos uma análise genealógica de três gerações (Tabela 626.9). A percepção materna dos movimentos intrauterinos, qualquer diferença em comparação com gestações anteriores, polidrâmnio, oligoidrâmnio, infecções intrauterinas, exposições toxicas, doença materna, idade materna e paterna, apresentação pélvica, tipo de parto e qualquer evento complicando o parto devem ser avaliados. Os recém-nascidos com artrogripose são propensos a lesões hipóxico-isquêmicas.

Não existe um conjunto padrão de investigações laboratoriais que possam servir como ferramenta de diagnóstico (Tabela 626.10). Os exames radiológicos (radiografias, RM encefálicas e musculares), testes eletrofisiológicos (eletromiografia, velocidades de condução nervosa), biopsia muscular, análises cromossômicas baseadas em microarranjos (*hibridização genômica comparativa* baseada em microarranjos [CGH-array]) e testes genéticos moleculares devem ser individualizados para cada paciente. A avaliação de um geneticista clínico e de uma equipe multiprofissional experiente é inestimável. A documentação da amplitude de movimentos, distribuição das contraturas, tônus e força muscular e envolvimento facial com fotografias e/ou vídeos deve fazer parte das consultas de acompanhamento. Não existe exame laboratorial que possa substituir a experiência na hora do julgamento clínico.

No caso de um fenótipo reconhecido, os exames moleculares podem ser direcionados para o diagnóstico. Dependendo da disponibilidade das tecnologias de sequenciamento de nova geração, a tendência de diagnóstico tradicional passou para um diagnóstico por sequenciamento genético. Os painéis genéticos direcionados para doenças específicas podem servir para fins de diagnóstico, pois também são cobertas outras doenças musculares de início precoce, doenças mitocondriais e metabólicas. Em uma grande coorte de pacientes que apresentavam acinesia/hipocinesia fetal, artrogripose ou miopatias congênitas graves, o uso do sequenciamento de nova geração proporcionou um diagnóstico conclusivo em 18 de 38 famílias (47%). A produção de diagnóstico varia de 20 a 60%, dependendo da homogeneidade da população de pacientes; no entanto, apesar de todos os esforços, quase 50% dos pacientes com artrogripose de origem genética não têm um diagnóstico molecular preciso.

A avaliação por necropsia é extremamente valiosa. Ela deve incluir um extenso trabalho para anomalias viscerais, malformações do desenvolvimento cortical e a quantidade e tamanho das células do corno anterior na medula espinal, com atenção especial para o envolvimento irregular e a presença ou não de traços em vários níveis na medula espinal. A avaliação do nervo periférico, olho e tecido dos diferentes grupos musculares e do diafragma também é necessária. As inserções dos tendões, as bandas fibrosas substituindo músculo e as fusões cartilaginosas ou ósseas podem ser avaliadas, além da presença de outras malformações, deformações ou disrupções. A análise de microarranjos de diferentes tecidos e a extração de DNA para o teste molecular também são possíveis.

Tabela 626.8 Principais causas de artrogripose multiplex congênita.

SÍTIO DOS PRINCIPAIS ACHADOS PATOLÓGICOS	TRANSTORNO
Cérebro-tronco encefálico	Microcefalia; transtornos de migração: lisencefalia-paquigiria (p. ex., síndrome de Zellweger), esquizencefalia, polimicrogiria, agenesia do corpo caloso; síndrome alcoólica fetal; infecção por citomegalovírus; hipoplasia pontocerebelar (tipo II); displasia dentado-olivar; angiomatose leptomeníngea; processos encefaloclásticos: destruição neuronal, porencefalias, hidranencefalia, encefalomacia multicística; hidrocefalia
Célula do corno anterior	Agenesia-hipoplasia-disgenesia do desenvolvimento (amioplasia congênita); transtornos destrutivos (eventos isquêmicos intrauterinos aparentes); transtornos degenerativos (doença de Werdnig-Hoffmann grave [SMA tipo 0 ou IA], síndrome de contratura congênita letal, atrofia muscular espinal com hipoplasia pontocerebelar, atrofia muscular espinal com angústia respiratória, atrofia muscular espinal infantil ligada ao cromossomo X, atrofia muscula espinal não 5q de início precoce); síndrome de Möbius; atrofia espinal cervical, atrofia espinal lombar; meningomielocele lombossacral; agenesia sacral; outras
Nervo periférico ou raiz	Polineuropatia hipomielinizante; polineuropatia axonal; neurofibromatose
Junção neuromuscular	Criança de mãe miastênica; síndromes miastênicas congênitas; síndrome de pterígio múltiplo (tipo Escobar); criança de mãe com esclerose múltipla (?)
Músculo	Distrofia muscular congênita (merosina positiva e merosina negativa); distrofia miotônica congênita; miopatia miotubular; doença do core central; miopatia nemalínica; miopatia congênita devido à mutação dos canais de sódio; poliomiosite congênita; desproporção congênita tipo fibra; miopatia de armazenamento do glicogênio (deficiência de fosforilase muscular, deficiência de fosfofrutoquinase); miopatia mitocondrial; síndrome de Freemn-Sheldon
Transtorno primário da articulação ou tecido conjuntivo	Síndrome de Marfan; aracnodactilia por contração; outros transtornos do tecido conjuntivo; inflamação periarticular intrauterina
Obstrução mecânica intrauterina	Anormalidade uterina; bandas amnióticas; oligoidrâmnio; gestação de gêmeos; gravidez extrauterina.

De Ghosh PS, Volpe JJ: Arthrogryposis multiplex congenita. In Volpe JJ, editor: Volpe's neurology of the newborn, ed 6, Philadelphia, 2018, Elsevier, Table 31.3.

Tabela 626.9 Avaliação clínica da artrogripose: pistas para uma história detalhada.

GRAVIDEZ	• Doença materna, aguda ou crônica (diabetes, miastenia *gravis*, distrofia miotônica etc.) • Infecções (rubéola, zika vírus, vírus coxsackie, enterovírus, vírus Akabane etc.) • Febre (> 39°, determinar o tempo de gestação) • Náuseas (encefalite, viral, posição da criança etc.) • Fármacos (curare, robaxina, álcool, fenitoina, substâncias viciantes, misoprostol etc.) • Movimento fetal (polidrâmnio, chute fetal em um só lugar, diminuição do rolamento) • Oligoidrâmnio, vazamento crônico do fluido amniótico • Polidrâmnio, hidropisia • Trauma durante a gravidez (sopro no abdome, tentativa de aborto, acidente de carro etc.) • Outras complicações durante a gravidez, como sangramento, ameaça de aborto • Diagnóstico pré-natal (amniocentese inicial, estudos de ultrassom etc.)
HISTÓRIA DO PARTO	• Apresentação (pélvica, transversal etc.) • Duração da gestação • Parto traumático (membro, SNC, fratura etc.) • Massa intrauterina (gêmeos, fibroide etc.) • Estrutura ou forma uterina anormal • Placenta anormal, membranas ou comprimento/posição do cordão umbilical • Época do ano, localização geográfica
HISTÓRIA FAMILIAR	• Variabilidade acentuada dentro da família • Mudança com o tempo (degeneração *versus* melhora) • Aumento da incidência de contraturas congênitas em parentes de 2° e 3° graus • Hiperextensibilidade ou hipotonia presentes em um membro da família • Excluir distrofia miotônica, miastenia *gravis* nos pais (particularmente na mãe) • Consanguinidade • Pais com idade avançada (mãe ou pai) • Aumento dos natimortos ou abortos • Se mais de um filho consecutivamente afetado, considerar anticorpos maternos para neurotransmissor fetal
AVALIAÇÃO DO RECÉM-NASCIDO	Descrição das contraturas • Quais membros e articulações • Proximal *versus* distal • Flexão *versus* extensão • Quantidade de limitação (movimento fixo *versus* passivo *versus* ativo) • Posição característica em repouso • Gravidade • Fusão completa ou anquilose *versus* contratura de tecidos moles Outras anomalias (as contraturas são mais óbvias, procurar outras anomalias) Deformidades Genitália (criptorquidia, ausência de lábios, microfalo etc.) Membros (pterígio, encurtamento, asas, enrolamento do cordão, patela ausente, cabeças radiais deslocadas, covinhas etc.) Mandíbula (micrognatia, trismo etc.) Fácies (assimetria, ponte do nariz plana, hemangioma, movimento etc.) Escoliose e cifose (fixa ou flexível) Covinha (sobre articulações ou ossos específicos) Pele (hemangioma, defeitos, hirsutismo) Dermatoglifia Hérnias, inguinal e umbilical, defeito da parede abdominal Outras características da sequência de acinesia fetal • Retardo do crescimento intrauterino • Hipoplasia pulmonar • Anomalias craniofaciais (hipertelorismo, fenda palatina, ponta do nariz afundada; ponte nasal elevada) • Intestino curto funcional com problema de alimentação • Cordão umbilical curto
MALFORMAÇÕES	Olhos (pequenos, opacidades corneanas, malformados, ptose, estrabismo etc.) SNC (malformação estrutural, convulsões, ID etc.) Palato (alto, fenda, submucosa etc.) Membros (anomalias de deleção, sinostose radioulnar etc.) GU (anomalias estruturais dos rins, ureteres e bexiga) Crânio (craniossinostose, assimetria, microcefalia etc.) Coração (anomalias estruturais congênitas *versus* cardiomiopatia) Pulmões (hipoplasia *versus* músculos fracos ou diafragma hipoplásico) Fendas e estenose traqueal e laríngea Alterações na vasculatura (hemangiomas, cútis marmoratus, membros distais frios e azuis etc.) Outras anomalias viscerais

(*continua*)

Tabela 626.9	Avaliação clínica da artrogripose: pistas para uma história detalhada. (*continuação*)
OUTRAS CARACTERÍSTICAS	Exame neurológico (detalhado) • Vigoroso *versus* letárgico • Reflexos tendinosos profundos (presentes *versus* ausentes, lentos *versus* rápidos) • Sensorial intacto ou não Músculos • Massa (normal ou reduzida) • Textura (macia *versus* firme) • Bandas fibrosas • Inserções tendinosas normais ou não • Alterações com o tempo
CURSO	***Alterações com o tempo*** Marcos do desenvolvimento (motores *versus* sociais e linguagem) Crescimento dos membros afetados Progressão das contraturas Letal *versus* Dano ao SNC *versus* estável *versus* melhora Assimetria Alterações de tronco *versus* membros Habilidades intelectuais Socialização Problemas alimentares ***Resposta à terapia*** Melhora espontânea Resposta à fisioterapia Resposta ao engessamento Qual cirurgia e em que momento Desenvolvimento de força motora desproporcional ao tamanho do membro Reação anormal aos medicamentos

SNC, sistema nervoso central; ID, incapacidade intelectual; GU, geniturinário. (De Hall JG: Arthrogryposis (multiple congenital contractures): Diagnostic approach to etiology, classification, genetics, and general principles, Eur J Med Genet 57:464-472, 201.)

Tabela 626.10	Avaliação laboratorial.
Documentação da amplitude de movimentos e da posição com fotografias Radiografias se • Anomalias ósseas (grácil, fusões, carpais e tarsos extras ou faltando etc.) • Desproporcionais • Escoliose • Anquilose • Deslocamento (quadris, cabeça do rádio, patela etc.) RM para avaliar o SNC (cérebro e medula espinal) e massa muscular obscurecida por contraturas Avaliação ultrassonográfica do SNC (cérebro e medula espinal) ou outras anormalidades e para estabelecer o potencial do tecido muscular Estudos cromossômicos/arranjo CGH se • Envolvimento de múltiplos sistemas • Anormalidades do SNC (olhos, microcefalia, ID, letargia, curso degenerativo) • Envolvimento entrecortado ou segmentar • Considerar estudos de fibroblastos se os linfócitos estavam anormais e o paciente tinha ID sem diagnóstico • Teste de DNA se a condição corresponder a um transtorno conhecido para o qual exista um teste genético • Considerar as tecnologias de sequenciamento de nova geração (painéis genéticos direcionados, sequenciamento de exoma inteiro, sequenciamento de genoma inteiro) se a família estiver disponível	Vídeo do movimento, incluindo movimento facial, amplitude de movimentos, repetição de força em intervalos regulares Cultura viral conforme apropriado e anticorpos específicos ou níveis de IgM no recém-nascido Biopsia muscular nas áreas normais e afetadas no momento da cirurgia para distinguir as formas miopáticas das formas neuropáticas (fazer histopatologia especial e estudos de microscopia eletrônica) se houver creatinoquinase elevada ou resposta muscular incomum, considerar a biopsia muscular mais precoce, examinar mitocôndrias EMG na área normal e na área afetada Condução nervosa na área normal e na área afetada Creatinoquinase se • Fraqueza generalizada • Massa muscular pastosa ou reduzida • Curso progressivo Exame oftalmológico (opacidades, degeneração retiniana etc.) Anticorpos maternos para os neurotransmissores, se a miastenia *gravis* ou as gestações afetadas recorrentes sem diagnóstico Teste de DNA para atrofia muscular espinal (SMA) de acordo com as características clínicas Análise do DNA mitocondrial Triagem metabólica

CGH, hibridização genômica comparativa; SNC, sistema nervoso central; EMG, eletromiografia; ID, incapacidade intelectual; IgM, imunoglobulina M; RM, ressonância magnética. (De Hall JG: Arthrogryposis (multiple congenital contractures): diagnostic approach to etiology, classification, genetics, and general principles, Eur J Med Genet 57:464-472, 2014.)

DIAGNÓSTICO DIFERENCIAL

Existe uma lista em constante expansão dos transtornos que se apresentam com a artrogripose. Quase 50% das apresentações de acinesia/hipocinesia fetal são de origem neuromuscular, envolvendo todos os pontos ao longo do eixo neuromuscular (neurônios motores, nervos periféricos, junções neuromusculares e o aparelho regulatório e contrátil do músculo esquelético). Os canais iônicos mecanossensíveis são outra área de interesse.

Com base clínica e do ponto de vista neuromuscular, podemos reconhecer várias atrofias musculares espinais graves (SMA tipo 0), formas de SMA atípicas com artrogripose e fraturas ósseas (ver Capítulo 630.2), doenças dos neurônios motores inferiores (ver Capítulo 630.3), distrofias musculares congênitas (CMD, do inglês, *congenital muscular dystrophies*) com tentativas específicas de reconhecer as formas escleróticas iniciais do fenótipo CMD de Ullrich (Figura 626.14) (ver Capítulo 627.6) e CMD com envolvimento do

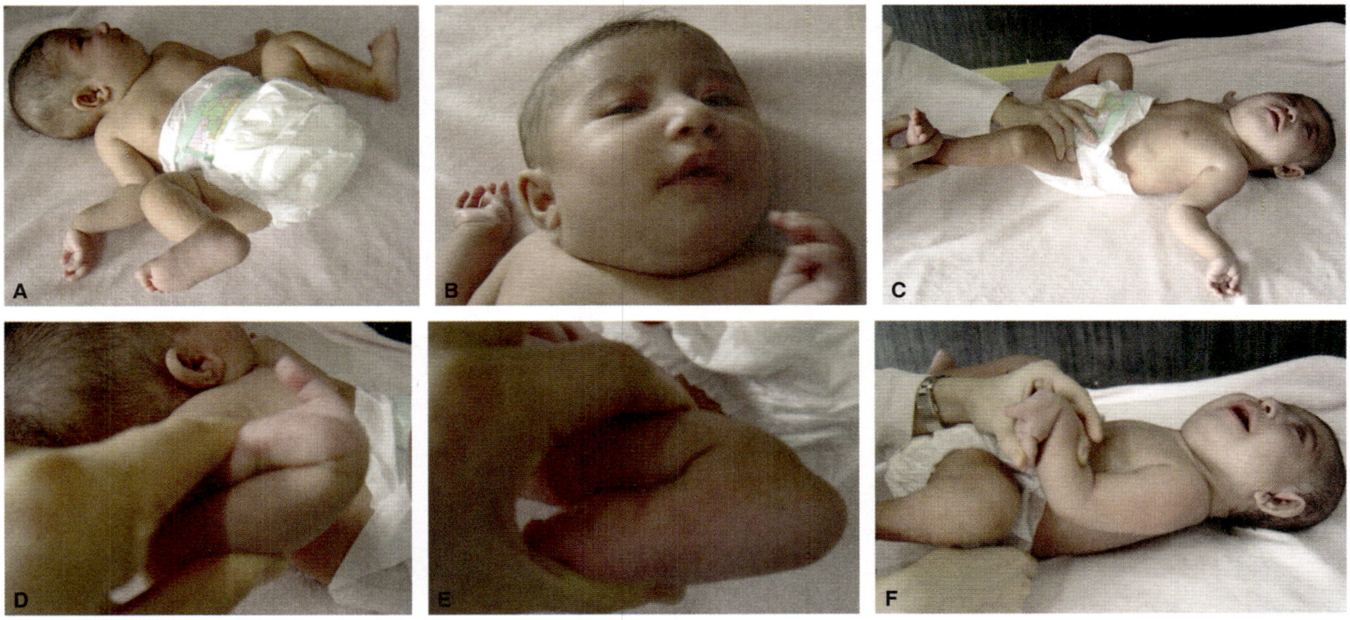

Figura 626.14 Uma criança de 3 meses do sexo masculino, nascido com artrogripose (**A**), torcicolo congênito (**B**), contraturas do joelho proximal (**C**) e frouxidão distal (**D** a **F**), um fenótipo clínico coerente com distrofia muscular congênita de Ullrich.

SNC e relacionada a alfadistroglicano (Figura 626.15) (ver Capítulo 626.06). Em qualquer lactente com contraturas e/ou fraqueza facial com um lábio superior em tenda, o exame da mãe deve ser feito rotineiramente em busca de reações miotônicas como um primeiro passo para a CMD (Figura 626.16 e Vídeo 626.1) (ver também Capítulo 627.3). Com a mesma apresentação clínica, se a reação miotônica da mãe for negativa, as miopatias congênitas (Figura 626.17 e Vídeo 626.2) (ver também Capítulo 626.3) devem ser incluídas no diagnóstico diferencial. A síndrome de inativação do receptor de acetilcolina fetal é caracterizada por atributos clínicos que variam de miopatia facial e bulbar leve até artrogripose e o *tratamento materno* pode melhorar o desfecho (ver Capítulo 630.1). Algumas síndromes de pterígio podem responder ao *tratamento com acetilcolina*.

A prevenção ou tratamento das perturbações metabólicas (acidose metabólica) ou o tratamento de uma doença metabólica hereditária também podem ter um impacto positivo no desfecho. A síndrome da glicoproteína deficiente em carboidrato (CDG, do inglês, *carbohydrate-deficient glycoprotein*), as formas letais perinatais da doença de Gaucher, a doença de armazenamento do glicogênio dos tipos IV e VII (deficiência de fosfofrutoquinase), o espectro da síndrome de Zellweger, a deficiência

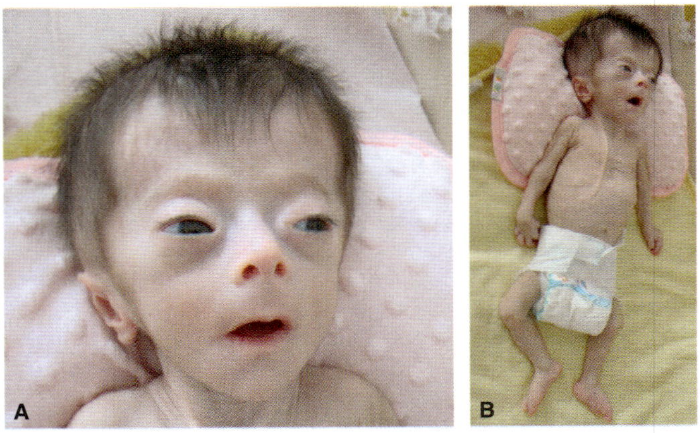

Figura 626.15 Uma criança de 3 meses do sexo feminino com um diagnóstico intrauterino de hidrocefalia e artrogripose. Substituição da derivação ventriculoperitoneal ao nascer. Repare nas características faciais dismórficas, megalocornea (**A**), mau desenvolvimento ponderal, diminuição da massa muscular e fraqueza generalizada (**B**). Um alto nível sérico de CK com malformação do SNC na RM encefálica levou ao diagnóstico de síndrome de Walker-Warburg com mutação do *POMT1*.

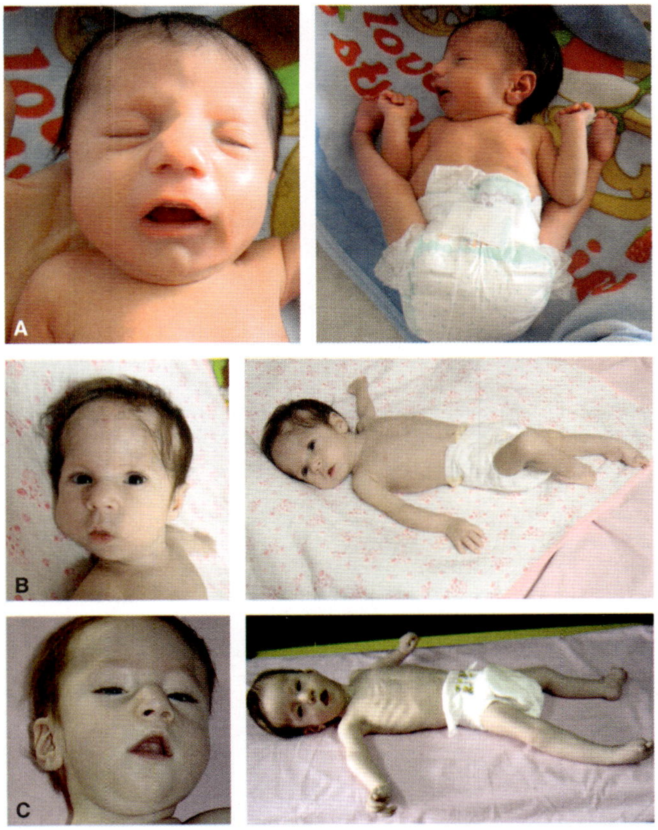

Figura 626.16 Artrogripose devido a distrofia miotônica congênita no período neonatal (**A**), aos 3 meses de idade (**B**) e em 1 ano (**C**). Repare na hiperextensão grave dos membros ao nascer (**A**) e na fraqueza facial caracterizada pelo lábio superior em tenda (**B** e **C**), sinais que devem levar ao exame físico da mãe. Ver também Vídeo 626.1.

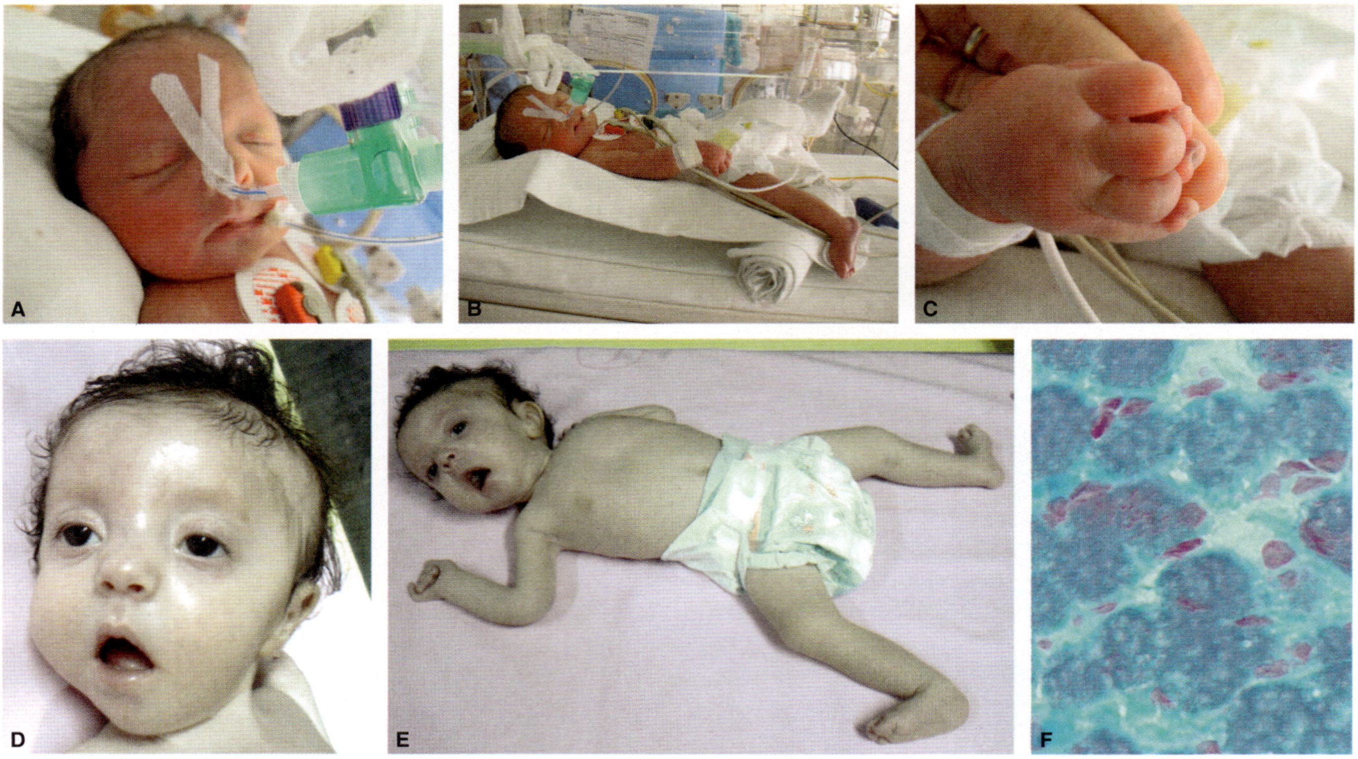

Figura 626.17 Artrogripose, insuficiência respiratória e fraturas ao nascer (**A-C**), com uma história familiar de consanguinidade e bebê afetado de modo similar aos 3 meses de idade com características dismórficas, envolvimento facial grave (lábio superior em tenda), relevo frontal, epicanto (**D**), deformidade em peito escavado e fraqueza generalizada grave (**E**). A biopsia muscular revelou bastões nemalínicos intracitoplasmáticos (**F**), levando a um diagnóstico de miopatia nemalínica de *KHL40*. Ver também Vídeo 626.2.

de liase adenilsuccinato e a síndrome ARC (artrogripose, disfunção renal, colestase) estão entre as doenças neste grupo com uma herança autossômica recessiva.

ACONSELHAMENTO GENÉTICO E DIAGNÓSTICO PRÉ-NATAL

É necessário estabelecer um diagnóstico molecular em um paciente índice com uma forma genética de artrogripose para o aconselhamento apropriado e o diagnóstico pré-natal. Apesar do cuidado materno e da disponibilidade de ultrassonografia pré-natal (US), que podem confirmar os movimentos anormais e os achados posturais em até 11 semanas de gestação, 75% dos indivíduos afetados com artrogripose não foram diagnosticados antes do nascimento. A US em tempo real pode visualizar as contraturas, qualidade dos movimentos no útero, posição da articulação, hipoplasia pulmonar, edema nucal, a massa muscular e o crescimento ósseo no primeiro trimestre ou início do segundo trimestre. Os achados de RM pré-natal ou pós-natal podem ser usados como um adjuvante complementar para o US, especialmente para avaliação das malformações do CNA concomitantes. A percepção materna da redução dos movimentos intrauterinos e as gestações de alto risco devem ser avaliadas cuidadosamente. Em um esforço para melhorar a taxa de detecção e guiar a estratégia de diagnóstico, pode ser aplicado um algoritmo logo no primeiro US pré-natal na semana 12, ainda no primeiro trimestre (Figura 626.18).

O reconhecimento oportuno leva a mais trabalho etiológico e diagnóstico e manejo da gravidez, dando tempo para escolhas informadas, estimulação *in utero* ou parto prematuro de acordo com o grau de maturação dos pulmões. Em um caso de detecção das contraturas em um estudo de ultrassom pré-natal, os médicos envolvidos no cuidado de uma gestante devem examiná-la para excluir a distrofia miotônica a fim de evitar complicações graves. Devido às altas taxas de infertilidade, antes de introduzir técnicas reprodutivas artificiais a distrofia miotônica deve ser considerada. Como consequência da antecipação genética, o diagnóstico da mãe pode ser postergado até a hora de dar à luz a uma criança gravemente afetada com artrogripose (ver Capítulo 627.3). A artrogripose com uma história de miastenia *gravis* na mãe deve ser avaliada convenientemente, pois o aborto, natimorto ou morte neonatal podem complicar o quadro (ver Capítulo 630.1).

As anormalidades cromossômicas e a herança autossômica recessiva, autossômica dominante, ligada ao cromossomo X e mitocondrial foram descritas nos transtornos relacionados à artrogripose e o aconselhamento genético deve ser fornecido em conformidade. Se for feito um diagnóstico específico, o risco empírico de recorrência é definido em 3% sendo ligeiramente mais alto (7%) para a artrogripose associada a envolvimento do SNC.

MANEJO

Cada indivíduo afetado com artrogripose é único e o curso natural da condição depende da etiologia subjacente e do manejo. Uma equipe multiprofissional (pediatras, ortopedistas pediátricos, cirurgiões plásticos e de mãos, médicos de reabilitação, terapeutas ocupacionais, fisioterapeutas, médicos geneticistas, neurologistas) é essencial no cuidado padrão (ver Capítulo 702). O manejo está mudando para uma clínica multidisciplinar que fornece atendimento abrangente centrado no paciente de uma maneira coordenada.

No caso de amioplasia, o acompanhamento é necessário para identificar os resultados do tratamento, como o desenvolvimento de artrite degenerativa, a necessidade de órteses para ambulação ou a possibilidade de ficar acima do peso na idade adulta. As citocinas e outros fatores liberados em resposta às intervenções terapêuticas precoces são sugeridas para facilitar o alongamento dos tecidos moles periarticulares patológicos e aumentar o movimento articular. O princípio fundamental do manejo na AD é preservar a função do músculo. As complicações relacionadas à anestesia devido à abertura mandibular limitada, função pulmonar restritiva e risco de hipertermia maligna deve ser considerado no contexto de várias cirurgias.

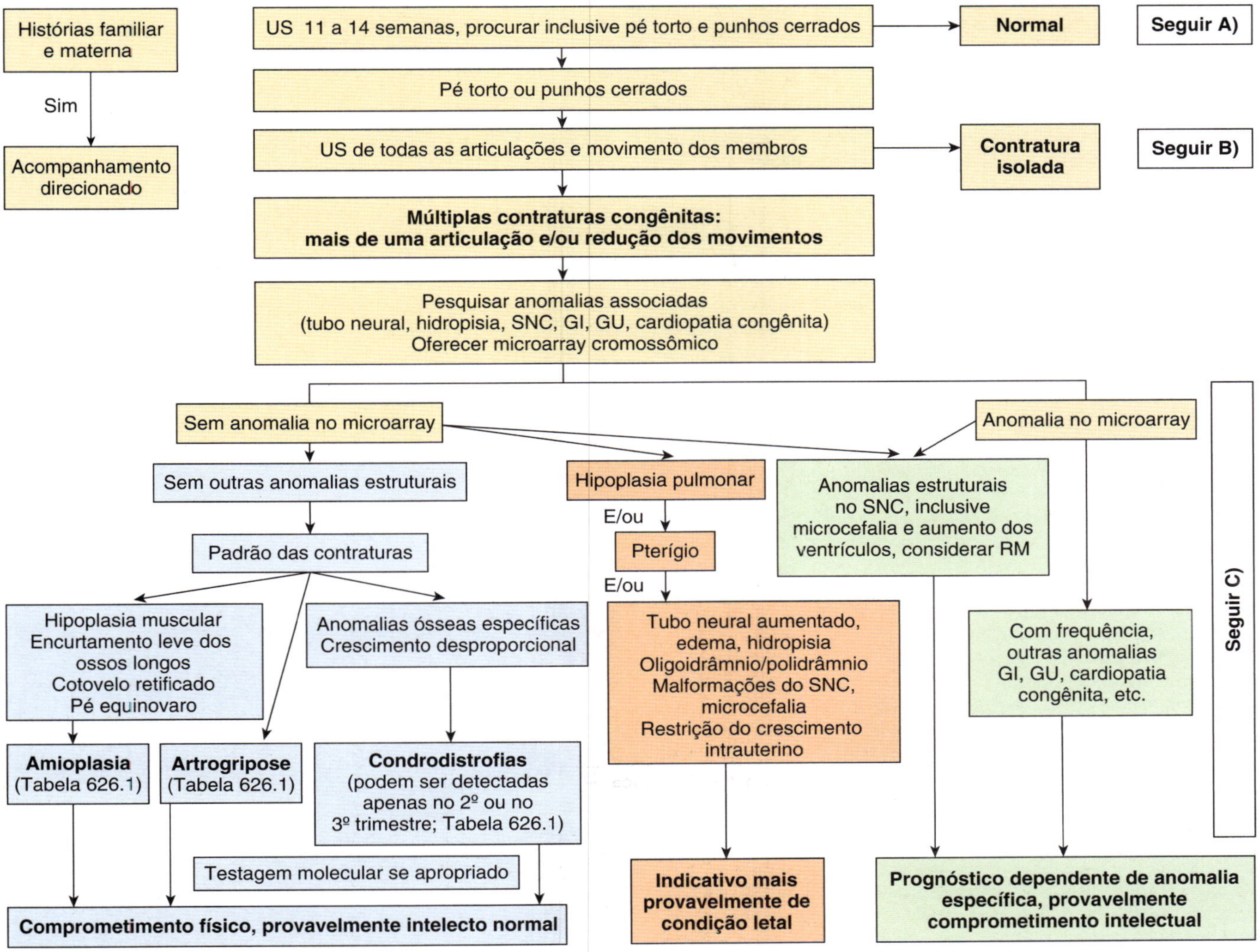

Figura 626.18 Algoritmo de diagnóstico propostos para detecção e diagnóstico diferencial de várias contraturas congênitas (MCCs): **o algoritmo deve ser aplicado já no primeiro trimestre (primeiro ultrassom na semana 12), o início mais precoce detectável da MCC e da acinesia fetal e é válido para todos os 3 trimestres.** Se não for feita a varredura do primeiro trimestre, faz-se uma varredura no início do segundo trimestre (semanas 14 a 16). No caso de um ultrassom normal no primeiro trimestre, a avaliação deste ultrassom para MCC e acinesia fetal deve ser repetida na semana 18 a 20 após o algoritmo. No caso de uma contratura aparentemente isolada no primeiro trimestre, a avaliação de MCC e acinesia fetal deve ser repetida na semana 18 a 20 após o algoritmo. O início pré-natal diferencial das condições que levam à MCC e acinesia fetal tem que ser levado em consideração. No caso de MCC, outros exames devem ser feitos nas semanas 14, 18, 20, 23, 28 e 32, sempre após o algoritmo até serem fornecidos o diagnóstico e resultado mais prováveis. A necropsia fetal é considerada como padrão de cuidado. O início pré-natal diferencial das condições que levam à MCC e à acinesia fetal tem que ser levado em conta. (*De Filges I, Hall JG: Failure to identify antenatal multiple contractures and fetal akinesia: proposal of guidelines to improve diagnosis, Prenat Diagn 33:61-74, 2013.*)

A bibliografia está disponível no GEN-io.

Capítulo **627**

Distrofias Musculares

Diana X. Bharucha-Goebel

O termo *distrofia* significa crescimento anormal, é derivado do grego *trophe,* significando "nutrição". Uma distrofia muscular é distinguida de todas as outras doenças neuromusculares pela presença de quatro critérios obrigatórios: *ela é uma miopatia primária, tem uma base genética, a evolução é progressiva, e a degeneração com a morte de fibras musculares ocorrem em alguma fase na doença.* Essa definição exclui doenças neurogênicas como atrofia muscular espinal, miopatias não hereditárias como dermatomiosite, miopatias congênitas não progressivas e não necrosantes, tais como desproporção congênita de tipos de fibras musculares e miopatias metabólicas herdadas não progressivas. Algumas miopatias metabólicas podem satisfazer a definição de uma distrofia muscular progressiva, mas não são tradicionalmente classificadas como distrofias (deficiência muscular de carnitina).

Muitas distrofias musculares poderiam eventualmente ser reclassificadas como miopatias metabólicas, uma vez que a base bioquímica delas estão mais bem definidas. As distrofias musculares são um grupo de doenças não relacionadas, cada uma transmitida por um padrão genético diferente e cada uma diferindo na evolução e expressão clínicas. Mutações identificáveis de alguns genes podem levar a um espectro de fenótipos clínicos que variam de idade de início, gravidade e presença de comorbidades. Algumas distrofias musculares são mais graves e/ou podem estar presentes ao nascimento ou logo depois do nascimento, sendo tipicamente definidas como *distrofias musculares congênitas,* enquanto outras podem ter um início na infância ou até na idade adulta. Há uma variedade de intensidades, desde aquelas que que levam à morte no período neonatal, até aquelas que evoluem lentamente ao longo de décadas, em geral com uma expectativa de vida normal. Algumas categorias de distrofias, como distrofia muscular das cinturas (LGMD, do inglês *limb-girdle muscular dystrophy*), não são doenças homogêneas, mas síndromes que abrangem várias entidades clínicas distintas e alguns supostos genes.

627.1 Distrofias Musculares de Duchenne e de Becker

Diana X. Bharucha-Goebel

A **distrofia muscular de Duchenne** (**DMD**) é a doença neuromuscular hereditária mais comum e afeta todas as raças e grupos étnicos. Seus aspectos clínicos característicos são fraqueza progressiva, comprometimento intelectual e hipertrofia das panturrilhas com proliferação de tecido conjuntivo e fibrose progressiva no músculo. A incidência é 1 em 3.600 meninos nascidos vivos. Essa doença tem um padrão de herança recessiva ligado ao X. O gene anormal está no *locus* Xp21 e é um dos maiores genes. A **distrofia muscular de Becker** (**BMD**) é uma doença fundamentalmente similar à DMD, com um defeito genético no mesmo *locus*, mas clinicamente apresenta uma evolução mais branda e mais prolongada.

MANIFESTAÇÕES CLÍNICAS

Meninos raramente são sintomáticos ao nascer ou enquanto lactentes, embora alguns sejam discretamente hipotônicos. Habilidades motoras importantes iniciais, como rolar sobre si mesmo, sentar-se e ficar de pé são geralmente alcançadas nas idades apropriadas ou podem estar ligeiramente atrasadas. Fácies característica não constitui um aspecto inicial, pois a fraqueza muscular facial é um evento tardio; um pouco mais tarde na infância, pode ser observado um sorriso "transverso" ou horizontal. A marcha pode ser alcançada na idade normal de aproximadamente 12 meses, mas fraqueza das cinturas pode ser vista em uma forma sutil já a partir dos 2 anos de idade. Crianças que acabaram de iniciar a marcha podem assumir uma postura lordótica ao ficarem em pé para compensar a fraqueza glútea. Um sinal de Gowers precoce pode ser visto por volta dos 3 anos de idade, mas quase sempre fica evidente por volta da idade de 5 ou 6 anos (ver Figura 608.5 no Capítulo 608). Uma marcha de Trendelenburg (gingada) frequentemente aparece nesse momento também. Apresentações comuns em crianças podem ser atraso na aquisição da marcha, quedas frequentes, marcha digitígrada, dificuldade para correr ou subir escadas, atraso do desenvolvimento psicomotor, e, menos frequentemente, hipertermia maligna após anestesia.

O período de tempo o qual o paciente com DMD continua a deambular varia grandemente. Os pacientes podem demonstrar aumento da dificuldade para deambular devido à fraqueza proximal nas extremidades inferiores, o que se confunde mais tarde pelas contraturas progressivas no tornozelo e pela marcha digitígrada. A idade de perda completa da deambulação varia, tipicamente dos 10 aos 14 anos. A idade em que ocorre a perda da deambulação independente tem aumentado ao longo do tempo com o advento de diretrizes de cuidados clínicos recomendando o uso de corticosteroides (prednisona ou deflazacorte) em meninos com DMD (ver seção sobre tratamento adiante). Com o uso de órteses, fisioterapia e, às vezes, pequena cirurgia (alongamento do tendão de Aquiles), a maioria é capaz de deambular até a idade de 12 anos. A manutenção da deambulação não é apenas importante para preservação da autonomia em atividades da vida diária (o que traz benefícios psicossociais para o paciente e sua família), mas também oferece benefícios adicionais em tornar mais lenta a progressão da escoliose (que tipicamente piora depois da perda da deambulação) e na manutenção da saúde pulmonar.

A progressão inevitável da **fraqueza** continua durante a segunda década. A função dos músculos distais é, em geral, relativamente bem preservada, permitindo à criança continuar a usar utensílios para comer, assim como um lápis e um teclado de computador. À medida que a doença evolui nos anos da adolescência, a força das extremidades superiores declina ainda mais, e os pacientes podem ter aumento da dificuldade para levar as mãos à boca independentemente, cansaço para escrever e piora das contraturas, inclusive nas mãos e nos dedos. O envolvimento dos músculos respiratórios frequentemente se manifesta como tosse fraca e ineficaz, infecções pulmonares frequentes, e reserva respiratória decrescente. Os sintomas pulmonares iniciais costumam incluir roncos e apneia do sono. Os pais ou os pacientes podem relatar aumento da frequência de cefaleias, dificuldade para acordar pela manhã e aumento da fadiga durante o dia como sinais de distúrbios respiratórios relacionados com o sono. Fraqueza faríngea pode levar a episódios de aspiração, regurgitação nasal de líquidos e uma qualidade aérea ou nasalada da voz. A função dos músculos extraoculares permanece bem preservada. Incontinência devida à fraqueza anal e uretral constitui um evento incomum e muito tardio.

Contraturas mais frequentemente comprometem os tornozelos, joelhos, quadris e cotovelos. À medida que evolui a fraqueza das extremidades superiores, também se observam contraturas na rotação lateral do pescoço, ombros e dedos. **Escoliose** é comum em pacientes com DMD. A deformidade torácica compromete ainda mais a capacidade pulmonar e comprime o coração. Também pode levar a mais desconforto e, se grave o suficiente, ao risco de luxação do quadril. A escoliose geralmente progride mais rapidamente depois que a criança se torna cadeirante. No entanto, na era do uso de corticosteroides, pode haver ainda um efeito protetor sobre o desenvolvimento de escoliose e sua taxa de progressão. Aumento das panturrilhas (pseudo-hipertrofia) e definhamento dos músculos das coxas são características clássicas. O aumento é causado por hipertrofia de algumas fibras musculares, infiltração do músculo por gordura e proliferação de colágeno. Depois das panturrilhas, o local mais comum de hipertrofia muscular é a língua, seguida por músculos do antebraço. As anormalidades do músculo são demonstradas usando-se técnicas de RM para músculo para avaliar o sinal, o conteúdo de água, as frações de gordura e até perfis de espectroscopia por RM (Figura 627.1). Fasciculações de língua não ocorrem. Os músculos esfincterianos voluntários raramente são comprometidos.

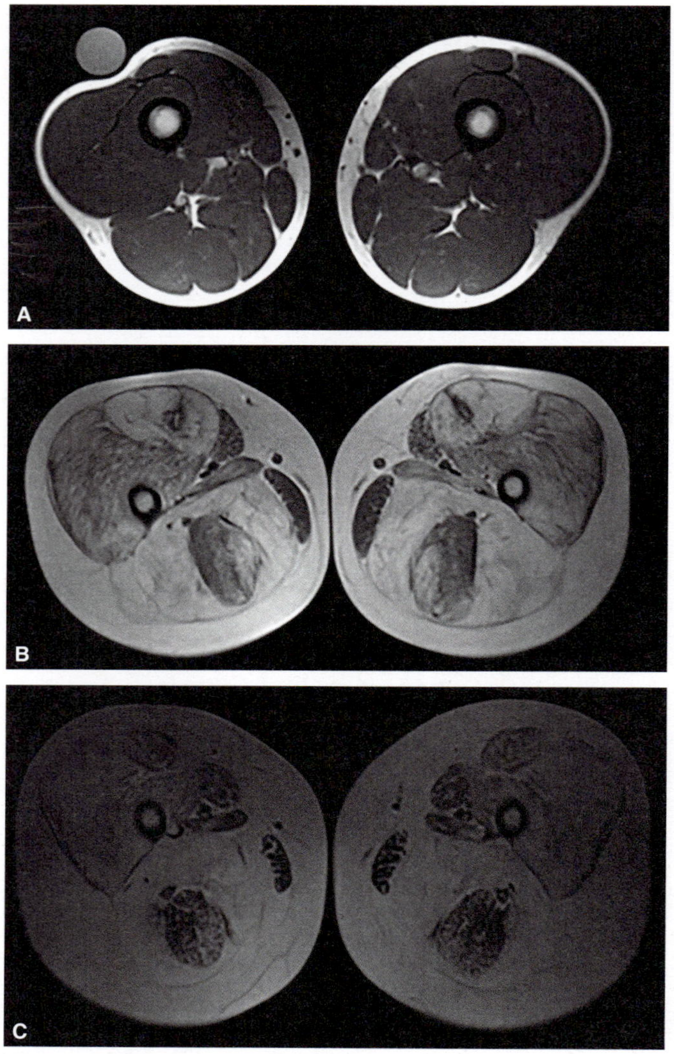

Figura 627.1 Imagens de RM axial ponderada em T1 da coxa em um adolescente saudável com 14 anos (**A**), um menino deambulante com 9 anos com DMD (**B**) e um adolescente deambulante de 14 anos com DMD (**C**), mostrando o aumento de infiltração gordurosa e a atrofia muscular nos pacientes com DMD. (Cortesia da Dra. Ami Mankodi, Departamento de Neurogenética, NINDS/NIH.)

Os reflexos tendinosos profundos dos tornozelos permanecem bem-preservados até os estágios terminais, a não ser que as contraturas de tornozelos sejam graves. Já os reflexos tendinosos profundos dos joelhos podem estar presentes até cerca de 6 anos de idade, mas são menos vivos do que os reflexos aquileus e finalmente são abolidos com a progressão da fraqueza. Nas extremidades superiores, o reflexo braquiorradial em geral é mais vivo que os reflexos do bíceps ou tríceps braquiais.

Miocardiopatia, incluindo taquicardia persistente, fibrose do miocárdio e insuficiência miocárdica ocorre na maioria dos pacientes com DMD. A gravidade do comprometimento cardíaco não se correlaciona necessariamente com o grau de fraqueza do músculo esquelético. Em pacientes com DMD, a progressão da miocardiopatia tipicamente ocorre depois da perda da deambulação independente. No entanto, em pacientes com BMD, eles podem apresentar piora da miocardiopatia e até desenvolver insuficiência cardíaca grave apesar de ainda estarem deambulando. Disfunção do músculo liso, particularmente do trato gastrintestinal, constitui um aspecto menor, porém é frequentemente negligenciado.

Ocorre **comprometimento intelectual** na maioria dos pacientes, embora apenas 20 a 30% tenham um QI < 70. Há uma variação no grau de deficiência intelectual, observando desde alguns pacientes que necessitam de educação especializada por apresentarem dificuldade com a leitura e a escrita até aqueles menos comprometidos que necessitam apenas de ensino particular ou assistência adicional. O grau de intensidade da deficiência intelectual não parece se correlacionar com a gravidade da miopatia, mas pode estar relacionada com a localização das mutações no gene da distrofina. Epilepsia é ligeiramente mais comum que na população pediátrica geral, embora não seja característica proeminente da DMD. Comportamento autista pode se desenvolver em alguns pacientes. A distrofina é expressa no cérebro e na retina, assim como no músculo estriado e cardíaco, embora a concentração seja mais baixa no cérebro que no músculo. Essa distribuição poderia explicar algumas das manifestações no sistema nervoso central. Anormalidades na arquitetura cortical e da arborização dendrítica podem ser detectadas na avaliação neuropatológica; atrofia cerebral é demonstrada por RM precocemente no curso clínico. Os pacientes com DMD ocasionalmente podem relatar mialgias muitas vezes induzidas por exercício ou esforço físico. É rara a calcinose do músculo.

O óbito ocorre em meninos desde o final da adolescência até a terceira década. As causas de morte são insuficiência respiratória durante o sono, insuficiência cardíaca intratável, pneumonia ou, ocasionalmente, aspiração e obstrução da via respiratória.

Na **BMD**, o início costuma se dar depois de 5 ou 7 anos de idade, e os meninos permanecem deambulando até o final da adolescência ou adentram bastante a idade adulta. Pseudo-hipertrofia das panturrilhas, cardiomiopatia e níveis séricos elevados de creatinofosfoquinase (CK) são semelhantes àqueles de pacientes com DMD. Devido ao aumento do nível de atividade nos pacientes com BMD, as manifestações cardíacas, inclusive taquicardia, falta de ar ou fadiga, podem ficar evidentes mais cedo nos pacientes com BMD e até no contexto da deambulação independente. Transtornos da aprendizagem são menos comuns. A instalação de fraqueza é mais tardia na BMD do que na DMD. A expectativa de vida, em pacientes com BMD, é tipicamente até a quinta e a sexta décadas, com as complicações cardíacas, bem como complicações pulmonares levando frequentemente à morbidade.

ACHADOS LABORATORIAIS

O nível de CK sérica é extremamente elevado em todos os casos de DMD, mesmo em fases pré-sintomáticas, inclusive ao nascimento. A concentração sérica em geral é 15.000 a 35.000 UI/ℓ (normal < 160 UI/ℓ). Um nível normal de CK sérica é incompatível com o diagnóstico de DMD, embora em fases terminais da doença, o valor de CK sérica possa ser consideravelmente mais baixo do que em alguns anos antes, visto que há menos músculo para degenerar. Outras enzimas lisossômicas presentes no músculo, como aldolase e aspartato aminotransferase, também estão aumentadas, mas são menos específicas.

Avaliação cardíaca por ecocardiografia, eletrocardiografia (ECG), e radiografia de tórax é essencial e deve ser realizada. A recomendação atual é a realização de vigilância cardíaca a cada 2 anos, iniciando no momento do diagnóstico e depois anualmente quando a criança apresentar manifestações cardíacas ou alcançar a idade de 10 anos. Depois de estabelecido o diagnóstico de DMD, os pacientes devem ser encaminhados a um cardiologista pediátrico que esteja familiarizado com a abordagem de pacientes com DMD para assistência cardíaca a longo prazo. A RM cardíaca pode detectar alterações como fibrose muscular no coração, evidente até antes de as alterações serem vistas por ecocardiografia.

A eletromiografia (EMG) demonstra aspectos miopáticos característicos, porém não é específica para DMD. Nenhuma evidência de denervação é encontrada, sendo a velocidade de condução nervosa motora e sensitiva normais.

DIAGNÓSTICO

A avaliação genética para DMD tipicamente começa com a análise de deleções/duplicações do gene da distrofina, usando análise de dosagem. Caso esta análise seja negativa, então se realiza o sequenciamento do gene da distrofina por sequenciamento de nova geração. Se a análise genética ainda for negativa para mutação no gene da distrofina, porém com alta suspeição com base no quadro clínico e nos níveis de CK, então pode ser útil a realização da biopsia do músculo com imuno-histoquímica para distrofina. A coloração imuno-histoquímica de cortes de congelação de músculo detecta diferenças, seja o carboxiterminal (que se liga ao sarcolema), e o N terminal ou o aminoterminal (que se liga aos miofilamentos de actina) da grande molécula da distrofina, e pode ser prognóstica da evolução clínica como doença de Duchenne ou de Becker. Fraqueza mais grave é observada quando ocorre o truncamento da molécula da distrofina no carboxiterminal do que no aminoterminal. O diagnóstico deve ser confirmado por PCR sanguínea ou biopsia muscular em todos os casos. Distroglicanos e outras proteínas regionais sarcolêmicas, como merosina e sarcoglicanos, também podem ser avaliados, pois eles podem estar secundariamente diminuídos. Podem ser feitos outros testes genéticos, que incluam sequenciamento do RNA do músculo para tentar identificar uma mutação que altere o processamento (uma mutação que possa não ter sido identificada no sequenciamento de nova geração).

A **biopsia de músculo** é diagnóstica e mostra alterações características (Figuras 627.2 e 627.3). As alterações miopáticas incluem proliferação de tecido conjuntivo endomisial, miofibras esparsas em degeneração e regeneração, focos de infiltrados de células inflamatórias mononucleares como uma reação à necrose de fibras musculares, alterações arquiteturais brandas em fibras musculares ainda funcionais, e muitas fibras densas. Essas fibras hipercontraídas provavelmente resultam de necrose segmentar em outro nível, permitindo que cálcio entre no local de interrupção da membrana sarcolêmica e dispare uma contração da extensão inteira da fibra muscular. Calcificações dentro das miofibras são correlacionadas com deficiência secundária de β-distroglicano.

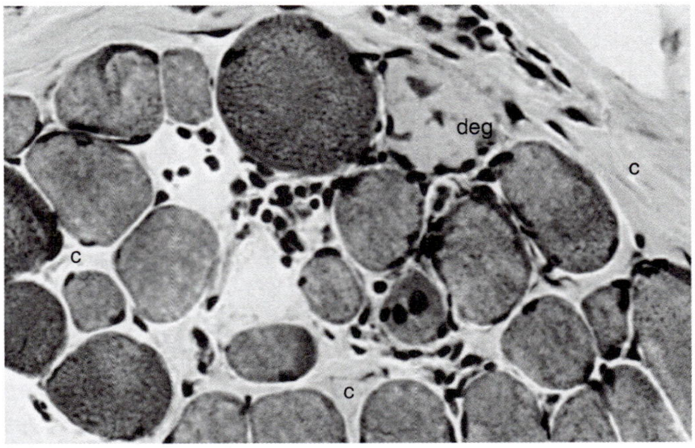

Figura 627.2 Biopsia muscular de um menino de 4 anos com distrofia muscular de Duchenne. São vistas fibras musculares atróficas e hipertróficas, e algumas fibras estão degenerando (*deg*). Tecido conjuntivo (*c*) entre as fibras musculares está aumentado (hematoxilina e eosina, 400×).

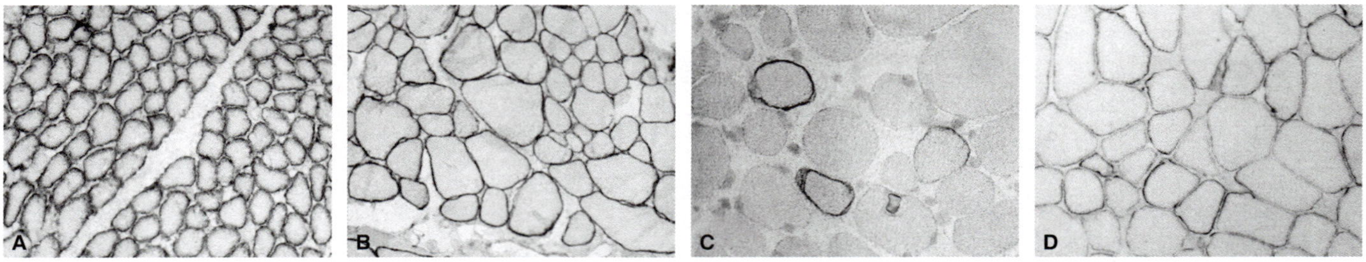

Figura 627.3 Distrofina é demonstrada por reatividade na imuno-histoquímica nas biopsias musculares de um recém-nascido masculino a termo normal (**A**), um menino de 10 anos com distrofia muscular das cinturas (**B**), um menino de 6 anos com distrofia muscular de Duchenne (**C**), e um menino de 10 anos com distrofia muscular de Becker (**D**). Na condição normal, e em distrofias musculares não ligadas ao X nas quais a distrofina não é afetada, a membrana sarcolêmica de cada fibra é fortemente corada, incluindo fibras atróficas e hipertróficas. Na distrofia de Duchenne, a maioria das fibras não expressa distrofina detectável, mas algumas fibras esparsas, conhecidas como fibras revertentes, mostram imunorreatividade quase normal. Na distrofia de Becker, a molécula de distrofina anormal é fina, com coloração pálida do sarcolema, no qual a reatividade varia não apenas entre as miofibras, mas também ao longo da circunferência das fibras individuais (250×).

A decisão sobre a realização da biopsia muscular para estabelecer o diagnóstico deve ser individualizada. Se houver uma história familiar da doença, particularmente no caso de um irmão comprometido cujo diagnóstico foi confirmado, um paciente com características clínicas típicas de DMD e altas concentrações de CK sérica provavelmente não necessitará se submeter à biopsia. O resultado dos testes genéticos (análise de deleção/duplicação da distrofina e sequenciamento) poderiam também influenciar a decisão de realizar uma biopsia muscular. Um primeiro caso em uma família, mesmo se as características clínicas forem típicas, deve ter o diagnóstico confirmado para assegurar que outra miopatia não está mascarada como DMD. Os músculos mais comuns biopsiados são o vasto lateral e o gastrocnêmio.

ETIOLOGIA GENÉTICA E PATOGÊNESE

Apesar da herança recessiva ligada ao X na DMD, aproximadamente 30% dos casos são mutações novas ou *de novo*, e a mãe não é uma portadora. O estado de mulher portadora geralmente não mostra fraqueza muscular, mas devido à inativação assimétrica de X, cerca de 8% das portadoras *manifestam* certa fraqueza, embora tipicamente mais branda do que se vê nos meninos afetados. Os sintomas nas meninas são explicados pela hipótese de Lyon, na qual o cromossomo X normal se torna inativado e aquele com a deleção genética permanece ativo (ver Capítulo 97). O quadro clínico completo da DMD ocorreu em várias meninas com síndrome de Turner, nas quais o único cromossomo X deve ter sofrido a deleção do gene Xp21.

O estado de portadora assintomática de DMD é associado a valores elevados de CK sérica em cerca de 50% dos casos. O nível de aumento é geralmente na magnitude de centenas ou alguns milhares, mas não apresentam os valores extremos observados em meninos afetados. As meninas pré-púberes portadoras da distrofia também apresentam valores aumentados de CK sérica, com níveis mais altos aos 8 a 12 anos de idade. Aproximadamente 20% das portadoras têm valores normais de CK sérica. Se a mãe de um menino afetado tiver níveis normais de CK, é improvável que sua filha possa ser identificada como uma portadora por meio da medição de CK; biopsia muscular de portadoras suspeitas pode detectar adicionais 10% nas quais a CK sérica não está elevada; um diagnóstico genético específico usando reação em cadeia da polimerase (PCR) em sangue periférico é definitivo. Aproximadamente 40% das portadoras podem ter o risco de desenvolver miocardiopatia ou fibrose (como se vê pelas imagens cardíacas de portadoras) mesmo na ausência de fraqueza da musculatura esquelética.

Uma proteína citoesquelética conhecida como *distrofina*, com 427-kDa, é codificada pelo gene no *locus* Xp21.2. Esse gene contém 79 éxons de sequência de codificação e 2,5 Mb de DNA. Essa proteína subsarcolêmica se liga à membrana sarcolêmica sobrejacente às bandas A e M das miofibrilas e consiste em quatro regiões ou domínios distintos: o aminoterminal contém 250 aminoácidos e é relacionado ao local de ligação de *N*-actina da α-actinina; o segundo domínio é o maior, com 2.800 aminoácidos e contém muitas repetições, conferindo-lhe uma forma de bastão característica; um terceiro domínio, rico em cisteína, é relacionado ao carboxiterminal da α-actinina; e o domínio carboxiterminal final de 400 aminoácidos é exclusivo da distrofina e de uma proteína relacionada à distrofina codificada pelo cromossomo 6. A ausência de distrofina no sarcolema rompe o citoesqueleto e leva à perda secundariamente de outros componentes do citoesqueleto.

Os defeitos moleculares nas distrofinopatias variam e incluem deleções, duplicações ou mutações pontuais de nucleotídios. Aproximadamente 65% dos pacientes apresentam deleções; aproximadamente 10% exibem duplicações, e aproximadamente 10% têm mutações pontuais ou rearranjos menores. Em menos de 1% dos casos, uma mutação intrônica profunda pode levar a uma alteração do processamento e, assim, ter impacto sobre o padrão de leitura. O local ou o tamanho da anormalidade nem sempre se correlaciona com a gravidade fenotípica; tanto na forma Duchenne como na Becker, as mutações são principalmente perto do meio do gene, envolvendo deleções nas regiões entre os éxons 45 a 55. Variações fenotípicas ou clínicas são explicadas pelo efeito da alteração na leitura translacional do RNA mensageiro (mRNA), o que resulta em moléculas de distrofina instáveis, truncadas na DMD; mutações que preservam a leitura ainda permitem tradução de sequências de codificação até o final do gene que produz uma distrofina semifuncional, expressada clinicamente como BMD. Uma forma ainda mais branda de doença de início adulto, antes conhecida como **miopatia de quadríceps**, é também causada por uma molécula de distrofina anormal. O espectro clínico das distrofinopatias não apenas inclui as formas clássicas de Duchenne e de Becker, mas também varia desde uma distrofia muscular neonatal grave até crianças assintomáticas com elevação persistente dos níveis de CK sérica > 1.000 UI/ℓ.

Análise da proteína distrofina exige uma biopsia muscular e é demonstrada por análise *Western blot* ou em cortes de tecido por métodos imuno-histoquímicos por meio da microscopia de fluorescência ou óptica com anticorpos monoclonais antidistrofina (ver Figura 627.3). Na DMD clássica, níveis de < 3% do normal são encontrados; na BMD, o peso molecular de distrofina está reduzido a 20 a 90% do normal em 80% dos pacientes, mas em 15% dos pacientes a distrofina é de tamanho normal, mas reduzida em quantidade, e 5% dos pacientes têm uma proteína anormalmente grande causada por excessivas duplicações ou repetições de códons. A imunorreatividade seletiva de diferentes partes da molécula da distrofina em cortes de material de biopsia muscular distingue as formas de Duchenne e de Becker (Figura 627.4). A demonstração de deleções e duplicações também pode ser feita a partir de amostras de sangue pela PCR mais rápida, a qual identifica até 98% das deleções amplificando 18 éxons, mas não é capaz de detectar duplicações. O diagnóstico pode, assim, ser confirmado ao nível genético molecular a partir do material de biopsia muscular ou a partir de sangue periférico, embora tantos quanto 30% dos meninos com DMD ou BMD tenham uma PCR sanguínea falso-negativa; todos os casos de distrofinopatias são detectados por biopsia muscular.

Os mesmos métodos de análise de DNA de amostras sanguíneas podem ser aplicados para detecção de portadoras em parentes femininas de risco, tais como irmãs e primas, e para determinar se a mãe é uma portadora ou se uma mutação nova ocorreu no embrião. Diagnóstico

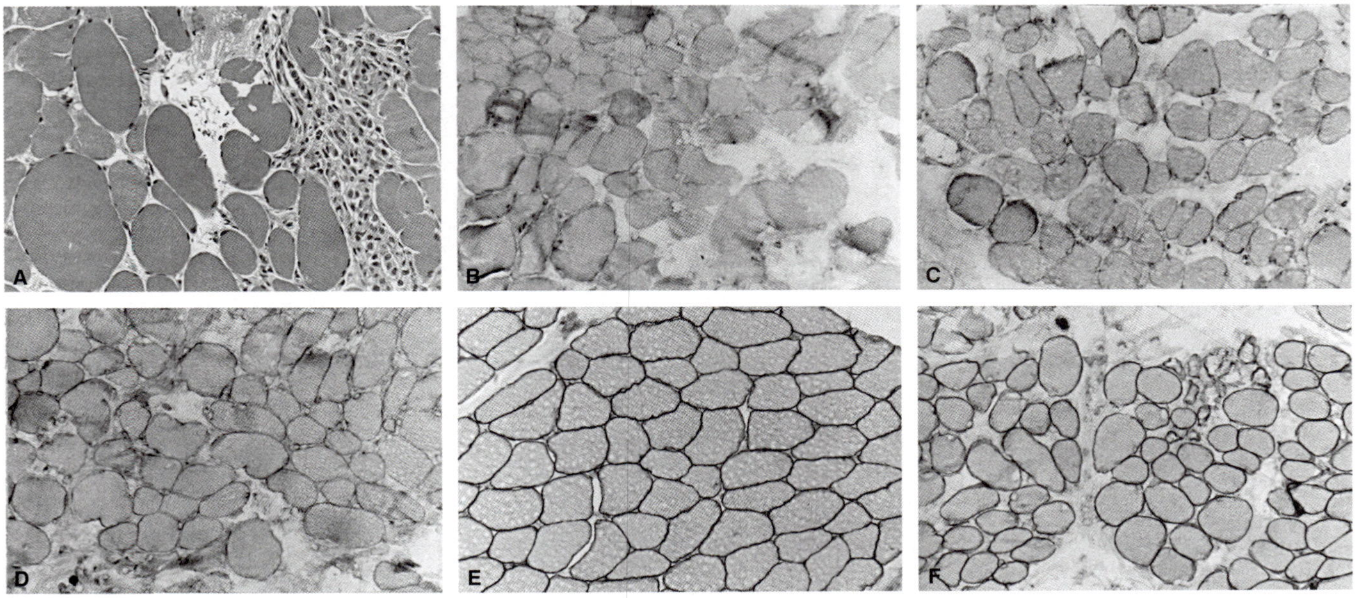

Figura 627.4 Espécimes de biopsia muscular de quadríceps femoral de um menino de 4 anos com distrofia muscular de Becker. **A.** Miofibras variam grandemente em tamanho, com formas atrófica e hipertrófica; à direita está uma zona de degeneração e necrose infiltrada por macrófagos, similar a distrofia muscular de Duchenne (hematoxilina e eosina, 250×). Imunorreatividade usando anticorpos contra a molécula da distrofina nos diferentes domínios (**B**), carboxiterminal (**C**) e aminoterminal (**D**), todos mostram distrofina com expressão deficiente, mas não totalmente ausente; a maioria das fibras de todos os tamanhos retém alguma distrofina em partes do sarcolema mas não em torno da circunferência inteira em corte transversal. Alternativamente, a proeminência da distrofina é menor, parecendo fraca, quando comparada ao controle normal incubado simultaneamente de outra criança de idade semelhante (**E**). **F.** Expressão de merosina é normal neste paciente com distrofia de Becker, tanto nas miofibras grandes quanto pequenas, faltando apenas em fibras francamente necróticas. Correlacionar com distrofia muscular de Duchenne clássica ilustrada na Figura 627.3C e na Figura 627.8.

pré-natal é possível a partir da 12ª semana de gestação por amostragem de vilo coriônico para análise de DNA por *Southern blot* ou PCR e, em casos de fetos abortados com DMD, o músculo demonstra coloração anormal para distrofina na imuno-histoquímica.

TRATAMENTO

Não existe tratamento curativo para essa doença até o momento. A base do tratamento para DMD tem sido a assistência de suporte e a preventiva. Muito pode ser feito para tratar complicações e melhorar a qualidade de vida das crianças afetadas.

Os glicocorticoides (prednisona ou deflazacorte) têm mostrado que tornam mais lento o declínio da força muscular e aumentam o tempo em que o paciente mantém a deambulação independente, podendo ter benefícios adicionais sobre a progressão da escoliose. O início dos esteroides é indicado quando uma criança mostra um platô no desenvolvimento e/ou uma regressão no desenvolvimento motor, em comparação com os pares. Isso ocorre tipicamente aos 4 a 6 anos. As doses recomendadas para a prednisona são de 0,75 mg/kg/dia e, para o deflazacorte, de 0,9 mg/kg/dia. Protocolos alternativos para a administração de esteroides incluem o uso somente nos fins de semana, esquemas em dias alternados ou esquemas com 10 dias usando o medicamento/10 dias sem ele; o esquema diário tem sido o preferido, com base em estudos comparativos. As complicações a longo prazo incluem ganho de peso, osteoporose, puberdade tardia, retardo do crescimento, acne, intolerância à glicose e catarata. Devido à melhora da capacidade motora com os esteroides, bem como o potencial de melhora na saúde pulmonar, ortopédica e cardíaca, estes são recomendados para crianças com DMD.

Exondys 51(eteplirsen) é um oligonucleotídio antisense que pula o éxon 51 que se liga ao RNA e salta o éxon defeituoso, restaurando o padrão de leitura, assim produzindo uma proteína distrofina mais curta, porém potencialmente funcional. Esse tratamento se aplica apenas a pacientes com mutações passíveis desse reparo (cerca de 13% dos pacientes). É administrado em infusão IV semanal. O atalureno permite a leitura preliminar de códons de parada prematura (10 a 15% dos pacientes) de mutação com modificação de sentido, resultando na produção de uma distrofina funcional. Pode ter benefícios em pacientes em certo nível de progressão da doença. Abordagens adicionais de saltos de éxons e estratégias de substituição gênica estão atualmente na fase de ensaios clínicos.

Os **cuidados cardíacos** incluem inicialmente inibidores da ACE, bloqueadores do receptor da angiotensina ou betabloqueadores. Outros agentes usados incluem antagonistas da aldosterona (Aldactone ou eplerenona). O tempo ideal para início das medicações cardíacas está em constante análise; embora a maioria dos prestadores de atendimento classicamente iniciem o tratamento cardíaco na ocasião de uma queda da fração de ejeção do ventrículo esquerdo a menos de 55%, alguns centros preconizam o início do tratamento antes de serem detectadas anormalidades no ecocardiograma. Isso se baseia em dados mais recentes, mostrando alterações do coração à RM precedendo as anormalidades no ecocardiograma e um efeito potencialmente cardioprotetor com agentes como os inibidores da ACE. Devido ao potencial de risco de reações hiperpotassêmicas e de hipertermia maligna à anestesia, recomenda-se evitar agentes como os anestésicos inalatórios ou relaxantes musculares.

Infecções pulmonares devem ser tratadas prontamente. Os pacientes devem evitar contato com crianças que apresentem enfermidades respiratórias óbvias ou outras doenças contagiosas. Imunizações contra gripe e outras vacinações de rotina estão indicadas. Quando se suspeita de distúrbios respiratórios relacionados com o sono, as crianças devem realizar estudos do sono e deve ser considerado o uso do BiPAP. Aparelhos adicionais, como os de assistência à tosse, aspiração adequada e terapias com nebulização podem auxiliar a remoção de secreções das vias respiratórias à medida que as crianças desenvolvem fraqueza para tossir.

Preservação de um bom **estado nutricional** é importante. DMD não é uma doença causada por deficiência de vitamina, e doses excessivas de vitaminas devem ser evitadas. Ingestão adequada de cálcio é importante para minimizar osteoporose em meninos limitados a uma cadeira de rodas. No entanto, devido ao uso crônico de corticosteroides, juntamente à perda da deambulação, os meninos com DMD têm risco mais alto de osteopenia e osteoporose, colocando-os em um risco mais elevado para fraturas no contexto até de traumas ou quedas pouco importantes. Exame por DEXA deve ser feito em meninos com DMD, e os níveis de vitamina D devem ser otimizados. Alguns pacientes com baixa densidade óssea podem precisar de terapias adicionais, como pamidronato. Em razão da diminuição do gasto de calorias nas crianças cadeirantes e devido ao uso de corticosteroides, essas crianças tendem a comer excessivamente e ganhar peso. A obesidade torna um paciente com miopatia ainda menos funcional, pois uma parte da limitada reserva de força muscular é dissipada na elevação do peso do excessivo tecido adiposo subcutâneo. Restrições dietéticas com supervisão podem ser necessárias.

Fisioterapia adia, mas nem sempre evita contraturas. Às vezes, as contraturas são úteis em reabilitação funcional. Se contraturas impedirem extensão do cotovelo além de 90° e os músculos do membro superior não forem mais suficientemente fortes para superar a gravidade, as contraturas de cotovelos são funcionalmente benéficas para fixar um braço que de outra forma é frouxo e para permitir ao paciente comer e escrever. Correção cirúrgica da contratura de cotovelo pode ser tecnicamente exequível, mas o resultado pode ser prejudicial. Alongamentos e métodos com órteses podem ser úteis, dependendo da localização da contratura e do nível de intensidade da contratura. Devem-se considerar intervenções cirúrgicas com cautela e com informações recebidas do neurologista, do fisioterapeuta e/ou do fisiatra envolvidos no atendimento à criança. A fisioterapia contribui pouco para o fortalecimento muscular, pois os pacientes geralmente já usam sua reserva inteira para função diária e os exercícios não são capazes de fortalecer ainda mais os músculos comprometidos. O exercício excessivo pode acelerar o processo de degeneração das fibras musculares.

Deve-se manter vigilância especial para a escoliose progressiva, a qual deve ser tratada precocemente por ortopedistas, com uso de órteses externas ou coletes e, ocasionalmente, por cirurgias. A escoliose frequentemente evolui mais rapidamente quando o paciente perde a capacidade de deambulação independente.

A bibliografia está disponível no GEN-io.

627.2 Distrofia Muscular de Emery-Dreifuss – Laminopatias

Diana X. Bharucha-Goebel

Distrofia muscular de Emery-Dreifuss é um tipo de distrofia muscular causada por mutações envolvendo proteínas do envelope nuclear. Foi a princípio descrita como um transtorno raro de herança recessiva ligado ao X causado por mutações no gene *EMD* que codifica a emerina. O *locus* habitual das duas anormalidades genéticas associadas situa-se no braço longo dentro da grande região Xq28, que inclui outras mutações que causam miopatia miotubular, adrenoleucodistrofia neonatal, e o tipo de Bloch-Sulzberger de incontinência pigmentar; ela é distante do gene da DMD que está localizado no braço curto do cromossomo X. Subsequentemente, verificou-se que *mutações dominantes* no gene *LMNA*, localizado no cromossomo 1q21, o qual codifica as laminas A/C das proteínas do envelope nuclear, estavam presentes em pacientes masculinos e femininos afetados. Esse tipo pode se manifestar tanto como distrofia muscular congênita ou como o tipo de início mais tardio na adolescência ou idade adulta e representa um amplo espectro fenotípico. Além das manifestações motoras, que são variáveis, também há um risco de morte súbita decorrente de fibrilação ventricular, que pode ocorrer já na infância em alguns casos.

As manifestações clínicas variam de uma distrofia muscular congênita com fraqueza intensa, insuficiência respiratória e contraturas desde o primeiro ano de vida ou crianças com fraqueza e uma *síndrome da cabeça caída* às formas mais clássicas de EDMD. Nas formas de EDMD com início na infância, os sintomas podem começar entre 5 e 15 anos de idade, mas muitos pacientes sobrevivem até uma idade avançada na vida adulta em virtude da progressão lenta do curso da doença. Uma apresentação infantil mais grave também está documentada. Os músculos não exibem pseudo-hipertrofia. As contraturas dos cotovelos, tornozelos e músculos extensores do pescoço desenvolvem-se cedo, e o músculo se torna atrofiado em uma distribuição escapuloumerofibular. Tipicamente, não ocorre fraqueza facial; essa doença é assim distinguida clinicamente de síndromes escapuloumerais e escapulofibulares autossômicas dominantes de origem neurogênica. Miotonia está ausente. Função intelectual é normal. Cardiomiopatia dilatada é grave e muitas vezes é a causa da morte, mais comumente decorrente de defeitos da condução tais como fibrilação/*flutter* atriais e fibrilação ventricular súbita do que por insuficiência miocárdica intratável. Acidente vascular cerebral é outra complicação, secundária à arritmia cardíaca. A insuficiência respiratória é mais proeminente nas formas iniciais e graves e pode exigir ventilação mecânica, especialmente nos pacientes graves com doença congênita. O valor de CK sérica está apenas leve a moderadamente elevado, distinguindo ainda mais essa doença de outras distrofias musculares recessivas ligadas ao X.

Necrose inespecífica de miofibras e fibrose endomisial são vistas na biopsia muscular. Muitas fibras centronucleares e atrofia seletiva de fibras musculares tipo I na histoquímica pode causar confusão com distrofia miotônica.

GENÉTICA

O gene defeituoso na forma ligada ao X é chamado *EMD* ou *EDMD* e codifica uma proteína, a emerina. Diferentemente de outras distrofias nas quais o gene defeituoso se expressa na membrana sarcolêmica, a emerina se expressa na membrana nuclear interna; essa proteína estabiliza a membrana nuclear contra os esforços mecânicos que ocorrem durante a contração muscular. Ela interage com os genes *Nesprina-1* e *Nespina-2*, também críticos para integridade da membrana nuclear. Deleção completa de *EDMD* ocorre em aproximadamente 25% dos casos e resulta de uma inversão na região Xq28; ausência total de emerina é demonstrada por *Western blotting* e imunorreatividade em cortes de tecido. Outro gene, *LMNA, situado* no *locus* 1q21, é ligado ao envelope nuclear e codifica as lâminas A e C, algumas vezes chamada *laminopatia.* Essa mutação genética causa um fenótipo clínico semelhante aos defeitos de EMD, exceto pelo fato de ambos os sexos serem afetados, além da transmissão poder ocorrer de maneira autossômica dominante ou recessiva. A maioria das deleções de *EMD* é de mutações nulas, enquanto mais de 80% das alterações de *LMNA* são causadas por mutações com modificação do sentido, sendo que uma minoria das mutações apresenta mutações sem sentido ou fora do padrão de leitura. A proteína desmina também pode estar mutada e ser expressa anormalmente na biopsia muscular. Mutações sem sentido homozigotas nesses genes *lamina A/C* são letais devido a miocardiopatia e perturbações da condução. Ainda há muitos pacientes com um fenótipo clínico de EDMD em que o defeito genético subjacente continua desconhecido.

DIAGNÓSTICO

Em casos suspeitos, a deficiência de emerina pode ser demonstrada não apenas na biopsia de músculo por técnicas de imunorreatividade e *Western blotting*, mas também em uma variedade de outros tecidos, incluindo linfócitos circulantes no sangue periférico, células esfoliativas da mucosa bucal e fibroblastos da pele. A emerina está ausente em proporções variadas nas portadoras. A histologia do músculo em pacientes *LMNA* tipicamente é *inespecífica*, tendo alterações miopáticas ou distróficas leves, apresentando variabilidade do tamanho das fibras, aumento de tecido conjuntivo e fibras necróticas. Também estão disponíveis testes dos genes específicos. Os pacientes devem realizar avaliação cardíaca cuidadosa, incluindo eletrocardiograma, ecocardiograma e pelo menos um monitoramento de 24 horas com Holter. Os níveis de CK sérica devem ser dosados, pois podem estar moderadamente elevados; embora inespecífica, a dosagem fornece uma base para comparação com medidas futuras. A RM dos músculos glúteos e das extremidades inferiores pode ser útil, particularmente em mutações de *LMNA*. EMG não é definitivamente diagnóstica, mas fornece um meio seriado de acompanhar a progressão da miopatia. Biopsia muscular é diagnóstica desde o início dos sintomas. No diagnóstico diferencial, uma síndrome semelhante a Emery-Dreifuss com contraturas articulares, fraqueza branda e sintomas cardíacos de início mais tardio é causada por mutações de *FHL1* de miopatia fibrilar, mas corpos redutores são ausentes.

O tratamento deve ser de suporte, com atenção especial aos defeitos da condução cardíaca, exigindo medicações ou um marca-passo. Cardioversores-desfibriladores implantáveis estão disponíveis e impedem a morte de alguns pacientes com distrofia muscular de Emery-Dreifuss. Em pacientes com arritmias cardíacas ou uma grande diminuição da função do ventrículo esquerdo, pode haver aumento do risco de eventos tromboembólicos e pode-se considerar o uso de antitrombóticos. Os cuidados pulmonares incluem monitoramento com testes da função pulmonar (PFT, do inglês *pulmonary function tests*), bem como vigilância para distúrbios respiratórios relacionados com o sono, se isso for clinicamente indicado. O tratamento ortopédico, o uso de órteses ou a fisioterapia para tentar minimizar ou tornar mais lenta a taxa de progressão das contraturas podem ser benéficos.

A bibliografia está disponível no GEN-io.

627.3 Distrofia Muscular Miotônica

Diana X. Bharucha-Goebel

Distrofia miotônica é a segunda distrofia muscular mais comum na América do Norte, Europa e Austrália, tendo uma incidência que varia de 1 em 20.000 a 1 em 100.000 na população geral. O padrão de herança é autossômico dominante. A **distrofia miotônica clássica (tipo 1)** (DM1 ou doença de Steinert) é causada por uma expansão do trinucleotídio CTG no cromossomo 19q13.3 na região 3′ não traduzida de *DMPK*, o gene que codifica uma proteinoquinase de serina-treonina. O **tipo 2 (DM2)** é associado a uma expansão de repetição do tetranucleotídio CCTG no cromossomo 3q21 de um íntron do gene da proteína do dedo de zinco 9. Uma terceira **forma tardia (DM3)** está identificada, no *locus* 15q21-q24.

Distrofia miotônica é um exemplo de um defeito genético causando disfunção em múltiplos sistemas orgânicos. Não apenas o músculo estriado é gravemente afetado, mas o músculo liso do trato digestivo e o útero também são comprometidos, a função cardíaca é alterada, e os pacientes têm múltiplas e variáveis endocrinopatias, deficiências imunológicas, cataratas, fácies dismórfica, risco aumentado de malignidades, comprometimento intelectual e outras anormalidades neurológicas.

MANIFESTAÇÕES CLÍNICAS

A DM1 se torna sintomática em qualquer idade, mas a DM2 raramente se expressa em neonatos ou no começo da infância. No curso clínico normal, *excluindo a forma neonatal grave*, os bebês DM1 podem parecer quase normais ao nascer, ou a atrofia facial e a hipotonia podem já ser expressões iniciais da doença. A aparência facial é característica, consistindo em um lábio superior em forma de V invertido, bochechas magras e músculos temporais ondulados, côncavos (Figura 627.5). A cabeça pode ser estreita e o palato é alto e arqueado, pois os músculos temporais e pterigóideos fracos na vida fetal avançada não exercem forças laterais suficientes sobre a cabeça e a face em desenvolvimento.

Na DM1, a fraqueza costuma ser leve nos primeiros anos (tipo de início na infância) ou podem nem se tornar evidente até a adolescência ou o início da idade adulta (tipo clássico/início na idade adulta). A atrofia progressiva dos músculos distais se torna cada vez mais evidente, particularmente comprometendo músculos intrínsecos das mãos. As eminências tenar e hipotenar são achatadas, e os interósseos dorsais atróficos deixam sulcos fundos entre os dedos. Os músculos do antebraço dorsal e músculos do compartimento anterior das pernas também se atrofiam. A língua é fina e atrófica. Atrofia dos esternocleidomastóideos confere ao pescoço um contorno longo, fino e cilíndrico. Músculos proximais também eventualmente sofrem atrofia, e aparecem as escápulas aladas. Dificuldade para subir escadas e sinal de Gowers são progressivos. Reflexos profundos geralmente estão preservados.

A distribuição distal de atrofia muscular, na distrofia miotônica, constitui uma *exceção* à regra geral de as miopatias apresentarem padrões proximais de distribuição e as neuropatias serem distais. A atrofia muscular e a fraqueza na distrofia miotônica são lentamente progressivas durante infância e adolescência e continuam na idade adulta. É raro pacientes com distrofia miotônica perderem a capacidade de deambular mesmo na fase avançada da vida adulta, embora talas ou órteses possam ser necessárias para estabilizar os tornozelos.

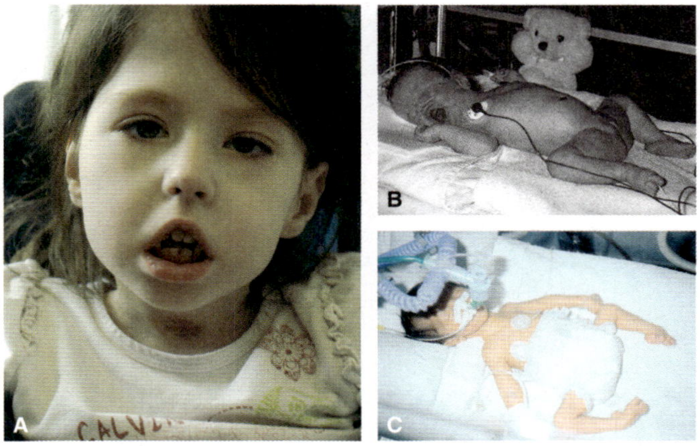

Figura 627.5 **Paciente com 6 anos de idade apresentando distrofia miotônica congênita com 1.975 repetições de citosina-timina-guanina (CTG) no gene *DMPK*, mostrando fácies alongada característica, ptose à esquerda e boca aberta e voltada para baixo (em tenda) com má oclusão dentária (A).** A cicatriz de traqueostomia é evidência da intensa dificuldade respiratória que exigiu intubação na época do nascimento. Neonato com distrofia miotônica congênita **(B)** também com boca aberta e voltada para baixo e posição em pernas de rã das extremidades inferiores. Um neonato com distrofia miotônica congênita, dificuldade respiratória grave e artrogripose **(C)**. (**A.** *De Konersman C: Hypotonia, weakness, stroke. In Kliegman RM, Lye OS, Bordini BJ et al. (eds): Nelson symptom-based diagnosis, Philadelphia, 2018, Elsevier, 2018, Figura 29.16.* **B.** *De Johnston H: The floppy weak infant revisited. Brain Dev 25:155.158, 2003.* **C.** *De Echenne B, Bassez G: Congenital and infantile myotonic dystrophy. Handbook Clin Neurol 113:1387-1393, 2013.*)

A **miotonia**, um aspecto característico compartilhado por poucas outras miopatias, não ocorre no bebê e geralmente não é evidente na clínica ou mesmo na eletromiografia até cerca dos 5 anos de idade. Raros pacientes desenvolvem miotonia antes dos 3 anos. Miotonia é um relaxamento muito lento do músculo após contração, independentemente se a contração foi voluntária ou induzida por um reflexo, ao estiramento ou estimulação elétrica. Durante o exame físico, miotonia pode ser demonstrada ao pedir ao paciente para cerrar os punhos e rapidamente abrir as mãos (miotonia de preensão; Figura 627.6). Ela pode ser induzida, percutindo a eminência tenar com um martelo de reflexos de borracha (miotonia de percussão), e pode ser detectada observando-se a tração involuntária do polegar cruzando a palma. Miotonia pode também ser demonstrada na língua pressionando-se a margem de um abaixador de língua de madeira contra a superfície dorsal e observando um sulco fundo que desaparece lentamente.

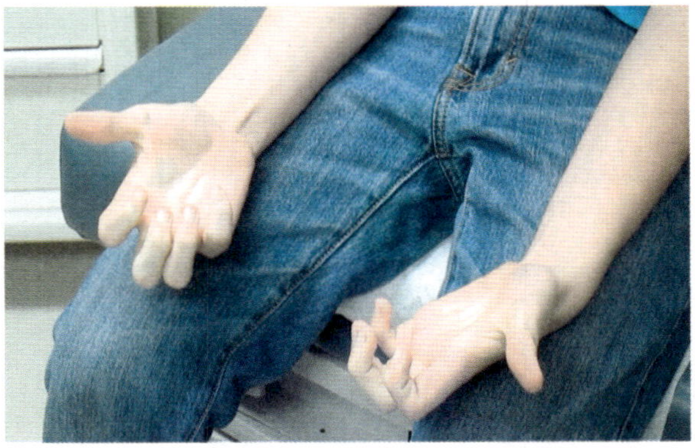

Figura 627.6 O paciente foi solicitado a fechar ambas as mãos durante vários segundos e, a seguir, abri-las subitamente, e vários segundos se passaram antes que o relaxamento completo fosse obtido, um achado de exame conhecido como miotonia da contração. (*De Hughes BN, Hogue JS, Hsieh DT: Grip and percussion myotonia in myotonic dystrophy type 1. J Pediatr 164;1234, 2014.*)

A gravidade da miotonia não corre necessariamente paralela ao grau de fraqueza, e os músculos mais fracos frequentemente têm apenas miotomia mínima. *Miotonia não é um espasmo muscular doloroso.* Dor musculoesquelética e fadiga são relatadas de maneira razoavelmente comum em pacientes com distrofia miotônica.

A **fala** dos pacientes com distrofia miotônica é muitas vezes mal articulada e arrastada devido ao comprometimento dos músculos da face, língua e faringe. Miotonia e fraqueza podem impelir as dificuldades de fala e deglutição dos pacientes. Dificuldade de deglutição ocorre algumas vezes, e os pacientes afetados mais intensamente podem apresentar um risco de pneumonia por aspiração. Oftalmoplegia externa incompleta às vezes resulta de fraqueza dos músculos extraoculares.

Comprometimento do músculo liso do **trato gastrintestinal** resulta em esvaziamento gástrico lento, peristaltismo diminuído e constipação intestinal. Alguns pacientes têm encoprese associada à fraqueza dos esfíncteres anais. Mulheres com distrofia miotônica podem ter contrações uterinas ineficientes ou anormais durante o trabalho de parto e o parto.

O **envolvimento cardíaco** geralmente se manifesta como bloqueio cardíaco no sistema de condução de Purkinje e arritmias (morte súbita), e não como miocardiopatia, como na maioria das outras distrofias musculares. As taquiarritmias auriculares ou ventriculares também resultam em morte súbita em adultos e crianças com mais idade.

Anormalidades endócrinas comprometem muitas glândulas e aparecem em qualquer momento durante a evolução da doença, de tal modo que o estado endócrino deva ser reavaliado anualmente. Hipotireoidismo é comum; hipertireoidismo ocorre raramente. A insuficiência do córtex da suprarrenal pode levar a uma crise addisoniana mesmo em lactente. Diabetes melito é comum em pacientes com distrofia miotônica; algumas crianças têm um distúrbio de liberação de insulina em vez de produção defeituosa de insulina. O início da puberdade pode ser precoce ou, mais frequentemente, tardio. Atrofia testicular e deficiência de testosterona são comuns em adultos e são responsáveis por uma alta incidência de infertilidade masculina. Atrofia ovariana é rara. Calvície frontal é também característica em pacientes masculinos e frequentemente começa na adolescência.

Deficiências imunológicas são comuns na distrofia miotônica. O nível de imunoglobulina G plasmática muitas vezes é baixo.

Cataratas ocorrem frequentemente na distrofia miotônica. Podem ser congênitas ou começar a qualquer momento durante a infância ou a vida adulta. Cataratas iniciais são detectadas apenas por exame com lâmpada de fenda; exame periódico por um oftalmologista é recomendado. Potenciais evocados visuais são frequentemente anormais em crianças com distrofia miotônica e não são relacionados às cataratas. Eles não são, em geral, acompanhados por comprometimento visual.

Cerca de metade dos pacientes com distrofia miotônica é **intelectualmente prejudicado**, mas o comprometimento intelectual grave não é comum. Os outros pacientes apresentam inteligência na média ou, ocasionalmente, acima da média. Epilepsia não é comum. Comprometimento cognitivo poderia resultar de acumulações de mRNA *DMPK* mutante e encaixes alternativos aberrante em neurônios corticais cerebrais. Uma incidência mais alta que a prevista de autismo ocorre em crianças com DM1.

Uma **forma congênita** grave de distrofia miotônica aparece em uma minoria de bebês comprometidos nascidos de mães com distrofia miotônica sintomática (ver Figura 627.5). Todos os pacientes com essa doença congênita grave até agora tinham a forma DM1. Os sintomas podem estar presentes no pré-natal com polidramnia e diminuição dos movimentos fetais. Ao nascimento, os pacientes tipicamente apresentam acentuada hipotonia, dificuldades respiratórias ou insuficiência respiratória e dificuldade para se alimentarem, podendo ter manifestações ortopédicas adicionais, como pé torto isolado ou contraturas congênitas mais extensas de muitas articulações que podem comprometer todas as extremidades (artrogripose múltipla congênita) e mesmo incluir a coluna cervical. Hipotonia e fraqueza generalizadas estão presentes ao nascimento. Atrofia facial é proeminente. Bebês podem necessitar de alimentação por gavagem ou suporte ventilatório devido à fraqueza muscular respiratória ou apneia. Aqueles que necessitam de ventilação por < 30 dias frequentemente sobrevivem, e aqueles com ventilação prolongada têm uma mortalidade de 25% no primeiro ano e uma probabilidade mais baixa de sobrevida livre de ventilação mecânica. Crianças ventiladas por < 30 dias têm melhores habilidades motoras, de linguagem e atividades diárias do que aquelas que necessitaram ventilação prolongada. Uma ou ambas as lâminas do diafragma podem ser não funcionais. O abdome se torna distendido com gases no estômago e no intestino devido ao peristaltismo insatisfatório secundário a fraqueza dos músculos lisos. A distensão compromete ainda mais a respiração. Incapacidade de esvaziar o reto pode agravar o problema. Tipicamente, não está presente miotonia na forma congênita durante o período neonatal, mas pode se apresentar ainda na infância (tipicamente depois de 5 anos de idade).

ACHADOS LABORATORIAIS

A eletromiografia miotônica clássica não é encontrado em lactentes, mas pode aparecer nas crianças após início da marcha ou crianças nos primeiros anos escolares. Os níveis séricos de CK e outras enzimas musculares podem ser normais ou apenas levemente elevados em centenas (nunca chegando a milhares).

ECG deve ser realizado anualmente no começo da infância. Ultrassonografia do abdome pode ser indicada para bebês afetados a fim de determinar a função diafragmática. Podem ser necessárias radiografias do tórax e abdome e estudos adicionais da motilidade gastrintestinal ou estudos da deglutição.

Avaliação endócrina deve ser realizada para determinar função da tireoide e do córtex da suprarrenal e para verificar metabolismo de carboidratos (teste de tolerância à glicose). Imunoglobulinas devem ser avaliadas, e, se necessário, estudos imunológicos mais extensos devem ser realizados.

DIAGNÓSTICO

O teste diagnóstico primordial é a análise de DNA sanguíneo para demonstrar a expansão anormal da repetição de CTG ou CTCG. O diagnóstico pré-natal também pode ser realizado. A biopsia muscular em crianças maiores demonstra muitas fibras musculares com núcleos centrais e atrofia seletiva de fibras tipo I na histoquímica, porém fibras em degeneração são em geral escassas e amplamente dispersas, havendo pouca ou nenhuma fibrose do músculo. Fibras intrafusais dos fusos musculares também são anormais. Em crianças mais novas com a forma comum da doença, a biopsia muscular pode parecer normal ou não mostrar necroses de miofibras, o que está em notável contraste com a DMD. Na forma neonatal grave da distrofia miotônica, a biopsia de músculo revela parada da maturação em vários estágios de desenvolvimento em alguns pacientes e desproporção congênita de tipos de fibras em outros. É provável que a membrana sarcolêmica das fibras musculares tenha propriedades anormais de polarização elétrica e seja incapaz de responder a influências tróficas do neurônio motor. Biopsia muscular não é geralmente necessária para o diagnóstico, que, nos casos típicos, pode ser baseado nas manifestações clínicas, inclusive no histórico familiar. A **distrofia miotônica neonatal**, que cursa com artrogripose múltipla e/ou hipotonia neonatal grave, precisa ser distinguida de amioplasia, distrofia muscular congênita com ou sem expressão de merosina, miastenia *gravis* congênita, atrofia muscular espinal e artrogripose secundária a oligodrâmnio.

GENÉTICA

O defeito genético na distrofia muscular miotônica está localizado no cromossomo 19 no *locus* 19q13. Ele consiste em uma expansão do gene *DM* que codifica uma serina a-treonina quinase (*DMPK*), com numerosas repetições do códon CTG. As expansões variam de 50 a > 2.000, com os alelos normais deste gene variando em tamanho de 5 a 37; quanto maior a expansão, mais grave é a expressão clínica, com as maiores expansões sendo vistas na forma neonatal grave. Raramente, a doença é associada à ausência de repetições detectáveis, talvez uma correção espontânea de uma expansão prévia, mas um fenômeno ainda incompletamente compreendido. Outra distrofia miotônica (miopatia miotônica proximal) é uma entidade clínica ligada a pelo menos dois *loci* cromossômicos diferentes da distrofia miotônica clássica, mas a um *locus* que compartilha uma patogênese exclusiva comum por ser mediada por um mRNA mutante. Defeitos no *splicing* de RNA explicam resistência insulínica nas distrofias miotônicas bem como a miotonia.

As expressões clínica e genética podem variar entre irmãos ou entre o progenitor afetado e o filho. Na forma neonatal grave da doença, a mãe é o progenitor transmissor em 94% dos casos, um fato não explicado unicamente pela elevada infertilidade masculina. Vários casos de transmissão paterna foram descritos. Análise genética revela que recém-nascidos sintomáticos em geral têm muito mais repetições do códon CTG do que os pacientes com a forma mais clássica da doença, independentemente de qual progenitor seja afetado. Distrofia miotônica frequentemente exibe um padrão de **antecipação** no qual cada geração sucessiva tem uma tendência a ser mais gravemente comprometida do que a geração precedente. Está disponível o diagnóstico genético pré-natal da distrofia miotônica.

TRATAMENTO

Não há tratamento clínico específico, mas as complicações cardíacas, endócrinas, gastrintestinais e oculares podem muitas vezes ser tratadas. Fisioterapia e tratamento ortopédico de contraturas na forma neonatal da doença podem ser benéficos. A miotonia pode melhorar com exercício (fenômeno de aquecimento) e evitar temperaturas frias extremas pode ser útil. A vigilância cardíaca deve ser feita com ECG anual, bem como estudos com Holter e ecocardiograma a cada 2 anos. A implantação de marca-passo cardíaco poderia ser considerada nos casos de bloqueio cardíaco e antiarrítmicos podem ser indicados, mas são necessários apenas em raros casos nas crianças. Os problemas respiratórios devem ser abordados; as estratégias de tratamento podem incluir BiPAP, assistência à tosse e espirometria de incentivo.

A miotonia pode ser diminuída e a função pode ser restaurada por substâncias que elevem o limiar de despolarização das membranas musculares tais como mexiletina, fenitoína, carbamazepina, procainamida, e sulfato de quinidina. Esses fármacos também têm efeitos cardiotrópicos; assim, a avaliação cardíaca é importante antes da prescrição. A fenitoína e a carbamazepina são usadas em doses semelhantes à recomendação de uso como antiepilépticos (ver Capítulo 611.6); concentrações séricas de 10 a 20 μg/mℓ de fenitoína e 5 a 12 μg/mℓ de carbamazepina devem ser mantidas. Se a incapacidade do paciente for causada principalmente por fraqueza, em vez de miotonia, essas substâncias não trarão resultados. Algumas vezes, o excesso de sonolência é tratado com metilfenidato ou modafinila. Exercício com impacto baixo a moderado pode ser benéfico para as mialgias.

Devem-se considerar as **precauções quanto à anestesia** devido às altas taxas de complicações em pacientes com miotonia. A succinilcolina deve ser evitada devido ao risco de miotonia e, no lugar dela, usam-se relaxantes musculares não despolarizantes de ação curta, que são modificados em termos de posologia para o grau de atrofia muscular. Para indução, deve-se usar uma indução com sequência rápida modificada para intubação. Durante a recuperação, deve-se usar neostigmina com cautela, e a extubação deve ocorrer quando o paciente estiver inteiramente acordado. Após sedação, os pacientes devem ser monitorados de perto devido ao risco de aspiração.

OUTRAS SÍNDROMES MIOTÔNICAS

A maioria dos pacientes com miotonia apresenta distrofia miotônica. Entretanto, a miotonia não é específica dessa doença e ocorre em várias outras condições.

Condrodistrofia miotônica (doença de Schwartz-Jampel) é uma rara doença congênita caracterizada por hipertrofia muscular e fraqueza generalizadas. Aspectos fenotípicos dismórficos e aparência radiográfica dos ossos longos lembram a doença de Morquio (ver Capítulo 107), mas não são encontrados mucopolissacarídeos anormais. Nanismo, anormalidades das articulações e blefarofimose estão presentes. Diversos pacientes foram produtos de consanguinidade, sugerindo herança autossômica recessiva. A proteína muscular perlecana, um grande proteoglicano sulfato de heparan da membrana basal e cartilagem, é codificada pelo gene SIS1 que se encontra defeituoso em alguns casos da doença de Schwartz-Jampel, explicando ambas a hiperexcitabilidade e a condrodisplasia.

EMG revela atividade elétrica contínua nas fibras musculares semelhante ou idêntica à miotonia. Biopsia muscular revela características miopáticas, as quais são mínimas em alguns casos e pronunciadas em outros. O sistema sarcotubular encontra-se dilatado.

A **miotonia congênita (doença de Thomsen)**, um tipo de canalopatia, é a mais comum das síndromes de miotonia não distróficas (Tabelas 627.1 a 627.4) e é caracterizada por fraqueza e hipertrofia muscular generalizada, de tal modo que as crianças afetadas parecem fisiculturistas (aspecto hercúleo). Miotonia é proeminente e pode se desenvolver entre 2 e 3 anos, mais cedo que na distrofia miotônica. A doença é clinicamente estável e aparentemente não é progressiva durante muitos anos. A biopsia muscular demonstra mínimas alterações patológicas, e a EMG demonstra miotonia. Várias famílias estão descritas mostrando herança autossômica dominante (doença de Thomsen) ou recessiva (doença de Becker, não confundir com BMD ou DMD). As mutações podem ser sem sentido, com sentido modificado ou com mudança de padrão. No entanto, especificamente, as mutações com sentido modificado que alteram a ativação do dímero CLC-1 levam aos tipos com herança dominante da doença. Os pacientes com o tipo recessivo (doença de Becker) tendem a apresentar doença mais grave. A forma autossômica dominante e a autossômica recessiva de miotonia congênita foram mapeadas no mesmo *locus* 7q35. Esse gene é importante para a integridade dos canais de cloreto das membranas sarcolêmicas e tubulares T.

Tabela 627.1 Miopatias dos canais de cloreto.

QUADRO CLÍNICO	MIOTONIA CONGÊNITA AUTOSSÔMICA DOMINANTE DE THOMSEN	MIOTONIA GENERALIZADA AUTOSSÔMICA RECESSIVA DE BECKER
Herança	Dominante	Recessiva
Defeito do gene	Cromossomo 7; mutação no canal de cloreto do músculo esquelético	Cromossomo 7; mutação no canal de cloreto do músculo esquelético
Idade de início	Primeiro ano de vida à idade pré-escolar	Idade escolar; ocasionalmente se inicia mais cedo ou começa na adolescência
Miopatia	Hipertrofia muscular frequente; ausência de miopatia; embora sejam incomuns as variantes que só desenvolvem fraqueza	Atrofia muscular ocasional e fraqueza podem ocorrer tardiamente; hipertrofia dos músculos ocorre frequentemente nos membros inferiores
Miotonia	Rigidez generalizada, especialmente depois do repouso; melhora com exercício; proeminente miotonia de fechamento dos olhos, mas não miotonia paradoxal	Rigidez generalizada, especialmente depois do repouso; fraqueza transitória é proeminente depois de relaxamento completo por vários minutos; miotonia ocorre nos olhos; ausência de miotonia paradoxal
Estímulos provocativos	Repouso prolongado ou manutenção da postura	Repouso prolongado ou manutenção da mesma postura
Terapia para os sintomas	Exercício; terapia antimiotonia (mexiletina); alongamento do tendão do calcâneo; ajuda a prevenir a necessidade de cirurgia para alongamento do tendão do calcâneo	Exercício, especialmente evitando repouso prolongado; terapia antimiotonia(mexiletina); fraqueza transitória não melhora depois de mexiletina

De Moxley III RT, Heatwole C: Chanelopathies: myotonic disorders and periodic paralysis. *In* Swaiman KF, Ashwal S, Ferriero DM *et al.* (eds): Swaiman's pediatric neurology, 6/e, Elsevier, 2018, Philadelphia, Table 151.3.

Tabela 627.2 Miotonias dos canais de sódio sem paralisia periódica.

QUADRO CLÍNICO	MIOTONIA DOS CANAIS DE SÓDIO RESPONSIVA À ACETAZOLAMIDA	MIOTONIA FLUTUANTE
Herança	Dominante	Dominante
Defeito genético	Cromossomo 17; mutação no canal de sódio do músculo esquelético	Cromossomo 17; mutação no canal de sódio do músculo esquelético
Idade de início	Primeira década	Primeira ou segunda década
Miopatia	Rara	Rara; hipertrofia muscular comum
Miotonia	Músculos da face e paraspinais, miotonia paradoxal das pálpebras, aperto de mãos; intensidade varia e costuma haver dor com a miotonia	Frequentemente, a miotonia flutua de intensidade na face, extremidades e pálpebras, especialmente depois de exercício
Estímulos provocativos	Jejum, frio, potássio oral, infecção	Exercício-repouso-exercício, potássio oral
Terapia para os sintomas	Acetazolamida, mexiletina; evitar dieta rica em potássio; monitorar durante e depois de cirurgia para rigidez e rabdomiólise	Mexiletina; evitar dieta rica em potássio, monitorar durante e depois da cirurgia para rigidez e rabdomiólise

De Moxley III RT, Heatwole C: Channelopathies: myotonic disorders and periodic paralysis. *In* Swaiman KF, Ashwal S, Ferriero DM *et al.* (eds): Swaiman's pediatric neurology, 6/e, Elsevier, 2018, Philadelphia, Table 151.4.

Tabela 627.3 Miopatias dos canais de sódio com paralisia periódica.

QUADRO CLÍNICO	PARAMIOTONIA CONGÊNITA	PARAMIOTONIA CONGÊNITA COM PARALISIA PERIÓDICA HIPERPOTASSÊMICA	PARALISIA PERIÓDICA HIPERPOTASSÊMICA COM MIOTONIA
Herança	Dominante	Dominante	Dominante
Defeito genético	Cromossomo 17; mutação no canal de sódio dos músculos esqueléticos	Cromossomo 17; mutação no canal de sódio dos músculos esqueléticos	Cromossomo 17; mutação no canal de sódio dos músculos esqueléticos
Idade de início	Primeira década	Primeira década	Primeira década
Miopatia	Muito rara	Rara	Infrequente
Miotonia	Especialmente miotonia paradoxal das pálpebras e do aperto de mão	Especialmente miotonia paradoxal das pálpebras e do aperto de mão	Especialmente miotonia paradoxal das pálpebras
Estímulos provocativos	Exposição ao frio seguida por exercício leva à paralisia focal; ocasionalmente, o exercício provoca rigidez	Sobrecarga de potássio oral, repouso depois de exercício principalmente pela manhã (fraqueza hiperpotassêmica), exposição ao frio seguida por exercício (paralisia focal)	Repouso depois de exercício, frio, potássio oral
Terapia para os sintomas	Mexiletina, exercício leve, manter o paciente aquecido	Exercício leve, tiazídicos, mexiletina	Tiazídicos, acetazolamida, restrição de sódio

De Moxley III RT, Heatwole C: Channelopathies: myotonic disorders and periodic paralysis. *In* Swaiman KF, Ashwal S, Ferriero DM *et al.* (eds): Swaiman's pediatric neurology, 6/e, Elsevier, 2018, Philadelphia, Table 151.5.

Tabela 627.4 Canalopatias com paralisia periódica hipopotassêmica.

QUADRO CLÍNICO	SÍNDROME DE ANDERSEN: PARALISIA PERIÓDICA COM ARRITMIA CARDÍACA	PARALISIA PERIÓDICA DOS CANAIS DE CÁLCIO	PARALISIA PERIÓDICA DOS CANAIS DE SÓDIO	PARALISIA PERIÓDICA DOS CANAIS DE POTÁSSIO	PARALISIA PERIÓDICA COM DOENÇA DA TIREOIDE
Herança	Dominante	Dominante	Dominante	Dominante	Esporádica; ocasionalmente dominante
Idade de início	Primeira ou segunda década	Primeira à terceira décadas	Primeira à terceira décadas	Ainda não determinada	Terceira década (proporção de 20:1 para o gênero masculino)
Miopatia	Típica; também baixa estatura; características dismórficas; intervalo QT prolongado no eletrocardiograma; arritmias ventriculares	Moderadamente; comum tardia; vacúolos frequentemente vistos na biopsia	Ainda não determinada	Ainda não determinada	Infrequente
Miotonia	Não	Não	Não	Não	Não

(*continua*)

Tabela 627.4 Canalopatias com paralisia periódica hipopotassêmica. (*continuação*)

QUADRO CLÍNICO	SÍNDROME DE ANDERSEN: PARALISIA PERIÓDICA COM ARRITMIA CARDÍACA	PARALISIA PERIÓDICA DOS CANAIS DE CÁLCIO	PARALISIA PERIÓDICA DOS CANAIS DE SÓDIO	PARALISIA PERIÓDICA DOS CANAIS DE POTÁSSIO	PARALISIA PERIÓDICA COM DOENÇA DA TIREOIDE
Estímulos provocativos	Repouso depois de exercício, glicose oral	Refeições ricas em carboidratos, repouso depois de exercício, frio, estresse emocional/ agitação	Refeições ricas em carboidratos, repouso depois de exercício, frio, estresse emocional/ agitação	Geralmente por exercício vigoroso seguido por repouso; provocação menos consistente depois de consumo elevado de carboidratos	Refeições ricas em carboidratos, repouso depois de exercício, acetazolamida
Terapia para os sintomas	Exercício leve, glicose, alto consumo de sódio, acetazolamida, diclorfenamida	Acetazolamida, diclorfenamida, potássio, espironolactona	Acetazolamida, diclorfenamida, potássio, espironolactona	Acetazolamida	Propranolol, restauração do estado de eutireoidismo, potássio oral, espironolactona

De Moxley III RT, Heatwole C: Channelopathies: myotonic disorders and periodic paralysis. *In* Swaiman KF, Ashwal S, Ferriero DM *et al.* (eds): Swaiman's pediatric neurology, 6/e, Elsevier, 2018, Philadelphia, Table 151.6.

Paramiotonia é uma miotonia relacionada à temperatura, sendo agravada pelo frio e aliviada por temperaturas externas mais quentes. Os pacientes têm dificuldade para nadar em água fria ou dificuldades motoras se estiverem vestidos inadequadamente em tempo frio. *Paramiotonia congênita* (doença de Eulenburg) decorre de um defeito em um gene no *locus* 17q13.1-13.3, o *locus* idêntico identificado na paralisia periódica hiperpotassêmica. Em contraste com a miotonia congênita, paramiotonia é um distúrbio do canal de sódio ativado por voltagem causada por uma mutação na subunidade α. Distrofia miotônica também é uma canalopatia de sódio (Tabela 627.3).

Nas canalopatias de sódio, o exercício produz aumento da miotonia, enquanto, nas canalopatias de cloreto, o exercício reduz a miotonia. Isso é facilmente testado durante o exame, pedindo-se aos pacientes para fecharem os olhos com força e abri-los repetidamente; isso se torna progressivamente mais difícil em distúrbios dos canais de sódio e progressivamente mais fácil em distúrbios dos canais de cloreto.

Os tratamentos para as miotonias não distróficas incluem mexiletina como primeira escolha (para as miotonias dos canais de sódio e de cloreto). A mexiletina tem demonstrado melhorar a rigidez, bem como diminuir a miotonia do aperto de mão. Outras opções de tratamento incluem a carbamazepina, a fenitoína e a gabapentina.

A bibliografia está disponível no GEN-io.

627.4 Distrofias Musculares das Cinturas

Diana X. Bharucha-Goebel

As distrofias musculares das cinturas (LGMD) abrangem um grupo heterogêneo de distrofias musculares hereditárias progressivas que afetam principalmente músculos das cinturas pélvica e escapular (Tabela 627.5). Músculos distais também finalmente se tornam atróficos e fracos e, em alguns subtipos, os músculos distais, como os das panturrilhas, podem apresentar fraqueza mais cedo na doença. Hipertrofia das panturrilhas e contraturas de tornozelos se desenvolvem em algumas formas, causando potencial confusão com BMD. Mais de 30 tipos genéticos de LGMD estão descritos, cada um em um *locus* cromossômico diferente e expressando diferentes defeitos de proteínas. Algumas incluem doenças classificadas com outros grupos tradicionais, como os defeitos de lamina-A/C da membrana nuclear (ver distrofia muscular de Emery-Dreifuss acima), e algumas formas de distrofia muscular congênita. **LGMD1** denota herança autossômica dominante e **LGMD2** denota um caráter recessivo, mas nenhum dos termos define a etiologia genética. LGMD2 é principalmente um grupo de várias sarcoglicanopatias, calpainopatia resultando de uma mutação no gene *calpaína-3* (*CAPN3*), alfadistroglicanopatias ou disferlinopatias, que incluem a miopatia de Miyoshi (que geralmente não se torna sintomática até o final da adolescência e começo da vida adulta).

O início da doença é variável, manifestando-se, em alguns pacientes, por volta de 4 a 5 anos de idade (sarcoglicanopatias), enquanto outros a apresentam no final da adolescência ou na vida adulta (disferlinopatia ou anoctaminopatia). Em muitas LGMD, as manifestações clínicas iniciais raramente aparecem no lactente ou pré-escolar, podendo aparecer até o início da vida adulta. Lombalgia pode ser uma queixa de apresentação devido à postura lordótica, que resulta de fraqueza muscular glútea. Em muitos desses transtornos, pode ocorrer perda da deambulação independente, variando a ocorrência desde a primeira década de vida até a perda da deambulação no início da vida adulta, o que destaca a variabilidade na taxa de progressão (até para a mesma doença). Embora fraqueza dos flexores e extensores do pescoço seja comum, os músculos faciais, linguais e outros com inervação bulbar raramente são comprometidos. À medida que evoluem a fraqueza e atrofia musculares, os reflexos tendinosos se tornam hipoativos. Pode ocorrer comprometimento cardíaco em alguns dos subtipos. A função intelectual é geralmente normal na maioria, mas pode estar envolvida em graus variáveis, especialmente em algumas das alfadistroglicanopatias (LGMD causadas por mutações em *POMT2*, *POMGnT1*, *GMPPB* e *ISPD*). O **diagnóstico diferencial** clínico de LGMD inclui atrofia muscular espinal juvenil (doença de Kugelberg-Welander), miastenia *gravis* e miopatias metabólicas.

A EMG e a biopsia muscular frequentemente demonstram evidências confirmatórias de distrofia muscular, mas nenhum dos achados é suficientemente específico para confirmar o **diagnóstico** definitivo sem critérios clínicos ou imuno-histoquímicos. Em alguns casos, α-sarcoglicano (antes conhecido como *adalina*), uma glicoproteína do sarcolema relacionada à distrofina, está deficiente; esse defeito específico pode ser demonstrado na biopsia muscular por imuno-histoquímica, como também a deficiência de outras três formas de sarcoglicano. Nível sérico de CK aumentado é típico, mas a magnitude da elevação varia entre as famílias. O ECG em geral encontra-se inalterado.

Uma proteína mutada associada à distrofina no complexo do sarcoglicano (sarcoglicanopatia; tipos de LGMD 2C, 2E e 2F) é responsável por alguns casos de LGMD autossômica recessiva. A maioria das sarcoglicanopatias resulta de uma mutação em α-sarcoglicano; outras LGMD resultando de deficiências em β-, γ- e δ-sarcoglicano também ocorrem. No músculo liso normal, α-sarcoglicano é substituído por ε-sarcoglicano, e os outros são os mesmos. As *distroglicanopatias* são causadas por mutações que levam à glicosilação anormal do alfadistroglicano e, independentemente do gene, todas as mutações parecem estar implicadas em uma via comum que tem impacto sobre a função dos distroglicanos. Histoquimicamente, as distroglicanopatias costuma mostrar defeitos (perda ou redução) da imunorreatividade a um de dois anticorpos: VIA41 ou IIH6, que reconhecem as partes de carbo-hidrato do alfadistroglicano. O grau de redução pode variar de sutil a intenso.

Tabela 627.5 Distrofias de cinturas.

TIPO	HERANÇA	GENE	PROTEÍNA	QUADRO CLÍNICO
LGMD1A	AD	*TTID*	Miotilina	Miopatia miofibrilar de início na idade adulta; CK levemente elevada; biopsia muscular normal; vacúolos com aro; inclusões do tipo bastão e *streaming* da banda Z.
LGMD1B	AD	*LMNA*	Laminina A/C	Início entre a 1a e a 4a décadas de vida; contraturas, fraqueza axial presente ou não, arritmias cardíacas e/ou miocardiopatia (potencialmente letais), CK normal ou levemente elevada
LGMD1C	AD	*CAV3*	Caveolina	Início variável: uma década à idade adulta; apresentação com mialgias com ou sem ondulação dos músculos e fraqueza proximal; CK 4 a 5 vezes elevada
LGMD1D	AD	*DNAJB6*	HSP40	Início classicamente na idade adulta; fraqueza proximal; CK normal a 5x elevada; gradualmente progressiva
LGMD1E	AD	*DES*	Desmina	Miopatia miofibrilar; miocardiopatia e arritmias cardíacas; CK normal ou levemente elevada; biopsia muscular: inclusões e acúmulo de desmina
LGMD1F	AD	*TNPO3*	Transportina	Início variável: 1ª década à idade adulta; fraqueza proximal com ou sem escápulas aladas; presença ou não de envolvimento respiratório
LGMD2A	AR	*CAPN3*	Calpaína 3	Início entre 8 e 15 anos; progressão variável (perda variável da deambulação na 2ª ou 3ª década); escápulas aladas são comuns; coração é poupado; CK muito alta
LGMD2B	AR	*DISF*	Disferlina	Início na adolescência ou no início da idade adulta; leve fraqueza inicialmente; fraqueza no padrão de cinturas ou miopatia de Miyoshi (fraqueza nas panturrilhas) no início; gradualmente progressiva; coração poupado; atrofia gástrica mais cedo na doença
LGMD2C	AR	*SGCG*	ψ-Sarcoglicano	Semelhante à distrofia de Duchenne, início entre 4 e 7 anos de idade; CK muito alta; insuficiência respiratória muitas vezes já na 3ª década; envolvimento cardíaco; perda da deambulação na adolescência
LGMD2D	AR	*SGCA*	α-Sarcoglicano (adalina)	Semelhante à distrofia de Duchenne, início entre 2 e 15 anos de idade; frequente perda da deambulação; fraqueza do quadríceps; miocardiopatia rara; CK muito alta
LGMD2E	AR	*SGCB*	β-Sarcoglicano	Fenótipo entre as distrofias musculares de Duchenne e de Becker; início na 1ª década; perda da deambulação entre os 10 e os 25 anos de idade; miocardiopatia ocasional
LGMD2F	AR	*SGCD*	δ-Sarcoglicano	Início entre 2 e 10 anos de idade; perda da deambulação na 1ª ou 2ª década; miocardiopatia dilatada; também se descreve um fenótipo mais leve
LGMD2 G	AR	*TCAP*	Teletonina	Doença rara; início na adolescência; CK até 10 × o normal
LGMD2 H	AR	*TRIM32*	Motivo tripartite contendo 32	Vista na população huterita; início da infância à idade adulta jovem; fraqueza proximal; lentamente progressiva; deambulam até a vida adulta
LGMD2I	AR	*FKRP*	Proteína relacionada com a fukutina	Distroglicanopatia; fenótipo variável: desde início precoce, jamais deambulam no início mais leve ou mais tardio com câibras musculares; comum a miocardiopatia com ou sem insuficiência respiratória
LGMD2J	AR	*TTN*	Titina	Início entre 3 e 10 anos de idade; gravidade variável; presença ou não de insuficiência respiratória; progressiva, com perda da deambulação (alguns pacientes com fenótipo de miopatia congênita grave podem jamais deambular); biopsia muscular: tamanho variável das fibras; bastões; núcleos internos
LGMD2 K	AR	*POMT1*	Proteína O-manosil transferase 1	Início na 1ª década; leve fraqueza e fadiga; progressão lenta; deficiência intelectual
LGMD2 ℓ	AR	*ANO5*	Anoctamina	Mais comum no norte da Europa e no Canadá; início na 2ª à 3ª décadas; ausência de miocardiopatia; relato de pacientes com extrassístoles ventriculares, fenótipos de cinturas ou miopatia de Miyoshi
LGMD2 M	AR	*FKTN*	Fukutina	Início precoce, CK alta, progressão com o passar do tempo, deficiência intelectual variável; hipoplasia do verme do cerebelo e microgiria; alguns pacientes desenvolvem miocardiopatia dilatada
LGMD2N	AR	*POMT2*	Proteína O-manosil transferase 2	Fenótipo de LGMD com ou sem deficiência intelectual
LGMD2O	AR	*POMGnT1*	**	Mais provavelmente uma doença muscular congênita/síndrome de Walker-Warburg ou apresentação músculo-ocular-cerebral (possível fenótipo de LGMD infantil)
LGMD2 P	AR	*DAG1*	Distroglicano	Início na infância (1ª década); CK muito alta; fadiga e fraqueza proximal; presença ou não de envolvimento do SNC (deficiência intelectual), envolvimento respiratório e ocular (catarata)

(continua)

Tabela 627.5 Distrofias de cinturas. *(continuação)*

TIPO	HERANÇA	GENE	PROTEÍNA	QUADRO CLÍNICO
LGMD2Q	AR	*PLEC1*	Plectina	Início na infância, perda da deambulação na idade adulta
LGMD2R	AR	*DES*	Desmina	Fraqueza com início na idade adulta; fraqueza proximal e distal; acometimento cardíaco; bloqueio atrioventricular (pode ser necessário um marca-passo já por volta dos 20 anos); miocardiopatia (início na infância ou até a 3ª década); envolvimento respiratório
LGMD2S	AR	*TRAPPC11*	Complexo 11 de particular de proteínas de transporte	Início na primeira ou segunda infância; CK alta; fraqueza proximal; fadiga; presença ou não de crises epilépticas, espasticidade, movimentos hipercinéticos, deficiência intelectual
LGMD2T	AR	*GMPPB*	GDP-manose pirofosforilase B	Pode se manifestar como LGMD com início congênito ou infantil com ou sem deficiência intelectual; crises epilépticas; catarata
LGMD2 U	AR	*ISPD*	Domínio isoprenoide sintase	Pode se manifestar como distrofia muscular congênita ou LGMD de início infantil com ou sem deficiência intelectual; alguns pacientes perdem a deambulação independente; presença ou não de miocardiopatia; presença ou não de insuficiência respiratória
LGMD2V	AR	*GAA*	Alfa-1,4 glicosidase	Doença de Pompe (tipos infantil, juvenil ou adulto): miocardiopatia (mais no tipo infantil), insuficiência respiratória, fraqueza; EMG: miopatia irritativa (pode-se ver miotonia/distrofia de cones-bastonetes e recrutamento miopático)

LGMD (do inglês *limb-girdle muscular dystrophy*), distrofia muscular de cinturas. ***POMGnT1* – codifica a proteína: manose beta ligada à proteína O 1,1 N-acetil-glicosaminil transferase.

Outro grupo de LGMDs (tipo 2B) são causadas por mutações alélicas do gene disferlina (*DYSF*), outro gene expressando uma proteína essencial à integridade estrutural do sarcolema, embora não associada ao complexo distrofina-glicoproteína. DYSF interage com caveolina-3 ou calpaína-3, e deficiência de DYSF pode ser secundária a defeitos nesses outros produtos genéticos. As disferlinopatias podem se apresentar com o clássico padrão das LGMD de fraqueza proximal ou pode se apresentar com fraqueza precoce nas pernas, especificamente fraqueza nas panturrilhas, o que é conhecido como miopatia de Miyoshi. O defeito primário da calpaína-3 (tipo 2A) tem ampla variabilidade clínica, variando a idade de início dos 2 aos 40 anos, e a idade de perda da deambulação independente, desde os 5 anos até o final da quarta década. Pode-se ver comprometimento respiratório mais tarde na doença, porém é menos grave do que em outras LGMD. Ambas são miopatias lentamente progressivas com início na adolescência ou no início da vida adulta e podem afetar músculos distais e proximais. Cardiomiopatia é rara. A CK sérica cronicamente elevada em milhares é encontrada nas disferlinopatias. A ultraestrutura demonstra uma lâmina basal espessada sobre os defeitos no sarcolema e a substituição do sarcolema por múltiplas camadas de pequenas vesículas. As mutações em *CAV3* também têm fenótipo neuromuscular variando desde o fenótipo de cintura (LGMD1C) até a miopatia distal com doença muscular ondulante à CK elevada no sangue e intolerância ao exercício. Também há relatos de pacientes com rabdomiólise com caveolinopatias. As miofibras em regeneração superam as miofibras em degeneração. Esses transtornos eram antes chamados hiperCKemia e doença muscular com ondulações, esta última às vezes confundida com miotonia. Uma mutação autossômica recessiva no canal de cloreto ativado por cálcio anoctamina-5 pode causar um dos seguintes fenótipos: uma LGMD2L proximal; um fenótipo de miopatia de Miyoshi distal; ou elevação de CK no sangue. Tipicamente, apresenta-se na idade adulta e é vista mais comumente no norte da Europa e no Canadá. Não parece haver miocardiopatia associada, embora haja relatos de extrassístoles ventriculares (PVC, do inglês *premature ventricular contractions*) já no início do quadro.

Há sobreposição genética do grupo de LGMD com as distrofias musculares congênitas, como a síndrome de Walker-Warburg com *POMT*, distrofia muscular de Fukuyama com defeitos genéticos de *FKRP* e *GMPPB*. Os pacientes com mutações nesses genes podem apresentar um fenótipo inicial semelhante ao da distrofia muscular congênita e, em ambos os fenótipos motores, podem ou não estar associados graus variáveis de deficiência intelectual.

A bibliografia está disponível no GEN-io.

627.5 Distrofia Muscular Facioescapuloumeral

Diana X. Bharucha-Goebel

A distrofia muscular facioescapuloumeral (FSHD, do inglês *facioscapulohumeral muscular dystrophy*), é a terceira distrofia muscular mais comum (depois da distrofia muscular de Duchenne e da distrofia miotônica). Herança autossômica dominante, em geral, é a modalidade de herança, e a antecipação genética é frequentemente encontrada dentro de várias gerações de uma família, sendo a sucessora mais gravemente comprometida em uma idade mais jovem que a precedente. O mecanismo genético na FSHD1 autossômica dominante envolve deleções integrais de uma repetição em série de 3,3 kb (D4Z4) na região subtelomérica no *locus* 4q35. D4Z4 atua como isolante dependente de lamininas, exibindo tanto a atividade de bloqueio de ampliador como atividade de barreira e desloca o telômero em direção à periferia nuclear. Normalmente, há 11 a 100 cópias em série ou repetições de D4Z4. Quando há menos repetições (< 10 unidades de repetição), fica possível o remodelamento da cromatina, o que leva à diminuição da metilação, assim acionando a expressão de DUX4 (que normalmente fica dormente). Além disso, a doença somente se manifestará em cromossomos que carreguem um sítio poliadenilato pLAM1 distal à última repetição D4Z4. Quando existirem todos esses fatores, será criado um haplotipo ou estado "permissivo", que permite a expressão de DUX4, normalmente reprimida. Aproximadamente 5 a 10% de todas as famílias com esse fenótipo não mapeiam para o *locus* 4q35. A **FSHD2**, embora clinicamente se sobreponha à FSHD1, não é causada pela contração das repetições D4Z4. No entanto, em vez disso, é causada por mutações do gene *SMCHD1* (no cromossomo 18 p), o que pode levar à hipometilação de D4Z4. Quando essas mutações existem no contexto de um haplotipo "permissivo", e o sinal de poliadenilação, DUX4 é expresso, novamente compartilhando uma via final comum e levando à mesma doença clínica. A prevalência varia geograficamente, estando em torno de 1:8.000 a 20.000. Embora o início clínico, em geral, se dê no final da infância ou na vida adulta, defeitos moleculares iniciais originados durante a miogênese são demonstrados no feto humano, e os pacientes podem apresentar manifestações clínicas já na fase de lactentes.

MANIFESTAÇÕES CLÍNICAS

A distrofia facioescapuloumeral se caracteriza por uma fraqueza precoce e mais intensa em músculos faciais e da cintura pélvica. Fraqueza assimétrica ou fraqueza focal, quando presente, deve levantar a suspeita de FSHD. A fraqueza facial difere daquela da distrofia miotônica; em vez de um lábio superior em forma de V invertido, a boca na distrofia facioescapuloumeral é arredondada e parece franzida, pois os lábios fazem uma protrusão. Incapacidade de fechar os olhos completamente durante o sono é uma expressão comum de fraqueza facial; alguns pacientes têm fraqueza muscular extraocular, embora oftalmoplegia raramente é completa. Distrofia facioescapuloumeral foi associada à síndrome de Möbius em raras ocasiões. Fraqueza faríngea e da língua podem estar ausentes e nunca são tão graves quanto o comprometimento facial. Perda auditiva, que pode ser subclínica, e vasculopatia retiniana (indistinguível da doença de Coats) são características associadas, particularmente em casos graves de distrofia facioescapuloumeral com início precoce na infância.

Escápulas aladas são proeminentes, sendo frequentemente observadas mesmo em lactentes. Observa-se achatamento ou mesmo concavidade do contorno do deltoide, e os músculos bíceps e tríceps braquiais são atrofiados e fracos. Os músculos da cintura pélvica e das coxas eventualmente também perdem a força e sofrem atrofia, e aparece o sinal de Gowers e uma marcha de Trendelenburg. Contraturas nas extremidades são raras. Fraqueza dos dedos das mãos e dos punhos ocasionalmente é o primeiro sintoma. Fraqueza dos músculos tibial anterior e fibulares pode levar à queda do pé; esta complicação em geral ocorre apenas em casos avançados com fraqueza grave. Lordose lombar e cifoescoliose são complicações comuns do comprometimento muscular axial. Pseudo-hipertrofia de panturrilhas não é um achado comum, mas é descrita raramente.

Há muita variabilidade clínica, inclusive nas famílias. Distrofia muscular facioescapuloumeral também pode ser uma doença leve que causa incapacidade mínima. Manifestações clínicas podem não ter início na infância e surgir em meados da vida adulta. Nos casos mais graves, os pacientes podem apresentar a doença precocemente. Cerca de 20% dos pacientes perderão a deambulação independente, e cerca de 10 a 15% dos pacientes podem vir a precisar de suporte respiratório não invasivo ou invasivo. Diferentemente de outras distrofias musculares, assimetria da fraqueza é comum. Cerca de 30% dos pacientes afetados são assintomáticos ou mostram apenas as escápulas aladas e reflexos profundos diminuídos, dos quais eles não tinham conhecimento até que fosse realizado exame neurológico formal.

ACHADOS LABORATORIAIS

Níveis séricos de CK e outras enzimas variam muito, desde normais ou quase normais a elevações de vários milhares. Um ECG deve ser realizado, embora os achados esperados sejam geralmente normais. A EMG revela potenciais musculares miopáticos inespecíficos. Deve-se realizar a testagem molecular diagnóstica em casos individuais e familiares para aconselhamento genético.

DIAGNÓSTICO E DIAGNÓSTICO DIFERENCIAL

Diagnóstico genético molecular é a confirmação mais específica se a suspeita clínica for alta, com ou sem histórico familiar da doença. A biopsia muscular distingue mais de uma forma de distrofia facioescapuloumeral, o que é consistente com a evidência clínica de que várias doenças distintas são abrangidas pelo termo *distrofia facioescapuloumeral*. Biopsia muscular e EMG também distinguem a miopatia primária de uma doença neurogênica com uma distribuição semelhante de comprometimento muscular. Os achados histopatológicos gerais no material de biopsia muscular são proliferação extensa de tecido conjuntivo entre as fibras musculares, extrema variação no tamanho das fibras com muitas miofibras hipertróficas bem como atróficas e fibras esparsas degenerando e regenerando. Um tipo *inflamatório*de distrofia muscular facioescapuloumeral também é distinguido, caracterizado por infiltrados linfocíticos extensos dentro dos fascículos do músculo. Apesar da semelhança desta forma com as miopatias inflamatórias, como polimiosite, não há evidência de doença autoimune, e esteroides e drogas imunossupressoras não alteram a evolução clínica. Um diagnóstico histopatológico preciso tem importante implicações terapêuticas. Em geral, a presença de infiltrado inflamatório de células mononucleares em uma amostra de biopsia muscular de lactentes com menos de 2 anos de idade leva à suspeita de distrofia facioescapuloumeral ou, menos frequentemente, de uma distrofia muscular congênita.

TRATAMENTO

A função pulmonar deve ser acompanhada rotineiramente, e se houver queixas de cefaleias diurnas ou de aumento da fadiga, deve-se realizar um estudo do sono para pesquisar distúrbio respiratório relacionado ao sono ou à apneia do sono. Exercício aeróbico leve e esquemas de alongamento podem ajudar a prevenir a atrofia por descondicionamento ou desuso com o passar do tempo. Não se recomenda treinamento de alta intensidade, nem treinamento de força ou levantamento de pesos pois estas atividades não ajudarão a readquirir força nem a retardar a progressão da fraqueza ou da atrofia muscular. Queda do pé e escoliose podem ser tratadas por medidas ortopédicas. Em casos selecionados, fixação cirúrgica das escápulas à parede torácica fornece melhor estabilidade dos ombros e abdução do braço, mas plexopatia braquial, ombro congelado e fraturas escapulares constituem complicações descritas. Opções adicionais de reabilitação para sustentação escapular incluem o uso de bandagem elástica. Comumente pode-se encontrar dor crônica nos pacientes com FSHD, podendo ser necessário tratamento mais eficaz, incluindo gabapentina, antidepressivos tricíclicos, exercício e terapia cognitivo-comportamental. A melhora estética dos músculos da expressão facial pode ser obtida por cirurgia reconstrutora, a qual enxerta uma fáscia lata no músculo zigomático e na porção zigomática do músculo quadrado do lábio superior. Exercício dos músculos faciais pode ajudar a minimizar a atrofia secundária por desuso. Devem-se realizar exames oftalmológicos de rotina (testes para doença de Coats) e, em crianças pré-escolares, devem-se realizar audiometrias. Nenhum tratamento efetivo farmacológico ou genético está clinicamente disponível no momento.

A bibliografia está disponível no GEN-io.

627.6 Distrofias Musculares Congênitas

Diana X. Bharucha-Goebel

O termo *distrofias musculares congênitas* se refere a um grupo de transtornos hereditários com início precoce (pré-natal, neonatal ou na idade pré-escolar) e características histológicas sugestivas de um processo distrófico. Ele abrange várias doenças distintas que têm uma característica comum de comprometimento grave ao nascimento ou na idade pré-escolar, mas que, ironicamente, muitas vezes obedecem a uma evolução clínica mais benigna do que a instalação inicial e as alterações histopatológicas na biopsia muscular sugeriria. Um aspecto de distinção das distrofias congênitas, em contraste com outras distrofias musculares, é uma alta associação a malformações cerebrais, particularmente distúrbios do desenvolvimento cortical tais como lisencefalia/paquigiria e polimicrogiria, muitas vezes complicadas por epilepsia grave (Figura 627.7). A maioria das distrofias musculares congênitas tem herança autossômica recessiva.

MANIFESTAÇÕES CLÍNICAS

Em várias doenças clínicas e genéticas distintas agrupadas sob o termo guarda-chuva *distrofias musculares congênitas,* as crianças frequentemente apresentam contraturas ou artrogripose ao nascimento e hipotonia generalizada. Em alguns casos, a fraqueza no primeiro ano pode ser menos significativa e os marcos motores iniciais até podem ser normais. A massa muscular é diminuída no tronco e extremidades. O controle da cabeça costuma ser precário devido à fraqueza do pescoço e à acentuada hipotonia axial. Músculos faciais podem ser levemente comprometidos, mas oftalmoplegia, fraqueza faríngea e sucção débil não são comuns. Uma minoria tem disfagia grave e necessita de gavagem ou gastrostomia. Reflexos tendinosos podem ser hipoativos ou estar abolidos. Artrogripose distal é comum em todas as formas de distrofia muscular congênita (ver Capítulo 626.10). Contraturas congênitas envolvendo articulações axiais ou proximais (incluindo, por exemplo, os cotovelos) costumam ser sugestivos **de distrofia muscular congênita de Ullrich** devido a mutação(ões) dos três genes do colágeno VI (*COL6A1, COL6A2, COL6A3*).

As distrofias musculares congênitas podem ser classificadas de acordo com o tipo de proteína alterada decorrente de mutações genéticas específicas. Doenças das proteínas de matriz extracelular incluem distrofia muscular congênita relacionada com LAMA2 (deficiência de

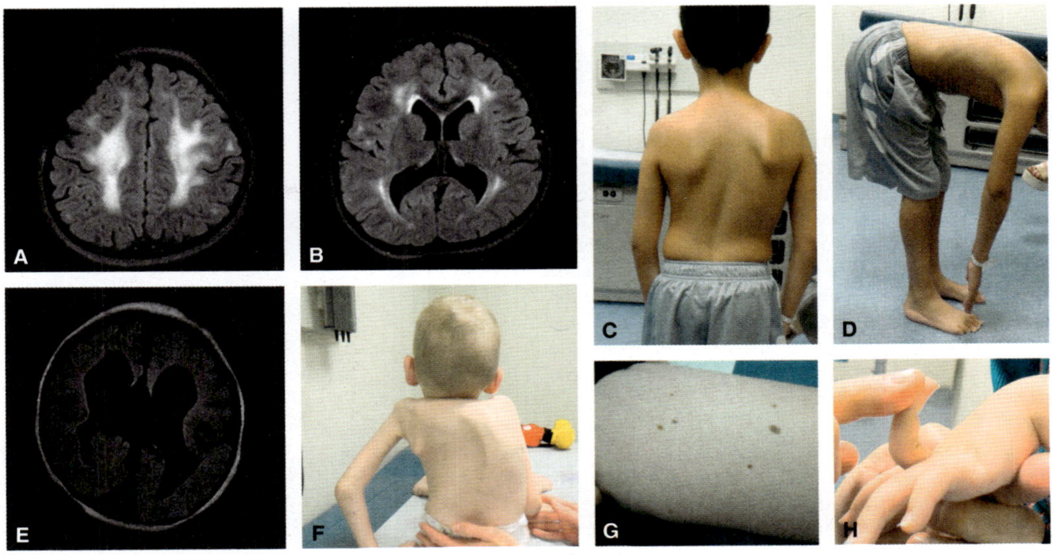

Figura 627.7 Achados nas distrofias musculares congênitas. **A** e **B.** RM cerebral axial em FLAIR mostrando hipersinal em T2 visto na substância branca em pacientes com distrofia muscular congênita LAMA2. **C.** Escápula alada e escoliose em pacientes com distrofia muscular SEPN1. **D.** Coluna rígida observada na flexão do tronco em paciente com distrofia muscular SEPN1. **E.** RM cerebral em paciente com doença músculo-óculo-cerebral e agenesia de corpo caloso, malformação de Dandy-Walker, cistos subependimários. **F.** Cifoescoliose precoce e intensa em criança com distrofia muscular congênita de Ullrich. **G.** Queratose pilar, achado cutâneo comum em pacientes com distrofias musculares congênitas relacionadas com colágeno VI. **H.** Hiperextensibilidade distal vista em pacientes com distrofias musculares congênitas relacionadas com colágeno VI. (*Cortesia dos Drs. Carsten Bönnemann e Reghan Foley. Departamento de Transtornos Neuromusculares e de Neurogenética, NINDS/NIH.*)

merosina, mutação de *LAMA2* no *locus* 6q22-q23) e distrofia muscular congênita relacionada com COL6 (desde a distrofia muscular congênita de Ullrich na forma mais grave até a miopatia de Bethlem na forma mais leve da doença) (mutações em *COL6A1*, *-A2* e *-A3* nos *loci* 21q22 e 2q37). Uma proteína do retículo endoplasmático (mutação de *SEPN1* em 1 p35) é a base da síndrome da coluna rígida. Glicosilação anormal de α-distroglicano causa síndrome de Walker-Warburg (mutação de *POMT1* em 9q34), doença músculo-óculo-cerebral de Santavuori (mutação de *POMGnT1* em 1 p32), distrofia muscular de Fukuyama (mutação de *FCMD* em 8q31-q33 e 9q31), e distrofia muscular congênita com deficiência secundária de merosina (mutação de *FKRP* em 19q13). Mutações em genes que afetam a glicosilação do α-distroglicano também podem levar a fenótipos de distrofia muscular de cinturas mais leves ou com início mais tardio (com ou sem envolvimento intelectual; ver Capítulo 627.4). Defeitos de glicosilação (distroglicanopatias) resultam em migração defeituosa de neuroblastos no cérebro fetal e podem causar cardiomiopatia dilatada. A molécula de distroglicano interage com ambas as proteínas da membrana plasmática (sarcolêmicas) e aqueles da matriz extracelular e lâmina basal não apenas no músculo, mas também no cérebro, em que o distroglicano defeituoso e a má glicosilação resultam em espaços na membrana limitante pial, uma glia limitans descontínua, causando lisencefalia tipo pavimento de pedras redondas e heterotopia glioneural de células neurais que migram em excesso durante a formação do córtex cerebral.

A distrofia muscular congênita do **tipo Fukuyama** é a segunda distrofia muscular mais comum no Japão (depois da DMD); ela também foi descrita em crianças de origem étnica holandesa, alemã, escandinava e turca. Na variedade de Fukuyama, cardiomiopatia grave e malformações do cérebro geralmente acompanham o comprometimento muscular esquelético. Sinais e sintomas relacionados a estes órgãos são proeminentes: cardiomegalia e insuficiência cardíaca, deficiência intelectual, convulsões, microcefalia e retardo de crescimento.

Doença neurológica central pode acompanhar outras formas de distrofia muscular congênita que não a doença de Fukuyama. O estado mental e neurológico é o aspecto mais variável; um cérebro aparentemente normal e inteligência normal não excluem o diagnóstico, se outras manifestações indicarem essa miopatia. As malformações cerebrais que ocorrem não são somente de um tipo e variam desde displasias graves (holoprosencefalia, lisencefalia) a condições mais brandas (agenesia do corpo caloso, heterotopia cortical focal, alterações da substância branca subcortical e hipoplasia cerebelar). Convulsões são uma complicação frequente, já no período neonatal, e podem incluir espasmos infantis e outras epilepsias infantis graves.

Distrofia muscular congênita é uma associação constante com disgenesia cerebral na **síndrome de Walker-Warburg** e na **doença músculo-óculo-cerebral**. Os achados neuropatológicos são aqueles de anormalidades da migração de neuroblastos no córtex cerebral, cerebelo e tronco cerebral. Estudos indicam consideravelmente mais superposição genética entre Walker-Warburg, Fukuyama, e formas músculo-óculo-cerebrais de distrofia muscular congênita que explicam fenótipos mistos e transicionais, de tal modo que, por exemplo, um gene relacionado à *Fukutina* (*FKRP*) pode causar uma apresentação de Walker-Warburg ou músculo-óculo-cerebral, ou o *POMGnT1* também pode produzir outros fenótipos diferentes da doença clássica de Walker-Warburg.

ACHADOS LABORATORIAIS

O nível de CK sérica em geral está moderadamente elevado em torno de várias centenas a muitos milhares de unidades UI/ℓ; aumentos marginais são encontrados apenas algumas vezes. EMG mostra aspectos miopáticos inespecíficos. Investigação de todas as apresentações de distrofia muscular congênita deve incluir avaliação cardíaca e um estudo por imagem do cérebro. Biopsia muscular é essencial para o diagnóstico, mas se houver muita suspeita (p. ex., um defeito genético confirmado em um irmão ou um fenótipo claro), testagem genética específica poderia evitar a biopsia muscular.

DIAGNÓSTICO

Biopsia muscular é diagnóstica no período neonatal ou após este período. Ocorre uma proliferação intensa de colágeno endomisial que envolve as fibras musculares individuais mesmo ao nascimento, e as rodeia em todo o seu contorno, como se observa nos cortes transversais e atua como uma envoltura rígida especialmente durante a contração. O tecido conjuntivo e a gordura perimisiais também estão aumentados, e a organização fascicular do músculo pode estar interrompida por fibrose. Culturas de tecido de fibroblastos intramusculares exibem síntese aumentada de colágeno, mas a estrutura do colágeno é normal. As fibras musculares variam em diâmetro, e muitas mostram núcleos centrais, divisão miofibrilar e outras alterações da citoarquitetura.

São vistas fibras esparsas em processo de degeneração e regeneração, não sendo encontradas inflamação ou inclusões anormais.

Reatividade imunocitoquímica para merosina (cadeia α_2 de laminina) na região sarcolêmica está ausente em aproximadamente 40% dos casos, sendo normalmente expressada nos outros (Figuras 627.8 e 627.9). Merosina é uma proteína que fixa a membrana sarcolêmica das miofibras à lâmina basal ou membrana basal. Merosina também tem expressão no cérebro e nas células de Schwann. A presença ou a ausência de merosina nem sempre se correlaciona com a gravidade da miopatia ou prediz a sua evolução, mas casos com deficiência de merosina tendem a ter comprometimento cerebral mais grave. A adalina (α-distroglicano) pode estar reduzida em graus variáveis nas alfadistroglicanopatias e pode haver redução secundária da merosina (laminina 211). Colágeno VI está reduzido seletivamente, ausente ou mal localizado nas distrofias musculares congênitas relacionadas com COL-6. Disfunção mitocondrial pode ser outro defeito secundário.

TRATAMENTO

Os cuidados de suporte são, atualmente, a base da terapia. Em 2010, Wang *et al.* publicaram (Wang *et al.*) uma declaração de consenso sobre o tratamento de pacientes com distrofias musculares congênitas. Dada a alta prevalência de insuficiência respiratória nessa população, é importante, em cada consulta, triar a função respiratória com testes de função pulmonar, pedindo informações sobre a frequência e duração das doenças respiratórias, a frequência das infecções respiratórias baixas, respiração anormal no sono, aumento da fadiga diurna ou cefaleias. Estudos do sono devem ser realizados o quanto antes (especialmente na distrofia muscular congênita relacionada com colágeno VI e na distrofia muscular de SEPN1), nas quais o comprometimento respiratório pode ocorrer até nos pacientes deambulatórios devido ao aumento da fraqueza diafragmática. Suporte respiratório adicional pode incluir fisioterapia respiratória, assistência à tosse com aspiração, BiPAP e, em estágios mais avançados, as opções de ventilação invasiva ou ventilação do tipo aspiração-sopro para suporte ventilatório contínuo. O ganho de peso deve ser otimizado para se ter certeza de que o paciente não esteja perdendo ou ganhando peso em excesso. A deglutição deve ser avaliada para triagem de disfagia. Algumas crianças precisarão de alimentação por sonda G devido ao consumo oral insuficiente para atender às necessidades calóricas, enquanto outras podem precisar de alimentação por sonda G quase completa devido às dificuldades de deglutição. Pode ser necessária o auxílio do fonoaudiólogo para avaliação de disfagia e pelo fato de que algumas dessas crianças terão certa dificuldade com a articulação das palavras em razão de fraqueza oral que pode comprometer a comunicação desde cedo. Constipação intestinal ocorre frequentemente e deve ser tratada clinicamente com dieta ou emolientes fecais. Os fisioterapeutas e fisiatras devem estar envolvidos no trabalho com os pacientes por meio do uso de dispositivos de assistência e em esquemas de alongamentos e órteses para tentar tornar mais lenta a progressão das contraturas ou para tratá-las. As crianças podem desenvolver escoliose (ou, na distrofia muscular congênita relacionada com o colágeno VI, cifoescoliose) e devem ser acompanhadas regulamente por ortopedistas para se determinar quando serão necessárias órteses ou intervenções cirúrgicas. As crianças com alfadistroglicanopatias e envolvimento do SNC podem precisar de suporte adicional, incluindo tratamento em fonoaudiologia, planos de educação individualizados para deficiência intelectual e dificuldade de aprendizagem, controle de crises epilépticas e da espasticidade.

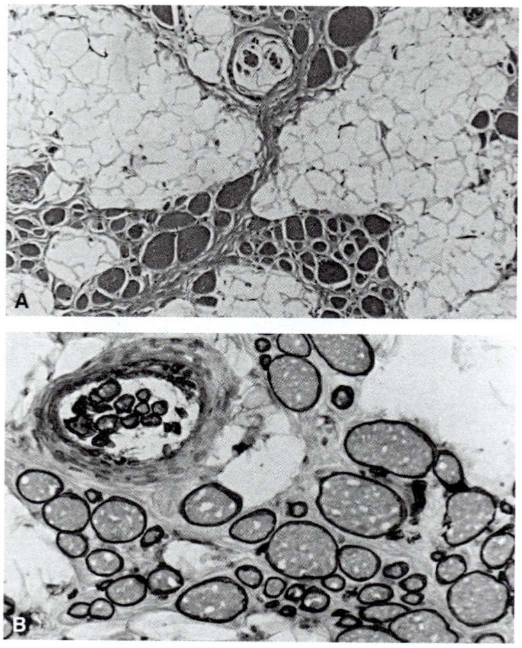

Figura 627.9 Espécime de biopsia muscular de quadríceps femoral de uma menina de 2 anos com distrofia muscular congênita. **A.** A arquitetura fascicular do músculo está gravemente destruída e o músculo foi substituído por gordura e tecido conjuntivo; os pequenos grupos restantes de miofibras de tamanho variável são vistos, incluindo um fuso muscular no topo. **B.** Expressão de merosina é normal tanto em fibras extrafusais de todos os tamanhos quanto em fibras intrafusais. A gravidade da miopatia não se relaciona com a presença ou ausência de merosina na distrofia muscular congênita. Compare com a Figura 627.8.

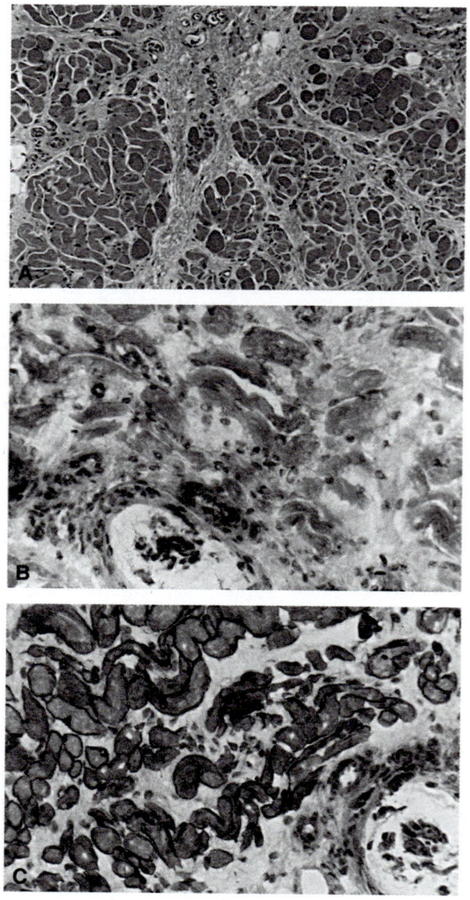

Figura 627.8 Biopsia muscular de quadríceps femoral de uma menina de 6 meses com distrofia muscular congênita associada com deficiência de merosina (α_2-laminina). **A.** Histologicamente, o músculo está infiltrado por uma grande proliferação de tecido conjuntivo colagenoso; as miofibras variam em diâmetro, mas fibras necróticas são raras. **B.** Reatividade imunocitoquímica de merosina (α_2-laminina) é ausente em todas as fibras, inclusive as miofibras intrafusais de um fuso muscular visto em baixo. **C.** Expressão de distrofina é normal. Compare com as Figuras 627.3, 627.4 e 627.9.

A bibliografia está disponível no GEN-io.

Capítulo 628

Miopatias Endócrinas e Tóxicas

Harvey B. Sarnat

MIOPATIAS TIREODIANAS

Ver Capítulos 579 a 584.

A **tireotoxicose** provoca fraqueza proximal e atrofia acompanhadas de alterações eletromiográficas miopáticas. Raramente, a miopatia pode ser limitada à oftalmoplegia externa e proptose indolor, pelo menos inicialmente. A tiroxina se liga às miofibrilas e, se em excesso, compromete a função contrátil. O hipertireoidismo também pode induzir miastenia *gravis* e paralisia periódica hipopotassêmica, esta última afetando principalmente homens do leste asiático que apresentam predisposição genética. A mutação do gene *KCNJ18* pode ser responsável pela alteração do canal de potássio Kir2.6 em até um terço dos casos. A suplementação de potássio e o propranolol são úteis no tratamento da paralisia periódica.

O **hipotireoidismo**, seja ele congênito ou adquirido, consistentemente produz hipotonia e uma fraqueza com distribuição proximal. Apesar da perda de massa muscular ser mais característica, uma forma de cretinismo, a síndrome de Kocher-Debré-Séméleigne, se caracteriza por pseudo-hipertrofia dos músculos enfraquecidos. Os lactentes podem ter um aspecto hercúleo, que lembra aquele da miotonia congênita. O nível sérico de creatinoquinase (CK, do inglês *creatine kinase*) encontra-se elevado na miopatia causada pelo hipotireoidismo, e retorna ao normal após o tratamento de reposição tireoidiana.

Os resultados da biopsia muscular no hipotireiodismo revelam alterações miopáticas agudas, incluindo necrose das miofibrilas e, algumas vezes, de cores centrais. No hipotireoidismo, as amostras de biopsia muscular só exibem alterações miopáticas leves, inespecíficas, sem necrose das miofibras. As características clínicas e patológicas das miopatias hipertireoidiana e hipotireoidiana se resolvem após o tratamento adequado do distúrbio tireoidiano. Muitos dos sintomas sistêmicos de hipotireoidismo, incluindo a fraqueza miopática e a oftalmoparesia, melhoram com a administração de betabloqueadores.

A maior parte dos pacientes com **hiperparateiroidismo** primário (ver Capítulo 591) desenvolve fraqueza, fatigabilidade, fasciculações e perda de massa muscular que é reversível após a remoção do adenoma paratireoidiano. A creatinoquinase sérica (CK) e a biopsia muscular permanecem normais, mas a eletromiografia pode exibir características inespecíficas. Uma minoria dos pacientes desenvolve miotonia, que pode ser confundida com distrofia miotônica.

MIOPATIA INDUZIDA POR HORMÔNIOS ESTEROIDES

A doença de Cushing natural e a síndrome de Cushing, decorrente da administração exógena de corticosteroides, podem provocar fraqueza muscular proximal indolor, simétrica e progressiva, aumento dos níveis séricos da CK e miopatia vista na eletromiografia e em amostras de biopsia muscular (ver Capítulo 595). Os filamentos de miosina podem ser perdidos seletivamente. Os esteroides 9α-fluorinados, tais como a dexametasona, a betametasona e a triancinolona, são mais propensos a produzir a *miopatia por esteroides*. A dexametasona altera a abundância de ceramidas nos miotubos do músculo em desenvolvimento. Em pacientes com dermatomiosite ou outras miopatias tratadas com esteroides, algumas vezes é difícil diferenciar a refratariedade da doença da fraqueza induzida pelos esteroides, especialmente após a administração a longo prazo de esteroides. A vitamina D é outro fator que altera o metabolismo muscular e, particularmente, a sensibilidade à insulina; a deficiência de vitamina D pode ser acentuada e contribuir para a miopatia por esteroides, especialmente em pacientes diabéticos do tipo 2 e resistência insulínica.

Todos os pacientes que estiveram em uso de esteroides por períodos prolongados desenvolvem atrofia das miofibras do tipo II; esse é um *efeito esteroide*, mas não uma miopatia por esteroides, a menos que progrida para se tornar uma miopatia necrosante. Em maior risco no grupo etário pediátrico estão as crianças que exigem terapia esteroide a longo prazo para asma, artrite reumatoide, dermatomiosite, lúpus e outras doenças autoimunes ou inflamatórias, ou que estão sendo tratadas para leucemia ou outras doenças hematológicas. Além dos esteroides, as substâncias listadas na Tabela 628.1, podem causar miopatias tóxicas agudas ou crônicas. Uma entidade incompletamente compreendida conhecida como miopatia de doença crítica é uma fraqueza progressiva dos pacientes que apresentam doenças com permanência prolongada na unidade de terapia intensiva; o que é associado patologicamente com perda seletiva de miofilamentos espessos (miosina); imobilidade e tratamento excessivo com esteroides são considerados fatores importantes. Muitos esteroides algumas vezes são utilizados cronicamente no tratamento da distrofia muscular de Duchenne; os quais podem realmente aumentar a fraqueza devido à miopatia esteroide sobreposta sobre o processo distrófico (ver Capítulo 627).

O **hiperaldosteronismo** é acompanhado por fraqueza episódica e reversível, semelhante à da paralisia periódica. Outra apresentação clínica é a presença de câibras musculares em repouso. A miopatia proximal pode se tornar irreversível nos casos crônicos. Níveis elevados de CK e mesmo mioglobinúria ocorrem, algumas vezes, durante crises agudas. A hipertensão arterial é uma manifestação frequente e, em crianças, adenomas secretores de aldosterona de até 6 mm de diâmetro ou múltiplos micronódulos adrenocorticais de 0,5 mm devem ser considerados no diagnóstico diferencial de hipertensão idiopática e fraqueza ou câibras musculares. Aldosteronismo primário hereditário ocorre devido a uma mutação em um dos genes do canal de potássio KCNJ5 e GIRK4.

O **excesso crônico de hormônio do crescimento** (algumas vezes adquirido ilicitamente por atletas adolescentes ou encontrado na acromegalia) produz atrofia de algumas miofibras e hipertrofia de outras, além de degeneração de miofibras dispersas. Apesar do aumento da síntese de proteínas induzido pelo hormônio do crescimento, ele compromete a atividade da adenosina trifosfatase miofibrilar e reduz a excitabilidade do sarcolema, resultando na diminuição, em vez de

Tabela 628.1 Miopatias tóxicas.

Causas inflamatórias	Ácido ε-aminocaproico
Cimetidina	Pentazocina
D-penicilamina	Fenciclidina
Procainamida	
L-triptofano	**Hipertermia maligna**
L-dopa	Halotano
	Etileno
Causas necrosantes não inflamatórias ou vacuolares	Éter dietílico
Agentes redutores de colesterol	Metoxiflurano
Cloroquina	Cloreto de etila
Colchicina emetina	Tricloroetileno
Ácido ε-aminocaproico	Galamina succinilcolina
Labetalol	
Ciclosporina e tacrolimus	**Causas mitocondrias**
Ácido isotretinoico (análogo da vitamina A)	Zidovudina
Vincristina	
Estatinas	**Miotonia**
Álcool	Ácido 2,4-d-clorofenoxiacético
	Ácido antraceno-9-carboxílico
Rabdomiólise e mioglobinúria	Fármacos redutores de colesterol
Drogas redutoras de colesterol (especialmente estatinas)	Cloroquina
Álcool	Ciclosporina
Heroína	
Anfetamina	**Perda de miosina**
Tolueno	Agentes bloqueadores neuromusculares não despolarizantes
Cocaína	Glicocorticoides intravenosos

Adaptada de Goldman L, Ausiello D: Cecil textbook of medicine, ed 22, Philadelphia, 2004, WB Saunders, p. 2399.

aumento, da força que corresponde à massa muscular maior. Tem sido usado terapeuticamente na distrofia muscular, apresentando tanto efeito positivo e complicações. A *grelina* é um hormônio intestinal que ativa um receptor do secretagogo do hormônio do crescimento e estimula a liberação deste hormônio. Além de seu efeito como "hormônio da fome", que envolve a ingestão de alimentos e a deposição de gordura, também previne a atrofia muscular, induzindo a miodiferenciação e a fusão de mioblastos.

RABDOMIÓLISE INDUZIDA POR ESTATINA COM MIOGLOBINÚRIA

As mialgias que podem progredir para necrose de miofibras aguda ou subaguda podem ser induzidas em 10 a 15% dos pacientes que tomam estatinas (inibidores da HMG-CoA redutase). Essas substâncias amplamente prescritas são usadas principalmente em adultos para diminuir os níveis plasmáticos de colesterol, mas às vezes também são administradas a adolescentes, particularmente em casos familiares de hipercolesterolemia. As estatinas diminuem os níveis de coenzima Q10 do paciente, o que é necessário para o transporte de elétrons mitocondriais. O exercício não exacerba a miopatia das estatinas.

DISFUNÇÃO MITOCONDRIAL NAS MIOPATIAS TÓXICAS

A função mitocondrial prejudicada, a atividade enzimática nos cinco complexos da cadeia respiratória e as alterações na ultraestrutura da mitocôndria são uma base comum para os efeitos clínicos de muitos compostos orgânicos tóxicos e metais pesados que afetam tanto os músculos quantos os nervos periféricos. A toxicidade da estatina é mencionada acima. Outro exemplo é a ingestão excessiva de zinco como suplemento dietético (ver Capítulo 632). Estas citopatias mitocondriais induzidas adquiridas podem produzir fraqueza e se assemelhar à progressão clínica das miopatias mitocondriais genéticas acrescidas de neuropatia.

MIOPATIA DA DOENÇA CRÍTICA

Os pacientes que estão na unidade de terapia intensiva por períodos prolongados às vezes desenvolvem fraqueza progressiva e mialgias que não podem ser atribuídas simplesmente a atrofia por desuso. A patogênese permanece incerta, mas alguns fatores podem incluir inibição da síntese proteica, disfunção mitocondrial, estresse oxidativo e ruptura da homeostase do cálcio intramuscular. Os pacientes com doença grave podem até desenvolver rabdomiólise, com elevação da CK sérica e mioglobinúria levando a dano renal.

A bibliografia está disponível no GEN-io.

Capítulo 629
Miopatias Metabólicas e Canalopatias

Harvey B. Sarnat

A Tabela 629.1 descreve o diagnóstico diferencial das miopatias metabólicas.

629.1 Paralisias Periódicas e Outras Canalopatias Musculares

Harvey B. Sarnat

Fraqueza ou paralisia episódica e reversível, conhecida como **paralisia periódica,** está associada a alterações transitórias dos níveis séricos de potássio, em geral hipopotassemia, mas, eventualmente, hiperpotassemia. Todas as formas familiares de paralisia periódica são provocadas por mutações em genes que codificam canais iônicos dependentes de voltagem no músculo: sódio, cálcio e potássio (ver Tabela 629.1). As causas não hereditárias de paralisia periódica são provocadas por um grupo diverso de distúrbios que afetam o equilíbrio do potássio (Tabela 629.2).

Durante as crises de paralisia hipopotassêmica, as miofibrilas são eletricamente inexcitáveis, embora o aparelho contrátil possa responder normalmente ao cálcio. O distúrbio genético tem um padrão de herança autossômica dominante. Em alguns pacientes as crises são precipitadas por uma ingesta rica em carboidratos, insulina, epinefrina, incluindo sua liberação induzida por um estresse emocional, hiperaldosteronismo ou hipertireoidismo, administração de anfotericina B, ou ingestão de alcaçuz.

As crises de paralisia hipopotassêmica frequentemente se iniciam no início da infância, particularmente na forma hiperpotassêmica, e a doença quase sempre é sintomática por volta dos 10 anos de idade, afetando ambos os sexos igualmente. A apresentação hipopotassêmica, a síndrome de Andersen-Tawil e a paramiotonia congênita tem início mais tipicamente na infância tardia ou na adolescência. A paralisia periódica é um evento episódico; os pacientes são incapazes de se mover após despertar e gradualmente recuperam a força muscular durante os minutos ou horas seguintes. Todas as quatro extremidades estão envolvidas. Os músculos que permanecem ativos no sono, como o diafragma, os músculos extraoculares (movimentos oculares rápidos) e o músculo cardíaco, não são afetados. Os pacientes permanecem normais entre as crises, mas na vida adulta, as crises se tornam mais frequentes e o distúrbio provoca miopatia progressiva e fraqueza permanente mesmo entre as crises. A frequência habitual das crises na infância é de uma crise por semana. O diagnóstico diferencial inclui paralisia periódica tireotóxica, miotonia congênita e paramiotonia congênita. A tríade que inclui paralisia periódica, ectopia ventricular cardíaca potencialmente fatal (provocada por um defeito no canal Kir2.1 para a repolarização terminal) e características físicas típicas é conhecida como **síndrome de Andersen-Tawil.**

As alterações dos níveis séricos de potássio só podem ocorrer durante episódios agudos e são acompanhadas por alterações das ondas T no eletrocardiograma. A hipopotassemia pode ser provocada por alterações dos gradientes de cálcio. O nível de creatinofosfoquinase (CK, do inglês *creatine quinase*) pode estar levemente elevado nesses momentos. Os níveis plasmáticos de fosfato frequentemente se reduzem durante os períodos sintomáticos. Os achados da biopsia muscular frequentemente são normais entre as crises, mas durante uma crise uma miopatia vacuolar é demonstrada. As alterações patológicas na paralisia periódica são semelhantes, seja a doença resultante de um defeito do canal de sódio ou do de potássio, sugerindo que as alterações possam resultar da condição paralítica recorrente e não de uma canalopatia específica. Os vacúolos são retículos endoplasmáticos dilatados e invaginações do espaço extracelular no citoplasma que podem estar cheios de glicogênio. Todavia, a biopsia muscular não é essencial para o diagnóstico da paralisia periódica. A hipoglicemia não ocorre. Os *loci* para a maior parte das paralisias periódicas foram demonstrados e os genes foram ao menos parcialmente caracterizados, porém muitos pacientes com o mesmo fenótipo clínico não exibem mutações nos genes identificados.

TRATAMENTO

As crises paralíticas na paralisia periódica hipopotassêmica são mais bem tratadas por meio da administração oral de potássio, ou mesmo de sucos de frutas que contenham potássio. Uma baixa ingesta de sódio e a administração de acetazolamida, 5 mg/kg/dia, 2 ou 3 vezes/dia, como dose inicial, frequentemente é eficaz na abolição das crises ou pelo menos na redução da sua frequência e gravidade. A diclorfenamida, um inibidor da anidrase carbônica, é aprovada para o tratamento de síndromes de paralisias periódicas hipopotassêmicas e hiperpotassêmicas primárias em adultos. A substância reduziu a frequência, com poucos efeitos colaterais (parestesias, confusão, disgeusia). A acetazolamida também tem sido usada "fora do rótulo" para essas condições.

Tabela 629.1 Canalopatias musculares.

	MIOTONIA CONGÊNITA	PARAMIOTONIA CONGÊNITA	OUTRAS MIOTONIAS DE CANAIS DE SÓDIO	PARALISIA PERIÓDICA HIPERPOTASSÊMICA	PARALISIA PERIÓDICA HIPOPOTASSÊMICA	SÍNDROME DE ANDERSEN-TAWIL	PARALISIA TIREOTÓXICA PERIÓDICA	HIPERTERMIA MALIGNA/ CENTRAL CORE
Gene	*CLCN1*	*SCN4A*	*SCN4A*	*SCN4A*	*CACNA1S SCN4A*	*KCNJ2*	*KCNJ18*	*RYR1*
Cromossomo	7q35	17q23	17q23	17q23	1q23, 17q23*	17q24	17†	19q13
Características clínicas	Miotonia	Miotonia, fraqueza episódica	Miotonia	Fraqueza episódica, miotonia	Fraqueza episódica	Fraqueza episódica, contrações ventricu-lares prematuras, taquiarritmia ventricular	Fraqueza episódica	Fraqueza, hipertermia maligna e raramente miotonia
Deflagradores	Frio (alguns pacientes)	Frio	Potássio (alguns pacientes)	Potássio, repouso após o exercício	Carboidratos, repouso após o exercício	Repouso após o exercício, carboidratos (alguns pacientes), potássio (alguns pacientes)	Tireotoxicose	Anestesia
Tratamento agudo	n/a	n/a	n/a	Carboidrato/glicose	Potássio oral, raramente IV	Potássio (se a crise estiver relacionada com hipopotassemia)	Potássio, agentes bloqueadores adrenérgicos	Fluidos IV, suporte
Tratamento crônico	Mexiletina, fenitoína, procainamida	Mexiletina, fenitoína, procainamida	Mexiletina, fenitoína, procainamida, acetalozamida	Acetalozamida, diclorfenamida	Potássio, acetalozamida, diclorfenamida, diurético poupador de potássio	Potássio (se as crises estiverem associadas com hipopotassemia), acetazolamida, diclorfenamida, diuréticos poupadores de potássio	Tratamento de tireoxicose	n/a
Teste de exercício	Teste de exercício curto (TEC): decremento pós-exercício, retorno rápido ao nível basal	TEC: decremento pós-exercício, facilitado pela repetição ou frio	TEC: frequentemente não diagnóstico	Teste de exercício longo (TEL): decremento pós-exercício	TEL: decremento pós-exercício	TEL: decremento pós-exercício	TEL: decremento pós-exercício (quando sintomático)	n/a
Achados laboratoriais	n/a	n/a	n/a	Potássio ictal alto‡	Potássio ictal baixo	Potássio ictal baixo/ alto	Potássio ictal baixo, hormônio da tireoide elevado	Creatinoquinase elevada durante a hipertermia maligna
Teste genético comercialmente disponível	Sim	Sim	Sim	Sim	Sim	Sim	Não	Sim

*Cromossomo 1 do canal do cálcio, cromossomo 17 do gene do canal de sódio. †Localização exata não determinada. ‡Relatos de famílias com mutações associadas a paralisia periódica hiperpotassêmica e potássio normal.
(De Statland JM, Barohn RJ: Muscle channelopathies: the nondystrophic myotonias and periodic paralyses, *Continuum* 19(6):1598-1614, 2013, Table 4.1.)

Tabela 629.2 Causas secundárias de paralisia periódica.
HIPOPOTASSÊMICA
Tireotóxica
Hiperaldosteronismo primário (síndrome de Conn)
Acidose tubular renal (p. ex., síndrome de Fanconi)
Hiperplasia do aparelho justaglomerular (síndrome de Bartter)
Perda gastrintestinal de potássio
Adenoma viloso
Abuso de laxativos
Tumores pancreáticos não secretores de insulina com diarreia
Espru não tropical
Intoxicação por bário
Diuréticos depletores de potássio
Anfotericina B
Alcaçuz
Corticosteroides
Toxicidade pelo tolueno
Ácido *p*-aminosalicílico
Carbenoxolona
HIPERPOTASSÊMICA
Doença de Addison
Hipoaldosteronismo
Suplementação excessiva de potássio
Diuréticos poupadores de potássio
Insuficiência renal crônica

De Chinnery PF: Muscle diseases. EM Goldman L, Schafer AI, editores: *Goldman's Cecil medicine*, ed 24, Philadelphia, 2012, Elsevier, Table 429.8, p. 2415.

OUTRAS CANALOPATIAS MUSCULARES

Os outros distúrbios dos canais iônicos além das canalopatias do potássio bem-documentadas também foram identificados (Tabela 629.1). Uma **miotonia neonatal** rara e grave é secundária à mutação do gene *SCN4A* do canal de sódio dependente de voltagem; não está relacionada à distrofia miotônica neonatal, miotonia congênita, ou miopatias miofibrilares infantis. Este mesmo gene também é responsável pelo laringospasmo episódico neonatal. A mexiletina constitui um tratamento eficaz da miotonia, mas o prognóstico a longo prazo permanece sombrio, com óbito por volta dos 2 anos de idade. Os bloqueadores dos canais de sódio, tais como a carbamazepina, a fenitoína e a procainamida, são alternativas.

A neuromiotonia, uma atividade muscular continuada de origem neurogênica, pode ser provocada pela mutação de genes que codificam anticorpos contra os canais de potássio, mas é rara na infância. A **doença de Shwartz-Jampel**, resultante de um traço autossômico recessivo, é caracterizada por rigidez muscular grave, miotonia, blefaroespasmo e condroplasia. Ela se torna sintomática no primeiro ano de vida, sendo lentamente progressiva até a metade da adolescência, após o que ela se torna estável. Ela não é mais considerada uma variante da distrofia miotônica, sendo causada por uma mutação do gene *HSPG2* que codifica o perlecano, o principal proteoglicano do heparano sulfato das membranas basais. Os bloqueadores dos canais de sódio podem ser uteis.

A bibliografia está disponível no GEN-io.

629.2 Hipertermia Maligna

Harvey B. Sarnat

Ver Capítulos 74 e 626.4.

Essa síndrome geralmente tem um padrão de herança autossômica dominante. Ela ocorre em todos os pacientes com doença dos núcleos centrais (central core), mas não está limitada a uma miopatia em particular. O gene se localiza no *locus* 19q13.1 tanto na doença central core quanto na hipertermia maligna sem essa miopatia específica. Pelo menos 15 mutações diferentes nesse gene estão associadas à hipertermia maligna. O gene programa o receptor da rianodina, um canal tetramérico de liberação de cálcio no retículo endoplasmático, em aposição ao canal de cálcio dependente de voltagem do túbulo transverso (Tabela 629.1). Ela ocorre raramente na distrofia de Duchenne, em outras distrofias musculares, em diversas outras miopatias, em algumas crianças com escoliose e em uma síndrome isolada não associada à outra doença muscular. As crianças afetadas algumas vezes apresentam um fácies peculiar. Todas as idades são afetadas, incluindo recém-nascidos prematuros cujas mães são submetidas à anestesia geral durante a cirurgia de cesariana. O distúrbio afeta um em 10.000 a um em 250.000 anestesias, mas a prevalência de anormalidades genéticas pode chegar até 1:400.

Os episódios agudos são precipitados pela exposição aos anestésicos gerais e, eventualmente, a fármacos anestésicos locais. Os pacientes subitamente desenvolvem febre extrema, rigidez muscular, acidose metabólica e respiratória, com uma elevação do nível sérico de CK de até 35.000 UI/ℓ. A mioglobinúria pode resultar em necrose tubular e em insuficiência renal aguda.

Não está indicada a obtenção de amostras de biopsia muscular durante um episódio de hipertermia maligna ou imediatamente após, mas elas exibem necrose amplamente difusa das fibras musculares conhecida como rabdomiólise. Entre as crises, a amostra de biopsia muscular é normal, a menos que haja uma miopatia crônica subjacente.

É importante identificar os pacientes em risco de hipertermia maligna, uma vez que as crises podem ser prevenidas por meio da administração de dantroleno sódico antes que um anestésico seja administrado. Os pacientes em risco, tais como irmãos, são identificados por meio do teste de contração com cafeína: um pedaço de tecido de biopsia muscular colocado imediatamente em um banho de soro fisiológico é fixado a um medidor de tensão e exposto à cafeína e outros fármacos; um espasmo anormal é diagnóstico. O receptor associado à síndrome também pode ser demonstrado por imunoquímica em secções congeladas de biopsia muscular. O defeito genético do receptor da rianodina está presente em 50% dos pacientes; a testagem genética só está disponível para este grupo genético. Este receptor também pode ser observado na biopsia muscular por meio de imunorreatividade. Outro gene candidato está no *locus* 1q31.

Além dos distúrbios genéticos da hipertermia maligna, alguns fármacos podem induzir uma rabdomiólise aguda com mioglobinúria e potencial insuficiência renal, mas isso geralmente ocorre em pacientes que estão predispostos por outras doenças metabólicas (miopatias mitocondriais). O ácido valproico pode induzir este processo em crianças com citopatias mitocondriais ou com deficiência de carnitina palmitoil transferase.

As orientações para a análise de DNA incluem os critérios de referência de pacientes e interpretação clínica de achados laboratoriais. O dantrolene sódico é o tratamento específico ou preventivo se administrado para os pacientes sob risco antes do anestésico.

A bibliografia está disponível no GEN-io.

629.3 Glicogenoses

Harvey B. Sarnat

Ver Capítulo 105.1 e Tabela 629.3.

A **glicogenose I** (doença de Von Gierke) não é uma verdadeira miopatia uma vez que a enzima hepática deficiente, a glicose-6-fosfatase, não está normalmente presente no músculo. Não obstante, as crianças com esta doença são hipotônicas e levemente fracas por razoes desconhecidas.

A **glicogenose II** (doença de Pompe) é uma deficiência herdada de forma autossômica recessiva da enzima lisossomal glicolítica α-glicosidase (anteriormente conhecida como maltase ácida) que cliva as ligações α-1,4 e α-1,6 glicosídicas. Das 12 glicogenoses conhecidas, a do tipo II é a única com deficiência de uma enzima lisossomal. O gene defeituoso encontra-se no *locus* 17q23, e mais de 200 mutações diferentes têm sido identificadas. Duas formas clínicas estão descritas; a forma **infantil** é uma miopatia generalizada grave e miocardiopatia. Os pacientes apresentam cardiomegalia e hepatomegalia e são difusamente hipotônicos e fracos. O nível sérico de CPK está grandemente aumentado. Uma amostra de biopsia muscular revela uma miopatia vacuolar com atividades enzimáticas lisossômicas anormais tais como as das fosfatases ácida e alcalina. Evidências de uma citopatia mitocondrial secundária

Tabela 629.3 Doenças metabólicas que afetam os músculos.

NOMES(S)	DEFICIÊNCIA ENZIMÁTICA	CARACTERÍSTICAS CLÍNICAS	TESTES DIAGNÓSTICOS
Doença de armazenamento de glicogênio tipo II (doença de Pompe)	α-1,4-Glucosidase (enzima GAA)	• Pompe de início infantil: dificuldade de alimentação, atraso motor e hipotonia com fraqueza, dificuldades respiratórias, problemas cardíacos (intervalo P-R curto com complexo QRS largo, cardiomegalia, obstrução do fluxo do VE, cardiomiopatia) • Pompe tardia: padrão de fraqueza das cinturas, insuficiência respiratória sem cardiopatia clínica • Terapia de reposição enzimática GAA disponível	• Medir a atividade da enzima α-glicosidase (GAA) em gotas de sangue seco para triagem • Confirme através do sequenciamento do gene GAA demonstrando mutações bialélicas para o diagnóstico definitivo • CK basal elevada (cerca de 10 × normal) na forma de início na infância; CK basal pode ser normal na forma adulta • A biopsia muscular pode mostrar vacúolos (lisossomos) e acúmulo de glicogênio com coloração positiva pelo PAS; 20-30% dos pacientes com início na idade adulta podem não apresentar alterações específicas na biopsia
Doença de armazenamento de glicogênio tipo IIIa (Deficiência de Debrancher, doença de Cori, doença de Forbes)	Amylo-1,6-glucosidase	• Hipoglicemia cetótica, hepatomegalia, hiperlipidemia, enzimas hepáticas elevadas, cardiomiopatia na infância, padrão de fraqueza das cinturas de 20 s-30 s	• CK basal elevada (2 a 20 × normal) • Triglicerídeos, colesterol e enzimas hepáticas são elevados • Sequenciamento do gene AGL demonstrando mutações bialélicas para diagnóstico definitivo
Doença de armazenamento de glicogênio tipo IV (Deficiência de Brancher, doença de Andersen)	Enzima de ramificação do glicogênio (GBE)	• Subtipo neuromuscular perinatal fatal: acinesia fetal, polidrâmnio, hidropisia fetal • Subtipo neuromuscular congênito: recém-nascido hipotônico, desconforto respiratório, cardiomiopatia dilatada, morte na infância • Subtipo neuromuscular infantil: miopatia crônica progressiva, cardiomiopatia dilatada	• Demonstrar deficiência de GBE no fígado, músculo ou fibroblastos da pele • Sequenciamento do gene GBE1 demonstrando mutações bialélicas para diagnóstico definitivo
Doença de armazenamento de glicogênio tipo V (doença de McArdle)	Miofosforilase	• Cãibras e dores musculares induzidas pelo exercício, especialmente no início do exercício, que melhoram com repouso ou menor intensidade (fenômeno do "2º fôlego") • Mioglobinúria recorrente +/− rabdomiólise	• CK elevada na linha de base (> 5 × normal) • Sequenciamento do gene PYGM demonstrando mutações bialélicas para diagnóstico definitivo • Biopsia muscular quantitativa ou qualitativa (mancha) mostra ausência virtual de atividade enzimática • Acúmulo de glicogênio subsarcolêmico na biopsia de músculo em mℓ (PAS positivo ou vacúolos em H&E) e ME
Doença de armazenamento de glicogênio tipo VII (doença de Tarui)	Fosfofrutoquinase	• Forma clássica: dor muscular, cólicas, intolerância ao exercício, mioglobinúria, náuseas/vômito após exercício intenso, começando na infância; anemia hemolítica • Forma tardia: cãibras, mialgia, fraqueza proximal leve na idade adulta • Forma infantil: hipotonia, artrogripose, deficiência intelectual, fatal na infância	• Linha de base elevada de CK • Sequenciamento do gene PFK demonstrando mutações bialélicas para o diagnóstico definitivo
Doença de armazenamento de glicogênio tipo VIII (deficiência da fosforilase quinase [PhK])	Fosforilase b quinase	• Intolerância ao exercício, cãibras, mioglobinúria, fraqueza muscular progressiva na infância até a idade adulta • Hepatomegalia, retardo de crescimento, cetose em jejum e hipoglicemia	• Linha de base elevada CK • Atividade enzimática de PhK reduzida no músculo • Sequenciamento do gene PHKA1 e/ou sequenciamento do gene PHKB demonstrando mutações bialélicas para o diagnóstico definitivo
	Fosforilase a1 quinase	• O mesmo de cima, mas ligado ao X e muito rara	
Doença de armazenamento de glicogênio tipo IX (deficiência da fosfoglicerato quinase)	Fosfoglicerato quinase	• Forma miopática: fraqueza muscular, dor, cãibras, especialmente com exercícios com mioglobinúria +/− rabdomiólise	• CK levemente elevada na linha de base • Sequenciamento do gene PGK1 demonstrando mutações bialélicas para o diagnóstico definitivo

(continua)

Tabela 629.3 Doenças metabólicas que afetam os músculos. *(continuação)*

NOMES(S)	DEFICIÊNCIA ENZIMÁTICA	CARACTERÍSTICAS CLÍNICAS	TESTES DIAGNÓSTICOS
Doença de armazenamento de glicogênio tipo X (deficiência da fosfoglicerato mutase)	Fosfoglicerato mutase	• Intolerância ao exercício extenuante, cólicas, mioglobinúria	• CK levemente elevada na linha de base • Sequenciamento do gene PGAM2 demonstrando mutações bialélicas para diagnóstico definitivo
Doença de armazenamento de glicogênio tipo XI (deficiência da lactato desidrogenase)	Lactato desidrogenase	• Intolerância ao exercício, cólicas, mioglobinúria recorrente	• CK normal entre as crises • Sequenciamento do gene LDHA demonstrando mutações bialélicas para o diagnóstico definitivo
Deficiência de carnitina primária sistêmica	Família transportadora de soluto 22 (transportador de carnitina dependente de sódio)	• Forma miopática da infância: hipotonia, cardiomiopatia dilatada que pode resultar em morte, fraqueza muscular proximal na primeira infância (2 a 4 anos) • Forma adulta: fatigabilidade	• CK basal elevada • Níveis reduzidos de carnitina no plasma • Aumento da deposição de lipídios na biopsia muscular • Sequenciamento do gene SLC22A5 demonstrando mutações bialélicas para o diagnóstico definitivo
Deficiência de carnitina-palmitoil transferase II	Carnitina-palmitoil transferase II (CPT II)	• Forma miopática: mialgia recorrente e mioglobinúria após exercício prolongado, frio ou jejum; fraqueza durante as crises; início da infância até a idade adulta • Forma infantil grave: insuficiência hepática, cardiomiopatia, convulsões, hipoglicemia hipocetótica, miopatia antes de 1 ano de idade (raro)	• CK normal entre as crises • Sequenciamento do gene CPT II demonstrando mutações bialélicas para diagnóstico definitivo • Biopsia muscular pode ser normal

CK, creatinoquinase; ME, microscopia eletrônica; H&E, hematoxilina e eosina; ML, microscopia de luz; VE ventrículo esquerdo; PAS, ácido periódico-Schiff. (De Konersman C: Hypotonia, weakness, and stroke. In Kliegman RM, Lye PS, Bordini BJ *et al.* (eds): *Nelson symptom-based diagnosis*, Philadelphia, 2018, Elsevier, Table 29.12.)

são frequentemente demonstradas; estas incluem a demonstração por microscopia eletrônica de estruturas paracristalinas no interior das mitocôndrias musculares e baixas concentrações das enzimas da cadeia respiratória. O óbito no primeiro ano de vida ou início da infância é habitual; todavia, a terapia de reposição enzimática melhorou o prognóstico.

A forma **infantil tardia** ou **adulta** é uma miopatia muito mais branda sem aumento cardíaco ou hepático. Ela pode não se tornar clinicamente evidente até o final da infância ou início da vida adulta, mas pode ser sintomática manifestada como fraqueza miopática ou hipotonia mesmo no início da infância. Mesmo na deficiência de maltase ácida tardia de início na vida adulta, > 50% dos pacientes relatam dificuldades relativas à força muscular que datam desde a infância. Evidências ultraestruturais de citopatia mitocondrial secundária também ocorrem, como na doença de Pompe infantil. A RM do músculo pode exibir alterações distintivas que diferem das demais miopatias.

O nível sérico de CPK encontra-se grandemente elevado e os achados de biopsia muscular são diagnósticos mesmo no estágio pré-sintomático. O diagnóstico de glicogenose II é confirmado por meio de um ensaio quantitativo da atividade da maltase ácida em amostras de biopsia muscular ou hepática. Uma revisão com base em evidências e orientações canadenses para diagnóstico e tratamento foram recentemente publicadas.

Uma variante rara da forma mais branda de deficiência de maltase ácida pode demonstrar atividade da maltase ácida muscular na faixa inferior da normalidade somente com reduções intermitentes para valores subnormais; os achados da biopsia hepática são semelhantes, embora mais brandos. Em outra forma, a **doença de Danon,** com padrão de herança recessiva ligada ao X no *locus* Xq24, a deficiência primária é a da proteína-2 da membrana lisossomal (LAMP2) e resulta em miocardiopatia hipertrófica, miopatia proximal e déficit intelectual.

A **glicogenose III** (doença de Cori-Forbes), uma deficiência de uma enzima desramificadora (amilo-1,6-glicosidase) é mais comum do que o geralmente diagnosticado, frequentemente sendo menos grave. Hipotonia, fraqueza, hepatomegalia e hipoglicemia de jejum no primeiro ano de vida são comuns, mas esses achados frequentemente se resolvem espontaneamente e os pacientes se tornam assintomáticos na infância ou na vida adulta. Outros experimentam perda muscular distal lentamente progressiva, cirrose hepática, hipoglicemia recorrente e insuficiência cardíaca. Esse curso crônico mais grave é particularmente observado na população Inuit. Achados miopáticos menores, incluindo vacuolização das fibras musculares são encontrados nas amostras de biopsia muscular.

A **glicogenose IV** (doença de Anderson) é uma deficiência da enzima ramificadora, resultando na formação de uma molécula anormal de glicogênio, a amilopectina, no fígado, células endoteliais e músculo cardíaco e esquelético. A hipotonia, fraqueza generalizada, perda muscular e contrações musculares constituem os sinais habituais de envolvimento miopático. A maior parte dos pacientes evolui para o óbito antes dos 4 anos devido à insuficiência hepática ou cardíaca. Poucas crianças sem manifestações neuromusculares foram descritas.

A **glicogenose V** (doença de McArdle) é provocada por uma deficiência da fosforilase do glicogênio muscular com um padrão de herança autossômica recessiva que se encontra no *locus* 11q13, codificado pelo gene *PMGM*. A intolerância ao exercício constitui a principal característica clínica. O exercício físico resulta em câibras, fraqueza e mioglobinúria, mas a força muscular é normal entre as crises. O nível sérico de CPK só está elevado durante o exercício. Uma característica clínica típica é a falta da elevação normal dos níveis séricos de lactato durante o exercício isquêmico devido à incapacidade de converter piruvato em lactato sob condições anaeróbicas *in vivo*. A deficiência de miofosforilase pode ser histoquímica e bioquimicamente demonstrada no tecido de biopsia muscular. Alguns pacientes apresentam um defeito da fosforilase β-quinase muscular dependente de monofosfatase, um ativador enzimático da fosforilase. A deficiência de fosforilase muscular foi a primeira doença neuromuscular a ser diagnosticada por meio de espectroscopia por RM, que demonstra que o pH intramuscular não se reduz com o exercício e que não há depleção de trifosfato de adenosina, mas que a concentração de fosfocreatina cai excessivamente. Essa técnica não invasiva pode ser útil em alguns pacientes se o radiologista tiver experiência com a doença.

Uma **forma rara de deficiência neonatal de miofosforilase** provoca dificuldades alimentares no início do primeiro ano de vida, pode ser grave o bastante para resultar em óbito neonatal, ou pode seguir um curso de fraqueza lentamente progressiva que se assemelha a uma distrofia muscular. O prognóstico a longo prazo é bom. Os pacientes devem aprender a moderar as suas atividades físicas, mas não desenvolvem déficits miopáticos crônicos graves ou envolvimento cardíaco.

A **glicogenose VII** (doença de Tarui) é uma deficiência de fosfofrutoquinase. Embora essa doença seja mais rara do que a glicogenose V, os sintomas de intolerância ao exercício, o curso clínico e a incapacidade de converter piruvato em lactato são idênticos. A distinção é estabelecida por meio de uma amostra de biopsia muscular. Ela tem um padrão de herança autossômica recessiva no *locus* 1 cenq32 e algumas mutações são particularmente prevalentes na população de Judeus Asquenaze.

A bibliografia está disponível no GEN-io.

629.4 Miopatias Mitocondriais

Harvey B. Sarnat

Ver Capítulo 105.4 e 616.2 e Tabela 629.4.

Várias doenças envolvendo músculo, cérebro e outros órgãos estão associadas a anomalias estruturais e funcionais das mitocôndrias, produzindo defeitos do metabolismo aeróbico celular, da cadeia de transporte de elétrons e do ciclo de Krebs (Tabela 629.5 e Tabela 629.4). Uma vez que as mitocôndrias são encontradas em todas as células, com exceção dos eritrócitos maduros, o termo **citopatia mitocondrial** é preferencialmente usado para enfatizar a natureza multissistêmica dessas doenças. As aberrações estruturais são melhor demonstradas por meio da microscopia eletrônica da amostra de biopsia muscular, revelando uma proliferação de cristais de formato anormal, incluindo cristais empilhadas ou espiraladas e estruturas paracristalinas que ocupam o espaço entre os cristais e são formadas por CK. As biopsias musculares de neonatos, lactentes e crianças de até 3 anos exibem um envolvimento mais grave das células endoteliais dos capilares intramusculares do que das miofibrilas, ao contrário do que ocorre em adultos, mas as estruturas paracristalinas são globulares, e não em forma de tijolos, como nas miofibrilas. O retículo endoplasmático se torna anormalmente aderente às mitocôndrias. De modo semelhante, alterações mitocondriais endoteliais são observadas no cérebro nas encefalopatias de Leigh e em outras encefalopatias mitocondriais. O estudo histoquímico das amostras de biopsia muscular revela aglutinação anormal da atividade enzimática oxidativa, miofibras esparsas, com perda da atividade da citocromo-c oxidase e aumento dos lipídios neutros no interior das miofibrilas. As fibras musculares vermelhas rasgadas ocorrem em algumas miopatias mitocondriais, particularmente naquelas com uma combinação de deficiências dos complexos I e IV da cadeia respiratória. O acúmulo desse material membranoso sob a membrana da fibra muscular é mais bem demonstrado por meio de colorações especiais, tais como o tricrômio de Gomori.

Essas alterações histoquímicas e ultrassonográficas características são mais constantemente observadas em mutações pontuais do RNA transportador mitocondrial. As grandes deleções do DNA mitocondrial (mtDNA) de 5 ou 7,4 kb (o único cromossomo mitocondrial apresenta 16,5 kb) estão associadas a defeitos dos complexos enzimáticos oxidativos respiratórios mitocondriais, se somente 2% das mitocôndrias estiverem afetadas, mas alterações morfológicas ou histoquímicas ausentes ou mínimas podem ser observadas na amostra de biopsia muscular, mesmo por meio de microscopia eletrônica; por conseguinte, os estudos bioquímicos quantitativos do tecido muscular são necessários para confirmar o diagnóstico. Uma vez que a maior parte das subunidades dos complexos da cadeia respiratória é codificada pelo DNA nuclear (nDNA) a não pelo mtDNA, a herança autossômica mendeliana é possível, em vez da transmissão materna como mutações pontuais puras do mtDNA. O complexo II (succinato desidrogenase) é o único complexo enzimático no qual todas essas subunidades são codificadas pelo nDNA; consequentemente, ele é histoquimicamente reativo em todas as doenças mitocondriais com mutações pontuais do mtDNA. O lactato sérico está elevado em algumas doenças e o lactato no líquido cerebrospinal está mais uniformemente elevado, mesmo se as concentrações séricas forem normais.

Várias doenças mitocondriais diferentes que afetam primariamente o músculo estriado ou o cérebro foram identificadas. Elas podem ser divididas em doenças das fibras vermelhas rasgadas e nas doenças sem fibras vermelhas rasgadas. As doenças das fibras vermelhas rasgadas incluem as de Kearn-Sayre, síndrome MELAS (encefalopatia *m*itocondrial, acidose *láctica* e episódios semelhantes a AVC), síndrome MERRF (*e*pilepsia *m*ioclônica com *f*ibras vermelhas rasgadas) e síndromes oftalmoplégicas externas progressivas, que estão associadas a um defeito combinado nos complexos I e IV da cadeia respiratória. As doenças sem fibras rasgadas incluem a encefalopatia de Leigh e a atrofia óptica hereditária de Leber; elas envolvem os complexos I ou IV isoladamente ou, em crianças, a combinação comum das deficiências dos complexos III ou V. A **síndrome de Kearns-Sayre** se caracteriza pela tríade de oftalmoplegia externa progressiva, degeneração pigmentar da retina e início antes dos 20 anos de idade. Bloqueio cardíaco, déficits cerebelares e concentração elevada de proteínas do líquido cerebrospinal estão frequentemente associados. Os potenciais visuais evocados estão anormais. Os pacientes geralmente não experimentam fraqueza do tronco e das extremidades ou disfagia. A maior parte dos casos é esporádica.

A **oftalmoplegia externa progressiva crônica** pode ser isolada ou acompanhada por fraqueza muscular dos membros, disfagia e disartria. Alguns pacientes descritos como portadores de uma *oftalmoplegia plus* apresentam, ainda, o envolvimento do sistema nervoso central. A herança autossômica dominante é encontrada em alguns heredogramas, mas a maior parte dos casos é esporádica.

As **síndromes MERRF** e **MELAS** são outros distúrbios mitocondriais que afetam crianças. Essa última se caracteriza por déficit de crescimento, vômitos episódicos, convulsões e lesões cerebrais recorrentes provocando hemiparesia, hemianopsia, ou mesmo cegueira cortical e demência. A doença se comporta como um distúrbio degenerativo e as crianças evoluem para o óbito em um intervalo de poucos anos.

Outras doenças degenerativas do sistema nervoso central que também envolvem miopatia e anomalias mitocondriais incluem a **encefalopatia necrosante de Leigh** (ver Capítulo 105.4) e **doença cerebrospinal (Zellweger), primariamente uma doença peroxissomal com alterações mitocondriais secundárias** (ver Capítulo 104.2). Outra miopatia mitocondrial identificada é a **deficiência da citocromo-c oxidase**. A **distrofia muscular oculofaríngea** também é fundamentalmente uma miopatia mitocondrial.

A **síndrome de depleção mitocondrial do lactente** se caracteriza por atividades enzimáticas oxidativas gravemente reduzidas na maioria ou em todos os cinco complexos; além de uma fraqueza muscular difusa, neonatos e lactentes pequenos podem exibir envolvimento multissistêmico e a síndrome ocorre de várias maneiras: miopática; encefalomiopática; hepatoencafalopática e encefalopática intestinal. A miocardiopatia e, algumas vezes, lesões cutâneas bolhosas ou edema generalizado também podem ocorrer. A **síndrome de Alpers** é geneticamente homogênea, sendo provocada por uma depleção do mtDNA e por mutações do gene *POLG1*. Vários outros genes foram identificados, principalmente nas formas de início tardio; por conseguinte, a depleção mitocondrial é uma síndrome e não uma doença única. A **síndrome de Barth** é um distúrbio mitocondrial ligado ao X caracterizado por miocardiopatia, miopatia da musculatura estriada, retardo do crescimento, neutropenia e elevada concentração urinária do ácido 3-metilglutacônico.

Muitas doenças raras, com poucos casos relatados, são suspeitas de serem distúrbios mitocondriais. Atualmente também é reconhecido que defeitos mitocondriais secundários ocorrem em uma ampla gama de doenças não mitocondriais, incluindo miopatias autoimunes inflamatórias, doença de Pompe e algumas malformações cerebrais, também podendo ser induzidas por certos fármacos e toxinas, de modo que a interpretação das anomalias mitocondriais como defeitos primários deve ser abordada com cautela.

O mtDNA é diferente do DNA do núcleo celular e herdado exclusivamente a partir da mãe; as mitocôndrias estão presentes no citoplasma do óvulo, mas não na cabeça do espermatozoide, a única parte que penetra no óvulo no momento da fertilização. A taxa de mutação do mtDNA é 10 vezes maior do que a do nDNA. Cada um dos complexos enzimáticos respiratórios mitocondriais contém subunidades codificadas tanto por mtDNA quanto por nDNA. O complexo II (succinato desidrogenase, uma enzima do ciclo de Krebs) apresenta quatro

Tabela 629.4 Distúrbios mitocondriais selecionados com hipotonia classificada por fenótipos clínicos.

FENÓTIPO CLÍNICO	MUTAÇÕES ASSOCIADAS	MODO DE HERANÇA	CARACTERÍSTICAS CLÍNICAS COMUNS
Síndrome MELAS (encefalopatia mitocondrial, acidose láctica e episódio semelhantes a AVC)	Mutações pontuais no tRNA: • m.3243A>G no tRNA ^{Leu} (cerca de 80% dos casos) • m.3217T>C no tRNA ^{Leu} (cerca de 7.5% dos casos) • m.13513 G>A codificando NADH-ubiquinona (< 15% dos casos) • m.3252A>G no tRNA ^{Leu} (< 5% dos casos) • Múltiplas outras mutações pontuais no mtDNA	Materna	• Cardinal: episódios semelhantes a AVC, encefalopatia intermitente, anormalidades T2/FLAIR na ressonância magnética do cérebro que não respeitam o território vascular, acidose láctica • Outros: perda auditiva, diabetes, baixa estatura, problemas gastrintestinais
Síndrome MERRF (epilepsia mioclônica com fibras vermelhas rasgadas)	Mutações pontuais no tRNA: • m.8344A>G no tRNA ^{Lys} (> 80% dos casos) • m.8356T>C no tRNA ^{Lys} • m.8363 G>A no tRNA ^{Lys} • m.8361 G>A no tRNA ^{Lys} • Múltiplas outras mutações pontuais no mtDNA	Materna	• Cardeal: mioclonia, fraqueza proximal, epilepsia generalizada, ataxia • Outros: lipomatose múltipla, perda auditiva, comprometimento cognitivo, neuropatia
SKS (síndrome de Kearns-Sayre)	Deleção simples grande do mtDNA (1.1.10kb) • m.8470_13446 del4977 (delação de 4977 pares de bases; mais comuns) • Múltiplas outras deleções de mtDNA	Esporádica	• Cardinal: doença multissistêmica com oftalmoplegia externa progressiva, retinopatia pigmentar, cardiomiopatia antes dos 20 anos de idade • Outros: baixa estatura, fraqueza muscular proximal, perda auditiva, demência, ataxia, endocrinopatias múltiplas (diabetes, hipotireoidismo, hipoparatireoidismo, hipogonadismo)
OECP (oftalmoplegia externa crônica progressiva)	Deleção simples grande de mtDNA (1.1 a 10 kb) • m.3243A>G no tRNA ^{Leu} (mais comum, mesmo da MELAS) • Múltiplas outras mutações pontuais no mtDNA • Múltiplas deleções de mtDNA causadas por mutações nos seguintes genes nucleares: *SLC25A4* codificando ANT1, *C10orf2* codificando twinkle, *POLG1* codificando mtDNA polimerase, *POLG2, OPA1*	Esporádica Materna Autossômica dominante	• Cardinal: distúrbio do músculo esquelético com ptose, oftalmoparesia, fraqueza muscular proximal +/–
Síndrome de Leigh (encefalopatia necrosante subaguda)	Mutações no mtDNA: • m.8993T>G ou m.8993T>C no *MT-ATP6* (cerca de 10% dos casos) • Múltiplas outras mutações pontuais no mtDNA • m.8470_13446 del4977 (deleção de 4977 pares de bases; também vista na SKK) Mutações em genes nucleares resultando em deficiências em complexos da cadeia respiratória: • Complexo I: NDUFV1, NDUFS1, NDUFS2, NDUFS3, NDUFS4, NDUFS7, NDUFS8, NDUFA1, NDUFA2, NDUFA10, NDUFA9, NDUFA12, NDUFAF2, NDUFAF5, NDUFAF6, FOXRED1 • Complexo II: *SDHA, SDHAF1* • Complexo III: BCS1 ℓ, UQCRQ, TTC19 • Complexo IV: SURF1, COX10, COX15 SCO2, NDUFA4, PET100, LRPPRC	Materna I Esporádica Autossômica recessiva	• Hipotonia, espasticidade, distúrbios de movimento (coreia), ataxia cerebelar, neuropatia, lesões bilaterais dos gânglios da base, convulsões, acidose láctica, retardo/regressão psicomotora, especialmente com doença entre 3 e 12 meses de idade • Cardiomiopatia hipertrófica
NARP (fraqueza muscular neurogênica, ataxia, retinite pigmentar)	• m.8993T>G ou m.8993T>C no *MT-ATP6* (50% dos casos)	Materna	• Fraqueza muscular neurogênica proximal, neuropatia sensitiva, convulsões, ataxia, retinopatia pigmentar, dificuldades de aprendizagem, demência com início geralmente na infância
Síndrome da depleção de DNA mitocondrial	• Mutações homozigóticas ou heterozigotas compostas em TK2 (timidina quinase 2), uma desoxirribonuclease mitocondrial, resultando em depleção mitocondrial	Autossômica recessiva	• Hipotonia, fraqueza muscular proximal, fraqueza axial, insuficiência respiratória, variabilidade clínica marcante com morte na infância até o início da idade adulta devido à insuficiência respiratória

FLAIR (do inglês, *fluid-attenuated inversion recovery*), recuperação de inversão atenuada por fluidos; mtDNA, DNA mitocondrial; NADH, nicotinamida adenina dinucleotídeo, forma reduzida; tRNA RNA transportador. (Dados de DiMauro S, Hirano M: MERRF, *GeneReviews* [Internet], June 3, 2003, Seattle: University of Washington; DiMauro S, Hirano M: MELAS, *GeneReviews* [Internet] February 27, 2001, Seattle: University of Washington; Thorburn DR, Rahman S: Mitochondrial DNA-associated Leigh syndrome and NARP, *GeneReviews* [Internet], October 30, 2003, Seattle: University of Washington; Liang C, Ahmad K, Sue CM: The broadening spectrum of mitochondrial disease: shifts in the diagnostic paradigm, *Biochim Biophys Acta* 1840:1360-1367, 2014; Konersman C: Hypotonia, weakness, and stroke. In Kliegman RM, Lye PS, Bordini BJ *et al.* (eds): Nelson symptom-based diagnosis, Philadelphia, 2018, Elsevier, Table 29.11.)

Tabela 629.5	Espectro clínico da doença mitocondrial.

SISTEMA NERVOSO
- Hipotonia
- Deficiência no crescimento
- Regressão motora
- AVC (não vascular)
- Demência
- Encefalopatia episódica (lactato elevado no líquido cerebrospinal)
- Deficiência intelectual
- Neuropatia (ganglionopatia axonal, desmielinizante ou sensitiva)
- Oftalmoparesia (lentamente progressiva)
- Ptose (lentamente progressiva; pequena variação diurna; assimétrica no início)
- Atrofia óptica
- Retinite pigmentar (perimacular; visão geralmente poupada)
- Ataxia
- Apneia central
- Epilepsia (mioclonia focal ou multifocal; estado epiléptico; desencadeada por valproato de sódio)
- Migrânea
- Perda auditiva neurossensorial (assimétrica; início jovem; possível recuperação parcial)

CORAÇÃO
- Cardiomiopatia
- Bloqueio de condução ou arritmia

MÚSCULO ESQUELÉTICO
- Miopatia (fraqueza simétrica, proximal; mialgia)
- Intolerância ao exercício
- Rabdomiólise episódica

OUTROS
- Acidose láctica
- Obstrução intestinal recorrente (pseudo-obstrução)
- Baixa estatura
- Diabetes (início jovem; não obeso)

Dados de Amato A, Russell J: *Neuromuscular disorders*, 1 st ed, New York, 2008, McGraw-Hill; Liang C, Ahmad K, Sue CM: The broadening spectrum of mitochondrial disease: shifts in the diagnostic paradigm, *Biochim Biophys Acta* 1840:1360-1367, 2014.

subunidades, todas codificadas pelo nDNA: o complexo III (ubiquinol ou citocromo-b oxidase) tem nove subunidades, apenas uma das quais é codificada pelo mtDNA, sendo oito delas programadas pelo nDNA; o complexo IV (citocromo-c oxidase) apresenta 13 subunidades, apenas três das quais são codificadas pelo mtDNA. Por este motivo, as doenças musculares mitocondriais podem ser transmitidas com caráter autossômico recessivo em vez da estrita transmissão materna, embora todas as mitocôndrias sejam herdadas da mãe.

Na síndrome de Kearns-Sayre, uma única grande deleção foi identificada, mas outras variantes genéticas são conhecidas; nas síndromes MERRF e MELAS de miopatia mitocondrial, mutações pontuais ocorrem no RNA transportador.

INVESTIGAÇÕES

A investigação para citopatias mitocondriais começa com o lactato sérico. O ácido láctico não está aumentado em todas as citopatias mitocondriais, de modo que um resultado normal não é necessariamente tranquilizador; o lactato do líquido cerebrospinal está aumentado em alguns casos nos quais o lactato sérico é normal, particularmente se houver sinais clínicos de encefalopatia. O ácido 3-metilglutacônico sérico frequentemente está aumentado nas citopatias mitocondriais em geral, demonstrado em mais de 50 diferentes mutações genéticas e, portanto, constitui uma boa medida de triagem; ele raramente está aumentado em outras doenças metabólicas. Esse produto também pode estar aumentado na urina. As enzimas hepáticas (transaminases) devem ser dosadas no sangue. A avaliação cardíaca frequentemente está justificada. Marcadores moleculares plasmáticos para as doenças comuns com mutações pontuais do mtDNA conhecidas identificam muitas das citopatias mitocondriais que se apresentam na vida adulta ou adolescência, mas, menos frequentemente em crianças e menos em lactentes pequenos. A RM cerebral revela lesões hiperintensas dos gânglios basais e a espectroscopia por RM pode demonstrar um aumento do pico de lactato. A biopsia muscular proporciona a melhor evidência em todas as miopatias mitocondriais e deve incluir a bioquímica para enzimas oxidativas, microscopia eletrônica e ensaio bioquímico quantitativo dos complexos enzimáticos da cadeia respiratória e da coenzima Q10; o tecido muscular também pode ser analisado em relação ao mtDNA. Muitos distúrbios mitocondriais também podem afetar as células de Schwann e os axônios dos nervos periféricos e se apresentar clinicamente como neuropatia; por conseguinte, as velocidades de condução dos nervos sensitivos e motores podem ser medidas em pacientes selecionados; a biopsia do nervo sural raramente é necessária, devendo ser realizada somente se a neuropatia constituir o achado predominante e o diagnóstico não for evidente em decorrência de outros estudos.

Uma abordagem diagnóstica é observada na Figura 629.1

TRATAMENTO

Não há tratamento eficaz para as citopatias mitocondriais, mas diversos "coquetéis" são frequentemente usados empiricamente para tentar superar os déficits metabólicos. Estes incluem suplementos orais de carnitina, riboflavina, coenzima Q10, ácido ascórbico (vitamina C), vitamina E e outros antioxidantes. Conquanto alguns relatos esporádicos sejam encorajadores, nenhum estudo controlado que prove essa eficácia foi publicado.

A bibliografia está disponível no GEN-io.

629.5 Miopatias Lipídicas

Harvey B. Sarnat

Ver Capítulo 104.4.

Considerados como órgãos metabólicos, os músculos esqueléticos são os locais mais importantes no corpo para o metabolismo de ácidos graxos de cadeia longa, devido à sua grande massa e sua rica densidade de mitocôndrias, em que os ácidos graxos são metabolizados. Eles são a principal fonte de energia para o músculo esquelético durante o exercício sustentado ou durante o jejum. Distúrbios hereditários do metabolismo lipídico que causam miopatia progressiva são um grupo importante, relativamente comum e frequentemente tratável de doenças musculares (Tabela 629.6). O aumento de lipídios nas miofibras é visto na biopsia muscular de algumas miopatias mitocondriais e é uma constante, e não uma característica imprevisível de doenças específicas. Entre as doenças de fibras vermelhas rasgadas, a síndrome de Kearns-Sayre sempre mostra aumento de lipídios neutros, enquanto as síndromes de MERRF e MELAS não apresentam um marcador diagnóstico útil para o patologista. Os ácidos graxos livres são convertidos em acil-coenzima A pela acil-coenzima A sintetase; os ácidos graxos de cadeia longa resultantes se ligam à carnitina e são transportados para a mitocôndria em que a β-oxidação é realizada. Distúrbios da utilização de combustível lipídico e distúrbios de armazenamento de lipídios podem ser divididos em defeitos de transporte e oxidação de ácidos graxos exógenos dentro das mitocôndrias e defeitos do catabolismo endógeno de triglicerídeos.

A **deficiência de carnitina muscular** é uma doença autossômica recessiva causada por mutações no gene *SLC22A5*, envolvendo transporte deficiente de carnitina na dieta através da mucosa intestinal. A carnitina é adquirida a partir de fontes alimentares, mas também é sintetizada no fígado e nos rins a partir de lisina e metionina; é o portador obrigatório de ácidos graxos de cadeia longa e média nas mitocôndrias musculares.

O curso clínico pode ser de exacerbação súbita de fraqueza ou pode se assemelhar a uma distrofia muscular progressiva com miopatia proximal generalizada e, por vezes, envolvimento facial, faríngeo e cardíaco. Os sintomas geralmente começam no final da infância ou adolescência ou podem ser retardados até a vida adulta. A progressão é lenta, mas pode culminar em morte.

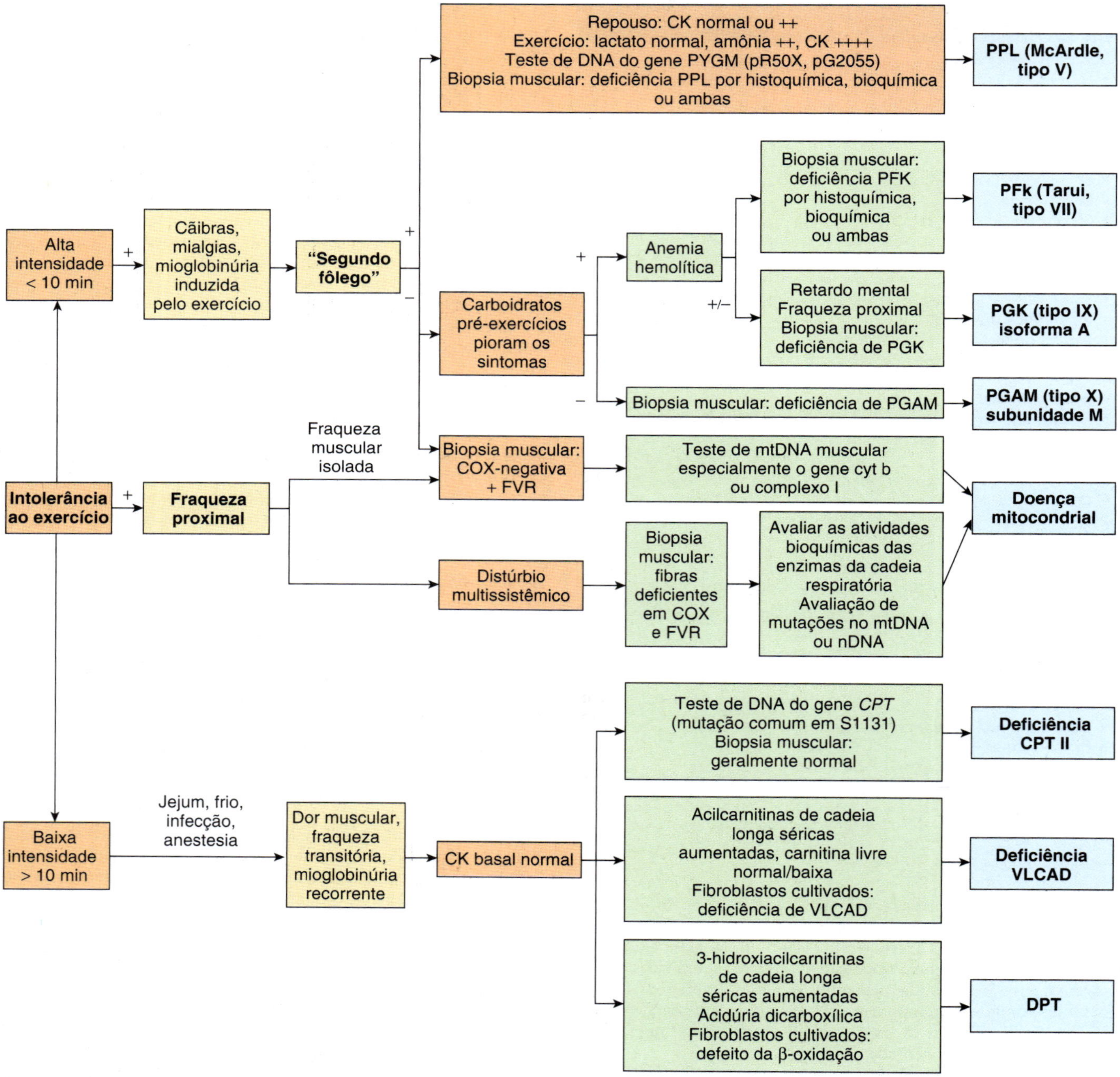

Figura 629.1 **Algoritmo de diagnóstico clínico para pacientes com intolerância ao exercício nos quais se suspeita de miopatia metabólica.** CK, creatinoquinase; COX (do inglês, *cytochrome-c oxidase*), citocromo-c oxidase; CPT (do inglês, *carnitine palmitoyl transferase*), carnitina palmitoil transferase; cyt b, citocromo b; mtDNA, DNA mitocondrial; nDNA, DNA nuclear; PFK (do inglês, *phosphofructoquinase*), fosfofructoquinase; PGAM (do inglês, *phosphoglycerate mutase*), fosfoglicerato mutase; PGK (do inglês, *phosphoglycerate quinase*), fosfoglicerato quinase; PPL (do inglês, *myophosphorylase*), miofosforilase; RRF (do inglês, *ragged red fibers*), fibras vermelhas rasgadas; TFP (do inglês, *trifunctional protein deficiency*), deficiência proteica trifuncional; VLCAD (do inglês, *very-long-chain acyl-coenzyme A dehydrogenase*), acil-coenzima A desidrogenase de cadeia muito longa. (*De From Berardo A, Di Mauro S, Hirano M:* A diagnostic algorithm for metabolic myopathies, *Curr Neurol Neurosci Rep 10:118-126, 2010, Fig 1.*)

Tabela 629.6 Deficiências do metabolismo lipídico.
Carnitina-palmitoil transferase*
Deficiência primária muscular/sistêmica da carnitina
Deficiência secundária de carnitina
Defeitos da β-oxidação
Medicamentos (ácido valproico)

*Deficiência pode produzir intolerância ao exercício e mioglobinúria. De Chinnery PF: Muscle diseases. In Goldman L, Schafer AI, editors: Goldman's *Cecil medicine*, ed 24, Philadelphia, 2012, Elsevier, Table 429.7, p. 2413.

Os níveis séricos de CK estão levemente elevados. O material de biopsia muscular mostra vacúolos preenchidos com lipídios nas fibras musculares, além de alterações inespecíficas sugestivas de distrofia muscular. As mitocôndrias podem parecer normais ou anormais. A carnitina medida no tecido da biopsia muscular é reduzida, mas o nível sérico de carnitina é normal.

O **tratamento** interrompe a progressão da doença e pode até restaurar a força perdida se a doença não estiver muito avançada. Consiste em dietas especiais com baixo teor de ácidos graxos de cadeia longa. Esteroides podem melhorar o transporte de ácidos graxos. A terapia específica com L-carnitina, administrada por via oral em grandes doses, supera a barreira intestinal em alguns pacientes. Alguns indivíduos também melhoram quando recebem suplementação de riboflavina, e outros parecem melhorar com o propranolol.

A **deficiência sistêmica de carnitina** é uma doença que prejudica a síntese renal e hepática da carnitina em vez de uma miopatia primária. Pacientes com essa doença autossômica recessiva apresentam miopatia proximal progressiva e apresentam alterações na biopsia muscular semelhantes às da deficiência de carnitina muscular; no entanto, o início da fraqueza ocorre mais cedo e pode ser evidente no nascimento. A fibroelastose endocárdica também pode ocorrer. Episódios de encefalopatia hepática aguda semelhante à síndrome de Reye podem ocorrer. Hipoglicemia e acidose metabólica complicam episódios agudos. A cardiomiopatia pode ser a característica predominante em alguns casos e resultar em morte.

Infartos cerebrais e miopatia ocorrem em crianças, particularmente quando acompanhados de hipoglicemia. A média de idade na apresentação é de aproximadamente 9 anos. Uma ressonância magnética cerebral mostra alterações distintas relacionadas a múltiplos infartos de vários tamanhos.

A concentração de carnitina é reduzida tanto no soro como no músculo e no fígado. A deficiência de L-carnitina pode ser corrigida diariamente pela administração oral de carnitina.

Uma síndrome clínica semelhante pode ser uma complicação da síndrome de Fanconi renal devido à perda excessiva de carnitina na urina ou perda durante a hemodiálise crônica.

O **tratamento** com L-carnitina melhora a manutenção dos níveis séricos de glicose e carnitina, mas não reverte a cetose ou acidose, nem melhora a capacidade de exercício físico.

A **deficiência de carnitina palmitoil transferase (CPT) muscular** se manifesta como episódios de rabdomiólise, coma e níveis séricos elevados de CK. que pode ser indistinguível da síndrome de Reye. É a causa mais comum identificada de mioglobinúria recorrente em adultos, mas a mioglobinúria não é uma característica constante em todos. A CPT transfere resíduos de acil-coenzima A de ácido graxo de cadeia longa para a carnitina na membrana mitocondrial externa para seu transporte para a mitocôndria. A intolerância ao exercício e a mioglobinúria assemelham-se às glicogenoses V e VII. O grau de exercício que desencadeia um ataque varia entre os indivíduos, variando de caminhada casual a exercício extenuante. A hipoglicemia em jejum pode ocorrer. Alguns pacientes apresentam mialgias apenas no final da adolescência ou vida adulta. A transmissão genética é autossômica recessiva e é causada por um defeito no cromossomo 1 no *locus* 1 p32. A administração de ácido valproico pode precipitar a rabdomiólise aguda com mioglobinúria em pacientes com deficiência de CPT; deve ser evitado no tratamento de convulsões ou migrânea, caso ocorram. A deficiência de acil-coenzima A desidrogenase de cadeia muito longa tem uma apresentação clínica semelhante, mas principalmente com o início no adulto.

A bibliografia está disponível no GEN-io.

629.6 Miopatia por Deficiência de Vitamina E

Harvey B. Sarnat

Em animais experimentais, a deficiência de vitamina E (α-tocoferol, um antioxidante também importante na geração mitocondrial de radicais superóxidos) produz uma miopatia progressiva semelhante à uma distrofia muscular. Miopatia e neuropatia são reconhecidas em humanos que não têm uma ingestão adequada deste antioxidante. Pacientes com má absorção crônica, aqueles em diálise a longo prazo e prematuros que não recebem suplementos de vitamina E são particularmente vulneráveis. O tratamento com altas doses de vitamina E pode reverter a deficiência. A miopatia causada por hipervitaminose crônica também ocorre.

A bibliografia está disponível no GEN-io.

Capítulo 630
Transtornos da Transmissão Neuromuscular e dos Neurônios Motores

630.1 Miastenia *Gravis*

Diana X. Bharucha-Goebel

MIASTENIA *GRAVIS* AUTOIMUNE

A miastenia *gravis* (MG) é uma doença autoimune crônica da placa motora pós-sináptica que leva à transmissão neuromuscular anormal ou ao bloqueio neuromuscular anormal, caracterizada clinicamente por uma fatigabilidade rápida da musculatura estriada, particularmente dos músculos extraoculares e palpebrais e da musculatura da deglutição. Ela deve ser diferenciada da síndrome miastênica congênita, um distúrbio genético dos receptores nas membranas pré-sináptica e pós-sináptica, bem como na sinapse da junção neuromuscular, e dos transtornos de neurotransmissão induzidos por toxinas, como, por exemplo, a toxina botulínica (ver adiante). Na MG, a liberação de acetilcolina (ACh) na fenda sináptica pela terminação do axônio é normal, mas a membrana muscular pós-sináptica (*i. e., o sarcolema*) ou a *placa motora* são menos responsivas à acetilcolina do que o normal. Isso se deve a anticorpos produzidos contra o receptor de acetilcolina (AChR) pós-sináptico, levando a uma arquitetura/padrão de dobras anormal na membrana pós-sináptica, bem como a uma redução no número de receptores aos quais a acetilcolina possa se ligar.

Os lactentes nascidos de mães miastênicas podem apresentar uma **síndrome miastênica neonatal transitória** secundária à transferência placentária de anticorpos anti-AChR, distinta das síndromes miastênicas congênitas (Tabelas 630.1 a 630.3).

MANIFESTAÇÕES CLÍNICAS

A idade de início da MG imunomediada varia entre 11 meses e 17 anos de idade. Nas faixas etárias pré-puberais, a proporção feminina:masculina é de aproximadamente 1,5:1 e, nas faixas etárias pós-puberais, a proporção feminina:masculina é de aproximadamente 1:1. Na MG autoimune juvenil, a ptose unilateral ou bilateral, mas geralmente assimétrica, com algum grau de fraqueza muscular extraocular, constitui o sinal mais precoce e constante. A fraqueza extraocular não está confinada aos músculos inervados por apenas um ou dois dos três núcleos correspondentes do tronco encefálico e é progressiva. As crianças com mais idade podem se queixar de diplopia, e as crianças menores podem manter os seus olhos abertos com os dedos ou polegares se a ptose for intensa o bastante para obstruir a visão. As respostas pupilares à luz estão preservadas. A disfagia e a fraqueza facial também são comuns e, no início do primeiro ano de vida, as dificuldades alimentares são frequentemente o sinal principal da miastenia; nos casos graves, podem ocorrer aspiração e obstrução das vias respiratórias. O controle deficiente da cabeça pode ser proeminente devido à fraqueza dos flexores do pescoço. O envolvimento pode parecer inicialmente limitado aos músculos de inervação bulbar, mas a doença pode ser sistêmica e a fraqueza progressiva finalmente envolverá os músculos da cintura escapular e a musculatura distal das mãos em muitos casos. Não ocorrem fasciculações musculares, mialgias e nem sintomas sensitivos. Os reflexos profundos podem estar hipoativos, mas raramente são abolidos. A miastenia *gravis* ocular pode se mostrar transitória ao longo do tempo, ainda que em alguns pacientes a fraqueza nunca progrida até envolver a musculatura axial ou apendicular. Esse transtorno é responsável por, aproximadamente, 25% de todos os pacientes com MG juvenil, sendo mais frequente em crianças de ancestralidade chinesa ou do Sudeste

Tabela 630.1 Classificação das síndromes miastênicas congênitas.*

SINDROME	PORCENTAGEM
PRÉ-SINÁPTICA	
Deficiência de colina acetiltransferase	5
Deficiência de SNAP25	0,3
Deficiência de sinaptotagmina 2†	0
ASSOCIADA À LÂMINA BASAL SINÁPTICA	
Deficiência de AChE na placa motora	12,6
Deficiência de laminina β2	0,3
PÓS-SINÁPTICA	
Deficiência primária de AChR com ou sem anormalidade cinética menor	33
Defeito cinético primário com ou sem deficiência menor de AChR	17,5
Miastenia dos canais de Na	0,3
Deficiência de plectina	0,6
DEFEITOS NO DESENVOLVIMENTO E MANUTENÇÃO DE EP	
Deficiência de agrina	0,3
Deficiência de LRP4	0,6
Deficiência de MuSK	0,3
Deficiência de Dok-7	9,8
Deficiência de rapsina	14
DEFEITO CONGÊNITO DA GLICOSILAÇÃO	
Deficiência de GFPT1	3
Deficiência de DPAGT1	0,6
Deficiência de ALG2†	0
Deficiência de ALG14†	0
OUTRAS SÍNDROMES MIASTÊNICAS	
Síndrome de deleção de PREPL	0,3
Defeitos no transportador do citrato sintase mitocondrial†	0
CMS associada a miopatias centronucleares	0,3
TOTAL	**100%**

*Classificação com base na coorte de 353 pacientes com síndrome miastênica congênita investigados na Mayo Clinic entre 1988 e 2014. †Defeitos de ALG2 e ALLG14, sinaptotagmina 2 e no portador do citrato sintase mitocondrial foram identificados em outros centros médicos. (Adaptada de Darras BT, Monani UR, De Vivo DC: genetic disorders affecting the motor neuron: spinal muscular atrophy. *In* Swaiman KF, Ashwal S, Ferriero DM *et al.* (eds): Swaiman's pediatric neurology, 6/e, Elsevier, 2018, Philadelphia, Table 144.1.)

Asiático, sugerindo uma predisposição genética étnica. Além disso, os pacientes pré-puberais têm mais probabilidade de apresentar *apenas* miastenia *ocular*, enquanto a maioria dos pacientes pós-puberais com miastenia terá sintomas generalizados.

A rápida fatigabilidade dos músculos constitui um traço característico da MG que a distingue da maior parte das doenças neuromusculares. A ptose aumenta progressivamente à medida que os pacientes tentam manter o olhar para cima por 30 a 90 segundos. Manter a cabeça erguida acima da superfície da mesa de exame enquanto em decúbito dorsal é bastante difícil (indicativo de fraqueza da flexão do pescoço), e a gravidade não pode ser vencida por mais do que alguns segundos. A abertura e o fechamento repetitivos do punho produzem uma fadiga rápida dos músculos da mão, e os pacientes não conseguem elevar os seus braços por mais de 1 a 2 minutos devido à fadiga dos deltoides. Os pacientes são mais sintomáticos ao final do dia ou quando estão cansados. A disfagia pode interferir com a alimentação, e os músculos da mandíbula logo evoluem com fatigabilidade durante a mastigação na criança comprometida. A revisão das atividades da vida diária ajuda a determinar a gravidade dos sintomas (Tabela 630.4). Desencadeantes adicionais de exacerbação da fraqueza incluem o calor e doença intercorrente.

Caso não seja tratada, a MG geralmente é progressiva, tornando-se potencialmente fatal devido ao envolvimento da musculatura respiratória e ao risco de broncoaspiração, particularmente em momentos nos quais a criança esteja com uma infecção concomitante do trato respiratório superior. A miastenia familiar (síndrome miastênica congênita) geralmente não é progressiva, mas sua gravidade pode variar desde os tipos mais leves, os tipos acometendo as cinturas, até os tipos mais graves, incluindo aqueles com insuficiência respiratória.

A **crise miastênica** consiste em um grave aumento da fraqueza muscular de forma aguda ou subaguda em pacientes com MG, geralmente precipitado por uma infecção intercorrente, cirurgia, ou mesmo um estresse emocional. Ela pode requerer tratamento com inibidores da colinesterase intravenosos, imunoglobulina, troca de plasma, alimentação por sonda e mesmo suporte respiratório transitório. Ela deve ser diferenciada da **crise colinérgica** secundária à superdosagem de medicamentos anticolinesterásicos. Os efeitos muscarínicos incluem cólicas abdominais, diarreia, sudorese intensa, salivação, bradicardia, aumento da fraqueza e miose. A crise colinérgica só exige cuidados de suporte e a suspensão de doses adicionais de fármacos colinérgicos, resolvendo-se em algumas horas; a dose da medicação a ser reiniciada deverá ser reconsiderada, a menos que o paciente tenha ingerido uma superdose diferente daquela prescrita.

Aproximadamente 70 a 80% das crianças com menos idade e adolescentes com MG imunomediada terão anticorpos elevados contra AChR. Aproximadamente 30% dos adolescentes afetados exibem elevações, mas os anticorpos anti-AChR são apenas ocasionalmente demonstrados no plasma de crianças pré-puberais. Algumas com títulos negativos de anticolinesterase exibem anticorpos circulantes específicos antitirosinoquinase específica dos músculos (MuSK). MuSK se localiza na junção neuromuscular e parece ser essencial para o desenvolvimento fetal dessa junção. Autoanticorpos adicionais relacionados com a MG imune incluem os anticorpos contra LRP4, titina e o receptor da rianodina (RyR).

Os bebês nascidos de mães miastênicas podem apresentar insuficiência respiratória, incapacidade de sucção e deglutição, hipotonia e fraqueza generalizadas, síndrome esta tipicamente denominada miastenia neonatal transitória. Eles podem exibir pouca ou nenhuma atividade motora espontânea por vários dias ou semanas. O início dos sintomas tipicamente ocorre nos primeiros 1 a 3 dias de vida. Alguns exigem suporte ventilatório e alimentação por sonda durante esse período. Alguns pacientes também podem necessitar transitoriamente de tratamento com piridostigmina (inibidor da acetilcolinesterase). Após o desaparecimento dos anticorpos anormais do sangue e do tecido muscular, esses lactentes recuperam a força normal e não apresentam um risco maior de desenvolvimento da MG tardiamente na infância. Os pacientes geralmente mostram recuperação completa por volta dos 2 meses de idade. Uma pequena minoria desenvolve *sequência de acinesia fetal* com múltiplas contraturas articulares (*artrogripose*) que se desenvolvem intraútero devido à falta de movimento fetal. Os anticorpos AChR geralmente podem ser demonstrados no sangue materno, mas, às vezes, os anticorpos maternos podem não ser detectados. Estima-se que as taxas de miastenia neonatal transitória cheguem a 10 a 20% dos bebês nascidos de mães com MG.

SÍNDROMES MIASTÊNICAS CONGÊNITAS

Um grupo heterogêneo de doenças genéticas da transmissão neuromuscular é coletivamente denominado **síndromes miastênicas congênitas** (CMSs). A etiologia e a patogênese dessas síndromes não se correlacionam com a miastenia neonatal transitória provocada pela transferência de anticorpos maternos nem com a MG autoimune, a despeito de uma superposição dos sintomas clínicos. As síndromes miastênicas congênitas são quase sempre distúrbios permanentemente estáticos e sem remissão espontânea (Tabelas 630.1 e 630.2). Vários tipos genéticos distintos foram identificados, quase todos com início ao nascer ou nos primeiros meses de vida, com sintomas que podem incluir hipotonia, oftalmoplegia externa, ptose, disfagia, choro fraco, fraqueza facial, geralmente fadiga muscular precoce e, algumas vezes, insuficiência ou falência respiratória, esta última frequentemente precipitada por uma infecção respiratória leve. Nos tipos com início na infância, são comuns os achados como fatigabilidade, atraso dos marcos do desenvolvimento motor e sintomas oculares flutuantes (ptose e fraqueza dos músculos extraoculares). Os inibidores da colinesterase provocam um efeito favorável na maior parte dos pacientes, mas em

Tabela 630.2 Características clínicas e eletrodiagnósticas distintivas das síndromes miastênicas congênitas.

	PRÉ-SINÁPTICAS		SINÁPTICAS	PÓS-SINÁPTICAS			
	DEFICIÊNCIA DE COLINA ACETIL TRANSFERASE	FORMA LEMS-LIKE	DEFICIÊNCIA DE ACHE	DEFICIÊNCIA PRIMÁRIA DE ACHR	CMS DE CANAIS LENTOS	CMS DE CANAIS RÁPIDOS	MUTAÇÕES DE DOK7
Herança autossômica dominante					X (maioria das mutações)		
Apneia episódica desencadeada por estressores	X						
Hipotonia neonatal e deficiência respiratória	X	X	X (em casos graves)	X (em casos graves)			
Deformidades esqueléticas			X	X		X (em casos graves)	
Reação pupilar à luz retardada			X				
Fraqueza proeminente dos extensores do pescoço, do punho e dos dedos					X		
CMAPs repetitivos depois de estímulo único			X		X		
Decréscimo progressivo com exercício prolongado ou estimulação repetitiva	X			X			
Acentuado acréscimo (> 200%) com estimulação repetitiva em alta frequência		X					
Reparos de decréscimos com inibidores da AChE				X		X	
Melhora clínica com inibidores da AChE						X	
Piora clínica com inibidores da AChE			X		X		X

AChE, acetilcolinesterase; AChR, receptor de acetilcolina; CMAPs (do inglês, *compound muscle action potentials*), potenciais de ação musculares compostos; CMS (do inglês, *congenital myasthenic syndrome*), síndrome miastênica congênita; LEMS, síndrome miastênica de Lambert-Eaton. (De Muppidi S, Wolfe GI, Barhon RJ: Diseases of the neuromuscular junction. *In* Swaiman KF, Ashwal S, Ferriero DM, Schor NF, editors: Swaiman's pediatric neurology, ed 5, Philadelphia, 2012, Elsevier, Table 91.3.)

Tabela 630.3 Diagnóstico diferencial das síndromes miastênicas congênitas.

PERÍODO NEONATAL, PRIMEIRO ANO, INFÂNCIA
- Atrofia muscular espinal
- Miopatias congênitas morfologicamente distintas (doença do core central, miopatia nemalínica, miopatia miotubular)
- Distrofias musculares congênitas
- Distrofia muscular das cinturas ou facioescapuloumeral
- Distrofia miotônica infantil
- Miopatia mitocondrial
- Anomalia do tronco encefálico
- Síndrome de Möbius
- Fibrose congênita dos músculos oculares externos
- Botulismo infantil
- Formas soropositiva e soronegativa de miastenia *gravis* autoimune
- Miastenia *gravis* autoimune neonatal por meio da transferência passiva de anticorpos da mãe com ou sem artrogripose múltipla

IDADE ADULTA
- Doença do neurônio motor
- Neuropatia periférica*
- Distrofia de cinturas ou facioescapuloumeral
- Miopatia mitocondrial
- Síndrome da fadiga crônica
- Formas soropositiva e soronegativa de miastenia *gravis* autoimune

*Houve suspeita desse diagnóstico em alguns casos de CMS de canais lentos. (De Darras BT, Monani UR, De Vivo DC: genetic disorders affecting the motor neuron: spinal muscular atrophy. *In* Swaiman KF, Ashwal S, Ferriero DM *et al.* (eds): Swaiman's pediatric neurology, 6/e, Elsevier, 2018, Philadelphia, Table 144.2.)

alguns tipos os sinais e sintomas são, de fato, agravados. As crianças com a maioria dos tipos congênitos de MG não apresentam crises miastênicas e raramente exibem elevações dos anticorpos anti-ACh no plasma.

As mutações responsáveis pelas CMSs foram identificadas em 24 genes diferentes. As mutações genéticas são conhecidas em menos da metade das crianças com síndromes miastênicas congênitas. Os genes mais comumente associados à CMS incluem *CHAT*, *CHRNE*, *DOK7*, *COLQ*, *GFPT* e *RAPSN*. As CMS podem ser causadas por mutações afetando proteínas envolvidas na síntese de ACh, na fusão das vesículas na fenda sináptica, na degradação da ACh na fenda sináptica e na recaptação da colina nas subunidades do receptor pós-sináptico de acetilcolina, bem como nas vias de glicosilação pós-sináptica. As proteínas associadas à lâmina basal podem levar a anormalidades da fenda sináptica devido a mutações nos genes *COLQ*, *COL13A1* e *LAMB2*. Essas vias enfatizam o papel da integridade das proteínas da matriz extracelular na formação e manutenção da sinapse. Anticorpos anti-AChR e anti-MuSK geralmente, mas nem sempre, estão ausentes no soro, ao contrário dos tipos autoimunes de MG que afetam crianças em idade escolar e adultos.

Pode haver indícios clínicos que auxiliem no diagnóstico (Tabela 630.5). Nos pacientes com episódios apneicos, devem-se considerar *RAPSN*, *CHAT* e *COLQ*. Episódios apneicos em pacientes com mutações na colina aciltransferase (CHAT) podem ser episódicos, mas também têm potencial letal. Embora a maioria das síndromes de CMS seja herdada de maneira recessiva, há várias em que se pode ver um padrão de herança autossômico dominante ou padrão dominante de herança *de novo*, incluindo *CHRNA1*, *CHRNB1*, *CHRND*, *CHRNE* e *SYT2*. Mutações no

Tabela 630.4 Escala de atividades da vida diária na miastenia *gravis* (EAVD-MG).

GRAU	0	1	2	3
Fala	Normal	Fala indistinta ou voz nasalada intermitente	Fala indistinta ou voz anasalada constante, mas pode ser compreendida	Dificuldade de compreender a fala
Mastigação	Normal	Fadiga com alimentos sólidos	Fadiga com alimentos pastosos	Sonda gástrica
Deglutição	Normal	Raros episódios de engasgo	Engasgos frequentes, necessidade de modificações na dieta	Sonda gástrica
Respiração	Normal	Falta de ar ao exercício	Falta de ar em repouso	Dependência de respirador
Comprometimento da capacidade de se levantar de uma cadeira	Ausente	Leve, às vezes uso dos braços	Moderado, sempre usa os braços	Grande, exige assistência
Visão dupla	Ausente	Ocorre, mas não diariamente	Diária, mas não constante	Constante
Capacidade de escovar os dentes ou pentear os cabelos	Ausente	Esforço extra, mas sem necessidade de períodos de repouso	Períodos de repouso são necessários	Não consegue realizar uma dessas tarefas
Ptose palpebral	Ausente	Ocorre, mas não diariamente	Diária, mas não constante	Constante
ESCORE TOTAL EAVD-MG				

De Wolfe GI, Herbelin L, Nations SP *et al.*: Myasthenia gravis activities of daily living profile. Neurology 52:1487-1489, 1999.

Tabela 630.5 Pistas clínicas que apontam para uma síndrome miastênica congênita específica ou proteína relacionada à doença.

- Herança dominante: CMS de canais lentos, SNAP25 e sinaptotagmina
- Refratária ou agravada com inibidores da AChE: ColQ, Dok-7, MuSK, Agrina, LRP4, plectina e laminina-β2
- Potencial de ação muscular composto (CMAP) repetitivo provocado por estímulo nervoso único: CMS de canais lentos e deficiência de ColQ
- Resposta pupilar à luz alentecida: alguns pacientes com deficiência de ColQ
- Contraturas congênitas: rapsina, AChR δ ou subunidade γ. ChAT, SNAP 25
- Mais de 50% de diminuição da amplitude dos CMAPs depois de estimulação subtetânica a 10 Hz por 5 min, seguida por recuperação lenta ao longo de 5 a 10 min: deficiência de ChAT
- Episódios súbitos de apneia provocados por febre ou estresse: ChAT, rapsina, miastenia dos canais de sódio
- Distribuição em cinturas ou axial da fraqueza: Dok7, GFPT1, DPAGT1, ALG2, ALG14, LRP4 e, ocasionalmente, rapsina e ColQ
- Fraqueza e atrofia seletivamente intensas na musculatura distal das extremidades: síndrome dos canais lentos e em alguns pacientes com deficiência de agrina
- Agregados tubulares do retículo sarcoplasmático nas fibras musculares: GFPT1, DPAGT1, ALG2
- Miopatia autofágica: GFPT1 e DPAGT1
- Estridor e paralisia da prega vocal em neonatos ou lactentes: DOK-7
- Síndrome nefrótica e malformações oculares (síndrome de Pierson): laminina-β2
- Associação com crises epilépticas ou deficiência intelectual: DPAGT1
- Deficiência intelectual e ataxia cerebelar: SNAP25
- Anomalias do desenvolvimento do olho, cérebro e coração: deficiência do transportador de citrato mitocondrial
- Associação com epidermólise bolhosa simples: deficiência de plectina

De Selcen D, Engel AG: Congenital myasthenic syndrome. *In* Swaiman KF, Ashwal S, Ferriero DM *et al.* (eds): Swaiman's pediatric neurology, 6/e, Elsevier, 2018, Philadelphia, Table 144.3.

gene *RAPSN* podem levar a uma hipotonia de início precoce com insuficiência respiratória e apneia episódica, mas também podem se apresentar com padrões mais leves do tipo fraqueza de cinturas com início na infância ou adolescência. Genes associados a um fenótipo de síndrome miastênica de cinturas incluem *GFPT1*, *DPAGT1*, *ALG2*, *ALG14*, *GMPPB* e *PREPL*. Os genes que afetam as subunidades pós-sinápticas do AChR podem se associar a uma CMS de canais lentos, na qual os pacientes podem ter fraqueza variável, tipicamente piorando com os inibidores da AChE, bem como CMS de canais rápidos; podem mostrar melhora dos sintomas em resposta a inibidores da AChE.

OUTRAS CAUSAS RARAS DE MIASTENIA

A MG se associa ao hipotireoidismo, geralmente devido à **tireoidite de Hashimoto**. Outras doenças vasculares do colágeno e algumas miopatias centronucleares podem associar-se à defeitos na transmissão neuromuscular. Os timomas, observados em alguns adultos, raramente coexistem com MG em crianças. De igual modo, carcinomas pulmonares que ocorrem em adultos associados à **síndrome miastênica de Lambert-Eaton** não são vistos em crianças. A síndrome de Lambert-Eaton em crianças é rara, mas está descrita associada a transtornos linfoproliferativos e com o neuroblastoma. A MG pós-infecciosa em crianças é transitória e geralmente imunomedida, ocorrendo 2 a 5 semanas após uma infecção pelo vírus varicela-zóster.

ACHADOS LABORATORIAIS E DIAGNÓSTICO

A MG é uma das poucas doenças neuromusculares nas quais a eletromiografia (EMG) é mais especificamente diagnóstica do que a biopsia de músculo ou nervo. *Uma resposta decrescente* é observada na estimulação nervosa repetitiva; os potenciais musculares diminuem rapidamente de amplitude até que o músculo se torne refratário a estimulações adicionais. Eletrofisiologicamente, essa resposta se deve à diminuição dos potenciais da placa motora com subsequentes estimulações repetitivas, de tal modo que os estímulos já não resultem em potenciais de placa motora que alcancem um limiar para resultar em um potencial de ação motor que se propague. Isso resulta em uma redução cumulativa da amplitude do potencial de ação muscular composto (CMAP, do inglês *compound muscle action potential*) com estímulos repetidos. Um declínio maior do que 10% entre as ondas 1:4 com estimulação repetitiva estabelece o diagnóstico de resposta decrescente, sendo sugestivo de um transtorno da transmissão neuromuscular. A velocidade de condução nervosa motora permanece normal. Esse padrão único da EMG é o correlato eletrofisiológico da fraqueza fatigável observada clinicamente, sendo revertido após a administração de um inibidor da colinesterase. Um decréscimo miastênico pode não ser encontrado ou ser difícil de demonstrar em músculos que não estejam clinicamente envolvidos. Essa característica pode produzir confusão em casos iniciais ou em pacientes que só exibem fraqueza da musculatura extraocular. Os estudos dos potenciais e correntes da placa terminal com microeletrodos revelam se o defeito de transmissão é pré-sináptico ou pós-sináptico. Estudos eletrofisiológicos especiais são necessários na classificação das CMSs e envolvem a estimativa do número de AChRs por placa motora e estudos *in vitro* da função da placa motora. Esses estudos especiais e os registros de grampeamento de voltagem (*patch clamp*) das propriedades cinéticas dos canais são realizados em amostras especiais de biopsia de tiras da musculatura intercostal que incluem tanto a origem quanto a inserção do músculo, mas só são realizados em centros especializados. Se a miastenia estiver limitada à musculatura extraocular, músculo elevador da pálpebra e musculatura faríngea, a estimulação repetitiva dos músculos distais e proximais (músculo abdutor curto do polegar ou músculo trapézio respectivamente), embora faça o diagnóstico na doença generalizada, geralmente é normal nos casos limitados.

Os **anticorpos anti-AChR** devem ser testados no plasma, mas não são uniformemente demonstrados. Os anticorpos contra o receptor MuSK devem ser pesquisados em crianças sem anticorpos contra AChR, um achado diagnóstico quando elevados, que delineia adicionalmente a etiologia. Muitos casos de MG congênita resultam da incapacidade de sintetizar ou de liberar ACh na membrana pré-sináptica. Em alguns casos, existe uma mutação no gene que medeia a enzima acetilcolinesterase para a síntese de ACh. Em outros, há um defeito na liberação da quantidade de ACh contida nas vesículas. O tratamento desses pacientes com inibidores da colinesterase é inútil. Em alguns pacientes, como aqueles com mutações *COLQ* e *DOK7*, bem como na miastenia de canais lentos, os inibidores da acetilcolinesterase (como a piridostigmina) podem levar à ausência de resposta ou até à piora dos sintomas. Podem ser realizados testes genéticos clínicos para síndrome miastênica congênita através de painéis já comercializados e que podem testar qualquer ponto dos 14 a 21 genes associados à CMS.

Outros testes sorológicos de doença autoimune como, por exemplo, anticorpos antinucleares e imunocomplexos anormais, devem ser igualmente pesquisados. Se forem positivos, torna-se provável uma doença autoimune mais extensa, envolvendo vasculite ou outros tecidos que não o músculo. Um perfil tireoidiano deve sempre ser avaliado. O nível sérico de creatina fosfoquinase é normal na MG.

O coração não é envolvido, e os achados eletrocardiográficos permanecem normais. As radiografias de tórax frequentemente revelam um timo aumentado, mas a hipertrofia não é um timoma. Isso pode ser mais bem definido através da TC ou da RM do mediastino anterior se os achados radiográficos forem inconsistentes, mas deve-se ter cautela ao selecionar as modalidades de imagens devido à exposição à radiação para a TC e ao risco anestésico, que é maior no paciente miastênico sedado se for necessária uma RM para uma criança miastênica com menos idade.

O papel da biopsia muscular convencional na MG é limitado. Ela não é necessária na maior parte dos casos, mas aproximadamente 17% dos pacientes exibem alterações inflamatórias, algumas vezes denominadas *linforragias*, que são interpretadas por alguns médicos como um transtorno imune misto de miastenia e polimiosite. O tecido da biopsia muscular na MG exibe atrofia das fibras musculares do tipo II, semelhante ao que se observa na atrofia por desuso, na miopatia induzida por esteroides, na polimialgia reumática e em muitas outras condições. A ultraestrutura das placas motoras exibe simplificação das pregas membranosas; os AChR estão localizados nessas pregas pós-sinápticas, conforme demonstrado através da bungarotoxina (veneno de cobra), que se liga especificamente aos AChRs.

Um teste clínico para a MG é a administração de um inibidor de curta ação da colinesterase, geralmente o cloreto de edrofônio. A ptose e a oftalmoplegia melhoram em um intervalo de alguns segundos, e a fatigabilidade dos outros músculos se reduz.

Recomendações sobre o uso de inibidores da colinesterase como teste diagnóstico para MG em lactentes e crianças

Crianças com 2 anos ou mais

- A criança deve apresentar uma fraqueza fatigável que possa ser medida, como, por exemplo, a ptose palpebral, a disfagia, ou a incapacidade da musculatura cervical para sustentar a cabeça. Uma fraqueza generalizada inespecífica sem déficits de nervos motores cranianos não constitui critério
- Um acesso venoso deve ser garantido a fim de possibilitar a administração de medicamentos na hipótese de uma reação adversa
- Recomenda-se monitoramento eletrocardiográfico durante o teste
- Uma dose de sulfato de atropina (0,01 mg/kg) deve estar disponível em uma seringa, pronta para a administração intravenosa ao lado do leito durante o teste do edrofônio a fim de bloquear os efeitos muscarínicos do inibidor da colinesterase, principalmente as cólicas abdominais e/ou diarreia súbita decorrente do aumento do peristaltismo, de secreções bronco-traqueais profusas que possam obstruir as vias respiratórias ou, raramente, arritmias cardíacas. Alguns médicos tratam previamente todos os pacientes com atropina antes da administração do edrofônio, mas isso não é recomendado a menos que haja uma história de reação aos testes. A atropina pode provocar dilatação e fixação das pupilas por até 14 dias após uma única dose, e os efeitos da homatropina podem perdurar por 4 a 7 dias
- O cloreto de edrofônio (Tensilon®) é administrado pela via intravenosa. A dose de teste inicial é de 0,01 mg/kg (no máximo 1 mg [para crianças com menos de 30 kg] e no máximo 2 mg [para crianças com mais de 30 kg]). Depois da dose inicial, podem ser administradas doses repetidas pela via intravenosa. Para crianças com menos de 30 kg, repita em uma taxa de 1 mg a cada 30 a 45 segundos até uma dose máxima cumulativa de 5 mg. Para crianças com mais de 30 kg, repita doses de 1 mg a cada 30 a 45 segundos até uma dose máxima cumulativa de 10 mg. Em adultos, a dose média de edrofônio para exibir respostas positivas é de, aproximadamente, 3,3 mg para a ptose e, aproximadamente, 2,6 mg para os sintomas oculomotores. As reações adversas incluem náuseas e vômitos; tonturas decorrentes da bradicardia (a atropina é o antídoto) e broncospasmo são reações adversas menos comuns. O teste do edrofônio pode ser feito por via intramuscular ou subcutânea, mas pode exigir modificação da dose
- Os efeitos devem ser observados em um intervalo de 10 segundos e desaparecem dentro de 120 segundos. A fraqueza é quantificada como, por exemplo, medindo a distância entre as pálpebras superiores e inferiores antes e após a administração, assim como avaliando o grau de oftalmoplegia externa, ou a capacidade de deglutir um gole de água
- Os inibidores da colinesterase de ação prolongada, tais como a piridostigmina (Mestinon®), geralmente não são úteis para a avaliação aguda da fraqueza miastênica. O teste da neostigmina (Prostigmine®) pode ser usado (conforme anteriormente descrito), mas pode não constituir um teste definitivamente diagnóstico como o teste do edrofônio.

Crianças com menos de 2 anos de idade

- As crianças idealmente devem apresentar uma fraqueza fatigável específica que possa ser mensurada, como, por exemplo, ptose palpebral, disfagia e incapacidade dos músculos cervicais de sustentarem o peso da cabeça. Fraqueza generalizada inespecífica sem déficits motores dos nervos cranianos torna mais difícil avaliar os resultados, mas, às vezes, pode constituir um critério
- Um acesso venoso deve ser garantido como via rápida para os medicamentos na eventualidade de uma reação adversa ao medicamento do teste
- Recomenda-se o monitoramento por eletromiografia durante o teste
- Não se recomenda o pré-tratamento com sulfato de atropina a fim de bloquear os efeitos muscarínicos da medicação utilizada no teste, mas o sulfato de atropina deve estar disponível ao lado do leito em uma seringa preparada. Se necessário, ela deverá ser administrada pela via intravenosa em uma dose de 0,01 mg/kg
- O edrofônio não é recomendado para uso em lactentes; o seu efeito é muito curto para uma avaliação objetiva e se relatou um aumento da incidência de arritmias cardíacas agudas em lactentes, especialmente neonatos, com esse fármaco
- O metilsulfato de prostigmina (neostigmina) é administrado pela via intramuscular em uma dose de 0,04 mg/kg. Se o resultado for negativo ou ambíguo, outra dose de 0,04 mg/kg será administrada 4 h após a primeira dose (uma dose habitual é de 0,5 a 1,5 mg). O pico do efeito é observado em 20 a 40 minutos. A prostigmina intravenosa é **contraindicada** devido ao risco de arritmias cardíacas, incluindo fibrilação ventricular fatal, especialmente nos primeiros meses de vida

- Inibidores da colinesterase de ação prolongada administrados por via oral, como, por exemplo, a piridostigmina (Mestinon®), geralmente não são úteis para a avaliação aguda da fraqueza miastênica, pois seu início e duração da ação são menos previsíveis.

O teste deve ser realizado no serviço de emergência, em uma enfermaria hospitalar, ou em unidade de terapia intensiva; a questão importante é a preparação para potenciais complicações, tais como arritmia cardíaca ou crise colinérgica, conforme descrito.

TRATAMENTO

Alguns pacientes com MG não requerem tratamento. Os fármacos inibidores da colinesterase são os agentes terapêuticos principais. O brometo de piridostigmina (Mestinon®) poderá ser administrado por via oral, iniciando-se com 0,5 a 1 mg/kg/dose a cada 4 a 6 horas enquanto o paciente estiver acordado até um máximo de 60 mg por dose. A dose diária máxima recomendada é de 7 mg/kg/dia, sendo que a maioria dos adultos alcança o efeito desejado com doses diárias totais < 960 mg/dia fracionados em 4 a 8 doses. A piridostigmina é dada em formulações de curta ação e também pode ser usada em formulação de longa ação ao deitar para pacientes com mais fraqueza ao acordarem pela manhã. Doses excessivas de inibidores da colinesterase produzem crises colinérgicas com sintomas como aumento das secreções, diarreia e cólicas; a atropina bloqueia os efeitos muscarínicos, mas não bloqueia os efeitos nicotínicos que produzem fraqueza muscular esquelética adicional. Na rara MG familiar provocada pela ausência da acetilcolinesterase na placa motora, os inibidores da colinesterase não serão úteis e frequentemente provocarão aumento da fraqueza; esses pacientes poderão ser tratados com efedrina ou diaminopiridina, ambas as quais aumentam a liberação de ACh dos axônios terminais.

Devido à base autoimune da doença, o tratamento com esteroides como a prednisona pode ser eficaz. A timectomia deve ser considerada e pode proporcionar a cura. A timectomia é mais eficaz em pacientes que apresentam altos títulos de anticorpos anti-AChR no plasma e que manifestaram sintomas há menos de 2 anos. A timectomia é ineficaz nos tipos familiar e congênito de MG. O tratamento do hipotireoidismo geralmente abole uma miastenia associada sem ser preciso o uso de inibidores da colinesterase ou esteroides.

Se a mutação genética específica puder ser identificada em um paciente com uma das CMSs, existem abordagens terapêuticas específicas para alguns, as quais diferem dos tratamentos listados anteriormente.

A plasmaférese é eficaz no tratamento de algumas crianças, particularmente naquelas que não respondem aos esteroides, mas o tratamento com troca de plasma proporciona uma remissão temporária. A imunoglobulina intravenosa é benéfica e deve ser experimentada antes da plasmaférese, uma vez que é menos invasiva. A plasmaférese e a imunoglobulina intravenosa parecem ser mais eficazes em pacientes com altos níveis circulantes de anticorpos anti-AChR. Os pacientes refratários, bem como pacientes com MG relacionada com MuSK, podem responder mais efetivamente ao rituximabe, um anticorpo monoclonal para o antígeno CD20 dos linfócitos B.

Os neonatos com MG transmitida por via materna necessitam de inibidores da colinesterase por apenas alguns dias ou, ocasionalmente, por algumas semanas, especialmente para permitir a amamentação. Nenhum outro tratamento é geralmente necessário. Na MG congênita não transmitida por via materna, a identificação do defeito enzimático específico é importante para o tratamento; a Tabela 630.6 resume os tratamentos mais específicos para cada tipo.

COMPLICAÇÕES

As crianças com MG não toleram fármacos para bloqueio neuromuscular, tais como a succinilcolina e o pancurônio, podendo ficar paralisadas por semanas com uma única dose. O anestesiologista deve rever cuidadosamente os pacientes miastênicos que necessitam de um anestésico cirúrgico, e esses anestésicos só devem ser administrados por um médico anestesiologista experiente. Igualmente, determinados antibióticos podem potencializar a miastenia e devem ser evitados; eles incluem os aminoglicosídeos, betabloqueadores, procainamida, cloroquina e fluoroquinolonas.

Tabela 630.6 Potenciais terapias nas síndromes miastênicas congênitas.

SÍNDROME	TERAPIA
AChE	Efedrina 3 mg/kg/dia em 3 doses; comece com 1 mg/kg; não disponível em vários países Se a efedrina não estiver disponível, 3,4-diaminopiridina, 1 mg/kg/dia em 4 doses até 60 mg/dia em adultos Evite inibidores da AChE
Deficiência de AChR	Inibidores da AChE: brometo de piridostigmina (Mestinon®) 4 a 5 mg/kg/dia em 4 a 6 doses Se necessário, acrescente 3,4-diaminopiridina 1 mg/kg/dia em 4 doses até 60 mg/dia em adultos
Canal rápido no AChR	Inibidores da AChE: brometo de piridostigmina (Mestinon®) 4 a 5 mg/kg/dia em 4 a 6 doses Se necessário, acrescente 3,4-diaminopiridina 1 mg/kg/dia em 4 doses até 60 mg/dia em adultos
Canal lento no AChR	Sulfato de quinidina: • Adultos: Comece por 1 semana com 200 mg 3 vezes/d; aumento gradual para manter um nível sérico de 1 a 25 μg/mℓ • Crianças: 15 a 60 mg/kg/dia em 4 a 6 doses; não disponível em vários países Se o sulfato de quinidina não estiver disponível, fluoxetina 80 a 100 mg/dia em adultos Evite inibidores da AChE
ChAT	Inibidores da AChE: brometo de piridostigmina (Mestinon®) 4 a 5 mg/kg/dia em 4 a 6 doses Se necessário, acrescente 3,4-diaminopiridina 1 mg/kg/dia em 4 doses até 60 mg/dia em adultos
DOK7	Efedrina 3 mg/kg/dia em 3 doses; comece com 1 mg/kg; não disponível em vários países Se a efedrina não estiver disponível, 3,4-diaminopiridina, 1 mg/kg/dia em 4 doses até 60 mg/dia em adultos Evite inibidores da AChE
Laminina β2	Efedrina 3 mg/kg/dia em 3 doses; comece com 1 mg/kg; não disponível em vários países Evite inibidores da AChE
MuSK	Inibidores da AChE: brometo de piridostigmina (Mestinon®) 4 a 5 mg/kg/dia em 4 a 6 doses 3,4-diaminopiridina 1 mg/kg/dia em 4 doses até 60 mg/dia em adultos
Rapsina	Inibidores da AChE: brometo de piridostigmina (Mestinon®) 4 a 5 mg/kg/dia em 4 a 6 doses Se necessário, acrescente 3,4-diaminopiridina 1 mg/kg/dia em 4 doses até 60 mg/dia em adultos

Adaptada de Eyemard B, Hantaï D, Estounet B: Congenital myasthenic syndromes, Handb Clin Neurol 113:1469-1480, 2013.

PROGNÓSTICO

Alguns pacientes com MG autoimune experimentam remissão espontânea após um período de meses ou anos; outros apresentam uma doença permanente que se estende até a vida adulta. Imunossupressão, timectomia e tratamento do hipotireoidismo associado podem oferecer uma cura. As síndromes miastênicas congênitas geneticamente determinadas podem exibir um agravamento inicial no primeiro ano de vida, mas depois permanecem estáticas ao longo da infância até a vida adulta.

OUTRAS CAUSAS DE BLOQUEIO NEUROMUSCULAR

Produtos químicos organofosforados, comumente usados como inseticidas, podem provocar síndromes semelhantes à miastenia *gravis* em crianças expostas a essas toxinas (ver Capítulo 77).

O **botulismo** resulta da ingestão de comida contendo a toxina do *Clostridium botulinum*, um bacilo anaeróbico gram-positivo portador de esporos (ver Capítulo 237). O período de incubação é curto, apenas algumas horas, e os sintomas começam com náuseas, vômitos e diarreia. O envolvimento dos nervos cranianos vem logo a seguir, com diplopia, disfagia, sucção fraca, fraqueza facial e abolição do reflexo faríngeo. O mecanismo é a clivagem pela toxina botulínica de várias glicoproteínas estruturais da parede (p. ex., membrana) das vesículas sinápticas no interior das terminações axonais. Essas glicoproteínas incluem a sinaptobrevina e a sinaptotagmina, mas a sinaptofisina é resistente.

No **botulismo infantil**, que classicamente se apresenta entre as idades de 4 e 7 meses, mel, assim como esporos de sujeira (proximidade de locais de construção) são fontes comuns de contaminação. Os primeiros sinais geralmente são constipação intestinal, recusa alimentar e depois um choro fraco. À avaliação, os pacientes parecem hipotônicos, têm fraqueza facial, disfagia e reflexo faríngeo hipoativo. Pode ocorrer fraqueza generalizada com risco de insuficiência respiratória. Hipotonia e fraqueza generalizadas se desenvolvem, então, e evoluem para a insuficiência respiratória. O bloqueio neuromuscular é documentado por eletromiografia (EMG) com estimulação nervosa repetitiva. A estimulação nervosa repetitiva lenta pode mostrar resposta decrescente, e as amplitudes basais do CMAP podem ser baixas. Com a estimulação nervosa repetitiva, há uma resposta crescente. Estudos com EMG/estimulação nervosa repetitiva podem ajudar a confirmar um diagnóstico se a apresentação clínica não for esclarecedora. No entanto, quando há suspeita, estudos da toxina botulínica devem ser enviados preferencialmente de amostras de fezes do paciente e depois se inicia o tratamento assim que possível com imunoglobulina Botulínica IV (Baby-BIG ou BIG-IV). BIG-IV, que são anticorpos contra toxina botulínica derivados de humanos, é aprovada pela Food and Drug Administration dos EUA para o tratamento do botulismo tipos A e B no lactente. O uso precoce de BIG-IV tem abreviado a duração total da hospitalização e melhorado o tempo de recuperação. Suporte respiratório e alimentação por sonda podem ser necessários por dias ou semanas até que a toxina seja removida do corpo.

A **paralisia do carrapato** é um distúrbio da liberação da ACh das terminações axonais devido a uma neurotoxina que bloqueia a despolarização. Ela também afeta grandes fibras mielinizadas motoras e sensoriais. Essa toxina é produzida pelo carrapato da madeira ou pelo carrapato canino, aracnídeos comuns nos Montes Apalaches e nas Montanhas Rochosas na América do Norte. O carrapato crava a sua cabeça na pele, geralmente a do couro cabeludo, e a produção da neurotoxina é máxima por volta de 5 a 6 dias depois. Os sintomas motores incluem fraqueza, perda da coordenação e, algumas vezes, uma paralisia ascendente que se assemelha à síndrome de Guillain-Barré. Os reflexos profundos são abolidos. Sintomas sensitivos como parestesias podem ocorrer na face e nas extremidades. O diagnóstico é confirmado pela identificação do carrapato, e o tratamento envolve a pronta remoção do carrapato inteiro. É importante monitorar os pacientes de perto, pois alguns pacientes podem apresentar piora dos sintomas respiratórios no primeiro dia após a remoção do carrapato. A maioria dos pacientes mostrará rápida melhora em algumas horas a alguns dias após a remoção do carrapato.

A bibliografia está disponível no GEN-io.

630.2 Atrofias Musculares Espinais

Goknur Haliloglu

A atrofia muscular espinal (SMA, do inglês, *spinal muscular atrophy*) é uma doença degenerativa dos neurônios motores que inicia na vida fetal e evolui de maneira progressiva no primeiro ano de vida e na infância. Entre os transtornos autossômicos recessivos da infância, a SMA é a causa mais comum de mortalidade infantil, ficando atrás, em prevalência ao nascimento, da fibrose cística. Estima-se que a incidência da SMA seja de 1 em 6.000 a 10.000 recém-nascidos, tendo uma frequência de portador de aproximadamente 1/40 a 1/60. É um transtorno clinicamente heterogêneo e pan-étnico. A SMA é causada por uma deleção em homozigose do gene de sobrevivência do neurônio motor 1 (*SMN1*) localizado no cromossomo 5q13. Descrevem-se raras famílias com herança autossômica dominante e também pode ocorrer um tipo raro ligado a X recessivo. Também se observa um grupo separado de tipos heterogêneos clínica e geneticamente que não são SMA 5q (ver Capítulo 630.3).

A característica marcante patológica da SMA é a desnervação progressiva do músculo. Isso é compensado em parte por uma reinervação proveniente de uma unidade motora adjacente, mas as unidades motoras gigantes são assim criadas com uma atrofia subsequente das fibras musculares quando o neurônio motor que está promovendo a reinervação finalmente é envolvido. Os neurônios motores dos nervos cranianos III, IV e VI para os músculos extraoculares, assim como aqueles para a medula espinal sacral que inerva a musculatura estriada dos esfíncteres uretral e anal, são seletivamente poupados. Os neurônios motores superiores (camada 5 dos neurônios piramidais no córtex cerebral) também permanecem normais.

A SMA é clinicamente classificada em uma forma grave do primeiro ano de vida, também conhecida como **doença de Werdnig-Hoffmann** ou SMA do tipo I; uma forma tardia do primeiro ano de vida e mais lentamente progressiva, a SMA do tipo II e uma forma mais crônica ou juvenil, também denominada **doença de Kugelberg-Welander**, ou SMA do tipo III, além de uma forma de início na idade adulta (SMA tipo IV). Uma forma fetal grave geralmente fatal no período perinatal foi classificada como SMA 0, com degeneração dos neurônios motores demonstrada na medula espinal em períodos muito precoces, como em meados da gestação. Essas distinções de tipos se baseiam na idade do início, intensidade da fraqueza, marcos motores máximos alcançados e curso clínico (Tabela 630.7). Alguns pacientes são transicionais entre os tipos I e II ou entre os tipos II e III em termos de função clínica.

Deve-se mencionar que a região do gene *SMN* compreende uma cópia centromérica contendo o gene *SMN2*. Embora haja uma correlação entre a gravidade da doença, idade de início e o número de cópias de *SMN2* até certo ponto, acredita-se que o fenótipo da SMA abranja um contínuo amplo sem claro delineamento dos subtipos.

A biopsia muscular não diferencia os tipos I e II, embora o tipo III exiba um padrão mais adulto do que perinatal de denervação e reinervação. A SMA 0 pode exibir características à biopsia mais semelhantes à miopatia tubular devido à parada da maturação; miotubos esparsos e outras fibras fetais imaturas também são demonstrados nas biopsias musculares de pacientes com os tipos I e II, mas não predominam. Os neurônios motores do sistema nervoso autônomo simpático e parassimpático não são poupados, mas geralmente não exibem manifestações clínicas até estágios avançados. Alterações autonômicas podem envolver o músculo detrusor da bexiga ou a musculatura lisa dos esfíncteres uretral e anal em todas as três formas de SMA. Em alguns pacientes com SMA do tipo I e dificuldade respiratória, pode haver uma desregulação autonômica grave com disautonomia e colapso cardiovascular, acarretando óbito ou lesão cerebral isquêmica grave. O diagnóstico diferencial é observado na Tabela 630.8.

ETIOLOGIA

A causa da SMA é genética com padrão de herança mendeliano autossômico recessivo. Parece ser uma continuação patológica de um processo de morte celular programada (apoptose) que é normal na vida embrionária. Um excesso de neuroblastos motores e de outros neurônios é gerado a partir do neuroectoderma primitivo, mas apenas a metade sobrevive e amadurece para se transformar em neurônios; o excesso de células apresenta um ciclo de vida limitado e degenera. Se o processo que interrompe a morte celular fisiológica fracassar na sua intervenção em um determinado estágio, a morte neuronal pode continuar na vida fetal tardia e no período pós-natal. O gene de sobrevivência do neurônio motor (*SMN*) interrompe a apoptose dos neuroblastos motores. Ao contrário da maior parte dos genes que são altamente conservados na evolução, o *SMN* é exclusivo de mamíferos. Uma função adicional desse gene, tanto central quanto perifericamente, é transportar proteínas de ligação do RNA para o cone de crescimento axonal a fim de garantir uma quantidade adequada de transcritos codificadores de proteínas essenciais para a mobilidade do cone de crescimento tanto durante o desenvolvimento fetal quanto no remodelamento sináptico pós-natal.

Tabela 630.7 Classificação clínica da atrofia muscular espinal.

TIPO DA ATROFIA MUSCULAR ESPINAL	OUTROS NOMES	IDADE DE INÍCIO	EXPECTATIVA DE VIDA COM A EVOLUÇÃO NATURAL DA DOENÇA	MARCO MOTOR MÁXIMO ALCANÇADO	OUTRAS CARACTERÍSTICAS	NÚMERO DE CÓPIAS DE SMN2
Tipo 0 (< 1%)	Muito grave	Neonatal com sinais pré-natais	Não há sobrevida além dos primeiros meses depois do nascimento	Jamais chega a sentar-se	• Movimentos intrauterinos reduzidos • Artrogripose • Dificuldade respiratória • Envolvimento de nervos cranianos • Diplegia facial • Disfunção autonômica • Anormalidades cardíacas, arcos costais finos, fraturas	1
Tipo IA* (50 a 60%)	Pré-natal, SMA congênita, doença de Werdnig-Hoffmann	Pré-natal	< 6 meses	Incapaz de alcançar a maioria dos marcos motores	• Fraqueza intensa ao nascimento • Hipotonia profunda • Arreflexia • Insuficiência respiratória precoce • Contraturas articulares	1 a 2 cópias em 80% dos pacientes
Tipo IB* Tipo IC (50 a 60%)	Doença de Werdnig-Hoffmann, SMA grave (não se sentam de modo independente	Tipo IB (0 a 3 meses) Tipo IC (3 a 6 meses)	< 2 anos sem suporte respiratório	Jamais se senta sem apoio	• Fraqueza • Postura em pernas de rã, hipotonia • Fasciculações de língua • Hiporreflexia, arreflexia • Dificuldades de sucção e deglutição • Insuficiência respiratória	1 a 2 cópias em 80% dos pacientes
Tipo II (30%)	SMA intermediária (conseguem sentar-se)	6 a 18 meses	> 2 anos cerca de 70% vivos aos 25 anos de idade	Senta-se de modo independente, jamais fica em pé e não deambula	• Fraqueza proximal, hipotonia • Tremor postural das mãos • Hiporreflexia • Habilidades intelectuais na média ou acima da média na adolescência • Escoliose	3 cópias em mais de 80% dos pacientes
Tipo III (10%)	Doença de Kugelberg-Welander, SMA leve (andam)	> 18 meses Tipo IIIA (antes dos 3 anos) Tipo IIIB (depois dos 3 anos)	Quase normal	Fica em pé e deambula	• Pode ter tremor nas mãos • Assemelha-se à distrofia muscular	3 a 4 cópias em 96% dos pacientes
Tipo IV (SMA do adulto) (1%)	SMA do adulto	> 21 anos	Normal	Normal		4 cópias ou mais

*SMA tipos I, IA, IB e IC têm uma proporção de 60% do total da SMA. (Adaptada de Darras BT: Spinal muscular atrofies, Pediatr Clin North Am 62:743-766, 2015; Mercuri E, Bertini E, Iannaccone ST: Spinal muscular atrophy controversies and challenges, Lancet Neurol 11:443-452, 2012.)

MANIFESTAÇÕES CLÍNICAS

As características essenciais do fenótipo clássico mais comum da **SMA do tipo I** podem ser resumidas como apresentação antes da idade de 6 meses com hipotonia intensa (Figura 630.1); fraqueza muscular generalizada simétrica afetando os membros inferiores mais do que os superiores, proximais mais do que os distais; postura em pernas de rã; abolição dos reflexos profundos; fasciculações na língua; e envolvimento seletivo dos músculos axiais e intercostais, porém poupando o diafragma. A SMA está na lista do diagnóstico diferencial da síndrome do lactente hipotônico (ver Capítulo 628). Em vista do envolvimento dos músculos respiratórios intercostais, há um padrão respiratório abdominal paradoxal típico, tórax em forma de sino e tosse fraca (Vídeo 630.1). Os lactentes permanecem deitados demonstrando flacidez e pouca movimentação, não conseguem superar a gravidade e não possuem controle da cabeça. Esses lactentes raramente obtêm melhoras da função motora e da aquisição dos marcos motores do desenvolvimento (ver Figura 626.1 no Capítulo 626).

Contrastando com sua fraqueza e hipotonia intensas, os lactentes com SMA tipo I têm expressão alerta e viva com funções cognitivas preservadas. Não há envolvimento dos músculos faciais e extraoculares na apresentação, embora de fato ocorra fraqueza facial em estágios mais tardios da doença.

A SMA tipo I não é homogênea em si mesma. Podem-se definir pelo menos três subgrupos clínicos: (1) fraqueza intensa desde o nascimento ou no período neonatal; controle da cabeça jamais alcançado; (2) apresentação depois do período neonatal, nos primeiros 2 meses; o controle da cabeça jamais é alcançado; e (3) início depois do período neonatal, mas é alcançado o controle da cabeça, e alguns dos lactentes podem chegar a sentar-se com apoio. Pode haver uma variedade de apresentações clínicas e evoluções do envolvimento respiratório e das dificuldades de deglutição e sucção nesse grupo frágil de pacientes com SMA tipo I.

Os lactentes com SMA tipo I desenvolvem insuficiência respiratória nos primeiros 2 anos de vida e, sem suporte respiratório e nutricional, geralmente não sobrevivem além do segundo aniversário. Uma abordagem multidisciplinar (respiratória, gastrintestinal e intervenções ortopédicas) juntamente ao suporte ventilatório não invasivo (NIV, do inglês, *noninvasive ventilatory support*) e alimentação enteral têm mudado o curso natural da doença ao longo dos anos. Até o presente, a mediana do tempo até o óbito ou ventilação não invasiva em tempo

Tabela 630.8 Diagnóstico diferencial da atrofia muscular espinal 5q.

TRANSTORNOS NA MEDULA ESPINAL
Neoplasias (SMA tipos I, II, III)
Outras mielopatias (SMA tipos I, II, III)
OUTROS TRANSTORNOS DOS NEURÔNIOS MOTORES
SMARD 1 (SMA tipo I)
Atrofia muscular juvenil da extremidade superior distal (doença de Hirayama)
Doença de Fazio-Londe, síndrome de Brown-Vialetto-van Laere
Outras SMA não 5q (SMA tipos I, II, III)
ALS juvenil (SMA tipos I, II, III)
NEUROPATIAS
Neuropatias hipomielinizantes ou axonais congênitas (SMA tipo I, II)
Neuropatias motoras e sensitivas hereditárias (SMA tipos I, II, III)
CIDP (SMA tipos II, III)
TRANSTORNOS DA JUNÇÃO NEUROMUSCULAR
Botulismo (SMA tipo I)
Síndromes miastênicas congênitas (SMA tipos I, II, III)
Síndrome miastênica de Lambert-Eaton (SMA tipo III)
Miastenia *gravis* autoimune (SMA tipos II, III)
MIOPATIAS
Miopatias congênitas (SMA, tipos I, II, III)
Distrofia miotônica congênita (SMA tipo I)
Distrofias musculares congênitas (SMA tipos I, II)
Distrofias musculares (DMD/BMD, LGMD) (SMA tipo III)
Miopatias mitocondriais (SMA tipos I, II, III)
Maltase ácida/doença de Pompe (SMA tipos I, II, III)
Outras miopatias metabólicas (SMA tipos I, II, III)
Miopatias inflamatórias (SMA tipo III)
Canalopatias (SMA tipo III)
OUTROS TRANSTORNOS
Anormalidades cromossômicas (SMA tipos I, II, III)
Síndrome de Prader-Willi (SMA tipo III)
Anormalidades do sistema nervoso central (SMA tipos I, II, III)
Deficiência de hexosaminidase A (SMA tipos III IV)

ALS (do inglês, *amyotrophic lateral sclerosis*), esclerose lateral amiotrófica, BMD, distrofia muscular de Becker; CIDP (do inglês, *chronic inflammatory polyneuropathy*), polineuropatia inflamatória crônica; DMD, distrofia muscular de Duchenne; LGMD (do inglês, *limb-girdle muscular dystrophy*), distrofia muscular de cinturas; SMARD1 (do inglês, *spinal muscular atrophy with respiratory distress 1*), atrofia muscular espinal com dificuldade respiratória 1. (De Darras BT, Monani UR, De Vivo DC: genetic disorders affecting the motor neuron: spinal muscular atrophy. *In* Swaiman KF, Ashwal S, Ferriero DM *et al.* (eds): Swaiman's pediatric neurology, 6/e, Elsevier, 2018, Philadelphia, Box 139.1.)

integral (NIV > 16 h/dia) é de 13,5 meses com a melhora dos cuidados de suporte respiratório e nutricional. Lactentes sintomáticos no pré-natal ou ao nascimento são classificados como tendo um fenótipo raro, **SMA tipo 0** (< 1%); podem apresentar fraqueza muscular intensa, dificuldades respiratórias, problemas de alimentação e envolvimento dos nervos cranianos. Ocorrem contraturas congênitas, variando de pé torto simples à artrogripose generalizada, em aproximadamente 10% dos neonatos intensamente envolvidos (ver Capítulo 626.10). A mãe percebe uma diminuição dos movimentos intrauterinos, e esses lactentes geralmente vão a óbito nos primeiros meses de vida. Embora os neurônios motores sejam o tecido primariamente afetado na SMA, outros tecidos, inclusive o cérebro, sistema cardíaco, sistema vascular e até nervos sensoriais, também podem contribuir para o genótipo global, especialmente nas formas mais graves da doença. Os defeitos congênitos cardíacos dos primeiros estágios do desenvolvimento descritos nos pacientes com SMA grave, em geral portadores de uma cópia de *SMN2*, incluem comunicações interatriais, ventrículo direito dilatado, comunicações interventriculares e a síndrome do coração esquerdo hipoplásico. Esses pacientes também têm tendência ao possível envolvimento do sistema nervoso autônomo, o que pode resultar em arritmia e morte súbita. Vasculopatia pode ser outra apresentação rara e há descrições de ulceração e necrose dos dedos das mãos em dois pacientes com SMA tipo I grave.

Na **SMA tipo 2**, as crianças afetadas geralmente são capazes de sugar e deglutir, e a respiração é adequada no início do primeiro ano de vida. O atraso óbvio no desenvolvimento dos marcos motores ou a estagnação do desenvolvimento motor entre as idades de seis e 18 meses é bem típico desta forma. A fraqueza muscular proximal novamente é mais proeminente nas extremidades inferiores, em comparação com as extremidades superiores. Os pacientes conseguem sentar-se sem apoio, mas não conseguem andar independentemente. Essas crianças exibem fraqueza progressiva, mas muitas sobrevivem até a idade escolar ou além, embora confinadas a uma cadeira de rodas elétrica e gravemente incapacitadas. A fala nasal e os problemas com a deglutição se desenvolvem mais tarde. As complicações respiratórias são menos graves e se desenvolvem mais tarde durante a evolução da doença. A escoliose se torna uma importante complicação em muitos pacientes com longo tempo de sobrevida. O refluxo gastresofágico pode acarretar desnutrição ou aspiração com obstrução aguda das vias respiratórias ou pneumonia.

A **doença de Kulberg-Welander** é a forma mais branda de **SMA (tipo III)**, e os pacientes parecem normais no primeiro ano de vida. A fraqueza progressiva é de distribuição proximal, particularmente envolvendo os músculos da cintura escapular. Os pacientes deambulam

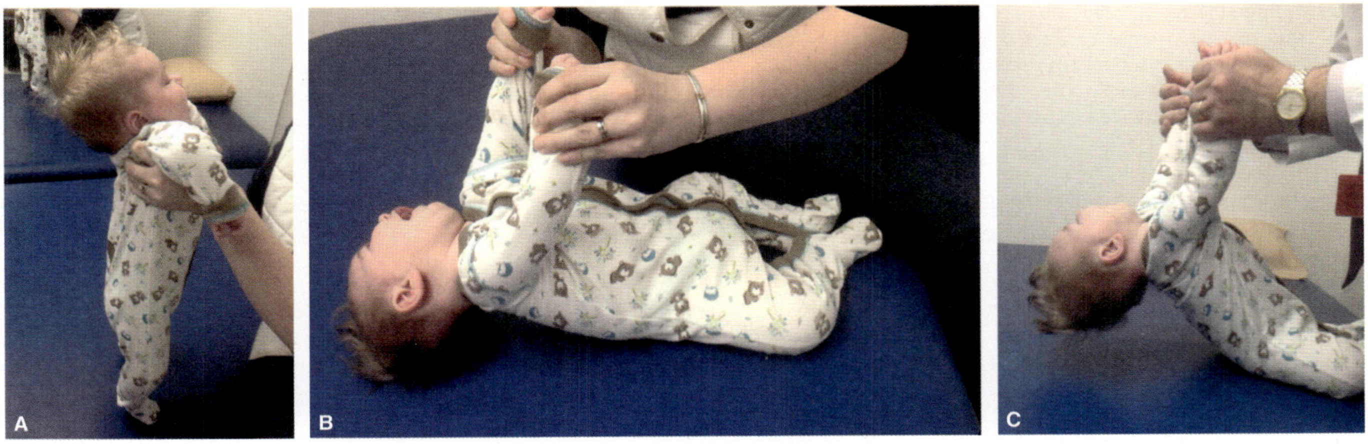

Figura 612.1 **Atrofia muscular espinal tipo I (doença de Werdnig-Hoffmann): manifestações clínicas de fraqueza da musculatura dos membros e da musculatura axial em um lactente de 4 semanas de idade com fraqueza e hipotonia graves.** Com a suspensão vertical (**A**), observe os membros inferiores pendentes com falta de flexão do quadril, tendência dos membros superiores de escorregarem através das mãos do examinador e falta de flexão do pescoço, com resultante queda da cabeça para trás. Quando o bebê está em supino, observe o posicionamento em *pernas de rã* dos membros inferiores e a falta de resposta de tração (**B**) e a queda da cabeça (**C**) com as tentativas do examinador de puxá-lo para a posição sentada. (De Oskoui M. Darras BT, De Vivo DC: Spinal muscular atrophy: 125 years later on the verge of a cure. *In* Sumner C, Paushkin S, Ko C-Pm eds: Spinal muscular atrophy: disease mechanisms and therapy. San Diego, 2017, Academic Press, Cahpter 1 and 3 a 19.)

e desenvolvem um curso variável de fraqueza dos músculos proximais depois da idade de 18 meses. Pode haver uma transição para a SMA tipo II e ocorrer a perda da deambulação em algum momento da evolução da doença. Os sintomas de fraqueza da musculatura bulbar são raros. Pacientes com essa forma de SMA podem ter hipertrofia muscular, e não atrofia, o que pode ser mais facilmente confundido com uma distrofia muscular (Vídeo 630.2). A longevidade pode prolongar-se até a vida adulta. As fasciculações constituem um sinal clínico específico da denervação muscular. Em crianças magras, elas podem ser observadas nos músculos deltoide e bíceps braquial e, ocasionalmente, nos músculos do quadríceps femoral, mas os movimentos involuntários vermiformes podem ser mascarados por um coxim espesso de gordura subcutânea. É mais fácil observar as fasciculações na língua, onde quase nenhum tecido subcutâneo separa a camada muscular do epitélio. Se os músculos intrínsecos da língua forem contraídos, como no choro ou com a protrusão da língua, as fasciculações são mais difíceis de serem observadas do que quando a língua está relaxada. As câibras e as mialgias da musculatura apendicular ou axial são comuns, especialmente nos estágios mais avançados e podem estar presentes problemas de micção, embora os pacientes adolescentes possam ficar constrangidos demais para informá-los, a menos que o médico faça uma indagação direta.

Os dedos estendidos das crianças com SMA frequentemente exibem um tremor característico *(poliminimioclonias)* devido às fasciculações e à fraqueza (Vídeo 630.3). Ele não deve ser confundido com um tremor cerebelar.

O fenótipo adulto da doença é a **SMA tipo IV**, caracterizada por uma fraqueza muscular leve com início geralmente na segunda ou terceira décadas de vida.

Pode haver uma variabilidade intrafamiliar na expressão clínica da doença.

A inteligência é normal e as crianças frequentemente parecem mais inteligentes do que os seus colegas normais, uma vez que o esforço que não podem colocar nas atividades físicas é redirecionado para o desenvolvimento intelectual. Eles são frequentemente mais expostos às conversas dos adultos do que à linguagem juvenil devido às repercussões sociais da doença. A deterioração progressiva da deambulação e o alto risco de quedas e fraturas dos ossos longos ou do quadril finalmente exigirá o uso de uma cadeira de rodas elétrica; esta é frequentemente necessária, pois a fraqueza das extremidades superiores não permite que o paciente empurre manualmente as rodas. A escoliose progressiva constitui outra complicação grave, podendo acrescentar um efeito adverso à respiração.

ACHADOS LABORATORIAIS

O nível sérico de creatina fosfoquinase (CK) pode estar normal, porém mais comumente está ligeiramente elevado (até 2 a 4 vezes), mas geralmente não mais do que 10 vezes, o limite superior da normalidade. A radiografia de tórax na doença de início precoce pode demonstrar arcos costais finos. O eletrocardiograma (ECG) pode servir como ferramenta simples e prática nos pacientes com SMA para demonstrar um tremor basal como artefato, representando fibrilações musculares mais proeminentes na derivação II (Figura 630.2). Embora vistas principalmente nas doenças dos neurônios motores inferiores, inclusive na poliomielite, o reconhecimento desse padrão no ECG pode impedir outros testes eletrofisiológico (eletromiografia [EMG] e estudos de condução nervosa [NCS, do inglês *nerve conduction studies*] nos pacientes com SMA. Os estudos eletrofisiológicos (EMG-NCS) devem ficar reservados para pacientes atípicos selecionados. Os resultados dos estudos da condução nervosa motora são normais, exceto por uma discreta lentidão nos estágios terminais da doença, uma característica na diferenciação entre a SMA e a neuropatia periférica. A EMG exibe potenciais de fibrilação e outros sinais de desnervação muscular. Não há necessidade de biopsia muscular, que demonstra um padrão neurogênico e atrofia de grupos em todas as formas de SMA.

DIAGNÓSTICO

O exame diagnóstico primário mais simples e mais definitivo, em um paciente com suspeita clínica de SMA e níveis normais e/ou pouco elevados de CPK no soro, é um marcador genético molecular no sangue para a deleção homozigótica em *SMN1* (Tabela 630.9). O atual padrão ouro é o teste para a deleção/mutação do *SMN1* e o teste do número de cópias de *SMN2* com teste do padrão mínimo de deleção de *SMN1*. A ausência do éxon 7 do *SMN1* (com ou sem deleção do éxon 8) confirma o diagnóstico de SMA. O teste genético para SMA tem uma sensibilidade de 95% e quase 100% de especificidade (Tabela 630.9). A reação em cadeia da polimerase (PCR) em tempo real ou o teste da amplificação múltipla de sondas dependente das ligações (MLPA) fornecem de forma rápida e confiável o número de cópias do gene *SMN1*. Ensaios semiquantitativos melhoram a sensibilidade diagnóstica até 98%. De acordo com diferentes cenários, por exemplo, se o paciente tiver uma única cópia de *SMN1*, a região codificadora do segundo alelo não deletado deve ser sequenciada para identificação da segunda mutação causadora,

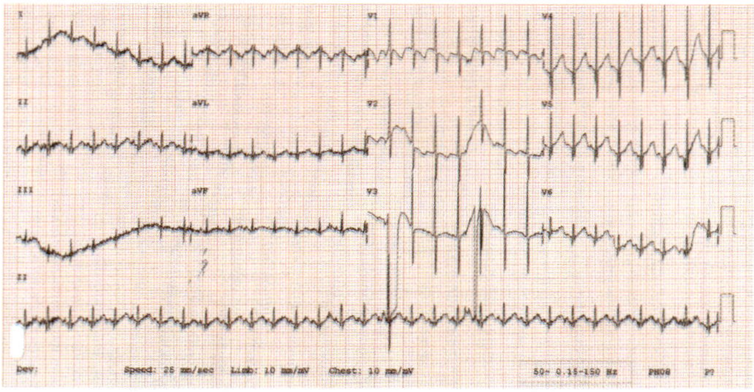

Figura 630.2 ECG padrão em 12 derivações (25 mm/s, 10 mV/mm, filtro diagnóstico de 0,5 a 150 Hz) mostrou fibrilações musculares somáticas difusas, tremor basal mais proeminente na derivação II.

Tabela 630.9 Testes genéticos moleculares na atrofia muscular espinal.

TIPO DE MUTAÇÃO	TESTE APLICADO	TAXA DE DETECÇÃO DE MUTAÇÕES
Deleção homozigótica do éxon 7*	*SMN1* Análise de mutações orientada Metodologias de análise em reação em cadeia da polimerase/análise de enzimas por restrição ou amplificação de sonda de ligação múltipla	Aproximadamente 95 a 98%
Heterozigosidade composta (deleção do éxon 7 do SMN1 [alelo 1] e mutação intragênica de SMN1† [alelo 2]	Análise de mutação orientada combinada com análise da sequência de *SMN1*‡	2 a 5%
Número de cópias de *SMN2*‖	Análise da reação em cadeia da polimerase e outras metodologias¶	Não disponível

*Não é necessário teste para a deleção do éxon 8. †Pequenas deleções/inserções intragênicas e mutações sem sentido, com modificação do sentido e de sítio de *splice*. ‡Não se detectam deleções/duplicações de gene total. ‖O número de cópias de SMN2 varia de 0 a 5. ¶MLPA, PCR, de longo alcance, CMA que inclui o segmento cromossômico *SMN1, SMN2*. (De Darras BT: Spinal muscular atrofies, Pediatr Clin North Am 62:743-766, 2015. Adaptada de Markowitz JA, Singh P, Darras BT: Spinal muscular atrophy: a clinical and research update, Pediatr Neurol 46:1-12, 2012.)

incluindo mutações de ponto, inserções e deleções. Vale mencionar que, em aproximadamente 30% dos pacientes com um quadro clínico, não se detectam mutações na região codificadora de *SMN1/SMN2*, o que é mais comum para paciente com SMA tipo III. O sequenciamento direto do gene também é recomendado em pacientes com um diagnóstico clínico, duas cópias de *SMN1* e origem consanguínea.

A biopsia muscular costumava ser o teste diagnóstico antes que o marcador de genética molecular nas amostras de sangue se tornasse disponível, sendo atualmente usada mais seletivamente em pacientes que exibem achados genéticos ambíguos ou negativos. A biopsia muscular no primeiro ano de vida revela um padrão característico de desnervação perinatal que é distinto daquele do músculo maduro. Grupos de fibras gigantes do tipo 1 são misturados a fascículos de fibras intensamente atróficas de ambos os tipos histoquímicos (Figura 630.3). Também se demonstram miofibras imaturas esparsas semelhantes a miotubos. Na SMA juvenil, o padrão pode ser mais semelhante ao do músculo adulto que foi submetido a muitos ciclos de desnervação e reinervação. As alterações neurogênicas no músculo também podem ser demonstradas através da EMG, mas os resultados são menos definitivos do que através da biopsia muscular do primeiro ano de vida. A biopsia do nervo sural atualmente só é realizada ocasionalmente, mas exibe alterações neuropáticas sensoriais leves, e a velocidade de condução nervosa sensorial pode estar reduzida; também se pode observar hipertrofia dos axônios desmielinizados. Na necropsia, alterações degenerativas leves são observadas nos neurônios sensitivos dos gânglios da raiz posterior e nos núcleos somatossensoriais do tálamo, mas essas alterações não são percebidas clinicamente como perda sensitiva ou parestesias. As lesões neuropáticas mais pronunciadas são uma degeneração neuronal extensa e gliose nos cornos anteriores da medula espinal e nos núcleos motores do tronco encefálico, especialmente no núcleo do hipoglosso. Em raros casos, o quadro clínico de uma apresentação semelhante à SMA pode ter uma característica de doenças mitocondriais (mutações de *SCO2, DGUOK* e *TK2*). *SCO2* codifica uma das proteínas de montagem da COX, e as duas últimas mutações de genes se associam a síndromes de depleção do DNA mitocondrial. Níveis inesperadamente elevados de CK no sangue, em algum momento da evolução clínica desses pacientes, podem ser um indício para se considerar uma doença mitocondrial no diagnóstico diferencial. Dependendo do estágio e da evolução da doença, uma biopsia muscular demonstrando fibras vermelhas rajadas e fibras deficientes em COX pode ajudar no diagnóstico diferencial.

GENÉTICA

O diagnóstico por genética molecular por meio de sondas de DNA em amostras de sangue ou na biopsia muscular ou no tecido das vilosidades coriônicas é disponibilizado para o diagnóstico em casos suspeitos e para o diagnóstico pré-natal. A maior parte dos casos tem padrão de herança autossômico recessivo.

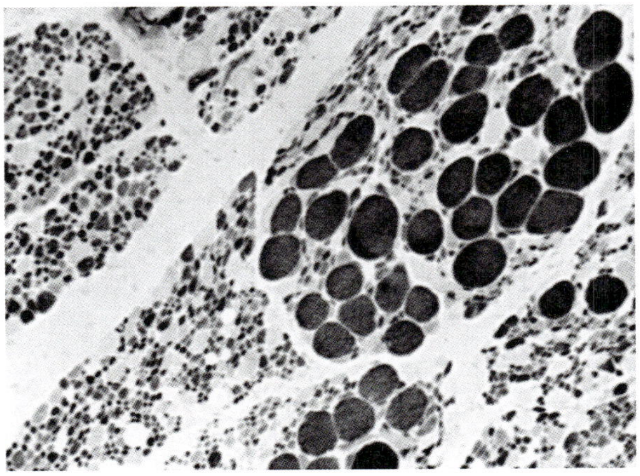

Figura 630.3 Biopsia muscular de um neonato com atrofia muscular espinal infantil. Grupos de fibras gigantes do tipo I (coradas em escuro) são observados no interior de fascículos musculares de fibras intensamente atróficas de ambos os tipos histoquímicos. Esse é um padrão característico de desnervação muscular perinatal. Trifosfato de adenosina miofibrilar pré-incubado a um pH de 4,6 (400×).

O *locus* genético para todas as três formas comuns de SMA se localiza no cromossomo 5, uma deleção no *locus* 5q11-q13, indicando que existem variantes da mesma doença, e não doenças diferentes. O gene *SMN1* afetado apresenta um peso molecular de 38 kDa e contém 8 éxons que se estendem por 20 kb e éxons teloméricos e centroméricos que só diferem em cinco pares de bases e que produzem um transcrito que codifica 294 aminoácidos. O *SMN1* é duplicado em um gene altamente homólogo denominado *SMN2* e ambos os genes são transcritos. O *SMN2* continua presente em todos os pacientes com SMA, mas não pode compensar completamente o defeito do *SMN1*. Todavia, uma base molecular para a correlação entre o número de cópias do SMN2 e a gravidade clínica da SMA é a capacidade do *SMN2* de codificar uma pequena quantidade de uma proteína *SMN* idêntica. A diferença fundamental entre os genes *SMN1* e *SMN2* é uma transição de citosina (C) para timina (T) no éxon 7 de *SMN2* (Figura 630.4).

O complexo SMN tem um papel na formação de pequenas ribonucleoproteínas nucleares (snRNPs) por meio da montagem de proteínas Sm (família distinta de pequenas proteínas associadas ao RNA) em pequenos RNAs nucleares (SnRNAs). Levanta-se a hipótese de que a deficiência de SMN e a redução da capacidade de montagem de snRNPs causem processamento aberrante ou transporte de RNPs para os neurônios motores. A desregulação dos genes envolvidos na sinaptogênese e na manutenção das junções neuromusculares em estudos animais possivelmente explique a vulnerabilidade especial dos neurônios motores. Um segundo ponto de vista é que, independentemente da montagem de snRNPs, a SMN pode ter um papel específico para os neurônios motores, como no transporte ao longo do axônio. Considerando o comprimento dos axônios, a integridade das junções neuromusculares e as interações com o músculo esquelético, a deficiência de proteínas SMN pode ser prejudicial para os neurônios motores. SMN se localiza em estruturas semelhantes a pontos brilhantes, as chamadas pedras preciosas (gêmeas dos corpos de Cajal) no núcleo. Também está presente em outras estruturas celulares, como os corpúsculos de Golgi, membranas celulares e especialmente os compartimentos dos axônios e dos cones de crescimento dos neurônios motores. Devido à sua localização em grânulos de ribonucleoproteínas nos neuritos e cones de crescimento dos neurônios, SMN modula o crescimento axonal e a localização do ácido ribonucleico mensageiro (mRNA) da β-actina nos cones de crescimento dos neurônios motores. O comprometimento funcional inicial da conectividade sensorimotora em modelos animais mostrou que a perda de neurônios motores vem após a perda de sinapses aferentes com o mesmo padrão temporal e topográfico, ocorrendo alterações primeiramente nos neurônios motores que inervam os músculos proximais e os músculos axiais e depois nos músculos distais. O terceiro ponto de vista conecta a função de SMN, de maneira direta ou indireta, à dinâmica da actina e aos processos dependentes da actina. Há uma expansão do espectro da função de SMN, incluindo a dinâmica da actina, o transporte vesicular, a tradução e o tráfego de proteínas, o transporte do mRNA, apoptose e muitos outros, refletidos para achados fisiopatológicos generalizados descritos em modelos humanos e animais (Figura 630.5).

A intensidade da doença é inversamente proporcional à quantidade de proteína SMN funcional. Nesse sentido, além do número de cópias de *SMN2*, que é o principal modificador de proteção, a gravidade do fenótipo também pode ser influenciada por outros modificadores genéticos, incluindo plastina 3 e neurocalcina. Deficiência nutricional, estresse oxidativo e hipoxia podem contribuir para alterações generalizadas de processamento, incluindo *SMN2*, e afetam a progressão da doença.

Existem **testes de portadores** por análise de dose e se baseiam em PCR semiquantitativa em tempo real e em mℓPA. Nesse contexto, devem-se considerar as limitações dos testes moleculares, as dificuldades para prever o fenótipo do concepto unicamente com base no número de cópias de *SMN2* e o efeito sobre o planejamento reprodutivo.

A **triagem dos recém-nascidos** tem como objetivo identificar pacientes pré-sintomáticos com SMA. Desenvolveu-se a extração do ácido desoxirribonucleico (DNA) de *spots* de sangue dos recém-nascidos,

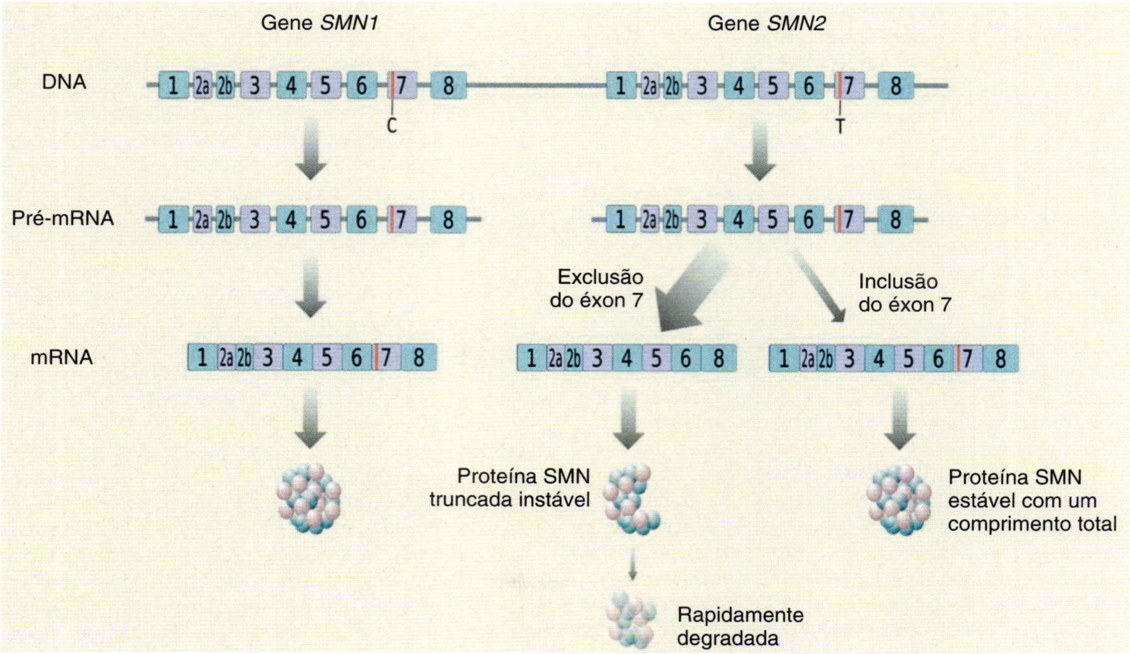

Figura 630.4 **Genética da atrofia muscular espinal.** Nos humanos, a proteína SMN é codificada pelos genes *SMN1* e *SMN2*. A substituição de C por T no éxon 7 do *SMN2* é translacionalmente silenciosa, mas altera o processamento de tal modo que a maior parte dos transcritos de *SMN2* não apresenta o éxon 7, e a proteína truncada é instável. Normalmente, *SMN1* produz abundante proteína SMN. Na SMA, a mutação homozigótica de *SMN1* resulta apenas em pequena quantidade de proteína SMN funcional, oferecida pelo número variável de cópias de *SMN2*. mRNA 5, RNA mensageiro; SMN 5, neurônio motor de sobrevivência (*De Farrar MA, Park SB, Vucic S et al.: Emerging therapies and challenges in spinal muscular atrophy. Ann Neurol 81: 355 a 368, 2017.*)

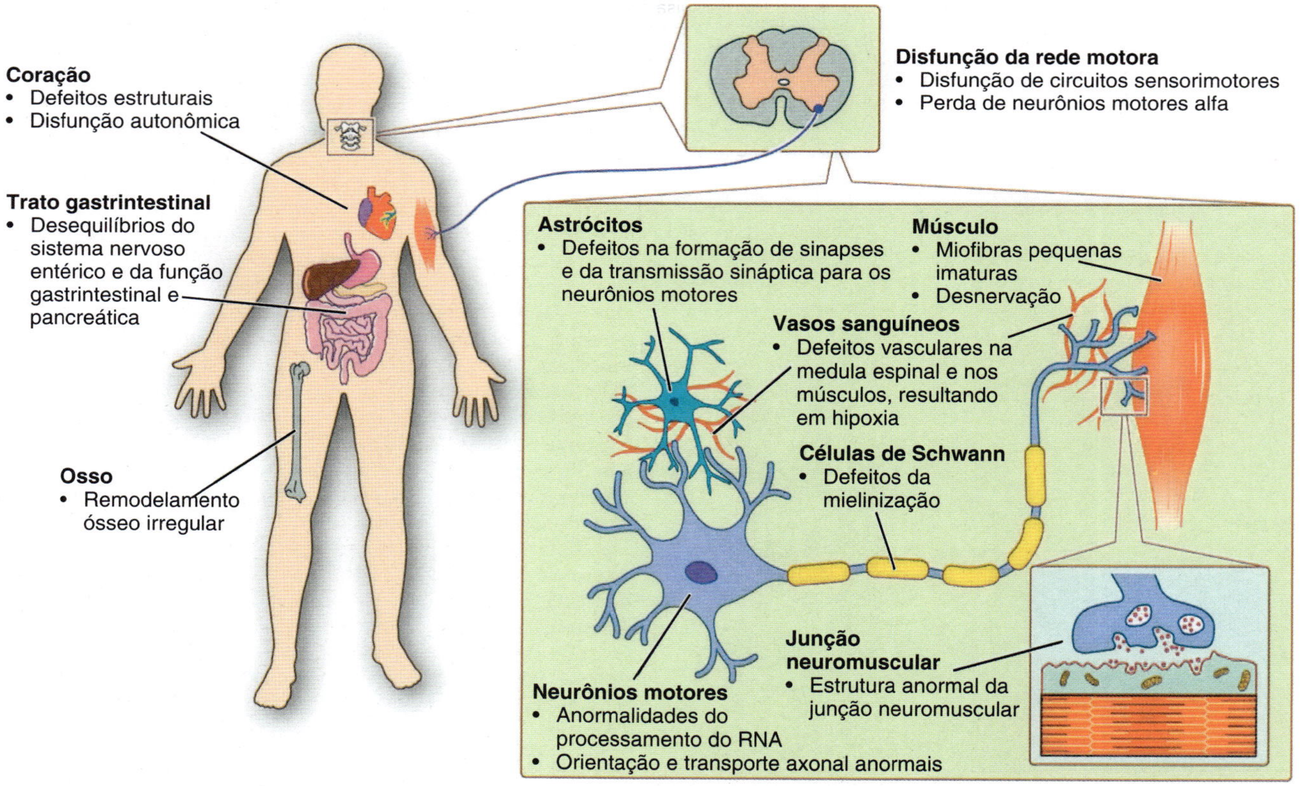

Figura 630.5 **Achados fisiopatológicos na SMA.** Estão identificadas múltiplas anormalidades funcionais nas redes motoras em camundongos e humanos com SMA, incluindo defeitos nos astrócitos, células de Schwann, neurônios motores e músculo esquelético. Também há relatos de fenótipos associados à doença entre uma variedade de órgãos em camundongos com SMA (em alguns casos, apoiados por dados de pacientes humanos), incluindo anormalidades estruturais e funcionais cardíacas, disfunção do trato gastrintestinal e remodelamento ósseo irregular. Um fator unificado em potencial pode ser uma deficiência no desenvolvimento da vasculatura na SMA, com a resultante hipoxia provavelmente tendo impacto sobre vários tipos celulares. SMA, atrofia muscular espinal. (*De Farrar MA, Park SB, Vucic S et al.: Emerging therapies and challenges in spinal muscular atrophy. Ann Neurol 81: 355-368, 2017.*)

seguida por técnicas de matriz com microesferas em líquido ou de PCR em tempo real, o que ajuda a identificar deleções homozigóticas de *SMN1*. Os desafios na triagem de recém-nascidos incluem a incapacidade de detectar portadores de deleções heterozigóticas de *SMN1* e o número de cópias de *SMN2*.

TRATAMENTO

Abordagem multidisciplinar e de suporte é a chave para o tratamento de um paciente com SMA. A coordenação do seguimento deve ser controlada por um especialista em transtornos neuromusculares, e a equipe, de maneira ideal, deve incluir um neuropediatra e um neurologista de adultos, pneumologistas, geneticistas, gastroenterologistas, médicos de cuidados paliativos, especialistas em reabilitação, cirurgiões ortopédicos e profissionais da área da saúde associados. A declaração do consenso para o padrão de atendimento na SMA inclui seções de cuidados éticos e paliativos. Apesar do aumento dos padrões e dos avanços tecnológicos, há alta variabilidade em termos de suporte ventilatório, suporte nutricional e cirurgia para escoliose. Em termos de avanços no tratamento modificador da doença que alterarão o curso natural da doença, os cuidados e as opções de tratamento devem ser discutidos claramente com a família e/ou o paciente para definir expectativas, a qualidade de vida e as questões de cuidados paliativos. Como a SMA é uma doença de natureza dinâmica, deve-se apresentar um plano proativo em quase todos os subtópicos de atendimento (Tabela 630.10). De um modo geral, a terapia de suporte deve visar a ajudar o paciente a ser o mais independente funcionalmente.

Tabela 630.10 Conduta na atrofia muscular espinal.

	PROBLEMAS	AVALIAÇÕES	INTERVENÇÕES
Respiratória	Fraqueza dos músculos da respiração Respiração paradoxal, tórax em forma de sino Tosse fraca Dificuldades na mobilização do muco Infecções pulmonares recorrentes Tampões de muco Atelectasia Insuficiência respiratória	Efetividade da tosse Testes de função dos músculos respiratórios Oximetria durante a noite Capacidade vital forçada (> 6 anos) Polissonografia durante a noite se suspeita de transtorno do sono relacionada com a respiração Infecções respiratórias agudas	Encaminhamento para pneumologista Imunizações de rotina Vacinação anual contra influenza Técnicas de liberação das vias respiratórias e assistência na tosse (fisioterapia respiratória, drenagem postural, assistência mecânica ou manual à tosse) Ventilação não invasiva com aparelhos respiratórios (noturnos e/ou diurnos se indicados)* Liberação das vias respiratórias intensificada por antibióticos Aumento do suporte ventilatório*
Nutricional	Disfunção da deglutição Déficit de crescimento Tempos de alimentação prolongados Refluxo gastresofágico Alto risco para pneumonia aspirativa Constipação intestinal Atraso do esvaziamento gástrico Aumento da massa gordurosa e risco em particular para excesso de peso (pacientes com SMA tipo II que não andam) Diminuição da intensidade mineral óssea	Avaliação da alimentação e da deglutição Avaliação do consumo calórico Pesquisa de sinais de refluxo ou aspiração Pesquisa de constipação intestinal Avaliação do status de cálcio e vitamina D	Suplementação nutricional Modificação da consistência dos alimentos Otimização da alimentação oral Alterações de posicionamento e do sentar Sonda nasogástrica, nasojejunal ou gastrostomia percutânea (assim que se reconheça a redução da ingestão oral) Fundoplicação de Nissen (se indicada) Hidratação, laxantes orais regulares Suplementação de cálcio e vitamina D (se indicada)
Fisioterapia ortopédica	Escoliose, subluxação do quadril, contraturas articulares (pacientes com SMA não deambulatória do tipo II) Dor Mobilidade limitada	Postura, mobilidade, função Contraturas Escoliose Subluxação/luxação do quadril	Equipamento para auxiliar a mobilidade, os autocuidados e a função Fisioterapia, andadores, órteses Cirurgia vertebral† Alongamento, posicionamento adequado Exercícios com baixa resistência ou alta repetição Avaliação com escalas motoras desenvolvidas para pacientes com SMA
Envolvimento de outros órgãos	Redução da massa muscular Risco mais alto de hipoglicemia durante jejum Insuficiência cardíaca congênita (SMA tipo 0) Obesidade, hiperinsulinemia com resistência à insulina e/ou comprometimento do metabolismo da glicose (pacientes com SMA não deambulatória do tipo II)	Considere hipoglicemia durante cirurgia e em episódios febris Avalie o metabolismo da glicose se indicado	Tratamento apropriado se indicado Encaminhamento ao cardiologista Encaminhamento ao endocrinologista
Psicológica	Questões relacionadas com o índice de qualidade de vida Avaliação da matriz familiar	Pesquisa de depressão/ansiedade	Aconselhamento, farmacoterapia Encaminhamentos apropriados

A conduta para a SMA incorpora uma abordagem multidisciplinar e de suporte, incluindo neurologistas (de adultos e pediátricos), pneumologistas, geneticistas, gastroenterologistas, médicos de cuidados paliativos, especialistas em reabilitação, cirurgiões ortopédicos e profissionais de saúde aliados. *O nível apropriado de suporte intervencionista para prolongar a vida, particularmente na SMA tipo I, é controverso, e a declaração de consenso reconhece a importância de discussões com a família para explorar e definir a qualidade de vida em potencial e questões de cuidados paliativos. A filosofia e a introdução de suporte respiratório proativo nos pacientes com SMA tipo I variam consideravelmente, e a prática varia internacionalmente. †Não existe consenso sobre a conduta para escoliose ou subluxação/luxação do quadril em pacientes que não deambulam. Se não houver progressão rápida da escoliose, a cirurgia deve ser adiada até pelo menos 10 a 12 anos de idade pra permitir crescimento ótimo. De outro modo, os bastões de crescimento e as próteses de arcos costais em titânio expansíveis devem ser consideradas. Deve-se levar em consideração a possibilidade de administração intratecal de fármacos. (Adaptada de Farrar MA, Park SB, Vucic S *et al.*: Emerging therapies and challenges in spinal muscular atrophy. Ann Neurol, 81:355-368, 2017; e de Pechman A., Kirschner J: Diagnosis and new treatment avenues in spinal muscular atrophy, Neuropediatrics 48(4):273-281, 2017.)

Avanços terapêuticos

O oligonucleotídio antisense (ASO) de SMN, nusinersen, administrado pela via intratecal, foi aprovado pela U.S. FDA e pela Agência Europeia de Medicamentos para todos os tipos de pacientes com SMA. Ele modifica o processamento do *SMN2*, induzido um aumento na retenção do éxon 7 em *SMN2* pré-mRNA, o que finalmente permite um produto proteico semelhante a *SMN1*. Estudos de Fase 1 à Fase 3 em pacientes com SMA tipo I (0 a 6 meses) e SMA tipos II/III (2 a 14 anos) mostraram segurança e tolerabilidade favoráveis e eficácia clínica animadora. O desfecho primário foi atendido em cada estudo na análise de ínterim, tendo melhora estatisticamente significativa dos marcos motores. Em um ensaio clínico aberto em andamento, também se testou a eficácia em pacientes pré-sintomáticos com SMA, sendo favoráveis os resultados até aqui. É necessário seguimento a longo prazo para avaliar a eficácia desse tratamento em diferentes estágios da doença. Escoliose, intervenções cirúrgicas e doença respiratória grave podem complicar o procedimento de punção lombar.

Pequenas moléculas administradas por via oral (RG7916 e LMI070) também são capazes de promover inclusão do éxon 7 e atualmente estão em investigação.

Outra abordagem terapêutica é a terapia gênica (AVXS-101) para substituir o *SMN1* e, desse modo, aumentar a produção da proteína SMN com um comprimento completo. O vetor viral adeno-associado (AAV-9) é capaz de transportar uma cópia funcional de *SMN1* através da barreira hematencefálica. Uma análise de ínterim de um ensaio clínico de fase I de AVXS-101 administrada pela via intravenosa em pacientes com SMA tipo I revelou um perfil de segurança e eficácia com obtenção dos marcos motores.

Em termos de estratégias de neuroproteção, estudos de fase 2 com *olesoxima* oral *(TRO19622)* em população de pacientes com SMA tipo II ou não deambulante tipo III mostrou estabilização ou melhora, em comparação com placebo. Embora o desfecho primário não tenha sido cumprido, o olesoxima foi segura e pode ser usada juntamente com outros fármacos direcionados para outros mecanismos da doença. O papel do exercício como medida de neuroproteção também está em investigação. Ensaios clínicos atuais também incluem o ativador de troponina esquelética rápida (CK2127107), a piridostigmina e a 4-aminopiridina para melhorar a função nervosa ou muscular.

O **aconselhamento genético**, dependendo dos testes de triagem de portador, ou na presença de filho previamente afetado com SMA, pode ajudar com o planejamento reprodutivo (diagnóstico pré-natal ou diagnóstico pré-implantação). O **diagnóstico pré-natal** deve ser oferecido às famílias com um paciente índice na família (risco de recorrência de 25%), e o rastreio pré-natal por biopsia de vilo coriônico entre a 10ª e a 12ª semana de gestação pode servir para análise de deleção/mutação de *SMN1*.

A bibliografia está disponível no GEN-io.

630.3 Outras Doenças do Neurônio Motor

Goknur Haliloglu

As doenças do neurônio motor (MND, do inglês *motor neuron diseases*) são um grupo heterogêneo de transtornos neurodegenerativos progressivos caracterizados por disfunção dos neurônios superiores e inferiores, tendo início desde o nascimento até a idade adulta. Devem-se considerar variadas causas, inclusive doenças hereditárias, imunomediadas, infecciosas, paraneoplásicas e esporádicas.

A **paralisia flácida aguda** é a apresentação mais comum de MND em crianças; pode ocorrer em surtos. A *poliomielite* costumava constituir uma importante causa de incapacidade crônica, mas o uso rotineiro da vacina para a pólio tornou essa infecção rara (ver Capítulo 276). Outras enteroviroses, como, por exemplo, pelo vírus Coxsackie e o *Vírus ECHO*, ou a vacina com o vírus vivo da pólio também podem provocar infecção aguda dos neurônios motores com sinais e sintomas semelhantes aos da poliomielite, entretanto geralmente mais brandos. Os testes específicos com PCR e as culturas virais do líquido cerebrospinal fazem o diagnóstico. Há relatos de agrupamentos de casos de paralisia flácida aguda durante surtos de enterovírus D68 em múltiplos estados em crianças (média de idade: 7 a 11 anos). A fraqueza nas extremidades costuma ser assimétrica e inclui fraqueza bulbar, bem como envolvimento do VI e VII nervos cranianos. A RM pode demonstrar lesões medulares longitudinais com envolvimento dominante das células do corno anterior (Figura 630.6). São comuns a pleiocitose e a elevação das proteínas no líquido cerebrospinal. Os tratamentos incluem esteroides e imunoglobulina intravenosa; a paresia persistente é uma sequela comum. Também pode ocorrer a infecção do neurônio motor pelo vírus do Nilo Ocidental.

Nas crianças, um início insidioso, progressão lenta e histórico familiar podem ser indícios de uma base genética. Embora a MND mais comum em crianças seja a SMA associada a 5q-13, com um fenótipo típico ou predominante de neurônio motor inferior, há um grupo clínico e geneticamente heterogêneo de MND que se sobrepõem às **paraplegias espásticas hereditárias (HSP**, do inglês *hereditary spastic paraplegias*), às **neuropatias sensorimotoras hereditárias (NSMH)** e às **formas juvenis da esclerose lateral amiotrófica (ALS)**.

Um grupo menos comum de MND, não associado a *SMN1*, é chamado **SMA não associadas a 5q13**; esse grupo heterogêneo pode associar-se às SMA autossômicas dominantes ou autossômicas recessivas, **SMA distais**, **SMA segmentares** ou **neuropatias** ou **neuronopatias motoras hereditárias distais**. Características adicionais, como surdez; epilepsia; encefalopatia; espasticidade; comprometimento visual; ou transtornos do tronco encefálico, cerebelares, gastrintestinais ou reumatológicos podem ser indicativos de um envolvimento generalizado. Esses fenótipos **atípicos de SMA** também podem ser chamados **síndromes SMA-plus** e mostram extensa sobreposição fenotípica e heterogeneidade genética molecular (Tabela 630.11). O envolvimento primário do neurônio motor superior, com perda progressiva de neurônios motores superiores e inferiores, caracteriza a **esclerose lateral amiotrófica juvenil**, que é rara e, enfim, fatal.

Paralelamente aos avanços nas técnicas de última geração, tem havido um aumento no rendimento diagnóstico molecular e expansão dos fenótipos clínicos. Isso ajuda não apenas a compreender o curso natural e os mecanismos fisiopatológicos comuns envolvidos, mas também indica o aconselhamento genético apropriado e o diagnóstico pré-natal.

Deve-se avaliar o padrão de fraqueza, amiotrofia e progressão (proximal ou distal, envolvimento bulbar ou respiratório), a presença de espasticidade, reflexos profundos e histórico familiar. Diferentemente da SMA típica, estudos eletrofisiológicos e eletromiografia (EMG) podem servir como importantes ferramentas para demonstrar uma base neurogênica. É necessária uma avaliação multissistêmica, incluindo visão, audição e desenvolvimento cognitivo. A avaliação clínica e o reconhecimento de características distintivas ajudarão a classificar a MND e a considerar as formas de **MND tratável** no diagnóstico diferencial.

A **SMA com dificuldade respiratória (SMARD)** é uma doença autossômica recessiva rara causada por mutações no gene codificador de IGHMBP2 no cromossomo 11q13. Diferentemente da SMA tipo I clássica, a *fraqueza distal predominante* com *paralisia diafragmática* resulta em grave insuficiência respiratória. Geralmente há uma apresentação precoce entre 6 semanas e 6 meses de idade com retardo do crescimento intrauterino, choro e sucção fracos e deformidades congênitas dos pés. A radiografia do tórax de rotina pode revelar *eventração diafragmática*, o que causa insuficiência respiratória precoce. Também há relatos de pacientes atípicos com neuropatia periférica e sem envolvimento respiratório. Além dos sintomas centrais, disfunção sensorial e autonômica (sudorese excessiva, retenção urinária, constipação intestinal e arritmia cardíaca), crises epilépticas e envolvimento progressivo dos nervos cranianos podem ser características adicionais.

A **síndrome de Brown-Vialetto-Van Laere (BVVL)** é um raro transtorno neurodegenerativo heterogêneo caracterizado por envolvimento do VII ao XII nervo craniano, fraqueza facial progressiva, surdez neurossensorial, disfagia, amiotrofia da língua, fasciculações, paralisia bulbar e insuficiência respiratória. Pode apresentar-se em todas as idades. Fraqueza dos braços e mãos, atrofia óptica e ataxia podem ser apresentações adicionais. A apresentação clínica da **síndrome de Fazio-Londe** é a mesma e se caracteriza por paralisia bulbar progressiva decorrente

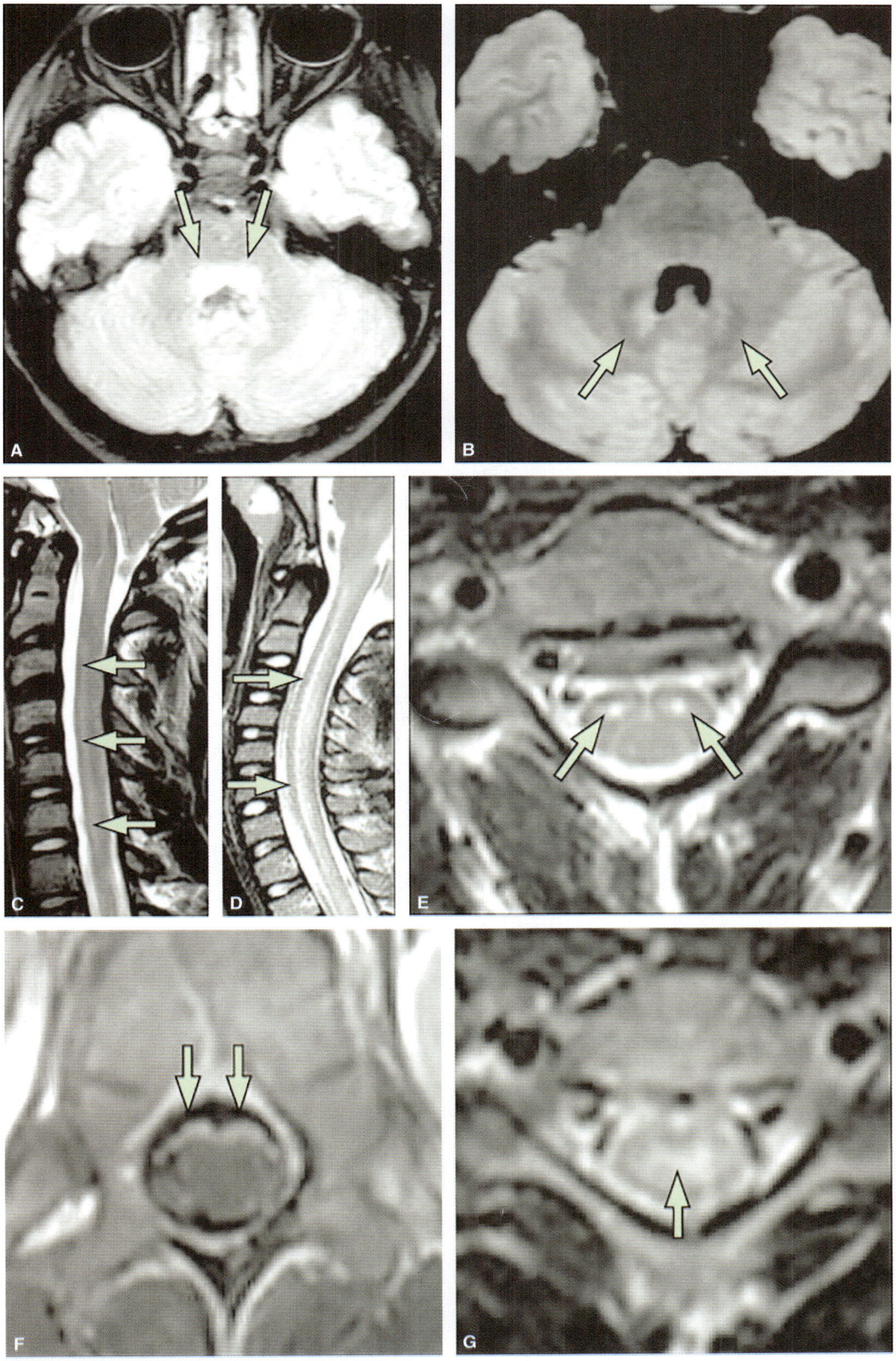

Figura 630.6 **Ressonância magnética (RM) do cérebro e da medula espinal.** Imagem axial em FLAIR no nível da ponte mostrando hipersinal no tegmento (**A**; caso 2). Imagem axial em FLAIR no nível da ponte, mostrando hipersinal nos núcleos denteados, mais à direita do que à esquerda, e imagem sagital ponderada em T2 da coluna cervical mostra hipersinal em segmento longo na medula anterior (**B**, **C**; caso 5). Imagem sagital ponderada em T2 mostra extenso hipersinal na medula central e edema medular (**D**) na apresentação (**D** a **F**; caso 1). Cinco semanas depois da apresentação, imagem axial ponderada em T2 da coluna cervical mostra hipersinal residual nos cornos anteriores (**E**) e imagem axial ponderada em T1 pós-contraste mostra realce de raiz nervosa anterior no nível do cone medular (**F**). Imagem axial ponderara em T2 da coluna cervical mostrando hipersinal na substância cinzenta central (**G**; caso 6). Os casos 2, 5 e 6 eram crianças com enterovírus D68 identificado na nasofaringe. (*De Messacar K, Schreiner TL, Maloney JÁ et al.: A clusster of acute flaccid paralysis and cranial nerve dysfunction temporally associated with na outbreak of enterovírus D68 in children in Colorado, EUA, Lancet 385:1662-1671, 2015, Fig 3.*)

Tabela 630.11 Principais formas de AME não ligadas a SMN1 (AME não 5q, síndromes AME-plus, AMEs atípicas).

VARIANTE DE AME	IDADE DE INÍCIO	PRINCIPAIS CARACTERÍSTICAS	HERANÇA/GENE/FUNÇÃO DO GENE
SMA com hipoplasia pontocerebelar (PCH1)	Primeiros meses de vida	Hipotonia intensa, arreflexia, fraqueza muscular, comprometimento visual central, disfagia, deficiência respiratória, microcefalia adquirida e RM craniana mostra hipoplasia cerebelar com envolvimento variável da ponte	AR *VRK1* *EXOSC3* *EXOSC8* *TSEN54* *SLC254A6* Processamento do RNA *MORC2* Reparo do DNA mitocondrial, processamento do RNA, metabolismo lipídico
SMA com epilepsia mioclônica progressiva (SMAPME)	Infância com desenvolvimento inicial normal	Fraqueza muscular proximal, hipotonia, arreflexia, atrofia muscular. Fasciculação da língua e pode haver surdez neurossensorial, artrite poliarticular e fraqueza facial. Mais tarde, epilepsia mioclônica resistente a fármacos	AR *ASAH1* Ramificação da arquitetura do citoesqueleto-axonal, autofagia (lisossomos)
SMA com anormalidades esqueléticas SMA com artrogripose congênita e fraturas	Pré-natal	Artrogripose, fraturas, defeitos cardíacos, hipotonia intensa, fraqueza, arreflexia com fasciculações da língua e deficiência respiratória. Óbito precoce Fraturas congênitas, artrogripose e fasciculação da língua Sequência de deformação com acinesia fetal. Óbito intraútero ou dias depois do parto. Medula espinal normal Letal no período fetal, forma mais grave de artrogripose, medula espinal anormal acentuadamente mais fina Contraturas congênitas, dismorfismo e envolvimento da bexiga Maioria tem óbito precoce.	AR *SMN1* *TRIP4* *ASCC1* *UBA1* Processamento do RNA Ligada a X *UBE1* Degradação de proteína via proteassomos AR *GLE1* Processamento do RNA-mediador de exportação do mRNA AR *GLE1* Processamento do RNA-mediador de exportação do mRNA *ERBB3* Via de processamento-modulador do RNA da fosfatidilinositol-3-quinase/Akt
Transtornos SMA-plus, doenças mitocondriais relacionadas Cardioencefalomiopatia com deficiência de citocromo C oxidase (CEMCOX1) Síndrome 2 de depleção mitocondrial (MTDP2) Síndrome 3 de depleção mitocondrial (MTDP3)	Primeiro ano Primeiro ano/ infância Primeiro ano	Genótipo de SMA com cardiomiopatia hipertrófica, crises convulsivas, retardo psicomotor, oftalmoplegia, RM craniana mostrando anormalidades da substância branca e dos núcleos da base Hipotonia, fraqueza muscular, insuficiência respiratória, retardo psicomotor com crises epilépticas e envolvimento oftálmico. Progressiva e com ampla variabilidade AME com disfunção hepática com início no primeiro ano de vida, nistagmo, atrofia cerebral e óbito	AR *SCO2* Estrutura e função mitocondriais AR *TK2* Função mitocondrial, depleção de DNA mitocondrial AR *DGUOK* Função mitocondrial, depleção do DNA mitocondrial
Transtornos SMA-plus com padrões distintos de fraqueza SMA 1, predominante nas extremidades inferiores (SMALED1) SMA 2, predominante nas extremidades inferiores (SMALED2) SMA escapulofibular (SPSMA) SMA distal congênita (CDSMA) SMA com dificuldade respiratória (SMARD) SMA 2 com dificuldade respiratória (SMARD2) Síndrome de Brown-Vialetto-Van Laere (BWL)	Congênita até idade adulta Congênita até idade adulta Início na idade adulta Congênita Primeiro ano de vida Início da infância até idade adulta	Não progressiva, fraqueza dominante na parte proximal do membro inferior, RM com padrão específico na extremidade inferior (poupando os adutores da coxa e o semitendíneo) Progressão lenta da fraqueza muscular (proximal > distal no membro inferior > membros superiores), algumas contraturas Fraqueza progressiva dos músculos da face e peitorais com paralisia laríngea. Pode haver surdez neurossensorial, anormalidades esqueléticas, RM com padrão específico nas extremidades (poupando o bíceps femoral e o gastrocnêmio medial) Não progressiva proximal e distal nos membros inferiores; apenas fraqueza e contraturas Fraqueza distal > proximal membros inferiores > membros superiores com fraqueza diafragmática e deficiência respiratória precoces Paralisia pontobulbar progressiva com fraqueza dos braços, mãos e face; ataxia, disfagia; atrofia e fasciculações da língua; surdez neurossensorial; insuficiência respiratória precoce	AD *DYNC1 H1* Dinâmica do citoesqueleto, complexo de dineína para transporte axonal AD *BICD2* Dinâmica do citoesqueleto, complexo dineína-dinactina AD *TRPV4* Canal de cálcio AD *TRPV4* Canal de cálcio AR *IGJBMP2* Biogênese ribossômica no processamento do RNA Ligada a X *LASIL* AR *SLC52A3* *SLC52A2* *UBQLN1* Transporte de vitaminas, degradação de proteínas por meio de proteassomo

AD, autossômica dominante; AR, autossômica recessiva; RNA, ácido ribonucleico. (Adaptada de Teoh HL, Carey K, Sampaio H *et al.*: Inherited pediatric motor neuron disorders: beyond spinal muscular atrophy, Neurol Plast 2017:6509493, 2017.)

de degeneração de neurônios motores mais no tronco encefálico do que na medula espinal 1 *sem surdez neurossensorial.*

A identificação de mutações nos genes de transporte da riboflavina (Tabela 630.11) forneceu uma estratégia terapêutica orientada com *suplementação* oral ou intravenosa de *riboflavina em alta dose*, sendo a dose habitual de 10 mg/kg/dia. A resposta clínica, nesse grupo, pode ser variável, indo de uma resposta rápida à melhora gradual ao longo de 12 meses, estabilização clínica ou, raramente, ausência de resposta. O reconhecimento de *perfis anormais de acilcarnitina*, simulando a *deficiência múltipla de acil-CoA desidrogenase* na BVVL também deve ser levado em conta. Uma resposta bioquímica ao tratamento também é evidente. O fenótipo central comum dessa MND tratável inclui neuropatia sensorimotora progressiva (manifestando-se com ataxia sensorial e fraqueza intensa das extremidades superiores e músculos axiais com força muscular distintamente preservada nas extremidades inferiores), surdez, atrofia óptica e insuficiência respiratória.

A forma clássica de **hipoplasia pontocerebelar com SMA (PCH1)** se caracteriza por hipotonia intensa, arreflexia, fraqueza muscular, comprometimento visual central, disfagia, insuficiência respiratória e microcefalia adquirida, apresentando-se nos primeiros meses de vida e óbito no primeiro ano. Há um amplo espectro clínico, e o início pré-natal grave representa a extremidade grave do espectro com artrogripose e polidramnia.

SMA com epilepsia mioclônica progressiva (SMAPME) caracteriza-se por epilepsia mioclônica progressiva resistente ao tratamento associada a fraqueza muscular proximal, arreflexia, atrofia, fraqueza progressiva e disfagia, seguidas por marcos normais do desenvolvimento. Fraqueza facial leve, fasciculações da língua, surdez neurossensorial e tremor podem ser características adicionais. Variantes raras incluem a recém-descrita *artrite poliarticular com SMA, SMA leve sem crises convulsivas, estado de mal epiléptico mioclônico das pálpebras* e *crises do tipo ausências e atônicas* na adolescência.

Artrogripose letal com doença do corno anterior (**LAAHD**) e **SMA com artrogripose congênita e fraturas** são formas atípicas de SMA no espectro acinesia/hipocinesia fetal (ver Capítulo 626.10).

Várias **doenças mitocondriais** podem se apresentar com fenótipo clínico semelhante ao da SMA. Além de hipotonia, fraqueza e insuficiência respiratória, há um espectro mais extenso de envolvimento multissistêmico, como cardiomiopatia hipertrófica do lactente, insuficiência hepática, espasticidade, síndrome Leigh-*like*, encefalopatia, crises epilépticas, disfunção do tronco encefálico, atraso global do desenvolvimento, ptose e oftalmoplegia. Acidose láctica e aumento dos níveis de CPK no soro podem ainda ajudar a incluir genes envolvidos em *síndromes* de *proteínas de montagem da COX* e *de depleção mitocondrial* na investigação genética molecular.

SMA com predominância na extremidade inferior (SMALED) se caracteriza por início congênito ou precoce, fraqueza e atrofia dos músculos, predominando na extremidade inferior. Há novamente alta variação de apresentações clínicas desde o período pré-natal até a vida adulta. Espasticidade e comprometimento cognitivo podem fazer parte do quadro clínico em alguns pacientes.

A **SMA escapulofibular** é uma condição autossômica dominante definida por seu envolvimento muscular seletivo, fraqueza distal progressiva e atrofia. Paralisia laríngea, surdez neurossensorial, baixa estatura, escoliose e leve displasia esquelética das extremidades podem acompanhar o quadro.

Os neurônios motores estão envolvidos em várias doenças metabólicas do sistema nervoso, como, por exemplo, a gangliosidose (doença de Tay-Sachs), a *lipofuscinose* ceroide (doença de Batten) e a glicogenose II (doença de Pompe), mas os sinais de desnervação podem ser de menor importância ou ser obscurecidos pelo envolvimento mais proeminente de outras partes do sistema nervoso central ou do músculo. A amiotrofia relacionada com degeneração do neurônio motor inferior é característica proeminente de alguns transtornos multissistêmicos, como a distrofia neuroaxonal do lactente (INAD), síndrome de acalasia-addisonianismo-alacrimia (síndrome do triplo A ou síndrome de Allgrove) e síndrome de Chédiak-Higashi (CHS).

A bibliografia está disponível no GEN-io.

Capítulo 631
Neuropatias Hereditárias Sensorimotoras
Harvey B. Sarnat

As neuropatias hereditárias sensorimotoras (HMSN) constituem um grupo de doenças progressivas dos nervos periféricos (Tabela 631.1). Os componentes motores geralmente dominam o quadro clínico, mas o envolvimento sensitivo e autonômico é expresso posteriormente. A biopsia do nervo sural é usada por ser o meio mais definitivo de diagnóstico, mas, com a expansão do conhecimento de genética molecular desse grupo de doenças, o diagnóstico da maior parte dessas doenças pode ser confirmado por meio de testes genéticos menos invasivos. A eletromiografia (EMG) é um complemento útil para o diagnóstico clínico e ajuda a distinguir entre os tipos **desmielinizante** ou **hipomielinizante** e **axonal** (Tabelas 631.2 e 631.3).

A classificação das HMSN é difícil, pois nenhum esquema unificador simples é capaz de incorporar todas as apresentações clínicas e genéticas superpostas (Tabela 631.1). Em algumas neuropatias, um genótipo diverso de mutações em diferentes genes localizados em diferentes *loci* pode produzir um fenótipo semelhante. Uma classificação identifica:

I. Neuropatias hereditárias secundárias a doenças sistêmicas
II. Neuropatias primárias como:
  IIa. Neuropatias sensorimotoras hereditárias
  IIb. Neuropatias motoras hereditárias distais
  IIc. Neuropatias sensitivas hereditárias com ou sem componente autonômico
III. Neuropatias sindrômicas, incluindo neuropatias hipomielinizantes congênitas e
IV. Neuropatia sensitiva hereditária (doença de Refsum).

A bibliografia está disponível no GEN-io.

631.1 Atrofia Muscular Fibular (Doença de Charcot-Marie-Tooth, HMSN do Tipo IIa)
Harvey B. Sarnat

A doença de Charcot-Marie-Tooth é a neuropatia geneticamente determinada mais comum, apresentando uma taxa de prevalência global de 3,8/100.000 habitantes. O padrão de herança é autossômico dominante com expressividade de 83%; o *locus* 17 p11.2 está localizado no gene anormal. A transmissão autossômica recessiva também foi descrita, mas é mais rara. O produto genético é a proteína 22 da mielina periférica (PMP22). Um tipo mais raro de HMSN ligado ao X resulta de um defeito no *locus* Xq13.l, provocando mutações na proteína da junção comunicante conexina-32. Outras formas foram descritas (Tabela 631.1). A ligação dos ácidos graxos por PMP22 e a cinética de suas interações com as membranas são afetadas por mutações.

MANIFESTAÇÕES CLÍNICAS

A maior parte dos pacientes permanece assintomática até a infância tardia ou início da adolescência, mas as crianças pequenas algumas vezes manifestam distúrbios da marcha já no segundo ano de vida. Os nervos fibular e tibial são os mais precocemente afetados e de maneira mais grave. As crianças com o distúrbio são frequentemente descritas como desastradas, com facilidade para cair ou tropeçar nos próprios pés. A *Application of the Cumberland Ankle Instability Tool for Youth* constitui um meio de documentar objetivamente e acompanhar essa manifestação. O início dos sintomas pode ser postergado até após a 5ª década de vida.

Tabela 631.1 Neuropatias periféricas hereditárias.

DISTÚRBIO (Nº OMIM)	QUADRO CLÍNICO	ESTUDOS DA CONDUÇÃO NERVOSA	GENE OU LOCUS
CMT1 (DESMIELINIZANTE)			
CMT1 A-F (HMSN tipo I)	Autossômico dominante. Início entre a 1ª e a 4ª década. Fraqueza distal predominante, redução dos DTR, perda sensitivo distal leve, hipertrofia nervosa é comum	Retardo nos estudos da condução motora e sensitivo. Estudos motores tipicamente < 38 m/s	–
1A (118220)	Forma mais comumente identificada em todos os grupos etários (porém mais em adultos)	–	Duplicação ou mutação de ponto *PMP22*
1B (118200)	Aproximadamente 5% do grupo CMT1	–	*MPZ*
1C (601098)	Começo na infância, início com uma marcha anormal, e, então, fraqueza distal e atrofia, hipertrofia de nervos ocasional. Raramente, perda auditiva de início precoce	–	*LITAF*
1D (607678)	Possível envolvimento de nervo craniano. Início tardio na infância ou começo da vida adulta	–	*EGR2*
1E (118300)	Associado à surdez (29 a 45%)	–	Deleção *PMP22*
1F (607734) Neuropatia hereditária com suscetibilidade a paralisias por pressão (neuropatia tomaculosa) (162500)	Autossômica dominante. Mononeuropatia simples recorrente ou múltipla, frequentemente relacionada ao traumatismo	Alentecimento significativa das velocidades de condução motora e sensitivo nos nervos clinicamente afetados, mas igualmente em nervos não afetados	–
NCVs alentecidos Assintomático	Frequentemente um grupo diversificado. Incidentalmente detectado sem sintomas clínicos Autossômico dominante	Velocidades de condução moderadamente alentecidas	*ARHGEF10*
CMT2 (AXONAL)			
CMT2 A-L (HMSN do tipo II)	Autossômico dominante (A, B, D, E, F, G, I) Autossômico recessivo (B1, B2, H, K) Clinicamente semelhante à CMT do tipo 1, exceto pelo início tardio, ausência de aumento dos nervos periféricos e fraqueza menos pronunciada	Velocidades de condução nervosa maiores do que na HMSN do tipo 1 (> 38 m/s), mas ocasionalmente abaixo dos limites da normalidade	–
2A1 (118210) A2 (609260)	CMT2A: fraqueza distal proeminente, fraqueza proximal também presente em 60%. Atrofia óptica e envolvimento central descritos. Principal forma relacionada a mutações *MFN2*	–	2A1: *KIF1B* (uma família) 2A2: *MFN2*
2B (600882) 2B1 (605588)	CMT2B: grave perda sensitiva: frequentemente complicações com infecções, artropatia, amputações, úlceras dos pés, fraqueza distal	–	2B: *RAB7* *2B1: LMNA*
2B2 (605589) 2C (606071)	Início em média aos 34 anos (família costarriquenha) Envolvimento das cordas vocais, diafragma e respiratório, redução da longevidade. Alélico com SMAd congênito (600175) e atrofia muscular escapuloperoneal (181405)		*?MED25* *TRP4* 12q23–q24 *TRP4*
2D (601472) (alélico ao SMAd)	Predominância do membro superior	–	*GARS*
2E (607684) (1F dominante é alélico a CMT2E)	30% de associação com surdez, manifesta no início da infância com anomalias da marcha, hiperqueratose ocasional, aumento do envolvimento sensitivo	Estudos da condução nervosa intermediários/lentos	*NEFL*
2F (606595) 2 G(608591)	Alterações tróficas nos pés e joelhos Idade de início de 9 a 76 anos, média etária de 20 anos, grande família hispânica. Também uma forma grave com início precoce	–	*HSPB1 (HSP27)* 12q12–q13
2 H (607731 2 H (alélica ao CMT4A–CMT4C2 na publicação original	Envolvimento piramidal, envolvimento das cordas vocais	Estudos da condução nervosa intermediários/lentos	*GDAP1*
2I (607677)	CMT I e J: possível início tardio, anomalias pupilares, dor, perda da audição, disfagia	–	*MPZ*
2J (607736)	Paralisia das cordas vocais, forma de início precoce mais grave	–	*MPZ*

(continua)

Tabela 631.1 Neuropatias periféricas hereditárias. *(continuação)*

DISTÚRBIO (Nº OMIM)	QUADRO CLÍNICO	ESTUDOS DA CONDUÇÃO NERVOSA	GENE OU LOCUS
2 K (607831)	Fraqueza proximal ocasional da perna (como na NHMd II), grande família chinesa, com início na idade de 15 a 33 anos. Escoliose	–	*GDAP1*
2 L (608673)	–	–	*HSPB8* *12q24*
HMSN II com início no começo da infância (EOHMSN) Neuropatia axonal grave de início precoce (SEOAN)	Autossômica dominante ou recessiva. Fraqueza dentro dos primeiros 5 anos, progressão rápida da fraqueza, geralmente paralisia completa abaixo dos cotovelos e joelhos por volta da adolescência, ausência de DTR, alterações sensitivas moderadas na maior parte dos casos. Proteínas normais no LCS. Atrofia óptica ou espasticidade ocasionais	Padrão axonal com polineuropatia degenerativa axonal. Ausência de PANS, nenhuma resposta ao estímulo nervoso na paralisia cerebral, nervos do membro superior normais ou ligeiramente alentecidos. EMG: desnervação	*MFN2; GDAP1* Heterogêneo
Atrofia muscular espinal com angústia respiratória do tipo 1 (SMARD1)/neuropatia axonal infantil grave com insuficiência respiratória (SINAR) Alélica a HMHd6 SMAd1 (604320)	Autonômica recessiva. Início no primeiro ano de vida (3 a 6 meses), insuficiência respiratória, fraqueza distal progressiva, platô eventual. Ausência de recuperação	Ausência de condução na maior parte dos casos	*IGHMBP2*
Neuropatia hereditária motora e sensitiva (HMSN-P) (Tipo Okinawa)	Início adulto (após os 30 anos). Autossômica dominante. Área de fraqueza dominante proximal lentamente progressiva. Fasciculações das extremidades e tronco. Elevação da creatinoquinase, hiperlipidemia, diabetes melito, perda eventual da deambulação, ausência de DTR, distúrbios sensoriais. A maior parte dos pacientes foi descrita no Japão.	Neuropatia axonal motora e sensitiva. PANS, CMAP, MNCV e NCVS reduzidos ou ausentes EMG: fasciculações, fibrilações e quadro neuromiotônico precoce	3q13
CMT3* E 4			
CMT3 (Síndrome de Déjèrine-Sottas) (145900)	Início nos primeiros 2 anos de vida, incapacidade generalizada, menos grave que a CMT4. Hipotonia, atraso motor por volta do primeiro ano de vida, dificuldade de coordenação, ataxia, fraqueza distal (máxima nos membros inferiores), baixa estatura. Por volta da 2ª década, fraqueza proximal, deformidades de mãos e pés. Hipertrofia nervosa. Perda sensitiva moderada a grave. Escoliose. Envolvimento comum dos nervos cranianos, nistagmo, surdez e fraqueza muscular bifacial leve. Elevação das proteínas no LCE	Velocidades de condução geralmente < 10 m/s. SAP ausentes. EMG: desnervação crônica	*PMP22, MPZ, PRX, EGR2, FIG4*
CMT4 (A-J) Autossômica recessiva	Quadro clínico semelhante a, ou ligeiramente mais grave, do que aquele da forma CMNT1, maior ataxia, arreflexia, escoliose a hipertrofia nervosa é rara	Alentecimento moderada dos estudos de condução nervosa	–
4A (214400)	Início abaixo dos 2 anos, famílias tunisianas e Marroquinas. Grave e progressiva. Menos grave em fenótipos europeus	25 a 35 m/s	*GDAP1*
4B1 (601382)	Oftalmoplegia, paralisia das cordas vocais, fraqueza facial, bulbar (todas raras). Fraqueza abaixo dos 5 anos, fraqueza proximal e distal, ausência de DTR	9 a 20 m/s	*MTMR2, (MPZ)*
4B2 (604563)	Início precoce: 1ª década; glaucoma e surdez algumas vezes. Registrado na Tunísia, no Japão e na Turquia	15 a 30 m/s	*SBF2, MTMR13*
4C (601596)	Escoliose de início precoce, mais comum e Argelinos, glaucoma a neutropenia. Primeira e segunda décadas	4 a 37 m/s	*SH3TC2 (KIAA1985)*
4D (601455) (HMSN-Lom)	Heredograma cigano fechado; início < 10 anos. Surdez (por volta da 2ª ou 3ª década). Atrofia lingual	10 a 20 m/s	*NDRG1*
4E (605253)	Neuropatia hipomielinizante congênita	5 a 10 m/s	*ERG2/KROX 20, MPZ*
4F (145900)	Gravemente afetado ao nascer ou por volta dos 7 anos; artrogripose múltipla congênita comum; dificuldades respiratórias e alimentares; frequentemente vão a óbito jovens	< 5 m/s	*PRX*

(continua)

Tabela 631.1 Neuropatias periféricas hereditárias. (*continuação*)

DISTÚRBIO (Nº OMIM)	QUADRO CLÍNICO	ESTUDOS DA CONDUÇÃO NERVOSA	GENE OU LOCUS
4 G (605285) 4 H (609311)	Tipo Russe. Início entre 8 e 16 anos. Origem na Bulgária Aumentado nas populações libanesa/turca. Início no 1º ano de vida até a infância (1 a 2 anos). Atraso dos marcos do desenvolvimento motor. Escoliose ocasional, aumento da fraqueza distal, DTR geralmente ausentes	30 a 35 m/s < 10 m/s ou ausente	10q22 *FDG4*
4J (611228)	Início aos 5 anos de idade. Distúrbio grave. Semelhanças com a doença do neurônio motor	2 a 7 m/s; em alguns casos mais alta	*FIG4*
CCDFN (604168)	Catarata congênita, microcórnea, dismorfismo facial, retardo mental, neuropatia periférica motora distal	19 a 33 m/s	*CTDP1*
PATOLOGIA MISTA (AXONAL E DESMIELINIZANTE)			
CMT X CMT vinculada ao X X1 (302800)	Dominante ligada ao X. Início na 1ª-2ª décadas de vida. Atrofia e fraqueza progressivas da musculatura distal dos membros, especialmente das mãos, mais acentuada nos homens afetados do que nas mulheres portadoras	Estudos de condução do nervo mediano < 40 m/s (porém mais rápidos do que na CMT1A). Alentecimento intermediária, menos uniforme ao longo dos nervos com dispersão mais pronunciada	*GJB1*
X2 (302801)	Recessiva ligada ao X. Início infantil raro, déficit intelectual, as mulheres são muito levemente afetadas	Desmielinizante/axonal mista	Xp22.2
X3 (302802)	Recessivo ligado ao X. ± Espasticidade. Mulheres não afetadas	Desmielinizante/axonal mista	Xq26
X4 (310490)	Ligado ao X (síndrome de Cowchock). Neuropatia grave, mulheres muito levemente afetadas. Relatos de casos isolados. Início entre o parto e até o início da infância. Lentamente progressiva. Muitos desenvolvem surdez por volta dos 5 anos. Atraso mental comumente observado. Ocasionalmente atrofia óptica	Neuropatia axonal. Velocidades de condução motora: retardo leve (33 a 56 m/s. Sensitivo muito anormal. EMG: desnervação, grande potencial de unidade motora e fasciculação	Xq24–26.1
X5 (311070)	Ligado ao X. Neuropatia leve a moderada, surdez, atrofia óptica. Alélica com as síndromes de Rosenberg-Chutorian (neuropatia óptico-acústica) e de Arts	Neuropatia axonal– alterações desmielinizantes leves	Xq21.32–q24 *PRPs1*
Formas intermediárias de CMT	Os pacientes apresentam estudos neurofisiológicos que variam entre alterações axonais e desmielinizantes	"Valores intermediários" 30 a 40 m/s – mais precisos a partir dos nervos motores medianos. Algumas formas apresentam estudos da condução normais (DI-CMTB)	
DI-CMTA	Família italiana	–	10q24.1–q25.1
DI-CMTB (606482)	Família americana	–	*DNM2*
DI-CMTC (608323)	–	–	*YARS*
DI-CMTD (607791)	Proteína zero da mielina	–	*MPZ*
Forma autossômica recessiva –A (608340)	Condições superpostas: CMT recessiva com mutações *GADP1:* (CMT2 K E 4A) Famílias espanhola e tunisiana – graves formas infantis. Também denominada forma autossômica recessiva DI-CMTA CMT com NF-L: (CMT1F e 2E)	–	Superposição: *GJB1* *NF-L* *GDAP1*
OUTRAS SÍNDROMES DE HMSN E HMN			
HMSN V/paraplegia espástica com HMSN do tipo V/CMT5 (CMT com sinais piramidais) (600631)	Herança variável. Espasticidade dos membros inferiores provocando dificuldade de caminhar e andar sobre as pontas dos dedos. Forma autossômica recessiva relacionada a atraso mental. Espasticidade acentuada do membro inferior com pouca fraqueza, aumento dos DTR, extensores plantares, pés cavos, frequentemente amiotrofia distal. Campo em expansão com múltiplas subformas, n = 37. Nem todas associadas à neuropatia periférica. CMT com sinais piramidais: parte do HMSN V, mas descrito sem espasticidade	PANS pequenos ou ausentes. Estudos motores de tipo axonal	*SPG3A, SSAPT, NIPA1, BSCL2, SPG4, SPG7, SPG20, SPG21, SPG30, PLP1* CMT com sinais piramidais: *MFN2*

(*continua*)

Tabela 631.1 Neuropatias periféricas hereditárias. (*continuação*)

DISTÚRBIO (Nº OMIM)	QUADRO CLÍNICO	ESTUDOS DA CONDUÇÃO NERVOSA	GENE OU LOCUS
HMSN VI (CMT2A alélica)	Comprometimento visual devido à atrofia óptica. Formas dominante e recessiva. Início na 1ª década. Fraqueza distal, envolvimento proximal igualmente frequente. Menos envolvimento sensitivo. Escoliose	Ausência de resposta ou condução nervosa por volta de 45 m/s. Nervos sensitivos frequentemente não podem ser estimulados	*MFN2*
HMSN VII	HMSN com retinite pigmentar. Proteína no LCE elevada. Geralmente início da vida adulta. Entidade rara descrita em poucas famílias, principalmente de início na vida adulta	–	–
NEUROPATIAS MOTORAS HEREDITÁRIAS DISTAIS (HMND)			
dHMNI (182960)	Autossômica dominante. Início juvenil. Fraqueza distal e atrofia	Estudos da condução nervosa normais. EMG de tipo neurogênico	*HSPB1* 7q34–q36
dHMNII (608634)	Autossômica dominante. Início na idade adulta, fraqueza e atrofia distais	–	*HSPB8, HSPB3*
dHMNIIjuv (158590)	(Alélica a CMT2F, CMT2 ℓ)	–	*HSPB1*
dHMNIII	Autossômica recessiva, início infantil a adulto. Atrofia muscular lenta, progressiva, paralisia diafragmática variável	–	11q13.3
dHMNIV (607088)	Autossômica recessiva. Início juvenil. Atrofia e fraqueza musculares graves e paralisia diafragmática	–	11q13
dHMNV (600794)	(Alélica a CMT2D) Autossômico dominante. Predominância do membro superior, características piramidais ocasionais	–	*GARS*
dHMN tipo V (síndrome de Silver) (270685)	Autossômica dominante. Fraqueza muscular e atrofia proeminente nas mãos, espasticidade leve a grave dos membros inferiores	–	*BSCL2*
dHMNVI (604320)	(Alélica a SMARD1) Autossômica recessiva. Forma infantil grave com angústia respiratória	–	*IGHMBP2*
dHMNVIIA (158580)	Autossômica dominante. Início com paralisia das cordas vocais	–	*DCTN1*
dHMNVIB (607641)	Autossômica dominante. Início com paralisia das cordas vocais e fraqueza da musculatura facial	–	2q14 Xq13–q21
dHMN ligada a X dHMN/ALS4 (602433)	Recessiva ligada ao X. Início juvenil com atrofia e fraqueza distais	–	*SETX*
dHMN-J (Jerash)	Autossômica dominante. Início precoce sintomático na 2ª década com sinais do trato piramidal	–	9 p21.1–p12
SMA distal congênita (600175)	Autossômica recessiva. Início entre 6 e 10 anos com características piramidais em uma família jordaniana HMN distal, não progressiva congênita, autossômica dominante com contraturas	–	12q23–q24
Neuropatia periférica com agenesia do corpo caloso (doença de Charlevoix ou síndrome de Andermann) (218000)	Autossômica recessiva. Aumentada em populações franco-canadenses. Neuropatia axonal progressiva. Malformações no SNC – ausência/hipoplasia do corpo caloso na maior parte, início precoce, atraso do desenvolvimento, arreflexia, dismorfologia. Posteriormente, aumento da incapacidade motora, alucinações, psicose. Óbito por volta da 3ª década	EMG: desnervação. Neuropatia axonal	*SLC12A6 (KCC3)*
Amiotrofia neurálgica hereditária (neuropatia do plexo braquial) (162100)	Autossômica dominante. Episódios de paralisia e fraqueza muscular iniciados com dor forte. O início pode se dar desde o parto ou final da infância, mas geralmente tem um início na vida adulta. O resultado geralmente é bom, mas alguns deixam uma disfunção residual. Episódios frequentemente desencadeados por infecções, vacinações e estresse. Alguns heredogramas dismórficos com hipertelorismo	MNCV normais ou discretamente prolongados distais ao plexo braquial afetado	*SEPT9*

(*continua*)

Tabela 631.1 Neuropatias periféricas hereditárias. (*continuação*)

DISTÚRBIO (N° OMIM)	QUADRO CLÍNICO	ESTUDOS DA CONDUÇÃO NERVOSA	GENE OU LOCUS
NEUROPATIAS AUTONÔMICAS E SENSITIVAS HEREDITÁRIAS			
HSN (HSAN) (162400)	Tipo 1: autossômica dominante. Início entre a 2ª e 5ª décadas. Perda predominante das sensibilidades álgica e térmica, preservação da sensibilidade vibratória, dor lancinante, envolvimento motor variável	MNCV normais ou abaixo do normal, distúrbio da condução sensitiva de gravidade variável Tipo 1B: Autossômica dominante. Neuropatia predominantemente sensitiva com tosse e refluxo gastresofágico, raramente úlceras dos pés. Mais frequentemente início na idade adulta. Audição frequentemente anormal	*SPTLC1* *RAB7* 3 p24–p22
HSN (HSAN) 2(A) (201300)	Autossômica recessiva. Início no 1° ano de vida/idade pré-escolar às primeiras duas décadas. Acropatia mutilante. Frequentemente fatores não identificados. Acentuada perda sensitiva afetando todas as modalidades cutâneas, mais acentuadas distalmente em todos os membros. DTR ausentes ou reduzidos	MNCV normais; PANS estão ausentes	*WNK1*
HSN (HSAN) 2B (223900)	Autossômico recessivo. Comprometimento da sensibilidade, úlceras e artropatia se desenvolvem na infância	–	*FAM124B*
HSN (HSAN) 3 (Síndrome de Riley-Day, disautonomia familiar) (223900)	Autossômico recessivo. História de anormalidades neurológicas e de dificuldade de alimentação desde o nascimento. Incapacidade de produzir lágrimas regularmente. DTR ausentes ou reduzidos. Ausência de reflexos corneanos, hipotensão postural, labilidade emocional. Relativa indiferença à dor, ausência das papilas fungiformes da língua, ausência de enrubescimento com a aplicação intradérmica de histamina. Inteligência normal	Velocidades de condução motora geralmente ligeiramente abaixo dos valores de controle. Condução sensitiva normal ou reduzida	*IKBAP*
HSN (HSAN) 4 (insensibilidade congênita à dor com anidrose, CIPA) (256800)	Autossômico recessivo. Início a partir do primeiro ano de vida, frequentemente febre alta devido à anidrose do tronco durante o clima quente. Lesões indolores das extremidades e estruturas orais, frequentemente automutilação. Ausência de sensação dolorosa, tanto periférica quanto visceral, incapacidade de diferenciar quente e frio. Preservação dos DTR. Retardo mental discreto. Hiperatividade e labilidade emocional são comuns	Estudos da condução nervosa normais. Respostas cutâneas simpáticas estão ausentes (teste da histamina)	*NTRK1*
HSN (HSAN) 5 (608654)	Autossômica recessiva. Início precoce na vida. Distúrbio raro. Lesões indolores das extremidades. Ausência de dor e de sensibilidade térmica nos membros e preservação da resposta a estímulos mecânicos e táteis. Preservação da força muscular e dos DTR. Anidrose distal. Fraturas ósseas e articulares; artropatia. Inteligência normal	Estudos normais de condução motora e sensitiva	*NGFβ*

*O termo CMT3 deve ficar reservado para neuropatias hereditárias em que a hipomielinização seja a característica dominante. Isso incluiria neuropatia hipomielinizante congênita, doença de Déjèrine-Sottas e neuropatia amielinizante congênita. CCDFN (do inglês, *congenital cataract, microcornea, facial dysmorphism, mental retardation, distal motor peripheral neuropathy*), Catarata congênita, microcórnea, dismorfismo facial, retardo mental, neuropatia periférica motora distal; CIPA (do inglês, *congenital insensitivity to pain with anhidrosis*), insensibilidade congênita à dor com anidrose; CMAP (do inglês, *compound motor unit action potentia*), potencial de ação da unidade motora composto; CMT, doença de Charcot-Marie-Tooth; FC, fibular comum; LCE, líquido cerebrospinal; HMNd, neuropatia hereditária motora distal; DI, dominância intermediária; SMAd, atrofia muscular espinal distal; DTR (do inglês, *deep tendon reflex*), reflexos tendinosos profundos; EMG, eletromiografia; EOHMSN (do inglês, *early-onset HMSN*), MSN de início precoce; HMN (do inglês, *hereditary motor neuropathy*), neuropatia hereditária motora; HMSN (do inglês, *hereditary motor and sensory neuropathy*), neuropatia hereditária sensitivo motora; HSAN (do inglês, *hereditary sensory and autonomic neuropathy*);, neuropatia hereditária autonômica e sensitiva; HSN (do inglês, *hereditary sensory neuropathy*), neuropatia hereditária sensitiva; MNCV (do inglês, *motor nerve conduction velocity*), velocidade de condução do nervo motor; NCVS, velocidade de condução do nervo sensitivo; OMIM, *Online Mendelian Inheritance in Man*; SAP (do inglês, *sensory action potential*), potencial de ação sensitivo; SEOAN (do inglês, *severe early-onset axonal neuropathy*), neuropatia axonal grave de início precoce; SMA (do inglês, *spinal muscular atrophy*), atrofia muscular espinal; SNAP (do inglês, *sensory nerve action potential*), potencial de ação de nervo sensitivo. (De Wilmshurst JM, Ouvrier R: Hereditary peripheral neuropathies of childhood: an overview for clinicians, *Neuromuscul Disord* 21(11):763-775, 2011.)

Tabela 631.2 Neuropatias com início na infância.

CARACTERÍSTICA CLÍNICA SALIENTE	FENÓTIPO CLÍNICO	GENE	MODALIDADE DE HERANÇA
	NEUROPATIAS AXONAIS		
Pé cavo com queda	CMT2E	*NEFL*	AD, AR
Atrofia óptica	CMT2A	*MFN2*	AD, AR
	CMT4A	*GDAP1*	AR
	IOSCA	*C10orf2*	AR
	Distrofia neuroaxonal infantil	*PLA2 G6*	AR
Oftalmoparesia	Transtornos mitocondriais	*SCO2* *C10orf2* *TK2*	AR
Anormalidades esqueléticas	CMT2C, SPSMA, SMAd congênita	*TRPV4*	AD
Artrogripose	SMAd congênita	*TRPV4*	AD
	SMARD1	*IGHMBP2*	AR
	SMA ligada ao X	*UBE1*	Ligada a X
	Hipoplasia pontocerebelar do tipo 1	*EXOSC3 VRK1, TSEN54, RARS2*	AR
	SMA com fraturas congênitas	Desconhecido	Desconhecida, supostamente AR
Fraturas congênitas	SMA ligada a X	*UBE1*	Ligada a X
	SMA com fraturas congênitas	Desconhecido	Desconhecida, supostamente AR
Paresia das pregas vocais	CMT2A	*MFN2*	AD, AR
	CMT2C, SPSMA, SMAd congênita	*TRPV4*	AD
	CMT4A	*GDAP1*	AR
	BVVL/doença de Fazio-Londe	*SLC52A3*	AR
Insuficiência respiratória dos primeiros meses de vida	SMA1	*SMN1*	AR
	SMARD1	*IGHMBP2*	AR
	SMA ligada a X	*UBE1*	Ligada a X
	Hipoplasia pontocerebelar do tipo 1	*EXOSC3 VRK1, TSEN54, RARS2*	AR
	SMA com fraturas congênitas	Desconhecido	Desconhecida, supostamente AR
	Polineuropatia sensorimotora axonal AR neonatal letal	Desconhecido	AR
	Neuropatia axonal congênita com encefalopatia	Desconhecido	Desconhecida, supostamente AR
Envolvimento motor predominante	SMAd congênita, SPSMA	*TRPV4*	AD
	SMA1	*SMN1*	AR
	SMA ligada a X	*UBE1*	Ligada a X
	Hipoplasia pontocerebelar do tipo 1	*EXOSC3 VRK1, TSEN54, RARS2*	AR
	SMA com fraturas congênitas	Desconhecido	Desconhecida, supostamente AR
	Transtornos mitocondriais	*SCO2, TK2*	AR
Hepatopatia do cabelo enrolado	Neuropatia axonal gigante	*GAN*	AR
	Transtornos mitocondriais	*DGUOK* *C10orf2*	AR
	Deficiência de MTP/LCHAD	*HADHA/HADHB*	AR
Miocardiopatia	Transtornos mitocondriais	*SCO2*	AR
		TK2	AR
		DGUOK	AR
	Deficiência de MTP/LCHAD	*HADHA/HADHB*	AR
Envolvimento do SNC	Hipoplasia pontocerebelar do tipo 1	*EXOSC3 VRK1, TSEN54, RARS2*	AR
	Neuropatia axonal gigante	*GAN*	AR
	Distrofia neuroaxonal infantil	*PLA2 G6*	AR
	HMSN/ACC	*KCC3*	AR
	IOSCA	*C10orf2*	AR
	CMTX1	*GJB1*	Ligada a X
	Transtornos mitocondriais	*SCO2*	AR
		TK2	AR
		DGUOK	AR
	Adrenoleucodistrofia	*ABCD1*	Ligada a X
Regressão do desenvolvimento	Adrenoleucodistrofia	*ABCD1*	Ligada a X
Ulceração crônica da pele com disautonomia	HSAN III (síndrome de Riley-Day)	*IKBKAP*	AR

(*continua*)

Tabela 631.2 Neuropatias com início na infância. *(continuação)*

CARACTERÍSTICA CLÍNICA SALIENTE	FENÓTIPO CLÍNICO	GENE	MODALIDADE DE HERANÇA
	NEUROPATIAS AXONAIS		
NEUROPATIAS DESMIELINIZANTES			
NEUROPATIAS AXONAIS			
Ataxia sensitiva aguda, dificuldades para andar em uma criança previamente saudável	GBS		
Paresia lentamente progressiva, ataxia em uma criança previamente saudável, responsiva a esteroides	CIDP		
Regressão do desenvolvimento	LDM	*ARSA*	AR
	Doença de Krabbe	*GALC*	AR
Irritabilidade, rigidez, choro fácil; febres ocasionais sem explicação	Doença de Krabbe	*GALC*	AR
Pé cavo com queda, dificuldades acentuadas para andar	CMT1A	Mutações de ponto ou duplicações *PMP22*	*De novo* (AD), AR
	CMT1B	*MPZ*	De novo (AD)
	CMT1F	*NEFL*	AD, AR
	CMT4C	*SH3TC2*	AR
	CMT4E	*EGR2*	AR, AD
	CMT4F	*PRX*	AR
	CMT4 H	*FGD4*	AR
Insuficiência respiratória precoce	CMT1A	Mutações de ponto ou duplicações *PMP22*	*De novo* (AD), AR
	CMT1B	*MPZ*	*De novo* (AD)
	CMT4C	*SH3TC2*	AR
	CMT4E	*EGR2*	AR, AD
Escoliose grave que requeira cirurgia no primeiro ano de vida	CMT1B	*MPZ*	*De novo* (AD)
	CMT4C	*SH3TC2*	AR
Paresia facial	CMT4B1	*MTMR2*	AR
	CMT4B2	*SBF2*	AR
	CMT4C	*SH3TC2*	AR
Surdez neurossensorial	CMT1A	Mutações de ponto ou duplicações *PMP22*	*De novo* (AD), AR
	CMT4C	*SH3TC2*	AR
	CMT4F	*PRX*	AR
Nistagmo congênito	CMT1B	*MPZ*	*De novo* (AD)
	CMT4C	*SH3TC2*	AR

AD, autossômica dominante; AR, autossômica recessiva; BVVL, síndrome de Brown-Vialetto-Van Laere; CMT, doença de Charcot-Marie-Tooth; CIDP (do inglês, *chronic inflammatory demyelinating polyneuropathy*), polineuropatia desmielinizante inflamatória crônica; SNC, sistema nervoso central; dSMA (do inglês, *distal spinal muscular atrophy*), atrofia muscular espinal distal; GBS, síndrome de Guillain-Barré; HMSN/ACC (do inglês, *hereditary motor and sensory neuropathy with agenesis of the corpus callosum*), neuropatia sensorimotora hereditária com agenesia do corpo caloso; HSAN (do inglês, *hereditary sensory and autonomic neuropathy*), neuropatia autonômica e sensitiva hereditária; IOSCA (do inglês, *infantile-onset spinocerebellar ataxia*), ataxia espinocerebelar de início no primeiro ano de vida; MLD (do inglês, *metachromatic leukodystrophy*), leucodistrofia metacromática; MTP/LCHAD (do inglês, *mitochondrial trifunctional protein/long-chain 3-hydroxyacyl-CoA dehydrogenase*), proteína trifuncional mitocondrial/3-hidroxiacil-CoA desidrogenase de cadeia longa; SMA (do inglês, *spinal muscular atrophy*), atrofia muscular espinal; SMARD (do inglês, *spinal muscular atrophy with respiratory distress type 1*), atrofia muscular espinal com dificuldade respiratória do tipo 1; SPSMA (do inglês, *scapuloperoneal spinal muscular atrophy*), atrofia muscular espinal escapulofibular. (De Konersman C: Hypotonia, weakness, and stroke. *In* Kleigman RM, Lye PS, Bordini BJ *et al.* (eds): Nelson symptom-based diagnosis, Philadelphia, 2018, Elsevier, Table 29.19.)

Tabela 631.3 Neuropatias desmielinizantes infantis com envolvimento do SNC.

	HERANÇA	GENE	OUTRAS CARACTERÍSTICAS
ASSOCIADA À HIPOMIELINIZAÇÃO DO SNC			
Hipomielinização com catarata congênita (HCC)	AR	*DRCTNNBIA*	Catarata congênita, sinais piramidais, sinais cerebelares, deficiência intelectual
Neuropatia desmielinizante periférica, leucodistrofia desmielinizante central, síndrome de Waardenburg e doença de Hirschsprung (PCWH)	AD	*SOX10*	Síndrome de Waardenburg, doença de Hirschsprung, espasticidade, ataxia, disautonomia, deficiência intelectual
Doença de Pelizaeus-Merzbacher	Ligada ao X	*PLP1**	Nistagmo precoce e titubeio, ataxia, espasticidade, transtornos de movimento, deficiência intelectual
Doença de Pelizaeus-Merzbacher símile	AR	*GJA12*	Nistagmo, ataxia, atraso no desenvolvimento
Síndrome de Cockayne	AR	*ERCC6*, *ERCC8*	Déficit de crescimento, fotossensibilidade, retinopatia, comprometimento neurológico progressivo

(*continua*)

Tabela 631.3 Neuropatias desmielinizantes infantis com envolvimento do SNC. *(continuação)*

	HERANÇA	GENE	OUTRAS CARACTERÍSTICAS
ASSOCIADA A ANORMALIDADES DA SUBSTÂNCIA BRANCA NO SNC			
Leucodistrofia metacromática	AR	*ARSA*	Regressão psicomotora, espasticidade, crises epilépticas
Doença de Krabbe	AR	*GALC*	Irritabilidade extrema, espasticidade, regressão psicomotora
Doença de Niemann-Pick tipo C	AR	*NPC1, NPC2*	Hepatomegalia, paralisia do olhar vertical, ataxia progressiva, distonia, cataplexia
Distrofia muscular congênita com deficiência de merosina	AR	*LAMA2*	Paresia proximal, elevação da creatina fosfoquinase, distrofia muscular
Neurohepatopatia tipo Navajo	AR	*MPV17*	Hepatopatia, cicatriz na córnea, acidose metabólica recorrente, infecções recorrentes, atraso do crescimento
ASSOCIADA A OUTRO ENVOLVIMENTO DO SNC			
Transtornos congênitos da glicosilação	AR	*Múltiplos genes*	Características variáveis
Catarata congênita, dismorfismo facial e neuropatia (CCFDN)	AR	*CTDP1*	Catarata congênita, microrretina, deficiência intelectual, dismorfismo facial, baixa estatura, hipogonadismo
Síndromes hepatocerebrais de deleção do mtDNA relacionadas com POLG	AR	*POLG1*	Encefalopatia, crises convulsivas refratárias, disfunção hepática
Síndrome de Leigh	AR, ligada a X, mitocondrial	*Múltiplos genes*	Regressão psicomotora, sinais de tronco encefálico e dos núcleos da base, elevação dos níveis de lactato

AD, autossômica dominante; AR, autossômica recessiva. *Neuropatia periférica associada apenas a mutações nulas de *PLP1*. †Neuropatia periférica raramente vista no tipo de doença de Niemann-Pick. Extraída de Yiu EM, Ryan MM: Demyelinating prenatal and infantile developmental neuropathies, J Peripher Nerve Syst 17:32-52, 2052, Table 4.

Os músculos do compartimento anterior na porção inferior das pernas se atrofiam, apresentando um contorno característico semelhante a uma cegonha. A atrofia muscular é acompanhada por uma fraqueza progressiva da dorsiflexão do tornozelo com eventual queda do pé. O processo é bilateral, mas pode ser ligeiramente assimétrico. A deformidade em pé cavo invariavelmente se desenvolve como resultado da desnervação da musculatura intrínseca do pé, desestabilizando ainda mais a marcha. A atrofia da musculatura dos antebraços e das mãos geralmente não é tão grave, como a das extremidades inferiores, mas, em casos avançados, as contraturas dos punhos e dedos das mãos produzem uma mão em garra. A fraqueza da musculatura proximal constitui uma manifestação tardia que geralmente é branda. Não há envolvimento da musculatura axial.

A doença é lentamente progressiva ao longo de toda a vida, mas os pacientes ocasionalmente exibem deterioração acelerada da função ao longo de alguns anos. A maior parte dos pacientes permanece deambulante e apresenta uma longevidade normal, embora aparelhos ortopédicos sejam necessários para estabilizar os tornozelos.

O envolvimento sensitivo afeta principalmente as grandes fibras nervosas mielinizadas que conduzem informação proprioceptiva e sensibilidade vibratória, mas o limiar para dor e temperatura também está aumentado. Algumas crianças se queixam de sensações de formigamento ou queimação nos pés, mas a dor é rara. Uma vez que a massa muscular esteja diminuída, os nervos ficam mais vulneráveis ao traumatismo e a compressão. As manifestações autonômicas podem ser expressas como um déficit do controle vasomotor com manchas ou palidez da pele dos pés e pés inapropriadamente frios. Os nervos se tornam aumentados à palpação. Os reflexos de estiramento tendinoso são perdidos distalmente. Os nervos cranianos não são afetados. O controle esfincteriano permanece bem preservado. A neuropatia autonômica não afeta o coração, o trato gastrintestinal, ou a bexiga. A inteligência é normal. Uma mutação de ponto no gene *PMP22* provoca, além disso, surdez neurossensorial progressiva associada, mas esta geralmente apresenta um início mais tardio do que a neuropatia periférica.

A **síndrome de Davidenkow** é uma variante da HMSN do tipo I com uma distribuição escapuloperoneal.

DIAGNÓSTICO E ACHADOS LABORATORIAIS

As velocidades de condução dos nervos motores e sensitivos estão muito reduzidas, algumas vezes em até 20% do tempo de condução normal. Nos novos casos sem uma história familiar, os dois genitores deverão ser examinados e estudos da condução nervosa realizados.

A eletromiografia (EMG) e a biopsia muscular não são geralmente necessárias para o diagnóstico, mas exibem evidências de muitos ciclos de desnervação e reinervação. O nível de creatina fosfoquinase sérica é normal. A proteína do líquido cerebrospinal (LCE) pode estar elevada, mas não existem células no LCE.

A biopsia do nervo sural é diagnóstica. Fibras mielínicas de tamanho grandes e médio estão reduzidas em número, o colágeno está aumentado e formações características em **bulbo de cebola** de proliferações citoplasmáticas de células de Schwann envolvem os axônios. Esse achado patológico é denominado **neuropatia hipertrófica intersticial**. Desmielinização e remielinização segmentares extensivas também ocorrem.

O diagnóstico genético molecular definitivo pode ser feito pelo sangue.

TRATAMENTO

A estabilização dos tornozelos constitui uma preocupação primária. Nos estágios iniciais, botas rígidas que se estendem até a metade da panturrilha podem ser suficientes, particularmente quando os pacientes caminham sobre superfícies irregulares como gelo e neve, ou pedras. À medida que os dorsiflexores dos tornozelos se enfraquecerem ainda mais, talas plásticas leves podem ser feitas sob medida para se estenderem abaixo do pé e ao redor da porção traseira do tornozelo. Elas são usadas sob as meias e não são visíveis, reduzindo a sua percepção. Cintas externas curtas para as pernas podem ser necessárias quando a queda do pé se torna completa. A fusão cirúrgica do tornozelo pode ser considerada em alguns casos.

A perna deve ser protegida da lesão traumática. Em casos avançados, a neuropatia compressiva durante o sono pode ser impedida colocando-se travesseiros macios sob ou entre as pernas. Parestesias dos pés em queimação não são comuns, mas são frequentemente controladas com o uso de fenitoína, carbamazepina ou gabapentina. Exercícios de resistência progressiva para a dorsiflexão do pé podem atenuar a progressão da diminuição de força.

A **neuropatia autonômica sensitiva hereditária 1** tem sido tratada, em estudos preliminares, com L-serina oral, apresentando melhoras bioquímicas (redução dos metabólitos tóxicos).

A bibliografia está disponível no GEN-io.

631.2 Atrofia da Musculatura Fibular (Tipo Axonal)

Harvey B. Sarnat

A atrofia muscular fibular é clinicamente semelhante à HMSN do tipo I, mas a taxa de progressão e de incapacidade é menor e mais lenta. A EMG exibe desnervação do músculo. A biopsia do nervo sural revela degeneração axonal e não a desmielinização, assim como espirais dos processos das células de Schwann em bulbo de cebola, típicas do tipo 1. O *locus* está no cromossomo 1 em 1 p35-p36; esta é uma doença diferente da HMSN do tipo 1, embora ambas as doenças tenham padrão de herança autossômico dominante. Uma neuropatia axonal motora infantil autossômica recessiva pode simular em muito a atrofia muscular espinal infantil.

A bibliografia está disponível no GEN-io.

631.3 Neuropatia Hipomielinizante Congênita e Doença de Déjèrine-Sottas (HMSN do Tipo III)

Harvey B. Sarnat

A neuropatia hipomielinizante congênita é uma neuropatia intersticial hipertrófica de transmissão autossômica dominante, clinicamente similar à HMSN do tipo I, porém mais grave. Os sintomas se desenvolvem no início do primeiro ano de vida, sendo rapidamente progressivos, com hipotonia e dificuldades respiratórias e alimentares. As anomalias pupilares, tais como a ausência de contração com o estímulo luminoso e a *pupila de Argyll Robertson*, são comuns. A cifoescoliose e a deformidade em pé cavo complicam aproximadamente 35% dos casos. Os nervos se tornam espessados e palpáveis em uma idade precoce. A doença de Déjèrine-Sottas é uma variante mais lentamente progressiva com início geralmente antes da idade de 5 anos.

Uma forma autossômica recessiva de neuropatia hipomielinizante também é conhecida e pode ser provocada por diversas mutações genéticas, incluindo *MTMR2, PMP22, EGR2* e *MPZ*. Uma mutação secundária no gene *EGR2* pode intensificar a manifestação clínica da doença de Déjèrine. A hipotonia neonatal e o atraso do desenvolvimento no primeiro ano de vida constituem os traços clínicos característicos. Muitos pacientes exibem insensibilidade congênita à dor. Os nervos cranianos são irregularmente envolvidos e a angústia respiratória e a disfagia constituem complicações raras. Os reflexos tendinosos estão ausentes. A **artrogripose** está presente ao nascer em, pelo menos, a metade dos casos.

As formações em bulbo de cebola observadas nas amostras de biopsia do nervo sural são pronunciadas. A hipomielinização também ocorre. Na forma recessiva, a hipomielinização pode não ser acompanhada por hipertrofia intersticial em todos os casos.

O *locus* genético do 17 p11.2 é idêntico àquele da HMSN do tipo I, ou da doença de Charcot-Marie-Tooth. Mutações monoalélicas na *MPZ* (proteína zero da mielina), *PMP22*, ou *EGR2* (resposta 2 de crescimento precoce) são as causas genéticas mais comuns. As diferenças clínicas e patológicas podem ser variantes fenotípicas da mesma doença, análogas à situação nas distrofias de Duchenne e Becker. Uma forma autossômica recessiva da doença de Déjèrine-Sottas está incompletamente documentada.

A bibliografia está disponível no GEN-io.

631.4 Síndrome de Roussy-Lévy

Harvey B. Sarnat

A síndrome de Roussy-Lévy é definida como uma combinação entre a HMSN do tipo II e um déficit cerebelar que se assemelha à ataxia de Friedreich, mas essa não parece manifestar miocardiopatia.

A bibliografia está disponível no GEN-io.

631.5 Doença de Refsum (HMSN do Tipo IV) e Doença de Refsum Infantil

Harvey B. Sarnat

Veja também o Capítulo 104.2

A doença de Refsum é uma doença autossômica recessiva rara provocada por um bloqueio enzimático da β-oxidação do ácido fitânico e do ácido pristânico. O ácido fitânico é um ácido graxo de cadeia ramificada que é principalmente derivado de fontes dietéticas: espinafre, nozes e café. Os níveis de ácido fitânico estão grandemente elevados no plasma, LCE e tecido cerebral. Os ácidos graxos fitânico e de cadeia muito longa podem ser lipotóxicos por comprometerem a função mitocondrial no sistema nervoso central e no periférico. O LCE exibe uma dissociação albuminocitológica, com uma concentração proteica de 100 a 600 mg/dℓ. Os estudos de ligação genética identificaram dois *loci* distintos em 10 p13 e 6q22-q24 que produzem mutações genéticas em *PHYH* e *PEX7*, respectivamente. A forma infantil também pode ser causada pelos genes *PEX1, PEX2*, ou *PEX26*, que produzem tanto diferenças clínicas quanto bioquímicas da forma clássica e incluem dismorfismos faciais menores, retinite pigmentosa, perda auditiva neurossensorial, hipercolesterolemia, hepatomegalia e déficit de crescimento. O acúmulo do ácido fitânico na doença de Refsum infantil é secundário a um distúrbio peroxissomal primário; por conseguinte, a doença de Refsum autossômica recessiva é, de fato, uma doença diferente.

O início clínico da doença de Refsum clássica geralmente se dá entre as idades de 4 a 7 anos, com neuropatia intermitente motora e sensitiva. A ataxia, a perda auditiva neurossensorial progressiva, a retinite pigmentosa com perda da visão noturna, ictiose e disfunção hepática também se desenvolvem em vários graus. As malformações esqueléticas desde o nascimento, com achados cardíacos de distúrbios da condução e miocardiopatia surgem na maior parte dos pacientes. As velocidades de condução motoras e sensitivas estão atrasadas. A biopsia do nervo sural exibe perda de axônios mielinizados. O tratamento consiste em terapia dietética e plasmaférese periódica. Com tratamento cuidadoso, a expectativa de vida pode ser normal. Surdez por envolvimento do nervo coclear algumas vezes pode ser melhorada com implante coclear.

A bibliografia está disponível no GEN-io.

631.6 Doença de Fabry

Harvey B. Sarnat

Veja também Capítulo 104.4.

A doença de Fabry, um transtorno raro de herança autossômica recessiva ligada ao X, resulta no armazenamento de ceramida tri-hexosídeo devido à deficiência da enzima ceramida tri-hexosidase, que cliva a galactose terminal da ceramida tri-hexosídeo (ceramida-glicose-galactose-galactose), resultando no acúmulo tecidual desse lipídio tri-hexosídeo em neurônios do sistema nervoso central, células de Schwann e células perineurais, células ganglionares do plexo mioentérico, pele, rins, endotélio dos vasos sanguíneos, células musculares lisas, coração, glândulas sudoríparas, córnea e medula óssea. Ela resulta de uma mutação sem sentido que rompe a estrutura cristalográfica da α-galactosidase A.

MANIFESTAÇÕES CLÍNICAS

A apresentação tem início na infância tardia ou adolescência, com episódios recorrentes de dores em queimação e parestesias dos pés e porção inferior das pernas, sendo tão graves que os pacientes se tornam incapazes de caminhar. Esses episódios são frequentemente precipitados por febre ou atividade física. Não se observam déficits objetivos sensitivos e motores ao exame neurológico e os reflexos estão preservados. O envolvimento de nervos autonômicos é quase universal e pode causar anormalidades do ritmo cardíaco, manchas na pele e anormalidades peristálticas gastrintestinais, mas a expressão autonômica é variável entre os pacientes. O envolvimento cardíaco não se limita a anormalidades autonômicas como arritmias e defeitos de condução, mas também pode incluir hipertrofia do ventrículo esquerdo, coronariopatia e miopatia infiltrativa valvar. As lesões cutâneas características são observadas na região perineal, bolsa escrotal, nádegas e zona periumbilical como telangiectasias vermelhas-negras e elevadas conhecidas como **angioceratoma corporal difuso.** Pode haver hipo-hidrose. As opacidades da córnea, cataratas e necrose da cabeça do fêmur não constituem características constantes. A tortuosidade dos vasos retinianos e das artérias vertebral e basilar poderá ocorrer. A doença é progressiva. A hipertensão e a insuficiência renal geralmente não aparecem até o início da vida adulta. Acidentes vasculares cerebrais recorrentes resultam do envolvimento da parede vascular. O óbito frequentemente ocorre na 5ª década devido ao infarto cerebral ou à insuficiência renal, mas uma morbidade significativa já ocorre na infância, independentemente da ausência da insuficiência de um órgão importante. As portadoras heterozigotas podem ser assintomáticas ou ser menos intensamente afetadas que os pacientes do gênero masculino; as opacidades da córnea podem ser observadas em até 70 a 80% dos casos, embora as cataratas sejam raras.

ACHADOS LABORATORIAIS

As velocidades de condução nervosa sensitivas e motoras estão normais ou apenas levemente alentecidas, exibindo uma preservação das grandes fibras nervosas mielinizadas. O LCE encontra-se normal. A proteinúria está presente precocemente no curso da doença. O teste eletroquímico de condutância na pele é anormal na maioria dos pacientes com doença de Fabry, como indicação de envolvimento de pequenos nervos sensitivos e de nervos autonômicos. A avaliação cardíaca deve incluir ECG, ecocardiograma e avaliação das artérias coronárias em casos selecionados.

As calcificações frequentemente são observadas no pulvinar do tálamo, conforme demonstrado por tomografia computadorizada (TC) ou ressonância magnética (RM) e se acredita que sejam achados de imagem específicos provocados pela hiperperfusão cerebral. A tomografia por emissão de pósitrons, contrastada, exibe redução da velocidade do fluxo cerebral e comprometimento da autorregulação devido ao armazenamento de glicoesfingolipídios nas células endoteliais vasculares.

As características patológicas geralmente são primeiramente detectadas na pele ou nas amostras de biopsia do nervo sural. A microscopia eletrônica demonstra glicoesfingolipídios cristalinos que surgem como *corpos zebrados*, nos lisossomos das células endoteliais, em miócitos lisos das arteríolas e nas células de Schwann. Os nervos exibem uma perda seletiva de fibras mielinizadas pequenas e uma preservação relativa de axônios de tamanho grande e médio, contrastando com a maioria das neuropatias axonais, nas quais grandes fibras mielinizadas são as mais envolvidas.

Pode-se determinar a atividade enzimática da α-galactosidase A a partir de leucócitos sanguíneos, fibroblastos cutâneos e outros tecidos. Esse exame pode permitir a detecção da condição de portadoras; para as pacientes, prefere-se o sequenciamento de genes.

TRATAMENTO

Veja tratamento específico da doença de Fabry no Capítulo 104.4, incluindo e reposição enzimática.

O tratamento clínico das neuropatias dolorosas inclui o tratamento da doença deflagradora e o tratamento voltado para a dor neuropática independente de etiologia. A dor pode ser em queimação ou estar associada a parestesias, hiperalgesia (resposta anormal aos estímulos nocivos) ou alodinia (induzida por estímulos não nocivos; Capítulo 76). A dor neuropática frequentemente tem tratamento bem-sucedido com antidepressivos tricíclicos; os inibidores seletivos da recaptação da serotonina são menos eficazes. Os anticonvulsivantes (carbamazepina, fenitoína, gabapentina, lamotrigina) são eficazes, assim como os analgésicos narcóticos e não narcóticos. A terapia de reposição enzimática melhorou o prognóstico a curto e a longo prazo da neuropatia clínica e reverteu o aumento da velocidade do fluxo sanguíneo no cérebro.

A bibliografia está disponível no GEN-io.

631.7 Neuropatia Axonal Gigante

Diana X. Bharucha-Goebel

A neuropatia axonal gigante é uma doença autossômica recessiva rara manifestada no início da infância. Ela é uma neuropatia periférica mista progressiva com degeneração da substância branca central, semelhante as leucodistrofias. A ataxia e o nistagmo são acompanhados por sinais de neuropatia periférica progressiva. A imensa maioria das crianças afetadas apresenta cabelos crespos ou do tipo afro, que microscopicamente exibem uma variação do diâmetro da haste e uma torção semelhante àquela observada na doença de Menkes; por conseguinte, um exame microscópico de uns poucos fios de pelo do couro cabeludo oferece uma ferramenta de triagem simples nos casos suspeitos. Aumentos axonais focais são observados tanto no sistema nervoso periférico quanto no sistema nervoso central, mas a bainha de mielina encontra-se intacta. A doença é uma proliferação generalizada de filamentos intermediários, incluindo neurofilamentos nos axônios, filamentos gliais (p. ex., fibras de Rosenthal) no cérebro, citoqueratina dos pelos e vimentina nas células de Schwann e fibroblastos.

Mutações sem sentido e em sentido errado, mutações no sítio de *splice* ou deleções ocorrem no gene *GAN*, com heterogeneidade alélica, no 16q24. Essas mutações são responsáveis pela síntese defeituosa da proteína gigaxonina, um membro da superfamília citoesquelética BTB/kelch, crucial para a ligação entre proteínas intermediárias e a membrana celular. A RM exibe lesões na substância branca semelhantes às leucodistrofias (Figura 631.1A e B) e a espectroscopia por RM demonstra aumento das proporções colina:creatina e mioinositol:creatina, com uma diminuição de *N*-acetil aspartato:creatina, indicando desmielinização e proliferação glial, bem como perda axonal. A gigaxonina se expressa em uma ampla variedade de tipos celulares neuronais e está localizada no aparelho de Golgi e no retículo endoplasmático. Demonstram-se mutações *GAN* em linhagens celulares humanas de células neoplásicas e em vários tumores.

A hipótese diagnóstica se baseia em um início de marcha atáxica na infância, achados de neuropatia e cabelos muito crespos ou cacheados (Figura 631.1C); é geneticamente confirmada por testes do gene *GAN*. Achados em patologia de axônios aumentados de volume ou edemaciados na biopsia de nervo periférico são característicos. Clinicamente, o início dos sintomas ocorre nos primeiros 5 anos de vida e há ataxia e perda de força muscular progressivas. À medida que a doença evolui, os pacientes também desenvolvem disfagia, disartria, neuropatia óptica, insuficiência respiratória, escoliose (ver Figura 531.1 E) e, em alguns estágios mais tardios, desenvolverão crises convulsivas. Uma mutação do *BAG3*, um dos vários genes associados à miopatia miofibrilar (ver Capítulo 626.5), também pode provocar o achado de axônios gigantes histologicamente, mas é distinguida clinicamente da neuropatia axonal gigante causada por mutações no gene *GAN*.

A bibliografia está disponível no GEN-io.

631.8 Neuropatia Tomacular (Hipermielinizante) – Neuropatia Hereditária com Suscetibilidade a Paralisias por Pressão

Harvey B. Sarnat

Esta neuropatia hereditária se caracteriza por uma superprodução redundante de mielina ao redor de cada axônio em um padrão segmentar irregular de modo que protuberâncias tomaculosas (em forma de salsicha) ocorrem nas fibras mielinizadas individuais. Outras secções do mesmo nervo podem exibir perda de mielina. Esses nervos estão particularmente propensos às paralisias por pressão e os pacientes, geralmente com início na adolescência, se apresentam com mononeuropatias recorrentes ou intermitentes secundárias a traumatismos menores ou a neuropatias por encarceramento, tais como a síndrome do túnel do carpo, as paralisias fibulares e mesmo as "cãibras do escrivão". A expressão do fenótipo é um tanto variável. Ela é transmitida como um padrão autossômico dominante, com *loci* identificados em 17p11.2 e 17p12 e deleção de éxons no gene *PMP22* (em alguns pacientes, somente microdeleções).

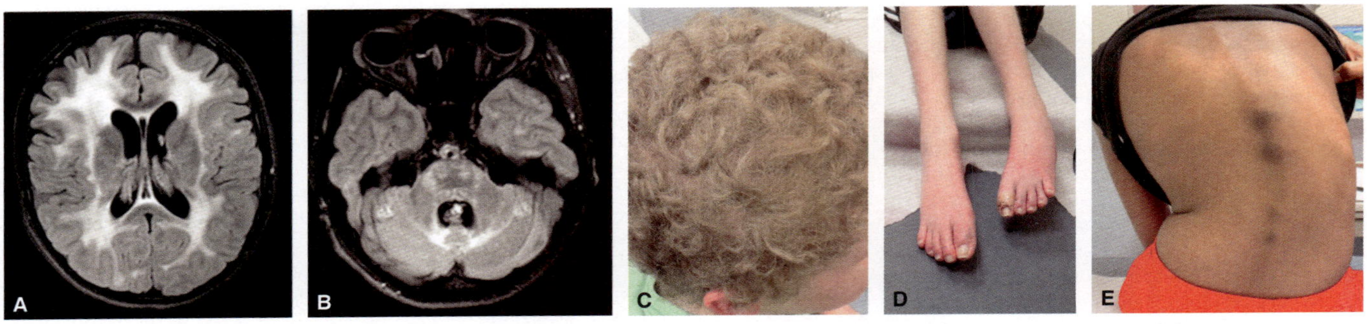

Figura 631.1 Neuropatia axonal gigante. **A** e **B.** Anormalidades da substância branca nas sequências T2/FLAIR vistas difusamente e incluindo o tronco encefálico e o cerebelo em paciente mais avançado com GAN. Também há leve dilatação *ex vacuo* dos ventrículos devido à atrofia progressiva. **C.** Cabelos muito crespos típicos na GAN (seco e altamente encaracolado) muitas vezes fica evidente em pacientes desde o nascimento ou na primeira infância. **D.** Pacientes com GAN desenvolvem atrofia e contraturas distais e podem ter eritema nos pés. **E.** As crianças com GAN muitas vezes desenvolvem escoliose por volta de 8 a 10 anos de idade.

As duplicações do mesmo *locus* 17 p12 provocam a doença de Charcot-Marie-Tooth do tipo A, por mutação do gene da proteína zero da mielina *(MPZ)*. A biopsia do nervo sural é diagnóstica, mas preparados especiais de fibras microdissecadas (*teased*) devem ser feitos a fim de demonstrar as anomalias da mielina mais claramente. As biopsias de pele ou conjuntivais também podem ser diagnósticas. Os estudos da condução nervosa eletrofisiológicos encontram-se anormais, mas são inespecíficos. Os estudos genéticos são definitivos.

O tratamento é de suporte e inclui evitar o traumatismo e a compressão nervosa prolongada, diante de determinadas posturas ao senta-se ou deitar-se.

A bibliografia está disponível no GEN-io.

631.9 Leucodistrofias

Harvey B. Sarnat

Várias doenças hereditárias da substância branca do sistema nervoso central também cursam com neuropatia periférica. As mais importantes são a doença de Krabbe (leucodistrofia de células globoides), leucodistrofia metacromática e adrenoleucodistrofia (ver Capítulos 104 e 617). No cérebro, produzem desmielinização progressiva, mas seletiva, afetando a substância branca profunda do centro semioval e poupando relativamente as fibras U em torno de cada giro. Transtornos metabólicos adicionais associados à neuropatia periférica estão observados na Tabela 631.4.

Tabela 631.4 Transtornos metabólicos hereditários associados a neuropatia.

CATEGORIA	DOENÇA	MATERIAL ARMAZENADO	IDADE DE INÍCIO	CARACTERÍSTICAS NEUROFISIOLÓGICAS	CARACTERÍSTICAS NEUROPÁTICAS
1. Lisossômicas					
Mucopolissacaridoses	Hurler	Sulfato de dermatan/heparan	Primeiro ano de vida	Lentidão em pontos de encarceramento	Neuropatia por encarceramento
	Hunter	Sulfato de dermatan/heparan	Primeiro ano de vida	Lentidão em pontos de encarceramento	Neuropatia por encarceramento
	Sanfilippo A-D	Sulfato de heparan	Primeiro ano de vida	Lentidão em pontos de encarceramento	Neuropatia por encarceramento
Esfingolipidoses	Doença de Krabbe	Galactosilceramida	Primeiro ano à idade adulta	NCV < 10 quando o início é nos mais jovens	Inclusões nas células de Schwann e desmielinização segmentar
	Doença de Fabry	Tri-hexosilceramida	Adolescência	Função anormal nas pequenas fibras	Inclusões lamelares (células perineurais) e perda axonal
	Leucodistrofia metacromática	Sulfatídeo	Final do primeiro ano até depois da adolescência	NCV < 10	↑ de sulfatídeos nas células de Schwann e desmielinização segmentar
Glicoproteinoses	Fucosidose	Oligossacarídeos	Primeiro ano de vida	Lentidão em pontos de encarceramento	Neuropatia por encarceramento
	Manosidose α e β	Oligossacarídeos	Primeiro ano de vida à adolescência	Lentidão em pontos de encarceramento	Inclusão axonal
	Sialidose I e II	Oligossacarídeos	I = juvenil II = infantil	II = Lentidão em pontos de encarceramento	Vacúolos e inclusões axonais nas células de Schwann
	Doença de Schindler	Oligossacarídeos	Primeiro ano de vida	Acentuada axonopatia	Esferoides axonais

(continua)

Tabela 631.4 Transtornos metabólicos hereditários associados a neuropatia. (*continuação*)

CATEGORIA	DOENÇA	MATERIAL ARMAZENADO	IDADE DE INÍCIO	CARACTERÍSTICAS NEUROFISIOLÓGICAS	CARACTERÍSTICAS NEUROPÁTICAS
2. Peroxissomais	Adrenomieloneuropatia	Ácidos graxos de cadeia muito longa (VLCFA)	Variável: da infância à idade adulta	Axonal ou desmielinizante	Inclusões nas células de Schwann e desmielinização segmentar
	Doença de Refsum	Ácido fitânico	Infância/ adolescência	NCV lentas	Inclusões nas células de Schwann, bulbos de cebola e desmielinização segmentar
	Hiperoxalúria	Oxalato de cálcio	< 5 anos	Axonal ou desmielinizante	Degeneração axonal e desmielinização segmentar
3. Transtornos lipídicos	Xantomatose cerebrotendinosa	Colestanol	Idade escolar/ adolescência	Sintomas clínicos leves; NCV lentas	Perda axonal e vacúolos nas células de Schwann
	Doença de Tangier	Ésteres do colesterol	Infância/ adolescência	Neuropatia sensorial, NCV lentas	Degeneração axonal e desmielinização segmentar
	Abetalipoproteinemia		Desde o nascimento, mas a neuropatia se desenvolve na infância	Neuropatia sensorial; VC sensoriais prolongadas	
4. Mitocondriais	LCHAD	Acidúria 3-Hidroxi dicarboxílica	Primeiros meses de vida	Axonal ou desmielinizante	Perda axonal e desmielinização segmentar
	Doença de Leigh	Lactato/piruvato	Primeiros meses de vida/infância	NCV lentas	Desmielinização segmentar
	NARP	Lactato/piruvato	Geralmente adolescência	Neuropatia desmielinizante sensorial	Desmielinização segmentar
5. Outra	Porfiria intermitente aguda	Ácido δ-aminolevulinico	Geralmente depois da puberdade	Pode ser um quadro axonal motor puro	Degeneração axonal e desmielinização segmentar

LCHAD (do inglês, *long-chain 3-hydroxyacyl-CoA dehydrogenase deficiency*), deficiência de 3-hidroxiacil-CoA desidrogenase de cadeia longa; NARP (do inglês, *neuropathy, ataxia, and retinitis pigmentosa*), neuropatia, ataxia e retinite pigmentosa; NCV (do inglês, *nerve conduction velocities*), velocidades de condução nervosa; VLCFA (do inglês, *very-long-chain fatty acids*), ácidos graxos de cadeia muito longa. (De Brennan KM, Shy ME: Genetic peripheral neuropathies. *In* Swaiman KF, Ashwal S, Ferriero DM *et al.* (eds): Swaiman's pediatric neurology, 6/e, Elsevier, 2018, Philadelphia, Table 141.5.)

Capítulo 632

Neuropatias Tóxicas

Harvey B. Sarnat

Muitos produtos químicos (organofosforados), toxinas e fármacos podem provocar neuropatia periférica (Tabela 632.1). Os **metais pesados** são neurotoxinas muito conhecidas. O envenenamento por chumbo, especialmente se crônico, provoca principalmente uma neuropatia motora que envolve seletivamente os grandes nervos, por exemplo, o fibular comum, o radial e o mediano, em uma condição conhecida como **mononeurite múltipla** (ver Capítulo 739). O arsênio produz parestesias com ardências dolorosas e polineuropatia motora. A exposição a produtos químicos agrícolas ou industriais constitui uma causa menos comum de neuropatia tóxica em crianças em comparação com adultos, mas os inseticidas são neurotoxinas tanto para os insetos quanto para os humanos e, se forem utilizados como *sprays* ou em espaços fechados, poderão ser inalados, induzindo letargia, vômitos, convulsões e neuropatia, particularmente com a exposição recorrente ou a longo prazo. O trabalho infantil e de adolescentes em países em desenvolvimento também constitui um risco. O lítio é amplamente utilizado em baterias, bem como em medicamentos para o tratamento de psicose e outras condições psiquiátricas, mas pode ser neurotóxico, especialmente cumulativamente ao longo do tempo. A **intoxicação por veneno de baiacu**, que pode ser contraída mesmo quando o peixe contaminado com o veneno foi cozido, produz uma síndrome semelhante à de Guillain-Barré. O etanol pode produzir neurotoxicidade, afetando particularmente os nervos ópticos, mas a neurite óptica não é uma neuropatia periférica verdadeira.

A causa mais frequente de neuropatias tóxicas em crianças são os **medicamentos prescritos**, embora as substâncias ilícitas também possam ser neurotóxicas, os medicamentos antimetabólicos e imunossupressores (p. ex., a vincristina, a cisplatina e o paclitaxel) produzam polineuropatias como complicações da quimioterapia utilizada para tratamento das neoplasias e distúrbios imunológicos (p. ex., a artrite idiopática juvenil). Essa causa *iatrogênica* geralmente provoca uma degeneração axonal, e não a desmielinização primária, ao contrário do que é visto nas neuropatias autoimunes. A ingesta excessiva de *megavitaminas* pode ser neurotóxica.

Os compostos de zinco são amplamente vendidos sem receita médica como suplementos dietéticos e promovidos para o tratamento para uma variedade de distúrbios, tanto neurológicos (p. ex., hiposmia) e imunológicos, como para vários sistemas de órgãos viscerais; a maioria das reivindicações não é baseada em evidências. Os íons de zinco são essenciais para a conservação de membranas pós-sinápticas e mitocôndrias. A ingestão crônica excessiva de zinco é cumulativa e se torna tóxica por prejudicar a atividade sináptica e as enzimas da cadeia respiratória mitocondrial, especialmente as enzimas do complexo I, resultando em polineuropatia, miopatia e encefalopatia. A disfunção mitocondrial também é uma base frequente da neuropatia em muitas outras neuropatias tóxicas.

A uremia crônica está associada à neuropatia e à miopatia tóxica. A neuropatia é provocada por níveis excessivos de paratormônio circulantes (ver Capítulo 628). A redução dos níveis séricos de paratormônio é acompanhada por uma melhora clínica e pelo retorno à velocidade normal de condução nervosa. A lesão axonal dos nervos periféricos, particularmente das fibras pequenas, pode ser secundária à perda ou disfunção mitocondrial nas neuropatias tóxicas. Complexos tóxicos anormais lipídicos, produzidos nas células de Schwann por uma respiração mitocondrial deficiente, são capazes de lesionar ou destruir axônios vizinhos, ocasionando uma neuropatia tóxica mitocondrial secundária. Pequenas proteínas do choque térmico também podem contribuir para a neuropatia tóxica.

Tabela 632.1 Neuropatias tóxicas e metabólicas.

Metais	Triptofano (síndrome de eosinofilia-mialgia)
Arsênico (inseticida, herbicida)	Vincristina
Ouro	**Produtos químicos ocupacionais ou industriais**
Chumbo (tinta, baterias, cerâmica)	Acrilamida (rejunte, floculação)
Lítio (baterias)	Dissulfeto de carbono (solvente)
Mercúrio (metálico, vaporizado)	Cianeto
Tálio (rodenticidas)	Diclorofenoxiacetato
Zinco (ingestão excessiva crônica)	Dimetilaminopropionitrito
Fármacos	Óxido de etileno (esterilização a gás)
Amiodarona	Hexacarbons (cola, solventes)
Cloranfenicol	Organofosforados (inseticidas, aditivos de petróleo)
Cloroquina	Bifenilos policlorados
Cisplatina	Tetraclorobifenil
Colchicina	Tricloroetileno
Dapsona	**Alterações metabólicas**
Etambutol	Doença de Fabry
Etanol	Doença de Krabbe
Fluoroquinolonas	Leucodistrofias
Ouro	Porfiria
Hidralazina	Doença de Tangier
Isoniazida	Tirosinemia
Metronidazol	Uremia
Nitrofurantoína	**Neuropatias biológicas e infecciosas**
Óxido nitroso	Difteria
Nucleosídios (agentes antirretrovirais didesoxicitidina [ddC], didanosina [ddI], d4T, outros)	Herpes-vírus
Penicilamina	HIV
Pentamidina	Hanseníase
Fenitoína	Doença de Lyme
Piridoxina (excessiva)	Raiva
Estatinas	Doença do soro
Estilbamidina	Vírus do Nilo Ocidental
Suramina	Vírus zika
Tacrolimus	
Taxanos (paclitaxel, docetaxel)	
Talidomida	

As **neurotoxinas biológicas** associadas à difteria, doença de Lyme, doença pelo vírus do Nilo Ocidental, hanseníase, herpes-vírus (paralisia de Bell) e raiva também produzem fraqueza induzida dos nervos periféricos ou das células do corno ventral. As infecções pelo vírus da imunodeficiencia humana (HIV) também produzem neuropatia e essa infecção é particularmente prevalente em crianças de vários países africanos, incluindo aquelas que imigram para países ocidentais como refugiados. A paralisia do carrapato, o botulismo e a intoxicação paralisante por molusco provocam bloqueio da junção neuromuscular e não uma verdadeira neuropatia. Diversos erros inatos do metabolismo também estão associados à neuropatia periférica decorrente da toxicidade ou de deficiências de metabólitos (ver Parte 11 e Tabela 632.1).

A bibliografia está disponível no GEN-io.

Capítulo 633
Neuropatias Autonômicas
Monique M. Ryan

O envolvimento de fibras nervosas autonômicas pequenas, pouco mielinizadas ou amielínicas, é observado em muitas neuropatias periféricas; as manifestações autonômicas são, quase sempre, leves ou subclínicas. Algumas neuropatias autonômicas são mais sintomáticas, causando distúrbios variáveis da regulação autonômica nos sistemas cardiovascular, gastrintestinal, geniturinário, termorregulador, sudomotor e pupilomotor.

O diagnóstico diferencial é visto nas Tabelas 631.1 (Capítulo 631) e 633.1 a 633.3. A Tabela 633.4 lista os testes úteis na avaliação funcional do sistema nervoso autonômo. O tratamento da disfunção autonômica adquirida inclui tanto o tratamento do transtorno primário (síndrome de Guillain-Barré, diabetes) quanto o tratamento sintomático de manifestações de sistemas orgânicos específicos (Tabela 633.5).

633.1 Disautonomia Familiar
Monique M. Ryan

A **disautonomia** familiar (síndrome de Riley-Day) é um transtorno autossômico recessivo mais comumente visto entre os judeus da Europa Oriental, nos quais a incidência é de um em 10.000 a 20.000. O quadro é muito raro em outros grupos étnicos, mas é, no geral, a neuropatia hereditária sensitivo autonômica (NHSA) mais comum. O gene defeituoso *IKBKAP* (proteína associada à quinase IκB), está localizado no *locus* 9q31-q33. Essa e outras neuropatias autonômicas são sempre consideradas como **neurocristopatias**, pois os tecidos anormais derivam em grande parte da crista neural. Mutações em *IKBKAP* comprometem o desenvolvimento e a maturação dos nervos periféricos.

PATOLOGIA
A doença dos nervos periféricos se caracteriza, em termos patológicos, pelo número reduzido de pequenas fibras nervosas amielínicas que conduzem sensações de dor, temperatura e paladar, além de mediarem funções autonômicas incluindo os barorreceptores. Há também a perda de pequenas e grandes fibras mielinizadas dos nervos periféricos. Os gânglios da raiz dorsal são pequenos, com neurônios reduzidos. O número de células ganglionares parassimpáticas nos plexos mioentéricos é reduzido. O envolvimento do nervo óptico, com perda predominante de fibras nervosas papilomaculares pode prejudicar a acuidade visual. As papilas circunvaladas e fungiformes (papilas gustativas) da língua estão ausentes ou reduzidas em número (Figura 633.1).

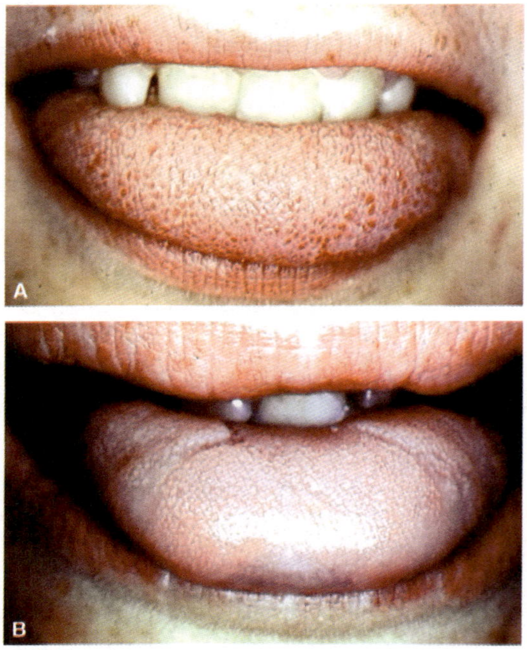

Figura 633.1 **A.** Língua normal com papilas fungiformes presentes na ponta. **B.** Língua disautonômica. Observar a ausência de papilas fungiformes altamente vascularizadas da ponta da língua, o que dá a aparência de língua lisa. (*De Axelrod FB, Gold-von Simson G: hereditary sensory and autonomic neuropaties: types II, III and IV*, Orphanet J Rare Dis *2:39, 2007, Fig 4.*)

Tabela 633.1 Classificação dos distúrbios autonômicos pediátricos.

ETIOLOGIA	TOPOGRAFIA	FREQUÊNCIA	NEUROTRANSMISSÃO
Funcional Síncope reflexa (vasovagal) Síndrome de taquicardia postural Intolerância ortostática, sem taquicardia	**Generalizada** Síncope reflexa (vasovagal) Síndrome de taquicardia postural Intolerância ortostática sem taquicardia Neuropatias autonômicas sensitivas hereditárias Outros transtornos genéticos raros Síncope reflexa (vasovagal) Síndrome de taquicardia postural Intolerância ortostática sem taquicardia Imunomediada	**Comum** Síncope reflexa (vasovagal) Síndrome de taquicardia postural Intolerância ortostática sem taquicardia Obesidade Diabetes Anorexia nervosa Outros distúrbios metabólicos	**Pandisautonomia (insuficiência adrenérgica e colinérgica)** Ganglionopatia autonômica autoimune Neuropatia autonômica e sensitiva aguda Síndrome de Guillain-Barré Neuropatias paraneoplásicas Porfiria
Hereditária Neuropatias autonômicas sensitivas hereditárias Outras doenças genéticas raras	**Pupila** Pupila de Argyll Robertson Pupila de Adie Síndrome de Horner Síndrome de Pourfour du Petit	**Raras** Imunomediada Traumáticas Neuropatias autonômicas sensitivas hereditárias Outras doenças genéticas raras	**Insuficiência adrenérgica pura** Deficiência de dopamina-beta hidroxilase Neuropatia adrenérgica pura
Metabólica Obesidade Diabetes Anorexia Outros distúrbios metabólicos	**Face** Cefaleia em salvas Síndrome do arlequim Sudorese gustativa	–	**Insuficiência colinérgica pura** Botulismo Síndrome de Lambert-Eaton Pupila de Adie Doença de Chagas Neuropatia colinérgica aguda
Imunomediada Ganglionopatia autonômica autoimune Síndrome de Guillain-Barré Encefalite do receptor anti-NMDA Neuropatia autonômica paraneoplásica Doença de Sjögren	**Membros** Fenômeno de Raynaud Acrocianose Hiperidrose idiopática primária	–	–
Infecciosa Doença de Chagas HIV Tétano	–	–	–
Neoplasia Tumores secretores de catecolamina Tumores do tronco encefálico e da fossa posterior	–	–	–
Trauma e malformações Lesão da medula espinal Lesão cerebral traumática Siringomielia Malformação de Arnold-Chiari	–	–	–
Fármacos Uso pós-cirúrgico ou pós-radioterapia Falha adquirida do barorreflexo	–	–	–

De Palma JA, Norcliffe-Kaufmann, Fuente-Mora C *et al.*: Disorders of the autonomic nervous system: autonomic dysfunction in pediatric practice. In Swaiman KF, Ashwal S, Ferriero DM *et al.* (eds): Swaiman's pediatric neurology, 6/e, Elsevier, 2018, Philadelphia, Table 154.1.

Tabela 633.2 Neuropatias sensitivas e autonômicas hereditárias.

TIPO	GENE	HERANÇA	INÍCIO	ACHADOS AUTONÔMICOS	ACHADOS SENSITIVOS	OUTROS ACHADOS
HSAN 1A	*SPTLC1*	AD	Adulto	Graus variáveis de anidrose distal	Perda progressiva de sensibilidade térmica, dolorosa e tato fino. Graus variáveis de perda auditiva neurossensorial	Um caso com apresentação congênita relatado com déficit de crescimento grave, retardo mental, microcefalia, hipotonia e insuficiência respiratória
HSAN 1B	*locus* 3 p24-p22				Episódios de dor lancinante nos membros	Tosse e refluxo gastresofágico
HSAN 1C	*SPTLC2*					Graus variáveis de fraqueza muscular distal
HSAN 1D	*ALT1*			Nenhum		–
HSAN 1E	*DMNT1*			Nenhum		Demência de início precoce
HSAN 1F	*ATL3*			Nenhum		–

(*continua*)

Tabela 633.2 Neuropatias sensitivas e autonômicas hereditárias. (*continuação*)

TIPO	GENE	HERANÇA	INÍCIO	ACHADOS AUTONÔMICOS	ACHADOS SENSITIVOS	OUTROS ACHADOS
HSAN 2A HSAN 2B	*WNK1* *FAM134B*	AR	Infância ou adolescência	Nenhum Graus variáveis de hiperidrose, incontinência urinária e anormalidades pupilares	Graus variáveis de perda progressiva de sensibilidade térmica e dolorosa e tato fino	–
HSAN 2C	*KIF1A*			Nenhum		–
HSAN 2D	*SCN9A*			Incontinência urinária e fecal, sudorese reduzida		Ausência de papila fungiforme na língua, hiposmia, perda auditiva, hipogeusia e displasia óssea
HSAN 3	*IKAP (ELP-1)*	AR	Recém-nascido	Lacrimejamento comprometido Hipotensão ortostática Hipertensão paroxística e vômito com manchas na pele Transpiração normal ou aumentada	Comprometimento da sensibilidade térmica e dolorosa com tato fino preservado	Descrito em ascendência judaica Asquenaze Hipotonia neonatal Dificuldades respiratórias e alimentares Articulações neuropáticas Neuropatia óptica, doença pulmonar crônica, escoliose, rabdomiólise Insuficiência renal Graus variáveis de problemas cognitivos e comportamentais
HSAN 4	*NTRK (TRKA)*	AR	Recém-nascido	Anidrose Hipertermia episódica Norepinefrina plasmática indetectável	Perda de sensibilidade térmica e dolorosa Preservação do tato fino e sensibilidade vibratória	Fraturas frequentes Articulações neuropáticas Feridas de cicatrização lenta Graus variados de problemas cognitivos e comportamentais
HSAN 5	*NGF* β	AR	Recém-nascido	Grau variável de anidrose	Perda de sensibilidade térmica e dolorosa Preservação do tato fino e sensibilidade vibratória	Fraturas frequentes Articulações neuropáticas Perda de dente por doença gengival
HSAN 6	*DST*	AR	Recém-nascido	Lacrimejamento prejudicado Pressão sanguínea e frequência cardíaca lábeis Hipertermia e episódios de manchas na pele	Perda de sensibilidade térmica e dolorosa	Descrito na ascendência judaica Asquenaze Hipotonia neonatal Dificuldades respiratórias e alimentares, atraso no desenvolvimento psicomotor, articulações neuropáticas Todos os pacientes descritos morreram antes dos 3 anos de idade
HSAN 7	*SCN11A*	AD (apenas uma mutação heterozigótica de novo descrita)	Recém-nascido	Hiperidrose e disfunção gastrintestinal	Perda de sensibilidade térmica e dolorosa	Fraturas frequentes Articulações neuropáticas Feridas de cicatrização lenta

De Palma JA, Norcliffe-Kaufmann, Fuente-Mora C *et al.*: Disorders of the autonomic nervous system: autonomic dysfunction in pediatric practice. In Swaiman KF, Ashwal S, Ferriero DM *et al.* (eds): Swaiman's pediatric neurology, 6/e, Elsevier, 2018, Philadelphia, Table 154.2.

Tabela 633.3 Outros distúrbios genéticos e metabólicos que causam disfunção autonômica.

DOENÇA	ACHADOS AUTONÔMICOS
Deficiência de dopamina beta-hidroxilase	Ptose, hipotensão, hipotermia; tratamento com droxidopa
Deficiência da descarboxilase dos L-aminoácidos aromáticos	Ptose, má alimentação, hipotensão, hipotonia; tratamento com agentes para aumentar os níveis de neurotransmissores
Doença de Menkes	Hipotensão ortostática; tratamento incerto
Doença de Fabry	Hipoidrose ou hiperidrose, diminuição da salivação; terapia de reposição enzimática
Porfiria aguda intermitente (AIP, do inglês *acute intermittent porphyria*)	Taquicardia, hipotensão ou hipertensão; tratamento como para AIP
Porfíria variegata	Quanto ao AIP
Doença de Hirschsprung	Taquicardia, hipertensão, hipertermia; tratamento sintomático (Tabela 633.5)
Síndrome de hipoventilação central congênita (CCHS, do inglês *congenital central hypoventilation syndrome*)	Constipação intestinal, anomalias pupilares, hipotermia; tratamento conforme CCHS

(*continua*)

Tabela 633.3 Outros distúrbios genéticos e metabólicos que causam disfunção autonômica. *(continuação)*

DOENÇA	ACHADOS AUTONÔMICOS
Síndrome de Pitt-Hopkins	Como na CCHS
Síndrome de Rett	Respiração irregular, variabilidade anormal da frequência cardíaca, morte súbita; tratamento de acordo com a síndrome de Rett
Doença de Alexander	Constipação intestinal, hipotermia, distúrbios respiratórios durante o sono; tratamento de acordo com a doença de Alexander
Hiperbradicinismo	Hipotensão ortostática, pernas roxas; tratamento sintomático (Tabela 633.5)
Síndrome de Panayiotopoulos	Hipertensão, taquicardia, parada cardíaca; tratamento sintomático (Tabela 633.5)
Síndrome da sudorese induzida pelo frio	Febre inexplicável, termorregulação prejudicada; tratamento sintomático (Tabela 633.5)

Tabela 633.4 Teste de função autonômica.

As divisões simpática e parassimpática do sistema nervoso autônomo estão envolvidas em todos os testes de função autonômica

Função do sistema nervoso parassimpático cardíaco
Variabilidade da frequência cardíaca com respiração profunda (arritmia sinusal respiratória); avaliações no domínio do tempo e no domínio da frequência
Resposta da frequência cardíaca à manobra de Valsalva
Resposta da frequência cardíaca à posição ortostática

Função adrenérgica simpática
Resposta da pressão arterial à posição de pé (em pé ou mesa inclinada)
Resposta da pressão arterial à manobra de Valsalva
Microneurografia

Função colinérgica simpática
Teste de termorregulação do suor
Teste quantitativo do reflexo de axônios sudomotores
Teste de marcação do suor
Resposta simpática da pele

Freeman R: Autonomic peripheral neuropathy, Lancet 365:1259-1270, 2005.

Tabela 633.5 Tratamento sintomático da disfunção autonômica.

PROBLEMA	TRATAMENTO
Hipotensão ortostática	Volume e suplementos de sal Hidratação adequada Roupa de pressão Fluoro-hidrocortisona (mineralocorticoide) Midodrina (agonista α)
Pneumonite por aspiração	Gastrostomia com/sem fundoplicatura
Crises disautonômicas	Clonidina, diazepam, carbidopa
Gastroparesia	Agentes procinéticos (metoclopramida, domperidona, eritromicina)
Hipomotilidade	Fibras, laxantes
Disfunção urinária	Anulação temporizada; cateterismo da bexiga
Hiperidrose	Agentes anticolinérgicos (glicopirrolato, propantelina) Toxina botulínica intracutânea
Anidrose	Banhos frios, coletes de refrigeração

MANIFESTAÇÕES CLÍNICAS

As manifestações clínicas são altamente variáveis. Lactentes e crianças afetadas podem ser hipotônicas, com atraso motor e dificuldades de alimentação. Os períodos de retenção da respiração, seguidos de síncope, são comuns nos primeiros 5 anos de vida. As respostas à hipoxia e hipercapnia são reduzidas. Pneumonia recorrente muitas vezes leva à doença pulmonar crônica. As pessoas afetadas podem experimentar hipotensão postural profunda sem taquicardia compensatória, mas também podem desenvolver hipertensão e taquicardia extremas quando estão sob estresse emocional e/ou físico. A desregulação da temperatura é refletida pelo desenvolvimento de hipertermia ou hipotermia com infecções e estressores ambientais.

À medida que as crianças afetadas crescem, a insensibilidade à dor se torna evidente e lesões traumáticas são frequentes. A sensação de dor e de temperatura é reduzida, embora a um menor grau do que em outras NHSA (ver Tabela 633.2). A alácrima (ausência de lágrimas com choro emocional) é um achado universal. Ocorre lacerações na córnea decorrentes da sensibilidade corneana e xerolftalmia. Dentes recentes em erupção causam ulcerações na língua e, em crianças mais velhas, trauma dental e mutilação das partes moles podem ser proeminentes. A deambulação é atrasada e tem aparência atáxica, provavelmente como resultado de uma combinação do retorno sensorial insatisfatório dos feixes musculares, disfunção dos nervos vestibulares e envolvimento do cerebelo. Os reflexos tendinosos profundos estão ausentes. A escoliose ou a cifose, ou ambas, é uma complicação séria na maioria dos pacientes e, em geral, é progressiva. Observa-se incidência aumentada de incontinência urinária. Bradicardia e outras arritmias cardíacas podem ocorrer; alguns pacientes requerem o uso de marca-passo cardíaco.

Cerca de 40% dos pacientes apresentam convulsões; algumas delas estão associadas à hipoxia durante as apneias, assim como com febre, mas em algumas não são encontrados precipitantes óbvios. A instabilidade emocional e dificuldades de aprendizagem são comuns em crianças em idade escolar com essa disautonomia familiar. Com frequência, observa-se puberdade tardia, especialmente nas meninas. Pode-se observar baixa estatura, mas a velocidade de crescimento pode ser acelerada mediante tratamento com hormônios do crescimento.

Após os 3 anos de idade, as **crises disautonômicas** começam, geralmente com ataques cíclicos de vômito que persistem por 24 a 72 horas ou até por períodos mais prolongados. Esses episódios repetidos de náuseas e vômitos estão associados à taquicardia, hipertensão, sudorese profusa, manchas na pele, apreensão e irritabilidade. Pode ocorrer distensão gástrica proeminente que causa dor abdominal e até angústia respiratória. A hematêmese pode complicar o quadro de vômito pernicioso.

ACHADOS LABORATORIAIS

A eletrocardiografia revela intervalos prolongados de QT corrigido com falta do encurtamento apropriado com o exercício, refletindo regulação autonômica aberrante da condução cardíaca. Radiografias do tórax podem mostrar atelectasia e alterações pulmonares que lembram a fibrose cística. O nível urinário de ácido vanililmandélico se mostra reduzido e o nível de ácido homovanílico está aumentado. O nível plasmático de dopamina β-hidroxilase (a enzima que converte dopamina em epinefrina) está diminuído. A biopsia do nervo sural mostra perda de fibras amielínicas, mas os estudos de condução nervosa e a eletromiografia são frequentemente normais, pois elas refletem somente a função das grandes fibras mielinizadas. A eletroencefalografia é útil para a avaliação de convulsões.

DIAGNÓSTICO

Todas as NHSA são caracterizadas pela falha da injeção intradérmica de fosfato de histamina na provocação de uma resposta exacerbada normal do axônio. Uma vez que a pele de um lactente normal reage mais intensamente à histamina, uma solução de 1:10.000 deverá ser usada. A instilação de metacolina a 2,5% na bolsa conjuntival produzirá miose em pacientes com disautonomia familiar, porém sem nenhum efeito detectável em uma pupila normal; esse é um sinal não específico de desnervação parassimpática de qualquer causa. Nesse teste a metacolina é aplicada somente em um olho, enquanto o outro fica como controle; as pupilas são comparadas em intervalos de 5 minutos durante 20 minutos. A combinação de alácrima, ausência de papilas fungiformes, reflexos patelares reduzidos e teste anormal de histamina com uma descendência judia Asquenaze é diagnóstica. Devido a expressão variável e sobreposição potencial com outras NHSA, um teste genético deverá ser realizado para confirmar o diagnóstico.

TRATAMENTO

O tratamento sintomático inclui atenção especial aos sistemas respiratório e gastrintestinal visando prevenir broncoaspiração e desnutrição, colírios de metilcelulose ou lubrificantes oculares tópicos para repor as lágrimas e prevenir a ulceração da córnea, tratamento ortopédico da escoliose e dos problemas das articulações e anticonvulsivantes são necessários. Gastrostomia, com ou sem fundoplicatura, deve ser considerada naqueles com broncoaspiração recorrente. A hiperpirexia decorrente da anidrose pode ser fatal e deve ser tratada agressivamente. A doença pulmonar crônica deve ser tratada de maneira sintomática. Os pacientes devem ser avisados de que sua insensibilidade à hipoxia pode colocá-los em risco de complicações com natação subaquática, viagens aéreas e viagens a grandes altitudes. A proteção contra lesões é importante devido à falta de dor como mecanismo de proteção. Algumas crianças podem necessitar de marca-passo cardíaco.

As crises disautonômicas respondem fracamente aos antieméticos padrão e geralmente são tratadas com medicamentos que apresentam ação central tais como diazepam e clonidina. A carbidopa, um inibidor da DOPA descarboxilase, também é efetiva nas crises disautonômicas.

PROGNÓSTICO

Sessenta por cento dos pacientes vai a óbito na infância antes dos 20 anos de idade, geralmente devido a insuficiência pulmonar crônica ou broncoaspiração. Pacientes mais velhos frequentemente desenvolvem doença renal crônica relacionada com a instabilidade vasomotora e hipertensão. O prognóstico é melhor com o tratamento em um centro familiarizado com a doença. Medidas mais recentes para melhor controle da estabilidade vasomotora e do vômito melhoram a qualidade de vida, mas seus efeitos na longevidade ainda não são conhecidos.

A bibliografia está disponível no GEN-io.

633.2 Outras Neuropatias Autonômicas

Monique M. Ryan

INSENSIBILIDADE CONGÊNITA À DOR E ANIDROSE

A insensibilidade congênita à **dor** e **anidrose**, ou uma NHSA tipo IV, é um transtorno com padrão de herança autossômico recessivo (Tabela 633.2) que se manifesta na infância. As crianças afetadas geralmente se apresentam com episódios de superaquecimento relacionados a temperaturas de ambientes aquecidos, pois não são capazes de transpirar ou apresentam sudorese reduzida. A hipotonia infantil melhora com o crescimento. Queimaduras frequentes e lesões traumáticas resultam da falta de percepção da dor, o que causa uma cicatrização deficiente de fraturas e uma tendência para o desenvolvimento de osteomielite crônica e articulações de Charcot. A sensibilidade à temperatura também está significativamente prejudicada. A anidrose causa uma aparência espessa e calejada da pele, com liquenificação das palmas e alterações distróficas crônicas nas unhas. Não existe alácrima, mas a ulceração da córnea pode resultar da hipoestesia. Quase todos os pacientes têm déficits comportamentais e cognitivos. A biopsia do nervo revela uma ausência quase total de fibras nervosas não mielinizadas, que geralmente transmitem dor, temperatura e sensação autonômica. O diagnóstico é confirmado por testes genéticos direcionados.

SÍNDROME DE ALLGROVE (SÍNDROME TRIPLA)

A síndrome de Allgrove é uma neuropatia autonômica rara caracterizada por alacrima de início precoce, dificuldades de alimentação e acalasia, disfunção autonômica com hipotensão ortostática, alteração variável da frequência cardíaca, hiper-reflexia, ataxia, fraqueza muscular, polineuropatia sensorimotora e insuficiência adrenal resistente ao hormônio adrenocorticotrófico, que se desenvolve na primeira década. O gene AAAS (distúrbio neurológico da insuficiência alacrima-acalasia-adrenal) está localizado no cromossomo 12q13.

A bibliografia está disponível no GEN-io.

Capítulo 634
Síndrome de Guillain-Barré

Monique M. Ryan

A síndrome de Guillain-Barré (GBS, do inglês, *Guillain-Barré syndrome*) é um transtorno autoimune considerado como uma polineuropatia pós-infecciosa, envolvendo principalmente os nervos motores, mas também os sensitivos e, algumas vezes, os autonômicos. Esta síndrome acomete pessoas de todas as idades e não é hereditária. Nos EUA e na Europa, a maioria dos pacientes apresenta um quadro de neuropatia desmielinizante, porém degeneração axonal na fase inicial é evidenciada em algumas formas de GBS vistas especialmente na China, no México, em Bangladesh e no Japão.

MANIFESTAÇÕES CLÍNICAS

Geralmente, o início da fraqueza se apresenta após cerca de 10 dias de uma infecção gastrintestinal ou respiratória inespecífica. A infecção original pode ter ocasionado somente sintomas no trato gastrintestinal (especialmente *Campylobacter jejuni*, mas também *Helicobacter pylori*), respiratório (especialmente *Mycoplasma pneumoniae*) ou sistêmico (vírus Zika). Carne de frango malcozida, leite não pasteurizado e água contaminada são as principais fontes de infecções gastrintestinais. O vírus do Nilo Ocidental também pode mimetizar uma síndrome semelhante à de Guillain-Barré, mas quase sempre causa uma doença neuronal motora semelhante à poliomielite. A GBS pode ocorrer após a administração de vacinas contra raiva, influenza e vacina meningocócica conjugada, especialmente do grupo C. Outros precursores infecciosos da GBS incluem: mononucleose, doença de Lyme, citomegalovírus e o vírus Zika.

Os sintomas iniciais incluem dormência e parestesia, seguidos de fraqueza muscular (Figura 634.1). Dorsalgia radicular e mialgia são comuns nos estágios iniciais; crianças afetadas podem manifestar irritabilidade importante. A fraqueza geralmente tem início nas extremidades inferiores e envolve, progressivamente, o tronco, os membros superiores e por fim, os músculos bulbares, mas a paralisia às vezes é proeminente. O envolvimento dos músculos extraoculares é raro, mas muitos pacientes desenvolvem paralisia facial. Na maioria dos pacientes, a paralisia é essencialmente simétrica. A paralisia progride por vários dias ou semanas e o nadir clínico ocorre em menos de 4 semanas. Aproximadamente 60% das crianças perdem a capacidade de deambular em algum momento da sua doença; uma pequena proporção progride para a tetraplegia flácida. A maior gravidade da doença é alcançada em cerca de 4 semanas após o início dos sintomas. O diagnóstico diferencial da GBS é apresentado na Tabela 634.1.

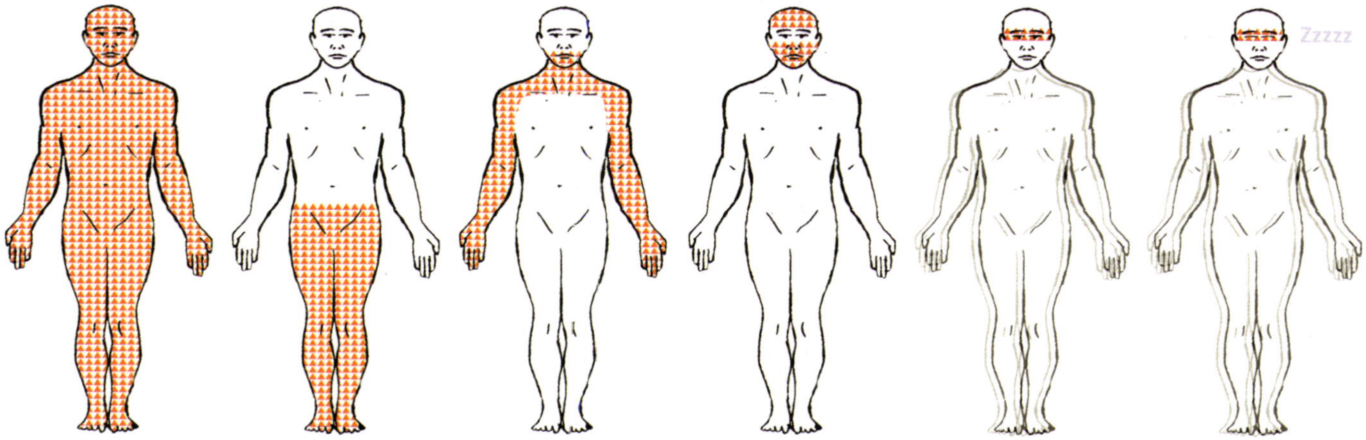

Figura 634.1 Padrões de fraqueza na síndrome de Guillain-Barré (GBS) e na síndrome de Miller Fisher e seus subtipos. As síndromes GBS e Miller Fisher e seus subtipos formam um *continuum* de síndromes distintas e sobrepostas. Áreas sombreadas indicam padrões de fraqueza. O contorno duplo (desfoque das figuras) indica a presença de ataxia. *Zzzzz* indica hipersonolência. O padrão de fraqueza para cada subtipo é o seguinte: GBS clássica, tetraparesia com ou sem envolvimento de nervos cranianos motores; GBS paraparético, membros inferiores; fraqueza faríngeo-cervical-braquial, bulbar, pescoço e membros superiores; fraqueza bifacial com parestesias; Síndrome de Miller Fisher, oftalmoplegia externa; encefalite do tronco cerebral de Bickerstaff, oftalmoplegia externa. A fraqueza facial e o envolvimento dos nervos cranianos motores são mais frequentes na GBS clássica do tipo desmielinizante (polirradiculoneuropatia desmielinizante inflamatória aguda) do que na GBS do tipo axonal (neuropatia axonal motora aguda). Na síndrome de Miller Fisher, há ataxia e, em seu subtipo do sistema nervoso central, a encefalite do tronco cerebral de Bickerstaff, há hipersonolência adicional. (*Cortesia de Wakerley BR, Yuki N: Mimics and chameleons in Guillain-Barré and Miller Fisher syndromes, Pract Neurol 15: 90-99, 2015, Fig 1.*)

Tabela 634.1 Diagnóstico diferencial da síndrome de Guillain-Barré na infância.

LESÕES DA MEDULA ESPINAL
Mielite transversa aguda
Abscesso epidural
Tumores
Poliomielite
Enterovírus
Mielite aguda flácida
Síndrome de Hopkins
Malformações vasculares
Infarto da medula espinal
Embolia fibrocartilaginosa
Compressão da medula espinal por tumores
Encefalomielite disseminada aguda
Encefalite do tronco cerebral de Bickerstaff
Síndrome da artéria espinal anterior

NEUROPATIAS PERIFÉRICAS
Tóxicas
- Vincristina
- Talidomida
- Inalação de "cola de sapateiro"
- Metais pesados: ouro, arsênico, chumbo, tálio, mercúrio
- Pesticidas organofosforados
- Fluoroquinolonas
- Isoniazida
- Dapsona
- Óxido nitroso
- Veneno de cobras
- Peixe baiacu
- Toxina de espinheiro (*Rhamnus cathartica*)
- Monóxido de carbono

Infecções
- HIV
- Difteria
- Vírus do Nilo Ocidental
- Citomegalovirus (radiculite)
- Hanseníase
- Doença de Lyme
- Vírus Zika

Erros inatos do metabolismo/hereditário
- Doença de Leigh
- Doença de Tangier
- Porfiria
- Doença de Fabri
- Tirosinemia
- Neuropatias mitocondriais

Doença crítica: polineuropatia/miopatia
Granulomatose eosinofílica com poliangiite
Granulomatose com poliangite
Sarcoidose
Lúpus eritematoso sistêmico
Poliangite microscópica
Outras vasculitides
Deficiências nutricionais
- Vitaminas B1, B6, B12, E
- Riboflavina (vitamina B2)

DISTÚRBIOS DA TRANSMISSÃO NEUROMUSCULAR
Paralisia do carrapato
Miastenia *gravis*
Mielite aguda flácida
Botulismo
Hipercalcemia

MIOPATIAS
Paralisias periódicas (hipopotassêmica ou hiperpotassêmica)
Dermatomiosite
Miopatia/polineuropatia do paciente crítico

OUTRAS
Transtorno conversivo
Polineurite desmielinizante inflamatória crônica (início agudo)

O **envolvimento bulbar** ocorre em cerca de 50% dos casos, podendo resultar em insuficiência respiratória (Figura 634.1). Disfagia e fraqueza muscular facial podem ser sinais de insuficiência respiratória iminente, interferindo com o controle da salivação e deglutição, bem como aumentando o risco de aspiração. A paralisia das pregas vocais pode causar dispneia ou rouquidão. O envolvimento grave de músculos bulbares e respiratórios pode levar à morte se a GBS não for reconhecida e tratada.

O sistema nervoso autônomo também está envolvido em alguns casos. Oscilação da pressão arterial e frequência cardíaca, hipotensão postural, episódios de bradicardia ou taquicardia importante e ocasional assistolia ocorrem, mais comumente, em pacientes mais jovens ou naqueles com fraqueza grave. O monitoramento cardiovascular é importante, especialmente no início do curso da doença, quando a progressão rápida da fraqueza muscular, insuficiência respiratória e instabilidade autonômica podem ser um risco à vida.

Os reflexos profundos estão abolidos geralmente no início do curso da doença, às vezes, porém, estão preservados até uma fase mais tardia; a arreflexia é mais comum, mas pode-se observar hiporreflexia. Em 10% das crianças afetadas os reflexos podem se manter normorreativos. Essa variabilidade pode levar à confusão diagnóstica.

Subtipos da GBS incluem quadros de polineuropatia inflamatória aguda desmielinizante e de neuropatia axonal motora aguda; esses quadros são diferenciados por estudos de condução neural e um padrão associado de anticorpos antigangliosídeos (Tabela 634.2). Formas localizadas de GBS também ocorrem e incluem um padrão de diplegia facial com parestesias e um padrão de fraqueza faringocervicobraquial.

A síndrome de Miller-Fisher (MFS) é uma variante GBS incomum associada a oftalmoplegia externa aguda (e ocasionalmente interna), ataxia e arreflexia. O sexto nervo craniano está mais comumente envolvido na MFS. Embora a arreflexia seja observada na MFS, os pacientes não apresentam ou apresentam apenas uma leve fraqueza nas extremidades inferiores em comparação com o GBS. Parestesias distais são comuns na MFS. Incontinência urinária ou retenção de urina ocorrem em aproximadamente 20% dos casos, mas geralmente é transitória. A MFS se sobrepõe clinicamente à encefalite do tronco cerebral de Bickerstaff.

A **polirradiculoneuropatia inflamatória crônica desmielinizante** (CIDP, do inglês *chronic inflammatory demyelinating polyradiculoneuropathy*, às vezes denominadas de *polineurite inflamatória crônica recidivante*) é uma neuropatia inflamatória adquirida de caráter mais crônico, lentamente progressiva, com alguma sobreposição clínica com a GBS. Sintomas como fraqueza e parestesias se desenvolvem por mais de 4 a 6 semanas, recorrem intermitentemente (recidivantes) ou progridem lentamente ao longo do tempo por períodos de meses a anos. A fraqueza é geralmente tanto proximal como distal e variavelmente grave. A hiporreflexia ou arreflexia é quase universal. Os déficits motores ocorrem em 94% dos casos e, parestesias sensoriais em 64%, mas o envolvimento de nervos cranianos e autonômicos é incomum. O líquido cefalorraquidiano (LCR) não apresenta pleocitose, mas a proteína do LCR é quase sempre elevada. Estudos de condução nervosa mostram redução variável da velocidade de condução nos nervos; quando necessário, a biopsia do nervo sural demonstra uma perda irregular de mielina e alterações inflamatórias focais. CIDP de início agudo pode ser difícil de distinguir da GBS, assim como naqueles casos em que a GBS cursa com flutuações dos sintomas relacionados ao tratamento.

A **síndrome de Guillain-Barré congênita** é muito rara e se manifesta como hipotonia generalizada, fraqueza e arreflexia em um neonato afetado, preenchendo todos os critérios eletrofisiológicos e do LCR e na ausência de doença neuromuscular materna. O tratamento nem sempre é necessário.

ACHADOS LABORATORIAIS E DIAGNÓSTICO

Os estudos do LCR são úteis para o diagnóstico de GBS. O nível de proteína do LCR se mostra superior em mais de duas vezes o limite superior da normalidade, o nível de glicose é normal e não há pleocitose; a contagem de leucócitos por mm^3 pode estar abaixo de $10/mm^3$. Os resultados de culturas bacterianas são negativos e estudos virais raramente isolam vírus específicos. A dissociação entre proteína elevada no LCR e falta de resposta celular (dissociação albuminocitológica) em um paciente com polineuropatia aguda ou subaguda é diagnóstico de síndrome de Guillain-Barré. No entanto, esses achados podem não ser aparentes na primeira semana após o início dos sintomas (Tabela 634.3).

Os achados na ressonância magnética da medula espinal na GBS típica incluem espessamento da cauda equina e das raízes nervosas intratecais com realce pelo gadolínio (Figura 634.2). Achados atípicos devem levar em consideração os diagnósticos alternativos listados na Tabela 634.1. As imagens na polineuropatia inflamatória crônica desmielinizante (CIDP) são semelhantes, porém demonstram maior realce das raízes nervosas da coluna vertebral (Figura 634.3).

Estudos de condução nervosa e eletromiografia demonstram ser sensíveis para a detecção dos sinais precoces de inflamação dos nervos periféricos na GBS. A velocidade de condução dos nervos motores e sensitivos está reduzida a uma extensão variável, refletindo a natureza irregular do envolvimento dos nervos nessa desordem, que também

Tabela 634.2 Subtipos da síndrome de Guillain-Barré e variantes raras descritas na infância.

	FREQUÊNCIA RELATIVA	ANTICORPOS IGG ANTIGANGLIOSÍDEOS ASSOCIADOS
SUBTIPOS		
Polirradiculoneuropatia desmielinizante inflamatória aguda (AIDP, do inglês, *acute inflammatory demyelinating polyradiculoneuropathy*)	Comum (sobretudo em países ocidentais)	Nenhum/GM1 (cerca de 10%)
Neuropatia axonal motora aguda (AMAN)	Comum (sobretudo em países em desenvolvimento)	GM_1, GD_{1a}
Neuropatia axonal sensitiva e motora aguda (AMSAN)	Rara	GM_1, GM_{1b}, GD_{1a}
Síndrome de Miller Fisher (MFS/FS)	Incomum	GQ_{1b}, GT_{1a}
VARIANTES		
Encefalite do tronco cerebral de Bickerstaff (BBE, do inglês, *Bickerstaff brainstem encephalitis*)	Rara	GQ_{1b}, GT_{1a}
Polineurite craniana (PC)	Rara	GQ_{1b}, GT_{1a}
Variante faringo-cervical-braquial (PCB, do inglês, *pharyngeal-cervical-brachial variant*)	Rara	GT1a > GQ_{1b} >> GD_{1a}
Neuropatia sensitiva aguda	Muito rara	GQ_{1b}, GT_{1a}
Pandisautonomia aguda	Muito rara	–
Oftalmoparesia aguda	Muito rara	GQ_{1b}, GT_{1a}
Paraparesia	Muito rara	–

De Rabie M, Ashwal S, Nevo Y: Inflammatory neuropathies. In Swaiman KF, Ashwal S, Ferriero DM *et al.* (eds): Swaiman's pediatric neurology, 6/e, Elsevier, 2018, Philadelphia, Table 143.3.

Tabela 634.3 Critérios diagnósticos para a síndrome de Guillain-Barré.*

CARACTERÍSTICAS NECESSÁRIAS PARA O DIAGNÓSTICO DA SÍNDROME DE GUILLAIN-BARRÉ NA PRÁTICA CLÍNICA • Fraqueza progressiva nas pernas e nos braços (às vezes inicialmente apenas nas pernas) • Arreflexia (ou diminuição dos reflexos tendinosos) em membros fracos. **SINTOMAS ADICIONAIS** • A fase progressiva dura dias a 4 semanas (geralmente 2 semanas) • Simetria relativa • Sinais ou sintomas sensitivos leves (ausentes na neuropatia axonal motora aguda) • Envolvimento de nervos cranianos, especialmente fraqueza bilateral dos músculos faciais • Disfunção autonômica • Dor (comum) **CARACTERÍSTICAS QUE DEVEM LEVANTAR DÚVIDAS SOBRE O DIAGNÓSTICO DA SÍNDROME DE GUILLAIN-BARRÉ** • LCR: aumento do número de células mononucleares ou polimorfonucleares (> 50 células/μℓ) • Disfunção pulmonar grave com pouca ou nenhuma fraqueza inicial nos membros • Sinais sensitivos graves com pouca ou nenhuma fraqueza inicial	• Disfunção vesical ou intestinal no início do quadro • Febre no início do quadro • Nível sensitivo agudo da medula espinal • Marcada e persistente assimetria da fraqueza • Disfunção vesical e intestinal persistente • Progressão lenta da fraqueza e sem comprometimento respiratório (considerar polineuropatia desmielinizante inflamatória subaguda ou polineuropatia desmielinizante inflamatória crônica de início agudo) **ESTUDO DE CONDUÇÃO NERVOSA** • Pode ser útil na prática clínica, mas geralmente não é necessário para diagnosticar a síndrome de Guillain-Barré • Essencial para classificação da síndrome de Guillain-Barré como polineuropatia desmielinizante inflamatória aguda ou neuropatia axonal motora aguda • Polineuropatia desmielinizante inflamatória aguda: características da desmielinização (diminuição da velocidade de condução nervosa motora, latência motora distal prolongada, aumento da latência da onda F, bloqueios de condução e dispersão temporal) • Neuropatia axonal motora aguda: nenhuma característica de desmielinização (uma característica desmielinizante em um nervo, se a amplitude distal do CMAP for menor que 10% do LLN, pode ser encontrada; amplitude do CMAP distal menor que 80% do LLN em pelo menos dois nervos. Bloqueio transitório de condução de nervos motores pode estar presente.

*A classificação da síndrome de Guillain-Barré como polineuropatia desmielinizante inflamatória aguda ou neuropatia axonal motora aguda não é necessária para o diagnóstico da síndrome de Guillain-Barré. Não se sabe se a polineuropatia desmielinizante inflamatória aguda e a neuropatia axonal motora aguda requerem tratamentos diferentes. A intensidade da diminuição de condução necessária para definir a desmielinização difere entre os sistemas de classificação. LCR, líquido cefalorraquidiano; CMAP (do inglês, *compound muscle action potential*), potencial de ação muscular composto; LLN (do inglês, *lower limit of normal*), limite inferior de normalidade. (De Willison HJ, Jacobs BC, van Doorn PA: Guillain-Barré syndrome, Lancet 388: 717-727, 2016, Painel 1.)

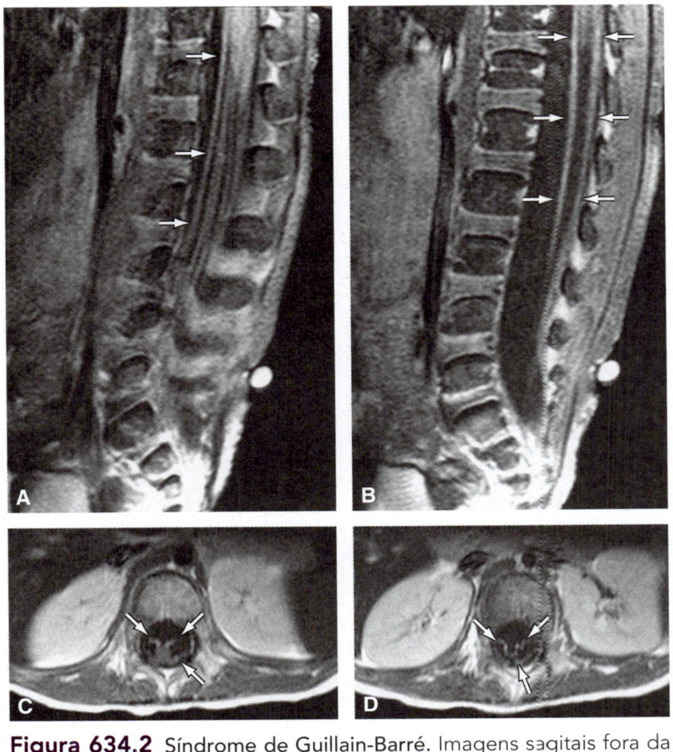

Figura 634.2 Síndrome de Guillain-Barré. Imagens sagitais fora da linha média (**A**) e na linha média (**B**) ponderadas em T1 e após gadolínio na altura da coluna lombar de paciente incapaz de deambular. **C** e **D**. Imagens axiais pós-contraste ponderadas em T1 na altura do cone medular e das raízes nervosas lombares, respectivamente. As imagens mostram realce extenso das raízes nervosas pelo contraste (*setas* em **A** a **D**), condizentes com as alterações da síndrome de Guillain-Barré. (*Cortesia de Slovis TL, editor*: Caffey's pediatric diagnostic imaging, *ed 11, Philadelphia, 2008, Mosby, Fig 65.6.*)

se reflete na presença de bloqueio focal de condução e respostas dispersas. A eletromiografia pode mostrar sinais de desnervação aguda do músculo. O nível sérico de creatinina pode estar levemente elevado ou normal. Os títulos de anticorpos antigangliosídeos, contra GM_1 e GD_1, estão às vezes elevados na GBS, particularmente em casos com neuropatia primária axonal em vez de desmielinizante, sugerindo que eles podem desempenhar um papel na propagação e/ou recuperação da doença em alguns casos (Tabela 634.1). A biopsia do nervo sural mostra desmielinização segmentar, inflamação focal e degeneração Walleriana, mas quase nunca é necessária sua realização para o diagnóstico.

A investigação sorológica para infecções por *Campylobacter* e *Helicobacter* ajuda a estabelecer a etiologia se os resultados forem positivos, mas não altera o curso de tratamento. O resultado da cultura de fezes raramente é positivo, visto que a infecção é autolimitada e só ocorre por cerca de 3 dias, enquanto a neuropatia é secundária à gastrenterite aguda.

TRATAMENTO

Nos estágios iniciais dessa doença aguda, os pacientes devem ser internados para observação, pois a paralisia ascendente pode envolver rapidamente os músculos respiratórios, causando insuficiência respiratória e instabilidade autonômica (Figura 634.4). O esforço respiratório (medido por um teste à beira do leito ou espirometria) deve ser monitorado quanto ao aparecimento de alterações que predizem o início da hipoventilação e a insuficiência respiratória. Pacientes com fraqueza leve e progressão lenta podem ser submetidos a tratamento de suporte, com observação quanto à estabilização e remissão espontânea. A fraqueza muscular grave ou rapidamente progressiva é tratada com imunoglobulina intravenosa (IVIG, do inglês *intravenous immunoglobulin*); protocolos comuns incluem IVIG 0,4 g/kg/dia durante 5 dias consecutivos ou 1 g/kg/dia durante 2 dias.

A plasmaférese e/ou substâncias imunossupressoras são alternativas se a IVIG for ineficaz. Os esteroides não são efetivos para a fraqueza, mas podem ajudar com a dor. Os cuidados de suporte, como o suporte respiratório, prevenção de úlceras de pressão, suporte nutricional, tratamento da dor, prevenção de trombose venosa profunda e tratamento de infecções bacterianas secundárias são importantes.

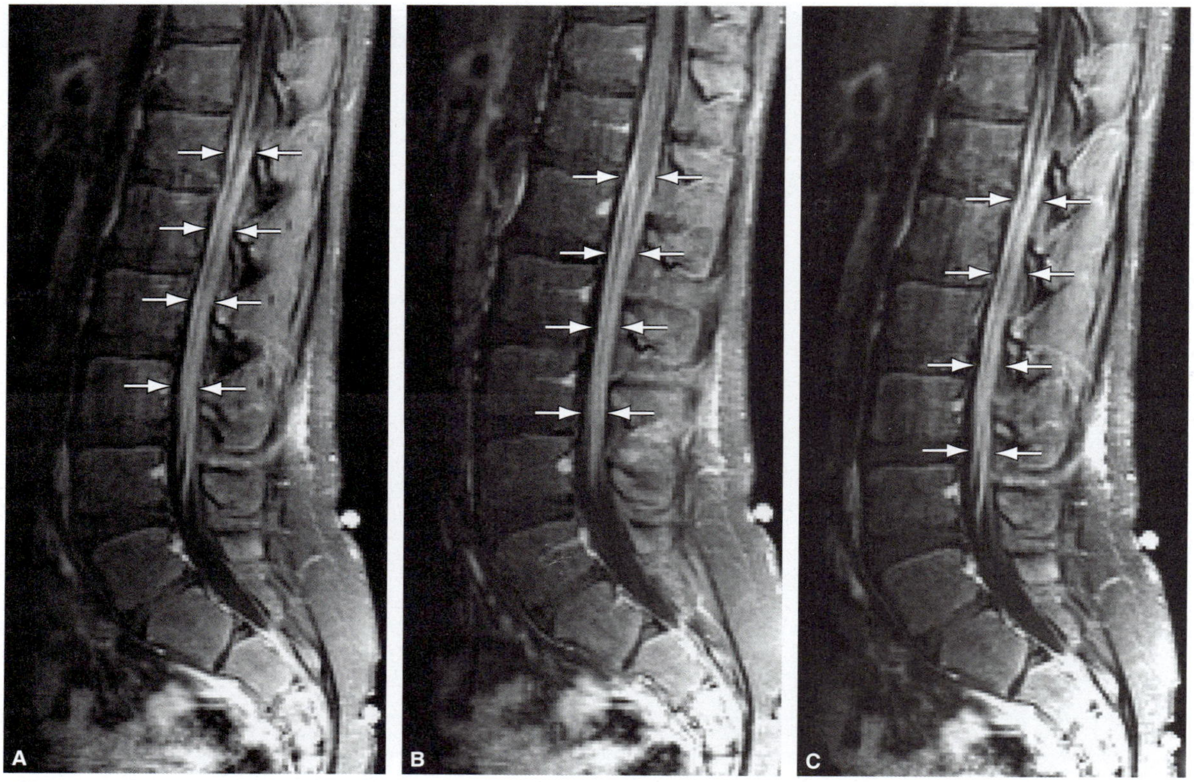

Figura 634.3 Polineuropatia desmielinizante inflamatória crônica (CIDP, do inglês *chronic inflammatory demyelinating polyneuropathy*) em garoto de 13 anos com neuropatia periférica e alteração da marcha. Imagens sagitais ponderadas em T1 fora da linha média para a direita (**A**), na linha média (**B**) e fora da linha média para a esquerda (**C**). (*Cortesia de Slovis TL, editor:* Caffey's pediatric diagnostic imaging, *ed 11, Philadelphia, 2008, Mosby, Fig 65.6.*)

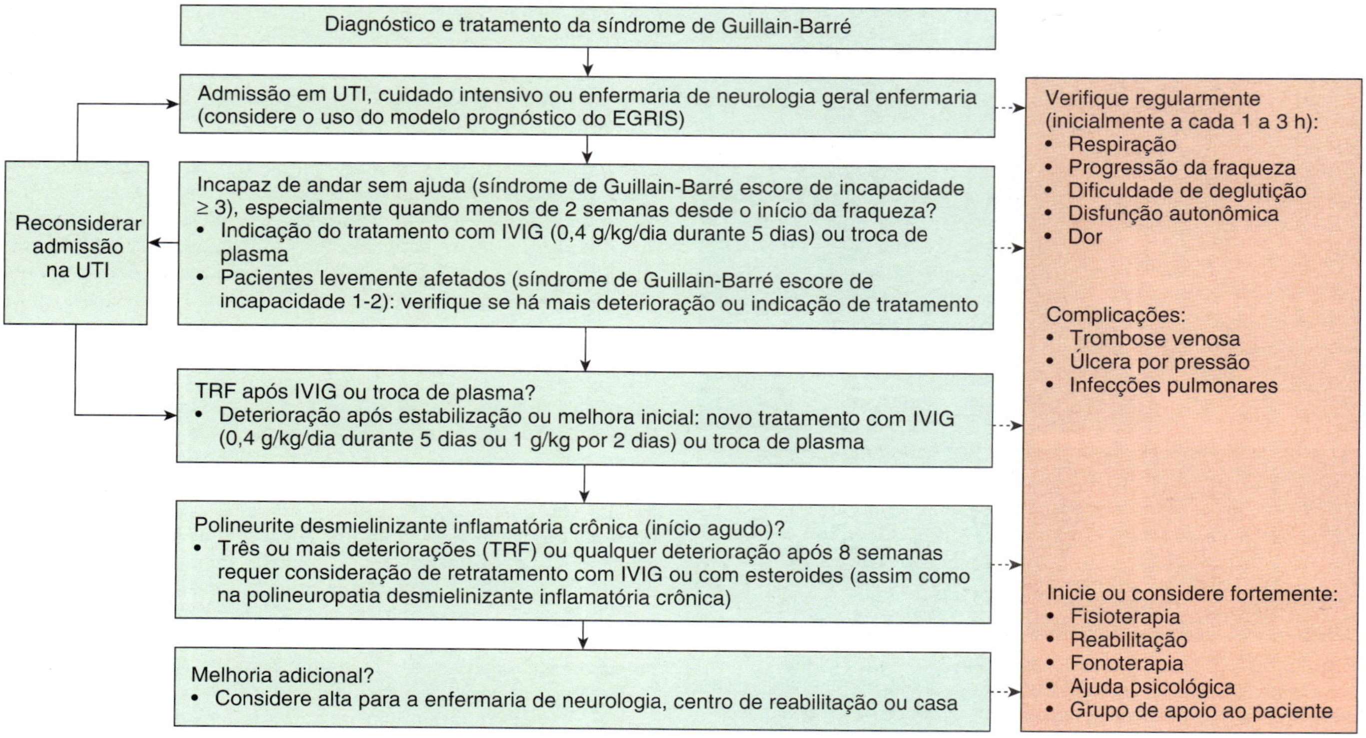

Figura 634.4 Algoritmo de tratamento para a síndrome de Guillain-Barré. Linhas sólidas são o fluxo de tratamento; linhas tracejadas são questões que precisam ser consideradas. UTI, unidade de terapia intensiva; EGRIS (do inglês, *Erasmus GBS Respiratory Insufficiency Score*), Escore Erasmus de Insuficiência Respiratória na GBS; IVIG (do inglês, *intravenous immunoglobulin*), imunoglobulina intravenosa; TRF (do inglês, *treatment-related fluctuation*), flutuação relacionada ao tratamento. (*De Willison HJ, Jacobs BC, van Doorn PA: Guillain-Barré syndrome, Lancet 388:717-727, 2016, Fig 3.*)

A dor neuropática no GBS deve ser tratada de forma agressiva, com analgésicos narcóticos, quando necessário, e com medicamentos como a gabapentina.

A CIDP pode ser tratada com esteroides orais ou em pulsoterapia ou IVIG, com casos refratários, muitas vezes exigindo o uso de outros medicamentos imunossupressores. Crianças com fraqueza recidivante ou lentamente progressiva geralmente necessitam de meses a anos de terapia, mas a maioria alcança uma remissão sustentada. O prognóstico é geralmente bom, mas algumas crianças têm déficits permanentes.

PROGNÓSTICO

A GBS é geralmente uma doença monofásica; a recuperação espontânea inicia dentro de 2 a 3 semanas, mas pode levar meses. A terapia com IVIG acelera a recuperação, mas não altera o resultado a longo prazo. Até 60% dos pacientes perdem a capacidade de deambular durante a doença, mas a maioria recupera totalmente a força. Uma minoria permanece com alguma fraqueza residual, mais frequentemente dos dorsiflexores do tornozelo. As características clínicas que predizem um curso grave e uma recuperação lenta (possivelmente incompleta) incluem o envolvimento dos nervos cranianos, a necessidade de suporte ventilatório e a incapacidade máxima no momento da chegada ao hospital. Estudos neurofisiológicos não necessariamente predizem o resultado a longo prazo, mas crianças com formas desmielinizantes de GBS geralmente se recuperam mais rapidamente do que aquelas com formas axonais. Os reflexos tendinosos são, em geral, a última função a ser recuperada. Normalmente, a melhora acompanha um gradiente oposto à direção do envolvimento, inicialmente com a recuperação da função bulbar e, por último, a fraqueza dos membros inferiores. O envolvimento dos músculos bulbares e respiratórios pode levar a óbito se a síndrome não for identificada e tratada. A fadiga é o sinal residual a longo prazo mais comum da GBS. As recaídas ocorrem em cerca de 4% das crianças com GBS e geralmente respondem ao tratamento imunomodulador.

A bibliografia está disponível no GEN-io.

Capítulo 635

Paralisia de Bell

Monique M. Ryan

A paralisia de Bell é uma paralisia periférica no nervo facial de instalação aguda não associada a nenhuma outra neuropatia de nervo craniano ou disfunção do tronco cerebral. Trata-se de um distúrbio comum em qualquer idade desde o primeiro ano de vida até a adolescência e, em geral, desenvolve-se abruptamente cerca de 2 semanas após uma infecção viral. Numerosos vírus têm sido relacionados à paralisia de Bell (Tabela 635.1). A ação ativa ou a reativação do herpes-vírus simples ou varicela-zóster provavelmente é a causa mais comum da paralisia de Bell (Figura 635.1). Na síndrome de Ramsay-Hunt (herpes-zóster auricular), uma paralisia aguda do nervo facial se associa a vesículas dolorosas no canal auditivo externo ou na orelha. As formas hereditárias da paralisia de Bell são raras. É incomum que a paralisia de Bell se manifeste no contexto de hipertensão sistêmica ou de diabetes melito tipo 1. Paralisia unilateral ou bilateral do nervo facial muitas vezes é sinal de doença de Lyme.

MANIFESTAÇÕES CLÍNICAS

Dor retroauricular pode preceder a paresia, que se desenvolve de modo agudo. As porções superior e inferior da face ficam paréticas e ocorre queda do canto da boca. Os pacientes são incapazes de fechar o olho no lado afetado e, por isso, correm o risco de ceratite por exposição. O paladar nos dois terços anteriores da língua é perdido no lado envolvido em cerca de 50% dos casos; esse achado ajuda a estabelecer os limites anatômicos da lesão como proximais ou distais ao ramo do *chorda tympani* do nervo facial. A produção de lágrimas é poupada. Dormência facial e parestesias são raros, mas, quando ocorrem, sugerem envolvimento concomitante do nervo trigêmeo.

Não são necessárias imagens para a realização do diagnóstico da paralisia de Bell típica. Em crianças com menos de 2 anos de idade ou naqueles em que haja suspeita de outras patologias devido a achados atípicos ou paresia crônica ou recorrente, a ressonância magnética (RM) do nervo facial exclui lesões estruturais causadoras de disfunção de tal nervo. Sorologia e outros estudos virais, em geral, para nada contribuem com o diagnóstico. Deve-se considerar um hemograma completo para excluir leucemia em pacientes com menos idade ou naqueles com achados atípicos. Indica-se o teste para pesquisa de anticorpos relacionados à doença de Lyme em crianças de áreas endêmicas.

Tabela 635.1	Etiologias da paralisia facial periférica aguda.
Causas comuns	
Idiopática	
Herpes-vírus simples tipo 1*	
Vírus varicela-zóster*	
Doença de Lyme	
Causas infecciosas menos comuns	
Otite média ± colesteatoma	
Doença de Lyme	
Vírus Epstein-Barr	
Citomegalovírus	
Caxumba	
Herpes-vírus humano 6	
Vacina intranasal contra influenza	
Micoplasma	
Toxocara	
Rickettsia	
AIDS/HIV	
Outras associações menos comuns	
Trauma	
Schwannoma do nervo facial	
Tumor infiltrativo	
Aneurisma ou malformação vascular	
Estreitamento anômalo do canal do nervo facial	
Hipertensão	
Síndrome de Sjögren	
Diabetes melito tipo 1	
Síndrome de Guillain-Barré	
Sarcoidose	
Síndrome de Kawasaki	
Síndrome de Melkersson-Rosenthal†	
Tratamento com ribavirina ou interferona	

*Implicados na paralisia de Bell idiopática. †Granulomas não caseosos com edema facial (lábios, pálpebras), paralisia facial recorrente e alternada, histórico familiar, migrâneas ou cefaleias.

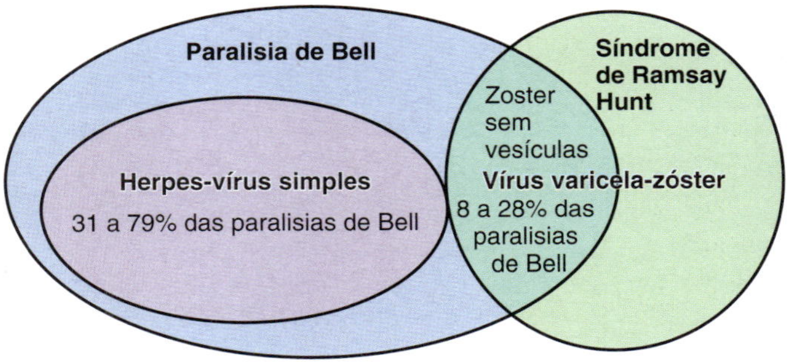

Figura 635.1 Envolvimento dos herpes-vírus simples e varicela-zóster na paralisia facial aguda. (Adaptada de Hato N, Murakami S. Gyo K: Steroid and antiviral treatment for Bell's palsy, *Lancet* 371:1818-1820, 2008.)

Em pacientes que não se recuperam dentro de algumas semanas, o exame neurofisiológico do nervo facial ajuda a determinar a intensidade da neuropatia facial e a provável velocidade de recuperação. Nos casos crônicos, outras causas de neuropatia facial deverão ser consideradas, incluindo hipertensão, diabetes, tumores do nervo facial como schwannomas e neurofibromas, infiltração do nervo facial por células leucêmicas ou por um rabdomiossarcoma da orelha média, infartos ou tumores do tronco encefálico e lesão traumática do nervo facial.

TRATAMENTO

Diferentemente dos adultos, o prognóstico da paralisia de Bell pediátrica é tão bom, que não se estabeleceu um benefício do tratamento com corticosteroides com ou sem aciclovir, embora muitos centros recomendem prednisona oral (1 mg/kg/dia durante 5 a 7 dias, seguido por redução gradual por 1 semana) iniciada nos 3 primeiros dias depois do início do quadro. Em adultos, o tratamento costuma incluir esteroides associado a um antiviral (valaciclovir, fanciclovir). A proteção da córnea com colírio de metilcelulose ou um lubrificante ocular é especialmente importante à noite.

PROGNÓSTICO

A maioria das crianças apresenta recuperação espontânea completa da paralisia de Bell em algumas semanas depois do início. Uma pequena proporção (< 10%) mantém certo grau de paresia facial residual. É rara a paralisia de Bell bilateral, mas até 15% das crianças apresentam episódios recorrentes de paresia facial.

A regeneração do nervo ocasionalmente é direcionada de maneira incorreta, resultando em **sincinesia**, na qual a ativação de um grupo muscular pode produzir ativação de outro grupo não apropriado de músculos; piscar os olhos pode resultar em boca torta, sorrir pode levar a piscar os olhos e pode ocorrer lacrimejamento (lágrimas de crocodilo) durante a alimentação. Essa complicação é muito menos comum em crianças do que em adultos.

PARALISIA FACIAL AO NASCIMENTO

A paralisia facial ao nascimento é, em geral, uma neuropatia de compressão da aplicação de fórceps durante o parto e se recupera espontaneamente em poucos dias ou semanas, na maioria dos casos. A **ausência congênita do músculo angular depressor da boca** causa assimetria facial, especialmente quando o lactente afetado chora, e está sempre associada a outras anomalias congênitas, especialmente do coração. Não se trata de lesão de nervo facial, mas de um defeito cosmético que não interfere na amamentação. Lactentes com a **síndrome de Möbius** podem apresentar paralisia facial bilateral ou, com menos frequência, unilateral, muitas vezes com paralisia do hipoglosso e outros déficits neurológicos; essa síndrome pode ser genética ou pode refletir uma anomalia de desenvolvimento do tronco encefálico.

A bibliografia está disponível no GEN-io.

Distúrbios do Olho

PARTE 28

Capítulo 636
Crescimento e Desenvolvimento do Olho

Scott E. Olitsky e Justin D. Marsh

O olho de um neonato a termo no momento do nascimento mede aproximadamente 65% do tamanho adulto. O crescimento pós-natal é máximo durante o primeiro ano de vida, ocorrendo, em uma taxa rápida que vai desacelerando até o terceiro ano e que segue lentamente até a puberdade, quando pouca mudança ocorre. As estruturas anteriores do olho são relativamente grandes ao nascimento, contudo crescem proporcionalmente menos que as estruturas posteriores. Isso resulta em uma mudança progressiva no formato do globo ocular, de tal modo que ele se torna mais esférico.

Em um lactente, a esclera é delgada e translúcida, com um matiz azulado. A córnea é relativamente grande em neonatos (média de 10 mm) e chega ao tamanho adulto (próximo de 12 mm) aos 2 anos ou um pouco antes. Sua curvatura tende a se aplanar com a idade, resultando em uma mudança progressiva das propriedades refrativas do olho. A córnea normal é perfeitamente transparente. Em lactentes nascidos prematuramente, contudo, a córnea pode apresentar uma névoa opalescente transitória. A câmara anterior de um neonato é rasa e as estruturas do ângulo de drenagem, importantes na manutenção da pressão intraocular, sofrem diferenciação após o nascimento. A íris, tipicamente azul-clara ou cinzenta ao nascimento em indivíduos brancos, sofre uma mudança progressiva de cor à medida que a pigmentação do estroma aumenta nos primeiros 6 meses de vida. As pupilas de um lactente neonato tendem a ser pequenas e são frequentemente difíceis de dilatar. Esse é o resultado de um músculo dilatador da íris imaturo. Resquícios da **membrana pupilar** (cápsula vascular anterior) estão muitas vezes evidentes em um exame oftalmoscópico, com aparência de fios de teia de aranha cruzando a abertura da pupila, especialmente em neonatos prematuros.

O cristalino do lactente é mais esférico do que o de um adulto e seu maior poder refrativo compensa o tamanho pequeno do olho jovem. Ele continua a crescer ao longo da vida conforme novas fibras periféricas são adicionadas continuamente e empurram fibras velhas para o seu centro. Com a idade, o cristalino torna-se progressivamente mais denso e mais resistente às mudanças de modo que ocorrem durante a acomodação.

O fundo do olho de um neonato é menos pigmentado do que o de um adulto; o padrão vascular da coroide é bastante visível e o padrão pigmentar da retina com frequência apresenta um aspecto salpicado ou mosqueado. Em lactentes melanodérmicos, o fundo pode apresentar um brilho cinza ou opalescente. Em um neonato, os limites da mácula, particularmente o reflexo foveal, estão menos definidos em razão da maturação incompleta das camadas da retina. A retina periférica parece pálida ou acinzentada e a vasculatura da região é imatura, especialmente em prematuros. A cor do nervo óptico varia de rosada a ligeiramente pálida, algumas vezes acinzentada. Dentro de 4 a 6 meses, o aspecto do fundo se aproxima do de um olho maduro.

Hemorragias superficiais da retina podem ser observadas em muitos lactentes neonatos. Estas são, de maneira geral, prontamente absorvidas, raramente deixando algum efeito permanente. A maioria das hemorragias retinianas relacionadas ao nascimento são resolvidas dentro de 2 semanas, com completa resolução de todas as hemorragias em até 4 a 6 semanas após o nascimento. Hemorragias conjuntivais também podem ocorrer ao nascimento e são reabsorvidas espontaneamente sem consequências.

Resquícios do sistema **vascular hialoide primitivo** podem se assemelhar a pequenos tufos de estruturas vermiformes se projetando a partir do disco (papila de Bergmeister) ou linhas finas atravessando o vítreo; em alguns casos, apenas um pequeno ponto (ponto de Mittendorf) permanece aderido na cápsula posterior do cristalino.

O olho de um lactente é consideravelmente **hipermetrope** (vê melhor de longe) A tendência geral é que a hipermetropia aumente do nascimento até aos 7 anos. Gradativamente, o grau da hipermetropia tende a decair rapidamente até aos 14 anos. A eliminação do estado de hipermetropia pode ocorrer nesse período. Se o processo continuar, a criança poderá se tornar **míope** (vê melhor de perto). Uma continuação lenta da queda da hipermetropia, ou aumento da miopia, persiste até a terceira década de vida. O estado refrativo em qualquer época da vida depende do efeito final de vários fatores: tamanho do olho, estado da lente e curvatura da córnea.

Lactentes neonatos tendem a manter seus olhos fechados grande parte do tempo, porém neonatos normais conseguem ver, responder a mudanças de iluminação e fixar pontos de contraste. A acuidade visual de neonatos é estimada em aproximadamente 20/400. Essa visão baixa é um resultado da anatomia foveal imatura. O desenvolvimento da retina continua após o nascimento, maturando completamente durante os primeiros anos de vida. Uma das respostas mais precoces a um estímulo visual com forma é a percepção pelo lactente do rosto de sua mãe, especialmente durante a amamentação. Com 2 semanas de idade, lactentes demonstram um interesse mais mantido em objetos grandes e, entre 8 e 10 semanas de idade, o lactente normal pode seguir um objeto por um arco de 180°. A acuidade melhora rapidamente e pode chegar a 20/30 a 20/20 entre 2 e 3 anos de vida.

Muitos lactentes normais possuem coordenação imperfeita dos movimentos e alinhamento do olho durante os primeiros dias ou semanas, no entanto a coordenação adequada deve ser atingida aos 3 a 6 meses, geralmente mais cedo. O desvio persistente do olho em um lactente após os 6 meses de idade requer avaliação.

As lágrimas normalmente não estão presentes durante o choro até 1 a 3 meses de idade. Lactentes pré-termo apresentam reflexo e secreção lacrimal reduzidos, o que pode fazer com que as medicações aplicadas fiquem mais concentradas, causando ressecamento rápido de suas córneas.

Bibliografia disponível no GEN-io.

Capítulo 637
Exame dos Olhos

Scott E. Olitsky e Justin D. Marsh

O exame dos olhos é parte rotineira da avaliação de bem-estar pediátrico, que começa no período neonatal. O médico que realiza os primeiros cuidados exerce um papel crítico na detecção de doenças oculares assintomáticas tanto óbvias quanto insidiosas. Programas de triagem em escolas e comunidades podem também ser efetivos na identificação de problemas em tenra idade. A Academia Americana de Oftalmologia recomenda a triagem da visão na pré-escola durante visitas de exame de rotina como um meio de reduzir perda de visão passível de prevenção (Tabela 637.1). O oftalmologista deve ser referido quando uma anormalidade ocular ou déficit de acuidade visual significativos forem suspeitados. Esse especialista deve, ademais, examinar crianças com alto risco, como aquelas com histórico familiar de doença ocular, ou distúrbios sistêmicos ou genéticos diversos, como a síndrome de Down ou artrite idiopática juvenil.

Tabela 637.1 Diretrizes para o acompanhamento visual.

FUNÇÃO	TESTES RECOMENDADOS	CRITÉRIO DE REFERÊNCIA	COMENTÁRIOS
DE 3 A 5 ANOS DE IDADE			
Acuidade visual à distância	Tabela de Snellen com letras Tabela de Snellen com números Tabela de Snellen com letra E Teste HOTV (contém somente essas quatro letras) Testes de figuras • Figuras de Allen • Símbolos de Lea	< 4 de 6 na linha de 6 m com qualquer olho testado a 3 m (p. ex., < 10/20 ou 20/40), ou Diferença de duas linhas entre os olhos, mesmo dentro da faixa de aceitação (p. ex., 10/12,5 e 10/20 ou 20/25 e 20/40	Os testes são listados em ordem decrescente de dificuldade cognitiva; utiliza-se o teste mais difícil que uma criança consegue realizar; em geral, o teste de letras E ou o teste HOTV devem ser utilizados para as idades entre 3 e 5 anos e as letras ou números de Snellen para os 6 ou mais anos de idade Testar a distância de 3 m é recomendado para todos os testes de acuidade visual. Uma linha de figuras é preferível sobre uma figura única. O olho não testado deve ser coberto por um oclusor manuseado pelo examinador, ou por um oclusor adesivo aplicado sobre o olho; o examinador deve certificar-se de que não é possível espiar com o olho não testado
Alinhamento ocular	Teste de oclusão cruzada a 3 m ou Teste de pontos aleatórios em E a 40 cm (630 s de arco) Teste de reflexo vermelho simultâneo (teste de Bruckner)	Qualquer movimento ocular < 4 de 6 corretos Qualquer sinal de assimetria da coloração, tamanho ou claridade pupilar	Oftalmoscópio direto utilizado para visualizar ambos os reflexos vermelhos simultaneamente em um ambiente escuro a 60 a 90 cm de distância; também detecta erros de refração assimétricos
Transparência dos meios oculares (catarata, tumores etc.)	Reflexo vermelho	Pupila branca, pontos negros, reflexo ausente	Oftalmoscópio direto, ambiente escuro. Visualizar os olhos separadamente a 30 a 45 cm; o reflexo branco indica possível retinoblastoma
6 OU MAIS ANOS DE IDADE			
Acuidade de visão a distância	Tabela de Snellen com letras Tabela de Snellen com números Tabela de Snellen com a letra E Teste HOTV Testes de figuras • Figuras de Allen • Símbolos de Lea	< 4 de 6 na linha de 4,5 m com qualquer olho testado a 3 m (ou seja, < 10/15 ou 20/30) Diferença de duas linhas entre os olhos, mesmo dentro da faixa de aceitação (ou seja, 10/10 e 10/15 ou 20/20 e 20/30	Os testes são listados em ordem decrescente de dificuldade cognitiva; o teste mais difícil que uma criança consegue realizar deve ser utilizado; em geral, o teste de letras E ou o teste HOTV devem ser utilizados para as idades entre 3 e 5 anos e as letras ou números de Snellen para os 6 ou mais anos de idade. Testar a distância de 3 m é recomendado para todos os testes de acuidade visual. Uma linha de figuras é preferível sobre uma figura única. O olho não testado deve ser coberto por um oclusor manuseado pelo examinador, ou por um oclusor adesivo aplicado sobre o olho; o examinador deve certificar-se de que não é possível enxergar com o olho não testado.
Alinhamento ocular	Teste de oclusão cruzada a 3 m ou Teste de pontos aleatórios em E a 40 cm (630 s de arco)	Qualquer movimento ocular < 4 a 6 corretos	–

O exame básico do olho, seja ele realizado por um pediatra ou por um oftalmologista, deve incluir: acuidade visual e teste de campo visual, avaliação das pupilas, motilidade ocular, exame geral externo, avaliação da face e, finalmente, exame dos meios óticos e do fundo do olho por meio de oftalmoscopia.

A periodicidade para avaliação da visão deve iniciar-se no grupo de neonatos até 6 meses e continuar dos 6 aos 12 meses, de 1 a 3 anos, de 4 a 5 anos e no grupo de 6 anos ou mais. As avaliações incluem história ocular, inspeção de pálpebras e olhos, teste de reflexo vermelho, exame pupilar, teste de motilidade ocular e avaliação da acuidade visual.

Quando indicadas, a biomicroscopia (exame de lâmpada de fenda), a refração sob cicloplegia e a tonometria são realizadas por um oftalmologista. Procedimentos diagnósticos especiais, como ultrassonografia, angiografia com fluoresceína, eletrorretinografia ou teste de potencial visual evocado são também indicados para condições específicas.

ACUIDADE VISUAL

Há vários meios de se avaliar a acuidade visual na população pediátrica. A idade da criança e a sua capacidade de cooperação, assim como a preferência do clínico, são fatores na decisão de qual teste será utilizado. O teste de acuidade visual mais comum em lactentes é a identificação de sua capacidade de fixar e seguir um alvo. Se alvos apropriados são utilizados, essa resposta pode ser demonstrada aproximadamente nas 6 semanas de idade.

O teste é iniciado acomodando a criança confortavelmente no colo de seu cuidador. O objeto de interesse visual, normalmente um brinquedo de cores vibrantes ou atingido por luzes, é lentamente movido para a direita e para a esquerda. O examinador observa se os olhos do lactente se viram em direção ao objeto e acompanham seus movimentos. O examinador pode utilizar um dedão ou a palma da mão para ocluir um dos olhos da criança, a fim de testar cada olho separadamente. Apesar de um objeto que produza som poder comprometer a pureza do estímulo visual, na prática, brinquedos que podem ser apertados ou chocalhos chamam a atenção e interesse do lactente durante o teste.

A face humana é um alvo melhor do que os brinquedos de teste. O examinador pode explorar esse fato movendo sua face lentamente diante da face do lactente. Se os movimentos de acompanhamento apropriados não são evidentes, o teste deve ser repetido com a face do cuidador como estímulo. Deve-se lembrar que mesmo crianças com baixa visão podem seguir um objeto grande sem dificuldade aparente, especialmente se apenas um olho estiver afetado.

É possível realizar uma mensuração objetiva da acuidade visual quando crianças alcançam os 2,5 a 3 anos de idade. Crianças nessa idade são testadas utilizando uma figura esquemática ou outro diagrama visual não letrado. Exemplos incluem os símbolos de Allen ou de Lea, ou uma tabela de Snellen com a letra E. Cada olho deve ser testado separadamente. A prevenção contra espiadas com o outro olho é essencial. O examinador deve segurar o oclusor no lugar e observar a criança ao longo do teste. A criança deve ser incentivada e encorajada durante o teste, uma vez que muitas se sentem intimidadas no processo e temem uma "nota ruim" ou punição por seus erros. Além disso, muitas crianças podem ser demasiado tímidas para identificar verbalmente as figuras do teste e podem ser mais cooperativas identificando símbolos a outros idênticos em uma folha à parte durante o exame.

A **tabela de optotipos "E" de Snellen**, na qual se indica a que direção se encontra o E, é o teste de acuidade visual mais amplamente utilizado para crianças em pré-escola. As apresentações para a direita e esquerda são mais confundíveis do que para cima e para baixo. Com a prática em pré-testes, esse teste pode ser realizado pela maior parte das crianças aos 3 a 4 anos de idade.

Uma **tabela de optotipos de Snellen** para adultos pode ser utilizada aos 5 ou 6 anos de idade se a criança conhecer as letras. Uma acuidade visual de 20/40 é geralmente aceita como normal para criança de 3 anos de idade. Aos 4 anos, o valor de 20/30 é aceito. Aos 5 ou 6 anos, a maior parte das crianças adquire uma visão 20/20.

O **nistagmo optocinético** (resposta a uma sequência de alvos em movimento), pode também ser utilizado para avaliar a visão; esse pode ser calibrado por alvos de vários tamanhos (faixas ou pontos) ou por um tambor (conhecido como tambor optocinético) a distâncias específicas.

O potencial visual evocado, um método de se avaliar a resposta à luz e estímulos visuais especiais, como faixas calibradas ou padrão quadriculado, pode também ser utilizado no estudo da função visual em casos selecionados.

Testes do olhar preferencial são utilizados para avaliar a visão em lactentes e crianças que não podem responder verbalmente aos testes de acuidade visual. Esses se constituem em uma técnica comportamental com base na observação de que, diante de uma escolha, um lactente dá preferência a olhar para um estímulo padronizado, comparado a um não padronizado. Como tais testes requerem a presença de um examinador habilidoso, seu uso é frequentemente limitado a protocolos de pesquisa envolvendo crianças pré-verbais.

AVALIAÇÃO DE CAMPO VISUAL

Assim como o teste de acuidade visual, o teste de campo visual deve ser direcionado à idade e às capacidades de uma criança. O exame de campo visual formal (perimetria e escotometria) pode ser realizado, muitas vezes, nas crianças em idade escolar. Em crianças mais jovens e no consultório pediátrico, o examinador deve se apoiar em técnicas de confronto e contagem de dedos em quadrantes do campo visual. Em muitas dessas crianças, apenas o teste por atração pode ser realizado; o examinador observa a resposta de uma criança a objetos familiares trazidos a cada um dos quatro quadrantes do campo de visão em cada olho por vez. A mamadeira da criança, um brinquedo preferido e pirulitos são particularmente efetivos como itens que chamam a atenção. Esses métodos grosseiros podem frequentemente detectar alterações significativas de campo, como a hemianopsia bitemporal de uma lesão do quiasma ou a hemianopsia homônima de lesão do encéfalo.

TESTE DE VISÃO CROMÁTICA

O teste de visão cromática pode ser realizado quando uma criança é capaz de nomear ou identificar as figuras do teste, que incluem números, formas ou outros. O teste de visão cromática comum inclui placas de Ishihara ou Hardy Rand Littler. O teste de cores não é frequentemente necessário em crianças pequenas; contudo, os pais devem solicitar o teste, particularmente se a criança aparentar estar lenta no aprendizado de cores ou se há histórico familiar de deficiência da visão cromática. É importante ter em mente, bem como alertar os pais, que crianças com "deficiência de cor" não erram o nome das cores, e a verdadeira "cegueira de cor" é muito rara e não compatível com visão normal. A **deficiência cromática** é comum em pacientes do sexo masculino e rara no sexo feminino, uma vez que o gene é associado ao cromossomo X. A **acromatopsia**, a qual pode ser encontrada ocasionalmente, é uma condição de completa cegueira de cor associada a uma acuidade visual subnormal, nistagmo e fotofobia.

A discriminação de cores é um meio de avaliar a intensidade de uma tonalidade, tipicamente vermelha. Os pacientes descrevem a intensidade de vermelho representada a partir do objeto de teste. A alteração na discriminação de cores pode ser um sinal de doença do nervo óptico ou da retina.

EXAME PUPILAR

O exame pupilar inclui avaliações das respostas direta e consensual à luz, acomodação (com alvo próximo) e iluminação reduzida, com atenção ao tamanho e simetria das pupilas em cada condição testada. Um cuidado especial deve ser tomado para diferenciar a reação à luz de uma reação de convergência e miose. A tendência natural de uma criança é olhar diretamente à luz que se aproxima, induzindo a convergência e miose quando se tenta testar apenas a reação à luz; para tanto, é necessário esforçar-se para controlar a fixação em um alvo distante. O teste com luz alternante (*swinging test*) é especialmente útil em detectar defeitos aferentes pré-quiasmáticos assimétricos em crianças ("pupila de Marcus Gunn", ver Capítulo 640).

MOTILIDADE OCULAR

O teste da motilidade ocular avalia o alinhamento e a função dos músculos extraoculares. Esse teste é realizado fazendo com que a criança siga um objeto em várias posições de olhar, conhecidas como posições cardinais. Essas são posições em que cada músculo extraocular funciona predominantemente e um déficit pode ser identificado, quando presente. São avaliados os movimentos de cada olho individualmente (ducções) e dos dois olhos em conjunto (versões, movimentos conjugados e convergência).

O alinhamento pode ser avaliado por dois métodos. O primeiro é a simetria dos reflexos de luz sobre as córneas. O segundo consiste na oclusão de cada olho de forma alternada, observando uma mudança da fixação do olho avaliado (discussão sobre o teste de oclusão para estrabismo no Capítulo 641).

VISÃO BINOCULAR

A obtenção da função de visão binocular é um dos primeiros objetivos da terapia da ambliopia e após a cirurgia de realinhamento ocular. Assim como há múltiplos métodos de se avaliar a acuidade visual, existem muitos meios de se testar o nível de visão binocular. O teste de Titmus é, provavelmente, o mais frequentemente utilizado; uma série de imagens tridimensionais é apresentada à criança enquanto ele ou ela usa um par de óculos polarizados. O nível de dificuldade com que essas imagens podem ser detectadas se correlaciona com o grau de visão binocular presente.

EXAME EXTERNO

O exame externo se inicia com inspeção geral, atentando cuidadosamente ao tamanho, forma e simetria das órbitas; além da posição e movimento das pálpebras e dos globos oculares. Observar os olhos e pálpebras dessa forma auxilia na detecção de assimetria orbitária, massas palpebrais, proptose (exoftalmia) e pulsações anormais. A palpação também é importante para detectar massas orbitárias e palpebrais. Dermoides de órbita e hemangiomas capilares são frequentemente avaliados durante exame externo.

O sistema lacrimal é avaliado procurando-se evidência de deficiência de produção da lágrima, lacrimejamento (epífora), eritema e edema da região do saco ou da glândula lacrimal. A glândula lacrimal localiza-se na órbita superotemporal, abaixo da sobrancelha. O sistema de drenagem lacrimal, que inclui o saco lacrimal, está localizado na parede medial da órbita, na qual as pálpebras encontram a ponte do nariz. O saco é massageado para a checagem de refluxo quando há suspeita de obstrução. A presença e posição dos pontos lacrimais também são checadas.

As pálpebras e conjuntiva são especificamente examinadas para averiguar lesões locais, presença de corpos estranhos e sinais inflamatórios; a perda e a direção errônea de cílios também devem ser denotadas. Quando necessário, as pálpebras podem ser evertidas da seguinte maneira: (1) instrua o paciente a olhar para baixo; (2) segure os cílios da pálpebra superior do paciente entre o polegar e o dedo indicador de uma mão; (3) introduza uma sonda, um cotonete, ou o polegar da outra mão sobre a margem superior da placa tarsal; e (4) tracione a pálpebra para baixo e para fora, evertendo-a sobre a sonda, utilizando o instrumental como fulcro. Corpos estranhos se alojam comumente na concavidade imediatamente acima da margem da pálpebra e são expostos somente com a eversão completa da pálpebra.

O segmento anterior do olho é então avaliado com iluminação focal oblíqua, denotando o brilho e transparência da córnea, a profundidade e transparência da câmara anterior e as características da íris. A transiluminação do segmento anterior auxilia na detecção de opacidades e na demonstração da atrofia ou hipopigmentação da íris; estes últimos sinais são importantes quando se suspeita de albinismo ocular. Quando necessária, a fluoresceína é um corante que pode ser utilizado para ajudar no diagnóstico de abrasões, ulcerações e corpos estranhos.

BIOMICROSCOPIA (EXAME DE LÂMPADA DE FENDA)

O exame na lâmpada de fenda fornece uma visão altamente ampliada de várias estruturas do olho e uma secção óptica dos meios de refração do olho – córnea, humor aquoso, lente e humor vítreo. Lesões podem ser identificadas e localizadas de acordo com sua profundidade dentro do olho; a resolução é suficiente para detectar células inflamatórias individuais no humor aquoso e vítreo. Com a adição de lentes especiais e prismas, o ângulo da câmara anterior e os componentes do fundo podem também ser examinados com uma lâmpada de fenda. A biomicroscopia é frequentemente crucial no trauma na identificação de uveíte. Também é útil no diagnóstico de muitas doenças metabólicas e genéticas da infância.

EXAME DO FUNDO (OFTALMOSCOPIA)

O cenário ideal para a oftalmoscopia é uma pupila bem-dilatada, a não ser que haja contraindicações neurológicas ou de outra natureza. A tropicamida a 0,5 a 1% (Mydriacyl®) e a fenilefrina a 2,5% (fenilefrina colírio)[1] são recomendadas como midriáticos de curta duração. Ambas são seguras para a maioria das crianças, contudo a possibilidade de efeitos adversos sistêmicos deve ser reconhecida. Em lactentes muito pequenos, especialmente aos 6 meses ou menos de vida, preparações mais diluídas podem ser aconselhadas. Iniciando-se pelos limites posteriores, o disco óptico e a mácula, os quatro quadrantes são sistematicamente examinados seguindo arcadas vasculares até a periferia. Hemorragias retinianas, anormalidades vasculares e uveíte posterior são detectadas durante esse período do exame. Deve-se atentar também à cor, à forma e ao contorno do nervo óptico. Anormalidades são frequentemente seguidas de exames de imagem posteriores como a TC ou a RM, ou testes como a perimetria automática ("Avaliação de Campo Visual" em tópico anterior). A meia periferia da retina pode ser observada quando uma criança é instruída a olhar para cima e para baixo, para a direita e para a esquerda. Mesmo com cuidado, uma fração limitada do fundo pode ser observada com o oftalmoscópio direto. Para o exame da periferia extrema, um oftalmoscópio indireto é utilizado e a dilatação total da pupila é essencial.

REFRAÇÃO

A refração determina o poder de foco do olho determinando o grau de miopia, de hipermetropia, ou astigmatismo. A retinoscopia fornece uma determinação objetiva da quantidade de correção necessária e pode ser realizada em qualquer idade, inclusive no período neonatal. Em crianças jovens, é melhor que seja realizada a refração sob cicloplegia utilizando colírios de ciclopentolato a 1% em um consultório oftalmológico. O refinamento subjetivo da refração envolve perguntar aos pacientes pelas preferências no grau e eixo das lentes corretivas; isso pode ser alcançado em muitas crianças em idade escolar. A refração e a determinação da acuidade visual com o uso de lentes corretivas apropriadas são passos essenciais na decisão sobre um paciente apresentar um defeito visual ou ambliopia. Câmeras de foto *screening* ajudam os médicos a triar erros de refração em crianças pré-verbais. A acurácia e utilidade prática desses dispositivos encontra-se ainda em investigação.

[1]N.R.T.: No Brasil, a fenilefrina é comercializada como colírio fenilefrina 10%, sendo necessária diluição para o uso.

TONOMETRIA

A tonometria é um método para se avaliar a pressão intraocular. Pode ser realizada com um instrumento portátil, automático ou pelo método de aplanação durante o exame com lâmpada de fenda. Métodos alternativos são os tonômetros pneumáticos, eletrônicos ou de indentação. Quando a mensuração precisa da pressão é necessária em uma criança não cooperativa, pode ser realizada com sedação ou anestesia geral. Uma estimativa grosseira da pressão pode ser realizada por meio da palpação do globo ocular com os dedos indicadores posicionados lado a lado na pálpebra superior acima da placa tarsal.

A bibliografia está disponível no GEN-io.

Capítulo 638
Anormalidades de Refração e Acomodação

Scott E. Olitsky e Justin D. Marsh

A **emetropia** é o estado em que raios de luz paralelos são focados pela retina com o olho em repouso (sem acomodação). Ainda que seja um estado óptico comum, a condição oposta, ametropia, ocorre com frequência. Há três tipos diferentes de **ametropia**: **hipermetropia**, **miopia** e **astigmatismo** (Figura 638.1). A maior parte das crianças é fisiologicamente hipermetrope ao nascimento. Contudo, um número significativo de crianças, especialmente aquelas nascidas prematuramente, é míope e frequentemente apresenta algum grau de astigmatismo. Com o crescimento, o estado refrativo tende a se alterar e deve ser avaliado periodicamente.

A mensuração do estado refrativo do olho (refração) pode ser obtida tanto objetiva quanto subjetivamente. O método objetivo envolve a incidência de um feixe de luz diretamente de um retinoscópio sobre a retina do paciente. Com a utilização de lentes livres de vários graus em frente ao olho do paciente, o reflexo de luz da retina (observado por meio da pupila) pode ser neutralizado, fornecendo uma refração precisa. A refração objetiva é obtida em qualquer idade porque não requer resposta alguma do paciente. Em lactentes e crianças, é geralmente mais preciso realizar-se a refração após a instilação de colírios que produzem **midríase** (dilatação da pupila) e **cicloplegia** (paralisação da acomodação). Os mais comumente utilizados são topicamida, ciclopentolato e sulfato de atropina. Uma refração subjetiva envolve efetuar o posicionamento de lentes em frente ao olho, bem como fazer com que o paciente relate quais lentes fornecem a imagem mais nítida de letras em um quadro. Esse método depende da capacidade do paciente de discriminar e comunicar-se, mas é possível ser utilizado com algumas crianças e pode ser de grande valia na determinação da melhor correção refrativa para crianças em desenvolvimento normal.

HIPERMETROPIA

Se raios paralelos de luz atingem foco posteriormente à retina com o olho em um estado neutro, tem-se um caso de hipermetropia. Isso pode ser resultado de um diâmetro anteroposterior do olho encurtado ou um poder refrativo reduzido na córnea ou lente.

Na hipermetropia, o poder de refração adicional necessário para trazer ao foco objetos que estejam distantes ou próximos é gerado por meio do mecanismo de acomodação. Se o esforço necessário para acomodar o foco estiver dentro da amplitude de acomodação da criança,

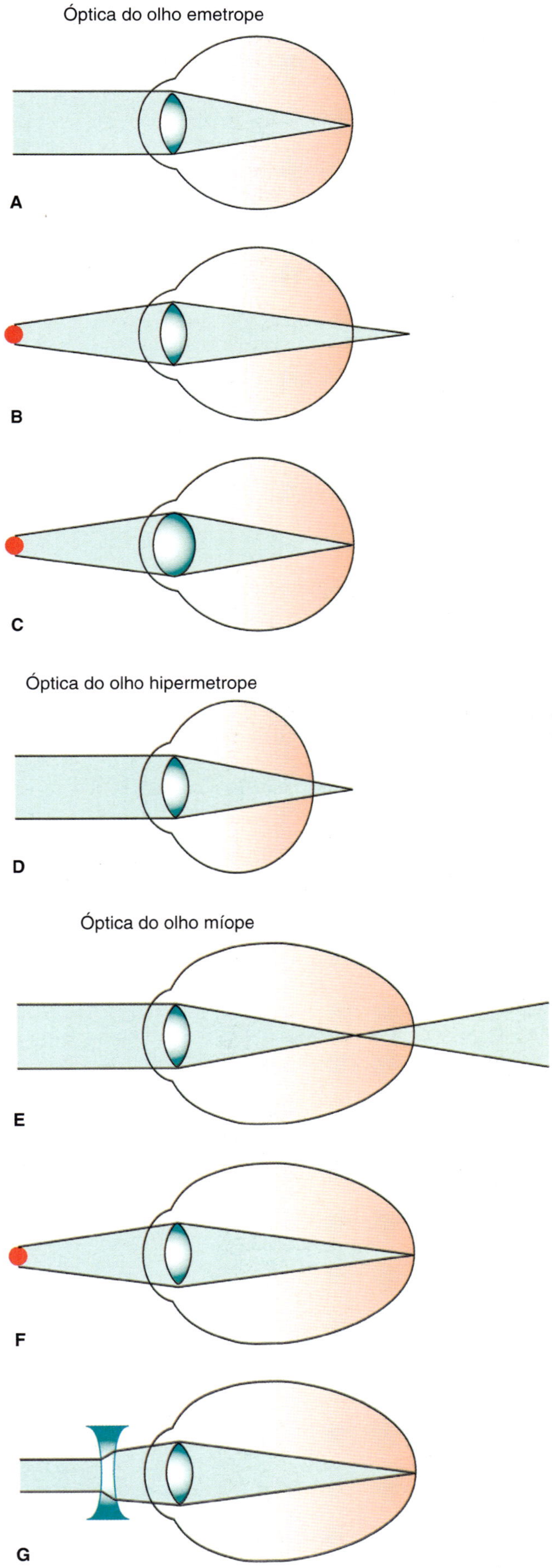

Figura 638.1 Esquema óptico do olho. **A** a **C.** Olhos emetropes. **D.** Olhos hipermetropes. **E** a **G.** Olhos míopes. **A.** Em olhos emetropes, os raios paralelos de um objeto distante são focados nos fotorreceptores. **B.** Quando um objeto mais próximo é visualizado, a imagem está projetada atrás dos fotorreceptores. O foco é trazido para a frente por meio do processo de acomodação que aumenta o poder refrativo do cristalino (**C**). Em olhos hipermetropes (**D**), o olho é muito curto e a imagem de um objeto distante é focada atrás dos fotorreceptores, podendo ser trazida ao foco pela acomodação. Olhos míopes são olhos que cresceram muito (**E**) e a imagem de um objeto distante recai à frente dos fotorreceptores, não podendo ser trazida ao foco pela acomodação. Quando objetos próximos são visualizados, a imagem se move para trás em direção dos fotorreceptores e, a uma certa distância (no ponto máximo distante), que se relaciona inversamente à gravidade da miopia, essa imagem atinge o foco (**F**). Objetos próximos podem ser trazidos ao foco pela acomodação. A correção óptica da miopia é obtida com lentes côncavas (divergentes), as quais movem a imagem ao foco nos fotorreceptores (**G**). Lentes de contato trabalham de maneira similar, enquanto a cirurgia refrativa reduz o poder refrativo da córnea para trazer a imagem de objetos distantes ao foco. Para o mesmo poder corneano, olhos míopes têm comprimentos axiais mais longos que olhos emetropes, com as câmaras anterior e vítrea mais profundas. O cristalino tende a ser mais delgado e com poder refrativo menor que as de olhos emetropes. (*De Morgan IG, Ohno-Matusi K, Saw SM: Myopia.* Lancet *379:1739-1746, 2012, Fig 1, p. 1740.*)

a visão torna-se nítida. Em graus elevados de hipermetropia que necessitam de maior amplitude de acomodação, a visão pode se tornar desfocada e a criança pode se queixar de cansaço visual, cefaleia ou fadiga. O ato de apertar e esfregar os olhos e a falta de interesse em leitura são manifestações frequentemente encontradas. Se o desconforto induzido for grande o suficiente, uma criança pode não se esforçar para obter foco e pode desenvolver ambliopia bilateral (ambliopia ametrópica). A esotropia também pode estar associada (ver discussão sobre estrabismo convergente e esotropia de acomodação no Capítulo 641). Lentes convexas (óculos ou de contato) de grau suficiente para promover visão adequada e conforto são prescritas quando indicado. Até mesmo crianças com alto grau de hipermetropia, mas com boa visão, aceitarão facilmente o uso de óculos por promover conforto, eliminando a acomodação excessiva necessária para a visão adequada. Crianças pré-verbais também devem usar óculos para graus elevados de hipermetropia, a fim de prevenir o desenvolvimento de esotropia ou ambliopia. Crianças com níveis normais de hipermetropia não necessitam de correção na maior parte dos casos.

MIOPIA

Na miopia, raios paralelos de luz entram em foco anteriormente à retina. Isso é resultado de um diâmetro anteroposterior aumentado ou um maior poder refrativo da córnea ou do cristalino. O principal sintoma é a visão borrada para objetos distantes. O ponto mais distante de visão nítida varia inversamente ao grau de miopia; à medida que há aumento da miopia, mais próximo fica o ponto de maior nitidez. Com a miopia de 1 dioptria, por exemplo, o ponto mais distante de foco nítido encontra-se a 1 m do olho; com miopia de 3 dioptrias, o ponto está apenas a 1/3 m do olho. Portanto, crianças míopes tendem a segurar objetos e materiais de leitura mais próximos do rosto, preferem colocar-se mais perto da lousa e podem apresentar desinteresse em atividades a distância. O apertar dos olhos é comum, porque a acuidade visual melhora quando a rima palpebral está diminuída, o que também é conhecido como efeito de buraco estenopeico.

A miopia não é frequente em lactentes e crianças em idade pré-escolar. É mais comum em lactentes com histórico de **retinopatia da prematuridade**. Também é observada uma tendência hereditária à miopia, e os filhos de pais míopes devem ser examinados desde pequenos. A miopia não sindrômica é associada a algumas famílias com variantes genéticas no *locus* de miopia de alto grau-1 (*MYP1*), bem como dos genes *SLITRK6* e *RASGRF1*. A incidência de miopia aumenta durante os anos escolares, especialmente durante a pré-adolescência e adolescência. O grau da condição também aumenta com a idade durante a fase de crescimento.

Lentes côncavas (óculos ou de contato) no grau apropriado são prescritas para fornecer visão nítida e conforto. Trocas são necessárias periodicamente, variando de poucos meses a cada ano ou dois. Em nível global, a prevalência da miopia parece crescente, o que aumenta o interesse pelos tratamentos preventivos. Diversas terapias, incluindo agentes cicloplégicos (sulfato de atropina tópico), lentes de contato com defocus periférico e lentes para leitura (bifocais) encontram-se sob investigação na tentativa de prevenir ou retardar a progressão da miopia.

A correção com ***excimer laser*** para a miopia está aprovada para adultos dede 1995. O *laser* é incidido sobre o estroma corneano para remodelar o formato da córnea, modificando seu poder refrativo. A técnica *laser-assisted in situ keratomileusis* (LASIK) utiliza ou um microcerátomo ou um *laser* de femtosegundo para produzir um *flap* epitelial-estromal permitindo a ablação do tecido. O *flap* é então reposicionado e assume a forma alterada da córnea. A ceratectomia fotorrefrativa (PRK) utiliza a remoção manual do epitélio, seguida de tratamento com álcool para expor a camada de Bowman e o estroma, o qual é tratado com o *excimer laser*. O epitélio se regenera recobrindo o defeito em um período de 4 a 10 dias. A melhora visual é geralmente significativa e permanece estável com o tempo. Os riscos são maiores com altos graus de miopia (> 10 dioptrias) e incluem ofuscamento, halos e imagens distorcidas ou imagens múltiplas (geralmente à noite). A cirurgia refrativa não é aprovada em pacientes pediátricos, mas está sendo utilizada *off-label* para tratar algumas formas de ambliopia e certas situações de miopia e astigmatismo, geralmente por PRK.

Na maioria dos casos, a miopia não é um resultado de alteração patológica do olho e é denominada miopia simples ou fisiológica. Algumas crianças podem apresentar **miopia patológica**, uma condição rara causada por um comprimento axial do olho patologicamente anormal; isso está geralmente associado ao adelgaçamento da esclera, coroide e retina e, frequentemente, com algum grau de perda visual não corrigível. Rasgos ou rupturas podem ocorrer na retina à medida que ela se torna mais fina, o que conduz ao desenvolvimento de descolamento de retina. A miopia pode também ocorrer como resultado de outras anormalidades oculares, como ceratocone, *ectopia lentis*, cegueira noturna estacionária congênita e glaucoma. Ademais, a miopia também é uma característica da síndrome de Stickler, uma anomalia genética do tecido conjuntivo envolvendo problemas de desenvolvimento visual, auditivo, facial e esquelético; também é comum na síndrome de Marfan, homocistinúria e síndrome de Marchesani.

ASTIGMATISMO

No astigmatismo, o poder refrativo varia entre os meridianos oculares. Grande parte dos casos é causada por uma irregularidade da curvatura da córnea; contudo, alguns casos resultam de alterações do cristalino. Graus discretos de astigmatismo são comuns e podem não gerar sintomas. Com graus maiores, pode haver distorção da visão. Para se obter uma visão mais nítida, um indivíduo com astigmatismo lança mão da acomodação ou aperta seus olhos para obter o efeito de fenda estenopeica. Os sintomas incluem tensão ocular, cefaleia e fadiga. Lentes cilíndricas ou esferocilíndricas são utilizadas para promover a correção óptica, quando indicada. Óculos podem ser necessários constantemente ou em parte do tempo, dependendo do grau de astigmatismo e da gravidade dos sintomas associados. Em alguns casos, lentes de contato são utilizadas.

Lactentes e crianças com irregularidade corneana resultante de trauma, ptose ou hemangiomas da periórbita ou pálpebra apresentam maior risco de desenvolver astigmatismo e ambliopia associada.

ANISOMETROPIA

Quando o estado refrativo de um olho está significativamente diferente do estado refrativo do outro olho, ocorre a anisometropia. Se não corrigida, um olho pode sempre continuar sem foco, o que leva ao desenvolvimento da ambliopia. A detecção e a correção precoces são essenciais para garantir um desenvolvimento visual normal de ambos os olhos.

ACOMODAÇÃO

Durante a acomodação, o músculo ciliar é contraído, as fibras suspensórias do cristalino são relaxadas e o cristalino assume uma forma mais arredondada, aumentando o seu poder refrativo. A amplitude da acomodação é máxima durante a infância e diminui gradualmente com a idade. O decréscimo fisiológico da capacidade de acomodação que ocorre com a idade é chamado **presbiopia**.

Distúrbios da acomodação em crianças são relativamente raros. A presbiopia precoce pode ser ocasionalmente encontrada em crianças pequenas. A causa mais comum de paralisia da acomodação em crianças é o uso inadvertido ou intencional de substâncias cicloplégicas tópica ou sistemicamente, estando incluídos os fármacos anticolinérgicos e venenos, assim como plantas e substâncias derivadas de plantas que tenham tais efeitos. Causas neurogênicas de paralisia de acomodação incluem lesões que afetam o nervo oculomotor (III par craniano) em qualquer parte de seu percurso. O diagnóstico diferencial inclui tumores, doenças degenerativas, lesões vasculares, traumatismo e etiologias infecciosas. Distúrbios sistêmicos que podem prejudicar a acomodação incluem botulismo, difteria, doença de Wilson, diabetes melito e sífilis. A pupila tônica de Adie também pode levar a uma deficiência da acomodação após alguma doença viral (ver Capítulo 640). Um defeito aparente da acomodação pode ser de origem psicogênica; é comum uma criança fingir ser incapaz de ler quando pode ser demonstrado que sua acuidade visual e capacidade de foco são normais.

A bibliografia está disponível no GEN-io.

Capítulo 639
Distúrbios da Visão

Scott E. Olitsky e Justin D. Marsh

A baixa visual grave (visão corrigida pior que **20/200**) e a cegueira podem apresentar diversas etiologias nas crianças e podem ser causadas por múltiplos defeitos que afetam qualquer estrutura ou função ao longo das vias visuais (Tabela 639.1). A incidência global é de aproximadamente 2,5 a cada 100.000 crianças, sendo maior em países em desenvolvimento, em lactentes com baixo peso ao nascimento e durante o 1º ano de vida. As causas mais comuns ocorrem durante o período pré e perinatal; as vias encefalovisuais, o nervo óptico e a da retina são sítios mais afetados. Causas pré-natais importantes incluem distúrbios autossômicos recessivos (mais comuns), autossômicas dominantes e os distúrbios genéticos ligados ao cromossomo X, bem como a hipoxia e as síndromes cromossômicas. Causas peri/neonatais incluem a retinopatia da prematuridade, a hipoxia-isquemia e as infecções. O comprometimento visual grave em crianças mais velhas pode ocorrer devido a tumores do sistema nervoso ou da retina, infecções, hipoxia-isquemia, traumas, distúrbios neurodegenerativos ou artrite idiopática juvenil.

AMBLIOPIA

Trata-se de uma diminuição da acuidade visual, uni ou bilateral, que ocorre em crianças visualmente imaturas como resultado da falta de projeção nítida da imagem na retina. A imagem malformada na retina pode ocorrer secundariamente a um olho desviado (**ambliopia estrábica**), uma necessidade desigual de correção visual entre os olhos (**ambliopia anisometrópica**), um erro refrativo grande em ambos os olhos (**ambliopia ametrópica**) ou uma opacidade dos meios ópticos dentro do eixo visual (**ambliopia de privação**).

O desenvolvimento da acuidade visual ocorre normalmente de modo rápido durante a primeira infância e início da infância propriamente dita. Qualquer fator que interfira na formação de uma imagem nítida na retina durante esse período do desenvolvimento pode produzir a ambliopia. A ambliopia ocorre apenas durante o período crítico do desenvolvimento, antes que o córtex se torne visualmente maduro, dentro da primeira década de vida. Quanto mais nova a criança, mais suscetível ela será ao desenvolvimento da ambliopia.

Tabela 639.1 Causas de baixa visual grave ou de cegueira na infância.

CONGÊNITAS Hipoplasia ou aplasia do nervo óptico Displasia septo-óptica Coloboma de nervo óptico Hidrocefalia congênita Hidroanencefalia Porencefalia Microcefalia Encefalocele, particularmente occipital Síndrome de Morning Glory Aniridia Microftalmia/anoftalmia Anomalia de Peters Anomalia de Rieger Membrana pupilar persistente Glaucoma Catarata Vítreo primário hiperplásico persistente	Tipos especiais: doença de Dawson, doença de Leigh, síndrome de Bassen-Kornzweig, doença de Refsum Degenerações retinianas: retinite pigmentosa e suas variantes e o tipo congênito de Leber Atrofias ópticas: tipo autossômico recessivo congênito, tipos autossômicos dominantes congênitos e infantil, doença de Leber e atrofias associadas com ataxias hereditárias – os tipos de Behr, de Marie e de Sanger-Brown
FACOMATOSES Esclerose tuberosa Neurofibromatose (associação especial com glioma óptico) Síndrome de Sturge-Weber Doença de von Hippel-Lindau	PROCESSOS INFECCIOSOS/INFLAMATÓRIOS Encefalite, especialmente síndromes infecciosas pré-natais causadas por *Toxoplasma gondii*, citomegalovírus, *rubella virus*, *Treponema pallidum*, herpes-vírus simples, Zika vírus Meningites; aracnoidite Coriorretinite Endoftalmite Tracoma Ceratite Uveíte Neurite óptica
TUMORES Retinoblastoma Glioma de nervo óptico Meningioma perióptico Craniofaringioma Glioma encefálico Astrocitoma Tumores póstero e intravasculares quando complicados por hidrocefalia Pseudotumor cerebral	DISTÚRBIOS HEMATOLÓGICAS Leucemia com envolvimento do sistema nervoso central DISTÚRBIOS VASCULARES E CIRCULATÓRIAS Doenças do colágeno Malformações arteriovenosas – hemorragia intracraniana, hemorragia subaracnóidea Oclusão retiniana central Vasculite retiniana TRAUMA Contusão ou avulsão do nervo óptico, quiasma, globo ocular, córnea Contusão ou laceração do encéfalo Hemorragia intracraniana, subaracnóidea ou subdural Descolamento de retina Trauma por *laser*
DOENÇAS NEURODEGENERATIVAS Doença do armazenamento encefálico Gangliosidoses, particularmente a doença de Tay-Sachs, variante Sandhoff, gangliosidoses generalizadas Outras lipidoses e lipofuscinoses ceroides, particularmente distúrbios de manifestação tardia, como a de Jansky-Bielschowsky e de Batten-Mayou-Spielmeyer-Vogt Mucopolissacaridoses, particularmente a síndrome de Hurler e de Hunter Leucodistrofias (distúrbios com desmielinização), particularmente leucodistrofia metacromática e doença de Canavan Esclerose desmielinizante (doenças mielinoclásticas), especialmente doença de Schilder e neuromielite óptica de Devic	DROGAS E TOXINAS Quinina Etambutol Metanol Muitos outros OUTROS Retinopatia da prematuridade Esclerocórnea Reação de conversão Osteopetrose

Adaptada de Kliegman R: *Practical strategies in pediatric diagnosis and therapy*. Philadelphia, 1996, WB Saunders.

O **diagnóstico** da ambliopia é confirmado com exame oftalmológico completo, revelando acuidade visual reduzida que não apresenta explicação em uma anormalidade orgânica. Se a história e o exame oftalmológico não suportarem o diagnóstico de ambliopia em uma criança com redução da visão, será necessário considerar outras causas (neurológicas, psicológicas). *A ambliopia é geralmente assintomática e pode não ser detectável até o momento de triagem visual, o que pode atrasar o diagnóstico, uma vez que programas de triagem muitas vezes são direcionados a crianças em idade escolar.* Isso é problemático, já que a ambliopia é mais resistente ao tratamento em idade mais avançada, sendo mais facilmente revertida em crianças jovens, nas quais o sistema visual é menos maduro. Portanto, uma chave para o sucesso do tratamento da ambliopia é a detecção precoce e intervenção rápida.

Com frequência, o **tratamento** consiste na remoção de qualquer opacidade nos meios de refração ou na prescrição de óculos adequados, caso necessário, para que uma imagem retiniana possa ser produzida em cada olho. O olho sadio é ocluído (terapia de oclusão) ou desfocado com óculos (enevoado) ou colírios (terapia de penalização) para estimular o desenvolvimento visual apropriado do olho mais gravemente afetado. A terapia de oclusão pode promover uma melhora mais rápida da visão, contudo algumas crianças podem tolerar melhor a penalização com atropina. O melhor tratamento para qualquer paciente deve ser determinado de modo individual. As metas do tratamento devem ser compreendidas detalhadamente e ele deve ser cuidadosamente supervisionado. É essencial que a terapia da ambliopia seja monitorada de perto por um oftalmologista, especialmente nos pacientes muito jovens, a fim de se evitar a ambliopia de privação no olho sadio. Muitas famílias necessitam de incentivo e suporte ao longo do curso de tratamento. Ainda que a oclusão contínua tenha sido historicamente considerada o melhor método para tratar crianças com ambliopia, uma série de estudos prospectivos demonstrou que algumas crianças podem alcançar resultados similares com o tamponamento por meio período ou emprego de colírios de atropina. O pensamento histórico era de que crianças mais velhas não responderiam à terapia para ambliopia. Estudos sugerem que crianças e adolescentes considerados visualmente imaturos que apresentam ambliopia, particularmente refrativa ou anisometrópica em etiologia, podem demonstrar melhora da visão com a terapia apropriada.

DIPLOPIA

A diplopia, ou visão dupla, é geralmente um resultado do desalinhamento dos eixos visuais. A oclusão de qualquer um dos olhos alivia a diplopia se for de origem binocular. Crianças afetadas comumente apertam os olhos, cobrem um olho com a mão ou assumem postura de cabeça anormal (cabeça rotacionada ou inclinada) para aliviar a sensação incômoda. Esses comportamentos, especialmente em crianças pré-verbais, são importantes pistas da diplopia. *A manifestação de diplopia em qualquer criança demanda avaliação imediata; pode ser um sinal de um problema grave, como aumento de pressão intracraniana, tumor encefálico, infecção (doença de Lyme), enxaqueca, síndrome de Guillain-Barré ou presença de uma massa na órbita* (Figura 639.1).

A diplopia monocular resulta de um erro refrativo, subluxação do cristalino, catarata, olho seco ou algum defeito nos meios ópticos ou mácula. Com esse tipo de diplopia, a oclusão do olho não diplópico não aliviará os sintomas. A diplopia monocular pode em muitos casos apresentar causas psicológicas.

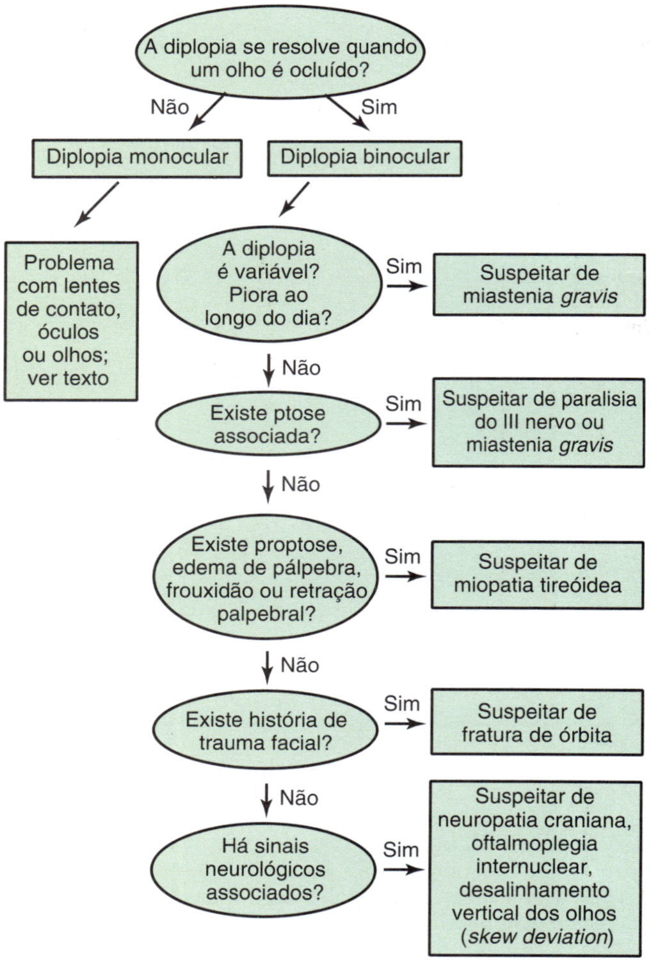

Figura 639.1 **Abordagem geral da diplopia.** O médico deve primeiramente distinguir a diplopia monocular da binocular e, nesta última, realizar as cinco questões do lado direito da figura. Somente após esse procedimento o médico poderá identificar o músculo enfraquecido, embora isso seja desnecessário em casos de suspeita de miastenia (por fadiga) ou paralisia completa de terceiro nervo (devido à fraqueza do reto medial, reto superior, reto inferior e oblíquo inferior, com ou sem midríase). Causas incomuns de diplopia e ptose associada, não apresentadas na figura, são o botulismo, variante de Fisher da síndrome de Guillan-Barré e regeneração anormal do terceiro nervo. Causas incomuns de diplopia e achados orbitais associados (p. ex., proptose) são a fístula carótido-cavernosa (que causa sopro orbitário), tumor na órbita e pseudotumor. (*De McGee S: Evidence-based physical diagnosis, ed 3, Philadelphia, 2012, Elsevier, Fig 57.1, p. 522.*)

SUPRESSÃO

No estrabismo, a diplopia ocorre secundariamente quando a mesma imagem recai em diferentes regiões da retina em cada olho. Em uma criança visualmente imatura, é possível ocorrer no córtex um processo que elimina a deficiência de se enxergar de forma dupla. Esse processo ativo é chamado **supressão** e se desenvolve apenas em crianças. Ainda que a supressão elimine o sintoma incômodo da diplopia, é a consciência potencial de uma segunda imagem que tende a manter nossos olhos adequadamente alinhados. Uma vez desenvolvida a supressão, o estrabismo intermitente torna-se constante ou se desenvolve novamente em época avançada da vida, mesmo após tratamento bem-sucedido na infância.

AMAUROSE

Amaurose é a perda total ou parcial da visão; o termo é geralmente restrito ao comprometimento profundo, cegueira ou próximo da cegueira. Quando a amaurose existe desde o nascimento, o diagnóstico diferencial deve considerar as malformações do desenvolvimento, dano consequente de infecção gestacional ou perinatal, anoxia ou hipoxia, trauma perinatal e doenças geneticamente determinadas que podem afetar o próprio olho ou as vias visuais. Frequentemente, a razão para a amaurose pode ser prontamente determinada por meio de exame oftálmico objetivo; os exemplos são a microftalmia grave, opacificação de córnea, catarata densa, cicatrizes coriorretinianas, defeitos maculares, displasia de retina e hipoplasia grave do nervo óptico. Em outros casos, uma doença retiniana intrínseca pode não estar aparente ao exame oftalmoscópico inicial ou o defeito pode envolver o encéfalo e não o olho. As avaliações neurorradiológica (ressonância magnética ou tomografia computadorizada) e eletrofisiológica (eletrorretinografia) são de grande valia nesses casos.

A amaurose desenvolvida em uma criança que já foi dotada de visão útil apresenta diferentes implicações. Diante da ausência de doença ocular óbvia (catarata, coriorretinite, retinoblastoma, retinite pigmentosa), muitos distúrbios neurológicos e sistêmicos que afetam as vias visuais devem ser considerados (Tabela 639.1). A amaurose de estabelecimento rápido pode indicar encefalopatia (hipertensão), doença inflamatória ou infecciosa (neurite óptica), vasculite, enxaqueca, leucemia, fármacos ou toxinas, eclâmpsia ou trauma. Pode ser causada por doença desmielinizante aguda, afetando os nervos ópticos, quiasma ou o cérebro. Em alguns casos, a perda súbita da visão é um resultado do aumento da pressão intracraniana, hidrocefalia de progressão rápida ou disfunção por um *shunt* ventricular. A perda de visão mais lenta e progressiva sugere tumor ou doença degenerativa. Gliomas do nervo óptico e quiasma, assim como os craniofaringiomas, são as considerações diagnósticas primárias em crianças que demonstram perda de visão progressiva.

As **manifestações clínicas** do comprometimento da visão variam com a idade e capacidades da criança, forma de apresentação e com a lateralidade e gravidade do déficit. A primeira pista para a amaurose em um lactente pode ser **nistagmo** ou **estrabismo**, com o déficit visual em si passando despercebido por algum tempo. Timidez, atabalhoamento ou alterações comportamentais podem ser as pistas iniciais nos mais jovens. A baixa do rendimento escolar e a indiferença perante as atividades escolares são sinais comuns em crianças maiores. Crianças em idade escolar frequentemente tentam esconder sua incapacidade e, no caso de distúrbios de progressão muito lenta, podem nem mesmo perceber a gravidade do problema; algumas detectam e relatam imediatamente as pequenas alterações de sua visão.

Qualquer evidência de perda visual requer avaliação oftálmica imediata e exaustiva. O completo delineamento da amaurose infantil e sua causa podem requerer investigação mais extensa envolvendo avaliação neurológica, testes eletrofisiológicos, procedimentos neurorradiológicos e, algumas vezes, estudos metabólicos e genéticos. Ademais, necessidades educacionais especiais, sociais e emocionais devem ser atendidas.

NICTALOPIA

A nictalopia, ou cegueira noturna, é a visão defeituosa com baixa iluminação. Geralmente implica no comprometimento da função dos bastonetes, particularmente no período de adaptação ao escuro e no limiar de percepção. A cegueira noturna congênita estacionária pode ocorrer como uma condição autossômica dominante, recessiva ou ligada ao cromossomo X. Pode estar associada à miopia ou ao nistagmo. Crianças podem apresentar dificuldades ao dormir em um quarto escuro, o que pode ser confundido com um problema comportamental. A cegueira noturna progressiva indica uma degeneração primária ou secundária da retina, da coroide, ou degeneração vitreorretiniana (ver Capítulo 648); ocorre também na deficiência de vitamina A ou como resultado do emprego de substâncias retinotóxicas, como a quinina.

DISTÚRBIOS PSICOGÊNICOS

Problemas de visão de origem psicogênica são comuns em crianças em idade escolar. Tanto as reações de conversão quanto o fingimento intencional são encontrados. A manifestação usual é um relato de acuidade visual reduzida em um ou ambos os olhos. Outra manifestação comum é a constrição do campo visual. Em alguns casos, o sintoma é a diplopia ou poliopia (ver Capítulos 35 e 38).

Pistas importantes ao diagnóstico são a afetação inapropriada, excesso de caretas, inconsistência de desempenho e sugestionabilidade. É essencial realizar um exame oftálmico detalhado a fim de se diferenciar distúrbios orgânicos de funcionais.

Crianças acometidas geralmente se beneficiam de incentivo e sugestões positivas. Em alguns casos, indica-se cuidado com a saúde mental. Em todos os casos, a abordagem deve ser de apoio e não punitiva.

DISLEXIA

Trata-se da incapacidade de se desenvolver a habilidade da leitura em um nível esperado, ainda que com um intelecto normal (ver Capítulo 50). Os termos *deficiência de leitura* e *dislexia* são frequentemente utilizados de maneira intercambiável. A maior parte dos indivíduos disléxicos também apresenta baixa habilidade de escrita. A dislexia é um distúrbio de leitura primário e deve ser diferenciada do modo de dificuldade de leitura secundária causada por deficiências do intelecto, privação ambiental ou educacional, assim como de outras doenças sistêmicas físicas ou orgânicas do cérebro, ou doenças oculares. Como não há um teste padrão para dislexia, o diagnóstico é geralmente obtido por meio da comparação da incapacidade de leitura com a inteligência e as expectativas normais da leitura. A dislexia é um distúrbio baseado na linguagem e não é causado por defeito no olho ou na acuidade visual em si, nem é atribuível a um defeito da motilidade ocular ou alinhamento binocular. Ainda que a avaliação oftalmológica de crianças com problemas de leitura seja recomendada para o diagnóstico e a correção de quaisquer problemas oculares concomitantes, como um erro de refração, ambliopia ou estrabismo, o tratamento direcionado aos olhos não pode ser esperado na correção de dislexia do desenvolvimento (ver Capítulo 50).

A bibliografia está disponível no GEN-io.

Capítulo 640
Anormalidades da Pupila e da Íris

Scott E. Olitsky e Justin D. Marsh

ANIRIDIA

O termo *aniridia* é errôneo porque o tecido da íris está normalmente presente, ainda que hipoplásico (Figura 640.1). Dois terços dos casos são predominantemente transmitidos com alto grau de penetrância. O outro terço é esporádico e considerado uma mutação nova. A condição é bilateral em 98% dos pacientes, independente do meio de transmissão, e é encontrada em cerca de 1/50.000 pessoas. O gene *PAX6* sofre mutação na região do cromossomo 11p3.

A aniridia é um distúrbio panocular e não deve ser entendido como um defeito isolado na íris. Hipoplasias maculares ou de nervo óptico estão comumente presentes e levam ao decréscimo da visão e ao nistagmo sensorial. A acuidade visual é aproximadamente 20/200 na maioria dos pacientes, podendo, ocasionalmente, se apresentar melhor.

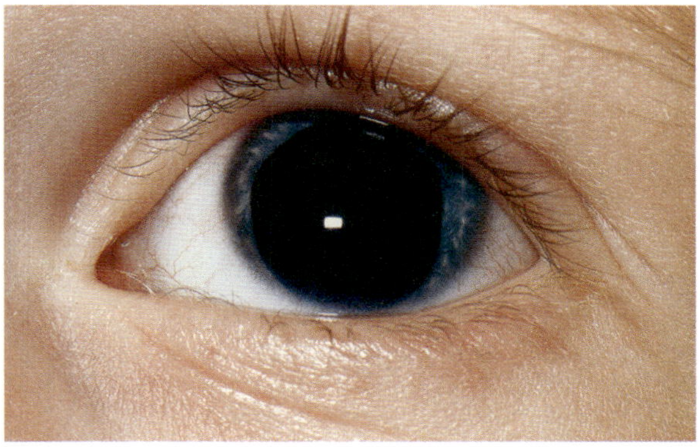

Figura 640.1 Aniridia parcial em paciente de linhagem autossômica dominante. (De Hoyt CS, Taylor D, editores: *Pediatric ophthalmology and strabismus*, ed 4, Philadelphia, 2013, Elsevier Saunders, Fig 32.22, p. 304.)

Outras malformações oculares são comuns e podem envolver o cristalino e a córnea. A córnea pode estar menor e um infiltrado celular (*pannus*) ocasionalmente se desenvolve nas camadas superficiais periféricas. Clinicamente, isso é apresentado como uma opacificação cinzenta. As anormalidades do cristalino incluem a formação de catarata e subluxação ou luxação. O **glaucoma** se desenvolve em até 75% dos indivíduos com aniridia.

Um quinto dos pacientes com aniridia esporádica podem desenvolver o **tumor de Wilms** (ver Capítulo 526.1).

O gene da aniridia encontra-se próximo ao gene do tumor de Wilms; deleções nessa área causam a associação. É de interesse especial a associação de aniridia, anomalias geniturinárias, incapacidades intelectuais e uma deleção parcial do braço curto do cromossomo 11. Em meio aos indivíduos com essas associações, a apresentação do tumor de Wilms é mais comum. Acredita-se que apenas pacientes com aniridia esporádica apresentem risco de desenvolver o tumor de Wilms, embora já tenha ocorrido em um paciente com aniridia familiar. O tumor de Wilms normalmente se apresenta antes do quinto ano de vida. Crianças que apresentem uma deleção da região 11p13 que as coloque em risco de desenvolver o tumor de Wilms devem ser avaliadas com ultrassonografia dos rins a cada 3 a 6 meses até aproximadamente os 5 anos de idade

COLOBOMA DE ÍRIS

O **coloboma** é um defeito que resulta da falha no fechamento completo da fissura embrionária. Esse defeito do desenvolvimento pode se apresentar como um defeito setorial da íris, um buraco na substância da íris ou uma fenda na margem pupilar (Figura 640.2). Colobomas simples são frequentemente transmitidos como um traço autossômico dominante e podem ocorrer isoladamente ou em associação com outras anomalias e síndromes; estas incluem CHARGE, *Cat eye*, Glotz, Walker Warburg, trissomia do 13, trissomia do 18, Rieger, coloboma iriano com microftalmia congênita e síndrome de atresia anal, bem como

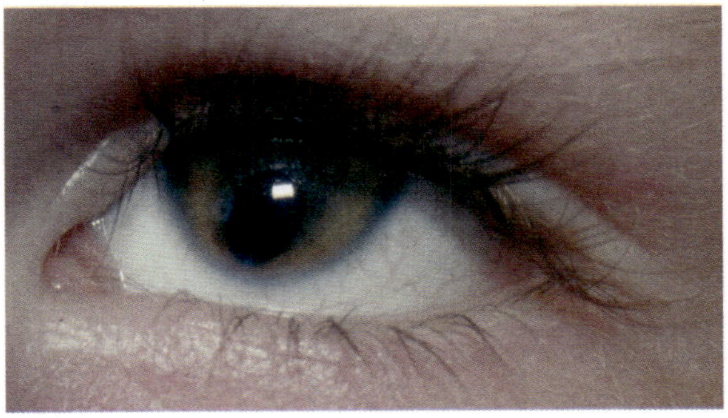

Figura 640.2 Coloboma ("olho de fechadura"). (De Hoyt CS, Taylor D, editores: *Pediatric ophthalmology and strabismus*, ed 4, Philadelphia, 2013, Elsevier Saunders, Fig 38.11, p. 372.)

diversas síndromes por deleção (4p, 13q, 2q31.1, 15q24). Devido à localização anatômica da fissura, um coloboma de íris está sempre situado inferiormente, conferindo à íris um aspecto de fechadura de porta. O coloboma irídico pode ser a única parte visível externamente de um coloboma mais extenso que também envolve o fundo e o nervo óptico. Quando isso ocorre, a visão pode estar seriamente afetada. Portanto, todas as crianças com coloboma de íris devem ser submetidas a um exame oftalmológico completo.

MICROCORIA

A microcoria (miose congênita) apresenta-se como uma pupila pequena que não responde à luz ou acomodação e que se dilata pouco, quando se dilata, com medicação. A condição pode ser uni ou bilateral. Em casos bilaterais, o grau de miose pode ser diferente em cada olho. O olho pode apresentar-se normal ou demonstrar outras anormalidades do segmento anterior. A microcoria congênita é geralmente transmitida como um traço autossômico dominante, embora possa ocorrer esporadicamente.

MIDRÍASE CONGÊNITA

Nesse distúrbio, as pupilas apresentam-se dilatadas, não se contraem significativamente com a luz ou olhar próximo e respondem em grau mínimo aos agentes que causam miose. A íris pode apresentar-se normal e as crianças afetadas são geralmente saudáveis. Devem ser considerados o trauma, midríase farmacológica e distúrbios neurológicos. Muitos casos aparentes de midríase congênita apresentam anormalidades das estruturas centrais da íris e podem ser considerados como formas de aniridia.

DISCORIA E CORECTOPIA

A discoria é o formato anormal da pupila e a corectopia é a posição anormal da pupila. Podem ocorrer de modo conjunto ou independente, como anomalias congênitas ou adquiridas.

A **corectopia congênita** é geralmente bilateral, simétrica, e raramente ocorre como anomalia isolada; está geralmente acompanhada pelo deslocamento do cristalino (*ectopia lentis et pupillae*) e o cristalino e a pupila estão comumente deslocados em direções opostas. ***Ectopia lentis et pupillae*** é transmitida como um distúrbio autossômico recessivo; a consanguinidade é comum. Está associada a mutações no *ADAMTSL4*, uma glicoproteína secretada e amplamente distribuída pelos olhos, a qual se liga a microfibrilas fibrillin-1 e acelera a biogênese de microfibrilas.

Quando adquiridos, a distorção e o deslocamento da pupila são frequentemente resultado de trauma ou inflamação intraocular. O prolapso da íris secundário a traumas perfurativos no olho faz com que a pupila seja desviada na direção da perfuração. É comum encontrar sinéquias posteriores (aderências da íris à lente) quando há qualquer inflamação no segmento anterior.

ANISOCORIA

A anisocoria ocorre quando as pupilas apresentam tamanhos diferentes. Isso pode ser resultado de distúrbios neurológicos ou locais. Em regra, caso a desigualdade seja mais pronunciada na presença de iluminação focal intensa ou, quando se olha de perto, existe um defeito na constrição pupilar, e a pupila maior é a anormal. Se a anisocoria piora em iluminação reduzida, existe um defeito da dilatação e a pupila menor será a anormal (Figura 640.3 e 640.4). Causas neurológicas da anisocoria (lesões parassimpáticas e simpáticas) devem ser diferenciadas de causas locais como sinéquias (aderência), defeitos congênitos da íris (colobomas, aniridia) e efeitos farmacológicos. A **síndrome de Horner** é uma importante causa de anisocoria (ver adiante). A anisocoria central simples pode ocorrer em indivíduos saudáveis.

PUPILA DILATADA FIXA

O diagnóstico diferencial de uma pupila dilatada não reativa inclui oftalmoplegia interna causada por lesão central ou periférica, pupila de Hutchinson da herniação transtentorial, pupila tônica, bloqueios farmacológicos e iridoplegia secundária à trauma ocular (Figura 640.3).

A causa mais comum da pupila dilatada não reativa é a instilação intencional ou acidental de um agente cicloplégico, particularmente atropina ou substâncias relacionadas. Lesões do sistema nervoso central,

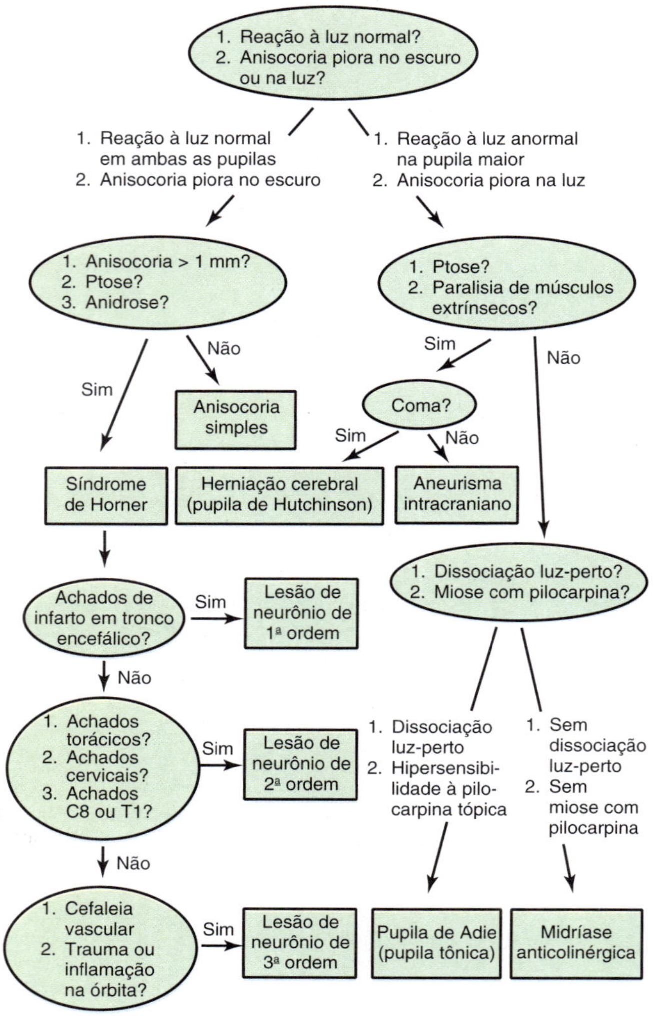

Figura 640.3 Abordagem da anisocoria. As primeiras duas questões (Há reação normal à luz? Anisocoria piora no escuro ou na luz?) distinguem problemas com o músculo dilatador da pupila (*i. e.*, síndrome de Horner, anisocoria simples; *lado esquerdo da figura*) de problemas com o músculo constritor da pupila (*i. e.*, nervo oculomotor, íris; *lado direito da figura*). Dois outros testes distinguem a síndrome de Horner da anisocoria simples: teste de cocaína e lentidão do dilatador da pupila (*i. e.*, a pupila se dilata lentamente no escuro, conforme documentado nas fotografias). (De Czarnecki JSC, Pilley SFJ, Thompson HS: *The analysisof anisocoria: the use ofphotography in the clinical evaluation of unequalpupils.* Can J Ophthalmol 14:297-302, 1979; and Thompson HS, Pilley SFJ: Unequalpupils: a flow chart for sorting out the anisocorias. Surv Ophthalmol 21(1):45-48, 1976.)

como pinealoma, podem causar oftalmoplegia interna em crianças. Como a superfície externa do nervo oculomotor carreia fibras responsáveis pela constrição da pupila, a compressão do nervo ao longo de seu curso intracraniano pode estar associada à oftalmoplegia interna, mesmo antes do desenvolvimento de ptose ou um déficit da motilidade ocular. Embora a enxaqueca oftalmoplégica seja uma causa comum de paralisia do terceiro nervo com envolvimento pupilar em crianças, também se deve considerar o aneurisma intracraniano no diagnóstico diferencial. A pupila em explosão da herniação transtentorial, que ocorre com o aumento da pressão intracraniana, é geralmente unilateral e os pacientes em geral se apresentam obviamente mórbidos. O **teste da pilocarpina** pode auxiliar na diferenciação entre a iridoplegia neurológica e o bloqueio farmacológico. No caso de iridoplegia, a pupila dilatada se contrai dentro de minutos após se instilar uma a duas gotas de pilocarpina a 0,5 a 1%; se a pupila tiver sido dilatada com atropina, a pilocarpina não terá efeito. Como a pilocarpina é um fármaco de longa

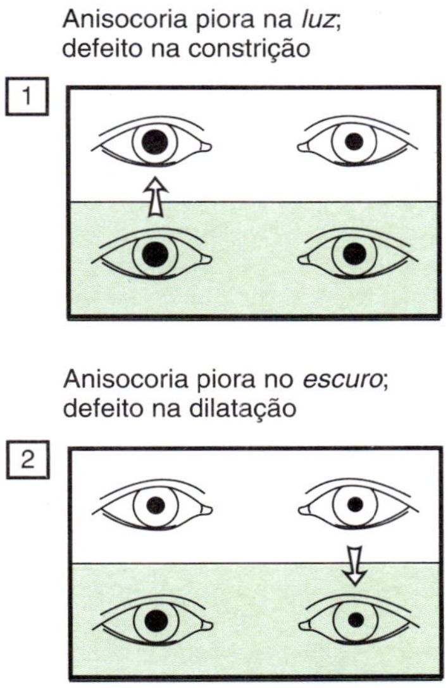

Figura 640.4 O paciente 1 (*acima*) apresenta anisocoria mais proeminente na luz do que no escuro, indicando que o músculo constritor da pupila maior está anormal (*i. e.*, não consegue promover miose diante da luz, *seta*). O paciente 2 apresenta anisocoria mais proeminente no escuro que na luz, indicando que o dilatador da pupila menor está anormal (*i. e.*, não consegue promover midríase no escuro, *seta*). O diagnóstico do paciente 1 (defeito na constrição) pode ser paralisia do oculomotor, pupila tônica, midríase farmacológica ou um distúrbio da íris. O diagnóstico do paciente 2 (defeito na dilatação) pode ser síndrome de Horner ou anisocoria simples. Nesse paciente, ambas as pupilas reagem à luz, enquanto a pupila maior do paciente 1 não reage bem à luz. (De McGee S: *Evidence-based physical diagnosis, ed 3, Philadelphia, 2012, Elsevier/Saunders, Fig 20.4, p. 170.*)

duração de efeito, esse teste não deve ser utilizado em situações agudas nas quais os sinais pupilares devem ser cuidadosamente monitorados. Devido à resposta consensual da pupila à luz, mesmo a cegueira de um único olho não causa pupila dilatada unilateral.

PUPILA TÔNICA

Trata-se de uma pupila tipicamente grande que reage pouco à luz (a reação pode ser demasiado lenta ou essencialmente nula), reage pouco e lentamente à acomodação e se dilata novamente de maneira lenta e tônica. As características da pupila tônica são explicadas por hipersensibilidade colinérgica do esfíncter após denervação periférica (pós-ganglionar) e reinervação imperfeita. Uma característica marcante da pupila tônica é sua sensibilidade a agentes colinérgicos diluídos. A instilação de pilocarpina a 0,125% causa significativa constrição da pupila envolvida e tem efeito discreto ou nulo no lado não afetado. A condição é geralmente unilateral.

A pupila tônica pode se desenvolver após o estado agudo de uma iridoplegia parcial ou completa. Pode ser observada após trauma do olho ou da órbita e pode ocorrer em associação com condições tóxicas ou infecciosas. Para aqueles no grupo de idade pediátrica, a pupila tônica é incomum. Processos infecciosos (síndromes virais primárias) e trauma são causas primárias. As características da pupila tônica também podem ser observadas em lactentes e crianças com disautonomia familiar (síndrome de Riley-Day), embora a significância desses achados tenha sido questionada. A pupila tônica também já foi relatada em crianças com doença de Charcot-Marie-Tooth. A ocorrência de pupila tônica associada à diminuição dos reflexos tendíneos profundos em mulheres jovens é referida como **síndrome de Adie**.

A **síndrome de Ross** assemelha-se à síndrome de Adie e inclui reflexos tendíneos diminuídos e hipoidrose.

PUPILA DE MARCUS GUNN

Um **defeito pupilar relativo aferente** (pupila de Marcus Gunn) indica um déficit de condução aferente assimétrico e pré-quiasmático. É mais bem demonstrado pelo teste de luz alternante (*swinging test*), que permite a comparação das respostas fotomotoras direta e consensual de ambos os olhos (Figura 640.5). Com os pacientes fixando o olhar em um alvo distante (para o controle da acomodação), uma luz brilhante focal é direcionada alternadamente a cada olho por vez. Diante da presença de uma lesão aferente, tanto a resposta direta à luz no olho afetado quanto a resposta consensual do outro olho estarão abaixo do normal. Alternar a luz estimulando o melhor olho, ou olho normal, faz com que ambas as pupilas reajam (contraiam) normalmente. Alternar a luz estimulando o olho afetado faz com que ambas as pupilas se dilatem em algum grau, refletindo a condução defeituosa. Esse é um teste bastante sensível e útil para a detecção da doença do nervo óptico e da retina. O teste só se apresenta anormal se houver uma diferença “relativa” nas propriedades condutoras do nervo óptico. Nessa perspectiva, pacientes com doença bilateral e simétrica do nervo óptico não demonstrarão um defeito pupilar aferente. Um defeito aferente relativo sutil pode ser encontrado em algumas crianças com ambliopia.

SÍNDROME DE HORNER

Os principais sinais da paresia oculossimpática (síndrome de Horner) são a miose homolateral, discreta ptose e aparente enoftalmia com ligeira elevação da pálpebra inferior como resultado da ptose. Os pacientes

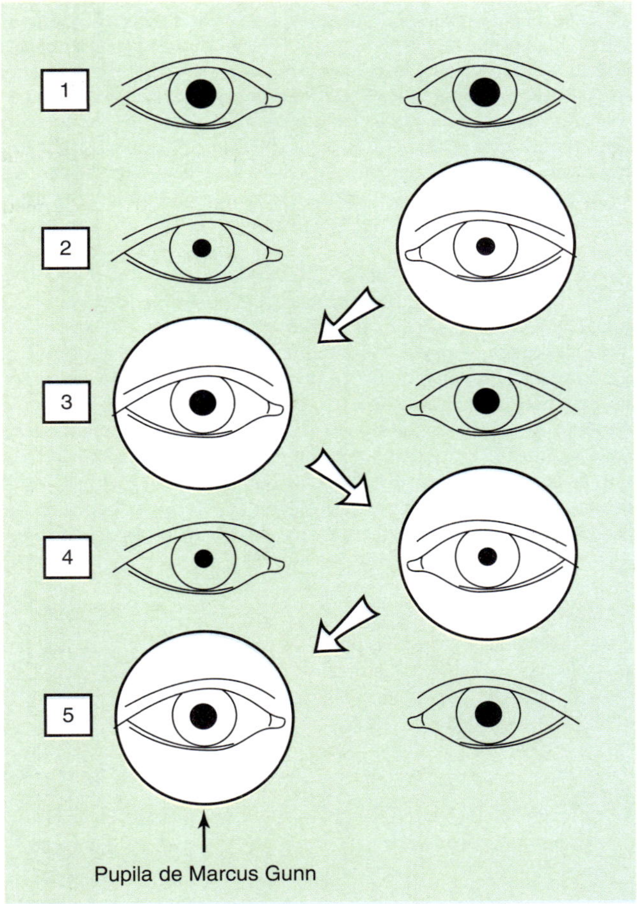

Figura 640.5 Defeito pupilar aferente relativo (pupila de Marcus Gunn). A figura demonstra um paciente com nervo óptico anormal do lado direito. Sob iluminação normal (fileira 1), as pupilas ficam simétricas. Durante o teste de luz alternante (*swinging test*), as pupilas se contraem quando o olho normal é iluminado (fileiras 2 e 4), porém dilatam quando o olho anormal é iluminado (fileiras 3 e 5). Embora ambas as pupilas se contraiam ou dilatem simultaneamente, o clínico geralmente se concentra apenas na pupila iluminada. A pupila que dilata durante o teste de luz alternante apresenta um “defeito pupilar aferente relativo” e é denominada pupila de Marcus Gunn. (De McGee S: *Evidence-based physical diagnosis*, ed 3, Philadelphia, 2012, Elsevier/Saunders, Fig 20.2, p. 165.)

podem, ainda, apresentar diminuição da sudorese facial, aumento da amplitude de acomodação e uma diminuição transitória da pressão intraocular. Se a paralisia das fibras oculossimpáticas ocorrer antes dos 2 anos de idade, poderá haver heterocromia irídica com hipopigmentação no lado afetado (Figura 640.6).

A paralisia oculossimpática pode ser causada por uma lesão (tumor, trauma, infarto) no mesencéfalo, tronco encefálico, porção superior da medula espinal, pescoço, fossa média ou órbita. A paresia oculossimpática congênita como uma parte da **paralisia braquial de Klumpke** é comum, ainda que os sinais oculares, particularmente a anisocoria, possam passar despercebidos por anos. A síndrome de Horner também é vista em algumas crianças após cirurgia torácica. Sua forma congênita pode ocorrer associada a anomalias vertebrais e cistos enterógenos. Em alguns lactentes e algumas crianças, a síndrome é o sinal presente de um tumor da região de mediastino ou cervical, particularmente no neuroblastoma. Casos raros da síndrome, como lesões vasculares, também ocorrem em grupos de indivíduos pediátricos. Em muitos casos, não se identifica nenhuma causa para a síndrome de Horner congênita. Ocasionalmente, a condição é familiar.

Quando a causa da síndrome de Horner está em pauta, deve-se implementar procedimentos investigativos, que podem incluir exames de imagem da cabeça, pescoço e tórax, assim como teste urinário de catecolaminas por 24 horas. A análise de fotografias e registros antigos pode, algumas vezes, ser útil no estabelecimento da idade no início da apresentação da síndrome.

O teste da cocaína é útil no diagnóstico de paralisia oculossimpática; uma pupila normal dilata-se dentro de 20 a 45 minutos após a instilação de uma a duas gotas de cocaína a 4%, enquanto a pupila miótica de uma paresia oculossimpática se dilata pouco, quando se dilata, com a cocaína. Em alguns casos, há hipersensibilidade de denervação à fenilefrina diluída; uma a duas gotas de uma solução a 1% dilatam a pupila afetada, mas não a normal. Ademais, a instilação de hidrobrometo de hidroxianfetamina a 1% dilata a pupila somente se o neurônio pós-ganglionar simpático estiver íntegro.

REAÇÃO PUPILAR PARADOXAL

Algumas crianças apresentam constrição paradoxal das pupilas na escuridão. Uma constrição vigorosa inicial das pupilas ocorre quando a luz é desligada, seguida de lenta dilatação. A resposta à estimulação com luz direta e a convergência e miose estão normais. O mecanismo não está elucidado, contudo a constrição paradoxal das pupilas em ambiente com luz reduzida pode ser um sinal de anormalidades da retina ou do nervo óptico. O fenômeno foi observado em crianças com cegueira noturna estacionária congênita, albinismo, retinite pigmentosa, amaurose de retina congênita de Leber e doença de Best. Também já foi observado em anomalias de nervo óptico, neurite óptica, atrofia óptica e possível ambliopia. Desse modo, crianças com constrição pupilar paradoxal no escuro devem ser submetidas a um exame oftalmológico completo.

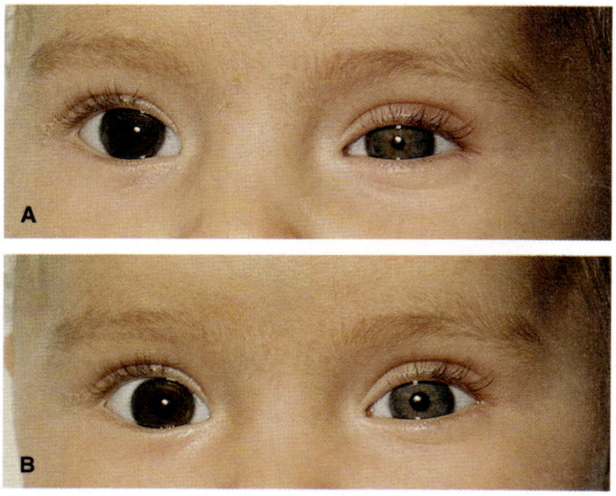

Figura 640.6 Síndrome de Horner congênita à esquerda, demonstrando ptose de pálpebra superior e inferior e heterocromia irídica, sendo o olho mais claro o afetado. Com luz forte (**A**) e no escuro (**B**). (De Hoyt CS, Taylor D, editores: *Pediatric ophthalmology and strabismus*, ed 4, Philadelphia, 2013, Elsevier Saunders, Fig 63.9, p. 661.)

MEMBRANA PUPILAR PERSISTENTE

A involução da membrana pupilar e da cápsula vascular anterior do cristalino está geralmente completa entre o 5º e o 6º meses de desenvolvimento fetal. É comum observar alguns resquícios da membrana pupilar em neonatos, particularmente em lactentes nascidos prematuros. Essas membranas são faixas despigmentadas de vasos obliterados que cruzam a pupila e podem aderir secundariamente no cristalino ou na córnea. Os resquícios tendem a atrofiar com o tempo e geralmente não representam um problema. Em alguns casos, contudo, há resquícios significativos que permanecem obscurecendo a pupila e interferem com a visão. Em casos raros, há persistência de elementos vasculares; hifema pode resultar da ruptura de vasos persistentes.

HETEROCROMIA

Na heterocromia, as duas írises apresentam cores diferentes (*heterochromia iridum*) ou parte de uma íris difere da cor do restante dela (*heterochromia iridis*). A heterocromia simples pode ocorrer como uma característica autossômica dominante. A heterocromia congênita também é uma característica da síndrome de Waardenburg, uma condição autossômica dominante caracterizada, principalmente, por deslocamento lateral do canto interno e pontos lacrimais, distúrbios pigmentares (geralmente uma mecha branca média e manchas de hipopigmentação da pele) e deficiência auditiva. Alteração da cor da íris pode ocorrer como resultado de trauma, hemorragia, inflamação intraocular (iridociclite, uveíte), tumores intraoculares (especialmente retinoblastoma), corpos estranhos intraoculares, glaucoma, atrofia da íris, paralisia oculossimpática (síndrome de Horner), melanose ocular, cirurgia intraocular prévia e algumas medicações para glaucoma.

OUTRAS LESÕES DA ÍRIS

Discretos nódulos na íris, denominados **nódulos de Lisch**, são comumente observados em pacientes com neurofibromatose (ver Capítulo 614.1). Nódulos de Lisch representam hamartomas melanocíticos da íris e variam de áreas pigmentadas levemente elevadas a excrescências arredondadas. Os nódulos não causam distúrbio visual. Nódulos e Lisch são encontrados em 92 a 100% dos indivíduos com mais de 5 anos de idade que têm neurofibromatose. A identificação dos nódulos com lâmpada de fenda pode auxiliar o preenchimento de critérios necessários à confirmação do diagnóstico da neurofibromatose.

Na leucemia (ver Capítulo 522), pode ocorrer infiltração da íris, algumas vezes com **hipópio,** um acúmulo de leucócitos na câmara anterior, que pode prenunciar recidiva ou envolvimento do sistema nervoso central.

A lesão do **xantogranuloma juvenil** (nevoxantoendotelioma; ver Capítulo 690) pode ocorrer no olho como uma massa ou placa amarelada carnosa da íris. Hifema espontâneo (sangue na câmara anterior), glaucoma ou olho vermelho com sinais de uveíte podem estar associados. É necessário realizar uma busca por lesões de xantogranuloma na pele de lactentes ou crianças jovens com hifema espontâneo. Em muitos casos, a lesão ocular responde à terapia corticosteroide tópica.

LEUCOCORIA

Trata-se de uma condição que inclui reflexo branco à luz, ou o chamado reflexo de olho de gato. Considerações diagnósticas primárias em qualquer criança com leucocoria são a catarata, vítreo primário hiperplásico persistente, retinopatia da prematuridade cicatricial, descolamento de retina e retinosquise, granulomatose larvar e retinoblastoma (Figura 640.7). Também devem ser consideradas a endoftalmite, a hemorragia vítrea organizada, oftalmopatia leucêmica, retinopatia exsudativa (como na doença de Coats) e condições menos frequentes, como meduloepitelioma, gliose retiniana massiva, pseudotumor retiniano da doença de Norrie, o chamado pseudoglioma da síndrome de Bloch-Sulzberger, displasia retiniana e as lesões retinianas das facomatoses. O reflexo branco pode também ser observado no coloboma de fundo, cicatrizes coriorretinianas atróficas grandes e mielinização ectópica de fibras retinianas. A leucocoria é uma indicação para avaliação exaustiva e imediata.

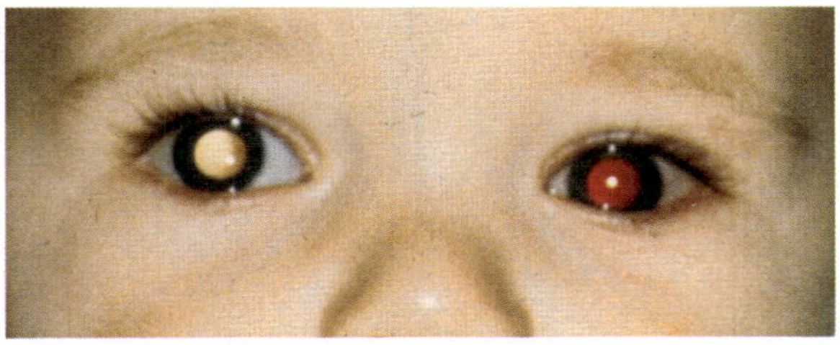

Figura 640.7 **Reflexo vermelho.** Reflexo vermelho normal no olho esquerdo e reflexo branco no olho direito. Este paciente foi diagnosticado com retinoblastoma do olho direito. (De Martin RJ, Fanaroff AA, Walsch MC editors: *Fanaroff & Martin's neonatal-perinatal medicine*, ed 10, Vol 2, Philadelphia, 2015, Elsevier/Saunders, Fig 103.7, p. 1739.)

O diagnóstico pode, muitas vezes, ser realizado por meio de exame direto do olho por oftalmoscopia e biomicroscopia. As avaliações ultrassonográfica e radiográfica são frequentemente úteis. Em alguns casos, o diagnóstico definitivo é realizado por um patologista.

A bibliografia está disponível no GEN-io.

Capítulo 641

Distúrbios do Movimento e Alinhamento dos Olhos

Scott E. Olitsky e Justin D. Marsh

ESTRABISMO

O estrabismo, ou desalinhamento dos olhos, é um dos problemas oculares mais comuns encontrados em crianças, afetando aproximadamente 4% das crianças com menos de 6 anos de idade. O estrabismo pode resultar em perda da visão (ambliopia) e pode provocar efeitos psicológicos significativos. A detecção e o tratamento precoces do estrabismo são essenciais para evitar o comprometimento visual permanente. Cerca de 30 a 50% das crianças estrábicas desenvolvem ambliopia. A restauração do alinhamento correto do eixo visual deve ocorrer em um estágio precoce do desenvolvimento visual para permitir que essas crianças tenham a chance de desenvolver visão binocular normal. O termo estrabismo significa "forçar a visão ou olhar obliquamente". Muitos termos são usados na discussão e caracterização do estrabismo.

A **ortoforia** é a condição ideal de balanço ocular exato. Ela implica que o aparato oculomotor esteja em perfeito equilíbrio, de modo que os olhos permaneçam coordenados e alinhados em todas as posições de olhar e em todas as distâncias. Mesmo quando a visão binocular é interrompida, como quando há oclusão de um olho, indivíduos verdadeiramente ortofóricos mantêm alinhamento perfeito. A ortoforia é raramente encontrada, visto que a maioria dos indivíduos apresenta um discreto desvio latente (heteroforia).

A **heteroforia** é a tendência latente dos olhos a desviar. Isso é normalmente controlado por mecanismos fusionais que conferem visão binocular ou evitam diplopia (visão dupla). Os olhos se desviam apenas dentro de algumas condições, como a fadiga, enfermidade ou estresse, ou durante testes que interfiram com a manutenção dessas capacidades fusionais normais (como o tamponamento de um olho). Se a quantidade de heteroforia for grande, poderão ser gerados sintomas incômodos, como diplopia (visão dupla) transitória, cefaleias ou astenopia (cansaço ocular). Algum grau de heteroforia pode ser encontrado em indivíduos normais, sendo geralmente assintomático.

A **heterotropia** é o desalinhamento constante dos olhos. Ocorre devido a uma incapacidade do mecanismo fusional de controlar o desvio. Pode ocorrer de modo unilateral ou alternar-se entre cada olho, dependendo do paciente. No caso de tropia alternante, não há uma preferência de fixação em cada olho, ambos os olhos se desviam com frequência igual. Como cada olho é usado periodicamente, a visão normalmente se desenvolve de maneira normal. A tropia unilateral é uma situação mais séria, porque apenas um olho permanece constantemente desalinhado. O olho não desviado torna-se o dominante, o que resulta em perda da visão ou ambliopia do olho desviado.

Os desalinhamentos oculares são descritos de acordo com o tipo de desvio apresentado, auxiliando na determinação da causa e do tratamento do estrabismo. Prefixos como *eso-*, *exo-*, *hiper-* e *hipo-* são adicionados aos termos *foria* e *tropia* para delinear o tipo de estrabismo. Esoforias e esotropias são desvios dos olhos de maneira convergente ou em sentido medial, comumente conhecidos como olhos cruzados. Exoforias e exotropias são desvios de olhos de modo divergente ou em sentido lateral. Hiperdesvios e hipodesvios designam desvios do olho em sentido superior e inferior, respectivamente. Nos casos de estrabismo unilateral, o olho desviado é frequentemente uma parte da descrição do desalinhamento (esotropia esquerda).

Diagnóstico

Muitas técnicas são utilizadas para avaliar o alinhamento ocular e o movimento dos olhos a fim de auxiliar o diagnóstico dos distúrbios estrábicos. Em uma criança com estrabismo ou qualquer outra distúrbio ocular, a avaliação da acuidade visual é obrigatória. A visão diminuída em um olho requer avaliação para estrabismo ou outras anormalidades, as quais podem ser de difícil distinção em um exame de triagem breve. Mesmo desvios de apenas alguns graus de magnitude, muito pequenos para serem evidentes à inspeção grosseira, podem levar à ambliopia e perda de visão significativa.

Os testes de reflexo de luz na córnea são talvez os mais rápidos e de fácil realização para o diagnóstico do estrabismo. São particularmente úteis em crianças não cooperativas e naquelas cuja fixação ocular é deficiente. A fim de realizar o **teste de reflexo de luz de Hirschberg**, o examinador projeta uma fonte de luz sobre a córnea de ambos os olhos simultaneamente enquanto a criança olha diretamente para a luz. A comparação deve ser, então, realizada pelo posicionamento do reflexo em cada olho. Em olhos alinhados, o reflexo da luz se apresenta simétrico e, devido à relação entre córnea e mácula, ligeiramente voltado à face nasal do centro de cada pupila. Quando há estrabismo, a luz refletida é assimétrica e se apresenta deslocada em um olho. O método de Krimsky do teste de reflexo de luz na córnea utiliza prismas sobre um ou ambos os olhos para alinhar os reflexos da luz. A quantidade de prisma necessário para alinhar os reflexos é utilizada como medida do grau de desvio. Apesar de ser um teste útil, o reflexo de luz na córnea pode não detectar um ângulo pequeno ou intermitente de estrabismo.

Os **testes de oclusão** (*cover tests*) para o estrabismo requerem a atenção e cooperação da criança, a adequada capacidade de movimentação ocular e visão razoável em cada olho (Figura 641.1). Se algum desses critérios estiver ausente, os resultados dos testes poderão não ser válidos. Esses testes consistem no teste de *cover/uncover* e no teste de *cover* alternado. No primeiro, uma criança olha para um objeto distante, preferencialmente a 6 metros. Uma tabela de Snellen é comumente utilizada para a fixação do olhar em crianças com mais de 3 anos de idade. Para crianças mais jovens, brinquedos que emitem sons ou filmes auxiliam a prender a atenção durante o teste. Conforme a criança olha para o objeto distante, o examinador cobre um olho e observa o movimento do olho descoberto. Se não ocorrer movimento algum, não há desalinhamento aparente desse olho. Após o teste em um olho, o mesmo procedimento é repetido no outro. Ao se realizar o teste de oclusão alternada, o examinador cobre e descobre rapidamente cada olho, alternando repetidamente de um a outro. Se a criança apresentar um desvio ocular, o olho se moverá rapidamente conforme se troca o oclusor para o outro olho. Tanto o teste de *cover/uncover* quanto o teste de *cover* alternado devem ser realizados à distância e à fixação de perto. Esses testes diferenciam tropias, ou desvios manifestos, de desvios latentes, denominados **forias**.

Manifestações clínicas e tratamento

A classificação etiológica do estrabismo é complexa, e os tipos devem ser distinguidos; há formas concomitantes e não concomitantes de estrabismo.

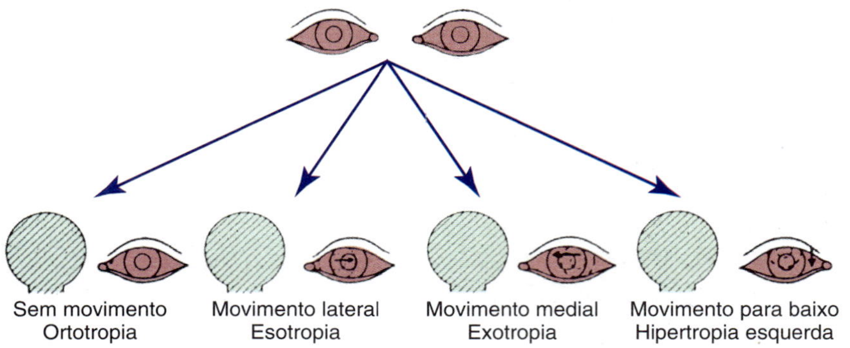

Figura 641.1 Teste de *cover*. No exemplo, o oclusor é posicionado sobre o olho direito e, enquanto o paciente visualiza um alvo à distância, o examinador está observando o movimento de seu olho esquerdo. Se o olho esquerdo não estiver alinhado, terá que se mover para visualizar o alvo. Se não ocorrer movimentação no olho esquerdo, o teste deverá ser repetido por meio da oclusão desse olho e observação de movimento no olho direito. (*De Kliegman RM, Lye PS, Bordini BJ, Toth H, Basel D, editors: Nelson pediatric symptom-based diagnosis, Philadelphia, 2018, Elsevier, Fig 32.6, p. 567.*)

Estrabismo concomitante

O estrabismo concomitante é o tipo mais comum de estrabismo. Não há defeito individual dos músculos extraoculares. A quantidade de desvio é constante, ou relativamente constante, nas várias direções do olhar.

O **pseudoestrabismo** (pseudoesotropia) é uma das razões mais comuns para um pediatra ser solicitado a avaliar um lactente. Essa condição é caracterizada pela aparência falsa de estrabismo quando os eixos visuais estão alinhados corretamente e pode ser causada por uma ponte nasal chata e larga, pregas epicantais proeminentes ou distância interpupilar pequena. O observador pode ver menos esclera do lado nasal do que o esperado e a impressão será de que o olho se volta para o nariz, especialmente quando a criança olha para algum lado. Os pais frequentemente comentam que, quando o filho olha para o lado, o olho quase desaparece. A pseudoesotropia pode ser diferenciada do verdadeiro desvio dos olhos quando o reflexo de luz na córnea está centralizado em ambos os olhos e não há movimento de refixação no teste de *cover/uncover*. Uma vez confirmada a pseudoesotropia, os pais podem ter certeza de que a criança perderá a aparência da esotropia com o crescimento. Conforme a criança cresce, a ponte do nariz se torna mais proeminente e desloca as pregas do epicanto, fazendo com que a esclera medial fique proporcional à quantidade visível na região lateral, fazendo com que a criança perca a aparência do olhar cruzado. Alguns pais de crianças com pseudoesotropia acreditam erroneamente que seu filho apresente uma esotropia verdadeira que deve se resolver sozinha. Como a esotropia verdadeira pode surgir mais tarde na criança com pseudoesotropia, os pais e pediatras devem estar atentos para a necessidade de reavaliação caso o desvio aparente não melhore.

Esodesvios são o tipo mais comum de desalinhamento ocular em crianças e representam mais de 50% de todos os desvios oculares. A *esotropia congênita* é um termo que causa confusão. Poucas crianças diagnosticadas com esse distúrbio realmente nasceram com esotropia. Por essa razão, lactentes com início confirmado antes dos 6 meses são tipicamente considerados como portadores de esotropia congênita, apesar do termo **esotropia infantil** ser mais fidedigno para descrever a condição.

Entre 2 e 4 meses de idade, muitos lactentes apresentam esotropia infantil (desalinhamentos neonatais), os quais muitas vezes se resolvem espontaneamente. Aqueles que se resolvem sem tratamento o fazem antes de 10 a 12 semanas de idade e apresentam desvios intermitentes ou variáveis. Pacientes mais propensos a se beneficiarem de tratamento ativo são portadores de esotropia persistente (10 semanas a 6 meses de idade) e esotropia constante (40 DP), associada a erro refrativo $\leq +3{,}00$ D, ausência de prematuridade, atraso do desenvolvimento, meningite, nistagmo, anomalias oculares e estrabismo incomitante ou paralítico. A evolução é observada na Figura 641.2.

O ângulo característico dos esodesvios infantis é alto e constante (Figura 641.3). Devido ao grande desvio, a fixação cruzada é frequentemente encontrada. Essa é uma condição na qual a criança olha para a direita com o olho esquerdo e para a esquerda com o olho direito. Com a fixação cruzada, não há necessidade de um olho se virar para longe do nariz (abdução), já que o olho que aduz é utilizado para o olhar lateral; essa condição simula a paralisia do sexto nervo. A abdução pode ser demonstrada pela manobra de cabeça de boneca ou pela oclusão de um olho por um curto período. Crianças com esotropia infantil tendem a apresentar erros de refração similares aos de crianças normais com a mesma idade. Isso se contrapõe ao alto grau de hipermetropia característico associado à esotropia acomodativa. A **ambliopia** é comum em crianças com esotropia infantil.

O objetivo primordial do **tratamento** da esotropia infantil é eliminar ou reduzir ao máximo possível o desvio. Idealmente, isso resulta em visão normal em cada olho, em olhos alinhados na posição primária do olhar e no desenvolvimento da visão binocular. O tratamento precoce mais comumente leva ao desenvolvimento da visão binocular, a qual auxilia na manutenção do alinhamento ocular a longo prazo. Uma vez tratada qualquer ambliopia associada, a cirurgia é realizada para alinhar os olhos. Mesmo com o alinhamento cirúrgico bem-sucedido, é comum que desvios verticais se desenvolvam em crianças com histórico de esotropia infantil. As duas formas mais comuns de desvio vertical desenvolvidos são a hiperfunção do músculo oblíquo inferior e o desvio vertical dissociado. No caso da hiperfunção do músculo oblíquo inferior, ocorre a elevação do olho mais próximo ao nariz quando o paciente olha para o lado (Figura 641.4). No caso do desvio vertical dissociado, um olho se desloca lentamente para cima sem movimento do outro olho. A cirurgia pode ser necessária para tratar uma ou ambas as condições.

É importante que os pais compreendam que o tratamento cirúrgico precoce bem-sucedido é apenas o início do processo de tratamento. Tendo em vista que muitas crianças podem obter recidiva do estrabismo ou da ambliopia, é necessário monitorá-las cuidadosamente durante o período visualmente imaturo de sua vida.

A **esotropia acomodativa** é definida como um "desvio convergente dos olhos associado à ativação do reflexo acomodativo (de foco)". Normalmente ocorre em uma criança com idade entre 2 e 3 anos com história de olhar cruzado adquirido intermitente ou constante. A ambliopia ocorre na maioria dos casos.

O mecanismo da esotropia acomodativa envolve uma hipermetropia não corrigida, acomodação e convergência acomodativa. A imagem que adentra o olho hipermetrópico (com visão a distância) é borrada. Se a hipermetropia não for significativa, a imagem desfocada pode ser ajustada pela acomodação (ajuste do cristalino). A acomodação é intimamente relacionada à convergência (olhos voltando-se medialmente), uma vez que ambos os olhos são necessários para visualizar um objeto próximo. Se o erro refrativo hiperópico de uma criança for grande ou se a quantidade de convergência que ocorre em resposta a cada esforço acomodativo for alta, a esotropia poderá se desenvolver.

O **tratamento** para a esotropia acomodativa é a prescrição da correção completa da hipertropia. E os óculos eliminam a necessidade da criança acomodar a visão e, portanto, corrigem a esotropia (Figura 641.5). Ainda que muitos pais estejam inicialmente preocupados com o fato

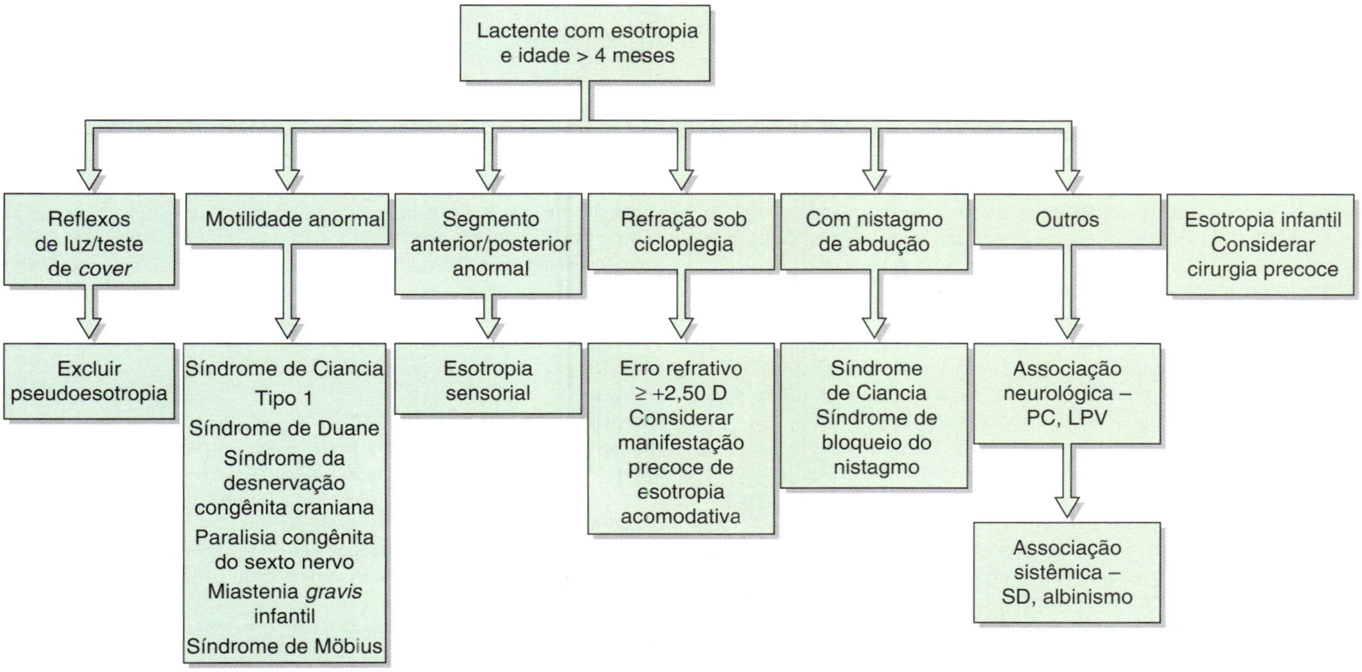

Figura 641.2 Sequência de exame de um lactente de idade ≥ 4 meses com esotropia. PC, paralisia cerebral; SD, síndrome de Down; LPV, leucomalácia periventricular. (*De Hoyt CS, Taylor D, editores: Pediatric ophthalmology and strabismus, ed 4, Philadelphia, 2013, Elsevier Saunders, Fig 74.4, p. 767.*)

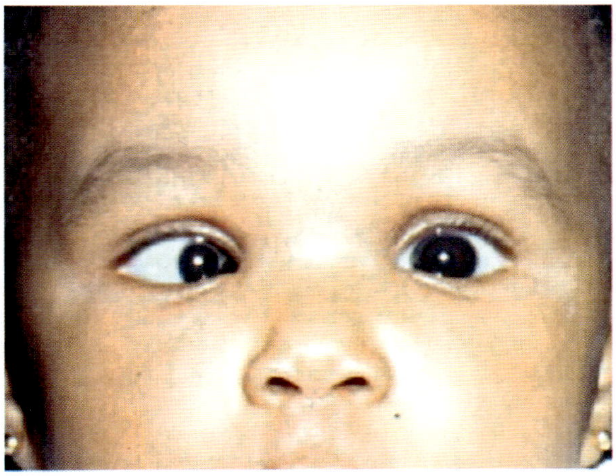

Figura 641.3 Esotropia congênita. Note o alto ângulo de cruzamento.

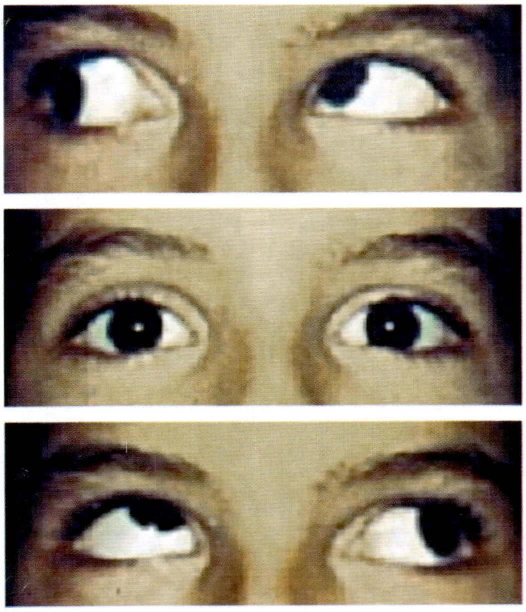

Figura 641.4 Hiperfunção do músculo oblíquo inferior.

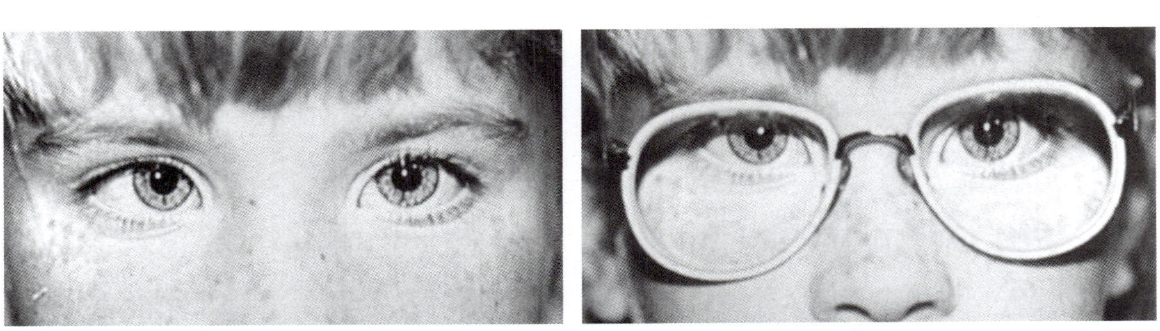

Figura 641.5 Esotropia acomodativa. Controle do desvio com lentes corretivas.

de seus filhos não desejarem usar óculos, os benefícios da visão binocular e a redução do esforço de foco necessários para se ver claramente são um forte estímulo para o uso dos óculos, os quais são geralmente bem-aceitos. A correção completa da hipermetropia algumas vezes corrige a posição do olho em uma fixação distante, porém deixa um desvio residual na fixação para perto. Isso pode ser observado e tratado com lentes bifocais ou com cirurgia.

É importante alertar os pais de crianças com esotropia acomodativa de que o esodesvio pode parecer aumentar sem os óculos quando a correção inicial é utilizada. Os pais frequentemente relatam que, antes de usarem óculos, seus filhos apresentavam um esodesvio pequeno, enquanto após a remoção dos óculos esse desvio se torna consideravelmente grande. Com frequência imputam aos óculos a responsabilidade pelo aumento do desvio. Esse aumento aparente é um resultado do emprego de quantidade correta de esforço acomodativo após o uso dos óculos. Quando essas crianças os removem, precisam realizar um esforço acomodativo para trazer objetos ao foco adequado aumentando o esodesvio.

A maior parte das crianças mantêm os olhos alinhados quando iniciam tratamento. Como a hipermetropia normalmente diminui com a idade, os pacientes podem deixar de necessitar dos óculos para a manutenção do alinhamento. Em alguns pacientes, um esodesvio residual persiste mesmo quando usam óculos. Essa condição comumente ocorre quando há um atraso entre a apresentação da esotropia acomodativa e seu tratamento. Em outros, a esotropia pode ser inicialmente tratada com óculos, contudo a visão cruzada pode voltar a se desenvolver e não ser corrigível com eles. O cruzamento não corrigível com óculos é a porção deteriorada ou não acomodativa. A cirurgia para essa porção pode ser indicada para restituir a visão binocular.

Os **exodesvios** são o segundo tipo mais comum de desalinhamento. O desvio divergente pode ser intermitente ou constante. A exotropia intermitente é o exodesvio mais comum da infância. Caracteriza-se pelo deslocamento lateral de um olho, que geralmente ocorre quando a criança fixa um foco distante. O desvio é potencializado com a fadiga ou enfermidade. A exposição à luz forte pode causar fechamento reflexo do olho desviado. Como os olhos podem, inicialmente, ser mantidos alinhados por grande parte do tempo, a acuidade tende a ser boa em ambos e a visão binocular encontra-se inicialmente normal.

A idade de manifestação da exotropia intermitente varia, mas é frequente dos 6 meses aos 4 anos de idade. A decisão de indicar a cirurgia do estrabismo baseia-se na intensidade e frequência do desvio. Se o desvio for pequeno e raro, será razoável manter a criança em observação. Se a exotropia for grande ou de frequência crescente, a cirurgia será indicada para se manter uma visão binocular normal.

A exotropia constante pode raramente ser congênita. A exotropia congênita pode estar associada a uma doença neurológica ou anormalidades da estrutura óssea da órbita, como na síndrome de Crouzon. A exotropia que ocorre mais tarde na vida pode representar uma descompensação de uma exotropia intermitente que estava presente na infância. A cirurgia pode restituir a visão binocular mesmo em casos de longa evolução.

Estrabismo não concomitante

Quando um músculo ocular se encontra parético, ou restrição, ocorre um desequilíbrio muscular com variação do desvio segundo a direção do olhar. A manifestação precoce de um músculo parético pode ser sugerida por um sintoma de visão dupla que aumenta em uma direção, pelos achados de desvio ocular que aumenta no campo de visão do músculo parético, bem como pelo aumento do desvio quando a criança fixa o olhar com essa estrutura. É importante diferenciar o estrabismo não concomitante de um desvio concomitante, uma vez que apresentações não concomitantes de estrabismo estão muitas vezes associadas a traumas, distúrbios sistêmicos ou anormalidades neurológicas.

Paralisia do terceiro nervo

Na população pediátrica, paralisias do terceiro nervo são geralmente congênitas. A forma congênita ocorre frequentemente associada a uma anomalia do desenvolvimento ou a trauma no nascimento. Paralisias adquiridas do terceiro nervo em crianças podem ser um sinal de gravidade, que indica anormalidade neurológica, como neoplasias intracranianas ou um aneurisma. Outras causas menos graves incluem lesões inflamatórias ou infecciosas, trauma craniano, síndromes pós-virais e enxaqueca.

A paralisia do terceiro nervo, seja congênita ou adquirida, normalmente resulta em exotropia e hipotropia ou desvio inferior do olho afetado, assim como ptose completa ou parcial da pálpebra superior. Esse estrabismo característico resulta da ação dos músculos saudáveis não opostos, músculo reto lateral e músculo oblíquo superior. Se o ramo interno do terceiro nervo estiver envolvido, também se identifica dilatação da pupila. Os movimentos oculares são geralmente restritos nasalmente em elevação ou depressão. Vale ressaltar que os achados clínicos e o tratamento podem ser complicados nos casos congênitos ou traumáticos da paralisia de terceiro nervo, devido à direção errônea das fibras nervosas em regeneração, o que é denominado *regeneração aberrante*. Isso resulta em movimento anômalo e paradoxal de pálpebra, olho e pupila, como a elevação da pálpebra, constrição da pupila ou depressão do bulbo ocular durante a tentativa de olhar em direção medial.

Paralisia do quarto nervo

Essas paralisias podem ser congênitas ou adquiridas. Como o quarto nervo tem um curso intracraniano longo, é suscetível a dano resultante de trauma craniano. Em crianças, no entanto, paralisias de quarto nervo são mais frequentemente congênitas do que traumáticas. A paralisia do IV nervo craniano resulta em fraqueza do músculo oblíquo superior, o que causa um desvio superior do olho, uma hipertropia. Como o músculo antagonista, o oblíquo inferior, encontra-se relativamente sem oposição, o olho afetado apresenta um deslocamento superior quando se olha para o nariz. Crianças tipicamente se apresentam com uma inclinação da cabeça em direção ao ombro oposto ao olho afetado, queixo abaixado e a face voltada contrariamente ao lado afetado. Essa posição de cabeça coloca o olho longe da área de maior ação do músculo afetado e, portanto, minimiza o desvio e a visão dupla associada. Como a postura anormal da cabeça mantém o alinhamento ocular da criança, a ambliopia não é comum. Como não há anormalidade da musculatura cervical, as tentativas de correção da postura da cabeça com exercícios e cirurgia de pescoço são ineficazes. O reconhecimento da paresia de músculo oblíquo superior pode ser difícil porque o desvio da cabeça e do olho podem ser mínimos. O **tratamento** inclui cirurgia muscular do olho para melhorar o alinhamento ocular e eliminar a postura anormal da cabeça.

Paralisia do sexto nervo

Essas paralisias produzem um cruzamento marcado dos olhos com capacidade limitada de movimento lateral do olho acometido. As crianças apresentam-se frequentemente com a cabeça virada para o lado do músculo paralisado, posição esta que auxilia na preservação da visão binocular. A esotropia é maior quando o olho se move em direção ao músculo afetado.

As paralisias de sexto nervo congênitas são raras. A diminuição do olhar para a lateral em lactentes está com frequência associada a outros distúrbios, como esotropia infantil ou a síndrome de retração de Duane. Em neonatos, é possível ocorrer paresia transitória do sexto nervo; isso normalmente se resolve de forma espontânea até a 6ª semana de vida. Acredita-se que o aumento da pressão intracraniana associado ao trabalho de parto e ao nascimento sejam fatores contribuintes.

Paralisias adquiridas do sexto nervo durante a infância são em geral um sinal de gravidade, uma vez que esse nervo é suscetível ao aumento da pressão intracraniana associado à hidrocefalia e a tumores intracranianos. Outras causas de defeito desse nervo em crianças incluem trauma, malformações vasculares, meningite e a síndrome de Gradenigo. A paralisia benigna do sexto nervo é adquirida e indolor, podendo ser observada em lactentes e crianças mais velhas. É normalmente precedida de uma doença febril ou infecção de trato respiratório superior e pode ser recorrente. A resolução completa da paralisia é comum, embora outras causas de paralisia aguda do sexto nervo devam ser descartadas antes de um diagnóstico definitivo.

Síndromes estrábicas

Tipos especiais de estrabismo têm características clínicas incomuns. Grande parte desses distúrbios são associados a anomalias estruturais dos músculos extraoculares ou tecidos adjacentes. A maioria das síndromes estrábicas produz desalinhamentos não concomitantes.

Deficiência de elevação monocular

O déficit de elevação monocular, tanto na abdução quanto na adução, é referido como deficiência de elevação monocular (anteriormente denominado paralisia dupla de elevador). Pode representar uma paresia de ambos os elevadores, dos músculos reto superior e oblíquo inferior, ou uma possível restrição à elevação por parte de um músculo reto inferior fibrótico. Quando uma criança acometida fixa o olhar com o olho não parético, este se torna hipotrópico e a pálpebra superior ipsilateral pode aparentar uma ptose. A fixação com o olho parético causa uma hipertropia do olho não parético e o desaparecimento da ptose (Figura 641.6). Como a ptose aparente é, na verdade, secundária ao estrabismo, a correção da hipotropia trata a pseudoptose.

Síndrome de Duane

Esse distúrbio congênito do movimento ocular caracteriza-se pela retração do globo ocular na adução. Essa condição é atribuída à ausência do núcleo do sexto nervo e inervação anômala do músculo reto lateral, resultando em contração conjunta dos músculos reto medial e reto lateral na tentativa de adução do olho afetado. Em meio ao espectro da síndrome de Duane, os pacientes podem apresentar comprometimento da abdução, da adução e da mirada para cima ou para baixo durante a adução. Esses pacientes podem apresentar esotropia, exotropia ou olhos relativamente alinhados. Muitos exibem uma postura de cabeça compensatória a fim de manter a visão sem diplopia. Alguns desenvolvem ambliopia. A cirurgia para a melhora do alinhamento ou para reduzir uma rotação notável da cabeça pode ser útil em casos selecionados. Em geral, a síndrome de Duane ocorre esporadicamente. Algumas vezes, é herdada como um traço autossômico dominante. Geralmente ocorre como uma condição isolada, mas pode ocorrer associada a diversas outras anomalias oculares e sistêmicas.

Síndrome de Möbius

As características distintas da síndrome de Möbius são a paresia facial congênita e insuficiência da abdução. A paralisia facial é comumente bilateral, frequentemente assimétrica e muitas vezes incompleta, com tendência a poupar a porção inferior da face e o platisma. É possível ocorrer o desenvolvimento de ectrópio, epífora e ceratopatia por exposição. O defeito na abdução pode ocorrer uni ou bilateralmente e a esotropia é comum. A causa é desconhecida. Não se sabe se o defeito primário consiste em um mau desenvolvimento dos núcleos de nervos cranianos, hipoplasia dos músculos ou uma combinação de fatores centrais e periféricos. Foram relatados alguns casos familiares. Defeitos de desenvolvimento associados podem incluir ptose palpebral, paralisia do palato e da língua, perda da audição, defeitos musculares no músculo peitoral e na língua, micrognatia, sindactilia, polidactilia e a ausência de mãos, pés, dedos das mãos ou dos pés. A correção cirúrgica da esotropia é indicada e qualquer grau de ambliopia associada deve ser tratado.

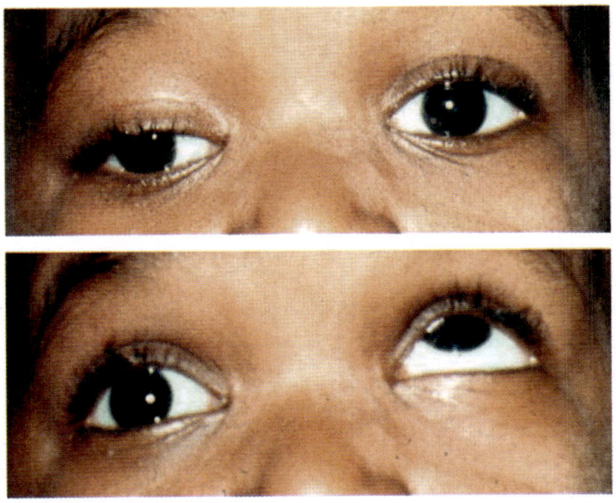

Figura 641.6 Paralisia dupla do elevador no olho direito. Observe o desaparecimento da ptose aparente quando o olho envolvido está em fixação de olhar.

Síndrome de Brown

Nessa síndrome, a elevação do olho na posição de adução encontra-se restrita (Figura 641.7). É possível ocorrer associação a um desvio inferior do globo na adução. Uma postura compensatória da cabeça pode ser evidenciada. A síndrome decorre da restrição do tendão do músculo oblíquo superior quando se move através da tróclea. Os casos podem ser congênitos ou adquiridos. A síndrome de Brown adquirida pode ocorrer após trauma da órbita envolvendo a região da tróclea ou após cirurgia dos seios nasais. Pode, ainda, ocorrer em processos inflamatórios, particularmente na sinusite e na artrite idiopática juvenil.

A síndrome de Brown inflamatória adquirida pode responder ao tratamento com fármacos anti-inflamatórios não esteroides ou corticosteroides. A cirurgia pode ser benéfica em alguns casos da síndrome de Brown.

Síndrome de Parinaud

Esse epônimo designa uma paralisia do olhar vertical, isolada ou associada à paresia pupilar ou do núcleo oculomotor (terceiro nervo craniano). A síndrome indica uma lesão que afeta o teto do mesencéfalo. Os sinais oftálmicos da doença mesencefálica incluem paralisia do olhar vertical, dissociação das respostas pupilares à luz e à acomodação, paralisia pupilomotora geral, corectopia, discoria, distúrbios acomodativos, retração palpebral patológica, ptose, paresia muscular extraocular e paralisia de convergência. Alguns casos associam espasmos de convergência, nistagmo de retração convergente e nistagmo vertical, particularmente durante a tentativa de mirada vertical. A combinação desses sinais é denominada **síndrome do aqueduto de Sylvius**.

A causa principal da paralisia do olhar vertical com sinais mesencefálicos associados em crianças é o tumor da glândula pineal ou do terceiro ventrículo. O diagnóstico diferencial inclui trauma e doenças desmielinizantes. Em crianças com hidrocefalia, o comprometimento do olhar vertical e a retração palpebral patológica são referidos como sinal de sol poente. Por vezes, um distúrbio supranuclear transitória do olhar pode ser observada em neonatos.

APRAXIA OCULOMOTORA CONGÊNITA

Esse distúrbio congênito do olhar conjugado caracteriza-se por uma incapacidade de olhar voluntariamente no plano horizontal, pela presença de movimento compensatório sacádico da cabeça e redução da fixação e acompanhamento lento dos objetos. Características adicionais são a ausência da fase rápida (refixação) do nistagmo optocinético e desvio contrário obrigatório dos olhos durante a rotação do corpo. Crianças acometidas são tipicamente incapazes de olhar voluntária e rapidamente para o outro lado após comando ou em resposta a um objeto apresentado excentricamente, mas podem ser capazes de seguir um alvo em movimento lento de lado a lado. A fim de compensar o defeito no movimento lateral voluntário dos olhos, as crianças viram suas cabeças para trazer os olhos à posição desejada e podem, ademais, piscar repetidamente na tentativa de alterar o ponto de fixação. Os sinais tendem a se tornar menos pronunciados com a idade.

A patogênese da apraxia oculomotora congênita é desconhecida. Pode ser um resultado da mielinização tardia das vias oculomotoras. Anormalidades estruturais do sistema nervoso central foram observadas em alguns pacientes, incluindo a agenesia de corpo caloso e do *vermis* cerebelar, porencefalia, hamartoma do forame de Monro e macrocefalia. Muitas crianças com apraxia oculomotora congênita demonstram atraso no desenvolvimento motor e cognitivo.

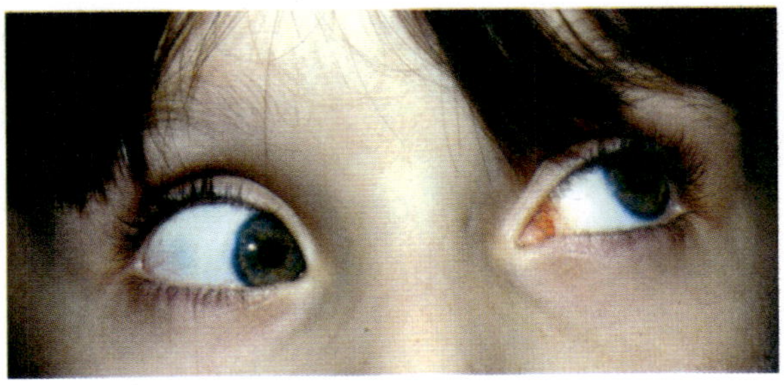

Figura 641.7 Síndrome de Brown no olho direito.

NISTAGMO

O nistagmo (oscilações rítmicas de um ou ambos os olhos) pode ser causado por uma anormalidade em qualquer um dos três mecanismos básicos de regulagem da posição e movimento ocular: a fixação, o olhar conjugado ou o mecanismo vestibular. Adicionalmente, o nistagmo fisiológico pode ser evidenciado por estímulos adequados (Tabela 641.1).

O **nistagmo sensorial congênito** é geralmente associado a anormalidades oculares que conduzem à redução da acuidade visual; distúrbios comuns que levam ao nistagmo de manifestação precoce incluem albinismo, aniridia, acromatopsia, catarata congênita, lesões maculares congênitas e atrofia óptica congênita. Em algumas condições, o nistagmo ocorre como uma característica dominante ou ligada ao cromossomo X sem anormalidades oculares óbvias.

O **nistagmo motor idiopático congênito** caracteriza-se por oscilações sacádicas involuntárias de sentido horizontal com preponderância do olhar; o nistagmo é mais grosseiro em uma direção do que em outra, com o movimento sacádico na direção do olhar. Não há defeitos anatômicos oculares que causem o nistagmo, e a acuidade visual encontra-se geralmente normal. Pode haver um ponto nulo no qual o nistagmo diminui e a visão melhora, sendo desenvolvida uma postura compensatória da cabeça para ajustar os olhos à posição em que menos ocorre o nistagmo. A causa do nistagmo motor idiopático congênito é desconhecida; em algumas situações, é de origem familiar. A cirurgia da musculatura ocular pode ser realizada para eliminar a postura anormal da cabeça ajustando o ponto de melhor visão à posição primária do olhar (para a frente).

O **nistagmo adquirido** requer avaliação imediata e exaustiva. Os tipos patológicos de maior preocupação são as oscilações de olhar parético ou oscilações provocadas pelo olhar com origem no cerebelo, tronco encefálico ou cérebro.

O **nistagmo retrátil à convergência** é o movimento sacádico repetido dos olhos em direção à órbita ou ao olho contralateral. É geralmente observado na paralisia de olhar vertical como uma característica da síndrome de Parinaud (aqueduto de Sylvius). A condição causal pode ser neoplásica, vascular ou inflamatória. Em crianças, o nistagmo retrátil à convergência sugere, particularmente, a presença de pinealoma ou hidrocefalia.

Uma abordagem diagnóstica ao nistagmo pode ser observada nas Figuras 641.8 e 641.9, Tabela 641.2.

O ***spasmus nutans*** é um tipo especial de nistagmo adquirido na infância (ver Capítulo 615). Em sua forma completa é caracterizado pela **tríade** de nistagmo pendular, meneios de cabeça e torcicolo. O nistagmo é caracteristicamente muito fino, muito rápido, horizontal e pendular; frequentemente ocorre de maneira assimétrica e, algumas vezes, unilateral. Os sinais normalmente se desenvolvem no primeiro ou segundo ano de vida. Os componentes da tríade podem se desenvolver em tempos variados. Em muitos casos, a condição é benigna e autolimitada, com duração de alguns meses, por vezes anos. A causa desse tipo clássico de *spasmus nutans* que em geral se resolve espontaneamente é desconhecida. Algumas crianças que exibem sinais sugestivos de *spasmus nutans* apresentam tumores encefálicos subjacentes, particularmente gliomas hipotalâmicos e do quiasma óptico. Recomenda-se, portanto, as avaliações neurológica e neurorradiológica adequadas, bem como o monitoramento cuidadoso de lactentes e crianças com nistagmo.

OUTROS MOVIMENTOS ANORMAIS DOS OLHOS

Alguns tipos de movimento anormal dos olhos devem ser diferenciados do nistagmo, particularmente a opsoclonia, dismetria ocular e a vibração ocular (Tabela 641.3).

Opsoclonia

A opsoclonia e os movimentos conjugados atáxicos são movimentos oculares espontâneos, não rítmicos, multidirecionais e caóticos. Esses aparentam encontrar-se em agitação, com espasmos de movimento conjugado de amplitude variada em direções diversas. A opsoclonia é mais frequentemente associada à encefalite infecciosa ou autoimune. Pode ser o primeiro sinal de um neuroblastoma ou de outros tumores que produzam síndrome paraneoplásica.

Dismetria oculomotora

Essa condição é análoga à dismetria de membros. Indivíduos afetados demonstram falta na precisão de movimentos de refixação, caracterizados por um excesso (ou limitação) de movimentação dos olhos com muitas oscilações corretivas de lado a lado quando o olhar é alternado de um ponto a outro. A dismetria oculomotora é um sinal de doença cerebelar ou de vias cerebelares.

Tabela 641.1 Padrões específicos de nistagmo.

PADRÃO	DESCRIÇÃO	CONDIÇÕES ASSOCIADAS
Nistagmo latente	Nistagmo conjugado sacádico em direção ao olho que visualiza	Defeitos de visão congênitos, ocorre com a oclusão do olho
Nistagmo latente manifesto	Espasmo rápido para o olho que visualiza	Estrabismo, nistagmo idiopático congênito
Alternância periódica	Ciclos horizontais ou horizontais-rotatórios que mudam de direção	Causado tanto por condições visuais quanto neurológicas
Nistagmo em gangorra	Um olho se eleva e intorsiona enquanto o outro olho se abaixa e extorsiona	Geralmente associado a defeitos do quiasma óptico
Nistagmo retrátil à convergência	Os olhos se movem de forma sacádica para a órbita ou em direção um ao outro	Causado por pressão do tegmento mesencefálico (síndrome de Parinaud)
Nistagmo provocado pela mirada	Nistagmo sacádico na direção do olhar	Causado por medicações, lesão de tronco encefálico ou disfunção de labirinto
Nistagmo de olhar parético	Os olhos se voltam de forma sacádica para manter o olhar excêntrico	Doença cerebelar
Nistagmo inferior	Componente rápido para baixo	Doença da fossa posterior, fármacos
Nistagmo superior	Componente rápido para cima	Doença do tronco encefálico e cerebelo; algumas condições visuais
Nistagmo vestibular	Movimentos sacádicos horizontais-torcionais ou horizontais	Disfunção do sistema vestibular
Nistagmo assimétrico ou monocular	Nistagmo vertical pendular	Doença da retina e vias visuais
Spasmus nutans	Nistagmo pendular fino e rápido	Torcicolo, meneios de cabeça; idiopático ou em gliomas de vias visuais

De Kliegman R: Practical strategies in pediatric diagnosis and therapy. Philadelphia, 1996, WB Saunders.

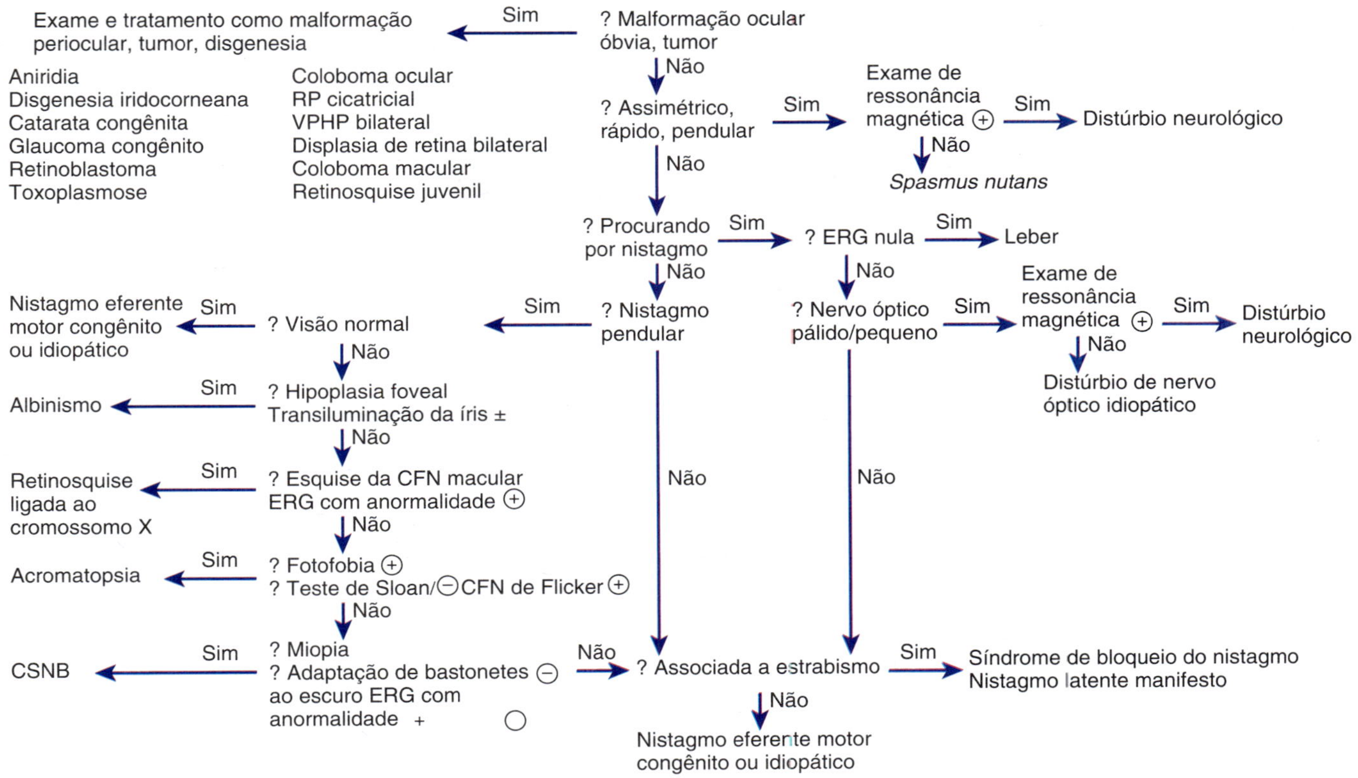

Figura 641.8 Algoritmo do exame completo de um lactente com nistagmo. ⊕, positivo; ⊖, negativo; CSNB (do inglês, *congenital stationary night blindness*), cegueira noturna estacionária congênita; ERG, eletrorretinograma; CFN, camada de fibra nervosa; VPHP, vítreo primário hiperplásico persistente; RP, retinopatia da prematuridade. (*De Nelson LB: Harley's pediatric ophthalmology, ed 4, Philadelphia, 1998, WB Saunders, p. 470.*)

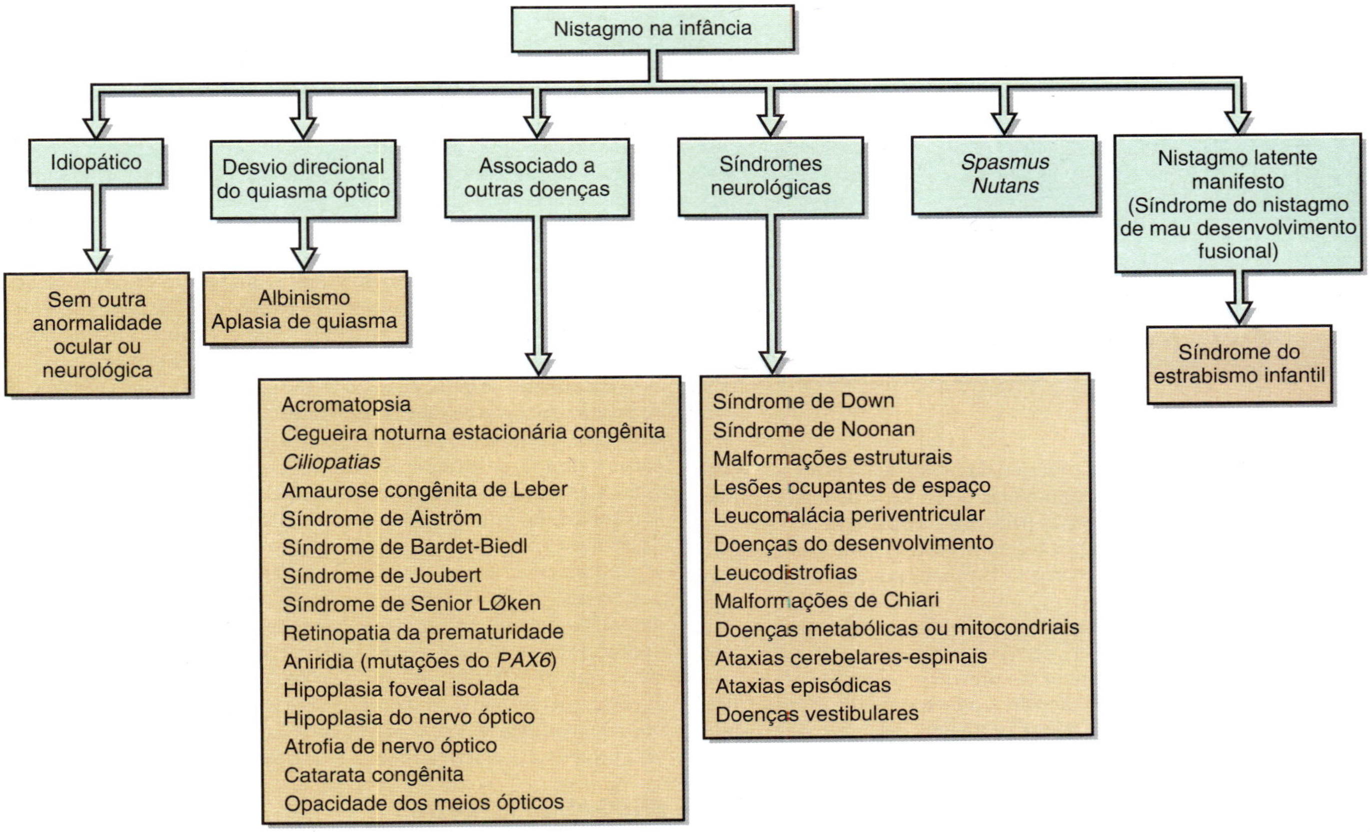

Figura 641.9 Classificação do nistagmo com base em doenças associadas. (*De Hoyt CS, Taylor D, editores: Pediatric ophthalmology and strabismus, ed 4, Philadelphia, 2013, Elsevier Saunders, Fig 89.2, p. 910.*)

Tabela 641.2 Características cruciais na distinção dos tipos periférico e central de nistagmo espontâneo e posicional.

TIPO DE NISTAGMO	PERIFÉRICO (ÓRGÃO-ALVO E NERVO)	CENTRAL (TRONCO ENCEFÁLICO E CEREBELO)
Espontâneo	Unidirecional, fase rápida para longe da lesão, torsional horizontal combinado, inibido pela fixação	Bidirecional ou unidirecional; muitas vezes só horizontal, vertical ou torsional; *não* inibido pela fixação
Posicional estático	Fixo ou com mudança de direção, inibido pela fixação	Fixo ou com mudança de direção, *não* inibido pela fixação
Posicional paroxístico	Vertical-torsional, ocasionalmente horizontal-torsional, vertigem proeminente, fatigabilidade, com latência	Com frequência só vertical, vertigem menos proeminente, sem latência, não fatigável

De Goldman L, Schafer AI, editors: Goldman-Cecil medicine, ed 25, Philadelphia, 2016, Elsevier Table 424.5, p. 2579.

Tabela 641.3 Padrões específicos de movimento ocular não nistágmico.

PADRÃO	DESCRIÇÃO	CONDIÇÕES ASSOCIADAS
Opsoclonia	Movimentos conjugados multidirecionais de frequência e amplitude variadas	Hidrocefalia, doenças do tronco encefálico e cerebelo, neuroblastoma, síndrome paraneoplásica
Dismetria ocular	Movimento exagerado dos olhos na rápida fixação	Disfunção cerebelar
Flutter ocular	Oscilações horizontais na posição primária (olhar frontal) e algumas vezes associadas a piscadas	Doenças cerebelares, hidrocefalia ou neoplasia do sistema nervoso central
Tremor ocular	Movimento sacádico para baixo a partir do olhar primário, permanece por alguns segundos e depois retorna	Doença pontina
Mioclonia ocular	Oscilações pendulares rítmicas dos olhos de lado a lado, com movimento muscular não ocular sincrônico	Dano ao núcleo rubro, núcleo olivar inferior e núcleo dentado ipsilateral

De Kliegman R: Practical strategies in pediatric diagnosis and therapy. Philadelphia, 1996, WB Saunders.

Oscilações do tipo *flutter*

Essas oscilações horizontais intermitentes dos olhos de um lado a outro podem ocorrer espontaneamente ou na mudança de fixação. São características de doença cerebelar.

A bibliografia está disponível no GEN-io.

Capítulo 642

Anormalidades das Pálpebras

Scott E. Olitsky e Justin D. Marsh

PTOSE

Na blefaroptose, a pálpebra superior desce até abaixo de seu nível normal. A ptose congênita é geralmente o resultado de uma distrofia localizada do músculo elevador da pálpebra, na qual as fibras estriadas do músculo são substituídas por tecido fibroso. A condição pode ser uni ou bilateral e pode ser de origem familiar, transmitida como um traço dominante.

Os pais frequentemente comentam que o olho aparenta estar menor devido à queda da pálpebra. A prega palpebral aparece diminuída ou ausente no local em que o músculo elevador normalmente estaria inserido, abaixo da superfície da pele. Como o músculo é substituído por tecido fibroso, a pálpebra não se move para baixo completamente durante o olhar para baixo (atraso palpebral). Se a ptose for grave, as crianças afetadas frequentemente tentarão elevar a pálpebra por meio da elevação da sobrancelha ou adaptando uma postura de cabeça, de queixo alto, para manter a visão binocular.

A **Síndrome de Marcus Gunn** (sincinesia maxilopalpebral) abrange 5% das ptoses em crianças. Nessa síndrome, há uma sincinesia anormal entre o 3º e o 5º nervo craniano, causando elevação da pálpebra com o movimento da mandíbula. O movimento palpebral (piscadela) é produzido pela mastigação ou sucção e pode ser mais notável que a própria ptose (Figura 642.1).

Ainda que a ptose seja um achado frequentemente isolado em crianças, pode ocorrer associada a outros distúrbios oculares ou sistêmicos. Esses distúrbios sistêmicos incluem a miastenia *gravis*, a distrofia macular e o botulismo. Os distúrbios oculares incluem ptose mecânica secundária a tumores de pálpebra, síndrome de blefarofimose, síndrome da fibrose congênita, mau desenvolvimento combinado do elevador da pálpebra/reto superior e paralisia congênita ou adquirida do terceiro nervo. Um leve grau de ptose é observado na síndrome de Horner (ver Capítulo 640). O exame completo oftálmico e sistêmico é, portanto, importante na avaliação da criança com ptose.

A **ambliopia** pode ocorrer em crianças com ptose. Pode ser secundária à oclusão do eixo visual pela pálpebra (privação) ou por astigmatismo induzido (anisometropia). Quando ocorre, a ambliopia geralmente deve ser tratada antes do tratamento da ptose.

O **tratamento** da ptose em uma criança é indicado para a eliminação da postura anormal de cabeça, melhora do campo visual, prevenção da ambliopia e restituição do aspecto normal da pálpebra. A época ideal para a indicação da cirurgia depende do grau de ptose, da sua gravidade estética e funcional, da presença ou ausência de postura compensatória, da vontade dos pais e critério do cirurgião. O tratamento cirúrgico é determinado pela quantidade de função do elevador que esteja presente. É possível, em crianças com função moderada a boa, realizar apenas uma ressecção do elevador da pálpebra. Em pacientes com função diminuída ou ausente, o procedimento de suspensão frontal pode ser necessário. Essa técnica requer a colocação do material de suspensão entre o músculo frontal e o tarso da pálpebra superior. Ele permite que os pacientes utilizem suas sobrancelhas e o músculo frontal de maneira mais efetiva para elevar a pálpebra. A ambliopia pode permanecer, mesmo após a correção cirúrgica e, se houver, deve ser tratada.

PREGAS EPICANTAIS

São pregas verticais ou oblíquas da pele que se estendem de cada lado da ponte do nariz desde a área da sobrancelha ou da pálpebra, recobrindo a região do canto medial. Estão presentes até certo grau em

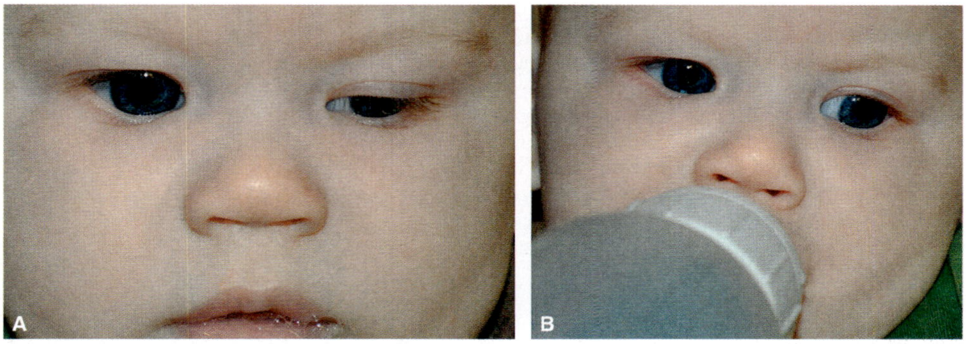

Figura 642.1 Fenômeno de Marcus Gunn. A. Ptose de pálpebra superior esquerda. B. A pálpebra esquerda eleva-se conforme o paciente suga a garrafa. (*De Martin RJ, Fanaroff AA, Walsch MC, editors: Fanaroff&Martin's neonatal-perinatal medicine, ed 10, Philadelphia, 2015, Elsevier, Fig 103.2.*)

grande parte das crianças pequenas e tornam-se menos aparentes com a idade. As pregas podem ser suficientemente amplas a ponto de recobrir a região medial do olho, fazendo com que aparentem ter estrabismo convergente (pseudoestrabismo). Pregas epicantais são uma característica comum de muitas síndromes, incluindo aberrações cromossômicas (trissomias) e distúrbios de genes isolados.

LAGOFTALMIA

Essa é uma condição na qual a cerração completa da rima palpebral sobre o globo ocular torna-se difícil ou impossível. Pode ser paralítica, devido a uma paralisia facial que envolve o músculo orbicular, ou espástica, como na tireotoxicose. Pode ser estrutural se a retração ou encurtamento das pálpebras resultar de cicatrizes ou atrofia consequente a lesões (queimaduras) ou doença. Crianças com várias síndromes de craniossinostose podem apresentar lagoftalmias problemáticas. Crianças colódias podem apresentar lagoftalmia temporária causada pelo efeito refrativo da membrana nas pálpebras. A lagoftalmia pode ocorrer acompanhada de proptose ou **buftalmia** (aumento da córnea devido a uma elevação da pressão intraocular) quando as pálpebras, mesmo que normais, não conseguem recobrir efetivamente o olho aumentado e protuberante. É possível encontrar algum grau de lagoftalmia fisiológica durante o sono, porém a lagoftalmia funcional em um paciente inconsciente ou debilitado pode ser um problema.

Em pacientes com lagoftalmia, a exposição do olho pode levar ao ressecamento, infecção, úlcera ou perfuração da córnea; o resultado pode ser a perda da visão e até a perda do olho. Na lagoftalmia, é essencial proteger o olho com colírios lubrificantes, pomadas oftálmicas ou câmaras úmidas. Em alguns casos, a oclusão cirúrgica das pálpebras (tarsorrafia) pode ser necessária para a proteção do olho a longo prazo.

RETRAÇÃO PALPEBRAL

A retração patológica da pálpebra pode ocorrer de maneira miogênica ou neurogênica. A retração miogênica da pálpebra superior ocorre na **tireotoxicose**, na qual é associada a três sinais clássicos: aspecto de olhar vidrado (sinal de Dalrymple), piscar infrequente (sinal de Stellwag) e atraso da pálpebra superior durante o olhar para baixo (sinal de von Graefe).

A retração neurogênica das pálpebras pode ocorrer em condições que afetam o mesencéfalo anterior. Essa retração é uma característica da **síndrome do aqueduto de Sylvius**. Em crianças, é um sinal comum de hidrocefalia. Pode ocorrer associada à meningite. A retração paradoxal da pálpebra pode ser observada na síndrome de Marcus Gunn. Pode ser vista também em conjunto com a tentativa de movimento ocular após a recuperação de uma paralisia do terceiro nervo, se houver ocorrido uma regeneração anormal das fibras oculomotoras.

O simples olhar fixo e a retração palpebral fisiológica ou reflexiva, em contraste com as retrações patológicas, ocorrem em lactentes em resposta a uma súbita diminuição da iluminação ou na reação de susto.

ECTRÓPIO, ENTRÓPIO E EPIBLÉFARO

O **ectrópio** é a eversão da margem da pálpebra; pode levar a um lacrimejamento excessivo (epífora) e subsequente queratinização da pele palpebral, inflamação da conjuntiva exposta ou ceratopatia superficial por exposição. As causas comuns são as cicatrizes consequentes à inflamação, queimaduras ou trauma e fraqueza do músculo orbicular como resultado de paralisia facial; essas formas podem ser corrigidas cirurgicamente. A proteção da córnea é essencial. O ectrópio também é observado em algumas crianças que apresentam desenvolvimento inadequado do ligamento lateral do canto; tal condição pode ocorrer na síndrome de Down.

O **entropio** é a inversão da margem palpebral, a qual pode causar desconforto e lesões da córnea, uma vez que os cílios estão voltados para dentro (triquíase). Uma causa principal são cicatrizes secundárias à inflamação, como ocorre no tracoma, ou como sequela da síndrome de Stevens-Johnson. Também há uma forma rara congênita. A correção cirúrgica é eficaz em muitos casos.

O **epibléfaro** é comumente observado na infância e pode ser confundido com o entrópio. No epibléfaro, uma faixa de pele abaixo dos cílios da pálpebra inferior faz com que eles sejam direcionados verticalmente e toquem a córnea (Figura 642.2).

Diferentemente do entrópio, a margem da pálpebra em si não se apresenta rotacionada em direção à córnea. O epibléfaro geralmente se resolve de forma espontânea. Caso ocorra uma cicatriz corneana, poderá ser necessária a correção cirúrgica.

BLEFAROSPASMO

É o fechamento espástico ou repetido das pálpebras e pode ser causado por doenças irritativas da córnea, conjuntiva ou do nervo facial; fadiga ou erro refrativo não corrigido; ou um tique comum. O exame oftalmológico cuidadoso é indicado para causas patológicas, como triquíase, ceratite, conjuntivite ou corpos estranhos. A injeção local de toxina botulínica pode promover alívio, mas deve ser repetida com frequência.

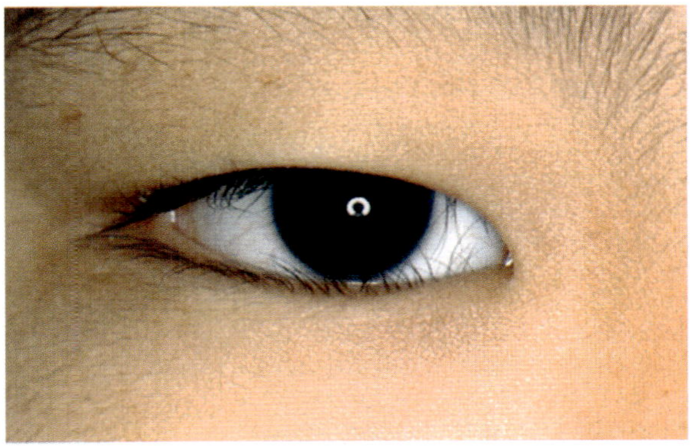

Figura 642.2 Epibléfaro.

BLEFARITE

Trata-se de uma inflamação das margens da pálpebra caracterizada por eritema e crostas ou descamação; os sintomas comuns são irritação, ardor e prurido. A condição é comumente bilateral e crônica ou recorrente. Os dois tipos principais são a **estafilocócica** e a **seborreica**. Na blefarite estafilocócica, a ulceração da margem palpebral é comum, os cílios tendem a cair e frequentemente há conjuntivite e ceratite superficial associadas. Já na blefarite seborreica, as descamações tendem a ser oleosas, as margens palpebrais são menos vermelhas e a ulceração geralmente não ocorre. A blefarite comumente se apresenta como uma combinação das duas.

É importante realizar a limpeza diária cuidadosa das margens da pálpebra com um lenço ou uma haste de algodão úmida a fim de remover as descamações e crostas durante o **tratamento** das duas formas. A blefarite estafilocócica é tratada com antibiótico contra os estafilococos aplicado diretamente nas margens palpebrais. Quando uma criança apresenta também seborreia, o tratamento concomitante do couro cabeludo é importante.

A pediculose dos cílios pode reproduzir uma apresentação clínica de blefarite. Piolhos podem ser extinguidos com pomada de vaselina aplicada sobre as margens e cílios. As lêndeas devem ser removidas mecanicamente dos cílios. É preciso lembrar que a pediculose pode representar uma doença transmitida sexualmente. O envolvimento do molusco contagioso nas pálpebras também pode provocar blefarite.

HORDÉOLO (TERÇOL)

A infecção das glândulas da pálpebra pode acontecer de maneira aguda ou subaguda; nota-se um edema doloroso e eritema focais. Em geral, o agente é o *Staphylococcus aureus*. Quando as glândulas meibomianas estão envolvidas, a lesão é denominada hordéolo interno; o abscesso tende a ser grande e pode apontar em direção à superfície da pele ou da conjuntiva. Quando a infecção envolve as glândulas de Zeis ou Moll, o abscesso tende a ser menor e mais superficial, apontando à margem da pálpebra; nesse caso, chama-se hordéolo externo ou terçol.

O **tratamento** deve ser com compressas mornas frequentes e, quando necessárias, incisão cirúrgica e drenagem. Também são utilizadas com frequência preparações antibióticas tópicas. Se não tratada, a infecção poderá progredir para celulite da pálpebra e órbita, necessitando de antibióticos sistêmicos.

CALÁZIO

O calázio é a inflamação granulomatosa de uma glândula meibomiana caracterizada por um nódulo firme e insensível na pálpebra superior ou inferior. Essa lesão tende a ser crônica e difere do hordéolo interno pela ausência de sinais inflamatórios agudos. Embora muitos calázios se resolvam espontaneamente, a excisão poderá ser necessária caso se tornem grandes o suficiente para distorcer a visão (por indução de astigmatismo devido à pressão exercida sobre o globo) ou caso sejam esteticamente inaceitáveis. Os pacientes que sofrem com calázios de repetição ou pacientes com alterações corneanas significativas secundárias à blefarite latente podem se beneficiar do tratamento sistêmico com doses baixas de eritromicina ou azitromicina.

COLOBOMA DE PÁLPEBRA

Essa deformidade, similar a uma fenda, pode variar desde uma pequena incisura na margem livre da pálpebra até um defeito grande envolvendo praticamente toda a pálpebra. Se a falha for extensa, a exposição da superfície do olho poderá resultar em úlcera e opacidade de córnea. A correção cirúrgica precoce do defeito palpebral é recomendada. Outras deformidades frequentemente associadas a colobomas de pálpebra incluem cistos dermoides ou dermolipomas no globo ocular; grande parte das vezes, ocorrem em uma posição correspondente ao local do defeito palpebral. Colobomas palpebrais podem estar associados a malformações faciais extensas, como na disostose mandibulofacial (síndrome de Franceschetti ou Treacher Collins).

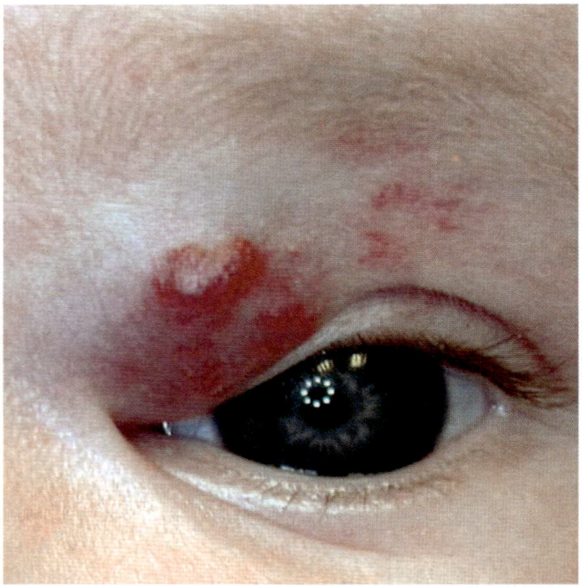

Figura 642.3 Hemangioma capilar da pálpebra. (*Cortesia da Dra. Amy Nopper e do Dr. Brandon Newell.*)

TUMORES DAS PÁLPEBRAS

Muitos tumores palpebrais podem surgir a partir das estruturas superficiais (epitélio e glândulas sebáceas). Nevos podem aparecer na primeira infância, sendo a maioria do tipo juncional. Nevos compostos tendem a se desenvolver na fase pré-puberal e nevos dérmicos na puberdade. Tumores epiteliais malignos (carcinoma basocelulares, carcinoma de células escamosas) são raros em crianças, contudo a síndrome do nevo basocelular e as lesões malignas da xerodermia pigmentosa e da síndrome de Rothmund-Thomson podem se desenvolver na infância.

Outros tumores palpebrais surgem de estruturas mais profundas (do tecido neural, vascular e conjuntivo). **Hemangiomas capilares** são especialmente comuns em crianças (Figura 642.3). Muitos tendem a regredir espontaneamente, contudo podem demonstrar um crescimento alarmantemente rápido durante a primeira infância. Em muitos casos, a melhor abordagem desses tumores é a observação do paciente, permitindo que ocorra a regressão espontânea (ver Capítulo 669). No caso de uma lesão em rápida expansão, que pode causar ambliopia pela obstrução do eixo visual ou que pode induzir astigmatismo, deve-se considerar o **tratamento**. Já foi demonstrado que o propranolol sistêmico é um tratamento eficaz sem os riscos associados ao uso de corticosteroides. Outras opções de tratamento incluem timolol tópico, corticosteroides (sistêmicos ou por injeção direta) e excisão cirúrgica. O nevo flamíneo (mancha em vinho do Porto), um hemangioma não involutivo, ocorre como uma lesão isolada ou associada a outros sinais da síndrome de Sturge-Weber. Os pacientes acometidos devem ser monitorados devido ao possível desenvolvimento de glaucoma. **Linfangiomas** da pálpebra apresentam-se como massas firmes ao nascimento ou logo após, e tendem a aumentar lentamente durante o crescimento. O envolvimento conjuntival associado, que aparece como uma massa conjuntival clara, cística e sinuosa, pode fornecer uma pista ao diagnóstico. Em alguns casos, há também o envolvimento da órbita. O **tratamento** pode incluir terapia esclerosante, drenagem percutânea ou excisão cirúrgica.

Neuromas plexiformes das pálpebras ocorrem em crianças com neurofibromatose, com frequência associados à ptose como primeiro sinal. A pálpebra pode assumir um formato de S. Também pode haver envolvimento de outros tumores, como o retinoblastoma, neuroblastoma e rabdomiossarcoma da órbita; essas condições são discutidas em outras seções.

A bibliografia está disponível no GEN-io.

Capítulo 643

Distúrbios do Sistema Lacrimal

Scott E. Olitsky e Justin D. Marsh

FILME LACRIMAL

O filme lacrimal, que umidifica o olho, é uma estrutura complexa, composta por três camadas. A camada de mucina, mais interna, é secretada pelas células caliciformes e epiteliais da conjuntiva e células acinares da glândula lacrimal. Ela confere estabilidade e adesão do filme lacrimal à conjuntiva e córnea. A camada intermediária aquosa representa 98% do filme lacrimal e é produzida pela glândula lacrimal principal e glândulas acessórias. Contém diversos eletrólitos e proteínas, assim como anticorpos. A camada lipídica mais externa é produzida amplamente pelas glândulas sebáceas meibomianas da pálpebra e retarda a evaporação do filme lacrimal. A lágrima é drenada medialmente pelos pontos lacrimais na margem da pálpebra e fluem através dos canalículos para o saco lacrimal, descendo pelo ducto nasolacrimal até o nariz (Figura 643.1). Lactentes pré-termo apresentam secreção lacrimal reduzida. Isso pode mascarar o diagnóstico de uma obstrução do ducto nasolacrimal e concentrar medicações aplicadas topicamente. A produção lacrimal atinge níveis adultos perto da época do parto.

DACRIOESTENOSE

A **obstrução congênita do ducto nasolacrimal** (CNLDO, do inglês *congenital nasolacrimal duct obstruction*), ou dacrioestenose, é a desordem mais comum do sistema lacrimal, ocorrendo em até 20% dos lactentes neonatos. É geralmente causada por uma falha da canalização das células epiteliais que formam o ducto conforme ele adentra o nariz abaixo do meato inferior (válvula de Hasner). Os sinais da CNLDO podem se apresentar ao nascimento, embora a condição possa não se tornar evidente até que a produção lacrimal normal esteja desenvolvida. Os sinais dessa obstrução lacrimal incluem o lagoftalmo, transbordamento de lágrimas na pálpebra e na face (epífora) e o refluxo de material mucoide produzido no saco lacrimal. O eritema ou a maceração da pele podem resultar de irritação e da fricção produzidos pelo lacrimejamento e secreção. Se o bloqueio for completo, esses sinais poderão ser intensos e contínuos. Se a obstrução for apenas parcial, o ducto nasolacrimal poderá ser capaz de drenar o filme lacrimal basal que for produzido. Contudo, em períodos de aumento da produção lacrimal (exposição ao frio, vento ou luz solar) ou aumento do fechamento da extremidade distal do ducto (edema de mucosa nasal), o transbordamento de lágrimas poderá se tornar evidente ou aumentado.

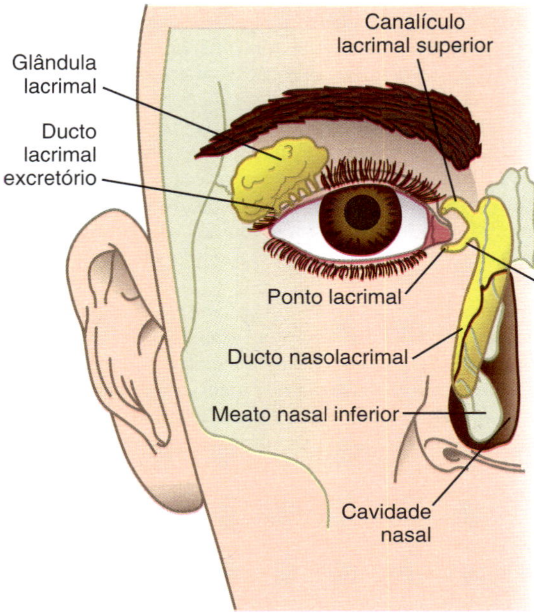

Figura 643.1 O aparato lacrimal.

Lactentes com risco de CNLDO incluem aqueles com trissomia do 21, síndrome EEC (ectrodactilia, displasia ectodérmica e fenda labial ou palatina), síndrome brânquio-óculo-facial, displasias craniometafisárias ou craniodiafisárias, síndrome LADD (lácrimo-auriculodento-digital), síndrome CHARGE (coloboma, anomalia cardíaca, atresia de coanas, retardo no crescimento e desenvolvimento, anomalias genitais e de orelha) e síndrome de Goldenhar.

Lactentes com CNLDO podem desenvolver infecção aguda e inflamação do saco nasolacrimal (**dacriocistite**), inflamação dos tecidos adjacentes (**pericistite**) ou, raramente, celulite periorbital. Na dacriocistite, a área do saco lacrimal encontra-se edemaciada, avermelhada e sensível, e os pacientes podem apresentar sinais sistêmicos de infecção, como febre e irritabilidade.

O **tratamento** primário da obstrução de ducto nasolacrimal não complicada é composto por massagem nasolacrimal, geralmente 2 a 3 vezes/dia, acompanhada de limpeza das pálpebras com água morna. Antibióticos tópicos são utilizados no controle de drenagem mucopurulenta. Pode-se utilizar uma pomada oftálmica nas pálpebras se a pele estiver macerada. Grande parte dos casos de CNLDO é resolvida de maneira espontânea; 96% deles o são antes do primeiro ano de idade. Nos casos que não se resolvem antes de 1 ano, o ducto pode ser sondado ambulatorialmente com anestesia tópica, sendo a taxa de cura de aproximadamente 80%. Alguns oftalmologistas intubam o sistema nasolacrimal ao mesmo tempo, uma vez que essa medida pode melhorar os resultados do procedimento.

A dacriocistite ou celulite aguda requer tratamento imediato com antibióticos sistêmicos. Nesses casos, indica-se geralmente algum tipo de intervenção cirúrgica definitivo.

A **dacriocistocele** (mucocele) é a apresentação pouco usual de um saco nasolacrimal persistente que se apresenta obstruído tanto proximal quanto distalmente. Dacriocistoceles podem ser observadas ao nascimento ou pouco depois na forma de uma massa subcutânea azulada logo abaixo do tendão cantal medial (Figura 643.2). O tratamento inicial é geralmente conservador e envolve massagem ou descompressão digital do saco lacrimal. Se a resolução da dacriocistocele não for obtida com esse tratamento, a sondagem cirúrgica poderá ser benéfica. Algumas vezes, a porção intranasal do ducto nasolacrimal torna-se distendida, causando comprometimento respiratório. Em um estudo, 9,5% dos lactentes com dacriocistocele apresentavam comprometimento respiratório associado. Esses casos se beneficiam da sondagem precoce. Outra complicação associada à dacriocistocele é a dacriocistite/celulite. Essa condição requer antibióticos sistêmicos, frequentemente com hospitalização. No estudo supramencionado, 65% dos lactentes com dacriocistocele desenvolveram dacriocistite/celulite. Uma vez que haja melhora da celulite, o sistema nasolacrimal deverá ser sondado se não ocorrer resolução espontânea.

Nem todo lacrimejamento em lactentes é causado por obstrução do ducto nasolacrimal. O lacrimejamento (epífora) pode também ser um sinal de glaucoma, inflamação intraocular ou irritação externa, como aquela causada por abrasão da córnea ou corpo estranho.

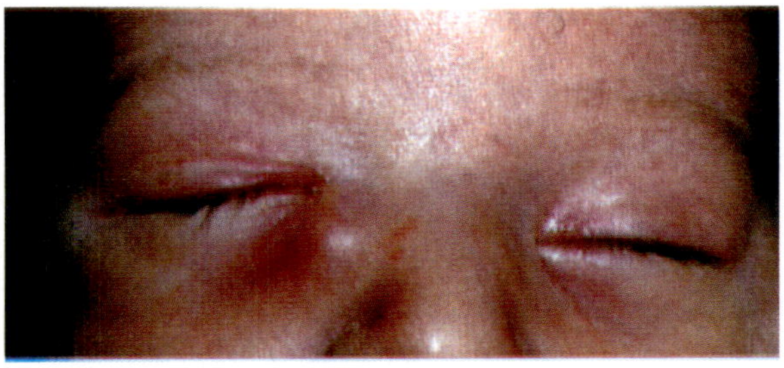

Figura 643.2 Dacriocistocele abaixo do canto medial do olho direito.

ALACRIMIA E "OLHO SECO"

A alacrimia se refere a um amplo espectro de distúrbios com ausência ou redução da secreção lacrimal. Ocasionalmente, o lacrimejamento basal ocorre na ausência de estímulo emocional. As etiologias podem ser divididas em síndromes que têm associação a doenças ou que são herdadas. Síndromes associadas incluem a disautonomia familiar (síndrome de Riley-Day), displasia ectodérmica anidrótica e a síndrome do triplo A (síndrome de Allgrove). Exemplos de associação patológica incluem aplasia dos núcleos de nervos cranianos e aplasia/hipoplasia de glândula lacrimal. Tanto a herança autossômica recessiva quanto a dominante já foram relatadas em alacrimia congênita isolada. Adicionalmente, medicamentos com efeitos adversos anticolinérgicos podem reduzir a produção lacrimal. Pacientes com alacrimia apresentam variáveis que incluem ausência de sintomas, fotofobia, sensação de corpo estranho, dor ocular e decréscimo visual. Os sintomas, quando presentes, ocorrem em fases jovens da vida. Como o ressecamento pode ser intenso, pode ocorrer dano corneano e subsequente perda da visão. O objetivo do tratamento é minimizar a irritação da córnea, a formação de cicatrizes corneanas e a perda da visão. A lubrificação ocular agressiva é empregada a fim de evitar essas sequelas.

Uma **anormalidade adquirida** de qualquer camada do filme lacrimal pode produzir um olho seco. Desordens comumente adquiridas que levam à diminuição ou instabilidade do filme incluem síndrome de Sjögren, síndrome de Stevens-Johnson, necrólise epidérmica tóxica, hipovitaminose A, infecções virais da glândula lacrimal, penfigoide ocular, tracoma, queimaduras químicas, irradiação, tratamento de acne com isotretinoína, doença do enxerto *versus* hospedeiro e disfunção de glândula meibomiana. A exposição da córnea consequente ao fechamento incompleto das pálpebras ou outros estados patológicos pode rapidamente levar a olhos patologicamente secos. Exemplos de condições que causam essa exposição incluem ictiose, xerodermia pigmentosa e certas síndromes de craniossinostoses, como a de Crouzon, de Apert e de Pfeiffer. Qualquer deficiência lacrimal pode conduzir à úlcera de córnea, escoriação ou infecção. O **tratamento** inclui a correção da desordem subjacente quando possível e a instilação frequente de um lubrificante ocular. Em alguns casos, a oclusão dos pontos lacrimais é útil. Em casos graves, a tarsorrafia pode ser necessária para proteger a córnea.

A bibliografia está disponível no GEN-io.

Capítulo 644
Distúrbios da Conjuntiva

Scott E. Olitsky e Justin D. Marsh

CONJUNTIVITE

A conjuntiva reage a uma ampla gama de agentes virais e bacterianos, alergênios, substâncias irritantes, toxinas e doenças sistêmicas. A conjuntivite é comum na infância e pode ser infecciosa ou não infecciosa. O diagnóstico diferencial de um olho com aspecto avermelhado inclui o exame de doenças da conjuntiva, assim como de outros sítios oculares (Tabela 644.1).

Oftalmia neonatal

Essa forma de conjuntivite ocorre em lactentes com idade abaixo de 4 semanas e é a doença ocular mais comum dos neonatos. Seus vários agentes causais variam amplamente em virulência e evolução. A instilação de nitrato de prata pode resultar em uma conjuntivite química leve e autolimitante, enquanto a infecção por *Neisseria gonorrhoeae*e por *Pseudomonas* são capazes de causar perfuração de córnea, cegueira e morte. O risco de conjuntivite em neonatos depende da frequência de infecções materna, de medidas profiláticas, das circunstâncias durante o trabalho de parto e nascimento e da exposição pós-parto a microrganismos.

Epidemiologia

A conjuntivite durante o período neonatal é normalmente adquirida durante a passagem pelo canal vaginal e reflete as infecções sexualmente transmitidas prevalentes na comunidade. A incidência de oftalmia neonatal por gonococo pode ser reduzida pela disseminação da profilaxia com o nitrato de prata, exame pré-natal e tratamento da gonorreia materna. A conjuntivite gonocócica neonatal tem incidência de 0,3/1.000 partos normais nos EUA. Em comparação, a *Chlamydia trachomatis* é o organismo causador de oftalmia neonatal mais comum nos EUA, com incidência de 8,2/1.000 nascimentos.

Manifestações clínicas

As manifestações clínicas das várias formas de oftalmia neonatal não são específicas o suficiente para permitir um diagnóstico preciso. Ainda que a época de manifestação e a natureza dos sinais sejam relativamente típicas de cada causa da condição, há considerável sobreposição desses sinais e os profissionais não devem confiar somente nos achados clínicos. Seja qual for a sua causa, a oftalmia neonatal caracteriza-se por vermelhidão e quemose (edema) da conjuntiva, edema das pálpebras e secreção, que pode ser purulenta.

A conjuntivite neonatal pode, potencialmente, levar o paciente à condição de cegueira. A infecção também pode estar associada com manifestações sistêmicas que requerem tratamento. Portanto, qualquer neonato que desenvolva sinais de conjuntivite necessita de avaliação imediata e cuidadosa, tanto ocular quanto sistêmica, a fim de se determinar o agente causal da infecção e o tratamento apropriado.

O início da inflamação causada pelo colírio de nitrato de prata normalmente ocorre dentro de 6 a 12 horas após o nascimento, com remissão em 24 a 48 horas. O período de incubação da conjuntivite causada por *N. gonorrhoeae* é de 2 a 5 dias, enquanto aquela causada por *C. trachomatis* tem período de incubação de 5 a 14 dias. A infecção gonocócica pode se apresentar ao nascimento devido à ruptura prolongada de membranas amnióticas ou pode ser retardada por mais de 5 dias de vida no caso da supressão parcial causada pela profilaxia ocular. A conjuntivite gonocócica também pode se iniciar na primeira infância após a inoculação por dedos contaminados dos adultos. O período de latência da doença com outras bactérias é altamente variável.

A conjuntivite gonocócica tem início com uma inflamação leve e secreção serossanguinolenta. Dentro de 24 horas, a secreção torna-se espessa e purulenta, ocorrendo edema com infiltração das pálpebras, ocorrendo quemose importante. Se houver demora no tratamento adequado, a infecção poderá se disseminar e envolver camadas mais profundas da conjuntiva e córnea. As complicações incluem úlcera de córnea e perfuração ocular, iridociclite, sinéquia anterior e, raramente, pan-oftalmite. A conjuntivite causada por *C. trachomatis* (blenorragia de inclusão) pode variar desde uma inflamação leve até edema intenso das pálpebras com secreção purulenta contínua. O processo envolve principalmente a conjuntiva tarsal; as córneas raramente são afetadas. A conjuntivite causada por *Staphylococcus aureus* ou qualquer outro organismo é similar àquela produzida por *C. trachomatis*. A conjuntivite causada por *Pseudomonas aeruginosa* é incomum, adquirida no berçário e é um processo potencialmente grave. Caracteriza-se pelo aparecimento aos 5 a 8 dias, de edema, eritema palpebral, secreção purulenta, formação de *pannus*, endoftalmite, sepse, choque e morte.

Diagnóstico

A conjuntivite que aparece após 48 horas do nascimento deve ser avaliada para possível causa infecciosa. É necessário realizar coloração com Gram da secreção purulenta, bem como cultura do material. Se há suspeita de causa viral, submete-se um *swab* a um meio de cultura de tecido para o isolamento do vírus. Na conjuntivite por *Chlamydia*, o diagnóstico é realizado por meio do exame de células epiteliais coradas com Giemsa, obtidas a partir de um raspado da conjuntiva tarsal para avaliação das inclusões intracitoplasmáticas características, pelo isolamento dos organismos de um *swab* conjuntival utilizando técnicas de cultura tecidual especiais, por imunofluorescência de raspados conjuntivais para verificar inclusões intracitoplasmáticas ou por testes de antígenos ou DNA da *Chlamydia*. O diagnóstico diferencial da oftalmia neonatal inclui a dacriocistite causada por obstrução congênita do ducto nasolacrimal com distensão do saco lacrimal (dacriocistocele; ver Capítulo 643).

Tabela 644.1 Olho vermelho.

CONDIÇÃO	ETIOLOGIA	SINAIS E SINTOMAS	TRATAMENTO
Conjuntivite bacteriana	*Haemophilus influenza, Haemophilusa egyptius, Streptococcus pneumoniae, Staphylococcus aureus, Moraxellacatarrhalis*	Secreção mucopurulenta uni ou bilateral, visão normal, fotofobia	Antibióticos tópicos, ceftriaxona parenteral para gonococos, *H. influenzae*
Conjuntivite bacteriana hiperaguda	*Neisseria gonorrhoeae, Neisseria meningitides*	Injeção conjuntival e edema (quemose); sensação arenosa[1]	–
Conjuntivite viral	Adenovírus, vírus ECHO, vírus Coxsackie, herpes simples vírus	Como anteriormente; pode ser hemorrágica, unilateral	Autolimitada
Conjuntivite neonatal	*Chlamydia trachomatis*, gonococos, química (nitrato de prata), *S. aureus*	Folículo ou papila na conjuntiva palpebral; como anteriormente	Ceftriaxona para gonococos e eritromicina para *C. trachomatis*
Conjuntivite alérgica	Exposição a pólen ou exposição a alergênios	Prurido, incidência de quemose (edema) bilateral em grau maior que a hiperemia, papilas tarsais	Anti-histamínicos, estabilizadores de mastócitos ou inibidores de prostaglandinas tópicos, corticoides
Ceratite	Herpes-vírus simples, adenovírus, *S. pneumoniae, S. aureus, Pseudomonas, Acanthamoeba*, químicos	Dor intensa, edema de córnea, visão embaçada, hiperemia do limbo, hipópio, catarata; história de uso de lentes de contato com infecção amebiana	Antibióticos específicos para infecções bacterianas/fúngicas; ceratoplastia, aciclovir para herpes
Endoftalmite	*S. aureus, S. pneumoniae, Candida albicans*, cirurgia ou trauma associado	Manifestação aguda, dor, perda da visão, edema, quemose, hiperemia; hipópio e turvação vítrea	Antibióticos
Uveíte anterior (iridociclite)	JIA, pós-infecção com artrite e exantema, sarcoidose, doença de Behçet, doença de Kawasaki, doença intestinal inflamatória	Uni ou bilateral; hiperemia, *flush* ciliar, pupila irregular, adesões da íris; dor, fotofobia, miose, visão comprometida	Corticoides tópicos, juntamente com terapia para a doença primária
Uveíte posterior (coroidite)	Toxoplasmose, histoplasmose, *Toxocara canis*	Sem sinais de hiperemia, visão reduzida	Terapia específica para o patógeno
Episclerite/esclerite	Doença autoimune idiopática (p. ex., LES, púrpura de Henoch-Schölein)	Dor localizada, hiperemia intensa, unilateral; vasos sanguíneos maiores do que na conjuntivite; a esclerite pode causar perfuração do globo	A episclerite é autolimitada; corticoides tópicos para alívio rápido
Corpo estranho	Exposição ocupacional	Unilateral, hiperemia ocular, sensação arenosa; visível ou microscópico	Irrigação, remoção; checar ulcerações
Blefarite	*S. aureus, Staphylococcus epidermidis*, seborreia, obstrução de ducto lacrimal; raramente molusco contagioso, *Phthirus pubis, Pediculus capitis*	Irritação bilateral, prurido, hiperemia, formação de crostas, margens palpebrais afetadas	Antibióticos tópicos, compressas mornas, higiene das pálpebras
Dacriocistite	Obstrução de saco lacrimal: *S. aureus, H. influenzae*, pneumococos	Dor, sensibilidade, eritema e secreção na área do saco lacrimal (inframedial ao canto medial); lacrimejamento (epífora); possível celulite orbitária	Antibióticos tópicos e sistêmicos; drenagem cirúrgica
Dacrioadenite	*S. aureus, Streptococcus*, CMV, sarampo, EBV, enterovírus; trauma, sarcoidose, leucemia	Dor, sensibilidade, edema, eritema sobre a área da glândula (pálpebra temporal superior); febre, leucocitose	Antibióticos sistêmicos; drenagem de abscessos orbitários
Celulite orbitária (celulite pós-septal)	Sinusite paranasal: *H. influenzae, S. aureus, S. pneumoniae*, estreptococos Trauma: *S. aureus* Fungos: *Aspergillus, Mucor* spp. se houver imunodeficiência	Rinorreia, quemose, perda de visão, movimento extraocular doloroso, proptose, oftalmoplegia, febre, edema de pálpebra, leucocitose	Antibióticos sistêmicos, drenagem de abscessos orbitários
Celulite periorbital (celulite pré-septal)	Trauma: *S. aureus*, Bacteriemia por estreptococos: pneumococos, estreptococose, *H. influenzae, S. aureus*	Eritema cutâneo, calor, visão normal, envolvimento mínimo da órbita; febre, leucocitose, aspecto tóxico	Antibióticos sistêmicos

[1]Secreção purulenta copiosa (N.T.). CMV, citomegalovírus; EBV, vírus Epstein-Barr; JIA (do inglês *juvenile idiopathic arthritis*), artrite idiopática juvenil; LES, lúpus eritematoso sistêmico. (De Behrman R, Kliegman R: *Nelson's essentials of pediatrics*, ed 3, Philadelphia, 1998, WB Saunders.)

Tratamento

O tratamento de lactentes nos quais se suspeita de oftalmia gonocócica e nos quais a coloração de Gram demonstra os característicos diplococos intracelulares gram-negativos deve ser iniciado imediatamente com ceftriaxona, 25 a 50 mg/kg/24 horas em dose única IV ou IM, que não deve exceder 125 mg. O olho deve também ser irrigado inicialmente com solução salina a cada 10 a 30 minutos, aumentando-se gradualmente a intervalos de 2 horas até que a secreção purulenta se torne limpa. O tratamento (ceftriaxona 25 a 50 mg/kg/dia, IM ou IV em dose diária única por 7 dias, ou com cefotaxime 25 mg/kg a cada 12 horas caso o paciente tenha hiperbilirrubinemia) é estendido caso haja sepse ou se outros sítios extraoculares estiverem envolvidos. A meningite associada deve ser tratada por 10 a 14 dias. A conjuntivite neonatal secundária a infecções por *Chlamydia* é tratada com eritromicina por via oral (50 mg/kg/24 horas em quatro doses divididas) durante 2 semanas. Esse tratamento cura a conjuntivite e pode evitar pneumonia subsequente pela *Chlamydia*. A conjuntivite neonatal por *Pseudomonas* é tratada com antibióticos sistêmicos, incluindo aminoglicosídeos, juntamente com irrigação local com solução salina e pomada oftálmica à base de gentamicina. A conjuntivite estafilocócica é tratada com meticilina por via parenteral e irrigação local com solução salina.

Prognóstico e prevenção

Anteriormente à instituição da profilaxia oftálmica tópica ao nascimento, a oftalmia gonocócica era uma causa comum de cegueira ou dano ocular permanente. Quando adequadamente aplicada, a profilaxia é altamente efetiva a não ser que já exista a infecção ao nascimento. Colírios de eritromicina a 0,5% ou nitrato de prata a 1% são instilados diretamente sobre os olhos abertos ao nascimento utilizando-se um conta-gotas. A irrigação ocular com solução salina após a instilação de nitrato de prata não é necessária. O nitrato de prata não é eficaz contra a infecção ativa e seu uso pode ser limitado contra a *Chlamydia*. A iodopovidona (solução a 2%) também pode ser eficaz como agente profilático, especialmente em países em desenvolvimento.

A identificação da infecção materna por gonococo e o tratamento adequado tornaram-se o padrão na rotina de cuidados pré-natais. Um lactente nascido de uma mulher com infecção gonocócica não tratada deve receber uma dose única de ceftriaxona, 50 mg/kg (máximo de 125 mg) por via IV ou IM, adicionalmente à profilaxia tópica. A dose deve ser reduzida em lactentes prematuros. A penicilina (50.000 unidades) deve ser utilizada se o gonococo isolado da mãe for sabidamente sensível.

Nem a profilaxia nem o tratamento tópico evitam a pneumonia afebril que ocorre em 10 a 20% dos lactentes expostos a *C. trachomatis*. Ainda que a conjuntivite clamidiana seja frequentemente uma doença autolimitada, a pneumonia pode ter sérias consequências. É importante que os lactentes com doença por *Chlamydia* recebam tratamento sistêmico. O tratamento de mulheres grávidas colonizadas com eritromicina pode evitar a doença neonatal.

Conjuntivite purulenta aguda

Esse tipo de conjuntivite é caracterizado por hiperemia conjuntival mais ou menos generalizada (bilaterais em 50 a 75% dos casos), edema, exsudação mucopurulenta, olhos grudados (pálpebras aderidas uma à outra após o sono) e graus variáveis de dor e desconforto ocular. É normalmente resultado de infecção bacteriana. Adicionalmente, há em geral pouco ou nenhum prurido ou aumento de volume de linfonodos periauriculares; o período de pico situa-se entre dezembro e abril. A conjuntivite bacteriana é mais comum em crianças pequenas (< 5 anos de idade), enquanto a conjuntivite viral acomete mais comumente os adolescentes e adultos. As causas mais frequentes são o *Haemophilus influenzae* sem tipo (60 a 80%; associado à otite média ipsilateral), pneumococos (20%) e estafilococos (5 a 10%). A conjuntivite purulenta bacteriana, especialmente aquela causada por pneumococos ou *H. influenzae*, pode ocorrer de modo epidêmico. Esfregaços e cultura da conjuntiva são úteis na diferenciação de tipos específicos. Essas formas comuns de conjuntivite purulenta normalmente respondem bem às compressas mornas e à instilação tópica de colírios antibióticos, que reduzem o período de duração da doença e aceleram o retorno à escola. Antibióticos tópicos incluem os aminoglicosídeos (gentamicina, tobramicina), quinolonas (ciprofloxacino, ofloxacino, moxifloxacino) e combinações de antibióticos com cloranfenicol (Tabela 644.2). A febre purpúrica brasileira causada por *Haemophilus aegyptius* se manifesta

Tabela 644.2 Antibióticos tópicos utilizados no tratamento da conjuntivite bacteriana – Doses em adultos.

FÁRMACO	DOSE
Pomada de bacitracina (AK-Tracin®, Bacticin®)[1]	Aplicar 1 cm no olho a cada 3 a 4 h
Solução oftálmica à base de ciprofloxacino 0,3% (Ciloxan®)	1 a 2 gotas no olho a cada 15 min por 6 h, depois a cada 30 min por 18 h, depois a cada 1 h por 1 dia, depois a cada 4 h por 12 dias (*Excede a dose recomendada pelo fabricante.)
Solução oftálmica à base de gatifloxacino a 0,3% (Zymar®)	1 gota no olho a cada 2 h até 8 vezes/dia durante 2 dias, depois 1 gota 4 vezes/dia durante 5 dias
Solução ou pomada oftálmica à base de gentamicina[2] a 0,3% (Gentak®, Gentasol®)	Pomada: 1 cm aplicado no olho 2 a 3 vezes/dia Solução: 1 a 2 gotas no olho a cada 4 h
Solução oftálmica à base de levofloxacino a 0,5% (Quixin®)[1]	1 a 2 gotas no olho a cada 2 h por 2 dias quando acordado, depois a cada 4 h por 5 dias quando acordado
Solução oftálmica à base de moxifloxacino a 0,5% (Vigamox®)	1 gota no olho 3 vezes/dia durante 7 dias
Solução oftálmica à base de neomicina/polimixina B/gramicidina (Neosporin®)[3]	1 a 2 gotas no olho a cada 4 h por 7 a 10 dias
Solução oftálmica à base de ofloxacino a 0,3% (Ocuflox®)[4]	1 a 2 gotas no olho a cada 2 a 4 h por 2 dias, depois 1 a 2 gotas no olho 4 vezes/dia durante 5 dias
Solução oftálmica à base de polimixina B e trimetoprima (Polytrim®)[1]	1 gota no olho a cada 3 h por 7 a 10 dias
Solução oftálmica à base de sulfacetamida a 10%[1] (IsoptoCetamide®, Ocusulf-10®, SodiumSulamyd®, Sulf-10®, AK-Sulf®), pomada	Pomada: fita de 1 cm no olho a cada 3 a 4 h e a cada hora por 7 dias Solução: 1 a 2 gotas no olho a cada 2 a 3 h por 7 a 10 dias
Solução oftálmica à base de tobramicina a 0,3% (AK-Tob®, Tobrex®)	1 a 2 gotas no olho a cada 4 h

De Bope ET, Kellerman RD, editores: *Conn's current therapy*, Philadelphia, 2014, Elsevier/Saunders, Table 2, p. 321. [1]N.R.T.: As substâncias indisponíveis na apresentação comercial podem ser manipuladas em farmácias de manipulação. [2]No Brasil, Gentamicina. [3]No Brasil, Maxitrol®. [4]No Brasil, Oflox®.

como conjuntivite e sepse. A **conjuntivite bacteriana hiperaguda** é causada por infecção gonocócica ou meningocócica e requer terapia antibiótica sistêmica, não tópica. Sintomas preocupantes que necessitam de uma avaliação oftalmológica incluem perda de visão, secreção purulenta copiosa, envolvimento corneano, cicatrizes da conjuntiva, envolvimento cutâneo-conjuntival (síndrome de Stevens-Johnson), sintomas recorrentes, dor intensa, infecção pelo herpes-vírus simples, fotofobia grave e uso associado de lentes de contato (estéticas ou corretivas).

Conjuntivite viral

Esse tipo de conjuntivite é geralmente caracterizado por uma secreção aquosa. Alterações foliculares (pequenos agregados linfocíticos) são frequentemente encontradas na conjuntiva palpebral. O envolvimento é por vezes unilateral e associado a nodos periauriculares. A conjuntivite viral ocorre com maior frequência no verão e em crianças mais velhas (> 5 anos de idade). A conjuntivite resultante de infecção por adenovírus é relativamente comum, algumas vezes ocorre com envolvimento da córnea, bem como faringite ou pneumonia. Surtos de conjuntivite causados por enterovírus também são encontrados; esse tipo pode ocorrer na forma hemorrágica (Figura 644.1). A conjuntivite hemorrágica aguda pode ser epidêmica devido ao enterovírus CA24 ou 70 e caracteriza-se por olhos vermelhos, edemaciados e doloridos com secreção aquosa e hemorrágica. A conjuntivite é comumente associada a infecções virais sistêmicas como os exantemas da infância, particularmente o sarampo. A conjuntivite viral é geralmente autolimitada.

Ceratoconjuntivite epidêmica

Esse tipo é causado pelo adenovírus sorotipo 8, 19 ou 37 e é transmitido por contato direto. Apresenta-se inicialmente como uma sensação de corpo estranho sob as pálpebras, com prurido e ardor. Edema (quemose) e fotofobia desenvolvem-se rapidamente e folículos ovais grandes aparecem na conjuntiva. Adenopatia pré-auricular e a formação de uma pseudomembrana na superfície da conjuntiva ocorrem com frequência. Infiltrados subepiteliais podem se desenvolver na córnea e podem causar embaçamento visual; eles geralmente desaparecem, mas podem reduzir a acuidade visual de forma permanente. Complicações corneanas são menos comuns em crianças do que em adultos. As crianças podem apresentar infecção do trato respiratório superior e faringite associadas. Não há terapia específica disponível para reduzir os sintomas ou encurtar o curso da doença. Ênfase deve ser dada na prevenção da transmissão da doença. O vírus em replicação está em 95% dos pacientes 10 dias após o aparecimento dos sintomas.

A **febre faringoconjuntival** se apresenta com febre alta, faringite, conjuntivite bilateral e linfadenopatia periauricular. É altamente contagiosa.

Conjuntivite membranosa e pseudomembranosa

Esses tipos de conjuntivite podem ser encontrados em diversas doenças. A conjuntivite membranosa clássica ocorre na difteria, acompanhada por um exsudato rico em fibrina que se forma na superfície da conjuntiva e permeia o epitélio; a membrana é removida com dificuldade e deixa áreas cruentas com sangramento abertas. Na conjuntivite pseudomembranosa, a camada do exsudato rico em fibrina é superficial e pode muitas vezes ser removida facilmente, deixando a superfície lisa. Esse tipo ocorre com muitas infecções bacterianas e virais, incluindo a estafilocócica, pneumocócica, estreptocócica ou na conjuntivite por *Chlamydia* além da ceratoconjuntivite epidêmica. Também pode ser encontrada na conjuntivite vernal e na doença de Stevens-Johnson.

Conjuntivite alérgica

Essa conjuntivite vem geralmente acompanhada por prurido intenso, secreção aquosa incolor e edema de conjuntiva (quemose). É comumente sazonal (primavera-verão). Compressas frias e colírios anti-histamínicos promovem o alívio dos sintomas. Estabilizadores de mastócitos ou inibidores de prostaglandinas também podem ser úteis. Em casos selecionados, os corticosteroides tópicos são utilizados sob a supervisão de um oftalmologista, porém não devem ser empregados rotineiramente ou por período prolongado.

Conjuntivite vernal

Geralmente tem início no período pré-puberal e pode ser recorrente por muitos anos. A atopia parece exercer um papel em sua origem, mas a patogênese é incerta. As principais queixas são prurido extremo e lacrimejamento. Lesões grandes, achatadas, papilares, que lembram pedras de calçamento, nas pálpebras são características (Figura 644.2). Estão frequentemente presentes um fino exsudato e uma pseudomembrana conjuntival esbranquiçada. Podem ser encontradas pequenas lesões elevadas da conjuntiva bulbar adjacentes ao limbo (nódulos de Horner-Trantas). O esfregaço do exsudato conjuntival revela muitos eosinófilos. A terapia tópica com corticosteroide, juntamente com compressas frias, promove certo alívio. Os estabilizadores tópicos de mastócitos ou os inibidores de prostaglandinas são úteis quando o controle a longo prazo é necessário. O uso prolongado de corticosteroides deve ser evitado.

Síndrome oculoglandular de Parinaud

Representa um tipo de doença da arranhadura do gato e é causada pela *Bartonella henselae*, a qual é transmitida entre os gatos por pulgas (ver Capítulo 236). Os filhotes são mais suscetíveis do que os gatos adultos. Os humanos podem se infectar quando são arranhados por um gato. Além disso, bactérias podem passar da saliva de um felino à sua pelagem durante a auto-higiene. As bactérias podem ser depositadas na conjuntiva

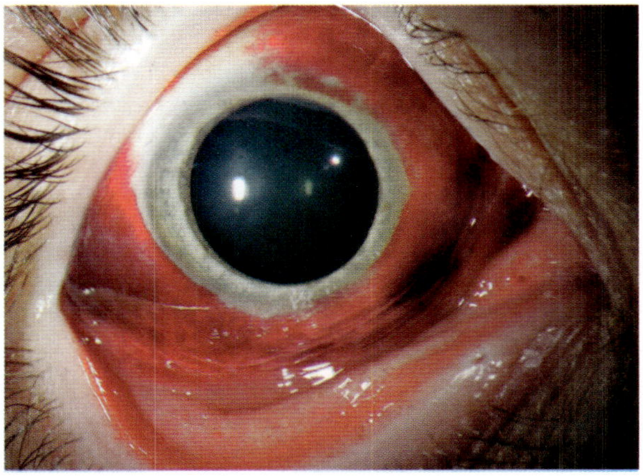

Figura 644.1 Conjuntivite hemorrágica aguda (AHC, do inglês *acute hemorrhagic conjunctivitis*), forma de conjuntivite altamente contagiosa que se apresenta com sintomas de dor, vermelhidão e lacrimejamento. Achados oculares incluem hemorragia subconjuntival extensa, folículos e quemose. Os agentes etiológicos incluem o grupo coxsackie A24 (CA24) e enterovírus E70 (EV70). (*De Krachmer JH, Palay DA: Cornea atlas, ed 3, Londres: Elsevier, 2014. Fig 7 a 23.*)

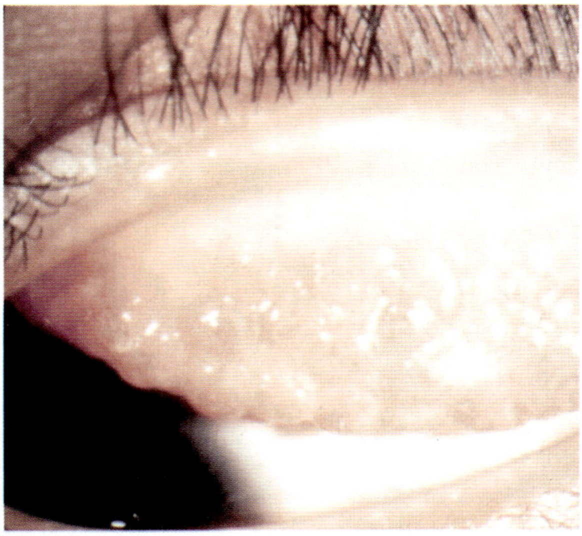

Figura 644.2 Conjuntivite vernal.

quando se esfrega os olhos após manejar um gato. As marcas dessa doença são a linfadenopatia e a conjuntivite. Granulomas conjuntivais podem se desenvolver (Figura 644.3). O curso é geralmente autolimitado, mas antibióticos podem ser utilizados em alguns casos.

Conjuntivite química

Pode ocorrer quando uma substância irritante adentra o saco conjuntival (como na conjuntivite aguda, porém benigna, causada pelo nitrato de prata em neonatos). Outros agentes nocivos comuns são as substâncias de limpeza doméstica (incluindo cápsulas de sabão para roupas), *sprays*, fumaça, poluição do ar, lâmpadas de alogênio e poluentes industriais. Álcalis tendem a se alojar nos tecidos conjuntivais e persistem com o estímulo nocivo por horas ou dias. Ácidos causam a precipitação das proteínas nos tecidos e, por essa razão, produzem seu efeito imediatamente. Em qualquer caso, a irrigação imediata, extensa e contínua é crucial. Pode ocorrer lesão tecidual extensa, até mesmo perda do olho, especialmente se o agente nocivo for um álcali.

Outros distúrbios conjuntivais

A **hemorragia subconjuntival** manifesta-se sob a forma de manchas vermelho-claras ou escuras na conjuntiva bulbar e pode resultar de lesão ou inflamação. Ocorre comumente de forma espontânea. Eventualmente, pode resultar de espirros ou tosse intensos. Em casos raros, pode ser manifestação de uma discrasia sanguínea. Hemorragias subconjuntivais são autolimitadas e não requerem tratamento.

A **pinguécula** é uma massa amarelada a branca e ligeiramente elevada na conjuntiva bulbar, geralmente na região interpalpebral (Figura 644.4). Representa alterações degenerativas elásticas e hialinas da conjuntiva. Não é necessário tratamento, exceto por motivos estéticos, em cujo caso a excisão simples é suficiente.

O **pterígio** é uma lesão conjuntival carnosa e triangular que pode invadir a córnea. Ocorre tipicamente na região interpalpebral nasal (Figura 644.5). Os achados patológicos são similares aos de uma pinguécula. O desenvolvimento do pterígio está relacionado à exposição à luz ultravioleta e é, portanto, mais comumente encontrado entre pessoas que vivem perto da linha do Equador. A remoção é sugerida quando a lesão invade a córnea. A recidiva é comum.

Cistos **dermoides** e **dermolipomas** são lesões benignas clinicamente similares em aparência. Trata-se de lesões lisas, elevadas, redondas a ovais e de diversos tamanhos. A cor varia desde branco-amarelado até rosa-carnoso. O local mais frequentemente acometido é o quadrante superior lateral do globo; também ocorrem comumente próximos a ou permeando o limbo. Os dermolipomas são compostos por tecido adiposo e conjuntivo. Cistos dermoides podem conter também tecido glandular, folículos pilosos e pelos. É possível realizar a remoção para fins estéticos. Os dermolipomas são frequentemente conectados aos músculos extraoculares, fazendo com que sua remoção completa seja impossível sem comprometer a motilidade ocular.

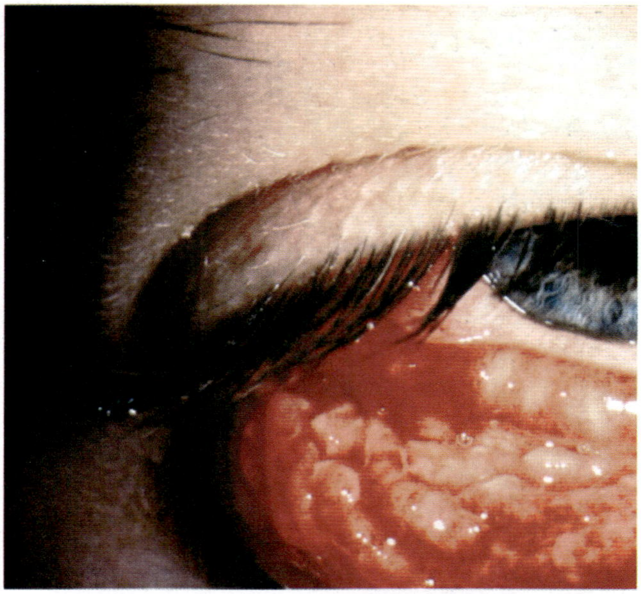

Figura 644.3 Granulomas conjuntivais na síndrome oculoglandular de Parinaud.

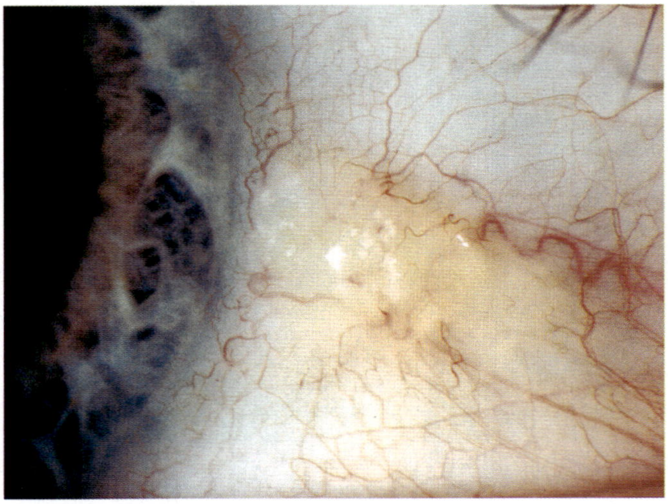

Figura 644.4 Pinguécula. Essas lesões são encontradas nas posições 3 e 9 horas do relógio e são muito comuns, especialmente em pacientes mais velhos. (De *Palay DA, KrachmerJH*: Primary care ophthalmology, *ed 2, Philadelphia, 2005, Elsevier Mosby. Fig 3.49, p 62.*)

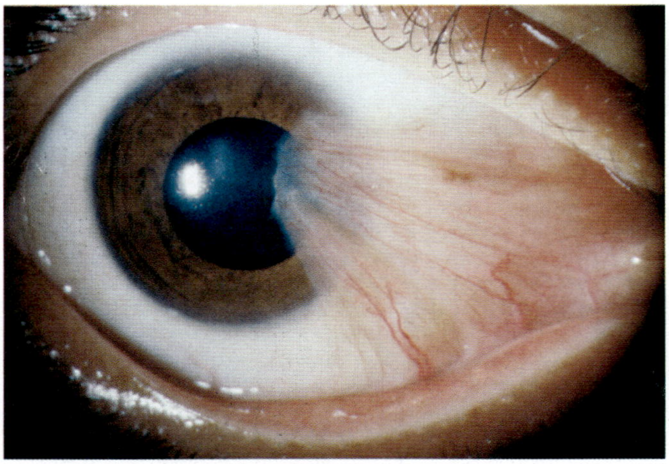

Figura 644.5 Pterígio. Essas lesões são encontradas no meridiano horizontal, mais comumente nasal. (*De Palay DA, Krachmer JH*: Primary care ophthalmology, *ed 2, Philadelphia, 2005, Elsevier Mosby. Fig 3.50, p 62.*)

Nevos conjuntivais são lesões pequenas e levemente elevadas que variam em pigmentação desde salmão-pálido a marrom-escuro. São normalmente benignos, porém é aconselhado mantê-los em observação para monitorar crescimento progressivo ou alterações sugestivas de malignidade.

O **simbléfaro** é uma aderência cicatricial entre a conjuntiva tarsal e a conjuntiva bulbar; a pálpebra inferior é geralmente afetada. A condição pode ocorrer após cirurgias ou traumas, especialmente queimaduras por soda cáustica, ácidos ou metais derretidos. É uma complicação grave da síndrome de Stevens-Johnson. Pode interferir na movimentação do globo ocular e pode causar diplopia. As aderências devem ser desfeitas e as superfícies devem ser mantidas separadas durante a cicatrização. Enxertos de mucosa oral podem ser necessários.

A bibliografia está disponível no GEN-io.

Capítulo 645

Anormalidades da Córnea

Scott E. Olitsky e Justin D. Marsh

MEGALOCÓRNEA

Trata-se de uma condição simétrica não progressiva caracterizada por uma córnea aumentada (> 12 mm de diâmetro) e do segmento anterior sem evidência de hipertensão ocular prévia ou concorrente. Miopia em alto grau está frequentemente presente e pode levar à redução da visão. Uma complicação frequente é o desenvolvimento de opacidade do cristalino (catarata) na vida adulta. Todas as formas de herança genética foram descritas, embora a herança recessiva ligada ao cromossomo X seja a mais comum; portanto, essa desordem afeta mais comumente os homens. Anormalidades sistêmicas que podem estar associadas à megalocórnea incluem a síndrome de Marfan, as craniossinostoses e a síndrome de Alport. A causa do aumento da córnea e do segmento anterior é desconhecida, mas as explicações possíveis incluem um defeito no crescimento do cálice óptico e a interrupção de um glaucoma congênito.

O aumento patológico da córnea causado pelo glaucoma deve ser diferenciado dessa anomalia. Qualquer aumento progressivo do tamanho da córnea, especialmente quando acompanhado por fotofobia, lacrimejamento ou opacidade de córnea, requer avaliação oftalmológica imediata.

MICROCÓRNEA

A microcórnea, ou microftalmia anterior, é caracterizada por uma córnea anormalmente pequena em um olho relativamente normal. Pode ter origem familiar, com transmissão dominante mais frequente do que a transmissão recessiva. O mais comum é que a córnea pequena seja apenas uma das características de um olho com desenvolvimento anormal ou microftálmico; defeitos associados incluem colobomas, microfacia (cristalino pequeno), catarata congênita, glaucoma e aniridia.

CERATOCONE

Essa é uma doença de patogênese incerta caracterizada pelo adelgaçamento e abaulamento progressivos do centro da córnea, o qual assume a forma de cone. Ainda que casos familiares sejam conhecidos, a maioria é esporádica. O ceratocone é uma condição ocular comum com incidência de 1 a cada 2.000 adultos. A fricção dos olhos e o uso de lentes de contato foram indicados como patogênicos, contudo, a evidência dessas informações é equivocada. A incidência é maior em indivíduos com atopia, síndrome de Down, síndrome de Marfan e retinose pigmentar.

A maior parte dos casos ocorre em ambos os olhos, mas o envolvimento pode ser assimétrico. O distúrbio geralmente se apresenta e progride rapidamente durante a adolescência; a progressão torna-se mais lenta e se estabiliza quando os pacientes param de crescer. A membrana de Descemet pode, ocasionalmente, apresentar-se estirada além de seu limite elástico, o que causa sua ruptura aguda e resulta em edema de córnea abrupto e grave (hidropisia aguda, Figura 645.1) com decréscimo da visão. O edema de córnea se resolve conforme as células endoteliais recobrem a área do defeito, podendo ocorrer algum grau de formação de cicatriz corneana, mas a acuidade visual torna-se frequentemente melhor do que antes do acidente. Os sinais de ceratocone incluem o sinal de Munson (projeção sobre a pálpebra inferior ao se olhar para baixo) e a presença do anel de Fleischer (depósito de ferro no epitélio corneano na base do cone). Óculos e as lentes de contato são o primeiro passo no tratamento da distorção visual causada pelo ceratocone. O procedimento de *crosslinking* é relativamente novo e utiliza riboflavina e luz ultravioleta para cessar a progressão do ceratocone (*crosslinking* de colágeno). Se a córnea estiver muito gravemente abaulada para que a visão seja corrigida com lentes de contato, um transplante de córnea deverá ser realizado para restituir a visão.

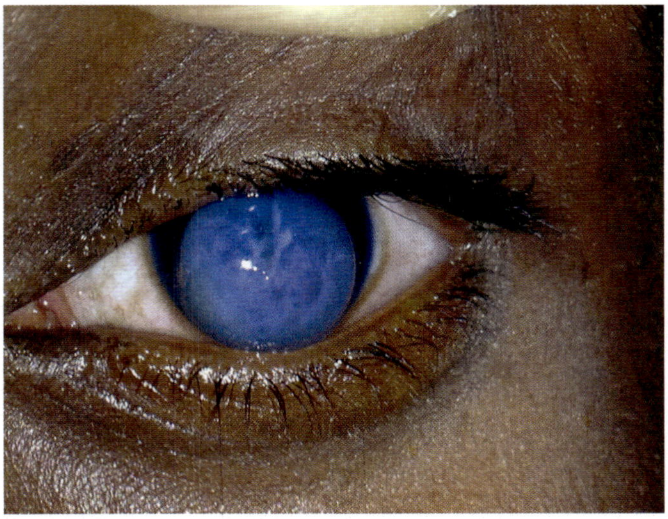

Figura 645.1 Hidropisia aguda no ceratocone com edema de córnea significativo.

OPACIDADES DE CÓRNEA NEONATAIS

A perda da transparência normal da córnea em neonatos pode ocorrer de forma secundária tanto a causas intrínsecas hereditárias quanto a causas extrínsecas ambientais (Tabela 645.1).

ESCLEROCÓRNEA

Na esclerocórnea, a córnea, em geral translúcida, é substituída por tecido esclera-*like*. Em lugar de uma córnea claramente demarcada, um tecido branco, plumoso, frequentemente mal definido e vascularizado se desenvolve na periferia da córnea, parecendo misturar-se com uma extensão da esclera. A córnea central encontra-se geralmente mais clara, porém é possível que ocorra a substituição completa pela esclera. A curvatura da córnea geralmente se encontra mais plana, similar à da esclera. Anormalidades potencialmente associadas incluem uma câmara anterior rasa, anormalidades da íris e microftalmia. Essa condição é normalmente bilateral. Em aproximadamente 50% dos casos é associada a uma herança dominante ou recessiva. A esclerocórnea foi relatada em associação com diversas anormalidades sistêmicas, incluindo deformidades de membros, defeitos craniofaciais e distúrbios geniturinários. Na esclerocórnea generalizada, especialmente bilateral, o transplante precoce deve ser considerado como uma tentativa para promover a visão.

A esclerocórnea é classificada como uma das desordens de opacidade congênita com córnea plana se ela envolver escleralização periférica ou esclerocórnea total, como na anomalia de Peters.

ANOMALIA DE PETERS

A anomalia de Peters é uma opacidade central da córnea (leucoma) presente no nascimento (Figura 645.2). É frequentemente associada às aderências iridocorneanas que se estendem desde o colarete da íris à borda da opacidade corneana. Aproximadamente 50% dos pacientes apresentam outras anormalidades oculares, as quais podem incluir a catarata, o glaucoma e a microcórnea. Até 80% dos casos podem ser bilaterais e 60% estão associados a malformações sistêmicas (síndrome de Peters *plus*) que podem incluir baixa estatura, atraso do desenvolvimento, características faciais dismórficas e malformações cardíacas, geniturinárias e do sistema nervoso central. Alguns investigadores dividiram a anomalia de Peters em dois tipos: forma mesodérmica ou neuroectodérmica (tipo 1), a qual não demonstra alterações do cristalino associadas, e uma forma superficial ectodérmica (tipo 2), que as demonstra. Os achados histológicos incluem ausência focal da membrana de Descemet e endotélio corneano na região da opacidade. A anomalia pode ser causada pela migração e diferenciação incompletas das células precursoras do endotélio central da córnea e da membrana de Descemet, ou por uma separação defeituosa entre a lente primitiva e a córnea durante a embriogênese.

Tabela 645.1 Diagnóstico diferencial das opacidades de córnea neonatais.

DIAGNÓSTICO	LATERALIDADE	OPACIDADE	PRESSÃO OCULAR	OUTRAS ANORMALIDADES DA CÓRNEA	HISTÓRIA NATURAL	HERANÇA
Esclerocórnea	Uni ou bilateral	Vascularizada, mistura-se com a esclera, mais clara no centro	Normal (ou aumentada)	Córnea plana	Não progressiva	Esporádica
Lacerações no endotélio e na membrana de Descemet						
Trauma no nascimento	Unilateral	Edema difuso	Normal	Possível hifema, equimoses periorbitais	Espontânea Melhora em 1 mês	Esporádica
Glaucoma infantil	Bilateral	Edema difuso	Aumentada	Megalocórnea, fotofobia e lacrimejamento, ângulo anormal	Progressiva, a não ser quando tratada	Autossômica recessiva
Úlceras						
Ceratite por herpes simples	Unilateral	Difuso com defeito epitelial geográfico	Normal	Nenhuma	Progressiva	Esporádica
Rubéola congênita	Bilateral	Edema disciforme ou difuso, sem ulceração evidente	Normal ou aumentada	Microftalmia, catarata, manchas no epitélio pigmentar	Estável, pode regredir	Esporádica
Exposição neurotrófica	Uni ou bilateral	Úlcera central	Normal	Anormalidades palpebrais, neuropatia sensitiva congênita	Progressiva	Esporádica
Metabólica (raramente presente ao nascimento) (mucopolissacaridoses IH, IS; mucolipidose do tipo IV)*	Bilateral	Opacidade difusa, mais densa na periferia	Normal	Poucas	Progressiva	Autossômica dominante
Defeito corneano **posterior**	Uni ou bilateral	Opacidade central ou difusa, ou leucoma vascularizado	Normal ou aumentada	Síndrome de clivagem da câmara anterior	Estável, algumas vezes com resolução precoce ou vascularização	Esporádica, autossômica recessiva
Distrofia endotelial						
Distrofia endotelial congênita hereditária	Bilateral	Edema de córnea difuso, espessamento corneano importante	Normal	Nenhuma	Estável	Autossômica dominante ou recessiva
Distrofia polimórfica posterior	Bilateral	Opacidade difusa, espessura corneana normal	Normal	Sinéquia anterior periférica ocasional	Lentamente progressiva	Autossômica dominante
Distrofia congênita hereditária do estroma	Bilateral	Opacidades de estroma flocosas ou plumosas; espessura da córnea normal	Normal	Nenhuma	Estável	Autossômica dominante
Dermoide	Uni ou bilateral	Massa branca vascularizada, pelos, arco lipídico	Normal	Nenhuma	Estável	Esporádica

*Mucopolissacaridose IH (síndrome de Hurler); mucopolissacaridose IS (síndrome de Scheie). (De Nelson LB, Calhoun JH, Harley RD: *Pediatric ophthalmology*, ed 3, Philadelphia, 1991, WB Saunders, p. 210.)

DISTROFIAS DA CÓRNEA

São raros distúrbios herdados que podem surgir cedo durante a infância ou no início da vida adulta com envolvimento bilateral (ainda que a gravidade possa ser assimétrica) e que progridem com o tempo. Na maioria dos casos, a herança é autossômica dominante com expressão variável; a mutação mais comum é do *TGFB1*, associado à distrofia granular de córnea de tipos 1 e 2, assim como a distrofia de *lattice*. A distrofia endotelial congênita hereditária é um distúrbio tanto autossômico recessivo (*SLC4A11*) quanto dominante (gene desconhecido); a forma recessiva já se apresenta no nascimento e é mais grave.

DERMOIDES

Dermoides epibulbares são coristomas. Apresentam-se frequentemente ao nascimento e podem aumentar de tamanho com a idade. Ocorrem com maior frequência no quadrante temporal inferior. Comumente chegam ao limbo e se estendem até a periferia da córnea (Figura 645.3). Em casos raros, podem estar restritos inteiramente à córnea ou conjuntiva. Dermoides epibulbares (ou limbares) podem causar distúrbios visuais por invadirem o eixo visual ou por contribuírem com o desenvolvimento de astigmatismo, o que pode levar à ambliopia.

Um dermoide geralmente se apresenta como uma massa bem-circunscrita redonda ou oval, cinzenta ou de tom amarelo-rosado com a superfície seca, a partir da qual podem surgir pelos curtos. Pode afetar apenas as camadas superficiais da córnea, embora o envolvimento de sua espessura completa seja comum. Anomalias oculares associadas incluem os colobomas da íris, microftalmia e defeitos da retina e coroide. Ao todo, 30% dos dermoides estão associados a anormalidades sistêmicas. Muitas delas envolvem defeitos do desenvolvimento do primeiro arco branquial

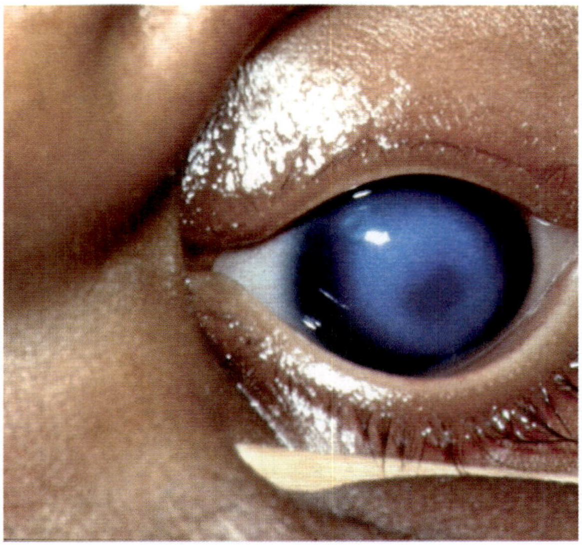

Figura 645.2 Anomalia de Peters. Opacidade central em um paciente com anomalia de Peters.

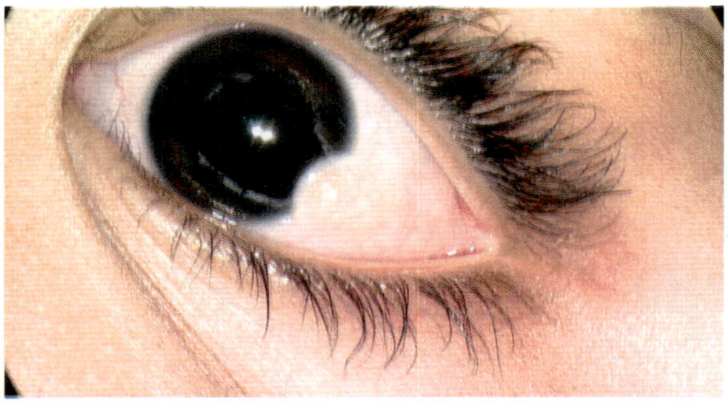

Figura 645.3 Dermoide limbar. Lesão infratemporal em um paciente com síndrome de Goldenhar.

(anomalias vertebrais, disostose dos ossos faciais, anormalidades das orelhas e dentes e a síndrome de Goldenhar). Dermoides epibulbares são encontrados em 75% dos casos da síndrome de Goldenhar.

CERATITE DENDRÍTICA

A infecção da córnea com o herpes-vírus simples produz uma lesão característica do epitélio da córnea, referida como dendrítica, com um padrão ramificado arboriforme que pode ser demonstrado pela coloração com fluoresceína (Figura 645.4). O episódio agudo vem acompanhado por dor, fotofobia, lacrimejamento, blefarospasmo e hiperemia conjuntival. O tratamento específico pode incluir o desbridamento do epitélio corneano acometido para remover a fonte de infecção e eliminar o estímulo antigênico à inflamação do estroma adjacente. O tratamento médico envolve o emprego de trifluridine, ganciclovir tópico ou aciclovir sistêmico. Um agente cicloplégico é útil para promover o alívio da dor causada pelo espasmo do músculo ciliar. O tratamento tópico antiviral agressivo em excesso pode ser tóxico à córnea e deve ser evitado. A infecção recorrente e o envolvimento do estroma profundo podem levar a cicatrizes da córnea e à perda da visão.

O uso tópico de corticosteroides causa a exacerbação da doença herpética superficial no olho e pode levar à perfuração de córnea; colírios que tenham associação de corticosteroides e antibióticos devem ser evitados no tratamento de olho vermelho, a não ser que existam indicações precisas para seu emprego e supervisão cuidadosa durante a terapia.

Lactentes nascidos de mães infectadas pelo herpes-vírus simples devem ser examinados cuidadosamente para verificar sinais de envolvimento ocular. O aciclovir intravenoso é necessário para o tratamento de herpes ocular em neonatos.

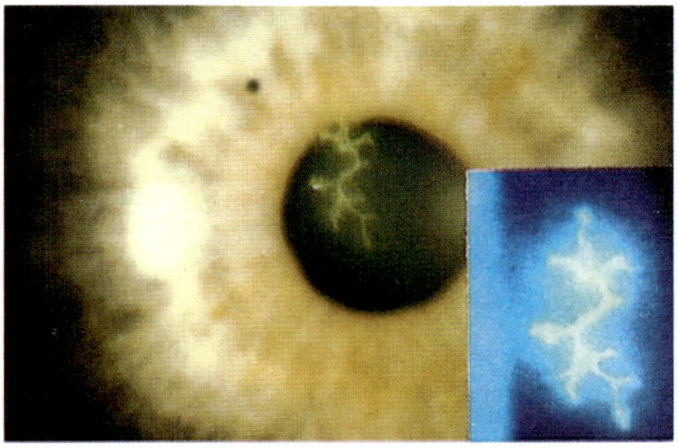

Figura 645.4 Ceratite epitelial por herpes simples em luz difusa e luz após coloração com fluoresceína com luz azul cobalto. Note o padrão de dendrítico característico do herpes simples. (*De Goldman L, Schafer AI, editors: Goldman-Cecil medicine, ed 25, Philadelphia, 2016, Elsevier/Saunders. Fig 423.19.*)

ÚLCERAS DE CÓRNEA

Os sinais e sintomas comuns são opacidade corneana, hiperemia, edema palpebral, dor, fotofobia, lacrimejamento e blefarospasmo. É comum ocorrer **hipópio** (pus na câmara anterior). As úlceras de córnea demandam tratamento imediato. Resultam mais frequentemente do uso de lentes de contato e lesões traumáticas que se tornam secundariamente infectadas. Muitos organismos são capazes de infectar a córnea. Um dos mais graves é *Pseudomonas aeruginosa* que pode rapidamente destruir o tecido estromal e levar à perfuração corneana. A *Neisseria gonorrhoeae* também é particularmente danosa à córnea. Úlceras indolentes podem ser causadas por fungos, frequentemente associadas ao uso de lentes de contato. Em cada caso, raspados da córnea devem ser estudados com o objetivo de identificar o agente infeccioso e determinar a melhor terapia. Ainda que o tratamento agressivo local seja crucial para salvar o olho, o tratamento sistêmico associado poderá ser necessário em alguns casos. A perfuração ou a cicatriz resultante da úlcera de córnea é causa importante de cegueira pelo mundo todo e estima-se que seja responsável por 10% da cegueira nos EUA.

Úlceras de córnea sem explicação em lactentes e crianças devem levantar a possibilidade de um defeito sensitivo, como na síndrome de Riley-Day ou Goldenhar-Gorlin, ou um distúrbio metabólico como a tirosinemia (Figura 645.5). A úlcera de córnea também pode ser decorrente de deficiências vitamínicas graves, como aquelas observadas na fibrose cística.

FLICTENULAS

São lesões pequenas, amareladas e ligeiramente elevadas localizadas, em geral, no limbo; podem alcançar a córnea e se estender centralmente. Uma úlcera de córnea pequena é geralmente encontrada na porção inicial da lesão que avança, com um fascículo de vasos sanguíneos atrás de si. Ainda que tenha sido considerada um sinal da infecção sistêmica por tuberculina, a ceratoconjuntivite flictenular é aceita hoje como uma expressão morfológica da hipersensibilidade tardia a diversos antígenos. Em crianças, é comum ocorrer como resultado da reação de hipersensibilidade a linhagens não patogênicas de estafilococos na margem da pálpebra. O tratamento normalmente consiste em eliminar o distúrbio subjacente, geralmente blefarite estafilocócica ou meibomite, e suprimir a resposta imune com o emprego de corticosteroides tópicos. Um *pannus* estromal superficial e uma cicatriz algumas vezes permanecem após o tratamento.

CERATITE INTERSTICIAL

Trata-se de uma inflamação não ulcerativa do estroma da córnea. Há uma lista variada de causas da ceratite intersticial (IK, do inglês, *interstitial keratitis*), incluindo etiologias bacterianas, virais, parasíticas e inflamatórias. Nos EUA, as infecções por herpes-vírus e sífilis congênita abrangem a maior parte dos casos de IK. Embora os achados na córnea

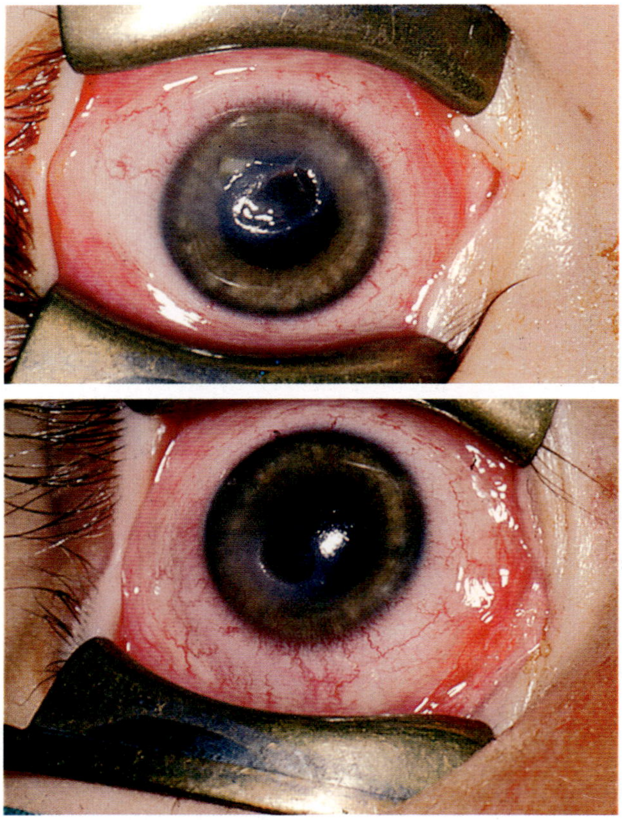

Figura 645.5 Síndrome de Riley-Day. Essa criança apresenta uma combinação de córneas anestesiadas e olhos secos que foi tratada por muitos meses com agentes lubrificantes tópicos sem sucesso. Respondeu favoravelmente a uma tarsorrafia e pomada lubrificante. Mais tarde, a oclusão dos pontos lacrimais permitiu a lubrificação suficiente de seus olhos para que a tarsorrafia pudesse ser desfeita. (*De Hoyt CS, Taylor D, editores: Pediatric ophthalmology and strabismus, ed 4, Philadelphia, 2013, Elsevier Saunders, Fig 33.9, p. 315.*)

possam regredir com o tempo, os "vasos fantasmas", que representam as alterações vasculares prévias, e a cicatriz corneana irregular permanecem como uma sequela permanente da doença.

A **síndrome de Cogan** é uma IK associada à perda da audição e a sintomas vestibulares. Apesar de ter causa desconhecida, suspeita-se de vasculite sistêmica. O tratamento imediato é necessário para evitar a perda auditiva permanente. Tanto as alterações da córnea quanto o envolvimento auditivo podem responder à terapia com agentes imunossupressores.

MANIFESTAÇÕES CORNEANAS DE DOENÇAS SISTÊMICAS

Diversas doenças metabólicas produzem alterações distintas na córnea durante a infância. Cristais policromáticos refrativos são depositados por toda a córnea na cistinose (ver Capítulo 103.4). Depósitos corneanos produzindo vários graus de opacidade também ocorrem em certos tipos de mucopolissacaridoses (MPS; ver Capítulo 107), particularmente MPS IH (Hurler), MPS IS (Scheie), MPS I H/S (composto Hurler-Scheie), MPS IV (Morquio), MPS VI (Maroteaux-Lamy) e, algumas vezes, MPS VII (Sly). Depósitos corneanos também podem se desenvolver em pacientes com gangliosidose GM_1 (generalizada) (ver Capítulo 104.4). Na doença de Fabry, ocorrem opacidades finas que se irradiam em padrão de espiral ou de hélice de ventilador e as alterações da córnea podem ser importantes na identificação do estado do hospedeiro (ver Capítulo 104.4). Um padrão do tipo *spray* de opacidade corneal também pode ser observado na síndrome de Bloch-Sulzberger (*incontinentia pigmenti*; ver Capítulo 614.7). Na doença de Wilson (ver Capítulo 384.2), o sinal distintivo na córnea é o anel de Kayser-Fleischer, um anel dourado a marrom na periferia da córnea que resulta de alterações da membrana de Descemet. Anéis corneanos pigmentados podem se desenvolver em neonatos com doença hepática colestática. Alterações da córnea podem ocorrer no hipoparatireoidismo autoimune e a ceratopatia em faixa pode ocorrer em pacientes com hipercalcemia (ver Capítulo 588). Ceratite transitória pode ocorrer no sarampo e, algumas vezes, na rubéola (ver Capítulo 274).

A bibliografia está disponível no GEN-io.

Capítulo 646
Anormalidades do Cristalino

Scott E. Olitsky e Justin D. Marsh

CATARATA

Catarata é qualquer opacidade do cristalino (Figura 646.1). Algumas não têm importância clínica; outras afetam significativamente a função visual. A incidência de catarata infantil é de aproximadamente 2 a 13/10.000 nascidos vivos. Aproximadamente 60% das cataratas se apresentam como um defeito isolado, 22% como parte de uma síndrome, e os casos restantes estão associados a outros defeitos não relacionados ao nascimento. As cataratas são mais comuns em bebês com baixo peso ao nascer. Bebês que pesam 2.500 g ou menos têm chances três a quatro vezes maiores de desenvolverem catarata infantil. Algumas cataratas estão associadas a outras doenças oculares ou sistêmicas.

Diagnóstico diferencial

O diagnóstico diferencial das cataratas em bebês e crianças inclui uma ampla gama de distúrbios do desenvolvimento, processos infecciosos e inflamatórios, doenças metabólicas e aterações tóxicas e traumáticas (Tabela 646.1). As cataratas também podem se desenvolver secundariamente a processos intraoculares, tais como retinopatia da prematuridade, persistência de vítreo primário hiperplásico, descolamento de retina, retinite pigmentosa e uveíte. Finalmente, uma fração das cataratas em crianças é hereditária (Figura 646.2).

Variantes do desenvolvimento

Os processos iniciais de desenvolvimento podem levar a várias opacidades congênitas do cristalino. Pontos discretos ou opacidades semelhantes a placas brancas da cápsula do cristalino são comuns e, às vezes, envolvem a região subcapsular contígua. Pequenas opacidades da cápsula posterior podem estar associadas à persistência remanescente do sistema vascular hialoide primitivo (o ponto de Mittendorf), enquanto os da cápsula anterior podem estar associados aos filamentos

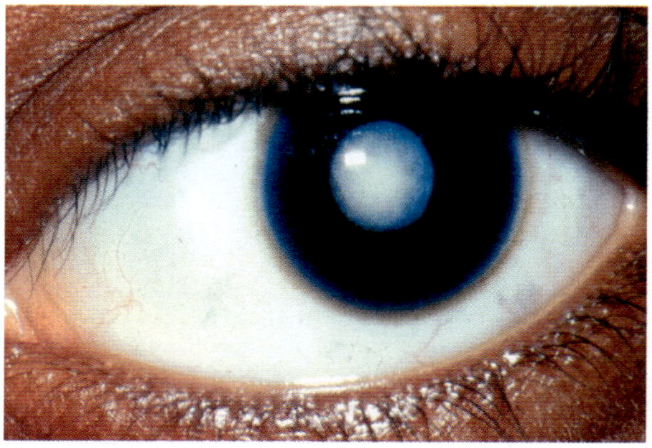

Figura 646.1 Leucocoria secundária à catarata.

Tabela 646.1 Diagnóstico diferencial de cataratas.

VARIANTES DE DESENVOLVIMENTO Prematuridade (vacúolos na sutura em Y) com ou sem retinopatia de prematuridade Ponto de Mittendorf (remanescente da artéria hialoide) Membrana pupilar persistente (remanescente da vascularização do cristalino embrionário) DISTÚRBIOS GENÉTICOS *Herança mendeliana simples* Autossômico dominante (mais comum) Autossômico recessivo Ligado ao X *Principais defeitos cromossômicos* Transtornos de trissomia (13, 15, 18, 21) Síndrome de Turner (45X) Síndromes de deleção (11p13, 18p, 18q) Síndromes de duplicação (3q, 20p, 10q) *Distúrbios genéticos multissistêmicos* Síndrome de Alport (perda auditiva, doença renal) Síndrome de Alström (surdez nervosa, diabetes melito) Doença de Apert (craniossinostose, sindactilia) Síndrome cérebro-óculo-facial Síndrome de Cockayne (senilidade prematura, fotossensibilidade da pele) Doença de Conradi (condrodisplasia punctata) Doença de Crouzon (disostose craniofacial) Displasia ectodérmica Síndrome de Hallermann-Streiff (microftalmia, nariz pequeno comprimido, atrofia da pele e hipotricose) Displasia ectodérmica hipoidrótica (dentição anômala, hipoidrose, hipotricose) Ictiose (distúrbio queratinizante com pele espessa e escamosa) Incontinência pigmentar (anomalias dentais, retardo mental, lesões cutâneas) Síndrome de Laurence Moon Bardet Biedl Síndrome de Lowe (síndrome oculocerebrorrenal: hipotonia, doença renal) Síndrome de Marfan Síndrome de Meckel-Gruber (displasia renal, encefalocele) Distrofia miotônica Síndrome unha-patela (disfunção renal, unhas displásicas, patela hipoplásica) Síndrome de Marinesco-Sjögren (ataxia cerebelar, hipotonia) Síndrome do carcinoma basocelular nevoide (autossômica dominante, o carcinoma basal celular surge na infância) Progeria Síndrome de Rothmund-Thomson (poiquiloderma: atrofia da pele) Síndrome de Rubinstein-Taybi (hálux largo, retardo mental) Síndrome de Smith-Lemli-Opitz (sindactilia do dedo do pé, hipospadia, retardo mental) Síndrome de Sotos (gigantismo cerebral) Displasia espondiloepifisária (nanismo, tronco curto) Síndrome de Werner (envelhecimento prematuro na 2ª década de vida)	ERROS INATOS DO METABOLISMO Abetalipoproteinemia (quilomícrons ausentes, degeneração retiniana) Doença de Fabry (deficiência de α-galactosidase A) Deficiência de galactoquinase Galactosemia (deficiência de galactose-1-fosfato uridiltransferase) Homocistinemia (subluxação do cristalino, retardo mental) Lipofuscinose ceroide neuronal infantil Manosidose (deficiência de α-manosidase ácida) Doença de Niemann-Pick (deficiência de esfingomielinase) Doença de Refsum (deficiência de α-hidrolase ácida fitânica) Doença de Wilson (o acúmulo de cobre leva à cirrose e a sintomas neurológicos) Síndrome de Zellweger ENDOCRINOPATIAS Osteodistrofia hereditária de Albright Hipocalcemia (hipoparatireoidismo) Hipoglicemia Diabetes melito INFECÇÕES CONGÊNITAS Toxoplasmose Infecção por citomegalovírus Sífilis Rubéola Infecção perinatal por herpes simples Sarampo Poliomielite Influenza Varicela-zóster ANOMALIAS OCULARES Anomalia de Peters (opacificação da córnea com disgenesia iridocorneana) Síndrome de Rieger (displasia da íris, distrofia miotônica) Microftalmia Coloboma Aniridia Disgenesia mesodérmica Doença de Norrie Membrana pupilar persistente Lenticone posterior Vasculatura fetal persistente Sistema vascular hialoide primitivo Retinite pigmentosa TRANSTORNOS DIVERSOS Dermatite atópica Fármacos (corticosteroides) Radiação Traumatismo Artrite idiopática juvenil Retinopatia da prematuridade Esferocitose IDIOPÁTICA

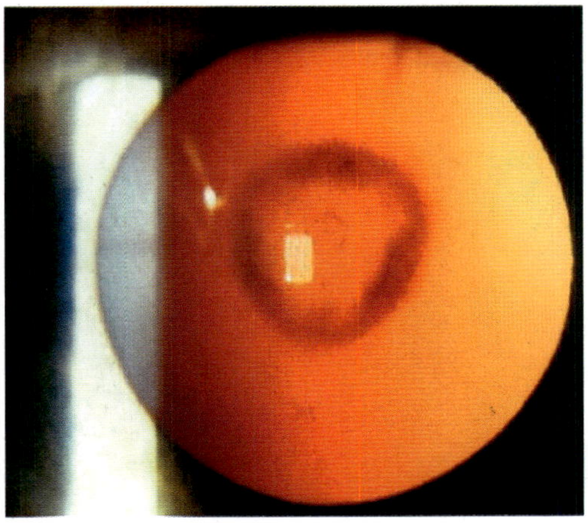

Figura 646.2 Catarata lamelar central.

persistentes da membrana pupilar ou da bainha vascular do cristalino. Cataratas congênitas desse tipo são geralmente estacionárias e raramente interferem na visão, mas, em alguns casos, ocorre progressão.

Prematuridade

Um tipo especial de alteração do cristalino, vista em alguns recém-nascidos prematuros, é a chamada catarata da prematuridade. A aparência é de um grupo de minúsculos vacúolos na distribuição das suturas em Y do cristalino. Eles podem ser visualizados com um oftalmoscópio e são mais bem vistos com a pupila bem dilatada. A patogênese não é clara. Na maioria dos casos, as opacidades desaparecem espontaneamente, frequentemente em algumas semanas.

Herança mendeliana

Muitas cataratas não associadas a outras doenças são hereditárias. O modo de herança mais comum é o autossômico dominante. O nível de penetração e a expressividade variam. A herança autossômica recessiva ocorre menos frequentemente; ela é algumas vezes encontrada em populações com altas taxas de consanguinidade. Herança ligada ao X das cataratas não associada a doença é relativamente rara.

Síndrome de infecção congênita

As cataratas em bebês e crianças podem ser resultado de infecção pré-natal. A opacidade do cristalino pode ocorrer em qualquer uma das principais síndromes de infecção congênita (toxoplasmose, citomegalovírus, sífilis, rubéola, herpes simples). As cataratas também podem ocorrer secundariamente a outras infecções perinatais, incluindo sarampo, poliomielite, influenza, varicela-zóster e varíola.

Distúrbios metabólicos

As cataratas são uma manifestação proeminente de muitas doenças metabólicas, particularmente certos distúrbios do metabolismo de carboidratos, aminoácidos, cálcio e cobre. Uma consideração primária em qualquer criança com catarata é a possibilidade de **galactosemia** (ver Capítulo 105.2). Na galactosemia infantil clássica, deficiência de galactose-1-fosfato uridil transferase, a catarata é tipicamente do tipo zonular, com nebulosidade ou opacificação de uma ou mais camadas perinucleares do cristalino. Opacidade ou turvação do núcleo também ocorre frequentemente. Nos estágios iniciais, a catarata geralmente tem uma aparência característica de gota de óleo e é mais bem detectada com a pupila totalmente dilatada. A progressão para a completa opacificação do cristalino pode ocorrer em semanas. Com tratamento precoce (dieta sem galactose), as alterações do cristalino podem ser reversíveis.

Na **deficiência de galactoquinase**, as cataratas são a única manifestação clínica. As cataratas são geralmente zonulares e podem aparecer nos primeiros meses de vida, nos primeiros anos de vida ou mais tarde na infância.

Em crianças com diabetes melito juvenil, as alterações do cristalino são incomuns. Algumas desenvolvem opacidades brancas semelhantes a flocos de neve e vacúolos no cristalino. Outras desenvolvem cataratas que podem progredir e amadurecer rapidamente, às vezes em questão de dias, especialmente durante a adolescência. Um evento antecedente pode ser o desenvolvimento repentino de miopia, causada por mudanças na densidade óptica do cristalino. As opacidades congênitas do cristalino podem ser observadas em crianças de mães diabéticas e pré-diabéticas (ver Capítulo 127.1).

A hipoglicemia em neonatos também pode estar associada ao desenvolvimento precoce da catarata. A hipoglicemia cetótica também está associada com a catarata.

Uma associação entre catarata e hipocalcemia está bem-estabelecida. Várias opacidades do cristalino podem ser observadas em pacientes com hipoparatireoidismo (ver Capítulo 589).

A **síndrome renal oculocerebral de Lowe** está associada a cataratas em bebês. Crianças do sexo masculino afetadas, frequentemente apresentam catarata bilateral densa ao nascimento, muitas vezes associadas a glaucoma e pupilas mióticas. Opacidades pontilhadas do cristalino estão frequentemente presentes em mulheres heterozigotas.

A catarata em girassol característica da **doença de Wilson** não é comumente observada em crianças. Várias opacidades do cristalino podem ser observadas em crianças com algumas esfingolipidoses, mucopolissacaridoses e mucolipidoses, particularmente doença de Niemann-Pick, mucossulfatidose, doença de Fabry e aspartilglicosaminúria.

Defeitos cromossômicos

Varios tipos de opacidades do cristalino podem ocorrer em associação com defeitos dos cromossomos, incluindo as trissomias 13, 18 e 21; a Síndrome de Turner; e uma série de síndromes de deleção (11p13, 18p, 18q) e de duplicação (3q, 20p, 10q).

Fármacos, agentes tóxicos e traumatismo

Dentre as várias substâncias e agentes tóxicos que podem produzir cataratas, os corticosteroides são as de maior importância na faixa etária pediátrica. Cataratas caracteristicamente relacionadas a esteroides são opacidades subcapsulares posteriores. A incidência e a gravidade variam. A significância relativa da dose, do modo de administração, da duração do tratamento e da suscetibilidade individual é controversa, e a patogênese das cataratas induzidas por esteroides ainda não está clara. O efeito na visão depende da extensão e da densidade da opacidade. Em muitos casos, a acuidade é minimamente ou moderadamente prejudicada. A reversibilidade das cataratas induzidas por esteroides pode ocorrer em alguns casos. Todas as crianças recebendo tratamento a longo prazo com esteroides devem fazer exames oftalmológicos periódicos.

Traumatismo ocular é uma causa importante de catarata em crianças (Figura 646.3). A opacificação do cristalino pode resultar de lesão contundente ou penetrante. As cataratas podem ser uma manifestação importante de abuso infantil.

A formação de catarata após a exposição à radiação terapêutica é dependente da dose e da duração. Pesquisa em adultos mostra ocorrência de 50% no cristalino na dose de 15 Gy. O início tardio é a regra.

Distúrbios diversos

A lista de síndromes e de doenças multissistêmicas associadas às opacidades do cristalino e a outras anomalias oculares é extensa (Tabela 646.1).

Tratamento

Os tratamentos de cataratas que interferem significativamente na visão incluem: (1) remoção cirúrgica do material do cristalino para proporcionar um eixo visual opticamente livre; (2) correção do erro de refração afácico resultante com óculos, lentes de contato ou implante de lentes intraoculares; e (3) correção de qualquer ambliopia por privação sensorial associada. Devido ao uso de óculos não ser possível em algumas crianças após a remoção da catarata, o uso de lentes de contato para reabilitação visual é, às vezes, uma necessidade médica. O implante de lentes intraoculares tornou-se um pilar para a reabilitação visual em crianças de 2 anos ou mais. Um ensaio multicêntrico estudou o resultado visual em crianças muito novas tratadas com lentes de contato em contraposição ao implante de lentes intraoculares. Um ano após o tratamento, as crianças randomizadas no grupo de implante de lentes intraoculares tiveram mais complicações intraoperatórias, eventos adversos e necessidade de cirurgia intraocular. Embora a acuidade visual média tenha sido melhor no grupo de lentes de contato, a diferença não alcançou significância estatística. O tratamento da ambliopia pode ser a mais exigente e mais difícil etapa na reabilitação visual de bebês ou crianças com cataratas. Nem todas as cataratas requerem intervenção cirúrgica. Cataratas que não são visualmente significativas devem ser monitoradas pelas mudanças, e a criança deve ser monitorada para o desenvolvimento de ambliopia.

Prognóstico

O prognóstico depende de muitos fatores, incluindo a natureza da catarata, a presença de doença subjacente, a idade de apresentação, a idade de intervenção, a duração e a gravidade de qualquer ambliopia concomitante e a presença de qualquer anormalidade ocular associada (p. ex., microftalmia, lesões retinianas, atrofia óptica, glaucoma, nistagmo e estrabismo). A ambliopia persistente é a causa mais comum da má recuperação visual após cirurgia de catarata em crianças. Condições secundárias e complicações podem ocorrer em crianças que fizeram cirurgia de catarata, incluindo sequelas inflamatórias, membranas secundárias, glaucoma, descolamento de retina e mudanças no comprimento axial do olho. Tudo isso deve ser considerado no planejamento do tratamento.

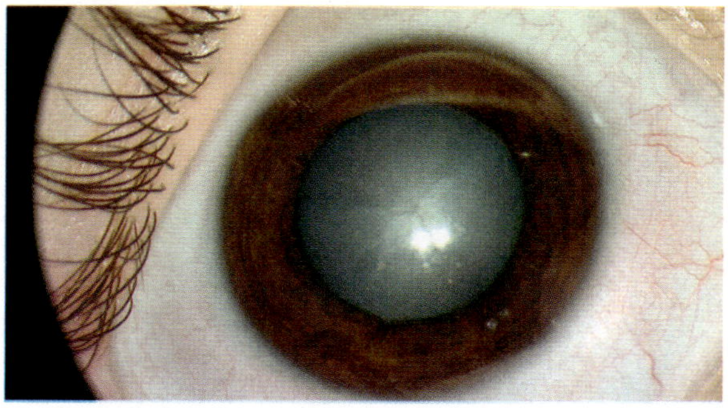

Figura 646.3 Catarata difusa relacionada a traumatismo contuso.

ECTOPIA DO CRISTALINO

Normalmente, o cristalino está suspenso atrás do diafragma da íris pelas fibras da zônula do corpo ciliar. Anormalidades do sistema suspensor resultantes de um defeito do desenvolvimento, de doença ou de traumatismo podem resultar em instabilidade ou alteração da posição do cristalino. A alteração da posição é classificada como luxação, que é o deslocamento completo do cristalino (Figura 646.4), ou como subluxação, que é o deslocamento parcial (Figura 646.5). Os sintomas incluem visão turva, que muitas vezes é o resultado de alterações refrativas tais como miopia, astigmatismo ou hipermetropia afácica. Alguns pacientes apresentam diplopia (visão dupla). Um importante sinal de deslocamento é a **iridodonese**, um tremor da íris causado pela perda de seu suporte usual. Além disso, a câmara anterior pode parecer mais profunda que o normal. Às vezes, a região equatorial ("bordo") da lente deslocada pode ser visível na abertura da pupila. Na oftalmoscopia, isso pode aparecer como um crescente preto. Além disso, a diferença entre as porções fácica e afácica pode ser observada ao tentar focalizar o fundo na fundoscopia.

Diagnóstico diferencial

A principal causa do deslocamento do cristalino é o traumatismo. O deslocamento também pode ocorrer como um resultado de doença ocular, tais como uveíte, tumor intraocular, glaucoma congênito, alta miopia, megalocórnea ou aniridia ou associado à catarata. A ectopia do cristalino também pode ser herdada ou estar associada à doença sistêmica.

O deslocamento do cristalino que ocorre como uma condição ocular hereditária não associada a anormalidades sistêmicas é chamada de ectopia simples do cristalino (ectopia lentis). A ectopia simples do cristalino é geralmente transmitida como uma condição autossômica dominante. A lente é geralmente deslocada para cima e temporalmente. A ectopia pode se apresentar no nascimento ou pode aparecer mais tarde na vida. Outro tipo de deslocamento hereditário é a **ectopia do cristalino e pupila** (ver Capítulo 640). Nessa condição, tanto o cristalino quanto a pupila são deslocados, geralmente em direções opostas. Essa condição é geralmente bilateral, com um olho sendo quase uma imagem espelhada do outro. A ectopia do cristalino e da pupila é uma condição autossômica recessiva, embora a expressão variável com alguma mistura com ectopia simples do cristalino tenha sido relatada.

Distúrbios sistêmicos associados ao deslocamento do cristalino incluem síndrome de Marfan, homocistinúria, síndrome de Weill-Marchesani e deficiência de sulfito oxidase. A ectopia do cristalino ocorre em aproximadamente 80% dos pacientes com síndrome de Marfan. Em aproximadamente 50% dos pacientes na síndrome de Marfan, a ectopia é evidente aos 5 anos de idade. Na maioria dos casos, a lente é deslocada superior e temporalmente, sendo quase sempre bilateral e relativamente simétrica. Na homocistinúria, o cristalino geralmente é deslocado inferior e um pouco nasalmente. A subluxação da lente ocorre no início da vida e costuma ser evidente aos 5 anos de idade. Na síndrome de Weill-Marchesani, o deslocamento da lente é geralmente para baixo e para frente, e o cristalino tende a ser pequeno e arredondado.

A ectopia do cristalino também está ocasionalmente associada a outras condições, incluindo as síndromes de Ehlers-Danlos, Sturge-Weber, Crouzon e Klippel-Feil; oxicefalia; e disostose mandíbulofacial. Uma síndrome de herança dominante, blefaroptose, miopia alta e ectopia do cristalino também foi descrita.

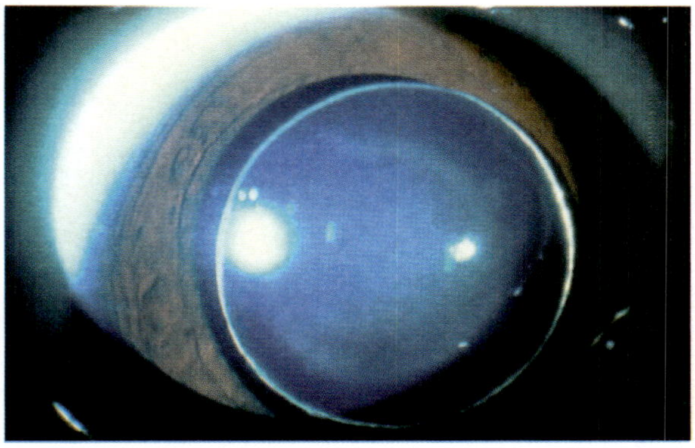

Figura 646.4 Deslocamento completo do cristalino para a câmara anterior observado na síndrome de Weill-Marchesani.

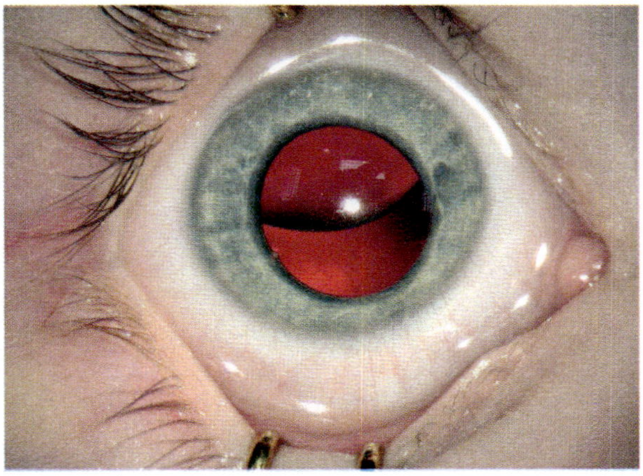

Figura 646.5 Síndrome de Marfan. Subluxação do cristalino para cima. (*De Hoyt CS, Taylor D*: Pediatric ophthalmology and strabismus, *ed 4, Philadelphia, 2013, Elsevier Saunders. Fig 35.9A, p. 333.*)

Tratamento e prognóstico

O deslocamento do cristalino geralmente resulta apenas em problemas ópticos. Em alguns casos, no entanto, complicações mais sérias podem se desenvolver, como glaucoma, uveíte, descolamento de retina ou catarata. O gerenciamento deve ser individualizado de acordo com o tipo de deslocamento, sua causa e a presença de qualquer condição ocular ou sistêmica complicada. Para muitos pacientes, a correção óptica por óculos ou lentes de contato pode ser indicada. A manipulação do diafragma da íris com gotas midriáticas ou mióticas às vezes podem ajudar a melhorar a visão. Em casos selecionados, o melhor tratamento é a remoção cirúrgica do cristalino. Em muitas crianças, o tratamento de qualquer ambliopia associada deve ser instituído precocemente. Adicionalmente, para crianças com ectopia do cristalino, precauções de segurança devem ser tomadas para prevenir traumatismos oculares.

OUTROS DISTÚRBIOS DO CRISTALINO

Microesferofacia

O termo *microesferofacia* se refere a um cristalino pequeno, redondo que pode ocorrer como uma anomalia isolada (provavelmente autossômica recessiva) ou associada a outras anormalidades oculares, tais como ectopia do cristalino, miopia ou descolamento da retina (possivelmente autossômico dominante). A microesferofacia pode também ocorrer em associação com vários distúrbios sistêmicos, incluindo a síndrome de Marfan, a síndrome de Weill-Marchesani, a síndrome de Alport, a disostose mandibulofacial e a síndrome de Klinefelter.

Lenticone anterior

O lenticone anterior é uma condição bilateral rara em que a cápsula anterior do cristalino afina, permitindo que o cristalino se projete para a frente centralmente. Pode ser acompanhado por opacidades do cristalino ou outras anomalias oculares e é uma característica proeminente da síndrome de Alport. O aumento da curvatura da área central pode causar alta miopia. A ruptura espontânea da cápsula anterior pode ocorrer, exigindo intervenção cirúrgica imediata.

Lenticone posterior

O lenticone posterior, que ocorre mais comumente que o anterior, é caracterizado por uma protuberância circunscrita redonda ou oval da cápsula posterior do cristalino e do córtex, envolvendo a região central do cristalino. Nos estágios iniciais, pelo teste de reflexo vermelho, isso pode parecer uma gota de óleo. Ela ocorre em bebês e crianças pequenas e tende a aumentar com a idade. Normalmente, o material de dentro do cristalino e ao redor da protuberância capsular, eventualmente se torna opaco. O lenticone posterior geralmente ocorre como uma anomalia ocular isolada. É geralmente unilateral, mas pode ser bilateral. Acredita-se que seja esporádico, embora a herança autossômica dominante e ligada ao X tenha sido sugerida em alguns casos. Bebês ou crianças com lenticone posterior podem necessitar de correção óptica, tratamento de ambliopia e cirurgia para catarata progressiva.

A bibliografia está disponível no GEN-io.

Capítulo **647**

Distúrbios do Trato Uveal

Scott E. Olitsky e Justin D. Marsh

UVEÍTE (IRITE, CICLITE, CORIORRETINITE)

O trato uveal (camada vascular interna do olho, composta pela íris, corpo ciliar e coroide) está sujeito a envolvimento inflamatório em várias doenças sistêmicas, infecciosas ou não infecciosas, e em resposta a fatores exógenos, incluindo traumatismo e agentes tóxicos (Tabela 647.1). A inflamação pode afetar qualquer uma das porções do trato uveal, preferencialmente, ou todas as partes em conjunto.

A **irite** pode ocorrer isoladamente ou em conjunto com a inflamação do corpo ciliar, como iridociclite ou em associação à *pars planite*. Dor, fotofobia e lacrimejamento são os sintomas característicos da uveíte anterior aguda, mas a inflamação pode se desenvolver de forma insidiosa, sem sintomas perturbadores. Os sinais de uveíte anterior incluem hiperemia conjuntival, particularmente na região perilímbica (corpo ciliar), e presença de células e proteínas (*flare*) no humor aquoso (Figura 647.1).

Depósitos inflamatórios na superfície posterior da córnea (precipitados ceráticos) e congestão da íris também podem ser observados. Casos crônicos podem mostrar alterações degenerativas da córnea (ceratopatia em faixa), opacidade do cristalino (catarata), desenvolvimento de glaucoma e baixa visual. A causa da uveíte anterior é frequentemente obscura; as considerações primárias em crianças são a doença reumatoide, particularmente artrite pauciarticular, doença de Kawasaki, síndrome de Reiter e sarcoidose. A irite pode ser secundária a doenças da córnea, como a ceratite herpética, ou a úlcera de córnea bacteriana ou fúngica, ou estar associada à abrasão da córnea ou à presença de um corpo estranho. A irite traumática e a iridociclite são especialmente comuns em crianças.

A **iridociclite**, que ocorre em crianças com artrite idiopática juvenil, merece menção especial. Ao contrário da maioria das formas de uveíte anteriores, raramente causa dor, fotofobia ou hiperemia conjuntival. A perda de visão pode não ser notada até que ocorram danos graves e irreversíveis. Devido à falta de sintomas e à alta incidência de uveíte nessas crianças, uma varredura periódica é necessária. As diretrizes de varredura oftálmica são baseadas em três fatores que predispõem as crianças com artrite à uveíte:

1. Tipo de artrite.
2. Idade de início da artrite.
3. *Status* do anticorpo antinuclear (ANA).

A Tabela 647.2 foi desenvolvida pela American Academy of Pediatrics para crianças com artrite idiopática juvenil sem iridociclite conhecida.

A **coroidite**, inflamação da porção posterior do trato uveal, invariavelmente também envolve a retina e quando ambos são obviamente afetados, a condição é denominada coriorretinite. As causas da uveíte posterior são numerosas, as mais comuns são a toxoplasmose, a histoplasmose, a doença de inclusão citomegálica, a sarcoidose, a sífilis, a tuberculose e a toxocaríase (Figura 647.2). Dependendo da etiologia, os sinais inflamatórios podem ser difusos ou focais. A reação vítrea ocorre frequentemente. Em muitos tipos, o resultado é uma cicatriz

Tabela 647.1 Uveíte na infância.

UVEÍTE ANTERIOR
Artrite idiopática juvenil (pauciarticular)
Sarcoidose
Traumatismo
Tuberculose
Doença de Kawasaki
Colite ulcerativa
Síndrome de Crohn
Pós-infecciosa reativa (entérica ou genital) com artrite e erupção cutânea
Espiroquetal (sífilis, leptospira)
Brucelose
Iridociclite heterocrômica (Fuchs)
Viral (herpes simples, herpes-zóster)
Espondilite anquilosante
Síndrome de Stevens-Johnson
Síndrome de artrite cutânea neurológica infantil crônica (CINCA)
Febre familiar do Mediterrâneo
Síndrome de hiperimunoglobulina D
Síndrome periódica associada ao receptor do fator de necrose tumoral
Síndrome de Muckle-Wells
Síndrome de Blau
Psoríase
Esclerose múltipla
Neutropenia cíclica
Doença granulomatosa crônica
Doença linfoproliferativa ligada ao X
Vasculite hipocomplementêmica
Idiopática
Drogas
UVEÍTE POSTERIOR (COROIDITE – PODE ENVOLVER A RETINA)
Toxoplasmose
Toxocaríase
Parasitas (toxocaríase)
Sarcoidose
Doença da arranhadura do gato
Tuberculose
Viral (rubéola, herpes simples, HIV, citomegalovírus, febre do Nilo)
Panencefalite esclerosante subaguda
Síndrome de nefrite túbulo-intestinal e uveíte
Idiopática
UVEÍTE ANTERIOR E/OU POSTERIOR
Oftalmia simpática (traumatismo em outro olho)
Síndrome de Vogt-Koyanagi-Harada (síndrome uveo-otocutânea: poliose, vitiligo, alopecia, surdez, zumbido, uveíte, meningite asséptica, retinite)
Síndrome de Behçet
Doença de Lyme

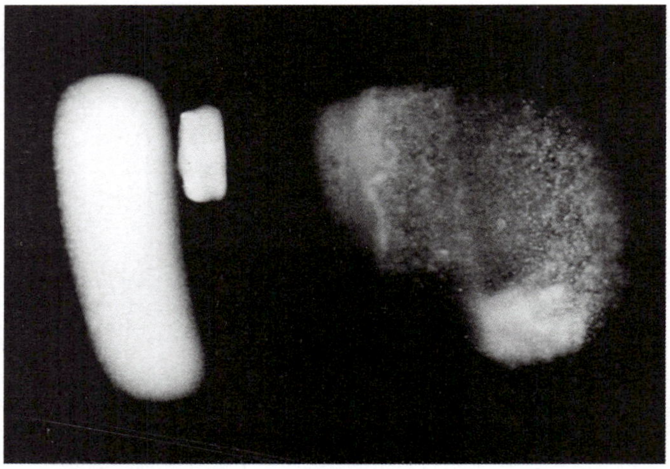

Figura 647.1 Célula e *flare* na câmara anterior. O *flare* representa vazamento de proteína. (Cortesia de Peter Buch, CRA.)

Tabela 647.2 Cronograma de exames para crianças com artrite idiopática juvenil sem iridociclite conhecida.

SUBTIPO JIA	IDADE DE INÍCIO ≤ 6 anos	IDADE DE INÍCIO > 6 anos
OLIGOARTRITE OU POLIARTRITE		
ANA positivo		
Duração inferior a 4 anos	A cada 3 meses	A cada 6 meses
Duração de 4 a 7 anos	A cada 6 meses	Anualmente
Duração superior a 7 anos	Anualmente	Anualmente
ANA negativo		
Duração inferior a 4 anos	A cada 6 meses	Anualmente
Duração de 4 a 7 anos	Anualmente	Anualmente
Duração superior a 7 anos	Anualmente	Anualmente
Sistêmica	Anualmente independentemente da duração	Anualmente independentemente da duração

ANA, anticorpo antinuclear; JIA, artrite idiopática juvenil; JRA, artrite reumatoide juvenil.

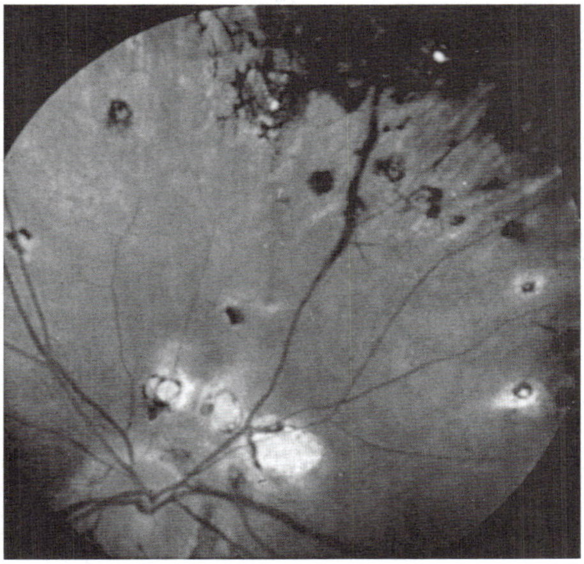

Figura 647.2 Cicatrizes focais atróficas e pigmentadas de coriorretinite.

atrófica coriorretiniana demarcada por pigmentação, geralmente com comprometimento visual. Complicações secundárias incluem descolamento de retina, glaucoma e *phthisis* (atrofia do globo ocular).

A **pan-oftalmite** é uma inflamação que envolve todas as partes do olho. Ela é frequentemente supurativa, na maioria das vezes como resultado de uma lesão perfurante ou de septicemia. Ela produz dor intensa, congestão acentuada do olho, inflamação dos tecidos adjacentes à órbita e pálpebras e perda de visão. Em muitos casos, o olho é perdido apesar do tratamento intensivo da infecção e da inflamação. A enucleação do olho ou a evisceração da órbita pode ser necessária.

A **oftalmia simpática** é um tipo raro de resposta inflamatória que afeta o olho saudável após uma lesão perfurante. Ela pode ocorrer semanas, meses ou mesmo anos após o ferimento. Um fenômeno de hipersensibilidade é a causa mais provável. Pode ocorrer perda de visão em olho saudável. A remoção do olho lesionado previne o desenvolvimento da oftalmia simpática, mas não para a progressão da doença, uma vez que tenha ocorrido. Portanto, a enucleação precoce deve ser considerada se não houver esperança de recuperação visual após uma lesão grave.

Tratamento

As várias formas de inflamação intraocular são tratadas de acordo com as suas causas sistêmicas. Quando a infecção é comprovada ou suspeita, terapia antimicrobiana ou antiviral sistêmica apropriada é utilizada. Em alguns casos, a injeção intravítrea é indicada.

A eliminação da inflamação intraocular é importante para reduzir o risco de perda grave e permanente da visão. Sem tratamento, o processo inflamatório pode levar ao desenvolvimento de ceratopatia em baixa (deposição de cálcio na córnea), catarata, glaucoma e dano retiniano irreversível. A inflamação anterior pode responder bem ao tratamento tópico com corticosteroide. Os casos posteriores frequentemente requerem terapia sistêmica. Os usos tópico e sistêmico de corticosteroides podem levar ao desenvolvimento de glaucoma e de catarata. Para reduzir a necessidade dos usos tópico e sistêmico de corticosteroides, a imunossupressão sistêmica é normalmente usada em pacientes que requerem tratamento a longo prazo. Agentes imunossupressores incluem metotrexato, ciclosporina e inibidores do fator de necrose tumoral. Múltiplos agentes podem ser necessários em casos resistentes. A uveíte inflamatória não infecciosa em adolescentes tem sido tratada com adalimumabe, um anticorpo monoclonal fator α de necrose humana antitumoral, que promove a melhora na visão, diminuindo a progressão da doença e possibilitando de desuso dos esteroides. Agentes cicloplégicos, particularmente a atropina, também são usados para reduzir a inflamação e para evitar aderências da íris ao cristalino (sinéquia posterior), especialmente na uveíte anterior. A formação de sinéquia posterior extensa pode levar ao glaucoma agudo de ângulo fechado.

A cirurgia pode ser necessária em pacientes que desenvolvem glaucoma devido ao processo de doença subjacente ou à necessidade de tratamento com corticosteroide. A cirurgia de catarata deve ser retardada até que a inflamação esteja sob controle por um período de tempo. A cirurgia de catarata em crianças com uma história de uveíte prolongada pode acarretar risco significativo. Não há consenso universal sobre o uso de lentes intraoculares nesses pacientes.

A **pars planite** é uma forma idiopática incomum de uveíte intermediária, caracterizada pelo envolvimento da câmara anterior, com vitreíte e condensações vítreas e por vasculite retiniana periférica. A idade média de início é aos 9 anos. Ela é predominantemente bilateral e observada com mais frequência em homens; o sinal mais comum de sua apresentação é a diminuição da acuidade visual sem dor. O prognóstico é bom quando o tratamento médico adequado é procurado no início do curso da doença.

As **síndromes de mascaramento** podem às vezes mimetizar a inflamação intraocular. Retinoblastoma, leucemia, corpo estranho intraocular retido, xantogranuloma juvenil e descolamentos periféricos da retina podem produzir sinais semelhantes aos observados na uveíte. Essas síndromes devem ser consideradas ao se avaliar um paciente com suspeita de uveíte ou se o paciente não responde conforme o esperado ao tratamento com anti-inflamatório.

A bibliografia está disponível no GEN-io.

Capítulo 648

Doenças da Retina e do Vítreo

Scott E. Olitsky e Justin D. Marsh

RETINOPATIA DA PREMATURIDADE

A retinopatia da prematuridade (ROP) é uma doença complexa da vasculatura da retina em desenvolvimento de bebês nascidos prematuramente. Pode ser aguda (estágios iniciais) ou crônica (estágios tardios). As manifestações clínicas variam desde alterações transitórias leves da região periférica da retina até intensa vasoproliferação progressiva, cicatrização e descolamento da retina com possibilidade de cegueira. A ROP inclui todos os estágios da doença e suas sequelas.

Patogênese

A partir da 16ª semana de gestação, a angiogênese retiniana normalmente ocorre a partir do disco óptico para a periferia, que atinge a borda externa da retina (*ora serrata*) nasalmente aproximadamente na 36ª semana e estendendo-se temporalmente aproximadamente até a 40ª semana. Problemas nesse processo resultam em diversas alterações patológicas e clínicas. A primeira observação na fase aguda é a interrupção da angiogênese. Em vez de uma transição gradual de uma retina vascularizada para avascular, ocorre uma marcante interrupção dos vasos sanguíneos, demarcada por uma linha na retina. A linha pode, em seguida, se transformar em uma crista composta de células mesenquimais e endoteliais. A divisão e a diferenciação celulares podem voltar a ocorrer mais tarde, prosseguindo a vascularização da retina. Alternativamente, pode haver progressão com proliferação anormal dos vasos fora do plano da retina invadindo o vítreo e avançando sobre a superfície da retina. Pode ocorrer a cicatrização e a tração da retina, levando ao descolamento da retina.

Os fatores de risco associados à ROP não são totalmente conhecidos, mas a prematuridade associada à imaturidade retiniana no nascimento representa os principais fatores. Alguns especialistas acreditam que oxigenação, desconforto respiratório, apneia, bradicardia, doença cardíaca, infecção, hipercarbia, acidose, anemia e a necessidade de transfusão sejam alguns fatores contribuintes. Geralmente, quanto mais precoce é a idade gestacional, menor é o peso ao nascer, e quanto mais doente é o bebê, maior é o risco de ROP.

A patogênese básica da ROP ainda é desconhecida. A exposição ao ambiente extrauterino, incluindo as concentrações necessariamente elevadas de oxigênio inspirado, produz danos celulares, provavelmente mediados por radicais livres. Em uma fase posterior da doença, ocorre hipoxia periférica e são produzidos fatores de crescimento endotelial vascular (VEGFs) na retina não vascularizada. Esses fatores de crescimento estimulam uma angiogênese anormal, provocando neovascularização. Devido à função pulmonar deficiente, ocorre um estado relativo de hipoxia retiniana. Isso causa um aumento regulatório do VEGF o que, em bebês suscetíveis, pode originar crescimento fibrovascular anormal. Essa neovascularização pode, em seguida, causar cicatrização e perda da visão.

Classificação

A classificação de ROP atualmente usada internacionalmente descreve a localização, a extensão e a gravidade da doença. Para delinear a localização, a retina é dividida em três zonas concêntricas centralizadas no disco óptico (Figura 648.1). A zona I, zona posterior ou zona interna, se estende até duas vezes a distância entre o disco e a mácula ou 30° em todas as direções a partir do disco óptico. A zona II, zona média, se estende desde a borda externa da zona I até a *ora serrata*, nasalmente, e até o equador anatômico, temporalmente. A zona III, a zona externa, é o crescente residual que se estende a partir da borda externa da zona II até a *ora serrata* temporalmente. A extensão do envolvimento é descrita pelo número de horas circunferenciais do relógio envolvidas.

As fases e a gravidade do processo da doença são classificadas em cinco estágios. O estágio 1 é caracterizado por uma linha de demarcação que separa a parte vascularizada da retina avascular. Essa linha está situada no plano da retina e tem uma aparência relativamente achatada e branca. Observa-se, muitas vezes, a ramificação ou o arqueamento anormal dos vasos da retina na direção da linha. O estágio 2 é caracterizado por uma crista; a linha de demarcação cresce, ficando mais elevada, larga e volumosa, estendendo-se para cima e para fora do plano da retina. O estágio 3 é caracterizado pela presença de uma crista e pela proliferação de tecido fibrovascular extrarretiniano (Figura 648.2A). O estágio 4 é caracterizado pelo descolamento subtotal da retina causado pela tração do tecido proliferativo no vítreo ou na retina. O estágio 4 é subdividido em duas fases: (a) descolamento subtotal da retina sem envolvimento da mácula e (b) descolamento subtotal da retina com envolvimento macular. O estágio 5 é o descolamento total da retina.

Quando os sinais de alterações vasculares da porção posterior da retina acompanham os estágios ativos da ROP, o termo *doença plus* é usado (Figura 648.2B e C). Os pacientes que atingem o ponto de dilatação e tortuosidade dos vasos da retina também demonstram, muitas vezes, os achados associados de ingurgitação da íris, rigidez da pupila e opacidade do vítreo.

O estudo Early Treatment for Retinopathy of Prematurity Cooperative (ETROP) descreveu ROP tipos 1 e 2 da seguinte forma:

ROP tipo 1

- Zona I, qualquer estágio, com doença plus
- Zona I, estágio 3, sem doença plus
- Zona II, estágio 2 a 3, com doença plus.

ROP tipo 2

- Zona I, estágio 1 a 2, sem doença plus
- Zona II, estágio 3, sem doença plus.

Manifestações clínicas e prognóstico

Em mais de 90% dos bebês que apresentam risco, a evolução pode ser de interrupção ou de regressão espontânea, com poucos ou sem quaisquer efeitos ou incapacidade visual. Menos de 10% dos bebês evoluem para doença grave, com vasoproliferação extrarretiniana significativa, cicatrização, descolamento da retina e deficiência visual.

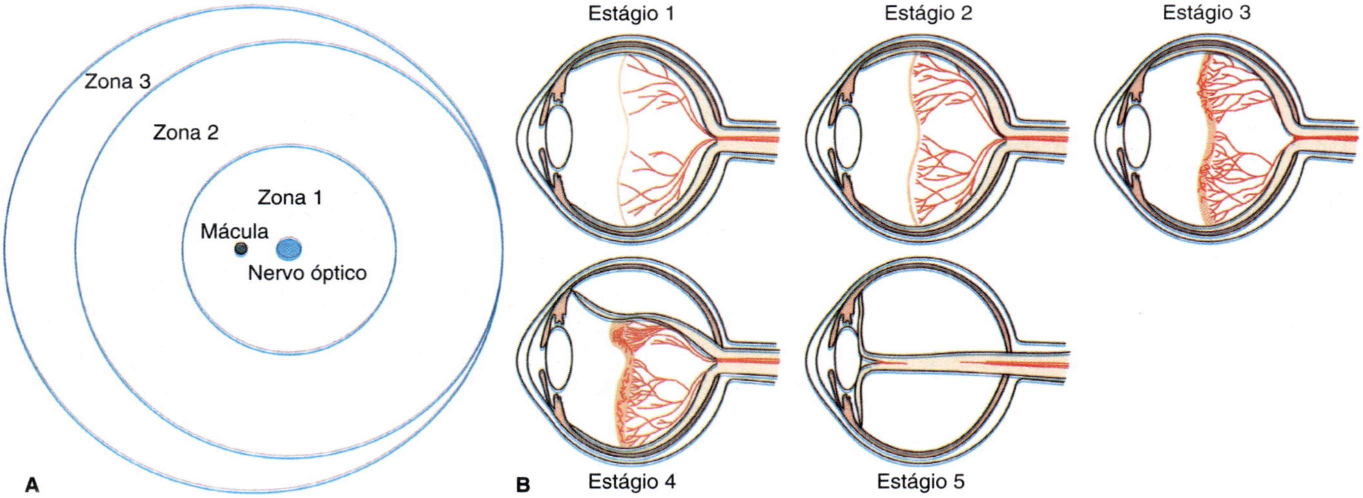

Figura 648.1 A retina é dividida em três zonas e a extensão ou a gravidade da retinopatia nessas zonas é classificada em termos de cinco estágios. **A.** Diagrama do olho direito. **B.** O estágio 1 é caracterizado por uma fina linha de demarcação entre as regiões vascularizada e não vascularizada da retina. O estágio 2, por uma crista, o estágio 3, por proliferação fibrovascular extrarretiniana, o estágio 4, por descolamento parcial da retina e o estágio 5, por descolamento total da retina. No estágio 3, a neovascularização pode se tornar suficientemente grave para causar descolamento da retina (estágios 4 a 5), que, geralmente, causa cegueira. (**A.** *De Hellström A, Smith LEH, Dammann O: Retinopathy of prematurity. Lancet 382:1445-1454, 2013, Fig 3, p. 1450;* ***B****, courtesy Lisa Hård.)*

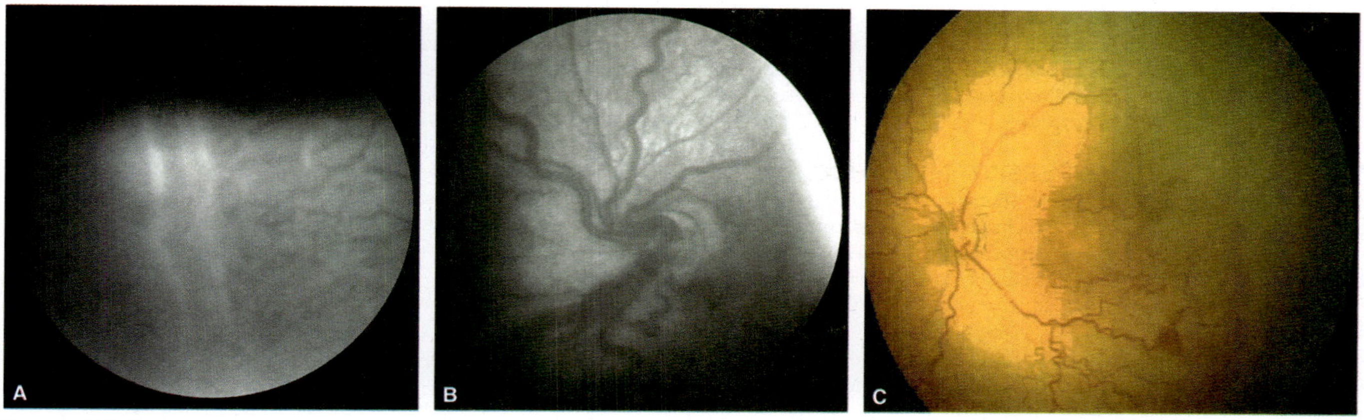

Figura 648.2 Retinopatia da prematuridade (ROP). **A.** No estágio 3, existe uma crista e tecido vascular extrarretiniano. **B.** Os vasos da retina estão dilatados e tortuosos na zona ativa 1 da ROP com doença plus. **C.** ROP na zona 1 com doença plus.

Algumas crianças com ROP interrompida ou com regressão apresentam linhas de demarcação, subvascularização da periferia da retina ou ramificação anormal, tortuosidade ou estreitamento dos vasos retinianos. Algumas adquirem alterações pigmentares na retina, tração da retina (conhecida como tração do disco óptico), ectopia da mácula, dobras ou rupturas da retina. Outras crianças evoluem para descolamento total da retina, que assume, comumente, uma configuração afunilada. O quadro clínico muitas vezes é o de uma membrana retrolenticular, produzindo leucocoria (reflexo branco na pupila). Alguns pacientes desenvolvem catarata, glaucoma e sinais de inflamação. O estágio final muitas vezes é o de um olho cego dolorido ou um olho degenerado com atrofia. O espectro da ROP também inclui miopia, que é muitas vezes progressiva e de grau significativo na infância. A incidência de anisometropia, estrabismo, ambliopia e nistagmo também pode ser elevada.

Diagnóstico

São recomendados exames oftalmológicos de triagem seriados sistemáticos dos bebês com risco. Bebês com peso ao nascer inferior a 1.500 g ou com idade gestacional de 32 semanas ou menos e bebês selecionados com peso ao nascer entre 1.500 g e 2.000 g ou com idade gestacional superior a 32 semanas com evolução clínica instável, incluindo os que necessitam de suporte cardiorrespiratório e os que supostamente apresentam risco elevado, segundo o pediatra ou neonatologista, devem ser submetidos a exames de triagem da retina. A ocasião do exame de triagem inicial é baseada na idade do bebê. A Tabela 648.1 foi desenvolvida a partir de uma análise baseada em evidências do Multicenter Trial of Cryotherapy for ROP (Estudo multicêntrico de crioterapia para ROP). O exame pode ser estressante para bebês prematuros frágeis e o colírio para dilatação da pupila pode causar efeitos colaterais adversos. Os bebês devem ser cuidadosamente monitorados durante e após o exame. Alguns neonatologistas e oftalmologistas defendem o uso de tetracaína tópica e/ou sacarose por via oral para reduzir o desconforto e o estresse causados ao bebê. O acompanhamento se baseia nos achados iniciais e nos fatores de risco, mas geralmente dura 2 semanas ou menos.

Tabela 648.1 Momento do primeiro exame oftalmológico com base na idade gestacional no nascimento.

IDADE GESTACIONAL NO NASCIMENTO	IDADE EM SEMANAS NO EXAME INICIAL	
	Pós-menstrual	**Cronológica**
22	31	9
23	31	8
24	31	7
25	31	6
26	31	5
27	31	4
28	32	4
29	33	4
30	34	4
31	35	4
32	36	4

Tabela 648.2 Critérios para terapia de ablação periférica para retinopatia da prematuridade.

1. Zona II: doença *plus* com ROP estágio 2 ou 3
2. Zona I: doença *plus* com ROP estágio 1 ou 2
3. Zona I: ROP Estágio 3

ROP, retinopatia da prematuridade. (Dados do Early Treatment for Retinopathy of Prematurity Cooperative Group: indicações revisadas para o tratamento de retinopatia da prematuridade: resultados do estudo clínico randomizado Early Treatment for Retinopathy of Prematurity. *Arch Ophthalmol* 121:1684, 2003.)

Tratamento

Em casos selecionados, a fotocoagulação a *laser* da retina avascular reduz as complicações mais graves de ROP progressiva (Tabela 648.2). Os avanços nas técnicas cirúrgicas vitreorretinianas têm apresentado algum sucesso no reparo do descolamento da retina em bebês com descolamento total (ROP estágio 5), mas os resultados visuais muitas vezes são desapontadores. O estudo Early Treatment for Retinopathy of Prematurity Cooperative teve melhores desfechos estruturais e visuais com um limiar redefinido para tratamento. O estudo demonstrou a importância da doença *plus* e a presença de comprometimento posterior da retina na determinação da ocasião para o tratamento de ROP. O tratamento deve ser considerado para qualquer olho com ROP tipo 1. São indicados exames seriados para qualquer caso de ROP tipo 2; o tratamento é cogitado se o tipo 2 evoluir para tipo 1 ou se ocorrer o desenvolvimento de ROP limiar.

Injeções intravítreas de antagonistas do VEGF estão sendo usadas para tratamento de ROP na zona 1, mas seu uso continua a ser debatido em formas menos graves da doença.

Prevenção

A prevenção da ROP, em última análise, depende da prevenção do parto prematuro e dos seus problemas relacionados (ver Capítulos 114 e 117.2). Entretanto, vários outros fatores potenciais foram estudados para diminuir a ocorrência de ROP nesses bebês prematuros. A luz ambiente era considerada, por alguns, um agente potencial que poderia, talvez, ser manipulado. O estudo LIGHT-ROP, definitivamente, constatou que a redução da luz ambiente não tem impacto na ROP.

A associação entre ROP e saturação de oxigênio tem sido estudada por décadas. Pesquisas recentes se concentraram em manter os níveis de saturação de oxigênio para bebês extremamente prematuros suficientemente baixos para minimizar o risco de ROP e suficientemente elevados para otimizar a sobrevida.

VASCULATURA FETAL PERSISTENTE

A vasculatura fetal persistente (VFP; anteriormente denominada vítreo primário hiperplásico persistente) inclui um espectro de manifestações causadas pela persistência de diversas porções do sistema vascular hialóideo fetal e do tecido fibrovascular associado.

Patogênese

Durante o desenvolvimento do olho, a artéria hialoide se estende do disco óptico para a face posterior do cristalino; ela envia ramificações para o vítreo e se ramifica para formar a porção posterior da cápsula vascular do cristalino. A porção posterior do sistema hialoide normalmente regride até o sétimo mês fetal e a porção anterior, até o oitavo mês fetal. Pequenos remanescentes do sistema, como um tufo de tecido no disco (papila de Bergmeister) ou uma ponta de tecido na cápsula posterior do cristalino (mancha de Mittendorf), são achados comuns em pessoas saudáveis. Remanescentes mais extensos e as complicações associadas constituem VPF. Duas formas principais são descritas: VPF anterior e VPF posterior. A variabilidade é grande, podendo ocorrer formas mistas ou intermediárias.

Manifestações clínicas

A característica clínica usual da VPF anterior é a presença de uma placa vascularizada de tecido na superfície traseira do cristalino em um olho microftálmico ou ligeiramente menor do que o normal. A doença geralmente é unilateral e pode ocorrer em bebês sem outras anormalidades e sem histórico de prematuridade. O tecido fibrovascular tende a sofrer contratura gradual. Os processos ciliares ficam alongados e a câmara anterior pode se tornar rasa. O cristalino geralmente é menor que o normal e pode ser transparente, mas frequentemente apresenta catarata e pode apresentar edema ou absorver fluido. Vasos grandes ou anômalos podem estar presentes na íris. O ângulo da câmara anterior pode apresentar anormalidades. Com o tempo, a córnea pode ficar opaca.

A VPF anterior é geralmente observada na primeira semana ou no primeiro mês de vida. Os sinais manifestos mais frequentes são leucocoria (reflexo pupilar branco), estrabismo e nistagmo. O curso geralmente é progressivo e o desfecho, desfavorável. As principais complicações são hemorragia intraocular espontânea, edema do cristalino causado por ruptura da cápsula posterior e glaucoma. O olho pode, por fim, se deteriorar. O espectro da VPF posterior inclui véus fibrogliais em torno do disco e da mácula, membranas vítreas e hastes contendo remanescentes da artéria hialoide projetando-se a partir do disco e das dobras retinianas meridionais. Pode ocorrer descolamento da retina por tração. A visão pode ser afetada, mas o olho é preservado geralmente.

Tratamento

É realizada cirurgia no esforço de evitar complicações, preservar o olho e oferecer uma aparência cosmética razoavelmente boa e, em alguns casos, preservar a visão. O tratamento cirúrgico geralmente engloba a aspiração do cristalino e a excisão do tecido anormal. Se for obtida uma visão útil, serão necessárias correção por refração e terapia agressiva contra ambliopia. Em alguns casos, o olho afetado é enucleado, porque pode ser difícil diferenciar essa massa branca de retinoblastoma. Ultrassonografia e TC são procedimentos valiosos de auxílio ao diagnóstico.

RETINOBLASTOMA

Consulte também o Capítulo 529.

O retinoblastoma (Figura 648.3) é o tumor maligno primário intraocular mais comum da infância. Ocorre em aproximadamente 1/15.000 nascimentos vivos; 250 a 300 novos casos são diagnosticados nos EUA a cada ano. Ocorrem padrões de transmissão hereditários e não hereditários; não há predileção por sexo ou raça. A forma hereditária ocorre mais precocemente e geralmente é bilateral e multifocal, ao passo que a forma não hereditária geralmente é unilateral e monofocal. Quinze por cento dos casos unilaterais são hereditários. Os casos bilaterais frequentemente se apresentam mais precocemente do que os casos unilaterais. Os tumores unilaterais muitas vezes são grandes na ocasião em que são descobertos. A idade média na ocasião do diagnóstico é de 15 meses para os casos bilaterais e 27 meses para os casos unilaterais. Não é usual que uma criança apresente retinoblastoma depois dos 3 anos. Raramente o tumor é descoberto no nascimento, durante a adolescência ou até no início da vida adulta.

Manifestações clínicas

As manifestações clínicas de retinoblastoma variam com o estágio em que o tumor é detectado. O sinal inicial na maioria dos pacientes é um reflexo pupilar branco (leucocoria). A leucocoria resulta do reflexo da luz proveniente do tumor branco. O segundo sinal inicial mais frequente de retinoblastoma é o estrabismo. Sinais menos frequentes incluem pseudo-hipópio (células tumorais depositadas inferiormente à frente da íris) causado pela semeadura tumoral na câmara anterior do olho, hifema (depósito de sangue à frente da íris) secundário a neovascularização da íris, hemorragia vítrea e sinais de celulite orbitária. Ao exame, o tumor aparece como uma massa branca, às vezes pequena e relativamente plana, outras vezes grande e protuberante. Pode ter aparência nodular. Opacidade do vítreo ou semeadura tumoral podem ser evidentes.

O gene do retinoblastoma é um gene supressor recessivo localizado no cromossomo, 13 na região 13q14. Devido à natureza hereditária do retinoblastoma, os familiares da criança afetada devem ser submetidos a exame oftalmológico completo e aconselhamento genético. Irmãos recém-nascidos e filhos de pacientes afetados devem ser encaminhados a um oftalmologista logo após o nascimento, quando a retina pode ser avaliada sem a necessidade de um exame com anestesia.

Diagnóstico

O retinoblastoma é diagnosticado por observação direta por um oftalmologista experiente. Testes auxiliares, como TC ou ultrassonografia, podem ajudar a confirmar o diagnóstico e demonstrar calcificação no interior da massa. A RNM pode detectar melhor a presença de um pineoblastoma associado (retinoblastoma trilateral). Às vezes, não é possível fazer um diagnóstico definitivo e deve ser cogitada a remoção do olho para evitar a possibilidade de metástase letal do tumor. Uma vez que uma biopsia pode levar à disseminação do tumor, a confirmação histológica antes da enucleação não é possível, na maioria dos casos. Portanto, a remoção de um olho cego no qual é provável o diagnóstico de retinoblastoma pode ser adequada.

Tratamento

A terapia varia, dependendo do tamanho e da localização do tumor e também se o comprometimento é uni ou bilateral. Tumores avançados podem ser tratados por enucleação. Outras modalidades de tratamento incluem o uso de radiação por feixe externo, terapia por placas radioativas, *laser* ou crioterapia e quimiorredução (quimioterapia sistêmica) seguidas por terapias locais (ou seja, laserterapia, crioterapia e braquiterapia). Durante a última década, houve uma mudança drástica no tratamento de retinoblastomas. A quimioterapia intra-arterial envolve a administração de agentes quimioterápicos por meio da artéria oftálmica e ela reduziu drasticamente a necessidade de enucleação, em muitos casos de retinoblastoma.

Tumores secundários não oculares são comuns em pacientes com mutações germinais. Estima-se que elas ocorram com uma incidência de 1% por ano de vida. O tumor secundário mais comum é o sarcoma osteogênico do crânio e dos ossos longos; o risco é maior em pacientes tratados com radiação. Outras neoplasias acometem o pulmão, cérebro, tecidos moles e pele.

O prognóstico em crianças com retinoblastoma depende do tamanho e da extensão do tumor. Quando confinados ao olho, a maioria dos tumores pode ser curada. O prognóstico para a sobrevida a longo prazo é desfavorável quando o tumor se estende para a órbita ou ao longo do nervo óptico.

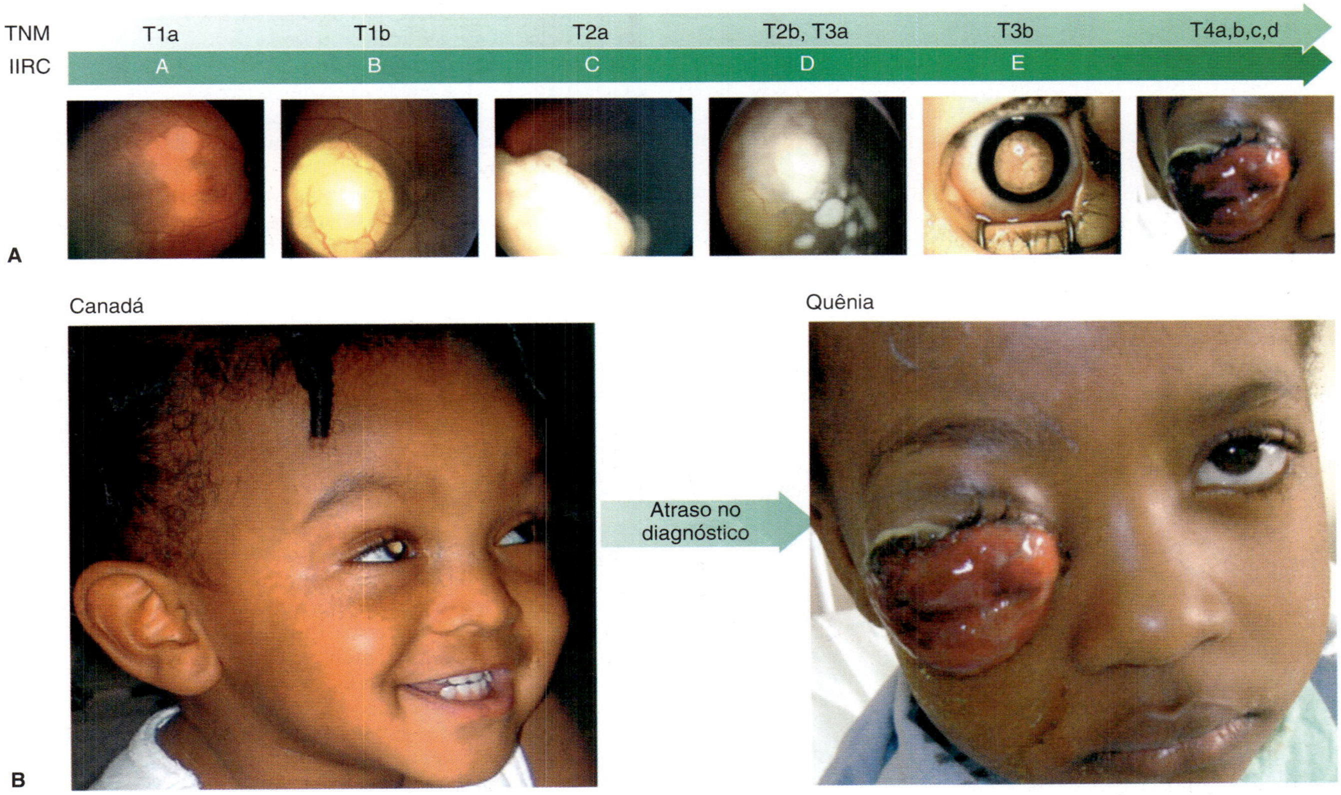

Figura 648.3 **Progressão de retinoblastoma, de pequenos tumores intrarretinianos para retinoblastoma orbitário maciço, provavelmente estendendo-se até o cérebro. A.** Progressão de retinoblastoma, de pequenos tumores intrarretinianos que podem ser curados por tratamento a *laser* e crioterapia (TNM T1a, IIRC A) para retinoblastoma orbitário maciço, provavelmente estendendo-se até o cérebro (TNM T4a-b). **B.** Uma diferença na idade na ocasião do diagnóstico registrada entre o Canadá e o Quênia pode significar a diferença entre uma possível cura e uma morte certa. A criança canadense com leucocoria foi diagnosticada com base na imagem à esquerda, que foi obtida pela irmã com o celular da mãe. *IIRC*, International Intraocular Retinoblastoma Classification (Classificação internacional de retinoblastoma intraocular); TNM, sistema de estadiamento tumor-nodo-metástase. (*De Dimaras H, Kimani K, Dimba EAO et al.: Retinoblastoma. Lancet 379:1436–1444, 2012, Fig 1, p. 1438.*)

RETINITE PIGMENTOSA

Essa degeneração progressiva da retina é caracterizada por alterações pigmentares, atenuação arteriolar, geralmente algum grau de atrofia óptica e comprometimento progressivo da função visual. A dispersão e a agregação do pigmento retiniano produzem diversas alterações oftalmoscopicamente visíveis, variando de granularidade ou manchas no padrão do pigmento retiniano a agregados de pigmentos focais característicos com a configuração de espículas ósseas (Figura 648.4). Outros achados oculares incluem catarata subcapsular, glaucoma e ceratocone.

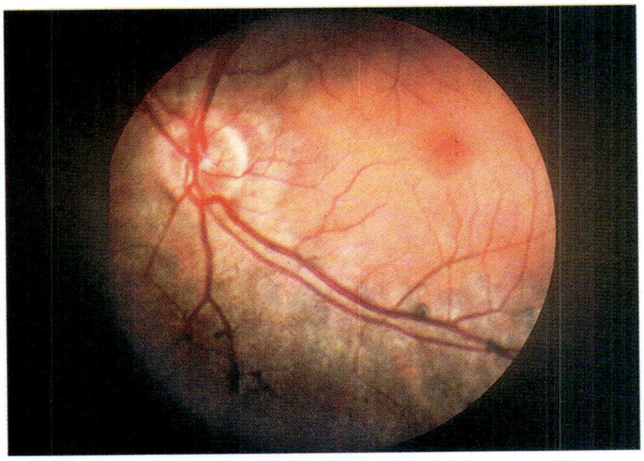

Figura 648.4 **Retinite pigmentosa.** A imagem do fundo do olho mostra uma pigmentação em "espícula óssea" da meia periferia do fundo do olho, palidez cerácea do disco óptico e vasos retinianos atenuados, achado mais consistente na retinite pigmentosa. (*Cortesia do Dr. John I. Loewenstein.*)

Deficiência na visão noturna ou na adaptação à escuridão muitas vezes é a primeira manifestação clínica. É usual a perda progressiva da visão periférica, frequentemente na forma de um escotoma em anel em expansão ou a contração concêntrica do campo visual. Pode haver perda da visão central. A função retiniana, aferida pela eletrorretinografia (ERG), é caracteristicamente reduzida. A doença pode ser autossômica recessiva, autossômica dominante ou ligada ao cromossomo X. Crianças com retinite pigmentosa autossômica recessiva têm maior probabilidade de se tornarem sintomáticas em idade precoce (idade mediana 10,7 anos). Pacientes com retinite pigmentosa autossômica dominante têm maior probabilidade do surgimento de sintomas em torno dos 20 anos. Só está disponível tratamento de suporte.

Uma forma especial de retinite pigmentosa é a **amaurose retiniana congênita de Leber**, na qual as alterações da retina tendem a ser pleomórficas, com diversos graus de distúrbios pigmentares, atenuação arteriolar e atrofia óptica. A incidência é de aproximadamente 1 em 81.000 nascimentos. Ocorrem mutações em pelo menos 19 genes diferentes que produzem essa grave doença autossômica recessiva degenerativa da retina de início precoce (infância). Dez por cento têm mutações no gene *LRAT* ou *RPE65*, ambos envolvidos no metabolismo dos retinoides A retina pode, inicialmente, ter aparência normal durante a infância. Deficiência visual, nistagmo e diminuição da reação pupilar geralmente são evidentes logo após o nascimento; os achados da ERG são anormais precocemente e confirmam o diagnóstico. A deficiência da proteína específica 65-kDa do epitélio pigmentar da retina (EPR) é a causa da doença autossômica recessiva. A terapia de substituição gênica (injeção sub-retiniana) se mostra, inicialmente, promissora para pessoas afetadas pela amaurose retiniana congênita de Leber; entretanto, a melhora da visão não é consistentemente sustentada. Alguns pacientes podem se beneficiar da terapia oral com ácido 9-cis-retinoico.

A **síndrome de Usher**, doença autossômica recessiva, é a causa mais comum de retinite pigmentosa *e* de surdez neurossensorial (incidência de 1:25.000). A síndrome de Usher tipo 1 está presente no nascimento com profunda perda auditiva e deficiência de equilíbrio; a perda visual evolui mais lentamente e começa na adolescência. Pacientes com doença do tipo 3 apresentam audição normal no nascimento, mas desenvolvem perda auditiva e cegueira noturna perto da puberdade. Até hoje, foram localizados 11 *loci* genéticos (cinco para tipo 1; três para tipo 2; um para tipo 3).

Clinicamente semelhantes, as degenerações retinianas pigmentares secundárias, que devem ser diferenciadas da retinite pigmentosa, ocorrem em uma ampla variedade de doenças metabólicas, processos neurodegenerativos e síndromes multifacetadas. Os exemplos incluem as alterações progressivas da retina das mucopolissacaridoses (particularmente as síndromes de Hurler, Hunter, Scheie e Sanfilippo; ver Capítulo 107) e de determinadas gangliosidoses de início tardio (doenças de Batten-Mayou, Spielmeyer-Vogt e Jansky-Bielschowsky; ver Capítulos 104.4 e 617.2), a degeneração progressiva da retina associada à oftalmoplegia externa progressiva (síndrome de Kearns-Sayre; ver Capítulo 616.2) e as alterações similares à retinite pigmentosa nas síndromes de Laurence-Moon e Bardet-Biedl. As manifestações retinianas de abetalipoproteinemia (síndrome de Bassen-Kornzweig; ver Capítulos 104) e a doença de Refsum (ver Capítulo 104.2) também são similares às encontradas na retinite pigmentosa. O diagnóstico das últimas duas doenças em um paciente supostamente com retinite pigmentosa é importante porque há tratamento possível. Também existe uma associação entre retinite pigmentosa e perda congênita da audição, como na síndrome de Usher.

DOENÇA DE STARGARDT (*FUNDUS FLAVIMACULATUS*)

Essa disfunção autossômica recessiva da retina é caracterizada por degeneração macular bilateral lentamente progressiva e comprometimento da visão. Ela geralmente surge entre 8 e 14 anos e as crianças afetadas muitas vezes são erroneamente diagnosticadas com perda de visão funcional. O reflexo foveal se torna menos intenso ou ganha uma aparência acinzentada, desenvolvem-se alterações pigmentares na área macular e, por fim, ocorre despigmentação macular e atrofia coriorretiniana. Também podem ocorrer hemorragias na mácula. Alguns pacientes também apresentam manchas brancas ou amarelas atrás da mácula ou alterações pigmentares na periferia; o termo *fundus flavimaculatus* é comumente usado para essa condição. Atualmente, sabe-se que doença de Stargardt e *fundus flavimaculatus* são entidades diferentes no espectro da mesma doença. A acuidade visual central é reduzida, muitas vezes para 20/200, mas não ocorre perda total da visão. Os achados na ERG variam. A condição não está associada a anormalidades do sistema nervoso central e deve ser diferenciada das alterações maculares de muitas doenças neurodegenerativas metabólicas progressivas. A mutação genética mais comum (95%) responsável pela distrofia macular de Stargardt envolve o gene *ABCA4*.

DEGENERAÇÃO VITELIFORME DE BEST

Essa distrofia macular é caracterizada por uma lesão sub-retiniana discoide característica amarela ou laranja na mácula, semelhante à gema intacta de um ovo frito. O diagnóstico geralmente é feito entre 3 e 15 anos de idade, sendo 6 anos a idade média de apresentação dos sintomas. A visão geralmente é normal nesse estágio. A condição pode ser progressiva; a lesão semelhante a uma gema pode sofrer degeneração e resultar em pigmentação, atrofia coriorretiniana e deficiência visual. O quadro geralmente é bilateral. Não há associação com anormalidades sistêmicas. A herança geralmente é autossômica dominante. O gene da distrofia macular viteliforme *(VMD2)* foi identificado e sendo disponível em testes de DNA. Na degeneração macular viteliforme, a resposta à ERG é normal. Os achados eletro-oculográficos (EOG) são anormais em pacientes e portadores afetados e esse teste é útil no diagnóstico e no aconselhamento genético.

MÁCULA EM VERMELHO-CEREJA

Devido às características histológicas da mácula, determinados processos patológicos que afetam a retina produzem um sinal oftalmoscopicamente visível denominado mácula em vermelho-cereja, que é uma mancha vermelha brilhante a embaçada no centro da mácula cercada e destacada por um halo branco-acinzentado ou amarelado (Figura 648.5). O halo é resultante de perda da transparência da camada de células ganglionares secundária a edema, acúmulo de lipídios ou ambos. Uma vez que células ganglionares não estão presentes na fóvea, a retina que circunda a fóvea é opacificada, mas a fóvea transmite a cor normal da coroide subjacente (vermelha), ocasionando a presença da mácula em vermelho-cereja. A mácula em vermelho-cereja ocorre tipicamente em determinadas esfingolipidoses, principalmente na doença de Tay-Sachs (GM_2 tipo 1), na variante Sandhoff (GM_2 tipo 2) e na gangliosidose generalizada (GM_1 tipo 1). Alterações maculares semelhantes, mas menos características, ocorrem em alguns casos de leucodistrofia metacromática (lipidose de sulfatídeos), em algumas formas de doença de Niemann-Pick neuropática, na galactosialidose e em determinadas mucolipidoses. A mácula em vermelho-cereja que ocorre caracteristicamente como resultado de isquemia da retina secundária a vasospasmo, contusão ocular ou obstrução da artéria central da retina deve ser diferenciada da mácula em vermelho-cereja da doença neurodegenerativa (ver Capítulos 104.4 e 617).

FACOMAS

Consulte também o Capítulo 614.

Essas são as lesões mensageiras das doenças hamartomatosas. Na doença de Bourneville (esclerose tuberosa), a lesão ocular característica é uma lesão cística multinodular refrativa amarelada que surge no disco ou na retina; a aparência dessa lesão típica muitas vezes é comparada com a de uma amora verde (Figura 648.6). Igualmente características e mais comuns na esclerose tuberosa são lesões amareladas a esbranquiçadas mais achatadas na retina que variam em tamanho de minúsculos pontos a grandes lesões quase do tamanho do disco óptico. Essas lesões são proliferações astrocíticas benignas. Raramente ocorrem facomas retinianos na doença de von Recklinghausen (neurofibromatose). Na doença de von Hippel-Lindau (angiomatose da retina e do cerebelo), a lesão de fundo de olho característica é um hemangioblastoma; essa lesão vascular geralmente tem a aparência de uma massa globular avermelhada com grandes artérias e veias em pares que entram e saem da lesão. Na síndrome de Sturge-Weber (angiomatose encefalofacial), a anormalidade do fundo do olho é um hemangioma coroidal; o hemangioma pode difundir uma cor escura à área afetada do fundo do olho, mas a lesão é mais bem visualizada por meio de angiografia com fluoresceína.

RETINOSQUISE

Retinosquise hereditária congênita, também conhecida como retinosquise juvenil ligada ao cromossomo X, é uma distrofia vitreorretiniana bilateral que possui uma idade bimodal de apresentação. O primeiro

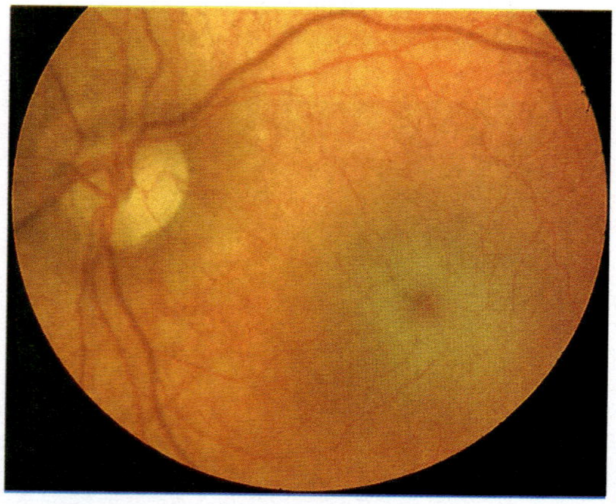

Figura 648.5 **Mácula em vermelho-cereja observada em caso de doença de Tay-Sachs.** Como a região parafoveal possui muitas células ganglionares na retina e nenhuma na fóvea, a fóvea mantém sua cor vermelho-alaranjada, mas é circundada por uma retina esbranquiçada. Isso produz a mácula em vermelho-cereja. (*De Cheng KP, Biglan AW: Ophthalmology. Em Zitelli BJ, McIntire S, Nowalk AJ, editors: Zitelli and Davis' atlas of pediatric physical diagnosis, ed 6, Philadelphia, 2012, Saunders. Fig 19.102.*)

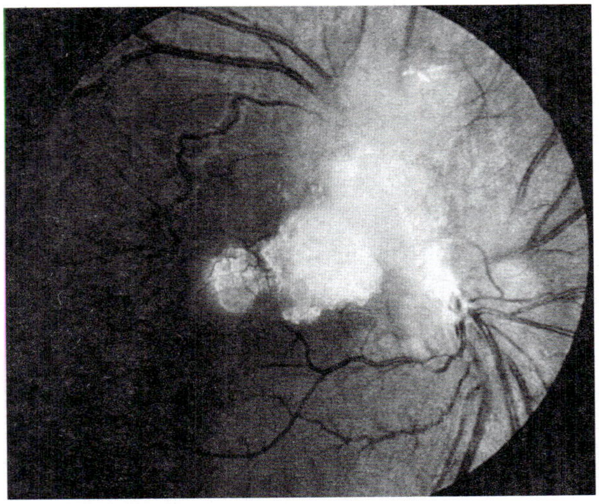

Figura 648.6 Facoma retiniano em esclerose tuberosa.

grupo apresenta estrabismo e nistagmo em uma idade média de um 1,5 a 2 anos e é o grupo afetado com mais gravidade. O segundo grupo apresenta sintomas de baixa visão entre 6 e 7 anos de idade. A retinosquise é caracterizada pela separação da retina em camadas interna e externa. O achado oftalmoscópico usual em pacientes do sexo masculino é uma elevação da camada interna da retina, mais comumente no quadrante temporal inferior do fundo do olho, frequentemente com orifícios redondos ou ovais visíveis na camada interna. A esquise foveal é basicamente patognomônica e é encontrada em quase 100% dos pacientes. À fundoscopia, a doença, nos primeiros estágios, se apresenta como pequenas estrias finas na membrana limitante interna. Essas estrias se irradiam para fora em uma configuração petaloide ou em formato de roda de carroça. Em alguns casos, ocorre descolamento da retina ou hemorragia vítrea.

O comprometimento visual varia de leve a grave; a acuidade visual pode piorar com a idade, mas com frequência, uma boa visão é preservada. Portadoras do sexo feminino são assintomáticas, mas estudos de ligação genética podem ser úteis para ajudar a detectar portadoras.

DESCOLAMENTO DE RETINA

Descolamento de retina é a separação das camadas externas da retina do EPR subjacente. Durante a embriogênese, a retina e o EPR estão, inicialmente, separados. Durante o desenvolvimento ocular, eles se juntam e são mantidos em oposição um ao outro por diversos mecanismos fisiológicos. Eventos patológicos que causam descolamento da retina retornam o conjunto retina–EPR ao seu antigo estado de separação. O descolamento pode ocorrer como uma anormalidade congênita, mas ele surge, mais comumente, em virtude de outras anormalidades oculares ou traumatismo. São descritos três tipos de descolamento e todos podem ocorrer em crianças. Os descolamentos regmatogênicos são resultantes de uma ruptura na retina que permite a entrada de fluido no espaço sub-retiniano. Nas crianças, eles geralmente são resultantes de trauma (como abuso infantil), mas podem ocorrer em decorrência de miopia ou ROP, ou depois de cirurgia de catarata congênita. Os descolamentos de retina tracionais ocorrem quando as membranas vitreorretinianas tracionam a retina. Eles podem ocorrer em casos de diabetes, doença falciforme e ROP. Descolamentos de retina exsudativos ocorrem quando o exsudato excede a absorção. Isso pode ser observado na doença de Coats, no retinoblastoma e nas inflamações oculares.

O sinal de apresentação do descolamento da retina em um bebê ou em uma criança pode ser perda da visão, estrabismo ou nistagmo secundário, ou leucocoria (reflexo pupilar branco). Além do exame direto do olho, podem ser necessários estudos especiais para o diagnóstico, como ultrassonografia e neuroimagem (TC, RNM) para o estabelecimento da causa do descolamento e o tratamento apropriado. O tratamento imediato é essencial para a possibilidade de preservação da visão.

DOENÇA DE COATS

Essa retinopatia exsudativa de causa não hereditária desconhecida é caracterizada por telangiectasia dos vasos retinianos com extravasamento de plasma, formando exsudatos intrarretinianos e sub-retinianos, e por hemorragias retinianas e descolamento (Figura 648.7). O quadro geralmente é unilateral. A doença afeta predominantemente meninos, geralmente surgindo na primeira década de vida. A condição não é familiar e, na maioria das vezes, ocorre em crianças saudáveis. Os sinais de apresentação mais frequentes são embaçamento da visão, leucocoria e estrabismo. Podem ocorrer rubeose da íris, glaucoma e catarata. O **tratamento** com fotocoagulação ou crioterapia pode ser útil.

VITREORRETINOPATIA EXSUDATIVA FAMILIAR

Essa desordem vascular retiniana progressiva tem causa desconhecida, mas os achados clínicos e angiográficos sugerem uma aberração do desenvolvimento vascular. Ausência de vasos da retina periférica temporal é um achado significativo na maioria dos casos, com a interrupção abrupta da rede capilar da retina na região do equador. A zona avascular frequentemente tem um padrão em forma de V ou cunha no meridiano temporal. Pode ser encontrada proliferação glial ou atrofia retinocoroidal bem acentuada na zona avascular. Ocorrem ramificação excessiva das artérias e veias da retina, dilatação dos capilares, formação de *shunts* arteriovenosos, neovascularização e extravasamento dos vasos retinianos da área vascularizada mais distante da retina. Geralmente, estão presentes aderências vitreorretinianas na margem periférica da retina vascularizada. Tração da retina e deslocamento temporário da mácula, dobras retinianas falciformes e descolamento da retina são comuns. Podem ocorrer exsudatos intrarretinianos ou sub-retinianos, hemorragias da retina e hemorragia vítrea recorrentes. Os pacientes também podem desenvolver catarata e glaucoma. A baixa visual ocorre em graus de gravidade variados. O quadro geralmente é bilateral. A vitreorretinopatia exsudativa familiar (FEVR) geralmente é uma doença autossômica dominante com penetrância incompleta. Os membros da família assintomáticos muitas vezes apresentam uma zona avascular na retina periférica.

Os achados da FEVR podem ser semelhantes aos da ROP nos estágios cicatriciais. Porém, ao contrário da ROP, a neovascularização da FEVR aparentemente se desenvolve anos após o nascimento, e a maioria dos pacientes com FEVR não têm histórico de prematuridade, oxigenoterapia, lesão ou infecção pré-natal ou pós-natal, ou anormalidades do desenvolvimento. A FEVR também deve ser diferenciada da doença de Coats, de angiomatose da retina e de uveíte periférica além de outras desordens do segmento posterior.

RETINOPATIA HIPERTENSIVA

Nos estágios iniciais de hipertensão, não são observadas alterações na retina. Os primeiros sinais no fundo do olho geralmente são constrição generalizada e estreitamento irregular das arteríolas. Outras alterações

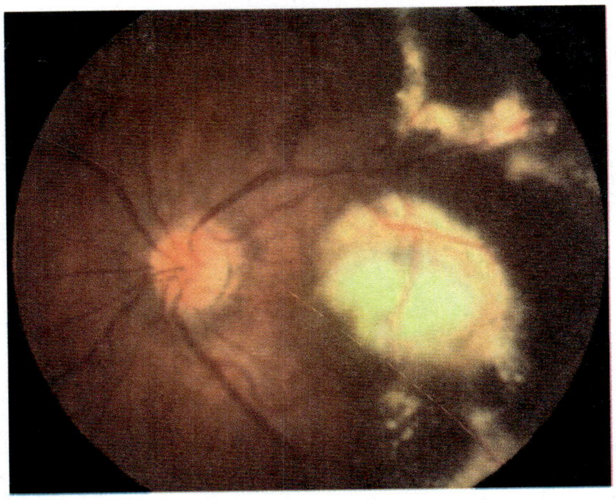

Figura 648.7 Doença de Coats com exsudação retiniana maciça.

incluem edema da retina, hemorragias em chama de vela, manchas algodonosas (infartos da camada de fibras nervosas da retina) e papiledema (Figura 648.8). Essas alterações são reversíveis se for possível controlar a hipertensão nos estágios iniciais. Porém, na hipertensão de longa duração, poderão ocorrer alterações irreversíveis. O espessamento das paredes dos vasos pode produzir uma aparência de fios de prata ou cobre. Alterações hipertensivas da retina em uma criança devem alertar o médico quanto a possibilidade de doença renal, feocromocitoma, doença do colágeno e distúrbios cardiovasculares, particularmente coarctação da aorta.

RETINOPATIA DIABÉTICA

As alterações da retina associadas ao diabetes melito são classificadas como não proliferativas ou proliferativas. A retinopatia diabética não proliferativa é caracterizada por microaneurismas da retina, dilatação venosa, hemorragias da retina e exsudatos duros. Os microaneurismas têm a aparência de pequenos pontos vermelhos. As hemorragias podem ser do tipo ponto e borrão, representando sangramento intrarretiniano profundo e o tipo em lascas ou em chama de vela, envolvendo a camada superficial de fibras nervosas. Os exsudatos tendem a ser profundos e ceráceos. Também podem ocorrer infartos das fibras nervosas superficiais, denominados corpos citoides ou manchas algodonosas, assim como de edema da retina. Esses sinais podem aumentar e diminuir. Eles são observados principalmente no polo posterior, em torno do disco e da mácula ou dentro dos limites da oftalmoscopia direta. O comprometimento da mácula pode causar diminuição da visão.

Retinopatia proliferativa, forma mais grave, é caracterizada por neovascularização e proliferação de tecido fibrovascular na retina, estendendo-se até o vítreo. A neovascularização pode ocorrer no disco óptico, em outro local da retina ou da íris e no ângulo da câmara anterior (ou rubeosis iridis) (Figura 648.9). Tração sobre esses neovasos causa hemorragia e, por fim, fibrose. As complicações da retinopatia diabética proliferativa que ameaçam a visão são hemorragias da retina e do vítreo, fibrose, tração e descolamento da retina. A neovascularização da íris pode causar glaucoma secundário, se não ocorrer o tratamento imediato.

A retinopatia diabética envolve a alteração e a não perfusão dos capilares da retina, isquemia da retina e neovascularização, mas sua patogênese ainda não está completamente conhecida, tanto em termos de localização do mecanismo patogênico primário (vasos da retina ou tecido neuronal ou glial adjacente), quanto aos fatores biomecânicos específicos envolvidos. Quanto maior o grau de controle metabólico a longo prazo, menor o risco de retinopatia diabética.

Clinicamente, a prevalência e a evolução da retinopatia estão associadas à idade do paciente e à duração da doença. Alterações microvasculares detectáveis são raras em crianças antes da puberdade e a prevalência da retinopatia aumenta significativamente após esse período, especialmente após os 15 anos. A incidência de retinopatia é baixa durante os primeiros 5 anos de doença e aumenta progressivamente em seguida, se tornando substancial após os dez anos, com risco elevado de deficiência visual ocorre após os 15 anos.

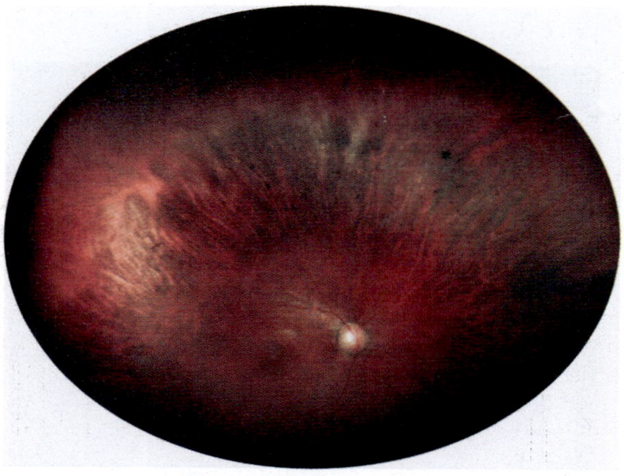

Figura 648.8 Retinopatia hipertensiva com arteríolas estreitadas cujas paredes esclerosadas criam a aparência de um chanfro quando as arteríolas cruzam as vênulas. (*De Yanoff M, Duker JS, editors: Ophthalmology. Philadelphia, 2009, Mosby Elsevier.*)

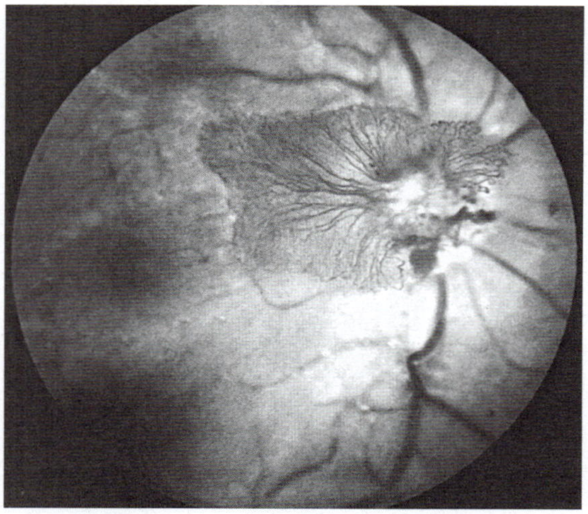

Figura 648.9 Retinopatia diabética proliferativa com neovascularização do disco.

Foram propostas diretrizes para o exame oftalmológico pela American Academy of Pediatrics. É recomendado um exame inicial aos 9 anos se o diabetes for inadequadamente controlado. Se o diabetes for bem controlado, será recomendado um exame inicial 3 anos após a puberdade, com acompanhamento anual.

Além da retinopatia, pacientes com diabetes juvenil podem desenvolver neuropatia óptica, caracterizada por edema do disco e embaçamento da visão. Pacientes com diabetes também podem desenvolver catarata, mesmo em estágio inicial, às vezes com rápida evolução.

Tratamento

O edema macular é a principal causa de perda visual em indivíduos diabéticos. Pode ser usada fotocoagulação para diminuir o risco de perda de visão contínua em pacientes com edema macular.

A retinopatia proliferativa causa a perda de visão mais grave e pode causar cegueira e até mesmo a perda do olho. Pacientes com doença proliferativa e os que apresentam determinadas características de risco elevado devem ser submetidos a panfotocoagulação retiniana para preservar a visão central. A neovascularização da íris também é tratada com panfotocoagulação retiniana para interromper o desenvolvimento de glaucoma neovascular.

Vitrectomia e outras cirurgias intraoculares podem ser necessárias em pacientes com hemorragia vítrea sem resolução ou descolamento tracional de retina. O valor dos avanços tecnológicos, como bombas de infusão de insulina e transplantes de pâncreas, para a prevenção de complicações oftalmológicas, está sob investigação. (ver Capítulo 607).

ENDOCARDITE BACTERIANA SUBAGUDA

Em alguma ocasião durante a doença, ocorre a presença de retinopatia em aproximadamente 40% dos casos de endocardite bacteriana subaguda. A lesão inclui hemorragias, hemorragias com centros brancos (manchas de Roth), papiledema e, raramente, oclusão embólica da artéria central da retina (Figura 648.10).

DOENÇAS DO SANGUE

Nas anemias primárias e secundárias, pode ocorrer retinopatia na forma de hemorragias e manchas algodonosas. A visão poderá ser afetada se a hemorragia ocorrer na área macular. As hemorragias podem ser leves e plumosas ou densas e pré-retinianas. Na Policitemia Vera, as veias da retina são escuras, dilatadas e tortuosas. Hemorragias da retina, edema retiniano e papiledema podem ser observados. Na leucemia, as veias são caracteristicamente dilatadas, com constrições em formato

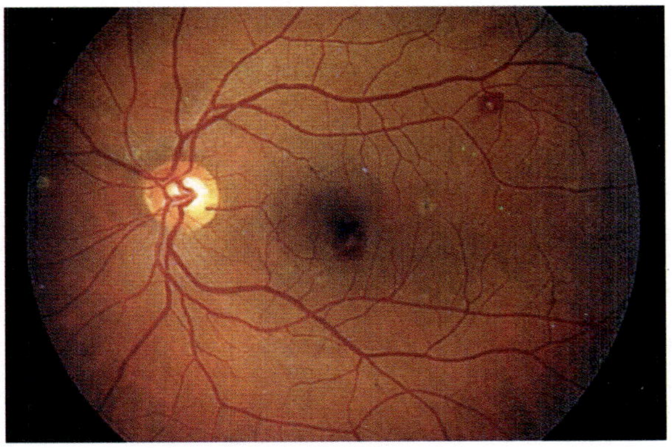

Figura 648.10 Manchas de Roth. Múltiplas hemorragias com centros brancos em homem com endocardite bacteriana subaguda recorrente. As hemorragias com centros brancos também são observadas na leucemia e no diabetes. As pequenas cicatrizes brancas provavelmente são resíduos de episódios anteriores. (*De Goldman L, Schafer AI, editors: Goldman-Cecil Medicine, ed 25, Philadelphia, 2016, Elsevier/Saunders. Fig 423.28, p. 2569.*)

de salsicha. Hemorragias, particularmente hemorragias com centros brancos e exsudatos, são comuns durante o estágio agudo. Nas doenças falciformes, as alterações do fundo do olho incluem tortuosidade vascular, oclusões arteriais e venosas, "placas de cor salmão", depósitos refrativos, lesões pigmentadas, anastomoses arteriovenosas e neovascularização (com formações do tipo "corais moles"), às vezes ocasionando hemorragia vítrea e descolamento de retina. Indivíduos com doença falcêmica na forma SC ou S beta talassemia apresentam risco mais elevado de desenvolver retinopatia do que os que apresentam doença homozigótica da hemoglobina S. Acredita-se que o estado mais anêmico dos pacientes com doença homozigótica da hemoglobina S ofereça proteção contra oclusões vasculares na retina.

RETINOPATIA RELACIONADA A TRAUMATISMOS

Alterações retinianas podem ocorrer em pacientes que sofrem traumatismo em outras partes do corpo. A ocorrência de hemorragias retinianas em bebês que sofreram abuso físico é bem documentada (Figura 648.11; Capítulo 16). Hemorragias retinianas, sub-retinianas, sub-hialóideas e vítreas foram descritas em bebês e crianças pequenas com neurotraumas infligidos. Muitas vezes não existem sinais de traumatismotismo direto no olho, na região periocular ou na cabeça. Esses casos podem ser resultantes de sacudidelas violentas no bebê, podendo levar a dano permanente na retina.

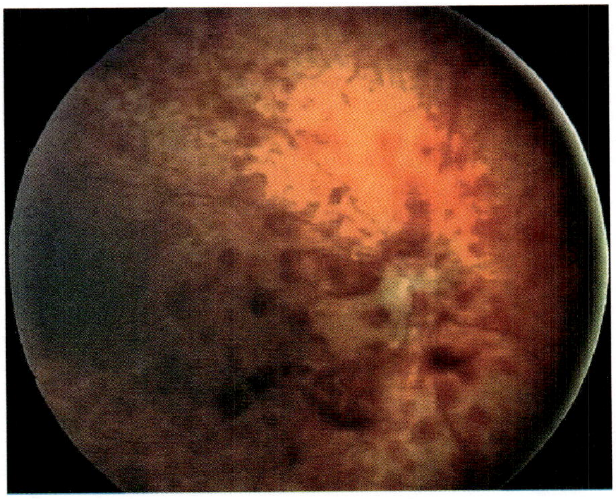

Figura 648.11 Síndrome do bebê sacudido (neurotrauma infligido). Incontáveis hemorragias da retina em múltiplas camadas na direção da extrema periferia.

Em pacientes com grave traumatismo cranioencefálico ou compressão torácica, pode ocorrer uma angiopatia retiniana traumática, conhecida como **retinopatia de Purtscher**. É caracterizada por hemorragia retiniana, manchas algodonosas, possível edema do disco e diminuição da visão. A patogênese não é clara, mas há evidências de obstrução arteriolar nessa condição. Também pode ocorrer um quadro de fundo de olho semelhante ao da retinopatia de Purtscher (Purtscher-like) em várias situações não traumáticas, como pancreatite aguda, lúpus eritematoso e o parto. **Canetas a *laser*** podem produzir perda da visão com achados variáveis, dependendo da área da retina exposta à radiação não ionizante.

FIBRAS NERVOSAS MIELINIZADAS

A mielinização das fibras do nervo óptico normalmente terminam no nível do disco. em alguns indivíduos, porém a mielinização ectópica se estende para as fibras nervosas da retina. A doença é mais comumente observada em regiões adjacentes ao disco, embora áreas mais periféricas da retina possam estar envolvidas. A imagem oftalmoscópica característica é uma placa focal branca com uma borda plumosa ou com a aparência de uma pincelada. Como a mácula geralmente não é afetada, o prognóstico visual é bom. Um defeito visual relativo ou absoluto correspondente a regiões de mielinização ectópica geralmente é a única anormalidade ocular associada. Um comprometimento unilateral extenso, no entanto, está associado à miopia ipsilateral, ambliopia e estrabismo. Se estiverem presentes miopia alta e ambliopia unilaterais, deverão ser instituídas correção óptica e terapia de oclusão. Por motivos desconhecidos, a doença é mais comumente encontrada em pacientes com disostose craniofacial, oxicefalia, neurofibromatose e síndrome de Down.

COLOBOMA DO FUNDO DO OLHO

O termo coloboma descreve um defeito, como uma abertura, incisura, fissura ou orifício. O coloboma de fundo de olho típico é resultante de defeito no fechamento da fissura embrionária, que origina uma abertura na retina, EPR e coroide, expondo, dessa maneira, a esclera subjacente. O defeito pode ser extenso, envolvendo o nervo óptico, o corpo ciliar, a íris e até mesmo o cristalino, ou pode estar localizado em uma ou mais partes da fissura. A aparência usual é a de uma área branca em forma de cunha bem circunscrita, que se estende inferonasalmente abaixo do disco, às vezes incluindo ou envolvendo o disco. Em alguns casos, ocorre ectasia ou formação de cisto na região do defeito. Podem surgir defeitos colobomatosos menos extensos, como perfurações coriorretinianas focais simples ou múltiplas ou pigmentação anormal do fundo do olho na linha da fissura embrionária. Colobomas podem ocorrer em um ou em ambos os olhos. A alteração do campo visual geralmente corresponde ao defeito coriorretiniano. A acuidade visual pode estar particularmente diminuída, se o defeito envolver o disco ou a mácula.

Colobomas do fundo do olho podem ocorrer isoladamente como defeitos esporádicos ou como condição hereditária. Anormalidades colobomatosas isoladas são comumente resultantes de herança autossômica dominante com penetrância e expressividade altamente variáveis. Os familiares dos pacientes afetados devem receber aconselhamento genético adequado. Os colobomas também podem estar associados a algumas anormalidades, como microftalmia, glioneuroma do olho, ciclopia ou encefalocele. Eles ocorrem em crianças com diversas desordens cromossômicas, incluindo trissomias dos cromossomos 13 e 18, triploidia, síndrome do olho de gato e 4 p–. Colobomas oculares também ocorrem em muitas doenças multissistêmicas, incluindo a associação CHARGE (*C*, coloboma; *H*, cardiopatia [heart disease]; *A*, atresia de coanas; *R*, retardo no crescimento e desenvolvimento e/ou anomalias do sistema nervoso central; *G*, anomalias genéticas [genetic anomalies] e/ou hipogonadismo; *E*, anomalias auditivas [ear anomalies] e/ou surdez); síndromes de Joubert, Aicardi, Meckel, Warburg e Rubinstein-Taybi; nevo sebáceo linear; síndromes de microftalmia de Goldenhar e Lenz; e hipoplasia dérmica focal de Goltz.

A bibliografia está disponível no GEN-io.

Capítulo 649

Anormalidades do Nervo Óptico

Scott E. Olitsky e Justin D. Marsh

APLASIA DO NERVO ÓPTICO

Essa rara anomalia congênita é tipicamente unilateral. O nervo óptico, as células ganglionares da retina e os vasos sanguíneos da retina estão ausentes. Uma bainha vestigial dural geralmente se conecta à esclera em uma posição normal, mas nenhum tecido neural está presente na bainha. A aplasia do nervo óptico típica ocorre esporadicamente em uma pessoa de outra forma saudável.

HIPOPLASIA DO NERVO ÓPTICO

A hipoplasia do nervo óptico é uma condição não progressiva caracterizada por um número abaixo da média de axônios do nervo óptico com elementos mesodérmicos normais e tecido glial de suporte. Em casos típicos, a cabeça do nervo é pequena e pálida, com uma aréola peripapilar pálida ou sinal do duplo anel (Figura 649.1).

Essa anomalia está associada a defeitos da visão e do campo visual com gravidade variável, variando da cegueira à visão normal ou quase normal. Pode estar associada a anomalias sistêmicas que mais comumente envolvem o sistema nervoso central (SNC). Defeitos variados do CNS, tais como a hidroanencefalia ou a anencefalia ou lesões mais focais compatíveis com o desenvolvimento continuado podem acompanhar a hipoplasia do nervo óptico, mas a hipoplasia do nervo óptico unilateral ou bilateral pode ser encontrada sem quaisquer defeitos concomitantes.

A hipoplasia do nervo óptico é a principal característica da **displasia septo-óptica de Morsier**, uma desordem do desenvolvimento caracterizada pela associação de anomalias das estruturas da linha média do cérebro à hipoplasia dos nervos ópticos, do quiasma óptico e dos tratos ópticos; são tipicamente observadas a agenesia do septo pelúcido, a agenesia parcial ou completa do corpo caloso e a malformação do fórnice, com uma grande cisterna quiasmática. Os pacientes podem ter anormalidades hipotalâmicas e defeitos endócrinos que variam de pan-hipopituitarismo até deficiência isolada do hormônio do crescimento, hipotireoidismo ou diabetes insípido. Hipoglicemia neonatal e convulsões são importantes sinais apresentados por bebês afetados.

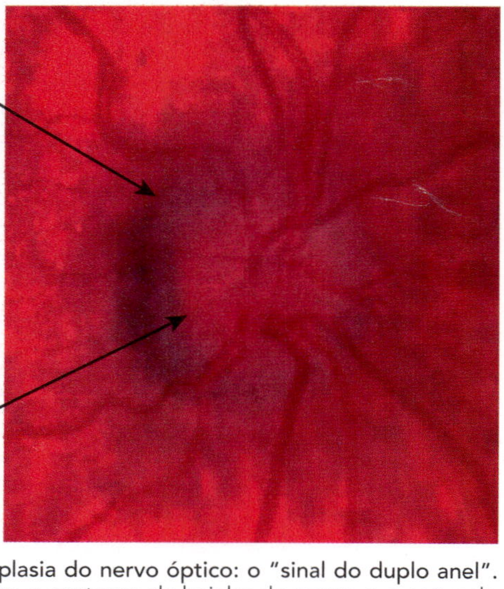

Figura 649.1 Hipoplasia do nervo óptico: o "sinal do duplo anel". O primeiro anel mostra o contorno da bainha do nervo, e o segundo anel é formado pelo contorno real do nervo óptico. (*De Martin RJ, Fanaroff AA, Walsh MC, editores: Fanaroff & Martin's medicina neonatal-perinatal, ed. 10, Philadelphia, 2015, Elsevier. Fig 103.24, p. 1753.*)

A ressonância magnética é o exame de escolha para avaliar anormalidades do SNC em pacientes com hipoplasia do nervo óptico. Durante a ressonância magnética, atenção especial deve ser direcionada ao infundíbulo hipofisário, onde a ectopia da hipófise posterior pode ser encontrada. A ectopia da hipófise posterior aparece na ressonância magnética como uma ausência do infundíbulo hipofisário com um ponto brilhante anormal na área superior do infundíbulo. Essa anormalidade está presente em aproximadamente 15% dos pacientes e sugere uma deficiência hormonal da hipófise posterior, exigindo avaliação endocrinológica adicional. A função endócrina deve ser observada de perto em pacientes com hipoplasia do nervo óptico. A causa da hipoplasia do nervo óptico ainda não está elucidada.

Crianças com **leucomalácia periventricular** apresentam uma forma incomum de hipoplasia do nervo óptico. O nervo óptico apresenta uma grande escavação dentro de um disco óptico de tamanho normal. Essa forma de hipoplasia do nervo óptico ocorre secundariamente à degeneração transsináptica dos axônios ópticos causada pela lesão bilateral primária na radiação óptica (leucomalácia periventricular).

COLOBOMA DO NERVO ÓPTICO

Os colobomas do nervo óptico podem ser uni ou bilaterais. A acuidade visual pode variar de normal a cegueira completa. O coloboma se desenvolve secundariamente ao fechamento incompleto da fissura embrionária. O defeito pode produzir uma escavação parcial ou total do disco óptico (Figura 649.2). Colobomas coriorretinianos e da íris também podem ocorrer. Colobomas do nervo óptico podem ser observados em um grande número de anormalidades oculares e sistêmicas, incluindo a síndrome CHARGE (C, coloboma; H, doença cardíaca; A, atresia das coanas; R, crescimento e desenvolvimento retardado e/ou anomalias do SNC; G, anomalias genéticas e/ou hipogonadismo; E, anomalias do ouvido e/ou surdez).

SÍNDROME DE MORNING GLORY

Esse termo descreve uma malformação congênita do nervo óptico caracterizado por um disco alargado, escavado e em forma de funil com o bordo elevado que se assemelha à flor glória da manhã. Tecido glial branco está presente na parte central do disco (Figura 649.3). Os vasos da retina são anormais e aparecem na periferia do disco, passando sobre o elevado bordo rosa em formato radial. Mancha pigmentar da região peripapilar é geralmente observada. A maioria dos casos é unilateral. As mulheres são duas vezes mais afetadas que os homens. Geralmente, a acuidade visual é severamente reduzida. A síndrome de Morning Glory do disco tem sido associada à encefalocele basal em pacientes com anomalias mesofaciais. Anormalidades da circulação carotídea também podem ser observadas em pacientes com síndrome de Morning Glory. A doença de Moyamoya é um achado associado bem descrito.

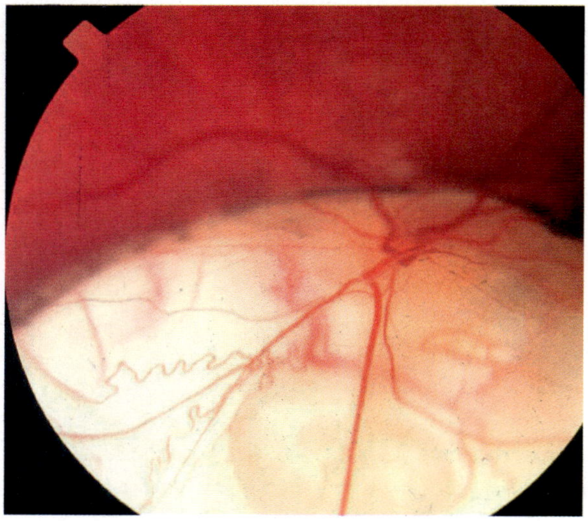

Figura 649.2 Coloboma do nervo óptico.

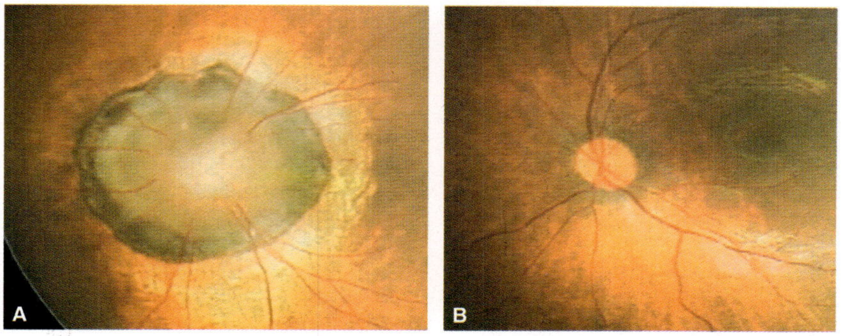

Figura 649.3 **A.** Anomalia Morning Glory do disco. O defeito se parece com uma flor glória da manhã totalmente aberta. **B.** Aparência normal da fotografia em escala do fundo. (*De Martin RJ, Fanaroff AA, Walsh MC, editores: Fanaroff & Martin's Neonatal-Perinatal Medicine, ed 10, Philadelphia, 2015, Elsevier. Fig 103.25, p. 1754.*)

DISCO INCLINADO

Nessa anomalia congênita, o eixo vertical do disco óptico está direcionado obliquamente, de modo que a porção temporal superior da cabeça do nervo é mais proeminente e anterior que a porção nasal inferior do disco. Os vasos da retina emergem preferencialmente da porção temporal superior do disco em relação à porção nasal. Observa-se frequentemente um crescente peripapilar ou cone. Defeitos de campo visual e astigmatismo miópico podem ser encontrados. O reconhecimento clínico da síndrome do disco inclinado é importante para evitar confusão dos sinais do disco e do campo visual com os de papiledema e tumor intracraniano.

DRUSAS DO NERVO ÓPTICO

Acredita-se que esses corpos globulares acelulares surjam de derivados axoplasmáticos de fibras nervosas em desintegração. As drusas podem estar enterradas dentro do nervo óptico, produzindo a elevação da cabeça do nervo óptico (que pode ser confundida com papiledema), ou elas podem estar parcialmente ou totalmente expostas, aparecendo como corpos refráteis na superfície do disco. Defeitos de campo visual e hemorragias espontâneas da camada de fibras nervosas na região peripapilar pode ocorrer em associação com as drusas. As drusas podem ocorrer como uma condição autossômica dominante. A ultrassonografia B-Scan pode ajudar a identificar positivamente drusas suspeitas no exame clínico oftalmológico (Figura 649.4).

PAPILEDEMA

O termo ***papiledema*** é reservado para descrever o inchaço da cabeça do nervo, secundário ao aumento da pressão intracraniana (PIC). Manifestações clínicas de papiledema incluem borramento edematoso das margens do disco, aumento ou elevação da cabeça do nervo, obliteração parcial ou completa da escavação, congestão capilar e hiperemia da cabeça do nervo, ingurgitamento generalizado das veias, perda da pulsação venosa espontânea, hemorragias na camada de fibras nervosas ao redor do disco e exsudatos peripapilares (Figura 608.2, no Capítulo 608). Em alguns casos, o edema se estende para a mácula

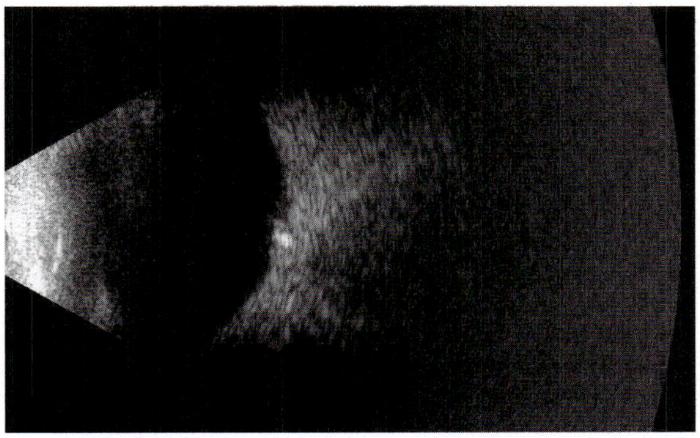

Figura 649.4 Drusas do nervo óptico observadas por ultrassonografia B-Scan.

podendo produzir uma figura em forma de leque ou estrela. Além disso, o enrugamento concêntrico retiniano peripapilar (linhas de Paton) pode ser observado. Obscurecimento transitório da visão pode ocorrer durante segundos e associado a mudanças posturais. A visão, contudo, é geralmente normal no papiledema agudo. Normalmente, quando a PIC é aliviada, o papiledema desaparece e o disco retorna a uma aparência normal ou quase normal de 6 a 8 semanas. Papiledema crônico sustentado ou aumento da PIC de longa duração não aliviada podem, no entanto, levar a danos permanentes nas fibras nervosas, a alterações atróficas do disco, a cicatrizes maculares e a comprometimento da visão.

A ***fisiopatologia*** do papiledema é provavelmente a seguinte: elevação da pressão do líquido cerebroespinal (LCE), elevação da pressão do LCE na bainha do nervo óptico, elevação da pressão tecidual no nervo óptico, estase do fluxo axoplasmático e edema das fibras nervosas na cabeça do nervo óptico, e alterações vasculares secundárias e sinais oftalmoscópicos característicos de estase venosa. Sinais neuroftálmicos associados ao aumento da PIC em bebês e crianças incluem paralisia do 6º par de nervo craniano e esotropia concomitante, retração da pálpebra, paresia de olhar para cima, desvio tônico para baixo dos olhos e nistagmo convergente.

As **etiologias** comuns de papiledema na infância são tumores intracranianos e hidrocefalia obstrutiva, hemorragia intracraniana, edema cerebral por traumatismo, meningoencefalite, encefalopatia tóxica e certas doenças metabólicas. Independentemente da causa, os sinais de aumento da PIC no disco óptico na primeira infância podem ocasionalmente ser modificados pela distensibilidade do crânio jovem. Na ausência de condições associadas ao fechamento precoce das suturas e obliteração precoce da fontanela (craniossinostose, doença de Crouzon e síndrome de Apert), bebês com PIC elevada podem não desenvolver papiledema.

O **diagnóstico diferencial** de papiledema inclui alterações estruturais do disco (pseudopapiledema, pseudoneurite, drusas e fibras nervosas mielinizadas), com as quais pode ser confundido, e o edema do disco da papilite associado a neurite óptica, além das alterações do disco por hipertensão e diabetes melito. A menos que a hemorragia retiniana ou edema envolva a área macular, a preservação de boa visão central e a ausência de defeito pupilar aferente (pupila de Marcus Gunn) ajudam a diferenciar o papiledema agudo do edema da cabeça do nervo óptico encontrado na neurite óptica aguda.

O papiledema é uma emergência neurológica. Ele pode ser acompanhado por outros sinais de aumento da PIC, incluindo dores de cabeça, náuseas e vômitos. A neuroimagem deve ser realizada; se massas intracranianas não forem detectadas, uma punção lombar e a determinação da pressão do LCE devem ser feitas a seguir.

NEURITE ÓPTICA

Trata-se de qualquer inflamação ou desmielinização do nervo óptico com concomitante comprometimento da função. O processo é geralmente agudo, com perda rápida e progressiva da visão. Pode ser uni ou bilateral. Dor ao movimento ou palpação do globo ocular pode preceder ou acompanhar o início dos sintomas visuais. Há diminuição da atividade visual, redução da visão de cores e da sensibilidade ao contraste, um defeito pupilar aferente relativo com mácula e retina periférica normais.

Quando a porção retrobulbar do nervo é afetada sem sinais oftalmoscopicamente visíveis de inflamação no disco, o termo *neurite óptica retrobulbar* é aplicado. Quando há evidência oftalmoscopicamente visível de inflamação da cabeça do nervo, o termo *papilite* ou *neurite óptica intraocular* é usado. Quando há envolvimento tanto da retina quanto da papila, o termo *neurorretinite óptica* é usado.

Na infância, a neurite óptica pode ocorrer como uma condição isolada ou como manifestação de uma doença neurológica ou sistêmica. A neurite óptica pode ser secundária a doenças inflamatórias (lúpus eritematoso sistêmico, sarcoidose, doença de Behçet, neurite óptica autoimune); a infecções (tuberculose, sífilis, doença de Lyme, meningite, encefalite viral, HIV ou doença pós-infecciosa); e a distúrbios tóxicos ou nutricionais (metanol, etambutol, deficiência de vitamina B_{12}). Ela pode indicar a existência de uma das várias doenças desmielinizantes da infância. (ver Capítulo 618). Embora um porcentual significativo de adultos que experimentam um episódio de neurite óptica eventualmente desenvolva outros sintomas associados a esclerose múltipla (EM), crianças pequenas com neurite óptica têm aparentemente menos risco (o risco de EM é de 19% em 20 anos). Características de alto risco sugestivas de EM incluem acuidade visual melhor que ausência de percepção de luz, dor periocular, nervo óptico de aparência agudamente normal, ausência de anormalidade da retina e ressonância magnética anormal sugerindo uma doença desmielinizante. Neurite óptica bilateral em crianças pode estar associada à encefalomielite disseminada aguda ou **neuromielite óptica** (**NMO ou doença de Devic**). A NMO é caracterizada por perda visual bilateral rápida e grave acompanhada por mielite transversa e paraplegia. O envolvimento do tronco encefálico e ocasionalmente do córtex pode ser observado na ressonância magnética. A imunoglobulina G específica para NMO (direcionada ao canal aquoso de aquaporina 4) é o teste diagnóstico de escolha para a síndrome de Devic. A neurite óptica também pode ser secundária a uma toxina ou droga exógena, como no envenenamento por chumbo ou como uma complicação do tratamento a longo prazo com altas doses de cloranfenicol ou vincristina. Extensa investigação neurológica e oftalmopediátrica, incluindo ressonância magnética e punção lombar, geralmente é necessária. A NMO idiopática está associada aos anticorpos antiaquaporina 4, também conhecidos como anticorpos NMO.

Na maioria dos casos de neurite óptica aguda, alguma melhora na visão começa dentro de 1 a 4 semanas após o início, e a visão pode voltar ao normal ou ao quase normal em semanas ou meses. O curso varia de acordo com a causa. Embora a visão central possa se recuperar totalmente, é comum encontrar defeitos permanentes da função visual em outras áreas (sensibilidade ao contraste, cor, percepção do brilho e do movimento). Recorrências podem ocorrer, mas não universalmente, em pacientes que irão desenvolver EM.

Um estudo de **tratamento** demonstrou que altas doses intravenosas de metilprednisolona podem ajudar a acelerar a recuperação visual em adultos jovens, e podem prevenir o desenvolvimento de EM em pessoas de risco. Não se sabe até que ponto os resultados do ensaio mencionado acima podem ser extrapolados para neurite óptica na infância.

NEUROPATIA ÓPTICA DE LEBER

Essa doença é caracterizada por uma perda repentina da visão central, ocorrendo nas 2ª e 3ª décadas de vida e afetando principalmente os jovens do sexo masculino. Uma microangiopatia telangiectásica peripapilar característica ocorre não apenas na fase pré-sintomática dos olhos envolvidos, mas também em um alto número de filhas assintomáticas. Hiperemia do disco e edema marcam a fase aguda da perda visual. Um olho geralmente é afetado antes do outro. A perda do campo visual e a visão de cores prejudicada também estão presentes. Com o tempo, atrofia óptica progressiva e perda de visão geralmente acontecem. A angiopatia tortuosa torna-se menos óbvia. Embora a função visual permaneça estável após a perda inicial generalizada, uma significativa e às vezes completa recuperação pode ocorrer em até 30% dos indivíduos afetados. A recuperação pode ocorrer anos ou décadas após o episódio inicial da perda aguda da visão. A angiopatia peripapilar, a falta de remissão a curto prazo e o grau de simetria servem para distinguir a maioria dos casos de doença de Leber da neurite óptica da EM.

A neuropatia óptica de Leber ocorre por herança materna e é causada por um DNA mitocondrial citoplasmático defeituoso. Múltiplas mutações pontuais no DNA mitocondrial que levam ao desenvolvimento do distúrbio foram encontradas. Devido à natureza mitocondrial do distúrbio, desordens dos músculos esquelético e cardíaco, incluindo anormalidades eletrocardiográficas, também podem ser encontradas em indivíduos afetados.

ATROFIA ÓPTICA

Esse termo denota degeneração dos axônios do nervo óptico, com concomitante perda de função. Os sinais oftalmoscópicos da atrofia óptica são palidez do disco e perda de substância da cabeça do nervo, às vezes com alargamento da escavação do disco. O defeito visual associado varia com a natureza e o local da doença ou lesão primária.

A atrofia óptica é a expressão comum de uma ampla variedade de processos patológicos congênitos ou adquiridos (Tabela 649.1). A causa pode ser traumática, inflamatória, degenerativa, neoplásica ou vascular; tumores intracranianos e hidrocefalia são as principais causas de atrofia óptica em crianças. Em alguns casos, a atrofia óptica progressiva é hereditária. A **atrofia óptica infantil de herança dominante** é um tipo heredodegenerativo relativamente leve que tende a progredir durante a infância e a adolescência. A **atrofia óptica congênita de herança autossômica recessiva** é uma condição rara que é evidente ao nascimento ou de desenvolvimento precoce; o defeito visual é geralmente profundo. A **atrofia óptica de Behr** é um tipo hereditário associado à hipertonia das extremidades, ao aumento dos reflexos tendinosos profundos, à ataxia cerebelar leve, a algum grau de deficiência mental e, possivelmente, oftalmoplegia externa. Essa desordem afeta principalmente meninos de 3 a 11 anos de idade.

Tabela 649.1 Causas da atrofia óptica infantil.

- Lesões intracranianas compressivas
- Distúrbios ósseos compressivos
- Craniossinostose
- Displasia fibrosa
- Hidrocefalia
- Atrofia óptica pós-papiledema
- Infecciosa
- Hereditária
- Neuropatia óptica hereditária de Leber
- Atrofia óptica dominante (Kjer)
- Atrofia óptica recessiva
- Atrofia óptica de Behr
- Síndrome de Wolfram (diabetes insípido, diabetes melito, atrofia óptica, surdez)
- Neuropatia óptica tóxica ou nutricional
- Hipoxia
- Traumatismo
- Neurite retrobulbar
- Neuropatia óptica por radiação
- Síndromes paraneoplásicas
- Doenças neurodegenerativas com atrofia óptica
- Doença de Krabbe
- Doença de Canavan
- Doença de Leigh
- Encefalomiopatia mitocondrial, acidose láctica e acidente vascular encefálico (MELAS) como episódios
- Adrenoleucodistrofia neonatal
- Leucodistrofia metacrômica
- Síndrome de Riley-Day
- Acidose láctica
- Degeneração espinocerebelar
- Mucopolissacaridose
- Distúrbios oculares
- Glaucoma
- Doença retiniana
- Doença vascular
- Uveíte
- Hipoplasia do nervo óptico

De Martin RJ, Fanaroff AA, Walsh MC, editors: Fanaroff & Martin's Neonatal-Perinatal Medicine, ed 10, Philadelphia, 2015, Elsevier. Box 103.5.

Algumas formas de atrofia óptica heredodegenerativas estão associadas à perda auditiva neurossensorial, como pode ocorrer em algumas crianças com diabetes melito juvenil (dependente de insulina). Na ausência de uma causa óbvia, a atrofia óptica em um bebê ou criança justifica extensa investigação etiológica.

GLIOMA DO NERVO ÓPTICO

O glioma do nervo óptico, mais apropriadamente chamado de **astrocitoma pilocítico juvenil**, é o tumor mais frequente do nervo óptico na infância. Esse tumor neuroglial pode se desenvolver nas regiões intraorbitária, intracanalicular ou intracraniana do nervo; o quiasma está frequentemente envolvido.

O tumor é um hamartoma citologicamente benigno que é geralmente estacionário ou de progressão lenta. As principais manifestações clínicas quando o tumor ocorre na porção intraorbitária do nervo são perda de visão unilateral, proptose e desvio do olho; atrofia óptica ou congestão da cabeça do nervo óptico podem ocorrer. O envolvimento quiasmático pode ser acompanhado por defeitos da visão e do campo visual (muitas vezes hemianopia bitemporal), aumento da PIC, papiledema ou atrofia óptica, disfunção hipotalâmica, disfunção hipofisária e, às vezes, nistagmo ou estrabismo. Astrocitomas pilocíticos juvenis ocorrem com frequência aumentada em pacientes com neurofibromatose (ver Capítulo 614.1).

O **tratamento** dos gliomas das vias ópticas é controverso. A melhor conduta é geralmente a observação periódica com exames radiológicos seriados (de preferência ressonância magnética). Apenas os gliomas do nervo óptico sintomáticos e radiologicamente progressivos requerem forte consideração para o tratamento. Se um paciente tem proptose com perda completa ou quase completa da visão do olho afetado, a remoção cirúrgica pode ser apropriada quando o tumor está confinado às porções intraorbital, intracanalicular ou pré-quiasmática do nervo. Quando o quiasma está envolvido, a ressecção geralmente não é indicada e radiação e quimioterapia podem ser necessárias.

NEUROPATIAS ÓPTICAS TRAUMÁTICAS

Lesão no nervo óptico pode resultar tanto de traumatismo direto quanto indireto. O traumatismo direto no nervo óptico é resultado de uma lesão penetrante da órbita com transecção ou contusão do nervo. Traumatismo contuso na órbita também pode levar a perda visual grave se a força do traumatismo for transmitida ao canal óptico e causar o rompimento do suprimento sanguíneo da porção intracanalicular do nervo. O tratamento com altas doses de corticosteroides não se mostrou eficaz; há evidências que regimes semelhantes envolvem um risco relativo aumentado de morte quando são administrados a pacientes que tiveram ferimentos significativos na cabeça.

A bibliografia está disponível no GEN-io.

Capítulo 650
Glaucoma da Infância

Scott E. Olitsky e Justin D. Marsh

Glaucoma é um termo geral usado para indicar lesões no nervo óptico com perda do campo visual, relacionadas à pressão elevada no interior do olho ou causadas por ela. É classificado de acordo com a idade do indivíduo afetado na apresentação clínica e com a associação a outras condições oculares ou sistêmicas. O glaucoma que surge nos primeiros 3 anos de vida é denominado glaucoma infantil (congênito), já o que surge entre os 3 e os 30 anos é denominado glaucoma juvenil.

O glaucoma primário indica que a causa é uma anomalia isolada do mecanismo de drenagem do olho (malha trabecular). Mais de 50% dos casos infantis são glaucomas primários. No glaucoma secundário, outras anormalidades oculares ou sistêmicas estão associadas, mesmo que também haja um defeito semelhante do desenvolvimento da malha trabecular. O glaucoma infantil primário ocorre com uma incidência de 0,03% (Tabela 650.1).

MANIFESTAÇÕES CLÍNICAS

Os sintomas de glaucoma infantil incluem a tríade clássica de epífora (lacrimejamento), fotofobia (sensibilidade à luz) e blefaroespasmo (contrações involuntárias das pálpebras; Figura 650.1). Cada um desses sintomas pode ser atribuído à irritação da córnea. Somente cerca de 30% dos bebês afetados demonstram o clássico complexo de sintomas. Os sinais do glaucoma incluem edema da córnea, aumento ocular e da córnea e injeção conjuntival (Figura 650.2).

A esclera e a córnea são mais elásticas na primeira infância do que em fases posteriores da vida. Um aumento na pressão intraocular (PIO), portanto, leva à expansão do globo ocular, incluindo a córnea, e ao desenvolvimento de buftalmo ("olho de boi"). Se a córnea continuar a aumentar de tamanho, surgirão rupturas na membrana basal do endotélio (a membrana de Descemet), e provocará cicatrizes permanentes nela. Essas rupturas na membrana de Descemet (estrias de Haab) são visíveis na forma de linhas edematosas horizontais que se cruzam ou se curvam em torno da área central da córnea. Elas raramente ocorrem após os 3 anos de idade ou em córneas com diâmetro < 12 mm. A córnea também se torna edematosa e turva, com aumento da PIO. O edema da córnea causa lacrimejamento e fotofobia. Se qualquer um desses sinais ou sintomas estiver presente, deverá ser considerada a hipótese de glaucoma em uma criança com suspeita de obstrução do ducto nasolacrimal.

Em crianças com glaucoma unilateral, os sintomas são percebidos mais precocemente, por conta da assimetria do tamanho da córnea entre os olhos. Quando a doença é bilateral, os pais podem não identificar o aumento no tamanho das córneas. Muitos pais consideram olhos grandes um atrativo e não procuram ajuda até o surgimento de outros sintomas.

A escavação da cabeça do nervo óptico é detectada por exame oftalmológico. O nervo óptico de um bebê é facilmente distendido pela pressão excessiva. Ocorre imediatamente escavação profunda da região central, que pode regredir com a normalização da pressão.

Alguns bebês e crianças com glaucoma de início precoce possuem uma malformação mais extensa do segmento anterior do olho. As neurocristopatias abrangem um espectro de doenças relacionadas ao desenvolvimento embriológico anormal do segmento anterior. Elas geralmente são bilaterais e podem incluir anormalidades da íris, córnea e cristalino. Outras anomalias oculares que podem estar associadas ao glaucoma em bebês e crianças são a aniridia, a catarata, a esferofacia e a ectopia lentis. O glaucoma também pode se desenvolver secundariamente ao vítreo primário hiperplásico persistente ou retinopatia da prematuridade.

Traumatismo, hemorragia intraocular, doença inflamatória ocular e tumor intraocular também são causas importantes de glaucoma na população infantil. As doenças sistêmicas associadas ao glaucoma em bebês e crianças são a síndrome de Sturge-Weber (ver Capítulo 614.3), neurofibromatose (ver Capítulo 614.1), síndrome de Lowe, síndrome de Marfan (ver Capítulo 722), rubéola congênita (ver Capítulos 131 e 274) e várias síndromes cromossômicas (ver Capítulo 98).

O glaucoma frequentemente ocorre em crianças com histórico de catarata congênita e pode se desenvolver em até 25% das crianças que foram submetidas à cirurgia de catarata no início da vida. A causa do glaucoma afácico não é conhecida, mas acredita-se que a doença seja resultante de uma deformidade da câmara anterior coexistente. Crianças tratadas para catarata devem ser rigorosamente monitoradas quanto a essa complicação, que pode constituir uma grave ameaça à visão.

DIAGNÓSTICO E TRATAMENTO

O diagnóstico do glaucoma infantil é feito com o reconhecimento dos sinais e sintomas. Após o estabelecimento do diagnóstico, o tratamento é iniciado de imediato. Ao contrário do glaucoma em adultos, no qual a medicação muitas vezes é a primeira linha de tratamento, no glaucoma congênito o tratamento é essencialmente cirúrgico. Os procedimentos usados para tratamento de glaucoma em crianças incluem cirurgia para estabelecer um ângulo mais normal da câmara anterior (goniotomia e trabeculotomia), para criar uma nova via de drenagem do humor

Tabela 650.1 Glaucomas da infância primários e secundários.

I. GLAUCOMAS PRIMÁRIOS

A. Glaucoma de ângulo aberto congênito
 1. Congênito
 2. Infantil
 3. Reconhecido tardiamente

B. Glaucoma juvenil autossômico dominante

C. Glaucoma primário de fechamento angular

D. Associado a anormalidades sistêmicas
 1. Síndrome de Sturge-Weber
 2. Neurofibromatose tipo 1 (NF-1)
 3. Síndrome de Stickler
 4. Síndrome oculocerebrorrenal (síndrome de Lowe)
 5. Síndrome de Rieger
 6. Síndrome hepatocerebrorrenal
 7. Síndrome de Marfan
 8. Síndrome de Rubinstein-Taybi
 9. Glaucoma infantil associado a retardo mental e paralisia
 10. Displasia oculodentodigital
 11. Glaucoma de ângulo aberto associado à microcórnea e ausência de seios frontais
 12. Mucopolissacaridose
 13. Trissomia do cromossomo 13
 14. Cutis marmorata telangiectásica congênita
 15. Síndrome de Warburg
 16. Síndrome de Kniest (displasia esquelética)
 17. Síndrome de Michel
 18. Hemiatrofia não progressiva

E. Associada a anormalidades oculares
 1. Glaucoma congênito com anormalidades na íris e na pupila
 2. Aniridia
  a. Glaucoma congênito
  b. Glaucoma adquirido
 3. Melanose ocular congênita
 4. Esclerocórnea
 5. Disgenesia iridotrabecular
 6. Síndrome de Peters
 7. Disgenesia iridotrabecular e ectrópio da úvea
 8. Distrofia polimorfa posterior
 9. Hipertensão venosa episcleral idiopática ou familiar
 10. Estafiloma corneano anterior
 11. Microcórnea congênita com miopia
 12. Distrofia endotelial hereditária congênita
 13. Hipoplasia hereditária congênita do estroma da íris

II. GLAUCOMAS SECUNDÁRIOS

A. Glaucoma traumático
 1. Glaucoma agudo
  a. Concussão angular
  b. Hifema
  c. Glaucoma de células fantasmas
 2. Glaucoma de início tardio com recessão angular
 3. Fístula arteriovenosa

B. Secundária a neoplasia intraocular
 1. Retinoblastoma
 2. Xantogranuloma juvenil
 3. Leucemia
 4. Melanoma
 5. Melanocitoma
 6. Rabdomiossarcoma da íris
 7. Nevos agressivos da íris

C. Secundário a uveíte
 1. Glaucoma de ângulo aberto
 2. Glaucoma de bloqueio angular
  a. Fechamento angular por sinéquia
  b. Íris bombé com bloqueio pupilar

D. Glaucoma induzido pelo cristalino
 1. Subluxação-deslocamento e bloqueio pupilar
  a. Síndrome de Marfan
  b. Homocistinúria
 2. Esferofacia e bloqueio pupilar
 3. Glaucoma facolítico

E. Secundário a cirurgia de catarata congênita
 1. Bloqueio da malha trabecular (agudo ou subagudo) pelo material do cristalino
 2. Bloqueio pupilar
 3. Glaucoma crônico de ângulo aberto associado a defeitos angulares

F. Glaucoma induzido por esteroides

G. Secundário à rubeose
 1. Retinoblastoma
 2. Doença de Coats
 3. Meduloepitelioma
 4. Vitreorretinopatia exsudativa familiar

H. Glaucoma secundário de fechamento angular
 1. Retinopatia da prematuridade
 2. Microftalmia
 3. Nanoftalmia
 4. Retinoblastoma
 5. Vítreo primário hiperplásico persistente
 6. Membrana pupilar-íris-cristalino congênita

I. Glaucoma associado à elevação da pressão venosa
 1. Fístula carotídea ou venosa dural
 2. Doença orbitária

J. Secundária à rubéola materna

K. Secundária à infecção intraocular
 1. Toxoplasmose aguda recorrente
 2. Irite herpética aguda

De Nelson LB: *Harley's pediatric ophthalmology*, ed 4, Philadelphia, 1998, WB Saunders, p. 294.

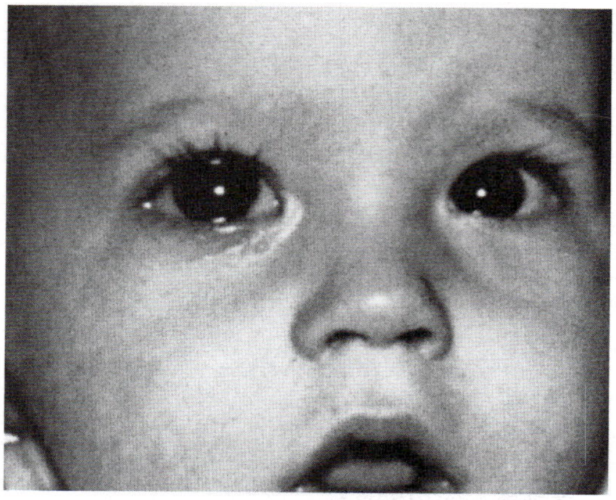

Figura 650.1 Lacrimejamento do olho direito causado por glaucoma. Observe o diâmetro da córnea aumentado, no olho direito. (*De Nelson LB:* Harley's pediatric ophthalmology, *ed 4, Philadelphia, 1998, WB Saunders, p. 285.*)

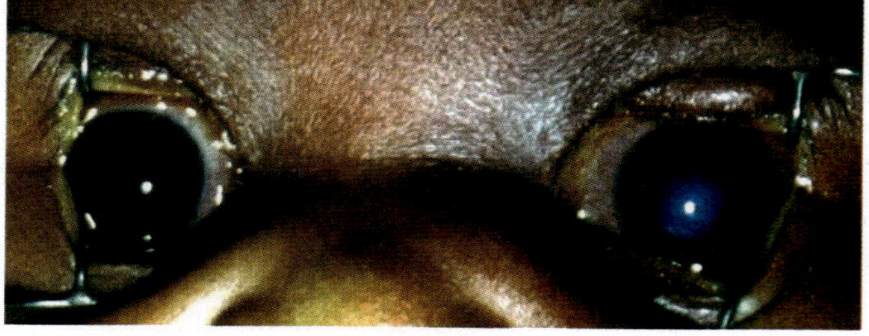

Figura 650.2 Glaucoma infantil. A córnea esquerda está aumentada e edematosa.

aquoso (trabeculectomia e cirurgia de Seton) ou para reduzir a produção de humor aquoso (ciclocrioterapia e ciclofotocoagulação). Muitas crianças frequentemente necessitam de várias operações para diminuir e manter a PIO em níveis adequados, podendo ser necessária, também, terapia clínica a longo prazo. Pacientes com múltiplas anormalidades oculares e os que têm glaucoma afácico geralmente precisam de mais cirurgias para atingir e manter o controle adequado da PIO. Embora a visão possa ser reduzida subsequentemente a lesões glaucomatosas do nervo óptico ou à cicatrização da córnea, a ambliopia é a causa mais comum de perda de visão nessas crianças.

A bibliografia está disponível no GEN-io.

Capítulo **651**

Anormalidades da Órbita

Scott E. Olitsky e Justin D. Marsh

HIPERTELORISMO E HIPOTELORISMO

Hipertelorismo é uma separação ampla dos olhos ou um aumento da distância interorbital, que pode ocorrer como uma variante morfogenética, uma deformidade primária ou um fenômeno secundário em associação com anormalidades do desenvolvimento, como meningocele ou encefalocele frontal ou a persistência de uma fenda facial. Estão frequentemente associados o estrabismo, a exotropia e, às vezes, a atrofia óptica.

Hipotelorismo se refere ao estreitamento da distância interorbital, que pode ocorrer como uma variante morfogenética isolada ou em associação com outras anomalias, como o epicanto ou a holoprosencefalia, ou secundário a uma distrofia craniana, como a escafoencefalia.

EXOFTALMIA E ENOFTALMIA

A protrusão do olho é denominada *exoftalmia* ou *proptose* e é um indicador comum de doença orbitária. Ela pode ser causada pela pouca profundidade das órbitas, como em muitas malformações craniofaciais, ou pelo aumento de massa tecidual no interior da órbita, como em doenças neoplásicas, vasculares e inflamatórias. As complicações oculares incluem ceratopatia por exposição, distúrbios oculomotores e atrofia óptica com perda da visão.

O deslocamento ou afundamento posterior do olho para o interior da órbita é denominado *enoftalmia*. Isso pode ocorrer em decorrência de fratura da órbita ou por atrofia do tecido orbitário.

INFLAMAÇÃO ORBITÁRIA

A doença inflamatória envolvendo a órbita pode ser primária ou secundária à doença sistêmica. A **doença inflamatória idiopática da órbita (anteriormente denominada pseudotumor orbitário)** representa um amplo espectro de entidades clínicas. Os sintomas na ocasião da apresentação podem incluir dor, edema palpebral, proptose, olho vermelho e febre. A inflamação pode envolver um único músculo extraocular (miosite) ou toda a órbita. A síndrome do ápice orbital constitui uma condição grave que também pode envolver o seio cavernoso e pode comprimir ou deslocar o nervo óptico. A confusão com celulite orbitária é comum, mas pode ser diferenciada pela ausência de doença do seio cavernoso associada, por sua aparência na tomografia e falta de melhora com antibióticos sistêmicos. A doença inflamatória da órbita muitas vezes é idiopática, mas pode estar associada ao lúpus eritematoso sistêmico, à doença de Crohn, à miastenia *gravis*, sarcoidose, orbitopatia associada à tireoide, doenças linfoproliferativas, poliangiite com granulomatose e linfoma. O **tratamento** inclui o uso de doses elevadas de corticosteroides sistêmicos. Os sintomas melhoram drasticamente logo após o início do tratamento. Envolvimento bilateral, uveíte associada, edema do disco óptico e recorrência de inflamação não são incomuns na população pediátrica. Pode ser necessário tratamento por imunoterapia ou radioterapia para casos resistentes ou recorrentes.

Acredita-se que a **oftalmopatia associada à tireoide** (ver Capítulo 579) seja secundária a um mecanismo imunológico, causando inflamação e deposição de mucopolissacarídeos e colágeno nos músculos extraoculares e na gordura orbitária. O envolvimento dos músculos extraoculares pode causar um estrabismo restritivo. Retração da pálpebra e exoftalmia podem causar exposição e infecção ou perfuração da córnea. O envolvimento da parte posterior da órbita pode comprimir o nervo óptico. O tratamento da oftalmopatia associada à tireoide pode incluir o uso de corticosteroides sistêmicos, radioterapia da órbita, cirurgia palpebral, cirurgia de estrabismo ou descompressão orbitária para eliminar os sintomas e proteger a visão. O grau de envolvimento orbitário muitas vezes não depende do *status* da doença sistêmica.

Outros distúrbios sistêmicos que podem causar doença inflamatória no interior da órbita incluem linfoma (ver Capítulo 523), sarcoidose (ver Capítulo 190), amiloidose (ver Capítulo 189), poliarterite nodosa (ver Capítulo 192.3), lúpus eritematoso sistêmico (ver Capítulo 183), dermatomiosite (ver Capítulo 184), granulomatose com poliangiite (ver Capítulo 192) e xantogranuloma juvenil (ver Capítulo 534).

TUMORES DA ÓRBITA

Diversos tumores ocorrem na órbita e em torno dela, na infância. Entre os tumores benignos, os mais comuns são as lesões vasculares, principalmente hemangiomas (Figura 651.1), e os cistos dermoides. Entre as neoplasias malignas, rabdomiossarcoma, linfossarcoma e neuroblastoma metastático são os mais frequentes. Gliomas do nervo óptico (ver Capítulo 649) são comumente observados em pacientes com neurofibromatose, que podem apresentar visão precária ou proptose. No caso do retinoblastoma (ver Capítulo 529), pode haver extensão para o interior da órbita se for descoberto tardiamente ou se não for tratado. Teratomas são tumores raros que tipicamente se desenvolvem rapidamente após o nascimento e provocam proptose explosiva.

Os efeitos dos tumores orbitários variam com a localização e com os padrões de crescimento. Os principais sinais são proptose, resistência à redução da proptose e dificuldades no movimento do olho. Pode ser encontrada uma massa papável. Outros sinais significativos são ptose, congestão da cabeça do nervo óptico, atrofia óptica e perda de visão. Sopro e pulsação visível do globo são pistas importantes para a detecção de lesões vasculares.

A avaliação dos tumores da órbita inclui ultrassonografia, RM e TC. Também deve ser considerado pseudotumor da órbita em crianças com sinais de lesões expansivas. Em casos selecionados, justifica-se uma biopsia incisional ou excisional da lesão.

A bibliografia está disponível no GEN-io.

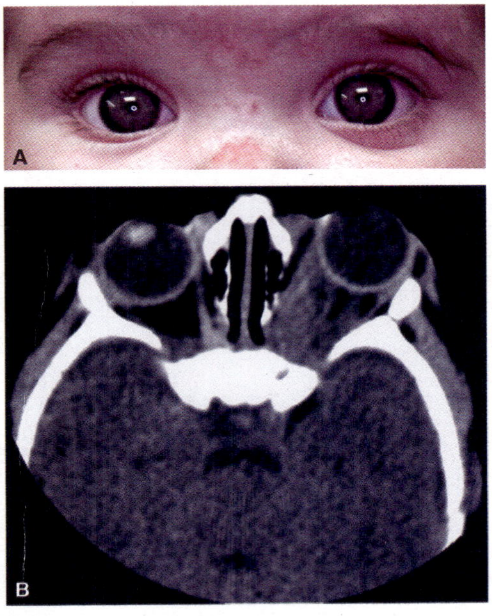

Figura 651.1 Hemangioma orbitário. **A.** Observe a proptose. **B.** Tomografia. (*Cortesia de Amy Nopper, MD, and Brandon Newell, MD.*)

Capítulo 652

Infecções da Órbita

Scott E. Olitsky, Justin D. Marsh e
Mary Anne Jackson

É importante poder distinguir as diferentes formas de infecção que ocorrem na região orbitária, comuns em crianças, para permitir o rápido diagnóstico e tratamento, e prevenir a perda da visão ou a disseminação da infecção para as estruturas intracranianas próximas (Tabela 652.1).

DACRIOADENITE

Dacrioadenite é a inflamação da glândula lacrimal que ocorre mais comumente na população infantil e em alguns jovens adultos, estando relacionada a uma série de patógenos infecciosos. Dor, vermelhidão, edema, aumento do lacrimejamento e secreção da glândula lacrimal são observados, geralmente visíveis no terço lateral da pálpebra superior; pode ser observada linfadenopatia pré-auricular simultânea (Figura 652.1). A inflamação pode ocorrer com parotidite (nesse caso, geralmente ela é aguda e bilateral, desaparecendo em poucos dias ou semanas), gripe, mononucleose infecciosa e herpes-zoster. *Staphylococcus aureus* pode produzir uma dacrioadenite supurativa, e outras causas bacterianas incluem estreptococos e *Neisseria gonorrhoeae.* Dacrioadenite crônica está associada a determinadas doenças sistêmicas, particularmente sarcoidose, tuberculose e sífilis. Algumas doenças sistêmicas podem produzir o alargamento das glândulas lacrimais e salivares (síndrome de Mikulicz).

DACRIOCISTITE

Dacriocistite é uma infecção do saco lacrimal em que geralmente é necessária a obstrução do sistema nasolacrimal para se desenvolver. São descritas formas agudas, subagudas e crônicas. A maioria dos pacientes com dacriocistite se apresenta com vermelhidão e edema na região do saco lacrimal (Figura 652.2). A doença é tratada com compressas mornas e antibióticos sistêmicos. Isso ajuda a controlar a infecção, mas a obstrução geralmente requer um tratamento definitivo para reduzir o risco de recorrência.

A dacriocistite pode ocorrer em neonatos como uma complicação de uma dacriocistocele congênita (ver Capítulo 643). Se ela estiver presente, antibióticos sistêmicos e massagem digital para descompressão são recomendados. A obstrução do sistema nasolacrimal pode apresentar resolução quando a infecção desaparecer. Se não ocorrer resolução espontânea, deverá ser considerado o uso de uma sondagem lacrimal a curto prazo. Pode estar presente um cisto intranasal juntamente com a dacriocistocele. Se isto ocorrer, poderá ser necessária a marsupialização do cisto na ocasião da execução da sondagem.

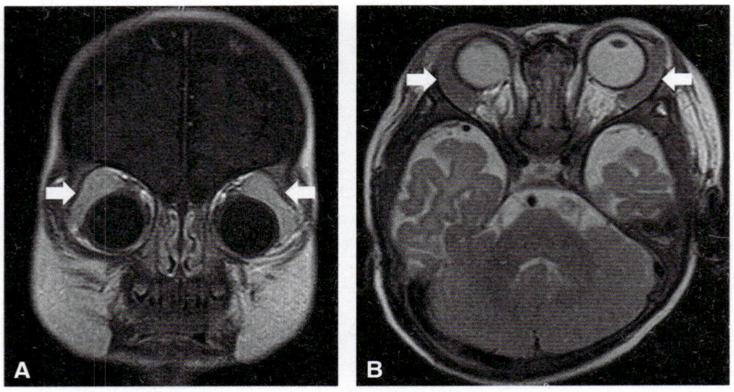

Figura 652.1 Ressonância magnética (RM) das glândulas lacrimais. **A.** Imagem coronal ponderada em T1. **B.** Imagem axial ponderada em T2. As glândulas lacrimais estão claramente aumentadas (*setas*). (*De Hoshino A, Fujii T, Hibino S, Abe Y: Acute infantile dacryoadenitis.* J Pediatr *164:425, 2014. Fig 2.*)

CELULITE PRÉ-SEPTAL

A inflamação das pálpebras e dos tecidos periorbitários sem sinais de envolvimento real da órbita (como proptose ou limitação dos movimentos oculares) é uma forma de celulite facial geralmente denominada *celulite periorbitária* ou *pré-septal.* Essa é uma entidade comum em crianças pequenas, normalmente com menos de 5 anos, e pode ser causada por semeadura direta relacionada à bacteriemia (geralmente observado em crianças < 3 anos), sinusite, traumatismo ou outra ferida infectada na região periorbitária ou por um abscesso da pálpebra ou da região periorbitária (pioderma, hordéolo, conjuntivite, dacriocistite, picada de inseto). Picadas de aranha marrom estão frequentemente associadas a edemas locais consideráveis e, nas primeiras 24 horas, a própria picada pode não ser óbvia aos pais ou ao condutor do exame.

Os pacientes apresentam edema palpebral que pode ser intenso a ponto de dificultar o exame do globo ocular. Antes do advento da vacina contra *Haemophilus influenzae* tipo B (Hib), a causa mais comum

Tabela 652.1 Manifestações de celulite orbital associadas à sinusite etmoidal.

MANIFESTAÇÕES	DESCRIÇÃO CLÍNICA E DAS IMAGENS DE TOMOGRAFIA COMPUTADORIZADA
Edema inflamatório	Edema e eritema palpebral; o olho pode estar fechado pelo edema Febre Movimento ocular indolor; amplitude de movimentos completa Acuidade visual normal Edema da órbita sem formação de abscesso
Celulite orbital	Inflamação do conteúdo orbitário sem formação discreta de abscesso Febre, mal-estar
Abscesso subperiósteo	Exsudato purulento abaixo do periósteo orbitário médio da lâmina papirácea Dor ao movimento ocular Febre, mal-estar Deslocamento do globo ocular (para baixo e para fora)
Abscesso orbitário/síndrome do ápice orbital	Coleção purulenta no interior da órbita Proptose, quemose Oftalmoplegia; dor ao movimento ocular Diminuição da visão Febre, mal-estar
Tromboflebite séptica do seio cavernoso	Achados bilaterais (contralaterais); ptose, proptose, edema, oftalmoplegia Cefaleia intensa Meningismo, febre, mal-estar intenso Diminuição da visão

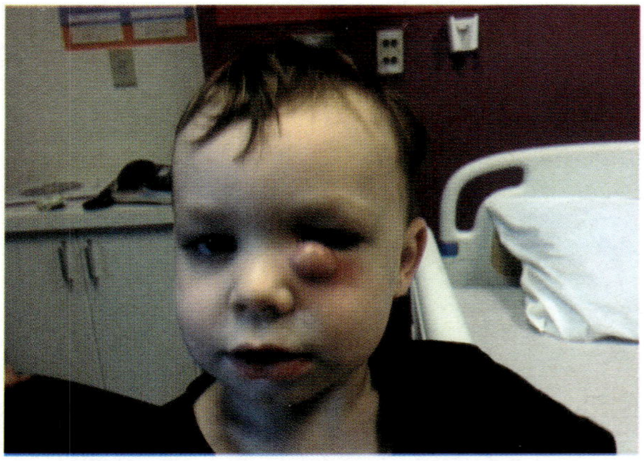

Figura 652.2 Dacriocistite em uma criança previamente tratada para obstrução do ducto nasolacrimal.

de celulite pediátrica pré-septal (facial) era bacteriana, causada por Hib. Estreptococos do grupo, A, pneumococos e *S. aureus* (especialmente se relacionado a uma ferida ou picada infectada) são, atualmente, os agentes etiológicos mais comuns. Ocasionalmente, crianças pequenas com infecção dos tecidos periorbitários pelo herpes-vírus simples inicialmente apresentarão edema e vermelhidão, seguidos pelo surgimento de pequenas úlceras discretas.

O exame clínico mostrará **ausência de** proptose, movimento ocular normal e função pupilar normal. A TC pode demonstrar edema das pálpebras e dos tecidos subcutâneos anteriores ao septo orbitário (Figura 652.3); entretanto, exames de imagem não são necessários nos pacientes sem sinais de processo orbitário. Antibioticoterapia e monitoramento clínico com avaliação cuidadosa são essenciais para a identificação de sinais de progressão local. Em crianças em bom estado clínico geral com feridas traumáticas ou picadas de inseto infectadas associadas à celulite periorbitária, pode ser considerado o uso de antibióticos orais contra *S. aureus* e GAS (estreptococos do grupo A). Para crianças pequenas nas quais haja suspeita de um processo hematogênico ou em crianças em mau estado clínico geral com aspecto séptico, deve ser feita hemocultura, sendo necessárias hospitalização e antibioticoterapia intravenosa. A maioria dos especialistas recomenda ampicilina intravenosa com sulbactam ou clindamicina intravenosa associada à cefotaxima (ou ceftriaxona) para pacientes hospitalizados.

A **fasciite necrosante periorbital** é uma forma grave e com rápida disseminação de infecção bacteriana periorbitária, envolvendo planos fasciais superficiais e profundos. A doença pode não apresentar eventos precedentes ou pode ser secundária a traumatismo na pele periocular. Os sintomas iniciais são semelhantes aos da celulite periorbitária/facial, mas rapidamente evoluem para necrose tecidual, formação de bolhas e significativa toxicidade sistêmica. *Streptococcus* e *S. aureus* são os patógenos mais comuns. O tratamento inclui antibióticos de amplo espectro, desbridamento cirúrgico e, quando disponível, terapia com oxigênio hiperbárico.

CELULITE ORBITÁRIA

A inflamação dos tecidos da órbita, caracterizada pela tríade de proptose, limitação dolorida de movimentos do olho e acuidade visual potencialmente reduzida, é denominada *celulite orbitária* (Tabela 652.1). Podem ser observados edema da conjuntiva (quemose) e inflamação e edema palpebral. A idade média em que ela ocorre é 6,8 anos, variando entre 1 semana e 16 anos, com uma incidência duas vezes maior no sexo masculino. O risco aumenta no inverno, pois frequentemente há sinusite subsequente a infecções respiratórias virais (p. ex., influenza). Os pacientes muitas vezes apresentam febre e mal-estar, com queda do estado geral, podendo ocorrer, às vezes, mas não sempre, leucocitose (ver Capítulo 221). Os médicos devem suspeitar fortemente de extensão intracraniana nos pacientes que apresentam cefaleia, vômitos e sempre que estejam presentes achados neurológicos focais.

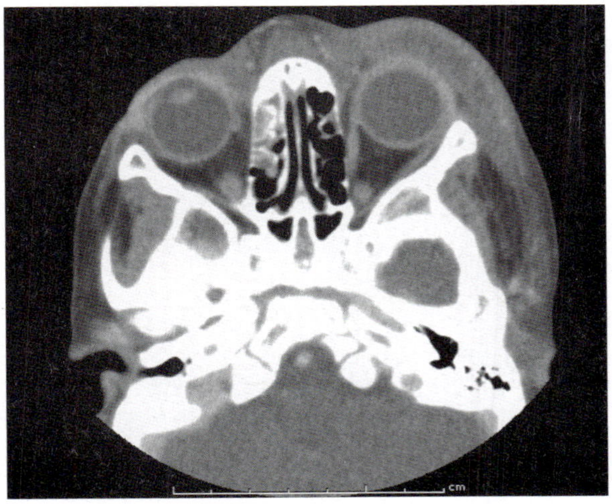

Figura 652.3 Tomografia computadorizada (TC) de um paciente com celulite pré-septal.

A celulite orbitária pode suceder uma infecção direta da órbita em decorrência de ferida, pode ocorrer por semeadura hematogênica de organismos durante bacteriemia ou, *mais frequentemente*, por extensão direta ou disseminação venosa de infecção originária de áreas contíguas, como pálpebras, conjuntiva, globo ocular, glândula lacrimal, saco nasolacrimal ou, *mais comumente*, dos seios paranasais (etmoidais). O **diagnóstico diferencial** inclui inflamação orbitária idiopática, miosite, sarcoidose, vasculite granulomatosa, leucemia, linfoma, distúrbios histiocíticos, rabdomiossarcoma, ruptura de cisto dermoide, traumatismo orbitário e corpo estranho na órbita. Em alguns casos, tumores primários ou metastáticos da órbita podem produzir o quadro clínico de celulite orbital.

Embora a causa mais comum de celulite orbital em crianças seja a extensão direta ou a disseminação venosa originária de seios paranasais infectados, uma história antecedente de sinusite com necessidade de antibioticoterapia geralmente não é relatada. A disseminação da infecção para a órbita, proveniente dos seios, é mais prevalente em crianças, por apresentarem septos ósseos e paredes mais finas, maior porosidade dos ossos, linhas de sutura abertas e forames vasculares maiores. A disseminação da infecção também é facilitada pela comunicação venosa e linfática entre os seios e as estruturas adjacentes, o que permite o fluxo em ambas as direções, favorecendo a ocorrência de tromboflebite retrógrada. Os organismos patogênicos frequentemente observados incluem estreptococos do grupo A, espécies do gênero Estreptococos (principalmente *Streptococcus anginosus*, também conhecido como grupo *Streptococcus milleri)* e organismos anaeróbicos (p. ex., *Bacteroides* spp., *Prevotella* spp.). *S. aureus*, inclusive *S. aureus*, resistente à meticilina, pode ser observado, mais frequentemente em pacientes mais velhos. Ocasionalmente, estreptococos do grupo C estão envolvidos em infecções da órbita. *Streptococcus pneumoniae*, estreptococos do grupo A e, menos comumente, bactérias do gênero *Haemophilus* podem ser identificadas em casos bacterêmicos.

O potencial de complicações é elevado. Pode ocorrer perda da visão secundária a um aumento da pressão orbitária que causa oclusão da artéria retiniana ou neurite óptica. Isso tem maior probabilidade de ocorrer na presença de um abscesso orbitário. A extensão da lesão da órbita para o interior da cavidade craniana pode causar trombose do seio cavernoso ou meningite, empiema epidural ou subdural ou abscessos cerebrais. As complicações adicionais incluem atrofia óptica, ceratite por exposição e isquemia da retina ou da coroide. Sendo assim, uma equipe interdisciplinar, que englobe um especialista em doenças infecciosas, um oftalmologista, um otorrinolaringologista e, quando indicado, um neurocirurgião pediátrico, deve ser envolvida no atendimento a pacientes com infecção da órbita.

A celulite orbitária deve ser prontamente identificada e tratada agressivamente. São indicadas hospitalização e antibioticoterapia sistêmica. Todos os pacientes devem ser submetidos à tomografia da órbita e dos seios paranasais. O exame de imagem deve ser realizado com contraste intravenoso. Devem ser realizadas imagens adicionais do cérebro para avaliar a ocorrência de extensão intracraniana. A realização de punção lombar só deve ser cogitada nos pacientes com quadro de meningite, considerando que não haja sinais de pressão intracraniana elevada ou achados neurológicos focais no exame. Antibióticos parenterais devem ser iniciados de imediato. Deve ser iniciada a administração de agentes antimicrobianos com ampicilina intravenosa com sulbactam ou clindamicina intravenosa associada a ceftriaxona, cefepima (ou cefotaxima, quando disponível); nos casos em que houver suspeita de extensão intracraniana, vancomicina associada a cefotaxima (ou ceftriaxona) e metronidazol devem ser administrados.

Se o paciente não apresentar evidências de melhora ou se houver sinais de progressão, deve ser cogitada a realização de drenagem dos seios. A presença de abscesso orbitário ou subperiósteo (Figuras 652.4 e 652.5) pode exigir a urgente drenagem da órbita. O quadro clínico e a evolução de cada paciente devem determinar a necessidade e a ocasião da drenagem do abscesso.

Crianças maiores de 9 anos portadoras de **abscesso subperiósteo** podem ser inicialmente tratadas com antibióticos intravenosos, geralmente suficientes para a resolução do abscesso. Os pacientes devem ser examinados frequentemente (a cada 6 horas, até ocorrer melhora) quanto à existência de sinais de deterioração da visão ou de anormalidades

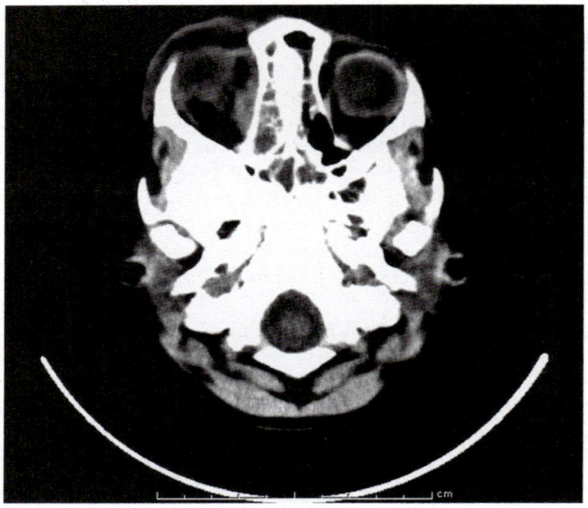

Figura 652.4 Tomografia computadorizada (TC) demonstrando um abscesso subperiósteo na parede medial da órbita.

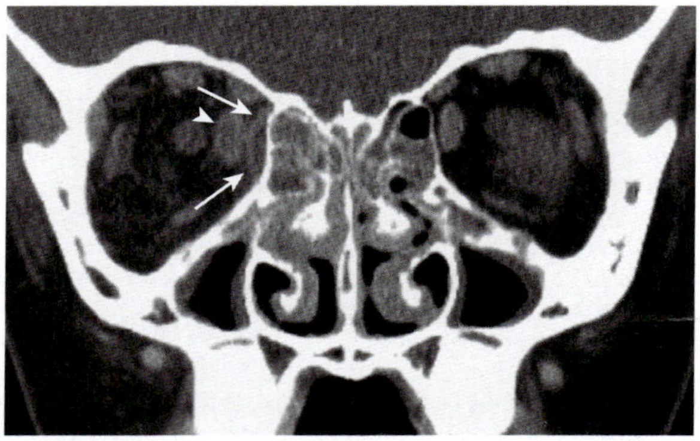

Figura 652.5 **Abscesso subperiósteo orbitário em menina de 9 anos de idade.** Uma imagem coronal de tomografia computadorizada com contraste mostra uma pequena coleção de fluidos com realce em anel de baixa atenuação consistente com um abscesso (*setas*) na região medial da órbita, com efeito de massa no músculo reto medial (*cabeça de seta*), que está espessado. É demonstrada doença bilateral dos seios etmoidais com infiltração da gordura retro-orbitária direita. (*De Coley BD, editor:* Caffey's pediatric diagnostic imaging, *ed 12, Vol 1, Philadelphia, 2013, Elsevier Saunders. Fig 8.17, p. 80.*)

pupilares. A maioria deles ficará afebril em até 48 horas e o exame detectará melhora em até 72 horas. Se houver anormalidades pupilares, diminuição da visão ou ausência de melhora, o abscesso subperiósteo deverá ser drenado. Muitos especialistas recomendam drenagem de rotina para abscessos subperiosteais em crianças > 9 anos. Procedimentos cirúrgicos devem ser coordenados com o otorrinolaringologista para permitir a drenagem dos seios simultaneamente à drenagem do abscesso subperiósteo e devem ser feitas culturas dos materiais obtidos dos seios e do abscesso.

Se houver **abscesso orbitário**, deverá ser realizada drenagem da órbita e, de maneira semelhante, deverão ser feitas culturas dos materiais dos seios e do abscesso orbitário. Procedimentos coordenados entre o oftalmologista e o otorrinolaringologista deverão ser conduzidos para que a drenagem dos seios seja executada sob a mesma anestesia. De maneira semelhante, se for necessária uma intervenção neurocirúrgica, deverá ser conduzida a coordenação cirúrgica com a oftalmologia e a otorrinolaringologia; deverão ser feitas culturas. O uso de corticosteroides adjuvantes, lavagem dos seios nasais e anticoagulação para trombose do seio cavernoso e/ou trombose da veia oftálmica superior é controverso.

A bibliografia está disponível no GEN-io.

Capítulo 653
Lesões Oculares

Scott E. Olitsky e Justin D. Marsh

Aproximadamente 30% de todos os casos de cegueira em crianças são resultantes de traumatismo. Crianças e adolescentes são responsáveis por um número enorme de episódios de traumatismo nos olhos. Meninos entre 11 e 15 anos são os mais vulneráveis. A incidência dessas lesões nos meninos supera a incidência nas meninas em uma relação de 4:1. A maioria das lesões está associada a esportes, gravetos, pedras, fogos de artifício, *paintball*, espingardas de ar comprimido e outros projéteis. Projéteis de alta velocidade e fogos de artifício causam lesões oculares e orbitárias particularmente devastadoras. Grande parte dos traumatismos é evitável (ver Capítulo 13). Qualquer parte da órbita ou do globo ocular pode ser afetada (Figura 653.1).

EQUIMOSE E EDEMA PALPEBRAL

Equimose e edema palpebral são comuns após um traumatismo contuso (Figura 653.2). Essas disfunções são autolimitadas, com absorção espontânea e podem ser tratadas com compressas geladas e analgésicos. A presença de equimose periorbitária implica exame cuidadoso do olho e das estruturas adjacentes para a avaliação de lesões mais sérias, como fratura orbitária, hemorragia intraocular ou ruptura do globo ocular.

LACERAÇÕES DAS PÁLPEBRAS

As lacerações das pálpebras podem variar de simples a complexas. Durante a avaliação de uma laceração palpebral, os principais achados incluem a profundidade da laceração, sua localização e se existe envolvimento dos canalículos (ductos lacrimais). As lacerações palpebrais mais superficiais podem ser fechadas na unidade básica de saúde, mas se a laceração for profunda, ou envolver a margem da pálpebra ou o canalículo, deverá ser avaliada por um oftalmologista. O músculo elevador é responsável pela elevação da pálpebra superior e se insere profundamente na pele e no músculo orbicular do olho. Se o músculo elevador estiver comprometido e não for reconhecido no reparo inicial, ocorrerá ptose. Dessa forma, se a gordura orbitária for visível na laceração, isso significará que há comprometimento da pele, do músculo

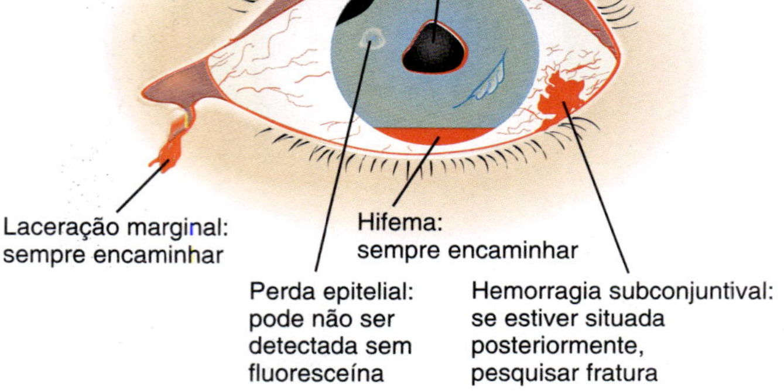

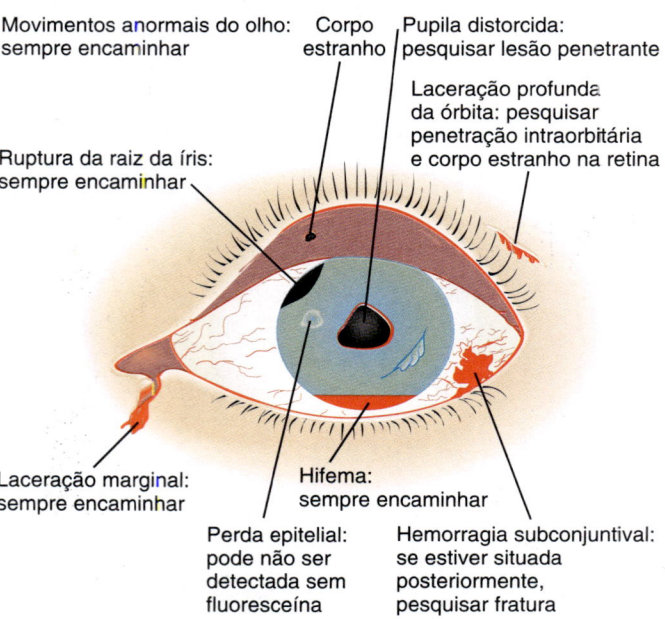

Figura 653.1 O olho lesionado. (*De Khaw PT, Shah P, Elkington AR: Injury to the eye.* BMJ *328:36-38, 2004.*)

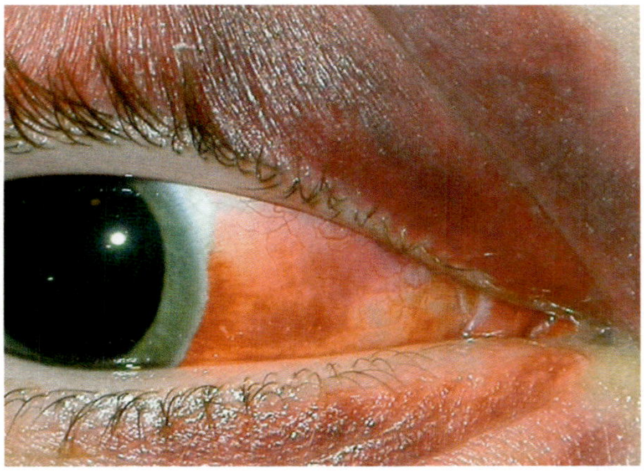

Figura 653.2 Equimose da pálpebra e hemorragia subconjuntival.

orbicular, dos músculos elevadores e do septo orbital, e a laceração deverá ser meticulosamente reparada para evitar ptose. O envolvimento da margem palpebral (Figura 653.3) também requer um reparo cuidadoso para evitar o posicionamento errôneo das pálpebras e a formação de uma incisura, que poderão causar problemas na superfície ocular, no futuro, resultando em dano corneano e perda da visão. Lacerações que envolvem o canalículo requerem intubação do sistema nasolacrimal, além do reparo da laceração da pálpebra para evitar futuros problemas de lacrimejamento. O reparo primário adequado de lacerações palpebrais muitas vezes atinge um resultado superior ao reparo secundário executado posteriormente. Em qualquer lesão da pálpebra, é necessário um exame cuidadoso do olho e do tecido adjacente.

ABRASÕES SUPERFICIAIS DA CÓRNEA

Quando o epitélio da córnea é arranhado, esfolado ou desgastado, há exposição da camada basal do epitélio e os nervos superficiais da córnea. Isso é acompanhado de dor, lacrimejamento, fotofobia e diminuição da visão. As abrasões da córnea são detectadas com o uso de corante de fluoresceína e inspeção da córnea sob uma luz com filtro azul (Figura 653.4). Uma lâmpada de fenda é ideal para esse exame, mas um oftalmoscópio direto com filtro azul ou uma lâmpada de Wood portátil é adequada para crianças pequenas.

O **tratamento** de uma abrasão da córnea tem o objetivo de promover a cura e aliviar a dor. As abrasões são tratadas com aplicações frequentes de uma pomada antibiótica tópica até que o epitélio esteja totalmente restaurado. O uso de um curativo com pressão média não diminui o tempo de cura nem a dor. Um curativo inadequadamente aplicado aumenta a erosão da córnea. Um agente cicloplégico tópico (cloridrato de ciclopentolato a 1%) pode aliviar a dor causada por espasmo ciliar em pacientes com grandes abrasões. É contraindicada a prescrição de anestésicos tópicos para uso domiciliar, pois eles retardam a cicatrização do epitélio e inibem o reflexo de piscar.

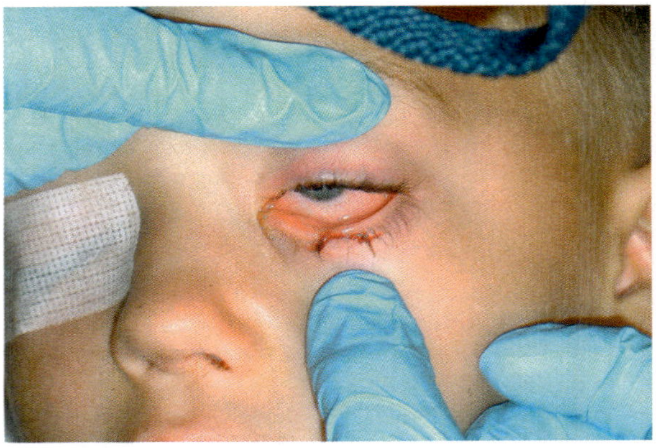

Figura 653.3 Laceração da margem palpebral.

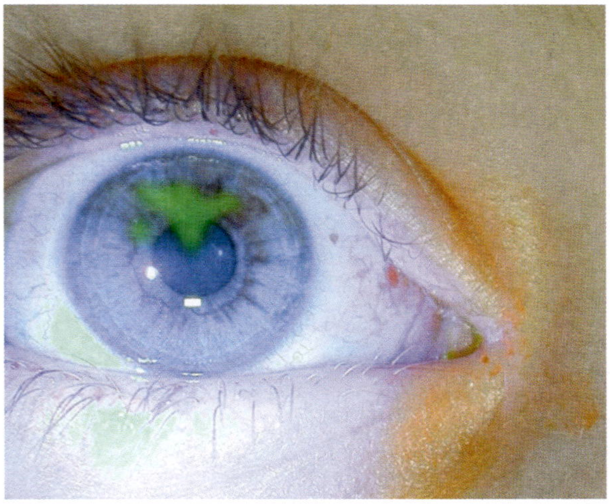

Figura 653.4 Abrasão da córnea corando com fluoresceína.

CORPO ESTRANHO ENVOLVENDO A SUPERFÍCIE OCULAR

Corpos estranhos geralmente produzem desconforto agudo, lacrimejamento e inflamação. A maioria dos corpos estranhos pode ser detectada pelo exame com boa luz e magnificação (Figura 653.5) ou com um oftalmoscópio direto ajustado em uma lente positiva (+10 ou +12). Em muitos casos, o exame com lâmpada de fenda é necessário, especialmente se a partícula estiver localizada profundamente ou for metálica. Alguns corpos estranhos na conjuntiva tendem a se alojar sob a pálpebra superior, causando a sensação de corpo estranho na córnea, pois eles entram em contato com o globo ocular durante o movimento da pálpebra; eles também podem produzir abrasões lineares na córnea orientadas verticalmente (Figura 653.6). A presença dessas abrasões deve levantar a suspeita de um corpo estranho tarsal e poderá ser necessária a eversão da pálpebra (ver Capítulo 637). Se houver a suspeita de um corpo estranho e ele não for detectado, está indicado um exame mais detalhado. Se a história sugerir lesão por partícula em alta velocidade, poderá ser necessário um exame radiológico do olho para explorar a possibilidade de um corpo estranho intraocular.

A remoção de um corpo estranho do olho deve ser facilitada pela instilação de uma gota de anestésico tópico. Muitos corpos estranhos

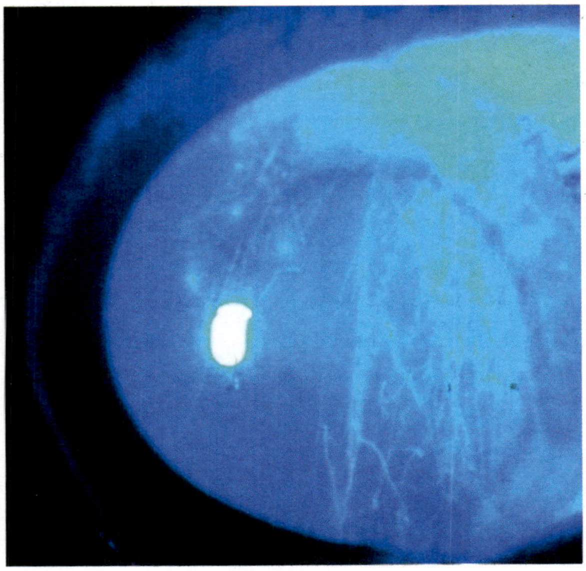

Figura 653.5 Abrasões lineares na córnea orientadas verticalmente secundárias a um corpo estranho sob a pálpebra superior.

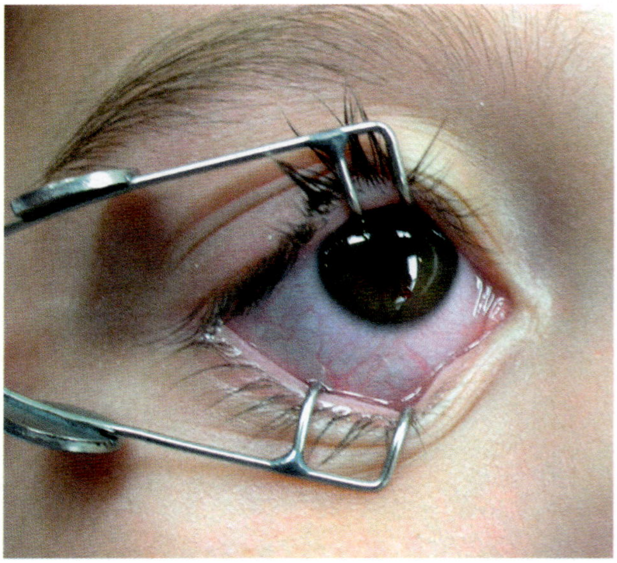

Figura 653.6 Corpo estranho na superfície da córnea.

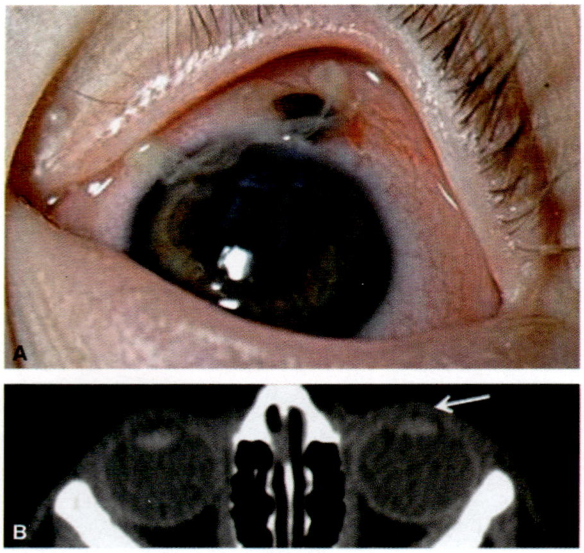

Figura 653.7 A. Fotografia externa de uma laceração do globo ocular com desvio da pupila decorrente de herniação da íris através da esclera, câmara anterior rasa e catarata traumática. B. Imagem de TC mostrando a câmara anterior esquerda rasa em comparação com a direita (*seta*), mas sem evidências de corpo estranho intraocular. (*De Hwang RY, Schoenberger SD: Imaging a peaked pupil in a traumatic open globe injury.* J Pediatr *163:1517, 2013. Figs. A and B, p. 1517.*)

podem ser removidos por irrigação ou pelo uso cuidadoso de um cotonete umedecido. Corpos estranhos encravados ou situados na parte central da córnea devem ser tratados por um oftalmologista. A remoção de corpos estranhos da córnea pode deixar defeitos epiteliais, que são tratados como abrasões na córnea. Corpos estranhos metálicos podem ocasionar a formação de ferrugem no tecido corneano; é recomendado o exame por um oftalmologista 1 ou 2 dias após a remoção do corpo estranho porque um anel de ferrugem pode necessitar de tratamento adicional.

HIFEMA

Presença de sangue no interior da câmara do olho. Pode ocorrer em decorrência de uma lesão contusa ou perfurante e representa uma situação que pode ameaçar a visão. O hifema surge como um nível de fluido brilhante ou escuro entre a córnea e a íris ou como uma obscuridade do humor aquoso. Crianças com hifema apresentam perda aguda da visão, com ou sem dor. O tratamento de hifema envolve os esforços para minimizar as sequelas que ameaçam a visão, como ressangramento, glaucoma e impregnação da córnea pelo sangue. É necessário repouso no leito, com elevação da cabeceira da cama em 30°. Uma proteção (sem curativo subjacente) é colocada no olho afetado e um agente cicloplégico é usado para imobilizar a íris. Além disso, são usados esteroides tópicos ou sistêmicos para minimizar a inflamação intraocular. Deve ser cogitado o uso de antieméticos se o paciente tiver náuseas. Devem ser evitados anti-inflamatórios não esteroidais e ácido acetilsalicílico. A hospitalização e sedação raramente podem ser necessárias para garantir a complacência de algumas crianças. Se a pressão intraocular estiver elevada, serão usados medicamentos tópicos e sistêmicos para redução. Se a pressão não for controlada por essas medidas, poderá ser necessária a retirada cirúrgica do coágulo para minimizar o risco de perda permanente da visão. Pacientes com doença ou traço falciforme apresentam risco mais elevado de perda aguda da visão secundária à pressão intraocular elevada ou infarto do nervo óptico e podem necessitar de uma intervenção mais agressiva, Indivíduos com histórico de hifema traumático têm uma incidência elevada de glaucoma em uma fase posterior da vida e devem ser monitorados regularmente ao longo da vida.

GLOBO OCULAR ABERTO

O traumatismo penetrante, perfurante ou contuso que resulta em comprometimento da córnea ou esclera é um dos ferimentos que mais ameaçam a visão (Figura 653.7). O globo ocular aberto constitui uma verdadeira emergência oftalmológica que requer uma avaliação pronta e cuidadosa e o reparo imediato para minimizar o risco de perda da visão. A perda permanente da visão pode resultar de cicatrização da córnea, perda de conteúdo intraocular ou infecção. A avaliação envolve a coleta cuidadosa da história, incluindo o horário e o mecanismo da lesão, além da acuidade visual e a inspeção do olho. Uma perfuração completa da córnea frequentemente provocará herniação do tecido da íris através da lesão. Se isso não for imediatamente identificado, uma pupila deformada ou irregular poderá constituir um sinal de perfuração. O comprometimento da esclera poderá ter sua identificação dificultada devido às estruturas subjacentes. A parte mais fina da esclera está situada na junção corneoescleral (o limbo) e na região imediatamente posterior à inserção dos músculos retos. Quando ocorre uma lesão do globo ocular por traumatismo contuso, essas são as duas áreas com maior probabilidade de envolvimento. Ocorre ruptura quando a força traumática compressiva é suficientemente elevada para causar o rompimento do globo ocular. Embora o termo *ruptura do globo ocular* seja frequentemente usado para descrever qualquer lesão ocular com rompimento, o termo deve ser reservado para essa forma específica de traumatismo. A força necessária para romper o globo ocular muitas vezes é suficientemente intensa para causar outras lesões permanentes no olho, com um prognóstico reservado mesmo quando a ruptura pode ser reparada. Portanto, o termo específico denota um prognóstico pior do que o de muitas outras formas de lesões de globo ocular aberto.

A conjuntiva subjacente pode não estar comprometida, mas pode haver uma hemorragia subconjuntival, obstruindo a identificação da perfuração. Nesses casos, deve ser pesquisada câmara anterior rasa, redução da pressão intraocular ou pigmento no interior da área afetada. Se o paciente tiver sido diagnosticado com ruptura do globo ocular, o exame deverá ser interrompido, deverá ser imediatamente colocada uma proteção ocular e o oftalmologista deverá ser acionado para minimizar comprometimento ocular adicional.

TRAUMATISMO DO NERVO ÓPTICO

O nervo óptico pode ser lesionado em caso de traumatismo penetrante ou contuso. O ferimento pode ocorrer em qualquer ponto entre o globo ocular e o quiasma. Uma lesão traumática no nervo óptico, seja qual for a causa ou o local, resulta em redução da visão e defeito pupilar. O traumatismo direto ao nervo óptico intraorbital pode causar transecção, transecção parcial ou hemorragia da bainha do nervo óptico. Fraturas envolvendo a base do crânio podem causar lesões nas porções intracranianas do nervo óptico. As decisões relativas ao tratamento são difíceis porque não existem diretrizes universalmente aceitas e o prognóstico para um bom resultado visual muitas vezes é desfavorável. O tratamento médico envolve observação e uso de corticosteroides em doses elevadas, embora não tenha sido comprovado que o uso de corticosteroides melhora os resultados visuais e tenha sido demonstrado que ele aumenta o risco de óbito em pacientes com lesão cranioencefálica significativa. No caso de hemorragias da bainha do nervo óptico, a intervenção cirúrgica envolve a descompressão da bainha. Se a compressão do nervo óptico for secundária a hemorragia orbitária, devem ser realizadas de imediato cantotomia lateral e cantólise para aliviar a pressão intraorbitária. Pode ser realizada descompressão do canal óptico se houver compressão do nervo óptico por um fragmento ósseo. A descompressão do canal óptico é controversa na ausência de compressão óssea direta.

LESÕES QUÍMICAS

Queimaduras químicas da córnea e anexos estão entre as emergências oculares mais urgentes. Elas são mais comuns em crianças pequenas e em idade pré-escolar e em homens. As cápsulas de detergente para lavanderia têm sido uma fonte cada vez maior de lesões oculares em crianças pequenas durante a última década. Queimaduras por substâncias alcalinas geralmente são mais destrutivas do que as causadas por substâncias ácidas, pois elas reagem com as gorduras para formar sabões, que danificam as membranas celulares e permitem uma maior penetração da substância alcalina no olho. Os ácidos geralmente causam danos teciduais mais localizados e menos graves. O epitélio da córnea oferece proteção moderada contra ácidos fracos, ocorrendo poucos danos, a menos que o pH seja 2,5 ou menor. Ácidos mais potentes precipitam as proteínas dos tecidos, criando uma barreira física contra uma penetração adicional.

Queimaduras leves por substâncias ácidas ou alcalinas são caracterizadas por injeção e edema da conjuntiva e leves erosões do epitélio da córnea. O estroma corneano pode ficar levemente edemaciado e a câmara anterior pode apresentar reação inflamatória leve a moderada com *flare* e células. Com ácidos fortes, a córnea e a conjuntiva rapidamente se tornam brancas e opacas. O epitélio corneano pode ficar esfolado, deixando um estroma relativamente claro; essa aparência pode, de início, mascarar a gravidade da queimadura. Queimaduras graves por substâncias alcalinas são caracterizadas por opacificação da córnea.

O **tratamento de emergência** de uma queimadura química começa com uma irrigação copiosa com água ou soro fisiológico. O desbridamento local e a remoção de partículas estranhas devem ser executados juntamente com a irrigação. Se a natureza da queimadura química for desconhecida, o uso do papel de teste de pH é útil na determinação da natureza do agente, se ácido ou base. A irrigação deve continuar pelo menos por 30 minutos ou até que sejam aplicados 2 ℓ de agente irrigante nos casos leves e por 2 a 4 horas ou até que sejam aplicados 10 ℓ de agente irrigante nos casos graves. No final da irrigação, o pH deve estar no intervalo normal (7,3 a 7,7). O pH deve ser verificado novamente cerca de 30 minutos depois da irrigação para garantir que não tenha sofrido alteração. O objetivo do tratamento é minimizar sequelas que possam ameaçar a visão, como cicatrização da conjuntiva, cicatrização/opacificação da córnea, glaucoma, catarata e *phthisis bulbi*.

FRATURAS DA ÓRBITA

A órbita é a estrutura óssea adjacente ao olho. Qualquer um desses ossos pode sofrer fratura em um incidente traumático. As paredes superior e lateral são os locais de fratura menos comuns, mas a fratura orbitária superior é a mais significativa devido ao potencial de lesão intracraniana. A parede medial da órbita é muito suscetível a fraturas devido à natureza fina da lâmina papirácea. Talvez o local de fratura por traumatismo contuso mais comum seja o assoalho orbital. Muitas vezes, elas são denominadas fraturas em *blow-out*. Às vezes, a lesão óssea pode atuar como um alçapão, aprisionando o conteúdo orbitário dentro do local da fratura. Em alguns casos, pode haver poucas evidências externas de traumatismo, o que se denomina "fratura *blow-out* de olho branco".

O paciente frequentemente apresenta uma história recente de traumatismo periorbitário e dor. Diplopia, edema palpebral, restrição da movimentação ocular ou hipestesia podem ou não estar presentes. Os sintomas oculares podem estar associados a náuseas e bradicardia se o músculo reto inferior for aprisionado dentro do local da fratura. É necessário um exame oftalmológico completo, incluindo acuidade visual, exame da pupila quanto ao alinhamento ocular, mobilidade ocular, avaliação do segmento anterior e do fundo do olho, além da história clínica cuidadosa do traumatismo, pois, muitas vezes, há lesões oculares simultâneas. A suspeita do diagnóstico de fratura existe no caso de desalinhamento ocular, restrição de movimentos dos olhos ou enoftalmia (afundamento do globo ocular). O diagnóstico é verificado pela tomografia da órbita.

O tratamento médico inclui compressas geladas e elevação da cabeceira da cama nas primeiras 24 a 48 horas. Às vezes, são recomendados antibióticos de amplo espectro por 14 dias devido à exposição do conteúdo orbitário para a cavidade do seio. Em fraturas da parede medial, o paciente deve ser instruído a não assoar o nariz para evitar enfisema da órbita e a subsequente compressão do nervo óptico. Deve ser cogitada uma consulta com neurocirurgião nas fraturas do teto da órbita. As indicações para reparo cirúrgico de fraturas da órbita são diplopia na posição primária do olhar ou na infraversão persistente por 2 semanas, enoftalmia ou fratura do assoalho orbital envolvendo mais da metade do assoalho. O aprisionamento da musculatura extraocular muitas vezes requer reparo cirúrgico imediato, pois os pacientes afetados apresentam dor significativa, náuseas e vômitos de difícil controle. Em casos raros, o aprisionamento da musculatura extraocular pode causar a ativação do reflexo oculocardíaco, demandando reparo cirúrgico urgente.

FERIMENTOS PENETRANTES NA ÓRBITA

Esses ferimentos necessitam de uma avaliação cuidadosa quanto à ocorrência de possíveis danos ao globo ocular, no nervo óptico, no conteúdo orbitário ou no cérebro. O exame deve incluir uma investigação referente à presença de um objeto estranho. Hemorragia da órbita e infecção são comuns em ferimentos penetrantes na órbita, que devem ser tratados como emergências.

ABUSO INFANTIL

Ver Capítulo 16.

Essa é uma das principais causas de ferimentos no olho e na região da órbita. A possibilidade de traumatismo não acidental deve ser cogitada em qualquer criança que apresente equimoses ou lacerações nas pálpebras, hemorragia no interior ou próximo aos olhos, catarata ou deslocamento do cristalino, descolamento de retina ou fratura da órbita. O neurotrauma infligido na infância (síndrome do bebê sacudido) ocorre em decorrência de movimentos de aceleração e desaceleração da cabeça e do pescoço violentos, não acidentais, repetitivos, descontrolados, como ou sem traumatismo cranioencefálico contuso em crianças, tipicamente em menores de 3 anos. O neurotrauma infligido na infância é responsável por aproximadamente 10% dos casos de abuso infantil e possui uma taxa de mortalidade de até 25%. A detecção do abuso é importante não somente para tratar a patologia que é descoberta, mas também para prevenir mais abuso ou até mesmo óbito. As manifestações oculares são numerosas e podem ter um papel proeminente no reconhecimento dessa síndrome. Hemorragia da retina é o achado oftalmológico mais comum e ocorre em todos os níveis da retina. O padrão da hemorragia ajuda a distinguir esse distúrbio de outras causas de hemorragia da retina ou de lesões acidentais (Figura 653.8). Hemorragias da retina podem ocorrer sem patologia intracraniana associada.

FERIMENTOS ASSOCIADOS A FOGOS DE ARTIFÍCIO

Ferimentos associados ao uso de fogos de artifício podem constituir os traumatismos mais devastadores que ocorrem em crianças. Pelo menos 20% dos atendimentos nos setores de emergência para ferimentos associados a fogos de artifício são de traumatismo ocular. Nos EUA, uma grande parte dessas lesões ocorre nas comemorações do Dia da Independência, e a maioria delas ocorre mesmo com a supervisão de adultos.

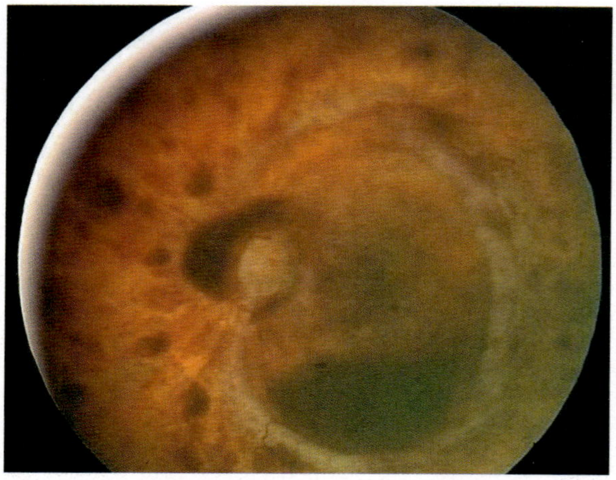

Figura 653.8 Hemorragias da retina em criança submetida a abuso.

FERIMENTOS OCULARES ASSOCIADOS A ESPORTES E SUA PREVENÇÃO

Embora os ferimentos associados a esportes possam ocorrer em todas as faixas etárias, as crianças e adolescentes participam de esportes de alto risco em um número muito maior do que adultos. O maior número de crianças participantes, sua imaturidade atlética e a maior probabilidade do uso, por elas, de proteção ocular inadequada ou imprópria são responsáveis pelo percentual desproporcional de ferimentos associados a esportes (ver Capítulo 713).

Os esportes com risco mais alto de ferimentos oculares são aqueles em que não é possível o uso de proteção para os olhos, como boxe, luta livre e artes marciais. Outros esportes de alto risco incluem os que usam bolas ou discos de alta velocidade, bastões, varas, raquetes ou flechas (beisebol, hóquei, lacrosse, esportes com raquete e arco e flecha) ou que envolvam contato corporal intenso (futebol e basquete). Com relação ao risco e à frequência de participação, o maior percentual de ferimentos oculares ocorre no basquete e no beisebol.

Proteções oculares destinadas a atividades específicas estão disponíveis para a maioria dos esportes. Para basquete, esportes que usam raquete e outras atividades recreativas que não precisam de capacete ou máscara facial, são sugeridos óculos esportivos de policarbonato moldado presos à cabeça por uma tira elástica. Para hóquei, futebol, lacrosse e beisebol (batedor) estão disponíveis capacetes específicos com escudos e proteções faciais de policarbonato. As crianças também podem usar óculos de proteção esportivos por baixo do capacete. Para beisebol, devem ser usados óculos de proteção e capacetes para o batedor, o receptor e o corredor; óculos de proteção, isoladamente, geralmente são suficientes para as outras posições.

LESÃO NA RETINA POR *LASER* MANUAL

Canetas a *laser*, muitas vezes compradas para acender cigarros ou para outras finalidades, podem produzir danos retinianos significativos se a potência de saída for ≥ 150 mW. Se uma pessoa olhar diretamente para a luz, poderá ocorrer uma lesão foveal direta antes que haja tempo de piscar. As principais queixas são embaçamento central (foveal) e diminuição na acuidade visual. As lesões retinianas incluem ruptura da retina, edema sub-retiniano e buracos maculares (Figura 653.9), que exigem, geralmente, reparo cirúrgico.

A bibliografia está disponível no GEN-io.

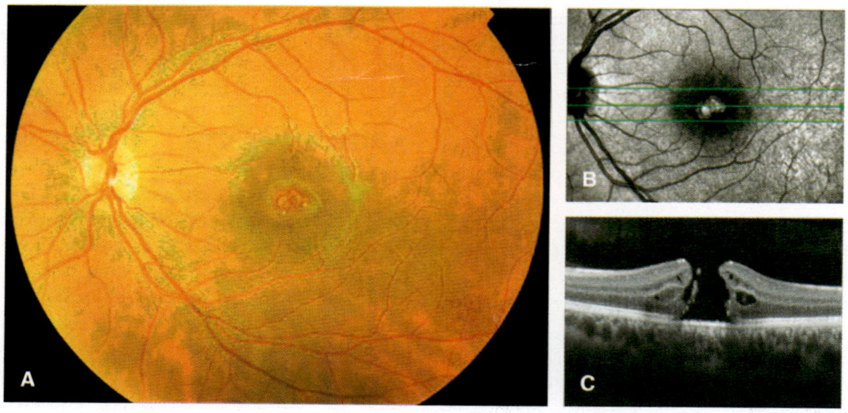

Figura 653.9 Lesão por *laser* no olho esquerdo. **A.** Foto em cores do fundo do olho esquerdo mostrando um buraco macular. Observe as alterações no epitélio pigmentar da retina. **B.** Fotografia infravermelha do fundo do olho esquerdo. **C.** Tomografia de coerência óptica do olho esquerdo mostrando o buraco macular. (*De Petrou P, Patwary S, Banerjee PJ et al.: Bilateral macular hole from a handheld laser pointer.* Lancet *383:1780, 2014.*)

Orelha

PARTE 29

Capítulo 654

Considerações Gerais e Avaliação da Orelha

Joseph Haddad Jr. e Sonam N. Dodhia

MANIFESTAÇÕES CLÍNICAS

As doenças da orelha e do osso temporal se manifestam tipicamente com um ou mais de oito sinais e sintomas clínicos.

A **otalgia** está geralmente associada à inflamação da orelha média (cerca de 50% dos casos) ou da orelha externa, mas pode representar uma dor referida do envolvimento dos dentes, articulação temporomandibular ou faringe (Tabela 654.1). Em bebês pequenos, o ato de puxar ou esfregar a orelha aliado à irritabilidade ou sono precário, especialmente com febre associada, pode ser o único sinal de uma dor de ouvido. Apenas a ação de puxar a orelha isoladamente não é diagnóstica de patologia auditiva.

A **otorreia purulenta** é um sinal de otite externa, otite média (OM) com perfuração da membrana timpânica (MT), drenagem a partir da orelha média através de um tubo de timpanostomia patente ou, em casos raros, drenagem a partir do seio da primeira fenda branquial. Uma drenagem sanguinolenta pode estar associada à inflamação aguda ou crônica (muitas vezes com tecido de granulação e/ou um tubo de ventilação), traumatismo, neoplasia, corpo estranho ou discrasia sanguínea. Uma drenagem limpa sugere a perfuração da MT com efusão serosa da orelha média ou, em casos raros, vazamento de líquido cerebrospinal drenando através de defeitos (congênitos ou traumáticos) existentes no canal auditivo externo ou a partir da orelha média.

A **perda de audição** pode resultar tanto da doença da orelha externa ou da orelha média (perda auditiva condutiva) quanto de patologia na orelha interna, estruturas retrococleares ou vias auditivas centrais (perda auditiva neurossensorial); a etiologia subjacente pode ser genética ou não genética e sindrômica ou não sindrômica. A causa mais comum de perda auditiva em crianças é a OM.

O edema ao redor da orelha resulta mais comumente de inflamação (p. ex., otite externa, pericondrite, mastoidite), traumatismo (p. ex., hematoma), massas císticas benignas ou neoplasia.

A **vertigem** é um tipo específico de tontura, definido como uma ilusão ou sensação de movimento. A **tontura** é menos específica do que a vertigem e se refere à sensação de orientação alterada no espaço. A vertigem é uma queixa incomum em crianças. É possível que a criança ou seus pais não forneçam espontaneamente informação sobre o equilíbrio, sendo necessário fazer perguntas específicas. A causa mais comum de tontura em crianças pequenas é a doença da tuba auditiva/orelha média, porém a vertigem também pode ser causada por labirintite, fístula perilinfática entre as orelhas média e interna resultante de traumatismo ou defeito congênito na orelha interna, colesteatoma no mastoide ou na orelha média, neuronite vestibular, vertigem paroxística benigna, doença de Meniere ou doença do sistema nervoso central. Crianças maiores podem descrever a sensação de o ambiente estar girando ou virando. Crianças menores podem demonstrar desequilíbrio caindo, cambaleando ou agindo de modo desajeitado.

Tabela 654.1 Causas de otalgia e fontes de dor referida.

INTRÍNSECAS	
I. Orelha externa	*II. Nervo facial*
A. Otite externa	A. Paralisia de Bell
B. Impactação de cerume	B. Tumores
C. Corpo estranho	C. Herpes-zóster
D. Pericondrite	*III. Nervo glossofaríngeo*
E. Cisto ou seio pré-auricular	A. Tonsila
F. Insetos	B. Orofaringe
G. Miringite	C. Nasofaringe
H. Traumatismo	*IV. Nervo vago*
I. Tumor	A. Laringofaringe
II. Orelha média, tuba auditiva e mastoide	B. Esôfago
A. Barotrauma	C. Refluxo gastresofágico
B. Efusão da orelha média	D. Tireoide
C. Pressão intratimpânica negativa (disfunção da tuba auditiva)	*V. Nervos cervicais*
D. Otite aguda média	A. Gânglios linfáticos
E. Mastoidite	B. Cistos
F. Bloqueio do ádito	C. Coluna cervical
G. Complicação da otite média	D. Infecções do pescoço
H. Tumor	*VI. Diversos*
I. Granuloma eosinofílico	A. Enxaqueca
J. Granulomatose com poliangite	B. Neuralgias
EXTRÍNSECAS	C. Seios paranasais
I. Nervo trigêmeo	D. Sistema nervoso central
A. Dentais	E. Induzida por fármaco (mesalazina, sulfassalazina)
B. Mandíbula	F. Transtorno factício por procuração
C. Articulação temporomandibular	
D. Cavidade oral (língua)	
E. Tumores da fossa infratemporal	

De Bluestone CD, Stool SE, Alper CM et al.: *Pediatric otolaryngology*, ed 4, Vol 1, Philadelphia, 2003, Saunders, p. 288.

O **nistagmo** pode ser unidirecional, horizontal ou um nistagmo rítmico. Sua origem é vestibular e geralmente está associado à vertigem.

O **zumbido** raramente é descrito de forma espontânea por crianças, embora seja comum, sobretudo em pacientes com doença da tuba auditiva/orelha média ou perda auditiva neurossensorial. As crianças podem descrever zumbido se forem perguntadas diretamente sobre isso, inclusive quanto à lateralidade e qualidade do som.

PARALISIA FACIAL

O nervo facial pode estar mais baixo ao longo de seu curso pela orelha média como uma variante normal em até 50% das pessoas. A infecção com inflamação local, mais comumente na OM aguda, pode levar à paralisia temporária do nervo facial. Também pode resultar da doença de Lyme, colesteatoma, paralisia de Bell, síndrome de Ramsay Hunt (herpes-zóster ótico), fratura, neoplasia ou infecção do osso temporal. A paralisia facial congênita pode resultar de traumatismo ao nascimento, anormalidade congênita do VII nervo, síndromes como a de Möebius ou CHARGE (coloboma, defeitos cardíacos, atresia de coana, retardo do crescimento, hipoplasia genital e anomalias da orelha) ou, ainda, pode estar associada a outras anormalidades do nervo craniano e anomalias craniofaciais.

EXAME FÍSICO

O exame completo, com atenção especial à cabeça e ao pescoço, pode revelar uma condição que predisponha ou está associada a uma doença da orelha em crianças. A aparência facial e o caráter da fala podem fornecer indícios da existência de uma anormalidade na orelha ou de audição. Muitas anomalias craniofaciais, como fenda palatina, disostose mandibulofacial (síndrome de Treacher Collins) e trissomia do 21 (síndrome de Down), estão associadas a distúrbios da orelha e da tuba auditiva. A respiração pela boca e a hiponasalidade podem indicar obstrução intranasal ou pós-nasal. A **hipernasalidade** é sinal de insuficiência velofaríngea. O exame da cavidade orofaríngea pode revelar uma fenda palatina evidente ou uma fenda submucosa (geralmente associada à úvula bífida), que predispõem à OM com efusão. Um tumor nasofaríngeo com bloqueio nasal e da tuba auditiva pode estar associado à OM.

A posição do paciente para o exame da orelha, nariz e garganta depende da idade e capacidade de cooperação do paciente, do contexto clínico e da preferência do clínico. A criança pode ser examinada em uma mesa de exames ou no colo do pai/mãe. A presença de um dos pais ou de um assistente geralmente se faz necessária para minimização dos movimentos e obtenção de resultados melhores do exame (Figura 654.1). Uma mesa de exames pode ser desejável para lactentes mais velhos que não cooperam ou quando é realizado um procedimento, como avaliação microscópica ou timpanocentese. Envolver a criança com lençol ou usar uma prancha de *papoose* pode ajudar a minimizar o movimento. O exame no colo é adequado e preferível para a maioria dos bebês e crianças pequenas. O responsável pode auxiliar na contenção da criança usando uma das mãos para dobrar os punhos e braços da criança sobre o abdome dela, enquanto usa a outra mão para segurar a cabeça da criança contra seu próprio peito. Quando necessário, as pernas da criança podem ser mantidas entre as pernas do responsável. Para evitar o traumatismo e movimentação da orelha, o examinador deve segurar o otoscópio com a mão firmemente colocada contra a cabeça ou face da criança, de modo que ele se mova acompanhando a cabeça. Puxar a orelha para cima e para fora alinha o canal auditivo e proporciona melhor exposição da MT.

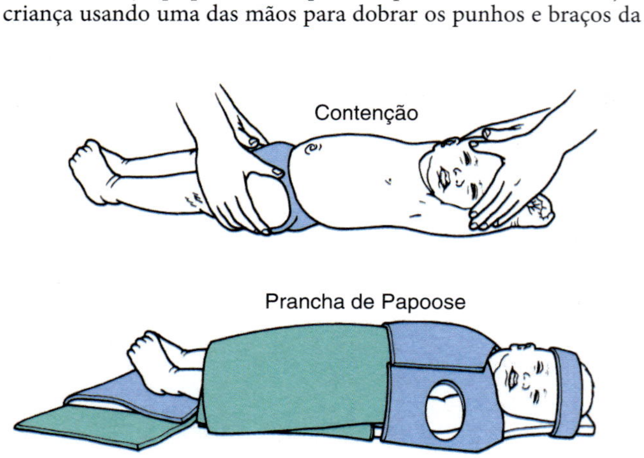

Figura 654.1 Métodos de contenção do lactente para realização de exame e procedimentos como timpanocentese ou miringotomia. (*Adaptada de Bluestone CD, Klein JO:* Otitis media in infants and children, *ed 2, Philadelphia, 1995, WB Saunders, p. 91.*)

Ao examinar a orelha, a inspeção da aurícula e do meato acústico externo quanto à presença de infecção pode ajudar na avaliação das complicações da OM. A otite externa pode resultar de OM aguda com secreção, ou a inflamação da área auricular posterior pode indicar periostite ou abscesso subperiósteo estendendo-se a partir das células aéreas do mastoide. A presença de fossetas ou apêndices pré-auriculares também deve ser notada, porque as crianças afetadas apresentam incidência discretamente maior de perda auditiva neurossensorial. As fossetas auriculares podem desenvolver infecção crônica.

O **cerume** é uma cobertura protetora cerosa e hidrofóbica que reveste o canal auditivo e pode interferir no exame. O cerume geralmente é removido com o auxílio da cabeça cirúrgica do otoscópio, que permite a passagem de uma alça metálica ou de uma cureta cega sob visualização. Outros métodos incluem a irrigação suave do canal auditivo com água morna (somente se a MT estiver intacta) ou a instilação de uma solução como peróxido de hidrogênio diluído no canal auditivo (somente com a MT intacta) durante alguns minutos, para amolecer a cera e removê-la por sucção ou irrigação. Algumas preparações comerciais, como trolamina peptídeo oleato-condensado, podem causar dermatite do canal externo com o uso crônico e devem ser usadas somente sob supervisão médica.

A inflamação do canal auditivo associada à dor muitas vezes indica otite externa. Entre as anormalidades do canal auditivo externo estão a estenose (comum em crianças com trissomia do 21), exostoses ósseas, otorreia e presença de corpos estranhos. O colesteatoma da orelha média pode se manifestar no canal como uma drenagem intermitente de odor fétido, por vezes associada à presença de debris esbranquiçados. O colesteatoma do canal externo pode surgir como uma massa esbranquiçada, semelhante a uma pérola, junto à pele do canal. A presença de debris esbranquiçados ou cinzentos no canal é sugestiva de otite externa fúngica. Os canais auditivos do recém-nascido estão cheios de verniz caseoso, de aspecto mole e tonalidade amarelo-clara, que deve desaparecer pouco após o nascimento.

A MT e sua mobilidade são melhor avaliadas com o auxílio de um otoscópio pneumático. A MT normal está em posição neutra e seu abaulamento pode ser causado pelo aumento da pressão na orelha média, com ou sem pus ou efusão. Um tímpano volumoso pode obscurecer a visualização do martelo e do ânulo. A retração da MT geralmente indica pressão negativa na orelha média, mas também pode resultar de doença prévia com fixação dos ossículos, ligamentos ossiculares ou MT. Quando há retração, o martelo ósseo aparece mais proeminente, enquanto a bigorna pode estar mais visível posteriormente ao martelo.

A MT normal exibe aspecto de "papel encerado", de tonalidade prata-acinzentada (Figura 654.2). Uma MT esbranquiçada ou amarelada pode indicar a presença de efusão na orelha média. Uma MT avermelhada, isoladamente, talvez não indique patologia, porque os vasos sanguíneos da membrana podem estar ingurgitados em consequência de choro, espirro ou por assoar o nariz, embora a vermelhidão hemorrágica esteja associada à OM aguda. Uma MT normal é translúcida, permitindo que o observador visualize os referenciais da orelha média: bigorna, promontório, nicho da janela redonda e, muitas vezes, o nervo corda do tímpano. Diante da presença de efusão na orelha média, é possível observar nível ar–líquido ou bolhas (Figura 654.2). A incapacidade de visualizar as estruturas da orelha média indica a opacificação do tímpano, que geralmente é causada pelo espessamento da MT ou por efusão da orelha média, ou ambos. A avaliação do reflexo luminoso não é útil geralmente, porque a orelha média que contém efusão reflete luz do mesmo modo que a orelha normal. A formação de bolhas da MT está associada à OM aguda.

A **mobilidade da MT** é útil para avaliar as pressões na orelha média, bem como a presença ou ausência de líquido (Figura 654.2). Para realizar a otoscopia pneumática da melhor maneira possível, um

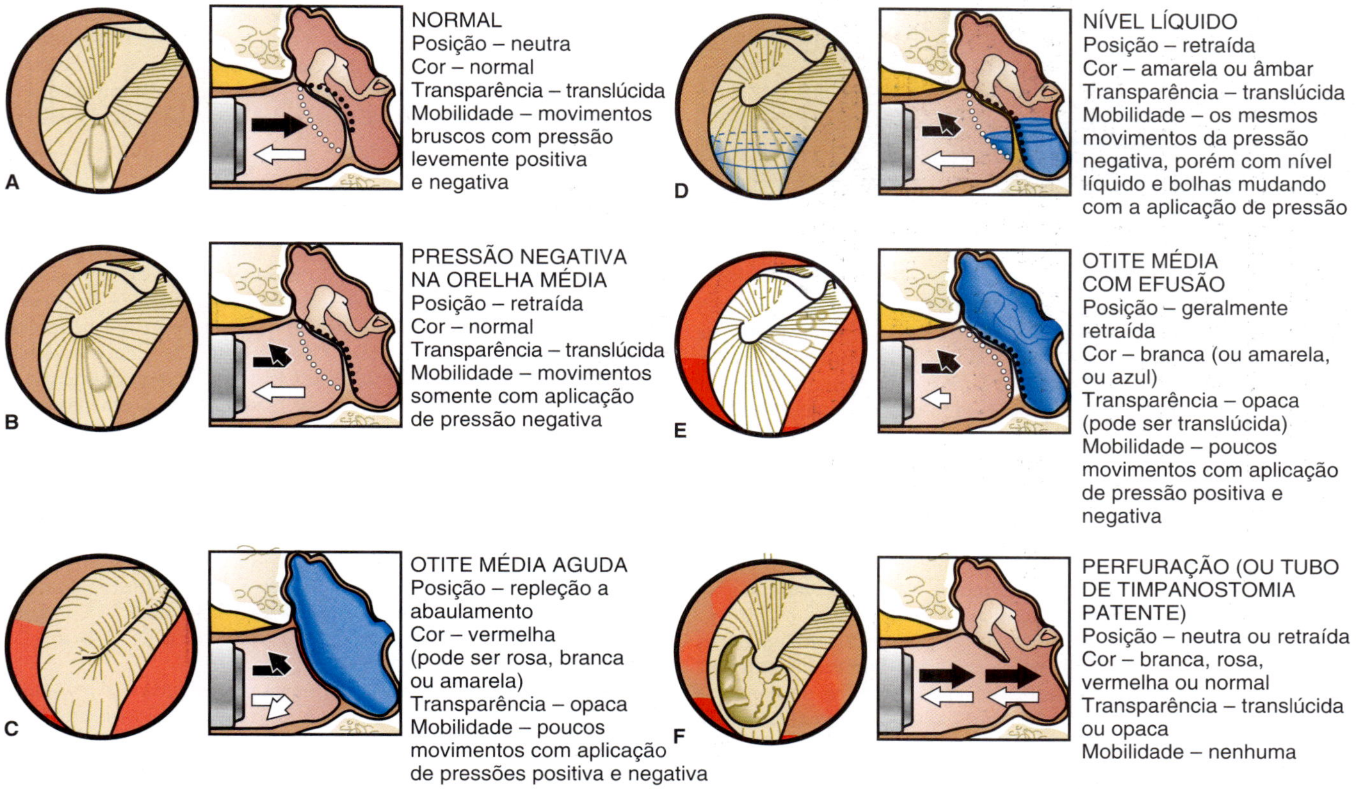
A
NORMAL
Posição – neutra
Cor – normal
Transparência – translúcida
Mobilidade – movimentos bruscos com pressão levemente positiva e negativa
B
PRESSÃO NEGATIVA NA ORELHA MÉDIA
Posição – retraída
Cor – normal
Transparência – translúcida
Mobilidade – movimentos somente com aplicação de pressão negativa
C
OTITE MÉDIA AGUDA
Posição – repleção a abaulamento
Cor – vermelha (pode ser rosa, branca ou amarela)
Transparência – opaca
Mobilidade – poucos movimentos com aplicação de pressões positiva e negativa
D
NÍVEL LÍQUIDO
Posição – retraída
Cor – amarela ou âmbar
Transparência – translúcida
Mobilidade – os mesmos movimentos da pressão negativa, porém com nível líquido e bolhas mudando com a aplicação de pressão
E
OTITE MÉDIA COM EFUSÃO
Posição – geralmente retraída
Cor – branca (ou amarela, ou azul)
Transparência – opaca (pode ser translúcida)
Mobilidade – poucos movimentos com aplicação de pressão positiva e negativa
F
PERFURAÇÃO (OU TUBO DE TIMPANOSTOMIA PATENTE)
Posição – neutra ou retraída
Cor – branca, rosa, vermelha ou normal
Transparência – translúcida ou opaca
Mobilidade – nenhuma

Figura 654.2 Condições comuns da orelha média, avaliadas por otoscópio. (*Adaptada de Bluestone CD, Klein JO:* Otitis media in infants and children, *ed 3, Philadelphia, 2001, WB Saunders, p 131.*)

espéculo de tamanho adequado é usado para obter uma boa vedação e permitir a movimentação do ar no canal. Um anel de borracha em volta da ponta do espéculo pode ajudar a obter uma melhor vedação do canal. A pressão normal na orelha média é caracterizada pela posição neutra e movimento brusco da MT em resposta a pressões positivas e negativas.

A retração do tímpano é mais comum quando há pressão negativa na orelha média. Até mesmo com uma pressão moderada na orelha média, não há movimentação visível para dentro com a aplicação de pressão positiva junto ao canal auditivo (Figura 654.2). Entretanto, a pressão negativa no canal, que é produzida pela liberação do bulbo de borracha do otoscópio pneumático, pode fazer a MT saltar para a posição neutra. A MT pode se retrair na presença e na ausência de líquido junto à orelha média, e se o líquido contido estiver misturado com ar, a MT poderá ainda ter certo grau de mobilidade. O movimento do tímpano para fora é menos provável na presença de forte pressão negativa ou efusão na orelha média.

A MT que exibe repleção (abaulamento) se move à aplicação de pressão positiva, mas não se move em resposta à aplicação de pressão negativa se a pressão junto à orelha média for positiva. Uma MT íntegra e pressão positiva na orelha média na ausência de efusão podem ser vistas em bebês pequenos que choram durante o exame otoscópico, em bebês maiores e crianças com obstrução nasal e no estágio inicial da OM aguda. Quando o sistema de células aéreas do mastoide–orelha média está cheio de efusão e há pouco ou nenhum ar presente, a mobilidade da MT diminui seriamente ou é anulada em resposta às pressões positivas e negativas aplicadas.

A **timpanocentese**, ou aspiração da orelha média, é o método definitivo para verificação da presença e do tipo de efusão na orelha média, sendo realizada por meio da inserção de uma agulha de calibre 18 conectada a uma seringa ou sifão coletor através da porção inferior da MT (Figura 654.3). A cultura de canal auditivo e a limpeza com álcool devem preceder a timpanocentese e a cultura de aspirado de orelha média. A cultura de canal é realizada primeiro para ajudar a determinar se os organismos cultivados oriundos da orelha média são contaminantes do canal externo ou patógenos verdadeiros da orelha média.

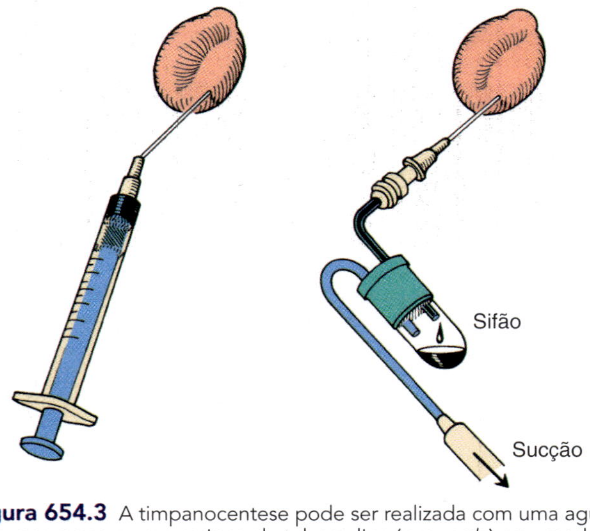

Figura 654.3 A timpanocentese pode ser realizada com uma agulha pequena presa a uma seringa de tuberculina (*esquerda*) ou usando-se um sifão coletor Alden-Senturia® (Storz Instrument Co, St. Louis). (*Adaptada de Bluestone CD, Klein JO:* Otitis media in infants and children, *ed 2, Philadelphia, 1995, WB Saunders, p 127.*)

Entre os exames diagnósticos adicionais da orelha e da audição, estão a avaliação audiométrica, audiometria de impedância (timpanometria), reflectometria acústica e provas de função especializadas da tuba auditiva. Os exames de imagem diagnósticos, incluindo TC e RM, muitas vezes fornecem informação extra sobre anormalidades anatômicas e a extensão de processos inflamatórios ou neoplasias. A avaliação especializada da função do labirinto deve ser considerada na avaliação de uma criança com suspeita de distúrbio vestibular (ver Capítulo 660).

A bibliografia está disponível no GEN-io.

Capítulo 655

Perda Auditiva

Joseph Haddad Jr., Sonam N. Dodhia e Jaclyn B. Spitzer

INCIDÊNCIA E PREVALÊNCIA

A perda auditiva neural bilateral é classificada em **leve** (20 a 30 dB nível do som, HL), **moderada** (30 a 50 dB HL), **moderadamente grave** (50 a 70 dB HL), grave (75 a 85 dB HL) ou **profunda** (> 85 dB). A Organização Mundial da Saúde estima que aproximadamente 360 milhões de pessoas (5% da população mundial, incluindo 32 milhões de crianças) tenham perda auditiva incapacitante. Além desse número, mais 364 milhões de pessoas apresentam perda auditiva leve. Poderia ter sido possível prevenir metade desses casos.

Nos EUA, a incidência média de perda auditiva neonatal é de 1,6 em 1.000 recém-nascidos; a taxa por estado varia de 0,22 a 3,61 para cada 1.000. Entre crianças e adolescentes, a prevalência de perda auditiva leve ou mais grave é de 3,1% e é ainda maior entre latino-americanos, afro-americanos e indivíduos de famílias de baixa renda.

O início da perda auditiva em crianças pode ocorrer a qualquer momento na infância. O número de crianças acometidas aumenta substancialmente quando se consideram a perda auditiva menos grave ou a perda auditiva transitória que acompanha comumente doenças da orelha média em crianças pequenas.

TIPOS DE PERDA AUDITIVA

A perda auditiva pode ser de origem periférica ou central. A perda auditiva periférica pode ser condutiva, neurossensorial ou mista. A **perda auditiva condutiva (PAC)** é comumente causada por disfunção na transmissão do som através da orelha externa. A PAC é o tipo mais comum de perda auditiva em crianças e ocorre quando há impedimento físico da transmissão do som na orelha externa e/ou orelha média. As causas comuns de PAC no *meato acústico externo* são atresia auricular ou estenose, cerume impactado ou corpos estranhos. Na *orelha média*, a perfuração da membrana timpânica (MT), a descontinuidade ou a fixação da cadeia de ossículos, a otite média (OM) com derrame, osteosclerose e colesteatoma podem causar PAC.

A lesão ou as malformações das estruturas na orelha interna podem causar **perda auditiva neurossensorial (PANS)**. As causas incluem destruição das células ciliadas por ruído, doença ou agentes ototóxicos; malformação coclear; fístula perilinfática da membrana da janela redonda (janela da cóclea) ou da janela oval (janela do vestíbulo); e falha no desenvolvimento ou lesões da divisão acústica do oitavo nervo craniano. A **perda auditiva mista** consiste na existência de PAC e PANS simultaneamente.

Um déficit auditivo que se origina ao longo das vias do sistema nervoso auditivo central, desde a parte proximal do oitavo nervo craniano até o córtex cerebral, é habitualmente considerado como **perda auditiva central** (ou **retrococlear**). Os tumores ou a doença desmielinizante do oitavo nervo craniano e do ângulo cerebelopontino podem causar déficits auditivos, porém preservam as orelhas externa, média e interna. Essas causas de perda auditiva são raras em crianças. Irregularidades funcionais do oitavo nervo e/ou vias do tronco encefálico podem se manifestar em uma variedade de deficiências clínicas, conhecidas como transtorno do espectro da neuropatia auditiva (TENA) ou dessincronia auditiva, sem que as anormalidades sejam demonstradas ou imaginadas. Outras formas de déficits auditivos centrais, conhecidos como **distúrbios do processamento auditivo central**, incluem aqueles que tornam difícil, até mesmo para crianças com audição sensitiva normal, ouvir seletivamente na presença de ruído, combinar adequadamente as informações recebidas pelas duas orelhas, processar a fala quando ligeiramente distorcida e integrar as informações auditivas quando recebidas com mais velocidade, embora possam processá-las quando recebidas em velocidade lenta. Esses déficits podem se manifestar como doenças de linguagem específicas, ou falta de atenção, ou como problemas acadêmicos, ou comportamentais na escola. Há estratégias para lidar com esses distúrbios em crianças de mais idade, e a identificação e a documentação do distúrbio de processamento auditivo central frequentemente permitem que os pais e os professores efetuem acomodações apropriadas para melhorar o aprendizado.

ETIOLOGIA

A maioria dos casos de PAC é adquirida, sendo a causa mais comum a presença de líquido na orelha média. As causas congênitas incluem anomalias do pavilhão auricular, do meato acústico externo, da MT e dos ossículos. Raramente, o colesteatoma congênito ou outras massas presentes na orelha média manifestam-se na forma de PAC. A perfuração da MT (p. ex., por traumatismo, OM), a descontinuidade ossicular (p. ex., infecção, colesteatoma, traumatismo), a timpanosclerose, o colesteatoma adquirido ou massas no meato acústico externo ou na orelha média (histiocitose de células de Langerhans, tumores de glândula salivar, tumores glômicos, rabdomiossarcoma) também podem se manifestar como PAC. As doenças incomuns que afetam a orelha média e o osso temporal e que podem se manifestar como PAC incluem otosclerose, osteopetrose, displasia fibrosa e osteogênese imperfeita.

A PANS pode ser congênita ou adquirida. A PANS adquirida pode ser causada por fatores genéticos, infecciosos, autoimunes, anatômicos, traumáticos, ototóxicos e idiopáticos (Tabelas 655.1 a 655.4). Os fatores de risco reconhecidos são responsáveis por cerca de 50% dos casos de PANS moderada a profunda.

A **PANS súbita** em uma criança previamente saudável é incomum, mas pode ser decorrente de OM ou de outras patologias cocleares, como autoimunidade. Em geral, essas causas tornam-se óbvias a partir da anamnese e do exame físico. A perda auditiva súbita na ausência de causas evidentes frequentemente resulta de um evento vascular que afeta o aparelho ou o nervo coclear, como embolia ou trombose (secundariamente a condições pró-trombóticas), ou de um processo autoimune. Outras causas incluem fístula perilinfática, fármacos, traumatismo e primeiro episódio da síndrome de Meniére. Nos adultos, a PANS súbita é frequentemente idiopática e unilateral; pode estar associada a zumbido e vertigem. As causas identificáveis de PANS súbita incluem infecções (vírus Epstein-Barr, vírus varicela-zóster, herpes-vírus simples), lesão vascular da cóclea, aqueduto vestibular alargado, hidropisia endolinfática e doenças inflamatórias autoimunes. Na maioria dos pacientes com PANS súbita, não se identifica nenhuma etiologia e o distúrbio é denominado **PANS súbita idiopática**.

Causas Infecciosas

A causa infecciosa mais comum de PANS congênita é o **citomegalovírus (CMV)**, que, nos EUA, infecta 1 em cada 100 recém-nascidos (ver Capítulos 131 e 282). Desses recém-nascidos acometidos, 6.000 a 8.000 lactentes, a cada ano, apresentam manifestações clínicas, dos quais cerca de 75% exibem PANS. O CMV congênito exige uma atenção especial, visto que está associado à perda auditiva em suas formas tanto sintomática quanto assintomática, com perda auditiva bilateral e unilateral, respectivamente; a perda auditiva pode ser progressiva. Algumas crianças com infecção congênita por CMV perdem subitamente a audição residual aos 4 a 5 anos de idade. As causas infecciosas congênitas muito menos comuns de PANS consistem em toxoplasmose e sífilis. O CMV, a toxoplasmose e a sífilis congênitos também podem se manifestar com PANS de início tardio, dentro de vários meses a anos após o nascimento. A rubéola, que outrora era a causa viral mais comum de PANS congênita, é muito rara devido aos programas efetivos de vacinação. A infecção *in utero* pelo herpes-vírus simples é rara, e a perda auditiva não constitui uma manifestação isolada.

Outras causas infecciosas pós-natais de PANS incluem sepse neonatal por estreptococo do grupo B e meningite bacteriana em qualquer idade. O *Streptococcus pneumoniae* é a causa mais comum de meningite bacteriana que resulta em PANS depois do período neonatal; todavia, tornou-se menos comum com a administração rotineira de vacina pneumocócica conjugada. O *Haemophilus influenzae* tipo b, que antes era a causa mais comum de meningite que levava à PANS, é raro agora devido à vacina *H. influenzae* tipo b conjugada. As causas infecciosas incomuns de PANS incluem doença de Lyme, parvovírus B19 e varicela.

Tabela 655.1 Indicadores associados à perda auditiva.

INDICADORES ASSOCIADOS À PERDA AUDITIVA NEUROSSENSORIAL E/OU CONDUTIVA
Recém-nascidos (com nascimento até 28 dias) quando a triagem universal não está disponível
Histórico familiar de perda auditiva neurossensorial hereditária durante a infância
Em infecção uterina, como citomegalovírus, rubéola, sífilis, herpes simples, ou toxoplasmose
Anomalias craniofaciais, incluindo aquelas com anormalidades morfológicas do ouvido externo, canal auditivo, marcas auriculares, seio pré-auricular e anormalidades do osso temporal.
Peso de nascença < 1500 g (3.3 lb)
Hiperbilirrubinemia a nível sérico exigindo transfusão de troca
Medicamentos ototóxicos, incluindo, mas não limitando, os aminoglicosídeos, utilizados em vários cursos ou em combinação com diuréticos de laço
Meningite bacteriana
Escalas de Apgar de 0 a 4 por 1 min ou 0 a 6 por 5 min
Ventilação mecânica durando > 5 dias; oxigenação por membrana extracorpórea
Estigmas ou outros achados associados a uma síndrome conhecida por incluir a perda auditiva neurossensorial e/ou condutiva; topete branco
Lactentes e crianças (29 dias a 2 anos de idade) quando desenvolvem certas condições de saúde que exigem uma nova verificação
Preocupação dos pais ou cuidador em relação à audição, fala, linguagem e/ou atraso no desenvolvimento
Meningite bacteriana e outras infecções associadas com a perda auditiva neurossensorial
Traumatismo cranioencefálico associado à perda de consciência ou fratura craniana
Estigmas ou outros achados associados a uma síndrome conhecida por incluir perda auditiva neurossensorial e/ou condutiva; neurofibromatose, osteopetrose e síndrome de Usher Hunter, Waardenburg, Alport, Pendred ou Jervell e Lange-Nielsen.
Medicações ototóxicas, incluindo, mas não limitando a agentes quimioterapêuticos ou aminoglicosídeos utilizados em vários cursos, ou em combinação com diuréticos da alça.
Otite média recorrente ou persistente com efusão por 3 meses ou mais
Displasia esquelética
Lactentes e crianças (29 dias a 3 anos de idade) que precisam de monitoramento auditivo periódico
Alguns recém-nascidos e crianças passam a triagem auditiva inicial, mas necessitam de monitoramento periódico da audição para detectar o início tardio de uma perda auditiva neurossensorial e/ou condutiva. Crianças com esses indicadores precisam de avaliação auditiva, pelo menos, a cada 6 meses, até os 3 anos, e em intervalos apropriados depois dessa idade.
INDICADORES ASSOCIADOS AO APARECIMENTO TARDIO DA PERDA AUDITIVA NEUROSSENSORIAL
Histórico familiar de perda auditiva hereditária durante a infância
Infecções intrauterinas, como citomegalovírus, rubéola, sífilis, herpes ou toxoplasmose
Neurofibromatose tipo 2 e doenças neurodegenerativas
Síndrome de Cogan (vasculite: ceratite, uveíte, vertigem, artrite e dermatite)
INDICADORES ASSOCIADOS À PERDA AUDITIVA CONDUTIVA
Otite média recorrente ou persistente com efusão
Deformidades anatômicas e outras doenças que afetam a função da tuba auditiva
Doenças neurodegenerativas

Nota: em todas as idades, a preocupação dos pais sobre perda auditiva deve ser levada a sério, mesmo na ausência de fatores de risco. (Adaptada de American Academy of Pediatrics, Joint Committee on Infant Hearing: Joint Committee on Infant Hearing 1994 position statement. *Pediatrics* 95:152, 1995.)

Tabela 655.2 Patógenos infecciosos implicados na perda auditiva neurossensorial em crianças.

INFECÇÕES CONGÊNITAS
Citomegalovírus
Vírus da coriomeningite linfocítica
Vírus da rubéola
Toxoplasma gondii
Treponema pallidum
INFECÇÕES ADQUIRIDAS
Borrelia burgdorferi
Vírus Epstein-Barr
Haemophilus influenzae
Vírus Lassa
Vírus Measles
Vírus Mumps
Neisseria meningitidis
Enterovírus Nonpolio
Plasmodium falciparum
Streptococcus pneumoniae
Vírus varicella-zoster

De Smith RJH, Bale JF Jr, White KR: Sensorineural hearing loss in children. *Lancet* 365:879-890, 2005.

A caxumba, a rubéola e o sarampo, que antigamente eram causas comuns de PANS em crianças, são agora raros em virtude dos programas de vacinação. Quando essas etiologias infecciosas ocorrem, a perda auditiva resultante geralmente é grave e bilateral.

Causas genéticas

As causas genéticas de PANS provavelmente são responsáveis por até 50% dos casos de PANS (Tabelas 655.3 e 655.4). Esses distúrbios podem estar associados a outras anormalidades, podem constituir parte de uma síndrome nomeada ou podem existir isoladamente. Com frequência, a PANS ocorre com anormalidades da orelha e do olho e com distúrbios dos sistemas metabólico, musculoesquelético, tegumentar, renal e nervoso.

As perdas auditivas **autossômicas dominantes** são responsáveis por aproximadamente todos os casos de PANS na infância. As síndromes de Waardenburg (tipos I e II) e bráquio-otorrenal representam dois dos tipos mais comuns de síndrome autossômica dominante de PANS. Os tipos de PANS são codificados com um código de quatro letras e um número, da seguinte maneira: **DFN** = surdez, A = dominante; B = recessiva, e número = ordem de descoberta (p. ex., DFNA 13). As condições autossômicas dominantes, além daquelas já discutidas, incluem DFNA 1-18, 20-25, 30, 36, 38 e mutações no gene da cristalina (*CRYM*).

A PANS genética **autossômica recessiva**, tanto sindrômica quanto não sindrômica, é responsável por aproximadamente 80% de todos os casos de PANS na infância. A síndrome de Usher (tipos 1, 2 e 3: todos associados à cegueira, retinite pigmentar), a síndrome de Pendred e a síndrome de Jervell e Lange-Nielsen (uma forma de síndrome de Q-T longo) são três dos tipos sindrômicos recessivos mais comuns de PANS. Outras condições autossômicas recessivas incluem síndrome de Alström, síndrome de Barter tipo 4, deficiência de biotinidase e DFNB 1-18, 20-23, 26-27, 29-33, 35-40, 42, 44, 46, 48, 49, 53 e 55.

Diferentemente das crianças com síndrome de identificação fácil ou com anomalias da orelha externa, que podem ser identificadas como pacientes de risco para perda auditiva e, por consequência, monitoradas, as crianças com perda auditiva não sindrômica apresentam maior dificuldade quanto ao diagnóstico. As mutações dos genes das conexinas 26 e 30 na PANS são identificadas no autossômico recessivo (DFNB 1) e autossômico dominante (DFNA 3), bem como em pacientes esporádicos com PANS não sindrômica; até 50% dos casos de PANS não sindrômica podem estar relacionados com uma mutação na conexina-26. As conexões no gene *GJB2,* colocalizado com os *locus* DFNA 3 e DFNB 1 no cromossomo 13, estão associadas a uma suscetibilidade autossômica não sindrômica à surdez e estão associadas a até 30% dos casos de surdez esporádica grave ou congênita profunda e a 50% dos casos de surdez autossômica recessiva não sindrômica.

Tabela 655.3 Tipos comuns de perda auditiva neurossensorial hereditária não sindrômica de início precoce.

LOCUS	GENE	FENÓTIPO AUDITIVO
DFN3	*POU3F4*	Perda auditiva condutiva, em consequência da fixação do estribo, simulando a otosclerose; PANS progressiva sobreposta
DFNA1	*DIAPH1*	Perda na baixa frequência, com início na primeira década de vida e progredindo para todas as frequências, produzindo um perfil auditivo plano com perdas profundas em todo o espectro auditivo
DFNA2	*KCNQ4*	Perda neurossensorial simétrica nas altas frequências, começando na primeira década de vida e progredindo para todas as frequências
	GJB3	Perda neurossensorial simétrica nas altas frequências, começando na terceira década de vida
DFNA3	*GJB2*	Comprometimento auditivo neurossensorial nas altas frequências, moderado a grave, progressivo, de início na infância
	GJB6	Comprometimento auditivo neurossensorial nas altas frequências, moderado a grave, progressivo, de início na infância
DFNA6, 14 e 38	*WFS1*	Perda neurossensorial nas baixas frequências de início precoce; cerca de 75% das famílias com segregação dominante desse perfil auditivo apresentam mutações de sentido incorreto no domínio C-terminal da wolfamina
DFNA8 e 12	*TECTA*	Perda auditiva bilateral estável de início precoce, afetando principalmente as frequências médias a altas
DFNA10	*EYA4*	Perda progressiva começando na segunda década de vida na forma de perfil auditivo plano a levemente inclinado, que se torna acentuado com a idade
DFNA11	*MYO7A*	Audiograma ascendente afetando as frequências baixas e médias em idades jovens e, em seguida, afetando todas as frequências com o aumento da idade
DFNA13	*COL11A2*	Perda neurossensorial congênita nas frequências médias, que exibem progressão relacionada com a idade através do espectro auditivo
DFNA15	*POU4F3*	Perda neurossensorial progressiva bilateral, começando na segunda década de vida
DFNA20 e 26	*ACTG1*	Perda neurossensorial progressiva bilateral, começando na segunda década de vida; com a idade, a perda aumenta, com desvios do limiar em todas as frequências, embora uma configuração inclinada seja mantida na maioria dos casos
DFNA22	*MYO6*	Perda auditiva pós-lingual, lentamente progressiva, moderada a grave
DFNB1	*GJB2, GJB6*	Perda auditiva que varia de leve a profunda. O genótipo mais comum, 35 delG/35 delG, está associado à PANS grave a profunda em cerca de 90% das crianças afetadas. Observa-se a ocorrência de surdez grave a profunda em apenas 60% das crianças que são heterozigotas compostas com um alelo 35 delG e qualquer outra variante do alelo *GJB2* causador de PANS; em crianças que apresentam duas mutações *GJB2* de sentido incorreto causadoras de PANS, não se observa a ocorrência de surdez grave a profunda
DFNB3	*MYO7A*	Perda auditiva neurossensorial grave a profunda
DFNB4	*SLC26A4*	DFNB4 e a síndrome de Pendred (Tabela 655.5) são alélicas. A perda auditiva DFNB4 está associada à dilatação do aqueduto vestibular e pode ser uni ou bilateral. Nas altas frequências, a perda é grave a profunda; nas baixas frequências, o grau de perda varia amplamente. O início pode ser congênito (pré-lingual), porém a perda pós-lingual progressiva também é comum
DFNB7 e 11	*TMC1*	Comprometimento auditivo pré-lingual grave a profundo
DFNB9	*OTOF*	A surdez relacionada com o OTOF caracteriza-se por dois fenótipos: a perda auditiva pré-lingual não sindrômica e, com menos frequência, o distúrbio do espectro da neuropatia auditiva não sindrômica sensível à temperatura. A perda auditiva não sindrômica consiste em surdez congênita bilateral grave a profunda
DFNB12	*CDH23*	Dependendo do tipo de mutação, as mutações recessivas de *CDH23* podem causar surdez não sindrômica ou síndrome de Usher tipo 1 (USH1), que se caracteriza por surdez, arreflexia vestibular e perda da visão em consequência de retinite pigmentosa
DFNB16	*STRC*	Perda auditiva neurossensorial autossômica recessiva não sindrômica, de início precoce
mtDNA 1555A > G	*12S rRNA*	O grau de perda auditiva varia de leve a profundo, porém habitualmente é simétrico; as altas frequências são afetadas de modo preferencial; pode ocorrer perda súbita da audição após tratamento com aminoglicosídeos

PANS, perda auditiva neurossensorial. (Adaptada de Smith RJH, Bale JF Jr, White KR: Sensorineural hearing loss in children, *Lancet* 365:879-890, 2005.)

Além disso, mutações em *GJB6* estão associadas a cerca de 5% dos casos de surdez recessiva não sindrômica. Os distúrbios ligados ao sexo, associados à PANS, que se considera responsáveis por 1% a 2% dos casos de PANS, incluem doença de Norrie, síndrome digital otopalatal, surdez de Nance e síndrome de Alport. As anormalidades cromossômicas, como trissomia do 13-15, trissomia do 18 e trissomia do 21, também podem ser acompanhadas de comprometimento auditivo. Pacientes com síndrome de Turner apresentam monossomia de todo ou parte de um cromossomo X e podem apresentar PAC, PANS ou perda auditiva mista. A perda auditiva pode ser progressiva. As anormalidades genéticas mitocondriais também podem resultar em PANS.

Muitas causas geneticamente determinadas de comprometimento auditivo, tanto sindrômico quanto não sindrômico, não se expressam por algum tempo após o nascimento. As síndromes de Alport, de Alström, de Down e de Hunter-Hurler e a doença de von Recklinghausen são doenças genéticas que podem apresentar PANS como manifestação tardia (Tabela 655.3).

Causas físicas

A agenesia ou malformação das estruturas cocleares podem ser genéticas; isso inclui as anomalias de Scheibe, Mondini (Figura 655.1), Alexander e Michel, aumento dos aquedutos vestibulares (isolados, ou associados a síndrome de Pendred) e anomalias dos canais semicirculares. Essas

Tabela 655.4 Tipos comuns de perda auditiva neurossensorial sindrômica.

SÍNDROME	GENE	FENÓTIPO
DOMINANTE		
Waardenburg (WS1)	PAX3	Os principais critérios para o diagnóstico incluem distopia, *canthorum*, perda auditiva congênita, heterocromia da íris, topete branco e um parente de primeiro grau afetado. Aproximadamente 60% das crianças afetadas apresentam perda auditiva congênita; em 90% dessas crianças, a perda é bilateral.
Waardenburg (WS2)	*MITF*, outros	Os principais critérios para diagnóstico são iguais aos da síndrome WS1, porém sem distopia *canthorum*. Aproximadamente 80% das crianças afetadas apresentam perda auditiva congênita; em 90% dessas crianças, a perda é bilateral.
Brânquio-otorrenal	*EYA1*	Os critérios diagnósticos incluem perda auditiva (98%), depressões pré-auriculares (85%) e anormalidades branquiais (70%), renais (40%) e da orelha externa (30%). A perda auditiva pode ser condutiva, neurossensorial ou mista e de grau leve a profundo.
Síndrome CHARGE	*CHD7*	Atresia de coanas, colobomas, defeito cardíaco, retardo, hipoplasia genital, anomalias das orelhas, surdez. Pode resultar em perda auditiva neurossensorial ou mista. Pode haver casos autossômicos dominantes ou isolados.
Síndrome de Goldenhar	Desconhecido	Parte do espectro de microssomia hemifacial. Hipoplasia facial, anomalias das orelhas, hemivértebras, disfunção das parótidas. Pode causar perda auditiva condutiva ou mista. Pode ser autossômica dominante ou esporádica.
RECESSIVA		
Síndrome de Pendred	*SLC26A4*	Os critérios para diagnóstico incluem perda auditiva neurossensorial, que é congênita, não progressiva e grave a profunda em muitos casos; entretanto, pode ser de início tardio e progressiva; dilatação bilateral do aqueduto vestibular, com ou sem hipoplasia coclear; e teste de descarga de perclorato anormal ou bócio.
Síndrome de Alport	*COL4A3, COL4A4* e *COL4A5*	Nefrite, surdez, defeitos da lente, retinite. Pode resultar em perda auditiva neurossensorial bilateral na faixa de 2.000 a 8.000 Hz. A perda auditiva desenvolve-se de modo gradual e, em geral, não está presente no início da lactância.
Síndrome de Usher do tipo 1 (USH1)	*USH1A, MYO7A, USH1C, CDH23, USH1E, PCDH15, USH1 G*	Os critérios para diagnóstico incluem perda auditiva congênita, bilateral e profunda, arreflexia vestibular e retinite pigmentosa (comumente não diagnosticada até que a visão em túnel e a nictalopia se tornem graves o suficiente para serem percebidas).
Síndrome de Usher do tipo 2 (USH2)	*USH2A, USH2B, USH2C*, outros	Os critérios para diagnóstico incluem perda auditiva bilateral congênita leve a grave e retinite pigmentosa; a perda auditiva pode ser percebida como progressiva com o passar do tempo, visto que a percepção da fala diminui à medida que a diminuição da visão interfere na leitura labial subconsciente.
Síndrome de Usher do tipo 3 (USH3)	*USH3*	Os critérios para diagnóstico incluem perda auditiva neurossensorial progressiva pós-lingual, retinite pigmentosa de início tardio e comprometimento variável da função vestibular.

Adaptada de Smith RJH, Bale JF Jr, White KR: Sensorineural hearing loss in children, *Lancet* 365:879-890, 2005.

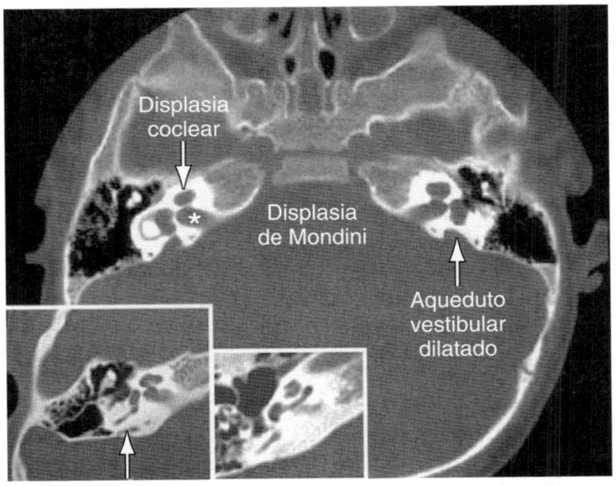

Figura 655.1 Displasia de Mondini mostrada na TC do osso temporal de uma criança com síndrome de Pendred. Tanto a dilatação do aqueduto vestibular quanto a displasia coclear são observadas nesse corte. Na imagem maior dos dois detalhes de um osso temporal normal, o aqueduto vestibular é visível, porém é muito menor (*seta*). A cóclea parece normal, e, na imagem menor de um corte axial inferior, o número esperado de voltas da cóclea pode ser claramente contado. *Meato acústico interno. (*De Smith RJH, Bale JF Jr, White KR: Sensorineural hearing loss in children*, Lancet *365:879-890, 2005.*)

anomalias provavelmente se desenvolvem antes de 8 semanas de gestação e resultam da parada do desenvolvimento normal ou de desenvolvimento aberrante, ou de ambos. Muitas dessas anormalidades também foram descritas em associação a outras condições congênitas, como infecção por CMV e rubéola intrauterinas. Essas anormalidades são muito comuns; em até 20% das crianças com PANS são observadas anormalidades evidentes ou sutis do osso temporal na TC de alta resolução ou na RM.

Determinadas condições, doenças ou síndromes que incluem anormalidades craniofaciais podem estar associadas à PAC e, possivelmente, à PANS. As síndromes Sequência de Pierre Robin, Treacher Collins, Klippel-Feil, Crouzon e bráquio-otorrenal e a osteogênese imperfeita frequentemente estão associadas a uma perda auditiva. As anormalidades congênitas que causam PAC incluem malformações dos ossículos e das estruturas da orelha média e atresia do meato acústico externo.

A PANS também pode ocorrer em consequência de exposição a toxinas, substâncias químicas, agentes antimicrobianos e exposição ao barulho. No início da gestação, o embrião é particularmente vulnerável aos efeitos das substâncias tóxicas. Os agentes ototóxicos, incluindo aminoglicosídeos, diuréticos de alça e agentes quimioterápicos (cisplatina), também podem causar PANS. A PANS congênita pode ocorrer em consequência de exposição a esses três fármacos, bem como à talidomida e aos retinoides. Algumas substâncias químicas, como quinina, chumbo e arsênico, podem causar perda auditiva nos períodos pré e pós-natal. Foi descoberto que, entre adolescentes, o uso de fones de ouvido em alto volume está relacionado à perda auditiva.

O traumatismo, incluindo fraturas do osso temporal, concussão da orelha interna, traumatismo cranioencefálico, traumatismo iatrogênico (p. ex., cirurgia, oxigenação extracorpórea por membrana), exposição à radiação e ruído, também pode causar PANS. Outras causas incomuns de PANS em crianças incluem doenças autoimunes (sistêmica ou limitada à orelha interna), anormalidades metabólicas e neoplasias do osso temporal.

EFEITOS DO COMPROMETIMENTO AUDITIVO

Os efeitos do comprometimento auditivo dependem da natureza e do grau da perda auditiva e das características individuais da criança. A perda auditiva pode ser unilateral ou bilateral, condutiva, neurossensorial ou mista; leve, moderada, grave ou profunda; de início súbito ou gradual; estável, progressiva ou flutuante; e afetar parte ou todo o espectro auditivo. Outros fatores, como inteligência, condições clínicas e físicas (incluindo síndromes associadas), apoio da família, idade de início, idade por ocasião de sua identificação e prontidão da intervenção, também afetam o impacto da perda auditiva sobre uma criança.

A maioria das crianças com comprometimento auditivo possui alguma audição funcional. Apenas 6% delas na população com comprometimento auditivo apresentam perda auditiva profunda bilateral. A perda auditiva que ocorre muito precocemente na vida pode afetar o desenvolvimento da fala e da linguagem, o desenvolvimento social e emocional, o comportamento, a atenção e o desempenho acadêmico. Alguns casos de comprometimento auditivo são diagnosticados de modo incorreto, visto que as crianças afetadas possuem audição suficiente para responder aos sons ambientais e podem desenvolver alguma fala e linguagem, porém não são capazes de alcançar todo o seu potencial quando exigidas na sala de aula.

Mesmo uma perda auditiva leve ou unilateral pode ter efeitos prejudiciais sobre o desenvolvimento de uma criança pequena e seu desempenho escolar. As crianças com esse tipo de comprometimento auditivo têm mais dificuldade quando as condições de audição são desfavoráveis (p. ex., ruído de fundo e acústica inadequada), como pode ocorrer na sala de aula. O fato de as escolas serem ambientes auditivo-verbais não é levado em consideração por aqueles que minimizam o impacto do comprometimento auditivo sobre o aprendizado. É preciso considerar a possibilidade de perda auditiva em toda criança com dificuldades de fala e linguagem ou com desempenho abaixo da média, comportamento inadequado ou falta de atenção na escola (Tabela 655.5).

As crianças com comprometimento auditivo moderado, grave ou profundo e aquelas com outras deficiências costumam frequentar aulas ou escolas para crianças com necessidades especiais. Há uma forte tendência para integrar crianças com deficiência auditiva em um ambiente de aprendizagem menos restritivo; essa abordagem só pode ser bem-sucedida se houver uma quantidade suficiente de serviços de apoio, disponíveis para apoiar necessidades de aprendizagem, sendo ela auditiva ou outras. O manejo auditivo e as escolhas sobre as formas de comunicação e educação para crianças com deficiências auditivas precisam ser individualizados, visto que essas crianças não formam um grupo homogêneo. É essencial uma abordagem em equipe para o manejo de cada caso, pois cada criança e unidade familiar apresentam necessidades e habilidades únicas.

TRIAGEM AUDITIVA

O comprometimento auditivo pode ter grande impacto sobre o desenvolvimento da criança, e, tendo em vista que a identificação precoce melhora o prognóstico, os programas de triagem passaram a ser ampla e fortemente defendidos. O National Center of Hearing Assessment and Management estima que a detecção e o tratamento da perda auditiva por ocasião do nascimento levam a uma economia de 400.000 dólares por criança em custos com educação especial. A triagem tem um custo aproximado de 8 a 50 dólares por criança. Os dados do programa de triagem de recém-nascidos do Colorado sugerem que, se os lactentes

Tabela 655.5 Deficiência auditiva em função do nível limiar de audição médio da orelha melhor.

NÍVEL LIMIAR MÉDIO (dB) em 500 a 2.000 Hz (ANSI)	DESCRIÇÃO	CAUSAS COMUNS	O QUE PODE SER OUVIDO SEM AMPLIFICAÇÃO	GRAU DE DEFICIÊNCIA (SE NÃO FOR TRATADA NO PRIMEIRO ANO DE VIDA)	PROVÁVEIS NECESSIDADES
0 a 15	Faixa normal	Perda auditiva condutiva	Todos os sons da fala	Nenhum	Nenhuma
16 a 25	Perda auditiva leve	Otite média, perfuração da MT, timpanosclerose; disfunção da tuba auditiva; alguma PANS	Sons vocálicos ouvidos claramente, porém não percebe os sons das consoantes surdas	Disfunção auditiva leve na aquisição da linguagem Dificuldade em perceber alguns sons da fala	Considerar a necessidade de prótese auditiva, leitura labial, treinamento auditivo, fonoterapia, cirurgia apropriada assento preferencial
26 a 30	Leve	Otite média, perfuração da MT; timpanosclerose, disfunção grave da tuba auditiva, PANS	Ouve apenas alguns sons da fala, os sons mais altos	Disfunção no aprendizado auditivo Retardo leve da linguagem Problemas leves da fala Falta de atenção	Prótese auditiva Leitura labial Treinamento auditivo Fonoterapia Cirurgia apropriada
31 a 50	Perda auditiva moderada	Otite crônica, anomalias do meato acústico/orelha média, PANS	Não ouve a maioria dos sons da fala no nível de conversação normal	Problemas da fala Retardo da linguagem Disfunção do aprendizado Falta de atenção	Todas as mencionadas anteriormente; além disso, considerar uma educação em classe especial
51 a 70	Perda auditiva grave	PANS ou perda mista em consequência de uma combinação de doença da orelha média e comprometimento neurossensorial	Não ouve os sons da fala na conversação normal	Problemas graves da fala Retardo da linguagem Disfunção do aprendizado Falta de atenção	Todas as mencionadas anteriormente; provável encaminhamento para classes especiais
71+	Perda auditiva profunda	PANS ou mista	Não ouve os sons da fala nem outros sons	Problemas graves da fala Retardo da linguagem Disfunção do aprendizado Falta de atenção	Todas as necessidades mencionadas anteriormente; provável encaminhamento para classes ou escolas especiais

ANSI, American National Standards Institute; PANS, perda auditiva neurossensorial; MT, membrana timpânica. (Adaptada de Northern JL, Downs MP: *Hearing in children*, ed 4, Baltimore, 1991, Williams & Wilkins.)

com comprometimento auditivo forem identificados e tratados em torno dos 6 meses de idade, essas crianças (com exceção daquelas com comprometimento profundo bilateral) desenvolverão o mesmo nível de linguagem que as crianças da mesma idade com audição normal. Esses dados fornecem um suporte convincente para estabelecer programas de triagem auditiva em todos os recém-nascidos. A American Academy of Pediatrics apoia a meta de detecção universal da perda auditiva em lactentes antes dos 3 meses de idade, com intervenção apropriada até 6 meses de idade. Os Centers for Disease Control and Prevention estimam que, entre aproximadamente 4 milhões de crianças nascidas nos EUA em 2014, 97,9% foram submetidos à triagem para perda auditiva.

Até que se estabeleçam programas universais de triagem, muitos hospitais continuarão utilizando outros critérios para rastrear a perda auditiva. Alguns usam critérios de alto risco (Tabela 655.1) para determinar quais lactentes precisam ser submetidos a triagem; outros realizam a triagem de todos os lactentes que necessitam de cuidados intensivos; e outros ainda utilizam ambas as condutas. O problema com o uso de critérios de alto risco para triagem é o fato de que 50% dos casos de comprometimento auditivo não serão identificados, seja porque os lactentes com comprometimento auditivo não preenchem nenhum dos critérios de alto risco, seja porque desenvolvem perda auditiva depois do período neonatal.

As técnicas de triagem recomendadas para audição consistem no teste de emissões otoacústicas (EOA) ou na potencial evocado auditivo do tronco encefálico (PEATE ou BERA em inglês). No teste de BERA, uma resposta eletrofisiológica auditiva evocada que se correlaciona altamente com a audição vem sendo usada com sucesso e boa relação custo-benefício para a triagem de recém-nascidos e para a identificação do grau e do tipo de perda auditiva. Os testes de EOA, que são usados com sucesso na maioria dos programas universais de triagem neonatal, são rápidos, de fácil administração e de baixo custo, e fornecem uma indicação sensível da presença de perda auditiva. A interpretação dos resultados é relativamente fácil. Os testes de EOA não produzem nenhuma resposta se a perda da audição estiver acima de 30 a 40 dB, independentemente da causa; as crianças que não respondem ao teste de EOA são submetidas ao BERA para uma avaliação mais definitiva, já que a meta-análise demonstrou que o BERA tem uma maior especificidade e sensibilidade. É recomendado que a medição de EOA e a triagem do BERA sejam utilizadas na unidade de terapia intensiva. Os métodos de triagem, como a observação das respostas comportamentais a fontes de ruídos não calibradas, ou o uso de sistemas automatizados, como o Crib-o-gram (Canon), ou o berço de resposta auditiva (em que o movimento do lactente em resposta ao som é registrado por sensores), não são recomendados.

Muitas crianças desenvolvem comprometimento auditivo depois do período neonatal e, portanto, não são identificadas por programas de triagem neonatal. Com frequência, somente na pré-escola ou no jardim de infância é que será realizada uma triagem auditiva nessas crianças; uma revisão sistemática baseada em evidências identificou que o som puro e a triagem do EOA são mais eficazes, com maior sensibilidade na triagem do som puro. A perda da audição de frequências altas está associada com a exposição a sons altos entre os adolescentes, portanto, em um teste auditivo, deve-se prestar atenção a isso; a maior perda auditiva induzida por ruído é por volta de 4 kHz. A Figura 655.2 fornece as recomendações para triagem pós-neonatal.

IDENTIFICAÇÃO DO COMPROMETIMENTO AUDITIVO

O impacto do comprometimento auditivo é maior em lactentes que ainda não desenvolveram linguagem; por conseguinte, a identificação, o diagnóstico, a descrição e o tratamento devem ser iniciados o mais cedo possível. Lactentes com história pré-natal ou perinatal de risco (Tabela 655.3) ou aqueles que tenham sido reprovados em uma triagem auditiva formal devem ser avaliados rigorosamente por um audiologista clínico experiente até que seja realizada uma avaliação confiável da sensibilidade auditiva. Os pediatras devem incentivar as famílias a cooperar com o plano de acompanhamento. Os lactentes que nascem com risco, mas que não foram submetidos à triagem neonatal (p. ex., devido a uma transferência de um hospital para outro) devem passar por uma triagem auditiva aos 3 meses de idade.

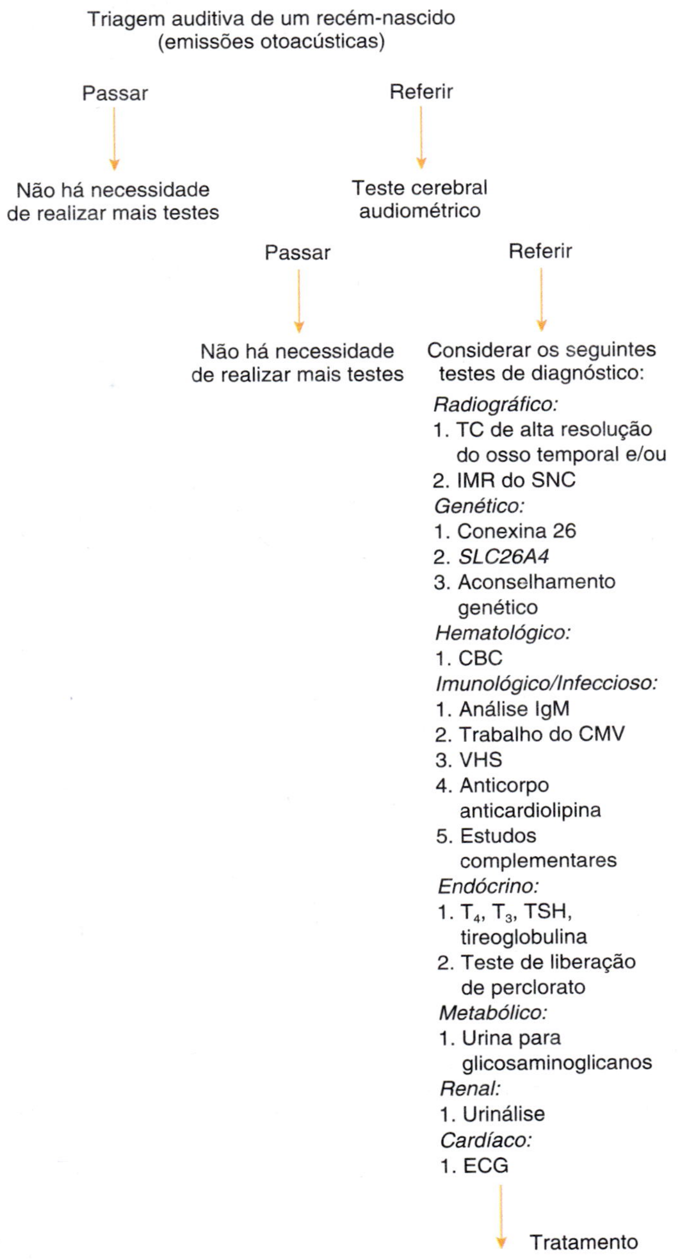

Figura 655.2 **Algorítimo para a triagem auditiva de lactentes.** Ab, anticorpo; CBC, hemograma completo; CMV, citomegalovírus; SNC, sistema nervoso central; TC, tomografia computadorizada; ECG, eletrocardiograma; VHS, velocidade de hemossedimentação; IgM, imunoglobulina M; IRM, imagiologia de ressonância magnética; T3, triiodotironina; T4, tiroxina; TSH, hormônio tireoestimulante. (*De Norton SJ, Bhama PK, Perkins JA: Early detection and diagnosis of infant hearing impairment. In Flint PW, Haughey BH, Lund VJ et al., editors*: Cummings otolaryngology head and neck surgery, *ed 5, Philadelphia, 2010, Mosby, Fig 190.1.*)

Nota da Revisão Técnica: No Brasil, a triagem auditiva neonatal universal (TANU) é um direito do recém-nascido, garantido pela Lei Federal nº 12.303 desde 2010. As técnicas recomendadas atualmente são procedimentos eletrofisiológicos e eletroacústicos, conhecidos como o registro das Emissões Otoacústicas Evocadas e o Potencial Evocado Auditivo de Tronco Encefálico, considerados testes sensíveis e específicos para identificar as perdas auditivas mais importantes. A TANU deve ser realizada na maternidade, antes da alta da criança, entre 24 e 48 horas após o nascimento. Em maternidades de pequenos municípios ou com poucos nascimentos por mês, a TANU pode ser realizada de forma ambulatorial, imediatamente após a alta hospitalar, ainda no 1º mês de vida.

Os lactentes com comprometimento auditivo, que nasceram com risco ou que foram submetidos à triagem para perda auditiva em um programa de triagem auditiva neonatal representam apenas uma parcela das crianças com comprometimento auditivo. As crianças com surdez congênita, devido a uma herança autossômica recessiva ou à infecção congênita subclínica, frequentemente não são identificadas até 1 a 3 anos de idade. Em geral, as crianças com perda auditiva mais grave são identificadas em uma idade mais precoce, porém a identificação frequentemente é feita depois da idade em que uma intervenção poderia proporcionar resultados ótimos, principalmente em países com falta de recursos tecnológicos. As crianças com audição normal desenvolvem linguagem receptiva e expressiva extensa aos 3 a 4 anos de idade (Tabela 655.6) e exibem um comportamento que reflete a função auditiva normal (Tabela 655.7). A incapacidade de preencher esses critérios deve ser um motivo para indicar avaliação audiológica. A preocupação dos pais em relação à audição e a qualquer atraso no desenvolvimento da fala e da linguagem deve alertar o pediatra, visto que essa preocupação dos pais habitualmente precede a identificação e o diagnóstico formais do comprometimento auditivo entre 6 meses e 1 ano de idade.

Tabela 655.6 Critérios de encaminhamento para avaliação audiológica.

IDADE (MESES)	DIRETRIZES DE ENCAMINHAMENTO PARA CRIANÇAS COM ATRASO DA "FALA"
12	Ausência de balbucio diferenciado ou imitação vocal
18	Ausência do uso de palavras simples
24	Vocabulário ≤ 10 palavras isoladas
30	< 100 palavras; sem evidência de combinações de duas palavras; ininteligível
36	< 200 palavras; ausência de sentenças telegráficas; clareza < 50%
48	< 600 palavras; ausência de sentenças simples; clareza ≤ 80%

De Matkin ND: Early recognition and referral of hearing-impaired children, *Pediatr Rev* 6:151-156, 1984. Reproduzida, com autorização, de Pediatrics.

Tabela 655.7 Diretrizes para encaminhamento de crianças com suspeita de perda auditiva.

IDADE (MESES)	DESENVOLVIMENTO NORMAL
0 a 4	Deve se assustar com sons altos, acalmar-se com a voz da mãe, cessar momentaneamente a atividade quando o som é apresentado no nível de conversação
5 a 6	Deve localizar corretamente o som apresentado no plano horizontal, começar a imitar sons no próprio repertório da fala ou pelo menos vocalizar reciprocamente com um adulto
7 a 12	Deve localizar corretamente o som apresentado em qualquer plano
	Deve responder ao nome, mesmo quando pronunciado em voz baixa
13 a 15	Deve apontar na direção de um som inesperado ou para objetos ou pessoas familiares quando solicitado
16 a 18	Deve seguir ordens simples sem gestual ou outras pistas visuais; pode ser treinada a alcançar um brinquedo interessante na linha média quando um som é apresentado
19 a 24	Deve apontar para as partes do corpo quando solicitado; em torno de 21 a 24 meses, pode ser treinada a realizar a audiometria lúdica

De Matkin ND: Early recognition and referral of hearing-impaired children, *Pediatr Rev* 6:151-156, 1984.

AVALIAÇÃO AUDIOLÓGICA CLÍNICA

Quando há suspeita de comprometimento auditivo em uma criança pequena, podem-se obter estimativas confiáveis e válidas da função auditiva utilizando eletrofisiologia e avaliação comportamental apropriada, de acordo com a idade. As estratégias bem-sucedidas de tratamento de crianças com comprometimento auditivo dependem da pronta identificação e avaliação continuada para definir as dimensões da função auditiva. A cooperação entre o pediatra e os especialistas em áreas como audiologia, fonoaudiologia clínica, educação e desenvolvimento infantil é necessária para otimizar o desenvolvimento auditivo-verbal. O tratamento para crianças com comprometimento auditivo pode incluir um aparelho de amplificação, um sistema de **modulação de frequência (FM)** na sala de aula, monitoramento de perto das habilidades auditivas, terapia de fala e linguagem, aconselhamento dos pais e da família, aconselhamento dos professores e relacionamento com órgãos públicos.

Audiometria

A técnica de avaliação audiológica varia de acordo com a idade e o nível de desenvolvimento da criança, com a razão para a avaliação e com a condição ou história otológica da criança. O audiograma fornece uma descrição fundamental da sensibilidade auditiva (Figura 655.3). Os limiares auditivos são avaliados em função da frequência, utilizando tons puros (estímulos de frequência única) a intervalos de oitavas, de 250 a 8.000 Hz. Quando a criança está com uma idade o suficiente para aceitar que sejam colocados, fones apropriados são tipicamente utilizados para avaliar cada orelha, de modo independente. Antes dessa etapa, um teste pode ser realizado em um ambiente com som tratado, em que há estímulos sendo emitidos por meio de um alto-falante; essa abordagem apenas permite descrições da orelha com melhor audição. Os **sinais de condução aérea** são apresentados através dos fones de ouvido (ou alto-falantes) e utilizados para fornecer informações sobre a sensibilidade do sistema auditivo inteiro. Esses mesmos sons de teste

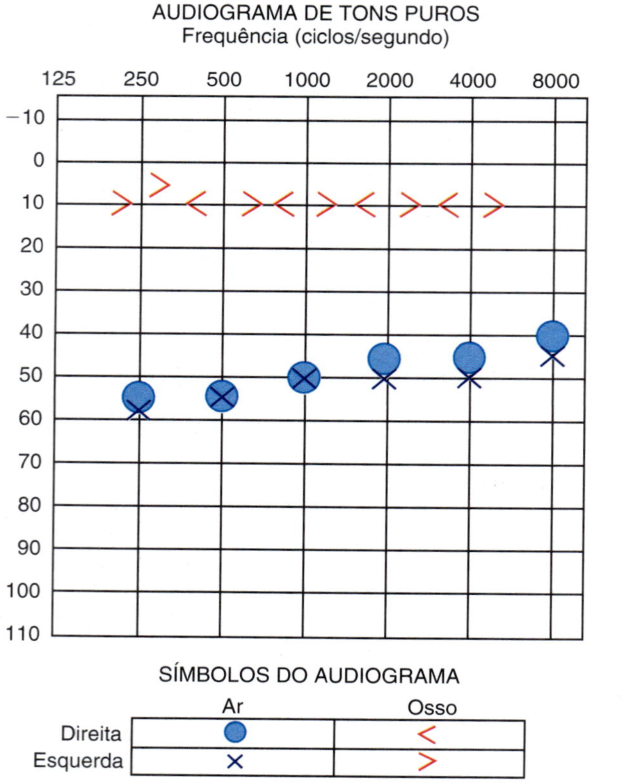

Figura 655.3 Audiograma mostrando a perda auditiva condutiva bilateral.

podem ser fornecidos à orelha por meio de um oscilador que é colocado sobre a cabeça, habitualmente sobre o mastoide. Esses sinais são conduzidos pelo osso, visto que os ossos do crânio transmitem as vibrações como energia sonora diretamente à orelha interna, essencialmente sem passar pelas orelhas externa e média. Na orelha normal, bem como em crianças com PANS, os limiares de condução aérea e condução óssea são equivalentes. Nos indivíduos com PAC, os limiares de condução óssea são mais sensíveis do que respostas conduzidas pelo ar; isso é denominado **intervalo (*gap*) aéreo-ósseo**, que indica a quantidade de perda auditiva atribuível à disfunção da orelha externa e/ou média. Na perda auditiva mista, tanto os limiares de condução óssea quanto de condução aérea estão anormais, e, além disso, existe um intervalo (*gap*) aéreo-ósseo.

LIMIAR DE RECONHECIMENTO DA FALA

Outra medida útil para descrever a função auditiva é o **limiar de reconhecimento da fala (LRF)**, que é o nível de intensidade mais baixo em que se obtém um escore de aproximadamente 50% de acertos em uma tarefa de reconhecimento de palavras espondaicas. As palavras espondaicas são dissílabos ou frases que apresentam acento tônico igual em cada sílaba. Os ouvintes devem estar familiarizados com todas as palavras para que se possa obter um resultado válido do teste. O LRF deve corresponder à média dos limiares para tons puros em 500, 1.000 e 2.000 Hz, a média de tons puros. O LRF é relevante como indicador do potencial de desenvolvimento e uso da fala e da linguagem de uma criança; serve também para verificar a validade de um teste, visto que as crianças com perda auditiva não orgânica (simuladores) podem apresentar discrepância entre a média de tons puros e o LRF. Um LRF pode ser obtido em uma criança com limitações na fala ou na linguagem utilizando técnicas modificadas, como respostas para o método de escolha de figuras.

A bateria básica de testes auditivos é concluída com uma avaliação da capacidade da criança de compreender palavras monossilábicas, quando apresentadas em nível de escuta confortável. O desempenho nesses testes de reconhecimento das palavras ajuda no diagnóstico diferencial do comprometimento auditivo e fornece uma medida do grau de desempenho de uma criança quando a fala é apresentada em níveis de intensidade semelhantes aos encontrados durante uma conversa. Para o reconhecimento da fala, uma resposta do método de escolha de figuras também pode ser obtida através de testes padronizados.

Audiometria lúdica

A técnica do teste auditivo depende da idade. Para crianças com nível de desenvolvimento de 5 a 6 anos de idade ou acima, podem-se utilizar testes convencionais. Para crianças de 30 meses a 5 anos de idade, pode-se usar a audiometria lúdica. Em geral, as respostas na audiometria lúdica são condicionadas a atividades motoras associadas a um jogo, como jogar blocos em um balde, colocar argolas em uma haste ou montar um quebra-cabeça. A técnica pode ser utilizada para obter um audiograma confiável de crianças de idade pré-escolar.

Audiometria com reforço visual

É comum utilizar a **audiometria com reforço visual (ARV)** para crianças entre cerca de 6 meses e 30 meses de idade. Nessa técnica, a criança é condicionada a movimentar sua cabeça em resposta a um sinal de tom emitido por um alto falante, que se encontra no mesmo ambiente que um brinquedo, ou vídeo, animado (mecânico). Se o lactente estiver adequadamente condicionado, apresentando sons associados ao reforçador, a ARV poderá fornecer uma estimativa confiável da sensibilidade auditiva para sinais de tom e sons da fala. Na maioria das aplicações de ARV, os sons são apresentados por meio de alto-falantes em um campo sonoro, de modo a não obter nenhuma informação específica da orelha. Com frequência, a avaliação de um lactente tem por objetivo descartar a possibilidade de perda auditiva que seria o suficiente para afetar o desenvolvimento da fala e da linguagem. Os níveis normais de resposta ao campo sonoro de lactentes indicam uma audição suficiente para esse propósito, apesar da possibilidade de perda auditiva diferente nas duas orelhas. Quando informações específicas da orelha são necessárias nessa faixa etária, o PEATE é realizado sob condições de privação de sono ou sedação.

Audiometria de observação comportamental

A **audiometria de observação comportamental**, que é utilizada como instrumento de triagem para lactentes com menos de 5 meses de idade, limita-se a respostas reflexas não condicionadas a sons complexos do teste (sem frequência específica), como tons *warble*, banda estreita, ruído, fala ou música, apresentados por meio de sinais calibrados de um alto-falante. Os níveis de resposta podem variar amplamente em um lactente e entre diferentes lactentes e, em geral, não fornecem uma estimativa confiável da sensibilidade. Os tipos de respostas obtidos durante esse teste podem incluir alterações no comportamento de sucção, iniciação ou finalização do choro e alterações na respiração.

A avaliação de uma criança com suspeita de perda auditiva só é concluída quando são obtidos os limiares de audição de tons puros e o LRF (audiograma confiável) em cada orelha. A audiometria de observação comportamental e a ARV em teste de campo sonoro fornecem estimativas da responsividade da audição na *orelha que ouve melhor*. Quando se suspeita de perda auditiva significante em crianças, avaliações eletrofisiológicas devem ser conduzidas para permitir uma intervenção precoce.

Teste de imitância acústica

O teste de imitância acústica constitui uma parte padrão da bateria de testes de audiologia clínica e inclui a timpanometria, medição de limiar do reflexo acústico e teste de decaimento do reflexo acústico. Trata-se de uma técnica de avaliação objetiva útil, que fornece informações sobre o estado da MT, orelha média e do arco reflexo acústico. A timpanometria pode ser realizada no consultório médico e mostra-se útil no diagnóstico e manejo da OM com derrame, uma causa comum de perda auditiva leve a moderada em crianças pequenas.

Timpanometria

A timpanometria fornece um gráfico (timpanograma) da capacidade da orelha média de transmitir a energia sonora (admitância ou complacência) ou de impedi-la (impedância) em função da pressão do ar no meato acústico externo. Como a maioria dos instrumentos de teste de imitância mede a admitância acústica, utiliza-se aqui o termo *admitância*. Os princípios aplicam-se a quaisquer unidades de medida empregadas.

Uma sonda é inserida na entrada do meato acústico externo de modo a obter uma vedação do ar. Um manômetro na sonda provoca variação na pressão do ar, enquanto um gerador de som emite um tom e um microfone mede o nível de pressão sonora refletido. A pressão sonora medida no meato acústico em relação à intensidade conhecida do sinal emitido pela sonda é usada para estimar a admitância acústica do meato acústico e do sistema da orelha média. A admitância pode ser expressa em uma unidade denominada millimho (mmho) ou como volume de ar (mℓ) com admitância acústica equivalente. Além disso, pode ser feita uma estimativa do volume de ar existente entre a ponta da sonda e a MT. A admitância acústica desse volume de ar é deduzida a partir da medida de admitância global para obter uma medida da admitância do sistema da orelha média isoladamente. A estimativa do volume do meato auditivo também tem valor diagnóstico, visto que a obtenção de um valor anormalmente grande é compatível com a presença de uma abertura na MT (perfuração, tubo equalizador de pressão ou defeito cirúrgico).

Uma vez eliminada a admitância da massa de ar no meato acústico externo, presume-se que a medida da admitância remanescente possa refletir de modo acurado a admitância de todo o sistema da orelha média. Seu valor é controlado, em grande parte, pela dinâmica da MT. Anormalidades da MT podem determinar a forma dos timpanogramas, obscurecendo, assim, a presença de anormalidades mediais à MT. Além disso, a frequência do tom da sonda, a velocidade e a direção de mudança da pressão do ar e a pressão de ar em que se inicia o timpanograma podem influenciar o resultado. O efeito da frequência do tom de sonda é factual e, em crianças (< 4 a 6 meses) com canais auditivos pequenos, é recomendado o uso do tom de sonda em uma frequência maior, seja ela 678 ou 1000 Hz.

Quando a pressão de ar no meato acústico é igual à da orelha média, isso significa um funcionamento ótimo do sistema da orelha média. Isto é, a função equalizadora de pressão da tuba auditiva permite que a orelha média descanse em pressão atmosférica, condição equivalente à do canal auditivo. Por conseguinte, a pressão no meato acústico em que ocorre maior fluxo de energia (admitância) deve fornecer uma estimativa razoável da pressão de ar no espaço da orelha média. Essa pressão é determinada pelo **pico de admitância** ou **admitância máxima** no timpanograma e obtenção de seu valor no eixo *x*. O valor do eixo *y* no pico do timpanograma é uma estimativa da admitância máxima, com base na timpanometria de admitância (Tabela 655.8). Algumas vezes, essa medida máxima é designada como **admitância acústica estática**, embora seu valor seja estimado a partir de uma medida dinâmica. Valores normativos para o pico de admitância como uma função para a pressão do ar são bem estabelecidos.

Timpanometria na otite média com derrame

As crianças que apresentam OM com derrame frequentemente exibem uma redução do pico de admitância ou altas pressões máximas negativas da timpanometria (ver Figura 658.5 C, Capítulo 658). Todavia, no diagnóstico de derrame, a medida timpanométrica com maior sensibilidade e especificidade é a forma do timpanograma, e não o seu pico de pressão ou de admitância. O timpanograma é classificado de acordo com a forma e localização do pico de admitância. Quanto maior o enrijecimento da MT e da orelha média, menor o pico. Enquanto a pressão negativa dentro da orelha média aumenta, o pico passa a se deslocar negativamente. Quanto mais arredondado for o pico (ou, na ausência de pico, um timpanograma plano), maior a probabilidade de derrame (ver Figura 658.5 B, Capítulo 658). O estágio da OM pode afetar os achados timpanométricos. Um sistema imóvel MT/OM baseado em efusão significante, como refletido no timpanograma plano, pode evoluir para achados de pressão negativa na orelha média e, mais tarde, de pressão positiva, conforme a OM é resolvida, e o timpanograma volta ao normal.

Teste do limiar do reflexo acústico

O **teste do limiar do reflexo acústico** também faz parte da bateria do teste de admitância. Com um sistema da orelha média de funcionamento adequado, a admitância na MT diminui devido ao endurecimento dos músculos da orelha média (estapédio e, em menor grau tensor do tímpano). Nas orelhas saudáveis, o reflexo estapediano ocorre após exposição a sons altos como um mecanismo de proteção. Os instrumentos de admitância são projetados para apresentar sinais de ativação do reflexo (tons puros de várias frequências ou ruído), na mesma orelha ou na orelha contralateral, enquanto medem as mudanças concomitantes em admitância. Mudanças muito pequenas de admitância que se limitam ao momento de apresentação do sinal são consideradas como resultado dos reflexos dos músculos da orelha média. As variações de admitância podem estar ausentes quando a perda auditiva é suficiente para impedir que o sinal alcance o nível de intensidade necessário

Tabela 655.8 Normas para a admitância máxima (estática) utilizando um tom de sonda de 226 Hz para crianças e adultos.

FAIXA ETÁRIA	ADMITÂNCIA (mℓ)	VELOCIDADE DA VARREDURA DE PRESSÃO DE AR ≤ 50 daPa/s*	200 daPa/s†
Crianças (3 a 5 anos)	Limite inferior	0,30	0,36
	Mediana	0,55	0,61
	Limite superior	0,90	1,06
Adultos	Limite inferior	0,56	0,27
	Mediana	0,85	0,72
	Limite superior	1,36	1,38

*Medida do volume do meato acústico com base na admitância na porção mais baixa do timpanograma. †Medida do meato acústico com base na admitância na porção mais baixa do timpanograma para crianças e em +200 daPa para adultos. daPa, decaPascals. (Adaptada de Margolis RH, Shanks JE: Tympanometry: basic principles of clinical application. In Rintelman WS, editor: *Hearing assessment*, ed 2, Austin, 1991, PRODED, pp. 179-245.)

para desencadear o reflexo, ou quando uma alteração da orelha média afeta a perda auditiva ou introduz rigidez o suficiente para ocultar a leitura da atividade reflexo. O teste do reflexo acústico também é utilizado na avaliação da PANS e da integridade dos componentes neurológicos do arco reflexo, incluindo atividade cruzada e não cruzada dos nervos cranianos VII e VIII.

Resposta auditiva do tronco encefálico

O teste de resposta auditiva do tronco encefálico (BERA) é utilizado na triagem auditiva neonatal, na confirmação de perda auditiva em crianças pequenas, na obtenção de informações específicas da orelha em crianças pequenas e para testar crianças que, por algum motivo, não podem cooperar na realização dos testes comportamentais. É também importante no diagnóstico de disfunção auditiva (p. ex., o limite estimado de audição) e nos distúrbios do sistema nervoso auditivo. O BERA é um registro de campo distante de diminutas descargas elétricas de numerosos neurônios. Por conseguinte, o estímulo deve ser capaz de gerar uma descarga sincronizada de um grande número de neurônios envolvidos. Devem-se utilizar estímulos de início muito rápido, como cliques ou tons explosivos. Infelizmente, o início rápido necessário para a geração de BERA mensurável também causa disseminação da energia no domínio de frequência, reduzindo a especificidade de frequência da resposta.

O resultado do BERA não é afetado pela sedação ou por anestesia geral. Os lactentes e as crianças de cerca de 4 meses a 4 anos de idade são rotineiramente sedados para minimizar a interferência elétrica causada pela atividade muscular durante o teste. O BERA também pode ser realizado no centro cirúrgico quando uma criança é anestesiada para outro procedimento. É possível que crianças com menos de 4 meses de idade durmam por um tempo suficiente para a realização do exame após a mamada.

O BERA é registrado como 5 a 7 ondas. As ondas 1, 3 e 5 podem ser obtidas de modo consistente em todas as faixas etárias; as ondas 2 e 4 aparecem de modo menos constante. A latência de cada onda (tempo de ocorrência do pico de onda após o início do estímulo) aumenta, e a amplitude diminui com uma redução da intensidade do estímulo; a latência também diminui com o aumento da idade, e as primeiras ondas alcançam valores de latência maduros mais cedo na vida do que as últimas ondas. Dados normativos específicos de acordo com a idade foram obtidos em diversos estudos.

O BERA tem duas aplicações principais na prática pediátrica. Como teste audiométrico, fornece informações sobre a capacidade do sistema auditivo periférico de transmitir informações ao nervo auditivo e adiante. É também utilizado no diagnóstico diferencial ou no monitoramento de patologias do sistema nervoso central. Na estimativa do limiar de audição, o objetivo é encontrar a intensidade mínima do estímulo capaz de gerar um BERA mensurável, geralmente dependente da onda V, o aspecto mais robusto da morfologia. A representação gráfica da latência *versus* intensidade para várias ondas também ajuda no diagnóstico diferencial do comprometimento auditivo. Uma grande vantagem da avaliação auditiva com o teste BERA é que podem ser obtidas estimativas de limiar específicas para cada orelha em lactentes ou em pacientes nos quais seja difícil efetuar uma avaliação. Os limiares do BERA utilizando estímulos de cliques correlacionam-se melhor com limiares auditivos comportamentais nas frequências mais altas (1.000 a 4.000 Hz); a responsividade nas frequências baixas exige diferentes estímulos (tons explosivos/pips ou cliques filtrados) ou o uso de mascaramento, e nenhum deles isola a região de baixa frequência da cóclea em todos os casos, o que pode afetar a interpretação.

O teste BERA não avalia a "audição". Ele reflete as respostas elétricas neuronais auditivas que podem se correlacionar com os limiares aditivos comportamentais, porém um resultado normal do BERA só sugere que o sistema auditivo, até o nível do mesencéfalo, responde ao estímulo utilizado. Por outro lado, a incapacidade de induzir um BERA indica comprometimento da resposta sincrônica do sistema, mas não significa necessariamente que não haja nenhuma "audição". A resposta comportamental ao som algumas vezes é normal quando não se pode induzir nenhum BERA, como na doença desmielinizante neurológica.

As perdas auditivas súbitas, progressivas ou unilaterais são indicações para a realização do BERA. Embora se acredite que as diferentes ondas do BERA possam refletir atividade em níveis cada vez mais rostrais do sistema auditivo, os geradores neurais da resposta não foram determinados com precisão. É provável que cada onda do BERA, além das ondas iniciais, resulte do disparo neural em muitos níveis do sistema, e que cada um desses níveis contribua, provavelmente, para várias ondas do BERA. São utilizados cliques de alta intensidade como estímulos para aplicação neurológica. A morfologia da resposta e as latências das ondas, interondas e diferença de latência interaural são examinadas em relação às formas apropriadas para a idade. As ondas atrasadas ou ausentes no resultado do BERA frequentemente têm significado diagnóstico.

O BERA e outras respostas elétricas são extremamente complexos e de difícil interpretação. Diversos fatores, incluindo o *design* e a configuração da instrumentação, o ambiente, o grau e a configuração da perda auditiva e as características do paciente, podem influenciar a qualidade do registro. Por conseguinte, a avaliação e a interpretação da atividade eletrofisiológica e sua possível relação com a audição devem ser realizadas por audiologistas treinados, a fim de evitar o risco de conclusões duvidosas ou errôneas que irão afetar os cuidados do paciente.

Emissões otoacústicas

Na audição normal, as EOA originam-se das células ciliadas externas na cóclea e são detectadas por processos de amplificação sensitivos. Propagam-se a partir da cóclea através da orelha média até o meato acústico externo, onde podem ser detectadas por meio de microfones em miniatura. As EOA evocadas transitórias (EOAET) podem ser usadas para verificar a integridade da cóclea. No período neonatal, é possível detectar as EOA durante o sono natural, e as EOAET podem ser utilizadas como teste de triagem em crianças para audição no nível de perda auditiva de até 30 dB. O exame é mais rápido e menos complexo do que o BERA e pode ser usado quando os testes comportamentais não podem ser realizados. As EOAET estão reduzidas ou ausentes em consequência de várias disfunções das orelhas média e interna. Estão ausentes em pacientes com perda auditiva > 30 dB e não são utilizadas para determinar o limiar auditivo; na verdade, fornecem uma triagem para a presença de audição em > 30 a 40 dB. PAC, como a OM ou anormalidades congênitas das estruturas da orelha média, reduzem a transferência das EOAET e pode ser interpretado incorretamente como um distúrbio auditivo coclear. Se houver suspeita de perda auditiva com base na ausência de EOA, as orelhas deverão ser examinadas à procura de evidências de patologia, a timpanometria deve ser conduzida, e, em seguida, deverá ser realizado o BERA para confirmação e identificação do tipo, grau e lateralidade da perda auditiva.

TRATAMENTO

Com o uso da triagem auditiva universal nos EUA, o diagnóstico e o tratamento precoces da perda auditiva em crianças são comuns. É possível investigar a presença de perda auditiva até mesmo em crianças muito pequenas, o que deve ser feito se os pais suspeitarem de algum problema. Toda criança com fator de risco conhecido para perda auditiva deve ser avaliada nos primeiros 6 meses de vida.

Uma vez identificada a perda auditiva, é necessário proceder a uma avaliação completa do desenvolvimento, da fala e da linguagem. O aconselhamento e a participação dos pais são necessários em todos os estágios da avaliação, do tratamento ou da reabilitação. Com frequência, a PAC pode ser corrigida por meio de tratamento do derrame da orelha média (*i. e.*, colocação de tubo de ventilação) ou correção cirúrgica do mecanismo anormal de condução sonora. Dependendo do nível da perda de audição, crianças com PANS devem ser avaliadas para o possível uso de próteses auditivas por um audiologista pediátrico. As diretrizes atuais indicam que após 1 mês do diagnóstico de PANS, as crianças devem receber próteses auditivas, e que as próteses auditivas podem ser adaptadas para crianças a partir de 1 mês de idade. O programa de triagem auditiva no Colorado forneceu evidências convincentes, mostrando que a identificação e a amplificação antes de 6 meses de idade levam a uma diferença muito significativa nas habilidades da fala e da linguagem das crianças afetadas, em comparação com casos em que a identificação e a amplificação foram feitas depois dessa idade. Nessas crianças, é necessário repetir os testes audiológicos para identificar de modo confiável o grau de perda auditiva e adaptar o uso das próteses auditivas. As próteses auditivas continuam sendo um aparelho de escolha para a reparação, em um contexto de um plano de tratamento projetado individualmente, para crianças com leve, moderado, ou PAC moderadamente grave, perda auditiva misturada, ou PANS. Para crianças com PANS grave ou profunda, deve haver uma tentativa com próteses auditivas para determinar se essa abordagem é suficiente para que a linguagem se desenvolva; pode haver a necessidade de explorar outras opções se for indicado que a linguagem e a fala estão atrasadas, mesmo com o uso de próteses auditivas nesse grupo de perda auditiva. É importante frisar que a eficácia dos aparelhos auditivos depende de seu uso constante. Há uma grande variedade na frequência em que as crianças utilizam suas próteses auditivas. Embora não exista uma recomendação específica com relação à quantidade de horas que as próteses devam ser usadas, os pais devem ser incentivados a fazer com que seus filhos usem as próteses auditivas em tempo integral, para que o desenvolvimento da linguagem e da fala seja facilitado.

Quando se compreende que as próteses auditivas não estão fornecendo uma estimulação auditiva necessária para servir de suporte ao desenvolvimento da fala, é necessário que os pais sejam aconselhados a considerar tratamentos alternativos. Um **implante coclear** pode ser necessário para facilitar a comunicação oral inteligível (p. ex., oralismo). Essa abordagem requer treinamento intenso da linguagem e da fala, e depende do fornecimento da melhor estimulação auditiva possível. Essa alternativa interessa muito aos pais que podem ouvir, porque essa é a forma de comunicação mais familiar a eles. Enquanto há uma forte ênfase do mundo da medicina, valorizando o desenvolvimento da linguagem oral (produção de fala), os pais deveriam ter informações sobre alternativas disponibilizadas a eles, tais como a linguagem de sinais, comunicação total e palavra complementada. Cada uma dessas modalidades de comunicação apresenta vantagens e desvantagens. A linguagem dos sinais permite que a criança desenvolva um sistema de linguagem precocemente e pode apoiar o treinamento acadêmico. A consequência dessa opção é que o mundo auditivo dominante não interage facilmente com aqueles que usam a linguagem de sinais e é mais provável que a criança se torne parte da comunidade surda, podendo enfrentar desafios significativos para interagir com a comunidade auditiva. Algumas possibilidades, como o sucesso acadêmico e o treinamento de graduação/pós-graduação, não estão excluídos por causa do uso da linguagem de sinais, mas haveria uma disponibilidade menor de um conjunto de lugares para abrigar as necessidades de aprendizagem da criança. Enquanto essa opção é confortável para pais surdos já inseridos na cultura surda, muitos pais que podem ouvir ficam desconfortáveis com essa alternativa para seu filho. Essa opção também requer que pais se tornem fluentes na linguagem dos sinais.

A **comunicação total** é uma filosofia educacional em que a linguagem oral e a de sinais é estimulada. Em teoria, os dois sistemas apoiam e clareiam a troca de informações, e realçam o progresso acadêmico. Dependendo da escola e/ou professores, um sistema é enfatizado sobre o outro. A **palavra comentada** é uma abordagem em que o desenvolvimento da linguagem oral é sustentado por um sistema de gestos manuais perto da boca e garganta para evitar a ambiguidade, resultante da leitura labial sozinha. Esse sistema pode ser extremamente bem-sucedido para apoiar a linguagem oral e requer que os pais se tornem fluentes em seu uso. Outros fatores devem ser levados em conta para escolher a modalidade comunicativa. Comorbidades significativas, como deficiência visual e outros atrasos de desenvolvimento, podem limitar a capacidade da criança de obter benefícios de algumas escolhas. O apoio aos pais para que tomem essa decisão pode exigir o aconselhamento de um fonoaudiólogo, assistente social, educador surdo e/ou psicólogo. Organizações de pais de crianças surdas, como a *A.G. Bell Association* e a *John Tracy Clinic* podem fornecer um apoio e informações ricas para os pais nesse processo.

Os lactentes e as crianças pequenas com surdez congênita profunda ou de início perilingual beneficiam-se dos **implantes cocleares de multicanais** (Figura 655.4). Implantes cocleares são sistemas que combinam o uso de componentes interno (implantado cirurgicamente) e externo. Esses implantes consistem em quatro componentes principais: os externos, que incluem um microfone, um minicomputador processador de som (fala), um transmissor; e o interno, uma matriz de

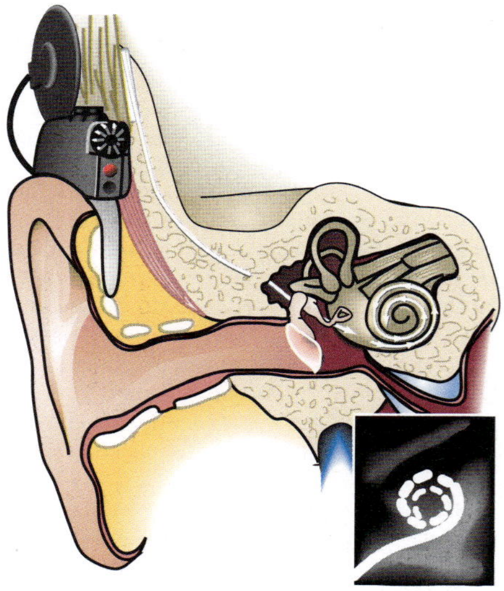

Figura 655.4 Todos os implantes cocleares compartilham componentes essenciais, incluindo um microfone, um processador da fala e uma bobina transmissora, mostrada atrás da orelha nesse diagrama. O microfone e o processador da fala captam os sons ambientais e os digitalizam em sinais codificados. Os sinais são enviados para a bobina transmissora e retransmitidos através da pele para o dispositivo interno introduzido no crânio. O dispositivo interno converte o código em sinais eletrônicos, que são transmitidos ao feixe de eletrodos ao redor da cóclea. O detalhe mostra o aspecto radiográfico do feixe de eletrodos de estimulação. (*Reproduzida, com autorização, de MED-EL Corporation, Innsbruck, Austria. De Smith RJH, Bale JF Jr, White KR: Sensorineural hearing loss in children*, Lancet *365:879-890, 2005.*)

eletrodos. Esses implantes contornam a lesão do órgão de Corti e fornecem a estimulação neural por meio da digitalização de estímulos auditivos em impulsos de radiofrequência digital. Especificamente, o som é inicialmente detectado por um microfone e, depois, é processado pelo processador de fala. O processador de fala é programado por um fonoaudiólogo para implementar (o fabricante) estratégias proprietárias de processamento da fala, que são manipulações altamente sofisticadas do sinal de entrada. Sinais do processador de fala são transmitidos através da pele, por um sinal FM, para o receptor interno, que os converte para impulsos elétricos.

Finalmente, esses impulsos elétricos são mandados para a matriz de eletrodos localizados na cóclea, onde campos elétricos são criados e agem no nervo coclear. Isso é em contraste com a transmissão de som em um ouvido saudável, que envolve a transmissão da vibração do som para as células ciliadas da cóclea, a liberação de íons e neurotransmissores na cóclea e a transmissão de impulsos nervosos para o nervo coclear e para o cérebro.

Implante cirúrgico é realizado sob anestesia geral e envolve mastoidectomia e a ampliação do recesso facial. A aproximação da cóclea é realizada através do recesso facial. Após fixar o pacote do simulador interno no processo mastoide, a cóclea deve ser aberta para inserir a matriz de eletrodos, o que geralmente é feito através de uma abertura feita na janela redonda. Deve-se tomar cuidado para evitar que os fluidos cocleares não sejam contaminados pela poeira óssea ou por sangue. Depois que a cóclea é fechada, geralmente com fáscia, a ferida é fechada. Um audiologista realiza testes na sala de operações para verificar a integridade funcional do dispositivo implantado. As respostas eletrofisiológicas do nervo VIII são fundamentais para determinar um ponto inicial para programar o dispositivo externo, depois que a ferida estiver cicatrizada. Frequentemente, também é realizado um raios X na sala de operações para documentar a colocação da matriz na escala timpânica.

O processo de cicatrização após a cirurgia é de, aproximadamente, 3 a 4 semanas para uma criança. Durante esse tempo, a criança não consegue ouvir. Quando a criança é levada para a primeira estimulação utilizando o equipamento externo, o desenvolvimento de programas fornece o primeiro acesso ao som. Os métodos para crias os programas vinculam uma combinação de medidas eletrofisiológicas e testes de comportamento, que se parecem com as avaliações audiológicas pediátricas descritas acima. Os programas iniciais são um ponto de partida, seguido de modificações e aprimoramentos que são baseados nas observações de mudança de consciência auditiva e vocalizações pelos pais e audiologistas.

Quando os pais escolhem seguir com o implante coclear para seus filhos, é necessário um comprometimento a longo prazo para o envolvimento contínuo com uma equipe especializada em reabilitação. O gerenciamento audiológico implica monitoramento consistente da resposta da criança ao implante e do impacto na habilidade de fala emergente. Terapia de fala e linguagem é necessário para estimular a linguagem e para ensinar aos pais habilidades para ajudar o desenvolvimento da fala. A criança deveria estar em um ambiente pré-escolar no qual a fala, a linguagem, habilidades sociais e precursores acadêmicos são fomentados. Para alguns pais, esse engajamento é muito desafiador, não apenas devido à quantidade de tempo que deve ser dedicado, mas também devido às consequências emocionais provenientes da tentativa de minimizar o impacto da perda auditiva no futuro de seus filhos; regularmente, os pais necessitam de apoio da equipe nesse processo.

Uma possível complicação da implantação coclear é a meningite pneumocócica. A vacina pneumocócica polivalente (PCV13) deve ser dada às crianças que receberão o implante coclear (Tabela 655.9) e taxas de meningite pneumocócica diminuíram consideravelmente desde que a vacina foi implementada.

Tabela 655.9 Esquema de vacinação pneumocócica recomendado para indivíduos com implantes cocleares.

IDADE NA PRIMEIRA DOSE DE PCV13 (MESES)*	PRIMEIRA SÉRIE DE PCV12	DOSE ADICIONAL DE PCV13	DOSE DE PPV23
2 a 6	3 doses, a intervalo de 2 meses[†]	1 dose com 12 a 15 meses de idade[‡]	Indicada com ≥ 24 meses de idade[§]
7 a 11	2 doses, a intervalo de 2 meses[†]	1 dose com 12 a 15 meses de idade[‡]	Indicada com ≥ 24 meses de idade[§]
12 a 23	2 doses, a intervalo de 2 meses[¶]	Não indicada	Indicado com ≥ 24 meses de idade[§]
24 a 59	2 doses, a intervalo de 2 meses[¶]	Não indicada	Indicada[§]
≥ 60	Não indicada[‖]	Não indicada[‖]	Indicada

*Um calendário com número reduzido de doses totais de vacina pneumocócica conjugada 13-valente (PCV13) está indicado para crianças com início tardio ou com vacinação incompleta. As crianças com atraso na vacinação devem ser vacinadas de acordo com o esquema de recuperação (ver Capítulo 209). [†]Para crianças vacinadas de menos de 1 ano de idade, o intervalo mínimo entre as doses é de 4 semanas. [‡]A dose adicional deve ser administrada dentro de 8 semanas ou mais após completar a série primária. [§]As crianças de menos de 5 anos de idade devem completar em primeiro lugar a série PCV13; a vacina pneumocócica polissacarídica 23-valente (PPV23) deve ser administrada a crianças de 24 meses de idade ou mais dentro de 8 semanas ou mais após a última dose de PCV13 (ver Capítulo 182) (Centers for Disease Control and Prevention Advisory Committee on Immunization Practices: Preventing pneumococcal disease among infants and young children: recommendations of the Advisory Committee on Immunization Practices [ACIP], *MMWR Recomm Rep* 49[RR-9]:1-35, 2000, and Licensure of a 13-valent pneumococcal conjugate vaccine [PCV13] and recommendations for use among children–Advisory Committee on Immunization Practices [ACIP], *MMWR Morb Mortal Wkly Rep* 59(9);258-261, 2010.) [¶]O intervalo mínimo entre as doses é de 8 semanas. [‖]A PCV13 geralmente não é recomendada para crianças a partir de 5 anos de idade. PCV, vacina pneumocócica conjugada; PPV, vacina pneumocócica polissacarídica. (De Centers for Disease Control and Prevention Advisory Committee on Immunization Practices: Pneumococcal vaccination for cochlear implant candidates and recipients: *Updated recommendations of the Advisory Committee on Immunization Practices, MMWR Morb Mortal Wkly Rep* 52(31):739-740, 2003.)

A *Food and Drug Administration (FDA)* aprovou o implante coclear em pacientes acima de 12 meses de idade com perda auditiva bilateral grave a profunda, que não se beneficiaram com o aparelho auditivo; entretanto, o uso de implantes cocleares *off-label* se mostrou eficiente em crianças mais novas do que 12 meses e em crianças com audição residual. O implante coclear antes dos 2 anos de idade melhora a audição e a fala, permitindo que mais de 90% das crianças frequentem a escola. A maioria desenvolve uma percepção auditiva e habilidades de linguagem oral apropriadas para a idade. Há uma quantidade crescente de evidências que sustentam a expansão da candidatura para o implante coclear em crianças com base em resultados de testes avançados utilizando estímulos de fala, principalmente no ruído. Para datar, o implante de crianças com aparelhos que combinam a entrada acústica (parecida com o aparelho auditivo) com estimulação elétrica de um implante coclear não foi aprovado pela FDA. Denominados implante coclear eletroacústico, ou híbrido, esses aparelhos podem oferecer esperança para crianças que utilizam o aparelho auditivo, mas que sofrem com o ruído na sala de aula ou em contextos sociais.

O manejo da **PANS súbita idiopática** é controverso e inclui prednisona oral, perfusão de dexametasona intratimpânica (também denominada transtimpânica) ou uma associação de ambas; esta última combinação pode ser a mais útil.

ACONSELHAMENTO GENÉTICO

As famílias de crianças com diagnóstico de PANS ou de uma síndrome associada à PANS e/ou PAC devem ser encaminhados para o aconselhamento genético. Isso dará uma noção aos pais sobre a probabilidade de diagnósticos semelhantes em futuras gestações, e o geneticista pode auxiliar na avaliação e realização de testes no paciente para estabelecer o diagnóstico.

A bibliografia está disponível no GEN-io.

Capítulo 656
Malformações Congênitas da Orelha

Joseph Haddad Jr. e Sonam M. Dodhia

As orelhas externa e média, derivadas do primeiro e segundo arcos e fendas branquiais, crescem ao longo da puberdade. A orelha interna, porém, que se desenvolve a partir do otocisto, atinge o tamanho e forma adultos na metade do desenvolvimento fetal. Os ossículos são derivados do primeiro e segundo arcos (martelo e bigorna), e o estribo surge a partir do segundo arco e da cápsula ótica. O martelo e a bigorna atingem o tamanho e forma adultos por volta da 15ª semana de gestação, enquanto o estribo atinge por volta da 18ª semana de gestação. Embora o pavilhão auricular, canal auditivo e membrana timpânica (MT) continuem crescendo após o nascimento, o desenvolvimento de anormalidades congênitas dessas estruturas ocorre durante a primeira metade da gestação. A malformação das orelhas externa e média pode estar associada a anomalias renais graves, disostose mandibulofacial, microssomia hemifacial e outras malformações craniofaciais. As anormalidades do nervo facial podem estar associadas a qualquer uma das anormalidades congênitas da orelha e do osso temporal. As malformações das orelhas externa e média também podem estar associadas a anormalidades da orelha interna, perda auditiva condutiva (PAC) e perda auditiva neurossensorial (PANS).

Os problemas congênitos da orelha podem ser menos significativos e principalmente estéticos, ou mais significativos, afetando não somente a aparência como também a função. Qualquer criança nascida com anormalidade do pavilhão auricular, canal auditivo externo ou MT deve passar por avaliação audiológica completa durante o período neonatal. Exames de imagem são necessários para avaliação e tratamento. No paciente com outras anormalidades craniofaciais, uma abordagem em equipe com outros especialistas pode ajudar a orientar o tratamento.

MALFORMAÇÕES DO PAVILHÃO AURICULAR

Malformações graves da orelha externa são raras, porém deformidades menores são comuns. Anormalidades isoladas da orelha externa ocorrem em cerca de 1% das crianças (Figura 656.1). Uma depressão semelhante a uma cavidade, na frente da hélice e acima do trago, pode representar um cisto ou um trato fistuloso com revestimento epidérmico (Figura 656.2). Essas alterações são comuns, com incidência aproximada de 8 em cada 1.000 crianças, podendo ser uni ou bilaterais e familiares. As depressões somente exigem remoção cirúrgica quando há infecções recorrentes. Os apêndices cutâneos acessórios, com incidência de 1 a 2/1.000 bebês nascidos vivos, podem ser removidos por meio de uma ligação simples, por motivos estéticos, se estiverem presos por um pedículo estreito (Figura 656.1). Se este pedículo tiver uma base ampla ou contiver cartilagem, o defeito deverá ser corrigido cirurgicamente. Uma orelha muito proeminente ou "caída" resulta da ausência de inclinação da cartilagem que cria a anti-hélice. Esse problema pode ser melhorado, do ponto de vista estético, durante o período neonatal, com aplicação de uma moldura firme (às vezes, arame soldado é utilizado) presa por Steri-Strips® ao pavilhão e usada de modo contínuo por algumas semanas a meses. A otoplastia para correção estética pode ser considerada para crianças com mais de 5 anos de idade, quando a orelha tiver alcançado cerca de 80% do tamanho adulto.

O termo **microtia** pode indicar anormalidades sutis de tamanho, formato e localização do pavilhão auricular e do canal auditivo, ou anormalidades significativas em que há apenas pequenas protuberâncias constituídas de pele e cartilagem, com ausência da abertura do canal auditivo. A **anotia** indica a ausência completa do pavilhão auricular e do canal auditivo (Figura 656.3). A microtia pode estar associada à predisposição genética ou ambiental. Foram identificadas várias formas hereditárias de microtia que exibem herança mendeliana autossômica dominante ou recessiva. Em adição, algumas formas resultantes de aberrações cromossômicas foram descritas. A maioria dos genes responsáveis identificados é composta por genes *homeobox*, que estão envolvidos no desenvolvimento dos arcos faríngeos. As orelhas micróticas estão frequentemente posicionadas mais anterior e inferiormente do que as aurículas normais, com possível anormalidade de localização e função do nervo facial. A cirurgia para correção da microtia é considerada por motivos estéticos e funcionais. Crianças afetadas que possuem algum tipo de pavilhão podem usar óculos, prótese auditiva e brincos, sentindo-se mais normais quanto à aparência. Na microtia grave, alguns pacientes podem optar pela criação e fixação de uma prótese auricular que, do ponto de vista estético, é bastante parecida com uma orelha real. A cirurgia para correção de microtia grave pode envolver um procedimento de múltiplos estágios, incluindo retirada e transplante de enxertos de cartilagem autógena de costela e retalhos de tecido mole. A reconstrução estética da aurícula geralmente é realizada entre 5 e 7 anos de idade, antes do reparo de atresia de canal em crianças consideradas apropriadas para esta cirurgia.

ESTENOSE CONGÊNITA OU ATRESIA DO CANAL AUDITIVO EXTERNO

A estenose ou atresia do canal auditivo muitas vezes ocorre associada à malformação da aurícula e da orelha média. As malformações podem ocorrer de forma isolada ou como parte de uma síndrome genética. Por exemplo, o canal auditivo é estreito na trissomia do 21, enquanto a estenose ou atresia do canal externo é comum na síndrome branquio-oculofacial, levando à PAC. A avaliação audiométrica dessas crianças deve ser realizada o quanto antes. A maioria das crianças com PAC significativa secundária à atresia bilateral usa aparelhos auditivos de condução óssea durante os primeiros anos de vida. O diagnóstico, avaliação e planejamento cirúrgico muitas vezes são auxiliados pela tomografia computadorizada (TC) e, às vezes pela ressonância magnética (RM) do osso temporal. Os casos brandos de estenose do canal auditivo dispensam ampliação cirúrgica, a menos que o paciente desenvolva otite externa crônica ou impactação grave do cerume que afete a audição.

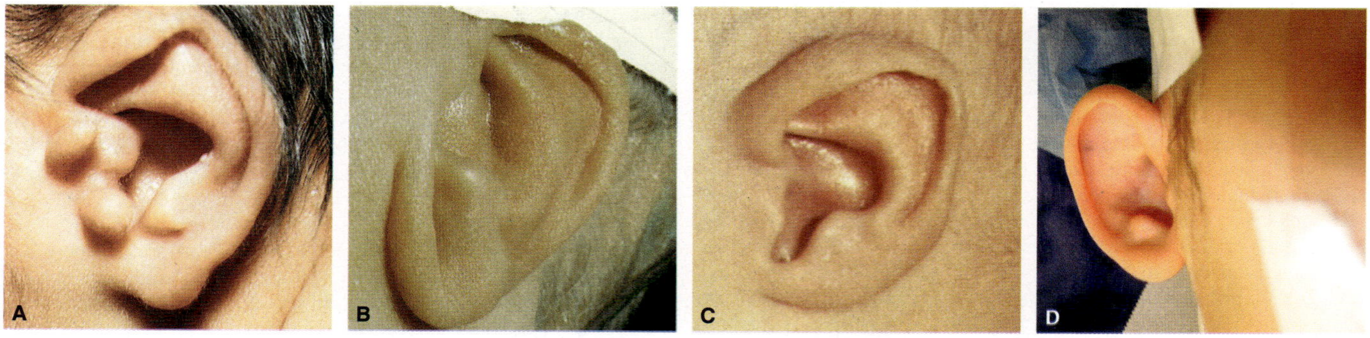

Figura 656.1 Deformidades auriculares congênitas menores. **A.** Nessa criança, a parte superior da hélice está dobrada, obscurecendo a fossa triangular; a anti-hélice é severamente angulada; há três protuberâncias pré-auriculares na pele. **B.** Esse lactente com síndromes orofaciodigital e de Turner possui uma hélice simples e um lóbulo dobrado e arredondado. A orelha é baixa e posteriormente rotacionada e o antitrago é deslocado na parte anterior. **C.** Essa criança com síndrome de Rubinstein-Taybi possui um entalhe intertragal exageradamente alongado. **D.** Orelha proeminente em uma criança normal. A cartilagem auricular é contornada de modo anormal, fazendo com que a orelha se projete para frente. (***C.*** *Cortesia do Dr. Michael E. Sherlock, Lutherville, Maryland. De Zitelli BJ, McIntire SC, Nowalk AJ, editors*: Zitelli and Davis' atlas of pediatric physical diagnosis, *ed 7, Philadelphia, 2018, Elsevier, Figura 24.17, p. 875.*)

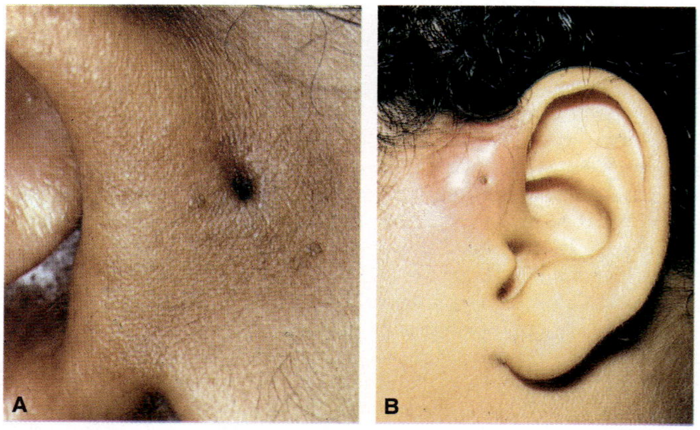

Figura 656.2 Seios pré-auriculares. **A.** Esses remanescentes congênitos estão localizados atrás do pavilhão auricular e possuem uma ondulação na superfície sobrejacente. **B.** Nessa criança, o seio pré-auricular infeccionou, formando um abscesso. (***A.*** *Cortesia do Michael Hawke, MD. De Zitelli BJ, McIntire SC, Nowalk AJ, editors*: Zitelli and Davis' atlas of pediatric physical diagnosis, *ed 7, Philadelphia, 2018, Elsevier, Figura 24.18, p. 876.*)

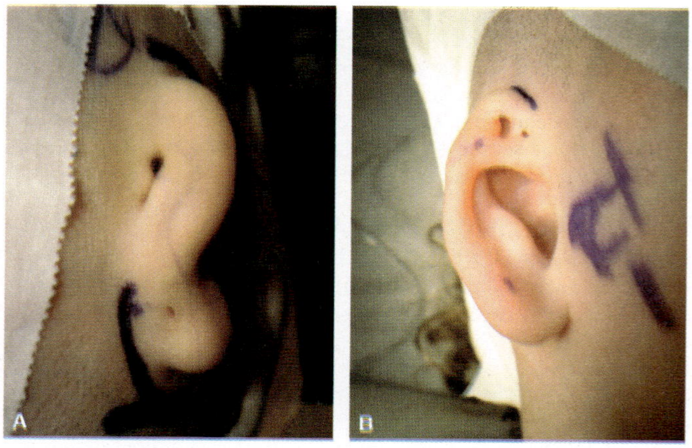

Figura 656.3 **A.** Microtia e atresia aural congênita na orelha direita externa de grau três. Nessa criança normal, o pavilhão auricular não se desenvolveu adequadamente e o canal externo foi atrésico. O teste audiométrico revelou uma perda auditiva de 60-dB. **B.** Microtia de grau 2. Note a deficiência da porção superior da aurícula. Essas deformidades isoladas derivam do desenvolvimento anormal do primeiro e segundo arcos branquiais. (*De Zitelli BJ, McIntire SC, Nowalk AJ, editors*: Zitelli and Davis' atlas of pediatric physical diagnosis, *ed 7, Philadelphia, 2018, Elsevier, Figura 24.16, p. 875.*)

A cirurgia reconstrutiva do canal auditivo e da orelha média nos casos de atresia geralmente é considerada para crianças com mais de 5 anos de idade que apresentem deformidades bilaterais resultando em PAC significativa. O objetivo da cirurgia de reconstrução é melhorar a audição a um ponto em que a criança não necessite mais de aparelho auditivo auxiliar, ou fornecer um canal auditivo e orelha de modo a permitir que a criança possa se beneficiar do uso de um aparelho auditivo de condução de ar. Os resultados da atresioplastia, em termos de audição, variam de regulares a excelentes. Evidências de TC da existência de uma fenda adequada na orelha média, ossículos e mastoide são necessárias para a realização da cirurgia. A posição do nervo facial, que muitas vezes está em localização anormal nessas crianças, também deve ser considerada (Figura 656.4). O uso de aparelhos auditivos auxiliares ancorados no osso é uma alternativa segura, confiável e econômica à atresioplastia e os resultados de audição geralmente são excelentes. Os aparelhos auditivos ancorados no osso também podem ser úteis para a reabilitação de resultados não ótimos de atresioplastia. Esses aparelhos são aprovados pela US Food and Drug Administration para serem colocados em crianças com mais de 5 anos. Antes dos 5 anos de idade, esses aparelhos podem ser usados com uma faixa maleável em torno da cabeça. As desvantagens de seu uso incluem a estética insatisfatória (um aparelho auditivo ancorado ao osso tem um suporte lateral de titânio visível e um dispositivo auditivo auxiliar com gancho) e a necessidade de cuidados frequentes com a ferida. Implantes auditivos da orelha média são alternativas eficazes para aqueles que rejeitam corpos estranhos na orelha por razões médicas, ou que confiam na boa percepção de sons de alta frequência.

MALFORMAÇÕES CONGÊNITAS DA ORELHA MÉDIA

Crianças podem ter anormalidades congênitas da orelha média como um defeito isolado ou associadas a outras anomalias do osso temporal, em especial do canal auditivo e da orelha, ou como parte de uma síndrome. As crianças afetadas geralmente têm PAC, mas podem ter uma condição mista com PAC e PANS. A maioria das malformações envolve os ossículos, sendo a bigorna mais comumente afetada. Outras anormalidades menos comuns da orelha média incluem a persistência da artéria estapédica, bulbo jugular alto e anormalidades de formato e volume da porção ventilada da orelha média e do mastoide – todos são problemáticos para o cirurgião. Dependendo do tipo de anormalidade e da presença de outras anormalidades, a cirurgia pode ser considerada para melhorar a audição.

MALFORMAÇÕES CONGÊNITAS DA ORELHA INTERNA

As malformações congênitas da orelha interna foram identificadas e classificadas em consequência dos aprimoramentos das modalidades de técnicas de imagem, em especial TC e RM. Até 20% das crianças

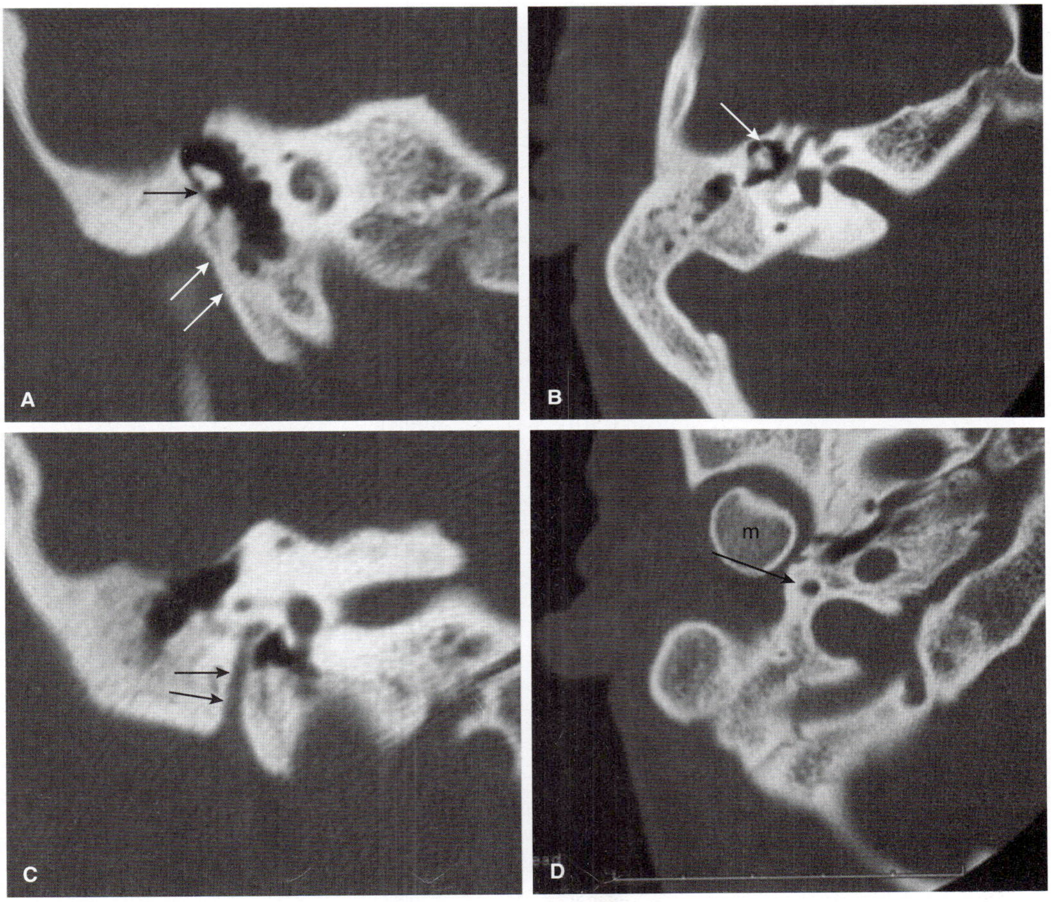

Figura 656.4 Atresia do canal auditivo externo em imagens de TC. **A.** Imagem coronal da orelha direita mostrando ausência do canal auditivo com placa óssea espessa de atresia (*setas brancas*). O colo do maléolo está rotacionado e fundido à porção superior da atresia (*seta preta*). **B.** A imagem axial através do ático mostra uma massa ossicular fundida (*seta*). **C.** Imagem coronal em plano posterior a **A** mostrando o segmento mastoide do canal do nervo facial posicionado mais anteriormente do que o normal (*setas*). **D.** Imagem axial em plano inferior a **B** mostrando o segmento mastoide anteroposterior do nervo facial *en face* (*seta*). Note a relação anormalmente estreita com o côndilo mandibular. (*De Faerber EN, Booth TN, Swartz JD. Temporal bone and ear. In Slovis TL, editor:* Caffey' s pediatric diagnostic imaging, *ed 11, Philadelphia, 2008, Mosby, Figura 44.7, p. 584.*)

com PANS podem ter anormalidades anatômicas identificadas por TC ou RM. As malformações congênitas da orelha interna estão associadas a diversos graus de PANS, desde leve a intenso. Essas malformações são frequentemente encontradas em crianças e podem ocorrer como anomalias isoladas ou associadas a outras síndromes, anormalidades genéticas ou anomalias estruturais de cabeça e pescoço. Uma tomografia computadorizada de alta resolução do osso temporal pode identificar aquedutos vestibulares aumentados em associação à PANS. Embora não tenha tratamento, essa condição pode estar associada à PANS progressiva em algumas crianças e, por este motivo, seu diagnóstico tem algum valor prognóstico.

A **fístula perilinfática congênita** da membrana da janela oval ou redonda pode se manifestar com PANS de aparecimento rápido, flutuante ou progressivo, com ou sem vertigem, e muitas vezes está associada a anormalidades congênitas da orelha interna. A exploração da orelha média pode ser necessária para confirmar este diagnóstico, porque não há nenhum teste diagnóstico não invasivo confiável. Pode ser necessário reparar uma fístula perilinfática para evitar a possível disseminação de infecção da orelha média para o labirinto ou meninges, a fim de estabilizar a perda da audição e melhorar a vertigem, quando presente.

COLESTEATOMA CONGÊNITO

Um colesteatoma congênito (cerca de 2 a 5% de todos os colesteatomas) é uma lesão cística destrutiva e não neoplásica, que geralmente aparece como uma estrutura similar a um cisto, arredondada e esbranquiçada, medialmente a uma MT intacta. Os cistos são vistos com mais frequência em meninos e na porção anterossuperior da orelha média, embora possam estar presentes em outros locais e junto à MT ou na pele do canal auditivo. Eles podem ser classificados como "aberto", significando que estão em continuidade direta com a mucosa da orelha média, ou "fechado". As crianças afetadas muitas vezes não têm histórico de otite média. Uma teoria para a patogênese é que o cisto deriva de um resíduo congênito de tecido epitelial que persiste por mais de 33 semanas de gestação, quando normalmente deveria desaparecer. Outras teorias incluem a metaplasia escamosa da orelha média, entrada de epitélio escamoso através de um tímpano não intacto na orelha média, implantes de ectoderme entre os remanescentes do primeiro e segundo arcos branquiais e debris escamosos de líquido amniótico residual. A suspeita de colesteatoma congênito ou adquirido deve ser considerada sempre que for observada a presença de bolsas de retração profundas, debris de queratina, drenagem crônica, tecido de granulação aural ou uma massa localizada atrás ou envolvendo a MT. Geralmente o colesteatoma congênito é assintomático, enquanto o colesteatoma adquirido frequentemente se apresenta com otorreia. Além de atuar como tumor benigno causando destruição óssea local, os debris queratináceos de um colesteatoma servem como um meio de cultura, levando à otite média crônica. Entre as complicações estão a erosão ossicular com perda da audição, erosão óssea no interior da orelha interna acompanhada de tontura, ou exposição da dura e consequente meningite ou abscesso cerebral. A avaliação inclui a realização de TC (Figura 656.5) para detectar a erosão do osso e da audiometria, para avaliar a condução óssea e aérea, além da recepção e discriminação da fala. O tratamento inclui

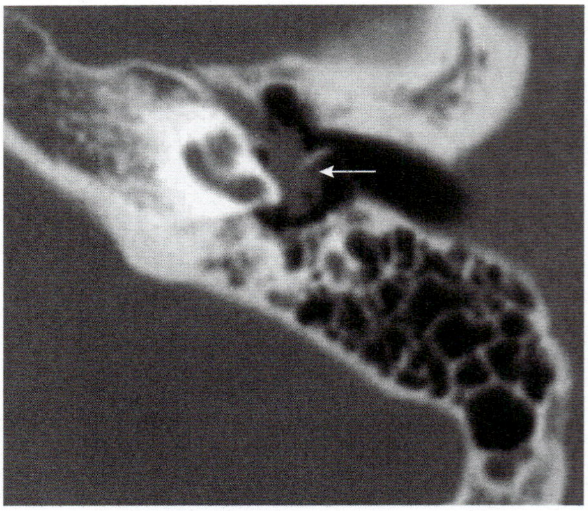

Figura 656.5 **Colesteatoma congênito.** A TC axial da orelha esquerda mostra uma massa de tecido mole (*seta*) na orelha média. Esta massa foi notada otoscopicamente atrás de uma membrana intacta. (*De Faerber EN, Booth TN, Swartz JD. Temporal bone and ear. In Slovis TL, editor: Caffey's pediatric diagnostic imaging, ed 11, Philadelphia, 2008, Mosby, Figura 44.31, p. 598.*)

a remoção do colesteatoma, a restauração de ossos pequenos da orelha média que foram afetados, além da mastoidectomia em 50% de casos congênitos e > 90% de casos de colesteatoma adquirido. Um segundo procedimento, realizado após 6 a 9 meses da cirurgia primária, é geralmente recomendado para detectar e remover pequenas quantidades de doenças residuais, antes do reaparecimento ou desenvolvimento de complicações. Um estágio inicial mais avançado da doença, erosão de ossículos, colesteatoma confinado ou envelopando a bigorna ou o estribo, e necessidade de remoção dos ossículos são achados associados à probabilidade aumentada de colesteatoma residual, que ocorre em cerca de 10% dos casos congênitos e cerca de 25% dos casos adquiridos. A doença mais extensa no momento da cirurgia inicial está associada a resultados mais precários de audição. Crianças com inflamação significante ou cicatrização extensa podem precisar de um procedimento de dois estágios com remoção inicial do colesteatoma e reparação dos danos subsequentes às estruturas da orelha média.

A bibliografia está disponível no GEN-io.

Capítulo 657
Otite Externa

Joseph Haddad Jr. e Sonam N. Dodhia

No lactente, os dois terços externos do canal auditivo são cartilaginosos, enquanto o terço interno é ósseo. Em uma criança mais velha e no adulto, o terço externo é cartilaginoso e os dois terços internos são ósseos. O epitélio é mais delgado na porção óssea do que na cartilaginosa, não há tecido subcutâneo e o epitélio está firmemente justaposto ao periósteo subjacente. Os folículos pilosos, glândulas sebáceas e glândulas apócrinas são escassos ou ausentes. A pele na área cartilaginosa exibe derme e tecido subcutâneo bem desenvolvidos, contendo folículos pilosos, glândulas sebáceas e glândulas apócrinas. As secreções altamente viscosas das glândulas sebáceas e as secreções aquosas e pigmentadas das glândulas apócrinas na porção externa do canal se combinam com as células esfoliadas da pele para formar o **cerume,** um revestimento protetor, ceroso e hidrofóbico.

A microbiota do canal externo é formada principalmente por bactérias aeróbias e inclui estafilococos coagulase-negativos (ver Capítulo 208.3), *Corynebacterium* spp. (difteroides) (ver Capítulo 214), *Micrococcus* spp. e, ocasionalmente, *Staphylococcus aureus* (ver Capítulo 208.1), Estreptococos *viridans* (ver Capítulo 212) e *Pseudomonas aeruginosa* (ver Capítulo 232.1). **Umidade excessiva** (natação, banho, aumento da umidade ambiental), **ressecamento** (pele do canal ressecada e falta de cerume), presença de outras condições patológicas cutâneas (infecção prévia, eczema ou outras formas de dermatite) e traumatismo (causado pelos dedos ou corpo estranho, uso de cotonetes) tornam a pele do canal vulnerável à infecção por bactérias da microbiota ou por bactérias exógenas, predispondo à colonização por bactéria gram-negativas.

ETIOLOGIA

A otite externa (**otite do nadador,** embora possa ocorrer sem realizar natação) é causada mais comumente por *P. aeruginosa* (até 60%), contudo *S. aureus*, *Enterobacter aerogenes*, *Proteus mirabilis*, *Klebsiella pneumoniae*, estreptococos, estafilococos coagulase-negativos, difteroides e fungos, como *Candida*e e *Aspergillus*, também podem ser isolados. A otite externa resulta de irritação crônica e maceração a partir da umidade excessiva no canal. A perda do cerume protetor pode exercer algum papel, assim como o traumatismo, mas a impactação do cerume com aprisionamento de água também pode causar infecção. A inflamação do canal auditivo causada por herpes-vírus, vírus varicela-zóster, outros exantemas cutâneos e eczema também pode predispor à otite externa.

MANIFESTAÇÕES CLÍNICAS

O sintoma predominante é a dor de ouvido aguda (otalgia) de aparecimento rápido (tipicamente dentro de 48 horas), que costuma ser intensa, acentuada pela manipulação do pavilhão auricular ou pela compressão do trágus e pela movimentação da mandíbula. A intensidade da dor e a sensibilidade (do trágus ou do pavilhão auricular, ou de ambos) podem ser desproporcionais ao grau de inflamação, porque a pele do canal auditivo externo está firmemente aderida ao pericôndrio e ao periósteo subjacentes. O prurido muitas vezes é precursor da dor e geralmente é característico da inflamação crônica do canal ou da otite externa aguda em resolução. A perda de audição condutiva (PAC) pode resultar de edema da pele e da membrana timpânica (MT), secreções serosas ou purulentas, ou espessamento da pele do canal associado à otite externa crônica.

Edema do canal auditivo, eritema e otorreia espessa e maciça são sinais proeminentes da doença aguda. O cerume geralmente é esbranquiçado e tem consistência mole, em oposição à cor amarelada e consistência mais firme usuais (Figura 657.1). O canal muitas vezes está tão sensível e edematoso que todo o canal auditivo e a MT não podem ser devidamente visualizados, levando ao adiamento da otoscopia completa até o desaparecimento do edema agudo. Se for possível visualizar a MT, ela pode parecer normal ou opaca. A mobilidade da MT pode estar normal, ou, se a MT estiver espessada, sua mobilidade pode estar diminuída em resposta à pressão positiva e negativa.

Outros achados físicos podem incluir linfonodos palpáveis e sensíveis na região periauricular, além de eritema e edema do pavilhão auricular e da pele periauricular. Raramente há paralisia facial, outras anormalidades de nervos cranianos, vertigem e/ou perda auditiva neurossensorial. Se esses sintomas ocorrerem, é provável que haja **otite externa necrosante (maligna)**, uma infecção invasiva do osso temporal e da base do crânio. Felizmente, esta doença é rara em crianças e é apenas observada em associação à imunossupressão ou desnutrição grave. Em adultos, está associada ao diabetes melito.

DIAGNÓSTICO

A otite externa difusa faz diagnóstico diferencial com **furunculose, otite média (OM)** e **mastoidite** (Tabela 657.1). Os furúnculos ocorrem na parte lateral do canal auditivo que contém pelos. A furunculose geralmente causa edema localizado do canal limitado a um quadrante, enquanto a otite externa está associada ao edema concêntrico e envolve todo o canal auditivo. Na OM, a MT pode estar perfurada, gravemente retraída ou volumosa e imóvel, em geral com comprometimento da

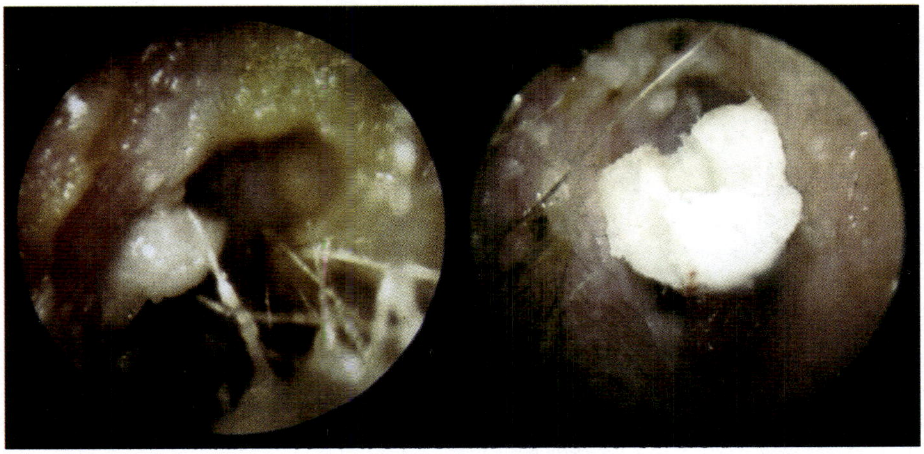

Figura 657.1 **Otite externa aguda.** Eritema, edema e debris purulentos copiosos são observados na imagem à esquerda. Em alguns casos, um canal edematoso com tecido de granulação (*imagem à direita*) necessita a substituição de um curativo auricular para auxiliar a administração tópica do medicamento no quadro agudo. (*Cortesia do Dr. Jonh W. House, Los Angeles, CA.*)

Tabela 657.1 Diagnóstico diferencial dos distúrbios da orelha externa e do canal auditivo.

DISTÚRBIO	CARACTERÍTICAS CLÍNICAS
Otite externa aguda	Eritema difuso, edema e dor no canal, com exsudato esverdeado a esbranquiçado; pavilhão auricular geralmente muito sensível
Otite externa maligna	Edema grave rapidamente progressivo e eritema do pavilhão auricular: o pavilhão auricular pode ser deslocado lateralmente
Dermatite	
Eczema	História de atopia, presença de lesões em outros lugares; as lesões são escamosas, eritematosas, pruriginosas e úmidas
Contato	História de uso cosmético ou exposição irritante; as lesões são escamosas, eritematosas, pruriginosas e úmidas
Seborreia	Dermatite papular escamosa, eritematosa; couro cabeludo pode ter escamas grossas e amarelas
Psoríase	História ou presença de psoríase em outros locais; pápulas eritematosas que se aglutinam em placas grossas e brancas
Celulite	Eritema difuso, sensibilidade e edema do pavilhão auricular
Furúnculos	Pápulas eritematosas e sensíveis em áreas com folículos pilosos (terço distal do canal auditivo)
Cisto periauricular infectado	Lesões discretas e palpáveis; história de edema anterior no mesmo local; celulite pode se desenvolver, obscurecendo a estrutura cística
Picada de insetos	História de exposição; as lesões são pápulas eritematosas e sensíveis
Herpes-zóster	Lesões vesiculares dolorosas no canal auditivo e na membrana timpânica, na distribuição dos nervos cranianos V e VII
Pericondrite	Inflamação da cartilagem, geralmente secundária à celulite
Tumores	Massa palpável, destruição de estruturas vizinhas
Corpo estranho	Corpo estranho pode causar traumatismo secundário ao canal auditivo ou tornar-se um foco para uma infecção do canal auditivo
Traumatismo	Contusão e edema do ouvido externo; pode haver sinais de fratura basilar do crânio (otorreia do líquido cefalorraquidiano, hemotímpano)

De Kliegman RM, Lye PS, Bordini BJ et al., editors: *Nelson pediatric symptom-based diagnosis*, Philadelphia, 2018, Elsevier, table 4.1, p. 62.

audição. Se a orelha média estiver drenando por uma MT perfurada ou tubo de timpanostomia, poderá haver otite externa secundária. Se a MT não estiver visível devido à drenagem ou edema do canal auditivo, pode ser difícil distinguir a OM aguda com drenagem da otite externa aguda. A dor à manipulação da aurícula e linfadenite significativa não são achados comuns de OM e podem ser úteis no diagnóstico diferencial. Em alguns pacientes com otite externa, o edema periauricular é tão extenso que a aurícula é empurrada para a frente, criando uma condição que pode ser confundida com mastoidite aguda e abscesso subperiósteo. Na mastoidite, a prega pós-auricular está obliterada, enquanto na otite externa esta prega geralmente está mais bem preservada. Na mastoidite aguda, é comum haver OM e perda da audição; há sensibilidade sobre a mastoide e não com o movimento da aurícula; e a otoscopia pode mostrar arqueamento da parede posterior do canal.

A otalgia referida pode ter origem de doença dos seios paranasais, dentes, faringe, glândula parótida, pescoço, tireoide e de nervos cranianos (neuralgia do trigêmeo; herpes-vírus simples e vírus varicela-zóster; ver Tabela 654.1, Capítulo 654).

TRATAMENTO

Preparações óticas de uso tópico contendo ácido acético, com ou sem hidrocortisona, ou neomicina (agente ativo contra organismos gram-positivos e alguns gram-negativos, notavelmente *Proteus* spp.), polimixina (ativa contra bacilos gram-negativos, notavelmente *Pseudomonas* spp.) ou uma quinolona (ciprofloxacino), com ou sem hidrocortisona, são altamente efetivas no tratamento da maioria das formas de otite externa aguda. Um antibiótico não ototóxico (quinolona) deve ser escolhido quando se sabe que há perfuração da MT ou tubo de timpanostomia. Se o edema no canal for acentuado, poderá ser necessário encaminhar o paciente a um especialista para limpeza e possível colocação de curativo. Um antibiótico otológico e corticosteroide em gotas para orelha são recomendados com frequência. Um curativo pode ser inserido no canal auditivo e antibióticos são aplicados no curativo 3 vezes/dia durante 24 a 48 horas. O curativo pode ser removido após 2 a 3 dias, quando o edema do canal auditivo em geral apresenta melhora marcante, sendo possível visualizar melhor o canal auditivo e a MT. Os antibióticos tópicos são, então, continuados por instilação direta. Quando a dor é intensa, pode haver necessidade de analgésicos orais (p. ex., ibuprofeno, paracetamol) por alguns dias.

Outra pessoa deve aplicar as gotas no canal auditivo enquanto o paciente está com a cabeça reclinada, com a orelha afetada voltada para cima. As gotas devem encher o canal auditivo e o paciente deve manter-se na posição por 3 a 5 minutos. Movendo a orelha para frente e para trás, suavemente, pode melhorar o enchimento do canal auditivo com as gotas. Os pacientes devem responder à terapia inicial em 48 a 72 horas. Caso não haja a melhora do paciente neste período, deve-se avaliar a administração do medicamento e a adesão à terapia, considerar a alteração da terapia e diagnósticos alternativos. Deve ser realizada também uma avaliação cuidadosa para detecção de condições subjacentes em pacientes com otite externa grave ou recorrente. A Figura 657.2 destaca uma abordagem para manejo da otite externa aguda.

Conforme o processo inflamatório diminui, a limpeza do canal por sucção ou com cotonete para remoção de debris melhora a efetividade das medicações tópicas. Nas infecções subaguda e crônica, a limpeza periódica do canal é essencial. Para a otite externa aguda associada a febre e linfadenite, pode haver indicação de antibióticos orais ou parenterais. Deve ser feita uma cultura de material oriundo do canal auditivo e, então, o tratamento antibiótico empírico poderá ser modificado, se necessário, com base na suscetibilidade do organismo cultivado. Uma infecção fúngica do canal auditivo externo, ou **otomicose**, é caracterizada pela presença de debris leves esbranquiçados, às vezes contendo esporos negros observáveis. O tratamento inclui limpeza e aplicação de soluções antifúngicas, como clotrimazol ou nistatina. Outros agentes antifúngicos incluem m-cresil acetato a 25%, violeta de genciana a 2% e timerosal 1:1.000.

A otite externa necrosante, comumente causada por *P. aeruginosa* (ver Capítulo 232.1) requer cultura imediata, antibióticos intravenosos e exames de imagem para avaliar a extensão da doença. Pode haver a necessidade de intervenção cirúrgica para obter culturas ou desbridar o tecido desvitalizado.

N.R.T.: Os antibióticos óticos nacionais são frequentemente comercializados em forma de combinação de aminoglicosídeos (ototóxico) com corticosteroide e/ou antifúngico e/ou anestésico. Portanto, deve-se ficar atento para não que seja prescrito aminoglicosídeo em casos nos quais a membrana timpânica não esteja íntegra.

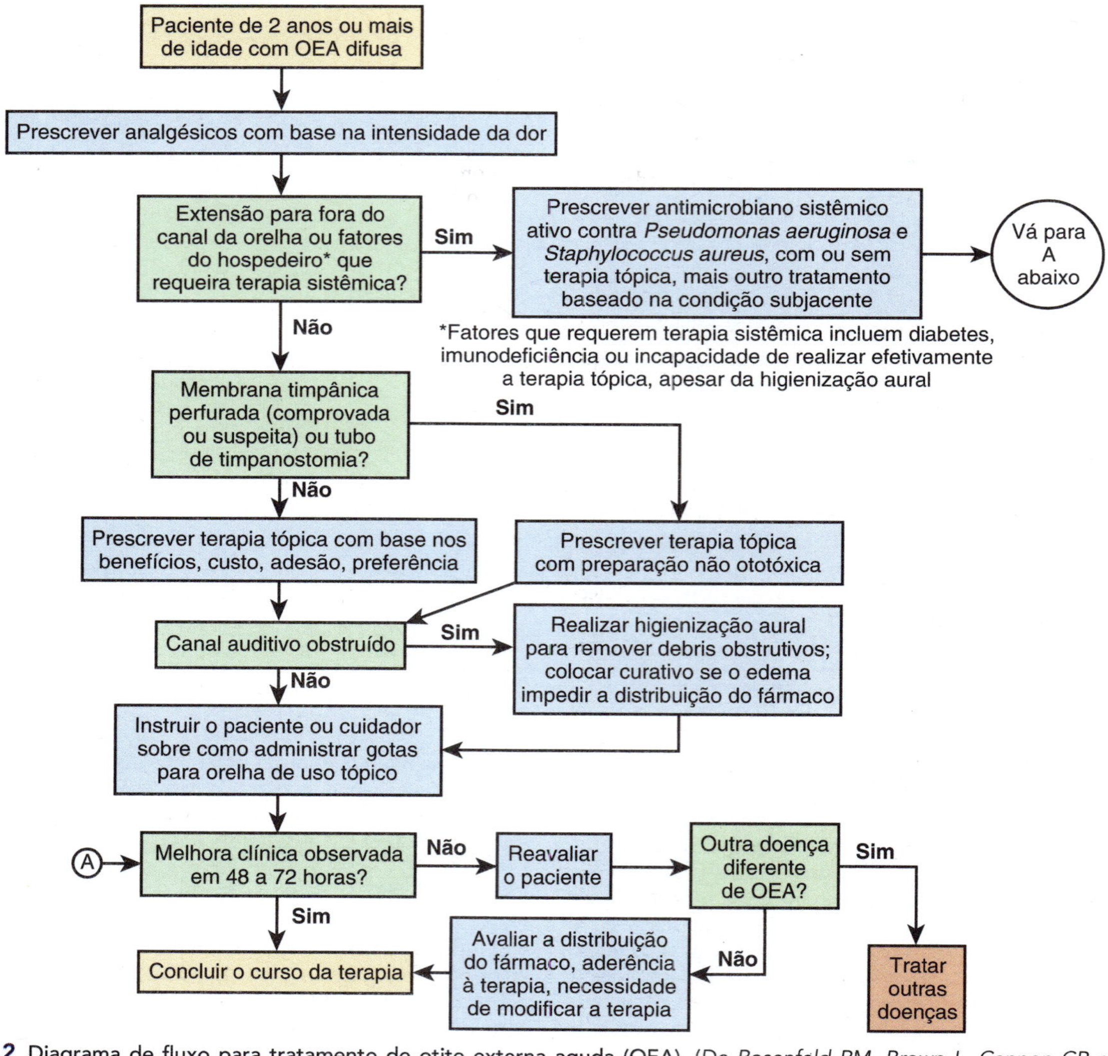

Figura 657.2 Diagrama de fluxo para tratamento de otite externa aguda (OEA). (*De Rosenfeld RM, Brown L, Cannon CR et al.:* Clinical practice guideline: acute otitis externa, Otolaryngol Head Neck Surg *134:S4-S23, 2006. Copyright 2006 American Academy of Otolaryngology-Head and Neck Surgery Foundation, Inc.*)

PREVENÇÃO

Pode ser necessário prevenir a otite externa em casos de indivíduos suscetíveis a recorrências, especialmente crianças que praticam natação. A profilaxia mais efetiva consiste na instilação de álcool diluído ou ácido acético (2%) imediatamente após a natação ou o banho. Durante o episódio agudo de otite externa, os pacientes não devem nadar e as orelhas devem ser protegidas do excesso de água durante o banho. Um secador de cabelo pode ser usado para remover a umidade da orelha após a natação, como método de prevenção. Cotonetes de algodão (ou de outro material) podem causar traumatismo na tentativa de limpar uma orelha normal e deve ser evitado.

OUTRAS DOENÇAS DA ORELHA EXTERNA

Furunculose

A furunculose, causada por *S. aureus*, afeta somente o terço externo do canal auditivo e, geralmente, ocorre na entrada inferior ao meato. As formas brandas são tratadas com antibióticos orais ativos contra *S. aureus*. Se houver desenvolvimento de abscesso, poderá ser necessário fazer incisão e drenagem.

Celulite aguda

A celulite aguda da aurícula e do canal auditivo externo geralmente é causada por estreptococos do grupo A e, às vezes, por *S. aureus*. A pele fica avermelhada, quente e endurecida, sem bordas precisamente definidas. Pode haver febre com pouca ou nenhuma exsudação no canal. A administração parenteral de penicilina G ou de penicilina resistente à penicilinase é a terapia de escolha.

Pericondrite e condrite

A pericondrite é uma infecção que envolve a pele e o pericôndrio da cartilagem auricular. A extensão da infecção para a cartilagem é denominada **condrite**. O canal auditivo, em especial o aspecto lateral, também pode apresentar envolvimento. Pode ser difícil diferenciar a pericondrite inicial da celulite, porque ambas as condições são caracterizadas pela pele hiperemiada, edemaciada e sensível. A principal causa de pericondrite/condrite e celulite é o traumatismo (acidental ou iatrogênico, laceração ou contusão), inclusive a colocação de *piercing* na orelha, sobretudo quando feita através da cartilagem. O organismo mais comumente isolado na pericondrite e na condrite é *P. aeruginosa*, embora outros organismos gram-negativos e, ocasionalmente, organismos gram-positivos possam ser encontrados. O tratamento envolve a administração de antibióticos sistêmicos, muitas vezes por via parenteral. Também pode ser necessário realizar cirurgia para drenagem de abscesso ou remoção de pele ou cartilagem necrosada. A remoção de todos os adornos da orelha é obrigatória sempre que houver infecção.

Dermatoses

Várias dermatoses (seborreica, de contato, eczematoide infecciosa ou neurodermatoide) são causas comuns de inflamação do canal externo. Nestas condições, o ato de coçar e a introdução de organismos infecciosos causam otite externa aguda.

A **dermatite seborreica** é caracterizada por escamas gordurosas que se desprendem da epiderme e acumulam-se. É comum haver alterações no couro cabeludo, testa, bochechas, sobrancelha, áreas pós-auriculares e concha.

A **dermatite de contato** da aurícula ou do canal pode ser causada por brincos ou medicações óticas de uso tópico, como a neomicina, que podem produzir eritema, vesiculação, edema e gotejamento. A hera venenosa, o carvalho e o sumagre também podem produzir dermatite de contato. Produtos capilares podem causar esse tipo de dermatite em indivíduos sensíveis.

A **dermatite eczematoide infecciosa** é causada por uma infecção purulenta do canal externo, orelha média ou mastoide. A drenagem purulenta infecta a pele do canal ou da aurícula, ou ambas. A lesão é úmida, eritematosa ou com formação de crosta.

A **dermatite atópica** ocorre em crianças com histórico familiar ou pessoal de alergia. A aurícula, em particular a prega pós-auricular, se torna espessada, escamosa e escoriada.

A **neurodermatite** é reconhecida pelo prurido intenso e pela epiderme eritematosa e espessada localizada na concha e no orifício do meato.

O **tratamento** dessas dermatoses depende do tipo, mas deve incluir aplicação de medicação tópica apropriada, eliminação da fonte de infecção ou contato quando identificada, e tratamento de qualquer problema dermatológico subjacente. Em adição ao uso tópico de antibióticos (ou antifúngicos), esteroides tópicos são úteis quando há suspeita de dermatite de contato (ver Capítulo 674.1), dermatite atópica (ver Capítulo 674) ou dermatite eczematoide.

Herpes-vírus simples

Veja o Capítulo 279.

O herpes-vírus simples pode surgir como vesículas na aurícula e nos lábios. As lesões eventualmente se tornam crostosas e ressecadas, podendo ser confundidas com impetigo. A aplicação tópica de uma solução de peróxido de carbamida a 10% em glicerol anidro é útil do ponto de vista sintomático. A **síndrome de Ramsay Hunt** (herpes-zóster ótico com paralisia facial) pode se manifestar inicialmente com otalgia com subsequente aparecimento de vesículas no canal auditivo e na orelha, além de paralisia facial e dor. Outros nervos cranianos podem ser afetados também, em especial o oitavo par. O tratamento otológico de herpes-zóster inclui agentes antivirais sistêmicos, como aciclovir e corticosteroides sistêmicos. Até 50% dos pacientes com síndrome de Ramsay Hunt não recuperam completamente a função do nervo facial.

Miringite bolhosa

Comumente associada à infecção do trato respiratório superior aguda, a miringite bolhosa se manifesta como uma infecção da orelha acompanhada de dor mais intensa do que o usual. Ao exame, é possível ver bolhas hemorrágicas ou serosas na MT. Às vezes, é difícil diferenciar entre a doença e uma OM aguda porque uma bolha ampla pode ser confundida com uma MT volumosa. Os organismos envolvidos são os mesmos que causam OM aguda, incluindo bactérias e vírus. O tratamento consiste em terapia antibiótica empírica e medicações analgésicas. Além do ibuprofeno ou codeína para a dor intensa, um anestésico em gotas para orelha de uso tópico também pode proporcionar algum alívio. A incisão das bolhas, apesar de desnecessária, alivia prontamente a dor.

Exostoses e osteomas

As exostoses representam a hiperplasia benigna do pericôndrio e osso subjacente. Aquelas que envolvem o canal auditivo tendem a ser encontradas em pessoas que nadam com frequência na água fria. As exostoses têm base ampla, muitas vezes são múltiplas e bilaterais. Os osteomas são crescimentos ósseos benignos no canal auditivo, cuja causa é incerta (ver Capítulo 528.2). Geralmente, são solitários e fixos por um pedículo estreito à linha de sutura timpanoescamosa ou timpanomastoide. Ambas são mais comuns em indivíduos do sexo masculino, sendo as exostoses mais comuns do que os osteomas. O tratamento cirúrgico é recomendado quando massas amplas causam impactação do cerume, obstrução do canal auditivo ou perda auditiva.

A bibliografia está disponível no GEN-io.

Capítulo 658
Otite Média

Joseph E. Kerschner e Diego Preciado

O termo **otite média (OM)** abrange duas categorias principais: a infecção aguda, denominada **otite média supurativa** ou **aguda (OMA);** e a inflamação acompanhada de **efusão na orelha média (EOM)**, denominada **OM secretora** ou não supurativa, ou **otite média com efusão (OME).** Estes dois tipos principais de OM estão inter-relacionados: a infecção aguda geralmente é sucedida por inflamação residual e efusão que, por sua vez, predispõem a criança à infecção recorrente. A EOM é uma característica da OMA e da OME e é uma expressão da inflamação mucosa subjacente da orelha média. A EOM resulta em perda auditiva condutiva (PAC) associada à OM, variando de nenhuma perda a até 50 dB de perda.

O pico de incidência e prevalência da OM ocorre nos primeiros 2 anos de vida. Mais de 80% das crianças terão pelo menos um episódio de OM até os 3 anos de idade. A OM é a principal causa de consultas médicas, O uso de antibióticos e é um quadro importante no diagnóstico diferencial da febre. Geralmente, a OM recorrente é a única ou a principal causa para a realização da miringotomia com inserção de tubo de timpanostomia e da adenoidectomia, as cirurgias mais frequentes em bebês e crianças jovens. A OM é a causa mais comum de perda auditiva adquirida em crianças. A OM tem uma propensão a se tornar crônica e recorrente. Quanto mais precoce for o primeiro episódio, maior a frequência da recorrência, gravidade e persistência da EOM.

O diagnóstico preciso da OMA em lactentes e crianças jovens pode ser de difícil realização (Figuras 658.1 a 658.3). Os sintomas podem não ser aparentes, especialmente no início da infância e nos estágios crônicos da doença. A visualização precisa da membrana timpânica (MT) e do espaço da orelha média pode ser difícil devido à anatomia, cooperação do paciente ou bloqueio por cerume, cuja remoção pode ser árdua e demorada. As anormalidades do tímpano podem ser sutis e difíceis de perceber. Em face dessas dificuldades, pode haver diagnósticos falso-positivos e falso-negativos.

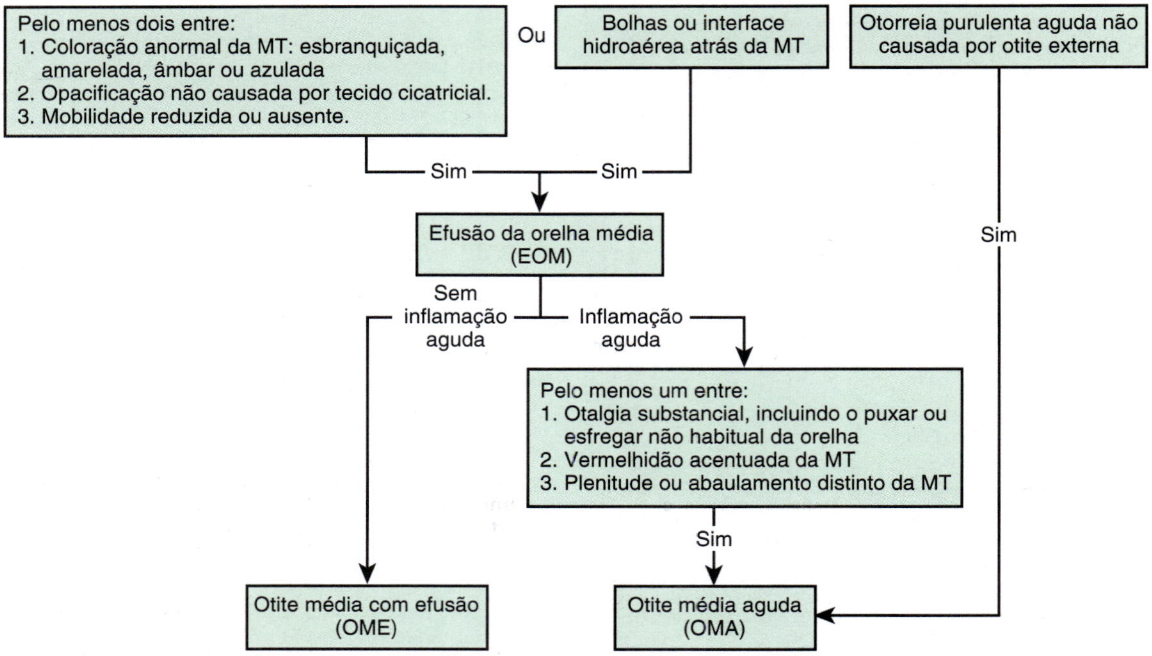

Figura 658.1 Algoritmo para distinguir entre otite média aguda e otite média com efusão. MT, membrana timpânica.

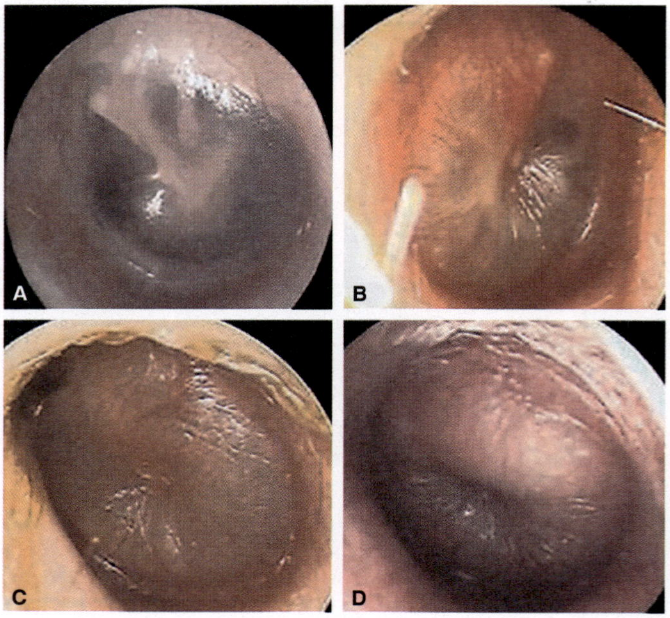

Figura 658.2 Exemplos de membrana timpânica normal (**A**) e de leve abaulamento (**B**), abaulamento moderado (**C**) e abaulamento grave (**D**) da membrana timpânica causado por efusão na orelha média. (*Cortesia de Alejandro Hoberman, MD.*)

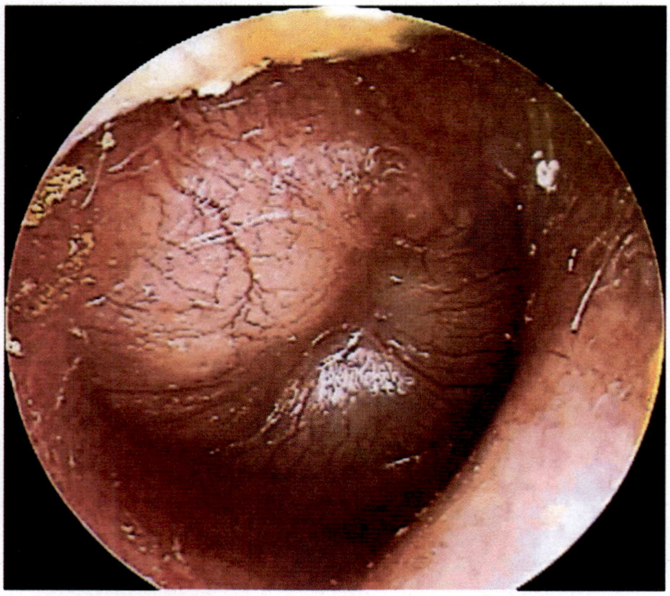

Figura 658.3 Membrana timpânica na otite média aguda.

EPIDEMIOLOGIA

Vários fatores afetam a ocorrência da OM, incluindo idade, gênero, raça, antecedentes genéticos, condição socioeconômica, amamentação, grau de exposição à fumaça do tabaco, grau de exposição a outras crianças, presença ou ausência de alergia respiratória, estação do ano e estado vacinal para pneumococos. Crianças com certos tipos de imunodeficiência e anomalias craniofaciais congênitas (fenda palatina) são particularmente propensas à OM.

Idade

A idade de início da OM é um fator preditivo importante do desenvolvimento da OM recorrente e crônica, com o início em uma idade mais jovem apresentando maior risco de exibir essas dificuldades mais adiante na vida. O desenvolvimento de pelo menos um episódio de OM é relatado entre 63 e 85% aos 12 meses e 66% e 99% aos 24 meses de vida. A porcentagem de dias com EOM é relatada de 5% a 27% durante o primeiro ano de vida e 6% a 18% durante o segundo ano de vida. Entre os grupos, os índices são mais elevados entre 6 e 20 meses de vida. Após os 2 anos de idade, a incidência e a prevalência de OM declinam progressivamente, embora a doença permaneça relativamente comum nos primeiros anos escolares. Os motivos mais prováveis para os altos índices em lactentes e crianças mais novas incluem defesas imunológicas menos desenvolvidas e fatores menos favoráveis tanto de estrutura quanto de função da tuba auditiva.

Gênero

Dados epidemiológicos sugerem uma incidência de OM maior em meninos do que em meninas, apesar de alguns estudos não terem encontrado diferenças relacionadas ao gênero na ocorrência da OM.

Raça

A OM é especialmente prevalente e grave nas crianças de populações nativas americanas, indígenas da Austrália e nos Inuits. Estudos que compararam a ocorrência da OM em crianças brancas e negras apresentaram resultados conflitantes.

Antecedentes genéticos

A tendência de as doenças da orelha média ocorrerem em famílias é uma observação comum, sugerindo que a OM apresenta um componente hereditário. O grau de concordância para a ocorrência de OM é muito maior entre gêmeos monozigóticos do que entre os dizigóticos.

Estado socioeconômico

Elementos que contribuem para a associação da pobreza com a OM incluem aglomerações, limitação de instalações sanitárias, estado nutricional abaixo do ideal, acesso limitado a cuidados médicos e recursos limitados para seguir o tratamento médico prescrito.

Amamentação comparada com alimentação com fórmula

A maioria dos estudos encontrou um efeito protetor da amamentação contra a OM. Este efeito protetor pode ser maior nos pacientes em condições socioeconômicas menos privilegiadas. O efeito protetor é atribuído ao leite propriamente dito e não à mecânica da amamentação.

Exposição à fumaça do tabaco

A exposição à fumaça do tabaco é um importante fator de risco prevenível no desenvolvimento da OM. Estudos que utilizaram medidas objetivas para determinar a exposição secundária do lactente à fumaça do tabaco, como os níveis de nicotina, identificaram de modo consistente uma ligação importante entre a fumaça do tabaco e a OM.

Exposição a outras crianças

A OM é mais comum com a exposição repetida a outras crianças seja no ambiente domiciliar ou em uma creche. Juntos, mas de modo independente, o estado socioeconômico familiar e a duração da exposição a outras crianças parecem constituir dois dos mais importantes fatores de risco identificáveis para o desenvolvimento da OM.

Estação do ano

De acordo com o padrão de ocorrência de infecções do trato respiratório superior em geral, os maiores índices de ocorrência de OM são observados durante os meses frios e os índices mais baixos durante os meses de clima ameno. Na OM, é provável que esses achados dependam fortemente da associação significativa entre OM e doenças respiratórias virais.

Anomalias congênitas

A OM é universal entre lactentes com fendas palatinas não reparadas e, também, é altamente prevalente entre crianças com fenda palatina submucosa, outras anomalias craniofaciais e síndrome de Down (ver Capítulo 98.2). A característica comum nessas anomalias congênitas é uma deficiência no funcionamento das tubas auditivas, o que predispõe essas crianças a doenças da orelha média.

Outros fatores

O uso da chupeta está ligado a uma maior incidência de OM e recorrência da OM, embora o efeito seja pequeno. Nem a idade materna, nem o peso ou estação climática ao nascer parecem influenciar a ocorrência da OM quando outros fatores demográficos são levados em consideração. Alguns sugerem uma associação da OM com a alimentação com mamadeira em posição deitada (mamadeira apoiada). Crianças com infecção pelo HIV têm um alto risco para OM recorrente.

ETIOLOGIA

Otite média aguda

Bactérias patogênicas podem ser isoladas por técnicas convencionais de cultura do líquido da orelha média na maioria dos casos bem documentados de OMA. Três patógenos predominam na OMA: *Streptococcus pneumoniae* (ver Capítulo 209), *Haemophilus influenzae* não tipável (ver Capítulo 221) e *Moraxella catarrhalis* (ver Capítulo 223). A incidência geral desses organismos mudou com o uso da vacina pneumocócica conjugada. O uso mais difundido da vacina com cobertura expandida de sorotipos 13-valente, comparada com a vacina conjugada pneumocócica 7-valente, reduziu mais a prevalência de *S. pneumococcus* como causa de OMA, particularmente o sorotipo virulento 19A. Patógenos menos comuns incluem estreptococos do grupo A (ver Capítulo 210), *Staphylococcus aureus* (ver Capítulo 208) e organismos gram-negativos. Os organismos gram-negativos e *S. aureus* são encontrados comumente em neonatos e lactentes muito novos que estão hospitalizados; em ambientes não hospitalares, a distribuição dos patógenos nestes lactentes jovens é similar à de lactentes mais velhos. Técnicas moleculares para a identificação de patógenos bacterianos não cultiváveis sugeriram a importância de outras espécies bacterianas, como *Alloicoccus otitidis*.

Evidências de vírus respiratórios também podem ser encontradas em exsudados de crianças com OMA, seja isoladamente ou, mais comumente, associadas a bactérias patogênicas. Desses vírus, o rinovírus e o vírus sincicial respiratório são os mais encontrados. A OMA é uma complicação conhecida da bronquiolite; aspirados da orelha média em crianças com bronquiolite regularmente contêm patógenos bacterianos, sugerindo que seja raro, se é que de fato isso ocorre, que o vírus sincicial respiratório seja a única causa da OMA nessas crianças. Utilizando medidas mais precisas de bactérias viáveis do que as técnicas padronizadas de cultura, como os ensaios de reação em cadeia de polimerase, um índice muito mais elevado de patógenos bacterianos pode ser demonstrado. Permanece incerto se os vírus podem causar OMA isoladamente ou se seu papel se limita a preparar o caminho para a invasão bacteriana, e talvez também amplificar o processo inflamatório e interferir na resolução da infecção bacteriana. Patógenos virais têm um impacto negativo na função da tuba auditiva, podem prejudicar a função imune local, aumentar a aderência bacteriana e mudar a dinâmica farmacocinética, reduzindo a eficácia de medicamentos antimicrobianos.

Otite média com efusão

Utilizando técnicas de cultura convencionais, os patógenos tipicamente encontrados na OMA são recuperáveis somente em 30% das crianças com EOM. Entretanto, com emprego da reação em cadeia de polimerase

(PCR), há evidências de DNA bacteriano e RNA viral na EOM em proporções muito mais elevadas destas crianças. Esses pacientes não apresentam efusões estéreis, como se pensava previamente. Biofilmes de bactérias patogênicas estão presentes na mucosa da orelha média e coxim adenoide da maioria das crianças com OM crônica. Os biofilmes consistem em bactérias agregadas e aderidas, envoltas em uma matriz extracelular e em armadilhas extracelulares de neutrófilos, gerando proteção contra antimicrobianos, e sua presença pode contribuir para a persistência dos patógenos e para a resistência da OM crônica à antibioticoterapia (ver Capítulo 223).

PATOGÊNESE

Um processo patológico multifatorial, perfil de risco e interações hospedeiro–patógeno têm papéis importantes na patogênese da OM. Eventos como alterações na capacidade de limpeza mucociliar através de exposições virais repetidas observadas em crianças que frequentam creches ou através da exposição à fumaça do tabaco podem modificar o equilíbrio da patogênese favorecendo os patógenos menos virulentos da OM, especialmente em crianças com uma predisposição singular.

Fatores anatômicos

Pacientes com anormalidades craniofaciais significativas que afetam a função da tuba auditiva apresentam incidência elevada de OM. Durante a patogênese da OM, essa tuba demonstra menor efetividade na ventilação do espaço da orelha média.

Sob circunstâncias usuais, a tuba auditiva é fechada passivamente e aberta pela contração do músculo tensor do véu palatino. Em relação à orelha média, a tuba tem três funções principais: ventilação, proteção e limpeza. A mucosa da orelha média depende de um suprimento contínuo de ar da nasofaringe liberado através da tuba auditiva. A interrupção deste processo ventilatório por obstrução da tuba desencadeia uma resposta inflamatória que inclui metaplasia secretora, comprometimento do sistema de transporte mucociliar e efusão de líquido para dentro da cavidade timpânica. As mensurações da função da tuba auditiva demonstraram que a função da tuba é inadequada durante eventos de OM com aumento das pressões de abertura.

A obstrução da tuba auditiva pode resultar do bloqueio extraluminal pelo tecido hipertrofiado da adenoide na nasofaringe ou tumor, ou pode resultar de uma obstrução intraluminal pelo edema inflamatório da mucosa da tuba, geralmente como consequência de uma infecção viral do trato respiratório superior. A redução progressiva na complacência da parede tubária com a idade pode explicar a redução na ocorrência de OM conforme as crianças crescem. As funções de proteção e limpeza da tuba auditiva também podem estar envolvidas na patogênese da OM. Assim, se a tuba estiver distendida ou excessivamente complacente, ela poderá falhar em proteger a orelha média do refluxo de secreções nasofaríngeas infecciosas, enquanto o dano à função de limpeza mucociliar na tuba pode contribuir para o estabelecimento e persistência da infecção. A orientação mais curta e mais horizontal da tuba em lactentes e crianças pequenas pode aumentar a probabilidade de refluxo da nasofaringe e prejudicar a drenagem gravitacional passiva através da tuba auditiva.

Crianças com **anormalidades craniofaciais** apresentam maior incidência de OM associada à função anormal da tuba auditiva. Em crianças com fenda palatina, em que a OM é um achado universal, o principal fator por trás da inflamação crônica da orelha média parece ser um dano ao mecanismo de abertura da tuba auditiva. Possíveis fatores incluem alterações musculares, fatores de complacência da tuba e um defeito na válvula velofaríngea, que podem resultar em distúrbios nas relações aerodinâmicas e hidrodinâmicas na nasofaringe e porções proximais das tubas auditivas. Em crianças com outras anomalias craniofaciais e com síndrome de Down, a alta prevalência de OM também é atribuível a anormalidades estruturais e/ou funcionais de tal tuba.

Fatores do hospedeiro

A efetividade do sistema imune da criança em responder aos insultos bacterianos e virais das vias respiratórias superiores e orelha média durante o início da infância provavelmente é o fator mais importante na determinação de quais crianças são propensas à otite. A maturação deste sistema imune durante o início da infância é o evento primário mais provável que leva à diminuição na incidência da OM com aumento da idade. A deficiência de imunoglobulina (Ig) A é encontrada em algumas crianças com OMA, mas a significância é questionável. Muitas crianças com deficiência de IgA não apresentam episódios recorrentes de OMA. Deficiências seletivas da subclasse IgG (a despeito de níveis totais normais de IgG no soro) podem ser encontradas em crianças com OMA recorrente associada à infecção sinopulmonar recorrente, e essas deficiências provavelmente estão por trás da suscetibilidade à infecção. Crianças com infecção pelo HIV apresentam episódios recorrentes e de difícil tratamento de OMA durante os primeiros 2 anos de vida. Crianças com OM recorrente não associada à infecção recorrente em outros locais raramente apresentam uma deficiência imunológica identificável. Evidências de que déficits imunes sutis desempenham um papel na patogênese da OMA recorrente são fornecidas por estudos que envolvem respostas de anticorpos para vários tipos de infecção e imunização; pela observação de que a amamentação, ao contrário da alimentação com fórmula, confere alguma proteção contra a ocorrência de OM em lactentes com fenda palatina; e por estudos nos quais crianças pequenas com OMA recorrente obtiveram uma certa proteção após a administração intramuscular de Ig de polissacarídeo bacteriano ou Ig policlonal administrada por via intravenosa. Essa evidência, juntamente com a redução documentada na incidência de infecções do trato respiratório superior e OM conforme o sistema imune da criança desenvolve e amadurece, é indicativa da importância do sistema imune inato da criança na patogênese da OM (ver Capítulo 150).

Patógenos virais

Embora a OM possa se desenvolver e persistir na ausência de infecção aparente do trato respiratório, muitos, se não a maioria, dos episódios se inicia com uma infecção viral ou bacteriana do trato respiratório superior. Entre crianças de creches, a OMA foi observada em aproximadamente 30 a 40% das crianças com doenças respiratórias causadas pelo vírus sincicial respiratório (ver Capítulo 287), vírus influenza (ver Capítulo 258), ou adenovírus (ver Capítulo 289) e em aproximadamente 10 a 15% das crianças com doenças respiratórias causadas por vírus parainfluenza (ver Capítulo 286), rinovírus (ver Capítulo 290) ou enterovírus (ver Capítulo 277). A infecção viral do trato respiratório superior resulta na liberação de citocinas e mediadores inflamatórios, dos quais alguns podem causar disfunção da tuba auditiva.

Vírus respiratórios podem aumentar a colonização e a adesão bacteriana na nasofaringe e comprometer as defesas do hospedeiro contra infecções bacterianas.

Alergia

As evidências de que a alergia respiratória é um agente etiológico primário na OM não são convincentes; entretanto, em crianças com ambas as condições é possível que a otite seja agravada pela alergia.

MANIFESTAÇÕES CLÍNICAS

Os sintomas de OMA são variáveis, especialmente em lactentes e crianças pequenas. Nas crianças pequenas, evidências de dor na orelha podem se manifestar na forma de irritabilidade ou mudança nos hábitos de sono ou de alimentação e, ocasionalmente, a criança segura ou puxa a orelha. *O ato isolado de puxar a orelha tem baixa sensibilidade e especificidade.* Febre também pode estar presente e ocasionalmente pode ser o único sinal. A ruptura da MT com otorreia purulenta é incomum. Sintomas sistêmicos e sintomas associados a infecções do trato respiratório superior também ocorrem; ocasionalmente, pode não haver sintomas e a doença é descoberta em uma consulta de rotina. A escala de gravidade dos sintomas da otite média aguda (AOM-SOS) é um escore de sintomas validados por cinco itens que tem se mostrado benéfico como uma ferramenta para monitorar os sintomas da OMA em pacientes e para estudos sobre a efetividade da terapia antimicrobiana na OM. A OME geralmente não é acompanhada de queixas claras por parte da criança, mas pode ser acompanhada de perda auditiva. Esta perda auditiva pode se manifestar na forma de alterações nos padrões da fala, mas em geral não é detectada se for unilateral ou de natureza leve, especialmente em crianças mais novas. Dificuldades com o equilíbrio ou desequilíbrio podem estar associadas à OME e crianças mais velhas podem se queixar de leve desconforto ou sensação de plenitude na orelha.

EXAME DA MEMBRANA TIMPÂNICA

Otoscopia

Existem dois tipos de pontas de otoscópio: a **cirúrgica** e a **diagnóstica** ou **pneumática**. A cabeça cirúrgica tem uma lente que pode girar sobre um amplo arco e uma fonte luminosa externa, gerando pronto acesso dos instrumentos do examinador ao canal auditivo externo e MT. O uso da cabeça cirúrgica é ideal para a remoção de cerume ou resíduos do canal sob observação direta, e é necessário para a realização adequada de timpanocentese ou miringotomia. A cabeça diagnóstica incorpora uma lente maior, uma fonte luminosa interna e um bico para a fixação de um bulbo de borracha e um tubo. Quando um espéculo se ajusta perfeitamente ao canal auditivo externo, uma câmara hermeticamente fechada é criada, sendo formada pela cúpula da ponta do otoscópio, bulbo e tubo, espéculo e a porção proximal do canal externo. Embora o exame da orelha em crianças mais novas seja um procedimento relativamente invasivo e que geralmente conta com a falta de cooperação do paciente, esta tarefa pode ser aprimorada se feita com o mínimo de dor possível. A porção externa do canal contém pele com pelos, gordura subcutânea e cartilagem que permitem que o espéculo seja passado com um desconforto relativamente pequeno. Mais próximo da MT, o canal auditivo é formato por osso e revestido somente com pele, sem estruturas anexais ou tecido adiposo subcutâneo; um espéculo empurrado muito profundamente e colocado nesta área geralmente causa abrasão na pele e dor. O uso de espéculos com ponta de borracha ou o acréscimo de um pequeno revestimento de borracha na ponta do espéculo plástico pode minimizar o desconforto do paciente e aumentar a capacidade de obter um encaixe adequado e vedação, facilitando a otoscopia pneumática.

O aprendizado da **otoscopia pneumática** é uma habilidade importante na avaliação da orelha de uma criança e na realização de um diagnóstico preciso de OMA. Pode-se estimar o grau de mobilidade da MT em resposta às pressões positiva e negativa geradas ao apertar suavemente e liberar o bulbo, permitindo uma avaliação crítica da presença de líquido na orelha média, que é sinal marcante de OMA e OME (Figura 658.1). Com ambos os tipos de pontas de otoscópios, uma iluminação forte também é importante para a visualização adequada da MT.

Limpeza do canal auditivo externo

As orelhas das crianças são “autolimpantes” devido à migração escamosa da pele do canal auditivo. A limpeza do cerume pelos pais com cotonetes geralmente piora a impacção do cerume, empurrando-o mais profundamente no canal, compactando-o. Se a MT for obscurecida pelo cerume, este deverá ser removido. Isso pode ser feito por meio de visualização direta utilizando um *headlight* (*frontolux*) ou através da cabeça cirúrgica do otoscópio utilizando uma cureta auditiva ou aspiração suave com uma sonda de aspiração auditiva 5 ou 7 French. Durante este procedimento, pode ser mais vantajoso restringir o lactente ou criança pequena na posição prona virando a cabeça dela para a esquerda ou direita enquanto cada orelha é limpa. Nas crianças com idade suficiente para cooperar, geralmente por volta dos 5 anos de idade, a limpeza do canal externo pode ser feita com maior facilidade e de modo menos traumático por lavagem do que por remoção mecânica, desde que haja certeza da ausência de perfuração da MT.

Achados da membrana timpânica

Características importantes da MT consistem no contorno, coloração, translucência, presença de alterações estruturais, se alguma, e mobilidade. A MT é dividida anatomicamente em 2 partes: tensa e flácida. A parte tensa compreende os dois terços do tímpano inferiores ao processo lateral do martelo. Seu contorno em geral é **ligeiramente côncavo**; anormalidades consistem em uma plenitude ou abaulamento ou, inversamente, retração extrema. A coloração normal da parte tensa é **cinza perolado**, com a parte flácida apresentando uma natureza levemente mais vascularizada. Eritema pode ser um sinal de inflamação ou infecção, mas, a menos que seja intenso, pode resultar do choro ou fluxo vascular. Uma coloração esbranquiçada anormal da membrana pode resultar de tecido cicatricial ou presença de líquido na cavidade da orelha média; este líquido também pode gerar uma coloração âmbar, amarelo-pálida ou, raramente, azulada. Raramente, uma área branca focal pode ser indicativa de colesteatoma congênito no espaço da orelha média. Normalmente, a membrana é translúcida, embora algum grau de opacidade possa ser normal nos primeiros meses de vida; mais tarde, a opacificação denota cicatrização ou, mais comumente, efusão subjacente. Alterações estruturais incluem cicatrizes, perfurações e bolsas de retração. Retrações ou perfurações, especialmente no quadrante posterior-superior, ou parte flácida, da MT pode ser um sinal de formação de colesteatoma. De todas as características visíveis da MT, a mobilidade é a mais sensível e específica na determinação da presença ou ausência de EOM. A mobilidade geralmente não é um fenômeno de tudo ou nada. A ausência total de mobilidade existe na perfuração da MT que pode se desenvolver após um aumento substancial na pressão da orelha média associado à efusão. Quando uma perfuração não está presente, um dano substancial da mobilidade é o achado mais comum com EOM. O abaulamento da MT é o achado mais específico de OMA (97%), mas apresenta baixa sensibilidade (51%) (Figura 658.2).

Diagnóstico

Um **diagnóstico de OMA** de acordo com as diretrizes da Academia Americana de Pediatria de 2013 deve ser feito nas crianças que apresentam:

- Abaulamento moderado a grave da MT ou otorreia de início recente não causada por otite externa
- Abaulamento leve da MT e início recente de dor na orelha (< 48 horas) ou eritema intenso da MT.

Um **diagnóstico de OMA *não* deve ser** feito em crianças sem EOM. OMA e OME podem evoluir uma para a outra sem nenhum achado físico claramente diferenciador; qualquer esquema para a distinção entre elas é, em algum grau, arbitrário. Em uma era de crescente resistência bacteriana, a distinção entre OMA e OME é importante na determinação do tratamento, porque a OME na ausência de infecção aguda não requer terapia antimicrobiana. A otorreia purulenta com início recente é indicativa de OMA; assim, a dificuldade na distinção clínica entre OMA e OME é limitada a circunstâncias nas quais a otorreia purulenta não está presente. A OMA sem otorreia e OME são acompanhadas por sinais físicos de EOM, ou seja, presença de pelo menos 2 entre 3 anormalidades da MT: descoloração esbranquiçada, amarelada, âmbar ou (raramente) azulada; opacificação diferente da causada pela presença de cicatriz; e diminuição ou ausência de mobilidade. Alternativamente, na OME, níveis hidroaéreos ou bolhas de ar delineadas por pequenas quantidades de líquido podem ser visíveis atrás da MT, uma condição geralmente indicativa de resolução iminente (Figura 658.3).

Para embasar um diagnóstico de OMA em vez de OME em uma criança com EOM, uma plenitude distinta ou abaulamento da MT pode estar presente, com ou sem eritema, ou, no mínimo, EOM deve ser acompanhada por otalgia que parece clinicamente importante. A menos que seja intenso, o eritema isolado é insuficiente porque o eritema, sem outras anormalidades, pode resultar do choro ou aumento do fluxo vascular. Na OMA, o martelo pode estar obscurecido e a MT pode se assemelhar a uma rosquinha sem orifício, mas com uma depressão central (Figura 658.3). Raramente, a MT pode estar obscurecida por bolhas de superfície ou pode apresentar uma aparência de paralelepípedo. A miringite bolhosa é uma manifestação física da OMA e não uma entidade etiologicamente distinta. Alguns dias após o início, o abaulamento da membrana pode diminuir, mesmo que a infecção ainda esteja presente.

Na OME, o abaulamento da MT é ausente ou leve, ou a membrana pode estar retraída (Figura 658.4); eritema é ausente ou leve, mas pode aumentar com o choro ou com traumatismo superficial no canal auditivo externo durante a remoção de cerume.

Antes e após episódios de OM e também na ausência de OM, a MT pode estar retraída como consequência da pressão negativa na orelha média. A causa presumida é que a difusão do ar da cavidade da orelha média ocorra de modo mais rápido do que é reposta pela tuba auditiva. Uma retração leve geralmente é autolimitada, apesar de algumas crianças apresentarem leve PAC. A retração mais extrema é preocupante, como será discutido adiante na seção sobre as sequelas da OM.

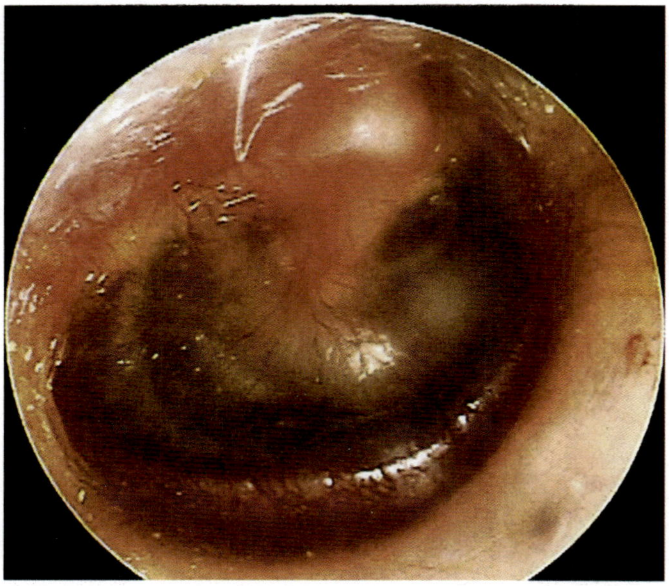

Figura 658.4 Membrana timpânica na otite média com efusão.

Otite média associada à conjuntivite

O aparecimento simultâneo de conjuntivite purulenta e eritematosa com OM ipsilateral é uma apresentação bastante reconhecida, causada por *H. influenzae* não tipável na maioria das crianças.

A doença geralmente se apresenta em vários membros da família e afeta crianças novas e lactentes. Antibióticos oculares tópicos são ineficazes. Em uma era de organismos resistentes, esta associação clínica pode ser importante na seleção antibiótica, com antibióticos orais (ver adiante) efetivos contra formas resistentes de *H. influenzae* não tipável.

Otite média purulenta assintomática

Raramente, uma criança se apresentará durante uma consulta de rotina sem febre, irritabilidade ou outros sinais evidentes de infecção, mas, ao exame, o paciente demonstrará EOM purulenta evidente e abaulamento da MT. Apesar de ser uma apresentação incomum de OM "aguda", a natureza abaulada da MT e o aspecto purulento evidente da efusão necessitam de terapia antimicrobiana.

Timpanometria

A timpanometria, ou **teste da imitância acústica**, é um teste simples, rápido e não traumático que, quando realizado corretamente, oferece evidências objetivas da presença ou ausência de EOM. O timpanograma fornece informações sobre a **complacência da MT** em termos eletroacústicos que podem ser consideradas aproximadamente equivalentes à mobilidade da MT percebida visualmente durante a otoscopia pneumática. A absorção do som pela MT varia inversamente com sua rigidez. A rigidez da membrana é menor, e sua complacência é maior, quando a pressão do ar que comprime cada uma de suas superfícies – pressão da orelha média e pressão do ar no canal externo – são iguais. Em termos simples, qualquer fator que tenda a enrijecer a MT, como uma cicatriz na MT ou líquido na orelha média, reduz a complacência da MT, que é registrada como um achatamento da curva no timpanograma. Quando há preenchimento de líquido na orelha média, geralmente a MT apresenta-se extremamente não complacente e, portanto, um traçado timpanográfico plano.

Os **timpanogramas** podem ser agrupados em 1 entre 3 categorias (Figura 658.5). Os traçados caracterizados por um gradiente relativamente íngreme, com pico de ângulo agudo, e a pressão de ar na orelha média (localização do pico em termos da pressão do ar) que se aproxima da pressão atmosférica (Figura 658.5A) (curva tipo A) indicam um estado normal da orelha média. Traçados caracterizados por um pico raso ou ausência de pico geralmente são denominados "planos" ou do tipo B (Figura 658.5B) e geralmente indicam a presença de anormalidade na orelha média que está causando diminuição da complacência da MT. A mais comum dessas anormalidades em lactentes e crianças é a EOM. Traçados caracterizados por achados intermediários – um pico levemente raso, geralmente associado a um gradiente gradual (pico de ângulo obtuso) ou pico de pressão negativo de ar da orelha média (geralmente denominado tipo "C") ou combinações destas características (Figura 658.5C) – podem ou não estar associados à EOM e devem ser considerados não diagnósticos ou equívocos em relação à OM. Entretanto, os timpanogramas do tipo C sugerem disfunção da tuba auditiva e alguma patologia presente na orelha média que necessita de acompanhamento.

Ao ler um timpanograma é importante verificar o volume da mensuração. A resposta timpanométrica do tipo B é analisada dentro do contexto do volume registrado. Um traçado de volume "baixo", plano (< ou = 1 mℓ), tipicamente reflete somente o volume do canal auditivo, representando EOM, que impede o movimento de um tímpano intacto. Um traçado de volume "alto" plano (> 1 mℓ) tipicamente reflete o volume do canal auditivo e espaço da orelha média, representando perfuração (ou tubo de timpanostomia patente) na MT. Em uma criança com tubo de timpanostomia, um timpanograma plano com volume < 1 mℓ deve sugerir um tubo com plugue ou tubo não funcional e líquido na orelha média, enquanto um timpanograma plano com volume > 1 mℓ sugere um tubo de timpanostomia patente.

Embora a timpanometria seja bastante sensível na detecção da EOM, ela pode ser limitada pela cooperação do paciente, habilidade do indivíduo que administra o teste e idade da criança, com resultados menos confiáveis nas crianças muito novas. O uso da timpanometria pode ser útil no rastreamento no consultório, pode suplementar o exame de pacientes difíceis de examinar e pode ajudar a identificar os pacientes que necessitam de maior atenção porque seus timpanogramas são anormais. A timpanometria também pode ser utilizada para ajudar a confirmar, refinar ou esclarecer achados otoscópicos

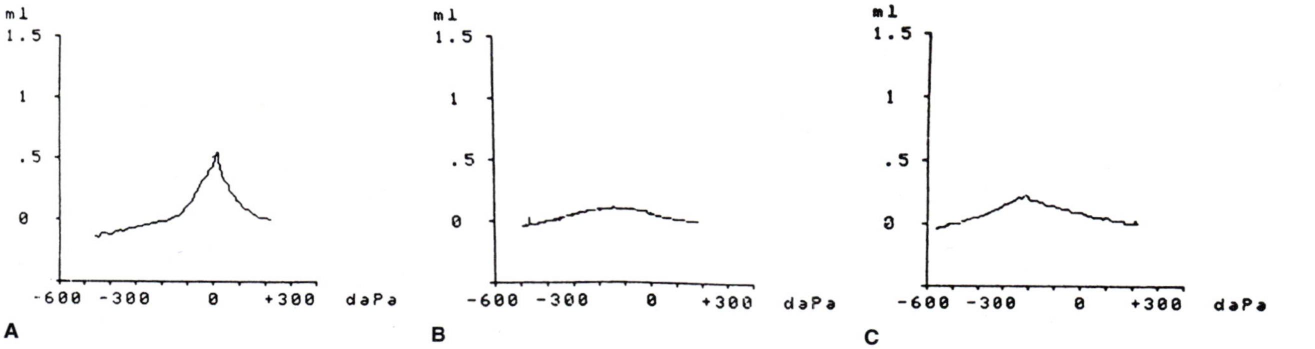

Figura 658.5 Timpanogramas obtidos com um analisador de orelha média Grason-Stadler GSI 33 exibindo (**A**) alta admitância, gradiente íngreme (*i. e.*, pico de ângulo agudo) e pressão do ar da orelha média se aproximando da pressão atmosférica (0 decaPascals [daPa]); (**B**) baixa admitância e pressão do ar da orelha média intermediária; e (**C**) admitância ligeiramente baixa, gradiente gradual e pressão do ar da orelha média acentuadamente negativa.

questionáveis; objetivar a avaliação de acompanhamento de pacientes com doença conhecida da orelha média e validar diagnósticos otoscópicos de EOM. Embora a timpanometria possa prever a probabilidade de EOM, ela não pode distinguir a efusão da OME da efusão da OMA.

PREVENÇÃO

Medidas gerais para prevenir a OM, suportadas por diversas investigações, incluem evitar a exposição a indivíduos com infecção respiratória; estratégias apropriadas de vacinação contra pneumococos e influenza; evitar a fumaça do tabaco e promover o aleitamento materno.

IMUNOPROFILAXIA E ESTADO VACINAL

A vacina pneumocócica heptavalente conjugada (PCV7) reduziu o número geral de episódios de OMA em somente 6 a 8%, mas com uma redução de 57% nos episódios sorotipo-específicos. Reduções de 9 a 23% são vistas em crianças com relatos de episódios frequentes, e uma redução de 20% ocorre no número de crianças submetidas à inserção de tubo de timpanostomia. A vacina pneumocócica 13-valente conjugada com polissacarídeos-proteínas (VCP13) contém os sete sorotipos inclusos na PCV7 (sorotipos 4, 6B, 9V, 14, 18C, 19F e 23F) e 6 sorotipos adicionais (sorotipos 1, 3, 5, 6A, 7F e 19A). Dados iniciais indicam uma redução significativa no número de casos de mastoidite invasiva por pneumococos desde a introdução da VCP13. Com o uso disseminado da VCP13, uma vigilância continuada será necessária para detectar outros sorotipos emergentes, que também estão demonstrando resistência crescente. Embora a vacina contra influenza também gere uma medida de proteção contra OM, o tempo relativamente limitado durante o qual indivíduos e mesmo comunidades são expostas aos vírus influenza limita a efetividade da vacina em uma redução ampla da incidência de OM. A limitação da doença OM é somente uma porção do benefício esperado pelas vacinações para pneumococos e vírus influenza.

TRATAMENTO

Abordagem da otite média aguda

A OMA pode ser bastante dolorosa. Com ou sem o uso de antibióticos para o tratamento, a dor deve ser avaliada e, se presente, tratada (Tabela 658.1).

Episódios individuais de OMA tradicionalmente são tratados com drogas antimicrobianas. A preocupação com o aumento da resistência bacteriana levou alguns médicos a recomendarem não iniciar o tratamento antimicrobiano em alguns dos casos, a menos que os sintomas persistam por 2 ou 3 dias, ou piorem (Tabela 658.2). Três fatores favorecem a prescrição rotineira de terapia antimicrobiana para crianças com OMA documentada com o uso dos critérios diagnósticos delineados previamente. Primeiro, bactérias patogênicas causam a maioria dos casos. Segundo, a melhora sintomática e a resolução da infecção ocorrem mais prontamente e de modo mais consistente com o tratamento antimicrobiano do que sem ele, mesmo que a maioria dos casos não tratados eventualmente se resolvam. Terceiro, o tratamento antimicrobiano rápido e adequado pode prevenir contra o desenvolvimento de complicações supurativas. O declínio acentuado nessas complicações durante os últimos 50 anos parece provavelmente atribuível, pelo menos em parte, ao uso rotineiro e disseminado de antimicrobianos para OMA. Na Holanda, onde o tratamento antibiótico inicial é rotineiramente adiado para a maioria das crianças com mais de 6 meses de vida e onde somente 30% das crianças com OMA recebem antibióticos, a incidência de mastoidite aguda, apesar de baixa (nas crianças com menos de 14 anos, 3,8 por 100.000 pessoas-ano), parece mais alta do que a incidência em outros países com índices mais elevados de prescrição de antibióticos em cerca de 1 a 2 episódios por 100.000 pessoas-ano. Grupos em outros países onde o tratamento conservador inicial da OMA é o padrão em crianças com mais de 6 meses, como na Dinamarca, reportam taxas de mastoidite aguda similares às da Holanda (4,8 por 100.000 pessoas-ano).

Como a maioria dos episódios de OM se resolve espontaneamente, diretrizes de consenso foram publicadas pela American Academy of Pediatrics para auxiliar médicos que desejem considerar um período de "espera vigilante" ou observação antes de iniciar o tratamento da OMA com antibióticos (Tabelas 658.2 e 658.3; Figura 658.6). O aspecto mais importante dessas diretrizes é que o acompanhamento cuidadoso do paciente deve ser assegurado para avaliar a ausência de resolução espontânea ou piora dos sintomas e que os pacientes devem receber medicações analgésicas adequadas de forma regular (paracetamol, ibuprofeno) durante o período de observação. Ao optar pela prática da espera vigilante nos pacientes com OMA, a certeza do diagnóstico, a idade do paciente e a gravidade da doença devem ser consideradas.

Tabela 658.1 Tratamento para otalgia na otite média aguda.

ABORDAGEM	RECOMENDAÇÕES
Paracetamol, ibuprofeno	Terapia de escolha
Benzocaína, antipirina (tópica)	Breve, benefício superior ao paracetamol em pacientes com mais de 5 anos de idade
Antibióticos tópicos (fluoroquinolonas) com ou sem esteroides para otite supurativa crônica (membrana timpânica perfurada)	Tratamento de escolha com higienização do canal auditivo; deve realizar cultura
Agentes homeopáticos	Não recomendados
Analgesia narcótica com codeína ou análogos	Não recomendada
Timpanostomia/miringotomia	Não recomendada como procedimento inicial; uma opção para otite média que não responde à antibioticoterapia

Tabela 658.2 Recomendações para a abordagem inicial da otite média aguda não complicada.*

IDADE	OTORREIA COM OMA*	OMA* UNILATERAL OU BILATERAL COM SINTOMAS GRAVES†	OMA* BILATERAL SEM OTORREIA	OMA* UNILATERAL SEM OTORREIA
6 meses a 2 anos	Antibioticoterapia	Antibioticoterapia	Antibioticoterapia	Antibioticoterapia ou observação adicional
≥ 2 anos	Antibioticoterapia	Antibioticoterapia	Antibioticoterapia ou observação adicional	Antibioticoterapia ou observação adicional‡

*Aplicável somente a crianças com OMA bem documentada com alta certeza do diagnóstico. †Uma criança com aparência toxêmica, com otalgia persistente por mais de 48 horas, temperatura igual ou acima de 39°C nas últimas 48 horas, ou nas situações de acesso incerto ao acompanhamento após a visita. ‡Este plano de manejo inicial fornece uma oportunidade para a tomada de decisão compartilhada com a família da criança para as categorias apropriadas para observação adicional. Se a observação for oferecida, um mecanismo deverá existir para assegurar o acompanhamento e início dos antibióticos caso a criança piore ou não melhore dentro de 48 a 72 horas após o início da OMA. Nota: Para lactentes com menos de 6 meses, uma suspeita de OMA deve resultar em antibioticoterapia. (*De Lieberthal AS, Carroll AE, Chonmaitree T et al. The diagnosis and management of acute otitis media.* Pediatrics *131:e964-e999, 2013, Tabela 4.*)

Tabela 658.3 Antibióticos sugeridos para tratamento de otite média e para pacientes cuja antibioticoterapia de primeira-linha falhou.

ANTIBIOTICOTERAPIA INICIAL IMEDIATA OU TARDIA		ANTIBIOTICOTERAPIA APÓS 48 A 72 h DE FALHA DA ANTIBIOTICOTERAPIA INICIAL	
TRATAMENTO DE PRIMEIRA LINHA RECOMENDADO	**TRATAMENTO ALTERNATIVO (SE ALERGIA À PENICILINA OU SUSPEITA DE ORGANISMOS PRODUTORES DE BETALACTAMASES)**	**TRATAMENTO RECOMENDADO**	**TRATAMENTO ALTERNATIVO**
Amoxicilina (Patógenos incluem *S. pneumoniae, H. influenzae* não tipo b, *Moraxella*)	Cefdinir	Amoxicilina-clavulanato	Ceftriaxona
ou	*Ou*	*ou*	Falha do segundo antibiótico
Amoxicilina-clavulanato Ceftriaxona IM/IV por 1 a 3 dias	Cefpodoxima Ceftriaxona Levofloxacino	Ceftriaxona	Azitromicina Timpanocentese*
DOSE DOS ANTIBIÓTICOS			
Amoxicilina 90 mg/kg/dia 2 vezes/dia durante 10 dias			
Amoxicilina-clavulanato (14:1) 90 mg/kg/dia do componente amoxicilina 2 vezes/dia durante 10 dias			
Ceftriaxona 50 mg/kg/dia 1 vez/dia via IM IV por 1 a 3 dias			
Cefdinir 14 mg/kg/dia 1 vez/dia durante 10 dias			
Cefpodoxima 10 mg/kg/dia 2 vezes/dia durante 10 dias			
Levofloxacino 20 mg/kg/dia 2 vezes/dia se ≤ 5 anos de idade por 10 dias; 10 mg/kg/dia 2 vezes/dia se > 5 anos de idade por 10 dias			
Azitromicina 10 mg/kg/dia no dia 1 1 vez/dia e, posteriormente, 5 mg/kg/dia nos dias 2 a 5 1 vez/dia ou 10 mg/kg/dia durante 3 dias uma vez ou 20 mg/kg uma vez			

IM, intramuscular; IV, intravenoso. *Timpanocentese para aqueles pacientes que o tratamento de primeira linha falha.

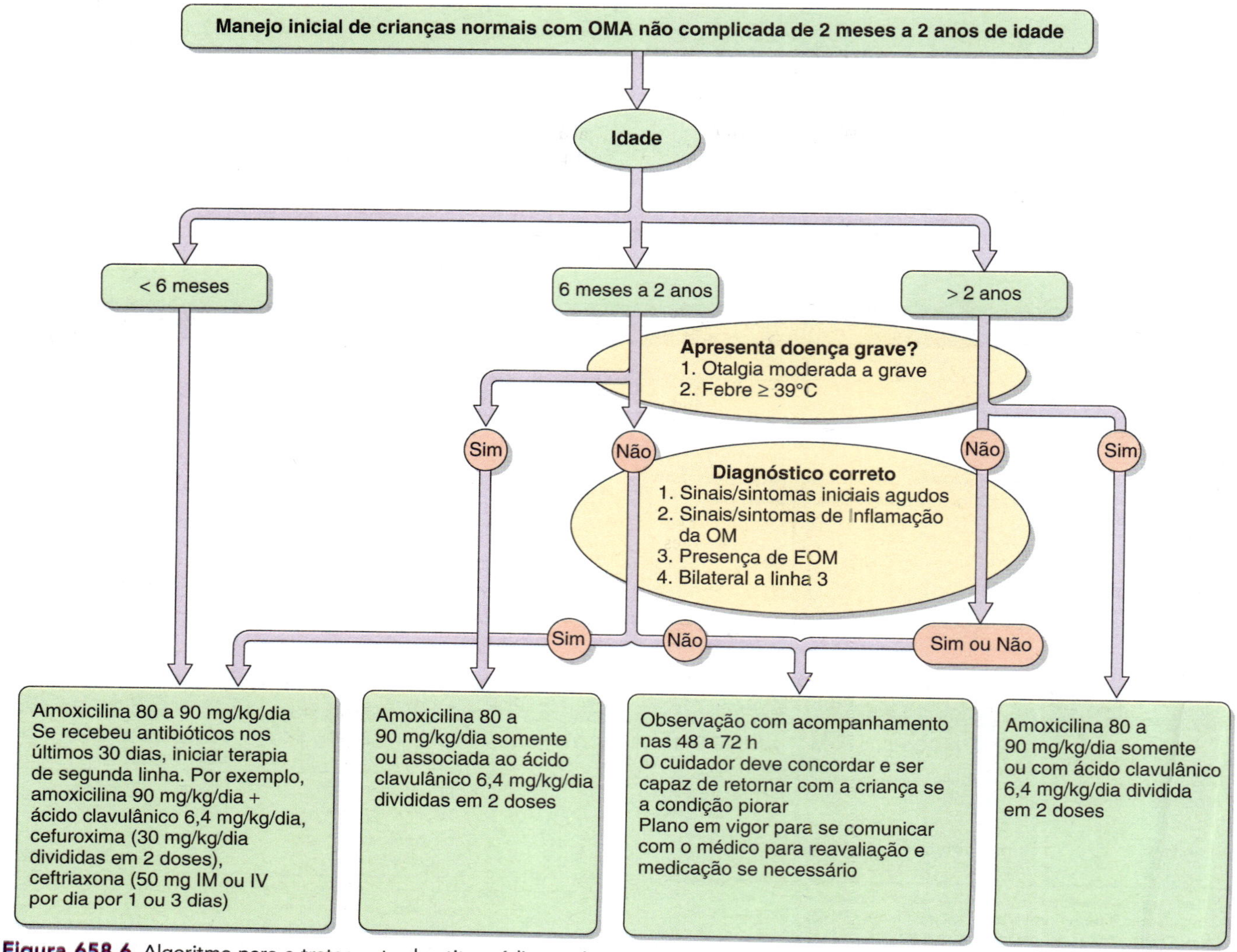

Figura 658.6 Algoritmo para o tratamento da otite média aguda. (*De Mazer BD: Otitis media. Em Leung DYM, Szefler SJ, Bonilla FA et al. editors:* Pediatric allergy: principles and practices, *ed 3, Philadelphia, 2016, Elsevier, Figura 25.3.*)

Para pacientes mais novos, < 2 anos de idade, recomenda-se tratar todos os casos confirmados de OMA. Nos pacientes muito novos, com < 6 meses de vida, mesmo episódios presumidos de OMA devem ser tratados devido ao potencial elevado de morbidade significativa das complicações infecciosas. Nas crianças entre 6 e 24 meses de vida com um diagnóstico questionável de OM, mas com doença grave, definida como temperatura > 39°C, otalgia significativa ou aparência toxêmica, a terapia antibiótica também está recomendada. Crianças neste grupo etário com um diagnóstico questionável e doença não grave podem ser observadas cuidadosamente por um período de 2 a 3 dias. Nas crianças de mais de 2 anos de idade, a observação pode ser considerada em todos os episódios de OM não grave ou episódios questionáveis, enquanto a terapia antibiótica fica reservada para os episódios graves confirmados de OMA. Informações da Finlândia sugerem que a "espera vigilante" ou o adiamento do tratamento não pioram a recuperação de uma OMA, ou aumenta os índices de complicações.

O diagnóstico preciso é o aspecto mais importante do tratamento da OM. Nos estudos que utilizam critérios rigorosos para o diagnóstico da OMA, o benefício do tratamento antimicrobiano é maior. Além disso, subpopulações de pacientes claramente recebem mais benefícios da terapia com antimicrobianos orais do que outros. *Crianças mais novas, crianças com otorreia e crianças com OMA bilateral apresentam um benefício significativamente maior da terapia antimicrobiana em comparação com crianças mais velhas, crianças sem otorreia ou crianças com OMA unilateral.*

Resistência bacteriana

As pessoas em maior risco de abrigar bactérias resistentes são aquelas de menos de 2 anos de idade, que estejam em contato regular com grandes grupos de outras crianças, especialmente em creches, ou que receberam recentemente (< 30 dias) tratamento antimicrobiano. O desenvolvimento de cepas bacterianas resistentes e a rápida disseminação foram fomentados e facilitados pela pressão seletiva resultante do uso extenso de drogas antimicrobianas, cujo alvo mais comum nas crianças é a OM. Muitas cepas de cada uma das bactérias patogênicas que comumente causam OMA são resistentes às drogas antimicrobianas comumente utilizadas.

Embora os índices de resistência bacteriana variem entre os países, nos EUA aproximadamente 40% das cepas de *H. influenzae* não tipável e quase todas as cepas de *M. catarrhalis* são resistentes às aminopenicilinas (p. ex., ampicilina e amoxicilina). Na maioria dos casos, a resistência é atribuível à produção de betalactamase e pode ser superada pela combinação da amoxicilina com um inibidor da betalactamase (clavulanato) ou utilizando um antibiótico estável para a betalactamase. Cepas ocasionais de *H. influenzae* não tipável que não produzem betalactamase são resistentes às aminopenicilinas e outros antibióticos betalactâmicos em virtude de alterações nas suas proteínas de ligação à penicilina. É válido destacar que os índices de resistência bacteriana nos países do norte da Europa, onde se usa menos antibióticos, são comparativamente menores (resistência à betalactamase em 6 a 10% dos isolados) do que nos EUA.

Nos EUA, aproximadamente 50% das cepas de *S. pneumoniae* não são suscetíveis à penicilina, divididos de modo aproximadamente igual entre cepas penicilina-intermediários e cepas penicilina-resistentes, ainda de mais difícil tratamento. Uma incidência muito mais elevada de resistência é observada em crianças que frequentam creches. A resistência do *S. pneumoniae* às penicilinas e a outros antibióticos betalactâmicos não é mediada pela produção de betalactamase, mas por alterações nas proteínas de ligação à penicilina. Este mecanismo de resistência pode ser superado se maiores concentrações de antibióticos betalactâmicos puderem ser obtidas no local da infecção durante um intervalo de tempo suficiente. Muitas cepas de *S. pneumoniae* resistentes à penicilina também são resistentes a outras drogas antimicrobianas, incluindo sulfonamidas, macrolídeos e cefalosporinas. Em geral, conforme a resistência à penicilina aumenta, o mesmo ocorre com outras classes antimicrobianas. A resistência aos macrolídeos, incluindo a azitromicina e claritromicina, pelo *S. pneumoniae* aumentou rapidamente, tornando estes antimicrobianos cada vez menos efetivos no tratamento da OMA. Um mecanismo da resistência aos macrolídeos também resulta em resistência à clindamicina, que em outras situações geralmente é efetiva contra cepas resistentes de *S. pneumoniae.* Ao contrário da resistência aos antibióticos betalactâmicos, a resistência aos macrolídeos não pode ser superada com o aumento da dose.

Tratamento antimicrobiano de primeira linha

A amoxicilina permanece como a droga de primeira escolha para a OMA não complicada sob muitas circunstâncias devido ao seu excelente registro de segurança, eficácia relativa, palatabilidade e baixo custo. A amoxicilina é a mais eficaz entre as drogas antimicrobianas orais contra cepas de *S. pneumoniae* suscetíveis e não suscetíveis à penicilina. O aumento da dose dos tradicionais 40 a 45 mg/kg/24 h para 80 a 90 mg/kg/24 h geralmente será eficaz contra cepas de resistência intermediária à penicilina e algumas cepas totalmente resistentes à penicilina. Essa dose mais elevada deve ser utilizada particularmente em crianças de menos de 2 anos de idade, em crianças que receberam tratamento recente com drogas betalactâmicas, e crianças expostas a muitas outras crianças devido à maior probabilidade de uma infecção com uma cepa não suscetível de *S. pneumoniae.* Uma limitação da amoxicilina é que ela pode ser inativada pelas betalactamases produzidas por várias cepas de *H. influenzae* não tipável e a maioria das cepas de *M. catarrhalis.* Episódios de OMA causados por esses patógenos geralmente resolvem de modo espontâneo. Alergias às penicilinas devem ser categorizadas em hipersensibilidade do tipo I, que consiste em urticária ou anafilaxia, e aquelas que não chegam a ser uma reação do tipo I, como a formação de eritema. Para crianças com uma reação não tipo I nas quais a reatividade cruzada com cefalosporina não é tão preocupante, a terapia de primeira linha com cefdinir deve ser uma opção apropriada. Nas crianças com reação tipo I ou sensibilidade conhecida a antibióticos cefalosporinas existem poucas opções. A resistência ao sulfametoxazol-trimetoprima por muitas cepas de *H. influenzae* não tipável e *S. pneumoniae* e um alto índice de falha clínica em crianças com OMA tratadas inicialmente com este antimicrobiano argumentam contra seu uso. De forma similar, índices crescentes de resistência aos macrolídeos argumentam contra a eficácia da azitromicina. Apesar de não aprovadas pela FDA para uso em crianças, muitos médicos empregam quinolonas nesta população de pacientes. Uma abordagem inicial alternativa nestes pacientes alérgicos com tubos de timpanostomia pode permitir uma redução da gravidade de suas patologias e a utilização de antimicrobianos tópicos.

Duração do tratamento

A duração do tratamento da OMA historicamente foi ajustada para 10 dias, e a maioria dos estudos de eficácia que examinaram o tratamento antimicrobiano na OMA utiliza esta duração como marco. Estudos que fizeram comparações entre regimes mais curtos e longos de tratamento sugerem que o tratamento de curso curto geralmente se mostra inadequado nas crianças de menos de 6 anos de idade e particularmente em crianças de menos de 2 anos de idade. Para a maioria dos episódios na maioria das crianças, o tratamento que fornece concentrações teciduais de antimicrobiano por pelo menos 10 dias é aconselhável. O tratamento por mais de 10 dias pode ser necessário para crianças muito jovens ou aquelas com episódios graves ou cuja experiência prévia com OM foi problemática.

Acompanhamento

Os principais objetivos do acompanhamento são avaliar o resultado do tratamento e diferenciar entre uma resposta inadequada ao tratamento e uma recorrência precoce. O intervalo apropriado para acompanhamento deve ser individualizado. O acompanhamento em alguns dias é aconselhável no lactente jovem com um episódio grave ou na criança de qualquer idade com persistência da dor. O acompanhamento dentro de 2 semanas é apropriado para o lactente ou criança pequena que apresenta recorrências frequentes. Neste momento, a MT provavelmente não retornou ao normal, mas uma melhora substancial em sua aparência deve ser evidente. Na criança com apenas um episódio esporádico de OMA e pronta melhora sintomática, o acompanhamento 1 mês após o exame inicial é suficiente, ou, em crianças mais velhas, nenhum acompanhamento pode ser preciso. A presença continuada de EOM após um episódio de OMA não é uma indicação para tratamento antimicrobiano adicional ou de segunda linha. Entretanto, a EOM persistente precisa de acompanhamento adicional para assegurar que se resolverá e não levará a perda auditiva persistente ou outras complicações.

Resposta insatisfatória ao tratamento de primeira linha

A OMA essencialmente é uma infecção em um espaço fechado e sua resolução depende da erradicação do organismo agressor e da restauração da ventilação da orelha média. Fatores que contribuem para uma resposta insatisfatória ao tratamento de primeira linha, além da eficácia antimicrobiana inadequada, incluem não adesão aos regimes de tratamento; infecção viral concorrente ou intercorrente; disfunção persistente da tuba auditiva e da orelha média; reinfecção a partir de outros sítios ou por patógenos incompletamente erradicados na orelha média e defesas do hospedeiro imaturas ou comprometidas. A identificação de formação de biofilme da orelha média de crianças com OM crônica também indica que, em algumas crianças, a erradicação com terapia antimicrobiana padrão provavelmente não será bem-sucedida. A despeito desses vários fatores potenciais, a troca para uma droga alternativa ou de segunda linha é razoável quando se observa uma melhora insatisfatória nos sintomas ou no estado da orelha média, conforme refletido na aparência da MT, ou quando a persistência de uma secreção nasal purulenta sugere que a droga antimicrobiana utilizada apresenta eficácia abaixo da ideal. Drogas de segunda linha também podem ser utilizadas de modo apropriado quando a OMA se desenvolve em uma criança que já recebe terapia antimicrobiana, ou em uma criança imunocomprometida, ou em uma criança com sintomas graves cuja experiência prévia com OM tenha sido problemática.

Tratamento de segunda linha

Para os casos em que o tratamento da OMA com uma droga antimicrobiana de primeira linha é inadequado, estão disponíveis várias outras alternativas de segunda linha (Tabela 658.3). A droga escolhida para o tratamento de segunda linha deve ser efetiva contra cepas produtoras de betalactamase de *H. influenzae* não tipável e *M. catarrhalis* e contra as cepas suscetíveis e a maioria das não suscetíveis de *S. pneumoniae*. Somente quatro agentes antimicrobianos atingem esses requerimentos: amoxicilina-clavulanato, cefdinir, cefuroxima axetil e ceftriaxona via IM. Como altas doses de amoxicilina (80 a 90 mg/kg/24 horas) são efetivas contra a maioria das cepas de *S. pneumoniae* e como a adição do clavulanato estende o espectro antibacteriano efetivo da amoxicilina para incluir bactérias produtoras de betalactamase, altas doses de amoxicilina-clavulanato são particularmente bem adequadas como droga de segunda linha para o tratamento da OMA. A formulação de amoxicilina-clavulanato 14:1 contém o dobro da amoxicilina previamente disponível na formulação 7:1. A diarreia, especialmente em lactentes e crianças pequenas, é um efeito adverso comum, mas pode ser compensada em alguns casos oferecendo iogurte com lactobacilos, e geralmente não é grave o suficiente para levar à interrupção do tratamento. O cefdinir demonstrou ampla eficácia no tratamento, geralmente é bem tolerado em relação ao sabor e pode ser administrado em um regime de dose diária. A possibilidade de utilizar cefdinir na maioria das crianças com reações de hipersensibilidade do tipo 1 acrescenta valor à sua seleção favorável como um agente de segunda linha. A cefuroxima axetil e o ceftriaxona via IM apresentam importantes limitações para uso em crianças novas. A suspensão atualmente disponível de cefuroxima não é palatável e sua aceitação é baixa. O tratamento com ceftriaxona desencadeia a dor da injeção intramuscular e gera um custo substancial; pode ser necessário repetir a injeção uma ou duas vezes a intervalos de 2 dias para que se obtenha o grau desejado de efetividade. Porém, o uso do ceftriaxona é apropriado nos casos graves de OMA quando o tratamento oral não é tolerado ou em casos bastante específicos após uma falha de tratamento utilizando um antimicrobiano oral de segunda linha (*i. e.*, amoxicilina-clavulanato ou cefurexima axetil), ou quando *S. pneumoniae* altamente resistente é encontrado nos aspirados obtidos de timpanocenteses diagnósticas.

A claritromicina e a azitromicina têm capacidade somente limitada contra cepas não suscetíveis de *S. pneumoniae* e contra cepas produtoras de betalactamase de *H. influenzae* não tipável. O uso de macrolídeos também parece ser um fator importante nas elevações dos índices de resistência aos macrolídeos pelo estreptococo do grupo A e *S. pneumoniae*. A clindamicina é ativa contra a maioria das cepas de *S. pneumoniae*, incluindo cepas resistentes, mas não é ativa contra *H. influenzae* não tipável ou *M. catarrhalis*.

Outros agentes antimicrobianos que foram tradicionalmente utilizados no tratamento da OMA apresentam ausência significativa de efetividade contra organismos resistentes e seu emprego raramente supera os potenciais efeitos adversos ou complicações possíveis das medicações. Eles incluem o cefprozila, cefaclor, loracarbef, cefixima, sulfametoxazol-trimetoprima e eritromicina-sulfisoxazol. A cefpodoxima demonstrou efetividade razoável em algumas investigações, mas geralmente é mal tolerado devido ao seu sabor.

PROFILAXIA ANTIMICROBIANA

Nas crianças que desenvolveram episódios frequentes de OMA, a profilaxia antimicrobiana com doses subterapêuticas de aminopenicilina ou sulfonamida foi utilizada no passado para gerar proteção contra recorrências de OMA (apesar de não serem utilizadas para OME). Entretanto, devido à incidência elevada de organismos resistentes e à contribuição do uso de antimicrobianos para a resistência bacteriana, os riscos observados com a profilaxia antimicrobiana superam os potenciais benefícios.

Miringotomia e timpanocentese

A miringotomia é um tratamento de longa data para OMA, mas comumente não é necessária em crianças que recebem antimicrobianos. **Indicações para miringotomia** em crianças com OMA incluem dor intensa e refratária; hiperpirexia; complicações da OMA, como paralisia facial, mastoidite, labirintite ou infecção do sistema nervoso central; e comprometimento imunológico de qualquer origem. A miringotomia deve ser considerada como a terapia de terceira linha em pacientes com falha em dois cursos de antibióticos para um episódio de OMA. Nas crianças com OMA nas quais a resposta clínica a um tratamento vigoroso de segunda linha tenha sido insatisfatória, tanto a timpanocentese diagnóstica quanto a miringotomia estão indicadas para permitir a identificação do patógeno e de seu perfil de sensibilidade. Ambos os procedimentos podem ser úteis no alívio da dor. A timpanocentese com cultura do aspirado da orelha média também pode estar indicada como parte da avaliação de sepse em lactentes bastante jovens com OMA que demonstrem sinais sistêmicos de doença, como febre, vômitos ou letargia, e cuja doença não pode ser presumida como limitada à infecção da orelha média. A realização da timpanocentese pode ser facilitada pelo uso de um aspirador de timpanocentese especialmente projetado. Estudos que relatam o uso de critérios estritos e individualizados para o diagnóstico da OMA, incluindo timpanocentese com cultura bacteriana no consultório seguida por terapia antimicrobiana guiada por cultura, demonstram redução significativa na frequência de episódios recorrentes de OMA e cirurgia com tubo de timpanostomia. Entretanto, muitos médicos generalistas não se sentem confortáveis em realizar este procedimento diante do potencial para complicações, e os pais podem considerar este procedimento traumático. Geralmente, crianças que necessitam dessa intervenção apresentam OM recorrente forte o suficiente para considerar a colocação de tubo de timpanostomia, de modo que o procedimento possa ser realizado sob anestesia geral.

Recorrência precoce após o tratamento

A recorrência da OMA após uma resolução aparente pode ser causada pela erradicação incompleta da infecção na orelha média ou reinfecção do trato respiratório superior pela mesma bactéria, ou por bactéria ou cepa bacteriana diferentes. Uma terapia antibiótica recente predispõe pacientes a uma maior incidência de organismos resistentes, o que também deve ser considerado na opção pela terapia, e geralmente é aconselhável o início de terapia com um agente de segunda linha (Tabela 658.3).

Miringotomia e inserção de tubos de timpanostomia

Quando a OMA é recorrente, a despeito de uma terapia clínica apropriada, a consideração para o tratamento cirúrgico da OMA com inserção de tubo de timpanostomia é aconselhável. Este procedimento é efetivo em reduzir a taxa de OMA nos pacientes com OM de repetição e em melhorar significativamente a qualidade de vida nos pacientes com OMA recorrente. Fatores individuais do paciente, incluindo perfil de risco, gravidade dos episódios de OMA, desenvolvimento e idade da criança, relato de reações medicamentosas adversas, problemas clínicos concorrentes e desejos dos pais, afetarão o momento ideal da tomada de decisão para considerar o encaminhamento para este procedimento. Quando um paciente apresenta três episódios de OMA em um período de 6 meses ou quatro episódios em um período de 12 meses com um episódio nos 6 meses anteriores, a abordagem cirúrgica potencial da OMA da criança deve ser discutida com os pais. Neste cenário, as diretrizes de 2013 indicam a miringotomia para a colocação do tubo de timpanostomia, caso a EOM seja persistente em uma ou duas orelhas e presente no momento da avaliação pelo otorrinolaringologista. Entretanto, no caso de desaparecimento da EOM, as diretrizes recomendam evitar a miringotomia e observar, a menos que haja considerações adicionais, como dificuldade em tolerar a antibioticoterapia (alergias ou outras dificuldades de tolerância), episódios graves de OMA ou outras considerações de desenvolvimento. Não raro, uma ou mais dessas considerações adicionais afetam o cuidado de uma criança.

Otorreia pelo tubo

Apesar dos tubos de timpanostomia geralmente reduzirem a incidência de OMA na maioria das crianças, pacientes com tubos de timpanostomia ainda podem desenvolver OMA. Uma vantagem dos tubos de timpanostomia em crianças com OMA recorrente é que, se os pacientes desenvolvem um episódio de OMA com um tubo funcionante posicionado, eles manifestarão drenagem purulenta pelo tubo. Por definição, crianças com tubos de timpanostomia funcionantes sem otorreia não apresentam OMA bacteriana como causa ao apresentarem febre ou alterações comportamentais e não devem ser tratadas com antibióticos orais. Se ocorrer otorreia pelo tubo da timpanostomia, o tratamento ototópico e com antibióticos não orais deverá ser considerado a terapia de primeira linha, como recomendado pelas diretrizes de 2013 para tubos de timpanostomia. Com um tubo funcionante posicionado, é possível drenar a infecção, geralmente com pouca dor associada, e a possibilidade de desenvolver uma complicação séria após um episódio de OMA é extremamente remota. É importante ressaltar que as precauções rigorosas com a água, após a colocação do tubo de timpanostomia, não parecem afetar a ocorrência de otorreia pós-operatória, logo precauções com a água não são mais recomendadas em crianças com tubo de miringotomia segundo as diretrizes de 2013. No entanto, quando a otorreia ocorre, é importante manter o canal auditivo seco enquanto o tratamento ototópico é administrado. As gotas óticas de quinolona recentemente aprovadas pela U.S. Food and Drug Administration para uso na orelha média em crianças são formuladas com ciprofloxacino/dexametasona e ofloxacino. A liberação tópica dessas gotas otológicas permite sua utilização em uma concentração antibiótica mais elevada do que a tolerada pela administração de antibióticos orais, além de apresentar excelente cobertura mesmo para as cepas mais resistentes de patógenos comuns da orelha média, bem como a cobertura para *S. aureus* e *Pseudomonas aeruginosa*. O alto índice de sucesso dessas preparações tópicas, a ampla cobertura, a menor probabilidade de contribuir para o desenvolvimento de organismos resistentes, a relativa facilidade de administração, a ausência de efeitos adversos significativos e a ausência de ototoxicidade fazem com que essa seja a primeira opção para a otorreia pelo tubo. A terapia antibiótica oral geralmente deve ser reservada para casos de otorreia pelo tubo que apresente outros sintomas sistêmicos associados, para pacientes com dificuldade de tolerar o uso de preparações tópicas ou, possivelmente, para pacientes cujo tratamento falhou após uma tentativa com gotas otológicas. A despeito dessas vantagens da terapia tópica, dados de pesquisas indicaram que, em comparação com otorrinolaringologistas, médicos generalistas tendem a prescrever menos medicamentos tópicos como terapia de primeira linha na otorreia pelo tubo de timpanostomia. Como resultado da relativa facilidade de obtenção de líquido para cultura e a possibilidade de desenvolvimento de otite fúngica, que demonstra um aumento com a utilização de quinolonas ototópicas de amplo espectro, pacientes com falha da terapia tópica também devem ser submetidos à cultura para afastar o desenvolvimento de otite fúngica. Outras preparações óticas estão disponíveis; embora elas apresentem algum risco de ototoxicidade ou não tenham recebido aprovação para uso na orelha média, muitas destas preparações foram amplamente utilizadas antes do desenvolvimento das gotas de quinolona atuais e, em geral, eram consideradas razoavelmente seguras e efetivas. Em todos os casos de otorreia pelo tubo, a atenção para a assepsia aural (p. ex., limpar a secreção no canal auditivo externo e evitar a contaminação da orelha externa por água) é importante. Em alguns casos com secreção muito espessa e persistente, a terapia tópica pode ser inibida pela ausência de liberação do medicamento no local da infecção. A aspiração e remoção das secreções, geralmente feita por um otorrinolaringologista, pode ser útil. Quando a criança com otorreia pelo tubo não melhora de modo satisfatório com a terapia ambulatorial convencional, pode haver a necessidade de remoção do tubo, hospitalização para a administração de antibiótico parenteral ou ambos.

TRATAMENTO DA OTITE MÉDIA COM EFUSÃO

O tratamento da OME depende de uma compreensão sobre seu histórico natural e possíveis complicações e sequelas. As crianças com OME devem ser avaliadas para quaisquer fatores de risco sensoriais, físicos, cognitivos ou comportamentais que possam expor o paciente a um risco de problemas de aprendizagem. Além disso, os médicos devem avaliar as crianças com risco de desenvolvimento de OME no momento do diagnóstico no caso de algumas condições, como síndrome de Down, autismo, atraso de fala e linguagem, perda auditiva permanente, síndromes craniofaciais, cegueira ou atraso global do desenvolvimento; e aos 12 a 18 meses de idade (se for diagnosticado em risco antes deste período). No entanto, as crianças que não apresentam risco para o desenvolvimento e que não apresentam sintomas que possam ser atribuídos à OME, como dificuldades auditivas, problemas de equilíbrio (vestibulares), desempenho escolar inadequado, problemas comportamentais ou desconforto auditivo, não devem ser rotineiramente examinadas para OME. Quando a EOM persiste por mais de 3 meses, um teste auditivo adequado à idade e a consideração de encaminhamento a um otorrinolaringologista são apropriados. Nas crianças mais velhas (geralmente com mais de 4 anos de idade) e, dependendo da experiência do pediatra generalista, a avaliação da audição pode ser feita por esse médico. Para qualquer criança que tenha alteração em uma avaliação da audição no consultório do generalista, é aconselhável o encaminhamento a um otorrinolaringologista. Ao considerar a decisão de encaminhamento do paciente à consulta, o médico deve tentar determinar o impacto da OME na criança e educar a família a esse respeito. A maioria dos casos de OME desaparece sem tratamento dentro de 3 meses. Para as crianças com OME sendo tratadas antecipadamente, as diretrizes de 2016 para o manejo da OME recomendam que o exame seja realizado em intervalos de 3 a 6 meses até que a efusão não esteja mais presente, a perda auditiva significativa seja identificada ou quando haja suspeita de anormalidades estruturais do tímpano ou da orelha média. Embora a perda auditiva possa ser a preocupação principal, a OME causa várias outras dificuldades que também devem ser consideradas. Estas incluem predisposição para OMA recorrente, dor, distúrbios do equilíbrio e zumbido. Além disso, sequelas a longo prazo que foram demonstradas associadas à OME incluem alterações patológicas da orelha média; atelectasias da MT e formação de um recesso por retração; OM adesiva; formação de colesteatoma e descontinuidade ossicular; e perda auditiva condutiva e neurossensorial. Efeitos adversos a longo prazo sobre a fala, linguagem, cognição e desenvolvimento psicossocial também foram demonstrados. Este impacto está relacionado com a duração da presença da efusão, se ela é unilateral ou bilateral, o grau de perda auditiva subjacente e fatores sociais que afetam a criança. Ao considerar o impacto da OME sobre o desenvolvimento, é especialmente importante levar em consideração a apresentação geral da criança. Apesar de ser improvável que a OME causadora de perda auditiva unilateral e leve tenha efeitos negativos a longo prazo em uma criança saudável e com desenvolvimento normal, mesmo uma perda auditiva leve em uma criança com outros atrasos de desenvolvimento ou da fala certamente apresenta o potencial de aumentar essas dificuldades (Tabela 658.4). No mínimo, crianças com OME que persiste por mais de 3 meses merecem monitoramento intensivo dos níveis auditivos com avaliação audiológica treinada; avaliação frequente dos marcos de desenvolvimento, incluindo a avaliação da fala e da linguagem e atenção à taxa de recorrência da OMA.

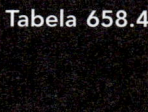

Tabela 658.4	Fatores sensoriais, físicos, cognitivos ou comportamentais que colocam crianças que tiveram otite média com efusão em risco elevado para dificuldades do desenvolvimento (atraso ou distúrbio).
Perda auditiva permanente independentemente de otite média com efusão	
Suspeita ou diagnóstico de atraso ou distúrbio da fala ou da linguagem	
Distúrbio no espectro do autismo e outros distúrbios do desenvolvimento sutis	
Síndromes (p. ex., de Down), ou distúrbios craniofaciais que incluam atrasos cognitivos, da fala e da linguagem	
Cegueira ou dano visual incorrigível	
Fenda palatina com ou sem síndrome associada	
Retardo do desenvolvimento	

De American Academy of Family Physicians; American Academy of Otolaryngology-Head and Neck Surgery; American Academy of Pediatrics Subcommittee on Otitis Media with Effusion: *Otitis media with effusion, Pediatrics* 113(5): 1412-1429, 2004, Tabela 3, p. 1416.

Variáveis que influenciam na tomada de decisão na otite média com efusão

Variáveis relacionadas ao paciente que afetam decisões sobre o tratamento da OME incluem a idade da criança, a frequência e gravidade dos episódios anteriores de OMA e o intervalo desde o último episódio; o desenvolvimento atual da fala e da linguagem; o relato de reações medicamentosas adversas, problemas médicos associados ou fatores de risco, como frequentar creches; e os desejos dos pais. Ao considerar a abordagem cirúrgica da OME com tubos de timpanostomia, um benefício particular é visto em pacientes com OME persistente pontuada por episódios de OMA porque os tubos geralmente levam à resolução de ambas as condições. A persistência de EOM após uma OMA recorrente (três episódios em 6 meses ou 4 em 12 meses) indica a colocação de tubos de timpanostomia. Variáveis relacionadas à doença que a maioria dos otorrinolaringologistas considera no tratamento incluem se a efusão é uni ou bilateral; a quantidade aparente de efusão; a duração, se conhecida; o grau de dano auditivo; a presença ou ausência de outros sintomas possivelmente relacionados, como zumbido, vertigem ou distúrbio do equilíbrio, e a presença ou ausência de rinorreia mucopurulenta ou purulenta, que, se durar por mais de 2 semanas, deve sugerir que uma infecção associada da nasofaringe ou do seio paranasal esteja contribuindo para a continuação do comprometimento da ventilação da orelha média.

Tratamento clínico

Em alguns estudos, os antimicrobianos demonstraram alguma eficácia na resolução da OME, presumivelmente porque eles ajudam a erradicar infecção nasofaríngea, infecção não aparente da orelha média ou ambas. Os efeitos mais significativos dos antibióticos para OME foram demonstrados com durações de tratamento de 4 semanas e 3 meses. Entretanto, na era atual da resistência bacteriana aos antimicrobianos, o pequeno benefício potencial da terapia antimicrobiana é superado pelo potencial negativo do tratamento e não é recomendado. Em vez disso, o tratamento deve se limitar aos casos em que existem evidências de infecção associada do trato respiratório superior ou infecção não tratada da orelha média. Para este propósito, a droga mais amplamente eficaz deve ser utilizada conforme o recomendado para OMA.

A eficácia dos corticosteroides no tratamento da OME é de curta duração. Portanto, a relação risco-benefício para esteroides é tal que eles não são recomendados mais para o tratamento de OME. Combinações de anti-histamínicos–descongestionantes não são efetivas no tratamento de crianças com OME e, portanto, não são indicadas para o tratamento. Anti-histamínicos isoladamente, descongestionantes isoladamente e agentes mucolíticos não são efetivos também, nem são recomendados para tratar pacientes com OME. O perfil de risco para descongestionantes e anti-histamínicos em crianças são tais que, a menos que haja alguma outra condição médica, tal como doença alérgica documentada para terapia anti-histamínica, esses medicamentos são contraindicados para o tratamento da OME. Ensaios clínicos controlados randomizados não dão suporte ao uso de *sprays* intranasais de esteroides tópicos para o tratamento das manifestações da disfunção da tuba auditiva e o uso deles para a resolução da OME também não é recomendado. A insuflação da tuba auditiva, meio da manobra de Valsalva ou outros meios, não demonstrou eficácia a longo prazo, mas é improvável que cause dano significativo. Outras terapias "alternativas", incluindo a manipulação espinal, atualmente não demonstraram eficácia ou papel em crianças com OME.

Miringotomia e inserção de tubos de timpanostomia

Quando a OME persiste a despeito de um amplo período de espera vigilante, geralmente 3 a 6 meses ou talvez mais tempo em crianças com derrame unilateral, a consideração da intervenção cirúrgica com tubos de timpanostomia é apropriada. A miringotomia isolada, sem inserção do tubo de timpanostomia, permite o esvaziamento da EOM e algumas vezes pode ser eficaz, mas geralmente há reacúmulo da efusão porque a incisão cicatriza antes da mucosa da orelha média retornar ao normal. A inserção de um tubo de timpanostomia oferece a probabilidade de que a ventilação da orelha média seja mantida pelo menos durante o tempo em que o tubo permaneça posicionado e funcionante. Os tubos de timpanostomia têm uma duração variável de eficácia baseado em seu formato. Os tubos projetados para uma menor duração, 6 a 12 meses, têm menos impacto sobre os espaços da orelha média livre de doença em crianças. Alguns estudos que comparam a eficácia dos tipos de tubo de timpanostomia, incluindo tubos de curta atuação, com a espera vigilante fornecem uma avaliação menos útil das diferenças entre essas abordagens. Os tubos de atuação um pouco mais longa, efetivos por 12 a 18 meses, geralmente são mais apropriados para a maioria das crianças submetidas à colocação de tubo. A despeito do tipo, a colocação do tubo de timpanostomia reverte de modo quase uniforme a PAC associada à OME. Episódios ocasionais de obstrução do lúmen do tubo e a extrusão prematura podem limitar a efetividade dos tubos de timpanostomia, e os tubos podem estar associados a otorreia. Entretanto, a colocação dos tubos de timpanostomia geralmente é bastante eficaz em proporcionar a resolução da OME em crianças. Os tubos de timpanostomia geralmente são extruídos por conta própria, mas raramente necessitam de remoção cirúrgica após vários anos posicionados. Sequelas após a extrusão do tubo incluem perfuração residual do tímpano, timpanoesclerose, cicatrização atrófica localizada ou difusa do tímpano (que pode predispor ao desenvolvimento de uma bolsa de retração), PAC residual e colesteatoma. As mais sérias dessas sequelas são pouco frequentes. A recorrência da EOM após a extrusão dos tubos pode se desenvolver, especialmente em crianças mais jovens. Entretanto, a maioria das crianças sem anormalidades craniofaciais subjacentes necessita apenas de um conjunto de tubos de timpanostomia. Em países desenvolvidos, a maturidade imunológica e outras mudanças do desenvolvimento geram uma melhor saúde da orelha média e resolução da OME crônica até o momento da extrusão do tubo. No entanto, em algumas populações e, especificamente, os primeiros povos (incluindo aborígenes australianos, índios americanos, esquimós do Alasca, bem como outras populações), mesmo com ausência de anormalidades craniofaciais, há uma preponderância de casos de OME crônica e esses pacientes devem ter maior acompanhamento após a extrusão da tuba. Como mesmo a OME previamente persistente pode desaparecer espontaneamente durante os meses de verão, a espera atenta durante a temporada de verão pode ser aconselhável em crianças com OME que estão bem e sem preocupações de desenvolvimento ou fala. Ao se considerar o tratamento cirúrgico da OME em crianças, primariamente aquelas com doença bilateral e perda auditiva, foi demonstrado que a colocação dos tubos de timpanostomia resulta em melhora significativa da qualidade de vida dessas crianças.

Adenoidectomia

A adenoidectomia pode reduzir o risco de recorrências subsequentes de OMA e OME em crianças mais velhas submetidas à inserção de tubo e nas quais, após a extrusão do tubo, a OM continua sendo um problema. A eficácia parece ser independente do tamanho da adenoide e provavelmente deriva da remoção do foco de infecção na nasofaringe como o local da formação do biofilme, inflamação crônica impactando a função da tuba auditiva e contaminação recorrente da orelha média por tal tuba. As diretrizes de 2016 alegam que a adenoidectomia não deve ser realizada no momento da colocação do tubo de timpanostomia em crianças menores de 4 anos, a menos que exista uma indicação distinta (obstrução nasal, adenoidite crônica). Entretanto, em crianças com mais de 4 anos, a colocação dos tubos de timpanostomia, a adenoidectomia ou ambas devem ser recomendadas quando a cirurgia for realizada para OME.

Complicações da otite média aguda

A maioria das complicações da OMA consiste na disseminação da infecção para estruturas vizinhas, no desenvolvimento de cronicidade ou em ambos. As complicações supurativas são relativamente incomuns em crianças nos países desenvolvidos, mas não são raras em crianças menos privilegiadas para as quais a assistência médica é limitada. As complicações da OMA podem ser classificadas como intratemporais ou intracranianas (Tabela 658.5).

Complicações intratemporais

A extensão direta, mas limitada, da OMA leva a complicações dentro da região local da orelha e osso temporal. Essas complicações incluem dermatite, perfuração da MT, OM supurativa crônica (OMSC), mastoidite, perda auditiva, paralisia do nervo facial, formação de colesteatoma e labirintite.

Dermatite infecciosa

É uma infecção da pele do canal auditivo externo que resulta da contaminação pela secreção purulenta da orelha média. A pele geralmente é eritematosa, edemaciada e sensível. A abordagem consiste em higiene apropriada combinada com antimicrobianos sistêmicos e gotas ototópicas conforme o apropriado para o tratamento de OMA e otorreia pelo tubo.

Perfuração da membrana timpânica

A ruptura da MT pode ocorrer com episódios de OMA e OME. Embora o dano à MT causado por esses episódios geralmente cicatrize de modo espontâneo, perfurações crônicas podem se desenvolver em um pequeno número de casos e necessitar de intervenção cirúrgica no futuro.

Otite média supurativa crônica

A OMSC consiste em uma infecção persistente da orelha média com secreção através de uma perfuração na MT. A doença é iniciada por um episódio de OMA com ruptura da membrana. As células aeradas da mastoide invariavelmente estão envolvidas. Os organismos etiológicos mais comuns são *P. aeruginosa* e *S. aureus*; entretanto, os patógenos bacterianos típicos da OMA também podem ser a causa, especialmente em crianças mais novas ou nos meses de inverno. O tratamento é guiado pelos resultados da investigação microbiológica. Se um colesteatoma associado não estiver presente, o tratamento antimicrobiano parenteral com limpeza assídua aural provavelmente será bem-sucedido em eliminar a infecção, mas, em casos refratários, a timpanomastoidectomia poderá ser necessária. Semelhante à OME crônica, esta é muito mais frequente em crianças com ancestrais dos povos nativos.

Mastoidite

A mastoidite é uma complicação importante associada à OM (ver Capítulo 659).

Paralisia facial

O nervo facial, ao atravessar a orelha média e o osso mastoide, pode ser afetado pela infecção adjacente. A paralisia facial que ocorre como uma complicação da OMA é incomum e geralmente se resolve após a miringotomia e o tratamento com antibióticos parenterais. A paralisia facial na presença de OMA requer atenção urgente porque a infecção prolongada pode resultar no desenvolvimento de paralisia facial permanente, que pode ter um efeito devastador na criança. A paralisia facial em um lactente ou criança requer um exame completo e inequívoco da MT e do espaço da orelha média. Qualquer dificuldade no exame requer a consulta urgente com um otorrinolaringologista. Qualquer exame que demonstre anormalidade da orelha também requer encaminhamento urgente para o otorrinolaringologista. Se uma paralisia facial se desenvolver em uma criança com osteíte da mastoide ou com OM supurativa crônica, a mastoidectomia deverá ser realizada urgentemente.

Tabela 658.5 Manifestações das sequelas e complicações da otite média.

COMPLICAÇÃO	CARACTERÍSTICAS CLÍNICAS
AGUDA	
Perfuração com otorreia	Membrana timpânica imóvel secundária à perfuração visível, exsudato no meato acústico
Mastoidite aguda com periostite	Dor à palpação e eritema sobre o processo mastoide, sem destruição de trabéculas ósseas
Osteíte mastoide aguda	Destruição de trabéculas ósseas; dor à palpação e eritema sobre o processo mastoide com deslocamento para fora da orelha externa
Petrosite	Infecção das células perilabirínticas; pode se manifestar com otite, paralisia do músculo reto lateral do bulbo do olho e dor facial ou orbital ipsolateral (síndrome de Gradenigo)
Paralisia do nervo facial	Paralisia periférica do nervo craniano VII
Labirintite	Vertigem, febre, otalgia, nistagmo, perda auditiva, tinido, náuseas e vômito
Trombose de seio lateral	Cefaleia, febre, crises convulsivas, alteração do estado de consciência, êmbolos sépticos
Meningite	Febre, cefaleia, rigidez de nuca, crises convulsivas, alteração do estado de consciência
Empiema extradural	Cefaleia, febre, crises convulsivas, alteração do estado de consciência
Empiema subdural	Cefaleia, febre, crises convulsivas, alteração do estado de consciência
Abscesso cerebral	Cefaleia, febre, crises convulsivas, alteração do estado de consciência, exame neurológico focalizado
NÃO AGUDA	
Perfuração crônica	Membrana timpânica imóvel secundária à perfuração
Otite média com efusão (OME)	Membrana timpânica imóvel secundária à perfuração
Otite adesiva	Perda auditiva condutiva irreversível secundária a OME crônica
Timpanoesclerose	Placas brancas espessas podem causar perda auditiva condutiva
Otite média supurativa crônica	Após a otite média aguda com perfuração, infecção secundária por *Staphylococcus aureus*, *Pseudomonas aeruginosa* ou anaeróbios se desenvolve, causando otorreia crônica
Colesteatoma	Tumor destrutivo branco, parecido com uma pérola, com otorreia que surge próximo ou dentro da membrana timpânica; pode ser secundário à pressão negativa crônica da orelha média
Hidrocefalia otítica	Aumento da pressão intracraniana secundária à OMA; os sinais e sintomas incluem dores de cabeça fortes, visão turva, náuseas, vômito, papiledema, diplopia (paralisia abducente)

OMA, otite média aguda. (De Kliegman RM, Lye PS, Bordini BJ, Toth H, Basel D, editors: *Nelson Pediatric Symptom-Based Diagnosis*, Philadelphia, 2018, Elsevier, Tabela 4.6, p 67.)

Colesteatoma

O colesteatoma é um crescimento semelhante a um cisto que se origina na orelha média, revestido por epitélio escamoso estratificado queratinizado e contendo epitélio descamado e/ou queratina (ver Capítulo 656; Figura 658.7).

O **colesteatoma adquirido** se desenvolve com maior frequência como uma complicação da OM crônica de longa duração. A condição também pode se desenvolver a partir de um recesso profundo por retração da MT ou como consequência de implantação epitelial na cavidade da orelha média por perfuração traumática da MT ou inserção de tubo de timpanostomia. Os colesteatomas tendem a expandir progressivamente, causando reabsorção óssea, em geral se estendendo para a cavidade mastoide, e podem se estender intracranialmente, com consequências potencialmente letais. O colesteatoma adquirido comumente se apresenta como uma drenagem crônica pela orelha em um paciente com histórico de doença auditiva. Deve-se suspeitar do colesteatoma se a otoscopia demonstrar uma área de retração ou perfuração da MT com detritos brancos e caseosos que persistem sobre esta área. Juntamente com otorreia desta área, tecido de granulação ou formação de pólipo identificada em conjunto com esse relato e apresentação, deve-se levantar a suspeita de colesteatoma. A localização mais comum para o desenvolvimento de colesteatoma é a porção superior da MT (*pars flaccida*). A maioria dos pacientes também apresentará PAC na avaliação audiológica. Quando houver suspeita de colesteatoma, a criança deverá ser encaminhada imediatamente para um otorrinolaringologista. A demora no diagnóstico e tratamento pode ter consequências significativas a longo prazo, incluindo a necessidade de tratamento cirúrgico mais extenso, perda auditiva permanente, lesão do nervo facial, dano ao labirinto com perda do equilíbrio e extensão intracraniana. O tratamento necessário para o colesteatoma é a cirurgia timpanomastóidea.

O colesteatoma congênito é uma condição incomum geralmente identificada em pacientes mais jovens (Figura 658.8). A etiologia do colesteatoma congênito é considerada resultante de uma implantação epitelial no espaço da orelha média durante o desenvolvimento otológico no útero. O colesteatoma congênito geralmente se apresenta no quadrante anterossuperior da MT, mas pode ser encontrado em outros locais. O colesteatoma congênito aparece como uma opacidade branca discreta no espaço da orelha média durante a otoscopia. Ao contrário do que ocorre com pacientes com colesteatoma adquirido, geralmente não se observa um histórico forte de OM ou doença auditiva crônica, relato de otorreia ou alterações na anatomia da MT, como perfuração ou retração. Assim como no colesteatoma adquirido, muitos pacientes desenvolvem algum grau de achados anormais durante a avaliação audiológica, a menos que identificados muito precocemente. O colesteatoma congênito também requer ressecção cirúrgica.

Labirintite

É incomum que a labirintite ocorra como resultado da disseminação da infecção da orelha média e/ou mastoide para a orelha interna (ver Capítulo 660). O colesteatoma ou a OMSC são fontes usuais. Sinais e sintomas incluem vertigem, zumbido, náuseas, vômitos, perda auditiva, nistagmo e desorientação. O tratamento é direcionado para a condição subjacente e deve ser iniciado prontamente para preservar a função da orelha interna e evitar a disseminação da infecção.

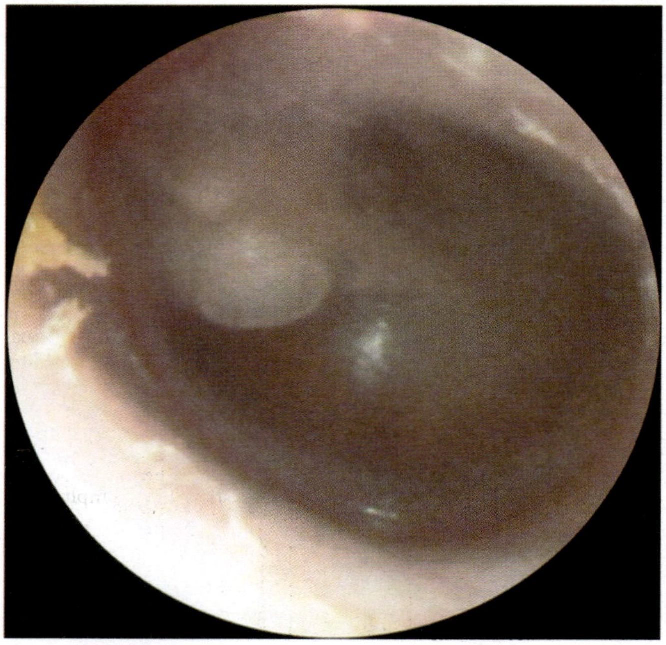

Figura 658.8 Otite crônica congênita com colesteatoma. (*De Chole RA, Sudhoff HH: Chronic otitis media, mastoiditis, and petrositis. Em Flint PW, Haughey BH, Lund VJ et al. (eds)*: Cummings otolaryngology–head and neck surgery, *ed 5, Philadelphia, 2010, Elsevier, Figura 139.6.*)

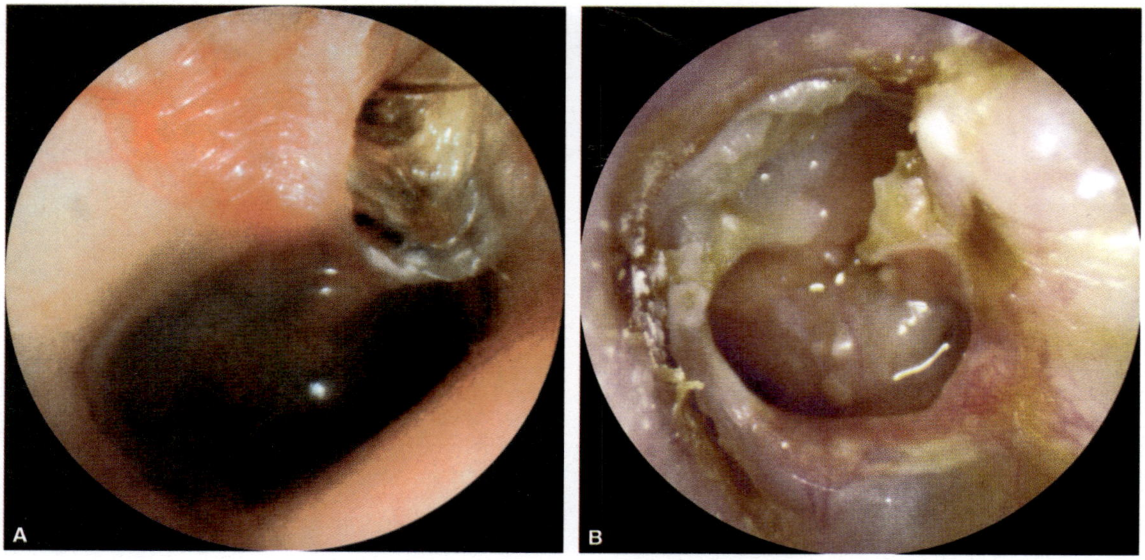

Figura 658.7 A. Colesteatoma adquirido primário na região da *pars flaccida* com erosão óssea. **B.** Colesteatoma se desenvolvendo na margem da perfuração (colesteatoma adquirido secundário) com infecção secundária. (*De Chole RA, Sudhoff HH: Chronic otitis media, mastoiditis, and petrositis. Em Flint PW, Haughey BH, Lund VJ et al., editors*: Cummings otolaryngology-head and neck surgery, *ed 5, Philadelphia, 2010, Elsevier, Figuras 139.4, 139.5.*)

COMPLICAÇÕES INTRACRANIANAS

Meningite, abscesso epidural, abscesso subdural, encefalite focal, abscesso cerebral (ver Capítulos 621 e 622), trombose do seio sigmoide (também chamada de *trombose do seio lateral*) e hidrocefalia otítica podem se desenvolver como complicação de infecção aguda ou crônica da orelha média ou da mastoide, através de extensão direta, disseminação hematogênica ou tromboflebite. A destruição óssea adjacente à dura geralmente é observada, e colesteatoma pode estar presente. Na criança com infecção da orelha média ou da mastoide, a presença de qualquer sintoma sistêmico, como picos de febre alta, cefaleia ou letargia em graus extremos ou achado de meningismo ou de qualquer sinal de sistema nervoso central no exame físico, deve levar à suspeita de complicação intracraniana.

Quando uma complicação intracraniana é suspeitada, a punção lombar somente deve ser realizada após os estudos de imagem estabelecerem a ausência de evidências de efeito em massa ou hidrocefalia. Além do exame do líquido cefalorraquidiano, a cultura do exsudato da orelha média obtido por timpanocentese pode identificar o organismo causador, ajudando a guiar a escolha das medicações antimicrobianas. A miringotomia deve ser realizada para permitir a drenagem da orelha média. A colocação concomitante de um tubo de timpanostomia é preferível para permitir uma descompressão continuada da "infecção sob pressão" que é o evento causador que leva à disseminação intracraniana da infecção.

O tratamento das complicações intracranianas da OM requer avaliação urgente por um otorrinolaringologista e, geralmente, avaliação neurocirúrgica, antibioticoterapia intravenosa, drenagem dos abscessos em formação e timpanomastoidectomia nos pacientes com mastoidite coalescente.

A trombose do seio sigmoide pode ser complicada pela disseminação de trombos infectados com o desenvolvimento resultante de infartos sépticos em vários órgãos. Com o pronto reconhecimento e a ampla disponibilidade da RM, que facilita o diagnóstico, esta complicação é extremamente rara. A mastoidectomia pode ser necessária mesmo na ausência de osteíte ou mastoidite coalescente, especialmente no caso de propagação ou embolização dos trombos infectados. Na ausência de mastoidite coalescente, a trombose do seio geralmente pode ser tratada com colocação de tubo de timpanostomia e antibióticos intravenosos. A terapia de anticoagulação também pode ser considerada no tratamento da trombose do seio sigmoide; entretanto, a avaliação com otorrinolaringologista deve ser obtida antes de iniciar esta terapia para coordenar a possível necessidade de intervenção cirúrgica antes da anticoagulação.

A **hidrocefalia otítica**, uma forma de **hipertensão intracraniana idiopática** ou **pseudotumor cerebral** (ver Capítulo 623), é uma condição incomum que consiste no aumento da pressão intracraniana sem a dilatação dos ventrículos cerebrais, ocorrendo em associação a OM aguda ou crônica ou mastoidite. A condição comumente está associada a trombose do seio lateral e a fisiopatologia envolve a obstrução por trombo da drenagem venosa intracraniana para o pescoço, produzindo uma elevação na pressão venosa cerebral e um aumento consequente na pressão do líquido cerebrospinal. Os sintomas são aqueles do aumento da pressão intracraniana. Os sinais podem incluir, além da evidência de OM, paralisia de um ou de ambos os músculos retos e papiledema com ou sem perda da acuidade visual. A RM pode confirmar o diagnóstico. As medidas de tratamento incluem o uso de antimicrobianos e medicamentos como a acetazolamida ou furosemida para reduzir a pressão intracraniana, mastoidectomia, repetidas punções lombares, derivação lomboperitoneal e derivação ventriculoperitoneal. Se não for tratada, a hidrocefalia otítica poderá resultar em perda visual secundária a atrofia ótica.

Sequelas físicas

As sequelas físicas da OM consistem em anormalidades estruturais da orelha média que resultam da sua inflamação a longo prazo. Na maioria dos casos, essas sequelas são consequências de infecção grave e/ou crônica, mas algumas também podem resultar de inflamação não infecciosa da EOM de longa duração. As diversas sequelas podem ocorrer de forma isolada ou inter-relacionada em várias combinações.

A **timpanosclerose** consiste em placas esbranquiçadas na MT e depósitos nodulares nas camadas submucosas da orelha média. As alterações envolvem hialinização com deposição de cálcio e cristais de fosfato. Raramente, pode haver uma PAC associada. Nos países desenvolvidos, provavelmente a causa mais comum de timpanosclerose é a inserção do tubo de timpanostomia.

Atelectasia da MT é um termo descritivo aplicado tanto à retração grave da MT causada por uma alta pressão negativa da orelha média quanto à perda da rigidez e prolapso medial da membrana da retração de longa data ou inflamação grave ou crônica. **Bolsa de retração** é uma área localizada de atelectasia. A atelectasia geralmente é transitória e não acompanhada por sintomas, mas uma bolsa de retração profunda pode levar à erosão dos ossículos e otite adesiva, podendo servir como nicho para um colesteatoma. Para uma bolsa de retração profunda e para os casos raros em que a atelectasia é acompanhada por sintomas como otalgia, zumbido ou PAC, o tratamento necessário é feito através da inserção de tubo de timpanostomia e, algumas vezes, timpanoplastia. Pacientes com atelectasia persistente e recessos de retração devem ser encaminhados para um otorrinolaringologista.

A **OM adesiva** consiste na proliferação de tecido fibroso na mucosa da orelha média que pode, por sua vez, resultar em retração grave da MT, PAC, dano ao movimento dos ossículos, descontinuidade ossicular e colesteatoma. A perda auditiva pode ser abordada por correção cirúrgica.

O **granuloma de colesterol** é uma condição incomum na qual a MT pode apresentar uma coloração azul-escura secundária à presença de líquido com esta cor na orelha média. Os granulomas de colesterol são cistos benignos raros que ocorrem no osso temporal. Eles são massas expansivas que contêm líquido, lipídios e cristais de colesterol circundados por um revestimento fibroso e geralmente requerem remoção cirúrgica. A colocação do tubo de timpanostomia não irá gerar alívio satisfatório. Esta lesão requer a diferenciação de um líquido azulado na orelha média, que também raramente pode se desenvolver em pacientes com EOM mais comum.

A **perfuração crônica** raramente pode se desenvolver após uma ruptura espontânea da MT durante um episódio de OMA ou por traumatismo agudo, mas comumente resulta de uma sequela de OMSC ou como resultado de uma falha de fechamento da MT após a extrusão de um tubo de timpanostomia. Perfurações crônicas geralmente são acompanhadas por PAC. O reparo cirúrgico de uma perfuração da MT é recomendado para restaurar a audição, prevenir a infecção pela contaminação por água no espaço da orelha média e evitar a formação de colesteatoma. Perfurações crônicas quase sempre são abordadas por reparo cirúrgico, geralmente após a criança apresentar um longo período livre de OM.

A **PAC** permanente (ver Capítulo 655) pode resultar de qualquer uma das condições anteriormente descritas. Raramente uma perda auditiva neurossensorial permanente pode ocorrer associada à OM aguda ou crônica, secundária à disseminação da infecção ou produtos da inflamação através da membrana da janela redonda, ou como consequência de labirintite supurativa.

POSSÍVEIS SEQUELAS DO DESENVOLVIMENTO

A perda auditiva permanente em crianças tem um impacto negativo significativo no desenvolvimento, particularmente na fala e na linguagem. É difícil avaliar o grau de impacto da OM no desenvolvimento a longo prazo da criança e existem estudos conflitantes que examinam esta questão. O impacto no desenvolvimento provavelmente é mais significativo em crianças com maiores graus de perda auditiva, perda auditiva que ocorre por longos períodos ou perda auditiva bilateral em crianças com outras dificuldades no desenvolvimento ou fatores de risco para atraso no desenvolvimento (Tabela 658.4).

A bibliografia está disponível no GEN-io.

Capítulo 659

Mastoidite Aguda

John J. Faria, Robert H. Chun e Joseph E. Kerschner

Mastoidite, infecção supurativa do sistema de células aéreas do processo mastoide, é uma das complicações infecciosas mais comuns da otite média aguda. A mastoidite coalescente ocorre quando a infecção supurativa acarreta erosão dos finos septos ósseos que separam cada uma das células aéreas do processo mastoide.

ANATOMIA

O osso temporal forma uma porção do crânio e possui diversas funções anatômicas complexas. O processo mastoide é uma protuberância do osso temporal em formato de pirâmide. A extensão inferior é conectada ao músculo esternocleidomastóideo. O processo mastoide se situa entre a fossa craniana média, a fossa craniana posterior e o seio sigmoide. Ele é composto de um sistema de células aéreas revestidas de mucosa interligadas que se comunicam com o espaço da orelha média e contém o canal facial, que inclui o nervo facial, a corda do tímpano, responsável pela sensibilidade gustativa dos dois terços anteriores da língua, e o sistema do canal semicircular. Como a cavidade mastóidea é anatomicamente adjacente às meninges, ao cérebro, aos seios venosos do cérebro, ao nervo facial a aos linfonodos cervicais, a mastoidite muitas vezes acompanha ou precede complicações da otite média aguda.

EPIDEMIOLOGIA

Na era pré-antibióticos, a mastoidite aguda era muito mais comum do que atualmente e era uma complicação temida da otite média aguda (OMA) com altos índices de complicações causadas por infecções intracranianas, morbidade e mortalidade. A mastoidite, atualmente, ocorre em aproximadamente 1 a 4 casos por cada 100.000 crianças < 2 anos e, menos comumente, em crianças mais velhas. Um estudo multicêntrico com 223 casos consecutivos de mastoidite aguda revelou que 28% dos pacientes tinham menos de 1 ano, 38% tinham entre 1 e 4 anos, 22% tinham entre 4 e 8 anos e 8% tinham entre 8 e 18 anos. Alguns estudos relataram queda na incidência de mastoidite aguda após a introdução da vacina pneumocócica conjugada 7-valente (PCV7), enquanto outros não revelaram mudanças ou aumentos nominais. Um estudo relatou uma queda pronunciada na mastoidite aguda a partir de 2010, coincidindo com a liberação e uso disseminado da vacina pneumocócica conjugada 13-valente (PCV13). Outro estudo, que incluiu dados de oito hospitais, constatou que a proporção de sorotipos de PCV13 isolados de casos de mastoidite diminuiu de 50% em 2011 para 29% em 2013, sendo que a maior parte dessa queda é atribuída à diminuição no sorotipo 19A. As mudanças nas taxas de mastoidite provavelmente estão relacionadas com a mudança da incidência da otite média aguda em resposta às vacinas pneumocócicas conjugadas. Outros fatores que influenciam a ocorrência de mastoidite incluem a taxa de prescrições de antibióticos para OMA, acesso ao atendimento de saúde e as taxas de resistência antimicrobiana. Em países, como Holanda e Islândia, que adotam uma estratégia de espera cautelosa para o tratamento de OMA, as taxas de mastoidite aguda aumentaram ligeiramente em comparação com países em que os antibióticos são usados rotineiramente para tratamento de OMA, embora a natureza causal dessa relação seja obscura. Apesar da grande diferença nas taxas de prescrição de antibióticos em cada país, em virtude da baixa incidência global de mastoidite aguda, o número de crianças que precisam ser tratadas com antibióticos para prevenir um caso de mastoidite aguda varia entre 2.500 e 4.800. Alguns estudos relataram um recente aumento na incidência, correlacionado com um aumento nas infecções por bactérias resistentes a medicamentos. A mortalidade por todas as causas entre crianças com mastoidite foi de 0,03%.

MICROBIOLOGIA

Streptococcus pneumoniae continua a ser o patógeno mais comumente cultivado em casos de mastoidite aguda (Tabela 659.1). Após a introdução da vacina PCV7, o sorotipo pneumocócico 19A era comumente associado à mastoidite aguda. Esse sorotipo frequentemente é resistente à penicilina e a macrolídeos. O uso da vacina PCV13 tem sido associado, de um modo geral, a um número menor de infecções pelo sorotipo 19A, cujo impacto na etiologia de mastoidite é menos claro. Outras bactérias comumente cultivadas são *Streptococcus pyogenes, Staphylococcus aureus, Pseudomonas aeruginosa* e *Haemophilus influenzae*. *P. aeruginosa* é mais provável em pacientes com otite média crônica e/ou colesteatoma, em crianças mais velhas e em indivíduos com tubos de timpanostomia.

MANIFESTAÇÕES CLÍNICAS

Mastoidite aguda e OMA se apresentam, de maneira similar, em crianças. Noventa a por cento das crianças com mastoidite aguda também têm, simultaneamente, otite média no lado afetado. Os 3% restantes das crianças com mastoidite aguda apresentaram um derrame seroso da orelha média na ocasião da apresentação ou tiveram uma história de OMA nas 2 semanas anteriores. Outras manifestações clínicas incluem protuberância da orelha (87%), edema e sensibilidade retroauricular (67%), eritema retroauricular (87%), febre (60%), otalgia e perda auditiva (Tabela 659.2). Crianças com mastoidite aguda têm uma menor probabilidade de apresentar infecção bilateral. Algumas crianças não têm sinais externos de infecção.

EXAMES DE IMAGEM

A mastoidite aguda geralmente é diagnosticada com base na anamnese e nos achados clínicos. A TC do osso temporal pode confirmar o diagnóstico, enquanto a TC de crânio pode identificar complicações intracranianas (ver Capítulo 658), incluindo abscesso epidural ou empiema subdural. Os achados da mastoidite aguda incluem desmineralização óssea, perda de septações ósseas na cavidade mastóidea (Figura 659.1) e, ocasionalmente, abscesso subperiosteal (Figura 659.2). A TC tem a vantagem de estar imediatamente disponível na maioria dos prontos-socorros, pode avaliar com rapidez complicações intracranianas e identificar se existe destruição óssea ou acúmulo de fluido possível de ser drenado. A administração de contraste é necessária como parte da tomografia para permitir a avaliação de trombose do seio sigmoide (Figura 659.3) e para avaliar a formação de abscesso. A ressonância magnética geralmente é reservada para pacientes nos quais existe a suspeita de complicação intracraniana. A detecção incidental de opacificação das células aéreas do processo mastoide ocorre em mais de 20% das crianças (e em 40% das crianças abaixo de 2 anos) submetidas a RM por outros motivos; portanto, os achados dos exames de imagem devem ser interpretados no contexto clínico adequado.

Existe um papel limitado para a ultrassonografia no diagnóstico de mastoidite aguda. A ultrassonografia pode ser usada como teste de triagem na suspeita de um abscesso subperiosteal pós-auricular devido aos achados clínicos, incluindo protuberância da pina e eritema retroauricular. Se a ultrassonografia detectar um acúmulo de fluido ou se houver a preocupação de um defeito na calota craniana, serão recomendados exames de imagem adicionais com uma TC e/ou RM. Uma vez que a ultrassonografia não é capaz de identificar complicações intracranianas, seu uso deve ser limitado a uma população de pacientes altamente selecionados.

Tabela 659.1 Etiologia da mastoidite aguda.

BACTÉRIA	FREQUÊNCIA
Streptococcus pneumoniae	10 a 51%
Streptococcus pyogenes	0 a 12%
Staphylococcus aureus	2 a 10%
Pseudomonas aeruginosa	10%
Haemophilus influenzae	2 a 3%
Sem crescimento	20 a 40%

Tabela 659.2 Diagnóstico diferencial do comprometimento pós-auricular da mastoidite aguda com periosteíte/abscesso.

DOENÇA	SINAIS E SINTOMAS PÓS-AURICULARES				INFECÇÃO DO CANAL EXTERNO	DERRAME DA ORELHA MÉDIA
	PREGA*	ERITEMA	MASSA	SENSIBILIDADE		
Mastoidite aguda com periosteíte	Pode estar ausente	Sim	Não	Geralmente	Não	Geralmente
Mastoidite aguda com abscesso subperiosteal	Ausente	Talvez	Sim	Sim	Não	Geralmente
Periosteíte da pina com extensão pós-auricular	Intacta	Sim	Não	Geralmente	Não	Não
Otite externa com extensão pós-auricular	Intacta	Sim	Não	Geralmente	Sim	Não
Linfadenite pós-auricular	Intacta	Não	Sim†	Talvez	Não	Não

*Prega (dobra) pós-auricular entre a pina e a região pós-auricular. †Circunscrita. De Bluestone CD, Klein JO, editors: *Otitis media in infants and children*, ed 3, Philadelphia, 2001, WB Saunders, p 333.

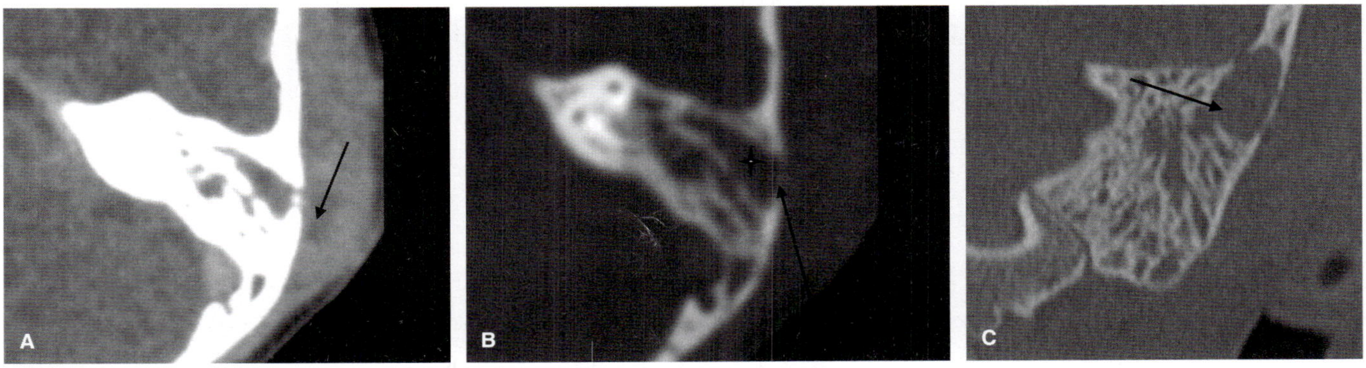

Figura 659.1 TC com contraste mostrando mastoidite coalescente com formação de abscesso subperiosteal. Os painéis A e B contêm imagens axiais com janelas de tecido mole e ósseas, respectivamente. No painel A, a *seta* indica o abscesso subperiosteal. A *estrela* no painel B mostra a perda de septações ósseas na cavidade mastóidea e a *seta* indica a erosão do córtex ósseo. O painel C é uma imagem coronal mostrando desmineralização do tégmen mastoide adjacente à fossa craniana média. A imagem do painel C é precursora da formação de abscesso epidural.

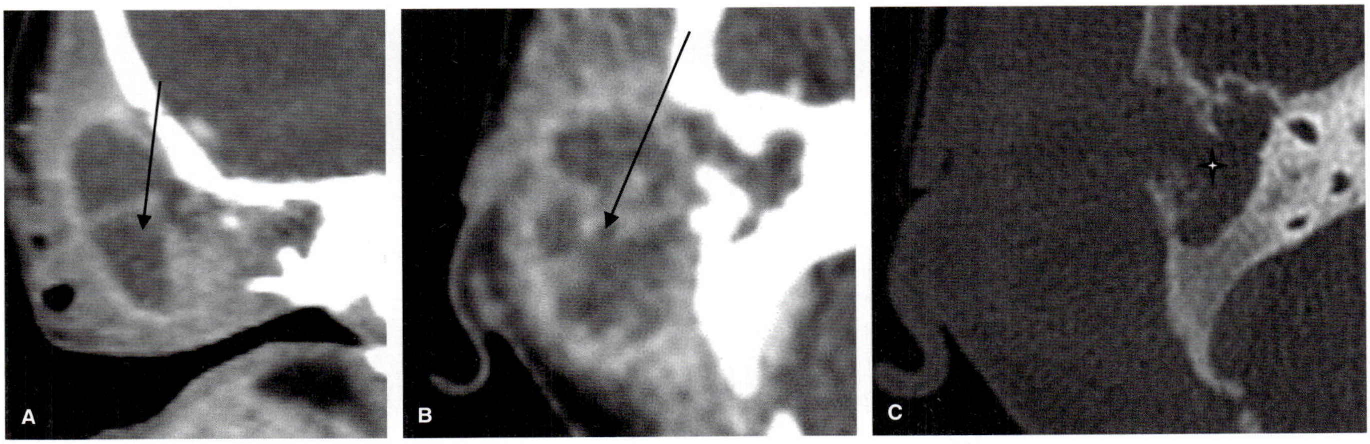

Figura 659.2 TC com contraste mostrando um caso avançado de mastoidite coalescente com formação de abscesso subperiosteal. Os painéis A e B contêm imagens axial e coronal, respectivamente. Nos painéis A e B, a *seta* indica o abscesso subperiosteal. No painel C, é mostrada uma perda extensa de septações ósseas na cavidade mastóidea na área indicada pela *estrela*.

TRATAMENTO

O tratamento da mastoidite aguda, inicialmente, requer o diagnóstico que, de muitas maneiras, é a parte mais difícil do processo. Mastoidite aguda é uma complicação rara da OMA e existe um alto grau de sobreposição entre a apresentação de crianças com ambos os processos de adoecimento. Para o pediatra que se depara com casos de otite média que, na maioria, não são complicados, é difícil decidir quando iniciar uma avaliação mais profunda. Em qualquer ocasião em que houver uma efusão purulenta da orelha média juntamente com achados pós-auriculares, a mastoidite aguda deverá ser considerada no diagnóstico diferencial. Em geral, as crianças com mastoidite aguda parecerão mais doentes do que as crianças com otite média aguda sem complicações e muitas delas já terão deixado de responder à antibioticoterapia adequada para otite média aguda. Deficiências neurológicas focais em uma criança com otite média aguda ou mastoidite sugerem a disseminação intracraniana da infecção ou paralisia facial como complicação adicional. Em uma criança com suspeita de mastoidite, é essencial documentar a função normal do

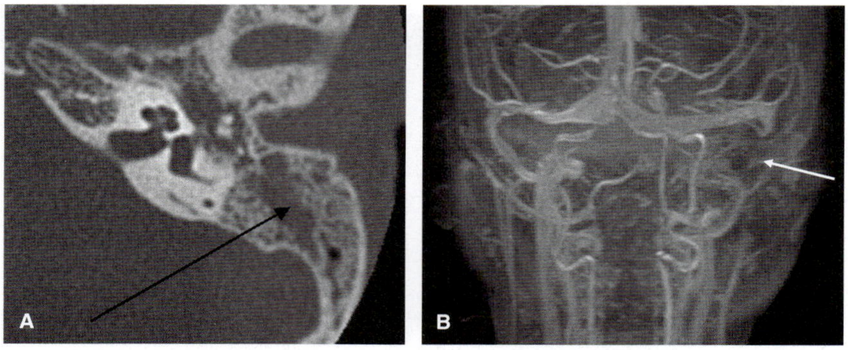

Figura 659.3 O painel A mostra uma TC axial com janelas ósseas. Existe opacificação das células aéreas do processo mastoide, uma pequena região de coalescência indicada pela *seta* e opacificação no espaço da orelha média. O painel B mostra uma angiotomografia venosa com trombose do seio sigmoide. A *seta* indica a área em que o seio sigmoide do paciente deveria estar presente.

nervo facial na ocasião do exame inicial de modo que, se esta complicação se desenvolver durante a hospitalização, a equipe cirúrgica possa ter certeza do ciclo da complicação.

O hemograma completo tipicamente revela leucocitose com predominância de neutrófilos. A proteína C reativa muitas vezes está muito elevada. Se ocorrer otorreia envolvendo perfuração da membrana timpânica, o fluido deverá ser enviado para cultura e coloração de Gram. A hemocultura deve ser considerada em qualquer criança com infecção aparente. No caso de crianças com achados pós-auriculares consistentes com mastoidite aguda, recomenda-se hospitalização para antibioticoterapia intravenosa e exames seriados.

A decisão quanto à realização de exames de imagem é tomada caso a caso. Em casos altamente específicos, a ultrassonografia pode ser útil para diferenciar eritema pós-auricular de um abscesso pós-auricular, evitando o risco de exposição à radiação ionizante. Entretanto, como a ultrassonografia não é tão sensível quanto a TC, ela fornecerá um subdiagnóstico de formação de abscesso pós-auricular e não fornecerá informações quanto à existência de complicações intracranianas, como um abscesso cerebral. Alguns autores defendem a postergação da TC em pacientes com suspeita clínica de mastoidite aguda e sem achados neurológicos focais para permitir um período inicial de 24 a 48 horas de antibioticoterapia intravenosa com o paciente hospitalizado. Caso haja alguma preocupação quanto à possibilidade de uma complicação intracraniana, a TC com contraste, por ser o exame mais sensível imediatamente disponível, deverá ser prescrita no momento da internação.

A antibioticoterapia deverá ser administrada inicialmente por via intravenosa. A seleção de antibióticos empíricos poderá incluir uma combinação de betalactâmicos/inibidores de betalactamase (p. ex., ampicilina-sulbactam) ou cefalosporina de terceira geração (p. ex., cefotaxima, ceftriaxona). Em crianças com otorreia crônica ou preocupação referente a colesteatoma, existe uma incidência crescente de infecção por bactérias gram-negativas; a cobertura deve incluir antibióticos com atividade contra *Pseudomonas* spp. (p. ex., ceftazidima, cefepima). Na suspeita de infecção intracraniana, deve ser iniciada uma cobertura antimicrobiana de espectro mais amplo (vancomicina em associação com cefalosporina de terceira geração). Em casos de mastoidite aguda sem complicações (ausência de complicações intracranianas ou de formação localizada de abscesso), uma tentativa terapêutica com antibióticos intravenosos por 24 a 48 horas pode apresentar melhora clínica sem intervenção cirúrgica. A duração total da terapia é de 3 a 4 semanas, com transição de terapia intravenosa para oral no momento da alta hospitalar para pacientes sem complicações intracranianas. Não é conhecida a duração ideal da terapia intravenosa, mas alguns especialistas recomendam um mínimo de 7 dias de terapia intravenosa antes da transição para terapia oral, considerando que outras transições e uma intervenção cirúrgica não serão mais necessárias, uma vez que o paciente demonstre melhora clínica.

Uma consulta com um otorrinolaringologista pode ser útil para ajudar no tratamento e para determinar se a intervenção cirúrgica trará benefícios. Muitos pacientes se beneficiarão da colocação de um tubo de timpanostomia durante a infecção aguda para permitir a antibioticoterapia ototópica localizada e a aspiração do fluido da orelha média para cultura e análise da sensibilidade. Em pacientes com complicações extracranianas, como paralisia facial, a drenagem do fluido do espaço da orelha média e a colocação de um tubo de timpanostomia são necessárias e devem ocorrer de imediato. Um pequeno grupo de pacientes pode necessitar de uma mastoidectomia, remoção cirúrgica do osso afetado e do tecido de granulação da cavidade mastóidea. No momento da cirurgia, muitas vezes um dreno é colocado para permitir a drenagem das secreções purulentas. As indicações para mastoidectomia são mastoidite coalescente, formação de abscesso pós-auricular, complicação infecciosa intracraniana e falha na resposta aos antibióticos IV adequados. Quando ocorrem complicações intracranianas ou alterações no estado mental, são indicadas uma avaliação por um otorrinolaringologista e um neurocirurgião e a realização de uma mastoidectomia de emergência. A maioria das crianças com mastoidite se recupera por completo. Complicações otológicas a longo prazo, como perda auditiva neurossensorial ou condutiva, são incomuns. Frequentemente, é realizada uma audiometria pós-tratamento para avaliar a condição da audição após a infecção.

SITUAÇÕES ESPECIAIS

Durante o tratamento de mastoidite aguda, várias situações incomuns exigem atenção especial. A seleção de antibióticos empíricos para crianças não vacinadas ou subvacinadas é desafiadora. Nessa população de pacientes, é especialmente importante obter uma amostra do fluido da orelha média para cultura e coloração de Gram para orientar a antibioticoterapia. Ocorre um aumento na incidência de mastoidite aguda em crianças com transtorno do espectro autista. Pacientes imunocomprometidos devem ser tratados de uma forma clínica mais agressiva, com ciclos prolongados de antibióticos. Esses pacientes podem se beneficiar de um tratamento cirúrgico mais agressivo para remoção do tecido infectado. Pode ocorrer trombose do seio sigmoide secundária à mastoidite aguda. Se isso ocorrer, além do tratamento padrão para mastoidite aguda, deve ser levada em consideração a realização de uma avaliação hematológica e a administração de anticoagulação sistêmica. A hidrocefalia otítica, que consiste na elevação da pressão intracraniana após infecção da orelha média, está associada à trombose do seio sigmoide, e o tratamento requer consultas com um neurologista e um neurocirurgião.

Cada vez mais crianças com perda auditiva neurossensorial profunda estão sendo submetidas a implante coclear em uma ou ambas as orelhas em idade precoce. Um estudo relatou uma taxa de 3,5% de mastoidite aguda em crianças com implante coclear. Apesar da existência de um corpo estranho na orelha média e no espaço da orelha interna, a maioria dos casos de mastoidite aguda pode ser tratada com a colocação de um tubo de timpanostomia, antibioticoterapia intravenosa e incisão e drenagem de um abscesso sem a remoção do dispositivo.

Embora raros, tumores benignos e malignos podem afetar o osso temporal das crianças. O quadro clínico se assemelha ao de otite média e mastoidite crônica, o que frequentemente acarreta atraso no diagnóstico.

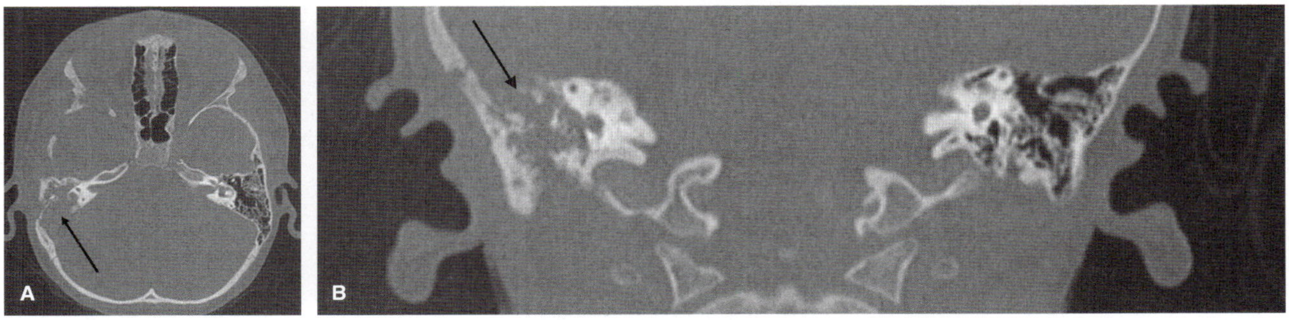

Figura 659.4 Os painéis A e B mostram imagens de TC axial e coronal, respectivamente, de um paciente com histiocitose das células de Langerhans do osso temporal direito. No painel A, é mostrada uma opacificação do processo mastoide com perda de septações ósseas. É mostrada erosão do osso que separa a fossa craniana da cavidade mastóidea (*seta*). O painel B mostra a erosão óssea causada pelo tumor e a erosão do tégmen mastoide (*seta*).

Perda auditiva, otalgia e otorreia são sintomas comuns. O principal fator de diferenciação é a evolução prolongada da otorreia e a natureza refratária dos sintomas, apesar da terapia clínica adequada. Pólipos aurais ou lesões expansivas podem estar presentes no exame físico. As causas potenciais incluem rabdomiossarcoma, sarcoma não rabdomiossarcomatoso (como condrossarcoma, cordoma, osteossarcoma, sarcoma de Ewing, fibrossarcoma, angiossarcoma e cloroma), histiocitose das células de Langerhans (anteriormente histiocitose X) (Figura 659.4), linfoma e metástase, além de diversos outros tumores raros.

A bibliografia está disponível no GEN-io.

Capítulo 660

Orelha Interna e Doenças do Labirinto Ósseo

Joseph Haddad Jr. e Sonan N. Dodhia

Fatores genéticos podem exercer impacto sobre a anatomia e a função da orelha interna. Agentes infecciosos, incluindo vírus, bactérias e protozoários, também podem causar anormalidade funcional, mais comumente como sequelas de infecção congênita (ver Tabela 655.2, no Capítulo 655) ou meningite bacteriana (ver Capítulo 621.1). Outras doenças adquiridas da cápsula do labirinto incluem otosclerose, osteopetrose, histiocitose de célula de Langerhans (ver Capítulo 534.1), displasia fibrosa e outros tipos de displasia óssea. Todas essas condições podem causar perda auditiva condutiva (PAC) e perda auditiva neurossensorial (PANS), além de disfunção vestibular.

OUTRAS DOENÇAS DA ORELHA INTERNA

A **labirintite** (também chamada **neurite vestibular**) pode ser uma complicação da disseminação direta da infecção a partir da otite média aguda ou crônica, ou a partir da mastoidite, e também pode ser complicação de uma meningite bacteriana como resultado da entrada de organismos no labirinto através do meato acústico interno, ducto endolinfático, ducto perilinfático, canais vasculares, ou por disseminação hematogênica. As manifestações clínicas de neurite vestibular podem incluir o aparecimento repentino de vertigem rotatória, desequilíbrio, desequilíbrio postural (esbarrar em móveis) com quedas para o lado afetado, otalgia intensa, náuseas, vômito e nistagmo horizontal espontâneo (ocasionalmente rotatório).

A tontura pode durar alguns dias, porém os problemas de equilíbrio, em particular após movimentos rápidos de cabeça na direção da orelha afetada, podem durar meses. A neurite vestibular geralmente é unilateral e não está associada a outros defeitos neurológicos. A perda auditiva subjetiva é incomum na neurite vestibular. Quando há perda auditiva, a possibilidade de PANS idiopática deve ser considerada, bem como a de labirintite clássica (nervos vestibular e coclear). O tratamento da neurite vestibular pode incluir prednisona e exercícios de reabilitação vestibular. Episódios recorrentes devem sugerir outro diagnóstico, como enxaqueca vestibular ou vertigem posicional paroxística benigna.

Em crianças, a labirintite viral muitas vezes está associada à perda da audição. A **labirintite serosa aguda**, caracterizada por sintomas leves de vertigem e perda auditiva, se desenvolve mais comumente em decorrência de uma infecção da orelha média sem invasão direta. A labirintite supurativa aguda, caracterizada pelo surgimento abrupto e grave desses sintomas, pode ser causada por meningite bacteriana, ou infecção da orelha média ou mastoide através de um canal semicircular horizontal descendente. Nestes últimos casos, o colesteatoma está quase sempre presente. O tratamento da labirintite infecciosa aguda inclui agentes antimicrobianos em casos de infecção bacteriana e agentes antivirais (aciclovir, valaciclovir) em casos de herpes-zóster oticus. Os corticosteroides orais reduzem a inflamação do labirinto e pode prevenir as sequelas. Um curso curto (≤ 3 dias) de supressores vestibulares (1 a 2 mg de dimenidrinato/kg) aliviam os sintomas agudos tais como náuseas. Se for secundária à otite média, poderá haver necessidade de cirurgia otológica para remoção de colesteatoma subjacente ou drenagem da orelha média e mastoide. A labirintite crônica, mais comumente associada ao colesteatoma, se manifesta com PANS e disfunção vestibular que se desenvolve ao longo do tempo. A cirurgia é necessária para remoção do colesteatoma. A labirintite crônica também ocorre, de modo incomum, secundariamente à otite média de longa duração, com desenvolvimento lento de PANS, em geral começando nas frequências mais altas e possivelmente com disfunção vestibular. Além disso, é mais comum que crianças com presença crônica de líquido na orelha média apresentem instabilidade e desequilíbrio, com melhora imediata desta situação tão logo o líquido seja eliminado.

Vertigem e tontura são comuns entre crianças maiores e adolescentes. A **vertigem paroxística** benigna, a causa mais comum de vertigem em pacientes pediátricos, é caracteriza por breves períodos de vertigem ou tontura com duração de segundos a poucos minutos e associada a desequilíbrio e nistagmo. Não é comum haver zumbido ou perda da audição. A **enxaqueca basilar/vestibular** é causa comum de vertigem episódica ou tontura e está associada a cefaleia (50% a 70% dos pacientes), nistagmo rotatório ou sensibilidade ao barulho e luz intensa (ver Capítulo 613.1). A **vertigem posicional paroxística benigna** é menos comum em crianças pequenas e mais frequente com o avanço da idade até a idade adulta. Há formação de partículas nos canais semicirculares (canalolitíase), mais frequentemente no canal posterior. Os sintomas surgem com as mudanças de posição da cabeça e podem durar segundos a minutos. A vertigem e o nistagmo podem ser demonstrados com mudanças de posição (sentar e mudar para a posição deitada sobre a lateral direita ou esquerda). O tratamento envolve manobras de reposicionamento de canalito para deslocar os debris presentes nos canais para dentro do utrículo.

A **otosclerose,** uma doença autossômica dominante que afeta apenas os ossos temporais, causa crescimento ósseo anormal que pode resultar na fixação do estribo na janela oval, levando à perda progressiva da audição. Em uma série conduzida na América do Norte, a otosclerose foi encontrada em 0,6% dos ossos temporais de crianças menores de 5 anos de idade, e em 4% dos jovens na faixa etária de 5 a 18 anos. A perda da audição em geral é primeiramente condutiva, mas pode haver desenvolvimento de PANS. Meninas e mulheres brancas são afetadas com maior frequência, com aparecimento da otosclerose nas adolescentes ou adultas jovens, muitas vezes associado à gestação. A cirurgia corretiva para substituição do estribo por uma prótese móvel frequentemente é bem-sucedida.

A **osteogênese imperfeita** é uma doença sistêmica que pode envolver as orelhas média e interna (ver Capítulo 721). Ocorre perda de audição em cerca de 20% das crianças pequenas e em até 50% dos adultos por volta dos 50 anos de idade com a doença. A perda auditiva é comumente condutiva, mas pode ser neurossensorial ou mista. As etiologias da perda auditiva incluem otosclerose, fratura dos ossículos ou degeneração neural. Se a perda auditiva for suficientemente grave, um aparelho auditivo auxiliar poderá ser uma alternativa preferível à correção cirúrgica dos estribos fixos, uma vez que a estapedectomia em crianças com osteogênese imperfeita pode ser tecnicamente muito difícil de ser realizada, e tanto a doença quanto a perda auditiva podem ser progressivas.

A **osteopetrose** é uma displasia muscular esquelética bastante incomum, com envolvimento do osso temporal, incluindo a orelha média e os ossículos, que resulta em PAC moderada a grave. Paralisias de nervo facial recorrentes também podem ocorrer como resultado de deposição óssea excessiva; a cada recidiva, há menor recuperação da função facial (ver Capítulo 719).

A bibliografia está disponível no GEN-io.

Capítulo 661
Lesões Traumáticas da Orelha e do Osso Temporal

Joseph Haddad Jr. e Sonan N. Dodhia

AURÍCULA E CANAL AUDITIVO EXTERNO

O traumatismo auricular é comum em certos esportes. Hematoma, com acúmulo de sangue entre o pericôndrio e a cartilagem, pode se seguir ao traumatismo do pavilhão auricular e é especialmente comum em adolescentes envolvidos em luta livre ou boxe. A pronta drenagem de um hematoma pode prevenir o dano irreversível. A imediata aspiração por agulha ou, quando o hematoma é extenso ou recorrente, a incisão e drenagem seguida de aplicação de um curativo compressivo são necessárias para prevenir a pericondrite, que pode resultar em perda de cartilagem e "deformidade da orelha em couve-flor". Quando apropriado, devem ser usados capacetes durante as atividades em que há possibilidade de traumatismo craniano.

O **congelamento** da aurícula deve ser tratado com o rápido reaquecimento do pavilhão auricular exposto com irrigação de líquido morno ou aplicação de compressas aquecidas.

A presença de **corpos estranhos** no canal externo é comum na infância. Muitas vezes, é possível removê-los ambulatorialmente, sem anestesia geral, se a criança for madura o suficiente para entender e cooperar e se for devidamente contida; se um foco de luz adequado, otoscópio de cabeça cirúrgica ou otomicroscópio forem usados para visualizar o objeto; e se forem utilizados instrumentos apropriados, como uma pinça jacaré, alças de metal ou cureta sem corte de remover cerume, ou sucção, dependendo do formato do objeto. A irrigação suave do canal auditivo com solução salina ou água aquecida à temperatura corporal pode ser usada para remover objetos muito pequenos, mas somente se a membrana timpânica (MT) estiver intacta. Tentativas de remover um objeto de uma criança que esteja se debatendo ou contando com pouca visibilidade e ferramentas inadequadas resultam em uma criança aterrorizada com um canal auditivo edemaciado e sangrando, podendo então exigir a aplicação de anestesia geral para a remoção do objeto. Corpos estranhos e difíceis, em especial os grandes, profundamente introduzidos ou associados ao edema do canal, são removidos melhor por um otorrinolaringologista e/ou sob anestesia geral. As baterias em disco são removidas em caráter emergencial, porque liberam um líquido básico que pode causar grave destruição tecidual. Insetos presentes no canal são primeiro destruídos com óleo mineral ou lidocaína e então removidos sob exame otomicroscópico. Objetos retidos no canal auditivo externo podem levar a complicações tais como a otalgia, perda auditiva condutiva, infecção e drenagem aural.

Depois que um corpo estranho é removido do canal externo, a MT deve ser inspecionada cuidadosamente quanto a uma perfuração traumática ou presença de efusão na orelha média, abrasões e sangramentos. Se um corpo estranho tiver promovido inflamação aguda do canal, medicamentos óticos tópicos deverão ser instituídos conforme descrito para otite externa aguda (ver Capítulo 657).

MEMBRANA TIMPÂNICA E ORELHA MÉDIA

A perfuração traumática da MT geralmente resulta de uma súbita compressão externa, como um tapa, ou da penetração por um objeto como uma haste ou cotonete. A perfuração pode ser linear ou estrelada. É mais comum na região anterior da *pars tensa* quando sua causa é compressão, e pode estar em qualquer quadrante da MT quando causada por objeto estranho. Antibióticos sistêmicos e medicações óticas tópicas não são necessários, a menos que haja otorreia supurativa. Pequenas perfurações traumáticas da MT muitas vezes cicatrizam espontaneamente, mas é importante avaliar e monitorar a audição do paciente para garantir que a cicatrização espontânea de fato ocorreu. Se a MT não cicatrizar dentro de alguns meses, o reparo cirúrgico com enxerto deverá ser considerado. Enquanto a perfuração estiver presente, poderá haver otorreia a partir da entrada de água na orelha média pelo canal auditivo, que pode ocorrer durante a prática de natação ou no banho. Neste caso, devem ser adotadas as medidas preventivas apropriadas. Perfurações produzidas por corpos estranhos perfurantes têm menor probabilidade de cicatrizar do que aquelas causadas por compressão. O exame audiométrico revela uma perda auditiva condutiva, com hiatos ar–osso maiores observados nas perfurações maiores. A exploração cirúrgica imediata poderá ser indicada se a lesão for acompanhada de um ou mais dos seguintes achados: vertigem, nistagmo, zumbido intenso, perda auditiva moderada a grave ou otorreia de líquido cefalorraquidiano (LCR). No momento da exploração é necessário inspecionar os ossículos, em especial o estribo, quanto a um possível deslocamento ou fratura e para remover objetos pontiagudos que possam ter penetrado as janelas oval ou redonda. A perda auditiva neurossensorial (PANS) ocorre com a subluxação ou deslocamento do estribo para dentro da janela oval ou se houver penetração da janela oval ou redonda. Crianças não devem ter acesso a cotonetes, pois são causa comum de traumatismo de orelha. O contato com objetos pequenos deve ser limitado aos momentos supervisionados pelos pais.

Pode ocorrer **fístula perilinfática** após o barotrauma ou aumento da pressão do LCR. A suspeita desta condição deve ser considerada diante de uma criança que subitamente desenvolve PANS ou vertigem após o esforço físico, mergulho em águas profundas, viagem aérea, após tocar um instrumento de sopro ou traumatismo craniano significativo. De modo característico, o vazamento ocorre na janela oval (Figura 661.1) ou na janela redonda e pode estar associado a anormalidades congênitas destas estruturas, ou ainda a uma anormalidade anatômica da cóclea ou dos canais semicirculares. As fístulas perilinfáticas ocasionalmente se fecham de modo espontâneo, mas o reparo cirúrgico imediato delas é recomendado para controlar a vertigem e interromper qualquer progressão da PANS. Mesmo uma cirurgia oportuna nem sempre recupera a PANS. Não há testes confiáveis para a fístula perilinfática, por isso a exploração da orelha média é necessária para diagnóstico e tratamento.

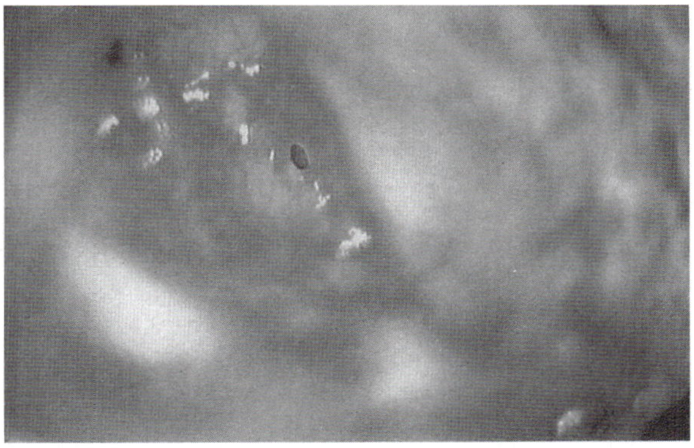

Figura 661.1 Vista intraoperatória de fístula perilinfática traumática da janela oval. (De *Kim SH, Kazahaya K, Handler SD. Traumatic perilymphatic fistulas in children: etiology, diagnosis and management.* Int J Pediatr Otorhinolaryngol *60(2):147-153, 2001, Figura 2.*)

FRATURAS DO OSSO TEMPORAL

As crianças são particularmente suscetíveis às fraturas basilares do crânio, que geralmente envolvem o osso temporal. O traumatismo do osso temporal deve ser considerado nas lesões da cabeça, e as condições da orelha e da audição devem ser avaliadas. As fraturas do osso temporal são divididas em longitudinais (70 a 80%), transversais (10 a 20%) e mistas. As fraturas longitudinais (Figura 661.2) comumente se manifestam com sangramento oriundo da laceração do canal externo ou da MT; equimose pós-auricular **(sinal de Battle)**; **hemotímpano** (sangue atrás da MT intacta); perda auditiva condutiva resultante de perfuração da MT, hemotímpano ou lesão ossicular; aparecimento tardio de paralisia facial (em geral, com melhora espontânea); e otorreia ou rinorreia de LCR temporária (de LCR que escorre pela tuba auditiva) (Figura 661.3). As fraturas transversais do osso temporal têm prognóstico mais grave do que as fraturas longitudinais e com frequência estão associadas à paralisia facial imediata e danos ao labirinto ou canal auditivo interno. É possível que a paralisia facial melhore se tiver sido causada por edema. Entretanto, a descompressão cirúrgica do nervo costuma ser recomendada quando não há evidência de recuperação clínica e os exames dos nervos faciais têm resultados desfavoráveis. Se o nervo facial tiver sido transeccionado, a descompressão cirúrgica e a anastomose oferecem a possibilidade de alcançar certo grau de recuperação funcional. As fraturas transversais também estão associadas à PANS grave, vertigem, nistagmo, zumbido, náuseas e vômitos associados à perda da função coclear e vestibular; hemotímpano; raramente, sangramento do canal externo; e otorreia de LCR, seja no canal auditivo externo ou atrás da MT, podendo sair do nariz através de tuba auditiva.

Se houver suspeita ou evidência radiográfica de fratura do osso temporal, o exame cuidadoso do pavilhão auditivo e do canal auditivo estará indicado. É comum ocorrer laceração ou avulsão do tecido mole nas fraturas do osso temporal. A remoção vigorosa de coágulos sanguíneos presentes no canal auditivo externo ou timpanocentese não é indicada, porque a movimentação do coágulo pode desalojar ainda mais os ossículos ou reabrir vazamentos de LCR. A efetividade da profilaxia antibiótica na prevenção de meningite em pacientes com fraturas basilares do crânio e rinorreia ou otorreia de LCR não pode ser determinada, porque os estudos realizados até o presente momento

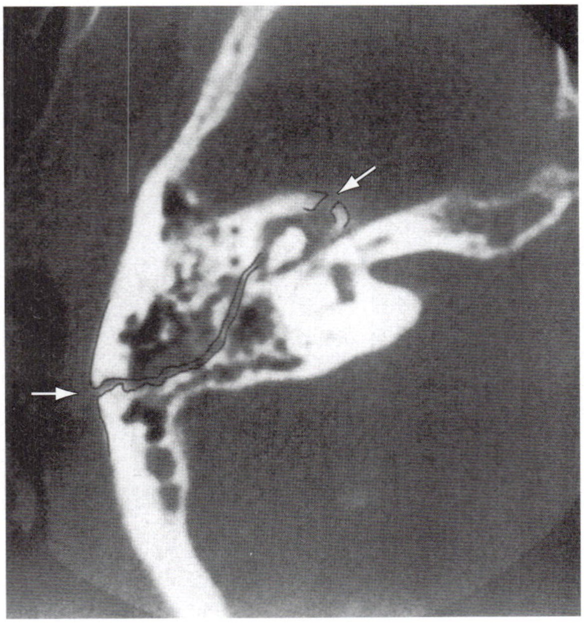

Figura 661.2 Tomografia computadorizada (TC) axial de alta resolução de fratura longitudinal simples (*setas*). Um hematoma está presente. O curso da fratura foi destacado. (*De Schubiger O, Valavanis A, Stuckman G et al.: Temporal bone fractures and their complications: examination with high resolution CT.* Neuroradiology *28:93-99, 1986.*)

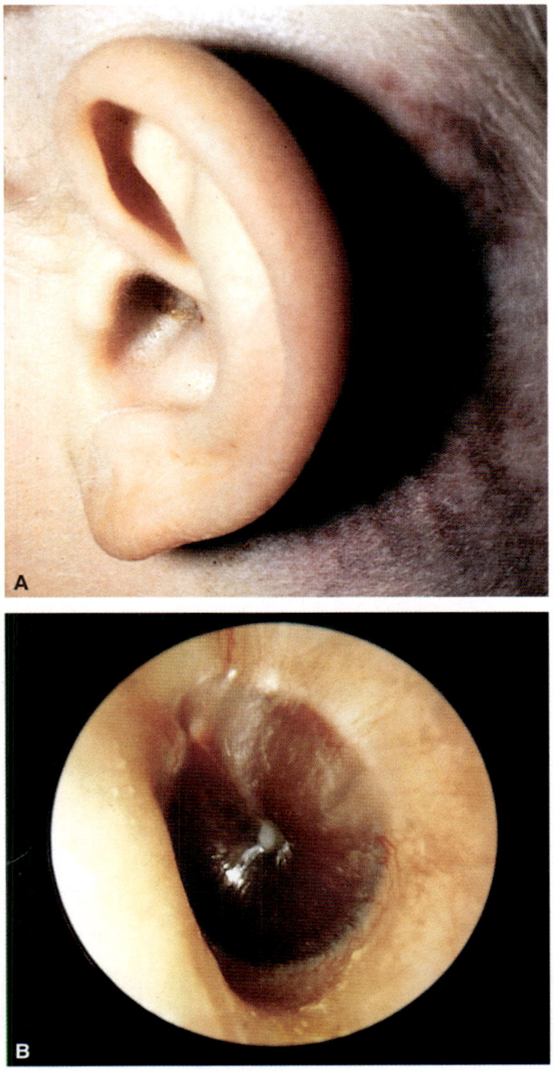

Figura 661.3 Fratura do crânio basilar. **A.** A presença de uma fratura basilar do crânio envolvendo o osso temporal é frequentemente sinalizada por descoloração equimótica pós-auricular, denominada sinal de Battle. **B.** a força do golpe também pode causar rompimento do canal auditivo ou, como mostrado aqui, hemorragia no orelha média com hemotímpano. Dependendo do momento do exame, isso pode parecer vermelho ou azul. (***B.*** *Cortesia de Michael Hawke, MD; From Zitelli BJ, McIntire SC, Nowalk AJ, editors:* Zitelli and Davis' Atlas of Pediatric Physical Diagnosis, *ed 7, Philadelphia, 2018, Elsevier, Figura 24.15, p 874.*)

apresentam falhas por vieses. Se um paciente estiver afebril e a drenagem não for turva, indica-se a espera sob observação e sem antibióticos. A intervenção cirúrgica é reservada para crianças que necessitam de reparo de MT perfurada não cicatrizada, que sofreram deslocamento da cadeia ossicular ou que necessitam de descompressão do nervo facial. A PANS também pode se seguir a um golpe na cabeça sem fratura evidente do osso temporal (concussão labiríntica).

TRAUMATISMO ACÚSTICO

O traumatismo acústico resulta da exposição ao som de alta intensidade (fogos de artifício, disparo de arma de fogo, música alta, equipamentos pesados) e se manifesta inicialmente como diminuição temporária do limiar auditivo, mais comumente a 4.000 Hz ao exame audiométrico, e zumbido. Se o som estiver entre 85 e 140 dB, a perda em geral será temporária (após um concerto de *rock*), mas tanto a perda da audição quanto o zumbido podem se tornar permanentes com a exposição crônica ao ruído. As frequências de 3.000 a 6.000 Hz são as mais comumente envolvidas. Barulhos repentinos, extremamente altos (> 140 dB) e de curta duração, com componentes de pico altos (disparo de arma de fogo, bombas), podem causar perda auditiva permanente após uma única exposição. A perda da audição induzida por barulho resulta de interações entre genes e ambiente. Uma metanálise demonstrou que a exposição à música alta resultou em limites auditivos aumentados e emissões otoacústicas diminuídas em crianças e adolescentes. As medidas preventivas consistem em proteção das orelhas e evitar a exposição crônica ao barulho alto. A perda da audição decorrente da exposição crônica ao ruído deve ser totalmente evitável. Os pais devem ter consciência dos perigos do traumatismo acústico, a partir do ambiente e do uso de *headphones*, e devem tomar medidas para minimizar a exposição. A administração de dose alta de esteroides por 1 a 2 semanas deve ser considerada para o tratamento da perda auditiva aguda relacionada ao traumatismo causado por ruído.

A bibliografia está disponível no GEN-io.

Capítulo 662
Tumores da Orelha e do Osso Temporal

Joseph Haddad Jr. e Sonan N. Dodhia

Os tumores benignos do canal externo incluem os osteomas e a displasia fibrosa mono e poliostótica. Os osteomas geralmente são unilaterais e localizados lateralmente ao canal ósseo; eles requerem remoção somente quando a audição é comprometida ou há desenvolvimento de otite externa. As exostoses (ver Capítulo 528.2), ou hiperplasias ósseas localizadas, podem ser confundidas com osteomas; no entanto, as exostoses geralmente são bilaterais e localizadas na região do *annulus* da membrana timpânica. As massas que ocorrem sobre o osso mastoide, como os primeiros cistos branquiais, cistos dermoides e lipomas, podem ser confundidas com tumores primários da mastoide. Os exames de imagem costumam ser úteis no diagnóstico e no plano de tratamento.

A suspeita de granuloma eosinofílico, que pode ocorrer de forma isolada ou como parte da histiocitose de células de Langerhans sistêmica (ver Capítulo 534), deve ser considerada em casos de pacientes com otalgia, otorreia (às vezes sanguinolenta), perda da audição, tecido anormal junto à orelha média ou canal auditivo e achados radiográficos de lesão de osso temporal destrutiva e precisamente delineada. O diagnóstico definitivo é estabelecido por biopsia. O tratamento depende do local da lesão e da histologia e pode ser feito por excisão cirúrgica, curetagem ou irradiação local. Se a lesão for parte de uma apresentação sistêmica de histiocitose de células de Langerhans, a quimioterapia em adição à terapia local (cirurgia com ou sem irradiação) será indicada. O seguimento a longo prazo se faz necessário se a lesão do osso temporal for uma lesão solitária isolada ou parte de uma doença multissistêmica.

O Rabdomiossarcoma é a causa mais comum de malignidade do osso temporal em crianças. Os sinais e sintomas de rabdomiossarcoma (ver Capítulo 527) que se originam na orelha média ou no canal auditivo incluem uma massa ou pólipo na orelha média ou no canal auditivo, sangramento a partir da orelha, otorreia, otalgia, paralisia facial e perda da audição. Também pode haver envolvimento de outros nervos cranianos. O diagnóstico é estabelecido com base na biopsia, porém a extensão da doença é determinada por tomografia computadorizada (TC) e ressonância magnética (RM) dos ossos temporal e facial, da base do crânio e do cérebro (Figura 662.1). O tratamento geralmente envolve uma combinação de quimioterapia, radioterapia e cirurgia.

O linfoma não Hodgkin (ver Capítulo 523.2) e a leucemia (ver Capítulo 522) também são raros no osso temporal. Embora as neoplasias primárias da orelha média sejam muito incomuns em crianças, incluem o carcinoma cístico adenoide, adenocarcinoma e carcinoma de células escamosas. Os tumores benignos do osso temporal incluem os tumores glômicos. Os sinais e sintomas iniciais das neoplasias nasofaríngeas mais comuns (angiofibroma, rabdomiossarcoma, carcinoma epidermoide) podem estar associados ao aparecimento insidioso de otite média crônica com efusão (muitas vezes, unilateral). É necessário haver um alto índice de suspeita para diagnosticar esses tumores precocemente.

A bibliografia está disponível no GEN-io.

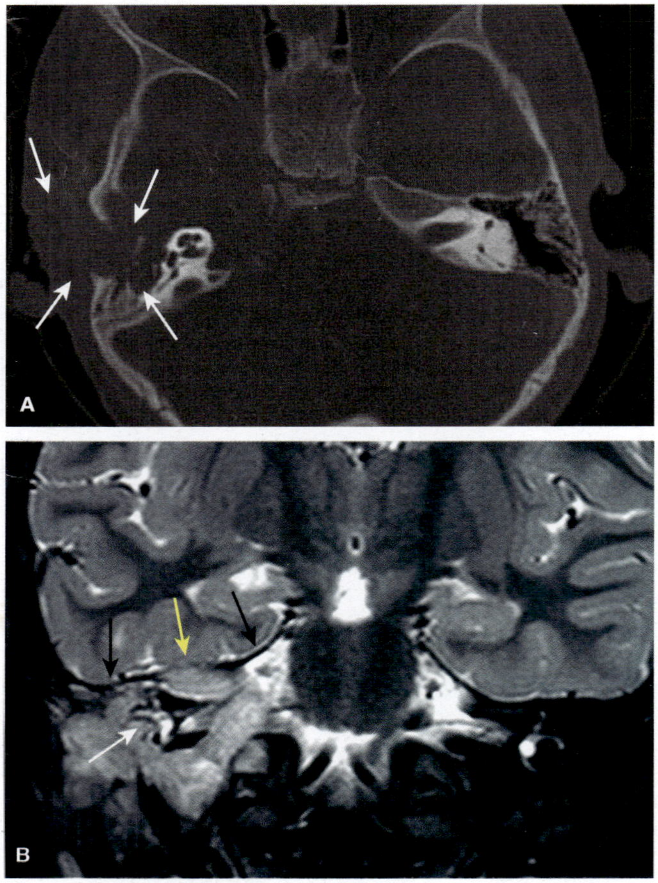

Figura 662.1 **Rabdomiossarcoma em um menino de 2 anos de idade com perda auditiva e inchaço periauricular direito. A.** Imagem de TC axial mostrando uma ampla massa de tecido mole do osso temporal direito (*setas*) com destruição óssea extensa. **B.** Imagem de RM STIR coronal mostrando massa hiperintensa do osso temporal direito. Perda focal de integridade do assoalho da fossa cranial média direita (*seta amarela*) e dura intacta (*setas pretas*) são demonstradas. Destruição do osso do labirinto (*seta branca*) pela massa. (*Adaptada de Koral K: Neoplasia. In Coley BD (ed)*: Caffey's pediatric diagnostic imaging, *ed 13, Philadelphia, 2019, Elsevier, Figura 12.1.*)

Capítulo 663

Morfologia da Pele

Nicole R. Bender e Yvonne E. Chiu

EPIDERME

A epiderme madura é um tecido epitelial estratificado composto predominantemente por queratinócitos (Figura 663.1). A epiderme protege o organismo do ambiente externo, por meio das funções de barreira física, química e imunológica, e evita a perda hídrica. A diferenciação epidérmica resulta na formação de uma barreira funcional ao mundo exterior. A epiderme é composta por quatro camadas histologicamente reconhecidas, descritas aqui a partir da mais profunda para a mais superficial. A primeira ou camada basal é formada por células colunares que se apoiam sobre a junção dermoepidérmica. Os queratinócitos basais são conectados à junção dermoepidérmica pelos hemidesmossomos. Os queratinócitos basais estão ligados entre si e às células da camada espinhosa por desmossomos e junções aderentes em um pequeno espaço. O papel dos queratinócitos basais é servir como fonte contínua de queratinócitos para a diferenciação normal da epiderme, bem como um reservatório de células para reparar o dano epidérmico. A segunda camada é a camada espinhosa, composta por três a quatro camadas de células espinhosas. Seu papel é sintetizar queratina, que constitui a rede de filamentos intermediários de queratina. A terceira camada é a camada granulosa, que consiste em 2 a 3 camadas de células granulosas. As células granulosas contêm grânulos de querato-hialina e grânulos lamelares com os componentes proteicos e lipídicos que compõem a camada córnea. A quarta camada, ou camada córnea, é composta por várias camadas de células mortas altamente compactadas. As células mortas são compostas principalmente por queratina ligada por pontes dissulfeto e agrupada pelas filagrinas. Os espaços intercelulares são constituídos por lipídios hidrofóbicos, predominantemente ceramidas, colesterol e ácidos graxos, que servem como uma barreira efetiva contra a perda de água e sais minerais; no entanto, é permeável às substâncias solúveis em água. À medida que novos queratinócitos alcançam o estrato córneo, a camada mais antiga ou mais superficial é perdida em um processo altamente regulado. O processo normal de diferenciação epidérmica a partir da célula basal até a perda da camada córnea leva 28 dias.

A epiderme também contém três outros tipos de células. Os **melanócitos** são células produtoras de pigmento responsáveis pela cor da pele e proteção contra a radiação ultravioleta. Os melanócitos epidérmicos derivam da crista neural e migram para a pele durante a vida embrionária. Eles localizam-se na epiderme interfolicular e nos folículos pilosos. Os melanócitos produzem organelas intracelulares (melanossomos) que contêm melanina, que é transferida pelos dendritos para os queratinócitos para proteger seus núcleos contra o dano ultravioleta. As células de **Merkel** são receptores mecanossensoriais de adaptação lenta do tipo I para o toque que se diferenciam dentro da epiderme a partir de células progenitoras epidérmicas. As células de **Langerhans** são células dendríticas do sistema mononuclear fagocitário. Elas são reconhecidas pela microscopia eletrônica por meio de uma organela específica, os grânulos de Birbeck, que são semelhantes a uma raquete de tênis. Essas células derivam da medula óssea e participam das reações imunológicas na pele, desempenhando um papel ativo na apresentação e no processamento de antígenos.

A junção da epiderme e da derme é a zona da membrana basal. Esta estrutura complexa é resultado da participação das células epidérmicas e mesenquimais. A junção dermoepidérmica estende-se da membrana plasmática basocelular para a região mais superior da derme. Ultraestruturalmente, a membrana basal aparece como uma estrutura trilaminar, que consiste em uma lâmina lúcida imediatamente adjacente à membrana plasmática basocelular, uma lâmina densa central e a lâmina sub-basal no lado dérmico da lâmina densa. Diversas estruturas

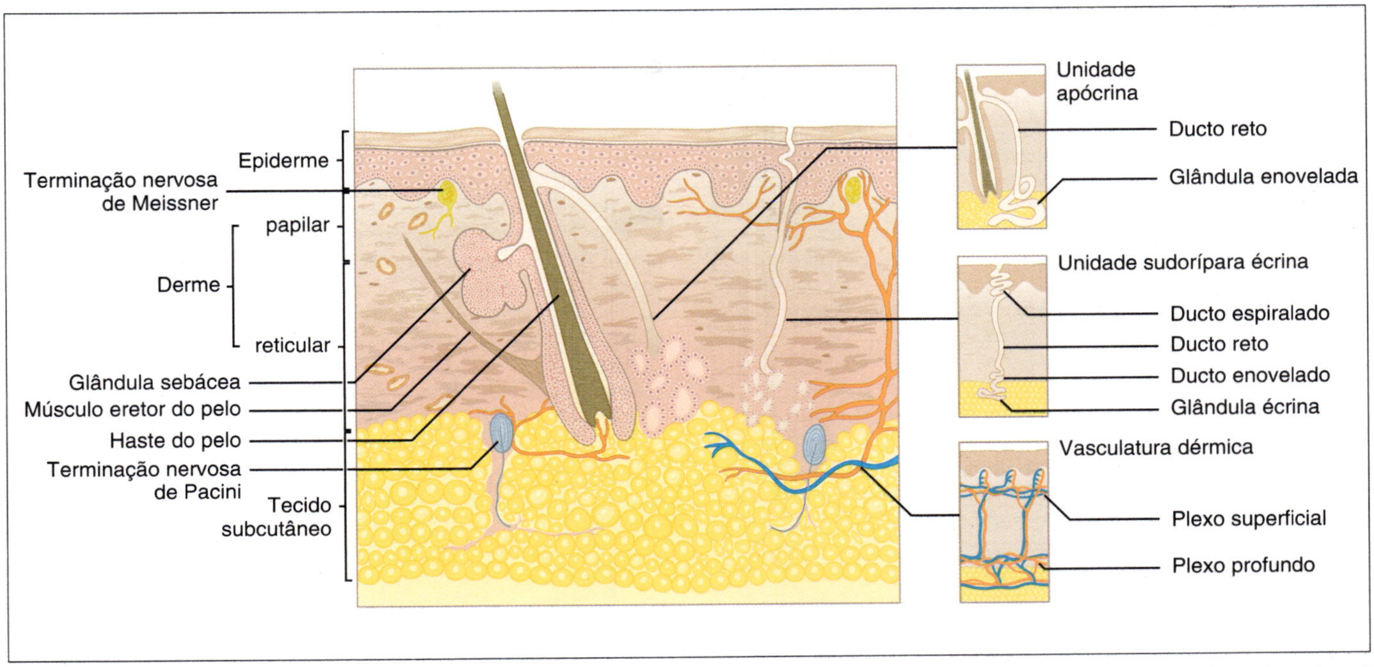

Figura 663.1 Representação esquemática da estrutura da pele. (*De James WD, Berger T, Elston D*: Andrews' diseases of the skin: clinical dermatology, *ed 12, Philadelphia, 2016, Elsevier, Fig. 1.1.*)

dentro desta zona atuam para ancorar a epiderme à derme. A membrana plasmática basocelular contém placas eletrodensas conhecidas como hemidesmossomos; os tonofilamentos passam por dentro das células basais para se inserir nestes locais. Os **hemidesmossomos** são compostos por antígenos do penfigoide bolhoso de 180 e 230 kDa (BP180 [BPAG2, colágeno do tipo XVII] e BP230 [BPAG1], respectivamente), integrinas $\alpha_6\beta_4$ e $\alpha_3\beta_1$ e plectina. Os filamentos de ancoragem se originam na membrana plasmática, principalmente perto dos hemidesmossomos, e se inserem na lâmina densa. As fibrilas de ancoragem, compostas predominantemente de colágeno do tipo VII, estendem-se a partir da lâmina densa para a região mais superior da derme, onde se entrelaçam por meio das fibrilas de colágeno antes de se reinserir na lâmina densa.

DERME

A derme confere à pele a maior parte das suas propriedades mecânicas (Figura 663.1). A derme forma uma estrutura de sustentação resistente, flexível e fibrosa entre a epiderme e a gordura subcutânea. A célula dérmica predominante é o fibroblasto de formato fusiforme, que é responsável pela síntese de colágeno, fibras elásticas e mucopolissacarídeos (glicosaminoglicanos). Histiócitos fagocíticos, mastócitos e leucócitos móveis também estão presentes. Dentro da derme estão vasos sanguíneos e linfáticos, estruturas neurais, glândulas sudoríparas écrinas e apócrinas, folículos pilosos, glândulas sebáceas e músculo liso. Morfologicamente, a derme pode ser dividida em duas camadas: a camada papilar, superficial, que faz interdigitações com as cristas epiteliais da epiderme; e a camada reticular, mais profunda, que se encontra abaixo da derme papilar. A camada da derme papilar é menos densa e mais celular, enquanto a camada reticular aparece mais compactada por causa da rede espessa de colágeno e fibras elásticas entrelaçadas.

A matriz extracelular da derme é formada por colágeno e fibras elásticas incorporados em uma substância fundamental amorfa. O colágeno proporciona resistência e estabilidade à derme, enquanto as fibras elásticas conferem elasticidade. A substância fundamental gelatinosa (amorfa) serve como um meio de suporte para os componentes fibrilares e celulares e como um local de armazenamento para uma parcela substancial de água corporal.

TECIDO SUBCUTÂNEO

O **panículo adiposo**, ou tecido subcutâneo, consiste em células adiposas e septos fibrosos que o dividem em lóbulos e o ancoram à fáscia e ao periósteo subjacentes (Figura 663.1). Vasos sanguíneos e nervos também estão presentes nesta camada. O tecido subcutâneo serve como um depósito de armazenamento para lipídios, um isolante para conservar o calor do corpo e um coxim de proteção contra o traumatismo.

ESTRUTURAS ANEXAS

As estruturas anexas são derivadas de agrupamentos de células epidérmicas que se tornam especializadas durante o desenvolvimento embrionário inicial. Pequenos brotos (germes epiteliais primários) aparecem no 3º mês da gestação e dão origem aos folículos pilosos, glândulas sebáceas e apócrinas, e às saliências de fixação para o músculo eretor do pelo. As glândulas sudoríparas écrinas são derivadas de invaginações epidérmicas separadas que surgem no 2º mês de gestação e estão completamente formadas em torno do 5º mês. A formação das unhas é iniciada no 3º mês de gestação.

Folículos pilosos

A unidade pilossebácea inclui o folículo piloso, a glândula sebácea e o músculo eretor do pelo e, em áreas como a axila, a glândula apócrina. Os folículos pilosos estão distribuídos por toda a pele, exceto em palmas das mãos, solas dos pés, lábios e glande. Cada folículo estende-se da superfície da epiderme até a derme profunda (Figura 663.1). O folículo piloso é dividido em quatro segmentos: o infundíbulo, que se estende da superfície da pele até a abertura do ducto sebáceo; o istmo, que se estende da abertura do ducto sebáceo até a saliência na qual se insere o músculo eretor do pelo (*bulge*); o folículo inferior, que se localiza entre a saliência e o bulbo piloso; e o bulbo piloso. O *bulge* é o local da inserção do músculo eretor do pelo e é um foco de células-tronco epidérmicas. O bulbo é onde as células da matriz e a papila dérmica estão envolvidas na formação e na manutenção do pelo. O fio em crescimento consiste na haste do pelo, feita de queratinócitos mortos, e no seu suporte interno e bainha radicular externa.

O crescimento do pelo humano é cíclico, com períodos alternados de proliferação (fase anágena), transição (fase catágena) e repouso (fase telógena). A duração da fase anágena varia de meses a anos, enquanto as fases catágena e telógena duram aproximadamente 3 semanas e 3 meses, respectivamente. Ao nascimento, todos os pelos estão na fase anágena. As atividades subsequentes não têm sincronia; portanto, um padrão aleatório global de crescimento e queda prevalece. Em qualquer momento, aproximadamente 85% dos pelos estão na fase anágena. O pelo do couro cabeludo geralmente cresce cerca de 1 cm por mês.

Os tipos de pelo são o lanugo, o pelo terminal e o pelo velo (*velus*). O lanugo é fino e curto; esse pelo é perdido no útero e é substituído por pelo velo por volta da 36ª à 40ª semana de gestação. O pelo velo é curto, macio e frequentemente sem pigmentação e é distribuído sobre todo o corpo. O pelo terminal é longo e grosso e é encontrado no couro cabeludo, na barba, nas sobrancelhas, nos cílios e nas áreas axilares e pubianas. Durante a puberdade, a estimulação androgênica causa mudança dos pelos pubianos, axilares e da barba de pelo velo para o pelo terminal.

Glândulas sebáceas

As glândulas sebáceas ocorrem em todas as áreas, exceto nas palmas das mãos, solas dos pés e na região dorsal dos pés e são mais numerosas na face, na parte superior do tórax e no dorso (Figura 663.1). Seus ductos se abrem nos folículos pilosos, exceto nas pálpebras, nos lábios, nos mamilos, no prepúcio e nos pequenos lábios, em que emergem diretamente na superfície da pele. Essas glândulas holócrinas são estruturas saculares que frequentemente são ramificadas e lobuladas e consistem em uma camada basal proliferativa de pequenas células achatadas periféricas até a massa central de células repletas de lipídios. As últimas células se desintegram conforme se movem em direção ao ducto, formando a secreção lipídica conhecida como sebo, que consiste em triglicerídios, ésteres de cera, esqualeno e ésteres de colesterol. O objetivo da produção de sebo provavelmente está relacionado à função de barreira hidrofóbica da pele. As glândulas sebáceas dependem do estímulo hormonal e são ativadas por andrógenos na puberdade. As glândulas sebáceas fetais são estimuladas pelos andrógenos maternos, e sua secreção lipídica, junto com a descamação de células do estrato córneo, constitui o vérnix caseoso.

Glândulas apócrinas

As glândulas apócrinas estão localizadas na axila, na aréola, nas áreas perianal e genital e na região periumbilical (Figura 663.1). Estas estruturas tubulares, grandes e espiraladas secretam continuamente um líquido leitoso inodoro que é descarregado em resposta ao estímulo adrenérgico, geralmente devido estresse emocional. A biotransformação bacteriana de componentes do suor apócrino (ácidos graxos, tioalcoóis e esteroides) é responsável pelo odor desagradável associado à transpiração. As glândulas apócrinas permanecem quiescentes até a puberdade, quando, em resposta à atividade androgênica, aumentam de tamanho e começam a secretar. A porção secretora da glândula consiste em uma única camada de células envolvida por uma camada de células mioepiteliais contráteis. O ducto é revestido por uma dupla camada de células cúbicas e se abre no complexo pilossebáceo.

Glândulas sudoríparas écrinas

As glândulas sudoríparas écrinas estão distribuídas por toda a superfície do corpo e são mais abundantes nas palmas das mãos e solas dos pés (Figura 663.1). As que se localizam na pele com pelos respondem aos estímulos térmicos e servem para regular a temperatura corporal por meio do fornecimento de água para a superfície da pele para evaporação subsequente; em contraste, as glândulas sudoríparas nas palmas das mãos e solas dos pés respondem principalmente aos estímulos psicofisiológicos.

Cada glândula écrina consiste em uma porção secretora localizada na derme reticular ou no tecido adiposo subcutâneo, e em um ducto que se abre na superfície da pele. Os poros do suor podem ser identificados nas cristas epidérmicas da palma da mão e dos dedos com uma lente de aumento, mas não são facilmente visualizados em outros lugares. Dois tipos de células constituem o elemento secretor de camada única: pequenas células escuras e grandes células claras. Essas células repousam em uma camada de células mioepiteliais contráteis e em uma membrana basal. As glândulas são supridas por fibras nervosas simpáticas, mas o mediador farmacológico da sudorese é a acetilcolina em vez da epinefrina. A secreção dessas glândulas é formada por água, sódio, potássio, cálcio, cloreto, fósforo, lactato e pequenas quantidades de ferro, glicose e proteína. A composição varia com a taxa de sudorese, mas é sempre hipotônica em crianças normais.

Unhas

As unhas são estruturas epidérmicas especializadas de proteção que formam placas convexas, translúcidas e bem aderidas às superfícies dorsais distais dos dedos das mãos e dos pés. A placa ungueal, que é derivada de matriz metabolicamente ativa de células germinativas situadas abaixo da dobra posterior da unha, é composta por queratinócitos anucleados. O desenvolvimento da unha é relativamente lento; o crescimento completo da unha dos dedos das mãos leva 6 meses, enquanto o crescimento completo da unha dos dedos dos pés requer 12 a 18 meses. A placa ungueal é delimitada pelas dobras lateral e posterior da unha; um eponíquio fino (a cutícula) projeta-se a partir da dobra posterior sobre uma área branca em forma de crescente chamada lúnula. O eponíquio serve como barreira selante para proteger a matriz germinativa da placa ungueal. O hiponíquio refere-se ao epitélio da superfície volar do dígito distal e sela o leito ungueal distalmente. A cor rosa debaixo da unha reflete o leito vascular subjacente. A integridade da unha depende de vários fatores, incluindo nutrição, hidratação, infecção/irritação local e presença de doença sistêmica.

A bibliografia está disponível no GEN-io.

Capítulo 664
Avaliação Dermatológica do Paciente

Nicole R. Bender e Yvonne E. Chiu

ANAMNESE E EXAME FÍSICO

Embora muitas doenças de pele sejam facilmente reconhecidas pela simples inspeção, a anamnese e o exame físico são frequentemente necessários para a avaliação precisa. O exame da pele deve ser realizado sob iluminação adequada. Além da pele que recobre toda a superfície corporal, membranas mucosas (conjuntiva, orofaringe, mucosa nasal e mucosa anogenital), pelos e unhas devem ser examinados quando indicado. Cor, turgor, textura, temperatura e grau de hidratação da pele, e crescimento, textura, calibre e brilho dos cabelos e das unhas devem ser observados. As lesões cutâneas devem ser palpadas, inspecionadas e classificadas com base em morfologia, tamanho, cor, textura, firmeza, configuração, localização e distribuição. Também é preciso determinar se as alterações são aquelas da própria lesão *primária* ou se o padrão clínico foi alterado por um fator *secundário,* como infecção, traumatismo ou tratamento.

As lesões primárias são classificadas como máculas, pápulas, manchas, placas, nódulos, tumores, vesículas, bolhas, pústulas, urticárias (lesão ponfosa) e cistos. A **mácula** representa uma alteração na coloração da pele, mas não pode ser elevada e nem palpável. Quando a lesão é > 1 cm, o termo **mancha** é utilizado. As **pápulas** são lesões sólidas palpáveis < 1 cm. As **placas** são lesões palpáveis > 1 cm no tamanho e têm uma superfície elevada e palpável. Os **nódulos** são lesões palpáveis > 1 cm com uma superfície arredondada. A palavra **tumor** pode ser usada para um nódulo muito volumoso que seja suspeito de ter origem neoplásica. As vesículas são lesões elevadas, de conteúdo líquido e < 1 cm de diâmetro; quando maiores, são chamadas de **bolhas**. As **pústulas** contêm material purulento. As **urticárias** ou **lesões ponfosas** são lesões palpáveis achatadas, de tamanho, duração e configuração variáveis que representam um edema intradérmico. Os **cistos** são lesões circunscritas de paredes espessas; são cobertos por epiderme normal e contêm material líquido ou semissólido no seu interior.

As lesões primárias podem se transformar em lesões secundárias, ou as lesões secundárias podem se desenvolver ao longo do tempo em um local no qual não existia lesão primária. As lesões primárias geralmente auxiliam mais o diagnóstico do que as lesões secundárias. As lesões secundárias incluem escamas, púrpura, petéquias, úlceras, erosões, escoriações, fissuras, crostas e cicatrizes. As **escamas** consistem em camadas compactadas de células do estrato córneo que são retidas na superfície da pele. As **púrpuras** são o resultado de sangramentos na pele e possuem a coloração vermelho-grená; elas podem ser planas ou elevadas. As **petéquias** são pequenas púrpuras < 2 a 3 mm. As **erosões** envolvem perda focal da epiderme e curam sem formar cicatriz. As **úlceras** se estendem para a derme e tendem a curar com a formação de cicatriz. As lesões ulceradas decorrentes de arranhões são muitas vezes de configuração linear ou angular e são chamadas de **escoriações**. As **fissuras** são causadas pelas separações ou rachaduras da pele. As **crostas** consistem na retenção e no acúmulo de forma emaranhada do sangue, soro, pus e restos epiteliais na superfície de uma lesão exsudativa. As **cicatrizes** são lesões em estágio final de evolução que podem ser finas, deprimidas e atróficas; elevadas e hipertróficas; ou planas e flexíveis. A **liquenificação** é um espessamento com acentuação das linhas normais da pele que é provocado por irritação crônica (atrito, fricção) ou inflamação.

Se o diagnóstico não estiver claro após uma análise aprofundada, um ou mais procedimentos diagnósticos poderão ser indicados.

BIOPSIA DA PELE

A biopsia da pele é ocasionalmente necessária para o diagnóstico. A biopsia por *punch* é um procedimento simples, relativamente indolor e que geralmente fornece uma amostra adequada de tecido para o exame se a lesão for biopsiada de forma apropriada. A seleção de uma lesão primária recente e bem desenvolvida é extremamente importante para obter um diagnóstico preciso. O local da biopsia deve ter um risco relativamente baixo de dano às estruturas dérmicas subjacentes. Após a limpeza do local, a pele é anestesiada por meio da injeção intradérmica de lidocaína 1 a 2%, com ou sem epinefrina, com uma agulha de calibre 27 ou 30. Um *punch*, de 3 ou 4 mm de diâmetro, é firmemente pressionado contra a pele e girado até que alcance a profundidade desejada. Todas as três camadas (epiderme, derme e tecido subcutâneo) devem estar contidas na amostra. A amostra deve ser delicadamente levantada com uma pinça ou extraída com uma agulha e separada do tecido subjacente com tesoura de íris. O sangramento é controlado por compressão firme e sutura. O tecido biopsiado deve ser colocado em solução de formaldeído a 10% (formalina) para o processamento adequado.

LÂMPADA DE WOOD

A lâmpada de Wood emite luz ultravioleta principalmente no comprimento de onda de 365 nm. O exame, que é realizado em uma sala escura, é útil para acentuar alterações na pigmentação e para detectar fluorescência de certas doenças infecciosas. Áreas discretas de pigmento alterado podem, muitas vezes, ser visualizadas mais claramente por meio do uso de uma lâmpada de Wood, particularmente se a alteração pigmentar for epidérmica. As lesões hiperpigmentadas aparecem mais escuras, e as lesões hipopigmentadas (p. ex., aquelas observadas na **esclerose tuberosa**) mais claras do que a pele circundante. A fluorescência azul-esverdeada é detectável na base das hastes dos pelos infectados nas infecções ectotrix, como a *tinea capitis* causada pelas espécies de *Microsporum*. Escamas e crostas podem aparecer de cor amarelo-pálida, mas essa cor não é evidência de uma infecção fúngica. As lesões cutâneas de dermatófitos (*tinea corporis*) não têm fluorescência; as máculas de pitiríase versicolor têm fluorescência dourada sob uma lâmpada de Wood. O **eritrasma**, uma infecção intertriginosa causada por *Corynebacterium minutissimum*, pode ter fluorescência rosa-alaranjada/coral, enquanto infecções por *Pseudomonas aeruginosa* aparecem amarelo-esverdeadas sob uma lâmpada de Wood.

PREPARAÇÃO DE HIDRÓXIDO DE POTÁSSIO

A preparação de hidróxido de potássio (KOH) é um método rápido e confiável para detectar elementos fúngicos de leveduras e dermatófitos. As lesões descamativas devem ser raspadas na margem ativa para a coleta ideal de micélios e esporos. As vesículas devem ser rompidas, e o teto da bolha cortado e colocado sobre uma lâmina para o exame. Na *tinea capitis*, os pelos infectados devem ser arrancados dos folículos; as escamas do couro cabeludo geralmente não contêm micélios. Algumas gotas de KOH a 20% são adicionadas às amostras. Geralmente, o dimetilsulfóxido está na solução com o KOH, o que elimina a necessidade de aquecer a amostra. Se estiver usando KOH sem dimetilsulfóxido, a amostra deve ser suavemente aquecida sobre uma lâmpada de álcool ou sobre uma placa de aquecimento até que o KOH comece a borbulhar. De forma alternativa, pode-se aguardar (10 a 20 minutos) para que ocorra a dissolução da queratina em temperatura ambiente. A preparação é examinada sob microscopia de luz de baixa intensidade para avaliar elementos fúngicos.

ESFREGAÇO DE TZANCK

O esfregaço de Tzanck foi útil no diagnóstico de infecções causadas pelo herpes-vírus simples ou varicela-zóster e para a detecção de células acantolíticas no pênfigo. Uma vesícula intacta e recente é rompida e o líquido, drenado. O teto e a base da lesão são cuidadosamente raspados com uma lâmina de bisturi nº 15 para evitar a extração de uma quantidade significativa de sangue; o material é esfregado em uma lâmina de vidro transparente e seco ao ar. A coloração com corante Giemsa é preferível, mas o corante Wright pode ser usado. Células balonizantes e células gigantes multinucleadas são diagnósticas de infecção pelo herpes-vírus; células epidérmicas acantolíticas e grandes células epidérmicas arredondadas com núcleos hipertróficos são características de pênfigo.

O exame de fluorescência direta e os testes da reação em cadeia da polimerase têm substituído amplamente o esfregaço de Tzanck no diagnóstico das infecções por herpes simples e varicela-zóster. Ambos são rápidos, sensíveis e específicos, principalmente a reação em cadeia da polimerase. Quando se obtêm espécimes para esses testes, as vesículas devem ser rompidas antes da coleta da amostra com o cotonete.

ESTUDOS DE IMUNOFLUORESCÊNCIA

Os estudos de imunofluorescência da pele podem ser usados para detectar anticorpos e complementos fixados no tecido para determinados componentes cutâneos; os padrões de coloração característicos são específicos para certos distúrbios cutâneos (Tabela 664.1). A imunofluorescência direta detecta autoanticorpos ligados aos antígenos cutâneos na pele, enquanto a imunofluorescência indireta detecta autoanticorpos circulantes presentes no soro.

As amostras de biopsia cutânea para imunofluorescência direta devem ser obtidas dos locais envolvidos, exceto naquelas doenças para as quais a pele perilesional ou a pele não envolvida forem necessárias. Uma amostra de biopsia por *punch* é obtida, e o tecido é colocado em um meio de transporte especial ou imediatamente congelado em nitrogênio líquido para transporte ou armazenamento. Finos cortes criostáticos da biopsia são incubados com anticorpos conjugados com fluoresceína para os antígenos específicos.

O soro dos pacientes pode ser examinado por meio de técnicas de imunofluorescência indireta usando cortes de pele humana normal, lábio de porquinho-da-índia ou esôfago de macaco como substrato. O substrato é incubado com o soro fresco ou congelado e, então, com antiglobulina humana conjugada com fluoresceína. Se o soro contiver anticorpo para componentes epiteliais, seu padrão de coloração específico poderá ser visto na microscopia de fluorescência. Pela diluição seriada, a titulação dos anticorpos circulantes poderá ser estimada.

664.1 Manifestações Cutâneas de Doenças Sistêmicas

Nicole R. Bender e Yvonne E. Chiu

Algumas doenças sistêmicas têm achados cutâneos típicos, muitas vezes como sinais de apresentação inicial da doença, que podem facilitar a avaliação de pacientes com quadros complexos (Tabela 664.2).

Tabela 664.1 Achados de imunofluorescência em doenças cutâneas imunomediadas.

DOENÇA	PELE ENVOLVIDA	PELE NÃO ENVOLVIDA	ACHADOS DA IF DIRETA	ACHADOS DA IF INDIRETA	ANTICORPOS CIRCULANTES
Dermatite herpetiforme	Negativa	Positiva	IgA granular ± C na derme papilar	Nenhum	IgA antiendomisial e anticorpos transglutaminase
Penfigoide bolhoso	Positiva	Positiva	IgG linear e banda C na ZBM, ocasionalmente IgM, IgA, IgE	IgG para a ZBM	IgG anti-PB180 e anti-PB230
Pênfigo (todas as variantes)	Positiva	Positiva	IgG nos espaços intercelulares da epiderme entre os queratinócitos	IgG para os espaços intercelulares da epiderme entre os queratinócitos	IgG antidesmogleína 1 e 3 (pênfigo vulgar e foliáceo). IgA antidesmocolina 1 (pênfigo por IgA)
Dermatose bolhosa por IgA linear (dermatose bolhosa crônica da infância)	Positiva	Positiva	IgA linear na ZMB, ocasionalmente C	Titulação baixa, IgA rara, anti-PB180	Nenhum
Lúpus eritematoso discoide	Positiva	Negativa	IgG, IgM, IgA e C3 lineares na ZMB (banda lúpica)	Nenhum	Geralmente ANA-negativo
Lúpus eritematoso sistêmico	Positiva	Variável; 30 a 50% da pele exposta ao sol; 10 a 30% da pele fotoprotegida	IgG, IgM, IgA e C3 lineares na ZMB (banda lúpica)	Nenhum	ANA. Anti-Ro (SSA), anti-La (SSB) Anti-RNP Anti-dsDNA Anti-Sm
Púrpura de Henoch-Schönlein	Positiva	Positiva	IgA em torno das paredes dos vasos	Nenhum	Nenhum

ANA, anticorpo antinuclear; C, complemento; dsDNA, ácido desoxirribonucleico de fita dupla; IF, imunofluorescência; Ig, imunoglobulina; PB, penfigoide bolhoso; Sm, Smith; SSA/SSB, síndrome de Sjögren A/B; RNP, ribonucleoproteína; ZBM, zona da membrana basal na junção dermoepidérmica.

Tabela 664.2 Características dos sinais cutâneos das doenças sistêmicas.

DOENÇA	IDADE DE INÍCIO	LESÕES CUTÂNEAS	DISTRIBUIÇÃO	AVALIAÇÕES E ACHADOS DIAGNÓSTICOS	SINTOMAS/SINAIS ASSOCIADOS	DIAGNÓSTICO DIFERENCIAL
Lúpus eritematoso sistêmico	Qualquer idade	Manchas e placas eritematosas; púrpura palpável; livedo reticular; fenômeno de Raynaud; urticária	Fotodistribuição; face "malar"	Painel ANA Anti-dsDNA Leucopenia/linfopenia Trombocitopenia Níveis de complemento Urinálise	Artrite Nefrite Encefalite Serosite	Dermatite seborreica Dermatite atópica Dermatomiosite juvenil
Lúpus eritematoso discoide	Qualquer idade	Placas anulares e escamosas; atrofia; despigmentação	Fotodistribuição	ANA	Cicatrizes	Lúpus cutâneo subagudo Erupção polimórfica à luz Dermatomiosite juvenil
Lúpus eritematoso neonatal	Recém-nascido	Placas anulares, eritematosas e escamosas	Cabeça/pescoço	ANA Anti-Ro (SSA), anti-La (SSB)	Bloqueio cardíaco Trombocitopenia	*Tinea capitis* Dermatite atópica Dermatite seborreica
Dermatomiosite juvenil	Qualquer idade	Máculas escamosas, eritematosas a violáceas; pápulas distintas recobrindo as articulações	Face periocular; cintura escapular; extremidades extensoras	ANA AST ALT Aldolase Creatinoquinase Lactato desidrogenase	Fadiga Fraqueza nos músculos proximais Calcificações Vasculopatia	Dermatite atópica Dermatite de contato alérgica Lúpus eritematoso
Morfeia	Qualquer idade	Placas escleróticas; resolve com hiperpigmentação e atrofia	Variável	Biopsia cutânea RM cerebral	Neurológicos (convulsões, enxaquecas, déficits neurológicos focais, anormalidades na RM que são assintomáticas) Musculoesqueléticos (contraturas articulares, discrepância de comprimento do membro, artrite e artralgia)	Esclerose sistêmica
Púrpura de Henoch-Schönlein	Infância e adolescência	Pápulas e placas purpúricas	Nádegas; extremidades inferiores	Urinálise Relação ureia/creatinina sanguíneas Biopsia cutânea	Dor abdominal Artrite	Vasculite Erupção cutânea medicamentosa Edema hemorrágico da infância Exantema viral

(continua)

Tabela 664.2 Características dos sinais cutâneos das doenças sistêmicas. *(continuação)*

DOENÇA	IDADE DE INÍCIO	LESÕES CUTÂNEAS	DISTRIBUIÇÃO	AVALIAÇÕES E ACHADOS DIAGNÓSTICOS	SINTOMAS/SINAIS ASSOCIADOS	DIAGNÓSTICO DIFERENCIAL
Doença de Kawasaki	Lactância e infância	Placas eritematosas, maculopapulares a urticariformes; eritema, edema, descamação nas regiões acral e inguinal	Difusa	Leucocitose VHS Proteína C reativa Trombocitose	Língua em morango Conjuntivite Linfadenopatia Complicações cardiovasculares	Síndrome viral Erupção cutânea medicamentosa Doença estafilocócica/estreptocócica
Doença inflamatória intestinal	Infância e adolescência	Aftas; eritema nodoso; pioderma gangrenoso; edema labial	Oral e perianal predominam	Biopsia cutânea	Dor abdominal Diarreia Cólicas Artrite Conjuntivite	Síndrome de Behçet Vasculite Colite por *Yersinia*
Síndrome de Sweet	Qualquer idade	Placas eritematosas e edematosas infiltradas	Cabeça e pescoço predominam	Biopsia cutânea Leucocitose VHS	Febre Síndrome gripal Conjuntivite	Infecção Urticária Eritema multiforme Vasculite urticariforme Doenças autoinflamatórias sistêmicas*
Doença do enxerto *versus* hospedeiro	Qualquer idade	Aguda: eritema, pápulas, vesículas, bolhas	Difusa com predileção por cabeça/pescoço e palmas das mãos/solas dos pés	Biopsia cutânea Função hepática	Febre Mucosite Hepatite	Erupção cutânea medicamentosa Exantema infeccioso
Erupção cutânea medicamentosa com eosinofilia e sintomas sistêmicos (síndrome DRESS)	Qualquer idade	Eritema; máculas e placas urticariformes	Difusa	Função hepática Eosinofilia Linfocitose atípica	Edema facial Linfadenopatia Febre Hepatite	Síndrome de Stevens-Johnson Exantema infeccioso
Reação semelhante à doença do soro (RSDS)	Qualquer idade	Placas edematosas e urticariformes	Difusa	Nenhum	Febre Linfadenopatia Artrite, nefrite	Doença de Kawasaki Urticária

ALT, alanina aminotransferase; ANA, anticorpos antinucleares; AST, aspartato aminotransferase; dsDNA, ácido desoxirribonucleico de fita dupla; SSA/SSB, síndrome de Sjögren A/B ; VHS, velocidade de hemossedimentação.
*NOMID, doença inflamatória multissistêmica de início neonatal (do acrônimo em inglês *neonatal onset multisystem inflammatory disease*) e outras síndromes febris recorrentes.

DOENÇAS DO TECIDO CONJUNTIVO

Lúpus eritematoso

O lúpus eritematoso (LE; ver Capítulo 183) é uma doença inflamatória autoimune idiopática que pode ser multissistêmica (*i. e.*, LE sistêmico ou LES) ou restrita à pele. Os diferentes subtipos de lúpus cutâneo observados em crianças incluem LE cutâneo agudo, LE cutâneo subagudo, LE cutâneo crônico (incluindo LE discoide, discutido em "Lúpus eritematoso discoide") e LE neonatal (discutido em "Lúpus eritematoso neonatal").

Lúpus eritematoso sistêmico

O LES é uma doença inflamatória crônica multissistêmica com aproximadamente 15 a 20% dos casos diagnosticados na infância. É diagnosticado quando estão presentes quatro de 11 critérios clínicos bem definidos e seis critérios imunológicos (ver Capítulo 183), em que se deve ter ao menos um critério clínico e um critério imunológico. Quatro dos critérios clínicos são achados cutâneos. O **critério 1** é o lúpus cutâneo agudo, que pode envolver o clássico eritema malar em "asa de borboleta" (Figura 664.1), as lesões de lúpus bolhoso, as lesões de lúpus psoriasiforme e/ou anular policíclico, que se resolvem sem formar cicatriz, e a erupção eritematosa macular ou papular fotossensível (Figura 664.2). O eritema malar deve ser distinguido de outras causas de "face vermelha", mais notavelmente dermatite seborreica, dermatite atópica e rosácea. O **critério 2** é o lúpus cutâneo crônico, que inclui as lesões de lúpus discoide, as lesões de lúpus hipertrófico (verrucoso) e paniculite lúpica, entre outras. O **critério 3** são as úlceras orais ou nasais na ausência de outras causas, como vasculite, doença de Behçet, infecção (HSV) ou doença inflamatória intestinal. O **critério 4** é a alopecia não cicatricial que pode incluir o afinamento difuso ou a fragilidade do cabelo na ausência de outras causas, como alopecia areata, fármacos ou deficiência de ferro. Os pacientes podem atender a todos os critérios de LES com base apenas nos achados cutâneos com um critério imunológico (como ANA ou anti-dsDNA positivos). Outros achados associados, que não fazem parte dos critérios diagnósticos, incluem lesões purpúricas, livedo reticular, fenômeno de Raynaud e urticária.

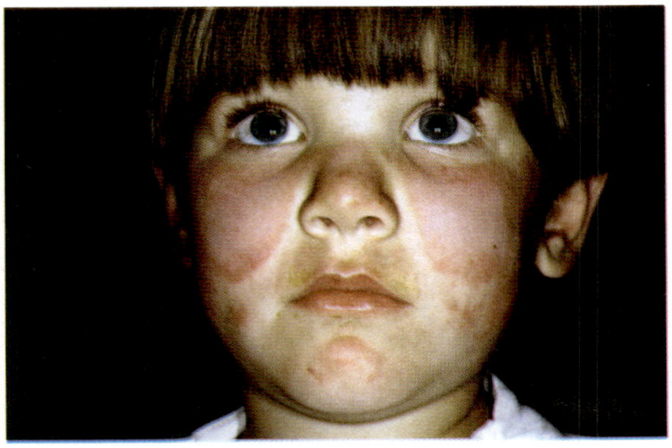

Figura 664.1 Eritema malar do lúpus eritematoso sistêmico.

Na histologia, o LE cutâneo demonstra vários graus de atrofia epidérmica, obstrução de folículos pilosos (plugue folicular) e uma alteração vacuolar na junção dermoepidérmica inflamada. A deposição de imunoglobulinas (IgM, IgG) e de complementos na pele lesionada pode ajudar a confirmar o diagnóstico. Os depósitos imunológicos na pele não lesionada exposta ao sol são encontrados na maioria dos pacientes com LES (teste da banda lúpica), embora a utilização clínica desse teste tenha sido abandonada, principalmente em favor de testes sorológicos.

As lesões cutâneas frequentemente respondem ao tratamento do LES com agentes sistêmicos. A hidroxicloroquina oral é usada mais comumente, mas muitos outros tratamentos sistêmicos são efetivos, incluindo imunossupressores clássicos e biológicos. Corticosteroides tópicos de baixa a média potência, inibidores tópicos da calcineurina e injeção de corticosteroide intralesional podem ser considerados para o tratamento adjuvante das lesões cutâneas. Recomenda-se uma abordagem multiespecializada, uma vez que os pacientes pediátricos apresentam um risco significativamente maior de morbidade a longo prazo do que os adultos.

Lúpus eritematoso neonatal

O LE neonatal (ver Capítulo 183.1) se manifesta no nascimento ou durante as primeiras semanas de vida como placas anulares, eritematosas e descamativas, tipicamente na cabeça, no pescoço e na parte superior do tronco (Figura 664.3). Telangiectasias também são comuns. A luz ultravioleta pode exacerbar ou deflagrar as lesões cutâneas. A transferência transplacentária passiva de anticorpos maternos anti-Ro/SSA e anti-La/SSB é a causa das lesões cutâneas transitórias, embora a maioria dos lactentes nasça de mães sem um diagnóstico reumatológico conhecido. Os níveis de anticorpos diminuem por volta do 6º mês, geralmente resultando na resolução do eritema. O bloqueio cardíaco congênito ocorre em 30% dos lactentes afetados, mas somente 10% deles têm anormalidades cutâneas e cardíacas associadas. As manifestações extracutâneas não cardíacas, como anemia, trombocitopenia e doença hepática colestática, são menos comuns. O LE neonatal muitas vezes é confundido com eczema infantil, dermatite seborreica ou *tinea corporis*. As lesões cutâneas são normalmente tratadas de forma conservadora, dada a natureza transitória do LE neonatal, e é importante evitar e proteger de forma rigorosa a exposição solar. Se necessário, corticosteroides tópicos de baixa a média potência podem ser usados. Os agentes sistêmicos devem ser evitados. O teste de anticorpos antinucleares maternos é indicado.

Lúpus eritematoso discoide

O LE discoide (LED) é incomum na primeira infância e se manifesta na adolescência tardia. Os achados cutâneos típicos do LED são placas eritematosas, escamosas, atróficas e crônicas (Figura 664.4) na pele exposta ao sol que frequentemente se curam com cicatrizes e despigmentação. As características extracutâneas podem incluir o envolvimento das mucosas nasal e oral, os olhos e as unhas. O diagnóstico diferencial

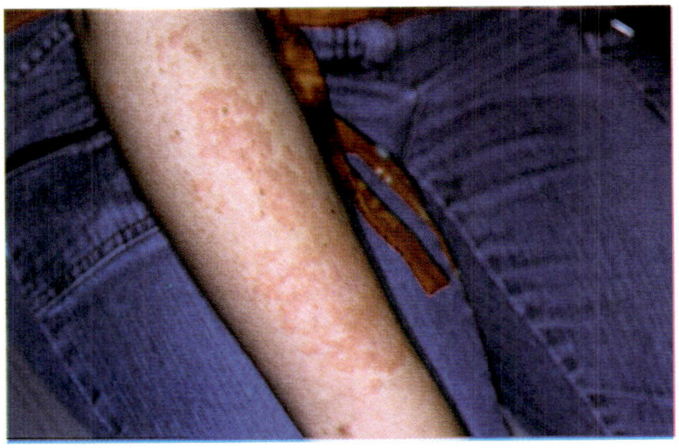

Figura 664.2 Eritema fotossensível do lúpus eritematoso sistêmico.

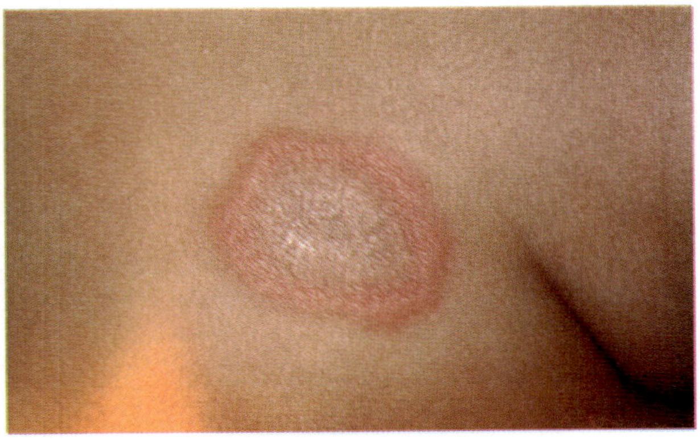

Figura 664.3 Placa anular no lúpus eritematoso neonatal.

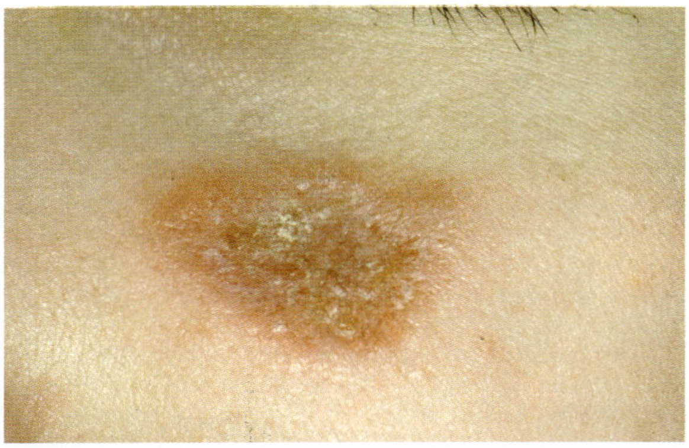

Figura 664.4 Placa descamativa e eritematosa do lúpus eritematoso discoide.

inclui outras fotodermatoses, como erupção polimorfa à luz, erupção juvenil da primavera e dermatomiosite juvenil (DMJ). Há uma distinta sobreposição entre o LES e o LED, com características histopatológicas comuns e fotossensibilidade; a maioria dos pacientes com LED tem exames laboratoriais normais e não progride para a doença sistêmica.

O tratamento de primeira linha do LED consiste em corticosteroides tópicos de baixa a média potência. Outras opções tópicas incluem os inibidores da calcineurina e os retinoides. A injeção de corticosteroide intralesional também é eficaz para lesões localizadas graves. A hidroxicloroquina oral é usada na primeira linha para a doença cutânea grave ou como um agente de segunda linha quando as lesões não são controladas com agentes tópicos ou locais. É importante evitar rigorosamente a luz ultravioleta.

Dermatomiosite juvenil

Os achados cutâneos característicos são muitas vezes o sinal de apresentação da DMJ (ver Capítulo 184). Uma erupção de limites mal definidos, eritematosa a violácea, descamativa e pouco pruriginosa ocorre nas áreas fotoexpostas, como a face, a parte superior do tronco e as porções extensoras dos membros. O envolvimento periocular circunscrito deste eritema, envolvendo as pálpebras, é chamado de **heliotropo**, podendo conferir a aparência de "olhos de guaxinim", particularmente em crianças pequenas. As pápulas eritematosas e descamativas características que recobrem as articulações dos dedos e outras articulações (**pápulas de Gottron**) são úteis na suspeita do diagnóstico quando houver ausência de fraqueza muscular associada (Figura 664.5) Outras características cutâneas incluem telangiectasias da prega ungueal e da borda gengival, hiperqueratose palmar ("mãos de mecânico"), ulcerações resultantes de vasculopatia ou calcinose subjacente, lipodistrofia e poiquilodermia (discromias e telangiectasias) sobre a cintura escapular ("sinal do xale"). As características cutâneas podem preceder a doença sistêmica, que é caracterizada principalmente por fraqueza muscular e dor. O diagnóstico diferencial inclui dermatite atópica, outras doenças do tecido conjuntivo, líquen plano, reações medicamentosas e exantemas infecciosos. A pele lesionada demonstra atrofia epidérmica e degeneração vacuolar na junção dermoepidérmica ao exame histopatológico, muitas vezes semelhante ao LE. A DMJ é diferente da dermatomiosite do adulto na apresentação e no prognóstico. Os pacientes pediátricos têm mais vasculopatia gastrintestinal e calcificações cutâneas, e a DMJ não é um fenômeno paraneoplásico como nos adultos. Uma variante clínica rara conhecida como **dermatomiosite amiopática** ocorre quando somente a pele, e não os músculos, está envolvida.

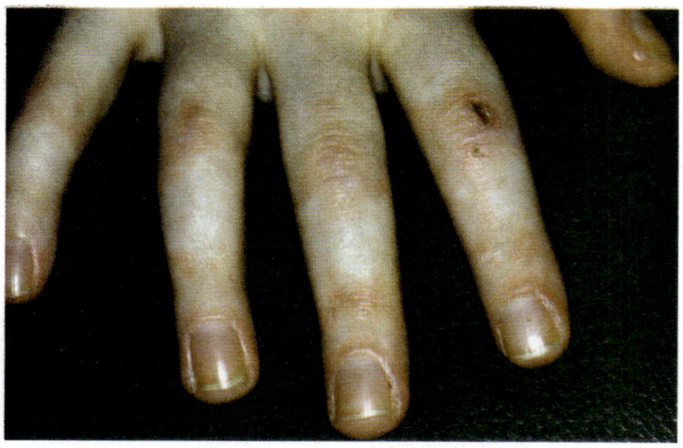

Figura 664.5 Pápulas de Gottron na dermatomiosite juvenil.

As lesões cutâneas respondem ao tratamento imunossupressor sistêmico, discutido em detalhes no Capítulo 184. As opções de tratamentos adjuvantes para a doença cutânea incluem os corticosteroides tópicos e os inibidores da calcineurina. A calcinose cutânea da DMJ é de difícil tratamento, com uma variedade de agentes mostrando benefício limitado, e não existe um consenso de tratamento padrão. Para prevenir as exacerbações cutâneas, é vital utilizar fotoproteção rigorosa e evitar a luz solar.

Esclerose sistêmica

A esclerose sistêmica é caracterizada pelo endurecimento e espessamento da pele, associados a alterações sistêmicas. Ela frequentemente se manifesta como alterações acrais (esclerodactilia, ulceração, telangiectasia da prega ungueal ou fenômeno de Raynaud) e alterações faciais (nariz afilado, sulcos periorais acentuados ou "fácies esclerodérmica") (ver Capítulo 185). As síndromes de sobreposição, como a **doença mista do tecido conjuntivo**, podem incluir algumas características físicas e laboratoriais da esclerodermia.

Morfeia

A morfeia, também chamada de esclerodermia localizada (ver Capítulo 185), é outra doença autoimune do tecido conjuntivo caracterizada pelo endurecimento e espessamento da pele. As lesões da morfeia são geralmente mais localizadas e acredita-se que seja um distúrbio distinto da esclerose sistêmica. Existem cinco subtipos de morfeia, incluindo circunscrita (placa), linear, generalizada, pan-esclerótica e mista. Embora a morfeia não seja caracterizada pelo grau de envolvimento sistêmico que a esclerose sistêmica tem, ela pode ter manifestações extracutâneas. Achados neurológicos, como convulsões, enxaquecas, déficits neurológicos focais e anormalidades na ressonância magnética (RM) que são assintomáticas, são observados em alguns pacientes, predominantemente naqueles com morfeia linear localizada na cabeça e no pescoço. As complicações musculoesqueléticas podem incluir contraturas articulares, discrepâncias de comprimento e circunferência dos membros, artrite e artralgia, e estas são mais comuns em crianças com morfeia linear de um membro.

VASCULITES

As vasculites (ver Capítulo 192) abrangem um amplo grupo de condições que têm considerável sobreposição com as doenças do tecido conjuntivo. A inflamação imunomediada dos vasos sanguíneos de diversos calibres pode ser causada por estado inflamatório, infecção, medicação ou malignidade subjacentes. As características clínicas comuns incluem lesões como **púrpura cutânea não trombocitopênica palpável**, artrite, febre, mialgia, fadiga e perda de peso, assim como velocidade de hemossedimentação aumentada. Os órgãos extracutâneos que podem estar envolvidos incluem as articulações, os pulmões, os rins e o sistema nervoso central.

Púrpura de Henoch-Schönlein (vasculite da imunoglobulina A)

A púrpura de Henoch-Schönlein (ver Capítulo 192.1) é uma vasculite que se manifesta em crianças em idade escolar como lesões purpúricas palpáveis em áreas dependentes de gravidade, predominantemente as nádegas e os membros inferiores (Figura 664.6). O **edema hemorrágico da infância** (**EHI**; também chamado de edema hemorrágico agudo da infância) compartilha algumas características clínicas com a púrpura de Henoch-Schönlein, mas aparece em lactentes e pré-escolares. O EHI é caracterizado pelo início súbito de edema circunscrito com pápulas e placas purpúricas no tronco e nos membros mas, diferentemente da púrpura de Henoch-Schönlein, normalmente afeta a face e não há envolvimento de outros órgãos. A púrpura de Henoch-Schönlein também deve ser diferenciada de lesões cutâneas purpúricas de causas

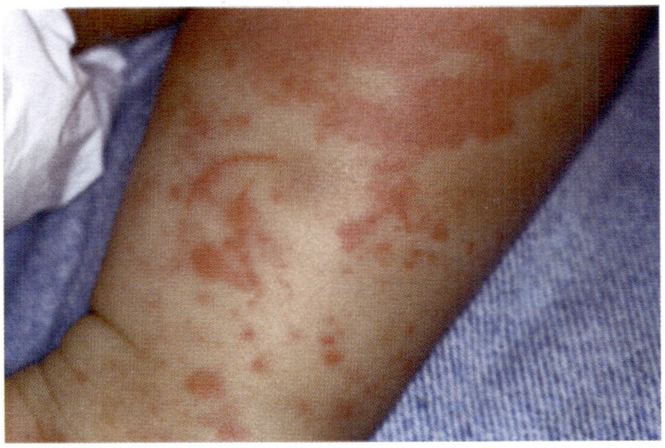

Figura 664.6 Púrpura da parte inferior da perna na púrpura de Henoch-Schönlein.

infecciosas, como meningococemia, febre maculosa das Montanhas Rochosas, exantemas virais purpúricos, como aqueles causados por enterovírus, bem como da artrite reumatoide juvenil e de outras vasculites. O diagnóstico é confirmado pela avaliação histopatológica, que mostra uma vasculite de pequenos vasos, e pela imunofluorescência, que revela depósitos de IgA nas paredes desses vasos. As lesões cutâneas geralmente são tratadas de forma conservadora, com resolução espontânea em 3 a 4 semanas. O tratamento sistêmico é discutido em detalhes no Capítulo 192.1.

Doença de Kawasaki

A doença de Kawasaki (ver Capítulo 191) é uma vasculite comum geralmente observada em crianças com menos de 5 anos. A erupção cutânea da doença de Kawasaki é polimórfica, manifestando-se de várias formas, como erupções maculopapular ou morbiliforme, urticária, lesões targetoides ou lesões psoriasiformes no tronco e nas extremidades. O envolvimento precoce com eritema e descamação da região perineal/inguinal pode ser uma pista inicial para o diagnóstico. O edema e a descamação acral também são características proeminentes, mas normalmente ocorrem de forma tardia. As características mucocutâneas clássicas incluem lábios eritematosos com fissuras, conjuntivite não purulenta com preservação do limbo e placas esbranquiçadas na língua, que se desprendem e dão origem à lesão eritematosa com papilas proeminentes ("língua em framboesa ou morango"). As características extracutâneas incluem febre alta, linfadenopatia cervical, artrite e, ocasionalmente, doença cardíaca ou gastrintestinal. O tratamento de primeira linha é feito com ácido acetilsalicílico (AAS) e imunoglobulina intravenosa, como discutido no Capítulo 191.

Doença de Behçet

A doença de Behçet (ver Capítulo 186) é uma doença multissistêmica que inclui ulceração oral e genital e doença ocular (uveíte, iridociclite recidivante) em crianças mais velhas e adultos. A estomatite aftosa recorrente está presente em quase todos os pacientes e é normalmente o sintoma inicial. As ulcerações genitais podem ser semelhantes às aftas; podem ocorrer no pênis, na bolsa escrotal ou na vulva; e podem ser particularmente dolorosas nas mulheres. A ulceração perianal é mais comum em crianças do que em adultos. Os achados cutâneos adicionais podem incluir foliculite, lesões purpúricas, eritema nodoso e formação de pústulas após a punção venosa ou ao traumatismo cutâneo (**patergia**). O diagnóstico diferencial de lesões orais inclui a estomatite aftosa recorrente, o herpes simples e as raras síndromes oculocutâneas (p. ex., a síndrome MAGIC [úlceras orais e genitais com inflamação de cartilagem, do acrônimo em inglês *mouth and genital ulcers with inflamed cartilage*]). A biopsia cutânea demonstra vasculite não granulomatosa em vasos de todos os calibres. As lesões orais podem responder a variáveis preparações para uso em bochechos ou via oral, incluindo os corticosteroides, anti-histamínicos, antibióticos e analgésicos. As lesões cutâneas são tratadas com corticosteroides tópicos, anestésicos tópicos, como o sucralfato, e agentes sistêmicos, conforme descrito no Capítulo 186.

DOENÇAS GASTRINTESTINAIS

Doença inflamatória intestinal

A doença inflamatória intestinal inclui colite ulcerativa (ver Capítulo 362.1) e doença de Crohn (Capítulo 362.2). As lesões cutâneas da doença inflamatória intestinal são classificadas como específicas ou reativas. As manifestações cutâneas específicas têm as mesmas características histológicas e mecanismos patológicos das lesões da doença inflamatória intestinal subjacente e incluem úlceras aftosas, queilite granulomatosa, fístulas e fissuras perianais e doença de Crohn metastática (discutida mais adiante). As manifestações cutâneas reativas ocorrem secundariamente à reatividade cruzada imunomediada dos antígenos entre componentes do intestino e da pele; os exemplos incluem eritema nodoso e pioderma gangrenoso.

Até 30% dos pacientes com **colite ulcerativa** apresentam manifestações cutâneas. As úlceras aftosas são comuns e podem piorar com as exacerbações gastrintestinais. O eritema nodoso, que ocorre em até 10% dos pacientes, manifesta-se como nódulos eritematosos quentes, frequentemente nas extremidades inferiores distais. O pioderma gangrenoso é um processo ulcerativo focal que tem bordas bem delimitadas, inflamadas e elevadas, e um centro purulento e úmido. Também há a ocorrência de tromboflebite em uma taxa aumentada nos pacientes com colite ulcerativa.

A **doença de Crohn** classicamente se manifesta como fissuras e plicomas perianais, abscessos e fístulas na pele, que podem ser as manifestações iniciais. O alargamento dos lábios e uma aparência de calçamento de paralelepípedos (*cobblestone*) na mucosa oral também podem estar presentes. Assim como na colite ulcerativa, aftas, eritema nodoso e pioderma gangrenoso ocorrem com maior frequência e podem melhorar com o tratamento da doença subjacente. Observa-se inflamação granulomatosa não caseosa no exame histopatológico, e quando encontrada na pele não contígua ao trato intestinal é classificada como **doença de Crohn metastática**. As lesões metastáticas podem aparecer como placas ou nódulos localizados, solitários ou múltiplos, e podem estar localizadas nas superfícies perianal, perioral ou outras superfícies cutâneas, incluindo cicatrizes e locais de ileostomia. Na maioria dos casos de doença cutânea associada à doença inflamatória intestinal, o tratamento da condição subjacente melhora as sequelas cutâneas.

Raramente, esses achados cutâneos associados podem ser observados sem as manifestações GI clássicas, justificando a vigilância GI continuada para o possível desenvolvimento subsequente da doença. O envolvimento cutâneo isolado é tratado de forma semelhante, com a administração sistêmica de esteroides e agentes biológicos com ou sem corticosteroides tópicos ou intralesionais. A azatioprina, um tratamento comum, provoca aumento do risco de câncer de pele não melanoma.

MANIFESTAÇÕES CUTÂNEAS DE MALIGNIDADE

Doenças cutâneas associadas à malignidade têm uma ampla variedade de apresentações, incluindo lesões metastáticas e condições paraneoplásicas não malignas. As metástases cutâneas se apresentam como nódulos firmes e ocorrem em qualquer local do corpo. Os padrões da reação paraneoplásica são muitas vezes característicos e podem auxiliar no diagnóstico da neoplasia subjacente. Algumas síndromes genéticas determinam um risco aumentado de desenvolver malignidade, que pode ser inicialmente sugerida pelos sinais cutâneos. Outros achados cutâneos que podem sugerir uma doença maligna subjacente incluem prurido, ictiose, acantose *nigricans*, urticária, pênfigo e eritrodermia.

Síndrome de Sweet

Também conhecida como **dermatose neutrofílica febril aguda**, a síndrome de Sweet (ver Capítulo 194) ocorre em diversas formas, incluindo a clássica (geralmente idiopática ou relacionada à infecção, Figura 664.7), a associada à malignidade, a relacionada à imunodeficiência e às síndromes autoinflamatórias (febre recorrente), e a induzida por medicamento. A patogênese de todas as quatro formas permanece incerta; no entanto, novos dados estão surgindo, implicando uma potencial via mediada por IL-1. A síndrome de Sweet associada à malignidade é mais comumente relacionada às doenças neoplásicas hematológicas, especialmente a **leucemia mieloide aguda**. Ela se manifesta imediatamente antes, durante ou após o curso da doença maligna e é caracterizada por placas ou nódulos dolorosos, eritematosos

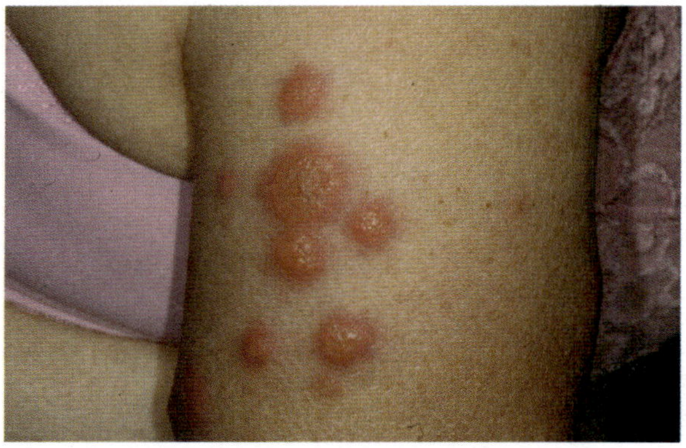

Figura 664.7 Quadro clínico da síndrome de Sweet idiopática. (*De Prat L, Bouaziz JD, Wallach D et al.: Neutrophilic dermatoses as systemic diseases.* Clin Dermatol *32:376-388, 2014, Fig. 1.*)

e edematosos que podem ser pustulosos ou em alvo, frequentemente acompanhados por febre, anemia e leucocitose. As úlceras orais são mais comuns na síndrome de Sweet associada à malignidade do que nas outras formas da doença, e manifestações extracutâneas que envolvem vários sistemas de órgãos também podem ocorrer. O diagnóstico é confirmado pela presença de um denso infiltrado neutrofílico sem evidência de vasculite. O diagnóstico diferencial inclui outras dermatoses neutrofílicas como pioderma gangrenoso, assim como celulite, eritema multiforme, doença de Behçet e eritema nodoso. O tratamento de primeira linha para a síndrome de Sweet associada ou não à malignidade é feito com glicocorticoide oral (prednisona 1 a 2 mg/kg/dia durante 2 a 4 semanas) em combinação com corticosteroides tópicos de alta potência ou intralesionais. Os agentes poupadores de esteroides sistêmicos incluem a colchicina e a dapsona.

Histiocitose de células de Langerhans

A histiocitose de células de Langerhans (HCL, ver Capítulo 534.1) é uma doença neoplásica caracterizada pela proliferação de células dendríticas mieloides. Uma vez consideradas células de Langerhans, que são células dendríticas residentes na pele, as células da HCL são atualmente entendidas como representantes de um tipo distinto de célula. A HCL pode ser uma doença de sistema único ou multissistêmica, com o infiltrado neoplásico em órgãos como pele, ossos, sistema nervoso central, pulmão, sistema hematopoético, fígado e baço. Quando presentes na pele, as lesões da HCL podem ser erosões crostosas, pápulas escamosas ou púrpuras. Há uma predileção pelo couro cabeludo, palmas das mãos, solas dos pés e áreas intertriginosas, como axilas e virilha. O prognóstico e o tratamento são variáveis e dependem dos sistemas de órgãos envolvidos.

Eritema migratório necrolítico (síndrome de glucagonoma)

O eritema migratório necrolítico é um eritema migratório característico que frequentemente sinaliza uma neoplasia subjacente, geralmente um tumor de células α pancreáticas. Máculas e placas policíclicas, exsudativas e eritematosas na face, nas extremidades e na região inguinal ocorrem associadas a glossite e queilite. As lesões são dolorosas ou pruriginosas, aumentam de tamanho e coalescem ao longo do tempo, e podem desenvolver clareamento central com vesículas, crostas e escamas periféricas. A biopsia cutânea revela necrólise superficial com infiltrado perivascular. Níveis elevados de glucagon, hiperglicemia e hipoaminoacidemia confirmam o diagnóstico, e a ressecção do tumor leva à resolução do eritema. Outros tratamentos para o eritema migratório necrolítico incluem os análogos da somatostatina (octreotida) e suporte nutricional; no entanto, essas medidas não têm efeito sobre o tumor.

Eritromelalgia

Este distúrbio pode ser primário (mutações *SCN9A*) ou secundário (distúrbios mieloproliferativos, paraneoplásicos, autoimunes) e é caracterizado pela tríade de dor, calor e vermelhidão recorrente nas extremidades. Calor, exercícios, ficar sentado por longos períodos ou usar sapatos ou luvas pode iniciar o episódio. O resfriamento e a elevação dos membros podem aliviar os sintomas (ver Capítulos 193.5)

REAÇÕES CUTÂNEAS NA PRESENÇA DE IMUNOSSUPRESSÃO

As reações medicamentosas, os quadros infecciosos e a doença do enxerto *versus* hospedeiro (DEVH) estão incluídas no diagnóstico diferencial das dermatoses nos pacientes imunossuprimidos; as semelhanças das lesões cutâneas e do aspecto histopatológico podem confundir o diagnóstico.

Reações medicamentosas

A maioria das reações medicamentosas é composta de leves erupções morbiliformes ou exantematosas de pouca repercussão clínica. A identificação da medicação suspeita pode ser mais difícil devido ao grande número de medicamentos usados nos pacientes imunossuprimidos. As características que podem ajudar a identificar as medicações suspeitas incluem a relação entre o surgimento do exantema e o início da medicação, características da distribuição e da propagação, os sintomas associados e os dados laboratoriais. As erupções medicamentosas têm início no tronco **7 a 10 dias após a exposição**, espalham-se centrifugamente e estão associadas a prurido e, menos comumente, a febre, artralgia e linfadenopatia. A eosinofilia sugere o diagnóstico de erupção medicamentosa, mas pode estar ausente caso haja supressão da medula óssea. Penicilinas, medicamentos que contenham sulfa, cefalosporinas, anti-inflamatórios não esteroidais, anticonvulsivantes e aminoglicosídeos estão comumente envolvidos. As erupções medicamentosas podem se resolver apesar do uso continuado do agente desencadeante, ou podem evoluir para um quadro mais grave. Uma anamnese cuidadosa das medicações, a eliminação de todos os medicamentos suspeitos não essenciais ou a mudança para medicações de classe diferente e o tratamento do prurido com emolientes, esteroides tópicos, anti-histamínicos e antipruriginosos são indicados. As biopsias cutâneas raramente são úteis na distinção entre as erupções medicamentosas e os exantemas virais, embora a DEVH, se suficientemente avançada, possa ter achados histopatológicos característicos.

Doença do enxerto *versus* hospedeiro

A DEVH (ver Capítulo 163) pode ter expressão cutânea variada, além de quadros extracutâneos característicos, como febre, mucosite, diarreia e hepatite. Ela pode ser aguda ou crônica. A **DEVH aguda** ocorre em 20 a 70% dos transplantes de células-tronco hematopoéticas, dependendo das diferenças de histocompatibilidade. É caracterizada por uma erupção eritematosa maculopapular (morbiliforme) não específica que frequentemente começa de forma focal e, em seguida, generalizada, podendo ser confundida com um exantema infeccioso ou uma reação medicamentosa. As características que sugerem DEVH aguda incluem o tempo de erupção (normalmente 1 a 3 semanas após o transplante, no período da recuperação hematopoética), o envolvimento inicial da cabeça e do pescoço, incluindo as orelhas, e a subsequente propagação para o tronco, as extremidades, as palmas das mãos e as solas dos pés. Nos casos graves de DEVH aguda ocorrem bolhas, necrose e eritrodermia. A **DEVH crônica** ocorre em aproximadamente 65% dos sobreviventes a longo prazo de transplante que podem ou não ter apresentado anteriormente a DEVH aguda. As manifestações cutâneas da DEVH crônica são características, com placas escleróticas, poiquilodérmicas e descamativas, e pápulas semelhantes ao líquen plano predominando no tronco e nas extremidades distais (Figura 664.8). As áreas escleróticas são propensas a contraturas e ao desenvolvimento de feridas crônicas. O envolvimento dos pelos, das unhas e da mucosa oral também é comum na DEVH crônica. O tratamento de primeira linha para a DEVH inclui glicocorticoides sistêmicos e outros imunossupressores suplementados por corticosteroides tópicos de média a alta potência. Na doença leve, os corticosteroides tópicos ou os inibidores tópicos da calcineurina isoladamente podem ser eficazes. O tratamento de segunda linha inclui fototerapia (UVB banda estreita ou UVA1) e fotoférese extracorpórea. Todos os pacientes com DEVH se beneficiam da proteção solar, do uso de emolientes e dos antipruriginosos tópicos e orais.

A bibliografia está disponível no GEN-io.

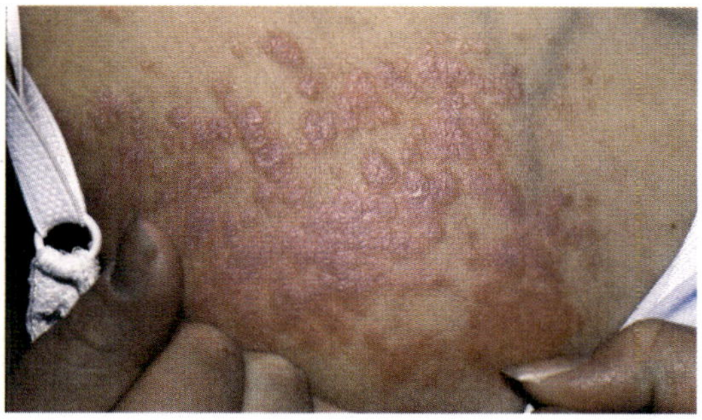

Figura 664.8 Erupção liquenoide na doença do enxerto *versus* hospedeiro crônica.

664.2 Reações Medicamentosas Multissistêmicas

Nicole R. Bender e Yvonne E. Chiu

Ver também Capítulo 177.

A maioria das reações cutâneas que resultam do uso de medicamentos sistêmicos é limitada à pele e se resolve sem sequelas após a interrupção do agente desencadeador (Tabela 664.3). Erupções medicamentosas mais graves podem ser fatais, o que torna vital seu rápido reconhecimento (ver Capítulo 673). A genética e, particularmente, a etnia parecem desempenhar um papel importante na determinação da ocorrência de reações medicamentosas multissistêmicas, particularmente a anticonvulsivantes.

Tabela 664.3 Erupções medicamentosas em pacientes pediátricos.

ERUPÇÃO	MEDICAMENTOS ESSENCIAIS	PADRÃO DE LESÃO	MUDANÇAS NA MUCOSA
Urticária	Penicilinas, cefalosporinas, sulfonamidas, ácido acetilsalicílico/AINEs, meios de radiocontraste, inibidores de TNF	Pápulas eritematosas pruriginosas (ver Figura 664.12)	Nenhuma
Angioedema	Ácido acetilsalicílico/AINEs, inibidores da ECA	Inchaço dos tecidos subcutâneo e dérmico profundo	Podem estar presentes
Reação semelhante à doença do soro	Cefalosporinas, penicilinas, minociclina, bupropiona, sulfonamidas	Placas urticariformes anulares (ver Figura 664.11)	Nenhuma
Exantemática	Qualquer medicamento	Máculas e/ou pápulas eritematosas	Nenhuma
Erupção cutânea medicamentosa com eosinofilia e sintomas sistêmicos (síndrome DRESS)	Fenitoína, fenobarbital, carbamazepina, lamotrigina, alopurinol, sulfonamidas, dapsona, minociclina	Edema; máculas e/ou pápulas eritematosas; às vezes vesículas ou bolhas (ver Figura 664.10)	Podem estar presentes
Liquenoide	Inibidores da ECA, betabloqueadores, sais de ouro, hidroclorotiazida, hidroxicloroquina, penicilamina, griseofulvina, tetraciclina, carbamazepina, fenitoína, AINEs	Pápulas distintas e placas achatadas, púrpura avermelhada	Podem estar presentes
Fixa por medicamento	Sulfonamidas, ibuprofeno, paracetamol, tetraciclinas, pseudoefedrina, barbitúricos, lamotrigina, metronidazol, penicilina	Solitárias a poucas placas eritematosas hiperpigmentadas (ver Figura 664.13)	Incomuns
Pustular (pustulose exantemática generalizada aguda)	Antibióticos betalactâmicos, macrolídios, clindamicina, terbinafina, bloqueadores dos canais de cálcio, antimaláricos	Pequenas pústulas e pápulas generalizadas (ver Figura 664.14)	Incomuns
Acneiforme	Corticosteroides, androgênios, lítio, iodeto, fenitoína, isoniazida, tetraciclina, vitaminas B, azatioprina	Pápulas e pústulas inflamatórias baseadas em folículos predominam	Nenhuma
Pseudoporfiria	AINEs, inibidores da ciclo-oxigenase-2, tetraciclinas, furosemida	Bolhas fotodistribuídas e fragilidade da pele	Nenhuma
Vasculite	Penicilinas, AINEs, sulfonamidas, cefalosporinas	Pápulas purpúricas, especialmente nas extremidades inferiores; urticária, bolhas hemorrágicas, necrose digital, pústulas, úlceras	Raramente
Síndrome de Stevens-Johnson/necrólise epidérmica tóxica	Sulfonamidas, anticonvulsivantes, AINEs, alopurinol, dapsona	Lesões-alvo, bolhas, necrose epidérmica com descolamento (ver Figuras 673.3 e 673.4)	Presentes
Lúpus induzido por medicamentos	Minociclina, procainamida, hidralazina, isoniazida, penicilamina, carbamazepina, clorpromazina, infliximabe	Raramente tem manifestações cutâneas, mas pode ser urticariforme, vasculítico, eritematoso	Raras

AINEs, anti-inflamatórios não esteroidais; ECA, enzima conversora de angiotensina; TNF, fator de necrose tumoral. (Adaptada de Paller AS, Mancini AJ, editors: *Hurwitz clinical pediatric dermatology*, ed 3, Philadelphia, 2006, Elsevier/Saunders, p. 526.)

ERUPÇÃO CUTÂNEA MEDICAMENTOSA COM EOSINOFILIA E SINTOMAS SISTÊMICOS (SÍNDROME DRESS)

A erupção cutânea medicamentosa com eosinofilia e sintomas sistêmicos (síndrome DRESS) também é chamada de síndrome de hipersensibilidade medicamentosa ou síndrome de hipersensibilidade a anticonvulsivante. Ela é classicamente observada **2 a 6 semanas após a exposição inicial** a um anticonvulsivante (carbamazepina, fenobarbital, fenitoína, lamotrigina) ou outros fármacos (alopurinol, minociclina, sulfonamidas [dapsona, sulfassalazina], outros antibióticos) e, em geral, manifesta-se como a tríade de **febre**, **eritema** e **hepatite** (Figura 664.9). O eritema cutâneo inicialmente é localizado na cabeça, na parte superior do tronco e nos braços. Um exantema morbiliforme difuso de pápulas pruriginosas é o achado mais comum, embora qualquer morfologia possa estar presente (Figura 664.10). A descamação no início do curso, como observado na necrólise epidérmica tóxica, é incomum. O envolvimento das membranas mucosas, quando ocorre, em geral é leve. Edema periocular ou facial proeminente, linfadenopatia cervical, faringite e mal-estar acompanham esta erupção cutânea intensa. *A eosinofilia (500/μℓ) e a linfocitose atípica são comuns, mas nem sempre estão presentes.* Hepatite, que varia da discreta elevação dos valores das transaminases hepáticas à franca insuficiência hepática, pode ser acompanhada por nefrite intersticial, pneumonite, miocardite, choque e encefalite; a taxa de mortalidade por estas complicações aproxima-se de 10%. Tireoidite e hipotireoidismo de início tardio podem ocorrer meses depois, como resultado do desenvolvimento de anticorpos antimicrossomais contra a peroxidase tireoidiana, envolvida no metabolismo do fármaco.

A síndrome DRESS é causada por uma resposta específica de células T ao medicamento. A reativação de herpes-vírus, especialmente o herpes-vírus humano 6, também contribui para a síndrome DRESS por um mecanismo patogênico desconhecido. A predisposição genética com determinados tipos de alelos HLA também foi implicada em grupos étnicos e medicamentos específicos, como o HLA-A*3101 com a carbamazepina. O diagnóstico diferencial inclui síndrome de Stevens-Johnson, exantemas virais, síndrome de ativação macrofágica, síndrome hemofagocítica e DEVH no cenário clínico apropriado. A síndrome DRESS é muitas vezes diferenciada de outras reações medicamentosas pelo seu início tardio após a exposição ao fármaco e pelo curso mais persistente.

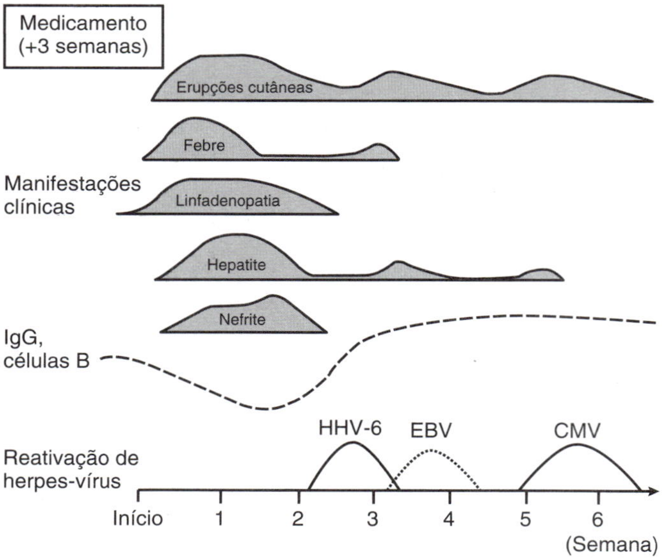

Figura 664.9 Sintomas clínicos e achados laboratoriais da síndrome de hipersensibilidade medicamentosa/erupção cutânea medicamentosa com eosinofilia e sintomas sistêmicos. CMV, citomegalovírus; EBV, vírus Epstein-Barr; HHV, herpes-vírus humano (*De Kano Y, Ishida T, Hirahara K, Shiohara T: Visceral involvements and long-term sequelae in drug-induced hypersensitivity syndrome.* Med Clin N Am *94:743-759, 2010 [Fig. 1, p. 745].*)

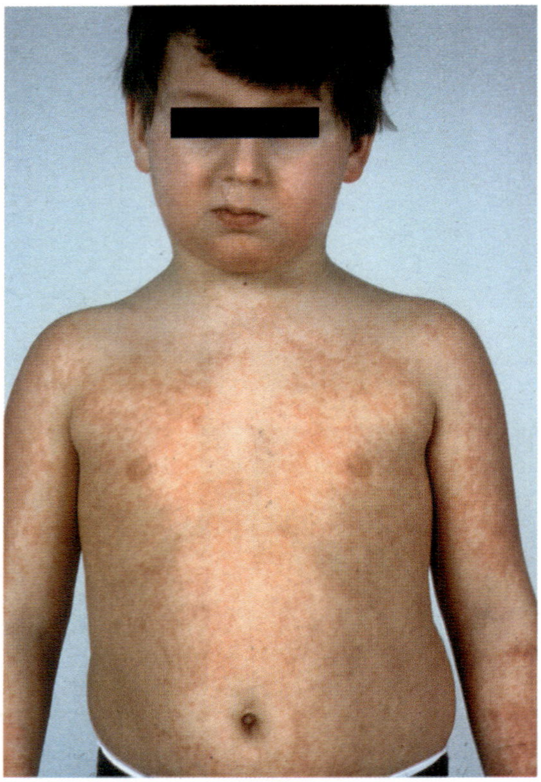

Figura 664.10 Um menino de 9 anos com paralisia cerebral e convulsões tratado com carbamazepina. Dezessete dias após o início do tratamento, ele demonstrou febre, erupção cutânea (exantemática), linfadenopatia e nefrite, tudo parte de uma síndrome de hipersensibilidade induzida por medicamento. (*De Schachner LA, Hansen RC, editors*: Pediatric dermatology, *ed 3, Philadelphia, 2003, Mosby, p. 1269.*)

A retirada da medicação é a principal intervenção terapêutica. Os testes de transformação linfocitária e o teste de contato são úteis para a identificação do fármaco agressor quando vários agentes suspeitos estão presentes, mas a interrupção do fármaco não deve ser adiada enquanto se aguardam os resultados. O tratamento sintomático do prurido e da dor pode ser realizado com emolientes e corticosteroides tópicos de média a alta potência (2 vezes/dia, durante 1 semana). O tratamento com corticosteroide sistêmico é necessário nos casos de rápida evolução ou de envolvimento hepático ou renal graves. É importante a orientação quanto ao aumento do risco com o uso de medicamentos semelhantes e em membros da família. A síndrome DRESS pode ter um curso recidivante, tanto na pele como em outros sistemas e órgãos, tempos depois da retirada do fármaco e da melhora inicial, necessitando de acompanhamento por vários meses.

REAÇÃO SEMELHANTE À DOENÇA DO SORO

A reação semelhante à doença do soro (RSDS) manifesta-se como placas anulares, urticariformes, de bordas bem definidas, que coalescem, muitas vezes com uma tonalidade violácea no centro (Figura 664.11). Além disso, frequentemente estão presentes eritema/edema acral, artrite/artralgia, linfadenopatia e febre. Ao contrário do que ocorre na doença do soro verdadeira (ver Capítulo 175), evidências laboratoriais de complexos imunes circulantes e vasculite com envolvimento multissistêmico estão normalmente ausentes. O diagnóstico diferencial inclui doença de Kawasaki, doenças do tecido conjuntivo, urticária multiforme e síndrome DRESS. A RSDS é mais comumente observada 10 a 14 dias após a exposição a múltiplos fármacos (especialmente cefalosporinas, penicilinas, minociclina e outros antibióticos), assim como após certas infecções e imunizações. A causa da RSDS relacionada a fármacos é desconhecida, mas suspeita-se da ação de um metabólito tóxico. Em contraste com a síndrome DRESS, a RSDS normalmente ocorre após repetidas exposições ao fármaco. A retirada da medicação e o tratamento

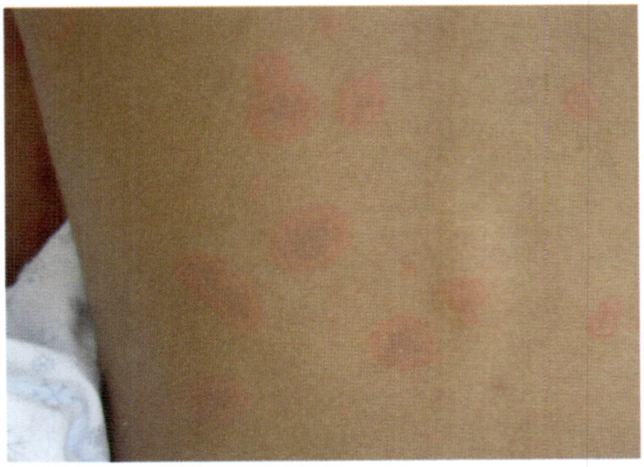

Figura 664.11 A reação semelhante à doença do soro é composta de placas urticariformes com uma borda eritematosa e centro violáceo.

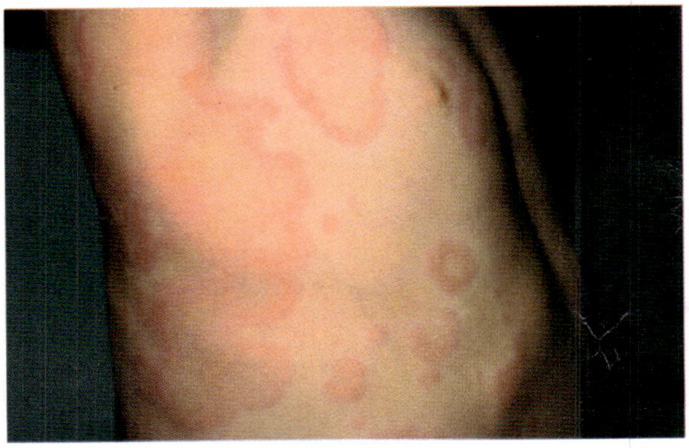

Figura 664.12 **Urticária.** Pápulas eritematosas transitórias e bem circunscritas ocorreram nesta menina como reação à administração de cefixima. Observe o centro edematoso e o halo de eritema. Circundar uma lesão e observar se ela clareia após 24 horas facilita o diagnóstico. (*De Paller AS, Mancini AJ (eds)*: Hurwitz Clinical Pediatric Dermatology, *5th ed, 2016, Elsevier, Philadelphia, Fig. 20-2, p. 469.*)

sintomático com anti-histamínicos e analgésicos orais são recomendados. Os glicocorticoides sistêmicos são indicados nos casos de envolvimento articular grave ou erupções cutâneas extensas.

Erupção fixa por fármaco

A erupção fixa por fármaco (EFF) ocorre minutos a horas após a exposição a um fármaco e é caracterizada por prurido ou queimação moderados, mancha bem circunscrita de coloração avermelhada, marrom, acinzentada ou, quando grave, manchas violáceas que aparecem nas extremidades, no tronco, nos lábios ou órgãos genitais (Figura 664.13). Geralmente, há uma lesão que na reexposição ao fármaco aparece na mesma localização (fixa) do episódio anterior (muitas vezes aparecendo mais rapidamente). Em algumas ocasiões, pode haver duas ou mais lesões. Parar o agente agressor é necessário; a EFF se resolverá dentro de 10 a 14 dias, frequentemente com hiperpigmentação residual. Os medicamentos ofensivos incluem sulfonamidas, tetraciclinas, anti-inflamatórios não esteroidais (AINEs) e paracetamol.

PUSTULOSE EXANTEMÁTICA GENERALIZADA AGUDA (PEGA)

A pustulose exantemática generalizada aguda é muitas vezes relacionada a fármacos (mais comumente aminopenicilinas, macrolídios, sulfonamidas), ocorrendo **dentro de horas a dias após a exposição ao fármaco**. Ela é caracterizada por muitas pústulas estéreis não foliculares com edema e eritema subjacentes, em geral iniciando na face e nas regiões intertriginosas (Figura 664.14). Febre e neutrofilia são frequentes,

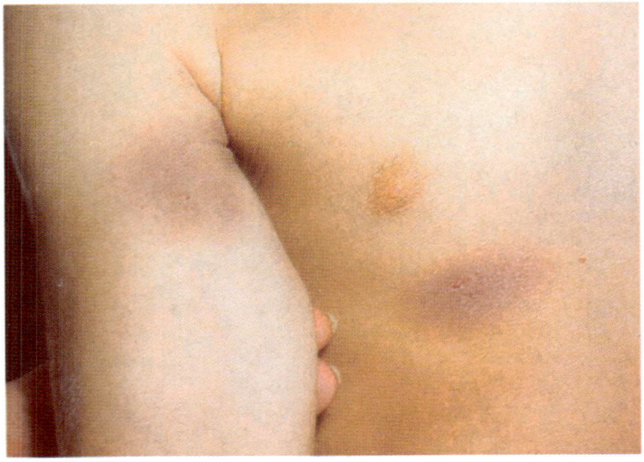

Figura 664.13 Erupção fixa múltipla por fármaco.

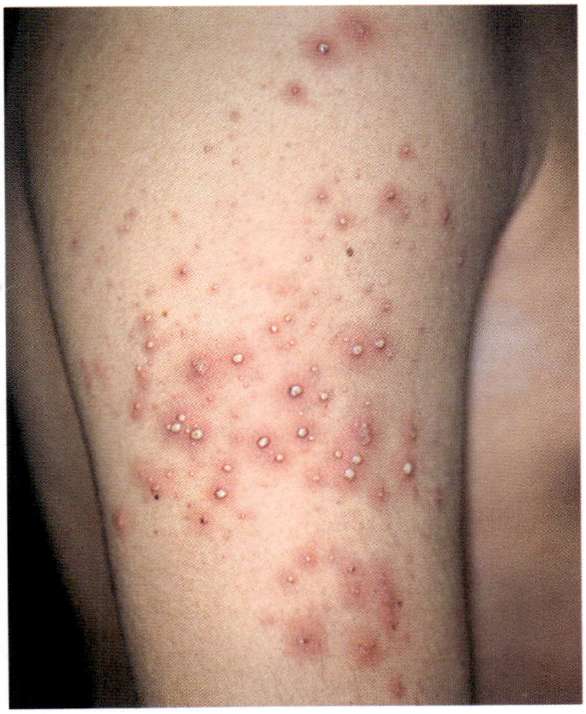

Figura 664.14 **Pustulose exantemática generalizada aguda caracteriza-se pelo início agudo de febre e eritema generalizado com numerosas pústulas pequenas, distintas, estéreis e não foliculares.** As pústulas podem aparecer em poucos dias após o início da terapia medicamentosa. As pústulas se resolvem em menos de 15 dias, seguidas de descamação. (*De Habif TP, editor*: Clinical dermatology, *ed 4, Philadelphia, 2004, Mosby, p. 490.*)

enquanto eosinofilia é menos comum do que na síndrome DRESS. A erupção cutânea pode cursar com sensação de queimação e prurido; o envolvimento das membranas mucosas é raro e, em geral, leve. O acometimento de órgãos internos não é comum e, muitas vezes, é assintomático. Um esfregaço da lesão é indicado para descartar infecção nos quadros de erupção pustulosa com leucocitose e febre. O diagnóstico diferencial inclui psoríase pustulosa generalizada, impetigo bolhoso, pênfigo por IgA e dermatose pustulosa subcórnea. O tratamento consiste em suspender o fármaco suspeito e oferecer alívio sintomático com curativos úmidos, emolientes e corticosteroides tópicos de média potência (aplicados 2 vezes/dia durante 1 semana).

A bibliografia está disponível no GEN-io.

Capítulo 665

Princípios da Terapia Dermatológica

Daren A. Diiorio e Stephen R. Humphrey

Os cuidados adequados com a pele exigem uma distinção entre lesões primárias e secundárias, um diagnóstico específico e o conhecimento do curso natural da doença. Se houver dúvida no diagnóstico, é melhor iniciar com o tratamento menos agressivo.

No uso de medicação tópica, a escolha do veículo é tão importante quanto o agente terapêutico específico. As **lesões exsudativas** agudas respondem melhor às compressas úmidas, seguidas de loções ou cremes. Para a pele **seca**, **espessa** e descamativa, ou para o tratamento de uma reação alérgica de contato que possa ser consequência do componente de um medicamento tópico, o veículo de escolha é a pomada, que contribui para ocluir e umedecer a área afetada. Os géis e as soluções são mais úteis para o couro cabeludo e outras áreas pilosas, pela rápida absorção. O local da lesão é de considerável importância, porque o veículo mais indicado pode não ser cosmética ou funcionalmente apropriado, como uma pomada na face ou nas mãos. A preferência do paciente também deve contribuir na escolha do veículo, pois a adesão ao tratamento é baixa quando uma medicação não é aceita pelo paciente. As pomadas tendem a arder menos e são menos irritantes. Sistemas de liberação por meio de espumas foram desenvolvidos com resultados esteticamente satisfatórios, e é crescente o número de produtos e formulações disponíveis.

Em sua maioria, as **loções** são misturas de água e óleo em preparações fluidas. Depois que a água evapora, a pequena quantidade de óleo remanescente cobre a pele. Algumas loções, que necessitam de agitação antes do uso, são uma suspensão de água e pó insolúvel; à medida que a água evapora, ocorre o resfriamento da pele, que é recoberta por uma fina camada de pó. Os **cremes** são emulsões de óleo e água, que são viscosos e não escorrem (contêm mais óleo do que as loções). As **pomadas** têm óleos e pequena ou nenhuma quantidade de água; elas são gordurosas, lubrificam a pele seca, retêm a água e ajudam na oclusão. Em geral, as pomadas sem água não necessitam de conservantes porque os microrganismos necessitam de água para sobreviver. Por causa disso, as pomadas muitas vezes têm o menor número e concentração de ingredientes, diminuindo o risco de sensibilização da pele.

O tratamento deve ser o mais simples possível e devem ser fornecidas instruções escritas específicas sobre a frequência e a duração da aplicação. Os médicos devem familiarizar-se com uma ou duas preparações de cada categoria e devem aprender a usá-las de forma adequada. A prescrição de medicamentos patenteados inespecíficos que podem conter agentes sensibilizantes deve ser evitada. Certas preparações, como anti-histamínicos tópicos e anestésicos sensibilizantes, nunca são indicadas.

CURATIVOS ÚMIDOS

Os curativos úmidos refrescam e secam a pele por meio da evaporação e limpam a pele por remoção de crostas e exsudato, que causam mais irritação cutânea se não forem removidos. Os curativos diminuem o prurido, a sensação de queimação e de ardor, e são indicados para dermatite aguda e úmida ou exsudativa. Embora várias substâncias adstringentes e antissépticas possam ser adicionadas à solução, compressas de água fria ou morna são igualmente eficazes. Os curativos de múltiplas camadas de Kerlix®, gaze ou material de algodão macio podem ser saturados com água e umedecidos novamente quantas vezes for necessário. As compressas devem ser aplicadas durante 10 a 20 minutos pelo menos a cada 4 horas e, geralmente, devem ser continuadas por 24 a 48 horas.

Alternativamente, roupas com o interior de algodão podem ser embebidas em água e, em seguida, torcidas para ficarem o mais secas possível. Elas são colocadas sobre a criança e cobertas com pijamas secos, de preferência pijamas de dormir com pés. A criança deve dormir assim durante a noite. Este tipo de curativo pode ser utilizado à noite por até 1 semana.

Os curativos úmidos ou *wet wraps* (gazes úmidas), em conjunto com esteroides tópicos, também podem ser utilizados em casos mais graves de dermatite (p. ex., dermatite atópica). Neste método, uma fina camada do esteroide tópico é aplicada nas áreas afetadas, que então são cobertas com gazes umedecidas mornas por cerca de 30 minutos a 1 hora, 2 a 3 vezes/dia. Este método é particularmente eficaz em crianças com dermatite extensa e grave.

ÓLEOS DE BANHO, COLOIDES, SABONETES

O óleo de banho tem pouco benefício no tratamento de crianças. Ele oferece pouco efeito hidratante, mas aumenta o risco de lesão durante um banho. O óleo de banho pode lubrificar a superfície do chão, tornando-o escorregadio e provocando a queda do adulto ou da criança. As soluções de banho à base de alcatrão podem ser prescritas e podem ser úteis para psoríase e dermatite atópica. Os coloides, como o pó de amido e a farinha de aveia coloidal, são calmantes e antipruriginosos para alguns pacientes quando adicionados à água do banho. A aveia coloidal oleosa contém óleo mineral e derivados de lanolina para a lubrificação, quando a pele é ressecada. Os sabonetes comuns podem ser irritantes e causar ressecamento se os pacientes tiverem pele ressecada ou dermatite. Os sabonetes sintéticos são muito menos irritantes. Os sabonetes e os produtos de limpeza sem perfume muitas vezes são mais bem tolerados e menos propensos a irritar a pele. Quando a pele estiver agudamente inflamada, é aconselhável evitar o uso de sabonete.

LUBRIFICANTES

Os lubrificantes, assim como as loções, os cremes e as pomadas, podem ser utilizados como hidratantes para a pele seca e como veículos para agentes tópicos, como corticosteroides e queratolíticos. Em geral, as pomadas são os emolientes mais eficazes. Diversas preparações comerciais estão disponíveis. Alguns pacientes não toleram as pomadas e alguns podem ser sensibilizados por um componente do lubrificante; alguns conservantes nos cremes também são sensibilizadores. Essas preparações podem ser aplicadas várias vezes ao dia, se necessário e tolerado. O efeito máximo é alcançado quando são aplicadas à pele seca 2 ou 3 vezes/dia. As loções que contêm mentol e cânfora em um veículo emoliente podem ajudar a controlar o prurido e o ressecamento, mas o uso de hidratantes, além desses produtos, é melhor para diminuir o ressecamento da pele.

XAMPUS

Os xampus especiais que contêm enxofre, ácido salicílico, zinco e sulfeto de selênio são úteis para as condições em que há descamação do couro cabeludo, como a dermatite seborreica ou a psoríase. Os xampus que contêm alcatrão também são úteis nestas condições. A maioria dos xampus contém surfactantes e detergentes. Eles devem ser usados na frequência que for necessária para controlar a descamação. Os pacientes devem ser orientados a deixar o xampu ensaboado em contato com o couro cabeludo durante 5 a 10 minutos antes do enxágue.

SHAKE LOTIONS (LOÇÕES COM AGITAÇÃO ANTES DO USO)

As loções com agitação antes do uso (*shake lotions*) são utilizadas como agentes antipruriginosos; consistem em uma suspensão de pó em um veículo líquido. Um óleo dispersível em água pode ser adicionado para a lubrificação. Estas preparações podem ser usadas eficazmente em combinação com curativos úmidos para a dermatite exsudativa. O resfriamento ocorre conforme a loção evapora e o pó depositado sobre a pele absorve a umidade.

PÓS

Os pós são higroscópicos e servem como agentes secativos ou absortivos em áreas de umidade excessiva. Quando secos, os pós diminuem o atrito entre duas superfícies. Eles são mais utilizados nas áreas intertriginosas e entre os dedos, onde a maceração e a abrasão podem resultar do atrito no movimento. Os pós grossos podem endurecer; portanto, eles devem conter partícula fina e inerte, a menos que a medicação seja incorporada na formulação. O uso de pós à base de amido de milho na pele inflamada ou rompida forma um ambiente favorável ao crescimento de microrganismos e deve ser evitado.

PASTAS

As pastas contêm pó fino em veículos de pomada e não são prescritas com frequência no tratamento dermatológico atual; em certas situações, entretanto, elas podem ser efetivamente utilizadas para proteger a pele vulnerável ou danificada. Uma pasta de óxido de zinco é suave e inerte e pode ser aplicada à área da fralda para prevenir irritação resultante da dermatite da fralda. A pasta de óxido de zinco deve ser aplicada em uma camada espessa que cubra completamente a pele e é removida mais facilmente com óleo mineral do que com água e sabão.

AGENTES QUERATOLÍTICOS

Os agentes que contêm ureia são hidrofílicos, hidratam o estrato córneo e tornam a pele mais flexível. Além disso, como a ureia dissolve as pontes de hidrogênio e a queratina epidérmica, ela é eficaz no tratamento de condições descamativas. As concentrações de 10 a 40% estão disponíveis em várias loções e cremes comerciais, que podem ser aplicados 1 ou 2 vezes/dia, conforme for tolerado. O ácido salicílico é um agente queratolítico eficaz e pode ser incorporado a diversos veículos em concentrações de até 6% para ser aplicado 2 ou 3 vezes/dia. As preparações de ácido salicílico não devem ser usadas no tratamento de crianças pequenas, em grandes superfícies ou na pele lesionada; a absorção percutânea pode resultar em salicilismo. Os alfa-hidroxiácidos, particularmente o ácido láctico e o ácido glicólico, estão disponíveis em preparações comerciais ou podem ser incorporados em um veículo de pomada nas concentrações de até 12%. Alguns cremes contêm ureia e ácido láctico. As preparações de alfa-hidroxiácidos são úteis para o tratamento de distúrbios de queratinizacão e podem ser aplicadas 1 ou 2 vezes/dia. Alguns pacientes se queixam de queimação com o uso desses agentes; nesses casos, a frequência de aplicação deve ser reduzida.

COMPOSTOS DE ALCATRÃO

Os derivados do alcatrão são obtidos a partir do carvão betuminoso, do xisto, do petróleo (alcatrão de carvão) e da madeira. São antipruriginosos e adstringentes e parecem promover a queratinização normal. São úteis para o eczema crônico e a psoríase, e a sua eficácia pode ser aumentada se a área afetada for exposta à luz UV após a remoção do produto. Os alcatrões não devem ser usados para lesões inflamatórias agudas. Esses compostos são muitas vezes escuros e de difícil aceitação, porque podem manchar e possuem forte odor. Eles podem ser incorporados em xampus, óleos de banho, loções e pomadas. Uma preparação útil para os pacientes pediátricos é o *liquor carbonis detergens* a 2 a 5% em um veículo de creme ou pomada. O gel de alcatrão e o alcatrão em óleo corporal são preparações cosméticas relativamente agradáveis que causam coloração mínima da pele e dos tecidos. Os derivados do alcatrão também podem ser incorporados em um veículo com um corticosteroide tópico. A frequência de aplicação varia de 1 a 3 vezes/dia, de acordo com a tolerância. Muitas crianças se recusam a usar as preparações de alcatrão devido às suas características de odor e coloração.

AGENTES ANTIFÚNGICOS

Os agentes antifúngicos estão disponíveis em pós, loções, cremes, pomadas e soluções para o tratamento dos dermatófitos e das infecções por leveduras. Nistatina, naftifina e anfotericina B são específicas para *Candida albicans* e são ineficazes em outras doenças fúngicas. O tolnaftato é eficaz contra dermatófitos, mas não contra leveduras. O espectro da ciclopirox olamina inclui os dermatófitos, além das espécies *Malassezia furfur* e *C. albicans*. Os azólicos clotrimazol, econazol, cetoconazol, miconazol, oxiconazol e sulconazol têm um espectro amplo semelhante. A butenafina tem um espectro amplo semelhante e, também, tem propriedades anti-inflamatórias. A terbinafina tem maior atividade contra os dermatófitos, mas uma atividade mais fraca contra leveduras do que os azólicos. Os agentes antifúngicos tópicos devem ser aplicados 1 a 2 vezes/dia para a maioria das infecções fúngicas. Todos têm baixo potencial sensibilizante; aditivos, como os conservantes e os estabilizantes nos veículos, podem causar dermatite de contato alérgica. As pomadas que contêm 6% de ácido benzoico e 3% de ácido salicílico são potentes agentes queratolíticos, que também têm sido usadas para o tratamento de infecções por dermatófitos. As irritações locais são frequentes.

ANTIBIÓTICOS TÓPICOS

Os antibióticos tópicos têm sido utilizados há muitos anos para tratar infecções cutâneas locais, embora a sua eficácia, com a exceção da mupirocina, do ácido fusídico e da retapamulina, seja questionada. As pomadas são os veículos preferidos (exceto no tratamento de acne vulgar; ver Capítulo 689) e as combinações com outros agentes tópicos, como corticosteroides são, em geral, desaconselháveis. Sempre que possível, o agente etiológico deve ser identificado e tratado especificamente. Os antibióticos amplamente utilizados em preparações sistêmicas devem ser evitados devido ao risco de resistência bacteriana. O potencial sensibilizante de certos antibióticos tópicos, como a neomicina e a nitrofurazona, deve ser sempre lembrado e evitado quando possível. A mupirocina, o ácido fusídico e a retapamulina são os agentes tópicos mais efetivos disponíveis atualmente e são tão eficazes quanto a eritromicina oral no tratamento de impetigo leve a moderado. A polisporina e a bacitracina não são tão eficazes.

CORTICOSTEROIDES TÓPICOS

Os corticosteroides tópicos são potentes agentes anti-inflamatórios e agentes antipruriginosos eficazes. Os resultados terapêuticos bem-sucedidos são alcançados em uma ampla variedade de condições cutâneas. Os corticosteroides podem ser divididos em sete categorias diferentes com base na potência (Tabela 665.1), mas, para fins práticos, quatro categorias podem ser utilizadas: baixa, moderada, alta e muito alta. As preparações de baixa potência incluem: hidrocortisona, desonida e butirato de hidrocortisona. Os compostos de potência média incluem: ancinonida, betametasona, flurandrenolida, fluocinolona, furoato de mometasona e triancinolona. Os esteroides tópicos de alta potência incluem a fluocinonida e a halcinonida. O dipropionato de betametasona

Tabela 665.1 Potência dos glicocorticosteroides tópicos.

CLASSE 1 – ALTA POTÊNCIA
Dipropionato de betametasona, gel, pomada a 0,05%
Propionato de clobetasol, creme, pomada a 0,05%
Propionato de halobetasol, creme, pomada a 0,05%
CLASSE 2 – POTENTE
Dipropionato de betametasona, creme a 0,05%
Desoximetasona, creme, pomada, gel a 0,05% e 0,25%
Fluocinonida, creme, pomada, gel a 0,05%
CLASSE 3 – POTÊNCIA SUPERIOR A MÉDIA
Dipropionato de betametasona, creme a 0,05%
Valerato de betametasona, pomada a 0,1%
Propionato de fluticasona, pomada a 0,005%
Furoato de mometasona, pomada a 0,1%
Triancinolona acetonida, creme a 0,5%
CLASSE 4 – POTÊNCIA MÉDIA
Desoximetasona, creme a 0,05%
Fluocinolona acetonida, pomada a 0,025%
Triancinolona acetonida, pomada a 0,1%
CLASSE 5 – POTÊNCIA INFERIOR A MÉDIA
Valerato de betametasona, creme/loção a 0,1%
Fluocinolona acetonida, creme a 0,025%
Propionato de fluticasona, creme a 0,05%
Triancinolona acetonida, creme/loção a 0,1%
CLASSE 6 – POTÊNCIA BAIXA
Desonida, creme a 0,05%
CLASSE 7 – POTÊNCIA MUITO BAIXA
Tópicos com hidrocortisona, dexametasona, flumetasona, metilprednisolona e prednisolona

De Weston WL, Lane AT, Morelli JG: *Color textbook of pediatric dermatology*, ed 4, St. Louis, 2007, Mosby, p. 418.

e o propionato de clobetasol são preparações de potência muito alta e devem ser prescritos com cuidado. Alguns desses compostos são formulados em diversas dosagens de acordo com a eficácia clínica e o grau de vasoconstrição. Os médicos que usam esteroides tópicos devem familiarizar-se com as preparações dentro de cada classe.

Todos os corticosteroides podem ser obtidos em vários veículos, incluindo cremes, pomadas, soluções, géis e aerossóis. Alguns estão disponíveis em forma de espuma. A absorção é aumentada por veículos de pomada ou gel, mas este deve ser selecionado com base no tipo de distúrbio e na localização da região acometida. A frequência de aplicação deve ser determinada pela potência da preparação, pela localização no corpo e pela gravidade da erupção. A aplicação de uma fina camada 2 vezes/dia geralmente é suficiente. Os efeitos locais adversos incluem atrofia cutânea, estrias, telangiectasia, erupções acneiformes, púrpura, hipopigmentação e aumento no crescimento de pelos. Os efeitos adversos sistêmicos dos esteroides tópicos de potência alta e muito alta ocorrem com o uso a longo prazo e incluem déficit de crescimento, catarata e supressão da função suprarrenal.

A espessura relativa da pele deve ser considerada no que diz respeito à seleção da classe de esteroide (Tabela 665.1). A pele fina, como a das pálpebras, face, região inguinal e genitália, irá absorver uma quantidade substancial de medicação em comparação com a pele mais espessa das palmas das mãos e das solas dos pés. Um equivalente a uma polpa digital de adulto é a quantidade de medicação suficiente para cobrir uma área do tamanho de uma palma da mão adulta e equivale aproximadamente 0,5 g de medicação. O conhecimento da área a ser tratada e da classe de medicamento para prescrição pode diminuir o potencial dos efeitos adversos.

Em circunstâncias selecionadas, os corticosteroides podem ser administrados por injeção intralesional (cistos de acne, queloides, placas de psoríase, alopecia areata, reações persistentes à picada de inseto). Apenas médicos experientes devem usar este método de administração.

AGENTES ANTI-INFLAMATÓRIOS NÃO ESTEROIDAIS TÓPICOS

Os agentes anti-inflamatórios inibidores da calcineurina, que inibem a ativação da célula T, podem ser utilizados como alternativa aos esteroides tópicos para o tratamento de dermatite atópica e de outras condições inflamatórias. Esses agentes são o pimecrolimo e o tacrolimo. Não apresentam os efeitos locais adversos observados com o uso dos esteroides tópicos. A sensação de ardência com a aplicação é a queixa mais comum e pode ser reduzida pela mistura do medicamento com uma pomada, como a vaselina, para as aplicações iniciais. Esses agentes são tão eficazes quanto os esteroides tópicos de potência média. Em 2006, a FDA emitiu um alerta para inibidores de calcineurina tópicos, pois evidências de experimentos com animais e relatos de casos sugeriram potencial para um risco aumentado de linfoma com o uso sistêmico. Não há evidência estabelecida associando o uso tópico do inibidor de calcineurina ao risco de linfoma, apesar de diversos estudos epidemiológicos e clínicos.

PROTETORES SOLARES

Os protetores solares são de dois tipos gerais: (1) aqueles, como o óxido de zinco e o dióxido de titânio, que absorvem todos os comprimentos de onda dos espectros UV e visíveis; e (2) um grupo heterogêneo de substâncias químicas que absorve seletivamente a energia de vários comprimentos de onda dentro do espectro UV. Além do espectro de luz que é bloqueado, outros fatores a serem considerados incluem a aceitação cosmética, o potencial sensibilizante, a retenção na pele após imersão em água ou na transpiração, a frequência necessária de aplicação e o custo. Os ingredientes dos protetores solares incluem o ácido para-aminobenzoico (PABA) com etanol, os ésteres do PABA, os cinamatos e a benzofenona, que bloqueiam a transmissão da maioria dos comprimentos de onda UVB solar e alguns comprimentos de onda UVA. A avobenzona e o ecansule são mais efetivos em bloquear UVA. Os antioxidantes também podem ser encontrados em alguns protetores solares. Os protetores labiais que absorvem a faixa de UVB também estão disponíveis. Os protetores solares são designados pelo fator de proteção solar (FPS). O FPS é definido como a quantidade de tempo para desenvolver uma queimadura leve com o protetor solar em comparação com a quantidade de tempo sem o protetor solar. Um FPS mínimo de 15 é necessário para a maioria dos indivíduos de pele clara para evitar queimaduras solares; entretanto, um FPS de 30 deve ser recomendado na maioria das vezes. Quanto maior o FPS, maior é a proteção contra os raios UVB. Os protetores solares não incluem nenhuma medida da eficácia em bloquear o UVA. A eficiência desses agentes depende da atenção cuidadosa para as instruções de uso. Os protetores solares químicos devem ser aplicados pelo menos 30 minutos antes da exposição solar para permitir a penetração na epiderme, reaplicados na chegada ao destino e a cada hora subsequente, quando houver exposição à luz solar direta. A maioria dos pacientes com erupções fotossensíveis necessita de proteção por agentes que absorvem os comprimentos de onda UVB e UVA (ver Capítulo 675).

Embora os protetores solares confiram fotoproteção e possam diminuir o desenvolvimento de nevos, a proteção é incompleta contra todos os raios UV prejudiciais. Evitar o sol do meio do dia (10 h às 16 h) é o método primário de fotoproteção. Usar roupas, chapéus e permanecer na sombra oferecem proteção solar adicional.

TERAPIA A *LASER*

A terapia com *pulsed dye laser* (*laser* de corante pulsado), específica para lesões vasculares, é usada principalmente para o tratamento de malformações capilares (manchas em vinho do Porto). Telangiectasias ("aranhas vasculares"), pequenos granulomas piogênicos faciais, hemangioma superficial e ulcerado e verrugas também podem ser tratados. O *pulsed dye laser* é vascular-específico e produz luz que é prontamente absorvida pela oxi-hemoglobina, induzindo fototermólise seletiva das lesões vasculares.

A bibliografia está disponível no GEN-io.

Capítulo 666
Doenças Dermatológicas do Recém-nascido

Kathleen A. Long e Kari L. Martin

As pequenas lesões evanescentes dos recém-nascidos, particularmente quando floridas, podem causar preocupação indevida. A maioria das entidades é relativamente comum, benigna e transitória, e não precisa de tratamento.

HIPERPLASIA SEBÁCEA

Pápulas branco-amareladas diminutas e profusas são frequentemente encontradas na testa, no nariz, no lábio superior e nas bochechas de um lactente a termo; elas representam glândulas sebáceas hiperplásicas (Figura 666.1). Essas pequenas pápulas diminuem gradualmente de tamanho e desaparecem completamente nas primeiras semanas de vida; nenhum tratamento é necessário.

MILIA

Milia (plural de *milium*, milho em latim) são cistos superficiais de inclusão epidérmica que contêm material queratinizado laminado. A lesão é um cisto firme, com 1 a 2 mm de diâmetro, branco-perolado opalescente. *Milia* podem ocorrer em qualquer idade, mas em recém-nascidos são mais frequentemente espalhados sobre face, gengiva e na linha média do palato, onde são chamados de pérolas de Epstein. *Milia* regridem espontaneamente na maioria dos lactentes e não necessitam de tratamento; aqueles que aparecem nas cicatrizes ou nos sítios de traumatismo em crianças mais velhas podem ser suavemente rompidos e seu conteúdo extraído com uma agulha de calibre fino.

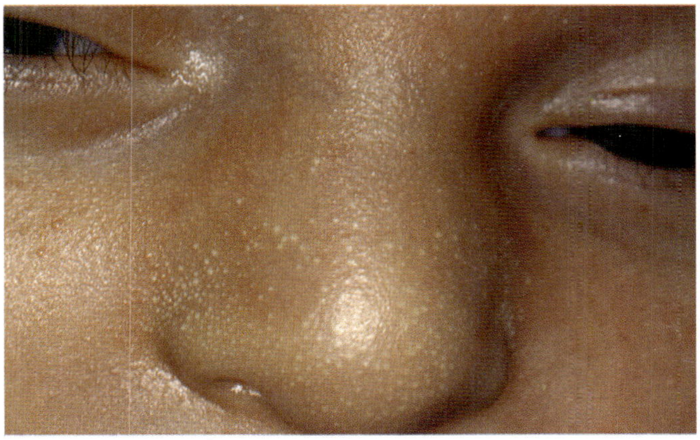

Figura 666.1 Hiperplasia sebácea. Pápulas branco-amareladas diminutas no nariz de um recém-nascido.

BOLHAS DE SUCÇÃO

As bolhas superficiais isoladas ou difusas presentes ao nascimento nos membros superiores de bebês são provavelmente induzidas por sucção vigorosa na parte afetada quando intrauterina. Os locais comuns são a porção radial do antebraço, o polegar e o indicador. Essas bolhas se resolvem rapidamente sem sequelas. Podem ocorrer em conjunto com os panículos adiposos (almofadas de sucção/calosidades) que são encontrados nos lábios, e são resultantes da combinação de edema intracelular e hiperqueratose.

PELE MARMÓREA (*CUTIS MARMORATA*)

Quando um recém-nascido é exposto a temperaturas ambientais baixas, um padrão vascular cutâneo vermelho e/ou azul, evanescente, rendilhado e reticulado aparece sobre a maior parte da superfície corporal. Esta alteração vascular representa uma acentuada resposta vasomotora fisiológica que desaparece com a idade, embora, às vezes, seja perceptível mesmo em crianças mais velhas. O tratamento não é necessário. A pele marmórea telangiectásica congênita apresenta-se de modo similar, mas é uma anomalia vascular na qual as lesões são mais intensas, podem ser segmentadas e são persistentes, apesar do aquecimento do lactente. Podem estar associadas a perda de tecido dérmico, atrofia epidérmica e ulceração (Figura 666.2). As extremidades inferiores geralmente são afetadas, com a atrofia do membro afetado. O desaparecimento gradual do eritema livedoide ocorre ao longo de 3 a 5 anos, mas a assimetria do membro é permanente. Achados extracutâneos, tais como anormalidades oculares e neurológicas, podem estar associados em 20 a 80% dos casos. Não existe tratamento específico.

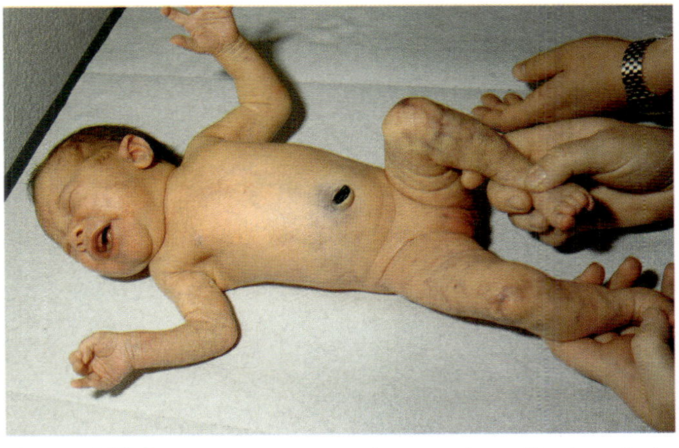

Figura 666.2 Menina recém-nascida com eritema/livedo reticular nas pernas, no braço direito e nas bochechas. (*De Pleimes M, Gottler S, Weibel L: Characteristic congenital reticular erythema: cutis marmorata telangiectatica congenital.* J Pediatr *163:604, 2013, Fig. 1.*)

ALTERAÇÃO DE COR DO ARLEQUIM (FETO ARLEQUIM/BEBÊ ARLEQUIM)

Um evento vascular significativo, a alteração de cor do arlequim, ocorre transitoriamente em até 10% dos recém-nascidos, geralmente nos dias 2 a 52 de vida. Provavelmente reflete um desequilíbrio no mecanismo de regulação vascular autonômico. Quando o recém-nascido é colocado em determinada posição, o corpo é longitudinalmente dividido em uma porção superior pálida e outra metade inferior vermelho-escura. A alteração da cor dura apenas alguns minutos e, ocasionalmente, afeta somente uma parte do tronco ou da face. A mudança de posição do lactente pode reverter o padrão. A atividade muscular provoca rubor generalizado e suprime a diferença de coloração. Episódios repetidos podem ocorrer, mas não indicam desequilíbrio autonômico permanente. Em geral, o tratamento não é necessário. Esse distúrbio deve ser imediatamente diferenciado da **síndrome do Arlequim**, que está associada a rubor hemifacial e sudorese paroxísticos com ou sem síndrome de Horner. Os sintomas são induzidos por calor, estresse ou exercício. Alguns casos são secundários ao traumatismo da siringe na medula cervical ou neuroblastoma. Embora raramente congênita, a maioria dos casos ocorre em crianças mais velhas.

NEVO SIMPLES (MANCHA SALMÃO)

O nevo simples é uma mácula vascular, pequena, rosa-pálida e mal definida, que ocorre mais comumente na glabela, nas pálpebras, no lábio superior e na região da nuca de 30 a 40% dos recém-nascidos normais. Estas lesões persistem por vários meses e podem tornar-se mais visíveis durante o choro ou alterações na temperatura ambiental. A maioria das lesões na face, eventualmente, evanesce e desaparece completamente, embora as lesões que ocupam toda a parte central da testa muitas vezes sejam permanentes. As lesões localizadas na região cervical posterior e nas áreas occipitais em geral persistem. O tratamento em geral não é indicado, embora o tratamento a *laser* com *pulsed dye laser* possa ser útil para clarear lesões que sejam persistentes e cosmeticamente incômodas. O nevo simples não deve ser confundido com mancha em vinho do Porto (malformação capilar), que é uma lesão permanente e pode ser associada à síndrome de Sturge-Weber. O nevo simples geralmente é simétrico, com lesões em ambas as pálpebras ou em ambos os lados da linha média. As manchas em vinho do Porto são muitas vezes maiores e unilaterais, e geralmente terminam ao longo da linha média (ver Capítulo 669).

MELANOCITOSE DÉRMICA (MANCHAS MONGÓLICAS)

A melanocitose dérmica, que aparece como lesões maculares azuis ou acinzentadas, têm margens variavelmente definidas. Ela ocorre mais comumente na área sacral, mas pode ser encontrada ao longo da região posterior das coxas, nas pernas, no dorso e nos ombros (Figura 666.3). As manchas podem ser solitárias ou múltiplas e, muitas vezes, envolvem grandes áreas. A incidência dessas lesões varia amplamente entre as etnias, sendo mais comum em lactentes afrodescendentes, asiáticos e hispânicos (25 a 80%, dependendo do estudo) e menos comum em lactentes de origem caucasiana (cerca de 6%). A tonalidade peculiar dessas máculas é resultado da localização dérmica dos melanócitos que contêm melanina (melanocitose na derme média) que provavelmente foram retidos durante sua migração da crista neural para a epiderme. Eles geralmente desaparecem durante o primeiro ano de vida com a resolução do escurecimento da pele sobrejacente. A degeneração maligna não ocorre. A aparência característica e o caráter congênito distinguem essas manchas de hematomas relacionados ao abuso infantil. Raramente, as manchas mongólicas são associadas a síndrome de Hurler ou Hunter, gangliosidose GM1, doença de Niemann-Pick, mucolipidose e manosidose.

ERITEMA TÓXICO

Uma erupção benigna, autolimitada e evanescente, o eritema tóxico ocorre em aproximadamente 50% dos lactentes nascidos a termo; os lactentes prematuros são menos comumente afetados. As lesões são pápulas ou pústulas firmes, amarelo-esbranquiçadas e de 1 a 2 mm, com uma erupção eritematosa circundante (Figura 666.4). Às vezes, um eritema manchado é a única manifestação. As lesões podem ser

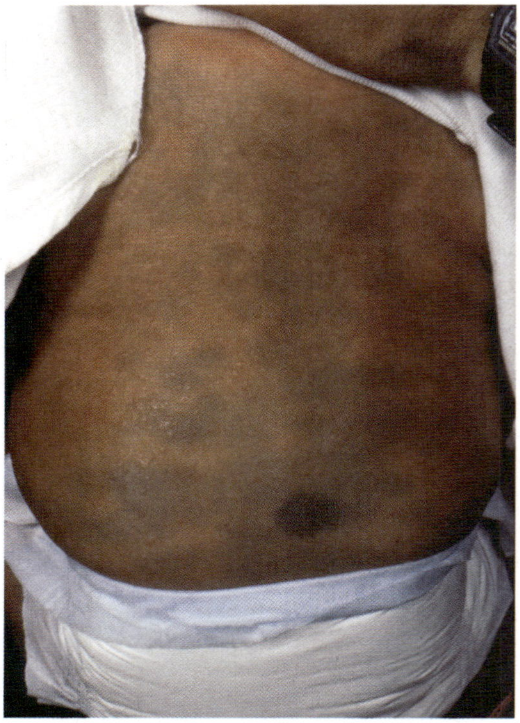

Figura 666.3 Mancha mongólica extensa no dorso de um recém-nascido. (*Cortesia do arquivo de ensino do Fitzsimons Army Medical Center.*)

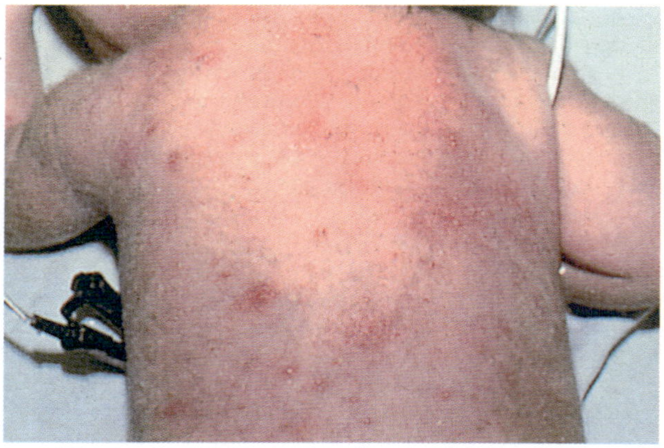

Figura 666.4 Eritema tóxico no tronco de um recém-nascido.

escassas ou numerosas e, também, agrupadas em vários locais ou amplamente disseminadas em grande parte da superfície do corpo. As palmas das mãos e as solas dos pés geralmente são poupadas. O pico de incidência ocorre no segundo dia de vida, mas novas lesões podem surgir durante os primeiros dias, à medida que a erupção cutânea aumenta e diminui. O início pode, ocasionalmente, ser adiado por alguns dias a semanas em lactentes prematuros. Os eosinófilos podem ser visualizados em esfregaços dos conteúdos intralesionais corados pelo Wright. As culturas são negativas.

A causa do eritema tóxico é desconhecida. As lesões podem simular piodermite, candidíase, herpes simples, melanose pustulosa transitória neonatal e miliária, mas podem ser diferenciadas pelo infiltrado característico de eosinófilos e pela ausência de organismos em um esfregaço corado. O curso é breve (3 a 7 dias) e as lesões, de modo geral, resolvem-se sem pigmentação. O tratamento não é necessário. A incontinência pigmentar e a foliculite pustulosa eosinofílica também têm infiltração de eosinófilos, mas podem ser diferenciadas por sua distribuição, tipo histológico e cronicidade.

MELANOSE PUSTULOSA TRANSITÓRIA NEONATAL

A melanose pustulosa, que é mais comum entre os lactentes afro-americanos do que entre os lactentes caucasianos, é uma dermatose transitória, benigna e autolimitada, de etiologia desconhecida, que é caracterizada por três tipos de lesões: (1) pústulas evanescentes superficiais; (2) pústulas rompidas com um colarete de escamas finas, às vezes com mácula central hiperpigmentada; e (3) máculas hiperpigmentadas (Figura 666.5). As lesões estão presentes ao nascimento, e um ou todos os tipos de lesões podem ser encontrados em uma distribuição difusa ou esparsa. As pústulas representam a fase inicial do distúrbio, enquanto as máculas, a fase tardia. A fase pustulosa raramente dura mais de 2 a 3 dias; as máculas hiperpigmentadas podem persistir por até 3 meses. Os locais de predileção são a região anterior do pescoço, a região frontal e a parte inferior das costas, embora o couro cabeludo, o tronco, os membros, as palmas das mãos e as solas dos pés também possam ser afetados.

A fase ativa mostra uma pústula intra ou subcórnea preenchida com leucócitos polimorfonucleares, restos celulares e alguns eosinófilos ocasionais. As máculas são caracterizadas somente pela melanização aumentada das células epidérmicas. As culturas e os esfregaços podem ser utilizados para diferenciar essas pústulas daquelas da piodermite e do eritema tóxico, pois as lesões da melanose pustulosa não contêm bactérias ou agregados densos de eosinófilos. **Nenhum tratamento é necessário.**

ACROPUSTULOSE INFANTIL

O início da acropustulose infantil geralmente ocorre aos 2 a 10 meses de vida; as lesões ocasionalmente são observadas ao nascimento (Figura 666.6). Lactentes de pele mais escura e do sexo masculino têm maior predisposição, mas ambos os sexos e todas as etnias podem ser afetados. A causa é desconhecida.

As lesões inicialmente são discretas pápulas eritematosas que se tornam vesiculopustulosas dentro de 24 horas e, posteriormente, formam crostas antes da cicatrização. São intensamente pruriginosas. Os locais preferidos são as palmas das mãos e as solas e as laterais dos pés, onde as lesões podem ser extensas. Uma erupção menos densa pode ser encontrada no dorso das mãos e dos pés, nos tornozelos e nos pulsos. As pústulas, ocasionalmente, ocorrem em qualquer lugar do corpo. Cada episódio dura 7 a 14 dias, tempo durante o qual as pústulas continuam a aparecer em grupos. Após um período de 2 a 4 semanas de remissão, um novo surto ocorre. Esse padrão cíclico continua por aproximadamente 2 anos; a resolução permanente é muitas vezes precedida por intervalos mais longos de remissão entre os períodos de atividade. Os lactentes com acropustulose são saudáveis nos outros aspectos.

Os esfregaços de conteúdos intralesionais corados pelo Wright mostram neutrófilos abundantes ou, ocasionalmente, predominância de eosinófilos. Histologicamente, observam-se pústulas bem circunscritas, subcórneas e neutrofílicas, com ou sem eosinófilos.

O diagnóstico diferencial em recém-nascidos inclui melanose pustulosa transitória neonatal, eritema tóxico, *milia*, candidíase cutânea e pustulose estafilocócica. Em lactentes mais velhos e em crianças que estão começando a andar, as considerações diagnósticas adicionais incluem escabiose, eczema disidrótico, psoríase pustulosa, dermatose

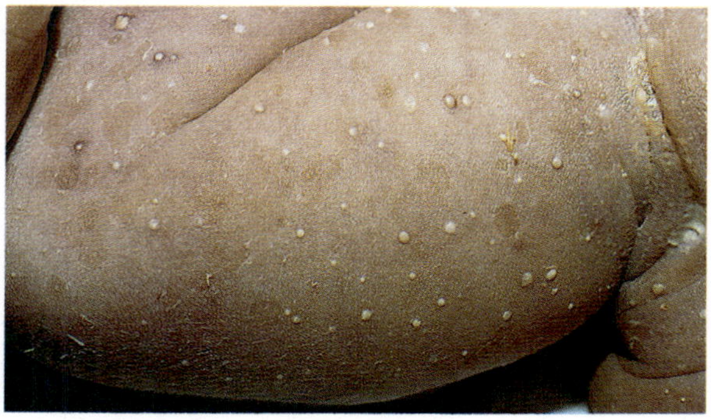

Figura 666.5 Melanose pustulosa transitória neonatal. Múltiplas pápulas presentes ao nascimento no braço de um recém-nascido. (*De Weston WL, Lane AT, Morelli JG, editors*: Color textbook of pediatric dermatology, *ed 3, Philadelphia, 2002, Mosby, p. 331.*)

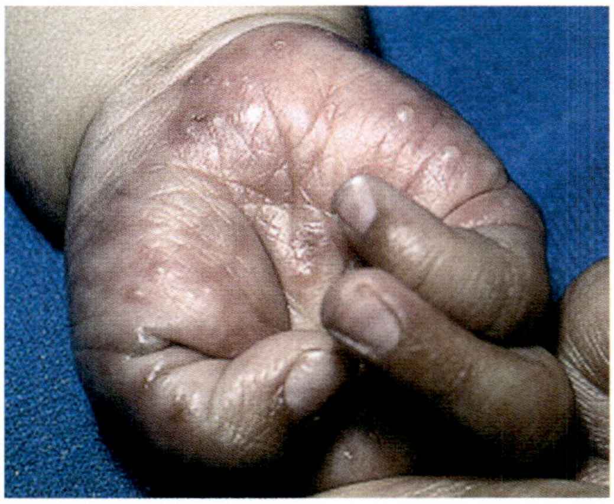

Figura 666.6 Acropustulose da infância. Múltiplas pápulas e pústulas eritematosas rígidas na palma da mão desta menina de 4 meses. (*De Kliegman RM, Lye PS, Bordini BJ, Toth H, Basel D, editors*: Nelson Pediatric Symptom-Based Diagnosis, *Philadelphia, 2017, Elsevier, Fig. 47.3, p 854.*)

pustulosa subcórnea e a doença mão-pé-boca. Um ensaio terapêutico com um escabicida se justifica em casos duvidosos.

O tratamento é direcionado a minimizar o desconforto para os lactentes. As preparações de corticosteroides tópicos e/ou os anti-histamínicos orais diminuem a gravidade do prurido e a irritabilidade da criança. A dapsona (1 a 2 mg/kg/dia administrada por via oral, dividida em uma a duas doses) é eficaz, mas apresenta efeitos adversos potencialmente graves, notavelmente, anemia hemolítica e metemoglobinemia; seu uso deve ser limitado a casos particularmente graves.

FOLICULITE PUSTULOSA EOSINOFÍLICA

A foliculite pustulosa eosinofílica é definida como episódios recorrentes de papulopústulas foliculares pruriginosas, coalescentes, localizadas na face, no tronco e nas extremidades. Cinquenta por cento dos pacientes têm eosinofilia periférica com contagens de eosinófilos superiores a 5%, e aproximadamente 30% apresentam leucocitose (mais de 10.000 leucócitos/mm^3).

Os lactentes representam menos de 10% de todos os casos de foliculite pustulosa eosinofílica. As aparências clínica e histológica desse distúrbio em lactentes se assemelham àquelas em adultos imunocompetentes, com pequenas exceções. Em lactentes, as lesões são mais proeminentes no couro cabeludo, embora também ocorram no tronco e nas extremidades e, ocasionalmente, são encontradas nas palmas das mãos e nas solas dos pés. A clássica aparência anular e policíclica com alargamento centrífugo não é observada em lactentes. O diagnóstico diferencial inclui eritema tóxico do recém-nascido, acropustulose infantil, psoríase pustulosa localizada, foliculite pustulosa e melanose pustulosa neonatal transitória. Os corticosteroides tópicos de alta potência são o tratamento mais eficaz (Tabela 665.1, no Capítulo 665).

A bibliografia está disponível no GEN-io.

Capítulo 667
Defeitos Cutâneos

Nadia Y. Abidi e Kari L. Martin

FOSSETAS CUTÂNEAS

As depressões ("covinhas") cutâneas sobre proeminências ósseas e na área acral, às vezes acompanhadas de pequenos *pits* (depressões puntiformes) e sulcos, podem ocorrer em crianças normais e em associação às síndromes dismórficas. Fossetas ou *dimples* podem se desenvolver dentro do útero como resultado da interposição de tecido entre uma proeminência óssea e a parede uterina, o que leva à diminuição da formação de tecido subcutâneo.

As fossetas cutâneas também podem estar presentes em uma área de hipoplasia óssea. Fossetas nos acrômios bilaterais geralmente são um achado isolado, mas também são observadas em associação à deleção do braço longo do cromossomo 18. Na rubéola congênita podem ser encontradas fossetas sobre a patela, na síndrome do ventre em ameixa seca sobre as regiões laterais dos joelhos e cotovelos, no nanismo campomélico sobre a superfície pré-tibial e na síndrome do rosto de assobio (síndrome de Freeman-Sheldon) no queixo, em formato de H.

As fossetas sacrais são comuns e normalmente são achados isolados. Elas podem ser observadas em várias síndromes ou associadas à espinha bífida oculta e à diastomielia. A associação a massa ou outro estigma cutâneo (pelo, aplasia cutânea, lipoma, hemangioma) deve aumentar a suspeita de disrafismo espinal subjacente (ver Capítulo 609). As fossetas sacrais simples não predizem malformações subjacentes da medula espinal, e as ultrassonografias (US) espinais não devem ser realizadas nesses casos porque a maioria dos achados anormais relatados pelas US não tem significado clínico. Em lactentes com menos de 3 meses que necessitam de imagens, a US é um método não invasivo e de baixo custo. *A ressonância magnética (RM) da coluna é a modalidade de imagem de escolha para os pacientes com mais de 3 meses se houver uma forte suspeita de disrafismo espinal.*

PELE REDUNDANTE

As dobras soltas de pele devem ser diferenciadas de um defeito congênito do tecido elástico ou do colágeno, como a cútis *laxa*, a síndrome de Ehlers-Danlos ou o pseudoxantoma elástico. A pele redundante sobre a parte posterior do pescoço é comum nas síndromes de Turner, Noonan, Down e Klippel-Feil e na monossomia 1p36; pregueamentos mais generalizados da pele ocorrem em lactentes com trissomia do 18 e nanismo de membros curtos.

BANDAS DE CONSTRIÇÃO AMNIÓTICA

As bandas de constrição parciais ou completas que produzem defeitos nas extremidades e nos dígitos são encontradas em um em cada 10.000 a 45.000 lactentes saudáveis. As bandas de tecido constritivo são causadas pela ruptura amniótica primária, com o subsequente entrelaçamento de partes fetais, particularmente os membros, com fios amnióticos fibróticos atrofiados. Este evento é provavelmente esporádico, com risco insignificante de recorrência. A formação de bandas de tecido constritivo é associada à história materna de traumatismo abdominal, à amniocentese e aos defeitos hereditários do colágeno, como a síndrome de Ehlers-Danlos e a osteogênese imperfeita. O tratamento tradicionalmente envolve múltiplos procedimentos cirúrgicos de alongamento, como Z-plastia e W-plastia. Uma alternativa cirúrgica utiliza a lipoinjeção e múltiplas incisões internas na superfície profunda da banda.

As bandas adesivas envolvem a área craniofacial e estão associadas a defeitos graves, como encefalocele e fendas faciais. As bandas adesivas resultam da fusão entre o tecido fetal rompido e a membrana amniótica intacta. Os defeitos craniofaciais parecem não ser causados pelas bandas amnióticas constritivas, mas sim o resultado de uma sequência de alterações vasculares com ou sem adesão cefaloamniótica (ver Capítulo 128).

O complexo membro-parede corporal envolve a interrupção precoce da vascularização durante o desenvolvimento, o que afeta várias estruturas embrionárias; inclui pelo menos duas das três características a seguir: exencefalia ou encefalocele com fendas faciais, toracósquise e/ou abdominósquise e defeitos nos membros.

SEIOS E DEPRESSÕES PRÉ-AURICULARES

Depressões e seios localizados anteriormente ao pavilhão auricular podem ser um resultado da fusão imperfeita dos tubérculos do primeiro e do segundo arcos branquiais. Estas anomalias podem ser unilaterais ou bilaterais, podem ser familiares, são mais comuns no sexo feminino e entre afro-americanos e, às vezes, estão associadas a outras anomalias das orelhas e da face. As fossetas pré-auriculares estão presentes na síndrome brânquio-otorrenal (SBOR) (gene *EYA-1*), um distúrbio autossômico dominante que consiste em malformações da orelha externa, fístulas branquiais, perda da audição e anomalias renais. Quando as fístulas se tornam cronicamente infectadas, cistos de retenção podem se formar e drenar intermitentemente; tais lesões podem necessitar de excisão.

TRAGO ACESSÓRIO

Um trago acessório tipicamente se apresenta como uma pápula pedunculada única da cor da pele na região pré-auricular anterior ao trago. Menos comumente, os tragos acessórios são múltiplos ou bilaterais, e podem ser localizados na área pré-auricular, ao longo da linha da mandíbula (Figura 667.1), ou na porção lateral do pescoço, anteriormente ao músculo esternocleidomastóideo. Em contraste com o restante do pavilhão auricular, que se desenvolve a partir do segundo arco branquial, o trago e os tragos acessórios derivam do primeiro arco braquial. Os tragos acessórios podem ocorrer como defeitos isolados ou nas síndromes cromossômicas do primeiro arco branquial, que incluem anomalias das orelhas e da face, como a fenda labial, a fenda palatina e a hipoplasia da mandíbula. O trago acessório é frequentemente encontrado na síndrome óculo-auriculovertebral (síndrome de Goldenhar). Outras síndromes associadas incluem disostose mandibulofacial (síndrome de Treacher Collins), síndrome de Townes-Brocks, associação VACTERL e síndrome de Wolf-Hirschhorn. A excisão cirúrgica é o tratamento de escolha.

Os estudos são controversos sobre se os pacientes com trago acessório e fossetas pré-auriculares apresentam maior prevalência de perda auditiva e anomalias do trato urinário. *A US renal deve ser realizada quando encontrado pelo menos um dos seguintes fatores: história familiar de surdez, malformação auricular e/ou renal ou uma história materna de diabetes gestacional.*

FENDA BRANQUIAL E CISTOS E SEIOS TIREOGLOSSOS

Os cistos e seios na região cervical podem ser formados ao longo do curso das primeira, segunda, terceira ou quarta fendas branquiais como resultado do fechamento inadequado durante a vida embrionária. Os cistos da segunda fenda branquial são os mais comuns. As lesões podem ser uni ou bilaterais (2 a 3%) e podem se abrir para a superfície cutânea ou drenar para a faringe. A infecção secundária é uma indicação para o tratamento com antibiótico sistêmico. Essas anomalias podem ser herdadas como traços autossômicos dominantes.

As fístulas e os **cistos tireoglossos** são defeitos semelhantes localizados próximo ou na linha média do pescoço; eles podem se estender para a base da língua. **Um sinal patognomônico** é o movimento vertical da massa com a deglutição e a protrusão da língua. Em quase 50% das crianças afetadas, a primeira manifestação de um cisto ou fístula é a presença de massa infectada na parte superior da linha média do pescoço. Os cistos na base da língua podem ser diferenciados de uma tireoide lingual que não migrou por meio de uma cintilografia. Diferentemente do que ocorre nos cistos branquiais, um cisto do ducto tireoglosso muitas vezes aparece depois de uma infecção respiratória superior (ver Capítulo 579).

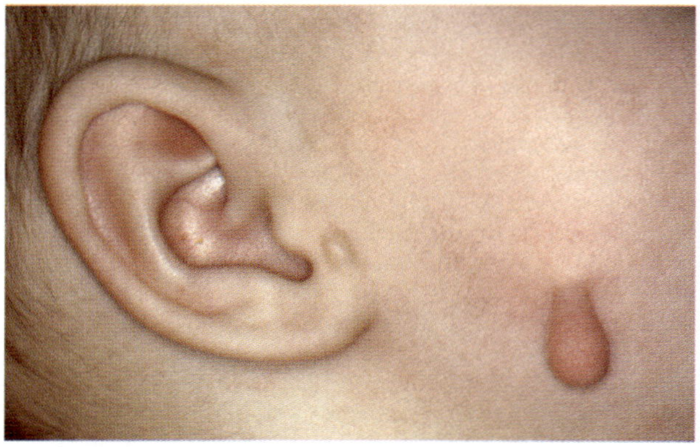

Figura 667.1 Trago acessório na bochecha ao longo da linha da mandíbula.

MAMILOS SUPRANUMERÁRIOS

Os mamilos acessórios solitários ou múltiplos podem ocorrer em uma distribuição uni ou bilateral ao longo de uma linha a partir da prega axilar anterior à região inguinal. Eles são mais comuns em crianças afrodescendentes (3,5%) do que em crianças brancas (0,6%). Na literatura, a prevalência varia de 0,1 a 0,99%. Os mamilos acessórios podem ou não ter aréola e podem ser confundidos com nevos congênitos. Eles podem ser excisados por motivos estéticos, mas, por outro lado, o tratamento não é necessário. Anomalias do trato renal ou urinário, malignidades – especialmente câncer geniturinário – e anormalidades hematológicas raramente podem ocorrer em crianças com este achado (ver Capítulo 566).

APLASIA CUTÂNEA CONGÊNITA (AUSÊNCIA CONGÊNITA DA PELE)

A ausência do desenvolvimento de pele é geralmente observada no couro cabeludo como úlceras múltiplas ou solitárias (70%), não inflamatórias, bem demarcadas, ovais ou circulares, de 1 a 2 cm (Tabela 667.1). A aparência das lesões varia, dependendo de quando elas ocorreram durante o desenvolvimento intrauterino. Aquelas que se formam no início da gestação podem cicatrizar antes do nascimento e aparecer como cicatrizes atróficas, fibróticas, com alopecia associada, enquanto os defeitos mais recentes, no fim da gestação, podem se manifestar como ulcerações. A maioria ocorre no vértice do couro cabeludo lateralmente à linha média, mas defeitos semelhantes também podem ocorrer na face, no tronco e nos membros, onde muitas vezes são simétricos e geralmente associados à morte fetal intrauterina de um gemelar (feto papiráceo). A profundidade e o tamanho da úlcera variam. Somente a epiderme e a derme superior podem estar envolvidas, resultando em cicatrizes mínimas ou na perda de cabelo, ou, menos frequentemente, o defeito pode se estender para a derme profunda, para o tecido subcutâneo e, raramente, para o periósteo, o crânio e a dura-máter. As lesões podem ser circundadas por um anel de pelos, conhecido como o sinal do colar de cabelo (Figura 667.2).

Tabela 667.1 Classificação de Frieden da aplasia cutânea congênita.

GRUPO	DEFINIÇÃO	HERANÇA
1	Envolvimento isolado do couro cabeludo; pode ser associado a defeitos únicos	AD
2	ACC do couro cabeludo com defeitos de redução de membros (síndrome de Adams-Oliver); pode ser associada à encefalocele	AD
3	ACC do couro cabeludo com nevo epidérmico	Esporádica
4	ACC sobrepondo disrafismo espinal oculto, espinha bífida ou meningoencefalocele	Esporádica
5	ACC com infartos placentários e/ou feto papiráceo	Esporádica
6	ACC com epidermólise bolhosa	AD ou AR
7	ACC localizada nas extremidades sem formação de bolhas; geralmente afeta áreas pré-tibiais e dorso das mãos e dos pés	AD ou AR
8	ACC causada por teratógenos (p. ex., varicela, herpes, metimazol)	Esporádica
9	ACC associada às síndromes de malformações (p. ex., trissomia do 13, deleção 4 p–, deleção Xp22.1, displasia ectodérmica, síndrome de Johanson-Blizzard, síndrome de Adams-Oliver)	Variável

ACC, aplasia cutânea congênita; AD, autossômica dominante; AR, autossômica recessiva. (Adaptada de Frieden IJ: Aplasia cutis congenital: a clinical review and proposal for classification. *J Am Acad Dermatol* 14:646-660, 1986.)

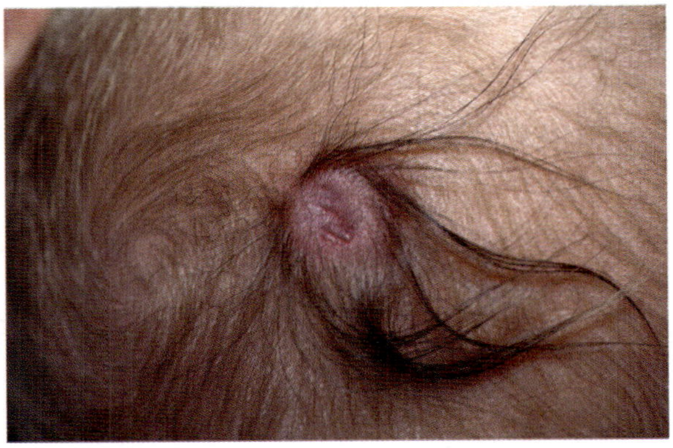

Figura 667.2 Lesão solitária no vértice do couro cabeludo de aplasia cutânea congênita com colar de cabelo.

O diagnóstico é feito com base nos achados físicos indicativos de alterações do desenvolvimento cutâneo intrauterinas. As lesões são muitas vezes erroneamente atribuídas a eletrodos no couro cabeludo ou traumatismo obstétrico. A maioria é esporádica, mas casos autossômicos dominantes e recessivos também ocorrem; alguns são devidos a mutações no *BMS1*, uma guanosina trifosfatase ribossômica.

Embora a maioria dos indivíduos com aplasia cutânea congênita não tenha outras anormalidades, estas lesões podem ser associadas a anomalias físicas isoladas ou a síndromes de malformações, incluindo as síndromes de Opitz, de Adams-Oliver, óculo-cérebro-cutânea, de Johanson-Blizzard e da microdeleção 4p(−) e X-p22, a trissomia do 13-15 e os defeitos nos cromossomos 16-18 (Tabela 667.1). A aplasia cutânea congênita também pode ser encontrada em associação a uma malformação embrionária evidente ou oculta, como malformações pulmonares congênitas, meningomielocele, gastrósquise, onfalocele ou disrafismo espinal. A aplasia cutânea congênita associada à **síndrome do gêmeo desaparecido** (feto papiráceo) é aparentemente causada por eventos isquêmicos ou trombóticos na placenta e no feto, como a hipovolemia que ocorre com a transfusão aguda de um gêmeo sobrevivente para um gêmeo que está morrendo. A formação de bolhas ou a fragilidade da pele e/ou a ausência ou a deformidade de unhas em associação à aplasia cutânea congênita são manifestações bem comuns da epidermólise bolhosa.

As complicações maiores são raras e mais frequentemente associadas às lesões grandes e estreladas do couro cabeludo na linha média na região parietal. Hemorragia, infecção local secundária e meningite foram relatadas. Se o defeito for pequeno, a recuperação cursa sem intercorrências, com epitelização gradual e formação de uma cicatriz atrófica sem pelos ao longo de um período de várias semanas. Em geral, os defeitos ósseos pequenos fecham espontaneamente no 1º ano de vida. Os defeitos grandes ou numerosos no couro cabeludo podem precisar de reparo, mas é preciso ter cuidado, pois as estruturas venosas subjacentes anormais complicam o reparo cirúrgico. Os defeitos do tronco e dos membros, apesar de serem grandes, geralmente sofrem epitelização e formam cicatrizes atróficas, que mais tarde podem ser abordadas.

Embora o **sinal do colar de cabelo** seja frequentemente associado à aplasia cutânea, ele também pode ser observado com encefaloceles, meningoceles, elementos gliais heterotópicos ou hamartoma. A RM cerebral é frequentemente indicada para avaliar essas lesões em pacientes com o sinal do colar de cabelo sem aplasia cutânea (Figura 667.3).

DISPLASIAS DÉRMICAS FACIAIS FOCAIS

As displasias dérmicas faciais focais (DDFFs) são um grupo raro de condições que compartilham lesões bitemporais ou pré-auriculares que se assemelham a cicatrizes ou à aplasia cutânea congênita. A DDFF1 (síndrome de Brauer) é herdada de forma autossômica dominante e, em geral, apresenta características faciais leves associadas. A DDFF2 (síndrome de Brauer-Setleis) e a DDFF3 (síndrome de Setleis) são associadas a pele periorbital fina e enrugada, distiquíase e/ou cílios ausentes, fissuras palpebrais oblíquas, ponte nasal plana, lábios grandes e pele facial redundante. A DDFF2 é herdada de forma autossômica dominante, enquanto a DDFF3 é autossômica recessiva e causada por

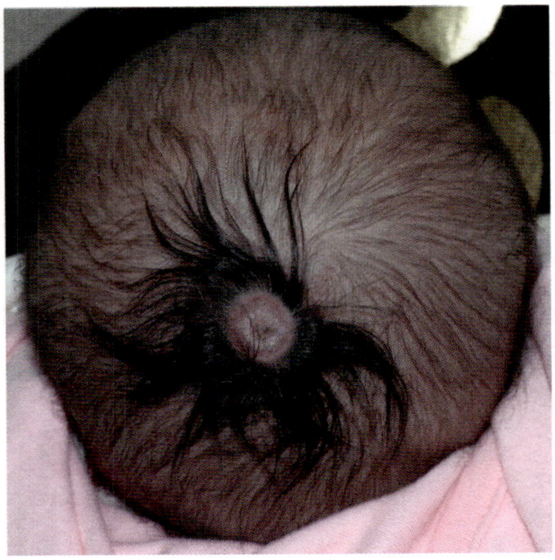

Figura 667.3 Um nódulo elástico sem pelos protuberante medindo até 1,5 cm de diâmetro, com um anel de cabelos escuros, grossos e longos circundando o nódulo, formando um "colar de cabelo". (*De Chien MM, Chen KL, Chiu HC: The "hair collar" sign.* J Pediatr *168:246, 2016.*)

mutações no *TWIST2*; casos autossômicos dominantes de DDFF3 foram relatados e são causados pela duplicação/triplicação cromossômica da região 1p36.22p36.21. A DDFF4 não tem outros achados cutâneos relacionados; é herdada de maneira autossômica dominante e recessiva e é causada por mutações no *CYP26C1*.

HIPOPLASIA DÉRMICA FOCAL (SÍNDROME DE GOLTZ-GORLIN)

Um distúrbio mesoectodérmico e ectodérmico congênito raro, a hipoplasia dérmica focal é caracterizada pela displasia do tecido conjuntivo na pele e no esqueleto. É um distúrbio dominante ligado ao X e causado por mutações no gene *PORCN*. Ele se manifesta como numerosos papilomas amolecidos e hipercrômicos. Outros achados cutâneos incluem lesões atróficas lineares; hipopigmentação e hiperpigmentação reticulada; telangiectasias; ausência congênita de pele; angiofibromas, que se apresentam como vegetações de superfícies verrucosas; e papilomas nos lábios, língua, região perioral, vulva, ânus e nas regiões inguinal, axilar e periumbilical. Alopecia parcial, distúrbios de sudorese e unhas distróficas são achados adicionais, e as anomalias ectodérmicas são menos comuns. Os defeitos esqueléticos mais comuns são sindactilia, clinodactilia, polidactilia e escoliose. A osteopatia estriada é observada como finas estriações verticais paralelas nas radiografias das metáfises de ossos longos, que são muito características de hipoplasia dérmica focal, mas não são patognomônicas. Anormalidades oculares, sendo as mais comuns colobomas, estrabismo, nistagmo e microftalmia, também são características. Baixa estatura, hipoplasia do esmalte dentário, anomalias dos tecidos moles e padrões dermatoglíficos peculiares também são comuns. O comprometimento cognitivo ocorre ocasionalmente. Não existe tratamento específico.

DISQUERATOSE CONGÊNITA (SÍNDROME DE ZINSSER-ENGMAN-COLE)

A disqueratose congênita (DC), uma síndrome familiar rara, consiste classicamente na tríade de hiperpigmentação reticulada da pele (Figura 667.4), unhas distróficas e leucoplasia da membrana mucosa associada a anormalidades imunológicas e hematológicas. Os pacientes com DC também mostram sinais de envelhecimento precoce e aumento da ocorrência de câncer, especialmente o carcinoma de células escamosas. A DC pode ser recessiva ligada ao X (gene *DKC-1*), autossômica dominante (genes *hTERC* e *TINF2*) ou autossômica recessiva (gene *NOLA3*). O início ocorre na infância, mais comumente como distrofia ungueal. As unhas tornam-se atróficas e longitudinalmente sulcadas, com progressão para o pterígio e a perda completa da unha. As alterações cutâneas geralmente aparecem após o início das alterações ungueais

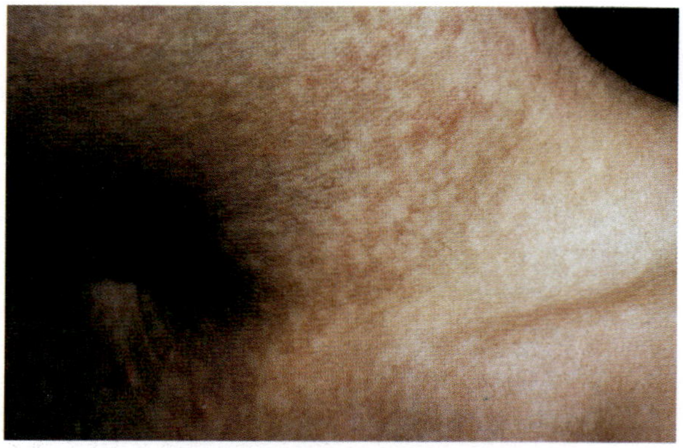

Figura 667.4 Despigmentação reticulada no pescoço de paciente com disqueratose congênita.

e consistem em pigmentação reticulada castanho-acinzentada, atrofia e telangiectasia, especialmente na região cervical, na face e no tórax. Hiperidrose e hiperqueratose das palmas das mãos e solas dos pés, cabelos ralos e fácil formação de bolhas nas mãos e nos pés também são características. Blefarite, ectrópio e lacrimejamento excessivo por causa da atresia dos ductos lacrimais são manifestações ocasionais. A leucoqueratose oral pode dar origem ao carcinoma de célula escamosa. Outras membranas mucosas, incluindo as membranas conjuntival, uretral e genital, podem ser envolvidas. Infecção, neoplasias malignas, fibrose pulmonar e falência da medula óssea são comuns, e a morte antes dos 40 anos é típica. Não existe tratamento efetivo. O transplante alogênico de células-tronco hematopoéticas é um tratamento curativo quando ocorre insuficiência da medula óssea.

CUTIS VERTICIS GYRATA

A *cutis verticis gyrata*, uma alteração incomum do couro cabeludo que é mais comum no sexo masculino, pode estar presente desde o nascimento ou pode se desenvolver durante a adolescência. O couro cabeludo é caracterizado por dobras elevadas com circunvoluções de 1 a 2 cm de espessura, geralmente no eixo fronto-occipital. Ao contrário da pele frouxa de outras condições, as circunvoluções geralmente são firmes e pouco elásticas. A *cutis gyrata* primária pode ser associada a déficit intelectual, retinite pigmentosa, surdez neurossensorial e aplasia da tireoide. A *cutis gyrata* secundária pode ocorrer em virtude de doenças inflamatórias crônicas, tumores, nevos e acromegalia.

A bibliografia está disponível no GEN-io.

Capítulo 668

Displasias Ectodérmicas

Nadia Y. Abidi e Kari L. Martin

A displasia ectodérmica (DE) consiste em um grupo heterogêneo de distúrbios caracterizado por um conjunto de achados que envolvem duas ou mais das seguintes estruturas: dentes, pele e anexos cutâneos, incluindo pelos, unhas e glândulas écrinas e sebáceas. Embora tenham sido descritas mais de 150 formas de DEs, a maioria é rara, com uma incidência estimada de 3,5 em 10.000 indivíduos.

Os indivíduos que apresentam uma constelação de anormalidades envolvendo os dentes, a pele e as unhas devem levantar suspeitas para um diagnóstico de DE. A Tabela 668.1 fornece uma lista geral de anormalidades que podem ser observadas em pacientes com DE. Especificar ainda mais o tipo em particular de DE pode ser um desafio porque existe grande número de subtipos, e a maioria é extremamente rara.

Tabela 668.1 Anormalidades clínicas na displasia ectodérmica.

	CARACTERÍSTICAS CLÍNICAS
Dentes	Dentes decíduos pequenos, anodontia ou hipodontia de dentes permanentes, dentes cônicos ou em pinos, perda prematura dos dentes, erupção atrasada dos dentes, esmalte defeituoso, dentes pequenos e espaçados, câmara pulpar alongada nos dentes
Pele	Dermatite atópica, xerose, fotossensibilidade, queratodermia palmoplantar, telangiectasia facial
Cabelo	Quantidade, estrutura e qualidade anormais: fino, quebradiço, crescimento lento, crespo ou lanoso, pelo frágil, seco e sem brilho. Muitas vezes envolve couro cabeludo, sobrancelhas e cílios
Unhas	Quebradiças, distróficas, ausentes, sulcadas, com depressões (*pitting*)
Suor	Hipoidrose, hiperidrose das palmas das mãos e solas dos pés
Outros	Sinusite recorrente, congestão nasal, voz rouca, chiado

[a]Fenótipo normal também é possível para qualquer uma destas categorias.

DISPLASIA ECTODÉRMICA HIPOIDRÓTICA

A síndrome conhecida como displasia ectodérmica hipoidrótica (DEH) manifesta-se como uma tríade de alterações: ausência parcial ou completa de glândulas sudoríparas, dentição anômala e hipotricose. Há quatro tipos reconhecidos de DEH (Tabela 668.2); a DEH-1 (recessiva ligada ao X) é a mais comum, com uma frequência de um por 17 mil nascidos vivos.

Na DEH, os pacientes afetados são incapazes de suar e podem experimentar episódios de febre alta em ambientes quentes, o que pode ser erroneamente considerado como febre de origem indeterminada. Esse erro é particularmente comum na infância, quando as alterações faciais não são de fácil reconhecimento. O diagnóstico neste momento pode ser feito por meio do teste de iodo-amido ou por biopsia palmar ou do couro cabeludo. A biopsia do couro cabeludo é a mais sensível e é 100% específica. Ela mostra completa ausência de estruturas écrinas. Com exceção dos pacientes com mutações *WNT10A*, os quais não apresentam dismorfismo facial, a fácies típica é caracterizada por bossa frontal; hipoplasia malar; ponte nasal achatada; columela retraída; lábios espessos e evertidos; pele periorbital enrugada e hiperpigmentada; e orelhas proeminentes de implantação baixa (Figura 668.1). A pele de todo o corpo é seca, finamente enrugada e hipopigmentada, muitas vezes com um padrão venoso proeminente. A intensa descamação da pele é um indício clínico para o diagnóstico no período neonatal. A escassez de glândulas sebáceas contribui para o ressecamento da pele. O cabelo do couro cabeludo é escasso, fino e pouco pigmentado, e as sobrancelhas e os cílios são escassos ou ausentes.

Tabela 668.2 Quatro tipos reconhecidos de displasia ectodérmica (DE) anidrótica.

TIPO	HERANÇA	DEFEITO GENÉTICO
DE-1	Recessiva ligada ao X	Ectodisplasina A1 (*EDA1*)
DE-2	Autossômica recessiva	Receptor da ectodisplasina A anidrótica (*EDAR*) Domínio da morte do receptor EDA-A1 (*EDARADD*) *WNT10A*
DE-3	Autossômica dominante	*EDAR* *EDARADD*
DE anidrótica com deficiência imunológica	Recessiva ligada ao X Autossômica dominante	*IκK-γ (NEMO)* *NFκB-IA*

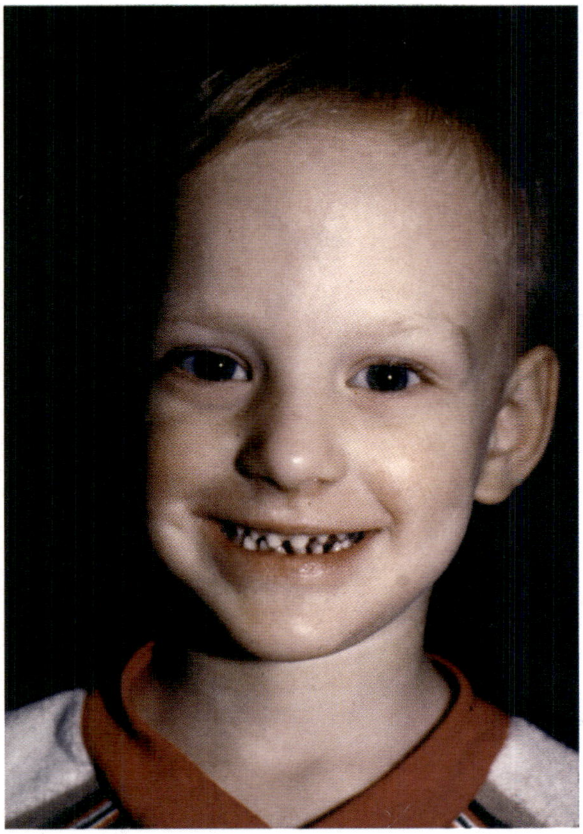

Figura 668.1 A displasia ectodérmica hipoidrótica é caracterizada por orelhas pontudas, cabelos finos, hiperpigmentação periorbital, hipoplasia do terço médio da face e dentes cônicos/em pinos. (*Cortesia do arquivo de ensino do Fitzsimons Army Medical Center.*)

Outros pelos do corpo também são escassos ou ausentes. O crescimento dos pelos sexuais é normal. Anodontia ou hipodontia com dentes cônicos e muito espaçados são achados característicos (Figura 668.1). São observadas anormalidades otolaringológicas e oftalmológicas secundárias à redução da produção de saliva e lágrimas. A incidência de doenças atópicas em crianças com DEH é alta. O refluxo gastresofágico é comum e pode desempenhar um papel no déficit de crescimento, que é observado em 20% dos casos. O desenvolvimento sexual geralmente é normal. Historicamente, a taxa de mortalidade infantil tem sido de 30%. As meninas portadoras da DEH ligada ao X podem não ter manifestações clínicas ou elas podem ser menos graves.

A DE hipoidrótica com deficiências imunológicas cursa com alterações semelhantes na transpiração e no desenvolvimento de pelos e unhas, associadas a disgamaglobulinemia. Observa-se mortalidade significativa em virtude de infecções recorrentes. Várias mutações dos genes que codificam as proteínas da via de sinalização relacionadas ao fator de necrose tumoral α (TNF α) – chave na transdução de sinal do ectoderma para o mesoderma durante o desenvolvimento – são a base molecular deste distúrbio (Tabela 668.2).

O tratamento de crianças com DEH inclui protegê-las da exposição a altas temperaturas ambientais. A avaliação odontológica precoce é necessária, visto que próteses podem ser fornecidas por motivos estéticos e para a nutrição adequada. O uso de lágrimas artificiais evita danos à córnea em pacientes com produção lacrimal diminuída. A alopecia pode exigir o uso de prótese por motivos estéticos.

DISPLASIA ECTODÉRMICA HIDRÓTICA (SÍNDROME DE CLOUSTON)

As principais características da DE hidrótica, que é uma doença autossômica dominante, são unhas distróficas, hipoplásicas ou ausentes; pelos escassos e hiperqueratose das palmas das mãos e solas dos pés (Tabela 668.3). Conjuntivite e blefarite são comuns. A dentição e a sudorese são sempre normais. Ausência de sobrancelhas e cílios, hipocratismo digital e hiperpigmentação sobre os joelhos, os cotovelos e as articulações dos dedos foram observados em alguns indivíduos afetados. As mutações no gene *GJB6*, que codifica a proteína conexina 30

Tabela 668.3 Displasias ectodérmicas comuns – herança e achados clínicos característicos.

TIPO	HERANÇA(S)	ACHADOS CLÍNICOS CARACTERÍSTICOS
DE hipoidrótica	RLX, AD, AR	Fácies distintas: testa proeminente, lábios grossos e ponte nasal achatada. Membrana tipo coloide Eczema Hipotricose do couro cabeludo e tronco, cabelos claros/quebradiços/de crescimento lento Hipodontia, dentes cônicos Hipoidrose
DE hipoidrótica com deficiências imunológicas (DEH-DI)	RLX, AD	Erupção cutânea tipo dermatite seborreica, intertrigo Hipotricose Hipodontia, dentes pontudos Hipoidrose/Anidrose Infecções recorrentes Níveis reduzidos de imunoglobulina
DE hidrótica (Clouston)	AD	Pele hiperpigmentada sobre as articulações. Queratodermia palmoplantar, conjuntivite, blefarite Unhas brancas leitosas na primeira infância, distrofia ungueal, hipocratismo Cabelos do couro cabeludo esparsos, rijos, quebradiços e pálidos até alopecia total Transpiração normal
Síndrome dos dentes e unhas de Witkop	AD	Cabelo geralmente normal, raramente esparso ou fino Transpiração normal Dentes decíduos pequenos, hipodontia causando eversão do lábio inferior ("lábio inferior fazendo beicinho") Unhas finas e hipoplásicas de crescimento lento (dedos dos pés > dedos das mãos), Coiloníquia
EEC	AD	Pele seca, aplasia ou hipoplasia da pele Transpiração normal Pelos grossos e levemente pigmentados, sobrancelhas grossas Hipodontia (número reduzido), taurodontia, perda prematura dos dentes, anormalidades dentárias do esmalte Ectrodactilia mais comum do que sindactilia Distrofia ungueal, sulcos e escavações transversais Erosão da córnea, anormalidade do ducto lacrimal, blefarite, defeitos GU, fenda labial ou palatina

(*continua*)

Tabela 668.3 Displasias ectodérmicas comuns – herança e achados clínicos característicos. *(continuação)*

TIPO	HERANÇA(S)	ACHADOS CLÍNICOS CARACTERÍSTICOS
AEC (síndrome de Hay-Wells) e SRH	AD	Dermatite erosiva, eritrodermia neonatal (couro cabeludo, mãos etc.), despigmentação da pele Pelos grossos, rijos e levemente pigmentados, alopecia irregular ± Hipoidrose Hipodontia, dentes cônicos Ausência das unhas ou distrofia com unhas espessadas Ectrodactilia mais comum do que sindactilia Anormalidade do ducto lacrimal, perda auditiva, fenda labial/palatina, anquilobléfaro, refluxo
Membro-mamária	AD	Pelo normal Hipodontia ± Hipoidrose Distrofia ungueal Ectrodactilia mais comum do que sindactilia Úvula bífida, mamilos hipoplásicos, contratura articular da mão, atresia do ducto lacrimal, fenda palatina
ADULT	AD	Pele seca, fotossensibilidade, lentigos Hipodontia, perda prematura dos dentes Transpiração normal Escavações (*pitting*) e sulcos longitudinais das unhas Ectrodactilia e sindactilia Sem fenda palatina ou labial Mamilos hipoplásicos, atresia do ducto lacrimal

AD, autossômica dominante; ADULT, acrodermato-ungueal-lacrimal-dental; AEC, anquilobléfaro-displasia ectodérmica-fenda labiopalatina; AR, autossômica recessiva; DE, displasia ectodérmica; EEC, síndrome de ectrodactilia, displasia ectodérmica e fenda labiopalatina; RLX, recessivo ligado ao X; SRH, síndrome de Rapp-Hodgkin.

da junção comunicante, são responsáveis por este distúrbio. Um distúrbio semelhante associado à surdez foi descrito com mutações no gene *GJB2,* que codifica a proteína conexina 26. As mutações no *GJB1* também têm sido implicadas.

Além das DEs, existem outros distúrbios associados à ausência ou à produção reduzida de suor (Tabela 668.4).

A bibliografia está disponível no GEN-io.

Tabela 668.4 Distúrbios associados à produção reduzida de suor.

LESÕES CUTÂNEAS
Ausência congênita das glândulas sudoríparas sem displasia ectodérmica
Incontinência pigmentar
Queimaduras
DISTÚRBIOS MULTISSISTÊMICOS
Doença de Fabry
Síndrome de Crisponi
Doença do enxerto *versus* hospedeiro crônica
Síndrome de Sjögren
DISTÚRBIOS NEUROLÓGICOS
Lesão da medula espinal
Síndrome de Guillain-Barré
Neuropatia sensitiva e autonômica hereditária dos tipos I, II, IV
Síndrome da dor regional complexa
Esclerose múltipla
Atrofia de múltiplos sistemas
Síndrome de Ross
Síndrome de Shy-Drager
MEDICAMENTOS
Fármacos anticolinérgicos
Opioides
Toxina botulínica
Clonidina
Superdosagem de barbitúricos
Antagonistas do receptor alfa-2
OUTROS
Anidrose generalizada idiopática adquirida
Hipotireoidismo
Transtorno conversivo
Choque térmico
Simpatectomia

Capítulo 669

Distúrbios Vasculares

Kari L. Martin

Quase todas as lesões vasculares da infância podem ser divididas em malformações vasculares e tumores vasculares (Tabela 669.1). As malformações vasculares são distúrbios do desenvolvimento da formação dos vasos sanguíneos. As malformações não regridem, mas podem aumentar lentamente. Devem ser nomeadas de acordo com o tipo de vaso predominante na lesão: arteriais, capilares, linfáticos ou venosos, ou a combinações destes. Os tumores vasculares exibem hiperplasia e proliferação de células endoteliais. A International Society for the Study of Vascular Anomalies (ISSVA) continua a atualizar a estrutura de classificação para os distúrbios vasculares conforme novas doenças são identificadas e à medida que são encontradas as causas biológicas e genéticas para os distúrbios estabelecidos. A classificação completa, as síndromes associadas e as mutações genéticas causadoras podem ser encontradas em www.issva.org.

MALFORMAÇÕES VASCULARES

Malformação capilar (mancha vinho do Porto)

As malformações capilares (MCs) estão presentes ao nascimento. Consistem em capilares dérmicos completamente formados e dilatados. As lesões são maculares, de bordas nítidas, coloração rosa a roxa e extremamente variadas em tamanho (Figura 669.1). As regiões da cabeça e do pescoço são os locais de predileção; a maioria das lesões é unilateral. As membranas mucosas podem ser envolvidas. Conforme a criança cresce, a MC pode se tornar mais escura e endurecida; por vezes, pode desenvolver áreas elevadas que sangram espontaneamente.

A MC verdadeira deve ser distinguida do nevo vascular, que é uma lesão relativamente transitória, muitas vezes localizada na linha média (ver Capítulo 666). Quando uma MC é lateral e localizada na região frontal e na pálpebra superior, o diagnóstico da síndrome de Sturge-Weber (glaucoma, angioma venoso leptomeníngeo, convulsões, hemiparesia contralateral à lesão facial, calcificação intracraniana) deve ser considerado (ver Capítulo 614.3). A triagem precoce para glaucoma é importante para prevenir dano adicional ao olho. As MCs também ocorrem como um componente da síndrome de Klippel-Trenaunay e com frequência moderada em outras síndromes, incluindo as síndromes MCAP

Tabela 669.1 Sistema de classificação da International Society for the Study of Vascular Anomalies.

MALFORMAÇÃO VASCULAR	TUMOR VASCULAR
SIMPLES	**BENIGNO**
Malformação capilar (MC)	Hemangioma infantil
Malformação venosa (MV)	Hemangioma congênito
Malformação linfática (ML)	Hemangioma congênito rapidamente involutivo (HCRI)
Malformação arteriovenosa (MAV)	Hemangioma congênito não involutivo (HCNI)
Fístula arteriovenosa	Hemangioma congênito parcialmente involutivo (HCPI)
COMBINADA	Angioma em tufos
MVC, MLC, MVLC, MVAC, MVALC, outros	Granuloma piogênico
DE VASOS PRINCIPAIS	**LOCALMENTE AGRESSIVO OU LIMÍTROFE**
Associada a outras anomalias	Hemangioendotelioma kaposiforme
	MALIGNO
	Hemangioendotelioma epitelioide
	Angiossarcoma

MLC, malformação linfático-capilar; MVAC, malformação arteriovenoso-capilar; MVALC, malformação arteriovenoso-linfático-capilar; MVC, malformação venocapilar; MVLC, malformação venolinfático-capilar. Adaptada da documentação completa de classificação da ISSVA encontrada em www.issva.org. Esta tabela destaca os distúrbios vasculares mais comuns.

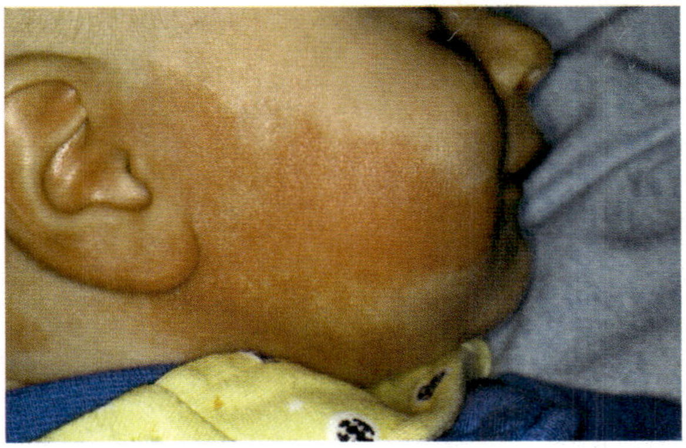

Figura 669.1 **Malformação capilar.** Mácula rósea na bochecha de um lactente.

(megalencefalia, malformação capilar, polimicrogiria), de Cobb (malformação medular arteriovenosa [MAV], mancha vinho do Porto), CLOVES (crescimento lipomatoso congênito, malformações vasculares, nevo epidérmico, anomalias esqueléticas), de Proteus, de Beckwith-Wiedemann e de Bonnet-Dechaume-Blanc. Na ausência de anomalias associadas, a morbidade dessas lesões pode incluir baixa autoestima, hipertrofia de estruturas subjacentes e hemorragia traumática.

O tratamento mais efetivo para a MC é realizado com o *pulsed-dye laser*. Essa terapia é direcionada à hemoglobina no interior da lesão e evita o dano térmico ao tecido normal circundante. Após tal tratamento, a textura e a pigmentação da pele geralmente ficam normais, sem cicatriz. A terapia pode começar na infância, quando a área de superfície de envolvimento é menor. Pode haver vantagens para o tratamento no 1º ano de vida. Embora esta abordagem seja bastante eficaz, o escurecimento da mancha pode ocorrer ao longo do tempo, tornando necessários os tratamentos contínuos. A maquiagem cosmética também pode ser usada.

Malformação venosa

As malformações venosas incluem malformações exclusivamente venosas e malformações combinadas. As primeiras variam de nódulos que contêm massa de vênulas (Figura 669.2) a anomalias difusas de grandes veias, que podem se apresentar tanto com um componente superficial semelhante a veias varicosas quanto com malformações venosas profundas, ou como a combinação dos componentes superficiais e profundos. A maioria das malformações venosas é esporádica, embora também existam formas herdadas. As formas herdadas e até 40% das malformações venosas esporádicas são causadas por mutações no gene *TIE2*. O tratamento é reservado para lesões dolorosas ou sintomáticas. A excisão cirúrgica é a melhor opção para lesões nodulares pequenas ou superficiais, e a escleroterapia ou a ablação por *laser* são usadas para as lesões grandes e difusas. A coagulopatia intravascular localizada pode ser problemática nessas lesões devido a um fluxo lento crônico. Isso leva a episódios trombóticos dolorosos e ao risco de progressão para a coagulopatia intravascular disseminada sistêmica. A embolia pulmonar tem sido relatada em pacientes com grandes malformações venosas.

MALFORMAÇÕES LINFÁTICAS

Ver Capítulo 516.

MALFORMAÇÃO ARTERIOVENOSA

As MAVs são conexões diretas de artérias para veias que contornam o leito capilar (Figura 669.3). As MAVs da pele são muito raras. As alterações cutâneas são frequentemente observadas ao nascimento, mas elas tendem a ser muito sutis, apresentando-se como mancha róseo-avermelhada. Com o tempo, as lesões intensificam a cor e frequentemente resultam em espessamento da pele e do tecido circunjacente. Elas são diagnosticadas a partir da palpação, que evidencia sinais característicos da palpação arterial. Algumas MAVs são progressivas e podem levar a uma significativa morbidade e até mesmo à morte; assim, a avaliação e o diagnóstico precoces por uma equipe multiprofissional experiente são fundamentais.

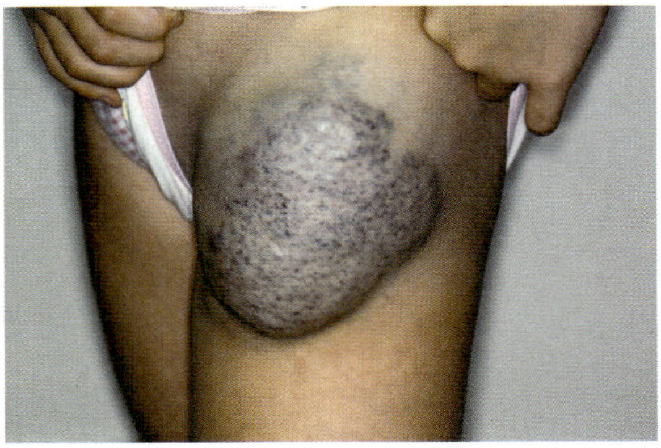

Figura 669.2 Malformação venosa nodular na perna de uma adolescente.

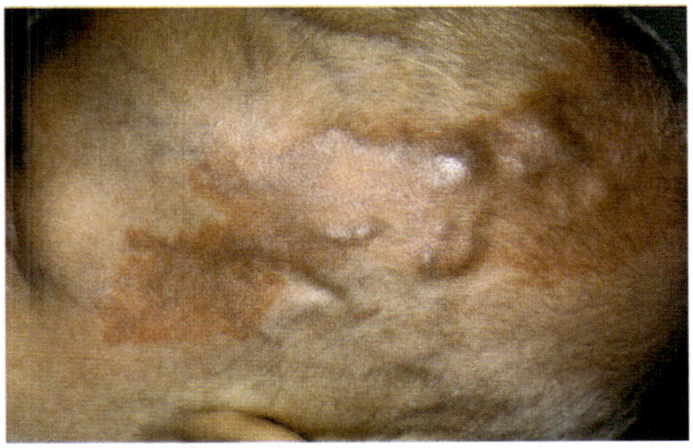

Figura 669.3 Malformação arteriovenosa em conjunto com mancha vinho do Porto no couro cabeludo de um recém-nascido.

SÍNDROMES DE KLIPPEL-TRENAUNAY E DE PARKES-WEBER

A síndrome de Klippel-Trenaunay é um termo historicamente utilizado para descrever a malformação vascular mista e complexa com crescimento excessivo de ossos e tecidos moles (Figura 669.4). A anomalia está presente ao nascimento e, geralmente, envolve um dos membros inferiores, mas pode envolver mais de um membro, assim como partes do tronco ou da face. O aumento dos tecidos moles pode ser gradual e pode envolver toda a extremidade, uma parte dela ou apenas alguns dedos. A lesão vascular na maioria das vezes é malformação capilar, geralmente localizada na área hipertrofiada. O sistema venoso profundo pode estar ausente ou hipoplásico. Bolhas venosas e/ou lesões linfáticas vesiculares podem estar presentes na superfície da malformação. Varicosidades venosas de parede espessa tornam-se aparentes no membro afetado depois que a criança começa a andar. Se houver MAV associada, o distúrbio é chamado de **síndrome de Parkes-Weber**.

Esses distúrbios podem ser confundidos com a síndrome de Maffucci ou, se a lesão vascular na superfície for mínima, com a doença de Milroy. Podem ocorrer dor, edema dos membros e celulite. Tromboflebite, deslocamentos de articulações, hematúria secundária ao envolvimento angiomatoso do trato urinário, sangramento retal a partir de lesões do trato gastrintestinal, lesões pulmonares e malformações dos vasos linfáticos são complicações infrequentes. A RM pode delimitar a extensão da anomalia, mas a correção cirúrgica ou o tratamento paliativo são muitas vezes de difícil realização. A escleroterapia ou a ablação por *laser* intravenoso podem ser benéficas quando o componente venoso é o dominante na malformação. As indicações para os estudos radiológicos de órgãos sólidos e dos ossos são muito bem determinadas por avaliação clínica. O tratamento de suporte inclui bandagens de compressão para as varicosidades; o tratamento cirúrgico pode ajudar os pacientes cuidadosamente selecionados. As diferenças de comprimento entre os membros inferiores devem ser tratadas com aparelhos ortopédicos para evitar o desenvolvimento de deformidades na coluna vertebral. A cirurgia óssea corretiva, eventualmente, pode ser necessária para tratar a discrepância significativa no comprimento das pernas.

Angioqueratoma circunscrito

Várias formas de angioqueratomas foram descritas. Os angioqueratomas são caracterizados pela ectasia dos vasos linfáticos superficiais e dos capilares com hiperqueratose da epiderme sobrejacente. O angioqueratoma circunscrito é um distúrbio raro que consiste em uma lesão solitária ou em lesões múltiplas que se manifestam como uma placa ou placas de pápulas com crosta azul-avermelhada ou nódulos. Os membros são os locais de predileção. **Se a terapia for desejada, a excisão cirúrgica é o tratamento de escolha**.

Cútis marmórea telangiectásica congênita

A cútis marmórea telangiectásica congênita é uma anomalia vascular benigna que representa a dilatação de capilares e veias superficiais e é evidente ao nascimento. As áreas da pele envolvidas têm uma tonalidade vermelha ou roxa reticulada que se assemelha à cútis marmórea fisiológica, mas é mais pronunciada e sem caráter transitório (Figura 669.5). As lesões podem ser restritas a um único membro e uma parte do tronco ou podem ser mais generalizadas. As lesões tornam-se mais pronunciadas durante as mudanças de temperatura ambiental, atividade física ou choro. Em alguns casos, o tecido subcutâneo subjacente é atrófico, e pode ocorrer ulceração dentro das bandas reticuladas. Raramente, crescimento ósseo defeituoso e outras anormalidades congênitas podem estar presentes. Nenhuma terapia específica é indicada. Apenas casos leves podem apresentar melhora gradual. A cútis marmórea telangiectásica congênita pode ser associada a MC, síndrome de Adams-Oliver, persistência do canal arterial e uma variedade de outras anomalias. Ela deve ser diferenciada da MC reticulada e da cútis marmórea fisiológica.

Síndrome do *blue rubber bleb nevus*

A síndrome do *blue rubber bleb nevus* é uma patologia rara que consiste em numerosas malformações venosas na pele, nas membranas mucosas e no trato gastrintestinal. As lesões típicas são azul-arroxeadas e têm consistência emborrachada; elas variam em tamanho desde alguns milímetros a alguns centímetros de diâmetro. Elas são, por vezes, dolorosas ou sensíveis. Os nódulos, ocasionalmente, estão presentes ao nascimento, mas, em geral, são progressivos durante a infância. Novas lesões podem continuar a se desenvolver ao longo da vida. Grandes lesões azuis irregulares e desfigurantes também podem ocorrer. As lesões, que mais raramente podem ser localizadas no fígado, no baço e no sistema nervoso central, além da pele e do trato gastrintestinal, não involuem espontaneamente. A hemorragia gastrintestinal recorrente devido às lesões no trato gastrintestinal pode levar a anemia grave. Uma medida paliativa é a excisão do segmento intestinal envolvido.

FACOMATOSE PIGMENTOVASCULAR

A facomatose pigmentovascular é uma doença rara caracterizada pela associação de malformação capilar e lesões melanocíticas. Tipicamente, a malformação capilar é extensa, e as lesões pigmentares associadas podem incluir melanocitose dérmica (manchas mongólicas), máculas café com leite ou um nevo *spilus* (nevo salpicado). As lesões cutâneas não pigmentadas que podem ocorrer neste cenário incluem nevo anêmico e nevos epidérmicos. Anomalias sistêmicas associadas raramente são observadas.

NEVO ANÊMICO

Embora presente ao nascimento, o nevo anêmico pode não ser detectável nos primeiros anos de vida. O nevo consiste em máculas ou manchas hipocrômicas, bem delimitadas, solitárias ou numerosas que são mais frequentes no tronco, mas também podem ocorrer na região cervical ou nos membros. Esses nevos podem simular placas de vitiligo, leucoderma ou defeitos pigmentares névicos, mas podem ser facilmente distinguidos por causa da sua resposta à digitopressão. O toque cria uma linha eritematosa e vasodilatação na pele normal ao redor, mas a pele de um nevo anêmico não muda de tonalidade. Eles também podem ser diagnosticados por diascopia, na qual a pressão da pele

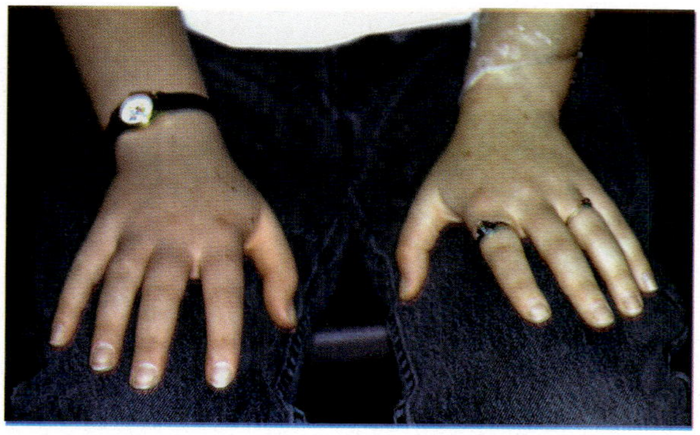

Figura 669.4 Crescimento excessivo do braço e da mão direita em uma adolescente com síndrome de Klippel-Trenaunay.

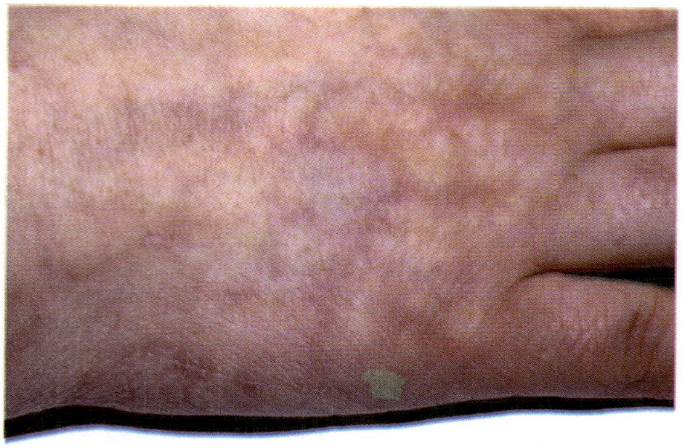

Figura 669.5 Padrão mosqueado da cútis marmórea telangiectásica congênita na mão direita.

com uma lâmina de vidro deixará as bordas de um nevo anêmico indefinidas. Embora a vasculatura cutânea pareça histologicamente normal, os vasos sanguíneos no interior do nevo não respondem à injeção de vasodilatadores. Postula-se que a palidez persistente possa representar uma vasoconstrição adrenérgica localizada sustentada.

TUMORES VASCULARES

Os tumores vasculares incluem os hemangiomas infantis (HIs), os angiomas em tufos, os hemangioendoteliomas kaposiformes, os hemangiomas congênitos rapidamente involutivos e os hemangiomas congênitos não involutivos, bem como outras entidades mais raras.

Hemangioma infantil

Os HIs são tumores vasculares benignos e proliferativos do endotélio vascular que podem estar presentes ao nascimento ou, mais comumente, podem se tornar aparentes na 1ª ou na 2ª semana de vida, presumivelmente crescem e, em seguida, involuem espontaneamente. Os HIs são os tumores mais comuns da infância, ocorrendo em 5% dos recém-nascidos. Os fatores de risco incluem prematuridade, baixo peso ao nascer, sexo feminino e raça branca. Os HIs devem ser classificados como superficial, profundo ou misto (Figura 669.6). Os termos *morango* e *cavernoso* não devem ser utilizados para descrever os hemangiomas. A marcação por imuno-histoquímica de GLUT-1 é especificamente expressa em um HI, o que ajuda a distingui-lo histologicamente de outras anomalias vasculares. Os HIs superficiais são lesões vermelhas brilhantes, protuberantes, compressíveis e bem delimitadas que podem ocorrer em qualquer área do corpo (Figuras 669.6 e 669.7). Embora às vezes estejam presentes ao nascimento, eles aparecem com mais frequência no 1º ou no 2º mês de vida e podem ser precedidos de uma marca eritematosa ou azul, ou de uma área pálida, que em seguida desenvolve um fino padrão telangiectásico antes da fase de crescimento (Figura 669.7). O sinal de apresentação, ocasionalmente, pode ser uma ulceração do períneo ou do lábio. Os locais de eleição são a face, o couro cabeludo, o dorso e a região anterior do tórax; as lesões podem ser solitárias ou múltiplas. Os padrões de envolvimento facial incluem as regiões frontotemporal, maxilar, mandibular e frontonasal. Os HIs que estão localizados mais profundamente são mais difusos e menos definidos do que os HIs superficiais. As lesões são císticas, firmes ou compressíveis, e a pele sobrejacente pode ter uma tonalidade normal ou ser azulada (Figura 669.8).

A maioria dos HIs é mista, com componentes superficiais e profundos. Os HIs passam por uma fase de expansão rápida, seguida por um período estacionário e finalmente pela involução espontânea (Figura 669.9). A regressão pode ser prevista quando a lesão desenvolve áreas acinzentadas e pálidas na região central. O curso de uma lesão em particular é imprevisível, mas aproximadamente 60% dessas lesões alcançam a involução máxima por volta dos 5 anos, e 90 a 95% por volta dos 9 anos. A involução espontânea não pode ser correlacionada com o tamanho ou local de envolvimento, mas as lesões labiais parecem persistir mais frequentemente. As complicações incluem comprometimento de uma função vital, ulceração, infecção secundária e desfiguração permanente. A localização de uma lesão pode interferir em uma função vital (p. ex., na pálpebra afetando a visão; na uretra, a micção; nas vias respiratórias, a respiração). Os HIs com distribuição na área da "barba" podem estar associados ao envolvimento das vias respiratórias superiores ou subglótica. O estridor pode sugerir uma lesão traqueobrônquica. Grandes HIs viscerais podem ser complicados pelo hipotireoidismo coexistente devido à iodotironina deiodinase do tipo 3, e os sintomas podem ser difíceis de detectar nessa faixa etária. A Tabela 669.2 lista outras características a serem verificadas.

No paciente com um HI que não apresenta complicações sérias ou crescimento extenso que resulte em destruição tecidual e desfiguração grave, o tratamento é expectante. Como quase todas as lesões regridem espontaneamente, o tratamento raramente é indicado. Os pais necessitam de repetidas explicações e apoio. Após a involução espontânea, muitos pacientes permanecem com pequenos defeitos estéticos, como telangiectasia, hipopigmentação, depósitos fibrogordurosos e cicatrizes em caso de ulceração. As telangiectasias residuais podem ser tratadas com *pulsed-dye laser*. Outros defeitos podem ser tratados ou minimizados pela reparação cirúrgica criteriosa, se desejado.

No caso raro em que a intervenção é necessária, a aplicação tópica da solução de timolol (uma gota de solução gelificante a 0,5% aplicada 2 vezes/dia) é efetiva, especialmente no HI pequeno, superficial, sem ulceração e fora da mucosa. O tratamento com timolol tópico é uma alternativa muito segura para a observação solitária de um HI superficial. A solução de timolol também pode ser usada com cautela no tratamento de um HI ulcerado, com ou sem oclusão.

Em um HI desfigurante, com risco à vida ou que ameace a visão, ou ulcerado que não esteja respondendo a outro tratamento, o propranolol oral é a primeira linha de tratamento. Os HIs tipicamente respondem com a interrupção do crescimento e muitas vezes com os primeiros sinais de involução dentro de algumas semanas do início do tratamento. A dosagem varia de 1 a 3 mg/kg/dia, embora os melhores resultados ocorram a 3 mg/kg/dia sem aumento dos efeitos colaterais. Alguns recomendam a hospitalização para o início do tratamento em lactentes com menos de 8 semanas ou para aqueles com comorbidades associadas. A dose é iniciada em 1 mg/kg/dia dividida em três doses com frequência cardíaca e pressão arterial monitoradas em 1 e 2 horas após cada dose. Se a dose for tolerada, será aumentada para 2 mg/kg/dia dividida em três doses. Para iniciar o tratamento em nível ambulatorial, são necessários um bom apoio social e fácil acesso ao hospital. A dose inicial e o monitoramento são semelhantes aos do paciente internado; se a dose for tolerada durante 3 a 7 dias, a dose será aumentada para 1,5 mg/kg/dia. Se a última dose for tolerada após 3 a 7 dias, será aumentada para 2 mg/kg/dia. Em todas as situações, o intervalo mínimo entre as doses deve ser de 6 horas. Os riscos do tratamento com propranolol incluem hipoglicemia, bradicardia, hipotensão, doença do refluxo gastresofágico ou agravamento de doença existente, hiperpotassemia e broncospasmo/sibilos. No entanto, relatos de efeitos colaterais do propranolol usado para o tratamento de HI são raros. Níveis

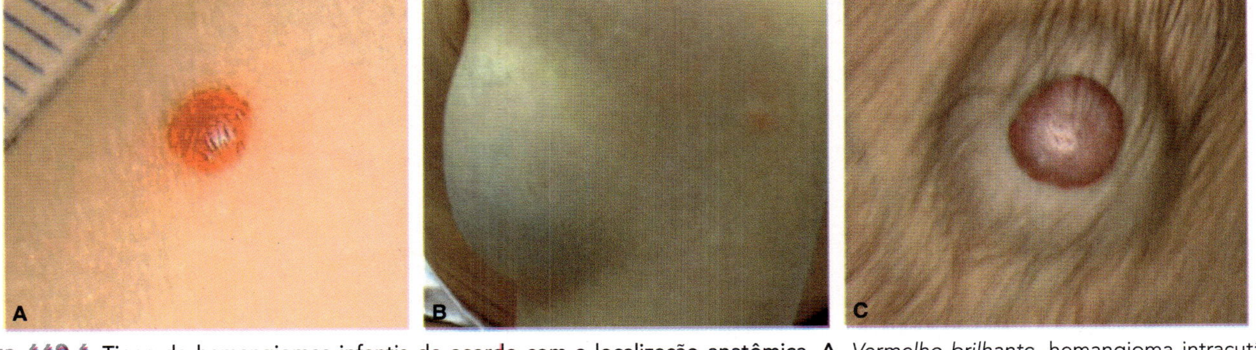

Figura 669.6 Tipos de hemangiomas infantis de acordo com a localização anatômica. **A.** *Vermelho brilhante*, hemangioma intracutâneo. **B.** *Azulado*, hemangioma profundo. **C.** Tipo misto. (*De Léaute-Labréze C, Harper JI, Hieger PH: Infantile haemangioma.* Lancet *390:85-94, 2017, Fig. 4, p. 88.*)

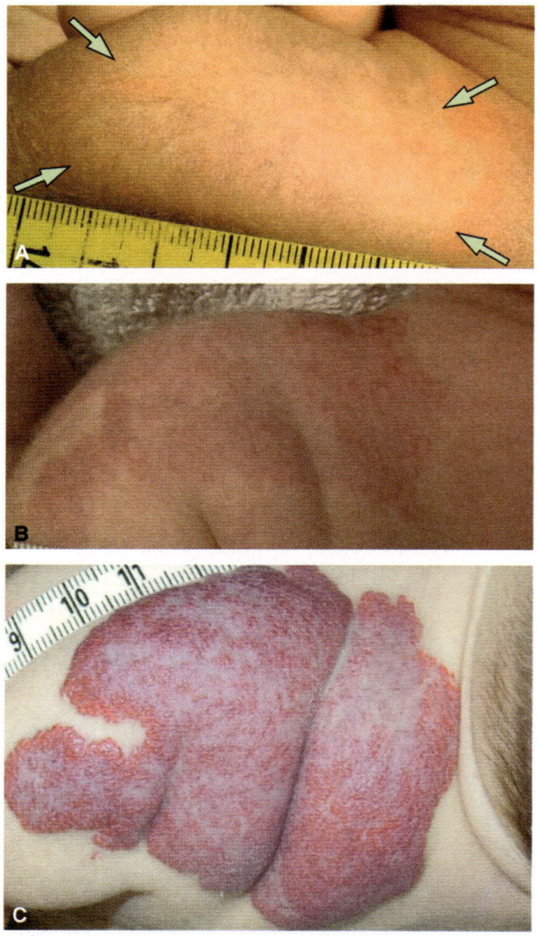

Figura 669.7 **Lesões precursoras de hemangioma infantil.** A figura mostra mancha anêmica, nitidamente demarcada, no ombro esquerdo. **A.** Dia 3. **B.** Dia 21. **C.** Dia 90. (*De Léaute-Labréze C, Harper JI, Hieger PH: Infantile haemangioma.* Lancet *390:85-94, 2017, Fig. 3, p. 87.*)

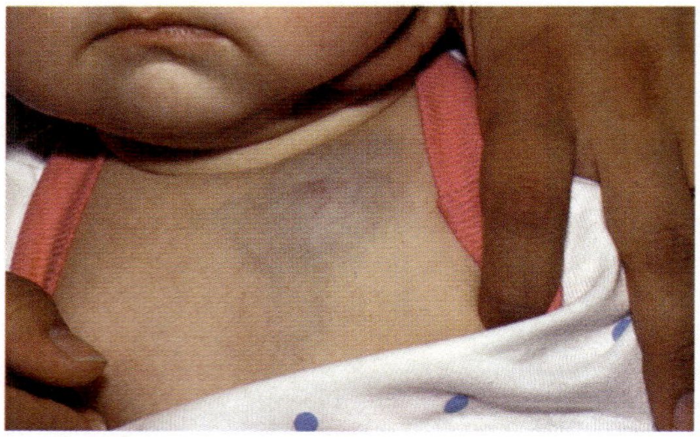

Figura 669.8 Hemangioma profundo no tórax.

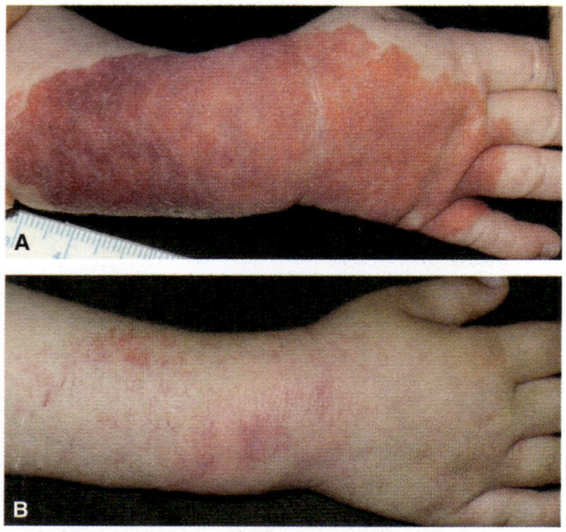

Figura 669.9 **Regressão espontânea de hemangioma infantil.** **A.** Hemangioma no antebraço direito, criança com 14 semanas de vida. **B.** Telangiectasia residual aos 23 meses. (*De Léaute-Labréze C, Harper JI, Hieger PH: Infantile haemangioma.* Lancet *390:85-94, 2017, Fig. 5, p. 88.*)

Tabela 669.2 "Bandeiras vermelhas" clínicas associadas aos hemangiomas.

ACHADO CLÍNICO	AVALIAÇÃO RECOMENDADA
Hemangioma facial que envolve área significante da face	Avaliação para PHACES (anormalidades da fossa posterior, hemangioma e anormalidades arterial, cardíaca, ocular e esternal): RM para o hemangioma orbital ± malformação da fossa posterior Avaliação cardíaca, oftalmológica Avaliação para anormalidades na linha média: rafe supraumbilical, atresia esternal, fenda palatina, anormalidade da tireoide
Hemangiomas cutâneos com distribuição na área da barba	Avaliação para hemangioma das vias respiratórias, especialmente se manifestação com estridor
Hemangioma periocular	RM da órbita Avaliação oftalmológica
Lesão vascular na linha média paravertebral	Ultrassonografia ou RM para avaliar disrafismo espinal oculto
Hemangiomas infantis multifocais	Avaliação para hemangiomas parenquimatosos, especialmente hepático/sistema nervoso central Teste de sangue oculto nas fezes, ultrassonografia hepática
Hemangioma grande, especialmente hepático	Ultrassonografia com Doppler para estudo de fluxo RM Estudos da função tireoidiana
Vibração e/ou ruído associado ao hemangioma	Considerar a avaliação cardíaca e ecocardiograma para descartar a reversão diastólica do fluxo na aorta RM para avaliar as características de extensão e fluxo
Síndrome LUMBAR	RM da coluna, rins

LUMBAR, hemangioma infantil da parte inferior do corpo e outros defeitos cutâneos, anomalias urogenitais e ulceração, mielopatia, deformidades ósseas, malformações anorretais e anomalias arteriais, anomalias renais. (De Blei F: Vascular anomalies: from bedside to bench and back again. *Curr Probl Pediatr Adolesc Health* 32:67-102, 2002.)

aumentados de propranolol ocorrem com inibidores de CYP2D6 (cimetidina, amiodarona, fluoxetina, quinidina, ritonavir) e CPY1A2 (cimetidina, ciprofloxacino, isoniazida, ritonavir, teofilina); níveis sanguíneos reduzidos ocorrem com indutores do metabolismo hepático de fármacos (rifampicina, fenitoína, fenobarbital).

Nos pacientes incapazes de tolerar o propranolol, ou se o HI não respondeu após 2 semanas de tratamento, os corticosteroides sistêmicos orais poderão ser usados. A interrupção do crescimento e, por vezes, a regressão podem ser evidentes após 2 a 4 semanas de terapia. Quando uma resposta satisfatória for obtida, a dose deve ser reduzida gradualmente, embora a maioria dos pacientes necessite de tratamento até cerca de 1 ano.

A injeção de corticosteroide intralesional realizada por um profissional experiente também pode induzir a involução rápida de um HI localizado, mas há riscos de ulceração, atrofia tecidual e amaurose se usada perto da órbita. A vincristina é usada por alguns oncologistas para o tratamento de HIs extensos ou desfigurantes. O tratamento com interferona-α também pode ser efetivo, porém observa-se diplegia espástica em 10% dos casos. O uso desses tratamentos tem se tornado menos necessário desde a introdução do propranolol.

A síndrome **PHACES** deve ser considerada nos pacientes com grande HI segmentar na face (Figura 669.10, Tabela 669.3). A sigla PHACES indica defeitos da fossa cerebral **p**osterior, como malformação de Dandy-Walker ou hipoplasia cerebelar, grande **h**emangioma infantil facial segmentar, anormalidades **a**rteriais cerebrovasculares, como aneurismas e acidente vascular encefálico (AVE), **c**oarctação da aorta e anormalidades oculares

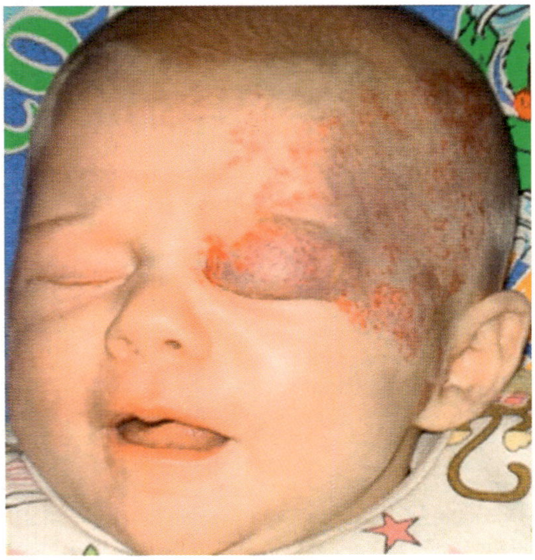

Figura 669.10 Grande hemangioma infantil segmentar da face em menina de 2 meses com síndrome PHACE definida. (*De Garzon MC, Epstein LG, Heyer GL et al.: PHACE syndrome: consensus-derived diagnosis and care recommendations.* J Pediatr *178:24-33, 2016, Fig. 1, p. 25.*)

Tabela 669.3 Critérios de diagnóstico – revisados.

SISTEMAS DE ÓRGÃOS	CRITÉRIOS PRINCIPAIS	CRITÉRIOS MENORES
Anomalias arteriais	Anomalia das principais artérias cerebrais ou cervicais* Displasia[†] das grandes artérias cerebrais Estenose ou oclusão arterial com ou sem colaterais tipo *moyamoya* Ausência ou hipoplasia moderada a grave das grandes artérias cerebrais e cervicais Origem ou curso aberrante das grandes artérias cerebrais ou cervicais, exceto variantes comuns do arco, como o arco bovino Anastomose vertebrobasilar carotídea persistente (artérias segmentar proatlantal, hipoglossal, ótica e/ou trigeminal)	Aneurisma de quaisquer das artérias cerebrais
Cérebro estrutural	Anomalias cerebrais da fossa posterior Complexo de Dandy-Walker Outras hipoplasias/displasias do cérebro médio e/ou posterior	Anomalias cerebrais da linha média Malformação do desenvolvimento cortical
Cardiovascular	Anomalias do arco aórtico Coarctação da aorta Displasia* Aneurisma Origem aberrante da artéria subclávia com ou sem anel vascular	Defeito do septo ventricular Arco aórtico direito/arco aórtico duplo Anomalias venosas sistêmicas
Ocular	Anormalidades do segmento posterior Vítreo primário hiperplásico persistente Vasculatura fetal persistente Anomalias vasculares da retina Anomalia do disco tipo glória-da-manhã (ipomeia) Hipoplasia do nervo óptico Estafiloma peripapilar	Anormalidades do segmento anterior Microftalmia Esclerocórnea Coloboma Catarata
Ventral/linha média	Anomalia do tórax e do abdome na linha média • Defeito esternal • Fossa esternal • Fenda esternal • Rafe supraumbilical	Hipopituitarismo tireoidiano ectópico Pápula/hamartoma na linha média do esterno
Síndrome PHACE definida		
Hemangioma > 5 cm de diâmetro da cabeça incluindo o couro cabeludo MAIS um critério maior ou dois critérios menores	Hemangioma do pescoço, tronco superior ou tronco e extremidade superior proximal MAIS dois critérios maiores	
Possível síndrome PHACE		
Hemangioma > 5 cm de diâmetro da cabeça incluindo o couro cabeludo MAIS um critério menor	Hemangioma do pescoço, tronco superior ou tronco e extremidade superior proximal MAIS um critério maior ou dois critérios menores	Sem hemangioma MAIS dois critérios maiores

*Artéria carótida interna, artéria cerebral média, artéria cerebral anterior, artéria cerebral posterior ou sistema vertebrobasilar. [†]Inclui voltas, laços, tortuosidade e/ou dolicoectasia. (De Garzon MC, Epstein LG, Heyer GL *et al.*: PHACE syndrome: consensus-derived diagnosis and care recommendations. *J Pediatr* 178:24-33, 2016, Table II, p. 27.)

(*eyes*). Os defeitos da rafe esternal (**s**), como fossas, cicatrizes ou rafe supraumbilical, raramente são observados. A avaliação de crianças em risco de PHACES é importante para detectar qualquer anormalidade subjacente e, também, antes de iniciar o tratamento sistêmico, que pode ser indicado dado o tamanho e a localização do HI tipicamente associado a essa síndrome. Crianças com síndrome PHACES e anormalidades arteriais cervicais e intracranianas apresentam maior risco de AVE, e o acompanhamento por uma equipe multiprofissional experiente é fundamental.

Hemangioma infantil multifocal

A hemangiomatose neonatal difusa (ou hemangiomatose neonatal benigna) é um termo historicamente utilizado para descrever uma condição na qual lesões vasculares numerosas ou multifocais estão amplamente distribuídas (Figura 669.11). No passado, vários diagnósticos distintos foram agrupados sob este fenótipo clínico com a mortalidade citada tão alta quanto 60 a 80%. Após uma análise mais aprofundada, constatou-se que este grupo de distúrbios compreende várias entidades distintas que são importantes para distinguir umas das outras, dados os seus diferentes prognósticos e suas distintas estratégias de tratamento. Portanto, o termo *HI multifocal* é mais preciso e conduz a tratamentos e prognósticos corretos para esses pacientes com mais de um HI cutâneo (e/ou visceral).

Os HIs multifocais podem ocorrer na pele, assim como nos órgãos internos, mas permanecem positivos para GLUT-1 quando biopsiados, têm um prognóstico relativamente bom, com baixa morbidade, e respondem ao propranolol sistêmico assim como o HI solitário cutâneo. *Os pacientes com mais de cinco HIs cutâneos devem ser submetidos a exame físico abdominal e, possivelmente, ultrassonografia do fígado para detectar HI hepático, que pode crescer bastante.*

A **linfangioendoteliomatose multifocal** (também conhecida como angiomatose cutaneovisceral) também se apresenta com muitos tumores vasculares na pele e nos órgãos viscerais, mas é negativa para GLUT-1 e complicada por trombocitopenia grave e sangramento gastrintestinal com alta mortalidade. Portanto, o diagnóstico preciso em pacientes que apresentam tumores vasculares multifocais é importante para que o tratamento apropriado possa ser iniciado.

Hemangioma congênito

Os hemangiomas congênitos são tumores vasculares benignos que estão tipicamente presentes ao nascimento. Frequentemente, eles se apresentam em tons de vermelho ou azul com telangiectasias e podem ter um anel de palidez. Eles não sofrem crescimento após o parto como acontece com os HIs, mas, em vez disso, permanecem estáveis (**hemangiomas congênitos não involutivos** [**HCNI**]) ou diminuem rapidamente de tamanho, deixando tecido residual fibroadiposo (**hemangiomas congênitos rapidamente involutivos** [**HCRI**]). Há também casos em que os hemangiomas congênitos diminuirão de tamanho até um certo ponto e depois permanecerão estáveis em vez de resolverem completamente; estes são conhecidos como **hemangiomas congênitos parcialmente involutivos (HCPI)**. Eles são distinguíveis do HI devido ao seu curso clínico, bem como pelos marcadores negativos para GLUT-1 na histopatologia.

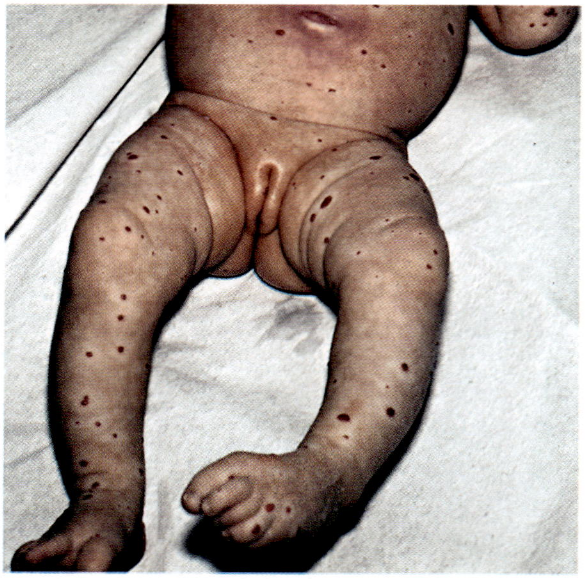

Figura 669.11 Hemangiomatose neonatal cutânea (e hepática) disseminada. (*De Eichenfield LF, Frieden IJ, Esterly NB*: Textbook of neonatal dermatology, *ed 2, Philadelphia, 2008, WB Saunders, p. 359.*)

Hemangioendotelioma kaposiforme

O hemangioendotelioma kaposiforme (HEK) é um tumor vascular raro e potencialmente fatal. Os casos iniciais foram descritos como HIs com púrpura e coagulopatia, mas este quadro é conhecido atualmente por HEK. O HEK classicamente se apresenta como uma placa firme vermelha a roxa na lateral do pescoço, na axila, no tronco ou nas extremidades. Tumores viscerais também ocorrem. Por vezes, as lesões podem ficar menores ao longo do tempo, mas raramente se resolvem de modo completo. O angioma em tufos, anteriormente considerado um tumor distinto, porém no mesmo espectro clínico do HEK, é considerado, agora, como integrante do mesmo grupo do HEK (Figura 669.12). A principal complicação desses tumores é o desenvolvimento do **fenômeno de Kasabach-Merritt (FKM)**, que pode ser fatal; portanto, diagnóstico e tratamento precoces são importantes. As lesões retroperitoneais ou intratorácicas na ausência de lesões cutâneas são incomuns, mas, frequentemente, são associadas ao FKM.

Fenômeno de Kasabach-Merritt

O FKM é uma combinação potencialmente fatal de um HEK que cresce rapidamente, trombocitopenia, anemia hemolítica microangiopática e coagulopatia de consumo aguda ou crônica. As manifestações clínicas geralmente são evidentes durante a primeira infância. A lesão vascular normalmente é cutânea e raramente tem localização visceral. A trombocitopenia associada pode levar a hemorragia acompanhada por equimoses, petéquias e um aumento rápido no volume da lesão vascular. Pode surgir anemia grave a partir da hemorragia ou hemólise microangiopática. A contagem de plaquetas está diminuída, mas a medula óssea apresenta aumento de megacariócitos normais ou imaturos. A trombocitopenia tem sido atribuída ao sequestro ou à destruição aumentada de plaquetas dentro da lesão. Hipofibrinogenemia e níveis reduzidos dos fatores de coagulação consumíveis são relativamente comuns (ver Capítulo 511.6).

O tratamento inclui a excisão cirúrgica de lesões pequenas, embora isso seja muitas vezes difícil por causa da coagulopatia. Os tratamentos farmacológicos adicionais incluem esteroides sistêmicos com ou sem vincristina como primeira linha de tratamento na maioria dos casos. Antiplaquetários, antifibrinolíticos e outros agentes quimioterápicos foram usados com resultados mistos. Estão em andamento estudos com a utilização de sirolimo em pacientes com HEK; os relatos de casos iniciais foram promissores. A taxa de mortalidade, em geral, uma vez que os pacientes apresentem FKM, é significativa.

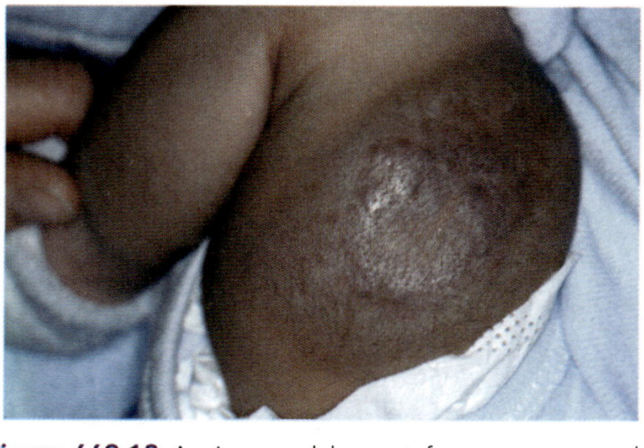

Figura 669.12 Angioma nodular em tufos na coxa esquerda.

Granuloma piogênico (hemangioma capilar lobular)

Um granuloma piogênico (GP) é uma pápula pequena vermelha, brilhante, séssil ou pedunculada que, muitas vezes, apresenta um colarete epitelial (Figura 669.13). A superfície pode ser exsudativa e crostosa ou completamente epitelizada. Os GPs crescem rapidamente no início, podem ulcerar e sangram facilmente quando traumatizados, pois consistem em um exuberante tecido de granulação. Eles são relativamente comuns em crianças, sobretudo na face, nos braços e nas mãos. Uma lesão localizada em um dedo ou na mão pode parecer um nódulo subcutâneo. Os GPs podem surgir em locais de lesão prévia, mas uma história de traumatismo muitas vezes não pode ser definida.

Os GPs são benignos, mas incômodos, pois sangram facilmente com traumatismo e podem recorrer se removidos de forma incompleta. Numerosas pápulas satélites podem se desenvolver após a excisão cirúrgica de GPs das costas, particularmente na região interescapular. Pequenas lesões podem regredir após cauterização com nitrato de prata; lesões grandes necessitam de excisão e eletrodissecção da base do granuloma. Lesões pequenas (< 5 mm) podem ser tratadas com sucesso com *pulsed-dye laser*.

Angioqueratoma de Mibelli

O angioqueratoma de Mibelli é caracterizado por pápulas e nódulos de 1 a 8 mm, vermelhos, arroxeados ou pretos, descamativos, verrucosos, ocasionalmente com crostas, que aparecem no dorso dos dedos das mãos e dos pés, nos joelhos e cotovelos. Menos comumente, as palmas das mãos, as solas dos pés e as orelhas podem ser afetadas. Em muitos pacientes, surgem após lesões produzidas pelo frio. Esses nódulos sangram abundantemente quando lesionados e podem involuir após um traumatismo. **Eles podem ser tratados de forma efetiva com crioterapia, eletrofulguração, excisão ou ablação por *laser*.**

Telangiectasias

Uma telangiectasia (aranha vascular) consiste em uma artéria central cercada por vários capilares dilatados, dispostos ao seu redor de forma radial e por ela alimentados, com um halo eritematoso ao redor, variando desde alguns milímetros até vários centímetros de diâmetro (Figura 669.14). A pressão sobre o vaso central provoca branqueamento; pulsações visíveis nas lesões maiores são evidências para a fonte arterial da lesão. As telangiectasias são associadas às condições em que há níveis aumentados de estrogênios circulantes, como cirrose hepática e gravidez, mas também ocorrem em até 15% das crianças normais em idade pré-escolar e 45% das crianças em idade escolar. Os locais de predileção em crianças são dorso da mão, antebraço, nariz, região infraorbitária, lábios e orelhas. Com frequência, as lesões regridem espontaneamente após a puberdade. Se a remoção for desejada, a terapia com *pulsed-dye laser* é o tratamento de escolha; a resolução é alcançada em 90% dos casos em uma única sessão.

Síndrome de Maffucci

A associação de hemangiomas de células fusiformes com encondromas nodulares na porção cartilaginosa metafisária ou diafisária de ossos longos é conhecida como síndrome de Maffucci. A síndrome de Maffucci é causada por mutações somáticas em mosaico nos genes *IDH1* e *IDH2*. As lesões vasculares são, tipicamente, massas subcutâneas macias, compressíveis, assintomáticas, de coloração azul a roxa que crescem em proporção ao crescimento da criança e estabilizam na idade adulta. As membranas mucosas ou as vísceras também podem ser envolvidas. O início ocorre durante a infância. As lesões ósseas podem produzir deformidades nos membros e fraturas patológicas. A transformação maligna de encondromas (condrossarcoma, angiossarcoma) ou as neoplasias primárias (ovariana, fibrossarcoma, glioma, pancreática) podem ser uma complicação (ver Capítulo 528).

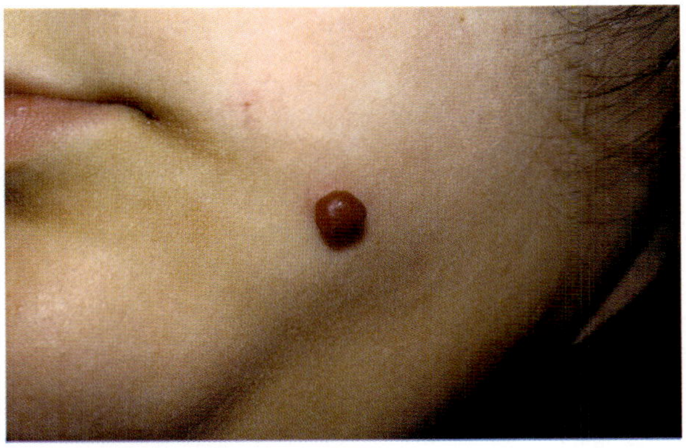

Figura 669.13 Granuloma piogênico na bochecha esquerda.

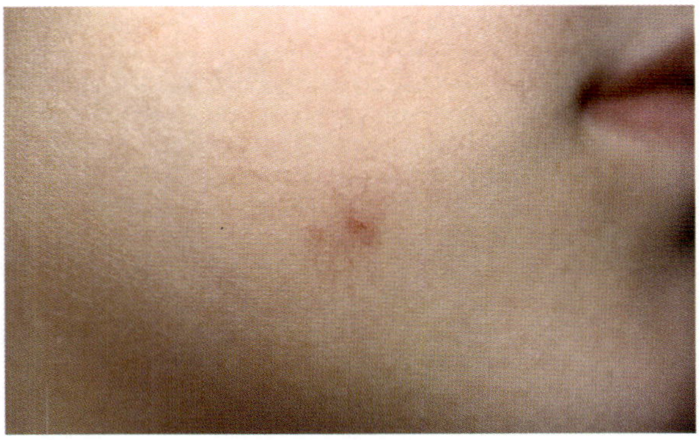

Figura 669.14 Telangiectasia em aranha com componente arteriolar central visível.

Telangiectasia hemorrágica hereditária (doença de Osler-Weber-Rendu)

A telangiectasia hemorrágica hereditária (THH), que é herdada como um traço autossômico dominante, ocorre em dois tipos. O gene na **THH-1** codifica endoglina (*ENG*), uma glicoproteína de membrana das células endoteliais que se liga ao fator de crescimento transformante beta. A **THH-2** é causada por mutações no gene *ACVRL1* (quinase 1 semelhante ao receptor de ativina A tipo 2) e é associada ao risco aumentado de envolvimento hepático e hipertensão pulmonar. As crianças afetadas podem sofrer epistaxe recorrente antes da detecção das características lesões cutâneas e das membranas mucosas. As lesões mucocutâneas, que geralmente se desenvolvem na puberdade, são máculas, pápulas ou aranhas vasculares de 1 a 4 mm, bem demarcadas e de coloração vermelha a vinhosa, compostas por um emaranhado firmemente entrelaçado de vasos telangiectásicos tortuosos (Figura 669.15). A mucosa nasal, os lábios e a língua geralmente são envolvidos; menos comumente, as lesões cutâneas ocorrem na face, nas orelhas, nas palmas das mãos e nos leitos ungueais. As ectasias vasculares também podem surgir em conjuntivas, laringe, faringe, trato gastrintestinal, bexiga, região vaginal, brônquios, cérebro e fígado.

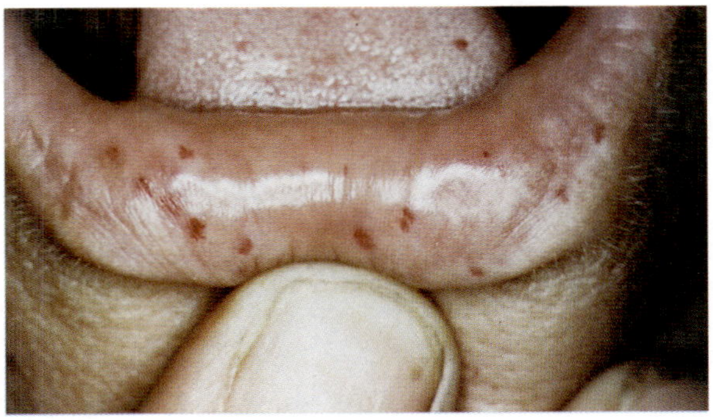

Figura 669.15 Telangiectasia hemorrágica hereditária. As telangiectasias são encontradas nos lábios, na mucosa oral, na mucosa nasal, na pele e na conjuntiva. A epistaxe é a manifestação mais comum da doença. Transfusões de sangue podem ser necessárias. (*De Habif TP*: Clinical dermatology: a color guide to diagnosis and therapy, *ed 4, Philadelphia, 2004, Mosby, Fig. 23.22, p. 831.*)

A hemorragia maciça é a complicação mais séria da THH e pode resultar em anemia grave. Sangramento pode ocorrer a partir do nariz, da boca, do trato gastrintestinal, do trato geniturinário ou dos pulmões; a epistaxe é muitas vezes a única queixa, ocorrendo em 80% dos pacientes. Aproximadamente, 15 a 20% dos pacientes com MAVs nos pulmões apresentam AVE devido a abscessos embólicos (Figura 669.16). Os pacientes com THH têm níveis normais de fatores de coagulação e não apresentam alterações no mecanismo de coagulação. Na ausência de complicações graves, a expectativa de vida de uma pessoa com THH é normal. As lesões locais podem ser removidas temporariamente com cauterização química ou eletrocoagulação. Medidas cirúrgicas mais drásticas podem ser necessárias para as lesões em locais críticos, como o pulmão ou o trato gastrintestinal. O bevacizumabe, um agente antifator de crescimento endotelial vascular, tem sido efetivo no tratamento de pacientes afetados com THH, que apresentam alto débito cardíaco secundário às MAVs hepáticas.

Ataxia-telangiectasia

Ver Capítulo 615.1.

A ataxia-telangiectasia, transmitida como um traço autossômico recessivo, é causada por mutação no gene *ATM*. As telangiectasias características se desenvolvem por volta dos 3 anos, primeiro na conjuntiva bulbar e, mais tarde, na ponte nasal, nas áreas malares, nas orelhas externas, no palato duro, na região anterossuperior do tórax e na fossa antecubital e poplítea. Os estigmas cutâneos adicionais incluem manchas café com leite, embranquecimento precoce dos cabelos e alterações esclerodermoides. Observam-se, também, ataxia cerebelar progressiva, deterioração neurológica, infecções sinopulmonares e desenvolvimento de neoplasias malignas.

Angioqueratoma corporal difuso (doença de Fabry)

Ver Capítulo 104.4.

Um erro inato do metabolismo glicolipídico (alfagalactosidase), o angioqueratoma corporal difuso é um distúrbio recessivo ligado ao X de penetrância total no sexo masculino e penetrância variável em mulheres portadoras. Os angioqueratomas aparecem antes da puberdade e ocorrem em grande número sobre a genitália, os quadris, as nádegas, as coxas e nas regiões umbilical e inguinal. Eles consistem em pápulas vermelhas a azul-escuras, de 0,1 a 3,0 mm, que podem ter uma superfície com hiperqueratose. Observam-se telangiectasias nas mucosas e na conjuntiva. Na microscopia simples, esses angioqueratomas aparecem como espaços vasculares repletos de sangue, dilatados e revestidos por endotélio. Depósitos granulares de lipídios são demonstráveis em macrófagos dérmicos, fibrócitos e células endoteliais.

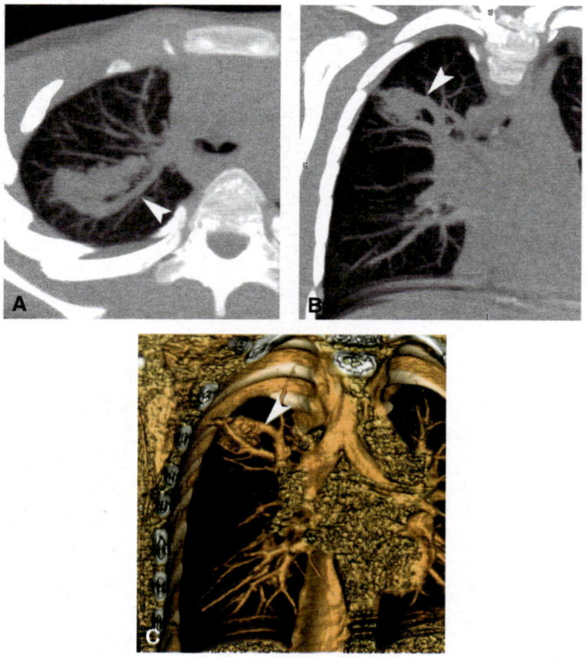

Figura 669.16 TC *multislice* helicoidal do tórax em um paciente mostra uma grande malformação arteriovenosa pulmonar no segmento posterior do lobo superior direito (*ponta de seta*). **A.** Imagem axial em projeção de intensidade máxima. **B.** Imagem coronal em projeção de intensidade máxima. **C.** Representação tridimensional do volume. (*De Giordano P, Lenato GM, Suppressa P et al.: Hereditary hemorrhagic telangiectasia: arteriovenous malformations in children.* J Pediatr *163:179-186, 2013, Fig. 1, p. 182.*)

As manifestações clínicas adicionais incluem episódios recorrentes de febre e dor lancinante, cianose e rubor das extremidades distais dos membros, parestesias das mãos e dos pés, opacidades córneas detectáveis no exame da lâmpada de fenda e hipoidrose. O envolvimento renal e o envolvimento cardíaco são as causas mais comuns de morte. O defeito bioquímico é uma deficiência da enzima alfagalactosidase dos lisossomos, com o acúmulo de ceramida tri-hexosídeo nos tecidos, particularmente no endotélio vascular, e com excreção urinária deste metabólito (ver Capítulo 104.4 para tratamento). Lesões cutâneas semelhantes também foram descritas em outro distúrbio de enzima lisossomal, a deficiência de α-L-fucosidase, e na sialidose, uma doença de armazenamento com deficiência de neuraminidase.

A bibliografia está disponível no GEN-io.

Capítulo 670
Nevos Cutâneos

Megan E. McClean e Kari L. Martin

As lesões cutâneas do tipo nevo são caracterizadas histopatologicamente por coleções de tipos de células bem diferenciadas normalmente encontradas na pele. Os nevos vasculares são descritos no Capítulo 669. Os nevos melanocíticos são subdivididos em duas grandes categorias: aqueles que aparecem após o nascimento (nevos adquiridos) e aqueles que estão presentes ao nascimento (nevos congênitos).

NEVO MELANOCÍTICO ADQUIRIDO

Os nevos melanocíticos são aglomerados benignos de células que surgem como resultado de alterações e proliferações de melanócitos na junção dermoepidérmica.

Epidemiologia

O número de nevos melanocíticos adquiridos aumenta gradualmente durante a infância e mais lentamente no início da idade adulta. O número atinge um platô na 3ª ou 4ª década e, então, diminui lentamente depois disso. O número médio de nevos melanocíticos em um adulto varia de acordo com genética, cor da pele e exposição ao sol. Quanto maior o número de nevos presentes, maior é o risco para o desenvolvimento de melanoma, embora a maioria dos melanomas surja *de novo* em um local onde antes não havia um nevo. A exposição ao sol durante a infância, particularmente intermitente, a exposição intensa de um indivíduo com pele clara com propensão para surgimento de efélides (sardas) e queimaduras solares em vez de bronzeamento são determinantes importantes no número de nevos melanocíticos que irão se desenvolver. Crianças de cabelos ruivos, apesar de sua pele clara e da propensão para efélides e queimaduras solares, têm menos nevos do que outras crianças. O aumento do número de nevos também está associado à imunossupressão e à administração de quimioterapia.

Manifestações clínicas

Os nevos melanocíticos têm uma história natural bem definida e são classificados como juncional, composto ou dérmico de acordo com a localização das células nevoides na pele. Na infância, > 90% dos nevos são juncionais; a proliferação melanocítica ocorre na junção da epiderme com a derme, formando ninhos de células. Os nevos juncionais podem aparecer em qualquer lugar do corpo em vários tons de marrom; eles são relativamente pequenos, discretos, planos e de formato variável. Embora alguns nevos, particularmente aqueles nas palmas das mãos, solas dos pés e genitália, permaneçam juncionais durante toda a vida, a maioria torna-se composta à medida que os melanócitos migram para a derme papilar formando ninhos tanto na junção dermoepidérmica quanto no interior da derme. Se os melanócitos juncionais param de proliferar, os ninhos de melanócitos permanecem somente dentro da derme, formando um nevo intradérmico. Com a maturação, os nevos compostos e intradérmicos podem se tornar elevados, cupuliformes, verrucosos ou pedunculados. Em geral, lesões ligeiramente elevadas são compostas. Lesões nitidamente elevadas costumam ser intradérmicas. Com a idade, os ninhos melanocíticos dérmicos regridem e os nevos gradualmente desaparecem.

Prognóstico e tratamento

Os nevos pigmentados adquiridos são benignos, mas uma porcentagem muito pequena pode sofrer transformação maligna. As alterações suspeitas são indicações para excisão e avaliação histopatológica. Isto inclui o rápido aumento no tamanho; cores incomuns, como vermelho, preto, tons variados de marrom, cinza e branco; sangramento; texturas como descamação, erosão, ulceração e endurecimento; e linfadenopatia regional. A maioria dessas alterações se deve a irritação, infecção ou maturação; o escurecimento, o aumento gradual no tamanho e a elevação normalmente ocorrem durante a adolescência e não devem ser motivo de preocupação. Duas alterações benignas comuns são os nevos clonais (em "ovo frito") e os nevos em eclipse. Um **nevo clonal** é castanho-claro com um centro escuro elevado representando a mudança clonal de um subgrupo de células névicas no interior da lesão. Os **nevos em eclipse** são planos e castanho-claros, com bordas marrom-escuras. Eles são observados principalmente no couro cabeludo (Figura 670.1). Deve ser dada atenção à presença de fatores de risco para o desenvolvimento de melanoma e à vontade dos pais do paciente sobre a remoção do nevo. Se permanece dúvida sobre a natureza benigna de um nevo, a excisão é um procedimento ambulatorial seguro e simples que pode ser justificado para aliviar a ansiedade.

NEVO MELANOCÍTICO ATÍPICO

O nevo melanocítico atípico ocorre tanto como uma propensão ao melanoma familiar de herança autossômica dominante – síndrome do nevo displásico, síndrome do melanoma familiar (FAMMM; do inglês, *familial atypical multiple mole melanoma syndrome*), síndrome B-K *mole* – quanto como um evento esporádico. Somente 2% de todos os melanomas pediátricos ocorrem em indivíduos com essa síndrome familiar; o melanoma se desenvolve antes dos 20 anos em 10% dos indivíduos com a síndrome. O melanoma maligno tem sido relatado em crianças com síndrome do nevo displásico tão jovens quanto 10 anos. O risco para o desenvolvimento de melanoma é essencialmente de 100% nos indivíduos com síndrome do nevo displásico na qual dois membros da família tenham apresentado melanoma. O termo *síndrome do nevo atípico* descreve as lesões nesses indivíduos sem uma história autossômica dominante familiar de melanoma, porém com mais de 50 nevos, dos quais alguns são atípicos. Estima-se que o risco de melanoma associado aos nevos atípicos neste contexto seja de 5 a 10%.

Os nevos atípicos tendem a ser grandes (5 a 15 mm) e redondos a ovais. Eles têm margens irregulares e coloração variada, e partes deles é elevada. Esses nevos são mais comuns na região posterior do tronco, sugerindo que a exposição ao sol intermitente e intensa tenha um papel na sua gênese. Eles também podem ocorrer em áreas protegidas do sol, como seios, nádegas e couro cabeludo. Em geral, os nevos atípicos não aparecem até a puberdade, embora as lesões no couro cabeludo possam estar presentes precocemente. Os nevos atípicos demonstram proliferação desordenada de melanócitos intraepidérmicos atípicos, infiltração linfocítica, fibroplasia e angiogênese. Pode ser útil obter a documentação histopatológica de mudanças displásicas por meio de biopsia para identificar esses indivíduos. É prudente fazer a excisão de nevos atípicos limítrofes em crianças imunocomprometidas ou naquelas tratadas com irradiação ou agentes quimioterápicos. Embora a quimioterapia seja associada ao desenvolvimento de grande número de nevos melanocíticos, ela não foi diretamente associada a um risco aumentado para o desenvolvimento de melanoma. A indicação para a remoção de nevos clinicamente atípicos também é maior nos locais de difícil observação, como o couro cabeludo. Crianças com nevos atípicos devem ser submetidas a um exame cutâneo completo a cada 6 a 12 meses. Nessas crianças, o mapeamento fotográfico dos nevos serve como um complemento útil no acompanhamento das mudanças da lesão. Os pais devem ser orientados sobre a importância da prevenção e da proteção solar e devem ser instruídos a procurar sinais precoces de melanoma aproximadamente a cada 3 a 4 meses.

NEVO MELANOCÍTICO CONGÊNITO

Os nevos melanocíticos congênitos estão presentes em 2 a 3% dos recém-nascidos. Esses nevos foram categorizados pelo tamanho: nevos congênitos gigantes são > 40 cm de diâmetro (tamanho adulto) ou > 5% da superfície do corpo; nevos grandes são de 20 a 40 cm; nevos médios são de 1,5 a 20 cm; e nevos pequenos são < 1,5 cm de diâmetro. Os nevos congênitos são caracterizados pela presença de células névicas na derme reticular inferior; entre os feixes de colágeno; ao redor dos apêndices cutâneos, nervos e vasos na derme inferior; e, ocasionalmente, estendendo-se para o tecido adiposo subcutâneo. Nevos congênitos grandes e gigantes muitas vezes abrigam mutações *NRAS*, enquanto as mutações *BRAF*, tipicamente observadas nos nevos melanocíticos regulares, são mais comuns em nevos congênitos pequenos ou médios. A identificação muitas vezes é incerta, pois podem ter as características histológicas de nevos juncionais, compostos ou intradérmicos comuns. Alguns nevos que não estão presentes ao nascimento exibem características histopatológicas de nevos congênitos; eles não devem ser considerados congênitos, mas podem ser chamados de nevos semelhantes ao nevo congênito (NSNC). Além disso, os nevos congênitos podem ser difíceis de distinguir clinicamente de outros tipos de lesões pigmentadas, somando-se a dificuldade que os pais podem ter na identificação de nevos que estavam presentes ao nascimento. O diagnóstico clínico diferencial inclui melanocitose dérmica, máculas café com leite e hamartomas de músculo liso.

Os locais de predileção para os nevos congênitos pequenos são a região inferior do tronco, a parte superior das costas, os ombros, o tórax e as extremidades proximais. As lesões podem ser planas, elevadas, verrucosas ou nodulares e podem ser de vários tons de marrom, azul ou preto. Dada a dificuldade de identificar os nevos congênitos pequenos, os dados sobre o seu potencial maligno são controversos e provavelmente exagerados. A verdadeira incidência de melanoma nos nevos congênitos, especialmente nas lesões pequenas e médias, é desconhecida. A remoção de todos os nevos congênitos pequenos não se justifica porque o desenvolvimento do melanoma em um nevo congênito pequeno é um evento extremamente raro antes da puberdade. Uma série de fatores deve ser ponderada na decisão sobre a remoção ou não de um nevo, incluindo sua localização, a capacidade de monitorá-lo clinicamente, o potencial para cicatrização, a presença de outros fatores de risco para o melanoma e a presença de características clínicas atípicas.

Os **nevos pigmentados congênitos gigantes** (< 1 em 20.000 nascimentos) ocorrem mais comumente na região posterior do tronco (Figura 670.2), mas também podem aparecer na cabeça ou nas extremidades. Esses nevos são de especial significância por causa de

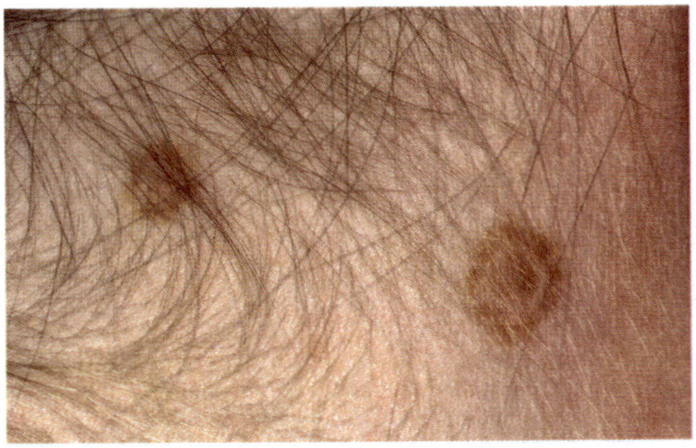

Figura 670.1 Nevos em eclipse no couro cabeludo.

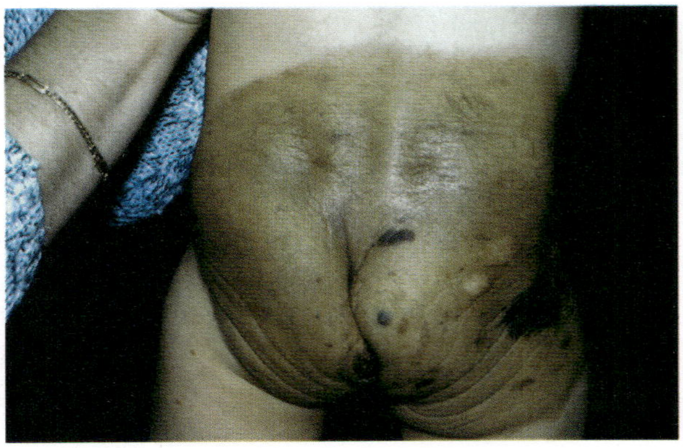

Figura 670.2 Grande nevo melanocítico congênito em "calção de banho".

sua associação com a melanocitose leptomeníngea (melanocitose neurocutânea) e sua predisposição para o desenvolvimento de melanoma maligno.

O envolvimento **leptomeníngeo** ocorre com mais frequência quando o nevo está localizado na cabeça ou na linha média do tronco, particularmente quando associado a múltiplos nevos melanocíticos "satélites" (> 20 lesões). As células névicas dentro das leptomeninges e do parênquima cerebral podem causar aumento da pressão intracraniana, hidrocefalia, convulsões, déficit intelectual e motor, e podem resultar em melanoma. A malignidade pode ser identificada por meio de cuidadoso exame citológico do líquido cefalorraquidiano das células que contenham melanina. A ressonância magnética (RM) demonstra melanose leptomeníngea assintomática em 30% dos indivíduos com nevo congênito gigante do tipo descrito anteriormente. A incidência total de melanoma maligno proveniente de um nevo congênito gigante é 1 a 2%. A média de idade no momento do diagnóstico dos melanomas que surgem dentro de um nevo congênito gigante é de 7 anos. A taxa de mortalidade aproxima-se de 100%. O risco de melanoma é maior nos pacientes nos quais o tamanho adulto previsto do nevo é > 40 cm, lesões no tronco e presença de lesões satélites. A conduta dos nevos congênitos gigantes permanece controversa e deve envolver os pais, o pediatra, o dermatologista e o cirurgião plástico. Se o nevo se encontrar na cabeça ou na coluna vertebral, a RM pode permitir a detecção de melanose neural, a qual torna a remoção de um nevo da pele um esforço inútil. Na ausência de melanose neural, a excisão precoce e o reparo auxiliado por expansores de tecido ou enxerto podem reduzir a carga de células névicas e, assim, o potencial para o desenvolvimento do melanoma, mas à custa de muitas cirurgias potencialmente desfigurantes. As células névicas profundas dentro dos tecidos subcutâneos podem escapar da excisão. Biopsias aleatórias do nevo não são úteis, mas a biopsia de nódulos de crescimento recente é indicada. É recomendado o acompanhamento a cada 6 meses durante 5 anos e a cada 12 meses depois disso. Fotografias seriadas do nevo podem auxiliar na detecção de alterações.

MELANOMA

O melanoma maligno é o câncer de pele mais comum em crianças, e aproximadamente 1% de todos os melanomas ocorre antes dos 20 anos. Estima-se que 400 casos de melanoma pediátrico sejam diagnosticados a cada ano. A incidência de melanoma na população pediátrica aumenta com a idade, de 1 a 2 casos por 1 milhão em crianças menores de 10 anos a 16,9 casos em crianças de 15 a 19 anos. A incidência de melanoma pediátrico aumentou em média 2% ao ano entre 1973 e 2009. Esse aumento foi especialmente notável em meninas entre 15 e 19 anos. Nessa faixa etária, o melanoma é responsável por 6% de todos os tipos de câncer infantil. O melanoma se desenvolve principalmente em indivíduos brancos, na cabeça e no tronco nos homens e nas extremidades nas mulheres. Em pacientes pré-adolescentes, a apresentação do melanoma é mais provável nas regiões da cabeça e do pescoço do que em outros locais. Os fatores de risco para o desenvolvimento de melanoma incluem a presença da síndrome do nevo atípico familiar ou xeroderma pigmentoso; um aumento do número de nevos melanocíticos adquiridos, ou nevos atípicos; pele clara; exposição excessiva ao sol, especialmente exposição intermitente de forma intensa; uma história pessoal ou familiar (parente de primeiro grau) de um melanoma prévio; nevo congênito gigante; e imunossupressão. Em crianças previamente saudáveis, a radiação UV é responsável pela maioria dos melanomas. Menos de 5% dos melanomas da infância se desenvolvem dentro dos nevos congênitos gigantes ou em indivíduos com a síndrome do nevo atípico familiar. Aproximadamente 40 a 50% das vezes, o melanoma se desenvolve em um local onde não havia nevo aparente (melanoma *de novo*). A taxa de mortalidade do melanoma é essencialmente relacionada à espessura do tumor e ao nível de invasão da pele. Cerca de 75% dos casos pediátricos são localizados e têm um excelente resultado. Noventa por cento dos pacientes pediátricos diagnosticados com melanoma devem estar vivos em 5 anos. Em pacientes com doença nodal, os resultados são intermediários, com expectativa de sobrevivência de cerca de 60% a longo prazo.

A variabilidade no prognóstico depende da idade do diagnóstico em pacientes pediátricos. Crianças menores de 10 anos com melanoma geralmente apresentam características prognósticas ruins. Elas são mais frequentemente não brancas, apresentam tumores primários na cabeça e no pescoço, lesões primárias mais espessas, maior incidência de morfologia spitzoide, invasão vascular e metástases nodais e, muitas vezes, apresentam síndromes que as predispõem ao melanoma. O tratamento dos melanomas, como em pacientes adultos, é a excisão cirúrgica com margens de 1 cm para tumores com profundidade < 1 mm, margens de 1 a 2 cm para tumores com profundidade > 1 mm e < 2 mm, e margens de 2 cm para tumores com profundidade > 2 mm. A biopsia do linfonodo sentinela tornou-se uma prática generalizada no melanoma pediátrico. Deve ser considerada em lesões > 1 mm e em lesões finas com ulceração, taxa mitótica maior que 1 mm^2 e idade jovem. Embora os pacientes pediátricos tenham maior probabilidade de apresentar metástases nodais do que os adolescentes, isto não tem sido associado à diminuição na sobrevida global. Em contrapartida, em adolescentes, a doença nodal é um fator prognóstico negativo significativo. O aumento da espessura do tumor e a ulceração estão associados à positividade dos linfonodos. Se o linfonodo sentinela for positivo, a dissecção da cadeia de linfonodos pode ser considerada. Os pacientes com envolvimento do linfonodo regional podem receber tratamento com interferona alfa-2b. Os inibidores de *BRAF* e *MEK* não estão atualmente disponíveis para os pacientes pediátricos; no entanto, os ensaios clínicos de fase 1 e 2 estão atualmente em andamento para os pacientes adolescentes.

Dada a falta de uma terapia eficaz para o melanoma, a prevenção e a detecção precoce são as medidas mais efetivas. Deve-se dar ênfase para evitar a exposição solar intensa no meio do dia, entre 10 h e 15 h; usar roupas de proteção, como chapéu, mangas compridas e calças; e usar protetor solar. A detecção precoce inclui exames clínicos e fotográficos frequentes dos pacientes de risco (síndrome do nevo displásico) e investigação imediata das variações súbitas nos nevos (tamanho, formato, coloração, inflamação, sangramento ou crostas e alteração da sensibilidade). A regra do ABCDE (assimetria, irregularidade nas bordas, variabilidade de cor, diâmetro > 6 mm, evolução), que é uma ferramenta de rastreamento útil para os adultos, pode não ser tão eficaz para crianças. Ao contrário dos melanomas em adultos, que geralmente são pigmentados, os melanomas pediátricos são frequentemente amelanóticos e podem mimetizar lesões benignas, como verrugas e granulomas piogênicos. Eles também têm maior probabilidade de apresentar bordas regulares e ser menores que 6 mm de diâmetro. Eles geralmente se apresentam como pápulas ou papulonódulos. Para destacar estas diferenças dos melanomas adultos, uma **regra do ABCDE para melanoma pediátrico** tem sido proposta: **A**melanótico, sangramento (***B**leeding*), protuberância (***B**umps*), **C**or uniforme, **D**iâmetro pequeno, ***De** novo* e em **E**volução.

NEVO HALO

O nevo halo ocorre principalmente em crianças e adultos jovens, mais comumente no dorso (Figura 670.3). O desenvolvimento da lesão pode coincidir com a puberdade ou a gravidez. Com frequência, vários nevos pigmentados desenvolvem halos simultaneamente. O desaparecimento subsequente do nevo central ao longo de vários meses é o

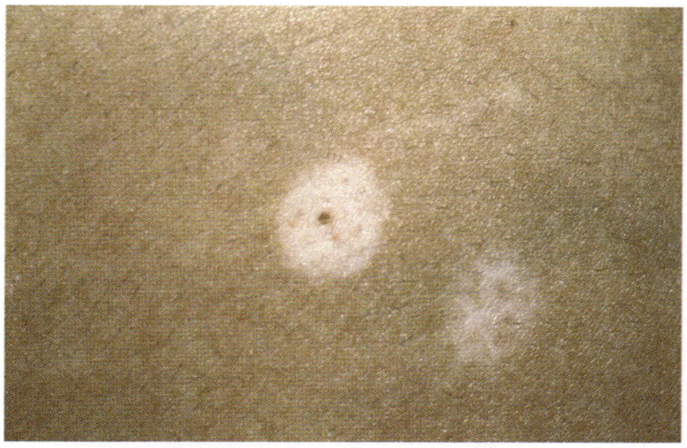

Figura 670.3 Nevo halo bem desenvolvido.

resultado habitual, e a área despigmentada geralmente repigmenta. A excisão e o exame histopatológico da lesão são indicados apenas quando a natureza da lesão central estiver em questão. Um nevo melanocítico adquirido ocasionalmente desenvolve uma zona periférica de despigmentação ao longo de um período de dias a semanas. Há um denso infiltrado inflamatório de linfócitos e histiócitos, além das células névicas. O halo pálido reflete o desaparecimento dos melanócitos. Este fenômeno é associado a nevos congênitos, nevos azuis, nevos de Spitz, nevos displásicos, neurofibromas, melanoma maligno primário e secundário, e, ocasionalmente, poliose, síndrome de Vogt-Koyanagi-Harada e anemia perniciosa. Os pacientes com vitiligo têm incidência aumentada de nevo halo. Os indivíduos com nevo halo apresentam anticorpos circulantes contra o citoplasma de melanócitos e de células névicas.

NEVO DE SPITZ (NEVO DE CÉLULAS FUSIFORMES E EPITELIOIDES)

O nevo de Spitz manifesta-se mais comumente nas primeiras duas décadas de vida como uma pápula de coloração rosa a vermelha, lisa, em forma de cúpula, firme e sem pelos, localizada na face, nos ombros ou nos membros superiores (Figura 670.4). A maioria é < 1 cm de diâmetro, mas podem atingir até 3 cm. Raramente, ocorrem como numerosas lesões agrupadas. Lesões clinicamente semelhantes incluem granuloma piogênico, hemangioma, nevo nevocelular, xantogranuloma juvenil e carcinoma basocelular, mas estas entidades são histologicamente distinguíveis. Os nevos de Spitz de aparência clássica podem ser monitorados com exame clínico e dermatoscópico regular, e estudos de dermatoscopia múltipla demonstraram uma tendência para essas lesões benignas desenvolverem um padrão reticular ou homogêneo e/ou regredirem ao longo do tempo. As diretrizes recomendam que a excisão seja reservada para lesões suspeitas (> 8 a 10 mm, com crescimento excessivo, assimetria ou ulceração) em crianças com mais de 12 anos e para lesões suspeitas em todas as idades quando o melanoma não puder ser excluído. Se um nevo despertar a suspeita clínica de melanoma, é recomendada uma biopsia excisional da lesão.

Se as margens da excisão de um nevo de Spitz forem positivas, mas a amostra da biopsia tiver sugerido um nevo de Spitz típico, a reexcisão do local não é mais rotineiramente recomendada. Como os nevos de Spitz podem ser difíceis de distinguir histopatologicamente do melanoma maligno, os estudos de imuno-histoquímica e alterações genômicas podem ser ferramentas auxiliares úteis. Os tumores de Spitz atípicos são nevos de Spitz com características histológicas atípicas ou potencial maligno desconhecido. A abordagem desses tumores não está claramente definida, e pode variar de monitoramento clínico a ultrassonografia nodal anual, biopsia do linfonodo potencialmente sentinela e linfadenectomia. Entretanto, como não foi estabelecida uma implicação prognóstica da biopsia do linfonodo sentinela positivo e dada a potencial morbidade do procedimento, ela é frequentemente evitada.

NEVO LENTIGINOSO ZOSTERIFORME

O nevo lentiginoso zosteriforme é uma coleção de numerosas máculas marrons ou pretas de 2 a 10 mm, unilateral, linear e semelhante a uma faixa, na face, no tronco ou nos membros. O nevo pode estar presente ao nascimento ou pode se desenvolver durante a infância. Há um grande número de melanócitos nas cristas epiteliais alongadas da epiderme.

NEVO *SPILUS*

O nevo *spilus* é uma mancha marrom plana dentro da qual estão elementos melanocíticos planos ou elevados mais escuros, com uma prevalência de 2 a 3% (Figura 670.5). Ele varia consideravelmente em tamanho e pode ocorrer em qualquer parte do corpo. A coloração do componente macular pode variar de castanho-claro a escuro, e o número de lesões mais escuras no interior pode variar. O nevo *spilus* é raro ao nascimento e é comumente adquirido no fim da infância ou no início da adolescência. Em geral, os elementos escuros dentro do nevo estão presentes desde o início e tendem a aumentar em número gradualmente ao longo do tempo. As máculas mais escuras representam células névicas em uma localização juncional ou dérmica; a mancha tem aumento do número de melanócitos em um padrão epidérmico lentiginoso. O potencial maligno desses nevos é incerto; o nevo *spilus* é encontrado mais frequentemente em indivíduos com melanoma do que em indivíduos de controle pareados. Assim como os nevos melanocíticos congênitos, acredita-se que o risco de desenvolvimento de melanoma dentro de um nevo *spilus* seja proporcional ao tamanho da lesão como um todo. Os nevos não precisam ser excisados, a menos que características atípicas ou alterações clínicas recentes sejam observadas.

NEVO DE OTA E NEVO DE ITO

O **nevo de Ota** é mais comum entre os pacientes do sexo feminino, asiáticos e afro-americanos. Esse nevo consiste em mancha fixa composta por máculas azuis, pretas e marrons parcialmente confluentes. O aumento da extensão e o escurecimento podem ocorrer com o tempo. Ocasionalmente, algumas áreas do nevo são elevadas. Os nevos maculares assemelham-se na coloração à mancha mongólica (forma mais comum de melanocitose dérmica da região lombar e das nádegas) e ocorrem unilateralmente nas áreas supridas pela primeira e segunda

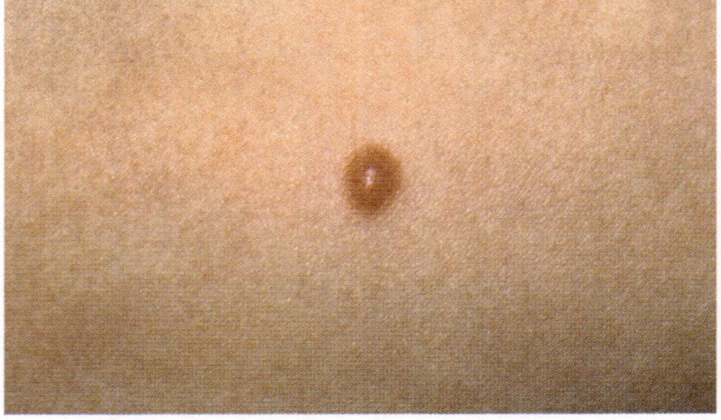

Figura 670.4 Nevo de Spitz eritematoso, cupuliforme.

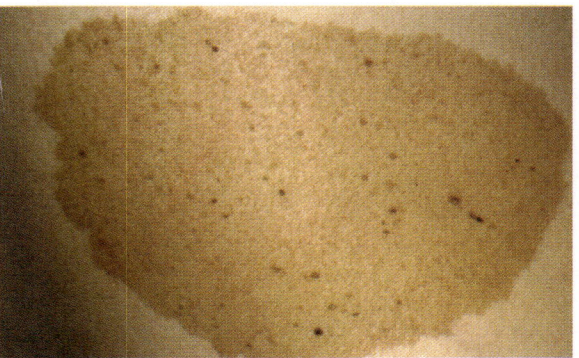

Figura 670.5 Nevo *spilus*.

divisões do nervo trigêmeo. Porém, o nevo de Ota difere da mancha mongólica, não somente pela sua distribuição, mas também por ter aparência salpicada em vez de aparência uniforme. Ambos são formas de melanocitose da derme média. O nevo de Ota também tem uma concentração maior de melanócitos dérmicos dendríticos e alongados localizados na região superior em vez de na parte inferior da derme. Esse nevo pode estar presente ao nascimento, ou pode surgir durante a 1ª ou 2ª década de vida. O envolvimento irregular de conjuntiva, palato duro, faringe, mucosa nasal, mucosa bucal ou membrana timpânica ocorre em alguns pacientes. A alteração maligna é extremamente rara. A terapia com *laser* pode efetivamente diminuir a pigmentação, mas os resultados são imprevisíveis.

O **nevo de Ito** é localizado nas regiões supraclavicular, escapular e deltoide. Esse nevo tende a ser mais difuso em sua distribuição e menos mosqueado do que o nevo de Ota. Ele também é uma forma de melanocitose dérmica mediana. Os únicos tratamentos disponíveis são o mascaramento com cosméticos e a terapia com *laser*.

NEVOS AZUIS

O nevo azul comum é uma pápula solitária, assintomática, lisa, em forma de cúpula, de coloração azul a cinza-azulada, com < 10 mm de diâmetro na região dorsal das mãos e dos pés. Raramente, os nevos azuis comuns formam grandes placas. O nevo azul é quase sempre adquirido, muitas vezes durante a infância e mais comumente no sexo feminino. Microscopicamente, ele é caracterizado por grupos de melanócitos fusiformes intensamente pigmentados na derme. Esse nevo é benigno.

O nevo azul celular mede tipicamente 1 a 3 cm de diâmetro e ocorre com mais frequência nas nádegas e na área sacrococcígea. Além das coleções de melanócitos dendríticos dérmicos profundamente pigmentados, as ilhas celulares compostas de grandes células fusiformes são observadas na derme e podem se estender para o tecido adiposo subcutâneo. Uma continuação histológica pode ser vista dos nevos azuis para os nevos azuis celulares. Um nevo combinado é a associação de um nevo azul com um nevo melanocítico sobrejacente.

A coloração cinza-azulada característica desses nevos é um efeito óptico provocado pela melanina dérmica. Os comprimentos de onda mais longos de luz visível penetram na derme profunda e são absorvidos pela melanina; os comprimentos de onda mais curtos de luz azul não podem penetrar profundamente, mas, em vez disso, são refletidos de volta para o observador.

NEVO ACRÔMICO

Os nevos acrômicos geralmente estão presentes ao nascimento; eles são manchas, máculas ou faixas hipopigmentadas e localizadas, muitas vezes com bordas irregulares e em formato bizarro (Figura 670.6). Eles podem ser clinicamente semelhantes à hipomelanose de Ito, excluindo o fato de que são mais localizados e, frequentemente, unilaterais. As lesões pequenas também podem ser semelhantes a máculas em forma de folha da esclerose tuberosa. Os nevos acrômicos parecem representar um defeito focal na transferência de melanossomos para os queratinócitos.

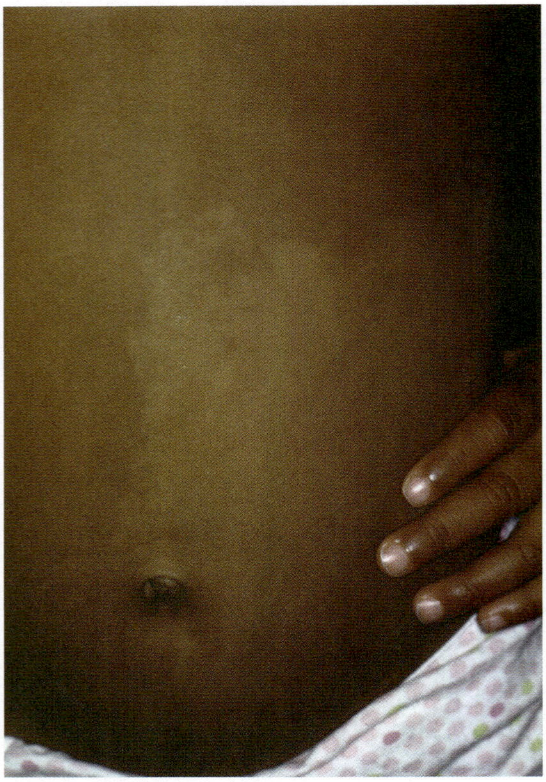

Figura 670.6 Grande nevo acrômico no abdome.

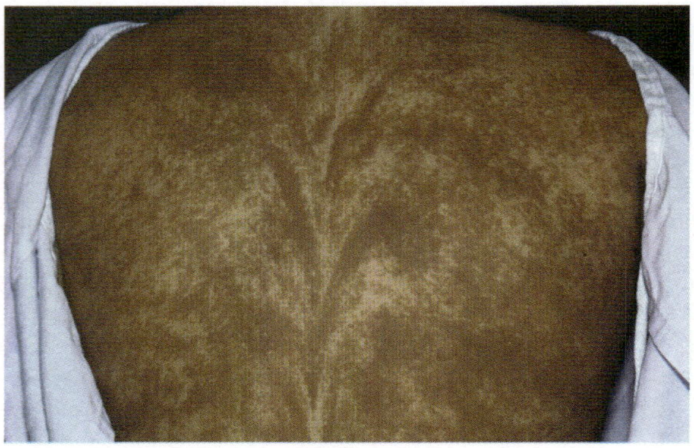

Figura 670.7 Nevo epidérmico (do tipo *ictiose histrix*).

NEVOS EPIDÉRMICOS

Os nevos epidérmicos podem ser visíveis ao nascimento ou podem se desenvolver nos primeiros meses ou anos de vida. Eles afetam igualmente ambos os sexos e, em geral, ocorrem esporadicamente. Os nevos epidérmicos são lesões hamartomatosas caracterizadas por hiperplasia da epiderme e/ou estruturas anexas em uma área focal da pele.

Os nevos epidérmicos são classificados em uma série de variantes, dependendo da morfologia, da extensão do nevo individual e da estrutura epidérmica predominante. Um nevo epidérmico pode aparecer inicialmente com mancha hipocrômica, ligeiramente descamativa, que, com o tempo, torna-se mais linear, espessada, verrucosa e hiperpigmentada. A *sistematização* refere-se a uma distribuição difusa ou extensa das lesões, e *ictiose histrix* indica que a distribuição é extensa e bilateral (Figura 670.7). Os tipos morfológicos incluem papilomas pigmentados, muitas vezes em uma distribuição linear; faixas queratósicas unilaterais que envolvem um membro e, às vezes, uma parte do tronco; placas hiperpigmentadas de aspecto aveludado; e lesões queratósicas espiraladas ou marmóreas em placas localizadas ou sobre extensas áreas do corpo ao longo das linhas de Blaschko. Uma variante verrucosa linear e inflamatória é marcadamente pruriginosa e tende a se tornar eritematosa, descamativa e crostosa. Muitas apresentam mutações no *RAS*.

O padrão histológico evolui conforme um nevo epidérmico amadurece, mas a hiperplasia epidérmica, em algum grau, é aparente em todos os estágios do desenvolvimento. Um ou outro anexo dérmico pode predominar em uma lesão particular. Esses nevos devem ser distinguidos do líquen estriado, do linfangioma circunscrito, da placa Shagreen da esclerose tuberosa, dos nevos pilosos congênitos, da poroqueratose linear, do líquen plano linear, da psoríase linear, do estágio verrucoso da incontinência pigmentar e do nevo sebáceo (Jadassohn). Os agentes ceratolíticos, como ácido retinoico e ácido salicílico, podem ser moderadamente eficazes na redução da descamação e no controle do prurido, mas o tratamento definitivo requer a excisão de toda a espessura da lesão; a recorrência é habitual se somente a remoção mais superficial for realizada. Alternativamente, o nevo pode ser deixado intacto. Os nevos epidérmicos são ocasionalmente associados a outras anormalidades da pele e dos tecidos moles, dos olhos e dos sistemas nervoso, cardiovascular, musculoesquelético e urogenital. Nesses casos, o distúrbio é referido como síndrome do nevo epidérmico. Essa síndrome, entretanto, não é uma entidade clínica distinta.

Nevo sebáceo (Jadassohn)

O nevo sebáceo é uma placa amarelo-alaranjada relativamente pequena, bem demarcada, oval ou linear e elevada que, em geral, é desprovida de pelos e ocorre na cabeça e na região cervical de crianças (Figura 670.8). Embora a lesão seja caracterizada histopatologicamente por uma abundância de glândulas sebáceas, todos os elementos da pele estão presentes. Com frequência, o nevo sebáceo é plano e discreto na primeira infância. Com a maturidade, geralmente durante a adolescência, as lesões tornam-se verrucosas e cravejadas com grandes nódulos com aparência emborrachada. A mudança da aparência clínica reflete o padrão histológico, que é caracterizado por um grau variável de hiperqueratose, hiperplasia da epiderme, folículos pilosos malformados, muitas vezes uma profusão de glândulas sebáceas e a presença de glândulas apócrinas ectópicas. Os nevos sebáceos são causados por mutações somáticas em mosaico no *HRAS* e *KRAS*. As alterações desses oncogenes ajuda a explicar os 14% de incidência dessas lesões no desenvolvimento de tumores ao longo da vida de um paciente. A maioria dos tumores é benigna (tricoblastoma, siringocistoadenoma papilífero, triquilemomas), mas carcinoma basocelular também pode ocorrer. O tratamento de escolha é a excisão total antes da adolescência. Os nevos sebáceos associados a defeitos no sistema nervoso central, esquelético e ocular representam uma variante da síndrome do nevo epidérmico.

Nevo de Becker (melanose de Becker)

O nevo de Becker desenvolve-se predominantemente no sexo masculino, durante a infância ou a adolescência, inicialmente como mancha hiperpigmentada. Em geral, a lesão desenvolve hipertricose, limitada à área de hiperpigmentação, e evolui para uma placa hiperpigmentada unilateral, ligeiramente espessada e irregular. Os locais mais comuns são a parte superior do tronco e do braço (Figura 670.9). O nevo apresenta um número aumentado de melanócitos basais e variável hiperplasia epidérmica. A melanose de Becker é comumente associada a um hamartoma de músculo liso, que pode aparecer como discretas elevações papulares perifoliculares ou ligeiro endurecimento. A manipulação da lesão pode induzir a contração do músculo liso e deixar os pelos arrepiados (pseudossinal de Darier). O nevo é benigno, não apresenta nenhum risco de alteração maligna e raramente é associado a outras anomalias.

NEVO COMEDÔNICO

O nevo comedônico é um nevo organoide incomum, de origem epitelial, que consiste em placas lineares de folículos ocluídos que simulam comedões; eles podem estar presentes ao nascimento ou podem aparecer durante a infância. Os tampões córneos representam restos de queratina no interior de folículos pilossebáceos dilatados e malformados. Com mais frequência, as lesões são unilaterais e podem se desenvolver em qualquer local. Raramente, eles estão associados a outras malformações congênitas, incluindo defeitos esqueléticos, anomalias cerebrais e catarata. Embora essas lesões sejam muitas vezes assintomáticas, alguns indivíduos sofrem inflamação recorrente, resultando na formação de cistos, fístulas e cicatrizes. Não há nenhum tratamento eficaz, exceto a excisão de toda a espessura da lesão; a atenuação de lesões maiores pode ser alcançada por aplicações regulares de uma preparação de ácido retinoico.

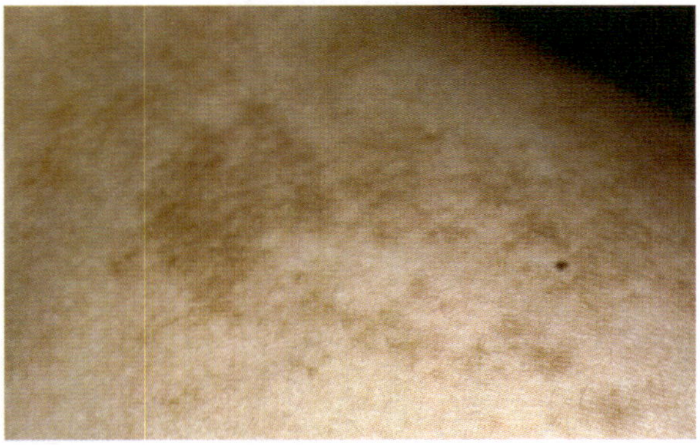

Figura 670.9 Nevo de Becker no ombro de um adolescente do sexo masculino.

NEVO DO TECIDO CONJUNTIVO

O nevo do tecido conjuntivo é um hamartoma de colágeno, elastina e/ou glicosaminoglicanos da matriz extracelular dérmica. Ele pode ocorrer como um defeito solitário ou como manifestação de um distúrbio associado. Esses nevos podem ocorrer em qualquer local, mas são mais comuns nas costas, nas nádegas, nos braços e na região crural. São placas da cor da pele, marfim ou amarelas, de 2 a 15 cm de diâmetro, compostas por muitas pápulas pequenas ou nódulos agrupados que são muitas vezes difíceis de avaliar visualmente por causa das mudanças sutis da cor. As placas têm consistência de borracha e aspecto de múltiplos nódulos à palpação. Os achados da biopsia são variáveis e incluem quantidades aumentadas e/ou degeneração ou fragmentação de colágeno, tecido elástico ou substância fundamental da derme. Lesões semelhantes que ocorrem em associação com a esclerose tuberosa são chamadas de manchas *shagreen*; entretanto, estas consistem somente em quantidades excessivas de colágeno. A associação de muitos pequenos nevos papulares do tecido conjuntivo com osteopoiquilose é denominada dermatofibrose lenticular disseminada (síndrome de Buschke-Ollendorff).

HAMARTOMA DE MÚSCULO LISO

O hamartoma de músculo liso é uma anomalia do desenvolvimento resultante da hiperplasia do músculo liso (eretor do pelo) associado aos folículos pilosos. Em geral, ele é evidente ao nascimento, ou logo em seguida, como uma placa normocrômica ou levemente pigmentada com hipertricose sobrejacente no tronco ou nos membros (Figura 670.10).

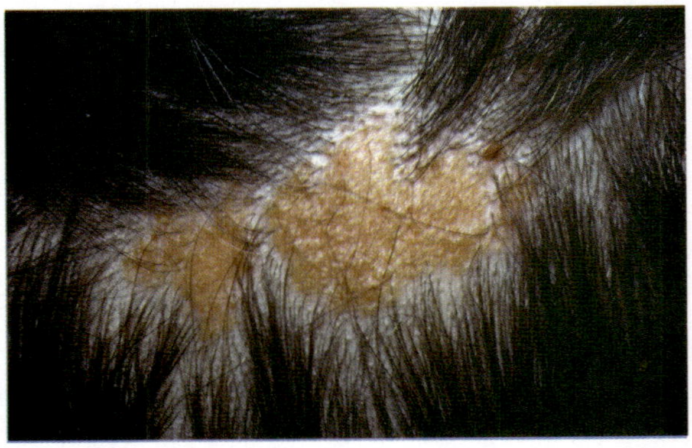

Figura 670.8 Nevo sebáceo amarelo-alaranjado no couro cabeludo.

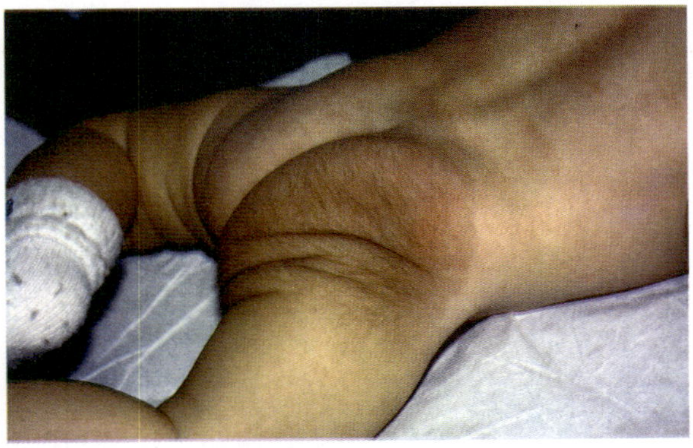

Figura 670.10 Grande hamartoma de músculo liso na nádega.

A elevação transitória ou um movimento ondulante da lesão, causados pela contração dos feixes musculares, por vezes pode ser provocada pelo toque da superfície (pseudossinal de Darier). O hamartoma de músculo liso pode ser confundido com o nevo pigmentado congênito, mas a distinção é importante porque o primeiro não tem nenhum risco para o melanoma maligno e não precisa ser removido.

A bibliografia está disponível no GEN-io.

Capítulo 671
Lesões Hiperpigmentadas

Joel C. Joyce

DISTÚRBIOS DE PIGMENTO

A pigmentação normal requer a migração de melanoblastos da crista neural para a junção dermoepidérmica, processos enzimáticos para formar o pigmento, componentes estruturais para conter o pigmento (melanossomos) e a transferência de pigmento para os queratinócitos circundantes. O aumento da cor da pele pode ser generalizado ou localizado e pode resultar de várias alterações em qualquer uma dessas etapas. Algumas alterações da pigmentação são manifestação de doença sistêmica, outras representam defeitos genéticos ou do desenvolvimento generalizados ou focais, e outros ainda podem ser não específicos e resultado de uma inflamação cutânea.

EFÉLIDES (SARDAS)

As efélides são máculas bem demarcadas, castanho-claras ou escuras, de formato redondo, oval ou irregular, que ocorrem em áreas expostas ao sol, como face, dorso, braços e mãos. Elas geralmente têm menos de 3 mm de diâmetro e são induzidas pela exposição ao sol, particularmente durante o verão, e podem esmaecer ou desaparecer durante o inverno. Elas são um resultado do aumento da melanogênese induzida pelo sol e do transporte de melanossomos dos melanócitos para os queratinócitos, e não do aumento do número de melanócitos. São mais comuns em indivíduos de cabelos louros e ruivos e aparecem pela primeira vez na faixa etária pré-escolar. Histologicamente, são marcadas pelo aumento do pigmento melanina nas células basais da epiderme, que têm processos dendríticos mais numerosos e maiores do que os melanócitos da pele mais pálida circundante. A ausência de proliferação melanocítica ou do alongamento das cristas epiteliais da epiderme as distingue dos lentigos. As efélides foram identificadas como um marcador para risco aumentado de neoplasia induzida pelo ultravioleta (UV) e, portanto, melanoma, independentemente da presença de nevos melanocíticos.

LENTIGOS

Os lentigos, muitas vezes confundidos com sardas ou nevos juncionais, são máculas pequenas (geralmente < 5 mm, mas, ocasionalmente, 1 a 2 cm), redondas, marrom-escuras, que podem aparecer em qualquer lugar do corpo de forma precoce. Eles são mais comuns em indivíduos mais pigmentados do que em indivíduos levemente pigmentados. São permanentes e não se relacionam à exposição ao sol. Histologicamente, apresentam cristas epiteliais da epiderme alongadas e em rede reticulada, com número aumentado de melanócitos e densos depósitos de melanina na epiderme. Ninhos de melanócitos não são encontrados. As lesões são benignas e, quando poucas, podem ser vistas como uma ocorrência normal. Elas são observadas, comumente, no lábio inferior.

A **lentiginose eruptiva/generalizada (lentiginose profusa)** envolve inumeráveis máculas pequenas e pigmentadas que estão presentes ao nascimento ou aparecem durante a infância. Não há anormalidades associadas, e as membranas mucosas são poupadas. O **complexo de Carney** é uma síndrome autossômica dominante caracterizada por vários lentigos e neoplasias, incluindo mixomas da pele, coração (atrial) e mama; schwannomas melanocíticos psamomatosos; nevos azuis epitelioides da pele e das mucosas; adenomas de hipófise produtores de hormônio do crescimento; e tumores testiculares de células de Sertoli. Os componentes do complexo de Carney foram descritos anteriormente como as síndromes NAME (nevos, mixoma atrial, neurofibroma mixoide, efélides) e LAMB (lentigos, mixoma atrial, mixoma mucocutâneo, nevos azuis). O complexo é herdado em um padrão autossômico dominante e provocado por uma mutação que inativa o gene *PRKAR1*.

A **síndrome de lentigos múltiplos** (anteriormente síndrome LEOPARD) é uma entidade autossômica dominante que consiste em *l*entigos generalizados, com distribuição simétrica (Figura 671.1), associada a anormalidades *e*letrocardiográficas, hipertelorismo ocular, estenose *p*ulmonar, genitália *a*normal (criptorquidismo, hipogonadismo, hipospadia), *r*etardo no crescimento e surdez (*deafness*) neurossensorial (tipo 1, gene *PTPN11*; tipo 2, gene *RAF1*). Outras características incluem cardiomiopatia hipertrófica obstrutiva e *pectus excavatum* ou *carinatum*.

A **síndrome de Peutz-Jeghers** é caracterizada por máculas melanóticas nos lábios e nas membranas mucosas e por pólipos gastrintestinais (GI). Ela é herdada como um traço autossômico dominante (gene *STK11*). O surgimento é observado na infância e no início da adolescência quando máculas pigmentadas aparecem nos lábios e na mucosa oral. Em geral, as máculas medem alguns milímetros de tamanho, mas podem ser tão grandes quanto 1 a 2 cm. As máculas também aparecem ocasionalmente no palato, nas gengivas, na língua e na mucosa vaginal. As lesões cutâneas podem se desenvolver no nariz, nas mãos e nos pés; ao redor de boca, olhos e umbigo; e como faixas longitudinais ou hiperpigmentação difusa nas unhas. As máculas pigmentadas muitas vezes desaparecem dos lábios e da pele durante a puberdade ou na idade adulta, mas geralmente não desaparecem das superfícies mucosas. As máculas da mucosa oral são as características mais constantes do distúrbio; em algumas famílias, membros ocasionais podem ser afetados somente pelas alterações pigmentares. Alterações pigmentares indistinguíveis que se iniciam na vida adulta, sem envolvimento intestinal, também ocorrem esporadicamente em alguns indivíduos.

A polipose geralmente envolve jejuno e íleo, mas também pode ocorrer em estômago, duodeno, cólon e reto (ver Capítulo 372). Episódios de dor abdominal, diarreia, melena e intussuscepção são complicações frequentes. Os pacientes têm um risco significativamente aumentado de tumores no trato GI e de outras localizações fora do trato GI em uma idade jovem. O câncer GI tem sido relatado em 2 a 3% dos pacientes; o risco relativo de vida para malignidade GI é de 13. O risco relativo de malignidades fora do trato GI, incluindo tumores ovariano, cervical e testicular, é de 9. A síndrome de Peutz-Jeghers deve ser diferenciada de outras síndromes associadas aos lentigos múltiplos (síndrome de Laugier-Hunziker), das efélides comuns, da síndrome de Gardner e da síndrome de Cronkhite-Canada, um distúrbio caracterizado por polipose GI, alopecia, onicodistrofia e pigmentação difusa das palmas das mãos, da região volar dos dedos e da região dorsal das mãos. O tratamento das máculas melanóticas de Peutz-Jeghers não é necessário, mas vários *lasers* foram eficazes para a estética em alguns casos.

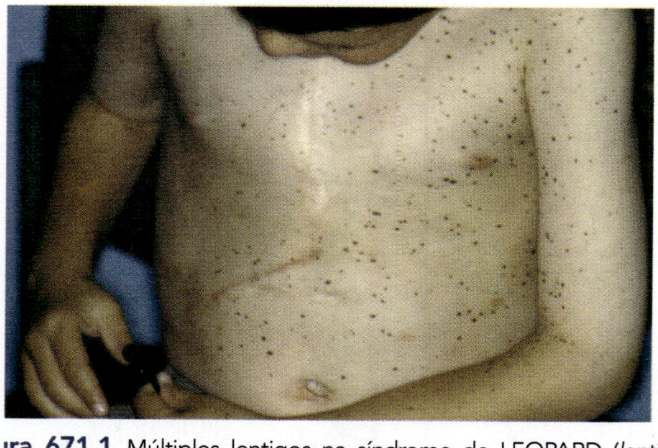

Figura 671.1 Múltiplos lentigos na síndrome de LEOPARD (*l*entigos associados a anormalidades *e*letrocardiográficas, hipertelorismo *o*cular, estenose *p*ulmonar, *a*nomalias genitais [criptorquidia, hipogonadismo, hipospadia], *r*etardo do crescimento e surdez (*deafness*) neurossensorial.

MANCHAS CAFÉ COM LEITE

As manchas café com leite são lesões maculares uniformemente pigmentadas e bem demarcadas, com tons que variam de acordo com o grau normal de pigmentação do indivíduo: elas são bronzeadas ou castanho-claras em indivíduos brancos e podem ser marrom-escuras em crianças negras (Figuras 671.2 e 671.3). As manchas café com leite variam muito em tamanho e podem ser grandes, cobrindo uma parte significativa do tronco ou membro. As bordas são geralmente regulares, mas algumas têm bordas extremamente irregulares. As lesões são caracterizadas pelo número aumentado de melanócitos e melanina na epiderme, mas não há cristas epiteliais em rede reticular que caracterizam os lentigos. São comuns uma a três manchas café com leite em crianças normais; 10% das crianças normais têm máculas café com leite. As manchas podem estar presentes ao nascimento ou podem se desenvolver durante a infância.

As manchas café com leite grandes, muitas vezes assimétricas, com bordas irregulares são características de pacientes com síndrome de Albright (**McCune-Albright**) (gene *GNAS1*; ver Capítulo 578.6). Este distúrbio inclui displasia fibrosa poliostótica do osso, que leva a fraturas patológicas; puberdade precoce; e várias endocrinopatias hiperfuncionais. A hiperpigmentação macular pode estar presente ao nascimento ou pode se desenvolver mais tarde na infância (Figura 671.3). A pigmentação cutânea é tipicamente mais extensa no lado que mostra o envolvimento ósseo mais grave.

Neurofibromatose do tipo 1 (doença de Von Recklinghausen)

A mácula café com leite é o sinal cutâneo mais familiar da síndrome neurocutânea autossômica dominante conhecida como neurofibromatose do tipo 1 (*NF-1*, gene neurofibromina; Figura 671.2; ver Capítulo 614.1). Incluída nos critérios para este diagnóstico está a presença de seis ou mais manchas café com leite > 5 mm de diâmetro em pacientes pré-púberes, ou seis ou mais manchas café com leite > 15 mm de diâmetro em pacientes pós-púberes. Várias máculas café com leite normalmente produzem uma aparência de sardas em áreas não expostas ao sol, como nas axilas (sinal de Crowe), nas regiões inguinais e inframamárias, e abaixo do queixo. As máculas café com leite também podem ser vistas na NF-1 segmentar, a qual resulta de um mosaicismo somático que surge a partir de mutações pós-zigóticas no gene *NF-1*, fazendo com que as manifestações clínicas da NF-1 estejam presentes apenas em um segmento localizado do corpo. Outra variante da NF-1 é a neurofibromatose espinal hereditária, que é uma doença rara que, em geral, apresenta-se com várias máculas café com leite e múltiplos neurofibromas simétricos na coluna vertebral, mas outros estigmas de NF-1 estão normalmente ausentes. As manchas também ocorrem com alguns outros distúrbios, incluindo outros tipos de neurofibromatose, mas em muitos destes as manchas café com leite não são uma das principais características da doença (Tabela 671.1).

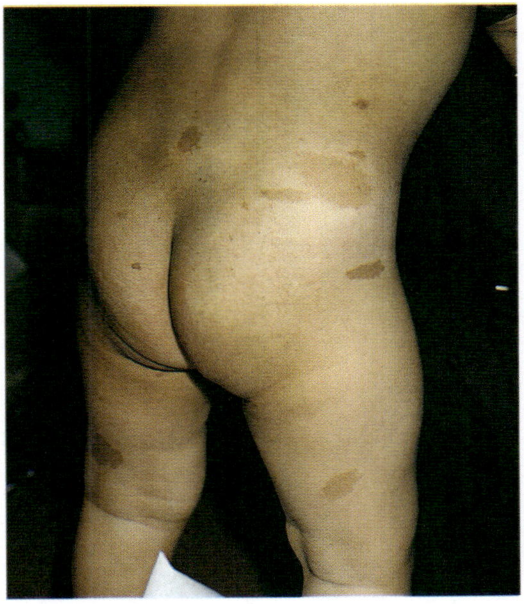

Figura 671.2 Múltiplas máculas café com leite em uma criança com neurofibromatose do tipo 1. (*De Eichenfield LF, Frieden IJ, Esterly NB*: Textbook of neonatal dermatology, *Philadelphia, 2001, WB Saunders, p. 372.*)

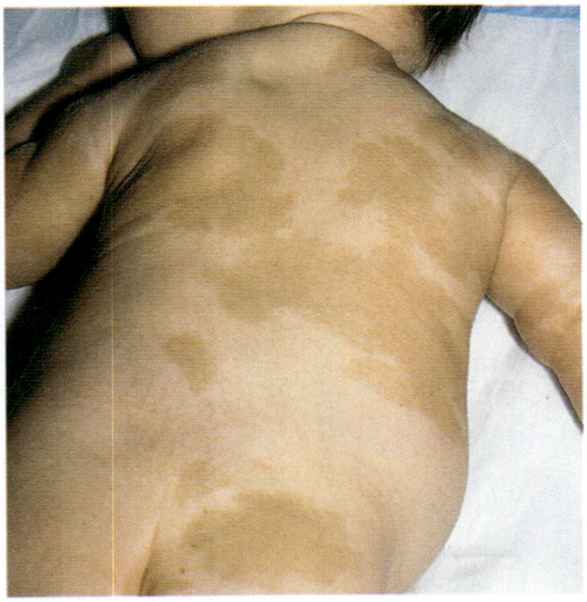

Figura 671.3 Várias manchas em padrão café com leite em uma criança com síndrome de McCune-Albright. (*De Eichenfield LF, Frieden IJ, Esterly NB*: Textbook of neonatal dermatology, *Philadelphia, 2001, WB Saunders, p. 373.*)

Tabela 671.1 Outras síndromes associadas às máculas café com leite.

FORÇA DE ASSOCIAÇÃO	SÍNDROME	CARACTERÍSTICAS CLÍNICAS	GENE OU *LOCUS*
Forte	Neurofibromatose tipo 2	Neuromas acústicos, schwannomas, neurofibromas, meningiomas, opacidade lenticular subcapsular posterior juvenil; mancha café com leite observada, mas não é um critério para o diagnóstico	*NF2*
	Manchas café com leite múltiplas familiar	Múltiplas manchas café com leite sem outro estigma de NF-1	?
	Síndrome de Legius (semelhante à NF-1)	Múltiplas manchas café com leite e dobras cutâneas cobertas por efélides sem outro estigma de NF-1	*SPRED1*
	Síndrome de McCune-Albright	Manchas café com leite segmentares, puberdade precoce, outras endocrinopatias, displasia fibrosa poliostótica	*GNAS1*

(*continua*)

Tabela 671.1 Outras síndromes associadas às máculas café com leite. *(continuação)*

FORÇA DE ASSOCIAÇÃO	SÍNDROME	CARACTERÍSTICAS CLÍNICAS	GENE OU *LOCUS*
	Síndrome do câncer de reparo incompatível (síndrome da deficiência de reparo de incompatibilidade constitucional)	Múltiplas manchas café com leite, pólipos adenomatosos do cólon, várias malignidades, incluindo adenocarcinoma do cólon, glioblastoma, meduloblastoma e linfoma	*MLH1, MSH2, MSH6, PMS2*
	Síndrome dos cromossomos em anel	Múltiplas manchas café com leite, microcefalia, retardo mental, baixa estatura, anomalias esqueléticas	Cromossomos 7, 11, 12, 15, 17
	Síndrome dos lentigos múltiplos/LEOPARD	Manchas café com leite, máculas café preto, lentigos, defeitos na condução cardíaca, hipertelorismo ocular, estenose pulmonar, anomalias geniturinárias, retardo do crescimento, perda auditiva	*PTPN11*
	Síndrome de Cowden (síndrome dos hamartomas múltiplos)	Triquilemomas faciais, mucosa oral com aparência de paralelepípedo, predisposição para tumores de tecidos moles (lipomas, neuromas), pólipos GI, doença fibrocística da mama e carcinoma de mama, adenoma da tireoide e câncer de tireoide	*PTEN*
	Síndrome de Bannayan-Riley-Ruvalcaba	Triquilemomas faciais, papilomas orais, máculas genitais pigmentadas, pólipos GI, macrocefalia, anomalias vasculares, retardo mental	*PTEN*
Fraca	Ataxia-telangiectasia	Ataxia cerebelar, telangiectasias cutâneas e oculares, imunodeficiência, hipogonadismo, predisposição para malignidade linforreticular	*ATM*
	Síndrome de Bloom	Fotossensibilidade, imunodeficiência, doença pulmonar crônica, criptorquidismo, sindactilia, baixa estatura, suscetibilidade à malignidade	*RECQL3*
	Anemia de Fanconi	Falência da medula óssea, múltiplas anomalias congênitas, predisposição à malignidade, retardo mental, microcefalia	*FANCA, FANCB* (suposto), *FANCC, locus FANCD* no cromossomo 3, *locus FANCE* no cromossomo 6, *FANCF, FANCG, FANCH* (suposto)
	Síndrome de Russell-Silver e síndrome de Russell-Silver ligada ao X	Baixa estatura, assimetria craniofacial e corporal, baixo peso ao nascer, microcefalia, face triangular, clinodactilia do quinto dedo, defeitos cardíacos congênitos	Múltiplos genes nos cromossomos 7 e 11, particularmente *H19* e *IGF2* localizados no 11p15
	Esclerose tuberosa	Angiofibromas faciais, colagenomas cutâneos, convulsões, retardo mental, máculas hipomelanóticas, fibromas periungueais, nódulos subependimários, astrocitoma subependimário de células gigantes, rabdomioma cardíaco, linfangiomiomatose pulmonar, angiomiolipoma renal, hamartomas da retina	*TSC1, TSC2*
	Síndrome de Turner	Baixa estatura, linfedema, doença cardíaca congênita, deformidade em valgo	Anomalias no cromossomo X (cariótipo XO ou deleção Xp)
	Síndrome de Noonan	Dismorfismo facial, estenose pulmonar valvar, pescoço alado, *pectus excavatum*, retardo mental, baixa estatura, criptorquidismo, malignidades hematológicas	*PTPN11, SOS1, RAF1, KRAS*
	Síndrome do neuroma mucoso múltiplo (NEM) do tipo 1	Adenoma de paratireoide, adenoma de hipófise, adenoma de ilhota pancreática, lipoma, pápulas gengivais, angiofibromas faciais, colagenomas	*MENIN*
	Síndrome NEM 2B	Neuromas da mucosa, feocromocitoma, carcinoma medular de tireoide, adenoma de paratireoide, hábito marfanoide	*RET*
	Síndrome de Johanson-Blizzard	Baixa estatura, insuficiência de crescimento, microcefalia, perda auditiva neurossensorial, anomalias dentárias, doença cardíaca congênita, insuficiência pancreática exócrina, ânus imperfurado, anomalias geniturinárias, retardo mental, hipotireoidismo	*UBR1*
	Nanismo primordial osteo-displásico microcefálico tipo II	Baixa estatura, microcefalia, retardo do crescimento intrauterino, face dismórfica, anomalias esqueléticas, atraso no desenvolvimento, puberdade prematura	*PCNT2*
	Síndrome de quebras de Nijmegen	Baixa estatura, retardo do crescimento, microcefalia, fenda labial/palatina, face dismórfica, bronquiectasia, sinusite, disgamaglobulinemia com infecções recorrentes do trato urinário e GI, retardo mental, instabilidade cromossômica espontânea, predisposição para malignidade	*NBS1*
	Síndrome de Rubinstein-Taybi	Baixa estatura, microcefalia, face dismórfica, doença cardíaca congênita, anomalias do esterno, anomalias esqueléticas, retardo mental	*CREBBP, EP300*
	Síndrome de Kabuki I	Retardo do crescimento pós-natal, microcefalia, face dismórfica, defeitos cardíacos congênitos, má absorção, estenose anal, anomalias geniturinárias, displasia congênita do quadril, hirsutismo, retardo mental	*KMT2D*

GI, gastrintestinal. (De Shah KN: The diagnostic and clinical significance of café-au-lait macules. *Pediatr Clin North Am* 57(5):1131-1153, 2010, Table 2. Atualizações de OMIM [Online Mendelian Inheritance in Man. https://www.omim.org].)

INCONTINÊNCIA PIGMENTAR (DOENÇA DE BLOCH-SULZBERGER)

Ver Capítulo 614.7.

ALTERAÇÕES PIGMENTARES PÓS-INFLAMATÓRIAS

Podem ocorrer hiperpigmentação ou hipopigmentação como resultado da inflamação cutânea. A alteração na pigmentação geralmente sucede uma reação inflamatória intensa, mas pode resultar de dermatite leve. As crianças de pele escura são mais propensas do que as crianças de pele clara a mostrarem essas mudanças. Embora a pigmentação alterada possa persistir por semanas a meses, os pacientes podem ser tranquilizados de que essas lesões são geralmente temporárias. **A proteção solar e o tratamento da dermatite subjacente podem reduzir a duração**.

A bibliografia está disponível no GEN-io.

Capítulo 672
Lesões Hipopigmentadas

Joel C. Joyce

ALBINISMO

O **albinismo oculocutâneo (AOC) congênito** consiste em insuficiência parcial ou completa da produção de melanina na pele, nos pelos e nos olhos, apesar da presença normal de número, estrutura e distribuição de melanócitos. Este distúrbio pode ser dividido em duas classes principais: aquele com função anormal da proteína envolvida na formação e na transferência de melanina e aquele com defeitos nos melanossomos (Tabela 672.1). A tirosinase é uma enzima que contém cobre e que é catalisadora de vários passos na biossíntese de melanina (ver Capítulo 103.2). As variantes tirosinase-positivas são caracterizadas pelo escurecimento do bulbo piloso quando incubado pela tirosina.

O **albinismo oculocutâneo do tipo 1 (AOC1)** é caracterizado pela grande redução ou pela ausência da atividade da tirosinase. O AOC1A, a forma mais grave, é caracterizado por uma falta de pigmento visível nos pelos, na pele e nos olhos (Figura 672.1). Isso se manifesta como fotofobia, nistagmo, acuidade visual prejudicada, cabelos e pele branca. A íris é cinza-azulada na luz oblíqua e rosa proeminente na luz refletida. O AOC1B, ou albinismo mutante amarelo, manifesta-se ao nascimento com cabelos brancos, pele rosada e olhos cinzentos. Este tipo é particularmente prevalente nas comunidades Amish. Progressivamente, os pelos tornam-se vermelho-amarelados, a pele bronzeia levemente quando exposta ao sol e a íris pode acumular algum pigmento marrom, com consequente melhora na acuidade visual. Fotofobia e nistagmo estão presentes, mas são leves. O AOCST é um tipo de albinismo sensível à temperatura. A tirosinase anormal tem sua atividade diminuída a 35 a 37°C. Portanto, as regiões mais frias do corpo, como os membros e as mãos, pigmentam até certo ponto, enquanto as demais áreas permanecem despigmentadas.

O **AOC2** varia da quase normalidade a um quadro muito semelhante ao albinismo do tipo 1. Esta é a forma mais comum de albinismo vista em todo o mundo. Pouca ou nenhuma melanina está presente ao nascimento, mas o pigmento, particularmente o pigmento amarelo-avermelhado, pode se acumular durante a infância, produzindo coloração de palha ou moreno-clara da pele nos indivíduos brancos. Nevos pigmentados podem se desenvolver. A melhora progressiva na acuidade visual e no nistagmo ocorre com o envelhecimento. Os indivíduos negros podem ter pele marrom-amarelada, efélides marrom-escuras nas áreas expostas ao sol e coloração castanha das íris. O **AOC marrom** é uma variante alélica do AOC2. As síndromes de Prader-Willi e de Angelman, que incluem hipopigmentação, têm deleções que incluem o gene (*OCA2*) envolvido no AOC2.

Tabela 672.1 Genes associados à hipopigmentação.

DISTÚRBIO	DEFEITO GENÉTICO
ALBINISMO OCULOCUTÂNEO	
AOC1	*TYR*
AOC2	*OCA2*
AOC3	*TRP-1*
AOC4	*MATP*
HERMANSKY-PUDLAK	
Tipo 1	*HPS1*
Tipo 2	*AP3B1* (HPS-2)
Tipo 3	*HPS3*
Tipo 4	*HPS4*
Tipo 5	*HPS5*
Tipo 6	*HPS6*
Tipo 7	*DTNBP1* (HPS-7)
Tipo 8	*BLOC1S3* (HPS-8)
Tipo 9	*BLOC1S6* (HPS-9)
Tipo 10	*AP3D1* (HPS-10)
CHÉDIAK-HIGASHI	*CHS1/LYST*
PIEBALDISMO	*KIT* (receptor C-KIT) *SLUG* heterozigoto
WAARDENBURG	
Tipo 1	*PAX3* heterozigoto
Tipo 2a	*MITF*
Tipo 2b	*WS2B*
Tipo 2c	*WS2C*
Tipo 2d	*SNAIL*
Tipo 2e	*SOX10*
Tipo 3	*PAX3* homozigoto
Tipo 4	*SOX10* *EDNRB* *EDN3*

Dados de OMIM (Online Mendelian Inheritance in Man. https://www.omim.org).

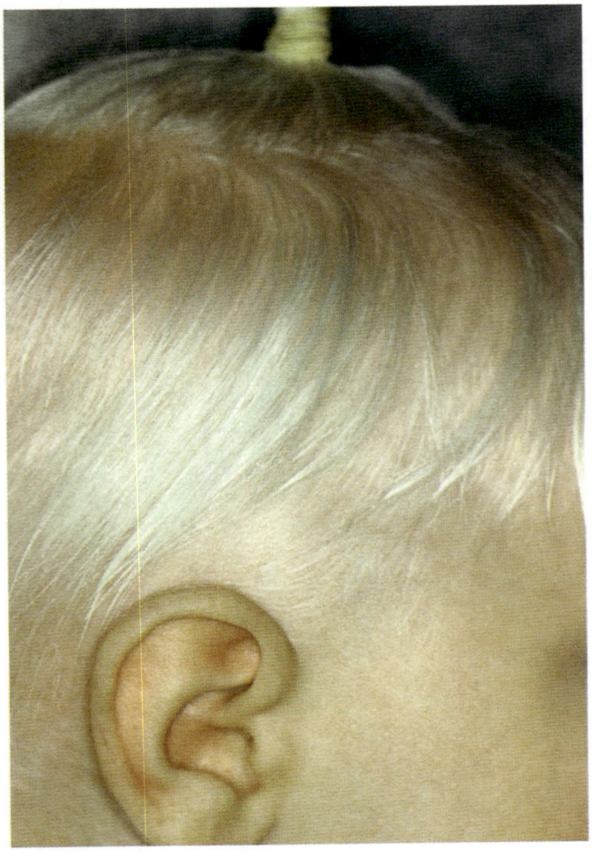

Figura 672.1 Cabelos e pele brancos no albinismo oculocutâneo do tipo 1 (AOC1).

O **AOC3** (albinismo ruivo) é observado predominantemente em pacientes de ascendência africana. Ele é caracterizado por cabelos vermelhos, pele marrom-avermelhada, nevos pigmentados, efélides, olhos castanho-avermelhados a castanhos, nistagmo, fotofobia e diminuição da acuidade visual.

O **AOC4** é um tipo raro com achados clínicos semelhantes aos do AOC2.

A **síndrome de Cross-McKusick-Breen** consiste em albinismo tirosinase-positivo com anormalidades oculares, comprometimento cognitivo, espasticidade e atetose. O defeito genético não é identificado.

Devido à ausência de proteção normal por quantidades adequadas de melanina epidérmica, as pessoas com albinismo são predispostas ao desenvolvimento de queratoses actínicas e carcinomas cutâneos secundários a danos na pele causados pela luz ultravioleta. Roupas de proteção e um protetor solar de amplo espectro (ver Capítulo 675) devem ser usados durante a exposição à luz solar.

Albinismo oculocutâneo com anormalidades melanossômicas

Ver Tabela 672.1.

A **síndrome de Hermansky-Pudlak** é um conjunto de distúrbios genéticos autossômicos recessivos caracterizada pelo AOC, pelo acúmulo de ceroides nos lisossomos e pelo tempo de sangramento prolongado. Em camundongos, são reconhecidos 16 *loci* genéticos distintos que produzem fenótipos mutantes da cor da pelagem associados às deficiências plaquetárias; 10 foram identificados em humanos.

A **síndrome de Chédiak-Higashi** (ver Capítulo 156) é outra alteração genética associada à disfunção de organelas relacionadas aos lisossomos. Os pacientes com síndrome de Chédiak-Higashi têm hipopigmentação da pele, dos olhos e dos pelos; tempo de sangramento prolongado com fácil formação de hematomas; infecções recorrentes; função anormal das células *natural killer*; e neuropatia periférica. A síndrome de Chédiak-Higashi é causada por mutações no gene *CHS1/LYST*, que é um gene regulador do tráfego lisossômico.

ANORMALIDADES NA MIGRAÇÃO DOS MELANOBLASTOS

Ver Tabela 672.1.

Piebaldismo

O **piebaldismo** é um distúrbio congênito autossômico dominante, caracterizado por manchas acrômicas bem demarcadas que ocorrem mais frequentemente na região frontal, que acomete a parte anterior do couro cabeludo (e produz uma mecha branca), a região ventral do tronco, os cotovelos e os joelhos. Ilhas de pigmentação iguais ou mais escuras do que a pele normal podem estar presentes nas áreas acrômicas (Figura 672.2). As lesões são o resultado da ausência localizada permanente de melanócitos como consequência de um defeito no proto-oncogene *KIT*, o qual codifica o receptor celular transmembrana de superfície da tirosinoquinase. O padrão de despigmentação surge a partir da migração defeituosa dos melanoblastos da crista neural durante o desenvolvimento. A razão pela qual o piebaldismo é um processo localizado e não generalizado permanece desconhecida. O piebaldismo deve ser diferenciado do vitiligo, o qual pode ser progressivo e geralmente não é congênito, do nevo acrômico e da síndrome de Waardenburg.

Síndrome de Waardenburg

A síndrome de Waardenburg também se manifesta ao nascimento como áreas localizadas de pele e pelos despigmentados. Há quatro tipos distintos. A marca característica da **Waardenburg do tipo 1** é a mecha branca, que é observada em 20 a 60% dos pacientes. Somente 15% dos pacientes têm áreas de pele despigmentada. Surdez ocorre em 9 a 37%, heterocromia da íris em 20% e sobrancelhas confluentes (**sínofre**) em 17 a 69% dos afetados. Observa-se distopia *cantorum* (telecanto) em todos os pacientes com Waardenburg do tipo 1. A **Waardenburg do tipo 2** é semelhante à do tipo 1, exceto pelo telecanto, ausente no tipo 2, porém apresenta maior incidência de surdez. A **Waardenburg do tipo 3** também é semelhante à do tipo 1, mas os pacientes apresentam anormalidades nos membros. Ela também é chamada de síndrome de Klein-Waardenburg. Na **Waardenburg do tipo 4**, também chamada de síndrome de Shah-Waardenburg, todos os pacientes têm doença de Hirschsprung e, raramente, observa-se *distopia cantorum*.

Complexo esclerose tuberosa (genes *TSC1*, *TSC2*)

Ver Capítulo 614.2 para uma discussão deste complexo.

Hipomelanose de Ito

A hipomelanose de Ito é uma alteração cutânea congênita rara, que afeta crianças de ambos os sexos, que podem apresentar defeitos associados em vários órgãos e sistemas. Não há evidência de transmissão genética; relataram-se mosaicismo cromossômico e translocações cromossômicas. A hipomelanose de Ito atualmente é um termo descritivo, em vez de um diagnóstico definitivo. Hipomelanose blaschkoide ou em mosaico é um termo descritivo melhor.

As lesões cutâneas da hipomelanose de Ito geralmente estão presentes ao nascimento, mas podem ser visualizadas nos primeiros 2 anos de vida. As lesões são semelhantes a uma imagem negativa da observada na incontinência pigmentar, e consistem em máculas de aspecto bizarro, padronizadas e hipopigmentadas dispostas sobre a superfície do corpo em espirais, faixas ou manchas bem demarcadas, que seguem as linhas de Blaschko (Figura 672.3). As palmas das mãos, as solas dos pés e as membranas mucosas são poupadas. A **hipopigmentação** permanece inalterada durante toda a infância, mas pode desaparecer durante a vida adulta. O grau de despigmentação varia de hipopigmentada a acrômica. Ao contrário do que ocorre na incontinência pigmentar, não são precedidas por lesões inflamatórias nem por vesículas. As áreas hipopigmentadas demonstram diminuição do número e tamanho dos melanócitos, e um número reduzido de grânulos de melanina na camada basal. Células inflamatórias e incontinência pigmentar estão ausentes.

A maioria dos pacientes com mosaicismo pigmentar não tem anormalidades associadas, mas raramente pode ocorrer o envolvimento de outros sistemas de órgãos. As anormalidades associadas mais comuns

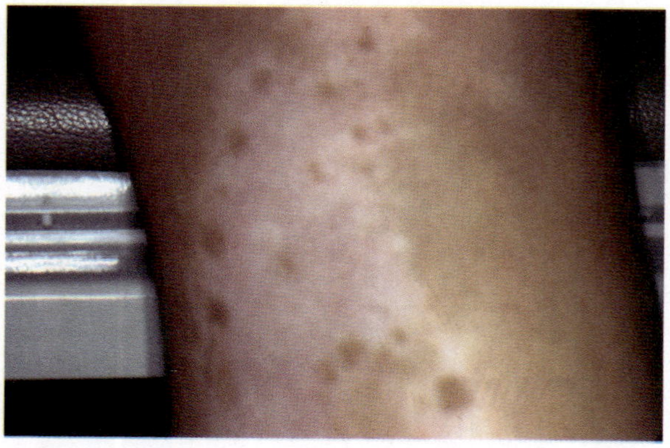

Figura 672.2 Mácula despigmentada com ilhas de hiperpigmentação no piebaldismo.

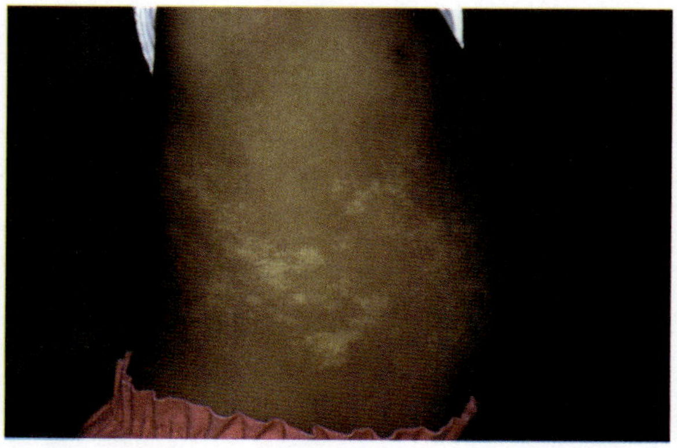

Figura 672.3 Faixas hipopigmentadas marmoreadas no abdome na hipomelanose de Ito.

envolvem o sistema nervoso, incluindo déficit intelectual (70%), convulsões (40%), microcefalia (25%) e hipotonia muscular (15%). O sistema musculoesquelético é o segundo sistema mais frequentemente envolvido, com escoliose e deformidades torácicas e dos membros. Pequenas alterações oftalmológicas (estrabismo, nistagmo) estão presentes em 25% dos pacientes, e 10% têm defeitos cardíacos. Estas frequências podem ter sido superestimadas porque os pacientes com doença cutânea isolada muitas vezes não procuram uma avaliação mais aprofundada. O diagnóstico diferencial inclui nevo acrômico sistematizado, que é uma leucodermia estável não associada às manifestações sistêmicas. A diferenciação da incontinência pigmentar, particularmente na quarta fase, hipopigmentada, é fundamental para o aconselhamento genético porque a incontinência pigmentar, diferentemente da hipomelanose de Ito, é herdada.

Vitiligo

Epidemiologia e etiologia

O vitiligo é um distúrbio da despigmentação macular adquirida associada à destruição de melanócitos. A doença representa o desfecho clínico resultante de uma interação complexa de fatores ambientais, genéticos e imunológicos. Postularam-se as teorias autoimune, genética, autocitotóxica e neural. A prevalência é de 0,5 a 2,0% na maioria das populações.

Há, definitivamente, um componente autoimune para o vitiligo. Oitenta por cento dos pacientes com doença ativa têm um anticorpo que parece ser citotóxico para um antígeno da superfície dos melanócitos pigmentados. Também há uma correlação entre a atividade da doença e a titulação de anticorpo sérico antimelanócito. Os linfócitos T $CD8^+$ melanócito-específicos também estão envolvidos na patogênese do vitiligo. Esses anticorpos e as células T reconhecem uma variedade de proteínas enzimáticas e estruturais dos melanócitos.

A epidemiologia genética do vitiligo é parte de um amplo espectro autoimune e autoinflamatório geneticamente determinado. O total de 15 a 20% dos pacientes com vitiligo generalizado têm um ou mais parentes de primeiro grau afetados. Nessas famílias o padrão genético é sugestivo de herança multifatorial poligênica. Nos outros pacientes, a doença ocorre esporadicamente. Estudos de associação genômica ampla em pacientes com vitiligo identificaram um número substancial de genes associados, dos quais observa-se associação consistente com *DDR1*, *XBP1*, *NLRP1*, *PTPN22* e *COMT*, embora muitos outros genes tenham sido implicados.

Muitas autoridades acreditam que a causa da destruição de melanócitos no vitiligo é uma anormalidade celular endógena. Sugeriu-se que os melanócitos são destruídos por causa do acúmulo de um intermediário tóxico da síntese de melanina e/ou pela falta de proteção do peróxido de hidrogênio e outros radicais de oxigênio. Há evidências *in vitro* de que alguns desses metabólitos podem ser letais para os melanócitos. Outros acreditam que fatores neuroquímicos danificam os melanócitos e causam **despigmentação**. Esta possibilidade explicaria o padrão de envolvimento no vitiligo segmentar que corre aproximadamente ao longo do curso de um dermátomo.

Manifestações clínicas

Há dois subtipos de vitiligo, o generalizado (não segmentar) e o segmentar, que provavelmente são doenças diferentes (Tabela 672.2). O vitiligo generalizado (85 a 90% dos casos) pode ser dividido em disseminado (tipo A) e localizado (tipo B). Em cerca de 50% de todos os pacientes o vitiligo tem início antes dos 18 anos, e em 25% a despigmentação começa antes dos 8 anos. A maioria das crianças tem a forma generalizada, mas o tipo segmentar é mais comum entre crianças do que entre adultos. Em geral, os pacientes com a forma generalizada apresentam um padrão notavelmente simétrico de máculas e manchas acrômicas (Figura 672.4); as margens podem ser um pouco hiperpigmentadas. As manchas tendem a acometer regiões acrais e/ou periorificiais. Ocasionalmente, quase toda a superfície da pele torna-se despigmentada. As lesões de vitiligo podem se desenvolver em áreas de pele traumatizada (fenômeno de Koebner) (Figura 672.5).

Existem diversas variedades de vitiligo localizado; uma delas é o fenômeno do nevo halo, pelo qual nevos melanocíticos desenvolvem halos pigmentados na periferia. O embranquecimento prematuro do cabelo do couro cabeludo (canície) também tem sido considerado uma forma de vitiligo localizado. No vitiligo segmentar, as áreas despigmentadas são limitadas a uma distribuição que tende a acompanhar o dermátomo. Este tipo de vitiligo tem um início agudo e progressão rápida em uma área localizada sem o desenvolvimento de despigmentação em outras áreas.

Uma variedade de **doenças autoimunes** ocorre em até 20% dos pacientes com vitiligo, incluindo doença de Addison, tireoidite de Hashimoto, anemia perniciosa, diabetes melito, hipoparatireoidismo e síndrome autoimune poliglandular com deficiência seletiva da imunoglobulina A. Além disso, observam-se outras doenças com possíveis defeitos imunológicos, como alopecia areata e morfeia, em pacientes com vitiligo.

A **síndrome de Vogt-Koyanagi-Harada** é um tipo de vitiligo associado a uveíte, disacusia, meningoencefalite e despigmentação da pele, dos cabelos do couro cabeludo, das sobrancelhas e dos cílios. Na **síndrome de Alezzandrini**, o vitiligo é associado à degeneração tapetorretinal e à surdez.

O exame histológico das lesões precoces mostra alteração inflamatória leve. Ao longo do tempo, ocorrem alterações degenerativas nos melanócitos, levando ao seu completo desaparecimento.

O diagnóstico diferencial de vitiligo inclui outras causas de leucodermia adquirida generalizada. Os dois diagnósticos diferenciais mais comuns são pitiríase versicolor e hipopigmentação pós-inflamatória.

Tabela 672.2 Subgrupos do vitiligo.

DERMATOMAL OU SEGMENTAR	NÃO DERMATOMAL OU NÃO SEGMENTAR
Início na infância	Pode começar na infância; 50% antes dos 20 anos
Menos comum	Mais comum
Início rápido; estabiliza em cerca de 1 ano	Progressivo, com exacerbações; vitalício
Envolve o pelo logo no início	Envolve o pelo em fases posteriores
Doenças autoimunes são incomuns	História pessoal ou familiar de autoimunidade* comum
Frequentemente ocorre na face	Ocorre em locais sensíveis a pressão, atrito ou traumatismo; fenômeno de Koebner
Responsivo ao enxerto autólogo, com repigmentação	Reincide após enxerto autólogo
Difícil de distinguir do nevo acrômico	Nevo halo associado

*Doenças autoimunes da tireoide, diabetes tipo 1, psoríase, anemia perniciosa, lúpus eritematoso sistêmico, doença de Addison, alopecia areata.

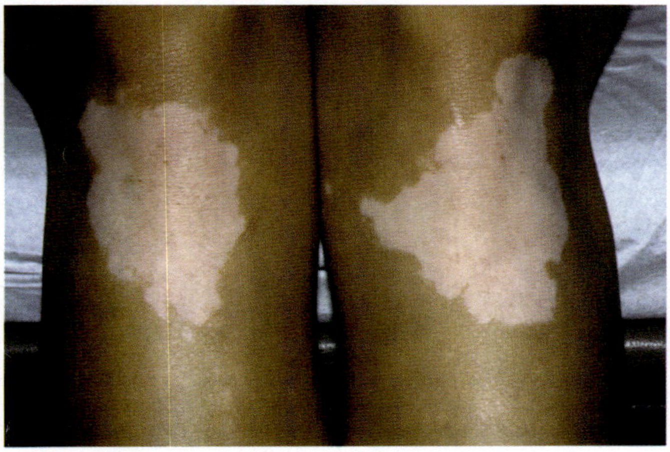

Figura 672.4 Áreas de vitiligo bem demarcadas, simétricas e acrômicas.

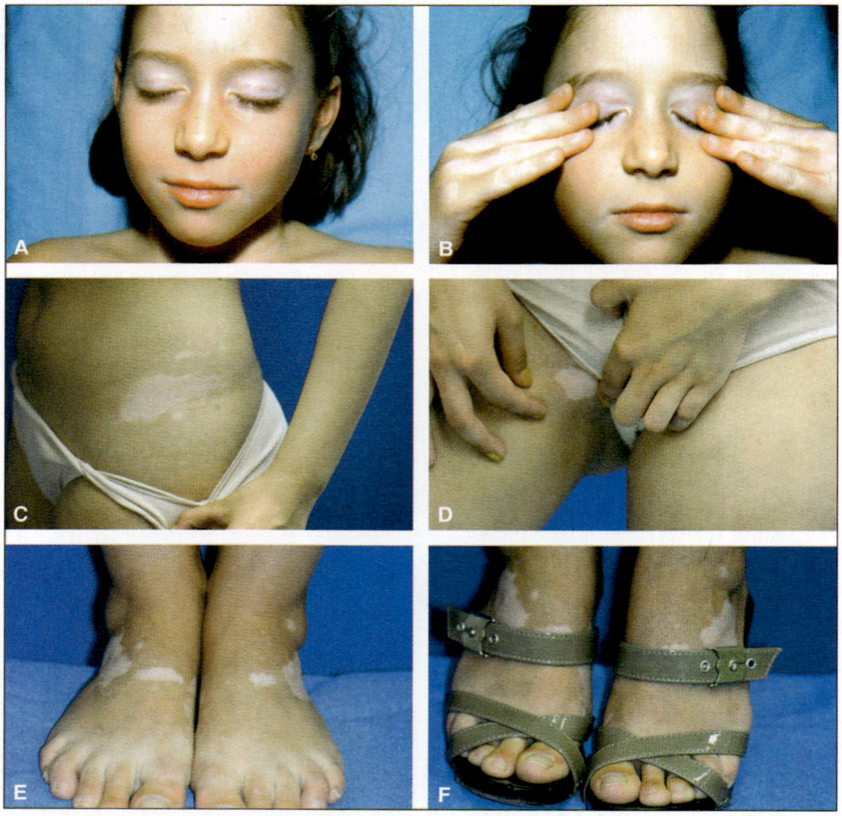

Figura 672.5 Fenômeno de Koebner em relação às atividades da vida diária. **A** e **B.** Esfregar os olhos. **C** e **D.** Impressão da roupa íntima. **E** e **F.** Impressão do calçado. (*De Ezzedine K, Eleftheriadou V, Whitton M, van Geel N: Vitiligo.* Lancet *386:74-82, 2015. Fig. 5, p. 79.*)

Tratamento

As áreas localizadas de vitiligo podem responder a esteroide tópico potente, tacrolimo ou pimecrolimo tópico. Nos pacientes com envolvimento mais extenso, a luz ultravioleta B de faixa estreita (NB-UVB) [UVB311] é o tratamento de escolha. A terapia sistêmica e a despigmentação do corpo inteiro raramente são utilizadas em crianças. Em todas as formas de vitiligo, a resposta ao tratamento é lenta, levando muitos meses a anos. Para aqueles que não estão interessados em tratamentos, a cobertura com cosméticos pode ser usada. Todas as áreas de vitiligo são suscetíveis ao dano solar, e cuidados devem ser tomados para minimizar a exposição ao sol das áreas afetadas. A remissão espontânea pode ser vista em uma pequena porcentagem dos casos.

A bibliografia está disponível no GEN-io.

Capítulo 673
Distúrbios Vesiculobolhosos
Joel C. Joyce

Muitas doenças são caracterizadas por lesões vesiculobolhosas; elas variam consideravelmente na etiologia, na idade de início e nos padrões. A morfologia e a distribuição das bolhas muitas vezes fornecem uma pista visual para a localização da lesão na pele. As bolhas localizadas nas **camadas epidérmicas** são de paredes finas, relativamente flácidas, e se rompem com facilidade. As **bolhas subepidérmicas** são rígidas, de paredes espessas e mais resistentes. As biopsias das bolhas podem ser diagnósticas, pois o nível de clivagem dentro da pele e os achados associados, como a natureza do infiltrado inflamatório, são característicos de uma doença em particular. Outros procedimentos diagnósticos, como a imunofluorescência e a microscopia eletrônica, muitas vezes podem ajudar a distinguir os distúrbios vesiculobolhosos que apresentam achados histopatológicos quase idênticos (Tabela 673.1).

673.1 Eritema Multiforme
Joel C. Joyce

ETIOLOGIA

Entre os diversos fatores implicados na etiologia do eritema multiforme (EM), a infecção pelo herpes-vírus simples (HSV) é a mais comum. A infecção por *Mycoplasma pneumoniae* é implicada, particularmente em crianças e adultos jovens, mas a diferenciação entre a síndrome de Stevens-Johnson e a mucosite associada ao *M. pneumoniae* (ver mais adiante) pode ser confusa. O HSV labial e, menos comumente, o genital, são implicados em 60 a 70% dos episódios de EM e acredita-se que provoquem quase todos os episódios de EM recorrente (> 6 episódios/ano), frequentemente associados à exposição ao sol. Os antígenos e o DNA do HSV estão presentes nas lesões cutâneas do EM, mas estão ausentes na pele não lesionada. A presença dos antígenos leucocitários humanos A33, B62, B35, DQw3 (fragmento DQB1*0301) e DR53 está associada a um risco aumentado de EM induzido por HSV, particularmente a forma recorrente. A maioria dos pacientes apresenta um único episódio autolimitado de EM. As lesões do EM recorrente induzido por HSV tipicamente se desenvolvem 10 a 14 dias após o início das recidivas do HSV, têm uma aparência semelhante a cada episódio, mas podem variar na frequência e na duração em cada paciente. Nem todos os episódios de HSV recorrente evoluem para EM nos pacientes suscetíveis.

Tabela 673.1 Locais de formação de bolhas e estudos diagnósticos para os distúrbios vesiculobolhosos.

DISTÚRBIO	LOCAL DE CLIVAGEM DAS BOLHAS	ESTUDOS DIAGNÓSTICOS
Acrodermatite enteropática	IE	Nível de Zn (zinco)
Impetigo bolhoso	CG	Esfregaço, cultura
Penfigoide bolhoso	SE (juncional)	Estudos de imunofluorescência direta e indireta
Candidose	SC	Preparação de KOH, cultura
Dermatite herpetiforme	SE	Estudos de imunofluorescência direta
Dermatofitose	IE	Preparação de KOH, cultura
Eczema disidrótico	IE	Histopatologia de rotina
EB simples	IE	Microscopia eletrônica; mapeamento por imunofluorescência; teste genético
EB das mãos e dos pés	IE	Microscopia eletrônica; mapeamento por imunofluorescência; teste genético
EB juncional (letal)	SE (juncional)	Microscopia eletrônica; mapeamento por imunofluorescência; teste genético
EB distrófica recessiva	SE	Microscopia eletrônica; mapeamento por imunofluorescência; teste genético
EB distrófica dominante	SE	Microscopia eletrônica; mapeamento por imunofluorescência; teste genético
Hiperqueratose epidermolítica	IE	Histopatologia de rotina
Eritema multiforme	SE	Histopatologia de rotina
Eritema tóxico	SC, IE	Esfregaço para eosinófilos
Incontinência pigmentar	IE	Esfregaço para eosinófilos Histopatologia de rotina
Picadas de inseto	IE	Histopatologia de rotina
Síndrome de Kindler	IE, SE	Microscopia eletrônica; imunomarcação; teste genético
Dermatose por imunoglobulina A linear	SE	Estudos de imunofluorescência direta
Mastocitose	SE	Histopatologia de rotina
Miliária cristalina	IC	Histopatologia de rotina
Melanose pustulosa neonatal	SC, IE	Esfregaço para células
Pênfigo foliáceo	CG	PCR viral ou estudos de imunofluorescência direta e indireta Esfregaço de Tzanck
Pênfigo vulgar	Suprabasal	PCR viral ou estudos de imunofluorescência direta e indireta Esfregaço de Tzanck
Escabiose	IE	Raspagem
Síndrome da pele escaldada estafilocócica	CG	Histopatologia de rotina
Necrólise epidérmica tóxica	SE	Histopatologia de rotina
Bolhas virais	IE	PCR viral (preferido) ou teste de imunofluorescência direta para HSV e VZV Cultura Histopatologia de rotina

EB, epidermólise bolhosa; CG, camada granular; HSV, herpes-vírus simples; IC, intracórneo; IE, intraepidérmico; KOH, hidróxido de potássio; PCR, reação em cadeia da polimerase; SC, subcórneo; SE, subepidérmico; VZV, vírus varicela-zóster.

O EM relacionado a fármacos é menos comum (< 10% dos pacientes) e pode ser associado aos agentes anti-inflamatórios não esteroidais, paracetamol, sulfonamidas e outros antibióticos. O diagnóstico diferencial no EM relacionado a fármacos deve incluir necrólise epidérmica tóxica e síndrome de hipersensibilidade a fármacos.

MANIFESTAÇÕES CLÍNICAS

O EM apresenta diversas manifestações morfológicas na pele, que variam de máculas, pápulas, vesículas e bolhas eritematosas ou placas semelhantes à urticária até a formação de áreas de eritema confluente. A erupção aparece mais comumente em pacientes com idades entre 10 e 40 anos (com maior incidência no sexo masculino na 2ª década) e geralmente é assintomática, embora uma sensação de queimação ou prurido possa estar presente. O diagnóstico de EM é estabelecido quando se encontra a lesão clássica: pápulas em alvo (ou em íris) formadas por uma borda externa eritematosa, um anel pálido interno e um centro purpúrico escuro ou necrótico (que, por vezes, forma bolhas que se rompem; Figuras 673.1 e 673.2).

O EM é caracterizado por uma erupção cutânea súbita e simétrica, com mais frequência nas superfícies extensoras dos membros superiores; as lesões são relativamente escassas na face, no tronco e nas pernas, podendo ser observadas nas palmas das mãos e solas dos pés. No início, a erupção muitas vezes aparece como máculas eritematosas ou placas urticariformes que crescem centrifugamente para formar lesões de até 2 cm de diâmetro com um centro escuro a necrótico. As lesões de um episódio particularmente típico aparecem dentro de 72 horas e permanecem fixas no local (duração média: 7 dias). As lesões orais podem ocorrer, geralmente, no vermelhão dos lábios e na mucosa bucal, mas outras superfícies mucosas são poupadas. O EM pode se manifestar inicialmente como lesões semelhantes a urticária, mas, ao contrário desta, não desaparece no período de 24 horas. Em geral, os pródromos estão ausentes. O prognóstico é favorável, com morbidade limitada a longo prazo. As lesões tipicamente se resolvem sem sequelas em cerca de 2 semanas, mas em indivíduos de pigmentação mais escura, as alterações pigmentares no local das lesões podem ser prolongadas.

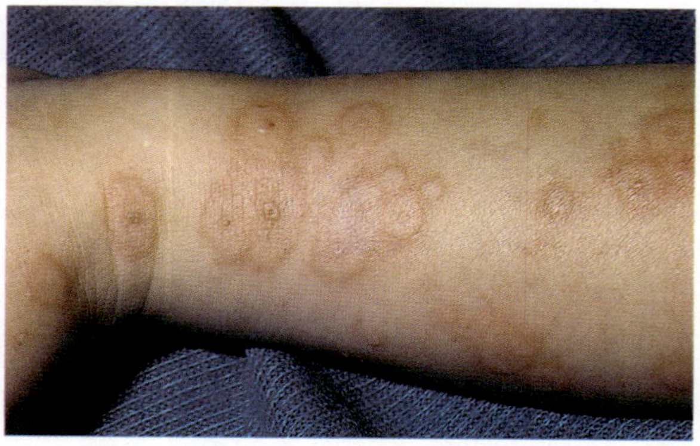

Figura 673.1 Pápulas fixas em fase inicial, com uma zona central escura no dorso da mão de uma criança com eritema multiforme causado pelo herpes-vírus. (*De Weston WL, Lane AT, Morelli J: Color textbook of pediatric dermatology, ed 3, St. Louis, 2002, Mosby, p. 156.*)

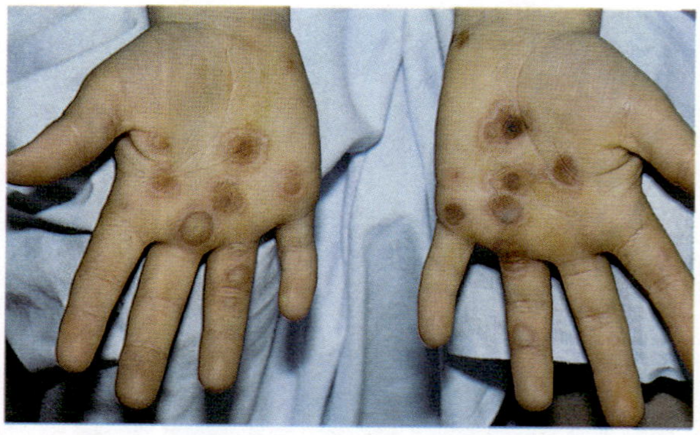

Figura 673.2 Lesões "em alvo" ou "em íris" com característica zona central escura nas palmas das mãos de uma criança com eritema multiforme causado pelo herpes-vírus simples. (*De Weston WL, Lane AT, Morelli J: Color textbook of pediatric dermatology, ed 3, St. Louis, 2002, Mosby, p. 156.*)

Não ocorre a progressão para a síndrome de Stevens-Johnson. Muitos autores distinguem **EM menor** (lesões cutâneas em alvo, típicas ou atípicas, que afetam < 10% da área da superfície corporal com envolvimento de mucosas ausente ou limitado, em geral limitado a um sítio, como a boca) do **EM maior** (mesmo padrão de envolvimento cutâneo como o EM menor somado a dois ou mais sítios de mucosa, com envolvimento oral mais grave). O EM maior e a síndrome de Stevens-Johnson são entidades separadas.

Patogênese

A patogênese do EM não está bem definida, mas pode ser uma resposta imunológica celular, específica do hospedeiro, a um estímulo antigênico, resultando no dano aos queratinócitos. O gene *Pol1* do HSV expresso nas lesões de EM recorrentes induzidas por HSV regula positivamente/ativa o fator de transcrição SP1 e citocinas inflamatórias. Essas citocinas, liberadas pelas células mononucleares e queratinócitos ativados, podem contribuir para a morte das células epidérmicas e para os sintomas sistêmicos.

Patologia

Os achados microscópicos no EM são variáveis, mas podem ajudar no diagnóstico. As lesões iniciais tipicamente mostram discreto edema intercelular, raros queratinócitos disceratóticos e vacuolização basal na epiderme, além de um infiltrado linfo-histiocitário perivascular com edema na derme superior. As lesões mais antigas apresentam acentuação dessas características somada ao desenvolvimento de exocitose linfocitária e um infiltrado mononuclear intenso, perivascular e intersticial no terço superior da derme. Nos casos graves, toda a epiderme torna-se necrótica.

Diagnóstico diferencial

O diagnóstico diferencial do EM também inclui penfigoide bolhoso (PB), pênfigo, dermatose por IgA linear, doença do enxerto *versus* hospedeiro (DEVH), erupção fixa por fármacos, erupção bolhosa medicamentosa, urticária, infecções virais como HSV, síndromes de artrite reativa, doença de Kawasaki, síndrome de Sweet, doença de Behçet, vasculites alérgicas, eritema anular centrífugo, erupção polimórfica medicamentosa e periartrite nodosa. O EM que envolve principalmente a mucosa oral pode ser confundido com síndrome de Stevens-Johnson, PB, pênfigo vulgar (PV), líquen plano vesiculobolhoso ou erosivo, síndrome de Behçet, estomatite aftosa recorrente e gengivoestomatite herpética primária. Ao contrário do EM, a síndrome de Stevens-Johnson manifesta-se com máculas eritematosas ou purpúricas (sem pápulas) e, geralmente, começa no tronco. A reação semelhante à doença do soro ao cefaclor (ou outros antibióticos) também pode se manifestar como lesões semelhantes ao EM; as lesões podem desenvolver um centro escuro a violáceo, porém, na maioria dos casos, a erupção da reação semelhante à doença do soro induzida pelo cefaclor é pruriginosa, transitória e migratória, e, geralmente, é urticariforme, ao contrário do EM.

Tratamento

O tratamento do EM é de suporte. Emolientes tópicos, anti-histamínicos sistêmicos e agentes anti-inflamatórios não esteroidais não alteram o curso da doença, mas podem fornecer alívio sintomático. Para os indivíduos com acometimento intenso da mucosa, os opioides podem ser usados para controlar a dor, e a higiene oral meticulosa é fundamental. Nenhum estudo controlado e prospectivo apoia o uso de corticosteroides no tratamento do EM. O aciclovir oral profilático administrado durante 6 meses pode ser eficaz no controle de *episódios recorrentes de EM associado ao HSV*. Com a interrupção do aciclovir, o HSV e o EM podem recorrer, embora os episódios possam ser menos frequentes e mais leves. Para os casos recorrentes não responsivos ao tratamento antiviral, os agentes poupadores de esteroides usados para diminuir a frequência de recorrência incluem azatioprina, micofenolato de mofetila e dapsona. É recomendado o monitoramento laboratorial adequado.

A bibliografia está disponível no GEN-io.

673.2 Síndrome de Stevens-Johnson

Joel C. Joyce

ETIOLOGIA

Os fármacos, particularmente sulfonamidas, agentes anti-inflamatórios não esteroidais, antibióticos e anticonvulsivantes, são os precipitantes mais comuns da síndrome de Stevens-Johnson (SSJ) e da necrólise epidérmica tóxica (NET). A SSJ e a NET fazem parte de um mesmo espectro: a SSJ é definida como a área de superfície corporal afetada < 10%; na síndrome de sobreposição SSJ-NET, a área de superfície corporal afetada está entre 10 e 30%; e na NET, a área de superfície corporal afetada é > 30%. A **NET** é o distúrbio mais grave no espectro clínico da doença, e envolve considerável toxicidade constitucional e extensa necrólise das membranas mucosas e > 30% de acometimento da área de superfície corporal. Aproximadamente 80% dos casos são classificados como SSJ. Em crianças nos EUA, o risco de morte é de 0,3 a 1,5%. Os antígenos leucocitários humanos (HLA)-B*1502 e HLA-B*5801 são implicados no desenvolvimento dessas duas condições em pacientes de etnia chinesa que receberam carbamazepina e em pacientes japoneses que receberam alopurinol, respectivamente.

As infecções, sobretudo em crianças, também estão associadas à SSJ, embora atualmente se defina a maioria dos casos de SSJ clássica como secundária a medicamentos. Termos como "**mucosite associada ao *M. pneumoniae***" ou "**SSJ atípica**" têm causado confusão diagnóstica e de classificação. Os indivíduos, tipicamente crianças ou adultos jovens, muitas vezes com sintomas respiratórios das vias respiratórias superiores devido à infecção *por M. pneumoniae* (em geral, com as evidências de infecção por reação em cadeia da polimerase [PCR] positiva), sofrem graus variáveis de ulceração e erosão da mucosa (tipicamente boca, mas incluindo outras mucosas), porém não têm outro envolvimento cutâneo (diferentemente da SSJ-NET tradicional). Além disso, para o tratamento de suporte, os indivíduos afetados se beneficiam do tratamento antimicrobiano para *M. pneumoniae*. A morbidade é tipicamente menor do que na SSJ-NET.

Manifestações clínicas

Em geral, as lesões cutâneas iniciais da SSJ são máculas eritematosas que rapidamente desenvolvem necrose central para formar vesículas, bolhas e áreas de erosão na face, no tronco e nas extremidades. As lesões cutâneas são tipicamente mais generalizadas do que no EM e são acompanhadas pelo envolvimento de **duas ou mais superfícies mucosas**, ou seja, conjuntivas, cavidade oral, vias respiratórias superiores, esôfago, trato gastrintestinal ou mucosa anogenital (Figura 673.3). Muitas vezes, os primeiros sinais são uma sensação de queimação, edema e eritema dos lábios e da mucosa bucal, seguidos pelo desenvolvimento de bolhas, ulceração e crostas hemorrágicas. As lesões podem ser precedidas por uma doença respiratória superior semelhante à gripe. A dor da ulceração da mucosa é muitas vezes intensa, mas a sensibilidade da pele é mínima ou ausente na SSJ, em contraste com a dor na NET. Podem ocorrer ulceração da córnea, uveíte anterior, pan-oftalmite, bronquite, pneumonite, miocardite, hepatite, enterocolite, poliartrite, hematúria e necrose tubular aguda, levando à insuficiência renal. As bolhas e erosões cutâneas disseminadas podem resultar no aumento da perda insensível de líquidos e risco elevado de infecção bacteriana secundária e sepse. Novas lesões ocorrem em surtos, e a cicatrização completa pode levar 4 a 6 semanas; cicatriz ocular, deficiência visual e estenoses do esôfago, brônquios, vagina, uretra ou ânus podem permanecer. Anormalidades laboratoriais não específicas na SSJ incluem leucocitose, velocidade de hemossedimentação (VHS) elevada e, ocasionalmente, aumento dos níveis de transaminases hepáticas e diminuição dos valores de albumina sérica.

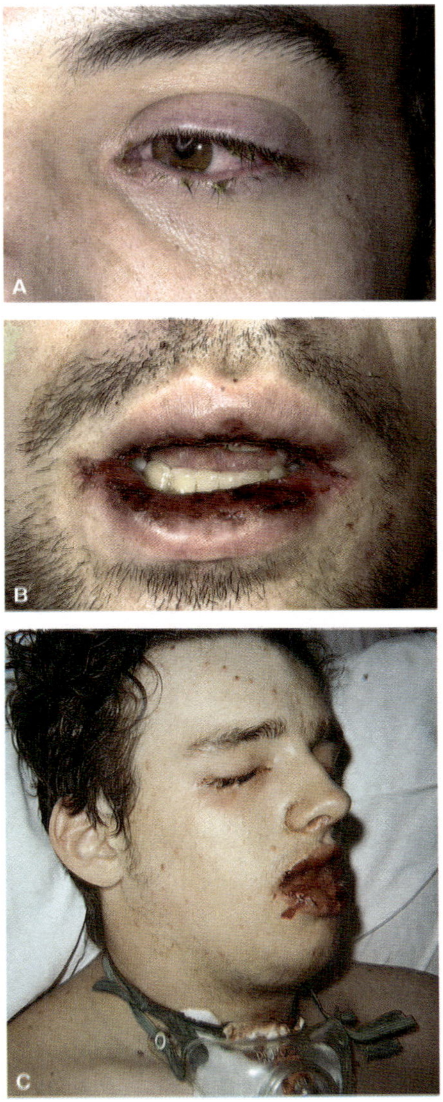

Figura 673.3 Bolhas estão presentes na conjuntiva (**A**) e na boca (**B**) na síndrome de Stevens-Johnson. **C.** Descamação, ulceração e necrose na cavidade oral interferem na alimentação. As lesões genitais provocam disúria e interferem na micção. (*De Habif TP, editor:* Clinical dermatology, *ed 4, Philadelphia, 2004, Mosby, p. 631.*)

Patogênese

A patogênese é relacionada às células T citotóxicas $CD8^+$ específicas de fármacos, com perforina/granzima B e granulisina que desencadeiam a apoptose dos queratinócitos. Este processo é seguido pela expansão da apoptose, que envolve a interação de ligante Fas solúvel com receptor Fas. Considera-se o papel que os macrófagos/monócitos possuem no desenvolvimento da SSJ/NET por meio do fator de necrose tumoral-α, do ligante indutor de apoptose relacionado ao fator de necrose tumoral (TRAIL) e das vias de sinalização do indutor fraco de apoptose semelhante ao fator de necrose tumoral (TWEAK). É provável que muitos indivíduos afetados tenham predisposições genéticas subjacentes ainda desconhecidas.

Diagnóstico diferencial

O diagnóstico diferencial da SSJ inclui NET, urticária, mucosite associada ao *M. pneumoniae*, síndrome da erupção (ou reação) cutânea medicamentosa com eosinofilia e sintomas sistêmicos (DRESS) (ver Capítulo 664.2) e outras erupções medicamentosas e exantemas virais, incluindo a doença de Kawasaki. Raramente, relata-se SSJ em pacientes com lúpus eritematoso sistêmico.

Tratamento

O tratamento da SSJ é de suporte e sintomático. Os fármacos potencialmente suspeitos devem ser interrompidos o mais cedo possível. A consulta oftalmológica é obrigatória porque as sequelas oculares, como a cicatriz da córnea, podem levar à perda da visão. A aplicação de membrana amniótica criopreservada na superfície ocular durante a fase aguda da doença limita as sequelas destrutivas e a longo prazo. O tratamento precoce com esteroide tópico também pode reduzir as sequelas oculares. As lesões orais devem ser controladas com antissépticos bucais e aplicação de glicerina. As lesões vaginais devem ser cuidadosamente observadas e tratadas para evitar a estenose ou fusão vaginal. Os anestésicos tópicos (orais) (difenidramina, diclonina, lidocaína viscosa) podem proporcionar alívio da dor, particularmente quando aplicados antes da alimentação. As lesões cutâneas desnudas podem ser limpas com soro fisiológico ou compressas de solução de Burrow. O tratamento pode exigir a admissão a uma unidade de terapia intensiva; líquidos IV; suporte nutricional; colchões e coberturas adequados para a pele lesionada; compressas diárias com soro fisiológico ou solução de Burrow; curativo com gaze parafinada ou gel coloidal (Hydrogel®) das áreas desnudas; compressas de soro fisiológico nas pálpebras, nos lábios ou no nariz; analgésicos; e cateterização urinária (quando necessário). O rastreamento diário para infecção e lesões oculares, que constituem a principal causa de morbidade a longo prazo, é fundamental. Os antibióticos sistêmicos são indicados para infecções urinárias ou cutâneas documentadas e para suspeita de bacteriemia (*Staphylococcus aureus* ou *Pseudomonas aeruginosa*), pois a infecção é a principal causa de morte. Antibióticos sistêmicos profiláticos não são necessários. Embora os corticosteroides sejam algumas vezes preconizados no início, em casos graves de SSJ, não foi relatado nenhum estudo prospectivo duplo-cego que tenha avaliado a sua eficácia. A maioria das autoridades desencoraja o seu uso devido a relatos de aumento da morbidade e mortalidade (sepse) com a sua administração, embora não haja estudos definitivos em crianças. A imunoglobulina IV (IVIg; 1,5 a 2,0 g/kg/dia, 3 vezes/dia) deve ser considerada no início da doença. Doses totais > 2 g/kg têm mostrado melhora, mas nenhum resultado estatisticamente significativo em crianças em comparação com adultos. Regimes de tratamento com imunossupressor não têm demonstrado benefícios claros em vários estudos controlados.

A bibliografia está disponível no GEN-io.

673.3 Necrólise Epidérmica Tóxica

Joel C. Joyce

EPIDEMIOLOGIA E ETIOLOGIA

A patogênese da NET não é comprovada, mas pode envolver um fenômeno de hipersensibilidade que resulta em danos principalmente à camada de células basais da epiderme. O dano epidérmico parece resultar da apoptose de queratinócitos. Esta condição é desencadeada por muitos dos mesmos fatores implicados na etiologia da SSJ (ver Capítulo 673.2), principalmente fármacos, como sulfonamidas, amoxicilina, fenobarbital, hidantoína e alopurinol. A NET é definida por (1) formação de bolhas generalizadas e eritema morbiliforme ou confluente, associada à sensibilidade da pele; (2) ausência de lesões em alvo; (3) início agudo e generalização em 24 a 48 horas; (4) achados histológicos de necrose epidérmica total e um infiltrado dérmico mínimo ou ausente. Esses critérios categorizam a NET como uma entidade separada do EM.

MANIFESTAÇÕES CLÍNICAS

O pródromo consiste em febre, mal-estar, sensibilidade cutânea localizada e eritema difuso. A inflamação das pálpebras, das conjuntivas, da boca e dos órgãos genitais pode preceder as lesões cutâneas. Bolhas flácidas podem se desenvolver, embora esta não seja uma característica proeminente. Tipicamente, toda a espessura da epiderme é perdida em grandes áreas de destacamentos (Figura 673.4). O **sinal de Nikolsky** (desnudação da pele com pressão tangencial suave) está presente, mas apenas nas áreas de eritema (Figura 673.4). A cicatrização ocorre ao longo de 14 dias ou mais. As cicatrizes, principalmente dos olhos, podem resultar em opacidade da córnea. O curso pode ser rigorosamente progressivo, complicado por desidratação grave, desequilíbrio eletrolítico, choque, infecção secundária localizada e septicemia. Também pode ocorrer perda das unhas e dos pelos. A morbidade a longo prazo inclui alterações na pigmentação da pele, problemas oculares (xeroftalmia, cicatrizes na conjuntiva, perda de cílios) e estenoses nas superfícies mucosas. O diagnóstico diferencial inclui síndrome da pele escaldada estafilocócica, na qual o plano de clivagem da bolha é intraepidérmico; DEVH; queimaduras químicas; erupções medicamentosas; síndrome do choque tóxico; e pênfigo. O uso do exame histopatológico da pele para diferenciar a SSJ-NET dos outros distúrbios bolhosos semelhantes pode ser difícil, mas a necrose epidérmica total no período inicial tende a predizer um prognóstico clínico pior.

A síndrome de hipersensibilidade a anticonvulsivantes (síndrome DRESS; ver Capítulo 664.2) é uma reação multissistêmica que aparece, aproximadamente, 3 semanas a 3 meses após o início do tratamento com o agente desencadeador. A erupção cutânea é morbiliforme rosa-avermelhada, com frequência associada a edema facial, linfadenopatia, febre, doença hepática, renal e pulmonar, eosinofilia, linfocitose atípica e leucocitose.

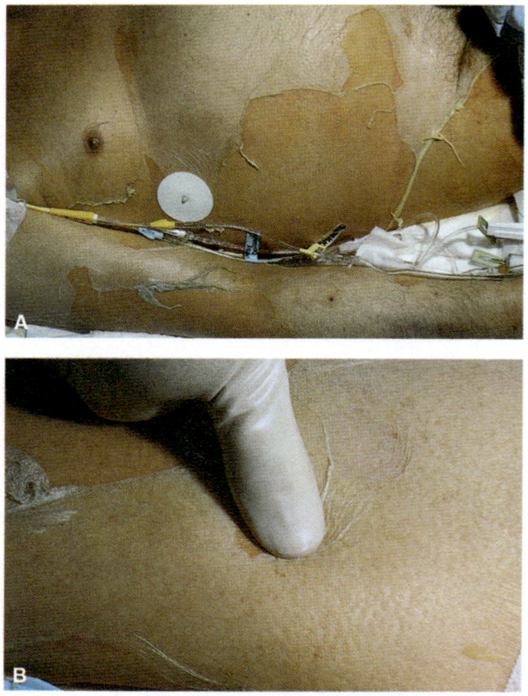

Figura 673.4 **A.** Grandes áreas de destacamento com a espessura total da epiderme desprendem-se. **B.** A necrólise epidérmica tóxica começa com eritema difuso e quente. Em horas, a pele torna-se dolorida, e, com ligeira pressão do polegar, a epiderme enruga-se, desliza lateralmente e separa-se da derme (sinal de Nikolsky). *(De Habif TP, editor:* Clinical dermatology, *ed 4, Philadelphia, 2004, Mosby, p. 633.)*

TRATAMENTO

A valorização do fator etiológico específico é crucial. Como a maioria dos casos é induzida por fármacos, é fundamental interromper o agente agressor o mais rapidamente possível. O tratamento é semelhante ao de queimaduras graves e pode ser mais bem acompanhado em uma unidade de queimados (ver Capítulo 92), podendo incluir isolamento reverso estrito, meticulosa reposição de líquidos e eletrólitos, uso de um colchão d'água e culturas diárias. O tratamento com antibiótico sistêmico é indicado quando a infecção secundária for evidente ou suspeitada. Os cuidados com a pele consistem na limpeza com salina isotônica ou solução de Burrow. Os curativos de gel (Hydrogel®) biológico ou coloide aliviam a dor e reduzem a perda de líquido. Os narcóticos são, muitas vezes, necessários para o alívio da dor. Os cuidados com a boca e os olhos, como para EM maior e SSJ, podem ser necessários. Devido a um mecanismo imunológico, utilizam-se os glicocorticosteroides sistêmicos e a IVIg (imunoglobulina intravenosa) com aparente sucesso. No entanto, este tratamento permanece controverso, apesar das tendências de diminuição da morbidade e da mortalidade que foram demostradas em crianças que receberam altas doses de IVIg (ver Capítulo 673.2). Relatos de casos mostraram a eficácia de inibidores anti-TNF-α no tratamento de NET em adultos, e o uso efetivo foi demonstrado em crianças em uma base limitada (infliximabe IV 5 mg/kg administrado uma vez, máximo de 300 mg).

A bibliografia está disponível no GEN-io.

673.4 Mecanobuloses (Distúrbios Mecanobolhosos)

Joel C. Joyce

EPIDERMÓLISE BOLHOSA

As doenças categorizadas sob o termo geral epidermólise bolhosa (EB) são um grupo heterogêneo de distúrbios bolhosos congênitos e genéticos. Elas diferem na gravidade e no prognóstico, nas características clínicas e histológicas e nos padrões de herança, mas são todas caracterizadas pela indução de bolhas por traumatismo e pela exacerbação da formação de bolhas durante os períodos de clima quente. Os distúrbios podem ser categorizados em três grupos principais com diversos subgrupos: epidermólise bolhosa simples (EBS), epidermólise bolhosa juncional (EBJ) e epidermólise bolhosa distrófica (EBD) (Tabelas 673.2 a 673.7). Recentemente, a redução do custo e o aumento da disponibilidade de testes genéticos tornaram o diagnóstico de EB rápido e preciso, estando disponíveis para aqueles que estão além dos centros especializados que oferecem mapeamento e microscopia eletrônica das bolhas. A **síndrome de Kindler**, que inclui poiquilodermia e fotossensibilidade, bem como fácil formação de bolhas, também é considerada uma forma separada de EB. A **epidermólise bolhosa adquirida** é um distúrbio autoimune que produz anticorpos contra a cadeia α do colágeno do tipo VII. É rara em crianças. Frequentemente, é adquirida de forma secundária a outras doenças autoimunes ou malignidade, mas é rara em formas congênitas. As mães afetadas podem passar os autoanticorpos para o feto, que resulta em lesões semelhantes, mas transitórias, no recém-nascido.

Tabela 673.2 Classificação e genes afetados na epidermólise bolhosa simples.

TIPO	HERANÇA	GENE AFETADO
EBS, suprabasal, acantolítica	AR	*DSP*/desmoplaquina
EBS, suprabasal, acantolítica	AR	*JUP*/placoglobina
EBS, suprabasal, fragilidade da pele – deficiência de placoglobina	AR	*JUP*/placoglobina
EBS, suprabasal, fragilidade da pele – cabelo lanoso	AR	*DSP*/desmoplaquina
EBS, suprabasal, fragilidade da pele – displasia ectodérmica	AR	*PKP1*/placofilina-1
EBS, suprabasal, síndrome da pele acral descamada	AR	*TGM5* Transglutaminase 5
EBS, suprabasal; EBS superficial	AD ou AR	?
EBS, basal, grave generalizada (anteriormente Dowling-Meara)	Geralmente AD	*KRT5, KRT14*/queratinas 5, 14
EBS, basal, intermediária generalizada (anteriormente Koebner)	Geralmente AD	*KRT5, KRT14*/queratinas 5, 14
EBS, basal, localizada (anteriormente Weber-Cockayne)	Geralmente AD	*KRT5, KRT14*/queratinas 5, 14
EBS, basal, com pigmentação mosqueada	AD	*KRT5* > *KRT14*
EBS, basal, circuito migratório	AD	*KRT5*, C-terminal
EBS, basal, tipo Ogna	AD	*PLEC1*/plectina
EBS, basal, com distrofia muscular	AR	*PLEC1*/plectina
EBS, basal, com atresia pilórica	AR	*PLEC1*/plectina
EBS, basal, BP230	AR	*DST-e*/distonina-e
EBS, basal, exofilina 5	AR	*EXPH5*/exofilina

AD, autossômica dominante; AR, autossômica recessiva; EBS, epidermólise bolhosa simples. (De Paller AS, Mancini AJ, editors: *Hurwitz clinical pediatric dermatology*, ed 5, Philadelphia, 2016, Elsevier, Table 13.1, p. 318.)

EPIDERMÓLISE BOLHOSA SIMPLES

A EBS é uma doença autossômica dominante ou recessiva, que não deixa cicatriz. Os defeitos *mais comuns* dos tipos de EBS ocorrem na queratina 5 ou 14, que formam os filamentos intermediários dos queratinócitos basais (Tabela 673.3). As bolhas intraepidérmicas resultam da citólise basocelular. Existem várias outras variantes raras em que os defeitos também resultam na formação de bolhas intraepidérmicas (Tabela 673.2).

Na **EBS – generalizada (anteriormente Koebner)**, as bolhas geralmente estão presentes ao nascimento ou durante o período neonatal. Os locais de predileção são mãos, pés, cotovelos, joelhos, pernas e couro cabeludo. As lesões orais são mínimas, as unhas raramente tornam-se distróficas e, em geral, crescem, mesmo quando são perdidas, e a dentição é normal. As bolhas cicatrizam com mínima ou nenhuma cicatriz ou com formação de *milia*. As infecções secundárias são a principal complicação. A propensão à formação de bolhas diminui com a idade, e o prognóstico a longo prazo é bom. As bolhas devem ser drenadas por meio de punção, mas o teto da bolha deve ser deixado intacto para proteger a pele subjacente. As erosões podem ser cobertas com um curativo semipermeável. O cuidado zeloso das lesões e a proteção das áreas sujeitas à pressão são benéficos. A observação para infecção é importante e deve ser tratada prontamente.

A **EBS – localizada (anteriormente Weber-Cockayne)** afeta predominantemente as mãos e os pés e, muitas vezes, manifesta-se quando a criança começa a andar; o início pode ser adiado até a puberdade ou início da idade adulta, quando sapatos mais pesados são usados ou os pés são submetidos a um aumento do traumatismo. Em geral, as bolhas são restritas às mãos e aos pés (Figura 673.5); raramente, elas ocorrem em outro lugar, como o aspecto dorsal dos braços e a região pré-tibial. O distúrbio varia de levemente incapacitante a incapacitante nas fases de exacerbação. O tratamento é semelhante ao descrito anteriormente.

Tabela 673.3 Características das principais formas de epidermólise bolhosa simples, basal.

TIPO	MANIFESTAÇÕES CLÍNICAS
EBS, localizada (anteriormente Weber-Cockayne)	Formação fácil de bolhas nas palmas das mãos e solas dos pés Pode haver queratodermia focal das palmas das mãos e solas dos pés em adultos 25% apresentam erosões da mucosa oral Raramente apresenta pigmentação reticulada, especialmente nos braços e no tronco, e queratodermia pontuada (EBS com pigmentação mosqueada)
EBS, generalizada, intermediária (anteriormente Koebner)	Bolhas generalizadas Envolvimento variável da mucosa Queratodermia focal das palmas das mãos e solas dos pés Envolvimento das unhas em 20% Melhora com o avanço da idade
EBS, generalizada, grave (anteriormente Dowling-Meara)	Mais grave em recém-nascido, lactente; melhora durante a infância Bolhas grandes, generalizadas; depois, bolhas menores (herpetiformes) Bolhas na mucosa, incluindo do esôfago Unhas espessadas, perdidas, mas crescem novamente Pode ter dentes natais
EBS, com pigmentação mosqueada	Hiperpigmentação reticulada, especialmente nos braços e no tronco Queratoses e queratodermia pontuadas

EBS, epidermólise bolhosa simples. (De Paller AS, Mancini AJ, editors: *Hurwitz clinical pediatric dermatology*, ed 5, Philadelphia, 2016, Elsevier, Table 13.2, p. 319.)

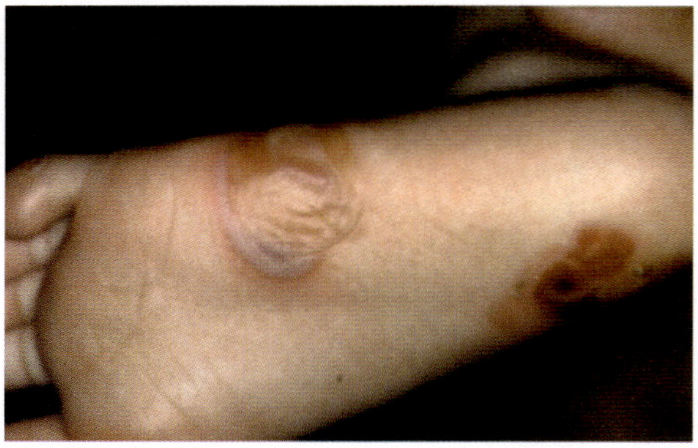

Figura 673.5 Bolhas nos pés na epidermólise bolhosa simples localizada (Weber-Cockayne).

A **EBS–Dowling-Meara** (herpetiforme) é caracterizada por bolhas agrupadas que se assemelham às do herpes simples (Figura 673.6). Durante a infância, a formação de bolhas pode ser grave e extensa, podendo envolver membranas mucosas e resultar na perda de unhas, formação de *milia* e alterações pigmentares leves, sem cicatriz. Após os primeiros meses de vida, as temperaturas quentes não parecem exacerbar a formação de bolhas. Pode-se desenvolver queratose e hiperidrose palmoplantar, mas normalmente a condição melhora com a idade. A manutenção do estado nutricional e o tratamento de infecções são importantes, particularmente na infância. A conduta diária envolve técnicas de tratamento de lesões, conforme descrito posteriormente.

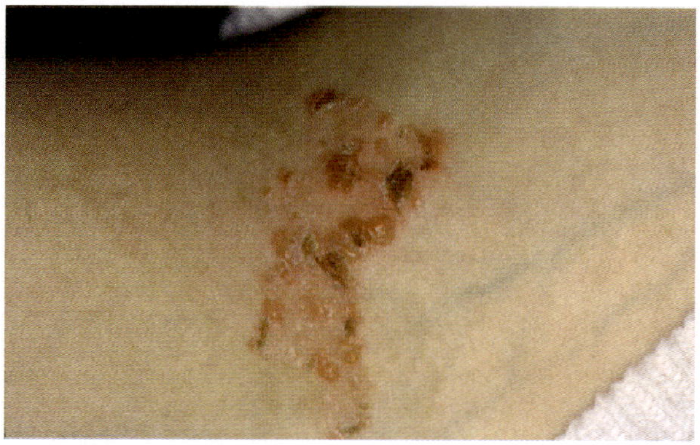

Figura 673.6 Vesículas agrupadas sobre uma base eritematosa na epidermólise bolhosa simples de Dowling-Meara.

EPIDERMÓLISE BOLHOSA JUNCIONAL

A **EBJ – Herlitz** é uma doença de herança autossômica recessiva que pode ser fatal (Tabelas 673.4 e 673.5). As bolhas aparecem ao nascimento ou se desenvolvem durante o período neonatal, em particular na área perioral, no couro cabeludo, nas pernas, na área da fralda e no tórax. Eventualmente, as unhas tornam-se distróficas e, em seguida, muitas vezes, são permanentemente perdidas. O envolvimento das mucosas pode ser intenso e a ulceração do epitélio respiratório, gastrintestinal e geniturinário tem sido documentada em muitas crianças afetadas, embora com menor frequência do que na EBD recessiva grave. A cicatrização é retardada e granulomas vegetantes podem persistir por um longo tempo. Placas grandes, úmidas e erodidas (Figura 673.7) podem proporcionar uma porta de entrada para bactérias, e septicemia é uma causa frequente de morte. Atrofia leve pode ser observada nas áreas de formação recorrente de bolhas. Dentição defeituosa com perda precoce dos dentes, como resultado de cáries excessivas, é característica. Retardo do crescimento e anemia refratária são quase invariáveis. Além de infecção, caquexia e insuficiência circulatória são causas comuns de morte. A maioria dos pacientes morre dentro dos primeiros 2 a 3 anos de vida.

A **EBJ – não Herlitz** é um grupo heterogêneo de distúrbios. A formação de bolhas pode ser grave no período neonatal, o que torna difícil a diferenciação do tipo Herlitz. Todas as condições associadas ao tipo Herlitz podem ser observadas, mas geralmente são mais leves. A **EBJ – não Herlitz generalizada** (**anteriormente EB – generalizada atrófica benigna**) está incluída como uma variante da EBJ – não Herlitz. Outra variante de EBJ – não Herlitz está associada à atresia pilórica.

Em todos os tipos de EBJ, uma bolha subepidérmica é encontrada no exame histopatológico, e a microscopia eletrônica demonstra um plano de clivagem na lâmina lúcida, entre as membranas plasmáticas basocelulares e a lâmina basal. Observa-se ausência ou uma grande redução de hemidesmossomos nas micrografias eletrônicas na **EBJ – Herlitz** e em alguns casos de **EBJ – não Herlitz**. A anomalia ocorre na laminina 332 (anteriormente laminina 5 ou epiligrina), uma glicoproteína associada aos filamentos de ancoragem abaixo dos hemidesmossomos. Na EBJ – não Herlitz, as anomalias também têm sido descritas em outros componentes dos hemidesmossomos, como o colágeno do tipo XVII (BP180). Na **EBJ – atresia pilórica**, a anomalia ocorre na integrina $\alpha_6\beta_4$.

O tratamento para EBJ é de suporte. A dieta deve fornecer quantidades adequadas de calorias e *ferro suplementar*. As infecções devem ser rapidamente tratadas. Podem ser necessárias transfusões de concentrado de hemácias se o paciente não apresentar nenhuma resposta à reposição de ferro e eritropoetina. É fundamental a estrita adesão aos regimes de tratamento da lesão. Os regimes de tratamento de lesões atuais incluem bandagens não aderentes altamente especializadas, projetadas especificamente para crianças com fragilidade cutânea crônica. Enxertos de tecido (pele artificial derivada de queratinócitos e fibroblastos humanos) podem ser benéficos.

Tabela 673.4 Classificação e causas das principais formas de epidermólise bolhosa juncional.

TIPO	HERANÇA	DEFEITO GÊNICO
EBJ, generalizada grave (anteriormente Herlitz)	AR	*LAMA3, LAMB3, LAMC2*/laminina 332
EBJ, generalizada, intermediária (anteriormente não Herlitz)	AR	Mutação leve: laminina 332
EBJ, generalizada, intermediária (anteriormente não Herlitz	AR	*COL17A1*/colágeno do tipo XVII
EBJ, generalizada com atresia pilórica	AR	*ITGA6, ITGB4*/integrina α6 ou β4
EBJ, generalizada, início tardio	AR	*COL17A1*/colágeno do tipo XVII
EBJ, generalizada, com envolvimento respiratório e renal	AR	*ITGA3*/integrina α3
EBJ, localizada	AR	*COL17A1*/colágeno do tipo XVII *ITGA6, ITGB4*/integrina α6β4 laminina 332
EBJ com atresia pilórica	AR	*ITGA6, ITGB4*/integrina α6 ou β4
EBJ, localizada, inversa	AR	*COL17A1*/colágeno do tipo XVII
Síndrome LOC	AR	Laminina 332, cadeia α3

AR, autossômica recessiva; EBJ, epidermólise bolhosa juncional; LOC, síndrome laringo-onicocutânea. (De Paller AS, Mancini AJ, editors: *Hurwitz clinical pediatric dermatology*, ed 5, Philadelphia, 2016, Elsevier, Table 13.3, p. 321.)

Tabela 673.5 Características das principais formas de epidermólise bolhosa juncional.

TIPO	MANIFESTAÇÕES CLÍNICAS
EBJ, generalizada grave (anteriormente Herlitz)	50% dos pacientes morrem aos 2 anos Bolhas cicatrizam com cicatrizes atróficas, mas sem *milia* Bolhas periungueais e nos coxins dos dedos, eritema Bolhas nas mucosas orais e esofágicas Envolvimento da laringe e das vias respiratórias com rouquidão precoce Tardiamente, tecido de granulação perioral, poupando os lábios Anoniquia Hipoplasia do esmalte dentário, cárie excessiva Retardo de crescimento Anemia
EBJ, generalizada, intermediária (anteriormente não Herlitz)	Menos grave, mas manifestações semelhantes ao tipo Herlitz, incluindo envolvimento dental, ungueal e da laringe Tecido de granulação é raro Cicatriz perinasal Menos envolvimento da mucosa Alopecia Anemia, mas não tão grave quanto na EBJ generalizada grave
EBJ, localizada	Bolhas localizadas sem cicatriz residual ou tecido de granulação Envolvimento mínimo da mucosa Anomalias dentárias e nas unhas como na EBJ generalizada grave
EBJ, generalizada com atresia pilórica	Geralmente letal no período neonatal Bolhas generalizadas, que leva a cicatrizes atróficas Pode nascer com grandes áreas de aplasia cutânea Sem tecido de granulação Distrofia ungueal ou anoniquia Atresia pilórica, malformações geniturinárias Orelhas rudimentares Hipoplasia do esmalte dentário (restantes) Anemia variável, retardo de crescimento, bolhas na mucosa

EBJ, epidermólise bolhosa juncional. (De Paller AS, Mancini AJ, editors: *Hurwitz clinical pediatric dermatology*, ed 5, Philadelphia, 2016, Elsevier, Table 13.4, p. 321.)

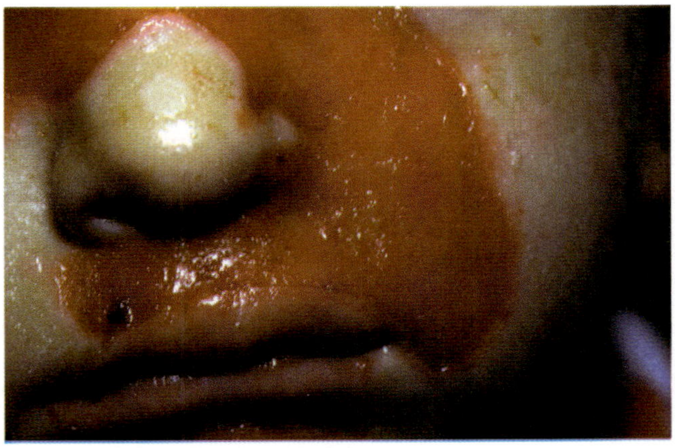

Figura 673.7 Tecido de granulação não cicatrizado na epidermólise bolhosa juncional.

EPIDERMÓLISE BOLHOSA DISTRÓFICA

Todas as formas de EBD resultam de mutações no colágeno VII, que é o componente principal das fibrilas de ancoragem, que prendem a membrana basal e a epiderme sobrejacente à sua fundação dérmica (Tabelas 673.6 e 673.7). A bolha é subepidérmica em todos os tipos de EBD. O tipo e a localização da mutação ditam a gravidade do fenótipo.

A **EBD dominante** é o tipo mais comum de EBD. O espectro da EBD dominante é variado. As bolhas podem se manifestar ao nascimento e são muitas vezes limitadas e se localizam caracteristicamente sobre as proeminências ósseas acrais. As lesões cicatrizam rapidamente, com a formação de cicatrizes macias e rugosas, *milia* e alterações na pigmentação (Figura 673.8). Anormalidades e perda das unhas são comuns. Em muitos casos, o processo de formação de bolhas é leve, o que causa pouca restrição das atividades e não prejudica o crescimento e o desenvolvimento. O envolvimento da membrana mucosa tende a ser mínimo.

Tabela 673.6 Classificação e causas das principais formas de epidermólise bolhosa distrófica.

TIPO	HERANÇA	DEFEITO GÊNICO
Dominante		
EBDD, generalizada	AD	*COL7A1*/colágeno VII
EBDD, tipos raros: acral, pré-tibial, pruriginosa, apenas unhas, dermólise bolhosa do recém-nascido	AD	*COL7A1*/colágeno VII
EBDR, generalizada grave	AR	*COL7A1*/colágeno VII
EBDR, generalizada intermediária	AR	*COL7A1*/colágeno VII
EBDR, inversa	AR	*COL7A1*/colágeno VII
EBDR, tipos raros: localizada, pré-tibial, pruriginosa, centrípeta, dermólise bolhosa do recém-nascido	AR	*COL7A1*/colágeno VII

AD, autossômica dominante; AR, autossômica recessiva; EBDD, epidermólise bolhosa distrófica dominante; EBDR, epidermólise bolhosa distrófica recessiva. (De Paller AS, Mancini AJ, editors: *Hurwitz clinical pediatric dermatology*, ed 5, Philadelphia, 2016, Elsevier, Table 13.5, p. 323.)

Tabela 673.7 Características das principais formas de epidermólise bolhosa distrófica.

TIPO	MANIFESTAÇÕES CLÍNICAS
Distrófica dominante	Início ao nascimento até a primeira infância Bolhas predominantes no dorso das mãos, cotovelos, joelhos e pernas *Milia* associados a cicatrizes Alguns pacientes desenvolvem lesões semelhantes a cicatrizes, especialmente no tronco 80% têm distrofia ungueal
Distrófica recessiva, generalizada grave	Presente ao nascimento Bolhas, cicatrizes, *milia* generalizados Deformidades: pseudossindactilia, contraturas articulares Envolvimento grave das membranas mucosas, unhas; alopecia Retardo de crescimento, má nutrição Anemia Dentes manchados, cariados Osteoporose, puberdade tardia, cardiomiopatia, glomerulonefrite, amiloidose renal, nefropatia por IgA Predisposição ao carcinoma de células escamosas em áreas fortemente cicatrizadas
Distrófica recessiva, generalizada intermediária	Bolhas generalizadas desde o nascimento com *milia*, cicatrizes Menos anemia, retardo de crescimento, problemas na mucosa, porém mais lesões na mucosa do esôfago com o avanço da idade

IgA, imunoglobulina A. (De Paller AS, Mancini AJ, editors: *Hurwitz clinical pediatric dermatology*, ed 5, Philadelphia, 2016, Elsevier, Table 13.6, p. 323.)

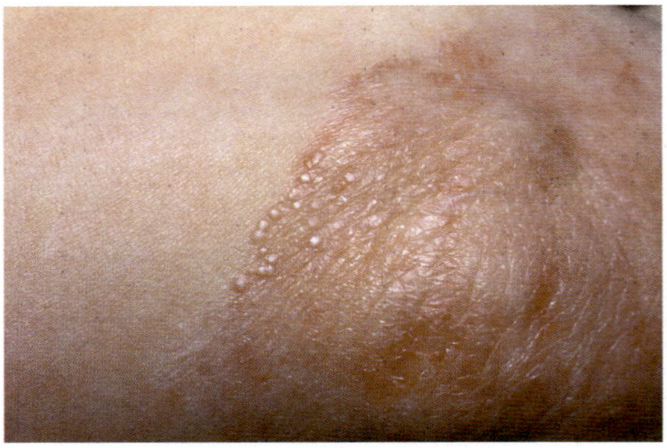

Figura 673.8 Cicatriz com formação de *milia* sobre o joelho na epidermólise bolhosa distrófica dominante.

A **EBD recessiva – generalizada grave (anteriormente EBD recessiva de Hallopeau-Siemens)** é a forma mais incapacitante de EB, embora o espectro clínico seja amplo. Alguns pacientes têm formação de bolhas, cicatrizes e *milia* principalmente nas mãos, nos pés, nos cotovelos e nos joelhos (Figura 673.9). Outros desenvolvem erosões extensas e formação de bolhas ao nascimento que impedem gravemente seus cuidados e alimentação. As lesões das membranas mucosas são comuns e podem causar privação nutricional grave, mesmo em crianças mais velhas, cujo crescimento pode ser retardado. Durante a infância, as erosões e as estenoses do esôfago, as cicatrizes da mucosa bucal, as contraturas em flexão das articulações, secundárias à cicatrização do tegumento, o desenvolvimento de carcinomas de células escamosas cutâneas e o desenvolvimento de fusão digital podem limitar significativamente a qualidade de vida (Figura 673.10). Os carcinomas de células escamosas e as infecções secundárias são as principais causas de morbidade e mortalidade.

Embora a pele se torne menos sensível ao traumatismo com o envelhecimento em pacientes com EBD recessiva, as deformidades progressivas e permanentes complicam o tratamento, e o prognóstico geral é ruim. *Os alimentos que traumatizam a mucosa oral e esofágica devem ser evitados.* Se houver o desenvolvimento de cicatrizes esofágicas, uma dieta semilíquida e dilatações esofágicas poderão ser necessárias. A excisão da estenose ou a interposição colônica podem ser necessárias para aliviar a obstrução do esôfago. Em lactentes, o envolvimento grave da orofaringe pode requerer o uso de dispositivos especiais de alimentação, como um tubo de gastrostomia. O tratamento com ferro para anemia, a terapia intermitente com antibiótico para infecções secundárias e a cirurgia periódica para a liberação dos dedos podem reduzir a morbidade. Curativos com novas tecnologias, incluindo os curativos antiaderentes feitos de silicone, são um pilar do tratamento e da manutenção diária da barreira da pele para reduzir novos traumatismos cutâneos e promover a cicatrização. Compostos mais novos

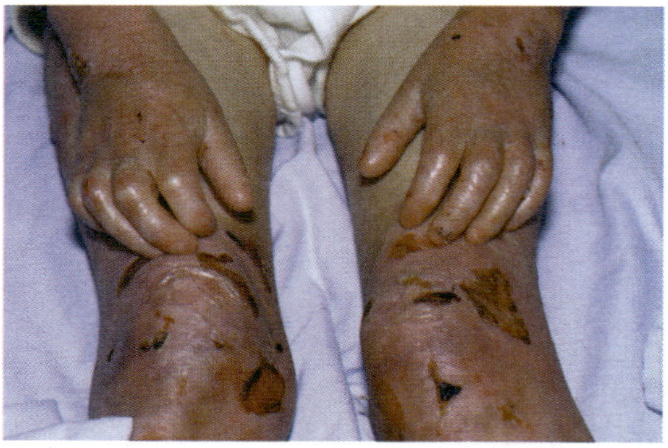

Figura 673.9 Cicatrizes graves nas mãos e nos joelhos na epidermólise bolhosa distrófica recessiva.

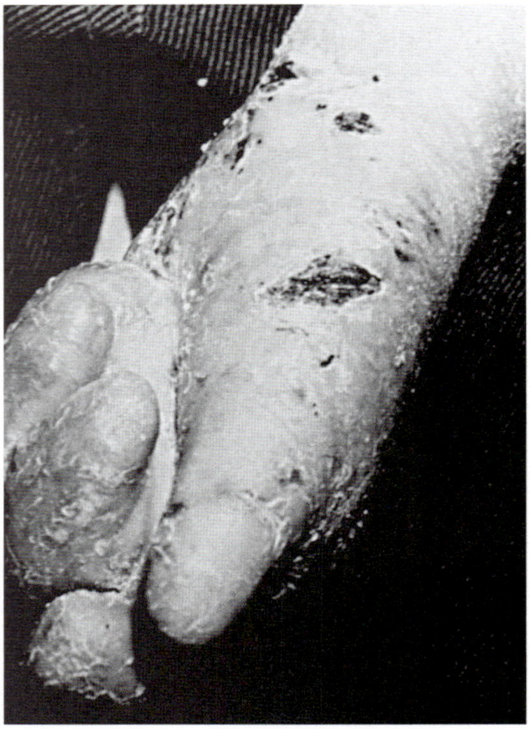

Figura 673.10 Deformidade da mão na epidermólise bolhosa distrófica recessiva.

para tratar a coceira, reduzir a inflamação e combater infecções, particularmente com peptídeos antimicrobianos, ajudam a promover a cicatrização mais eficaz das feridas quando os curativos são usados, reduzindo assim a morbidade.

Além do tratamento da lesão e dos cuidados com as comorbidades na EB, várias novas tecnologias oferecem uma gama mais ampla de opções de tratamentos práticos e hipotéticos para os pacientes com EB. Os enxertos de tecido artificial que contêm queratinócitos e fibroblastos são de algum benefício. Os enxertos de pele submetidos à edição de genes mostram-se promissores. As células-tronco pluripotentes, retiradas de áreas de mosaicismo revertente da pele do próprio paciente, fornecem opções de tratamentos personalizados para os pacientes afetados. A terapia genética transdérmica com fibroblastos alogênicos e a distribuição de colágenos funcionais são pesquisadas, assim como outras formas de terapia de reposição proteica. O transplante de medula óssea alogênica também pode ser benéfico, assim como a indução de células-tronco pluripotentes.

SÍNDROME DE KINDLER

A síndrome de Kindler, muitas vezes considerada um subtipo distante de EB, contém características de EB, como a formação congênita de bolhas, e poiquilodermias congênitas, como a síndrome de Rothmund-Thomson e a síndrome de Bloom (ver Capítulo 675), que incluem fotossensibilidade, poiquilodermia congênita e atrofia cutânea progressiva. As bolhas tendem a aparecer em áreas acrais na infância e são provocadas por traumatismo. Pode ocorrer fotossensibilidade com o aumento conseguinte da suscetibilidade a queimaduras solares. A formação de bolhas e a fotossensibilidade podem melhorar significativamente com o avançar da idade, mas as alterações poiquilodermatosas podem ser progressivas. Relataram-se alterações esclerodermoides e anormalidades das unhas das mãos e dos pés, assim como anormalidades dentárias.

A síndrome de Kindler é um distúrbio autossômico recessivo provocado por mutações no *KIND1* (também conhecido como *FERMT1*), que codifica kindlina-1, uma proteína que se acredita regular as interações da matriz extracelular com os filamentos de actina. Mostrou-se que a formação de bolhas ocorre dentro da epiderme, dentro da zona da membrana basal e abaixo da membrana basal. Como a síndrome de Kindler é, frequentemente, confundida com a EB, pelo menos no início, ela pode ser confirmada por microscopia eletrônica, imunomarcação para anticorpos antikindlina-1 dentro da pele ou análises de mutação do gene *KIND1*.

O tratamento é semelhante ao da EB, com esforços para reduzir o traumatismo da pele, cuidado meticuloso das lesões e tratamento das infecções cutâneas. Além disso, as medidas para evitar o sol são benéficas porque podem reduzir a taxa de desenvolvimento de poiquilodermia.

A bibliografia está disponível no GEN-io.

673.5 Pênfigo

Joel C. Joyce

PÊNFIGO VULGAR

Etiologia/patogênese

O PV é um distúrbio de formação de bolhas autoimune raro provocado por anticorpos circulantes para desmogleína III que resulta na clivagem suprabasal com consequente formação de bolhas. A desmogleína III é uma glicoproteína de 30 kDa que forma um complexo com a placoglobina, uma proteína da placa dos desmossomos. As desmogleínas são uma subfamília das caderinas, que são moléculas de adesão celular.

Manifestações clínicas

O PV geralmente se apresenta como úlceras orais dolorosas, que podem ser a única evidência da doença durante semanas ou meses. Em seguida, bolhas grandes e flácidas emergem na pele não eritematosa, mais comumente na face, no tronco, nos pontos de pressão, na região inguinal e na axila. O **sinal de Nikolsky** está presente. As lesões se rompem e expandem perifericamente, produzindo áreas doloridas e erodidas que possuem pouca tendência à cicatrização. Quando a resolução ocorre, não há formação de cicatriz, mas a hiperpigmentação é comum. Lesões verrucosas, granulomatosas e com mau odor podem se desenvolver nos locais das bolhas rompidas, particularmente nas dobras cutâneas; conforme este padrão se torna mais pronunciado, a condição pode ser mais adequadamente denominada como uma variante chamada *pênfigo vegetante*. O diagnóstico rápido é essencial, pois o curso da doença pode levar rapidamente a debilidade, desnutrição e morte. O **PV neonatal** se desenvolve no útero como resultado da transferência placentária de anticorpos maternos antidesmogleína de mulheres que têm PV ativo, embora isso também possa ocorrer quando a mãe está em remissão. Títulos elevados de anticorpos maternos no pré-parto e o aumento da atividade da doença materna estão correlacionados com mau prognóstico fetal, incluindo o óbito.

Patologia

A biopsia de uma pequena bolha recente revela uma bolha suprabasal (intraepidérmica) que contém células epidérmicas soltas e acantolíticas que perderam as suas pontes intercelulares e, assim, o seu contato umas com as outras. A marcação com imunofluorescência com um anticorpo IgG produz um padrão característico nas preparações de imunofluorescência direta da pele envolvida e não envolvida de essencialmente todos os pacientes. Os títulos de anticorpos IgG séricos para desmogleína são correlacionados com o curso clínico em muitos pacientes; portanto, as dosagens seriadas podem ter valor preditivo.

Diagnóstico diferencial

O PV deve ser diferenciado do EM, do PB, da SSJ e da NET.

Tratamento

A doença é mais bem tratada inicialmente com metilprednisolona sistêmica 1 a 2 mg/kg/dia. O tratamento com azatioprina, ciclofosfamida, micofenolato de mofetila e metotrexato tem sido utilizado em regimes de manutenção. A administração de IVIg em ciclos pode ser benéfica para pacientes cuja doença não responde aos esteroides. O rituximabe como terapia de reposição de IVIg tem sido eficaz no tratamento de pênfigo grave. O excelente controle da doença pode ser obtido, mas a recaída é comum. Utiliza-se o rituximabe com sucesso em crianças.

PÊNFIGO FOLIÁCEO

Etiologia/patogênese

O pênfigo foliáceo é causado por anticorpos circulantes para uma parte de 50 kDa da glicoproteína desmossomal desmogleína I de 160 kDa, que resulta na clivagem subcórnea que leva a erosões superficiais. Este distúrbio extremamente raro é caracterizado pela formação de bolhas subcórneas; o local de clivagem é alto na epiderme, em vez de suprabasal, como no PV.

Manifestações clínicas

As bolhas superficiais se rompem rapidamente, deixando erosões rodeadas por eritema que cicatrizam com crostas e descamação (Figura 673.11). O **sinal de Nikolsky** está presente. Em geral, as lesões focais são localizadas no couro cabeludo, na face, no pescoço e na região superior do tronco. As lesões nas membranas mucosas são ausentes. Prurido, dor e sensação de queimação são queixas frequentes. O curso clínico varia, mas geralmente é mais benigno do que o do PV. O **fogo selvagem (pênfigo foliáceo endêmico)**, que é endêmico em certas áreas do Brasil, é clínica, histopatológica e imunologicamente idêntico ao pênfigo foliáceo. Recentemente, foi mostrado que os anticorpos antidesmogleína-1 em indivíduos com fogo selvagem têm reação cruzada com as proteínas salivares dos flebotomíneos (*Lutzomyia* sp.), o que sugere um gatilho ambiental para esta doença autoimune.

Patologia

Uma bolha acantolítica intraepidérmica alta na epiderme é diagnóstica. É indispensável selecionar uma lesão nova para a biopsia. A marcação com imunofluorescência com um anticorpo IgG revela um padrão de marcação intercelular característico semelhante ao do PV, mas de localização mais alta na epiderme.

Diagnóstico diferencial

Quando generalizada, a erupção pode ser semelhante à dermatite esfoliativa ou a qualquer um dos distúrbios bolhosos crônicos; as placas eritematosas localizadas simulam dermatite seborreica, psoríase, impetigo, eczema e lúpus eritematoso sistêmico.

Para a doença localizada, os corticosteroides tópicos superpotentes usados 2 vezes/dia podem ser tudo o que é necessário para o controle até a remissão. Para a doença mais generalizada, a remissão a longo prazo é habitual após a supressão da doença pelo tratamento sistêmico com metilprednisolona (1 mg/kg/dia). A dapsona (25 a 100 mg/dia) também pode ser utilizada.

PENFIGOIDE BOLHOSO

Etiologia/patogênese

O PB é provocado por antígenos circulantes, os antígenos de PB de 180 kDa ou 230 kDa, que resultam em uma bolha subepidérmica. A proteína de 230 kDa (BP230) é parte dos hemidesmossomos, enquanto a proteína de 180 kDa (BP180, atualmente conhecida como colágeno do tipo XVII) localiza-se nos hemidesmossomos e na lâmina lúcida superior, e é uma proteína transmembrana colagenosa.

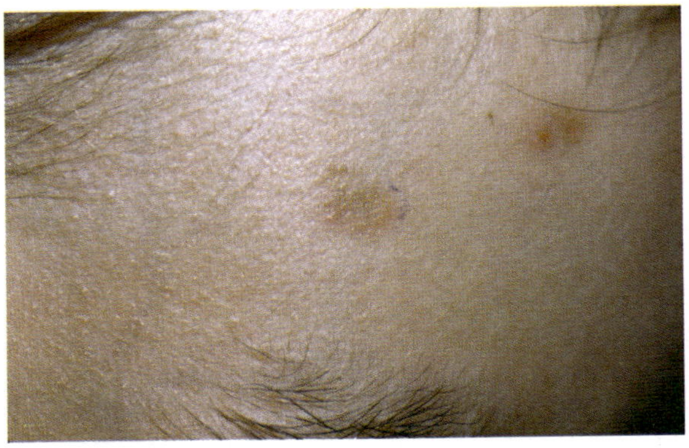

Figura 673.11 Erosões superficiais no pênfigo foliáceo.

Manifestações clínicas

As bolhas do PB normalmente surgem em surtos em uma base normal, eritematosa, eczematosa ou urticariforme. As bolhas aparecem predominantemente nas áreas de flexão das extremidades, na axila, na região inguinal e na região central do abdome. Os lactentes têm envolvimento das palmas das mãos, das solas dos pés e da face com mais frequência do que as crianças mais velhas. As lesões individuais variam muito em tamanho, são rígidas e preenchidas com líquido seroso que pode se tornar hemorrágico ou turvo. As lesões orais ocorrem menos frequentemente e são menos graves do que no PV. Prurido, sensação de queimação e edema subcutâneo podem acompanhar a erupção, mas os sintomas constitucionais não são proeminentes.

Patologia

O material da biopsia deve ser coletado de uma bolha nova proveniente de uma base eritematosa. Uma bolha subepidérmica e um infiltrado inflamatório dérmico, predominantemente de eosinófilos, podem ser identificados a partir de exame histopatológico. Nos cortes de uma bolha ou da pele perilesional, uma banda de Ig (normalmente IgG) e C3 podem ser demonstrados na zona de membrana basal por meio dos estudos de imunofluorescência direta. Os estudos de imunofluorescência indireta de soro tiveram resultados positivos em aproximadamente 70% dos casos para anticorpos IgG na zona de membrana basal; entretanto, os títulos não se correlacionaram bem com o curso clínico.

Diagnóstico e diagnóstico diferencial

O PB raramente ocorre em crianças, mas deve ser considerado no diagnóstico diferencial de qualquer doença bolhosa crônica. O diagnóstico diferencial inclui EM bolhoso, pênfigo, dermatose por IgA linear, erupção bolhosa medicamentosa, dermatite herpetiforme (DH), infecção por herpes simples e impetigo bolhoso, que podem ser diferenciados por exame histológico, estudos de imunofluorescência e culturas. As bolhas grandes e rígidas do PB geralmente podem ser distinguidas das bolhas pequenas e flácidas do PV.

Tratamento

O PB localizado pode ser controlado com êxito com corticosteroides tópicos de potência muito alta 2 vezes/dia. Em geral, a doença generalizada requer o tratamento com metilprednisolona (1 mg/kg/dia) sistêmica. A doxiciclina tem alguns benefícios, mas não é tão eficaz quanto a prednisona. Raramente outros tratamentos imunossupressores são necessários, como azatioprina ou micofenolato de mofetila. Os casos refratários foram tratados com rituximabe, mas em geral a condição remite dentro de 1 ano na maioria das crianças.

A bibliografia está disponível no GEN-io.

673.6 Dermatite Herpetiforme

Joel C. Joyce

ETIOLOGIA/PATOGÊNESE

Na DH, os anticorpos IgA são dirigidos à transglutaminase epidérmica (transglutaminase 3). A **enteropatia sensível ao glúten (doença celíaca)** é encontrada em todos os pacientes com DH, embora a maioria seja assintomática ou tenha sintomas gastrintestinais mínimos (ver Capítulo 364.2). A gravidade da doença cutânea e a capacidade de resposta à restrição de glúten não estão correlacionadas com a gravidade da inflamação intestinal. Um anticorpo antiendomísio do músculo liso é encontrado em 70 a 90% dos pacientes com DH. Noventa por cento dos pacientes com a doença expressam HLA-DQ2. Os pacientes HLA-DQ2-negativos com DH normalmente expressam HLA-DQ8.

MANIFESTAÇÕES CLÍNICAS

A DH é caracterizada por pápulas e vesículas simétricas, agrupadas, pequenas, tensas, eritematosas, urticantes e intensamente pruriginosas. A erupção é pleomórfica, incluindo lesões eritematosas, urticariformes, papulares, vesiculares e bolhosas. Os locais de predileção são os joelhos, os cotovelos, os ombros, as nádegas, a região frontal e o couro cabeludo; as membranas mucosas normalmente são poupadas. As lesões hemorrágicas podem se desenvolver nas palmas das mãos e nas plantas dos pés. Quando o prurido é grave, as escoriações podem ser o único sinal visível (Figura 673.12).

PATOLOGIA

Bolhas subepidérmicas compostas predominantemente de neutrófilos são encontradas na derme papilar. A presença de IgA granular nas pontas da derme papilar nos estudos de imunofluorescência direta é diagnóstica.

DIAGNÓSTICO DIFERENCIAL

A DH pode mimetizar outras doenças bolhosas crônicas e, também, pode ser semelhante a escabiose, urticária papular, picadas de inseto, dermatite de contato e eczema papular.

TRATAMENTO

Os pacientes com DH apresentam resposta dentro de semanas a meses a uma dieta isenta de glúten. A administração oral de dapsona (0,5 a 2,0 mg/kg/dia em dose única ou dividida em duas doses; a dose inicial máxima em adultos é 50 mg/dia com doses aumentadas até atingir o controle com a dose máxima de até 300 mg/dose) promove alívio imediato do prurido intenso, mas deve ser utilizada com precaução por causa de possíveis efeitos colaterais graves (metemoglobinemia, hemólise e síndrome de hipersensibilidade [síndrome da sulfona]). A dapsona isoladamente pode não aliviar a inflamação intestinal da doença celíaca. Medidas antipruriginosas locais também podem ser úteis. A biopsia do jejuno é indicada para o diagnóstico da enteropatia sensível ao glúten, porque as manifestações cutâneas podem preceder a má absorção. A doença é crônica e uma dieta livre de glúten ou a dapsona deve ser continuada indefinidamente para prevenir recaídas.

A bibliografia está disponível no GEN-io.

673.7 Dermatose por Imunoglobulina A (IgA) Linear (Dermatose Bolhosa Crônica da Infância)

Joel C. Joyce

ETIOLOGIA/PATOGÊNESE

A dermatose por IgA linear é um distúrbio autoimune heterogêneo com anticorpos dirigidos a múltiplos antígenos. Relata-se como o distúrbio bolhoso autoimune mais comum em crianças. É causada por anticorpos IgA circulantes, mais comumente para LABD97 e LAD-1, que são proteínas de degradação de BP180 (colágeno tipo XVII). A dermatose por IgA linear também pode ser vista como uma erupção medicamentosa. A maioria dos casos de dermatose por IgA linear induzida por fármacos é relacionada à vancomicina, embora anticonvulsivantes, ampicilina, ciclosporina e captopril estejam implicados.

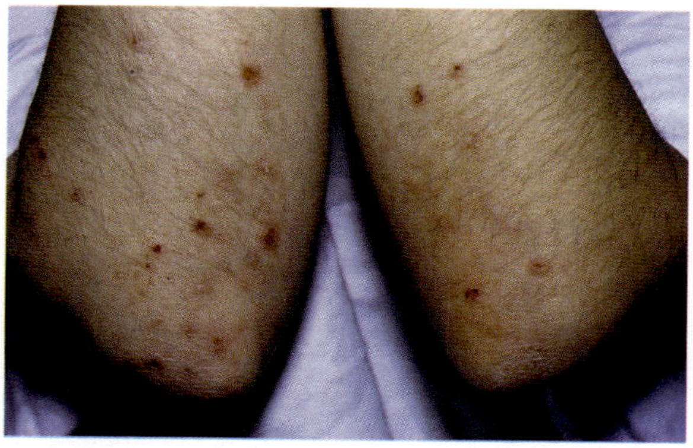

Figura 673.12 Várias escoriações ao redor dos cotovelos na dermatite herpetiforme.

MANIFESTAÇÕES CLÍNICAS

Esta dermatose rara é mais comum na 1ª década de vida, com um pico de incidência durante os anos pré-escolares. A erupção consiste em muitas bolhas grandes e tensas, simetricamente localizadas, cheias de líquido claro ou hemorrágico. As bolhas são muitas vezes agrupadas e se desenvolvem em uma base normal ou eritematosa e urticariforme. As áreas de predileção são os órgãos genitais e as nádegas (Figura 673.13), a região perioral e o couro cabeludo. As bolhas podem ser alongadas e estar dispostas de maneira anular ou semelhante a uma roseta ao redor de uma crosta central (Figura 673.14). Placas eritematosas com margens circulares rodeadas por bolhas intactas podem se desenvolver em grandes áreas. O prurido pode estar ausente ou ser muito intenso, e os sinais ou sintomas sistêmicos estão ausentes.

PATOLOGIA

As bolhas subepidérmicas contêm uma mistura de células inflamatórias. Os abscessos neutrofílicos podem ser notados nas extremidades da derme papilar, indistinguíveis dos da DH. O infiltrado também pode ser amplamente eosinofílico, semelhante ao do PB. Portanto, os estudos de imunofluorescência direta são necessários para um diagnóstico definitivo de dermatose por IgA linear; a pele perilesional demonstra deposição de IgA linear e, às vezes, IgG e C3 na junção dermoepidérmica. A imunomicroscopia eletrônica tem localizado os imunorreagentes para a sublâmina densa, embora também se observa um padrão combinado de sublâmina densa e lâmina lúcida.

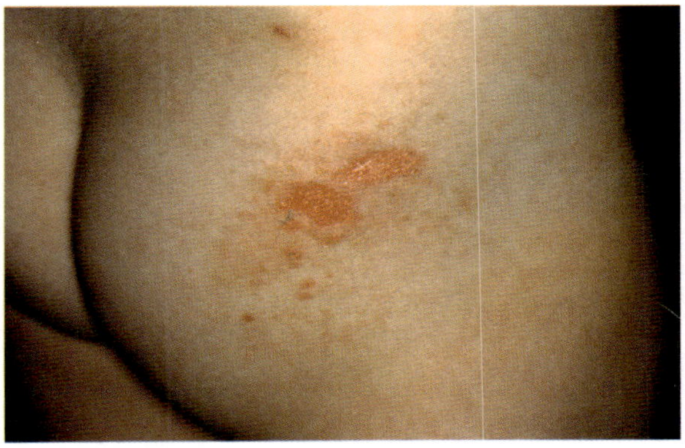

Figura 673.13 Erosões sobre uma base eritematosa após a perda do teto da bolha na dermatose por imunoglobulina A linear.

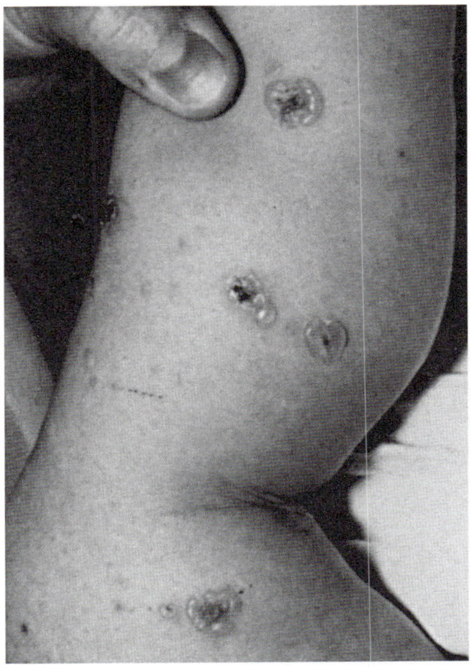

Figura 673.14 Bolhas formando "rosetas" em torno de uma crosta central, típicas da dermatose por imunoglobulina A linear (dermatose bolhosa crônica da infância).

DIAGNÓSTICO DIFERENCIAL

A erupção pode ser distinguida de pênfigo, PB, DH e EM por meio de estudos histopatológicos e de imunofluorescência. A coloração de Gram e a cultura excluem o diagnóstico de impetigo bolhoso.

TRATAMENTO

Muitos casos de dermatose por IgA linear respondem favoravelmente a dapsona (ver tratamento de DH) ou sulfapiridina oral.[1] Também se utilizam outros antibióticos, incluindo eritromicina e dicloxacilina, mas a resposta é muitas vezes transitória. As crianças que não apresentam resposta à dapsona podem se beneficiar do tratamento oral com metilprednisolona (1 mg/kg/dia) ou uma combinação desses fármacos. O curso usual é de 2 a 4 anos, embora algumas crianças tenham a doença persistente ou recorrente; normalmente não há nenhuma sequela a longo prazo. A nefropatia por IgA é uma complicação rara.

A bibliografia está disponível no GEN-io.

Capítulo 674 Dermatoses Eczematosas

Nicole R. Bender e Yvonne E. Chiu

Os distúrbios cutâneos são um amplo grupo de erupções cutâneas caracterizadas por eritema, edema e prurido. As lesões eczematosas agudas demonstram eritema, exsudação e formação de microvesículas no interior da epiderme. As lesões crônicas geralmente são espessadas, secas e descamativas, com acentuação de sulcos (liquenificação) e pigmentação alterada. Muitos tipos de eczema ocorrem em crianças; o mais comum é a **dermatite atópica** (ver Capítulo 170), embora dermatite seborreica, dermatite de contato alérgica e irritativa, eczema numular e eczema palmoplantar agudo (desidrose) também sejam relativamente comuns na infância.

Uma vez que o diagnóstico de eczema tenha sido estabelecido, é importante classificar a erupção mais especificamente para um tratamento adequado. Dados históricos pertinentes muitas vezes fornecem a indicação. Em alguns casos, a evolução subsequente e a característica da erupção permitem a classificação. As alterações histológicas são relativamente inespecíficas, mas todos os tipos de dermatite eczematosa são caracterizados pelo edema intraepidérmico, conhecido como espongiose.

674.1 Dermatite de Contato

Nicole R. Bender e Yvonne E. Chiu

A forma de eczema conhecida como dermatite de contato pode ser subdividida em dermatite de contato irritativa, na qual a lesão não específica da pele provoca inflamação imediata, e dermatite de contato alérgica, resultante de uma reação de hipersensibilidade tardia. A dermatite de contato irritativa é mais frequente em crianças, sobretudo durante os primeiros anos de vida. As reações alérgicas aumentam a frequência após o amadurecimento do sistema imunológico.

[1]N.R.T.: No Brasil, o tratamento inicial de escolha para PV, PF e PB é a prednisona sistêmica 1 a 2 mg/kg/dia (máximo de 100 a 120 mg/dia).

DERMATITE DE CONTATO IRRITATIVA

A **dermatite de contato irritativa** pode resultar de contato prolongado ou repetitivo com irritantes físicos, químicos ou mecânicos, incluindo saliva, urina, fezes, fragrâncias, detergentes, corantes, hena, certas espécies de plantas e artrópodes (lagartas), materiais abrasivos e atrito.

Pode ser difícil distinguir a dermatite de contato irritativa da dermatite atópica ou da dermatite de contato alérgica. Uma anamnese detalhada, levando em conta os locais de envolvimento, a idade da criança e os contactantes, geralmente fornece pistas do agente etiológico. A propensão para o desenvolvimento de dermatite irritativa varia consideravelmente entre as crianças; algumas podem responder a contato mínimo, tornando difícil identificar o agente agressor por meio da anamnese. As crianças com dermatite atópica são mais propensas à dermatite de contato irritativa como um fator de exacerbação. A dermatite de contato irritativa geralmente desaparece após a remoção do estímulo e do tratamento temporário com uma preparação de corticosteroide tópico (ver Capítulo 665). A orientação dos pacientes e dos pais sobre as causas da dermatite de contato é fundamental para o sucesso do tratamento.

A **dermatite por ressecamento (dermatite da pele seca)** resulta de comportamentos repetitivos de molhar e secar, como o ato de lamber os lábios (Figura 674.1), chupar o dedo, lavar as mãos com frequência ou a sudorese excessiva. A pele envolvida é eritematosa e com fissuras, localizada na área de exposição. O tratamento começa com a eliminação do agente agressor e do comportamento de molhar e secar. Um creme hidratante aplicado 2 vezes/dia diminui a perda de água transepidérmica e restaura os lipídios da pele para melhorar a hidratação. Um esteroide tópico geralmente é necessário para tratar a inflamação.

A **dermatose plantar juvenil** ocorre principalmente em crianças pré-púberes com hiperidrose que usam calçados sintéticos oclusivos. As superfícies do pé que suportam o peso podem ser pruriginosas e/ou doloridas e desenvolver uma aparência fissurada (Figura 674.2). Em geral, a aplicação imediata de um emoliente espesso quando meias e sapatos são removidos ou imediatamente após a natação minimiza a dermatose plantar juvenil. Os casos inflamatórios graves podem necessitar da aplicação a curto prazo (1 a 2 semanas) de um esteroide tópico de potência média a alta.

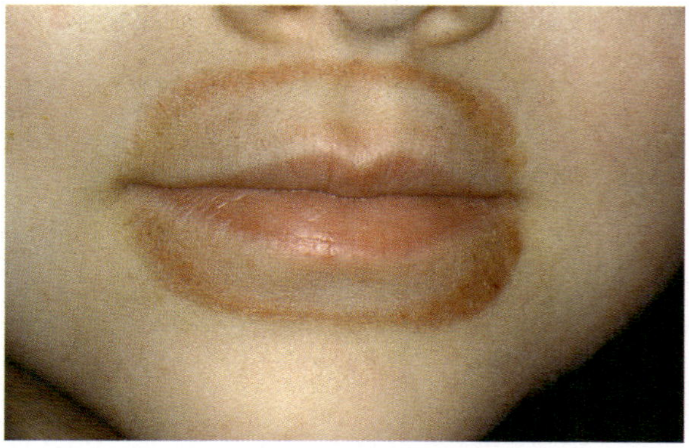

Figura 674.1 Dermatite de contato irritativa perioral por lambedura dos lábios.

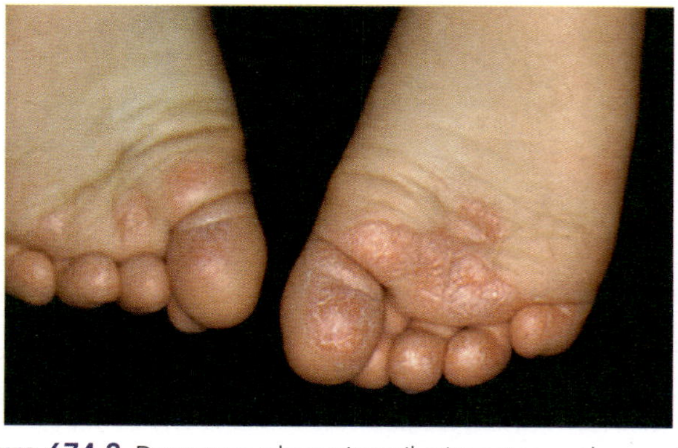

Figura 674.2 Dermatose plantar juvenil eritematosa e descamativa.

DERMATITE DA FRALDA

A **dermatite da fralda** refere-se a qualquer erupção na região da fralda; a mais comum delas é a dermatite da fralda irritativa. O elevado pH na área da fralda e a atividade sinérgica de enzimas urinárias e fecais levam à inflamação, que rompe a barreira normal da pele e aumenta a suscetibilidade a outros irritantes e organismos. Os fatores adicionais são oclusão, atrito, uso de lenços umedecidos e preparações tópicas. As evacuações amolecidas ou frequentes predispõem o lactente à dermatite da fralda, que se apresenta com eritema e descamação, muitas vezes com lesões papulovesiculosas ou bolhosas, fissuras e erosões em um padrão irregular ou confluente (Figura 674.3). As dobras genitocrurais costumam ser poupadas porque as áreas côncavas são relativamente protegidas do contato com fezes e urina. Podem ocorrer pápulas hipertróficas achatadas e nódulos infiltrativos crônicos. A **infecção por *Candida*** normalmente representa um processo secundário. Ela é caraterizada pela pele róseo-avermelhada e sensível, que tem numerosas pústulas de 1 a 2 mm e pápulas satélites, e envolve áreas côncavas e convexas. O desconforto pode ser acentuado devido à inflamação intensa. Dermatite de contato alérgica, dermatite seborreica, psoríase, candidíase, dermatite atópica, abuso e condições raras, como histiocitose de células de Langerhans, deficiências nutricionais e acrodermatite enteropática, devem ser considerados quando a erupção é persistente ou é resistente a medidas terapêuticas simples.

A dermatite da fralda muitas vezes responde a medidas simples; alguns lactentes são predispostos a esse problema, e o tratamento pode ser difícil. Os efeitos prejudiciais da hiper-hidratação da pele e do contato prolongado com fezes e urina podem ser evitados pela mudança frequente das fraldas e por períodos de "descanso" sem a fralda. A limpeza da pele afetada é mais bem realizada com um tecido macio e água morna, secando suavemente. A lavagem excessiva deve ser evitada porque leva ao atrito e pode agravar a dermatite. As fraldas descartáveis contêm um material superabsorvente que pode ajudar a manter um ambiente relativamente seco. O tratamento de primeira linha para a dermatite da fralda é a aplicação de um agente protetor da barreira (pomada ou pasta) que contenha petrolato (vaselina) ou óxido de zinco a cada troca de fralda. O sucralfato tópico é uma barreira eficaz com alguma atividade antibacteriana, útil para os casos recalcitrantes. Corticosteroides tópicos não halogenados de baixa potência,

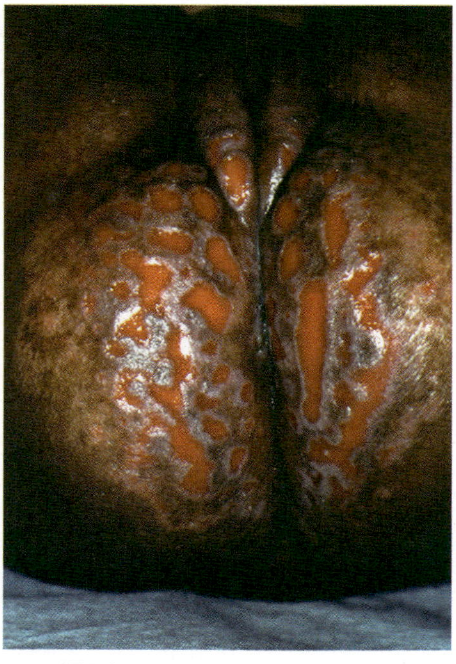

Figura 674.3 Dermatite da fralda grave e erosiva.

como hidrocortisona a 2,5%, podem ser usados por curtos períodos de tempo (3 a 5 dias). O tratamento com um agente tópico antifúngico é indicado para a infecção secundária por *Candida*. As preparações tópicas que contêm triancinolona-nistatina e dipropionato de betametasona-clotrimazol geralmente são inapropriadas para a dermatite da fralda em lactentes devido à maior potência do corticosteroide. Se vários agentes tópicos forem usados, o agente protetor (barreira) deverá ser aplicado por último. Quando a dermatite da fralda não responder à prevenção típica e às estratégias de tratamento, as causas não associadas à fralda deverão ser consideradas.

DERMATITE DE CONTATO ALÉRGICA

A **dermatite de contato alérgica** é comum na infância e deve ser considerada em qualquer criança com eczema recalcitrante. A dermatite de contato alérgica é subestimada em crianças com dermatite atópica, e relata-se que afete até 41 a 77% de todas as crianças nos EUA. Trata-se de uma reação de hipersensibilidade mediada por célula T que é provocada pela aplicação de um antígeno na superfície da pele. O antígeno penetra na pele, na qual é conjugado a uma proteína cutânea, e o complexo hapteno-proteína é transportado para os linfonodos regionais pelas células de Langerhans apresentadoras de antígenos. Uma resposta imunológica primária ocorre localmente nos linfonodos e torna-se generalizada, presumivelmente por causa da disseminação das células T sensibilizadas. A sensibilização requer vários dias e, quando seguida por uma nova apresentação antigênica, manifesta-se como a dermatite de contato alérgica. A distribuição generalizada também pode ocorrer se uma concentração suficiente de antígeno atingir a circulação. Uma vez ocorrida a sensibilização, cada nova apresentação antigênica pode provocar uma reação inflamatória dentro de 8 a 12 horas; a sensibilização para um antígeno particular geralmente persiste por muitos anos.

A dermatite de contato alérgica aguda é uma dermatite eritematosa, intensamente pruriginosa e eczematosa. Os casos agudos podem ser edematosos e vesiculobolhosos. A condição crônica tem as características de eczema de longa data: liquenificação, descamação, fissuras e alteração da pigmentação. Distinguir a dermatite de contato alérgica dos outros distúrbios eczematosos pode ser desafiador, especialmente com a dermatite de contato irritativa, que pode ser clinicamente idêntica. A distribuição da erupção muitas vezes fornece uma indicação para o diagnóstico. Os agentes transportados pelo ar geralmente afetam as áreas expostas, como face e braços. Bijuterias, agentes tópicos, sapatos, roupas, tatuagem de hena, plantas e, até mesmo, assentos sanitários causam dermatite nos pontos de contato. É essencial uma avaliação cuidadosa de exposições ambientais, costumes culturais, atividades diárias, exposições a animais, *piercing* nas orelhas, tatuagens e uso de produtos pessoais no paciente e em todos os cuidadores. Outros diagnósticos em potencial a serem considerados incluem herpes-vírus simples, impetigo, celulite e dermatofitose.

A **dermatite Rhus** (hera venenosa, carvalho venenoso, sumagre-venenoso), uma resposta ao alergênio urushiol da planta, é a dermatite de contato alérgica mais comum nos EUA. Ela é frequentemente vesiculobolhosa e pode ser distinguida pelas faixas lineares de vesículas nas quais as folhas da planta tenham roçado a pele (Figura 674.4). O líquido da ruptura das vesículas cutâneas não propaga a erupção, mas antígenos retidos na pele, nas roupas ou sob as unhas iniciam novas placas de dermatite, se não forem removidos pela lavagem com água e sabão. Os antígenos também podem ser transportados pelos animais na sua pele. A dermatite de "manchas negras" por hera venenosa é uma rara variante que resulta da oxidação do urushiol concentrado deixado na pele e se manifesta como pequenas pápulas negras, discretas e brilhantes com eritema e edema circundante. A sensibilização para uma planta produz reações cruzadas com as outras. A resolução espontânea ocorre em 1 a 3 semanas, e a complicação mais comum é a infecção bacteriana secundária com a flora normal da pele. Evitar a exposição e a lavagem completa após a exposição são os principais pilares para a prevenção. Os cremes de barreira ou os compostos organofílicos, como bentoquatam, podem ser eficazes se aplicados antes da possível exposição.

A **dermatite de contato por níquel** desenvolve-se a partir do contato com bijuterias, fechos metálicos na roupa ou, até mesmo, telefones celulares. Os fechos de metal em calças frequentemente causam dermatite periumbilical (Figura 674.5). Algumas crianças são extremamente sensíveis ao níquel; mesmo os vestígios encontrados em joias de ouro provocam erupções. Os locais mais frequentemente envolvidos pelas joias são os lóbulos das orelhas devido aos brincos que contêm níquel. Furar a orelha precocemente aumenta o risco de sensibilização, e recomenda-se adiar a perfuração até depois dos 10 anos. O teste de sensibilidade para níquel não é confiável em lactentes e crianças e somente deve ser realizado se houver forte suspeita clínica.

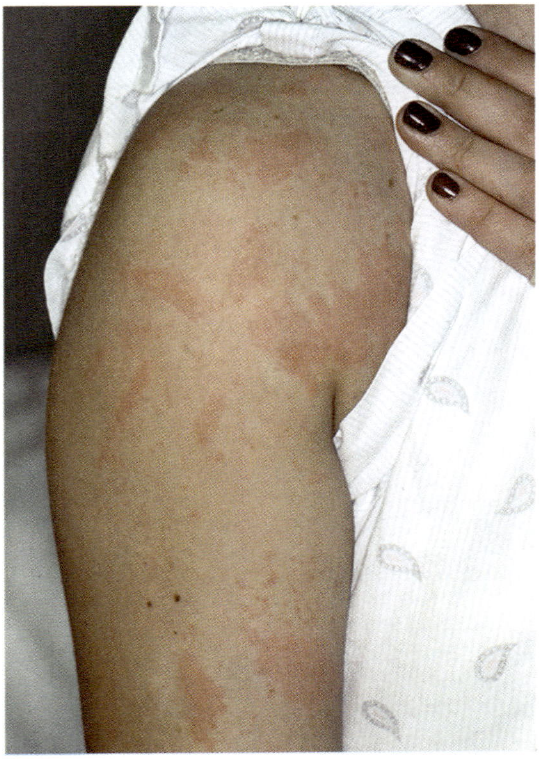

Figura 674.4 Lesões lineares por *Toxicodendron radicans* (hera venenosa).

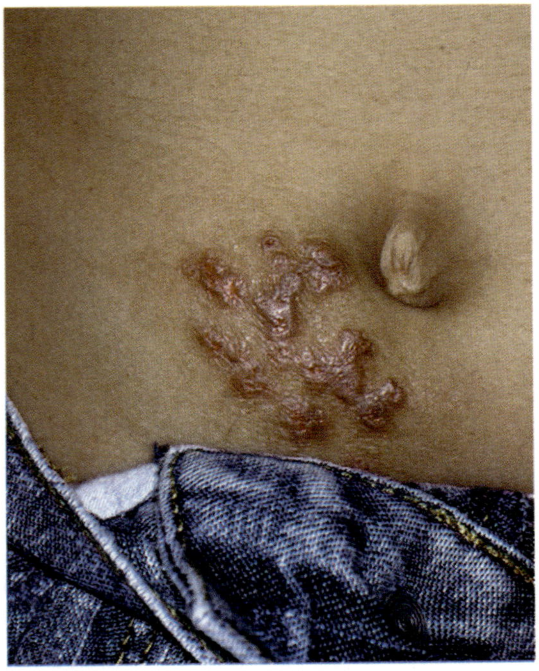

Figura 674.5 Dermatite de contato crônica periumbilical causada por níquel.

A **dermatite de calçado** tipicamente afeta o dorso ou a planta dos pés e dos dedos, poupando os espaços interdigitais; em geral é simétrica. Outras formas de dermatite de contato alérgica, em contraste com a dermatite de contato irritativa, raramente envolvem as palmas e plantas. Os alergênios mais comuns são os antioxidantes e aceleradores presentes na borracha e na cola do calçado, e os sais de cromo no couro curtido ou nos corantes do sapato. A transpiração excessiva muitas vezes drena essas substâncias da sua fonte.

O vestuário contém uma variedade de sensibilizadores, incluindo corantes, fixador de corante, acabamentos de tecidos, fibras, resinas e soluções de limpeza. O corante pode ser mal fixado à roupa e, assim, pode ser difundido para fora com a transpiração, assim como as resinas de formaldeído parcialmente curadas. O elástico no vestuário é uma causa frequente da dermatite de vestuário, e relata-se alergia de contato à tinta da etiqueta impressa (*tagless*) das roupas de bebê. A exposição a outros itens com tecido, como assentos infantis de carro, pode induzir reações semelhantes à roupa.

Os medicamentos e os cosméticos tópicos podem não levantar suspeita como alergênios, particularmente se uma medicação estiver sendo usada para uma dermatite preexistente. Os agressores mais comuns são neomicina, anti-histamínicos tópicos, anestésicos tópicos, fragrâncias, corticosteroides tópicos, oxibenzona e octocrileno nos filtros solares químicos, conservantes, corantes de tatuagens temporárias e etilenodiamina, um estabilizador presente em muitos medicamentos. Todos os tipos de cosméticos podem causar dermatite facial; o envolvimento das pálpebras é característico na sensibilidade ao esmalte de unha.

O sulfato de neomicina está presente em muitas preparações de antibiótico tópico não sujeitas a receita médica, e, assim, as crianças são frequentemente expostas em uma idade precoce. É uma das causas mais comuns de dermatite de contato alérgica, e o uso de produtos de neomicina combinados a outros antibióticos, antifúngicos ou corticosteroides pode induzir a correatividade com essas substâncias quimicamente não relacionadas.

Como mencionado anteriormente, o diagnóstico de dermatite de contato alérgica é baseado na anamnese; entretanto, o teste de sensibilidade pode ser útil, sobretudo em crianças mais velhas. A identificação e a prevenção do agente agressor são os componentes centrais do tratamento da dermatite de contato alérgica. O tratamento de primeira linha para erupção aguda é feito com pomada de corticosteroide tópica de média potência por 2 a 3 semanas, bem como o tratamento dos sintomas com emolientes/hidratantes não sensibilizantes e sem fragrância, compressas úmidas e sedação com anti-histamínicos para permitir o sono. Os corticosteroides sistêmicos são utilizados quando > 10% da pele é envolvida (0,5 a 1,0 mg/kg de prednisona durante 7 a 10 dias, seguido por uma redução de 7 a 10 dias). A dermatite de contato alérgica crônica é tratada com corticosteroides tópicos de potência baixa a média. O tratamento de dessensibilização raramente é indicado. Os inibidores tópicos da calcineurina, como o tacrolimo, podem ser um potencial agente alternativo poupador de esteroides em pacientes selecionados.[1]

A bibliografia está disponível no GEN-io.

674.2 Eczema Numular

Nicole R. Bender e Yvonne E. Chiu

O eczema numular é caracterizado por placas em forma de moeda, intensamente pruriginosas, eczematosas, que comumente envolvem as superfícies extensoras das extremidades (Figura 674.6), nádegas e ombros, poupando a face. As placas são relativamente discretas, muito úmidas, vesiculares, ligeiramente descamativas e exsudativas; quando crônicas, elas muitas vezes tornam-se espessadas e liquenificadas, e podem desenvolver cura central. A etiologia permanece desconhecida, embora o eczema numular possivelmente represente uma morfologia atípica da dermatite atópica. A queimação costuma ser esporádica, mas pode ser precipitada por xerose, irritantes, alergênios ou pela infecção estafilocócica oculta. Mais frequentemente, essas lesões são confundidas com a *tinea corporis*, mas as placas de eczema numular são distinguidas pela ausência de uma borda elevada e nitidamente circunscrita, falta de organismos fúngicos em uma preparação de hidróxido de potássio (KOH) e, frequentemente, sofrem exsudação ou sangramento quando raspadas. O tratamento de primeira linha é feito com emolientes, compressas úmidas e corticosteroides tópicos potentes. Fitas impregnadas com esteroides podem, simultaneamente, tratar e fornecer proteção de barreira para essas placas eczematosas circunscritas. Um anti-histamínico oral pode ser útil, particularmente um anti-histamínico sedativo à noite. Os antibióticos são indicados para infecção secundária.

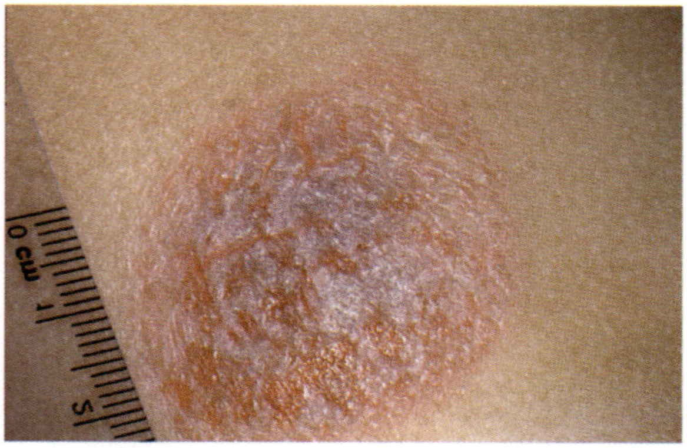

Figura 674.6 Placa discreta e úmida de dermatite numular.

A bibliografia está disponível no GEN-io.

674.3 Pitiríase Alba

Nicole R. Bender e Yvonne E. Chiu

A pitiríase alba ocorre sobretudo em crianças e provoca manchas hipocrômicas, maldefinidas, redondas ou ovais (Figura 674.7). Elas podem ser levemente eritematosas e finamente descamativas. As lesões ocorrem na face, no pescoço, na parte superior do tronco e nas partes proximais dos braços, e são mais pronunciadas em tons de pele mais escuros ou após o bronzeamento da pele circundante. O prurido é mínimo ou inexistente. A causa é desconhecida, mas a erupção parece ser exacerbada pelo ressecamento e é, muitas vezes, considerada como uma forma leve de dermatite atópica. A pitiríase alba é frequentemente diagnosticada erroneamente como vitiligo, pitiríase versicolor ou *tinea corporis*. As lesões aumentam e diminuem, mas eventualmente desaparecem, e a pigmentação normal muitas vezes leva meses para retornar. A aplicação de um lubrificante ou emoliente pode melhorar a condição, e evitar a exposição ao sol somado ao uso diário de protetor solar podem ajudar a reduzir a aparência das lesões existentes, permitindo

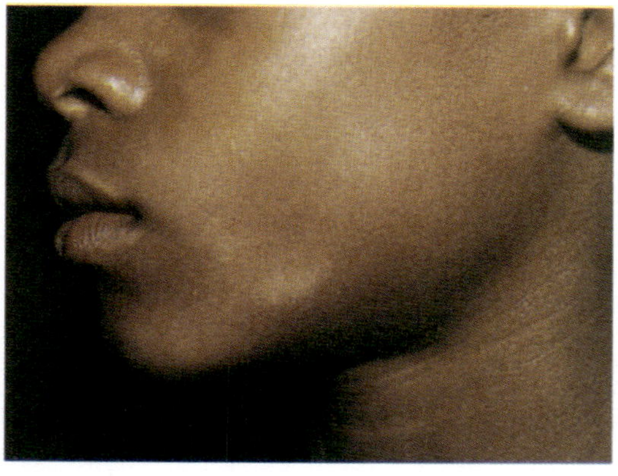

Figura 674.7 Manchas hipocrômicas com bordas irregulares características da pitiríase alba.

o clareamento natural da pele adjacente não afetada. Se o prurido for incômodo, ou se as lesões forem ativas com eritema e escama fina, um esteroide tópico de baixa potência ou um inibidor de calcineurina poderá ser usado.

A bibliografia está disponível no GEN-io.

674.4 Líquen Simples Crônico

Nicole R. Bender e Yvonne E. Chiu

O líquen simples crônico é um distúrbio cutâneo secundário que resulta do ato de coçar ou esfregar excessivamente. É caracterizado por uma placa pruriginosa crônica, eczematosa e circunscrita que geralmente é liquenificada e hiperpigmentada (Figura 674.8). Todas as áreas afetadas devem ser acessíveis à coçadura; os locais mais comuns são região cervical posterior, genitália, pulsos, tornozelos e região dorsal dos pés. Embora o evento inicial possa ser uma lesão transitória, como uma picada de inseto, o ato de esfregar e coçar contribui para a persistência da placa. O líquen simples crônico também pode ser observado em outras dermatoses eczematosas crônicas, como a dermatite atópica, geralmente quando mal controlada. O prurido deve ser controlado para permitir a cicatrização; assim, poderá ser necessária uma cobertura para evitar o ato de coçar. Um corticosteroide tópico de alta potência sob oclusão é muitas vezes útil e acelera a resolução. O tratamento de segunda linha inclui a adição de um gel de ácido salicílico a 6% a uma preparação de corticosteroide tópico.

674.5 Eczema Palmoplantar Agudo (Eczema Desidrótico, Desidrose, Ponfolix)

Nicole R. Bender e Yvonne E. Chiu

O eczema palmoplantar agudo é um distúrbio bolhoso recorrente, por vezes sazonal, das mãos e dos pés, que ocorre em todas as faixas etárias, porém é incomum na infância. A patogênese é desconhecida, embora possíveis fatores de predisposição incluam uma história de atopia, exposição a alergênios de contato (especialmente metais) ou irritantes, ou o tratamento com imunoglobulina IV. A doença é caracterizada por surtos recorrentes de pequenas vesículas profundas, em "grão de sagu/tapioca", que são intensamente pruriginosas e podem coalescer formando bolhas tensas (Figura 674.9). Os locais de predileção são as palmas das mãos, as solas dos pés e os aspectos laterais dos dedos das mãos e dos pés. As lesões primárias não são inflamatórias e são preenchidas por um líquido claro que, ao contrário do suor, tem pH fisiológico e contém proteínas. A maceração e a infecção secundária são frequentes por causa do prurido. A fase crônica é caracterizada por placas espessas e fissuradas que podem causar considerável desconforto, bem como unhas distróficas. Embora o eczema palmoplantar agudo seja frequentemente observado em pacientes com hiperidrose, o exame histológico revela uma reação eczematosa em torno dos ductos das glândulas sudoríparas, sem nenhuma anormalidade estrutural ou funcional dos próprios ductos sudoríparos. O diagnóstico é feito clinicamente. O distúrbio pode ser confundido com a dermatite de contato alérgica, que costuma afetar a superfície dorsal em vez da superfície volar, e com a dermatofitose, que pode ser distinguida por uma preparação de KOH do teto da vesícula e por culturas apropriadas.

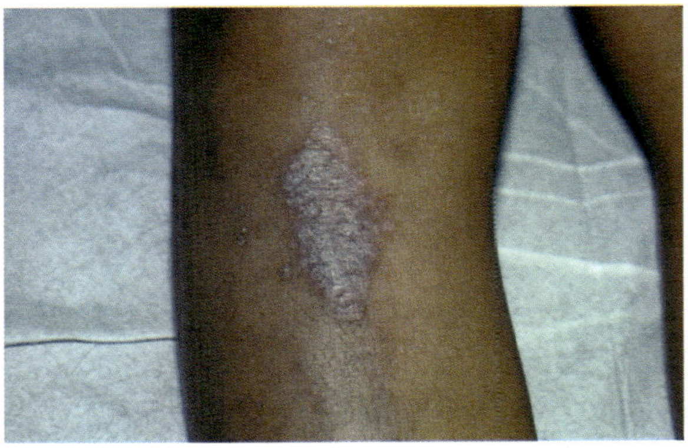

Figura 674.8 Placa espessada de líquen simples crônico.

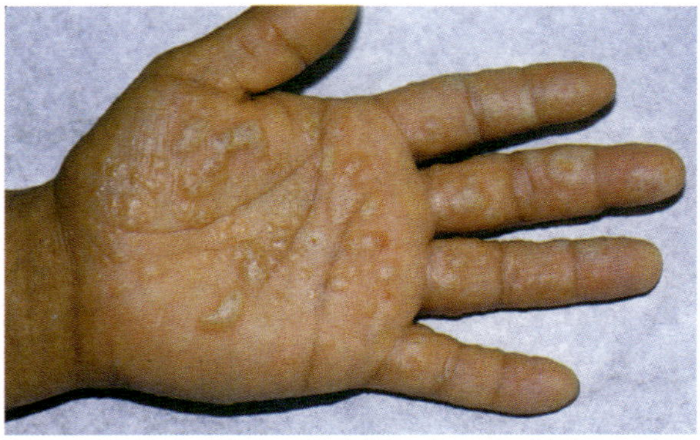

Figura 674.9 Lesões vesiculares palmares de eczema desidrótico com grandes bolhas.

O eczema palmoplantar agudo responde a compressas úmidas, uso abundante de emolientes e pomada de corticosteroide tópico potente aplicada 2 vezes/dia durante 2 a 4 semanas. A exsudação da pele melhora com a imersão 2 vezes/dia em uma solução adstringente, como subacetato de alumínio. O tratamento de segunda linha é a pomada de tacrolimo 0,1% tópica. A doença grave pode exigir corticosteroides orais por 2 semanas para diminuir, ou mesmo a fototerapia, como o psoraleno associado a UVA e UVA1 de alta dose. O controle do estágio crônico é difícil; lubrificantes que contenham agentes ceratolíticos leves, em conjunto com uma preparação de corticosteroide fluorado tópico potente, podem ser indicados. A infecção bacteriana secundária deve ser tratada sistemicamente com um antibiótico adequado. Os pacientes devem ser informados da recorrência esperada e devem proteger as mãos e os pés dos efeitos nocivos da transpiração excessiva, produtos químicos, sabões ásperos e condições climáticas adversas. Infelizmente, é impossível evitar a recorrência ou prever a sua frequência.

A bibliografia está disponível no GEN-io.

674.6 Dermatite Seborreica

Nicole R. Bender e Yvonne E. Chiu

ETIOLOGIA

A dermatite seborreica é uma doença inflamatória crônica, mais comum na infância e na adolescência, que é paralela à distribuição, ao tamanho e à atividade das glândulas sebáceas. A causa é desconhecida, assim como o papel das glândulas sebáceas na doença. A *Malassezia furfur* é implicada como um agente causador, embora não esteja claro se a dermatite resulta da ação dos fungos, dos seus subprodutos ou de uma resposta exagerada do hospedeiro. Na adolescência, a dermatite seborreica normalmente ocorre após a puberdade, o que indica um possível papel dos hormônios sexuais.

Também não se sabe se a dermatite seborreica infantil e a dermatite seborreica do adolescente são a mesma entidade ou entidades diferentes. Não há evidência de que crianças com dermatite seborreica infantil irão sofrer de dermatite seborreica quando adolescentes.

MANIFESTAÇÕES CLÍNICAS

A doença pode começar no 1º mês de vida e normalmente se resolve perto de 1 ano. Descamação e crostas difusas ou focais do couro cabeludo, às vezes chamadas de crosta láctea (Figura 674.10), podem ser a manifestação inicial e, por vezes, a única. Uma dermatite descamativa,

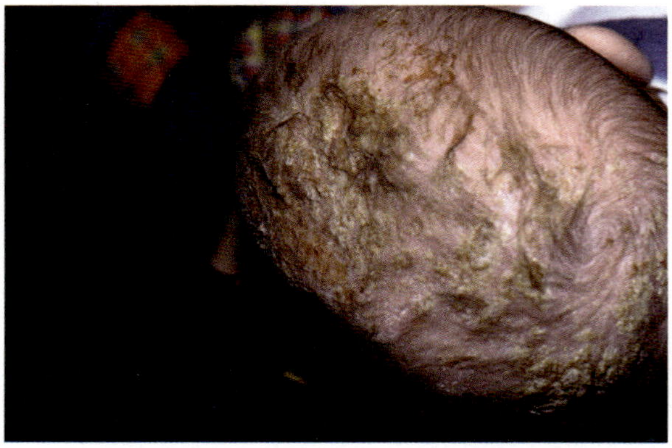

Figura 674.10 Crosta láctea em um lactente.

eritematopapulosa, de aspecto gorduroso, normalmente não pruriginosa em lactentes, pode envolver face, pescoço, áreas retroauriculares, axilas, cicatriz umbilical e área da fralda. A dermatite pode ser localizada ou pode se espalhar para envolver quase todo o corpo (Figura 674.11). As discromias pós-inflamatórias são comuns, particularmente em lactentes negros. Quando a descamação se torna pronunciada, a condição pode assemelhar-se à psoríase e, por vezes, é difícil distingui-las. A possibilidade de dermatite atópica coexistente deve ser considerada quando houver dermatite exsudativa aguda com prurido, e as duas são, muitas vezes, clinicamente indistintas em uma idade precoce. Uma dermatite intratável semelhante a seborreia com diarreia crônica e insuficiência de crescimento pode refletir disfunção sistêmica do sistema imunológico. Um padrão crônico semelhante a seborreia, que responde mal ao tratamento, também pode resultar de infiltrados de histiócitos cutâneos em lactentes com histiocitose de células de Langerhans. A dermatite seborreica é manifestação cutânea comum da AIDS em adultos jovens e é caracterizada por escamas espessas e oleosas no couro cabeludo e placas eritematosas grandes e queratóticas na face, no tórax e nos órgãos genitais.

Durante a adolescência, a dermatite seborreica é mais localizada e pode ser limitada ao couro cabeludo e às áreas intertriginosas. Também podem-se observar blefarite marginal e envolvimento do canal auditivo externo. As mudanças no couro cabeludo variam de descamação difusa intensa a áreas focais de crostas espessas, oleosas e amareladas com eritema subjacente. A perda de cabelo é comum, e o prurido pode ser ausente a acentuado. Quando a dermatite é grave, eritema e descamação ocorrem na linha de implantação dos cabelos na região frontal, nos aspectos mediais das sobrancelhas e nas pregas nasolabiais e retroauriculares. Placas vermelhas e escamosas podem surgir nas axilas, na região inguinal, no sulco interglúteo e no umbigo. Nas extremidades, as placas seborreicas podem ser mais eczematosas e menos eritematosas e demarcadas. Diferentemente da dermatite seborreica infantil, a dermatite seborreica do adolescente, em geral, não se resolve espontaneamente e tem um curso crônico e recidivante.

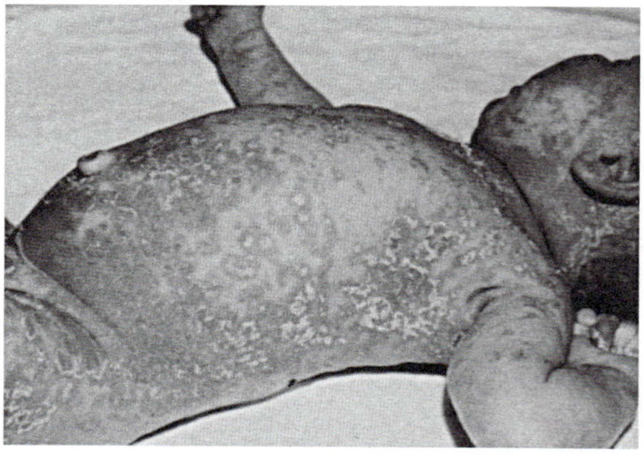

Figura 674.11 Dermatite seborreica generalizada.

DIAGNÓSTICO DIFERENCIAL

O diagnóstico diferencial de dermatite seborreica inclui psoríase, dermatite atópica, dermatofitose, histiocitose de células de Langerhans e candidíase. Infecções bacterianas secundárias e candidíase sobreposta são comuns.

TRATAMENTO

O tratamento inicial para a dermatite seborreica infantil geralmente é conservador, dada a natureza autolimitada desta condição. Emolientes, óleo mineral, lavagem com xampu não medicamentoso e uso de uma escova macia para remover as escamas são, geralmente, medidas eficazes. As lesões persistentes podem ser tratadas com corticosteroides tópicos de baixa potência caso inflamadas (aplicados 1 vez/dia durante 1 semana) e um antifúngico tópico (p. ex., creme de cetoconazol a 2% 2 vezes/dia). Os xampus antifúngicos, como o xampu de cetoconazol a 2%, devem ser usados com cautela porque podem irritar os olhos.

O tratamento de primeira linha para crianças e adolescentes com dermatite seborreica no couro cabeludo é o xampu antifúngico usado várias vezes por semana diariamente (sulfeto de selênio, cetoconazol, ciclopirox, piritionato de zinco, ácido salicílico ou alcatrão). Os corticosteroides tópicos de média potência, como xampu de fluocinolona a 0,01%, também podem ser usados para as lesões inflamadas, aplicados 1 vez/dia durante 2 a 4 semanas. As lesões fora do couro cabeludo são tratadas com creme de corticosteroide tópico (baixa potência para as lesões faciais, média potência para outras áreas), bem como antifúngicos tópicos, como creme de cetoconazol a 2% ou xampu de cetoconazol a 2%, usados para a lavagem do corpo ou do rosto. O tratamento de segunda linha para a dermatite seborreica inclui os inibidores de calcineurina tópicos e os agentes ceratolíticos, como a ureia. Casos graves em adultos melhoram com agentes antifúngicos orais; entretanto, estudos em crianças são escassos. Uma vez que a doença aguda seja controlada, o xampu antifúngico usado semanalmente é eficaz na manutenção para reduzir o risco de recidiva.

A bibliografia está disponível no GEN-io.

Capítulo 675

Fotossensibilidade

Nicole R. Bender e Yvonne E. Chiu

A fotossensibilidade é uma reação cutânea anormal à radiação UV, sob luz solar ou artificial. O espectro da luz UV contém os subtipos UVA (comprimento de onda de 320 a 400 nm), UVB (comprimento de onda de 290 a 320 nm) e UVC (comprimento de onda de 100 a 290 nm). A radiação < 300 nm é amplamente absorvida na epiderme, enquanto a > 300 nm é transmitida sobretudo para a derme após absorção variável pela melanina epidérmica. A suscetibilidade das crianças à radiação UV varia, dependendo do tipo de pele (ou seja, sua quantidade de pigmentos; Tabela 675.1).

REAÇÃO AGUDA DE QUEIMADURA DE SOL

A reação de fotossensibilidade mais comum em crianças é a queimadura solar aguda, a qual é causada principalmente pela radiação UVB. A luz do sol contém muito mais radiação UVA que UVB, mas a radiação UVA precisa de quantidades muito maiores que a radiação UVB para produzir queimadura. A pigmentação imediata da pele é causada pelo escurecimento foto-oxidativo, induzido pelo UVA, da melanina preexistente e sua transferência dos melanócitos para os queratinócitos. Em geral, esse efeito dura por algumas horas e não é fotoprotetor. Os efeitos induzidos pela radiação UVB aparecem de 6 a 12 horas após a exposição inicial, atingem seu pico em 24 horas e incluem vermelhidão, dor, edema e formação de bolhas (Figura 675.1). A queimadura solar grave desencadeia sintomas sistêmicos, como febre, náuseas e cefaleia.

Tabela 675.1 Tipos de pele reativas à luz solar.

TIPO DE PELE DE FITZPATRICK	QUEIMADURA DE SOL, HISTÓRICO DE BRONZEAMENTO
I	Sempre queima com facilidade, sem bronzeamento
II	Geralmente queima, bronzeamento mínimo
III	Às vezes queima, bronzeado marrom-claro gradual
IV	Queimação mínima ou inexistente, bronzeamento sempre
V	Queima raramente, bronzeado marrom-escuro profuso
VI	Nunca queima, pigmentação negra

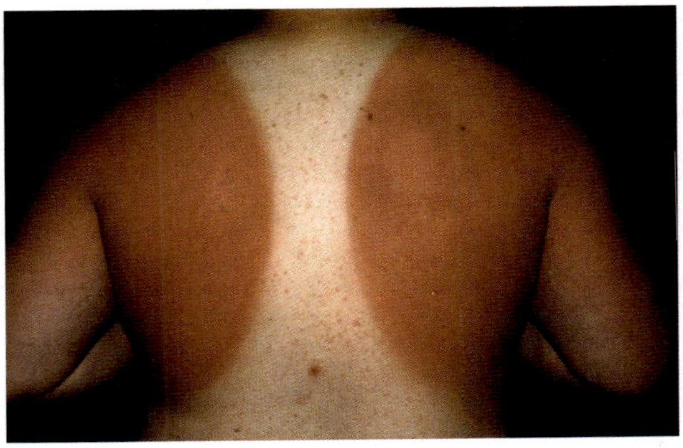

Figura 675.1 Queimadura de sol. Eritema intenso bem demarcado.

Os produtos da oxidação reativa gerada por radiação UVB induzem o dano à membrana do queratinócito e estão envolvidos na patogênese da queimadura. Uma parte da vasodilatação observada em eritemas induzidos por UVB é mediada por prostaglandinas E_2, E_3 e F_{2A}. Outras citocinas inflamatórias induzidas por UVB incluem as interleucinas 1, 6 e 8 e o fator de necrose tumoral α (TNF-α). A queimadura solar aguda é um quadro autolimitado que se resolve dentro de 1 semana com descamação e sem cicatrizes. A melanogênese tardia como resultado da radiação UVB começa em 2 ou 3 dias e dura de vários dias até poucas semanas. A síntese de melanina nova nos melanócitos, a transferência de melanina dos melanócitos para os queratinócitos, o aumento de tamanho e da arborização dos melanócitos e a ativação de melanócitos quiescentes são responsáveis pela melanogênese tardia e o escurecimento do pigmento (bronzeamento). Esse efeito reduz a sensibilidade da pele ao futuro eritema induzido por UV. O nível de proteção conferido depende do tipo de pele do paciente. Os efeitos adicionais e as complicações possíveis da exposição ao sol incluem aumento na espessura do estrato córneo, recorrência ou exacerbação de herpes simples labial, lúpus eritematoso e muitos outros quadros (Tabela 675.2).

A queimadura solar aguda deve ser tratada de maneira conservadora com compressas frias, produtos à base de *Aloe vera* e loção de calamina. Analgésicos orais, como ibuprofeno e paracetamol, podem reduzir a dor. Os corticosteroides tópicos só são úteis na fase aguda e, de modo geral, não devem ser usados para tratar queimaduras solares quando o pico do eritema é atingido (cerca de 24 horas). Os anestésicos tópicos são relativamente ineficazes e potencialmente perigosos porque tendem a causar dermatite de contato. Um emoliente suave, como o petrolato comum, é eficaz para a fase de descamação.

As sequelas a longo prazo da exposição solar crônica e intensa não são observadas com frequência nas crianças, mas a maioria dos indivíduos recebe mais de 50% do total da dose de UV de toda a vida por volta dos 20 anos; portanto, os pediatras têm papel essencial na orientação dos pacientes e de seus pais sobre os efeitos perigosos, riscos potenciais de malignidade e dano irreversível à pele resultantes da exposição prolongada ao sol e às luzes de bronzeamento artificial. Envelhecimento precoce, elastose senil, queratoses actínicas, carcinomas de células escamosas e basais e melanomas, todas essas condições ocorrem com mais frequência na pele danificada pelo excesso de sol. Em especial, as queimaduras de sol com formação de bolhas na infância e adolescência aumentam significativamente o risco de desenvolvimento de melanoma maligno.

A melhor proteção contra o sol é a não exposição, o que inclui minimizar a exposição no horário do meio do dia (10 h da manhã até 16 h), ficar na sombra e usar vestuário de proteção, incluindo chapéus de abas largas. A proteção é reforçada pela ampla variedade de agentes com protetor solar. Os protetores solares físicos (óxido de zinco, dióxido de titânio) bloqueiam a luz UV, enquanto os químicos (ácido para-aminobenzoico [PABA], ésteres de PABA, salicilatos, benzofenonas, avobenzona, cinamatos e ecansule) absorvem a radiação danosa. A maioria dos protetores solares químicos é eficaz apenas para radiação UVB, mas benzofenonas e avobenzona fornecem proteção UVA e UVB. O ecansule é um protetor solar com ação anti-UVA. Os estabilizadores como octocrileno e dietil 2,6-naftalato aumentam o tempo de ação

Tabela 675.2 Reações cutâneas à luz do sol.

QUEIMADURA

Erupções medicamentosas fotoalérgicas:
- Os medicamentos sistêmicos incluem tetraciclinas, psoralenos, clorotiazidas, sulfonamidas, barbituratos, griseofulvina, tiazidas, quinidina, fenotiazinas
- Os agentes tópicos incluem derivativos de alcatrão de carvão, psoralenos, salicilanilidas (sabões), óleos perfumados (p. ex., óleo de bergamota), filtros solares (p. ex., PABA, cinamatos, benzofenonas)

Erupções medicamentosas fototóxicas:
- Os agentes sistêmicos incluem ácido nalidíxico, furosemida, agentes anti-inflamatórios não esteroidais (naproxeno, piroxicam) e altas doses de agentes causando erupções fotoalérgicas
- Os agentes tópicos incluem 5-fluoruracila, furocoumarinas (p. ex., lima, limão, aipo, aneto, cherovia, salsa) e altas doses de agentes causadores de erupções fotoalérgicas

Distúrbios genéticos com fotossensibilidade:
- Xerodermia pigmentosa
- Síndrome de Bloom
- Síndrome de Cockayne
- Síndrome de Rothmund-Thomson
- Tricotiodistrofia
- Síndrome de Smith-Lemli-Opitz
- Síndrome de Kindler

Erros inatos de metabolismo:
- Porfirias
- Doença de Hartnup e pelagra

Doenças infecciosas associadas à fotossensibilidade:
- Infecção recorrente por herpes simples
- Exantemas virais (fotodistribuição acentuada; p. ex., varicela)

Doenças de pele exacerbadas ou precipitadas pela luz:
- Líquen plano
- Doença de Darier
- Lúpus eritematoso, incluindo neonatal
- Dermatomiosite
- Psoríase
- Eritema multiforme
- Dermatite atópica
- Doença de Hailey-Hailey

Proteção deficiente por causa da falta de pigmentos:
- Vitiligo
- Albinismo oculocutâneo
- Fenilcetonúria
- Síndrome de Chédiak-Higashi
- Síndrome de Hermansky-Pudlak
- Síndrome de Waardenburg
- Piebaldismo

PABA, ácido para-aminobenzoico.

dos protetores solares químicos. Protetores de "amplo espectro" são produtos de combinação que absorvem tanto UVA quanto UVB e os pacientes deverão ser aconselhados a usar produtos rotulados como de "amplo espectro" com fator de proteção solar (FPS) de pelo menos 30, com ampla reaplicação pelo menos a cada 2 horas enquanto ao ar livre e após contato mais prolongado com a água do mar ou piscina. Bebês com menos de 6 meses não deverão ser expostos à luz solar direta, mas podem receber protetores solares físicos com FPS 15 aplicados em pequenas áreas de pele se não for possível evitar a exposição. O FPS é definido como a dose mínima de sol exigida para produzir eritema cutâneo após a aplicação de um protetor solar dividida pela dose exigida sem exposição ao sol. O FPS só se aplica à proteção contra UVB; não há classificação associada para proteção contra UVA nos EUA além da designação "amplo espectro".

REAÇÕES DE FOTOSSENSIBILIDADE

Substâncias fotossensibilizantes em combinação com um comprimento de onda especial de luz (tipicamente UVA) causam dermatites que podem ser classificadas como reações fototóxicas ou fotoalérgicas. O contato com o fotossensibilizante pode ocorrer externamente na pele, internamente, por administração enteral ou parenteral, ou por meio da síntese de fotossensibilizadores pelo paciente em resposta a uma substância administrada.

As **reações fotoalérgicas** ocorrem em apenas uma pequena porcentagem de pessoas expostas a fotossensibilizadores e à luz e exigem um intervalo de tempo para que a sensibilização ocorra. A partir daí, a dermatite aparece dentro de 24 horas da reexposição ao fotossensibilizante e à luz. Normalmente, os pacientes apresentam erupção eczematosa nas áreas expostas ao sol, com áreas poupadas atrás da orelha, sob o queixo e sob a roupa. A dermatite fotoalérgica é uma reação de hipersensibilidade tardia mediada por células T, na qual a substância, atuando como hapteno, pode se combinar com uma proteína da pele para formar a substância antigênica. A Tabela 675.2 relaciona algumas classes importantes de fármacos e substâncias químicas responsáveis por reações de fotossensibilidade. Os fotoalergênios mais comuns são as substâncias químicas presentes nos protetores solares.

As **reações fototóxicas** ocorrem em todos os indivíduos que acumulam quantidade suficiente de um fármaco ou substância fotossensibilizante na pele. A radiação UV ativa o agente, levando a um estado capaz de causar danos às células ou aos tecidos por meio da formação de espécies reativas de oxigênio, não havendo necessidade de sensibilização anterior. A dermatite se desenvolve em algumas horas após a exposição à radiação na faixa de 285 a 450 nm. A erupção é restrita às áreas expostas à luz e, quase sempre, lembra uma queimadura solar exagerada, mas pode ser urticariforme ou bolhosa, resultando em hiperpigmentação pós-inflamatória. Todas as substâncias que causam reações fotoalérgicas também podem causar dermatite fototóxica se administradas em doses suficientemente elevadas. Várias outras substâncias adicionais causam reações fototóxicas (Tabela 675.2). A hiperpigmentação pós-inflamatória se desenvolve rapidamente e pode ser o sinal de apresentação. O contato com plantas que contêm furocumarina causa um distúrbio denominado **fitofotodermatite**. A fitofotodermatite mais comumente vista em crianças é causada por suco de limão, que se apresenta como hiperpigmentação em faixas na pele exposta ao sol, compatíveis com os locais de gotejamento de suco ou marcas de mãos.

O diagnóstico de reações de fotossensibilidade causadas por fármacos ou substâncias químicas se baseia no alto índice de suspeição, no padrão de distribuição da erupção e no relato de aplicação ou ingestão de um agente fotossensibilizante conhecido. O fototeste ou o teste de contato seguido de exposição à luz também podem ajudar quando disponíveis. O tratamento de primeira linha para fotoalergia e fototoxicidade consiste na descontinuação do agente agressor e nas boas práticas de proteção contra o sol, incluindo evitar a exposição aos raios solares. As reações fotoalérgicas são tratadas de maneira similar à da dermatite de contato, com corticosteroide tópico para aliviar o prurido quando necessário. Reações mais intensas podem precisar de um curso de 2 a 3 semanas de terapia sistêmica com corticosteroides. As reações fototóxicas são tratadas da mesma forma que as queimaduras de sol, com medidas de conforto como compressas frias, emolientes e analgésicos orais.

PORFIRIAS

Ver Capítulo 110.

As porfirias são distúrbios adquiridos ou inatos causados por mutações enzimáticas específicas na via da biossíntese do heme. Alguns pacientes apresentam fotossensibilidade desde a infância como sintoma principal. A patogênese da fotossensibilidade na porfiria se relaciona à deposição do excesso de porfirinas na pele; a radiação UV estimula essas moléculas, causando danos às células e aos tecidos pela geração de espécies reativas de oxigênio. Os sinais e sintomas podem ser insignificantes durante o inverno, quando a exposição ao sol é mínima.

A **porfiria eritropoética congênita (doença de Günther)** é um distúrbio autossômico recessivo raro que afeta a enzima uroporfirinogênio III sintetase. A doença pode causar hidropisia fetal, mas se manifesta, mais tipicamente, nos primeiros meses de vida como anemia hemolítica e sensibilidade intensa à luz, que pode induzir erupções bolhosas graves e repetidas que resultam em cicatrizes mutilantes (Figura 675.2). **Hiperpigmentação**, hiperqueratose, vesiculação e fragilidade da pele, assim como várias alterações nas unhas, desenvolvem-se em áreas expostas à luz. A fototerapia para um neonato que apresenta icterícia pode, inadvertidamente, induzir manifestações cutâneas. **Hirsutismo** em áreas de envolvimento leve, **alopecia cicatricial** em áreas intensamente afetadas, urina rosada a avermelhada, dentes acastanhados (eritrodontia), esplenomegalia e úlcera de córnea são manifestações características adicionais. Os achados laboratoriais incluem uroporfirina I e coproporfirina I em urina, plasma e eritrócitos e coproporfirina I nas fezes. Os dentes e a urina de pacientes afetados apresentam fluorescência rosada-avermelhada sob a lâmpada de Wood por causa da presença de porfirinas. A **porfiria hepatoeritropoética**, uma entidade separada, tem achados cutâneos que são muito parecidos com aqueles observados na porfiria eritropoética congênita; esse distúrbio extremamente raro se apresenta no início da infância e é discutido com mais detalhes no Capítulo 110.

A **protoporfiria eritropoética** pode ser dominante autossômica, recessiva autossômica ou ligada ao X e envolve, quase sempre, a ferroquelatase (FECH), uma enzima final na via da síntese do heme. Os sintomas se desenvolvem no início da infância e se manifestam como dor intensa, formigamento ou prurido dentro de 30 minutos após a exposição à luz solar, seguidos de eritema, edema, urticária ou sintomas sistêmicos leves; essas manifestações agudas se resolvem completamente em alguns dias. A ausência de bolhas distingue a protoporfiria eritropoética das outras porfirias cutâneas. Alterações nas unhas consistem em opacificação da placa ungueal, onicólise, dor e sensibilidade. A exposição recorrente ao sol causa uma dermatite eczematosa crônica sutil com a pele espessada, liquenificada, especialmente sobre as articulações dos dedos (Figura 675.3*A*), assim como cicatrizes faciais discretas (Figura 675.3*B*). Não se observam pigmentação, hipertricose, fragilidade da pele e mutilação. Cálculos biliares se desenvolvem com frequência; no entanto, ocorre doença hepática grave em menos de 5% dos pacientes. A protoporfirina é detectada no plasma, nos eritrócitos e nas fezes. A **protoporfiria ligada ao X** é um distúrbio semelhante à protoporfiria eritropoética, mas é devido a uma mutação na ácido 5-aminolevulínico sintetase (a primeira enzima controladora da taxa de síntese de heme) e, portanto, não apresenta sobrecarga de ferro ou anemia associada.

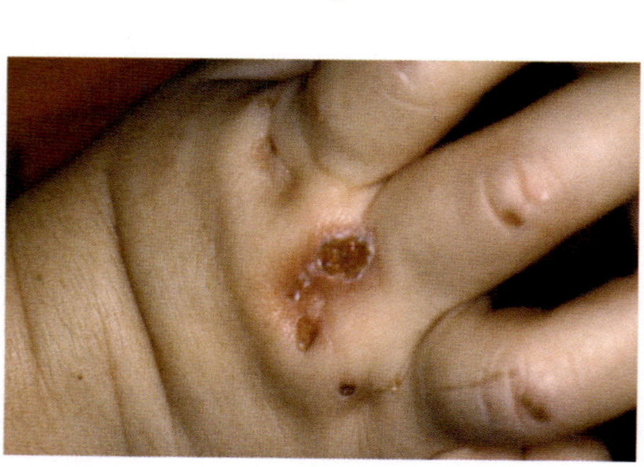

Figura 675.2 Ulcerações com crostas em lactente com porfiria eritropoética congênita.

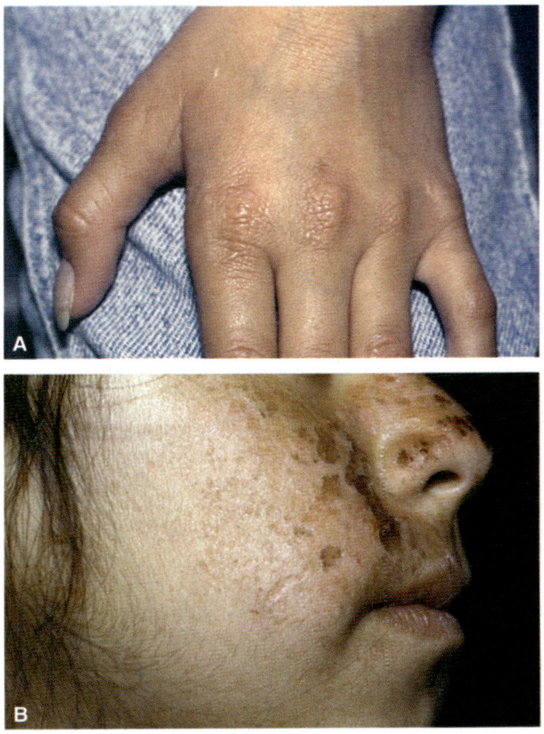

Figura 675.3 Protoporfiria eritropoética. A. Espessamento eritematoso sobre as articulações falângicas dos metacarpos. B. Crostas lineares e cicatrização.

Os principais comprimentos de onda de luz responsáveis pelas reações cutâneas na porfiria estão na região de 400 nm (luz UVA). Os vidros das janelas, incluindo os dos automóveis, transmitem comprimentos de ondas superiores a 320 nm e não são protetores e as lâmpadas fluorescentes podem ser patogênicas. Os pacientes devem evitar a luz solar direta, usar vestuário protetor e um bloqueador solar eficaz para a radiação UVA. O betacaroteno oral também fornece algum benefício de fotoproteção. O afamelanotide, um análogo do hormônio alfaestimulante dos melanócitos (α-MSH), vem ganhando uso no tratamento da protoporfiria eritropoética e da protoporfiria ligada ao X e está atualmente sob investigação pela FDA. Esse medicamento serve para aumentar a pigmentação da pele por meio do aumento da produção de melanina pelos melanócitos, resultando em maior tolerância UV.

Os sintomas da porfiria cutânea são tipicamente constantes durante toda a vida e as infecções bacterianas secundárias em geral complicam o curso da doença. As porfirias cutâneas não parecem aumentar o risco de desenvolvimento de câncer de pele. O diagnóstico adicional e as recomendações de tratamento para as porfirias são descritos no Capítulo 110.

A **pseudoporfiria** é uma reação semelhante à porfiria caracterizada por eritema, formação de bolhas e cicatrizes na pele exposta ao sol, observada em pacientes com artrite idiopática juvenil que tomam agentes anti-inflamatórios não esteroides.

MILIUM COLOIDE

Trata-se de um distúrbio assintomático raro que ocorre na face (nariz, lábio superior e parte superior da região malar) e pode se estender para o dorso das mãos e do pescoço como uma erupção profusa de pequenas pápulas agrupadas, brancas a amareladas e firmes. As lesões aparecem antes da puberdade na pele normal, diferentemente do que ocorre na variante adulta, que se desenvolve na pele com dano actínico. O início pode ocorrer após queimadura solar aguda ou exposição prolongada à luz solar. A maioria dos casos atinge intensidade máxima em cerca de 3 anos e permanece inalterada daí em diante, embora o quadro possa se resolver espontaneamente após a puberdade. Em geral, não é necessário tratamento.

HIDROA VACINIFORME

Trata-se de uma dermatose vesicobolhosa de etiologia ainda não esclarecida, embora infecções crônicas ou latentes pelo vírus Epstein-Barr ou doenças linfoproliferativas tenham sido implicadas. Surge precocemente na infância e pode persistir até a puberdade, com pico de incidência na primavera e no verão. Máculas eritematosas e pruriginosas se desenvolvem simetricamente algumas horas após a exposição ao sol nas orelhas, no nariz, nos lábios, na região malar e nas superfícies dorsais das mãos e dos antebraços. As lesões progridem para pápulas dolorosas e com sensação de ardência, vesículas e bolhas hemorrágicas, lembrando varicela. Elas se tornam umbilicadas, ulceradas e crostosas, eventualmente curando com cicatrizes deprimidas e telangiectasias. Sintomas associados são raros, mas incluem febre, mal-estar, hipersensibilidade a picadas de mosquito, conjuntivite e outros sintomas oculares. Essa erupção deverá ser diferenciada da protoporfiria eritropoética, a qual raramente evolui com vesículas. As lesões típicas foram reproduzidas com doses repetidas de radiação UVA ou UVB. O tratamento de primeira linha inclui evitar o sol, usar protetores solares de amplo espectro e adotar outros hábitos de proteção contra a luz solar. Outros tratamentos em potencial incluem corticosteroides tópicos de potência média para lesões inflamadas, cursos de dose baixa de terapia com UVB de faixa estreita (NB-UVB), betacaroteno, hidroxicloroquina ou agentes antivirais como aciclovir.

URTICÁRIA SOLAR

A urticária solar é um distúrbio raro induzido por UV ou radiação visível. É mediada por anticorpos da IgE para um fotoalergênio anormal presente apenas em pacientes afetados (tipo I) ou para um fotoalergênio normal em geral presente na pele (tipo II), levando à degranulação de mastócitos e à liberação de histamina. As lesões clássicas consistem em pápulas urticariformes eritematosas e pruriginosas que se desenvolvem na pele exposta ao sol (Figura 675.4) após 5 a 10 minutos de exposição e desaparecem em 24 horas. Reações intensas envolvendo grandes áreas de pele podem levar a sintomas sistêmicos ou à anafilaxia. O diagnóstico é feito apenas com a anamnese ou, então, com o fototeste. O tratamento de primeira linha é um anti-histamínico oral e inclui a proteção contra o sol. As possibilidades de terapia de segunda linha incluem corticosteroides orais ou tópicos, fotodessensibilização com NB-UVB, omalizumabe ou imunoglobulina intravenosa.

ERUPÇÃO POLIMORFA À LUZ

A erupção polimorfa à luz (EPL) é uma reação de fotossensibilidade comum que se desenvolve com mais frequência nas mulheres. Em países com estações bem demarcadas, a primeira erupção aparece tipicamente na primavera, após o primeiro episódio de exposição prolongada ao sol da estação. A erupção surge horas ou dias após a exposição e permanece por dias ou, algumas vezes, semanas. A EPL geralmente se resolve com o aumento da exposição à luz solar durante a primavera e o verão. Observa-se tendência à simetria das áreas acometidas, as quais são características para determinado paciente, incluindo uma parte, mas não toda a pele exposta, ou levemente

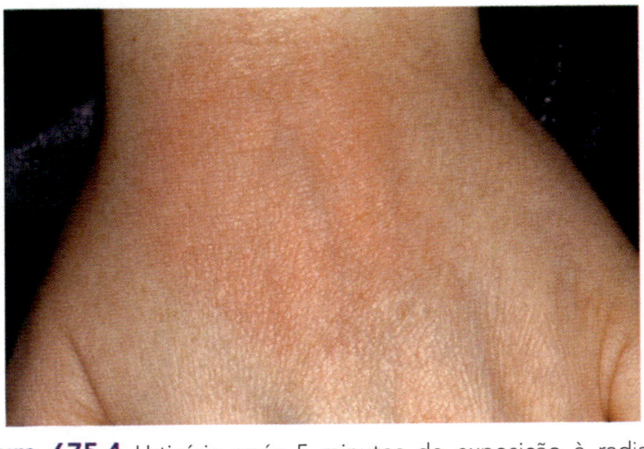

Figura 675.4 Urticária após 5 minutos de exposição à radiação artificial UVA.

protegida em face, pescoço, parte superior do tórax e extremidades distais. As lesões apresentam várias morfologias, mas a maioria é de pápulas eritematosas agrupadas, quase sempre pruriginosas, de 2 a 5 mm, e/ou vesicopápulas ou placas edematosas com mais de 5 cm; as lesões não deixam cicatrizes. Uma variante da EPL conhecida como **erupção juvenil da primavera** ocorre, caracteristicamente, nas orelhas de meninos afetados na primavera, enquanto a **EPL papular** é uma variante caracterizada por lesões puntiformes que ocorrem em indivíduos de pele mais escura. A maioria dos casos de EPL envolve sensibilidade à radiação UVA, embora alguns sejam induzidos por UVB. A EPL resulta, mais provavelmente, de uma reação de hipersensibilidade do tipo tardio a um antígeno fotoinduzido na pele em indivíduos com predisposição genética. O fototeste provocativo e a biopsia de pele (mostrando espongiose epidérmica e infiltrado linfocítico superficial e profundo) auxiliam no diagnóstico. O tratamento visa à prevenção, evitando a exposição ao sol, usando roupas protetoras e protetores solares de amplo espectro. Os corticosteroides tópicos (de baixa potência para lesões faciais e de alta potência para lesões em qualquer outro sítio) podem ser usados para erupções leves. As abordagens de segunda linha incluem fototerapia profilática com NB-UVB ou hidroxicloroquina no início da primavera e glicocorticoides sistêmicos em curso curto para exacerbações intensas.

PRURIGO ACTÍNICO

Este quadro, classificado com frequência como uma variante da EPL, é uma fotodermatite familiar crônica de herança autossômica dominante, observada com mais frequência em povos originários da América do Norte e do Sul. O HLA DRB1*0407 (60 a 70%) e o HLA DRB1*0401 (20%) estão fortemente associados ao prurigo actínico. A maioria dos pacientes é do sexo feminino e sensível à radiação UVA. O primeiro episódio geralmente ocorre no início da infância, de horas a 2 dias após exposição intensa ao sol. As lesões papulonodulares são intensamente pruriginosas, eritematosas e crostosas. As áreas de predileção são a face (Figura 675.5), o lábio inferior, as extremidades distais e, em casos intensos, as nádegas. As lesões faciais podem cicatrizar com pequenas lesões puntiformes ou lineares. Com frequência, as lesões se tornam crônicas, sem períodos de remissão total, fundindo-se em placas eczematosas, que se tornam liquenificadas e, às vezes, secundariamente infectadas. Os aspectos associados que distinguem esse distúrbio de outras fotoerupções e da dermatite atópica incluem queilite, conjuntivite e alopecia traumática da metade externa das sobrancelhas. O prurigo actínico é um quadro crônico que, em geral, persiste até a vida adulta, embora possa melhorar espontaneamente no fim da adolescência. Evitar o sol, usar roupas protetoras e protetores solares de amplo espectro são medidas que podem ajudar a evitar a erupção. Corticosteroides tópicos de média a alta potência e anti-histamínicos aliviam o prurido e a inflamação. Fortes erupções agudas podem exigir glicocorticoides orais. O tratamento com NB-UVB, iniciando-se na época da primavera, demonstrou melhorar a tolerância à luz do sol durante os meses do verão; entretanto, pode induzir sintomas em alguns pacientes. A talidomida, na dose de 50 a 100 mg/dia, é muito eficaz, mas seu uso é limitado pela toxicidade, especialmente para defeitos congênitos graves, quando ingerida por gestantes.

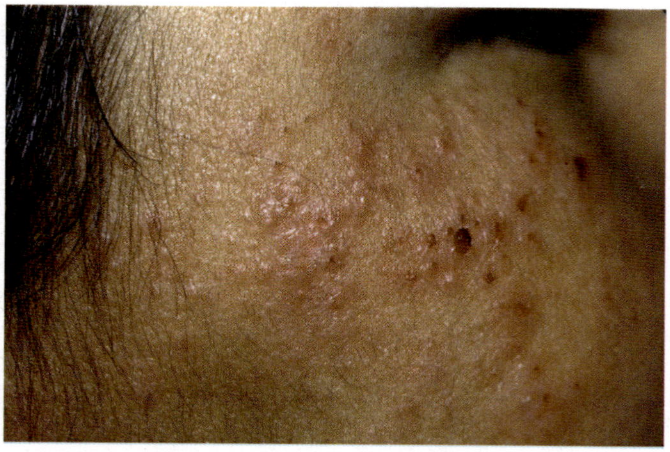

Figura 675.5 Pápulas eritematosas e escoriadas no prurigo actínico.

SÍNDROME DE COCKAYNE

A síndrome de Cockayne é um distúrbio autossômico recessivo raro que se manifesta por volta do primeiro ano de vida e se caracteriza por *rash* malar em asa de borboleta após a exposição ao sol. As características posteriores incluem perda de tecido adiposo e desenvolvimento de pele fina, atrófica e hiperpigmentada, especialmente na face. As condições associadas incluem retardo do crescimento, nanismo, microcefalia, disfunção neurológica progressiva (causada por leucodistrofia), retardo mental, demência progressiva, fácies distinta (com aparência idosa, nariz pinçado, olhos fundos, orelhas grandes e protuberantes), mãos e pés desproporcionalmente grandes, extremidades frias e cianóticas, cáries, marcha instável com tremor, limitação da mobilidade das articulações, surdez progressiva, catarata, degeneração da retina, atrofia óptica, sudorese e lacrimejamento reduzidos e branqueamento prematuro dos cabelos. As complicações incluem diabetes e disfunção hepática ou renal. Segue-se a desmielinização extensa e difusa dos sistemas nervosos periférico e central e os pacientes, em geral, vão a óbito por doença vascular ateromatosa ou infecções (especialmente pneumonia) antes dos 30 anos. Há dois tipos de síndrome de Cockayne. O **tipo I (gene *CSA*)** é menos grave que o **tipo II (gene *CSB*)**. Os pacientes podem apresentar a sobreposição de xeroderma pigmentoso – síndrome de Cockayne, que é, em termos de fenótipo, mais parecida com a síndrome de Cockayne e é devido às mutações nos genes *XPB*, *XPD* ou *XPG*. Nessa síndrome, a fotossensibilidade resulta do reparo deficiente de excisão de nucleotídios do dano induzido por UV, especificamente nas regiões de transcrição do DNA (reparo de DNA acoplado com transcrição). A etiologia dos aspectos neurológicos e de outros associados permanece obscura; entretanto, a evidência aponta na direção de um quadro de mitocondriopatia. A síndrome se diferencia da progeria (ver Capítulo 109) pela presença de fotossensibilidade, anormalidades oculares, da xerodermia pigmentosa e pelo fato de que os pacientes com síndrome de Cockayne não desenvolvem pigmentação induzida pelo sol ou o aumento do risco de câncer de pele. Chega-se ao diagnóstico pela verificação genética e condução de vários testes em fibroblastos submetidos a cultura. A base fundamental do tratamento para a fotossensibilidade da síndrome de Cockayne é evitar completamente a exposição à luz do sol e obedecer às medidas de proteção.

XERODERMIA PIGMENTOSA (XERODERMA PIGMENTOSO)

É um distúrbio recessivo autossômico raro que resulta de um defeito no reparo de excisão de nucleotídios. Já foram identificados oito grupos genéticos com base no defeito separado de cada grupo da habilidade de reparar (xerodermia pigmentosa A até G) ou de replicar (xerodermia pigmentosa V [variante]) o DNA danificado. O comprimento de onda de luz que induz o dano do DNA varia de 280 a 340 nm. As alterações da pele são observadas primeiro durante a fase neonatal ou no início da infância em áreas expostas ao sol, embora as lesões possam ocorrer em outros sítios, incluindo o couro cabeludo. As lesões cutâneas são eritema, descamação, bolhas, formação de crostas, efélides (sardas), telangiectasia, queratoses (Figura 675.6), carcinomas de células basais e escamosas e melanomas malignos. E o mais interessante é que, embora a maioria dos pacientes experimente reações agudas exageradas de queimadura de sol após exposição mínima ao UV, até metade dos pacientes afetados não demonstra essas reações e, em vez disso, desenvolve a formação progressiva de sardas. Essa diferença na apresentação depende do subtipo genético. As manifestações oculares incluem fotofobia, lacrimejamento, blefarite, simbléfaro, ceratite, opacidades da córnea, tumores das pálpebras e possivelmente cegueira eventual. As anormalidades neurológicas como deterioração cognitiva e surdez sensorineural se desenvolvem em cerca de 20% dos pacientes.

Essa doença constitui um distúrbio grave de mutilação e a perspectiva de vida de um paciente afetado é quase sempre curta. As famílias afetadas deverão receber aconselhamento genético. A xerodermia pigmentosa é detectável em células de fluido amniótico cultivadas ou

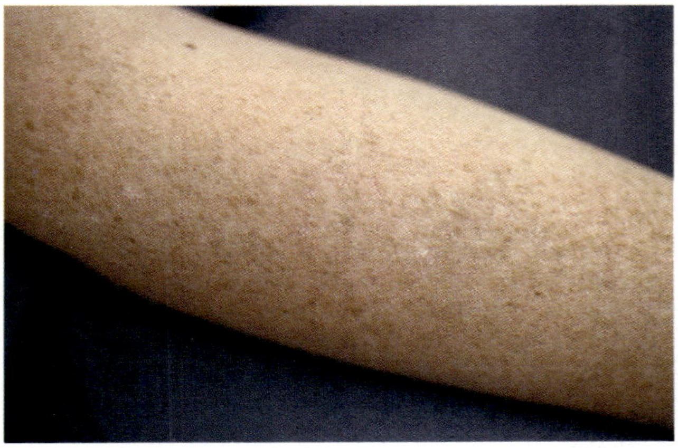

Figura 675.6 Despigmentação e queratose actínica em criança com xerodermia pigmentosa.

em análise de DNA de amostras de vilosidades coriônicas. Testes com fibroblastos cutâneos cultivados e verificação genética após o parto também confirmam o diagnóstico. As crianças afetadas deverão ser completamente protegidas da exposição ao sol; roupas de proteção, óculos de sol e filtros solares opacos de amplo espectro deverão ser usados mesmo por crianças levemente afetadas. A luz de lâmpadas fluorescentes sem proteção e a luz do sol que passa através de janelas de vidro (incluindo janelas de veículos) também são perigosas; por isso recomenda-se a aplicação de películas protetoras nas janelas. A detecção precoce e a remoção das malignidades são obrigatórias e a isotretinoína oral pode ser usada para prevenir cânceres de pele não melanomas. A idade média dos óbitos desses pacientes é de 32 anos. Existe uma interseção entre vários tipos de xerodermia pigmentosa, a síndrome de Cockayne e a tricotiodistrofia.

SÍNDROME DE ROTHMUND-THOMSON

Esta síndrome é conhecida também como **poiquilodermia congênita** por causa das alterações agressivas à pele (Figura 675.7), representando um traço recessivo autossômico herdado. Mutações no gene *RECQL4*, o qual codifica uma DNA helicase envolvida em reparo e replicação de DNA e de telômeros, são encontradas em cerca de 65% dos pacientes. As outras mutações causadoras da síndrome de Rothmund-Thomson são desconhecidas. As alterações da pele são observadas já aos 3 meses de vida e começam na face. Placas de eritema e edema aparecem em distribuição com formato de borboleta, assim como na testa, nas orelhas, no pescoço, nas porções dorsais das mãos, nas superfícies extensoras dos braços e nas nádegas. Essas placas são substituídas gradativamente por **poiquilodermia** (manchas ou placas reticuladas, telangiectásicas, atróficas, hiperpigmentadas e hipopigmentadas).

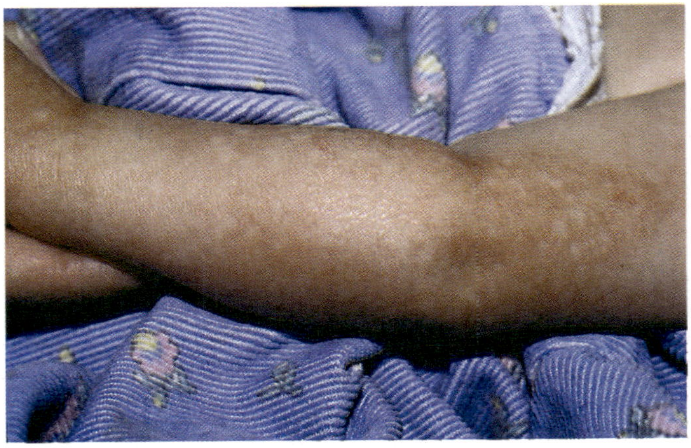

Figura 675.7 Poiquilodermia no braço de lactente com síndrome de Rothmund-Thomson.

A hiperqueratose palmoplantar se desenvolve em um terço dos pacientes. A sensibilidade à luz está presente em muitos casos e a exposição ao sol pode provocar a formação de bolhas. Entretanto, as áreas de envolvimento não estão estritamente fotodistribuídas. Estatura baixa, mãos e pés pequenos, sobrancelhas, cílios e pelos púbicos e axilares esparsos e couro cabeludo prematuramente acinzentado ou com alopecia, unhas distróficas, várias anormalidades dos dentes e do esqueleto e hipogonadismo são comuns. Uma das características mais marcantes é o aumento da incidência de catarata subcapsular bilateral juvenil. A maioria dos pacientes apresenta desenvolvimento mental normal. Queratoses e carcinomas de células escamosas podem se desenvolver posteriormente na pele exposta. A associação mais preocupante é aquela com osteossarcoma, que ocorre em 30% dos portadores da síndrome de Rothmund-Thomson e das mutações no gene *RECQL4*. A verificação genética ajuda no diagnóstico. O tratamento de achados dermatológicos começa evitando-se o sol e adotando-se comportamentos de proteção e as lesões telangiectásicas demonstraram responder à terapia com *pulsed dye laser*. Na ausência de malignidade, a expectativa de vida é normal.

SÍNDROME DE BLOOM

Esta síndrome é herdada de maneira autossômica recessiva e é mais frequente na população de judeus asquenaze. A causa é uma mutação no gene *BLM/RECQL3*, que codifica uma DNA helicase. Os pacientes são sensíveis à radiação UV, com índices aumentados de quebras cromossômicas e trocas de cromátides irmãs. Eritema e telangiectasia se desenvolvem durante a fase neonatal em distribuição em borboleta na face após exposição à luz solar. Uma erupção bolhosa nos lábios e eritema telangiectásico podem se desenvolver em bochechas, mãos e antebraços. Manchas café com leite e máculas hipopigmentadas podem estar presentes. Observa-se também uma deficiência de crescimento intrauterino evoluindo para baixa estatura, referida como "nanismo proporcional", e fácies distinta consistindo em nariz e orelhas proeminentes e face pequena e estreita. A inteligência fica entre média e média baixa. Todos os pacientes apresentam imunodeficiência, que se manifesta como infecções pulmonares e auditivas recorrentes. São comuns má absorção gastrintestinal, refluxo gastresofágico e hipogonadismo. As crianças afetadas apresentam tendência incomum ao desenvolvimento tanto de tumores sólidos (especialmente da pele) quanto de malignidades linforreticulares, as quais quase sempre resultam em óbito durante a infância ou no início da idade adulta. A análise da troca de cromátides irmãs é, em geral, realizada para confirmar o diagnóstico. As únicas medidas efetivas para reduzir a doença da pele são evitar o sol e usar protetores.

DOENÇA DE HARTNUP

Ver Capítulo 103.05.

A doença de Hartnup é um raro erro inato de metabolismo com herança autossômica recessiva. Aminoácidos neutros, incluindo triptofano, não são transportados pelo epitélio da borda em escova do intestino e dos rins devido à mutação do gene *SLC6A19*, que codifica o transportador. Isso resulta em deficiência da síntese de nicotinamida e causa a **síndrome** fotoinduzida **semelhante à pelagra**. A urina contém volume aumentado de aminoácidos monocarboxílicos de monoamina, distinguindo a doença de Hartnup da pelagra dietética. Os sinais cutâneos que precedem as manifestações neurológicas se desenvolvem, inicialmente, durante os primeiros meses de vida. Uma erupção eczematosa, por vezes vesicular e bolhosa, aparece na face e nas extremidades em fotodistribuição em padrão de "luvas e meias". A hiperpigmentação e a hiperqueratose podem acontecer em seguida e são intensificadas por mais exposição à luz solar. Exacerbações episódicas podem ser precipitadas por doença febril, exposição ao sol, estresse emocional e má nutrição. Na maioria dos casos, o desenvolvimento mental é normal, mas alguns pacientes mostram instabilidade emocional e ataxia cerebelar episódica. Os sintomas neurológicos são completamente reversíveis. A administração de nicotinamida e a proteção contra a luz do sol resultam em melhora das manifestações tanto cutâneas quanto neurológicas.

A bibliografia está disponível no GEN-io.

Capítulo 676

Doenças da Epiderme

676.1 Psoríase

Nicole R. Bender e Yvonne E. Chiu

A psoríase afeta 2 a 4% da população dos EUA e a psoríase pediátrica é responsável por aproximadamente um terço de todos os casos.

ETIOLOGIA/PATOGÊNESE

A psoríase é uma doença inflamatória relacionada à autoimunidade caracterizada por inflamação e proliferação dos queratinócitos. No interior da derme, as células dendríticas são ativadas por autoantígenos e liberam citocinas, com interferona-γ, fator de necrose tumoral e as interleucinas (IL) -12, IL-17, IL-22 e IL-23, que recrutam as células T. Uma vez ativadas, as células T liberam citocinas que induzem a proliferação e diferenciação anormal dos queratinócitos epidérmicos e, assim, mais citocinas são produzidas para perpetuação do processo. A psoríase apresenta uma base genética multifatorial e complexa. A história familiar de psoríase está presente em aproximadamente 50% dos pacientes, geralmente um parente de primeiro grau. O gene principal envolvido na suscetibilidade à psoríase (*PSORS1*) é o antígeno leucocitário humano (HLA)-CW*0602, que codifica uma proteína do MHC classe I, que está envolvida no reconhecimento dos autoantígenos. Numerosos outros genes envolvidos na suscetibilidade à psoríase foram identificados.

Os fatores que contribuem para o início/exacerbação da doença em alguns pacientes incluem infecções bacterianas e virais, traumatismo, estresse físico ou emocional, tabagismo ativo ou passivo e alguns medicamentos.

MANIFESTAÇÕES CLÍNICAS

Essa dermatose crônica e frequente surge durante as primeiras duas décadas de vida em cerca de 30% dos indivíduos. A **psoríase em placa**, o subtipo mais comum (> 80% dos casos), é caracterizada por pápulas eritematosas que coalescem e formam placas com bordas irregulares e bem demarcadas (Figura 676.1*A-D*). Se as lesões não forem alteradas por um tratamento, uma espessa escama prateada ou branco-amarelada (semelhante à mica) se desenvolve (Figura 676.1*A*). A remoção da escama pode resultar em pequenos pontos de sangramento (**sinal de Auspitz**). O **fenômeno de Koebner**, no qual novas lesões aparecem nos locais de traumatismo, é uma característica importante para o diagnóstico. As lesões podem ocorrer em qualquer localização, mas as preferenciais incluem o couro cabeludo, os joelhos, os cotovelos, a cicatriz umbilical, a parte superior do sulco interglúteo, a genitália e o conduto auditivo. O acometimento das unhas, um sinal diagnóstico importante, é caracterizado por depressões puntiformes da placa ungueal (*pitting*), descolamento da placa (onicólise), coloração amarelo-acastanhada e hiperqueratose subungueal (Figura 676.1*G*, *H* e *M*). As placas são geralmente assintomáticas; no entanto, o prurido é mais comum em crianças do que em adultos.

A **psoríase gutata**, uma variante que ocorre predominantemente em crianças, é caracterizada por uma erupção aguda de múltiplas pápulas ovais ou arredondadas, com menos de 1,5 cm e morfologicamente idênticas às lesões maiores em placas da psoríase (Figura 676.1*N-Q*). Os principais locais de apresentação incluem o tronco, a face e as regiões proximais dos membros. Em geral, o início ocorre algumas semanas após uma infecção **estreptocócica** (como uma faringite); desta forma, cultura e sorologias devem ser coletadas. A psoríase gutata também foi observada após infecção estreptocócica perianal, infecções virais, queimaduras solares e suspensão da corticoterapia sistêmica ou de inibidores do fator de necrose tumoral alfa (TNF-α). O curso clínico varia desde a resolução espontânea até a cronificação.

A **psoríase pustulosa** é uma doença autoinflamatória multissistêmica, caracterizada por episódios recorrentes e de início súbito de febre, mal-estar, envolvimento de órgãos extracutâneos e um exantema eritematopustuloso difuso. Essa condição pode estar associada à psoríase em placas em alguns pacientes; alterações na produção de citocinas, como resultado de mutações nos genes *IL36RN*, *AP1S3* e *CARD14*, estão relacionadas em uma parte dos pacientes.

A psoríase é rara em crianças, mas pode ser grave e recalcitrante, constituindo, assim, um desafio diagnóstico. A psoríase na área de fraldas é uma apresentação comum em crianças menores de 2 anos. Outras formas raras incluem a eritrodermia psoriásica (> 90% de envolvimento da área da superfície corporal), a psoríase linear, a psoríase palmoplantar e a psoríase inversa (que ocorrem em áreas intertriginosas). As crianças também podem desenvolver artrite psoriática juvenil, com ou sem lesões cutâneas.

A psoríase pode ser desencadeada por traumatismo leve (*piercing*, tatuagens), queimaduras solares ou químicas, medicamentos (betabloqueadores, AINEs) ou infecção pelo HIV. As comorbidades incluem artrite, doença de Crohn, depressão e doença hepática gordurosa não alcoólica.

DIAGNÓSTICO DIFERENCIAL

A psoríase é um diagnóstico clínico. O diagnóstico diferencial da psoríase em placas inclui o eczema numular, a *tinea corporis*, a dermatite seborreica, as síndromes de artrite pós-infecciosa e a pitiríase rubra pilar. As lesões no couro cabeludo podem ser confundidas com a dermatite seborreica, a dermatite atópica ou a *tinea capitis*. A psoríase localizada na região da fralda pode mimetizar uma dermatite seborreica, dermatite de fraldas, doença estreptocócica perianal, candidíase ou dermatite de contato alérgica. A psoríase gutata pode ser confundida com exantemas virais, sífilis secundária, pitiríase rósea e pitiríase liquenoide crônica (PLC). A psoríase ungueal deve ser diferenciada da onicomicose, líquen plano e de outras causas de onicodistrofia.

PATOLOGIA

Em casos de dúvidas sobre o diagnóstico, o exame histopatológico de uma lesão não tratada pode ser útil. As alterações típicas da psoríase incluem paraqueratose, acantose, cristas epiteliais alongadas, infiltrado neutrofílico na epiderme, por vezes formando microabscessos, vasos sanguíneos dérmicos dilatados e um infiltrado linfocitário na derme.

TRATAMENTO

A abordagem terapêutica varia de acordo com a idade da criança, o tipo de psoríase, os locais de envolvimento e a extensão da doença. O traumatismo físico e químico da pele deve ser evitado sempre que possível, para prevenir as lesões originadas pelo fenômeno de Koebner. O tratamento da psoríase deve ser considerado como um processo em quatro níveis. A eficácia varia com cada tratamento (Tabela 676.1).

O **primeiro nível é a terapia tópica**. Os agentes tópicos de primeira linha para as lesões no corpo são os emolientes, os análogos da vitamina D (calcipotriol e calcitriol, embora o calcitriol seja menos irritante para as crianças) e os corticosteroides de média e alta potência (ver Capítulo 665). A fórmula patenteada contendo tanto o calcipotriol quanto o dipropionato de betametasona (um corticosteroide tópico de alta potência) existe nas formas de pomada e solução. A formulação escolhida deve ser a de menor potência que seja eficaz, e deve ser aplicada 2 vezes/dia. As opções tópicas de segunda linha para lesões no corpo incluem os retinoides (tazaroteno), as preparações com alcatrão, a antralina e os ceratolíticos (com ácido salicílico ou ureia). As lesões faciais ou intertriginosas podem ser tratadas com corticosteroides tópicos de baixa potência e/ou análogos tópicos da vitamina D, ou inibidores da calcineurina, como os agentes poupadores de corticosteroides. Para as lesões do couro cabeludo, as aplicações de fenol em uma solução salina (p. ex., Baker Cummins P & S® Liquid) seguidas de um xampu de alcatrão são eficazes na remoção das escamas. Um corticosteroide de alta potência, na forma de solução, loção ou em espuma, pode ser aplicado quando a descamação começar a diminuir. É difícil tratar as lesões ungueais com agentes tópicos. A abordagem de primeira linha é a utilização de um corticosteroide tópico de alta potência na prega ungueal proximal.

O **segundo nível da terapia é a fototerapia**. O ultravioleta B de faixa estreita (NB-UVB, 311 nm) é uma alternativa efetiva e bem tolerada em pacientes pediátricos com psoríase em placas e gutata mal controlada com tratamentos tópicos. A radiação UVB com *excimer*

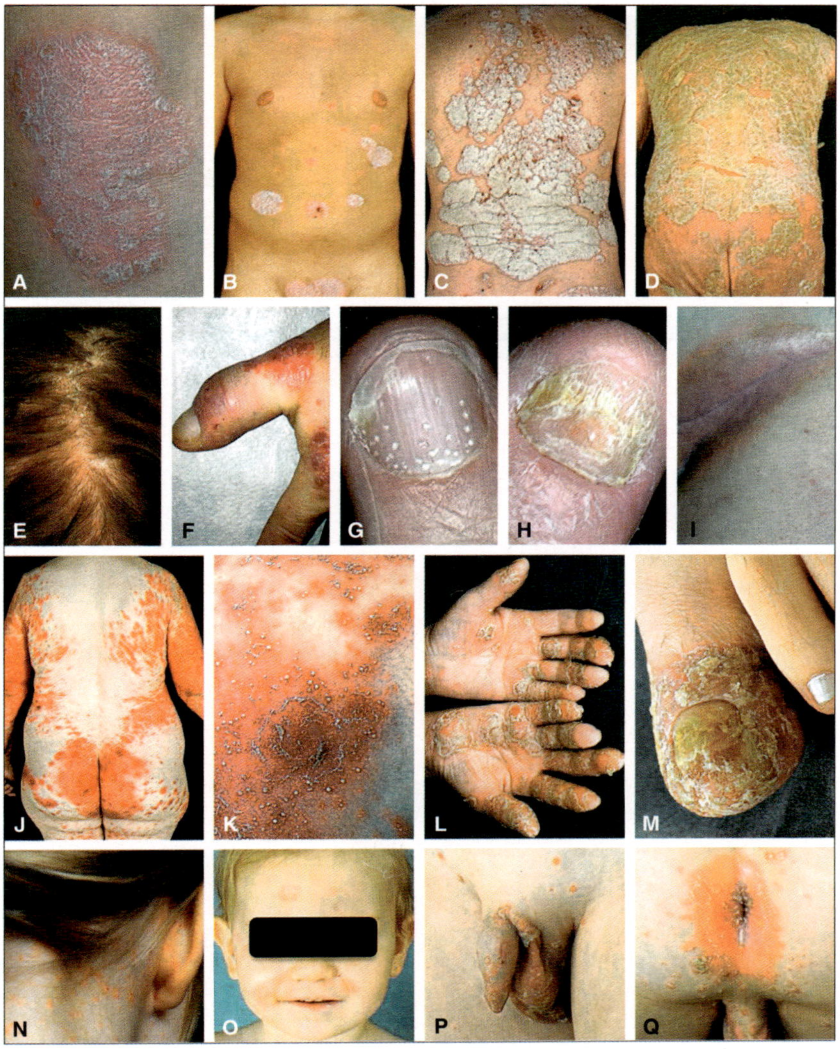

Figura 676.1 **Manifestações clínicas da psoríase.** Placas eritematosas típicas com escamas prateadas (**A**) podem se espalhar (**B**, psoríase numular), cobrir áreas maiores da pele (**C**, psoríase geográfica) ou afetar toda a superfície do corpo (**D**, psoríase eritrodérmica). O envolvimento do couro cabeludo pode ser acompanhado por alopecia não cicatricial (**E**). A artrite psoriática afeta até 30% de todos os pacientes (**F**, articulação interfalangiana do polegar). As alterações nas unhas são frequentes e variam de manchas com coloração amarela ou marrom (**G**) a distrofia completa (**H**). A psoríase inversa ocorre em áreas intertriginosas e geralmente é desprovida de escamas (**I**). A psoríase pustulosa pode ocorrer de forma generalizada (**J** e **K**) ou localizada (**L**, tipo palmoplantar e **M**, tipo acrodermatite continua supurativa). Em crianças, o início da psoríase gutata pode seguir a infecção estreptocócica do trato respiratório superior (**N**) e afetar qualquer local do corpo (**O-Q**). (*De Boehncke WH, Schön MP: Psoriasis.* Lancet *386:983-992, 2015. Fig. 1, p. 984.*)

Tabela 676.1 Terapias antipsoriáticas.

	EFICÁCIA (%)*	NÍVEL DE EVIDÊNCIA	COMENTÁRIO
Glicocorticosteroides†	60	1	Atrofia da pele se usados a longo prazo
Derivados da vitamina D†	45	1	Tratamento tópico a longo prazo mais seguro
Inibidores da calcineurina†	30	2/3	Reservados para áreas localizadas, como áreas faciais e intertriginosas
Exposição a ultravioleta B	70	2	Demorado; dose acumulativa pode causar efeitos adversos
Psoraleno mais exposição a ultravioleta A	90	2	Demorado; dose acumulativa pode causar efeitos adversos (incluindo malignidades)
Acitretina	15	2	Evite em mulheres jovens; não recomendada como monoterapia em baixa dose
Ciclosporina	45	1	Frequentemente usada por apenas alguns meses (nefrotoxicidade)
Metotrexato	50	2	Eficaz também na artrite psoriática
Ésteres do ácido fumárico	50	2	Medicamento oral, disponível apenas na Alemanha

(continua)

Tabela 676.1 Terapias antipsoriáticas. *(continuação)*

	EFICÁCIA (%)*	NÍVEL DE EVIDÊNCIA	COMENTÁRIO
Apremilaste	30	1	Medicamento oral inovador, eficaz também na artrite psoriática
Adalimumabe	70	1	Biológico mais amplamente utilizado para esta indicação
Etanercepte	50	1	Considerado adequado também para o uso intermitente
Infliximbe	80	1	Início da ação muito rápido; recomendado para psoríase pustulosa generalizada (*off-label*)
Ustequinumabe	70	1	Apenas 4 injeções por ano durante o tratamento a longo prazo
Secuquinumabe	80	1	Os pacientes geralmente atingem eliminação completa dos sintomas cutâneos

*Proporção estimada de pacientes que alcançaram uma redução de pelo menos 75% em sua pontuação no Índice da Gravidade da Psoríase por Área, da linha basal ao fim da terapia a curto prazo. †Terapêutica tópica, que, como monoterapia, é mostrada para tratar apenas a psoríase leve. (De Boehncke WH, Schön MP: Psoriasis. *Lancet* 386:983-992, 2015 [Table 1, p. 989].)

laser (308 nm) pode ser utilizada para o tratamento local de placas resistentes. A exposição à luz solar natural é frequentemente menos efetiva nos casos de psoríase grave.

O **terceiro nível é a terapia sistêmica**, raramente necessária para as crianças com psoríase de moderada a grave, recalcitrante ou generalizada. O metotrexato (0,2 a 0,7 mg/kg/semana) é o agente sistêmico de primeira linha para as crianças; outras opções incluem os retinoides orais (0,5 a 1,0 mg/kg/dia) e a ciclosporina (3 a 5 mg/kg/dia). Os retinoides orais podem ser cuidadosamente combinados com a fototerapia, mas as doses devem ser reduzidas por causa dos efeitos fotossensibilizantes da medicação. Os retinoides orais também são considerados para a psoríase pustulosa generalizada e gutata difusa.

O quarto nível de terapia inclui os medicamentos modificadores da resposta biológica, ou imunobiológicos. Os inibidores do TNF-α, como etanercepte, infliximabe e adalimumabe têm sido utilizados para a psoríase pediátrica, embora o etanercepte seja o único com aprovação da FDA. Um estudo relatou melhora significativa nas lesões psoriáticas em 12 semanas, com 57% *versus* 11% dos pacientes que receberam etanercepte ou placebo, respectivamente, alcançando melhora de 75% no Índice da Gravidade da Psoríase por Área 75 (PASI-75, um cálculo para avaliar a redução da gravidade da psoríase). Outros agentes biológicos potenciais com utilidade na psoríase pediátrica incluem o ustequinumabe, um anticorpo monoclonal humano que bloqueia a IL-12 e a IL-23 e seus receptores de superfície celular. Outro estudo incluiu 110 pacientes adolescentes para determinar a eficácia e a segurança do tratamento com ustequinumabe. Respectivamente, 78,4% e 80,6% dos adolescentes que receberam a metade da dosagem padrão e a dosagem padrão alcançaram o PASI-75 em 12 semanas, comparados a 10,8% dos pacientes que receberam o placebo. Inibidores biológicos da IL-17, como secuquinumabe e ixequinumabe, e o apremilaste, um inibidor de uma pequena molécula, também são usados para a psoríase pediátrica. Os inibidores da IL-23 também podem ter um papel no tratamento de doenças graves.

PROGNÓSTICO

As crianças com doença limitada apresentam melhor prognóstico. A psoríase é uma doença recorrente caracterizada por remissões e exacerbações. Artrite ou doenças oculares podem ser complicações extracutâneas. Os distúrbios metabólicos e cardiovasculares também ocorrem com maior frequência em pacientes com psoríase. Por exemplo, o aumento do grau de obesidade e a síndrome metabólica associada (hiperglicemia, hiperlipidemia e hipertensão) se correlacionam com a gravidade da psoríase. Os pacientes com psoríase também apresentam aumento nas taxas de acidente vascular encefálico, infarto do miocárdio e outras doenças vasculares durante a vida adulta. Um mecanismo proposto envolve o estado pró-inflamatório sistêmico induzido tanto pela psoríase quanto pelas condições associadas, embora a direção da causalidade permaneça incerta. Além disso, as crianças que sofrem de psoríase têm maior risco de tomar medicamentos psicotrópicos para ansiedade ou depressão, e são mais propensas a relatar comprometimento da qualidade de vida devido à doença crônica.

A bibliografia está disponível no GEN-io.

676.2 Pitiríase Liquenoide

Nicole R. Bender e Yvonne E. Chiu

A pitiríase liquenoide engloba um espectro de doenças que varia desde a PLC (pitiríase liquenoide crônica) até a pitiríase liquenoide varioliforme aguda (PLEVA, doença de Mucha-Habermann). O termo pitiríase liquenoide aguda ou crônica refere-se ao aspecto morfológico das lesões e não está relacionado com a duração da doença. Não foram encontradas correlações entre o tipo da lesão no início das erupções e a duração da doença. Muitos pacientes apresentam lesões agudas e crônicas ao mesmo tempo e a transição dessas lesões de uma forma para a outra ocorre ocasionalmente. Como resultado, alguns autores defendem o uso da pitiríase liquenoide como diagnóstico geral, em vez de diferenciar entre PLC e PLEVA. A doença de Mucha-Habermann ulceronecrótica febril (DMHUF) é um subtipo raro de PLEVA mais grave e potencialmente fatal.

ETIOLOGIA/PATOGÊNESE

Existem duas teorias principais para a etiologia da pitiríase liquenoide. A primeira é de que ela surge em um indivíduo geneticamente suscetível como uma reação de hipersensibilidade a uma infecção. A segunda é de que ela representa uma proliferação linfocitária de células T monoclonais do grupo das discrasias cutânea de células T.

MANIFESTAÇÕES CLÍNICAS

Em geral, a pitiríase liquenoide se manifesta entre a segunda e terceira décadas de vida; 30% dos casos ocorrem antes dos 20 anos com picos de incidência aos 5 e 10 anos. A erupção persiste por meses ou anos, com uma eventual tendência de remissão.

A PLC se manifesta gradualmente como múltiplas pápulas generalizadas, de coloração vermelho-acastanhada, de 3 a 5 mm de diâmetro, que são recobertas por uma fina descamação acinzentada (Figura 676.2). As lesões podem ser assintomáticas ou apresentar um leve prurido e, ocasionalmente, podem ser vesiculares, hemorrágicas, crostosas ou apresentar infecção secundária. As pápulas se tornam planas e acastanhadas em torno de 2 a 6 semanas, deixando, após a involução, máculas hiperpigmentadas ou hipopigmentadas. A formação de cicatrizes é incomum. As lesões em vários estágios de evolução estão presentes, mais comumente no tronco e extremidades; a face, as superfícies palmoplantares, o couro cabeludo e as mucosas costumam ser poupados.

A **PLEVA** se manifesta como uma erupção abrupta de numerosas pápulas de 2 a 3 mm que possuem um centro vesicopustuloso e a seguir purpúrico, recobertas por uma crosta escura aderente, hemorrágica ou necrótica, circundadas por um halo eritematoso (Figura 676.3). Os sintomas sistêmicos (como febre, mal-estar, dor de cabeça e artralgia) podem estar presentes por 2 ou 3 dias após o surto inicial. As lesões são distribuídas de forma difusa no tronco e extremidades, como na PLC, e regridem dentro de algumas semanas, deixando por vezes uma cicatriz varioliforme. O surgimento sucessivo das pápulas produz um aspecto polimorfo peculiar da erupção, com lesões em vários estágios de evolução.

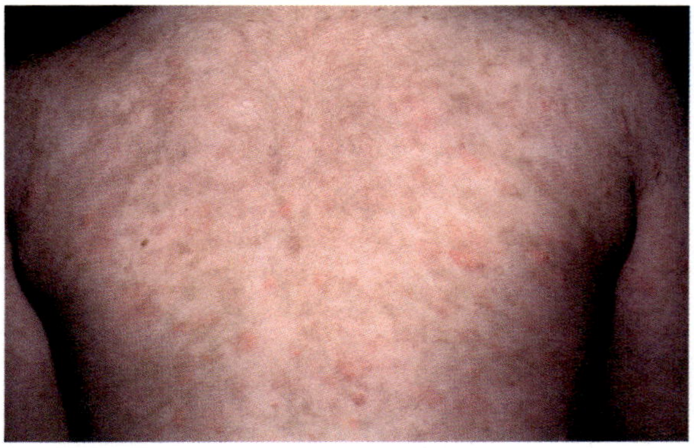

Figura 676.2 Placas generalizadas com descamação fina em um caso de pitiríase liquenoide crônica.

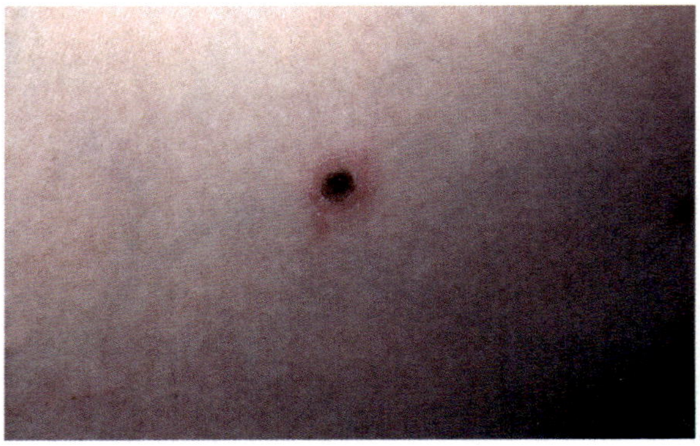

Figura 676.3 Lesão necrótica com halo eritematoso em um caso de pitiríase liquenoide variceliforme aguda.

A **DMHUF** se manifesta com febre alta e nódulos ulceronecróticos de alguns centímetros de diâmetro, que são mais comuns no tronco e nas superfícies flexoras proximais das extremidades superiores. A histopatologia das lesões é consistente com a PLEVA. Bolhas hemorrágicas, úlceras nas mucosas, artrite, cardiomiopatia, vasculite, queixas abdominais, anormalidades hematológicas (anemia megaloblástica, pancitopenia e coagulação intravascular difusa) e infecção secundária por *Staphylococcus aureus* também podem estar presentes. Esses pacientes podem ter histórico de diagnóstico prévio de PLEVA. Embora não haja nenhum tratamento padronizado relatado e haja relatos de mortes, normalmente as lesões ulceronecróticas se resolvem em poucas semanas, deixando cicatrizes hipocrômicas.

PATOLOGIA

A histopatologia da PLC demonstra espessamento e paraqueratose da camada córnea, espongiose epidérmica, infiltrado perivascular superficial de macrófagos e linfócitos (predominantemente CD8), que pode se estender para a epiderme, e um pequeno número de eritrócitos extravasados na derme papilar.

As alterações histopatológicas da PLEVA e DMHUF refletem a sua natureza mais agressiva. O edema inter e intracelular na epiderme pode levar à degeneração dos queratinócitos. Um denso infiltrado perivascular de células mononucleares, edema das células endoteliais e extravasamento de eritrócitos para a epiderme e derme são características adicionais.

DIAGNÓSTICO DIFERENCIAL

O diagnóstico diferencial da pitiríase liquenoide inclui psoríase gutata, pitiríase rósea, farmacodermias, sífilis secundária, exantemas virais, papulose linfomatoide e líquen plano. O curso crônico da pitiríase liquenoide ajuda a diferenciá-la da pitiríase rósea, de exantemas virais e de algumas erupções por fármacos. A biopsia da pele ajuda na distinção da pitiríase liquenoide de outras doenças.

TRATAMENTO

Em geral, a pitiríase liquenoide deve ser considerada uma condição benigna que não altera a saúde da criança. Um emoliente para remover a descamação excessiva é o único procedimento a ser realizado se o paciente estiver assintomático. Se o tratamento for necessário, os agentes de primeira linha são os anti-inflamatórios e os antibióticos orais, como a eritromicina (30 a 50 mg/kg/dia durante 2 a 3 meses). Os corticosteroides tópicos (de média potência, aplicados 2 vezes/dia) e os inibidores da calcineurina tópicos podem ajudar a diminuir a inflamação e o prurido, mas não alteram o curso da doença. A fototerapia NB-UVB é a opção de tratamento de segunda linha. O metotrexato deve ser reservado para casos muito sintomáticos. Em geral, a DMHUF, uma condição rara, requer tratamento hospitalar. Inicialmente, os corticosteroides sistêmicos, o metotrexato, a imunoglobulina intravenosa ou a ciclosporina podem ser necessários, com uma transição gradual para outro tipo de tratamento, como mencionado anteriormente, após estabilização e melhora iniciais.

A bibliografia está disponível no GEN-io.

676.3 Queratose Pilar

Nicole R. Bender e Yvonne E. Chiu

A queratose pilar é uma erupção papular comum decorrente da obstrução do folículo piloso pelo acúmulo de queratina. Esse distúrbio apresenta transmissão autossômica dominante com penetrância variável. As áreas típicas de envolvimento incluem as superfícies extensoras das partes proximais dos braços e pernas, a região malar e as nádegas. As lesões podem se assemelhar à pele "arrepiada" e são caracterizadas por pápulas foliculares, inflamatórias e descamativas, que não coalescem. Elas são geralmente assintomáticas, mas podem ser pruriginosas. A irritação dos tampões foliculares ocasionalmente causa eritema em torno das pápulas ceratóticas (Figura 676.4). Um subgrupo de pacientes apresenta queratose pilar associada à telangiectasia facial e uleritema *ophryogenes*, uma doença cutânea rara caracterizada por pápulas ceratóticas e inflamatórias na face, que pode resultar em cicatrizes, atrofia e alopecia. Considerando que as lesões da queratose pilar estão associadas e pioram com o ressecamento da pele, elas são muitas vezes mais evidentes durante o inverno. A queratose pilar é mais frequente em pacientes com dermatite atópica e mais comum durante a infância e no início da vida adulta, tendendo a regredir na terceira década de vida. O tratamento da queratose pilar é opcional. As medidas para diminuir o prurido incluem hidratação com um agente emoliente leve. O uso regular de um creme à base de ureia (10 a 40%) ou uma preparação de alfa-hidroxiácidos (creme ou loção de ácido láctico a 12%) podem melhorar o aspecto clínico das lesões da queratose pilar, mas também podem contribuir para o prurido e a irritação. A terapia pode melhorar, mas não cura essa condição.

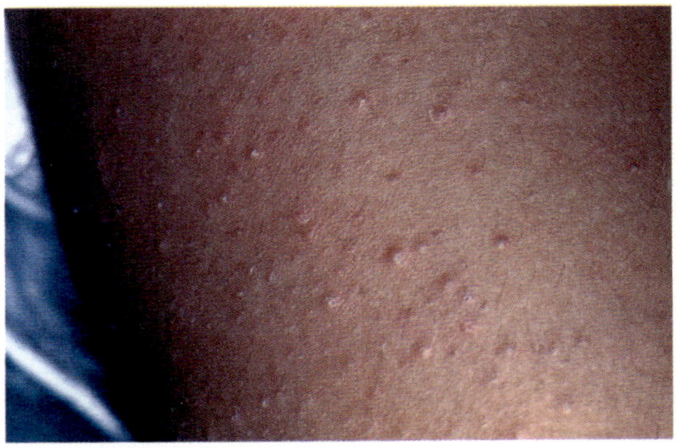

Figura 676.4 Rolhas foliculares de queratina com eritema circundante em um caso de queratose pilar.

676.4 Líquen Espinuloso

Nicole R. Bender e Yvonne E. Chiu

O líquen espinuloso é uma doença rara que ocorre sobretudo em crianças e mais frequentemente nos meninos. A causa é desconhecida. As lesões consistem em placas irregulares e bem delimitadas de pápulas foliculares pontiagudas e ceratóticas. As placas podem acometer qualquer local do corpo e muitas vezes estão distribuídas simetricamente sobre tronco, cotovelos, joelhos e superfícies extensoras dos membros. Em geral, as lesões são normocrômicas e assintomáticas, mas também podem ser eritematosas ou pruriginosas.

Geralmente, o tratamento é desnecessário. Para os pacientes que consideram as erupções um problema estético, os emolientes contendo ureia (10 a 40%) são muitas vezes eficazes na redução das lesões. Em geral, as placas desaparecem espontaneamente após vários meses ou anos.

676.5 Pitiríase Rósea

Nicole R. Bender e Yvonne E. Chiu

A pitiríase rósea é um distúrbio papuloescamoso benigno comum que geralmente afeta adolescentes e adultos jovens com idade entre 15 e 30 anos. A doença é mais comum no inverno e geralmente é autolimitada.

ETIOLOGIA/PATOGÊNESE

A causa da pitiríase rósea é desconhecida; no entanto, suspeita-se de um agente viral, como um foco recorrente do herpes-vírus humano dos tipos 6 e 7. As evidências para uma etiologia infecciosa incluem a tendência a ocorrer em surtos (familiar), a presença de pródromo e a variação sazonal e as recorrências pouco frequentes, embora a doença em si não pareça ser contagiosa.

MANIFESTAÇÕES CLÍNICAS

Esta erupção benigna e comum ocorre com maior frequência em crianças e adultos jovens. Embora um período prodrômico com febre, mal-estar, artralgia e faringite possa preceder a erupção, raramente as crianças se queixam de tais sintomas. Uma **lesão-mãe** ("medalhão") precede a erupção generalizada e pode surgir em qualquer parte do corpo. A lesão-mãe é geralmente maior do que as outras, podendo variar de 1 a 10 cm de diâmetro. Elas apresentam um formato ovalado com bordas elevadas e com uma fina escama aderida. Aproximadamente entre o quinto e o décimo dia após o aparecimento do medalhão, torna-se evidente uma erupção generalizada e simétrica envolvendo sobretudo o tronco e a parte proximal dos membros (Figura 676.5). Na forma invertida da pitiríase rósea, a face, o couro cabeludo e a porção distal dos membros podem estar envolvidos. Grupos de lesões podem aparecer por vários dias. As lesões típicas são ovais ou arredondadas, menores que 1 cm de diâmetro, ligeiramente elevadas e com coloração que varia do rosa ao castanho. A lesão é recoberta por uma fina escama, o que confere à pele uma aparência rugosa. Algumas apresentam uma área central mais clara e borda descamativa (descamação "em colarete"). Os tipos papular (mais comum em afrodescendentes), vesicular, urticariforme, hemorrágico, anular e as lesões nas mucosas são variantes incomuns. O maior eixo de cada lesão é geralmente alinhado com as linhas de clivagem da pele, uma característica que cria o chamado padrão em **árvore-de-natal** na região dorsal. A conformação das linhas da pele muitas vezes é mais perceptível nas regiões anterior e posterior das pregas axilares e nas áreas supraclaviculares. As lesões mais comuns são assintomáticas, mas podem ser leves ou intensamente pruriginosas. A duração das erupções varia de 2 a 12 semanas e tem resolução espontânea. Após a remissão da erupção, áreas de hipo ou hiperpigmentação pós-inflamatória podem ficar bem evidentes, sobretudo em pacientes de pele mais escura. Essas alterações desaparecem nas semanas ou meses subsequentes.

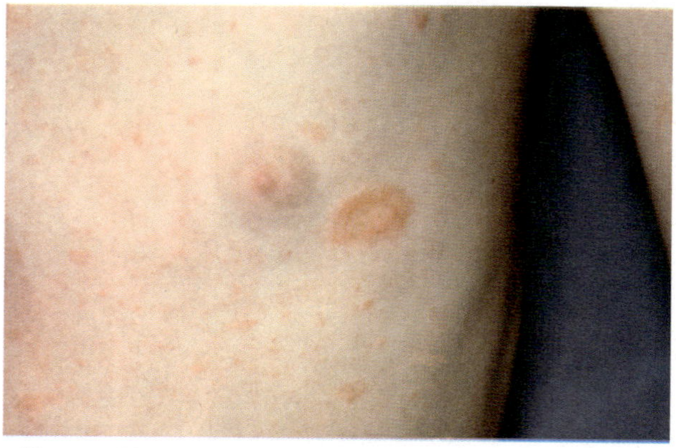

Figura 676.5 Lesão-mãe ("medalhão") na pitiríase rósea.

DIAGNÓSTICO DIFERENCIAL

A lesão-mãe pode ser confundida com a *tinea corporis*, um erro que pode ser evitado se for realizado um exame micológico direto do raspado da lesão. A erupção generalizada se assemelha a várias doenças, sendo a sífilis secundária a mais importante. Erupções medicamentosas, exantemas virais, psoríase gutata, PLC e eczema numular também podem ser confundidos com a pitiríase rósea.

TRATAMENTO

O tratamento é desnecessário nos pacientes assintomáticos. Se a descamação for proeminente, a aplicação de um emoliente normalmente resolverá o problema. O prurido pode ser eliminado com uma loção contendo mentol e cânfora ou um anti-histamínico oral de primeira geração, sobretudo à noite, quando o sintoma pode ser problemático. Ocasionalmente, um corticosteroide tópico de média potência poderá ser necessário para aliviar o prurido. A exposição à luz solar natural e a fototerapia NB-UVB podem reduzir a duração e a gravidade da doença.

A bibliografia está disponível no GEN-io.

676.6 Pitiríase Rubra Pilar

Nicole R. Bender e Yvonne E. Chiu

ETIOLOGIA/PATOGÊNESE

A causa da pitiríase rubra pilar é desconhecida. Embora formas genéticas com transmissão autossômica dominante ou recessiva possam ser responsáveis por alguns casos na infância, em sua maioria os casos são esporádicos. Alguns estudos indicaram a participação do TNF-α no desenvolvimento da doença. Outras hipóteses para os fatores causais incluem alterações no metabolismo da vitamina A, traumatismo, infecções, imunossupressão e exposição à luz UV.

MANIFESTAÇÕES CLÍNICAS

A pitiríase rubra pilar, uma dermatose inflamatória rara, é conhecida pela variabilidade em sua apresentação clínica e seu curso da doença. Com frequência, apresenta um início insidioso com descamação difusa e eritema do couro cabeludo, que se confunde com as características da dermatite seborreica, e também uma intensa hiperqueratose palmoplantar (Figura 676.6*A*). As lesões na região dos cotovelos e joelhos também são comuns (Figura 676.6*B*) e uma eritrodermia generalizada pode se desenvolver em alguns pacientes. A lesão primária característica é uma pequena pápula cupuliforme, firme, de cor vermelha ou rosada e com uma rolha córnea central, perfurada por uma haste de pelo velo. Grupos de pápulas coalescem para formar grandes placas eritematosas (vermelho-alaranjadas) bem delimitadas, descamativas, entremeadas por ilhas de pele sã. Pápulas típicas no dorso das falanges proximais podem ser palpadas facilmente. Placas e pápulas acinzentadas, que se assemelham ao líquen plano, podem ser encontradas na cavidade oral. Alterações distróficas nas unhas podem ocorrer e mimetizar as lesões da psoríase. Essas lesões são comumente pruriginosas. Na infância, o prognóstico é relativamente bom, em geral com resolução do quadro.

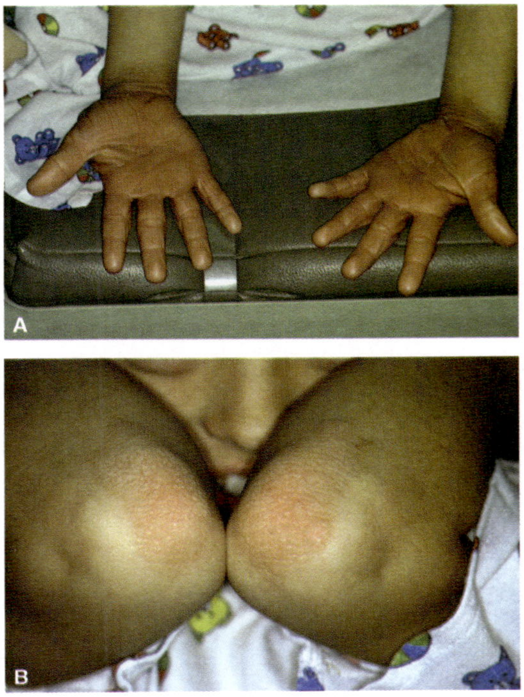

Figura 676.6 Pitiríase rubra pilar. **A.** Queratose palmar alaranjada. **B.** Lesões no cotovelo.

DIAGNÓSTICO DIFERENCIAL

O diagnóstico diferencial inclui a ictiose, a dermatite seborreica, a queratodermia palmoplantar e a psoríase.

HISTOPATOLOGIA

A biopsia de pele revelando rolhas foliculares, acantose da epiderme, infiltrado perivascular, ortoqueratose e paraqueratose em "tabuleiro de xadrez" e uma camada granulosa intacta podem diferenciar esta condição da psoríase e da dermatite seborreica.

TRATAMENTO

É difícil avaliar os numerosos regimes terapêuticos recomendados, pois a pitiríase rubra pilar segue um curso caprichoso, com exacerbações e remissões. A hidratação como medida isolada é útil nos casos leves. Os agentes tópicos, como corticosteroides de média e alta potência, agentes ceratolíticos (ureia, ácido salicílico), análogos da vitamina D, retinoides (tazaroteno, tretinoína) e derivados do alcatrão, são utilizados associados a agentes sistêmicos para doença generalizada e também como monoterapia para os casos de doença localizada. Quando tratamentos adicionais são necessários, os retinoides orais (isotretinoína ou acitretina 0,5 a 1 mg/kg/dia) são utilizados como agentes de primeira linha, enquanto o metotrexato é usado como segunda escolha. As demais opções de tratamento incluem os imunobiológicos inibidores do TNF-α, a ciclosporina, a azatioprina e a fototerapia NB-UVB.

A bibliografia está disponível no GEN-io.

676.7 Doença de Darier

Nicole R. Bender e Yvonne E. Chiu

ETIOLOGIA/PATOGÊNESE

A doença de Darier é um distúrbio genético raro, herdado de forma autossômica dominante e causado por mutações no gene *ATP2A2*. Esse gene codifica uma bomba celular de cálcio, SERCA2, cuja disfunção resulta em perda de adesão entre as células da epiderme e queratinização anormal.

MANIFESTAÇÕES CLÍNICAS

A doença de Darier se manifesta em geral no fim da infância e persiste ao longo da vida. As lesões típicas são pequenas pápulas verrucosas, normocrômicas e firmes, que nem sempre apresentam uma localização folicular. Eventualmente, as lesões desenvolvem crostas amareladas, de aspecto gorduroso e odor fétido, que coalescem e formam grandes placas vegetantes de cor marrom-acinzentada (Figura 676.7). O couro cabeludo, a face, o pescoço, os ombros, o tórax, o dorso, as axilas, as superfícies flexoras dos membros e a região inguinal estão simetricamente envolvidos. Pápulas, fissuras, crostas e úlceras podem aparecer nas membranas mucosas dos lábios, da língua, da mucosa oral, da faringe, da laringe e da vulva. Queratose palmoplantar e distrofia ungueal com queratose subungueal e linhas vermelhas e brancas são características variáveis. Prurido intenso, infecção secundária, odor fétido e dor podem estar presentes. Os fatores exacerbantes foram identificados e incluem a transpiração, a exposição à luz UV, o calor, o atrito, as cirurgias e as infecções. Assim, a doença de Darier tem um curso crônico e recidivante, que geralmente piora no verão.

HISTOPATOLOGIA

As alterações histopatológicas observadas na doença Darier são características. Hiperqueratose com rolha córnea, separação intraepidérmica (acantólise) com a formação de fendas suprabasais e células epidérmicas disceratóticas são características.

DIAGNÓSTICO DIFERENCIAL

A doença de Darier é frequentemente confundida com dermatite seborreica, acantose *nigricans*, verrugas planas ou doença de Hailey-Hailey.

TRATAMENTO

O tratamento é inespecífico e começa com aplicação de emolientes, sempre evitando os fatores desencadeantes. O tratamento de primeira escolha para a doença leve e localizada consiste na utilização de corticosteroides tópicos de baixa ou média potência. Os retinoides tópicos são utilizados como segunda opção de tratamento. Outras formas de tratamento incluem agentes ceratolíticos tópicos (ureia, ácido láctico), soluções antissépticas (triclosana, gliconato de clorexidina ou água oxigenada) ou inibidores da calcineurina. A doença grave e generalizada é tratada com isotretinoína oral ou acitretina (0,5 a 1,0 mg/kg/dia, durante 3 a 4 meses). As infecções secundárias são comuns e devem ser tratadas apropriadamente. Atualmente, os novos tratamentos que estão sendo investigados incluem anticorpos anti-IL-6, inibidores da ciclo-oxigenase-2 (COX-2) e o miglustate (um inibidor da glicosilceramida sintase).

A bibliografia está disponível no GEN-io.

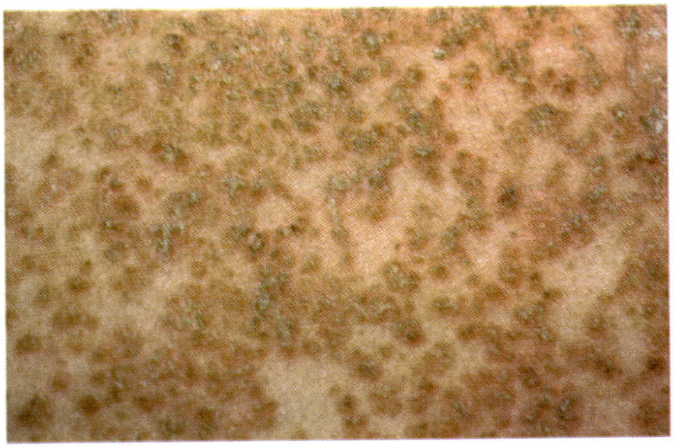

Figura 676.7 Pápulas que coalescem e formam uma grande placa no dorso de um paciente com doença de Darier.

676.8 Líquen Nítido

Nicole R. Bender e Yvonne E. Chiu

ETIOLOGIA/PATOGÊNESE

A etiologia do líquen nítido é desconhecida, mas tem sido associada a alterações imunológicas.

MANIFESTAÇÕES CLÍNICAS

Essa incomum erupção papulosa crônica e benigna é caracterizada por diminutas pápulas (1 a 2 mm) achatadas, brilhantes, firmes e de tamanho uniforme, que em geral são normocrômicas, mas podem ser rosadas ou avermelhadas. Em indivíduos afrodescendentes, geralmente são hipopigmentadas (Figura 676.8). Os locais mais comuns de envolvimento são a genitália, o abdome, o tórax, os antebraços, os punhos e a região interna das coxas. As lesões podem ser esparsas ou numerosas, podendo formar grandes placas. Em um exame cuidadoso normalmente encontramos pápulas em arranjo linear em uma região de traumatismo (fenômeno de Koebner), um indício valioso para o diagnóstico, pois isso ocorre em apenas algumas doenças. O líquen nítido ocorre em todas as faixas etárias, mas é mais prevalente em crianças em idade escolar e adultos jovens. Em geral, os pacientes com líquen nítido são assintomáticos e apresentam bom estado geral, mas o prurido pode ser intenso. As lesões podem ser confundidas com as do líquen plano, mas é raro que essas duas dermatoses ocorram simultaneamente.

DIAGNÓSTICO DIFERENCIAL

A queratose pilar generalizada também pode ser confundida com o líquen nítido, mas a localização folicular das pápulas e a ausência do fenômeno de Koebner na queratose pilar ajudam a distinguir as duas doenças. A verruga plana, se pequena e de tamanho uniforme, pode, ocasionalmente, se assemelhar às lesões do líquen nítido.

HISTOPATOLOGIA

Embora o diagnóstico possa ser realizado clinicamente, por vezes uma biopsia é indicada. A pápula do líquen nítido apresenta ninhos muito bem demarcados e circunscritos de linfócitos e histiócitos na derme superior, envolvidos por cristas epidérmicas em forma de garras.

TRATAMENTO

O curso do líquen nítido se estende por meses ou anos, mas as lesões eventualmente involuem completamente. Nenhum tratamento é necessário, mas os esteroides tópicos de média ou alta potência podem ser utilizados para o prurido.

A bibliografia está disponível no GEN-io.

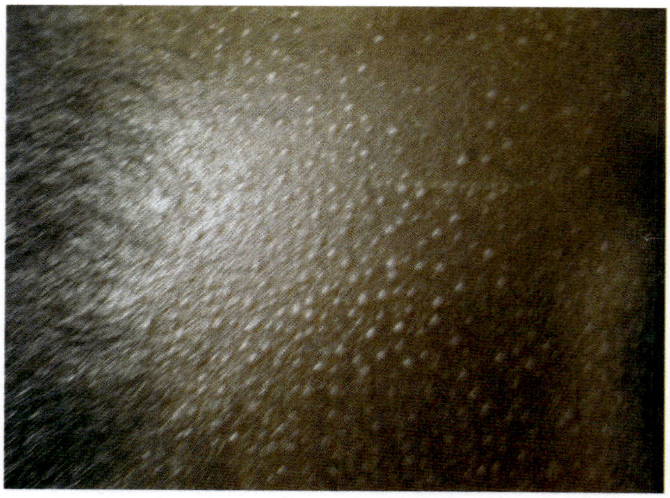

Figura 676.8 Pápulas uniformes ligeiramente hipocrômicas em um caso de líquen nítido.

676.9 Líquen Estriado

Nicole R. Bender e Yvonne E. Chiu

ETIOLOGIA/PATOGÊNESE

Acredita-se que o líquen estriado seja causado por uma associação de predisposição genética, presente em forma de mosaico na pele (seguindo as linhas de Blaschko), e um agente infeccioso desencadeante.

MANIFESTAÇÕES CLÍNICAS

O líquen estriado é uma erupção benigna, autolimitada, de pápulas agrupadas em arranjo linear, contínuo ou não, em um padrão que segue as linhas de Blaschko. A lesão primária é uma pápula achatada, hipopigmentada ou rosada, com descamação fina. As pápulas agrupadas formam várias faixas ou placas. As pápulas são gradualmente substituídas por máculas hipocrômicas, que podem constituir a forma de apresentação da lesão em alguns casos. A erupção evolui em um período de dias ou semanas em uma criança aparentemente saudável, permanecendo inalterada por semanas a meses e, finalmente, regredindo sem sequelas, em geral, dentro de 2 anos. Os sintomas geralmente estão ausentes, mas algumas crianças se queixam de prurido. A distrofia ungueal pode ocorrer quando a erupção envolve a prega ungueal proximal e a matriz (Figura 676.9).

DIAGNÓSTICO DIFERENCIAL

O líquen estriado é ocasionalmente confundido com outras doenças. A placa inicial pode ser semelhante ao eczema papular ou líquen nítido até que seu padrão linear se torne evidente. O líquen plano linear e a psoríase linear são normalmente associados a lesões típicas isoladas em outras partes do corpo. Os nevos epidérmicos lineares são lesões permanentes que muitas vezes se tornam mais hiperceratóticas e hiperpigmentadas do que as do líquen estriado.

TRATAMENTO

Nenhum tratamento é necessário e, geralmente, não é muito eficaz. Os corticosteroides tópicos de baixa potência ou o inibidor tópico de calcineurina podem ser utilizados quando o paciente se queixa de prurido.

A bibliografia está disponível no GEN-io.

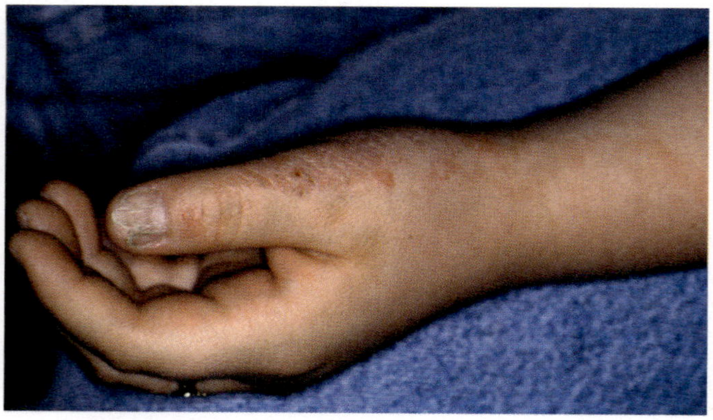

Figura 676.9 Líquen estriado com distrofia ungueal.

676.10 Líquen Plano

Nicole R. Bender e Yvonne E. Chiu

ETIOLOGIA/PATOGÊNESE

A causa do líquen plano é desconhecida, mas acredita-se em uma ação imunológica das células T citotóxicas na pele. Pode existir predisposição genética. Outros fatores desencadeantes propostos incluem a exposição a metais, certos medicamentos, doença hepática, imunizações (particularmente a vacina da hepatite B) e infecções (especialmente pelo vírus da hepatite C).

MANIFESTAÇÕES CLÍNICAS

O líquen plano é uma doença rara em crianças pequenas e incomum nas mais velhas. É observado mais frequentemente em crianças de origem afro-americana e naquelas do subcontinente indiano. A forma clássica do líquen plano é o subtipo mais comum em crianças, muitas vezes exibindo um início agudo, eruptivo. As lesões se originam de forma aguda, como um exantema viral, e se espalham para envolver a maior parte da superfície do corpo. A lesão primária é uma pápula poligonal violácea, bem delimitada, com linhas finas, esbranquiçadas (estrias de Wickham) ou escamas na superfície. As pápulas podem coalescer e formar placas maiores (Figura 676.10). Elas são intensamente pruriginosas e o surgimento de lesões adicionais em disposição linear é muitas vezes induzido pelo atrito da coçadura (fenômeno de Koebner). Os locais de envolvimento mais comuns são as superfícies flexoras dos pulsos, os antebraços, a região interna das coxas e os tornozelos.

Os diversos tipos de líquen plano (hipertrófico, linear, bolhoso, atrófico, anular, folicular, erosivo, ulcerado e actínico) também podem ocorrer em crianças. Lesões características das membranas mucosas consistem em pápulas esbranquiçadas e puntiformes, que coalescem e formam um padrão reticulado e rendilhado na mucosa oral. Úlceras erosivas também são comuns na mucosa bucal e a doença pode também envolver o trato gastrintestinal. O envolvimento das unhas provoca distrofia. A doença pode persistir por meses ou anos, mas a remissão espontânea eventualmente ocorre na maioria dos casos. Com frequência, uma hiperpigmentação importante persiste por um longo tempo após a resolução das lesões.

HISTOPATOLOGIA

As características histopatológicas do líquen plano são específicas e incluem hiperqueratose, acantose irregular, hipergranulose em cunha, queratinócitos apoptóticos na epiderme inferior e derme superior e degeneração de células basais com um infiltrado linfocitário em faixa na junção dermoepidérmica. A incontinência pigmentar é frequentemente observada. Uma biopsia é indicada se o diagnóstico clínico for duvidoso.

TRATAMENTO

O tratamento é direcionado para o alívio do intenso prurido e a melhora das lesões cutâneas. A terapia de primeira escolha é realizada com um corticosteroide tópico de alta potência aplicado 2 vezes/dia, sendo eficaz para a doença localizada no tronco ou nas extremidades; as lesões na face e genitais podem ser tratadas com corticosteroides de baixa ou média potência. As alternativas para os esteroides tópicos incluem os inibidores da calcineurina de uso tópico e os análogos da vitamina D. As lesões mais espessas podem requerer a aplicação intralesional de corticosteroides. Os anti-histamínicos orais (hidroxizina) são muitas vezes associados para combater o prurido. Cursos rápidos de glicocorticoides sistêmicos ou a fototerapia (NB-UVB) são utilizados como opção de tratamento para os raros casos generalizados e as lesões resistentes ao tratamento. Outros medicamentos com eficácia relatada incluem os retinoides orais (acitretina), dapsona, metronidazol, griseofulvina e metotrexato.

A bibliografia está disponível no GEN-io.

676.11 Poroqueratose

Nicole R. Bender e Yvonne E. Chiu

ETIOLOGIA/PATOGÊNESE

As poroqueratoses são um grupo incomum de dermatoses provenientes da queratinização epidérmica anormal. A etiologia é desconhecida, exceto para a forma actínica disseminada, que é secundária à exposição solar crônica. A hipótese clássica propõe a expansão periférica de clones de queratinócitos epidérmicos mutantes situados no local da patologia. A suscetibilidade genética, com transmissão autossômica dominante, e a imunossupressão (particularmente transplante de órgãos) também podem estar envolvidas.

MANIFESTAÇÕES CLÍNICAS

A poroqueratose é uma doença rara, crônica e progressiva da queratinização. A típica lesão inicial é uma placa ou pápula atrófica circundada por uma borda de queratose, denominada lamela cornoide. Várias formas foram descritas: placas solitárias, poroqueratose linear, lesões hiperceratóticas das palmas das mãos e plantas dos pés, lesões eruptivas disseminadas e poroqueratose actínica superficial. A **poroqueratose de Mibelli** (tipo clássico) começa na infância e é mais comum no gênero masculino. Os locais mais comuns de envolvimento incluem os membros, a face, a genitália, as membranas mucosas e as palmas das mãos e plantas dos pés. A lesão primária é uma pequena pápula ceratótica cujo diâmetro aumenta lentamente, de modo que o centro fica deprimido e as bordas elevadas, formando um colarete (Figura 676.11). O formato da placa pode ser redondo, oval ou espiralado. A borda elevada é delimitada por um sulco fino de onde emergem pequenas projeções córneas. A área atrófica central é amarelada, cinza ou castanho-amarelada, esclerótica, lisa e xerótica, enquanto a borda hiperceratótica é cinza-escura, marrom ou preta. A **poroqueratose linear** também é mais comum na infância e geralmente segue as linhas de Blaschko. A doença é lentamente progressiva, mas relativamente assintomática. Alguns pacientes apresentam prurido ou dor.

HISTOPATOLOGIA

Uma biopsia da pele é geralmente desnecessária, mas irá revelar a característica lamela cornoide (rolha de paraqueratose), que é responsável pela borda típica da lesão. A camada granulosa está ausente na região da lamela cornoide.

DIAGNÓSTICO DIFERENCIAL

O diagnóstico diferencial da poroqueratose inclui verrugas, nevos epidérmicos, líquen plano, granuloma anular, *tinea corporis*, eczema numular, pitiríase rósea e elastose perfurante serpiginosa.

TRATAMENTO

Nenhum tratamento mostrou-se uniformemente bem-sucedido; portanto, as decisões terapêuticas dependem, em grande parte, do tamanho da lesão, da localização, dos sintomas e das preferências do paciente. Em sua maioria, as lesões são assintomáticas e não requerem

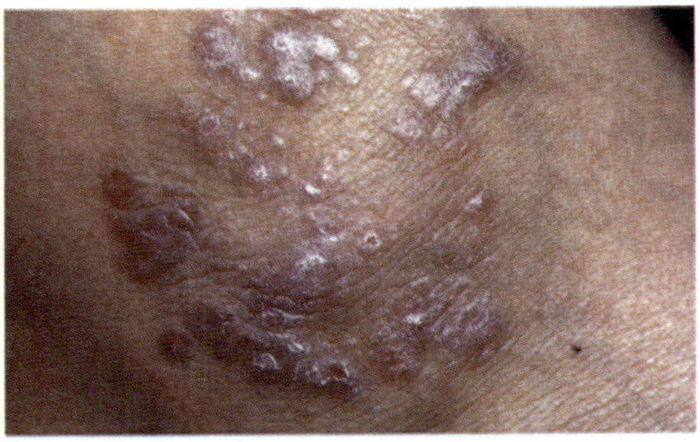

Figura 676.10 Pápulas poligonais violáceas e achatadas em um caso de líquen plano.

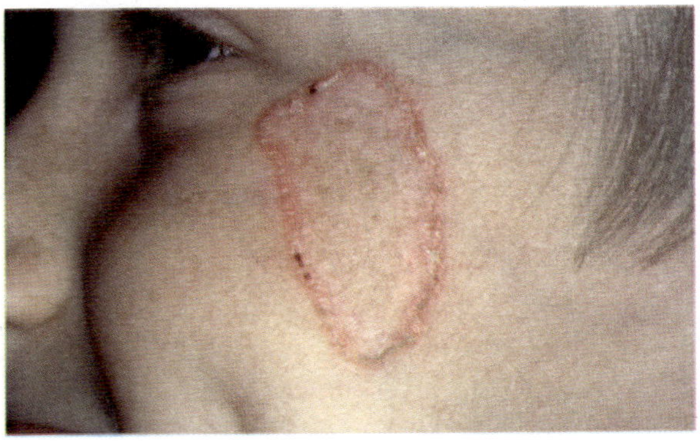

Figura 676.11 Grande placa de poroqueratose de Mibelli com borda elevada e depressão central.

qualquer intervenção. Se o tratamento for necessário, as opções incluem o tratamento farmacológico (análogos tópicos de vitamina D, retinoides tópicos, 5-fluoruracila tópica, imiquimode tópico ou retinoides orais [apenas para os casos graves]), a destruição da lesão (crioterapia com nitrogênio líquido, eletrodissecção e curetagem ou a utilização de *laser*) e a remoção cirúrgica. Em geral, os agentes tópicos menos invasivos devem ser administrados primeiramente. A proteção solar também deve ser aconselhada para diminuir o risco de transformação maligna.

PROGNÓSTICO

Normalmente, o curso da poroqueratose é lentamente progressivo, com um aumento no tamanho e no número de lesões individuais. Alguns casos sofrem resolução espontânea e raramente as lesões de poroqueratose podem sofrer transformação maligna em carcinoma de células escamosas. As lesões de risco parecem ter longa duração (duração média de 33,5 anos), tamanho grande e localização nos membros.

A bibliografia está disponível no GEN-io.

676.12 Síndrome de Gianotti-Crosti (Acrodermatite Papular)

Nicole R. Bender e Yvonne E. Chiu

ETIOLOGIA/PATOGÊNESE

A patogênese da síndrome de Gianotti-Crosti (também conhecida como acrodermatite papular) é desconhecida, mas foi postulada uma reação imunológica a infecções virais e imunizações. Historicamente, as associações mais comuns são com o vírus Epstein-Barr, o vírus da hepatite B (principalmente em países sem programas de vacinação infantil de rotina), o vírus Coxsackie A16 e o vírus parainfluenza, além das muitas vacinas utilizadas em crianças.

MANIFESTAÇÕES CLÍNICAS

Essa erupção é benigna e ocorre predominantemente em crianças menores de 5 anos, por volta de 1 semana após uma doença viral. Em geral, os casos são esporádicos, mas foram registradas epidemias. As lesões cutâneas são pápulas monomórficas, firmes, de cor vermelho-escura ou acobreada, que variam em tamanho de 1 a 10 mm (Figura 676.12), mas existe uma variação considerável na aparência da lesão entre os pacientes. Com frequência, as pápulas podem ser semelhantes às vesículas; no entanto, quando perfuradas, nenhum fluido é identificado. Em alguns casos, as pápulas podem ser hemorrágicas. O **fenômeno de Koebner** pode ser identificado nas extremidades após um traumatismo local. As pápulas surgem em grupos e podem se tornar abundantes e formar placas, originando uma erupção simétrica na face, nas orelhas, nas nádegas e nos membros, incluindo as palmas das mãos e plantas dos pés. O tronco é relativamente poupado, assim como o couro cabeludo e as mucosas. A erupção é ocasionalmente associada a mal-estar e febre baixa, e a alguns outros sintomas constitucionais. A infecção viral subjacente pode causar sinais e sintomas, como linfadenopatia e hepatomegalia em pacientes com viremia da hepatite B. A erupção se resolve espontaneamente, mas pode demorar até 2 meses. Pode ocorrer hiperpigmentação residual, mas as lesões não deixam cicatrizes.

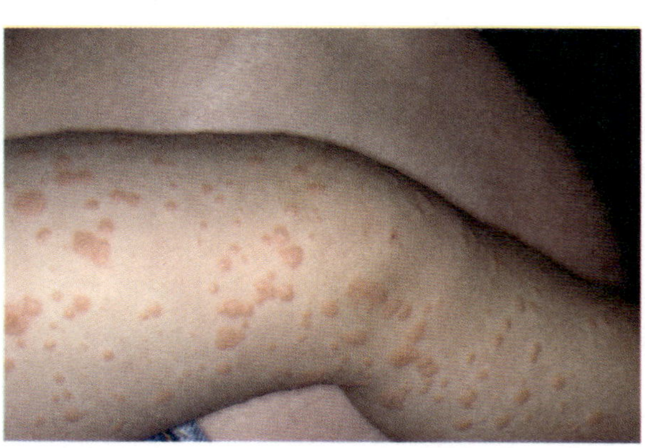

Figura 676.12 Numerosas pápulas avermelhadas e achatadas na síndrome de Gianotti-Crosti.

HISTOPATOLOGIA

O exame histopatológico das lesões da síndrome de Gianotti-Crosti é inespecífico, sendo caracterizado por um infiltrado perivascular de células mononucleares na derme, edema endotelial dos capilares, espongiose e paraqueratose.

DIAGNÓSTICO DIFERENCIAL

A síndrome de Gianotti-Crosti pode ser confundida com outros exantemas virais, eritema infeccioso, líquen plano, eritema multiforme e púrpura de Henoch-Schönlein.

TRATAMENTO

As lesões são geralmente assintomáticas e apresentam resolução espontânea, por isso, não necessitam de tratamento. Se o prurido estiver presente, ele poderá ser aliviado pela aplicação de emolientes ou loção de calamina. Os esteroides tópicos de média potência podem aliviar o prurido, mas não alteram o curso da doença. Anti-histamínicos de primeira geração à noite também são benéficos.

A bibliografia está disponível no GEN-io.

676.13 Acantose *Nigricans*

Nicole R. Bender e Yvonne E. Chiu

Ver também Capítulo 60.

ETIOLOGIA/PATOGÊNESE

As lesões cutâneas da acantose *nigricans* podem ser de origem genética, devido a mutações no gene do receptor de fator de crescimento de fibroblasto ou adquiridas como manifestação de resistência à insulina. Em casos familiares, a acantose *nigricans* é herdada de forma autossômica dominante e se desenvolve na infância. A resistência à insulina com hiperinsulinemia compensatória pode levar à ligação da insulina e à ativação de receptores do fator de crescimento semelhante à insulina, promovendo o crescimento epidérmico e fibroblástico. As causas mais comuns de resistência à insulina em crianças são a obesidade e o diabetes melito. A acantose *nigricans* é observada em mais de 60% das crianças com índice de massa corporal acima do percentil 98. Também estão implicadas como possíveis causas subjacentes outras endocrinopatias, como hipogonadismo hipofisário, síndrome de Cushing, síndromes dos ovários policísticos, doença da tireoide e acromegalia, bem como certos medicamentos (insulina, contraceptivos orais e outros hormônios sexuais, ácido nicotínico, corticosteroides e heroína). Na forma paraneoplásica (rara em crianças), os fatores de crescimento secretados diretamente pelo tumor induzem a acantose *nigricans*.

MANIFESTAÇÕES CLÍNICAS

A acantose *nigricans* é caracterizada por placas hiperceratóticas simétricas, hiperpigmentadas e de aspecto aveludado, com sulcos bem demarcados nas áreas intertriginosas. Os locais de envolvimento mais comuns incluem a região cervical posterior e as axilas (Figura 676.13), mas as áreas inframamárias, a região inguinal, as porções proximais dos membros inferiores e a região anogenital também podem estar acometidas. Antes do desenvolvimento das placas, os pacientes observam uma aparência "suja" da pele afetada, que não sai com a lavagem. As lesões cutâneas permanecem assintomáticas, a menos que ocorra maceração ou infecção secundária. A acantose *nigricans* é encontrada mais comumente em crianças afro-americanas, hispânicas e em povos originários. A intensidade e as características histopatológicas da acantose *nigricans*

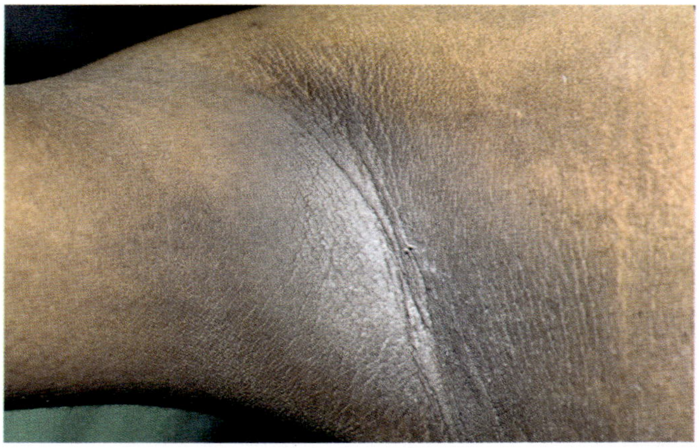

Figura 676.13 Hiperpigmentação de aspecto aveludado na axila em um caso de *acantose nigricans*.

correlacionam-se positivamente com o grau de hiperinsulinismo e obesidade. O **diagnóstico diferencial** inclui papilomatose confluente e reticulada, doença de Addison, pelagra e eritrasma.

HISTOPATOLOGIA

As alterações histopatológicas incluem papilomatose e hiperqueratose em vez de acantose ou formação excessiva de pigmento. Um leve infiltrado inflamatório dérmico pode estar presente.

TRATAMENTO

O tratamento destina-se aos cuidados da doença subjacente. A acantose *nigricans* na criança com obesidade está associada aos fatores de risco para as anormalidades do metabolismo da glicose e, por isso, o aconselhamento das famílias sobre as suas causas e consequências pode motivá-los a fazer mudanças para um estilo de vida mais saudável, o que pode diminuir o risco de desenvolvimento de doença cardíaca e do diabetes melito. Em crianças com acantose *nigricans* relacionada à obesidade, a perda de peso deve ser o objetivo principal. Se houver suspeita de um medicamento ou malignidade, a remoção desse agente ou o tratamento do câncer geralmente resulta em resolução. O aspecto das lesões de pele responde mal ao tratamento clínico local. Alguns pacientes se beneficiam dos agentes ceratolíticos de uso tópico (creme de ureia a 40% ou creme de lactato de amônio a 12%) e de agentes que inibem a proliferação de queratinócitos (retinoides e análogos de vitamina D de uso tópico).

A bibliografia está disponível no GEN-io.

Capítulo 677

Distúrbios de Queratinização (ou Cornificação)

Kari L. Martin

DISTÚRBIOS DA QUERATINIZAÇÃO

Os distúrbios genéticos de queratinização (ictioses) consistem em um grupo primário de condições hereditárias, caracterizadas clinicamente por padrões de descamação e histopatologicamente por hiperqueratose. Sua distinção é geralmente estabelecida com base nos padrões de transmissão, nas características clínicas, nos defeitos associados e nas alterações histopatológicas (Tabelas 677.1 e 677.2). Atualmente muitos estudos estão em curso para melhor categorizar a correlação genótipo-fenótipo dessas doenças. As duas categorias principais de doenças ictiósticas são as limitadas à pele ou às doenças que possuem associações sindrômicas.

BEBÊ COLOIDE

O bebê coloide não é uma entidade única, mas um fenótipo dos neonatos visto com maior frequência em bebês que eventualmente desenvolvem ictiose lamelar ou eritrodermia ictiosiforme congênita (EIC). Os bebês coloides evoluem com menor frequência para outras formas de ictiose ou doença de Gaucher. Um pequeno subgrupo não desenvolve doença cutânea crônica.

Os bebês coloides, ao nascerem, estão revestidos por uma membrana firme, que lembra um pergaminho oleoso ou material coloide (Figura 677.1), que, subsequentemente, descama. Os neonatos afetados apresentam ectrópio (eversão da pálpebra para longe do globo), achatamento das orelhas e nariz e fixação dos lábios em uma configuração no formato de "O". Pode não haver cabelo ou os fios podem perfurar o revestimento. A membrana se rompe com os movimentos respiratórios iniciais e, logo depois do nascimento, começa a descamar em pedaços grandes. A admissão em unidade de terapia intensiva neonatal, mantendo um ambiente bem umidificado e com aplicação de emolientes não oclusivos facilita a descamação da membrana. A descamação completa pode levar várias semanas, sendo ocasionalmente possível a formação de uma nova membrana em áreas localizadas.

A morbidade e a mortalidade neonatais podem ser causadas por infecção cutânea, pneumonia por aspiração do material descamado, hipotermia ou desidratação hipernatrêmica pelas perdas líquidas transcutâneas excessivas resultantes do aumento da permeabilidade da pele. A evolução é incerta, e o prognóstico exato depende da identificação da ictiose subjacente.

ICTIOSES NÃO SINDRÔMICAS

Ictiose vulgar

Etiologia/patogênese

As mutações autossômicas dominantes ou recessivas no gene da filagrina causam ictiose vulgar. A filagrina é uma proteína agregadora de filamentos que agrupa os filamentos de queratina do citoesqueleto, causando colapso das células da camada granulosa, que assumem a forma clássica de célula escamosa achatada. As mutações na filagrina causam ausência ou grandes reduções nos grânulos de querato-hialina.

Manifestações clínicas

A ictiose vulgar é *o mais comum* dos distúrbios de queratinização, com incidência de 1/250 nascidos vivos. O início geralmente ocorre no primeiro ano de vida. Na maioria dos casos é leve, consistindo apenas em uma ligeira ondulação da superfície da pele. A descamação é mais proeminente nas áreas extensoras dos membros, particularmente os inferiores (Figura 677.2). As superfícies flexoras são poupadas, e abdome, pescoço e face são relativamente poupados. A queratose pilar, especialmente nos braços e parte superior das coxas, hiperlinearidade, queratose palmoplantar e atopia são relativamente comuns. A descamação é mais pronunciada durante os meses de inverno e pode diminuir completamente nas estações mais quentes. Não há nenhuma alteração em cabelo, dentes, superfície das mucosas ou outros sistemas.

Tratamento

A descamação pode diminuir com aplicações diárias de um emoliente contendo ureia (10 a 40%), ácido salicílico, ou um alfa-hidróxiácido, como o ácido láctico (5 a 12%).

Ictiose ligada ao X

Etiologia/patogênese

A ictiose ligada ao X envolve uma deficiência da enzima esteroide sulfatase, que hidrolisa o sulfato de colesterol e outros esteroides sulfatados do colesterol. Assim o sulfato de colesterol se acumula na camada córnea e no plasma. Na epiderme, esse acúmulo causa malformação das camadas lipídicas intercelulares, levando a defeitos na barreira e atraso na degradação dos corneodesmossomos, resultando na retenção de corneócitos.

Tabela 677.1 Distúrbios da queratinização que geralmente manifestam-se nas primeiras semanas de vida.

DISTÚRBIOS	HERANÇA	CARACTERÍSTICAS CLÍNICAS	MUTAÇÃO	MÉTODO DE DIAGNÓSTICO
Ictiose arlequim	AR	Escama como armadura espessa com fissuras	*ABCA12*	Clínico
Bebê coloide	Geralmente AR	Membrana coloide brilhante	Várias	Clínico
Ictiose recessiva ligada ao X	Recessivo ligado ao X	Membrana coloide Pode ter anomalias genitais	Esteroide-sulfatase	Sulfato de colesterol plasmático
Ictiose lamelar	Geralmente AR	Membrana coloide	Transglutaminase 1 *ABCA12* *CYP4F22*	Clínico
Eritrodermia ictiosiforme congênita	AR	Membrana coloide	Transglutaminase 1 *ALOX12B* *ALOXE3*	Clínico
Ictiose epidermolítica	AD	Descamação e formação de bolhas	Queratinas 1, 10, 2e	Clínico e histológico
Ictiose histrix	AD	Placas de hiperqueratose	Queratina 1, *GJB2*	Clínico
Descamação familiar da pele	AR	Descamação superficial	Tipo A-*CHST8* Tipo B perda de corneodesmina	Clínico e histológico
Síndrome de Sjögren-Larsson	AR	Expessura da pele variável Retardo mental e no desenvolvimento Diplegia espástica Convulsões "Pontos cintilantes"	*FAD*	Clínico e culturas de fibroblastos para FAD
Doença de armazenagem de lipídio neutro	AR	Membrana coloide ou eritrodermia ictiosiforme	*CGI58*	Esfregaço sanguíneo para visualização de leucócitos polimorfonucleares vacuolizados
Síndrome de Netherton (Tabela 677.2)	AR	Eritrodermia ictiosiforme Cabelo escasso, muitas vezes com dificuldade em crescer	*SPINK 5* Desconhecida	Clínico; exame de cabelo mais tarde na infância Clínica e microscopia do cabelo; teor de enxofre do cabelo
Síndrome KID (ceratite com ictiose e surdez)	Pode ser AD, AR	Eritroqueratodermatose ou pele espessa semelhante a couro com pápulas pontilhadas	*GJB2*	Clínico; potenciais auditivos invocados
Síndrome CHILD (hemidisplasia congênita com eritrodermia ictiosiforme e defeitos no membro)	Dominante ligado ao X	Alopecia Descamação cérea amarelada unilateral Hemidisplasia Defeitos no membro	*NSDHL*	Clínico
Síndrome de Conradi-Hünermann	Dominante ligado ao X	Grossa escama psoriasiforme mais eritrorodermia, ao longo das linhas de Blaschko Encurtamento do membro proximal	*ARSE*	Clínico
Ictiose folicular	Geralmente recessivo ligado ao X	Proeminente hiperqueratose folicular Alopecia Fotofobia	*MBTPS2*	Clínico
Síndrome CHIME (colobomas dos olhos, defeitos cardíacos, dermatose ictiosiforme, retardo mental e anormalidades da orelha)	AR	Placas eritematosas ictiósticas Defeitos cardíacos; fácies típica Colobomas da retina	*PIGL*	Clínico
Doença de Gaucher	AR	Membrana coloide Hepatosplenomegalia	β-glicocerebrosidase	Clínico; cultura de fibroblastos

AD, autossômico dominante; AR, autossômico recessivo; CHIME, (*colobomas of the eyes, heart defects, ichthyosiform dermatosis, mental retardation, and ear abnormalities*); FAD, aldeído graxo (do inglês, *fatty aldehyde*). (De Eichenfield LF, Frieden IJ, Esterly NB: *Textbook of neonatal dermatology*, Philadelphia, 2001, WB Saunders, p. 277.)

Tabela 677.2 Diagnóstico diferencial de síndrome de Netherton: distúrbios com ictiose e alopecia (apenas distúrbios hereditários).*

DISTÚRBIO	HERANÇA	GENE	CARACTERÍSTICAS SEMELHANTES À SÍNDROME DE NETHERTON	DIFERENCIAÇÃO DA SÍNDROME DE NETHERTON
Síndrome SAM	AR Mutações de perda de função	*DSG1*	EIC com CPP, sem membrana coloide; falha de crescimento; hipernatremia; defeito de barreira; dermatite, IgE alta; má absorção; esofagite eosinofílica; alergias alimentares múltiplas; infecções recorrentes; hipotricose; hipoalbuminemia	Pode haver microcefalia, deficiência do hormônio do crescimento, atraso no desenvolvimento, defeitos cardíacos; dermatite psoriasiforme com acantólise nos cortes de pele; ausência de desmogleína
Deficiência de ADAM17	AR Mutações de perda de função	*ADAM17*	Eritrodermia psoriasiforme/ pústulas generalizadas; falha de crescimento; má absorção; cabelo curto e quebrado; infecções recorrentes	Diarreia com sangue; cardiomiopatia/cardiomiosite
Deficiência de EGFR	AR Mutações de perda de função	*EGFR*	Eritema, descamação e pústulas generalizadas; alopecia; falha de crescimento; diarreia aquosa, IgE e eosinófilos altos; hipernatremia, hipoalbuminemia; bronquiolite recorrente	Problemas cardiovasculares
Tricotiodistrofia	AR Mutações de perda de função	*ERCC2, ERCC3, GTF2H5, C7Orf11*	Ictiose semelhante à EIC; cabelo curto e quebradiço; defeito no eixo do cabelo em "cauda de tigre" sob microscopia polarizada	Pode haver comprometimento da inteligência, diminuição da fertilidade, baixa estatura e fotossensibilidade
IHS (também chamada de síndrome da ictiose autossômica recessiva com hipotricose (IARH)	AR Mutações de perda de função	*ST14* (codifica matriptase); processamento de filagrina anormal	Ictiose congênita generalizada com o rosto, as palmas das mãos e as solas dos pés poupados; alopecia não cicatricial difusa do couro cabeludo, cílios e sobrancelhas desde o nascimento, mas melhora para pelos esparsos e rebeldes durante a adolescência e apenas reentrância da linha do cabelo frontal na idade adulta	Pode haver atrofodermia folicular irregular e hipoidrose; fotofobia de anormalidades da córnea; blefarite; anormalidades dentárias; microscopia do cabelo pode mostrar *pili torti* ou *pili bifurcati*
Síndrome IHSC (ou NISCH)	AR Mutações de perda de função	*CLDN1* (codifica claudina 1, proteína estrutural das junções de oclusão)	Descamação congênita generalizada, predominantemente nos membros e abdome com dobras cutâneas, palmas das mãos e solas dos pés poupadas; cabelo grosso e encaracolado com alopecia cicatricial frontotemporal	Escassez congênita dos ductos biliares ou colangite esclerosante levando à icterícia neonatal com hepatomegalia; oligodontia e displasia do esmalte; esfregaços de sangue mostram pequenos eosinófilos e vacúolos de queratinócitos sem conteúdo lipídico

*Síndrome de Netherton também pode ser distinguida da dermatite atópica grave e dos distúrbios de imunodeficiência. AR, autossômica recessiva; EIC, eritrodermia ictiosiforme congênita; Ig, imunoglobulina; IHS, síndrome da ictiose/hipotricose (do inglês, *ichthyosis hypotrichosis syndrome*); IHSC, ictiose-hipotricose-colangite esclerosante; NISCH, colangite esclerosante com ictiose neonatal; CPP, ceratodermia palmoplantar; SAM, dermatite grave, alergias múltiplas e consunção metabólica.

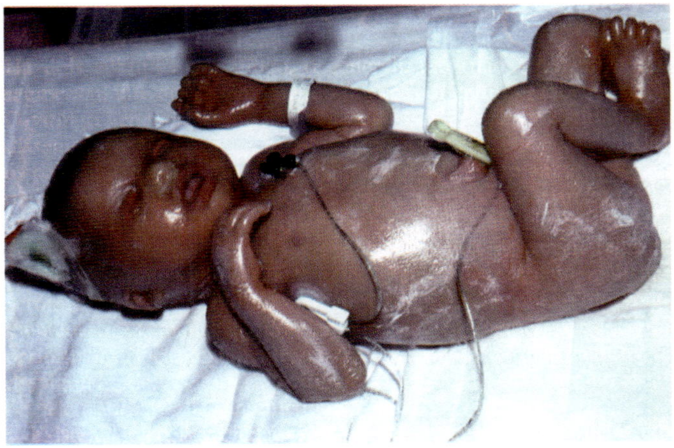

Figura 677.1 Aparência típica do bebê coloide.

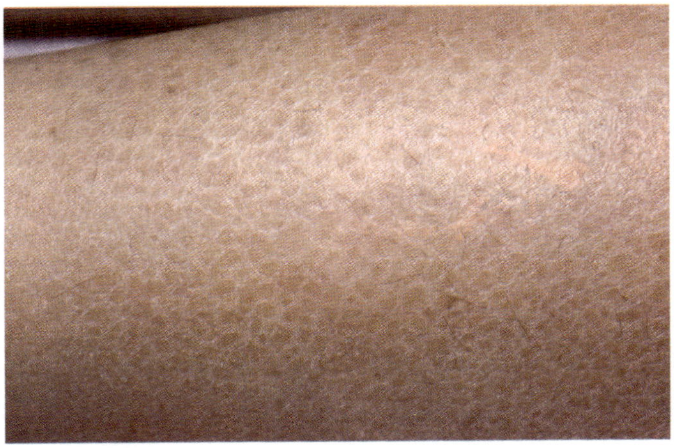

Figura 677.2 Escama sobre a região pré-tibial na ictiose vulgar.

Manifestações clínicas

A descamação da pele pode estar presente ao nascimento, mas normalmente começa aos 3 a 6 meses de vida. Ela é mais pronunciada em áreas laterais do pescoço, região inferior da face, áreas pré-auriculares, tronco anterior e membros, particularmente nas pernas. As flexuras dos joelhos e cotovelos são geralmente poupadas (Figura 677.3), mas podem ter acometimento leve. As palmas das mãos e plantas dos pés podem estar ligeiramente mais espessas, mas em geral também são poupadas. O quadro se agrava gradualmente em gravidade e extensão. Não há queratose pilar nem aumento da incidência de atopia. Opacidades corneanas profundas que não interferem com a visão podem se desenvolver no fim da infância ou adolescência e são um marcador útil para a doença pois também podem ocorrer em mulheres somente portadoras. Alguns pacientes têm deleções maiores no cromossomo X que englobam genes vizinhos, gerando *síndromes de deleção de genes contíguos*. Esses incluem a síndrome de Kallmann (gene *KAL1*), que consiste em hipogonadismo hipogonadotrófico e anosmia; condrodisplasia *punctata* ligada ao X (gene *ARSE*), que consiste em baixa estatura e albinismo ocular. A taxa de câncer de testículo pode estar elevada em pacientes com síndrome de Kallmann coexistente. Há também um risco aumentado de transtorno do déficit de atenção e hiperatividade e de autismo devido a um defeito no gene contíguo da neuroligina 4.

A atividade reduzida da enzima esteroide sulfatase pode ser detectada nos fibroblastos, queratinócitos, leucócitos e, no pré-natal, nos amniócitos ou nas células do vilo coriônico. Nas famílias afetadas, um membro do sexo masculino afetado pode ser detectado pela análise da enzima de restrição do DNA de células do vilo coriônico ou de amniócitos em cultura ou pela hibridização *in situ,* que identifica, no período pré-natal, as deleções genéticas de esteroide sulfatase nas células do vilo coriônico. Uma deficiência placentária da esteroide sulfatase nas mães portadoras pode resultar em baixos valores de estriol na urina e no soro, trabalho de parto prolongado e insensibilidade do útero à ocitocina e às prostaglandinas.

Tratamento

A aplicação diária de emolientes e de um lubrificante contendo ureia (10 a 40%) é geralmente efetiva. O ácido glicólico ou o ácido láctico (5 a 12%) em uma base emoliente e propilenoglicol (40 a 60%) em água com oclusão durante a noite são formas alternativas de tratamento.

ICTIOSE CONGÊNITA AUTOSSÔMICA RECESSIVA

Ictiose arlequim

Etiologia/patogênese

A ictiose arlequim é causada por mutações no gene *ABCA12*. A mutação no gene leva ao transporte lipídico defeituoso e a atividade do gene *ABCA12* é necessária para a geração das ceramidas de cadeia longa, que são essenciais para o desenvolvimento da barreira cutânea normal.

Manifestações clínicas

Ao nascimento, a pele se encontra acentuadamente espessada, sulcada, rígida e com formação de escamas córneas por todo o corpo, desfigurando a face e causando constrição nos dedos. O ectrópio grave e a quemose desfiguram as órbitas, o nariz e as orelhas são achatados e os lábios, evertidos e abertos. Pode não haver unhas e cabelo. A mobilidade articular é restrita, e as mãos e os pés parecem fixos e isquêmicos. Os neonatos afetados apresentam dificuldade respiratória e de sucção, e estão sujeitos a graves infecções cutâneas. A ictiose arlequim normalmente é fatal no período neonatal, porém, com a utilização de retinoides orais, mais pacientes sobrevivem (aproximadamente 80%) além da infância, e apresentam ictiose grave geralmente semelhante à ictiose lamelar ou à EIC não bolhosa na adolescência e na idade adulta. Aqueles com um genótipo heterozigoto apresentam um prognóstico melhor.

Tratamento

O tratamento inicial inclui a oferta elevada de líquidos para impedir desidratação pela perda transepidérmica de água, a utilização de uma incubadora umidificada e aquecida, pomadas emulsificantes, cuidadosa atenção à higiene e retinoides orais. O diagnóstico pré-natal tem sido realizado por fetoscopia, biopsia de pele fetal e exame microscópico de células do líquido amniótico.

Ictiose lamelar e eritrodermia ictiosiforme congênita (eritrodermia ictiosiforme congênita não bolhosa)

A ictiose lamelar e a EIC (eritrodermia ictiosiforme congênita não bolhosa; ictiose congênita autossômica recessiva [ICAR] não arlequim) são os tipos mais comuns de ictiose autossômica herdada recessivamente. Ambas as formas se apresentam ao nascimento ou logo após o nascimento. A maioria dos neonatos com essas formas de ictiose apresenta eritrodermia e descamação; porém, entre os bebês coloides, a maioria irá desenvolver uma dessas variantes da ictiose.

Etiologia/patogênese

Foram identificados seis genes que causam a ICAR não arlequim: *TGM* (o gene que codifica a transglutaminase), *ABCA12, NIPAL4* (também conhecido como *ICHTHYIN*), *CYP4F22* e os genes da lipo-oxigenase *ALOX12B* e *ALOXE3*. As mutações na transglutaminase levam a anormalidades no envelope córneo, enquanto defeitos no *ABCA12* determinam o transporte anormal de lipídios, e aqueles no *CYP4F22* produzem grânulos lamelares anormais. As lipo-oxigenases possivelmente desempenham um papel na formação da barreira epidérmica por afetarem o metabolismo lipídico.

Manifestações clínicas

Após a descamação da membrana coloide, caso presente, a ictiose lamelar evolui em escamas grandes, poligonais, acastanhadas, que são soltas nas bordas e aderidas no centro. A descamação muitas vezes é proeminente e envolve toda a superfície corporal, incluindo superfícies de flexão (Figura 677.4). A face é muitas vezes marcadamente envolvida, incluindo ectrópio e orelhas pequenas e malformadas. As palmas das mãos e plantas dos pés são geralmente hiperqueratósicas. O cabelo pode ser escasso e fino, mas os dentes e superfícies mucosas são normais. Ao contrário do que ocorre na EIC, há pouco eritema.

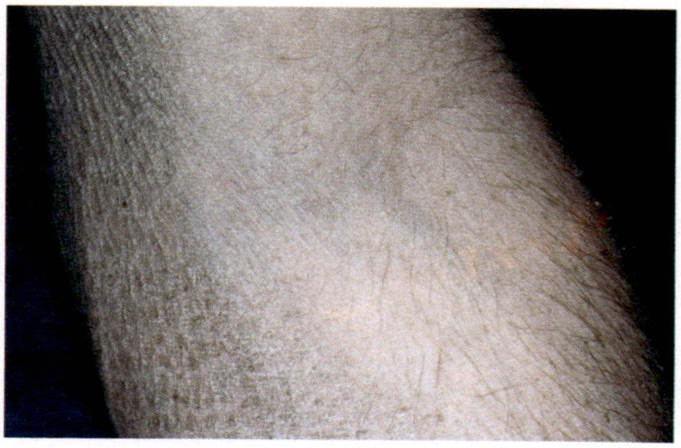

Figura 677.3 Fossa antecubital poupada na ictiose ligada ao X.

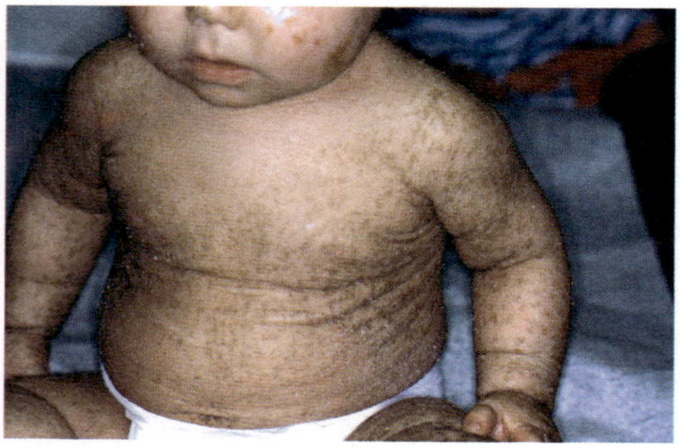

Figura 677.4 Descamação generalizada na ictiose lamelar.

Na EIC, a eritrodermia tende a ser persistente, e as escamas, embora sejam generalizadas, são mais finas e mais claras do que na ictiose lamelar (Figura 677.5). A hiperqueratose é particularmente visível em torno dos joelhos, cotovelos e tornozelos. As palmas das mãos e solas dos pés são uniformemente hiperqueratósicas. Os pacientes têm o cabelo esparso, alopecia cicatricial e distrofia ungueal. Não se observa formação de bolhas.

Tratamento

O prurido pode ser grave e responde muito pouco à terapia. A aparência pouco atraente da criança e o mau odor por causa da colonização bacteriana podem criar sérios problemas psicológicos. Um ambiente de alta umidade no inverno e o uso de ar-condicionado no verão reduz o desconforto. Generosas e frequentes aplicações de emolientes e agentes queratolíticos, como ácido láctico ou ácido glicólico (5 a 12%), ureia (10 a 40%), tazaroteno (gel a 0,1%) e ácido retinoico (creme a 0,1%), podem minimizar a descamação, embora esses agentes produzam ardência quando aplicados sobre a pele com fissuras. Os retinoides orais têm efeito benéfico nessas situações, mas não alteram o defeito primário e, portanto, devem ser administrados indefinidamente. Os riscos do uso desses compostos a longo prazo (efeitos teratogênicos e toxicidade óssea) podem limitar sua utilidade. O ectrópio requer cuidados oftalmológicos e, por vezes, cirurgia plástica.

ICTIOSES QUERATINOPÁTICAS

Ictiose epidermolítica (eritrodermia bolhosa ictiosiforme congênita; hiperqueratose epidermolítica)

Etiologia/patogênese

A ictiose epidermolítica é um traço autossômico dominante causado por defeitos tanto na queratina 1 quanto na queratina 10. Essas queratinas são necessárias para formar os filamentos intermediários de queratina em células das camadas suprabasais da epiderme.

Manifestações clínicas

As manifestações clínicas são caracterizadas inicialmente pela presença de bolhas ao nascimento e erosões disseminadas sobre eritrodermia generalizada (Figura 677.6). Nos neonatos pode haver formação recorrente de vesículas disseminadas, o que pode dificultar sua distinção com outras doenças vesiculares. Com o tempo, a formação de bolhas cessa, o eritema diminui e a hiperqueratose generalizada se desenvolve. As escamas são pequenas, endurecidas e verrucosas. Sulcos de paracetose desenvolvem-se nas flexuras, inclusive nas axilas, fossas poplíteas e cubitais, no pescoço e no quadril. A ceratodermia palmoplantar (CPP) está associada a defeitos da queratina 1. Cabelos, unhas, mucosa, e glândulas sudoríparas são normais. É comum haver infecção bacteriana secundária com odor fétido, necessitando de antibioticoterapia apropriada.

Histopatologia

O exame histopatológico é característico da ictiose epidermolítica, consistindo em hiperqueratose, degeneração da camada granulosa, número aumentado de grânulos de querato-hialina, espaços claros ao redor dos núcleos e pouca distinção entre os limites celulares na camada superior da epiderme. Na microscopia eletrônica, os filamentos intermediários de queratina estão agrupados, e muitos desmossomos estão ligados apenas a um queratinócito, em vez de ligados aos queratinócitos vizinhos. As formas localizadas da doença podem lembrar os nevos epidérmicos ou ceratodermia palmoplantar, mas compartilham as mesmas alterações histopatológicas características da ictiose epidermolítica.

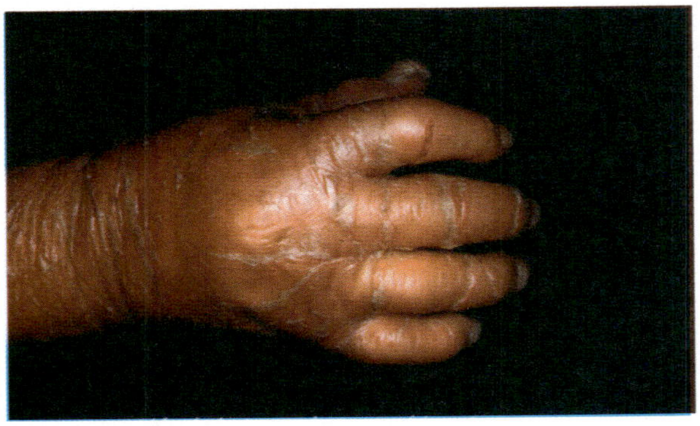

Figura 677.5 Eritema proeminente e descamação na eritrodermia ictiosiforme congênita.

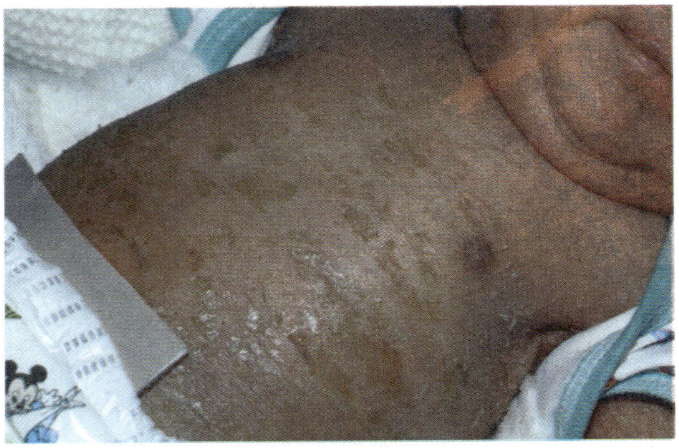

Figura 677.6 Erosões superficiais e queratoses na hiperqueratose epidermolítica.

Tratamento

O tratamento da ictiose epidermolítica é de difícil realização. A morbidade é aumentada no período neonatal como resultado de prematuridade, sepse e desequilíbrio hidreletrolítico. A colonização bacteriana das escamas maceradas produz odor característico que pode ser controlado com o uso de um agente antibacteriano para a limpeza da pele. Em geral, há necessidade do uso intermitente de antibióticos orais. Os agentes queratolíticos são muitas vezes pouco tolerados. Os retinoides orais podem produzir melhora significativa. Para as famílias afetadas, o diagnóstico pré-natal é possível com o exame de extração de DNA das células da vilosidade coriônica ou amniócitos, desde que a mutação específica no genitor afetado seja conhecida.

OUTRAS ICTIOSES NÃO SINDRÔMICAS

Eritroqueratodermia variável

Etiologia/patogênese

A eritroqueratodermia variável (EQV) é um distúrbio autossômico dominante, provocado por mutações nas conexinas 31 e 30.3. As conexinas são proteínas que formam as junções comunicantes entre as células, permitindo o transporte e a sinalização entre as células epidérmicas vizinhas.

Manifestações clínicas

A EQV geralmente apresenta-se nos primeiros meses de vida, evolui na infância e se estabiliza na adolescência. Caracteriza-se por duas manifestações distintas: placas hiperqueratósicas bem delimitadas (Figura 677.7*A*) e eritema figurado transitório (Figura 677.7*B*). A distribuição é generalizada, mas esparsa; os locais de preferência são face, nádegas, axilas e superfícies extensoras dos ombros. As palmas das mãos e plantas dos pés podem estar espessadas, mas cabelo, dentes e unhas são normais.

Tratamento

Há relatos de casos em que o uso tópico de tazaroteno a 0,1% em gel e os retinoides orais são eficazes no tratamento da EQV.

Eritroqueratodermia progressiva simétrica

Etiologia/patogênese

A eritroqueratodermia progressiva simétrica é um distúrbio autossômico dominante provocado por mutações no gene que codifica a loricrina. A loricrina é o principal componente do envelope córneo.

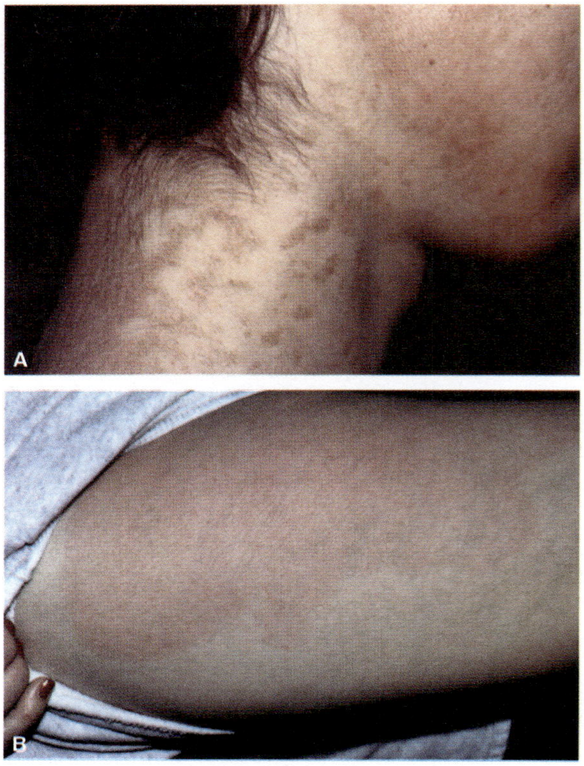

Figura 677.7 Eritroqueratodermia variável. A. Placas ceratóticas fixas. B. Lesão eritematosa migratória.

Manifestações clínicas

O distúrbio se manifesta na infância como grandes placas eritematosas fixas, hiperqueratósicas, descamativas, de aspecto geográfico, simétricas, localizadas sobretudo em extremidades, nádegas, face, tornozelos e punhos. A característica principal que diferencia essa dermatose da EQV é a ausência do eritema transitório observado na EQV.

Tratamento

A eritroqueratodermia progressiva simétrica é um distúrbio muito raro, mas há relatos de resposta a retinoides tópicos e orais.

ICTIOSES SINDRÔMICAS

Síndrome de Sjögren-Larsson

Etiologia/patogênese

O erro inato do metabolismo de herança autossômica recessiva conhecido como síndrome de Sjögren-Larsson é uma anormalidade da oxidação do álcool graxo que resulta de uma deficiência de aldeído graxo desidrogenase (*FALDH3A2*), componente do complexo enzimático oxidorredutase nicotinamida-adenina-dinucleotídio (Tabela 677.1).

Manifestações clínicas

O quadro clínico da síndrome de Sjögren-Larsson consiste em ictiose, comprometimento cognitivo e espasticidade. A ictiose é generalizada, mais acentuada nas áreas de flexão e na região inferior do abdome, consistindo em eritrodermia com descamação fina e escamas grandes, hiperqueratósicas e hipercrômicas. A intensidade da descamação varia bastante entre os pacientes. A maioria dos indivíduos apresenta queratose palmoplantar. As alterações cutâneas podem ser idênticas às outras formas de ictiose e o diagnóstico muitas vezes só é estabelecido após o início dos sintomas neurológicos. O prurido é intenso e a hipoidrose é comum. Pontos brilhantes encontrados na área da fóvea constituem um sinal oftalmológico importante. Cerca de metade dos pacientes tem degeneração primária da retina. Em geral, são observados atrasos no desenvolvimento motor e da fala antes de 1 ano e displasia espástica ou tetraplegia, epilepsia e retardo mental tornam-se evidentes nos primeiros 3 anos de vida. Alguns pacientes conseguem caminhar com a ajuda de muletas, mas a maioria fica restrita à cadeira de rodas. Essa deficiência pode ser demonstrada em cultura de fibroblastos cutâneos de pacientes portadores e no pré-natal por meio da cultura das células da vilosidade coriônica e dos amniócitos dos fetos acometidos. Os níveis elevados de leucotrieno B4 (LTB4) na urina podem constituir uma maneira mais fácil de estabelecer o diagnóstico.

Tratamento

O tratamento é semelhante ao de outras formas de ictiose; os inibidores da 5-lipo-oxigenase têm sido usados para reduzir o prurido.

Síndrome de Netherton

Etiologia/patogênese

A síndrome de Netherton, um raro distúrbio autossômico recessivo, é provocada por mutações no gene *SPINK 5*, que codifica o inibidor da serinoprotease (*LEKT1*).

Manifestações clínicas

A síndrome de Netherton é caracterizada pela ictiose (em geral ictiose linear circunflexa, mas ocasionalmente os tipos de eritrodermia ictiosiforme lamelar ou congênita), tricorrexe invaginada e/ou outras anomalias da haste do cabelo e atopia. O distúrbio manifesta-se ao nascimento ou nos primeiros meses de vida como eritema generalizado e descamação. O tronco e os membros apresentam eritema difuso e lesões hiperqueratósicas migratórias superpostas, policíclicas e serpiginosas (Figura 677.8), algumas com um tipo distinto de escama com borda dupla. A liquenificação ou hiperqueratose costuma persistir nas fossas cubitais e poplíteas. A face e o couro cabeludo podem permanecer eritematosos e descamativos. Muitas deformidades da haste do pelo, principalmente a tricorrexe invaginada, foram descritas na maioria dos pacientes com síndrome de Netherton.

A ictiose apresenta-se nos 10 primeiros dias de vida, podendo ser mais acentuada ao redor dos olhos, boca e região perineal. Após infecções, é frequente ocorrer intensificação da eritrodermia. Os bebês podem apresentar déficit de crescimento, infecções bacterianas e candidíase recorrentes, níveis séricos de IgE elevados e desidratação hipernatrêmica acentuada. As manifestações alérgicas mais comuns são urticária, angioedema, dermatite atópica e asma. O pelo no couro cabeludo é esparso, curto e quebradiço (Figura 677.9); as sobrancelhas, os cílios e os pelos do corpo também são alterados. A alteração característica do pelo pode ser identificada na microscopia óptica; em neonatos, ela pode ser mais bem identificada nas sobrancelhas. O diagnóstico diferencial é observado na Tabela 677.2.

Tratamento

Devido à natureza inflamatória da doença cutânea, os anti-histamínicos orais e os esteroides tópicos, utilizados no tratamento da dermatite atópica, são úteis para a síndrome de Netherton.

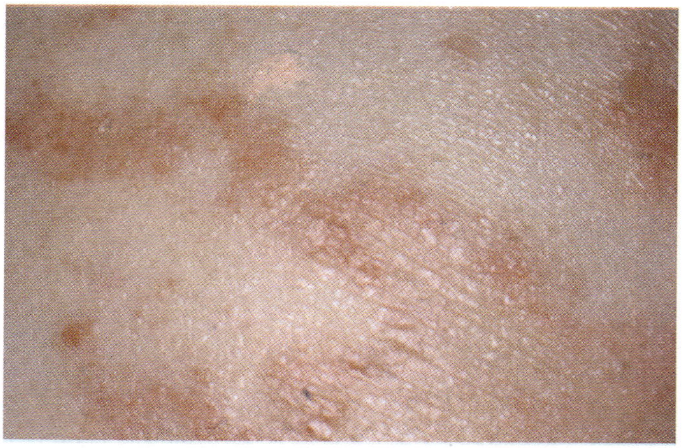

Figura 677.8 Lesões serpiginosas, eritematosas e hiperqueratóticas da ictiose linear circunflexa.

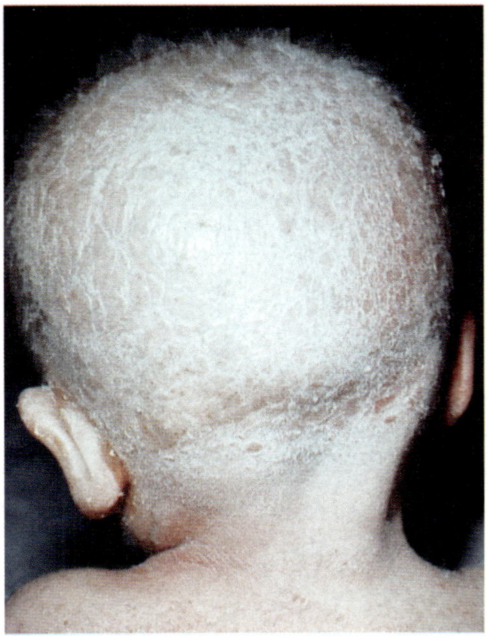

Figura 677.9 Pelo muito curto no couro cabeludo e escamas espessas na síndrome de Netherton.

Síndrome de Refsum

Ver Capítulos 104.2 e 631.5.

Etiologia/patogênese

Há dois tipos de síndrome de Refsum. A forma clássica, que é autossômica recessiva e causada por mutações no gene *PAHX* que resulta em aumento no ácido fitânico. E as formas infantis da síndrome de Refsum, que também são autossômicas recessivas e causadas por mutações nos genes *PEX1*, *PEX2* ou *PEX26*. Essas são alterações peroxissomais que levam ao aumento de uma cadeia longa de ácidos graxos, ácidos di- e tri-hidroxicolestanoicos e ácidos pipecólicos, bem como o ácido fitânico.

Manifestações clínicas

A síndrome de Refsum é uma doença multissistêmica que se torna sintomática na segunda ou terceira década de vida. A ictiose pode ser generalizada, relativamente branda, lembrando a ictiose vulgar. A ictiose pode ser localizada nas palmas das mãos e plantas dos pés. As alterações mais características são polineurite crônica com paralisia progressiva e ataxia, retinite pigmentosa atípica, anosmia, surdez, alterações ósseas e eletrocardiográficas. A condição patológica é diagnosticada por meio da análise de lipídios do sangue ou da pele, que exibe níveis elevados do ácido fitânico.

A forma infantil começa, como sugerido pelo nome, no início da vida, e, além das alterações observadas na forma clássica, os pacientes afetados apresentam hepatomegalia, perfis anormais de ácidos biliares, atraso no desenvolvimento e comprometimento cognitivo.

Tratamento

O ácido fitânico é derivado exclusivamente da clorofila alimentar. A exclusão dietética permanente do ácido fitânico produz melhora clínica na síndrome de Refsum clássica.

Condrodisplasia *punctata*

Ver Capítulo 104.2.

Etiologia/patogênese

A condrodisplasia *punctata* (CDP) é uma condição clínica e geneticamente heterogênea. A CDP dominante ligada ao X, também conhecida como síndrome de Conradi-Hünermann, é a forma mais bem caracterizada. Também há uma forma recessiva ligada ao X causada por mutação no gene *ARSE*. A CDP rizomélica tipo 1 é um distúrbio autossômico recessivo causado por mutações no gene *PEX7*, que codifica o receptor de sinal peroxissomal tipo 2 (*PTS2*). A CDP também pode ser causada pela deficiência materna de vitamina K ou pela ação teratogênica da varfarina.

Manifestações clínicas

Esses distúrbios heterogêneos são marcados por alterações ictiosiformes e ósseas. Quase todos os pacientes com a forma dominante ligada ao X e aproximadamente 25% daqueles com a forma recessiva apresentam lesões cutâneas, variando de eritema generalizado grave com descamação a hiperqueratose discreta. A CDP rizomélica está associada à catarata, ao hipertelorismo, à atrofia de nervo óptico, ao encurtamento desproporcional dos membros superiores, ao retardo psicomotor, ao déficit de desenvolvimento e à espasticidade; a maioria dos pacientes afetados morre na infância. Os pacientes portadores da forma dominante ligada ao X apresentam assimetria, encurtamento variável dos membros e erupção ictiosiforme característica ao nascer. Placas espessas, amareladas, muito aderentes e queratinizadas são distribuídas de modo a formar um padrão em circunvoluções em todo o corpo. A erupção tipicamente regride na infância e pode ser substituída por atrofodermia folicular e alopecia em placas.

As características adicionais em todas as variantes incluem catarata e fácies alteradas com nariz em sela e bossa frontal. O defeito patognomônico da CDP consiste em epífises pontilhadas no esqueleto cartilaginoso. Esse defeito encontrado em diversas situações e doenças hereditárias, muitas vezes em associação a uma deficiência peroxissomal e alteração na biossíntese do colesterol, desaparece por volta dos 3 a 4 anos.

OUTRAS SÍNDROMES COM ICTIOSE

Inúmeras outras síndromes raras com ictiose como característica consistente incluem: ceratite com ictiose e surdez (síndrome KID, gene da conexina 26), ictiose com fios de cabelo defeituosos com um padrão de bandas sob a luz polarizada e baixo teor de enxofre (tricotiodistrofia), deficiência múltipla de sulfatase, doença do armazenamento do lipídio com ictiose (síndrome de Chanarin-Dorfman; gene *CGI58*), e a síndrome CHILD (Figura 677.10; hemidisplasia congênita com eritrodermia ictiosiforme e defeitos do membro; gene *NSDHL*) (Tabela 677.2).

Ceratodermias palmoplantares

A hiperqueratose excessiva das palmas das mãos e plantas dos pés pode ocorrer como manifestação de uma doença cutânea congênita hereditária focal ou generalizada, ou resultar de doenças cutâneas crônicas como psoríase, eczema, pitiríase rubra pilar, lúpus eritematoso ou síndrome de artrite pós-infecciosa.

Ceratodermia palmoplantar difusa (Unna-Thost e Vorner)

As CPPs do tipo Unna-Thost e Vorner, apesar de clinicamente indistinguíveis, eram consideradas entidades distintas, separadas histologicamente pela presença (Vorner) ou ausência (Unna-Thost) de hiperqueratose

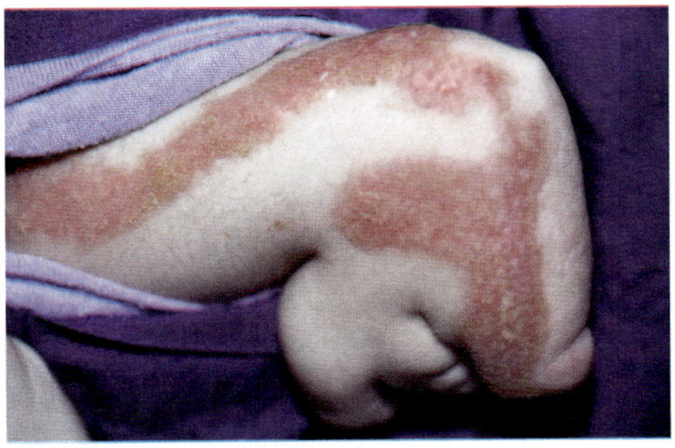

Figura 677.10 Displasia do membro e erupção ictiosiforme na síndrome CHILD (do inglês, *congenital hemidysplasia with ichthyosiform erythoderma and limb defects*, hemidisplasia congênita com eritrodermia ictiosiforme e defeitos no membro).

epidermolítica. Elas representam o espectro clínico da mesma doença causada por mutações na queratina (genes *KRT1* e *KRT9*). Esse distúrbio autossômico dominante manifesta-se nos primeiros meses de vida como um eritema que gradativamente evolui para placas bem delimitadas, ceratóticas, descamativas, nas palmas das mãos (Figura 677.11) e planta dos pés. As margens das placas frequentemente permanecem eritematosas; podem se estender ao longo das faces laterais das mãos e pés e da pele volar dos punhos e calcanhares. Geralmente é associada à hiperidrose, mas o cabelo, os dentes e as unhas estão normais. As formas estriadas (genes *DSG1*, *DSP*, *KRT1*) e *punctata* da queratose palmoplantar representam entidades distintas.

Mal de Meleda (gene *SLURP-1*)

Condição rara, progressiva, autossômica recessiva, o mal de Meleda caracteriza-se pelo eritema e por escamas espessas nas palmas das mãos, dedos, plantas dos pés, regiões flexoras dos punhos, joelhos e cotovelos. Também podem ocorrer hiperidrose, espessamento das unhas ou coiloníquia e eczema.

Ceratodermia palmoplantar de Vohwinkel (ceratodermia mutilante)

A CPP de Vohwinkel é uma doença autossômica dominante progressiva que consiste em hiperqueratose em aspecto de favo de mel nas palmas das mãos e plantas dos pés, poupando os arcos; queratose linear ou de aspecto estrelado no dorso das mãos, dedos, pés e joelhos; e constrição dos dedos (ainhum) que, por vezes, leva a autoamputação. Podem ser observados diferentes graus de alopecia. Duas formas foram identificadas. A CPP de Vohwinkel com ictiose que é causada por mutações no gene loricrina e a CPP de Vohwinkel com surdez por mutações na conexina 26.

Síndrome de Papillon-Lefèvre (gene da catepsina C)

Uma hiperqueratose eritematosa autossômica recessiva das palmas das mãos e plantas dos pés, a síndrome de Papillon-Lefèvre por vezes se estende mais tarde na infância pelo dorso das mãos e pés, cotovelos e joelhos. A CPP pode ser difusa, estriada ou *punctata*. Essa síndrome é caracterizada por inflamação periodontal, levando à perda dos dentes aos 4 a 5 anos se não tratada.

Outras síndromes

A ceratodermia palmoplantar também ocorre como característica de algumas formas de ictiose e displasia ectodérmica. A **síndrome de Richner-Hanhart** é um distúrbio autossômico recessivo com CPP, úlceras de córnea, deficiência mental progressiva e deficiência da tirosina aminotransferase, que leva à tirosinemia. A **paquioníquia congênita** é transmitida como traço autossômico dominante com expressão variável. A forma clássica do tipo I (síndrome de Jadassohn-Lewandowski) ocorre por meio de mutações no gene da queratina 16. As principais características da síndrome são onicogrifose, CPP, hiperqueratose folicular, especialmente dos cotovelos e joelhos, e leucoqueratose oral. A distrofia ungueal é a característica mais marcante e pode estar presente ao nascimento ou se desenvolver no início da vida. As unhas são espessadas e tubulares, e se projetam para cima na borda livre para formar um teto cônico sobre massa de resíduos queratóticos subungueais. A inflamação paroniquia de repetição pode resultar na descamação das unhas. O padrão mais frequentemente observado entre os pacientes com essa condição é a ceratodermia das palmas e plantas dos pés. Os achados adicionais incluem a hiperidrose das palmas das mãos e plantas e bolhas e erosões palmares e plantares. Alguns pacientes têm mostrado um defeito mediado por células seletivas no reconhecimento e processamento de *Candida*. A remoção cirúrgica das unhas com excisão da matriz tem sido útil em alguns pacientes.

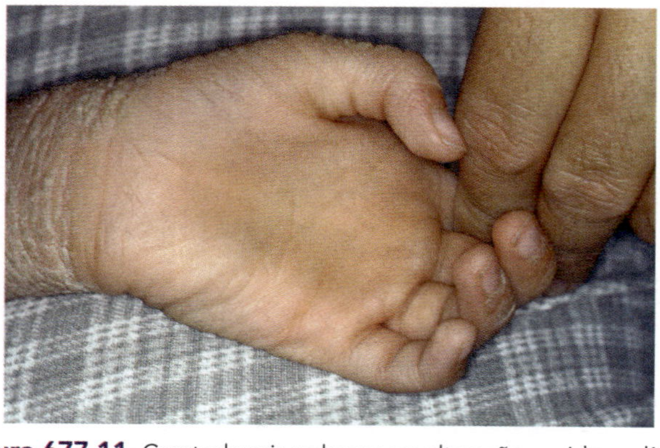

Figura 677.11 Ceratodermia palmar com alterações epidermolíticas observadas no exame histopatológico.

Tratamento

O tratamento para a CPP é o mesmo, não importando a sua origem. Em casos mais suaves, a terapia emoliente pode ser suficiente. Agentes queratolíticos tais como ácido salicílico, ácido láctico e ureia podem ser usados em cremes. Os retinoides orais são o tratamento de escolha para os casos mais graves que não respondam à terapia tópica.

A bibliografia está disponível no GEN-io.

Capítulo 678

Doenças da Derme

Wendy E. Kim

QUELOIDE

Etiologia e patogênese

Em geral, os queloides são induzidos por traumatismo e normalmente surgem após a colocação de brincos, queimaduras, acidentes com líquidos quentes e procedimentos cirúrgicos. A queloide resultante é maior do que a área inicial do traumatismo na pele. Certos indivíduos estão predispostos à formação de queloides; tendência familiar (herança recessiva ou dominante) ou presença de material estranho na lesão podem ter papel na patogênese. *Os queloides são um achado raro na síndrome de Ehlers-Danlos, na síndrome de Rubinstein-Taybi* e na paquidermoperiostose. Os queloides resultam de uma resposta cicatricial fibrosa anormal das lesões na qual o reparo do tecido e os mecanismos de controle de regulação da regeneração são perdidos. A produção de colágeno é 20 vezes maior do que a observada em cicatrizes normais, e a proporção do colágeno tipo I:tipo III é anormalmente elevada. Nos queloides, os valores teciduais do fator de crescimento tumoral β e do fator de crescimento derivado de plaquetas estão elevados; os fibroblastos são mais sensíveis aos seus efeitos e a sua taxa de degradação está reduzida.

Manifestações clínicas

O *queloide* corresponde a um crescimento denso do tecido conjuntivo, nitidamente demarcado, benigno, que se forma na derme após um traumatismo. As lesões são firmes, elevadas, róseas a hiperpigmentadas, e têm consistência emborrachada; elas podem ser dolorosas ou pruriginosas. Os locais de predileção são face, lóbulos das orelhas (Figura 678.1), pescoço, ombros, tronco superior, região esternal e membros inferiores. Tanto nos queloides quanto nas cicatrizes hipertróficas, o novo colágeno continua se formando ao longo de um período muito maior do que em lesões que cicatrizam normalmente.

Histologia

O queloide consiste em fibras de colágeno hialinizadas, espiraladas e entrelaçadas.

Diagnóstico diferencial

Os queloides devem ser diferenciados das *cicatrizes hipertróficas*, que permanecem restritas ao local da lesão e involuem gradualmente ao longo do tempo.

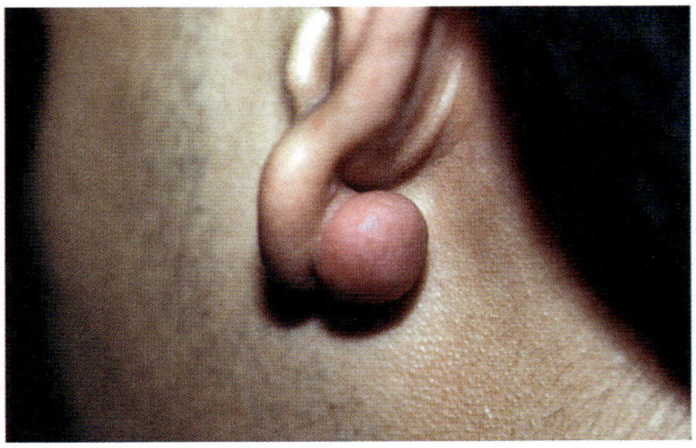

Figura 678.1 Queloide no lóbulo de orelha após colocação de brincos.

Tratamento

Os queloides recentes podem diminuir de tamanho se forem infiltrados com injeção intralesional de suspensão de triancinolona (10 a 40 mg/mℓ) a cada 4 semanas. Algumas vezes, uma concentração maior é necessária. Queloides maiores ou mais antigos podem necessitar de excisão cirúrgica seguida de injeções intralesionais de corticosteroide. O risco de recorrência no mesmo local é um argumento contra a excisão cirúrgica isolada, embora os queloides dos lóbulos respondam bem à excisão cirúrgica, curativos de compressão e esteroides intralesionais. A aplicação tópica de silicone em gel sobre o queloide por muitas horas ao dia e por várias semanas pode ser útil em alguns pacientes.

ESTRIAS

Etiologia e patogênese

A formação de estrias é comum na adolescência. As causas mais comuns são o crescimento rápido, a gravidez, a obesidade, a doença de Cushing e a terapia prolongada com corticosteroides. Elas também podem ser observadas em pacientes com a síndrome de Ehlers-Danlos (ver Capítulo 679). A patogênese é desconhecida, mas a ocorrência de alterações nas fibras elásticas é considerada o processo primário.

Manifestações clínicas

Trata-se de finas faixas eritematosas, deprimidas, de pele atrófica, que eventualmente tornam-se prateadas, opalescentes e lisas. Elas ocorrem com mais frequência em áreas que tenham sido submetidas à distensão, como porção inferior do dorso (Figura 678.2), glúteos, coxas, mamas, abdome e ombros.

Diagnóstico diferencial

As estrias se assemelham às cicatrizes atróficas.

Tratamento

Estudos controlados com tratamentos para estrias são escassos. No entanto, elas tendem espontaneamente a tornar a coloração menos evidente com o tempo.

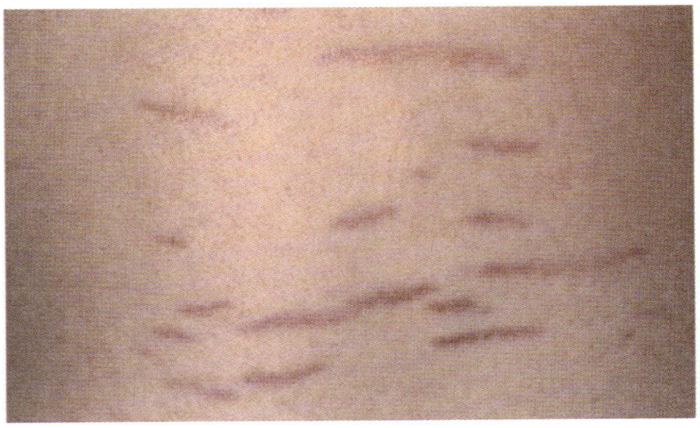

Figura 678.2 Estrias no dorso de um adolescente.

ATROFIA INDUZIDA POR CORTICOSTEROIDE

Etiologia e patogênese

Os tratamentos com corticosteroides tanto tópicos quanto sistêmicos podem resultar em atrofia cutânea. Isso é particularmente comum quando um corticosteroide tópico de potência alta ou muito alta é aplicado sob oclusão ou em áreas intertriginosas por um período prolongado. O crescimento dos queratinócitos é diminuído, mas a maturação epidérmica é acelerada, resultando em afinamento da epiderme e da camada córnea. O crescimento de fibroblastos e a sua função também diminuem, levando a alterações dérmicas. O mecanismo envolve a inibição da síntese de colágeno tipo I, de proteínas não colágenas e do conteúdo proteico total da pele, juntamente com a redução progressiva de proteoglicanos e glicosaminoglicanos da derme.

Manifestações clínicas

A pele afetada é fina, frágil, lisa e semitransparente, com telangiectasias, vasos proeminentes e perda das linhas naturais da pele.

Histologia

Histopatologicamente, há o adelgaçamento da epiderme. Os espaços entre o colágeno dérmico e as fibras elásticas são pequenos, produzindo uma derme mais compacta, porém fina.

Tratamento

O tratamento ideal é a prevenção por meio do uso adequado de esteroides tópicos para evitar os efeitos colaterais.

GRANULOMA ANULAR

Etiologia e patogênese

A causa do granuloma anular é desconhecida. Alguns casos de granuloma anular, particularmente a forma generalizada, podem estar associados ao diabetes melito ou à uveíte anterior. No entanto, a maioria dos casos é observada em crianças saudáveis.

Manifestações clínicas

Essa dermatose comum ocorre predominantemente em crianças e adultos jovens. Em geral, as crianças afetadas são saudáveis. As lesões típicas iniciam-se predominantemente como pápulas firmes, eritematosas, de superfície lisa. Elas aumentam gradualmente para formar placas anulares, com bordas elevadas papulares e área central normal, ligeiramente atrófica ou dispigmentada, podendo chegar a vários centímetros. As lesões podem ocorrer em qualquer parte do corpo, mas as membranas mucosas são poupadas. Os locais mais acometidos incluem o dorso das mãos (Figura 678.3) e dos pés. A forma papular disseminada é rara em crianças. O granuloma anular subcutâneo tende a se desenvolver no couro cabeludo e membros, particularmente na região pré-tibial. Essas lesões são nódulos firmes, normocrômicos e, geralmente, indolores. O granuloma anular perfurante é caracterizado pelo surgimento de um centro amarelado em algumas das lesões superficiais papulares como resultado da eliminação transepidérmica do colágeno alterado.

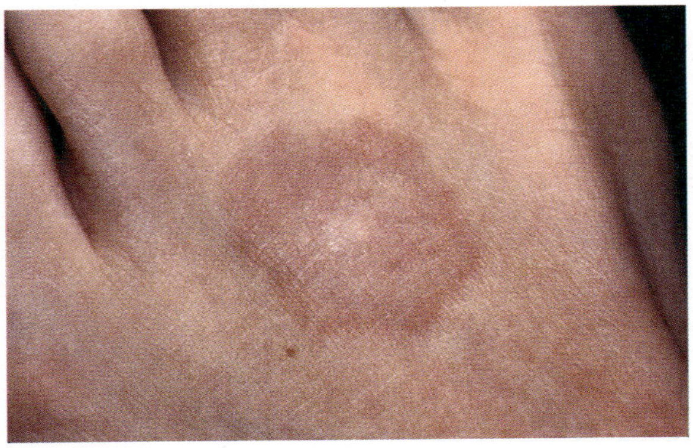

Figura 678.3 Lesão anular com bordas papulosas elevadas e centro deprimido, característica de granuloma anular.

Diagnóstico diferencial

As lesões anulares são muitas vezes confundidas com *tinea corporis* devido a suas bordas elevadas, podendo ser diferenciadas pela ausência de descamação. As lesões papulosas, outra variante, podem simular nódulos reumatoides, particularmente quando agrupadas nos dedos e cotovelos.

Histologia

A lesão do granuloma anular consiste em um granuloma com uma área central de necrose do colágeno; deposição de mucina e infiltrado em paliçada na periferia, formado por linfócitos, histiócitos e células gigantes do tipo corpo estranho. O padrão se assemelha ao da necrobiose lipoídica e do nódulo reumatoide, mas diferenças histológicas sutis normalmente permitem a diferenciação.

Tratamento

A erupção persiste por meses a anos, porém a resolução espontânea sem lesão residual é comum; 50% das lesões desaparecem em 2 anos. A aplicação de corticosteroide tópico de potência alta ou muito alta, ou injeções intralesionais de corticosteroide (5 a 10 mg/mℓ), podem acelerar a involução, embora a conduta expectante seja comum.

NECROBIOSE LIPOÍDICA

Etiologia e patogênese

A causa da necrobiose lipoídica é desconhecida, mas 50 a 75% dos pacientes têm diabetes melito; a necrobiose lipoídica ocorre em 0,3% de todos os pacientes diabéticos. Ela também é observada em pacientes com obesidade, hipertensão e dislipidemias.

Manifestações clínicas

Esse distúrbio manifesta-se por pápulas eritematosas que evoluem para placas escleróticas amareladas, de formatos irregulares, nitidamente demarcadas, com telangiectasia central e borda violácea. Descamação, crostas e ulceração são frequentes. As lesões desenvolvem-se mais comumente nos tornozelos (Figura 678.4). A evolução lenta de uma lesão ao longo dos anos é frequente, mas podem ocorrer longos períodos de quiescência ou resolução com cicatrizes.

Histologia

Áreas mal definidas de necrobiose do colágeno são observadas em todas as regiões, mas principalmente na derme inferior, associadas aos depósitos de mucina. Envolvendo as áreas necrobióticas e desorganizadas de colágeno, há um infiltrado granulomatoso linfo-histiocítico em paliçada. Algumas lesões são caracteristicamente mais granulomatosas, com necrobiose de colágeno limitada.

Diagnóstico diferencial

A necrobiose lipoídica deve ser diferenciada clinicamente de xantomas, morfeia, granuloma anular, eritema nodoso e mixedema pré-tibial.

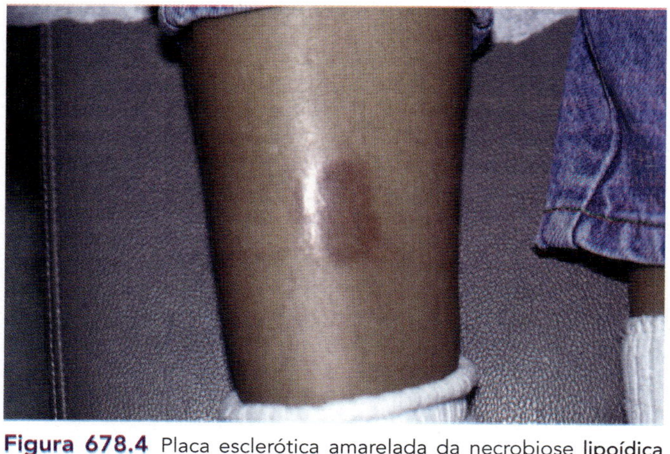

Figura 678.4 Placa esclerótica amarelada da necrobiose lipoídica na canela.

Tratamento

As lesões persistem, apesar do controle adequado do diabetes, mas podem melhorar minimamente após a aplicação de corticosteroides tópicos de alta potência ou injeção local de corticosteroide. A pentoxifilina também tem sido usada.

LÍQUEN ESCLEROSO

Etiologia e patogênese

A causa do líquen escleroso, uma dermatose inflamatória crônica, é desconhecida. Vários estudos têm identificado a presença de autoanticorpos para a glicoproteína da matriz extracelular 1 (MEC-1). No entanto, o papel exato desses anticorpos ainda está sob investigação.

Manifestações clínicas

O líquen escleroso manifesta-se inicialmente como pápulas enduradas, de cor branco-marfim, brilhantes, frequentemente com halo violáceo. A superfície exibe orifícios dilatados dos ductos sudoríparos ou pilossebáceos que, muitas vezes, contêm rolhas córneas amareladas ou acastanhadas. As pápulas coalescem para formar placas irregulares de tamanhos variáveis, que podem desenvolver bolhas hemorrágicas em suas margens. Nos estágios tardios, a atrofia resulta em placas deprimidas com superfície apergaminhada. Esse distúrbio ocorre com maior frequência em meninas do que em meninos. Os locais de predileção em meninas são a pele das região vulvar (Figura 678.5), perianal e pele perineal. O extenso envolvimento pode produzir placas atróficas escleróticas, em configuração em vidro de relógio, retração dos lábios e estenose do introito vaginal. Leucorreia precede as lesões vulvares em aproximadamente 20% dos pacientes. Em meninos, o prepúcio e a glande são frequentemente envolvidos, em geral em associação à fimose; a maioria dos meninos acometidos não se submeteu à prostectomia no início da vida. Outros locais do corpo que são mais comumente envolvidos incluem a parte superior do tronco, o pescoço, as axilas, as superfícies flexoras dos punhos e as áreas ao redor do umbigo e dos olhos. O prurido pode ser intenso.

Diagnóstico diferencial

Em crianças, o líquen escleroso é mais frequentemente confundido com a morfeia (Capítulo 185), com a qual pode coexistir. Na área genital, existe a possibilidade de ser erroneamente atribuído a abuso sexual.

Histologia

A biopsia é diagnóstica, revelando hiperqueratose com rolhas foliculares, degeneração hidrópica da camada basal, infiltrado linfocítico dérmico em faixa, homogeneinização do colágeno e fibras elásticas finas na derme superior.

Tratamento

O líquen escleroso vulvar na infância geralmente melhora com a puberdade, mas nem sempre tem cura completa, e os sintomas podem reaparecer ao longo da vida. É necessária a observação a longo prazo para o desenvolvimento de carcinoma celular escamoso. Os corticosteroides tópicos de potência muito alta proporcionam alívio do prurido e produzem

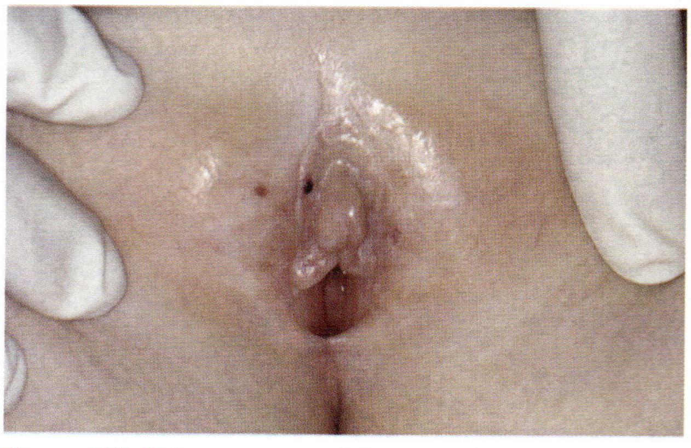

Figura 678.5 Placa perivaginal de cor marfim com hemorragia.

desaparecimento das lesões, incluindo as das áreas genitais. Tacrolimo e pimecrolimo tópicos também têm sido utilizados. Não se sabe como a resposta ao tratamento afeta o risco de câncer.

MORFEIA

Etiologia e patogênese

A morfeia é uma condição esclerosante da derme e do tecido subcutâneo de etiologia desconhecida.

Manifestações clínicas

A morfeia é caracterizada por placas circunscritas eritematosas, únicas, múltiplas ou lineares, que evoluem para placas atróficas, endurecidas e escleróticas (Figura 678.6), que posteriormente evoluem para cura ou involuem com alteração de pigmentação. É mais frequentemente observada no sexo feminino. Os tipos mais comuns de morfeia são em placas e lineares. A morfeia pode afetar qualquer área da pele. Quando restrita à parte frontal do couro cabeludo, testa e região centrofacial com configuração em faixa, é chamada de **em golpe de sabre**. Quando localizada em um dos lados da face, é chamada de **atrofia hemifacial progressiva, também conhecida como síndrome de Parry-Romberg**. Essas formas de morfeia têm pior prognóstico devido à associação subjacente de envolvimento do sistema nervoso central (SNC) ou à atrofia musculoesquelética, que pode ser esteticamente desfigurante. A morfeia linear sobre uma articulação pode provocar a limitação na mobilidade (Figura 678.7). A morfeia pan-esclerótica é uma variante rara da doença, grave e incapacitante.

Diagnóstico diferencial

O diagnóstico diferencial da morfeia inclui granuloma anular, necrobiose lipoídica, líquen escleroso e estágio final da borreliose de Lyme europeia (acrodermatite atrófica crônica).

Histologia

Na morfeia há o espessamento ou esclerose da derme com degeneração do colágeno.

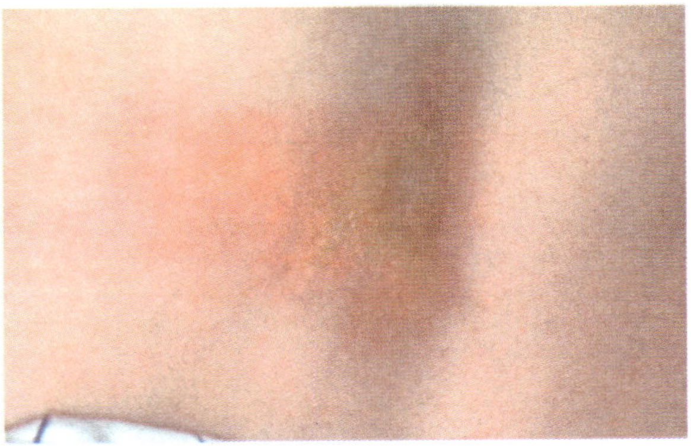

Figura 678.6 Placa eritematosa hiperpigmentada da fase inicial da morfeia.

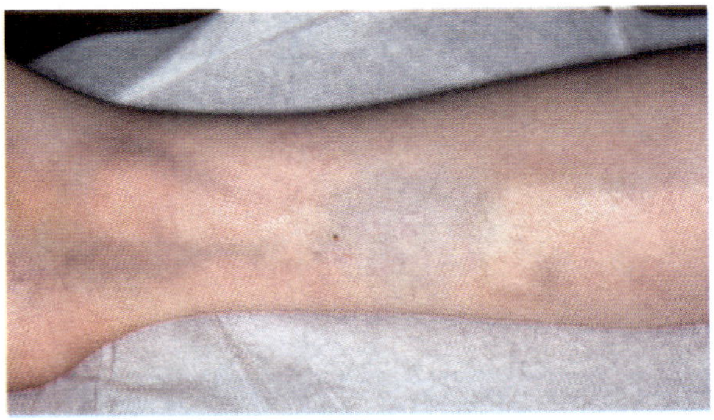

Figura 678.7 Morfeia linear com envolvimento do tornozelo.

Tratamento

A morfeia tende a persistir, com evolução gradual na pele por 3 a 5 anos até que termine a fase inflamatória de maneira espontânea. O calcipotrieno tópico isolado ou em combinação com esteroides tópicos de potência alta a muito alta ou tacrolimo tópico têm sido usados para doença de menor gravidade. Para as diversas formas de morfeia linear e morfeia em placas grave, a fototerapia com ultravioleta A-1 (UVA-1) ou metotrexato com ou sem pulsos de glicocorticoides orais ou intravenosos podem interromper a progressão e ajudar a encurtar o curso da doença. Não há bons estudos comparativos que sugiram a melhor terapia. A fisioterapia é necessária na morfeia linear sobre uma articulação para manter a mobilidade. Alterações pigmentares pós-inflamatórias podem persistir durante anos.

ESCLEREDEMA (*SCLEREDEMA ADULTORUM*, ESCLEREDEMA DE BUSCHKE)

Etiologia e patogênese

A causa do escleredema é desconhecida. Existem três tipos. O **tipo 1** (55% dos casos) é precedido por uma doença febril, muitas vezes relacionado com uma infecção de via respiratória superior ou inferior (mais comumente estreptocócica). O **tipo 2** (25%) está associado às paraproteinemias, incluindo o mieloma múltiplo. O **tipo 3** (20%) é visto no diabetes melito.

Manifestações clínicas

Cinquenta por cento dos pacientes com escleredema têm menos de 20 anos e quase sempre têm o tipo 1. O início do tipo 1 é súbito, com edema importante da face e do pescoço que se dissemina rapidamente, acometendo o tórax e membros superiores em uma distribuição abrangente; o abdome e os membros inferiores são geralmente poupados. A face adquire aparência de cera, semelhante a uma máscara. As áreas envolvidas são endurecidas e lenhosas, não depressíveis, e não são nitidamente demarcadas da pele normal. A pele ao redor é de cor normal e não é atrófica.

Os pacientes com escleredema dos tipos 2 e 3 podem ter início insidioso. O envolvimento sistêmico, que é incomum e muitas vezes associado aos tipos 2 e 3, é caracterizado pelo espessamento da língua, disartria, disfagia, restrição da movimentação dos olhos e articulações e derrames pleurais, pericárdios e peritoneais. Também podem ocorrer alterações eletrocardiográficas. Os dados laboratoriais não auxiliam o diagnóstico.

Diagnóstico diferencial

O escleredema deve ser diferenciado de esclerodermia (ver Capítulo 185), morfeia, mixedema, triquinose, dermatomiosite, esclerema neonatal e necrose de gordura subcutânea.

Histologia

A biopsia cutânea demonstra aumento na espessura dérmica como resultado do edema e da homogeneização das fibras de colágeno, que são separadas por grandes espaços interfibrosos. As colorações especiais podem identificar o aumento da quantidade de mucopolissacarídeos na derme dos pacientes com escleredema.

Tratamento

No escleredema do tipo 1, a fase ativa da doença persiste por 2 a 8 semanas; a resolução espontânea e completa geralmente ocorre em 6 meses a 2 anos. As recorrências são incomuns. Nos tipos 2 e 3, a doença progride lentamente. Não há tratamento específico.

LIPOIDOPROTEINOSE (DOENÇA DE URBACH-WIETHE, HIALINOSE CUTÂNEA E MUCOSA)

Etiologia e patogênese

A lipoidoproteinose, uma doença autossômica recessiva, é causada por mutações no gene *ECM-1*, que codifica a proteína da ECM-1. A ECM-1 tem um papel funcional na organização estrutural da derme por se ligar ao perlecan, à metaloproteinase de matriz 9 e à fibulina. A patogênese consiste na infiltração de material hialino na pele, na cavidade oral, na laringe e nos órgãos internos.

Manifestações clínicas

A lipoidoproteinose pode ser observada inicialmente na primeira infância como rouquidão. As lesões cutâneas aparecem durante a infância e consistem em pápulas e nódulos amarelados que podem coalescer para formar placas. O sinal clássico são as pápulas nas pálpebras, que conferem um aspecto enrugado à pele. As lesões também podem ocorrer em face, antebraços, pescoço, órgãos genitais, dorso dos dedos e couro cabeludo, onde resultam em alopecia em placas. Depósitos similares são encontrados em lábios, superfície inferior da língua, úvula, epiglote e pregas vocais. A língua torna-se aumentada e firme à palpação. O paciente pode ser incapaz de projetar a língua. Cicatrizes atróficas varioliformes podem desenvolver-se na face. Os nódulos hipertróficos e hiperqueratóticos ocorrem nos locais de atrito, como cotovelos e joelhos; as palmas das mãos podem ser difusamente espessadas. A doença progride até o início da idade adulta, mas o prognóstico é bom. A ossificação simétrica lateral à sela túrcica nas regiões temporais mediais, identificável radiograficamente, é patognomônica, mas nem sempre presente. O envolvimento da laringe pode levar ao comprometimento respiratório, especialmente na infância, necessitando de traqueostomia. Anormalidades associadas incluem dentição alterada, epilepsia e parotidite recorrente como resultado de infiltração no ducto de Stensen. Praticamente todos os órgãos podem ser envolvidos.

Histologia

O padrão histológico característico na lipoidoproteinose inclui dilatação dos vasos sanguíneos da derme e infiltração de material hialino eosinofílico homogêneo extracelular ao longo das paredes dos capilares e ao redor das glândulas sudoríparas. O material hialino, em faixas homogêneas, difusamente distribuídas na derme superior, leva ao espessamento dérmico. Os infiltrados parecem conter substâncias lipídicas e mucopolissacarídeas.

Tratamento

Não há tratamento específico para lipoidoproteinose.

ATROFIA MACULAR (ANETODERMIA)

Etiologia e patogênese

A anetodermia é caracterizada por áreas circunscritas de pele frouxa associadas à perda de substância dérmica. Esse distúrbio pode não ser associado à doença subjacente (atrofia macular primária) ou pode desenvolver-se após uma condição inflamatória da pele. A atrofia macular secundária pode ocorrer em função da destruição da elastina dérmica ou elastólise de origem imunológica, especialmente na presença de anticorpos antifosfolipídicos, que estão relacionados com doenças autoimunes. A elastólise pode, então, ocorrer em função da secreção de elastase pelas células inflamatórias.

Manifestações clínicas

As lesões variam de 0,5 a 1,0 cm de diâmetro e, caso sejam inflamatórias, podem ser inicialmente eritematosas. Posteriormente, elas tornam-se finas, rugosas e branco-azuladas ou hipopigmentadas. As lesões frequentemente surgem como pequenos divertículos que, à palpação, podem ser facilmente projetadas para dentro do tecido subcutâneo devido à atrofia dérmica. Os locais de predileção incluem tronco, coxas, parte superior dos braços e, com menos frequência, pescoço e face. As lesões permanecem inalteradas durante a vida; novas lesões frequentemente continuam a se desenvolver por anos.

Histologia

Todos os tipos de atrofia macular apresentam perda focal de tecido elástico no exame histopatológico, alteração que não é reconhecida, a menos que sejam usadas colorações especiais.

Diagnóstico diferencial

As lesões da anetodermia ocasionalmente se assemelham a morfeia, líquen escleroso, hipoplasia dérmica focal, cicatrizes atróficas ou lesões em estágio final de dermatoses bolhosas crônicas.

Tratamento

Não há terapia eficaz para a atrofia macular.

CÚTIS LAXA (DERMATOMEGALIA, ELASTÓLISE GENERALIZADA)

Etiologia e patogênese

Cútis laxa é um grupo heterogêneo de distúrbios relacionados às anormalidades no tecido elástico. Pode ser **autossômica recessiva** (tipo I: genes *fibulin* 5 e *fibulin* 4; tipo II: gene *ATP6V0A2*), **autossômica dominante** (genes *elastin* e *fibulin* 5), **ligada ao X** (*Cu^{2+}-transportador adenosina trifosfatase, polipeptídeo* α) ou adquirida. A cútis laxa adquirida se desenvolve após doenças febris, doenças inflamatórias da pele, como lúpus eritematoso ou eritema multiforme, amiloidose, urticária, angioedema e reações de hipersensibilidade à penicilina e em neonatos de mulheres que receberam penicilamina durante a gestação.

Manifestações clínicas

Pode haver dobras difusas de pele frouxa, ou as alterações podem ser leves e limitadas em extensão, assemelhando-se à anetodermia. Pacientes com quadro grave de cútis laxa têm fácies característica, incluindo uma aparência envelhecida com ptose das bochechas (aparência de buldogue; Figura 678.8), nariz curvo com narinas evertidas, columela curta, lábio superior longo e pálpebras inferiores evertidas. A pele também é frouxa em outras partes do corpo e assemelha-se a uma roupa folgada. Não há hiperelasticidade nem hipermobilidade das articulações, como observado na síndrome de Ehlers-Danlos. Muitas crianças têm choro rouco, provavelmente como resultado da frouxidão das pregas vocais. A tensão de estiramento da pele é normal.

A forma dominante de cútis laxa pode se desenvolver em qualquer idade e é geralmente benigna. Quando se manifesta na infância, pode estar associada a restrição do crescimento intrauterino, frouxidão ligamentar e ao fechamento retardado das fontanelas. Enfisema pulmonar e manifestações cardiovasculares leves também podem ocorrer. Os pacientes com a forma *recessiva mais comum* da doença são suscetíveis a complicações graves, como hérnias múltiplas, prolapso retal, atonia diafragmática, divertículos dos tratos gastrintestinal e geniturinário, *cor pulmonale*, enfisema, pneumotórax, estenose da artéria pulmonar periférica e dilatação aórtica. Características faciais típicas incluem rebaixamento das fissuras palpebrais, nariz achatado e orelhas grandes. Também ocorrem anormalidades esqueléticas, cáries dentárias, retardo do crescimento e atraso do desenvolvimento. Tais pacientes frequentemente têm redução na expectativa de vida.

As alterações cutâneas tipo cútis laxa também podem ser observadas em associação a múltiplas outras síndromes, incluindo a síndrome de De Barsy, síndrome de Lenz-Majewski, nanismo hiperostótico, síndrome SCARF (do inglês, *skeletal abnormalities, cutis laxa, craniostenosis, ambiguous genitalia, retardation, facial abnormalities*; anormalidades esqueléticas, cútis laxa, cranioestenose, genitália ambígua, retardo, anormalidades faciais), síndrome da pele enrugada, síndrome de tortuosidade arterial, gerodermia osteodisplásica, síndrome MACS (macrocefalia, alopecia, cútis laxa, escoliose), síndrome de Urban-Rifkin-Davis e síndrome de Costello.

Histologia

Histologicamente, o tecido elástico é reduzido ao longo da derme, com fragmentação, distensão e aglomeração das fibras elásticas.

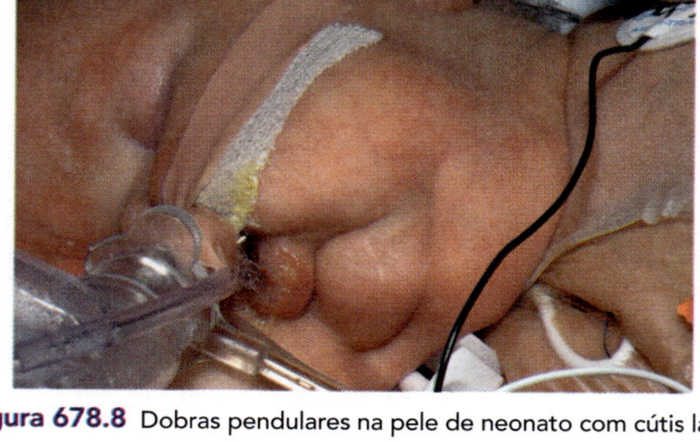

Figura 678.8 Dobras pendulares na pele de neonato com cútis laxa.

Tratamento

O tratamento da cútis laxa é de suporte.

PSEUDOXANTOMA ELÁSTICO

Etiologia e patogênese

O pseudoxantoma elástico (PXE) é um distúrbio primário do tecido elástico. A maioria dos casos ocorre em função de mutações no gene *ABCC6*. A principal alteração observada no PXE é o acúmulo de tecido mineralizado na pele, na membrana de Bruch da retina e nas paredes dos vasos. As manifestações cutâneas do PXE podem estar presentes na calcificação arterial generalizada da infância.

Manifestações clínicas

O início das manifestações cutâneas muitas vezes ocorre na infância, mas as alterações produzidas por lesões precoces são sutis e podem passar despercebidas. As lesões cutâneas características semelhantes a "pele de galinha depenada" são pápulas amareladas assintomáticas de 1 a 2 mm, dispostas em padrão linear ou reticular ou em placas confluentes. Os locais preferenciais são região flexural cervical (Figura 678.9), ocos axilares e inguinais, região umbilical, coxas e fossas poplítea e cubitais. À medida que as lesões se tornam mais pronunciadas, a pele adquire uma textura aveludada e forma dobras inelásticas frouxas. A face é geralmente poupada. Lesões na membrana mucosa podem envolver lábios, cavidade bucal, reto e vagina. Há envolvimento do tecido conjuntivo das camadas média e íntima dos vasos sanguíneos, da membrana de Bruch nos olhos, do endocárdio ou pericárdio, podendo resultar em distúrbios visuais, estrias angioides na membrana de Bruch, claudicação intermitente, oclusão vascular cerebral e coronariana, hipertensão e hemorragia do trato gastrintestinal, útero e superfícies mucosas. Indivíduos do sexo feminino com PXE têm risco aumentado de aborto no primeiro trimestre. O envolvimento arterial geralmente se manifesta na idade adulta, mas a claudicação e a angina podem ocorrer na infância.

Patologia

O exame histopatológico mostra fibras elásticas agrupadas, edemaciadas e fragmentadas na porção média e no terço inferior da derme. As fibras coram-se positivamente para o cálcio. O colágeno próximo das fibras elásticas alteradas está reduzido em quantidade e dividido em fibras menores. A calcificação anormal das fibras elásticas da lâmina elástica interna das artérias no PXE leva ao estreitamento do lúmen dos vasos.

Tratamento

Não há tratamento eficaz para PXE, embora a terapia a *laser* possa ajudar a evitar a hemorragia da retina. O uso de ligantes de fosfato orais tem mostrado redução da calcificação das fibras elásticas.

ELASTOSE PERFURANTE SERPIGINOSA

Etiologia e patogênese

A elastose perfurante serpiginosa (EPS) é caracterizada pela eliminação das fibras elásticas alteradas através da epiderme. A anormalidade primária ocorre provavelmente na elastina dérmica, a qual provoca uma resposta celular que termina com a eliminação do tecido elástico anormal.

Manifestações clínicas

Essa é uma doença pouco frequente da pele na qual pápulas ceratóticas firmes e normocrômicas, de 1 a 3 mm, tendem a se aglomerar em padrões anulares e arqueados na região posterolateral do pescoço, nos membros (Figura 678.10) e, ocasionalmente, na face e no tronco. O início geralmente ocorre na infância ou adolescência. A pápula consiste em uma área circunscrita de hiperplasia epidérmica que se comunica com a derme subjacente por um canal estreito. Há um grande aumento na quantidade e no tamanho das fibras elásticas na derme superior, particularmente nas papilas dérmicas. Cerca de 30% dos casos ocorrem em associação a osteogênese imperfeita, síndrome de Marfan, PXE, SED, síndrome de Rothmund-Thomson, esclerodermia, acrogeria e síndrome de Down. A EPS também ocorre em associação à terapia com penicilamina.

Histologia

A histopatologia mostra uma epiderme hiperplásica com extrusão de fibras elásticas anormais e infiltrado linfocítico superficial.

Diagnóstico diferencial

O diagnóstico diferencial da EPS inclui *tinea corporis*, granuloma anular perfurante, colagenose reativa perfurante, líquen plano, larva *migrans* e poroqueratose de Mibelli.

Tratamento

O tratamento da EPS é ineficaz; no entanto, as lesões são assintomáticas e podem desaparecer espontaneamente.

COLAGENOSE REATIVA PERFURANTE

Etiologia e patogênese

O processo primário na colagenose reativa perfurante representa a eliminação transepidérmica do colágeno alterado. A forma familiar autossômica recessiva foi descrita.

Manifestações clínicas

A colagenose reativa perfurante geralmente manifesta-se no início da infância como pequenas pápulas nas áreas dorsais das mãos e antebraços, cotovelos, joelhos e, às vezes, na face e tronco. Ao longo de várias semanas, as pápulas aumentam até 5 a 10 mm, tornam-se umbilicadas e desenvolvem rolhas de queratina no centro (Figura 678.11). As lesões individuais se resolvem espontaneamente em 2 a 4 meses, deixando máculas ou cicatrizes hipocrômicas. As lesões podem reaparecer em surtos; o fenômeno linear de Koebner pode ser observado; e lesões podem surgir em resposta às temperaturas frias ou a traumas superficiais, como escoriações, picadas de insetos e lesões de acne.

Histologia

O colágeno da derme papilar é englobado na perfuração em forma de taça na epiderme. A cratera central contém células inflamatórias picnóticas e debris de queratinócitos.

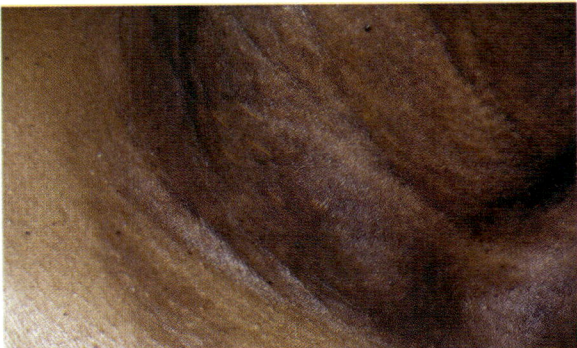

Figura 678.9 Placas confluentes de pele áspera no pseudoxantoma elástico.

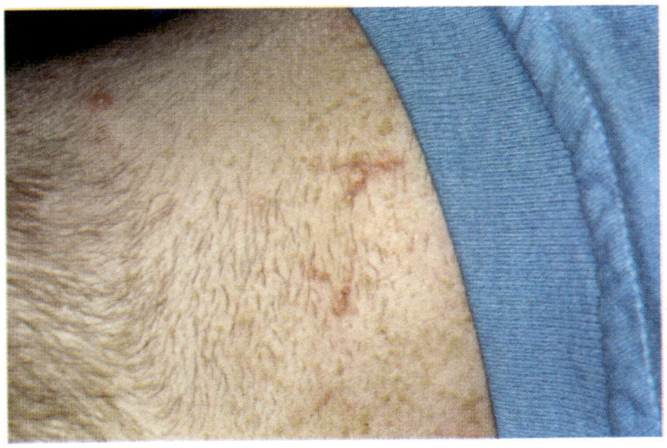

Figura 678.10 Pápulas ceratóticas em distribuição arciforme da elastose perfurante serpiginosa.

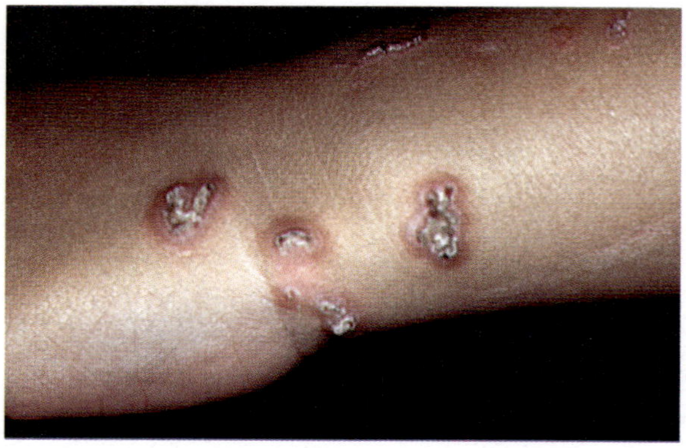

Figura 678.11 Pápulas hiperqueratóticas na colagenose reativa perfurante.

Tabela 678.1	Classificação da mastocitose.
MASTOCITOSE CUTÂNEA	
Urticária pigmentosa/mastocitose maculopapular	
Mastocitose cutânea difusa	
Mastocitoma solitário	
MASTOCITOSE SISTÊMICA	
Mastocitose indolente	
Mastocitose latente	
Mastocitose agressiva	
Mastocitose sistêmica com doença hematológica associada (NHA) à linhagem não mastocitária	
Leucemia mastocitária	
SARCOMA MASTOCITÁRIO	

Adaptada de Valent P, Akin C, Metcalfe D: Mastocytosis: 2016 Updated WHO classification and novel emerging treatment concepts, *Blood* 129:1420-1427, 2017, Table 2.

Diagnóstico diferencial

A EPS e a doença de Kyrle podem imitar a colagenose perfurante reativa.

Tratamento

A colagenose reativa perfurante se resolve espontaneamente em 6 a 8 semanas. O ácido retinoico tópico acelera a sua resolução.

XANTOMAS

Ver Capítulo 103.

DOENÇA DE FABRY

Ver Capítulo 631.6.

MUCOPOLISSACARIDOSES

Ver Capítulo 107.

Em várias das mucopolissacaridoses, peles inelásticas, espessadas, rugosas, particularmente nas extremidades, e hirsutismo generalizado são característicos, mas não específicos. Telangiectasias em face, antebraços, tronco e pernas têm sido observadas nas síndromes de Scheie e Morquio. Em alguns pacientes com síndrome de Hunter, pápulas e nódulos bem delimitados, firmes, de cor marfim, com superfície rugosa são agrupados em placas simétricas na porção superior do tronco (Figura 678.12), braços e coxas. O aparecimento dessas lesões incomuns ocorre na primeira década de vida, sendo observado o desaparecimento espontâneo.

MASTOCITOSE

Etiologia e patogênese

A mastocitose abrange um espectro de doenças que vai desde nódulos cutâneos únicos a infiltrados difusos da pele associados ao envolvimento de outros órgãos (Tabela 678.1). Todos os distúrbios são caracterizados por agregados de mastócitos na derme. Há quatro tipos de mastocitoses: mastocitoma solitário, urticária pigmentosa (duas formas), mastocitose cutânea difusa e telangiectasia macular eruptiva persistente. As duas formas de urticária pigmentosa são a variante da infância, que se resolve sem sequelas; e a forma que pode começar na infância ou na vida adulta e é associada à mutação (mais comumente a mutação do gene *D816V*) no gene do fator de células-tronco. O fator de células-tronco (fator de crescimento de mastócitos), que pode ser secretado por queratinócitos, estimula a proliferação dos mastócitos e aumenta a produção de melanina pelos melanócitos. As manifestações locais e sistêmicas da doença são, em parte, resultado da liberação de histamina e heparina dos grânulos dos mastócitos; embora haja heparina em quantidades significativas nos mastócitos, os distúrbios da coagulação raramente ocorrem. A prostaglandina D2, que é vasodilatadora, ou o seu metabólito parecem exacerbar a resposta de *flushing*. Os valores séricos de triptase podem estar elevados, mas não de maneira consistente.

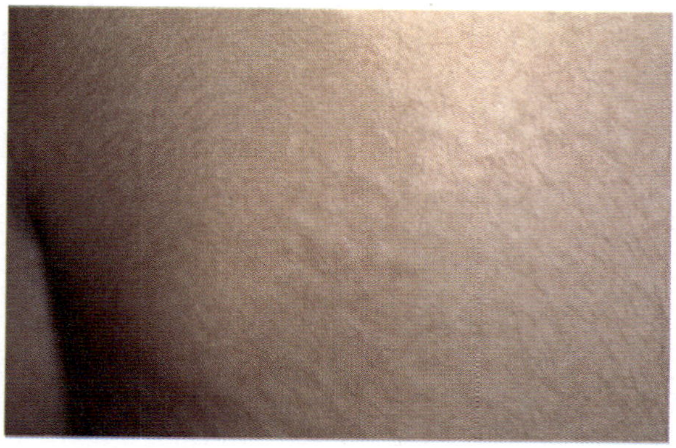

Figura 678.12 Pápulas cor de marfim na parte superior do dorso na síndrome de Hunter.

Manifestações clínicas

Os **mastocitomas solitários** geralmente apresentam de 1 a 5 cm de diâmetro. As lesões podem estar presentes ao nascimento ou podem surgir precocemente na infância em qualquer local. As lesões podem ser bolhosas ou urticariformes, recorrentes e evanescentes. No entanto, com o tempo, placas de consistência elástica, rosadas, amareladas ou acastanhadas desenvolvem-se nos locais das lesões (Figura 678.13). A superfície adquire textura semelhante à casca de laranja e a hiperpigmentação pode tornar-se proeminente. A manipulação ou traumatismo dos nódulos pode resultar em urticária (sinal de Darier) devido à liberação local de histamina; raramente os sinais sistêmicos da liberação de histamina tornam-se aparentes.

A **urticária pigmentosa** é a forma mais comum de mastocitose em crianças. No primeiro tipo de urticária pigmentosa, a do **tipo infantil clássico**, as lesões podem estar presentes ao nascimento, porém mais frequentemente surgem grupos de lesões nos primeiros meses até os 2 anos. Novas lesões raramente surgem após os 3 a 4 anos. Em alguns casos, as lesões urticariformes ou bolhosas iniciais regridem e reaparecem no mesmo local, tornando-se fixas e hiperpigmentadas. Em outros casos, as lesões iniciais são hiperpigmentadas. A vesiculação geralmente diminui aos 2 anos. As lesões individuais variam em tamanho e alcançam de alguns milímetros até vários centímetros, podendo ser maculares, papulares ou nodulares. Elas vão da cor amarelo-bronzeado ao marrom-chocolate e frequentemente têm bordas mal definidas (Figura 678.13). As lesões nodulares maiores, como o mastocitoma solitário, podem ter textura característica de casca de laranja. As lesões de urticária pigmentosa podem ser esparsas ou numerosas e, muitas vezes, são simetricamente distribuídas. As palmas das mãos, plantas dos pés e a face podem ser poupadas, assim como as membranas mucosas. O rápido aparecimento de eritema e urticárias em resposta à manipulação da lesão pode ser geralmente provocado; dermografismo da pele normal também é comum. As crianças afetadas podem sentir prurido intenso. Os sinais sistêmicos da liberação de histamina, como episódios do tipo anafilaxia, hipotensão, síncope, cefaleia, episódios de rubor, taquicardia, sibilos, cólicas e diarreia, são incomuns e ocorrem com mais frequência nos casos mais graves de mastocitose. O sintoma mais observado é o *flushing*.

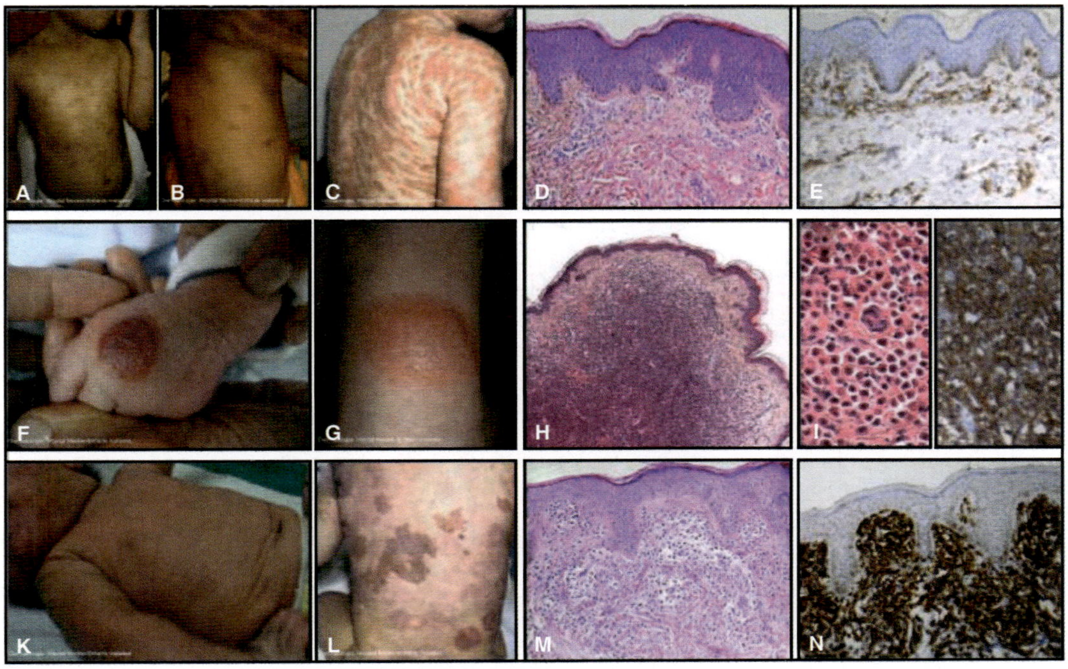

Figura 678.13 Características clínicas e achados histológicos na mastocitose infantil. O diagnóstico de mastocitose em crianças é frequentemente óbvio e a biopsia de pele raramente é realizada. O diagnóstico histológico da mastocitose cutânea deve considerar o número e a proporção aumentados de mastócitos em comparação com outras células inflamatórias. Os mastócitos podem ser arredondados, cuboides, fusiformes ou do tipo histiocítico. Eosinófilos podem ser observados em todos os subtipos de mastocitose. A epiderme pode ser hiperpigmentada na urticária pigmentosa (UP) e na mastocitose cutânea difusa (MCD), enquanto é normal no mastocitoma. **A-E.** UP. **A.** UP maculopapular. **B.** UP tipo placa. **C.** UP extensa com placas e máculas. **D.** Biopsia da pele: aumento do número e da proporção de mastócitos ao redor dos vasos ou dispersos na derme, dilatação dos capilares da derme superficial. **E.** Marcação para c-Kit. **F-J.** Mastocitoma. **F.** Mastocitoma localizado na mão. **G.** Mastocitoma localizado no antebraço. **H, I.** Biopsia da pele: infiltração abundante e difusa de mastócitos em toda a derme. Os mastócitos são sempre reconhecíveis, com um citoplasma amplo, rosa e granular e um núcleo redondo, denso e central. **J.** Marcação para c-Kit. **K-N.** MCD: **K.** Infiltração difusa da pele. **L.** Lesões bolhosas extensas associadas à infiltração nas costas. **M.** Biopsia da pele: infiltração dérmica difusa de mastócitos associada a alguma fibrose e capilares dilatados. **N.** Marcação para c-Kit. (*De Méni C, Bruneau J, Georgin-Lavialle S et al.: Paediatric mastocytosis: a systematic review of 1747 cases.* Br J Dermatol *172:642-651, 2015. Fig. 1, p. 643.*)

O **segundo tipo** de urticária pigmentosa pode começar na infância, mas normalmente desenvolve-se na idade adulta. Esse tipo não involui, e novas lesões continuam a se desenvolver ao longo da vida. Está associada a mutações no gene do fator de células-tronco. Pacientes com esse tipo de mastocitose são aqueles em que o acometimento sistêmico pode se desenvolver.

A **mastocitose sistêmica** é caracterizada pelo aumento anormal do número de mastócitos em outros tecidos diferentes da pele. Ela ocorre em aproximadamente 5 a 10% dos pacientes com mastocitose por mutação no fator de células-tronco, sendo incomum em crianças. As lesões ósseas geralmente são assintomáticas (mas podem ser dolorosas) e são detectáveis radiologicamente como áreas osteoporóticas ou osteoscleróticas, sobretudo no esqueleto axial. O envolvimento do trato gastrintestinal pode produzir queixas como dor abdominal, náuseas, vômitos, diarreia, esteatorreia e edema. Infiltrados na mucosa podem ser detectáveis por estudos com bário ou por biopsia do intestino delgado. Também podem ocorrer úlceras pépticas. A hepatoesplenomegalia devido ao infiltrado de mastócitos e fibrose foi descrita, assim como a proliferação de mastócitos em gânglios linfáticos, rins, gordura periadrenal e medula óssea. Anormalidades no sangue periférico, como anemia, leucocitose e eosinofilia são observadas em aproximadamente 30% dos pacientes. Pode ocorrer leucemia mastocitária.

A **mastocitose cutânea difusa** é caracterizada pelo envolvimento difuso da pele em vez de lesões hiperpigmentadas discretas. Os pacientes afetados são geralmente normais ao nascimento e demonstram alterações características após o primeiro mês de vida. Raramente, a condição pode apresentar-se com prurido intenso generalizado na ausência de alterações visíveis na pele. A pele geralmente se encontra espessada, rosada a amarelada, e pode ter aparência grosseira e textura semelhante a casca de laranja. As alterações de superfície são acentuadas nas áreas flexurais. Bolhas recorrentes (Figura 678.13), prurido intratável e episódios de *flushing* são comuns, assim como o envolvimento sistêmico.

A **telangiectasia macular eruptiva persistente** é outra variante que consiste em máculas hiperpigmentadas telangiectásicas que normalmente estão localizadas no tronco. Essas lesões não produzem urticária quando manipuladas. Essa forma da doença é observada principalmente em adolescentes e adultos.

Diagnóstico diferencial

O diagnóstico diferencial dos mastocitomas solitários inclui impetigo bolhoso recorrente, herpes simples, nevos melanocíticos congênitos e xantogranuloma juvenil.

A urticária pigmentosa pode ser confundida com erupções por fármacos, alterações pigmentares pós-inflamatórias, xantogranuloma juvenil, nevos pigmentados, efélides, xantomas, urticária crônica, picadas de insetos e impetigo bolhoso. A mastocitose cutânea difusa pode ser confundida com hiperqueratose epidermolítica.

A telangiectasia macular eruptiva persistente deve ser diferenciada de outras causas de telangiectasia. As manifestações sistêmicas da mastocitose podem mimetizar feocromocitoma, síndrome carcinoide, tumores secretores de peptídeo intestinal vasoativo, vasculite, doenças autoinflamatórias, síndrome de hiper-IgE, distúrbio de somatização, disfunção autonômica, angioedema, urticária crônica e anafilaxia.

Prognóstico

A involução espontânea ocorre em todos os pacientes com mastocitomas solitários e urticária pigmentosa infantil clássica. A incidência de manifestações sistêmicas nesses pacientes é muito baixa. A duração média da urticária pigmentosa é de cerca de 10 anos. Um número maior de lesões no início da vida pode levar à resolução posterior.

Tratamento

Os mastocitomas solitários geralmente não necessitam de tratamento. As lesões bolhosas podem ser tratadas com esteroides tópicos a cada episódio de surgimento de bolhas.

Na urticária pigmentosa, o *flushing* pode ser precipitado por banhos excessivamente quentes, fricção vigorosa da pele e certos medicamentos, como codeína, ácido acetilsalicílico, morfina, atropina, cetorolaco, álcool, tubocurarina, contrastes radiológicos contendo iodo e polimixina B (Tabela 678.2). Evitar esses fatores desencadeantes é aconselhável; foi observado que a anestesia geral pode ser realizada com segurança por meio de precauções apropriadas.

Para os pacientes sintomáticos, anti-histamínicos orais podem ser paliativos. Os antagonistas do receptor H_1 (como a hidroxizina) são os fármacos de primeira escolha para os sinais sistêmicos de liberação de histamina. Se antagonistas H_1 forem ineficazes, os antagonistas dos receptores H_2 podem ajudar no controle do prurido ou da hipersecreção gástrica. Os corticosteroides tópicos são benéficos no controle da urticária e na formação de bolhas. Os agentes orais estabilizadores dos mastócitos, como o cromoglicato de sódio ou o cetotifeno, também podem ser eficazes para diarreia ou cólicas abdominais e para alguns sintomas sistêmicos, como a cefaleia ou a dor muscular. A midostaurina, um inibidor de KIT, pode ser administrada a pacientes com mastocitose sistêmica.

Para os pacientes com mastocitose cutânea difusa, o tratamento é o mesmo que o da urticária pigmentosa, embora mais precocemente. A fototerapia com UV de banda estreita (UVB ou UVA-1) ou psoraleno com tratamento UVA podem ser necessários para controlar os sintomas.

As lesões da telangiectasia macular eruptiva persistente podem ser cautelosamente tratadas com *pulsed-dye laser* vascular.

A bibliografia está disponível no GEN-io.

678.1 Síndrome de Ativação de Mastócitos

James J. Nocton

O termo síndrome de ativação de mastócitos (SAM) tem sido utilizado para identificar uma constelação de sintomas, sinais e anormalidades laboratoriais que afetam diversos órgãos, que sugerem um **distúrbio mastocitário**, mas são insuficientes para atender aos critérios para um diagnóstico alternativo, como **mastocitose cutânea**, **mastocitose sistêmica** ou alergias. Esse termo e o reconhecimento da SAM como uma entidade distinta ainda precisam ser universalmente aceitos e, embora tenham sido propostos critérios para o diagnóstico (Tabela 678.3), a definição da síndrome, sua distinção de outros distúrbios mastocitários e de condições não relacionados e os meios para estabelecer o diagnóstico provavelmente continuarão evoluindo. A incidência e a prevalência dessa síndrome na população pediátrica são desconhecidas.

Os pacientes que receberam esse diagnóstico tiveram manifestações clínicas *recorrentes* **consistentes com a ativação dos mastócitos**. Os sintomas cutâneos incluem urticária, angioedema, prurido e frequente rubor da pele. Os sintomas gastrintestinais, como dor abdominal, náuseas, vômito e diarreia, são relativamente comuns. Taquicardia, às vezes com hipotensão e síncope, pode ser frequente, e alguns pacientes apresentam episódios de sibilância e rinite. Sintomas inespecíficos e constitucionais também foram descritos em pacientes que receberam esse diagnóstico, incluindo dor de cabeça, fadiga, dor crônica, parestesias, ansiedade e depressão. Os sintomas podem ser intermitentes ao longo de muitos anos e podem variar em gravidade; alguns pacientes desenvolveram sintomas crônicos ao longo do tempo. As características clínicas se sobrepõem àquelas da mastocitose cutânea ou sistêmica; no entanto, os indivíduos diagnosticados com SAM *não* apresentam mastocitose cutânea e, diferentemente da mastocitose sistêmica, eles não apresentaram evidências de expansão clonal de mastócitos na medula óssea ou em outros tecidos. Investigações limitadas em pequeno número de pacientes não descobriram grandes aumentos no número de mastócitos no tecido da mucosa intestinal em pacientes com suspeita de SAM; faltam dados conclusivos de comparação que definam os números normais de mastócitos nesses tecidos. Foi levantada a hipótese de que aqueles com SAM têm um defeito intrínseco desconhecido dos mastócitos, uma resposta anormal e excessiva à estimulação, ou ambos. Isso potencialmente leva à degranulação anormal e à liberação de mediadores, incluindo histamina, heparina e citocinas e aumento da produção de prostaglandinas inflamatórias e leucotrienos.

Tabela 678.2 Agentes farmacológicos e estímulos físicos que podem exacerbar a liberação de mediadores de mastócitos em pacientes com mastocitose.

ESTÍMULOS IMUNOLÓGICOS
Venenos (imunoglobulina E – mediada por veneno de abelha)
Anafilatoxinas derivadas do complemento
Peptídeos biológicos (substância P, somatostatina)
Polímeros (dextrana)

ESTÍMULOS NÃO IMUNOLÓGICOS
Estímulos físicos (calor, frio, fricção, traumatismo, luz solar)
Substâncias ilícitas
Ácido acetilsalicílico e analgésicos não esteroidais relacionados*
Tiamina
Cetorolaco de trometamina
Álcool
Vancomicina
Dextrometorfano
Narcóticos (codeína, morfina)*
Corantes radiológicos (contendo iodo)

SITUAÇÕES EMOCIONAIS
Ansiedade
Privação do sono
Estresse

*Parece ser um problema em < 10% dos pacientes. (De Carter MC, Metcalfe DD: Paediatric mastocytosis, *Arch Dis Child* 86:315-319, 2002, Table 4.)

Tabela 678.3 Critérios propostos para o diagnóstico da síndrome de ativação de mastócitos.*

1. Sintomas episódicos consistentes com a liberação do mediador de mastócitos que afetam ≥2 sistemas de órgãos evidenciados da seguinte forma:
   a. Pele: urticária, angioedema, rubor.
   b. Gastrintestinal: náuseas, vômito, diarreia, cólicas abdominais
   c. Cardiovascular: síncope hipotensiva ou quase síncope, taquicardia
   d. Respiratório: chiado no peito
   e. Naso-ocular: congestão conjuntival, prurido, congestão nasal
2. Diminuição na frequência ou na gravidade ou resolução de sintomas com terapia antimediador: agonistas inversos dos receptores de histamina H_1 e H_2, medicamentos antileucotrienos (bloqueadores do receptor de cisteinil leucotrienos ou inibidor da 5-lipo-oxigenase) ou estabilizadores de mastócitos (cromoglicato de sódio)
3. Evidência de aumento em um marcador urinário ou sérico validado de ativação de mastócitos: documentação de aumento do marcador para maior que o valor basal do paciente durante um período sintomático em ≥2 ocasiões ou, se os níveis basais de triptase forem persistentemente > 15 ng, documentação de aumento do nível da triptase acima do valor basal em 1 ocasião. O nível total de triptase sérica é recomendado como marcador de escolha; menos específicos (também de basófilos) são os metabólitos da histamina ou a PGD_2 ou seu metabólito 11-β-prostaglandina F_2 na urina de 24 h
4. Descartar causas primárias e secundárias de ativação de mastócitos e entidades idiopáticas clínicas bem definidas

PGD_2, prostaglandina D_2. A síndrome de ativação de mastócitos, por enquanto, continua sendo um distúrbio idiopático; no entanto, em alguns casos, pode ser um reflexo precoce de uma população monoclonal de mastócitos, nesse caso, com o tempo, pode atender aos critérios para a síndrome de ativação monoclonal de mastócitos (SAMM), já que 1 ou 2 critérios menores para mastocitose são cumpridos. (De Akin C, Valent P, Metcalfe DD: Mast cell activation syndrome: proposed diagnostic criteria. *J Allergy Clin Immunol* 126:1099-104.e4, 2010, p. Table II, p. 1102.)

O **diagnóstico diferencial** da SAM é amplo, refletindo os sintomas e sinais muito variáveis propostos para serem associados à síndrome. Feocromocitoma, síndrome carcinoide, fibromialgia e síndromes de dor crônica, somatização secundária a ansiedade ou depressão primárias, síndromes hipereosinofílicas, angioedema hereditário e disautonomias, todos devem ser considerados em pacientes com sintomas que pareçam estar potencialmente relacionados à ativação de mastócitos. Além disso, os distúrbios primários dos mastócitos clonais, incluindo mastocitose cutânea e sistêmica, precisam ser excluídos.

As **anormalidades laboratoriais** que podem indicar a ativação de mastócitos incluem a triptase sérica elevada e o aumento na urina de 24 horas de metabólitos da histamina (N-metil histamina, ácido 1-metil-4-imidazol acético), prostaglandina D_2, leucotrieno E_4 e 11-β-prostaglandina F_2. A cromogranina A sérica e a heparina plasmática também foram propostas como marcadores potencialmente úteis no diagnóstico da ativação de mastócitos. Nenhum teste laboratorial isolado demonstrou ser suficientemente sensível como um teste diagnóstico para a SAM.

Os **critérios de diagnóstico** propostos para a SAM exigem sintomas que afetem mais de um sistema de órgãos que sejam consistentes com a liberação dos mediadores dos mastócitos, assim como evidências laboratoriais de marcadores aumentados de ativação de mastócitos em duas ocasiões e que estejam associadas aos sintomas, à diminuição na gravidade ou à frequência dos sintomas com terapia com anti-histamínico, antileucotrieno ou estabilizante de mastócitos, e à exclusão de distúrbios primários dos mastócitos clonais e das causas secundárias de ativação dos mastócitos (alergias, malignidade, autoimunidade) (Tabela 678.3). Um conjunto alternativo de critérios propõe que o diagnóstico pode ser feito em pacientes com sintomas consistentes com a liberação dos mediadores dos mastócitos e com qualquer dos seguintes fatores: infiltrados densos de mastócitos na medula óssea ou em outros tecidos, morfologia anormal dos mastócitos teciduais, mastócitos na medula óssea expressando CD2 ou CD25, alterações genéticas nos mastócitos que possam resultar em aumento da atividade mastocitária ou em evidências laboratoriais demonstrando marcadores aumentados de ativação dos mastócitos. Esse conjunto alternativo de critérios não requer uma diminuição na gravidade ou na frequência dos sintomas com o tratamento. Os infiltrados densos de mastócitos na medula óssea, a morfologia anormal dos mastócitos e a expressão de CD2 ou CD25 são achados que também estão associados à mastocitose sistêmica; portanto, esse conjunto alternativo de critérios se sobrepõe consideravelmente aos critérios estabelecidos para diagnosticar a mastocitose sistêmica. Isso levou à especulação de que a SAM faz parte de um espectro de distúrbios disfuncionais dos mastócitos que inclui mastocitose sistêmica, mastocitose cutânea e leucemia mastocitária, todas as quais podem potencialmente compartilhar fatores genéticos subjacentes comuns e outros fatores patogênicos.

O **tratamento** da SAM inclui medicamentos que interferem nos efeitos dos mediadores de mastócitos, como os anti-histamínicos e os antileucotrienos, bem como medicamentos que interferem na degranulação, como os estabilizadores de mastócitos. O prognóstico parece favorável quando a condição é identificada, embora comorbidades consideráveis tenham sido identificadas em pacientes relatados até o momento.

A bibliografia está disponível no GEN-io.

Capítulo 679
Síndrome de Ehlers-Danlos

Donald Basel

A síndrome de Ehlers-Danlos (SED) é um grupo heterogêneo de doenças hereditárias do tecido conjuntivo agrupadas em sete categorias etiopatológicas, que são amplamente divididas em múltiplos subtipos (Tabela 679.1). Considera-se que os indivíduos afetados têm um fenótipo sobreposto de pele anormalmente mole e extensível, que frequentemente cicatriza de forma inadequada, em associação com hipermobilidade e ocasional instabilidade articular, supostamente originados em um bloqueio da função normal do colágeno (Tabelas 679.2 e 679.3). A expressão variável, os modos de hereditariedade e os elementos fenotípicos singulares diferenciam os subtipos uns dos outros. A forma classificada como hipermobilidade é a mais comum e é assunto de significativo interesse clínico e de pesquisa, devido às suas diversas associações clínicas e à alta frequência populacional com hipermobilidade, estimada em 3% da população geral.

A matriz do tecido conjuntivo é complexa (Figura 679.1) e a interação de células, colágeno e fibras de elastina, proteínas e moléculas de sinalização celular permanece pouco entendida. Entretanto, a disfunção em um nível estrutural e funcional explica que provavelmente as complexas associações clínicas são normalmente encontradas

Tabela 679.1 Classificação da síndrome de Ehlers-Danlos.

TIPO	GENE	ACHADOS CUTÂNEOS	ALTERAÇÕES ARTICULARES	HERANÇA	OUTROS COMENTÁRIOS
Clássica	*COL5A1*, *COL5A2* (geralmente haploinsuficiência)	Hiperextensibilidade, hematomas, pele aveludada, cicatrizes atróficas aumentadas, pseudotumores moluscoides, esferoides	Hipermobilidade e suas complicações, luxações articulares	AD	Prolapso da valva mitral, hérnias
	COL1A1 Variante patogênica específica; c.934C>T			AD	Escleras azuladas, baixa estatura, osteopenia/fraturas, pode ter ruptura arterial tardia
VARIANTES CLÁSSICAS					
Valvar cardíaca	Perda bialélica da função de *COL1A2*	Características clássicas da SED		AR	Graves problemas nas valvas cardíacas na vida adulta
Periodontal	*C1R* *C1S*	Pode ter características clássicas da SED	Pode ter hipermobilidade	AD	Periodontite, aspectos marfanoides, olhos proeminentes, filtro labial curto
Semelhante à clássica	*TNXB*	Hiperextensibilidade, hipermobilidade acentuada, hematomas graves, pele aveludada, sem tendência à cicatrização	Hipermobilidade	AR	Pais (especialmente as mães) com uma mutação em *TNXB*; pode ter hipermobilidade articular

(continua)

Tabela 679.1 Classificação da síndrome de Ehlers-Danlos. (*continuação*)

TIPO	GENE	ACHADOS CUTÂNEOS	ALTERAÇÕES ARTICULARES	HERANÇA	OUTROS COMENTÁRIOS
Hipermobilidade	Desconhecido	Leve hiperextensibidade, cicatrizes, alterações nos tecidos	Hipermobilidade, dor articular crônica, luxações recorrentes	AD	Às vezes, confundida com síndrome da hipermobilidade articular
Vascular	*COL3A1* Raras variantes em *COL1A1*	Pele fina e translúcida, hematomas, varicosidades precoces, acrogeria	Pequena hipermobilidade articular	AD	Produção anormal de colágeno tipo III; ruptura de intestino, útero, artérias; fácies típica; pneumotórax
Cifoescoliose	*PLOD* (deficiência da lisil-hidroxilase) *FKBP14*	Pele mole, hiperextensível, hematomas, cicatrizes atróficas	Hipermobilidade	AR	Grave hipotonia muscular que melhora um pouco na infância; cifoescoliose congênita, fragilidade e ruptura da esclera, aspectos marfanoides, ostopenia, perda auditiva neurossensorial
VARIANTES COM CIFOESCOLIOSE					
Forma espondilo-queirodisplásica	*SLC39A13*, que codifica o transportador de zinco ZIP13 *β4GALT7* ou *β3 GalT6*, codificando galactosil-transferase I ou II, enzimas essenciais na síntese de GAG	Similar à forma cifoescoliótica		AR	Displasia espondiloepimetafisária; pode ter fragilidade óssea e cifoescoliose grave progressiva sem hipotonia congênita; estatura moderadamente baixa; pele facial frouxa, palmas das mãos enrugadas com atrofia tenar e hipotenar, escleras azuladas, cabelo crespo, alopecia
Síndrome da córnea frágil	*ZNF469* ou *PRDM5*	Hiperextensibilidade cutânea	Hipermobilidade articular	AR	Cifoescoliose, córnea fina e frágil característica, fragilidade ocular, escleras azuladas, ceratocone
Musculocontratural	*CHST14* (codificando dermatan 4-O-sulfotransferase) *DSE* (codificando dermatan sulfato epimerase)	Pele frágil e hiperextensível com cicatrizes atróficas e retardo na cicatrização de feridas	Hipermobilidade	AR	Cifoescoliose progressiva; polegares aduzidos na infância, pé torto, aracnodactilia, contraturas, aspectos faciais característicos, diátese hemorrágica
Miopática	*COL12A1*	Macia, hiperextensível	Hipermobilidade das pequenas articulações, contraturas nas grandes articulações (quadril, joelhos, cotovelos)	AD ou AR	Caracterizada por hipotonia e fraqueza muscular
Artrocalasia	Deleção do éxon 6 de *COL1A1* ou *COL1A2*	Pele hiperextensível e mole com ou sem cicatrização anormal	Hipermobilidade acentuada com subluxações recorrentes	AD	Luxação congênita do quadril, artrocalasia, artrogripose múltipla congênita, baixa estatura
Dermatosparaxia	Colágeno N-peptidase tipo I *ADAMTS-2*	Grave fragilidade, pele caída e redundante		AR	Também ocorre no gado

AD, autossômica dominante; AR, autossômica recessiva; GAG, glicosaminoglicano; SED, síndrome de Ehlers-Danlos. (De Malfait F, Francomano, Byers P *et al.*: The 2017 International Classification of the Ehlers – Danlos syndromes. *Am J Med Genet C Semin Med Genet* 175(1):8-26, 2017.

Tabela 679.2 Características comuns e incomuns da síndrome de Ehlers-Danlos clássica.

CUTÂNEAS	ENVOLVIMENTO DE OUTROS ÓRGÃOS
Hiperextensível	Malformação de Chiari tipo I
Aveludada	Gastrintestinal (náuseas, refluxo, constipação intestinal)
Frágil, fina, baixa resistência à tração	Hérnia umbilical
Cicatrizes atópicas/apergaminhadas (cicatrizes em "papel de cigarro")	Hérnia hiatal
Estrias	Prolapso da valva mitral
Hematomas e sangramento (coloração de hemossiderina da pele)	Dilatação da raiz da aorta
Pápulas piezogênicas, esfenoides subcutâneos	Extravasamento de LCR/cefaleia
Deiscência de feridas/hérnia incisional	Prolapso de órgão pélvico
MUSCULOESQUELÉTICAS/ARTICULARES	Ruptura prematura de membranas fetais
Hipermobilidade ± luxação articular	Incompetência cervical
Pé chato	Incontinência de estresse
Dor musculoesquelética crônica, entorses	Hipercifose
Demora a caminhar, hipotonia	Escoliose
	Palato em ogiva
	Anteversão femoral (posição de sentar em "W")
	Ruptura de órgão oco, divertículos
	Hipermobilidade occipitoatlantoaxial

Tabela 679.3 Características associadas em Ehlers-Danlos/doenças do espectro da hipermobilidade.

DISFUNÇÃO AUTONÔMICA E NEUROLÓGICA
Síndrome da taquicardia ortostática postural (POTS)
Tontura
Palpitações
Gastroparesia
Diarreia
Constipação intestinal
Disfunção do sono
Fadiga crônica
Cefaleia (enxaqueca, nova cefaleia diária)
Incontinência urinária de estresse
Amplificação somatossensitiva
Síndrome do intestino irritável
Dor neuropática
DOR MUSCULOESQUELÉTICA
Síndrome da dor regional crônica
Fibromialgia

nessa população, cujas queixas variam de instabilidade articular e fragilidade tecidual a dor crônica, disfunção autonômica e fadiga crônica (Tabela 679.3).

CLASSIFICAÇÃO DOS SEIS SUBTIPOS MAIS COMUNS DA SÍNDROME DE EHLERS-DANLOS

Clássica (genes: *COL5a1, COL5a2, COL1a1;* anteriormente SED tipo I–*gravis*, SED tipo II–*mitis*)

A síndrome de Ehlers-Danlos (SED) clássica é a segunda forma mais comum de SED e é uma doença do tecido conjuntivo autossômica dominante caracterizada por hiperelasticidade da pele (Figura 679.2), cicatrizes atróficas aumentadas (fragilidade cutânea) e hipermobilidade articular. Outras características incluem facilidade do surgimento de hematomas, frequentemente associados à coloração de hemossiderina dos tecidos (particularmente ao longo de regiões expostas a traumatismos frequentes, como as canelas). A pele é aveludada ao toque e é particularmente frágil, com pequenas lacerações formando lesões abertas e profundas que deixam cicatrizes largas, atróficas e papiráceas (em "papel de cigarro") (Tabela 679.2 e Figura 679.3). Manifestações cutâneas adicionais incluem pseudotumores moluscoides ao longo de

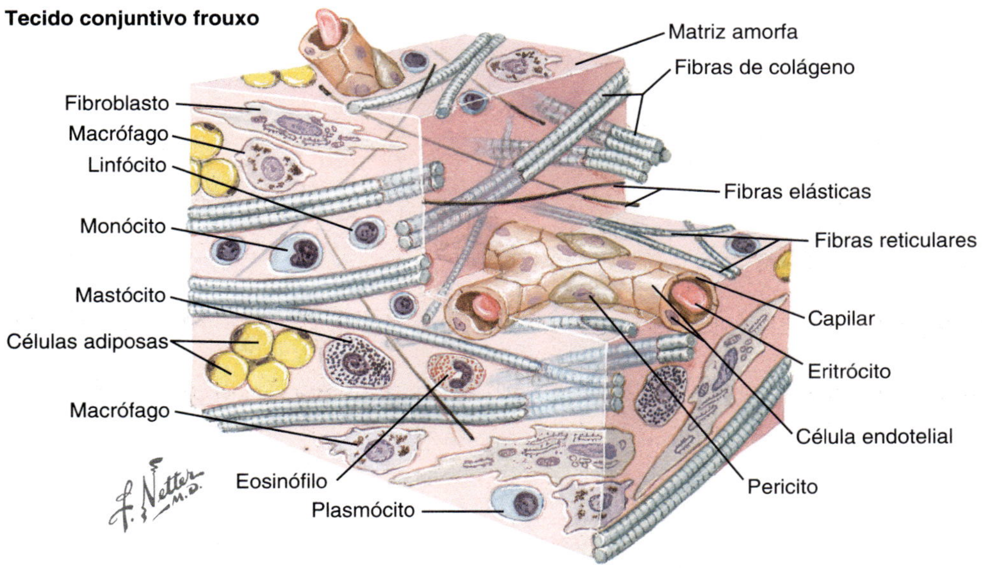

Figura 679.1 Macroambiente de tecido conjuntivo complexo ilustrado por fibras de colágeno e elastina, nervos, mastócitos e capilares interligados. A estrutura e a função podem ser afetadas por matriz de tecido conjuntivo anormal. (*Cortesia de Netter Images, Image ID 13192.* https://netterimages.com/loose-connective-tissue-ovalle-histology-figure-31-labeled-ovalle-histology-frank-h-netter-13192.html.)

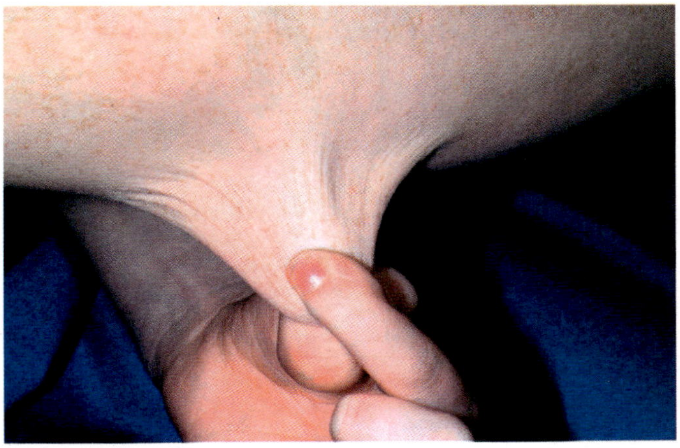

Figura 679.2 Síndrome de Ehlers–Danlos (SED). Hiperextensibilidade da pele do braço. (*De Paller AS, Mancini AJ (eds): Hurwitz Clinical Pediatric Dermatology, ed 5, Philadelphia, 2016, Elsevier, Fig. 6.1, p. 121.*)

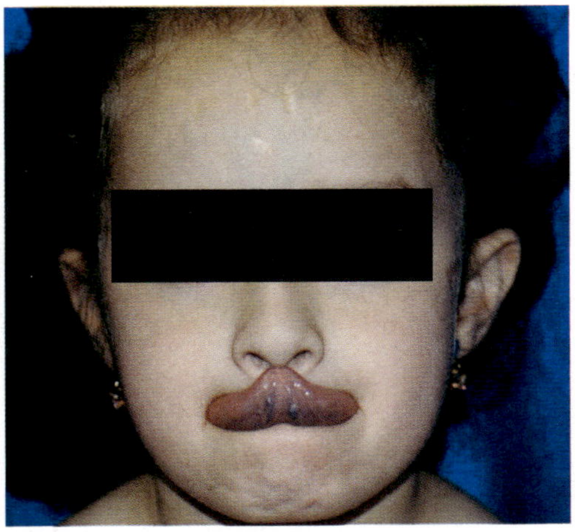

Figura 679.3 Síndrome de Ehlers-Danlos (SED). O sinal de Gorlin é cinco vezes mais comum na SED do que em indivíduos normais. Observar as cicatrizes na testa. (*De Paller AS, Mancini AJ (eds): Hurwitz Clinical Pediatric Dermatology, ed 5, Philadelphia, 2016, Elsevier, Fig. 6.2, p. 121.*)

pontos de pressão decorrentes do acúmulo de tecido conjuntivo e pápulas piezogênicas (Figura 679.4). As articulações apresentam hipermobilidade, muitas vezes com instabilidade (Figura 679.5). Escoliose é frequente na adolescência e prolapso da valva mitral é comum. A expectativa de vida geralmente não é reduzida, embora tenha sido relatada ruptura de grandes artérias. São encontradas comorbidades não cutâneas e não articulares similares observadas na SED hipermóvel, particularmente dor e disfunção gastrintestinal (Tabela 679.3). Parto prematuro causado pela ruptura das membranas de um bebê afetado não é comum. O diagnóstico é feito por achados clínicos e sequenciamento dos genes *COL5a1* e *COL5a2*.

Hipermóvel (causa desconhecida, anteriormente SED tipo III)

A SED hipermóvel (SEDh) é a forma mais prevalente de SED, com uma frequência populacional estimada de 0,75 a 2%. É uma doença autossômica dominante, mas a etiopatologia molecular causadora permanece indefinível na maioria dos indivíduos afetados. Menos de 3% dos pacientes com fenótipo da SEDh estão associados à perda de função do gene heterozigoto da tenascina X, ao passo que uma minoria dos casos está vinculada a outros achados, como a associação com defeitos em mosaicismo do colágeno tipo 1. A tenascina X foi originalmente identificada como causadora de uma forma recessiva de SED, com características similares à da SED clássica.

O principal achado clínico da SEDh é a hipermobilidade articular generalizada, com manifestações cutâneas menos proeminentes. Existem inconsistências na literatura quanto ao que define hipermobilidade. Contudo, um escore ≥ 6 na escala de hipermobilidade de Beighton (Figura 679.6, Tabela 679.4) qualificaria a hipermobilidade em indivíduos entre 6 e 35 anos. Crianças abaixo de 6 anos geralmente têm uma tendência a um estado hipermóvel. No entanto, as articulações começam a enrijecer na quarta década, ocasião em que um escore de 3+ é considerado significativo no contexto de uma história de hipermobilidade (Tabela 679.5). Instabilidade articular com luxações frequentes é comum, mas não globalmente; as articulações são predispostas ao acometimento de osteoartrite na vida adulta.

Pacientes com SEDh têm comorbidades não articulares significativas associadas a doenças funcionais, que se apresentam como dor complexa, disautonomia, fadiga crônica, ansiedade e disfunção do sono (Tabela 679.3). A complexidade da SEDh se origina, provavelmente, do fato de que ela é geneticamente heterogênea e representa um espectro sobreposto de doenças. Embora a hipermobilidade articular seja o denominador comum, os sintomas podem variar de hipermobilidade articular familiar isolada a doença multissistêmica extrema, que afeta significativamente a qualidade de vida diária. A expectativa de vida não é reduzida. Foi relatada leve dilatação da raiz da aorta em até 20% dos adultos afetados. Entretanto, essa leve dilatação é não progressiva e não está associada à dissecção da raiz da aorta.

Vascular (SEDv) (gene: *COL3a1*; anteriormente SED tipo IV)

A SEDv é uma doença autossômica dominante que mostra a pele mais pronunciadamente fina de todos os tipos de SED. Consequentemente, a pele é translúcida e a rede venosa subjacente é proeminente, mais

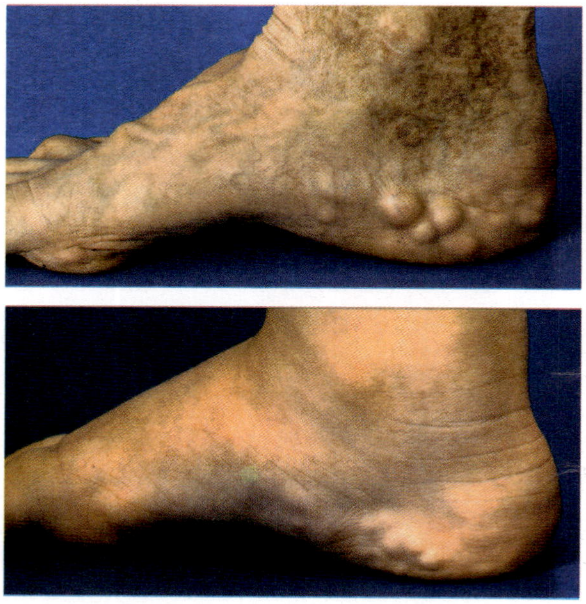

Figura 679.4 Pápulas piezogênicas na face medial do calcanhar de um paciente de 41 anos com síndrome de Ehlers-Danlos (*superior*) e de sua filha de 2 anos (*inferior*). (*De Poppe H, Hamm H: Piezogenic papules in Ehlers-Danlos syndrome.* J Pediatr *163:1788, 2013.*)

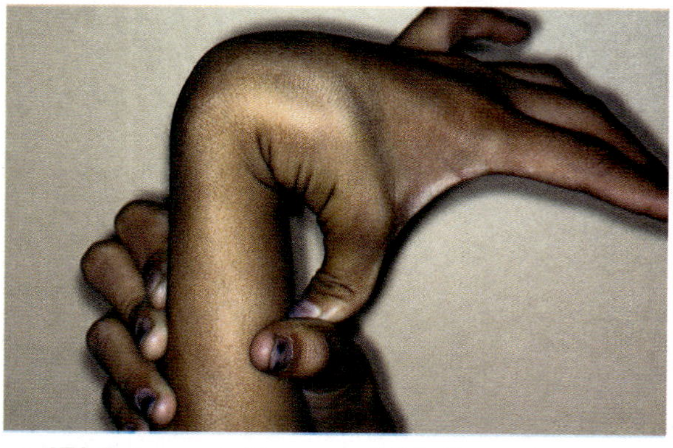

Figura 679.5 Apesar da hiperextensibilidade articular, esse paciente não satisfaz os critérios de Beighton para hipermobilidade extrema da síndrome de Ehlers-Danlos hipermóvel.

Tabela 679.4 Escore de hipermobilidade de Beighton de nove pontos.

CAPACIDADE DE:	DIREITA	ESQUERDA
1. Fazer a dorsiflexão passiva da 5ª articulação metacarpofalângica a ≥ 90°	1	1
2. Opor a face tenar do polegar para a face volar do antebraço ipsilateral	1	1
3. Hiperestender o cotovelo a ≥ 10°	1	1
4. Hiperestender o joelho a ≥ 10°	1	1
5. Colocar as palmas das mãos planas no solo sem dobrar os joelhos	1	
	Total 9	

Um ponto pode ser ganho para cada lado das manobras 1 a 4, de modo que o escore de hipermobilidade terá um máximo de 9 pontos se todos forem positivos. (De Hakim A, Grahame R: Joint hypermobility. *Best Pract Res Clin Rheumatol* 17:989-1004, 2003, Table 1.)

Tabela 679.5 Questionário de cinco partes para identificação de hipermobilidade.

1. Você pode, no momento (ou já pôde, alguma vez), colocar as mãos espalmadas no solo sem dobrar os joelhos?
2. Você pode, no momento (ou já pôde, alguma vez), dobrar o polegar até tocar o antebraço?
3. Quando criança, você divertiu seus amigos contorcendo o corpo em formatos estranhos *ou* conseguia fazer o espacate?
4. Quando criança ou adolescente, você teve luxação do ombro ou da rótula em mais de uma ocasião?
5. Você acha que tem hipermobilidade?

Respostas afirmativas a 2 ou mais perguntas sugerem hipermobilidade com sensibilidade de 80 a 85% e especificidade de 80 a 90%. (De Hakim A, Grahame R: Joint hypermobility. *Best Pract Res Clin Rheumatol* 17:989-1004, 2003, Table 3.)

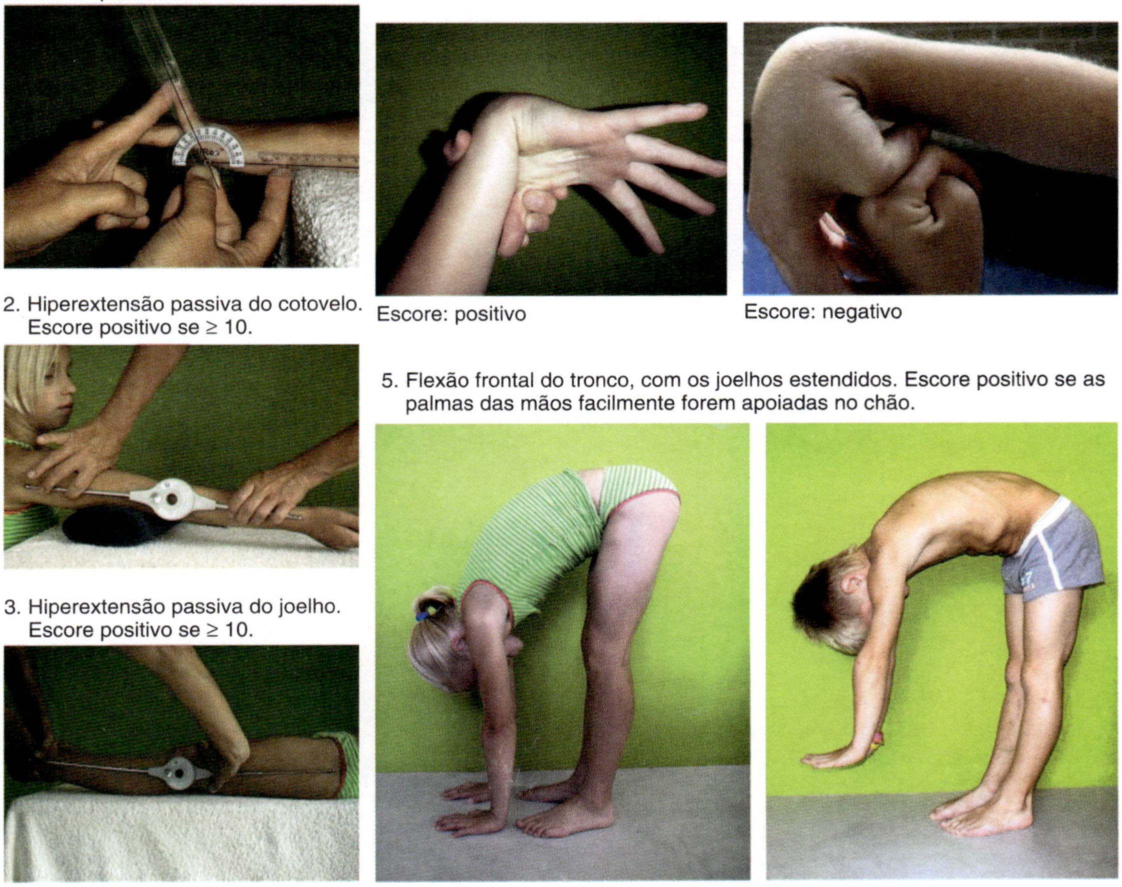

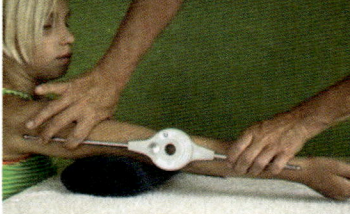

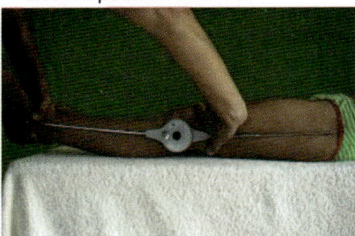

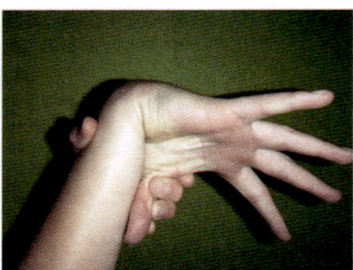

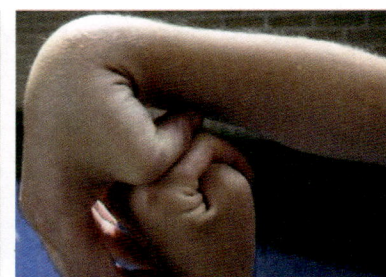

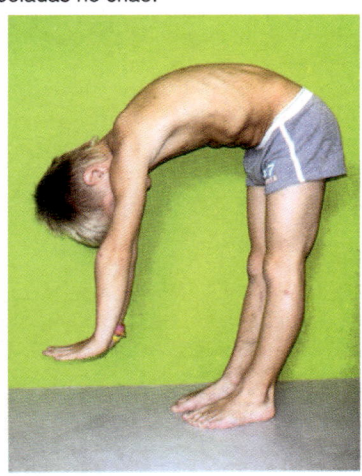

Figura 679.6 Escore de Beighton. A amplitude de movimentos de diversas pequenas e grandes articulações essenciais é medida para proporcionar uma visão geral da hipermobilidade articular. A instabilidade não é avaliada. Escore: 2 pontos para cada medição bilateral nos nºs *1* a *4* e 1 ponto para o nº *5*, igualando uma pontuação total possível de 9. A hipermobilidade é considerada significativa com um escore ≥ 6 entre 6 e 35 anos. (*Adaptada de Smits-Engelsman B, Klerks M, Kirby A. Beighton Score: A Valid Measure for Generalized Hypermobility in Children.* J Peds *158(1):119-123.e4, 2011.*)

notadamente na região torácica. A pele apresenta hiperextensibilidade mínima, mas possui uma textura aveludada e, muitas vezes, é descrita como "pastosa". As articulações apresentam elevada mobilidade, muitas vezes com instabilidade. Pé torto congênito e luxação do quadril estão frequentemente associados. A fragilidade tecidual e a ruptura de artérias causam morbidade e mortalidade significativas. A maioria dos indivíduos afetados vivencia um evento vascular importante antes dos 20 anos. Parto prematuro, equimoses extensas por traumatismos, incidência elevada de ruptura intestinal (principalmente o cólon), ruptura uterina durante a gravidez (risco aproximado de 5%), ruptura de grandes vasos (80% antes dos 40 anos), aneurisma dissecante da aorta e acidente vascular encefálico contribuem para morbidade elevada e sobrevida mais curta associadas a essa doença. A idade média estimada do óbito é aos 50 anos. Os pacientes geralmente recebem recomendações sobre os riscos associados à gravidez e são aconselhados a evitar atividades que elevem a pressão intracraniana ou intratorácica como resultado de manobra de Valsalva (como fazer exercícios de musculação ou tocar trompete). A proteção cutânea na infância é importante para minimizar traumatismos (como as caneleiras). Celiprolol, um antagonista β1 e agonista β2 (vasodilatador), pode reduzir eventos vasculares, mas o medicamento não é aprovado pela Food and Drug Administration (FDA) para uso nos EUA. O diagnóstico é clínico e confirmado pelo sequenciamento do gene *COL3a1*.

Cifoescoliose (gene: *PLOD* [deficiência da lisil-hidroxilase]; anteriormente SED tipo VI)

A forma cifoescoliótica da SED é caracterizada pela grave cifoescoliose que se desenvolve no início da infância. É uma doença autossômica recessiva com sobreposição fenotípica com o tipo clássico de SED, em que a pele é mole e frágil, as articulações são hiperextensíveis e a facilidade do surgimento de hematomas é notável com pouca idade. As características peculiares incluem hipotonia e ceratocone acentuados com fragilidade na córnea e foram relatados casos de ruptura do globo ocular. Além disso, existe um risco maior de ruptura de artérias de médio calibre. A gravidade da cifoescoliose pode acarretar doença pulmonar restritiva com hipertensão pulmonar secundária e expectativa de vida reduzida. O diagnóstico é clínico e confirmado por triagem urinária para verificar a ocorrência de uma relação elevada entre as ligações cruzadas da desoxipiridinolina e da piridinolina, além do sequenciamento do gene *PLOD*.

Artrocalasia (gene: *COL1a1, COL1a2*; anteriormente SED tipos VIIA e B)

Esse tipo de SED é uma doença hereditária autossômica dominante e caracterizada por grave instabilidade articular na infância. As articulações apresentam hiperextensibilidade acentuada com luxações indolores; a pele apresenta hematomas com facilidade e é mole e extensível. A hipotonia congênita com importante atraso motor é comum, e pode ocorrer cifoescolise na infância. O diagnóstico é clínico e confirmado pelo sequenciamento dos genes *COL1a1* e *COL1a2*.

Dermatosparaxia (colágeno N-peptidase tipo 1; anteriormente SED tipo VIIC)

Esse tipo de SED é uma rara doença autossômica recessiva caracterizada por pele redundante mole, frágil e que apresenta hematomas com facilidade. As crianças afetadas muitas vezes apresentam uma aparência facial característica, com a pele caindo sobre as bochechas e inchaço em torno dos olhos. A ruptura prematura das membranas é comum; o fechamento das fontanelas é tardio. As características peculiares desse grupo incluem membros curtos com braquidactilia (dedos curtos), hérnias frequentes (umbilicais, inguinais), escleras azuladas e ruptura da bexiga. As articulações são hipermóveis. O diagnóstico é confirmado pelo sequenciamento do gene *ADAMTS2*.

DIAGNÓSTICO DIFERENCIAL

A SED representa uma parcela das doenças hereditárias do tecido conjuntivo, muitas das quais possuem características peculiares que permitem a diferenciação clínica. O diagnóstico diferencial primário inclui a síndrome de Loeys-Dietz, que possui características da SED e da síndrome de Marfan. A SED também tem sido confundida com síndrome MASS (do inglês, *mitral valve prolapse, aortic root dilation, skeletal changes, skin changes*; prolapso da valva mitral, dilatação da raiz da aorta, alterações esqueléticas e alterações na pele), cútis laxa e pseudoxantoma elástico. Em geral, a pele dos pacientes com cútis laxa cai em dobras redundantes, enquanto a pele dos indivíduos com SED é hiperextensível e volta ao lugar depois de esticada. Outras doenças que afetam a integridade dos tecidos conjuntivos, como exposição a corticosteroides e osteogênese imperfeita ou doenças idiopáticas leves (miopatia de Bethlem, distrofia muscular congênita de Ullrich), podem ser indistiguíveis nos estágios iniciais da doença.

ABORDAGEM GERAL AO TRATAMENTO

Além das terapias específicas para cada tipo de SED discutidas na descrição de cada doença, existem abordagens gerais para ajudar a melhorar os sintomas e evitar complicações.

A dor musculoesquelética, inicialmente nas articulações, pode se tornar generalizada, necessitando da combinação de fisioterapia e abordagens não farmacológicas. A fisioterapia deve se concentrar no aumento da força dos músculos que sustentam as articulações afetadas. Devido à ocorrência repetida de entorses e luxações, o uso de órteses pode ser necessário. A analgesia para dores de intensidade baixa a moderada pode incluir anti-inflamatórios não esteroidais (entretanto, sua ação inibidora de plaquetas pode aumentar o risco de sangramento cutâneo). Dores de maior intensidade podem necessitar de outros agentes, como inibidores seletivos de recaptação de serotonina ou antidepressivos tricíclicos em baixa dosagem. Relaxantes musculares ou agentes antiepilépticos devem ser evitados, pois podem aumentar a fadiga. Se possível, devem ser evitadas cirurgias para luxações articulares, bem como períodos prolongados de inatividade (que causam um rápido descondicionamento muscular) (Tabela 679.6). Se for necessária cirurgia devido a qualquer complicação, as suturas deverão se aproximar das margens, evitando a tensão, e deverão ser mantidas por mais tempo que o usual. Outras abordagens à dor incluem terapia cognitivo-comportamental, acupuntura e estimulação elétrica transcutânea do nervo (TENS).

A fadiga crônica deve ser abordada por uma boa higiene do sono e sem o uso de medicamentos sedativos (Tabela 679.6). Pacientes com risco de ruptura de artéria intestinal ou uterina devem ser aconselhados sobre medidas preventivas, medicamentos adequados (dependem do subtipo específico da doença) e sinais de alerta precoces de ruptura do órgão.

A bibliografia está disponível no GEN-io.

Tabela 679.6	Recomendações para o estilo de vida na síndrome de Ehlers-Danlos hipermóvel.
Praticar exercícios aeróbicos regulares	
Praticar suporte físico por meio de reforço muscular, leve alongamento e exercícios de propriocepção	
Praticar higiene postural e ergonômica, especialmente durante o sono, na escola e no local de trabalho	
Promover o controle do peso (IMC < 25)	
Praticar atividades diárias de relaxamento	
Promover lubrificação durante as relações sexuais (mulheres)	
Promover o tratamento precoce de má oclusão	
Evitar esportes/atividade de alto impacto	
Evitar baixas temperaturas ambientais	
Evitar permanecer sentado ou reclinado por muito tempo	
Evitar mudança postural súbita para a posição ereta	
Evitar carregar/erguer peso em excesso	
Evitar comer em excesso (especialmente carboidratos refinados)	
Evitar a ingestão de alimentos duros e movimentos excessivos da mandíbula (gelo, goma de mascar etc.)	
Evitar alimentos que irritem a bexiga (como café e produtos cítricos)	
Evitar nicotina e o consumo de álcool	

Observação: essas recomendações têm a finalidade de fornecer indicações flexíveis para melhorar a qualidade de vida e não representam soluções salvadoras de vidas. (Adaptada de Castori M, Morlino S, Celletti C *et al*. Management of pain and fatigue in the joint hypermobility syndrome [aka Ehlers-Danlos syndrome, hypermobility type]: principles and proposal for a multidisciplinary approach. *Am J Med Genet* 158:2055-2070, 2012.)

Capítulo 680
Doenças do Tecido Subcutâneo

Wendy E. Kim

As doenças que envolvem o tecido subcutâneo são caracterizadas geralmente por necrose e/ou inflamação; elas podem ocorrer tanto como evento primário quanto como uma resposta secundária a vários estímulos ou processos patológicos. Os principais critérios diagnósticos são a aparência e a distribuição das lesões, sintomas associados, resultados dos estudos laboratoriais, histórico da doença, história natural e fatores desencadeantes exógenos dessas condições.

ATROFIA INDUZIDA POR CORTICOSTEROIDE

A injeção intradérmica de um corticosteroide pode causar atrofia profunda acompanhada de alterações pigmentares da superfície e telangiectasias (Figura 680.1). Essas alterações ocorrem aproximadamente 2 a 8 semanas após a injeção, podendo durar meses.

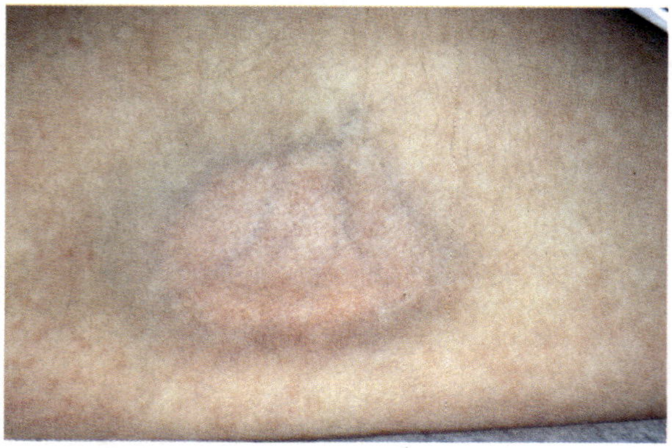

Figura 680.1 Atrofia gordurosa localizada com eritema sobrejacente após injeção de esteroide.

680.1 Paniculite e Eritema Nodoso

Wendy E. Kim

A inflamação do tecido subcutâneo fibroadiposo envolve primariamente o lóbulo gorduroso ou, alternativamente, o septo fibroso que divide os lóbulos. A paniculite lobular que poupa a vasculatura subcutânea inclui paniculite pós-corticosteroide, lúpus eritematoso profundo, paniculite pancreática, deficiência de α_1-antitripsina, necrose gordurosa do tecido subcutâneo do neonato, esclerema neonatal, paniculite pelo frio, sarcoidose subcutânea e paniculite factícia. A paniculite lobular com vasculite ocorre no eritema endurado e, ocasionalmente, como característica da doença de Crohn (ver Capítulo 362.2). Inflamação predominantemente septal, poupando a vasculatura, pode ser vista em eritema nodoso (Tabela 680.1 e Figura 680.2), necrobiose lipoídica, esclerose sistêmica progressiva (ver Capítulo 185) e granuloma anular subcutâneo (ver Capítulo 678). A paniculite septal que inclui inflamação dos vasos é encontrada principalmente em vasculite leucocitoclástica e poliarterite nodosa (ver Capítulo 192).

Tabela 680.1	Etiologia do eritema nodoso.
VIROSES	Epstein-Barr, hepatite B, caxumba
MICOSES	Coccidioidomicose, histoplasmose, blastomicose, esporotricose
BACTÉRIAS E OUTROS AGENTES INFECCIOSOS	Estreptococo do grupo A,* tuberculose,* *Yersinia*, doença da arranhadura do gato, hanseníase, leptospirose, tularemia, micoplasma, doença de Whipple, linfogranuloma venéreo, psitacose, brucelose
OUTRAS	Sarcoidose, doença inflamatória intestinal,* contraceptivos orais contendo estrogênio,* lúpus eritematoso sistêmico, síndrome de Behçet, acne grave, doença de Hodgkin, linfoma, sulfonamidas, brometos, equinácea, síndrome de Sweet, gravidez, idiopática*

*Comuns.

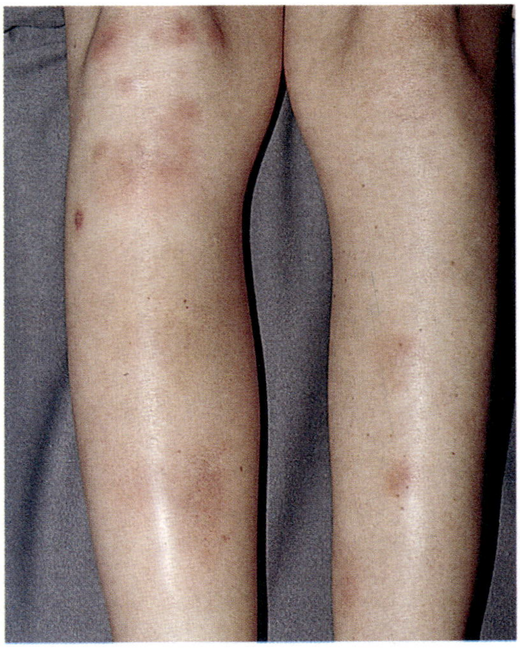

Figura 680.2 Nódulos eritematosos dolorosos com bordas mal delimitadas em uma adolescente com eritema nodoso. (*De Weston AL, Lane AT, Morelli JG*: Color textbook of pediatric dermatology, *ed 3, St. Louis, 2002, Mosby, p. 212.*)

ERITEMA NODOSO

Etiologia e patogênese

A etiologia é desconhecida em 30 a 50% dos casos de eritema nodoso em crianças; as etiologias em potencial estão listadas na Tabela 680.1. As causas mais comuns em crianças incluem infecção por *Streptococcus* do grupo A, gastrenterites por *Yersinia enterocolitica*, medicamentos (cefalosporinas, penicilinas, macrolídios) e distúrbios inflamatórios (doença intestinal inflamatória); a sarcoidose deve ser considerada em adultos jovens.

Manifestações clínicas

O eritema nodoso é uma reação de hipersensibilidade nodular e eritematosa, que aparece normalmente como múltiplas lesões nas pernas (área pré-tibial) e, com menor frequência, em outras áreas, incluindo as superfícies extensoras dos braços e das coxas. As lesões variam em tamanho de 1 a 6 cm, são simétricas e ovais com o eixo longitudinal paralelo ao membro. Inicialmente, são de cor vermelho-brilhante ou fosco e evoluem para marrom ou púrpura; são dolorosas e geralmente não ulceram (Figura 680.2). As lesões iniciais podem regredir em 1 a 2 semanas, mas novas lesões podem continuar a aparecer por 2 a 6 semanas. Episódios repetidos podem ocorrer semanas até meses depois. Antes ou imediatamente no início das lesões, podem ocorrer manifestações sistêmicas, incluindo febre, mal-estar, artralgias (50 a 90%) e artrite com fator reumatoide negativo.

Histologia

Observa-se uma paniculite septal, com espessamento dos septos, e um infiltrado inflamatório composto por neutrófilos na fase aguda. Os monócitos e histiócitos predominam no eritema nodoso crônico.

Tratamento

Estão inclusos o tratamento da doença subjacente, bem como o alívio dos sintomas com agentes anti-inflamatórios não esteroides (ibuprofeno, naproxeno, salicilatos); solução supersaturada de iodeto de potássio (oral), colchicina ou corticosteroides intralesionais são usados para a dor persistente da lesão. Os esteroides orais têm sido empregados no tratamento de lesões graves, persistentes ou recorrentes. A forma idiopática é um distúrbio autolimitado. Casos prolongados ou recorrentes podem justificar mais exames, incluindo antiestreptolisina O/desoxirribonuclease B, hemograma, cultura da orofaringe, radiografia do tórax, testes para tuberculose, velocidade de hemossedimentação (VHS) e proteína C reativa.

PANICULITE PÓS-ESTEROIDE

Etiologia e patogênese

O mecanismo de reação inflamatória da gordura na paniculite pós-esteroide é desconhecido.

Manifestações clínicas

A maioria dos casos de paniculite pós-esteroide tem sido relatada em crianças. O distúrbio ocorre em crianças que receberam altas doses de corticosteroides. Dentro de 1 a 2 semanas após a retirada da medicação, múltiplos nódulos subcutâneos geralmente aparecem nas regiões malares, embora outras áreas possam estar envolvidas. Os nódulos medem 0,5 a 4,0 cm, são eritematosos ou normocrômicos e podem ser pruriginosos ou dolorosos.

Histologia

É observada paniculite lobular com infiltrado misto de linfócitos, histiócitos e neutrófilos. Adipócitos edemaciados com cristais eosinofílicos em forma de agulhas também são observados. A epiderme, a derme e o septo fibroso são normais. Vasculite não é observada.

Tratamento

O tratamento da paniculite pós-esteroide é desnecessário, uma vez que as lesões têm remissão espontânea ao longo de um período de meses sem deixar cicatrizes.

LÚPUS ERITEMATOSO PROFUNDO (PANICULITE LÚPICA)

Etiologia e patogênese

Não se sabe o que diferencia os pacientes que desenvolvem lúpus eritematoso profundo de outros pacientes com lúpus eritematoso sistêmico. Essa variante crônica do lúpus eritematoso cutâneo é rara na infância. Somente 2 a 5% dos pacientes com lúpus eritematoso profundo têm lúpus eritematoso sistêmico associado. A idade média dos casos relatados em crianças é de 9,8 anos.

Manifestações clínicas

O lúpus eritematoso profundo manifesta-se como uma ou várias placas ou nódulos de cor púrpura, bem definidos, firmes e de 1 a 3 cm de diâmetro. A maioria dos casos pediátricos envolve a face e a porção proximal dos membros superiores. Essa condição pode ocorrer em pacientes com lúpus eritematoso sistêmico ou discoide, podendo preceder ou se seguir ao desenvolvimento de outras lesões cutâneas e/ou lúpus eritematoso sistêmico. Em geral, a pele ao redor é normal, mas pode ser eritematosa, atrófica, poiquilodérmica ou ceratótica (Figura 680.3). Quando regridem, geralmente deixam uma cicatriz rasa ou, raramente, resultam em áreas rosadas de anetodermia.

Histologia

As alterações histopatológicas no lúpus eritematoso profundo são típicas e podem permitir que o clínico faça o diagnóstico na ausência de outras lesões cutâneas de lúpus eritematoso. A paniculite é caracterizada por denso infiltrado nodular, em sua maior parte formado por linfócitos e plasmócitos. A necrose do lóbulo gorduroso é característica. Infiltrado linfocítico perivascular e perifolicular denso é observado na derme e alterações liquenoides podem ser identificadas na junção dermoepidérmica. A diferenciação histopatológica do linfoma da célula T paniculite-*like* pode ser difícil. Os resultados dos testes da banda lúpica e dos anticorpos antinucleares são geralmente positivos.

Tratamento

Os nódulos tendem a ser persistentes e frequentemente ulceram. O acompanhamento por longo tempo é necessário devido a um possível envolvimento sistêmico. Não há um consenso na utilização de testes laboratoriais. O anticorpo antinuclear é positivo em um pequeno grupo de pacientes. Poucos relatos de casos mostram discreta neutropenia, leucopenia e testes de função hepática estão ligeiramente elevados. Hidroxicloroquina (2 a 5 mg/kg/dia) é o tratamento de escolha para lúpus eritematoso profundo. Os corticosteroides sistêmicos podem ser úteis, mas os corticosteroides tópicos são ineficazes. Os corticosteroides intralesionais podem agravar a lipoatrofia residual e levar à ulceração. Agentes imunossupressores são indicados apenas para o tratamento de outras manifestações graves de lúpus eritematoso sistêmico. Evitar a exposição ao sol e ao traumatismo também é importante.

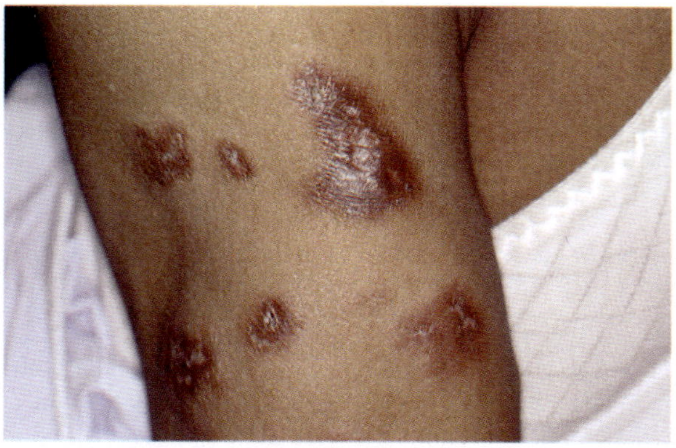

Figura 680.3 Nódulos subcutâneos do lúpus profundo com lesão ceratótica sobrejacente do lúpus eritematoso discoide.

DEFICIÊNCIA DE ALFA$_1$-ANTITRIPSINA

Etiologia e patogênese

Indivíduos com deficiência de α_1-antitripsina apresentam grave deficiência homozigota ou, raramente, um déficit parcial da protease inibidora α_1-antitripsina, que inibe a atividade da tripsina e a atividade de elastase, serinoprotease, colagenase, fator VIII e calicreína (ver Capítulo 421). A paniculite ocorre com deficiência grave de α_1-antitripsina ou no subtipo Z.

Manifestações clínicas

Áreas semelhantes a celulite ou nódulos avermelhados e dolorosos aparecem no tronco ou nas extremidades proximais. Os nódulos tendem a ulcerar espontaneamente e secretam um líquido oleoso amarelo. A paniculite pode estar associada a outras manifestações patológicas, tais como enfisema pan-acinar, hepatite não infecciosa, cirrose, vasculite cutânea persistente, urticária de contato ao frio e angioedema adquirido. O diagnóstico pode ser dado pela redução dos níveis séricos da α_1-antitripsina.

Histologia

Um extenso infiltrado neutrofílico septal e lobular com necrose gordurosa é observado.

Tratamento

A paniculite associada à deficiência de α_1-antitripsina geralmente se resolve ao longo de várias semanas após o tratamento com terapia de reposição enzimática exógena.

PANICULITE PANCREÁTICA

Etiologia e patogênese

A patogênese da paniculite pancreática parece ser multifatorial, envolvendo a liberação de enzimas lipolíticas como lipase, tripsina e amilase na circulação e causando danos à membrana do adipócito e lipólise intracelular. Entretanto, não existe correlação entre a ocorrência da paniculite e os níveis séricos de enzimas pancreáticas.

Manifestações clínicas

A paniculite pancreática manifesta-se mais comumente em regiões pré-tibiais, membros inferiores ou região glútea como nódulos eritematosos que podem ser flutuantes e, ocasionalmente, secretam uma substância oleosa amarelada. É mais frequente em indivíduos do sexo masculino com histórico de alcoolismo, mas pode ocorrer também em pacientes com pancreatite resultante de colelitíase ou de traumatismo abdominal com ruptura de um pseudocisto pancreático, com adenocarcinoma pancreático ductal ou com carcinoma de células acinares pancreáticas. Características associadas podem incluir poliartrite (**síndrome pancreatite-paniculite-poliartrite**). Em quase 65% dos pacientes, não há sinais abdominais ou eles são discretos, dificultando o diagnóstico.

Histologia

Alterações microscópicas consistem em múltiplos focos de necrose gordurosa com células fantasmas com paredes espessadas e sem núcleos. Um infiltrado inflamatório polimórfico envolve as áreas de necrose da gordura.

Tratamento

O distúrbio pancreático primário deve ser tratado. A artrite pode ser crônica e responder mal ao tratamento com medicamentos anti-inflamatórios não esteroides e corticosteroides orais.

ADIPONECROSE SUBCUTÂNEA (NECROSE GORDUROSA DO SUBCUTÂNEO)

Etiologia e patogênese

A causa da adiponecrose subcutânea é desconhecida. A doença em neonatos pode ser resultado de lesão isquêmica por várias complicações perinatais, como pré-eclâmpsia, traumatismo ao nascimento, asfixia e hipotermia prolongadas. O resfriamento de todo o corpo nos casos de encefalopatia neonatal está cada vez mais associado à adiponecrose subcutânea. A suscetibilidade tem sido atribuída às diferenças na composição do tecido subcutâneo entre lactentes jovens e lactentes maiores, crianças e adultos. A gordura neonatal solidifica-se a uma temperatura relativamente mais alta por causa da sua maior concentração de gordura saturada com alto ponto de fusão, como os ácidos palmítico e esteárico.

Manifestações clínicas

Esse distúrbio inflamatório do tecido adiposo ocorre principalmente nas primeiras 4 semanas de vida em recém-nascidos a termo ou pós-termo. Algumas lesões podem estar presentes ao nascimento. As lesões típicas são nódulos ou placas assintomáticos, endurecidos, eritematosos a violáceos, nas bochechas, na região glútea, no dorso, na parte superior dos braços e nas pernas (Figura 680.4). É possível que as lesões sejam focais ou extensas, sendo geralmente assintomáticas, embora possam ser dolorosas durante a fase aguda. As lesões não complicadas regridem espontaneamente dentro de semanas a meses, em geral sem deixar cicatrizes ou atrofia. A deposição de cálcio pode ocorrer ocasionalmente nas áreas de necrose gordurosa, o que pode, algumas vezes, resultar na ruptura e drenagem de material líquido. Essas áreas podem cicatrizar com atrofia. Uma complicação rara, mas potencialmente séria, é a **hipercalcemia**. Ela se manifesta em crianças com 1 a 6 meses (em uma revisão de 20 casos, a idade média do início foi de 6 a 7 semanas) como letargia, dificuldade de alimentação, vômitos, falha no desenvolvimento, irritabilidade, convulsões, encurtamento do intervalo QT no eletrocardiograma ou falência renal. A origem da hipercalcemia é desconhecida, mas uma hipótese aceita é de que os macrófagos presentes produzam vitamina 1,25-di-hidoxivitamina D_3, que, por sua vez, aumenta a captação de cálcio. Neonatos com adiponecrose do subcutâneo devem ser acompanhados por vários meses para monitorar a hipercalcemia de início tardio.

Histologia

As alterações histopatológicas diagnósticas são necrose da gordura, infiltrado granulomatoso composto de linfócitos, histiócitos, células gigantes multinucleadas e fibroblastos; e fendas dispostas radialmente dentro das células de gordura correspondendo a cristais de triglicerídeos. Depósitos de cálcio são normalmente encontrados nas áreas de necrose gordurosa.

Diagnóstico diferencial

A adiponecrose do subcutâneo pode ser confundida com esclerema neonatal, paniculite, celulite ou hematoma.

Tratamento

Já que as lesões são autolimitadas, o tratamento dos casos não complicados não é necessário. A aspiração por agulha das lesões flutuantes pode prevenir a ruptura e a formação subsequente de cicatrizes, mas raramente é necessária. Para o tratamento da hipercalcemia, o objetivo é aumentar a excreção renal de cálcio com hidratação e furosemida (1 a 2 mg/kg/dose) e limitar a ingesta de cálcio e vitamina D. A redução da absorção de cálcio intestinal e a alteração do metabolismo da vitamina D podem ser realizadas pela administração de corticosteroides (0,5 a 1,0 mg/kg/dia). O pamidronato (0,25 a 0,5 mg/kg/dia) tem sido usado em casos graves.

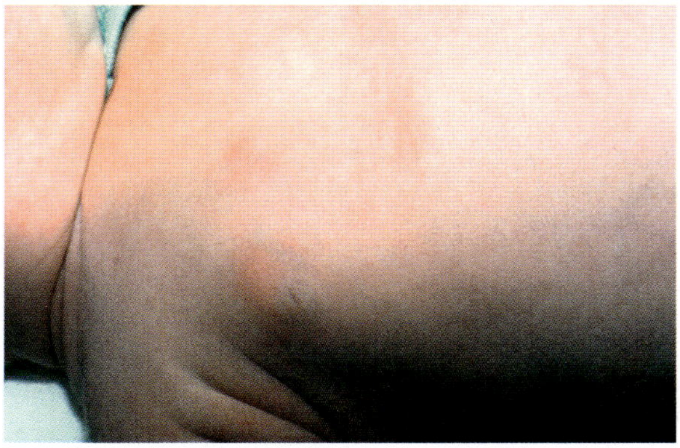

Figura 680.4 Infiltrado nodular eritematovioláceo da pele do tórax causado por necrose adiposa subcutânea.

ESCLEREMA NEONATAL

Etiologia e patogênese

Embora a causa permaneça desconhecida, foram propostas quatro teorias sobre a patogênese do esclerema neonatal. Teoricamente ele pode resultar do endurecimento da gordura subcutânea devido à redução na temperatura corporal em função de choque circulatório, de um defeito nas enzimas lipolíticas ou no transporte de lipídios, associado a uma doença subjacente grave ou uma forma especial de edema que afeta o tecido conjuntivo que sustenta os adipócitos.

Manifestações clínicas

Esse distúrbio incomum do tecido adiposo manifesta-se abruptamente em bebês prematuros, gravemente doentes, com endurecimento difuso, branco-amarelado, da pele. Tem início nos membros inferiores e nádegas, e, em seguida, progride rapidamente para outras áreas, poupando as palmas das mãos e plantas dos pés. A pele afetada toma consistência pétrea, fria e não pregueável. A face assume uma expressão de máscara e a mobilidade articular pode ser comprometida pela inflexibilidade da pele.

Histologia

As alterações histopatológicas no esclerema neonatal consistem em aumento no tamanho dos adipócitos e na largura dos septos fibrosos de tecido conjuntivo. Ao contrário do que ocorre na adiponecrose subcutânea, com a qual esse distúrbio é mais fácil de ser confundido, geralmente não há necrose gordurosa, inflamação, células gigantes nem cristais de cálcio.

Tratamento

O esclerema neonatal é quase sempre associado a doenças graves como sepse, cardiopatia congênita, anomalias congênitas múltiplas ou hipotermia. A aparência do esclerema no neonato doente deve ser considerada um sinal prognóstico sombrio. A evolução depende da resposta ao tratamento da doença subjacente.

PANICULITE PELO FRIO

Etiologia e patogênese

O mecanismo patogênico da paniculite pelo frio pode ser similar ao da adiponecrose subcutânea, envolvendo maior propensão para a gordura solidificar-se em lactentes em comparação com crianças maiores e adultos, como consequência da maior porcentagem de ácidos graxos saturados na gordura subcutânea nessa faixa etária. As lesões ocorrem em lactentes após exposição prolongada ao frio, especialmente nas bochechas, ou após aplicação prolongada de objetos gelados, como cubos de gelo, bolsas de gelo ou picolés sobre áreas da pele.

Manifestações clínicas

As placas ou nódulos indurados mal delimitados, eritematosos a azulados surgem dentro de horas até alguns dias após a exposição das superfícies (face, braços e pernas), persistindo por 2 a 3 semanas e cicatrizando sem sequelas.

Histologia

O exame histopatológico revela infiltrado de linfócitos e histiócitos ao redor de vasos sanguíneos na junção dermoepidérmica e nos lóbulos gordurosos; por volta do terceiro dia, algumas das células gordurosas do tecido subcutâneo podem se romper e coalescer, formando estruturas císticas.

Diagnóstico diferencial

A paniculite pelo frio pode ser confundida com a celulite de face causada por *Haemophilus influenzae* tipo b. Diferentemente do caso da celulite bucal, a área pode ser fria ao toque, e o paciente pode estar afebril e em bom estado geral. A **síndrome autoinflamatória familiar associada ao frio** manifesta-se com urticária na exposição a ambientes frios; as características associadas incluem conjuntivite, mialgias, fadiga e marcadores inflamatórios elevados. A **urticária ao frio**, ao contrário, ocorre em contato direto com objetos frios, resultando em urticária no local, que pode ser reproduzida com o teste do cubo de gelo.

Tratamento

O tratamento é desnecessário porque a paniculite pelo frio se resolve espontaneamente. A recorrência das lesões é comum, o que enfatiza a importância da orientação dos pais ao tratar esses pacientes.

PERNIOSE (*CHILBLAINS*)

Etiologia e patogênese

O vasospasmo de arteríolas pela exposição ao frio, resultando em hipoxemia e infiltrado inflamatório mononuclear perivascular localizado, parece ser responsável pela perniose. A doença pode ser associada a crioglobulinas, lúpus eritematoso com anticorpos antifosfolipídios, anorexia nervosa ou um biotipo magro, ou pode ser idiopática.

Manifestações clínicas

A condição é caracterizada por placas e nódulos simétricos, eritematosos a violáceos, em áreas expostas ao frio, normalmente em regiões acrais (partes distais das mãos e pés, orelhas, face). As lesões desenvolvem-se 12 a 24 horas após a exposição ao frio, podendo estar associadas a prurido, queimação ou dor. A formação de bolhas e ulceração é rara (ver Capítulo 93).

Histologia

O exame histopatológico revela edema dérmico importante e infiltrado linfocítico perivascular e perifolicular, com predomínio de células T, na derme papilar e reticular.

Diagnóstico diferencial

O fenômeno de Raynaud é uma condição mais aguda do que a perniose, com mudanças características na coloração da pele e sem lesões crônicas. O congelamento devido à exposição ao frio extremo é doloroso e envolve o congelamento do tecido, resultando em necrose tecidual.

Tratamento

A maioria dos casos de perniose cessa espontaneamente, mas a condição pode durar até 2 a 3 semanas. A prevenção é o tratamento de escolha. O nifedipino (0,25 a 0,5 mg/kg 3 vezes/dia, no máximo de 10 mg/dose) pode ser utilizado em casos graves. Os casos raros ou persistentes de perniose em crianças podem justificar mais exames de acompanhamento, incluindo anticorpo antinuclear, crioglobulinas, hemograma completo com contagem de diferencial e crioaglutininas.

PANICULITE FACTÍCIA

Etiologia e patogênese

A paniculite factícia resulta da injeção subcutânea pelo paciente ou alguém próximo de uma substância estranha, sendo mais comuns os materiais orgânicos, entre os quais leite e fezes; medicamentos, como opiáceos e pentazocina; materiais oleosos, como óleo mineral e parafina; e polímeros sintéticos, como a povidona.

Manifestações clínicas

Placas, úlceras ou nódulos endurecidos que se liquefazem e drenam conteúdo líquido podem ser clinicamente observados na paniculite factícia.

Histologia

A histopatologia é variável, dependendo da substância injetada, mas pode incluir a presença de cristais birrefringentes, cistos de material oleoso envolvidos por fibrose e inflamação e reação inflamatória aguda com necrose gordurosa. Os vasos são caracteristicamente poupados.

Tratamento

O tratamento da paniculite factícia deve ser direcionado à principal razão pela qual o paciente está realizando o ato de autoagressão. A síndrome de Munchausen *by proxy* (por procuração) deve ser considerada em crianças pequenas.

A bibliografia está disponível no GEN-io.

680.2 Lipodistrofia

Wendy E. Kim

Várias condições raras estão associadas à perda parcial ou generalizada de tecido adiposo, podendo ser familiar ou adquirida. A perda de tecido adiposo em certos locais é muitas vezes acompanhada pela redistribuição de gordura e consequente hipertrofia do tecido adiposo em outros locais. A extensão da perda ou do aumento de tecido adiposo se correlaciona com o grau de anormalidade clínica e metabólica.

LIPODISTROFIA PARCIAL

A lipodistrofia parcial pode ser familiar ou adquirida. A perda de tecido adiposo não é precedida de uma fase inflamatória, e o exame histopatológico revela apenas ausência de tecido adiposo.

Há cinco formas de lipodistrofia parcial familiar (LDPF):

- A **tipo 1** (**LDPF1 – Kobberling**) é caracterizada pela perda de tecido adiposo apenas nas extremidades e região glútea. A distribuição de gordura em face, pescoço e tronco pode estar normal ou aumentada. Hiperlipidemia, diabetes melito insulinorresistente e xantomas eruptivos podem ser observados. O gene é desconhecido, mas apenas as mulheres são afetadas
- A **tipo 2** (**LDPF2 – Dunnigan**) é a forma mais comum de LDPF. É causada por mutações no gene *laminin A/C*, levando à morte prematura dos adipócitos. A distribuição da gordura é normal na infância, mas a atrofia começa na puberdade. A lipodistrofia é observada em tronco, região glútea e extremidades. O tecido adiposo acumula-se na face e no pescoço, e também pode ser visto nas axilas, no dorso, nos grandes lábios e na região infra-abdominal. Ocorrem diabetes melito insulinorresistente e hipertrigliceridemia, mas os níveis de lipoproteínas de alta densidade e os níveis de colesterol são baixos. Tanto homens quanto mulheres são afetados, mas o diagnóstico pode ser mais difícil em homens devido ao biotipo corporal
- A **tipo 3** (**LDPF3**) é causada por mutações no gene do receptor ativado por proliferadores de peroxissoma gama (*PPARG*), que inibe a diferenciação do adipócito. A lipodistrofia é observada nos membros inferiores e na região glútea. Diabetes melito insulinorresistente, amenorreia primária, acantose *nigricans*, hipertensão e infiltração gordurosa no fígado estão presentes
- A **tipo 4** (**LDPF4**) e a **tipo 5** (**LDPF5**) são causadas por mutações nos genes *AKT2* e da *Perilipina-1* (*PLIN1*), respectivamente. Ambos os tipos são também caracterizados por perda de gordura subcutânea, principalmente a partir das extremidades.

A **lipodistrofia parcial adquirida** (síndrome de Barraquer-Simons) é causada por mutações no gene *LMNB2*. Indivíduos do sexo feminino são geralmente mais afetados. A perda de gordura inicia-se na infância ou adolescência e evolui em uma direção cefalotroncal, começando na face e poupando as extremidades inferiores. Excesso de deposição de gordura é observado nos quadris e pernas, especialmente no sexo feminino. Baixos níveis de C3 são observados quase que universalmente, devido à presença do fator nefrítico C3, que estabiliza a C3 convertase, permitindo a livre ativação da via alternativa do complemento, com consequente redução dos níveis de C3. Glomerulonefrite membranoproliferativa e outras doenças autoimunes podem se desenvolver. O diabetes melito insulinorresistente é raro.

LIPODISTROFIA GENERALIZADA

A lipodistrofia generalizada também pode ser congênita ou adquirida.

A lipodistrofia generalizada congênita é observada em quatro formas:

- A **tipo 1** (**lipodistrofia congênita do tipo 1 de Berardinelli-Seip** [**BSCL1**]) é uma doença autossômica recessiva causada por mutações no gene 1-acilglicerol-3-fosfato-*O*-aciltransferase 2 (*AGPAT2*)
- A **tipo 2** (**lipodistrofia congênita do tipo 2 de Berardinelli-Seip** [**BSCL2**]) também é autossômica recessiva e causada por mutações no gene *BSCL2*, que codifica a proteína seipina
- A **tipo 3** (***CAV1***) é autossômica recessiva e causada por mutações no gene *CAV1*, que codifica a proteína caveolina 1

- A **tipo 4** (*PTRF*) é autossômica recessiva e causada por mutações no gene do fator de liberação e transcrição da polimerase I. Além do fenótipo clássico da lipodistrofia generalizada congênita, esses pacientes também apresentam distrofia muscular e cardíaca e anormalidades de condução (prolongamento do intervalo QT).

A lipodistrofia acentuada ocorre ao nascimento ou na primeira infância com musculatura proeminente. Ocorrem diabetes melito, hipertrigliceridemia, esteatose hepática, acantose *nigricans* e hipertrofia muscular. A lipodistrofia generalizada congênita dos tipos 1 e 2 são as mais comuns, sendo esse último um fenótipo mais grave, caracterizado por uma grande perda de gordura, cardiomiopatia, déficit intelectual e mortalidade prematura em aproximadamente 15% dos casos.

A **lipodistrofia generalizada adquirida** é observada com mais frequência no sexo feminino. O distúrbio mais comum associado é a dermatomiosite juvenil (78%). A paniculite é observada em 17% dos indivíduos afetados. Mais da metade dessas crianças pode ter outras complicações, incluindo acantose *nigricans*, hiperpigmentação, hepatomegalia, hipertensão, abdome protuberante e hiperlipidemia.

A **lipoatrofia localizada** pode ser idiopática ou secundária a injeções subcutâneas de medicamentos, áreas de pressão e paniculite. Ao contrário da lipodistrofia parcial ou generalizada, a lipoatrofia localizada envolve uma pequena parte do corpo e não é acompanhada de distúrbios metabólicos. A lipoatrofia localizada idiopática manifesta-se como atrofia anular nos tornozelos; uma depressão semicircular em faixa de 2 a 4 cm de diâmetro é vista nas coxas, no abdome e na porção superior da região inguinal ou uma placa violácea deprimida de bordas eritematosas com crescimento centrífugo. A **lipodistrofia pela insulina** geralmente ocorre cerca de 6 meses a 2 anos após o início de doses relativamente altas de insulina. Uma fosseta ou depressão bem circunscrita aparece no local das aplicações. A biopsia revela acentuada diminuição ou ausência de tecido subcutâneo, sem inflamação ou fibrose. Em alguns pacientes, a hipertrofia ocorre clinicamente. Nesses casos, observa-se o colágeno da derme substituído pelas células adiposas hipertróficas em cortes histopatológicos. Os adipócitos cronicamente expostos a concentrações elevadas de insulina tornam-se resistentes a ela, causando lipólise e atrofia. As lesões também podem ser prevenidas por alteração frequente dos locais de injeção.

A bibliografia está disponível no GEN-io.

Capítulo 681

Distúrbios das Glândulas Sudoríparas

Kari L. Martin e Kimberly M. Ken

As glândulas écrinas são encontradas em quase toda a superfície cutânea e proporcionam o meio primário de resfriamento corporal por evaporação da água pelo suor. Essas glândulas, que não têm relação anatômica com os folículos pilosos, secretam uma quantidade relativamente abundante de suor aquoso inodoro. Em contraste, as glândulas sudoríparas apócrinas têm distribuição limitada às axilas, pele da região anogenital, glândulas mamárias, glândulas ceruminosas da orelha, glândulas de Moll nas pálpebras e algumas áreas da face e do couro cabeludo. Cada ducto de glândula apócrina penetra no folículo pilossebáceo no nível do infundíbulo e secreta uma pequena quantidade de líquido complexo, viscoso, que, ao ser alterado por microrganismos, produz um odor corporal característico. Alguns distúrbios desses dois tipos de glândulas sudoríparas são similares do ponto de vista patogenético, enquanto outros são exclusivos de cada glândula.

ANIDROSE

A anidrose neuropática resulta de uma alteração na via neural do centro de controle no cérebro para as fibras nervosas eferentes periféricas que ativam a sudorese. Os distúrbios dessa categoria, que são caracterizados por anidrose generalizada, incluem a insensibilidade congênita à dor com anidrose (ICDA), tumores do hipotálamo e danos ao assoalho do terceiro ventrículo. As lesões pontinas ou medulares podem produzir anidrose da face ou do pescoço ipsilateral, ou ainda anidrose contralateral no restante do corpo. As neuropatias periféricas ou segmentares, causadas por hanseníase, amiloidose, diabetes melito, neurite alcoólica ou siringomielia, podem estar associadas à anidrose da área afetada. Vários distúrbios autonômicos também estão associados à alteração funcional da glândula sudorípara écrina.

No nível da glândula sudorípara, os anticolinérgicos (fármacos como atropina e escopolamina) podem paralisar a produção de suor. A intoxicação aguda com barbitúricos ou benzodiazepínico produz necrose das glândulas sudoríparas, resultando em anidrose com ou sem eritema e bolhas. As glândulas écrinas estão ausentes na maior parte da pele ou presentes em uma área localizada, nos pacientes com displasia ectodérmica hipoidrótica (DEH) ou com ausência congênita localizada de glândulas sudoríparas, respectivamente. Os distúrbios infiltrativos ou destrutivos que podem produzir atrofia de glândulas sudoríparas por compressão ou fibrose incluem esclerodermia, acrodermatite crônica atrófica, radiodermite, queimaduras, síndrome de Sjögren, mieloma múltiplo e linfoma. A obstrução das glândulas sudoríparas pode ocorrer na miliária e em alguns distúrbios inflamatórios e hiperqueratóticos, como as ictioses, a psoríase, o líquen plano, o pênfigo, a poroqueratose, a dermatite atópica e a dermatite seborreica. Também pode ocorrer obstrução do poro do ducto sudoríparo com o uso de certos agentes tópicos (sais de alumínio e zircônio, formaldeído ou glutaraldeído).

Vários distúrbios associados à anidrose por mecanismos desconhecidos incluem desidratação; intoxicação por chumbo, arsênico, tálio, flúor ou morfina; uremia; cirrose; distúrbios endócrinos, como doença de Addison, diabetes melito, diabetes insípido e hipertireoidismo; e condições hereditárias, como neuropatias autonômicas, doença de Fabry, síndrome de Franceschetti-Jadassohn, que combina achados de incontinência pigmentar e DEH, ICDA e anidrose familiar com neurolabirintite.

A anidrose pode ser completa; porém, condições que se assemelham clinicamente à anidrose em alguns casos são na verdade hipoidroses causadas por anidrose de muitas (mas não todas) glândulas écrinas. Pode ocorrer hiperidrose localizada compensatória das glândulas sudoríparas funcionais remanescentes, em particular no diabetes melito e na miliária. A complicação primária da anidrose é a hipertermia, vista primariamente na displasia ectodérmica anidrótica ou em recém-nascidos normais (prematuros ou nascidos a termo) com glândulas écrinas imaturas.

HIPERIDROSE

Etiologia e patogênese

A hiperidrose é a sudorese excessiva, além do que é fisiologicamente necessário para o controle da temperatura, ocorre em 3% da população e cerca da metade dos pacientes apresenta hiperidrose axilar. Os numerosos distúrbios que podem estar associados à produção aumentada de suor pelas glândulas écrinas também podem ser classificados em distúrbios com mecanismos neurais envolvendo anomalia da via dos centros neurais regulatórios à glândula sudorípara; e distúrbios sem mediação neural, que ocorrem por meio de efeitos diretos sobre as glândulas sudoríparas (Tabela 681.1).

Manifestações clínicas

Em média, a idade do paciente no momento do aparecimento da hiperidrose é 14 a 25 anos. A sudorese excessiva pode ser contínua ou ocorrer em resposta a estímulos emocionais. Em casos graves, é possível ver o suor gotejando constantemente das mãos.

Tratamento

A sudorese excessiva das palmas das mãos e das plantas dos pés (hiperidrose volar), bem como a sudorese axilar podem responder ao cloreto de alumínio a 20% em etanol anidro aplicado sob oclusão por

Tabela 681.1 Causas de hiperidrose.

CORTICAL Emocional Disautonomia familiar Eritrodermia ictiosiforme congênita Epidermólise bolhosa Síndrome da unha-patela Síndrome de Jadassohn-Lewandowsky Paquioníquia congênita Ceratodermia palmoplantar Acidente vascular encefálico **HIPOTALÂMICO** Fármacos e outras substâncias: Álcool Antipiréticos Cocaína Eméticos Insulina Opiáceos (inclusive abstinência) Ciprofloxacino Exercício Infecção: Defervescência Doença crônica Metabólica: Síndrome carcinoide Caquexia Diabetes melito Hiperpituitarismo Hipertireoidismo Hipoglicemia Obesidade Feocromocitoma Porfiria Gravidez Raquitismo Escorbuto infantil	Cardiovascular: Insuficiência cardíaca Choque Vasomotor Lesão pelo frio Fenômeno de Raynaud Artrite reumatoide Neurológica: Abscesso Disautonomia familiar Pós-encefalite Tumor Diversas: Síndrome de Chédiak-Higashi Compensatória Linfoma Fenilcetonúria Vitiligo Síndrome de Frey **MEDULAR** Sudorese gustativa fisiológica Encefalite *Granulosis rubra nasi* Siringomielia Lesão torácica do tronco simpático **ESPINAL** Transecção de medula Siringomielia **ALTERAÇÕES NO FLUXO SANGUÍNEO** Síndrome de Maffucci Fístula arteriovenosa Síndrome de Klippel-Trenaunay Tumor glômico Síndrome do *blue rubber-bleb nevus*

várias horas; iontoforese; injeção de toxina botulínica; terapia com anticolinérgicos orais e medicamentos antimuscarínicos (oxibutinina) ou, em casos graves refratários, simpatectomia cervicotorácica ou lombar. Existem relatos disponíveis de tratamento bem-sucedido da hiperidrose com ultrassom e tecnologia de micro-ondas, mas os estudos são falhos pelo pequeno tamanho amostral e/ou pela ausência de grupo-controle.

MILIÁRIA

Etiologia e patogênese

A miliária resulta da retenção de suor em ductos sudoríparos écrinos. Uma rolha de queratina se forma somente nos estágios tardios da doença e, portanto, aparentemente não é causa primária da obstrução do ducto sudoríparo. É sugerido que a obstrução inicial seja causada pelo edema de células epidérmicas ductais, talvez a partir da embebição hídrica. A pressão retrógrada pode resultar em ruptura do ducto e vazamento de suor para dentro da epiderme e/ou derme. A erupção é mais frequentemente induzida pelo clima quente e úmido, mas também pode ser causada por febre alta. Bebês vestidos com roupas muito quentes podem apresentar essa erupção em ambientes internos, mesmo durante o inverno.

Manifestações clínicas

Na miliária cristalina, as vesículas assintomáticas, não inflamatórias, puntiformes e claras podem romper de maneira repentina e em profusão sobre amplas áreas da superfície corporal, produzindo uma intensa descamação quando da cicatrização (Figura 681.1). Esse tipo de miliária ocorre com maior frequência em bebês recém-nascidos, devido à

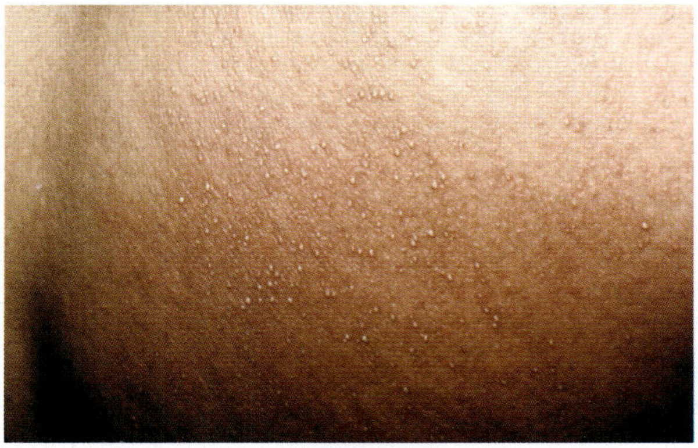

Figura 681.1 Vesículas superficiais de conteúdo claro da miliária cristalina.

relativa imaturidade e à abertura tardia do ducto sudoríparo, e também por causa da tendência a manter os bebês sob condições relativamente quentes e úmidas. Também pode ocorrer em pacientes mais velhos com hiperpirexia ou hipernatremia.

A miliária rubra é uma erupção menos superficial, caracterizada por diminutas vesicopápulas eritematosas que podem determinar uma sensação de formigamento. As lesões geralmente estão localizadas em zonas de oclusão ou áreas flexurais, como região cervical, região inguinal e axilas, onde o atrito pode contribuir na sua patogênese. A pele envolvida pode se tornar macerada e erosada. Por outro lado, as lesões da miliária rubra são extrafoliculares.

Surtos repetidos de miliária rubra podem levar à miliária profunda, que é causada pela ruptura do ducto sudoríparo mais profundamente na pele, no nível da junção dermoepidérmica. A miliária rubra extensiva grave ou a miliária profunda podem resultar em perturbação da regulação térmica. As lesões de miliária rubra podem se tornar infectadas, particularmente em bebês desnutridos ou debilitados, levando ao desenvolvimento de periporite estafilocócica, que envolve a extensão do processo desde o ducto até o interior da glândula sudorípara.

Histologia

Histologicamente, a miliária cristalina revela uma vesícula intra ou subcórnea que se comunica com o ducto sudoríparo. Por outro lado, na miliária rubra, é possível observar áreas focais de espongiose e formação de vesículas espongióticas em estreita proximidade com ductos sudoríparos, que geralmente contêm uma rolha de queratina.

Diagnóstico diferencial

O caráter translúcido do líquido, a superficialidade das vesículas e a ausência de inflamação permitem diferenciar a miliária cristalina de outras doenças bolhosas. A miliária rubra pode ser confundida ou se sobrepor a outras erupções na área das fraldas, incluindo candidose e foliculite.

Tratamento

Todas as formas de miliária respondem drasticamente ao resfriamento do paciente por meio da regulação da temperatura ambiente e remoção do excesso de roupas. A administração de antipiréticos também é benéfica para pacientes com febre. Os agentes tópicos geralmente são ineficazes e podem exacerbar a erupção.

BROMIDROSE

A bromidrose é caracterizada pelo odor excessivo e pode resultar da alteração do suor apócrino ou écrino. A bromidrose apócrina se desenvolve após a puberdade, como resultado da formação de ácidos graxos de cadeia curta e amônia, por ação de difterioides anaeróbios no suor apócrino axilar. A bromidrose écrina é causada pela degradação microbiológica do estrato córneo que sofreu maceração por ação do excesso de suor écrino. As solas dos pés e as áreas intertriginosas são os locais primários afetados. A hiperidrose, o clima quente, a obesidade, o intertrigo e o diabetes melito são fatores predisponentes.

Os tratamentos possivelmente úteis são limpeza com sabão bactericida, aplicação tópica de clindamicina ou eritromicina, ou aplicação tópica de alumínio ou zircônio. Além disso, tratamentos cirúrgicos e a *laser* mais invasivos têm sido utilizados. O tratamento de qualquer hiperidrose associada é obrigatório.

HIDRADENITE SUPURATIVA

Etiologia e patogênese

A hidradenite supurativa é uma doença de áreas cutâneas que contêm glândulas apócrinas. A patogênese da hidradenite supurativa é controversa. Acredita-se que seja um distúrbio inflamatório primário do folículo piloso e não apenas uma alteração das glândulas apócrinas. É considerada parte de uma "tétrade de obstrução folicular", acompanhada de acne conglobata, celulite dissecante do couro cabeludo e cisto pilonidal. A história natural da doença envolve a dilatação progressiva abaixo da obstrução folicular, levando a ruptura do ducto, inflamação, formação de tratos sinusais e cicatrização destrutiva.

Manifestações clínicas

A hidradenite supurativa é um distúrbio supurativo, inflamatório e crônico das unidades foliculares em axilas, área anogenital e, ocasionalmente, couro cabeludo, região retroauricular, mamas femininas e região periumbilical. O início das manifestações clínicas por vezes é precedido de prurido ou desconforto e geralmente ocorre durante a puberdade ou no início da fase adulta. Nódulos isolados ou múltiplos nódulos dolorosos e eritematosos, abscessos profundos e cicatrizes retraídas se mantêm restritos a áreas de pele que contêm glândulas apócrinas. Quando a doença é grave e crônica, há desenvolvimento de trajetos fistulosos, úlceras e bandas fibróticas espessas. A hidradenite supurativa tende a persistir por muitos anos, marcada por recidivas e remissões parciais. Entre as complicações estão celulite, ulceração e abscessos profundos que podem perfurar estruturas adjacentes, formando fístulas em uretra, bexiga, reto ou peritônio. Alguns pacientes desenvolvem artrite inflamatória episódica. A obesidade e o tabagismo podem piorar ou desencadear sintomas. Os pacientes com hidradenite supurativa têm um risco aumentado de alterações cardiovasculares adversas e um risco a longo prazo de carcinoma de células escamosas.

Histologia

As lesões iniciais são caracterizadas pela presença de uma rolha córnea no ducto apócrino ou no poro e pela distensão do folículo. De modo geral, mas não necessariamente, o processo se estende para dentro da glândula apócrina. Entre as alterações mais tardias estão a inflamação junto e ao redor das glândulas apócrinas. A cicatrização pode obstruir os apêndices cutâneos.

Diagnóstico diferencial

As lesões iniciais da hidradenite supurativa frequentemente são confundidas com cistos epidérmicos infectados, furúnculos, escrofuloderma, actinomicose, doença da arranhadura do gato, granuloma inguinal ou linfogranuloma venéreo. Entretanto, a localização precisa em áreas do corpo que contêm glândulas apócrinas deve sugerir hidradenite. Quando o envolvimento é limitado à região anogenital, esta condição pode ser difícil de ser distinguida da doença de Crohn.

Tratamento

O tratamento conservador inclui interrupção do tabagismo, perda de peso e evitar irritação da área afetada. Compressas quentes e antissépticos tópicos ou sabão antibacteriano também podem ser úteis. Para a doença inicial, a clindamicina a 1% tópica pode ser útil. Para a doença mais grave, a terapia pode ser iniciada com doxiciclina (100 mg, 2× dia) ou minociclina (100 mg, 2× dia) em adolescentes e adultos jovens. Alguns pacientes requerem tratamento com antibioticoterapia intermitente ou prolongada. A terapia combinada com clindamicina e rifampicina é útil para alguns pacientes. Os retinoides orais por 5 a 6 meses também podem ser efetivos, embora a doença possa recorrer. Os agentes anticoncepcionais orais que contenham alta proporção estrógeno:progesterona e baixa androgenicidade da progesterona são outra alternativa. Alguns estudos comprovaram que a ablação a *laser* de pelos é igualmente útil. Os imunossupressores sistêmicos (infliximabe, adalimumabe, ciclosporina, anacinra) e as medicações dirigidas para o metabolismo da glicose e síndrome metabólica (metformina) têm sido úteis em pacientes resistentes a medidas mais tradicionais. O adalimumabe, um inibidor do TNF-α, é o único medicamento aprovado pela Food and Drug Administration (FDA) para o tratamento da hidradenite supurativa moderada a grave. Pode haver necessidade de medidas cirúrgicas de controle ou tratamento, especialmente em casos localizados e recalcitrantes.

DOENÇA DE FOX-FORDYCE

Etiologia e patogênese

A causa da doença de Fox-Fordyce é desconhecida, mas está relacionada ao bloqueio das glândulas sudoríparas apócrinas.

Manifestações clínicas

A doença é mais comum na população feminina e se manifesta da puberdade até a terceira década da vida como prurido, principalmente nas axilas, embora as regiões areolar, pubiana e perineal também possam ser afetadas. O prurido é exacerbado pelo estresse emocional e estímulos que induzem sudorese apócrina. Nas áreas pruriginosas há desenvolvimento de pápulas foliculares, cupuliformes, de normocrômicas a discretamente hiperpigmentadas.

Histologia

Histopatologicamente, observa-se a formação de uma rolha de queratina no ducto apócrino distal, ruptura da parte intraepidérmica do ducto apócrino, formação de microvesícula periductal e acantose periductal.

Tratamento

A doença de Fox-Fordyce é de difícil tratamento. Os contraceptivos orais e os tratamentos tópicos, incluindo corticosteroides, antibióticos ou retinoides podem ser úteis para alguns pacientes. A isotretinoína sistêmica e os *lasers* ablativos têm demonstrado eficácia variável. A destruição mecânica e a remoção das glândulas apócrinas têm sido utilizadas nos casos recalcitrantes. Uma resposta parcial foi observada em um estudo utilizando a toxina botulínica do tipo A.

A bibliografia está disponível no GEN-io.

Capítulo 682
Distúrbios Capilares

Kimberly M. Ken e Kari L. Martin

Os distúrbios capilares em bebês e crianças podem ser resultado de alterações intrínsecas do crescimento do cabelo, defeitos bioquímicos ou metabólicos subjacentes, dermatoses inflamatórias ou anomalias estruturais da haste do fio. O crescimento excessivo e anômalo de pelo é referido como hipertricose ou hirsutismo. A **hipertricose** é o crescimento excessivo de pelos em locais inapropriados; o **hirsutismo** é um padrão masculino, andrógeno-dependente de crescimento de pelos em indivíduos do sexo feminino (ver Capítulo 567). A hipotricose é o crescimento deficiente de pelos. A perda de cabelo, parcial ou total, é chamada alopecia. A alopecia pode ser classificada como não cicatricial ou cicatricial, sendo esse último tipo raramente observado em crianças e, quando presente, é causado com frequência por condições inflamatórias prolongadas ou não tratadas, como pioderma e *tinea capitis* (tinha do couro cabeludo).

HIPERTRICOSE

A hipertricose é rara em crianças e pode ser localizada ou generalizada, permanente ou transitória. A Tabela 682.1 lista algumas das numerosas causas de hipertricose.

Tabela 682.1 Causas de hipertricose e condições associadas.

FATORES INTRÍNSECOS
Formas racial e familiar, como orelhas peludas, cotovelos peludos, pelos intrafalângicos ou hirsutismo generalizado

FATORES EXTRÍNSECOS
Traumatismo local
Desnutrição
Anorexia nervosa
Dermatoses inflamatórias de longa duração
Fármacos e outras substâncias:: diazóxido, fenitoína, corticosteroides, cortisporina, ciclosporina, andrógenos, agentes anabólicos, hexaclorobenzeno, minoxidil, psoralenos, penicilamina, estreptomicina

HAMARTOMAS OU NEVOS
Nevo pigmentado congênito, nevo de folículo piloso, nevo de Becker, hamartoma congênito de músculo liso, nevo associado a diastematomielia

DISTÚRBIOS ENDÓCRINOS
Tumores ovarianos virilizantes, síndrome de Cushing, acromegalia, hipertireoidismo, hipotireoidismo, hiperplasia suprarrenal congênita, tumores suprarrenais, disgenesia gonadal, pseudo-hermafroditismo masculino, tumores secretores de hormônio não endócrinos, síndrome dos ovários policísticos

DISTÚRBIOS CONGÊNITOS E GENÉTICOS
Hipertricose lanuginosa, mucopolissacaridose, leprechaunismo, lipodistrofia generalizada congênita, síndrome de Lange, trissomia do 18, síndrome de Rubinstein-Taybi, síndrome de Bloom, hemi-hipertrofia congênita, fibromatose gengival com hipertricose, síndrome de Winchester, diabetes lipoatrófico (síndrome de Lawrence-Seip), síndrome da hidantoína fetal, síndrome do álcool fetal, porfiria variegata ou eritropoética congênita (áreas expostas à radiação solar), porfiria cutânea tardia (áreas expostas à radiação solar), síndrome de Cowden, síndrome de Seckel, síndrome de Gorlin, trissomia parcial de 3q, síndrome de Ambras

HIPOTRICOSE E ALOPECIA

A Tabela 682.2 lista alguns dos distúrbios associados a hipotricose e alopecia. A alopecia verdadeira raramente é congênita, está muitas vezes relacionada com uma dermatose inflamatória, fatores mecânicos, ingestão de fármacos, infecção, endocrinopatia, alteração nutricional ou perturbação do ciclo capilar. Qualquer condição inflamatória do couro cabeludo, como a dermatite atópica ou a dermatite seborreica, quando grave o suficiente, pode resultar em alopecia parcial. A menos que o folículo piloso tenha sido danificado permanentemente, o crescimento do cabelo é normalizado com o tratamento bem-sucedido da condição subjacente.

A perda de cabelo na infância deve ser dividida nas quatro categorias a seguir: congênita difusa, congênita localizada, adquirida difusa e adquirida localizada.

A perda de cabelo adquirida localizada é o tipo mais comum na infância. Três condições – alopecia traumática, alopecia areata e *tinea capitis* – são predominantemente observadas (Tabelas 682.3 e 682.4).

Tabela 682.2 Distúrbios associados a alopecia e hipotricose.

Alopecia total congênita: atriquia com pápulas, síndrome da alopecia de Moynahan
Alopecia localizada congênita: aplasia da pele, alopecia triangular, nevo sebáceo
Hipotricose hereditária: síndrome de Marie-Unna, hipotricose com distrofia macular juvenil, hipotricose tipo Mari, ictiose com hipotricose, hipoplasia de cartilagem-cabelo, síndrome de Hallermann-Streiff, síndrome tricorrinofalângica, displasia ectodérmica isolada de cabelo e unha e outras displasias ectodérmicas
Alopecia difusa de origem endócrina: hipopituitarismo, hipotireoidismo, hipoparatireoidismo, hipertireoidismo
Alopecia de origem nutricional: marasmo, kwashiorkor, deficiência de ferro, deficiência de zinco (acrodermatite enteropática), enteropatia glúten-sensível, deficiência de ácidos graxos essenciais, deficiência de biotinidase
Perturbações do ciclo do cabelo: eflúvio telógeno
Alopecia tóxica: eflúvio anágeno
Alopecia autoimune: alopecia areata
Alopecia traumática: alopecia de tração, tricotilomania
Alopecia cicatricial: lúpus eritematoso, líquen plano pilar, pseudopelada, dermatomiosite, morfeia (*en coup de sabre*), infecção (quérion, tínea favosa, tuberculose, sífilis, foliculite, leishmaniose, herpes-zóster, varicela), acne queloidiana, mucinose folicular, sarcoidose
Anormalidades da haste do cabelo: molinetrix, *pili annulati*, *pili torti*, tricorrexe invaginada, tricorrexe nodosa, síndrome do cabelo lanoso, doença de Menkes, tricotiodistrofia, síndrome tricodento-óssea, síndrome do cabelo impenteável (síndrome do cabelo de vidro, *pili trianguli et canaliculi*)

ALOPECIA TRAUMÁTICA (ALOPECIA POR TRAÇÃO, PUXAR O CABELO, TRICOTILOMANIA)

Alopecia por tração

A alopecia por tração é comum, observada em quase 20% das meninas afro-americanas em idade escolar. É causada pelo traumatismo dos folículos pilosos produzido por tranças ou rabos de cavalo apertados, tiaras, elásticos de borracha, frisadores, entrelace ou bobes (Figura 682.1). Há um risco maior de alopecia por tração quando o traumatismo do pelo se dá em um cabelo submetido ao relaxamento químico. Cabelos quebradiços e pápulas foliculares inflamatórias em placas circunscritas junto às margens do couro cabeludo são característicos e podem ser acompanhados por linfadenopatia regional. As crianças e seus pais devem ser incentivados a evitar dispositivos causadores de traumatismo ao cabelo e, se necessário, modificar o estilo do penteado. Caso contrário, poderá ocorrer a formação de cicatrizes nos folículos pilosos. O tratamento com fenilefrina tópica, um agonista do receptor adrenérgico α-1, facilita a contração da musculatura lisa do músculo eretor do pelo e diminui a queda capilar por aumentar a força necessária para a epilação por tração.

Tabela 682.3 Indícios históricos úteis no diagnóstico de distúrbios do cabelo.

CONSIDERAÇÕES HISTÓRICAS	EFLÚVIO TELÓGENO	TRICOTILOMANIA	TINHA DO COURO CABELUDO	ALOPECIA AREATA
As lesões são pruriginosas?	Negativo	Negativo	Positivo	Geralmente negativo
As lesões vão e vêm?	Negativo	Positivo às vezes	Negativo	Positivo às vezes
O cabelo está caindo em tufos?	Positivo	Negativo	Negativo	Geralmente negativo
Existem transtornos de ansiedade ou tendências obsessivo-compulsivas?	Negativo	Positivo	Negativo	Negativo

De Lio PA: What's missing from this picture? An approach to alopecia in children, *Arch Dis Child Educ Pract Ed* 92:193-198, 2007.

Tabela 682.4 Indícios dos exames físicos úteis no diagnóstico dos distúrbios do cabelo.

ACHADOS FÍSICOS	EFLÚVIO TELÓGENO	TRICOTILOMANIA	TINHA DO COURO CABELUDO	ALOPECIA AREATA
Formação de cicatriz?	Negativo	Negativo	Geralmente negativo	Negativo
Cabelos em ponto de exclamação?	Negativo	Negativo	Negativo	Positivo
Padrão irregular com cabelos eriçados e de comprimento variável?	Negativo	Positivo	Negativo	Negativo
Descamação, pústulas ou quérion?	Negativo	Negativo	Positivo	Negativo
Resultado positivo no teste de tração?	Positivo	Negativo	Negativo	Geralmente negativo
Depressões ou sulcos na unha?	Negativo	Negativo	Negativo	Positivo

De Lio PA: What' s missing from this picture? An approach to alopecia in children, *Arch Dis Child Educ Pract Ed* 92:193-198, 2007.

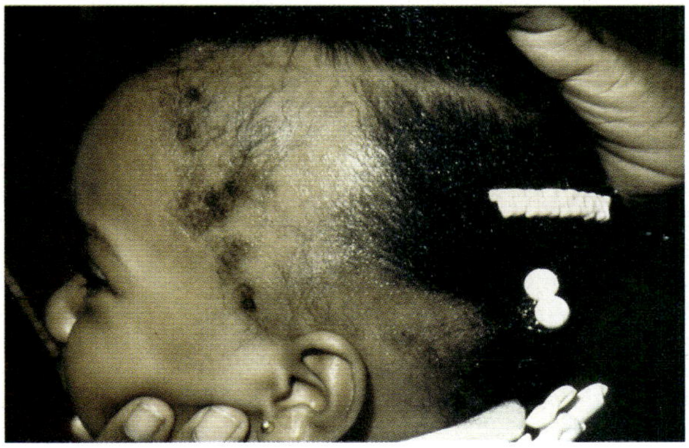

Figura 682.1 Alopecia de tração.

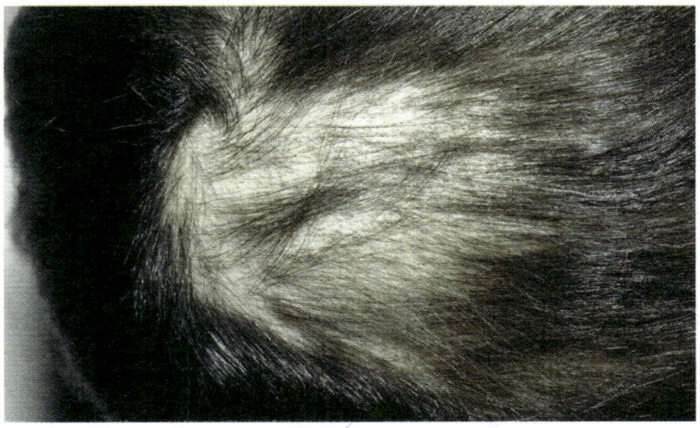

Figura 682.2 Puxar o cabelo. Os fios estão quebrados em alturas variadas.

Puxar o cabelo

Puxar o cabelo na infância geralmente é um processo reativo agudo relacionado ao estresse emocional, ou pode ser um hábito (especialmente em crianças pequenas). Também pode ser observado na tricotilomania (transtorno obsessivo-compulsivo) e como parte de transtornos psiquiátricos mais graves, geralmente em adolescentes.

Tricotilomania

Etiologia e patogênese. O *Manual Diagnóstico e Estatístico de Transtornos Mentais*, 5ª edição (DSM-5), classifica a tricotilomania na categoria de transtorno obsessivo-compulsivo e transtornos relacionados. Os critérios diagnósticos para tricotilomania incluem perda visível de cabelo atribuível à ação de puxar; tensão crescente precedendo ou durante o ato de puxar o cabelo; satisfação ou liberação da tensão depois de puxar o cabelo; e ausência de alucinações ou delírio que precipite o ato de puxar o cabelo, além da ausência de condição inflamatória cutânea no couro cabeludo.

Manifestações clínicas. A compulsão por puxar o cabelo, enrolar e romper a haste produz áreas irregulares de perda de cabelo incompleta, mais frequentemente no vértice e nas áreas occipital e parietal do couro cabeludo. Ocasionalmente, sobrancelhas, cílios e fios de cabelo do corpo são traumatizados. A tricotilomania geralmente começa durante os períodos de inatividade (indo dormir, assistindo à TV) e frequentemente não é observada pelos pais. Algumas placas de alopecia podem exibir contorno linear. Os fios que permanecem junto às áreas de perda têm comprimentos variados (Figura 682.2) e tipicamente têm ponta partida em consequência da quebra. O couro cabeludo geralmente parece normal, embora também possa haver hemorragia, formação de crosta (Figura 682.3) e foliculite crônica. A tricofagia, que pode originar tricobezoares, pode agravar esse distúrbio.

Diagnóstico diferencial. Puxar o cabelo de forma reacional e isolada, *tinea capitis* e alopecia areata devem ser considerados no diagnóstico diferencial de tricotilomania (Tabelas 682.3 e 682.4).

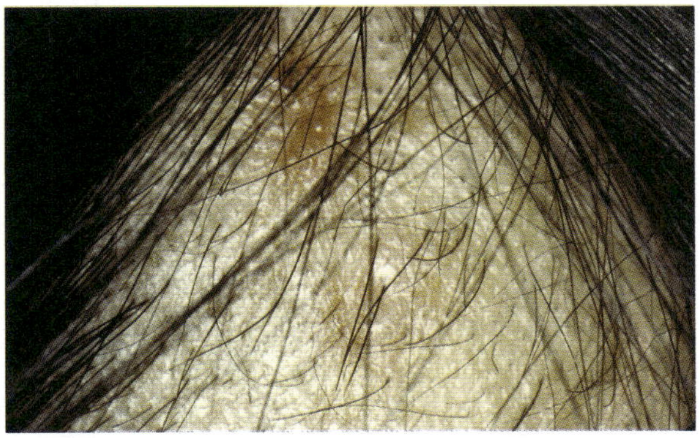

Figura 682.3 Hemorragia e formação de crosta secundária ao ato de puxar o cabelo.

Histologia. As alterações histológicas incluem a coexistência de folículos normais e danificados (cilindros de cabelos pigmentados, tricomalacia e folículos vazios), hemorragia perifolicular, atrofia de alguns folículos e transformação catágena do fio de cabelo. Nos estágios tardios, pode haver fibrose perifolicular. O traumatismo repetitivo a longo prazo pode resultar em dano irreversível e alopecia permanente.

Tratamento. A tricotilomania tem relação estreita com o transtorno obsessivo-compulsivo e pode ser uma expressão dessa condição em algumas crianças. Quando a tricotilomania ocorre de maneira secundária ao transtorno obsessivo-compulsivo, a medicação com 50 a 150 mg/dia de clomipramina ou um inibidor seletivo da recaptação da serotonina (ISRS), como a fluoxetina, pode ser útil, em particular quando combinados a intervenções comportamentais (ver Capítulo 37). Outra medicação que pode ser útil é a *N*-acetilcisteína.

ALOPECIA AREATA

Etiologia e patogênese

A alopecia areata é uma doença autoimune mediada por células T, que produz alopecia não cicatricial. Sua causa é desconhecida. Supõe-se que, em indivíduos geneticamente suscetíveis, a perda do privilégio imunológico do folículo piloso permita o desenvolvimento de uma reação imunomediada por células T direcionada contra fios anágenos e contra o folículo, levando à interrupção do crescimento do cabelo.

Manifestações clínicas

A alopecia areata é caracterizada pela perda rápida e total de cabelo formando placas arredondadas ou ovais no couro cabeludo (Figura 682.4), sobrancelhas, cílios e em outras regiões corporais. Na alopecia total, há perda de todo o cabelo do couro cabeludo (Figura 682.5). A alopecia universal envolve todo o cabelo do couro cabeludo e todos os pelos corporais. A incidência da alopecia areata ao longo da vida é de 0,1 a 0,2% da população. Mais da metade dos pacientes afetados tem menos de 20 anos.

A pele das placas de alopecia tem aparência normal. A alopecia areata está associada à atopia e a alterações ungueais, como depressões (Figura 682.6), a estrias longitudinais e à leuconiquia. Também é possível observar associação com doenças autoimunes como tireoidite de Hashimoto, doença de Addison, anemia perniciosa, colite ulcerativa, miastenia *gravis*, distúrbios vasculares do colágeno e vitiligo. Uma incidência aumentada de alopecia areata foi relatada em pacientes com síndrome de Down (5 a 10%).

Diagnóstico diferencial

Tinea capitis, dermatite seborreica, tricotilomania, alopecia traumática e lúpus eritematoso devem ser considerados no diagnóstico diferencial de alopecia areata (Tabelas 682.3 e 682.4).

Histologia

Um infiltrado perifolicular de células inflamatórias é encontrado em amostras de biopsia oriundas de áreas de alopecia areata em atividade.

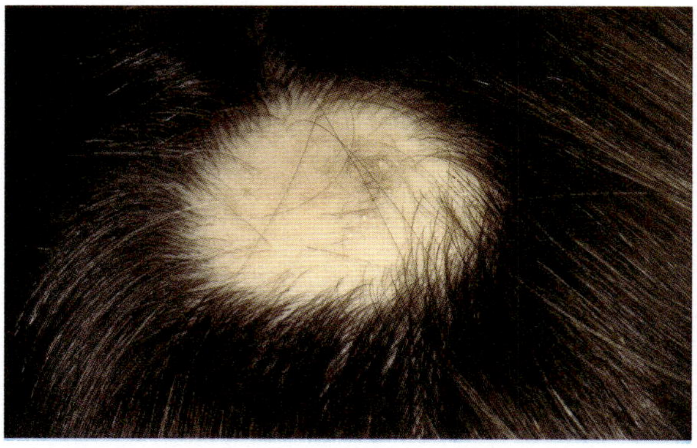

Figura 682.4 Placa circular de alopecia areata em couro cabeludo de aparência normal.

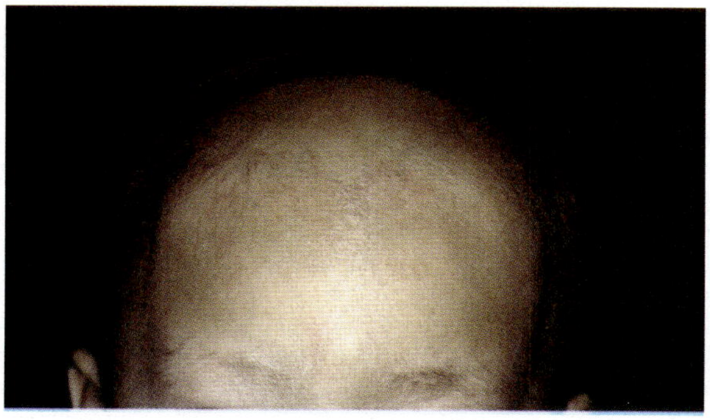

Figura 682.5 Alopecia total: perda total dos fios do couro cabeludo.

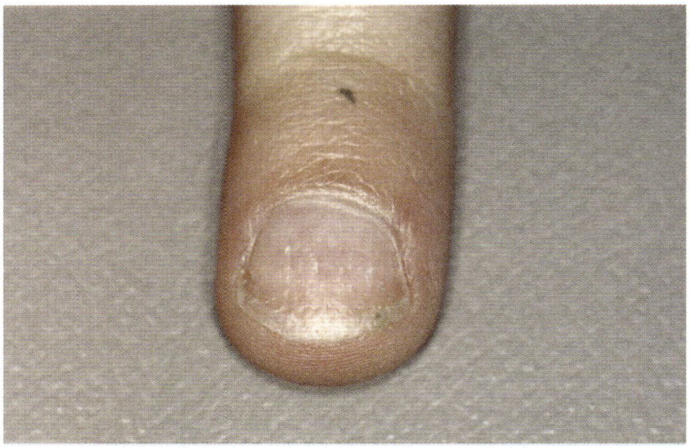

Figura 682.6 Múltiplas depressões na unha na alopecia areata.

Tratamento

O curso é imprevisível, mas a resolução espontânea em 6 a 12 meses é comum, em particular quando placas relativamente pequenas e estáveis de alopecia estão presentes. As recidivas também são comuns. O aparecimento em indivíduos de pouca idade, a perda extensa ou prolongada de cabelo e episódios recorrentes geralmente são sinais prognósticos desfavoráveis. A alopecia universal, alopecia total e alopecia ofiásica (Figura 682.7) – um tipo de alopecia areata em que a perda de cabelo é circunferencial nas áreas de implantação capilar – também tendem menos a se resolver. É difícil avaliar a terapia porque o curso é errático e imprevisível. O uso de corticosteroides tópicos altamente potentes ou superpotentes é efetivo em alguns pacientes. Injeções intralesionais de esteroide (triancinolona 5 mg/mℓ) a cada 4 a 6 semanas também podem estimular o crescimento de cabelo no nível local, mas esse modelo de tratamento é inviável no caso de crianças pequenas ou pacientes com perda extensa de cabelo. A terapia com corticosteroide sistêmico (prednisona, 1 mg/kg/dia) está associada a resultados satisfatórios. A persistência da cura é questionável, todavia, e os efeitos colaterais da administração crônica de corticosteroides orais é um fator limitante. Alguns pacientes podem manter o crescimento de cabelo trocando a medicação por um imunossupressor mais apropriado a longo prazo, como o metotrexato. Entre as terapias adicionais por vezes efetivas estão antralina, minoxidil tópico e sensibilização por contato com dibutiléster do ácido esquárico ou difenilciclopropenona (difenciprona). Os inibidores de Janus quinase, orais e tópicos, estão sendo investigados para o tratamento e mostrando resultados promissores. Em geral, é possível assegurar aos pais e pacientes que geralmente ocorre a remissão espontânea da alopecia areata. Os cabelos novos em crescimento inicialmente têm calibre mais fino e cor mais clara, porém a substituição por pelo terminal normal pode ser esperada.

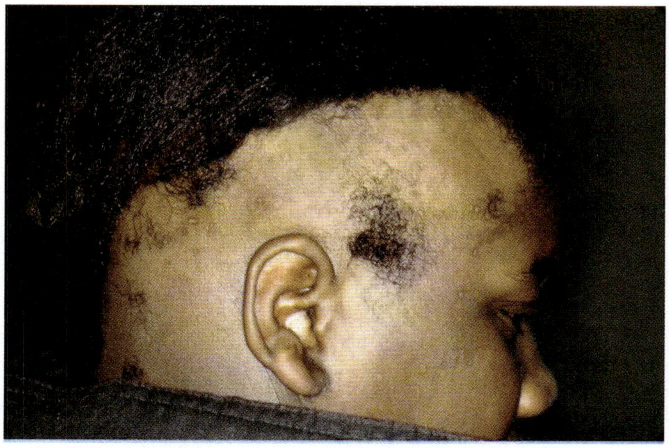

Figura 682.7 Padrão ofiásico de alopecia areata.

PERDA DE CABELO DIFUSA ADQUIRIDA

Eflúvio telógeno

O eflúvio telógeno se manifesta como perda súbita de grande quantidade de cabelos, muitas vezes durante o ato de escovar, pentear e lavar. A perda difusa de pelos do couro cabeludo ocorre a partir da conversão precoce dos cabelos em crescimento (anágenos), que normalmente constituem 80 a 90% dos cabelos, em cabelos de repouso (catágenos) ou queda (telógenos). A perda de cabelos é notada em 6 semanas a 3 meses após a causa precipitante, que pode incluir parto, um episódio febril, cirurgia, perda aguda de sangue, incluindo as doações, perda importante e repentina de peso, descontinuação do uso de corticosteroides orais em dose alta ou de contraceptivos orais; hipotireoidismo ou hipertireoidismo e estresse psiquiátrico. O eflúvio telógeno também contribui para a perda de cabelo em bebês durante os primeiros meses de vida, e o atrito gerado pelos lençóis, em particular em bebês atópicos, pode exacerbar o problema. Não há reação inflamatória. Os folículos pilosos permanecem intactos e os bulbos telógenos podem ser microscopicamente demonstrados nos fios de cabelo que caem. Como o envolvimento de mais de 50% dos cabelos do couro cabeludo é raro, a alopecia em geral não é grave. É preciso reafirmar aos pais que o crescimento normal dos cabelos voltará a ocorrer em cerca de 3 a 6 meses.

Alopecia tóxica (eflúvio anágeno)

O eflúvio anágeno consiste na inibição difusa, aguda e grave do crescimento de folículos anágenos, resultando em perda superior a 80 a 90% dos fios do couro cabeludo. O cabelo se torna distrófico e a haste do fio se quebra na parte mais estreita. A perda é difusa, rápida (1 a 3 semanas após o tratamento causador) e temporária, uma vez que o crescimento volta a ocorrer com a descontinuação do agente agressor. As causas do eflúvio anágeno incluem irradiação, agentes usados na quimioterapia, como os antimetabólitos, agentes alquilantes e inibidores mitóticos, tálio, tiouracila, heparina, cumarinas, ácido bórico e hipervitaminose A (Tabela 682.5).

PERDA DE CABELO DIFUSA CONGÊNITA

A perda de cabelo difusa congênita é definida por fios congenitamente finos que estão relacionados à hipoplasia dos folículos pilosos ou a defeitos estruturais em suas hastes.

Tabela 682.5	Possível etiologia do eflúvio anágeno.
TERAPIA PARA CÂNCER	
Quimioterapia	
Radioterapia	
METAL TÓXICO (ver Capítulo 738)	
Chumbo (ver Capítulo 739)	
Mercúrio	
Arsênico (veneno de inseto, rato)	
Tálio (veneno de rato)	
Bismuto	
SUBSTÂNCIAS QUÍMICAS TÓXICAS	
Ácido bórico (pesticida, agente de limpeza)	
Varfarina	
Colchicina	

Defeitos estruturais do cabelo

Os defeitos estruturais da haste do pelo podem ser congênitos, refletir defeitos bioquímicos comprovados ou estar relacionados a hábitos de tratar e pentear o cabelo que podem ser danosos. Todos os defeitos podem ser demonstrados pelo exame microscópico dos fios afetados, em particular por microscopia eletrônica de transmissão ou de varredura, embora muitos possam ser vistos até por meio de tricograma obtido no consultório.

Tricorrexe nodosa

A tricorrexe nodosa congênita é uma condição autossômica dominante. O cabelo demonstra ressecamento, quebra e opacidade, com nódulos branco-acinzentados distribuídos ao longo da haste do fio. No nível microscópico, os nódulos aparecem como duas escovas com as cerdas entremeadas (Figura 682.8*A*). O defeito resulta de uma fratura na haste do fio de cabelo, na região dos nódulos, causada pela ruptura das células no córtex capilar. A tricorrexe nodosa também foi observada em alguns bebês com síndrome de Menkes, tricotiodistrofia, citrulinemia e acidúria arginossuccínica.

Tricorrexe nodosa adquirida

A tricorrexe nodosa adquirida é a causa mais comum de quebra de cabelo e ocorre em duas formas. Defeitos proximais são encontrados com maior frequência em crianças afro-americanas, cuja queixa não é alopecia, e sim, a falha no crescimento do cabelo. O cabelo é curto e apresenta divisão longitudinal, nós e nódulos esbranquiçados que podem ser demonstrados em amostras de cabelo. A suscetibilidade à quebra é demonstrada tracionando-se suavemente as hastes dos fios. É possível obter relato de outros familiares afetados. O problema pode ser causado por uma combinação de predisposição genética e traumatismo mecânico cumulativo pelo ato de escovar e pentear de maneira vigorosa, procedimentos de alisamento capilar e "permanentes". Os pacientes devem ser alertados para evitar as técnicas danosas de tratar e pentear os cabelos. Recomenda-se usar escova de cerdas naturais macias e pente de dentes largos. A condição é autolimitada, com resolução em 2 a 4 anos, desde que os pacientes evitem as práticas prejudiciais. A tricorrexe nodosa distal é vista com maior frequência em crianças brancas e asiáticas. A porção distal do fio de cabelo é fina, irregular e enfraquecida; pontos brancos, por vezes confundidos com lêndeas, podem ser notados ao longo do fio. A avaliação do fio revela o defeito "em pincel" e os locais de fragilidade e quebra. Áreas localizadas de bigode ou barba também podem ser afetadas. Evitar penteados traumáticos, o corte regular das extremidades afetadas e o uso de produtos para minimizar o embaraçamento, como cremes de enxágue, melhoram a condição.

Pili torti

Pacientes com *pili torti* apresentam cabelo brilhante, frágil e áspero, com diferentes comprimentos ao longo de todo o couro cabeludo. Existe um defeito estrutural em que a haste do fio de cabelo é sulcada e achatada a intervalos regulares, retorcendo-se em graus variáveis ao redor do próprio eixo. As torções menores observadas no fio de cabelo normal não devem ser mal interpretadas como *pili torti*. A curvatura do folículo piloso aparentemente leva a achatamento e rotação da haste do fio de cabelo. O defeito genético associado a *pili torti* é desconhecido, tendo sido descritas formas autossômicas dominante e recessiva. As síndromes

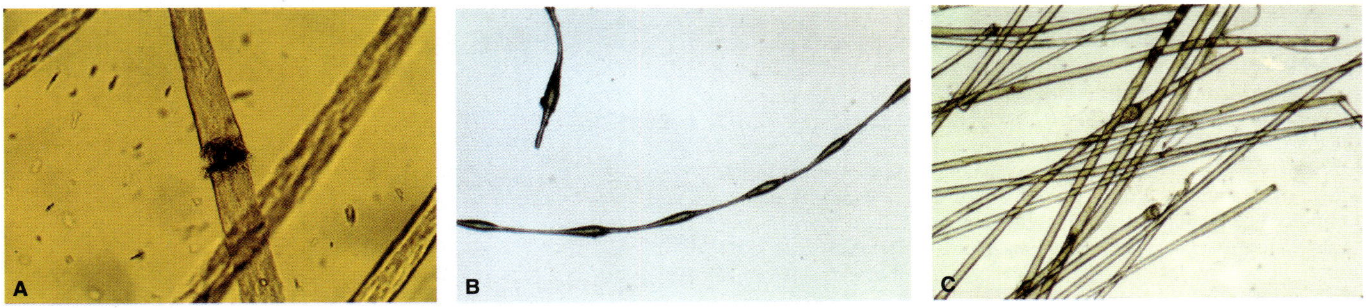

Figura 682.8 **A.** Fratura microscópica de cabelo na tricorrexe nodosa. **B.** Aspecto frisado do cabelo na moniletrix. **C.** Anormalidade "em taça" do cabelo na síndrome de Netherton.

em que *pili torti* são observados associados a outras anormalidades cutâneas e sistêmicas incluem a síndrome do cabelo encaracolado de Menkes, síndrome de Björnstad (*pili torti* com surdez; gene *BCS1L*) e as síndromes de displasia ectodérmica múltipla.

Síndrome de Menkes (tricopoliodistrofia ou síndrome dos cabelos impenteável)

Indivíduos do sexo masculino com síndrome de Menkes possuem um traço recessivo ligado ao X e nascem de mãe não afetada após uma gestação normal. As condições neonatais incluem hipotermia, hipotonia, dificuldades na alimentação, convulsões e déficit de crescimento. O cabelo é normal a escasso ao nascimento, mas é substituído por um cabelo curto, fino, frágil e despigmentado que pode exibir características de tricorrexe nodosa, *pili torti* ou moniletrix. A pele é hipopigmentada e delgada, com as bochechas tipicamente proeminentes e a ponte nasal deprimida. O retardo psicomotor progressivo é notado no início da infância. Mutações no gene *ATP7A*, codificador de uma proteína transportadora de cobre adenosina trifosfatase, causam a síndrome de Menkes, como resultado da má distribuição de cobre no corpo. A captação de cobre ao logo da borda das vilosidades do intestino delgado está aumentada, porém o transporte de cobre a partir dessas células para dentro do plasma é defeituoso, resultando em baixas reservas corporais totais de cobre. A administração parenteral de cobre-histidina é útil, desde que seja iniciada nos primeiros 1 a 2 meses de vida.

Moniletrix

O defeito da haste do fio de cabelo conhecido como moniletrix é de herança autossômica dominante com variações em idade de início, gravidade e curso. Mutações envolvendo as queratinas KRT81(hHb1), KRT83 (hHb3) e KRT86 (hHb6) foram identificadas em casos autossômicos dominantes, enquanto mutações na desmogleína 4 são encontradas nos casos recessivos. O cabelo tem aspecto ressecado, opaco e frágil e se quebra espontaneamente ou com traumatismos leves. Sobrancelhas, cílios, pelos corporais e pubianos e cabelo do couro cabeludo podem ser afetados. A moniletrix pode estar presente ao nascimento, porém o cabelo geralmente é normal ao nascimento e é substituído pelos fios anormais nos primeiros meses de vida. A condição por vezes se torna evidente na infância. Pápulas foliculares podem surgir na nuca e na região occipital e, ocasionalmente, em toda a extensão do couro cabeludo. Cabelos frisados, frágeis e curtos, que emergem dos tampões foliculares córneos, conferem uma aparência peculiar. Também pode haver queratose pilar e coiloníquia das unhas dos dedos das mãos e dos pés. No nível microscópico, um padrão em contas regular da haste do fio de cabelo é evidente, caracterizado por nódulos elípticos separados por regiões internodulares mais estreitas (Figura 682.8*B*). Nem todos os fios de cabelo têm nódulos, e a quebra pode ocorrer tanto em cabelos normais quanto em cabelos frisados. É preciso alertar os pacientes para que manipulem o cabelo com cuidado, a fim de minimizar a quebra. O tratamento geralmente é ineficaz, embora os retinoides orais e o minoxidil tópico tenham produzido alguma melhora.

Tricotiodistrofia

Na tricotiodistrofia o cabelo é escasso, curto, frágil e irregular, podendo afetar cabelo do couro cabeludo, sobrancelhas ou cílios. No nível microscópico, o fio é achatado, pregueado e variável quanto ao diâmetro; apresenta sulcos longitudinais e nódulos semelhantes aos observados na tricorrexe nodosa. Ao microscópio de luz polarizada, observam-se faixas escuras e claras alternadas. O cabelo anormal tem um conteúdo de cistina 50% inferior ao normal, devido a redução significativa e alteração da composição de proteínas de matriz ricas em enxofre. A tricotiodistrofia é causada por mutações nos genes de reparo/transcrição de DNA (*XPD*, *XPB*, *TTDN1* e *TTDA*) e pode ocorrer como um achado isolado ou associada a vários complexos sindrômicos, que incluem comprometimento intelectual, baixa estatura, ictiose, distrofia da unha, cárie dental, catarata, diminuição da fertilidade, anormalidades neurológicas, anormalidades ósseas e imunodeficiência. Alguns pacientes são fotossensíveis e têm comprometimento dos mecanismos de reparo do DNA, de modo similar ao observado no xeroderma pigmentoso de grupos B e D, porém, a incidência dos cânceres da pele não aumenta. Pacientes com tricotiodistrofia tendem a ser parecidos, com o queixo recuado, orelhas projetadas, voz rouca e personalidade sociável e extrovertida. A tricósquise, uma fratura perpendicular à haste do fio de cabelo, é característica das numerosas síndromes associadas à tricotiodistrofia. A quebra perpendicular da haste do fio de cabelo também foi descrita, associada a outras anormalidades capilares, em particular ao moniletrix.

Tricorrexe invaginada (cabelo em bambu)

O cabelo curto, escasso e frágil sem crescimento evidente é característico da tricorrexe invaginada, que é encontrada primariamente associada à síndrome de Netherton (ver Capítulo 677). Também foi relatada em outras dermatoses ictiosiformes. A porção distal do cabelo é invaginada para dentro da porção proximal, em forma de taça, formando uma frágil saliência nodular (Figura 682.8*C*).

Pili annulati

Faixas claras e escuras alternadas na haste do fio de cabelo caracterizam os *pili annulati*. Na observação microscópica, a região da haste do fio que aparecia brilhante na luz refletida passa a aparecer escura na luz transmitida, como resultado de agregados focais anormais nas cavidades que estão cheias de ar dentro da haste. O cabelo não é frágil. O defeito pode ser autossômico dominante ou esporádico em termos de herança e geralmente começa depois dos 2 anos. Os *pseudopili annulati* são uma variante do cabelo loiro normal, em que um efeito óptico é causado pela refração e reflexão da luz a partir de uma haste parcialmente retorcida e achatada, criando a impressão de formação de faixas.

Doença do cabelo lanoso (*woolly hair*)

A doença do cabelo lanoso manifesta-se ao nascimento, na forma de cabelos anormais, peculiarmente firmes e encaracolados em indivíduos não afrodescendentes. Os tipos autossômicos dominante e recessivo (gene *PKRY5*) foram descritos juntamente com as genodermatoses doença de Naxos e síndrome de Carvajal, que estão associadas à cardiomiopatia. O nevo de cabelo lanoso, uma forma esporádica, envolve apenas uma parte circunscrita do couro cabeludo. O cabelo afetado é fino, firmemente encaracolado e claro, apresentando crescimento deficiente. No nível microscópico, um fio de cabelo afetado é oval e exibe torção de 180° em torno do próprio eixo.

Síndrome do cabelo impenteável (síndrome de Spun-Gass)

O cabelo de pacientes com síndrome do cabelo impenteável tem aparência desordenada, costuma ser loiro-acinzentado (Figura 682.9) e pode quebrar em consequência dos esforços repetidos e inúteis para tentar controlá-lo. A condição provavelmente tem herança autossômica dominante. As sobrancelhas e cílios são normais. Um achado constante é uma depressão longitudinal ao longo da haste do fio, e a maioria dos folículos pilosos e hastes são triangulares (*pili trianguli et canaliculi*). A forma do fio varia ao longo do comprimento da haste, e isso impede que o cabelo fique penteado.

A bibliografia está disponível no GEN-io.

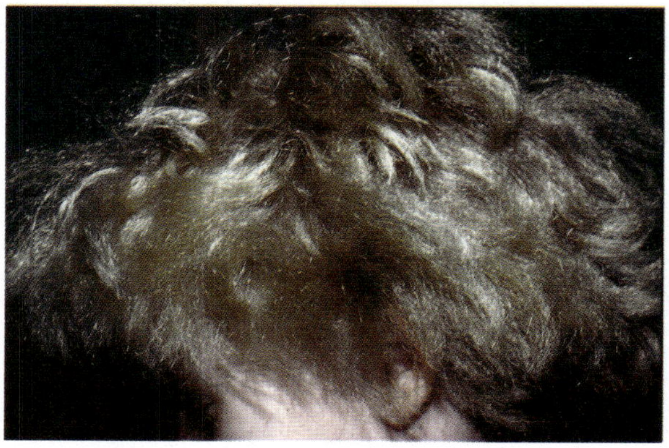

Figura 682.9 Cabelo loiro-acinzentado desordenado na síndrome do cabelo impenteável.

Capítulo 683

Distúrbios Ungueais

Kimberly M. Ken e Kari L. Martin

Anormalidades ungueais em crianças podem ser manifestações de doenças cutâneas generalizadas, doença cutânea localizada na região periungueal, doença sistêmica, medicamentos, traumatismo ou infecções bacterianas e fúngicas localizadas (Tabela 683.1). As anomalias ungueais também são comuns em certos distúrbios congênitos (Tabela 683.2).

Tabela 683.1 Placa ungueal branca ou alterações do leito ungueal.

DOENÇA	ASPECTO CLÍNICO
Anemia	Branco difuso
Arsênico	Linhas de Mees: linhas brancas transversas
Cirrose	Unhas de Terry: grande parte da placa ungueal esbranquiçada, zona rósea na extremidade distal (ver Figura 663.5)
Leuconiquia congênita (autossômica dominante; variedade de padrões)	Síndrome de leuconiquia, coxins nos nós dos dedos e surdez; achado isolado; parcialmente branco
Doença de Darier	Faixas brancas longitudinais
Unha "meio a meio"	Parte proximal branca, parte distal rosada
Febres altas (algumas doenças)	Linhas brancas transversas
Hipoalbuminemia	Linhas de Muehrcke: pares de faixas transversas
Hipocalcemia	Branco variável
Desnutrição	Branco difuso
Pelagra	Branco leitoso difuso
Leuconiquia pontilhada	Manchas brancas comuns
Infecção fúngica	Padrões variáveis
Toxicidade pelo tálio (veneno de rato)	Branco variável
Traumatismo	Retirada repetida das cutículas: estriações transversas
Deficiência de zinco	Branco difuso

De Habif TP, editor: *Clinical dermatology*, ed 4, Philadelphia, 2004, Mosby, p 887.

Tabela 683.2 Doenças congênitas com defeitos ungueais.

Unhas grandes	Paroniquia congênita, síndrome de Rubinstein-Taybi, hemi-hipertrofia
Unhas pequenas ou ausência de unhas	Displasias ectodérmicas, unha-patela, disqueratose congênita, hipoplasia dérmica focal, hipoplasia cartilagem-cabelo, COIF, Ellis-van Creveld, Larsen, epidermólise bolhosa, incontinência pigmentar, Rothmund-Thomson, Turner, Coffin-Siris, teia poplítea, trissomias (8, 13, 18), Apert, Gordlin-Pindborg, deleção do braço longo do 21, otopalatodigital, face de elfo, anoniquia, Noonan, acrodermite êntero-hepática, teratógenos (álcool, varfarina, hidantoína)
Outros	Desalinhamento congênito das placas ungueais dos dedos do pé, distrofia familiar das placas ungueais

COIF, onicodisplasia congênita dos dedos indicadores.

ANORMALIDADES NO FORMATO OU NO TAMANHO UNGUEAL

Anoniquia é a ausência da placa ungueal, geralmente resultado de um distúrbio congênito ou traumatismo. Pode ser um achado isolado ou pode estar associada a malformações dos dedos. **Coiloníquia** é o achatamento e concavidade da placa ungueal com perda do contorno normal, produzindo uma placa ungueal em formato de colher (Figura 683.1). A coiloníquia ocorre na forma de traço autossômico dominante ou associada a anemia por deficiência de ferro, síndrome de Plummer-Vinson, várias genodermatoses ou por traumatismo ocupacional. Nos 2 primeiros anos de vida, a placa ungueal é relativamente fina e, por isso, pode apresentar um formato de colher em crianças normais.

A **displasia ungueal congênita,** um distúrbio autossômico dominante, se manifesta ao nascimento na forma de estrias longitudinais e afilamento da placa ungueal. Observam-se platoniquia e coiloníquia, que podem gerar um crescimento excessivo das pregas laterais e envolver todas as placas ungueais dos pododáctilos e quirodáctilos.

A **síndrome unha-patela** é um distúrbio autossômico dominante no qual as unhas apresentam 30 a 50% do tamanho normal e geralmente com lúnulas triangulares ou piramidais. As placas ungueais dos polegares sempre estão acometidas, embora em alguns casos somente a porção ulnar da placa ungueal possa estar afetada ou até ausente. O envolvimento da placa ungueal é simétrico e as placas ungueais do segundo e terceiro dedos apresentam acometimento progressivamente menor. A patela também é menor do que o usual ou ausente, e essa anomalia pode levar à instabilidade do joelho. Também podem estar presentes os cornos ilíacos, que são espículas ósseas que se originam da face posterior dos ossos ilíacos; hiperextensão das articulações; frouxidão cutânea; anomalias oculares; e nefropatia, sendo essa a característica mais grave. A síndrome unha-patela é causada por mutações no gene *LMX1B*.

Para uma discussão sobre a paroniquia congênita, ver Capítulo 677.

A **deformidade por hábito ou tique** consiste na depressão do centro da placa ungueal com várias cristas horizontais que se estendem através da placa ungueal. Um ou ambos os polegares estão envolvidos como resultado do atrito crônico sobre a placa ungueal com um dedo adjacente. O tratamento visa cessar o traumatismo na placa ungueal por meio de massagem com pomadas leves, barreiras físicas ou adesivo de cianoacrilato.

O **baqueteamento** das placas ungueais (unhas hipocráticas) é caracterizado por dilatação de cada extremidade distal dos dedos, aumento no ângulo entre a placa ungueal e a prega ungueal proximal (ângulo de Lovibond) para mais de 180° e consistência esponjosa quando se empurra a placa para baixo e para fora da articulação interfalangiana, devido a um aumento no tecido fibrovascular entre a matriz e a falange (Figura 683.2). A patogênese não é conhecida.

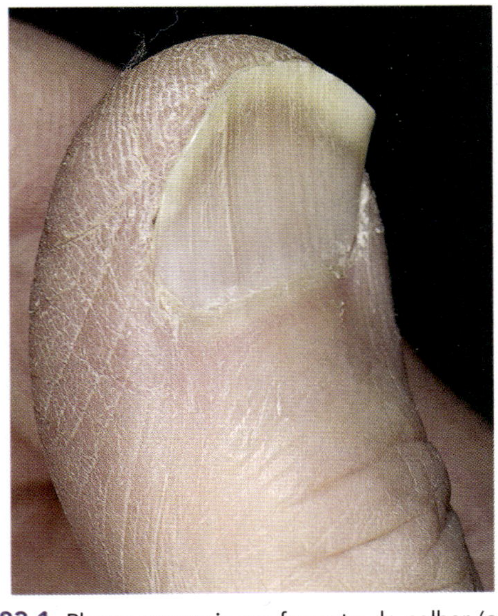

Figura 683.1 Placas ungueais em formato de colher (coiloníquia). A maioria dos casos é uma variação do normal. (*De Habif TP, editor:* Clinical dermatology, *ed 4, Philadelphia, 2004, Mosby, p 885.*)

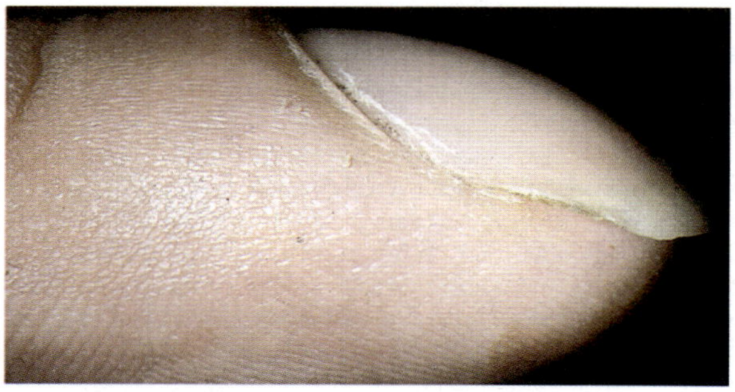

Figura 683.2 Baqueteamento da placa ungueal. As falanges distais estão alargadas e com um formato de bulbo arredondado. A placa ungueal se dilata e se torna curva, dura e espessada. (*De Habif TP, editor:* Clinical dermatology, *ed 4, Philadelphia, 2004, Mosby, p 885.*)

O baqueteamento da placa ungueal é visto associado a doenças de vários órgãos e sistemas, incluindo os sistemas pulmonar, cardiovascular (doença cardíaca cianótica), trato gastrintestinal (doença celíaca, doença inflamatória intestinal) e fígado (hepatite crônica), bem como em indivíduos saudáveis como um achado idiopático ou familiar (Tabela 683.3).

Tabela 683.3 Baqueteamento em crianças.

ANAMNESE	SINTOMA	DOENÇA
Adquirida		
Generalizada	Pulmonar	Fibrose cística Bronquiectasia Tuberculose, aspergilose Asma complicada por infecções pulmonares Sarcoidose Fibrose pulmonar Tumores
	Cardiovascular	Doença cardíaca congênita cianótica Endocardite bacteriana subaguda Mixomas
	Gastrintestinal	Doença inflamatória intestinal Síndrome de Gardner Parasitose Cirrose Hepatite crônica ativa
	Endócrino	Síndrome de Diamond (mixedema, exoftalmia e baqueteamento) Hipervitaminose A Desnutrição
Limitada a um ou mais dedos		Aneurisma da artéria aórtica/subclávia Lesão do plexo braquial Traumatismo Síndrome de Maffucci Gota Sarcoidose Panarício herpético grave
Hereditária		Paquidermoperiostose Familiar, isolada
Pseudobaqueteamento*		Síndrome de Apert Síndrome de Pfeiffer Síndrome de Rubinstein-Taybi

*Falanges distais largas com unhas de formato normal. (Adaptada de Baran R, Dawber RPR: *Diseases of the nails and their management.* Oxford, 1984, Blackwell Science, p 29.)

ALTERAÇÕES NA COLORAÇÃO DA PLACA UNGUEAL

A **leuconiquia** é uma opacidade branca da placa ungueal que pode envolver toda a placa ou pode ser pontilhada ou estriada (Tabela 683.1). A placa ungueal propriamente dita permanece lisa e sem danos. A leuconiquia pode ser traumática ou associada a infecções como hanseníase e tuberculose, dermatoses como líquen plano e doença de Darier, neoplasias malignas como doença de Hodgkin, anemia e intoxicação pelo arsênico (linhas de Mees). A leuconiquia de todas as superfícies ungueais é um traço hereditário autossômico dominante incomum que pode estar associado a cistos epidérmicos congênitos e cálculos renais. Bandas brancas paralelas que não mudam de posição com o crescimento da placa ungueal, desaparecem com a pressão e, portanto, refletem uma alteração no leito ungueal estão associadas à hipoalbuminemia e são chamadas de linhas de Muehrcke. Quando a porção proximal da placa ungueal é branca e os 20 a 50% distais da placa ungueal são vermelhos, rosados ou acastanhados, a condição é chamada de unhas "meio a meio" ou unhas de Lindsay; esse problema é comumente visto em pacientes com doença renal, mas pode ocorrer como uma variante normal. Placas ungueais brancas da cirrose ou unhas de Terry (Figura 683.3) se caracterizam por uma aparência branca em vidro fosco de toda ou da extremidade proximal da placa ungueal e 1 a 2 mm distais com coloração rosada normal; esse achado também pode estar associado a insuficiência cardíaca congestiva, diabetes no adulto e pode ser normal em crianças com menos de 4 anos.

A **pigmentação negra** de toda uma placa ungueal ou faixas lineares de pigmentação (melanoniquia estriada) é comum em indivíduos afro-americanos (90%) e asiáticos (10 a 20%), mas é incomum em indivíduos brancos (< 1%). Geralmente, o pigmento é a melanina, que é produzida pelos melanócitos de um nevo juncional na matriz ungueal e no leito ungueal e não tem consequência. A extensão ou alteração no pigmento deve ser avaliada por biopsia devido à possibilidade de transformação maligna.

Placas ungueais de coloração preto-azulada a esverdeada podem ser causadas por uma infecção por *Pseudomonas* (Figura 683.4), particularmente associada à onicólise ou à paroniquia crônica. A coloração é causada por detritos subungueais e pelo pigmento piocianina oriundo das bactérias.

A síndrome da unha amarela manifesta-se na forma de unhas amareladas, espessadas, excessivamente curvadas e de crescimento lento, sem lúnulas. Todas as placas ungueais são afetadas na maioria dos casos. Doenças sistêmicas associadas incluem bronquiectasias, bronquite recorrente, quilotórax e edema focal dos membros e face. Uma drenagem linfática deficiente, causada por vasos linfáticos hipoplásicos, pode levar às manifestações dessa síndrome.

Hemorragias em estilhaço geralmente resultam de pequenos traumatismos, mas também podem estar associadas a endocardite bacteriana subaguda, vasculite, histiocitose de células de Langerhans, artrite reumatoide grave, úlcera péptica, hipertensão, glomerulonefrite crônica, cirrose, escorbuto, triquinose, neoplasias malignas e psoríase (Figura 683.5 e Tabela 683.4).

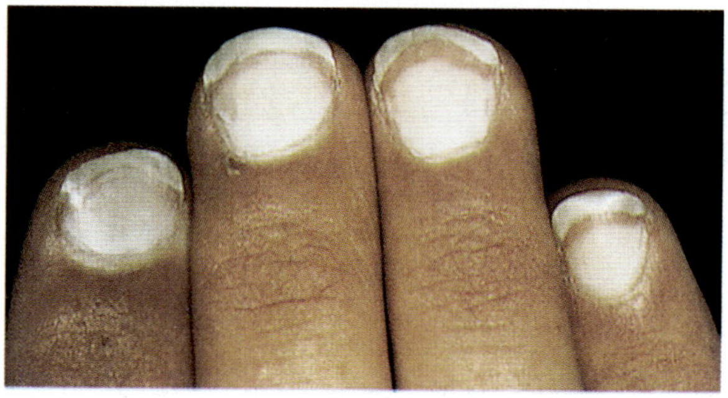

Figura 683.3 Unhas de Terry. O leito ungueal é branco com apenas uma zona rosada estreita na extremidade distal. (*De Habif TP, editor:* Clinical dermatology, *ed 4, Philadelphia, 2004, Mosby, p 885.*)

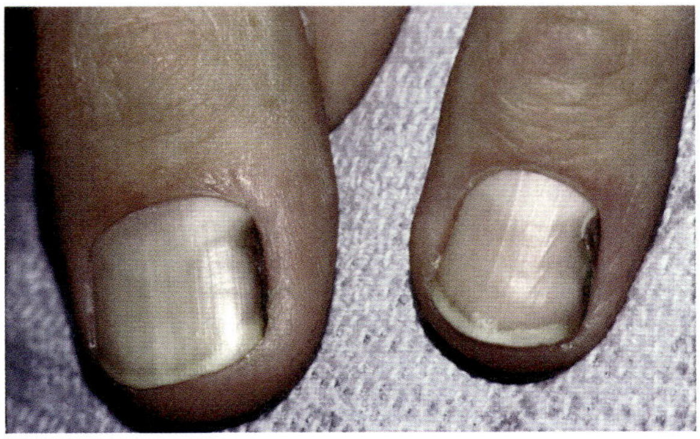

Figura 683.4 Descoloração esverdeada/enegrecida no bordo das placas ungueais secundária à infecção por *Pseudomonas*.

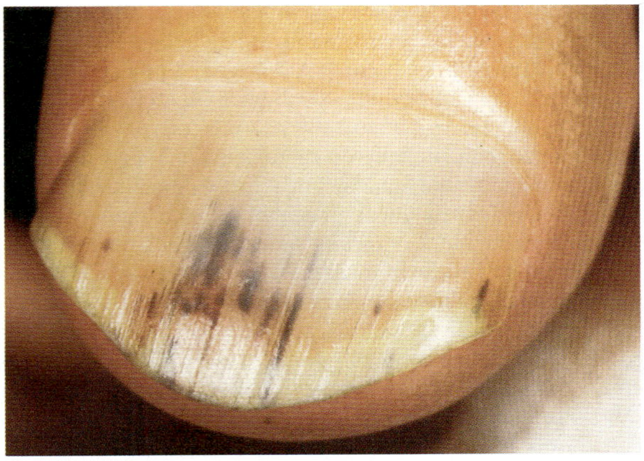

Figura 683.5 Hemorragia em estilhaço do leito ungueal distal devido a traumatismo. (*De Hordinsky M, Sawaya ME, Scher RK*: Atlas of hair and nails. *London, 1999, Churchill Livingstone.*)

Tabela 683.4 Distúrbios associados à hemorragia subungueal.

	EM FORMA DE ESTILHAÇO	HEMATOMAS
Variante normal	+	–
Discrasias sanguíneas	+	+
Doenças do colágeno (lúpus eritematoso)	+	+
Triquinose	+	–
Traumatismo	+	+
Abuso infantil	+	+
Crioglobulinemia	+	–
Erupções medicamentosas	+	–
Diálise	+	–
Endocardite (bacteriana subaguda)	+	–
Embolia	+	+
Histiocitose de células de Langerhans	+	–
Linhas ou perfurações arteriais	+	–
Sarcoidose	+	–
Sepse	+	–
Doença da tireoide	+	–
Vasculite	+	–
Fototoxicidade (tetraciclinas)	+	–

De Schachner LA, Hansen RC, editors: *Pediatric dermatology*, ed 4, Philadelphia, 2011, Elsevier, p 813, Table 12.9.

DESCOLAMENTO UNGUEAL

A onicólise indica o descolamento da placa ungueal em relação ao leito ungueal distal. Causas comuns são traumatismo, exposição de longa duração à umidade, hiperidrose, cosméticos, psoríase, infecção fúngica (onicólise distal), dermatite atópica ou de contato, porfiria, medicamentos (bleomicina, vincristina, agentes retinoides, indometacina, clorpromazina) e fototoxicidade induzida por medicamentos como as tetraciclinas (Figura 683.6) ou cloranfenicol.

As linhas de Beau são sulcos transversos na placa ungueal (Figura 683.7) que representam uma interrupção temporária da formação da placa ungueal. As linhas aparecem após o evento que causa a parada do crescimento da placa ungueal. Uma crista transversa aparece na prega ungueal proximal na maioria dos lactentes de 4 a 6 semanas e avança distalmente conforme a placa cresce; essa linha pode refletir as alterações metabólicas após o parto. Em outras idades, as linhas de Beau geralmente indicam traumatismo periódico ou paralisação episódica da matriz ungueal secundária a doença sistêmica, como doença mão-pé-boca, sarampo, caxumba, pneumonia ou deficiência de zinco. A onicomadese é uma exacerbação das linhas de Beau que levam ao descolamento do leito ungueal pela borda proximal (Figura 683.8).

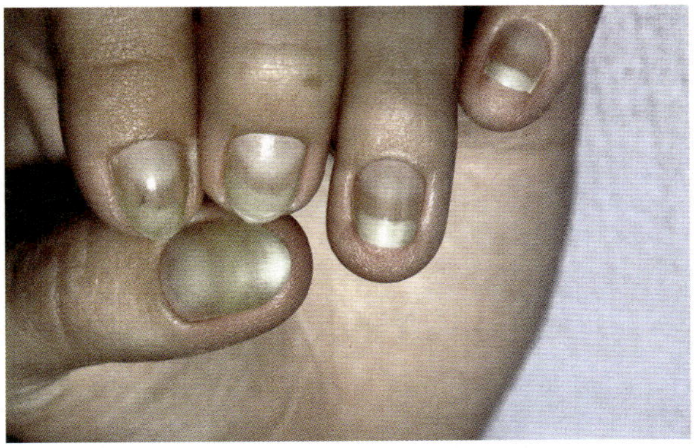

Figura 683.6 Onicólise distal secundária ao uso de tetraciclina oral e exposição à luz ultravioleta.

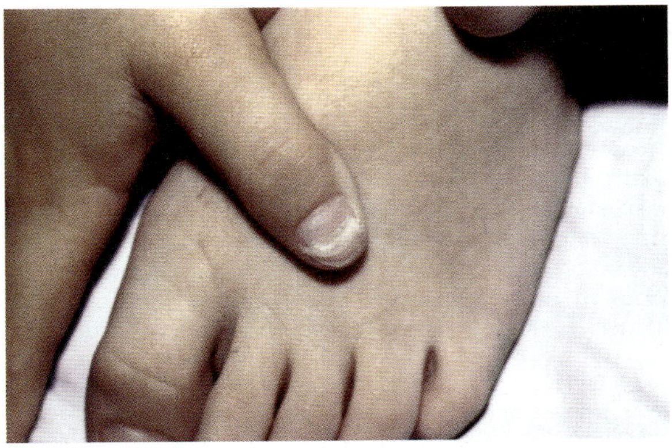

Figura 683.7 Linhas de Beau. Ruptura longitudinal da placa ungueal.

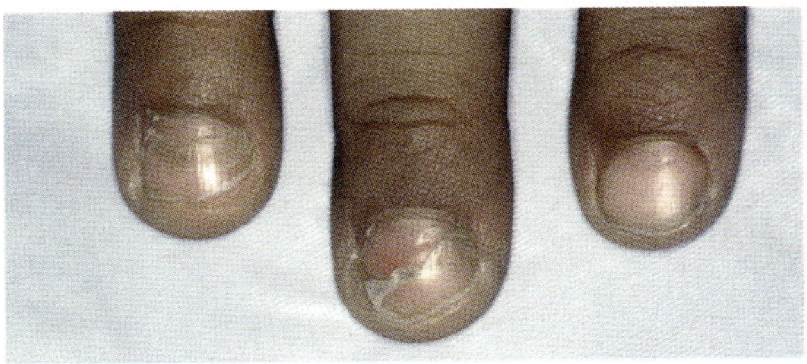

Figura 683.8 Onicomadese. Descolamento do leito ungueal proximal.

ALTERAÇÕES UNGUEAIS ASSOCIADAS A DOENÇAS CUTÂNEAS

As alterações ungueais podem estar particularmente associadas a várias outras doenças. As alterações ungueais da psoríase caracteristicamente incluem depressões (*pitting*), onicólise, descoloração marrom-amarelada e espessamento. As alterações ungueais no líquen plano incluem pápulas violáceas na prega ungueal e leito ungueal proximal, leuconiquia, cristas longitudinais, espessamento de toda a placa ungueal e formação de pterígio, que é uma aderência anormal da cutícula à placa ungueal ou, se a placa estiver focalmente destruída, ao leito ungueal. Síndromes de artrite reativa pós-infecciosa podem incluir eritema e enduração indolor na base da prega ungueal; descamação paraqueratótica subungueal e espessamento, opacificação ou formação de cristas na placa ungueal. A dermatite que envolve as pregas ungueais pode produzir distrofia, aspereza e depressões grosseiras nas placas ungueais. As alterações ungueais são mais comuns na dermatite atópica do que nas outras formas de dermatite que afetam as mãos. A doença de Darier se caracteriza por faixas vermelhas ou brancas que se estendem longitudinalmente e cruzam a lúnula. No local em que a faixa encontra-se com a extremidade distal da placa ungueal pode ser observado um sulco em formato de V. Também pode ocorrer leuconiquia total. Fileiras transversas de depressões finas são características da alopecia areata. Nos casos graves, toda a superfície ungueal pode apresentar sulcos transversos (linhas de Beau). Pacientes com acrodermatite enteropática provavelmente terão mais linhas de Beau e distrofia ungueal como resultado de uma dermatite periungueal.

TRAQUIONIQUIA (DISTROFIA DAS 20 UNHAS)

A traquioniquia caracteriza-se pela presença de cristas longitudinais, depressões, fragilidade, afilamento, sulcos distais e descoloração opalescente de todas as unhas (Figura 683.9). Os pacientes podem não apresentar doenças cutâneas ou sistêmicas associadas ou outros defeitos ectodérmicos. Sua associação ocasional à alopecia areata levou alguns especialistas a sugerir que a traquioniquia possa refletir uma resposta imunológica anormal à matriz ungueal, enquanto estudos histopatológicos sugeriram que pode ser manifestação do líquen plano, psoríase ou inflamação espongiótica (eczematosa) da matriz ungueal. O distúrbio deve ser diferenciado de infecções fúngicas, psoríase, alterações ungueais da alopecia areata e distrofia ungueal secundária ao eczema. Eczema e infecções fúngicas raramente produzem alterações simultâneas em todas as unhas. O distúrbio pode ser autolimitado e tratado com esteroides tópicos potentes ou retinoides tópicos e, eventualmente, entra em remissão na vida adulta.

INFECÇÃO UNGUEAL

A infecção fúngica (onicomicose) das placas ungueais foi classificada em quatro tipos. A onicomicose superficial branca se manifesta na forma de uma descoloração branca difusa ou espiculada da superfície das placas ungueais dos pododáctilos. É causada primariamente pelo fungo *Trichophyton mentagrophytes*, que invade a placa ungueal. O organismo pode ser raspado da placa ungueal com uma lâmina de bisturi, mas o melhor tratamento é feito com o acréscimo de um agente antifúngico tópico do tipo azólico. A onicomicose subungueal distal, o tipo mais comum, envolve focos de onicólise sob a placa ungueal distal ou ao longo do sulco ungueal lateral, seguidos pelo desenvolvimento de hiperqueratose e descoloração marrom-amarelada. O processo se estende proximalmente, resultando em espessamento da placa ungueal, distrofia (Figura 683.10) e descolamento do leito ungueal. *Trichophyton rubrum* e, ocasionalmente, *T. mentagrophytes* infectam as placas ungueais dos dedos dos pés; a doença da placa ungueal de dedos das mãos é quase exclusivamente causada pelo *T. rubrum*, que pode estar associado com a descamação superficial da planta dos pés e geralmente de uma das mãos. Os dermatófitos são encontrados mais prontamente na área mais proximal do leito ungueal ou na porção ventral adjacente das placas ungueais envolvidas. As terapias tópicas, como o esmalte de ciclopirox olamina a 8%, o esmalte de amorolfina a 5% ou a pomada de bifonazol-ureia a 1%/40%, podem ser efetivas para a infecção isolada da placa ungueal. O efinaconazol tópico a 10% e a solução tópica de tavaborol a 5% também podem ser efetivos; o tratamento a *laser* é uma alternativa cara, porém mais segura em relação à terapia oral. Devido à sua longa meia-vida na placa ungueal, o itraconazol oral pode ser efetivo na forma de pulsoterapia (1 semana de cada mês durante 3 a 4 meses). A dosagem é peso-dependente. A terbinafina oral com dose diária também é bastante efetiva. Ambos os agentes são superiores à griseofulvina, ao fluconazol ou cetoconazol. O risco mais preocupante, que é o de toxicidade hepática, e os custos da terapia oral são minimizados com o uso da pulsoterapia.

A onicomicose subungueal proximal branca ocorre quando o organismo, geralmente *T. rubrum*, entra na placa através da prega ungueal proximal, produzindo descolorações branco-amareladas de áreas na superfície inferior da placa ungueal. O restante da superfície da placa ungueal não é alterado. Esse problema ocorre quase exclusivamente em pacientes imunocomprometidos e é manifestação bastante reconhecida da AIDS. O tratamento inclui o uso de terbinafina ou itraconazol oral.

A onicomicose por *Candida* envolve toda a placa ungueal em pacientes com candidíase mucocutânea crônica. Ela também é comumente observada em pacientes com AIDS. O organismo, geralmente *Candida albicans*, penetra distalmente ou ao longo das pregas ungueais laterais e rapidamente envolve toda a espessura da placa ungueal, produzindo espessamento, distrofia e deformidade da placa. Agentes antifúngicos tópicos tipo azólicos podem ser suficientes para o tratamento da onicomicose por *Candida* em um hospedeiro imunocompetente, mas agentes antifúngicos orais são necessários para o tratamento de pacientes com imunodeficiência. A Tabela 683.5 delineia o diagnóstico diferencial da onicomicose.

PARONIQUIA

A paroniquia pode ser aguda ou crônica e geralmente envolve uma ou duas pregas ungueais dos dedos das mãos. A paroniquia aguda se manifesta na forma de rubor, calor, edema e dor na prega ungueal proximal, comumente como resultado de infecção por estafilococos, estreptococos ou *Candida* (Figura 683.11). Compressas quentes e medicamentos orais geralmente são efetivos; incisão e drenagem ocasionalmente podem ser

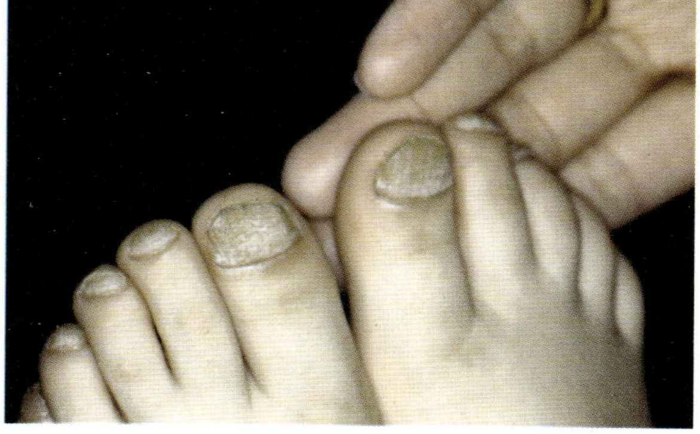

Figura 683.9 Distrofia de todas as placas ungueais na traquioniquia.

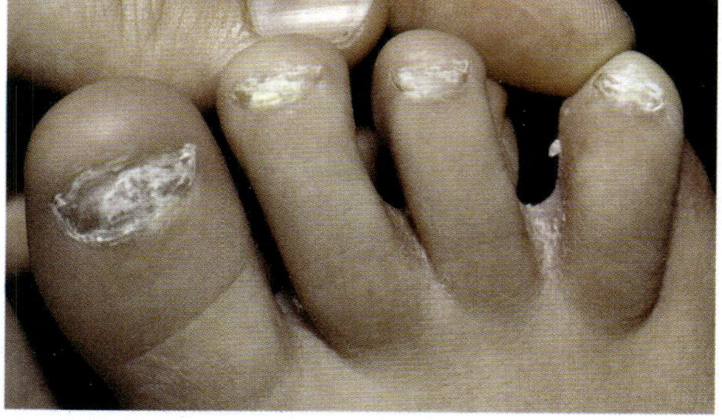

Figura 683.10 Descoloração, hiperqueratose e distrofia da placa ungueal secundária à infecção por dermatófitos.

Tabela 683.5 Diagnóstico diferencial da onicomicose.

Psoríase
• Como na onicomicose: onicólise, queratose subungueal, hemorragias em faixa, leuconiquia, distrofia
• Depressões (*pitting*)
• Mancha de óleo (descoloração vermelho-amarelada translucente vista no leito ungueal)
• Outras características cutâneas da psoríase, histórico familiar de psoríase
Líquen plano
• Doença cutânea em outras regiões
• Placa ungueal fina e com cristas
• Pterígio dorsal – formação de tecido cicatricial na região proximal da placa ungueal
Traumatismo
• A placa ungueal pode parecer normal
• O leito ungueal deve ser normal
• Onicólise distal com traumatismo repetido
• Placa ungueal única afetada, formato ungueal inalterado, alteração homogênea da coloração ungueal
Eczema
• Placas ungueais irregulares com cristas
• Sinais cutâneos de eczema
Síndrome da unha amarela
• Placa ungueal descolorida verde-amarelada
• Placas ungueais duras com curvatura longitudinal elevada
• Placas ungueais podem ser dolorosas
• Associação a bronquiectasia, linfedema e sinusite crônica
Onicosquisia lamelar (divisão lamelar)
• História de submersão repetida em água
• Geralmente, porção distal da placa ungueal
Carcinoma periungueal de células escamosas/doença de Bowens
• Placa ungueal única, alterações verrucosas da prega ungueal, exsudação pelo bordo da placa ungueal
Melanoma maligno
• Descoloração negra da placa ungueal ou leito ungueal
• O pigmento pode se estender para a prega ungueal
• Pode estar associado a sangramento
Cisto mixoide (mucoso)
• Cistos na base da placa ungueal, sulco na placa ungueal se estendendo por todo o comprimento
Alopecia areata
• Depressões (*pits*), cristas longitudinais, fragilidade
• Perda capilar

De Eisman S, Sinclair R: Fungal nail infection: diagnosis and management. *BMJ* 348:g1800, 2014.

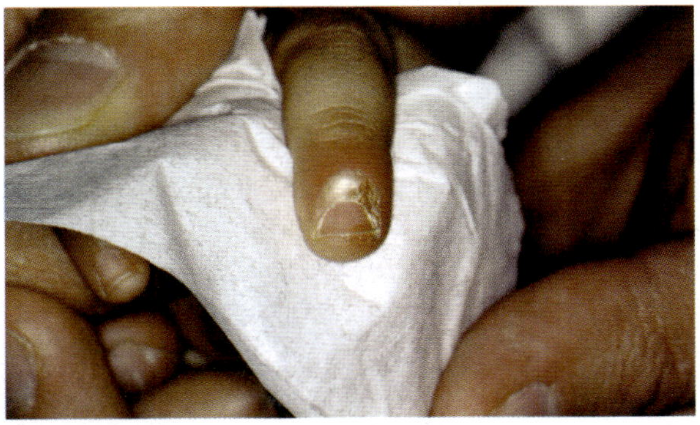

Figura 683.11 Paroniquia aguda secundária à infecção por *Staphylococcus aureus*.

necessárias. O desenvolvimento de paroniquia crônica acontece após imersão prolongada em água ou umidade (Figura 683.12), como a que ocorre em crianças que sugam os dedos ou polegares, exposição a soluções irritativas, traumatismo na prega ungueal, ou doenças, como fenômeno de Raynaud, doenças vasculares do colágeno e diabetes. O edema da prega ungueal proximal é seguido pela separação da prega ungueal da

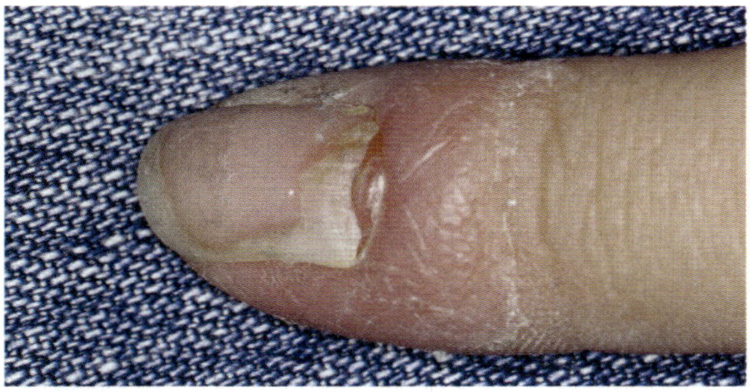

Figura 683.12 Paroniquia crônica com eritema e descolamento da prega ungueal lateral.

placa ungueal subjacente com supuração. Presença de material estranho na derme da prega ungueal se torna um sítio propício para inflamação e infecção secundária por *Candida* sp. e/ou por uma flora bacteriana mista. Uma combinação de atenção aos fatores predisponentes, secagem meticulosa das mãos e agentes antifúngicos tópicos de longa duração e corticosteroides tópicos potentes podem ser necessários para o tratamento bem-sucedido da paroniquia crônica.

A **onicocriptose** ("unha encravada") ocorre quando o bordo lateral da placa ungueal, incluindo espículas que se separaram da placa ungueal, penetra nos tecidos moles da prega ungueal lateral. Eritema, edema e dor, geralmente envolvendo as faces laterais dos primeiros dedos dos pés, são observados agudamente; episódios recorrentes podem levar à formação de tecido de granulação. Fatores predisponentes incluem (1) desalinhamento congênito (especialmente dos primeiros dedos dos pés); (2) compressão da face lateral por calçados inadequados, particularmente se os dedos forem anormalmente longos e as pregas ungueais laterais forem proeminentes; e (3) formato inadequado da placa ungueal de modo curvilíneo em vez de reto ("unha em telha"). O tratamento inclui o uso de calçados adequados; permitir que as placas ungueais cresçam além do bordo livre para então cortá-las retas; imersão em água quente; antibióticos orais se houver celulite na prega ungueal lateral e, nos casos graves e recorrentes, cauterização química do tecido de granulação, avulsão da placa ungueal ou excisão da face lateral da unha por matricectomia.

TUMORES UNGUEAIS

Os tumores ungueais incluem os granulomas piogênicos, cistos mucosos, exostoses subungueais e nevos juncionais. Os fibromas periungueais que aparecem ao fim da infância devem sugerir um diagnóstico de esclerose tuberosa.

A bibliografia está disponível no GEN-io.

Capítulo 684
Distúrbios das Membranas Mucosas
Wendy E. Kim

As membranas mucosas podem estar envolvidas em distúrbios do desenvolvimento, genodermatoses, infecções, doenças cutâneas agudas e crônicas ou tumores benignos e malignos.

QUEILITE ANGULAR

A queilite angular (perleche) é caracterizada por inflamação e fissuras nos cantos da boca, muitas vezes associada à erosão, à maceração e à formação de crostas (Figura 684.1). Em crianças, rachaduras ou acúmulo

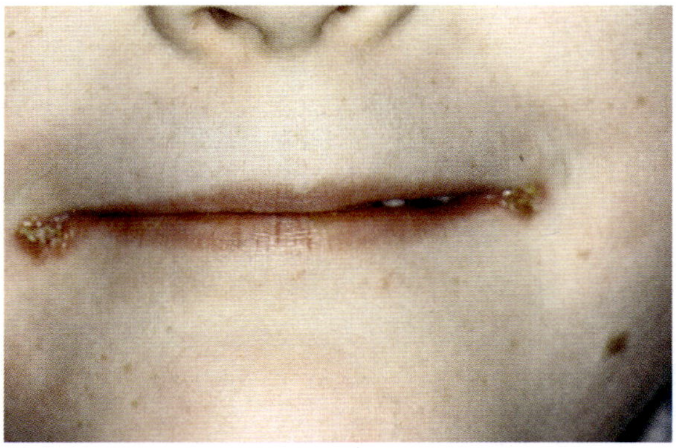

Figura 684.1 Queilite angular.

de umidade nos ângulos da boca predispõem ao desenvolvimento de queilite angular. Crianças que costumam lamber os lábios ou que apresentam excesso de salivação ou sialorreia relacionada a déficits neurológicos, a aparelhos ortodônticos ou à respiração bucal apresentam risco aumentado de queilite. Outra causa comum é a dermatite atópica ou dermatite de contato relacionada a creme dental, goma de mascar, enxaguantes bucais ou cosméticos. As deficiências nutricionais são uma etiologia menos frequente. A proteção pode ser fornecida pela aplicação frequente de uma pomada suave, como a de petrolato. A candidíase, quando presente, deve ser tratada com um agente antifúngico apropriado, enquanto a dermatite de contato na pele perioral deve ser tratada com uma preparação de corticosteroide tópica de baixa potência aliada ao uso frequente de petrolato ou de um emoliente similar. A correção dos fatores predisponentes subjacentes (quando possível) evitará recidivas.

ESTOMATITE AFTOSA

A estomatite aftosa consiste em uma ou múltiplas ulcerações dolorosas na mucosa labial (Figura 684.2), jugal, lingual, sublingual, palatal ou gengival (ver Capítulo 341). As lesões podem se manifestar inicialmente como pápulas eritematosas endurecidas que rapidamente são erodidas e formam úlceras necróticas bem circunscritas, contendo exsudato fibrinoso acinzentado e um halo eritematoso. As úlceras menores têm 2 a 10 mm de diâmetro e cicatrizam espontaneamente em 7 a 10 dias. As maiores têm diâmetro superior a 10 mm, demoram de 10 a 30 dias para cicatrizar e podem deixar cicatriz. Um terceiro tipo de ulceração exibe aspecto herpetiforme e se manifesta como poucas ou numerosas lesões de 1 a 2 mm agrupadas, que tendem a coalescer em placas e cicatrizam em 7 a 10 dias. Cerca de 30% dos pacientes com lesões recorrentes têm histórico familiar do distúrbio (ver o diagnóstico diferencial no Capítulo 341).

A etiologia da estomatite aftosa é multifatorial. As lesões provavelmente são manifestação oral de algumas condições. A regulação local alterada da imunidade celular, após a ativação e acúmulo de células T citotóxicas, pode contribuir para a ruptura localizada da mucosa. Um engano comum é considerar que a estomatite aftosa seja manifestação da infecção pelo herpes-vírus simples. As infecções recorrentes pelo herpes-vírus costumam ser localizadas nos lábios e raramente atravessam a junção mucocutânea. O envolvimento da mucosa oral ocorre apenas nas infecções primárias.

O tratamento da estomatite aftosas se baseia nos cuidados de suporte. A maioria dos casos leves dispensa terapia. O alívio da dor, em particular antes da alimentação, pode ser conseguido com o uso de um anestésico tópico, como a lidocaína viscosa, ou de um enxaguatório bucal com uma solução combinada de difenidramina, lidocaína viscosa e um antiácido oral. É preciso ter cautela no sentido de evitar alimentos e bebidas quentes após o uso do anestésico tópico. Um corticosteroide tópico de potência alta contido em um agente aderente à mucosa pode ajudar a diminuir a inflamação, enquanto um enxaguatório bucal de tetraciclina tópica também pode acelerar a cicatrização. Em casos graves e debilitantes, a terapia sistêmica com corticosteroides, colchicina, dapsona ou talidomida pode ser útil.

MANCHAS DE FORDYCE

As manchas de Fordyce (grânulos de Fordyce) são pápulas e máculas assintomáticas, de 1 a 3 mm, amarelo-esbranquiçadas, localizadas no vermelhão dos lábios e na mucosa oral. São um achado clínico comum e representam uma variante anatômica normal de glândulas sebáceas. Podem ocorrer em indivíduos de ambos os sexos, desde a infância até a idade adulta, podendo se tornar mais proeminentes durante a puberdade devido à influência dos andrógenos. Dispensam terapia.

PÉROLAS DE EPSTEIN (CISTOS GENGIVAIS DO RECÉM-NASCIDO)

As pérolas de Epstein são cistos brancos, contendo queratina, localizados na mucosa palatal ou alveolar de cerca de 80% dos recém-nascidos. São cistos de inclusão epidérmicos que se formam quando os palatos mole e duro se fundem, sendo análogos ao *millium* facial. Não causam sintomas e geralmente desaparecem em poucas semanas. Não há necessidade de tratamento.

MUCOCELE

Os cistos de retenção de muco são pápulas indolores, flutuantes, tensas, de 2 a 10 mm e de cor azulada que surgem na mucosa dos lábios (Figura 684.3), língua, palato ou na mucosa jugal. A avulsão traumática do ducto de uma glândula salivar menor leva à retenção submucosa de muco. As lesões no assoalho da boca são conhecidas como rânulas, devido ao envolvimento dos ductos das glândulas salivares sublinguais ou submandibulares. As flutuações do tamanho são típicas e as lesões podem desaparecer temporariamente após a ruptura traumática. A recorrência é evitada com excisão cirúrgica do depósito de muco e da(s) glândula(s) salivar(es) associada(s).

LÍNGUA FISSURADA

A língua fissurada (língua escrotal ou língua sulcada) é uma anomalia benigna do desenvolvimento da língua. A parte dorsal da língua tem muitas pregas com sulcos profundos e aparência de pedras de cascalho. A língua fissurada pode ser vista em indivíduos com as síndromes de Melkersson-Rosenthal e de Down, sendo observada com frequência

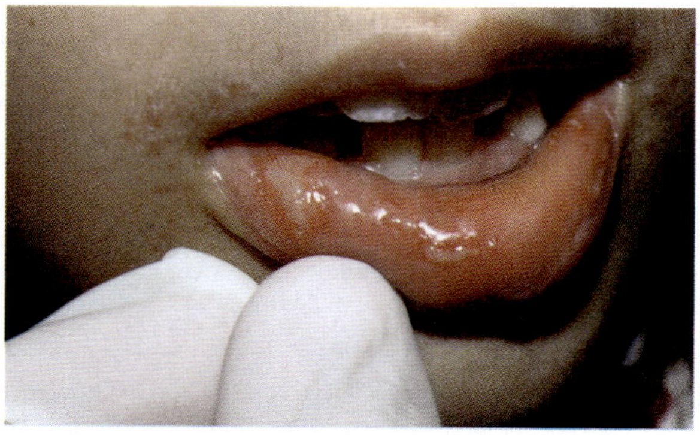

Figura 684.2 Ulceração aftosa no lábio inferior.

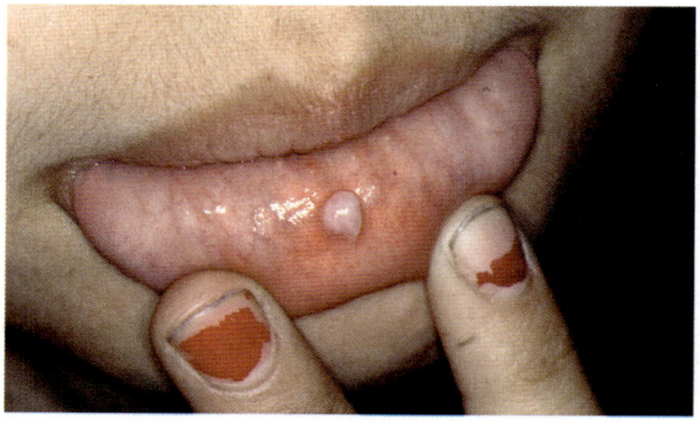

Figura 684.3 Mucocele no lábio inferior.

associada à língua geográfica. Partículas de alimento e debris podem ficar retidos nas fissuras, resultando em irritação, inflamação e halitose. A limpeza minuciosa com enxaguante bucal e escova dental de cerdas macias é recomendada.

LÍNGUA GEOGRÁFICA (GLOSSITE MIGRATÓRIA BENIGNA)

A língua geográfica consiste em uma ou múltiplas manchas avermelhadas, lisas, irregulares e bem delimitadas, localizadas no dorso da língua e circundadas por uma borda serpiginosa amarelo-esbranquiçada. Seu aparecimento é rápido e o padrão pode mudar em horas a dias. As áreas lisas correspondem a papilas filiformes atróficas, enquanto as margens elevadas representam papilas hipertróficas (Figura 684.4). A etiologia dessa condição continua indeterminada. As lesões são tipicamente assintomáticas, mas alguns pacientes podem apresentar sensação de ardência ou sensibilidade a alimentos apimentados, quentes ou frios. Além da tranquilização, nenhuma terapia é necessária.

LÍNGUA NEGRA PILOSA

A língua negra pilosa consiste em uma camada escura no dorso da língua, formada pela hiperplasia e alongamento das papilas filiformes associadas ao crescimento de bactérias e fungos cromogênicos, resíduos pigmentados retidos e aderidos na placa microbiana, além de queratina descamada, que podem contribuir para a coloração escura. As alterações muitas vezes surgem na região posterior e se estendem anteriormente no dorso da língua. A condição é mais comum em adultos, mas também pode se manifestar durante a adolescência. Higiene oral precária, falta de alimentação oral, tratamento com antibióticos sistêmicos (p. ex., tetraciclina, que promove crescimento de *Candida* spp.) e tabagismo são fatores predisponentes. A higiene oral melhorada e a escovação com escova dental de cerdas macias podem ser as únicas medidas necessárias para tratamento.

LEUCOPLASIA PILOSA ORAL

A leucoplasia pilosa oral ocorre em cerca de 25% dos pacientes com AIDS, mas é rara na população pediátrica. Manifesta-se como placas brancas rugosas e de aspecto peludo localizadas nas margens laterais da língua, que não podem ser removidas por atrito. Ocasionalmente, as lesões podem disseminar-se para a superfície ventral da língua, assoalho da boca, pilares e faringe. A condição é causada pelo vírus Epstein-Barr, que está presente na camada superior do epitélio afetado. As placas não têm potencial maligno. O distúrbio ocorre de maneira predominante em pacientes infectados pelo HIV, mas também pode acometer indivíduos imunossuprimidos por outros motivos, como em consequência de transplante de órgão, leucemia, quimioterapia e uso prolongado de esteroides inalatórios. A condição geralmente é assintomática e dispensa terapia.

GENGIVITE ULCERATIVA NECROSANTE AGUDA (ESTOMATITE DE VINCENT, GENGIVITE POR FUSOESPIROQUETAS, BOCA DE TRINCHEIRA)

A gengivite ulcerativa necrosante aguda se manifesta como ulceração perfurante, necrose e sangramento das papilas interdentais. Uma pseudomembrana branco-acinzentada pode cobrir as ulcerações. As lesões podem se disseminar e envolver a mucosa bucal, lábios, língua, tonsilas e faringe, podendo estar associadas a dor de dente, gosto ruim, febre baixa e linfadenopatia. Ocorre mais comumente na segunda ou terceira década da vida, em particular no contexto de higiene dental precária, desnutrição, tabagismo e estresse.

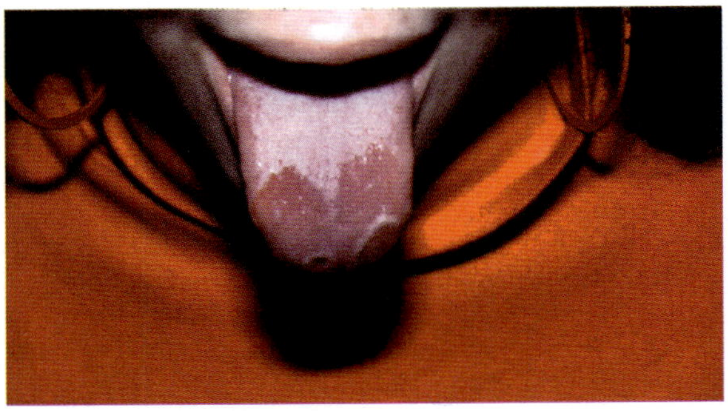

Figura 684.4 Língua geográfica.

NOMA

Noma é uma forma grave de estomatite gangrenosa por bacilos fusiformes, que ocorre primariamente em crianças desnutridas de populações pobres, na faixa etária de 2 a 5 anos, que tiveram doença precedente como sarampo, escarlatina, tuberculose, neoplasia maligna ou imunodeficiência. A doença é mais prevalente na África, mas também ocorre na Ásia e na América Latina. Casos esporádicos associados à imunodeficiência foram relatados em países desenvolvidos. A condição se manifesta com o aparecimento de pápulas dolorosas, avermelhadas e endurecidas na margem alveolar, seguido de ulceração e destruição gangrenosa mutilante do tecido na região oronasal. O processo também pode envolver couro cabeludo, pescoço, ombros, períneo e vulva. A noma neonatal se manifesta no primeiro mês de vida, como lesões gangrenosas nos lábios, nariz, boca e região anal. Os bebês afetados geralmente são pequenos para a idade gestacional, desnutridos, prematuros e com frequência têm doença associada (em particular, sepse por *Pseudomonas aeruginosa*). O tratamento consiste em suporte nutricional, desbridamento conservador de tecidos moles necrosados, antibióticos de amplo espectro empíricos (p. ex., penicilina e metronidazol) e, no caso da noma neonatal, antibióticos de cobertura para *Pseudomonas* (ver Capítulo 57).

SÍNDROME DE COWDEN (SÍNDROME DO HAMARTOMA MÚLTIPLO)

A síndrome de Cowden é uma condição autossômica dominante causada por mutações com perda funcional no gene supressor tumoral *PTEN*. Lesões mucocutâneas surgem tipicamente na segunda ou terceira década da vida. Os papilomas orais são pápulas lisas, de 1 a 3 mm e tonalidade rosada ou esbranquiçada, localizados nas mucosas palatal, gengival, bucal e labial, que podem coalescer e conferir um aspecto de paralelepípedo. Numerosas pápulas de cor vermelho-vivo também se desenvolvem na face, em particular ao redor de boca, nariz e orelhas. Essas pápulas são mais comumente triquilemomas, uma neoplasia benigna do folículo piloso. Entre os achados associados, podem estar queratoses acrais, adenoma da tireoide, gota, pólipos gastrintestinais, nódulos mamários fibrocísticos e carcinoma da mama ou da tireoide.

A bibliografia está disponível no GEN-io.

Capítulo 685 Infecções Bacterianas Cutâneas

685.1 Impetigo

Daren A. Diiorio e Stephen R. Humphrey

ETIOLOGIA/PATOGÊNESE

O impetigo é a infecção cutânea mais comum em crianças no mundo todo. Existem duas formas clássicas de impetigo: não bolhoso e bolhoso.

Staphylococcus aureus é o organismo predominante do **impetigo não bolhoso** nos EUA (ver Capítulo 208); os estreptococos beta-hemolíticos do grupo A (EBHGA ou GABHS; do inglês, *group A β-hemolytic streptococcal*) são responsáveis pelo desenvolvimento de algumas lesões (ver Capítulo 210). Os estafilococos que causam o impetigo não bolhoso são variáveis, mas geralmente não pertencem ao grupo fágico 2, grupo associado às síndromes da pele escaldada e do choque tóxico. Em geral, os estafilococos disseminam-se do nariz para a pele normal e em seguida, infectam a pele. Por outro lado, a pele torna-se colonizada com EBHGA em média 10 dias antes do desenvolvimento de impetigo. A pele serve como fonte de aquisição de EBHGA e a provável fonte primária de disseminação do impetigo. As lesões do impetigo não bolhoso com crescimento de estafilococos em cultura não podem ser diferenciadas clinicamente daquelas que crescem em culturas puras de EBHGA.

O **impetigo bolhoso** é sempre causado por cepas de *S. aureus* que produzem toxinas esfoliativas. As toxinas esfoliativas estafilocócicas (ETA, ETB, ETD) formam bolhas na epiderme superficial pela hidrólise de desmogleína 1 humana, resultando em uma vesícula subcórnea. Essa também é o antígeno-alvo de autoanticorpos no pênfigo foliáceo.

MANIFESTAÇÕES CLÍNICAS

Impetigo não bolhoso

O **impetigo não bolhoso** é responsável por mais de 70% dos casos. As lesões normalmente começam na pele da face ou nas extremidades que foram traumatizadas. As lesões mais comuns que precedem o impetigo não bolhoso são picadas de insetos, abrasões, lacerações, varicela (catapora), escabiose, pediculose e queimaduras. Uma pequena vesícula ou pústula forma-se inicialmente e rapidamente se desenvolve em uma placa crostosa cor de mel (crosta melicérica), que geralmente possui menos de 2 cm de diâmetro (Figura 685.1). A infecção pode disseminar-se para outras partes do corpo pelos dedos, vestuário e toalhas. As lesões estão associadas a pouca ou nenhuma dor ou eritema circundante e os sintomas constitucionais geralmente estão ausentes. O prurido ocorre ocasionalmente, a adenopatia regional é encontrada em até 90% dos casos e a leucocitose está presente em aproximadamente 50%.

Impetigo bolhoso

O impetigo bolhoso é principalmente uma infecção de bebês e crianças pequenas. As bolhas flácidas e transparentes desenvolvem-se com mais frequência na pele de face, nádegas, tronco, períneo e extremidades. O **impetigo bolhoso neonatal** pode começar na área da fralda. A ruptura da bolha ocorre facilmente, deixando uma estreita faixa de descamação na borda da erosão, que é superficial e úmida. Eritema circundante e adenopatias regionais estão geralmente ausentes. Ao contrário do observado no impetigo não bolhoso, as lesões do impetigo bolhoso são manifestação da síndrome da pele escaldada causada por estafilococos em sua forma localizada, que se desenvolvem na pele intacta.

Diagnóstico diferencial

O diagnóstico diferencial de **impetigo não bolhoso** inclui os vírus (herpes simples, varicela-zóster), os fungos (*tinea corporis*, quérion), picadas de artrópodes e as infecções parasitárias (escabiose, pediculose da cabeça), que podem se tornar impetiginizadas.

O diagnóstico diferencial de **impetigo bolhoso** em neonatos inclui epidermólise bolhosa, mastocitose bolhosa, infecção herpética e síndrome da pele escaldada precoce. Em crianças mais velhas, a dermatite de contato alérgica, as queimaduras, o eritema multiforme, a dermatose por imunoglobulina A linear, o pênfigo e o penfigoide bolhoso devem ser considerados, particularmente se as lesões não responderem à terapia.

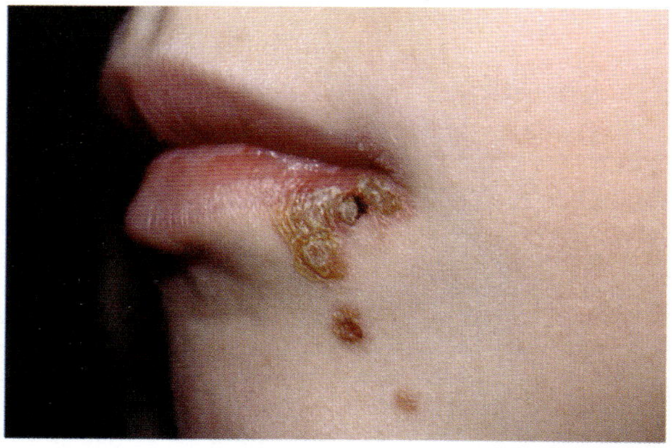

Figura 685.1 Múltiplas lesões exsudativas e crostosas do impetigo.

COMPLICAÇÕES

Complicações potenciais mas *muito raras* do impetigo não bolhoso ou bolhoso incluem bacteriemia com subsequente osteomielite, artrite séptica, pneumonia e septicemia. No entanto, os resultados de hemocultura positiva são *muito raros* em crianças saudáveis com lesões localizadas. A celulite é relatada em até 10% dos pacientes com impetigo não bolhoso e raramente segue a forma bolhosa. Linfangite, linfadenite supurativa, psoríase gutata e febre escarlatina ocasionalmente seguem a doença estreptocócica. Não há correlação entre o número de lesões e o comprometimento clínico dos vasos linfáticos ou desenvolvimento de celulite em associação ao impetigo estreptocócico.

A infecção com cepas nefritogênicas de EBHGA pode resultar em **glomerulonefrite pós-estreptocócica aguda** (ver Capítulo 537.4). O aspecto clínico das lesões no impetigo não é preditivo do desenvolvimento de glomerulonefrite pós-estreptocócica. A faixa etária mais comumente afetada compreende crianças com idade entre 3 e 7 anos. O período latente do início do impetigo ao desenvolvimento de glomerulonefrite pós-estreptocócica varia de 18 a 21 dias, que é maior do que o período de latência de 10 dias após a faringite. A glomerulonefrite pós-estreptocócica ocorre de maneira epidêmica tanto após a infecção faríngea quanto cutânea. A epidemia associada ao impetigo é causada pela cepa M dos grupos 2, 49, 53, 55, 56, 57 e 60. As cepas de EBHGA que estão associadas ao impetigo endêmico nos EUA apresentam pouco ou nenhum potencial nefritogênico. A febre reumática aguda não ocorre como resultado do impetigo.

TRATAMENTO

A decisão de como tratar o impetigo depende do número de lesões e de suas localizações. A terapia tópica com mupirocina a 2% e a retapamulina a 1%, 2 a 3 vezes/dia durante 10 a 14 dias, é aceitável na doença localizada causada por *S. aureus*.

A terapia sistêmica com antibióticos orais deve ser prescrita para pacientes com infecções estreptocócicas ou comprometimento sistêmico causado por infecções estafilocócicas; quando as lesões forem próximas à boca, onde o medicamento tópico pode ser removido pelo ato de lamber; ou em casos de evidência de comprometimento grave, incluindo celulite, furunculose, formação de abscesso ou linfadenite supurativa. A cefalexina, 25 a 50 mg/kg/dia em três a quatro doses divididas por 7 dias, é uma escolha excelente para a terapia inicial. A cultura deve ser realizada, visto que a emergência de *S. aureus* resistente à meticilina (SARM), em geral, requer a escolha de um antibiótico distinto com base nos padrões de suscetibilidade ao antibiótico. Se a SARM for suspeitada, clindamicina, doxiciclina ou sulfametoxazol-trimetoprima é indicada. Nenhuma evidência sugere que um período de terapia de 10 dias seja mais eficaz que um período de 7 dias; a administração de sulfametoxazol-trimetoprima 2 vezes/dia durante 3 dias é comparável a uma dose diária por 5 dias. A benzilpenicilina benzatina IM é empregada quando a adesão à dose múltipla e diária de antibióticos orais puder ser considerada deficiente.

A bibliografia está disponível no GEN-io.

685.2 Infecções do Tecido Subcutâneo

Daren A. Diiorio e Stephen R. Humphrey

Os principais determinantes das infecções do tecido mole são se as infecções caracterizam-se como *não necrosantes ou necrosantes*, e como *purulentas* ou *não purulentas* (Figura 685.2). A primeira responde apenas à terapia com antibióticos, enquanto a última requer remoção cirúrgica imediata de todo tecido desvitalizado, além da terapia antimicrobiana. As infecções necrosantes do tecido mole são condições de risco à vida que são caracterizadas por destruição de tecido local de rápida progressão e por toxicidade sistêmica, incluindo choque. A necrose tecidual permite a distinção da celulite. Na celulite, há um processo inflamatório infeccioso envolvendo o tecido subcutâneo, mas sem destruí-lo. As infecções necrosantes do tecido mole podem manifestar-se inicialmente com escassez de sinais cutâneos precoces em contrapartida à rapidez e ao grau de destruição dos tecidos subcutâneos.

CELULITE

Etiologia

A celulite é caracterizada por infecção e inflamação do tecido conjuntivo frouxo, com comprometimento limitado da derme e preservação relativa da epiderme. Uma ruptura na pele por traumatismo prévio, cirurgia ou uma lesão cutânea subjacente predispõe à celulite. Também é mais comum em indivíduos com estase linfática, diabetes melito ou imunossupressão.

S. aureus e *Streptococcus pyogenes* (estreptococos do grupo A) são os agentes etiológicos mais comuns. Em pacientes que sejam imunocomprometidos ou tenham diabetes melito, outros agentes bacterianos ou fúngicos podem estar envolvidos, notavelmente *Pseudomonas aeruginosa*; *Aeromonas hydrophila* e ocasionalmente, outras bactérias, como Enterobacteriaceae; *Legionella* spp.; fungos da ordem Mucorales, particularmente *Rhizopus* spp., *Mucor* spp. e *Absidia* spp.; e *Cryptococcus neoformans*. Crianças com síndrome nefrótica recidivante podem desenvolver celulite causada por *Escherichia coli*. Em crianças com 3 meses a 5 anos, *Haemophilus influenzae* tipo b era anteriormente uma importante causa de celulite facial, mas sua incidência caiu significativamente desde a instituição da imunização contra esse organismo.

Manifestações clínicas

A celulite manifesta-se clinicamente como uma área localizada de edema, calor, eritema e dor à palpação. As margens laterais tendem a ser indistintas, pois o processo é profundo na pele, primariamente envolvendo os tecidos subcutâneos além da derme. A aplicação de pressão pode produzir uma depressão. Embora a distinção não possa ser feita com certeza em qualquer paciente em particular, a celulite causada por *S. aureus* tende a ser mais localizada e pode supurar, enquanto as infecções ocasionadas por *S. pyogenes* (estreptococos do grupo A) tendem a disseminar-se mais rapidamente e podem ser associadas à linfangite. A adenopatia regional e os sinais e sintomas constitucionais, tais como febre, calafrios e mal-estar são comuns. Complicações da celulite são incomuns, mas podem incluir abscesso subcutâneo, bacteriemia, osteomielite, artrite séptica, tromboflebite, endocardite e fasciite necrosante. A linfangite ou a glomerulonefrite podem seguir também a infecção por *S. pyogenes*.

Diagnóstico

A celulite em um neonato deve indicar a avaliação de infecção bacteriana invasiva, incluindo hemocultura; a punção lombar é realizada também, embora sua necessidade em casos brandos de celulite seja controversa nessa faixa etária. Em crianças mais velhas, hemoculturas ou aspirados cutâneos, biopsias ou *swabs* não são recomendados de maneira rotineira. No entanto, as hemoculturas devem ser consideradas caso o paciente tenha menos de 1 ano e os sinais de toxicidade sistêmica estejam presentes, se um exame adequado não puder ser realizado ou uma condição de imunocomprometimento (p. ex., malignidade, neutropenia) esteja presente. Aspirados do sítio inflamatório, biopsia de pele e hemoculturas permitem a identificação do agente etiológico em aproximadamente 25% dos casos de celulite. O isolamento do agente etiológico é de aproximadamente 30% quando o local de origem da celulite for evidente, como em uma abrasão ou úlcera. Um aspirado coletado do ponto de máxima inflamação isola o organismo causal mais frequentemente do que um aspirado da borda da lesão. A ausência de sucesso no isolamento de um organismo decorre principalmente do baixo número de organismos presentes na lesão. A ultrassonografia pode ser realizada se um abscesso subcutâneo associado for suspeitado.

O diagnóstico diferencial inclui uma reação imune alérgica exacerbada a picadas de insetos, particularmente picadas de mosquito (síndrome de Skeeter) (ver Capítulo 171). A **síndrome de Skeeter** é caracterizada por edema desproporcional ao eritema; observa-se prurido, mas geralmente sem dor à palpação. Já a **paniculite por frio** pode surgir como um edema eritematoso, mas geralmente indolor à palpação após exposição ao frio, tal como andar de trenó ou comer um picolé (ver Capítulo 680.1).

Tratamento

A terapia empírica com antibiótico para celulite e a forma inicial de administração devem ser direcionadas pela idade e estado imunológico do paciente, histórico da doença, localização e gravidade da celulite (Figura 685.2).

Neonatos devem receber um antibiótico intravenoso (IV) antiestafilocócico estável à betalactamase, como nafcilina, cefazolina ou vancomicina, além de um aminoglicosídeo, como a gentamicina ou uma cefalosporina de terceira geração, incluindo a cefotaxima.

Em bebês e crianças com mais de 2 meses com infecções brandas a moderadas, particularmente na ausência de febre, linfadenopatia e outros sinais constitucionais, o tratamento de celulite pode ser iniciado oralmente em regime ambulatorial com uma penicilina resistente à penicilinase, tal como a dicloxacilina ou uma cefalosporina de primeira geração, incluindo a cefalexina ou, se houver suspeita de SARM, com clindamicina. Alguns especialistas recomendam sulfametoxazol-trimetoprima, embora este agente não forneça cobertura ideal contra *S. pyogenes*, o que representa uma causa potencial de celulite *sem* abscesso. Um ensaio randomizado de 500 crianças maiores que 12 anos e adultos não demonstrou diferenças significativas na falha terapêutica entre aqueles tratados apenas com cefalexina em comparação com aqueles tratados com uma combinação de cefalexina e sulfametoxazol-trimetoprima.

Os antibióticos intravenosos podem ser necessários quando a melhora não for observada ou a doença progredir significativamente nas primeiras 24 a 48 h de terapia. Lactentes e crianças com mais de 2 meses, apresentando sinais de infecção sistêmica, incluindo febre, linfadenopatia ou outros sinais constitucionais, também necessitam de hospitalização e tratamento com antibióticos intravenosos eficazes contra *S. pyogenes* e *S. aureus*, tais como clindamicina ou uma cefalosporina de primeira geração (cefazolina). Se a criança estiver com sinais de gravidade ou de toxicidade deve-se considerar a adição de clindamicina ou vancomicina, se esses antibióticos não tiverem sido administrados em princípio. Outros agentes utilizados em infecções complicadas da pele e da estrutura da pele causadas por SARM ou *S. pyogenes* foram aprovados pela Food and Drug Administration (FDA) em adultos, incluindo dalbavancina (administração IV 1 vez/semana), ceftarolina (IV), telavancina (IV), linezolida (oral ou IV), tedizolida (oral ou IV) e oritavancina (IV). A dalbavancina também fornece atividade contra enterococos resistentes à vancomicina.

Em pacientes não imunizados, o tratamento com antibióticos pode incluir uma cefalosporina de terceira geração (cefepima, ceftriaxona ou cefotaxima, se disponível) ou uma combinação de betalactâmico/inibidor de betalactamase (p. ex., ampicilina-sulbactam), que fornecem cobertura para *H. influenzae* tipo b e *Streptococcus pneumoniae*.

Com a diminuição significativa de eritema, calor, edema e febre, um período total de 5 a 7 dias de tratamento pode ser concluído em uma base ambulatorial; entretanto, o tratamento deve ser estendido, se não houver melhora substancial da infecção nesse período. A elevação do membro afetado, particularmente no início do curso da terapia, pode auxiliar em reduzir o edema e a dor. Se presente, o abscesso subcutâneo deve ser drenado.

FASCIITE NECROSANTE

Etiologia

A fasciite necrosante é uma infecção do tecido subcutâneo que envolve a camada profunda de fáscia superficial, mas pode poupar epiderme adjacente, fáscia profunda e músculos.

Relativamente poucos organismos possuem virulência suficiente para causar fasciite necrosante quando agem isoladamente. A maioria (55 a 75%) dos casos de fasciite necrosante é polimicrobiana (fasciite necrosante sinérgica), com média de quatro diferentes organismos isolados. Os organismos mais comumente isolados na fasciite necrosante polimicrobiana são *S. aureus*, espécies de estreptococos, espécies de *Klebsiella*, *E. coli* e bactérias anaeróbias.

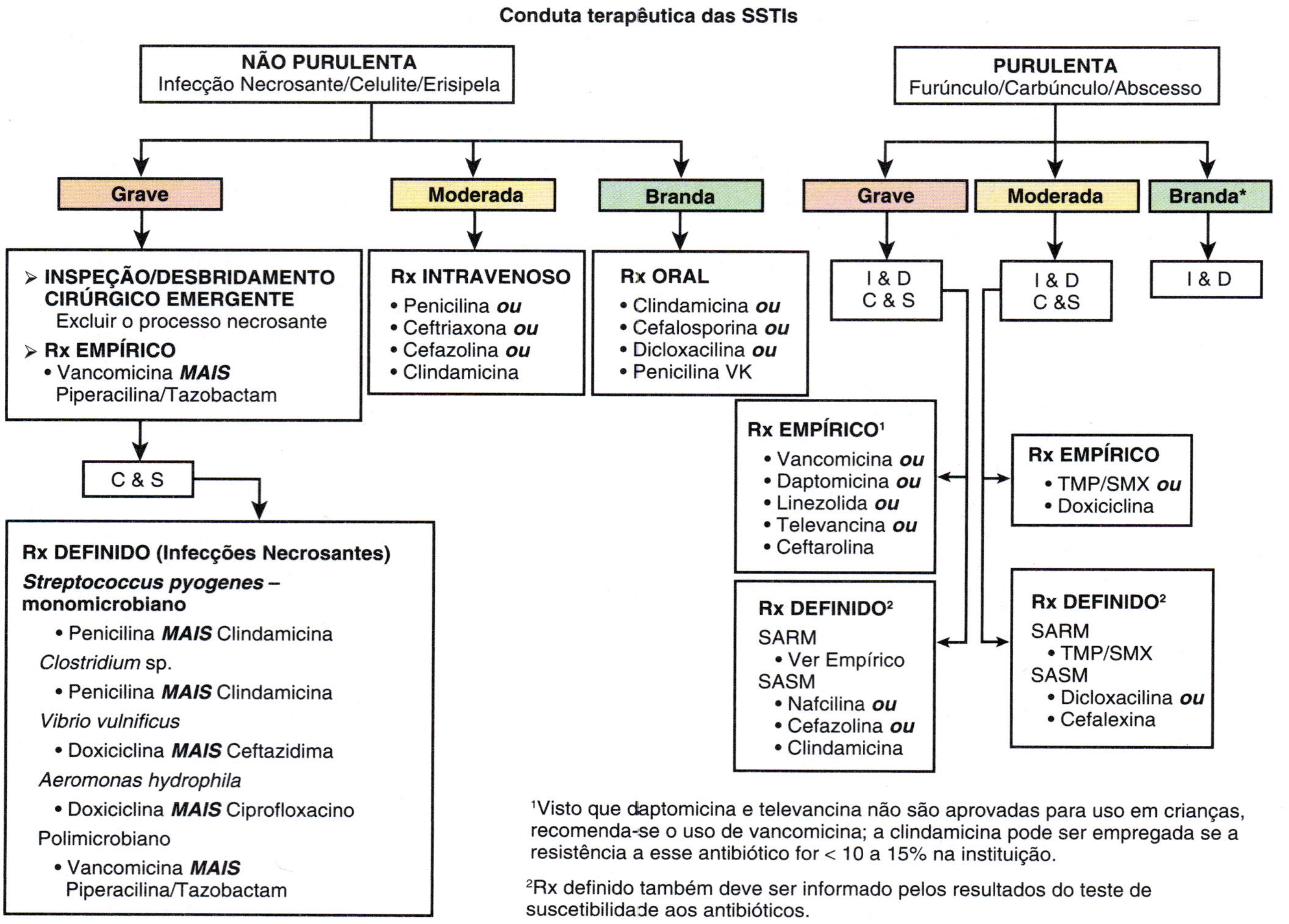

Figura 685.2 Infecções cutâneas e de tecidos moles (*SSTIs*; do inglês, *skin and soft-tissue infections*) purulentas – *Infecção branda*: na SSTI purulenta, a incisão e a drenagem são indicadas. *Infecção moderada*: pacientes com infecção purulenta com sinais sistêmicos de infecção. *Infecção grave*: Pacientes que apresentaram falha na incisão e drenagem com o uso de antibióticos orais ou aqueles com sinais sistêmicos de infecção, tais como temperatura > 38°C, taquicardia (frequência cardíaca > 90 bpm), taquipneia (frequência respiratória > 24 respirações/min) ou contagem anormal de leucócitos (< 12.000 ou < 400 células/μℓ), ou pacientes imunocomprometidos. SSTIs não purulentas – *Infecção branda*: celulite/erisipelas típicas sem foco purulento. *Infecção moderada*: celulite/erisipelas típicas com sinais sistêmicos de infecção. *Infecção grave*: pacientes que falharam no tratamento com antibiótico oral ou aqueles com sinais sistêmicos de infecção (como definido anteriormente na infecção purulenta) ou aqueles que sejam imunocomprometidos ou com sinais clínicos de infecção mais profunda, tais como bolhas, descamação da pele, hipotensão ou evidência de disfunção do órgão. Três novos agentes, oritavancina, tedizolida e dalbavancina, também são eficazes nas SSTIs, incluindo aquelas causadas por *Staphylococcus aureus* resistente à meticilina. C & S, cultura e sensibilidade; I & D, incisão e drenagem; SARM, *Staphylococcus aureus* resistente à meticilina; SASM, *Staphylococcus aureus* suscetível à meticilina; Rx, tratamento; TMP/SMX, sulfametoxazol-trimetoprima. (*Adaptada de Stevens DL, Bisno AL, Chambers HF et al.: Practice guidelines for the diagnosis and management of skin and soft tissue infections: 2014 update by the Infectious Diseases Society of America.* Clin Infect Dis *59:147-159, 2014, Fig. 1.*)

Os demais casos e a maioria das infecções fulminantes associadas à síndrome do choque tóxico e a uma alta taxa de fatalidade são causados geralmente por *S. pyogenes* (estreptococos do grupo A) (ver Capítulo 210). A fasciite necrosante estreptocócica pode ocorrer na ausência da síndrome do tipo choque tóxico, é potencialmente fatal e está associada a substancial morbidade. A fasciite necrosante pode ser causada ocasionalmente por *S. aureus*; *Clostridium perfringens*; *Clostridium septicum*; *P. aeruginosa*; *Vibrio* spp., particularmente *Vibrio vulnificus*; e fungos da ordem Mucorales, especialmente *Rhizopus* spp., *Mucor* spp. e *Absidia* spp. A fasciite necrosante também é relatada, em ocasiões raras, resultante de infecções por estreptococos não grupo A, tais como estreptococos dos grupos B, C, F ou G, *S. pneumoniae* ou *H. influenzae* do tipo b.

As infecções causadas por qualquer organismo ou a combinação de organismos podem não ser diferenciadas clinicamente umas das outras, embora o desenvolvimento de **crepitação** indique a presença de organismos formadores de gás: *Clostridium* spp. ou bacilos gram-negativos, tais como *E. coli*, *Klebsiella*, *Proteus* ou *Aeromonas*.

Manifestações clínicas

A fasciite necrosante pode ocorrer em qualquer lugar do corpo. As infecções polimicrobianas tendem a ocorrer nas áreas do tronco e do períneo. A incidência de fasciite necrosante é mais alta em pacientes com imunocomprometimento tecidual local ou sistêmico, tais como aqueles com diabetes melito, neoplasia ou doença vascular periférica, assim como aqueles que foram submetidos recentemente a cirurgia, que utilizaram medicamentos intravenosos ou que estão sob tratamento com imunossupressores, principalmente com corticosteroides. A infecção pode ocorrer também em indivíduos sadios depois de pequenas feridas de punção, abrasões ou lacerações; traumatismo contuso; procedimentos cirúrgicos, particularmente do abdome, dos tratos gastrintestinal, geniturinário ou do períneo; ou injeção com agulha hipodérmica.

O ressurgimento de infecções fulminantes e necrosantes dos tecidos moles, causadas por *S. pyogenes*, tem sido observado, podendo ocorrer em indivíduos previamente sadios. A fasciite necrosante estreptocócica é classicamente localizada nas extremidades. Pode haver histórico de traumatismo recente ou operação na área. A fasciite necrosante devida a *S. pyogenes* também pode ocorrer após superinfecção por lesões da varicela. Crianças com essa doença tendem a apresentar início, recorrência ou persistência de febre alta e sinais de toxicidade após o terceiro ou quarto dia de varicela. As condições comuns de predisposição em neonatos são onfalite e balanite após circuncisão.

A fasciite necrosante apresenta início agudo de edema local, às vezes tenso, eritema, sensibilidade à palpação e ao calor. A febre geralmente está presente e a dor, sensibilidade e sinais constitucionais são desproporcionais aos sinais cutâneos, principalmente com envolvimento da fáscia e do músculo. A linfangite e a linfadenite podem ou não estar presentes. A infecção avança ao longo do plano superficial da fáscia e inicialmente se observam alguns sinais cutâneos que anunciam a gravidade e a extensão da necrose do tecido subcutâneo que está presente. Alterações cutâneas podem aparecer depois de 24 a 48 horas devido aos vasos trombosados e ao desenvolvimento de isquemia cutânea. Os achados clínicos iniciais incluem eritema cutâneo mal definido e edema que se estende além da área do eritema. Sinais adicionais incluem formação de bolhas preenchidas inicialmente por fluido de cor palha e, posteriormente, azulado a hemorrágico, além de escurecimento de tecidos afetados da coloração vermelha, seguida por roxa e depois azul. A anestesia da pele e, finalmente, a gangrena tecidual com ferida aberta e com crostas desenvolvem-se em decorrência da isquemia e necrose. A vesiculação ou formação de bolha, equimoses, crepitação, anestesia e necrose são sinais preocupantes indicativos de doença avançada. Crianças com lesões da varicela podem inicialmente mostrar ausência de sinais cutâneos de superinfecção com *S. pyogenes* invasivo, tais como eritema ou edema. A toxicidade sistêmica significativa pode acompanhar a fasciite necrosante, incluindo choque, falência de órgãos e morte. O avanço da infecção nesse quadro pode ser rápido, progredindo para morte dentro de horas. Pacientes com envolvimento da fáscia superficial ou fáscia profunda e músculos tendem a apresentar a doença mais aguda e com comprometimento sistêmico de progressão mais rápida do que aqueles com infecção confinada unicamente aos tecidos subcutâneos acima da fáscia. Em uma extremidade, a **síndrome do compartimento** pode se desenvolver, manifestando-se como edema rígido, dor com o movimento e perda sensitiva distal e dos pulsos; e representa um caso de emergência cirúrgica.

Diagnóstico

O diagnóstico definitivo de fasciite necrosante é feito pela exploração cirúrgica, que deve ser realizada assim que o diagnóstico for suspeitado. A fáscia necrótica e o tecido subcutâneo apresentam coloração cinzenta e oferecem pouca resistência à palpação brusca. Embora a tomografia computadorizada (TC) e a ressonância magnética (RM) ajudem no delineamento da extensão e dos planos teciduais envolvidos, esses procedimentos não devem retardar a intervenção cirúrgica. Amostras de biopsia incisional por congelamento obtidas no início da infecção podem ajudar no tratamento, diminuindo o tempo para diagnóstico e ajudando a estabelecer as margens do tratamento. A coloração de Gram do tecido pode ser particularmente útil se as cadeias de cocos gram-positivos, indicativas de infecção por *S. pyogenes*, forem observadas.

Tratamento

O tratamento de apoio precoce, o desbridamento cirúrgico e a administração parenteral de antibióticos são obrigatórios na fasciite necrosante. Todo o tecido desvitalizado deve ser removido deixando as bordas livres e a nova exploração da lesão geralmente é feita em 24 a 36 horas para confirmar que não há tecido necrótico remanescente. Pode ser necessário repetir esse procedimento em várias ocasiões até que o tecido desvitalizado tenha parado de se formar. O cuidado diário rigoroso da ferida também é fundamental.

A terapia parenteral com antibióticos deve ser iniciada assim que possível com agentes de amplo espectro contra todos os possíveis patógenos. A terapia empírica inicial deve ser instituída com vancomicina, linezolida ou daptomicina para cobrir os organismos gram-positivos e a piperacilina-tazobactam para cobrir os organismos gram-negativos. Uma alternativa é adicionar a ceftriaxona com metronidazol para cobrir os organismos aeróbios-anaeróbios em infecções mistas. Definitivamente, a terapia deve ser baseada na sensibilidade dos organismos isolados. A penicilina com clindamicina é indicada para a fasciite necrosante tanto por estreptococos do grupo A quanto por *Clostridium* spp. Nas infecções por estreptococos do grupo A, a clindamicina é administrada até que o paciente esteja hemodinamicamente estável e não necessite mais de desbridamento cirúrgico. Ao contrário da penicilina, a eficácia de clindamicina não é influenciada pela carga infecciosa ou estágio bacteriano de crescimento; dessa maneira, sua inclusão precoce no curso da infecção pode levar à morte bacteriana mais rapidamente. A doxiciclina associada ao ciprofloxacino ou à ceftazidima é recomendada para a fasciite necrosante por *Vibrio vulnificus*. A duração da terapia para a fasciite necrosante depende do curso da doença. Antibióticos são geralmente mantidos por no mínimo 5 dias após a resolução dos sinais e sintomas locais; de modo geral, a duração da terapia é de 4 semanas. Muitos centros empregam a terapia com oxigênio hiperbárico, embora não se deva adiar o tratamento do choque ou desbridamento cirúrgico.

Prognóstico

A taxa combinada de letalidade entre crianças e adultos com fasciite necrosante e síndrome ocasionada por infecção polimicrobiana ou por *S. pyogenes* é superior a 60%. Entretanto, a morte é menos comum em crianças e em casos não complicados pela síndrome tipo choque tóxico.

A bibliografia está disponível no GEN-io.

685.3 Síndrome da Pele Escaldada Estafilocócica (Doença de Ritter)

Daren A. Diiorio e Stephen R. Humphrey

ETIOLOGIA E PATOGÊNESE

A síndrome da pele escaldada estafilocócica é causada predominantemente por estafilococos do grupo fágico 2, particularmente cepas 71 e 55, que estão presentes em regiões localizadas de infecção. Os focos de infecção incluem a nasofaringe e, com menos frequência, o umbigo, o trato urinário, uma abrasão superficial, as conjuntivas e o sangue. As manifestações clínicas da síndrome da pele escaldada estafilocócica são mediadas por disseminação hematogênica, na ausência de anticorpos antitoxinas específicos para toxinas epidermolíticas ou esfoliativas A ou B de estafilococos. As toxinas reproduzem a doença em modelos animais e humanos voluntários. A redução na depuração renal das toxinas pode ser responsável pelo fato de a doença ser mais comum em bebês e crianças pequenas, assim como a falta de proteção pelos anticorpos antitoxina. A toxina epidermolítica A é termoestável e é codificada por genes cromossômicos bacterianos. A toxina epidermolítica B é termolábil e codificada no plasmídeo de 37,5 kb. O local de clivagem vesicular é subcórneo. As toxinas epidermolíticas produzem uma ruptura por ligação e clivagem à desmogleína 1. As bolhas intactas são consistentemente estéreis, ao contrário daquelas observadas no impetigo bolhoso, mas os espécimes de cultivo devem ser obtidos de todas as regiões suspeitas de infecção localizada e do sangue para identificar e elaborar a fonte das toxinas epidermolíticas.

MANIFESTAÇÕES CLÍNICAS

A síndrome da pele escaldada estafilocócica, que ocorre predominantemente em lactentes e crianças com idade inferior a 5 anos, inclui uma gama de doenças que variam de impetigo bolhoso localizado a envolvimento cutâneo generalizado com doença sistêmica. O início da erupção cutânea pode ser precedido por mal-estar, febre, irritabilidade e sensibilidade aumentada da pele. O **eritema escarlatiniforme** desenvolve-se difusamente e é acentuado em áreas flexoras e periorificiais. As conjuntivas estão inflamadas e ocasionalmente tornam-se purulentas. A pele eritematosa brilhante pode rapidamente adquirir um aspecto enrugado e, em casos graves, bolhas flácidas, estéreis e erosões desenvolvem-se difusamente. O eritema perioral é caracteristicamente evidente, como é a formação de crostas radiais e fissuras ao redor dos olhos, boca e nariz. Nesse estágio, áreas da epiderme podem se separar em resposta à força de atrito suave (sinal de Nikolsky; Figura 685.3). Com a descamação de grandes camadas de epiderme,

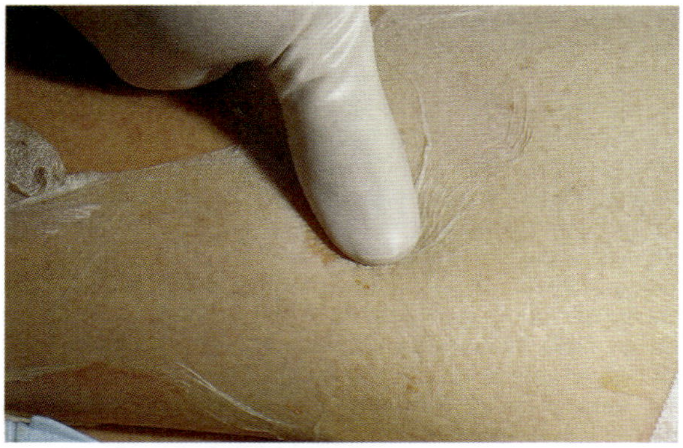

Figura 685.3 **Sinal de Nikolsky.** Com a pressão ligeira do polegar, deslizando lateralmente, a pele enruga e se separa da derme. (*De Habif TP, editor:* Clinical dermatology, *ed 4, Philadelphia, 2004, Mosby.*)

áreas úmidas, brilhantes e desnudas tornam-se aparentes, inicialmente nas flexuras e subsequentemente sobre grande parte da superfície corporal (Figura 685.4). Esse desenvolvimento pode levar a infecção cutânea secundária, sepse e distúrbios eletrolíticos e de fluidos. A fase descamativa inicia-se após 2 a 5 dias do eritema cutâneo; a cura ocorre sem cicatrizes em 10 a 14 dias. Os pacientes podem desenvolver faringite, conjuntivite e erosões superficiais dos lábios, mas as superfícies da mucosa intraoral são poupadas. Embora alguns pacientes pareçam doentes, muitos estão razoavelmente confortáveis, exceto pela marcante sensibilidade da pele.

DIAGNÓSTICO DIFERENCIAL

Uma forma **abortiva** presumida da doença manifesta-se como eritrodermia difusa e escarlatiniforme que é acentuada nas áreas flexoras, mas não progride para formação de bolhas. Em pacientes com essa forma, o sinal de Nikolsky pode estar ausente. Embora o exantema seja similar àquele observado na febre escarlatina estreptocócica, a língua "de morango" e as petéquias em palato estão ausentes. A síndrome da pele escaldada estafilocócica pode ser confundida com vários outros distúrbios esfoliativos e vesiculares, incluindo impetigo bolhoso, epidermólise bolhosa, hiperqueratose epidermolítica, pênfigo, erupção medicamentosa, eritema multiforme e necrólise epidérmica tóxica induzida por medicamentos. A necrólise epidérmica tóxica pode ser frequentemente distinguida por história de ingestão de medicamentos, presença do sinal de Nikolsky apenas em sítios de eritema, ausência de crostas periorais, necrose epidérmica de espessura total e um plano de clivagem vesicular na porção inferior da epiderme.

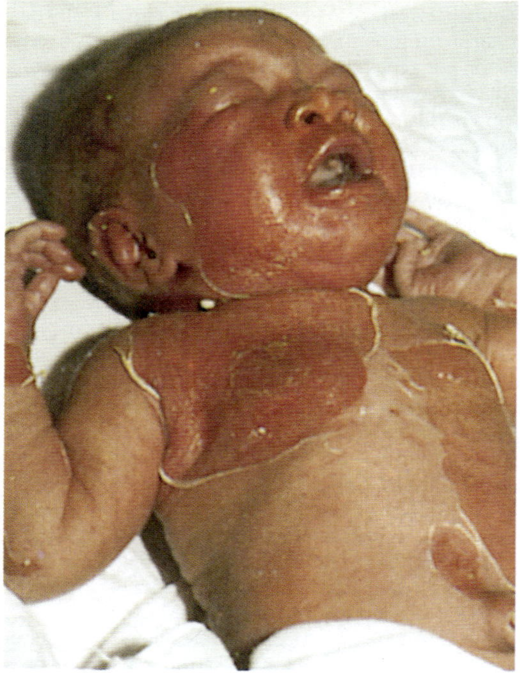

Figura 685.4 Criança com síndrome da pele escaldada estafilocócica.

HISTOLOGIA

Uma ruptura da camada granular subcórnea pode ser identificada na biopsia de pele. A ausência de um infiltrado inflamatório é um aspecto característico. A histologia é idêntica à vista no pênfigo foliáceo, no impetigo bolhoso e na dermatose pustulosa subcórnea.

TRATAMENTO

A terapia sistêmica deve ser prescrita com a administração tanto por via oral, em casos de envolvimento localizado, como por via parenteral com uma penicilina antiestafilocócica semissintética (p. ex., nafcilina), cefalosporina de primeira geração (p. ex., cefazolina), clindamicina ou vancomicina devem ser prescritas caso se considere SARM. A clindamicina é normalmente utilizada em conjunto com outros agentes, pois é considerada inibidora da síntese de proteínas bacterianas (toxina). A pele deve ser suavemente umedecida e limpa. A aplicação de um emoliente fornece lubrificação e reduz o desconforto. Os antibióticos tópicos são desnecessários. Em neonatos ou em lactentes ou crianças com infecção grave, a hospitalização é obrigatória, com atenção ao manejo de eletrólitos e de fluidos, medidas de controle de infecções, tratamento da dor e cuidado rigoroso de feridas com isolamento do contato. Na doença particularmente grave, a assistência em uma unidade de cuidado intensivo ou unidade de queimaduras é necessária. A recuperação geralmente é rápida, mas complicações tais como perda excessiva de fluidos, desequilíbrio eletrolítico, regulação inadequada da temperatura, pneumonia, septicemia e celulite podem causar o aumento de morbidade.

A bibliografia está disponível no GEN-io.

685.4 Ectima

Daren A. Diiorio e Stephen R. Humphrey

Ver também Capítulos 208, 210 e 232.

O ectima assemelha-se ao impetigo não bolhoso em início e aspecto, mas gradualmente evolui para uma infecção mais profunda e mais crônica. A lesão inicial é uma vesícula ou pústula vesicular com uma base eritematosa que sofre erosão através da epiderme em direção à derme, formando uma úlcera com margens elevadas. A úlcera torna-se escurecida por uma crosta seca, elevada, firmemente aderente (Figura 685.5), que contribui para persistência da infecção e formação de cicatriz. As lesões podem se espalhar pela autoinoculação, podem medir até 4 cm e ocorrem com mais frequência nas pernas. Os fatores predisponentes incluem presença de lesões pruriginosas, tais como

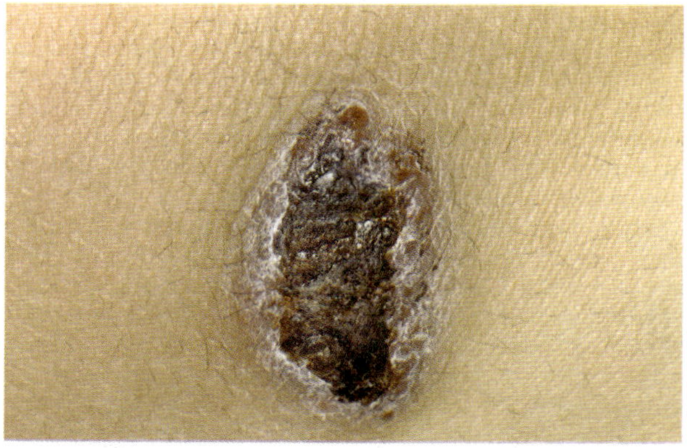

Figura 685.5 Crosta seca, firmemente aderente no ectima.

picadas de insetos, escabiose ou pediculose, que estão sujeitas à arranhadura frequente; má higiene; e desnutrição. Complicações incluem linfangite, celulite e, raramente, glomerulonefrite pós-estreptocócica. O agente causador geralmente é o EBHGA; *S. aureus* também é encontrado em culturas da maioria das lesões, mas provavelmente é um patógeno secundário. As crostas devem ser amolecidas com compressas quentes e removidas. A terapia sistêmica com antibióticos, como para o impetigo, é indicada; quase todas as lesões são responsivas ao tratamento com penicilina.

O **ectima gangrenoso** é uma úlcera necrótica coberta por uma crosta cinza-escura. Geralmente é um sinal de infecção por *P. aeruginosa* e normalmente ocorre em pacientes imunossuprimidos. A neutropenia é um fator de risco de ectima gangrenoso. O ectima gangrenoso ocorre em até 6% dos pacientes com infecção sistêmica por *P. aeruginosa*, mas também ocorre como infecção cutânea primária por inoculação. A lesão tem início como mácula vermelha ou púrpura que forma vesículas e, em seguida, sofre ulceração. Observa-se margem circundante de pele de coloração rósea a violácea. A úlcera penetrante desenvolve bordas elevadas com um centro crostoso, denso, negro e deprimido. As lesões podem ser únicas ou múltiplas. Pacientes com bacteriemia geralmente apresentam lesões nas áreas apócrinas. Lesões clinicamente similares também podem se desenvolver como resultado de infecções com outros agentes, tais como *S. aureus*, *A. hydrophila*, *Enterobacter* spp., *Proteus* spp., *Burkholderia cepacia*, *Serratia marcescens*, *Aspergillus* spp., Mucorales, *E. coli* e *Candida* spp. Observa-se invasão bacteriana da adventícia e da parte média das veias da derme, mas não das artérias. A íntima e o lúmen são poupados. Amostras de sangue e biopsia de pele devem ser obtidos para cultura e a terapia sistêmica empírica de amplo espectro, que inclui cobertura para *P. aeruginosa* (p. ex., penicilina antipseudômonas e um aminoglicosídeo, cefepima), deve ser iniciada o mais rápido possível.

A bibliografia está disponível no GEN-io.

685.5 Outras Infecções Bacterianas Cutâneas

Daren A. Diiorio e Stephen R. Humphrey

PIODERMITE DO TIPO BLASTOMICOSE (PIODERMITE VEGETANTE)

A piodermite do tipo blastomicose é uma reação cutânea intensa à infecção bacteriana, que ocorre primariamente em crianças desnutridas e imunossuprimidas. Os organismos mais comumente isolados das lesões são *S. aureus* e estreptococos do grupo A, mas vários outros organismos estão associados a essas lesões, incluindo *P. aeruginosa*, *Proteus mirabilis*, difteroides, *Bacillus* spp. e *C. perfringens*. Placas hiperplásicas e com crostas nas extremidades são características, algumas vezes formando-se a partir da coalescência de muitos pontos de abscessos crostosos e purulentos (Figura 685.6). A ulceração e a formação de trajeto sinuoso podem se desenvolver e lesões adicionais podem surgir em locais distantes da região de inoculação. A linfadenopatia regional é comum, mas a febre não é. O exame histopatológico revela hiperplasia pseudoepiteliomatosa e microabscessos compostos de neutrófilos e/ou eosinófilos. Células gigantes geralmente são escassas. O **diagnóstico diferencial** inclui infecção fúngica profunda, particularmente blastomicose (Figura 685.7) e infecção por *Mycobacterium tuberculosis* e por micobactérias atípicas. A imunodeficiência subjacente deve ser excluída e a seleção de antibióticos deve ser guiada pelo teste de suscetibilidade, pois a resposta aos antibióticos é frequentemente baixa.

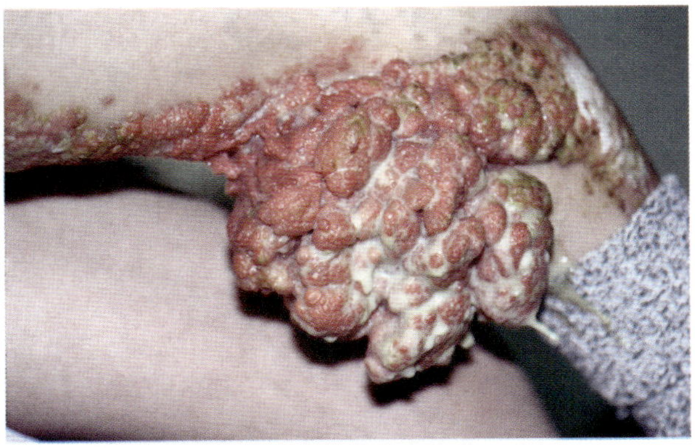

Figura 685.6 Lesão vegetante extensa na piodermite vegetante.

DACTILITE BOLHOSA DISTAL

A dactilite bolhosa distal é uma infecção superficial com formação de bolhas no coxim de gordura na superfície volar presente na porção distal do dedo ou polegar, que de modo geral afeta lactentes e crianças pequenas (Figura 685.8). Mais de um dedo pode ser acometido, incluindo as superfícies volares das falanges proximais, palmas e dedos dos pés. As bolhas são preenchidas por fluido aquoso purulento; leucócitos polimorfonucleares e cocos gram-positivos são identificados na coloração de Gram. De modo geral, os pacientes não apresentam história precedente de traumatismo e sintomas sistêmicos geralmente estão ausentes. A glomerulonefrite pós-estreptocócica não ocorre após a dactilite bolhosa distal. A infecção é causada frequentemente por

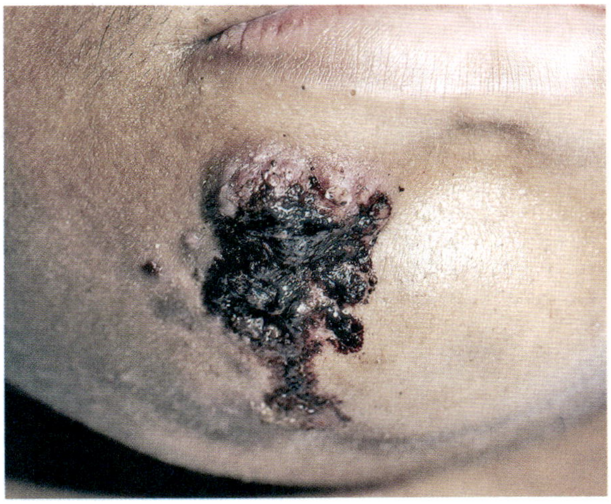

Figura 685.7 Blastomicose cutânea. Placa eritematosa, verrucosa e crostosa no queixo de um menino de 15 anos com sintomas respiratórios e dor óssea. (*De Paller AS, Mancini AJ, editors:* Hurwitz clinical pediatric dermatology, *ed 3, Philadelphia, 2006, Elsevier, Fig. 14.13.*)

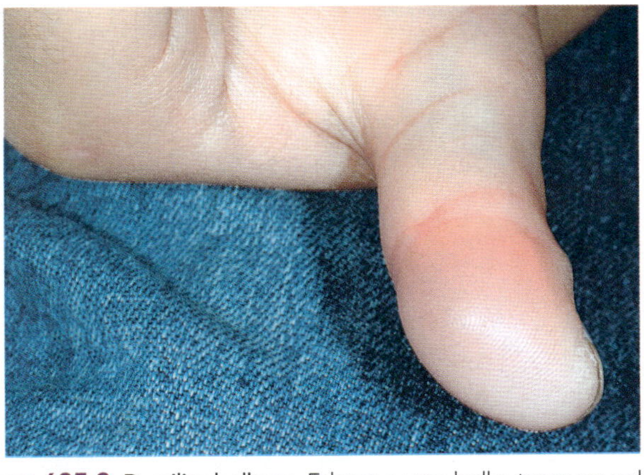

Figura 685.8 Dactilite bolhosa. Edema e uma bolha tensa no polegar desta menina de 7 anos. A cultura do fluido bolhoso foi positiva para *Staphylococcus aureus* em vez do microrganismo mais comumente detectado, o estreptococo beta-hemolítico do grupo A (EBHGA). (*De Paller AS, Mancini AJ, editors:* Hurwitz clinical pediatric dermatology, *ed 3, Philadelphia, 2006, Elsevier, Fig. 14.14.*)

estreptococos do grupo A, mas também pode ser resultante de infecção com *S. aureus*. Se não tratadas, as bolhas podem continuar a aumentar e se estender para a área de paroniquia. A infecção responde a incisão e drenagem e após um período de 10 dias de terapia com um antibiótico eficaz contra *Streptococcus* do grupo A e *S. aureus* (p. ex., amoxicilina-clavulanato, clindamicina, cefalexina); pacientes podem necessitar inicialmente de antibioticoterapia intravenosa.

DERMATITE INFECCIOSA PERIANAL

A dermatite infecciosa perianal manifesta-se com mais frequência em meninos (70% dos casos) entre 6 meses e 10 anos, como uma dermatite perianal (90% dos casos) e prurido (80% dos casos; Figura 685.9). A incidência de dermatite infecciosa perianal não é conhecida precisamente, mas varia de 1 em 2.000 a 1 em 218 consultas de pacientes. Quando houver suspeita de EBHGA, frequentemente é referida como dermatite estreptocócica perianal. A erupção cutânea é superficial, eritematosa, bem delimitada, não endurecida e confluente do ânus para a região externa. Agudamente (< 6 semanas), a erupção cutânea tende a ficar avermelhada e brilhante, úmida e sensível ao toque. Nesse estágio, uma pseudomembrana branca pode estar presente. Como a irritação cutânea torna-se mais crônica, a erupção perianal pode consistir em fissuras dolorosas, uma secreção mucoide seca ou placas psoriasiformes com crostas periféricas amarelas. Em meninas, a erupção perianal pode estar associada à vulvovaginite. Em meninos, pode haver comprometimento do pênis. Aproximadamente 50% dos pacientes manifestam dor retal, mais comumente descrita como queimação dentro do ânus durante a defecação, e 33% apresentam fezes com estrias sanguíneas. A retenção fecal é uma resposta comportamental frequente à infecção. Pacientes também podem apresentar psoríase gutata. Embora enduração local ou edema possam ocorrer, os sintomas constitucionais tais como febre, cefaleia e mal-estar estão ausentes, sugerindo que o comprometimento subcutâneo, como na celulite, esteja ausente. A disseminação familiar da dermatite infecciosa perianal é comum, particularmente quando os membros da família tomam banho juntos ou utilizam a mesma água.

A dermatite infecciosa perianal geralmente é causada por EBHGA, mas pode ser causada também por *S. aureus*. O caso índice e os membros da família devem ser submetidos à cultura; as culturas de seguimento para documentar a cura bacteriológica são recomendadas após um período de tratamento.

O **diagnóstico diferencial** de dermatite infecciosa perianal inclui psoríase, dermatite seborreica, candidíase, verminoses, abuso sexual e doença inflamatória intestinal.

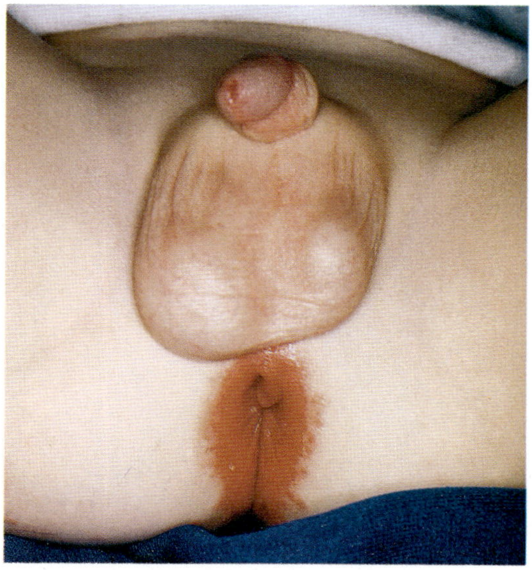

Figura 685.9 **Dermatite estreptocócica perianal.** Eritema avermelhado brilhante com superfície úmida e sensível. (*De Paller AS, Mancini AJ, editors:* Hurwitz clinical pediatric dermatology, *ed 3, Philadelphia, 2006, Elsevier, Fig. 17.38.*)

Na dermatite infecciosa perianal por EBHGA, o tratamento com um curso de 7 dias de cefuroxima (20 mg/kg/dia dividida em duas doses) é superior ao tratamento com penicilina. O uso concomitante de pomada tópica de mupirocina também pode ser utilizado 2 a 3 vezes/dia. Se houver cultura positiva para *S. aureus*, o tratamento deve ser baseado nos testes de sensibilidade.

ERISIPELAS

Ver Capítulo 210.

FOLICULITE

A foliculite ou infecção superficial do folículo piloso é com frequência causada por *S. aureus* (impetigo de Bockhart). As lesões são tipicamente pequenas, discretas, com pústulas em forma de domo com uma base eritematosa, localizadas no óstio dos canais pilossebáceos (Figura 685.10). O crescimento do cabelo não é prejudicado e ocorre cura das lesões sem cicatriz. Os locais favorecidos incluem couro cabeludo, nádegas e extremidades. Má higiene, maceração, drenagem das feridas e abscessos, além de depilação das pernas podem ser fatores provocativos. A foliculite também pode ocorrer como resultado da terapia com alcatrão ou curativos oclusivos. O ambiente úmido estimula a proliferação bacteriana. Em pacientes infectados pelo HIV, *S. aureus* pode produzir manchas eritematosas confluentes com pústulas satélites em áreas intertriginosas e placas violáceas compostas de pústulas foliculares superficiais no couro cabeludo, axilas ou virilha. O **diagnóstico diferencial** inclui *Candida*, que pode levar à formação de pápulas foliculares satélites e pústulas circundando manchas eritematosas de intertrigo (particularmente em virilhas/nádegas) e também *Malassezia furfur*, que produz pápulas perifoliculares, eritematosas, pruríticas, de 2 a 3 mm, além de pústulas nas costas, tórax e extremidades, particularmente em pacientes com diabetes melito ou que estejam recebendo corticosteroides ou antibióticos. O diagnóstico é feito pelo exame de raspados de lesões tratadas com hidróxido de potássio. A detecção de *Malassezia* pode requerer uma biopsia de pele, demonstrando agrupamentos de leveduras e hifas curtas ramificadas ("macarrão e almôndegas") nos óstios foliculares aumentados misturados a debris queratinosos.

A terapia tópica com antibióticos (p. ex., loção ou solução de clindamicina a 1%, 2 vezes/dia) geralmente é tudo que se necessita para os casos brandos, mas os casos mais graves podem necessitar do uso de um antibiótico sistêmico, tal como dicloxacilina ou cefalexina. A cultura de bactérias deve ser realizada nos casos de resistência ao tratamento. Na foliculite crônica recidivante, a aplicação diária de um gel ou lavagem com peróxido de benzoíla a 5% pode facilitar a resolução. Banhos com alvejante diluído podem ser eficazes também na redução de recidiva.

A **foliculite da barba (sicose da barba)** é uma forma de foliculite inflamatória recorrente mais profunda e mais grave causada por *S. aureus*, que envolve a profundidade total do folículo. As pápulas foliculares eritematosas e as pústulas desenvolvem-se em queixo, lábio superior e ângulo da mandíbula, principalmente em jovens negros do sexo masculino. As pápulas podem coalescer em placas e a cura pode ocorrer com cicatrizes. Os indivíduos afetados são frequentemente

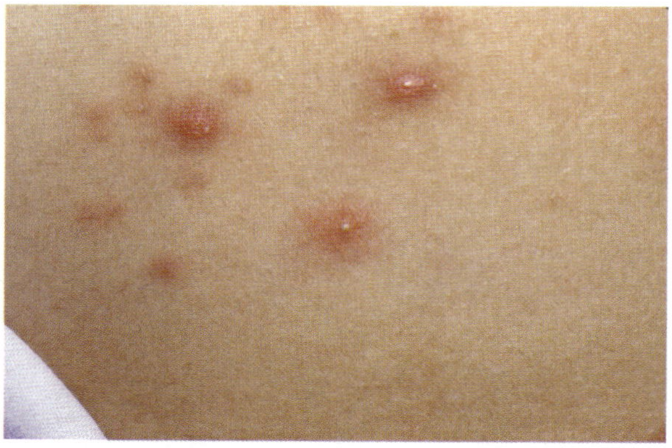

Figura 685.10 **Foliculite.** Múltiplas pústulas foliculares.

encontrados como carreadores de *S. aureus*. O tratamento com compressas de salina aquecida e antibióticos tópicos, tais como mupirocina, geralmente elimina a infecção. Os casos recalcitrantes e mais extensos podem necessitar de terapia com antibióticos sistêmicos resistentes à betalactamase por várias semanas e a eliminação de *S. aureus* de sítios carreadores.

A **foliculite por *Pseudomonas* (foliculite de banheira quente)** é atribuída a *P. aeruginosa*, predominantemente do sorotipo O-11. Ocorre após exposição a banheiras quentes/de hidromassagem e piscinas mal cloradas, bem como a um toboágua ou esponja vegetal contaminados. As lesões são pápulas e pústulas pruriginosas ou nódulos profundos eritematosos a violáceos que se desenvolvem 8 a 48 horas após exposição e são mais densas em áreas cobertas por roupa de banho (Figura 685.11). Pacientes ocasionalmente apresentam febre, mal-estar e linfadenopatia. O organismo é prontamente cultivado do pus. A erupção geralmente se resolve espontaneamente em 1 a 2 semanas, deixando muitas vezes uma hiperpigmentação pós-inflamatória. Deve-se considerar o uso de antibióticos sistêmicos (ciprofloxacino) em pacientes adolescentes com sintomas constitucionais. Crianças imunocomprometidas são suscetíveis a complicações por foliculite com *Pseudomonas* (celulite) e devem evitar banheiras quentes.

ABSCESSOS E FURÚNCULOS

Etiologia

O agente causador de furúnculos e carbúnculos geralmente é o *S. aureus*, que penetra na pele perifolicular lesionada. As condições de predisposição para a formação de furúnculo incluem obesidade, hiperidrose, maceração, fricção e dermatite preexistente. A furunculose também é mais comum em indivíduos com baixos níveis séricos de ferro, diabetes, desnutrição, infecção pelo HIV ou outras condições de imunodeficiência. A furunculose recorrente é frequentemente associada à colonização por *S. aureus* de narinas, axilas ou períneo, ou contato íntimo com alguém, tal como um membro da família que seja portador. Outras bactérias ou fungos podem causar eventualmente furúnculos ou carbúnculos.

Os abscessos por SARM adquiridos também podem complicar a foliculite. As infecções por SARM adquiridas comumente afetam crianças e adultos jovens, principalmente atletas cuja disseminação da infecção é aumentada pelo contato pele a pele. A infecção também pode propagar-se por condições de aglomeração, itens de higiene pessoal compartilhados e barreira da pele comprometida. Também podem ocorrer em qualquer localização, contudo, são mais comuns em abdome inferior, nádegas e pernas.

Manifestações clínicas

Essa lesão folicular pode ter origem de uma foliculite prévia ou pode surgir inicialmente como um nódulo perifolicular, eritematoso, sensível e profundo. Embora as lesões sejam inicialmente endurecidas, observa-se posteriormente a presença de necrose central e supuração, levando à ruptura e à secreção de um núcleo central de tecido necrótico e destruição do folículo (Figura 685.12). A cura ocorre com formação de cicatriz. Os locais de predileção são as áreas com pelos em face, pescoço, axilas, nádegas e virilha. A dor pode ser intensa, se a lesão for situada em uma área onde a pele é relativamente fixa, tal como no canal auditivo externo ou sobre as cartilagens nasais. Pacientes com furúnculos geralmente não apresentam sintomas constitucionais; a bacteriemia pode ocasionalmente ocorrer. Raramente, as lesões no lábio superior ou bochecha podem levar à trombose do seio cavernoso. A infecção de um grupo de folículos contíguos, com inúmeros pontos de drenagem, acompanhados por alterações inflamatórias em tecido conjuntivo circundante é um **carbúnculo**. Os carbúnculos podem ser acompanhados por febre, leucocitose e bacteriemia.

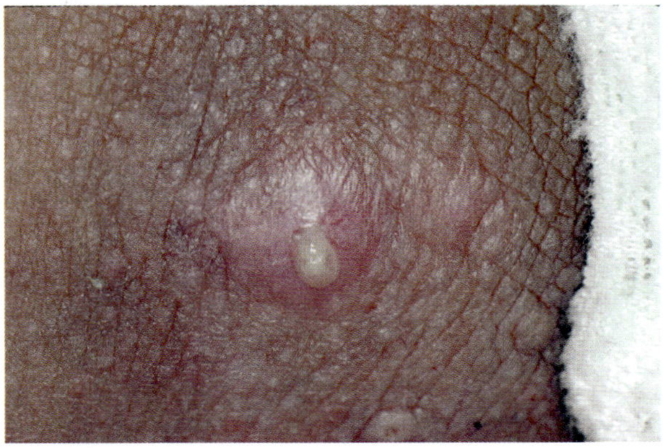

Figura 685.12 Ruptura e secreção de pus em um furúnculo.

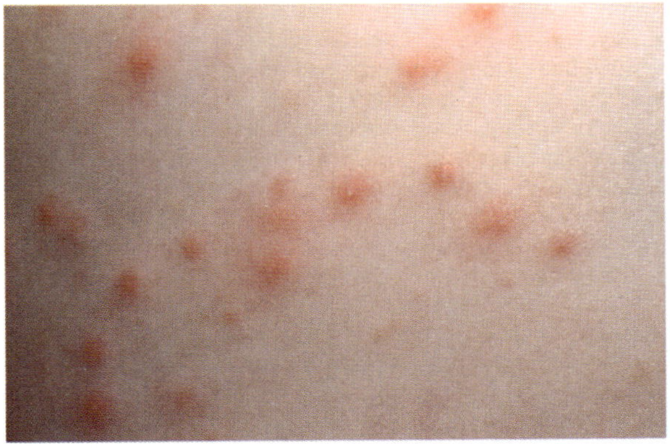

Figura 685.11 Pápulas e pústulas na foliculite de banheira quente.

Tratamento

O tratamento de furúnculos e carbúnculos inclui banho regular com sabonetes antimicrobianos (clorexidina) e uso de roupas folgadas para minimizar os fatores predisponentes para a formação de furúnculo. A aplicação frequente de uma compressa úmida e quente pode facilitar a drenagem das lesões. Lesões extensas devem ser drenadas por uma pequena incisão. Carbúnculos e grandes ou numerosos furúnculos devem ser tratados com antibióticos sistêmicos escolhidos com base nos resultados de cultura e testes de sensibilidade.

Os abscessos são tratados com incisão e drenagem e também com antibióticos orais (por 7 a 10 dias). Os antibióticos com cobertura contra SARM são recomendados e comumente incluem clindamicina oral (10 a 30 mg/kg/dia em doses divididas) ou sulfametoxazol-trimetoprima (8 a 12 mg de trimetoprima/kg/dia em doses divididas a cada 12 horas). Crianças com mais de 8 anos podem receber doxiciclina. Para reduzir a colonização e, dessa forma, a reinfecção em crianças com infecções recorrentes, recomenda-se o uso de mupirocina intranasal (2 vezes/dia), além de banhos ou com clorexidina (em vez de sabonete durante os banhos de chuveiro) ou com alvejante diluído [1 colher de chá para 4 ℓ de água ou um quarto de xícara para um quarto de banheira (cerca de 50 ℓ) de água] (1 vez/dia) por 5 dias em pacientes e membros da família. A recolonização ocorre com frequência, geralmente no período de 3 meses da tentativa de descolonização.

QUERATÓLISE PLANTAR SULCADA

A queratólise plantar sulcada ou pontuada ocorre frequentemente em climas úmidos tropicais e subtropicais, particularmente em indivíduos cujos pés ficam úmidos por períodos prolongados, por exemplo, como resultado da hiperidrose, uso prolongado de botas ou imersão em água. Ocorre mais comumente em indivíduos jovens do sexo masculino, desde o início da adolescência ao fim da terceira década de vida. As lesões consistem em erosões superficiais, de 1 a 7 mm, irregulares, localizadas na camada córnea das solas dos pés, particularmente em regiões que sustentam peso (Figura 685.13). A descoloração acastanhada de áreas envolvidas pode ser evidente. Uma variante rara manifesta-se como placas delgadas, eritematosas a violáceas, além de lesões sulcadas características. A condição frequentemente causa mau cheiro e é dolorosa em aproximadamente 50% dos casos. O agente etiológico mais provável é o *Corynebacterium* (*Kytococcus*) *sedentarius*. O tratamento de hiperidrose é obrigatório com produtos de cloreto de alumínio sob prescrição ou formaldeído a 40% em pomada de petrolato. Evitar a

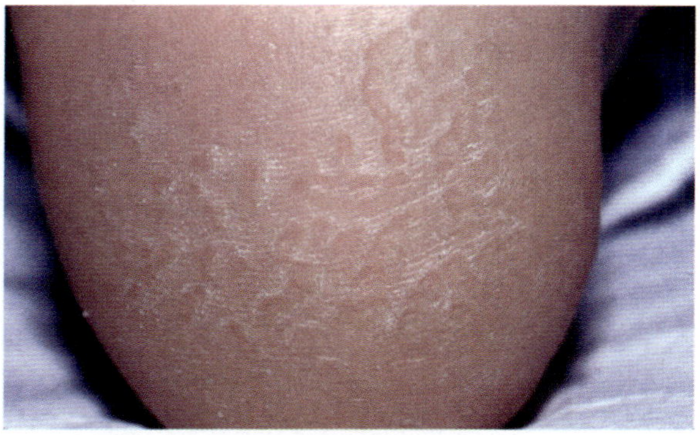

Figura 685.13 Erosões superficiais da camada córnea na queratólise plantar sulcada.

umidade e maceração produz resolução lenta e espontânea da infecção. A eritromicina tópica ou sistêmica e os cremes imidazólicos tópicos são a terapia padrão.

ERITRASMA

O eritrasma é uma infecção superficial crônica e benigna causada por *Corynebacterium minutissimum*. Os fatores predisponentes incluem calor, umidade, obesidade, maceração cutânea, diabetes melito e má higiene. Cerca de 20% dos pacientes afetados têm envolvimento dos espaços interdigitais. Outros locais frequentemente acometidos são áreas úmidas, intertriginosas, tais como virilha e axilas. As regiões inframamárias e perianais são ocasionalmente envolvidas. Manchas vermelho-acastanhadas, bem demarcadas, com bordas irregulares e ligeiramente descamativas são aspectos característicos da doença. O prurido leve é o único sintoma constante. *C. minutissimum* é um complexo de organismos relacionados que produzem porfirinas que fluorescem na tonalidade vermelho-coral brilhante sob luz ultravioleta. O diagnóstico é prontamente feito e o eritrasma é diferenciado da infecção por dermatófitos e da tínea versicolor pelo exame da lâmpada de Wood. Tomar banho dentro de 20 horas do exame da lâmpada de Wood, contudo, pode remover as porfirinas solúveis em água. A coloração de raspados de pele com o corante azul de metileno ou por coloração de Gram revela as formas cocobacilares filamentosas e pleomórficas.

O tratamento efetivo pode ser atingido com eritromicina tópica, clindamicina, miconazol ou um curso de 10 a 14 dias de eritromicina oral ou tetraciclina oral (naqueles com idade superior a 8 anos).

ERISIPELOIDE

Uma infecção cutânea rara, o erisipeloide é causado pela inoculação de *Erysipelothrix rhusiopathiae* a partir do manuseio de animais, aves, peixes ou seus produtos contaminados. A forma cutânea localizada é mais comum, caracterizada por manchas eritematosas a violáceas em forma de diamante, bem delimitadas nos locais de inoculação. De modo geral, os sintomas locais não são graves, os sintomas constitucionais são raros e as lesões se resolvem espontaneamente após semanas, mas podem reaparecer no mesmo local ou desenvolver-se em outra região depois de semanas a meses. A forma cutânea difusa manifesta-se como lesões em várias áreas do corpo, além da região de inoculação. Também é autolimitada. A forma sistêmica, causada por disseminação hematogênica, é acompanhada por sintomas constitucionais e podem incluir endocardite, artrite séptica, infarto e abscesso cerebral, meningite e efusão pulmonar. O diagnóstico é confirmado pela biopsia cutânea, que revela organismos gram-positivos, e pela cultura. O tratamento de escolha para infecção cutânea localizada é a penicilina oral por 7 dias; ciprofloxacino ou uma combinação de eritromicina e rifampicina pode ser utilizada para pacientes alérgicos à penicilina. As infecções cutânea difusa grave ou sistêmica podem necessitar de penicilina ou ceftriaxona parenteral.

TUBERCULOSE CUTÂNEA

Ver Capítulos 242 e 244.

A tuberculose cutânea ocorre globalmente, particularmente em associação a infecção pelo HIV, desnutrição e más condições sanitárias. A tuberculose cutânea primária é rara nos EUA. A doença cutânea é causada por *Mycobacterium tuberculosis*, *Mycobacterium bovis* e, ocasionalmente, pelo bacilo Calmette-Guérin (BCG), uma forma de vacina atenuada de *M. bovis*. As manifestações causadas por determinado organismo são indistintas umas das outras. Após invasão da pele, as micobactérias multiplicam-se intracelularmente dentro de macrófagos, levando à doença progressiva, ou são controladas pela reação imune do hospedeiro.

A tuberculose cutânea primária (cancro tuberculoso) ocorre quando o *M. tuberculosis* ou o *M. bovis* ganha acesso à pele ou membranas mucosas por traumatismo em um indivíduo não infectado previamente e sem imunidade contra o organismo. Locais de predileção incluem face, extremidades inferiores e genitais. A lesão inicial desenvolve-se 2 a 4 semanas após a introdução do organismo no tecido lesionado. Uma pápula marrom-avermelhada aumenta gradualmente para formar uma úlcera bem demarcada, rasa e firme. Os abscessos satélites podem estar presentes. Algumas lesões adquirem uma crosta semelhante ao impetigo e outras se tornam elevadas e verrucosas nas margens. A lesão primária também pode se manifestar como uma úlcera indolor na conjuntiva, gengiva ou palato e ocasionalmente como uma paroniquia aguda indolor. A adenopatia regional indolor pode aparecer várias semanas após o desenvolvimento da lesão primária e pode ser acompanhada pela linfangite, linfadenite ou perfuração da superfície cutânea, formando o **escrofuloderma**. As lesões não tratadas curam com a cicatrização no período de 12 meses, mas podem reativar, podendo formar o lúpus vulgar (nódulos vermelho-acastanhados bem definidos com uma consistência gelatinosa que representa a infecção progressiva) ou, raramente, podem progredir para a forma miliar aguda. Portanto, a terapia antituberculose é indicada (ver Capítulo 242).

M. tuberculosis ou *M. bovis* podem ser cultivados de lesão cutânea e linfonodos locais, mas a coloração para bacilos álcool-ácido-resistentes em cortes histológicos, particularmente de uma infecção bem controlada, frequentemente não revela o organismo. O **diagnóstico diferencial** é amplo, incluindo o cancro sifilítico; infecção por micobactérias atípicas ou micose profunda; hanseníase; tularemia; doença da arranhadura do gato; esporotricose; nocardiose; leishmaniose; reação a substâncias estranhas, tais como zircônio, berílio, suturas de seda ou náilon, talco e amido; rosácea papular acneica; e lúpus miliar disseminado na face.

O **escrofuloderma** resulta de aumento, formação de abscesso frio e degradação de um linfonodo, mais frequentemente em uma cadeia cervical, com extensão para a pele sobrejacente de focos subjacentes da tuberculose. Úlceras lineares ou serpiginosas e fistulas dissecantes, além de tratos subcutâneos crivados por nódulos moles podem se desenvolver. A cura espontânea pode levar anos, causando a formação de cicatrizes queloidianas semelhantes a cordões. O lúpus vulgar também pode se desenvolver. As lesões também podem ter origem em uma articulação, tendão, osso ou epidídimo subjacente infectado. O **diagnóstico diferencial** inclui goma sifilítica, micoses profundas, actinomicose e hidradenite supurativa. O curso é indolente e os sintomas constitucionais são tipicamente ausentes. A terapia antituberculose é indicada (ver Capítulo 242).

A inoculação cutânea direta do bacilo da tuberculose em um indivíduo previamente infectado, apresentando grau de imunidade moderado a alto, produz inicialmente uma pequena pápula com inflamação circundante. A **tuberculose verrucosa da pele** (tuberculose verrucosa) é formada quando a pápula se torna hiperqueratótica e verrucosa, e várias pápulas adjacentes coalescem ou uma única pápula expande-se perifericamente para formar uma placa verrucosa crostosa, exsudativa, de cor marrom-avermelhada a violácea. A extensão irregular das margens da placa produz uma borda serpiginosa. As crianças desenvolvem as lesões mais comumente nos membros inferiores após traumatismo e contato com material infectado, tal como escarro ou solo. Os linfonodos regionais são acometidos apenas raramente. A cura espontânea com cicatrização atrófica ocorre ao longo de meses a anos. A cura também é gradual com a terapia antituberculose.

O **lúpus vulgar** é uma forma rara, crônica, progressiva de tuberculose cutânea que se desenvolve em indivíduos com grau moderado a elevado de sensibilidade à tuberculina induzida por infecção prévia. A incidência é maior em climas frios e úmidos, particularmente em indivíduos do sexo feminino. O lúpus vulgar desenvolve-se como resultado da extensão direta de articulações ou linfonodos subjacentes; por meio da disseminação linfática ou hematogênica; ou, raramente, por inoculação cutânea com a vacina BCG. De modo geral, ocorre após a adenite cervical ou tuberculose pulmonar. Aproximadamente 33% dos casos são precedidos por escrofuloderma e 90% dos casos manifestam-se na cabeça e no pescoço, mais comumente no nariz ou bochecha. O envolvimento do tronco é incomum. Uma lesão solitária característica consiste em uma pápula castanho-avermelhada macia, que tem cor de geleia de maçã quando examinada por diascopia. A expansão periférica da pápula ou, ocasionalmente, a coalescência de várias pápulas forma uma lesão irregular de tamanho e forma variáveis. Uma ou várias lesões podem se desenvolver, incluindo nódulos ou placas que são achatadas e serpiginosas, hipertróficas e verrucosas ou edematosas em aparência. A cura espontânea ocorre centralmente e as lesões caracteristicamente reaparecem dentro da área de atrofia. A cronicidade é característica e a persistência e a progressão das placas ao longo de muitos anos são comuns. A linfadenite está presente em 40% daqueles com lúpus vulgar e 10 a 20% desenvolvem infecção pulmonar, óssea ou articular. As deformidades extensas podem ser causadas por massas vegetativas e ulceração envolvendo a mucosa nasal, bucal ou da conjuntiva; o palato; a gengiva; ou a orofaringe. O carcinoma de células escamosas, com um potencial metastático relativamente alto, pode se desenvolver, geralmente após vários anos da doença. Após um comprometimento temporário na imunidade, particularmente depois de infecção pelo vírus do sarampo (lúpus exantemático), múltiplas lesões podem se formar em locais distantes, como resultado de disseminação hematogênica de um foco latente de infecção. A histopatologia revela um granuloma tuberculoide sem caseificação; organismos são extremamente difíceis de demonstrar. O **diagnóstico diferencial** inclui sarcoidose, infecção por micobactérias atípicas, blastomicose, cromoblastomicose, actinomicose, leishmaniose, sífilis terciária, hanseníase, líquen plano hipertrófico, psoríase, lúpus eritematoso, linfocitoma e doença de Bowen. Pequenas lesões podem ser removidas. A terapia com medicamentos antituberculose normalmente interrompe a propagação e induz a involução.

A **tuberculose orificial** (tuberculose cutânea orificial) aparece nas membranas mucosas e pele periorificial após autoinoculação de micobactérias provenientes de locais de infecção progressiva. É um sinal de doença interna avançada e implica um mau prognóstico, ocorrendo em hospedeiro sensibilizado com imunidade celular comprometida. As lesões manifestam-se como nódulos amarelados ou avermelhados, dolorosos, que formam úlceras perfurantes com inflamação e edema da mucosa circundante. O tratamento consiste em identificação da fonte de infecção e início da terapia antituberculose.

A **tuberculose miliar** (tuberculose hematogênica primária) raramente se manifesta cutaneamente e ocorre mais comumente em lactentes e em indivíduos que se tornam imunossuprimidos após quimioterapia ou infecção pelo vírus do sarampo ou HIV. A erupção consiste em conjuntos de diminutas máculas, pápulas ou vesículas instantâneas, simetricamente distribuídas, eritematosas a púrpura. As lesões podem ulcerar, drenar, formar crostas e também tratos sinuosos ou podem formar gomas subcutâneas, principalmente em crianças desnutridas e imunossuprimidas. Os sinais e sintomas constitucionais são comuns e uma reação leucemoide ou anemia aplásica podem se desenvolver. Os bacilos tuberculosos são prontamente identificados em uma lesão ativa. Um curso fulminante deve ser previsto e uma terapia antituberculose agressiva é indicada.

Abscessos tuberculosos metastáticos únicos ou múltiplos (**gomas tuberculosas**) podem desenvolver-se nas extremidades e no tronco por disseminação hematogênica de um foco primário de infecção durante um período de imunidade deficiente, particularmente em crianças desnutridas e imunossuprimidas. Os nódulos subcutâneos eritematosos, flutuantes e indolores podem ulcerar e formar fístulas.

A **vacinação com BCG** caracteristicamente produz uma pápula aproximadamente 2 semanas após a vacinação. A pápula expande-se em tamanho e ulcera de forma típica em 2 a 4 meses, curando-se lentamente com cicatriz. Em 1 a 2 vacinações por milhão, uma complicação causada especificamente pelo BCG pode ocorrer, incluindo linfadenite regional, lúpus vulgar, escrofuloderma e formação de abscesso subcutâneo.

As **tubercúlides** são reações cutâneas que exibem aspectos histologicamente tuberculoides, mas não contêm micobactérias detectáveis. As lesões estão presentes em um hospedeiro que geralmente desenvolve reatividade moderada a intensa à tuberculina, tem um histórico de tuberculose prévia de outros órgãos e geralmente apresenta resposta terapêutica à terapia antituberculose. A causa das tubercúlides é pouco compreendida. A maioria dos pacientes acometidos é saudável, sem foco evidente de doença durante a erupção. A tubercúlide mais comumente observada é a tubercúlide papulonecrótica. Grupos recorrentes de pápulas simetricamente distribuídas, assintomáticas, firmes, estéreis e de cor vermelho-escura aparecem nas porções extensoras dos membros, no dorso das mãos e dos pés, além das nádegas. As pápulas podem sofrer ulceração central e eventualmente curar, deixando cicatrizes bem delimitadas, circulares e deprimidas. A duração da erupção é variável, mas normalmente desaparece rapidamente após o tratamento da infecção primária. O líquen escrofuloso, outra forma de tubercúlide, é caracterizado por pápulas assintomáticas, agrupadas, frequentemente foliculares, com tamanho de cabeça de alfinete e de cor rósea ou vermelha, que formam placas discoides, principalmente no tronco. A cura ocorre sem cicatriz.

A infecção por **micobactérias atípicas** pode causar lesões cutâneas em crianças. *Mycobacterium marinum* é encontrada em água salina, água fresca e em peixes doentes. Nos EUA, é muitas vezes adquirida em tanques de peixes tropicais e piscinas. A lesão traumática da pele serve como porta de entrada para o organismo. Aproximadamente 3 semanas após inoculação, desenvolve-se uma pápula avermelhada única que aumenta lentamente para formar um nódulo violáceo ou, ocasionalmente, uma placa verrucosa (Figura 685.14). A lesão eventualmente se rompe para formar uma úlcera crostosa ou um abscesso supurativo. Os nódulos eritematosos tipo esporotricoide ao longo dos vasos linfáticos também podem supurar e drenar. As lesões são mais comuns nos cotovelos, joelhos e pés de nadadores e também nas mãos e dedos em pessoas com infecção adquirida em aquário. Os sinais e sintomas sistêmicos estão ausentes. Os linfonodos regionais, eventualmente, tornam-se discretamente aumentados, mas não se rompem. Raramente, a infecção torna-se disseminada, principalmente em hospedeiros imunocomprometidos. Uma amostra de biopsia de uma lesão totalmente desenvolvida demonstra um infiltrado granulomatoso com arquitetura tuberculoide. O tratamento com dois agentes ativos é geralmente recomendado com uma combinação de claritromicina e etambutol fornecendo um balanço razoável entre a eficácia e a tolerabilidade. A rifampicina deve ser acrescida à claritromicina e ao etambutol para acometimento do tecido profundo. Outros agentes com atividade contra *M. marinum* incluem sulfametoxazol-trimetoprima, doxiciclina, minociclina e ciprofloxacino. Enquanto a azitromicina é utilizada como alternativa à claritromicina para algumas infecções micobacterianas, sua eficácia contra *M. marinum* não é conhecida. O tratamento deve continuar por 1 a 2 meses após a resolução das lesões, com duração mínima de 6 meses. A aplicação de calor ao local afetado pode ser útil como terapia adjuvante (ver Capítulo 244).

Mycobacterium kansasii causa primariamente doença pulmonar; a doença cutânea é rara, frequentemente ocorrendo em um hospedeiro imunocomprometido. Mais comumente, os nódulos esporotricoides

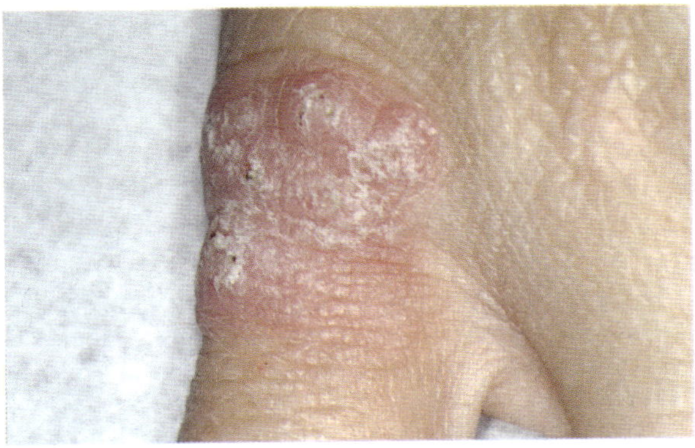

Figura 685.14 Placa violácea e verrucosa em infecção por *Mycobacterium marinum*.

desenvolvem-se após inoculação da pele traumatizada. As lesões podem se desenvolver em placas ulceradas, crostosas ou verrucosas. O organismo é relativamente sensível a medicamentos antituberculose, que devem ser escolhidos com base nos testes de suscetibilidade.

Mycobacterium scrofulaceum causa linfadenite cervical (escrofuloderma) em crianças pequenas, tipicamente na região submandibular. Os nodos aumentam ao longo de várias semanas, ulceram e drenam. A reação local é indolor e circunscrita, os sintomas constitucionais estão ausentes e geralmente não há evidência de envolvimento pulmonar ou de outro órgão. Outras micobactérias atípicas podem causar uma apresentação similar, incluindo o complexo *Mycobacterium avium*, *Mycobacterium kansasii* e *Mycobacterium fortuitum*. O tratamento é realizado por excisão e administração de fármacos antituberculose (ver Capítulo 244).

Mycobacterium ulcerans (úlcera de Buruli) causa a formação de um nódulo subcutâneo indolor após inoculação da pele lesionada. A maioria das infecções ocorre em crianças que residem em áreas de climas tropicais. O nódulo geralmente ulcera, desenvolve bordas enfraquecidas e pode se espalhar em grandes áreas, o que é mais comum em uma extremidade. A necrose local do tecido adiposo subcutâneo, produzindo uma paniculite septal, é característica. As úlceras persistem por meses a anos antes da cura espontânea com cicatrização e algumas vezes com contraturas (se acima da articulação) e linfedema. Os sintomas constitucionais e a linfadenopatia estão ausentes. O diagnóstico é feito pela cultura do organismo a 32 a 33°C. O **tratamento de escolha** é um período de 8 semanas de rifampicina e estreptomicina com desbridamento cirúrgico para lesões mais extensas. A terapia local com calor e a quimioterapia oral podem beneficiar alguns pacientes.

O complexo *M. avium*, composto por mais de 20 subtipos, mais comumente causa infecção pulmonar crônica. A linfadenite cervical e a osteomielite ocorrem ocasionalmente e as pápulas ou úlceras purulentas nas pernas ocorrem raramente pela inoculação primária. As lesões cutâneas podem ser um sinal precoce de infecção disseminada. As lesões podem ter várias formas, incluindo pápulas eritematosas, pústulas, nódulos, abscessos, úlceras, paniculite e disseminação esporotricoide ao longo dos vasos linfáticos. Para o tratamento, ver Capítulo 244.

O complexo *M. fortuitum* causa doença em um hospedeiro imunocompetente, principalmente pela inoculação cutânea primária após lesão traumática, injeção ou cirurgia. Um nódulo, abscesso ou celulite desenvolve-se 4 a 6 semanas depois da inoculação. Em um hospedeiro imunocomprometido, inúmeros nódulos subcutâneos podem se formar, romper e drenar. O tratamento é baseado em identificação e teste de suscetibilidade do organismo. Os isolados são geralmente suscetíveis a fluoroquinolonas, doxiciclina, minociclina, sulfonamidas, cefoxitina e imipeném; os macrolídios devem ser empregados com cautela, pois muitos isolados de *M. fortuitum* apresentam o gene da eritromicina metilase (*erm*), que confere resistência induzida aos macrolídios, apesar de concentrações inibitórias mínimas "suscetíveis".

A bibliografia está disponível no GEN-io.

Capítulo 686
Infecções Fúngicas Cutâneas

Daren A. Diiorio e Stephen R. Humphrey

PITIRÍASE VERSICOLOR (*TINEA* VERSICOLOR)

A pitiríase versicolor é uma infecção fúngica crônica, comum e inócua observada no estrato córneo, causada pela levedura dimórfica *Malassezia globosa*, com *Malassezia furfur* e *Malassezia sympodialis* como agentes etiológicos menos frequentes. Os sinônimos *Pityrosporum ovale* e *Pityrosporum orbiculare* eram utilizados previamente para identificar o agente causal.

Etiologia

M. globosa é parte da microbiota normal da pele, predominantemente na forma de levedura, sendo encontrada particularmente em áreas da pele que são ricas em produção de sebo. A proliferação de formas filamentosas ocorre na condição de doença. Os fatores predisponentes incluem ambiente quente e úmido, sudorese excessiva, oclusão, altos níveis plasmáticos de cortisol, imunossupressão, desnutrição e suscetibilidade determinada geneticamente. A doença é prevalente em adolescentes e adultos jovens.

Manifestações clínicas

As lesões de pitiríase versicolor variam amplamente de cor. Em indivíduos brancos, são tipicamente castanho-avermelhadas, enquanto em indivíduos negros podem ser hipo ou hiperpigmentadas. As máculas características são cobertas por uma descamação fina. Frequentemente começam em uma localização perifolicular, aumentam e se fundem para formar manchas confluentes, mais comumente na região cervical, porção superior do tórax, costas e parte superior dos membros superiores (Figura 686.1). As lesões faciais são comuns em adolescentes; as lesões ocasionalmente aparecem nos antebraços, dorso das mãos e região pubiana. Pode haver pouco ou nenhum prurido. As áreas envolvidas não ficam bronzeadas após exposição ao sol. Uma variante perifolicular papulopustular da doença pode ocorrer no dorso, tórax e algumas vezes nas extremidades. Essas pústulas tendem a ser monomórficas.

Diagnóstico diferencial

O exame com a lâmpada de Wood revela uma fluorescência amarelo-dourada. Uma preparação de hidróxido de potássio (KOH) das escamas tem valor diagnóstico, demonstrando grupos de esporos de parede espessa e inúmeras hifas curtas, espessas e angulares, formando estruturas semelhantes ao macarrão/espaguete e a almôndegas. As biopsias cutâneas, incluindo cultura e colorações especiais para fungos (ácido periódico de Schiff), são frequentemente necessárias para realizar o diagnóstico em casos de envolvimento primariamente folicular. Microscopicamente, organismos e debris queratinosos podem ser observados dentro de óstios foliculares dilatados.

A pitiríase versicolor deve ser diferenciada de infecções por dermatófitos, dermatite seborreica, pitiríase alba, pitiríase rósea e sífilis secundária. A pitiríase versicolor pode mimetizar distúrbios pigmentares não descamativos, como a alteração pigmentar pós-inflamatória, se um paciente tiver removido as escamas com atrito. A foliculite por *M. globosa* deve ser diferenciada de outras formas de foliculite.

Tratamento

Muitos agentes terapêuticos podem ser utilizados para tratar essa doença com sucesso. Entretanto, o agente causador, um saprófita humano normal, não é erradicado da pele e o distúrbio é recorrente em indivíduos predispostos. A terapia tópica adequada pode incluir um dos tratamentos a seguir: xampu de selênio a 2% aplicado por 10 minutos antes da lavagem por 1 semana; xampu de cetoconazol a 2%, 1 vez/

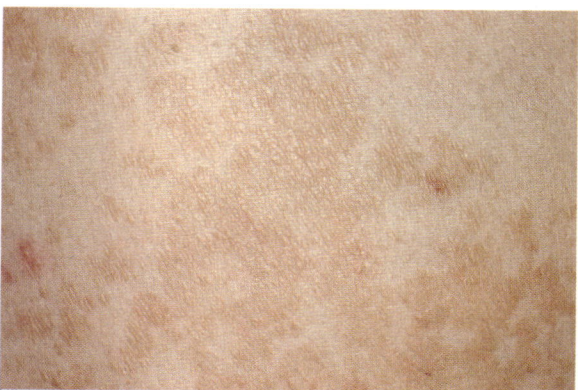

Figura 686.1 Máculas hiperpigmentadas, bem delimitadas e de tamanhos variáveis no tronco superior, características de pitiríase versicolor.

dia durante 3 dias; e terbinafina em *spray*, 1 a 2 vezes/dia durante 1 a 2 semanas. Cremes antifúngicos estão disponíveis e podem ser utilizados; contudo, esse tratamento pode ser impraticável para se aplicar em razão da grande superfície da pele envolvida. A terapia oral pode ser mais conveniente e pode ser realizada com sucesso, empregando-se fluconazol, 300 mg/semana por 2 a 4 semanas ou itraconazol, 200 mg/24 h por 5 a 7 dias. Os episódios recidivantes continuam a responder prontamente a esses agentes. A terapia oral é particularmente útil para pacientes com doença grave ou doença recorrente, ou naqueles indivíduos com falha terapêutica para medicamentos tópicos. A terapia de manutenção pode ser utilizada com xampu de sulfeto de selênio ou cetoconazol a 2%, 1 vez/semana.

DERMATOFITOSES

As dermatofitoses são causadas por um grupo de fungos filamentosos intimamente relacionados com uma propensão de invadir a camada córnea, os cabelos e as unhas. Os três principais gêneros responsáveis pelas infecções são *Trichophyton*, *Microsporum* e *Epidermophyton*.

Etiologia

Trichophyton spp. causam lesões de todos os tecidos queratinizados, incluindo pele, unhas e cabelo. *Trichophyton rubrum* é o dermatófito mais comum. *Microsporum* spp. invadem principalmente o cabelo e *Epidermophyton* spp. invadem a pele intertriginosa. As infecções por dermatófitos são designadas pela palavra ***tinea*** seguida pela palavra latina para o sítio anatômico de envolvimento. Os dermatófitos também são classificados de acordo com a fonte e o hábitat natural. Os fungos adquiridos do solo são denominados *geofílicos*; eles infectam seres humanos esporadicamente, induzindo à reação inflamatória. Os dermatófitos que são adquiridos de animais são *zoofílicos*; sua transmissão pode ocorrer pelo contato direto ou indireto com pelo de animal ou roupas. Os animais infectados são frequentemente assintomáticos. Os dermatófitos adquiridos de humanos são denominados *antropofílicos*; essas infestações variam de doença inflamatória crônica leve à inflamação aguda. As infecções por *Epidermophyton* são transmitidas apenas por humanos, mas várias espécies de *Trichophyton* e *Microsporum* podem ser adquiridas de fontes humanas e não humanas.

Epidemiologia

A defesa do hospedeiro tem uma importante influência na gravidade da infecção. A doença tende a ser mais grave em indivíduos com diabetes melito, neoplasias malignas linfoides, imunossupressão e condições com altos níveis plasmáticos de cortisol, como a síndrome de Cushing. Alguns dermatófitos, mais notavelmente as espécies zoofílicas, tendem a induzir inflamação supurativa mais grave em humanos. Algum grau de resistência à reinfecção é adquirido pela maioria das pessoas infectadas e pode estar associado a uma resposta de hipersensibilidade tardia. No entanto, nenhuma relação é demonstrada entre níveis de anticorpos e resistência à infecção. A frequência e a gravidade da infecção também são afetadas por região geográfica, suscetibilidade genética do hospedeiro e virulência da cepa de dermatófito. Fatores locais adicionais que predispõem à infecção incluem traumatismo cutâneo, hidratação da pele com maceração, oclusão e temperatura elevada.

Ocasionalmente, uma erupção cutânea secundária, denominada dermatofítide ou reação "ide", manifesta-se em indivíduos sensibilizados e é atribuída a antígenos circulantes do fungo derivados da infecção primária. A erupção é caracterizada por pápulas agrupadas (Figura 686.2) e vesículas e, ocasionalmente, por pústulas estéreis. As lesões urticariformes simétricas e uma erupção maculopapular mais generalizada também podem ocorrer. As reações "ide" estão associadas frequentemente à *tinea pedis*, mas também ocorrem na *tinea capitis*.

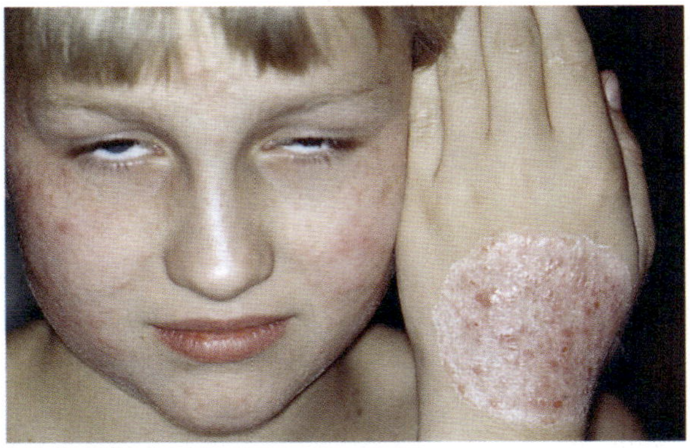

Figura 686.2 **Reação ide.** Erupção papular da face associada à *tinea* grave da mão.

Tinea capitis

Manifestações clínicas

Tinea capitis é uma infecção por dermatófitos que afeta o couro cabeludo, com frequência causada por *Trichophyton tonsurans*, ocasionalmente por *Microsporum canis* e, menos comumente, por outras espécies de *Microsporum* e *Trichophyton*. É particularmente comum em crianças negras com idade entre 4 e 14 anos. Em infecções por *Microsporum* e algumas infecções por *Trichophyton*, os esporos são distribuídos em um tipo de bainha ao redor da haste do cabelo (padrão **ectotrix**), enquanto *T. tonsurans* produz uma infecção dentro da haste do cabelo (padrão endotrix). As infecções **endotrix** podem continuar depois da fase anágena de crescimento do cabelo até a fase telógena e são mais crônicas do que as infecções tipo ectotrix, que persistem apenas durante a fase anágena. *T. tonsurans* é uma espécie antropofílica adquirida mais frequentemente pelo contato com cabelos infectados e células epiteliais que estão em algumas superfícies, como cadeiras de teatro, chapéus e pentes. Os esporos de dermatófitos também podem ser transportados pelo ar no ambiente próximo e altas taxas de transmissão foram demonstradas em colegas de escola não infectados e membros da família. *M. canis* é uma espécie zoofílica que é adquirida de gatos e cachorros.

A apresentação clínica da *tinea capitis* varia com o organismo infectante. As infecções endotrix, como aquelas causadas por *T. tonsurans*, criam um padrão conhecido como "micose de pontos pretos", caracterizado inicialmente por inúmeras placas pequenas circulares de alopecia nas quais os cabelos são interrompidos próximo ao folículo piloso (Figura 686.3). Outra variante clínica manifesta-se como descamação difusa, com mínima perda secundária de cabelo. Assemelha-se fortemente a dermatite seborreica, psoríase ou dermatite atópica (Figura 686.4). *T. tonsurans* também pode produzir uma alopecia crônica e mais difusa. A linfadenopatia é comum (Figura 686.5). Uma resposta inflamatória grave produz massas granulomatosas elevadas, infiltradas (***kerion* ou quérion**), que são frequentemente recobertas de pústulas (Figura 686.6*A*). Febre, dor e adenopatia regional são comuns, podendo resultar em cicatriz e alopecia permanentes (ver Figura 686.6*B*). O organismo zoofílico *M. canis* ou o organismo geofílico *Microsporum gypseum* também podem causar a formação de quérion. O padrão produzido por *Microsporum audouinii*, a causa mais comum de *tinea capitis* nos anos 1940 e 1950, é caracterizado inicialmente por uma pequena pápula na base de um folículo capilar. A infecção dissemina-se perifericamente,

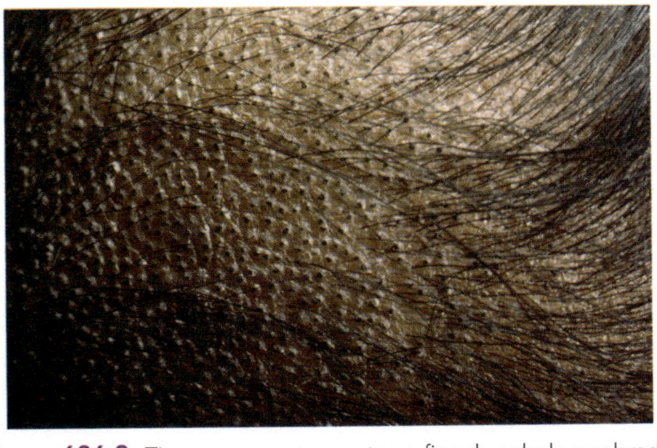

Figura 686.3 *Tinea* com pontos pretos e fios de cabelo quebrados no couro cabeludo.

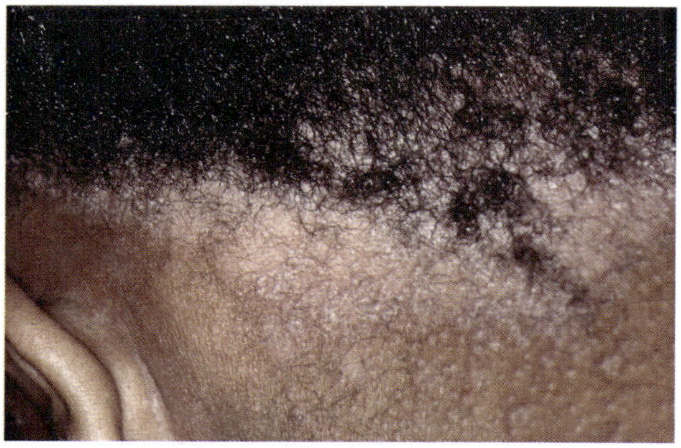

Figura 686.4 *Tinea capitis* mimetizando a dermatite seborreica.

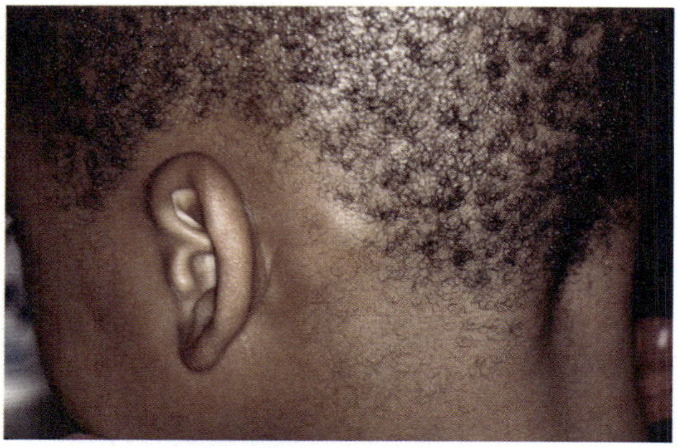

Figura 686.5 Linfadenopatia associada à *tinea capitis*.

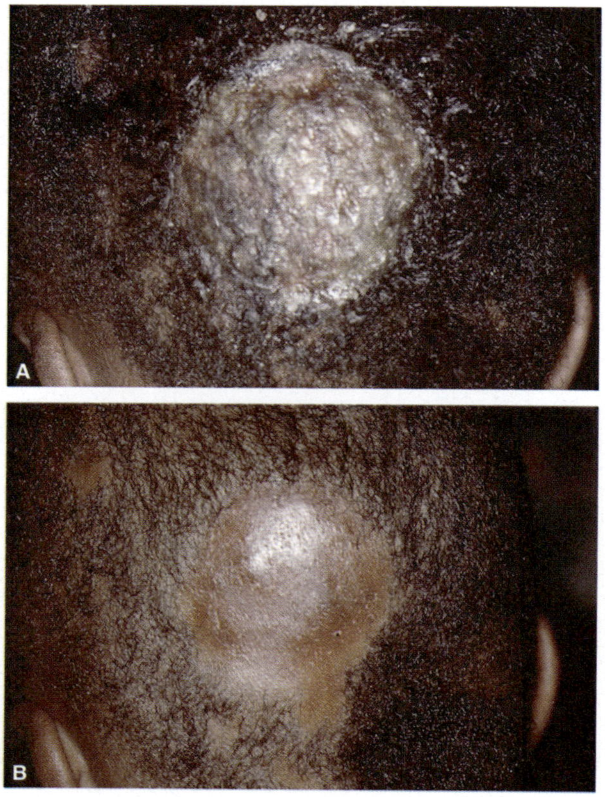

Figura 686.6 **A.** Quérion. Massa granulomatosa infiltrada do couro cabeludo. **B.** Cicatrização após o quérion.

formando uma placa circular eritematosa e descamativa **(tínea)** dentro da qual os cabelos infectados tornam-se frágeis e quebradiços. Diversas placas confluentes da alopecia se desenvolvem e os pacientes podem se queixar de prurido intenso. A infecção por *M. audouinii* não é mais comum nos EUA. O **favo (tínea fávica)** é uma forma crônica de *tinea capitis* que é rara nos EUA e é causado pelo fungo *Trichophyton schoenleinii*. Começa na forma de pápulas vermelho-amareladas na abertura dos folículos pilosos, essas pápulas se expandem e se unem para formar placas crostosas, amareladas e em forma de copo, que fluorescem em verde opaco com a lâmpada de Wood.

Diagnóstico diferencial

A *tinea capitis* pode ser confundida com dermatite seborreica, psoríase, alopecia areata, tricotilomania e certos distúrbios distróficos do cabelo. Quando a inflamação é pronunciada, como no quérion, a infecção bacteriana primária ou secundária também deve ser considerada. Em adolescentes, o padrão de alopecia irregular do tipo roído de traça associado à sífilis secundária pode lembrar a *tinea capitis*. Se a cicatrização ocorrer, o lúpus eritematoso discoide e o líquen plano pilar também devem ser considerados no diagnóstico diferencial.

Os procedimentos diagnósticos importantes para as diversas doenças causadas por dermatófitos incluem o exame de fios de cabelo infectados com uma lâmpada de Wood, o exame microscópico de preparações de KOH de material infectado e a identificação do agente etiológico pela cultura. Os fios infectados com espécies comuns de *Microsporum* fluorescem em verde-azulado brilhante. A maioria dos fios infectados por *Trichophyton* não fluoresce.

O exame microscópico de uma preparação de KOH de cabelo infectado da margem ativa da lesão revela pequenos esporos em torno da haste do cabelo em infecções por *Microsporum* e cadeias de esporos dentro da haste capilar em infecções por *T. tonsurans*. Os elementos fúngicos geralmente não são vistos nas escamas. Um diagnóstico etiológico específico de *tinea capitis* pode ser obtido semeando-se fios de cabelo quebradiços infectados em meio Sabouraud com reagentes que inibem o crescimento de outros organismos. A identificação pode levar 2 semanas ou mais.

Tratamento

A administração oral de griseofulvina na formulação microcristalina (20 a 25 mg/kg/dia com uma dose diária máxima de 1.000 mg ou 10 a 15 mg/kg/dia, com uma dose diária máxima de 750 mg, se a formulação em tamanho ultramicro for utilizada) é o tratamento recomendado para todas as formas de *tinea capitis*. A absorção de griseofulvina é aumentada pela ingestão de uma refeição rica em gordura e deve ser recomendada para o paciente. Um mínimo de 8 semanas de tratamento é normalmente exigido, embora cursos mais longos sejam por vezes necessários. A repetição das culturas fúngicas pode ajudar a guiar a duração da terapia. O tratamento por 1 mês após o resultado de cultura negativa minimiza o risco de recidiva. Reações adversas à griseofulvina são raras, mas incluem náuseas, vômito, cefaleia, discrasias sanguíneas, fototoxicidade e hepatotoxicidade. A terbinafina também é eficaz em uma dosagem de 3 a 6 mg/kg/24 h por 4 a 6 semanas ou possivelmente na pulsoterapia, embora tenha atividade limitada contra *M. canis*. A formulação de terbinafina em grânulos orais é aprovada pela Food and Drug Administration (FDA) para *tinea capitis* em crianças com idade igual ou superior a 4 anos. O itraconazol oral é útil em casos de resistência, intolerância ou alergia à griseofulvina. O itraconazol é administrado por 4 a 6 semanas em uma dosagem de 3 a 5 mg/kg/24 h com alimentos. As cápsulas são preferíveis ao xarope, que pode causar diarreia. O itraconazol não é aprovado pela FDA para o tratamento de infecções por dermatófitos na população pediátrica. A terapia tópica isolada é ineficaz, mas pode ser um importante adjuvante, pois pode reduzir a liberação de esporos e deve ser recomendada em todos os pacientes. A colonização assintomática por dermatófitos em membros da família é comum. Visto que uma em três famílias tem pelo menos um membro que é portador, o tratamento tanto do paciente e dos potenciais portadores com um xampu esporocida pode acelerar a resolução clínica. A lavagem vigorosa com xampu contendo sulfeto de selênio a 2,5%, zinco piritiona ou xampu de cetoconazol é útil. Não é necessário raspar o couro cabeludo.

Tinea corporis

Manifestações clínicas

A *tinea corporis*, definida como infecção da pele glabra, excluindo as palmas das mãos, plantas dos pés e região inguinal, pode ser causada pela maioria das espécies de dermatófitos, embora *T. rubrum* e *Trichophyton mentagrophytes* sejam os agentes etiológicos prevalentes. Em crianças, infecções com *M. canis* também são comuns. *Tinea corporis* pode ser adquirida pelo contato direto com pessoas infectadas ou por contato com escamas infectadas ou fios de cabelo depositados nas superfícies ambientais. As infecções por *M. canis* geralmente são adquiridas de animais de estimação infectados.

A lesão clínica mais característica começa como uma pápula ou placa descamativa, seca, ligeiramente eritematosa e elevada, que se espalha centrifugamente e é centralmente eliminada para formar a lesão anular característica responsável pela denominação *tinea* (Figura 686.7). Por vezes, as placas com bordas em expansão podem se espalhar em grandes áreas. As pústulas agrupadas são outra variante. A maioria das lesões se resolve espontaneamente dentro de várias semanas, mas algumas se tornam crônicas. O clareamento central nem sempre ocorre (Figura 686.8) e as diferenças na resposta do hospedeiro podem resultar em ampla variabilidade nos aspectos clínicos; por exemplo, as lesões granulomatosas denominadas **granuloma de Majocchi**, ocasionadas pela penetração de organismos ao longo do folículo piloso até o nível da derme, produzem foliculite e perifoliculite fúngica (Figura 686.9) e as lesões do tipo quérion são referidas como tínea profunda. O granuloma de Majocchi é mais comum após tratamento inadequado com corticosteroides tópicos, principalmente os da classe superpotente.

Diagnóstico diferencial

Muitas lesões cutâneas, tanto infecciosas quanto não infecciosas, devem ser diferenciadas das lesões presentes na *tinea corporis*. Aquelas mais frequentemente confundidas são granuloma anular, eczema numular, pitiríase rósea, psoríase, dermatite seborreica, eritema crônico migratório e pitiríase versicolor. O exame microscópico com preparações a fresco contendo KOH e as culturas devem ser sempre realizados quando a infecção fúngica for considerada. A *tinea corporis* geralmente não fluoresce com a lâmpada de Wood.

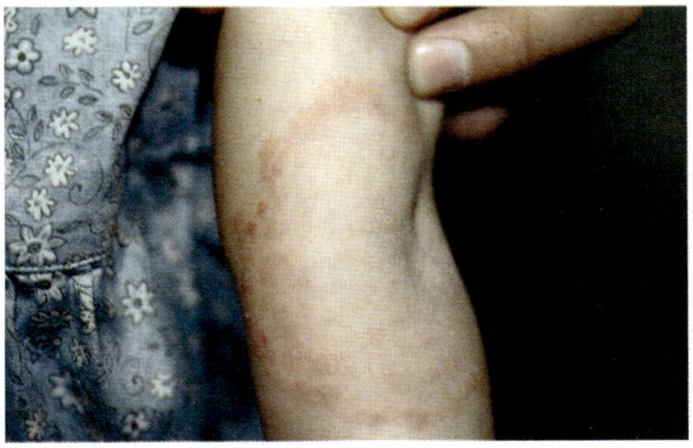

Figura 686.7 Placa anular de *tinea corporis* com cura central.

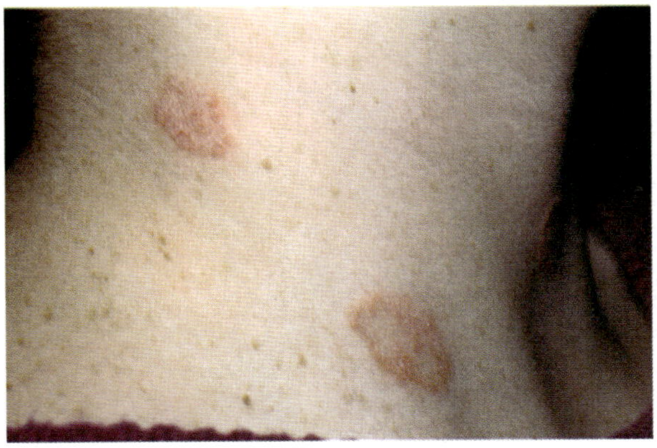

Figura 686.8 Resolução central mínima na *tinea corporis*.

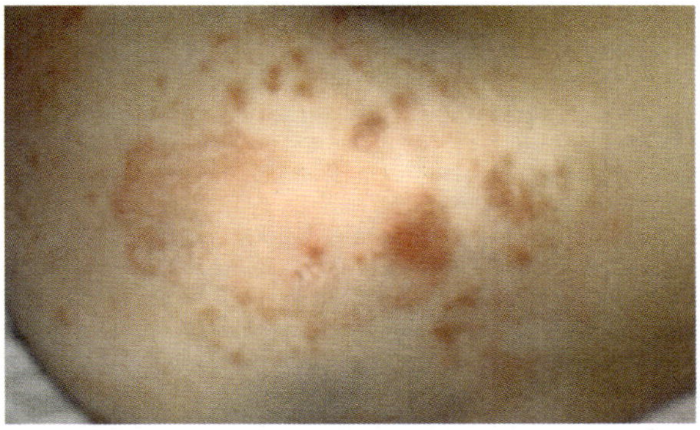

Figura 686.9 Pápula folicular e pústula no granuloma de Majocchi após o uso de um esteroide tópico superpotente.

Tratamento

A *tinea corporis* geralmente responde ao tratamento com um dos agentes antifúngicos tópicos (p. ex., imidazólicos, terbinafina, butenafina, naftifina), 2 vezes/dia durante 2 a 4 semanas. Na doença grave ou extensa, que são incomuns, um período de tratamento com griseofulvina microcristalina oral pode ser necessário por 4 semanas. A terbinafina por 2 semanas também pode ser empregada. O itraconazol tem produzido excelentes resultados em muitos casos com um curso de 1 a 2 semanas de terapia oral. A combinação de preparações tópicas de corticosteroides/antifúngicos não deve ser empregada, visto que pode resultar em piora ou persistência da infecção.

Tinea cruris

Manifestações clínicas

A *tinea cruris* ou infecção da região inguinal ocorre com mais frequência em adolescentes do sexo masculino e é geralmente causada pelas espécies antropofílicas *Epidermophyton floccosum* ou *T. rubrum*, mas ocasionalmente pela espécie zoofílica *T. mentagrophytes*.

A lesão clínica inicial é uma placa pequena, elevada, descamativa e eritematosa na região interna da coxa. Essa lesão dissemina-se perifericamente, desenvolvendo muitas vezes numerosas vesículas pequenas na margem em expansão. Eventualmente forma placas bilaterais, irregulares, bem delimitadas com centros descamativos hiperpigmentados. Em alguns casos, particularmente em infecções por *T. mentagrophytes*, a reação inflamatória é mais intensa e a infecção pode se disseminar além da região crural. O escroto e os lábios vaginais geralmente não estão envolvidos na infecção, o que é um dado importante na diferenciação com candidíase. O prurido pode ser grave inicialmente, mas diminui à medida que a reação inflamatória diminui. A superinfecção bacteriana pode alterar o aspecto clínico e o eritrasma ou a candidíase podem coexistir. A *tinea cruris* é prevalente em pessoas obesas e em pessoas que transpiram excessivamente e usam roupas apertadas. É uma boa ideia examinar os pés do paciente, que podem ser uma fonte de *tinea cruris*.

Diagnóstico diferencial

O diagnóstico de *tinea cruris* é confirmado pela cultura e pela demonstração de hifas septadas em preparação de KOH obtidas de raspados da epiderme. A doença deve ser diferenciada de intertrigo, dermatite de contato alérgica, candidíase e eritrasma. A superinfecção bacteriana deve ser excluída quando houver uma reação inflamatória grave.

Tratamento

Os pacientes devem ser aconselhados a usar roupas íntimas de algodão folgadas. O tratamento tópico com imidazólicos, 2 vezes/dia durante 3 a 4 semanas, é recomendado para a infecção grave, principalmente porque esses agentes são eficazes em infecções mistas por *Candida* e dermatófitos. Os tratamentos orais, como mencionado anteriormente, também podem ser utilizados.

Tinea pedis

Manifestações clínicas

A *tinea pedis* (pé de atleta), uma infecção dos espaços interdigitais e plantas dos pés, é incomum em crianças pequenas, mas ocorre com alguma frequência em pré-adolescentes e adolescentes do sexo masculino. Os agentes etiológicos comuns são *T. rubrum*, *T. mentagrophytes* e *E. floccosum*.

Mais comumente, os espaços interdigitais dos pés (3º ao 4º e 4º ao 5º espaço interdigital) e a fenda subdigital são fissurados, com maceração e descamação da pele circundante (Figura 686.10). Sensibilidade grave, prurido e odor fétido persistente são característicos. Essas lesões podem se tornar crônicas. Esse tipo de infecção pode envolver a proliferação exacerbada da flora bacteriana, incluindo *Kytococcus sedentarius*, *Brevibacterium epidermidis* e organismos gram-negativos. Menos comumente, uma hiperqueratose difusa crônica da sola dos pés ocorre apenas com eritema leve (Figura 686.11). Em muitos casos, os dois pés e uma das mão são acometidos. Esse tipo de infecção é mais refratário ao tratamento e tende a recorrer. Pode ocorrer uma reação inflamatória vesicular com a infecção por *T. mentagrophytes*. Esse tipo é mais comum em crianças pequenas. As lesões acometem qualquer área do pé, incluindo a superfície dorsal, e geralmente são circunscritas. As pápulas iniciais progridem para vesículas e bolhas que podem se tornar pustulosas (Figura 686.12). Diversos fatores, tais como calçados muito fechados e tempo quente e úmido, predispõem à infecção. A *tinea pedis* pode ser transmitida em chuveiros e áreas de piscina.

Diagnóstico diferencial

A *tinea pedis* deve ser diferenciada da simples maceração e descamação dos espaços interdigitais, que é comum em crianças. A infecção com *Candida albicans* e várias bactérias (eritrasma) pode causar confusão ou pode coexistir com a *tinea pedis* primária. Dermatite de contato, dermatite vesicular do pé, dermatite atópica e dermatite plantar juvenil também simulam a *tinea pedis*. Hifas podem ser observadas em exame microscópico com uma preparação de KOH ou na cultura.

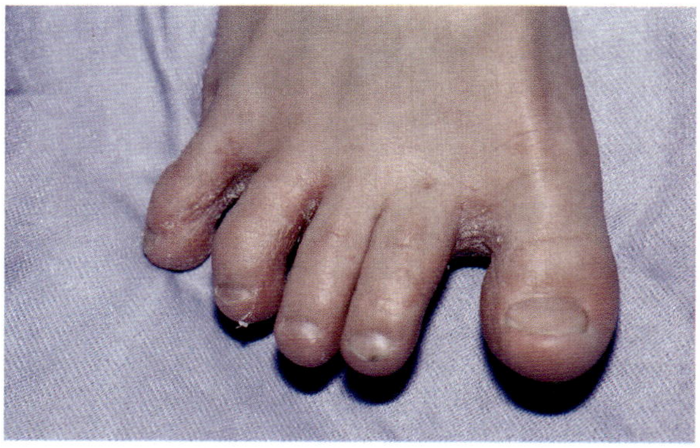

Figura 686.10 *Tinea pedis* interdigital.

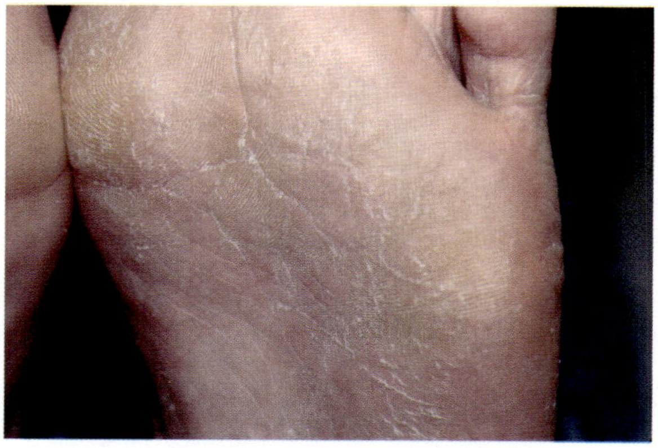

Figura 686.11 *Tinea pedis* difusa e discretamente eritematosa.

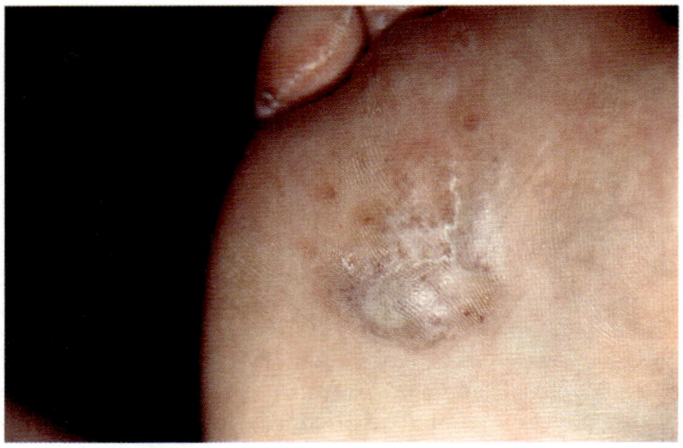

Figura 686.12 *Tinea pedis* vesicobolhosa.

Tratamento

O tratamento de infecções leves inclui medidas simples, como evitar o uso de calçados muito fechados, secagem cuidadosa entre os dedos dos pés após o banho e a utilização de um talco antifúngico absorvente, como o undecilenato de zinco. O tratamento tópico com um imidazólico é curativo na maioria dos casos. Cada um desses agentes também é eficaz na candidíase. Várias semanas de terapia podem ser necessárias e as infecções crônicas de baixo grau, particularmente aquelas causadas por *T. rubrum*, podem ser refratárias. Em casos refratários, a terapia com griseofulvina oral pode ser eficaz para a cura, mas recidivas são comuns.

Tinea unguium (ungueal)

Manifestações clínicas

A *tinea unguium* (onicomicose) é uma infecção da placa ungueal por dermatófitos. Ocorre com mais frequência em pacientes com *tinea pedis*, mas pode ocorrer como uma infecção primária. Pode ser causada por vários dermatófitos, dos quais *T. rubrum* e *T. mentagrophytes* são os mais comuns.

A forma superficial mais comum de *tinea unguium* (p. ex., onicomicose branca superficial) é causada por *T. mentagrophytes*. Manifesta-se como mancha branca irregular, única ou múltiplas, na superfície da unha não associada à paroniquia ou à infecção profunda. *T. rubrum* geralmente causa uma infecção subungueal mais invasiva, que é iniciada nas margens distais laterais da unha e é frequentemente precedida por paroniquia leve. As camadas médias e ventrais da placa ungueal, e menos comumente o leito ungueal, são os locais de infecção. A unha inicialmente desenvolve uma coloração amarelada e lentamente torna-se espessa, quebradiça e descolada do leito ungueal (Figura 686.13). Na infecção avançada, a unha adquire cor marrom-escura a negra e pode rachar ou quebrar.

Diagnóstico diferencial

A *tinea unguium* deve ser diferenciada de vários distúrbios distróficos que envolvem a unha. As alterações resultantes de traumatismo, psoríase, líquen plano, eczema e traquioniquia podem ser confundidas com a *tinea unguium*. As unhas infectadas por *C. albicans* apresentam diversos aspectos diferenciais; mais evidentemente, um edema pronunciado

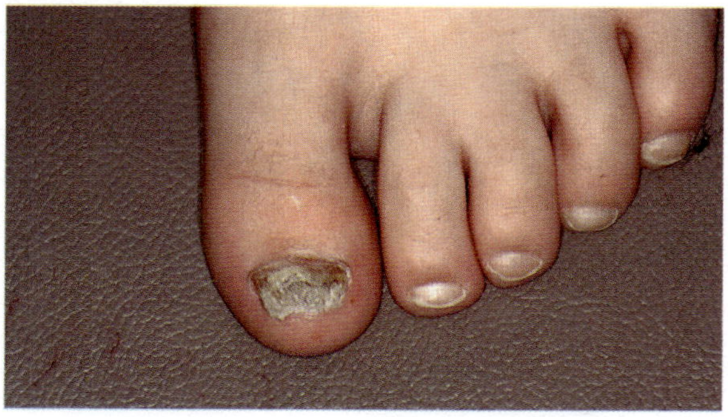

Figura 686.13 Unha ceratótica na onicomicose.

causado pela paroniquia. Raspados finos coletados a partir da unha infectada, de preferência nas áreas mais profundas, devem ser examinados microscopicamente com KOH e cultivados. Exames repetitivos podem ser necessários para demonstrar o fungo. A avaliação histológica das unhas cortadas a partir de colorações especiais para dermatófitos pode ter valor diagnóstico.

Tratamento

Antifúngicos sistêmicos são mais eficazes no tratamento de onicomicose do que os antifúngicos tópicos. A meia-vida longa do itraconazol na unha levou a ensaios promissores de pequenos períodos de terapia intermitente (dobrar a dose normal por 1 semana a cada mês por 3 a 4 meses). A terbinafina oral também é empregada para o tratamento de onicomicose. A terbinafina administrada 1 vez/dia durante 12 semanas é mais eficaz do que a pulsoterapia com o itraconazol. O tratamento pulsado com terbinafina também é utilizado em adultos e é considerado eficaz. Os antifúngicos tópicos podem ser um tratamento aceitável na doença leve sem comprometimento da matriz ungueal. Vários agentes tópicos foram aprovados pela FDA para o tratamento de onicomicose em adultos, incluindo ciclopirox, efinaconazol e tavaborol. Ensaios clínicos pequenos demonstraram eficácia de ciclopirox em crianças. A segurança e a eficácia de efinaconazol e tavaborol ainda não foram estabelecidas em crianças.

Tinea nigra palmar

A *tinea nigra* palmar é uma infecção fúngica superficial rara, mas típica, que ocorre principalmente em crianças e adolescentes. É causada pelo fungo dimórfico *Phaeoannellomyces werneckii*, que confere uma cor cinza-escura ao local afetado. A lesão característica é uma mácula hiperpigmentada bem definida na palma da mão. A descamação e o eritema são raros e as lesões são assintomáticas. A *tinea nigra* é muitas vezes confundida com o nevo juncional, melanoma ou coloração da pele por contactantes. O tratamento é realizado com antifúngicos imidazólicos. *Agentes queratolíticos, como o ácido salicílico, 1 a 2 vezes/dia* também podem ser usados.

INFECÇÕES POR *CANDIDA* (CANDIDOSE, CANDIDÍASE E MONILÍASE)

Ver Capítulo 261.

As leveduras dimórficas do gênero *Candida* são ubíquas no ambiente, mas *C. albicans* é geralmente o agente da candidíase em crianças. Essa levedura não faz parte da microbiota normal da pele, mas é um organismo frequentemente transitório na pele e pode colonizar o trato digestório e a vagina em humanos, como um organismo saprófita. Certas condições ambientais, notavelmente temperatura elevada e umidade, estão associadas a uma frequência aumentada de isolamento de *C. albicans* da pele. Muitas espécies de bactérias inibem o crescimento de *C. albicans* e a alteração da microbiota normal pelo uso de antibióticos pode promover a proliferação excessiva da levedura.

A candidíase mucocutânea crônica está associada a um grupo variado de imunodeficiências primárias (Tabela 686.1). Caracteriza-se por infecções crônicas ou recorrentes causadas pelo fungo *Candida* em cavidade oral, esôfago, genitália, unhas e pele. A candidíase mucocutânea crônica também pode ser encontrada como uma infecção adquirida em pacientes com infecção pelo HIV e durante tratamentos com imunossupressores.

Tabela 686.1 Imunodeficiências primárias subjacentes às infecções fúngicas.

DOENÇA	INFECÇÕES ASSOCIADAS	FENÓTIPO IMUNOLÓGICO	GENE, TRANSMISSÃO
CMC			
SCID	Bactérias, vírus, fungos, micobactérias	Sem células T, com ou sem linfopenia de células B e/ou NK	> 30 genes: *IL2RG*, ligado ao X; *JAK3*, autossômica recessiva; *RAG1*, autossômica recessiva; *RAG2*, autossômica recessiva; *ARTEMIS*, autossômica recessiva; *ADA*, autossômica recessiva; *CD3*, autossômica recessiva etc.
CID			
Deficiência de CD25	Vírus e bactérias	Defeito em células T	*IL2RA*, autossômica recessiva
Deficiência de NEMO ou iκBγ	Bactérias piogênicas, micobactérias, vírus		*NEMO* ou *IKGB* ligado ao X
Mutação GOF de IκBα			*IKBA*, autossômica dominante
Deficiência de DOCK8	Vírus, bactérias e fungos		*DOCK8*, autossômica recessiva
Deficiência de TCR-α	Vírus e bactérias		*TCRA*, autossômica recessiva
Deficiência de CRACM1	Vírus, micobactérias, bactérias e fungos		*CRACM1*, autossômica recessiva
Deficiência de MST1/STK4	Vírus e bactérias		*MST1/STK4*, autossômica recessiva
Deficiência em MHC de classe II	Vírus, bactérias e fungos		*CIITA*, *RFXANK*, *RFXC*, *RFXAP*, todos são autossômicos recessivos
Linfopenia idiopática de CD4	*Pneumocystis*, *Cryptococcus*, vírus	Células T CD4 < 300 células/mm^3	*UNC119*, autossômica dominante, *MAGT1* ligado ao X, *RAG1*, autossômica recessiva
CMC SINDRÔMICA			
Deficiências de interleucina-12Rβ1 e interleucina-12p40	Micobactérias, *Salmonella*	Déficit de células T produtoras de interleucina-17	*IL12RB1*, autossômica recessiva, *IL12B*, autossômica recessiva
Deficiência de STAT3 (HIES-autossômica dominante)	*Staphylococcus aureus*, *Aspergillus*	Hiperimunoglobulina E, déficit de células T produtoras de interleucina-17	*STAT3*, autossômica dominante
APECED/APS-1	Não	Autoanticorpos neutralizantes anti-interleucina-17A, anti-interleucina-17F e/ou anti-interleucina-22	*AIRE*, autossômica recessiva
Deficiência de CARD9	Dermatófitos, *Candida*, abscesso cerebral	Déficit de células T produtoras de interleucina-17	*CARD9*, autossômica recessiva

(continua)

Tabela 686.1 Imunodeficiências primárias subjacentes às infecções fúngicas. *(continuação)*

DOENÇA	INFECÇÕES ASSOCIADAS	FENÓTIPO IMUNOLÓGICO	GENE, TRANSMISSÃO
CMCD			
Deficiência completa de interleucina-17RA	*S. aureus*	Ausência de resposta por interleucina-17	*IL17RA*, autossômica recessiva
Deficiência parcial de interleucina-17F	*S. aureus*	Função deficiente de interleucina-17F, interleucina-17A/F	*IL17F*, autossômica dominante
Mutações GOF de STAT1	Bactérias, vírus, fungos, micobactérias	Baixo número de células T produtoras de interleucina-17	*STAT1*, autossômica dominante

CMC, candidíase mucocutânea crônica; SCID, do inglês, *severe combined immunodeficiency*, imunodeficiência combinada grave; NK, *natural killers* ou matadores naturais; CID, do inglês, *combined immunodeficiency*, imunodeficiência combinada; NEMO, do inglês, *nuclear factor κB essential modulator*, modulador essencial do fator nuclear κB; iκBγ, inibidor do fator nuclear de cadeia leve kappa, potencializador do gene em células B, gama; IκBα, inibidor do fator nuclear de cadeia leve kappa, potencializador do gene em células B, alfa; GOF, do inglês, *gain of function*, ganho de função; DOCK8, dedicador de citocinese 8; TCR, do inglês, *T-cell receptor*, receptor de célula T; CRACM1, do inglês, *calcium release-activated calcium modulator 1*, modulador de cálcio ativado por liberação de cálcio 1; MST1, do inglês, *macrophage stimulating 1*, estimulador de macrófago 1; STK4, do inglês, *serine/threonine protein kinase*, proteína serino/treoninoquinase 4; MHC, do inglês, *major histocompatibility complex*, complexo de histocompatibilidade principal; STAT, do inglês, *signal transducer and activator of transcription*, transdutor de sinal e ativador de transcrição; HIES, do inglês, *hyperimmunoglobulin E syndrome*, síndrome de hiperimunoglobulina E; APECED, do inglês, *autoimmune polyendocrinopathy-candidiasis-ectodermal dystrophy*, distrofia ectodérmica-candidíase-poliendocrinopatia autoimune; APS-1, do inglês, *autoimmune polyendocrinopathy syndrome type 1*, síndrome da poliendocrinopatia autoimune tipo 1; AIRE, do inglês, *autoimmune regulator*, regulador autoimune; CARD9, do inglês, *caspase recruitment domain-containing protein 9*, proteína contendo o domínio de recrutamento da caspase 9; CMCD, do inglês, *chronic mucocutaneous candidiasis disease*, doença da candidíase mucocutânea crônica. De Lanternier F, Cypowyj S, Picard, C *et al.*: Primary immunodeficiencies underlying fungal infections. *Curr Opin Pediatr* 25:736-747, 2013.

Candidíase oral ("sapinho")

Ver Capítulo 261.

Candidíase vaginal

Ver Capítulos 146 e 261.

C. albicans é um fungo residente da microbiota vaginal em 5 a 10% das mulheres e a candidíase vaginal é frequente em adolescentes do sexo feminino. Vários fatores podem predispor a infecção, incluindo a terapia com antibióticos, corticosteroides, diabetes melito, gravidez e uso de contraceptivos orais. A infecção manifesta-se como placas brancas caseosas na mucosa vaginal eritematosa, acompanhadas por uma secreção espessa branco-amarelada. A doença pode ser relativamente leve ou pode produzir inflamação acentuada e descamação dos órgãos genitais externos e pele circundante com progressão para vesiculação e ulceração. As pacientes frequentemente se queixam de prurido intenso e ardência na área vaginal. Antes de iniciado o tratamento, o diagnóstico deve ser confirmado por exame microscópico e/ou cultura. A infecção pode ser erradicada pela inserção de nistatina ou comprimidos vaginais, supositórios, cremes ou banhos de espuma contendo imidazólicos. Se esses produtos forem ineficazes, a adição de uma dose de fluconazol sistêmico (150 mg) será efetiva.

Candidíase cutânea congênita

Ver Capítulo 261.

Dermatite das fraldas relacionada à candidíase

A dermatite das fraldas causada por *Candida* é um problema onipresente em crianças e, embora relativamente benigna, é muitas vezes frustrante por causa de sua tendência à recidiva. Crianças predispostas geralmente possuem *C. albicans* em seus tratos intestinais e a pele quente, úmida e ocluída na área da fralda proporciona um ambiente ideal para o seu crescimento. A dermatite de contato, seborreica, atópica ou irritativa primária geralmente fornece uma porta de entrada para a levedura.

A principal manifestação clínica consiste em uma placa confluente, intensamente eritematosa, com margem recortada e borda bem demarcada, que foi formada pela confluência de várias pápulas e pústulas vesiculares. As pústulas satélites na pele contígua são típicas das formas localizadas da candidíase. Pele perianal, pregas inguinais, períneo e abdome inferior geralmente são acometidos (Figura 686.14). Em indivíduos do sexo masculino, toda a bolsa escrotal e o pênis podem estar envolvidos, com uma balanite erosiva da pele na região perimeatal. No sexo feminino, as lesões podem ser encontradas na mucosa vaginal e nos lábios genitais. Em algumas crianças, o processo é generalizado, com lesões eritematosas distantes da área das fraldas. Em alguns casos, o processo generalizado pode representar uma reação ide (hipersensibilidade) aos fungos.

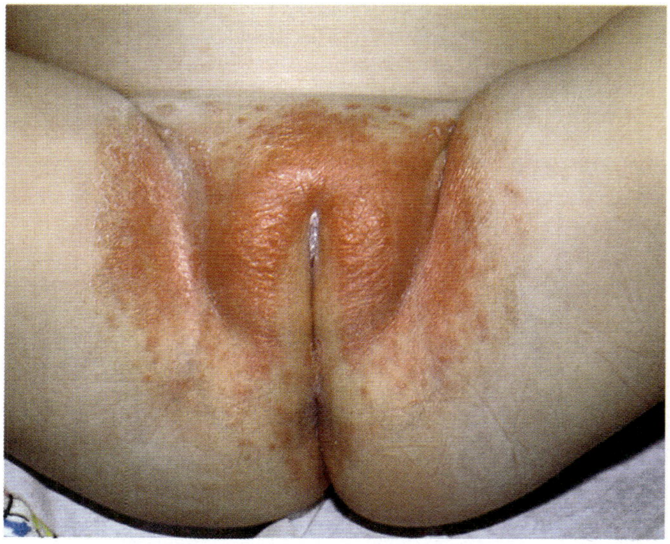

Figura 686.14 Placa eritematosa confluente causada por candidíase.

O diagnóstico diferencial da dermatite das fraldas relacionada à candidíase inclui outras erupções na área da fralda que podem coexistir com a infecção causada por *Candida*. Por esse motivo, é importante estabelecer o diagnóstico por meio da preparação de KOH ou cultura.

O tratamento consiste em aplicações de um creme imidazólico 2 vezes/dia. A combinação de um corticosteroide e um agente antifúngico pode ser justificada se a inflamação for grave, mas pode mascarar a situação, se o diagnóstico não for consistentemente estabelecido. O corticosteroide não deve ser continuado por mais de alguns poucos dias. A proteção da área da fralda por uma aplicação de pasta espessa de óxido de zinco recobrindo a preparação do antifúngico pode ser útil. A pasta é mais facilmente removida com óleo mineral do que com sabonete e água. As reações ide aos fungos são gradualmente reduzidas com o tratamento bem-sucedido da dermatite causada pelas fraldas ou podem ser tratadas com uma preparação leve de corticosteroide. Quando as recidivas da candidíase por fraldas forem frequentes, pode ser útil prescrever um curso de terapia oral anticândida para diminuir a população de leveduras no trato gastrintestinal. Algumas crianças parecem ser hospedeiras receptivas de *C. albicans* e podem readquirir o organismo de um adulto colonizado.

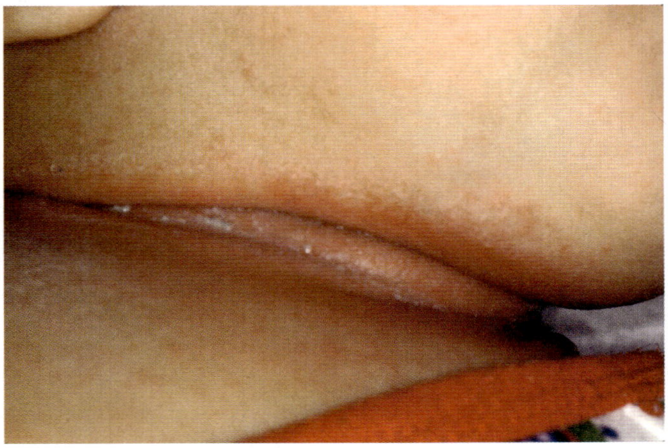

Figura 686.15 Candidíase intertriginosa do pescoço.

Candidíase intertriginosa

A candidíase intertriginosa ocorre muitas vezes nas axilas, regiões inguinal e cervical, (Figura 686.15), sob as mamas, sob as dobras de gordura abdominal, no umbigo e na fenda glútea. As lesões características são áreas grandes e confluentes de pele eritematosa, úmida, erodida e com uma borda descamativa, irregular e macerada. As lesões satélites são típicas e consistem em pequenas vesículas ou pústulas sobre uma base eritematosa. Com o tempo, as lesões intertriginosas causadas por *Candida* podem se tornar placas liquenificadas, secas e descamativas. As lesões desenvolvem-se na pele sujeita a irritação e maceração. A superinfecção com *Candida* ocorre com mais frequência em condições que levam à transpiração excessiva, principalmente em crianças obesas ou com distúrbios subjacentes, tais como diabetes melito. Uma condição similar, a candidíase interdigital, ocorre comumente em indivíduos cujas mãos são constantemente imersas em água. As fissuras ocorrem entre os dedos e apresentam centros erodidos avermelhados, com uma borda epitelial branca elevada. As lesões semelhantes entre os dedos dos pés podem ser secundárias ao uso de calçados muito fechados. O tratamento é o mesmo empregado em outras infecções por *Candida*.

Candidíase perianal

A dermatite perianal desenvolve-se em locais de irritação cutânea, como resultado de oclusão, constante umidade, má higiene, fissuras anais e prurido em consequência da infestação parasitária por nematódeos. Pode se tornar uma superinfecção por *C. albicans*, principalmente em crianças que estejam recebendo antibiótico oral ou tratamento com corticosteroides. A pele envolvida torna-se eritematosa, macerada e escoriada. Além disso, as lesões são idênticas às do intertrigo ou erupção cutânea das fraldas causadas por *Candida*. A aplicação de um agente antifúngico tópico em conjunto com uma boa higiene geralmente é eficaz. Os distúrbios subjacentes, tais como a infestação parasitária, também devem ser tratados (ver Capítulo 319).

Paroniquia e oniquia causadas por *Candida*

Ver Capítulo 683.

Granuloma causado por *Candida*

O granuloma na candidíase é uma resposta rara a uma infecção invasiva por *Candida* na pele. As lesões aparecem como placas crostosas e verrucosas, assim como projeções córneas no couro cabeludo, face e partes distais dos membros. Os pacientes acometidos podem ter defeitos únicos ou numerosos nos mecanismos imunes, e os granulomas são muitas vezes refratários à terapia tópica. Um antifúngico sistêmico contra *Candida* pode ser necessário para a atenuação ou eliminação da infecção.

A bibliografia está disponível no GEN-io.

Capítulo 687

Infecções Virais Cutâneas

Daren A. Diiorio e Stephen R. Humphrey

VERRUGA

Etiologia

Os papilomavírus humanos (HPVs) causam um espectro de doenças que varia das verrugas vulgares ao carcinoma de células escamosas da pele e membranas mucosas, incluindo a laringe (ver Capítulo 417.2). Os HPVs são classificados por gênero, espécie e sorotipo. Mais de 200 sorotipos são conhecidos e cerca de 100 tiveram os genomas totalmente sequenciados. A incidência de todos os tipos de verrugas é maior em crianças e adolescentes. O HPV é disseminado por contato direto e autoinoculação, transmissão dentro das famílias e por fômites podem ocorrer. As manifestações clínicas de infecção se desenvolvem em um ou mais meses após a inoculação e dependem do sorotipo HPV, do tamanho do inóculo, do estado imunológico do hospedeiro e da região anatômica.

Manifestações clínicas

As verrugas cutâneas se desenvolvem em 5 a 10% das crianças. As **verrugas vulgares**, causadas comumente pelo HPV de sorotipos 2 e 4, ocorrem com maior frequência nos dedos e dorso das mãos (Figura 687.1), áreas periungueais, face, joelhos e cotovelos. São pápulas bem circunscritas que apresentam superfície irregular, verrucosa e ceratótica. Quando a superfície é plana, frequentemente são observados numerosos pontos negros que representam alças capilares dérmicas trombosadas. As **verrugas periungueais** costumam ser dolorosas e podem se espalhar por baixo da lâmina ungueal, descolando-a do leito ungueal (Figura 687.2). As **verrugas plantares**, apesar de similares às verrugas vulgares, são causadas pelo HPV tipo 1 e em geral niveladas com a superfície da planta, devido à pressão constante pela sustentação do peso corporal. Quando as verrugas plantares se tornam muito ceratóticas (Figura 687.3), podem se tornar dolorosas. Lesões similares também podem ocorrer nas palmas das mãos. Essas são lesões bem demarcadas, muitas vezes circundadas por um anel caloso espesso. O material ceratótico da superfície deve ser removido ocasionalmente, antes que os limites da verruga possam ser observados. Várias verrugas contínuas (HPV sorotipo 4) podem se fundir para formar uma placa ampla, conhecida como verruga em mosaico. As **verrugas planas**, causadas pelo HPV sorotipos 3 e 10, são pápulas discretamente elevadas e minimamente ceratóticas, que em geral permanecem com diâmetro menor que 3 mm e variam quanto à cor, de rosadas a acastanhadas. Também podem ocorrer em profusão em face, braços, dorso das mãos e joelhos. A distribuição de várias lesões ao longo da linha de traumatismo cutâneo (koebnerização) é um achado diagnóstico característico útil (Figura 687.4). As lesões podem ser disseminadas na área da barba pelo ato de barbear-se, no couro cabeludo, a partir da linha de implantação do cabelo pelo ato de se pentear, e nos membros inferiores. A **epidermodisplasia verruciforme** (genes *EVER1*, *EVER2*), causada primariamente pelo HPV sorotipos 5 e 8 (betapapilomavírus, espécie 1), se manifesta como numerosas pápulas verrucosas difusas. Também pode haver envolvimento dos sorotipos 9, 12, 14, 15, 17, 25, 36, 38, 47 e 50. Considera-se que a herança seja primariamente autossômica recessiva, mas uma forma recessiva ligada ao X também foi postulada. As verrugas evoluem para **carcinoma de células escamosas** em 10% dos pacientes com epidermodisplasia verruciforme.

A infecção por **HPV genital** ocorre em adolescentes sexualmente ativos, mais comumente como resultado de infecção por HPV sorotipos 6 e 11. O **condiloma acuminado** (verrugas de membrana mucosa) são lesões úmidas, avermelhadas e papilomatosas que ocorrem em mucosa perianal (Figura 687.5) e rafe perineal, lábios, introito vaginal, no corpo do pênis e na glande peniana. Ocasionalmente, essas lesões obstruem o meato uretral ou o introito vaginal. Por estarem localizadas em áreas intertriginosas, podem se tornar úmidas e friáveis. Quando

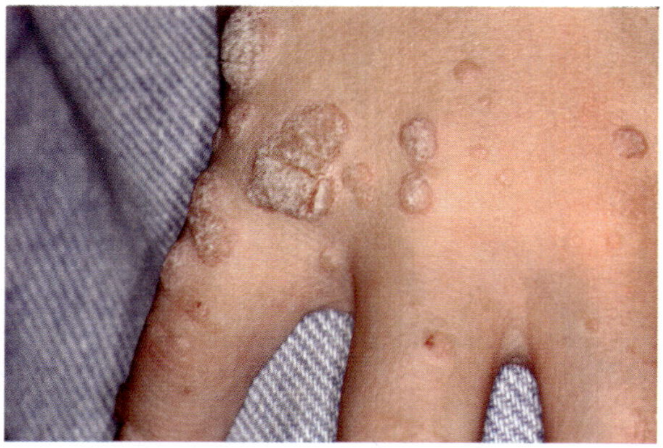

Figura 687.1 Pápulas verrucosas no dorso da mão.

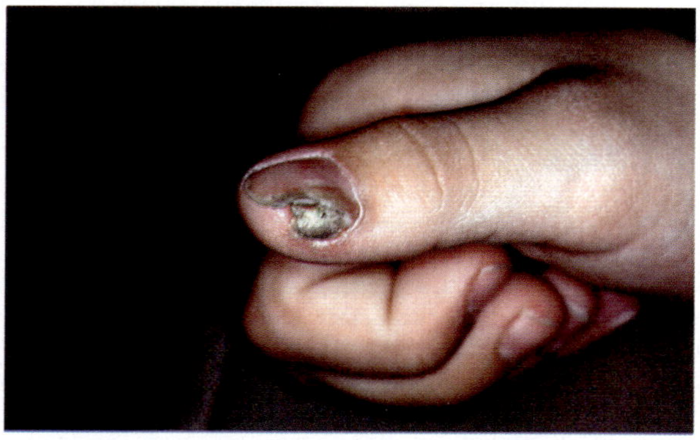

Figura 687.2 Verruga periungueal com interrupção do crescimento da unha.

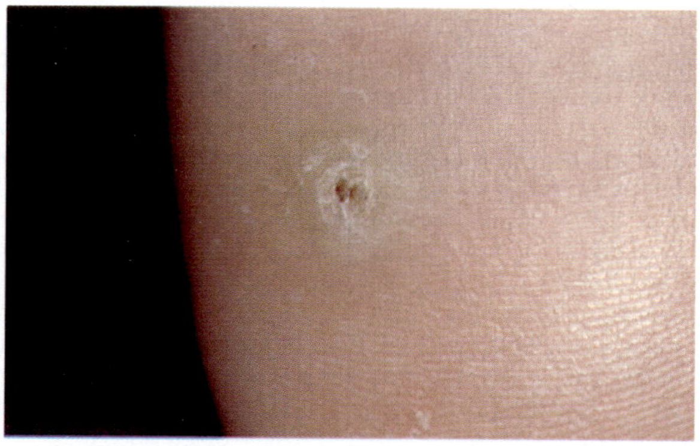

Figura 687.3 Verruga plantar hiperceratótica.

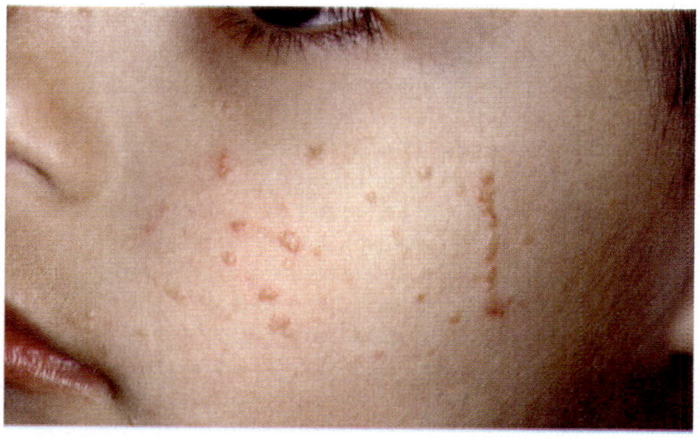

Figura 687.4 Múltiplas verrugas planas na face com lesões no local de traumatismo linear.

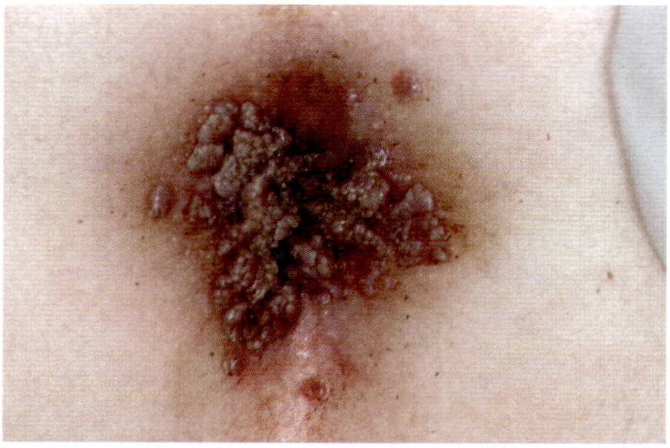

Figura 687.5 Condiloma acuminado na região perianal de um bebê em fase de engatinhar.

não tratados, os condilomas proliferam e confluem, por vezes formando grandes massas vegetantes. As lesões também podem ocorrer nos lábios, gengivas, língua e conjuntivas. As verrugas genitais podem ocorrer por inoculação ao nascimento durante a passagem pelo canal de parto infectado, como consequência de abuso sexual, ou a partir da disseminação incidental de verrugas cutâneas. Uma proporção significativa das verrugas genitais em crianças contém sorotipos de HPV que geralmente são isolados de verrugas cutâneas. A infecção cervical por HPV é um dos principais fatores de risco para o desenvolvimento de carcinoma, em particular quando é causada por HPV dos sorotipos 16, 18, 31, 33, 35, 39, 45, 52, 59, 67, 68 ou 70. A imunização contra os sorotipos 6, 11, 16 e 18 está disponível (ver Capítulo 417.2). Os papilomas laríngeos (respiratórios) contêm os mesmos sorotipos de HPV que aqueles presentes nos papilomas anogenitais. Acredita-se que a transmissão ocorra a partir de mães com uma infecção por HPV genital para neonatos que aspiram vírus durante o parto, podendo desenvolver papilomatose laríngea.

Histologia

Os vários tipos de verrugas compartilham as alterações básicas de hiperplasia das células epidérmicas e vacuolização de queratinócitos da camada espinhosa, que podem conter inclusões intranucleares basofílicas (partículas virais). As verrugas são confinadas à epiderme e não têm "raízes". Indivíduos com imunidade celular comprometida são particularmente suscetíveis à infecção por HPV. Os anticorpos ocorrem em resposta à infecção, mas parecem ter pouco efeito protetor.

Diagnóstico diferencial

As verrugas vulgares são mais frequentemente confundidas com molusco contagioso. Pode ser difícil distinguir as verrugas plantares e palmares da queratose *puntata*, calosidades e cornos cutâneos. Em contraste com os calos, as verrugas obliteram as marcas cutâneas normais. As verrugas planas juvenis mimetizam líquen plano, líquen nítido, angiofibromas, siringomas, *millium* e acne. O condiloma acuminado pode lembrar o condiloma plano da sífilis secundária.

Tratamento

Várias medidas terapêuticas são efetivas no tratamento das verrugas. Mais de 65% das verrugas desaparecem de maneira espontânea em 2 anos. As verrugas são lesões epidérmicas e produzem cicatrizes apenas quando tratadas cirurgicamente ou de maneira excessivamente agressiva. As lesões ceratóticas (verrugas vulgares, plantares e palmares) são mais responsivas à terapia quando o excesso de debris ceratóticos é cuidadosamente removido com o auxílio de bisturi, até os capilares trombosados serem evidenciados. A remoção mais profunda induz sangramento. O êxito é maior quando o tratamento é realizado com regularidade e frequência (a cada 2 a 4 semanas).

As verrugas vulgares podem ser destruídas por aplicações de nitrogênio líquido ou pulsed-dye laser. A aplicação diária de ácido salicílico em colódio ou em bastão é um método de remoção lento, porém indolor, efetivo para alguns pacientes. As verrugas plantares e palmares podem ser tratadas com adesivos contendo ácido salicílico a 40%, que devem ser aplicados por 5 dias, com um intervalo de 2 dias entre as aplicações. Após a remoção do adesivo e a imersão prolongada em água quente, os debris ceratóticos podem ser removidos com lixa ou pedra-pomes. Os condilomas respondem melhor a aplicações semanais de uma solução de podofilina a 25%. A medicação deve ser mantida nas verrugas por 4 a 6 horas e, em seguida, removida durante o banho. As verrugas queratinizadas localizadas nas proximidades dos genitais (nádegas) não respondem à podofilina. O imiquimode (creme a 5%) aplicado 3 vezes/semana é igualmente benéfico. O imiquimode não é indicado apenas para verrugas genitais, mas também tem sido usado com êxito no tratamento de verrugas em outros locais; entretanto, ele pode causar inflamação e irritação, particularmente em áreas ocluídas. Para verrugas não genitais, o imiquimode deve ser aplicado diariamente. A cimetidina, na concentração de 30 a 40 mg/kg/dia por via oral, tem sido usada em crianças com múltiplas verrugas que não respondem a outros tratamentos. A imunoterapia intralesional com candidina ou tricofitina também pode ser empregada, especialmente quando as lesões forem numerosas ou resistentes a outras terapias. A imunoterapia é realizada ambulatorialmente e múltiplos (pelo menos 3 a 4) tratamentos mensais em geral se fazem necessários. Com todos os tipos de terapia, é preciso ter cuidado para proteger a pele circundante contra a irritação. Outros tratamentos incluem a 5-fluoruracila, um agente quimioterápico, que pode ser útil, particularmente quando utilizado com oclusão e algumas vezes em combinação com o ácido salicílico.

MOLUSCO CONTAGIOSO

Etiologia

O poxvírus causador do molusco contagioso é um vírus grande que contém fita dupla de DNA, que se replica no citoplasma das células epiteliais hospedeiras. É impossível diferenciar seus três sorotipos com base em aspecto clínico, localização das lesões, idade ou sexo do paciente. O vírus de sorotipo 1 é o causador da maioria das infecções. A doença é adquirida por contato direto com um indivíduo infectado ou com fômites e é disseminada por autoinoculação. Crianças com 2 a 6 anos que aparentam bom estado e indivíduos imunocomprometidos são os mais comumente afetados. Estima-se que o período de incubação seja de 2 semanas ou mais.

Manifestações clínicas

Pápulas discretas da cor da pele, cupuliformes, de superfície lisa que variam quanto ao tamanho de 1 a 5 mm. Essas pápulas tipicamente têm umbilicação central, a partir da qual pode surgir um tampão de material esbranquiçado. As pápulas podem ocorrer em qualquer parte do corpo, porém a face, as pálpebras, o pescoço, as axilas e a parte superior dos membros inferiores são os locais prediletos (Figura 687.6). É possível encontrá-las em aglomerados na genitália e região inguinal de adolescentes, possivelmente associadas a outras doenças venéreas em indivíduos sexualmente ativos. As lesões comumente envolvem a área genital em crianças, mas na maioria dos casos não são adquiridas por transmissão sexual. Um leve eritema ou dermatite circundante podem acompanhar as pápulas (Figura 687.7). Em pacientes com AIDS, as lesões tendem a ser grandes e numerosas, em particular na face. Lesões exuberantes também podem ser encontradas em crianças com leucemia e outras imunodeficiências. Crianças com dermatite atópica são suscetíveis ao envolvimento disseminado em áreas de eczema. No local das lesões isoladas de molusco, pode-se observar uma erupção pustulosa (Figura 687.8). Não se trata de uma infecção bacteriana secundária, mas sim de uma reação imunológica ao vírus do molusco, que não deve ser tratada com antibióticos. Cicatrizes atróficas são observadas com frequência após esse tipo de reação.

Diagnóstico diferencial

O diagnóstico diferencial do molusco contagioso inclui tricoepitelioma, carcinoma basocelular, glândulas sebáceas ectópicas, siringoma, hidrocistoma, ceratoacantoma, xantogranuloma juvenil e disqueratoma verrucoso. Em indivíduos com AIDS, a criptococose pode ser clinicamente indistinguível do molusco contagioso. Em raros casos, coccidioidomicose, histoplasmose ou infecção por *Penicillium marneffei* mascaram as lesões do molusco em hospedeiros imunocomprometidos.

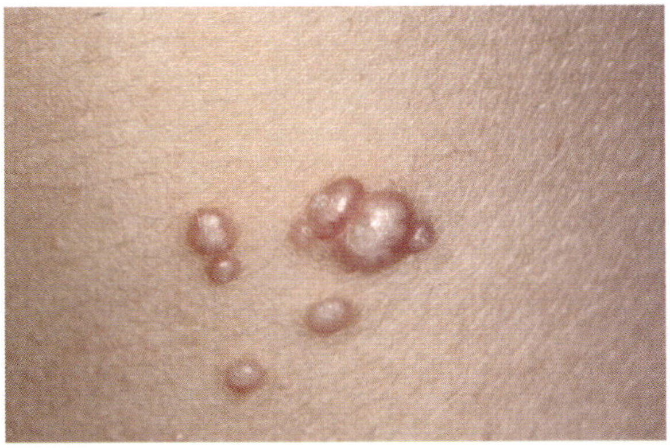

Figura 687.6 Molusco agrupado.

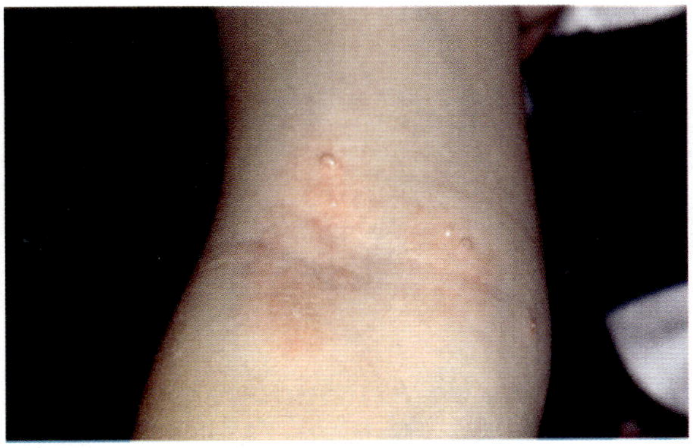

Figura 687.7 Molusco com dermatite circundante.

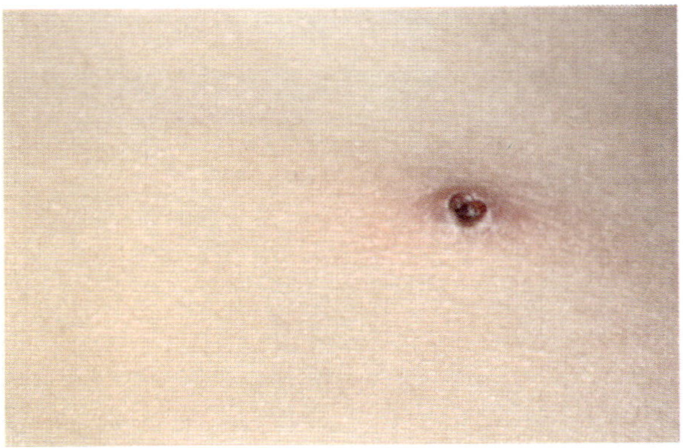

Figura 687.8 Molusco inflamado. Pápula com crosta no sítio de um molusco prévio.

Histologia

A epiderme é hiperplásica e hipertrofiada, estendendo-se para dentro da derme subjacente e se projetando acima da superfície cutânea. O tampão central de material, que é composto por células repletas de vírus, pode ser desprendido de uma lesão e ser examinado ao microscópio. A massa celular homogênea, de formato arredondado e similar a uma taça, muitas vezes lobulada, é diagnóstica. Um anticorpo específico contra o vírus do molusco contagioso é detectável na maioria dos indivíduos infectados; todavia, seu significado imunológico é incerto. A imunidade celular é considerada importante na defesa do hospedeiro.

Tratamento

O molusco contagioso é uma doença autolimitada. A duração média da crise é de 6 a 9 meses. Entretanto, as lesões podem persistir por anos, se disseminar para regiões distantes e ser transmitidas a outras pessoas.

Os pacientes afetados devem ser aconselhados a evitar banhos e toalhas compartilhadas até a infecção ser eliminada. A infecção pode ser rapidamente disseminada e produzir centenas de lesões em crianças com dermatite atópica ou imunodeficiência. *A imunoterapia com candidina ou tricofitina é o tratamento mais comumente utilizado.* Esse tratamento é repetido a cada 4 semanas, até a resolução. Se as lesões forem numericamente limitadas, dependendo da idade do paciente, podem ser tratadas individualmente à base de crioterapia com nitrogênio líquido. Em crianças menores, é possível aplicar cantaridina nas lesões e cobrir com curativos adesivos para evitar a disseminação indesejada do agente vesicante. Há formação de bolha no local de aplicação e o molusco é removido com remoção da bolha. A cantaridina não deve ser usada na face. Nos EUA, a disponibilidade da cantaridina é muito limitada ou nula. O imiquimode não demonstrou ser mais eficaz do que o placebo em estudos randomizados. O molusco é uma doença epidérmica e não deve ser tratado agressivamente, sob pena de formação de cicatriz.

A bibliografia está disponível no GEN-io.

Capítulo 688 Picadas de Artrópodes e Infestações

688.1 Picadas de Artrópodes

Daren A. Diiorio e Stephen R. Humphrey

Picadas de artrópodes são um incômodo comum em crianças e, ocasionalmente, representam um problema de diagnóstico. O paciente pode não estar ciente da fonte das lesões ou pode negar ter sofrido alguma picada, o que torna a interpretação da erupção difícil. Nesses casos, o conhecimento dos hábitos, do ciclo de vida e dos sinais clínicos das lesões dos artrópodes mais comuns nos seres humanos pode ajudar a chegar ao diagnóstico correto (Tabela 688.1).

MANIFESTAÇÕES CLÍNICAS

O tipo de reação que ocorre depois de uma picada de artrópode depende da espécie do inseto e da faixa etária e reatividade do hospedeiro humano. Os artrópodes podem causar ferimentos a um hospedeiro por meio de vários mecanismos, incluindo traumatismo mecânico, como a picada lacerante de uma mosca-tsé-tsé; invasão de tecidos do hospedeiro, como na miíase; dermatite de contato, como observado na exposição repetida a antígenos de baratas; reação granulomatosa a peças bucais retidas; transmissão de doença sistêmica; injeção de substâncias citotóxicas irritantes ou farmacologicamente ativas, como hialuronidase, proteases, peptidases e fosfolipases no veneno do ferrão; e indução de anafilaxia. A maioria das reações a picadas de artrópodes depende da formação de anticorpos a substâncias antigênicas na saliva ou no veneno. O tipo de reação é determinado, principalmente, pelo grau de exposição anterior ao artrópode da mesma espécie ou de espécies afins. Quando uma pessoa é picada pela primeira vez, nenhuma reação se desenvolve. Uma reação petequial imediata é observada ocasionalmente. Após repetidas picadas, desenvolve-se sensibilidade, e surge uma pápula pruriginosa (Figura 688.1) aproximadamente 24 horas após a picada. Essa é a reação mais comum em crianças jovens. Com a exposição prolongada e repetida, desenvolve-se uma erupção urticariforme minutos após uma picada e 24 horas mais tarde há formação de pápula, vesículas ou bolhas. Na adolescência ou na idade adulta, apenas a erupção urticariforme pode se formar, sem reação papular posterior. Um adulto que conviva, portanto, no mesmo ambiente que uma criança afetada pode não ser afetado. Em última análise, à medida que uma pessoa se torna insensível à picada, nenhuma reação ocorre. Essa fase de não reatividade mantém-se apenas pelo tempo que o indivíduo continua sofrendo picadas regularmente. Indivíduos nos quais se desenvolve urticária papular estão na fase de transição entre o desenvolvimento de uma reação papular tardia e o desenvolvimento de uma reação urticariforme imediata.

Tabela 688.1 Picadas de percevejos-de-cama *versus* outros artrópodes: principais características clínicas e epidemiológicas.*

ARTRÓPODES	CARACTERÍSTICAS CLÍNICAS NO EXAME	LOCAL	MOMENTO DO PRURIDO	CONTEXTO
Percevejos-de-cama	3 a 4 picadas em uma linha ou curva	Áreas descobertas	Manhã	Viagens
Pulgas	3 a 4 picadas em uma linha ou curva	Pernas e nádegas	Durante o dia	Proprietários de animais de estimação ou moradores de área rural
Mosquitos	Pápulas urticariformes não específicas	Potencialmente em qualquer lugar	*Anopheles* spp., à noite; *Culex* spp., à noite; *Aedes* spp., durante o dia	Distribuição mundial
Piolhos-da-cabeça	Piolhos vivos na cabeça associados a lesões de coçadura e arranhadura	Couro cabeludo, orelhas e pescoço	Qualquer	Filhos, pais ou contato com crianças
Piolhos-do-corpo	Pápulas escoriadas e hiperpigmentação; piolhos vivos nas roupas	Dorso	Qualquer	Pessoas desabrigadas, países em desenvolvimento
Ácaros *Sarcoptes scabiei* (escabiose)	Vesículas, túneis, nódulos e lesões secundárias não específicas	Espaços interdigitais, antebraços, mamas, órgãos genitais	Noite	Sexualmente transmissíveis, ambientes domésticos ou instituições
Carrapatos	Eritema migratório ou úlcera	Potencialmente em qualquer lugar	Assintomático	Proprietários de animais de estimação ou lavradores
Pyemotes X ventricosus	Sinal do cometa, mácula eritematosa linear	Sob a roupa	Qualquer momento quando em ambiente ideal	Pessoas expostas a móveis contaminados por caruncho (*Pediculoides ventricosus* é um parasito de caruncho)
Aranhas	Necrose (raro)	Face e braços	Dor imediata, sem coceira	Moradores de área rural

*É difícil diagnosticar uma picada. O diagnóstico baseia-se em um conjunto de argumentos, nenhum dos quais é específico isoladamente; é a associação de elementos que é sugestiva. Qualquer picada de artrópode pode ser totalmente assintomática. (De Bernardeschi C, Le Cleach L, Delaunay P, Chosidow O: Bed bug infestation. *BMJ* 346:f138, 2013.)

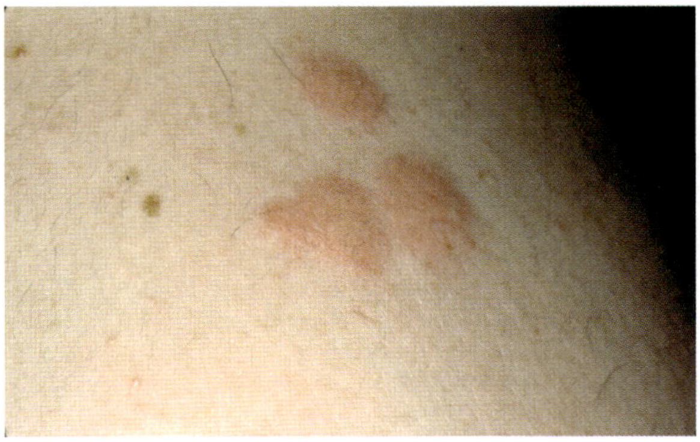

Figura 688.1 Pápulas pruriginosas após picadas de percevejo-de-cama.

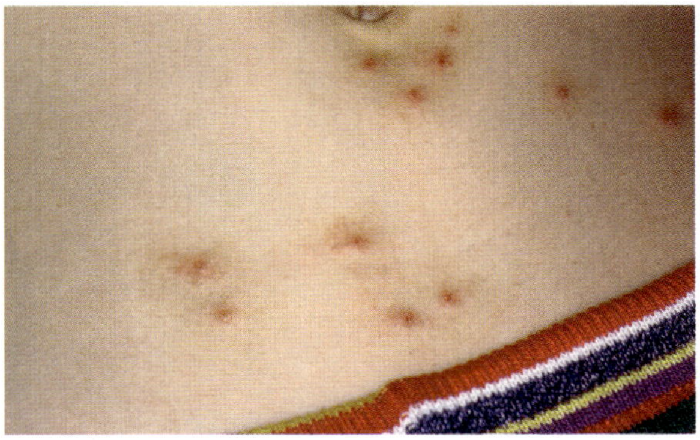

Figura 688.2 Pápulas eritemato-acastanhadas da urticária papular.

Picadas de artrópodes podem ocorrer como lesões solitárias, numerosas ou difusas, dependendo dos hábitos alimentares do agente agressor. Pulgas tendem a picar seus hospedeiros várias vezes em uma pequena área localizada, enquanto mosquitos tendem a atacar um hospedeiro em locais mais dispersos, aleatoriamente. Reações de hipersensibilidade tardia a picadas de insetos, que são as lesões predominantes em jovens e que não sofreram picadas anteriormente, são caracterizadas por pápulas firmes, persistentes, que podem se tornar hiperpigmentadas e são geralmente escoriadas e crostosas. O prurido pode ser leve ou intenso, transitório ou persistente. Um ponto central é normalmente visível, mas pode desaparecer com o tempo ou quando a lesão é escoriada. A reação de hipersensibilidade imediata é caracterizada por uma erupção urticariforme evanescente, eritematosa. Se o edema for marcante, uma pequena vesícula pode se sobrepor à erupção evanescente. Certos besouros provocam lesões bolhosas por meio da ação da cantaridina, e vários artrópodes, incluindo besouros e aranhas, podem causar nódulos hemorrágicos e úlceras. Picadas nos membros inferiores são mais propensas a ser graves ou persistentes ou a se tornarem bolhosas do que aquelas localizadas em outro local. Complicações de picadas de artrópodes incluem o desenvolvimento de impetigo, foliculite, celulite, linfangite e reações de hipersensibilidade anafiláticas graves, particularmente após picadas de determinados himenópteros. As alterações histopatológicas são variáveis, dependendo do artrópode, da idade da lesão e da reatividade do hospedeiro. Lesões urticariformes agudas tendem a mostrar vesiculação central na qual os eosinófilos são numerosos. As pápulas mais comumente mostram edema na derme e infiltrado inflamatório perivascular misto superficial e profundo, geralmente incluindo alguns eosinófilos. Às vezes, porém, o infiltrado celular dérmico é tão denso que se suspeita de um linfoma. Muitas crianças pequenas apresentam edema dérmico extenso, mas indolor e não eritematoso, em resposta a picadas de mosquito (**síndrome de Skeeter**), que responde a anti-histamínicos orais; o edema deve ser distinguido de celulite, a qual tende a ser dolorosa, sensível e eritematosa. Peças bucais retidas podem estimular reação granulomatosa tipo corpo estranho.

Urticária papular ou **prurigo estrófulo** ocorre principalmente na primeira década de vida. Pode surgir em qualquer época do ano. Os agentes causadores mais comuns são espécies de pulgas, ácaros, percevejos-de-cama (*bedbugs*), carrapatos, mosquitos e piolhos de animais. Indivíduos com urticária papular têm, predominantemente, lesões transitórias em diferentes fases de evolução entre pápulas de início tardio e erupções urticariformes de início imediato. A lesão mais característica é uma pápula edematosa eritemato-acastanhada (Figura 688.2). Uma lesão individual com frequência começa como urticária, que é substituída por uma pápula. Uma picada específica pode incitar um eczema disseminado em locais distantes de picadas quiescentes sob a apresentação de máculas eritematosas, pápulas ou placas urticariformes. Após um ou dois períodos, a reação que era transitória passa a ser uma reação urticariforme de hipersensibilidade principalmente imediata.

Uma das picadas de artrópodes mais comumente observadas é a resultante de pulgas de cães, gatos ou do homem (família Pulicidae). Ovos, que geralmente são colocados em áreas empoeiradas e fissuras do assoalho, dão origem a larvas que depois formam casulos. A fase de casulo pode persistir por até 1 ano e a pulga surge em resposta às vibrações dos passos no assoalho, o que responde pelos ataques que frequentemente ocorrem em novos moradores de uma habitação recentemente ocupada. Pulgas de cão adulto podem viver sem se alimentar de sangue por aproximadamente 60 dias. Ataques de pulgas são mais prováveis de ocorrer quando as pulgas não têm acesso a seu hospedeiro animal habitual; pulgas de cães e gatos são mais vorazes e problemáticas quando se visita uma área frequentada por um animal de estimação do que quando se entra em contato com o animal diretamente. Picadas de pulgas tendem a ser agrupadas em linhas ou aglomerados irregulares nos membros inferiores. As pulgas geralmente não são vistas no corpo de um animal de estimação. O diagnóstico de picada de pulga é auxiliado pelo exame de detritos de material da forragem de dormir do animal. Os detritos são recolhidos agitando-se a forragem em um saco plástico e examinando-se o conteúdo quanto à presença de pulgas ou seus ovos, larvas ou fezes.

TRATAMENTO

O tratamento é direcionado ao alívio do prurido com anti-histamínicos orais e compressas frias. Corticosteroides tópicos potentes são úteis. Anti-histamínicos tópicos são potentes sensibilizadores imunológicos e não desempenham papel algum no tratamento de reações a picadas de insetos. Um curso curto de esteroides sistêmicos pode ser útil se ocorrerem muitas reações graves, particularmente em torno dos olhos. Repelentes de insetos contendo *N,N*-dietil-3-metilbenzamida (DEET) podem promover proteção moderada contra mosquitos, pulgas, moscas e carrapatos, mas são relativamente não efetivos contra vespas e abelhas. Para ser efetivo, o DEET deve ser aplicado à pele exposta e às roupas. A proteção mais efetiva contra mosquitos, piolho do corpo humano e outros artrópodes que se alimentam de sangue é obtida com o uso de DEET e roupas impregnadas com permetrina. No entanto, essas medidas não são efetivas contra o flebotomíneo que transmite a leishmaniose. Dado o potencial para toxicidade, deve ser selecionada a dose mais baixa de DEET efetiva. Outros repelentes de insetos incluem picaridina (moscas, mosquitos, ácaros, carrapatos), IR3535 (mosquitos), óleo de limão, eucalipto (mosquitos) e citronela (mosquitos). A Tabela 688.2 reúne os métodos para eliminar percevejos-de-cama.

Deve-se promover esforços para identificar e erradicar o agente etiológico. Animais de estimação devem ser cuidadosamente inspecionados. Vãos, beirais e outros locais da casa ou dependências frequentados por animais e pássaros devem ser descontaminados, assim como fendas de rodapé, colchões, tapetes, móveis e os locais de dormir dos animais. Os agentes efetivos para eliminar pulgas da casa incluem lindano, piretroides e tiocianatos orgânicos. Animais infestados por pulgas podem ser tratados com pós que contenham rotenona, piretroides, malationa ou metoxiclor. Lufenuron, um agente que impede a reprodução de pulgas, é eficaz para administração em animais em formulações orais e injetáveis. Fipronil é eficaz como um agente tópico para a prevenção de infestação de pulgas.

A bibliografia está disponível no GEN-io.

Tabela 688.2	Orientações ao paciente para eliminar percevejos-de-cama.

DETECÇÃO
- Procure insetos marrons não maiores que sementes de maçã no colchão, sofá e cortinas e em lugares mais escuros do cômodo (especialmente rachaduras nas paredes, fendas em colchões de molas e móveis)
- Procure pontos pretos sobre o colchão ou marcas de sangue nos lençóis

ELIMINAÇÃO
- Contate uma empresa de controle de pragas
- Lave as roupas em 60°C ou congele roupas delicadas, aspire o pó e limpe sua casa antes das visitas da empresa de controle de pragas
- Colabore com os profissionais que estão acostumados a lidar com infestações de percevejos de cama, a fim de aumentar a eficácia da erradicação

PREVENÇÃO
- Examine cuidadosamente móveis de segunda mão antes da compra para garantir que não haja percevejos que contaminem sua casa
- Quando dormir em um hotel, até mesmo um estabelecimento de luxo, levante os colchões e procure percevejos de cama ou pontos pretos
- Não deixe a bagagem em lugares escuros, perto de móveis ou perto de sua cama. Antes de ir para a cama, feche as malas e coloque-as no banheiro – na banheira ou no boxe.

De Bernardeschi C, Le Cleach L, Delaunay P, Chosidow O: Bed bug infestation. *BMJ* 346:f138, 2013.

688.2 Escabiose

Daren A. Diiorio e Stephen R. Humphrey

A escabiose é causada pela produção e liberação de substâncias tóxicas ou antigênicas pela fêmea do ácaro *Sarcoptes scabiei* var. *hominis*. O fator mais importante que determina a disseminação da escabiose é a extensão e a duração do contato físico com um indivíduo afetado. Os filhos e os parceiros sexuais de indivíduos afetados estão em maior risco. Raramente a escabiose é transmitida somente por objetos contaminados, pois o ácaro isolado morre entre 2 e 3 dias.

ETIOLOGIA E PATOGÊNESE

Um ácaro-fêmea adulto mede aproximadamente 0,4 mm de comprimento, tem quatro pares de pernas e um corpo hemisférico marcado por ondulações transversais, dorso marrom e cerdas sobre a superfície dorsal. Um ácaro-macho tem cerca da metade do tamanho da fêmea e tem configuração similar. Após a fecundação na superfície da pele, uma fêmea grávida secreta uma substância queratolítica e escava túneis no interior do estrato córneo, geralmente formando uma cova superficial dentro de 30 min. Ela gradualmente estende este trajeto por 0,5 a 5,0 mm/24 h ao longo da junção com o estrato granuloso, depositando de 10 a 25 ovos ovais e grande quantidade de material fecal marrom (cíbalo) diariamente. Quando a postura de ovos é concluída, em 4 a 5 semanas, ela morre dentro do túnel. Os ovos eclodem em 3 a 5 dias, liberando larvas que se movem para a superfície da pele para se transformar em ninfas. A maturidade é atingida em aproximadamente 2 a 3 semanas. O acasalamento ocorre e a fêmea grávida invade a pele para completar seu ciclo de vida.

MANIFESTAÇÕES CLÍNICAS

Em um hospedeiro imunocompetente, a escabiose é frequentemente marcada por intenso prurido, especialmente à noite (Tabela 688.3). O primeiro sinal da infestação geralmente consiste em pápulas vermelhas de 1 a 2 mm, algumas das quais são escoriadas, crostosas ou descamativas. Túneis lineares são as lesões clássicas da escabiose (Figuras 688.3 e 688.4), mas raramente são observados em lactentes. Nesses, bolhas e pústulas são relativamente comuns. A erupção também pode incluir erupções urticariformes, pápulas, vesículas e dermatite eczematosa sobreposta (Figura 688.5). Palmas das mãos, plantas dos pés e couro cabeludo são geralmente afetados. Em crianças mais velhas e adolescentes, o quadro clínico é semelhante ao de adultos, nos quais os locais preferidos são os espaços interdigitais, área flexora do punho, pregas axilares anteriores, tornozelos, nádegas, cicatriz umbilical e linha de cintura, região inguinal, órgãos genitais no sexo masculino e aréolas no feminino, sendo geralmente poupados a cabeça, o pescoço, as palmas das mãos e as plantas dos pés. Lactentes geralmente apresentam erupção eczematosa difusa que acometerá o couro cabeludo, o pescoço e a face. Nódulos eritemato-acastanhados, mais comumente localizados em áreas cobertas, como axilas, região inguinal e órgãos genitais, predominam na variante menos comum chamada de escabiose nodular. Outras evidências são preservação facial, membros da família afetados, baixa resposta a antibióticos tópicos e resposta transitória a esteroides tópicos. Se não tratada, a escabiose pode desencadear dermatite eczematosa, impetigo, ectima, foliculite, furunculose, celulite, linfangite e eczema disseminado. Glomerulonefrite desenvolve-se em crianças por meio de impetiginização estreptocócica de lesões da escabiose. Em algumas áreas tropicais, a escabiose é a causa subjacente predominante de piodermite. Um período de latência de aproximadamente 1 mês segue uma infestação inicial. Então, pode não haver prurido e as lesões podem ser relativamente inaparentes nos contatos que são portadores assintomáticos. Na reinfestação, no entanto, as reações a antígenos de ácaros são notadas em poucas horas.

Tabela 688.3 Diferentes formas de apresentação de escabiose.

FORMAS DE APRESENTAÇÃO DA ESCABIOSE	POPULAÇÕES ESPECÍFICAS DE ALTO RISCO	MANIFESTAÇÕES CLÍNICAS	DIAGNÓSTICOS DIFERENCIAIS LIMITADOS
Escabiose clássica (escabiose vulgar)	Lactentes e crianças; adultos sexualmente ativos; homens que fazem sexo com homens	Prurido generalizado intenso, pior à noite; pápulas pruriginosas inflamatórias localizadas nas membranas interdigitais, faces flexoras dos punhos, cotovelos, axilas, nádegas, genitália, seios femininos; lesões e prurido poupam rosto, cabeça e pescoço; as lesões secundárias incluem eczema, escoriação, impetigo	Dermatite herpetiforme, reações medicamentosas, eczema, pediculose do corpo, líquen plano, pitiríase rósea
Escabiose do couro cabeludo	Lactentes e crianças; idosos institucionalizados; pacientes com AIDS; pacientes com escabiose crostosa preexistente	Lesões papulares crostosas atípicas do couro cabeludo, da face, das palmas das mãos e das solas dos pés	Dermatomiosite, micose, dermatite seborreica

(*continua*)

Tabela 688.3 Diferentes formas de apresentação de escabiose. (*continuação*)

FORMAS DE APRESENTAÇÃO DA ESCABIOSE	POPULAÇÕES ESPECÍFICAS DE ALTO RISCO	MANIFESTAÇÕES CLÍNICAS	DIAGNÓSTICOS DIFERENCIAIS LIMITADOS
Escabiose crostosa (escabiose norueguesa, escabiose norvégica, escabiose em crosta)	Idosos institucionalizados; pessoa institucionalizada com deficiência desenvolvimental (síndrome de Down); desabrigados, especialmente HIV-positivos; todos os pacientes imunocomprometidos, particularmente aqueles com AIDS ou positivos para HIV ou HTLV-1; receptores de transplante; pacientes com corticosteroides sistêmicos prolongados e quimioterapia	Lesões papulares hiperceratóticas psoriasiformes do couro cabeludo, face, pescoço, mãos, pés, com envolvimento extensivo das unhas; eczema e impetigo são comuns	Dermatite de contato, reações medicamentosas, eczema, eritrodermia, ictiose, psoríase
Escabiose nodular	Adultos sexualmente ativos; homens que têm relações sexuais com homens; homens HIV-positivos > mulheres HIV-positivas	Nódulos pruriginosos violáceos localizados em genitália masculina, virilha, axila, representando reação de hipersensibilidade a antígenos de ácaros	Acropustulose, dermatite atópica, doença de Darier, lúpus eritematoso, papulose linfomatoide, urticária papular, vasculite necrosante, sífilis secundária

HTLV-1, vírus linfotrópico de células T humanas do tipo 1. Bennett JE, Blaser MJ, Dolin R *et al.*: *Mandell, Douglas, and Bennett's principles and practice of infectious diseases*, ed 8, Philadelphia, 2015, Elsevier/Saunders, Table 295.1, p. 3252.

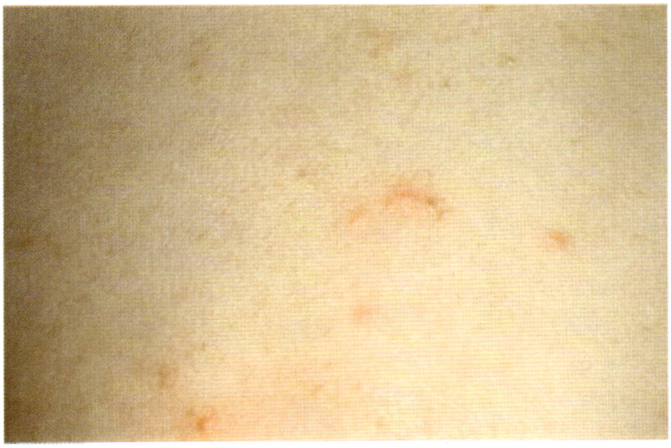

Figura 688.3 Clássico túnel de escabiose.

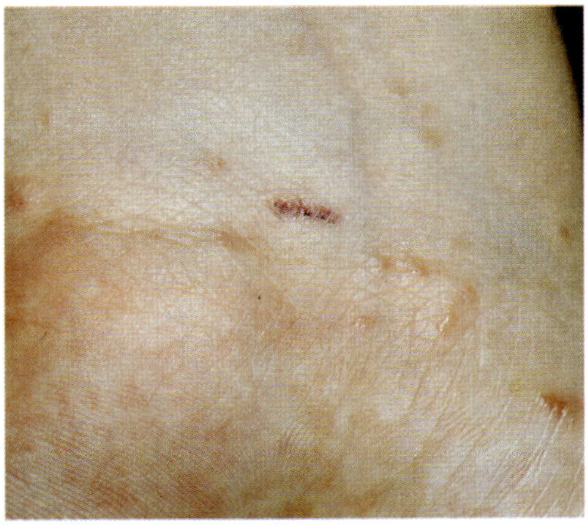

Figura 688.4 **Escabiose.** Uma caneta-tinteiro com ponta de feltro penetrou e destacou um túnel. A tinta é mantida depois que a superfície é limpa com um cotonete com álcool. (*De Habif TP*: Clinical dermatology, *ed 6, Philadelphia, 2016, Elsevier. Fig 15-16.*)

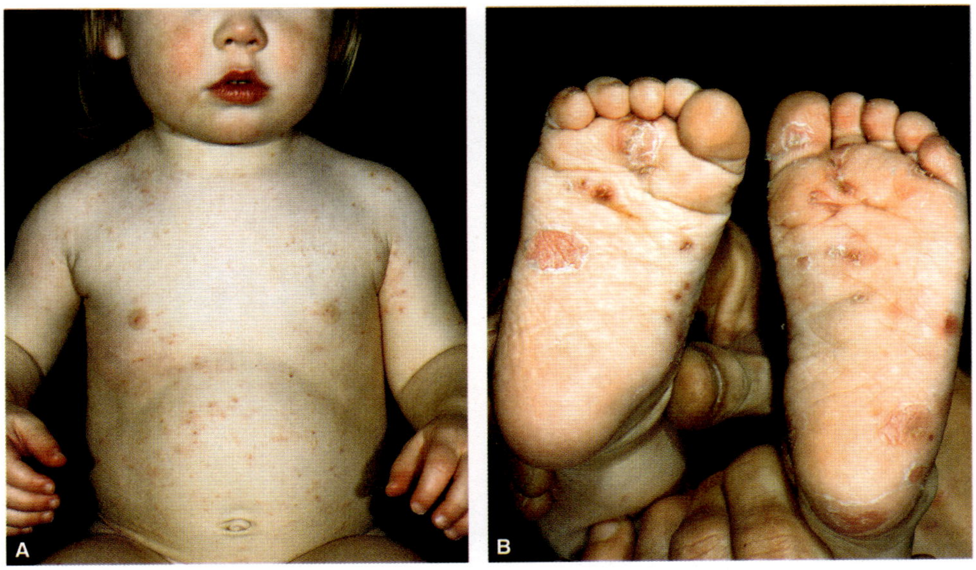

Figura 688.5 **A.** Escabiose difusa em um lactente. A face não foi afetada. As lesões são mais numerosas em torno das axilas, do tórax e do abdome. **B.** Escabiose. A infestação das palmas das mãos e plantas dos pés é comum em recém-nascidos. As vesículas foram todas rompidas (*De Habif TP, editor*: Clinical dermatology, *ed 4, Philadelphia, 2004, Mosby, Figs. 15.8 e 15.9.*)

DIAGNÓSTICO DIFERENCIAL

O diagnóstico diferencial da escabiose geralmente pode ser feito clinicamente, mas é confirmado por identificação microscópica de ácaros (Figura 688.6*A*), ovos e material fecal (Figura 688.6*B*) em raspados epiteliais. Raspagens são mais frequentemente positivas quando obtidas de pápulas frescas ou túneis. Um método confiável é a aplicação de uma gota de óleo mineral sobre a lesão selecionada, com a raspagem dessa com uma lâmina nº 15 e a transferência do óleo e das raspagens a uma lâmina de vidro.

O diagnóstico diferencial depende dos tipos de lesões presentes. Os túneis são praticamente patognomônicos para escabiose humana. As lesões papulovesiculares são confundidas com urticária papular, escabiose canina, varicela, exantemas virais, erupções por fármacos, dermatite herpetiforme e foliculite. Lesões eczematosas podem imitar dermatite atópica e dermatite seborreica, e os distúrbios bolhosos, menos comuns na infância, podem ser suspeitados em crianças com lesões predominantemente bolhosas. A escabiose nodular é frequentemente mal diagnosticada como urticária pigmentosa e histiocitose de células de Langerhans. A aparência histopatológica da escabiose nodular, consistindo em um infiltrado perivascular profundo e denso de linfócitos, histiócitos, plasmócitos e células mononucleares atípicas, pode imitar as neoplasias linfoides malignas.

TRATAMENTO

O tratamento preferencial da escabiose é o creme ou loção de permetrina a 5% aplicado em todo o corpo, do pescoço para baixo, com particular atenção a áreas intensamente envolvidas (Tabela 688.4). A escabiose é frequentemente observada acima do pescoço em lactentes (com menos de 2 anos), o que requer tratamento do couro cabeludo. O medicamento é deixado na pele por 8 a 12 horas e deve ser reaplicado em 1 semana por outro período de 8 a 12 horas. Outros tratamentos são pomada de enxofre a 5 a 10%, e loção ou creme de crotamitona a 10%. A loção ou o creme de lindano a 1% devem somente ser usados como uma terapia alternativa, dado o risco de toxicidade sistemática. Para infestações graves ou em pacientes imunocomprometidos, pode ser administrada ivermectina oral, 200 μg/kg por dose, por via oral em duas doses, com diferença de 2 semanas entre essas. Uma dose única de ivermectina (200 μg/kg) também foi efetiva em pacientes imunocompetentes, com melhora (cura) observada em 60% após 2 semanas e 89% após 4 semanas de tratamento (Tabela 688.4).

A transmissão de ácaros é improvável após mais de 24 horas de tratamento. O prurido, que é um resultado de hipersensibilidade aos antígenos de ácaros, pode persistir durante alguns dias a semanas, e pode ser aliviado com uma preparação de corticosteroide tópico. Se o prurido persistir por mais de 2 semanas de tratamento e novas lesões

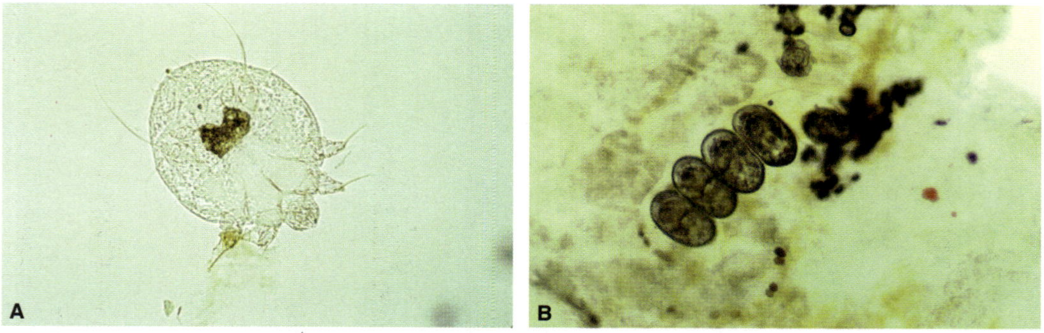

Figura 688.6 **A.** Ácaro da escabiose humana obtido da raspagem. **B.** Ovo e material fecal na escabiose.

Tabela 688.4 Tratamento atualmente recomendado para escabiose.

ESCABICIDAS	APROVADO PELA FDA?	CATEGORIA DE GRAVIDEZ*	ESQUEMA DE DOSAGEM	PERFIL DE SEGURANÇA	CONTRAINDICAÇÕES
Creme de permetrina a 5%	Sim	B	Aplicar do pescoço para baixo; lavar após 8 a 14 h; boa atividade residual, mas segunda aplicação recomendada após 1 semana	Excelente; coceira e irritações na aplicação	Reações alérgicas anteriores; lactentes < 2 meses; amamentação
Loção ou creme de lindano a 1%	Sim	B	Aplicar 30 a 60 mℓ do pescoço para baixo; lavar após 8 a 12 h; nenhuma atividade residual; aumento da resistência a fármacos	Potencial para toxicidade do sistema nervoso central por envenenamento de organocloreto, geralmente manifestando-se como convulsões, com aplicação excessiva e ingestões	Distúrbio convulsivo preexistente; lactentes e crianças < 6 meses; gravidez; amamentação
Crotamitona creme ou loção a 10%	Sim	C	Aplicar do pescoço para baixo em 2 noites consecutivas; lavar 24 h após a segunda aplicação	Excelente; não muito efetivo; exacerba o prurido	Nenhuma
Enxofre em pomadas de petrolato a 2 a 10%	Não	C	Aplicar por 2 a 3 dias, a seguir lavar	Excelente; não muito eficaz	Alergia a enxofre preexistente
Loção benzoato de benzoíla a 10 a 25%	Não	Nenhuma	Duas aplicações por 24 h com intervalo de 1 dia a 1 semana	Irritante, exacerba o prurido; pode induzir a dermatite irritante de contato e a xerose cutânea prurítica	Eczema preexistente

(continua)

Tabela 688.4 Tratamento atualmente recomendado para escabiose. (*continuação*)

ESCABICIDAS	APROVADO PELA FDA?	CATEGORIA DE GRAVIDEZ*	ESQUEMA DE DOSAGEM	PERFIL DE SEGURANÇA	CONTRAINDICAÇÕES
Loção de malationa a 0,5%, xampu de malationa a 1% (indisponível nos EUA)	Não	B	95% ovicida; extermínio rápido (5 min); boa atividade residual; aumentando a resistência a fármacos	Veículo de álcool isopropílico a 78% inflamável irrita os olhos, pele, mucosa; aumento da resistência a fármaco; risco de envenenamento por organofosforado com aplicação excessiva e ingestões	Lactentes e crianças < 6 meses; gravidez; amamentação
Ivermectina	Sim	C	200 µg/kg dose única VO, pode ser repetida em 14 a 15 dias; não ovicida, segunda dose no dia 14 ou 15 altamente recomendada; recomendado para escabiose endêmica ou epidêmica em instituições e campos de refugiados	Excelente; pode provocar náuseas e vômitos; tomar no estômago vazio com água	Segurança na gravidez incerta; provavelmente segura durante a amamentação; não recomendado para crianças menores de 5 anos ou pesando < 15 kg

*Categorias de segurança na gravidez da U.S. Food and Drug Administration: **A**, segurança estabelecida; B, presumivelmente seguro; C, segurança incerta; D, inseguro; X, altamente inseguro. (De Bennett JE, Blaser MJ, Dolin R *et al.*: *Mandell, Douglas, and Bennett's principles and practice of infectious diseases*, ed 8, Philadelphia, 2015, Elsevier/Saunders, Table 295.2, p. 3253.)

estiverem surgindo, o paciente deve ser novamente examinado quanto à presença de ácaros. Nódulos são extremamente resistentes ao tratamento e podem levar vários meses para se resolver. Todos os contatos domiciliares devem ser tratados, assim como os cuidadores da criança afetada. Vestuário, roupa de cama e toalhas devem ser lavados em água quente e secos em alta temperatura. Roupas ou outros artigos (p. ex., animais de pelúcia) que não possam ser lavados podem ser limpos a seco ou armazenados em sacos durante 3 dias a 1 semana, já que o ácaro morrerá quando separado do hospedeiro humano.

ESCABIOSE NORUEGUESA (CROSTOSA)

A variante crostosa da escabiose é altamente contagiosa e ocorre principalmente em pessoas que estão cognitiva e fisicamente debilitadas, particularmente aquelas institucionalizadas e aquelas com a síndrome de Down; em pacientes com alteração da sensibilidade cutânea (hanseníase, espinha bífida); em pacientes que têm doença sistêmica grave (leucemia, diabetes); e em doentes imunossuprimidos (infecção pelo HIV). Os indivíduos afetados são infestados por uma miríade de ácaros que habitam as crostas e as escamas esfoliadas da pele e do couro cabeludo (Figura 688.7). As unhas podem tornar-se mais espessas e distróficas. Os detritos subungueais são densamente povoados por ácaros. A infestação é geralmente acompanhada por linfadenopatia generalizada e eosinofilia. Há ortoqueratose maciça e paraqueratose com numerosos ácaros intercalados, hiperplasia epidérmica psoriasiforme, focos de espongiose e abscessos neutrofílicos. Acredita-se que a escabiose norueguesa represente uma resposta imunológica deficiente do hospedeiro ao organismo. O tratamento é difícil e requer medidas de isolamento rigorosas, remoção das escamas espessas e aplicações repetidas, mas cuidadosas, de creme de permetrina a 5%. Ivermectina (200 a 250 µg/kg) é usada com sucesso como terapia de dose única em casos refratários, particularmente em pacientes infectados com HIV. Uma segunda dose pode ser necessária 1 semana mais tarde. Nos EUA, a Food and Drug Administration (FDA) não aprovou esse agente para o tratamento da escabiose.

ESCABIOSE CANINA

A escabiose canina é causada por *S. scabiei* var. *canis*, que é o ácaro do cão associado à escabiose. A erupção em seres humanos, que é mais frequentemente adquirida pelo abraço em um filhote de cachorro infestado, consiste em pequenas pápulas, vesículas, erupções urticariformes e placas eczematosas escoriadas. Não há túneis porque o ácaro raramente habita o estrato córneo humano. A erupção é pruriginosa e tem predileção por braços, tórax e abdome, os locais habituais de contato com cães. O início é súbito e geralmente ocorre após 1 a 10 dias da exposição, possivelmente resultante do desenvolvimento de uma reação de hipersensibilidade contra antígenos de ácaros. A recuperação de ácaros ou óvulos de raspagens da pele humana é rara. A doença é autolimitada porque os seres humanos não são um hospedeiro adequado. Banhos e mudanças de roupa geralmente são suficientes. A remoção ou o tratamento do animal infestado são necessários. O tratamento sintomático do prurido é útil. Nos raros casos em que nas raspagens de uma criança afetada forem demonstrados os ácaros, esses podem ser erradicados pelas mesmas medidas aplicáveis à escabiose humana.

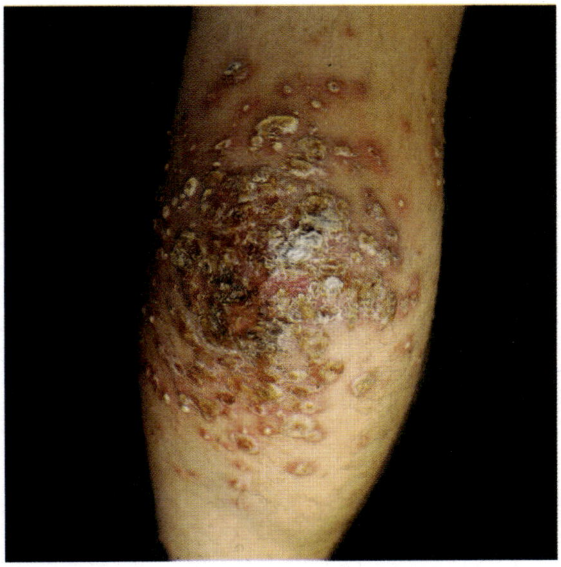

Figura 688.7 **Escabiose crostosa (norueguesa) na superfície extensora do cotovelo secundariamente infectado com *Staphylococcus aureus*.** Observe a confluência das crostas e pústulas e a semelhança da lesão com a psoríase, tanto na sua aparência hiperqueratótica quanto na sua localização em uma superfície extensora. Os fatores de risco para a escabiose crostosa incluem imunocomprometimento pela idade avançada, terapia com glicocorticoide prolongada, quimioterapia do câncer e infecção pelo HIV ou vírus linfotrópico de células T humanas do tipo 1. (*De Fitzpatrick TB, Johnson RA, Wolff K, Suurmond D*: Color atlas and synopsis of clinical dermatology, *ed 4, New York, 2001, McGraw-Hill, p 841.*)

OUTROS TIPOS DE ESCABIOSE

Outros ácaros que ocasionalmente atacam seres humanos incluem os trombiculídeos (*Eutrombicula alfreddugesi*), que preferem viver em gramas, arbustos, cipós e caules de capim. As larvas têm peças bucais em forma de gancho, que possibilitam que os trombiculídeos se fixem à pele, mas não formam túneis para se alimentar do sangue; ocorrem mais comumente nas pernas. Ácaros de aves podem afetar pessoas que entram em contato próximo com galinhas ou possuem pequenos roedores de estimação. Os seres humanos podem, ocasionalmente, ser atacados por ácaros de aves que infestaram um ninho próximo de uma janela, um sótão, aberturas de aquecimento ou equipamento de ar-condicionado. A dermatite é variável, incluindo pápulas agrupadas, pústulas e lesões vesiculares em punhos, pescoço, mamas, cicatriz umbilical e pregas axilares anteriores. Uma investigação prolongada é geralmente realizada antes de a causa e a origem da dermatite serem descobertas.

A bibliografia está disponível no GEN-io.

688.3 Pediculose

Daren A. Diiorio e Stephen R. Humphrey

Três tipos de piolhos são parasitas obrigatórios do hospedeiro humano: piolho-do-corpo ou vestuário (*Pediculus humanus corporis*), piolho-da-cabeça (*Pediculus humanus capitis*), e piolho-do-púbis ou chato (*Phthirus pubis*). Apenas o piolho-do-corpo serve como um vetor de doença humana (tifo, febre das trincheiras, febre recorrente). Piolhos-do-corpo e da cabeça apresentam características físicas semelhantes e têm aproximadamente de 2 a 4 mm de comprimento. Piolhos-do-púbis têm apenas 1 a 2 mm de comprimento e são maiores em largura que no comprimento, dando-lhes uma aparência de caranguejo. Piolhos-fêmeas vivem por cerca de 1 mês e depositam de 3 a 10 ovos diariamente no hospedeiro humano. Os piolhos-do-corpo, no entanto, geralmente põem ovos dentro ou perto das costuras das roupas. Os ovos ou lêndeas são fixados aos cabelos ou às fibras das roupas, mas não diretamente ao corpo. Os ovos eclodem entre 1 e 2 semanas e as larvas precisam de mais 1 semana para amadurecer. Uma vez que ocorra a eclosão dos ovos, as lêndeas permanecem fixadas ao cabelo como sacos vazios de quitina. As larvas que eclodiram recentemente (ninfas) morrem, a menos que se alimentem dentro de 24 horas e por alguns dias depois. Tantos os piolhos adultos quanto as ninfas alimentam-se de sangue humano, injetando seus sucos salivares no hospedeiro e depositando seu material fecal na pele. Os sintomas de infestação não aparecem imediatamente, mas desenvolvem-se à medida que o indivíduo se torna sensibilizado. A característica de todos os tipos de pediculose é o prurido.

Pediculose corporal é rara em crianças, exceto sob condições de falta de higiene, especialmente em climas mais frios, quando a oportunidade de trocar de roupa regularmente for inexistente. O parasito é transmitido principalmente em vestuário ou roupa de cama contaminados. A lesão primária é uma pequena mácula vermelha, intensamente pruriginosa ou uma pápula com um ponto central hemorrágico, localizada nos ombros, no tronco ou nas nádegas. Outras lesões são escoriações, pústulas e placas eczematosas infectadas secundariamente. A infestação maciça pode estar associada a sintomas constitucionais de febre, mal-estar e cefaleia. A infestação crônica pode levar à condição chamada "pele de mendigo", que se manifesta como placas hiperpigmentadas liquenificadas, escamosas, mais comumente no tronco. Os piolhos são encontrados na pele apenas transitoriamente quando se alimentam. Em outros momentos, habitam as costuras das roupas. As lêndeas são fixadas firmemente às fibras da roupa e podem permanecer viáveis por até 1 mês. As lêndeas eclodem ao encontrar o calor do corpo do hospedeiro quando as roupas são usadas mais de uma vez. O tratamento consiste em melhor higiene e lavagem com água quente de todo o vestuário e roupas de cama infestados. Uma temperatura uniforme de 65°C, em ambiente úmido ou seco, durante 15 a 30 min mata todos os ovos e os piolhos. Por outro lado, os ovos eclodem, mas as ninfas não se alimentam e morrem se a roupa for armazenada por 2 semanas a uma temperatura entre 23,9 e 29,4°C.

Pediculose capilar é uma infestação de piolhos intensamente pruriginosa no cabelo do couro cabeludo. É a apresentação mais comum de pediculose em crianças, em particular naquelas na faixa etária entre 3 e 12 anos. Fômites e contatos cabeça a cabeça são meios importantes de transmissão. Nos meses de verão, em muitas áreas dos EUA, e em todos os períodos do ano nos trópicos, pentes, escovas ou toalhas compartilhados têm o papel mais relevante na transmissão de piolho. Ovos translúcidos de 0,5 mm são colocados próximo da porção proximal da haste do cabelo e aderem a um lado da haste (Figura 688.8). Uma lêndea não pode ser removida ao longo do cabelo ou retirada de sua haste com os dedos. A piodermite secundária, após o traumatismo da coçadura, pode resultar em emaranhados capilares e linfadenopatia cervical e occipital. A perda de cabelo não é resultante da pediculose, mas pode acompanhar a piodermite secundária. Os piolhos-da-cabeça são uma das principais causas de piodermite do couro cabeludo, particularmente em ambientes tropicais. Os piolhos nem sempre são visíveis, mas as lêndeas são detectáveis nos cabelos, mais comumente na região occipital e acima das orelhas, raramente na barba ou nos pelos pubianos. A dermatite também pode ser observada no pescoço e nas orelhas. Um eczema disseminado, que consiste em placas e áreas eritematosas, pode se desenvolver, especialmente no tronco. Os piolhos raramente infestam afro-americanos, e isso, possivelmente, está relacionado com o diâmetro, a forma ou a natureza contorcida da haste de seu cabelo (que torna mais difícil para o piolho se agarrar à haste).

Nos casos de resistência (que é comum) dos piolhos capilares aos piretroides, a malationa 0,5% em isopropanol é o tratamento preferencial nos EUA,[2] e deve ser aplicada no cabelo seco até que o cabelo e o couro cabeludo fiquem molhados, e deixada por 12 horas. Uma segunda aplicação 7 a 9 dias após o tratamento inicial pode ser necessária. O produto é inflamável, por isso deve-se tomar cuidado para evitar proximidade com chama. Malationa, como o xampu de lindano, não é indicada para uso em neonatos e lactentes; no entanto, outros tratamentos aprovados incluem espinosade (se > 6 meses), loção de álcool benzílico (se > 6 meses) e ivermectina para pediculose de difícil tratamento (Tabela 688.5). Todos os membros da família devem ser tratados ao mesmo tempo. As lêndeas podem ser removidas com um pente fino após a aplicação de uma toalha úmida no couro cabeludo por 30 minutos. O vestuário e as roupas de cama devem ser lavados em água muito quente (> 55°C) e, em seguida, secos por pelo menos 10 min no programa mais alto da máquina ou a seco; escovas e pentes devem ser descartados ou cobertos com um pediculicida por 15 min e, em seguida, totalmente lavados com água fervente. Se o objeto não puder ser lavado, ele pode ser selado em um saco de plástico por 48 horas. As crianças podem retornar à escola após o tratamento inicial.

Pediculose pubiana é transmitida por contato pele a pele ou contato sexual com um indivíduo infestado; a chance de adquirir piolhos em uma exposição sexual é de 95%. A infestação é geralmente observada em adolescentes, embora crianças pequenas possam ocasionalmente adquirir piolho-do-púbis nos cílios. Os pacientes sentem prurido moderado a grave, e pode se desenvolver piodermite secundária à coçadura. As escoriações tendem a ser superficiais e a incidência de infecção secundária é inferior à da pediculose corporal. Máculas cerúleas são manchas cinza, geralmente com menos de 1 cm de diâmetro, que podem aparecer na região pubiana e no tórax, abdome e região crural. Lêndeas translúcidas ovais, que são firmemente fixadas à haste do cabelo, podem ser visíveis a olho nu ou podem ser prontamente identificadas por uma lente de mão ou por exame microscópico (Figura 688.8). Pode-se ter uma sensação arenosa, como resultado da adesão das lêndeas, quando se passam os dedos pelo cabelo infestado. Piolhos adultos pubianos são mais difíceis de detectar do que os piolhos-da-cabeça ou do corpo por causa de sua menor movimentação, menor tamanho e corpos

[2]N.R.T.: O tratamento de escolha no Brasil é composto por piretroides (permetrina, deltametrina), deixados nos cabelos por algumas horas e removidos em seguida, com uma segunda aplicação após 7 a 9 dias. O uso de lindano e de organofosforados, como a malationa, para o tratamento da pediculose não é permitido no Brasil.

Tabela 688.5 Medicamentos para pediculose capilar.

MEDICAMENTO	RESISTÊNCIA	IDADE MÍNIMA OU LIMITE DE PESO APROVADO PELA FDA	DOSAGEM E ADMINISTRAÇÃO	CUSTO*/TAMANHO
Loção de ivermectina a 0,5%	Não	6 meses	Aplicar nos cabelos secos e couro cabeludo por 10 min, em seguida, enxaguar[†]	US$ 297,60/4 oz
Ivermectina, comprimidos[‡]	Não	15 kg[§]	200 a 400 μg/kg VO, uma vez; repetir após 7 a 10 dias	U$9,30[‖]
Espinosade a 0,9%	Não	6 meses	Aplicar nos cabelos secos por 10 min, em seguida, enxaguar; repetir após 7 dias, se necessário[¶]	U$246,10/4 oz
Loção de álcool benzílico a 5%	Não	6 meses	Aplicar nos cabelos secos por 10 min, em seguida, enxaguar; repetir após 7 dias**	U$181,30/8 oz
Xampu de piretrinas com butóxido de piperonila[††]	Sim	2 anos	Aplicar nos cabelos secos por 10 min, então usar o xampu; repetir após 7 a 10 dias	U$15,00/8 oz[‡‡] U$20,00/8 oz[‡‡]
Creme de enxágue de permetrina a 1%[††]	Sim	2 meses	Aplicar nos cabelos lavados com xampu e secos com toalha por 10 min, em seguida, enxaguar; repetir após 7 dias	U$18,00/4 oz[‡‡] U$21,00/4 oz[‡‡]
Loção de malationa a 0,5%	Não nos EUA	6 anos[§§]	Aplicar nos cabelos secos por 8 a 12 h, então usar o xampu; repetir após 7 a 9 dias, se necessário[‖‖, ¶]	U$221,70/2 oz U$246,40/2 oz

*WAC aproximado para o tamanho indicado. O WAC representa um catálogo ou preço sugerido publicado e pode não representar um preço de venda real. Fonte: AnalySource Monthly. 5 de novembro de 2016. Reimpressa, com autorização, por First Databank, Inc. Todos os direitos reservados. Direitos autorais 2016.www.fdbhealth.com/policies/drug-pricing-policy. O custo total do tratamento pode variar com base no comprimento do cabelo e no número de aplicações necessárias para erradicar completamente os piolhos. [†]O fabricante recomenda o uso de até um tubo de 4 onças de uma loção tópica de ivermectina por aplicação. [‡]Não aprovado pela FDA para tratamento de piolhos. [§]A segurança e a eficácia da ivermectina oral não foram estabelecidas em crianças com peso < 15 kg. [‖]Custo de dois comprimidos de 3 mg (uma dose para uma criança de 30 kg na dosagem mais baixa). [¶]O fabricante recomenda a utilização de até um frasco de 4 oz (120 mℓ) de suspensão de espinosade a 0,9% por aplicação. **A quantidade de loção de álcool de benzoíla a 5% recomendada por aplicação depende do comprimento do cabelo. [††]Disponível sem receita médica. [‡‡]Custo aproximado de acordo com walgreens.com. Acessado em 10 de novembro de 2016. [§§]A segurança e a eficácia da loção de malationa não foram estabelecidas em crianças < 6 anos; é contraindicado em crianças < 24 meses. [‖‖]Em ensaios clínicos, os pacientes utilizaram um máximo de 2 fℓ oz de loção de malationa por aplicação. [¶¶]Uma ou duas aplicações de 20 minutos também foram eficazes (Meinking TL, Vicaria M, Eyerdam DH *et al.*: Efficacy of a reduced application time of Ovide lotion [0,5% malathion] compared to Nix creme rinse [1% permethrin] for the treatment of head lice. *Pediatr Dermatol* 21:670-674, 2004). FDA, U.S. Food and Drug Administration; MSD, Merck Sharp Dohme; WAC, custo de aquisição do atacadista ou preço publicado do fabricante aos atacadistas. (De The Medical Letter: Drugs for head lice. *Med Lett Drugs Ther* 58:150-152, 2016.)[3]

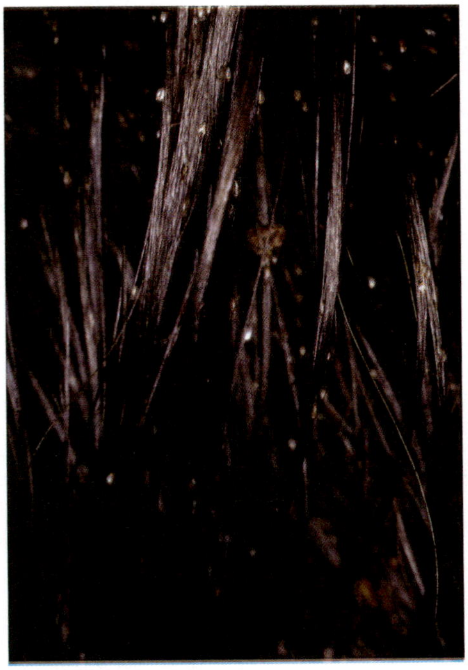

Figura 688.8 Lêndeas intactas em cabelos humanos.

[3]N.R.T.: Tratamento da escabiose no Brasil: permetrina creme ou loção 5%; aplicar por 3 noites consecutivas lavando pela manhã; enxofre precipitado 5 a 10% em vaselina, aplicar por 4 noites consecutivas lavando pela manhã.

translúcidos. Como os piolhos-do-púbis ocasionalmente podem vagar ou podem ser transferidos para outros locais em fômites, os pelos corporais no tronco, nas coxas, na região axilar, na área da barba e nos cílios devem ser examinados quanto à presença de lêndeas. A coexistência de outras infecções sexualmente transmissíveis deve ser considerada. O tratamento com uma aplicação de 10 min de uma preparação de piretroide é normalmente efetivo. Um novo tratamento pode ser necessário em 7 a 10 dias. A infestação dos cílios é erradicada pela aplicação de petrolato 3 a 5 vezes/dia durante 8 a 10 dias. Vestuário, toalhas e roupa de cama podem ser contaminados com pelos com lêndeas e devem ser cuidadosamente lavados ou limpos a seco.

A bibliografia está disponível no GEN-io.

688.4 Prurido do Traje de Banho (*Seabather's Eruption*)

Daren A. Diiorio e Stephen R. Humphrey

O prurido do traje de banho é uma dermatose de pápulas inflamatórias, intensamente pruriginosa, que se desenvolve após aproximadamente 12 horas do banho em água salgada, principalmente em locais do corpo que foram cobertos por trajes de banho. A erupção tem sido descrita principalmente em conexão com o banho nas águas da Flórida e no Caribe. As lesões, que podem incluir pústulas, vesículas e placas de urticária, são mais numerosas em indivíduos que continuam vestidos com roupas de banho por um período prolongado após sair da água. A erupção pode ser acompanhada de sintomas sistêmicos de fadiga, mal-estar, febre, arrepios, náuseas e cefaleia; em uma grande série, aproximadamente 40% das crianças com idade inferior a 16 anos tiveram febre. A duração do prurido e da erupção cutânea é entre 1 e 2 semanas. As lesões consistem em um infiltrado intersticial e perivascular superficial e profundo de linfócitos, eosinófilos e neutrófilos. A erupção parece ser decorrente de uma reação de hipersensibilidade alérgica ao veneno de larvas de água-viva (*Linuche unguiculata*). O tratamento é, em grande parte, sintomático. Tem sido mostrado que corticosteroides tópicos potentes proporcionam alívio para alguns pacientes.

Capítulo 689
Acne
Wendy E. Kim

ACNE VULGAR

A acne, particularmente a forma comedoniana, ocorre em 80% dos adolescentes.

Patogênese

Lesões de acne vulgar desenvolvem-se em folículos sebáceos que consistem em grandes glândulas sebáceas multilobulares que drenam os seus produtos nos canais foliculares. A lesão inicial da acne é um microcomedão, que progride para um comedão. Um comedão é um saco folicular dilatado revestido por epitélio, preenchido com material de queratina lamelar, lipídio e bactérias. Um comedão aberto, conhecido como **cravo preto**, tem um orifício pilossebáceo que permite a visualização de tampão escurecido. Um comedão aberto, ou **cravo branco**, torna-se inflamatório menos frequentemente do que um comedão fechado, pois tem apenas uma abertura milimétrica. Uma pápula ou nódulo inflamatório desenvolve-se a partir de um comedão que se rompeu e expeliu seu conteúdo folicular na derme subjacente, induzindo uma resposta inflamatória neutrofílica. Se a reação inflamatória ocorrer próximo da superfície, uma pápula ou pústula se desenvolve. Se o infiltrado inflamatório se desenvolver mais profundamente na derme, forma-se um nódulo. Supuração e uma eventual reação de células gigantes à queratina e aos pelos do folículo são a causa de lesões nodulocísticas. Esses não são cistos verdadeiros, mas massas liquefeitas de debris inflamatórios.

As alterações patogenéticas primárias na acne são: (1) queratinização anormal do epitélio folicular, resultando na compactação de células queratinizadas dentro do lúmen folicular; (2) aumento da produção de sebo das glândulas sebáceas; (3) proliferação de *Cutibacterium acnes* (antes, *Propionibacterium acnes*) dentro do folículo; e (4) inflamação. A **acne comedoniana** (Figura 689.1), sobretudo no centro da face, é frequentemente o primeiro sinal de maturação puberal. Na puberdade, a glândula sebácea aumenta e a produção de sebo se eleva em resposta ao aumento das atividades de andrógenos de origem principalmente suprarrenal. A maioria dos pacientes com acne não possuem anormalidades endócrinas. A hiper-responsividade dos sebócitos aos andrógenos está provavelmente envolvida na determinação da gravidade da acne em determinado indivíduo. Sebócitos e queratinócitos foliculares contêm 5α-redutase e 3β- e 17β-hidroxiesteroide-desidrogenase, que são capazes de metabolizar andrógenos. Um número significativo de mulheres com acne (25 a 50%), sobretudo aquelas com acne papulopustulosa relativamente leve, observa que sua acne piora cerca de 1 semana antes da menstruação.

O sebo recentemente formado é constituído por uma mistura de triglicerídeos, ésteres de cera, esqualeno e ésteres de esterol. Bactérias foliculares normais produzem lipases que hidrolisam triglicerídeos do sebo para liberar ácidos graxos. Aqueles de cadeia média (C8-C14) podem ser fatores provocativos na iniciação de uma reação inflamatória. O sebo proporciona também um substrato favorável para a proliferação de bactérias. *C. acnes* parece ser em grande parte responsável pela formação de ácidos graxos livres. As contagens de *C. acnes* na superfície da pele não se correlacionam com a gravidade da acne. Há uma correlação entre a redução das contagens de *C. acnes* e a melhora na acne vulgar. É provável que proteases bacterianas, hialuronidases e enzimas hidrolíticas produzam materiais extracelulares biologicamente ativos que aumentam a permeabilidade do epitélio folicular. Fatores quimiotáticos liberados pelas bactérias intrafoliculares atraem neutrófilos e monócitos. Enzimas lisossômicas de neutrófilos, liberadas no processo de fagocitose das bactérias, alteram ainda mais a integridade da parede folicular e intensificam a reação inflamatória.

Manifestações clínicas

A acne vulgar é caracterizada por quatro tipos básicos de lesões: comedões abertos e fechados, pápulas, pústulas (Figura 689.2) e lesões nodulocísticas (Figura 689.3 e Tabela 689.1). Um ou mais tipos de lesões podem predominar. Na sua forma mais leve, que é muitas vezes

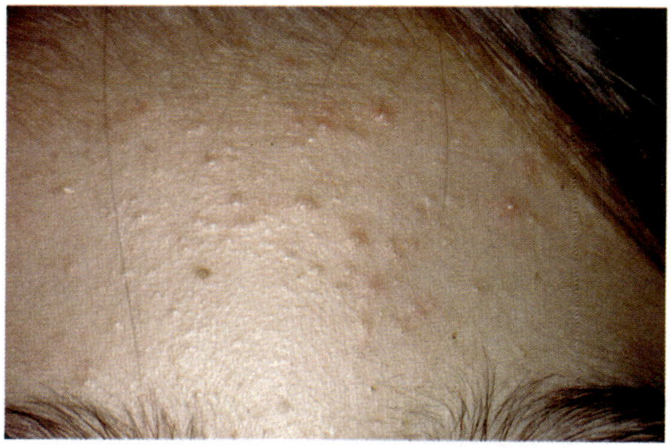

Figura 689.1 Acne predominantemente comedoniana em menina de 7 anos.

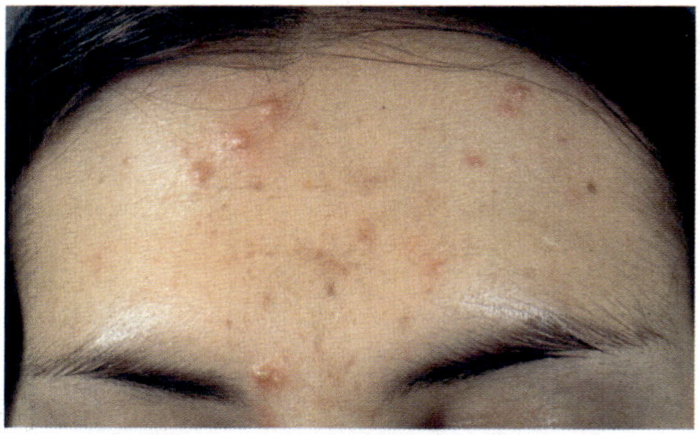

Figura 689.2 Pápulas inflamatórias e pústulas.

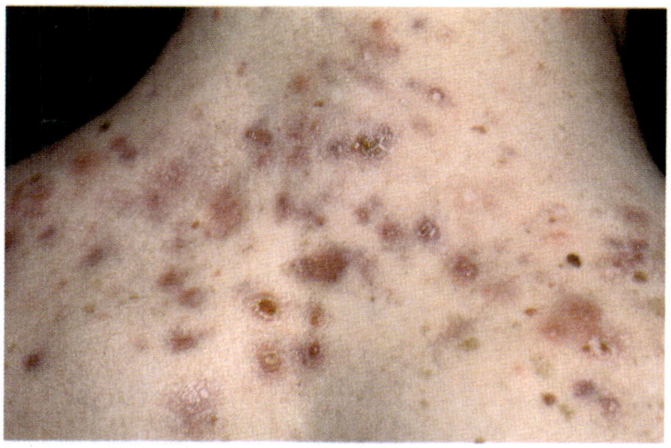

Figura 689.3 Acne nodulocística grave.

Tabela 689.1 Uma Abordagem para classificação da acne.

GRAVIDADE	DESCRIÇÃO
Leve	Comedões (lesões não inflamatórias) são as principais lesões. Pode haver pápulas e pústulas, mas são pequenas e poucas (geralmente < 10)
Moderada	Números moderados de pápulas e pústulas (10 a 40) e comedões (10 a 40). Também pode haver doença leve das costas e do tronco
Moderadamente grave	Numerosas pápulas e pústulas (40 a 100), geralmente com muitos comedões (40 a 100) e, ocasionalmente, lesões nodulares maiores, mais profundas e inflamatórias (até 5). As áreas com acometimento generalizado geralmente são a face, o tórax e as costas
Grave	Acne nodulocística e acne conglobata, com muitas lesões grandes inflamatórias e dolorosas, nodulares ou pustulosas, juntamente com muitas pápulas, pústulas e comedões

A American Academy of Dermatology reconhece que não há uma classificação universalmente acordada para avaliação/gravidade da acne. (Adaptada de James WD: Clinical practice: acne. *N Engl J Med* 352:1463-1472, 2005.)

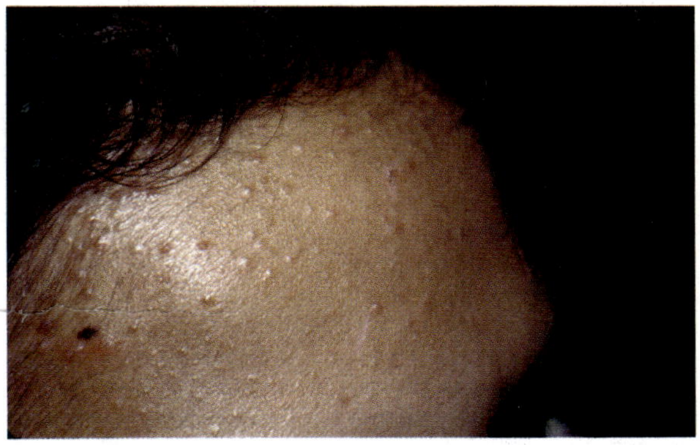

Figura 689.4 Acne cosmética ao longo da linha do cabelo.

observada no início da adolescência, as lesões estão limitadas a comedões na área central da face. As lesões também podem envolver o tórax, o dorso e a região deltoide. A predominância de lesões na região frontal, particularmente comedões fechados, em geral é atribuível ao uso prolongado de preparações gordurosas para cabelo (acne cosmética) (Figura 689.4). O acometimento do tronco é mais comumente observado no sexo masculino. Em geral, as lesões se resolvem com eritema pós-inflamatório temporário e hiperpigmentação. Cicatrizes crateriformes, atróficas ou hipertróficas podem estar intercaladas, dependendo da gravidade, profundidade e cronicidade do processo. O diagnóstico da acne raramente é difícil, embora verrugas planas, foliculite e outros tipos de acne (induzida por fármacos: agentes glicocorticoides, esteroides anabolizantes, ouro, dactinomicina, isoniazida, lítio, fenitoína, progesterona) possam ser confundidos com acne vulgar. O diagnóstico diferencial inclui sarcoidose, angiofibromas, queratose pilar, cloracne, rosácea e fibrofoliculomas.

Tratamento

Com exceção da terapia com isotretinoína, não há nenhuma evidência de que o tratamento precoce altere o curso da acne. A acne pode ser controlada e cicatrizes graves evitadas por tratamento de manutenção cuidadoso, continuado até que o processo de doença diminua espontaneamente. O tratamento deve ser individualizado e visar à prevenção da formação de microcomedões por meio da redução da hiperqueratose folicular, da produção de sebo, da população de C. *acnes* em orifícios foliculares e da produção de ácidos graxos livres. O controle inicial leva pelo menos 6 a 8 semanas, dependendo da gravidade da acne (Tabela 689.2 e Figura 689.5).

Também é importante abordar o impacto emocional potencialmente grave da acne em adolescentes. O pediatra deve estar ciente da correlação frequente entre a gravidade da acne e o impacto psicossocial, sobretudo em adolescentes. Como os adolescentes são preocupados com a sua aparência, oferecer tratamento mesmo para o adolescente mais jovem com acne leve pode melhorar a sua autoimagem.

Dieta

Poucas evidências mostram que a ingestão de determinados alimentos pode desencadear crises de acne. Quando um paciente está convencido de que certos produtos alimentares agravam a acne, é prudente que ele deixe de consumi-los desde que tais omissões não levem a restrições alimentares excessivas.

Clima

O clima parece influenciar a ocorrência de acne; com frequência, a melhora ocorre no verão e erupções são mais comuns no inverno. A remissão no verão pode estar relacionada, em parte, à relativa ausência de estresse. A tensão emocional e a fadiga parecem exacerbar a acne em muitos indivíduos; o mecanismo não é claro, mas sugere-se que se relacione com uma resposta adrenocortical aumentada.

Limpeza

A limpeza com água e sabão remove a gordura da superfície e dá à pele uma aparência menos oleosa, mas não há nenhuma evidência de que a gordura da superfície tenha um papel em gerar as lesões de acne. Apenas ressecamento e descamação superficiais são obtidos com a limpeza, e quase qualquer sabão ou adstringente é adequado. A limpeza repetitiva pode ser prejudicial porque irrita e provoca rachaduras na pele. Agentes de limpeza que contenham abrasivos e agentes queratolíticos, como enxofre, resorcinol e ácido salicílico, podem remover temporariamente o sebo da superfície da pele. Eles exercem efeito de ressecamento e descamação suaves e suprimem lesões em um grau limitado. Eles não impedem que haja a formação de microcomedões. Não há nenhuma evidência de que as preparações que contêm álcool ou hexaclorofeno diminuam a acne, pois bactérias de superfície não estão envolvidas na patogênese. O uso de preparações de cabelo e cosméticos gordurosos deve ser interrompido pois exacerba a acne preexistente e causa mais obstrução dos poros foliculares. A manipulação e a compressão de lesões faciais apenas rompem lesões intactas e provocam uma reação inflamatória localizada.

Tratamento tópico

Todas as preparações tópicas devem ser administradas por 6 a 8 semanas até que a sua eficácia possa ser avaliada. Os retinoides podem ser utilizados isoladamente para a acne leve, mas o tratamento combinado é com frequência mais eficaz. Uma combinação popular e eficaz é o gel de peróxido de benzoíla no período da manhã e um retinoide à noite (Tabela 689.3).

Tabela 689.2 Regimes de tratamento típico para a acne.

ACNE COMEDONIANA
Retinoide tópico *ou*
Ácido azelaico *ou*
Ácido salicílico
ACNE PAPULOPUSTULOSA LEVE
Retinoide tópico mais
Peróxido de benzoíla *ou*
Peróxido de benzoíla/antibiótico tópico *ou*
Peróxido de benzoíla/antibiótico oral
ACNE PAPULOPUSTULOSA OU NODULAR GRAVE
Retinoide tópico *mais*
Peróxido de benzoíla e antibiótico oral *ou*
Isotretinoína 1 mg/kg/dia

Algoritmo de Tratamento da Acne da Global Alliance

Gravidade da acne	Leve		Moderada		Grave
	Comedoniana	Mista e papular/pustular	Mista e papular/pustular	Nodular	Nodular/conglobata
Primeira escolha	Retinoide tópico	Retinoide tópico + antimicrobiano tópico	Antibiótico oral + retinoide tópico ± BPO	Antibiótico oral + retinoide tópico + BPO	Isotretinoína oral
Alternativas (1)	Retinoide tópico alt. ou ácido azelaico ou ácido salicílico	Agente antimicrobiano tópico alt. + retinoide tópico alt. ou ácido azelaico	Antibiótico oral alt. + retinoide tópico alt. ± BPO	Isotretinoína oral ou antibiótico oral alt. + retinoide tópico alt. ± BPO/ácido azelaico	Antibiótico oral em alta dose + retinoide tópico + BPO
Alternativas para mulheres	Ver primeira escolha	Ver primeira escolha	Antiandrógeno oral + retinoide tópico/ácido azelaico ± antimicrobiano tópico	Antiandrógeno oral + retinoide tópico ± antibiótico oral ± antimicrobiano alt.	Antiandrógeno oral em alta dose + retinoide tópico ± antimicrobiano tópico alt.
Tratamento de manutenção	Retinoide tópico		Retinoide tópico ± BPO		

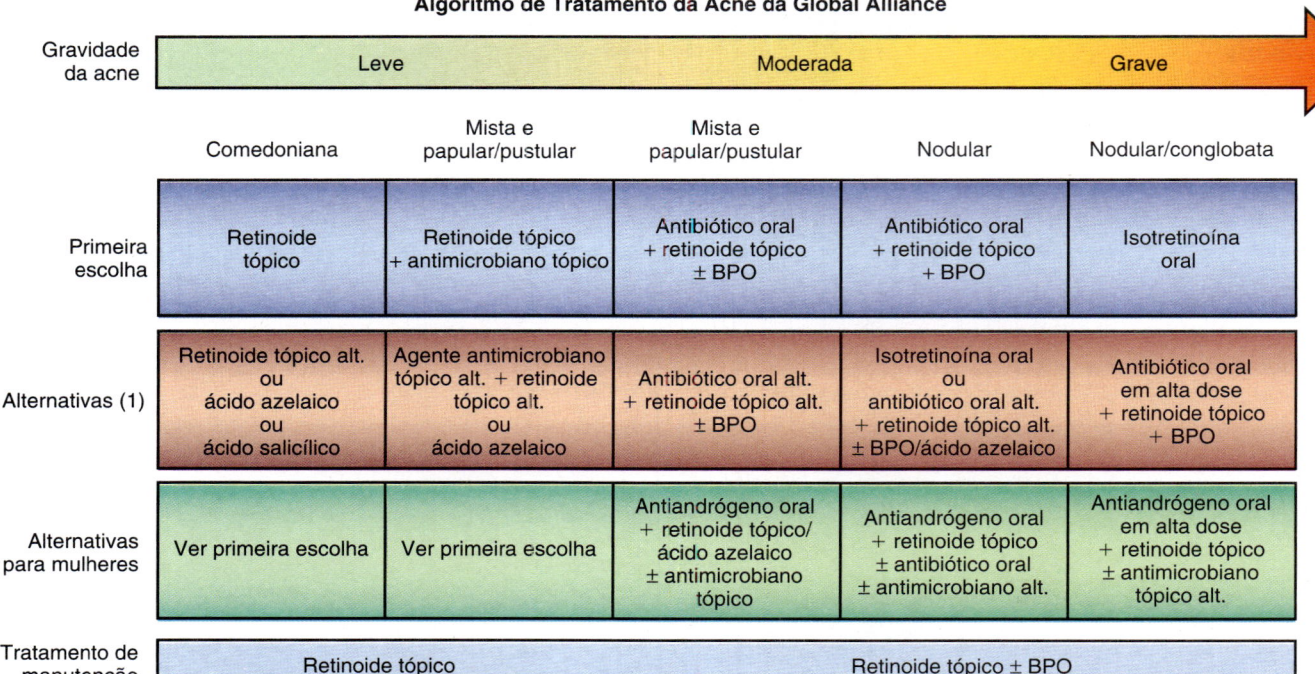

Figura 689.5 Algoritmo de tratamento da acne. BPO, peróxido de benzoíla. (*De Thiboutot D, Gollnick H; Global Alliance to Improve Acne* et al.: *New insights into the management of acne: an update from the Global Alliance to Improve Outcomes in Acne.* J Am Acad Dermatol *60:S1-S50, 2009.*)

Tabela 689.3 Recomendações para o tratamento tópico.

- Peróxido de benzoíla ou combinações com eritromicina ou clindamicina são tratamentos eficazes da acne e são recomendados como monoterapia para acne leve, ou em conjunto com um retinoide tópico, ou terapia antibiótica sistêmica para acne moderada a grave
- O peróxido de benzoíla é eficaz na prevenção da resistência bacteriana e é recomendado para pacientes em antibioticoterapia tópica ou sistêmica
- Antibióticos tópicos (p. ex., eritromicina e clindamicina) são tratamentos eficazes da acne, mas não são recomendados como monoterapia por causa do risco de resistência bacteriana
- Retinoides tópicos são importantes para abordar o desenvolvimento e manutenção da acne e são recomendados como monoterapia principalmente em acne comedônica ou em combinação com antimicrobianos tópicos ou orais em pacientes com acne mista ou lesões de acne principalmente inflamatória
- O tratamento com vários agentes tópicos que afetam diferentes aspectos da patogênese da acne pode ser útil. A terapia combinada deve ser usada na maioria dos pacientes com acne
- Adapaleno tópico, tretinoína e peróxido de benzoíla podem ser usados com segurança no tratamento da acne pré-adolescente em crianças
- O ácido azelaico é um tratamento adjuvante útil da acne e é recomendado no tratamento da dispigmentação pós-inflamatória
- Dapsona 5% gel tópica é recomendada para acne inflamatória, particularmente em mulheres adultas com acne
- Há evidências limitadas para apoiar recomendações para o enxofre, nicotinamida, resorcinol, sulfacetamida de sódio, cloreto de alumínio e zinco no tratamento da acne

De Zaenglein AL, Pathy AL, Scholsser BJ *et al.*: Guidelines of care for the management of acne vulgaris. *J Am Acad Dermatol* 74(5):945-973, 2016 (Table V, p. 951).

Retinoides. Um retinoide tópico deve ser o **principal tratamento** para a acne vulgar. Retinoides tópicos têm múltiplas ações, incluindo a inibição da formação e do número de microcomedões, a redução de comedões maduros, a redução de lesões inflamatórias e a produção de descamação normal do epitélio folicular. Os retinoides devem ser aplicados diariamente em todas as áreas afetadas. Os principais efeitos colaterais dos retinoides são irritação e ressecamento. Nem todos os pacientes toleram inicialmente o uso diário de um retinoide. É prudente que o tratamento inicial seja a cada 2 ou 3 dias e lentamente seja aumentada a frequência de aplicação, conforme tolerado. Tretinoína, adapaleno e tazaroteno (Tabela 689.4) são os retinoides utilizados. Eles variam em potência e eficácia. O adapaleno tende a ser menos irritante que o tazaroteno, mas pode ser mais eficaz.

Peróxido de benzoíla. O peróxido de benzoíla é, principalmente, um agente antimicrobiano. Ele tem uma vantagem sobre os antibióticos tópicos na medida em que não aumenta a resistência antimicrobiana. Ele está disponível em várias formulações e concentrações. As formulações em gel são preferidas em virtude da melhor estabilidade e liberação mais consistente do ingrediente ativo. Espumas e produtos de limpeza são úteis para cobrir grandes áreas de superfície, tais como o tórax e o dorso. Assim como acontece com os retinoides, os principais efeitos colaterais são irritação e ressecamento. O peróxido de benzoíla também pode manchar a roupa.

Antibióticos tópicos. Os antibióticos tópicos são indicados para o tratamento de acne inflamatória. A clindamicina é a mais utilizada, mas não é tão efetiva quanto os antibióticos orais. Ela não deve ser utilizada como monoterapia porque não inibe a formação de microcomedões e tem o potencial de estimular a resistência antimicrobiana. Irritação e ressecamento são geralmente menores do que com retinoides ou peróxido de benzoíla. Antibióticos tópicos são mais utilizados como produtos combinados. O mais comum é o peróxido de benzoíla/clindamicina. Um produto de combinação tretinoína/clindamicina também pode ser usado.

Ácido azelaico. O ácido azelaico (20% creme) tem propriedades antimicrobiana e ceratolítica leves. Ele também pode ajudar a acelerar a resolução de hiperpigmentação pós-inflamatória.

Tratamento sistêmico

Antibióticos, especialmente a tetraciclina e seus derivados (Tabela 689.4), são indicados para o tratamento de pacientes cuja acne não respondeu à medicação tópica, que têm acne inflamatória papulopustular e nodulocística moderada a grave e que têm propensão para a formação de cicatriz (Tabela 689.5). A tetraciclina e seus derivados atuam

Tabela 689.4 Medicamentos para o tratamento da acne.[4]

MEDICAMENTO	DOSE	EFEITO(S) COLATERAL(IS)	OUTRAS CONSIDERAÇÕES
AGENTES TÓPICOS			
Retinoides			
Tretinoína	Aplicada uma vez a cada noite; potências de 0,025 a 0,1% disponíveis*	Irritação (vermelhidão e descamação)	Há genéricos disponíveis
Adapaleno	Aplicado 1 vez/dia, à noite ou de manhã; 0,1 e 0,3%*	Irritação mínima	Genérico a 0,1% disponível
Tazaroteno[†]	Aplicado uma vez a cada noite; 0,05% e 0,1%*	Irritação	Dados limitados sugerem que o tazaroteno é mais eficaz do que medicamentos alternativos
Agentes antimicrobianos			
Peróxido de benzoíla, isoladamente ou com zinco, 2,5 a 10%	Aplicado 1 ou 2 vezes/dia	Peróxido de benzoíla pode descorar vestuário e roupa de cama	Disponível sem prescrição médica; concentrações de 2,5 a 5% são tão eficazes quanto a concentração de 10% e causam menos ressecamento
Clindamicina, eritromicina[‡]	Aplicada 1 ou 2 vezes/dia	Propensão à resistência	Mais eficaz para lesões inflamatórias (em vez de comedões); a resistência é uma preocupação quando administrada isoladamente
Combinação de peróxido de benzoíla e clindamicina ou eritromicina; combinação de tretinoína e clindamicina	Aplicada 1 ou 2 vezes/dia	Efeitos colaterais do peróxido de benzoíla (descorar vestuário ou roupa de cama) e de antibióticos tópicos (propensão à resistência)	A combinação é mais eficaz do que a administração isolada dos antibióticos tópicos; limita o desenvolvimento de resistência; o uso de produtos individuais em combinação é menos caro e parece ter a mesma eficácia
Outros agentes de uso tópico			
Ácido azelaico, sulfacetamida-enxofre de sódio, ácido salicílico[‡]	Aplicado 1 ou 2 vezes/dia	Bem tolerado	Bons tratamentos adjuvantes ou alternativos
ANTIBIÓTICOS ORAIS[§]			
Tetraciclina[‖]	250 a 500 mg 1 ou 2 vezes/dia	Irritação gastrintestinal, hipertensão intracraniana	Baixo custo; dose limitada pela necessidade de tomar com o estômago vazio
Doxiciclina[‖]	50 a 100 mg 1 ou 2 vezes/dia	Fototoxicidade, hipertensão intracraniana, esofagite por pílula, irritação gastrintestinal	Anti-inflamatório em dose de 20 mg apenas; dados limitados sobre a eficácia
Minociclina[‖]	50 a 100 mg 1 ou 2 vezes/dia	Hiperpigmentação dos dentes, mucosa oral e pele; reações semelhantes a lúpus com o tratamento a longo prazo, hipertensão intracraniana, hipersensibilidade a fármaco	
Sulfametoxazol-trimetoprima	Uma dose (160 mg de trimetoprima, e sulfametoxazol) 2 vezes/dia	Necrólise epidérmica tóxica e erupções alérgicas	Trimetoprima pode ser usado isoladamente em dose de 300 mg 2 vezes/dia; dados limitados disponíveis
Eritromicina[‡]	250 a 500 mg 2 vezes/dia	Irritação gastrintestinal	Resistência problemática; o consenso é de que a eficácia é limitada
AGENTES HORMONAIS[¶]			
Espironolactona[‡]	50 a 200 mg em doses divididas	Irregularidades menstruais, sensibilidade nos seios	Maiores doses são mais efetivas, mas causam mais efeitos colaterais; mais bem administrada em combinação com contraceptivos orais
Contraceptivos contendo estrogênio oral	Diariamente	Os potenciais efeitos colaterais incluem tromboembolismo	

(continua)

Tabela 689.4 Medicamentos para o tratamento da acne.[4] *(continuação)*

MEDICAMENTO	DOSE	EFEITO(S) COLATERAL(IS)	OUTRAS CONSIDERAÇÕES
RETINOIDE ORAL			
Isotretinoína**	0,5 a 1,0 mg/kg/dia em 2 doses divididas	Malformações congênitas; adesão ao programa de prevenção à gravidez apresentado pelo fabricante do medicamento, incluindo 2 testes iniciais de gravidez negativos, é essencial; hipertrigliceridemia, resultados elevados em testes de função hepática, visão anormal à noite, hipertensão intracraniana benigna, secura labial, ocular, nasal e da pele e mucosa oral, infecções estafilocócicas secundárias, artralgias e perturbações de humor são possíveis efeitos colaterais comuns ou importantes; testes laboratoriais de perfis lipídicos e testes de função hepática devem ser realizados mensalmente até que a dose seja estabilizada	A taxa de recorrência é maior se o paciente tiver menos de 16 anos no início do tratamento, se a acne for de alta gravidade e envolver o tronco, ou se o medicamento for usado em mulheres adultas

*Como creme ou gel. †Tazaroteno está na categoria de gravidez X: contraindicado na gravidez. ‡Clindamicina, eritromicina, e ácido azelaico estão na categoria B da gravidez: nenhuma evidência de risco nos seres humanos. §Os antibióticos orais são indicados para doença moderada a grave; para o tratamento da acne no tórax, costas, ou ombros; e em pacientes com doença inflamatória em que as combinações tópicas tiverem falhado ou não sejam toleradas. ||Esse fármaco está na categoria D da gravidez: evidência positiva do risco nos seres humanos. ¶Os agentes hormonais são para uso em mulheres apenas. **A isotretinoína está na categoria de gravidez X: contraindicada na gravidez. Deve ser utilizada apenas em pacientes com acne grave que não responda à terapia tópica e oral combinada. (Adaptada de James WD: Clinical practice: acne, *N Engl J Med* 352:1463-1472, 2005.) [4]N.R.T.: Artralgia e transtornos do humor são efeitos colaterais importantes possíveis e comuns. Testes laboratoriais de perfil lipídico e de função hepática devem ser realizados mensalmente até que a dose esteja estabilizada.

reduzindo o crescimento e o metabolismo de *C. acnes.* Eles também possuem propriedades anti-inflamatórias. Para a maioria dos pacientes adolescentes o tratamento pode ser iniciado 2 vezes/dia, por pelo menos 6 a 8 semanas, seguido por uma redução gradual até a dose mínima eficaz. Os medicamentos devem sempre ser administrados em combinação com um retinoide tópico e/ou peróxido de benzoíla tópico, mas não com antibióticos tópicos. A absorção de tetraciclina é inibida pelos alimentos, leite, suplementos de ferro e sais de cálcio-magnésio. Deve ser tomada com o estômago vazio 1 hora antes ou 2 horas após as refeições. Minociclina e doxiciclina podem ser tomadas com alimentos. Os efeitos colaterais da tetraciclina e seus derivados são raros e incluem candidíase vaginal, sobretudo nas pacientes que tomam tetraciclina concomitantemente com contraceptivos orais; irritação gastrintestinal; reações fototóxicas, incluindo onicólise e coloração marrom das unhas; ulceração do esôfago; inibição do crescimento do esqueleto fetal e pigmentação de dentes em crescimento, o que impede a sua utilização durante a gravidez e em pessoas de menos de 8 anos. A doxiciclina é a mais fotossensibilizante dos derivados de tetraciclina e é mais propensa a causar esofagite. Raramente, a minociclina pode provocar tonturas, hipertensão intracraniana, coloração azulada da pele e membranas mucosas, hepatite, uma síndrome semelhante ao lúpus e hipersensibilidade ao medicamento. Uma possível complicação do uso prolongado de antibiótico sistêmico é a proliferação de organismos gram-negativos, particularmente *Enterobacter, Klebsiella, Escherichia coli* e *Pseudomonas aeruginosa*, que provoca foliculite refratária grave.

Tabela 689.5 Recomendações para antibióticos sistêmicos.

- Antibióticos sistêmicos são recomendados no tratamento da acne moderada e grave e formas de acne inflamatória que sejam resistentes a tratamentos tópicos
- Doxiciclina e minociclina são mais eficazes do que tetraciclina
- Embora a eritromicina oral ou azitromicina possam ser eficazes no tratamento da acne, o seu uso deve ser limitado àqueles que não puderem usar as tetraciclinas (*i. e.*, mulheres grávidas ou crianças < 8 anos). O uso de eritromicina deve ser restrito devido ao seu aumento do risco de resistência bacteriana
- O uso de antibióticos sistêmicos além das tetraciclinas e macrolídios é desencorajado porque existem dados limitados para seu uso na acne. O uso de sulfametoxazol-trimetoprima e trimetoprima deve ser restrito a pacientes que não conseguem tolerar tetraciclinas ou a pacientes resistentes ao tratamento
- A utilização de antibióticos sistêmicos deve ser limitada à duração mais curta possível. Reavalie em 3 a 4 meses para minimizar o desenvolvimento da resistência bacteriana. A monoterapia com antibióticos sistêmicos não é recomendada
- O tratamento tópico concomitante com peróxido de benzoíla ou um retinoide deve ser feito com antibióticos sistêmicos e para manutenção após a conclusão da antibioticoterapia sistêmica

De Zaenglein AL, Pathy AL, Scholsser BJ *et al.*: Guidelines of care for the management of acne vulgaris. *J Am Acad Dermatol* 2016;74(5):945-973 (Table VI, p 952).

As mulheres que têm acne e anormalidades hormonais, cuja acne não responde à terapia antibiótica, ou que não são candidatas ao tratamento com isotretinoína devem ser avaliadas para uma tentativa de terapia hormonal. Os contraceptivos orais combinados são a principal forma de terapia hormonal. A espironolactona também demonstrou eficácia.

A isotretinoína (13-*cis-retinoico*) é indicada para acne nodulocística grave e acne moderada a grave que não respondeu à terapia convencional. A dosagem recomendada é de 0,5 a 1,0 mg/kg/dia. Um curso padrão nos EUA dura 16 a 20 semanas. No fim de um curso de isotretinoína, 70 a 80% dos pacientes são curados, 10 a 20% precisam de medicamentos tópicos convencionais e/ou medicações orais para manter o controle adequado e 10 a 20% têm recidivas e precisam de um curso adicional da isotretinoína. As dosagens abaixo de 0,5 mg/kg/dia, ou uma dose cumulativa abaixo de 120 mg/kg, estão associadas a uma taxa significativamente mais elevada de falha do tratamento e recidiva. Se o processo da doença não estiver em remissão 2 meses após o primeiro curso de isotretinoína, um segundo curso deverá ser considerado. A isotretinoína reduz o tamanho e a secreção das glândulas sebáceas, normaliza a queratinização folicular, impede a formação de novos microcomedões, diminui a população de *C. acnes* e exerce um efeito anti-inflamatório.

O uso da isotretinoína tem muitos efeitos colaterais. Ela é altamente **teratogênica** e é **absolutamente contraindicada** na gravidez. A gravidez deve ser evitada durante 6 semanas após a descontinuação da terapia. Duas formas de controle de natalidade são necessárias, assim como os testes de gravidez mensais. *Preocupações sobre casos de gravidez apesar das recomendações levaram à criação, nos EUA, de um programa de registro do fabricante iPLEDGE (www.ipledgeprogram.com), que exige a inscrição médica e uma cuidadosa triagem de gravidez da paciente para prescrever isotretinoína.* Muitos pacientes também apresentam queilite, xerose, epistaxe periódica e blefaroconjuntivite. O aumento dos níveis de triglicerídeos e de colesterol também é comum. É importante descartar doença hepática e hiperlipidemia preexistentes antes de iniciar a terapia e verificar novamente os valores laboratoriais 4 semanas após o início da terapia. Efeitos colaterais menos comuns, mas significativos, incluem artralgias, mialgias, queda temporária do cabelo, paroniquia, aumento da suscetibilidade a queimaduras solares, formação de granulomas piogênicos e colonização da pele por *Staphylococcus aureus*, levando a impetigo, dermatite secundariamente infectada e foliculite do couro cabeludo. Raramente, lesões hiperostóticas da coluna desenvolvem-se depois de mais de um curso de isotretinoína. O uso concomitante de tetraciclina e isotretinoína é contraindicado porque qualquer um desses fármacos, mas principalmente quando são usados em conjunto, pode causar hipertensão intracraniana benigna. Embora nenhuma relação de causa e efeito tenha sido estabelecida, alterações de humor induzidas por medicamentos e depressão e/ou suicídio têm chamado muita atenção para o bem-estar psiquiátrico antes e durante o tratamento com isotretinoína. Discute-se sobre maior risco de doença intestinal inflamatória com o uso dessa substância.

Tratamento cirúrgico

A injeção intralesional de baixa dose (3 a 5 mg/mℓ) de glicocorticoides de média potência (p. ex., triancinolona) com uma agulha de calibre 30 em uma seringa de tuberculina pode acelerar a cicatrização de lesões individuais nodulocísticas dolorosas. Dermoabrasão ou *peeling* a *laser* para minimizar cicatrizes devem ser considerados apenas depois que o processo ativo estiver quiescente. A Figura 689.6 descreve o manejo de cicatrizes.

O papel do *pulsed-dye laser* no tratamento da acne inflamatória é controverso e inconclusivo.

ACNE INDUZIDA POR MEDICAMENTOS

Pacientes púberes e pós-púberes que estão recebendo terapia de corticosteroides sistêmicos estão predispostos a desenvolver acne induzida por esteroides. Essa foliculite monomorfa ocorre sobretudo na face, no pescoço, no tórax (Figura 689.7), nos ombros, na parte superior das costas, nos braços e, raramente, no couro cabeludo. O início se segue à introdução do tratamento com esteroides em cerca de 2 semanas. As lesões são pápulas ou pústulas eritematosas pequenas que podem romper em profusão e estão todas no mesmo estágio de

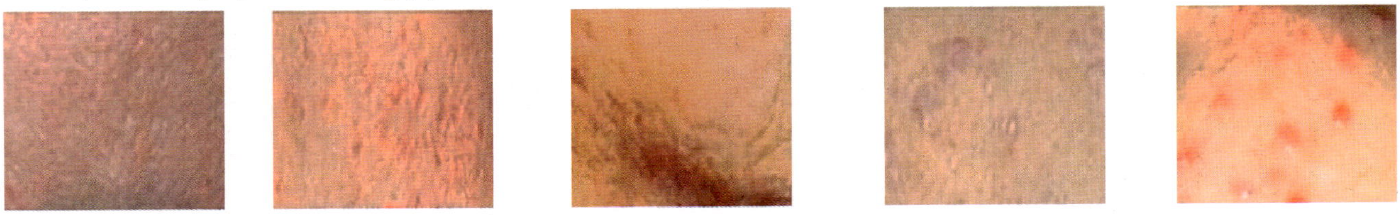

Icepick (V) (lesão em picador de gelo)	*Rolling* (U)	*Boxcar* (M)	Queloides	Hipertróficas
Excisão por punção (bases profundas) Elevação e enxertia *Resurfacing* com *laser*/ dermoabrasão (muitas cicatrizes contíguas) *Peeling* de TCA local	**Tratamento combinado** Microenxerto e subcisão + ± preenchimento *Resurfacing* com microdermoabrasão *Peeling* de TCA local profundo	**Superficial** Diâmetro ≤ 3 mm – *Resurfacing* da pele com *laser* Diâmetro > 3 mm – *Resurfacing* da pele com *laser* ± elevação com punção **Profunda** Diâmetro ≤ 3 mm – Excisão por punção Diâmetro > 3 mm – Excisão por punção ou elevação por punção Termólise fracionada (profunda ou superficial) Dermoabrasão *Resurfacing* com *laser* de CO_2	Corticosteroides intralesionais 5-FU intralesional Bleomicina intralesional Compressão Imiquimode após excisão intralesional Crioterapia *Pulsed-dye laser* Excisão + eletroterapia	Esteroides intralesionais 5-FU intralesional *Laser* vascular Bleomicina intralesional Compressão Imiquimode após excisão intralesional
Tratamento adjuvante: retinoides tópicos 2 semanas antes e após o tratamento, filtros solares, hidratantes				

Lasers não ablativos para doença leve; *lasers* ablativos e fracionários para cicatrizes moderadas

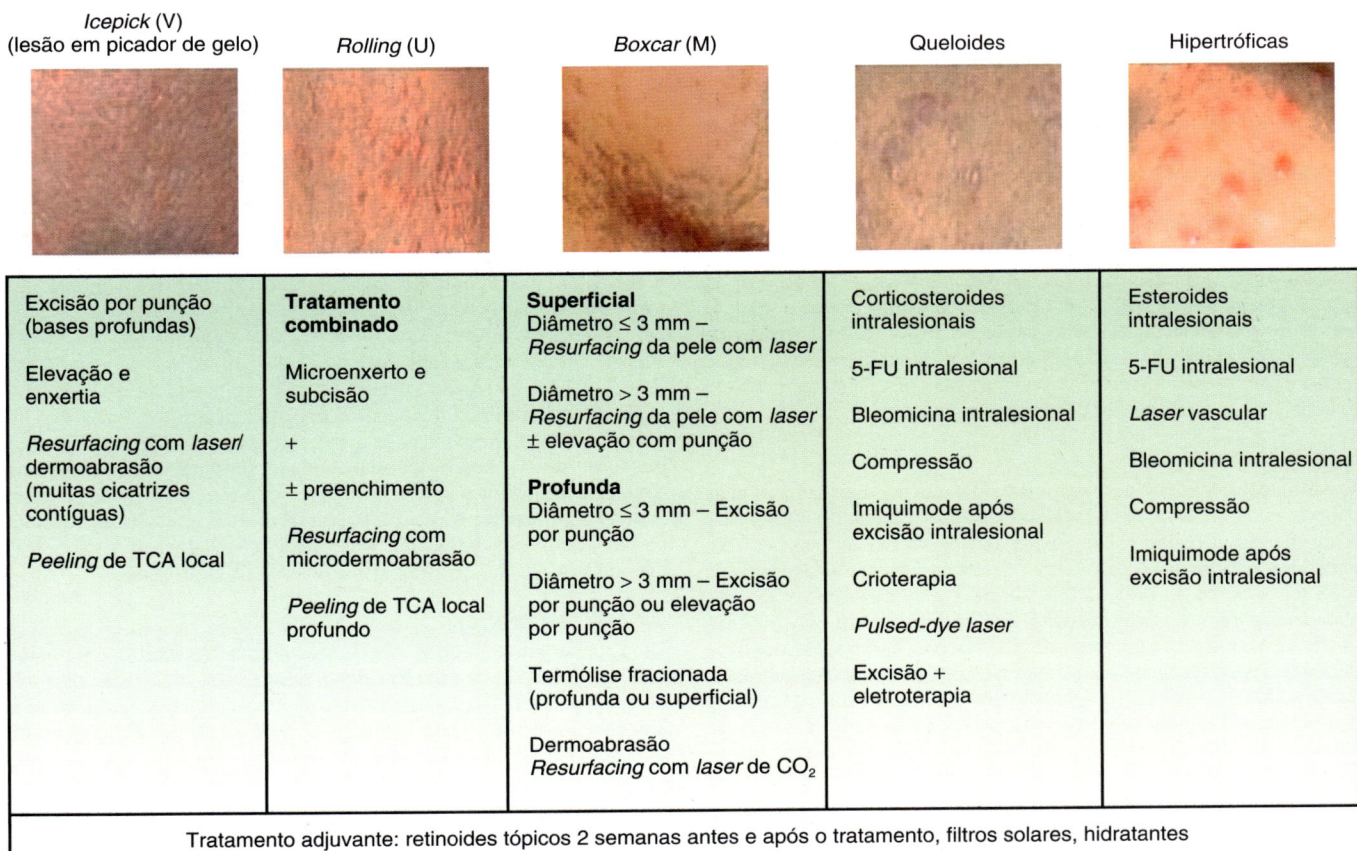

Figura 689.6 Opções de tratamento para cicatrizes de acne. CO_2, dióxido de carbono; FU, fluoruracila; TCA, ácido tricloroacético. (*De Thiboutot D, Gollnick H; Global Alliance to Improve Acne et al.: New insights into the management of acne: an update from the Global Alliance to Improve Outcomes in Acne.* J Am Acad Dermatol *60:S1-S50, 2009.*)

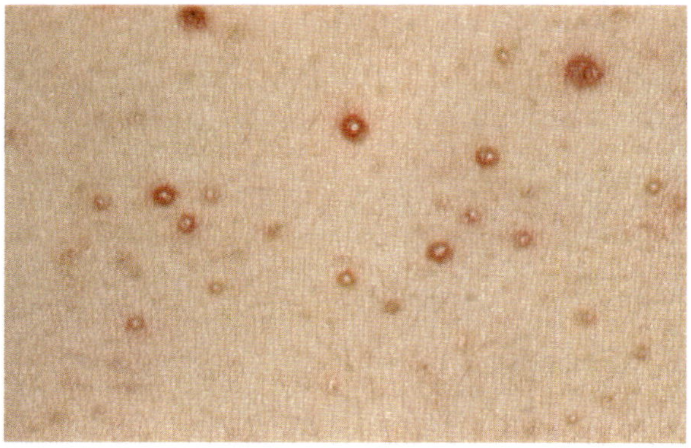

Figura 689.7 Erupção papular monomórfica da acne por esteroide.

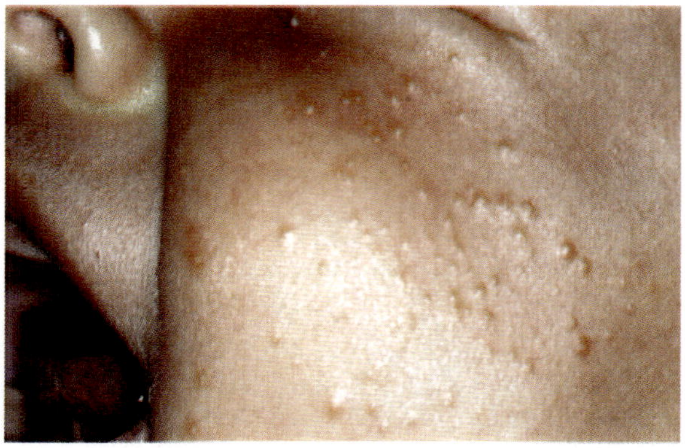

Figura 689.8 Acne comedoniana em um recém-nascido.

desenvolvimento. Comedões podem ocorrer posteriormente, mas lesões nodulocísticas e cicatrizes são raras. O prurido é ocasional. Embora a acne por esteroide seja relativamente refratária se a medicação for mantida, a erupção pode responder ao uso de tretinoína e um gel de peróxido de benzoíla.

Outros **medicamentos** que podem induzir **lesões acneiformes** em indivíduos sensíveis incluem isoniazida, fenitoína, fenobarbital, trimetadiona, carbonato de lítio, andrógenos (anabolizantes) e vitamina B_{12}.

ACNE POR HALOGÊNIOS

A administração de medicamentos que contêm iodetos ou brometos ou, raramente, a ingestão de grandes quantidades de preparações de vitaminas e minerais ou alimentos considerados saudáveis, mas que contenham iodo, como algas, podem induzir acne por halogênio. Em geral, as lesões são muito inflamatórias. A descontinuação do agente provocador e as preparações tópicas apropriadas normalmente alcançam resultados terapêuticos razoáveis.

CLORACNE

Cloracne é resultado do contato externo com inalação ou ingestão de hidrocarbonetos aromáticos halogenados, incluindo bifenilos poli-halogenados, naftalenos poli-halogenados e dioxinas. As lesões são principalmente comedonianas. Lesões inflamatórias são raras, mas podem incluir pápulas, pústulas, nódulos e cistos. A cura ocorre com cicatrizes atróficas ou hipertróficas. A face, as regiões pós-auriculares, o pescoço, as axilas, as áreas genitais e o tórax são mais comumente acometidos. O nariz é em geral poupado. Em casos de exposição grave, resultados associados podem incluir hepatite, produção de porfirinas, formação de bolhas na pele exposta ao sol, hiperpigmentação, hipertricose e hiperidrose palmar e plantar. Retinoides tópicos ou orais podem ser eficazes; peróxido de benzoíla e antibióticos são geralmente ineficazes.

ACNE NEONATAL

Aproximadamente 20% dos recém-nascidos normais apresentam acne nos primeiros meses de vida. Pápulas e pústulas inflamatórias pequenas predominam na região malar e na testa (Figura 689.8); não ocorrem comedões. A causa da acne neonatal é desconhecida, mas é sugerido que pode ser uma reação inflamatória à espécie *Pityrosporum* e não acne verdadeira; portanto, o termo *pustulose cefálica neonatal* tem sido proposto. Outras teorias incluem a transferência placentária de andrógenos maternos, glândulas suprarrenais neonatais hiperativas e uma resposta de hipersensibilidade de órgãos-alvo neonatais aos hormônios androgênicos. A erupção involui espontaneamente ao longo de poucos meses. Em geral, o **tratamento** é desnecessário. Se desejado, as lesões podem ser tratadas eficazmente com antifúngico tópico e/ou peróxido de benzoíla.

ACNE INFANTIL

Em geral, a acne infantil se manifesta entre 3 meses e 1 ano, mais comum em meninos do que em meninas. As lesões da acne são mais numerosas, pleomórficas, graves e persistentes do que no caso de acne neonatal (Figura 689.9). Comedões abertos e fechados predominam na face. Pápulas e pústulas ocorrem com frequência, mas apenas

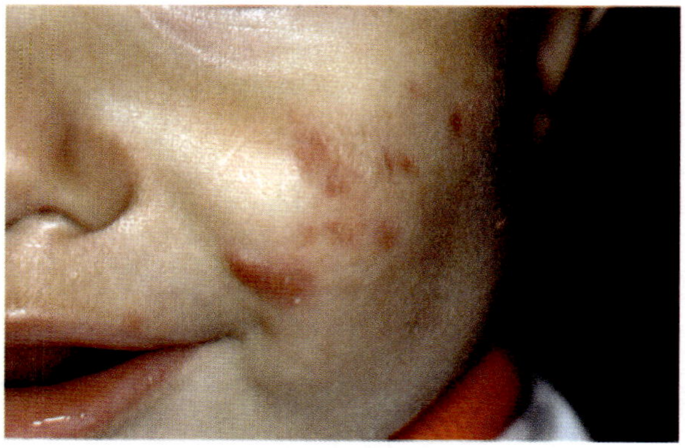

Figura 689.9 Acne inflamatória infantil.

ocasionalmente lesões nodulocísticas se desenvolvem. Cicatrizes com crateras são observadas em 10 a 15% dos casos. O curso pode ser relativamente breve, ou as lesões podem persistir por muitos meses ou anos, embora a erupção costume se resolver por volta dos 4 anos. O uso de gel de peróxido de benzoíla e tretinoína tópicos geralmente resolve a erupção em algumas semanas. A eritromicina oral é ocasionalmente necessária. Se a criança apresentar acne refratária, justifica-se a busca por uma fonte anormal de andrógenos, como um tumor virilizante ou hiperplasia suprarrenal congênita.

ACNE DO MEIO DA INFÂNCIA

Acne que começa entre 1 e 7 anos não é considerada normal. Embora a glândula suprarrenal neonatal secrete altos níveis de andrógenos no primeiro ano de vida, torna-se quiescente até a adrenarca, que ocorre em torno dos 7 anos. A anomalia subjacente da glândula endócrina deve ser considerada naqueles que apresentam acne no meio da infância. A puberdade precoce, a hiperplasia suprarrenal congênita de início tardio ou um tumor secretor de andrógeno podem fundamentar a acne nesse grupo etário. Indica-se investigar o excesso do andrógeno.

ACNE TROPICAL

Uma forma grave de acne ocorre nos climas tropicais e acredita-se que seja causada por intenso calor e umidade. A hidratação do poro do ducto pilossebáceo pode acentuar a obstrução do canal. Os indivíduos afetados tendem a ter um histórico de acne na adolescência que está quiescente no momento da erupção. As lesões ocorrem principalmente em toda a extensão do dorso, no tórax, nas nádegas e nas coxas, com predominância de pápulas supuradas e nódulos. A infecção secundária com *S. aureus* pode ser uma complicação. A erupção é refratária ao tratamento da acne se os fatores ambientais não forem eliminados.

ACNE CONGLOBATA

A acne conglobata é uma doença inflamatória crônica progressiva que acomete principalmente homens, sendo mais comum em indivíduos brancos do que em negros, e pode começar durante a adolescência. Os pacientes geralmente têm um relato de acne vulgar preexistente. A lesão principal é o nódulo, embora geralmente haja uma mistura de comedões com várias aberturas, pápulas, pústulas, nódulos, cistos, abscessos e dissecção subcutânea com formação de múltiplos canais com trajetos fistulosos. Graves cicatrizes são características. A face é relativamente poupada, mas, além do dorso e do tórax, as nádegas, o abdome, os braços e as coxas podem ser acometidos. Sintomas constitucionais e anemia podem acompanhar o processo inflamatório. Estafilococos coagulase-positivos e estreptococos beta-hemolíticos são muitas vezes cultivados a partir de lesões, mas não parecem estar envolvidos na patogênese primária. A acne conglobata ocasionalmente ocorre associada à hidradenite supurativa e à celulite dissecante do couro cabeludo (como tríade de oclusão folicular) e pode ser complicada por artrite erosiva e espondiloartrite anquilosante. Estudos endocrinológicos não são significativos. O tratamento rotineiro da acne é geralmente ineficaz. A terapia sistêmica com corticosteroide pode ser necessária para suprimir a atividade inflamatória intensa. A isotretinoína é a forma mais eficaz de tratamento para alguns pacientes, mas pode causar agravamento da condição logo após o seu início.

ACNE FULMINANTE (ACNE ULCERATIVA FEBRIL AGUDA)

Acne fulminante é caracterizada por início abrupto de grande extensão de lesões acneiformes ulcerativas dolorosas e inflamatórias nas costas e no tórax de adolescentes do sexo masculino. A característica principal é a tendência de grandes nódulos formarem placas exsudativas, necróticas, ulceradas e crostosas. As lesões geralmente poupam o rosto e curam com cicatriz. O relato precedente de acne papulopustular ou nodular leve é observado na maioria dos pacientes. Sintomas e sinais constitucionais são comuns, incluindo febre, mal-estar, artralgias, mialgias, perda de peso e leucocitose. Hemoculturas são estéreis. Lesões de **eritema nodoso** por vezes desenvolvem-se na perna. Lesões **ósseas osteolíticas** podem desenvolver-se na clavícula, no esterno e nas placas de crescimento epifisário; os ossos afetados parecem normais ou têm leve esclerose ou espessamento na cura. Salicilatos podem ser úteis para a mialgias, artralgias e febre. Corticosteroides (1 mg/kg de prednisona) devem ser imediatamente iniciados. Após 1 semana, é adicionada isotretinoína (0,5 a 1,0 mg/kg). A dapsona pode ser eficaz se a isotretinoína não puder ser utilizada. A dose de corticosteroides é reduzida gradualmente por cerca de 6 semanas. Antibióticos não são indicados, a menos que haja evidência de infecção secundária. Comparada com a acne conglobata, a acne fulminante ocorre em pacientes mais jovens, tem início mais explosivo, mais comumente tem sintomas constitucionais e lesões crostosas ulceradas associados e com menos frequência tem comedões de várias aberturas ou acomete a face.

Artrite piogênica com pioderma gangrenoso e acne (síndrome PAPA) (ver Capítulo 188).

Osteomielite multifocal recorrente crônica/síndrome de sinovite, acne pustulosa, hiperostose, osteíte (SAPHO) (ver Capítulo 188).

A bibliografia está disponível no GEN-io.

Capítulo 690
Tumores Cutâneos

Jesse P. Hirner e Kari L. Martin

Ver também Capítulo 614.

CISTO DE INCLUSÃO EPIDÉRMICO

Os cistos epidérmicos são os nódulos mais comumente observados em crianças. Este tipo de cisto é um nódulo bem circunscrito, cupuliforme, firme, não aderido e tem a mesma tonalidade da pele (Figura 690.1), muitas vezes com um orifício central ou um pequeno ponto que consiste

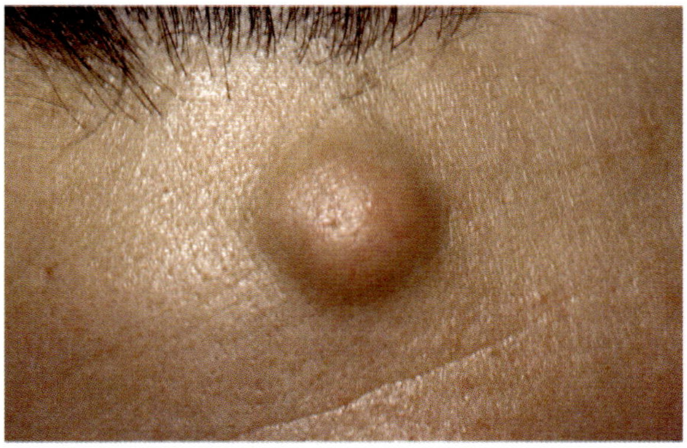

Figura 690.1 Cisto cor da pele na testa.

no poro dilatado e obstruído de um folículo pilossebáceo. Os cistos se formam com mais frequência em face, pescoço, tórax ou parte superior do dorso, podendo periodicamente inflamar e infeccionar de maneira secundária, em particular em associação à acne vulgar. A parede do cisto também pode se romper e induzir uma reação inflamatória na derme. A parede do cisto deriva do infundíbulo folicular. Massa de material queratinizado em camadas, que pode ter consistência semelhante à de queijo, preenche a cavidade. Os cistos epidérmicos podem surgir a partir da obstrução de folículos pilossebáceos, implantação de células epidérmicas na derme em consequência de uma lesão penetrante na epiderme e restos de células epidérmicas. Múltiplos cistos podem estar presentes na síndrome de Gardner e na síndrome do nevo basocelular. A excisão do cisto com remoção de toda a cápsula e seu conteúdo é indicada, particularmente se esse apresentar inflamações recorrentes. Um cisto flutuante deve ser incisado e drenado e, se houver eritema circundante, tratado com antibióticos ou corticosteroides intralesionais. Após o desaparecimento da inflamação o cisto deve ser removido.

MILIUM

O *milium* é um cisto de queratina subepidérmico, de tonalidade branca perolada ou amarelada, firme e que mede de 1 a 2 mm. *Milia* observados em recém-nascidos são discutidos no Capítulo 666. *Milia* secundários ocorrem associados a doenças bolhosas subepidérmicas e após a dermoabrasão ou outra lesão cutânea. São cistos de retenção produzidos pela hiperproliferação de epitélio lesado e não podem ser histopatologicamente distinguidos dos *milia* primários. Aqueles que se desenvolvem após o aparecimento das bolhas geralmente surgem a partir do ducto sudoríparo écrino, mas podem se desenvolver a partir do folículo piloso, ducto sebáceo ou epiderme. Um *millium* difere de um cisto epidérmico somente quanto ao tamanho pequeno e localização superficial.

FIBROFOLICULOMAS

Essas lesões em geral surgem no fim da adolescência ou início da fase adulta e são caracterizadas por múltiplas pápulas brancas, cupuliformes, que aparecem no nariz, na região malar e no pescoço, às vezes no tronco ou nas orelhas (Figura 690.2). Estão associadas à síndrome do câncer familiar de **Birt-Hogg-Dubé**, um distúrbio autossômico dominante que resulta de mutação no gene supressor de tumor foliculina (*FLCN*). Entre os achados associados estão os cistos pulmonares, pneumotórax, carcinoma de células renais e outros tumores benignos ou malignos.

CISTO PILAR (CISTO TRIQUILEMAL)

Um cisto pilar pode ser clinicamente indistinguível de um cisto epidérmico. Esse cisto se manifesta como um nódulo liso, firme e móvel, predominantemente no couro cabeludo (Figura 690.3). Os cistos pilares ocasionalmente se desenvolvem em face, pescoço ou tronco. O cisto pode inflamar e ocasionalmente supurar e ulcerar. A parede do cisto é composta por epitélio escamoso estratificado com pontes intercelulares indistintas. A camada celular periférica da parede mostra um arranjo em paliçada, que não é visto em um cisto epidérmico. Não

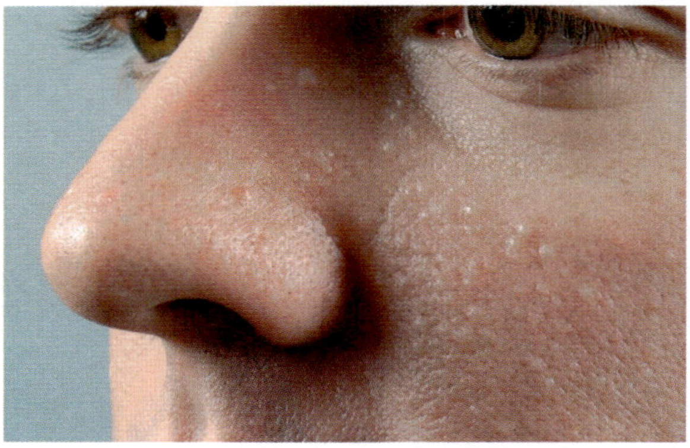

Figura 690.2 Múltiplas pápulas esbranquiçadas, em forma de abóboda, localizadas no nariz e nas bochechas em um portador de mutação *FLCN* de 31 anos. (*De Menko FH, van Steensel MAM, Giraud S et al.: Birt-Hogg-Dubé syndrome: diagnosis and management.* Lancet *10:1199-1206, 2009, Fig. 1.*)

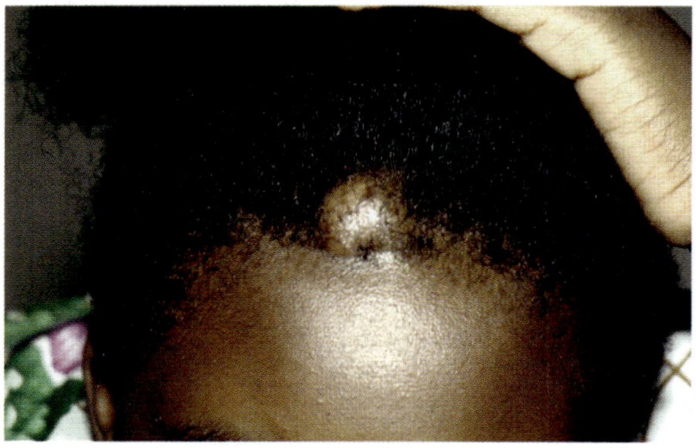

Figura 690.3 Cisto pilar na parte anterior do couro cabeludo.

há camada granulosa. A cavidade do cisto contém material queratinoso eosinofílico homogêneo e denso, e focos de calcificação são encontrados em 25% dos casos. A propensão para o desenvolvimento de cistos pilares pode ser herdada de maneira autossômica dominante. Em geral, mais de um cisto se desenvolve no paciente. Numerosos cistos pilares e epidérmicos, tumores desmoides, fibromas, lipomas ou osteomas podem estar associados a pólipos colônicos ou adenocarcinoma na síndrome de Gardner. Os cistos pilares saem facilmente da derme.

PILOMATRICOMA (PILOMATRIXOMA)

É o segundo nódulo mais frequentemente visto em crianças. O pilotricoma é um tumor benigno que se manifesta como um tumor subcutâneo ou dérmico profundo, solitário, firme, medindo de 3 a 30 mm e localizado em cabeça, pescoço ou membros superiores. A epiderme sobrejacente geralmente está normal. Por vezes, o tumor pode ter localização mais superficial, atribuindo à pele sobrejacente a coloração azul-avermelhada (Figura 690.4). Múltiplos pilomatricomas são observados em distrofia miotônica, síndrome de Gardner, síndrome de Rubinstein-Taybi e síndrome de Turner. Em geral, porém, os pilomatricomas não são hereditários. Histopatologicamente, ilhas de células epiteliais de formato irregular com "células fantasmas" anucleadas e eosinofílicas estão incorporadas em um estroma celular. Os depósitos de cálcio são encontrados em 75% dos tumores. Os pilomatricomas são causados por mutações envolvendo a betacatenina.

TRICOEPITELIOMA

Uma pápula de cor da pele, firme, arredondada, lisa e medindo de 2 a 8 mm, o tricoepitelioma deriva de um folículo piloso imaturo. Os tricoepiteliomas geralmente ocorrem isolados na face, durante a infância ou início da vida adulta. Múltiplos tricoepiteliomas são herdados de maneira autossômica dominante (tipo 1: gene *CYLD*; tipo 2: gene em

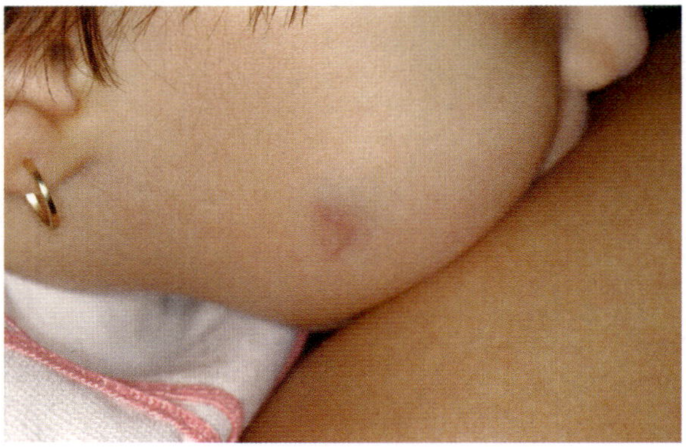

Figura 690.4 Pilomatricoma. Tumor firme com coloração azulada na pele.

9p21 ainda não identificado), aparecem na infância ou puberdade, e gradualmente aumentam de número junto aos sulcos nasolabial, nariz, testa e lábio superior; ocasionalmente eles ocorrem no couro cabeludo, pescoço e parte superior do tronco. Microscopicamente, esses tumores benignos são caracterizados por cistos córneos compostos por um centro totalmente queratinizado circundado por células basófilas em uma rede adenoide. A terapia com imiquimode tópico pode ser benéfica. A excisão cirúrgica tem sido usada para terapia, assim como crioterapia, eletrocirurgia e vaporização a *laser*.

CISTOS ERUPTIVOS DE PELO *VELUS*

Os cistos eruptivos de pelo *velus* são pápulas foliculares da cor da pele, moles, assintomáticas, medindo de 1 a 3 mm, localizadas na parte central do tórax (Figura 690.5). Podem se tornar crostosos ou umbilicados. Os folículos de pelo *velus* anormais são obstruídos no nível do infundíbulo, resultando na retenção dos pelos junto a uma dilatação cística revestida de epitélio na parte proximal do folículo. Em sua maioria os casos são crônicos, mas há relatos de regressão espontânea.

ESTEATOCISTOMA MÚLTIPLO

Como condição autossômica dominante (gene *KRT17*), o esteatocistoma múltiplo geralmente se manifesta na adolescência ou início da vida adulta, na forma de numerosos nódulos císticos firmes, aderentes à pele subjacente, e medem de 3 mm a 3 cm de diâmetro. Quando puncionados, os cistos podem drenar um material oleoso ou semelhante a queijo. Os sítios de predileção incluem região esternal, axilas, braços e pele da bolsa escrotal. A parede cística multipregueada é revestida na face luminal por uma espessa camada córnea eosinofílica e homogênea; não há camada granulosa. Os lóbulos achatados da glândula sebácea muitas vezes são visíveis na parede cística, e lanugo pode estar presente em uma cavidade cística que parece vazia (um artefato de processamento).

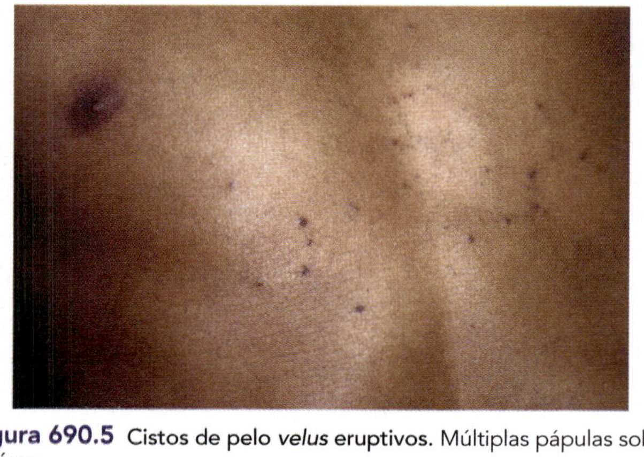

Figura 690.5 Cistos de pelo *velus* eruptivos. Múltiplas pápulas sobre o tórax.

SIRINGOMA

Os tumores benignos conhecidos como siringomas são pápulas macias, pequenas, da cor da pele ou marrom-amareladas, que se desenvolvem na face, em particular nas regiões periorbitais (Figura 690.6). Outros locais de predileção incluem as axilas, as áreas umbilical e pubiana. Os siringomas muitas vezes se desenvolvem durante a puberdade e são mais frequentes entre as mulheres. Os siringomas eruptivos se desenvolvem em grupos ao longo da parte anterior do tronco, durante a infância ou a adolescência. O siringoma deriva do ducto intraepidérmico da glândula sudorípara. Esses tumores têm importância somente estética. As lesões isoladas podem ser excisadas, mas costumam ser numerosas demais para serem removidas.

FIBROMA DIGITAL INFANTIL

O fibroma digital infantil é um nódulo liso, firme, eritematoso ou da cor da pele, localizado na superfície dorsal ou lateral de uma falange distal de um dedo da mão ou do pé. Mais de 80% dos tumores ocorrem na infância ou podem estar presentes ao nascimento. As lesões podem ser solitárias ou múltiplas e se manifestam de maneira espelhada em dedos opostos. Em geral, são assintomáticos, mas os dedos podem desenvolver deformidade em flexão. Clinicamente, a lesão é semelhante a fibroma, leiomioma, angiofibroma, fibroqueratoma, dígito acessório ou cisto mucoso. O diagnóstico é confirmado pelo achado de numerosos fibroblastos fusiformes contendo pequenos corpúsculos de inclusão citoplasmáticos eosinofílicos, densos e redondos, compostos por acúmulos de microfilamentos de actina. A recorrência local subsequente à excisão simples desse tumor tem sido relatada em 75% dos pacientes. Como o tumor não metastatiza e pode regredir de modo espontâneo em 2 a 3 anos, é recomendado um período de espera sob observação. Se o comprometimento funcional ou deformidade em flexão do dedo se tornar evidente, a excisão total imediata do tumor é indicada.

DERMATOFIBROMA (HISTIOCITOMA)

O dermatofibroma é um tumor dérmico benigno, pode ser pedunculado, nodular (Figura 690.7) ou plano, e geralmente é bem delimitado e firme, embora às vezes pareça macio à palpação. A pele sobrejacente costuma estar hiperpigmentada; pode estar brilhante ou queratótica e sofre depressão quando o tumor é pinçado. Os dermatofibromas variam quanto ao tamanho, de 0,5 a 10 mm, surgem com mais frequência nos membros e geralmente são assintomáticos, podendo às vezes ser pruriginosos. São compostos por fibroblastos, colágeno jovem e maduro, capilares e histiócitos em proporções variáveis, formando um nódulo dérmico com bordas pouco definidas. A causa desses tumores é desconhecida, mas traumatismos como a picada de um inseto ou foliculite parecem induzir fibroplasia reativa. O diagnóstico diferencial inclui cisto de inclusão epidérmico, xantogranuloma juvenil, cicatriz hipertrófica e neurofibroma. Os dermatofibromas podem ser excisados ou deixados intactos, conforme a preferência do paciente. Em geral, persistem por tempo indefinido.

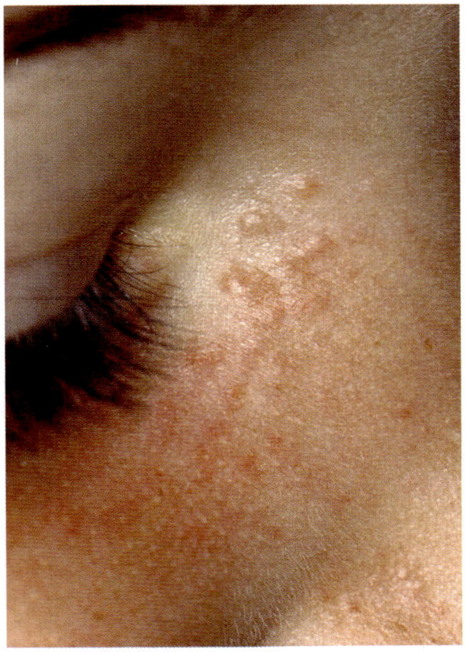

Figura 690.6 Siringomas. Múltiplas pápulas amareladas na região periorbital.

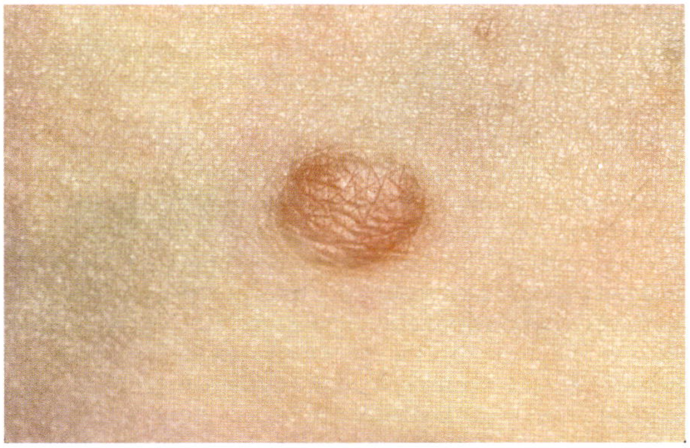

Figura 690.7 Dermatofibroma. Variante nodular eritemato-acastanhada.

XANTOGRANULOMA JUVENIL

O xantogranuloma juvenil consiste em uma pápula ou nódulo alaranjado, rosado ou amarelado, cupuliforme e firme (Figura 690.8), variando em tamanho de 5 mm a cerca de 4 cm de diâmetro. A idade média do surgimento é aos 2 anos. Esses nódulos são 10 vezes mais comuns em indivíduos brancos do que em afro-americanos. Os sítios prediletos são a face, o couro cabeludo e a parte superior do tronco, onde podem eclodir em profusão ou permanecer como lesões solitárias. Lesões nodulares podem surgir na mucosa oral. O diagnóstico geralmente é clínico. As lesões mais antigas são caracterizadas histopatologicamente por um infiltrado dérmico de histiócitos repletos de lipídios, células inflamatórias e células gigantes de Touton. Do ponto de vista clínico, as lesões podem ser semelhantes a urticária papulonodular pigmentosa, dermatofibromas ou xantomas de hiperlipoproteinemia, mas elas podem ser distinguidas dessas entidades por meio da histopatologia.

Os bebês afetados quase sempre são normais, e os valores de lipídios no sangue não estão altos. Manchas café com leite são encontradas em 20% dos pacientes com xantogranuloma juvenil. Infiltrados xantogranulomatosos ocorrem ocasionalmente nos tecidos oculares. Esse processo pode resultar em glaucoma, hifema, uveíte, heterocromia da íris, irite ou proptose súbita. Quando observado em pacientes com menos de 2 anos, as lesões múltiplas e a localização periocular podem aumentar a chance de envolvimento intraocular. Parece haver associação entre xantogranuloma juvenil, neurofibromatose e leucemia da infância, mais frequentemente leucemia mieloide crônica juvenil. Não há

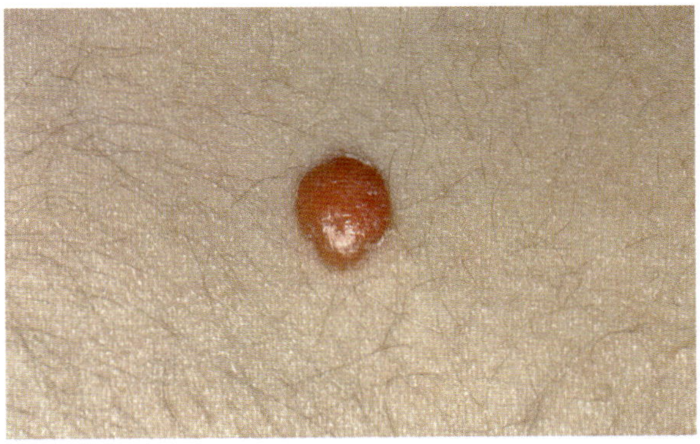

Figura 690.8 Xantogranuloma juvenil. Pápula alaranjada solitária.

necessidade de remover as lesões benignas do xantogranuloma juvenil, porque a maioria delas sofre regressão espontânea nos primeiros anos. Como consequência, pode haver despigmentação residual e atrofia.

LIPOMA

O lipoma é um acúmulo benigno de tecido adiposo, que surge no tronco, no pescoço ou nas porções proximais dos membros. Os lipomas são massas macias, compressíveis, lobuladas e subcutâneas. Múltiplas lesões podem ocorrer ocasionalmente, como na síndrome de Gardner. Atrofia, calcificação, liquefação ou alteração xantomatosa por vezes podem complicar seu curso. Um lipoma é composto de células adiposas normais circundadas por uma cápsula de tecido conjuntivo. Os lipomas representam um defeito estético e podem ser cirurgicamente removidos. Múltiplos lipomas, idênticos aos que ocorrem isolados, são herdados por herança autossômica dominante e muitas vezes surgem em torno da terceira década da vida em pacientes com lipomatose múltipla familial (LMF). Os lipomas podem aparecer em locais intra-abdominais, intramusculares e subcutâneos. A lipomatose congênita se manifesta nos primeiros meses de vida, na forma de massas adiposas amplas subcutâneas localizadas no tórax, estendendo-se para o músculo esquelético. A lipomatose congênita também pode ser manifestação da **síndrome de Proteus** (supercrescimento/hiperplasia da pele e tecidos conjuntivos, mutação em *AKT1*). Os angiolipomas geralmente se manifestam como numerosos nódulos subcutâneos dolorosos nos braços e no tronco.

A **síndrome CLOVES** (supercrescimento lipomatoso congênito, malformações vasculares, nevos epidérmicos, e escoliose/anomalias esqueléticas e espinais) em geral é um distúrbio esporádico provocado por mutação no gene ***PIK3CA***, com massa lipomatosa no tronco assimétrica presente ao nascimento. Entre os achados adicionais estão macrodactilia, malformações vasculares (baixo fluxo), nevo epidérmico linear e anomalias renais. O diagnóstico diferencial inclui as síndromes de Proteus, Klippel-Trenaunay e Bannayan-Riley-Ruvalcaba.

As mutações somáticas de *PIK3CA* e mutações na via AKT-mTOR relacionada (espectro de crescimento excessivo relacionado ao *PIK3CA*) estão associadas às síndromes segmentares de crescimento excessivo (Figuras 690.9 e 690.10). Além do crescimento excessivo do tecido regional/localizado, há um espectro de malformações (hemimegalencefalia, macrodactilia, hemi-hipertrofia muscular, nevos epidérmicos, polidactilia, sindactilia e alterações linfáticas e capilares).

CARCINOMA DE CÉLULAS BASAIS (CARCINOMA BASOCELULAR)

O carcinoma de células basais é raríssimo em crianças na ausência de condição predisponente, como síndrome do carcinoma nevoide de células basais, xeroderma pigmentoso, nevo sebáceo de Jadassohn, ingestão de arsênico ou exposição à irradiação. As lesões são pápulas regulares, peroladas, rosadas e telangiectásicas que aumentam lentamente de tamanho e podem sangrar ou ulcerar. Os locais preferidos são a face, o couro cabeludo e a parte superior do dorso. O diagnóstico diferencial inclui granuloma piogênico, nevo nevocelular, cisto de inclusão epidérmico, comedão fechado, dermatofibroma e tumor de anexo. Dependendo do local de ocorrência e da doença associada do paciente, a eletrodesidratação e a curetagem ou excisão simples do carcinoma de células basais geralmente é curativa. Quando o tumor é recorrente, tem diâmetro superior a 2 cm, está localizado em áreas anatômicas problemáticas como, por exemplo, o meio da face ou orelhas, ou é um tipo histopatológico agressivo, o tratamento mais apropriado pode ser a cirurgia micrográfica de Mohs.

SÍNDROME DO CARCINOMA NEVOIDE DE CÉLULAS BASAIS (SÍNDROME DO NEVO BASOCELULAR OU SÍNDROME DE GORLIN)

A entidade autossômica dominante conhecida como síndrome do carcinoma nevoide de células basais é causada por mutações nos genes *PTCH1*, *PTCH2* (*"patched"*) e *SUFU*. Esses genes supressores tumorais são parte da via de sinalização *hedgehog* importantes na determinação do padrão embrionário e do destino celular em algumas estruturas no embrião em desenvolvimento. Mutações nesses genes produzem a desregulação de vários genes envolvidos na organogênese e carcinogênese. Como consequência, a síndrome inclui um amplo espectro de defeitos envolvendo pele, olhos, sistemas nervoso central e endócrino e ossos.

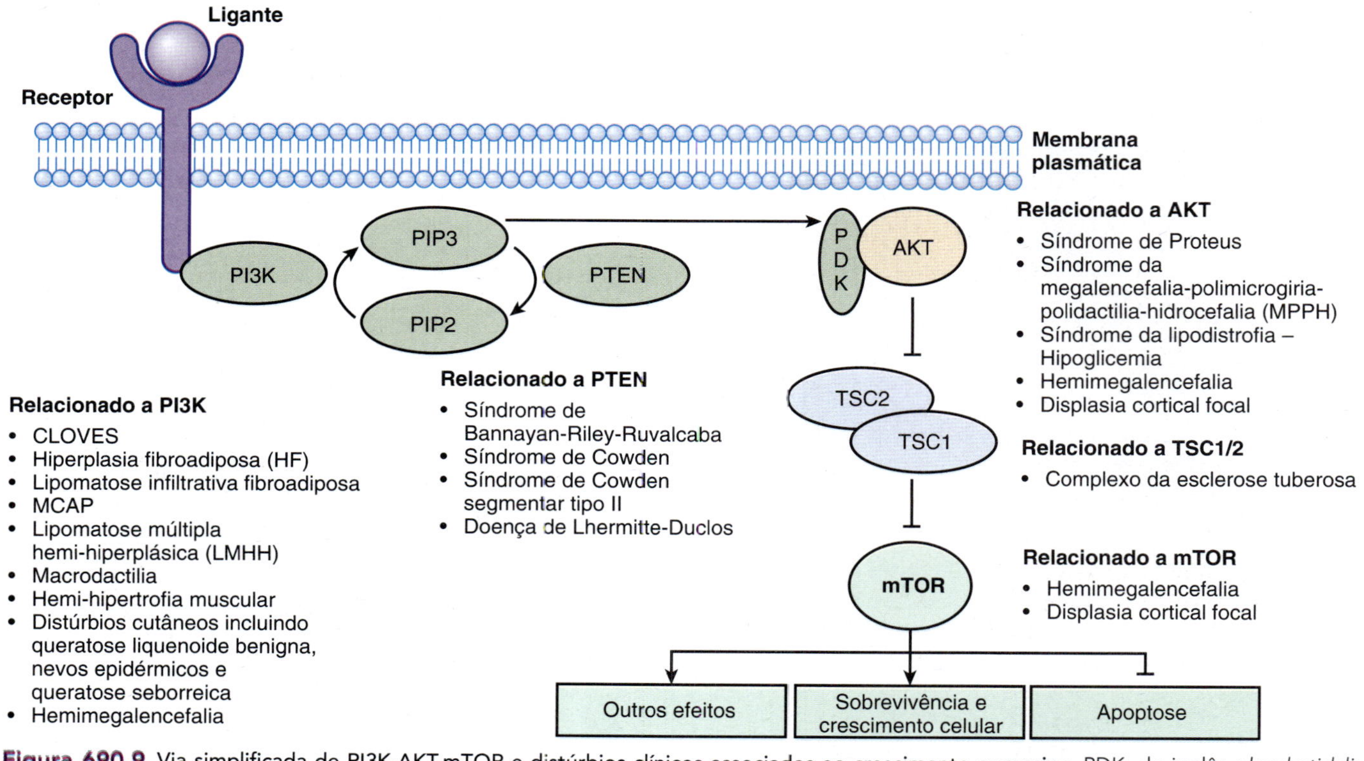

Figura 690.9 Via simplificada de PI3K-AKT-mTOR e distúrbios clínicos associados ao crescimento excessivo. PDK, do inglês *phophatidylinositol-dependent kinase*, quinase dependente de fosfatidilinositol; PIP, do inglês *phosphatidylinositol polyphosphate*, fosfatidilinositol polifosfato; PTEN, do inglês *phosphatase and tensin homolog*, fosfatase e tensina homóloga. (*De Kang H, Baek ST, Song S et al.: Clinical and genetic aspects of the segmental overgrowth spectrum due to somatic mutations in PIK3CA.* J Pediatr *167(5):957-962, 2015.*)

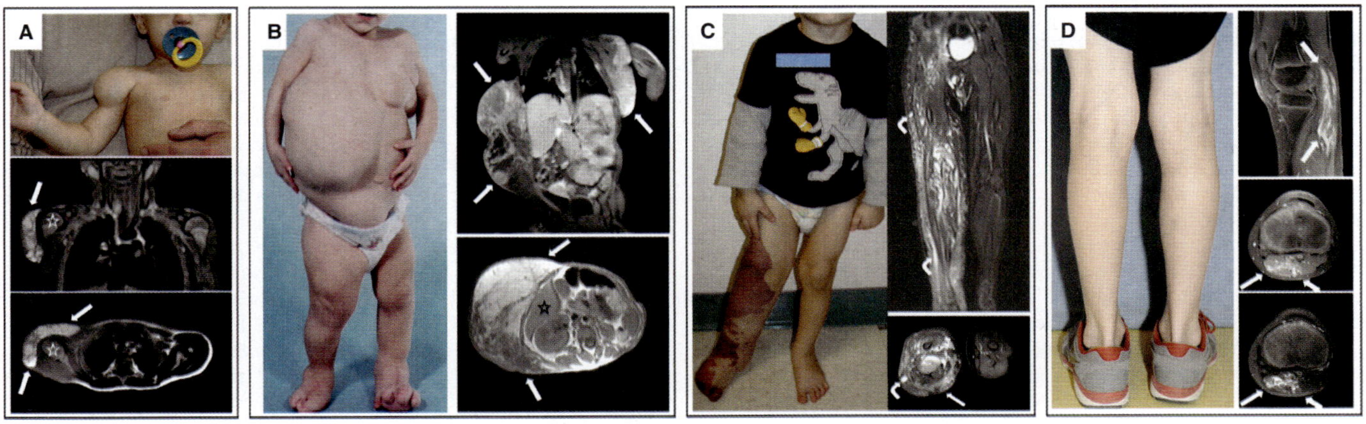

Figura 690.10 Fotografias e RMs de participantes com ML, CLOVES, SKT e AVFA isoladas. **A.** Um menino de 8 meses (ML1) com ML isolada. Observe o inchaço na região deltoide sem sinais vasculares cutâneos. Cortes coronal e sagital de ressonância magnética (RM) ponderada em T2 com saturação de gordura demonstram ML macrocística (massa cística multilocular) envolvendo os aspectos anterolaterais do ombro direito sem infiltração muscular (*setas*); cabeça do úmero (*asterisco*). **B.** Menina de 19 meses (CL12) com síndrome CLOVES. Observe a distribuição assimétrica da massa lipomatosa em tronco e o envolvimento bilateral das extremidades inferiores. Corte coronal de RM ponderada em T1 com saturação de gordura após administração de contraste demonstra aumento heterogêneo moderado das massas em tronco bilaterais (*setas*). Corte axial de RM ponderada em T1 sem contraste mostra crescimento excessivo lipomatoso no tronco (*setas*); segmento VI do fígado (*asterisco*). **C.** Um menino de 3 anos (KT4) com SKT. Observe a ML capilar e o crescimento excessivo envolvendo a extremidade inferior direita. Cortes coronal e axial de RM ponderada em T2 com saturação de gordura mostram o sistema persistente da veia marginal (*setas curvas*) e o aumento acentuado dos tecidos subcutâneos devido a uma combinação de líquido linfático e gordura (*seta reta*). Existem também malformações venosas intramusculares. **D.** Um menino de 9 anos (F8) com AVFA do músculo gastrocnêmio esquerdo; observe a ausência de crescimento excessivo e anomalias vasculares cutâneas. Corte sagital de RM ponderada em T1 com saturação de gordura após administração de contraste demonstra a distribuição longitudinal da AVFA difusa (*setas*). Corte axial de RM ponderada em T2 com saturação de gordura com (*superior*) e sem (*inferior*) contraste. Observe que a cabeça direita do músculo gastrocnêmio está difusamente substituída por uma lesão heterogênea nos tecidos moles que intensifica o contraste (*setas*). CLOVES, supercrescimento lipomatoso congênito com anomalias vasculares, epidérmicas e esqueléticas; AVFA, anomalia vascular fibroadiposa; SKT, síndrome de Klippel-Trenaunay; ML, malformação linfática. (*De Luks VL, Kamitaki N, Vivero MP et al.: Lymphatic and other vascular malformative/overgrowth disorders are caused by somatic mutations in PIK3CA.* J Pediatr *166:1048–1054, 2015 [Fig. 1, p 1051].*)

Os achados predominantes são os carcinomas basocelulares de aparecimento precoce e os cistos mandibulares. Cerca de 20% dos indivíduos que desenvolvem carcinoma de células basais antes de completarem 19 anos têm a síndrome. Os carcinomas basocelulares surgem entre a puberdade e os 35 anos, eclodindo em grupos de tumores que variam quanto ao tamanho, cor e número; podem ser difíceis de distinguir de outros tipos de lesões cutâneas. Os locais de predileção são pele periorbital, nariz, áreas malares e lábio superior; contudo, as lesões também podem se desenvolver no tronco e nos membros e não se restringem às áreas de exposição solar. Podem ocorrer ulceração, sangramento, formação de crosta e invasão local. Pequenos *milia*, cistos epidérmicos, lesões pigmentadas, hirsutismo e depressões puntiformes palmares e plantares são achados cutâneos adicionais.

As faces dos pacientes com essa síndrome são caracterizadas por bossa temporoparietal, cristas supraorbitais proeminentes, raiz nasal ampla, hipertelorismo ou distopia do canto ocular e prognatismo. Cistos queratinizados (queratocistos odontogênicos) na maxila e mandíbula são encontrados na maioria dos pacientes. Esses cistos variam quanto ao tamanho, de alguns milímetros a vários centímetros, podem resultar em desenvolvimento anormal dos dentes e causam dor, inchaço da mandíbula, deformação facial, erosão óssea, fraturas patológicas e supuração dos tratos sinusais. Os defeitos ósseos como o desenvolvimento anormal de costelas, espinha bífida, cifoescoliose e braquimetacarpalismo ocorrem em 60% dos pacientes, enquanto anormalidades oculares – incluindo cataratas, glaucoma, coloboma, estrabismo e cegueira – ocorrem em cerca de 25%. Alguns indivíduos do sexo masculino têm hipogonadismo e os testículos estão ausentes ou não descidos. Também há relatos de malformações renais. As manifestações neurológicas incluem calcificação da foice cerebelar, convulsões, retardo mental, agenesia parcial do corpo caloso, hidrocefalia e surdez neural. A incidência de meduloblastoma, ameloblastoma da cavidade oral, fibrossarcoma da mandíbula, teratoma, cistadenoma, fibroma cardíaco, fibroma ovariano e rabdomioma de aparecimento fetal é mais alta em pacientes com síndrome do carcinoma nevoide de células basais.

O tratamento desses pacientes requer a participação de vários especialistas, de acordo com os problemas clínicos individuais. Os carcinomas basocelulares não devem ser tratados com irradiação. A maioria dos carcinomas de células basais segue um curso clinicamente benigno e muitas vezes é impossível remover todos. Aqueles com padrão de crescimento agressivo e aqueles localizados em áreas centrais da face, todavia, devem ser removidos imediatamente. As opções de tratamento incluem cirurgia micrográfica de Mohs, ablação a *laser*, crioterapia, terapia fotodinâmica, imiquimode a 5% e retinoides orais (0,5 a 1,0 mg/kg/dia). O vismodegibe, que inibe a proteína SMO (do inglês, *smoothened*) na via *hedgehog*, é uma terapia dirigida disponível para carcinomas de células basais não ressecáveis. Também é indicado o aconselhamento genético.

MELANOMA

A incidência de melanoma em pessoas com menos de 20 anos nos EUA é de aproximadamente 5 a 6 casos por 1 milhão, com 73% ocorrendo entre 15 e 19 anos, 17% entre 10 e 14 anos e 10% em crianças com menos de 10 anos. O melanoma é mais comum entre adolescentes do sexo feminino que no masculino. A luz ultravioleta (UV), especialmente a exposição ao sol, é um fator de risco bem conhecido para melanoma em adultos e contribui para o melanoma na adolescência, conforme demonstrado pela tendência de as lesões se desenvolverem em áreas expostas ao sol nessa faixa etária. Em pacientes mais jovens, o melanoma não parece estar associado à exposição solar e geralmente ocorre na pele que não é frequentemente exposta ao sol. Os pediatras devem aconselhar os pacientes a evitar a exposição ao sol e o uso de câmaras de bronzeamento para diminuir o risco de desenvolvimento posterior de melanoma. Os pacientes com pele clara e a presença de histórico familiar de melanoma representam um risco particularmente alto de inciência. Os fatores de risco conhecidos para crianças são um nevo melanocítico congênito gigante (> 40 cm), síndrome do nevo displásico e xeroderma pigmentoso. Essas condições merecem um exame cutâneo total pelo menos anualmente.

Os achados de uma lesão cutânea que é escura, que cresceu rapidamente ou mudou de cor, que possui bordas irregulares ou sangra facilmente devem aumentar a preocupação de melanoma. No entanto, muitos melanomas pediátricos são clinicamente amelanóticos e podem ser facilmente confundidos com uma verruga ou outro achado benigno. O diagnóstico é baseado na patologia e é preferida uma biopsia excisional, como biopsia elíptica, por *punch* ou saucerização. Uma biopsia em *shave* pode seccionar a base da lesão, impedindo que o patologista possa discernir a profundidade para classificação de Breslow, que é um importante fator prognóstico. Um cuidado extra deve ser tomado no diagnóstico de melanoma em crianças, pois a distinção de outras lesões, particularmente o nevo de Spitz, pode ser difícil. A abordagem em um centro com experiência em melanoma pediátrico pode ser aconselhável, especialmente para qualquer lesão que não seja melanoma fino (espessura de Breslow igual ou superior a 1 mm).

As recomendações de prognóstico e tratamento foram previamente criadas a partir de dados de adultos; entretanto, os fatores prognósticos específicos para melanoma pediátrico estão começando a se acumular. Os locais de biopsia com teste positivo para melanoma devem ser reexcisados com margens apropriadas com base na espessura. O mapeamento de linfonodos e a biopsia do linfonodo sentinela devem ser realizados para todos os melanomas com uma espessura de Breslow maior que 0,76 a 1 mm. Se o linfonodo sentinela for positivo, a dissecção completa do linfonodo deve ser considerada. Até o momento, o tratamento do melanoma infantil ainda reflete o tratamento do melanoma adulto. A interferona adjuvante em altas doses mostra alguma eficácia no tratamento do melanoma adulto, enquanto a quimioterapia em combinação com agentes biológicos e a terapia com vacina têm sido usadas para tratar o melanoma avançado. Embora novas terapias, como inibidores direcionados de B-Raf e agentes imunomoduladores, tenham recebido aprovação regulatória para o tratamento de melanoma adulto, seu uso em crianças ainda é investigativo.

SÍNDROME DO NEUROMA MUCOSO (NEOPLASIA ENDÓCRINA MÚLTIPLA TIPO IIB)

A síndrome do neuroma mucoso, um traço dominante autossômico, é caracterizada por um hábito astênico ou marfanoide com escoliose, peito escavado, pés cavos e hipotonia muscular. A síndrome é causada por mutações que envolvem o domínio da tirosinoquinase do gene *RET*. Os pacientes têm lábios espessos e dilatados e acromegalia estimulando prognatismo de tecido mole. Múltiplos neuromas de mucosa ou neurofibromas aparecem como nódulos rosados, pedunculados ou sésseis no terço anterior da língua, nas comissuras dos lábios, na mucosa bucal e na conjuntiva palpebral. Vários defeitos oftalmológicos e ganglioneuromatose intestinal com diarreia recorrente são os achados comuns adicionais. Há alta incidência de carcinoma medular da tireoide associado a altos níveis de calcitonina, feocromocitoma e hiperparatireoidismo em pacientes com a síndrome. Testes de triagem periódicos para os tumores malignos associados são obrigatórios.

A bibliografia está disponível no GEN-io.

Capítulo 691
Dermatoses Nutricionais

Joel C. Joyce

ACRODERMATITE ENTEROPÁTICA

A acrodermatite enteropática é um distúrbio autossômico recessivo raro causado pela incapacidade de absorver zinco em quantidade suficiente a partir da dieta. O defeito genético envolve o gene codificador do transportador intestinal específico do zinco, *SLC39A4*. Os sinais e sintomas iniciais geralmente ocorrem nos primeiros meses de vida, muitas vezes após a transição do leite materno para o início da alimentação com leite de vaca. A erupção cutânea consiste em lesões cutâneas vesicobolhosas, eczematosas, secas, descamativas ou psoriasiformes, simetricamente distribuídas ao longo das áreas perioral, acral e perineal (Figura 691.1), bem como nas regiões malares, joelhos e cotovelos (Figura 691.2). O cabelo frequentemente exibe uma tonalidade avermelhada peculiar e certo grau de alopecia é caraterístico. Entre as manifestações oculares estão fotofobia, conjuntivite, blefarite e distrofia da córnea detectável pelo exame da lâmpada de fenda. As manifestações associadas incluem diarreia crônica, estomatite, glossite, paroniquia e distrofia ungueal, retardo do crescimento, irritabilidade, retardo da cicatrização de feridas, infecções bacterianas intercorrentes e superinfecção por *Candida albicans*. Há comprometimento da função linfocitária e da capacidade de eliminação de radicais livres. Sem tratamento, o curso é crônico e intermitente, e muitas vezes implacavelmente progressivo. Quando a gravidade da doença é menor, somente o retardo do crescimento e do desenvolvimento podem se tornar evidentes.

O diagnóstico é estabelecido pelo conjunto de achados clínicos e pela detecção de baixas concentrações plasmáticas de zinco. Níveis séricos de zinco abaixo de 50 μg/dℓ são sugestivos, mas não diagnósticos de acrodermatite enteropática. Os níveis de fosfatase alcalina, uma enzima zinco-dependente, também podem estar diminuídos. As alterações histopatológicas que ocorrem na pele são inespecíficas e incluem paraqueratose e palidez da epiderme superior. A variedade de manifestações da síndrome pode resultar do fato de o zinco ter um papel em numerosas vias metabólicas – incluindo as do cobre, proteínas, ácidos graxos essenciais e prostaglandinas – e também devido à incorporação do zinco em muitas metaloenzimas de zinco. Outras deficiências nutricionais podem produzir achados semelhantes (Tabela 691.1), embora os achados clássicos sejam altamente sugestivos de acrodermatite enteropática.

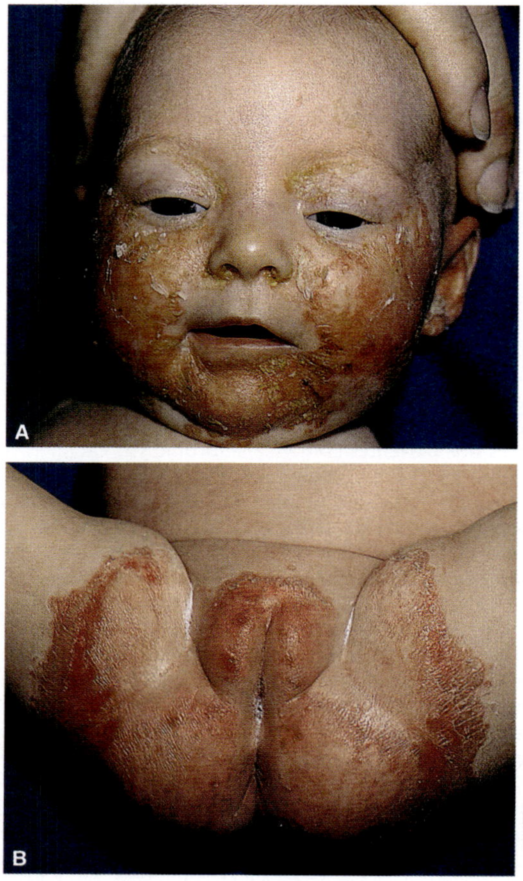

Figura 691.1 **A.** Erupção periorificial. **B.** Erupção da área da fralda. Os achados cutâneos são típicos de deficiência de zinco que, nesse caso, é causada por baixos níveis de zinco no leite materno. (*De Eichenfield LF, Frieden IJ, Esterly NB:* Textbook of neonatal dermatology, *Philadelphia, 2001, WB Saunders, Fig. 14.14.*)

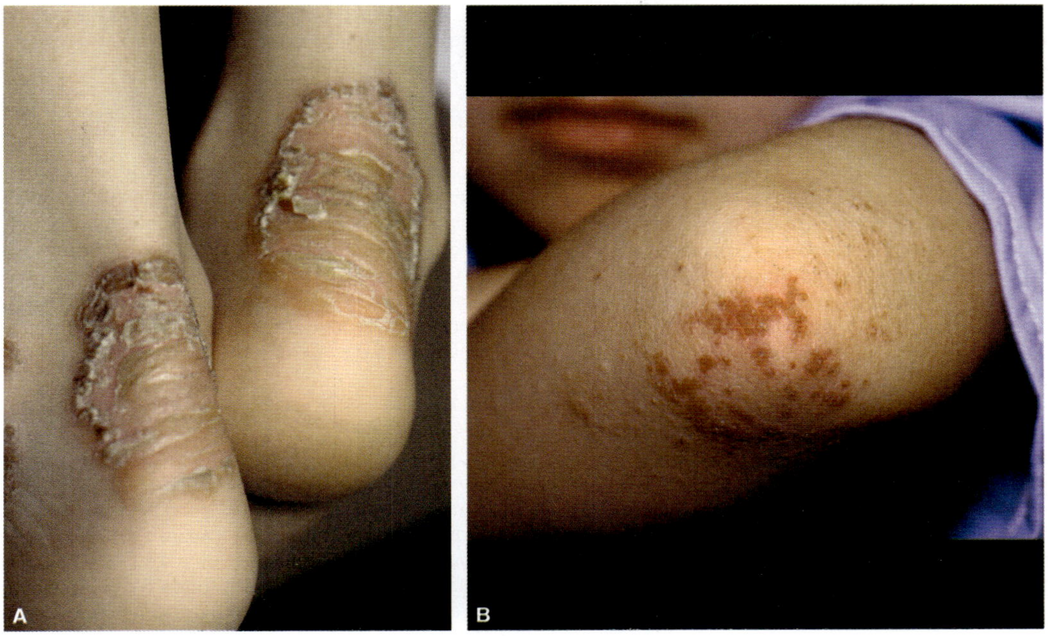

Figura 691.2 **A.** Lesão psoriasiforme da dermatite por deficiência de zinco nos tornozelos. **B.** Lesões similares nos cotovelos.

Tabela 691.1 Manifestações cutâneas devido à deficiência de nutrientes.

NUTRIENTE	FONTE ALIMENTAR	INGESTÃO DIÁRIA RECOMENDADA	MANIFESTAÇÕES DERMATOLÓGICAS DA DEFICIÊNCIA	MANIFESTAÇÕES SISTÊMICAS DA DEFICIÊNCIA
Biotina	Gemas de ovo, fígado, cereais integrais, nozes, amendoins, cogumelos, leite de vaca, soja	Bebês e crianças: 5 a 25 mg/dia Adultos: 30 mg/dia	Dermatite seborreica periorificial e perianal; alopecia	Distúrbio metabólico Neurológicas: encefalopatia, irritabilidade, hipotonia, ataxia, convulsões, atraso no desenvolvimento
Vitamina B_2	Leite, outros produtos lácteos, carnes de órgãos, peixe, ovos, vegetais de folhas verdes e grãos integrais	Bebês e crianças: 0,3 a 13 mg/dia Adultos: 1,1 a 1,3 mg/dia	Síndrome oro-oculogenital: queilite, estomatite angular, glossite, dermatite descamativa na distribuição seborreica/anogenital	Retardo mental, alterações eletroencefalográficas, anemia
Vitamina B_6	Peixe, fígado bovino, carnes de órgãos, batatas, legumes amiláceos, frutas não cítricas	Nascimento aos 6 meses: 0,3 mg Adultos: 1,3 a 1,7 mg/dia	Erupção seborreica no couro cabeludo, tronco, nádegas, períneo; dermatite tipo pelagra	Anorexia, náuseas, vômito, fraqueza neurológica, diarreia Neurológicas: fraqueza, sonolência, confusão, convulsões Hematológicas: anemia, eosinofilia, linfopenia
Ácidos graxos essenciais	Óleos de peixe, nozes, carne, laticínios	Relação de 2 dos ácidos graxos ômega-6/ômega-3	Erupção eczematosa generalizada, erosões intertriginosas, alopecia	Comprometimento do crescimento, alteração hepática gordurosa, má cicatrização de lesões, anemia, trombocitopenia, comprometimento da cicatrização de lesões
Zinco	Ostras, carne vermelha, aves, frutos do mar, cereais fortificados, feijão, nozes, grãos integrais, laticínios	Nascimento aos 6 meses: 2 mg/dia Adultos: 8 a 11 mg/dia	Dermatite periorificial e acral, alopecia, hipopigmentação, paroniquia, estomatite	Anorexia, disgeusia, comprometimento do crescimento, deficiência imunológica, alterações gastrintestinais

De Lakdawala N, Grant-Kels J: Acrodermatitis enteropathica and other nutritional diseases of the folds (intertriginous areas). *Clin Dermatol* 33:414-419, 2015 (Table 1, p 418).

A terapia oral com compostos de zinco é o tratamento de escolha. A reposição para indivíduos com acrodermatite enteropática hereditária é com zinco elementar, 3 mg/kg/24 h, na forma de sulfato, gliconato ou acetato de zinco (*i. e.*, 220 mg de sulfato de zinco contêm 50 mg de zinco elementar). O gliconato de zinco impõe menos risco de manifestações gastrintestinais. No entanto, os níveis plasmáticos de zinco devem ser monitorados a cada 3 e 6 meses para individualização das doses. A terapia à base de zinco elimina rapidamente as manifestações da doença. *A suplementação é para toda a vida.* Uma síndrome semelhante à acrodermatite enteropática foi observada em pacientes com deficiência de zinco secundária resultante da nutrição parenteral total prolongada sem suplementação de zinco ou de síndromes de má absorção crônicas. Uma erupção cutânea similar àquela observada na acrodermatite enteropática também foi descrita em bebês alimentados com leite materno, pobre em zinco, bem como em bebês com doença da urina do xarope de bordo, acidúria orgânica, acidemia metilmalônica, deficiência de bionitidase, deficiência de ácidos graxos essenciais, desnutrição proteica grave (kwashiorkor) e fibrose cística. Nesses pacientes as manifestações cutâneas tendem a aparecer nas formas mais graves. Para indivíduos com deficiência de zinco adquirida, a reposição oral com zinco elementar, 0,5 a 1,0 mg/kg/24 h, deve ser realizada e a causa da má absorção subjacente deve ser abordada.

DEFICIÊNCIA DE ÁCIDOS GRAXOS ESSENCIAIS

A deficiência de ácidos graxos essenciais causa uma dermatite descamativa generalizada composta por placas espessas eritematosas e descamativas. Os indivíduos afetados também podem mostrar falha de desenvolvimento, retardo do crescimento, alopecia, trombocitopenia e cicatrização precária de feridas. A erupção foi induzida experimentalmente em animais alimentados com dieta isenta de gordura e tem sido observada em pacientes com má absorção crônica grave, como na síndrome do intestino curto, e também em indivíduos que consomem dietas isentas de gordura ou recebem alimentação parenteral isenta de gordura. Há deficiência de ácido linoleico (18:2 n-6) e de ácido araquidônico (20:4 n-6) acompanhada da presença de um metabólito anormal, o ácido 5,8,11-eicosatrienoico (20:3 n-9), no plasma. As alterações na proporção trieno/tetraeno são diagnósticas (ácido araquidônico/ácido eicosatrienoico > 0,4 ou ácido linoleico/ácido araquidônico > 2,3). A camada córnea da pele contém rachaduras microscópicas, a função de barreira da pele está alterada e há aumento das perdas hídricas transepidérmicas. A aplicação tópica de ácido linoleico, presente nos óleos de semente de girassol e de cártamo, pode melhorar as manifestações cutâneas clínicas e bioquímicas, embora a absorção possa ser inconsistente. A terapia oral e/ou parenteral também pode ser considerada. É necessário fornecer nutrição adequada, com a recomendação de que 1 a 4% do total de calorias deva ser de ácido linoleico.

KWASHIORKOR

A grave privação de proteínas e aminoácidos essenciais associada a uma ingestão calórica adequada pode levar ao kwashiorkor, particularmente na época do desmame e transição para dietas que consistem primariamente em milho, arroz (ou leite de arroz) ou feijão (ver Capítulo 57). As crianças podem ser alimentadas com esse tipo de dieta restrita por motivos culturais ou em decorrência de um diagnóstico errôneo estabelecido pelos pais da criança ou por profissionais da assistência médica, a partir de alergias alimentares percebidas. A descamação castanho-avermelhada fina e difusa ("sinal do esmalte/tinta descascada") é o achado cutâneo clássico. Em casos graves, há desenvolvimento de erosões e fissuras lineares (Figura 691.3). As unhas são delgadas e amolecidas, e os cabelos são escassos, finos e despigmentados, por vezes exibindo o "sinal da bandeira", que consiste na alternância de faixas claras e escuras, refletindo períodos sucessivos de nutrição adequada e inadequada. As manifestações cutâneas podem ser estreitamente semelhantes àquelas associadas à acrodermatite enteropática; entretanto, o edema de membros e de face ("face de lua") aliado ao abdome protuberante são características decisivas comumente observadas no kwashiorkor. Os níveis séricos de zinco costumam ser deficientes; em alguns casos as lesões cutâneas do kwashiorkor cicatrizam mais rápido com a aplicação tópica de zinco. Ver Capítulo 57 para recomendações de tratamento.

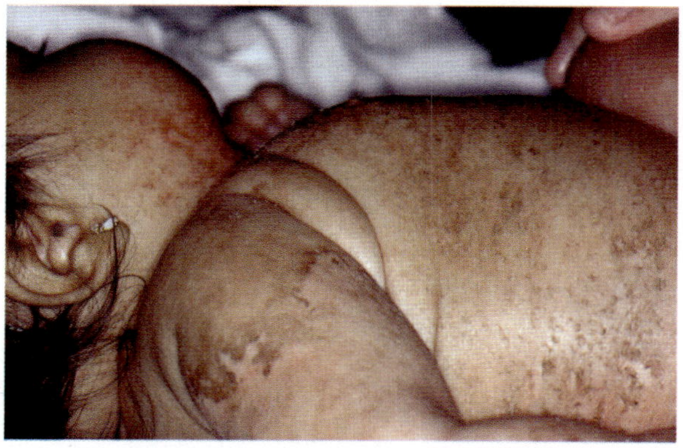

Figura 691.3 Erosões e descamação no kwashiorkor.

FIBROSE CÍSTICA

Ver Capítulo 432.

A desnutrição proteico-calórica se desenvolve em até 5 a 10% dos pacientes com fibrose cística. A erupção cutânea em bebês com fibrose cística e desnutrição é rara, mas pode surgir por volta dos 6 meses. A erupção inicial consiste em pápulas eritematosas descamativas e, em 1 a 3 meses, evolui para extensas placas descamativas. A erupção é acentuada em torno da boca e do períneo, bem como nos membros (inferior maior que superior). Pode haver alopecia, mas não há envolvimento das membranas mucosas nem das unhas.

PELAGRA

Ver Capítulo 62.

A pelagra se manifesta como edema, eritema e ardência na pele exposta à radiação solar nas regiões de face, pescoço, dorso das mãos, antebraços e pés. As lesões da pelagra também podem ser induzidas por queimaduras, compressão, atrito e inflamação. A erupção cutânea na face frequentemente segue uma distribuição em "asa de borboleta", enquanto a dermatite que circunda o pescoço é denominada "colar de Casal". Há desenvolvimento de bolhas e escamas, e a pele se torna cada vez mais ressecada, rugosa, espessada, rachada e hiperpigmentada. As infecções cutâneas podem ser excepcionalmente graves. Há desenvolvimento de pelagra em pacientes com ingesta dietética insuficiente ou má absorção de niacina e/ou triptofano. A administração de isoniazida, 6-mercaptopurina ou 5-fluoruracila também pode produzir pelagra. A doença de Hartnup (ver Capítulo 103), causada por mutação no gene *SLC6A19* que codifica um transportador neutro de aminoácido, é um distúrbio autossômico recessivo raro que se manifesta na infância, como uma "síndrome "pelagroide", em consequência da absorção diminuída de triptofano. A suplementação com nicotinamida e a prevenção da radiação solar são as bases da terapia para pelagra. Ver Capítulo 62 para recomendações de tratamento.

ESCORBUTO (DEFICIÊNCIA DE VITAMINA C OU DE ÁCIDO ASCÓRBICO)

Ver Capítulo 63.

O escorbuto se manifesta inicialmente como hiperqueratose folicular, ou enrolamento dos pelos na parte superior dos braços, no dorso, nas nádegas e nos membros inferiores. Outras características são o eritema perifolicular e a hemorragia, em particular nos membros inferiores, e que avança até envolver amplas áreas hemorrágicas; gengivas eritematosas e edemaciadas; estomatite; e hematomas subperiósteos. Em crianças, os fatores de risco mais comuns são a doença comportamental ou psiquiátrica resultando em má nutrição. O melhor método para confirmar um diagnóstico clínico de escorbuto é um teste terapêutico de suplementação de vitamina C. O tratamento é com 100 a 200 mg/dia de suplementação de vitamina C por via oral ou parenteral por até 3 meses.

DEFICIÊNCIA DE VITAMINA A

Ver Capítulo 61.

A deficiência de vitamina A inicialmente se manifesta como comprometimento da adaptação visual ao ambiente escuro. Entre as alterações cutâneas estão xerose e hiperqueratose, além de hiperplasia da epiderme, em particular no revestimento dos folículos pilosos e das glândulas sebáceas. Em casos graves, a descamação pode ser proeminente. Ver Capítulo 61 para recomendações de tratamento.

A bibliografia está disponível no GEN-io.

Distúrbios Ósseos e Articulares

PARTE 31

Seção 1

Problemas Ortopédicos

Capítulo 692

Crescimento e Desenvolvimento

Keith D. Baldwin e Lawrence Wells

Geralmente, os valores normais são frequentemente definidos como aqueles que se enquadram em dois desvios padrões do valor médio para a população, uma variação que engloba aproximadamente 95% dos valores. O *estatisticamente normal* não deve ser confundido com o *ideal* por profissionais e familiares. A Tabela 692.1 lista os termos usados para descrever alguns desvios comuns da normalidade. As anomalias congênitas podem ser categorizadas em alterações de produção e de posicionamento. As alterações de produção incluem aquelas causadas por malformação, displasia ou rompimento que não terão resolução espontânea (ver Capítulo 128). As alterações de posicionamento incluem as deformações decorrentes de causas mecânicas, incluindo posição e moldagem intrauterinas, geralmente com resolução espontânea ao decorrer do tempo.

POSICIONAMENTO NO ÚTERO

O posicionamento intraútero gera contraturas temporárias nas articulações e nos músculos e afeta o alinhamento de torção dos ossos longos, particularmente os das extremidades inferiores. Recém-nascidos a termo hígidos podem ter até 20 a 30° de contraturas em flexão de quadril e joelho. Essas contraturas tendem a se resolver aos 4 a 6 meses de vida. O quadril do recém-nascido gira externamente em extensão em até 80 a 90° e tem rotação interna limitada a aproximadamente 0 a 10°. A parte inferior da perna frequentemente apresenta rotação interna (torção tibial interna). A face também pode estar distorcida; a coluna e as extremidades superiores são menos afetadas pela posição no útero. Os efeitos da posição intraútero, portanto, têm origem fisiológica e se resolvem até os 3 a 4 meses de vida.

CRESCIMENTO E DESENVOLVIMENTO

A avaliação do crescimento e do desenvolvimento ajuda a formular estratégias de tratamento destinadas a preservar ou restabelecer o potencial normal de crescimento. O crescimento está sujeito a muitas variáveis, que incluem genética, nutrição, saúde global, estado endocrinológico, forças mecânicas e idade fisiológica. O crescimento pode também variar entre duas regiões anatômicas e até mesmo entre dois ossos da mesma região.

A formação óssea ou ossificação ocorre de duas maneiras diferentes. Na **ossificação endocondral**, as células mesenquimais sofrem condrogênese para formar a cartilagem que amadurece para se tornar um osso. A maioria dos ossos dos esqueletos axial e apendicular é formada desta maneira. Na **ossificação intramembranosa**, são formados osteoblastos pela diferenciação direta de células mesenquimais em ossos. Os ossos chatos do crânio e da clavícula são exemplos deste padrão de formação óssea.

CENTROS DE OSSIFICAÇÃO

No começo do período fetal, os condrócitos no terço médio da diáfise dos ossos longos formam os centros **primários** de crescimento a partir dos quais o osso eventualmente se alonga. Os centros **secundários** de ossificação aparecem na condroepífise, principalmente após o nascimento. Eles direcionam a formação dos ossos durante todo o crescimento, particularmente o desenvolvimento das articulações. Os centros de ossificação que estão tipicamente presentes ao nascimento são o fêmur distal, a tíbia proximal, o calcâneo e o tálus (Figura 692.1).

Localizações anatômicas: termos descritivos

Os **ossos longos** típicos são divididos em fise, epífise, metáfise, diáfise e anel pericondrial (Figuras 692.2 e 692.3). A fise é a placa de crescimento localizada na extremidade do osso. A epífise é tipicamente um centro de ossificação secundário que contribui com o desenvolvimento da articulação. A metáfise é o osso adjacente à fise no lado mais distal da articulação. A diáfise é a parte central ou o eixo dos ossos longos. O anel pericondrial contribui para o crescimento aposicional.

A cartilagem articular também contribui para o crescimento da epífise. O anel pericondrial, que envolve a fise, e o pericôndrio circunjacente à epífise e ao periósteo, que circunda a metáfise e as regiões diafisárias do osso, contribuem com os crescimentos aposicional e circunferencial. Os ossos sem fise (pélvis, escápula, ossos do carpo e do tarso) têm crescimento ósseo aposicional a partir de seus pericôndrios e periósteos circunjacentes. Outros ossos (metacarpos, metatarsos, falanges, coluna) crescem por uma combinação de ossificação aposicional e endocondral.

Tabela 692.1 Terminologia dos desvios.

TERMO	DESCRIÇÃO
Congênita	Anomalia que é aparente ao nascimento
Deformação	Uma estrutura adequadamente formada que é deformada por forças mecânicas
Deformidade	Uma parte do corpo com forma alterada, fora da faixa de normalidade
De desenvolvimento	Um desvio que ocorre com o tempo; que pode não estar presente ou aparente ao nascimento
Rompimento	Uma estrutura em desenvolvimento normal que para de se desenvolver ou é destruída ou removida
Displasia	Um tecido que é anormal ou se desenvolve erroneamente
Malformação	Uma estrutura que é erroneamente formada; falha no desenvolvimento embriológico ou de diferenciação resultando em estruturas anormais ou ausentes

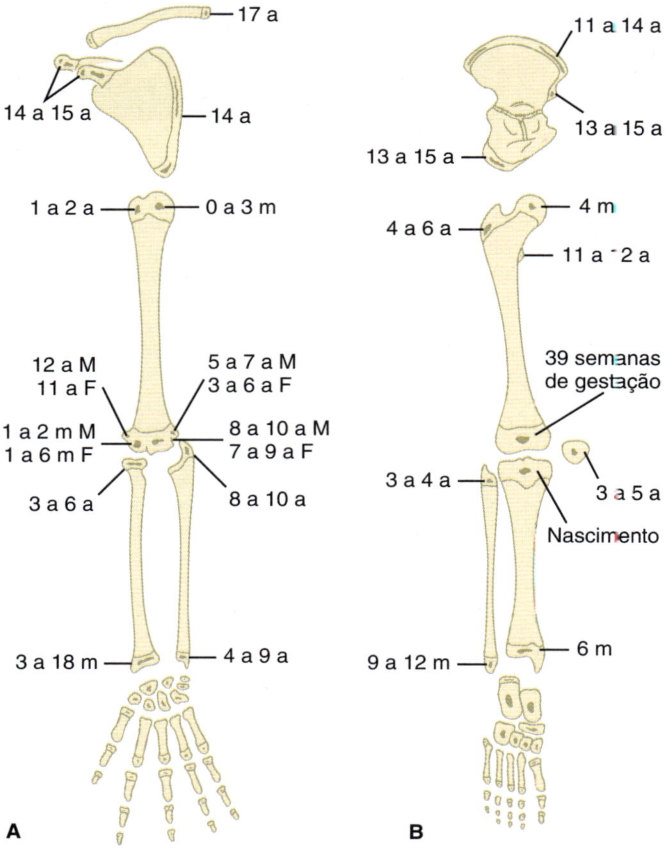

Figura 692.1 Idades de início da ossificação secundária (epifisária e apofisária) dos ossos grandes dos membros superiores (**A**) e inferiores (**B**). a, Anos; F, feminino; M, masculino; m, meses; sem, semanas (*De* Caffey J. Pediatric X-ray Diagnosis, *8th ed. Chicago: Year Book, 1985.*)

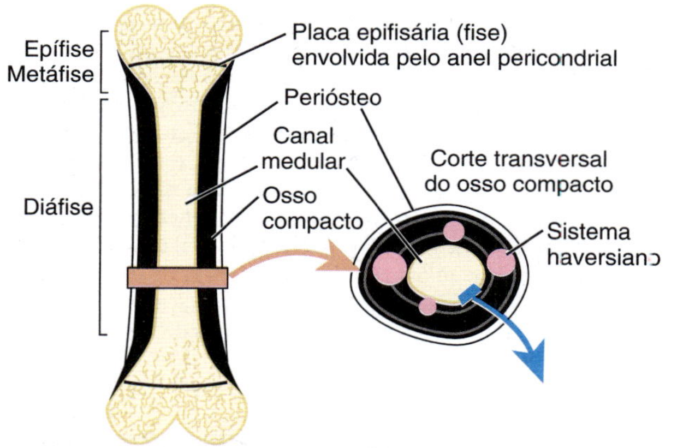

Figura 692.2 Diagrama exibindo as divisões típicas dos ossos longos.

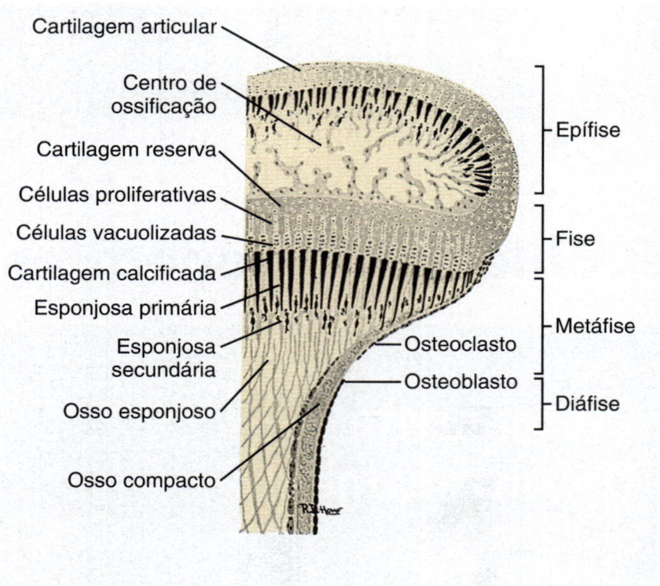

Figura 692.3 **Componentes funcionais do término do crescimento de um osso tubular e de seu substrato anatômico.** (*De Kan JH, Strouse PJ: Embryology, anatomy, and normal findings. In Coley BD, editor:* Caffey's pediatric diagnostic imaging, *ed 12, Philadelphia, 2013, Saunders, Fig. 129-5.*)

Marcos importantes do crescimento e do desenvolvimento

A Tabela 692.2 resume algumas considerações importantes sobre o crescimento musculoesquelético.

Padrões de crescimento das extremidades superiores e inferiores

A extremidade superior cresce longitudinalmente, principalmente a partir da fise umeral proximal e das fises radial e ulnar distais. Na extremidade inferior, a maior parte do crescimento longitudinal ocorre em torno do joelho, nas fises femoral distal e tibial proximal (Figura 692.4).

Na articulação do quadril, o acetábulo forma-se com a convergência de três centros de ossificação primários: ísquio, ílio e púbis.

MARCHA/MATURAÇÃO FUNCIONAL

A mobilidade funcional desenvolve-se em bebês de forma previsível (Tabela 692.3). A falha em atingir marcos do desenvolvimento é uma indicação para encaminhamento para um neurologista a fim de determinar se há problema no sistema nervoso central. A maturação do sistema nervoso central contribui significativamente para o desenvolvimento da marcha. Na deambulação precoce (aos 8 a 15 meses), normalmente a criança exibe marcha com base alargada com hiperflexão dos quadris e joelhos e contato inicial com os calcanhares. Em torno dos 2 anos, a marcha alargada diminui, o balanço recíproco do braço começa e há aumento no comprimento dos passos e na velocidade da

Tabela 692.2 Considerações sobre o crescimento do esqueleto.

• A estatura anormal pode ser avaliada como "proporcional" ou "desproporcional" baseado em comparações da razão entre a altura sentado com a altura subisquiática (membros inferiores) • Normalmente, a envergadura do braço é quase igual à altura em pé • A cabeça é desproporcionalmente grande ao nascimento e a razão entre a altura da cabeça e a altura total é de aproximadamente 1:4 ao nascimento, modificando-se para 1:7,5 com a maturidade do esqueleto • As extremidades inferiores são responsáveis por 15% da altura ao nascimento e por 30% na maturidade do esqueleto	• A taxa de ganho de altura e crescimento não é constante e varia com os estirões do crescimento • Aos 5 anos, a altura na ocasião do nascimento normalmente dobra e a criança tem aproximadamente 60% da altura adulta. A criança tem aproximadamente 80% da altura final aos 9 anos. Durante a puberdade, a altura em pé aumenta aproximadamente 1 cm/mês • A idade óssea é mais importante do que a idade cronológica para a determinação do potencial de crescimento futuro

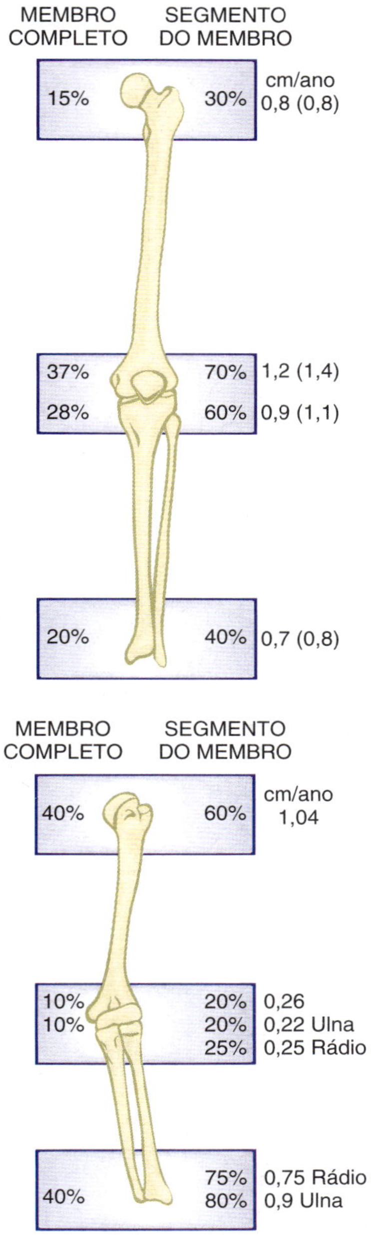

Figura 692.4 A contribuição (%) de cada fise para o comprimento total das extremidades. (*De Morrissy R, Weinstein S, editors*: Lovell and Winter's pediatric orthopedics, *ed 5, Philadelphia, 2001, Lippincott Williams & Wilkins.*)

Tabela 692.3 Marcos do desenvolvimento.

MARCO	ATINGIDO AOS
Controle da cabeça	3 a 6 meses
Sentar	6 a 9 meses
Engatinhar	8 meses
Puxar para se levantar	8 a 12 meses
Deambular	12 a 18 meses

marcha. Normalmente, os padrões de marcha fluida do adulto começam a se desenvolver aos 3 anos e amadurecem para um padrão adulto até os 7 anos.

A bibliografia está disponível no GEN-io.

Capítulo 693

Avaliação Ortopédica da Criança

Keith D. Baldwin e Lawrence Wells

Uma anamnese detalhada e um exame físico minucioso são determinantes para a avaliação de uma criança com um problema ortopédico. Familiares e conhecidos são fontes importantes de informação, especialmente em crianças mais jovens e lactentes. A imagem radiográfica apropriada e, ocasionalmente, exames laboratoriais podem ser necessários para dar suporte ao diagnóstico clínico.

ANAMNESE

Uma anamnese abrangente deve incluir detalhes sobre os períodos pré-natal, perinatal e pós-natal. O histórico pré-natal deve incluir problemas de saúde maternos: tabagismo, uso de vitaminas, uso de substâncias ilícitas ou narcóticos, consumo de álcool, diabetes, vacinações (incluindo o comprovante da vacina contra rubéola) e infecções sexualmente transmissíveis. Os históricos pré-natal e perinatal da criança devem incluir informação sobre duração da gestação, duração do trabalho de parto, tipo de parto (induzido ou espontâneo), apresentação do feto, evidência de qualquer sofrimento fetal durante o parto, necessidade de uso de oxigênio após o nascimento, peso e comprimento ao nascimento, índice de Apgar, tônus muscular ao nascimento, histórico alimentar e período de hospitalização. Em lactentes mais velhos e crianças mais jovens, a avaliação de marcos de desenvolvimento para postura, locomoção, destreza, atividades sociais e fala são importantes. Questões ortopédicas específicas devem focar em queixas articulares, musculares, apendiculares ou do esqueleto axial. Informações sobre dores ou outros sintomas em qualquer dessas áreas devem ser adequadamente avaliadas (Tabela 693.1). O histórico familiar pode dar dicas sobre distúrbios hereditários. E também pode prever expectativas do desenvolvimento futuro da criança e permitir intervenções apropriadas quando necessário.

Tabela 693.1 Caracterização da dor e sintomas apresentados.

Localização: Se a dor está localizada em um segmento específico ou envolve uma área maior
Intensidade: Normalmente em uma escala de dor de 1 a 10
Qualidade: A dor tumoral é frequentemente implacável, progressiva e frequentemente presente durante a noite. A dor noturna particularmente sugere osteoma osteoide. A dor na inflamação e infecção é geralmente contínua
Início: Foi aguda e relacionada a traumatismo específico ou insidiosa? A dor aguda e o histórico de traumatismo são mais comumente associados a fraturas
Duração: Se transitória, apenas durando poucos minutos, ou durando horas ou dias. A dor que dura mais do que 3 a 4 semanas sugere um problema subjacente grave
Progressão: Se estática, crescente ou em regressão
Irradiação: A dor que irradia para os membros superiores ou inferiores ou queixas de dormência, formigamento ou fraqueza, requerem avaliação adequada
Fatores agravantes: Relação com quaisquer atividades como natação ou mergulho ou qualquer posição específica
Fatores atenuantes: A dor é aliviada pelo repouso, calor e/ou medicação? Doenças como espondilólise, doença de Scheuermann, espondiloartropatia inflamatória, trações musculares ou uso excessivo são aliviadas pelo repouso na cama
Marcha e postura: Distúrbios associados à dor

EXAME FÍSICO

O exame físico ortopédico inclui um exame minucioso do sistema musculoesquelético junto com um exame neurológico abrangente. O exame musculoesquelético inclui inspeção, palpação e avaliação do movimento, estabilidade e marcha. Já o exame neurológico básico inclui avaliação sensorial, da função motora e dos reflexos. O exame físico ortopédico requer conhecimento básico da anatomia das articulações, da amplitude dos movimentos, alinhamento e estabilidade. Muitos distúrbios musculoesqueléticos comuns podem ser diagnosticados apenas por anamnese e exame físico. Uma ferramenta de triagem que tem sido útil em adultos foi avaliada e adaptada para o uso em crianças e inclui avaliação de marcha, braços, pernas e coluna (pGALS), cujos componentes estão listados na Figura 693.1.

Inspeção

O exame inicial da criança começa com a inspeção. O médico deve usar as diretrizes listadas na Tabela 693.2 durante a inspeção.

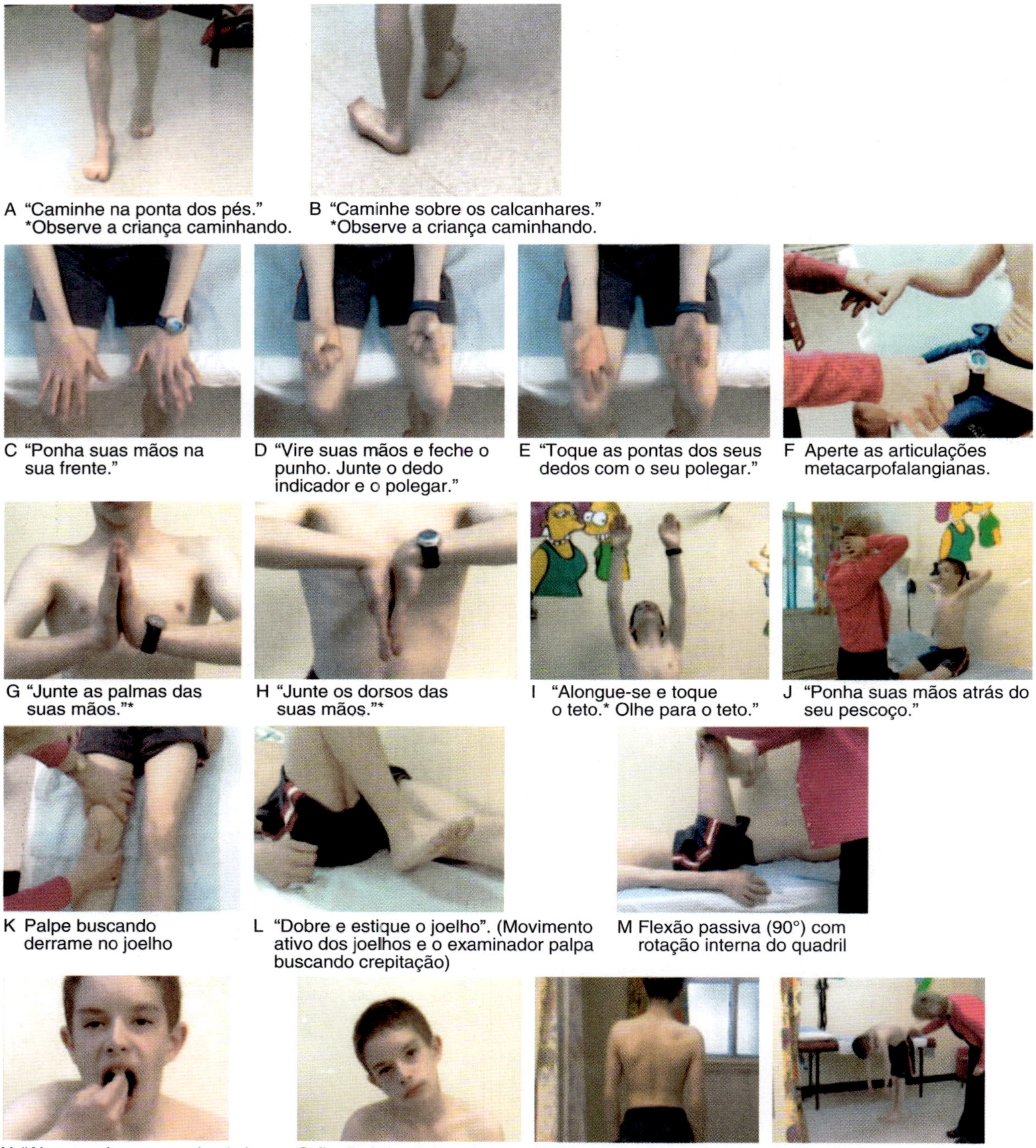

Marcha

A "Caminhe na ponta dos pés." *Observe a criança caminhando.

B "Caminhe sobre os calcanhares." *Observe a criança caminhando.

Braços

C "Ponha suas mãos na sua frente."

D "Vire suas mãos e feche o punho. Junte o dedo indicador e o polegar."

E "Toque as pontas dos seus dedos com o seu polegar."

F Aperte as articulações metacarpofalangianas.

G "Junte as palmas das suas mãos."*

H "Junte os dorsos das suas mãos."*

I "Alongue-se e toque o teto.* Olhe para o teto."

J "Ponha suas mãos atrás do seu pescoço."

Pernas

K Palpe buscando derrame no joelho

L "Dobre e estique o joelho". (Movimento ativo dos joelhos e o examinador palpa buscando crepitação)

M Flexão passiva (90°) com rotação interna do quadril

Coluna

N "Abra sua boca e ponha 3 dos seus dedos (da própria criança) dentro da sua boca."*

O flexão lateral da coluna cervical: "Tente encostar a sua orelha no ombro."

P Observe a coluna por trás

Q "Você pode se curvar e tocar seus dedos dos pés?" Observe a curva da coluna pelo lado e pelas costas

Figura 693.1 **Os componentes da avaliação pediátrica de marcha, braços, pernas e coluna (pGALS), com ilustração de movimento.** Questões de rastreio: (1) Você tem alguma dor ou rigidez nas suas articulações, músculos ou costas? (2) Você tem alguma dificuldade em vestir-se sem ajuda? (3) Você tem alguma dificuldade em subir e descer escadas? *Acréscimos e alterações ao exame adulto original de marcha, braços, pernas e coluna. (*De Foster HE, Kay LJ, Friswell M et al.: Musculoskeletal screening examination [pGALS] for school-age children based on the adult GALS screen.* Arthritis Rheum *55:709-716, 2006.*)

Tabela 693.2 Diretrizes durante inspeção de uma criança com problema musculoesquelético.

- O paciente deve estar *confortável com exposição adequada e ambientes bem iluminados* (antes que algum achado físico relevante não seja observado). Lactentes ou crianças jovens podem ser examinados no colo de seus pais para que se sintam mais seguros e mais propensos a serem cooperativos
- É importante inspecionar como o paciente se move no ambiente antes e durante o exame, bem como durante diversas manobras. *Equilíbrio, postura e padrão de marcha* devem ser checados
- Achados ao *exame geral* devem incluir inspeção para erupções cutâneas, manchas café com leite, manchas pilosas, covinhas (*dimples*), cistos, tufo de cabelo ou evidência de defeitos na linha média da coluna vertebral, que possam indicar problemas subjacentes graves que necessitem de avaliação
- *Hábitos gerais do corpo*, incluindo sinais de caquexia, palidez e deficiências nutricionais, devem ser observados
- Observar qualquer assimetria óbvia da coluna vertebral, deformidades axiais ou apendiculares, descompensação do tronco e evidência de espasmo ou contraturas musculares. O *teste de flexão anterior* é útil na avaliação da assimetria e mobilidade da coluna vertebral
- É essencial que se realize e se documente um *exame neurológico minucioso*. Os testes motores, sensoriais e de reflexos devem ser realizados e registrados
- Quaisquer *discrepâncias nos comprimentos dos membros*, bem como atrofia muscular, devem ser registradas
- A amplitude de movimento de todas as articulações, suas estabilidades e qualquer evidência de hipermobilidade, pulsos periféricos e linfadenopatia também devem ser observadas

Palpação

A palpação da região envolvida deve incluir avaliação da temperatura e da sensibilidade local; presença de edema ou massa, espasticidade ou contratura, e deformidade dos ossos e das articulações; além de avaliação do eixo anatômico e do comprimento do membro.

Contraturas são a perda da mobilidade de uma articulação de causas congênitas ou adquiridas e são causadas por fibrose das partes moles periarticulares ou por envolvimento dos músculos que cruzam a articulação. As contraturas congênitas são comuns na **artrogripose** (ver Capítulo 702). A espasticidade é um aumento anormal do tônus associado à hiper-reflexia e é comum na paralisia cerebral.

Deformidade do osso ou articulação é uma forma anormal fixa ou postural de causas congênitas ou adquiridas. É importante avaliar o tipo de deformidade, sua localização e o seu grau com o exame clínico. Também é importante avaliar se a deformidade é fixa ou se pode ser passivamente ou ativamente corrigida e se há algum espasmo muscular associado, sensibilidade local ou dor à mobilização. A classificação da deformidade depende do plano: **varo** (longe da linha média) ou **valgo** (ápice em direção à linha média), ou **recurvato** (curvatura para trás) ou deformidade em **flexão** (plano sagital). No esqueleto axial, especialmente na coluna, a deformidade pode ser definida como escoliose, cifose, hiperlordose ou cifoescoliose.

Amplitude de movimento

O movimento articular ativo e passivo deve ser analisado, registrado e comparado com o lado oposto. A avaliação objetiva deve ser feita com um goniômetro e registrada.

O vocabulário para direção do movimento articular é como se segue:

Abdução: para longe da linha média
Adução: em direção à linha média
Flexão: movimento de dobrar a partir da posição inicial
Extensão: movimento de retorno para a posição inicial, uma vez em flexão
Supinação: rotação do antebraço voltando a região palmar para cima
Pronação: rotação do antebraço voltando a região palmar para baixo
Inversão: girar o calcanhar para dentro
Eversão: girar o calcanhar para fora
Flexão plantar: apontar os pododáctilos para longe do corpo (em direção ao chão)
Dorsiflexão: apontar os pododáctilos em direção ao corpo (em direção ao teto)
Rotação interna: girar para dentro em direção ao eixo do corpo
Rotação externa: girar para fora a partir do eixo do corpo.

Avaliação da marcha

As crianças tipicamente começam a andar entre os 8 e 16 meses. A deambulação inicial é caracterizada pelo curto comprimento do passo, uma cadência rápida e velocidade lenta com postura com base ampla. O ciclo da marcha é uma sequência única de funções que começa com o apoio do calcanhar, seguido da propulsão do calcanhar, elevando os dedos do pé em apoio, balanço e retorno ao apoio do calcanhar. Esses quatro eventos descrevem um ciclo de marcha que inclui duas fases: apoio e balanço. A fase de apoio é o período durante o qual o pé está em contato com o chão. A fase de balanço é a porção do ciclo durante o qual um membro está avançando para frente sem contato com o chão. A marcha normal é um processo simétrico e suave. Sua alteração indica anormalidade potencial e deve desencadear investigação.

A maturação neurológica é necessária para o desenvolvimento da marcha e para a progressão normal dos marcos de desenvolvimento. A marcha da criança muda com a maturação neurológica. Os lactentes normalmente caminham com maior flexão do quadril e joelho, braços fletidos e uma base mais ampla do que as crianças mais velhas. À medida que o sistema neurológico continua a se desenvolver na direção cefalocaudal, a eficiência e a suavidade da marcha aumentam. As características da marcha de uma criança de 7 anos são similares àquelas de um adulto. Quando o sistema neurológico é anormal (paralisia cerebral), a marcha pode estar alterada, exibindo reflexos patológicos e movimentos anormais.

Alterações de marcha ocorrem em uma variedade de doenças ortopédicas. Distúrbios que resultam em fraqueza muscular (p. ex., espinha bífida, distrofia muscular), espasticidade (p. ex., paralisia cerebral) ou contraturas (p. ex., artrogripose), levam a anormalidades na marcha. Outras causas de distúrbios da marcha incluem claudicação, dor, variações de torção (dedos para dentro e dedos para fora), caminhar na ponta dos pés, anormalidades articulares e discrepância no comprimento das pernas (Tabela 693.3).

CLAUDICAÇÃO

A anamnese e um exame físico minuciosos são os primeiros passos para identificar precocemente o problema que causa a claudicação. A claudicação pode ser considerada como **dolorosa (antálgica)** ou indolor, com o diagnóstico diferencial variando de causas benignas a graves (quadril séptico, tumor). Na marcha dolorosa, a fase de apoio é encurtada à medida que a criança diminui o tempo gasto na extremidade dolorida. Na marcha indolor, a qual indica fraqueza muscular proximal subjacente ou instabilidade do quadril, a fase de apoio é igual entre os lados envolvido e não envolvido, mas a criança se inclina ou muda o centro de gravidade sobre o membro envolvido para se equilibrar. Um distúrbio bilateral produz um andar gingado. A **marcha de Trendelenburg** (*i. e.*, o tronco inclina-se para o lado afetado a cada passada) é produzida por fraqueza dos abdutores do quadril. Quando o paciente está apoiado em uma única perna, o sinal de Trendelenburg (*i. e.*, perder a firmeza em vez de levantar-se da nádega sem apoio) pode ser frequentemente detectado quando há fraqueza dos músculos abdutores.

Os distúrbios mais comumente responsáveis pela marcha anormal geralmente variam conforme a idade do paciente. O diagnóstico diferencial da claudicação varia de acordo com faixas etárias (Tabela 693.4) ou mecanismo (Tabela 693.5). Distúrbios neurológicos, especialmente distúrbios na medula espinal, musculares ou dos nervos periféricos, também podem causar claudicação e dificuldades na marcha. A marcha antálgica é predominantemente resultado de traumatismo, infecção ou fratura patológica. A marcha de Trendelenburg é geralmente causada por distúrbios congênitos, de desenvolvimento ou musculares. Em alguns casos, a claudicação também pode ser causada por causas não esqueléticas, como torção testicular, hérnia inguinal e apendicite.

Tabela 693.3 Causas de marcha anormal.

MECÂNICAS Lesões agudas (acidentais ou não acidentais) Condições de excesso de uso (principalmente relacionadas à prática de esportes) Lesões displásicas Discrepância do comprimento do membro **ÓSSEAS** Doença de Legg-Calvé-Perthes Osteocondrite dissecante do joelho e do tálus Deslizamento da epífise da cabeça do fêmur Osteomielite Discite Osteoma osteoide ou outro tumor ósseo primário **ARTICULARES** Desenvolvimento de displasia do quadril Artrite séptica Sinovite transitória Doença reumatoide (artrite idiopática juvenil, lúpus eritematoso sistêmico) Hemorragia relacionada à hemofilia Anquilose de uma articulação **NEUROLÓGICAS** Síndrome de Guillain-Barré e outras neuropatias periféricas Intoxicação	Ataxia cerebelar Tumor cerebral Lesão ocupando o espaço da medula espinal Distúrbios da medula espinal na parte posterior da coluna Miopatia Hemiplegia Síndrome da dor regional complexa Paralisia cerebral **HEMATOLÓGICAS/ONCOLÓGICAS** Crise álgica da anemia falciforme Leucemia, linfoma Tumor metastático Histiocitose das células de Langerhans **OUTRAS** Infecção do tecido mole Miosite Fasciite Bursite Doença de Kawasaki Transtorno conversivo Doença de Gaucher Flebite Escorbuto Raquitismo Peritonite

De Kliegman RM, Lye PS, Bordini BJ, Toth H, Basel D, editors: *Nelson pediatric symptom-based diagnosis*, Philadelphia, 2018, Elsevier, Table 34.1, p. 615.

Tabela 693.4 Diagnóstico diferencial de claudicação em crianças.

GRUPO ETÁRIO	CONSIDERAÇÕES DIAGNÓSTICAS
Bebê: 1 a 3 anos	**Quadril doloroso** Artrite séptica e osteomielite Sinovite transitória Traumatismo oculto ("fratura da criança") Discite intervertebral Malignidade Abuso **Quadril indolor** Displasia de desenvolvimento do quadril Distúrbio neuromuscular Pólio Paralisia cerebral Desigualdade do comprimento dos membros inferiores
Criança: 3 a 10 anos	**Quadril doloroso** Artrite séptica, osteomielite, miosite Sinovite transitória Traumatismo Distúrbios reumatológicos Artrite idiopática juvenil Discite intervertebral Malignidade **Quadril indolor** Displasia de desenvolvimento do quadril Doença de Legg-Calvé-Perthes Desigualdade do comprimento dos membros inferiores Distúrbio neuromuscular Pólio Paralisia cerebral Distrofia muscular (Duchenne)
Adolescente: 11 anos até a maturidade	**Quadril doloroso** Artrite séptica, osteomielite, miosite Traumatismo Distúrbio reumatológico Deslizamento epifisário da cabeça do fêmur (aguda, instável) Malignidade **Quadril indolor** Deslizamento epifisário da cabeça do fêmur (crônica, estável) Displasia de desenvolvimento do quadril (displasia acetabular) Discrepância no comprimento dos membros inferiores Distúrbio neuromuscular

De Marcdante K, Kliegman R, eds. Nelson Essentials of Pediatrics. 7th ed. Philadelphia: Saunders; 2015.

Tabela 693.5 Diagnóstico diferencial de claudicação.

MARCHA ANTÁLGICA

Congênita
Coalisão tarsal

Adquirida
Doença de Legg-Calvé-Perthes
Epifisiólise proximal do fêmur

Traumatismo
Entorses, distensões, contusões
Fraturas
Oculto
Fratura da criança
Abuso

Neoplasia
Benigna
- Cisto ósseo unicameral
- Osteoma osteoide

Maligna
- Sarcoma osteogênico
- Sarcoma de Ewing
- Leucemia
- Neuroblastoma
- Tumores da medula espinal

Infecciosa
Artrite séptica
Artrite reativa
Osteomielite
- Aguda
- Subaguda

Discite

Reumatológica
Artrite reumatoide juvenil
Sinovite monoarticular do quadril (sinovite transitória)

TRENDELENBURG

De desenvolvimento
Displasia de desenvolvimento do quadril
Discrepância do comprimento da perna

Neuromuscular
Paralisia cerebral
Poliomielite

De Thompson GH: Gait disturbances. In Kliegman RM, editor: *Practical strategies of pediatric diagnosis and therapy*, Philadelphia, 1996, WB Saunders, pp. 757-778.

DOR NAS COSTAS

As crianças frequentemente apresentam uma patologia esquelética específica como causa de dor nas costas. As causas mais comuns de dor nas costas em crianças são traumatismo, espondilólise, espondilolistese e infecção (ver Capítulo 699.5). Tumores e lesões similares a tumores que causam dor nas costas em crianças podem passar despercebidos a menos que uma avaliação clínica minuciosa e investigação adequada sejam realizadas quando necessário. Causas não ortopédicas de dor nas costas incluem infecções no trato urinário, nefrolitíase e pneumonia.

AVALIAÇÃO NEUROLÓGICA

Uma avaliação neurológica cuidadosa é parte de todo exame pediátrico musculoesquelético (ver Capítulo 608). A análise deve incluir a avaliação dos marcos de desenvolvimento, força muscular, sistema sensorial, tônus muscular e reflexos tendinosos profundos. A avaliação neurológica deve também analisar a coluna e identificar qualquer deformidade, como escoliose e cifose, ou alteração de mobilidade. Os quadris e os pés também devem ser examinados especificamente à procura de anormalidades de torção do membro inferior, as quais são vastamente mais comuns na população neurologicamente envolvida. Exames específicos dos nervos periféricos podem ser necessários.

À medida que o sistema nervoso amadurece, o desenvolvimento do córtex cerebral normalmente inibe os reflexos rudimentares que estão frequentemente presentes ao nascimento (ver Capítulo 608). Portanto, a persistência desses reflexos pode indicar anormalidade neurológica. As avaliações dos reflexos de tendinosos profundos mais comumente realizadas incluem os tendões do bíceps, tríceps, quadríceps, gastrocnêmio e sóleo. Os sinais do neurônio motor superior também devem ser observados. A escala de Ashworth é frequentemente usada para classificar a espasticidade (Tabela 693.6). O controle motor do membro superior é frequentemente graduado e essas gradações são úteis tanto para o diagnóstico quanto para prognóstico. Deve-se analisar a amplitude de movimento passivo para determinar contraturas (Tabela 693.7). Fraqueza localizada ou difusa deve ser determinada e documentada. Minuciosa análise e classificação da força muscular são mandatórias em todos os casos de distúrbios neuromusculares.

AVALIAÇÃO RADIOLÓGICA

Radiografias simples são o primeiro passo na avaliação da maioria dos distúrbios musculoesqueléticos. Imagem avançada inclui procedimentos especiais como cintilografias ósseas, ultrassonografia (US), ressonância magnética (RM), tomografia computadorizada (TC) e tomografia por emissão de pósitrons. A RM-STIR rápida é um teste de triagem valioso se um local específico não estiver bem definido.

Radiografias simples

As radiografias de rotina são o primeiro passo e consistem em imagens laterais e anteroposteriores da área envolvida com uma articulação acima e abaixo. Imagens de comparação do lado oposto, se não envolvido, podem ser úteis em situações difíceis, mas nem sempre são necessárias. É importante para o médico estar ciente das variáveis radiográficas normais do esqueleto imaturo. Várias sincondroses podem ser confundidas com fraturas. Um paciente com uma radiografia simples "normal", mas que apresenta dor ou sintomas persistentes, pode necessitar de avaliação adicional por outros exames de imagem.

Ultrassonografia

A US é útil para avaliar lesões suspeitas de conteúdo líquido como cisto poplíteo e derrames do quadril. As principais indicações para US são estudos fetais dos membros e da coluna, incluindo detecção de anomalias congênitas como disostose espondilocostal, fraturas

Tabela 693.6 Escala de Ashworth para espasticidade.

0	Sem aumento no tônus muscular
1	Ligeiro aumento no tônus muscular, com resistência mínima no fim da amplitude de movimento
2	Tônus moderado ao longo da amplitude de movimento
3	Aumento considerável no tônus; dificuldade na amplitude de movimento passivo
4	Rigidez em flexão ou extensão

Tabela 693.7 Escala clínica de controle motor dos membros superiores.

CLASSE	DEFINIÇÃO
Classe 1	Hipotônica, sem movimento voluntário
Classe 2	Hipertônica, sem movimento voluntário
Classe 3	Flexão ou extensão em bloco, em resposta a um estímulo
Classe 4	O paciente pode iniciar o movimento, mas resulta em flexão ou extensão em bloco
Classe 5	Movimento voluntário lento; movimento rápido ou de estresse resulta em ação em bloco
Classe 6	Controle voluntário de articulações/músculos específicos

sugerindo osteogênese imperfeita, displasia de desenvolvimento do quadril, derrames articulares, disrafismo espinal oculto *neonatal*, corpos estranhos em tecidos moles e cistos poplíteos do joelho.

Ressonância magnética

A RM é a **modalidade de imagem de escolha** para definir a extensão anatômica exata da maioria das lesões musculoesqueléticas (particularmente se a estrutura englobar partes moles). A RM evita radiação ionizante e não produz qualquer efeito prejudicial conhecido. Ela produz imagens anatômicas excelentes do sistema musculoesquelético, incluindo partes moles, cavidade da medula óssea, da medula espinal e do cérebro. Ela é especialmente útil para definir a extensão das lesões de partes moles, infecções e ferimentos. Os planos dos tecidos são bem delimitados, permitindo análise mais acurada da invasão tumoral em estruturas adjacentes. As estruturas de cartilagem podem ser visualizadas (a cartilagem articular do joelho pode ser distinguida da fibrocartilagem do menisco). A RM também é útil em visualizar articulações não ossificadas na população pediátrica, incluindo os ombros, cotovelos e quadris de lactentes jovens.

Angiorressonância magnética

A angiorressonância magnética tem substituído amplamente a angiografia de rotina na avaliação pré-operatória de lesões vasculares e de tumores ósseos. A angiorressonância magnética proporciona uma boa visualização dos ramos vasculares periféricos e da neovascularização tumoral em pacientes com tumores ósseos primários.

Tomografia computadorizada

A TC tem aprimorado a avaliação de distúrbios musculoesqueléticos múltiplos. Imagens coronal, sagital e axial são possíveis com a TC incluindo reconstruções tridimensionais que podem ser benéficas na avaliação de lesões complexas do esqueleto axial e apendicular. A TC permite a visualização detalhada da anatomia óssea e da relação dos ossos com estruturas contíguas. A TC é útil para a pronta avaliação de coalizão tarsal, osso navicular acessório, infecção, sequestro da placa epifisária, osteoma osteoide, pseudoartrose, tumores ósseos e de partes moles, espondilólise e espondilolistese. A TC é superior à RM na avaliação do envolvimento ósseo e da destruição cortical (até mesmo alterações sutis), incluindo calcificação ou ossificação e fratura (especialmente se houver suspeita de deslocamento de uma fratura articular).

Medicina nuclear

A cintilografia óssea exibe informação fisiológica além de anatomia pura e depende da emissão de energia do nucleotídio injetado no paciente. Indicações incluem artrite séptica precoce, osteomielite, necrose avascular, tumores (osteoma osteoide), lesões metastáticas, fraturas ocultas e de estresse e casos de abuso infantil.

Uma cintilografia de corpo total com radionuclídeo (tecnécio-99) é útil para identificar lesões ósseas, tumores inflamatórios e fraturas de estresse. A vascularidade do tumor também pode ser definida a partir da fase de fluxo e imagens de acúmulo de sangue. Exames com gálio ou índio têm alta sensibilidade para infecções locais. As cintilografias com cloreto de tálio-201 têm sensibilidade superior a 90% e precisão entre 80 e 90% na detecção de tumores ósseos malignos ou de tecidos moles. A RM tem substituído a medicina nuclear em muitas circunstâncias.

ESTUDOS LABORATORIAIS

Os testes laboratoriais são ocasionalmente necessários na avaliação de uma criança com distúrbio osteomuscular. Estes podem incluir um hemograma completo; velocidade de hemossedimentação; proteína C reativa; sorologia para Lyme; e culturas do sangue, feridas, sinóvia, periósteo ou óssea para condições infecciosas como a artrite séptica ou osteomielite. Fator reumatoide, anticorpos antinucleares e antígeno leucocitário humano B27 podem ser necessários para crianças com suspeita de distúrbios reumatológicos. Creatinoquinase, aldolase, aspartato aminotransferase e testes de distrofia são indicados em crianças com suspeita de distúrbios do músculo estriado, como a distrofia muscular de Duchenne.

A bibliografia está disponível no GEN-io.

Capítulo 694
Os Pés e os Pododáctilos

Jennifer J. Winell e Richard S. Davidson

Anormalidades que afetam as estruturas ósseas e articulares dos pés podem ser congênitas, de desenvolvimento, neuromusculares, inflamatórias ou adquiridas. Os problemas envolvendo os pés e/ou os dedos podem estar associados a uma série de doenças do tecido conjuntivo e síndromes; síndromes de uso excessivo são comumente observadas em atletas jovens. Os sintomas podem incluir dor e desgaste anormal dos sapatos; preocupações cosméticas também são comuns. O pé pode ser dividido em **antepé** (falanges e metatarsos), **mediopé** (cuneiformes, navicular, cuboide) e **retropé** (tálus e calcâneo). Enquanto a articulação tibiotalar (tornozelo) realiza flexão plantar e dorsiflexão, a articulação subtalar (entre o tálus e o calcâneo) é orientada obliquamente, realizando inversão e eversão. A inversão representa uma combinação de flexão plantar e varo, enquanto a eversão envolve dorsiflexão e valgo. A articulação subtalar é especialmente importante para caminhada em superfícies irregulares. A inversão da articulação tarsal transversal (Chopart) trava o mediopé, fornecendo uma base estável sobre a qual se realiza o *toe off* (elevação dos dedos do pé) durante o ciclo da marcha. A eversão da articulação tarsal transversal destrava o **retropé** para fornecer acomodação durante o choque do calcanhar no ciclo da marcha. As articulações talonavicular e calcaneocubóidea conectam o mediopé com o retropé.

694.1 Metatarso Aduto

Jennifer J. Winell e Richard S. Davidson

O metatarso aduto envolve a adução do antepé em relação ao retropé. Quando o antepé está supinado e aduzido, a deformidade é denominada *metatarsus varus* (Figura 694.1). O distúrbio é comum em recém-nascidos, mais frequentemente causado pela moldagem intrauterina; sendo a deformidade bilateral em 50% dos casos. Tal como acontece com outras deformidades posturais intrauterinas nos pés, um exame minucioso do quadril e pescoço deve ser sempre realizado para a pesquisa de outras anormalidades associadas ao posicionamento intrauterino.

MANIFESTAÇÕES CLÍNICAS

O antepé é aduzido (ocasionalmente supinado), enquanto o mediopé e o retropé são normais. A borda lateral do pé é convexa e a base do quinto metatarso parece proeminente. A amplitude de movimento do tornozelo e da articulação subtalar é normal. Tanto a magnitude quanto o grau de flexibilidade devem ser documentados. Quando o pé é visto a partir da superfície plantar, uma linha através do ponto médio do (e paralela ao) calcanhar deve normalmente estender-se através do segundo pododáctilo. A flexibilidade é avaliada por meio da estabilização do retropé e do mediopé em uma posição neutra com uma das mãos aplicando pressão sobre a primeira cabeça do metatarso com a outra mão. A correção com pouca pressão é um indicativo de deformidade mais flexível. Na deambulação da criança com deformidade do metatarso aduto não corrigido, a marcha em pontas (*in-toe*) e desgaste anormal dos sapatos podem ocorrer. Um subgrupo de pacientes também terá uma deformidade em adução dinâmica no hálux (hálux varo), que frequentemente é mais evidente durante a deambulação. Isso geralmente tem resolução espontânea e não requer tratamento.

AVALIAÇÃO RADIOGRÁFICA

As radiografias não são realizadas rotineiramente em lactentes. Escolares com deformidade residual devem realizar radiografias anteroposteriores (AP) e perfil em ortostase ou com simulação de ortostase. As radiografias em posição anteroposterior (AP) demonstram adução dos metatarsos na articulação tarsometatársica e um aumento do ângulo intermetatarsal entre o primeiro e o segundo metatarso.

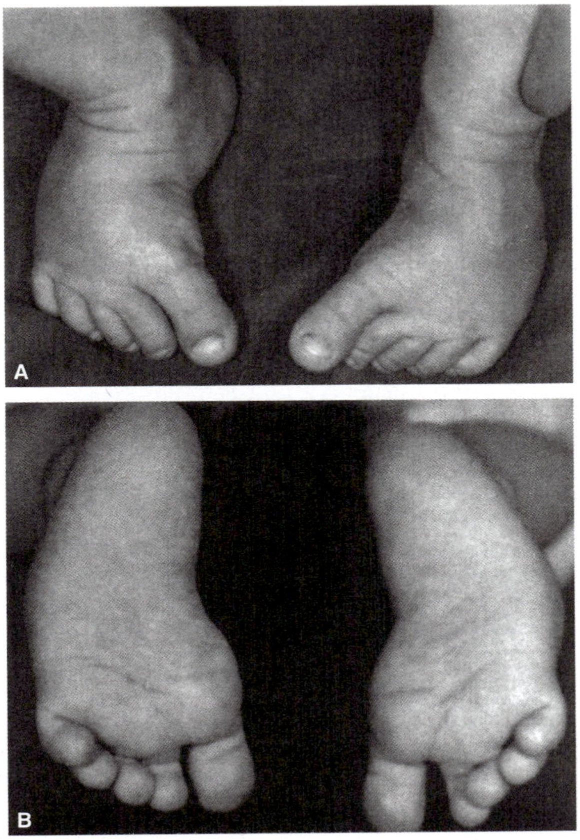

Figura 694.1 Metatarso aduto bilateral leve. **A.** Vista dorsal mostrando desvio medial de todos os metatarsos. **B.** Vista plantar mostrando o pé "em formato de feijão". Esse tipo de pé é facilmente corrigido com aplicação de gesso em série. (*De Ricco AI, Richards BS, Herring JA: Disorders of the foot. In Herring JA, editor:* Tachdijan's pediatric orthopaedics, *ed 5, Philadelphia, 2014, Elsevier, Fig. 23-19.*)

TRATAMENTO

O tratamento do metatarso aduto é baseado na rigidez da deformidade; a maioria das crianças responde ao tratamento não operatório (conservador). As deformidades que são flexíveis e facilmente corrigidas em abdução com manipulação passiva podem ser observadas. Aqueles pés que corrigem apenas para uma posição neutra devem se beneficiar de exercícios de alongamento, que podem ser demonstrados aos pais no consultório. Na criança que já anda, os pais podem tentar inverter os sapatos também. Quando isso não for eficaz, sapatos ortopédicos para manter a posição do pé em abdução podem ser prescritos. Esses são usados em tempo integral (22 horas/dia), e a condição é reavaliada em 4 a 6 semanas. Quando houver melhora, o tratamento pode ser mantido. Não havendo melhora, moldes de gesso seriados devem ser considerados. Ao alongar um pé com metatarso em adução, deve-se ter cuidado em manter o retropé em posição neutra a um leve alinhamento varo a fim de evitar criar um retropé valgo. Pés que não podem ser corrigidos para posição neutra podem se beneficiar de gesso seriado; os melhores resultados são obtidos quando o tratamento é iniciado antes dos 8 meses. Além de alongar os tecidos moles, o objetivo é alterar o crescimento fisário e estimular o remodelamento, resultando em uma correção permanente. Uma vez que a flexibilidade e o alinhamento sejam restaurados, órteses ou sapatos corretivos são geralmente recomendados por um período adicional. Um hálux varo dinâmico geralmente apresenta melhora espontânea e nenhum tratamento corretivo é necessário.

O tratamento cirúrgico pode ser considerado em pequeno subgrupo de pacientes com deformidades sintomáticas residuais que não responderam bem ao tratamento prévio. A cirurgia é geralmente adiada até que as crianças estejam com 4 a 6 anos. A estética é muitas vezes uma preocupação, a dor e/ou a impossibilidade de usar certos tipos de sapatos pode ocasionalmente levar os pacientes a considerarem a cirurgia. Opções ao tratamento cirúrgico incluem liberações de tecidos moles ou osteotomias. É mais provável que uma osteotomia (do mediopé ou de múltiplos metatarsos) resulte em recuperação permanente do alinhamento.

A bibliografia está disponível no GEN-io.

694.2 Pé Calcaneovalgo

Jennifer J. Winell e Richard S. Davidson

Um achado comum no recém-nascido, o pé calcaneovalgo é secundário ao posicionamento *in utero*. Dorsiflexão excessiva e eversão são observadas no retropé e o antepé pode estar em abdução. Pode haver uma torção tibial externa associada (ver Capítulo 695).

MANIFESTAÇÕES CLÍNICAS

O lactente geralmente apresenta o pé em dorsiflexão e eversão, e ocasionalmente o dorso do pé ou dos dedos podem estar em contato com a superfície anterolateral da parte inferior da perna (Figura 694.2). Ondulações podem ser indicativos de redução da gordura subcutânea no nível do tornozelo dorsolateral. Flexão e inversão plantar são muitas vezes limitadas. Tal como acontece com outras deformidades posturais intrauterinas, um exame minucioso do quadril deve ser realizado; caso haja alguma suspeita, uma ultrassonografia (US) do quadril deve ser considerada. Ao comparar o risco para a displasia do desenvolvimento do quadril (DDQ) com outras deformidades congênitas nos pés, o calcaneovalgo congênito tem a maior associação com 19,4% dos pacientes apresentando DDQ coexistente. O pé calcaneovalgo pode ser confundido

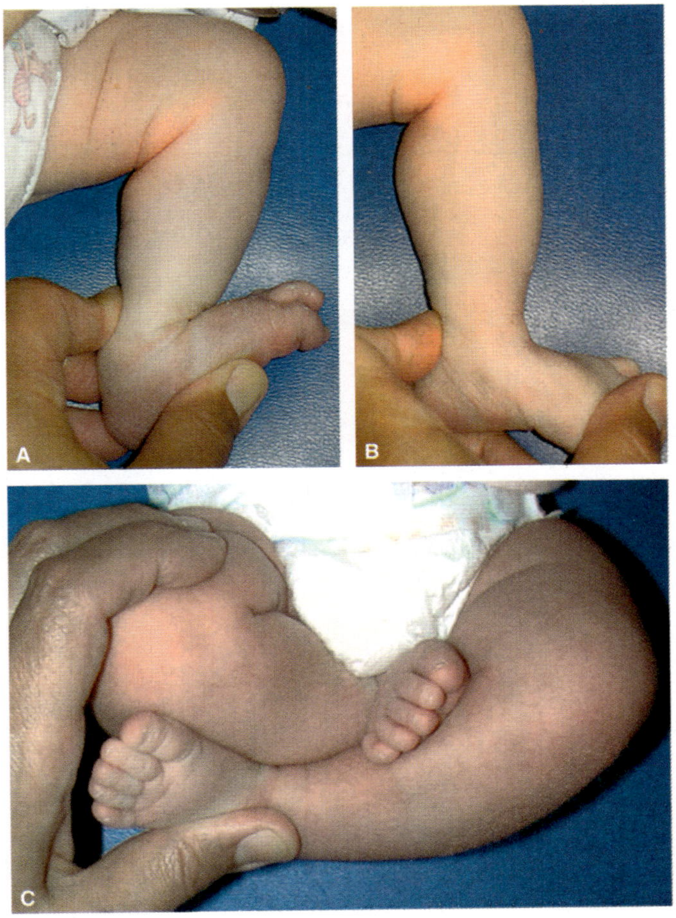

Figura 694.2 Aspecto clínico do pé calcaneovalgo (**A**), que é passivamente corrigível (**B**), devido ao posicionamento intrauterino (**C**).

com um tálus vertical congênito e pode, raramente, estar associado ao arqueamento posteromedial da tíbia. A deformidade calcaneovalga também pode ser vista em pacientes mais velhos, geralmente naqueles com um desequilíbrio neuromuscular, envolvendo fraqueza ou paralisia do músculo gastrossóleo (poliomielite, mielomeningocele).

AVALIAÇÃO RADIOGRÁFICA

Radiografias, geralmente, não são necessárias, mas devem ser solicitadas quando a deformidade não for corrigida espontaneamente ou por meio do tratamento precoce. Radiografias em AP e perfil juntamente com radiografia lateral do pé em flexão plantar máxima podem ajudar a distinguir um calcaneovalgo de um tálus vertical congênito ou tálus oblíquo congênito. A avaliação da posição do tálus em relação ao navicular, tanto na incidência em perfil quanto no perfil em flexão plantar máxima, confirmam tálus oblíquo ou tálus vertical congênito. Quando se suspeita de arqueamento posteromedial da tíbia, radiografias em AP e perfil da tíbia e fíbula são necessárias. No arqueamento posteromedial da tíbia, a deformidade está localizada na tíbia com o ápice da deformidade posicionado de maneira posterior e medial. Todas as três condições podem ser confundidas clinicamente com o pé calcaneovalgo.

TRATAMENTO

Casos leves de pé calcaneovalgo, em que a amplitude passiva total do movimento está presente ao nascimento, não necessitam de tratamento ativo. Esses geralmente são resolvidos dentro das primeiras semanas de vida. Um programa de alongamento suave, com foco na flexão plantar e inversão, é recomendado para os casos com alguma restrição no movimento. Para os casos com maior restrição na mobilidade, gesso seriado pode ser considerado na restauração do movimento e alinhamento. O gesso é raramente necessário no tratamento de pé calcaneovalgo. O tratamento para aqueles casos associados a um arqueamento posteromedial da tíbia é semelhante.

A bibliografia está disponível no GEN-io.

694.3 Talipe Equinovaro (Pé Torto)

Jennifer J. Winell e Richard S. Davidson

O pé torto ou talipe equinovaro congênito (CTEV; do inglês, *congenital talipes equinovarus*) é o termo usado para descrever uma deformidade envolvendo desalinhamento do complexo calcâneo-tálus-navicular. Os componentes dessa deformidade podem ser melhor compreendidos utilizando o mnemônico **CAVE** (cavo, adução, varo, equino). Embora essa seja predominantemente uma deformidade do retropé, há flexão plantar (cavo) do primeiro raio e adução do antepé/mediopé no retropé. O retropé é em equino e varo. A deformidade do pé torto pode ser postural, congênita, associada a uma variedade de diagnósticos subjacentes (neuromusculares ou sindrômicos) ou uma displasia focal do tecido osteomuscular distal ao joelho.

O **pé torto posicional (ou postural)** é um pé normal, que foi mantido em uma posição deformada no útero e é flexível ao exame do recém-nascido no berçário. O **pé torto congênito** pode ser idiopático ou sindrômico. Há um espectro de gravidade, mas o pé torto associado a diagnósticos neuromusculares ou síndromes é tipicamente rígido e mais difícil de tratar. O pé torto também é extremamente comum em pacientes com mielodisplasia, artrogripose e outras síndromes cromossômicas, como a síndrome da trissomia do 18 e a síndrome de deleção cromossômica 22q11 (ver Capítulo 98).

O pé torto congênito é visto em aproximadamente 1 em cada 1.000 nascimentos e provavelmente resulta de uma herança poligênica multifatorial complexa. O risco é de aproximadamente 1 em cada 4 quando ambos familiares, um dos pais e um irmão, apresentam pé torto. Ocorre mais comumente no sexo masculino (2:1) e é bilateral em 50% dos casos. A anatomia patológica envolve tanto a morfologia tarsal anormal (desvio plantar e medial da cabeça e do colo do tálus), as relações anormais entre os ossos tarsais em todos os três planos, bem como contratura associada das partes moles nas faces plantar e medial do pé.

MANIFESTAÇÕES CLÍNICAS

Um exame físico completo deve ser realizado para descartar problemas osteomusculares e neuromusculares coexistentes. A coluna vertebral deve ser inspecionada à procura de sinais de disrafismo oculto. O exame do pé torto infantil demonstra antepé cavo e em adução e retropé varo e equino (Figura 694.3). O grau de flexibilidade varia, e todos os pacientes exibiram atrofia da panturrilha. Torção tibial interna, encurtamento do comprimento do pé e discrepância do comprimento das pernas (encurtamento do membro ipsilateral) serão observados em um subgrupo de casos. Embora não seja classicamente associada a DDQ (ver Capítulo 698.1), existe maior associação de CTEV e DDQ do que na população em geral.

AVALIAÇÃO RADIOGRÁFICA

Radiografias anteroposterior e de perfil não são recomendadas para pé torto idiopático. Para os pés artrogripótico ou sindrômicos, raios X

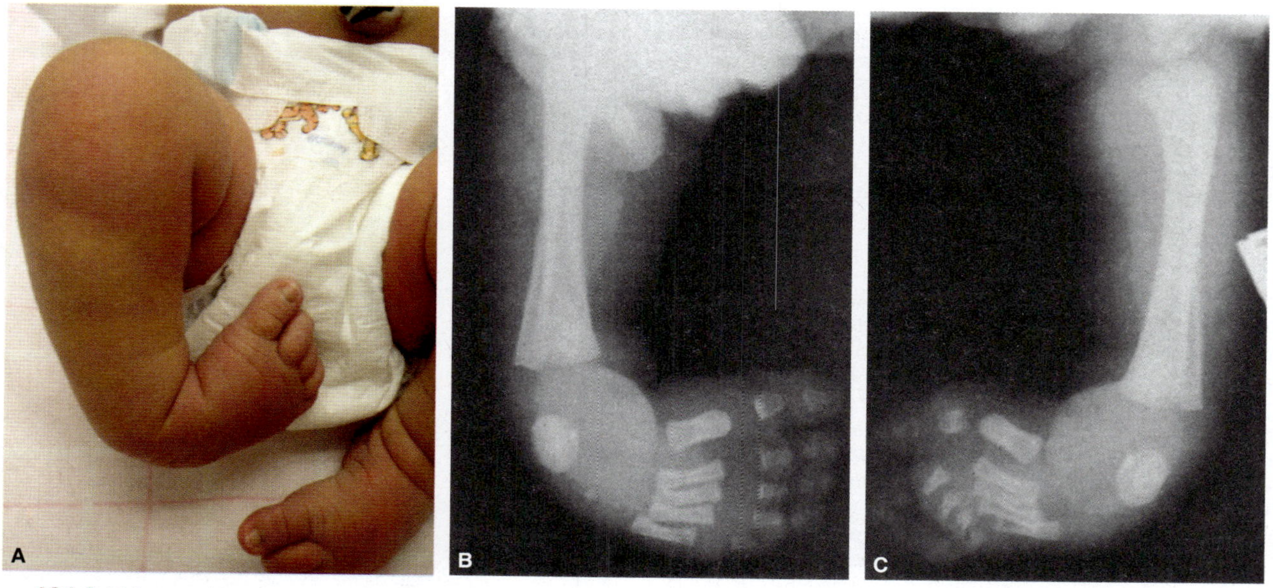

Figura 694.3 Talipe equinovaro em um recém-nascido. **A.** Aspecto clínico de um pé torto não tratado. **B** e **C.** Aspecto radiográfico inicial de um pé torto bilateral não tratado. (*De Ricco AI, Richards BS, Herring JA: Disorders of the foot. In Herring JA, editor: Tachdijan's pediatric orthopaedics, ed 5, Philadelphia, 2014, Elsevier, Fig. 23-42.*)

podem ser úteis, mas devem ser realizados com o pé mantido na posição maximamente corrigida. Várias medidas radiográficas podem ser feitas para descrever o desalinhamento entre os ossos tarsais. O osso navicular não está ossificado até os 3 a 6 anos, de modo que o foco da interpretação radiográfica são as relações entre os segmentos do pé, antepé ao retropé. Um achado radiográfico comum é o "paralelismo" entre as linhas traçadas através do eixo do tálus e do calcâneo na radiografia lateral, indicando retropé varo. Raios X podem ser particularmente úteis para escolares com deformidades recorrentes ou persistentes de difícil avaliação.

TRATAMENTO

O tratamento conservador é indicado em todos os lactentes e deve ser iniciado o mais precocemente possível após o nascimento. As técnicas incluem: ataduras e cintas, manipulação, gessos seriados e tratamento funcional. Historicamente, uma porcentagem significativa de pacientes tratados pela manipulação e gesso exigiram uma liberação cirúrgica, que foi realizada, habitualmente, entre os 3 e 12 meses. Embora muitos pés permaneçam bem alinhados após as liberações cirúrgicas, uma porcentagem significativa de pacientes necessitou de cirurgia adicional para deformidades recorrentes ou residuais. A rigidez continua a ser uma preocupação no acompanhamento a longo prazo. Enquanto a dor é incomum na infância e adolescência, os sintomas podem aparecer durante a vida adulta. Essas preocupações levaram a um interesse considerável em métodos menos invasivos para o tratamento da deformidade. O método de Ponseti no tratamento do pé torto, que agora se tornou o padrão de tratamento inicial, envolve uma técnica específica para a manipulação de gessos seriados, podendo ser melhor descrita como minimamente invasiva, em vez de não operatória. A ordem de correção segue o mnemônico **CAVE**. Trocas semanais do gesso são realizadas; 5 a 10 moldes são normalmente necessários. A deformidade mais difícil de corrigir é o retropé equino, e aproximadamente 90% dos pacientes necessitarão de uma tenotomia percutânea do tendão de Aquiles em nível ambulatorial. Após a tenotomia, um gesso longo com o pé em abdução máxima (até 70°) e dorsiflexão é usado por 3 a 4 semanas; o paciente, em seguida, começa um programa de órtese. Uma órtese em abdução é usada em tempo integral durante 3 meses e, em seguida, durante a noite por 3 a 5 anos. Um pequeno subgrupo de pacientes (até 20%) com recorrente deformidade em supinação dinâmica, exigirá transferência do tendão tibial anterior ao cuneiforme médio. Embora o fato de a maioria dos pacientes necessitar de algum tipo de cirurgia, os procedimentos são mínimos em comparação com a ampla liberação cirúrgica, que exige alongamento e/ou liberação de músculos e tendões ao redor do tornozelo e capsulotomia das grandes articulações para reposicionar o pé. Os resultados do método de Ponseti apresentaram excelentes resultados em até 40 anos de acompanhamento. Apesar do gesso, as crianças não apresentam muita alteração ou atraso na aquisição dos marcos motores normais. A adesão ao programa de órteses é essencial; a recorrência é comum quando a órtese não é usada conforme a recomendação. O tratamento funcional, ou "método francês", envolve manipulações diárias (supervisionadas por um fisioterapeuta) e talas com fita elástica, assim como movimento passivo contínuo (necessidade de equipamentos) enquanto o bebê dorme. Embora os resultados sejam promissores, geralmente é realizado em regime de internação hospitalar, visto que o método requer trabalho intensivo. A implementação em paciente ambulatorial pode ser um desafio, embora seja igualmente bem-sucedida. Ainda não se sabe se a técnica vai ganhar popularidade nos EUA. Esses métodos minimamente invasivos são mais bem-sucedidos quando o tratamento é iniciado no nascimento ou durante os primeiros meses de vida e com boa adesão às órteses pós-manipulação. Como existem diferentes graus de gravidade para CTEV idiopático, sistemas de classificação foram propostos com base na rigidez e magnitude da deformidade.

O realinhamento cirúrgico agressivo apresenta um papel definitivo no tratamento do pé torto, especialmente na minoria de pé torto congênito na qual os métodos não cirúrgicos ou minimamente invasivos falharam, e para o pé torto rígido neuromuscular e sindrômico. Em tais casos, os métodos não operatórios, tais como a técnica de Ponseti, podem ser potencialmente importantes na redução da magnitude da cirurgia. Abordagens cirúrgicas comuns incluem liberação das articulações envolvidas (realinhamento dos ossos tarsais), alongamento das unidades musculotendíneas posteromediais encurtadas e, geralmente, fixação do pé na posição corrigida. O método "*à la carte*" permite ao cirurgião a aplicação dos princípios adaptados às características únicas de cada uma das deformidades. Para crianças mais velhas com pé torto não tratado ou aquelas nos quais é observada recorrência ou deformidade residual, procedimentos ósseos (osteotomias) podem ser necessários como complemento à cirurgia das partes moles. Artrodese tripla é reservada como terapia de resgate para pés dolorosos e deformados em adolescentes e adultos.

A bibliografia está disponível no GEN-io.

694.4 Tálus Vertical Congênito

Jennifer J. Winell e Richard S. Davidson

Tálus vertical congênito é uma deformidade do pé incomum na qual o mediopé está deslocado dorsalmente no retropé e o tornozelo está em equino fixo. Há quase uma divisão equilibrada entre os casos idiopáticos e os casos com uma condição neuromuscular subjacente ou sindrômicos. Causas neurológicas incluem mielodisplasia, medula ancorada e agenesia sacral. Outras condições associadas incluem artrogripose, síndrome de Larsen, síndrome de pterígio múltiplo e anomalias cromossômicas (trissomia 13-15, 19; ver Capítulo 98). Dependendo da idade no momento do diagnóstico, o diagnóstico diferencial pode incluir pé calcaneovalgo, tálus oblíquo (articulação talonavicular reduz passivamente), pé plano flexível com um tendão de Aquiles encurtado e coalizão tarsal. Estudos genéticos estão em curso sobre a morfologia muscular anormal encontrada na biopsia.

MANIFESTAÇÕES CLÍNICAS

O tálus vertical congênito também tem sido descrito como **pé em mata-borrão** (Figura 694.4) ou chinelo persa. A superfície plantar do pé é convexa e a cabeça talar é proeminente ao longo da borda medial do mediopé. A parte dianteira do pé fica em dorsiflexão (deslocada dorsalmente no retropé) e abduzida em relação ao retropé, e o retropé está em equinovalgo. Há uma contratura associada dos tecidos moles anterolateral (tibial anterior, extensores do dedo do pé) e posterior (tendão de Aquiles, perônios). A deformidade é tipicamente rígida. Um exame físico completo é necessário para identificar quaisquer anormalidades osteomusculares e/ou neurológicas coexistentes.

AVALIAÇÃO RADIOGRÁFICA

Radiografias em AP, perfil e perfil em flexão plantar e dorsiflexão máximas devem ser obtidas quando se suspeita do diagnóstico. A incidência em flexão plantar ajuda a determinar se a subluxação dorsal ou o deslocamento do mediopé no retropé podem ser reduzidos de maneira passiva. A incidência de perfil em dorsiflexão confirma a contratura equina do tornozelo. Embora o navicular não ossifique até os 3 a 6 anos, a relação entre o tálus e o primeiro metatarso pode ser avaliada.

TRATAMENTO

O tratamento inicial consiste em manipulação e gessos seriados, que são iniciados logo após o nascimento. Um método de Ponseti "reverso" de moldagem é particularmente útil em alongar as deformidades em dorsiflexão e valgo. A redução aberta e a fixação por pino podem, então, estabilizar o mediopé, permitindo a realização simultânea da tenotomia do tendão de Aquiles e a dorsiflexão com moldagem do gesso para corrigir o tornozelo equino.

Em casos recalcitrantes, as deformidades concorrentes do mediopé e retropé tornam difícil o tratamento conservador. Inicialmente, é feita uma tentativa para reduzir o deslocamento dorsal do antepé/mediopé no retropé. Uma vez que isso tenha sido alcançado, a atenção pode ser direcionada para o alongamento da contratura do retropé. Essas deformidades são tipicamente rígidas e a intervenção cirúrgica

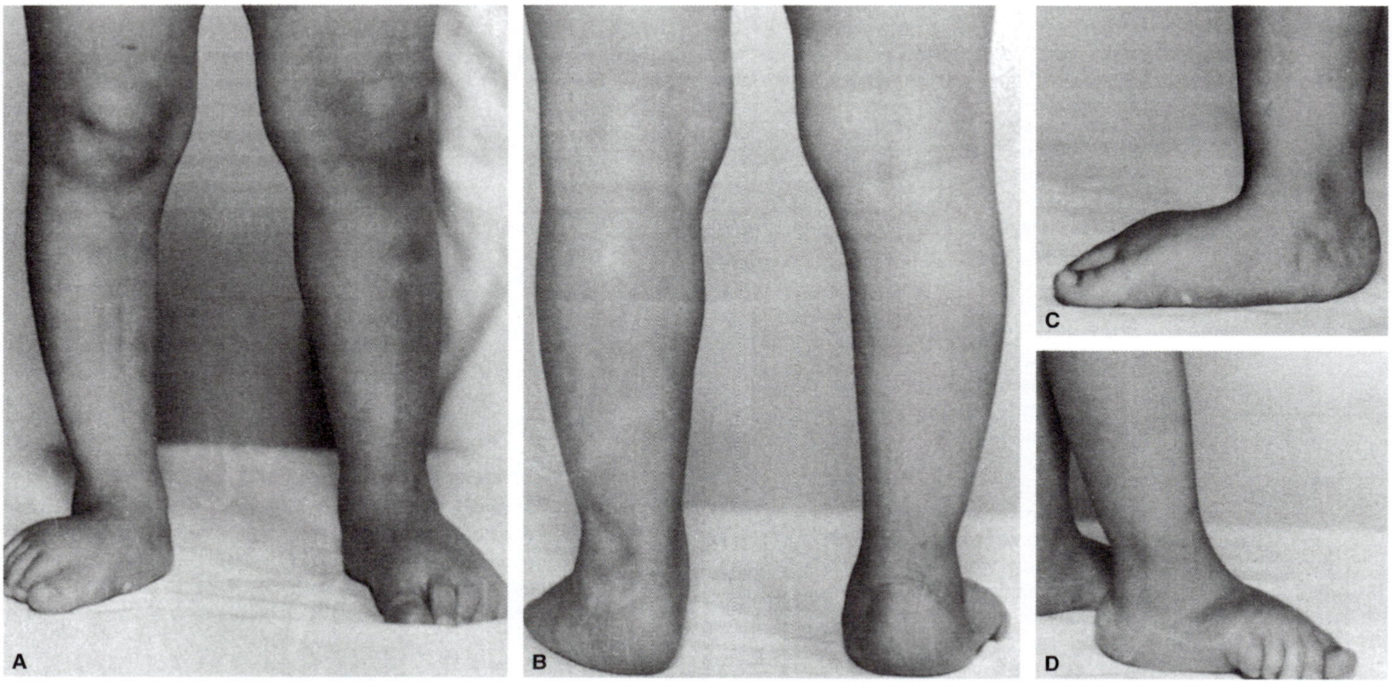

Figura 694.4 Tálus vertical congênito. **A.** Pronação do antepé. **B.** Calcanhar em valgo. **C.** Ausência de arco, a deformidade pé em mata-borrão. **D.** Elevação dos dedos dos pés laterais e tendões fibulares encurtados. (*De Ricco AI, Richards BS, Herring JA: Disorders of the foot. In Herring JA, editor:* Tachdijan's pediatric orthopaedics, *ed 5, Philadelphia, 2014, Elsevier, Fig. 23-67.*)

é necessária na maioria dos casos. Em tais casos, o gesso ajuda a alongar os tecidos moles contraídos. A cirurgia é geralmente realizada entre os 6 e 12 meses de vida; a liberação da parte mole é realizada como um processo de 1 ou 2 fases. Um componente envolve liberação/alongamento dos tecidos moles anteriores contraídos, juntamente com uma redução aberta da articulação talonavicular, enquanto o outro envolve uma liberação posterior com o alongamento das unidades musculotendíneas contraídas. Fixação com fios de Kirschner é comumente realizada para manter o alinhamento. No pós-operatório, o gesso é utilizado por um período variável; pacientes requerem frequentemente o uso de uma órtese por períodos estendidos, dependendo do diagnóstico subjacente. Opções de resgate para deformidades recorrentes ou residuais em escolares incluem uma artrodese subtalar ou tripla.

A bibliografia está disponível no GEN-io.

694.5 Pé Plano Hipermóvel (Pé Plano Flexível)

Jennifer J. Winell e Richard S. Davidson

Pé plano é um diagnóstico comum; estima-se que até 23% da população possam ser afetados, dependendo dos critérios de diagnóstico. Podem ser identificados três tipos de pés planos: pé plano flexível, pé plano flexível com contratura do tendão de Aquiles e pé plano rígido. O pé plano descreve uma alteração na forma do pé, e há várias anormalidades no alinhamento entre os ossos tarsais. Há eversão do complexo subtalar. O retropé está alinhado em valgo. Há inclinação do mediopé nas articulações talonavicular e/ou naviculocuneiforme. O antepé fica abduzido em relação ao retropé e a cabeça do tálus é desprotegida e proeminente ao longo da borda medial e plantar do mediopé/retropé. Embora os pés planos hipermóveis ou flexíveis representem uma fonte comum de preocupação para os pais, essas crianças raramente são sintomáticas. Pés planos são comuns em neonatos e pré-escolares, estando associados à frouxidão ligamentar fisiológica. A melhora pode ser vista quando o arco longitudinal se desenvolve entre os 5 e 10 anos. O pé plano é menos comum em sociedades em que os sapatos não são usados durante a infância. Em geral, os sapatos confortáveis de sola flexível são recomendados para crianças. Pés planos flexíveis que persistem na adolescência e na idade adulta são geralmente associados à **frouxidão ligamentar familiar (síndromes de hipermobilidade)** e muitas vezes podem ser identificados em outros membros familiares.

MANIFESTAÇÕES CLÍNICAS

Os pacientes geralmente têm um arco longitudinal normal quando são examinados em uma posição sem suporte de peso ou quando permanecem em pé sobre as pontas dos pés, mas o arco desaparece quando permanecem de pé sobre um plano. O retropé colapsa em valgo e a inclinação do mediopé se torna evidente. A hipermobilidade generalizada e a frouxidão ligamentar são comumente observadas. A amplitude de movimento deve ser avaliada nas articulações subtalar e do tornozelo e será normal em pacientes com pé plano flexível. Ao avaliar a amplitude de movimento no tornozelo, o pé deve sempre ser invertido durante o teste de dorsiflexão. Quando o pé está em uma posição neutra ou evertida, dorsiflexão espúria pode ocorrer através do mediopé, mascarando uma contratura do tendão de Aquiles. Quando o movimento subtalar é restringido, o pé plano não é hipermóvel/flexível, e outros diagnósticos, tais como coalizão tarsal e artrite reumatoide juvenil, devem ser considerados. Na ocasião, pode haver sensibilidade e/ou formação de calos medialmente sob a cabeça talar. Os sapatos devem ser avaliados também e podem apresentar evidências de desgaste excessivo ao longo da borda medial.

AVALIAÇÃO RADIOGRÁFICA

Radiografias rotineiras de pés planos flexíveis assintomáticos geralmente não são indicadas. Quando obtidas por motivos diagnósticos, radiografias com sustentação de peso (AP e perfil) são necessárias para avaliar a deformidade. Na radiografia em AP, há um aumento do ângulo entre o eixo longitudinal do tálus e o calcâneo, indicando calcanhar valgo excessivo. A incidência em perfil mostra a distorção da relação normal linear entre o eixo longo do tálus e o primeiro metatarso com inclinação tanto da articulação talonavicular ou naviculocuneiforme, resultando no achatamento do arco longitudinal medial normal (Figura 694.5).

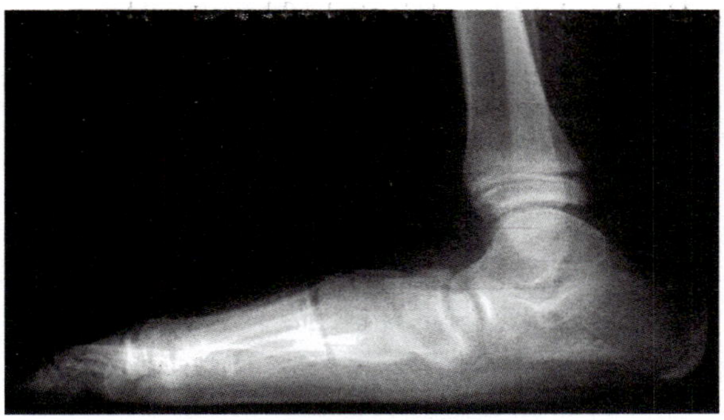

Figura 694.5 Radiografia em perfil com sustentação de peso demonstrando características de pé chato.

TRATAMENTO

Apesar de a história natural do pé plano flexível permanecer desconhecida, há pouca evidência para sugerir que esta condição resulte em problemas a longo prazo ou incapacidade. Como tal, o tratamento é reservado para o pequeno subgrupo de pacientes que desenvolvem sintomas. Os pacientes podem se queixar de dor no retropé, desgaste anormal do sapato ou fadiga após uma longa caminhada. Esses pacientes podem se beneficiar de uma órtese sem prescrição médica como, por exemplo, um apoio do arco medial. Casos graves, muitas vezes associados a um distúrbio do tecido conjuntivo subjacente, como a síndrome de Ehlers-Danlos (ver Capítulo 679) ou a síndrome de Down (ver Capítulo 98), podem se beneficiar de uma órtese personalizada, como a órtese UCBL (University of California Biomechanics Laboratory) para melhor controlar o retropé e evitar o colapso do arco. Embora uma órtese possa aliviar os sintomas, não há nenhuma evidência sugerindo qualquer alteração permanente na forma do pé ou no alinhamento dos ossos tarsais. Pacientes com um pé plano flexível e um tendão de Aquiles encurtado devem ser tratados com exercícios de alongamento. Muitas vezes os pacientes são encaminhados para a fisioterapia, para assegurar um alongamento apropriado. Ocasionalmente, o músculo terá de ser alongado cirurgicamente. Para alguns pacientes com dor persistente, o tratamento cirúrgico pode ser considerado. Tem havido um interesse considerável no alongamento lateral da coluna, que resolve todos os componentes da deformidade. O procedimento envolve uma osteotomia do calcâneo, com a colocação de um enxerto ósseo trapezoidal. Um alongamento do tendão de Aquiles é necessário, muitas vezes com uma osteotomia em flexão plantar do cuneiforme medial. Esse procedimento preserva a mobilidade das articulações do retropé, em contraste com uma artrodese subtalar ou tripla. Enquanto uma artrodese do retropé pode corrigir a deformidade adequadamente, a transferência de estresse para as articulações vizinhas pode resultar em alterações degenerativas e dolorosas de início tardio.

A bibliografia está disponível no GEN-io.

694.6 Coalizão Tarsal

Jennifer J. Winell e Richard S. Davidson

Coalizão tarsal, também conhecida como **pé plano fibular espástico**, é caracterizada por uma deformidade em pé plano rígido, dolorosa e espasmo muscular fibular (panturrilha lateral) porém, sem uma verdadeira espasticidade. Representa uma fusão congênita ou falha da segmentação entre dois ou mais ossos tarsais. Qualquer condição que altere o deslizamento normal e o movimento rotatório da articulação subtalar pode produzir a aparência clínica de uma coalizão tarsal. Assim, malformações congênitas, artrite ou distúrbios inflamatórios, infecção, neoplasias e traumatismos podem ser as possíveis causas.

As coalizões tarsais mais comuns ocorrem na faceta talocalcânea medial (subtalar) e entre o calcâneo e o navicular (calcaneonavicular). Coalizões podem ser fibrosas, cartilaginosas ou ósseas. A coalizão tarsal ocorre em aproximadamente 1% da população geral e parece ser herdada de maneira autossômica dominante com penetração praticamente completa. Aproximadamente 60% das coalizões calcaneonaviculares e 50% das coalizões de faceta medial talocalcâneas são bilaterais.

MANIFESTAÇÕES CLÍNICAS

Aproximadamente 25% dos pacientes se tornarão sintomáticos, tipicamente durante a segunda década de vida. Embora o pé plano e uma redução no movimento subtalar possam estar presentes desde o início da infância, o aparecimento de sintomas pode estar correlacionado com a restrição adicional na movimentação que ocorre conforme a ossificação de uma barra cartilaginosa. Recorrentes "entorses de tornozelo", muitas vezes acompanham os sintomas iniciais. O momento de ossificação varia entre as coalizões talonavicular (3 a 5 anos), calcaneonavicular (8 a 12 anos) e talocalcânea (12 a 16 anos). Dor no retropé é comumente observada, especialmente na região do sínus do tarso, assim como sob a cabeça do tálus. Os sintomas são relacionados a atividades e muitas vezes agravados pela corrida ou caminhada prolongada, especialmente em superfícies irregulares. Pode haver sensibilidade no local da coalizão e/ou dor nos testes de movimentação subtalar. A aparência clínica de um pé plano é vista tanto na posição de suporte de carga quanto na posição de não suporte. Há uma restrição no movimento subtalar.

AVALIAÇÃO RADIOGRÁFICA

Radiografias em AP, perfil em ortostase e oblíqua do pé devem ser obtidas (Tabela 694.1). Uma coalizão calcaneonavicular é melhor vista na radiografia oblíqua. Na radiografia em perfil, pode haver alongamento do processo anterior do calcâneo, conhecido como o "nariz do tamanduá" (Figura 694.6). Uma coalizão talocalcânea pode ser vista em uma incidência de Harris (axial) do calcanhar. Na radiografia em perfil, pode haver estreitamento da faceta posterior da articulação subtalar ou uma linha em forma de C ao longo do contorno medial da cúpula do tálus e do contorno inferior do sustentáculo tali ("sinal C"; Figura 694.7). Esse "sinal C" é composto do sustentáculo do tálus do calcâneo em continuidade com a coalizão. A quebra do aspecto anterior do tálus na incidência em perfil é vista com alguma frequência e resulta de uma alteração na distribuição do estresse. Essa constatação não implica a presença de artrite degenerativa. A irregularidade nas superfícies ósseas subcondrais pode ser observada em pacientes com uma coalizão cartilaginosa, em contraste com uma ponte óssea bem formada naqueles com uma coalizão óssea. Uma coalizão fibrosa pode requerer exames de imagem adicionais para o diagnóstico. Enquanto radiografias simples podem ser diagnósticas, a tomografia computadorizada (TC) é a *modalidade de imagem de escolha* quando uma coalizão é suspeitada (Figura 694.7). Além de garantir o diagnóstico, esse estudo ajuda a definir o grau de comprometimento articular em pacientes com coalizão talocalcânea. Embora rara, mais de uma coalizão tarsal pode ser observada no mesmo paciente. Apenas em crianças pequenas, a RM pode ser mais eficaz na identificação tanto da coalizão quanto em um diagnóstico diferencial para a dor no pé. A RM oferece menos exposição à radiação, mas requer mais tempo e pode necessitar sedação.

Tabela 694.1	Sinais radiográficos secundários associados às condições tarsais.
Fratura talar	
Estreitamento da faceta subtalar posterior	
Arredondamento e achatamento do processo talar lateral	
Hipoplasia do tálus, encurtamento do colo do tálus	
Sinal nasal anterior	
Articulação do tornozelo do tipo "bola e soquete"	
Sinal C contínuo	
Deformidade em pé plano	
Morfologia navicular alterada (larga ou afunilamento lateral)	
Sustentáculo dismórfico do tálus (aumentado e ovoide na radiografia em perfil)	

De Slovis TL, editor: *Caffey's pediatric diagnostic imaging*, ed 11, vol 2, Philadelphia, 2008, Mosby, p. 2604.

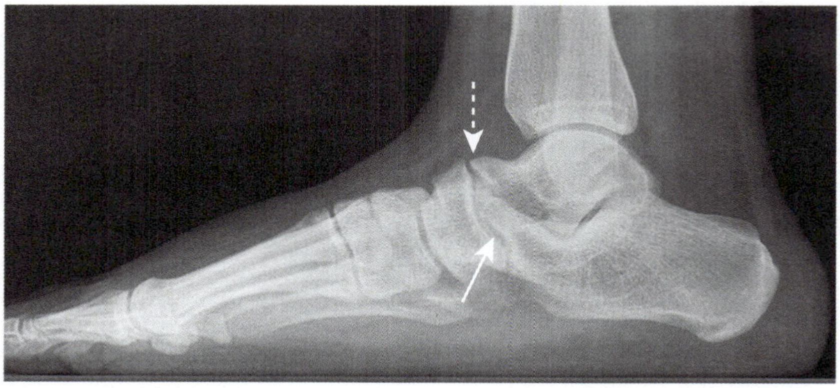

Figura 694.6 Radiografia oblíqua do pé demonstrando uma coalizão tarsal calcaneonavicular (*seta*) e fratura talar (*seta tracejada*). Alongamento da parte anterior do calcanhar assemelha-se ao focinho de um tamanduá. (*De Laor T, Kan JH: Congenital anomalies of bone. In Colley BD, editor:* Caffey's pediatric diagnostic imaging, *ed 12, Philadelphia, 2013, Saunders, Fig. 132-11.*)

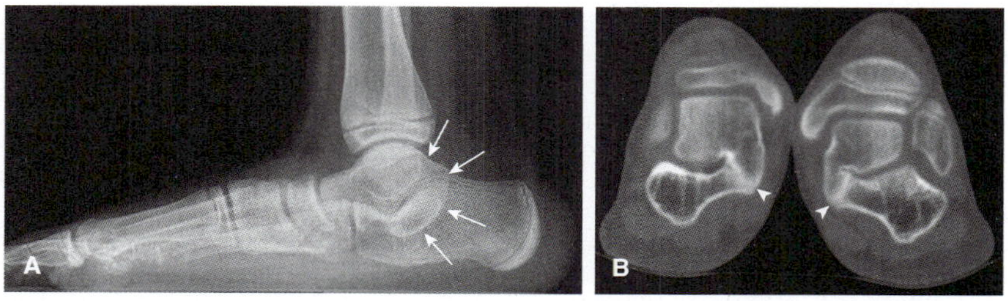

Figura 694.7 Coalizão talocalcânea. **A.** Radiografia lateral demonstra o sinal C (*setas*), sustentáculo do tálus ovoide, alongado e pé plano. **B.** Tomografia computadorizada com reformatações coronais em um paciente diferente demonstra as coalizões subtalares da faceta média bilateral (*pontas de seta*). (*De Laor T, Kan JH: Congenital anomalies of bone. In Colley BD, editor:* Caffey's pediatric diagnostic imaging, *ed 12, Philadelphia, 2013, Saunders, Fig. 132-13.*)

TRATAMENTO

O tratamento de coalizões tarsais sintomáticas varia de acordo com o tipo e a extensão da coalizão, a idade do paciente, bem como a presença e a magnitude dos sintomas. O tratamento só é necessário para coalizões sintomáticas e o tratamento inicial consiste em restrição de atividades e uso de anti-inflamatórios não esteroidais, com ou sem a inserção de sapato. A imobilização com gesso curto permite a deambulação por 4 a 6 semanas e pode ser necessária para pacientes com sintomas mais exacerbados. Para os pacientes com dor crônica, após um tratamento conservador adequado, o tratamento cirúrgico deve ser considerado e as opções incluem ressecção da coalizão, osteotomia ou artrodese. Para a coalizão calcaneonavicular, ressecção e interposição do músculo extensor curto dos dedos têm sido bem-sucedidas. Muitas vezes, um retropé concomitante valgo e a contratura do músculo gastrossóleo estão presentes. Nesses pacientes, o maior alívio da dor pode ser obtido com a ressecção da coalizão, a correção do retropé valgo por osteotomia de alongamento calcâneo com banco de enxerto ósseo e o alongamento do sóleo gastrocnêmio. Para aqueles com amplo envolvimento articular e/ou alterações degenerativas, uma artrodese tripla pode ser a melhor opção; no entanto, essa é raramente necessária em adolescentes.

A bibliografia está disponível no GEN-io.

694.7 Pé Cavo

Jennifer J. Winell e Richard S. Davidson

Pé cavo é uma deformidade envolvendo flexão plantar do antepé ou mediopé no retropé e pode envolver toda a parte anterior do pé ou apenas a coluna medial. O resultado é uma elevação do arco longitudinal medial (Figura 694.8). A deformidade do retropé frequentemente se desenvolve para compensar a anormalidade primária do antepé. Embora o pé cavo familiar possa ocorrer, a maioria dos

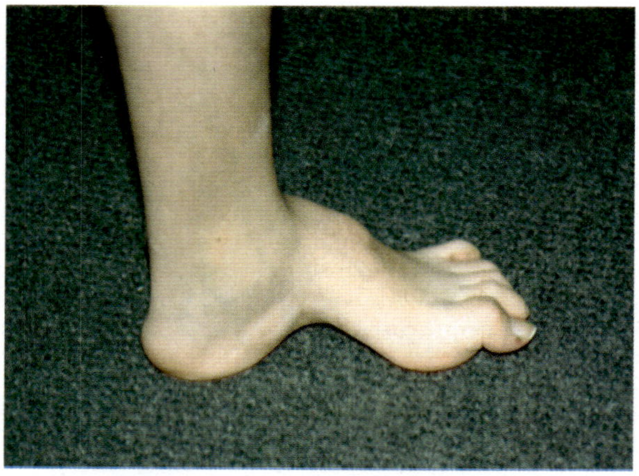

Figura 694.8 Quadro clínico demonstrando pé cavo.

pacientes com essa deformidade terá uma etiologia neuromuscular subjacente. O objetivo inicial é excluir (e tratar) quaisquer causas subjacentes. Esses diagnósticos podem estar relacionados às anormalidades da medula espinal (disrafismo oculto, medula ancorada, poliomielite, mielodisplasia etc.) e dos nervos periféricos (neuropatias motoras hereditárias e sensoriais [ver Capítulo 631], como doença de Charcot-Marie-Tooth [CMT], doença de Dejerine-Sottas ou doença de Refsum). Embora um pé cavo unilateral seja provavelmente resultante de uma anomalia intraespinal oculta, o envolvimento bilateral geralmente sugere uma doença subjacente muscular ou neural. O pé cavo é comumente observado em associação com uma deformidade do retropé. Dois terços dos pacientes com CMT têm pés cavo-varo, enquanto 80% dos pés cavo-varo são mais comumente vistos em pacientes com neuropatias motoras e sensoriais hereditárias, 80% dos pacientes com CMT tendo pés cavo-varo e 65% dos pacientes com cavo-varo com CMT. Em pacientes com neuropatias motoras e sensoriais hereditárias, fraqueza progressiva e desequilíbrio muscular resultam em flexão plantar do primeiro raio/coluna medial. Para obter um pé plantígrado, o retropé deve converter-se em varo. Com equinocavo, o retropé está em equino, enquanto no calcaneocavo (geralmente visto em poliomielite ou mielodisplasia), o retropé está em calcâneo (dorsiflexão excessiva).

TRATAMENTO

Qualquer diagnóstico subjacente deve ser identificado, pois esse conhecimento também ajuda a conduzir o distúrbio específico e a formular a estratégia de tratamento mais adequada. Nas deformidades leves, o alongamento por meio de fisioterapia ou a moldagem com o auxílio de gessos seriados da fáscia plantar e dos músculos contraídos com exercícios para fortalecer os músculos enfraquecidos podem ajudar a retardar a progressão. Uma órtese tornozelo-pé pode ser necessária para estabilizar o pé e melhorar a deambulação. O tratamento cirúrgico é indicado para os casos de deformidades progressivas ou sintomáticas não responsivas às medidas não operatórias ou no pé que não possa ser mais moldável. Os procedimentos específicos recomendados dependem do grau de deformidade e do diagnóstico da doença de base. No caso de uma condição neuromuscular progressiva, a recorrência da deformidade é comumente observada e podem ser necessários procedimentos adicionais para manter um pé plantígrado. As famílias devem ser orientadas detalhadamente sobre o processo da doença e os ganhos esperados com a cirurgia. O objetivo da cirurgia é restaurar o movimento e o alinhamento e melhorar o equilíbrio muscular. Para deformidades mais leves, a liberação de tecidos moles da fáscia plantar, muitas vezes combinada com uma transferência do tendão, pode ser suficiente. Para pacientes com deformidade óssea fixa do antepé, mediopé e/ou retropé, uma ou mais osteotomias podem ser necessárias para o realinhamento. Uma artrodese tripla (calcaneocubóidea, talonavicular e subtalar) pode ser necessária para os casos mais graves (ou deformidades recorrentes) em pacientes mais velhos. Uma órtese a longo prazo é geralmente útil na prevenção da recorrência.

A bibliografia está disponível no GEN-io.

694.8 Osteocondroses/Apofisite

Jennifer J. Winell e Richard S. Davidson

Osteocondroses são necroses ósseas avasculares idiopáticas dos ossos, que também podem envolver os ossos do tarso. Apesar de raras, podem ser observadas no navicular do tarso (**doença de Köhler**) ou na cabeça do segundo ou terceiro metatarsos (**infração de Freiberg**; Figura 694.9). Essas são geralmente condições autolimitadas que comumente resultam em dor relacionada à atividade, podendo às vezes ser incapacitante.

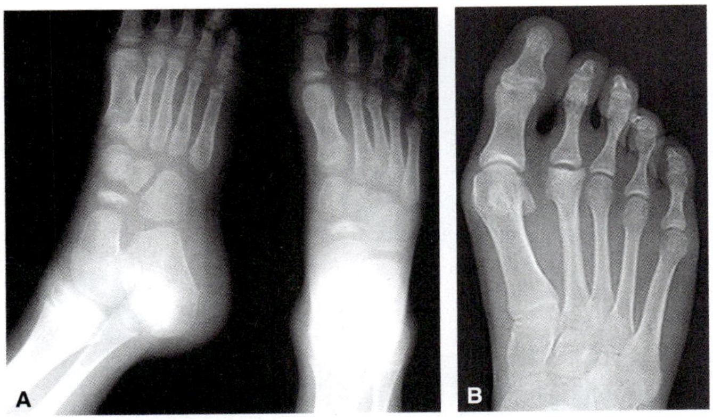

Figura 694.9 Radiografias da doença de Köhler (**A**) e infração de Freiberg (**B**).

O tratamento baseia-se no grau de sintomas e geralmente inclui restrição de atividade. O diagnóstico é muitas vezes feito por anamnese e exame físico em conjunto com achados radiológicos compatíveis. O navicular é particularmente sensível por ser o último osso do tarso a ossificar, o que pode levar à compressão por ossos adjacentes ossificados. Para pacientes com doença de Köhler, o tratamento não cirúrgico com gesso podálico curto durante 6 a 8 semanas pode proporcionar alívio significativo. Pacientes com infração de Freiberg podem se beneficiar de um período de moldagem e/ou modificações dos calçados, tais como uma sola em mata-borrão, um sapato de sola rígida ou uma barra metatársica. Alterações degenerativas e o colapso da cabeça metatársica poderão ocasionalmente ocorrer após o processo de cura gradual e a intervenção cirúrgica é necessária em um pequeno subgrupo de casos. Procedimentos incluem desbridamento articular, enxerto ósseo, osteotomia redirecional, excisão subtotal ou completa da cabeça metatársica e substituição articular.

A **apofisite** representa inflamação na inserção tendinosa de um músculo devido à carga de tração repetitiva e é mais comumente observada durante períodos de crescimento rápido. Essas tensões resultam em microfraturas no local de inserção fibrocartilaginosa, associada à inflamação. A apofisite calcânea (**doença de Sever**) é a causa mais comum de dor calcânea em crianças; o tratamento inclui modificação da atividade, medicamentos anti-inflamatórios não esteroidais, exercícios de alongamento do tendão de Aquiles e palmilhas ou suportes de arco. A **doença de Iselin** representa a apofisite da base do 5º metatarso onde se insere o fibular curto, e é menos comum. Apesar de a investigação por imagem de dor calcânea na infância permanecer controversa, as radiografias devem ser consideradas quando os sintomas forem unilaterais ou quando houver falha ao tratamento. Um período de repouso (6 a 8 semanas) e evitar esportes, muitas vezes, resolve os sintomas, embora a recorrência seja comum até a maturidade quando as apófises se fecham.

A bibliografia está disponível no GEN-io.

694.9 Feridas Perfurantes do Pé

Jennifer J. Winell e Richard S. Davidson

A maioria das lesões perfurantes do pé pode ser manejada de maneira adequada na emergência. O **tratamento** envolve a irrigação completa e um reforço de vacina antitetânica, se necessário; muitos médicos irão recomendar o uso de antibióticos. Usando essa abordagem, a maioria vai se resolver sem complicações. Um subgrupo de casos pode desenvolver celulite, geralmente causada por *Staphylococcus aureus*, e requerer o uso de antibióticos intravenosos com ou sem drenagem cirúrgica. Sinais persistentes de infecção devem ser investigados mais minunciosamente. A infecção profunda é incomum e pode estar associada a artrite séptica, condrite infecciosa ou osteomielite. Os organismos mais comuns são *S. aureus* e *Pseudomonas aeruginosa*; o tratamento envolve um desbridamento cirúrgico minucioso seguido por um curso de curta duração (10 a 14 dias) de antibióticos sistêmicos. Embora as radiografias simples possam demonstrar quaisquer fragmentos metálicos ou outros corpos estranhos radiopacos, a US ou imagens avançadas, (como TC ou RM) podem ser necessárias para identificar objetos radiotransparentes tais como vidro, plástico ou madeira. A exploração empírica de rotina e a remoção de corpos estranhos não são necessárias, mas podem ser imprescindíveis quando os sintomas estiverem presentes, quando houver recorrência, ou quando se suspeitar de infecção. Dor e/ou alterações da marcha são mais prováveis com objetos superficiais sob a superfície plantar do pé.

Uma situação especial ocorre quando há perfuração por prego através de um sapato de borracha ou tênis de corrida. Essa situação apresenta um alto risco de infecção por *Pseudomonas* e devem ser considerados irrigação abundante e desbridamentos sob anestesia geral seguidos de antibióticos sistêmicos por 10 a 14 dias. Também pode ocorrer o aprisionamento de corpo estranho, a borracha.

A bibliografia está disponível no GEN-io.

694.10 Deformidades dos Pododáctilos

Jennifer J. Winell e Richard S. Davidson

HÁLUX VALGO JUVENIL (JOANETE)

O hálux valgo juvenil é mais comum no sexo feminino (aproximadamente 10 vezes), e ao mesmo tempo que um histórico familiar é incomum, ele é tipicamente associado à frouxidão ligamentar familiar. A etiologia é multifatorial e fatores de risco incluem: alterações genéticas, frouxidão ligamentar, pés planos, uso de sapatos com extremidade estreita e, ocasionalmente, espasticidade (paralisia cerebral).

Manifestações clínicas

Há proeminência da primeira articulação metatarsofalangiana (MTP) e frequentemente eritema e calosidade devido à irritação crônica. O hálux está em valgo, geralmente é pronado e não há deslocamento do antepé. Pés planos com ou sem contratura associada do tendão de Aquiles também são comumente observados. Embora a estética seja, talvez, a preocupação mais comum, os pacientes podem apresentar dor na região da articulação da primeira MTP e/ou dificuldade no uso de calçados.

Avaliação radiográfica

Radiografias em AP e perfil ortostáticas são obtidas. Na incidência em AP, as medições comuns incluem as relações angulares entre o primeiro e o segundo metatarsos (ângulo intermetatársico < 10° é normal) e entre o primeiro metatarso e a falange proximal (ângulo do hálux valgo < 25° é normal). A orientação da primeira articulação cuneiforme metatarsomedial também é documentada. Na radiografia em perfil, a relação angular entre o tálus e o primeiro metatarso ajuda a identificar uma fratura no mediopé associada ao pé plano. As radiografias são mais úteis no planejamento cirúrgico do que no esclarecimento diagnóstico.

Tratamento

O tratamento conservador dos joanetes em adolescentes consiste principalmente em modificações dos calçados. É importante que os calçados acomodem a largura do antepé. Os pacientes devem evitar o uso de sapatos com biqueira estreita e/ou salto alto. Modificações nos calçados, como uma gáspea macia, protetor de joanete ou suporte de calcanhar podem ser recomendadas. Na presença de pés planos, uma órtese para restaurar o arco longitudinal medial pode ser benéfica. Quando houver contratura do tendão de Aquiles, exercícios de alongamento são recomendados. O valor das talas noturnas ainda precisa ser determinado. O tratamento cirúrgico é reservado para aqueles pacientes com dor persistente e incapacitante que falharam à terapia conservadora. A cirurgia não é aconselhável puramente para fins estéticos. Essa é normalmente adiada até a maturidade esquelética para reduzir o risco de recorrência ou correção excessiva. As radiografias são essenciais no planejamento pré-operatório para avaliar a magnitude da deformidade (ângulo do hálux valgo, ângulo intermetatársico, ângulo articular metatársico distal) e características associadas, como obliquidade da articulação entre o primeiro metatarso e o cuneiforme medial. O tratamento cirúrgico muitas vezes envolve a liberação de tecidos moles e ou procedimento de rebalanceamento na primeira articulação MTP, e uma osteotomia simples ou dupla do primeiro metatarso para diminuir a largura do pé e realinhar as articulações ao longo da coluna medial do antepé. Uma artrodese da primeira articulação MTP pode ser indicada em pacientes com espasticidade para prevenir a recorrência.

DEDOS CURVADOS

Um dedo do pé curvado é causado pela contração do músculo flexor longo dos dedos, e há flexão nas articulações MTP e interfalangianas (IP) associadas ao desvio medial do dedo do pé. O dedo do pé normalmente fica abaixo do seu vizinho, e os quarto e quinto dedos são os mais comumente envolvidos. A deformidade raramente causa sintomas e o tratamento ativo (alongamento, tala ou fita adesiva) não é necessário. A maioria dos casos melhora com o tempo e em parte dos acometidos irá resolver-se completamente. Para os raros casos em que há dor crônica ou irritação cutânea, a liberação do músculo flexor longo dos dedos na articulação IP distal pode ser considerada quando a criança for mais velha.

QUINTO DEDO SOBREPOSTO

Dedo mínimo congênito varo ou quinto dedo do pé varo envolve dorsiflexão e adução do quinto dedo do pé. O quinto dedo normalmente se sobrepõe ao quarto. Há também uma deformidade rotatória do dedo do pé e a unha tende a apontar para fora. A deformidade é geralmente bilateral e pode ter uma base genética. Os sintomas são frequentes e envolvem dor sobre o dorso do dedo do pé devido ao uso de calçados. O tratamento conservador não foi bem-sucedido. Para os pacientes sintomáticos, foram descritas várias opções diferentes para a reconstrução. Os recursos comuns incluem a liberação do tendão extensor contraído e da cápsula da articulação MTP (dorsal, dorsomedial ou completa). A remoção parcial da falange proximal e a criação de uma sindactilia entre o quarto e o quinto pododáctilos foi realizada em conjunto com a liberação.

POLIDACTILIA

Polidactilia é a deformidade congênita mais comum dos dedos do pé e é observada em aproximadamente 2 a cada 1.000 nascimentos, sendo bilateral em 50% dos casos. A polidactilia pode ser pré-axial (hálux) ou pós-axial (quinto pododáctilo), ocasionalmente, um dos dedos centrais é duplicado. Anomalias associadas são encontradas em cerca de 10% de polidactilia pré-axial e 20% de pós-axial. Um terço dos pacientes terá também polidactilia nas mãos. As condições que podem ser associadas à polidactilia incluem Ellis-Van Creveld (displasia condroectodérmica), deficiência longitudinal da tíbia e síndrome de Down. O dedo extranumerário pode ser rudimentar ou bem formado, e radiografias simples do pé ajudam a definir a anatomia e avaliar quaisquer anomalias ósseas coexistentes. O tratamento é indicado para estética e para permitir o uso de calçados padrão. Envolve a remoção cirúrgica do dedo extra, e o procedimento é geralmente realizado entre 9 e 12 meses. Dedos rudimentares podem ser cirurgicamente excisados mais precocemente, mas não devem ser "amarrados".

SINDACTILIA

A sindactilia envolve união dos dedos dos pés, que pode ser incompleta ou completa (estendendo-se para a ponta dos dedos dos pés), e as unhas podem ser confluentes. Há muitas vezes um histórico familiar positivo, e o terceiro e o quarto dedos estão mais comumente envolvidos. Os sintomas são extremamente raros, e as preocupações cosméticas são raras. O tratamento só é necessário para um subgrupo de casos em que exista polidactilia associada (Figura 694.10). Em tais casos, o dedo extremo é extraído e o excesso de pele facilita a cobertura da ferida. Quando a sindactilia não envolver o dedo extranumerário, ela pode ser observada. A sindactilia complexa pode ser observada em pacientes com síndrome de Apert.

DEDO DO PÉ EM MARTELO

O dedo em martelo envolve flexão da articulação IP proximal (PIP) com ou sem a articulação IP distal (DIP), e a articulação MTP pode estar hiperestendida. Essa deformidade pode ser distinguida de um dedo do pé curvado pela ausência de rotação. O segundo pododáctilo é mais comumente envolvido e um calo doloroso pode se desenvolver

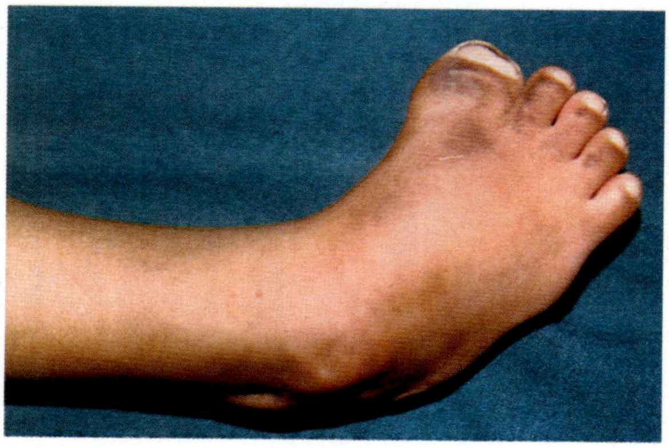

Figura 694.10 Quadro clínico de polissindactilia envolvendo o hálux.

no dorso do pé, onde há atrito com o sapato. A terapia conservadora raramente é bem-sucedida e a cirurgia é recomendada para casos sintomáticos. A liberação dos tendões flexores será suficiente na maioria dos casos. Alguns autores recomendam uma transferência do tendão flexor para o tendão extensor. Para casos graves com rigidez significativa, especialmente em pacientes mais velhos, uma ressecção parcial ou completa da falange proximal e uma fusão PIP podem ser necessárias.

DEDO DO PÉ EM MALHO

Dedo em malho envolve uma contratura em flexão da articulação do DIP e resulta de encurtamento congênito do tendão flexor longo dos dedos. Os pacientes podem desenvolver um calo doloroso na superfície plantar da ponta do dedo. Como a terapia não cirúrgica é geralmente malsucedida, a cirurgia é necessária para pacientes com sintomas crônicos. Para deformidades flexíveis em crianças mais jovens, a liberação do tendão flexor longo dos dedos é recomendada. Para deformidades mais rígidas em pacientes mais velhos, a ressecção da cabeça da falange média, ou artrodese da articulação DIP, deve ser considerada.

DEDO EM GARRA

A deformidade de dedo em garra envolve hiperextensão da articulação MTP e flexão das articulações PIP e DIP, muitas vezes associadas à subluxação dorsal da articulação MTP. A maioria é associada a um distúrbio neurológico subjacente, como doença de CMT. A etiologia é geralmente um desequilíbrio muscular e os tendões extensores são recrutados para substituir a fraqueza do músculo tibial anterior. Caso se opte pelo tratamento, a cirurgia é necessária. A transferência do tendão extensor dos dedos (ou hálux) para o colo metatársico é comumente realizada juntamente com uma capsulotomia dorsal da articulação MTP e fusão da articulação PIP (articulação IP do hálux).

BANDAS ANULARES

Bandas de tecido amniótico associadas à síndrome da banda amniótica (sequência de ruptura amniótica precoce, síndrome da banda de constrição congênita, síndrome da banda anular) poderão ficar entrelaçadas ao longo das extremidades, resultando em um espectro de problemas a partir da amputação *in utero* (Figura 694.11) para um anel de constrição ao longo de um dedo (Figura 694.12; ver Capítulo 128). Esses anéis, quando suficientemente profundos, podem resultar em comprometimento do fluxo sanguíneo arterial ou venoso. Apesar de as preocupações sobre a viabilidade do tecido serem menos comuns, um edema a partir da deficiência no retorno venoso é muitas vezes um grande problema. O tratamento das bandas anulares geralmente envolve a observação; no entanto, a liberação circunferencial urgente da banda pode ser necessária se o influxo arterial estiver obstruído, ou eletiva para aliviar a congestão venosa.

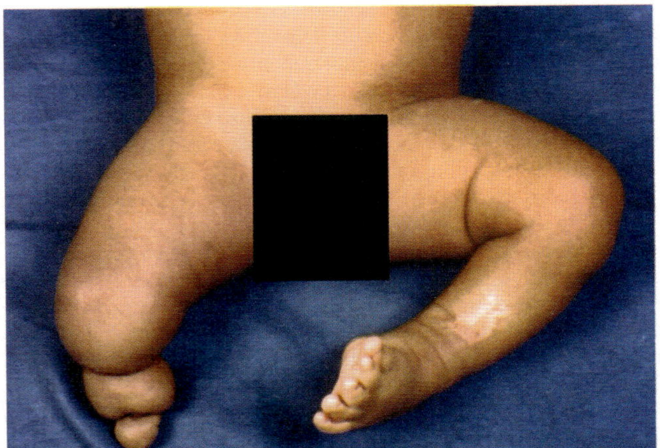

Figura 694.11 Síndrome da banda de constrição com amputação congênita.

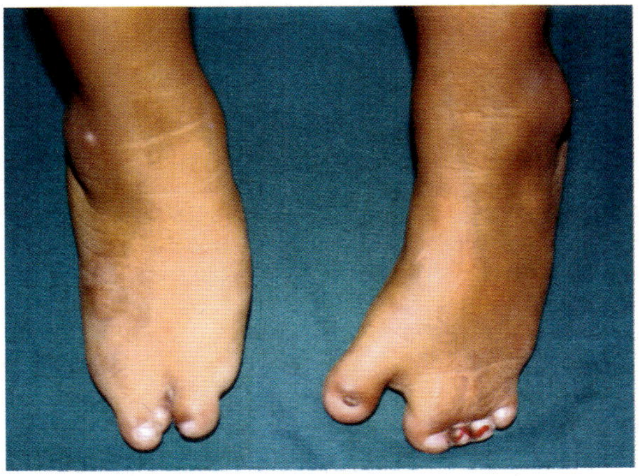

Figura 694.12 Síndrome de constrição por banda com envolvimento dos pés.

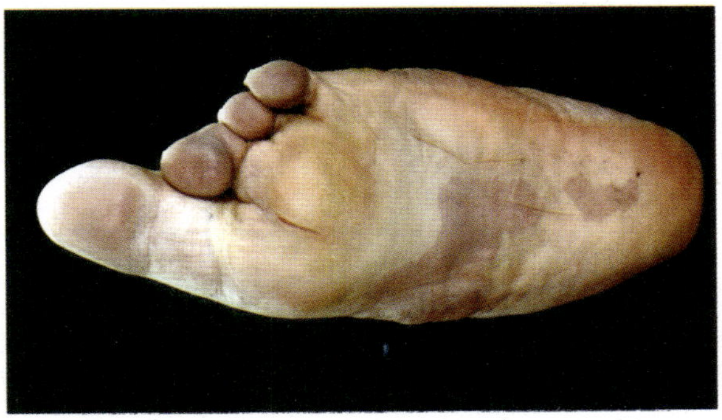

Figura 694.13 Macrodactilia do hálux em um caso de síndrome de Proteus.

MACRODACTILIA

Macrodactilia representa um alargamento dos dedos do pé e pode ocorrer como um problema isolado ou em associação a uma variedade de outras condições, tais como síndrome de Proteus (Figura 694.13), neurofibromatose, esclerose tuberosa e síndrome de Klippel-Trenaunay-Weber. Essa condição resulta da desregulação do crescimento e há hiperplasia de um ou mais dos tecidos subjacentes (ósseo, nervoso, linfático, vascular, fibrogorduroso). A macrodactilia dos dedos do pé pode ser vista isoladamente (gigantismo localizado) ou com aumento de todo o pé. Além das preocupações cosméticas, os pacientes podem ter dificuldade no uso de sapatos padrões. O tratamento é de observação, se possível. Essa é uma condição difícil de tratar cirurgicamente e complicações são frequentes. Para o envolvimento de um único dedo do pé, a melhor opção pode ser a ressecção do raio (incluindo o metatarso). Para maiores graus de envolvimento, a redução do excesso dos vários tecidos é necessária. Muitas vezes, a interrupção do crescimento das estruturas ósseas subjacentes é realizada. Rigidez e feridas são problemas comuns. A taxa de recorrência é alta e pode ser necessária mais de uma redução de volume. Os pacientes podem optar pela amputação, se o processo não puder ser controlado por meio de procedimentos menos extensos.

EXOSTOSE SUBUNGUEAL

A exostose subungueal é a massa de tecido ósseo normal que se projeta para fora da superfície dorsal e medial do pododáctilo, sob a unha. A etiologia é desconhecida, mas pode estar relacionada com pequenos traumatismos repetitivos. O hálux está envolvido na maioria das vezes. Os pacientes apresentam desconforto e a unha pode estar elevada. A lesão pode ser demonstrada em radiografias simples e envolve histologicamente o osso normal com uma cápsula fibrocartilaginosa. O tratamento de lesões sintomáticas é a excisão e a taxa de recorrência está na faixa de 10%.

UNHA ENCRAVADA

Unhas encravadas são relativamente comuns em lactentes e em crianças pequenas e geralmente envolvem a borda medial ou lateral do hálux. Os sintomas incluem irritação crônica e desconforto; a infecção recorrente é observada em alguns casos. Os pais devem ser instruídos, ao cortar as unhas do pé, a cortá-las em linha reta através da face distal da unha, em vez de encurvar nas bordas da unha. Quando as medidas conservadoras, incluindo modificações no sapato, imersões quentes e unhas aparadas apropriadamente falharem em controlar os sintomas, deve-se considerar a remoção cirúrgica de uma porção da unha.

A bibliografia está disponível no GEN-io.

694.11 Pé Doloroso

Jennifer J. Winell e Richard S. Davidson

A Tabela 694.2 mostra um diagnóstico diferencial para a dor no pé em diferentes faixas etárias. Além de anamnese e exame físico, radiografias simples são muito úteis no estabelecimento do diagnóstico. Ocasionalmente, modalidades de imagem mais sofisticadas, como TC ou RM, podem ser necessárias.

694.12 Sapatos

Jennifer J. Winell e Richard S. Davidson

Em pré-escolares e crianças, um calçado bem ajustado e com uma sola **flexível** é recomendado. Essa recomendação é, em parte, baseada em estudos que sugerem que o desenvolvimento do arco longitudinal parece ser melhor em sociedades nas quais não há o hábito de usar sapatos e os pés planos são mais comuns em crianças que utilizam calçados. Sapatos com absorção de impacto, bem acolchoados, são úteis para as crianças e adolescentes atletas, objetivando a redução dos riscos de desenvolvimento de uma lesão por esforço. Caso contrário, as modificações nos calçados são geralmente reservadas para anormalidades em qualquer alinhamento entre os segmentos do pé ou nos sintomas de uma doença subjacente (como uma discrepância no comprimento de membro). Diversas modificações estão disponíveis.

Como regra, os sapatos também protegem o pé de temperaturas anormais, bem como de superfícies ásperas e objetos afiados, porém não auxiliam no desenvolvimento normal do pé. Sapatos mal ajustados podem causar problemas.

A bibliografia está disponível no GEN-io.

Tabela 694.2 Diagnóstico diferencial para dor no pé por idade.

GRUPO ETÁRIO	CONSIDERAÇÕES DIAGNÓSTICAS
0 a 6 anos	Sapatos mal ajustados Ferida punctória Fratura Corpo estranho Osteomielite Celulite Artrite idiopática juvenil Torniquete piloso Dactilite Leucemia
6 a 12 anos	Sapatos mal ajustados Traumatismo (fratura, entorse) Artrite idiopática juvenil (entesopatia) Ferida punctória Doença de Sever (apofisite calcânea) Osso navicular tarsal acessório Pé plano hipermóvel Coalizão tarsal Oncológico (sarcoma de Ewing, leucemia)
12 a 20 anos	Sapatos mal ajustados Fratura por estresse Traumatismo (fratura, entorse) Corpo estranho Unha encravada Metatarsalgia Fascite plantar Tendinopatia de Aquiles Ossículos acessórios (navicular, *os trigonum*) Coalizão tarsal Necrose avascular dos metatarsos (infarto de Freiberg) ou ossos naviculares (doença de Köhler) Verrugas plantares

De Marcdante K, Kliegman R, eds. Nelson Essentials of Pediatrics. 7th ed. Philadelphia: Saunders, 2015.

Capítulo 695

Deformidades Torcionais e Angulares dos Membros Inferiores

Jennifer J. Winell, Keith D. Baldwin e Lawrence Wells

695.1 Desenvolvimento Normal do Membro

Jennifer J. Winell, Keith D. Baldwin e Lawrence Wells

Os pediatras devem compreender o desenvolvimento normal do membro para que possam reconhecer condições patológicas durante os exames de rotina e direcionados. Durante a sétima semana de vida intrauterina, o membro inferior gira medialmente para trazer o hálux em direção à linha média. A articulação do quadril se forma por volta da 11ª semana; o fêmur proximal e o acetábulo continuam a se desenvolver até a oclusão fisária na adolescência. Ao nascimento, o colo do fêmur está rodado anteriormente cerca de 40°. Essa rotação anterior é referida como **anteversão** (o ângulo entre o eixo do colo femoral e o eixo transcondilar). A anteversão ampliada aumenta a rotação interna do quadril. Na maioria das crianças, a anteversão femoral reduz para 15 a 20° entre 8 e 10 anos. Condições tais como a paralisia cerebral, que envolve espasticidade das extremidades inferiores, podem resultar na persistência da anteversão fetal, o que resulta em anormalidades torcionais do membro inferior e distúrbios da marcha. O segundo componente de rotação do membro encontra-se na tíbia. A torção tibial é a diferença entre o eixo do joelho e o eixo transmaleolar. Lactentes podem apresentar 30° de rotação medial da tíbia, e na maturidade a rotação é entre 5° de rotação medial e 15° de rotação lateral (Figura 695.1). A rotação medial excessiva da tíbia é referida como **torção tibial medial**. Isso é muito comum e, embora muito preocupante para os pais, raramente requer tratamento. A rotação medial ou lateral além de ± 2 desvios padrões (DPs) da média é considerada rotação anormal. O terceiro componente das anormalidades rotacionais (axiais) da extremidade inferior derivam do pé. O metatarso aduto pode fazer com que o pé se curve medialmente, apontando os pododáctilos para dentro, o que é avaliado pela observação das bordas medial e lateral do pé.

A deformidade torcional pode ser simples, envolvendo um único segmento, ou complexa, envolvendo múltiplos segmentos. Deformidades complexas podem ser aditivas (torção tibial interna e torção femoral interna são aditivas) ou compensatórias (torção tibial externa e torção femoral interna são compensatórias).

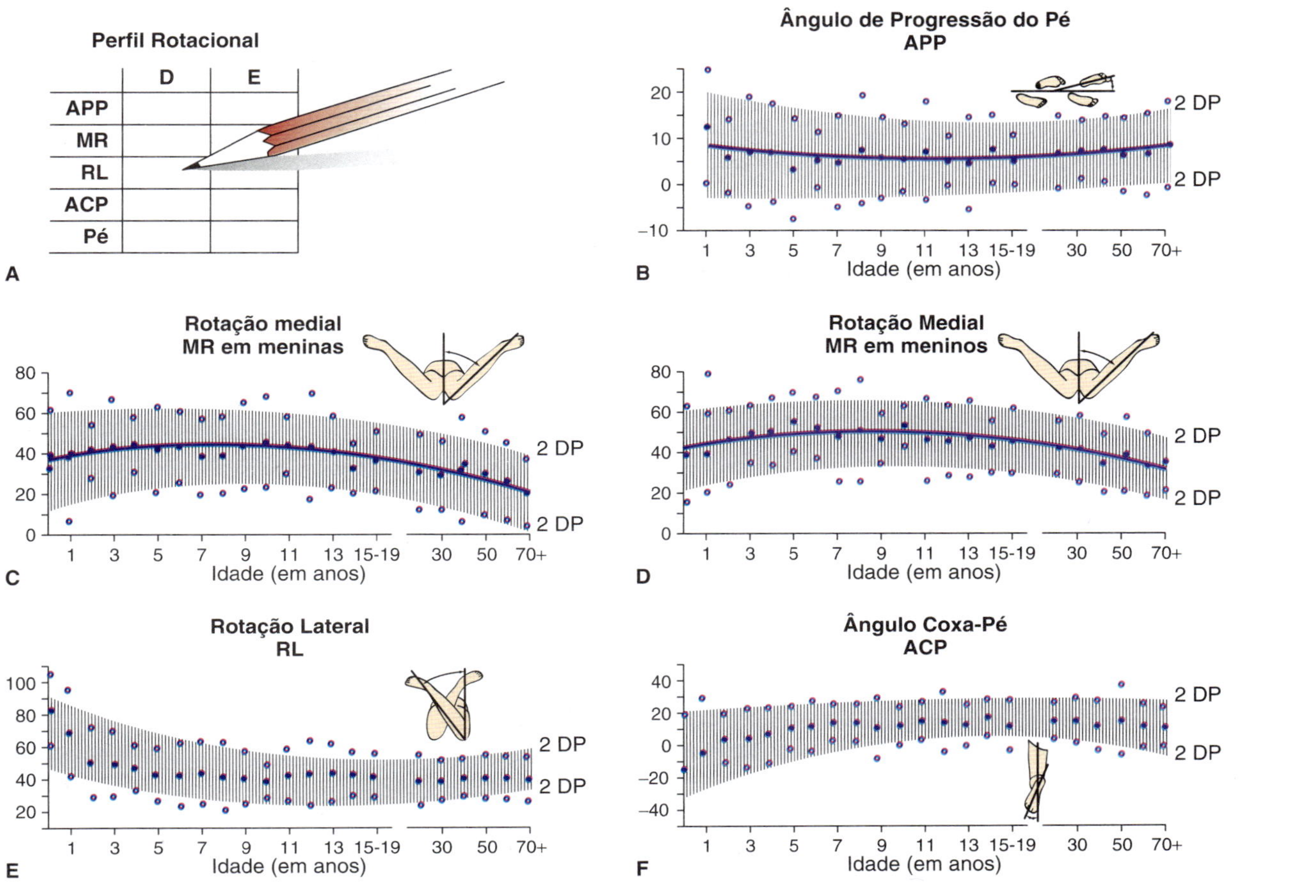

Figura 695.1 **O perfil rotacional desde o nascimento até a maturidade é representado graficamente.** Todos os gráficos incluem 2 DP da média para o ângulo de progressão do pé (*APP*) para rotação femoral medial (*MR*) e rotação lateral (*RL*) (para meninos e meninas), e o ângulo coxa-pé (*ACP*). (*De Morrissey RT, Weinstein SL, editors:* Lovell and Winter's pediatric orthopaedics, *ed. 3, Philadelphia, 1990, Lippincott Williams & Wilkins.*)

O ângulo tibiofemoral normal ao nascimento é de 10 a 15° de varo fisiológico. O alinhamento muda para 0° aos 18 meses, e valgo fisiológico até 12° é atingido entre 3 e 4 anos. O valgo normal de 7° é alcançado até 5 a 8 anos (Figura 695.2). Persistência de varo além dos 2 anos pode ser patológica e é vista em condições tais como a doença de Blount. No geral, 95% do desenvolvimento do genuvaro fisiológico e de casos de genuvalgo são resolvidos com o crescimento. Genuvalgo ou valgo persistente na adolescência é considerado patológico e merece uma avaliação mais aprofundada.

A bibliografia está disponível no GEN-io.

695.2 Avaliação

Jennifer J. Winell, Keith D. Baldwin e Lawrence Wells

Ao avaliar as preocupações relacionadas ao membro, o pediatra deve obter um histórico do início, da progressão, das limitações funcionais, do tratamento prévio, da evidência de doença neuromuscular e qualquer histórico familiar significativo. O exame deve avaliar o perfil torcional exato e inclui (1) ângulo de progressão do pé, (2) anteversão femoral, (3) versão tibial com ângulo coxa-pé e (4) avaliação da adução e da abdução do pé.

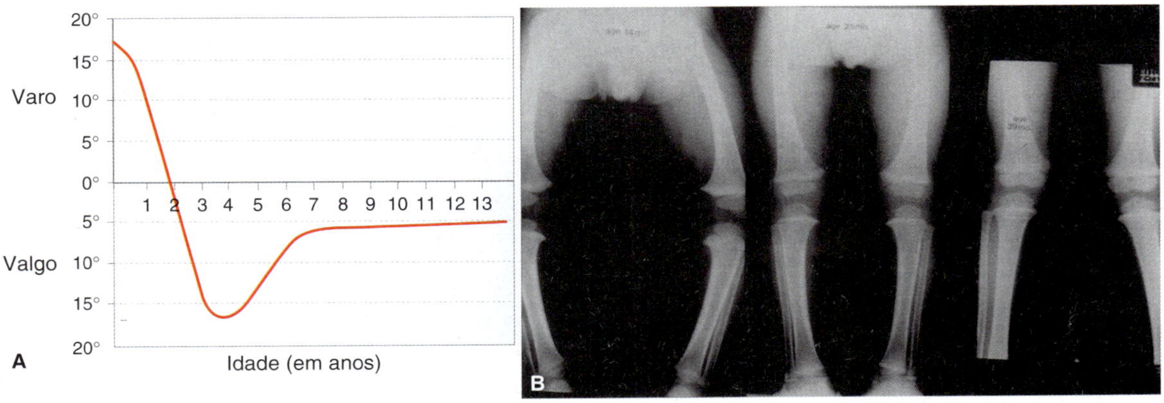

Figura 695.2 **A.** Desenvolvimento do ângulo tibiofemoral durante o crescimento (de acordo com Salenius). **B.** Série de radiografias demonstrando a transição normal do alinhamento em varo aos 14 meses para a posição neutra aos 25 meses para o alinhamento tibiofemoral valgo aos 39 meses. (*De Johnston CE, Young M: Disorders of the leg. In Herring JA:* Tachdijan's pediatric orthopaedics, *ed. 5, Philadelphia, 2014, Elsevier, Fig. 22-3.*)

ÂNGULO DE PROGRESSÃO DO PÉ

A posição do membro durante a marcha é expressa conforme o **ângulo de progressão do pé** e representa a diferença angular entre o eixo do pé com a direção em que a criança está andando. O seu valor é geralmente estimado solicitando-se que a criança ande pelo corredor do local de avaliação (Figura 695.3). Se houver rotação interna do pé é atribuído um valor negativo e, na ocorrência da rotação externa, é designado um valor positivo. O ângulo normal de progressão do pé em crianças e adolescentes é de 10° (intervalo: –5 a 20°). O ângulo de progressão do pé serve apenas para definir se existe marcha *in-toeing* ou *out-toeing* (*i. e.*, marcha com pododáctilos para dentro ou para fora).

ANTEVERSÃO FEMORAL

A rotação do quadril é medida com a criança em decúbito ventral, o quadril em flexão ou extensão neutra, coxas juntas e joelhos flexionados a 90° (Figura 695.4). Ambos os quadris são avaliados ao mesmo tempo. À medida que a perna é girada ipsilateralmente, é possível observar a rotação interna do quadril, enquanto a rotação contralateral da perna produz a rotação externa. A anteversão excessiva amplia a rotação interna e a retroversão amplia a rotação externa. A quantidade de anteversão pode ser grosseiramente estimada por meio da palpação do trocânter maior do quadril em rotação interna do membro. O ponto de proeminência máxima do trocânter maior corresponde à anteversão femoral (teste de Craig).

ROTAÇÃO TIBIAL

A rotação tibial é medida usando o **ângulo transmaleolar**. O ângulo transmaleolar é o ângulo entre o eixo longitudinal da coxa com uma linha perpendicular ao eixo do maléolo medial e lateral (Figura 695.5). Na ausência de deformidade no pé, o **ângulo coxa-pé** é preferido (Figura 695.6). Ele é medido com a criança em decúbito ventral. O ângulo é formado entre o eixo longitudinal da coxa e o eixo longitudinal do pé. Ele mede o estado rotacional do retropé e da tíbia. Para a rotação interna é atribuído um valor negativo e à rotação externa é designado um valor positivo. A rotação interna indica torção tibial interna, enquanto rotação externa representa a torção tibial externa. Os lactentes têm um ângulo médio de –5° (variação: –35 a 40°) como consequência da posição intrauterina normal. Do meio da infância até a vida adulta, o ângulo médio coxa-pé é de 10° (variação: –5 a 30°).

FORMA E POSIÇÃO DO PÉ

O pé é observado para quaisquer deformidades nas posições prona e em ortostase. A **linha bissetriz do calcanhar** (HBL; do inglês, *heel bissector line*) é usada para avaliar as deformidades em adução e abdução do pé. A HBL é uma linha que divide o calcanhar em duas metades ao longo do eixo longitudinal (Figura 695.7). Normalmente estende-se até o segundo dedo do pé. Quando a HBL é medial ao segundo pododáctilo, o antepé está abduzido, e quando a HBL é lateral, o antepé

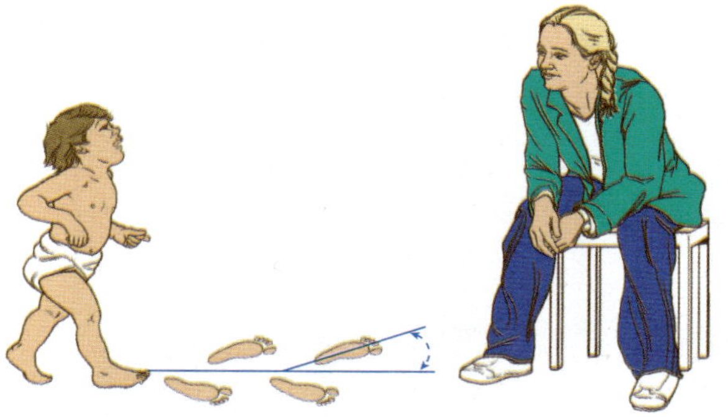

Figura 695.3 **Ângulo de progressão do pé.** O eixo longo do pé em comparação com a direção em que a criança está andando. Quando o eixo longo do pé é direcionado para fora, o ângulo é positivo. Quando o pé é direcionado para dentro, o ângulo é negativo e indica *in-toeing*. (*De Thompson GH: Gait disturbances. In Kliegman RM, editor.* Practical strategies in pediatric diagnosis and therapy. *Philadelphia, 2004, WB Saunders.*)

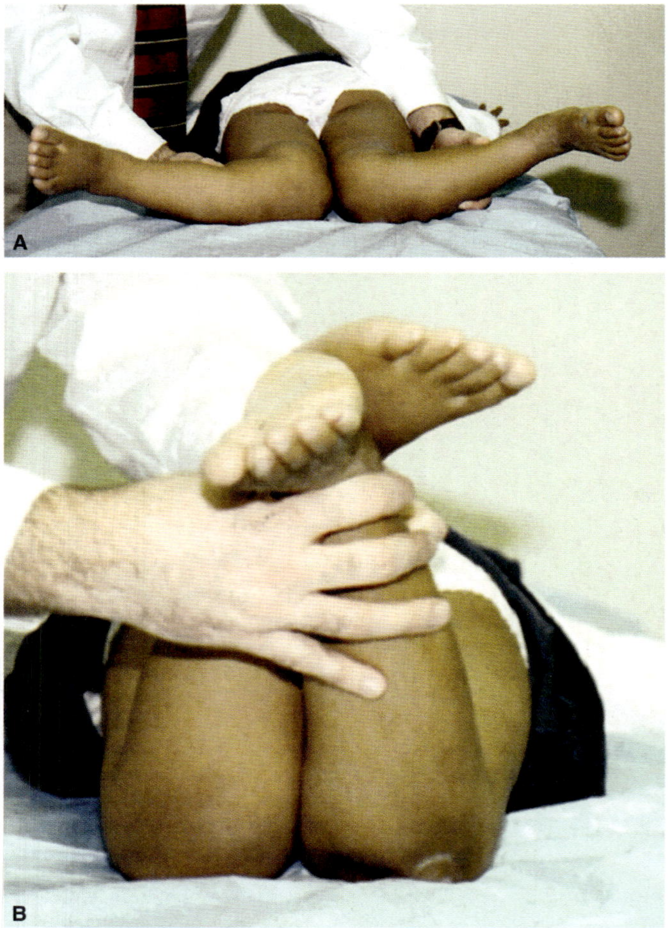

Figura 695.4 Anteversão medida pela rotação medial do quadril (**A**) e pela rotação lateral do quadril (**B**).

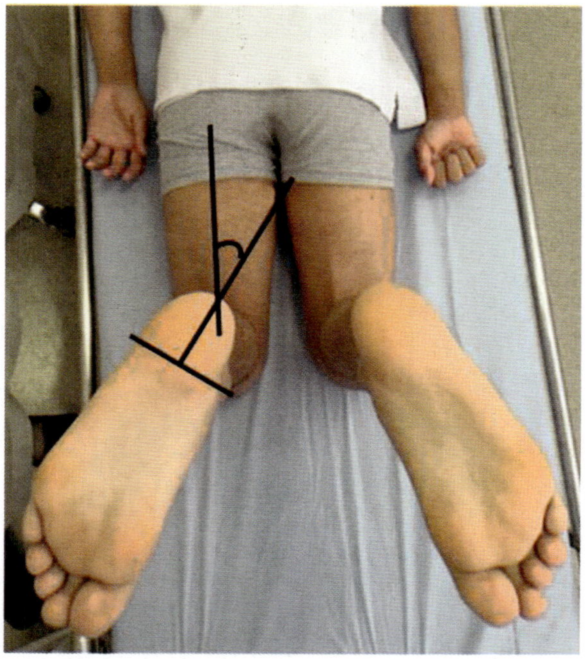

Figura 695.5 Medida do ângulo transmaleolar (ATM). (*De Guler O, Isyar M, Karatas D et al.: Investigating the relationship between internal tibial torsion and medial colateral ligament injury in patients undergoing knee arthroscopy due to tears in the posterior one third of the medial meniscos.* The Knee *23(4):655-658, 2016. Fig. 2.*)

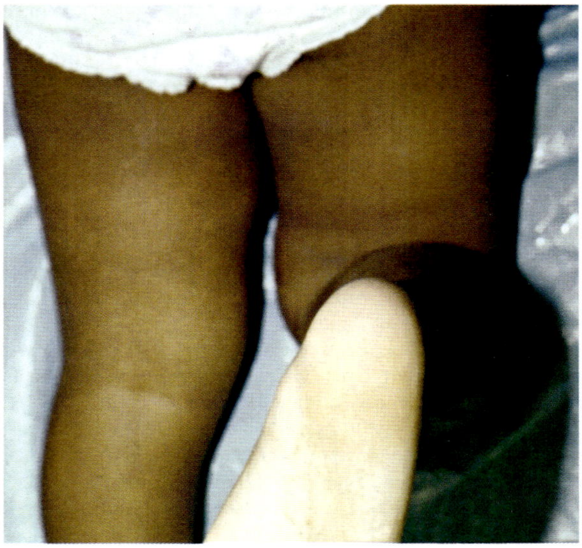

Figura 695.6 Ângulo coxa-pé.

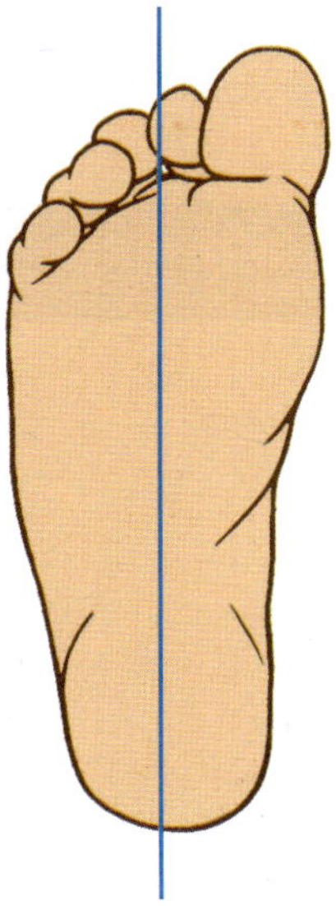

Figura 695.7 Demonstração esquemática de linha bissetriz do calcanhar.

está em adução. Outros problemas das extremidades inferiores, como o calcanhar varo ou valgo, também podem tornar a avaliação das questões do plano axial mais difíceis.

É importante realizar a triagem de todas as crianças com essas deformidades nos pés para displasia do quadril associada e problemas neuromusculares (paralisia cerebral).

A bibliografia está disponível no GEN-io.

695.3 Deformidades Torcionais

Jennifer J. Winell, Keith D. Baldwin e Lawrence Wells

ANTEVERSÃO FEMORAL

A **marcha nas pontas dos pés (*in-toeing*)** geralmente resulta de anteversão femoral excessiva. Ocorre mais comumente em meninas do que em meninos (2:1) em crianças de 3 a 6 anos. A maioria dos cirurgiões ortopédicos acredita que seja congênita e resultado de uma anteversão femoral infantil persistente. Ao exame, a maioria das crianças com essa condição apresenta **frouxidão ligamentar generalizada**. O exame da marcha revela que toda a perna está em rotação interna. A rotação interna do quadril é aumentada para além de 70° e, consequentemente, a rotação externa é restrita entre 10 e 20°. As patelas apontam internamente quando o pé está reto, e ocorre uma rotação externa compensatória da tíbia. Isso é frequentemente confundido como um "genuvalgo". O grau de anteversão pode ser aproximadamente estimado mediante palpação do trocânter maior do quadril em rotação interna do membro. O ponto de proeminência máxima do trocânter maior lateralmente durante essa rotação corresponde ao grau de anteversão femoral.

O diagnóstico é feito clinicamente durante o exame; tomografia computadorizada (TC) pode fornecer medidas objetivas, mas raramente é indicada. O tratamento é predominantemente de **observação e orientação**. A torção normalmente se corrige com o crescimento longitudinal por volta dos 8 a 10 anos. Embora rara, deformidade persistente, alteração estética inaceitável, comprometimento funcional, anteversão superior a 45° e nenhuma rotação externa além da neutra são algumas das indicações para a intervenção cirúrgica. A cirurgia envolve osteotomia de desrotação do fêmur.

TORÇÃO TIBIAL INTERNA

Torção tibial medial (interna) manifesta-se com **marcha *in-toeing*** e é comumente associada ao metatarso varo congênito, genuvalgo ou anteversão femoral. Essa condição é geralmente vista durante o segundo ano de vida. Geralmente é observada após a criança começar a andar sozinha. Muitos pais ficam preocupados com o aspecto "arqueado" das pernas. Normalmente, no momento do nascimento, o maléolo medial encontra-se atrás do maléolo lateral, mas na idade adulta isso se inverte, com a tíbia em 15° de rotação externa. O tratamento é essencialmente de **observação e orientação**, porque a resolução espontânea com o crescimento e desenvolvimento normais pode ser prevista. A correção pode ser vista já aos 4 anos e em algumas crianças dos 8 a 10 anos. A deformidade persistente com comprometimento funcional é tratada com osteotomia supramaleolar, o que é raramente necessário.

TORÇÃO FEMORAL EXTERNA

Torção femoral externa pode se seguir a uma **epífise deslizada da cabeça do fêmur**; existe um baixo limiar para realização de radiografias dos quadris em crianças com mais de 10 anos que apresentam dor no quadril ou joelho e diminuição da rotação interna do quadril ao exame clínico. Uma torção femoral posterior, quando de origem idiopática, é geralmente bilateral. A doença está associada a **marcha *out-toeing*** e aumento da incidência da artrite degenerativa. O exame clínico de torção femoral externa exibe uma rotação externa do quadril excessiva e limitação da rotação interna. O quadril irá girar externamente até 70 a 90°, enquanto a rotação interna é de apenas 0 a 20°. Quando a epífise deslizada da cabeça do fêmur é detectada, o tratamento é cirúrgico. Ocasionalmente, a retroversão femoral persistente após epífise deslizada da cabeça do fêmur pode produzir comprometimento funcional resultando em marcha *out-toeing* grave e dificuldade na oposição de joelhos na posição sentada. O último pode ser incapacitante para meninas adolescentes. Quando isso ocorre, uma osteotomia de Southwick ou realinhamento cirúrgico pode ser necessário.

TORÇÃO TIBIAL EXTERNA

A torção tibial externa (lateral) é menos comum do que a rotação medial e é frequentemente associada a um **pé calcaneovalgo**. Pode ser compensatória à anteversão femoral persistente ou secundária à banda iliotibial estreita. O crescimento natural rotaciona a tíbia externamente e, portanto, a torção tibial externa pode piorar com o tempo. Clinicamente, a patela é voltada para fora quando o pé está linear. Há aumento dos ângulos coxa-pé e do ângulo transmaleolar. Pode haver instabilidade femoropatelar associada à dor no joelho. Embora algumas correções possam ocorrer com o crescimento, crianças extremamente sintomáticas necessitam de osteotomia supramaleolar, que é em geral realizada por volta dos 10 a 12 anos.

METATARSO ADUTO

O metatarso aduto (ver Capítulo 694.1) manifesta-se com adução do antepé e rotação medial de todos os metatarsos. De 10 a 15% dos casos em crianças estão associados à displasia do quadril. O prognóstico é bom, porque a maioria apresenta melhora com a intervenção não operatória. Os pés que se corrigem ativamente com a estimulação da borda lateral do pé são tratados apenas com exercícios de alongamento. Os pés que são flexíveis e corrigíveis até a posição neutra são tratados com exercícios de alongamento, inversão dos sapatos ou gessos seriados. Aqueles que não são completamente corrigíveis com o tratamento conservador ou apresentam deformidades rígidas são tratados com capsulotomia medial da articulação do primeiro metatarso com o cuneiforme e liberação de tecidos moles aos 2 anos. Osteotomias da base do metatarso podem ser realizadas depois de 6 anos.

A bibliografia está disponível no GEN-io.

695.4 Deformidades do Plano Coronal

Jennifer J. Winell, Keith D. Baldwin e Lawrence Wells

Genuvaro e genuvalgo são deformidades pediátricas comuns do joelho. A Figura 695.2 apresenta os valores normais do ângulo do joelho apropriados para cada idade. Arqueamento da tíbia é comum durante o primeiro ano, pernas curvadas são comuns durante o segundo ano e joelhos tortos são mais proeminentes entre 3 e 4 anos.

GENUVARO

O arqueamento fisiológico das pernas é uma combinação torcional comum, secundária ao posicionamento intrauterino normal (Figura 695.8). A resolução espontânea com o crescimento e desenvolvimento normais pode ser esperada. A persistência de varo, após os 2 anos, pode ser patológica. As causas patológicas incluem doenças metabólicas ósseas (deficiência de vitamina D, raquitismo, hipofosfatasia), parada assimétrica do crescimento (traumatismo, infecção, tumor, doença de Blount), displasia óssea (nanismo, displasia metafisária) e

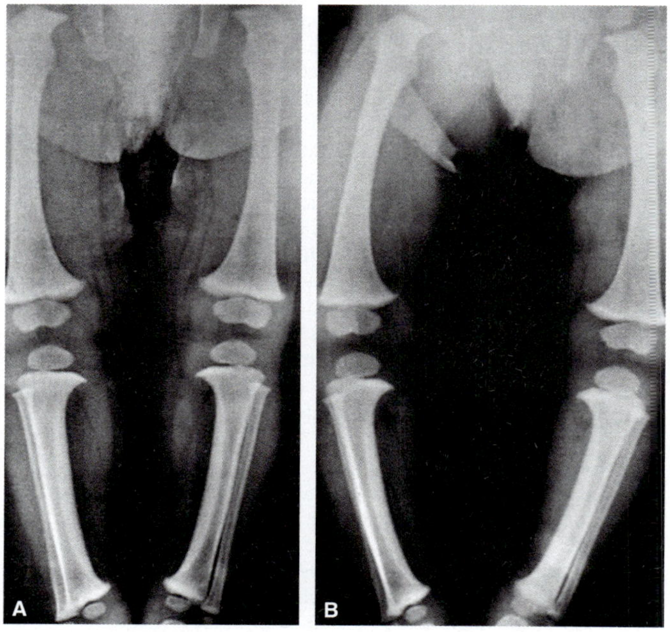

Figura 695.8 **A.** Em decúbito dorsal, tíbia e fêmur estão curvados, mas as pernas não parecem arqueadas. **B.** Em posição ereta durante o suporte de peso e com os tornozelos em aposição, as pernas estão arqueadas. (*De Slovis TL, editor:* Caffey's pediatric diagnostic imaging, *ed. 11, Philadelphia, 2008, Mosby.*)

distúrbios congênitos e neuromusculares (Tabela 695.1). É prudente diferenciar a curvatura fisiológica daquela da doença de Blount (Tabela 695.2). A curvatura fisiológica também deve ser diferenciada de raquitismo e da displasia esquelética. O raquitismo apresenta alterações ósseas clássicas em radiografias simples com alargamento alardeado e desgaste da metáfise juntamente com o alargamento da fise (ver Capítulo 64).

TÍBIA VARA

A tíbia vara idiopática, ou **doença de Blount**, é uma deformidade do desenvolvimento resultante da ossificação endocondral anormal da face medial da fise tibial proximal levando a angulação em varo e rotação medial da tíbia (Figura 695.9). A incidência é maior em afro-americanos e em crianças com sobrepeso, que têm um familiar afetado, ou que iniciaram a marcha prematuramente. Foi classificada em três tipos, dependendo da idade de início: infantil (1 a 3 anos), juvenil (4 a 10 anos) e do adolescente (11 anos ou mais). As formas juvenil e do adolescente são comumente combinadas como tíbia vara de início tardio. A causa exata da tíbia vara continua desconhecida, embora se acredite que haja um crescimento anormal resultante de peso excessivo.

A forma **infantil** da tíbia vara é a mais comum; suas características incluem predominância em mulheres negras, cerca de 80% de envolvimento bilateral, ápice metafisário medial proeminente, torção tibial interna e discrepância do comprimento das pernas (LLD; do inglês, *leg-length discrepancy*). As características nas formas **juvenil** e em **adolescentes** (de início tardio) incluem predominância em afrodescendentes do sexo

Tabela 695.1 Classificação do genuvaro (pernas curvadas).

FISIOLÓGICO
CRESCIMENTO ASSIMÉTRICO
Tíbia vara (doença de Blount)
• Infantil
• Juvenil
• Do adolescente
Displasia fibrocartilaginosa focal
Lesão fisária
Traumatismo
Infecção
Tumor
DISTÚRBIOS METABÓLICOS
Deficiência de vitamina D (raquitismo nutricional)
Raquitismo resistente à vitamina D
Hipofosfatasia
DISPLASIA ESQUELÉTICA
Displasia metafisária
Acondroplasia
Encondromatose

Adaptada de Thompson GH: Angular deformities of the lower extremities. In Chapman MW, editor: *Operative orthopedics*, ed. 2, Philadelphia, 1993, JB Lippincott, Table 222.1, p. 3132.

Tabela 695.2 Diferenciação dos arqueamentos da perna.

CURVATURA FISIOLÓGICA	DOENÇA DE BLOUNT
Deformidade suave e simétrica	Angulação assimétrica, abrupta e acentuada
Ângulo metafisário-diafisário < 11°	Ângulo metafisário-diafisário > 11°
Aparência normal da placa de crescimento tibial proximal	Inclinação medial da epífise Alargamento da fise Fragmentação da metáfise
Nenhuma impulsão lateral significativa	Impulso lateral significativo

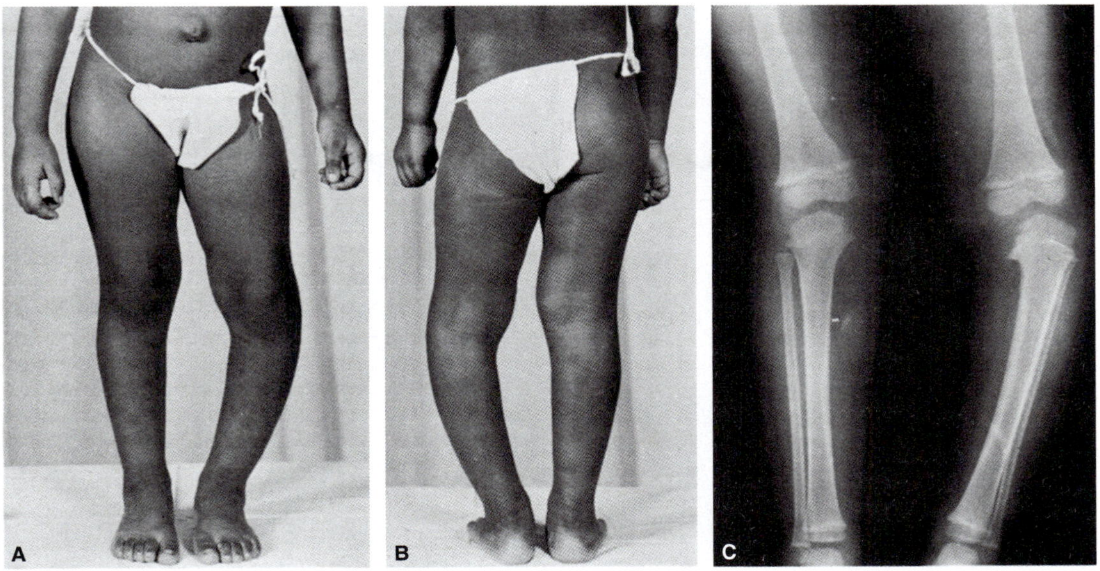

Figura 695.9 Doença de Blount em menina de 5 anos. **A** e **B.** Aspecto clínico pré-operatório. Observe o desvio medial abrupto da tíbia logo abaixo do joelho. O "impulso" lateral do joelho durante a sustentação de peso exacerba a "claudicação". **C.** Radiografia demonstrando angulação abrupta na junção epifisário-metafisária, radiolucência metafisária medial e formação com aparente subluxação lateral da extremidade proximal da tíbia. (*De Johnston CE, Young M: Disorders of the leg. In Herring JA*: Tachdijan's pediatric orthopaedics, *ed. 5, Philadelphia, 2014, Elsevier, Fig. 22-4.*)

masculino, de estatura normal ou elevada, cerca de 50% de envolvimento bilateral, genuvaro lentamente progressivo, dor em vez de deformidade como a queixa inicial, ápice metafisário medial proximal não palpável, torção tibial interna mínima, frouxidão leve do ligamento colateral medial e discreta discrepância do comprimento da extremidade inferior. O grupo infantil apresenta o maior potencial para a progressão.

Uma radiografia anteroposterior, em ortostase, de ambos os membros inferiores com as patelas voltadas para a frente e uma radiografia em perfil da extremidade envolvida devem ser obtidas (Figura 695.10). Radiografias em ortostase são preferidas e permitem apresentação máxima da deformidade clínica. O ângulo metafisário-diafisário pode ser medido e é útil na distinção entre genuvaro fisiológico e tíbia vara inicial (Figura 695.11). Langenskiöld descreve seis estágios radiográficos (Figura 695.12). A diferenciação é baseada em fragmentação da epífise, arqueamento da epífise tibial medial, depressão do platô tibial medial e formação de uma barra óssea. Ocasionalmente, a TC com reconstruções tridimensionais ou a ressonância magnética (RM) podem ser necessárias para a avaliação do menisco, da superfície articular da tíbia proximal, incluindo a inclinação posteromedial ou a integridade da fise tibial proximal.

O **tratamento** baseia-se no estágio da doença, na idade da criança e na natureza da apresentação (deformidade primária ou recorrente). Em crianças com menos de 3 anos e no estágio inferior ao 3 de Langenskiöld, a órtese é eficaz e pode evitar a progressão em 50% dos casos. Uma tentativa máxima de 1 ano com tratamento ortopédico é recomendada. Se a correção completa não for obtida após 1 ano ou se ocorrer progressão nesse período, uma osteotomia corretiva é indicada. O tratamento cirúrgico é indicado também em crianças com mais de 4 anos, que estão em estágio superior a 3 de Langenskiöld, e naquelas com deformidades graves. A osteotomia tibial proximal em valgo e fíbula associada à osteotomia diafisária são geralmente os procedimentos de escolha. Na tíbia vara de início tardio, a correção também é necessária para restabelecer o eixo mecânico do joelho. A elevação do hemiplatô com correção da inclinação posteromedial também foi estabelecida como uma modalidade de tratamento nos casos recidivantes.

GENUVALGO (JOELHOS TORTOS)

O aspecto do genuvalgo bilateral simétrico é mais pronunciado em torno dos 4 anos e faz parte do processo fisiológico normal do desenvolvimento das pernas. No entanto, uma variação de até 15° de valgo é possível até 6 anos e, portanto, o valgo fisiológico apresenta uma boa chance de correção até essa idade. A distância intermaleolar com os joelhos aproximados é normalmente inferior a 2 cm, e uma deformidade como valgo grave pode medir mais de 10 cm. As condições patológicas que levam a valgo são: doenças metabólicas ósseas (raquitismo, osteodistrofia renal), displasia esquelética, parada fisária pós-traumática, tumores e infecções. O aumento do valgo no joelho causa desvio lateral do eixo mecânico com alongamento do aspecto medial do joelho, levando à dor. Deformidades com mais de 15° e que ocorram após os 6 anos são improváveis de correção com o crescimento e necessitam de tratamento cirúrgico. No esqueleto imaturo, a hemiepifisiodese epifisária tibial medial ou o grampeamento (crescimento guiado) é uma tentativa de correção. No esqueleto maduro, a osteotomia é necessária no centro de rotação de angulação e está geralmente situada no fêmur distal. Radiografias anteroposteriores de todo o comprimento da perna em ortostase são necessárias para o planejamento pré-operatório.

A bibliografia está disponível no GEN-io.

695.5 Deformidades Angulares Congênitas da Tíbia e da Fíbula

Jennifer J. Winell, Keith D. Baldwin e Lawrence Wells

ARQUEAMENTO TIBIAL POSTEROMEDIAL

O arqueamento posteromedial congênito está tipicamente associado a um pé calcaneovalgo e raramente com tíbia valga secundária. A causa exata é desconhecida. Intervenção cirúrgica precoce não é indicada porque esta curvatura geralmente é corrigida com o crescimento. No entanto, apesar da correção da angulação, pode haver encurtamento residual da tíbia e fíbula. A inibição média do crescimento é de 12 a 13% (intervalo: 5 a 27%). A discrepância média do comprimento da perna na maturidade é de 4 cm (intervalo: 3 a 7 cm). O diagnóstico de arqueamento é confirmado por radiografias, que mostram a angulação sem quaisquer outras anormalidades ósseas. A deformidade do pé calcaneovalgo melhora com alongamento ou uso de calçados adaptados e, ocasionalmente, órtese no tornozelo e pé. A discrepância prevista no comprimento da perna inferior a 4 cm é tratada com

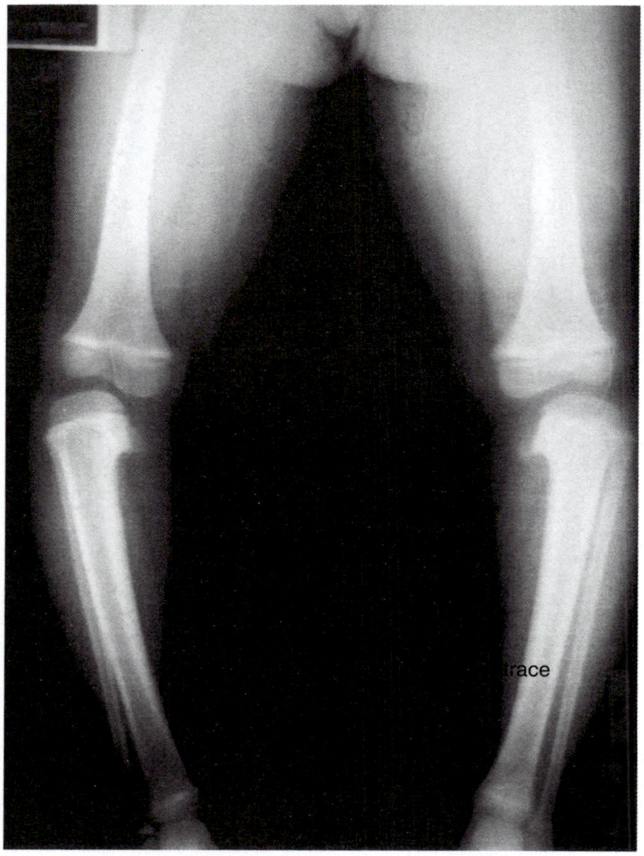

Figura 695.10 Radiografia anteroposterior de ambos os joelhos na doença de Blount.

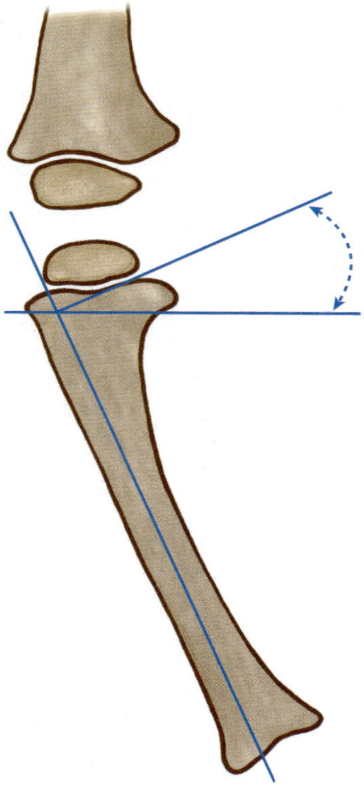

Figura 695.11 Ângulo metafisário-diafisário (*M-D*). Trace uma linha na radiografia através da fise tibial proximal. Trace outra linha ao longo do córtex tibial lateral. Por último, trace uma linha perpendicular à linha de eixo, como demonstrado no diagrama. (*De Morrissey RT, Weinstein SL, editores*: Lovell and Winter's pediatric orthopaedics, *ed 3, Philadelphia, 1990, Lippincott Williams & Wilkins.*)

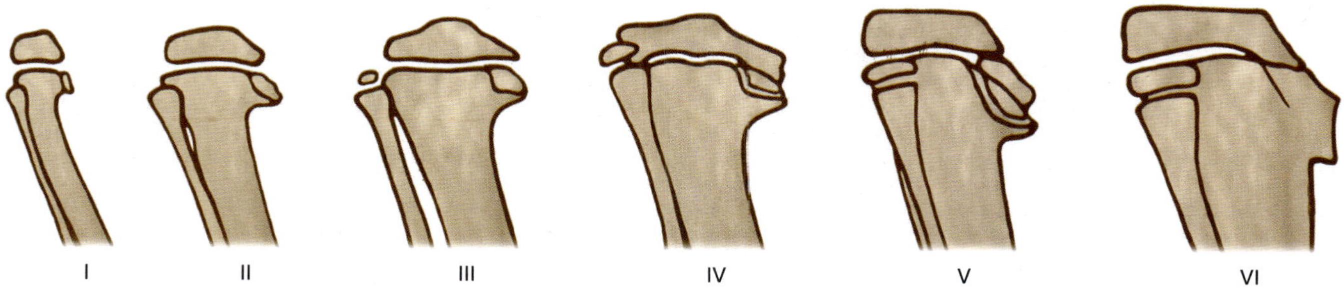

Figura 695.12 Representação dos estágios da doença de Blount infantil. (*De Langeskiöld A: Tibia vara (osteochondrosis deformans tibiae): a survey of 23 cases,* Acta Chir Scand *103:1, 1952.*)

epifisiodese apropriada para a idade da perna normal. Já a discrepância superior a 4 cm é conduzida com combinação de epifisiodese contralateral e alongamento ipsilateral. Uma osteotomia corretiva para valgo distal pode ser necessária e pode ser feita no mesmo momento, enquanto se corrige a discrepância do comprimento da perna.

ARQUEAMENTO TIBIAL ANTEROMEDIAL (HEMIMELIA PÓS-AXIAL)

Hemimelia fibular é a causa mais comum do arqueamento anteromedial da tíbia. A deficiência fibular pode ocorrer com ausência completa de fíbula ou um desenvolvimento parcial tanto proximal quanto distal. Está associada a deformidades de fêmur, joelho, tíbia, tornozelo e pé. O fêmur é curto e apresenta hipoplasia do côndilo lateral, causando instabilidade patelar e deformidade em genuvalgo. A tíbia apresenta curvatura anteromedial com redução do potencial de crescimento. O segredo para o tratamento é a estabilidade do tornozelo e as deformidades do pé. O tornozelo se assemelha a uma articulação esférica com instabilidade lateral. As deformidades dos pés são caracterizadas pela ausência de dedos laterais, pé equinocavovaro e coalizão tarsal.

Várias opções cirúrgicas têm sido descritas e o tratamento é guiado pelas necessidades do paciente e aceitação dos pais. Um pé gravemente deformado seria melhor tratado por amputação de Syme ou Boyd, e com a prótese colocada o mais cedo possível, como ao primeiro ano de vida. No pé com possibilidade de tratamento, a discrepância do comprimento da perna pode ser tratada com epifisiodese da perna contralateral ou alongamento do membro ipsilateral.

ARQUEAMENTO TIBIAL ANTEROLATERAL

O arqueamento tibial anterolateral está associado à **pseudoartrose** congênita **da tíbia**. Cinquenta por cento dos pacientes têm **neurofibromatose**, mas apenas 10% dos pacientes com neurofibromatose apresentam essa lesão. A pseudoartrose, ou local de disjunção, é normalmente situada nos terços medial e distal da tíbia. Boyd classificou-a como de gravidade crescente, dependendo da presença de alterações displásicas e císticas. O tratamento para essa condição tem sido muito frustrante, com resultados ruins. Órteses têm sido recomendadas para prevenir fraturas precoces no curso; no entanto, sem sucesso. Inúmeras intervenções cirúrgicas tentaram alcançar a união, tais como enxerto único ou duplo com fixação interna rígida, pino intramedular com ou sem enxerto ósseo e um dispositivo Ilizarov. Com o advento da microcirurgia, enxertos fibulares vivos têm sido usados com resultados variáveis. Devido às poucas chances de uma união bem-sucedida e à considerável discrepância no comprimento da perna, uma amputação abaixo do joelho com reabilitação precoce pode ser preferida. É importante não tentar qualquer osteotomia para correção do arqueamento tibial.

DEFICIÊNCIA LONGITUDINAL TIBIAL

A deficiência longitudinal tibial segue um padrão de herança autossômica dominante e tem sido dividida em quatro tipos, dependendo da parte deficiente da tíbia. As outras anomalias associadas são deformidades nos pés, displasia do quadril e sinfalangismo da mão. O tratamento gira em torno da presença de angulação tibial proximal e de um mecanismo funcional do quadríceps. Na deformidade do tipo Ia, a angulação tibial proximal está ausente e a desarticulação do joelho com prótese é recomendada. Nos tipos Ib e II, a angulação tibial está presente e o tratamento consiste em uma amputação de Syme precoce, seguida posteriormente por sinostose da fíbula com a tíbia e uma prótese abaixo do joelho. O tipo III é raro e o tratamento principal é com amputação de Syme e uma prótese. A deformidade do tipo IV está associada à diástase do tornozelo, o que requer a estabilização do tornozelo e correção da discrepância do comprimento da perna em uma fase posterior.

A bibliografia está disponível no GEN-io.

Capítulo 696
Discrepância no Comprimento das Pernas

Richard S. Davidson

A discrepância no comprimento de pernas pode resultar de uma variedade de condições congênitas e adquiridas (Tabela 696.1). Embora até 25% dos adultos possam ter uma diferença de mais de 1 cm, somente uma pequena porcentagem apresenta mais do que 2 cm de diferença. A principal consequência é a marcha assimétrica. Um aumento no movimento pélvico vertical é observado e mais energia deve ser gasta durante a deambulação. Embora uma pequena curvatura lombar compensatória possa se desenvolver, há poucas evidências para sugerir que a discrepância do comprimento de pernas resulte em dor na lombar, escoliose estrutural ou artrite degenerativa. O objetivo do tratamento é a discrepância de menos de 2 até 2,5 cm na maturidade esquelética e uma variedade de métodos de tratamento está disponível para alcançar esse objetivo. Conhecimentos da etiologia subjacente, conjugados com acompanhamento regular para avaliar o crescimento do membro e a maturidade esquelética, permitem que o médico projete a discrepância na maturidade esquelética e planeje o tratamento. Um subconjunto de pacientes terá anormalidades coexistentes no sistema osteomuscular ou visceral, os quais também devem ser identificados e tratados.

Tabela 696.1 Causas da discrepância do comprimento de perna.

ENCURTAMENTO	ALONGAMENTO
CONGÊNITAS Hemiatrofia* Displasias esqueléticas Fêmur curto Deficiência femoral focal proximal* Hemimelia fibular, tibial Displasia de desenvolvimento do quadril*	**CONGÊNITAS** Hemiatrofia* Malformação vascular local
TUMORAIS De desenvolvimento Neurofibromatose Exostose múltipla Encondromatose (doença de Ollier) Osteocondromatose Displasia fibrosa (síndrome de Albright) Displasia epifisária punctada Displasia epifisária hemimélica (doença de Trevor) Radioterapia antes da maturidade esquelética (impedimento fisário)* Ressecção de neoplasia benigna ou maligna	**TUMORAIS** De desenvolvimento Neurofibromatose Hemangioma do tecido mole Malformação arteriovenosa Hemi-hipertrofia com tumor de Wilms Aneurisma
INFECCIOSAS Osteomielite* Artrite séptica Tuberculose	**INFECCIOSAS** Inflamação Osteomielite metafisária Artrite reumatoide Hemartrose (hemofilia)
TRAUMÁTICAS Lesão fisária* Falha na substituição articular Osteotomia, sem união artrófica Sobreposição, mal posicionamento dos fragmentos da fratura* Queimaduras	**TRAUMÁTICAS** Fratura metafisária, diafisária Operações diafisárias (enxertos ósseos, osteossíntese, desgaste do periósteo)
DOENÇAS NEUROMUSCULARES Poliomielite Paralisia cerebral* Mielomeningocele Neuropatia periférica Lesões cerebrais focais (hemiplegia)	
OUTRAS Doença de Legg-Calvé-Perthes* Deslizamento da epífese da cabeça do fêmur	**OUTRAS** Síndrome de Russel Silver Síndrome de Klippel-Tréunaunay

*Comuns. (Adaptada de Moseley C. Leg-length discrepancy. *Pediatr Clin North Am* 33(6):1385, 1986.)

DIAGNÓSTICO E RESULTADOS CLÍNICOS

Marcha assimétrica é a queixa mais frequente. A perna longa é frequentemente mantida flexionada em postura para nivelar a pelve. O diagnóstico é feito sob exame físico e radiografias especializadas ajudam a quantificar a discrepância existente e prever qual será a discrepância na maturidade. A discrepância pode ser causada por hipoplasia, hiperplasia ou deformidade angular (discrepância estrutural), por contratura de tecido mole nos quadris, joelhos e tornozelos (encurtamento aparente ou funcional), ou por uma combinação dessas condições. Outros fatores contribuintes incluem subluxação ou luxação articular (quadril), redução na altura do pé (congênito ou neuromuscular) ou distúrbios estruturais da pelve. Um exame físico minucioso é requerido para identificar todos os fatores contribuintes para a discrepância. A contratura muscular sobre o quadril também irá criar o aparecimento de desigualdade no comprimento da perna. Por exemplo, para sustentar o peso sobre um quadril abduzido, o paciente deve elevar a pelve e o quadril contralateral, fazendo com que a perna contralateral pareça curta.

Existem vários métodos clínicos para medir o comprimento do membro. Nossa preferência é executar um exame na posição vertical (em pé), no qual blocos de vários tamanhos são postos sob a perna curta até que a pelve esteja nivelada (Figura 696.1). Um método alternativo

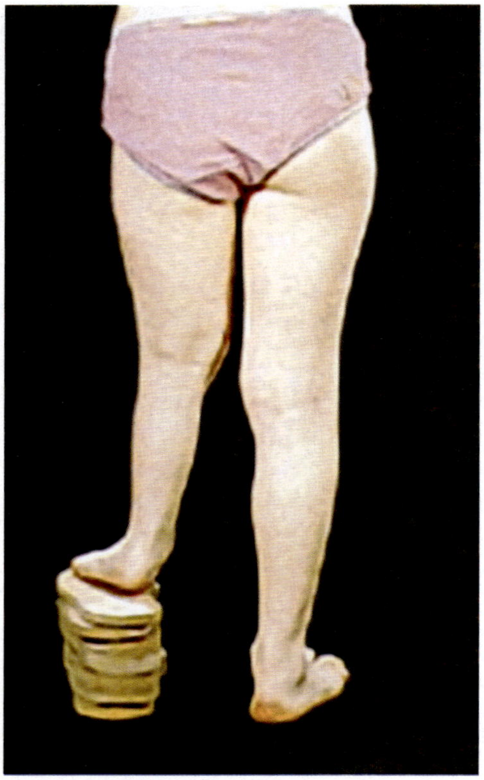

Figura 696.1 Exame com blocos sob a perna curta até que a pelve esteja alinhada.

é medir o comprimento de cada perna com o paciente em posição supina por intermédio dos testes de Galiazzi e Alis. O método tradicional de utilizar uma fita métrica é muito impreciso por conta de, por exemplo, o uso de linha de medida e fatores como atrofia muscular e movimentação dos pacientes. A amplitude de movimento do quadril, joelho e tornozelo também deve ser avaliada para identificar quaisquer causas de discrepância aparente. Uma contratura de abdução (ou adução) fixa de 10° do quadril criará uma discrepância aparente no comprimento de perna de 2 a 3 cm. De maneira similar, uma contratura em flexão do quadril e/ou joelho criará encurtamento aparente da extremidade, enquanto uma contratura equina do tornozelo criará alongamento aparente da extremidade. Uma escoliose lombar rígida (contratura suprapélvica) criará obliquidade pélvica e uma desigualdade associada no comprimento de membro. Uma vez que a discrepância seja quantificada, ela deve ser acompanhada em intervalos regulares até a maturidade. A avaliação em intervalos de 6 até 12 de meses é mais comum.

AVALIAÇÃO RADIOGRÁFICA

A avaliação radiológica complementa o exame clínico. Ambos são empregados tipicamente nas decisões de tratamento. Cinco técnicas diferentes estão disponíveis. A **telerradiografia** é uma única exposição radiográfica de ambas as extremidades inferiores (posição em pé) e requer um cassete longo. Uma régua é colocada no filme e medições diretas são feitas, levando em consideração um erro de ampliação de 6%. Uma vantagem é que as deformidades angulares podem ser avaliadas. Sua indicação primária é para pré-escolares. Infelizmente, como somente uma exposição é utilizada para a perna e como o tornozelo é menos denso do que o quadril, pode ser difícil "ver" a perna inteira. Adicionalmente, devido ao fato de a fonte de raios X estar no joelho se projetando até o quadril e até o tornozelo, esse método projeta o quadril e o tornozelo ao longo da régua, fazendo com que a perna pareça ser mais longa do que realmente é, particularmente em pacientes obesos. A **radiografia ortopédica** consiste em três exposições separadas do quadril, joelhos e tornozelos em um cassete longo. O paciente é posto em decúbito dorsal e uma régua é posta sobre o cassete para medição do comprimento ósseo. Entretanto, o paciente deve permanecer imóvel para as três exposições, o que é frequentemente difícil de conseguir em pré-escolares. Devido ao feixe de raios X estar apontado para o quadril, joelho e tornozelo em cada uma das três exposições, a medição de comprimento é acurada e cada uma das três articulações pode ser exposta corretamente. A exposição aos raios X ocorre a partir da parte superior da pelve até o meio do fêmur, do meio do fêmur ao meio da tíbia e do meio da tíbia até abaixo do pé para cada uma das três exposições, respectivamente, permitindo avaliação da deformidade angular somente no plano frontal. A **escanografia** também consiste em exposições separadas de quadril, joelhos e tornozelos sobre um cassete com uma régua radiográfica; um cassete de filme do tamanho do tórax é utilizado (Figura 696.2). Não existe nenhum erro de ampliação, os pacientes devem permanecer imóveis para as três exposições e deformidades angulares não podem ser avaliadas. Apesar de a tomografia computadorizada (***TC***) ser uma técnica precisa, a avaliação é demorada e a técnica não está disponível na maior parte dos centros. Adicionalmente, um radiologista deve normalizar o eixo da perna para a tela para medir precisamente os membros. Outra técnica, chamada ***EOS***, emprega um digitalizador 3D de dose baixa ($^1/_7$ a $^1/_{10}$ da radiação), porém, requer um radiologista sofisticado para alinhar corretamente os membros para medição de computação. Independentemente da técnica, é fundamental que a patela esteja apontada para frente, que as medições sejam feitas no plano do membro e que esse mesmo método seja utilizado nas medições sequenciais para serem comparadas.

Diante de deformidades de extensão ou flexão, cada osso deve ser radiografado individualmente com uma régua em que o feixe de raios X esteja perpendicular ao osso e a régua esteja paralela ao osso.

Além de quantificar a discrepância, é essencial determinar a idade esquelética (idade óssea). Uma radiografia anteroposterior da mão e do punho é frequentemente obtida em cada visita e comparada aos padrões no Atlas de Pule e Greulich para estimar a idade esquelética. Apesar de técnicas mais precisas estarem disponíveis, a maior parte demanda tempo e não oferece praticidade para aplicações clínicas rotineiras. A gama de variabilidade usando o atlas é de aproximadamente 9 meses, de modo que o método é mais preciso quando vários pontos de dados forem coletados.

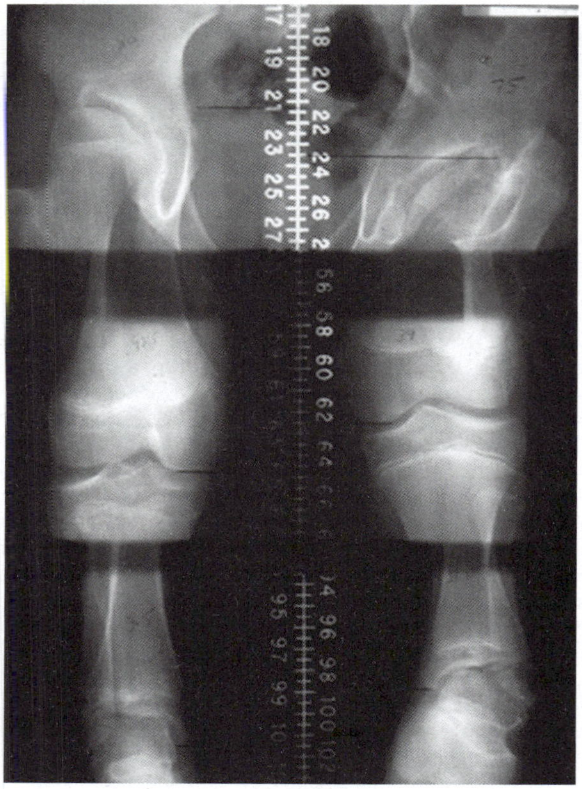

Figura 696.2 Escanografia para demonstrar a discrepância exata do comprimento de perna.

TRATAMENTO

Opções para tratamento incluem observação, palmilha ampliando a altura ou órtese personalizada, procedimento de encurtamento do membro (encurtamento agudo e fixação interna *versus* encurtamento gradual por parada do crescimento ou um crescimento guiado), um procedimento de alongamento do membro (com fixação interna e externa) ou até mesmo uma combinação desses. A correção da deformidade é frequentemente alcançada simultaneamente. Nas deficiências congênitas (fêmur, tíbia, fíbula) nas quais a desigualdade do comprimento da perna prevista irá requerer mais do que três operações de alongamento (mais do que 20 cm), uma amputação precoce do pé pode ser a melhor opção para alcançar um resultado funcional ideal. Além da magnitude da discrepância prevista na maturidade esquelética, tanto a altura adulta antecipada do paciente (estimada a partir dos membros da família) quanto os desejos do paciente e da família são considerações importantes.

Discrepâncias acima de 2,5 cm podem ser tratadas por observação ou por uma palmilha de aumento da altura. Acima de 1 cm pode ser colocado dentro de um sapato e acima de 5 cm pode ser colocado no lado de fora do sapato. A correção completa da desigualdade não é necessária e a altura da palmilha deve ser ajustada com base na marcha do paciente e em seu conforto. Uma órtese pode ser utilizada como mediada de temporização anterior ao tratamento definitivo. Para discrepâncias prolongadas, próteses "pé com pé" são alternativas razoáveis até que o comprimento do membro possa ser alcançado ou para pacientes que não possam ou não desejem se submeter à correção cirúrgica.

Para pacientes com discrepância entre 2 e 5 cm, uma **epifisiodese** é oferecida em situações de imaturidade esquelética e um encurtamento agudo pode ser realizado em pacientes com maturidade esquelética. Epifisiodese refere-se à interrupção de crescimento permanente ou temporária em 1 ou mais fises. Uma parada de crescimento permanente é mais comumente realizada quando dados suficientes estão disponíveis para prever com precisão quando executar o procedimento. Aproximadamente 65% do crescimento da extremidade inferior vêm a partir do fêmur distal (37%, 9 mm/ano) e da tíbia proximal (28%, 6 mm/ano). Os meninos crescem até os 16 anos, enquanto as meninas crescem até os 14 anos. Desse modo, ao executar uma epifisiodese, tanto no fêmur distal como na tíbia proximal em um paciente com 3 anos que apresente crescimento insuficiente, deve-se alcançar aproximadamente 4,5 cm de correção. Técnicas utilizadas para determinar o tempo da epifisiodese são os métodos de Menelaus, o método de Green e Anderson, o gráfico linear de Moseley e o método multiplicador (Figuras 696.3 a 696.5). A técnica cirúrgica mais comum é a epifisiodese percutânea, em que a fise é removida com um perfurador e curetada sob intensificação de imagem. Esse é um procedimento ambulatorial com poucas complicações. Inserção de placas e parafusos ou somente de parafusos através da fise é uma alternativa, porém requer frequentemente uma segunda abordagem cirúrgica para remoção dos implantes. Para aqueles pacientes em que não há dados disponíveis ou para aqueles em que o diagnóstico subjacente é associado a um padrão imprevisível de crescimento, uma técnica reversível, como grampos metálicos, placas e/ou parafusos, pode ser considerada. Uma vez que equalização tenha sido alcançada, os implantes podem ser removidos, permitindo a retomada do crescimento. Quando o paciente for esqueleticamente maduro ou se for considerado apropriado esperar até a maturidade antes do tratamento, o encurtamento agudo pode ser a melhor opção. O encurtamento agudo é tipicamente executado no fêmur (várias técnicas têm sido descritas), dado o risco ampliado de complicações (síndrome compartimental, problemas neurovasculares) associadas ao encurtamento da tíbia e da fíbula.

Para discrepâncias maiores que 5 cm, o alongamento do membro mais curto é o procedimento de escolha. Uma exceção seria a discrepância secundária ao crescimento excessivo de um dos membros, para

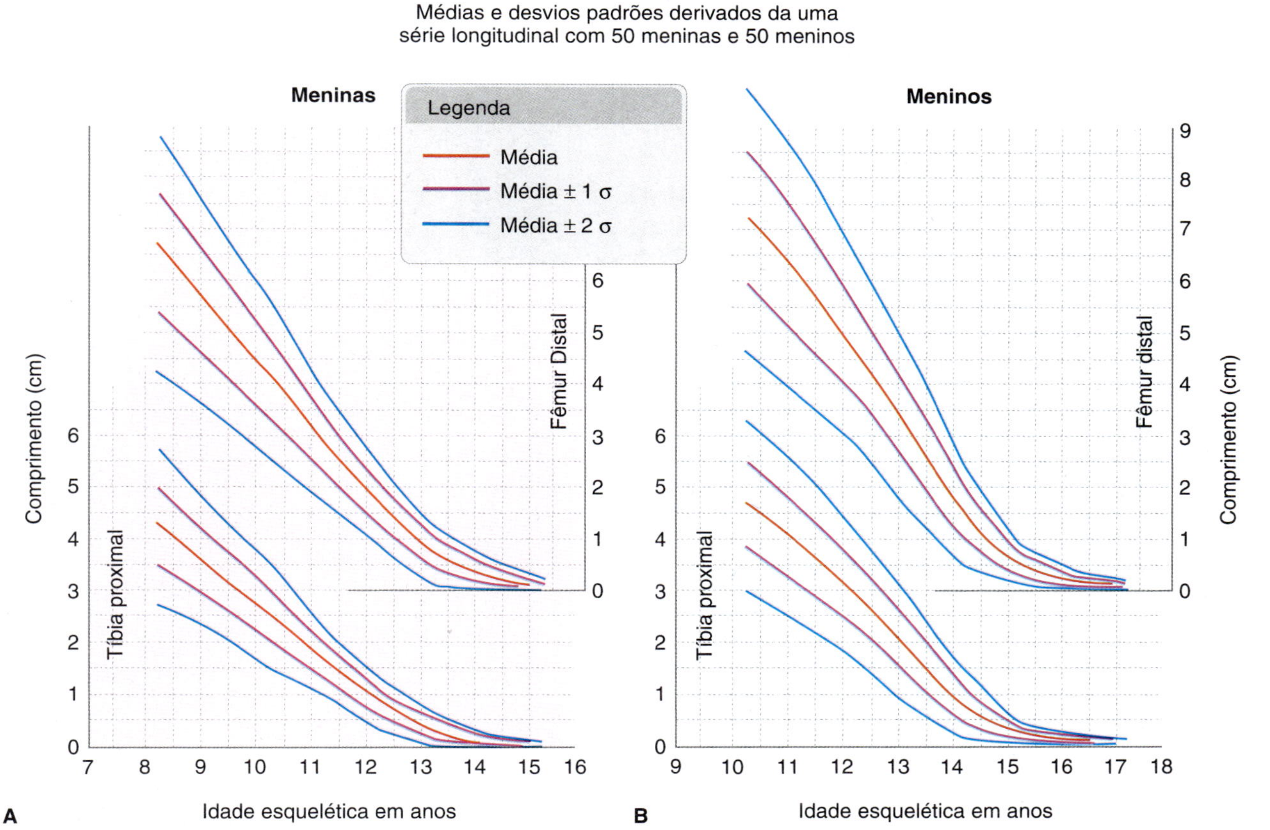

Figura 696.3 Gráfico do crescimento restante do fêmur distal e da tíbia proximal para meninas (**A**) e meninos (**B**). Esses gráficos são baseados nos dados de crescimento e em estimativa da contribuição para o crescimento do fêmur distal (70%) e da tíbia proximal (56%) para o comprimento total do respectivo osso. Os dados são apresentados com relação à idade esquelética de 8 anos até a maturidade esquelética. (*De Herring JA: Limb length discrepancy. In Herring JA, editor:* Tachdijan's pediatric orthopaedics, *ed 5, Philadelphia, 2014, Elsevier, Fig. 24-13.*)

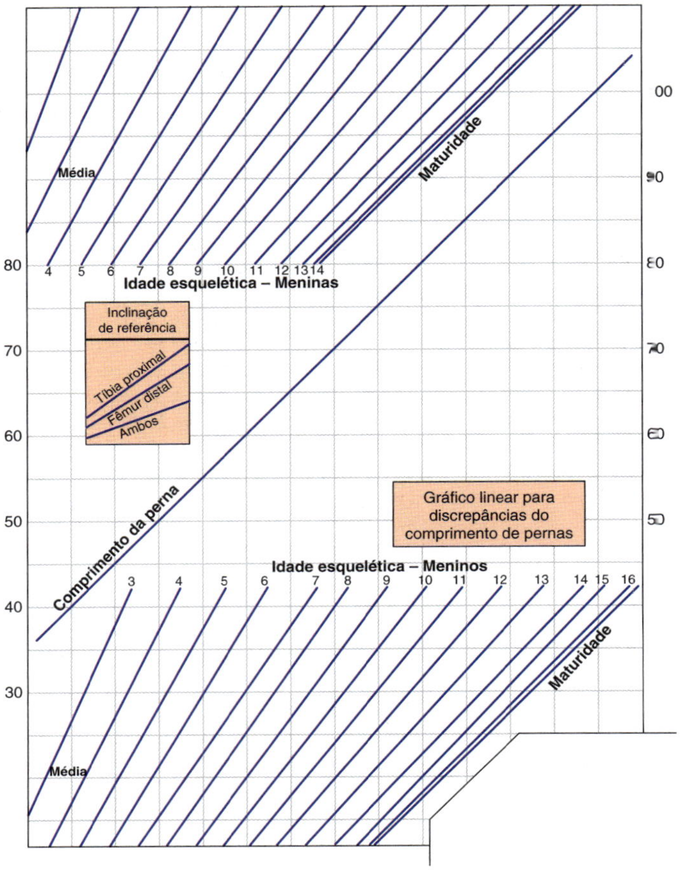

Figura 696.4 O gráfico linear de Moseley para a avaliação das **desigualdades no comprimento de perna.** O gráfico permite a correlação simultânea de perna normal, perna curta e idade óssea da criança. Ele irá prever com precisão os comprimentos de cada extremidade na maturidade esquelética. As inclinações de referência são utilizadas como um guia para determinar quando o tratamento apropriado deve ser realizado. (*De Moseley CF: A straight-line graph for leg-length discrepancies.* J Bone Joint Surg Am *59:174-179, 1977.*)

Multiplicador para meninos e meninas (Paley *et al.*, 1999)

Meninos		Meninas	
Idade	**Multiplicador**	**Idade**	**Multiplicador**
0	5,08	0	4,63
0,4	4,01	0,3	4,01
1	3,24	1	2,97
1,3	2,99	2	2,39
2	2,59	3	2,05
3	2,23	3,3	2,00
4	2,00	4	1,83
5	1,83	5	1,66
6	1,68	6	1,53
7	1,57	7	1,43
8	1,47	8	1,33
9	1,38	9	1,26
10	1,31	10	1,19
11	1,24	11	1,13
12	1,18	12	1,07
13	1,12	13	1,03
14	1,07	14	1,00
15	1,03	15	1,00
16	1,01	16	1,00
17	1,00		
18	1,00		

Fórmulas Preditivas de DCP

DCP Pré-natal (congênito)
$\Delta_m = \Delta \times M$

DCP Pós-natal (de desenvolvimento)
$\Delta_m = \Delta + I \times G$

Inibição $\approx I = 1 - \frac{S - S'}{L - L'}$

Crescimento remanescente $= G = L(M - 1)$

Δ_m = DCP na maturidade

Δ = DCP atual

L & S = Comprimento atual da perna longa e curta

L' & S' = Comprimento da perna longa e curta em qualquer outra data desde o começo da DCP

Figura 696.5 Multiplicador de Paley. Este é um método simples para determinar a discrepância do comprimento de perna (*DCP*) na maturação. O método é aplicável a condições de encurtamento em que o atraso de crescimento seja consistente. (*De Paley D, Bhave A, Herzenberg JE, Bowen JR: Multiplier methods for predicting limb-length discrepancy.* J Bone Joint Surg Am *82;1432-1446, 2000.*)

a qual o encurtamento agudo ou gradual do membro anormal é mais indicado, de modo a preservar as proporções do corpo. Os pacientes com discrepâncias previstas superiores a 8 e 10 cm muitas vezes requerem um ou mais procedimentos de alongamento do membro (vários anos de intervalo) com ou sem epifisiodese. A técnica mais comumente utilizada para alongamento de membros envolve a colocação de um fixador externo, seja um fixador de anel, como o dispositivo de Ilizarov, ou um dispositivo monolateral (Figura 696.6). O osso é cortado na junção metafisário-diafisária e o alongamento é alcançado gradualmente por meio da distração na corticotomia. A taxa usual de alongamento é de 1 mm/dia e leva cerca de 1 mês usando o fixador para cada centímetro de comprimento ganho com um mínimo de 3 meses utilizando o fixador. Tempo adicional na fixação pode ser necessário para o osso patológico ou para doenças metabólicas que afetem a formação óssea. Um máximo de 15 a 25% do comprimento original do osso pode ser adquirido em cada sessão. Uma vantagem do fixador circular ou fixador externo multiaxial é a capacidade de corrigir, ao mesmo tempo, deformidades angulares coexistentes. Os avanços tecnológicos têm permitido o desenvolvimento de hastes de alongamento e de compressão intramedular, acionadas por ímãs externos. Esses podem proporcionar melhorias na satisfação do paciente e na redução das complicações.

As complicações incluem infecção do local do pino (mais comum), infecção da ferida, hipertensão, subluxação articular, contratura muscular, consolidação prematura, união retardada, problemas relacionados ao implante e fraturas após a remoção do implante. Finalmente, a amputação precoce e o tratamento protético podem fornecer a melhor função a longo prazo em pacientes com discrepâncias superiores a 18 e 20 cm, especialmente quando houver deformidades coexistentes ou deficiências do pé ipsilateral (Figuras 696.7 e 696.8). A alternativa seria vários procedimentos reconstrutivos durante a infância e a adolescência. O impacto dos vários procedimentos sobre o desenvolvimento psicossocial da criança também deve ser mantido em mente ao formular o plano de tratamento nesses casos complexos.

A bibliografia está disponível no GEN-io.

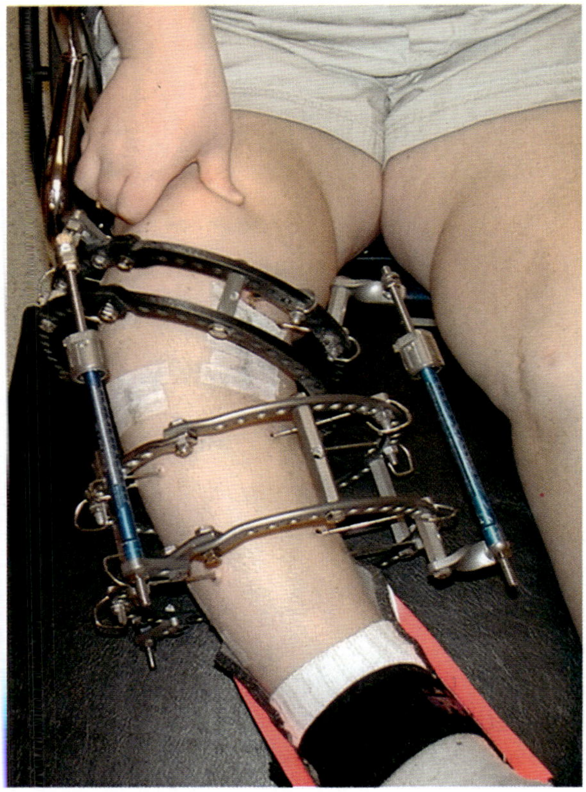

Figura 696.6 Dispositivo de Ilizarov demonstrando o alongamento ósseo por distração osteogênica.

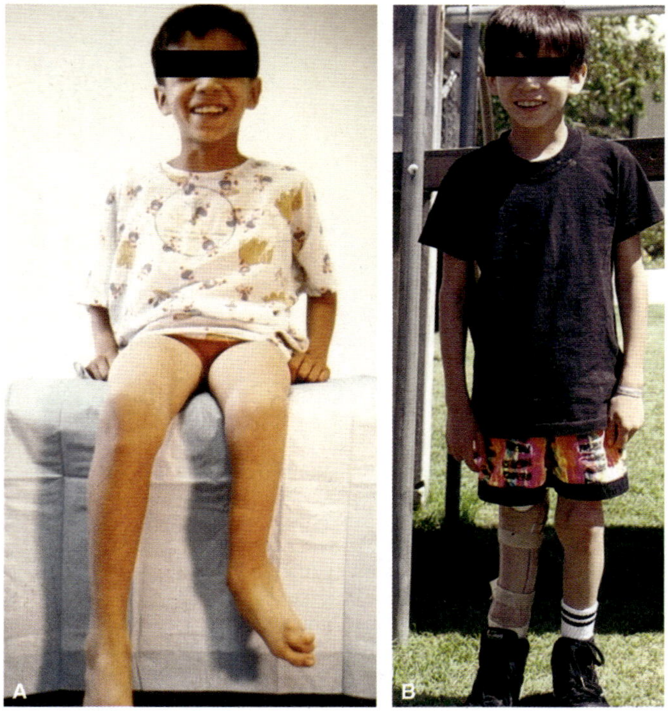

Figura 696.7 Discrepância no comprimento da perna (**A**) compensada com prótese de extensão (**B**).

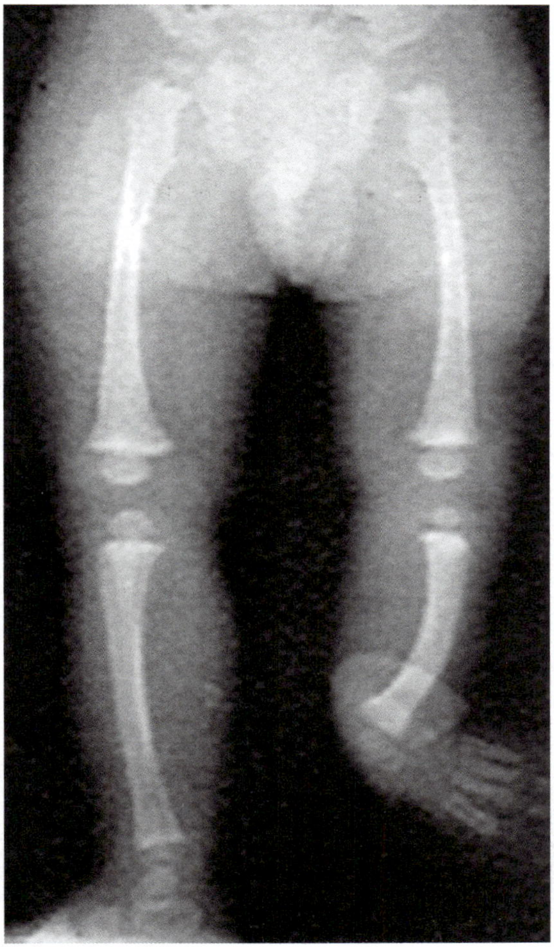

Figura 696.8 Radiografia anteroposterior de hemimelia fibular com discrepância no comprimento da perna.

Capítulo 697

O Joelho

J. Todd R. Lawrence

DESENVOLVIMENTO NORMAL DO JOELHO

O joelho, uma importante articulação sinovial, forma-se entre o 3º e o 4º mês do desenvolvimento fetal, seus centros de ossificação secundária se formam entre o 6º e o 9º mês fetal no fêmur distal e entre o 8º mês fetal e o 1º mês pós-natal na tíbia proximal. O centro de ossificação patelar aparece entre 2 e 4 anos nas meninas e entre 3 e 5 anos nos meninos.

ANATOMIA E AMPLITUDE DE MOVIMENTO

O joelho é a maior articulação do corpo e age principalmente como uma dobradiça modificada. O fêmur distal tem formato de ressalto com os côndilos femorais mediais e laterais tendo formas ligeiramente diferentes. Isso possibilita um movimento de deslizamento posterior do fêmur no platô tibial durante a flexão do joelho. Isso também permite cerca de 8 a 12° de rotação por meio dos arcos de flexão e extensão. A amplitude de movimento normal do joelho varia de neutra (ou totalmente reta) até 140° de flexão. O aumento da frouxidão ligamentar, incluindo hiperextensão em até 10 a 15°, pode ser normal em muitas crianças. A maioria das atividades pode ser realizada no arco de flexão de 0 a 70°.

O joelho consiste em três articulações: *patelofemoral*, *tibiofemoral* e *tibiofibular*. Os ligamentos cruzados anterior e posterior, bem como os ligamentos colaterais medial e lateral, estabilizam o joelho durante o movimento. Os meniscos medial e lateral fornecem apoio sob forças compressivas, ajudando a redistribuir as forças desde o fêmur distal, que é mais arredondado, à tíbia proximal mais achatada. O ligamento patelofemoral medial é a restrição primária das partes moles estáticas contra o deslocamento lateral da patela. Também há várias bursas ao redor do joelho para amortecer e reduzir o atrito dos tendões que atuam na articulação do joelho.

697.1 Menisco Lateral Discoide

J. Todd R. Lawrence

O menisco lateral discoide (MLD) é uma variação anatômica congênita do menisco lateral que pode ser assintomática ou causar a clássica *síndrome do estalido no joelho*. Em razão dos casos assintomáticos, a real incidência é difícil de determinar, mas é estimado que ocorra em 3 a 5% das crianças e adolescentes. Até 25% dos casos de MLD podem ser bilaterais.

Anatomicamente, o menisco normal (Figura 697.1*A*) é fixado em torno de sua periferia e nas pontas do "C" anterior, e depois na tíbia. Durante o movimento do joelho, o menisco faz uma translação anterior e posterior para coincidir com a ligeira reversão do côndilo femoral lateral na tíbia com a flexão do joelho. No entanto, com um MLD, o tecido meniscal preso entre as superfícies articulares é empurrado anteriormente enquanto o joelho flexiona. Essas forças anormais, com o tempo, resultam em rupturas do tecido meniscal ou de suas inserções periféricas, ou ambos. Rasgar ou esticar esse tecido permite o deslocamento meniscal excessivo durante a flexão do joelho. Isso produz um estalo quando flexionado, em cerca de 90 a 120° de flexão do joelho, enquanto o menisco é extrudado anteriormente, e um alto clique ou golpe é observado à extensão do joelho, em geral nos últimos 30° de extensão, quando o menisco retorna entre as superfícies da articulação.

Há três tipos de MLD, de acordo com a amplamente utilizada **classificação de Watanabe**. O tipo I, ou **menisco lateral discoide completo**, produz sintomas com mais frequência e é caracterizado por um menisco lateral espessado completamente coberto pela superfície tibial (Figura 697.1*B*). O tecido do menisco está sempre entre as superfícies articulares. O tipo II, ou **menisco lateral discoide incompleto**,

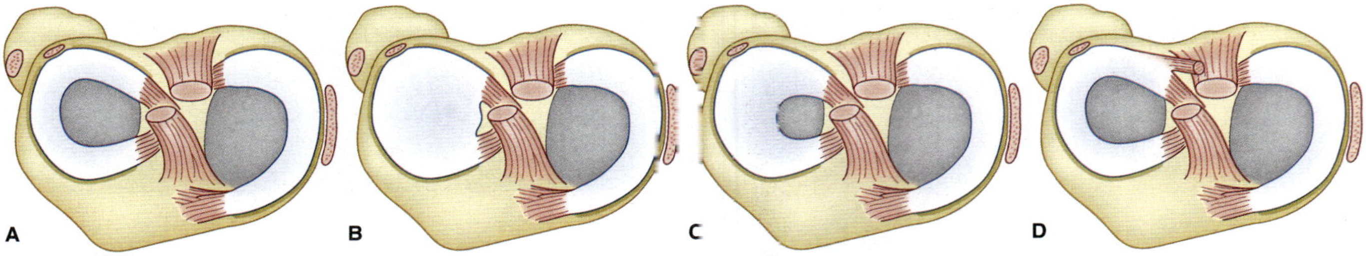

Figura 697.1 Anatomia do menisco normal e variantes discoides. **A** O menisco lateral normalmente tem formato de C, com inserções circunferenciais e de raiz. **B.** Menisco discoide lateral tipo I, ou completo, cobre todo o platô tibial e tem inserções normais. **C.** Menisco discoide lateral tipo II, ou incompleto, cobre parcialmente o platô tibial e também tem inserções normais. **D.** Menisco tipo III, ou tipo ligamento de Wrisberg, tem formato similar ao menisco lateral normal, mas não possui inserções posteriores suficientes, resultando em um menisco hipermóvel. O ligamento de Wrisberg fixa o corno posterior do menisco à face lateral do côndilo femoral medial.

tem tamanho variável e cobre uma porcentagem menor da superfície tibial (Figura 697.1*C*), se comparado ao tipo completo. Embora o menisco possa ficar distendido ou roto com o tempo, acredita-se que ambos os tipos completo e incompleto se desenvolvam com inserções periféricas normais. O tipo III, ou **menisco lateral variante de Wrisberg**, não tem inserções periféricas posteriores. Em vez disso, ele é estabilizado posteriormente por um ligamento meniscofemoral proeminente, ou ligamento de Wrisberg, que fixa o corno posterior do menisco lateral à superfície lateral do côndilo femoral medial (Figura 697.1*D*). Como resultado, o MLD tipo ligamentar de Wristberg é muito móvel. Embora seu formato não seja necessariamente discoide, a hipermobilidade da porção posterior do menisco permite que ele seja extrudado anteriormente com a flexão e que retorne ao local com a extensão, como é característico das outras variantes de MLD.

MANIFESTAÇÕES CLÍNICAS E DIAGNÓSTICO

Todos os tipos de MLD podem ser assintomáticos, sobretudo se tiverem inserções periféricas estáveis. Um MLD sintomático no início da infância é normalmente causado por ruptura meniscal ou ausência de inserções periféricas, permitindo a extrusão anterior durante a flexão e sua redução com a extensão, que produz o clássico *joelho crepitante*. Esses pacientes podem apresentar sintomas muito cedo, aos 2 anos, porém é mais comum que isso ocorra após aproximadamente 6 anos; a maioria dos pacientes manifesta os sintomas durante a adolescência. Como ganham peso no estirão puberal, esses indivíduos colocam cargas estáticas e dinâmicas crescentes sobre o tecido, frequentemente em esportes de alto impacto. A degeneração da porção central do MLD com a sustentação direta de peso torna o menisco muito suscetível a lesões e rupturas, causando dor lateral e edema no joelho. Frequentemente, o estalido clássico não é percebido nesses pacientes.

Crianças mais jovens normalmente não apresentam histórico de traumatismo ou evento desencadeante agudo e têm queixa de estalido no joelho com edema ocasional. Crianças mais velhas e adolescentes frequentemente podem lembrar-se de um evento desencadeante e às vezes relatam o estalido mecânico, porém é mais frequente que notem dor na linha lateral articular e edema do joelho. O exame físico pode mostrar um derrame leve e hipersensibilidade na linha lateral da articulação. Com a flexão do joelho, um estalido com leve protuberância anterior ao longo da linha articular lateral pode às vezes ser detectado, uma vez que o menisco seja extrudado anteriormente. Quando o joelho volta a cerca de 20 a 30° da extensão completa, pode ser sentido o encaixe do retorno do menisco à articulação, e a protuberância na linha lateral da articulação pode desaparecer.

Um alto índice de suspeita é necessário com base nos achados de anamnese e exames clínicos, já que muitos pacientes se queixam de "deslocamento" do joelho. Incidências padrão anteroposterior, em perfil, de mercante (patelar) e posteroanterior (túnel) em 45° de flexão devem ser obtidas se o diagnóstico for considerado. A radiografia do joelho pode mostrar alargamento da face lateral da articulação do joelho; achatamento do côndilo femoral lateral, resultando em aparência quadrada; e escavação do aspecto lateral do platô tibial. Dada a grande falta de especificidade dessas alterações, com quaisquer achados de anamnese ou exame físico sugestivos de MLD, a avaliação com ressonância magnética (RM) fornecerá um diagnóstico definitivo.

TRATAMENTO

Pacientes assintomáticos ou com diagnóstico acidental sem evidências de ruptura ou instabilidade meniscal são tratados conservadoramente com observação. Eles devem ser orientados sobre os sintomas a serem observados, mas restrições de atividades costumam ser desnecessárias. Se a dor no joelho ou sintomas meniscais limitarem a atividade ou surgir uma ruptura meniscal, a intervenção cirúrgica é considerada. A meniscectomia parcial, referida como saucerização, é frequentemente realizada para remodelar o menisco artroscopicamente, com o objetivo de obter um menisco de aparência anatômica normal (Figura 697.2). As rupturas remanescentes no que seria o aro normal do tecido meniscal são reparadas ou excisadas. A instabilidade meniscal também é abordada com reparos conforme apropriado. Como as rupturas que se estendem do centro do tecido meniscal até a periferia do menisco são difíceis

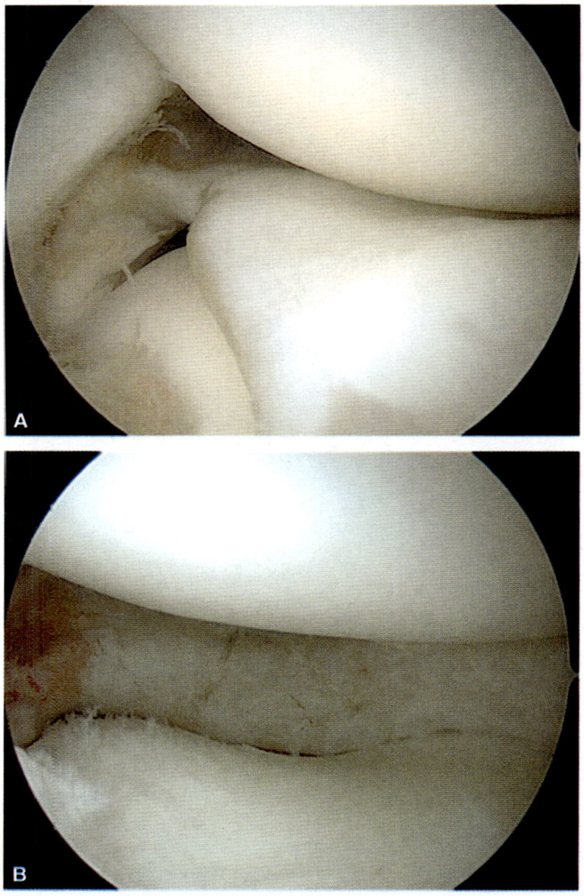

Figura 697.2 Tratamento cirúrgico do menisco lateral discoide. Imagens artroscópicas de menisco lateral discoide completo antes (**A**) e depois (**B**) da meniscectomia parcial.

de tratar e a remoção dessa quantidade de tecido meniscal deixa a superfície articular desprotegida, o que leva à osteoartrite precoce, é preferível tratar as rupturas de MLD tão logo estas se desenvolvam e antes de elas se estenderem à periferia.

A bibliografia está disponível no GEN-io.

697.2 Cistos Poplíteos (Cistos de Baker)

J. Todd R. Lawrence

Cistos poplíteos, ou **cistos de Baker**, são massas císticas simples preenchidas de material gelatinoso que se desenvolvem na fossa poplítea, a depressão superficial localizada na parte posterior do joelho. Considerados raros em crianças, ocorrem mais comumente na região da cabeça medial dos músculos gastrocnêmio e semimembranoso. Manifestam-se como uma bursa isolada cheia de líquido ou por meio da herniação através da cápsula articular posterior do joelho na mesma localização. Histologicamente, os cistos são classificados como fibrosos, sinoviais, inflamatórios ou transitórios. Em geral, os cistos poplíteos se resolvem de forma espontânea, embora o processo possa levar anos.

MANIFESTAÇÕES CLÍNICAS E DIAGNÓSTICO

É comum que os pacientes apresentem massa palpável atrás do joelho que pode ser razoavelmente grande quando notada pela primeira vez. Em geral não há sintomas de desorganização interna do joelho. O exame físico revela massa firme na fossa poplítea, frequentemente de localização medial e distal à prega poplítea. A massa é, em geral, mais proeminente quando o joelho está estendido. A transiluminação do cisto no exame físico é um teste diagnóstico simples. As radiografias do joelho são normais, mas devem ser obtidas para identificar outras lesões, como osteocondromas, osteocondrite dissecante e malignidades. O diagnóstico pode ser confirmado por ultrassonografia (US), RM ou aspiração. A US pode ser usada para confirmar uma lesão cística simples no local anatômico esperado e é frequentemente o único teste diagnóstico necessário para confirmar o diagnóstico com esses achados tranquilizadores. Se massa sólida, lesão vascular ou lesão cística complexa for identificada na US, uma RM pode ser usada para avaliar a massa. Na presença de efusão no joelho, deve ser considerada uma RM para avaliar patologia intra-articular do joelho que possa causar a efusão. Essas crianças também devem ser avaliadas para *outras patologias* que possam causar derrames recorrentes ou intermitentes no joelho, incluindo doença de Lyme, artrite idiopática juvenil ou outros processos autoimunes. A presença de massa sólida detectada na US ou na RM requer exames diagnósticos adicionais e encaminhamento para avaliação de biopsia.

TRATAMENTO

Na maioria dos casos, os cistos poplíteos são observados por frequentemente terem resolução espontânea. O repouso e a elevação da perna são benéficos para promover a drenagem do fluido acumulado dentro do cisto. Se necessário, a aspiração pode reduzir o tamanho do cisto e uma injeção de corticosteroide pode reduzir a inflamação. Os cistos frequentemente reaparecem após a aspiração. A excisão cirúrgica de um cisto poplíteo é indicada apenas quando os sintomas forem debilitantes e não se resolverem após vários meses de tratamento conservador.

A bibliografia está disponível no GEN-io.

697.3 Osteocondrite Dissecante Juvenil

J. Todd R. Lawrence

A osteocondrite dissecante (OCD) é um processo patológico localizado no osso subcondral que afeta secundariamente a cartilagem articular sobrejacente e pode progredir para instabilidade articular, separação da cartilagem e fragmentação. Evidências sugerem que a causa da OCD seja o insulto vascular no joelho em desenvolvimento que é incapaz de se curar devido ao microtraumatismo repetitivo. O distúrbio está, com frequência, sendo observado de modo crescente em crianças e adolescentes, provavelmente, em grande parte, como consequência do aumento da participação de jovens atletas nos esportes. O histórico natural da OCD juvenil não é o mesmo que o visto em adultos. No joelho, a OCD mais comumente afeta a face lateral do côndilo femoral medial; no entanto, o côndilo femoral lateral e a patela também podem ser afetados. A deficiência tanto da superfície do osso quanto da cartilagem de cicatrizarem completamente está associada ao maior risco de desenvolvimento de osteoartrite prematura.

MANIFESTAÇÕES CLÍNICAS E DIAGNÓSTICO

A queixa mais comumente apresentada é uma dor vaga ou **profunda no joelho** que em geral está relacionada à atividade. Se o fragmento osteocondral tornar-se instável, o paciente também pode desenvolver **sintomas mecânicos**, como limitação ou travamento. Os achados de exame físico incluem derrame, sensibilidade à palpação dos côndilos femorais, atrofia do quadríceps e redução da amplitude de movimento.

Como a maioria das lesões de OCD se localiza na face posterior do côndilo femoral, uma radiografia posteroanterior com 45° de flexão do joelho (visão de túnel) é frequentemente necessária para avaliar a presença de uma OCD. Muitos desses pacientes também têm algum grau de dor relacionada à patela, necessitando de radiografias simples de mercante (patelar). Desse modo, a avaliação radiográfica padrão de dor não traumática em um adolescente deve rotineiramente incluir incidências anteroposterior, em perfil, do túnel e do mercante do joelho. Uma lesão inicial pode aparecer como uma pequena radiolucência na superfície articular. Uma lesão mais avançada pode apresentar um segmento bem demarcado de osso subcondral com uma linha lucente mostrando a separação do côndilo. Em crianças com menos de 10 anos, a importância clínica das irregularidades no centro de ossificação da epífise em desenvolvimento não está clara.

A RM é útil para determinar o tamanho da OCD, a integridade da cartilagem articular e a presença de fragmentos soltos. O fluido observado entre o fragmento e o osso subcondral sugere uma lesão instável e alto risco de descolamento. Qualquer sinal linear através da cartilagem articular ou deslocamento do fragmento também indicam uma lesão potencialmente instável. Para uma OCD de aparência instável, com base em sinais e sintomas dos pacientes, ou na imagem, a artroscopia deve ser realizada para avaliar o estado da lesão.

TRATAMENTO

O tratamento da OCD juvenil inclui conduta não operatória e cirúrgica, com decisões terapêuticas baseadas em vários fatores, incluindo o estado de crescimento e maturidade esquelética do paciente, a presença de sintomas, o tamanho da lesão e se a lesão parece intacta e estável ou se há qualquer indício de instabilidade. A imaturidade do esqueleto (*i. e.*, idade mais jovem), a lesão de menor tamanho e a ausência de sintomas mecânicos ou dor devem estar associados a maior probabilidade de a OCD se resolver com tratamento clínico. Lesões instáveis geralmente não respondem ao tratamento conservador.

Portanto, considera-se que pacientes mais jovens com lesões estáveis, como evidenciado pela superfície articular intacta na imagem (Figura 697.3*A*), tenham probabilidades aceitáveis de resolução, e com frequência eles são inicialmente abordados de forma conservadora, com um período de repouso e imobilização acompanhado de um período de restrição estrita das atividades e fisioterapia por 3 a 6 meses. A cicatrização da OCD é seguida de radiografias, normalmente com intervalos aproximados de 3 meses, até que a cicatrização da lesão seja observada. Se a cicatrização não for confirmada por radiografia em 3 a 6 meses, a intervenção cirúrgica é frequentemente considerada. Devido à baixa taxa de cicatrização em pacientes com esqueletos maduros, até lesões intactas não são habitualmente tratadas de forma conservadora nesta população de pacientes, e sim recomendados para cirurgia.

Embora o tratamento tradicional (não cirúrgico) possa ser bem-sucedido em lesões intactas, o tratamento cirúrgico para lesões intactas costuma ser mais bem-sucedido e induz à cicatrização em um ritmo mais acelerado. Consequentemente, os pacientes com frequência optam pela intervenção cirúrgica precoce. Para lesões estáveis e intactas, o

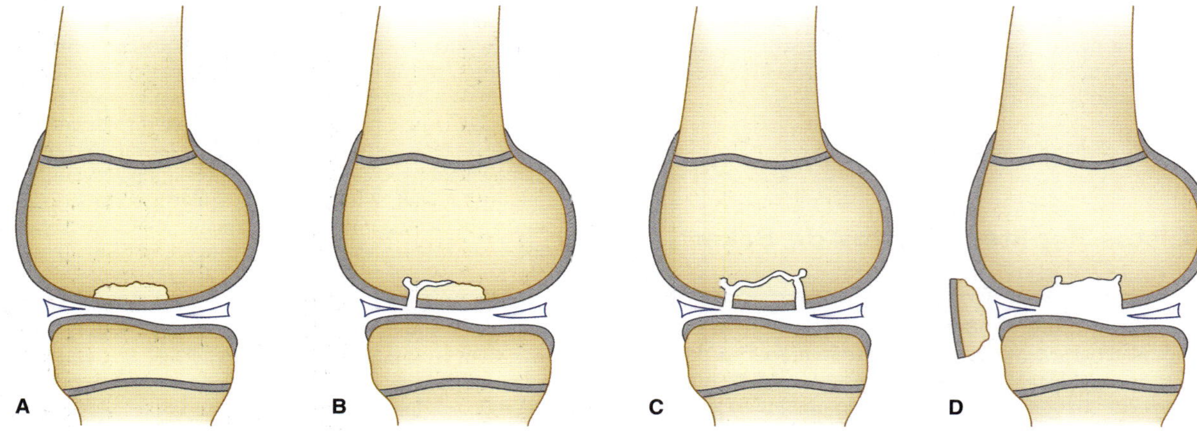

Figura 697.3 O espectro da patologia de osteocondrite dissecante (OCD) do joelho. **A.** Lesão estável e intacta sem rompimento da cartilagem articular sobrejacente. **B.** OCD com fluido abaixo do fragmento, formação de cisto subcondral e destacamento parcial de fragmento. **C.** Lesão instável, mas localizada com líquido abaixo do fragmento, múltiplos cistos subcondrais e destacamento completo do fragmento. **D.** Lesão de OCD deslocada resultando em corpo solto dentro do espaço articular do joelho.

tratamento cirúrgico envolve a avaliação artroscópica da articulação seguida de perfuração trans ou retroarticular para estimular a cicatrização óssea pela criação de canais no osso subcondral que viabilizam a revascularização. Ambas as técnicas são comparavelmente eficazes nos resultados a curto prazo orientados ao paciente e na cicatrização radiográfica.

Lesões mais avançadas com edema abaixo do fragmento, formação de cisto subcondral e descolamento parcial (Figura 697.3*B*) ou completo (Figura 697.3*C*) de fragmento na artroscopia são potencialmente recuperáveis e devem ser tratadas cirurgicamente. O tratamento envolve perfuração ou fixação com possível enxerto ósseo. As lesões de OCD podem progredir para instabilidade e deslocamento no espaço articular (Figura 697.3*D*). A remoção do fragmento solto, além do reparo e da restauração da cartilagem, é geralmente realizada para tais lesões irrecuperáveis. No período pós-operatório, os pacientes passam por fisioterapia para recuperar força e amplitude de movimento, com retorno gradual aos níveis basais de atividade. O tratamento precoce e eficaz da OCD frequentemente previne sintomas recorrentes na vida adulta e reduz o risco de osteoartrite de início precoce.

A bibliografia está disponível no GEN-io.

697.4 Doença de Osgood-Schlatter e Síndrome de Sinding-Larsen-Johansson

Eric J. Sarkissian e J. Todd R. Lawrence

Em pacientes esqueleticamente imaturos, a apófise do tubérculo tibial é uma extensão da epífise tibial proximal. Como o fêmur cresce rapidamente em comprimento, com frequência os pacientes desenvolvem musculatura firme, sobretudo do quadríceps, por meio da articulação do joelho. Esses pacientes também desenvolvem padrões de movimento que preferencialmente colocam o estresse nos joelhos durante as atividades em vez de distribuir esse estresse por outras articulações da extremidade inferior. Os microtraumatismos tensionais repetitivos durante esportes ou outras atividades atléticas geram, então, lesões por tração nos pontos fracos no mecanismo extensor do joelho, já que esse estresse excede a habilidade do esqueleto em desenvolvimento de reparar o dano.

A **síndrome de Sinding-Larsen-Johansson** é uma periostite da inserção no polo inferior da patela. A **doença de Osgood-Schlatter (OS)** é uma irritação do tendão patelar em sua inserção no tubérculo tibial ou uma tração da apofisite da placa de crescimento do tubérculo tibial. Essas condições apresentam-se de forma característica durante períodos de crescimento relativamente acelerado. A síndrome de Sinding-Larsen-Johansson tende a ocorrer em uma população de pacientes um pouco mais jovens, enquanto a doença de OS se apresenta em pacientes mais velhos, sendo mais sintomáticos entre as idades de 10 a 15 anos. Essas condições são mais comuns em crianças muito ativas fisicamente.

MANIFESTAÇÕES CLÍNICAS E DIAGNÓSTICO

A dor anterior do joelho, mais especificamente localizada no polo inferior da patela (síndrome de Sinding-Larsen-Johansson) ou sobre o tubérculo tibial (doença de OS), é a queixa mais comum dos pacientes. Edema, bem como uma eventual proeminência crescente firme e fixa do tubérculo tibial, pode ocorrer na doença de OS e também pode fazer parte da queixa inicial (Figura 697.4). Normalmente não há evento desencadeante traumático agudo e, se houver essa relação com o início dos sintomas, deve elevar a possibilidade de uma fratura do tubérculo tibial ou uma fratura da manga patelar. A dor é agravada por atividades esportivas, mas pode frequentemente persistir com atividades rotineiras e até mesmo no repouso. O exame físico revela sensibilidade pontual sobre o polo inferior do tendão patelar (SJL) ou sobre o tubérculo tibial e a porção distal do tendão patelar (doença de OS). A presença de uma efusão no joelho deve elevar a possibilidade de outra patologia intra-articular. O diagnóstico é normalmente clínico, mas as radiografias podem revelar fragmentação do tubérculo tibial e edema de partes moles (Figura 697.5).

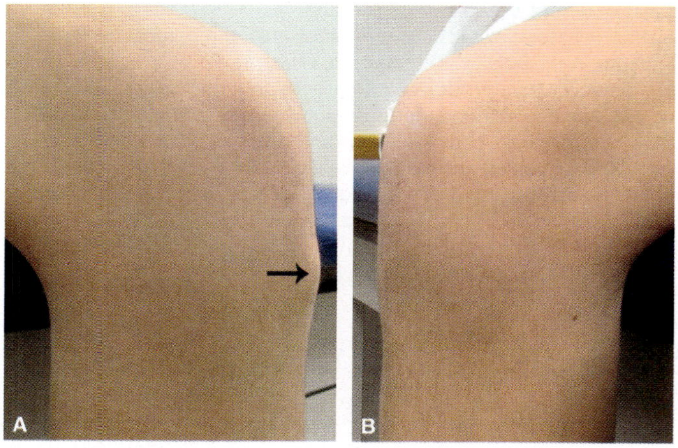

Figura 697.4 Manifestações clínicas da doença de Osgood-Schlatter. Aumento da proeminência do tubérculo tibial, indicado pela *seta* (**A**), da apofisite de tração no joelho de um menino de 15 anos em contraste com o aspecto normal do tubérculo tibial (**B**) no joelho contralateral, não afetado.

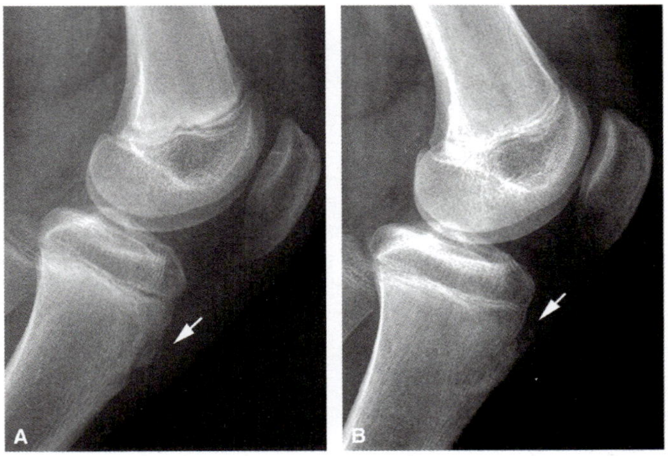

Figura 697.5 Achados radiográficos da doença de Osgood-Schlatter. **A.** Radiografia em perfil do joelho de um menino de 13 anos mostra uma camada de neoformação óssea (*seta*) no tubérculo tibial. **B.** Radiografia em perfil do mesmo paciente aos 15 anos mostra fragmentação característica (*seta*) do tubérculo tibial.

TRATAMENTO

Na maioria dos pacientes, a síndrome de Sinding-Larsen-Johansson e a doença de OS são processos autolimitados e se resolvem com repouso. Os pacientes são tratados com restrição ou imobilização, para resolver a dor antes de avançar nas atividades. Por exemplo, se eles tiverem dor apenas correndo, mas não sentirem dor com as atividades normais diárias, podem ser impedidos de correr, mas podem manter as atividades diárias por 2 semanas antes de avançar. Nos casos mais graves, um imobilizador de joelhos ou até mesmo muletas com restrição de carga de peso são necessários para deixar o paciente confortável, sem dor. Os pacientes normalmente são aconselhados a manter o mesmo nível de atividade por 1 a 2 semanas antes de tentar avançar para um próximo nível. Esportes e outras atividades dinâmicas são restritos até que o paciente esteja livre de dor à palpação, com atividades diárias, por no mínimo 2 semanas. Durante esse período de repouso, abordar alguns fatores predisponentes, como rigidez muscular, pode ajudar a impedir a recorrência com a retomada da atividade. Um regime de alongamento autodirigido focado no quadríceps e nos isquiotibiais pode ser fornecido. Alguns pacientes e casos resistentes podem ser beneficiados por orientação formal desses exercícios por fisioterapeuta.

Tranquilizar é importante, porque alguns pacientes e pais temem que o tubérculo edemaciado possa ser um sinal de uma patologia mais significativa. Pacientes e familiares devem ser informados, no entanto, sobre o fato de que o edema do tubérculo tibial provavelmente não se resolverá. Injeções locais de dextrose hiperosmolar podem melhorar o desfecho em pacientes com doença recalcitrante. A remoção de ossículos do tubérculo é raramente necessária em pacientes pediátricos, mas pode ser requerida nos sintomas persistentes debilitantes em adultos jovens. As complicações são raras e incluem fechamento precoce do tubérculo tibial com *recurvatum*, hiperextensão, deformidade e, raramente, ruptura do tendão patelar ou fratura por avulsão do tubérculo tibial. Embora raras, essas complicações podem ter consequências significativas a longo prazo.

A bibliografia está disponível no GEN-io.

697.5 Síndrome de Dor Patelofemoral

J. Todd R. Lawrence

Também conhecida como a síndrome da dor anterior do joelho, a síndrome de dor patelofemoral (SDPF) é uma das causas mais comuns de dor no joelho, sobretudo em adolescentes do sexo feminino. Antes, pensava-se que a SDPF surgisse de uma superfície articular patelar desordenada, daí o termo anterior, "condromalacia patelar". Evidências crescentes mostram que a dor anterior do joelho está frequentemente presente mesmo com cartilagem articular patelar normal, resultando na denominação mais apropriada dessa condição. A etiologia precisa da dor do joelho permanece desconhecida e é provavelmente multifatorial.

MANIFESTAÇÕES CLÍNICAS E DIAGNÓSTICO

Dor abaixo ou próximo da patela é o sintoma mais comum. Classicamente, subir ou descer escadas, o que põe a patela sob altas forças compressivas, tende a agrava a dor. Agachamento, corridas e outras atividades físicas vigorosas também exacerbam a dor anterior no joelho. Sentar-se com o joelho flexionado por um período prolongado, o chamado **sinal do teatro**, é outra queixa comum. O início dos sintomas geralmente é gradual, não há histórico de traumatismo antecedente. Se for observada uma etiologia traumática, deve-se considerar outras etiologias. A flambagem ou a sensação de que o joelho *está cedendo* pode ocorrer, mas raramente há uma verdadeira instabilidade patelar ou do joelho. O edema não é comum e, se presente, deve alertar para uma investigação mais aprofundada. A dor é frequentemente aliviada pela extensão do joelho.

O exame físico revela sensibilidade isolada à palpação dos aspectos medial ou lateral da patela. Com o joelho estendido e os quadríceps relaxados, colocar pressão na patela e convertê-la de maneira distal para o topo do sulco troclear, o chamado **teste de flexibilidade**, frequentemente também causa dor. A reprodução da dor do paciente com essas manobras é um componente importante do exame. A amplitude de movimento ativa e passiva do joelho, o alinhamento da extremidade inferior, a estabilidade ligamentar do joelho, o acompanhamento patelar e a marcha devem ser avaliados para identificar quaisquer causas óbvias de desalinhamento ou de patela instável. Esses pacientes frequentemente têm quadríceps, isquiotibiais e tendões calcâneos tensos, bem como musculatura fraca do quadril e equilíbrio geral precário. Um único agachamento pode frequentemente evidenciar a fraqueza do quadril e problemas de equilíbrio e alinhamento que contribuem para essa condição. Radiografias de rotina do joelho, incluindo incidências anteroposterior, em perfil, de túnel (posteroanterior com 45° flexão de joelho) e de mercante (patelar), são geralmente normais, mas são úteis para descartar outras etiologias. As radiografias do quadril devem ser consideradas em casos suspeitos para descartar patologia do quadril, como deslocamento da epífise femoral, que também pode manifestar-se com dor no joelho mal definida em adolescentes. Uma RM não é rotineiramente necessária para avaliação, mas deve ser considerada em qualquer paciente com histórico de sintomas mecânicos ou efusão. A RM também deve ser considerada em casos refratários aos tratamentos padrão.

TRATAMENTO

Diversos métodos de tratamentos não cirúrgicos são utilizados para tratar a SDPF. A base do tratamento é fisioterapia contínua, envolvendo alongamento e fortalecimento globais da extremidade inferior, incluindo fortalecimento do quadríceps de arco curto, fortalecimento do quadril e núcleo e exercícios designados para tratar o equilíbrio e posicionamento global do corpo durante atividades dinâmicas. Nenhum regime em particular parece demonstrar resultados superiores aos demais. Programas de exercícios domiciliares podem ser eficazes para o paciente disciplinado e motivado, mas a fisioterapia formal deve ser considerada em casos resistentes ou com pacientes indisciplinados ou que não possuam meios para aderir ao programa autodirecionado. Órteses, incluindo bandagem patelar, joelheiras, cintas de joelho personalizadas ou até mesmo palmilhas são frequentemente utilizadas em conjunto com a fisioterapia. No entanto, a evidência de benefício a longo prazo do uso de órteses não está clara. O tratamento com injeções de toxina botulínica, fármacos anti-inflamatórios não esteroidais ou ultrassom terapêutico não é fundamentado. A maior parte dos casos de SDPF resolve-se espontaneamente ao longo de anos, porém a dor pode persistir em um terço dos pacientes. O tratamento cirúrgico raramente é necessário.

A bibliografia está disponível no GEN-io.

697.6 Instabilidade Patelofemoral

J. Todd R. Lawrence

A estabilidade da articulação patelofemoral depende do equilíbrio entre as contenções estáticas e as forças dinâmicas atuando sobre a patela. Estas incluem os ligamentos de contenção (restritivos) e a anatomia articular do sulco patelofemoral que serve para equilibrar as forças dinâmicas do mecanismo do quadríceps e para o posicionamento global dos membros. Durante a flexão do joelho, a atração do mecanismo do quadríceps tende a aplicar uma força de deslocamento lateral global na patela. O **ângulo Q** refere-se ao desvio entre o ângulo do tendão patelar e a linha do quadríceps. Quadris mais largos e posicionamento valgo (joelho em movimento) aumentam o ângulo Q e, por conseguinte, a força lateral aplicada sobre a patela. Em extensão, as contenções estáticas, incluindo os ligamentos de restrição mediais, principalmente o ligamento patelofemoral medial (LPFM), são responsáveis por guiar a patela ao sulco troclear no fêmur distal. A atração do vasto medial oblíquo é a única restrição dinâmica. Uma vez na tróclea, a congruência óssea torna-se a restrição primária para as forças musculares laterais.

Os fatores que contribuem para a instabilidade patelofemoral são multifatoriais e incluem frouxidão ligamentar; displasia troclear, criando um sulco superficial; hipoplasia condilar, patela alta (patela alta de equitação) ou desalinhamentos que efetivamente aumentam o ângulo Q, como genuvalgo, anteversão femoral aumentada ou lateralização do tubérculo tibial.

A **luxação patelofemoral aguda** é o distúrbio agudo do joelho mais comum em crianças e adolescentes, e geralmente ocorre após estiramento súbito em valgo durante uma atividade esportiva, mas pode ser resultado de traumatismo direto. A **subluxação patelofemoral recorrente** corresponde a mais de um episódio de subluxação patelar sem luxação franca. O desalinhamento lateral do mecanismo do quadríceps é o fator etiológico mais comum. O **deslocamento habitual da patela** descreve o deslocamento patelar que ocorre durante cada ciclo de flexão/extensão do joelho. Um joelho displásico com contratura da porção lateral do mecanismo do quadríceps está frequentemente associado. Diversas síndromes estão relacionadas à instabilidade patelar, incluindo a síndrome de Down (ver Capítulo 98), a síndrome de Turner (ver Capítulo 98), a síndrome de Kabuki e a síndrome de Rubinstein-Taybi.

MANIFESTAÇÕES CLÍNICAS E DIAGNÓSTICO

No deslocamento patelar agudo, os pacientes se recordam do evento agudo ou da sensação de que sua patela estava fora do lugar. Endireitar o joelho é tudo que normalmente é necessário para reduzir a patela mas, às vezes, pode requerer atenção médica. O edema, habitualmente, é quase imediato após a lesão e detectável no exame como uma grande efusão. A patela pode parecer lateralmente deslocada quando o joelho estiver estendido por completo, ou mais alta que o normal com o joelho levemente flexionado. A dor ao longo do joelho, desde a patela medial até o epicôndilo medial do fêmur, é comum. A translocação patelar lateral com o joelho ligeiramente flexionado deve ser verificada com o **teste de apreensão patelar**. No quadro agudo haverá translação aumentada e dor, bem como uma sensação de insegurança. O acompanhamento patelar também é um componente importante do exame, mas pode não ser possível por causa da dor aguda do quadro. O **sinal J** refere-se ao caminho em J invertido que a patela toma, começando em uma posição subluxada lateralmente e, então, deslocando-se medialmente para encaixar no sulco femoral com a flexão inicial do joelho. O perfil torcional do paciente também é importante para descartar possíveis anormalidades rotacionais do fêmur ou tíbia.

As radiografias do paciente com instabilidade patelar devem incluir incidências anteroposterior, em perfil e de mercante (da patela) (obtidas com o joelho fletido a 45°, com o feixe de raios X através do joelho da cabeça aos pés). As radiografias também devem ser cuidadosamente examinadas para fraturas ocultas. Na presença de uma efusão significativa do joelho, sintomas mecânicos, deslocamento patelar traumático agudo ou incerteza sobre o diagnóstico, uma investigação aprofundada deve incluir uma RM para pesquisar fragmentos soltos ou danos na cartilagem. A RM ilustrará padrões de lesões ósseas típicas de deslocamento patelar na face patelar medial e no côndilo femoral lateral e uma ruptura no ligamento patelofemoral medial.

TRATAMENTO

O tratamento não cirúrgico é inicialmente recomendado para a luxação patelar aguda e subluxação patelar recorrente, a menos que uma fratura osteocondral ou uma patologia intra-articular adicional seja detectada nos exames de imagem. Embora a fisioterapia precoce também tenha sido demonstrada como bem-sucedida, um período breve de 4 a 6 semanas de imobilização em extensão completa pode auxiliar a cicatrização das restrições do joelho medial, consequentes ao deslocamento traumático inicial. Após isso, a transição para a cinta estabilizadora patelar em geral reduz os sintomas. O tratamento bem-sucedido é normalmente alcançado com fisioterapia formal destinada a melhorar o tônus muscular extensor, sobretudo do vasto médio oblíquo, posicionamento corporal relacionado a atividades e fortalecimento dos músculos do quadril e núcleo. A taxa relatada de redeslocamento após deslocamento patelar traumático inicial varia de 15 a 44% e parece ser mais alta em pacientes mais jovens e em pacientes com displasia troclear mais significativa (tróclea rasa).

O fracasso na melhora após tratamento não cirúrgico e episódios persistentes de subluxação ou deslocamento patelar são indicações para intervenção cirúrgica para abordar a instabilidade patelofemoral. Os pacientes com fragmentos soltos, fraturas osteocondrais ou lesão condral são candidatos à intervenção cirúrgica precoce. Existem muitos tipos diferentes de procedimentos cirúrgicos para impedir a ocorrência da excursão lateral da patela, mas quase todos incluem reconstrução do ligamento patelofemoral medial. O realinhamento distal da inserção do tendão patelar com uma osteotomia do tubérculo tibial pode ajudar a melhorar o alinhamento geral e, muitas vezes, é incluído como parte do procedimento de estabilização em adolescentes esqueleticamente maduros. As técnicas de crescimento guiado podem ser usadas em pacientes com crescimento remanescente para corrigir o alinhamento geral. A abordagem cirúrgica selecionada deve ser individualizada para cada paciente dependendo da anatomia patológica que contribui para subluxações ou deslocamentos recorrentes.

A bibliografia está disponível no GEN-io.

697.7 Ruptura do Ligamento Cruzado Anterior

J. Todd R. Lawrence

A reconstrução do ligamento cruzado anterior (LCA) pediátrico tornou-se mais prevalente, uma vez que a ruptura do LCA em pacientes com esqueletos imaturos tem aumentado muito nos últimos anos. Aumento da participação em esportes, maior intensidade de treinamentos e competições, participação em várias equipes, maior conscientização e aprimoramento dos métodos de diagnóstico são todos fatores contribuintes para o aumento da conscientização sobre as lesões do LCA em crianças e adolescentes.

Sabe-se que as mulheres têm maior risco para lesões do LCA do que os homens. A discrepância específica de gênero parece ser causada principalmente por padrões de ativação neuromuscular insuficientes em mulheres, resultando em **genuvalgo** mais acentuado, ou joelhos tortos, passo tendencioso e, portanto, maior tendência de andar e parar em uma posição propensa à lesão. Outros fatores de risco não modificáveis incluem frouxidão articular generalizada, joelho recurvado (hiperextensão), anteversão femoral e lesão LCA contralateral; o traumatismo é incomum. Diversos programas de prevenção de lesões pediátricas do LCA mostram benefícios não apenas na redução das taxas de lesões, mas também no aumento da força e desempenho atléticos. Estudos indicam que a implantação universal de programas de prevenção de lesões seria uma estratégia com bom custo-benefício.

MANIFESTAÇÕES CLÍNICAS E DIAGNÓSTICO

A maioria das rupturas do LCA ocorre como resultado de uma lesão sem contato. Os pacientes podem relatar um estalido associado ao início agudo de dor no joelho. Depois evolui para edema, limitação da amplitude de movimento e, às vezes, sensação de instabilidade. Após a lesão inicial, os pacientes podem, surpreendentemente, apresentar pouca dor. No

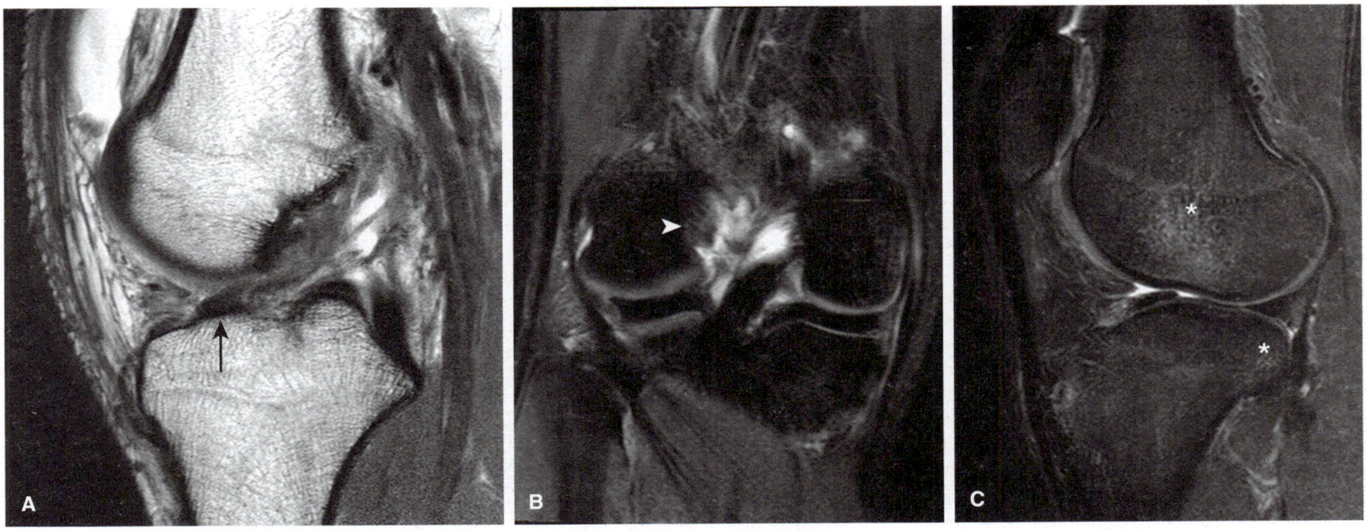

Figura 697.6 Um menino de 16 anos com ruptura do ligamento cruzado anterior (LCA) de espessura completa. **A.** A imagem sagital de densidade de prótons demonstra uma ruptura de espessura completa do LCA próximo à sua origem femoral com fibras de inserção tibial residual (*seta*). **B.** Imagem coronal com supressão de gordura em densidade de prótons demonstra uma ruptura de espessura completa com fibras do LCA de origem femoral residual (*ponta da seta*). **C.** Imagem sagital com supressão de gordura ponderada em T2 demonstra um padrão de contusão *kissing* relacionado a uma lesão do mecanismo do LCA (*asterisco*). (*De Kan JH: Sports medicine. In Colley BD, editor:* Caffey's pediatric diagnostic imaging, *12/e. Philadelphia, 2013, Elsevier, Fig. 145.20.*)

exame físico, o sinal de gaveta anterior ou o **teste de Lachman** pode indicar um aumento da translação tibial anterior. O teste de Lachman é realizado pela aplicação de força direcionada anteriormente à tíbia proximal com o fêmur estabilizado e o joelho flexionado entre 20 e 30°. O grau de translação e o ponto final são avaliados, sendo que o aumento da translação e um ponto final indistinto indicam um teste positivo. Um teste de deslocamento do pivô também pode ser realizado para confirmar o diagnóstico, mas é raramente bem-sucedido no paciente consciente. Ele é conduzido pela flexão delicada do joelho enquanto está apenas apoiando a perna. Um leve estresse em valgo e uma leve rotação interna podem intensificar o desvio.

As radiografias do joelho são realizadas, incluindo incidências anteroposterior, em perfil, de túnel (posteroanterior com 45° de flexão do joelho) e de mercante (patelar), para pesquisar outras potenciais lesões comuns em pacientes pediátricos e adolescentes, como fraturas por avulsão da coluna tibial ou uma OCD. Em lesões traumáticas, as radiografias oblíquas interna e externa também podem ser úteis. Em última instância, a RM do joelho pode confirmar a presença de intrassubstância da ruptura do LCA, bem como patologia meniscal ou condral (Figura 697.6). A avaliação artroscópica é o padrão-ouro para diagnóstico e tratamento.

TRATAMENTO

O tratamento para lesão de LCA nessa população de pacientes pode ser desafiador, e a gravidade da ruptura do LCA e o grau de instabilidade do joelho são importantes no direcionamento do tratamento. Rupturas incompletas ou parciais do LCA que ainda mantêm um desfecho firme no exame podem ser tratadas de maneira conservadora e, sendo avaliada a compreensão e a vontade do paciente e de sua família de aderir a um protocolo de órteses e restrição das atividades, são fatores importantes para otimizar os resultados. Para rupturas completas do LCA, em razão do risco permanente de dano ao joelho se a estabilização do joelho for retardada, a reconstrução cirúrgica é agora recomendada para pacientes que são física, mental e emocionalmente capazes de manter as precauções e cumprir a longa reabilitação após o procedimento. Contudo, o curso de tratamento definitivo é uma decisão individual que o paciente e familiares devem tomar de forma compartilhada com seu médico. Técnicas de reconstrução que respeitam o crescimento – tais como técnicas de reconstrução totalmente epifisárias, transfisárias parciais ou transfisárias tradicionais – são usadas com base na maturidade esquelética do paciente para minimizar o risco de distúrbio de crescimento por meio das fises femoral distal e tibial proximal.

Dependendo da técnica usada para reconstrução e de qualquer patologia meniscal associada, o suporte de peso é restrito e uma muleta é usada pelas primeiras 4 a 6 semanas do período pós-operatório. A fisioterapia é empregada no pós-operatório e mantida até que os testes de força e funcionais sejam iguais ao membro contralateral, não afetado. A prevenção de lesões por meio de treinamento neuromuscular está incluída nas fases finais dos testes de reabilitação e de triagem para tentar minimizar o risco de uma nova lesão. O retorno dos pacientes aos esportes em geral ocorre em, no mínimo, 9 a 12 meses de pós-operatório, e depois eles são acompanhados anualmente até a maturidade esquelética para monitorar o progresso e a presença de sinais de distúrbios no crescimento. Apesar dos extensos esforços de prevenção, as taxas de lesão secundária permanecem sendo bem altas com o retorno aos esportes de risco.

A bibliografia está disponível no GEN-io.

Capítulo 698
O Quadril

Wudbhav N. Sankar, Jennifer J. Winell, B. David Horn e Lawrence Wells

Anatomicamente, a articulação do quadril é uma articulação esférica entre a cabeça do fêmur e o acetábulo. Ela se revela uma articulação fundamental da extremidade inferior, e suas demandas funcionais requerem tanto estabilidade quanto flexibilidade.

CRESCIMENTO E DESENVOLVIMENTO

A articulação do quadril começa a se desenvolver por volta da sétima semana de gestação, quando uma fenda surge no mesênquima do botão da extremidade primitiva. Essas células pré-cartilaginosas diferenciam-se em um tecido cartilaginoso, formando a **cabeça femoral** e o **acetábulo** por volta da 11ª semana de gestação (ver Capítulo 11). Ao nascimento, o acetábulo é completamente composto de cartilagem, com uma fina borda fibrocartilagem denominada ***labrum***.

A cartilagem hialina celular do acetábulo forma uma estrutura contínua com a cartilagem trirradiada, a qual divide e interconecta os três componentes ósseos da pelve (**ílio**, **ísquio** e **púbis**). A concavidade do acetábulo é determinada pelo formato esférico da cabeça do fêmur.

Diversos fatores determinam a profundidade do acetábulo, como o crescimento intersticial dentro da cartilagem acetabular, o crescimento aposicional sob o pericôndrio e o crescimento dos ossos adjacentes (ílio, ísquio e púbis). Nos recém-nascidos, todo o fêmur proximal é uma estrutura cartilaginosa, incluindo a cabeça do fêmur e os trocânteres maior e menor. As três principais áreas de crescimento são a placa fisária, a placa de crescimento do trocânter maior e o istmo do colo femoral. Entre o 4º e o 7º mês de vida, o centro de ossificação femoral proximal (no centro da cabeça do fêmur) surge. Esse centro de ossificação continua a crescer, junto a seu primórdio cartilaginoso, até a vida adulta, quando resta apenas uma fina camada de cartilagem articular. Durante esse período de crescimento, a espessura da cartilagem em torno do núcleo ósseo diminui gradativamente, assim como a espessura da cartilagem acetabular. O crescimento do fêmur proximal é afetado pela tração muscular, pelas forças transmitidas à articulação através do quadril durante a sustentação do peso, pela nutrição articular normal, pela circulação e pelo tônus muscular. Alterações nesses fatores podem causar modificações profundas no desenvolvimento do fêmur proximal.

SUPRIMENTO VASCULAR

O suprimento sanguíneo da epífise proximal do fêmur é complexo e modifica-se com o crescimento do fêmur proximal. O fêmur proximal recebe seu suprimento arterial pelos vasos intraósseos (sobretudo a artéria circunflexa femoral medial) e vasos extraósseos (Figura 698.1). Os **vasos retinaculares** (extraósseos) estão localizados na superfície do colo do fêmur, mas são intracapsulares, pois entram na epífise pela periferia. Isso torna o suprimento sanguíneo vulnerável a danos decorrentes de artrite séptica, traumatismos, trombose e outros danos vasculares. A interrupção desse frágil suprimento sanguíneo pode causar necrose avascular da cabeça do fêmur e deformidade permanente do quadril.

698.1 Displasia do Desenvolvimento do Quadril

Wudbhav N. Sankar, B. David Horn, Jennifer J. Winell e Lawrence Wells

O termo "displasia do desenvolvimento do quadril" (DDQ) refere-se a um espectro de patologias do desenvolvimento da articulação imatura do quadril. Antes chamada de *luxação congênita do quadril*, a DDQ descreve com maior precisão as variadas apresentações do distúrbio, abrangendo tanto displasias leves quanto luxações acentuadas.

CLASSIFICAÇÃO

O termo **displasia** acetabular refere-se às alterações de morfologia e desenvolvimento do acetábulo. Define-se **subluxação** do quadril como a presença de contato parcial entre a cabeça do fêmur e o acetábulo; e **luxação** do quadril, como a ausência de contato entre as superfícies articulares do quadril. As DDQs são divididas em dois grandes grupos: **típico** e **teratológico**. As DDQs típicas ocorrem em pacientes sem outras anormalidades e naqueles sem síndromes ou condições genéticas definidas. As luxações teratológicas do quadril costumam ter causas identificáveis, como artrogripose ou síndromes genéticas, e ocorrem antes do nascimento.

ETIOLOGIA E FATORES DE RISCO

Embora sua etiologia continue desconhecida, as DDQs têm como resultado final o aumento da frouxidão articular, o que causa falha na manutenção da estabilidade da articulação femoroacetabular. Esse aumento da instabilidade resulta, provavelmente, de uma combinação de fatores hormonais, mecânicos e genéticos. Em 12 a 33% dos pacientes afetados, há história familiar positiva. As DDQs são mais comuns nos pacientes do sexo feminino (80%); acredita-se que isso se deva à maior suscetibilidade dos fetos de gênero feminino a hormônios maternos como a relaxina, que aumentam a frouxidão ligamentar. Apesar de apenas 2 a 3% dos bebês nascerem em apresentação pélvica, a incidência de DDQs nesses pacientes é de 16 a 25%.

Qualquer condição que provoque a diminuição do espaço intrauterino e, em consequência, a redução do espaço para que o feto se movimente normalmente pode estar associada às DDQs. Entre essas condições, estão oligoidramnia, peso elevado ao nascer e primeira gestação. A alta taxa de associação entre as DDQs e outras *anormalidades da moldagem intrauterina*, como torcicolo e metatarso aduto, sustenta a teoria de que o *fenômeno de constrição* exerce um papel importante na patogênese. O quadril esquerdo é acometido com maior frequência. Na posição fetal mais comum, esse quadril é habitualmente forçado à adução pelo sacro materno.

EPIDEMIOLOGIA

Embora a maioria dos estudos de triagem neonatal indique que algum grau de instabilidade do quadril pode ser identificado em 1 a cada 100 a 250 bebês, quadris realmente deslocados ou deslocáveis são bem menos comuns, sendo observados em 1 a 1,5 a cada 1.000 nascidos vivos.

A incidência de DDQs sofre acentuada variação de acordo com a região geográfica e a etnia. A incidência relatada varia de 1,7 a cada 1.000 bebês na Suécia a 75 a cada 1.000 na Iugoslávia e 188,5 em 1.000 no distrito de Manitoba, no Canadá. Entre recém-nascidos africanos e chineses, a incidência é quase 0%, enquanto, entre recém-nascidos caucasianos, é de 1% para displasia do quadril e de 0,1% para luxação. Essas diferenças podem ser resultado de fatores ambientais, como os hábitos de criação das crianças, e não à predisposição genética.

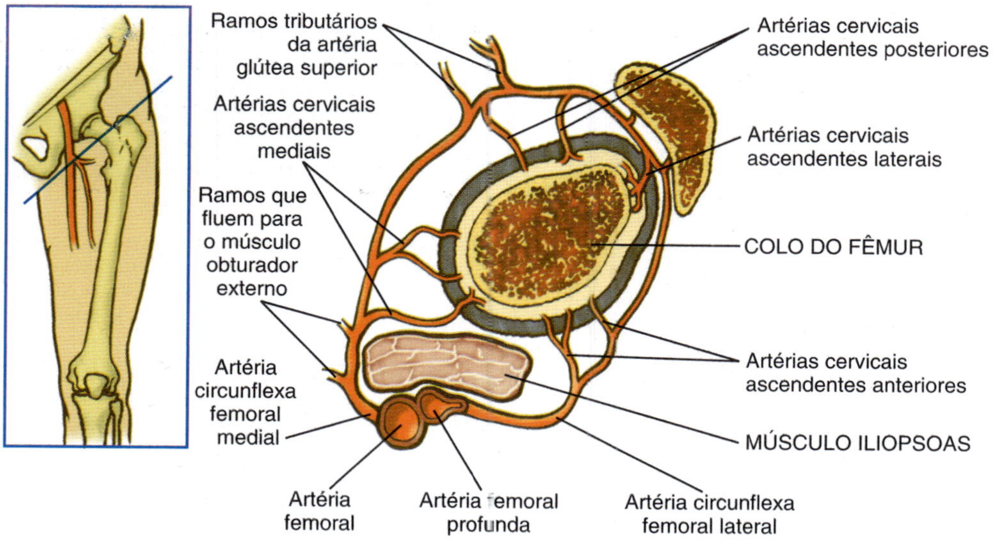

Figura 698.1 Diagrama da anatomia vascular do fêmur proximal.

Tradicionalmente, os responsáveis por cuidar dos bebês na África e na Ásia carregam as crianças presas a seu corpo por uma manta, deixando os quadris flexionados, abduzidos e livres para se movimentar. Isso mantém os quadris na posição ideal para garantir a estabilidade e a moldagem dinâmica do desenvolvimento do acetábulo pela cabeça cartilaginosa do fêmur. Em populações indígenas norte-americanas e do leste europeu, cuja incidência de DDQs é relativamente elevada, as crianças têm sido historicamente confinadas em roupas apertadas, que forçam os quadris à extensão. Essa posição aumenta a tensão na unidade musculotendínea do psoas e pode predispor os quadris a saírem do lugar e, por fim, se deslocarem no sentido lateral e superior.

ANATOMIA PATOLÓGICA

Nas DDQs, podem se desenvolver diversas alterações anatômicas secundárias, capazes de evitar a redução. O tecido adiposo no fundo da cavidade, conhecido como pulvinar, e o ligamento redondo podem se hipertrofiar, impedindo a redução da cabeça do fêmur. Com frequência, o ligamento acetabular transverso também se torna mais espesso, o que efetivamente diminui a abertura do acetábulo. Além disso, o tendão encurtado do iliopsoas tensiona-se ao longo da parte anterior do quadril, conferindo um formato de ampulheta à cápsula do quadril, o que restringe o acesso ao acetábulo. Com o tempo, a cabeça deslocada do fêmur pressiona a borda do acetábulo e o *labrum*, fazendo com que este se dobre para dentro e se torne mais espesso.

O formato normal da cabeça do fêmur e do acetábulo depende de uma redução concêntrica entre os dois. Quanto mais tempo o quadril permanecer luxado, mais provável é que o acetábulo de desenvolva anormalmente. Sem a cabeça do fêmur para moldá-lo, o acetábulo vai se tornando cada vez mais raso – com teto acetabular oblíquo e parede medial espessada.

ALTERAÇÕES CLÍNICAS

Recém-nascidos

As DDQs são assintomáticas em recém-nascidos, e é necessário investigá-las por meio de manobras específicas. O exame físico deve ser feito com o bebê despido e em decúbito dorsal, em ambiente aquecido e confortável, sobre uma mesa de exames plana. Se possível, o bebê deve ser alimentado logo antes do exame.

A manobra provocativa de **Barlow** avalia o potencial de luxação de um quadril inicialmente não deslocado. O examinador faz a adução do quadril flexionado e empurra a coxa posteriormente, de maneira suave, em um esforço para deslocar a cabeça do fêmur (Figura 698.2). Em testes positivos, sente-se o quadril deslizar para fora do acetábulo. À medida que se diminui o empuxo proximal, é possível sentir o quadril deslizar de volta para o acetábulo.

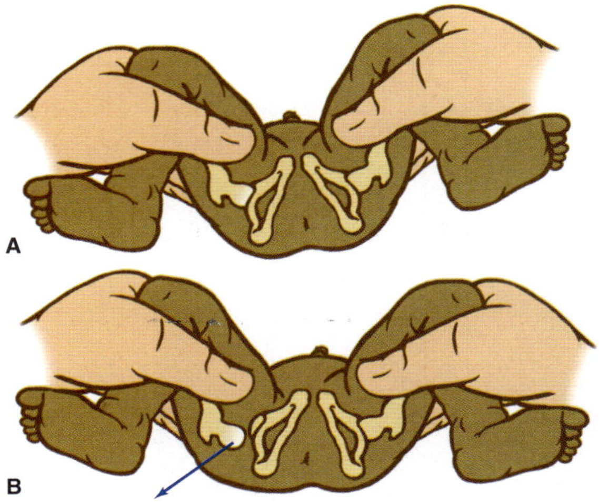

Figura 698.2 O teste provocativo de Barlow é realizado com os joelhos e os quadris do paciente flexionados. **A.** Segurando os membros do paciente cuidadosamente, com a coxa em adução, o examinador aplica uma força direcionada posteriormente. **B.** Este teste é positivo nos casos de quadril deslocável.

O teste de **Ortolani** é o oposto da manobra de Barlow: o examinador tenta reduzir um quadril que está luxado em repouso (Figura 698.3). Ele segura a coxa da criança entre o polegar e o indicador e, com o quarto e o quinto dedos, ergue o trocânter maior, ao mesmo tempo que faz a abdução do quadril. Quando o teste é positivo, a cabeça do fêmur desliza para dentro da cavidade com um leve "ruído" surdo, que se mostra palpável, mas, em geral, inaudível. A manobra deve ser realizada de forma suave e não forçada.

O **clique do quadril** é a sensação (ou som) experimentada com maior frequência ao fim da abdução nas manobras de Barlow e Ortolani para identificar DDQs. Um clique do quadril pode ser diferenciado de um estalido (*clunk*), sentido quando a cabeça do fêmur entra e sai da articulação. O estalido do quadril, em geral, tem origem no ligamento redondo, ou, em alguns casos, na fáscia lata ou no tendão do psoas, e não indica anormalidade significativa do quadril.

Lactentes

Quando o bebê chega aos 2 a 3 meses de vida, os tecidos moles começam a se comprimir, e os testes de Ortolani e Barlow deixam de ser confiáveis. Nessa faixa etária, é necessário que o examinador busque outros achados físicos específicos, como abdução limitada do quadril, encurtamento aparente da coxa, localização proximal do trocânter maior, assimetria das pregas das nádegas e dobras das coxas (Figura 698.4) e posicionamento do quadril. A limitação de abdução é o sinal mais confiável de luxação do quadril nessa idade.

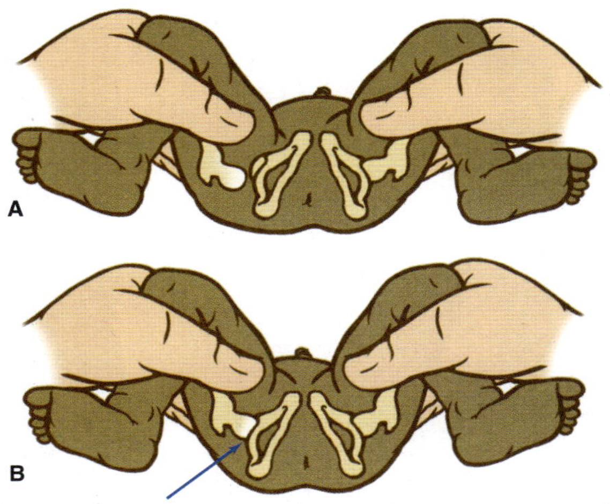

Figura 698.3 A manobra de Ortolani é o sinal da esfera da cabeça do fêmur movendo-se para dentro e para fora do acetábulo. **A.** O examinador segura a coxa do paciente e, suavemente, faz a abdução do quadril, ao mesmo tempo que ergue o trocânter maior com dois dedos. **B.** Quando o teste é positivo, a cabeça deslocada do fêmur retorna ao acetábulo, com um solavanco palpável, quando o quadril é abduzido.

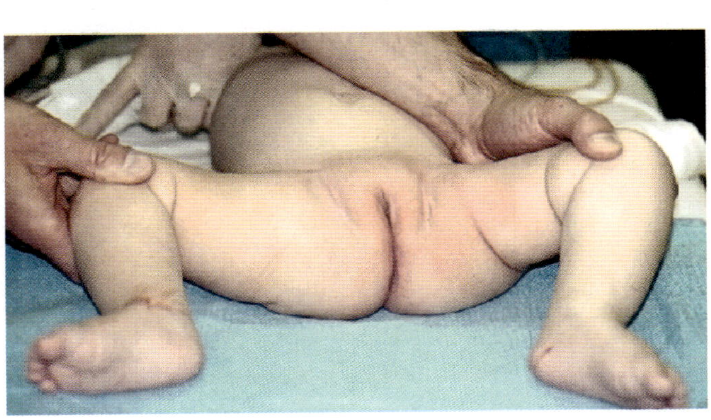

Figura 698.4 Assimetria das pregas da coxa em criança com displasia do desenvolvimento do quadril.

O encurtamento da coxa – **sinal de Galeazzi** – é mais bem observado colocando-se ambos os quadris em flexão de 90° e comparando-se a altura dos joelhos para verificar se há assimetria (Figura 698.5). A assimetria das coxas e das pregas cutâneas das nádegas pode ser um sinal de displasia de quadril. Outro teste útil é o **teste de Klisic**, no qual o examinador põe o terceiro dedo sobre o trocânter maior e o indicador da mesma mão sobre a espinha ilíaca anterossuperior. Em quadris normais, a linha imaginária traçada entre as pontas dos dois dedos aponta para o umbigo. Em quadris luxados, o trocânter maior está elevado, e a linha projeta-se no meio do trajeto entre o umbigo e o púbis (Figura 698.6).

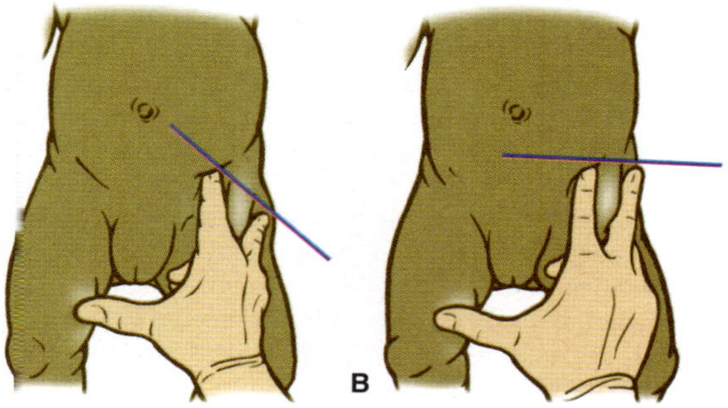

Figura 698.6 Teste de Klisic. **A.** Em quadris normais, a linha imaginária traçada da ponta do dedo indicador posicionado na crista ilíaca do paciente até o dedo médio posicionado no trocânter maior deve apontar para o umbigo. **B.** Em quadris luxados, a linha traçada entre as pontas dos dois dedos corre abaixo do umbigo, pois o trocânter maior está anormalmente alto.

Crianças que já andam

A criança que já deambula frequentemente requer atenção clínica após a família ter notado claudicação, andar gingado ou discrepância no comprimento das pernas. O lado acometido parece mais curto que o da extremidade normal, e a criança caminha na ponta do pé do lado afetado. Nessas crianças, o sinal de Trendelenburg (ver Capítulo 693) é positivo, e em geral observa-se um solavanco do abdutor quando a criança caminha. Do mesmo modo que em crianças mais novas, a abdução do quadril é limitada no lado acometido, e os joelhos estão em níveis diferentes com os quadris em flexão (sinal de Galeazzi). A lordose acentuada, secundária às alterações na mecânica dos quadris, é comum, sendo, muitas vezes, a queixa inicial.

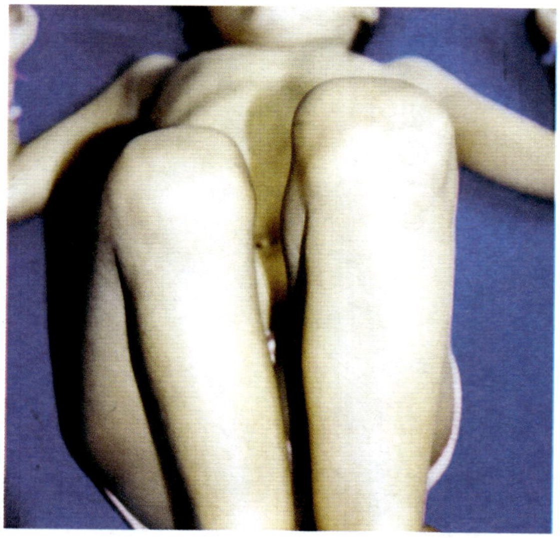

Figura 698.5 Sinal de Galeazzi positivo em criança com displasia do desenvolvimento do quadril não tratada.

TESTES DIAGNÓSTICOS

Ultrassonografia

Por ser superior à radiografia para analisar estruturas cartilaginosas, a ultrassonografia (US) mostra-se o teste diagnóstico de escolha nas DDQs antes do aparecimento do núcleo de ossificação da cabeça do fêmur (4 a 6 meses). Até a quarta semana de vida, entretanto, deve-se preferir o exame físico à US, dada a alta taxa de US falso-positivas nessa faixa etária. Portanto, convém aguardar para realizar a US até que o lactente complete, pelo menos, 1 mês, a menos que a criança tenha um exame físico fortemente positivo. Além de mostrar a relação estática entre o fêmur e o acetábulo, a US fornece dados dinâmicos sobre a estabilidade da articulação do quadril. A US pode ser usada para monitorar o desenvolvimento do acetábulo, sobretudo nas crianças em tratamento com o suspensório de Pavlik. Esse método pode minimizar o número de radiografias e tornar viável que o clínico identifique precocemente uma falha terapêutica.

Na técnica de Graf, coloca-se o transdutor sobre o trocânter maior, o que possibilita a visualização do ílio, do acetábulo ósseo, do *labrum* e da epífise do fêmur (Figura 698.7). O ângulo formado pela linha do ílio e por uma linha tangente ao teto ósseo do acetábulo é denominado

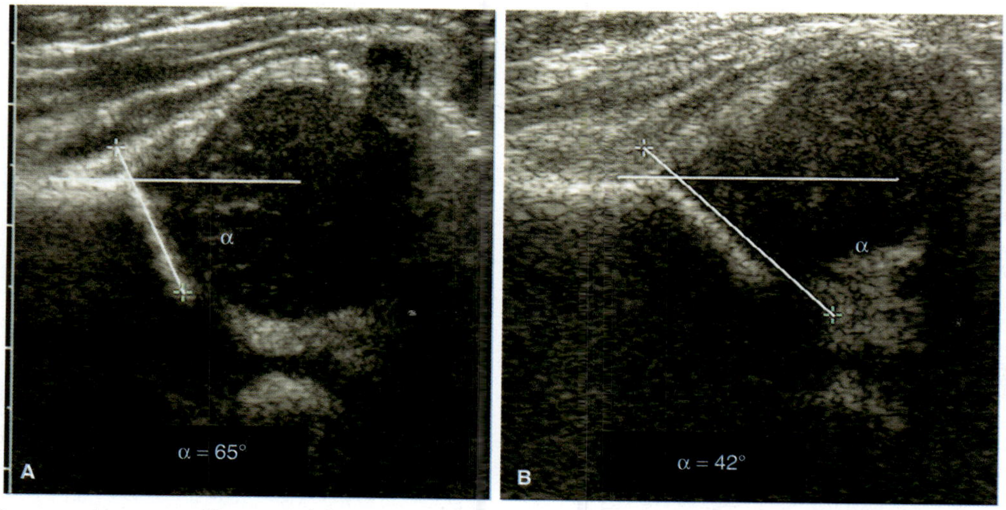

Figura 698.7 **A.** Imagem ultrassonográfica normal do quadril de um lactente. O ângulo α é maior que 60°. Observe que a linha que tangencia o ílio corre lateralmente ao centro da cabeça do fêmur. **B.** Criança com displasia do desenvolvimento do quadril. O quadril esquerdo tem ângulo α = 42°, e a linha que tangencia o ílio mostra que o acetábulo contém menos que 50% da cabeça do fêmur.

ângulo α e representa a profundidade do acetábulo. Ângulos de mais de 60° são considerados normais, e ângulos de menos de 60° significam displasia acetabular. O **ângulo** β é formado por uma linha que tangencia o *labrum* e a linha do ílio, representando o teto cartilaginoso do acetábulo. Ângulos β de menos de 55° são normais. Quando a cabeça do fêmur sofre subluxação, o ângulo β aumenta. Outro teste útil é avaliar a posição do centro da cabeça do fêmur com relação à linha vertical do ílio. Se a linha do ílio for lateral ao centro da cabeça, considera-se a epífise reduzida; se a linha for medial, a epífise está descoberta e sofreu luxação ou subluxação.

A triagem para DDQ com utilização da US continua sendo controversa. Embora seja um procedimento de rotina na Europa, metanálises indicam que os dados são insuficientes para recomendações claras. Nos EUA, as recomendações atuais são de que todo recém-nascido seja submetido a exame clínico para verificar se há instabilidade do quadril. Crianças com achados que levantem a suspeita de DDQ devem ser acompanhadas com US. A maioria dos autores concorda que bebês com *fatores de risco* para DDQ (apresentação pélvica, história familiar, torcicolo) devem ser submetidos à US independentemente dos achados clínicos.

Radiografia

Indica-se o exame radiográfico em lactentes logo que a epífise femoral proximal se ossifique, normalmente entre 4 e 6 meses de vida. Nessa idade, a radiografia provou ser mais eficaz, menos custosa e menos dependente do operador que a US. A incidência anteroposterior (AP) da pelve pode ser interpretada com o auxílio de diversas linhas clássicas nela traçadas (Figura 698.8).

A **linha de Hilgenreiner** é uma linha horizontal que passa pelo ápice de ambas as cartilagens trirradiadas (área livre no fundo do acetábulo). A **linha de Perkins**, perpendicular à de Hilgenreiner, é uma linha vertical que passa pela borda ossificada mais lateral do teto do acetábulo. O núcleo de ossificação da cabeça do fêmur deve estar localizado no quadrante inferior medial da interseção dessas duas linhas. A **linha de Shenton** faz uma curva que vai da face medial do colo do fêmur até a borda inferior do ramo púbico superior. Em crianças com quadris normais, essa linha é contínua; nas crianças com quadril luxado ou subluxado, divide-se em dois arcos separados, sendo descrita como "interrompida".

O **índice acetabular** é o ângulo que se forma entre a linha de Hilgenreiner e a linha traçada do fundo da cavidade acetabular até a borda ossificada mais lateral do teto do acetábulo. Por meio desse ângulo, mede-se o desenvolvimento do teto ósseo do acetábulo. Em recém-nascidos, o índice acetabular pode ser de até 40°. No 4º mês de vida, no lactente normal, o índice não deve ultrapassar 30°. Em crianças mais velhas, o **ângulo centro-borda** é uma medida útil da cobertura da cabeça do fêmur. Esse ângulo forma-se pelo encontro da linha de Perkins com a linha que conecta a borda lateral do acetábulo com o centro da cabeça do fêmur. Em crianças na faixa etária de 6 a 13 anos, um ângulo maior que 19° é considerado normal, enquanto, em adolescentes de 14 anos ou mais, um ângulo maior que 25°.

TRATAMENTO

O objetivo do tratamento das DDQs é conseguir e manter uma redução concêntrica da cabeça do fêmur no acetábulo, de modo a proporcionar o ambiente ideal para o desenvolvimento normal tanto da cabeça do fêmur quanto do acetábulo. Quanto mais tarde for feito o diagnóstico de DDQ, mais difícil será alcançar esse objetivo, menor será o potencial de remodelamento do acetábulo e do fêmur proximal e mais complexo será o tratamento necessário.

Bebês com menos de 6 meses

Os recém-nascidos com teste de Barlow positivo (quadril reduzido, mas deslocável) ou teste de Ortolani positivo (quadril luxado, mas passível de redução) devem, na maioria das vezes, ser tratados com o suspensório de Pavlik tão logo o diagnóstico tenha sido feito. O tratamento de recém-nascidos com menos de 4 semanas de vida está menos definido. Uma parcela significativa desses quadris normaliza-se em 3 a 4 semanas. Por esse motivo, antes de tomar decisões relativas ao tratamento, muitos médicos preferem reexaminar esses recém-nascidos depois de algumas semanas. Em um estudo com 128 recém-nascidos com quadril levemente displásico – identificados com base na US (ângulos α entre 43° e 50°) –, distribuídos de maneira aleatória em dois grupos de tratamento (redução imediata com o uso de contenções ou acompanhamento ultrassonográfico rigoroso desde o nascimento e, depois se necessário, tratamento com travesseiro de Frejka), não houve diferenças nos achados radiológicos aos 6 anos.

Fraldas triplas ou de abdução *não têm lugar* no tratamento de recém-nascidos com DDQ. São, em geral, ineficazes e dão à família uma falsa sensação de segurança. A displasia acetabular, a luxação e a subluxação podem ser facilmente tratadas com o suspensório de Pavlik. Embora outras órteses estejam disponíveis (aparelho de von Rosen, travesseiro de Frejka), o suspensório de Pavlik continua a ser o mais utilizado em todo o mundo (Figura 698.9). Se um quadril com teste de Ortolani positivo for mantido no suspensório de Pavlik, em tempo integral, por 6 semanas, a instabilidade resolve-se em 75% dos casos. Depois de 6 meses de vida, a taxa de falha terapêutica torna-se maior que 50%, pois é difícil manter no suspensório de Pavlik crianças que são cada vez mais ativas e já engatinham. São necessários exames e reajustes frequentes para garantir que o suspensório se mantenha bem ajustado. As tiras anteriores do suspensório devem ser reguladas de modo que os quadris permaneçam em flexão (em geral, cerca de 90 a 100°). Dado o risco de paralisia do nervo femoral, a flexão excessiva não é recomendada. As tiras posteriores são projetadas para estimular a abdução. Normalmente, são ajustadas para possibilitar a adução quase neutra, uma vez que a abdução forçada pelo suspensório pode causar necrose avascular da epífise do fêmur.

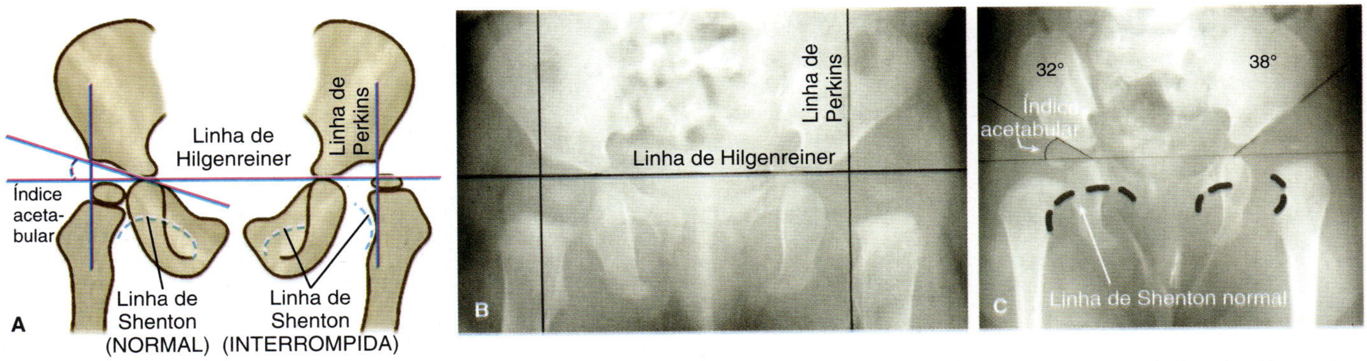

Figura 698.8 As medições radiográficas são úteis na avaliação de displasias do desenvolvimento do quadril. A linha de Hilgenreiner atravessa as cartilagens trirradiadas. A linha de Perkins, traçada na borda lateral do acetábulo, é perpendicular à de Hilgenreiner. O núcleo de ossificação da cabeça do fêmur deve estar localizado no quadrante inferior medial da interseção dessas duas linhas. A linha de Shenton faz uma curva ao longo da metáfise femoral e conecta-se harmoniosamente com a borda interna do púbis. Em crianças com luxação ou subluxação do quadril, essa linha divide-se em dois arcos separados, sendo classificada como "interrompida". O índice acetabular é o ângulo que se forma entre a linha traçada ao longo da borda do acetábulo e a linha de Hilgenreiner. Em crianças sem anormalidades, tem em média 27,5°, diminuindo com a idade.

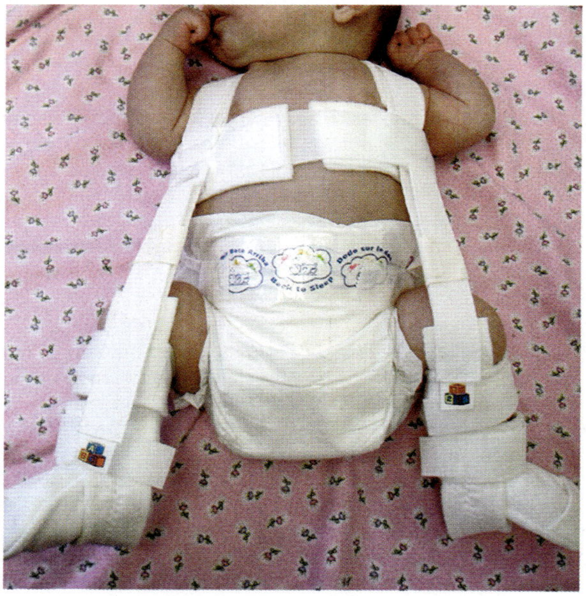

Figura 698.9 Fotografia de um suspensório de Pavlik.

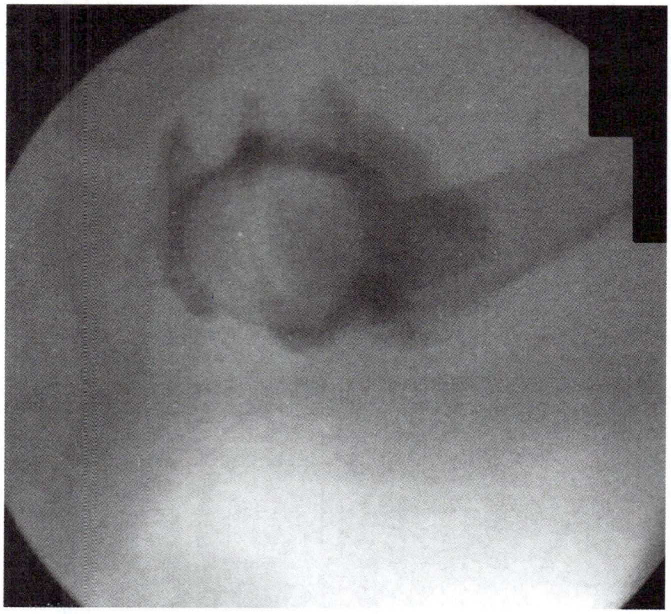

Figura 698.11 Artrografia de um quadril reduzido para avaliação da estabilidade da redução.

Se exames e US de acompanhamento não mostrarem redução concêntrica do quadril após 3 a 4 semanas de tratamento com o suspensório de Pavlik, este deve ser abandonado. O uso do suspensório além desse tempo em quadris com luxação persistente pode causar *doença do suspensório de Pavlik* ou desgaste do aspecto posterior do acetábulo, o que pode fazer com que a redução final seja menos estável.

Crianças de 6 meses a 2 anos

Os principais objetivos do tratamento de displasias diagnosticadas tardiamente é obter e manter a redução do quadril sem causar danos à cabeça do fêmur. As reduções fechadas são realizadas no centro cirúrgico, sob anestesia geral. O quadril deve ser movido para determinar a amplitude de movimento em que se mantém reduzido. Deve-se fazer a comparação com a amplitude máxima de movimento para estabelecer uma "zona de segurança" (Figura 698.10). A realização de artrografia no momento da redução é bastante útil para avaliar a profundidade e a estabilidade dessa redução (Figura 698.11). A redução deve ser mantida por meio de imobilização bem moldada com gesso – a posição preferida é a "humana", de flexão e abdução moderadas. Após o procedimento, podem ser utilizadas ressonância magnética (RM) ou tomografia computadorizada (TC) de corte único para confirmar a redução. Doze semanas depois da redução fechada, o gesso deve ser retirado. Nessa fase, utiliza-se uma órtese de abdução para estimular o remodelamento do acetábulo. A falha em obter um quadril estável com uma redução fechada indica a necessidade de redução aberta. Em pacientes com menos de 2 anos, raras vezes é necessário um procedimento acetabular ou femoral secundário. O potencial de desenvolvimento acetabular depois de redução fechada ou aberta é excelente e mantém-se por 4 a 8 anos após o procedimento.

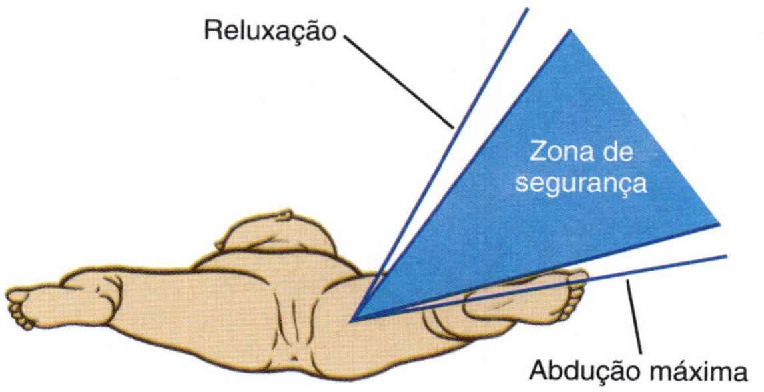

Figura 698.10 Diagrama da zona de segurança de Ramsey.

Crianças com mais de 2 anos

Em geral, crianças de 2 a 6 anos com luxação do quadril necessitam de redução aberta. Nessa faixa etária, com frequência, realiza-se simultaneamente uma osteotomia para encurtamento do fêmur, com o objetivo de reduzir a pressão sobre o fêmur proximal e minimizar o risco de osteonecrose. Como o potencial de desenvolvimento acetabular diminuído de maneira acentuada nas crianças mais velhas, a osteotomia pélvica é frequentemente realizada em conjunto com a redução aberta. Após a cirurgia, os pacientes são imobilizados com gesso por 6 a 12 semanas.

COMPLICAÇÕES

A complicação mais relevante das DDQs é a **necrose avascular** da epífise femoral. A redução da cabeça do fêmur sob pressão ou em abdução excessiva pode causar oclusão dos vasos epifisários e provocar infarto parcial ou total da epífise. Rapidamente ocorre revascularização, mas, se os danos à placa fisária forem graves, pode haver crescimento e desenvolvimento anormais. O tratamento, conforme descrito, tem como objetivo minimizar essa complicação. Com o tratamento apropriado, a incidência de necrose avascular por DDQ diminui para 5 a 15%. Outras complicações das DDQs são reluxação, subluxação residual, displasia acetabular e complicações pós-operatórias, como infecção das feridas cirúrgicas.

A bibliografia está disponível no GEN-io.

698.2 Sinovite Monoarticular Transitória (Sinovite Tóxica)

Wudbhav N. Sankar, Jennifer J. Winell, B. David Horn e Lawrence Wells

A sinovite transitória (sinovite tóxica) é uma artrite reativa e está entre as causas mais comuns de dor no quadril em crianças em idade pré-escolar.

ETIOLOGIA

A causa da sinovite transitória permanece desconhecida e tem sido descrita de várias maneiras, como uma condição inflamatória não específica ou como uma sinovite imunológica pós-infecção viral, pois tende a ocorrer após doença viral recente.

MANIFESTAÇÕES CLÍNICAS

Embora a sinovite transitória possa ser observada em todas as faixas etárias, é mais prevalente em crianças de 3 a 8 anos, iniciando-se, em média, aos 6 anos. Cerca de 70% das crianças acometidas têm infecção não específica do trato respiratório superior 7 a 14 dias antes do aparecimento dos sintomas. Muitas vezes, os sintomas desenvolvem-se de maneira aguda, o que normalmente consiste em dor na virilha, na parte anterior da coxa ou no joelho, podendo se irradiar para o quadril. Essas crianças costumam ser capazes de sustentar o peso no membro acometido e têm, caracteristicamente, um andar claudicante e doloroso, com o pé rodado externamente. O quadril não é mantido flexionado, abduzido ou em rotação lateral, a menos que haja derrame significativo. Em geral, os pacientes são afebris ou têm febre baixa (< 38°C).

DIAGNÓSTICO

O diagnóstico da sinovite transitória é clínico, mas exames laboratoriais e radiográficos podem ser úteis para descartar outras condições mais graves. Na sinovite transitória, os exames laboratoriais para investigar infecções (velocidade de hemossedimentação, proteína C reativa no soro e contagem de leucócitos) são relativamente normais, mas, em alguns casos, observa-se leve aumento da velocidade de hemossedimentação. Podem ser feitas radiografias da pelve em AP e Lauenstein (posição de rã), que também costumam ser normais. Deve-se *preferir* a US do quadril à radiografia, pois ela frequentemente demonstra o derrame articular.

A condição mais importante a ser descartada antes da confirmação do diagnóstico de sinovite transitória é a artrite séptica. Em geral, crianças com artrite séptica são mais sistemicamente doentes do que aquelas com sinovite transitória. A dor associada à artrite séptica é mais intensa, e a criança muitas vezes se recusa a caminhar ou mesmo a fazer qualquer movimento com o quadril. Febre alta, recusa a deambular e elevação da velocidade de hemossedimentação, da proteína C reativa no soro e da contagem de leucócitos apontam para o diagnóstico de artrite séptica. Se o quadro clínico levantar a suspeita de artrite séptica, deve-se proceder à aspiração da articulação do quadril guiada por US para o diagnóstico definitivo (ver Capítulo 705). Uma exceção a esses critérios é a artrite séptica do quadril por *Kingella kingae*, na qual pode haver inflamação mínima e pouca ou nenhuma febre (ver Capítulo 705). Pode ser necessária a realização de RM para verificar se houver osteomielite associada.

TRATAMENTO

O tratamento da sinovite monoarticular transitória do quadril é sintomático. Entre as recomendações, destacam-se restrição da atividade e alívio da sustentação do peso até que a dor ceda. Agentes anti-inflamatórios e analgésicos podem reduzir a duração da dor. A maioria das crianças recupera-se totalmente em 3 a 6 semanas.

A bibliografia está disponível no GEN-io.

698.3 Doença de Legg-Calvé-Perthes

Wudbhav N. Sankar, Jennifer J. Winell, B. David Horn e Lawrence Wells

A doença de Legg-Calvé-Perthes (DLCP) é um distúrbio do quadril de etiologia desconhecida, que resulta da interrupção temporária do suprimento sanguíneo para a epífise femoral proximal, o que causa osteonecrose e deformidade da cabeça do fêmur.

ETIOLOGIA

Embora a etiologia subjacente permaneça indefinida, a maioria dos autores concorda que o desfecho comum da DLCP seja a interrupção do suprimento vascular da epífise femoral, o que provoca isquemia e osteonecrose. Infecções, traumatismos e sinovite transitória foram propostos como fatores causais, mas não são comprovados. Fatores que causam trombofilia, tendência elevada a desenvolver trombose, bem como a baixa capacidade de dissolver trombos, foram identificados. A mutação do fator V de Leiden, a deficiência das proteínas C e S, o anticoagulante lúpico, os anticorpos anticardiolipina, a antitripsina e os ativadores de plasminogênio podem atuar nas anormalidades dos mecanismos de coagulação. Acredita-se que essas anormalidades na cascata de coagulação aumentem a viscosidade sanguínea e o risco de trombose venosa. O fluxo venoso insuficiente provoca aumento da pressão intraóssea que, por sua vez, impede o fluxo arterial, causando isquemia e morte celular.

EPIDEMIOLOGIA

Nos EUA, a incidência de DLCP é de 1:1.200 crianças, com probabilidade quatro a cinco vezes maior de a doença acometer meninos que meninas. O pico de incidência ocorre entre 4 e 8 anos. Observa-se acometimento bilateral em cerca de 10% dos pacientes, mas normalmente os quadris estão em diferentes estágios de colapso. Pessoas do leste asiático têm a menor incidência da doença, e as caucasianas, a maior.

PATOGÊNESE

As alterações patológicas iniciais na cabeça do fêmur são resultado de isquemia e necrose, com as mudanças subsequentes sendo resultado do processo de reparo. O curso da doença pode ter quatro estágios, embora tenham sido descritas variações. O estágio **inicial**, que costuma se prolongar por 6 meses, caracteriza-se por sinovite, irritabilidade articular e necrose precoce da cabeça do fêmur. A revascularização, então, promove a reabsorção, mediada por osteoclastos, do segmento necrótico. Em vez de ser substituído por um osso novo, o osso necrótico é substituído por tecido fibrovascular, o que compromete a integridade estrutural da epífise femoral. O segundo estágio é o de **fragmentação**, que normalmente se prolonga por 8 meses e durante o qual se iniciam o colapso da epífise femoral, em geral lateralmente, e sua extrusão do acetábulo. O estágio de **resolução**, que dura cerca de 4 anos, tem início com a neoformação óssea na região subcondral. A reossificação inicia-se centralmente e expande-se em todas as direções. O grau de deformidade da cabeça do fêmur depende da gravidade do colapso e da extensão do remodelamento. O estágio final é o **residual**, que se inicia após a reossificação de toda a cabeça. Até que a criança chegue à maturidade esquelética, continua a ocorrer remodelamento da cabeça do fêmur, em pequeno grau. Muitas vezes, a DLCP causa danos à placa fisária do fêmur proximal, o que resulta em encurtamento do colo (*coxa brevis*) e crescimento excessivo do trocânter.

MANIFESTAÇÕES CLÍNICAS

O sintoma mais comum é a claudicação de duração variada. Se houver dor, esta normalmente está relacionada com a atividade e pode se localizar na virilha ou se irradiar para a região da coxa anteromedial e a do joelho. *O não reconhecimento de que a dor na coxa ou no joelho da criança pode ser decorrente de uma patologia do quadril implica a possibilidade de atraso no diagnóstico.* O início da doença pode, embora isso seja menos comum, ser muito mais agudo e causar incapacidade de deambular.

Ao fim do dia, após atividade extenuante, a marcha antálgica (claudicação caracterizada pelo encurtamento, durante o caminhar, da fase da marcha no lado acometido de apoio sobre o lado acometido para aliviar a dor causada pela sustentação do peso) pode ser particularmente acentuada. Os movimentos do quadril, sobretudo a rotação interna e a abdução, são limitados. No início do curso da doença, a abdução restrita é secundária a sinovite e espasmo muscular no grupo adutor. Entretanto, com o passar do tempo e as deformidades subsequentes, a abdução limitada pode se tornar permanente. Uma leve contratura da flexão do quadril, de 10 a 20°, pode estar presente. Em razão do desuso decorrente da dor, pode ser observada atrofia dos músculos da coxa, da panturrilha e da nádega. Uma diferença visível no comprimento das pernas pode ser resultado de contratura de adução ou de encurtamento real do lado acometido devido ao colapso da cabeça do fêmur.

DIAGNÓSTICO

A principal ferramenta para o diagnóstico da DLCP são radiografias simples de rotina. A radiografia em AP e a radiografia lateral de Lauenstein (posição de rã) são utilizadas para diagnóstico, identificação do estágio, prognóstico e acompanhamento da doença (Figura 698.12). Ao avaliar a progressão da doença, é importante ver todas as radiografias em sequência e comparar cada uma delas com as anteriores, para identificar o estágio da doença e determinar a real extensão do acometimento da epífise.

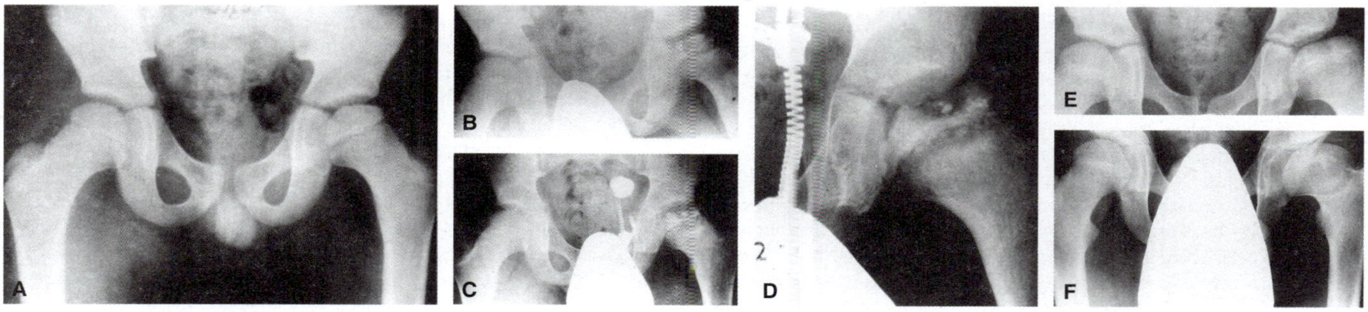

Figura 698.12 Evolução radiográfica da doença de Legg-Calvé-Perthes, com início em um menino de 10 anos e 11 meses. Apesar do início tardio, a cabeça femoral remodela à medida em que o paciente se aproxima da maturidade esquelética. **A.** Radiografia anteroposterior (AP) da pelve obtida no início do distúrbio mostrando aumento da densidade na cabeça do fêmur e aumento aparente do espaço articular (estágio inicial de Waldenström). **B.** A radiografia AP obtida 9 meses após o início mostra a cabeça entrando no estágio de fragmentação. O fragmento central permanece denso e entrou em colapso com relação à porção lateral (pilar lateral) da cabeça do fêmur. O pilar lateral está translúcido, mas não colapsou, e o quadril é classificado como grupo B no pilar lateral O espaço articular aumentou ainda mais. **C.** A radiografia AP obtida 17 meses após o início mostra reossificação precoce da cabeça do fêmur (estágio de consolidação). **D.** Visão mais aproximada da cabeça do fêmur 22 meses após o início da doença. Ainda há aumento do espaço articular, e o acetábulo tem um aspecto bicompartimentado. **E.** Radiografia AP obtida 4 anos após o início. A cabeça do fêmur está consolidada e no estado residual. Ainda há aumento do espaço articular e incongruidade da cabeça com o acetábulo. **F.** A radiografia AP obtida 6 anos após o início mostra melhora do formato redondo da cabeça do fêmur e melhor congruidade articular. (*De Kim HK, Herring JA. Legg-Calvé-Perthes disease. In Herring JA, editor:* Tachdijan's pediatric orthopaedics, *ed 5. Philadelphia, 2014, Elsevier, Fig. 17.18.*)

No estágio inicial da DLCP, as alterações radiográficas são: redução do centro de ossificação; lateralização da cabeça do fêmur com aumento do espaço articular medial; fratura subcondral; e irregularidade da placa fisária. No estágio de fragmentação, a epífise mostra-se fragmentada, e há áreas dispersas de radiolucência e radiodensidade elevadas. Durante o estágio de reossificação, a densidade óssea volta ao normal, em razão da formação do novo osso (tecido). O estágio residual caracteriza-se por reossificação da cabeça do fêmur, remodelamento gradual do formato da cabeça – até a maturidade esquelética – e remodelamento do acetábulo.

Além dessas alterações radiográficas, diversos sinais radiográficos clássicos indicam uma "cabeça em risco" de sofrer deformidade grave. São fatores associados a um prognóstico desfavorável: extrusão lateral da epífise, placa fisária horizontal, calcificação lateral à epífise, subluxação do quadril e um "V" horizontal radiolucente no aspecto lateral da placa fisária (sinal de Gage).

Sem alterações nas radiografias simples, em especial nos estágios iniciais da doença, a RM é útil para diagnosticar o início de um infarto e determinar o grau de comprometimento da perfusão. Durante os estágios de remodelamento e residual, a RM é de extrema utilidade para identificar anormalidades anatômicas e determinar a extensão da lesão intra-articular. A artrografia pode ser útil para avaliar dinamicamente a cabeça do fêmur, determinar se o quadril pode ser contido e diagnosticar abdução articular. A Tabela 698.1 exibe o diagnóstico diferencial.

CLASSIFICAÇÃO

Catterall propôs uma classificação da doença em quatro grupos, com base no grau de acometimento da epífise femoral e em um conjunto de sinais radiográficos de "cabeça em risco". No grupo I, 25% da cabeça femoral anterior estão comprometidos, e não há sequestro (ilha de osso morto na epífise) nem anormalidades metafisárias. No grupo II, o comprometimento é de até 50%, e os segmentos afetados e não afetados estão nitidamente demarcados, podendo haver cistos metafisários. No grupo III, há acometimento de até 75% e sequestro extenso. No grupo IV, toda a cabeça do fêmur é afetada. Dado o alto grau de divergência entre observadores, o uso da classificação de Catterall tem sido limitado.

A **classificação do pilar lateral de Herring** é o sistema de classificação radiográfico mais amplamente utilizado para determinar o tratamento e o prognóstico da doença durante seu estágio ativo (Figura 698.13). Ao contrário do sistema de Catterall, o de Herring tem alto grau de confiabilidade entre observadores. A classificação baseia-se em diversas radiografias feitas no início do estágio de fragmentação. O sistema de classificação do pilar lateral avalia o formato da epífise da cabeça do fêmur por meio de radiografias anteroposteriores do quadril. A cabeça divide-se em três seções ou pilares. O pilar lateral ocupa 15 a 30% da largura da cabeça; o pilar central, cerca de 50% da largura; e o pilar medial, de 20 a 35% da largura. O grau de acometimento do pilar lateral pode ser subdividido em três grupos. No grupo A, o pilar lateral é radiograficamente normal; no grupo B, apresenta algum grau

Tabela 698.1	**Doença de Legg-Calvé-Perthes: diagnóstico diferencial.**
Outras causas de necrose avascular	
Doença falciforme	
Outras hemoglobinopatias (p. ex., talassemia)	
Leucemia mieloide crônica	
Uso de medicamentos esteroides	
Sequelas de luxação traumática do quadril	
Tratamento de displasia do desenvolvimento do quadril	
Artrite séptica	
Displasias epifisárias	
Displasia epifisária múltipla	
Displasia espondiloepifisária	
Mucopolissacaridoses	
Hipotireoidismo	
Outras síndromes	
Osteocondromatose	
Metacondromatose	
Síndrome de Schwartz-Jampel	
Síndrome tricorrinofalangiana	
Síndrome de Maroteaux-Lamy	
Síndrome de Martsolf	

De Kim HKW, Herring JA. Legg-Calvé-Perthes disease. In Herring JA, editor: *Tachdjian's pediatric orthopaedics*, ed 5. Philadelphia, 2014, WB Saunders, Box 17.6, p. 613.

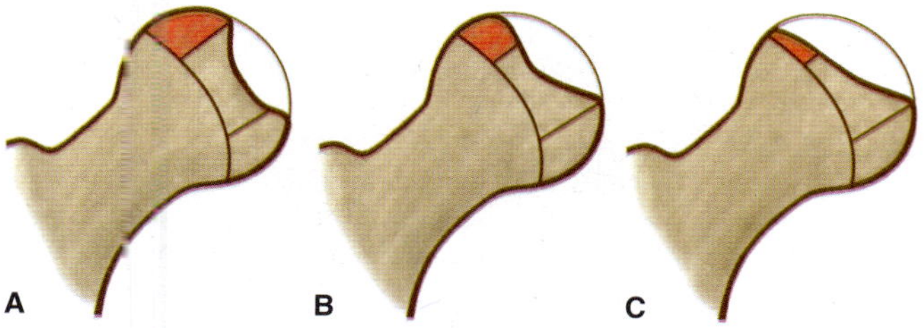

Figura 698.13 Classificação do pilar lateral para a doença de Legg-Calvé-Perthes. **A.** Não há acometimento do pilar lateral. **B.** O pilar lateral mantém mais de 50% de sua altura. **C.** Menos de 50% da altura do pilar lateral estão conservados.

de lucência, mas mantém mais de 50% da sua altura; e, no grupo C, sua lucência é maior que no grupo B, e menos de 50% de sua altura está conservada. Para descrever pacientes com cerca de 50% do pilar lateral colapsados, Herring adicionou o grupo intermediário B/C ao sistema de classificação.

HISTÓRIA NATURAL DA DOENÇA E PROGNÓSTICO

Crianças que apresentam sinais e sintomas de DLCP antes dos 6 anos tendem a se recuperar com menos problemas residuais. Nos pacientes que apresentam a doença depois dos 9 anos, o prognóstico costuma ser desfavorável. O motivo dessa diferença é o maior potencial de remodelamento da cabeça do fêmur observado em crianças mais novas. Outros fatores associados a um prognóstico desfavorável são acometimento mais extenso da cabeça do fêmur e maior duração da doença. Em geral, quadris classificados nos grupos III e IV de Catterall e no grupo C do pilar lateral têm prognóstico desfavorável.

TRATAMENTO

O objetivo do tratamento da DLCP é que a cabeça do fêmur se preserve esférica e com boa cobertura e que a amplitude de movimentos do quadril se mantenha próxima do normal. Embora o tratamento da DLCP continue sendo objeto de controvérsia, a maioria dos autores concorda que a abordagem geral desses pacientes deve se guiar pelo princípio da contenção, que se baseia no fato de que, enquanto a cabeça do fêmur está sendo fragmentada, encontrando-se, portanto, amolecida, é melhor mantê-la inteira no acetábulo. Procedendo-se dessa maneira, o acetábulo funciona como um molde para a cabeça do fêmur em regeneração. A não contenção da cabeça, por outro lado, possibilita que esta se deforme, o que resulta em extrusão e impacto na borda lateral do acetábulo. Para ser bem-sucedida, a contenção precisa ser estabelecida rapidamente, enquanto a cabeça do fêmur ainda é moldável. Depois que a cabeça se consolida, o reposicionamento da epífise femoral não auxilia no remodelamento, podendo, na verdade, agravar os sintomas.

Entre as primeiras opções para tratamento dos sintomas, estão restrição da atividade, apoio à sustentação do peso e uso de anti-inflamatórios não esteroides. A contenção "não cirúrgica" pode ser feita com a órtese de Petrie, para restabelecer a abdução e conduzir a cabeça do fêmur ao fundo do acetábulo. Nas órteses de Petrie, as duas pernas são imobilizadas com gesso em toda sua extensão e ligadas por uma barra. Essas órteses podem ser úteis para manter os quadris em abdução e rotação interna (melhor posição para a contenção). Em geral, o engessamento é feito em combinação com artrografia, para confirmar a contenção, e tenotomia dos tendões adutores. Após 6 semanas, pode-se realizar a transição para uma órtese de abdução, com restrições à sustentação do peso. Diversos estudos antigos sustentam a ineficácia de uso de gesso e imobilização prolongada como método de contenção, mas uma grande série conduzida posteriormente relatou excelentes resultados com o emprego desse tratamento.

A contenção cirúrgica pode ser feita por meio de abordagem femoral, acetabular ou de ambos os lados da articulação dos quadris. O procedimento mais comum é a osteotomia em varo do fêmur proximal. As osteotomias pélvicas dividem-se em três categorias na DLCP: osteotomias rotacionais do acetábulo, procedimentos condilares e deslocamento medial ou osteotomia de Chiari. Se não for possível conter uma deformidade grave da cabeça do fêmur apenas com osteotomia pélvica, esses procedimentos podem ser realizados em combinação com a osteotomia em varo femoral proximal.

Após a consolidação da epífise, o tratamento cirúrgico deixa de ser de contenção e passa a ser o manejo da deformidade residual. Pacientes com abdução articular uniaxial ou incongruência articular podem se beneficiar da osteotomia valgizante do fêmur proximal. O tratamento de *coxa brevis* e do crescimento excessivo do trocânter maior pode ser feito por meio do procedimento de avanço do trocânter. Isso ajuda a restaurar a relação comprimento-tensão do mecanismo abdutor e pode aliviar a fadiga do abdutor. Pacientes nos quais há impacto femoroacetabular em decorrência de irregularidades na cabeça do fêmur podem, muitas vezes, se beneficiar de osteoplastia ou de queilectomia da projeção implicada no impacto.

A bibliografia está disponível no GEN-io.

698.4 Epifisiólise Femoral Proximal

Wudbhav N. Sankar, Jennifer J. Winell, B. David Horn e Lawrence Wells

A epifisiólise femoral proximal (EFP) é um distúrbio do quadril que acomete crianças e adolescentes, mais frequentemente entre os 10 e os 16 anos, e envolve falha fisária e deslocamento da cabeça do fêmur com relação ao colo.

CLASSIFICAÇÃO

A classificação das EFPs pode ser feita com relação ao tempo, conforme o início dos sintomas (agudo, crônico ou crônico agudizado); à função, de acordo com a capacidade de o paciente sustentar o peso (estável ou instável); e à morfologia, segundo a extensão do deslocamento da epífise femoral quanto ao colo (leve, moderado ou grave), estimada por medidas em imagens radiográficas ou obtidas por TC.

A EFP **aguda** caracteriza-se por ocorrer em pacientes que apresentam sintomas prodrômicos por um período menor ou igual a 3 semanas e deve ser distinguida da separação puramente traumática da epífise em quadris previamente normais (fratura de Salter-Harris tipo I verdadeira; ver Capítulo 703). Em geral, pacientes com deslizamento agudo têm algum grau de dor prodrômica na virilha, na coxa ou no joelho e relatam lesões relativamente pequenas (torções ou quedas), que não são violentas o suficiente para provocar fraturas agudas dessa gravidade.

A EPF **crônica** é a mais comum. Em sua apresentação típica, um adolescente tem história de alguns meses de dor imprecisa na virilha, na coxa ou no joelho e de claudicação. As radiografias mostram grau variável de migração posterior e inferior da epífise femoral e remodelamento do colo do fêmur na mesma direção.

Em crianças com EFP **crônica agudizada**, podem estar presentes características tanto da forma aguda quanto da crônica. Os sintomas prodrômicos prolongam-se por mais de 3 semanas, com uma súbita exacerbação da dor. As radiografias demonstram remodelamento do colo do fêmur e luxação da epífise femoral além do ponto de remodelamento do colo.

A classificação de acordo com a estabilidade divide os pacientes com base em sua capacidade de deambular e é mais útil para estabelecer o prognóstico e definir o plano de tratamento. A EFP é considerada **estável** se a criança for capaz de caminhar, com ou sem a ajuda de muletas. Na EFP **instável**, a criança não consegue andar, com ou sem o auxílio de apoio. Os pacientes com EFP instável têm prevalência muito mais elevada de osteonecrose (até 50%) que aqueles com EFP estável (próximo de 0%). O mais provável é que isso se deva à lesão vascular ocorrida no momento da luxação inicial.

As EFPs também podem ser classificadas de acordo com o grau de deslocamento da epífise com relação ao colo do fêmur. Em comparação com um lado contralateral normal, a diferença no ângulo cabeça-diáfise é menor que 30° nos deslizamentos leves, de 30 a 60° nos moderados e maior que 60° nos graves.

ETIOLOGIA E PATOGÊNESE

O mais provável é que as EFPs sejam causadas por uma combinação de fatores mecânicos e endócrinos. Na maioria das EFPs, o plano de clivagem ocorre por meio da zona hipertrófica da placa fisária. Durante a puberdade normal, a orientação da placa fisária torna-se mais vertical, o que converte forças mecânicas de compressão em cisalhamento. Além disso, em razão dos altos níveis de hormônios circulantes, a zona hipertrófica alonga-se na puberdade. Esse aumento da placa fisária diminui o limiar de falha mecânica. A ossificação normal depende de uma série de diferentes fatores, incluindo hormônio tireoidiano, vitamina D e cálcio. Por isso, não surpreende que as EFPs tenham incidência elevada em crianças com distúrbios como hipotireoidismo, hipopituitarismo e osteodistrofia renal. A obesidade, um dos principais fatores de risco para a EFP, afeta tanto a carga mecânica sobre a placa fisária quanto os níveis de hormônios circulantes. A combinação de fatores mecânicos e endócrinos resulta em falha gradual da placa fisária, o que possibilita o deslocamento posterior e inferior da cabeça do fêmur com relação ao colo.

EPIDEMIOLOGIA

Na população geral, a incidência anual de EFP é de 2:100.000. A incidência tem variado de 0,2:100.000 no leste do Japão até 10,08:100.000 no nordeste dos EUA. Nas populações afro-americanas e polinésias, a incidência relatada de EFP mostra-se elevada. A obesidade é o fator de risco mais intimamente associado ao desenvolvimento de EFP. Cerca de 65% dos pacientes estão acima do percentil 90 nos gráficos de peso por idade. Os meninos são mais afetados que as meninas, e o quadril esquerdo é acometido com maior frequência que o direito. O acometimento bilateral tem sido relatado em até 60% dos casos – e, em aproximadamente metade desses casos, o quadro está presente no início das manifestações.

MANIFESTAÇÕES CLÍNICAS

O paciente clássico de EFP é um menino afro-americano obeso entre 11 e 16 anos. As meninas têm apresentação mais precoce, normalmente entre 10 e 14 anos. Pacientes com EFPs crônicas e estáveis tendem a buscar atenção clínica semanas ou meses após o surgimento dos sintomas. Em geral, os pacientes apresentam algum grau de claudicação e têm a extremidade inferior rodada externamente. O exame físico do quadril acometido revela limitações de rotação interna, abdução e flexão. É comum o examinador observar que, à medida que o quadril se flexiona, a coxa tende a sofrer rotação externa progressiva (Figura 698.14). A maioria dos pacientes queixa-se de sintomas na virilha, mas é comum haver dor isolada na coxa ou no joelho, a qual pode ser relatada ao longo do trajeto do nervo obturador. Muitas vezes, ocorrem erro ou atraso no diagnóstico em crianças com dor no joelho que não são submetidas a exames de imagem adequados do quadril. Pacientes com EFPs instáveis costumam buscar atendimento médico em caráter de urgência. Normalmente, as crianças não permitem qualquer movimento do quadril. Assim como nas fraturas de quadril, a extremidade é encurtada, abduzida e rodada externamente.

ESTUDOS DIAGNÓSTICOS

Em geral, a radiografia AP e a radiografia em perfil em posição de rã dos dois quadris são os únicos exames de imagem necessários para o diagnóstico. Como cerca de 25% dos pacientes têm deslizamento contralateral na apresentação inicial, é fundamental que o médico responsável pelo tratamento avalie cuidadosamente ambos os quadris. Os achados radiográficos são: alargamento e irregularidade da fise; diminuição da altura da epífise no centro do acetábulo; uma área de densidade elevada, em formato de crescente, na porção proximal do colo do fêmur; e o "sinal esbranquiçado de Steel", que corresponde à área de densidade dupla gerada pela sobreposição do colo femoral deslocado anteriormente recobrindo a cabeça do fêmur. Em pacientes não acometidos, a linha de Klein, uma linha reta traçada ao longo do córtex superior do colo do fêmur em radiografias anteroposteriores,

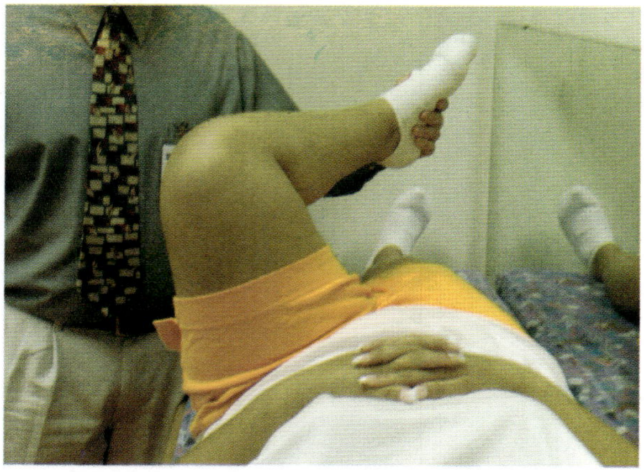

Figura 698.14 Exame clínico de uma paciente com epifisólise femoral proximal. A flexão e a rotação externa do quadril são limitadas. Com flexão do quadril afetado, o membro gira externamente. (*De Herring JA. Slipped capital femoral epiphysis. In Herring JA, editor: Tachdijan's pediatric orthopaedics, 5/e. Philadelphia, 2014, Elsevier, Fig. 18.5.*)

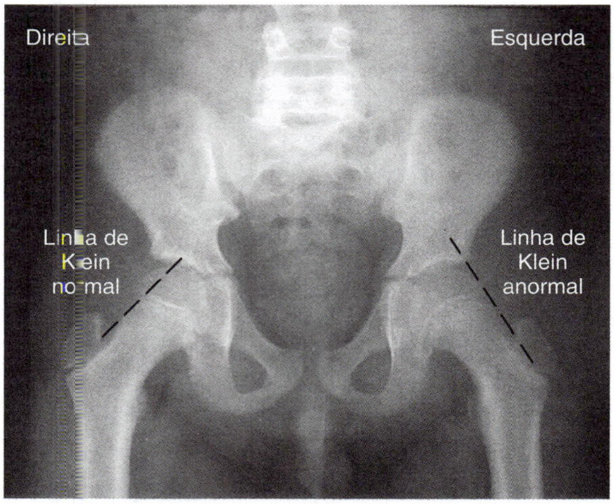

Figura 698.15 Ilustração da linha de Klein.

deve cruzar alguma porção da epífise lateral da cabeça do fêmur. Com o deslocamento epifisário progressivo, a linha de Klein deixa de cruzar a epífise (Figura 698.15). Embora alguns desses achados radiográficos possam ser quase imperceptíveis, a maioria dos diagnósticos pode ser rapidamente feita ao se analisar a radiografia de perfil em posição de rã, que revela o característico deslocamento posterior e inferior da epífise com relação ao colo do fêmur (Figura 698.16).

TRATAMENTO

Uma vez feito o diagnóstico, o paciente deve ser internado imediatamente e colocado em repouso no leito. Possibilitar que a criança volte para casa sem o tratamento definitivo eleva o risco de que uma EFP estável se torne instável e de que o deslocamento aumente. Crianças com apresentações atípicas (com menos de 10 anos, magras) devem ser submetidas a testes laboratoriais para descartar endocrinopatias subjacentes.

O objetivo do tratamento é evitar a progressão do deslizamento e estabilizar (ou seja, fechar) a fise. Apesar de várias formas de tratamento dos EFPs terem sido empregadas antigamente, como a imobilização com gesso, o padrão-ouro atual é a fixação *in situ* com um parafuso grande (Figura 698.17). O termo *in situ* significa que não há nenhuma tentativa de reduzir o deslocamento entre a epífise e o colo do fêmur, pois isso aumenta o risco de osteonecrose. A colocação do parafuso é habitualmente percutânea e guiada por fluoroscopia. No pós-operatório, permite-se que a maioria dos pacientes sustente o peso parcialmente, com o auxílio de muletas, por 4 a 6 semanas. Em seguida, promove-se o retorno gradual às atividades normais. Os pacientes devem ser monitorados com radiografias seriadas, para que se tenha certeza de que a fise está se fechando e de que o deslizamento é estável. Depois da consolidação secundária à estabilização inicial, os pacientes com deformidades residuais graves podem ser candidatos à realização de osteotomia femoral proximal para corrigir a deformidade, reduzir o impacto e aumentar a amplitude dos movimentos.

Como 20 a 40% das crianças desenvolvem EFP contralateral em algum momento, muitos ortopedistas defendem a fixação profilática com parafuso do lado contralateral (normal) em pacientes com EFP unilateral. Os benefícios de evitar um possível deslizamento devem ser pesados quanto aos riscos de realizar uma cirurgia potencialmente desnecessária. Diversos estudos recentes buscaram analisar modelos de decisão para a fixação profilática, mas o curso ideal do tratamento continua sendo objeto de controvérsia.

COMPLICAÇÕES

As duas complicações mais graves das EFPs são a osteonecrose e a condrólise. A osteonecrose, ou necrose avascular, ocorre, em geral, como resultado de lesão nos vasos retinaculares. Pode ser causada por: força inicial lesiva, sobretudo em quadris instáveis; manipulação forçada de EFPs agudas ou instáveis; compressão resultante de hematoma intracapsular; ou lesão intraoperatória direta. Também podem ocorrer

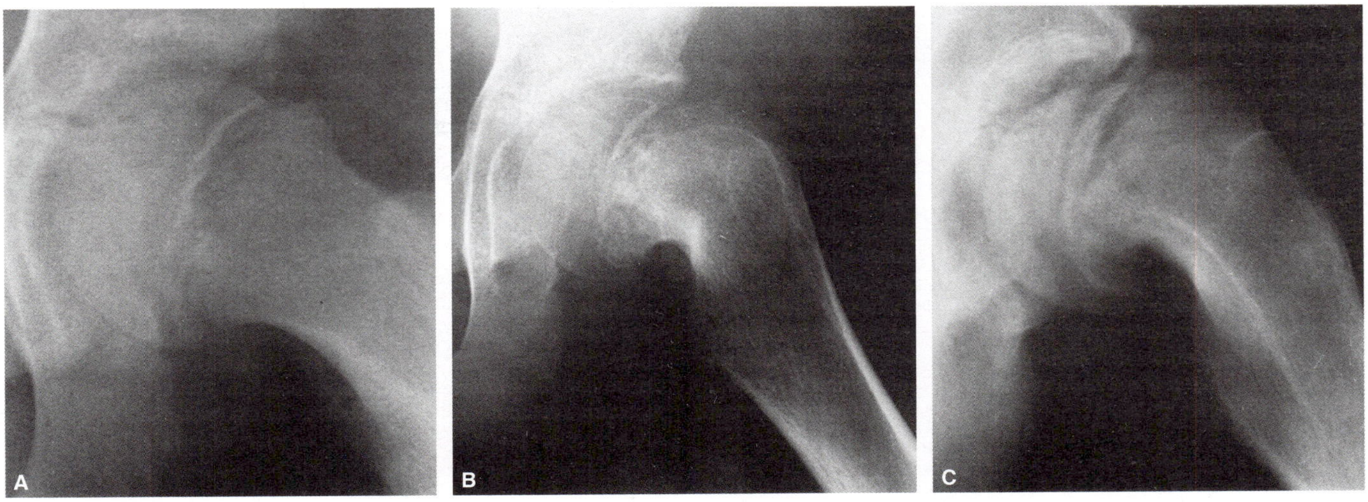

Figura 698.16 **Aspecto radiográfico inicial da epifisólise femoral proximal (EFP).** **A.** Radiografia lateral em posição de rã de EFP aguda. O deslocamento da epífise sugere fratura de Salter-Harris tipo I na fise superior do fêmur. Não se observam alterações secundárias de adaptação no colo do fêmur. **B.** Radiografia lateral em posição de rã em paciente com desconforto na coxa por muitos meses e deslizamento crônico da epífise. As alterações adaptativas do colo do fêmur predominam e a epífise está centralizada no colo adaptado do fêmur. **C.** Radiografia lateral em posição de rã em paciente com EFP crônica agudizada. O paciente sentia dor imprecisa na coxa havia vários meses, e essa dor teve exacerbação súbita e intensa. O deslocamento agudo da epífise é evidente. Ao contrário do que ocorre na EFP aguda (**A**), também estão presentes alterações secundárias de adaptação no colo do fêmur, além das quais a epífise foi agudamente deslocada. (*De Herring JA. Slipped capital femoral epiphysis. In Herring JA, editor:* Tachdjian's pediatric orthopaedics, *ed 5, Philadelphia, 2014, WB Saunders, Fig. 18.1, p. 632.*)

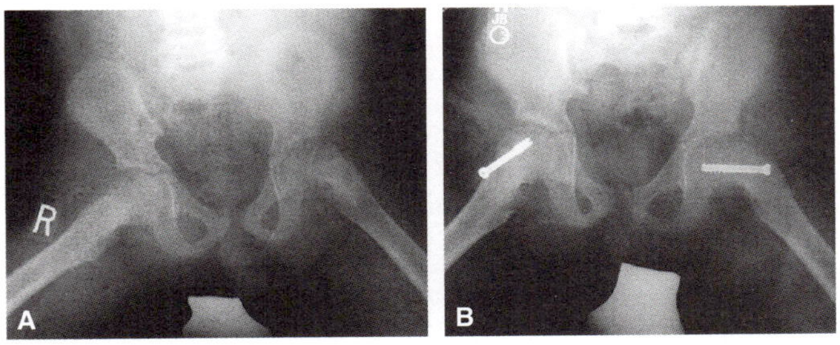

Figura 698.17 Radiografias pré-operatória (**A**) e pós-operatória (**B**) mostram a fixação com parafuso *in situ* em paciente com epifisiólise femoral proximal.

osteonecroses parciais secundárias à fixação interna. Isso pode ser causado pela ruptura de vasos sanguíneos intraepifisários. A condrólise, por sua vez, é a degeneração aguda da cartilagem articular do quadril. As causas dessa complicação não estão claras, mas se acredita que ela esteja associada a deslizamentos mais graves, mais comuns entre afro-americanos e meninas, e a pinos ou parafusos que se projetaram para fora da cabeça femoral.

A bibliografia está disponível no GEN-io.

Capítulo 699
Coluna Vertebral

R. Justin Mistovich e David A. Spiegel

As anomalias da coluna vertebral podem resultar de várias causas, como congênitas, de desenvolvimento e traumáticas. Além das deformidades da coluna vertebral, a dor nas costas tornou-se cada vez mais prevalente na infância e na adolescência. Uma avaliação diagnóstica abrangente é necessária para estabelecer o diagnóstico e minimizar a sobrecarga dos recursos de saúde. As deformidades mais comuns são a escoliose e a cifose. O diagnóstico precoce é importante, já que um subgrupo de pacientes pode ser candidato à órtese ou a outras intervenções precoces para evitar a progressão da curvatura. Por exemplo, comprovou-se que a órtese reduz o número de pacientes com evolução da curvatura a ponto de precisar de cirurgia na escoliose idiopática do adolescente (EIA).

A escoliose pode ser idiopática, decorrente de deformidades ósseas congênitas, ou estar associada a várias patologias subjacentes, como doenças neuromusculares, doenças do tecido conjuntivo e síndromes genéticas. Muitas vezes, o pediatra é o primeiro a diagnosticar essas condições. A familiaridade com o exame físico, assim como com a história natural e as opções tratamento, ajudará o pediatra a não somente a estabelecer um diagnóstico precoce, mas também a fornecer aconselhamento básico ao paciente e à sua família com relação a diagnóstico, prognóstico geral e se um encaminhamento ou exames complementares adicionais devem ser indicados.

Enquanto os pais e as famílias estão principalmente preocupados com as anormalidades estéticas resultantes, o médico que diagnostica um paciente com deformidade na coluna deve considerar cuidadosamente o potencial de causas subjacentes que necessitam de tratamento, quanto ao prognóstico a longo prazo do paciente. Por exemplo, curvaturas progressivas na parte neuromuscular podem resultar em insuficiência respiratória, além da perda do equilíbrio quando o indivíduo estiver sentado. Outras condições, como a neurofibromatose, estão associadas a um padrão específico de curvatura distrófica que pode progredir rapidamente. Às vezes, a curvatura pode ser o primeiro sinal de uma síndrome subjacente. Os pais e o paciente devem ter uma compreensão da deformidade, sobre como pode progredir e possíveis complicações associadas ao diagnóstico. Uma classificação de anormalidades espinais comuns é apresentada na Tabela 699.1.

CURVATURAS NORMAIS DA COLUNA VERTEBRAL

A coluna vertebral normal é reta no plano anteroposterior (coronal) e apresenta curvaturas que são anatomicamente normais no plano lateral (sagital). A lordose cervical, a cifose torácica e as regiões da lordose lombar são biomecanicamente vantajosas por manterem as relações do corpo relativas às forças da gravidade, o que é importante para o equilíbrio. Essas curvaturas também ajudam a conservar a energia, minimizando a quantidade de atividade muscular necessária para manter uma postura ereta.

Tabela 699.1 Classificação das deformidades da coluna vertebral.

Escoliose
Idiopática
Infantil
Juvenil
Em adolescentes
 	
Congênita
Falha de formação
  Vértebra em cunha
  Hemivértebra
Falha de segmentação
  Haste unilateral
  Vértebra em bloco
  Outras
 	
Neuromuscular
Doenças neuropáticas
  Neurônio motor superior
    Paralisia cerebral
    Degeneração espinocerebelar (ataxia de Friedreich, doença de Charcot-Marie-Tooth)
    Siringomielia
    Tumor da medula espinal
    Traumatismo da medula espinal
  Neurônio motor inferior
    Poliomielite
    Atrofia muscular espinal
	Miopatias
	Distrofia muscular de Duchenne
	Artrogripose
	Outras distrofias musculares
	
	Síndromes
	Neurofibromatose
	Síndrome de Marfan
	
	Compensatória
	Discrepância do comprimento da perna
	
	Cifose
	Cifose postural (flexível)
	Doença de Scheuermann
	Cifose congênita
	  Falha de formação
	  Falha de segmentação
	  Outras

Adaptada de The Terminology Committee, Scoliosis Research Society. A glossary of scoliosis terms. *Spine* 1:57, 1976.

As anomalias que afetam essas curvaturas normais, denominadas *desequilíbrios do plano sagital*, podem ser mensuradas em uma radiografia da coluna sagital (lateral). Uma linha vertical, ou *fio de prumo*, traçada a partir do centro da 7ª vértebra cervical normalmente deve cair pelo canto posterossuperior do sacro. Os distúrbios que afetam o alinhamento sagital são a hipercifose torácica e a hiperlordose lombar. Por outro lado, embora a escoliose seja uma deformidade tridimensional não limitada a um único plano anatômico, é a mais comumente descrita como uma deformidade no plano frontal ou coronal com curvaturas fora da linha média neste plano.

699.1 Escoliose Idiopática

R. Justin Mistovich e David A. Spiegel

DEFINIÇÃO

A palavra *escoliose* tem sua origem na palavra grega *skolios*, que significa "dobrada" ou "curvada". A escoliose é uma deformidade tridimensional complexa da coluna vertebral, definida no plano coronal como uma curvatura de pelo menos 10°, em uma radiografia posteroanterior (PA) da coluna vertebral. As vértebras afetadas são rodadas axialmente, causando proeminência visível no teste de flexão dianteira de Adams. O plano sagital também é afetado, levando a anormalidades como a diminuição da cifose torácica.

ETIOLOGIA

A etiologia da escoliose idiopática permanece desconhecida; é provável que a causa seja multifatorial com contribuições genéticas, hormonais, celulares e anatômicas.

A ligação genética foi proposta com padrões sugeridos de herança ligada ao sexo, autossômica dominante e poligênica. O envolvimento genético foi fundamentado em estudos com gêmeos, demonstrando uma taxa de concordância de 73% para a escoliose idiopática do adolescente (EIA) em gêmeos monozigóticos em comparação com uma taxa de concordância de 36% em gêmeos dizigóticos.

A EIA é 2 a 10 vezes mais comum em mulheres que em homens. Os pesquisadores tentaram explicar essa diferença como um efeito genético: foi aventada a hipótese de que os homens não são tão suscetíveis aos genes envolvidos quanto as mulheres. Portanto, os homens afetados devem herdar um grande número de genes de suscetibilidade para ter um fenótipo de escoliose. Os homens passariam mais genes de suscetibilidade para seus filhos, que, consequentemente, seriam mais afetados. Pais com EIA *transmitem* a doença para 80% de seus filhos, porém mães com EIA *transmitem* a doença para apenas 56% de seus filhos.

Estudos genéticos anteriores demonstraram que certos polimorfismos no gene receptor de estrogênio estão associados a EIA, embora outros estudos não corroborem esses achados. Um estudo de sequenciamento de exoma identificou mutações no gene do colágeno *COL11A2* em 32% dos casos de EIA. Outros estudos observaram que as mulheres que têm parentes de primeiro grau com EIA têm curvaturas mais graves e braços mais longos do que as mulheres que tem um caso "espontâneo". Apesar desses estudos genéticos, nenhum teste atualmente disponível prevê com precisão os pacientes com risco genético de progressão da curvatura.

Outros fatores foram identificados por terem um possível papel na patologia da doença. Níveis mais baixos de melatonina no plasma foram observados em pacientes com curvaturas progressivas. Níveis anormais de hormônio do crescimento e de IGF-1 também foram descobertos. A leptina, o hormônio responsável pela saciedade, está presente em níveis mais baixos em pacientes com EIA. Os níveis de calcitonina em mulheres com EIA foram relatados como sendo duas vezes menores do que em controles pareados.

As estruturas celulares podem estar envolvidas no processo da doença. A calmodulina, um regulador das propriedades contráteis dos músculos, encontra-se em níveis aumentados nas plaquetas de pacientes com EIA progressiva. Um estudo identificou anormalidades e respostas assimétricas nas respostas das extremidades superiores ao potencial evocado motor e ao teste de potencial evocado somatossensorial em pacientes com curvaturas de EIA operatórias. Outras avaliações funcionais de pacientes com EIA notaram anormalidades na propriocepção e no equilíbrio postural. Outro estudo ainda demonstrou que pacientes com EIA têm diferenças nos potenciais miogênicos evocados vestibulares, sugerindo que a disfunção do sistema otolítico possa ter um papel na doença.

Exames de ressonância magnética (RM) do cérebro em pacientes com EIA revelaram que o cerebelo dos pacientes afetados é hipertrofiado em áreas que envolvem tratos somatossensoriais, controle motor e resposta à estimulação visual. Tais áreas de hipertrofia podem ser uma compensação para a redução do equilíbrio resultante do mau alinhamento da coluna vertebral. Outros estudos observaram diminuição dos volumes cerebrais regionais e da substância branca do corpo caloso e da cápsula interna entre os pacientes afetados com EIA e adolescentes normais. Em meninas com EIA, detectou-se um forame magno maior. A importância desses achados de imagem ainda não está clara.

A densidade óssea em pacientes com EIA também foi estudada. Cerca de um terço das meninas com EIA tem osteopenia em estudos de absorciometria com raios X de dupla energia (DEXA). Destas, 80% terão osteopenia ao longo da vida. A osteopenia é associada a maior risco de progressão da curvatura.

EPIDEMIOLOGIA

A escoliose idiopática é o tipo mais comum de curvatura da coluna vertebral. De todas as possíveis causas, 80% dos casos são idiopáticos. A prevalência global de escoliose idiopática em pacientes com esqueleto imaturo varia entre 1 e 3% da população. A maioria das curvaturas é leve e não exige tratamento, com apenas 0,5% sendo superior a 20° e 0,3% superior a 30°. Enquanto as curvaturas com 10° ou menos acometem igualmente homens e mulheres, as que exigem uma intervenção ocorrem em uma razão feminino:masculino de 7:1.

CLASSIFICAÇÃO DA ESCOLIOSE IDIOPÁTICA

A escoliose idiopática classifica-se de acordo com a idade de início. A escoliose infantil é rara, compreendendo 0,5 a 4% de todos os casos de escoliose idiopática. Consiste em pacientes com curvaturas da coluna vertebral observadas do nascimento até 3 anos. A escoliose juvenil é responsável por 8 a 16% dos casos de escoliose idiopática e afeta crianças entre 3 e 10 anos. A EIA afeta pacientes de 11 anos ou mais e compreende 70 a 80% de todos os casos de escoliose idiopática.

APRESENTAÇÃO CLÍNICA DA ESCOLIOSE IDIOPÁTICA

Ao avaliar um paciente com uma curvatura estrutural da coluna vertebral, a anamnese completa e o exame físico são necessários, pois a escoliose idiopática é um diagnóstico de exclusão. Todas as outras causas potenciais, como malformações ósseas congênitas, doenças neuromusculares e do tecido conjuntivo e tumores, devem ser cuidadosamente excluídas.

Muitas vezes, os pacientes são encaminhados depois de uma triagem positiva por seu médico assistente, por um programa de triagem escolar ou porque eles (ou a família ou os amigos) notaram uma deformidade estética. Deve-se observar que os programas de triagem escolar tornaram-se controversos, pois alguns autores afirmam que os programas não mudam os desfechos de pacientes que necessitam de intervenção, resultam em consultas médicas e radiografias desnecessárias e não são custo-efetivos. A British Orthopaedic Association e a US Preventive Services Task Force emitiram declarações contra o rastreamento de rotina pelos motivos anteriormente citados. No entanto, citando a necessidade de identificação precoce de escoliose para reduzir o risco de complicações operatórias comuns à correção de grandes curvaturas, negligenciadas, a Scoliosis Research Society, uma organização internacional de cirurgiões de coluna, ainda defende o rastreamento escolar. Agora, com a publicação do estudo BRAIST, que demonstrou definitivamente que os pacientes tratados com aparelhos de Boston por 18 horas por dia têm uma incidência significativamente menor de curvaturas progressivas para a faixa cirúrgica, esperamos que as entidades de saúde pública também possam começar a defender os programas de triagem.

A dor nas costas não costuma ser a queixa inicial de pacientes com escoliose, embora, quando questionados, um terço dos adolescentes com escoliose idiopática confirme algum grau de dor nas costas em algum momento. Para manter tal achado em perspectiva, cerca de 35% dos adolescentes saudáveis se queixam de episódios de dor lombar e desconforto. No entanto, se um paciente apresentar queixa de dor significativa nas costas associada a uma curvatura, o médico deve realizar um exame físico cuidadoso, com radiografias da coluna vertebral, bem como avaliar outras causas de dor, como espondilose, espondilolistese, medula ancorada ou fístula, hérnia de disco ou tumores, como osteoma osteoide ou tumor da medula espinal.

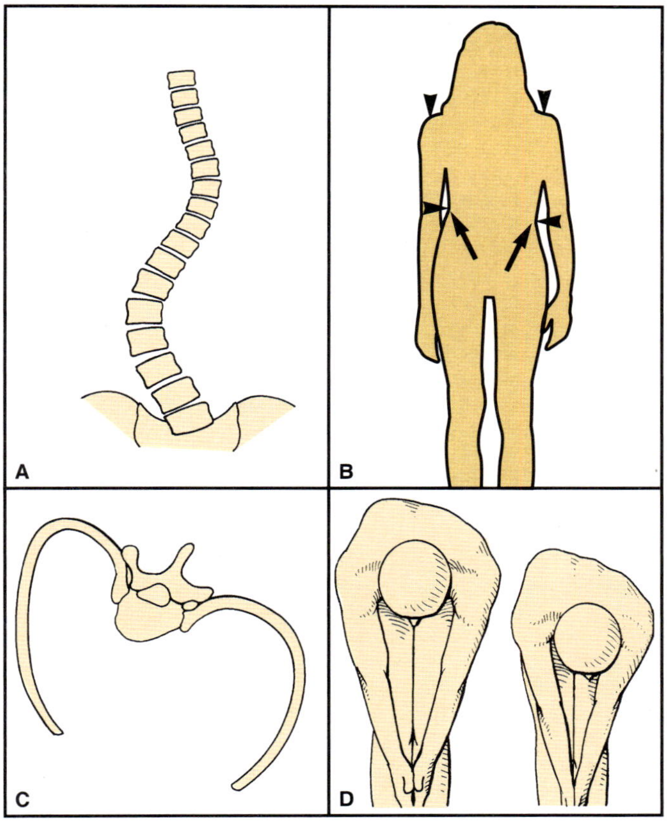

Figura 699.1 Alterações estruturais na escoliose idiopática. **A.** Conforme a curvatura aumenta, há alterações na configuração do corpo em ambas as regiões da curvatura primária e compensatória. **B.** Assimetrias na altura dos ombros, na cintura e na distância do cotovelo ao flanco são achados comuns. **C.** Rotação vertebral e deslocamento posterior associado das costelas no lado convexo da curvatura são responsáveis pela deformidade característica da parede torácica em pacientes portadores de escoliose. **D.** Nos programas de triagem escolar para escoliose, o paciente inclina-se para a frente no nível da cintura. Até mesmo uma leve assimetria da costela torna-se evidente. (*De Scoles PV. Spinal deformity in childhood and adolescence. In Behrman RE, Vaughn VC III, editors:* Nelson textbook of pediatrics, *update 5, Philadelphia, 1989, WB Saunders.*)

EXAME FÍSICO DA ESCOLIOSE IDIOPÁTICA

Avalie o paciente na posição de pé, tanto de frente quanto de lado, para identificar qualquer assimetria na parede torácica, tronco e/ou ombros.

Comece o exame com o foco nas costas (parte posterior). A alteração mais precoce observada no exame físico de pacientes com escoliose é a assimetria da parede torácica posterior durante a flexão anterior do tronco. Esse teste, chamado de teste de Adams de inclinação anterior (Figura 699.1), é realizado por meio da colocação de um escoliômetro no ápice da deformidade com o paciente em flexão anterior de 45°. Uma inclinação medindo 7° ou mais tem sido sugerida como o ponto de corte para o encaminhamento ortopédico. A escoliose é uma deformidade tridimensional. Os pacientes desenvolvem uma protuberância na costela posterior do lado convexo da curvatura da coluna vertebral, como resultado do componente rotacional da deformidade. A parede torácica anterior pode ser proeminente na concavidade da curvatura, como resultado da rotação da costela para fora. Outros achados associados são elevação do ombro, deslocamento lateral do tronco ou aparente discrepância no comprimento dos membros inferiores devido a obliquidade pélvica. A discrepância primária do comprimento do membro também pode se apresentar como uma deformidade da coluna vertebral lombar. Essa curvatura lombar é compensatória e flexível, com o ápice voltado para a perna mais curta.

Em seguida, examine o paciente de lado para avaliar o grau de cifose e lordose. A coluna torácica superior costuma ter uma curvatura de cifose suave, levemente arredondada, com um ápice na região torácica média. As colunas cervical e lombar inferior têm curvaturas côncavas ou lordóticas. A magnitude desse contorno sagital varia tanto com a faixa etária quanto entre indivíduos de mesma idade. As crianças têm menos lordose cervical e mais lordose lombar que os adultos ou adolescentes. Ao examinar um paciente com escoliose idiopática, um achado comum é a perda da cifose torácica normal, resultando no que é chamado de lordose torácica relativa ou hipocifose.

Um achado benigno frequente na coluna torácica normal do adolescente é um dorso arredondado flexível ou cifose postural. Isso pode ser corrigido voluntariamente quando o paciente estende a coluna vertebral, diferentemente da angulação aguda, abrupta ou acentuada para a frente na região torácica ou toracolombar, indicativa de uma deformidade cifótica patológica.

O componente final da avaliação é um exame neurológico cuidadoso, dada a possível associação da escoliose a um diagnóstico neurológico subjacente. Verifique os reflexos abdominais superficiais, os reflexos de extremidades e a força muscular e pesquise por clônus. Uma forte suspeita é necessária em pacientes com escoliose idiopática infantil e juvenil, pois 25% têm uma anomalia intramedular associada, como medula ancorada e siringomielia. O índice de suspeita de envolvimento neurológico eleva-se na presença de dor nas costas ou sintomas neurológicos, manchas café com leite, *dimple* sacral, alterações cutâneas da linha média, como nevo piloso, ou tufo de pelos ou deformidade unilateral do pé ou um padrão de curvatura atípico.

AVALIAÇÃO RADIOGRÁFICA DA ESCOLIOSE IDIOPÁTICA

Radiografias em PA e perfil, em ortostase, de alta qualidade, de toda a coluna vertebral são recomendadas na avaliação inicial de pacientes com achados clínicos sugestivos de deformidade da coluna vertebral. Se o centro médico não for capaz de realizar a radiografia completa adequada, é melhor possibilitar ao cirurgião ortopédico obter as radiografias em sua clínica, evitando radiação desnecessária. Na radiografia em PA, o grau da curvatura é determinado pelo método de Cobb, no qual os ângulos entre as vértebras superior e inferior inclinadas para dentro da curvatura são medidos (Figura 699.2).

Embora as indicações para a realização da RM sejam variáveis, ela é útil quando há suspeita de uma causa subjacente para a escoliose, como anomalia da medula espinal com base na faixa etária (curvaturas infantil ou juvenil) e achados anormais na anamnese e no exame físico, bem como características radiográficas atípicas, como padrões de curvaturas anormais. **Os achados radiográficos atípicos** são padrões de curvatura, como uma curvatura torácica esquerda, curvaturas torácicas duplas ou curvaturas torácicas altas. Outras anormalidades radiográficas são o alargamento do canal vertebral e alterações erosivas ou displásicas no corpo vertebral ou nas costelas. Na radiografia lateral, o aumento da cifose torácica ou a ausência de lordose segmentar podem sugerir uma anomalia neurológica subjacente.

Sistemas de imagens tridimensionais de baixa dosagem foram desenvolvidos. Essas modalidades de imagem possibilitam menor exposição à radiação, ao mesmo tempo que proporcionam imagens de maior fidelidade e modelagem tridimensional das vértebras para aplicações clínicas e de pesquisa. Muitos centros de tratamento estão adotando essa abordagem para a geração de imagens em seus programas de deformidade da coluna vertebral.

HISTÓRIA NATURAL DA ESCOLIOSE IDIOPÁTICA

A decisão de se tratar o paciente baseia-se na história natural da escoliose idiopática. Excepcionalmente, a escoliose idiopática infantil pode ter resolução espontânea em 20 a 90% dos casos. Os pacientes com escoliose infantil que têm atraso no desenvolvimento e apresentam curvaturas após 1 ano e curvaturas de maior magnitude são mais propensos à progressão. Um parâmetro radiográfico chamado *ângulo de Mehta* também pode ser utilizado para prever a progressão da curvatura na escoliose infantil. Essa medição examina a vértebra no ápice da curvatura torácica, além do ângulo formado por uma linha perpendicular a partir da placa vertebral terminal a uma linha abaixo do centro da costela. A mensuração é calculada nos lados convexo e côncavo, e um ângulo de diferença vértebra-costela final é calculado subtraindo-se o lado convexo do lado côncavo. Uma curvatura com um ângulo de diferença vértebra-costela com menos de 20° pode ter resolução em aproximadamente 80% dos casos, enquanto uma curvatura com um ângulo de diferença vértebra-costela com mais de 20° tende a progredir em mais de 80% dos casos. As curvaturas que evoluem para resolução espontânea geralmente ocorrem antes de 2 anos.

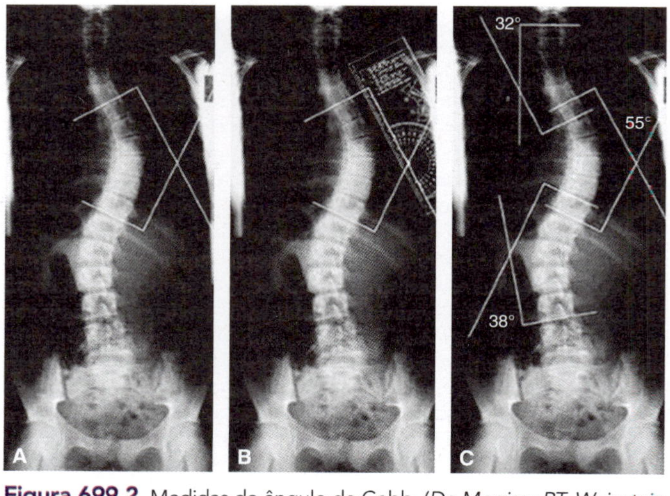

Figura 699.2 Medidas do ângulo de Cobb. (*De Morrissy RT, Weinstein SL: Lovell & Winter's pediatric orthopaedics, ed 6, Philadelphia, 2006, Lippincott Williams & Wilkins.*)

Vários fatores afetam a taxa de progressão da curvatura em pacientes com EIA. As curvaturas são mais propensas a progredir em pacientes com crescimento remanescente significativo e imaturidade esquelética. Os achados associados a um crescimento remanescente significativo são menor faixa etária, estado pré-menarca, estágios Tanner I ou II e sinal de Risser (medida radiográfica da ossificação da crista ilíaca) de 0 ou 1. Outros fatores que afetam a progressão são magnitude da curvatura atual, bem como padrão e gênero do paciente. Existe uma relação entre a progressão da curvatura e medidas tridimensionais de acunhamento vertebral, rotação axial e torção da coluna vertebral. Fatores de risco para a progressão em pacientes com EIA foram estudados recentemente utilizando o Sanders Skeletal Maturity Staging System, que examina a maturidade esquelética utilizando uma única radiografia PA da mão esquerda e associa esse valor com a magnitude da curvatura atual. Curvaturas de maior magnitude em pacientes mais esqueleticamente imaturos têm maior probabilidade de progredir.

Em geral, pacientes do sexo feminino são mais propensas do que os homens à progressão da curvatura. As meninas na pré-menarca, com curvaturas entre 20 e 30°, têm um risco consideravelmente maior de progressão do que 2 anos após a menarca com curvaturas semelhantes, demonstrando a importância da idade na progressão. De fato, é improvável que o grupo mais velho tenha qualquer evolução progressiva, enquanto as meninas na pré-menarca com a mesma curvatura tendem a evoluir. As curvaturas torácicas abaixo de 30° raramente progridem após a maturidade esquelética, enquanto as acima de 50° podem progredir cerca de 1 grau/ano ao longo da vida e a estabilização cirúrgica é comumente oferecida.

Funcionalmente, não há muitos efeitos significativos, clinicamente prejudiciais das curvaturas menores. Existe literatura conflitante quanto à magnitude exata da curvatura e à morfologia da curvatura na escoliose torácica idiopática que leva ao comprometimento cardiopulmonar. Um estudo da morfologia da curvatura e da função pulmonar constatou que as curvaturas superiores a 70° estavam associadas à função pulmonar abaixo do normal. No entanto, pacientes com magnitudes de curvatura menores que 50° também podem ter algum grau de comprometimento pulmonar. Isso sugere que a magnitude sozinha não pode prever totalmente a função pulmonar. Fatores como cifose torácica, rigidez da curvatura, localização do ápice da curvatura e grau de rotação vertebral também podem influenciar a função pulmonar. A correção cirúrgica está correlacionada com melhora na capacidade pulmonar total em pacientes com função pulmonar restritiva grave no pré-operatório.

Estudos a longo prazo demonstram que a dor nas costas é um problema comum para os pacientes com escoliose, embora não haja nenhuma ligação definitiva entre a dor e a magnitude da curva ou sua localização. Além disso, quase 70% dos pacientes com dor relataram uma gravidade baixa ou moderada dos sintomas, afirmando que a dor não interfere nas atividades normais.

TRATAMENTO DA ESCOLIOSE IDIOPÁTICA

Recentemente, comprovou-se que o tratamento com o colete diminui a incidência da progressão da curvatura. O estudo BRAIST, examinando o efeito dos aparelhos de Boston em pacientes tratados por 18 horas por dia, foi interrompido antes da conclusão do estudo – os benefícios da órtese mostraram-se tão claros que foi antiético prosseguir com os pacientes no grupo-controle. O sucesso do tratamento (impedindo a progressão da curvatura para 50°) no grupo de intervenção foi de 72%, enquanto apenas 48% dos pacientes observados no grupo-controle evitaram progressão para o intervalo cirúrgico.

A taxa de sucesso da órtese depende da quantidade de crescimento restante. Por exemplo, os pacientes com escoliose infantil ou juvenil são muito mais propensos a necessitar de um procedimento cirúrgico do que aqueles com escoliose adolescente e crescimento remanescente limitado. Pacientes em Risser 0, ou esqueleticamente muito imaturos, correm um risco maior de precisar de cirurgia, mesmo se estiverem com suporte. Recomenda-se que esses pacientes com esqueleto imaturo com curvaturas que, de outra maneira, seriam consideradas de pequena magnitude (> 30°) fiquem com a órtese em período integral por, no mínimo, 18 horas diárias. Além do efeito da maturidade esquelética, a adesão ao protocolo recomendado para usar a órtese influenciará o resultado. A adesão pode ser um desafio para os adolescentes. Os coletes são oferecidos para o tratamento de pacientes com esqueleto imaturo com curvaturas superiores a 30° na primeira consulta ou em pacientes que estão sob acompanhamento e desenvolvem progressão de sua curvatura superior a 25°. A órtese é ineficaz nas curvaturas acima de 45°. A órtese é usada até a cessação do crescimento nos homens, mas nas mulheres alguns autores consideram o desmame da órtese quando a paciente tiver mais de 1,5 ano pós-menarca, for um Risser 4 e/ou tiver crescido menos de 1 cm durante os 6 meses anteriores.

O tratamento cirúrgico tradicional envolve a artrodese da coluna, ou fusão, e costuma ser recomendado para pacientes com esqueleto imaturo com curvaturas progressivas superiores a 45° e indivíduos com maturidade esquelética com curvaturas maiores que 50°. Os objetivos da cirurgia são interromper a progressão da deformidade, melhorar o aspecto estético e alcançar o equilíbrio da coluna, ao mesmo tempo minimizando o número de segmentos vertebrais que são estabilizados para preservar o máximo de movimento possível.

Os implantes, incluindo parafusos pediculares, fios sublaminares e ganchos, são ligados a duas hastes longitudinais (Figura 699.3). Outro implante é a banda sublaminar, que pode ser tensionada para corrigir progressivamente a curvatura. Esses são usados para aplicar forças mecânicas à coluna vertebral, corrigir a deformidade em ambos os planos frontal e lateral e alcançar o equilíbrio frontal e sagital normal. As estruturas de parafuso pedicular também possibilitam manobras de rotação, corrigindo as proeminências das costelas associadas ao componente axial da deformidade. Após a instrumentação, a coluna é decorticada e o enxerto ósseo, colocado para a parte de fusão do procedimento. A força dos implantes espinais mantém a correção sem a necessidade de uma órtese pós-operatória, em muitos dos casos.

A maioria dos procedimentos é realizada pela via posterior usando-se uma fixação com parafuso pedicular, o que proporciona excelente correção, especialmente do componente de rotação da deformidade. Muitas vezes, as osteotomias posteriores são adicionadas para aumentar a flexibilidade e melhorar o grau de correção nas curvaturas mais rígidas. Raramente são realizadas liberações anteriores da coluna vertebral que requeiram toracotomia. Procedimentos torácicos anteriores abertos e toracolombares violam a parede torácica e frequentemente o diafragma. A função pulmonar pode levar até 2 anos para retornar aos valores normais. Embora as técnicas de toracoscopia possam ser utilizadas para realizar a liberação espinal anterior com ou sem instrumentação e fusão, seu uso tem sido limitado nos últimos anos, devido à eficácia das construções de parafuso pedicular posterior. Entretanto, os pacientes com doenças como neurofibromatose e mielomeningocele têm maior probabilidade de obter uma não união de sua fusão, e uma fusão anterior é considerada além da fusão posterior nesses grupos.

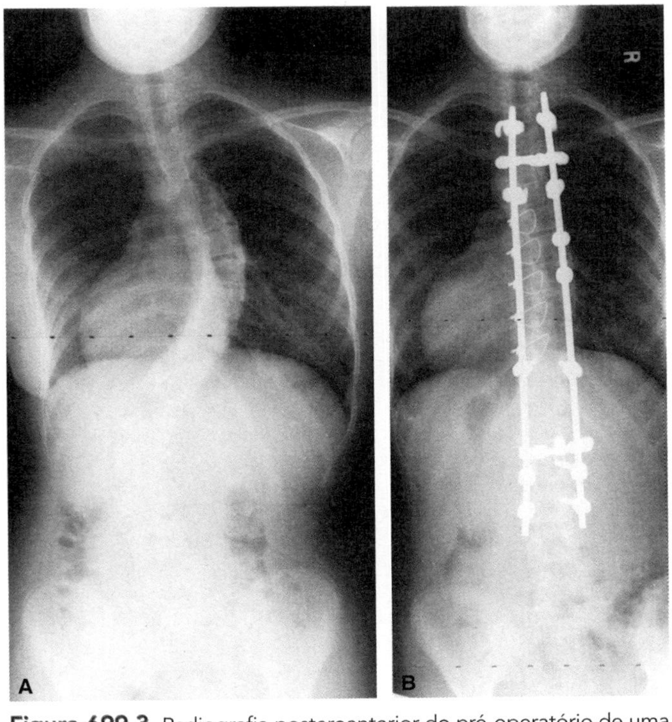

Figura 699.3 Radiografia posteroanterior do pré-operatório de uma menina de 14 anos, esquelética imatura, que desenvolveu um ângulo 68° de escoliose torácica direita e da lombar esquerda com 53° (**A**). Seu tronco foi deslocado para a direita, e o ombro esquerdo estava ligeiramente deprimido. Com base no risco de progressão futura, ela foi tratada por uma fusão espinal posterior instrumentada de T3 a L3 com correção da curvatura torácica direita para 20° e a curvatura lombar esquerda para 10° (**B**). O equilíbrio medular coronal foi restaurado; e a altura do ombro, mantida.

Os pacientes mais jovens, nos quais a cartilagem trirradiada permanece aberta, estão em risco de "fenômeno *crankshaft*", ou deformidade progressiva/perda da correção, como consequência do crescimento vertebral anterior contínuo, após uma fusão posterior. Tradicionalmente, esses pacientes foram tratados com a fusão anterior simultânea para eliminar o potencial de crescimento; no entanto, a rigidez das construções com parafusos pediculares nega a necessidade de outra cirurgia. Enquanto uma fusão anterior com instrumentação pode ser considerada para curvaturas toracolombar e lombar idiopáticas, as abordagens posteriores com fixação por parafusos pediculares têm sido mais frequentemente utilizadas para evitar a necessidade de cirurgia anterior e a violação da parede torácica.

Várias técnicas emergentes vêm sendo avaliadas no manejo da escoliose idiopática, com novas abordagens para a coluna vertebral, tentativas de preservar o crescimento restante em pacientes mais jovens e até mesmo tratamentos especializados para salvar a vida de pacientes jovens com curvaturas tão significativas que resultam na mortalidade secundária causada pela redução do volume pulmonar.

Além das cirurgias de fusão, tem havido um interesse em desenvolver técnicas para corrigir curvaturas sem limitar o crescimento futuro e até mesmo modular o crescimento da coluna vertebral e evitar futuras cirurgias de fusão. Aprovada pela agência norte-americana Food and Drug Administration (FDA), a VEPTR (ou prótese costal vertical expansível de titânio) (Figura 699.4) foi desenvolvida para ajudar crianças com a síndrome de insuficiência torácica causada por curvaturas graves da coluna com doença pulmonar restritiva, frequentemente associadas a uma alta taxa de mortalidade. O dispositivo da parede torácica pode ampliar o tórax e corrigir a escoliose de modo indireto sem a necessidade de fusão espinal e provavelmente desencadear o crescimento pulmonar,

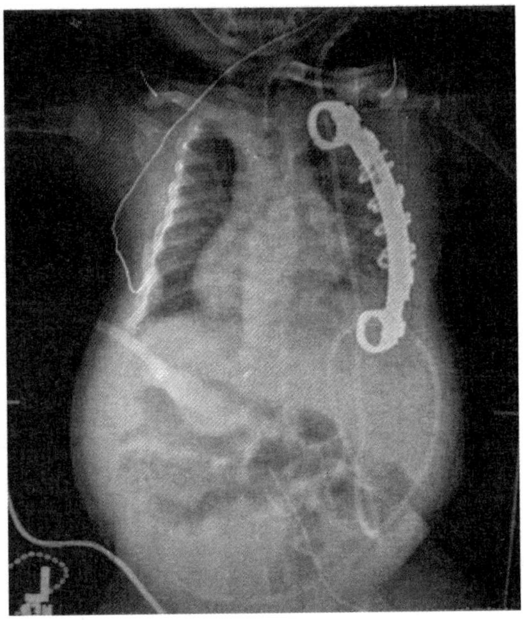

Figura 699.4 Radiografia posteroanterior pós-operatória de paciente com síndrome de Jeune após colocação de VEPTR costela-costela direita.

aumentando o volume torácico. Após a implantação, o dispositivo é alongado duas vezes por ano por meio de uma pequena cirurgia. As taxas de sobrevivência a longo prazo são favoráveis para tais pacientes portadores de escoliose extremamente grave, tratados com a VEPTR. O dispositivo obtém e mantém a correção sem fusão da coluna vertebral, o que possibilita o desenvolvimento alveolar e maximiza a altura do tronco antes da fusão definitiva da coluna vertebral.

Hastes de crescimento também têm sido utilizadas em crianças pequenas com escoliose. Esses dispositivos têm pontos de fixação colocados nas extremidades proximal e distal da deformidade, com hastes expansíveis inseridas subcutaneamente, abrangendo o comprimento da deformidade (Figura 699.5). De maneira semelhante à VEPTR, as hastes de crescimento exigem cirurgias adicionais menores para alongar as hastes duas vezes por ano, até a maturidade esquelética ou até a fusão vertebral definitiva. Avanços tecnológicos levaram ao desenvolvimento de hastes de crescimento controladas magneticamente. Esses dispositivos, uma vez inseridos, podem ser alongados na clínica sem a necessidade de novas cirurgias. No entanto, ainda são possíveis complicações com esses dispositivos, o que exige cirurgia de revisão. Além disso, a fusão ainda é indicada após atingir a altura torácica de adultos.

A técnica de orientação de crescimento Shilla também foi desenvolvida para tornar possível o crescimento durante o tratamento da escoliose de início precoce, sem a necessidade de procedimentos frequentes de alongamento. Uma fusão limitada é realizada no ápice da curvatura, e um parafuso pedicular deslizante e uma estrutura em haste permitem que a coluna se alongue. No entanto, relatos iniciais de taxas de complicações permanecem altos.

Outra técnica é o grampeamento intervertebral. Ela tenta modificar dinamicamente o crescimento da coluna vertebral em indivíduos imaturos com curvaturas menores. Os grampos são colocados por meio de uma abordagem aberta ou toracoscópica através do espaço do disco intervertebral (zona de crescimento) no lado convexo da curvatura. Essa técnica mantém a coluna em uma posição corrigida e limita o crescimento no lado convexo, impedindo a curvatura adicional e obtendo a correção por meio do crescimento côncavo. Assim como o grampeamento, as amarras intervertebrais, que consistem em um cabo flexível preso com parafusos nas vértebras afetadas, possibilitam a correção de uma curvatura dinamicamente, permitindo mais movimento do que os grampos. As indicações para *tethering* continuam indeterminadas. Teoricamente, os pacientes com curvaturas um tanto flexíveis e com

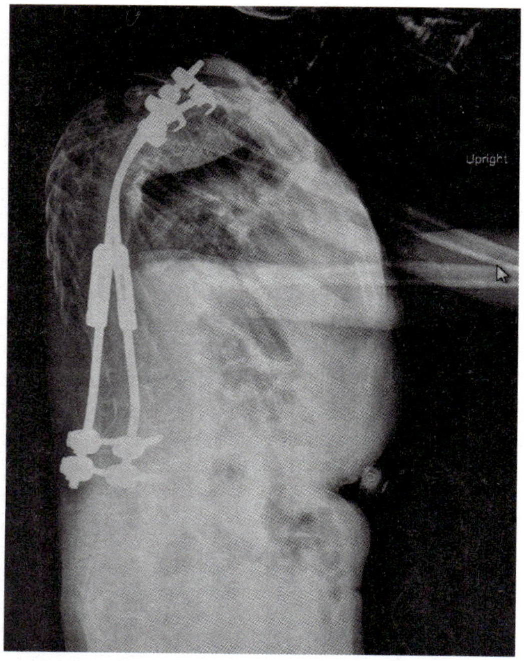

Figura 699.5 Radiografia lateral pós-operatória de paciente esqueleticamente imaturo com escoliose sindrômica grave após colocação de hastes em crescimento.

crescimento suficiente para a correção da deformidade, mas não o potencial para correção excessiva ou necessidade de cirurgia adicional, são os candidatos apropriados. Resta saber se essas técnicas terão um papel definitivo no tratamento de pacientes com escoliose idiopática.

A bibliografia está disponível no GEN-io.

699.2 Escoliose Congênita

R. Justin Mistovich e David A. Spiegel

DEFINIÇÃO

A escoliose congênita é uma deformidade da coluna vertebral que resulta do desenvolvimento anormal das vértebras da coluna vertebral. O crescimento assimétrico da coluna vertebral como resultado de uma ou mais anomalias vertebrais leva à curvatura da coluna vertebral. A malformação está presente no nascimento, mas pode não ser clinicamente aparente até o crescimento progredir.

ETIOLOGIA

O desenvolvimento embriológico da coluna vertebral começa na 5ª semana de gestação. Ocorre um insulto ao processo normal de desenvolvimento, que resulta em crescimento anormal de uma ou mais vértebras. Muitas vezes, esse desenvolvimento anormal está associado a anomalias de desenvolvimento adicionais ou a uma condição sindrômica conhecida.

CONDIÇÕES ASSOCIADAS

O dano de desenvolvimento normalmente não se limita apenas à coluna: é extremamente comum que crianças com escoliose congênita tenham malformações associadas em outros sistemas de órgãos, que devem ser descartadas. Quase 60% dos pacientes com escoliose congênita têm outras malformações de desenvolvimento.

As anomalias geniturinárias são identificadas em 20 a 40% das crianças com escoliose congênita. São exemplos agenesia renal unilateral, duplicação ureteral, rim em ferradura e anomalias genitais. Aproximadamente 2% dos pacientes apresentam uropatia obstrutiva silenciosa, a qual pode ser fatal. A ultrassonografia (US) renal deve ser realizada precocemente em todas as crianças com escoliose congênita; outros estudos, como tomografia computadorizada (TC) ou RM também pode ser necessários.

As anomalias cardíacas são identificadas em 10 a 25% dos pacientes. Um exame cardíaco cuidadoso deve ser realizado. Alguns médicos recomendam ecocardiograma de rotina.

As anomalias intraespinais são identificadas em aproximadamente 15 a 40% dos pacientes. O disrafismo espinal é o termo geral aplicado a tais lesões (ver Capítulos 609 e 667). Os exemplos são diastematomielia, malformações de fragmentação medular, lipomas intraespinais, cisto aracnoide, teratomas, fístulas dermoides, bandas fibrosas e fio terminal estreito. Os achados cutâneos que podem ser observados em pacientes com disrafismo espinal fechado são placas pilosas, marcas na pele ou *dimples*, fístulas e hemangiomas. Os lactentes com tais anomalias cutâneas sobre a coluna podem se beneficiar da US para descartar uma condição de disrafismo espinal oculto. A RM é indicada em crianças, mas, antigamente, foi adiada em pacientes mais velhos, até uma indicação clínica estar presente, como ancoramento da medula espinal, que pode se apresentar como dor nas costas ou nas pernas, atrofia da panturrilha, deformidade progressiva unilateral do pé (especialmente cavo-varo) e disfunção intestinal ou da bexiga.

CLASSIFICAÇÃO DA ESCOLIOSE CONGÊNITA

Classifica-se a escoliose congênita pelo tipo de anormalidade do desenvolvimento: uma falha de formação ou uma de segmentação. As deformidades são, então, adicionalmente descritas pelas características anatômicas das vértebras afetadas. As falhas da segmentação resultam em vértebras em barras unilaterais ou vértebras em bloco. Por fim, alguns casos de escoliose congênita resultam de uma combinação de falhas de formação e de segmentação (Figura 699.6). Uma ou mais anomalias ósseas podem ocorrer isoladamente ou em combinação.

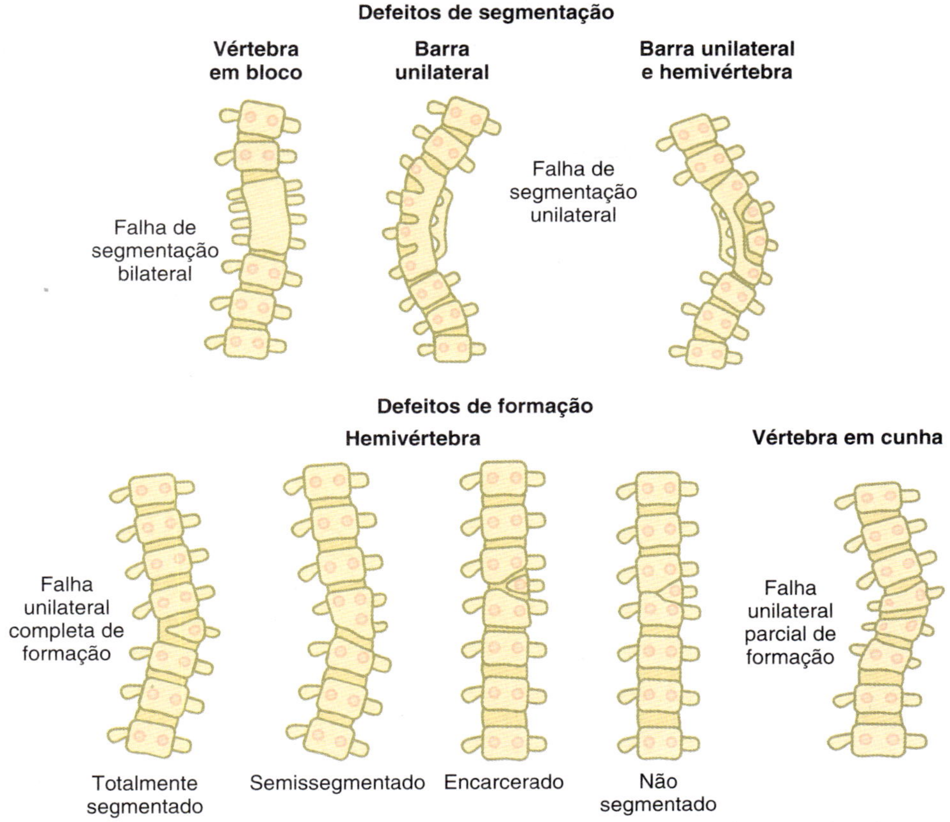

Figura 699.6 Os defeitos de segmentação e formação que podem ocorrer durante o desenvolvimento da coluna vertebral. (*De McMaster MJ: Congenital scoliosis. In Weinstein SL, editor:* The pediatric spine: principles and practice, *ed 2, Philadelphia, 2001, Lippincott Williams & Wilkins, p. 163.*)

HISTÓRIA NATURAL DA ESCOLIOSE CONGÊNITA

O risco de progressão depende do potencial de crescimento de cada anomalia, que pode variar consideravelmente. Um seguimento radiográfico estreito é necessário. A progressão das curvaturas é mais pronunciada durante os períodos de crescimento rápido associada aos 2 a 3 primeiros anos de vida e durante o estirão puberal do adolescente.

As características anatômicas das vértebras malformadas têm um papel significativo na progressão da deformidade. A apresentação mais grave de escoliose congênita é uma barra unilateral não segmentada com uma hemivértebra contralateral. Nessa anomalia, a coluna vertebral está fundida no lado da barra não segmentada, mas também tem um centro de crescimento do outro lado, no local da hemivértebra, no mesmo nível. Essa combinação de deformidades da coluna vertebral óssea resulta em uma curvatura de rápida progressão. Como consequência, todos os pacientes afetados geralmente requerem estabilização cirúrgica. Uma barra unilateral não segmentada também está associada a uma progressão significativa e, na maioria dos casos, a intervenção cirúrgica é necessária. Uma hemivértebra isolada deve ser acompanhada de perto e muitas, mas não todas, serão associadas a uma deformação progressiva que exija intervenção cirúrgica. Por outro lado, uma vértebra em bloco isolada tem baixo potencial de crescimento e raramente requer tratamento.

TRATAMENTO DA ESCOLIOSE CONGÊNITA

O diagnóstico precoce e o tratamento imediato das curvaturas progressivas são essenciais. A órtese não é indicada para a maioria das curvaturas congênitas, devido à sua natureza estrutural, exceto em raros casos para tratar curvaturas adicionais não associadas a anomalias congênitas ou para tentar adiar uma cirurgia inevitável, até uma idade mais segura para o procedimento cirúrgico. O tratamento definitivo das curvaturas progressivas é a fusão espinal. Uma vez identificada uma anormalidade óssea com probabilidade de progredir, a cirurgia é realizada antes que a progressão ocorra, impedindo o desenvolvimento ou a progressão inevitável da deformidade da coluna vertebral. Se a deformidade já tiver se desenvolvido, a correção cirúrgica é difícil de ser obtida e o risco de complicações neurológicas é alto.

Tanto a fusão espinal anterior quanto a posterior são frequentemente necessárias. Embora com estruturas de parafuso pedicular, uma fusão posterior pode ser suficiente em alguns casos. Outros procedimentos também podem ser indicados para os casos congênitos de escoliose. Uma hemiepifisiodese convexa pode ser realizada com certas deformidades, fundindo apenas um lado da coluna para possibilitar alguma correção da deformidade, o que permite o crescimento no lado não envolvido da curvatura. A excisão completa de uma hemivértebra, juntamente à fusão de um segmento curto da coluna, pode ser realizado por meio de uma abordagem posterior e resultar em melhor correção e equilíbrio da coluna vertebral em casos selecionados. Muitas vezes, uma fusão definitiva ainda é necessária na maturidade esquelética. Além disso, as construções em crescimento da coluna ou VEPTR podem ser usadas para abranger curvaturas secundárias a deformidades.

A cirurgia nesses pacientes sindrômicos jovens não é isenta de riscos; pode haver uma taxa de complicação de quase 85% e uma taxa de mortalidade de mais de 15% em pacientes submetidos a tratamento cirúrgico para todos os tipos de escoliose de início precoce, inclusive aqueles com escoliose congênita e outras síndromes associadas que também produzem escoliose de início precoce.

SÍNDROME DA INSUFICIÊNCIA TORÁCICA

Quando vários níveis da coluna vertebral torácica estão envolvidos na fusão de costelas, uma deformidade tridimensional progressiva da parede torácica pode prejudicar o desenvolvimento e a função pulmonar. Essa complicação é denominada *síndrome da insuficiência torácica*. Como resultado da síndrome de insuficiência torácica, a parede torácica não suporta a respiração normal, o que resulta em diminuição da expectativa de vida.

A síndrome de insuficiência torácica pode ser observada em pacientes com várias condições reconhecidas, como síndrome de Jarcho-Levin (displasia espondilocostal ou espondilotorácica) e síndrome de Jeune (distrofia torácica asfixiante), bem como indivíduos com deformidades graves da coluna vertebral. Esses casos difíceis estão sendo tratados com uma técnica chamada de *toracoplastia expansiva*, na qual a caixa torácica é gradualmente expandida ao longo do tempo por alongamento progressivo da parede torácica na concavidade da deformidade da coluna vertebral (ou, em alguns casos, em ambos os lados da coluna vertebral). O procedimento envolve uma toracostomia aberta em cunha, seguida da colocação de uma prótese de costela vertical expansível de titânio ou VEPTR. O implante é alongado em intervalos regulares (Figura 699.7). O principal objetivo é corrigir gradualmente a deformidade da parede torácica para melhorar a função pulmonar, e o objetivo secundário é a correção de uma deformidade da coluna vertebral associada. Vários estudos examinaram o uso de VEPTR por pacientes com escoliose congênita. Em pacientes com costelas fundidas associadas, a inserção de VEPTR com uma toracostomia aberta em cunha resulta em melhora da função pulmonar. Além disso, a VEPTR foi estudada em pacientes sem costelas fundidas, mas com escoliose congênita. Tais indivíduos também demonstram melhora na altura da coluna torácica e correção da curvatura associada.

A bibliografia está disponível no GEN-io.

699.3 Escoliose Neuromuscular, Síndromes Genéticas e Escoliose Compensatória

R. Justin Mistovich e David A. Spiegel

ESCOLIOSE NEUROMUSCULAR

A escoliose é frequentemente identificada em crianças com doenças neuromusculares, como paralisia cerebral, distrofia muscular e outras miopatias, atrofia muscular espinal, ataxia de Friedreich, mielomeningocele, poliomielite e artrogripose. Crianças com lesões na medula espinal também têm alto risco para uma curvatura progressiva. A etiologia e a história natural de tais pacientes diferem da escoliose idiopática e da congênita. A maioria dos casos resulta de fraqueza e/ou desequilíbrio da musculatura do tronco. A espasticidade também pode contribuir para as curvaturas da coluna vertebral. Em alguns casos, como mielomeningocele, podem estar presentes anomalias vertebrais congênitas coexistentes, contribuindo ainda mais para o desenvolvimento da curvatura.

A deformidade da coluna vertebral é mais comum em pacientes com graus mais elevados de comprometimento neurológico. Ou seja, aqueles que não deambulam e que não apresentam controle adequado do tronco. É diagnosticada em mais de 70% dos pacientes com paralisia cerebral e mais de 90% daqueles com distrofia muscular de Duchenne.

Suspeita-se do diagnóstico no exame físico. Em pacientes que não deambulam, o padrão de curvatura mais comum é o de curvatura toracolombar ou lombar longa, em formato de "C" (Figura 699.8). Essa curvatura costuma estar associada a obliquidade pélvica que pode afetar o equilíbrio sentado. Por outro lado, os pacientes que deambulam com diagnósticos como o de ataxia de Friedreich podem ter padrões de curvaturas mais semelhantes aos da escoliose idiopática.

Em pacientes que deambulam, o exame físico é similar ao anteriormente descrito para escoliose idiopática. Em paciente que não deambula, as costas são inspecionadas com o paciente sentado e com as costas eretas. Qualquer assimetria deve ser observada. Muitas vezes, esses pacientes precisam de apoio manual para manter uma posição ereta. Se alguma assimetria progressiva for observada, devem ser obtidas radiografias em PA com o paciente sentado e perfil. Como o tratamento profilático ou o uso de órtese não são capazes de alterar a história natural da doença, é apropriado estabelecer o diagnóstico clinicamente e obter radiografias se for observada a progressão da curvatura.

O curso clínico de pacientes com escoliose neuromuscular depende da gravidade do envolvimento neuromuscular, bem como da natureza do processo de doença subjacente. As doenças progressivas são frequentemente associadas a curvaturas progressivas. As consequências de uma escoliose progressiva na população neuromuscular envolvem tanto a função, especialmente do equilíbrio sentado e em pé, quanto a higiene e os cuidados pessoais. A disfunção pulmonar pode ser esperada com a deformidade gradual da caixa torácica e do eixo pélvico-vertebral, assim como com o colapso da coluna vertebral com a pelve incidindo sobre a caixa torácica. A função diafragmática é prejudicada e as mudanças no volume do tórax e arquitetura da parede torácica, sem dúvida, agravam a disfunção pulmonar em razão da fraqueza muscular subjacente. A função pulmonar pode ser de difícil registro em algumas populações de pacientes, especialmente naquelas com paralisia cerebral grave. Além disso, os pacientes que inicialmente apresentavam funções limítrofes inicialmente, com o avanço da escoliose, podem perder a capacidade de andar. As curvaturas associadas à

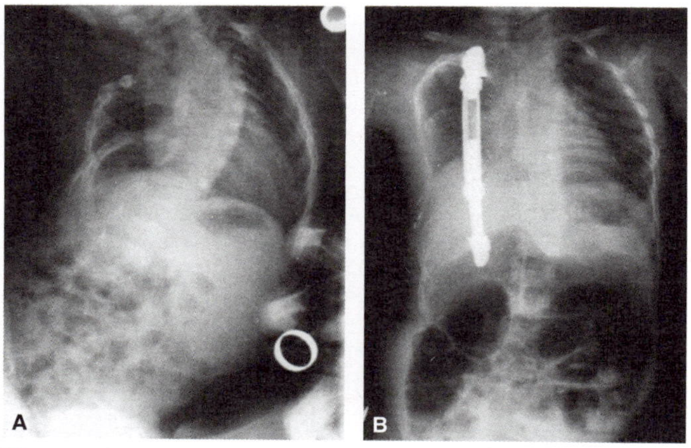

Figura 699.7 **A.** Radiografia pré-operatória em anteroposterior de um menino de 7 meses com escoliose congênita e costelas fundidas. Uma reconstrução tridimensional de uma tomografia computadorizada do tórax desse lactente estimou que seu volume pulmonar era de 173,2 mℓ^3. **B.** Radiografia em anteroposterior após implante de uma prótese de titânio verticalmente expansível e várias expansões ao longo de 33 meses. O volume pulmonar agora mede 330,3 mℓ^3, um aumento de 90,7%. (*De Gollogly S, Smith JT, Campbell RM: Determining lung volume with three-dimensional reconstructions of CT scan data: a pilot study to evaluate the effects of expansion thoracoplasty on children with severe spinal deformities.* J Pediatr Orthop *23:323-328, 2004.*)

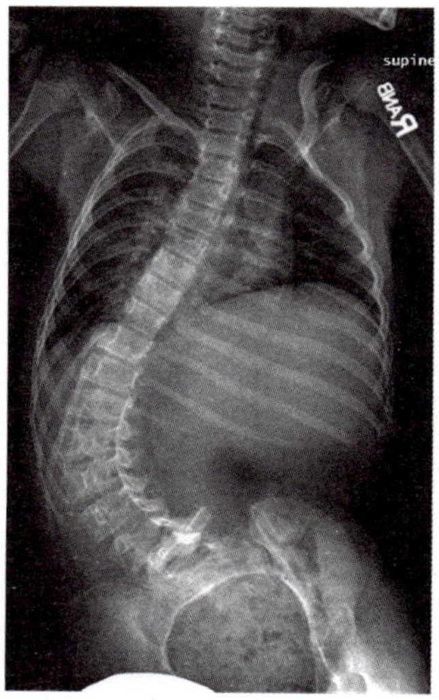

Figura 699.8 A imagem mostra uma longa curvatura em forma de C com convexidade para o lado esquerdo e obliquidade pélvica significativa, um padrão de curvatura frequentemente observado em pacientes com escoliose neuromuscular. (*De Pruthi S. Scoliosis. In Coley BD, editor. Caffey's pediatric diagnostic imaging, ed 12, Philadelphia, 2013, WB Saunders, pp. 135.*)

obliquidade pélvica resultam em pressões assimétricas ao sentar, o que pode limitar a tolerância ao sentar e causar lesões na pele e úlceras de decúbito. Os pacientes também podem sentir dor devido ao impacto da caixa torácica na crista ilíaca.

O tratamento da escoliose neuromuscular depende da idade do paciente, do diagnóstico de base e da magnitude da deformidade. O objetivo é alcançar ou manter a coluna alinhada sobre a pelve nivelada, especialmente nos pacientes que não deambulam, como os restritos à cadeira de rodas, e intervir precocemente antes que a magnitude e a rigidez da curvatura se tornem graves. As curvaturas da escoliose neuromuscular muitas vezes continuam a progredir após a maturidade esquelética. Curvaturas maiores que 40 a 50° continuam a piorar com o tempo. O tratamento com órtese não afeta a história natural da escoliose neuromuscular, e órteses-padrão utilizadas para a escoliose idiopática são mal toleradas em pacientes com doenças neuromusculares. A órtese espinal suave pode melhorar o equilíbrio ao sentar e facilitar o cuidado, apesar de não impedir a progressão da curvatura.

Em geral, uma artrodese da coluna é oferecida aos pacientes com curvaturas progressivas com mais de 40 a 50°. As indicações diferem um pouco com base no diagnóstico subjacente. Por exemplo, para os pacientes com distrofia muscular de Duchenne é oferecida a cirurgia, quando suas curvaturas progridem além de 20 a 30°, antes do declínio esperado na função pulmonar ou cardíaca que os impediria de tolerar o procedimento e o tornaria mais arriscado. Os pacientes que deambulam, e com curvaturas semelhantes às observadas na escoliose idiopática, são manejados por princípios semelhantes. Aqueles que não deambulam e têm obliquidade pélvica são geralmente manejados por uma fusão espinal que se estende da coluna torácica superior até a pelve ou coluna lombar, dependendo do caso. Semelhante ao descrito na seção sobre escoliose idiopática, o uso de órtese após esse procedimento não é obrigatório. As decisões de tratamento devem ser individualizadas nos pacientes com quadriplegia espástica e baseadas na perda de função. O potencial para melhorar a higiene ou os cuidados pessoais depende do desejo da família e/ou dos cuidadores. Essas decisões de tratamento são complexas, e pesquisas recentes demonstraram que há benefício nos auxílios formais às famílias para a decisão, a fim de auxiliar na compreensão dos riscos e benefícios do tratamento.

Embora as complicações sejam relativamente frequentes em comparação com os pacientes com curvaturas não neuromusculares, a literatura disponível sugere que a maioria dos pacientes se beneficia quanto à função e à facilidade de cuidados. Para melhor identificar os pacientes sob risco de complicações, muitos estudos têm focado na identificação dos fatores de risco para complicações peroperatórias. Um estudo recente revelou que os pacientes não deambulantes e aqueles com curvaturas iguais ou superiores a 60° têm um risco significativamente maior de grandes complicações pós-operatórias, como íleo, pneumonia, infecção e problemas com a ferida operatória. As bombas de baclofeno não foram associadas a maior risco de complicações.

Outro estudo recentemente identificou a dependência do tubo G como um fator de risco para complicações pós-operatórias. O aumento da perda sanguínea foi considerado um fator de risco independente para complicações peroperatórias maiores em outro estudo. A classificação ASA ≥ 3 e o percentil do IMC ≥ 95 e a extensão da fusão à pelve também foram associados com infecções pós-operatórias. Um estudo subclassificou pacientes com o Sistema de Classificação da Função Motora Grossa (GMFCS) nível 5 em termos de risco para complicações da fusão espinal. Esses indivíduos apresentam limitações funcionais graves e apresentam alto risco de complicações peroperatórias, embora nem todos sejam idênticos em termos de fatores de risco. Eles identificaram quatro subgrupos, com base na presença associada de gastrostomia, traqueostomia, história de convulsões e estado não verbal. Pacientes sem nenhum desses fatores de risco foram subclassificados como 5,0, com um fator de risco associado como 5,1. Dois eram 5,2; e três ou mais foram 5,3. A taxa de complicações maiores para pacientes com nível 5,0 de GMFCS foi de 12%, enquanto os pacientes com nível de 5,3 tiveram uma taxa de 49% de complicações maiores.

SÍNDROMES E DOENÇAS GENÉTICAS

Este grupo diverso de diagnósticos inclui neurofibromatose (ver Capítulo 614.1); osteogênese imperfeita (ver Capítulo 721); doenças do tecido conjuntivo, como a síndrome de Marfan (ver Capítulo 722); a síndrome de Ehlers-Danlos (ver Capítulo 679); e a síndrome de Prader-Willi (ver Capítulo 98) – entre outras. Os pacientes com tais diagnósticos devem ter a coluna vertebral rotineiramente examinada durante as consultas com seu médico assistente. Semelhante a outros tipos de escoliose, o seguimento e o tratamento baseiam-se na idade do paciente, no grau de deformidade, no registro da progressão e no diagnóstico de base.

ESCOLIOSE COMPENSATÓRIA

A **desigualdade no comprimento da perna** é um diagnóstico clínico comum e costuma ser associada a uma pequena curvatura lombar compensatória (ver Capítulo 696). Essa é uma das causas de exames de rastreamento falso-positivos. Os pacientes com desigualdade no comprimento da perna podem ter a pelve inclinada para o membro mais curto e subsequentemente desenvolvem uma curvatura lombar associada. O ápice da curvatura aponta para a perna mais curta. Há poucas evidências sugerindo que uma pequena curvatura lombar compensatória ponha o paciente em risco de progressão ou de dor nas costas. Contudo, as crianças com desigualdade no comprimento da perna também podem ter escoliose idiopática ou congênita. A radiografia em pé pode ser obtida com um bloco sob o pé no lado mais curto, o que corrige a discrepância no comprimento da perna e nivela a pelve. Se a curvatura desaparecer quando a discrepância de comprimento do membro for corrigida, trata-se, então, de uma curvatura de compensação. Uma alternativa é uma radiografia em PA com o paciente sentado.

Nas doenças neuromusculares, como poliomielite (ver Capítulo 276) ou paralisia cerebral (ver Capítulo 616.1), uma contratura em adução ou abdução do quadril, descrita como uma contratura intrapélvica fixa, pode ter uma escoliose lombar compensatória associada para manter o equilíbrio na ortostase. Para os pacientes que deambulam, uma contratura fixa de 10° resultará em até 3 cm de discrepância aparente do comprimento da perna.

A bibliografia está disponível no GEN-io.

699.4 Cifose

R. Justin Mistovich e David A. Spiegel

A coluna vertebral torácica normal tem de 20 a 50° de cifose se medida de T3 a T12. Para aferir, usa-se o método de Cobb em uma radiografia em perfil em ortostase da coluna toracolombar. A cifose torácica superior além dos limites superiores de referência é denominada hipercifose. Os pacientes podem apresentar preocupações estéticas, dor nas costas ou ambas. A cifose flexível ou postural pode ser supercorrigida voluntariamente ou com ajuste postural, enquanto uma cifose rígida não pode ser corrigida de forma passiva. As causas de cifose rígida são a doença de Scheuermann e a cifose congênita, entre outras. A Tabela 699.2 reúne as condições associadas a hipercifose.

A avaliação e o tratamento dependem do diagnóstico de base, do grau de deformidade e de sua flexibilidade, se a deformidade é progressiva e se quaisquer sintomas estão presentes.

Tabela 699.2 Condições associadas a hipercifose.

- Traumatismo causando fraturas da coluna vertebral
- Infecções espinais resultantes de tuberculose, doenças bacterianas e fúngicas
- Doenças metabólicas, como a osteogênese imperfeita ou a osteoporose
- Iatrogênica (laminectomia, irradiação espinal)
- Doenças neuromusculares
- Neoplasias
- Congênita/do desenvolvimento
  - Distúrbios do colágeno, como a síndrome de Marfan
  - Displasias como neurofibromatose, acondroplasia e mucopolissacaridose

CIFOSE FLEXÍVEL (CIFOSE POSTURAL)

A cifose postural é uma preocupação estética comum e mais frequentemente reconhecida pelos pais ou colegas. Adolescentes com cifose postural podem corrigir a curvatura voluntariamente. Uma radiografia lateral em pé mostrará um aumento na cifose, mas sem alterações patológicas das vértebras envolvidas. Não há evidências que sugiram que a cifose postural progrida para uma deformidade estrutural. Embora um leve desconforto doloroso seja às vezes relatado, não há evidências de que a condição leve a sintomas a longo prazo, alterações na função ou qualidade de vida. A base do tratamento é a tranquilidade. A fisioterapia pode ser considerada para o desconforto muscular. Embora o fortalecimento do núcleo seja certamente benéfico para a maioria dos pacientes, não há dados que sugiram que uma alteração permanente no alinhamento possa ser mantida. Nem órtese nem cirurgia atuam na gestão desta condição.

CIFOSE ESTRUTURAL

Doença de Scheuermann

A doença de Scheuermann é a apresentação mais comum de hipercifose estrutural e definida pelo acunhamento superior a 5° de três ou mais corpos vertebrais consecutivos no ápice da deformidade em uma radiografia em perfil. Além disso, o ápice da cifose torácica é inferior ao esperado. Outras alterações radiográficas são as irregularidades das placas terminais vertebrais e os nódulos de Schmorl, os quais são hérnias do disco vertebral para superfície do corpo vertebral. A etiologia permanece desconhecida, porém muito provavelmente envolve a influência das forças mecânicas em um indivíduo geneticamente suscetível. Amostras histológicas retiradas de pacientes com doença de Scheuermann mostram um padrão desordenado de ossificação endocondral. No entanto, ainda não está claro se tais achados são o resultado primário de um processo patológico genético ou metabólico ou simplesmente o resultado secundário da sobrecarga mecânica. A incidência varia de 0,4 a 10%, com frequência afetando três vezes os meninos que as meninas.

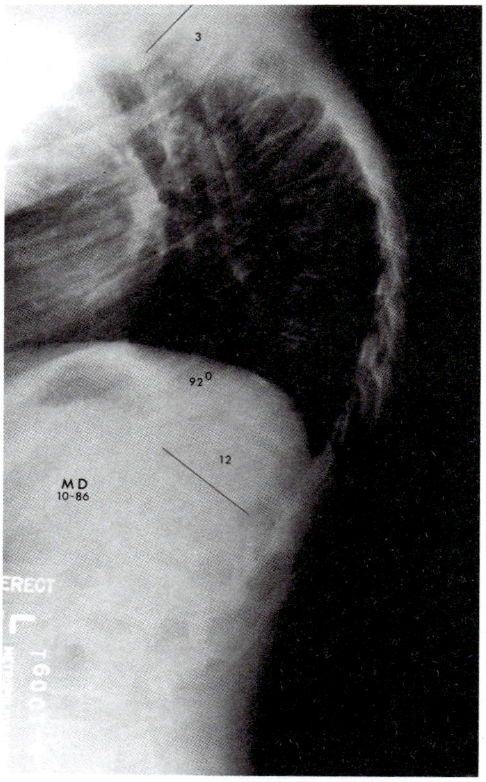

Figura 699.9 Radiografia lateral em pé de um menino de 14 anos com cifose de Scheuermann grave. A medida é de 92° entre T3 e T12. Observe o acunhamento das das vértebras em T6, T7, T8 e T9. A cifose torácica normal é ≤ 40°.

Exame físico e manifestações clínicas

Examine o paciente pela lateral. Há uma hipercifose da coluna vertebral torácica tipicamente associada a um contorno nítido. O ápice da deformidade será frequentemente na coluna vertebral torácica inferior. Os pacientes não conseguem corrigir a deformidade voluntariamente. A dor é uma queixa relativamente comum. É, em geral, leve e localizada próximo ao ápice da cifose. Os sintomas são intermitentes, raramente graves e, ocasionalmente, limitam certas atividades. Os sintomas neurológicos são incomuns.

Avaliação radiográfica

O protocolo de imagem padrão inclui radiografias de pé em PA e perfil (Figura 699.9). Uma técnica específica e padronizada, na qual os braços estão cruzados sobre o peito, é recomendada para a incidência em perfil. Além dos achados diagnósticos mencionados, uma escoliose leve é comumente observada. Menos frequentemente, uma espondilolistese pode ser identificada na radiografia em perfil.

História natural

O tratamento depende da idade do paciente, do grau de deformidade e se há algum sintoma presente. Os pacientes com cifose de Scheuermann podem ter mais queixas de dor nas costas em comparação com outros adolescentes, mas isso frequentemente melhora após a maturidade esquelética. Com relação à dor nas costas, vários estudos não encontraram nenhuma diferença entre pacientes com Scheuermann e os de controle, enquanto outros detectaram um aumento da incidência de dor constante nas costas. A autoestima dos pacientes, a participação em atividades da vida diária e atividades recreativas e o nível de educação não são diferentes da população em geral. As deformidades cifóticas superiores a 90° são mais suscetíveis a serem esteticamente inaceitáveis, sintomáticas e progressivas. As deformidades além de 100° podem ser associadas a uma disfunção pulmonar restritiva.

Tratamento

Existem algumas diretrizes absolutas para o tratamento. As decisões de tratamento devem ser individualizadas. Os pacientes com esqueleto imaturo e deformidade leve podem se beneficiar de um programa de exercícios de hiperextensão, mas os efeitos dessa estratégia no alívio da dor, no alinhamento da coluna vertebral e na história natural permanecem desconhecidos. Os pacientes com mais de 1 ano de crescimento restante e uma cifose maior que 55 a 60° podem se beneficiar de um programa de órtese. Um colete de Milwaukee, o qual se estende até o pescoço, é recomendado para curvaturas com um ápice acima de T7, enquanto as curvaturas com um ápice mais baixo muitas vezes podem ser tratadas por uma órtese toracolombar. O colete deve ser usado por até 23 horas por dia. Devem-se considerar também gessos seriados ou um programa de alongamento para ganhar flexibilidade antes de se instituir o programa com colete, cujo objetivo é evitar a progressão. Observa-se melhora permanente do alinhamento com menos frequência. Pacientes esqueleticamente maduros com pouca ou nenhuma dor e aparência estética aceitáveis não são tratados. No raro paciente com deformidade progressiva > 70 a 80° que está insatisfeito com sua aparência estética ou que apresenta dor nas costas persistente, apesar das medidas não cirúrgicas, uma fusão espinal pode ser considerada. Um estudo recente do Spinal Deformity Study Group descobriu que os pacientes submetidos a tratamento cirúrgico tiveram escores de dor e IMC maiores do que aqueles tratados de modo conservador com sucesso. Uma fusão espinal posterior instrumentada da parte superior da coluna torácica para a mediana da coluna lombar é comumente realizada, com osteotomias da coluna vertebral para promover o encurtamento da coluna ao corrigir com forças compressivas. Alguns cirurgiões recomendaram a liberação espinal anterior (discectomias e fusão) além da fusão espinal posterior; entretanto, esse procedimento tem sido realizado com menos frequência, devido ao aumento dos riscos neurológicos desse procedimento combinado, uma vez que a coluna é alongada durante a correção. Como um todo, esses procedimentos cirúrgicos apresentam um risco maior do que fusões realizadas para EIA. Um estudo recente descobriu que complicações maiores eram 3,9 vezes mais prováveis após a cirurgia para cifose de Scheuermann do que a EIA, com maior número de níveis fundidos sendo um fator de risco independente para complicações.

CIFOSE CONGÊNITA

A cifose congênita resulta de anomalias congênitas das vértebras. Em uma falha anterior da formação (tipo I), uma parte do corpo vertebral não se forma. Uma cifose costuma ser identificada após o nascimento, e há um elevado risco de progressão e disfunção neurológica. A disfunção da medula espinal frequentemente resulta da compressão no ápice da deformidade. O segundo tipo de cifose congênita envolve falha anterior da segmentação, em que duas vértebras são fundidas (tipo II). Os elementos posteriores da coluna continuam a crescer, mas a coluna anterior não faz isso, o que resulta em uma cifose progressiva variável e um risco muito menor de disfunção neurológica. Os pacientes devem ser seguidos de perto, e o tratamento é necessário em um número significativo de casos. Tal qual a escoliose congênita, anomalias de outros sistemas de órgãos devem ser descartadas.

O tratamento depende do tipo de malformação, do grau de deformidade e da existência de sintomas neurológicos. A órtese é ineficaz e o tratamento cirúrgico é a única opção para as curvaturas progressivas. Dado o fato de a história natural ser tão pobre para deformidades tipo I, a fusão espinal é normalmente realizada logo após o diagnóstico ser feito. Os objetivos cirúrgicos são impedir ou tratar as deformidades cifóticas e evitar a deterioração neurológica, maximizando o crescimento da coluna vertebral na medida do possível. Isso normalmente envolve alguma forma de fusão vertebral, a qual pode incluir componentes anteriores e/ou posteriores, com ou sem ressecção do remanescente vertebral e instrumentação da coluna vertebral. De modo ideal, apenas um curto segmento da coluna vertebral vai ser fundido para tentar maximizar a altura do tronco. As deformidades causadas por uma falha anterior de segmentação também requerem estabilização da coluna vertebral, em alguns casos, mas a progressão é normalmente mais lenta e os pacientes costumam ser acompanhados ao longo de vários anos, para determinar se será necessária a estabilização cirúrgica.

A bibliografia está disponível no GEN-io.

699.5 Dor nas Costas em Crianças

R. Justin Mistovich e David A. Spiegel

Com prevalência superior a 70%, apenas um resfriado comum afeta indivíduos com mais frequência do que a dor nas costas. A dor nas costas é uma queixa frequente no paciente pediátrico e adolescente, com estudos demonstrando taxas de prevalência de 1 ano entre 7 e 58% dos adolescentes. São fatores de risco relatados aumento do crescimento, sexo feminino, história familiar, participação excessiva no esporte ou trabalho manual e possivelmente carregar uma mochila pesada. A dor nas costas também pode ser manifestação física de fatores psicossociais em adolescentes, semelhante aos adultos. Tradicionalmente, o paciente pediátrico que se apresenta com dor nas costas justifica uma avaliação clínica detalhada, uma vez que a probabilidade de se estabelecer um diagnóstico específico é alta. No entanto, a incidência de dor nas costas nos pacientes pediátricos e adolescentes aumentou (ou passou a ser melhor estudada), enquanto a proporção de pacientes com patologia diagnosticável tem diminuído. Um grande estudo de coorte não encontrou patologia diagnosticável em 78% dos pacientes. Essas tendências adicionam ainda mais complexidade para determinar as abordagens diagnóstica e terapêutica adequadas. O diagnóstico diferencial é extenso (Tabela 699.3). Dado o potencial de patologia grave, uma anamnese completa e um exame físico cuidadoso devem ser realizados em todos os pacientes com dor nas costas, com avaliação diagnóstica apropriada dos achados relevantes.

AVALIAÇÃO CLÍNICA

Uma anamnese completa e cuidadosa é muito importante. Convém identificar localização, característica e duração dos sintomas. Qualquer história de traumatismo agudo ou atividades físicas repetitivas deve ser averiguada. Identifique os pacientes sob risco em atividades atléticas, como atacantes de futebol americano e ginastas, os quais têm alta incidência de espondilólise. Os sintomas compatíveis com uma etiologia

Tabela 699.3 Diagnóstico diferencial de dor nas costas.

DOENÇAS INFLAMATÓRIAS	**TRAUMATISMO MECÂNICO E ANOMALIAS**
Discite*	Tensão muscular/torção*
Osteomielite vertebral (piogênica, tuberculosa)	Anomalias do quadril/pélvicas
Abscesso epidural espinal	Hérnia de disco (rara)
Mielite transversa	Osteoporose juvenil (rara)
Pielonefrite*	Síndromes de uso excessivo (comuns em treinamento esportivo e em ginastas e dançarinas)*
Abscesso perirrenal	Fraturas por estresse vertebral
Pancreatite	Entorse lombossacral*
Abscesso do músculo paraespinal, miosite	Lesão do cinto de segurança
Abscesso psoas	Traumatismo (lesão direta; p. ex., acidente de automóvel)*
Endocardite	Tensão de mochilas pesadas
Osteomielite ou miosite pélvica	
Doença inflamatória pélvica	
DOENÇAS REUMATOLÓGICAS	**NEOPLASIAS**
Artrite idiopática juvenil poliarticular*	Tumores vertebrais primários (sarcoma osteogênico, sarcoma de Ewing)
Artrite reativa	Tumor metastático (neuroblastoma, rabdomiossarcoma)
Espondilite anquilosante	Tumor medular primário (neuroblastoma, lipoma, cistos, astrocitoma, ependimoma)
Artrite psoriática	Malignidade da medula óssea (LLA, linfoma)
Colite ulcerativa, doença de Crohn	Tumores benignos (granuloma eosinofílico, osteoma osteoide, osteoblastoma, cisto ósseo)
Fibrosite, fibromialgia	
DOENÇAS DO DESENVOLVIMENTO	**OUTRAS**
Espondilólise (na adolescência)*	Calcificação do espaço em disco (idiopático, após discite)
Espondilolistese (na adolescência)*	Reação de conversão
Síndrome de Scheuermann (na adolescência)*	Anemia falciforme*
Escoliose	Nefrolitíase
Malformação de Chiari tipo 1 com ou sem siringomielia	Hemólise (aguda)
Disrafismo espinal	Hematocolpo
	Dor pós-procedimento após punção lombar

*Comum. LLA: leucemia linfocítica aguda. Adaptada de Behrman R, Kliegman R, editors: *Nelson essentials of pediatrics, ed 2,* Philadelphia, 1994, WB Saunders p 711.

neoplásica ou infecciosa são dor constante ou implacável, não aliviada por repouso e que leva o paciente a acordar durante o sono. Febre, calafrios, sudorese noturna ou sintomas constitucionais de perda ponderal ou mal-estar são outros alertas de processos infecciosos ou neoplásicos.

Os sintomas de disfunção neurológica também devem ser desvendados. Os pacientes devem ser questionados quanto à presença de quaisquer sintomas radiculares, distúrbio da marcha, fraqueza muscular, alterações de sensibilidade e alterações na função do intestino ou bexiga.

O exame físico inclui uma avaliação musculoesquelética completa e neurológica. O paciente deve ser adequadamente despido para a realização do exame clínico. Inspecione o paciente de costas e de lado e identifique quaisquer alterações no alinhamento no plano frontal ou sagital. Avalie a amplitude de movimento em flexão, extensão e flexão lateral. Dor à extensão sugere patologia dos elementos posteriores da coluna vertebral, como espondilólise. A flexão anterior vai exacerbar a dor associada às anomalias da coluna vertebral anterior (corpo vertebral ou disco), como hérnia de disco ou discite. As crianças mais jovens podem ser solicitadas a pegar um objeto no chão para avaliar a flexão da coluna vertebral.

A palpação revela quaisquer áreas pontuais de sensibilidade sobre os elementos posteriores ósseos da coluna vertebral ou dos músculos e identifica a presença de espasmo muscular.

Como pode ser relatada dor na coluna, um exame abdominal deve ser realizado, bem como uma avaliação ginecológica também deve ser considerada. A patologia da articulação sacroilíaca também pode simular uma dor lombar baixa. Essa articulação deve ser estirada pela compressão das cristas ilíacas ou pela rotação externa no quadril (teste de Faber).

Um exame neurológico detalhado deve ser realizado, com teste muscular manual, sensibilidade, propriocepção e reflexos. Examine a presença de mielopatia realizando o teste de Babinski, avaliando a hiper-reflexia e verificando se há clônus sustentado ou maior que três batimentos. O reflexo abdominal superficial deve ser testado suavemente, avaliando-se a pele de cada um dos quatro quadrantes em torno do umbigo. Normalmente, o umbigo se moverá em direção à área estimulada. Um exame normal inclui simetria nas respostas em ambos os lados da linha média, mesmo se o reflexo não puder ser induzido em algum dos lados. Um teste anormal indica uma anomalia sutil da função da medula espinal, mais comumente a siringomielia. Execute o teste de elevação da perna estendida para verificar a tensão da raiz nervosa causada por uma hérnia de disco, o deslizamento da apófise vertebral ou outra patologia, o que leva a sintomas neurológicos distais ao joelho.

TOMADA DE DECISÃO MÉDICA

Anamnese e exame físico detalhados são os componentes mais importantes da avaliação inicial e devem se concentrar em identificar os sinais de alerta e a diferenciação entre dor lombar mecânica e não mecânica. Achados compatíveis com uma etiologia não mecânica justificam uma avaliação mais agressiva e/ou um encaminhamento imediato (Tabela 699.4).

Tabela 699.4 Achados compatíveis com etiologia não mecânica justificando avaliação mais apurada.

- História de traumatismo (incluindo avaliação para traumatismo não acidental)
- Dor que desperta o paciente do sono
- Dor constante não aliviada pelo repouso
- Sintomas constitucionais ou sistêmicos de febre, calafrios, mal-estar ou perda de peso
- Qualquer disfunção neurológica incluindo fraqueza, dormência, dor radicular, alterações da marcha ou alterações do intestino e da bexiga
- Anormalidades no alinhamento da coluna vertebral
- Sensibilidade óssea ou ressaltos vertebrais à palpação
- Dor significativa com testes provocativos (flexão ou extensão da coluna vertebral)
- Teste positivo de elevação da perna estendida para sintomas neurológicos abaixo do joelho
- Exame neurológico anormal

Os pacientes com dor lombar mecânica e sintomas relacionados com atividade e que melhoram com o repouso são normalmente tratados com repouso ou restrição das atividades e analgésicos não narcóticos. A fisioterapia para o fortalecimento do núcleo pode ser considerada. O paciente é agendado para uma consulta de acompanhamento após 4 a 6 semanas. As radiografias simples são comumente obtidas a critério dos médicos assistentes, mas se não houver sinais de alarme, considere o adiamento das radiografias até a consulta de acompanhamento, pelos efeitos adversos cumulativos da exposição à radiação. Os pacientes que apresentam achados preocupantes ou aqueles que não melhoraram após 6 semanas de tratamento conservador estão sujeitos a uma investigação mais aprofundada.

AVALIAÇÃO LABORATORIAL E RADIOGRÁFICA

Quando uma investigação adicional for indicada, as radiografias posteroanterior e em perfil da região envolvida da coluna vertebral são as imagens iniciais de escolha. Alguns médicos também utilizam radiografias oblíquas da coluna lombar quando a espondilólise está no diagnóstico diferencial. Se as radiografias simples forem normais, serão consideradas modalidades avançadas de imagem, como uma cintilografia óssea trifásica com tecnécio, uma TC óssea por emissão de fóton único (SPECT) na suspeita de espondilólise, uma TC para a visualização de detalhes ósseos e uma RM para visualização de partes moles e áreas ósseas inflamadas. Existem vantagens e desvantagens de cada um desses exames de imagem, e não há diretrizes baseadas em evidências para a investigação de dores nas costas na população pediátrica.

Quando houver sinais ou sintomas constitucionais sistêmicos, um hemograma completo com diferencial, velocidade de hemossedimentação e proteína C reativa deve ser solicitado. Em certos casos, os exames laboratoriais para avaliar a presença de doenças inflamatórias, como artrite idiopática juvenil, espondiloartropatias soronegativas e espondilite anquilosante, são indicados.

A bibliografia está disponível no GEN-io.

699.6 Espondilólise e Espondilolistese

R. Justin Mistovich e David A. Spiegel

A **espondilólise** representa um defeito na parte interarticular, o segmento de osso que liga as facetas articulares superior e inferior na vértebra. Acredita-se que resulte de estresses repetitivos de hiperextensões, nos quais as forças compressivas são transmitidas da faceta articular inferior da vértebra superior para a parte interarticular da vértebra inferior. A fratura por estresse, uni ou bilateral, pode evoluir para uma espondilólise. Em muitos casos, essa fratura por estresse não se consolida, resultando em pseudoartrose ou falsa articulação e possibilitando, assim, o movimento por meio dessa área óssea onde normalmente não deveria existir.

A espondilólise é comum em atletas que realizam atividades repetitivas e de hiperextensão da coluna vertebral, especialmente ginastas, atacantes de futebol, levantadores de peso e lutadores. Cerca de 4 a 8% de toda a população pediátrica é afetada, tornando-se a causa mais comum de dor nas costas em adolescentes quando um diagnóstico puder ser estabelecido. Os pacientes com lordose excessiva da coluna lombar podem estar predispostos a desenvolver espondilólise, e um componente genético também tem sido sugerido. A lesão é mais comum em L5, mas também pode ser identificada em níveis lombares mais altos.

A **espondilolistese** representa o deslizamento anterior de uma vértebra sobre outra e também é identificada em aproximadamente 4 a 5% da população. São várias as causas de espondilolistese, como: displásicas/congênitas, ístmicas (de uma fratura por estresse), traumáticas e neoplásicas. Em crianças e adolescentes, os tipos mais comuns são as displásicas e as ístmicas. Entre 5 e 15% dos pacientes com espondilólise desenvolvem *espondilolistese*.

A espondilolistese é avaliada em uma radiografia ortostática e em perfil da junção lombossacral, de acordo com: (1) a porcentagem de translação anterior de uma vértebra sobre outra; (2) a rotação das vértebras envolvidas no plano sagital (ângulo de deslizamento); e

(3) a posição relativa do sacro durante a postura ereta. Por exemplo, o deslizamento de L5 em S1 de grau 1 tem menos de 25% da largura do corpo vertebral de L5 transferido anteriormente para S1. Da mesma maneira, o de grau 2 é de 25 a 50%; o de grau 3, de 50 a 75%; e o de grau 4, de 75 a 100%. A *espondiloptose* de grau 5 descreve um deslizamento completo de um corpo vertebral sobre o nível abaixo. O ângulo de deslizamento, que demonstra o grau no qual a vértebra superior é flexionada anteriormente com relação à vértebra subjacente, e a verticalidade do sacro têm efeito significativo no equilíbrio sagital ou na relação do eixo de sustentação sagital para os segmentos corporais. Anomalias no equilíbrio sagital da coluna vertebral podem estar associadas a flexão compensatória dos joelhos durante a deambulação, espasmo do tendão e/ou contratura e dor nas costas.

MANIFESTAÇÕES CLÍNICAS

Às vezes, a espondilólise pode ser assintomática e diagnosticada incidentalmente em imagens obtidas por outros motivos. No entanto, com frequência, apresenta-se com dor lombar mecânica que pode irradiar para as nádegas, com ou sem espasmo dos músculos isquiotibiais. Os sintomas neurológicos são raros em pacientes com espondilólise. No entanto, os pacientes com espondilolistese podem experimentar sintomas neurológicos de compressão das raízes nervosas, causando radiculopatia ou mesmo emergência cirúrgica da cauda equina na qual o funcionamento do intestino e da bexiga é afetado.

EXAME FÍSICO

Muitas vezes, os pacientes com espondilólise têm desconforto com a extensão ou a hiperextensão da coluna vertebral. No teste de provocação, pode-se manter a coluna estendida por 10 a 20 segundos para ver se a dor nas costas pode ser reproduzida. Pode haver desconforto à palpação do processo espinhoso nas vértebras envolvidas. Os pacientes com graus mais elevados de espondilolistese demonstram perda da lordose lombar, achatamento das nádegas na inspeção visual e um sacro vertical provocado pela rotação posterior da pelve. Um ressalto pode ser palpado entre os processos espinhosos das vértebras envolvidas. A contratura tendínea é testada por meio da medição do ângulo poplíteo. O quadril é flexionado a 90°, enquanto o quadril contralateral é totalmente estendido para nivelar a pelve. O joelho é, então, estendido passivamente, e o ângulo poplíteo representa o ângulo entre a coxa (vertical) e o eixo inferior da perna. Um exame neurológico cuidadoso e completo é essencial.

AVALIAÇÃO RADIOGRÁFICA

A avaliação inicial da região lombar deve incluir radiografias AP e laterais de alta qualidade. Alguns autores também preferem obter radiografias oblíquas, que demonstram o clássico achado de "cão escocês" nas partes interarticulares. A coluna lombar em projeções de radiografia oblíqua normalmente parece formar a figura de um cão escocês (ou seja, *Scottish terrier*) com o processo transverso formando o nariz, o pedículo formando o olho e a parte interarticular formando o pescoço; na espondilólise, a parte interarticular terá um defeito ou uma fratura, imitando um "colar" na radiografia. Um estudo recente sugeriu que uma série de quatro visualizações pode não oferecer maior precisão diagnóstica do que a de duas visualizações. As radiografias fixas PA e laterais de toda a coluna são obtidas se os achados sugestivos de escoliose ou hipercifose também estiverem presentes (Figuras 699.10 e 699.11). Em pacientes com radiografias normais, os exames de imagem tradicionais envolveram uma cintilografia óssea com SPECT para diagnosticar a espondilólise durante a fase inicial de uma reação de estresse, antes da formação de uma fratura por estresse ou pseudoartrose estabelecida. A exposição à radiação deste teste, no entanto, é substancial – as varreduras ósseas têm 7 a 9 vezes a dose de radiação das películas planas de duas vistas. Em comparação, as tomografias apenas transportam 2 vezes a dose de radiação dos filmes simples de duas visualizações. A sensibilidade dos magnetos de RM usando imagens STIR é comparável com o SPECT e levou os autores de uma revisão sistemática a recomendar essa modalidade de imagem em casos agudos nos quais os filmes simples não poderiam fazer um diagnóstico sobre os escaneamentos ósseos. As sequências de RM demonstram inflamação

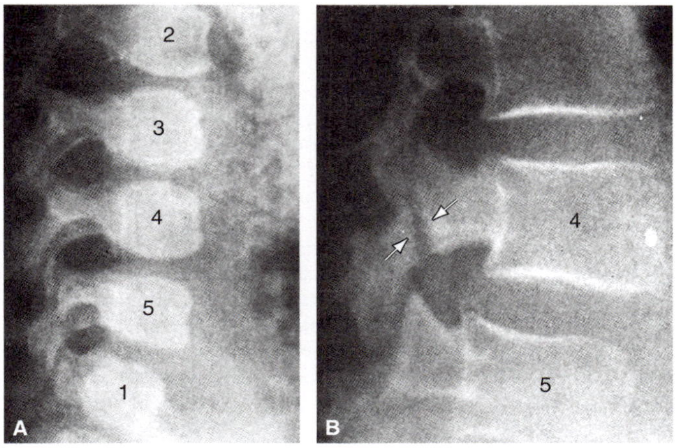

Figura 699.10 **A.** Coluna normal aos 9 meses. **B.** Espondilólise na vértebra L4 aos 10 anos. (*De Silverman FN, Kuhn JP:* Essentials of Caffrey's pediatric X-ray diagnosis. *Chicago, 1990, Year Book Medical Publishers, p 94.*)

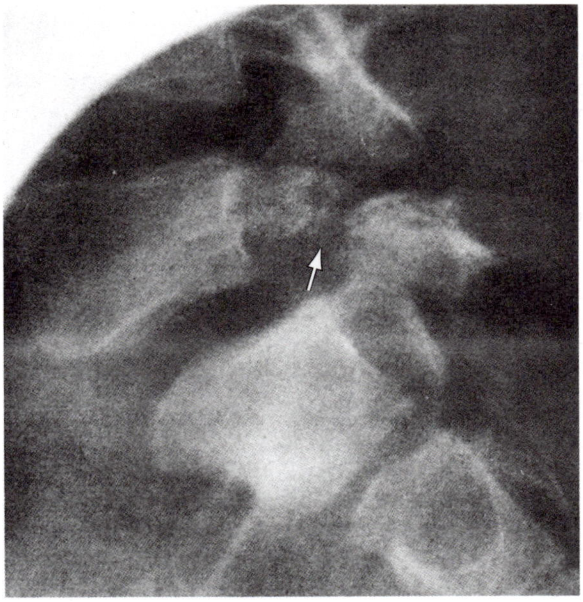

Figura 699.11 Defeito na parte interarticular (*seta*) do arco neural de L5 (espondilólise) que possibilitou ao corpo de L5 deslizar para a frente (espondilolistese) no corpo de S1. (*De Silverman FN, Kuhn JP:* Essentials of Caffrey's pediatric X-ray diagnosis. *Chicago, 1990, Year Book Medical Publishers, p 95.*)

associada a espondilólise aguda, evitando a exposição à radiação. Uma TC com cortes finos pode fornecer outras informações para estabelecer a presença de uma fratura por estresse e pode ser indicada em casos crônicos e refratários. A RM também é indicada na presença de sinais ou sintomas de cauda equina ou comprometimento da raiz nervosa.

TRATAMENTO

O paciente assintomático com **espondilólise** não requer tratamento. Os pacientes com dor são tratados inicialmente com modificação da atividade, fisioterapia para fortalecimento do núcleo e anti-inflamatórios. O uso de uma órtese lombossacral, que imobiliza a coluna vertebral em ligeira flexão para descomprimir os elementos posteriores, pode levar a uma resolução mais rápida dos sintomas. Essa órtese é, em geral, usada por 3 a 4 meses. A participação em esportes ou outras atividades que agravem a dor deve ser restringida até a resolução dos sintomas.

A maioria dos pacientes apresenta resolução de seus sintomas, mesmo que a cura da espondilólise só ocorra em apenas um pequeno número de pacientes. A cirurgia é oferecida para dor nas costas crônica, refratária, quando as medidas conservadoras falharam. Para pacientes com espondilólise em L5, indica-se uma fusão vertebral posterior de L5 a S1, já que a mobilidade desta articulação é limitada com relação às de níveis mais elevados da coluna. Para os raros casos em que o defeito está em níveis mais altos da coluna lombar, são consideradas técnicas para reparar a pseudoartrose sem fusão.

As recomendações para o manejo da **espondilolistese** dependem da idade do paciente, da presença de dor ou sintomas neurológicos e do grau de deformidade. Para lesões de baixo grau, o tratamento assemelha-se ao da espondilólise. Como o deslizamento progressivo pode ocorrer em um subgrupo de pacientes esqueleticamente imaturos, os pacientes devem ser seguidos até a maturidade esquelética. Diretrizes para o tempo de acompanhamento e se radiografias de rotina devem ou não ser obtidas em cada acompanhamento, diferem entre indivíduos e instituições. Os autores geralmente acompanham os pacientes assintomáticos anualmente com uma radiografia ortostática em perfil da junção lombossacral. O manejo não cirúrgico em pacientes minimamente sintomáticos ou assintomáticos, mesmo com espondilolistese de alto grau, é seguro e não leva a problemas significativos. Além disso, o tratamento cirúrgico retardado não leva a agravos dos desfechos.

Para os deslizamentos de baixo grau com sintomas persistentes, apesar das medidas não cirúrgicas, sugere-se uma artrodese posterior da coluna *in situ*. Além disso, pacientes com um ângulo de deslizamento mais cifótico mostraram pior prognóstico, embora o tratamento cirúrgico não tenha melhorado significativamente o resultado. A abordagem cirúrgica para deslizamentos de alto grau varia entre cirurgiões e instituições. O principal princípio é estabilizar o segmento instável da coluna e evitar complicações neurológicas. Os componentes típicos desses procedimentos complexos são: (1) descompressão posterior das raízes nervosas de L5 e S1 (laminectomia e remoção da pseudoartrose); (2) fusão espinal posterior instrumentada de LA ou L5-S1 e, ocasionalmente, a pelve é incluída na instrumentação; (3) discectomia em L5-S1 com colocação de suporte anterior da coluna (armação transforaminal ou autoenxerto fibular do sacro para L5); e (4) redução do deslizamento posicionando os quadris em extensão ou por meio de uma "redução instrumentada" utilizando os implantes espinais. O risco de complicações neurológicas é maior quando o médico tenta uma redução instrumentada.

A bibliografia está disponível no GEN-io.

699.7 Infecção da Coluna Vertebral

R. Justin Mistovich e David A. Spiegel

A espondilite, que significa inflamação das vértebras, é mais comumente causada por processos infecciosos ou autoimunes. Tanto a discite quanto a osteomielite *vertebral* são causas de espondilite infecciosa. A maioria das causas de espondilite infecciosa resulta de disseminação hematogênica das estruturas osteoarticulares. A discite envolve infecção bacteriana do espaço do disco e costuma ser observada em crianças com menos de 5 anos; é frequentemente associada a osteomielite do corpo vertebral. Por outro lado, a osteomielite do corpo vertebral isolada ocorre mais frequentemente em crianças mais velhas e adolescentes. As diferenças na localização anatômica do foco infeccioso estão relacionadas com o desenvolvimento vascular da coluna vertebral. Os pacientes na faixa etária mais jovem têm canais vasculares entre a placa terminal vertebral e o espaço do disco, o que explica a prevalência de discite com osteomielite. Em crianças mais velhas esses canais são fechados, e a infecção permanece nas vértebras, causando osteomielite.

O *Staphylococcus aureus* é o organismo causador mais comum de infecções da coluna. Outros organismos menos comuns são *Kingella kingae* e, com menos frequência, estreptococos do grupo A e *Escherichia coli*. São causas raras tuberculose, *Serratia marcescens*, brucelose e doença da arranhadura do gato. As hemoculturas têm sensibilidade de apenas 30%. A biopsia percutânea ou aberta do espaço discal é positiva apenas 50 a 85% das vezes, sendo a análise por reação em cadeia da polimerase (PCR) indicada para o diagnóstico de *Kingella*.

MANIFESTAÇÕES CLÍNICAS

Um alto índice de suspeita é necessário para estabelecer o diagnóstico da espondilite infecciosa. Os pacientes podem sentir dor nas costas, dor abdominal, febre ou mal-estar. A febre é menos comum e pode estar presente em apenas 30% dos pacientes. As crianças podem desenvolver claudicação ou se recusar a andar ou sentar. Em um esforço para reduzir a dor associada ao movimento espinal, a criança mantém a coluna em uma posição rígida. Também pode haver espasmo muscular paravertebral. A sensibilidade local sobre o processo espinhoso afetado é comum. Pode haver uma linha ou uma inclinação do tronco quando o paciente é visto de frente ou de costas; e, da lateral, pode haver perda da lordose lombar. As manifestações neurológicas são raras e, se presentes, sugerem que um abscesso epidural pode estar presente.

A flexão da coluna comprime o elemento anterior da coluna vertebral e provoca aumento na dor. Pedir para uma criança pegar um objeto do chão é uma maneira simples de obter este teste provocativo.

Embora o número de leucócitos possa permanecer normal, a velocidade de hemossedimentação apresenta-se elevada em 80% dos casos e a proteína C reativa também é alta. Portanto, é importante solicitar os estudos laboratoriais apropriados em qualquer paciente que demonstre sintomas clínicos.

AVALIAÇÃO RADIOGRÁFICA

O achado radiográfico mais precoce é a perda da lordose lombar. As características nas radiografias simples são o estreitamento do espaço do disco ou a perda da altura do disco e a irregularidade das placas terminais vertebrais adjacentes. No entanto, esses resultados não se desenvolvem até 2 a 3 semanas após o início dos sintomas. O diagnóstico pode ser estabelecido precocemente utilizando-se uma cintilografia óssea com tecnécio ou RM, que é mais sensível e específica para diagnosticar a osteomielite e identificar os abscessos e/ou compressão nervosa.

TRATAMENTO

Uma vez o diagnóstico suspeitado clinicamente, o tratamento envolve cuidados sintomáticos e antibióticos antiestafilocócicos empíricos. Recomenda-se uma cefalosporina de primeira geração (p. ex., cefazolina) ou penicilina antiestafilocócica semissintética (p. ex., oxacilina) em áreas onde o *S. aureus* resistente à meticilina não é prevalente. A clindamicina deve ser considerada em áreas em que o *S. aureus* resistente à meticilina é mais comum. Algumas áreas do mundo relatam aumento da resistência à clindamicina entre os colonizados por *S. aureus* resistentes e suscetíveis à meticilina, levando à consideração de vancomicina ou linezolida nessas áreas. As hemoculturas devem ser obtidas *antes* da administração de antibióticos. O agente antibiótico pode ser modificado se as hemoculturas forem positivas. O tratamento sintomático inclui repouso e analgésicos, e uma órtese espinal também pode ser considerada. O curso típico de antibiótico é de 4 a 6 semanas, e os dados em osteomielite sugerem que a conversão de agentes intravenosos para orais pode ser aceitável após vários dias, dependendo do curso clínico (ver Capítulo 704). A biopsia por agulha guiada por TC do espaço do disco costuma ser reservada para pacientes que não respondem a antibióticos empíricos. O tratamento cirúrgico raramente se mostra necessário e envolve o estabelecimento do diagnóstico em pacientes que não respondem a antibióticos empíricos e aqueles nos quais um abscesso e/ou envolvimento neurológico são identificados.

A bibliografia está disponível no GEN-io.

699.8 Herniação do Disco Intervertebral/ Deslizamento da Apófise Vertebral

R. Justin Mistovich e David A. Spiegel

APÓFISE

A herniação do disco intervertebral resulta de uma ruptura na camada externa do disco vertebral, chamada anel fibroso, que possibilita a protrusão do núcleo pulposo interno. Às vezes, um fragmento livre de disco pode romper-se e comprimir as raízes nervosas ou a medula espinal. O abaulamento do anel sem ruptura também pode ser observado, o que resulta em dor nas costas e, ocasionalmente, sintomas radiculares. Os sintomas são decorrentes de qualquer compressão mecânica direta e/ou de resposta inflamatória local.

O deslizamento da apófise vertebral, também chamado de separação posterior do anel apofisário, é causado por uma lesão e encontrado apenas na imaturidade esquelética. Um pequeno fragmento ósseo ou de material osteocartilaginoso do canto posterior da apófise vertebral avulsiona e pode causar compressão mecânica direta da medula espinal e/ou das raízes nervosas, semelhante a uma hérnia de disco. Tanto as hérnias discais quanto as separações do anel apofisário podem causar dor nas costas, sintomas radiculares (compressão ou irritação da raiz nervosa) e/ou compressão da medula espinal.

ETIOLOGIA

São atividades predisponentes para ambas as condições levantamento de peso, atividades repetitivas de carga axial e, ocasionalmente, lesões traumáticas, como queda. Cerca de 30 a 60% dos pacientes com hérnia discal sintomática têm história de traumatismo ou lesão relacionada com o esporte. Outras associações são degeneração discal preexistente, malformação congênita e fatores genéticos ou ambientais. Pode haver uma associação potencial entre a degeneração do disco e o herpes-vírus.

MANIFESTAÇÕES CLÍNICAS

Os sintomas da hérnia de disco intervertebral ou o deslizamento da apófise vertebral em adolescentes são semelhantes aos sintomas da hérnia de disco em adultos. A queixa principal é dor nas costas, presente em quase 90% dos pacientes. Mais de 30% dos pacientes queixam-se de sintomas radiculares ou dor do tipo ciática com irradiação para as pernas. Muitas vezes, a dor nas costas é agravada por tosse, manobra de Valsalva ou posição sentada. A dor pode ser aliviada pela ortostase ou pela extensão das costas, o que aumenta o espaço do disco entre os corpos vertebrais. Deve-se indagar sobre perda ponderal, febre ou outros sintomas constitucionais para descartar uma etiologia infecciosa ou neoplásica.

No exame físico, tanto o espasmo muscular paravertebral quanto o aumento da rigidez da coluna são comuns. Os pacientes podem se inclinar em direção ao lado não afetado para aumentar o tamanho do forame neural afetado, aliviando parcialmente os sintomas. Isso resulta em uma escoliose reativa – não uma verdadeira curvatura da coluna – que melhora com a resolução dos sintomas. Embora sinais evidentes de envolvimento neurológico estejam ausentes na maioria dos pacientes, um teste positivo de elevação da perna estendida, que leva a dor radicular ao atingir a perna afetada, geralmente está presente. A dor também é agravada pela flexão da coluna vertebral.

É fundamental realizar uma avaliação neurológica completa. Avalie a sensação ao toque suave, à picada de agulha e à propriocepção. Verifique a força muscular e os reflexos. Convém ainda avaliar a dormência perineal ou a anestesia em sela. Tal achado, combinado com mudanças na função intestinal ou da bexiga, também essencial para discernir especificamente na anamnese, indica a síndrome da cauda equina, uma emergência cirúrgica na qual as raízes nervosas na extremidade caudal da medula espinal são comprimidas ou danificadas.

AVALIAÇÃO RADIOGRÁFICA

As radiografias frequentemente mostram perda de lordose lombar, o que é uma consequência do espasmo muscular e, por vezes, uma leve escoliose lombar. Outros achados radiográficos são alterações degenerativas e perda de altura do disco intervertebral. A RM é o melhor estudo para estabelecer o diagnóstico de uma hérnia de disco. A TC é especialmente útil para visualizar um fragmento parcialmente ossificado associado a uma apófise que deslizou.

TRATAMENTO

O tratamento inicial é não cirúrgico na maioria dos pacientes – mesmo se forem observados sintomas ou achados de radiculopatia. O tratamento concentra-se em repouso, modificação da atividade, AINEs e fisioterapia. Uma órtese pode fornecer alívio sintomático adicional. O repouso completo na cama não é recomendado. Uma injeção epidural de esteroides (IEE) pode ser discutida com pacientes após cerca de 6 semanas de tratamento se os sintomas persistirem, embora as evidências ainda não sejam definitivas. No entanto, em nossa opinião, se o paciente optar por se submeter à IEE, deve receber apenas uma única injeção, mesmo se a primeira não proporcionar qualquer alívio. Várias injeções não são propensas a proporcionar mais alívio do que apenas uma única injeção. As injeções múltiplas expõem os pacientes a mais riscos de infecção, formação de cicatrizes e lesão neuronal. Se um paciente tiver alívio substancial após uma IEE e sofrer posterior recorrência dos sintomas, pode-se considerar uma segunda injeção após a realização de um exame físico completo e após descartar qualquer nova patologia.

O tratamento cirúrgico deve ser considerado quando medidas não operatórias falharem ou quando um déficit neurológico acentuado, como a síndrome da cauda equina, estiver presente ou em evolução. Infelizmente, crianças e adolescentes respondem menos favoravelmente ao tratamento não cirúrgico em comparação com os adultos, e uma porcentagem significativa necessitará de intervenção cirúrgica. Embora os pacientes com hérnia de disco possam melhorar com a redução da resposta inflamatória local em torno da raiz nervosa, e também com perda de volume de água e encolhimento do disco, o que elimina a compressão mecânica, os pacientes com separações sintomáticas do anel apofisário têm um fragmento de osso que causa seus sintomas e são muito menos suscetíveis à melhora espontânea.

A técnica cirúrgica envolve a remoção de uma pequena área da lâmina por meio de uma abordagem posterior, chamada *laminotomia*, o que possibilita a exposição dos elementos neurais e do disco subjacente. Quaisquer fragmentos soltos são removidos. Um disco abaulado também pode ser aberto cirurgicamente para descomprimir a área de compressão dos elementos neurais, apesar de uma discectomia completa ser desaconselhável. A abordagem cirúrgica é semelhante, no caso de deslizamento de uma apófise vertebral, na qual os fragmentos de osso e cartilagem também devem ser removidos. Isso muitas vezes requer uma laminotomia bilateral para resolver completamente a patologia.

Os resultados iniciais são excelentes na maioria dos pacientes. No entanto, a literatura sugere que até um terço dos pacientes pode ter hérnias recorrentes e sintomas resultantes de dor nas costas ou nas pernas a longo prazo. Essas recorrências são inicialmente tratadas de modo não cirúrgico. Uma fusão espinal pode ser necessária quando houver instabilidade devido a uma espondilolistese ou outra etiologia.

A bibliografia está disponível no GEN-io.

699.9 Tumores

R. Justin Mistovich e David A. Spiegel

A dor nas costas pode ser a queixa mais comum em crianças com um tumor que envolva a coluna vertebral ou a medula espinal. Outros sintomas associados podem ser fraqueza das extremidades inferiores, escoliose e perda de controle do esfíncter. A maioria dos tumores é benigna (ver Capítulo 528), como osteoma osteoide, osteoblastoma, cisto ósseo aneurismático e granuloma eosinofílico. Os tumores malignos envolvendo a coluna vertebral podem ser ósseos, como o osteossarcoma ou o sarcoma de Ewing. Pode haver envolvimento da medula espinal e dos nervos simpáticos ou parassimpáticos, em casos de ganglioneuroma, ganglioneuroblastoma e neuroblastoma. Os tumores de outros locais primários também podem apresentar metástase para a coluna vertebral.

Além de radiografias simples de alta qualidade, outros métodos de imagem úteis são a cintilografia óssea, a qual ajuda na localização e na identificação de outras lesões; a RM, útil para identificar a extensão para as partes moles e compressão neurológica; e a TC, que fornece excelentes detalhes ósseos.

A biopsia costuma ser necessária para estabelecer o diagnóstico. O tratamento de tumores da coluna pode exigir uma abordagem multiprofissional. Esses casos devem, de modo ideal, ser manejados em centros com experiência na assistência de pacientes com essas lesões.

A bibliografia disponível no GEN-io.

Capítulo 700

Região Cervical

R. Justin Mistovich e David A. Spiegel

700.1 Torcicolo

R. Justin Mistovich e David A. Spiegel

Torcicolo significa literalmente "pescoço torcido". Não é um diagnóstico, mas sim, a manifestação de várias situações subjacentes (Tabela 700.1). São nomes comuns associados a essa condição "pescoço torto" e deformidade do papo-roxo.

TORCICOLO MUSCULAR CONGÊNITO

O diagnóstico mais comum durante a infância é o torcicolo muscular congênito (TMC). Uma contratura do músculo esternocleidomastóideo resulta em **inclinação** da cabeça e do pescoço **ipsilateralmente** para o lado do músculo contraído com **rotação contralateral** da cabeça, em direção ao lado oposto. Na maioria dos casos (75%), o músculo esternocleidomastóideo direito está envolvido, fazendo com que o rosto e o queixo do paciente apontem para o lado esquerdo.

Acredita-se que o TMC seja resultado de uma deformação intrauterina ou problemas de compressão, sendo mais comum nas primeiras gestações. O TMC pode estar associado à presença de massa palpável de tecido fibroso dentro da substância do músculo esternocleidomastóideo em aproximadamente 50% dos casos. A massa desaparece durante a infância e é, por fim, substituída por uma faixa fibrosa.

Informações de biopsias musculares e ressonância magnética (RM) levaram à hipótese de que a lesão do músculo esternocleidomastóideo, resultante de compressão ou estiramento, pode criar isquemia localizada, o que causa fibrose e subsequente contratura – essencialmente uma síndrome compartimental intramuscular. Em outros casos mais raros, a condição pode resultar de aplasia muscular hereditária.

Os achados associados à CMT são plagiocefalia, assimetria facial e deformidades musculoesqueléticas posicionais, como metatarso aducto (15%) e pés calcâneos valgos. A displasia do quadril pode ser identificada em 8 a 20% dos pacientes afetados. Por causa da associação à displasia de quadril, vale a pena obter uma ecografia às 6 semanas de vida ou uma radiografia simples da pélvis aos 4 a 6 meses, mesmo que o exame físico seja normal.

Um programa de alongamento muscular costuma ser bem-sucedido em mais de 90% dos pacientes com TMC, especialmente quando o tratamento é iniciado nos primeiros 3 meses de vida. Embora não tenham sido estabelecidas diretrizes firmes para a imagiologia da coluna cervical, pode-se considerar a obtenção de radiografias anteroposteriores e laterais da coluna cervical quando as características clínicas típicas associadas ao torcicolo muscular congênito estiverem ausentes ou se a deformidade não responder ao tratamento de alongamento. O torcicolo em crianças também pode ser devido a **anomalias vertebrais congênitas**.

Considera-se a liberação cirúrgica do esternocleidomastóideo em pacientes com deformidade persistente após falha do tratamento conservador. O músculo pode ser liberado em sua inserção na clavícula (liberação unipolar) ou em sua origem e sua inserção (liberação bipolar). Não há concordância quanto ao momento mais apropriado para a liberação cirúrgica, porém o tratamento cirúrgico costuma ser adiado até depois dos 18 meses. Alguns até sugerem esperar até que a criança esteja se aproximando da idade escolar. Embora a amplitude de movimento possa ser melhorada após a liberação cirúrgica, mesmo durante a adolescência, a remodelação da assimetria facial e da plagiocefalia pode ser menos previsível em pacientes acima da primeira infância. O tratamento cirúrgico resulta em função satisfatória e cosmética aceitável em mais de 90% dos pacientes; entretanto, com diagnóstico e tratamento precoces, a cirurgia só deve ser necessária em minoria de casos.

Tabela 700.1 Diagnóstico diferencial do torcicolo.
CONGÊNITO
Torcicolo muscular
Deformação posicional
Hemivértebra (coluna cervical)
Fusão atlantoccipital unilateral
Síndrome de Klippel-Feil
Ausência unilateral de esternocleidomastóideo
Pterygium colli
TRAUMATISMO
Lesão muscular (musculatura cervical)
Subluxação atlantoccipital
Subluxação atlantoaxial
Subluxação de C2-3
Subluxação rotacional
Fraturas
INFLAMAÇÃO
Linfadenite cervical
Abscesso retrofaríngeo
Osteomielite vertebral cervical
Artrite reumatoide
Síndrome de Grisel (subluxação não traumática da articulação atlantoaxial devido a inflamação local)
Pneumonia do lobo superior
NEUROLÓGICO
Distúrbios visuais (nistagmo, oblíquo superior ou reto lateral)
Reações medicamentosas distônicas (fenotiazinas, haloperidol, metoclopramida)
Tumor da medula cervical
Tumor cerebral da fossa posterior
Siringomielia
Doença de Wilson
Dystonia musculorum deformans
OUTROS
Calcificação aguda do disco cervical
Síndrome de Sandifer (refluxo gastresofágico, hérnia de hiato)
Torcicolo paroxístico benigno
Tumores ósseos (granuloma eosinofílico)
Tumor de tecidos moles
Psicogênico

OUTRAS CAUSAS DE TORCICOLO

A avaliação do torcicolo torna-se mais complexa quando os achados típicos associados ao TMC estão ausentes, a resposta clínica habitual não é observada ou o torcicolo apresenta-se mais tardiamente. Além de uma anamnese cuidadosa e do exame físico, a consulta com um oftalmologista e/ou neurologista pode ser útil. Convém obter radiografias simples, e um exame de RM do cérebro e da coluna cervical será necessário em um subgrupo de casos.

O **diagnóstico diferencial** é extenso (Tabela 700.1). O torcicolo neurogênico é incomum e resulta de tumores da fossa posterior ou do tronco encefálico, siringomielia e malformação de Arnold-Chiari. Além do exame neurológico, a RM do cérebro e da coluna cervical é necessária para estabelecer o diagnóstico. O **torcicolo paroxístico** da infância também é incomum e pode ser devido à disfunção vestibular. Os episódios podem durar de minutos a dias, e o lado da deformidade pode alternar. A condição é autolimitada e nenhum tratamento específico mostra-se necessário além de descartar outras causas tratáveis. O torcicolo também pode ser visto em associação a discite ou osteomielite vertebral; artrite idiopática juvenil; calcificação do disco cervical; problemas visuais, como nistagmo congênito ou paresia do músculo reto oblíquo ou lateral superior; tumores benignos ou malignos dos ossos; e paralisia cerebral e refluxo gastresofágico crônico (síndrome de Sandifer).

DESLOCAMENTO ROTATÓRIO ATLANTOAXIAL

O deslocamento rotatório atlantoaxial (DRAA) representa um espectro de desalinhamentos rotacionais de subluxação a franca luxação entre o atlas (C1) e o eixo (C2) e pode ser melhor descrito como uma "rigidez" patológica no arco do movimento articular. Em alguns casos, há um desalinhamento fixo entre C1 e C2 (fixação rotacional atlantoaxial), o que resulta na perda de 50% da rotação cervical. O desalinhamento costuma ser redutível inicialmente, mas pode se tornar irredutível e fixo depois de semanas a meses. Portanto, diagnóstico e tratamento imediatos são essenciais.

O DRAA pode ser diagnosticado após infecção ou inflamação dos tecidos das vias respiratórias superiores, pescoço ou faringe (**síndrome de Grisel**), após pequenas lesões traumáticas e como uma complicação de procedimentos cirúrgicos na orofaringe, na orelha ou no nariz. O diagnóstico é estabelecido utilizando-se uma tomografia computadorizada (TC) rotacional dinâmica, na qual as imagens axiais são obtidas pela coluna cervical superior com a cabeça girada o máximo em direção à direita e à esquerda. O paciente deve estar relaxado e confortável, e alguns profissionais podem escolher tratar empiricamente se os achados clínicos forem característicos, reservando o estudo avançado de imagem para indivíduos que não tiverem respondido clinicamente. Se o paciente for visto dentro de alguns dias após o início dos sintomas, podem ser tentados analgésicos e colar macio. Pacientes com sintomas por mais de 1 semana costumam dar entrada no hospital para analgesia, uso de relaxantes musculares e um período de tração cervical. Se isso não reduzir o deslocamento, pode-se tentar a tração halo. Se a articulação puder ser reduzida, os pacientes são normalmente imobilizados por pelo menos 6 semanas em um colete de halo. Pacientes com deformidade fixa há muito tempo podem necessitar de uma fusão atlantoaxial posterior para estabilizar a articulação.

A bibliografia está disponível no GEN-io.

700.2 Síndrome de Klippel-Feil

R. Justin Mistovich e David A. Spiegel

A síndrome de Klippel-Feil (SKF) inclui a tríade clássica de baixa implantação do cabelo posterior, pescoço curto e amplitude de movimento cervical diminuída (Figura 700.1). No entanto, esses achados clínicos estão presentes em menos que 50% dos pacientes com SKF. O movimento cervical limitado é o achado mais comum, presente em 64,5% dos pacientes, enquanto apenas 9,7% dos pacientes tiveram a tríade clássica. Os pacientes têm uma fusão congênita (falha de segmentação) de um ou mais segmentos de movimento cervical na junção craniocervical ou na coluna subaxial e frequentemente têm anomalias congênitas da coluna cervical e outros sistemas de órgãos associados.

Outros achados na coluna cervical são sinostose occipitocervical, anormalidades odontoides e invaginação basilar (migração proximal da vértebra C2). São também associações a deformidade de Sprengel (elevação congênita da escápula), a escoliose congênita, as anomalias geniturinárias (25 a 35%), a perda auditiva neurossensorial (5%) e a cardiopatia congênita (5 a 10%). As anormalidades renais envolvem sistemas coletores duplos, aplasia renal e rim em ferradura. As anomalias da coluna cervical observadas em pacientes com síndrome de Klippel-Feil também podem ser vistas na síndrome de Goldenhar, síndrome de Mohr, síndrome de VACTERL e síndrome alcoólica fetal.

Os problemas clínicos são mais comuns em adultos, como dor ou sintomas neurológicos de instabilidade ou estenose da coluna vertebral. A incidência foi estimada em 1:40.000 a 42.000 nascimentos. No entanto, nem todo paciente com a condição é diagnosticado.

ETIOLOGIA E CLASSIFICAÇÃO

Vários genes foram propostos para pacientes com SKF. Um estudo recente identificou uma mutação que afeta a RNA polimerase via sequenciamento completo do exoma. Outros estudos relatam mutações nos genes *MEOX1*, *GDF6* ou *GDF3*, que afetam o desenvolvimento de somitos.

Tradicionalmente, a classificação da síndrome de Klippel-Feil tem sido baseada na distribuição anatômica das fusões cervicais e na cinemática da coluna cervical em flexão e extensão. À medida que mais informações sobre a genética dessa condição se tornaram disponíveis, o sistema de classificação incorporou essas mudanças. **SKF1** envolve uma fusão em C1 com ou sem um nível de fusão mais caudal e está associado a anomalias graves. **SKF2** tem uma fusão de C2 e C3 com ou sem uma fusão mais caudal. **SKF3** tem uma fusão isolada caudal a C1 e C2/3. Já **SKF4** é sinônimo de síndrome de Wildervanck, que envolve sinostose cervical congênita associada a perda auditiva e anomalia de Duane (um tipo raro de estrabismo congênito).

APRESENTAÇÃO CLÍNICA

A síndrome de Klippel-Feil está presente ao nascimento, mas não costuma se tornar clinicamente aparente até a 2ª ou a 3ª década. Os pacientes nesta fase apresentam dor, perda de movimento ou sintomas neurológicos. Como as mesmas tensões fisiológicas são aplicadas a menor número de segmentos da coluna móveis, os pacientes correm o risco de desenvolver hipermobilidade e, muitas vezes, instabilidade, especialmente nos segmentos de movimento adjacentes às vértebras fundidas. Fraqueza ou falta de jeito consistente com **mielopatia** podem ser os sintomas de apresentação.

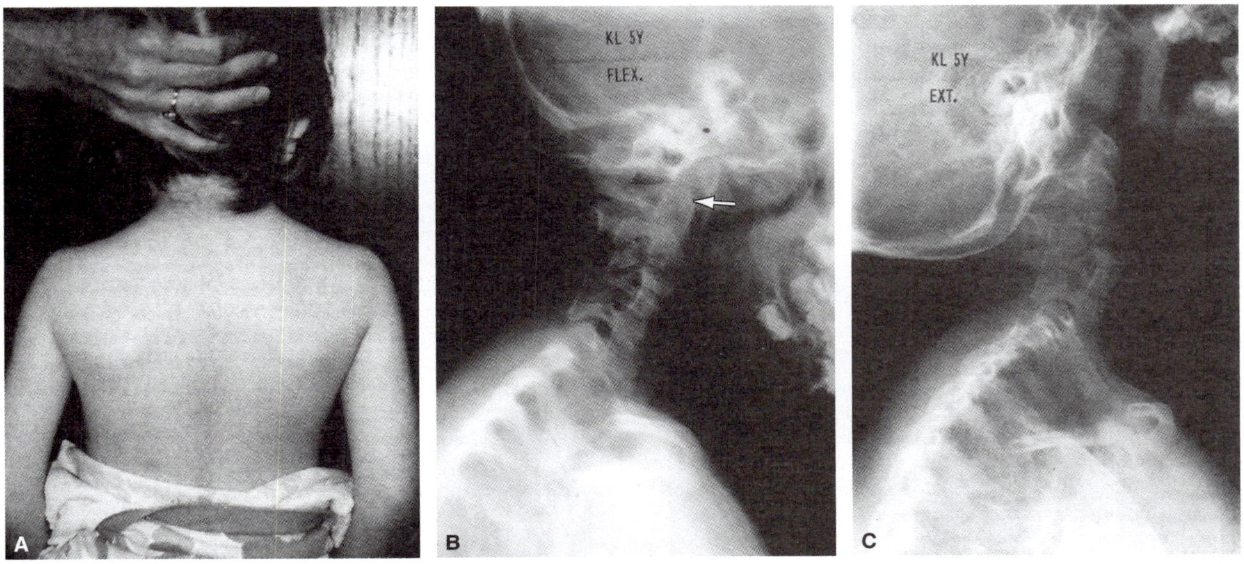

Figura 700.1 Quadro clínico de uma criança de 5 anos com síndrome de Klippel-Feil. **A.** Observe o pescoço curto e a baixa linha de implantação dos cabelos. **B** e **C.** As radiografias da coluna cervical (**B.** flexão; **C.** extensão) demonstram fusão congênita e evidência de instabilidade vertebral (*seta*). (*De Drummond DS: Pediatric cervical instability. In Weisel SE, Boden SD, Wisnecki RI, editors*: Seminars in spine surgery. *Philadelphia, 1996, WB Saunders, pp 292-309.*)

EXAME FÍSICO

Um exame musculoesquelético e neurológico abrangente é necessário, considerando-se anomalias associadas nos sistemas musculoesquelético e visceral. A escoliose está presente em mais de 50% dos pacientes com SKF, e anomalias congênitas também podem ser identificadas em outras regiões da coluna vertebral. O exame neurológico concentra-se na identificação de qualquer sinal de radiculopatia ou mielopatia. A compressão da medula espinal, ou mielopatia, pode resultar de estenose ou instabilidade. Um exame físico demonstrará os sinais do neurônio motor superior, como a hiper-reflexia, o sinal de Hoffman, o sinal de Babinski e o clônus sustentado, com mais de três batimentos considerados patológicos. A compressão da raiz nervosa, ou radiculopatia, pode ser causada por estenose e é identificada por fraqueza ou diminuição da sensação nos músculos ou dermátomos servidos por uma raiz nervosa específica.

INVESTIGAÇÃO RADIOLÓGICA

A avaliação radiológica inicial deve incluir uma visão anteroposterior, lateral e oblíqua da coluna cervical. O achado característico é a fusão congênita de duas ou mais vértebras, resultante de uma falha de segmentação; no entanto, múltiplas vértebras podem estar envolvidas. Como podem existir anomalias congênitas em mais de uma região da coluna, radiografias da coluna torácica e lombossacral devem ser obtidas rotineiramente. As vistas laterais da flexão-extensão da coluna cervical podem ajudar a identificar segmentos com movimento excessivo. O encaminhamento a um ortopedista é apropriado quando se estabelece o diagnóstico. Em geral, os pacientes com essa condição são submetidos a TC e RM da coluna vertebral, para caracterizar com precisão as anomalias ósseas e identificar qualquer patologia neural coexistente. Realiza-se uma ultrassonografia renal rotineiramente para identificar anomalias associadas (p. ex., sistema coletor duplicado, agenesia renal, rim em ferradura). Imagens adicionais, como o ecocardiograma, podem identificar anomalias cardiovasculares, principalmente defeitos septais.

Indica-se a avaliação audiológica para pacientes diagnosticados com SKF; a deficiência auditiva pode ser identificada em até um terço dos pacientes afetados.

TRATAMENTO

Os três padrões comumente associados à instabilidade são: (1) fusão de C2/C3 com sinostose occipitocervical; (2) fusão extensa ao longo de vários níveis com uma junção occipitocervical anormal; e (3) dois segmentos fundidos, separados por um espaço articular aberto.

Muitas vezes, a dor pode ser controlada por restrição de atividade, imobilização intermitente ou outras modalidades não cirúrgicas. Os pacientes que são cronicamente sintomáticos e/ou têm instabilidade com sintomas e/ou achados neurológicos positivos, ou estão sob maior risco de deterioração neurológica, mostram-se candidatos ao tratamento cirúrgico. As intervenções cirúrgicas são a descompressão das raízes nervosas ou da própria medula espinal ou a fusão espinal para tratar a instabilidade da coluna vertebral.

A bibliografia está disponível no GEN-io.

700.3 Anomalias e Instabilidades Cervicais

R. Justin Mistovich e David A. Spiegel

Anomalias da junção craniovertebral ou da coluna cervical inferior (baixa) podem ser vistas isoladamente ou em associação a outras condições. Elas incluem síndromes genéticas, displasias esqueléticas, doenças do tecido conjuntivo e distúrbios metabólicos. Tais anomalias podem ser congênitas ou relacionadas com o desenvolvimento. Embora a maioria das anomalias permaneça assintomática e não diagnosticada, um subconjunto colocará o paciente em risco de lesão neurológica como resultado da instabilidade ou estenose do canal vertebral. As causas mais frequentes de instabilidade da coluna cervical em crianças podem ser categorizadas etiologicamente (Tabela 700.2). Pacientes com condições que têm associações conhecidas envolvendo a coluna cervical devem ter uma avaliação completa, com anamnese, exame físico e exame radiológico inicial.

Tabela 700.2 Causas da instabilidade cervical pediátrica.

CAUSAS	SUBTIPOS
Congênita	Defeitos crânio-occipitais (occipital vertebral, impressão basilar, displasias occipitais, hipoplasia do côndilo, atlas occipitalizado) Defeitos atlantoaxiais (aplasia do arco do atlas, aplasia do processo odontoide) Anomalias subaxiais (falha da segmentação e/ou fusão, espinha bífida, espondilolistese) Distúrbios sindrômicos (p. ex., síndrome de Down, síndrome de Klippel-Feil, síndrome de deleção 22q11.2, síndrome de Larsen, síndrome de Marfan, síndrome de Ehlers-Danlos)
Adquirida	Traumatismo Infecção (piogênica/granulomatosa) Tumor (incluindo neurofibromatose) Condições inflamatórias (p. ex., artrite idiopática juvenil) Osteocondrodisplasias (p. ex., acondroplasia, displasia diastrófica, displasia metatrópica, displasia espondiloepifisária) Doenças de depósito (p. ex., mucopolissacaridoses) Doenças metabólicas (raquitismo) Diversos (como osteogênese imperfeita, pós-cirurgia)

Os pacientes podem se queixar de dor no pescoço e/ou sintomas neurológicos. Os sintomas radiculares são dor, fraqueza e dormência ao longo da distribuição de uma raiz nervosa; os sintomas mielopáticos podem ser fraqueza generalizada, distúrbio da marcha, aumento da fadiga com a deambulação, descoordenações das extremidades superiores e anomalias na função intestinal ou vesical. Podem ser achados físicos restrição da mobilidade cervical, sensibilidade e/ou espasmo cervical e anormalidades neurológicas.

Embora a coluna cervical superior tenha flexão e extensão limitadas, aproximadamente 50% da rotação cervical ocorrem na articulação atlantoaxial (C1-2). As principais restrições ao movimento na coluna cervical superior são os tecidos moles (ligamentos e cápsulas articulares) e não ósseos. O movimento excessivo ou a instabilidade podem resultar em uma lesão compressiva no tronco encefálico ou na medula espinal. São anomalias na junção craniovertebral fusão congênita do occipital com C1 (occipitalização do atlas), impressão e invaginação basilar (migração proximal da vértebra C2 como resultado do amolecimento dos ossos e com ossos normais, respectivamente) e vértebras acessórias. A aplasia ou a hipoplasia do atlas ou do eixo podem resultar em instabilidade atlantoaxial.

OS ODONTOIDEUM

Os odontoideum é a anomalia mais comum do odontoide, ou dente, e radiograficamente aparece como um ossículo bem corticalizado, de formato oval, posicionado cefalicamente ao corpo do eixo. Há uma descontinuidade na porção média do dente, e a parte superior do dente move-se com o anel de C1, estreitando o espaço disponível para a medula espinal, colocando-a em risco de lesão. O corpo do dente é de origem mesenquimal e origina-se da primeira vértebra cervical. A separação subsequente permite que ele se funda com a vértebra C2. É formado por dois centros de ossificação separados, um de cada lado da linha média que eventualmente se fundem e são visíveis no nascimento. Existem três etiologias que foram propostas: (1) *os odontoideum* representa uma fratura não consolidada do processo odontoide; (2) *os odontoideum* representa dano à placa epifisária que ocorreu no primeiro ano de vida; ou (3) *os odontoideum* representa malformação congênita do próprio dente. A etiologia mais amplamente aceita é a de que ocorre uma fratura do dente e, subsequentemente, se desenvolve uma não consolidação.

Os sintomas e achados físicos variam com o local da compressão ou do impacto. Fielding *et al.*, na maior série publicada (35 pacientes), relataram uma idade média na apresentação de 18,9 anos. O sintoma mais comum foi dor no pescoço, seguida de parestesia de membros superiores e inferiores. Torcicolo, rigidez do pescoço, distúrbio da marcha e dores de cabeça eram sintomas incomuns na apresentação. O exame neurológico pode revelar uma combinação de sinais de neurônios motores superiores e inferiores. Alguns pacientes são completamente assintomáticos com a anomalia observada incidentalmente em uma radiografia lateral da coluna cervical.

A avaliação radiográfica inicia-se com visualização do odontoide de modo anteroposterior, lateral e boca aberta, podendo ser suplementada por radiografias laterais de flexão e extensão. A TC fornece melhor detalhamento ósseo e é útil na definição de cada anomalia. A RM, com imagens dinâmicas em flexão e extensão, é melhor para avaliar o impacto neurológico. O tratamento sintomático pode ser útil; entretanto, pacientes com instabilidade cervical e/ou impacto neurológico necessitam de descompressão cirúrgica e estabilização.

Síndrome de Down

A hiperfrouxidão ligamentar é uma característica da síndrome de Down e pode resultar em instabilidade ou hipermobilidade das articulações occipitoatlantal ou atlantoaxial em 10 a 30% dos pacientes (ver Capítulo 98.2). Os pacientes podem também ter anomalias congênitas ou de desenvolvimento da coluna cervical coexistentes, como occipitalização do atlas, hipoplasia do arco do atlas, invaginação basilar e *odontoideum*.

Embora a história natural deste espectro de patologias continue desconhecida, um subgrupo de pacientes pode desenvolver ou estar em risco significativo de desenvolver disfunção neurológica. O diagnóstico clínico da disfunção neurológica pode ser um desafio, e os achados sutis, como diminuição da tolerância ao exercício e anormalidades da marcha, com aumento de tropeços ou quedas, podem ser os primeiros sinais de mielopatia. Além de um exame neurológico, com foco na presença de sinais do trato longo, exames de imagem (radiografias simples, RM) são necessários para avaliar os pacientes com suspeita de envolvimento neurológico.

Todos os pacientes necessitam de rastreamento por anamnese e exame físico (em intervalos regulares) e pelo menos uma única série de radiografias da coluna cervical, com perfil em flexão e extensão. As radiografias simples são a modalidade de imagem preliminar usada para avaliar a hipermobilidade ou a instabilidade. O intervalo atlantodental (IAD) é usado para avaliar a relação entre C1 e C2 (articulação atlantoaxial) e medido como o espaço entre o dente e o anel anterior de C1 (IAD) em radiografias em perfil em posição neutra, em flexão e em extensão (Figura 700.2). Embora o IAD deva ser menor ou igual a 3 mm na população sem a síndrome de Down, o IAD normal em crianças com a síndrome de Down é menor que 4,5 mm. A hipermobilidade é diagnosticada como um IAD entre 4,5 e 10 mm, enquanto um IAD superior a 10 mm representa instabilidade e implica risco significativo de lesão neurológica. Indica-se a RM para detectar o comprometimento neurológico em pacientes com instabilidade radiográfica.

As recomendações para a vigilância da coluna cervical em crianças com a síndrome de Down permanecem variadas. As avaliações clínicas de rotina, como um exame neurológico, devem ser realizadas; as indicações para repetir os exames de imagem na ausência de sintomas ou achados clínicos não foram definidas. A vigilância ajuda a definir o nível mais adequado de atividade física e identificar o pequeno subgrupo com hipermobilidade ou instabilidade progressiva. Embora as recomendações específicas variem entre os estados norte-americanos, tanto o exame clínico quanto o radiográfico são necessários antes da participação nos Jogos Paraolímpicos. Os pacientes com radiografias normais que também são neurologicamente normais podem ser autorizados a participar plenamente de atividades. Aqueles diagnosticados com hipermobilidade devem ter restrições à prática de esportes de contato e de outras atividades de alto risco que aumentem o risco de traumatismo na coluna cervical. Os pacientes com instabilidade em C1-C2 com ou sem achados neurológicos são candidatos a uma fusão atlantoaxial. Os riscos de grandes complicações são extremamente elevados para uma fusão cervical posterior em tal população, como óbito, deterioração neurológica e pseudoartrose, com ou sem a reabsorção do enxerto.

Apesar de a hipermobilidade na articulação occipitoatlantal estar presente em mais de 50% das crianças com a síndrome de Down, a maioria dos pacientes não desenvolve instabilidade ou sintomas neurológicos. As relações dessa articulação são difíceis de mensurar de maneira confiável em radiografias simples, e uma RM em flexão e extensão é necessária para avaliar quaisquer achados radiográficos questionáveis, especialmente na presença de sintomas clínicos. O envolvimento da coluna vertebral subaxial é menos comum e tipicamente encontrado na população adulta dos pacientes com a síndrome de Down. Alterações degenerativas e/ou instabilidade podem resultar em dor, radiculopatia e/ou mielopatia.

Síndrome da deleção 22q11.2

A anomalia cromossômica da deleção 22q11.2 é uma síndrome genética comum, com prevalência global de 1 em 5.950 nascimentos e abrange um amplo espectro de anormalidades. Existem dismorfismos faciais característicos, fenda palatina e anomalias cardíacas. As anomalias da coluna cervical também são características fenotípicas comuns dessa síndrome.

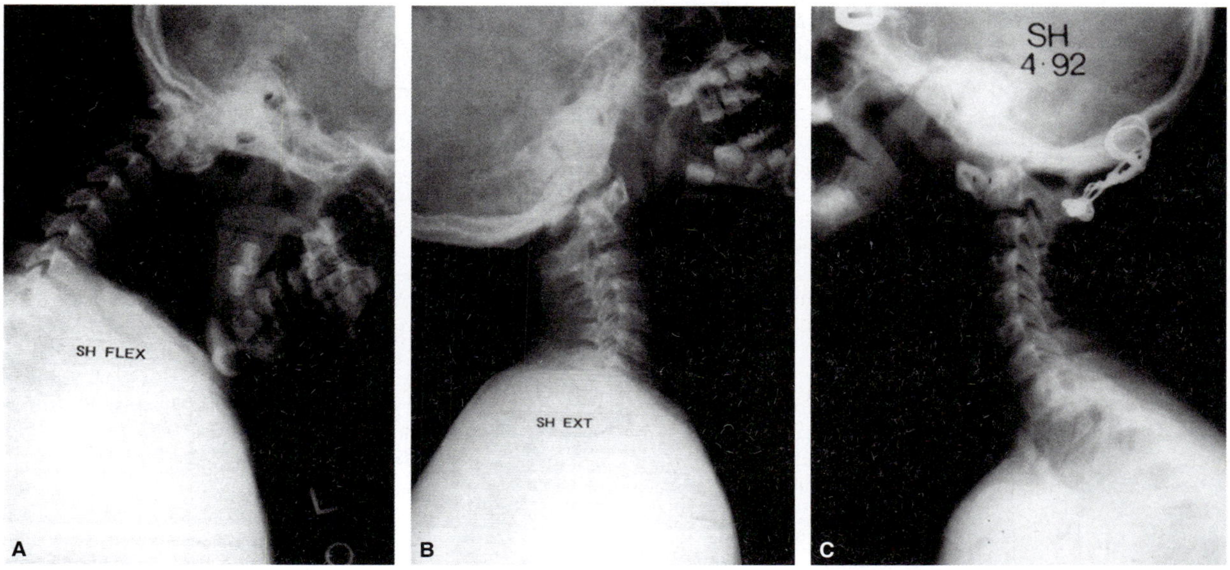

Figura 700.2 Radiografias em flexão (**A**) e extensão (**B**) de um caso de síndrome de Down demonstrando hipermobilidade e subluxação atlantoccipital. **C.** A instabilidade e os sintomas foram aliviados por uma artrodese occipitoaxial.

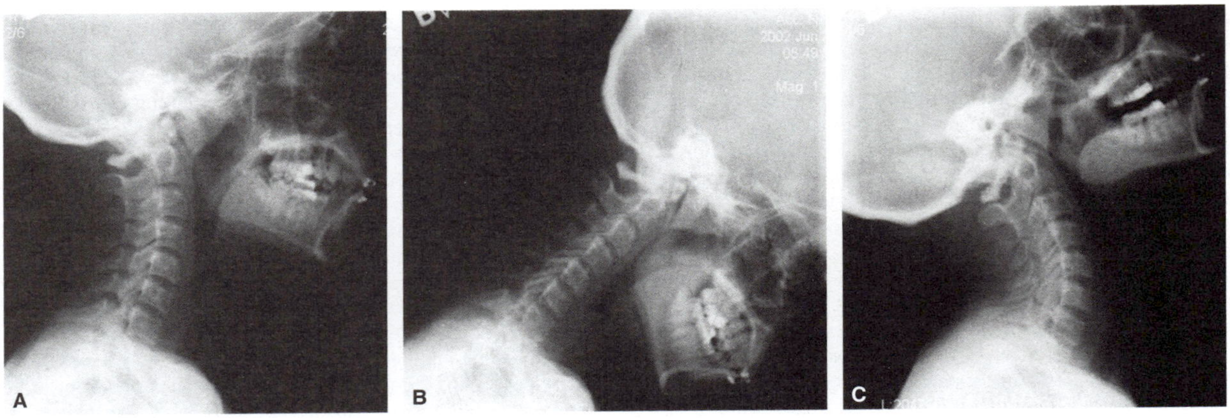

Figura 700.3 Radiografias da coluna cervical de uma criança com a síndrome de deleção 22q11.2 demonstrando evidência de platibasia, instabilidade atlantoaxial e occipitocervical. **A.** Radiografia neutra. **B.** Flexão. **C.** Extensão. (*De Drummond DS: Pediatric cervical instability. In Weisel SE, Boden SD, Wisnecki RI, editors:* Seminars in spine surgery. *Philadelphia, 1996, WB Saunders, pp 292-309.*)

Pelo menos uma variação de desenvolvimento da coluna cervical ou occipital é observada em todos os pacientes. As variações occipitais observadas são platibasia, um achatamento anormal da base do crânio e impressão basilar. Já as variações na anatomia de C1 são forma dismórfica, um arco posterior aberto e occipitalização; enquanto as variações do eixo são dente dismórfico e "C2 *swoosh*" (lâmina inclinada para cima e elementos posteriores). Observam-se várias fusões vertebrais cervicais nos pacientes, sendo as mais comuns no nível de C2-3. O aumento de movimento segmentar na coluna cervical é comumente observado, mas a instabilidade sintomática se mostra bastante incomum. Com a frequente ocorrência das variações da coluna cervical superior na síndrome da deleção 22q11.2 (Figura 700.3), recomendam-se imagens avançadas da coluna cervical superior e acompanhamento regular dos pacientes para elucidar sua evolução clínica.

A bibliografia está disponível no GEN-io.

Capítulo **701**

Membro Superior

Robert B. Carrigan

OMBRO

O ombro é uma articulação esférica e de encaixe semelhante ao quadril; no entanto, existem várias diferenças anatômicas entre os dois. O ombro é uma articulação muito rasa em comparação com o quadril e, portanto, mais propenso a luxação. Além disso, a amplitude de movimento do ombro (AMO) é muito maior que a do quadril. Isso se deve ao tamanho da cabeça umeral com relação à glenoide, bem como à presença de movimento escapulotorácico. O ombro posiciona a "mão" ao longo da superfície de uma esfera teórica no espaço, com seu centro na articulação glenoumeral.

Deformidade de Sprengel

A deformidade de Sprengel, ou elevação congênita da escápula, é um distúrbio de desenvolvimento que envolve uma escápula alta e um movimento escapulotorácico limitado. A escápula origina-se na embriogênese inicial em um nível posterior à 4ª vértebra cervical, mas desce durante o desenvolvimento até abaixo da 7ª vértebra cervical. A falha desta descida, seja unilateral ou bilateral, é a deformidade de Sprengel. A gravidade da deformidade depende da localização da escápula e das anomalias associadas. A escápula em casos leves é simplesmente rotacionada, com uma protuberância palpável ou visível correspondente ao canto superomedial da escápula na região do músculo trapézio. A função costuma ser boa. Em casos moderados, a escápula é mais alta no pescoço e conectada com a coluna com um ligamento omovertebral anormal ou até mesmo osso. O movimento do ombro, sobretudo a abdução, é limitado. Em casos graves, a escápula é pequena e posicionada na região cervical posterior, e o pescoço pode ser alado. A maioria dos pacientes apresenta anomalias associadas do sistema musculoesquelético, especialmente na coluna vertebral, tornando importante a avaliação da coluna vertebral.

Tratamento

Em casos leves, o tratamento costuma ser desnecessário, embora uma proeminência disforme da escápula possa ser excisada. Em casos mais graves, o reposicionamento cirúrgico da escápula com reequilíbrio dos músculos paraescapulares pode melhorar significativamente tanto a função quanto a aparência.

Pseudoartrose congênita da clavícula

A clavícula é um osso tubular em forma de S que se articula com o esterno e o acrômio. Ele age como um suporte para impedir que o ombro se projete para a frente. A pseudoartrose congênita da clavícula é uma falha dos dois centros primários de ossificação da clavícula que se fundem durante a embriogênese (Figura 701.1). A condição apresenta-se exclusivamente no lado direito e pode ser confundida com uma fratura aguda de clavícula durante o parto. Anamnese completa e exame físico ajudarão a distinguir entre as duas condições. Uma fratura da clavícula relacionada com o nascimento e a pseudoartrose congênita apresenta uma protuberância ou uma proeminência sobre a clavícula média. A criança com fratura de clavícula relacionada com o parto terá sensibilidade à palpação ao exame; os pais também podem relatar que a criança é exigente com a alimentação e a mudança. A pseudoartrose congênita da clavícula será indolor ao exame. Radiograficamente, a clavícula da pseudoartrose congênita terá bordas arredondadas no meio com sinais de hipertrofia.

Tratamento

O tratamento da pseudartrose congênita da clavícula é variado, sem um consenso claro. Alguns defendem o tratamento cirúrgico, citando preocupações com o impacto vascular e neurológico da clavícula no plexo braquial e nos vasos subclávios. Outros defendem a observação e só consideram o tratamento operatório em casos sintomáticos.

O tratamento cirúrgico da pseudartrose congênita da clavícula consiste na abertura do local da pseudoartrose, na preservação do periósteo, no desbridamento das extremidades hipertróficas, no enxerto ósseo e na estabilização.

COTOVELO

O cotovelo é a articulação mais congruente no corpo. Confere-se a estabilidade do cotovelo por essa congruência óssea, bem como por meio dos ligamentos colaterais medial e radial. Enquanto o ombro posiciona

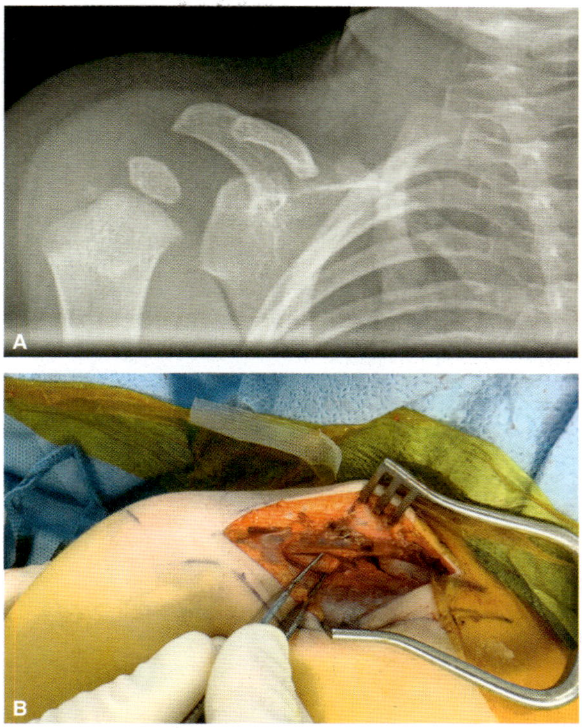

Figura 701.1 **A.** Radiografia da pseudoartrose congênita da clavícula. **B.** Foto intraoperatória de pseudoartrose da clavícula.

a mão ao longo da superfície de uma esfera teórica, o cotovelo posiciona a mão dentro dessa esfera. O cotovelo possibilita a extensão e a flexão por intermédio articulação glenoumeral e a pronação e a supinação por meio da articulação radioulnar.

Doença de Panner

A doença de Panner é uma interrupção do fluxo sanguíneo da cartilagem articular e do osso subcondral para o capítulo (Figura 701.2). Ocorre geralmente em meninos na faixa etária entre 5 e 13 anos. Os sintomas iniciais são dor lateral no cotovelo, perda de movimento e, em casos avançados, sintomas mecânicos do cotovelo (corpos livres).

O mecanismo da lesão pode ser impactação ou sobrecarga da articulação, como pode ser visto em esportes como ginástica e beisebol. Também pode ser idiopática. As radiografias do cotovelo podem ser normais, mas também podem apresentar uma pequena lucência dentro do osso subcondral do capítulo. A ressonância magnética (RM) é o exame de escolha para avaliar uma lesão suspeita do capítulo. A RM pode demonstrar a extensão do envolvimento do osso subcondral, bem como a integridade da cartilagem da superfície articular.

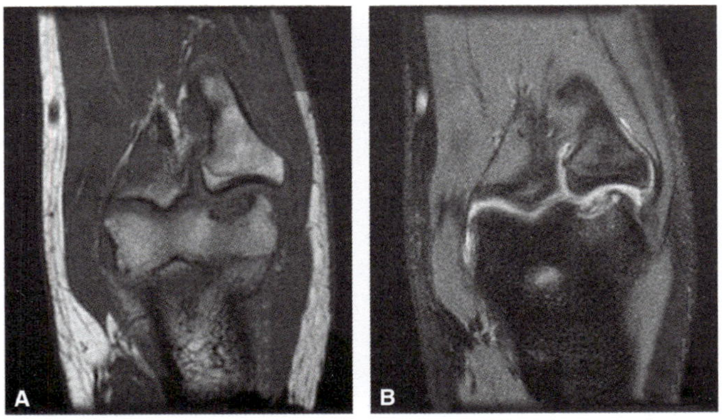

Figura 701.2 Imagens de RM coronal em T1 (**A**) e T2 (**B**) do cotovelo representando a doença de Panner.

Tratamento

O tratamento, em geral, é conservador. Repouso, modificação de atividade e orientação do paciente são as opções iniciais de tratamento. Nos casos em que os fragmentos de cartilagem articular e corpos livres se formam, a artroscopia do cotovelo está indicada para remover os corpos livres. Quando o defeito da cartilagem do capítulo for grande e sintomático, os procedimentos para a restauração da cartilagem articular devem ser considerados. Estes envolvem a perfuração do osso subcondral (microfratura) para promover a cicatrização da cartilagem e o transplante autólogo osteocondral (TAO).

Deficiência longitudinal radial

A deficiência longitudinal radial do antebraço compreende um espectro de doenças e condições que resultam na hipoplasia ou na ausência do rádio (Tabela 701.1). Esse processo foi anteriormente relatado como *mão torta radial*, mas o nome foi alterado para *deficiência longitudinal radial*, que caracteriza melhor essa condição. As características clínicas consistem em um pequeno membro encurtado com mão e punho em desvio radial acentuado. Observam-se ausências completas ou parciais das estruturas radiais do antebraço e da mão (Figura 701.3).

A deficiência longitudinal radial foi classificada em quatro tipos de acordo com Bayne e Klug (Tabela 701.2). A deficiência longitudinal radial pode estar associada a outras síndromes, como Holt-Oram e anemia de Fanconi (ver Capítulo 495).

Tratamento

As metas para o tratamento da deficiência longitudinal radial são a centralização da mão e do punho no antebraço, equilibrando o punho e mantendo o movimento apropriado do polegar e digital. Logo após o nascimento, os pais são incentivados a esticar passivamente o punho e a mão para alongar os tecidos moles radiais contraídos. Gessos seriados e talas são ineficazes nesse momento, dado o pequeno tamanho do braço.

A cirurgia para correção da deformidade do punho permanece controversa. Historicamente, para crianças com bom movimento do cotovelo, a centralização do punho no antebraço foi realizada. No entanto, o retorno da deformidade foi muitas vezes observado. Por esse motivo, alguns cirurgiões optaram por abandonar tal procedimento.

Ao considerar um procedimento de centralização, o plano pré-operatório começa com um exame cuidadoso do paciente; considerações em relação às funções do polegar e do cotovelo devem ser feitas antes da cirurgia. A cirurgia geralmente ocorre quando a criança está com 1 ano. A correção do desvio radial, bem como a centralização do punho, pode ser alcançada com diferentes técnicas cirúrgicas. Essas técnicas contemplam a liberação aberta, a plicatura capsular e o reequilíbrio tendíneo. Técnicas de fixação externa também são descritas.

Tabela 701.1 Associação sindrômica à deficiência do raio radial.

SÍNDROME	CARACTERÍSTICA
Síndrome de Holt-Oram	Defeitos cardíacos, mais comumente do septo atrial
Trombocitopenia e ausência de rádio	Trombocitopenia presente ao nascimento, mas melhora com o tempo
Associação VACTERL	Anormalidades vertebrais, atresia anal, anormalidades cardíacas, fístula traqueoesofágica, atresia de esôfago, defeitos renais, displasia radial, anormalidades dos membros inferiores
Anemia de Fanconi	Anemia aplásica não presente ao nascimento, desenvolve-se por volta dos 6 anos; fatal sem transplante de medula óssea; teste de desafio de quebra cromossômica disponível para diagnóstico precoce

De Trumble T, Budoff J, Cornwall R, editors: *Core knowledge in orthopedics: hand, elbow, shoulder*, Philadelphia, 2005, Elsevier, p 425.

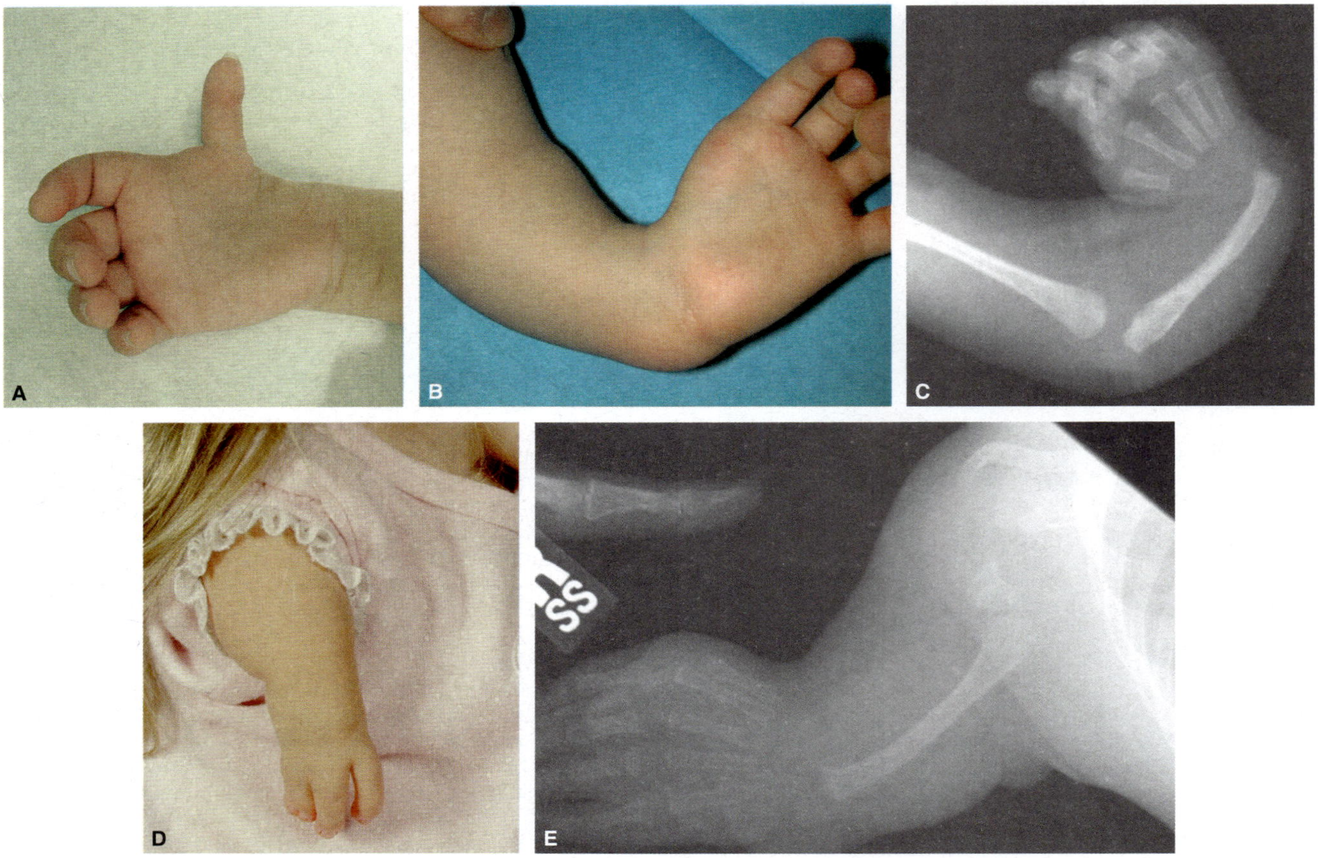

Figura 701.3 Espectro dos fenótipos da displasia radial. **A.** Rádio tipo 1 com um polegar hipoplásico. **B.** Rádio tipo IV com polegar ausente. **C.** Radiografia do rádio tipo IV. **D** e **E.** Deficiência radial com focomelia. (*De Ho C. Disorders of the upper extremity. In Herring JA, editor:* Tachdjian's pediatric orthopaedics, *ed 5, Philadelphia, 2014, WB Saunders, Fig. 15-72, p 391.*)

Tabela 701.2 Classificação da deficiência radial longitudinal.

TIPO	CARACTERÍSTICAS
I	Rádio curto Mínimo desvio radial da mão
II	Hipoplasia do rádio com crescimento anormal nas extremidades proximal e distal Moderado desvio radial da mão
III	Ausência parcial do rádio Grave desvio radial da mão
IV	Ausência completa do rádio O tipo mais comum

Adaptada de Bayne LG, Klug MS: Long-term review of the surgical treatment of radial deficiencies. *J Hand Surg Am* 12(2): 169-179, 1987..

Pronação dolorosa

A pronação dolorosa, também conhecida como "cotovelo da babá", é a subluxação de um ligamento em vez de subluxação ou luxação da cabeça do rádio. A extremidade proximal do rádio, ou a cabeça radial, está ancorada na ulna proximal pelo ligamento anular, o qual envolve como uma correia a partir da ulna, ao redor da cabeça do rádio, e retorna para a ulna. Se o rádio for tracionado distalmente, o ligamento anular pode deslizar proximalmente para fora da cabeça radial e para dentro da articulação entre a cabeça do rádio e o úmero (Figura 701.4). Produz-se a lesão, em geral, quando se aplica uma força de tração longitudinal ao braço, como quando uma criança cai e é pega pela mão, ou quando uma criança é puxada pela mão. A lesão geralmente ocorre em lactentes e pré-escolares, sendo rara nos maiores de 5 anos. A subluxação do ligamento anular produz dor imediata e limitação da supinação. A flexão e a extensão do cotovelo não são limitadas, e geralmente não há edema. O diagnóstico é feito por meio da anamnese e do exame físico, uma vez que as radiografias são classicamente normais.

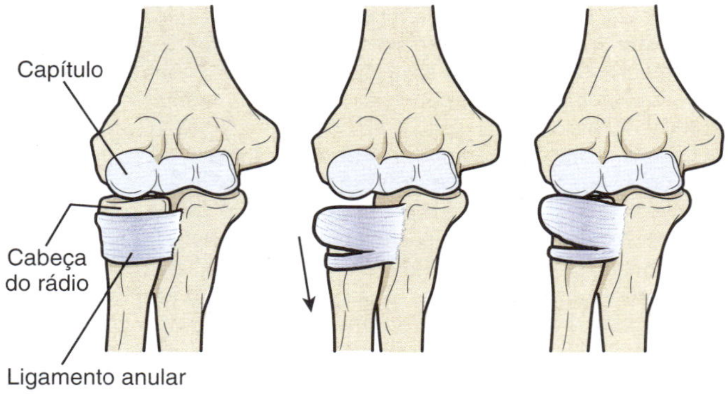

Figura 701.4 Pronação dolorosa ou cotovelo da babá. A imagem retrata a subluxação da cabeça do rádio inferior ao ligamento anular, com interposição do ligamento ao espaço articular radiocapitelar. Por vezes, é diagnóstico diferencial de lesões ósseas dos membros superiores em uma criança pequena. As radiografias são negativas e servem apenas para excluir a presença de lesão óssea quando o diagnóstico não é claro. (*De Walters MM, Robertson RL, editors:* Pediatric radiology: the requisites, *4. ed. Philadelphia, 2017, Elsevier. Fig. 7.102.*)

Tratamento

O ligamento anular é reduzido pela rotação do antebraço em supinação, enquanto mantém a pressão sobre a cabeça radial. Um clique palpável ou estalido pode ser percebido. A criança em geral tem alívio imediato do desconforto e recupera a supinação ativa imediatamente. A imobilização não é necessária, mas subluxações recorrentes do ligamento anular podem ocorrer, e os pais devem evitar atividades que envolvam a tração dos cotovelos. Os pais podem aprender as manobras de redução para episódios recorrentes para evitar idas à emergência ou ao consultório do pediatra. As subluxações recorrentes acima de 5 anos são raras. As subluxações irredutíveis tendem a se resolver espontaneamente, com a resolução gradual dos sintomas ao longo de dias ou semanas; a cirurgia raramente é indicada.

PUNHO

O punho é composto por dois ossos do antebraço e por oito do carpo. O punho possibilita flexão, extensão e desvios radial e ulnar por meio das articulações radiocarpal e mediocárpica. A pronação e a supinação ocorrem, no punho, pela articulação radioulnar distal. O punho é uma articulação complexa com numerosos ligamentos e anexos de partes moles. Tem uma cinética complexa que possibilita sua grande amplitude de movimento, mas, quando esta cinética se altera, podem ocorrer disfunções significativas.

Deformidade de Madelung

A deformidade de Madelung é uma deformidade do punho caracterizada por angulações radial e palmar da face distal do rádio (Figura 701.5). A supressão do crescimento das faces palmar e ulnar da fise radial distal é a causa subjacente dessa deformidade. As lesões fisárias ósseas e um ligamento radiolucente anormal (ligamento de Vickers) têm sido envolvidos. A deformidade pode ser bilateral e afeta mais as meninas que os meninos.

Tratamento

O tratamento da deformidade de Madelung costuma ser a observação. As deformidades leves podem ser observadas até a maturidade esquelética. As deformidades moderadas a graves que sejam dolorosas ou até limitantes podem ser candidatas à intervenção cirúrgica. Muitas vezes, o tratamento cirúrgico da deformidade de Madelung é motivado pela aparência. Os pacientes e suas famílias podem ficar preocupados com a angulação palmar do punho, bem como com a resultante ulna distal proeminente.

Há diversas opções cirúrgicas para o tratamento da deformidade de Madelung. Para o paciente com esqueleto imaturo, a ressecção dos tecidos moles (ligamento de Vickers) e a fisiólise (enxerto de gordura de qualquer lesão óssea dentro da fise) é muitas vezes a primeira opção. Quando se encontra a deformidade de Madelung em pacientes esqueleticamente maduros, uma osteotomia deve ser considerada. As osteotomias sob a apresentação de cunha dorsal fechada, de cúpula e de encurtamento ulnar podem ser realizadas isoladamente ou em combinação para alcançar o resultado desejado.

As considerações a longo prazo sobre a deformidade de Madelung dizem respeito à incongruência da articulação radioulnar distal e à artrite prematura como resultado.

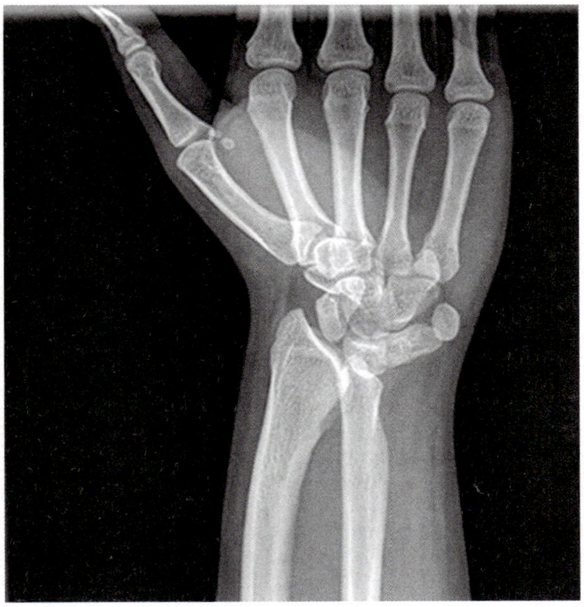

Figura 701.5 Radiografia de um adolescente com deformidade de Madelung.

Punho de ginasta

O punho de ginasta refere-se às mudanças observadas na fise do rádio distal no cenário de estresse repetitivo associado à ginástica (Figura 701.6). Os sintomas são dor durante sustentação de peso, inchaço e perda de movimento (principalmente extensão do punho). A dor costuma ser leve no início e piora com o tempo e com a manutenção da atividade. As crianças terão dor sobre a fise radial distal à palpação. A criança também deve ser examinada quanto à patologia coexistente do punho, como instabilidade da articulação radioulnar distal e rupturas do complexo da fibrocartilagem triangular. As radiografias são frequentemente normais, mas podem mostrar alterações crônicas na fise radial distal, como alargamento, esclerose e parada fisária parcial. Uma variância ulnar positiva também pode ser observada por causa da parada parcial do crescimento do rádio. A RM pode ser útil para examinar a extensão do envolvimento fisário, bem como a patologia complexa da fibrocartilagem triangular.

Tratamento

O tratamento do punho de ginasta começa com o repouso. Normalmente, a criança é proibida de realizar atividades de levantamento de peso por um período de 6 semanas, até que os sintomas desapareçam. A criança pode gradualmente retomar sua rotina. Se os sintomas retornarem durante a fase de recuperação, deve-se retornar ao repouso.

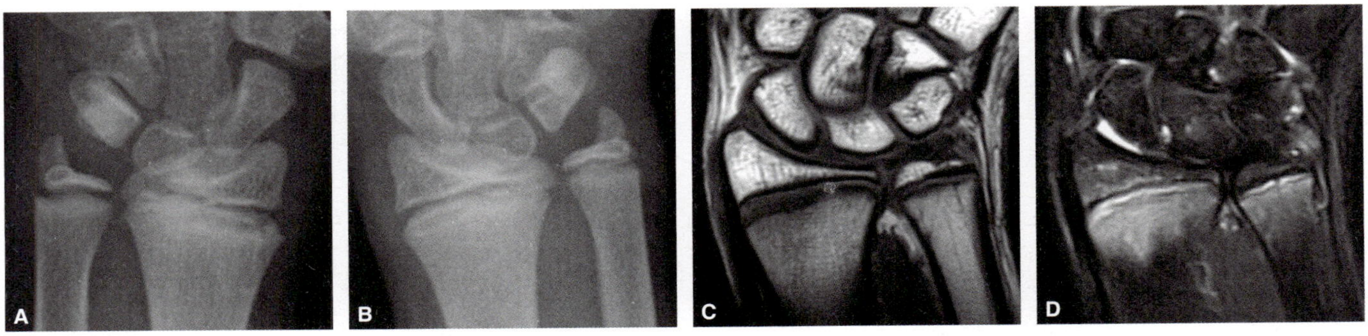

Figura 701.6 Punho de ginasta. **A** e **B.** Radiografias posteroanteriores dos punhos bilaterais mostram alargamento e irregularidade da fise radial distal. A lucência linear anormal é observada nas metáfises, com a esclerose circundante observada. As descobertas refletem um crescimento interrompido na fise. Imagens de ressonância magnética coronais em T1 (C) e T2 (D) com saturação de gordura mostram anormalidades similares na fise radial distal, junto com aumento anormal de sinal de líquido ao longo da metáfise. (*De Walters MM, Robertson RL, editors: Pediatric radiology: the requisites, ed 4, Philadelphia, 2017, Elsevier, Fig. 7.107.*)

Não é incomum que ocorram recaídas ao retornar à competição. Isso pode ser difícil para a criança e os pais entenderem, porque os ginastas e as famílias são muitas vezes motivados a continuar seu esporte. O uso de suportes ou aparelhos de punho pode ajudar a limitar a quantidade de força transmitida ao punho e, por sua vez, ajudar na prevenção de lesões.

Nos casos em que dano significativo é visto na fise do rádio distal, a cirurgia pode ser indicada para evitar futuras alterações morfológicas no punho. A cirurgia pode incluir epifisiodese do rádio e da ulna, encurtamento da ulna e reparo complexo de fibrocartilagem triangular.

Gânglio

Por ser uma articulação sinovial, a articulação do punho é lubrificada com o líquido sinovial, produzido pelo revestimento sinovial da articulação e mantido dentro da articulação pela cápsula articular. Um defeito na cápsula pode levar ao vazamento do fluido da articulação para os tecidos moles, o que resulta em um gânglio. O termo *cisto* é um equívoco, porque essa coleção de líquido extra-articular não tem um revestimento verdadeiro próprio. O defeito na cápsula pode ocorrer como um evento traumático, embora o traumatismo raramente seja uma característica da anamnese inicial. O líquido geralmente sai da articulação no intervalo entre o escafoide e o semilunar, resultando em um gânglio localizado na face dorsorradial do punho. Os gânglios podem ocorrer em outras localizações, como na face volar do punho ou na palma da mão como resultado de vazamento de líquido, a partir das bainhas dos tendões flexores. A dor não costuma ser associada a gânglios em crianças e, quando é, não está claro se o cisto é a causa da dor. O diagnóstico costuma ser evidente ao exame físico, especialmente se a lesão transiluminar. A tenossinovite dos extensores e músculos anômalos pode simular os cistos ganglionares, mas a radiografia ou a RM não são rotineiramente necessárias. A ultrassonografia (US) é uma ferramenta eficaz, não invasiva, para apoiar o diagnóstico e tranquilizar o paciente e a família.

Tratamento

O tratamento dos gânglios pode incluir aspiração, excisão, injeção e observação. A US pode confirmar o diagnóstico.

Aspiração: a aspiração simples do líquido tem uma alta taxa de recorrência e é dolorosa para crianças, dada a necessidade de agulha calibrosa para aspirar o fluido gelatinoso. No entanto, pode ser razoável em crianças mais velhas que optam por tentar descomprimir o cisto antes de considerar a cirurgia.

Excisão: a excisão cirúrgica, com a excisão da haste que liga o gânglio a sua articulação de origem, tem uma alta taxa de sucesso, embora o gânglio possa recorrer.

Injeção: a aspiração do cisto e a injeção simultânea de corticosteroide têm se mostrado eficazes no tratamento da recorrência em crianças.

Observação: até 80% dos gânglios em crianças menores de 10 anos resolvem-se espontaneamente no período de 1 ano após sua detecção. Se o gânglio for doloroso ou incômodo e a criança tiver mais de 10 anos, o tratamento pode ser justificado.

Ultrassonografia: para os pais das crianças preocupados com a massa e que desejam um estudo radiográfico para confirmar o diagnóstico, a US é um exame não invasivo para confirmar o diagnóstico.

MÃO

A mão e os dedos possibilitam manipulações complexas e finas. Um equilíbrio complexo entre os flexores extrínsecos, extensores e músculos intrínsecos possibilita esses movimentos complexos. As anomalias congênitas da mão e da extremidade superior estão logo atrás das anomalias cardíacas em incidência, e semelhantes a estas, se não forem devidamente identificadas e remediadas, podem ter consequências a longo prazo.

Camptodactilia

A camptodactilia é uma contratura em flexão não traumática da articulação interfalangiana proximal, muitas vezes progressiva. Os dedos mínimo e anelar são os mais frequentemente afetados. Observa-se bilateralidade em dois terços dos casos. A etiologia da camptodactilia é variada. Diversas hipóteses foram apontadas como a causa dessa condição. A camptodactilia pode ser dividida em três tipos diferentes (Tabela 701.3).

Tabela 701.3 Classificação da camptodactilia.

TIPO	CARACTERÍSTICAS
I	Congênita, sem predileção por gênero, apenas dedo mínimo
II	Adquirida entre 7 e 11 anos, tipicamente progressiva
III	Grave, contratura significativa, bilateral e associada a outras síndromes musculoesqueléticas

Adaptada de Kozin SH. Pediatric hand surgery. In Beredjiklian PK, Bozentka DJ, *editors*: Review of hand surgery. Philadelphia, 2004, WB Saunders, pp 223-245.

Tratamento

As contraturas leves com menos de 30° geralmente são bem toleradas e não necessitam de tratamento. Gessos seriados e talas estática e dinâmica são os tratamentos de escolha para evitar a progressão das contraturas e devem ser utilizados até a maturidade esquelética.

O tratamento cirúrgico é limitado ao tratamento das contraturas graves. No momento da cirurgia, todas as estruturas contraídas e anômalas são liberadas. Os resultados da liberação da contratura para a camptodactilia são mistos; muitas vezes a perda de flexão resulta da tentativa de melhorar a extensão.

Clinodactilia

A clinodactilia é a deformidade angular do dedo no plano coronal, distal à articulação metacarpofalangiana. O achado mais comumente observado é um desvio radial leve do dedo mínimo no nível da articulação interfalangiana distal. Frequentemente decorre de uma falange média triangular ou trapezoidal. Em alguns casos, uma interrupção da fise da falange média produz um suporte epifisário longitudinal. Acredita-se que esse suporte seja a causa subjacente para a formação da "falange delta" que é frequentemente observada na clinodactilia. A clinodactilia tem sido detectada em outros dedos, incluindo polegar (Figura 701.7) e dedo anelar.

Tratamento

Geralmente o tratamento para a clinodactilia é a observação. Para as deformidades graves e para aquelas que afetam o polegar, a cirurgia pode ser indicada e é tecnicamente difícil. Ressecções de suporte, osteotomias corretivas e ablações da placa de crescimento são os procedimentos mais comumente realizados para corrigir as deformidades angulares observadas. Os resultados mostram-se bons e as recorrências são poucas quando o procedimento é adequadamente realizado.

Polidactilia

A polidactilia ou a duplicação de um dedo podem ocorrer como uma deformidade pré-axial (envolvendo o polegar) ou como uma deformidade pós-axial (envolvendo o dedo mínimo) (Tabela 701.4). Cada uma tem um componente hereditário e genético. A duplicação do polegar ocorre mais frequentemente em brancos e asiáticos e costuma ser unilateral, enquanto a duplicação do dedo mínimo ocorre mais em afro-americanos e pode ser bilateral. A transmissão, em geral, é

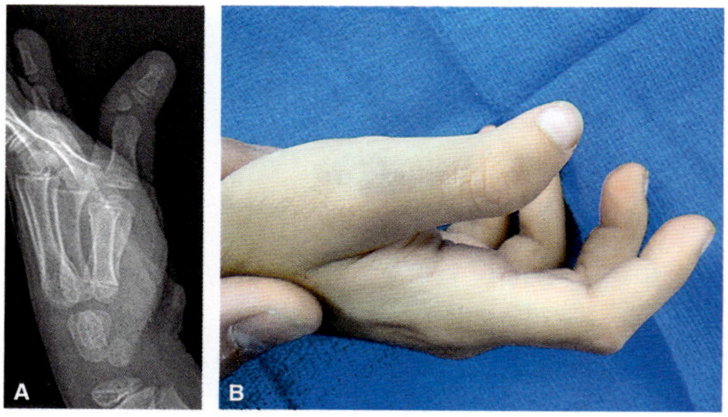

Figura 701.7 Clinodactilia do polegar.

Tabela 701.4 Síndromes associadas à polidactilia.

Síndrome de Carpenter
Síndrome de Ellis-van Creveld
Síndrome de Meckel-Gruber
Polissindactilia
Trissomia do 13
Síndrome orofaciodigital
Síndrome de Rubinstein-Taybi

em padrão autossômico dominante e tem sido associada a defeitos em genes localizados no cromossomo 2.

A duplicação do polegar foi extensivamente estudada por Wassel, que subdividiu a duplicação de polegar com base no grau de duplicação. Os sete tipos de acordo com Wassel estão listados na Tabela 701.5. A duplicação de dedos pequenos foi subdividida em dois tipos. O tipo A é um dígito bem formado. O tipo B é um dígito supranumerário pequeno, muitas vezes subdesenvolvido.

Tratamento

A duplicação do polegar e do dedo mínimo é normalmente tratada com ablação do dedo supranumerário. As opções de tratamento variam de acordo com o grau de envolvimento. Os dedos menos bem formados podem ser tratados com ligadura. Os dedos bem formados necessitam de procedimentos reconstrutivos que preservem as estruturas importantes, como os ligamentos colaterais e as unhas (Figura 701.8).

Hipoplasia do polegar

A hipoplasia do polegar é uma condição desafiante tanto para o paciente quanto para o médico. O polegar representa cerca de 40% da função da mão. Um polegar abaixo do ideal pode limitar gravemente a função de um paciente à medida que o paciente se desenvolve e cresce. A hipoplasia do polegar pode variar de leve com ligeiro encurtamento e musculatura subdesenvolvida até a completa ausência do polegar. As radiografias são úteis para ajudar a determinar anormalidades ósseas. O achado mais importante no exame físico é a presença ou a ausência de uma articulação carpometacarpal estável (CMC). Esse achado ajuda a orientar o tratamento cirúrgico.

Tratamento

Se o polegar tiver uma articulação carpometacarpiana estável, aconselha-se a reconstrução. Os elementos fundamentais para a reconstrução do polegar são a reconstrução do ligamento ulnar colateral da articulação metacarpofalangiana, a transferência do tendão para auxiliar a abdução do polegar e os procedimentos para aprofundar o espaço tecidual.

Se uma articulação CMC estável não estiver presente ou o polegar estiver completamente ausente (Figura 701.9), a **policização** (construção cirúrgica de um polegar a partir de outro dedo) é o tratamento definitivo. A policização é um procedimento complexo ao girar o dedo indicador ao longo de seu pedículo neurovascular para formar um polegar. Em geral, realiza-se esse procedimento por volta de 1 ano, e ele pode ser seguido por procedimentos subsequentes de aprofundamento do espaço tecidual ou de aumento da abdução (Figura 701.10).

Tabela 701.5 Classificação de Wassel da polidactilia radial: duplicações de polegar opostas.

TIPO	%	DESCRIÇÃO
I	Cerca de 2 a 3	Falange distal bífida
II	Cerca de 15 a 19	Falange distal duplicada
III	Cerca de 6 a 8	Falange proximal bífida
IV	Cerca de 40 a 50	Falange proximal duplicada
V	Cerca de 10 a 12	Metacarpo bífido
VI	Cerca de 4	Metacarpo duplicado
VII	Cerca de 20	Componente trifalângico

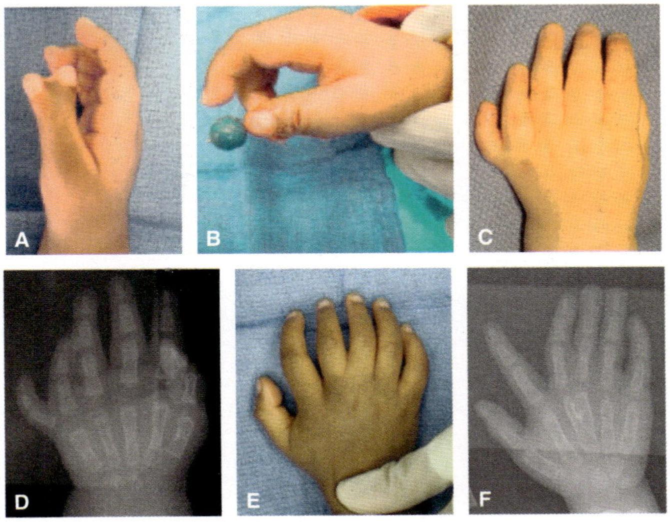

Figura 701.8 **A** e **B.** Imagens pré-operatórias e pós-operatórias de uma duplicação de polegar de Wassel II. **C.** Fotografia clínica. **D.** Radiografia de polidactasia pós-axial. **E.** Fotografia clínica. **F.** Radiografia da polidactilia central.

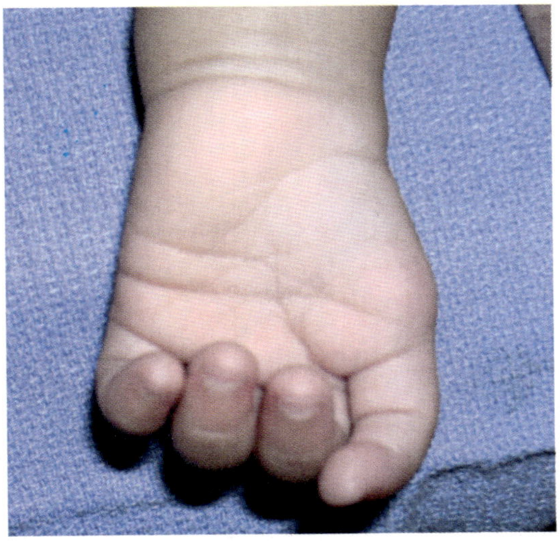

Figura 701.9 Ausência congênita do polegar.

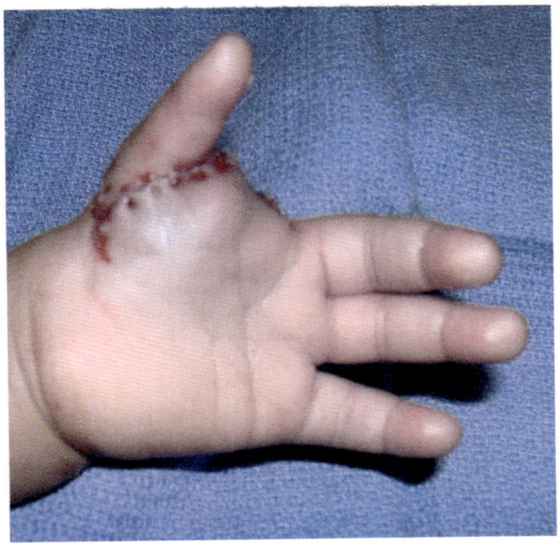

Figura 701.10 Imagem pós-cirúrgica após a policização.

Sindactilia

A falha na separação dos dedos individuais durante o desenvolvimento produz a sindactilia, que é uma das anomalias mais comumente observadas no membro superior (Tabela 701.6). Observada em 0,5 de 1.000 nascidos vivos, a sindactilia pode ser classificada como simples (somente anexos cutâneos), complicada (anexos do osso e do tendão), completa (fusão até as pontas dos dedos, incluindo a unha) ou incompleta (membrana simples).

Tratamento

A divisão dos dedos unidos deve ser considerada antes do segundo ano de vida. Os dedos das laterais deverão ser divididos mais cedo (3 a 6 meses), dada a preocupação com o crescimento conjunto de dedos que apresentam comprimento desigual. Os dedos de tamanho semelhante, como o anelar e o dedo médio, podem esperar até que a criança esteja mais velha para considerar a separação. A reconstrução do espaço da membrana e das dobras das unhas e as técnicas adequadas de enxerto de pele devem ser utilizadas para garantir o melhor resultado funcional e estético possível (Figura 701.11).

Lesões da ponta do dedo

As crianças são fascinadas com batentes de portas ou portas de carro e outros espaços apertados, tornando as lesões por esmagamento da ponta dos dedos bastante comuns. A lesão pode variar desde um hematoma subungueal simples até amputação parcial ou completa da ponta do dedo. As radiografias são importantes para excluir fraturas. As fraturas fisárias associadas a lesões do leito ungueal são **fraturas expostas** com alto risco de osteomielite, interrupção do crescimento e deformidade, se não forem rapidamente tratadas com desbridamento cirúrgico formal e ressecção. As fraturas em "tufo", ou seja, envolvendo a porção mais distal da falange distal são comuns e requerem tratamento simples, diferentemente daquele necessário para a lesão das partes moles.

O tratamento da lesão de partes moles depende do tipo de lesão. Para as reparações com sutura, apenas suturas absorvíveis devem ser utilizadas, pois a remoção da sutura da ponta do dedo de uma criança pode exigir sedação ou anestesia geral. Se houver hematoma subungueal, mas a unha for normal e não existir fratura deslocada, a unha não precisa ser removida para reparo do leito ungueal. Se a unha estiver quebrada ou avulsionada, esta deve ser removida, o leito ungueal e a pele devem ser reparados com suturas absorvíveis e a unha (ou uma lâmina metálica, se a unha estiver ausente) deve ser substituída sob o eponíquio para impedir a adesão da cicatriz do eponíquio ao leito ungueal, o que pode prejudicar o novo crescimento das unhas.

Se a ponta do dedo tiver sido completamente amputada, o tratamento depende do nível de amputação e da idade da criança. As amputações distais da pele e da gordura em crianças menores de 2 anos podem ser substituídas por um enxerto composto com uma chance razoável de resolução. As amputações semelhantes em crianças mais velhas podem se cicatrizar sem substituição da pele desde que nenhum osso esteja exposto e a área amputada seja pequena. Existem vários procedimentos de cobertura para amputações por meio da porção média da unha. As amputações da extremidade proximal da unha ou próximas devem ser encaminhadas com urgência a um centro de reimplante para avaliar um reimplante microvascular. Ao ser encaminhado, todas as partes amputadas devem ser recolhidas, envoltas em gaze embebida com solução salina, colocadas em um saco à prova d'água e depois colocadas em água gelada. O gelo nunca deve entrar em contato diretamente com a parte, pois pode causar lesão osmótica grave e térmica.

Tabela 701.6	Síndromes associadas com sindactilia.
Síndrome de Apert	
Síndrome de Carpenter	
Síndrome de Lange	
Síndrome de Holt-Oram	
Síndrome orofaciodigital	
Polissindactilia	
Trissomia do 21	
Síndrome de hidantoína fetal	
Síndrome de Laurence-Moon-Biedl	
Pancitopenia de Fanconi	
Trissomia do 13	
Trissomia do 18	

Polegar e dedos em gatilho

Os tendões flexores do polegar e dos dedos passam através de túneis fibrosos constituídos por uma série de polias sobre a superfície palmar dos dedos. Esses túneis, por motivos que não são bem compreendidos, podem tornar-se apertados na polia mais proximal ou na primeira anelar. Ocorre edema do tendão subjacente, e o tendão não desliza sob a polia. Em crianças, o dedo mais comumente envolvido é o polegar. Classicamente se acreditava ser um problema congênito, mas estudos prospectivos de triagem de um grande número de recém-nascidos falharam na detecção de um único caso em uma criança recém-nascida. A incidência do polegar em gatilho é de cerca de 3 em cada 1.000 crianças de 1 ano. O traumatismo raramente é uma característica da anamnese, e a condição revela-se muitas vezes indolor. A função global raramente é prejudicada. Um polegar em gatilho geralmente se manifesta com a incapacidade de estender completamente a articulação interfalangiana do polegar. Um nódulo palpável pode ser sentido no tendão flexor longo do polegar na base volar da articulação metacarpofalangiana do polegar. Outras condições podem simular o polegar em gatilho, como a deformidade polegar palmar na paralisia cerebral. Achados similares nos dedos (do indicador ao mínimo) são muito menos frequentes e podem estar associadas a doenças inflamatórias, como a artrite reumatoide juvenil (Figura 701.12).

Tratamento

O polegar em gatilho resolve-se espontaneamente em até 30% das crianças nas quais tenham sido diagnosticados antes de 1 ano. A resolução espontânea acima desta idade é rara. As injeções de corticosteroides são eficazes em adultos, mas não em crianças, e implicam

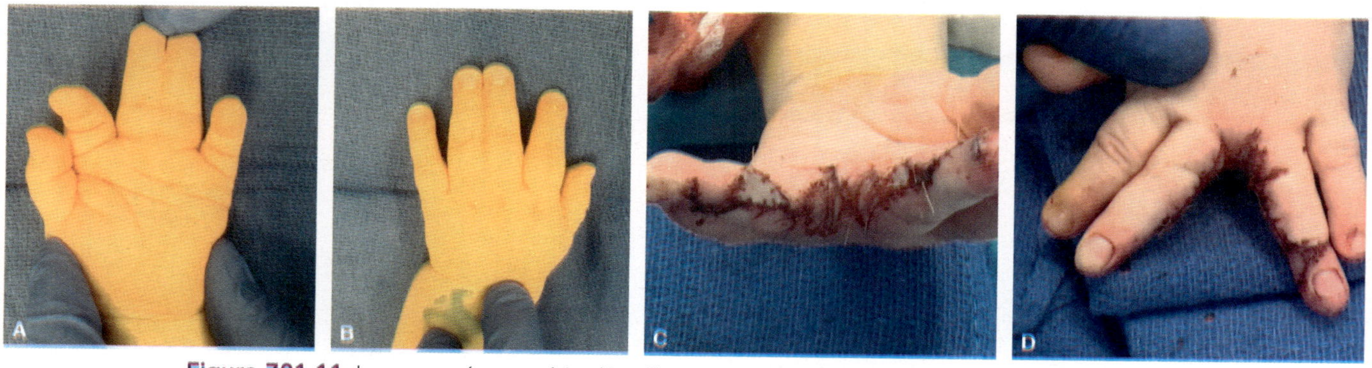

Figura 701.11 Imagens pré-operatórias (**A** e **B**) e pós-operatórias (**C** e **D**) de uma sindactilia simples.

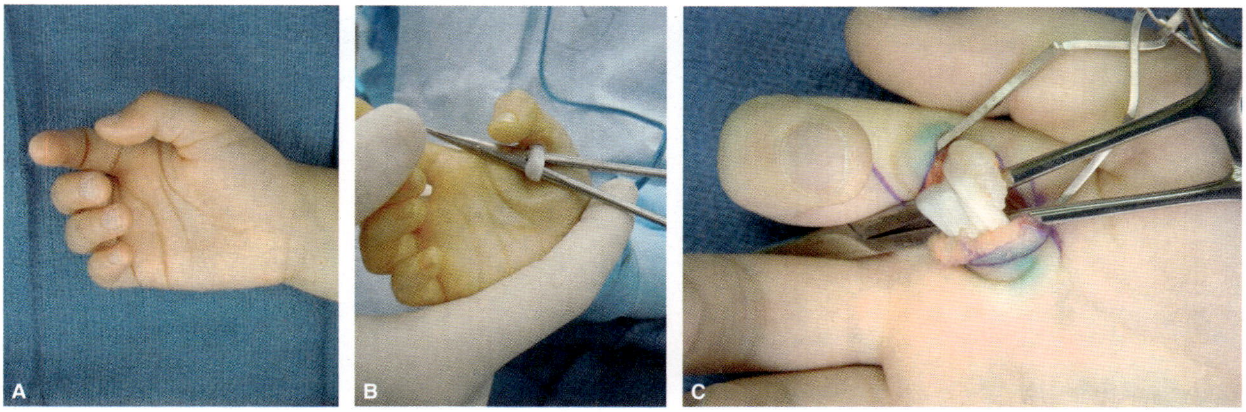

Figura 701.12 **A.** Quadro clínico do polegar em gatilho em um paciente de 2 anos; observe a postura flexionada da articulação interfalângica. **B.** Imagem intraoperatória do tendão flexor após liberação da polia A1. **C.** Imagem intraoperatória de crescimento benigno ao longo do tendão flexor, causando o desencadeamento em um dedo indicador.

risco de lesões dos nervos digitais próximos. A liberação cirúrgica da primeira polia anular é curativa e efetua-se geralmente entre 1 e 3 anos. O tratamento de outros dedos em gatilho em crianças, exceto o polegar, envolve a avaliação e o tratamento de qualquer processo inflamatório subjacente e, em alguns casos, a descompressão cirúrgica da bainha flexora e a possível excisão parcial do tendão flexor.

A bibliografia está disponível no GEN-io.

Capítulo 702
Artrogripose

Helen M. Horstmann e Richard S. Davidson

A **artrogripose múltipla congênita** refere-se a um grupo heterogêneo de anomalias musculares, neurológicas e do tecido conjuntivo que se apresentam com duas ou mais contraturas articulares ao nascimento, além de fraqueza muscular. Está associada à contração anormal das fibras musculares, causando redução da mobilidade com diminuição do arco de movimentos ativo e passivo. A artrogripose não é um diagnóstico específico, mas, sim, um termo descritivo de etiologias diversas e características clínicas complexas, como diversas contraturas congênitas de várias articulações dos membros. Está relacionada com mais de 200 a 300 diferentes distúrbios, como malformações, disfunções e deficiências neurológicas.

Aproximadamente 1% de todos os nascidos demonstram algum tipo de contratura das articulações, que variam desde pé torto unilateral até amioplasia mais grave, que é uma condição caracterizada por contraturas profundas e paralisantes envolvendo muitas articulações. A incidência geral da artrogripose é de 1 em 5.000 a 10.000 nascidos vivos, sem predileção por gênero.

Embora as crianças com artrogripose tenham vários outros problemas, como micrognatia e problemas de alimentação, o foco está nos problemas ortopédicos frequentemente observados em tal grupo. Na ausência de lesões do sistema nervoso central, muitas crianças apresentam inteligência normal.

ETIOLOGIA

A principal causa de artrogripose é a acinesia fetal, ou diminuição do movimento fetal. O padrão associado de anormalidades costuma ser referido como **sequência de deformação da acinesia fetal**. Essa sequência manifesta-se como múltiplas contraturas articulares, polidrâmnio, anomalias craniofaciais (p. ex., micrognatia) e hipoplasia pulmonar devido à falta de movimento do diafragma e dos músculos intercostais. As causas intrínsecas e extrínsecas da acinesia fetal são categorizadas em seis grupos (Figura 702.1), que contemplam uma infinidade de distúrbios (Tabela 702.1).

Anormalidades neurológicas

Por ser uma das causas mais comuns de artrogripose, há anormalidades neurológicas em 70 a 80% dos casos. Danos irregulares às células do corno anterior da medula espinal podem levar à postura característica dos membros na artrogripose. Distúrbios neurológicos, como a atrofia muscular espinal e a doença do corno anterior, estão associados à artrogripose; contudo, o tipo de envolvimento das células do corno anterior geralmente não advém da síndrome da atrofia muscular espinal. Outros distúrbios neurológicos menos comuns são a miastenia neonatal, a distrofia miotônica, os distúrbios olivopontocerebelares e as anomalias de migração neuronal.

Anomalias musculares

Essas raras anomalias afetam a função e a estrutura dos músculos. Algumas doenças musculares associadas à artrogripose são as miopatias congênitas (núcleo central, nemalina, centronuclear), a miosite intrauterina e as doenças mitocondriais.

Espaço intrauterino limitado

Com uma taxa de ocorrência de menos de 0,1%, a restrição de espaço intrauterino é raramente a causa principal da artrogripose. Ocasionalmente, as anomalias uterinas maternas aumentam as contraturas dos membros do feto já portador de artrogripose. Outras causas conhecidas são oligoidramnia, adramnia e tumores, como miomas, que podem evitar o movimento por diminuir o espaço uterino.

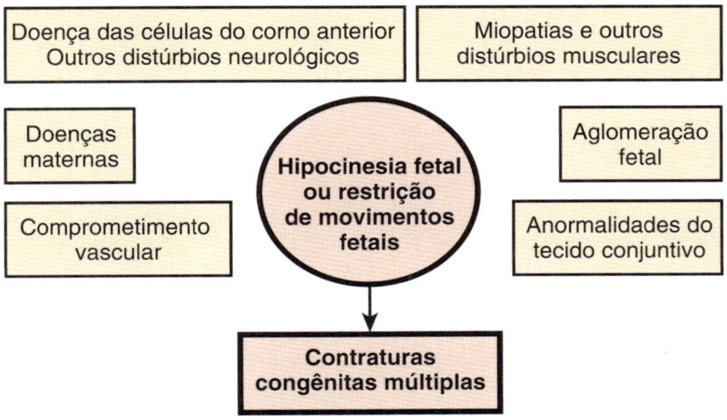

Figura 702.1 Etiologia da artrogripose. (*Dados de Hall JG: Arthrogryposis multiplex congenital: etiology, genetics, classification, diagnostic approach, and general aspects.* J Pediatr Orthop B *6:159-166, 1996.*)

Tabela 702.1 Etiologias associadas à artrogripose.

ARTROGRIPOSE CAUSADA POR DISTÚRBIOS DO SISTEMA NERVOSO • Deficiência focal de células do corno anterior • Deficiência generalizada de células do corno anterior • Distúrbio/dano estrutural do cérebro • Localização incerta (Condições espásticas são excluídas) **SÍNDROMES DE ARTROGRIPOSE DISTAL** • Distal dominante tipo I • Distal dominante tipo IIa (síndrome de Freeman-Sheldon) • Dismorfismo digitotalar • Trismo pseudocamptodactilia • Distribuição distal, tipo não especificado **SÍNDROMES DE PTERÍGIO** • Síndrome do pterígio múltiplo • Síndrome do pterígio múltiplo letal • Síndrome do pterígio poplíteo • Ptose, escoliose, pterígio • Síndrome do tecido antecubital (Liebenberg) **MIOPATIAS** • Distrofia muscular de Emery-Dreifuss • Hipotonia, miopatia, contraturas leves **ANORMALIDADES DAS ARTICULAÇÕES E TECIDOS CONTÍGUOS** • Aracnodactilia contratural congênita • Síndrome de Freeman-Sheldon • Frouxidão ou hipertonia com luxação intrauterina e contraturas • Síndrome de Larsen • Displasia espondiloepimetafisária com frouxidão articular • Trissomia do 18, posição pélvica estendida com luxação bilateral do quadril • Irmãos com úmero bífido, hipertelorismo e luxações da articulação do quadril e joelho	**DISTÚRBIOS ESQUELÉTICOS** • Displasia diastrófica • Displasia parastremática • Displasia de Kniest • Displasia metatrópica • Displasia campomélica • Síndrome de Schwartz • Síndrome alcoólica fetal com sinostoses • Osteogênese imperfeita com curvatura/contraturas **FATORES INTRAUTERINOS/MATERNOS** • Síndrome alcoólica fetal com contraturas • Infecções • Lúpus eritematoso sistêmico materno não tratado • Restrição fetal intrauterina • Deformidade (pressão) • Vazamento de líquido amniótico • Gestações múltiplas • Tumores intrauterinos • Interrupção (bandas) **DIVERSOS** • Pseudotrissomia do 18 com contraturas • Síndrome de pseudotalidomida de Roberts • Surdez com contraturas distais • VACTERL • Múltiplas anormalidades e contraturas não especificadas anteriormente • ARC **ARTICULAÇÃO ÚNICA** • Campomelia • Sinfalangismo • Dedo "em gatilho"

ARC, artrogripose, acidose tubular renal, colestase; VACTERL, defeitos vertebrais, ânus imperfurado, cardiopatia congênita, fístula traqueoesofágica, defeitos renais e dos membros. (Adaptada de Mennen U, Van Heest A, Ezaki et al. Arthrogryposis multiplex congenita. *J Hand Surg Br* 30(5):468-474, 2005. Copyright 2005 The British Society for Surgery of the Hand.)

Anormalidades do tecido conjuntivo

Quando os tendões, ossos, articulações e revestimentos de articulações se desenvolvem de maneira atípica, a redução dos movimentos do feto causa contraturas congênitas. Doenças como a displasia diastrófica, a displasia campomélica e a displasia metatrópica resultam do desenvolvimento inadequado do tecido conjuntivo. Estes são diagnósticos específicos que resultam em restrição dos movimentos articulares, e não em verdadeira artrogripose distal. Outros casos mostram que os indivíduos que não têm movimentos articulares normais apresentam envolvimento articular distal, uma vez que o tecido conjuntivo se desenvolve normalmente, mas não adere ao local correto, ou seja, ao redor de um osso articular ou articulação.

Doenças maternas

As doenças maternas, como esclerose múltipla, diabetes melito, miastenia *gravis*, hipertermia materna, infecção, medicamentos e traumatismo, estão associadas a aumento da incidência de artrogripose. Em aproximadamente 10% dos recém-nascidos de mães portadoras de miastenia *gravis*, os anticorpos da mãe entram na circulação fetal através da placenta, causando miastenia *gravis* transitória. Isso inibe os receptores de acetilcolina fetal, levando a danos musculares no feto.

Comprometimento vascular intrauterino

O suprimento vascular inadequado para o feto causa hipoxia fetal, resultando em morte das células do corno anterior. Tal fato reduz a função neurológica e miopática, o que leva a acinesia fetal e contraturas articulares secundárias. Várias contraturas congênitas foram relatadas em indivíduos após sangramento durante a gestação ou após tentativas malsucedidas de interrupção da gestação.

CLASSIFICAÇÃO

A artrogripose múltipla congênita divide-se em subgrupos com diferentes sinais, sintomas e causas, como um meio prático de fazer um diagnóstico diferencial. Distúrbios envolvendo principalmente os membros, como a **amioplasia** e a **artrogripose distal**, são os subgrupos mais comuns (Tabela 702.2). Distúrbios envolvendo membros *e* outras partes do corpo normalmente representam um tipo de *pterígio múltiplo*, caracterizado por membrana em forma de rede que se desenvolve ao longo das articulações e afeta a capacidade de expansão da criança, causando flexão fixa. Distúrbios com envolvimento de membros e funções neurológicas anormais são causados por sistemas nervosos central (SNC) e periférico atípicos e por dano ou ausência das células do corno anterior.

A **amioplasia**, também conhecida como *artrogripose clássica*, é uma doença esporádica e simétrica que causa substituição fibrótica dos músculos. Entre os sintomas, incluem-se ombros em rotação interna e em adução, cotovelos estendidos, antebraços pronados, dedos e punhos flexionados, quadris deslocados, pés com intensas contraturas em equinovaro e joelhos estendidos. Os músculos envolvidos são hipoplásicos e fibróticos. Geralmente, os pacientes apresentam hemangioma mediofacial e a inteligência costuma ser normal (Figuras 702.2 e 702.3).

A **artrogripose distal** é um distúrbio autossômico dominante que afeta, principalmente, as articulações distais dos membros. As características dos membros superiores são dedos sobrepostos medialmente, punhos cerrados, desvio ulnar dos dedos, camptodactilia e hipoplasia. Os membros inferiores apresentam pés equinovaros, calcâneos valgos, tálus vertical ou metatarso varo (Figura 702.4).

Dez tipos diferentes de artrogriposes distais foram classificados com base em características específicas compartilhadas entre si.

Tabela 702.2 Sistema de classificação e características clínicas das artrogriposes distais.

TIPO	DESCRIÇÃO
I	As características clínicas características são camptodactilia e talipe equinovaro com possíveis contraturas concomitantes de ombro e quadril. A variante DA1 é determinada por um gene localizado no cromossomo 9
II	O fenótipo foi descrito pela primeira vez em 1938 como síndrome de Freeman-Sheldon, em que contraturas dos dedos das mãos e dos pés são acompanhadas de cifose, escoliose e malformações do esqueleto facial com aparência facial característica: boca estreita, bochechas largas, covinha em forma de H no mento, nariz pequeno e amplo, palato alto e língua pequena. Retardo de crescimento, hérnia inguinal e criptorquidia também foram relatados. Outra denominação é síndrome do "rosto assobiador". Atualmente, a síndrome de Freeman-Sheldon é classificada como DA2A, como um subtipo separado de DA2B, conhecido como síndrome de Sheldon-Hall; tal síndrome combina características clínicas de DA1 (contraturas nas mãos e nos pés) e algumas características de DA2 (dobras nasolabiais proeminentes, olhos inclinados para baixo e boca estreita) e atualmente é considerada, provavelmente, como o tipo mais comum de artrogripose distal
III	Também conhecida como síndrome de Gordon, essa síndrome rara caracteriza-se por baixa estatura e fenda palatina
IV	Raro. Contraturas com escoliose grave
V	Contraturas com sinais e sintomas oculares, como movimentos oculares limitados, ptose, estrabismo e ausência de marcas típicas da flexão das mãos. Anormalidades musculares da parede torácica também foram observadas, potencialmente causando movimentos respiratórios restritos e, consequentemente, hipertensão pulmonar
VI	Semelhante a DA3, DA4; muito raro, caracterizado por anormalidades auditivas neurossensoriais
VII	Dificuldades na abertura da boca (trismo) e pseudocamptodactilia: posição dos punhos na flexão palmar com articulações MCP em extensão. Às vezes acompanhada de baixa estatura e contraturas de flexão do joelho
VIII	Síndrome do pterígio múltiplo autossômico dominante
IX	Síndrome de Beals, ou seja, aracnodactilia congênita com contraturas de pequenas articulações dos dedos. Pacientes com esse tipo de artrogripose são altos e esbeltos, lembrando fenotipicamente a síndrome de Marfan, mas sem anormalidades cardiovasculares
X	Contraturas congênitas de flexão plantar do pé

De Kowalczyk B, Feluś J. Arthrogryposis: an update on clinical aspects, etiology, and treatment strategies. *Arch Med Sci 12(1):10-24, 2016 (Table 1, p 16).*

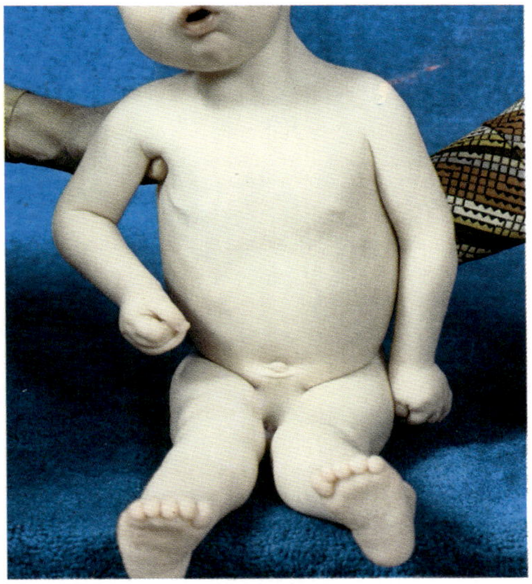

Figura 702.2 Lactente com cotovelos, punhos e dedos rígidos, quadril esquerdo deslocado, joelhos rígidos em valgo e pés tortos.

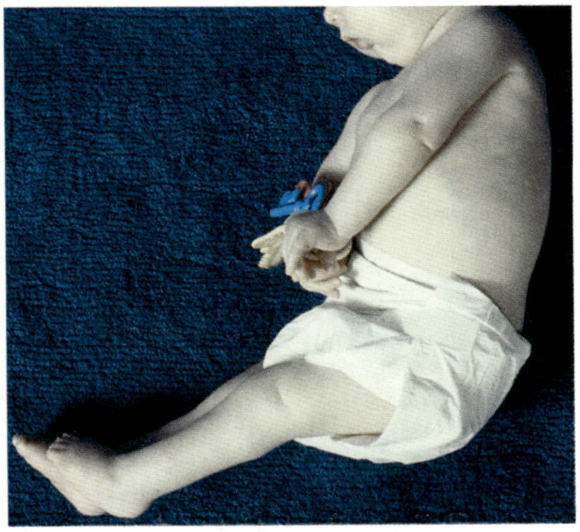

Figura 702.3 Lactente com cotovelos, punhos e dedos rígidos, quadril esquerdo deslocado, pés tortos e micrognatia.

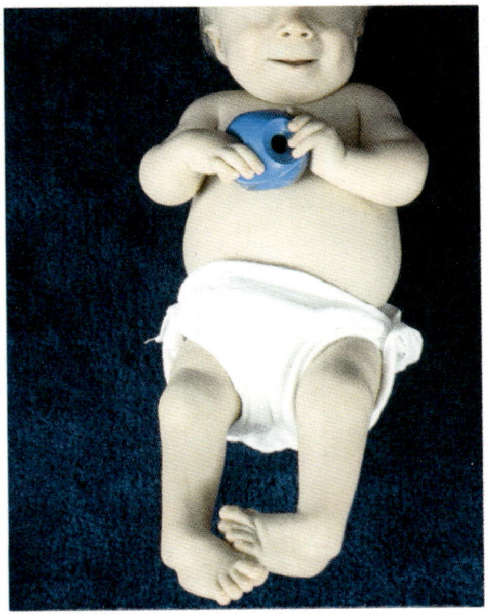

Figura 702.4 Lactente com pés tortos, joelhos rígidos, quadris deslocados, dedos rígidos e hemangioma facial.

TRATAMENTO DE PROBLEMAS ORTOPÉDICOS DA ARTROGRIPOSE

Quando uma criança nasce com artrogripose, suas várias articulações rígidas ou deslocadas impõem questões como quando manejar e quais as melhores práticas para o tratamento. Tipicamente, a criança pode ter cotovelos rígidos, quadris deslocados, joelhos deslocados, hiperestendidos ou contraídos e pés tortos (Figura 702.5). A rigidez e a deformidade precisam ser tratadas agressivamente de modo multiprofissional. Uma equipe médica que contemple terapeutas de extremidades superiores e inferiores, ortesistas e cirurgiões ortopédicos deve ser envolvida.

Inicialmente, exercícios passivos de amplitude de movimento e o uso criterioso de talas direcionadas e assistidas por fisioterapeuta e terapeuta ocupacional ajudam a abordar as diversas deformidades. A colocação de talas e gesso pode ser reforçada por um programa de enfaixamento, ensinado à família para que esse processo seja refeito frequentemente, visando otimizar o ganho de amplitude de movimento. A engenhosidade dos terapeutas e/ou ortesistas para criar as talas e cintas utilizando termoplásticos apropriados, neoprene, Velcro® e outros materiais pode ser simples, porém efetiva (Figura 702.6).

O objetivo terapêutico e ortopédico em crianças com deformidades artrogripóticas de membros é conseguir movimento articular máximo e otimizar a posição articular para a função. Nas extremidades inferiores, o pé precisa estar na posição plantígrada. Os joelhos precisam ter o movimento ideal para sentar e levantar. Os quadris precisam ser estabilizados, sobretudo na criança com potencial de deambulação. Nas extremidades superiores, os alvos devem incluir o posicionamento de um braço para alimentação e do outro para higienização em casos em que haja rigidez extrema. Atividades com as duas mãos requerem alguma simetria, o que pode ser um objetivo desafiador em casos de contraturas extremas e limitação da força muscular.

Embora seja comum, a escoliose geralmente não causa problemas até a adolescência.

PROBLEMAS NOS PÉS

Deformidades de **pé torto** são as mais comumente observadas em casos de artrogripose (Figura 702.7). O pé torto tem elementos de retropé equino, mediopé varo e adução de antepé. Pés em artrogripose tendem a ser resistentes à melhora, mas os métodos tradicionais de tratamento são mesmo assim utilizados. A imobilização começa logo após o nascimento, por meio de uma técnica conhecida como método de Ponseti. Os gessos são trocados a cada semana até que se alcance um pico máximo e haja a necessidade de alongamento do tendão calcâneo. Outras deformidades, como pé talovertical, também são observadas e tratadas de maneira semelhante, embora com técnicas apropriadamente diferentes.

A rigidez persistente geralmente leva a liberações mais abrangentes de partes moles. Isso costuma ser feito entre 6 e 12 meses, seguido por mais 3 meses de imobilização e colocação de cintas conforme a necessidade, principalmente à medida que o pé vai crescendo. Quando as deformidades não são corrigidas desde o início da infância, outras cirurgias ósseas podem ser necessárias mais adiante. Algumas dessas abordagens envolvem osteotomias em cunha, alongamento da coluna lateral, osteotomia ou talectomia. Anel de Ilizarov ou fixação externa unilateral multiaxial com ou sem osteotomia são usados na correção tardia de deformidades residuais.

As crianças com deformidades significativas geralmente fazem uso de órteses de pé e tornozelo durante grande parte de suas vidas para evitar recorrência da deformidade e reforçar a base de sustentação em decorrência da fraqueza dos músculos dos membros inferiores.

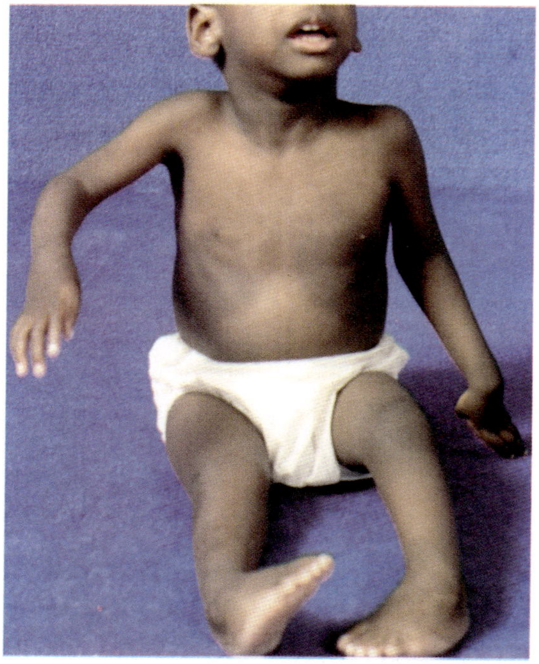

Figura 702.5 Criança com cotovelos, punhos, joelhos e pés tortos rígidos.

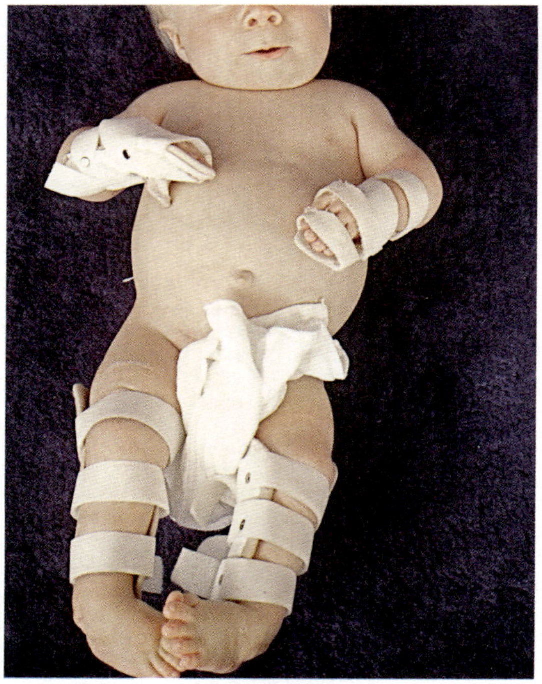

Figura 702.6 Lactente com órteses para estender as articulações metatarsofalângicas e joelhos.

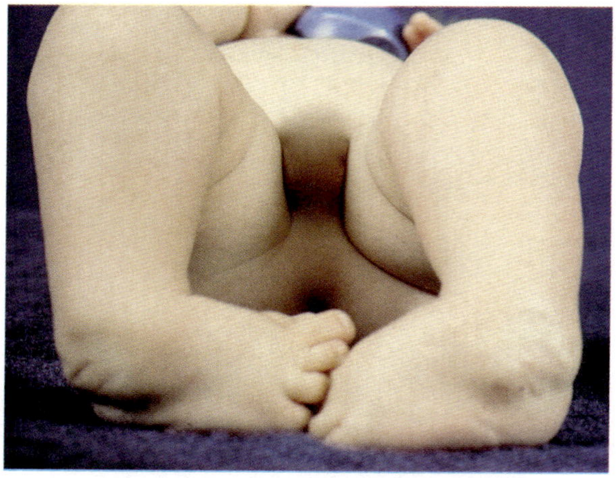

Figura 702.7 Pé torto em bebê com artrogripose.

O objetivo do tratamento é obter estabilidade, eliminar a dor e tornar o pé plantígrado. A rigidez do pé é prevista e inevitável em casos de artrogripose envolvendo os pés.

PROBLEMAS DE JOELHO

Problemas relacionados com o joelho, envolvendo extensão ou flexão do joelho, subluxação e rigidez, respondem bem à terapia e à imobilização. A flexão do joelho é mais comum na artrogripose. Raramente, podem ser estruturalmente complexos e associados à formação de membranas na pele, conhecidas como pterígios. Os pterígios são resistentes a intervenções não cirúrgicas e requerem alongamentos cirúrgicos em Z. No caso de uma contratura em flexão, a musculatura do quadríceps costuma ser deficiente e fraca. Às vezes, não é suficiente imobilizar e colocar talas nas contraturas do joelho. Em geral, alongamentos do isquiotibial com liberação da cápsula posterior do joelho são necessários.

No caso de hiperextensão do joelho, o quadríceps é às vezes fibrótico e fraco, apesar de aparentemente dominar os tendões da coxa. Imobilização e colocação de talas devem ser iniciadas logo após o nascimento, o que pode ser feito em conjunto com a imobilização de pés tortos seguindo os princípios de Ponseti. Caso a imobilização e a terapia falhem, pode-se realizar o alongamento do quadríceps por meio da liberação do quadríceps medial lateral, com descolamento proximal do músculo reto femoral e alongamento do quadríceps tanto por via percutânea quanto por meio de procedimento de miniabertura, o que pode minimizar a formação de cicatrizes.

A rigidez duradoura pode levar ao achatamento permanente da superfície articular, reduzindo o arco de movimento, que quando há reposicionamento pode melhorar o ato de sentar e levantar, mas essa decisão deve ser tomada pelo paciente, por seus familiares e pelo médico. O uso subsequente de órteses pode ajudar a compensar as musculaturas fraca e fibrótica das pernas.

PROBLEMAS DE QUADRIL

Os **deslocamentos teratológicos do quadril** são comuns dentro do espectro da artrogripose e geralmente requerem redução aberta do quadril. Os quadris de uma criança com menor envolvimento da extremidade superior e quadris mais flexíveis, que não são patologicamente rígidos, *podem* responder ao tratamento inicial com uso do suspensório de Pavlik. Em geral, a hiperextensão de quadril pode ser tratada com fisioterapia e imobilização seriada. Deve-se observar cuidadosamente o quadril durante a flexão dos joelhos, já que o enrijecimento do quadríceps e dos flexores dos quadris pode empurrar o quadril em deslocamento posterior. Assim que for obtida alguma flexão, o colete de Pavlik pode ser útil para flexionar ainda mais o joelho e manter a estabilidade do quadril no lactente. Na maioria das vezes, os quadris são rígidos e não redutíveis de forma fechada. Nesses casos, a redução aberta com reconstrução pélvica e a osteotomia femoral costumam ser necessárias, em geral com 1 ano. Há certa controvérsia quanto à redução de deslocamentos bilaterais de quadril, já que a alta taxa de insucesso pode resultar em assimetria da pelve, dor, desigualdade no comprimento das pernas e rigidez. Se a criança apresentar pouco potencial de deambulação, pode ter resultados semelhantes continuando com os deslocamentos bilaterais do quadril e posicionando-o para sentar. A decisão sobre o tratamento deve ser feita em conjunto com a família, sob a orientação de um cirurgião pediátrico de quadril.

Deambulação

Como seria esperado, andar é mais difícil para crianças com artrogripose, devido à fraqueza muscular e à limitação dos movimentos articulares. Crianças portadoras de artrogripose que andam apresentam menores níveis de atividade e dão menos passos do que aquelas com a mesma idade. Não surpreendentemente, observaram-se fadiga e dor muscular ao esforço em um estudo que envolveu adultos com artrogripose distal.

PROBLEMAS DA EXTREMIDADE SUPERIOR

Se a colocação de talas para imobilização e um programa de exercícios de movimento não resultar em movimentação funcional nas extremidades superiores, o tratamento cirúrgico pode melhorar o uso dos braços das crianças com artrogripose. Em geral, uma criança com envolvimento artrogripótico das extremidades superiores apresenta braços em rotação interna, cotovelos estendidos, punhos fletidos e deformidades com o polegar na palma das mãos ou mãos em gancho (Figuras 702.2 e 702.3).

O tratamento é voltado para otimização do uso dos braços e mãos, sobretudo para atividades essenciais cotidianas, como para alimentar-se e ir ao banheiro. O tratamento para melhorar o movimento articular é iniciado imediatamente após o nascimento. Terapeutas pediátricos especializados em mão são os líderes ideais para os programas de tratamento de mobilidade. O tratamento é reforçado com o uso de talas para que as cirurgias necessárias sejam menos extensas. O cotovelo mostra-se o ponto crítico, fundamental para o comprimento do braço, possibilitando que este tenha o alcance necessário para se usar o banheiro ou para se aproximar da boca para a criança se alimentar. Se necessário, a ausência de tais movimentos pode ser compensada por talheres modificados e outros equipamentos adaptativos, como extensores de braço para apreender objetos.

Cirurgia da extremidade superior

A correção cirúrgica de contraturas artrogripoicas da extremidade superior deve ser iniciada aos 1 a 3 meses de vida e concluída até os 12 anos, de maneira que a criança possa otimizar seu desenvolvimento motor. Isso possibilita melhores resultados, otimizando a plasticidade de remodelamento do crescimento articular. Os procedimentos monofásicos geram os melhores resultados, e os atrasos na cirurgia resultam em mais problemas de aderências intra-articulares, bem como de incongruência articular fixa.

Ombro

Dada a capacidade rotacional do ombro, a osteotomia para correção de rotação do úmero é apenas ocasionalmente necessária. Isso costuma ser feito na fase final da infância.

Cotovelo

Cotovelos rígidos que não respondem ao tratamento requerem intervenção cirúrgica começando pela liberação dos tecidos moles e cápsulas. A capsulotomia do cotovelo posterior combinada com alongamento reconstrutivo das linhas V-Y ou Z do tríceps possibilita melhor flexão do cotovelo, podendo ser necessário alongar o tríceps. A transferência de músculos para o antebraço pode permitir uma flexão ativa do cotovelo. Cada criança precisa ser avaliada individualmente para verificar a fonte flexora disponível, sendo o tríceps mais comumente disponível. Um cotovelo com alguma flexão é extremamente importante para a função dos braços. O uso do tríceps pode resultar em flexão e contratura excessivas.

Punho

A deformidade em flexão de punho é aprimorada com o equilíbrio dos tecidos moles, como as carpectomias parciais. As carpectomias precisam ser trapezoidais, removendo-se mais do dorso e da face radial para equilibrar a contratura de flexão do punho, bem como a tendência de desvio ulnar. A adução de polegares pode requerer liberação do adutor por oponentoplastia. Transferências de tendões, como a do extensor *indicis pollicis* para o extensor *pollicis longus*, são úteis para melhorar a função do polegar na deformidade em gancho.

A rigidez dos dedos e as contraturas dos punhos geralmente respondem ao tratamento e ao uso de órteses sem necessidade de cirurgia.

Escoliose

A escoliose é frequente em crianças com artrogripose, embora a incidência relatada de 28 a 66% seja provavelmente superestimada nos relatos, já que reflete a experiência de cirurgiões de escoliose. A escoliose pode ser congênita ou paralítica. A escoliose geralmente vem acompanhada de contraturas de quadril associadas a deslocamento de quadril e lordose lombar compensatória. Curvaturas menores que 30° podem ser tratadas inicialmente com suportes de órteses toracolombares (suporte TLSO). Acima de 40°, é necessário fusão da coluna vertebral.

Estadiamento cirúrgico

O tratamento cirúrgico dos membros inferiores costuma começar distalmente e funciona proximalmente. Os pés são corrigidos aproximadamente aos 6 meses de vida; os joelhos, em torno dos 8 meses; e os quadris, próximo dos 12 meses, já que a osteotomia pélvica costuma ser necessária para estabilizar adequadamente os quadris.

As extremidades superiores são corrigidas durante a infância, quando a criança é logo avaliada. A fisioterapia e a terapia ocupacional são essenciais para otimizar a função inclusive pré e pós-cirurgia. Pode ser necessária a realização de outras cirurgias durante a infância para ajustar e otimizar o uso funcional das extremidades superiores e inferiores.

A bibliografia está disponível no GEN-io.

Capítulo 703
Fraturas Comuns

Keith D. Baldwin, Apurva S. Shah, Lawrence Wells e Alexandre Arkader

Traumatismo é uma das principais causas de morte e incapacidade em crianças maiores de 1 ano (ver Capítulo 13.1). Vários fatores tornam as fraturas do esqueleto imaturo diferentes das do esqueleto maduro. A anatomia, a biomecânica e a fisiologia do sistema esquelético pediátrico diferem das dos adultos, resultando em diferentes padrões de fratura (Figura 703.1), desafios diagnósticos e técnicas de tratamento específicas. As crianças têm alta demanda funcional e expectativas, com preocupações quanto ao crescimento remanescente e ao desenvolvimento esquelético.

Linhas epifisárias, rarefação, linhas de crescimento densas, fraturas congênitas e pseudofraturas aparecem nas radiografias, o que torna desafiador identificar e diferenciar desde uma fratura aguda. Embora a maioria das fraturas em crianças cicatrize bem, algumas produzem péssimos resultados, se tratadas sem conhecimento suficiente. As peculiaridades no sistema esquelético pediátrico predispõem as crianças a lesões diferentes das dos adultos. Importantes diferenças são a presença de cartilagem perióssea, fises e periósteos mais espessos, mais fortes e mais osteogênicos que produzem novos ossos, os chamados *calos*, mais rapidamente e em maiores quantidades. O osso pediátrico é menos denso e mais poroso. A baixa densidade deve-se ao menor conteúdo mineral, e a maior porosidade é consequência de um número maior de canais de Havers e canais vasculares. Tais diferenças resultam em um módulo de elasticidade comparativamente menor e de menor resistência à flexão. O osso infantil pode falhar tanto em tensão quanto em compressão; pelo fato de as linhas de fraturas não se propagarem como nas de adultos, há menor chance de fraturas cominutivas. Dessa maneira, o osso pediátrico pode ser esmagado e estilhaçado e quebrar incompletamente (p. ex., fratura de fivela, fratura em galho verde), ao contrário do osso adulto, que geralmente se quebra como vidro e pode se fragmentar.

Uma lição comum é que lesões articulares, deslocamentos e rompimentos de ligamentos são infrequentes em crianças. O dano a uma fise contígua é muito mais provável. Embora isso seja geralmente verdadeiro, estudos de imagens de ressonância magnética (RM) demonstram que danos ligamentares em lesões de tornozelo podem não ser tão incomuns como se imaginava. Processos mamilares interdigitantes e o anel pericondral aumentam a resistência das fises. Biomecanicamente, as fises não são tão fortes quanto os ligamentos ou o osso metafisário. A fise é mais resistente à tração e menos resistente a forças de torção. O periósteo é frouxamente ligado à diáfise e adere densamente à periferia fisária. O periósteo é normalmente lesionado em todas as fraturas, mas apresenta menor probabilidade de sofrer ruptura circunferencial completa, devido à sua ligação frouxa com a diáfise. O periósteo intacto atua como uma dobradiça ou uma bainha, que limitam a extensão do deslocamento da fratura e permitem sua diminuição e a manutenção da redução dela. O periósteo espesso também pode ser um impedimento à redução fechada, especialmente se a fratura o tiver atingido ou para reduzir o deslocamento da fise.

703.1 Características Típicas das Fraturas Pediátricas

Keith D. Baldwin, Apurva S. Shah, Lawrence Wells e Alexandre Arkader

REMODELAMENTO DE FRATURAS

O remodelamento é a terceira e última fase no processo biológico de consolidação de fraturas; é precedido pelas fases inflamatória e reparadora. Ocorre por uma combinação de deposição óssea aposicional na concavidade da deformidade, reabsorção da convexidade e crescimento fisário assimétrico. Portanto, a precisão na redução é, de certa maneira, menos importante do que em adultos (são exceções as fraturas intra-articulares) (Figura 703.2). Os três principais fatores relevantes para o potencial de correção angular são a idade esquelética, a distância da fise e a orientação com relação ao eixo articular. A deformidade rotacional e a deformidade angular fora do eixo do movimento articular têm menor potencial para remodelação. O remodelamento é melhor quando a fratura ocorre próximo à fise, quando a criança ainda tem crescimento restante, quando há menos deformidade para remodelar e quando é adjacente a uma fise de rápido crescimento (p. ex., úmero proximal ou rádio distal). O remodelamento normalmente ocorre ao longo de um período de vários meses após a fratura até a maturidade esquelética. Em geral, a maturidade esquelética é alcançada em meninas pós-menarca entre os 13 e 15 anos, e em meninos entre 15 e 17 anos.

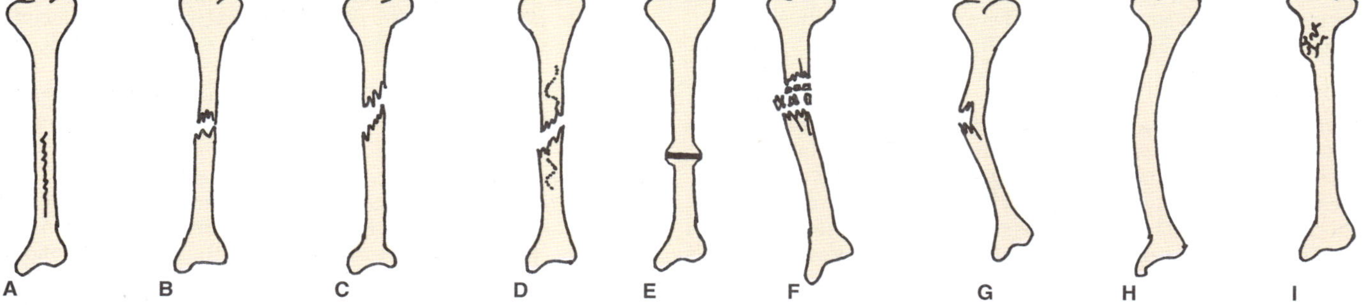

Figura 703.1 Ilustração dos padrões de fraturas. **A.** Linha longitudinal da fratura paralela ao eixo ósseo. **B.** Linha de fratura transversal perpendicular ao eixo ósseo. **C.** Linha de fratura oblíqua em ângulo com o eixo ósseo. **D.** Linha de fratura em espiral curvilínea com relação ao eixo ósseo. **E.** Extremidades comprimidas do osso fraturado impactado. **F.** Fragmentação cominutiva do osso em três ou mais partes. **G.** Curvatura óssea em galho verde com fratura incompleta na face convexa. **H.** Curvatura óssea em deformação plástica. **I.** Fratura em fivela ou tórus. (*De White N, Sty R: Radiological evaluation and classification of pediatric fractures.* Clin Pediatr Emerg Med *3:94-105, 2002.*)

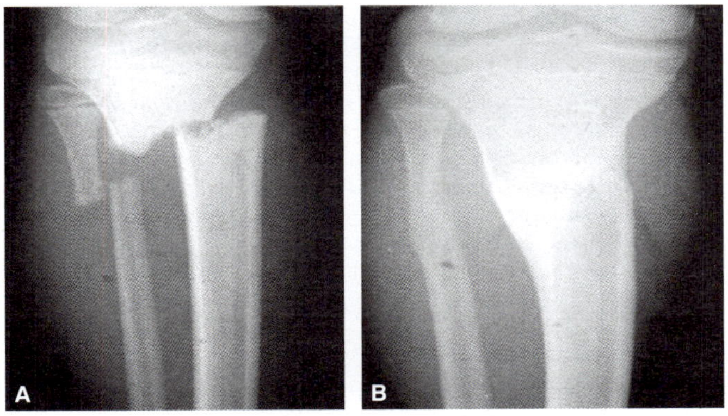

Figura 703.2 A remodelação em crianças costuma ser extensa, como nesta fratura da tíbia proximal (**A**) e conforme observado 1 ano depois (**B**). (*De Dormans JP: Pediatric orthopedics: introduction to traumatismo. Philadelphia, 2005, Mosby, p 38.*)

CRESCIMENTO EXCESSIVO

A estimulação fisária pela hiperemia associada à consolidação da fratura também pode causar crescimento excessivo. Geralmente, é mais pronunciado nos ossos longos das extremidades inferiores, como o fêmur. A aceleração do crescimento costuma estar presente por 6 meses a 1 ano após a lesão. Fraturas femorais em crianças menores de 10 anos podem crescer de 1 a 3 cm. Se for utilizada fixação externa ou imobilização, a aposição óssea em baioneta pode ser preferível para crianças mais jovens para compensar o crescimento excessivo esperado. Tal fenômeno de crescimento excessivo resultará em comprimentos de membros iguais ou praticamente iguais mediante a conclusão do remodelamento da fratura caso a fratura encurte menos de 2 cm. Após os 10 anos, o crescimento não tende a ocorrer. Assim, recomenda-se o alinhamento anatômico. Em lesões fisárias, a estimulação do crescimento está associada ao uso de implantes ou materiais de fixação que podem causar estímulo ao crescimento longitudinal.

DEFORMIDADE PROGRESSIVA

Lesões fisárias podem ser complicadas por lesões permanentes ou temporárias do crescimento, levando à deformidade progressiva do membro. A causa mais comum é o fechamento completo ou parcial da placa de crescimento. Isso pode ocorrer em qualquer osso longo, mas é particularmente visto em fraturas envolvendo osso distal, ulna, fêmur distal e placas de crescimento da tíbia proximal. Uma RM é útil para o diagnóstico precoce da parada do crescimento, bem como a medição da porcentagem de fechamento da cavidade após essa lesão. As linhas de parada do crescimento de Harris podem ser observadas no cenário de crescimento assimétrico e apontarão para a área de parada do crescimento (Figura 703.3). Se tais linhas forem paralelas às fises, este achado indica que a placa de crescimento é saudável. Como consequência de parada do crescimento, podem ocorrer deformidade, encurtamento angular ou ambos. A parada parcial pode ser periférica, central ou mista. A magnitude da deformidade depende da especificidade envolvida, do grau de envolvimento e da quantidade de crescimento remanescente.

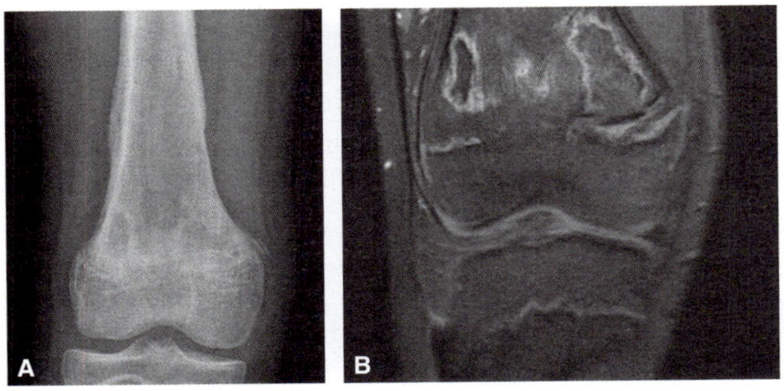

Figura 703.3 **A.** Linhas de interrupção do crescimento de Harris em ambos os lados do fêmur apontando para o centro do fêmur, indicando uma interrupção do crescimento central. **B.** Imagem de ressonância magnética demonstrando a interrupção de crescimento central. (**A.** *Cortesia de Keith D. Baldwin, MD, MPH, Children's Hospital of Philadelphia.*)

CICATRIZAÇÃO RÁPIDA

As fraturas em crianças cicatrizam mais rapidamente do que as dos adultos, em consequência do potencial de crescimento delas e de seus periósteos mais espessos e ativos. Conforme vão chegando à fase da adolescência e da maturidade esquelética, a taxa de cicatrização desacelera e torna-se semelhante à do adulto.

A bibliografia está disponível no GEN-io.

703.2 Padrões das Fraturas Pediátricas

Keith D. Baldwin, Apurva S. Shah, Lawrence Wells e Alexandre Arkader

Os diferentes padrões de fraturas pediátricas são o reflexo de um sistema esquelético infantil característico. A maioria das fraturas pediátricas pode ser tratada por meio de métodos fechados, com boa consolidação.

DEFORMAÇÃO PLÁSTICA

Deformações plásticas ocorrem exclusivamente em crianças. São mais observadas no antebraço e, ocasionalmente, na fíbula. A fratura resulta de uma força que produz falhas microscópicas na face elástica do osso e não se propaga para a face côncava (Figura 703.4). A face côncava do osso também demonstra evidências de falha microscópica em compressão. O osso é angulado além do limite elástico, mas a energia não é suficiente para produzir uma fratura. Desse modo, nenhuma linha de fratura é visível radiograficamente (Figura 703.5). Embora a deformação plástica seja permanente, é importante lembrar que as crianças têm grande capacidade de remodelação; por exemplo, espera-se que uma curvatura ulnar de 20° em uma criança de 4 anos se corrija completamente com o crescimento. Esses achados informam a "aceitabilidade" do alinhamento da fratura.

FRATURA EM FIVELA OU DE ENDENTAÇÃO

Esta fratura representa uma falha na compressão do osso, geralmente ocorrendo na junção da metáfise e da diáfise. O rádio distal é o local

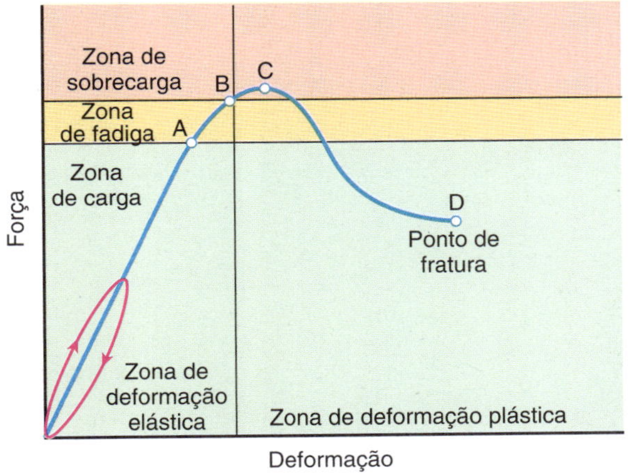

Figura 703.4 Relação gráfica de deformação óssea (encurvamento) e força (compressão longitudinal) demonstrando que o limite de uma reação elástica não é uma fratura, e, sim, deformação plástica. Se a força continuar, ocorrerá a fratura. **A.** Arqueamento reversível com estresse. **B.** Surgimento de microfraturas. **C.** Ponto de resistência máxima. Entre **C** e **D**, fraturas de encurvamento. **D.** Ocorrência de fratura linear. (*Adaptada de Borden S IV. Roentgen recognition of acute plastic bowing of the forearm in children.* Am J Roentgenol Radium Ther Nucl Med *125:524-530, 1975.*)

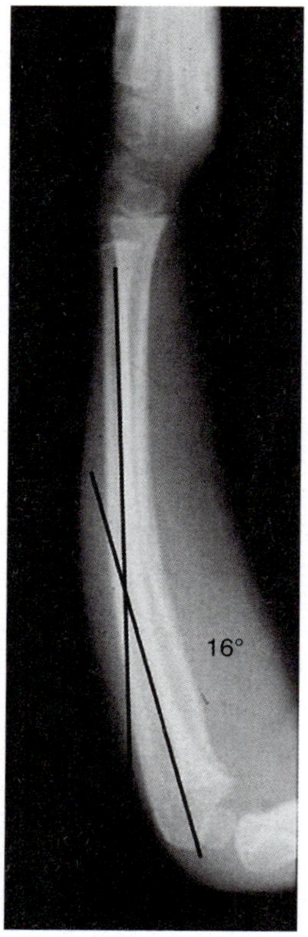

Figura 703.5 Deformação plástica é uma microfalha de tensão sem uma linha de fratura visível. (*Cortesia de Dr. John Flynn, Children's Hospital, Philadelphia.*)

mais comum, porém também pode ocorrer em outras áreas (Figura 703.6). Refere-se a tal lesão como uma *fratura do tórus*, devido à sua semelhança com a faixa elevada em torno da base de uma coluna grega clássica. Elas são inerentemente estáveis, geralmente associadas a uma quantidade aceitável de angulação e cicatrizam em 3 a 4 semanas com simples imobilização.

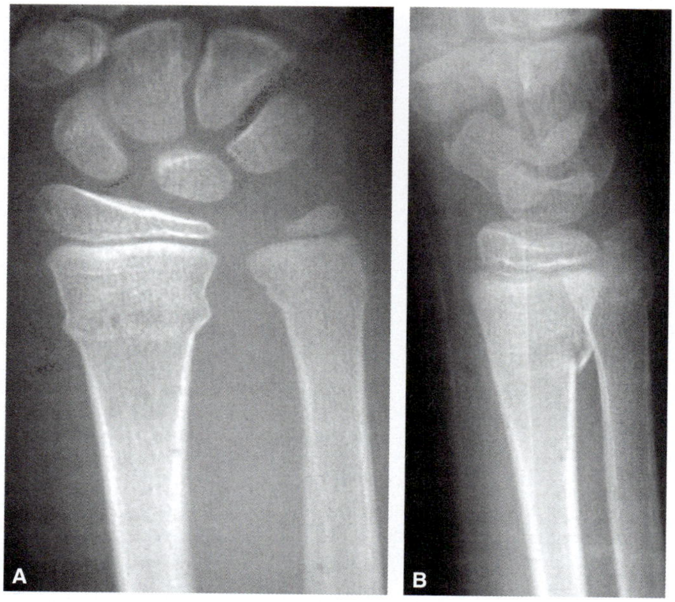

Figura 703.6 Fratura em fivela é uma falha parcial na compressão: radiografias em incidências anteroposterior (**A**) e perfil (**B**) do rádio distal. (*De Dormans JP:* Pediatric orthopedics: introduction to traumatismo. *Philadelphia, 2005, Mosby, p 37.*)

FRATURA EM GALHO VERDE

Estas fraturas ocorrem quando o osso está curvado e há falha na face elástica (convexa) do osso (Figura 703.7). A linha de fratura não se propaga para o lado côncavo do osso. O lado côncavo apresenta evidências de falha microscópica com deformação plástica. Se a angulação no local da fratura for inaceitável, costuma ser necessário quebrar o osso no lado côncavo, pois a deformação plástica recua para a posição deformada. É importante distinguir esse padrão de fratura unicortical das fraturas em fivela, já que essas fraturas têm maior risco de perda da redução e muitas vezes necessitam de um período mais longo de imobilização.

FRATURAS COMPLETAS

Fraturas que se propagam completamente através do osso são chamadas de *fraturas completas* e podem ser classificadas como espirais, transversais ou oblíquas, dependendo da direção das linhas da fratura. Uma força de rotação é responsável por fraturas espirais, e a maioria dessas fraturas mostra-se estável e cicatriza rapidamente, devido à grande área de superfície; entretanto, fraturas espirais resultantes de traumatismos de alta energia podem apresentar encurtamento do osso e perda de alinhamento. As fraturas oblíquas são definidas por um ângulo de 30° em relação ao eixo do osso e costumam ser instáveis. O padrão de fratura transversal ocorre após uma força de flexão de 3 pontos e é passível de redução com sucesso, usando-se o periósteo intacto do lado côncavo como uma dobradiça.

FRATURAS EPIFISÁRIAS

Fraturas envolvendo a epífise geralmente envolvem a placa de crescimento; portanto, existe um risco potencial de alteração do crescimento levando à deformidade ou à discrepância. Logo, a observação a longo prazo é necessária. A fise radial distal é a mais comumente lesada. Salter e Harris (SH) classificaram as lesões epifisárias em cinco grupos (Tabela 703.1 e Figura 703.8). Essa classificação ajuda a prever o resultado da lesão e orienta as diretrizes na formulação do tratamento. A maioria das fraturas SH tipo I e II geralmente pode ser manejada por técnicas de redução fechada e não requerem alinhamento perfeito. Isso porque tendem a remodelar com o crescimento, desde que haja

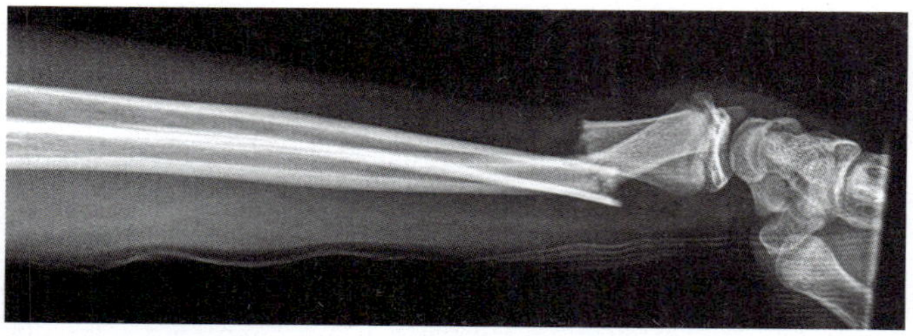

Figura 703.7 Esta fratura deslocada do rádio distal apresenta uma fratura ulnar tipo galho verde (falha completa da face elástica com falha microscópica na face de compressão).

Tabela 703.1 Classificação de Salter-Harris.

TIPO DE SALTER-HARRIS	CARACTERÍSTICAS
I	Separação através da fise, geralmente pelas zonas de hipertrofia e degeneração das colunas de células de cartilagem
II	Fratura através de uma parte da fise, mas que se estende pelas metáfises
III	Fratura através de uma parte da fise, estendendo-se pela epífise até a articulação
IV	Fratura através de metáfise, fise e epífise
V	Lesão de esmagamento da fise

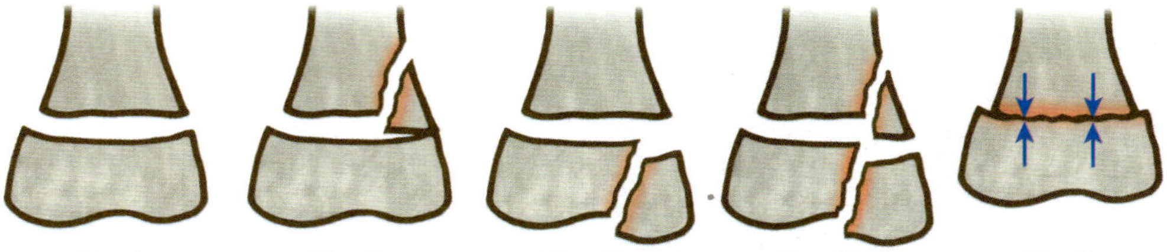

Figura 703.8 Classificação de Salter-Harris para fraturas fisárias, tipos I-V.

crescimento suficiente. Uma exceção clássica é o fêmur distal, em que as fraturas tipo II da SH são instáveis e requerem redução anatômica com adequada fixação. As fraturas epifisárias SH tipo III e IV envolvem a superfície articular e exigem alinhamento anatômico (deslocamento > 2 mm) para impedir qualquer degrau e realinhar as células de crescimento da fise. As fraturas SH tipo V não costumam ser diagnosticadas inicialmente. Elas se manifestam depois, com distúrbios do crescimento. Outras lesões da epífise são lesões por avulsão da coluna tibial e das inserções musculares à pelve. As fraturas osteocondrais também são definidas como lesões fisárias que não envolvem a placa de crescimento.

ABUSO INFANTIL

(Ver também Capítulo 16.)

Fraturas são a segunda manifestação mais comum de abuso infantil depois de ferimentos cutâneos (hematomas, queimaduras, escoriações). O cirurgião ortopédico acompanha 30 a 50% de todos os traumatismos não acidentais. Deve-se suspeitar de abuso infantil em crianças que não deambulam, com fraturas de ossos longos em membros inferiores. Nenhum padrão de fratura ou tipo é patognomônico para abuso infantil. Qualquer tipo de fratura pode resultar de traumatismo não acidental. As **fraturas transversais** dos ossos longos são as mais prevalentes, enquanto as **fraturas de canto** na metáfise se revelam as mais clássicas. As fraturas que sugerem uma lesão não acidental são fraturas do fêmur em crianças que não deambulam (menores de 18 meses), fraturas do canto da metáfise femoral distal, fraturas de costela posteriores, fraturas do processo espinhoso da escápula e fraturas proximais do úmero. Fraturas que não foram testemunhadas ou levam uma história suspeita ou contraditória ou atraso na procura por atendimento também requerem investigação. Uma pesquisa esquelética completa (em oposição a um *babygram*) é essencial em todos os casos suspeitos de abuso infantil, pois pode demonstrar outras fraturas em estágios diferentes de cura. Radiograficamente, algumas doenças sistêmicas simulam sinais de abuso infantil, como osteogênese imperfeita, osteomielite, doença de Caffey e fraturas por fadiga. Muitos hospitais têm equipes multiprofissionais para avaliar e conduzir pacientes vítimas de abuso infantil. Assim, é essencial que essas equipes sejam logo envolvidas e, preferencialmente, no ambiente do pronto-socorro, já que se torna mais difícil tratar de tais questões de intensa carga emocional no ambiente clínico. As equipes especializadas são as que estão mais bem equipadas para identificar e tratar essas questões. É obrigatório relatar os casos ao serviço de assistência social.

A bibliografia está disponível no GEN-io.

703.3 Fraturas da Extremidade Superior

Keith D. Baldwin, Apurva S. Shah, Lawrence Wells e Alexandre Arkader

FRATURAS DE FALANGES

As fraturas dos dedos estão entre os tipos mais comuns de fraturas em crianças. Os diferentes padrões de fraturas de falanges em crianças são fraturas fisárias, diafisárias e do tufo. O mecanismo de lesão varia de um golpe direto no dedo enquanto se fecha uma porta (ver Capítulo 701) a lesões de esmagamento da falange distal que se manifestam com cominuição intensa do osso subjacente (fratura do tufo), rompimento do leito ungueal e lesão significativa dos tecidos moles. Essas lesões são manejadas de modo melhor com irrigação, profilaxia antitetânica e antibiótica. Antibióticos eficazes contra estafilococos (p. ex., cefalosporinas de primeira geração) costumam ser apropriados, embora o mecanismo da lesão possa justificar outra cobertura antibiótica. Radiografias em pacientes com lesões de esmagamento na ponta do dedo devem ser avaliadas quanto à evidência de fratura de Seymour, uma fratura exposta da falange distal com possível interposição da matriz da unha. Os pacientes apresentam maior risco de deformidade da placa ungueal e infecção sem tratamento cirúrgico. Uma deformidade tipo **dedo em martelo** é a incapacidade de estender a parte distal do dedo, sendo causada por uma lesão de hiperflexão. Representa uma fratura por avulsão da fise da falange distal. O tratamento é contínuo, feito com colocação de tala com o dedo em extensão por 6 semanas. As lesões fisárias da falange proximal e média são tratadas de maneira semelhante, com imobilização gessada. A fratura fisária mais comum do dedo resulta de uma lesão de abdução do dedo mínimo e geralmente requer uma redução fechada antes da imobilização. Fraturas diafisárias podem ser geometricamente oblíquas, espirais ou transversais. São avaliadas para deformidades angulares e rotacionais com o dedo em flexão. Deve-se pedir para o paciente fechar o punho, e todos os dedos devem apontar em direção ao escafoide. Se não for possível, há suspeita de má rotação, mesmo com raios X demonstrando deslocamento mínimo. Qualquer má rotação ou qualquer deformidade angular podem requer correção para evitar o cruzamento do dedo e otimizar o funcionamento adequado da mão. Tais deformidades são corrigidas por meio de redução fechada, e, se instáveis, necessitarão de estabilização.

FRATURAS DO ANTEBRAÇO

Fraturas de punho e antebraço são muito frequentes em crianças, representando praticamente metade de todas as fraturas observadas em indivíduos esqueleticamente imaturos. O mecanismo de lesão mais comum é a queda sobre a mão estendida. Oitenta por cento das fraturas de antebraço envolvem o rádio distal e a ulna; 15% contemplam o terço médio e as demais são fraturas raras do terço proximal do rádio ou da diáfise ulnar (Figura 703.9). A maioria das fraturas de antebraço em crianças jovens é daquelas em tórus ou galho verde. A fratura em tórus é uma fratura impactada, que apresenta mínimo edema ou hemorragia de partes moles. São mais bem tratadas por meio de imobilização do antebraço (abaixo do cotovelo) e geralmente cicatrizam dentro de 3 a 4 semanas. Fraturas de punho em fivela também têm sido tratadas com sucesso por meio de talas removíveis. Fraturas impactadas tipo em galho verde no antebraço tendem a ser intrinsecamente estáveis (sem rompimento cortical) e podem ser tratadas com ataduras maleáveis em vez de gesso.

As fraturas diafisárias podem ser mais difíceis de tratar, pois os limites de redução aceitável são muito mais restritivos do que em fraturas radiais distais. Uma consolidação inadequada de uma fratura diafisária do antebraço pode levar à perda permanente de pronação e supinação, levando a dificuldades funcionais. Isso é particularmente verdadeiro com a rotação incorreta dos fragmentos. As fraturas diafisárias são vulneráveis aos desalinhamentos rotacionais, devido à inserção dos grupos musculares pronadores e dos grupos supinadores. Tal desalinhamento mostra-se especialmente difícil de avaliar, pois a deformidade está no plano axial e é avaliada por meio de radiografias anteroposteriores (AP) e em perfil (Figura 703.10). O exame físico concentra-se em lesões de partes moles e em exclusão de qualquer envolvimento neurovascular. As radiografias em AP e perfil do antebraço

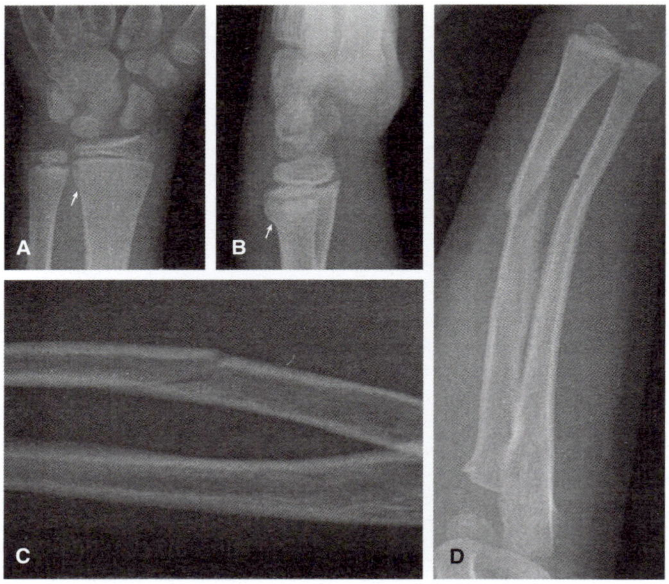

Figura 703.9 Padrões comuns de fratura pediátrica. **A.** Radiografias posteroanterior e (**B**) perfil do punho demonstram uma fratura em fivela da metáfise radial distal (*setas*). **C.** A radiografia do antebraço demonstra fratura em galho verde da diáfise radial, com a fratura estendendo-se através de apenas um córtex. **D.** A radiografia anteroposterior do antebraço mostra uma fratura oblíqua através da diáfise radial distal, com deformidade em flexão plástica da ulna distal adjacente. (*De Walters MM, Robertson RL, editors:* Pediatric radiology: the requisites, *ed 4, Philadelphia, 2015, Elsevier, Fig. 7.90, p. 243.*)

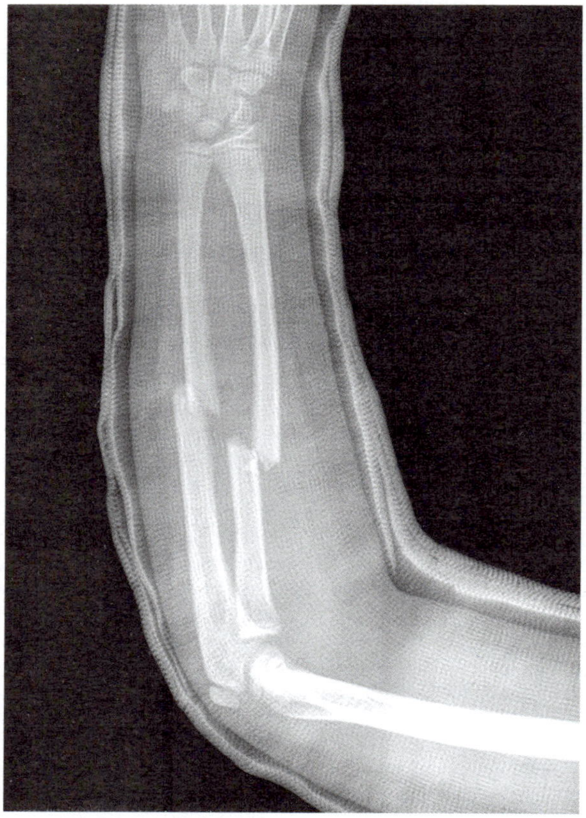

Figura 703.10 Uma fratura de antebraço rotacionalmente mal alinhada que inicialmente apresentava bom alinhamento, porém perdeu a redução na imobilização. Observe que o estiloide radial é visível, mas a tuberosidade do bíceps não. Os dois devem normalmente estar a 180° um do outro. Essas referências são às vezes difíceis de avaliar em crianças, mas estavam visíveis em outras imagens de tal criança.

e punho confirmam o diagnóstico. As fraturas deslocadas e anguladas requerem redução fechada por meio de manipulação sob anestesia geral ou sedação. São imobilizadas com gesso acima do cotovelo por, pelo menos, 6 semanas. Ambas as fraturas ósseas em crianças mais velhas e adolescentes (> 10 anos) devem ser acompanhadas cuidadosamente, por costumarem perder a redução. Perda de redução e fraturas instáveis requerem redução aberta e fixação interna. A fixação pode ser feita com hastes intramedulares ou fixação em placa, o que produz resultados similares.

FRATURAS UMERAIS DISTAIS

As fraturas ao redor do cotovelo recebem mais atenção por ser necessário um tratamento mais agressivo para se obter um bom resultado. Muitas lesões são intra-articulares, envolvem a cartilagem fisária e podem resultar em má união ou não união. O úmero distal desenvolve-se a partir de uma série de centros de ossificação, sob os olhos de profissionais inexperientes. Estes centros de ossificação podem ser confundidos com fraturas. A avaliação radiográfica minuciosa é uma parte essencial do diagnóstico e tratamento de lesões umerais distais. É importante lembrar que o úmero distal responde apenas por 20% do crescimento do úmero; portanto, há um potencial muito baixo de remodelação. A observação de edema e sensibilidade nas partes moles é fundamental para detectar lesões sutis. São fraturas comuns a separação da epífise umeral distal (fratura transcondilar), as fraturas supracondilianas do úmero distal e as fraturas epifisárias do côndilo lateral ou do epicôndilo medial. O mecanismo da lesão é a queda sobre o braço estendido. O exame físico inclui a observação do local e da extensão do edema de partes moles, descartando qualquer lesão neurovascular, especificamente o envolvimento do nervo interósseo anterior ou evidência de síndrome compartimental. *Uma fratura transfisária em uma criança muito jovem, que não tem o reflexo de manter o braço estendido durante a queda, deve levantar a suspeita de abuso infantil.* As radiografias em AP e perfil da extremidade envolvida são necessárias para o diagnóstico. Se a fratura não for visível, mas houver uma relação alterada entre o úmero, o rádio e a ulna ou a presença de sinal do coxim gorduroso posterior, deve-se suspeitar de fratura transcondilar ou oculta (Figura 703.11). Estudos de imagem, como radiografias oblíquas, tomografia computadorizada (TC), RM e ultrassonografia (US), podem ser necessários para posterior confirmação. Fraturas supracondilianas deslocadas podem estar associadas a lesões neurovasculares concomitantes (Figura 703.12) ou, raramente, síndrome compartimental. Identifica-se a lesão do nervo ulnar pela diminuição da sensibilidade sobre a inervação cutânea dos aspectos laterais da mão, bem como um déficit motor de abdução e adução. A lesão neurológica também pode aparecer no período pós-operatório. É necessário exame neurológico cuidadoso da mão antes e depois para registrar e tratar a lesão nervosa. A maioria das

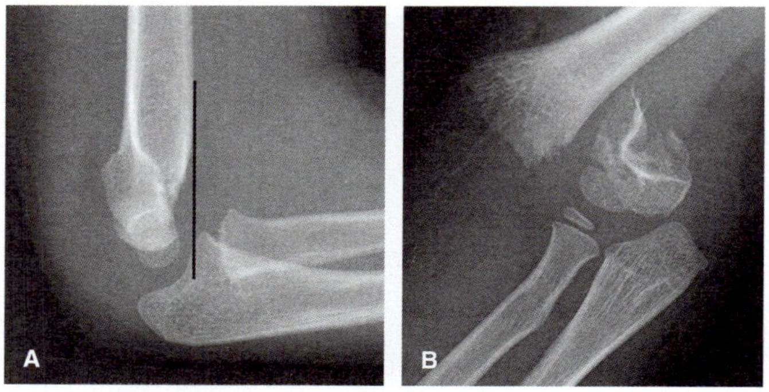

Figura 703.11 Fratura supracondiliana do úmero. **A.** A radiografia lateral do cotovelo demonstra uma fratura supracondiliana do úmero tipo II, com ruptura da linha umeral anterior (*linha preta*). Essa linha normalmente passa pelo terço intermediário do capítulo. Aqui, o capítulo está deslocado para atrás da linha. Nota-se um grande derrame articular. **B.** A radiografia anteroposterior do cotovelo mostra uma fratura supracondiliana do tipo III do úmero. Não há continuidade cortical e deslocamento significativo e sobreposição de fragmentos de fratura. (*De Walters MM, Robertson RL, editors:* Pediatric radiology: the requisites, *ed 4, Philadelphia, 2015, Elsevier, Fig. 7.97.*)

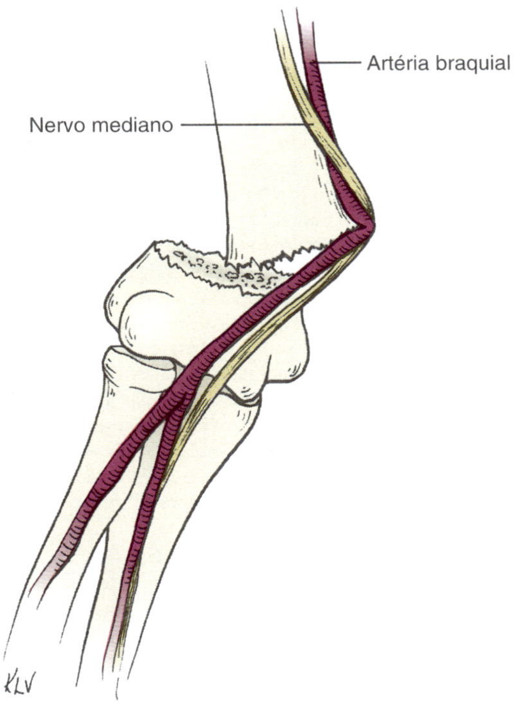

Figura 703.12 **Fratura supracondilar de úmero tipo III (tipo extensão) deslocada posterolateralmente.** O fragmento proximal desloca-se anteromedialmente, colocando, assim, a artéria braquial e o nervo mediano em risco. (*De Herring JA, Ho C: Upper extremity injuries. In Herring JA, editor:* Tachdjian's pediatric orthopaedics, *ed 5, Philadelphia, 2014, WB Saunders, p. 1268.*)

lesões nervosas associadas a fraturas supracondilianas deslocadas é de neuropraxias e irá se resolver em vários meses.

Em geral, fraturas umerais distais precisam de restauração do alinhamento anatômico. Isso é necessário para evitar deformidades e possibilitar o crescimento e o desenvolvimento normais. Redução fechada isolada ou em associação a fixação percutânea é o método de preferência. Indica-se a redução aberta para fraturas que não podem ser reduzidas por métodos fechados, fraturas com comprometimento vascular após redução fechada, fraturas expostas ou fraturas interarticulares, especialmente em crianças mais velhas. Reduções inadequadas podem levar a perda de movimentos, cúbito varo, cúbito valgo e arara não união ou instabilidade de cotovelo. A rigidez de cotovelo não é tão comum quanto em fraturas de adultos, mas pode ocorrer nas fraturas graves ou intra-articulares.

FRATURAS UMERAIS PROXIMAIS

As fraturas do úmero proximal são responsáveis por menos de 5% das fraturas em crianças. Elas normalmente resultam de quedas sobre braço estendido ou traumatismo direto. O padrão da fratura tende a variar conforme a faixa etária, sendo as fraturas do corpo e da metáfise mais comuns. Entre as fraturas fisárias do úmero proximal, as crianças menores de 5 anos apresentam lesões SH I; as de 5 a 10 anos, fraturas metafisárias; e as maiores de 11 anos, lesões SH II. O exame físico inclui uma avaliação neurológica completa, principalmente do nervo axilar. O diagnóstico é feito por meio de radiografias em AP do ombro. Obtém-se uma incidência axilar para descartar qualquer deslocamento e avaliar a deformidade angular em um plano ortogonal, porém muitas crianças se sentem desconfortáveis demais para tolerar esta incidência. Neste caso, pode-se obter um Velpeau axilar com o braço apoiado na tipoia. As lesões SH I não requerem redução, pois apresentam excelente capacidade de remodelação, e a imobilização simples com tipoia por 2 a 3 semanas é suficiente. Em geral, as fraturas metafisárias não necessitam de redução, a menos que a angulação seja acima de 50°. Apenas uma imobilização com tipoia costuma ser o necessário. As fraturas SH II com menos que 30° de angulação e com menos que 50% de deslocamento são tratadas também com tipoia. As fraturas deslocadas são tratadas com redução fechada e posterior estabilização, caso sejam instáveis. Às vezes, é necessário realizar redução aberta, devido à formação de botoeira pela ponta da fratura por meio do deltoide ou por interposição do tendão do bíceps. A maior parte do crescimento longitudinal (80%) do membro advém da fise umeral proximal. Além disso, a articulação glenoumeral consegue realizar grande amplitude de movimento. Por isso, tal área é extremamente tolerante à deformidade. Indicações para redução aberta são raras. Contudo, quando os adolescentes vão entrando na fase adulta, essas fraturas sofrem menor remodelação.

FRATURAS CLAVICULARES

As fraturas neonatais ocorrem em consequência de traumatismo direto durante o parto, mais frequentemente pela passagem por uma pelve estreita ou devido a uma distocia de ombro. Elas podem passar despercebidas inicialmente, pois podem parecer com pseudoparalisia. As fraturas na infância geralmente resultam de quedas sobre o ombro afetado ou traumatismo direto na clavícula. O local mais comum de fratura é a junção dos terços médio e lateral da clavícula. A sensibilidade ao tocar a clavícula dará o diagnóstico. É importante realizar exame neurovascular completo para diagnosticar **lesão do plexo braquial** associada. Convém avaliar a função do bíceps por ser este um indicador prognóstico para o futuro funcional.

As radiografias em AP da clavícula demonstram a fratura e podem mostrar sobreposição dos fragmentos. As lesões fisárias ocorrem através da placa de crescimento medial ou lateral, sendo às vezes difíceis de diferenciar de deslocamentos das articulações acromioclavicular ou esternoclavicular. Outras imagens, como as TC, podem ser necessárias para melhor definição da lesão. As lesões fisárias claviculares mediais posteriores são especialmente problemáticas, devido à sua proximidade com grandes vasos e com a traqueia. Assim, a redução fechada *versus* redução aberta, com uma equipe cardíaca/torácica de sobreaviso, mostra-se necessária. Isso pode ser postergado caso não haja sinais de comprometimento vascular ou respiratório.

O tratamento da maioria das fraturas de clavícula consiste na aplicação de um imobilizador de clavícula em oito ou no uso de uma tipoia simples. O imobilizador em oito estende os ombros e minimiza a sobreposição de fragmentos da fratura. Existem evidências em adultos de que as fraturas encurtadas ou deslocadas resultam em perda de força do ombro sem redução anatômica e fixação. Muitos centros estão ampliando tal indicação para adolescentes mais velhos, embora os dados atuais não sejam tão sólidos quanto os dos adultos. Se uma fratura estiver repuxando a pele, abrindo-a ou resultando em comprometimento neurovascular, indica-se a cirurgia. As fraturas fisárias são tratadas com imobilização simples com tipoia sem qualquer tentativa de redução. Geralmente, não se obtém ou não há necessidade de alinhamento anatômico. As fraturas consolidam-se logo, normalmente dentro de 3 a 6 semanas, apresentando um calo ósseo palpável e visível em crianças magras. Ele se remodela satisfatoriamente em 6 a 12 meses, alcançando de maneira completa e uniforme a restauração do movimento e a função do ombro.

A bibliografia está disponível no GEN-io.

703.4 Fraturas da Extremidade Inferior

Keith D. Baldwin, Lawrence Wells e Alexandre Arkader

FRATURA DE QUADRIL

As fraturas de quadril em crianças representam menos de 1% de todas as fraturas infantis. Tais lesões resultam de traumatismo de alta energia e podem estar associadas a lesões no tórax, na cabeça ou no abdome. O tratamento das fraturas de quadril em crianças implica alto índice de complicação, chegando até 60%, taxa de necrose avascular em torno de 50% e taxa de má consolidação de até 30%. A presença de um único suprimento de sangue para a cabeça do fêmur é responsável pela alta taxa de necrose avascular. As fraturas são classificadas de acordo com a classificação de Delbet, como separações transfisárias, fraturas transcervicais, fraturas cervicotrocantéricas e fraturas intertrocantéricas. O princípio do tratamento inclui redução anatômica urgente (seja aberta ou fechada), fixação interna estável (evitando a fise, se possível) e aparelho gessado se a criança for mais nova. O tratamento urgente é associado a menor taxa de necrose avascular e desfechos globais superiores. A descompressão capsular também tem sido defendida como um fator de redução da pressão geral sobre os vasos epifisários, sendo demonstrada experimentalmente, porém com resultados clínicos conflitantes.

FRATURAS DIAFISÁRIAS FEMORAIS

As fraturas do fêmur em crianças são comuns. Todas as faixas etárias, desde a infância até a adolescência, podem ser afetadas. O mecanismo varia de lesões de torção de baixa energia a lesões de alta velocidade em acidentes veiculares. *As fraturas de fêmur em crianças menores de 2 anos devem aumentar a preocupação com o abuso infantil.* Um exame físico completo é necessário para descartar outras lesões e avaliar o estado neurovascular. No caso de traumatismo de alta energia, qualquer sinal de instabilidade hemodinâmica deve levar o examinador a procurar outras fontes de sangramento. As radiografias AP e lateral do fêmur demonstram a fratura. Obtém-se uma radiografia AP da pelve para descartar qualquer fratura pélvica associada. O tratamento das fraturas diafisárias varia com a faixa etária, conforme descrito na Tabela 703.2.

FRATURAS PROXIMAIS DA TÍBIA

As fraturas proximais da tíbia podem ser lesões fisárias, metafisárias ou por avulsão da coluna tibial ou tubérculos. As lesões físicas podem ser isoladas ou fazer parte da fratura do tubérculo tibial. Se o segmento distal for deslocado posteriormente, a trifurcação dos vasos poplíteos pode estar envolvida. O exame neurovascular cuidadoso é necessário tanto para a pré-redução quanto para a pós. A redução anatômica e a fixação do pino são preferidas com fraturas instáveis ou fraturas SH III ou IV deslocadas.

As fraturas metafisárias proximais da tíbia, ou a chamada fratura de Cozen, são mais comuns na faixa etária de 3 a 6 anos. Eles podem resultar em uma deformidade em valgo tardia, mesmo se anatomicamente reduzida. Tal deformidade tende a remodelar-se dentro de 1 a 2 anos, mas pode causar grande angústia aos pais e aos médicos.

As fraturas da eminência tibial são fraturas da proeminência óssea que faz a fixação do ligamento cruzado anterior. O mecanismo da lesão assemelha-se a uma ruptura do ligamento cruzado anterior em um adulto. Fraturas deslocadas requerem redução e fixação cirúrgica. Isso pode ser feito de forma aberta ou artroscópica.

As fraturas do tubérculo tibial são comuns em pacientes com síndrome de Osgood-Schlatter. Deve-se ter cuidado em observar a síndrome compartimental, já que a lesão está associada à lesão da artéria tibial anterior recorrente. A lesão pode ser tratada de forma não cirúrgica se a fratura for deslocada menos que 2 mm e o paciente não apresentar atraso extensor (raro). A redução aberta e, na impossibilidade desta, a fixação interna são preferíveis.

Tabela 703.2 Fratura da diáfise femoral: opções de tratamento por idade.

OPÇÕES DE TRATAMENTO	0 A 2 ANOS	3 A 5 ANOS	6 A 10 ANOS	> 11 ANOS
Aparelho gessado	x	x		
Tração e aparelho gessado		x	x	x
Haste intramedular		x	x	x
Fixador externo		x*	x*	x*
Parafuso ou placa		x	x	x

*Fratura exposta. (Adaptada de Wells L: Traumatismo related to the lower extremity. In: Dormans JP, editor: *Pediatric orthopaedics: core knowledge in orthopaedics.* Philadelphia, 2005, Mosby, p. 93.)

FRATURAS DO EIXO DA TÍBIA E DA FÍBULA

A tíbia é o osso mais comumente fraturado do membro inferior em crianças. Em geral, essa fratura resulta de uma lesão direta. A maioria das fraturas da tíbia está associada a uma fratura fibular, e a idade média de apresentação é de 8 anos. A criança tem dor, edema e deformidade na perna afetada e não consegue sustentar seu peso. O exame neurovascular distal é importante na avaliação. As radiografias AP e lateral devem incluir o joelho e o tornozelo. Redução fechada e imobilização são o método padrão de tratamento. A maioria das fraturas cicatriza bem e as crianças geralmente apresentam excelentes resultados. As fraturas expostas precisam passar por irrigação, desbridamento e tratamento com antibióticos. A tíbia é um osso subcutâneo; a perda grave de tecido mole pode exigir consulta com cirurgia plástica. A fixação externa definitiva, a fixação interna e a cobertura simultânea de tecidos moles são estratégias de tratamento alternativas para minimizar as infecções. As fraturas de tíbia estão associadas à síndrome compartimental, sendo a vigilância necessária para evitar resultados desastrosos. *Indica-se a fasciotomia de urgência, assim que a síndrome compartimental for diagnosticada.* Vários procedimentos cirúrgicos são frequentemente necessários para o fechamento das feridas resultantes da fasciotomia.

FRATURAS EM CRIANÇAS PEQUENAS

As fraturas ocorrem em crianças pequenas que deambulam, sendo a faixa etária normalmente entre 1 e 4 anos (Figura 703.13). A lesão costuma ocorrer após uma torção ou queda aparentemente inofensiva e geralmente não testemunhada. Em geral, as crianças desta faixa etária não são capazes de informar o mecanismo da lesão claramente ou descrever bem a área acometida. As radiografias podem não demonstrar fraturas; o diagnóstico é feito por meio do exame físico. O sintoma clássico é recusa a apoiar o peso, o que pode se manifestar como claudicação da extremidade afetada ou demonstração exagerada de recusa. O outro sinal comum é a sensibilidade no local da fratura. As incidências AP e perfil da tíbia-fíbula podem demonstrar uma fratura espiral não deslocada da metáfise tibial distal. Uma incidência oblíqua costuma ser útil, pois a linha da fratura pode ser visível em apenas uma das três incidências. Frequentemente, a linha de fratura não é visualizada até 2 a 3 semanas mais tarde, quando a reação periosteal e a reabsorção no local da fratura possibilitam melhor visualização. Marcadores inflamatórios podem ser solicitados para descartar processos infecciosos, caso haja dúvida no diagnóstico. Cintilografias ósseas já foram anteriormente utilizadas, porém abandonadas, por estas transmitirem grandes quantidades de radiação. A fratura pode ser tratada com segurança utilizando-se gesso abaixo do joelho por cerca de 3 semanas.

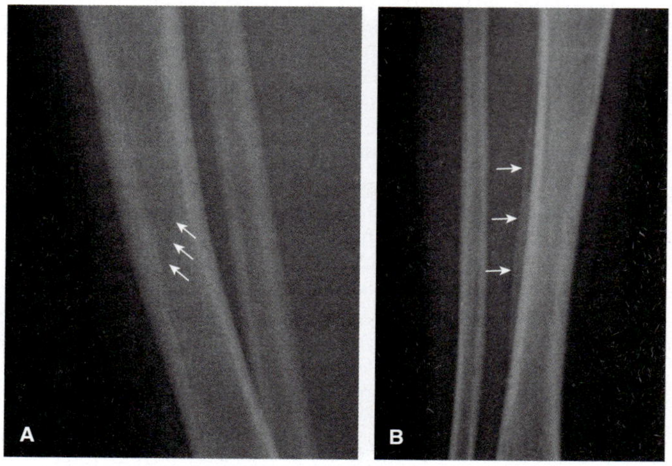

Figura 703.13 Fratura da tíbia em uma menina de 2 anos apresentando coxeamento e sem história de traumatismo. **A.** A radiografia lateral da perna mostra uma fratura oblíqua não deslocada e discreta, oblíqua, através do eixo tibial (*setas*). **B.** Radiografia anteroposterior obtida 10 dias depois mostra cicatrização, com nova formação óssea subperiosteal ao longo da diáfise da tíbia (*setas*). (*De Walters MM, Robertson RL, editors:* Pediatric radiology: the requisites, *ed 4, Philadelphia, 2015, Elsevier, p. 256.*)

FRATURAS TRIPLANAR E DE TILLAUX

Os padrões de fraturas triplanar e de Tillaux ocorrem ao fim do período de crescimento e baseiam-se na resistência relativa da junção osso-fise e no fechamento assimétrico da fise tibial. As fraturas triplanares são denominadas dessa maneira, pois a lesão tem componentes coronais, sagitais e transversais (Figura 703.14). A fratura de Tillaux é uma fratura por avulsão da face anterolateral da epífise tibial distal. Radiografias e outros exames de imagem com TC e reconstruções tridimensionais são necessários para analisar a geometria da fratura. A fratura triplanar envolve a superfície articular; portanto, necessita de redução anatômica e, posteriormente, estabilização com fixação interna. A fratura de Tillaux é tratada por meio de redução fechada, sendo a redução aberta recomendada caso persista algum desvio intra-articular residual.

FRATURAS DE METATARSO

As fraturas de metatarso são comuns em crianças e normalmente resultam de traumatismo direto no dorso do pé. Traumatismo de alta energia ou várias fraturas da base do metatarso estão associados à presença de edema significativo. Uma alta suspeita de síndrome compartimental do pé deve ser mantida, e as pressões compartimentais devem ser mensuradas, se possível. O diagnóstico é obtido por meio de radiografias em incidência AP, perfil e oblíqua do pé. A maioria das fraturas de metatarso pode ser tratada por meio de métodos fechados com imobilização gessada abaixo do joelho. É permitido o apoio do peso até o limite tolerável. As fraturas deslocadas podem requerer redução aberta ou fechada com fixação interna. Os fios percutâneos lisos de Kirschner geralmente oferecem fixação interna suficiente para tais lesões. Se a pressão compartimental estiver elevada, é necessário liberar completamente todos os compartimentos do pé.

FRATURAS DA FALANGE DO DEDO

As fraturas dos dedos dos pés são comuns, sendo geralmente secundárias a traumatismos diretos e geralmente ocorrem quando a criança está descalça. Os dedos ficam edemaciados, equimóticos e doloridos, podendo haver uma deformidade leve. O diagnóstico é feito radiograficamente, e a presença de sangramentos sugere a possibilidade de fratura exposta. Os dedos dos pés normalmente não requerem redução fechada, a menos que estejam substancialmente deslocados. Se necessário, a redução pode ser obtida por meio de tração longitudinal do dedo. Normalmente, não há necessidade de imobilização com gesso, podendo-se enfaixar o dedo fraturado junto com o dedo estável adjacente, o que oferece alinhamento satisfatório e alívio dos sintomas. Muletas e a utilização do calcanhar ao caminhar podem ser benéficos por vários dias até que o edema das partes moles e o desconforto diminuam.

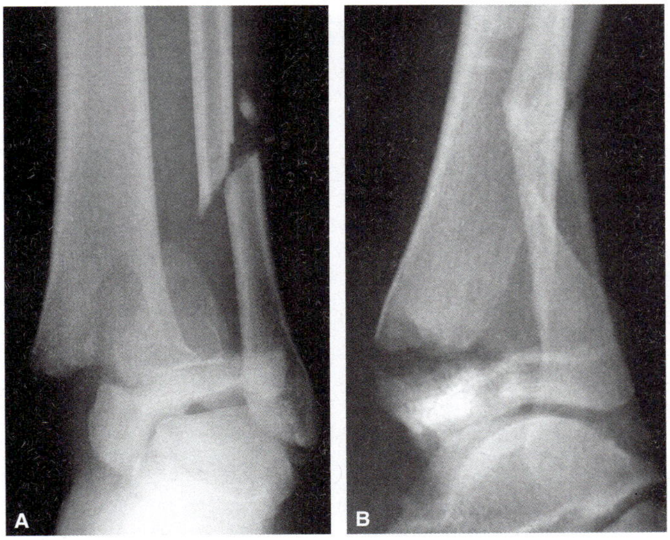

Figura 703.14 A fratura triplanar é uma fratura de transição: radiografias anteroposterior (**A**) e de perfil (**B**). (*De Dormans JP:* Pediatric orthopedics: introduction to traumatismo. *Philadelphia, 2005, Mosby, p. 38.*)

A bibliografia está disponível no GEN-io.

703.5 Tratamento Cirúrgico das Fraturas

Keith D. Baldwin, Apurva S. Shah, Lawrence Wells e Alexandre Arkader

A cirurgia é necessária em 4 a 5% das fraturas pediátricas. As indicações frequentes para tratamento cirúrgico em crianças e adolescentes são fraturas fisárias deslocadas, fraturas intra-articulares deslocadas, fraturas instáveis, múltiplas lesões, fraturas expostas, incapacidade de redução adequada em crianças mais velhas, incapacidade de manter redução adequada e algumas fraturas patológicas.

O objetivo da intervenção cirúrgica é conseguir alinhamento anatômico e relativa estabilidade. A fixação rígida não se mostra necessária como em adultos para mobilização precoce, pois a estrutura relativamente estável pode ser complementada por imobilização externa. As lesões SH tipos III e IV requerem alinhamento anatômico, e, se estiverem instáveis, utiliza-se fixação interna (fios lisos de Kirschner, preferencialmente evitando o trajeto pela placa de crescimento). Múltiplas reduções fechadas de uma fratura epifisária são contraindicadas, pois podem causar danos permanentes às células germinativas da fise.

TÉCNICAS CIRÚRGICAS

É importante tomar muito cuidado com as partes moles e a pele. As outras indicações para redução aberta e fixação interna são fraturas instáveis da coluna, fraturas ipsilaterais do fêmur e tíbia, lesões neurovasculares que necessitam de reparo e fraturas expostas. A redução fechada e a fixação minimamente invasiva são especificamente usadas para fraturas supracondilianas do úmero distal e fraturas de falange. A incapacidade de obter alinhamento anatômico por via fechada é uma indicação para a redução aberta. Técnicas percutâneas, como fixação intramedular e osteossíntese minimamente invasiva com placa, também estão se tornando cada vez mais populares.

Conforme as crianças vão crescendo e se tornando mais parecidas esqueleticamente aos adultos, as técnicas assemelham-se mais às utilizadas nos adultos. O exemplo clássico disso é a fratura da diáfise femoral. Recém-nascidos podem ser tratados com imobilização suave ou suspensório de Pavlik; crianças pequenas precisam usar um aparelho gessado; crianças mais velhas geralmente são tratadas com hastes flexíveis e os adolescentes normalmente são tratados com fixação intramedular rígida, semelhante aos adultos.

A Tabela 703.3 resume as principais indicações para fixação externa. As vantagens da fixação externa são imobilização rígida das fraturas, acesso a feridas abertas para controle contínuo e mobilização mais fácil dos pacientes para tratamento de outras lesões e transporte para

Tabela 703.3 Indicações comuns para fixação externa em fraturas pediátricas.
Fraturas expostas de graus II e III
Fraturas associadas a queimaduras graves
Fraturas com perda de partes moles que necessitem de retalhos livres ou enxertos de pele
Fraturas que necessitam de distração, como as que envolvem perda óssea significativa
Fraturas pélvicas instáveis
Fraturas em crianças que apresentam lesões cranianas e espasticidade associadas
Fraturas associadas a reparação ou reconstrução vascular ou nervosa

procedimentos diagnósticos e terapêuticos. A maioria das complicações com fixação externa é de infecções no trajeto do pino, osteomielite crônica e novas fraturas após a remoção do pino.

A bibliografia está disponível no GEN-io.

703.6 Complicações de Fraturas em Crianças

Keith D. Baldwin, Apurva S. Shah, Lawrence Wells e Alexandre Arkader

As complicações de fraturas em crianças podem ser categorizadas como (1) complicações da própria lesão; (2) complicações do tratamento; e (3) complicações tardias resultantes de distúrbio do crescimento ou deformidade.

COMPLICAÇÕES RESULTANTES DA LESÃO

A interrupção do crescimento é possível em fraturas da fise, sobretudo fraturas fisárias amplamente deslocadas sobre o fêmur distal, tíbia proximal ou ulna distal. As fraturas de quadril podem causar necrose avascular ou fechamento fisário prematuro, sobretudo quando a fratura envolve a fise proximal do fêmur. Um alinhamento inadequado pode causar perda da mobilidade ou desalinhamento do membro. A má consolidação de fraturas pode causar abaulamentos ou curvaturas esteticamente desagradáveis no membro e, às vezes, comprometimento funcional. Pode ocorrer síndrome compartimental, particularmente em fraturas diafisárias da tíbia, mecanismos de alta energia ou ambas as fraturas ósseas do antebraço. As fraturas supracondilianas do úmero, as fraturas do fêmur distal e as fraturas proximais da tíbia podem resultar em comprometimento neurovascular. Não consolidações são raras em crianças, mas podem ser vistas com fraturas intra-articulares, como a do côndilo lateral e a do úmero distal. Más uniões (ou perdas) de luxações de fraturas Monteggia sobre o cotovelo podem causar rigidez permanente e perda de função, se a deformidade não for corrigida. As fraturas intra-articulares deslocadas podem resultar em artrite pós-traumática e degeneração articular precoce. As fraturas expostas podem resultar em infecção e osteomielite, se tratadas inadequadamente. Crianças mais velhas com lesões graves na extremidade inferior podem ser vulneráveis a trombose venosa profunda.

COMPLICAÇÕES DO TRATAMENTO

O tratamento pode levar a complicações nas fraturas. A imobilização com gesso pode resultar em úlceras de gesso, tanto por acolchoamento inadequado das proeminências ósseas quanto pela inserção de objetos no gesso pelos pacientes. Gessos muito apertados podem causar problemas neurovasculares e síndrome compartimental. Os pacientes podem sofrer queimaduras pela serra, ao cortar o gesso, quando este estiver duro demais. A operação segura de uma serra fundida requer o monitoramento da temperatura da lâmina, que deve ser intermitentemente resfriada com uma toalha molhada para evitar superaquecimento e ferimentos térmicos na pele. Gessos inadequadamente colocados podem criar deslocamento de fratura e consolidação inadequada. O tratamento cirúrgico pode ser complicado por hemorragia, comprometimento neurovascular, danos fisários iatrogênicos e complicações relativas a materiais, como infecção, falha de material ou necessidade de remoção posterior.

COMPLICAÇÕES TARDIAS DO TRAUMATISMO

Os efeitos tardios do traumatismo podem ser originários do fechamento parcial ou completo da fise ou de uma consolidação inadequada da fratura. Isso pode levar a deformidade angular, encurtamento ou incongruência. A incongruência articular pode ser um problema muito difícil de tratar e pode, em última instância, levar à doença articular degenerativa precoce. A distrofia simpático-reflexa é outro efeito tardio pouco compreendido dos traumatismos, porém pode ser debilitante. Observa-se que as fraturas do rádio distal têm uma taxa de distrofia simpático-reflexa superior à média com relação a outras lesões. Fisioterapeutas e terapeutas ocupacionais são muito úteis para o tratamento dessa condição. Existem algumas evidências de que a vitamina C possa ser útil nas fases agudas de lesões de alto risco para evitar essa complicação.

Capítulo 704
Osteomielite

Eric Robinette e Samir S. Shah

Infecções ósseas são relativamente comuns em crianças. O reconhecimento precoce da osteomielite em pacientes jovens é de fundamental importância; o início imediato dos tratamentos clínico e cirúrgico adequados antes da disseminação da infecção minimiza os danos permanentes. O risco é maior se ocorrer dano à fise (placa de crescimento ósseo).

ETIOLOGIA

As bactérias são os patógenos mais comuns nas infecções esqueléticas agudas. O *Staphylococcus aureus* (ver Capítulo 208.1) é o organismo infeccioso mais comum na osteomielite entre todas as faixas etárias, inclusive os recém-nascidos. A prevalência de *S. aureus* resistente à meticilina adquirida na comunidade (CA-MRSA) como causa de osteomielite varia conforme a região. A maioria dos estudos revelou uma prevalência igual ou maior de cepas sensíveis à meticilina em crianças saudáveis com osteomielite hematogênica aguda.

O estreptococo do grupo B (ver Capítulo 211) e bacilos entéricos gram-negativos (*Escherichia coli*, ver Capítulo 227) também são patógenos prevalentes em neonatos; o estreptococo do grupo A (ver Capítulo 210) constitui < 10% de todos os casos. Após os 6 anos, a maioria dos casos de osteomielite é causada por *S. aureus*, estreptococos do grupo A ou *Pseudomonas aeruginosa* (ver Capítulo 232.1). Os casos de infecção por *Pseudomonas* estão relacionados quase que exclusivamente a feridas perfurantes do pé, com a inoculação direta de *P. aeruginosa* presente no preenchimento de espuma dos sapatos em osso ou cartilagem, desenvolvendo osteocondrite. Espécies de *Salmonella* (ver Capítulo 225) e de *S. aureus* são as duas causas mais comuns de osteomielite em crianças portadoras de doença falciforme (ver Capítulo 489.1). O *Streptococcus pneumoniae* (ver Capítulo 209) é a causa mais comum de osteomielite em crianças menores de 24 meses e naquelas com doença falciforme, mas sua frequência vem reduzindo devido às vacinas pneumocócicas conjugadas. A *Bartonella henselae* (ver Capítulo 236) tem predileção pelos ossos pélvicos e vertebrais, mas pode causar osteomielite nos demais ossos.

A *Kingella kingae* (ver Capítulo 220) é a segunda causa mais comum de osteomielite em crianças menores de 4 anos, podendo acarretar também espondilodiscite e artrite séptica (ver Capítulo 705) nessa faixa etária, especialmente quando há uma apresentação subaguda. A *K. kingae* pode ser de difícil detecção, a menos que o teste de reação em cadeia da polimerase (PCR) seja usado.

Pode ocorrer infecção por micobactérias atípicas (ver Capítulo 244), *S. aureus* ou *Pseudomonas* após ferimentos penetrantes. Esses organismos, bem como os estafilococos coagulase-negativos ou as bactérias gram-negativas entéricas, podem causar infecção óssea relacionada com materiais implantáveis, como o material ortopédico. As infecções fúngicas geralmente ocorrem como parte de doenças multissistêmicas disseminadas; a osteomielite por *Candida* (ver Capítulo 261) pode complicar-se com fungemias em lactentes com ou sem cateteres intravasculares de longa permanência. A blastomicose causa múltiplas lesões ósseas em áreas endêmicas.

Uma etiologia microbiana é confirmada em aproximadamente 60% dos casos de osteomielite, e as hemoculturas são positivas em cerca de 50% dos pacientes.

EPIDEMIOLOGIA

A média de idade das crianças com infecções musculoesqueléticas é de aproximadamente 6 anos. As infecções ósseas são mais comuns em meninos, pois o comportamento destes pode predispor a eventos traumáticos. Não há predileção de raça para osteomielite. Pacientes com doença falciforme apresentam maior incidência de infecção esquelética.

A maioria dos casos de osteomielite em crianças previamente saudáveis ocorre por via hematogênica. Os pequenos traumatismos fechados são um evento precedente comum, acometendo aproximadamente 30% dos pacientes. Também pode ocorrer infecção óssea após ferimentos penetrantes, fraturas expostas e procedimentos cirúrgicos ortopédicos – estes últimos raramente associados a implantes de dispositivos cirúrgicos. O comprometimento das defesas do hospedeiro também aumenta o risco de infecção esquelética. A Tabela 704.1 relaciona outros fatores de risco.

PATOGÊNESE

A anatomia única e a circulação das extremidades dos ossos longos resultam na predileção por bactérias de transmissão hematogênica. Na metáfise, as artérias ramificam-se em capilares não anastomosantes sob a fise, os quais fazem uma volta precisa antes de entrarem nos sinusoides venosos que drenam para a medula. O fluxo sanguíneo de baixa velocidade nessa área predispõe à invasão bacteriana. Uma vez o foco bacteriano estabelecido, fagócitos migram para o local e produzem um exsudato inflamatório (abscesso metafisário). A produção de enzimas proteolíticas, radicais livres de oxigênio e citocinas resulta em menor tensão de oxigênio, redução do pH, osteólise e destruição tecidual. Conforme o exsudato inflamatório progride, o aumento de pressão difunde-se pelo espaço metafisário poroso por meio do sistema de Havers e dos canais de Volkmann até o espaço subperiosteal. A presença de pus abaixo do periósteo pode destacar a membrana periosteal da superfície óssea, prejudicando ainda mais o aporte sanguíneo para o córtex e a metáfise.

Em recém-nascidos e lactentes jovens, os vasos sanguíneos transfisários conectam a metáfise e a epífise, sendo, portanto, comum a invasão de pus no espaço articular pela metáfise. Essa extensão através da fise traz o risco de crescimento anormal e deformidade óssea ou articular. Durante o período final do 1º ano de vida, forma-se a fise, obliterando os vasos sanguíneos transfisários. O envolvimento articular, uma vez formada a fise, pode ocorrer em articulações nas quais a metáfise é intra-articular (quadril, tornozelo, ombro e cotovelo), causando a invasão do espaço articular pelo pus subperiosteal.

Posteriormente na infância, o periósteo torna-se mais aderente, favorecendo a descompressão do pus pelo periósteo. Uma vez a placa de crescimento se fechando ao fim da adolescência, a osteomielite hematogênica começa mais frequentemente na diáfise, podendo se disseminar por todo o canal intramedular. A artrite séptica contígua a um local de osteomielite também é observada em crianças mais velhas com osteomielite por *S. aureus*, o que pode estar relacionado com a inoculação hematogênica simultânea do osso e do espaço articular.

MANIFESTAÇÕES CLÍNICAS

Os primeiros sinais e sintomas de osteomielite costumam ser sutis e inespecíficos e geralmente dependem da idade do paciente. Recém-nascidos podem apresentar **pseudoparalisia** ou dor quando se mobiliza a extremidade afetada (p. ex., durante a troca de fraldas). Cinquenta por cento dos recém-nascidos não apresentam febre nem aparentam estar doentes. Lactentes mais velhos e crianças são mais propensos a ter dor, febre e sinais localizados, como edema, eritema e calor. Com o envolvimento das extremidades inferiores, claudicação ou recusa ao andar são observadas em aproximadamente metade dos pacientes.

A sensibilidade localizada sobre um osso longo pode ser um achado importante. O edema e o rubor local com osteomielite sugerem a propagação da infecção, além da metáfise e dentro do espaço subperiosteal, representando uma reação inflamatória secundária de tecidos moles. A osteomielite pélvica pode se manifestar com achados sutis, como dor nos quadris, coxas, virilha ou dor abdominal. A osteomielite vertebral geralmente se apresenta como dor nas costas com ou sem sensibilidade à palpação, sobrepondo os processos vertebrais.

Os ossos longos são os mais envolvidos na osteomielite (Tabela 704.2), sendo o fêmur e a tíbia igualmente afetados. Juntos, constituem praticamente metade de todos os casos. Os ossos das extremidades superiores mostram-se responsáveis por 25% de todos os casos, e os ossos chatos são afetados com menor frequência.

Tabela 704.1 Microrganismos isolados de pacientes com osteomielite e suas associações clínicas.

ASSOCIAÇÃO CLÍNICA MAIS COMUM	MICRORGANISMO
Microrganismo frequente em qualquer tipo de osteomielite	*Staphylococcus aureus* (suscetível ou resistente à meticilina)
Associado a artrite séptica, discite, ossos longos ou incomuns, acima de 4 anos, sintomas leves	*Kingella kingae*
Infecção associada a corpo estranho	Estafilococos coagulase-negativos, microbiota cutânea, micobactérias atípicas, fungos
Comum em infecções nosocomiais	Enterobacteriaceae, *Pseudomonas aeruginosa*, *Candida* spp.
Úlcera de decúbito ou ulceração associada a neuropatias autonômicas sensoriais	*S. aureus*, estreptococos, bacilos entéricos gram-negativos e/ou bactérias anaeróbias; infecções polimicrobianas são comuns
Doença falciforme	*Salmonella* spp., *S. aureus* ou *Streptococcus pneumoniae*
Contato com gatos	*Bartonella henselae*
Mordidas humanas ou de animais	*Pasteurella multocida* ou *Eikenella corrodens*
Pacientes imunocomprometidos	*Aspergillus* spp., *Candida albicans* ou *Mycobacteria* spp.
Populações em que há prevalência de tuberculose	*Mycobacterium tuberculosis*
Populações nas quais estes patógenos são endêmicos	*Brucella* spp., *Coxiella burnetii*, fungos encontrados em áreas geográficas específicas (coccidioidomicose, blastomicose, histoplasmose)

Adaptada de Lew DP, Waldvogel FA. Osteomyelitis. *Lancet* 364:369-379, 2004.

Tabela 704.2 Local de envolvimento em dados de osteomielite hematogênica aguda.

LOCAL	%	LOCAL	%
OSSO TUBULAR		**OSSO IRREGULAR**	
Fêmur	25,0	Ísquio	4
Tíbia	24	Ílio	2
Úmero	13	Vértebras	2
Falanges	5	Púbis	0,8
Fíbula	4	Sacro	0,8
Rádio	4	**OSSO PLANO**	
Ulna	2	Crânio	1
Metatarso	2	Costela	0,5
Clavícula	0,5	Esterno	0,5
Metacarpo	0,5	Escápula	0,5
OSSO CUBOIDAL		Maxila	0,3
Calcâneo	5	Mandíbula	0,3
Tálus	0,8		
Carpo	0,5		
Cuneiforme	0,5		
Cuboide	0,3		

De Krogstad P: Osteomyelitis. In Cherry JD, Harrison GJ, Kaplan SL *et al.*, editors: Feigin and Cherry's textbook of pediatric infectious diseases, ed 7, Philadelphia, 2014, Elsevier, Table 55-2.

Normalmente, somente um único local do osso ou articulação está envolvido, embora possam ser observados vários sítios de osteomielite em até 20% das crianças com infecções por *S. aureus*. Em recém-nascidos, dois ou mais ossos estão envolvidos em praticamente metade dos casos. A doença multifocal também pode ser vista associada a tuberculose, doença da arranhadura do gato e brucelose. Crianças com sintomas subagudos e achados focais na área metafisária (geralmente da tíbia) podem apresentar **abscesso de Brodie**, com radiolucência e osso reativo circundante. Geralmente, o conteúdo dos abscessos de Brodie é estéril (Figura 704.1).

Alguns pacientes com osteomielite devido ao *S. aureus* desenvolvem uma trombose venosa profunda adjacente ao osso afetado que pode produzir êmbolos pulmonares sépticos; a maioria desses pacientes encontra-se, gravemente doente.

DIAGNÓSTICO

O diagnóstico da osteomielite inicia-se com a suspeita clínica e requer culturas e exames de imagem apropriados. *Devem ser coletadas hemoculturas em todos os casos suspeitos.* Dependendo dos resultados dos estudos de imagem (ver adiante), convém realizar aspiração ou biopsia do osso ou do abscesso subperiosteal para a realização de coloração de Gram, cultura, PCR para *K. kingae* e, se possível, avaliação histopatológica do osso. Esses oferecem o material ideal para fins de confirmação do diagnóstico e aumentam significativamente a positividade em comparação com a hemocultura isolada. Em geral, esses espécimes são obtidos pelo radiologista intervencionista ou no momento da drenagem cirúrgica pelo cirurgião ortopédico. A inoculação direta de espécimes clínicos em frascos com meio de cultura para aeróbios pode melhorar o isolamento de *K. kingae*, especialmente se aguardada por 1 semana. A PCR é a técnica mais sensível para detectar *K. kingae*, mesmo até 6 dias após o início da terapia com antibióticos.

Não há exames laboratoriais específicos para osteomielite. A contagem global e diferencial de leucócitos, a velocidade de hemossedimentação (VHS) ou a proteína C reativa (PC-R) costumam ser elevadas em crianças com infecções ósseas, porém não são específicas nem úteis para distinguir infecções esqueléticas de outros processos inflamatórios. A contagem de leucócitos e a VHS podem estar normais durante os primeiros dias de infecção, e resultados normais não excluem o diagnóstico de infecção esquelética. No entanto, a maioria das crianças com osteomielite hematogênica aguda apresenta VHS e/ou PC-R elevadas. O monitoramento da PC-R pode ser importante para avaliar a resposta terapêutica ou identificar complicações.

AVALIAÇÃO RADIOGRÁFICA

Os estudos radiográficos têm papel fundamental na avaliação da osteomielite. As radiografias convencionais e a ressonância magnética (RM) são as principais modalidades. Ultrassonografia (US), tomografia computadorizada (TC) e estudos com radionuclídeos podem contribuir para o estabelecimento do diagnóstico em casos específicos.

Radiografias simples

Dentro de 72 horas do início dos sintomas de osteomielite, as radiografias simples do local envolvido usando técnica de tecidos moles e comparado com a extremidade oposta, se necessário, podem demonstrar deslocamento dos planos musculares profundos em relação à metáfise adjacente causada por edema de tecido profundo. As alterações ósseas líticas não são visíveis nas radiografias até que 30 a 50% da matriz óssea sejam destruídos. Ossos longos tubulares não mostram alterações líticas por 7 a 14 dias após o início da infecção. As infecções em ossos planos ou irregulares podem aparecer mais tardiamente. As radiografias em crianças com possível osteomielite são importantes para excluir outras possíveis causas (p. ex., fratura) dos sinais e sintomas presentes.

Ressonância magnética por imagem e tomografia computadorizada

A RM é mais sensível que a TC ou a imagem de radionuclídeos na osteomielite aguda, sendo a melhor técnica de imagem radiológica para identificar abscessos e diferenciar infecções ósseas de infecções de tecidos moles. A RM proporciona detalhes anatômicos precisos sobre o pus subperiosteal e o acúmulo de debris purulentos na medula óssea e em metáfises para possíveis intervenções cirúrgicas. Na osteomielite aguda, os resíduos purulentos e o edema aparecem escuros, com sinal hipointenso nas imagens ponderadas em T1, e a gordura apresentando brilho (Figuras 704.2 e 704.3). Observa-se o oposto em imagens ponderadas em T2. O sinal de gordura pode ser reduzido com técnicas de supressão de gordura para melhorar a visualização. A administração de gadolínio também pode ajudar a intensificar a imagem da RM. Celulite e tratos sinusais aparecem como áreas de sinal hiperintenso nas imagens ponderadas em T2. A RM com STIR é uma modalidade de imagem rápida para osteomielite (Figura 704.4). A RM também pode demonstrar artrite séptica contígua ou isolada, piomiosite ou trombose venosa. A STIR RM rápida de corpo inteiro surgiu como uma alternativa eficaz à imagem por radionuclídeo quando houver suspeita de múltiplos locais de infecção ou o local da infecção não puder ser claramente localizado. A TC pode demonstrar anormalidades ósseas e dos tecidos moles e é ideal para detectar a presença de gás em tecidos moles, mas tem pouca sensibilidade para detectar a osteomielite.

Estudos com radionuclídeos

As imagens por radionuclídeos, uma alternativa para a RM, podem ser úteis se houver suspeita de vários focos. O metilenodifosfonato marcado com tecnécio 99 (^{99m}Tc), que se acumula em áreas de maior renovação óssea, é o agente preferencial para a imagem óssea com radionuclídeos (cintilografia óssea trifásica). Qualquer área com aumento do fluxo sanguíneo ou inflamação pode causar maior captação de ^{99m}Tc na 1ª e na 2ª fases, mas a osteomielite causa aumento da

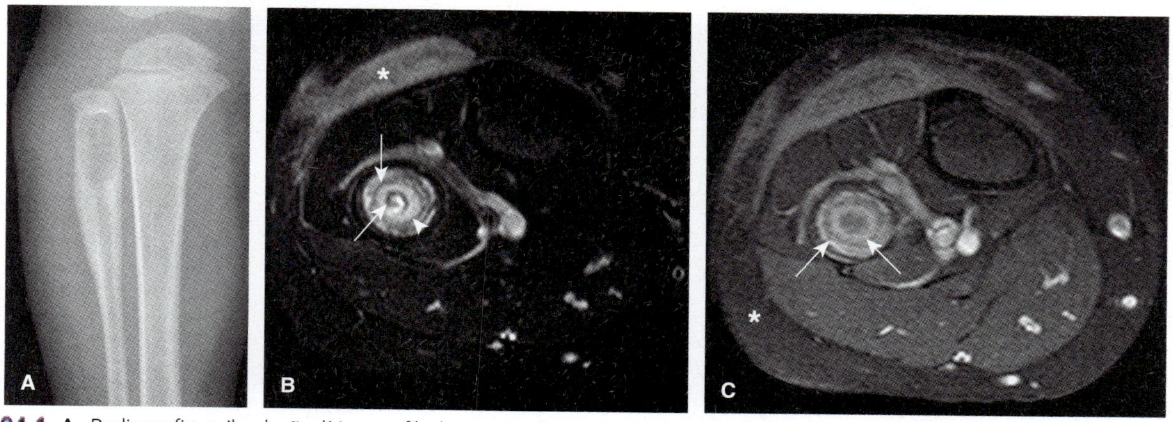

Figura 704.1 A. Radiografia exibe lesão lítica na fíbula proximal com periostite espessa laminada. Imagens de ressonância magnética axial ponderada em T2 com saturação de gordura (**B**) e axial pós-contraste com gadolínio ponderada em T1 com saturação de gordura (**C**) demonstram abscesso de Brodie com borda externa esclerótica (*asterisco*) e tecido de granulação interno com intensificação (*ponta de seta*). Note o abscesso central sem intensificação, o qual contém um pequeno sequestro (*setas*) observado somente na sequência ponderada em T2 com saturação de gordura. (*De Kan JH, Azouz EM: Musculoskeletal infections. In Coley BD, editor:* Caffey's pediatric diagnostic imaging, *ed 12, Philadelphia, 2013, WB Saunders, Fig. 138-15, p. 1477.*)

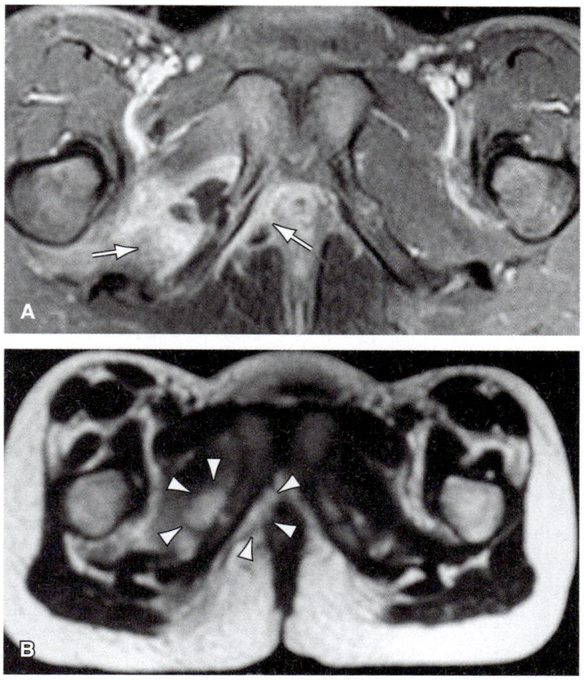

Figura 704.2 RM de menina de 8 anos com osteomielite hematogênica pélvica aguda. **A.** RM axial ponderada em T1 intensificada pelo contraste e pela saturação de gordura revelando uma coleção de fluido sem intensificação adjacente à sincondrose pública inflamada. **B.** A coleção de fluido aparece hiperintensa na imagem correspondente ponderada em T2 (*pontas de seta*). Além disso, observa-se uma intensificação pelo contraste dentro do músculo obturador interno adjacente (*seta*), indicando osteomielite hematogênica pélvica aguda complicada por formação de abscesso adjacente e inflamação de partes moles. (*De Weber-Chrysochoou C, Corti N, Goetschel P et al.: Pelvic osteomyelitis: a diagnostic challenge in children.* J Pediatr Surg *42:553-557, 2007.*)

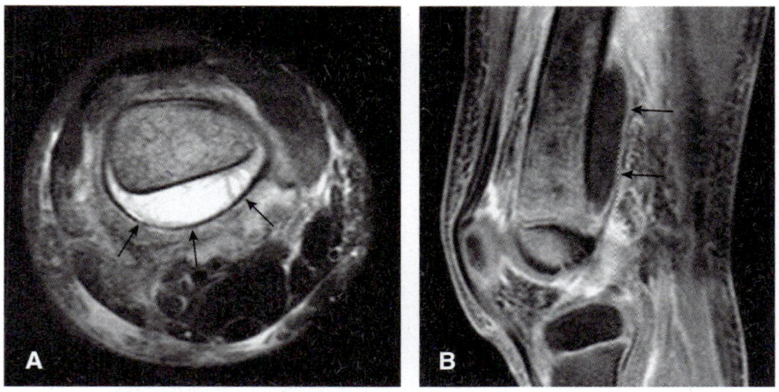

Figura 704.3 Osteomielite aguda do fêmur distal em menino de 5 anos. **A.** RM axial ponderada em T2 com saturação de gordura que exibe um grande abscesso subperiosteal (*setas*) na face posterior do fêmur. Observa-se hipersinal dentro do osso, além de edema de partes moles adjacentes. **B.** RM sagital pós-contraste com gadolínio ponderada em T1 com saturação de gordura que mostra a extensão longitudinal do abscesso subperiosteal com intensificação da parede (*setas*). (*De Kan JH, Azouz EM: Musculoskeletal infections. In Coley BD, editor:* Caffey's pediatric diagnostic imaging, *ed 12, Philadelphia, 2013, WB Saunders, Fig. 138-13, p. 1476.*)

captação de ^{99m}Tc na 3ª fase (4 a 6 horas). As imagens trifásicas com ^{99m}Tc demonstram excelente sensibilidade (de 84 a 100%) e especificidade (de 70 a 96%) na osteomielite hematogênica e podem detectar osteomielite dentro de 24 a 48 horas do surgimento dos sintomas. A sensibilidade em recém-nascidos é muito menor, dada a insatisfatória mineralização óssea. Entre as vantagens, estão a necessidade infrequente

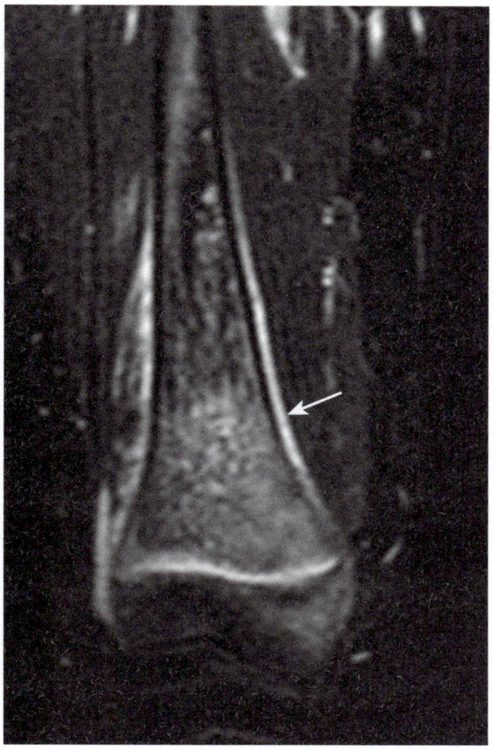

Figura 704.4 Ressonância magnética coronal com recuperação da inversão com tau curto demonstrando aparência de "sal e pimenta" no edema medular e reação periosteal (*seta*). (*De Kan JH, Azouz EM: Musculoskeletal infections. In Coley BD, editor:* Caffey's pediatric diagnostic imaging, *ed 12, Philadelphia, 2013, WB Saunders, Fig. 138-14, p. 1477.*)

de sedação e a capacidade de se obterem imagens de todo esqueleto para a detecção de focos múltiplos. As desvantagens são a exposição à radiação, a incapacidade de visualizar os tecidos moles adjacentes e a falta geral de detalhes, o que limita a utilidade dos testes para o planejamento pré-operatório.

DIAGNÓSTICO DIFERENCIAL

Distinguir osteomielite de celulite ou traumatismo (por acidente ou violência) é a circunstância clínica mais comum. A miosite ou a piomiosite também podem se assemelhar à osteomielite, com febre, calor e edema das extremidades e claudicação; a sensibilidade à palpação da área de tecido mole afetada costuma ser mais difusa que a observada na osteomielite aguda. No entanto, distinguir clinicamente miosite e piomiosite de osteomielite pode ser difícil. A miosite e a piomiosite podem ocorrer isoladas, mas geralmente são encontradas adjacentes a uma osteomielite em imagens de RM. A piomiosite é mais frequentemente causada por *S. aureus*, seguida por estreptococos do grupo A. Os músculos pélvicos são um local comum de piomiosite e podem mimetizar a osteomielite pélvica. A RM é a melhor opção para identificar e localizar piomiosite pélvica (Figura 704.5). Um abscesso do músculo iliopsoas pode se manifestar com dor nas coxas, claudicação e febre, devendo ser considerado no diagnóstico diferencial de osteomielite. O abscesso de iliopsoas pode ser primário (hematogênico: *S. aureus*) ou secundário à infecção em osso adjacente (*S. aureus*), rins (*E. coli*) ou intestino (*E. coli*, *Bacteroides* spp.). O *Mycobacterium tuberculosis* foi relatado em pacientes infectados pelo vírus HIV. Qualquer criança com imagem radiográfica e aspiração de quadris negativas e que apresente febre, claudicação e marcadores inflamatórios elevados deve ser avaliada quanto à presença de piomiosite.

Apendicite, infecção do trato urinário e doenças ginecológicas estão entre os diagnósticos diferenciais da osteomielite pélvica. Crianças com leucemia comumente têm dor óssea ou artralgia como sintomas iniciais. O neuroblastoma com envolvimento ósseo pode ser confundido com

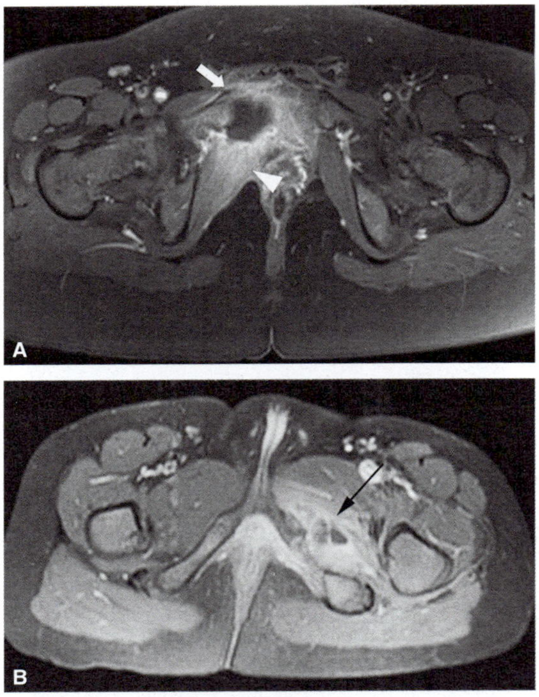

Figura 704.5 **A.** Piomiosite pélvica em um menino de 10 anos, apresentando claudicação. A RM da pelve demonstra um ávido aumento de contraste do músculo obturador interno (*ponta de seta*) com um abscesso na imagem axial pós-contraste de gordura ponderada em T1 (*seta*). **B.** Piomiosite em menino de 7 anos com dor pélvica esquerda e febre. A imagem pós-contraste de gordura saturada axial T1, por meio do ramo inferior do anel obturador, demonstra coleções líquidas multiloculadas, que aumentam a borda, nos músculos adutores (*seta*), característica da piomiosite. (***A.*** *De Bartoloni A, Gómez A, Pilar M et al.: Imaging of the limping child.* Eur J Radiol *109:155-170, 2018, Fig 13;* ***B.*** *De Pruthi S, Thapa MM. Infectious and inflammatory disorders.* Magn Reson Imaging Clin North Am *17:423, 2009, Fig 7.*)

osteomielite. Os tumores ósseos primários precisam ser considerados, mas febre e outros sinais de enfermidade estão geralmente ausentes, exceto no sarcoma de Ewing. Em pacientes com doença falciforme, pode ser desafiador distinguir infecções ósseas de infarto.

A **osteomielite crônica multifocal recorrente (OCMR)** mostra-se uma doença óssea inflamatória estéril não pirogênica, considerada um distúrbio autoinflamatório (Capítulo 188). Também está associada a uma história familiar de doença autoimune; o paciente afetado pode ter outras doenças inflamatórias, como doença de Crohn, síndrome de Sweet, psoríase e pustulose palmoplantar. A OCMR em crianças apresenta diversas semelhanças com a síndrome SAPHO, como sinovite, acne, pustulose, hiperostose e osteíte, observada em adultos. Além disso, a OCMR tem similaridades com a síndrome de Majeed, um distúrbio autossômico recessivo com anemia diseritropoética microcítica, e também com deficiência do antagonista dos receptores de interleucina 1, uma doença autoinflamatória autossômica recessiva.

Ao contrário da osteomielite infecciosa, a OCMR é multifocal e recorrente e pode envolver ossos incomuns na osteomielite (coluna, pelve, clavícula, mandíbula, calcâneo). Radiografias simples revelam lesões osteolíticas ou esclerose; a RM de corpo inteiro com STIR é o estudo diagnóstico de escolha (Figura 704.6).

A dor na OCMR costuma ser insidiosa, observada à noite; nem sempre há presença de febre. A média de idade de início é de 10 anos. A VHS e a PC-R podem estar elevadas, mas não tanto quanto na osteomielite bacteriana. A dor geralmente responde a fármacos anti-inflamatórios não esteroides. Os tratamentos de segunda linha são corticosteroides sistêmicos ou inibidores do fator de necrose tumoral alfa.

TRATAMENTO

O tratamento ideal das infecções esqueléticas requer esforços de colaboração entre pediatras, cirurgiões ortopédicos e radiologistas intervencionistas. A obtenção de uma hemocultura **antes** da administração dos antibióticos é essencial. A maioria dos pacientes com osteomielite tem uma condição indolente, sem risco à vida e, nessas circunstâncias, os antibióticos podem ser adiados até que seja tomada uma decisão sobre a obtenção de culturas diagnósticas adicionais (abscesso periosteal, osso). Uma curta duração do pré-tratamento com antibiótico (< 24 h) para osteomielite causada por *S. aureus* tem um

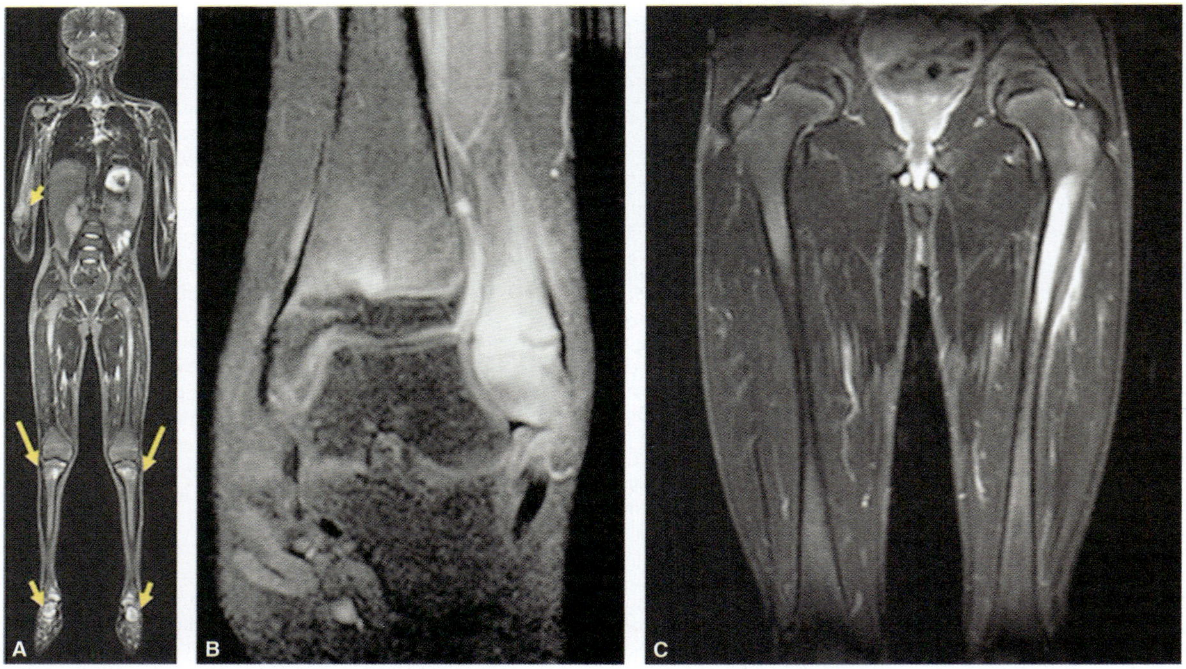

Figura 704.6 RM em paciente com osteomielite crônica multifocal recorrente. **A.** Imagem de corpo inteiro mostrando vários focos de osteomielite (*setas*). Alguns destes são distribuídos simetricamente. **B.** Imagem do tornozelo que exibe lesões inflamatórias metafisárias e epifisárias. **C.** Imagem do fêmur esquerdo que indica envolvimento da diáfise com reação de partes moles. (*De Wipff J, Adamsbaum C, Kahan A, Job-Deslandre C. Chronic recurrent multifocal osteomyelitis.* Joint Bone Spine *78:555-560, 2011, Fig. 3, p. 557.*)

impacto mínimo no rendimento da cultura de abscessos ou espécimes ósseos. Em pacientes gravemente enfermos, a terapia antimicrobiana empírica deve ser iniciada sem demora.

Terapia antimicrobiana

A terapia antimicrobiana empírica inicial baseia-se no conhecimento dos patógenos bacterianos prováveis em várias idades, no resultado da coloração de Gram do material aspirado e em demais considerações. Em neonatos, uma penicilina antiestafilocócica, como a nafcilina ou a oxacilina (150 a 200 mg/kg/dia dividido em intervalo de 6 horas por via intravenosa [IV]), e uma cefalosporina de amplo espectro, como a cefepima (100 a 150 mg/kg/dia, intervalo 12/12 h IV), oferece cobertura para *S. aureus* suscetível à meticilina (MSSA), estreptococos do grupo B e bacilos gram-negativos. Se houver suspeita de estafilococos resistentes à meticilina, a nafcilina é substituída por vancomicina. Se o recém-nascido for um prematuro pequeno para idade gestacional ou se tiver um cateter vascular central, a possibilidade de bactérias nosocomiais (bacilos gram-negativos entéricos, *Pseudomonas* ou *S. aureus*) ou fungos (*Candida* spp.) deve ser considerada. Em lactentes mais velhos e crianças, os principais patógenos são *S. aureus, K. kingae* e estreptococos do grupo A.

A cefazolina (150 mg/kg/dia divididos em intervalos de 6 h IV) ou a nafcilina (150 a 200 mg/kg/dia, divididos em intervalos de 6 h) são os agentes de escolha para o tratamento parenteral da osteomielite causada por MSSA e constituem a espinha dorsal de tratamento empírico para osteomielite hematogênica aguda. Um grande fator que influencia a seleção da terapia empírica é o índice de resistência à meticilina entre isolados de *S. aureus* na comunidade. A vancomicina (60 mg/kg/dia, divididos a cada 6 h, IV) é o "padrão-ouro" para o tratamento de infecções invasivas por MRSA. Em áreas com alta prevalência local de infecção por CA-MRSA, a adição de vancomicina a um betalactâmico deve ser considerada, especialmente se a criança estiver gravemente doente. Como os betalactâmicos são superiores à vancomicina para o tratamento do MRSA, a terapia medicamentosa dupla em crianças criticamente doentes deve ser continuada até que o organismo causador seja identificado e as suscetibilidades sejam conhecidas. Testes rápidos de diagnóstico molecular podem diferenciar com exatidão de MSSA dentro de horas após a positividade da hemocultura e ajudar a evitar exposição prolongada a múltiplos agentes. A clindamicina (40 mg/kg/dia de 6/6 h IV) é a melhor terapia alternativa estudada para germes suscetíveis isolados de MRSA e para MSSA quando um betalactâmico não puder ser usado. A clindamicina pode também ser considerada para o tratamento empírico, sendo recomendada quando a taxa de resistência à clindamicina for baixa entre os microrganismos isolados em hemoculturas de pacientes comunitários (*S. aureus*); a criança não estiver gravemente doente e a bacteriemia não for uma preocupação; ou quando se souber que a hemocultura é negativa. A penicilina é o tratamento de primeira escolha para o tratamento da osteomielite causada por cepas suscetíveis de *S. pneumoniae*, bem como por todos os estreptococos do grupo A. A cefotaxima ou a ceftriaxona são recomendadas em casos isolados de pneumococos com resistência à penicilina e para a maioria das *Salmonella* spp.

Situações especiais determinam modificações da seleção habitual de antibióticos empíricos. Em pacientes com doença falciforme e osteomielite, as bactérias entéricas gram-negativas (*Salmonella*) são patógenos comuns, além de *S. aureus*; portanto, uma cefalosporina de amplo espectro, como a cefepima (150 mg/kg/dia 8/8 h IV), é usada em associação à vancomicina ou à clindamicina. A clindamicina (40 mg/kg/dia divididos 6/6 h IV) é uma alternativa útil para os pacientes alérgicos a betalactâmicos. Além de uma boa atividade antiestafilocócica, a clindamicina tem ampla atividade contra anaeróbios, sendo útil no tratamento de infecções secundárias a ferimentos penetrantes ou fraturas expostas. Para os pacientes imunocomprometidos, geralmente se inicia um tratamento combinado, como vancomicina e ceftazidima, cefepima ou piperacilina-tazobactam, com ou sem um aminoglicosídeo. A *K. kingae* responde a antibióticos betalactâmicos, como a penicilina e as cefalosporinas, mas alguns casos isolados produzem uma betalactamase. Assim, uma cefalosporina de primeira geração (cefazolina) é um componente razoável para terapia empírica em crianças menores de 4 anos. Embora a eficácia de se tratar osteomielite causada por *B. henselae* seja incerta, pode ser considerada a combinação de azitromicina com rifampicina.

Quando o patógeno é identificado e as suscetibilidades antibióticas são determinadas, são realizados os devidos ajustes nos antibióticos, conforme a necessidade. Se o patógeno não for identificado e a condição do paciente melhorar, continua-se com o antibiótico inicialmente selecionado. Essa seleção é mais complicada em razão da presença de pacientes com MRSA na comunidade. Se o patógeno não for identificado e a condição do paciente não estiver melhorando, deve-se considerar realizar nova aspiração ou biopsia, além da possibilidade de uma condição não infecciosa.

A duração da antibioticoterapia é individualizada, dependendo do organismo isolado e da evolução clínica. Para a maioria das infecções, inclusive as causadas por *S. aureus*, a duração mínima da antibioticoterapia é de 21 a 28 dias, desde que o paciente demonstre pronta resolução dos sinais e sintomas (em um prazo de 5 a 7 dias) e os níveis de PC-R sejam normalizados. Pode ser necessário um total de 4 a 6 semanas de tratamento para aqueles com resolução mais lenta dos sintomas ou da PC-R. Para estreptococos do grupo A, *S. pneumoniae* ou *Haemophilus influenzae* tipo b, a duração do tratamento pode ser menor. Um total de 7 a 10 dias de tratamento pós-operatório é adequado para osteocondrite por *Pseudomonas*, como em uma ferida devido à punção do pé quando da realização de curetagem total do tecido infectado. Os pacientes imunocomprometidos geralmente requerem cursos prolongados de tratamento, assim como aqueles com infecções micobacterianas ou fúngicas.

Para casos típicos, os agentes antimicrobianos podem ser alterados da administração IV para administração oral quando houver melhora do quadro do paciente, a criança estiver sem febre e a bacteriemia tiver sido resolvida. A cefalexina oral (100 a 150 mg/kg/dia 8/8 h) pode ser utilizada para infecções estafilocócicas ou estreptocócicas suscetíveis. A clindamicina oral (30 a 40 mg/kg/dia, 8/8 h) pode ser usada para completar a terapia em crianças com CA-MRSA suscetível à clindamicina ou para pacientes que sejam seriamente alérgicos ou não tolerem antibióticos betalactâmicos. O regime oral diminui o risco de complicações relacionadas com a terapia IV prolongada, é mais confortável para os pacientes e possibilita o tratamento fora do hospital, se a adesão ao tratamento puder ser garantida. A terapia antibiótica IV ambulatorial via cateter venoso central pode ser usada para completar a terapia em casa para (1) pacientes incapazes ou não desejosos em tomar medicação oral; (2) pacientes com condições clínicas subjacentes que dificultem a absorção de fármacos por via enteral; (3) pacientes sem opções de antibióticos orais comparáveis (p. ex., bactérias resistentes, alergia a medicamentos); e (4) pacientes com infeção disseminada (p. ex., embolias sépticas pulmonares). As complicações relacionadas com o cateter, como infecções ou problemas mecânicos, podem levar à readmissão hospitalar ou a visitas regulares ao setor de emergência.

Em crianças com trombose venosa, complicando a osteomielite, a administração de anticoagulantes sob a supervisão do hematologista, até que o trombo tenha sido resolvido, é uma prática geralmente aceita, embora faltem evidências de alta qualidade para sustentar essa prática. Apenas a terapia antibacteriana pode ser suficiente.

Terapia cirúrgica

Quando se obtém pus em abundância na aspiração subperiosteal ou metafisária, ou quando há tal suspeita com base nos achados da RM, costuma ser indicado um procedimento de drenagem cirúrgica. A intervenção cirúrgica também é geralmente indicada após ferimentos penetrantes ou quando há a possibilidade de presença de corpo estranho. Em casos selecionados, a drenagem por cateter realizada por um radiologista intervencionista é adequada.

O tratamento de osteomielite crônica consiste na remoção cirúrgica de fístulas e sequestros, se presentes. A terapia antimicrobiana é mantida por vários meses ou mais, até que os achados clínicos e radiológicos sugiram cura. A normalização da VHS e da PC-R é esperada no tratamento bem-sucedido da osteomielite crônica, mas não indica, por si só, a eliminação da infecção subjacente. Muitos pacientes com osteomielite crônica têm PC-R e VHS normais mesmo no início da doença.

Fisioterapia

O principal papel da fisioterapia é a prevenção. Se deixarmos uma criança ficar deitada com uma extremidade flexionada, pode se desenvolver limitação da extensão em poucos dias. A extremidade afetada deve ser mantida em extensão com talas ou, se necessário, imobilização temporária com gesso. Também se indica a imobilização quando houver potencial para fratura patológica. Após 2 a 3 dias, quando a dor estiver melhorando, exercícios passivos de amplitude de movimento são iniciados e mantidos até que a criança retome suas atividades normais. Em casos negligenciados, com contraturas em flexão, é necessário um longo período de fisioterapia.

PROGNÓSTICO

Quando o pus é drenado e se institui uma antibioticoterapia adequada, a melhora dos sinais e sintomas mostra-se rápida. Casos que não apresentem melhora ou que piorem em até 48 a 72 h requerem avaliação para adequação da antibioticoterapia, da necessidade de intervenção cirúrgica ou da exatidão do diagnóstico. Reagentes de fase aguda podem ser úteis para monitoramento. A PC-R sérica diminui abaixo de 2 mg/dℓ, geralmente dentro de 7 a 10 dias após iniciado o tratamento, enquanto a VHS costuma aumentar por 5 a 7 dias, e, então, ocorre diminuição gradual, com queda acentuada após 10 a 14 dias. Falhas de qualquer um desses reagentes de fase aguda em seguir seu curso habitual devem levantar suspeitas quanto à necessidade de adequação da terapia. O significado prognóstico de VHS minimamente elevada na 4ª semana de terapia em que a PC-R se normalizou não está claro. Recorrência da doença e desenvolvimento de infecção crônica após o tratamento acometem menos de 10% dos pacientes.

Pelo fato de as crianças estarem em um estado dinâmico de crescimento, as sequelas das infecções esqueléticas podem não ser aparentes por meses ou anos; portanto, o acompanhamento a longo prazo é necessário, com atenção à amplitude dos movimentos das articulações e ao comprimento dos membros. Embora não haja dados concretos sobre o impacto do tratamento tardio sobre o desfecho, aparentemente o início de terapia clínica ou cirúrgica em um prazo de 1 semana da manifestação dos sintomas promove um prognóstico melhor que o tratamento tardio.

A bibliografia está disponível no GEN-io.

Capítulo 705
Artrite Séptica

Eric Robinette e Samir S. Shah

Sem o reconhecimento precoce e a instituição imediata de uma terapia antibiótica ou cirúrgica adequada, a artrite séptica em lactentes e crianças pequenas pode danificar a sinóvia, a cartilagem adjacente e o osso, causando deficiência permanente.

ETIOLOGIA

O *Staphylococcus aureus* (Capítulo 208.1) é a causa mais comum de artrite bacteriana em todas as faixas etárias. O *S. aureus* resistente à meticilina (MRSA) representa uma alta proporção (> 25%) das amostras comunitárias de *S. aureus* em muitas áreas dos EUA e em todo o mundo. O *Streptococcus* do grupo A (ver Capítulo 210) e o *Streptococcus pneumoniae* (pneumococos; ver Capítulo 209) historicamente causam de 10 a 20%; o *S. pneumoniae* causa principalmente nos dois primeiros anos de vida, mas sua frequência caiu após a introdução das vacinas pneumocócicas conjugadas. A *Kingella kingae* é reconhecida como uma etiologia relativamente comum com o aprimoramento dos métodos de cultura e da reação em cadeia da polimerase (PCR) em crianças menores de 4 anos (ver Capítulos 220 e 704). Em adolescentes sexualmente ativos, o gonococo (ver Capítulo 219) é uma causa comum de artrite séptica e tenossinovite, geralmente de pequenas articulações ou como uma infecção monoarticular de uma grande articulação (joelho). A *Neisseria meningitidis* (ver Capítulo 218) pode causar artrite séptica que ocorre nos primeiros dias da doença ou artrite reativa que é tipicamente observada vários dias após o início da antibioticoterapia. O *Streptococcus* do grupo B (ver Capítulo 211) é uma causa importante de artrite séptica em neonatos. A febre Q e a brucelose devem ser consideradas em áreas endêmicas e com risco de exposição.

As infecções fúngicas normalmente ocorrem como parte de uma doença multissistêmica disseminada; a artrite causada por *Candida* pode complicar uma infecção sistêmica em neonatos com ou sem cateteres vasculares de longa permanência. As infecções virais primárias das articulações são raras, mas a artrite acompanha muitas síndromes virais (parvovirose, caxumba, vacinas vivas contra rubéola), o que sugere uma patogênese imunomediada.

Uma etiologia microbiana é confirmada em aproximadamente 65% dos casos de artrite séptica. Além disso, alguns casos tratados como artrite bacteriana são, na verdade, mais uma artrite reativa pós-infecciosa (gastrintestinal ou geniturinária) (ver Capítulo 182) do que uma infecção primária. A doença de Lyme causa uma artrite mais parecida com um distúrbio reumatológico, e não tipicamente supurativa.

EPIDEMIOLOGIA

A artrite séptica é mais comum em crianças pequenas. Metade de todos os casos ocorre até os 2 anos e três quartos de todos os casos até os 5 anos. Adolescentes e neonatos estão sob risco de artrite séptica gonocócica.

A maioria das infecções em crianças saudáveis é de origem hematogênica. Menos comumente, as infecções das articulações podem resultar de ferimentos penetrantes ou procedimentos como traumatismo, artroscopia, cirurgia para implante de prótese articular, injeção intra-articular de esteroides e cirurgia ortopédica. Os pacientes imunocomprometidos e os portadores de doença articular reumática também correm maior risco de infecção articular.

PATOGÊNESE

A artrite séptica ocorre, principalmente, devido à semeadura hematogênica do espaço sinovial. Com menor frequência, os organismos entram no espaço articular por inoculação direta ou por extensão de um foco contíguo. A membrana sinovial é altamente vascularizada e não apresenta membrana basal, proporcionando um ambiente ideal para a semeadura hematogênica. A presença de produtos bacterianos (endotoxina ou outras toxinas) dentro do espaço articular estimula a produção de citocinas (fator de necrose tumoral alfa, interleucina 1) dentro da articulação, desencadeando uma cascata inflamatória. As citocinas estimulam a quimiotaxia dos neutrófilos para dentro do espaço articular, onde enzimas proteolíticas e elastases são liberadas pelos neutrófilos, danificando a cartilagem. As enzimas proteolíticas liberadas pelas células sinoviais e pelos condrócitos também contribuem para a destruição da cartilagem e da sinóvia. A hialuronidase bacteriana decompõe o ácido hialurônico no líquido sinovial, tornando-o menos viscoso e reduzindo sua capacidade de lubrificar e proteger a cartilagem articular. Podem ocorrer danos na cartilagem por meio do aumento da fricção, sobretudo nas articulações de sustentação de peso. O aumento da pressão dentro do espaço articular pelo acúmulo de material purulento pode comprometer o suprimento vascular e induzir a necrose da cartilagem por pressão. A destruição sinovial e da cartilagem resulta de uma combinação de enzimas proteolíticas e fatores mecânicos.

MANIFESTAÇÕES CLÍNICAS

A artrite séptica, em sua maioria, é monoarticular. Os sinais e sintomas dependem da idade do paciente e são sutis, sobretudo em neonatos. Assim como na osteomielite, os neonatos podem apresentar **pseudoparalisia** ou dor que limitam os movimentos voluntários da extremidade afetada (p. ex., troca de fraldas). A artrite séptica em neonatos e bebês pequenos geralmente está associada à osteomielite adjacente causada pela disseminação transfisária da infecção, embora seja possível observar osteomielite contígua a uma articulação infectada em qualquer idade (ver Capítulo 704).

Lactentes e crianças pequenas podem apresentar febre e dor, com sinais localizados como aumento de volume, eritema e calor na articulação afetada. Com o envolvimento das articulações da pelve e das extremidades inferiores, geralmente se observam claudicação ou recusa a andar.

Eritema e edema da pele e do tecido mole sobrejacente ao local da infecção são observados mais cedo na artrite séptica do que na osteomielite, pois a sinóvia infectada saliente costuma ser mais superficial, enquanto a metáfise está localizada mais profundamente. A artrite séptica do quadril é uma exceção, devido à localização profunda da articulação do quadril. Na artrite de Lyme, o edema da articulação é tipicamente muito proeminente e pode ser desproporcional ao grau de dor relativamente menor e à amplitude de movimento limitada quando comparada com a artrite supurativa. A artrite de Lyme tem predileção por grandes articulações, sobretudo dos joelhos e do quadril, podendo ser monoarticular ou pauciarticular na apresentação.

As articulações das extremidades inferiores constituem 75% de todos os casos de artrite séptica (Tabela 705.1). As articulações dos cotovelos, punhos e ombros estão envolvidas em aproximadamente 25% dos casos e as articulações pequenas não são infectadas comumente, exceto na artrite gonocócica. As infecções supurativas de quadril, ombro, cotovelo e tornozelo em lactentes e crianças pequenas podem estar associadas à osteomielite adjacente de fêmur proximal, úmero proximal, rádio proximal e tíbia distal, pois a metáfise se estende intra-articularmente. A osteomielite concomitante é menos comum em crianças mais velhas e adolescentes à medida em que sua anatomia e sua fisiologia se tornam mais semelhantes às dos adultos.

DIAGNÓSTICO

A contagem global e diferencial de leucócitos, a velocidade de hemossedimentação (VHS) e a proteína C reativa (PC-R) estão geralmente elevadas em crianças com infecções articulares, mas tais resultados são inespecíficos e podem não ser úteis para distinguir infecção de outros processos inflamatórios. A maioria das crianças com artrite séptica inicial apresentará contagens de leucócitos e VHS normais, o que não exclui o diagnóstico de artrite séptica.

Hemoculturas devem ser realizadas em todos os casos suspeitos de artrite séptica, porém são positivas em 20% ou menos dos casos de artrite séptica comprovada ou provável. Se houver suspeita de gonococos, culturas cervicais, anais e de orofaringe também devem ser obtidas. A aspiração do líquido articular fornece o espécime ideal para confirmar o diagnóstico. A maioria dos espaços das articulações grandes é de fácil aspiração, mas o quadril pode impor problemas técnicos; a orientação por ultrassonografia (US) facilita a aspiração. Embora a eficiência das culturas de aspirado articular seja maior do que a das hemoculturas, a eficiência permanece menor do que 50% quando se combinam ambos os métodos. Os painéis de PCR multiplex bacterianos parecem ter um rendimento em torno de 50% dos espécimes de fluido articular, mas tal aumento sobre a cultura é quase inteiramente devido à sua maior capacidade de detectar *K. kingae*. Outras estratégias para aumentar a detecção de *K. kingae* são a imediata inoculação em meio de cultura sólido e a inoculação do líquido articular em frascos de hemocultura. Um diagnóstico de artrite de Lyme é realizado em duas etapas por meio de um teste de ELISA ou imunofluorescência indireta seguido por um teste confirmatório de *Western blot*. Os pacientes com artrite de Lyme são soropositivos, pois a artrite é manifestação tardia da infecção. A PCR mostra-se raramente necessária, mas pode detectar *Borrelia burgdorferi* em espécimes de aspirado articular em casos de artrite de Lyme.

Tabela 705.1 Distribuição de artrite bacteriana hematogênica.*

OSSO	PORCENTAGEM (%)
Joelho	Cerca de 35
Quadril	Cerca de 25
Tornozelo	Cerca de 10
Cotovelo	Cerca de 10
Punho	Cerca de 4
Ombro	Cerca de 5
Articulações pequenas	Cerca de 1 a 2

*Exclui a doença de Lyme e a artrite pós-infecciosa do complexo imunológico. A artrite infecciosa viral (rubéola, caxumba, chikungunya) afeta muitas vezes pequenas e múltiplas articulações. A bursite séptica (no ombro, pré-patelar) pode ser confundida com infecções articulares bacterianas.

A análise do líquido sinovial para contagem global e diferencial de células, proteína e glicose tem utilidade limitada no diagnóstico de artrite infecciosa. Contagens de leucócitos no líquido sinovial acima de 50.000 células/mm^3 sugerem uma infecção bacteriana como a etiologia mais provável, porém tais achados não são nem sensíveis nem específicos o suficiente para excluir ou confirmar uma infecção bacteriana isoladamente. Quando os resultados das contagens de células do aspirado articular e a cultura não são fortemente sugestivos de infecção articular, mas a apresentação clínica é preocupante para etiologia bacteriana, causas infecciosas de derrames articulares, assim como piomiosite e osteomielite, devem ser investigadas por meio de exame de ressonância nuclear magnética (RM) (ver Capítulo 704).

O monitoramento da PC-R elevada pode ser importante para avaliar a resposta à terapia ou para identificar complicações. Além disso, os pacientes com infecções adjacentes que complicam a artrite séptica mais frequentemente têm PC-R acima de 10 a 13 mg/dℓ em comparação com a dos pacientes com apenas artrite séptica. Outras características, como idade mais avançada, sintomas prolongados, bacteriemia, alterações em outros valores laboratoriais (como contagem elevada de neutrófilos e trombocitopenia) e falha em se recuperar rapidamente com a terapia, são menos consistentemente associados à infecção adjacente. No entanto, a infecção adjacente deve ser considerada em pacientes que apresentem esses múltiplos fatores.

Avaliação radiológica

Estudos radiológicos têm papel crucial na avaliação da artrite séptica. Radiografias convencionais e US são realizadas como parte dos exames de diagnóstico de rotina. Tomografia computadorizada (TC), RM e estudos com radionuclídeos podem contribuir para o diagnóstico em alguns casos (Figura 705.1).

Radiografias simples

Radiografias simples podem sugerir o diagnóstico de artrite séptica por demonstrar: expansão da cápsula articular, edema de tecido mole e obliteração de linhas adiposas normais. As radiografias simples podem também auxiliar na exclusão de outras causas de dores articulares e fraturas. As radiografias simples do quadril podem demonstrar deslocamento medial do músculo obturador para a pelve (sinal do obturador), deslocamento lateral ou obliteração das linhas adiposas do glúteo e elevação da linha de Shenton com um arco ampliado.

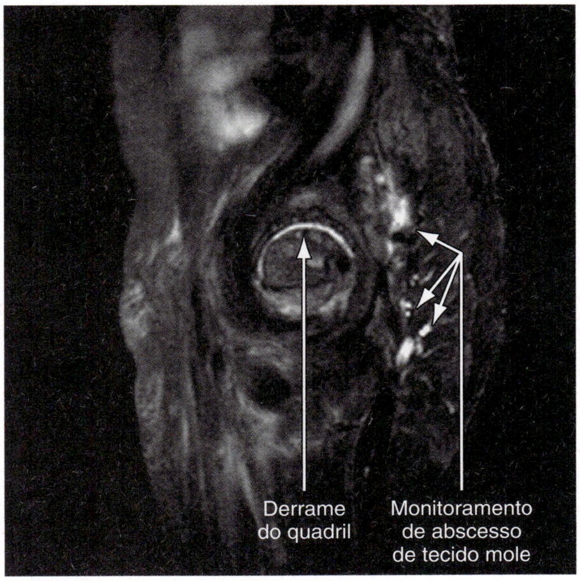

Figura 705.1 RM de artrite séptica estafilocócica do quadril esquerdo com acúmulos de líquido entre os planos dos músculos glúteos. As *setas* indicam acúmulo de líquido. (*De Matthews CJ, Weston VC, Jones A et al.: Bacterial septic arthritis in adults.* Lancet *375:846-854, 2010.*)

Ultrassonografia

A US é incluída com as radiografias simples nas avaliações de rotina por ser particularmente útil em detectar derrame articular e acúmulo de líquido nas regiões de tecidos moles e subperiosteais. É altamente sensível na detecção de derrame articular, especialmente na articulação do quadril, em que radiografias simples são normais em mais de 50% dos casos de artrite séptica do quadril. A US pode servir de auxílio na realização de aspirações de quadril.

Ressonância magnética e tomografia computadorizada

A RM e a TC podem confirmar a presença de líquido articular em pacientes com suspeita de infecções de osteoartrite, mas não são rotineiramente indicadas. A RM é útil na avaliação da osteomielite adjacente ou piomiosite, mas tipicamente reservada para casos em que o índice de suspeita para tais condições se mostra alto. São considerados os fatores de risco do paciente, como idade mais jovem, apresentação clínica (p. ex., dor prolongada que precede o edema da articulação) e resultados de investigações laboratoriais, como aspiração articular, PC-R e resposta à terapia.

EXAME DE IMAGEM POR RADIONUCLÍDEOS

Embora não rotineiramente indicado, o exame de imagem por radionuclídeos é mais sensível do que as radiografias simples em fornecer evidências de suporte ao diagnóstico de artrite séptica; uma varredura pode ser positiva em um prazo de 2 dias após o início da manifestação dos sintomas. A imagem trifásica com metilenodifosfonato marcado com tecnécio-99 mostra a captação simétrica em ambos os lados da articulação, limitada às estruturas ósseas adjacentes à articulação. O exame de imagem por radionuclídeos também é útil para avaliar a articulação sacroilíaca.

DIAGNÓSTICO DIFERENCIAL

O diagnóstico diferencial de artrite séptica depende da articulação ou das articulações envolvidas e da idade do paciente. No quadril, sinovite tóxica, piomiosite, doença de Legg-Calvé-Perthes, deslizamento da epífise femoral capital, abscesso do músculo psoas e osteomielite proximal femoral, pélvica ou vertebral, além de discite, devem ser considerados. No joelho, osteomielite femoral distal ou tibial proximal, artrite idiopática juvenil pauciarticular e irradiação da dor do quadril devem ser consideradas. A dor nos joelhos ou nas coxas pode se irradiar aos quadris. Outras condições, como traumatismo, celulite, piomiosite, doença falciforme, hemofilia, artrite de Lyme e púrpura de Henoch-Schönlein, podem simular a artrite purulenta. Quando houver envolvimento de várias articulações, doença do soro, doença colagenovascular, febre reumática e púrpura de Henoch-Schönlein devem ser consideradas. A artrite é uma das manifestações extraintestinais de doença inflamatória intestinal. A artrite reativa subsequente a uma série de infecções bacterianas (gastrintestinais ou genitais) e parasitárias, a faringite estreptocócica ou a hepatite viral podem se assemelhar à artrite séptica aguda (ver Capítulo 182).

TRATAMENTO

O tratamento ideal da artrite séptica requer cooperação entre pediatras, cirurgiões ortopédicos e radiologistas.

Terapia antimicrobiana

A terapia antimicrobiana empírica inicial baseia-se nos prováveis patógenos bacterianos nas diversas idades, nos resultados da coloração de Gram de materiais aspirados e em considerações adicionais. Em neonatos, uma penicilina antiestafilocócica, como a nafcilina ou a oxacilina (150 a 200 mg/kg/dia divididos a cada 6 horas por via intravenosa [IV]), e uma cefalosporina de amplo espectro, como a cefepima (100 a 150 mg/kg/dia divididos a cada 12 horas IV), fornecem cobertura para *S. aureus*, estreptococos do grupo B e bacilos gram-negativos. Se houver preocupações quanto à presença de MRSA, associa-se a vancomicina no lugar da nafcilina ou oxacilina. Se o neonato for prematuro ou se tiver um cateter vascular central, a possibilidade de bactérias hospitalares (*S. aureus*, bacilos entéricos gram-negativos ou *Pseudomonas aeruginosa*) ou fungos (*Candida*) deve ser considerada.

Em lactentes e crianças com artrite séptica, a terapia empírica para cobrir *S. aureus*, estreptococos e *K. kingae* inclui no mínimo a cefazolina (100 a 150 mg/kg/dia divididos a cada 8 horas) ou a nafcilina (150 a 200 mg/kg/dia divididos a cada 6 horas).

Em áreas onde se observa resistência à meticilina em ≥ 10% das cepas de *S. aureus* resistentes à meticilina adquiridas na comunidade (CA-MRSA), sugere-se a inclusão de um antibiótico que seja eficaz contra cepas de CA-MRSA locais. Prefere-se a vancomicina (15 mg/kg a cada 6 horas IV) para os pacientes que aparentem estar doentes, com suspeita de bacteriemia, ou se a resistência à clindamicina local for maior do que 10 a 15%. A clindamicina (40 mg/kg/dia divididos a cada 6 horas) é uma alternativa razoável para tratar infecções causadas por CA-MRSA. Em pacientes imunocomprometidos, geralmente se inicia terapia combinada, como vancomicina e ceftazidima e cefepima ou piperacilina/tazobactam com ou sem aminoglicosídeo. A terapia adjuvante com dexametasona por 4 dias juntamente à antibioticoterapia tem reduzido a duração da febre e promovido um rápido declínio nos marcadores inflamatórios. Tais estudos têm algumas limitações significativas, e um impacto favorável nos resultados a longo prazo ainda não foi demonstrado em humanos. Logo, essa prática não é adotada ainda como parte dos cuidados de rotina. A **artrite de Lyme** é tratada com doxiciclina (4 mg/kg/dia divididos a cada 12 horas por via oral [VO]) por 28 dias em crianças acima de 8 anos. Em crianças com menos de 8 anos, a amoxicilina (50 mg/kg/dia divididos a cada 8 horas VO) ou a cefuroxima (30 mg/kg/dia divididos a cada 12 horas) são recomendadas. Um segundo curso de 28 dias pode ser considerado para pacientes com sintomas persistentes ou recorrentes após completar o curso do tratamento inicial. A ceftriaxona (50 mg/kg a cada 24 horas IV) por 14 a 28 dias pode ser considerada para o primeiro ou o segundo cursos de tratamento para casos graves ou refratários.

Antimicrobianos empíricos são substituídos pela terapia direcionada quando o patógeno é identificado. Caso o patógeno não seja identificado e o paciente esteja melhorando, a terapia continua com o antibiótico selecionado inicialmente. Caso o patógeno não seja identificado e o paciente não esteja melhorando, devem ser consideradas a necessidade de uma nova aspiração, a presença de uma infecção extra-articular que exija desbridamento cirúrgico ou a possibilidade de uma etiologia não infecciosa. Nesses casos, a RM pode ser realizada para auxiliar nas decisões de manejo subsequentes.

A duração da antibioticoterapia é individualizada, dependendo do organismo isolado e do curso clínico. O período de 10 a 14 dias costuma ser adequado para estreptococos, *S. pneumoniae* e *K. kingae*; podem ser necessários períodos mais longos de terapia em casos de infecções por *S. aureus* e gram-negativos (3 semanas), osteomielite concomitante (4 semanas), doença prolongada ou resposta lenta ao tratamento. A normalização da PC-R, além dos exames normais, dá respaldo para a suspensão da antibioticoterapia. O significado do prognóstico de melhora na VHS, mas ainda ligeiramente elevada, na terceira ou na quarta semana de terapia não evidencia se todos os outros parâmetros clínicos e laboratoriais são favoráveis. Em determinados pacientes, obter uma radiografia simples da articulação antes de encerrar a terapia pode fornecer evidências (normalmente novo osso periosteal) de um local contíguo anteriormente negligenciado de osteomielite que provavelmente prolongaria o tratamento com antibióticos. Antibióticos orais podem ser usados para completar a terapia, uma vez que o paciente esteja afebril por 48 a 72 horas e esteja claramente melhorando.

Terapia cirúrgica

A infecção dos quadris costuma ser considerada uma emergência cirúrgica devido à vulnerabilidade do suprimento de sangue para a cabeça do fêmur. Para outras articulações que não o quadril, aspirações diárias de líquido sinovial podem ser necessárias. Geralmente, 1 ou 2 aspirações subsequentes são suficientes. Se continuar havendo acúmulo de líquido após 4 a 5 dias, será necessário realizar uma artrotomia – ou uma artroscopia assistida por vídeo. No momento da cirurgia, a articulação é irrigada com solução salina estéril. Não são instilados antibióticos no local porque eles são irritantes para o tecido sinovial e são obtidos níveis adequados no líquido articular por meio da administração sistêmica.

PROGNÓSTICO

A melhora dos sinais e sintomas ocorre logo após a drenagem da articulação e a administração de antibióticos. Se não houver melhora ou se houver piora em até 48 a 72 horas, convém rever a adequação da antibioticoterapia, a necessidade de intervenção cirúrgica e a precisão do diagnóstico. Reagentes de fase aguda podem ser úteis como monitores. A persistência da elevação de qualquer um desses reagentes de fase aguda deve levantar suspeitas quanto à adequação da terapia. Há recorrência da doença e desenvolvimento de infecção crônica após o tratamento em menos de 10% dos pacientes.

A artrite séptica pode levar a várias sequelas a longo prazo em crianças, com discrepância no comprimento das pernas ou deformidade angular da parada de crescimento, limitações na amplitude do movimento devido à lesão condral e necrose avascular da cabeça do fêmur por artrite séptica do quadril. A taxa global destas sequelas com as terapias atuais fica abaixo de 5%. Entretanto, as crianças estão em um estado dinâmico de crescimento; logo, tais anormalidades podem não ser aparentes por meses ou anos. Portanto, o acompanhamento a longo prazo é necessário, com atenção intensiva a amplitude dos movimentos das articulações e comprimentos de membros. O envolvimento do quadril é associado a maior taxa de sequelas. Embora não existam dados concretos sobre o impacto do tratamento tardio sobre o resultado, aparentemente o início da terapia clínica ou cirúrgica no prazo de 1 semana da manifestação dos sintomas oferece melhor prognóstico do que o tratamento tardio.

A bibliografia está disponível no GEN-io.

Seção **2**

Medicina Esportiva

Capítulo 706

Epidemiologia e Prevenção de Lesões

Gregory L. Landry

Os Centers for Disease Control and Prevention recomendam atividade física moderada a vigorosa regularmente para todos os adolescentes. A atividade física tem efeitos favoráveis na hipertensão, na obesidade e nos níveis de lipídios séricos em jovens e está associada a taxas mais baixas de doença cardiovascular, diabetes melito tipo 2, osteoporose e câncer de cólon e de mama entre os adultos.

Os pediatras devem promover a atividade física para seus pacientes, especialmente aqueles com menores taxas de atividade física e prática desportiva, como crianças com necessidades especiais de saúde (ver Capítulo 734) e aquelas de grupos socioeconômicos mais baixos. Os médicos também têm a responsabilidade de fornecer um atestado para a participação na atividade física e desportiva, para o diagnóstico e a reabilitação de lesões.

Cerca de 30 milhões de crianças e adolescentes participam de esportes organizados nos EUA e 3 milhões de lesões ocorrem anualmente se a lesão for definida como tempo despendido com o esporte. As mortes nos esportes são raras, sendo a maioria das mortes não traumáticas causada por doenças cardíacas (ver Capítulo 463). No entanto, cerca de 30% das lesões com risco de morte em crianças, levadas a uma emergência, são relacionadas com esportes. No geral, as taxas e a gravidade das lesões nos esportes aumentam com a idade e o desenvolvimento puberal, relacionadas com maior velocidade, força e intensidade da competição.

A identificação dos mecanismos da lesão, o estabelecimento e a imposição de regras que reduzem a probabilidade desse mecanismo, como a penalização de jogo perigoso, reduziram as taxas de acidentes catastróficos. As taxas de lesões também foram reduzidas por meio da remoção de perigos ambientais, como trampolins na ginástica e bases estacionárias (*versus* móveis) no softbol, e pela modificação das taxas de lesões relacionadas com o calor em torneios de futebol por meio da adição de intervalos para hidratação e redução do tempo de jogo. O uso de equipamentos, como protetores bucais, pode reduzir as lesões dentárias. Uma razão comum para a lesão recorrente é a falta da reabilitação de lesões antigas, pois a reabilitação adequada reduz as taxas de lesões. O treinamento de pré-temporada para os atletas, com ênfase na velocidade, na agilidade, no salto e na flexibilidade, está associado a menores taxas de lesões no futebol e menos lesões graves no joelho em atletas do sexo feminino. As tradicionais manobras de alongamento ou massagem não têm demonstrado redução no risco de lesão ou dor muscular, mas a imobilização do tornozelo é particularmente útil para evitar novas lesões. Uma oportunidade para a implementação de algumas dessas estratégias de prevenção e para a detecção de lesões não reabilitadas e problemas médicos que podem afetar a participação em esportes é o exame de pré-participação de esportes (PSE).

EXAME PRÉ-PARTICIPAÇÃO EM ESPORTES

O PSE é realizado com anamnese e exame físico direcionados, com o exame de triagem musculoesquelético. Ele identifica possíveis problemas em 1 a 8% dos atletas e exclui menos de 1% da participação. O PSE não substitui a avaliação anual abrangente recomendada, que procura por comportamentos que sejam potencialmente prejudiciais para os adolescentes, como a atividade sexual e o uso de drogas e violência, e avalia depressão e tendências suicidas abordando questões mais amplas de prevenção. A Tabela 706.1 identifica os efeitos do PSE. Se possível, o PSE deve ser combinado com a avaliação de saúde global anual com ênfase no cuidado de saúde preventivo (ver Capítulos 12 e 28).

As regulações dos estados sobre quantas vezes um jovem precisa de um PSE diferem, variando de anualmente até a entrada para um novo nível na escola (escola fundamental, escola secundária e faculdade). No mínimo, uma avaliação interina anual focada deve ser feita em um jovem atleta saudável. O PSE é preferencialmente realizado entre 3 e 6 semanas antes do início da prática.

Anamnese e exame físico

Os componentes essenciais do PSE são a anamnese, os exames médicos focados e de triagem musculoesquelética. Problemas identificados necessitam de mais investigação (Tabelas 706.2 e 706.3). Na ausência de sintomas, não há necessidade de testes laboratoriais de triagem.

Tabela 706.1 Objetivos do exame esportivo preparatório.

- Determinação da saúde geral do atleta
- Divulgação de deficiências que possam limitar a participação
- Detecção de condições que possam predispor o atleta à lesão
- Determinação do nível ótimo de desempenho
- Classificação do atleta de acordo com as qualificações individuais
- Cumprimento de requisitos legais e de seguro para programas atléticos organizados
- Avaliação do tamanho e nível de maturação de atletas mais jovens
- Melhoria da aptidão e do desempenho
- Oferta de oportunidades de competição para os alunos que tenham condições de saúde fisiológicas ou patológicas que possam impedir a aprovação geral
- Oferta de oportunidade para aconselhar jovens e responder a questões pessoais e de saúde
- Entrada do atleta no sistema local de medicina esportiva, estabelecendo uma relação médico-paciente que continue

De Sanders B, Blackburn TA, Boucher B. Preparticipation screening-the sports physical therapy perspective. *Int J Sports Phys Ther* 8(2):180-193, 2013, Table 1.

Tabela 706.2 Exame de pré-participação em esportes.

COMPONENTE DO EXAME FÍSICO	CONDIÇÃO A SER DETECTADA
Sinais vitais	Hipertensão, doença cardíaca, bradicardia ou taquicardia
Altura e peso	Obesidade, transtornos alimentares, má absorção
Visão e tamanho da pupila	Cegueira legal, olho ausente, anisocoria, ambliopia
Linfonodos	Doenças infecciosas, neoplasia
Cardíaco (realizado em pé e supino)	Sopro cardíaco, cirurgia prévia, arritmia
Pulmonar	Broncospasmo recorrente e induzido pelo exercício, doença pulmonar crônica
Abdome	Organomegalia, massa abdominal
Pele	Doenças contagiosas (impetigo, herpes, estafilococos, estreptococos)
Geniturinário	Varicocele, testículo não descido, tumor, hérnia
Musculoesquelético	Lesões agudas e crônicas, anomalias físicas (escoliose)

Tabela 706.3 Condições clínicas e participação em esportes.

CONDIÇÃO	PODE PARTICIPAR	EXPLICAÇÃO
Instabilidade atlantoaxial (instabilidade da articulação entre as vértebras cervicais 1 e 2)	Qualificado, sim	O atleta (especialmente se tiver síndrome de Down ou artrite idiopática juvenil com envolvimento cervical) necessita de avaliação para estimar o risco de lesão da medula espinal durante a prática de esportes, especialmente caso utilize um trampolim
Distúrbio de sangramento	Qualificado, sim	O atleta precisa de avaliação
Diabetes melito	Sim	Todos os esportes podem ser praticados com a devida atenção e adequados ajustes na dieta (sobretudo ingestão de carboidratos), concentrações de glicose no sangue, hidratação e insulinoterapia As concentrações de glicose no sangue devem ser monitoradas antes do exercício, a cada 30 min durante o exercício contínuo, 15 min após o término do exercício e ao deitar para dormir
Transtornos alimentares	Sim, condicional	O atleta com um transtorno alimentar necessita de avaliação clínica e psiquiátrica antes da participação
Febre	Não	A temperatura interna elevada pode indicar uma condição médica patológica (infecção ou doença) que é, muitas vezes, manifestada pelo aumento do metabolismo de repouso e do ritmo cardíaco. Assim, durante o regime de exercícios habituais do atleta, a febre pode resultar em maior armazenamento de calor, diminuição da tolerância ao calor, aumento do risco de doenças provocadas pelo calor, aumento de esforço cardiopulmonar, redução da capacidade de exercício máximo e aumento do risco de hipotensão por causa do tônus vascular alterado e desidratação. Em raras ocasiões, a febre acompanha miocardite ou outras condições que podem tornar o exercício habitual perigoso
História de doenças desencadeadas pelo calor	Qualificado, sim	Devido à probabilidade de reincidência, o atleta precisa de uma avaliação individual para determinar a presença de condições predisponentes e comportamentos e desenvolver uma estratégia de prevenção com aclimatação suficiente (para o ambiente e a intensidade e a duração dos exercícios), condicionamento, hidratação e ingestão de sal, bem como outras medidas eficazes para melhorar a tolerância ao calor e reduzir o risco de lesões de calor (p. ex., equipamentos de proteção e configurações de uniformes)
Infecção pelo HIV	Sim	Por causa do risco aparentemente mínimo para os outros, todos os esportes podem ser praticados conforme o estado de saúde do atleta permita (especialmente se a carga viral for indetectável ou muito baixa) Para todos os atletas, as lesões de pele devem ser cobertas adequadamente, e a equipe médica deve usar precauções universais ao manipular sangue ou outros líquidos corporais com sangue visível Certos esportes (como luta greco-romana e boxe) podem criar uma situação que favoreça a transmissão viral (provável sangramento nas lesões de pele); se a carga viral for detectável, nesse caso os atletas devem ser aconselhados a evitar tais atividades de alto contato
Neoplasia maligna	Qualificado, sim	O atleta precisa de avaliação individual
Distúrbios musculoesqueléticos	Qualificado, sim	O atleta precisa de avaliação individual
Miopatias	Qualificado, sim	O atleta precisa de avaliação individual
Obesidade	Sim	Devido ao aumento do risco de doenças provocadas pelo calor e pela tensão cardiovascular, os atletas obesos precisam particularmente de aclimatação cuidadosa (ao meio ambiente e à intensidade e à duração do exercício), hidratação suficiente e atividade potencial e modificações de recuperação durante a competição e treinamento

(continua)

Tabela 706.3 Condições clínicas e participação em esportes. *(continuação)*

CONDIÇÃO	PODE PARTICIPAR	EXPLICAÇÃO
Receptor de transplante de órgãos (e aqueles que tomam medicamentos imunossupressores)	Qualificado, sim	O atleta precisa de avaliação individual para o contato, a colisão e os esportes de contato limitado Além do potencial risco de infecções, alguns medicamentos (p. ex., prednisona) aumentam a tendência a hematomas
Infecções de pele, como herpes simples, molusco contagioso, verrugas, infecções por estafilococos e estreptococos (furúnculos, carbúnculos, impetigo, *Staphylococcus aureus* resistente à meticilina [celulite e/ou abscessos]), escabiose e tínea	Qualificado, sim	Durante os períodos contagiosos, não é permitida a participação em ginástica ou animação de torcidas com tapetes, artes marciais, luta greco-romana ou outros esportes de colisão, de contato ou de contato limitado
Baço, aumentado	Qualificado, sim	Se o baço estiver agudamente aumentado, a participação deverá ser evitada por causa do risco de ruptura Se o baço estiver cronicamente aumentado, é necessária a avaliação individual antes de serem praticados esportes de colisão, de contato ou de contato limitado
CARDIOVASCULAR		
Cardite (inflamação do coração)	Não	A cardite pode resultar em morte súbita com o esforço
Pericardite ativa	Qualificado, não	O atleta precisa de avaliação individual
Hipertensão (pressão arterial elevada)	Qualificado, sim	Aqueles com hipertensão > 5 mmHg acima do percentil 99 para a idade, o sexo e a altura devem evitar o levantamento de peso pesado e o *power lifting*, a musculação e os esportes de componentes estáticos elevados. Aqueles com hipertensão sustentada (> percentil 95 para a idade, o sexo e a altura) necessitam de avaliação O relatório do National High Blood Pressure Education Program Working Group definiu a pré-hipertensão e a hipertensão de fase 1 e fase 2 em crianças e adolescentes com menos de 18 anos
Doença cardíaca congênita (malformações cardíacas estruturais presentes no nascimento)	Qualificado, sim	A consulta com um cardiologista é recomendada Aqueles que têm formas leves podem participar plenamente na maioria dos casos; aqueles que têm formas moderada ou grave ou que tenham sido submetidos à cirurgia precisam de avaliação A 36ª Conferência de Bethesda definiu a doença leve, moderada e grave para as lesões cardíacas comuns
Sopro cardíaco	Qualificado, sim	Se o sopro for inocente (não indicar doença cardíaca), a plena participação é permitida; caso contrário, o atleta precisa de avaliação (ver doença cardíaca estrutural, especialmente cardiomiopatia hipertrófica e prolapso da valva mitral)
Arritmia (ritmo cardíaco irregular)		
Síndrome do QT longo	Qualificado, sim	A consulta com um cardiologista é aconselhada. Aqueles com sintomas (dor torácica, síncope, quase síncope, tonturas, falta de ar ou outros sintomas de possível arritmia) ou evidência de insuficiência mitral no exame físico precisam de avaliação; todos os outros podem participar plenamente. Recomenda-se o teste genético para uma canalopatia
Arritmias ventriculares malignas	Qualificado, sim	
Síndrome de Wolff-Parkinson-White sintomática	Qualificado, sim	
Bloqueio cardíaco avançado	Qualificado, sim	
História familiar de morte súbita ou evento cardíaco súbito anterior	Qualificado, sim	
Implantação de um cardioversor desfibrilador	Qualificado, sim	
Doença cardíaca estrutural ou adquirida		
Cardiomiopatia hipertrófica (sintomática)	Qualificado, não	A consulta com um cardiologista é recomendada. A 36ª Conferência de Bethesda forneceu recomendações detalhadas. A maioria dessas condições implica um risco significativo de morte súbita cardíaca associada ao exercício físico intenso. A cardiomiopatia hipertrófica requer avaliações minuciosas e repetidas, pois a doença pode mudar suas manifestações durante a fase tardia da adolescência. A síndrome de Marfan com aneurisma aórtico também pode causar morte súbita durante o exercício físico intenso. Um atleta que já recebeu quimioterapia com antraciclinas pode estar sob maior risco de problemas cardíacos devido aos efeitos cardiotóxicos dos medicamentos, e o treinamento de resistência nessa população deve ser abordado com cautela; o treinamento de força que evita contrações isométricas pode ser permitido. O atleta precisa de avaliação
Cardiomiopatia dilatada (sintomática)	Qualificado, não	
Anomalias das artérias coronárias	Qualificado, não	
Cardiomiopatia arritmogênica do ventrículo direito	Qualificado, não	
Febre reumática aguda com cardite	Qualificado, não	
Síndrome de Ehlers-Danlos, forma vascular	Qualificado, não	
Síndrome de Marfan	Qualificado, sim	
Prolapso da valva mitral	Qualificado, sim	
Uso de antraciclina	Qualificado, sim	
Vasculite, doença vascular	Qualificado, sim	
Doença de Kawasaki (vasculite da artéria coronária)	Qualificado, sim	A consulta com um cardiologista é recomendada. O atleta precisa de avaliação individual para estimar o risco com base na atividade da doença, nas alterações patológicas e no regime terapêutico
Hipertensão pulmonar	Qualificado, sim	

(continua)

Tabela 706.3 Condições clínicas e participação em esportes. (*continuação*)

CONDIÇÃO	PODE PARTICIPAR	EXPLICAÇÃO
OFTALMOLÓGICA		
Atleta apenas com um olho funcional	Qualificado, sim	O atleta com um olho funcional é definido como aquele que tem acuidade visual inferior a 20/40 no pior olho. Tal atleta sofreria significativa deficiência se o melhor olho ficasse gravemente ferido, assim como seria para um atleta com a perda de um olho. Especificamente, boxe e artes marciais de contato total não são recomendados para atletas com só um olho funcional, pois a proteção de olho é impraticável e/ou não permitida. Alguns atletas que foram previamente submetidos a cirurgia intraocular ou tiveram uma lesão ocular grave podem ter o risco de lesão aumentado por causa do tecido enfraquecido do olho. A disponibilidade de guarda-olhos aprovados pela American Society for Testing and Materials e outros equipamentos de proteção pode permitir a participação na maioria dos esportes, mas isso deve ser julgado em uma base individual
Perda de um olho	Qualificado, sim	
Descolamento da retina ou história familiar de descolamento de retina em tenra idade	Qualificado, sim	
Miopia elevada	Qualificado, sim	
Distúrbios do tecido conjuntivo, como síndrome de Marfan ou de Stickler	Qualificado, sim	
Cirurgia intraocular prévia ou lesões oculares graves	Qualificado sim	
Conjuntivite, infecciosa	Qualificado, não	O atleta com conjuntivite infecciosa ativa deve ser excluído da natação
GASTRINTESTINAL		
Síndromes de má absorção (doença celíaca e fibrose cística)	Qualificado, sim	O atleta precisa de avaliação individual para a desnutrição geral ou déficits específicos que resultem em alterações da coagulação ou outros defeitos; com o tratamento adequado, esses déficits podem ser tratados de maneira apropriada para possibilitar atividades normais
Síndrome do intestino curto ou outros distúrbios que necessitem de suporte nutricional especializado, como a nutrição parenteral ou a enteral	Qualificado, sim	O atleta precisa de avaliação individual para esportes de colisão, contato ou de contato limitado Um cateter venoso central ou periférico pode exigir considerações especiais para atividades e preparação para emergências por traumatismo inesperado ao(s) dispositivo(s)
Hepatite, infecciosa (principalmente hepatite C)	Sim	Todos os atletas devem receber a vacinação contra hepatite B antes da participação. Por causa do aparente risco mínimo para os outros, todos os esportes podem ser praticados conforme o estado de saúde do atleta permitir. Para todos os atletas, as lesões de pele devem ser cobertas adequadamente, e a equipe médica deve ter precauções gerais ao manejar sangue ou líquidos corporais com sangue visível
Fígado, aumentado	Qualificado, sim	Se o fígado estiver agudamente aumentado, a participação deverá ser evitada por causa do risco de ruptura Se o fígado estiver cronicamente aumentado, a avaliação individual será necessária antes da prática de esportes com colisão, contato ou de contato limitado Pacientes com doença hepática crônica podem ter alterações na função hepática que afetam a resistência, o estado mental, a coagulação ou o estado nutricional
Diarreia, infecciosa	Qualificado, não	A menos que os sintomas sejam leves e o atleta esteja totalmente hidratado, não é permitida a participação, pois a diarreia pode aumentar o risco de desidratação e doenças provocadas pelo calor (ver febre)
GENITURINÁRIA		
Rim, ausência de um	Qualificado, sim	O atleta precisa de avaliação individual para esportes de contato, colisão e de contato limitado O equipamento de proteção especial pode reduzir o risco de lesões para o rim remanescente o suficiente para permitir a participação na maioria dos esportes, garantindo que tal equipamento permaneça no local durante a atividade
Ovário, ausência de um	Sim	O risco de lesão grave no ovário remanescente é mínimo
Gravidez e período pós-parto	Qualificada, sim	A atleta precisa de avaliação individual Conforme avança a gravidez, modificações na rotina de exercícios habituais tornam-se necessárias; atividades com alto risco de queda ou traumatismo abdominal devem ser evitadas O mergulho com cilindro e as atividades com risco de doença de altitude também devem ser evitados durante a gravidez. Após o nascimento, as mudanças fisiológicas e morfológicas da gravidez levam 4 a 6 semanas para retornar à linha de base
Testículo, não descido ou ausência de um	Sim	Alguns esportes exigem um protetor testicular
NEUROLÓGICA		
Paralisia cerebral	Qualificado, sim	O atleta precisa de avaliação para verificar a capacidade funcional para realizar a atividade esporte-específica
História de traumatismo de cabeça grave ou da coluna ou anormalidade, como craniotomia, hemorragia epidural, hematoma subdural, hemorragia intracerebral, síndrome do segundo impacto, malformação vascular e fratura do pescoço	Qualificado, sim	O atleta precisa de avaliação individual para esportes de colisão, contato ou contato limitado
História de concussão simples (lesão cerebral traumática leve), múltiplas concussões simples e/ou concussão complexa	Qualificado, sim	O atleta precisa de avaliação individual Pesquisas sustentam uma abordagem conservadora para o tratamento da concussão, incluindo nenhuma participação esportiva enquanto sintomático ou quando são detectadas deficiências no julgamento ou cognição, seguida do retorno gradual à plena atividade
Dores de cabeça recorrentes	Sim	O atleta precisa de avaliação individual

(*continua*)

Tabela 706.3 Condições clínicas e participação em esportes. (*continuação*)

CONDIÇÃO	PODE PARTICIPAR	EXPLICAÇÃO
Distúrbio convulsivo, bem controlado	Sim	O risco de convulsão durante a prática esportiva é mínimo
Distúrbio convulsivo, mal controlado	Qualificado, sim	O atleta precisa de avaliação individual para esportes de colisão, contato ou de contato limitado. Os seguintes esportes sem contato devem ser evitados: arco e flecha, tiro, natação, levantamento de peso, *power lifting*, musculação e esportes que envolvam alturas; nestes esportes, uma convulsão durante a atividade pode representar um risco para si ou para outros
Plexopatia recorrente e neurapraxia da medula cervical com defeitos persistentes	Qualificado, sim	O atleta precisa de avaliação individual para esportes de colisão, contato ou de contato limitado; recuperar a força normal é uma referência importante para voltar a jogar
RESPIRATÓRIA		
Comprometimento pulmonar, inclusive fibrose cística	Qualificado, sim	O atleta precisa de avaliação individual, mas, em geral, todos os esportes podem ser praticados se a oxigenação permanecer satisfatória durante o teste de esforço progressivo Os atletas com fibrose cística precisam de aclimatação e uma boa hidratação para reduzir o risco de doenças provocadas pelo calor
Asma	Sim	Com medicação e educação adequadas, apenas atletas com asma grave precisam modificar sua participação Para aqueles que utilizam inaladores, recomenda-se ter um plano de ação escrito e o uso um medidor de fluxo máximo diariamente Atletas com asma podem enfrentar risco durante o mergulho com cilindro
Infecção respiratória superior aguda	Qualificado, sim	A obstrução das vias respiratórias superiores pode afetar a função pulmonar O atleta precisa de uma avaliação individual para todas, exceto para doença leve (ver febre)
REUMATOLÓGICA		
Artrite idiopática juvenil	Qualificado, sim	Atletas com artrite idiopática juvenil sistêmica ou poliarticular e história de envolvimento da coluna cervical precisam de radiografias de C1 e C2 para avaliar o risco de lesão medular Atletas com artrite sistêmica ou associada a HLA-B27 necessitam de avaliação cardiovascular para possíveis complicações cardíacas durante o exercício Para aqueles com micrognatia (mordida aberta e dentes expostos), protetores de boca são úteis Se houver uveíte, o risco de danos aos olhos devido a traumatismo é maior; a avaliação oftalmológica é recomendada Em atletas com deficiência visual, devem ser seguidas de orientações para atletas com um olho funcional
Dermatomiosite juvenil, polimiosite idiopática	Qualificado, sim	Atleta com dermatomiosite juvenil ou lúpus eritematoso sistêmico com envolvimento cardíaco necessita de avaliação cardiológica antes da participação Os atletas que recebem corticoterapia sistêmica têm risco maior de fraturas osteoporóticas e necrose avascular, que devem ser avaliadas antes da liberação; aqueles que recebem medicamentos imunossupressores estão em maior risco de infecção grave. As atividades esportivas devem ser evitadas quando a miosite estiver ativa. A rabdomiólise durante o exercício intenso pode causar lesão renal em atletas com polimiosite idiopática e outras miopatias. Por causa da fotossensibilidade associada à dermatomiosite juvenil e ao lúpus eritematoso sistêmico, é necessária a proteção solar durante as atividades ao ar livre. Com o fenômeno de Raynaud, a exposição ao frio apresenta riscos para as mãos e os pés
Lúpus eritematoso sistêmico	Qualificado, sim	
Fenômeno de Raynaud	Qualificado, sim	
CÉLULAS FALCIFORMES		
Doença falciforme	Qualificado, sim	O atleta precisa de avaliação individual Em geral, se o estado da doença permitir, todos os esportes poderão ser praticados; no entanto, qualquer esporte ou atividade que impliquem esforço excessivo, superaquecimento, desidratação ou resfriamento devem ser evitados A participação em altitude elevada, especialmente quando não climatizada, também representa risco de crise de células falciformes
Traço falciforme	Sim	Atletas com traço falciforme geralmente não têm risco maior de morte súbita ou outros problemas clínicos durante a participação atlética em condições ambientais normais; no entanto, quando uma elevada atividade de esforço é realizada sob condições extremas de calor e umidade ou altitude elevada, tais complicações catastróficas podem ocorrer raramente Os atletas com traço falciforme, como todos os atletas, devem ser aclimatados progressivamente ao meio ambiente e à intensidade e à duração das atividades e devem ser suficientemente hidratados para reduzir o risco de doenças provocadas pelo calor do esforço e/ou pela rabdomiólise De acordo com as diretrizes dos National Institutes of Heath, o traço falciforme não é uma contraindicação para a participação em competições de atletismo, e não há nenhuma exigência para a triagem antes da participação São necessárias mais pesquisas para avaliar plenamente os potenciais riscos e benefícios da triagem de atletas para o traço falciforme

Esta tabela é destinada ao uso por médicos e não médicos. "Precisa de avaliação" significa que um médico com conhecimento e experiência adequados deve avaliar a segurança de determinado esporte para um atleta com a condição clínica listada. A menos que observado de outra maneira, essa necessidade de uma consideração especial deve-se à variabilidade na gravidade da doença, ao risco de lesão para esportes específicos ou ambos. (De Rice SG; the Council on Sports Medicine and Fitness, American Academy of Pediatrics: Medical conditions affecting sports participation. *Pediatrics* 121:841-848, 2008.)

Setenta e cinco por cento dos achados significativos são identificados pela anamnese; um questionário padronizado dado ao responsável e ao atleta são importantes, pois o jovem atleta pode não saber ou esquecer aspectos importantes de sua história. O questionário deve incluir perguntas sobre história familiar, história clínica pregressa, cirurgias e alterações cardíacas, pulmonares, neurológicas, dermatológicas, visuais, psicológicas, musculoesqueléticas e menstruais, bem como sobre doenças provocadas por calor, medicamentos, alergias, imunizações e dieta. Os problemas mais identificados são as *lesões não reabilitadas*. Indica-se uma investigação das lesões prévias, com testes de diagnóstico, tratamento e estado funcional presente.

A **morte súbita** durante a prática desportiva pode resultar de doença cardíaca não detectada, como a cardiomiopatia hipertrófica ou outras **cardiomiopatias** (ver Capítulo 466), **vasos coronarianos anômalos** (ver Capítulo 459.2) ou ruptura de aorta na **síndrome de Marfan** (ver Capítulo 722). Em muitos casos, a doença cardíaca subjacente não é suspeitada, e a morte é o primeiro sinal (ver Capítulo 463). No entanto, em um estudo retrospectivo, em cerca de 25 a 50% dos casos havia sintomas precedentes de tonturas, dor no peito, síncope, palpitações, falta de ar e/ou uma história familiar de morte súbita precoce. As radiografias de tórax, o eletrocardiograma e o ecocardiograma não são recomendados como testes de triagem de rotina, nos EUA. Se houver suspeita de doença cardíaca, como uma história de síncope, pré-síncope, palpitações ou dispneia excessiva com o exercício, ou uma história familiar de uma condição como a cardiomiopatia hipertrófica ou QT prolongado ou síndrome de Marfan, a avaliação deverá ser completa e incluir um eletrocardiograma de 12 derivações, ecocardiograma, monitoramento com Holter ou de eventos de captura e um teste de estresse com monitoramento por eletrocardiograma. Recomendações para a participação de atividades sendo portador de doença cardíaca identificada devem ser feitas em consulta com um cardiologista.

A **desqualificação** e as **limitações** para a prática de esportes entre várias condições médicas estão disponíveis na American Academy of Pediatrics (ver Tabela 706.3). Os esportes também podem ser classificados quanto à intensidade (Figura 706.1) e ao contato (Tabela 706.4). Os atletas podem querer participar de esportes indo contra as recomendações médicas e até mesmo obter sucesso em esportes de nível profissional.

A seção 504(a) do Rehabilitation Act de 1973 proíbe a discriminação contra os atletas com deficiência se eles tiverem as capacidades ou competências necessárias para desempenhar um esporte competitivo. Esse ato foi reforçado por meio do Americans with Disabilities Act de 1990. Um atleta amador não tem o direito absoluto de decidir se participa em esportes competitivos. A participação em esportes competitivos é considerada um privilégio, não um direito. O processo "Knapp *versus* Northwestern University" estabeleceu que "as decisões clínicas difíceis envolvendo problemas complexos podem ser tomadas

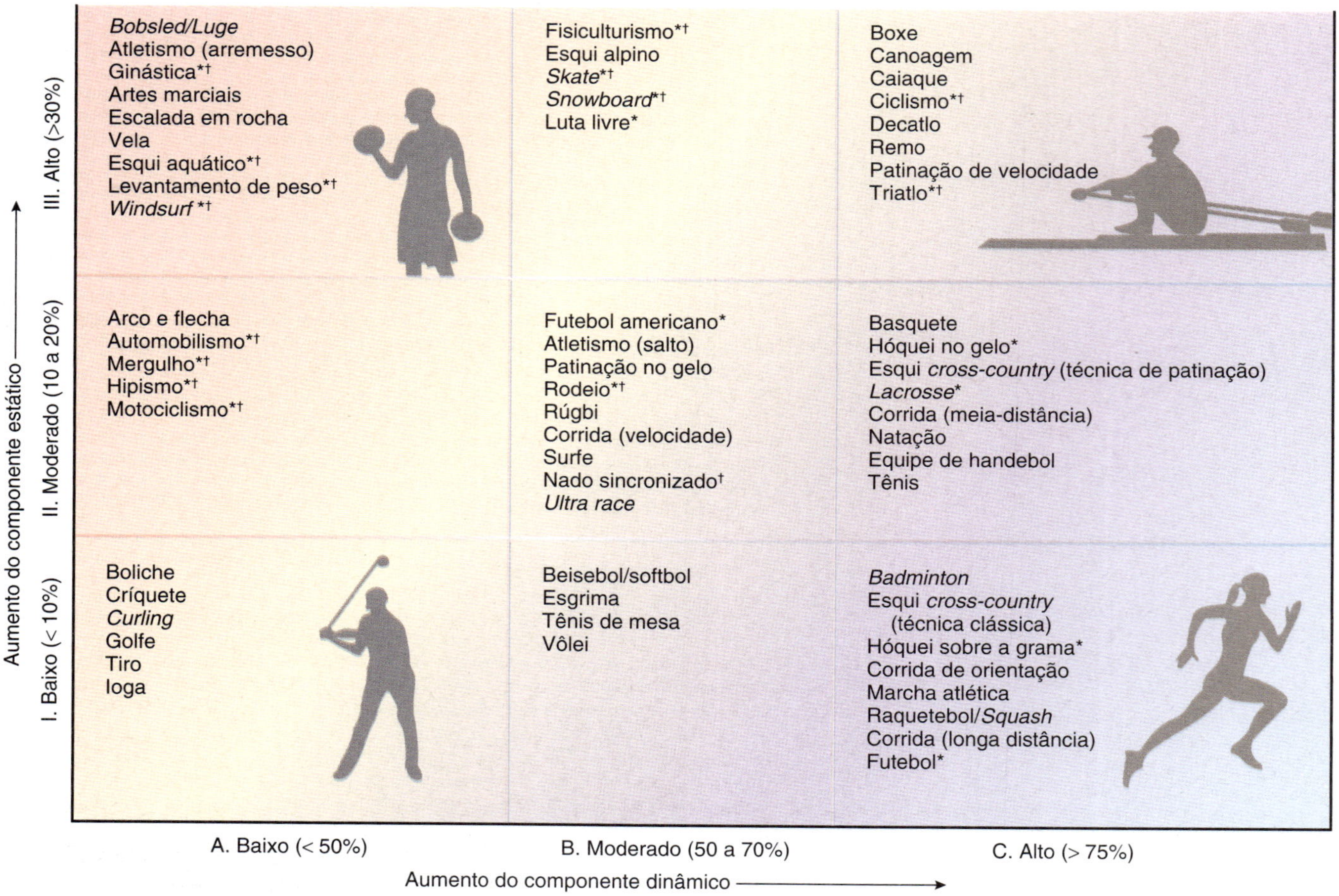

Figura 706.1 Classificação dos esportes. Esta classificação baseia-se nos componentes estáticos e dinâmicos de pico alcançados durante a competição; no entanto, valores mais altos podem ser alcançados durante o treinamento. O componente dinâmico crescente é definido em termos da porcentagem estimada de captação máxima de oxigênio ($\dot{V}O_{2máx}$) alcançada e resulta em aumento do débito cardíaco. O componente estático crescente está relacionado com a porcentagem estimada de contração voluntária máxima alcançada e resulta em aumento da pressão arterial. As menores demandas cardiovasculares totais (débito cardíaco e pressão arterial) são demonstradas na cor clara, com o aumento da carga dinâmica representada pelo aumento da intensidade do azul e o aumento da carga estática pelo aumento da intensidade do vermelho. Observe a transição graduada entre as categorias, as quais devem ser individualizadas com base na posição do jogador e no estilo de jogo. *Perigo de colisão corporal (ver Tabela 706.4 para obter mais detalhes sobre o risco de colisão). †Maior risco se ocorrer síncope (*Adaptada de Mitchell JH, Haskell W, Snell P et al.: 36th Bethesda conference. Task force 8: classification of sports.* J Am Coll Cardiol *45:1364-1367, 2005.*)

Tabela 706.4 Classificação dos esportes de acordo com o risco de impacto e formação educacional.

	ENSINO FUNDAMENTAL	ENSINO MÉDIO/ SUPERIOR		ENSINO FUNDAMENTAL	ENSINO MÉDIO/ SUPERIOR
Impacto esperado	Futebol americano Hóquei no gelo Lacrosse Luta livre Caratê/judô Esgrima Boxe	Futebol americano Futebol Hóquei no gelo Lacrosse Basquete Luta livre Caratê/judô Esqui alpino *Squash* Esgrima Boxe	Impacto não esperado	Beisebol/softbol Críquete Golfe Tiro esportivo de rifle Ginástica Vôlei Natação Atletismo Tênis Patinação artística Esqui *cross-country* Remo Vela Tiro ao alvo Levantamento de peso *Badminton*	Críquete Golfe Tiro esportivo de rifle Vôlei Natação Atletismo Tênis Esqui *cross-country* Remo Vela Tiro ao alvo Levantamento de peso *Badminton*
Pode ocorrer impacto	Futebol Basquete Hóquei sobre grama Esqui alpino Equitação *Squash* Ciclismo	Hóquei sobre grama Equitação Ciclismo Beisebol/softbol Ginástica Patinação artística			

De Levine BD, Baggish AL, Kovacs RJ et al.: Eligibility and disqualification recommendations for competitive athletes with cardiovascular abnormalities. Task force 1: classification of sports: dynamic, static, and impact: a scientific statement from the American Heart Association and American College of Cardiology. *J Am Coll Cardiol* 66(21):2350-2355, 2015.

pelos médicos responsáveis exercendo um julgamento prudente (que será necessariamente conservador quando uma evidência científica definitiva estiver faltando ou for conflitante) e contando com as recomendações de consultores especializados ou diretrizes estabelecidas por um painel de especialistas".

A bibliografia está disponível no GEN-io.

Capítulo 707
Manejo da Lesão Musculoesquelética

Aaron M. Karlin, Nicholas P. Goyeneche e Kevin P. Murphy

MECANISMO DA LESÃO

Lesões agudas

As entorses, distensões e contusões são responsáveis pela maioria das lesões musculoesqueléticas. A **entorse** é uma lesão no ligamento ou na cápsula articular. Em sua maioria, as entorses são de graus I a III. Define-se entorse de *grau I* como um dano leve em um ligamento ou ligamentos sem a instabilidade da articulação afetada. A entorse de *grau II* é considerada uma ruptura parcial do ligamento, esticado ao ponto de frouxidão excessiva. A entorse de *grau III* é uma ruptura completa do ligamento com instabilidade da articulação afetada. Uma **distensão** consiste em uma lesão no músculo ou no tendão e também é de graus I a III. As distensões musculares de *grau I* envolvem a lesão de apenas algumas fibras musculares, a dor é leve a moderada e as amplitudes de movimento e força são iguais ou quase normais. As distensões de *grau II* representam uma ruptura parcial mais significativa do músculo e frequentemente envolvem perda de amplitude de movimento e força. As distensões de *grau III* são definidas como uma ruptura completa da unidade musculotendinosa. Ao exame, as distensões de grau III, e frequentemente as de grau II, apresentam equimose e afastamento palpável no local da lesão. A **contusão** é uma lesão por esmagamento em qualquer tecido mole. A história da lesão é especialmente útil na avaliação do traumatismo musculoesquelético. As lesões mais graves, que indicam alteração interna, podem ter sinais agudos e sintomas como edema imediato, deformidade, dormência ou fraqueza, um estalido doloroso alto, bloqueio mecânico da articulação ou instabilidade.

Lesões por sobrecarga

As lesões por sobrecarga são causadas por microtraumatismos repetitivos que excedem a taxa de reparo do corpo. Isso ocorre em músculos, tendões, ossos, bursas, cartilagens e nervos. As lesões por sobrecarga ocorrem em todos os esportes, porém mais comumente em esportes que enfatizam o movimento repetitivo (natação, corrida, tênis e ginástica). Os fatores predisponentes podem ser classificados em extrínsecos (erros de treinamento, falta de equipamentos ou superfície de treino inadequadas) e intrínsecos (anatomia do atleta ou condições médicas). O erro de treinamento é o fator mais comumente identificado. Por exemplo, no início do programa de treino, os atletas podem violar a regra dos 10%. Não se deve aumentar a duração ou a intensidade de exercícios mais de 10% por semana. Os fatores intrínsecos são biomecânica anormal, devido a causas anatômicas como discrepância de comprimento da perna, pés planos, pés cavos, coalizão tarsal, calcanhar valgo, torção tibial externa e anteversão femoral; desequilíbrio muscular; inflexibilidade; e condições clínicas (descondicionamento, deficiências nutricionais, amenorreia e obesidade). O atleta deve ser questionado sobre as especificidades do treinamento. Especialmente os corredores, por exemplo, devem ser questionados sobre seus sapatos, ortopedia, superfície de rolamento, quilometragem semanal ou tempo gasto em execução por semana, exercícios de velocidade ou de inclinação, lesões anteriores e reabilitação. Quando os fatores causais são identificados, eles podem ser eliminados ou modificados de modo que, após a reabilitação, o atleta não volte para o mesmo regime e sofra novas lesões.

Para os atletas envolvidos em treinamento excessivo que provocam uma lesão por sobrecarga (p. ex., atletas escolares de múltiplos desportos), a redução de todo o exercício pode não ser necessária. O tratamento incorpora a redução da carga de treinamento (repouso relativo) combinado com um programa de reabilitação projetado para fazer com que os atletas retornem para o esporte o mais rapidamente possível, minimizando a exposição a novas lesões. A identificação precoce de uma lesão por sobrecarga requer menos alteração do regime de treino.

Tornou-se mais comum para os jovens atletas se especializarem em um único esporte e se envolverem em treinamentos intensivos durante o ano todo. Essa prática deve ser desaconselhada, pois estudos correlacionaram essa prática com desgaste e diminuição da motivação e prazer, além de aumentos nas lesões por uso excessivo. Tal fato é especialmente evidente no beisebol, em que o movimento de arremesso altamente repetitivo e forte pode causar danos aos tecidos dos cotovelos e dos ombros de um atleta em crescimento. O atleta e seus pais devem ser aconselhados a diversificar sua participação no esporte, o que pode aumentar seu prazer e seu desempenho.

Os objetivos do tratamento de lesões de uso excessivo são controlar a dor e o espasmo para reabilitar a flexibilidade, a força, a resistência e os déficits proprioceptivos (Tabela 707.1). Em muitas lesões por sobrecarga, o papel da inflamação no processo é mínimo. Para a maioria das lesões dos tendões, o termo *tendinite* é obsoleto, pois há pouca ou nenhuma inflamação na histopatologia dos tendões afetados. Em vez disso, existe evidência microscópica de traumatismo do tecido. A maioria dessas entidades é mais apropriadamente denominada **tendinose** e, quando o tecido do tendão está cheio de cicatrizes e muito anormal, **tendinopatia**. Com a tendinose, existe menos uma função para a medicação anti-inflamatória no tratamento, exceto como analgésico.

Novos tratamentos estão surgindo para o tratamento eficaz de tendinopatias crônicas, juntamente ao avanço e à implementação da ultrassonografia (US) musculoesquelética na prática clínica. Sob orientação ultrassonográfica, as áreas patológicas do tecido do tendão podem ser direcionadas com injeções de sangue autólogo ou plasma rico em plaquetas para estimular uma resposta cicatricial pró-inflamatória e mais robusta. Embora o plasma rico em plaquetas seja uma terapia popular, as evidências de sua eficácia são inconclusivas. O tecido patológico também pode ser direcionado com fenestração por agulha percutânea ou tenotomia, e as aderências do coxim de gordura nos tendões também podem ser tratadas por meio de raspagem mecânica com agulha ou técnicas de hidrodissecção utilizando US.

AVALIAÇÃO INICIAL DA EXTREMIDADE LESIONADA

Inicialmente, o examinador deve avaliar a amplitude do pulso periférico e o tempo de enchimento capilar, bem como a função motora bruta e sensorial, para avaliar a lesão neurovascular. A primeira prioridade é manter a estabilidade muscular e esquelética.

São critérios para a atenção imediata e a consulta ortopédica rápida o comprometimento vascular, o comprometimento do nervo e a fratura exposta. A fratura exposta deve ser coberta com gaze embebida com solução salina estéril; e o membro lesado, acolchoado e engessado. Convém ser aplicada pressão em qualquer local de hemorragia. Os critérios adicionais são profunda laceração sobre uma articulação, luxação irredutível, ruptura grau III (completa) em uma unidade musculotendínea, fraturas significativamente anguladas e deslocamento.

TRANSIÇÃO DO MANEJO IMEDIATO PARA O RETORNO À ATIVIDADE

A reabilitação de uma lesão musculoesquelética deve começar no dia da lesão.

Fase 1

Limitar ainda mais os danos, controlar o edema e a dor e minimizar as perdas de força e flexibilidade. Os princípios **PRICE** (Proteção, **R**epouso, gelo [*Ice*], **C**ompressão e **E**levação) precisam ser aplicados. Muletas, suporte estabilizador de estribos de ar para entorses de tornozelo, tipoias para lesões do braço e bandagens elásticas (4 a 8 polegadas) para a compressão são materiais úteis. Pode-se colocar gelo diretamente sobre a lesão, conforme tolerado, por 20 minutos continuamente 3 a 4 vezes/dia até a resolução do edema. A compressão limita o sangramento e o edema adicionais, mas não deve ser tão apertada a fim de limitar a perfusão. A elevação da extremidade promove o retorno venoso e limita o edema. Um medicamento anti-inflamatório não esteroide ou o paracetamol são indicados para a analgesia.

O fortalecimento isométrico sem dor e o aumento da amplitude de movimento devem ser implementados o mais cedo possível. A dor inibe a contração muscular completa; resulta em descondicionamento se a dor e o não uso persistirem por dias ou semanas, atrasando assim a recuperação. Orientações sobre a natureza da lesão e as especificidades de exercícios de reabilitação, com folhetos com instruções escritas e desenhos que demonstram os exercícios, são úteis.

Fase 2

Melhorar a força e a amplitude do movimento (ou seja, flexibilidade) enquanto possibilita que as estruturas lesadas se curem. Os dispositivos de proteção são removidos quando a força e a flexibilidade do paciente melhoram e as atividades da vida diária estão livres de dor. A flexibilidade pode, então, ser melhorada por um programa de alongamentos específicos, mantidos durante 15 a 30 segundos com 3 a 5 repetições, 1 ou 2 vezes diariamente. Um fisioterapeuta ou preparador físico é inestimável para orientar o atleta ao longo desse processo. Os dispositivos de proteção podem ter que ser utilizados por meses durante a prática de esportes. Natação, corrida na água e ciclismo estacionário são bons exercícios aeróbicos de baixo impacto, que permitem que a extremidade lesada obtenha repouso relativo, ou seja, possa ser usada sem dor mantendo a aptidão cardiovascular.

Fase 3

Alcançar força e flexibilidade quase normais das estruturas lesadas e ainda melhorar ou manter o condicionamento cardiovascular. A força e a resistência são melhoradas sob condições controladas utilizando-se elásticos e, eventualmente, equipamento de exercício seguido por pesos livres. Além disso, o treinamento proprioceptivo sensorial possibilita que o atleta reconstrua o sentido crítico sinestésico para a função e a estabilidade articular.

Fase 4

Voltar para o exercício ou a competição sem restrição. Quando o atleta atinge flexibilidade, força, propriocepção e resistência quase

Tabela 707.1 Cenários de lesões por uso excessivo.

GRAU	CLASSIFICAÇÃO DOS SINTOMAS	TRATAMENTO
I	Dor somente após atividade Não interfere no desempenho ou intensidade Sensibilidade generalizada Desaparece antes da próxima sessão	Modificação da atividade, considerar treinamento cruzado, programa de reabilitação domiciliar
II	Dor mínima com atividade Não interfere no desempenho Sensibilidade mais localizada	Modificação da atividade, treinamento cruzado, programa de reabilitação domiciliar
III	Dor interfere na atividade e no desempenho Área de sensibilidade definida Geralmente desaparece entre as sessões	Modificação significativa da atividade, incentivar fortemente o treinamento cruzado, programa de reabilitação domiciliar e fisioterapia ambulatorial
IV	Dor com atividades da vida diária Dor não desaparece entre as sessões Interferência acentuada no desempenho e intensidade de treinamento	Interromper atividade temporariamente, apenas treinamento cruzado, analgésico oral, programa de reabilitação domiciliar e fisioterapia ambulatorial intensiva
V	Dor interfere nas atividades da vida diária Sinais de lesão no tecido (p. ex., edema) Sintomas crônicos ou recorrentes	Interrupção prolongada da atividade, apenas treinamento cruzado, analgésico oral, programa de reabilitação domiciliar e fisioterapia ambulatorial intensiva

normais, pode iniciar os exercícios específicos do esporte. O atleta irá fazer a transição do programa funcional de reabilitação para o da reabilitação adequada para o esporte. Substituir a participação esportiva pela reabilitação é inapropriado; em vez disso, deve haver retorno progressivo da função passo a passo para a plena atividade ou programa de jogo. Por exemplo, um jogador de basquete que esteja se recuperando de uma lesão no tornozelo pode começar um programa de "andar, correr, arrancar, reduzir" antes de retornar à competição. Em qualquer ponto nessa progressão, se ocorrer dor, o atleta precisará parar, aplicar gelo, evitar a execução por 1 a 2 dias, continuar a fazer exercícios de estabilização para o tornozelo e depois voltar a correr em uma intensidade mais baixa e progredir adequadamente.

Repouso relativo e diretrizes de retorno ao jogo

O repouso relativo significa que o atleta pode fazer o que desejar, desde que as estruturas lesadas não doam durante ou até 24 horas após a atividade. O exercício que excede o limiar de dor atrasa a recuperação.

IMAGEM

Modalidades de imagem tradicionais, como radiografia, ressonância magnética e tomografia computadorizada, estão bem estabelecidas na rotina de diagnóstico da lesão musculoesquelética. O diagnóstico por US está ganhando popularidade à medida que a tecnologia continua avançando na resolução da imagem e na praticidade de instalação do equipamento em um ambiente clínico. Uma vantagem óbvia da US é a ausência de radiação. Também é melhor tolerada por crianças menores que podem ter dificuldade em cumprir os protocolos de ressonância magnética (RM) ou tomografia computadorizada (TC). O movimento dinâmico ou a tensão de um membro, articulação ou estrutura podem fornecer informações valiosas de diagnóstico e podem ser facilmente comparados com o lado contralateral. Sensações de estalar ou estourar, suspeitas de hematomas intramusculares, fraturas por estresse e análise dos prognósticos de deformações, entorses e tendinopatias são aplicações de alto rendimento da US musculoesquelética diagnóstica. A US também pode aumentar a precisão das injeções terapêuticas, melhorando a eficácia da injeção e, ao mesmo tempo, reduzindo os resultados adversos pela inserção incorreta da agulha.

DIAGNÓSTICO DIFERENCIAL DA DOR MUSCULOESQUELÉTICA

Os processos traumáticos, reumatológicos, infecciosos, hematológicos, psicológicos, congênitos e oncológicos, especialmente em menores de 12 anos, podem causar reclamação de dor musculoesquelética. Sintomas como fadiga, perda de peso, erupção cutânea, múltiplas queixas articulares, febre, doença crônica ou recente e dor persistente apesar do tratamento conservador sugerem um diagnóstico diferente de traumatismo relacionado com esportes. A possibilidade de abuso de crianças, inclusive sexual, como uma etiologia não deve ser negligenciada, em todas as camadas socioeconômicas. A incongruência entre os resultados da anamnese e do exame físico do paciente deve levar a uma avaliação mais aprofundada. Uma avaliação negativa de sistemas com uma história de lesões consistentes com os achados físicos sugere uma etiologia relacionada com o esporte.

A bibliografia está disponível no GEN-io.

707.1 Lesões da Placa de Crescimento

Aaron M. Karlin, Nicholas P. Goyeneche e Kevin P. Murphy

Cerca de 20% das lesões pediátricas relacionadas com o esporte vistas no setor de emergência são fraturas, e 25% delas envolvem uma placa de crescimento epifisário ou fise (ver Capítulo 703). O crescimento em ossos longos ocorre em três áreas e é suscetível a lesões. O osso imaturo pode ser agudamente lesionado na fise (fraturas do tipo Salter-Harris, Capítulo 703.2), na superfície articular (osteocondrite dissecante [OCD]) ou na apófise (fraturas por avulsão). Os meninos sofrem cerca de duas vezes mais fraturas fisárias do que as meninas; o pico de incidência de fratura é durante o pico da velocidade de crescimento (meninas: idade de 12 ± 2,5 anos; meninos: idade 14 ± 2 anos). A fise é uma placa de crescimento de pressão e é responsável pelo crescimento longitudinal do osso. A apófise é uma proeminência óssea no local da fixação de um tendão, além de uma fise de tração. A epífise é o fim de um osso longo, distal ou proximal ao osso longo, e contém cartilagem articular na articulação.

As **lesões físicas** da extremidade superior são mais comumente observadas no rádio distal, que ocorrem na criança ou no adolescente em crescimento e geralmente são causadas por força excessiva aplicada à extremidade superior. As lesões dessa natureza podem ser vistas em atletas, como ginastas, patinadores no gelo, jogadores de hóquei e levantadores de peso, além de animadores de torcida. Os mecanismos de lesão são queda sobre a mão estendida ou dorsiflexão e carga axial repetitiva através do rádio distal (Capítulo 713). Uma dor crônica no punho pode ser vista em até 79% dos jovens ginastas, especialmente meninas com idade entre 12 e 14 anos, e costuma ser chamada de **pulso de ginastas** (ver Capítulo 701). Uma isquemia metafisária temporária, com carga axial repetitiva, pode ser induzida, impedindo a calcificação da cartilagem e causando o aumento da fise. Com o alargamento da fise radial distal, podem ocorrer microfraturas. As características clínicas envolvem a dor do punho na parte radial particularmente dorsal com as atividades de hiperextensão passiva e ativa, aliviada com suspensão da atividade. A sensibilidade ou a dor focal em torno da circunferência da extremidade distal do rádio são frequentemente observadas. O diagnóstico diferencial inclui fraturas do metacarpo, fratura do escafoide e, na criança mais velha, tenossinovite de De Quervain. A artrite idiopática juvenil sempre precisa ser considerada em uma criança com punho inchado doloroso, não excluindo a malignidade ou um processo infeccioso. As radiografias do punho podem ser úteis em particular quando comparadas com a extremidade contralateral. A radiografia do punho pode ser útil principalmente quando comparada com a extremidade contralateral. As radiografias podem mostrar alargamento fisário com mudanças císticas envolvendo segmento metafisário, quebra da epífise distal e, em fases posteriores, variância ulnar positiva. A cintilografia óssea pode ser útil para fraturas por estresse, seguida pela RM, se necessário, posteriormente. Os princípios PRICE são seguidos como tratamento não narcótico da dor. As fraturas Salter-Harris dos tipos I e II podem ser tratadas com redução fechada e imobilização. A osteotomia de encurtamento ulnar pode ser necessária no atleta com significativa variação ulnar positiva. As lesões físicas no joelho (fêmur distal, tíbia proximal) são raras, enquanto no tornozelo (fíbula distal, mais comumente) são mais frequentes – geralmente como resultado de uma lesão por inversão – e predominantemente fraturas de Salter-Harris I.

As alterações do crescimento seguidas de lesão da placa de crescimento são uma função da localização e da parte da fise fraturada. Esses fatores influenciam a probabilidade de formar uma barra fisária, o que resulta na parada do crescimento. As áreas que mais contribuem para o crescimento longitudinal nas extremidades superiores são o úmero proximal, o rádio distal e a ulna. Nas extremidades inferiores, são o fêmur distal, a tíbia proximal e a fíbula. As lesões nessas áreas são mais propensas a causar alterações no crescimento longitudinal. Também são mais propensas a causar distúrbios de crescimento em comparação com lesões físicas na outra extremidade desses ossos longos. O tipo de fratura da fise com relação ao risco de distúrbio de crescimento é descrito pelo sistema de classificação Salter-Harris (Tabela 706.2). Mostra-se menos provável que uma lesão de grau I resulte em distúrbios de crescimento, enquanto a classe V é a fratura mais provável de resultar em distúrbios de crescimento.

A **osteocondrite dissecante (OCD)** afeta o osso subcondral e a superfície articular sobreposta (ver Capítulo 697). Com necrose avascular do osso subcondral, a superfície articular pode se achatar, suavizar ou quebrar em fragmentos. A etiologia é desconhecida, mas pode estar relacionada com as lesões por esforço repetitivo em alguns pacientes. A OCD apresenta-se mais comumente nas extremidades inferiores do joelho, afetando a face lateral do côndilo femoral medial em 70% dos pacientes, o côndilo femoral lateral em 20% e a patela em 10% (Figura 707.1). Nas extremidades superiores, é mais frequentemente

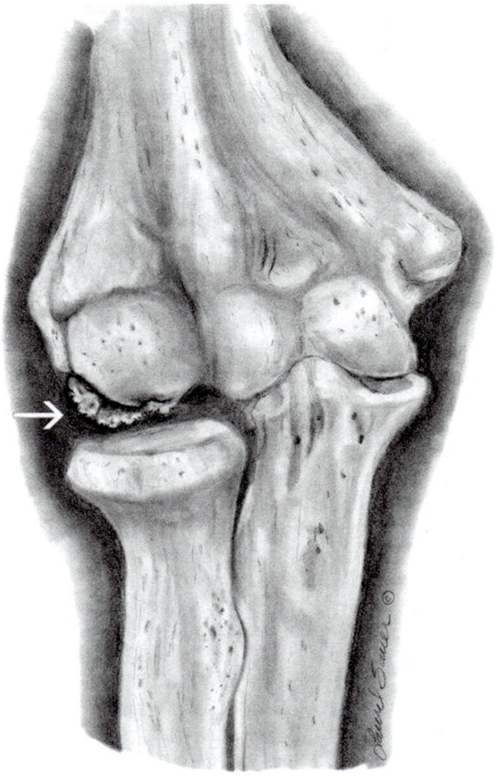

Figura 707.1 Osteocondrite dissecante do cotovelo. (*Copyright Laurel Sauer, 2017.*)

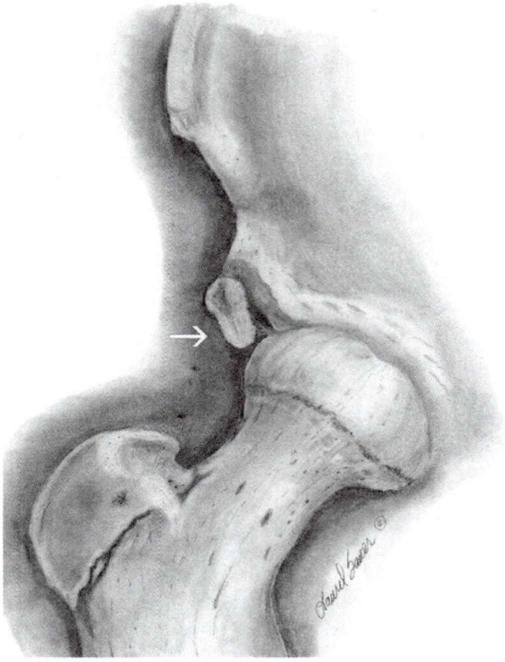

Figura 707.2 Avulsão da espinha ilíaca anteroinferior. (*Copyright Laurel Sauer, 2017.*)

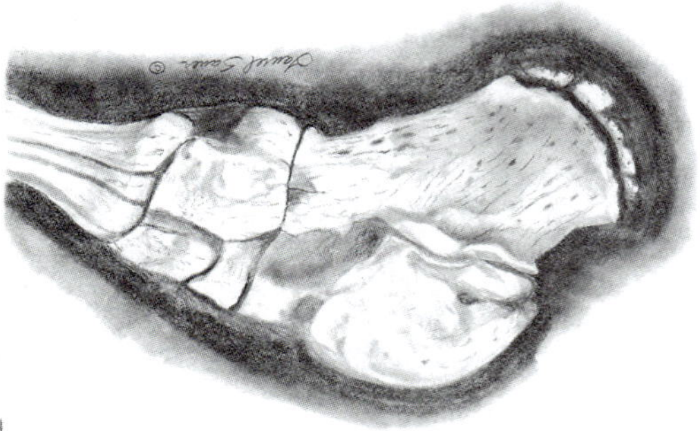

Figura 707.3 Apofisite calcânea (doença de Sever). (*Copyright Laurel Sauer, 2017.*)

vista no cotovelo – afetando o capítulo – e costuma ser associada a atividades repetitivas de arremesso ou balanço (p. ex., beisebol). Outras articulações em que também se encontram as lesões por OCD são o tornozelo (tálus) e a cabeça do rádio. A OCD afeta classicamente atletas em sua segunda década. A apresentação mais comum é a dor mal localizada vaga no joelho. Raramente a anamnese indica traumatismo agudo recente. Algumas lesões por OCD são assintomáticas – diagnosticadas na radiografia "de rotina" –, enquanto outras se manifestam como efusão articular, dor, diminuição da amplitude de movimento e sintomas mecânicos (bloqueio, estalo ou travamento). A atividade geralmente piora a dor.

O exame físico pode não mostrar resultados específicos. Às vezes, uma sensibilidade sobre o côndilo envolvido pode ser provocada por palpação profunda com o joelho flexionado. O diagnóstico costuma ser feito com radiografias. Quando houver preocupação com a OCD no joelho, uma radiografia com vista em túnel pode obter a melhor visão dos dois terços posteriores do côndilo femoral. O tratamento da OCD permanece controverso. Em geral, as lesões intactas podem ser tratadas sintomaticamente com ou sem modificação da atividade, redução de peso ou imobilização. Fragmentos livres geralmente requerem remoção cirúrgica. As técnicas de perfuração podem ser utilizadas e são úteis para estimular a neoformação óssea, a cura e o retorno de corpos móveis aos locais doadores originais. As sequelas a longo prazo podem ser observadas em até 25% com lesões atípicas, idade avançada, derrame e lesões de grande porte.

As **fraturas por avulsão** ocorrem quando uma contração muscular forte desaloja a apófise a partir do osso. Elas ocorrem mais comumente em torno do quadril (Figura 707.2) e são tratadas conservadoramente. As fraturas agudas para outras apófises (joelho e cotovelo) requerem consulta ortopédica de urgência. Cronicamente, maior tração na fixação musculoapofisária pode causar microtraumatismos repetitivos e dor na apófise. As áreas mais comuns afetadas são o joelho (**doenças de Osgood-Schlatter** e **Sinding-Larsen-Johansson**), o tornozelo (**doença de Sever**) (Figura 707.3) e o epicôndilo medial (**cotovelo da liga infantil**). A apofisite por tração do joelho e do tornozelo pode ser tratada em ambiente de cuidados primários. O principal objetivo do tratamento é minimizar a intensidade e a incidência da dor e da incapacidade. Os exercícios que aumentam a força, a flexibilidade e a resistência dos músculos ligados à apófise usando como base repouso relativo são adequados. O uso de uma cinta patelar pode proporcionar benefícios na redução da força de tração colocada sobre a apófise tibial durante a atividade. Os sintomas podem durar 12 a 24 meses se não tratados. Conforme o crescimento desacelera, os sintomas diminuem.

A bibliografia está disponível no GEN-io.

707.2 Lesões no Ombro

Aaron M. Karlin, Nicholas P. Goyeneche e Kevin P. Murphy

A dor no ombro que se irradia ao longo do braço deve levantar a possibilidade de uma lesão cervical. *A dor no pescoço e a alteração da sensibilidade ou da limitação da amplitude de movimento cervical requerem que a coluna cervical seja imobilizada e que o atleta seja transferido para posterior avaliação.* Se não houver nenhuma dor ou alteração da sensibilidade ou limitação de movimento da coluna cervical, o ombro é possivelmente o local da lesão primária.

FRATURAS DE CLAVÍCULA

A fratura de clavícula é uma das lesões mais comuns do ombro. A lesão costuma ser sustentada por uma queda na lateral do ombro, sobre mão estendida, ou pelo golpe direto. Aproximadamente 80% das fraturas ocorrem no terço médio da clavícula. Em crianças mais novas, a curvatura maleável da clavícula pode estar presente, em vez de uma fratura evidente, e deve ser tratada da mesma maneira. O tratamento é conservador e inclui o uso de uma tipoia para conforto e proteção. O tempo de cura mostra-se menor em comparação com os adultos, geralmente de 4 a 6 semanas. Recomenda-se um período de 2 a 3 semanas adicionais de proteção contra atividades de contato/colisão após a cura clínica e radiográfica ser alcançada para evitar novas lesões. Se não deslocadas, a maioria das fraturas claviculares laterais e mediais poderá ser administrada de modo semelhante à fratura do terço médio clavicular. As fraturas do terço lateral e medial deslocadas requerem consulta ortopédica devido à maior incidência de osteoartrite (lateral) acromioclavicular (AC) e ao envolvimento da fise (medial). A osteólise clavicular distal é, provavelmente, uma lesão de esforço associada à dissolução lenta e à reabsorção do osso. A causa da lesão não se mostra clara, parecendo mais consistente com uma reação de estresse ou fratura no local com uma força considerável. Essa lesão é comumente vista em atletas de levantamento de peso e pode ser encontrada em crianças mais velhas. O tratamento conservador, com limitações de atividade, gelo, agentes anti-inflamatórios não esteroides e injeções de cortisona, pode ser útil. Segurar a barra a uma distância maior para o levantamento de peso pode também ser útil. Para aqueles que não estão dispostos a modificar a atividade de levantamento de peso ou têm sintomas persistentes apesar do tratamento conservador, a cirurgia pode ser muito bem-sucedida e envolve a remoção da clavícula distal (cerca de 1 cm) sem perda de força e retorno completo à atividade prevista.

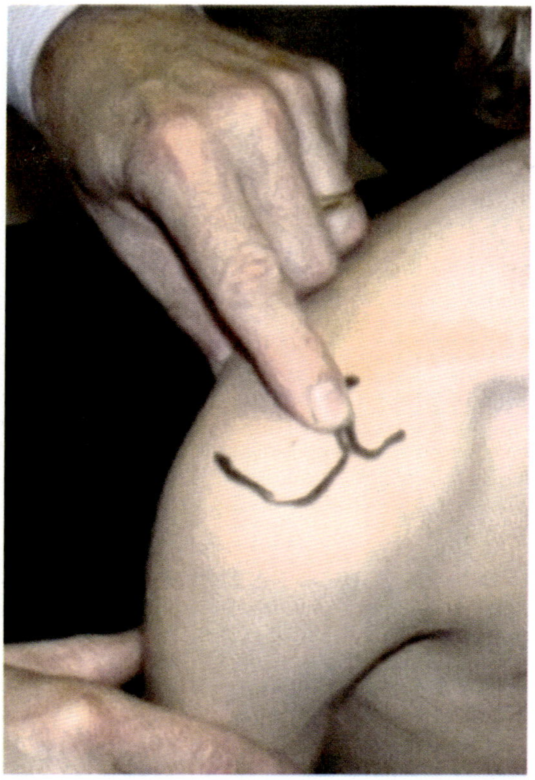

Figura 707.4 Palpação da articulação acromioclavicular. (*De Anderson SJ: Sports injuries.* Curr Probl Pediatr Adolesc Health *35:105-176, 2005.*)

SEPARAÇÃO ACROMIOCLAVICULAR

Uma separação acromioclavicular (AC) ocorre mais comumente quando um atleta sustenta um golpe direto no acrômio com o úmero em uma posição aduzida, forçando o acrômio inferior e medialmente. A força é dirigida para o AC e os ligamentos coracoclaviculares, devido à instabilidade inerente da articulação esternoclavicular. Os pacientes têm ponto de sensibilidade na articulação AC e dor ao levantamento dos braços acima do nível do ombro e podem ter um aparente degrau entre a clavícula distal e o acrômio (Figura 707.4).

As lesões AC do **tipo I** envolvem uma entorse isolada do ligamento AC com a margem perióstea intacta. Não há deformidades visíveis e as radiografias são normais. A dor é provocada com a adução do úmero no tórax. As lesões do **tipo II** envolvem o ligamento AC e os ligamentos coracoclaviculares, bem como a ruptura parcial da margem periosteal. As radiografias podem mostrar um ligeiro alargamento da articulação AC, embora a distância entre a clavícula e o processo coracoide esteja inalterada em comparação com o ombro não lesionado. O tratamento das lesões AC dos tipos I e II é conservador e não operatório e consiste em aplicação de gelo, anti-inflamatórios não esteroides e uma tipoia para a imobilização e o controle da dor aguda. A amplitude de movimentos do ombro em exercícios de movimento e o fortalecimento do manguito rotador, do deltoide e da musculatura do trapézio são incorporados no início do período, uma vez que o intervalo livre de dor melhore, para evitar a rigidez articular residual. Um período curto de fisioterapia pode ser útil se as limitações da amplitude de movimento estiverem presentes 2 a 4 semanas a partir da lesão. A consideração para retornar a jogar é feita quando o paciente não tem mais sensibilidade focal articular AC, exibe uma amplitude completa de movimento indolor, tem força suficiente para ser funcionalmente protegido de uma colisão ou queda e pode executar manobras necessárias dentro de seu esporte. Tipicamente, após uma lesão AC de tipo I volta-se a jogar entre 1 e 2 semanas, e entre 2 e 4 semanas com a do tipo II.

A lesão de **tipo III** é mais grave. Além disso, envolve dilaceramento AC e dos ligamentos coracoclaviculares e rompimento do tubo periosteal com a instabilidade da clavícula distal por causa do desprendimento da fáscia deltotrapezial. As radiografias comumente irão mostrar o deslocamento superior da clavícula distal do coracoide de 25 a 100%. O tratamento das lesões AC do tipo III é controverso. No entanto, muitas podem ser tratadas conservadoramente, de modo semelhante ao descrito para as lesões AC dos tipos I e II, se não houver danos à pele sobrejacente ou comprometimento neurovascular ao membro lesado. O paciente deve ser aconselhado sobre essa lesão, que provavelmente resultará em um defeito visível, para verificar se é aceitável. A cirurgia para lesões AC do tipo III é incomum e realizada principalmente para atletas envolvidos em esportes de arremesso ou por motivos estéticos. As lesões AC dos **tipos IV, V e VI** têm piora progressiva da ruptura ligamentar e fascial, com locais variados para o deslocamento da clavícula. Essas lesões devem ser encaminhadas a um ortopedista para consulta e correção cirúrgica.

LUXAÇÃO GLENOUMERAL ANTERIOR

O mecanismo mais comum de lesão que causa uma **luxação glenoumeral anterior** é fazer contato com outro jogador com o ombro abduzido a 90° e rotacionado externamente à força. Os pacientes queixam-se de dor intensa e que o ombro "saiu do lugar" ou "se deslocou". Os pacientes com luxação anterior não reduzida têm uma região oca inferior ao acrômio e uma protuberância na porção anterior do ombro causada pelo deslocamento anterior da cabeça umeral. A sensação anormal da região deltoide lateral e da superfície extensora do antebraço proximal deve ser avaliada quanto à lesão concomitante dos nervos radial ou musculocutâneo, respectivamente.

A redução de um ombro deslocado deve ser feita convenientemente presumindo-se que não haja crepitação – o que seria preocupante para uma fratura. Vários métodos seguros para a redução fechada têm sido descritos, como a técnica de tração-contratração, a **manobra Stimson** e a manobra de abdução. As radiografias pós-redução são úteis e podem mostrar evidência de uma fratura da cabeça do úmero por impactação lateral posterior (lesão de Hill-Sachs). As lesões nos tecidos moles circundantes, como a cápsula anterior e o *labrum*, são mais bem avaliadas por RM, muitas vezes com acompanhamento com artrograma da articulação glenoumeral. Uma vez reduzida a lesão, o tratamento inicial de um deslocamento inclui a colocação do paciente em uma tipoia para conforto e proteção. A duração da imobilização é controversa e pode durar de alguns dias a 4 a 6 semanas. O risco mais significativo depois de uma luxação traumática aguda é a recorrência. A maioria dos praticantes de medicina esportiva incentiva logo uma série de movimentos e exercícios de fortalecimento, conforme tolerado. A reabilitação incide sobre o fortalecimento progressivo do manguito rotador, do deltoide e do músculo periscapular em graus crescentes de abdução e rotação externa. O fortalecimento dos músculos do manguito rotador é extremamente importante, pois são os estabilizadores dinâmicos da articulação glenoumeral, integrante na prevenção de futura luxação. Os exercícios pliométricos também podem ser incorporados perto do fim da reabilitação para melhorar a função proprioceptiva em preparação para o retorno ao atletismo. Os pacientes podem voltar a jogar quando a força, a flexibilidade e a propriocepção forem iguais às do ombro não lesionado na medida em que eles forem capazes de proteger o ombro e realizar atividades desportivas específicas sem dor. A cirurgia deve ser considerada em casos de múltiplos deslocamentos recorrentes ou naqueles indivíduos que não conseguem se curar adequadamente após a reabilitação prolongada. Além disso, a correção cirúrgica precoce deve ser considerada para os atletas que participam de jogos de contato ou colisão que inerentemente têm taxas de recorrência mais altas.

LESÃO DO MANGUITO ROTADOR

Os músculos do **manguito rotador** são o supraespinal, o infraespinal, o redondo menor e o subescapular. A função desses músculos é rodar o úmero e estabilizar a cabeça do úmero contra a glenoide. O supraespinal é mais comumente lesionado, seja por uma tensão aguda causada por traumatismo ou por uma tendinose crônica por uso excessivo. Especificamente, a tendinose do manguito rotador comumente se apresenta com queixa de dor com sobrecarga do arco de movimento, como ao arremessar, levantar ou alcançar objetos acima da cabeça. A dor costuma ser mal localizada no ombro, embora possa se referir ao deltoide. O início da dor costuma ser insidioso e estar associado ao aumento da frequência ou da duração das atividades de arremesso ou levantamento de peso. A dor é exacerbada com essas ou outras atividades, mas geralmente está presente em repouso; a dor noturna ocorre em casos mais graves. No exame, o teste muscular manual dos músculos do manguito rotador costuma produzir dor e, em alguns casos, fraqueza em comparação com o ombro não lesionado. A tendinose supraespinal produz dor com abdução ativa contra resistência, na qual o paciente abduz o braço a 90°, flexiona para a frente em 30° anterior ao plano parassagital e gira internamente o úmero.

O tratamento da tendinose do manguito rotador inclui repouso relativo do atletismo ou atividades que causem dor; aplicação de gelo; e uso de analgésico ou anti-inflamatório não esteroide. O fortalecimento do manguito rotador e da musculatura estabilizadora da escápula, modificações da técnica e fortalecimento do núcleo são componentes importantes da reabilitação muitas vezes supervisionados por um fisioterapeuta. No jovem atleta, a dor no manguito rotador é mais comum como resultado da instabilidade glenoumeral, e não da síndrome do impacto do manguito rotador. Este último é mais comum em adultos e causado pelo impacto do manguito rotador pelas estruturas ósseas superiores a ele. Como resultado, o tratamento focado apenas no alongamento pode piorar os sintomas. O retorno ao jogo geralmente inclui aumentos graduais na carga colocada no manguito rotador, conforme o paciente retoma suas atividades anteriores, como um programa de arremesso no beisebol.

As **lacerações do *labrum* glenoidal** podem se apresentar de forma insidiosa, como na tendinose do manguito rotador, ou estar associadas a um deslocamento traumático agudo. Isso é frequentemente manifestado por dor na articulação glenoumeral e pode estar associado a uma sensação de aperto dentro do ombro. Também pode muitas vezes ser reproduzido em exames. Uma das lesões mais comuns é a lesão anterior e posterossuperior do *labrum*. Os atletas arremessadores estão particularmente em risco. O mecanismo de lesão é relacionado com uma lesão de tração ao longo da cabeça longa do bíceps em sua fixação no *labrum* glenoidal superior que ocorre durante um ciclo de arremesso. As radiografias são geralmente normais. A RM com artrograma é o melhor estudo para identificar a patologia do *labrum* glenoidal (Figura 707.5).

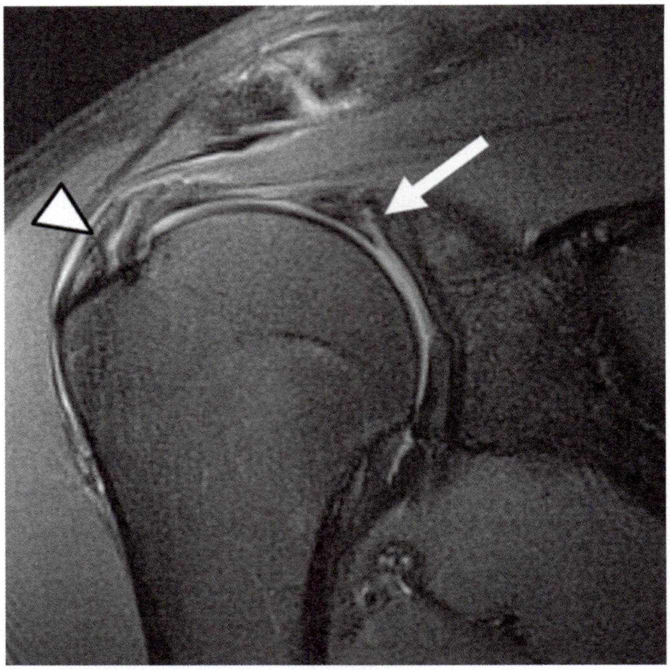

Figura 707.5 Ressonância magnética coronal de nível intermediário em um paciente, mostrando ruptura labral superior (*seta*) e tendinose do tendão supraespinal (*ponta de seta*). Não há edema perilabral adjacente sugerindo lesão crônica. (*De Chang, I-Yuan J, Polster JM: Pathomechanics and magnetic resonance imaging of the thrower's shoulder.* Radiol Clin N Am *54(5):801-805, 2016, Fig. 13, p. 811.*)

A **fratura por estresse do úmero proximal** (epifisiólise) é uma causa rara de dor no ombro proximal e suspeitada quando a dor no ombro não responde às medidas de rotina. O início gradual de dor no ombro profunda ocorre em um jovem atleta (placas epifisárias abertas) envolvido com movimentos de sobrecarga repetitiva, como no beisebol, no tênis ou na natação, mas sem que a anamnese indique traumatismo. Observa-se a sensibilidade ao longo do úmero proximal; o diagnóstico é confirmado por meio da detecção de um alargamento epifisário da placa de crescimento em radiografias simples, captação aumentada na cintilografia nuclear ou edema da fise na RM. O tratamento é repouso total de jogos por 6 a 8 semanas.

As condições não relacionadas com o esporte que precisam ser consideradas em qualquer criança com ombro doloroso são uma deformidade de Sprengel não diagnosticada. Essa deformidade envolve a escápula, que não desce da região cervical sobre a 1ª à 5ª costela. As crianças geralmente apresentam pescoço encurtado e falta de movimento torácico escapular normal. O posicionamento incorreto glenoidal pode causar flexão frontal limitada e abdução do ombro. Uma barra omovertebral está presente em até 50% dos casos. Essa barra conecta o ângulo medial superior da escápula e a coluna cervical e consiste em tecido cartilaginoso fibroso ou osso. Outras anormalidades regionais podem ser escoliose com uma escápula proeminente no lado convexo, anomalias congênitas das costelas e síndrome de Klippel-Feil não diagnosticada. O arqueamento da escápula sempre levanta a questão da distrofia muscular, sobretudo a torácica escapular. A história familiar pode ser muito útil. Os tumores ósseos primários (ver Capítulo 528) comuns às extremidades superiores são o sarcoma de Ewing da escápula e o sarcoma osteogênico do úmero proximal, além de osteoblastomas e condroblastomas comuns à diáfise e à epífise de ossos longos. As manifestações mais comuns do osteossarcoma são dor, disfunção dos membros superiores e edema. Apresentações semelhantes a infecções podem ser observadas no sarcoma de Ewing, com perda de peso e febre. Os sintomas que não respondem ao tratamento conservador requerem mais investigação e consulta especializada.

A bibliografia está disponível no GEN-io.

707.3 Lesões do Cotovelo

Aaron M. Karlin, Nicholas P. Goyeneche e Kevin P. Murphy

LESÕES AGUDAS

A articulação mais comumente deslocada na infância é o cotovelo. A subluxação da cabeça do rádio, ou "cotovelo de babá", compreende a maioria das lesões (ver Capítulo 701). A luxação posterior é o segundo tipo mais comum de **luxação do cotovelo**, com seu mecanismo de queda para trás sobre um braço estendido com o cotovelo em extensão. O deslocamento pode ser completo ou incompleto, denominado "empoleirado", com a tróclea subluxada sobre a parte superior do processo coronoide. O ligamento colateral ulnar (LCU) é comumente rompido, juntamente a outros componentes da cápsula de tecido mole sobre o cotovelo. Fraturas do olécrano (superiores a 80%) ou epicôndilo medial também podem estar presentes. Uma deformidade óbvia é visualizada com o processo do olécrano exibido com destaque atrás do úmero distal. Um exame cuidadoso do rádio distal e pulso ulnar para avaliar a integridade vascular do braço distal mostra-se importante, por causa do potencial para lesão da artéria braquial. A sensibilidade da extremidade distal também deve ser avaliada, por uma possível lesão dos nervos radial, mediano e ulnar. A redução deve ser realizada o mais cedo possível antes que um edema significativo e um espasmo muscular potencialmente compliquem o procedimento. A tração longitudinal será aplicada no antebraço com uma pressão ascendente suave no úmero distal, de modo que o processo coronoide limpe a tróclea. Se não for possível realizar a redução, o braço deverá ser colocado em uma tipoia acolchoada e funda e o paciente, transportado para a emergência.

As **fraturas supracondilares do úmero** podem resultar do mesmo mecanismo de lesão com luxação do cotovelo, e pode ser difícil distingui-las de um deslocamento posterior, devido ao edema significativo sobre a articulação do cotovelo. Elas também podem ser complicadas por lesões associadas à artéria braquial e, em menor grau, aos nervos mediano, radial e ulnar. A lesão tipicamente ocorre na primeira década da vida e está associada ao pico de hiperfrouxidão da articulação do cotovelo em crianças entre 5 e 8 anos. Uma síndrome compartimental aguda pode se desenvolver após essas fraturas, associada a um "sinal do coxim de gordura" (Figura 707.6). Essas fraturas devem ser submetidas a uma consulta ortopédica e são discutidas com mais profundidade no Capítulo 703.

O traumatismo direto no cotovelo pode causar sangramento e inflamação na bursa do olécrano, o que resulta em **bursite olecraniana**. A aspiração raramente é necessária, e essa lesão pode ser tratada com gelo, curativo compressivo e analgesia (princípios PRICE). Uma cotoveleira acolchoada proporciona conforto durante a atividade e leva à prevenção de novas lesões.

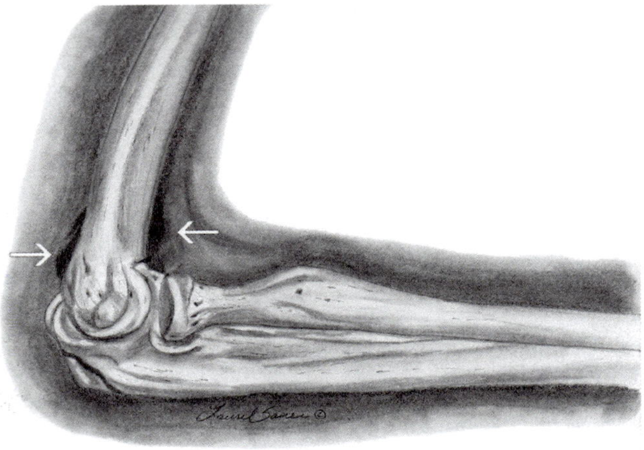

Figura 707.6 Deflexão do coxim de gordura supracondiliano com derrame articular (sinal do coxim de gordura) apresentando evidências de uma fratura. *(Copyright Laurel Sauer, 2017.)*

Lesões crônicas

As lesões por sobrecarga ocorrem principalmente em esportes de arremesso e nos que exigem flexão repetitiva do pulso ou a extensão ou em esportes que exigem a sustentação de peso nas mãos (ginástica).

Cotovelo da liga infantil é um termo amplo para vários problemas diferentes do cotovelo. O arremesso de lado causa estresse em valgo no cotovelo com abertura medial das forças compressivas articulares e laterais. A **dor medial do cotovelo** é uma queixa comum de jovens arremessadores, resultante de sobrecarga repetitiva em valgo dos grupos musculares flexores-pronadores do punho e sua fixação na apófise medial. Em pré-adolescentes que ainda apresentam centros de ossificação secundária em maturação, é provável a **apofisite de tração do epicôndilo medial.** Os pacientes têm sensibilidade ao longo do epicôndilo medial; a dor é exacerbada pelo estresse em valgo ou pela flexão e pela pronação resistente do punho. A dor no punho pode estar presente em casos mais graves. As radiografias podem mostrar alargamento da placa de crescimento na apófise medial em comparação com o cotovelo não lesionado. O tratamento inclui não arremessar por 4 a 6 semanas, fortalecimento e alongamento sem dor do grupo flexor-pronador seguido de um programa de arremesso funcional progressivo de 1 a 2 semanas com reabilitação cuidadosa. A incorporação de exercícios de fortalecimento do núcleo e a estabilização escapular, além de abordar a mecânica adequada de arremesso (para reduzir a carga no cotovelo medial), são componentes importantes do programa de reabilitação. Esse problema deve ser tratado com um período de descanso do lançamento, devido ao risco de não união da apófise e dor crônica. Se a dor ocorrer de modo agudo, deve-se considerar a **fratura por avulsão do epicôndilo medial.** Radiografias devem ser realizadas em qualquer arremessador com dor aguda no cotovelo. Se o epicôndilo medial for avulsionado (Figura 707.7), indica-se a consulta ortopédica.

Em adolescentes mais velhos e adultos jovens com apófise fundida, a estrutura no cotovelo vulnerável à lesão é o **ligamento colateral ulnar (LCU).** Entorses/rupturas do LCU são comuns em esportes que exigem arremessos de alta velocidade ou atividades aéreas. A dor medial do cotovelo, especialmente pior durante a fase de aceleração do arremesso, é comum. A sensação de "abertura" da articulação do cotovelo durante o arremesso também costuma ser descrita. No exame, a sensibilidade local à palpação sobre o LCU está presente. Além disso, a frouxidão pode ser apreciada com o estresse em valgo do cotovelo quando flexionado a 30 e/ou 90°. As radiografias geralmente não são dignas de nota. A US diagnóstica ou a RM com artrografia são frequentemente necessárias para avaliar a integridade do LCU. As lacerações parciais podem ser tratadas com um período de repouso dos arremessos (2 a 4 semanas), seguido de cuidadosa reabilitação progressiva, conforme discutido anteriormente, para dor medial no cotovelo. Se houver uma ruptura completa, o reparo cirúrgico será indicado se o atleta desejar continuar a carreira de arremessador.

A **epicondilite medial, ou cotovelo de golfista,** consiste em outra causa comum de dor do cotovelo medial no indivíduo com apófise fundida. É comumente causada pelo uso excessivo dos grupos de músculos pronadores flexores em sua origem no epicôndilo umeral medial. Isso ocorre frequentemente em atletismo ou atividades com flexão repetitiva do punho. A sensibilidade é observada no epicôndilo medial e exacerbada pela extensão passiva do punho ou pela flexão resistida do punho. O tratamento inclui descanso da atividade estimulante, gelo, alongamento e fortalecimento dos flexores do punho, tiras do antebraço, órtese de contraforça e analgesia. A disfunção do nervo ulnar pode ser uma complicação de sobrecarga em valgo e pode ocorrer com qualquer um dos diagnósticos discutidos anteriormente. A parestesia persistente ou fraqueza motora na distribuição do nervo ulnar deve ser avaliada com estudos eletromiográficos e de condução nervosa. A US diagnóstica também pode ser útil para avaliar o espessamento focal do nervo, como um sinal de irritação, bem como visualizar dinamicamente o nervo por meio do arco de flexão do cotovelo para avaliar subluxação sobre o epicôndilo medial (Figura 707.8).

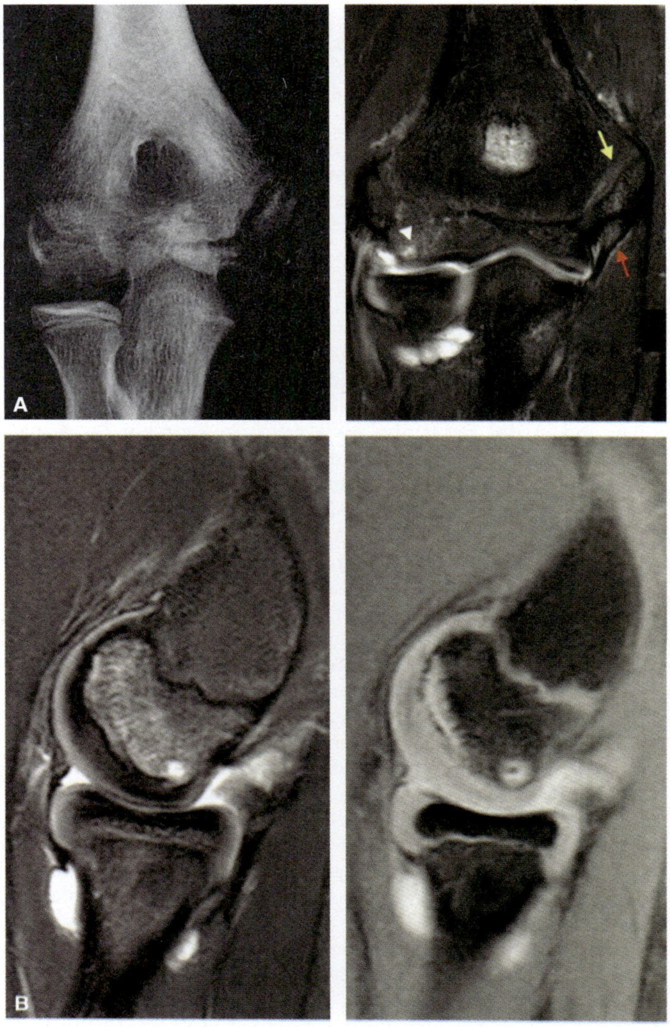

Figura 707.7 As muitas faces do cotovelo da liga infantil em um arremessador de 14 anos. **A.** Radiografia AP e RM ponderada em T2 coronal oblíqua com saturação de gordura demonstram características de lesão crônica por estresse no epicôndilo medial (*seta amarela*), bem como achados de osteocondrite dissecante capitelar (*ponta de seta branca*). Um edema do ligamento colateral ulnar medial proximal/entorse de grau 1 também é observado na ligação umeral (*seta vermelha*). **B.** Recuperação sagital de inversão de tau curta e imagens de artrograma de RM ponderada em T1 saturadas com gordura enfatizam as características clássicas da lesão do "corpo metafisário equivalente" até a profundidade óssea da fise secundária, desorganizada e obliterada do capítulo ossificante. (*De Braithwaite KA, Marshall KW: The skeletally immature and newly mature throwing athlete.* Radiol Clin N Am *54(5):841-855, 2016, Fig. 11.*)

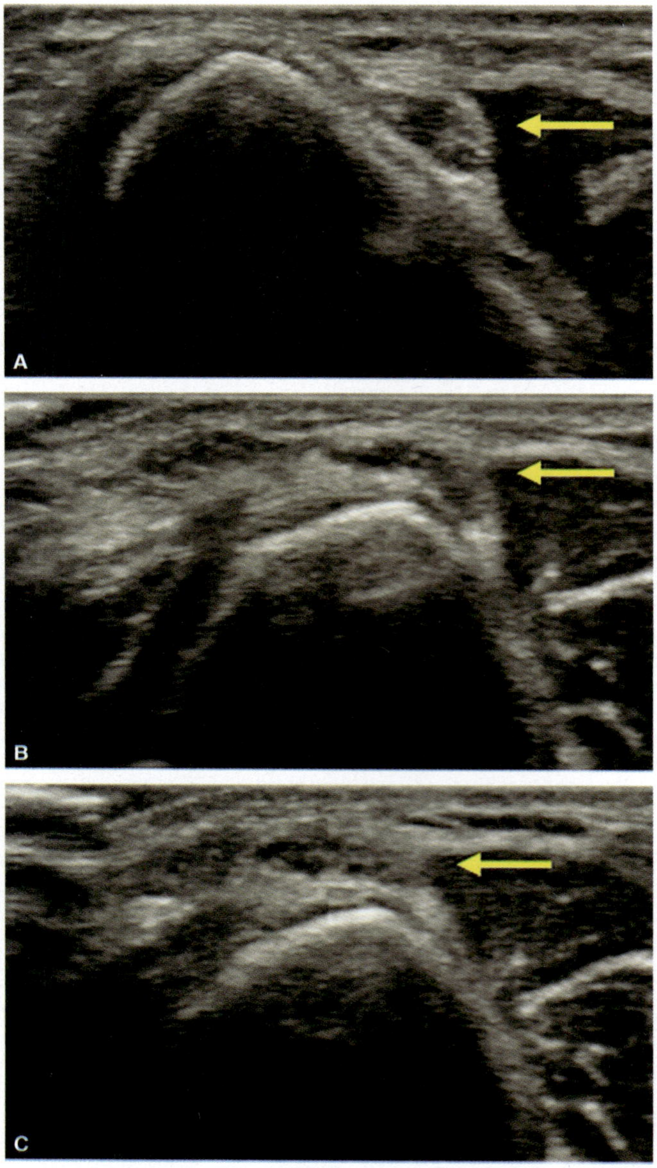

Figura 707.8 Subluxação do nervo ulnar. Ultrassonografia dinâmica do nervo ulnar (*seta*) no sulco ulnar no cotovelo. **A.** Nervo ulnar posicionado adequadamente no sulco ulnar com o cotovelo estendido. Com a flexão do cotovelo (**B**) o nervo fica empoleirado no epicôndilo medial. À medida que o cotovelo se move para a flexão terminal (**C**) o nervo é completamente deslocado anteriormente sobre o epicôndilo medial. (*Cortesia de Nicholas Goyeneche, MD, ultrasound clinic files, Ochsner Clinic Medical Center.*)

A **dor lateral do cotovelo** pode ser causada pela compressão durante o movimento de arremesso na articulação radiocapitelar. A **doença de Panner** é a osteocondrose do capítulo que ocorre entre 7 e 12 anos (Figura 707.9). A **osteocondrite dissecante (OCD)** do capítulo ocorre entre 13 e 16 anos (Figura 707.1). Essas duas entidades podem representar uma continuação da mesma doença. Embora os pacientes com ambas as condições apresentem início insidioso de dor lateral do cotovelo exacerbada ao aremessar, os pacientes com OCD apresentam sintomas mecânicos (estalo, travamento) e, mais comumente, diminuição da amplitude do movimento. Os pacientes com a doença de Panner não têm sintomas mecânicos e muitas vezes têm amplitude de movimento normal. O prognóstico da doença de Panner é excelente, e os tratamentos consistem em repouso relativo (sem arremesso), breve imobilização e radiografias repetidas em 6 a 12 semanas para avaliar a remodelação óssea. Na OCD, as radiografias demonstram uma lesão mais focal no capítulo com eventual achatamento e potencialmente fragmentação. Uma RM pode ser muito útil no diagnóstico precoce e no estadiamento subsequente. Um diagnóstico de OCD exige a consulta ortopédica com tratamento que depende da gravidade da lesão e da fragmentação.

A **epicondilite lateral, ou "cotovelo de tenista"**, é a lesão de cotovelo de uso excessivo mais comum em adultos, mas relativamente incomum em crianças e adolescentes (Figura 707.10) É uma tendinose na origem do músculo extensor no epicôndilo umeral lateral, comumente encontrada em indivíduos que exercem atividades que exigem preensão repetitiva ou prolongada. A sensibilidade localiza-se sobre o epicôndilo lateral superior e é agravada com a flexão do punho passiva ou a extensão com resistência do punho. O tratamento inclui repouso relativo,

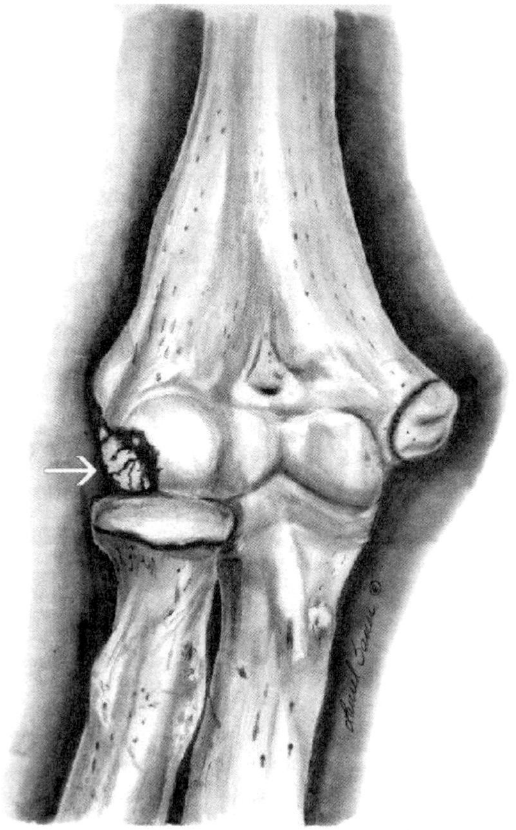

Figura 707.9 Doença de Panner. Note a fragmentação do capítulo umeral e o achatamento da superfície articular (*seta*). (*Copyright Laurel Sauer, 2017.*)

analgesia e exercícios específicos de alongamento e fortalecimento para o cotovelo e o antebraço. Equipamento inadequado (p. ex., tamanho errado do apoio ou raquete muito tensionada) e má técnica podem contribuir para o início dos sintomas. A volta ao jogo deve ser gradual e progressiva para evitar nova lesão.

As lesões do cotovelo podem ser minimizadas, mas não necessariamente prevenidas pelo alongamento e pelo fortalecimento prévios. A importância do fortalecimento do núcleo e da estabilização escapular no que diz respeito à prevenção de lesões no cotovelo e no ombro no atleta arremessador não pode ser exagerada. A consideração mais importante para evitar lesões no cotovelo nos arremessadores é limitar o número de arremessos e aconselhar os jogadores, treinadores e demais atletas que devem parar imediatamente quando sentirem dor no cotovelo. Se persistir, precisam de avaliação clínica. Recomenda-se que um arremessador jovem tenha limites específicos de idade nas contagens de arremesso, como o número de arremessos lançados por jogo e por semana, além de manter dias de folga adequados entre os jogos. Uma boa regra é que o número máximo de arremessos por jogo seja, aproximadamente, 6 vezes a idade do arremessador em anos.

Outros problemas menos comuns que causam dor de cotovelo são neuropatia/subluxação ulnar, tendinite tricipital ou bicipital (distal), apofisite do olécrano e corpos livres. As condições que precisam ser consideradas na criança com um ombro dolorido não relacionado com o desporto são condições congênitas, como a displasia radial, além de sinostose radioulnar e paralisia do plexo braquial persistente leve. O cotovelo não é um local incomum para artrites inflamatórias, como artrite juvenil idiopática, sepse, hemofilia e anemia falciforme. A neoplasia deve considerar os osteoblastomas e o condroblastoma, comuns na diáfise e na epífise de ossos longos, além do osteossarcoma. Como sempre, na criança com sintomas persistentes que não esteja respondendo ao tratamento conservador, sempre se indica investigar outros diagnósticos.

A bibliografia está disponível no GEN-io.

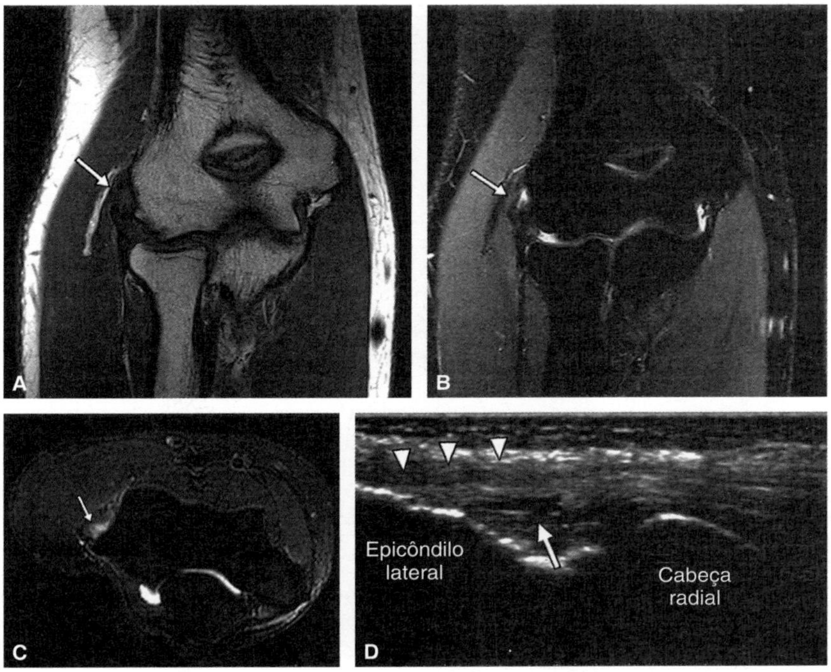

Figura 707.10 Um tenista de 22 anos com dor persistente no cotovelo lateral, apesar de 3 meses de fisioterapia. A. A sequência T1 coronal mostra o espessamento e o sinal intermediário no tendão extensor comum (TEC; *seta*). B. A supressão de gordura coronal T2 (FS) (TEC; *seta*) e (C) a densidade axial de prótons revelam sinal de fluido dentro do TEC e descontinuidade das fibras tendíneas, consistente com uma ruptura de espessura parcial (TEC; *seta*). D. A ultrassonografia de eixo longo correspondente mostra uma fenda de fluido anecoico (*seta*) na superfície inferior do TEC (*pontas de seta*). (*De Gustas CN, Lee KS: Current imaging concepts and image-guided treatments for the injured thrower's elbow.* Radiol Clin N Am *54(5):817-839, 2016, Fig. 2, p. 821.*)

707.4 Lesões Lombares

Aaron M. Karlin, Nicholas P. Goyeneche e Kevin P. Murphy

ESPONDILÓLISE, ESPONDILOLISTESE E SÍNDROME FACETÁRIA

Espondilólise

A espondilólise, uma causa comum de dor nas costas em atletas, é uma fratura por estresse da *pars articularis* (ver Capítulo 699.6). Pode ocorrer em qualquer nível vertebral, porém é mais provável em L4 ou L5. A espondilólise completa nunca foi encontrada no recém-nascido. Sua ocorrência aumenta entre 5,5 e 6,5 anos a uma taxa de 5%, perto da frequência de 5,8% na população branca. A prevalência em adolescentes atletas avaliados para dor lombar é de 13 a 47%. Além da hiperextensão aguda que causa uma fratura aguda, o mecanismo de lesão é um defeito congênito ou hipoplasia da *pars*. Isso se agrava pela sobrecarga repetitiva da extensão lombar. Balé, levantamento de peso, ginástica e futebol são exemplos de esportes em que ocorre frequentemente sobrecarga repetitiva da extensão da coluna lombar.

Os pacientes geralmente apresentam dor de início insidioso. No entanto, pode haver uma lesão precipitante, como uma queda ou um único episódio de hiperextensão. A dor é pior com a extensão, pode irradiar para as nádegas e, eventualmente, afetar as atividades da vida diária. O posicionamento em repouso ou em decúbito dorsal costuma aliviar a dor.

No exame, a dor é reproduzida com extensão lombar em pé, sobretudo quando o paciente está em pé sobre uma perna (teste de hiperextensão para uma perna). Podem ser observadas flexão espinal frontal limitada e isquiotibiais apertados. O exame neurológico costuma ser normal. Frequentemente, existe uma sensibilidade bem localizada à palpação profunda, lateral ao processo espinhoso no lado afetado – e geral no nível de L4 ou L5.

Confirma-se o diagnóstico pela descoberta de um defeito de *pars* em uma radiografia oblíqua da coluna lombar. O defeito é raramente visto nas incidências anteroposterior (AP) e lateral. A TC de emissão de fóton único é necessária para confirmar o diagnóstico se as radiografias estiverem normais. Uma TC simples pode ajudar a identificar o grau de envolvimento ósseo e, às vezes, é usada para avaliar a cura.

O tratamento inclui alívio da dor e restrição de atividade. A reabilitação consiste em fortalecimento do tronco, alongamento dos flexores do quadril e alongamento dos isquiotibiais, que são importantes na maioria dos casos. Uma órtese sacral lombar torácica temporariamente pode ser útil para a fratura por estresse espondilolítico resistente à cicatrização por meios conservadores alternativos.

Espondilolistese e síndrome facetária

A espondilólise, a espondilolistese e a síndrome facetária são as lesões posteriores aos elementos vertebrais. A **espondilolistese** ocorre quando existem defeitos bilaterais na *pars* e quando há deslocamento para a frente ou deslizamento de uma vértebra na vértebra inferior a ela (ver Capítulo 699.6). A **síndrome facetária** tem anamnese e achados do exame físico semelhantes aos da espondilólise. É causada pela instabilidade ou pelo dano na articulação facetária, posterior à *pars interarticularis* e na interface dos processos das articulações inferior e superior. A síndrome facetária pode ser estabelecida por meio da identificação das anormalidades facetárias na TC ou por exclusão, o que exige uma radiografia não diagnóstica e a verificação nuclear para descartar a espondilólise.

O tratamento das lesões do elemento posterior é conservador, dirigido a reduzir a atividade de extensão de carga, muitas vezes para 2 a 3 meses. A mecânica do corpo, os princípios de postura, o fortalecimento do núcleo e as rotinas de estabilização da pelve lombar podem ser muito úteis na recuperação funcional do atleta motivado. Caminhar, nadar e andar de bicicleta podem ser exercícios apropriados também durante a fase de reabilitação. Raramente a fusão segmentar vertebral pode ser indicada para o atleta com espondilolistese e instabilidade segmentar sintomática persistente, apesar do tratamento conservador.

HERNIAÇÃO DO DISCO LOMBAR, DISTENSÃO E CONTUSÃO

A lesão do disco intervertebral em crianças e no jovem atleta é incomum. Ao contrário dos déficits motores e sensoriais seletivos frequentemente observados em adultos com hérnia de disco, os atletas com menos de 20 anos têm dor ou sensibilidade menos comumente identificadas ao longo do curso do nervo ciático. Os achados do exame físico podem ser mínimos, mas geralmente envolvem dor com flexão para a frente e flexão lateral. É raro ter um teste de perna reta positivo ou qualquer déficit neurológico no jovem atleta com um disco lesionado. Pode haver sensibilidade no processo espinoso vertebral no nível do disco. Pode haver uma sensação geral de dor na região lombar ou acima das nádegas. A RM geralmente confirma o diagnóstico clínico. Presumindo-se que a hérnia não seja grande e a dor não seja intratável, o tratamento de escolha mostra-se conservador, com analgesia e fisioterapia. A cirurgia raramente é necessária.

Distensão lombar aguda ou contusão podem ser vistas em atletas mais jovens e estão geralmente associadas à atividade precipitante, frequentemente fora da rotina normal. O exame físico revela sensibilidade nos tecidos moles paravertebrais e laterais frequentemente associada à criação de mecanismos da lesão. A distensão torácica e lombar na criança em idade escolar está associada a obesidade, falta de condicionamento físico, história familiar positiva e atividade recreativa mal supervisionada e equipada. Até 20% dos jovens com menos de 15 anos têm experimentado dor nas costas em algum momento de sua vida. A mochila em idade escolar está rapidamente se tornando a causa mais comum de dor nas costas de natureza benigna em crianças. Até 74% dos "mochileiros escolares" sentem dor. A dor nas costas é mais comum em pessoas que usam mochila pesada e de alça de ombro único (mais de 10 a 20% do peso corporal), do sexo feminino e com grande índice de massa corporal.

O tratamento é conservador e envolve analgesia, liberação miofascial, massagem e fisioterapia, conforme o tolerado. A história natural da lesão aguda nas costas em adultos indica que 50% estão melhores em 1 semana, 80% em 1 mês e 90% em 2 meses, independentemente do tratamento. O curso da dor nas costas em atletas jovens é provavelmente semelhante, dada a eliminação de óbvias influências e atividades preciptantes, conforme discutido anteriormente.

A **sacroileíte** manifesta-se como dor nas articulações sacroilíacas; geralmente é crônica, mas às vezes está associada a um traumatismo. Os pacientes têm resultado positivo no **teste de Patrick**, que envolve descansar o pé do lado afetado no joelho oposto (quadril flexionado a 90°), estabilizando a crista ilíaca oposta, com rotação externa do quadril do lado afetado (empurrando o joelho para baixo e lateralmente). Pode haver melhora sintomática com manobras de joelho no tórax e subsequente posterior inclinação pélvica. Indica-se uma radiografia das articulações sacroilíacas, e se os resultados forem positivos, justifica-se buscar uma doença reumatológica (espondilite anquilosante [Capítulo 181] ou artrite idiopática juvenil [Capítulo 180]) ou uma doença inflamatória intestinal [Capítulo 362]).

O tratamento é feito com repouso relativo, anti-inflamatórios não hormonais e fisioterapia. A espondilite anquilosante é mais provável se o início da dor lombar for antes da idade de 40 anos, se houver rigidez matinal, que está associada à melhora com atividade, e se a dor tiver um início gradual e com duração maior de 3 meses.

OUTRAS CAUSAS

As causas não relacionadas com o esporte de dor lombar em jovens atletas são numerosas, como infecção (osteomielite, discite) e neoplasia. Elas devem ser consideradas em pacientes com febre, perda de peso, outros sinais constitucionais ou falta de resposta à terapia inicial. A osteomielite da região lombar ou pélvis é frequentemente, mas nem sempre, associada à febre. A **doença de Scheuermann** não diagnosticada precisa ser considerada com uma história de dor nas costas crônica; é mais comum em homens e adolescentes mais jovens e deve ser diferenciada de cifose postural sintomática e cifose descompensadora congênita. A doença de Scheuermann atípica ou a apofisite toracolombar podem progredir e tornar-se o equivalente pediátrico de uma fratura por compressão de um adulto. Os tumores benignos da coluna vertebral são o osteoma osteoide com intensa dor noturna localizada, não relacionada com atividades e quase sempre aliviada com ácido acetilsalicílico ou anti-inflamatório não esteroide. Osteoblastoma, granuloma eosinofílico, cisto ósseo aneurismático e displasia fibrosa são outros tumores benignos que não devem ser excluídos. Os tumores medulares malignos são o sarcoma de Ewing (aparência de casca de cebola) e o osteossarcoma (padrão de raios de sol), ambos associados ao triângulo de Codman. Os tumores metastáticos da coluna vertebral são o neuroblastoma, os tumores da medula espinal, a leucemia e o linfoma. O tumor de Wilms também pode metastatizar para a coluna e ser associado a hemi-hipertrofia. A dor referente à coluna vertebral sempre precisa ser considerada. As condições que podem se referir à dor são pielonefrite, osteodistrofia renal, pneumonia, endocardite, colecistite, litíase renal, pancreatite, megacólon, constipação intestinal/íleo, hérnia de hiato/refluxo, doença inflamatória pélvica e a crise falciforme. A gravidez é sempre uma consideração nas mulheres em idade fértil. Dor psicogênica e fibromialgia podem ser vistas em crianças. O abuso infantil pode apresentar uma coluna vertebral com lesões dos tecidos moles mais comuns do que as fraturas. As fraturas da costela e dos processos espinosos posteriores podem ser vistas em até 30% das crianças vítimas de abuso. O exame do esqueleto com múltiplas lesões em várias fases de cicatrização pode ser útil.

A bibliografia está disponível no GEN-io.

707.5 Lesões da Pelve e do Quadril

Aaron M. Karlin, Nicholas P. Goyeneche e Kevin P. Murphy

As lesões da pelve e do quadril representam uma pequena porcentagem de lesões desportivas, mas são potencialmente graves e necessitam de diagnóstico rápido. A patologia do quadril pode se manifestar como dor no joelho e resultados normais no exame do joelho.

Em crianças, a **sinovite transitória** é a causa mais comum não traumática de dor no quadril. Geralmente manifesta-se com início agudo de claudicação, com a criança recusando-se a usar a perna afetada e tendo vários movimentos dolorosos ao exame. Pode haver um relato de traumatismo leve. É uma condição autolimitada que geralmente se resolve em 48 a 72 horas.

A **doença de Legg-Calvé-Perthes** (necrose avascular da cabeça femoral) também se manifesta na infância, com início insidioso de claudicação e dor no quadril (Capítulo 698.3). Até a maturação esquelética (Tabela 707.2), os atletas mais jovens são suscetíveis a lesões apofisárias (p. ex., espinha ilíaca anterossuperior). A **apofisite** desenvolve-se por uso excessivo ou traumatismo direto. As **fraturas por avulsão** ocorrem em adolescentes que praticam esportes que exigem rajadas de velocidade repentinas e explosivas (Figura 707.2). Os grandes músculos contraem-se e criam uma força maior do que a força de fixação do músculo para a apófise. A suscetibilidade biomecânica da pelve possibilita que a separação ocorra na região cartilaginosa entre a apófise e o osso adjacente. Os locais mais comuns de **fraturas por avulsão pélvica** são a espinha ilíaca anterossuperior (sartório e tensor da fáscia lata), a espinha ilíaca anteroinferior (reto femoral), o trocânter femoral menor (iliopsoas), a tuberosidade isquiática (isquiotibiais) e a crista ilíaca (músculos abdominais). Os sintomas são dor e edema localizados, com diminuição da força e amplitude de movimento. As radiografias bilaterais são importantes, pois possibilitam a comparação para avaliar o deslocamento, se houver, de fragmento de fratura. Um deslocamento significativo ou a presença de um fragmento grande podem exigir a consulta ortopédica. O tratamento inicial inclui gelo, analgésicos, repouso e exercícios de amplitude de movimento sem dor. Muletas costumam ser necessárias para deambular. A cirurgia geralmente não é indicada, porque a maioria dessas fraturas – mesmo as grandes ou deslocadas – cicatrizam bem. O contato direto com o osso ao redor do quadril e da pelve causa hematomas subperiosteais extremamente delicados, chamados de ***hip pointers*** **(contusão da crista ilíaca)**. Essas lesões são mais comumente vistas ao redor da espinha ilíaca anterossuperior e da crista ilíaca. A amplitude de movimento ativa limitada pode ser identificada sobre o quadril provocada pela contratura da musculatura ligada localmente, como flexores e abdutores do quadril. Os cuidados sintomáticos são repouso, gelo, analgesia e proteção contra lesões.

A **epífise femoral capital deslizada** costuma ocorrer na faixa etária de 11 a 15 anos durante o rápido crescimento ósseo linear (ver Capítulo 698.4) e geralmente se apresenta com queixas de dor na região da virilha ou, ocasionalmente, dor referida ao joelho.

A **fratura por estresse do colo femoral** pode se manifestar por dor no quadril progressiva vaga em um atleta de resistência. As meninas com a tríade da mulher atleta estão especialmente em risco. Tal diagnóstico deve ser sempre mantido em mente para o atleta que apresenta dor vaga na face anterior da coxa. No exame, pode haver dor com alongamento passivo dos flexores do quadril e dor com a rotação do quadril. Se as radiografias não demonstrarem uma reação periosteal consistente com uma fratura por estresse, uma cintilografia óssea ou a RM poderão ser necessárias. A consulta ortopédica é necessária nas fraturas por estresse do colo do fêmur por causa de sua predisposição à falha de consolidação e do deslocamento com traumatismo menor ou sustentação de peso continuada. Essas fraturas carregam maior risco de necrose avascular da cabeça femoral.

A **osteíte púbica** é uma inflamação na sínfise púbica que pode ser causada pela oscilação excessiva da pelve de um lado ao outro. Pode ser vista em um atleta em qualquer esporte de corrida e é mais comum em esportes que exigem maior utilização dos músculos adutores, como hóquei no gelo, futebol e patins *inline*. Os atletas geralmente apresentam dor vaga na virilha que pode ser unilateral ou bilateral. Ao exame físico, há sensibilidade sobre a sínfise e, por vezes, ao longo dos adutores proximais. O teste de força com adução causa desconforto. As evidências radiográficas (irregularidade, esclerose, alargamento da sínfise púbica com osteólise) podem não ser observadas até que os sintomas surjam em 6 a 8 semanas; a cintilografia óssea e a RM são mais sensíveis às alterações precoces. Pode ser necessário relativo repouso por 6 a 12 semanas. Alguns pacientes necessitam de injeção de corticosteroide como tratamento adjuvante. A orientação da agulha pela US pode ser utilizada para melhorar a precisão da injeção, enquanto simultaneamente evita lesões nas estruturas circundantes, como a bexiga e estruturas vasculares.

Podem ocorrer **lesões do *labrum* acetabular** no quadril, semelhantes às lesões do *labrum* glenoide no ombro. Os atletas podem ter história de traumatismo e queixar-se de dor no quadril anterior acentuada associada a uma sensação de pinçamento ou um clique. O diagnóstico clínico é difícil; a artrografia por RM é útil para o diagnóstico.

Tabela 707.2 Idade de aparecimento e fusão de epífises no quadril e na pelve.

APÓFISE	APARECIMENTO (ANOS)	FUSÃO (ANOS)	GRUPO(S) MUSCULAR(ES) RELACIONADO(S)
Espinha ilíaca anteroinferior	13 a 15	16 a 18	Quadríceps
Espinha ilíaca anterossuperior	13 a 15	21 a 25	Sartório
Trocânter menor	11 a 12	16 a 17	Iliopsoas
Trocânter maior	2 a 3	16 a 17	Glúteo
Tuberosidade isquiática	13 a 15	20 a 25	Isquiotibiais
Crista ilíaca	13 a 15	21 a 25	Oblíquos abdominais Grande dorsal

De Waite BL, Krabak BJ: Examination and treatment of pediatric injuries of the hip and pelvis. *Phys Med Rehabil Clin N Am* 19:305-318, ix, 2008.

A **síndrome do ressalto do quadril** é causada pela unidade musculotendinosa do iliopsoas montando sobre a eminência pectínea da pelve, a cápsula anterior do quadril ou a banda iliotibial sobre o trocânter maior. A falta de flexibilidade nesses músculos resulta em estalido, como a unidade musculotendinosa deslizando sobre as proeminências ósseas associadas. É comumente vista em bailarinos e corredores; pode ocorrer como uma lesão aguda ou de uso excessivo. Os atletas apresentam um clique doloroso ou indolor ou um estalo no quadril, geralmente localizado lateralmente ou anterior e profundo à articulação. O exame frequentemente reproduz os sintomas. As radiografias não são geralmente necessárias na avaliação citada. O exame ultrassonográfico pode ser útil para visualizar as estruturas anatômicas em questão, causando a sensação de ruptura. A fraqueza do núcleo pode estar presente, levando a movimentos excessivos na cintura, contribuindo para o aumento do deslizamento do músculo tenso sobre a proeminência óssea. O tratamento envolve analgesia, repouso relativo, avaliação biomecânica e flexibilidade do núcleo, com alongamento e fortalecimento dos tecidos moles envolvidos. O atleta pode retornar à atividade conforme tolerado. São lesões comuns de tecidos moles ao redor do quadril e da pelve distensão e tendinose dos flexores do quadril (virilha) e isquiotibiais, além de contusões do quadríceps e bursite do trocânter maior.

O termo **pubalgia atlética** mostra-se mais usado para descrever várias patologias diferentes que podem causar dor na parte inferior do abdome ou na virilha. Frequentemente é chamada de hérnia esportiva, o que é uma fonte de confusão, pois não existe hérnia verdadeira através do canal inguinal ou da parede abdominal. A fisiopatologia decorre de lesão tecidual nas estruturas que compõem a aponeurose púbica, mais comumente a fixação tendinosa da musculatura adutora abdominal e do quadril. Como uma hérnia verdadeira, a dor pode irradiar para a parte anterior da coxa, a região inguinal, o períneo e/ou o escroto. O exame físico pode exibir sensibilidade sobre ou adjacente ao ramo púbico e/ou reprodução da dor com flexão abdominal resistida ou adução do quadril. RM, TC e cintilografia óssea podem ser úteis para descartar outros diagnósticos, mas geralmente são negativas. Alguns instituições de radiologia podem ter protocolos especializados de RM para pubalgia atlética que fornecem imagens mais detalhadas da área patológica. Pacientes que continuam com os sintomas, apesar dos cuidados conservadores, como fisioterapia, podem ser candidatos à cirurgia. O reparo cirúrgico pode ter 95% de sucesso se forem identificadas lesões anatômicas.

O **impacto femoroacetabular** (IFA) pode coexistir com a pubalgia atlética para produzir dor na virilha. O IFA é definido como um contato anormal entre o colo do fêmur e o acetábulo, devido ao excesso de osso na borda acetabular, no colo do fêmur ou em ambos. Radiografia e RM podem gerar diagnósticos. Como na pubalgia atlética, deve-se tentar um período de descanso e reabilitação, e aqueles que falharem no tratamento conservador devem ser encaminhados a um especialista em medicina esportiva.

Como em qualquer criança ou adolescente que apresente quadril ou pélvis dolorosa, convém considerar condições não relacionadas com o esporte não diagnosticadas. Os diagnósticos diferenciais também podem ser displasias epifisárias, displasia congênita ou do desenvolvimento do quadril, outras causas de necrose avascular, como anemia falciforme, doença de Gaucher, artrite reumatoide e demais distúrbios do colágeno, com terapia com esteroides. A hérnia inguinal deve ser reconhecida nos pacientes com dor na virilha exacerbada com tosse/Valsalva e massa palpável na virilha. As luxações traumáticas do quadril são relativamente raras em crianças, mas não devem ser negligenciadas. As discrepâncias no comprimento das pernas (geralmente acima de 1 cm) podem ser sintomáticas no quadril em uma criança saudável. Os tumores comuns nas extremidades inferiores são osteossarcoma juntamente a osteoblastoma, cistos ósseos aneurismáticos e displasia fibrosa (mais comum na pelve). Os tumores metastáticos das extremidades inferiores são neuroblastoma e linfomas de vários tipos, para não excluir a infiltração leucêmica com artralgia articular. O abuso infantil sempre precisa ser considerado em um paciente jovem com dor musculoesquelética, independentemente do *status* socioeconômico.

A bibliografia está disponível no GEN-io.

707.6 Lesões do Joelho

Aaron M. Karlin, Nicholas P. Goyeneche e Kevin P. Murphy

A dor no joelho é comum entre os adolescentes. As lesões agudas no joelho que causam incapacidade imediata e/ou derrame provavelmente se devem a fratura, luxação patelar, lesão do ligamento cruzado anterior ou posterior (LCA ou LCP) ou ruptura do menisco. O mecanismo da lesão costuma ser um evento de sustentação de peso. Se o joelho edemaciar mais imediatamente (horas após a lesão), é provável que o inchaço seja causado por hemartrose e lesões mais graves. A lesão mais provável de ocorrer com uma hemartrose é aquela do LCA. Tal lesão (rara em crianças menores de 12 anos) costuma ser causada por impacto direto, ao se cair de modo desequilibrado após um salto ou mudar rapidamente de direção durante corrida ou hiperextensão. A instabilidade está frequentemente presente, mas pode ser difícil de detectar quando há edema significativo. As mulheres têm duas vezes mais chances do que os homens de romper o LCA, sendo uma lesão comum no futebol. Frequentemente, essas lesões estão associadas a uma lesão por avulsão da coluna tibial anterior. A maioria dos atletas com lesão significativa do LCA precisa de consulta ortopédica, considerando a reconstrução do LCA. A insuficiência crônica do LCA pode aumentar o risco de lesão meniscal e maior disfunção articular. Reconstruções poupadoras de peso adicionais com risco mínimo de parada do crescimento ou deformidade angular foram relatadas com sucesso em crianças menores de 12 anos e adolescentes.

A lesão do **ligamento cruzado posterior (LCP)** ocorre por um golpe direto na região da tíbia proximal, como pode ocorrer com a lesão contra o painel do automóvel ou a queda de joelhos no voleibol. As lesões por LCP são raras e geralmente tratadas sem cirurgia.

As lesões do **ligamento colateral médio** resultam de um golpe valgo na porção exterior do joelho. As lesões do **ligamento colateral lateral** isoladas são raras e resultam de um estresse significativo do joelho em varo. Por serem extra-articulares, as lesões do ligamento colateral lateral não devem produzir muito mais do que uma efusão no joelho e costumam ser menos incapacitantes. As lesões mediais isoladas e colaterais laterais em geral são controladas não cirurgicamente com tratamento conservador e reabilitação adequada.

Em geral, as **lesões meniscais** ocorrem pelos mesmos mecanismos que as lesões do LCA. Elas são frequentemente associadas a menos hemartrose, dor significativa na linha articular e aumento da dor com flexão total do joelho. A RM geralmente produz o diagnóstico; cuidados conservadores, mediante os princípios do **PRICE**, são terapêuticos para lesões menores. Indica-se a consulta ortopédica para lesões maiores que não cicatrizam com cuidados conservadores e causam disfunção significativa que compromete a qualidade de vida ou o retorno ao atletismo. Uma ruptura meniscal isolada em uma criança com menos de 10 anos é incomum, com cirurgia novamente apenas se as medidas conservadoras falharem. A escolha é frequentemente o reparo do menisco, em vez da ressecção cirúrgica, devido ao aumento do potencial em crianças para a cura cartilaginosa. As lesões físicas tendem a predominar em pacientes mais jovens, enquanto os adolescentes com esqueleto maduro tendem a sofrer lesões do ligamento colateral medial. O menisco discoide (uma variante anatômica que cobre o platô tibial lateral) sempre precisa ser considerado, sobretudo em crianças com menos de 12 anos.

A **luxação patelar** ocorre mais frequentemente como uma lesão sem contato quando os músculos do quadríceps se contraem vigorosamente para estender o joelho enquanto a perna é girada externamente em relação ao fêmur. A luxação patelar é a segunda causa mais comum de hemartrose. A patela é quase sempre deslocada lateralmente, e esse movimento lesiona o retináculo patelar medial, causando sangramento na articulação. Episódios recorrentes de instabilidade patelar estão associados a menos inchaço. As luxações patelares estão frequentemente associadas a genuvalgo, torção tibial externa e hiperfrouxidão ligamentar geral. Exercícios para fortalecer o quadríceps, principalmente o vasto medial, e o uso de estabilizador patelar podem ser úteis. A instabilidade recorrente pode exigir intervenção cirúrgica. A estabilização cirúrgica dos tecidos patelares mediais e a liberação retinacular lateral podem ser úteis em casos mais difíceis.

TRATAMENTO INICIAL DAS LESÕES AGUDAS NO JOELHO

O médico deve inspecionar quanto a efusão e deformidades óbvias; se houver alguma deformidade, o médico deverá avaliar o estado neurovascular e transferir o paciente para atendimento de emergência, conforme indicado. Se não houver deformidades brutas e a integridade neurovascular estiver intacta, as manobras iniciais deverão incluir a extensão completa passiva e o estresse suave em valgo e varo no joelho enquanto estiver em extensão. A comparação com o joelho não lesionado é sempre útil para avaliar graus de frouxidão e amplitude de movimento. A capacidade de o paciente de contrair o quadríceps deve ser observada. A dor que ocorre com a contração do quadríceps ou incapacidade de contrair o músculo quadríceps implica lesão do mecanismo extensor. A sensibilidade sobre patela medial e retináculo medial ou acima do tubérculo adutor é associada a uma luxação patelar (geralmente lateral). O ponto de sensibilidade consiste em fratura ou lesão na estrutura subjacente. As lesões meniscais geralmente se manifestam como sensibilidade ao longo da linha articular, acentuada com a flexão do joelho, muitas vezes além de 90°. Dor ou limitação em qualquer flexão ou extensão durante a rotação da tíbia implica laceração meniscal. A lesão do ligamento manifesta-se como dor ou frouxidão com a manobra apropriada (Figura 707.11).

Se um paciente não puder sustentar o peso livre de dor ou tiver sinais clínicos de instabilidade, edema significativo ou outra grande preocupação, o joelho deverá ser imobilizado e deverão ser fornecidas muletas e obtidas radiografias simples. Se a patela for deslocada, a redução poderá ser alcançada com a extensão assistida do joelho de forma suave e ativa em linha reta – imobilizadores de perna não oferecem suporte estrutural e só são utilizados para o conforto e lembrando ao paciente que tenha cuidado com qualquer sustentação de peso. Uma braçadeira articulada desrotativa pode ser indicada para a estabilização, como em uma lesão quando o LCA e o ligamento colateral medial tiverem sido traumatizados. A perna deve ser elevada, e um envoltório elástico pode ser aplicado para compressão (princípio PRICE).

LESÕES CRÔNICAS

Síndrome de estresse femoropatelar

A síndrome de estresse femoropatelar (SEFP), ou **joelho de corredor**, é a causa mais comum de dor anterior do joelho. A SEFP também é conhecida como **síndrome da dor femoropatelar** ou **disfunção femoropatelar** (ver Capítulo 697.5). É um diagnóstico de exclusão utilizado para descrever a dor anterior do joelho, que não tem nenhuma outra patologia identificável. A condromalacia pode ser vista associada ao amolecimento da cartilagem articular abaixo da superfície patelar. A dor costuma ser de difícil localização. Os pacientes indicam uma área difusa sobre o joelho anterior como fonte ou eles podem sentir como se a dor estivesse vindo da parte de trás da patela. A dor bilateral é comum e, muitas vezes, pior aos subir escadas depois de se sentar por períodos prolongados ou depois de agachar-se ou correr. Deve haver anamnese negativa para edema significativo, o que indicaria uma lesão mais grave. O relato de mudança de atividade é comum, tanto quanto alteração da superfície ou terreno, aumento do regime de treinamento ou desempenho de novas tarefas.

O exame deve incluir avaliação da postura e marcha para o alinhamento do membro inferior, musculatura e hiperpronação média do pé. A flexibilidade de isquiotibiais, banda iliotibial (ITB) e gastrocnêmico deve ser avaliada, pois o estresse é aumentado por meio da articulação femoropatelar quando essas estruturas são excessivamente comprimidas. A amplitude de movimento do quadril deve ser avaliada para descartar uma patologia do quadril. A sensibilidade patelar medial ou a dor à compressão da articulação femoropatelar confirmam o diagnóstico na ausência de um derrame significativo e outros resultados positivos. A SEFP é um diagnóstico clínico geralmente conduzido sem necessidade de imagem.

O tratamento concentra-se em avaliar e melhorar a flexibilidade, a força e as anormalidades da marcha. Na presença de hiperpronação média do pé (valgo do tornozelo), sapatos novos ou uso de sustentações do arco podem melhorar a mecânica patelofemoral e a dor. O gelo e

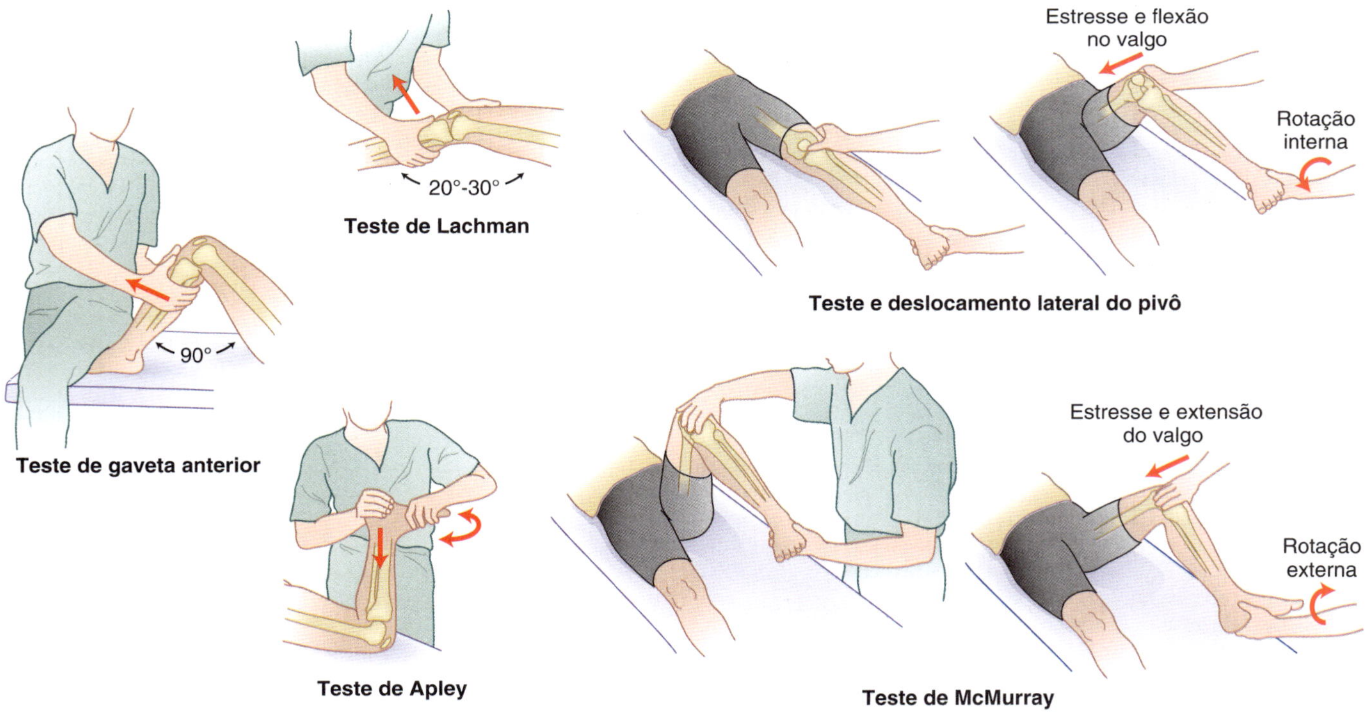

Figura 707.11 As manobras de exame incluem o Lachman, a gaveta anterior, o deslocamento lateral do pivô, a compressão de Apley e os testes de McMurray (mostra-se o joelho direito aqui). Realiza-se o teste de Lachman para detectar lesões do ligamento cruzado anterior (LCA), com o paciente em decúbito dorsal e o joelho flexionado a 20 a 30°. O teste de gaveta anterior detecta lesões do LCA e é realizado com o paciente em decúbito dorsal e o joelho a 90° de flexão. Realiza-se o teste do deslocamento lateral do pivô com o paciente em decúbito dorsal, o quadril flexionado a 45° e o joelho em extensão completa. A rotação interna é aplicada à tíbia, enquanto se flexiona o joelho a 40° sob uma tensão valga (empurrando a face externa do joelho medialmente). O teste de compressão de Apley, utilizado para avaliar a integridade do menisco, é realizado com o paciente em decúbito ventral e o joelho do examinador sobre a parte posterior da coxa do paciente. A tíbia é rodada externamente, enquanto se aplica uma força de compressão para baixo sobre a tíbia. O teste de McMurray, utilizado para avaliar a integridade do menisco, é realizado com o paciente em decúbito dorsal e o examinador em pé ao lado do joelho afetado.

um analgésico podem ser usados para ajudar a controlar a dor. A redução da atividade total ou do treino é importante inicialmente na reabilitação junto à limitação de flexão do joelho não superior a 60°. Os exercícios de fortalecimento do arco curto do quadríceps podem ser úteis: extensão ativa do joelho com ou sem resistência entre 0 e 30° de flexão do joelho. Técnicas terapêuticas de bandagem para ajudar a melhorar o acompanhamento da patela dentro do sulco troclear podem ser úteis com a assistência de um fisioterapeuta esportivo. O uso de uma cinta estabilizadora patelar com um contraforte lateral para manter o alinhamento patelar também pode ser benéfico em casos mais crônicos.

Doença de Osgood-Schlatter

A **doença de Osgood-Schlatter** é uma tração apofisítica que ocorre na inserção do tendão patelar na tuberosidade tibial (ver Capítulo 697.4). Como também está relacionada com o uso excessivo do mecanismo extensor, a doença de Osgood-Schlatter é tratada como SEFP. Um acolchoado de proteção, para proteger a tuberosidade da tíbia do traumatismo direto, pode ser usado. O contensor infrapatelar no tubérculo tibial pode proporcionar conforto, juntamente a joelheiras bem justas. Os anti-inflamatórios não esteroides também são muitas vezes prescritos. O fortalecimento sem dor dos tecidos moles de sustentação de peso usando técnicas de cadeia cinética fechada pode ser o melhor. Aplicam-se os princípios PRICE. Certifique-se de que os pacientes e os pais estejam cientes de que a resolução geralmente é lenta, geralmente exigindo de 12 a 18 meses. As complicações são raras e podem envolver parada do crescimento com deformidade *genu recurvatum* e ruptura ou avulsão do tendão patelar/tubérculo tibial.

Outras lesões crônicas

A **doença de Sinding-Larsen-Johansson** é uma tração apofisítica que ocorre no polo inferior da patela. Acomete mais frequentemente atletas de voleibol e basquetebol. O **tratamento** é similar ao da SEFP e da doença de Osgood-Schlatter.

A **tendinose patelar ou "joelho do saltador"** é causada por microtraumatismos repetitivos do tendão patelar, geralmente no polo inferior da patela. Em cerca de 10% dos casos, o tendão do quadríceps acima da patela é afetado. Está associada aos esportes de salto, mas também ocorre em corredores. O tratamento assemelha-se ao da SEFP, com ênfase no fortalecimento excêntrico na fisioterapia. O descanso relativo é mais importante na tendinose patelar, pois a dor crônica pode estar associada a alterações irreversíveis no tendão. Nesses casos, que resistem ao repouso, modificações de atividade e fisioterapia, podem-se utilizar injeções biológicas, como as de plasma rico em plaquetas, na área patológica. As técnicas cirúrgicas também têm uma boa taxa de sucesso, se necessário.

A **síndrome de atrito da ITB** é a causa mais comum de dor lateral crônica do joelho. Geralmente, não está associada a edema ou instabilidade. Ela vem do atrito da ITB ao longo da lateral do joelho, o que resulta em bursite. A sensibilidade é provocada ao longo da ITB, pois percorre sobre o côndilo femoral lateral ou em sua inserção no tubérculo de Gerdy, ao longo do platô tibial lateral. Também se observa a rigidez da ITB por meio do teste de Ober. Para realizar o teste de Ober, o atleta deita-se de lado, o quadril inferior é flexionado e o quadril superior é estendido com o joelho flexionado. O examinador segura o pé superior no ar e, se o joelho superior cair inferiormente em direção à mesa de exame, isso implica ITB flexível e teste Ober negativo. Se o joelho e a perna permanecerem no ar, o teste de Ober é positivo, o que sugere ITB rígida. Os princípios de tratamento seguem os da SEFP, exceto que a ênfase está em melhorar a flexibilidade da ITB.

Outras lesões dos tecidos moles que não devem ser excluídas são **bursite** pré-patelar e da pata de ganso (*pes anserinus*), síndromes pélvicas e síndrome de Hoffa. A bursa da pata de ganso encontra-se logo abaixo do tendão conjunto dos músculos sartório, grácil e semitendíneo, uma vez que se liga medialmente à tíbia proximal. Na **síndrome de Hoffa**, a camada de gordura sob a patela e posterior ao ligamento da patela fica pinçada com dor anterior na extensão do joelho. Essas condições geralmente são mais comuns em adolescentes, aqueles com recurvato genuíno e corredores de longa distância. As condições não relacionadas com o esporte não diagnosticadas, novamente, sempre precisam ser consideradas no contexto de quaisquer crianças com um joelho doloroso, sobretudo aquelas com menos de 12 anos. Isso inclui condições como a osteocondrite dissecante (ver Capítulo 697.3), que é mais comum na face lateral do côndilo femoral medial. Artrite inflamatória e infecciosa, **cisto de Baker** (ver Capítulo 697.2) e dor no quadril referida ao joelho são outras considerações. Os tumores mais comuns na articulação do joelho são sarcoma osteogênico (femoral distal e tibial proximal), histiocitose X na diáfise e granuloma eosinofílico na epífise de ossos longos. Os tumores metastáticos das extremidades inferiores são neuroblastoma e linfomas de vários tipos. Como em qualquer lesão musculoesquelética em uma criança que não responde aos cuidados conservadores, convém uma busca diagnóstica mais aprofundada para patologias alternativas; incluindo abuso infantil.

A bibliografia está disponível no GEN-io.

707.7 Dor Inferior na Perna: Dor no Tornozelo, Fraturas por Estresse e Síndrome Compartimental

Aaron M. Karlin, Nicholas P. Goyeneche e Kevin P. Murphy

Todas ocorrem por um mecanismo de uso excessivo. A lesão por estresse nos ossos da perna ocorre a devido uma lesão continua leve (dores nas canelas) até uma fratura por estresse.

A **síndrome do estresse tibial medial, ou dores nas canelas**, manifesta-se com dor ao longo da tíbia medial e é a lesão de uso excessivo mais comum da perna. A dor aparece inicialmente ao fim do exercício e, se o exercício continuar sem reabilitação, a dor piora e passa a ocorrer mais cedo durante o exercício. Há sensibilidade difusa sobre o terço inferior à metade da tíbia medial distal. Qualquer sensibilidade ou sensibilidade focal da tíbia proximal é suspeita de fratura por estresse. Uma fratura por estresse tende a ser dolorosa durante todo o treino. Muitas vezes, as dores nas canelas podem ser diferenciadas de uma **fratura por estresse tibial**, na qual a sensibilidade é mais focal (2 a 5 cm) e mais grave. As dores nas canelas e a fratura por estresse representam um contínuo de lesão por estresse na tíbia, e acredita-se que estejam relacionadas com a tração do sóleo na tíbia. A contração excêntrica da face medial do sóleo é necessária para controlar a pronação do contato inicial até a posição intermediária da corrida. Essa contração aumenta o estresse da origem fascial do sóleo, possivelmente por meio das fibras de Sharpey, causando ruptura no periósteo tibial e nos anexos fibrocartilaginosos.

O diagnóstico pode ser feito pela anamnese e pelo exame físico. Os achados nas radiografias da tíbia normalmente são normais com dores nas canelas – assim como com fraturas por estresse tibial nas primeiras 2 semanas de lesão. Além desse período, as radiografias podem demonstrar reação periosteal se houver uma fratura por estresse. A sensibilidade das radiografias simples podem ser aumentada com a obtenção de quatro incidências da tíbia; AP, lateral e ambas as vistas oblíquas. Uma cintilografia óssea é o teste mais sensível para diagnosticar fraturas por estresse. Isso porque demonstra captação discreta de marcadores no(s) local(is) da fratura por estresse. O aumento da captação pode ser observado na presença de dores nas canelas, mas em um padrão fusiforme ao longo da superfície periosteal, sugestivo de reação ao estresse, mas não de fratura. Se os resultados da cintilografia óssea forem normais, é provável que o diagnóstico seja de dores nas canelas ou síndrome compartimental crônica. A ressonância nuclear magnética substituiu a cintilografia óssea como a ferramenta mais sensível para diagnosticar fraturas por estresse em ossos longos em muitos centros médicos.

O tratamento de dores nas canelas e fraturas por estresse tibial é semelhante, envolvendo repouso relativo, correção de erros de treinamento e abordagem de desequilíbrios dos quartis musculares e alinhamento mecânico anormal. Órteses e/ou sapatos novos podem ser úteis em pacientes com hiperpronação. O condicionamento físico pode ser mantido com atividades que não sustentam o peso, como natação, ciclismo e corrida na água. Com dores nas canelas, após 7 a 10 dias, os pacientes geralmente podem iniciar o programa caminhada-corrida.

Se a dor piorar, são necessários 2 a 3 dias sem dor antes de retomar o programa de caminhada. Deve ser usado gelo diariamente, além de um analgésico para o controle da dor. Alongar os flexores plantares e isquiotibiais e fortalecer os dorsiflexores do tornozelo pode ser útil. Técnicas terapêuticas de bandagem e enfaixamento para apoiar os tecidos moles anexos têm sido úteis em alguns pacientes, quando realizados por um terapeuta esportivo qualificado. Recomenda-se ficar sem dor por 7 a 10 dias antes do início dos exercícios. Indivíduos com dor em repouso e que não respondem ao tratamento requerem suspeita contínua de fratura por estresse.

A **síndrome compartimental crônica** ocorre em um atleta durante a execução de um esporte, geralmente durante um período de treinamento pesado. É causada por hipertrofia muscular e aumento da pressão intracompartimental com o exercício. Há tipicamente um período livre sem dor por cerca de 10 minutos, no início de um treino, antes do início da dor pulsante constante, que é de difícil localização. Essa dor dura de minutos a horas após o exercício e é aliviada por aplicação de gelo e elevação. Em um caso clássico, existe dormência do pé associada a alta pressão dentro do compartimento do músculo correspondente. O compartimento mais comumente afetado é o compartimento anterolateral com compressão do nervo fibular, seguido pelo compartimento posterior profundo. O exame físico no consultório muitas vezes é normal, mas a fraqueza do extensor longo do hálux (compartimento anterolateral) e a diminuição da sensibilidade entre o 1º e o 2º dedo do pé podem estar presentes. A radiografia, a cintilografia óssea e a RM são normais e utilizadas para excluir outras condições. As aferições de pressão do compartimento são o teste de escolha. O tratamento envolve redução da atividade, anti-inflamatórios, órteses (hiperpronação), alongamento do tendão do calcâneo, fortalecimento leve da musculatura distal, uso de calçado ideal e treinamento (natação, ciclismo e corrida na água). Além disso, crioterapia e calor superficial podem ajudar. Os sintomas persistentes, apesar dos cuidados conservadores, requerem fasciotomia (bem-sucedida em até 90% dos casos).

A **síndrome de encarceramento da artéria poplítea** ocorre quando a artéria poplítea é comprimida pela cabeça medial do músculo gastrocnêmio e pela banda fascial do sóleo com atividade; o aprisionamento pode ser anatômico ou funcional (por hipertrofia). Os pacientes podem ter claudicação e parestesia (envolvimento do nervo tibial) e edema da panturrilha (obstrução venosa primária). A maioria dos pacientes apresenta dor nas pernas por esforço, sem sintomas em repouso; a dor pode ser unilateral ou bilateral, dependendo do tipo de síndrome de aprisionamento. O pulso tibial ou dorsal do pedículo pode ser reduzido ou ausente com dorsiflexão passiva do tornozelo com o joelho estendido. O exame com Doppler na posição neutra com flexão confirma o diagnóstico na maioria dos casos; a angiorressonância ou a angiotomografia podem ser necessárias se o exame com Doppler for inconclusivo. A correção cirúrgica é o tratamento de escolha e envolve fasciotomia gastrocnêmica clínica, retirada dos anexos tibiais do sóleo e ressecção da banda solear da fíbula. Se a artéria estiver lesionada, será necessária uma cirurgia de ponte de safena.

A bibliografia está disponível no GEN-io.

707.8 Lesões no Tornozelo

Aaron M. Karlin, Nicholas P. Goyeneche e Kevin P. Murphy

As lesões no tornozelo são as lesões atléticas agudas mais comuns. Aproximadamente 85% das lesões no tornozelo revelam-se entorses; 85% delas são lesões de inversão (pés plantados com a fíbula lateral, movendo-se em direção ao chão); 5%, lesões de eversão (pé plantado com o maléolo medial movendo-se em direção ao chão); e 10%, combinadas.

EXAME E ESCALA DE CLASSIFICAÇÃO DA LESÃO

Em casos óbvios de fratura ou luxação, avaliar o estado neurovascular com a menor quantidade de movimento possível é a prioridade. Se não houver nenhuma deformidade óbvia, o próximo passo será a inspeção de edema, equimose e variações anatômicas. Os locais principais para avaliar a sensibilidade são ao longo de todo o comprimento da fíbula; os maléolos medial e lateral; a base do quinto metatarso; as linhas articulares lateral, medial e anterior; o navicular e o complexo do tendão de Aquiles. A avaliação da amplitude de movimento ativa (paciente sozinho) em dorsiflexão, flexão plantar, inversão e eversão, juntamente a uma gama de movimentos suaves de resistência, pode ser útil.

Os testes provocativos tentam avaliar a integridade dos ligamentos. Em um paciente com o tornozelo marcadamente edemaciado e dolorido, o teste provocativo é de difícil execução por causa do espasmo muscular e da reação de proteção involuntária. Assim, mostra-se mais útil no campo antes que ocorram muito sangramento e edema. O teste de gaveta anterior avalia a translação anterior do tálus e a competência do ligamento talofibular anterior. O teste de estresse de inversão examina a competência dos ligamentos talofibular anteriores e calcaneofibular (Figura 707.12). Em casos agudos, examinam-se a integridade dos ligamentos tibiofibulares e a sindesmose pelo teste de compressão da sindesmose. Dor na articulação do tornozelo com compressão da face superior da perna implica lesão da membrana interóssea e sindesmose entre a tíbia e a fíbula, suspeita de entorse superior do tornozelo ou lesão mais grave. Os atletas com essa lesão não conseguem suportar qualquer peso e também sentem dor intensa com a rotação externa do pé. Às vezes, o tendão fibular desloca-se a partir da ranhura fibular simultaneamente com uma entorse do tornozelo. Para avaliar a instabilidade do tendão fibular, o examinador aplica uma pressão por trás do tendão fibular com resistência e eversão e flexão plantar, e o tendão estala anteriormente. Se for suspeitada alguma lesão sindesmótica significativa ou uma luxação fibular aguda, deve ser realizada consulta ortopédica.

RADIOGRAFIAS

As incidências AP, lateral e *mortise* do tornozelo são obtidas quando os pacientes têm dor na região do maléolo, não conseguem sustentar o peso ou apresentam sensibilidade óssea focal sobre a tíbia distal ou fíbula. As **regras de Ottawa para o tornozelo** ajudam a definir quem precisa de radiografias (Figura 707.13). Uma série com o paciente em pé (incidências AP, lateral e oblíqua) deve ser obtida quando os indivíduos têm dor na região medial do pé ou sensibilidade óssea sobre o navicular ou quinto metatarso. Isso é importante para diferenciar uma **fratura por avulsão do quinto metatarso proximal (fratura do dançarino)** de uma fratura mais distal como a **fratura de Jones do quinto metatarso proximal** (localizada cerca de 2 cm a partir da extremidade proximal). A primeira é tratada mais como uma entorse de tornozelo; a última fratura tem risco aumentado de não união e requer uma consulta ortopédica. A lesão do ligamento deltoide no tornozelo medial é rara e deve levantar a possibilidade de fratura proximal da fíbula. Nessa circunstância, pode ser necessária mais de uma imagem da tíbia proximal. A **fratura da cúpula talar** manifesta-se

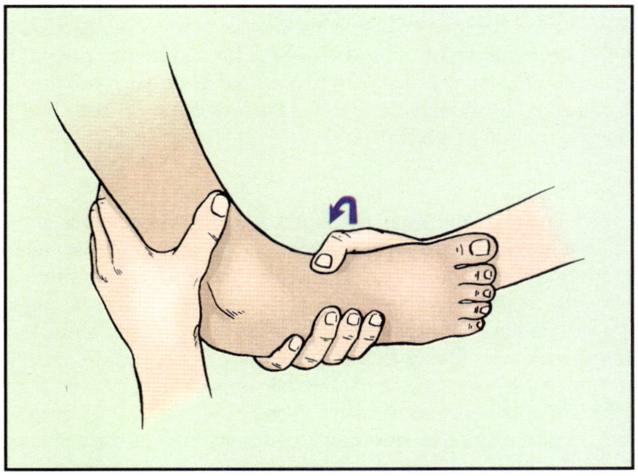

Figura 707.12 Teste de estresse de inversão para instabilidade do tornozelo. (*De Hergenroeder AC: Diagnosis and treatment of ankle sprains. A review.* Am J Dis Child *144:809-814, 1990.*)

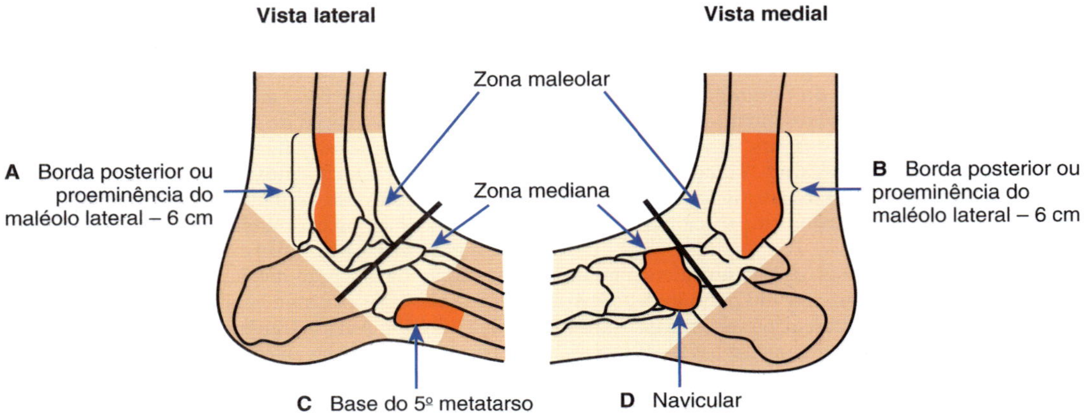

Uma série de radiografias do tornozelo é necessária apenas se houver dor na zona maleolar e qualquer um dos achados:
- Sensibilidade óssea em **A**
- Sensibilidade óssea em **B**
- Incapacidade de sustentar o peso imediatamente e no pronto-socorro

Uma série de radiografias do tornozelo é necessária apenas se houver dor na zona medial e qualquer um dos achados:
- Sensibilidade óssea em **C**
- Sensibilidade óssea em **D**
- Incapacidade de sustentar o peso imediatamente e no pronto-socorro

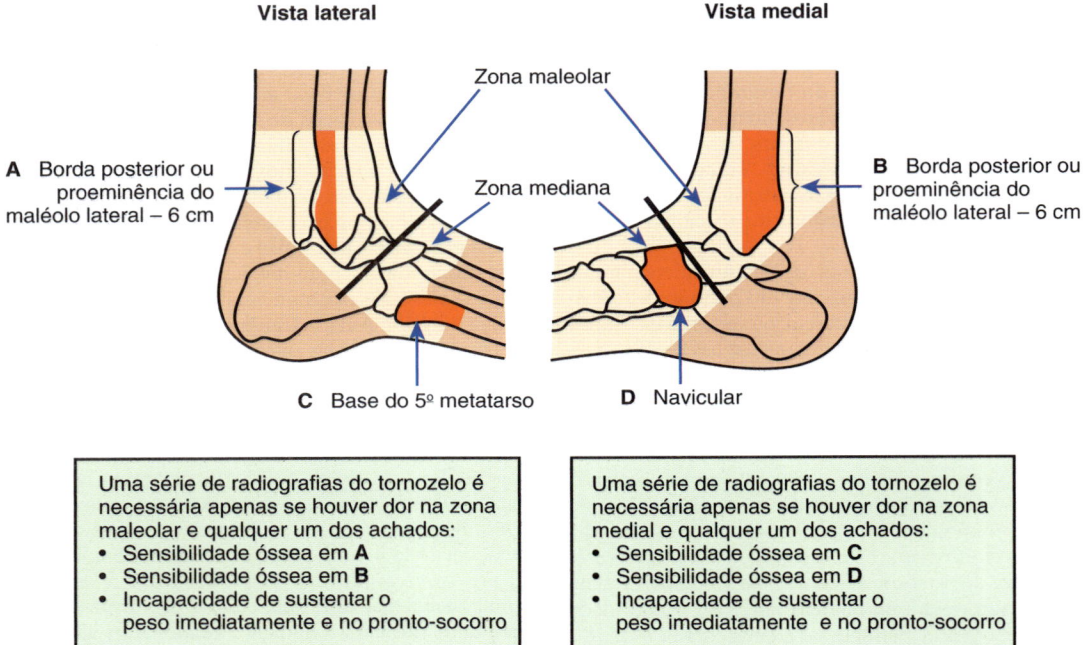

Figura 707.13 Regras do tornozelo de Ottawa. (*De Bachmann LM, Kolb E, Koller MT et al.: Accuracy of Ottawa ankle rules to exclude fractures of the ankle and mid-foot; systematic review. BMJ 326:417-419, 2003.*)

como uma entorse de tornozelo que não melhora. As radiografias na apresentação inicial podem ter anormalidades sutis. Qualquer suspeita nas radiografias iniciais de uma fratura da cúpula talar justifica uma consulta ortopédica e exames de imagens adicionais. No início da adolescência, deve-se sempre olhar atentamente para a epífise tibial. As fraturas Salter III não deslocadas podem ser sutis e necessitam ser reconhecidas precocemente e encaminhadas logo a um cirurgião ortopédico. O diagnóstico por US, quando disponível, pode fornecer informações prognósticas com eficiência, por meio da visualização direta dos ligamentos lesionados. Além disso, o estresse dinâmico pode ser aplicado durante a visualização do ligamento para avaliar a abertura da articulação, o que indica ruptura mais completa com um aumento da duração da recuperação esperada.

TRATAMENTO INICIAL DA ENTORSE DE TORNOZELO

As entorses de tornozelo precisam ser tratadas com **PRICE**. Isso deve ser seguido durante as primeiras 48 a 72 horas após a lesão para minimizar a hemorragia e o edema. Para uma lesão no tornozelo, isso pode consistir na necessidade de muletas e enfaixamento elástico, embora outros dispositivos de compressão, como uma tornozeleira do tipo tala, funcionem muito bem. Esse procedimento possibilita a sustentação de peso precoce com proteção e pode ser removido para a reabilitação. É importante iniciar um programa de reabilitação o mais rapidamente possível.

Reabilitação

A reabilitação deve começar no dia da lesão; para pacientes que têm dor com o movimento, o fortalecimento isométrico pode ser iniciado. A intervenção na fase inicial inclui a restauração da amplitude de movimento funcional, o fortalecimento com ênfase na musculatura fibular e o treinamento proprioceptivo sensorial precoce. A intervenção posterior inclui atividades de equilíbrio de nível avançado, exercícios de propriocepção avançados e treinamento de resistência. Ao determinar quando um atleta está pronto para correr, deve haver uma amplitude de movimento e alongamento quase completo em comparação com o lado não lesionado. Enquanto de pé no lado não lesionado apenas, instrui-se o atleta a pular 8 a 10 vezes, se possível. Quando isso for conseguido sem dor no lado lesionado, o atleta pode começar a correr, começando com uma caminhada e gradualmente progredindo na velocidade e, depois, a tiros. O atleta deve parar se houver dor significativa ou claudicação. Por fim, antes de retornar ao esporte, o atleta deve conseguir correr e mudar a direção no tornozelo lesionado confortavelmente. A execução de algumas tarefas relacionadas com o desporto também é útil para determinar a prontidão para voltar a jogar.

As lesões no tornozelo recorrentes são mais prováveis em pacientes que não foram submetidos à reabilitação completa. Entorses de tornozelo são menos prováveis em jogadores que usam sapatos de cano alto. A colocação de fixação adequada do tornozelo com fita adesiva pode fornecer suporte funcional, mas solta com o uso e é muitas vezes inútil. Os suportes de tornozelo com cadarços são considerados mais úteis para a prevenção de recorrências. Eles se revelam mais eficazes do que a fita e podem ser apertados repetidamente durante o curso de uma prática ou um jogo. A maioria dos médicos desportivos recomenda seu uso por tempo indeterminado para ajudar a evitar novas entorses. Considera-se a cirurgia para a instabilidade mecânica crônica com frouxidão ligamentar do complexo lateral na falha de cuidados mais conservadores. As fraturas Salter-Harris classe I da fíbula distal precisam de especial cuidado, sobretudo na criança com menos de 12 anos. As placas fisárias geralmente são o elo mais fraco na cadeia musculoesquelética e tendem a deslizar ou se separar antes do tecido mole circundante e/ou lesão ligamentar nessa população mais jovem. A **fratura na criança** também precisa ser considerada especialmente em menores de 8 anos. O mecanismo proposto envolve tensão de cisalhamento com a falta de deslocamento por causa do periósteo, que é relativamente forte em comparação com o osso maleável em crianças mais jovens. Outras radiografias podem ser discretas (uma linha oblíqua espiral fraca) ou mesmo normais. Após 1 ou 2 semanas desenvolve-se o calo ósseo. A condição pode ser confundida com osteomielite, sinovite transitória e/ou mesmo com o abuso de crianças. A fratura na criança geralmente ocorre no terço inferior da tíbia, enquanto na lesão não acidental normalmente afeta os dois terços superiores ou a parte média da diáfise da tíbia. Outras condições, mais raras, que não podem ser excluídas são os acometimentos subfibulares, um centro de ossificação secundário congênito não fundido da fíbula distal. Isso pode ser visto em pacientes mais jovens com entorses de tornozelo recorrentes, sobretudo conforme seu peso corporal e sua atividade aumentam ao longo dos primeiros anos escolares. As coalizões tarsais podem ser vistas também na presença de entorses de tornozelo em crianças mais jovens, sendo as mais comuns as do talocalcâneo e do calcaneonavicular.

Os estiramentos musculares mais comuns e/ou tendinose contínua mais prevalentes em crianças mais velhas e adolescentes são os tipos fibular, tibial posterior e gastrocnêmico/calcâneo. A síndrome do túnel do tarso também é mais prevalente no adolescente/adulto jovem e pode estar associada a dor em queimação no tornozelo medial ou formigamento na sola do pé.

A bibliografia está disponível no GEN-io.

707.9 Lesões nos Pés

Aaron M. Karlin, Nicholas P. Goyeneche e Kevin P. Murphy

As **fraturas por estresse do metatarso** podem ocorrer em qualquer atleta de corrida. O relato é de uma dor insidiosa com a atividade e que está piorando. O exame revela o ponto de sensibilidade sobre o eixo médio do metatarso, mais comumente o 2º ou o 3º metatarso. As radiografias podem não mostrar reação periosteal antes que haja dor por 2 semanas ou mais. O tratamento consiste em repouso relativo por 6 a 8 semanas. Os sapatos com bons arcos de suporte reduzem o estresse para os metatarsos.

A dor no pé valgo dorsal em um atleta corredor pode representar uma **fratura por estresse do navicular**. Ao contrário de outras fraturas por estresse, ela pode não ser bem localizada no exame. Se houver alguma sensibilidade em torno do navicular, uma fratura por estresse deve ser suspeitada. Essa fratura por estresse pode levar várias semanas para aparecer em radiografias simples. Assim, uma cintilografia óssea ou uma RM devem ser obtidas para fazer o diagnóstico. Como essa fratura apresenta alto risco de não consolidação, a imobilização e a não sustentação de peso durante 8 semanas constituem o **tratamento** habitual. Uma TC deve ser obtida para registrar a cura completa após o período de imobilização.

A **doença de Sever** (**apofisite do calcâneo**) ocorre na inserção do tendão de Aquiles no calcâneo e manifesta-se como dor relacionada com a atividade (Figura 707.3). É mais comum em meninos, e muitas vezes bilateral, geralmente ocorrendo entre 8 e 13 anos. Observa-se a sensibilidade na inserção do tendão de Aquiles no calcâneo, especialmente com a compressão do calcanhar (teste de compressão positivo). A doença de Sever está associada a tendão de Aquiles tenso e hiperpronação medial do pé que coloca mais pressão sobre os flexores plantares do pé. O tratamento inclui relativo repouso, gelo, massagem, alongamento e fortalecimento do tendão de Aquiles. Corrigir a hiperpronação medial do pé com órteses, sustentações do arco ou sapatos melhores é importante para a maioria dos atletas com doença de Sever. Se o pé for neutro ou existir hiperpronação leve, a elevação do calcanhar poderá ser útil para suavizar o tendão do calcâneo e sua inserção. Com o tratamento otimizado, os sintomas melhoram em 4 a 8 semanas. Em geral, se não houver nenhuma claudicação durante a atividade atlética, os atletas jovens com a doença de Sever devem ser autorizados a jogar.

A **fascite plantar** é uma lesão de uso excessivo que resulta na degeneração da aponeurose plantar. Raro em crianças pré-púberes, tal diagnóstico é mais provável em adolescentes ou jovens adultos. Os atletas relatam dor no calcanhar com a atividade que é pior com os primeiros passos do dia ou após várias horas sem sustentar o peso. A sensibilidade é provocada na tuberosidade medial do calcâneo. O relativo repouso da atividade de sustentação de peso mostra-se útil. Os atletas desenvolvem fascite plantar quando os sapatos são usados com apoio inadequado dos arcos. Sapatos novos ou uso de arco semirrígido ajudam muitas vezes a diminuir a dor. Alongar as panturrilhas e a fáscia plantar ajuda, por vezes, com o auxílio do tratamento com ultrassom terapêutico. Alguns pacientes beneficiam-se de talas à noite, embora elas possam dificultar o sono. Enquanto não houver nenhuma claudicação durante a atividade atlética, o atleta poderá continuar participando. A recuperação completa costuma ser observada em 6 meses. Injeção de corticosteroide, terapia extracorpórea por ondas de choque ou injeções de plasma rico em plaquetas podem ser consideradas nesses casos recalcitrantes para tratamentos conservadores.

A **fratura do calcâneo por estresse** é vista no adolescente mais velho ou no jovem adulto envolvido em esportes de corrida. Há dor no calcanhar com qualquer atividade de sustentação de peso. O exame físico revela dor com a compressão do calcâneo. A esclerose pode aparecer nas radiografias em perfil e AP após 2 a 3 semanas de dor. Uma cintilografia óssea ou RM deve ser realizada para conseguir o diagnóstico em alguns casos. O calcâneo é um local incomum para uma fratura por estresse; ela está associada à osteopenia (meninas amenorreicas). O tratamento consiste em parar com a corrida e outra atividade de sustentação de peso durante, pelo menos, 8 semanas. A imobilização raramente é necessária.

Os **"pés chatos" ou pés planos** podem ser flexíveis ou rígidos. Os **pés planos flexíveis** são geralmente assintomáticos, pelo menos nos primeiros anos, e o tipo mais comumente encontrado em crianças. As almofadas escafoides ou inserções mediais podem ser úteis para criar uma postura de sustentação de peso plantígrado. A progressão esportiva não tratada pode ocorrer com hálux valgo compensatório, plano valgo e joanete secundário e deformidades do dedo do pé. Com a progressão, pode-se desenvolver dor, juntamente ao encurtamento da musculatura da região fibular. O **pé plano rígido** é uma deformidade congênita associada a outras anomalias em 50% dos casos. É causada por uma falha dos ossos do tarso em se separar que deixa uma ponte óssea cartilaginosa ou fibrosa ou coalizão entre dois ou mais ossos do tarso. As coalizões talocalcâneas são mais sintomáticas entre 8 e 12 anos, enquanto as coalizões naviculares do calcâneo se revelam mais sintomáticas entre 12 e 16 anos. Os sintomas são insidiosos com arco agudo ocasional e dor medial do pé e do tornozelo, às vezes provocada com atividades relacionadas com o desporto. Muitas vezes, o retropé não se alinha à sua posição normal em varo em manobras das pontas dos pés. Os pacientes estão predispostos a entorse de tornozelo secundária ao movimento subtalar limitado e tensão nas articulações subtalar e transversa do tarso, frequentemente causando dor. A TC é diagnóstica; e o tratamento inicial, conservador com gesso de perna curta e/ou órtese moldada e descanso. No caso de falha, a intervenção cirúrgica costuma ser necessária. Os **pés cavos rígidos** também podem estar associados a metatarsalgia, ferimentos e atrofia muscular intrínseca, que são possíveis no jovem atleta. Com um pé cavo, as condições neurológicas subjacentes, como doença de Charcot-Marie-Tooth, disrafismo espinal, ataxia de Friedreich ou outro tumor espinal, precisam ser consideradas. As órteses moldadas sob medida podem ser úteis. A história familiar pode ser crítica. O teste dos blocos de Coleman pode ajudar a determinar a flexibilidade do retropé e sugerir uma abordagem mais rígida *versus* pés planos flexíveis. A liberação cirúrgica da fáscia plantar é padrão para todos os procedimentos do pé cavo. Os ossos naviculares acessórios e a sesamoidite devem ser considerados em todos os pés sintomáticos, especialmente aqueles com componentes rígidos. Essas condições são mais comuns no adolescente ou no jovem adulto e podem ser agravadas com atividades esportivas.

Outras condições que causam do no pé são a **entorse de Lisfranc** e/ou a luxação, mais comum em atacantes de futebol americano ou em outros atletas que necessitam de carga pesada sobre as articulações médias e do antepé e ginastas que usam a trave de equilíbrio. Lisfranc é a articulação metatarsotarsal dos três ossos cuneiformes e do cuboide com os cinco metatarsos proximais. A torção do hálux pode ser vista, principalmente, nas crianças mais velhas e/ou em adolescentes correndo em superfícies artificiais ou sintéticas. É o resultado de hiperextensão através da articulação falangiana do primeiro metatarso e entorse nos ligamentos que circundam a articulação frequentemente em uma atividade de futebol americano e/ou futebol.

A **apofisite de Iselin** ocorre na tuberosidade do quinto metatarso. A apófise neste local aparece entre as idades de 9 e 14 anos e está localizada dentro da inserção do tendão fibular curto. Esta condição pode ser um fator predisponente à fratura do dançarino (Capítulo 707.8). A **doença de Freiberg** – que envolve o colapso do serviço articular e do osso subcondral, geralmente do 2º metatarso – e a **doença de Kohler** (que envolve a ossificação irregular da articulação navicular do tarso com dor localizada e aumento da densidade) devem sempre ser consideradas na avaliação das **osteocondrose do pé** (ver Capítulo 694.8). A doença de Freiberg é mais comum em meninas entre 12 e 15 anos, enquanto a doença de Kohler ocorre em indivíduos mais jovens, de 2 a 9 anos, e costuma ser reversível com cuidados conservadores, com órteses e gesso.

A bibliografia está disponível no GEN-io.

Capítulo 708
Traumatismo Cranioencefálico Relacionado com os Esportes (Concussão)

Christopher W. Liebig e
Joseph A. Congeni

Define-se concussão como um traumatismo cranioencefálico (TCE) induzido por forças biomecânicas que levam a um distúrbio transitório da função cerebral. Pode ser causada por um golpe direto na cabeça, no rosto, no pescoço ou em outras partes do corpo com uma força "impulsiva" transmitida à cabeça, sendo tal força linear ou rotativa. Embora seja discutido onde a concussão se encontra no espectro do TCE, convém informar que é um **traumatismo cranioencefálico**. Isso porque a palavra "concussão", de modo não intencional e incorretamente por vezes, é usada para informar a algumas famílias que não ocorreu lesão cerebral, o que resulta em um seguimento inadequado.

EPIDEMIOLOGIA

Pelo menos 1,6 a 3,8 milhões de concussões ocorrem nos EUA todo ano, sendo que 1,1 a 1,9 milhão ocorrem em crianças com menos de 18 anos durante a prática de esportes e outras atividades recreativas. É provável que esses números representem apenas uma fração da verdadeira incidência, uma vez que há subnotificação dos sintomas por atletas e omissão de informações para manter os treinos e competições. De 2007 a 2014, houve um aumento de 60% na incidência de concussões, com aumento de 143% no grupo de 10 a 14 anos e um aumento de 87% no grupo de 15 a 19 anos. Entre as atividades, incluem-se futebol americano, futebol, luta, ciclismo, hóquei, lacrosse, hóquei sobre grama, basquete e lesões em parque infantil.

FISIOPATOLOGIA

O processo fisiopatológico após uma concussão é melhor descrito como uma *crise de energia*, após uma cascata neurometabólica. Em modelos animais, esses eventos iônicos e metabólicos, juntamente à lesão axonal microscópica, resultam em um consumo importante de glicose para iniciar o processo de cicatrização. O aumento da demanda de energia é associado à diminuição do fluxo sanguíneo cerebral, o que resulta em menos energia disponível para os outros processos cerebrais e uma verdadeira discrepância entre oferta e demanda de energia.

AVALIAÇÃO DO JOGADOR FERIDO

Uma avaliação "padrão-ouro" da suspeita de concussão tem sido difícil de determinar. Realiza-se a avaliação durante a atividade, e com isso o simples reconhecimento da lesão pode ser mais desafiador para a equipe médica. A avaliação deve incluir estabilização da coluna cervical, teste neurológico dos quatro membros e avaliação do ABC (vias respiratórias [*airway*], respiração [*breathing*] e circulação [*circulation*]). Uma discussão sobre os sintomas do atleta com um componente da avaliação rápida aceita também deve ser concluída.

As ferramentas de avaliação mais utilizadas atualmente são a Sport Concussion Assessment Tool (**SCAT5**) e a **Child-SCAT5** para crianças de 5 a 12 anos, disponíveis em: http://bjsm.bmj.com/content/51/11/851 e http://bjsm.bmj.com/content/51/11/862.

Esses testes incluem escala de coma de Glasgow, sinais observáveis (como tropeços ou movimentos lentos), lista de verificação de sintomas, presença e duração da perda de consciência, avaliação de memória da atividade ("Quem marcou por último?", "Em que time você jogou na semana passada?"), memória geral/orientação (data, dia da semana, hora do dia), memória a curto prazo (listar 5 a 10 palavras e pedir para o paciente repetir), concentração (enunciar 3 a 6 números e pedir para o paciente repetir de trás para a frente ou dizer os meses do ano em ordem reversa), teste de equilíbrio (posicionamento de pernas duplo, único, ou uma atrás da outra), coordenação, teste neurológico e memória tardia (repetir a lista de palavras).

Outras avaliações que podem ser úteis são tempo de reação e teste oculomotor, pois a coordenação sensorial e os sistemas vestibulares também podem ser afetados pela concussão. Quando disponível, o desempenho basal pré-lesão pode ser comparado com o teste pós-lesão do indivíduo. Dada a variabilidade na apresentação da concussão e porque ela geralmente é uma lesão em evolução com sintomas tardios, a equipe médica é incentivada a errar pelo excesso prezando pela segurança. Se houver suspeita de concussão, um atleta deve ser retirado da participação e proibido de retornar no dia da lesão.

Os sinais e sintomas da concussão apresentam-se em quatro categorias: física, cognitiva, emocional e de sono (Tabela 708.1). A dor de cabeça é o sintoma mais relatado, e um número maior de sintomas e a gravidade são preditivos de uma recuperação mais lenta. A perda transitória da consciência ocorre em menos de 5% das concussões e não se correlaciona com a gravidade da lesão. A avaliação pode ser desafiadora, uma vez que vários ou apenas um dos sintomas listados são identificados. Além disso, os pacientes com transtornos mentais preexistentes, como depressão ou déficit de atenção/hiperatividade, podem apresentar exacerbações nos seus sintomas, tornando-os mais difíceis de controlar.

O funcionamento cognitivo é um componente importante na avaliação geral. A avaliação com testes neuropsicológicos fornece outra medição objetiva da função cerebral. Testes neurocognitivos computadorizados podem ser mais úteis para os que já estão familiarizados

Tabela 708.1 Escala de sintomas pós-concussão.

	NENHUM	LEVE		MODERADO		GRAVE	
Dor de cabeça	0	1	2	3	4	5	6
"Pressão na cabeça"	0	1	2	3	4	5	6
Dor no pescoço	0	1	2	3	4	5	6
Náuseas ou vômitos	0	1	2	3	4	5	6
Tontura	0	1	2	3	4	5	6
Visão embaçada	0	1	2	3	4	5	6
Desequilíbrio	0	1	2	3	4	5	6
Sensibilidade à luz	0	1	2	3	4	5	6
Sensibilidade a ruídos	0	1	2	3	4	5	6
Sentindo-se "lento"	0	1	2	3	4	5	6
Sentindo-se "obscuro"	0	1	2	3	4	5	6
"Não sentir-se bem"	0	1	2	3	4	5	6
Dificuldade de concentração	0	1	2	3	4	5	6
Dificuldade de memória	0	1	2	3	4	5	6
Fadiga ou baixa energia	0	1	2	3	4	5	6
Confusão	0	1	2	3	4	5	6
Sonolência	0	1	2	3	4	5	6
Mais emotivo	0	1	2	3	4	5	6
Irritabilidade	0	1	2	3	4	5	6
Tristeza	0	1	2	3	4	5	6
Nervosismo ou ansiedade	0	1	2	3	4	5	6
Problemas para dormir (se aplicável)	0	1	2	3	4	5	6

De Echemendial RJ W, McCrory P *et al*: Sport concussion assessment tool, 5. ed. *Br J Sports Med* 51:851-858, 2017. doi:10.1136/bjsports-2017-097506SCAT5.

com o teste e quando os atletas foram capazes de realizar testes iniciais de referência, mas não pretendem ser os únicos fatores determinantes para decisões de retorno ao esporte.

A concussão não apresenta mudanças estruturais nos estudos de imagem convencionais (ressonância magnética e tomografia computadorizada), o que limita sua utilidade na avaliação. A neuroimagem deve ser usada se houver suspeita de lesão intracerebral. Os avanços na neuroimagem funcional têm mostrado resultados positivos, mas requerem mais investigação antes de sua utilização clínica e recomendação. A imagem pode ser indicada para uma possível lesão no pescoço (Capítulo 709). A tomografia computadorizada pode ser indicada para perda prolongada de consciência, estado mental alterado persistente, déficit neurológico focal, suspeita de fratura de crânio ou sinais de deterioração clínica.

CONDUTA E TRATAMENTO

Fase inicial

A conduta no caso de uma concussão também continua a evoluir e baseia-se, principalmente, no controle dos sintomas, assim como proteger o atleta de atividades que possam retardar a recuperação. O tratamento deve consistir em uma redução, e não eliminação, das atividades físicas e cognitivas. Incentivam-se atividades leves, contanto que haja cautela em ficar abaixo de seu limiar de exacerbação dos sintomas cognitivos e físicos. O descanso por mais de alguns dias pode retardar a recuperação e levar a sintomas prolongados. Os sintomas podem ser seguidos por uma escala de sintomas pós-concussão (Tabela 708.1), levando-se em consideração a possível diferenciação dos sintomas clínicos em grupos separados, como somáticos/dor de cabeça, cognitivos, afetivos, cervicais, vestibulares e/ou oculomotores, que auxiliam o desenvolvimento da reabilitação desejada. Pacientes com concussão irão sempre se queixar de um aumento dos sintomas com atividades cognitivas, como aquelas envolvendo leitura, *videogames*, música e até mesmo mensagens de texto. Eles normalmente têm dificuldade de frequentar a escola, concentrar-se em trabalhos escolares e tentar manter suas atribuições. Inicialmente, o descanso cognitivo pode incluir redução dos dias de aula, carga de trabalho reduzida ou mesmo licença temporária, com retorno gradual para a escola (Tabela 708.2). A medicação pode ser considerada naqueles com recuperação prolongada e sintomas específicos; no entanto, não há um tratamento farmacológico com base em evidências para o atleta com concussão. A terapia vestibular constituída por exercícios de equilíbrio e oculomotores tem mostrado resultados na luta contra a tontura e a vertigem; um programa de reabilitação ativa pode facilitar a recuperação.

Retorno ao esporte

Nenhum atleta deve retornar ao esporte até que tenha voltado aos níveis de sintomas pré-lesão e carga horária completa na escola sem uso de medicação. O retorno de cada atleta deve estar fundamentado individualmente, conforme ocorre a recuperação. A maioria dos jovens está totalmente recuperada em 4 semanas. Um **protocolo de retorno às atividades esportivas** fornece uma diretriz estruturada para a progressão gradual dos atletas, contanto que eles permaneçam assintomáticos por 24 horas e retomem a etapa assintomática anterior (Tabela 708.3). Se os sintomas não retornarem, o atleta deverá esperar

Tabela 708.2 Protocolo de retorno graduado à escola.

ESTÁGIO	META	ATIVIDADE	OBJETIVO DE CADA FASE
1	Atividades diárias em casa que não causem os sintomas à criança	Atividades típicas da criança durante o dia, contanto que elas não aumentem os sintomas (p. ex., leitura, mensagens de texto, assistir à TV). Iniciar com 5 a 15 min e aumentar aos poucos	Retorno gradual às atividades comuns
2	Atividades escolares	Lição de casa, leitura ou outras atividades cognitivas fora da sala de aula	Aumentar a tolerância ao trabalho cognitivo
3	Retorno à escola em tempo parcial	Introdução gradual às atividades escolares. Pode precisar ser iniciado com horário reduzido na escola ou com maior número de intervalos ao longo do dia	Aumentar as atividades acadêmicas
4	Retorno à escola em período integral	Progressão gradual das atividades escolares até que um dia inteiro possa ser tolerado	Retornar a todas as atividades acadêmicas e recuperar o tempo perdido

De McCrory P, Meeuwise WH, Aubry M *et al.*: Consensus statement on concussion in sport: the 5th International Conference on Concussion in Sport held in Berlin, October 2016. *Br J Sports Med* 51:838-847, 2017.

Tabela 708.3 Protocolo de retorno graduado ao esporte.

ESTÁGIO	META	ATIVIDADE	OBJETIVO DE CADA FASE
1	Atividade limitada aos sintomas	Atividades diárias que não provoquem sintomas	Reintrodução gradual das atividades do trabalho/escola
2	Exercício aeróbico leve	Caminhada ou bicicleta ergométrica com intensidade lenta a média. Nenhum treinamento de resistência	Aumentar a frequência cardíaca
3	Exercícios específicos do esporte	Corrida ou patinação no gelo. Nenhuma atividade de impacto na cabeça	Adicionar movimento
4	Treino sem contato	Treinos mais difíceis (p. ex., exercícios de passar a bola). Pode começar o treinamento de resistência progressiva	Exercício, coordenação e carga cognitiva
5	Treino com contato	Após autorização médica, participar de atividades normais	Restaurar a confiança e avaliar habilidades funcionais
6	Retorno ao esporte	Jogar normalmente	

OBSERVAÇÃO: Recomenda-se um período inicial de 24 a 48 horas de repouso físico relativo e repouso cognitivo antes do início do retorno à progressão esportiva. Deve haver, pelo menos, 24 horas (ou mais) para cada etapa da progressão. Se quaisquer sintomas se agravarem durante os exercícios, o atleta deve voltar à etapa anterior. O treinamento de resistência deve ser adicionado apenas nos últimos estágios (estágio 3 ou 4 no mínimo). Se os sintomas persistirem (p. ex., mais do que 1 a 14 dias em adultos ou mais de 1 mês em crianças), o atleta deve ser encaminhado a um profissional da saúde especialista no tratamento de concussões. (De McCrory P, Meeuwise WH, Aubry M *et al.*: Consensus statement on concussion in sport: the 5th International Conference on Concussion in Sport held in Berlin, October 2016. *Br J Sports Med* 51:838-847, 2017)

5 dias inteiros para voltar a jogar. Se os sintomas ocorrerem, o atleta deverá descansar até estar assintomático durante 24 horas e retomar a etapa assintomática anterior. É importante considerar fatores individuais nesse momento em que há dúvida em prolongar a recuperação ou aumentar a suscetibilidade do paciente. Existem evidências de que a adolescência pode ser o período mais vulnerável para os sintomas persistentes entre meninas, que correm maior risco de aumento de gravidade e maior duração da recuperação.

Após ter sofrido uma concussão, uma criança é 2 a 6 vezes mais propensa a apresentar outra concussão. Tal risco é aumentado durante a recuperação de uma lesão inicial com uma lesão rara, mas catastrófica, conhecida como síndrome do segundo impacto. Nessa lesão, vista com mais frequência em crianças atletas, um impacto leve pode resultar em edema cerebral e morte. Concussões anteriores e repetidas podem ser associadas a uma recuperação mais lenta com mais sintomas cognitivos, emocionais, físicos e de sono que podem exigir uma abordagem multiprofissional e colaborativa.

Aqueles com múltiplas concussões podem experimentar um efeito cumulativo, o que resulta em dificuldade de atenção e concentração, porém os efeitos a longo prazo continuam a ser altamente pesquisados. **Sintomas concussivos prolongados** são outras complicações mais observadas como sintomas de concussão, que persistem além de um prazo esperado, mais recentemente sugerido como mais de 4 semanas em crianças. As causas e correlações ainda devem ser determinadas, porém os tratamentos clínicos devem visar aos fatores físicos e psicossociais, inclusive o possível desenvolvimento de transtornos do humor. O tratamento pode envolver exercícios aeróbicos limitados pelo sintoma naqueles com instabilidade autonômica ou descondicionamento, fisioterapia para disfunção da coluna cervical ou vestibular e/ou terapia comportamental para problemas de humor ou outros problemas mentais. Uma história pré-lesão de transtornos do humor ou enxaquecas é associada a maior risco de ter sintomas além de 1 mês.

PREVENÇÃO

Apesar das pesquisas e dos avanços tecnológicos em curso, equipamentos de proteção individual não diminuíram a gravidade ou reduziram a incidência de concussão em esportes coletivos. Legislações relacionadas com a concussão foram aprovadas na tentativa de melhorar a conscientização, o reconhecimento e a qualidade dos cuidados com sucesso limitado. Portanto, orientar atletas, treinadores, funcionários e pais continua sendo fundamental.

A bibliografia está disponível no GEN-io.

Capítulo 709
Lesões da Coluna Cervical

S. Derrick Eddy e Joseph A. Congeni

A participação esportiva ultrapassou os acidentes de trânsito como a causa número um de lesões da coluna cervical (que envolve, principalmente, tecidos moles) em jovens com idade superior a 9 anos. Futebol americano, hóquei e luta livre têm a maior incidência nos EUA; internacionalmente, a incidência no rúgbi é quase tão alta. Lesões catastróficas da coluna cervical são raras, mas ocorrem principalmente no *scrum* ou no *tackle* do rúgbi e no futebol americano.

A coluna cervical normal apresenta uma curvatura lordótica, permitindo-lhe absorver o choque e dissipar a força. Quando o pescoço é flexionado para a frente, a coluna se retifica, perdendo esta propriedade de absorção de choque. Sobrecarga axial ocorre quando uma força é aplicada no topo da cabeça nesta posição flexionada, transmitindo força por meio da coluna vertebral.

LESÃO DE TECIDOS MOLES

A lesão mais frequente resultante de traumatismo na cabeça e no pescoço envolve músculos, tendões e estruturas ligamentares. Embora distensões, entorses e contusões sejam comuns e tratadas com exercícios de fortalecimento cervical, escapulotorácico e de ombro, exames e avaliações adequadas são necessários para descartar lesões mais graves. Mesmo sem anormalidades ósseas, a coluna cervical pode se tornar instável secundariamente à lesão de tecidos moles.

A frouxidão da coluna cervical ocorre quando a maior parte dos ligamentos é lesada. Quando comparada com a vértebra adjacente, a frouxidão deve ser menor que 3,5 mm horizontalmente, e o deslocamento angular inferior a 11° na radiografia de flexão/extensão. Os atletas mais jovens, no entanto, apresentam mais frouxidão, tornando o critério menos aplicável, e espasmos musculares podem agudamente mascarar a instabilidade. Se a subluxação for remotamente suspeita, um colar cervical rígido deverá ser colocado e uma imagem em flexão/extensão deverá ser obtida novamente em 2 a 4 semanas, quando a inflamação e o espasmo tiverem se resolvido. A perda de lordose na radiografia lateral está associada à fraqueza significativa dos músculos cervicais, particularmente dos extensores cervicais. Lesões de disco são raras em pacientes pediátricos. Ruptura ou herniação devem ser consideradas como diagnóstico diferencial de dor cervical (ver Capítulo 83).

COLUNA DE LANÇADOR DE FUTEBOL AMERICANO (*SPEAR TACKLER'S SPINE*)

Esta entidade clínica é caracterizada por alterações secundárias progressivas da coluna vertebral devido à forma de jogar futebol americano incorretamente. Achados em radiografias simples consistem em (1) estreitamento do canal vertebral cervical, (2) perda ou reversão da lordose cervical normal e (3) evidências menores preexistentes em exames de radiografia pós-traumáticos de lesão óssea ou ligamentar. Embora as alterações nas regras para esportes com colisões e contato tenham limitado a prática da posição do "pescoço fletido", esta condição ainda persiste.

Muitos especialistas argumentam que esta condição desqualifica os atletas a voltar a jogar. Outros argumentam que, se a fisioterapia e a reabilitação forem capazes de corrigir a curvatura e a técnica inadequada for corrigida, então os atletas não correm um alto risco de novas lesões e poderiam voltar. Faltam dados e mais pesquisas são necessárias para uma resposta definitiva.

FRATURAS CERVICAIS

Todas as lesões significativas no pescoço devem ser tratadas com seriedade até que sejam esclarecidas com o exame de imagem apropriado. Embora muitas fraturas cervicais sejam estáveis, o manejo impróprio ou avaliação inadequada podem levar a resultados catastróficos. *Até ser formalmente avaliado, o paciente deve ser imobilizado e tratado como se estivesse com uma fratura cervical instável* (ver Capítulo 83).

LESÕES COM SENSAÇÃO DE QUEIMADURA OU FERROADA

Lesões com sensação de queimadura ou ferroada são lesões nervosas periféricas unilaterais (*nunca bilaterais*) que ocorrem em algum lugar entre a raiz do nervo cervical e do plexo braquial. Três mecanismos propostos são lesão por tração ou estiramento, lesão compressiva e traumatismo direto. A apresentação típica é um episódio transitório de dor unilateral, com ou sem parestesia, em uma extremidade superior. Sintomas nas raízes C5 e C6 e na parte superior do tronco são mais comuns. Deve-se examinar a fraqueza, especialmente abdução do ombro, rotação externa e flexão do cotovelo. A coluna cervical deve ter amplitude de movimento completa, livre de dor e sem sensibilidade à palpação. O teste de compressão de Spurling ajuda a avaliar a radiculopatia cervical como causa de dor nas extremidades superiores. O paciente se senta com o pescoço inclinado para o lado afetado. No teste positivo, a dor é reproduzida com compressão axial suave. O teste tem alta especificidade (cerca de 93%), mas sensibilidade relativamente baixa (cerca de 30%), o que significa que testes positivos indicam provável radiculopatia cervical, mas muitos pacientes com radiculopatia cervical não terão um teste positivo.

Pode-se considerar o retorno à prática desportiva no mesmo dia se o exame for tranquilizador, o que exige resolução completa dos sintomas, amplitude completa de movimento e força normal. A sensação de queimação ou ferroada bilateral ou sintomas que persistem por mais de 1 hora devem levar a uma avaliação mais aprofundada antes da retomada de quaisquer atividades físicas.

QUADRIPARESIA TRANSITÓRIA

A quadriparesia transitória (QT) é um episódio neurológico temporário que engloba sintomas sensoriais com ou sem alterações motoras. A QT é também conhecida como *neurapraxia da medula cervical, síndrome de ardência nas mãos, concussão espinal* e *concussão da medula vertebral*. A QT pode ser dividida em três tipos: plegia (perda completa da função motora), paresia (fraqueza motora) e parestesia (somente sintomas sensoriais). Há também um sistema de classificação em três partes: sintomas de grau 1 duram < 15 minutos, sintomas de grau 2 duram de 15 minutos a 24 horas, e sintomas de grau 3 persistem por mais de 24 horas. A QT deve ser diferenciada a partir de apenas uma lesão com sensação de ferroada, o jogador deve ser removido da atividade e uma lesão medular deve ser considerada.

Mecanismos de lesão incluem hiperextensão, hiperflexão e carga axial. Anatomicamente, quando o pescoço é hiperflexionado ou hiperestendido, o canal vertebral é reduzido em até 30%, aumentando a probabilidade de lesões da medula.

A *síndrome de ardência nas mãos* é a apresentação mais comum. O atleta tem parestesias intensas em ambas as extremidades superiores. É sugestiva de uma síndrome da medula central e inclui queimação, formigamento e perda de sensibilidade. Atletas precisam ser tratados com precauções cervicais completas para evitar a progressão da lesão.

A avaliação deve começar com radiografia simples de flexão e extensão, se estável. Deve-se utilizar tomografia computadorizada se houver suspeita de fratura cervical. A ressonância magnética deve, então, ser usada para avaliar as anormalidades intrínsecas da medula espinal ou da continuidade da medula ou compressão da raiz. A estenose da coluna vertebral será discutida mais adiante.

O retorno à prática desportiva após QT é fortemente debatido, e faltam dados que guiem a tomada de decisão. Alguns especialistas argumentam que um episódio é uma contraindicação para o retorno a esportes de contato, enquanto outros concordam com a utilização da Tabela de Retorno à Prática Desportiva (Tabela 709.1) para contraindicações absolutas e

Tabela 709.1 Retorno à prática desportiva.

SEM CONTRAINDICAÇÃO AO RETORNO À PRÁTICA DESPORTIVA	
Fraturas consolidadas, incluindo:	Fratura de C1 ou C2 consolidada com movimento normal da coluna cervical Fratura subaxial consolidada sem deformidade sagital Fratura do escavador de argila (C7) por avulsão do processo espinhoso assintomática
Condições congênitas	Klippel-Feil (anomalia da articulação C0/C1) Espinha bífida oculta
Condições degenerativas/pós-cirúrgicas	Doença do disco cervical (nenhuma mudança no estado neurológico basal) Nível único de FCA com/sem instrumentação Laminectomia cervical posterior simples ou de múltiplos níveis
Lesões com sensação de ferroada recorrentes	Menos de três episódios com duração < 24 h Deve ter faixa cervical completa de movimento Sem déficit neurológico
Quadriparesia transitória	Episódio individual Amplitude de movimento cervical completa Exame neurológico normal Sem instabilidade radiológica Reserva normal da coluna cervical (como evidenciado na RM)
CONTRAINDICAÇÃO RELATIVA AO RETORNO À PRÁTICA DESPORTIVA	
Lesões com sensação de ferroada ou queimação	Sensação de ferroada ou queimação prolongadamente sintomática Três ou mais recorrências
Quadriparesia transitória	Quadriparesia transitória com duração > 24 h Mais de um episódio com sintomas de qualquer duração
Pós-cirúrgico	FCA de dois níveis consolidada Artrodese cervical com/sem instrumentação
CONTRAINDICAÇÃO ABSOLUTA AO RETORNO À PRÁTICA DESPORTIVA	
Quadriparesia transitória e um ou mais dos seguintes:	Mielopatia cervical Desconforto contínuo no pescoço Amplitude de movimento reduzida Déficit neurológico da linha de base após ferimento
Procedimentos cirúrgicos	Fusão C1 + C2 Laminectomia cervical FCA de três níveis ou artrose cervical
Lesões de tecidos moles	Frouxidão ligamentar assintomática (> 11° de deformidade cifótica) Hipermobilidade C1 + C2 com densidade anterior > 3,5 mm (adulto), > 4 mm (criança), ou seja, síndrome de Down (ver Capítulo 82) Hérnia de disco cervical sintomática
Outras condições incluindo:	Coluna de lançador de futebol americano Anomalia multinível de Klippel-Feil (ver Capítulo 700.2) Fratura subaxial consolidada, com anomalia plana sagital da cifose, ou invasão de cordão Espondilite anquilosante Artrite reumatoide com anormalidade vertebral Anormalidade na medula espinal (edema de cordão, compressão etc.) Síndrome de Arnold-Chiari Invaginação basilar Absorção occipital C1 (occipitalização ou conexão) Estenose vertebral (largura do canal < 13 mm entre C3 e C7)

FCA, fusão cervical anterior; RM, ressonância magnética. (Adaptada de Cantu R, Li YM, Abdul Hamid M, Chin LS: Return to play after cervical spine injury in sports. *Curr Sports Med Rep* 12:14-17, 2013.)

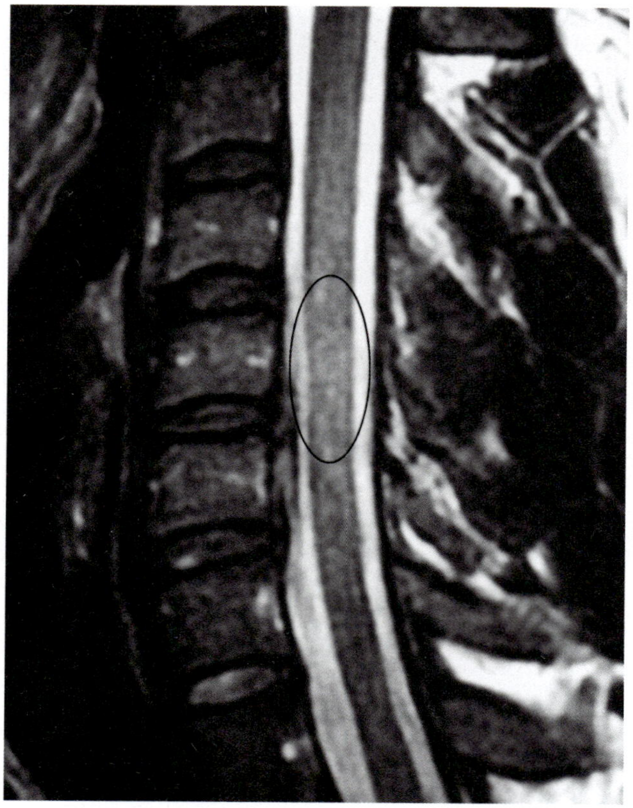

Figura 709.1 Uma imagem de ressonância magnética (sagital) mostra contusão da medula espinal (edema na porção central da medula espinal). (*De Krabak BJ, Kanarek SL: Cervical spine pain in the competitive athlete.* Phys Med Rehabil Clin N Am *22:459-471, 2011, Fig. 2.*)

relativas para o retorno. Se houver a permissão para o retorno à prática desportiva e um segundo episódio de QT ocorrer, um diagnóstico completo precisará de repetição.

ESTENOSE VERTEBRAL CONGÊNITA

O desenvolvimento do estreitamento do canal vertebral cervical predispõe o atleta a maior risco de lesão da medula espinal. Esta condição pode ser encontrada por acaso enquanto são diagnosticadas outras condições. A relação de Torg, a relação entre a largura do corpo vertebral e a largura do canal na imagem lateral (o limite para o normal é de 0,7 ou 0,8), continua útil como teste de diagnóstico em determinados contextos clínicos. Atualmente, o "padrão-ouro" é uma ressonância magnética com largura do canal medindo < 13 mm entre C3 e C7 para definir estenose, sendo o "normal" > 15 mm.

A *estenose funcional* pode ser observada com ressonância magnética dinâmica em flexão e extensão para verificar se o espaço do canal diminui com o movimento. O posicionamento do canal em flexão ou extensão provoca estreitamento do posicionamento da vértebra e do ligamento, respectivamente. O diâmetro medido pode ser irrelevante se a protrusão do disco ou a hipertrofia do ligamento provocar a compressão. Este estreito "espaço reserva" em torno da coluna vertebral coloca o atleta em maior risco de lesão em comparação com a mesma força imposta a uma coluna normal.

LESÃO DA MEDULA ESPINAL

A lesão da medula espinal é a complicação mais temida de um traumatismo cervical e é classificada em quatro entidades. Hemorragia e transecção são consideradas irreversíveis e associadas à lesão completa da medula, enquanto contusão e edema são considerados como tendo maior potencial de recuperação (Figura 709.1). Essas lesões graves devem ser manejadas por provedores com experiência nesta área.

A bibliografia está disponível no GEN-io.

Capítulo 710
Lesões Causadas pelo Calor

Gregory L. Landry

Doenças provocadas pelo calor são a 3ª principal causa de morte dos atletas de ensino médio nos EUA. É um processo contínuo de sinais e sintomas clínicos, que podem ser leves (estresse por calor) ou fatais (insolação). As crianças são mais vulneráveis às doenças provocadas pelo calor do que os adultos porque têm maior proporção de área de superfície por massa corporal e produzem mais calor por quilograma de peso corporal durante a atividade. A quantidade de suor é menor em crianças e a temperatura na qual ocorre a transpiração é maior. As crianças podem demorar mais tempo para se adaptar em ambientes mais quentes, mais úmidos (tipicamente, 8 a 12 dias consecutivos de 30 a 45 minutos de exposição). Crianças também têm uma resposta reduzida à sede em relação aos adultos e podem não consumir a quantidade suficiente de líquido durante o exercício para evitar a desidratação.

Três categorias de doenças provocadas pelo calor são geralmente usadas: câibras pelo calor, exaustão pelo calor e insolação (Tabela 710.1). Entretanto, os sintomas das doenças provocadas pelo calor se sobrepõem e avançam com a elevação da temperatura. **Câibras pelo calor** são as lesões de calor mais comuns e, geralmente, ocorrem em desidratação leve e/ou depleção de sal, geralmente afetando a panturrilha e os músculos isquiotibiais. Elas tendem a ocorrer posteriormente à atividade, quando a fadiga muscular é alcançada, com perda de água e aumento de sódio. Elas respondem à reidratação por via oral com solução eletrolítica e alongamento suave. O atleta pode retornar à prática desportiva quando a capacidade de execução não estiver prejudicada. A **síncope de calor** é o desmaio após exercício prolongado atribuído ao tônus vasomotor inadequado e ao volume intravascular diminuído, e responde a líquidos, resfriamento e posicionamento supino. O **edema de calor** é o edema leve das mãos e dos pés durante a exposição inicial ao calor; é resolvido com aclimatização. **Tetania**

Tabela 710.1	Espectro de doenças provocadas pelo calor.
Câibras de calor e desidratação: *RETORNO CAUTELOSO À PRÁTICA DESPORTIVA*	
Câibras musculares	
Sede	
Fadiga	
Tontura	
Sudorese	
Rubor facial	
Exaustão por calor: *REMOÇÃO DA PRÁTICA DESPORTIVA*	
Tontura	
Pulso rápido/taquicardia	
Dores de cabeça	
Náuseas	
Vômito	
Perda de coordenação	
Transpiração intensa	
Temperatura central inferior a 40°C	
Insolação: *EMERGÊNCIA MÉDICA*	
Temperatura central de 40°C ou mais elevada	
Pele seca e quente	
Falha de múltiplos sistemas	
Delírio	
Convulsões	
Sinais vitais anormais	

De Merkel DL, Molony JR Jr. Medical sports injuries in the youth athlete: emergency management. *Int J Sports Phys Ther* 7:242-251, 2012, Table 4.

de calor é a parestesia carpopodal ou espasmos causados por hiperventilação relacionada ao calor. Ela responde quando o paciente vai para um ambiente refrigerado e com a diminuição da frequência respiratória (ou reinalação pela respiração em um saco).

A **exaustão por calor** é uma doença moderada, com temperatura de 37,7° a 39,4°C. O desempenho é obviamente afetado, mas a disfunção do sistema nervoso central é leve, se estiver presente. É manifestada por dor de cabeça, náuseas, vômitos, tonturas, hipotensão ortostática, fraqueza, arrepios e, possivelmente, síncope. O tratamento inclui mover-se para um ambiente fresco, resfriamento do corpo com ventiladores, remoção do excesso de roupas e colocação de gelo sobre virilha e axila. Se um paciente não for capaz de tolerar reidratação oral, líquidos intravenosos devem ser indicados. Os pacientes devem ser monitorados, incluindo a temperatura retal, para sinais de insolação. Se melhora rápida não for alcançada, o transporte para uma instalação de emergência será recomendado.

A **insolação** é uma doença grave que se manifesta por distúrbios no sistema nervoso central e danos potenciais aos tecidos. É uma emergência médica; *a taxa de mortalidade é de 50%*. A insolação relacionada ao esporte é caracterizada por sudorese profusa e está relacionada ao esforço intenso, enquanto a insolação "clássica" é caracterizada pela pele seca e quente de início mais lento (dias) em idosos ou pessoas com doenças crônicas. A temperatura retal é normalmente > 40°C. Ocorrem danos significativos a coração, cérebro, fígado, rins e músculos, com possíveis consequências fatais se não forem tratadas. O tratamento consiste no imediato resfriamento de todo o corpo por meio de imersão em água fria. Vias respiratórias, respiração, circulação, temperatura central e situação do sistema nervoso central devem ser monitoradas constantemente. O resfriamento rápido deve ser interrompido quando a temperatura for de cerca de 38,3° a 38,9°C. Líquido intravenoso a uma taxa de 800 mℓ/m^2 na primeira hora com solução salina fisiológica ou solução de lactato de Ringer melhora o volume intravascular e a capacidade do corpo para dissipar o calor. O transporte imediato para uma instalação de emergência é necessário. Autorização médica é necessária antes de retornar ao exercício.

A desidratação é comum a todas as doenças provocadas pelo calor; consequentemente, as medidas para evitar a desidratação também podem prevenir doenças provocadas pelo calor. A sede não é um indicador adequado do estado de hidratação; a reposição excessiva de líquido além das perdas de suor e urina predispõem à hiponatremia. Os atletas de resistência devem ser aconselhados a não ingerirem líquido além do essencial. A desidratação leve (2 a 3%) normalmente não afeta o desempenho e, em si, não causa câibras, fadiga ou insolação.

A hiponatremia associada aos exercícios (Na < 135 mmol/ℓ) pode ser assintomática ou sintomática (tontura, náuseas, dor de cabeça, confusão, edema cerebral) e é frequentemente observada em esportes de resistência (maratona, triátlon, ciclismo, natação), caminhada, futebol americano e treinamentos militares ou da polícia. Os principais fatores de risco incluem excesso de ingestão de água ou bebidas esportivas hipotônicas, ganho de peso durante os exercícios, prática de exercícios acima de 4 horas, líquidos prontamente disponíveis e ritmo inexperiente ou lento.

Os atletas são aconselhados a se hidratar bem antes do exercício e devem ingerir líquidos para saciar a sede (Figura 710.1) Os líquidos devem conter sódio e não devem ser ingeridos em excesso.

Durante uma prática de futebol americano, pausas programadas a cada 20 a 30 minutos sem capacetes para sair do calor podem diminuir a quantidade acumulada de exposição ao calor. Práticas e competições devem ser agendadas no início da manhã ou no fim da tarde para evitar o período mais quente do dia. Diretrizes têm sido publicadas sobre a modificação da atividade relacionada a temperatura e umidade (Figura 710.2). O uso de roupa apropriada, como *shorts* e camisetas, sem capacetes, pode melhorar a dissipação de calor. Avaliação do peso antes e após a atividade pode ser útil para determinar a quantidade de líquido necessária a repor (120 mℓ para cada quilo de perda de peso). Quando houver prática ou *performance* em um ambiente quente, a aclimatização gradual é recomendada.

Líquidos com eletrólitos e carboidratos são mais importantes para pessoas que se exercitam por mais de 1 hora. Comprimidos de sal não devem ser utilizados pela maioria das pessoas por causa do risco de

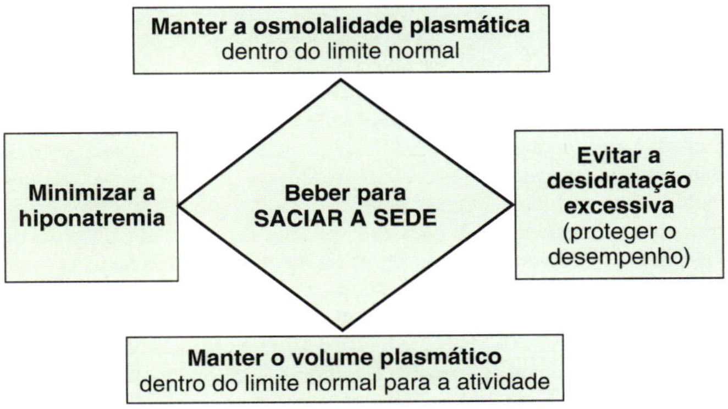

Figura 710.1 Estratégia primária da ingestão de líquido recomendada para prevenir hiponatremia sintomática associada ao exercício. (*De Hew-Butler T, Rosner MH, Fowkes-Godek S et al.: Statement of the third international exercise-associated hyponatremia consensus development conference, Carlsbad, California, 2015.* Clin J Sport Med *25(4):303-320, 2015, Fig. 1, p. 313.*)

Índice de calor NWS

Umidade relativa (%) \ Temperatura°F	80	82	84	86	88	90	92	94	96	98	100	102	104	106	108	110
40	80	81	83	85	88	91	94	97	101	105	109	114	119	124	130	136
45	80	82	84	87	89	93	96	100	104	109	114	119	124	130	137	
50	81	83	85	88	91	95	99	103	108	113	118	124	131	137		
55	81	84	86	89	93	97	101	106	112	117	124	130	137			
60	82	84	88	91	95	100	105	110	116	123	129	137				
65	82	85	89	93	98	103	105	114	121	128	136					
70	83	86	90	95	100	105	112	119	126	134						
75	84	88	92	97	103	109	116	124	132							
80	84	89	94	100	106	113	121	129								
85	85	90	96	102	110	117	126	135								
90	86	91	98	105	113	122	131									
95	86	93	100	108	117	127										
100	87	95	103	112	121	132										

Possíveis doenças causadas pelo calor devido a exposição prolongada ou atividade extenuante

Atenção | Atenção extrema | Perigo | Perigo extremo

Classificação	Índice de calor	Efeitos no corpo
Atenção	80 a 90°F	Possível fadiga com exposição prolongada e/ou atividade física
Atenção extrema	90 a 103°F	Insolação, câibras musculares ou provável exaustão pelo calor com exposição prolongada e/ou atividade física
Perigo	103 a 124°F	Insolação, câibras musculares ou provável exaustão pelo calor com exposição prolongada e/ou atividade física
Perigo extremo	125°F ou mais	Insolação altamente provável

Figura 710.2 Índice de calor. Para determinar o índice de calor usando este gráfico, a temperatura e a umidade relativa do ar precisam ser conhecidas. Por exemplo, se a temperatura do ar for de 100°F e a umidade relativa for de 55%, o índice de calor será de 124°F. Quando a umidade relativa for baixa, a temperatura aparente pode realmente ser menor que a temperatura do ar. T, temperatura do ar (°F); R, umidade relativa (percentual). (*Cortesia de National Weather Service, United States Oceanic and Atmospheric Administration.* https://www.weather.gov/ama/heatindex.)

hipernatremia, causando esvaziamento gástrico tardio. Se a ingestão excessiva de líquidos contribuir com a hiponatremia, os comprimidos de sal não irão evitar a queda de sódio sérico. Eles podem ser úteis para uma pessoa com elevada taxa de sudorese ou câibras recorrentes.

A bibliografia está disponível no GEN-io.

Capítulo 711

Atletas do Sexo Feminino: Problemas Menstruais e Risco de Osteopenia

Gregory L. Landry

O treinamento físico em mulheres jovens pode afetar negativamente a função reprodutiva e a composição mineral óssea, especialmente quando combinado com restrição calórica (Figura 711.1; ver Capítulos 41 e 142).

A maior parte da massa óssea é adquirida ao fim da 2ª década (ver Capítulo 726). Aproximadamente 60 a 70% da massa óssea adulta são determinados geneticamente, e o restante é influenciado por três fatores controláveis: exercício, ingestão de cálcio e esteroides sexuais, principalmente o estrogênio. O exercício promove a mineralização óssea na maioria das mulheres jovens e deve ser incentivado. Em meninas com transtornos alimentares e naquelas que se exercitam até o ponto da perda excessiva de peso com **amenorreia** ou **oligomenorreia**, o exercício pode ser prejudicial para a aquisição mineral óssea, resultando em conteúdo mineral ósseo reduzido, ou **osteopenia**.

Especificamente, a mineralização óssea é negativamente afetada pela amenorreia (ausência de menstruação por ≥ 3 meses consecutivos); isso pode ser influenciado por padrões alimentares anormais ou *transtorno alimentar*. Quando ocorrem juntos, o transtorno alimentar, a amenorreia e a osteoporose formam a **tríade da atleta feminina**. Uma definição mais inclusiva refere-se às inter-relações de disponibilidade energética, função menstrual e densidade mineral óssea, já que as atletas são distribuídas ao longo de um espectro de saúde e doença (Figura 711.1) Em visitas de supervisão de saúde e no exame físico pré-competição, deve-se atentar para todas as características da tríade (Tabela 711.1).

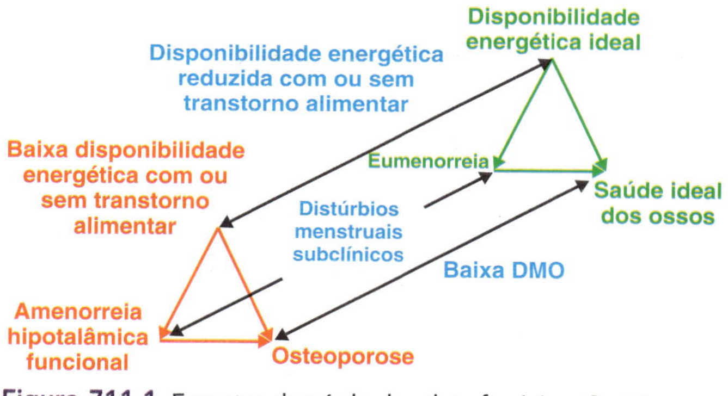

Figura 711.1 **Espectro da tríade da atleta feminina.** Os três componentes inter-relacionados da Tríade da Atleta Feminina são disponibilidade energética, condição menstrual e saúde dos ossos. A disponibilidade energética afeta diretamente a condição menstrual e, por sua vez, a disponibilidade energética e a condição menstrual influenciam diretamente a saúde dos ossos. A saúde ideal é indicada por disponibilidade energética ideal, eumenorreia e saúde ideal dos ossos, ao passo que, na outra extremidade do espectro, a apresentação mais grave da Tríade da Atleta Feminina é caracterizada por baixa disponibilidade energética com ou sem transtorno alimentar, amenorreia hipotalâmica funcional e osteoporose. A condição de uma atleta se move ao longo de cada espectro em diferentes níveis, dependendo de sua dieta e comportamentos relacionados aos exercícios. DMO, densidade mineral óssea. (*Adaptada de Nattiv A Loucks AB, Manore M et al.: American College of Sports Medicine position stand. The female athlete triad.* Med Sci Sports Exerc *2007; 39:1867-1868.*)

As anormalidades menstruais (incluindo **amenorreia**) resultam da supressão da secreção pulsátil hipotalâmica espontânea do hormônio liberador de gonadotrofina (Figura 711.2; ver Capítulo 142.1). Acredita-se que a amenorreia resulte da disponibilidade reduzida de energia, definida como o consumo de energia menos o gasto de energia. A disponibilidade de energia abaixo de um limiar de 30 kcal/kg/dia de massa magra provavelmente resultará em distúrbios menstruais. O equilíbrio energético negativo também aparece para reduzir os níveis de leptina, que afeta tanto o estado nutricional quanto o sistema reprodutor. Outras causas a serem descartadas são gravidez (ver Capítulo 144), tumores da hipófise, anormalidades da tireoide, síndrome do ovário policístico (ver Capítulo 567), uso de esteroides anabólico-androgênicos (ver Capítulos 140 e 712) e outros efeitos colaterais medicamentosos.

O estado da amenorreia com baixo teor de estrogênio predispõe a atleta à osteopenia e a coloca em risco de fraturas por estresse, sobretudo da coluna e dos membros inferiores. Se não controlada, a perda óssea é parcialmente irreversível, apesar do eventual retorno da menstruação, da substituição de estrogênio ou dos suplementos de cálcio. A triagem da densidade mineral óssea de rotina não é recomendada, mas pode ajudar a orientar o tratamento e fazer com que a atleta volte à atividade em casos graves.

Três transtornos alimentares podem ocorrer no contexto de amenorreia. A **anorexia nervosa** manifesta-se como peso < 85% do peso corporal ideal estimado, com evidência de fome manifestando-se como bradicardia, hipotermia e hipotensão ortostática ou taquicardia ortostática. A **bulimia nervosa** manifesta-se como episódios recorrentes (pelo menos 1 vez/semana) de compulsão alimentar com uma sensação de descontrole de comer em excesso durante um episódio, com episódios recorrentes de comportamentos compensatórios. Uma terceira categoria, **Alimentação e transtorno alimentar não especificados**, é uma descrição geral para transtornos que não cumprem com os critérios para os dois transtornos anteriores. Muitas mulheres jovens que anteriormente foram diagnosticadas na categoria "Alimentação e Transtorno Alimentar Não Especificados" receberão um diagnóstico específico de anorexia ou bulimia. Os sinais de transtorno alimentar são perda de peso, restrição alimentar, depressão, fadiga e pior desempenho atlético, e preocupação com as calorias e o peso. A atleta pode evitar acontecimentos que envolvam o consumo de alimentos ou pode esconder e descartar alimentos. Os sinais e sintomas incluem depleção

Tabela 711.1	Perguntas de triagem do *Triad Consensus Panel*.*

- Você já ficou menstruada?
- Quantos anos você tinha quando teve sua primeira menstruação?
- Quando foi sua menstruação mais recente?
- Quantas menstruações você teve nos últimos 12 meses?
- Atualmente, você toma algum hormônio feminino (estrogênio, progesterona, pílulas anticoncepcionais)?
- Você se preocupa com o seu peso?
- Você está tentando ganhar ou perder peso, ou alguém recomendou que você ganhasse ou perdesse peso?
- Você está fazendo alguma dieta específica ou evitando certos tipos de alimento ou grupos alimentares?
- Você já teve algum transtorno alimentar?
- Você já teve uma fratura por estresse?
- Alguém já lhe disse que você tem baixa densidade óssea (osteopenia ou osteoporose)?

*O *Triad Consensus Panel* recomenda fazer essas perguntas no momento da avaliação antes da participação no esporte. (De De Souza MJ, Nattiv A, Joy E et al.: 2014 female athlete triad coalition consensus statement on treatment and return to play of the female athlete triad. *Br J Sports Med* 48:289, 2014, Box 1, p. 3.)

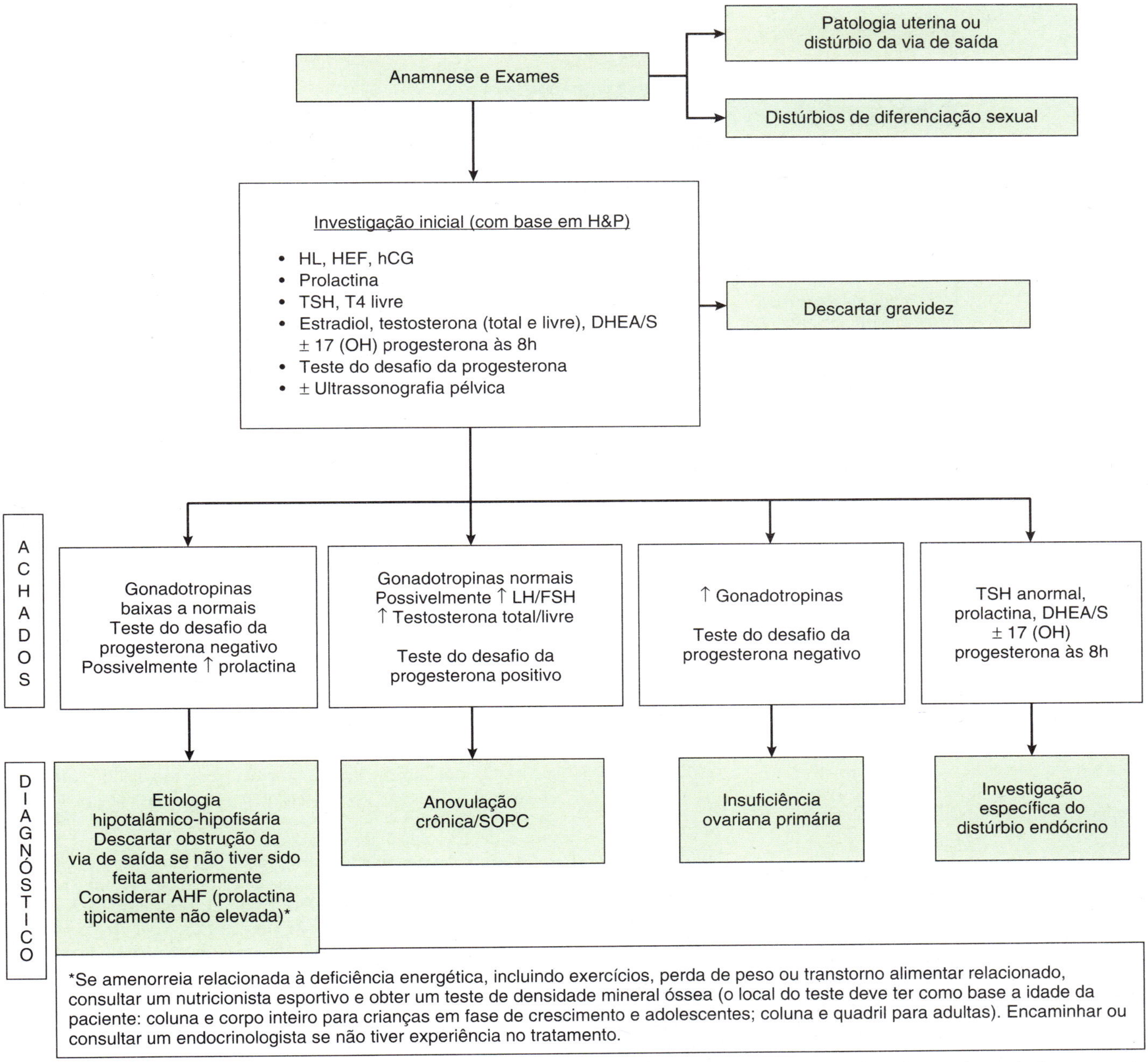

Figura 711.2 **Algoritmo da amenorreia.** Avaliação clínica recomendada de uma atleta com amenorreia primária ou secundária, ou oligomenorreia prolongada, inclui anamnese e exame físico, testes laboratoriais iniciais e de acompanhamento, e diagnóstico por um médico. Recomenda-se encaminhamento ou consulta com um endocrinologista caso o médico responsável pelo diagnóstico não tenha experiência com o tratamento de amenorreia hipotalâmica funcional ou outras etiologias da amenorreia. AHF, amenorreia hipotalâmica funcional; DHEA/S, sulfato de deidroepiandrosterona; FSH, hormônio foliculestimulante; hCG, gonadotropina coriônica humana; LH, hormônio luteinizante; SOPC, síndrome do ovário policístico; TSH, hormônio estimulante da tireoide. (*Adaptada de Jameson JL, De Groot LJ, Illingworth P. Amenorrhea, anovulation, and dysfunctional uterine bleeding. In Jameson JL, De Groot LJ, editors:* Endocrinology adult and pediatric, *ed. 6, St. Louis, MO, 2010, Saunders, pp 2341-2355.*)

de gordura, desgaste muscular, bradicardia agravada a partir da linha de base, hipotensão ortostática, constipação intestinal, intolerância ao frio, hipotermia, problemas de motilidade gástrica e, em alguns casos, lanugo (ver Capítulo 41). As anormalidades eletrolíticas podem causar arritmias cardíacas. Problemas psiquiátricos (depressão [ver Capítulo 39], ansiedade [ver Capítulo 38], risco de suicídio [ver Capítulo 40]) são de maior incidência nesta população.

Para o tratamento dos transtornos alimentares, o controle dos sintomas é um tema central. A primeira etapa é confrontar a atleta sobre o comportamento anormal e o peso não saudável. Normalmente, os exercícios não são recomendados se o peso corporal for < 85% do peso corporal ideal estimado, embora haja exceções, sobretudo se a atleta estiver menstruando normalmente. Se a atleta for incapaz de ganhar peso apenas com aconselhamento nutricional e médico, então a consulta psicológica deverá ser solicitada (Figura 711.3).

A maioria das atletas não admitirá inicialmente um problema, e muitas não estão cientes das graves consequências físicas. Uma técnica útil na conversa com essas atletas é apontar, com sensibilidade, os problemas de desempenho. A orientação sobre a diminuição da força, resistência e concentração pode ser um fator de motivação para o tratamento. Muitas vezes, a família da atleta precisa estar envolvida, e a atleta deve ser encorajada a revelar informações necessárias a seus

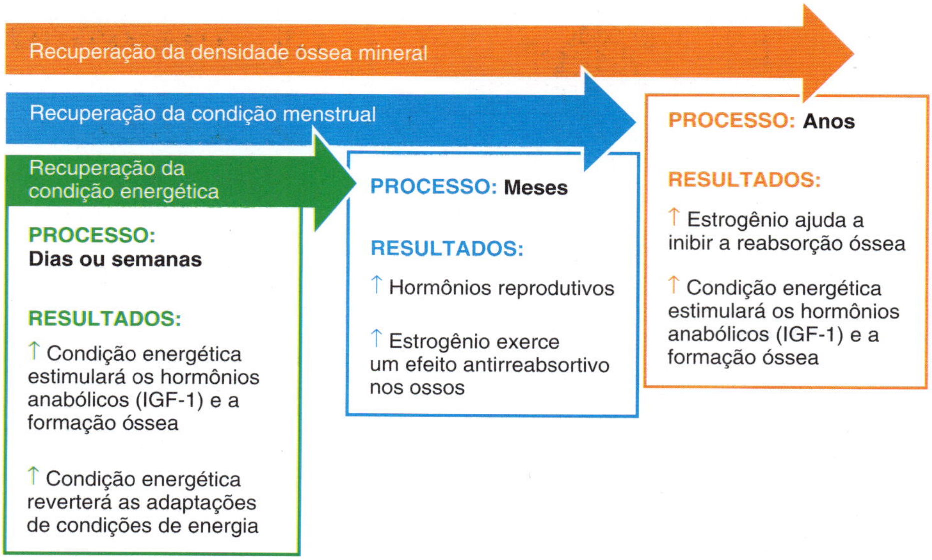

Figura 711.3 Tratamento da tríade da atleta feminina. Os três componentes da recuperação da Tríade em diferentes níveis com o tratamento apropriado. Observa-se, tipicamente, a recuperação da condição energética após dias ou semanas de aumento da ingestão energética e/ou redução dos gastos energéticos. Observa-se, tipicamente, a recuperação da condição menstrual após meses do aumento da ingestão energética e/ou redução dos gastos energéticos, o que melhora a condição energética. A recuperação da densidade mineral óssea pode não ser observada até anos após a recuperação da condição energética e da condição menstrual ter sido obtida. IGF-1, fator de crescimento-1 do tipo insulina. (*De De Souza MJ, Nattiv A, Joy E et al.: 2014 female athlete triad coalition consensus statement on treatment e return to play of the female athlete triad.* Br J Sports Med *48:289, 2014, Fig. 3, p. 7.*)

familiares. A consulta psicológica ou psiquiátrica é importante na abordagem multidisciplinar do tratamento do transtorno alimentar. É importante que o médico monitore a saúde física da atleta, enquanto o profissional de saúde mental deve cuidar dos aspectos mentais do transtorno alimentar.

A bibliografia está disponível no GEN-io.

Capítulo 712
Complementos Ergogênicos

Gregory L. Landry

Ver também Capítulo 140.

Os produtos ergogênicos são substâncias utilizadas para melhorar o desempenho, e a maioria desses suplementos não é regulamentada (Tabela 712.1). A lei de 1994 Dietary Supplement and Health Education Act limitou a capacidade da Food and Drug Administration dos EUA de regulamentar qualquer produto rotulado como um suplemento. Muitos agentes têm efeitos colaterais significativos sem propriedades ergogênicas. Em 2016, a American Academy of Pediatrics publicou uma declaração política condenando veementemente a utilização de suplementos em crianças e adolescentes. A lei de 2004 Controlled Substance Act proibiu a compra de suplementos esteroides, como androstenediol e androstenediona, com exceção de desidro-3-epiandrosterona (DHEA).

A prevalência do uso duradouro de esteroides é maior entre meninos nos EUA; em uma grande amostra representativa em 2014, 3 a 4% dos meninos no ensino fundamental e 5 a 6% daqueles no ensino médio relataram ter usado esteroides para reforço muscular. O European School Survey Project on Alcohol and Other Drugs descobriu que 1% dos jovens europeus relatou algum uso de esteroides. Esteroides por via oral, injetáveis e em creme são utilizados em vários padrões. Ciclo ou pulso (*cycling*) são termos utilizados para descrever o uso de várias doses de esteroides por um período, cessando e recomeçando novamente. O empilhamento (*stacking*) refere-se ao uso de diferentes tipos de esteroides, tanto por via oral quanto injetável. Pirâmide (*pyramiding*) envolve o aumento lento da dose de esteroides a uma quantidade de pico e, depois, reduzindo-a gradualmente.

Os **esteroides anabólico-androgênicos** têm sido utilizados em doses suprafisiológicas por sua capacidade de aumentar o tamanho e a força musculares e diminuir a gordura corporal. Uma base de evidência suporta o aumento da massa e da força muscular; os efeitos parecem estar relacionados à ação miotrófica nos receptores de andrógeno, assim como ao antagonismo competitivo nos receptores corticosteroides mediadores do catabolismo. No entanto, eles têm efeitos colaterais endocrinológicos significativos, como contagem diminuída de espermatozoides e atrofia testicular em homens e irregularidades menstruais e virilização em mulheres. Os problemas hepáticos incluem aumento das aminotransaminases e gamaglutamil transferase, icterícia colestática, hepatite e uma variedade de tumores, incluindo carcinoma hepatocelular. Há evidências de que os esteroides anabólico-androgênicos também podem causar problemas cardiovasculares, incluindo pressão sanguínea mais elevada, redução de lipoproteína de alta densidade, aumento da lipoproteína de baixa densidade, homocisteína elevada e diminuição da tolerância à glicose. Os efeitos psicológicos incluem agressividade, diversos transtornos de personalidade e uma variedade de outros problemas psicológicos (ansiedade, paranoia, mania, depressão, psicose). Os achados físicos em homens incluem ginecomastia, atrofia testicular, icterícia, calvície, acne e estrias acentuadas. As mulheres podem desenvolver hirsutismo, voz mais grave, hipertrofia do clitóris, calvície, acne e estrias acentuadas.

Os **precursores da testosterona** (também conhecidos como *pró-hormônios*) incluem androstenediona e DHEA. Seu uso na população adolescente aumentou significativamente, em conjunto com os relatórios de utilização dos atletas de alto nível. Eles são androgênicos, mas não foram comprovados como anabólicos. Se forem anabólicos, eles funcionam aumentando a produção de testosterona e também aumentam a produção de metabólitos estrogênicos. Os efeitos colaterais são semelhantes aos dos esteroides anabólico-androgênicos e superam

Tabela 712.1 Características das substâncias ergogênicas.

SUBSTÂNCIA ERGOGÊNICA	EFEITOS DESEJADOS	EFEITOS ADVERSOS PRIMÁRIOS	EFEITOS ADVERSOS SECUNDÁRIOS	*STATUS*	VIA DE ADMINISTRAÇÃO
Esteroides anabólico-androgênicos[1]	Aumento do tamanho dos músculos, da força, da massa corporal magra; redução da gordura corporal	Atrofia testicular, doença CV, aterosclerose, doença miocárdica, disfunção hepática, câncer	Acne, ginecomastia	Banidos pelo COI e por todos os principais órgãos esportivos	Oral, tópica, injetável
Creatina	Aumento de força, potência, desempenho em corridas, trabalho total até a fadiga, pico de força/potência; redução do limiar de lactato; aumento de peso e massa corporal magra	Insolação	Desidratação	Permitida	Oral
Hormônio do crescimento humano[2]	Pode aumentar a massa corporal magra e reduzir a massa gorda	Síndrome do túnel do carpo, hipertensão intracraniana, doença CV, hiperlipidemia, resistência à insulina	Artralgias	Banido pelo COI e pelas Federações Internacionais	Injetável
Anfetaminas/ estimulantes[3,4]	Aumento da sensação de alerta e do metabolismo; pode aumentar a força, a potência muscular, a velocidade, a aceleração, a potência aeróbica, a capacidade aeróbica, a resistência	Arritmias, insolação, convulsões, infarto do miocárdio, morte súbita	Agitação, desconforto GI, náuseas, dores de cabeça, insônia, alucinações	Banidos pelo COI, NCAA, NFL	Oral, injetável, inalável
Eritropoetina/*doping* sanguíneo	Aumento da capacidade de transporte de oxigênio, resistência	Hipertensão, infarto do miocárdio, embolia pulmonar, reação imune	Dores de cabeça	Banidos pelo COI e por todos os principais órgãos esportivos	Injetável
Beta-hidroxibetametilbutirato	Pode aumentar a massa corporal magra, a força muscular, a potência; acelera a recuperação	Desconhecido	Desconhecido	Permitido	Oral
Suplementos proteicos	Aumentam a massa corporal magra, melhoram a cicatrização	Desconhecido em atletas anteriormente saudáveis	Desconhecido	Permitidos	Oral

[1]Incluindo os moduladores seletivos do receptor de androgênio e os inibidores de aromatase ou os moduladores do receptor de estrogênio. [2]Incluindo diversos fatores de crescimento (IGF-1 etc.). [3]A cafeína é comumente usada e continua permitida pela WADA. [4]Inclui diversos beta-2-antagonistas proibidos pela WADA, exceto quando necessário para terapia de asma, porém dentro dos limites terapêuticos. COI, Comitê Olímpico Internacional; CV, cardiovascular; GI, gastrintestinal; NCAA, National Collegiate Athletic Association; NFL, National Football League; WADA, World Anti-Doping Agency. (Adaptada de Momaya A, Fawal M, Estes R: Performance-enhancing substances in sports: a review of the literature. *Sports Med* 45:517-531, 2015, Table 1, p. 519.)

qualquer benefício ergogênico. Desde janeiro de 2005 essas substâncias não podem ser vendidas sem receita médica.

A **creatina** é um aminoácido armazenado principalmente no músculo esquelético. Sua principal característica é a capacidade de refosforilar a adenosina difosfato para adenosina trifosfato, aumentando, portanto, o desempenho muscular. Seu uso tem aumentado, especialmente desde que outros suplementos foram retirados do mercado. Trinta por cento dos jogadores de futebol do ensino médio utilizaram creatina. Há evidências de que a creatina, como uma fonte de aumento de energia, melhore a força e a máxima *performance* quando utilizada durante o treinamento. Não há nenhuma evidência de que a creatina afete a hidratação ou a regulação da temperatura. As preocupações com nefrite nos relatos de caso não foram confirmadas por estudos controlados. Entretanto, há poucos estudos a longo prazo que avaliem o uso da creatina.

A **cafeína** é um ingrediente ativo em bebidas energéticas e em alguns suplementos esportivos de resistência. Além da possibilidade de uso de uma bebida energética combinada com álcool, a ingestão em excesso de cafeína pode resultar em taquicardia, gastrite, náuseas, vômitos e excitação do sistema nervoso central. As superdosagens podem resultar em convulsões, arritmias e hipotensão.

A bibliografia está disponível no GEN-io.

Capítulo 713
Esportes Específicos e Lesões Associadas

Amy E. Rabatin, Sherilyn W. Driscoll, Elena J. Jelsing e Kevin P. Murphy

PARTICIPAÇÃO NO ESPORTE, ESPECIALIZAÇÃO INICIAL, RISCO DE LESÃO E EXAUSTÃO

Estima-se que 60 milhões de jovens, com idades entre 6 e 18 anos, participem de esportes organizados, com 44 milhões participando de vários esportes. Estima-se, também, que 69% das meninas e 75% dos meninos entre 8 e 17 anos participem de pelo menos um esporte em equipe ou clube. Participar de esportes oferece às crianças a oportunidade de desenvolver a autoestima e habilidades de liderança, promove a socialização entre colegas e melhora a saúde geral e aptidão física. Alguns pais incentivam seus filhos a participarem de um *esporte individual* porque acham que isso vai permitir que o atleta tenha mais tempo para concentrar-se em habilidades específicas do esporte e irá aumentar a probabilidade de que seu filho seja selecionado para equipes de elite, uma bolsa de estudos ou contrato profissional. Eles também podem sentir a pressão dos treinadores. Entretanto, apenas 0,2 a 0,5% dos atletas do ensino médio dos EUA evoluem para o nível profissional; os atletas de nível olímpico começam a treinar em seu esporte principal em idade mais avançada em relação a atletas de nível inferior e, em média, participam de dois outros esportes antes ou juntamente com o seu esporte principal. Um estudo em nível universitário revelou que 70% dos atletas pesquisados não se especializam em seu esporte até os 12 anos, e 88% participaram de mais de um esporte. Atletas *poliesportivos*, em geral, têm um conjunto de habilidades mais diversificado, podem transferir competências de um esporte para outro, têm uma diminuição do risco de **lesão por esforço repetitivo**, têm menores taxas de **exaustão** e, portanto, são menos propensos a largar os esportes em uma idade mais jovem. A exposição a vários esportes também permite que o atleta identifique o esporte de que mais gosta.

O risco de lesões nos esportes aumenta com a idade e com os volumes de treino. Em geral, há um aumento do risco de lesão se um jovem atleta participa de um esporte por mais horas semanais do que sua idade. Além disso, o treino com mais de 16 h/semana está associado a um aumento significativo do risco de lesão. Quando os jovens atletas excedem uma proporção de 2:1 de horas semanais em esportes organizados em relação às horas semanais em atividades livres, eles são mais propensos a sofrer uma lesão por esforço repetitivo grave. Lesões por esforço repetitivo exclusivas para atletas jovens incluem lesões apofisárias e lesões fisárias por estresse secundárias a diminuição da massa muscular, aumento da hipermobilidade articular e desequilíbrios no crescimento e na força. Lesões por esforço repetitivo e fraturas são mais prováveis de ocorrer durante surtos de crescimento adolescente, quando fises, apófises e superfícies articulares, em uma fase de crescimento rápido, são menos resistentes às forças de tração, cisalhamento e compressão do que qualquer osso maduro ou osso pré-púbere mais imaturo, e devido à diminuição do fluxo sanguíneo para as fises. Outro fator de risco para lesões por esforço repetitivo na população jovem é a participação em grande número de eventos competitivos em idades jovens. Esses eventos geralmente incluem torneios que consistem em vários jogos em um curto período. Este tipo de agenda não permite tempo suficiente para descanso e recuperação.

A **especialização esportiva** é definida como "participar de um único esporte por mais de 8 meses por ano, a escolha de um único esporte principal e/ou parar todos os outros esportes para se concentrar em um esporte". Os atletas que se especializam precocemente algumas vezes relatam aumento da ansiedade e estresse secundários à preocupação com o fracasso, tentativa de satisfazer as expectativas dos adultos ou experimentar a pressão dos pais para participar de determinado nível e, muitas vezes, se sentem como se tivessem falta de controle na tomada de decisões no esporte. Todos esses sentimentos podem contribuir com a exaustão, que pode levar à desistência precoce de esportes e, por fim, ao aumento da inatividade como adulto. Para reduzir o risco de lesão por esforço repetitivo e exaustão, deve-se limitar o tempo semanal e anual da participação, limitar os movimentos repetitivos específicos do esporte e garantir períodos de descanso e recuperação adequados. Desse modo, recomenda-se que "o treino intenso em um único esporte com a exclusão de outros deve ser adiado até a adolescência, a fim de otimizar o sucesso, minimizar as lesões, o estresse e a exaustão".

FUTEBOL AMERICANO

O futebol americano é o esporte com o maior número de participantes nos EUA, sobretudo no ensino médio, e com o maior número e maior taxa de lesões. Na maioria das vezes, essas lesões são relativamente menores e, em comparação a muitos outros esportes, são menos graves, como evidenciado pelo menor número de dias perdidos em função de uma lesão. Idade, peso e posição jogada contribuem para o risco de lesão, com os jogadores mais velhos e mais pesados que jogam em posições de ataque tendo as maiores taxas de lesões. As lesões mais comuns do futebol americano incluem entorses articulares, tensões musculares e contusões; os membros inferiores são os mais prejudicados.

Embora a maioria das lesões esportivas catastróficas nos EUA tenha ocorrido no futebol americano, essas lesões são raras. A lesão catastrófica é definida como uma lesão fatal ou grave, com ou sem incapacidade funcional grave permanente. As lesões incapacitantes incluem lesões na coluna cervical e lesões cerebrais.

As lesões na cabeça e no pescoço no futebol americano incluem concussão, entorse do pescoço e plexopatia braquial. Em comparação a outros esportes, a lesão cerebral (concussão) (ver Capítulo 708) ocorre com maior frequência no futebol americano, um resultado da exposição frequente ao contato durante treinos e partidas. Quando comparadas a outros esportes, as lesões da coluna cervical ocorrem em uma frequência maior no futebol americano, dado o risco elevado de contato em alta velocidade, flexão do pescoço e carga axial. A forma adequada de bloqueio e desvio com o pescoço estendido, e não flexionado, é essencial para ajudar a reduzir o risco de lesão na coluna cervical. Embora não tenham mostrado a redução na taxa de concussão, o uso dos capacetes pode ajudar a reduzir o traumatismo facial e dental, e fornece alguma proteção contra golpes na lateral da cabeça. As lesões com sensação de **ferroada** ou **queimadura** (***stinger*** ou ***burner***) representam uma neurapraxia do plexo braquial (ver Capítulo 709). Estas são as lesões neurais mais comuns no futebol americano e são frequentemente o resultado de tração, compressão ou golpe direto nas raízes nervosas cervicais superiores do plexo braquial causados pela flexão forçada da parte lateral do pescoço.

Doenças causadas pelo calor são possíveis em atletas infantojuvenis dados os fatores fisiológicos, incluindo aumento da produção de calor de acordo com o peso corporal, dissipação de calor menos eficiente e temperaturas corporais mais elevadas associadas à desidratação. Desidratação e anormalidades eletrolíticas e aclimatização insuficiente aumentam o risco dessas doenças. O risco das doenças causadas pelo calor pode ser reduzido com hidratação adequada antes, durante e após o treino, evitar treinar sob muito calor ou umidade, usar roupas respiráveis de cores claras, retirar o capacete entre as partidas e evitar certos medicamentos, como anti-histamínicos, anticolinérgicos, estimulantes e suplementos (ver Capítulo 710).

As contusões nos músculos do braço ou da coxa podem resultar no desenvolvimento de um grande hematoma se não tratado agressivamente no estágio agudo, resultando em um tempo prolongado longe do esporte. Hematomas grandes e aqueles que persistem correm risco de desenvolver **miosite ossificante**.

A **dor na coluna lombar** pode indicar **espondilólise**, principalmente em jogadores com hiperextensão repetitiva da coluna (ver Capítulo 699.6). A orientação na mecânica da marcação, o fortalecimento do núcleo e a flexibilidade do músculo isquitiobial são importantes na prevenção e/ou recuperação de uma lesão por espondilólise. O traumatismo do ombro pode provocar luxação glenoumeral, sendo a maioria luxações anteriores, entorse da articulação acromioclavicular e fraturas da clavícula ou do úmero (ver Capítulo 703). As lesões no joelho (ver Capítulo 707.6) são comuns e incluem ruptura do **ligamento cruzado anterior** (LCA) e, menos frequentemente, do ligamento colateral medial (LCM). O uso das joelheiras nos jogadores de futebol americano do ensino médio é controverso e falta evidência significativa de seu benefício; no entanto, alguns estudos mostraram uma taxa de lesão no LCM reduzida e menos lesões graves no LCM em jogadores de posições de alto risco, incluindo atacantes ofensivos, que usam joelheiras.

Entorses do tornozelo ocorrem com frequência, e o risco de nova lesão pode ser reduzido pela reabilitação e o uso de uma tornozeleira com cadarço (ver Capítulo 707.8). ***Turf toe***, uma entorse da primeira articulação metatarsofalangiana, é provocada pela hiperdorsiflexão do hálux com o uso de calçados macios, leves e flexíveis. Apofisite calcânea na inserção do tendão de Aquiles no calcâneo, também conhecida como doença de Sever, é uma lesão por esforço repetitivo que normalmente apresenta-se como dor do calcanhar em um atleta em fase de crescimento que usa chuteira (normalmente entre os 7 e 10 anos).

BEISEBOL/SOFTBOL

Os locais das lesões relacionadas ao beisebol e ao softbol são principalmente o ombro, o cotovelo, o tornozelo e o quadril. Observam-se também lesões faciais e concussões. Os mecanismos mais comuns de lesão incluem repetição de lançamentos e ser atingido por uma bola ou um taco.

As **lesões de arremesso** do cotovelo e do ombro são as lesões mais comuns entre os arremessadores devido ao esforço repetitivo, com fatores contribuintes incluindo alta contagem de arremessos, tipo de arremesso e repouso inadequado. ***Little League shoulder*** (ombro da liga infantil) é uma lesão repetitiva por microtraumatismo à fise umeral proximal; ***Little League elbow*** (cotovelo da liga infantil) é uma lesão repetitiva por microtraumatismo a um ou mais dos seis centros de ossificação no cotovelo (ver Capítulo 707.3). *Little League shoulder* é a lesão mais comumente vista no arremesso cata-vento do softbol, com tensão no ombro semelhante à que se observa no arremesso por cima do ombro. A força insuficiente do núcleo e a alteração na biomecânica, especialmente durante a fadiga, podem contribuir com o risco de lesão (Figura 713.1). A **contagem de arremessos** relacionada à idade e as diretrizes de repouso, "Pitch Smart", estão disponíveis *online* e são endossadas pela Liga Infantil. Bolas curvaturas e bolas curvaturas rápidas não devem ser arremessadas por jogadores com menos de 14 anos. As recomendações atuais também contraindicam a participação em várias ligas e a participação no beisebol o ano todo, dado o aumento do risco de lesões com esse volume de jogos. O cumprimento das diretrizes é responsabilidade de atletas, pais e treinadores. Aconselhar atletas (e treinadores) a interromper todas as atividades de arremesso se o jogador tiver dor no ombro ou no cotovelo, com avaliação médica a ser solicitada caso não haja nenhuma resolução com o repouso, é essencial. Se houver lesão, um retorno gradual ao protocolo de arremessos mediante orientação de um fisioterapeuta com foco adicional no fortalecimento e nas mecânicas de arremesso deve ser considerado. Os receptores são mais vulneráveis a entorses traumáticas das articulações interfalangianas e falangianas dos metacarpos, ferimentos na cabeça, incluindo concussões do golpe da bola na máscara, e lesões nos joelhos associadas à postura de cócoras.

Morte ou lesões graves no beisebol são raras e, geralmente, ocorrem com o contato direto com a bola ou com o taco, causando grave lesão na cabeça ou ***commotio cordis***, no caso de impacto na parede torácica durante um momento crítico no ciclo cardíaco que resulte em uma arritmia possivelmente fatal. Os capacetes precisam ser usados corretamente para tentar evitar ferimentos no rosto e na cabeça; as modificações na rigidez dos tacos usados por atletas mais jovens também são úteis. Os protetores de tórax não mostraram reduzir o risco de *commotio cordis*.

O deslizamento causa as principais lesões nos corredores, incluindo ferimentos na cabeça e lesões nos membros inferiores. Se o deslizamento for permitido, a técnica correta deve ser ensinada, já que muitas lesões ocorrem devido a problemas de sincronização. O deslizamento da cabeça primeiro é controverso e não é recomendado para os jogadores com menos de 10 anos.

BASQUETE E VÔLEI

Considerando a participação de homens e mulheres em esportes, o basquete tem uma das taxas mais altas de lesão, apesar de ser considerado um "esporte seguro" em uma perspectiva de contato. As manobras comuns do basquete e do vôlei incluem saltos, giros, corridas e paradas súbitas que aumentam o risco de lesões no joelho e no tornozelo. Do mesmo modo, as lesões dos dedos das mãos podem resultar de passes, recepções e ataques da bola que são comuns nesses esportes. Fraturas do escafoide podem resultar da queda sobre a mão esticada. Lesões faciais e oculares também podem ocorrer.

A entorse de tornozelo é a lesão mais comum e normalmente é causada por inversão com flexão plantar, colocando os ligamentos laterais em alta tensão. Uma fratura por avulsão da base do quinto metatarso na inserção do tendão fibular curto é outra sequela das lesões de inversão no tornozelo. Uma **"entorse na parte alta do tornozelo"** ou lesão do ligamento da sindesmose normalmente resulta de uma rotação externa excessiva em uma posição dorsiflexionada, e esses atletas têm dor desproporcional ao exame.

A dor no pé pode ser causada por apofisite calcânea (doença de Sever), bursite retrocalcânea, tendinose da tíbia posterior, síndrome do navicular acessório, sesamoidite, bolhas, hematoma subungueal e paroniquia (ver Capítulo 683). Em termos de lesões por esforço repetitivo, a tendinose de Aquiles é comum.

As lesões no joelho incluem aquelas causadas por esforço repetitivo, como apofisite de tração na inserção do tendão da patela no tubérculo tibial (**doença de Osgood-Schlatter**) (ver Capítulo 697.4), apofisite de tração na patela distal (**síndrome de Sinding-Larsen-Johansson**) e tendinose patelar (**joelho de saltador**) (ver Capítulo 707.6). Observou-se uma redução modesta nas lesões do joelho por esforço repetitivo em participantes que usavam joelheiras.

Lesão do **LCA** ocorre em homens e mulheres; entretanto, entre crianças com 12 a 17 anos a frequência da lesão do LCA em participantes do sexo feminino é ligeiramente maior. O motivo exato para essa discrepância é incerto; contudo, alguns dados sugerem que as mulheres não exibem as mesmas adaptações neuromusculares que os homens durante o surto de crescimento púbere. Inúmeros estudos sobre o efeito do treinamento neuromuscular e programas de fortalecimento concentrados na prevenção da lesão do LCA em mulheres sugerem que esses tipos de programas podem reduzir o risco desse tipo de lesão. Como acontece em outros esportes de salto, podem ocorrer entorses ligamentares agudas (colateral medial com ou sem LCAs). Para todos os participantes, um programa voltado para o fortalecimento dos músculos do grupo do quadril e isquiotibiais a fim de prevenir valgo dinâmico durante o pouso e treinamentos específicos do esporte com treinamento de saltos podem ajudar a reduzir as taxas de lesão no joelho.

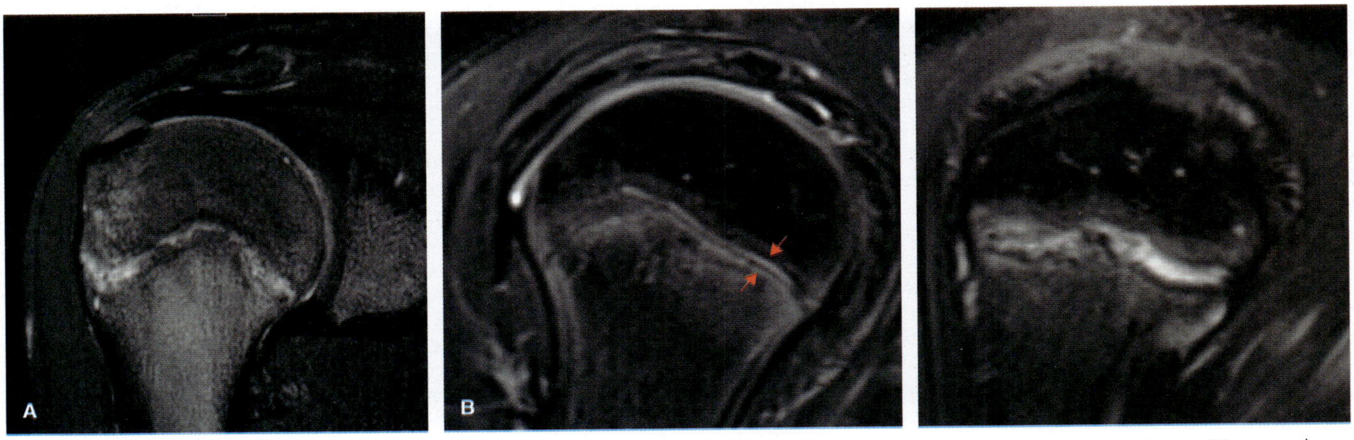

Figura 713.1 Achados de imagem de RM de ombro da liga infantil (*Little League shoulder*). **A.** Imagem ponderada em T2 saturada em gordura oblíqua coronal em um arremessador de 12 anos mostra alargamento fisário primário umeral proximal difuso e ondulação com o edema da medula óssea na metáfise e na epífise lateral. **B.** Duas imagens ponderadas em T2 saturadas em gordura oblíquas sagitais obtidas de um arremessador de 13 anos mostram preservação da fise umeral medial anterior normal (*setas vermelhas*) em contraste com a fise irregular alargada posterior e lateralmente. (*De Braithwaite KA, Marshall KW: The skeletally immature and newly mature throwing athlete.* Radiol Clin N Am *54:841-855, 2016.*)

A natureza de movimentos suspensos do vôlei pode resultar em lesões por esforço repetitivo do ombro, incluindo tendinose do manguito rotador, síndrome do impacto do ombro, rupturas labrais e instabilidade glenoumeral. Os jogadores podem querer limitar o número de cortes e saques suspensos, como acontece com os limites de contagem de arremessos no beisebol, para ajudar a reduzir o risco de lesões por esforço repetitivo. As lesões dos dedos observadas nos jogadores de basquete e de vôlei incluem entorses, luxações e fraturas.

Lesões oculares, embora raras, podem ser reduzidas com o uso de óculos de proteção. Lesões faciais ocorrem com mais frequência em jogadores do sexo masculino e, normalmente, resultam em um golpe de cotovelo ou mão no rosto do oponente durante o rebote ou a defesa. Ferimentos na cabeça podem ocorrer em ambos os esportes, e no vôlei eles podem ocorrer quando o jogador faz contato com o poste da rede. Proteções acolchoadas nos postes da rede de vôlei são normas obrigatórias do esporte nos EUA.

TÊNIS

As taxas de lesão em jovens jogadores de tênis de alto nível ocorrem com mais frequência do que em adultos. As lesões no tênis ocorrem duas vezes mais nos membros inferiores do que nos membros superiores. As lesões dos membros inferiores tendem a ser mais agudas, enquanto as lesões dos membros superiores e do tronco tendem a ser mais crônicas, e a incidência de lesões por esforço repetitivo é alta. As taxas gerais de lesões são semelhantes para meninos e meninas. No entanto, meninos entre 5 e 10 anos eram mais propensos a sofrer lesões na cabeça e no pescoço e sofrer lesões devido ao contato com a rede, bola ou raquete do que os outros grupos.

A lesão mais comum em tenistas é no tornozelo, embora o joelho e a coxa também sejam vulneráveis. As lesões dos membros inferiores estão relacionadas às mudanças frequentes de direção, o que cria cargas concêntricas e excêntricas significativas. As lesões por esforço repetitivo incluem tendinite ou bursite do iliopsoas, síndrome do estresse patelofemoral, tendinose patelar, doença de Osgood-Schlatter, estiramento do gastrocnêmio medial (**perna de tenista**), tendinite de Aquiles e doença de Sever. As fraturas por estresse nos membros inferiores nos jogadores de elite são mais comuns no navicular do tarso, nos metatarsos e na tíbia.

Nos membros superiores, **cotovelo de tenista** (epicondilite lateral com tendinose do extensor radial curto do carpo) e **tendinose do extensor ulnar do carpo (EUC)** com ou sem subluxação são particularmente prevalentes no jogador recreativo e são consideradas mais possivelmente relacionadas ao esforço repetitivo e à técnica inadequada (Figura 707.10, no Capítulo 707). Com a sobrecarga repetitiva dos grupos musculares do flexor-pronador do punho, apofisite de tração no epicôndilo umeral medial e fragmentação epicondilar medial do úmero, sobretudo em meninos mais jovens, podem ocorrer. Secundariamente, isso pode envolver o ligamento colateral ulnar e o nervo ulnar. Dor no ombro geralmente resulta de **lesão labral**, um local comum de lesão para atletas *overhead*. Instabilidade glenoumeral anteroposterior, déficit de rotação interna glenoumeral com impacto, estiramento do manguito rotador e discinesia escapular também são possíveis. Problemas no punho incluem cisto do gânglio dorsal alargado, impacto ou sinovite capsular da articulação radiocarpal, rupturas degenerativas crônicas do complexo da fibrocartilagem triangular e fratura aguda do gancho do hamato. As fraturas por estresse podem ocorrer nos metacarpos (no segundo metacarpo, em particular) e, com menos frequência, no úmero, na ulna e no rádio.

Supôs-se que a carga repetitiva durante o saque, principalmente usando um saque *topspin* em uma idade jovem, possa contribuir com o desenvolvimento de **espondilólise** (**fratura da *pars interarticularis***) ou espondilolistese. No entanto, a lesão nas costas mais comum na prática do tênis é o estiramento muscular lombar.

O risco de lesão é agravado com o aumento da duração e intensidade dos treinos. O volume da partida está positivamente correlacionado com o aumento da taxa de lesão. Diversos mecanismos de pegada na raquete podem impactar o tipo de lesão no punho. A literatura tem opiniões mistas sobre o efeito da superfície da quadra e as propriedades da raquete. Esforços recentes da U.S. Tennis Association, como reduzir o tamanho da quadra e utilizar bolas mais lentas para jogadores com menos de 10 anos, foram testados em uma tentativa de diminuir as taxas de lesão.

LACROSSE

Lacrosse é um dos esportes que mais cresce entre os jovens atletas do ensino médio e universitários. Os equipamentos de proteção e as regras são diferentes para homens e mulheres. Os equipamentos necessários para os jogadores do sexo masculino incluem protetor bucal, capacete, luvas e cotoveleiras e ombreiras. Os equipamentos necessários para as jogadoras do sexo feminino incluem óculos e protetor bucal. Em jogos de jovens meninos, o contato corporal não é permitido, e nos jogos de mulheres, o contato não intencional na cabeça ou no corpo é permitido. Os bastões também são diferentes para atletas masculinos e femininos, com um bolso mais raso para as mulheres.

As taxas de lesões são quase três vezes maiores em competições do que nos treinos. As lesões mais comuns para todos os jogadores incluem lesões dos membros inferiores, principalmente entorses de tornozelo e joelho, e ferimentos na cabeça. **Entorses de tornozelo** tipicamente ocorrem nas atividades de corte, desvio e giro. A probabilidade de lesão subsequente pode ser reduzida com órteses. **Rupturas do LCA** são lesões comuns no joelho e, geralmente, ocorrem no corte sem contato ou no pivô. O treino antes da prática deve incluir equilíbrio, fortalecimento dos membros inferiores e atividades de *feedback* neuromuscular, já que estas provaram ajudar a reduzir a taxa de lesão do LCA. O tipo e a taxa de lesão podem variar de acordo com a posição jogada; portanto, treinos específicos da posição devem ser incorporados na pré-temporada e no treino pré-prática.

Ferimento na cabeça ocorre tanto nos homens quanto nas mulheres. A taxa de ferimento na cabeça em homens é semelhante à dos jogadores de futebol americano. O contato entre os jogadores é o mecanismo típico de ferimento na cabeça em jogadores do sexo masculino. O contato acidental com o bastão é o mecanismo típico de ferimento na cabeça em jogadoras do sexo feminino. As proteções oculares para as jogadoras mostraram reduzir o risco de lesão ocular significativa.

As lesões dos membros superiores incluem **entorses acromioclaviculares** e fraturas da mão e do polegar, principalmente em jogos de jovens garotos dado o **contato corporal** permitido. As lesões do ombro e cotovelo são tipicamente secundárias à lesão por contato, e não ao mecanismo de lançamento, já que o movimento de lançamento incorpora o núcleo e a pelve mais do que o ombro e o cotovelo.

Como em qualquer esporte com equipamentos de proteção significativos que impeçam a perda de calor, doenças causadas pelo calor podem ocorrer. Jogadores e técnicos devem estar atentos a hidratação, temperatura, umidade e duração do jogo. *Commotio cordis* é um risco raro, mas possível. O uso de protetores de tórax foi avaliado e não demonstrou reduzir os riscos.

NATAÇÃO/SALTO ORNAMENTAL

Na natação competitiva, as lesões do ombro são mais comuns e, geralmente, resultado de esforço repetitivo crônico. O **ombro de nadador** é um termo geral para o esforço repetitivo dos ombros dos nadadores e é, tipicamente, uma combinação de bursite subacromial e tendinose do manguito rotador e a cabeça longa do bíceps. Comumente, espaço subacromial estreitado, **aumento da frouxidão** da cápsula do ombro e fraqueza dos estabilizadores da escápula contribuem ao longo do tempo para levar ao início insidioso de dor no ombro e possível **discinesia escapuloumeral**. Os nados *crawl*, costas e borboleta tendem a agravar a dor. A prevenção inclui monitoramento da carga de treino, técnica apropriada e exercícios de fortalecimento. A instabilidade multiaxial da articulação glenoumeral comum para os nadadores é abordada com reabilitação com foco no fortalecimento do manguito rotador e da musculatura estabilizadora escapular. O diagnóstico diferencial para a dor na região do ombro também deve incluir a fratura da primeira costela, que pode ser observada em raios X da costela.

A dor no joelho e no quadril/virilha pode ser exacerbada pelo nado de peito devido ao movimento de chute exigido nesse nado.

O **ouvido de nadador**, ou **otite externa**, apresenta-se com dor e, muitas vezes, drenagem do canal auditivo externo. É causado por infecção bacteriana ou, menos frequentemente, infecção fúngica do canal auditivo externo devido à umidade crônica e excessiva (ver Capítulo 657).

Salto ornamental é um esporte em que muitos atletas começam bem jovens com um treinamento especializado específico do esporte precoce, devido à habilidade necessária para o desempenho e a competição de alto nível. A lesão mais comum para os atletas é estiramento do ombro, por causa da atividade suspensa e da força significativa feita pelo ombro, que depende do ângulo de entrada na água. A dor na lombar pode ser observada nos saltadores, e pode estar associada à hiperextensão lombar, que é usada para compensar a flexibilidade limitada do ombro na entrada na água. Comparado com o futebol americano, o salto ornamental tem o segundo percentual mais alto de **lesão da coluna cervical** devido à carga axial.

FUTEBOL

O futebol é um esporte de alta popularidade e conta com uma grande participação de jovens no mundo todo. Nos EUA, a taxa anual de lesão no futebol mais do que dobrou entre 1990 e 2014, e quase três milhões de crianças foram admitidas em departamentos de emergência por lesões relacionadas ao esporte durante esses anos. Os mecanismos de lesão incluem contato corpo a corpo, quedas ou contato da bola com o corpo. Enquanto as lesões dos membros inferiores são, de longe, as mais comuns, as crianças pequenas são mais propensas a machucar os membros superiores, e esse tipo de lesão mais possivelmente são fraturas. Lesões significativas abdominais e do torso podem ocorrer. Os sintomas da lombar são relativamente menos comuns e, mais frequentemente, são musculares por natureza.

As lesões no jovem jogador ocorrem predominantemente nos membros inferiores e incluem lesões articulares e ligamentares, abrasões, contusões, entorses musculares e fraturas do tornozelo, joelho e coxa. As lesões ligamentosas ao **LCA** e ao **LCM** no joelho e no **ligamento talofibular anterior (LTA)** no tornozelo ocorrem devido às manobras de corte e giro exigidas durante a prática. As lesões do LCA, sobretudo em meninas, têm ganhado atenção nos últimos anos. Essas lesões são mais comuns em jogadoras de futebol do ensino médio do que em meninas praticantes de outro esporte. Os fatores de risco podem incluir genética, hormônios, idade, sexo, lesão anterior e fatores antropomórficos. As **síndromes de esforço repetitivo**, como disfunção patelofemoral, Osgood-Schlatter, Sinding-Larsen-Johansson e doença de Sever, ocorrem com frequência. Os problemas de quadril incluem o ***hip pointer*** **(contusão da crista ilíaca)**, apofisite da crista ilíaca e dor crônica na virilha (distensão muscular, **hérnia do atleta, osteíte púbica**). Os termos "hérnia do atleta", "insuficiência inguinal" e ""ruptura do tendão conjunto" podem compreender uma infinidade de processos patológicos diferentes que produzem dor semelhante na virilha. Essas lesões podem ocorrer com a rotação forçada combinada do tronco e o movimento de chute. A fratura por estresse do colo femoral, epífise deslizada da cabeça do fêmur e fraturas por avulsão da pelve ou do fêmur também devem ser consideradas no diferencial apesar de serem incomuns. Fatores neuromusculares, como quadríceps e dominância da perna, padrões de ativação muscular e estabilidade dinâmica podem ser modificáveis, por isso a American Academy of Pediatrics (AAP) e outras organizações apoiam os programas de treinamento neuromuscular voltados para a redução do risco para ambos os sexos. Os calçados e as superfícies da partida podem influenciar o risco de lesão; contudo, mais estudos são necessários.

A concussão é comum no futebol por causa do contato entre os jogadores, entre o jogador e o gol, entre o jogador e o chão, e, possivelmente, entre o jogador e a bola (**cabeceadores**). Desde janeiro de 2016, a U.S. Soccer Concussion Initiative atualizou as recomendações para reduzir o risco de traumatismo craniano em jovens jogadores de modo a proibir o cabeceio para atletas de 10 anos ou menos e limitar essa prática nos atletas entre 11 e 13 anos. Há interesse em incluir faixas e outros acessórios para cabeça para reduzir o risco de concussão; no entanto, mais estudos são necessários.

HÓQUEI NO GELO

O hóquei no gelo é classificado como um esporte de colisão de ritmo acelerado e está associado a lesões causadas pelo contato de outros jogadores, do gelo ou das placas, assim como do disco ou do taco. Com taxas de lesões semelhantes às de outros esportes de contato total praticados por meninos do ensino médio, o relato de concussões, contusões, fraturas, entorses de ligamento, entorses musculares, lacerações, separações articulares, luxações e subluxações é comum. As lesões são mais prováveis de ocorrer em competições do que em treinos, e as taxas de lesões gerais parecem ser cada vez maiores, o que deve estar relacionado ao aumento da participação no esporte.

Concussão foi a lesão mais relatada pelos atletas de hóquei no gelo do ensino médio nos EUA entre 2008 e 2013, com ferimentos na cabeça e no rosto contabilizando 34% de todas as lesões relatadas. As lesões no ombro e no braço também são comuns e incluem contusões, entorses, **separações acromioclaviculares** e **fraturas na clavícula**. Mais de 50% das fraturas nos membros superiores ocorrem no antebraço, no punho e na mão. Outras lesões específicas do hóquei incluem dor no quadril secundária ao **impacto femoroacetabular (IFA)**, entorses na parte alta do tornozelo, torção no músculo adutor do quadril e osteíte púbica. Em um estudo com jogadores de hóquei de 16 anos que se apresentaram a um centro de traumatismo de nível 1, cerca de um terço dos pacientes atendidos no departamento de emergência foram admitidos no hospital, e quase metade destes precisou ser submetida a um procedimento de pequeno ou de grande porte. Ferimento na cabeça, fraturas e traumatismo abdominal obtuso foram responsáveis pela maioria das internações.

O papel dos fatores, como idade, tamanho, nível de habilidade, posição de jogada e sexo, no risco de lesões é inconclusivo, embora artigos recentes sugiram que a concussão possa ser mais frequente em meninas e as fraturas mais comuns em meninos.

O **contato corporal** é o mecanismo isolado mais comum de lesão. No Canadá, jogadores de hóquei do Pee Wee entre 11 e 12 anos que podiam cometer contato corporal tiveram um risco três vezes maior de lesão do que aqueles que não podiam. Em 2011, as regras do hóquei nos EUA proibiram o contato corporal nas ligas masculinas com jogadores com menos de 12 anos. O contato corporal não é permitido nas ligas femininas de qualquer idade. Com grande suporte, em 2014, a AAP publicou uma declaração de política recomendando a expansão dos programas sem contato e a restrição do contato corporal nos níveis de elite a jogadores com menos de 15 anos. As recomendações da AAP também incluem o uso de equipamentos de proteção (capacetes com máscaras), regras para eliminar a jogada perigosa com uma política de tolerância zero para o contato na cabeça e o contato corporal por trás, e orientações para um jogo mais seguro para os treinadores e atletas.

HÓQUEI EM CAMPO

O hóquei em campo é jogado em todo o mundo por atletas de ambos os sexos. O uso de equipamentos de proteção, incluindo protetor bucal, caneleiras e tornozeleiras é recomendado, mas não obrigatório. Os jogadores têm duas vezes mais probabilidade de serem feridos nos jogos do que nos treinos. As lesões dos membros inferiores são as de maior ocorrência, sendo a entorse de tornozelo por inversão a mais comum. A órtese pode ajudar a evitar novas lesões de tornozelo. Outras lesões dos membros inferiores incluem distensão muscular, rupturas do LCA e contusões. A lesão mais comum dos membros superiores ocorre quando a mão é atingida pelo taco ou pela bola, já que o hóquei em campo não exige o uso de luvas acolchoadas para proteção. Ferimento na cabeça e lacerações faciais ocorrem a uma taxa muito alta e, normalmente, são causados pelo contato com o taco ou a bola. Dada a posição agachada do esporte, dor nas costas parece ser comum; no entanto, há poucas evidências para apoiar esta afirmação. Os tipos e as taxas de lesões podem variar de acordo com a posição jogada; contudo, não há dados específicos suficientes.

A prevenção de lesões é importante neste esporte e pode ser alcançada por meio do uso de equipamentos de proteção, incluindo a proteção facial ou de cabeça permitida, e treinamento específico do esporte, incluindo equilíbrio, fortalecimento e atividades de treinamento proprioceptivo.

ESQUI E *SNOWBOARD*

A frequência das lesões no esqui, *snowboard* e esportes de inverno relacionados caiu nas últimas décadas, em grande parte devido à melhoria nos equipamentos (botas, fixações, esquis) e condições de inclinação. O preocupante, no entanto, é que as **lesões graves na cabeça e na medula espinal** estão em ascensão por conta do aumento da velocidade e do acréscimo de manobras acrobáticas (*terrain parks*, *half pipes*, truques aéreos). As lesões na cabeça e no pescoço são a principal causa de lesão fatal. Dos eventos da Copa do Mundo, esquiadores *freestyle* (sobretudo das modalidades de aéreos e de rampa) têm uma incidência maior de traumatismo craniano do que os praticantes de *snowboard* e esqui alpino, embora o *snowboard cross* também seja particularmente arriscado. No geral, o risco de lesão é mais alto nos atletas de *snowboard*, em homens, iniciantes, atletas fadigados e naqueles com o equipamento impróprio.

As lesões dos membros inferiores são mais comumente associadas ao esqui, enquanto as lesões de cabeça, órgãos internos, membros superiores e tornozelo são mais comuns no *snowboard*. As lesões nos membros inferiores mais comuns no esqui são as ligamentosas (**LCA, LCM** e **LCL**) no joelho. Essas lesões também incluem contusões, luxação do joelho, fraturas do fêmur, fraturas espirais da tíbia (**fraturas da "bota"**) e entorses da parte alta do tornozelo. No *snowboard*, observam-se fraturas do fêmur e da tíbia/fíbula.

As lesões dos membros superiores são mais comuns no *snowboard* porque os dois pés do *snowboarder* estão presos na mesma prancha e, sem esquis, há um risco aumentado de quedas sobre o braço estendido. As lesões comuns incluem fraturas radiais distais, ulnares e metacarpais, entorses e contusões. Outra alta incidência de lesões nos membros superiores inclui lesões do tecido mole do ombro, fraturas na clavícula, entorses acromioclaviculares e luxações da articulação glenoumeral. Uma lesão exclusiva do esqui é o **polegar de esquiador**, uma entorse do ligamento colateral ulnar do polegar que, muitas vezes, resulta de uma queda com o polegar em abdução e hiperextensão em torno do esqui. Fraturas na falange e avulsões ósseas também podem ser associadas a essa lesão.

Atletas de esportes na neve podem experimentar lesões viscerais em baço, fígado e rim. Também podem ocorrer lesões da coluna, incluindo fratura e entorse.

Recomenda-se fortemente que os indivíduos de todas as idades utilizem capacetes para esqui e *snowboard*. Protetores de punho também são recomendados para praticantes de *snowboard*. Deve-se tomar cuidado para garantir a utilização de equipamentos em ótima conservação e bem ajustados. As medidas preventivas endossadas pela AAP incluem a participação na instrução formal, como em uma escola de esqui, com a supervisão adequada, e exercer velocidades e técnicas responsáveis. Acredita-se que aptidão cardiovascular, resistência e força muscular sejam componentes fundamentais da prevenção de lesão; entretanto, não há literatura de suporte suficiente.

SKATEBOARDING

As lesões associadas ao *skateboarding* são predominantemente agudas e incluem contusões, lacerações, entorses e fraturas, o que afeta os punhos, os antebraços e, em menor medida, os tornozelos e a cabeça. As fraturas que envolvem os membros superiores são mais comuns em jovens skatistas, muitas vezes devido a uma *queda sobre um braço estendido*. As fraturas dos membros inferiores e as lesões na cabeça predominam na população adolescente, provavelmente por causa da maior complexidade das tentativas de manobras aéreas. A perda de equilíbrio, levando a uma queda na falha ao executar determinada manobra, geralmente é a principal causa da lesão. Essas quedas podem ocorrer em altas velocidades, chegando até 64 km/h, como documentado na literatura, colocando o skatista em risco de lesões graves.

Traumatismos cranianos não são incomuns neste esporte, com um aumento na incidência com a idade, e são bem mais comuns em homens do que em mulheres. Em crianças mais velhas e adolescentes, o uso negligenciado de capacetes e o aumento da velocidade do *skate* contribuem para este fato.

Além do uso de capacete, outras medidas de segurança recomendadas incluem munhequeiras junto com **cotoveleiras e joelheiras**. A construção de pistas de *skate* tem sido uma estratégia recente para remover skatistas do meio de pedestres, ciclistas e do trânsito, incentivando também a supervisão por um adulto.

CICLISMO E *MOTOCROSS*

Andar de bicicleta tem sido uma atividade recreativa da infância adorada por décadas. As opções de ciclismo têm se expandido para incluir uma variedade de eventos como corridas de pista e de estrada, assim como *mountain bike*, pistas de terra ou "*free-riding*", *cyclo-cross* e BMX *freestyle*. Com o aumento da velocidade, saltos e outros obstáculos artificiais adicionados, o risco é bem mais alto. O *motocross*, a partir dos 4 anos, acrescenta mais complexidade, pois utiliza ciclos motorizados de duas rodas percorrendo circuitos projetados ao ar livre.

As lesões do ciclismo recreativo incluem abrasões, lacerações, contusões e fraturas. Lesões de cabeça e rosto, assim como lesões geniturinárias, são comuns. Entretanto, a literatura a respeito dos fatores de risco e segurança da bicicleta em pilotos jovens é limitada. Naturalmente, o uso de capacete é altamente recomendado. As fraturas dos membros superiores predominam em ciclistas praticantes de *mountain bike*. O risco de lesão é maior em meninos praticantes de *mountain bike* entre 10 e 14 anos e naqueles que tendem a andar mais rápido do que o habitual. Os pilotos de *motocross* sustentam os ferimentos mais graves. A admissão hospitalar não é incomum, e a cirurgia pode ser necessária para ferimentos na cabeça, nos ossos e nas **vísceras**. Os ferimentos na cabeça incluem fraturas no crânio e uma variedade de hemorragias intracranianas, mesmo com o uso do capacete.

LUTA

Os lutadores têm grandes flutuações de peso para atender aos padrões de peso combinado das competições. Essas flutuações são associadas a jejum, desidratação e alimentação em excesso. Aconselhar os lutadores e seus pais sobre o desempenho prejudicado resultante desses componentes do transtorno alimentar, sobretudo com relação à diminuição de velocidade e força, é importante a fim de dissuadir os atletas de incorporá-los na prática de rotina.

Os golpes da luta aplicam uma variedade de torções ou forças nos membros e na coluna vertebral, produzindo uma série de lesões comuns. As manobras para derrubar e o impacto subsequente com o tatame podem produzir concussões, distensão/entorse de pescoço ou lesão da medula espinal. A **espondilólise** (ver Capítulo 699.6) é uma preocupação entre os lutadores dada a extensão lombar repetitiva, que ocorre quando o atleta está tentando evitar um *pin*, assim como com certas manobras de arremesso/derrubada.

Sensações de **ferroada e queimação**, também observadas entre jogadores de futebol americano, são causadas por estiramento ou compressão do plexo braquial (ver Capítulo 709). Em geral, os dois locais mais comuns de lesão na luta são o ombro e o joelho.

No ombro, subluxação é comum. Costuma ocorrer anteriormente com o ombro abduzido e estendido mediante aplicação de força. As lesões na mão são menos comuns e normalmente incluem entorses da articulação metacarpofalangiana e interfalangiana proximal.

As lesões no joelho (ver Capítulo 707.6) também são comuns e incluem **bursite pré-patelar**, entorses dos ligamentos colaterais medial e lateral e ruptura dos meniscos medial e lateral. O impacto traumático agudo ou recorrente contra o tatame pode resultar em bursite pré-patelar. Se a pele sobrejacente estiver rachada, bursite séptica deverá ser considerada.

Problemas dermatológicos associados à luta incluem herpes simples (ver Capítulo 279: ***herpes gladiatorum***), impetigo (ver Capítulo 685.1), furunculose estafilocócica ou foliculite, infecções fúngicas superficiais e dermatite de contato. *Herpes gladiatorum* e impetigo são contraindicações à luta até que as lesões sejam resolvidas. A lavagem dos tatames de luta com solução antibacteriana e antifúngica apropriada é necessária após sessões de luta diárias para mantê-los desinfetados e proteger a propagação do contágio dermatológico.

O **hematoma auricular** é causado pelo atrito ou traumatismo direto na orelha (ver Capítulo 661). Se não houver a drenagem desse hematoma, normalmente surge uma deformidade irreversível da aurícula denominada *orelha de couve-flor*. O melhor meio de prevenção é manter o equipamento para a cabeça adequadamente ajustado.

CORRIDA

Há um aumento da popularidade da corrida como esporte e exercício entre crianças e adolescentes. Os problemas com a corrida normalmente são causados por uma lesão por esforço repetitivo relacionada a desequilíbrio do músculo, deformidade esquelética menor, sobrecarga repetitiva e/ou má flexibilidade, força, resistência ou propriocepção. Em cada passo durante a corrida, o impacto do pé varia de 3 a 8 vezes o peso corporal do atleta. Erros no treinamento, inclusive aumentar a distância ou a intensidade de exercícios muito rapidamente, muitas vezes resultam em lesão ao corredor. Pequenas variações (p. ex., mau alinhamento) na anatomia que não causam problemas em repouso podem predispor à lesão em locais específicos, como **pronação excessiva**, contribuindo com o aumento do **estresse patelofemoral**. Fadiga muscular, temperatura ambiente (ver Capítulo 710) e superfície da corrida (relva ou concreto íngreme) também contribuem para a lesão. O estilo de **corrida descalço** ou **minimalista** envolve maior distribuição do peso no antepé durante a corrida, e a pesquisa biomecânica sugere forças articulares reduzidas no joelho e quadril. Entretanto, as forças aumentadas podem ocorrer no pé, no tornozelo e na parte inferior da perna em indivíduos que não estão acostumados a esse estilo de corrida. A prevenção de lesões é possível por exercícios de fortalecimento muscular, incorporação de períodos de descanso durante os planos de treino e o uso de tênis de corrida de boa qualidade, que corresponda ao tipo de pé do atleta. Aqueles com pronação excessiva podem beneficiar-se de um calçado com controle de movimento para suporte máximo para a parte traseira do pé e do arco. Aqueles que apresentam uma ligeira pronação excessiva devem utilizar um calçado de estabilidade que combine suporte extra na entressola medial com amortecedor na entressola. Aqueles que supinam devem usar um calçado neutro e amortecido com maior absorção de choque na entressola e menos suporte do arco.

Canelite, ou **síndrome do estresse tibial medial**, é um termo descritivo para a dor localizada difusamente sobre a tíbia distal medial e deve ser distinguida da fratura por estresse da tíbia e da síndrome compartimental crônica. A síndrome do estresse tibial medial ocorre frequentemente em novos corredores com pronação excessiva, em corredores que aumentaram consideravelmente a duração de seu treino em um curto período e em corredores com índices de massa corporal (IMCs) mais altos. A carga continuada e o estresse da síndrome do estresse tibial medial podem levar a uma **fratura por estresse**. As fraturas por estresse de todos os ossos dos membros inferiores podem ocorrer em corredores (ver Capítulo 703.4). Elas foram documentadas no colo do fêmur, nos ramos púbicos inferiores, na área subtrocantérica, no eixo femoral proximal, na tíbia proximal, na fíbula, no calcâneo, no navicular do tarso, nos metatarsos e nos sesamoides. As mais comuns ocorrem nos metatarsos, na tíbia e na fíbula. Tíbia proximal anterior, colo do fêmur (tensão ou lado superior), navicular do tarso e sesamoides estão em maior risco para não união.

As tensões musculares afetam mais frequentemente os músculos isquiotibiais, seguidos pelos quadríceps, adutores do quadril, sóleos e gastrocnêmios. A tendinose é mais comum no tendão de Aquiles, seguido pelo tibial posterior, peroneal, iliopsoas e isquiotibiais proximais. A tendinose de Aquiles caracteriza-se por fragilidade e crepitação, se aguda, e nodularidade, se crônica; inicialmente, pode ficar melhor durante a corrida e deve ser distinguida da bursite retrocalcânea. O tratamento inclui um período de repouso da corrida (substituir pelo *cross-training*), elevação do calcanhar, alongamento do tendão de Aquiles e anti-inflamatórios não esteroides (AINEs).

A dor do joelho do corredor é frequentemente anterior no local e costuma ser causada pela **síndrome do estresse femoropatelar** (**joelho de corredor**), resultado do movimento dinâmico excessivo, geralmente lateral, da patela em relação ao sulco intracondilar femoral (ver Capítulo 707.6). O biotipo do atleta (*i. e.*, pronação excessiva do ângulo Q aumentada) e a presença de fraqueza do núcleo podem contribuir com esta lesão por esforço repetitivo. A dor na parte posterior do joelho pode ser causada por entorse do gastrocnêmio, enquanto a dor posteromedial pode ser causada por fratura por estresse tibial proximal ou tendinose semimembranosa/semitendinosa. A dor na lateral no joelho é comumente causada pela **síndrome da banda iliotibial** e menos frequentemente pela **tendinose poplítea**, que pode ser precipitada pela corrida *downhill*. A síndrome da banda iliotibial pode combinar tanto um componente da bursite quanto da tendinose devido ao atrito mecânico da banda iliotibial (uma extensão do tensor da fáscia lata) sobre o epicôndilo femoral lateral. A dor no joelho vago que se agrava com a atividade ou o evento traumático deve levantar suspeita para **osteocondrite dissecante** (OCD) do aspecto lateral do côndilo femoral medial.

As **síndromes compartimentais crônicas** envolvem qualquer um dos músculos compartimentais, sendo o anterior o mais comum. Normalmente, há dor latejante mal localizada que começa entre 10 e 15 minutos em uma corrida. A dor geralmente impede o treino complementar, limitando o risco de lesão do nervo (ver Capítulo 707.7).

Fascite plantar é uma inflamação das estruturas de suporte do arco longitudinal devido à carga cíclica repetitiva com batida do pé. A dor geralmente se agrava com o primeiro passo fora da cama ao se levantar e com a corrida, e está localizada na face medial do calcanhar. Pé plano e pronação excessiva são comuns nesses pacientes. Fratura por estresse do calcanhar deve ser considerada, sobretudo em corredoras de distância amenorreicas (ver Capítulo 711).

A **tríade da atleta feminina**, referente a anormalidades na disponibilidade energética, função menstrual e saúde óssea, é bem documentada na literatura sobre corredoras adolescentes e é um tópico de orientação importante para a corredora, os pais e os treinadores (ver Capítulo 711). Observou-se, também, saúde óssea ruim, especificamente o desenvolvimento mineral ósseo comprometido, no corredor do sexo masculino.

ANIMAÇÃO DE TORCIDA

Como outros esportes, a animação de torcida tornou-se altamente popular e evoluiu para tornar-se mais competitiva e atlética. A animação de torcida pode começar por volta dos 3 a 6 anos e inclui níveis de habilidade que variam de recreativo para *sideline*, competições para profissional. O esporte inclui *tumbling* e acrobacias que envolvem atletas levantando e arremessando outros atletas para cima. Isso exige flexão, hiperextensão e rotação repetitivas da coluna, assim como carga compressora nas aterrissagens, e o risco de contato e quedas da atleta.

As lesões de acrobacias são responsáveis pela maioria das lesões, com as bases (as atletas que levantam, arremessam e pegam outra atleta) correndo o maior risco de lesão do que as *fliers* (atletas que são levantadas e arremessadas). O principal mecanismo de lesão é o contato com outra atleta. As lesões sustentadas no *tumbling* são as segundas mais comuns.

A taxa geral de lesões nas líderes de torcida é mais baixa do que em outros esportes em equipe praticados por meninas. No entanto, as lesões podem ser mais graves. Dos esportes praticados por meninas, o risco de lesão catastrófica é mais alto na animação de torcida. Após um período de aumento da incidência de lesões, parece que as taxas de lesões estabilizaram.

Lesões faciais e na cabeça contabilizam quase um terço das lesões sustentadas. O traumatismo craniano resulta principalmente de quedas durante as acrobacias ou a formação de pirâmide, o que também inclui as líderes de torcida de base. Após a concussão, entorses e distensões compõem a maioria dessas lesões, com o tornozelo sendo o local mais comum seguido pelo punho e tronco. As fraturas são mais passíveis de ocorrer nos membros superiores. As lesões por esforço repetitivo são comuns.

Em 2012, a AAP publicou uma declaração de posicionamento a respeito das recomendações para a prevenção de lesões na animação de torcida. As estratégias para reduzir o risco de lesão incluem designar a animação de torcida como um esporte oficial, garantir que as atletas passem por exames preparatórios, participem de condicionamento físico e treinamento de força, utilizem a técnica de elevação adequada, evitem acrobacias sobre superfícies duras, e que os técnicos e treinadores sejam consistentemente orientados sobre a segurança do esporte, incluindo as regras específicas para a execução das competências técnicas. A American Association of Cheerleading Coaches and Administrators e outros também definiram regras para limitar os tipos de acrobacias realizadas, e as National Federation of State High School Associations atualizam anualmente as regras para eventos competitivos com o intuito de melhorar a segurança do esporte.

GINÁSTICA

Normalmente, homens e mulheres começam a participação na ginástica aos 4 a 5 anos. O nível mais alto de competição ocorre durante a adolescência, seguido pela aposentadoria, geralmente por volta de 20 anos para as mulheres e 25 anos para os homens. Observam-se nos ginastas lesões agudas e crônicas, com alta incidência de lesões relacionadas ao esforço repetitivo, e comumente envolvem os punhos, ombros, tornozelos e as costas. Os tipos e as taxas de lesões nas artes acrobáticas e circenses eram semelhantes àqueles vistos na ginástica tradicional.

A taxa de lesões é similar em ambos os sexos. As lesões dos membros inferiores são mais comuns em ginastas do sexo feminino, ao passo que as lesões dos membros superiores ocorrem com mais frequência em ginastas do sexo masculino. Os aparelhos utilizados são responsáveis por essa discrepância, como os exercícios com a barra horizontal e as argolas para os homens, que colocam uma grande quantidade de tensão nos ombros, e os exercícios de solo, salto e trave para as mulheres, tensionando os pés e os tornozelos. Além de lesões mecânicas ou traumáticas, as mulheres comumente têm menarca tardia e correm o risco de amenorreia hipotalâmica ou oligomenorreia, assim como o baixo peso corporal para a altura relacionado ao transtorno alimentar. Apesar da presença desses dois componentes da **tríade da atleta feminina** (ver Capítulo 711), o terceiro componente, densidade óssea reduzida ou osteoporose, não é comumente observado. Na verdade, a densidade óssea costuma ser alta na maioria dos ginastas, o que é considerado secundário para o seu desempenho quando envolve atividades repetitivas de alto impacto. Não obstante, as **fraturas por estresse** nos membros superiores e inferiores são um problema significativo. A baixa estatura associada aos ginastas provavelmente é causada pelo viés de seleção e não pelo resultado do treinamento de ginástica.

A quantidade de carga nos membros superiores na ginástica pode contribuir para o desenvolvimento de lesões traumáticas e lesões por esforço repetitivo. Durante o suporte de peso nos membros superiores, o punho, principalmente sobre a fise radial, é submetido a uma força quase duas vezes o peso do corpo do atleta e até 16 vezes o peso corporal durante atividades com carga de alto impacto. Isso, juntamente com o movimento repetitivo, a compressão axial e as forças torcionais, contribui com o aumento da frequência de dor e lesão no punho tanto na ginástica quanto na acrobacia. A dor e a lesão no punho também estão correlacionadas com a intensidade do treinamento, com base no nível de habilidade e no número de horas de treino por semana. As lesões no punho normalmente observadas incluem **epifisite radial distal (punho do ginasta)**, rupturas complexas da fibrocartilagem triangular, fraturas escafoides, **dissociação escafolunar**, gânglios dorsais e entorses de punho (ver Capítulo 701). Os regimes de treino individualizado, incluindo aumento gradual na carga de treinamento e redução de treinamento durante os surtos de crescimento, assim como o uso de órteses de punho, devem ser considerados para esses atletas.

A **entorse de tornozelo** continua a lesão mais comum em ginastas, decorrente das forças observadas na aterrissagem. As entorses de tornozelo que não responderam ao tratamento conservador devem ser avaliadas quanto a defeitos osteocondrais (DOC) da abóbada talar. A dor no calcanhar pode ser secundária a fascite plantar, doença de Sever ou fratura por estresse calcâneo. A tendinopatia patelar pode contribuir para a dor no joelho em uma ginasta.

As lesões da coluna são notáveis por alta incidência de **espondilólise**, fratura por estresse da *pars interarticularis* e, em casos menos frequentes, espondilolistese, ambas relacionadas à carga repetitiva de extensão da coluna vertebral (ver Capítulo 699.6). Outras possíveis fontes de dor nas costas em um ginasta incluem patologia do disco intervertebral, **doença de Scheuermann** (cifose juvenil) (ver Capítulo 699.4) e dor nas costas decorrente de desequilíbrios biomecânicos.

DANÇA

A dança, incluindo balé, dança moderna ou dança em grupo, é uma atividade altamente exigente que pode estar associada à menarca tardia nas mulheres e ao *transtorno alimentar* em mulheres e homens (ver Capítulo 711). As lesões agudas geralmente envolvem os membros inferiores. Podem ocorrer lesões por esforço repetitivo devido à natureza repetitiva de manobras incorporadas ao treinamento e desempenho, e ocorrem na mesma intensidade em dançarinos amadores de ambos os sexos. As lesões observadas na dança moderna/contemporânea são semelhantes no tipo e na incidência àquelas vistas no balé tradicional.

Frequentemente, a disfunção da cadeia cinética contribui com a lesão e isto deve ser considerado na avaliação do bailarino. Erros comuns na técnica podem causar lesões; por exemplo, forçar um *turnout* (rotação externa no quadril) excessivamente no balé pode resultar em tensão sobre os joelhos e o quadril (ver Capítulo 707.6).

Problemas nos pés são comuns e incluem fraturas por estresse nos metatarsos, hematomas subungueais, **sesamoidite**, **tenossinovite (sobretudo do FDL)**, fascite plantar, calos e joanetes (ver Capítulo 707.7). Uma **fratura de bailarina** é uma fratura por avulsão do eixo distal do quinto metatarso. Deve-se atentar à possibilidade de cicatrização retardada como resultado de suprimento sanguíneo tênue na área, que pode necessitar de fixação cirúrgica. As lesões comuns do tornozelo incluem entorses agudas, síndromes de impacto anterior e posterior e osteocondrite dissecante do tálus. O impacto do tecido mole entre o maléolo lateral e o tálus pode causar dor persistente após uma lesão de inversão. A síndrome do estresse tibial medial ("canelite") e fraturas por estresse da tíbia são observadas na parte inferior da perna. Uma entorse do tornozelo não reabilitado adequadamente pode causar favorecimento da perna afetada, levando ao uso excessivo inconsciente da perna contralateral e ao desenvolvimento de uma fratura por estresse da tíbia nesse lado. Observa-se tendinopatia de Aquiles em decorrência das demandas de corridas e saltos. O mau alinhamento ou hipermobilidade patelar pode resultar em síndrome da dor patelofemoral ou, com menos frequência, subluxação/luxação patelar. Relata-se, com frequência, tendinopatia patelar. Observam-se, também, no balé tradicional, **síndrome do estalido do quadril medial**, causada quando o tendão do iliopsoas passa sobre a cápsula anterior do quadril, e tendinose do flexor do quadril (reto femoral, iliopsoas). A dor da região glútea com dor ciática pode ser resultado da síndrome do piriforme, que ocorre devido à rotação repetitiva externa do quadril exigida no balé (ver Capítulo 707.5).

O tempo apropriado de permitir que um bailarino fique *en pointe* é uma pergunta comum feita por dançarinos e seus pais. A média de idade para ficar *en pointe* é 12 anos. Um teste funcional deve fazer parte da decisão: se o(a) jovem bailarino(a) for capaz de realizar um *passé* firme longe da barra, assim como ser capaz de manter uma posição *en pointe* sem dor ou instabilidade, ele(a) provavelmente já está pronto(a) para começar a dançar *en pointe*. Pode-se observar **síndrome do impacto posterior** do tornozelo na dança *en pointe*, dada a compressão entre as estruturas ósseas e do tecido mole durante a flexão plantar terminal. ***Os trigonum*** é comumente a causa da síndrome do impacto posterior relacionada aos ossos.

ESPORTES ADAPTADOS

A participação em atividades desportivas e recreativas ajuda a minimizar o descondicionamento; melhorar a força, a resistência e a aptidão cardiorrespiratória; e promover o companheirismo, o senso de realização e a autoestima. A participação também pode apoiar o desenvolvimento da coordenação motora da criança e o ajuste às limitações físicas. No entanto, as crianças com deficiência tendem a participar menos de atividades físicas por inúmeras razões, incluindo falta de acesso às atividades ou oportunidades para a participação, falta de autoconfiança e medo de lesão pela criança, pai ou médico. Devido a isso, as crianças com deficiência estão em risco de se tornarem obesas, terem baixa resistência cardiorrespiratória e baixa autoestima, e maior dependência dos outros para a vida cotidiana. Conversas entre pediatras, pais e a criança sobre o estado de saúde, precauções de segurança, interesses e programas disponíveis são cruciais para estimular a participação e determinar as atividades ou os esportes apropriados para buscar. A orientação para a atividade física apropriada em vez de excluí-la, deve ser guiada por desafio físico ou mental da criança, exame físico, incluindo componentes de exame de pré-participação, e consideração do "gráfico da possibilidade de participação" da American Academy of Orthopedic Surgeons, que descreve os esportes e a recreação recomendados com base na deficiência física.

O medo de lesão continua uma barreira para a participação de muitos; no entanto, o risco de lesão para o atleta de um **esporte adaptado** não é maior do que para um atleta sem deficiência. As lesões no atleta do esporte adaptado são influenciadas por deficiência específica, equipamentos usados e desgaste da prótese ou órtese. Lesões agudas do tecido mole, incluindo abrasões cutâneas, contusões, entorses e distensões, tendem a ser as lesões mais comuns; fraturas e luxações tendem a ser incomuns, dada a menor participação em esportes de contato. Assim como em atletas sem deficiência, as **lesões por esforço repetitivo** ocorrem comumente nesta população de atletas. As lesões dos membros inferiores são mais comuns em atletas com amputações ou paralisia cerebral, e as lesões dos membros superiores são mais comuns em atletas com lesão da medula espinal e cadeirantes. O treinamento adequado para apoiar o equilíbrio muscular e evitar o desequilíbrio muscular, assim como o tratamento de **espasticidade** e próteses e órteses devidamente ajustadas podem ajudar a reduzir o risco de lesões por esforço repetitivo. Úlceras de pressão são comuns em atletas cadeirantes e podem ser evitadas com cuidados cutâneos vigilantes e monitoramento, e por deslocamento de peso.

A consideração da deficiência e dos medicamentos do atleta é essencial, uma vez que podem ter maior propensão para anormalidades na, por exemplo, termorregulação, o que resulta em **doenças provocadas pelo calor**, e distúrbios dos fluidos e eletrólitos. Isto deve ser discutido e monitorado com o atleta, pais, preparadores físicos e treinadores, conforme apropriado.

A bibliografia está disponível no GEN-io.

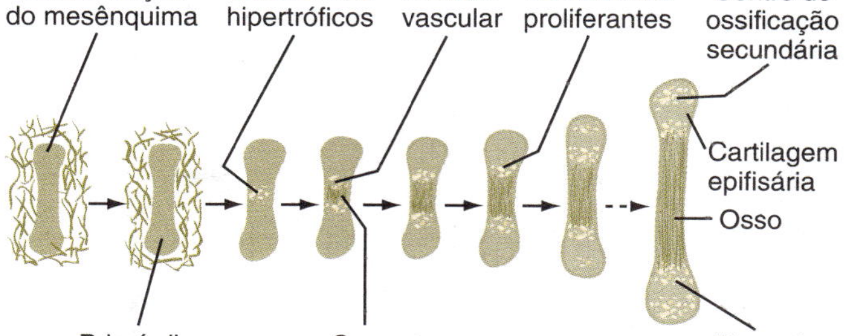

Figura 714.1 Importância da cartilagem na formação óssea. (*De Horson WA: Skeletal development: Insights from targeting the mouse genome, Lancet 362:560, 2005.*)

Seção **3**

Displasias Esqueléticas

Capítulo **714**

Considerações Gerais sobre Displasias Esqueléticas

Julie E. Hoover-Fong, William A. Horton e Jacqueline T. Hecht

As displasias esqueléticas podem ser classificadas em quatro categorias principais: osteocondrodisplasias, condições ósseas metabólicas, disostose e outras malformações esqueléticas. As osteocondrodisplasias, também conhecidas como displasias esqueléticas ou displasias ósseas, referem-se a um grupo genética e clinicamente heterogêneo de distúrbios com uma estimativa de prevalência de um em 4.000 nascimentos. Podem ser divididos em condrodisplasias e osteodisplasias. O primeiro grupo inclui distúrbios genéticos da cartilagem e resulta em crescimento linear deficiente, tipificado por acondroplasia. As osteodisplasias são marcadas por estrutura óssea anormal com um clássico exemplo de osteogênese imperfeita (ver Capítulo 721). O quadro clínico das osteocondrodisplasias é caracterizado por anormalidades esqueléticas generalizadas com envolvimento frequente dos tecidos não esqueléticos. Os distúrbios variam em gravidade, de letal no útero a características tão leves que não são detectadas. As condições ósseas metabólicas, como raquitismo e hipofosfatasia, ocorrem devido à mineralização óssea anormal, ao passo que as disostoses afetam um único osso (p. ex., craniossinostose). Muitas síndromes genéticas complexas incluem malformações esqueléticas como parte do fenótipo geral.

As condrodisplasias são distinguidas das outras apresentações de baixa estatura por uma desproporcionalidade nas manifestações esqueléticas. Há duas categorias básicas de displasias esqueléticas: membros predominantemente curtos e troncos predominantemente curtos. A Figura 714.1 destaca a importância da cartilagem na formação óssea. Esforços para definir a extensão da heterogeneidade clínica resultaram na delineação de mais de 200 entidades distintas (Tabela 714.1). Muitos desses distúrbios resultam de mutações de um grupo relativamente pequeno de genes, os *genes da condrodisplasia*. Os grupos de condrodisplasias mais bem definidos, como os grupos da acondrodisplasia e da colagenopatia tipo II, contêm séries graduadas de distúrbios que variam de muito grave a muito leve. Este espectro da gravidade é cada vez mais bem apreciado para outros grupos de displasia esquelética, já que mais mutações são encontradas e o espectro completo de fenótipos clínicos associados às mutações de determinado gene é definido. Esses distúrbios são fenótipos clínicos distribuídos ao longo do espectro de anormalidades fenotípicas relacionadas a mutações de genes particulares. Para as mutações de alguns genes, como o *COL2A1*, a distribuição é bastante contínua, com fenótipos clínicos que se fundem entre si por uma ampla variação. Há muito menos superposição clínica para mutações de alguns outros genes, como o *FGFR3*, no qual a distribuição é descontínua. Como a maioria dos clínicos e a maioria dos materiais de referência dizem respeito aos distúrbios como entidades distintas, esta nomenclatura continua a ser utilizada.

A maioria das condrodisplasias requer a análise das informações de anamnese, exame físico, radiografias esqueléticas, história familiar e testes laboratoriais para fazer um diagnóstico. O processo envolve o reconhecimento de padrões complexos que são característicos dos diferentes distúrbios (Tabelas 714.2 a 714.5). As displasias metafisárias, por exemplo, são caracterizadas por baixa estatura, arqueamento das pernas e marcha gingada. A maioria das displasias metafisárias tem níveis séricos normais de cálcio e fosfato, atividade da fosfatase alcalina e metabólitos da vitamina D. Além disso, os subtipos de displasias metafisárias existem e têm suas próprias características únicas. A condrodisplasia metafisária (**tipo Jansen**; ver Capítulo 716) é tipificada por metáfises em concha e irregulares, que desenvolvem calcificação manchada nas extremidades distais do osso ao longo do tempo (Figura 714.2). Pode ocorrer hipercalcemia. O **tipo Schmid** da condrodisplasia metafisária é menos grave, embora o aspecto radiográfico dos joelhos e o arqueamento extremo dos membros inferiores assemelhem-se aos sinais observados em pacientes com hipofosfatemia familiar. Está associado aos defeitos no colágeno tipo X, alfa 1, e as anormalidades do quadril são mais debilitantes do que na condrodisplasia metafisária tipo Jansen. Os pacientes com ambos os tipos de condrodisplasia metafisária têm baixa estatura por toda a vida.

Descrições abrangentes dos distúrbios e referências são encontradas no *site* da Online Mendelian Inheritance in Man (OMIM) (http://omim.org/about).

MANIFESTAÇÕES CLÍNICAS

Crescimento

O marco das condrodisplasias é a baixa estatura desproporcional. Apesar de isso se referir a uma desproporção entre os membros e o tronco, a maioria dos distúrbios apresenta algum encurtamento de ambos, e graus sutis de desproporção podem ser difíceis de observar, especialmente em lactentes prematuros, obesos ou edemaciados. Deve-se suspeitar de encurtamento desproporcional dos membros se os membros superiores não chegarem até o meio da pelve na primeira infância ou na região superior da coxa após esse período. O encurtamento desproporcional do tronco é indicado por pescoço curto, tórax pequeno e abdome protuberante. Desproporção esquelética geralmente é acompanhada por baixa estatura (comprimento e altura abaixo do terceiro percentil); estas mensurações ocasionalmente podem estar dentro da faixa normal-baixa no início do curso de certas condições.

Tabela 714.1 Genética das displasias esqueléticas.

LOCUS DO GENE	LOCALIZAÇÃO DO CROMOSSOMO	PROTEÍNA	FUNÇÃO DA PROTEÍNA	FENÓTIPO CLÍNICO	OMIM	MECANISMO DA DOENÇA	HERANÇA
COL2A1	12q13.1-q13.3	Colágeno tipo II cadeia α_1	Proteína da matriz cartilaginosa	Acondrogênese II. Hipocondrogênese DEE congênita Displasia de Kniest DEE de início tardio Displasia de Stickler	200610 200610 183900 156550 108300	Dominante negativo Dominante negativo Dominante negativo Dominante negativo Dominante negativo Haploinsuficiência	AD* AD* AD AD AD AD
ACG1	15q26.1	Agrecano	Proteína da matriz cartilaginosa	DEE de Kimberley DEEM tipo agrecano	608361 612813	Haploinsuficiência Dominante negativo	AD AR
SEDL	Xp22.2-p22.1	Sedilina	Transportador intracelular	DEE tardia ligada ao cromossomo X	313400	Perda de função	XLR
COL11A1	1p21	Colágeno tipo XI cadeia α_1	Proteína da matriz cartilaginosa	OSMEDA	184840	Dominante negativo	AD
COL11A2	6p21.3	Colágeno tipo XI cadeia α_2	Proteína da matriz cartilaginosa	OSMEDB	215150	Perda de função	AR
COMP	19p12-p13.1	Proteína de matriz oligomérica de cartilagem	Proteína da matriz cartilaginosa	Pseudoacondroplasia DEM	177170 600969	Dominante negativo Dominante negativo	AD AD
COL9A2	1p32.2-p33	Colágeno tipo IX cadeia α_2	Proteína da matriz cartilaginosa	DEM	600969	Dominante negativo	AD
COL9A3	20q13.3	Colágeno tipo IX cadeia α_3	Proteína da matriz cartilaginosa	DEM	600969	Dominante negativo	AD
MATN3	2p24-p23	Matrilina 3	Proteína da matriz cartilaginosa	DEM	600969	Dominante negativo	AD
COL10A1	6q21-q22.3	Colágeno tipo X cadeia α_1	Proteína hipertrófica da matriz cartilaginosa	Condrodisplasia metafisária de Schmid	156500	Haploinsuficiência	AD
FGFR3	4p16.3	Receptor de FGF 3	Receptor da tirosinoquinase para FGFs	Displasia tanatofórica I Displasia tanatofórica II Acondroplasia Hipocondroplasia	187600 187610 100800 146000	Ganho de função Ganho de função Ganho de função Ganho de função	AD* AD* AD AD
PTHR1	3p21-p22	Receptor de PTHrP	Receptor da proteína G conjugada para PTH e PTHrP	Condrodisplasia metafisária de Jansen	156400	Ganho de função	AD
DTDST	5q32-q33	Transportador de DD sulfato	Transportador de sulfato transmembrana	Acondrogênese 1B Atelosteogênese II Displasia diastrófica	600972 256050 222600	Perda de função Perda de função Perda de função	AR* AR* AR
SOX9	17q24.3-q25.1	SRY boxe 9	Fator de transcrição	Displasia campomélica	114290	Haploinsuficiência	AD
RUNX2[†]	6p21	Fator de transcrição relacionado a Runt 2	Fator de transcrição	Displasia cleidocraniana	119600	Haploinsuficiência	AD
LMX1B	9q34.1		Fator de transcrição	Displasia unha-patela	161200	Haploinsuficiência	AD
CTSK	1q21	Catepsina K	Enzima	Picnodisostose	265800	Perda de função	AR
RMPR	9p21-p12	Endorribonuclease mitocondrial de processamento de RNA	Enzima de processamento de RNA	HCC	250250	Perda de função	AR
DYNC2H1	11q13.5	Dineína, citoplasmática 2, cadeia pesada 1	Proteína relacionada aos cílios citoplasmáticos	DTA CCPIII	208500 613091	Perda de função? Perda de função?	AR AR
TRPV4	12q24.1-12q24.2	Canal de cálcio permeável a íons TRP	Proteína de canal transmembrana	Braquiolmia tipo 3 DEMK Displasia metatrópica	113500 1842522 156530	Ganho de função Ganho de função Ganho de função	AD AD AD

*Geralmente letal. [†]Também chamado de CBFA1. AD, autossômico dominantes; AR, autossômico recessivo; CCPIII, síndrome da costela curta e polidactilia tipo III; DD, displasia diastrófica; DEE, displasia espondiloepifisária; DEEM, displasia espondiloepimetafisária; DEM, displasia epifisária múltipla; DEMK, displasia espondilometafisária tipo Kozlowski; DTA, distrofia torácica asfixiante de Jeune; FGF, fator de crescimento de fibroblastos; HCC, hipoplasia cartilagem-cabelo; PTH, hormônio paratireóideo; PTHrP, proteína relacionada ao hormônio paratireóideo; RSY, região determinante do gênero no cromossomo Y; TRPV4, receptor de potencial transitório vaniloide família 4.

Tabela 714.2 Principais problemas associados às displasias esqueléticas.

PROBLEMA	EXEMPLO	PROBLEMA	EXEMPLO
Letalidade*	Displasia tanatofórica	Pneumonias, aspirações	Displasia campomélica
Anomalias associadas†	Síndrome de Elis-van Creveld	Compressão da medula espinal	Acondroplasia
Baixa estatura	Comum a quase todas	Problemas articulares (quadris, joelhos)	Maioria das displasias esqueléticas
Luxações na coluna cervical	Síndrome de Larsen	Perda auditiva	Comum (maior com fenda palatina)
Arqueamento grave dos membros	Displasia metafisária, tipo Schmid	Miopia/cataratas	Síndrome de Stickler
Curvaturas da coluna	Displasia metatrópica	Imunodeficiência‡	Hipoplasia cartilagem-cabelo, displasia imuno-óssea de Schimke
Pés tortos	Displasia diastrófica	Imagem corporal ruim	Variável, mas comum a todas
Fraturas	Osteogênese imperfeita	Sexo reverso	Displasia campomélica

*Principalmente um resultado do tórax de tamanho gravemente reduzido. †Ver Table 714.3. ‡Pelo menos quatro distúrbios adicionais, todos envolvendo as metáfises, podem apresentar imunodeficiência.

Tabela 714.3 Anomalias associadas na displasia esquelética.

ANOMALIA	EXEMPLO	ANOMALIA	EXEMPLO
Defeitos cardíacos	Síndrome de Ellis-van Creveld, síndrome de Jeune	Cistos renais	Síndrome de Saldino-Noonan
Polidactilia	Costela curta e polidactilia, tipo Majewski	Camptodactilia	Displasia diastrófica
Fenda palatina	Displasia diastrófica	Craniossinostose	Displasia tanatofórica
Cistos auditivos	Displasia diastrófica	Ictiose	Condrodistrofia *punctata*
Compressão da medula espinal	Acondroplasia	Polegar de caroneiro	Displasia diastrófica
Encefalocele	Displasia dissegmentar	Cabelos esparsos	Hipoplasia cartilagem-cabelos
Hemivértebras	Displasia dissegmentar	Hipertelorismo	Síndrome de Robinow
Micrognatia	Displasia campomélica	Ponte nasal hipoplásica	Acrodisostose
Displasia ungueal	Síndrome de Ellis-van Creveld	Agenesia clavicular	Displasia cleidocraniana
Dentes cônicos, oligodontia	Síndrome de Ellis-van Creveld	Hipoplasia genital	Síndrome de Robinow
Múltiplas frênulas orais	Síndrome de Ellis-van Creveld	Cauda	Displasia metatrópica
Dentinogênese imperfeita	Osteogênese imperfeita	Onfalocele	Síndrome de Beemer-Langer
Depressões cutâneas pré-tibiais	Displasia campomélica	Esclera azul	Osteogênese imperfeita
Cataratas, descolamento de retina	Síndrome de Stickler		
Atresia intestinal	Síndrome de Saldino-Noonan		

Tabela 714.4 Nanismo neonatal letal.

QUASE SEMPRE FATAL*
Acondrogenesia (diferentes tipos)
Displasia tanatofórica
Costela curta e polidactilia (diferentes tipos)
Acondroplasia homozigota
Displasia campomélica
Displasia dissegmentar, tipo Silverman-Handmaker
Osteogênese imperfeita, tipo II
Hipofosfatasia (apresentação congênita)
Condrodisplasia *punctata* (apresentação rizomélica)

GERALMENTE FATAL
Displasia torácica asfixiante (síndrome de Jeune)

OCASIONALMENTE FATAL
Síndrome Ellis-van Creveld
Displasia diastrófica
Nanismo metatrópico
Displasia de Kniest

*Alguns casos de sobrevida prolongada foram relatados na maioria desses distúrbios.

Tabela 714.5 Condições de nanismo geralmente não letais reconhecíveis ao nascimento ou nos primeiros meses de vida.

MAIS COMUNS
Acondroplasia
Osteogênese imperfeita (tipos I, III e IV)
Displasia espondiloepifisária congênita
Displasia diastrófica
Síndrome de Ellis-van Creveld

MENOS COMUNS
Condrodisplasia *punctata* (algumas apresentações)
Displasia de Kniest
Displasia metatrópica
Displasia mesomélica de Langer

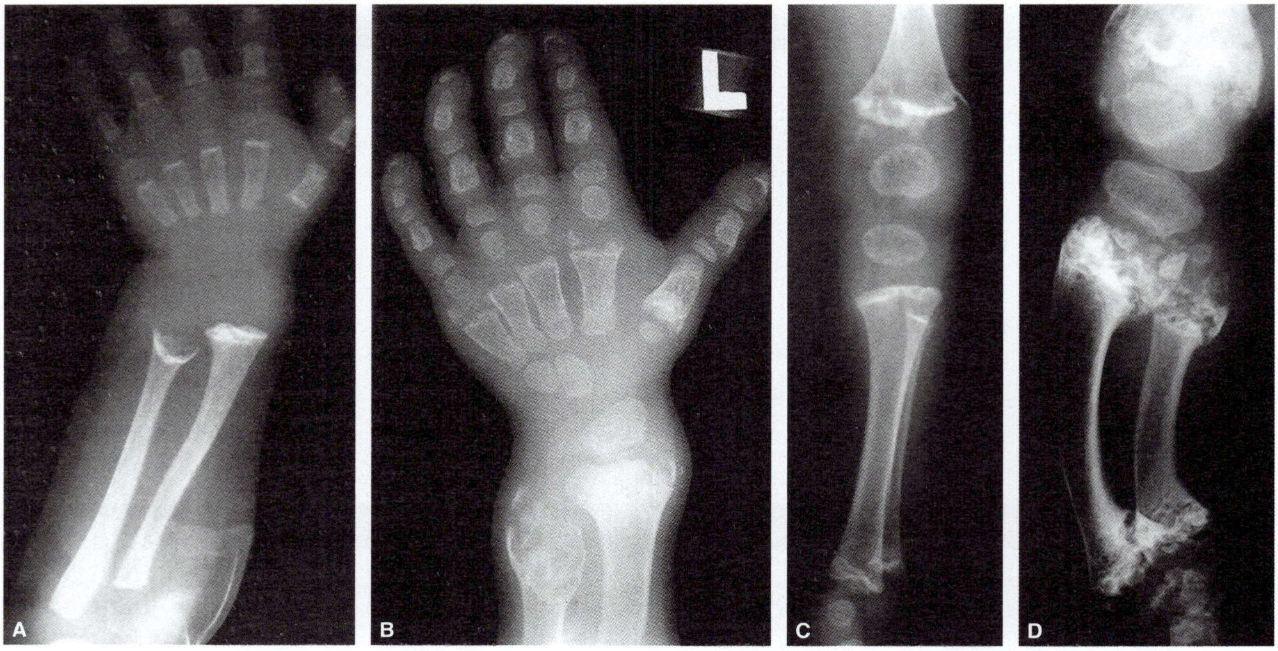

Figura 714.2 Achados radiográficos na condrodisplasia metafisária tipo Jansen. **A.** Com 1 ano, há encurvamento e afunilamento metafisários graves nos ossos dos punhos e também das mãos. **B.** Aos 7 anos, há aumento da alteração metafisária nos punhos com epífise aumentada; epífises aumentadas com placas epifisárias largas também estão presentes nas mãos. **C.** Com 1 ano, há irregularidades metafisárias graves nos joelhos e tornozelos (fêmur, tíbia e fíbula) e epífises aumentadas e arredondadas. **D.** Aos 7 anos, há metáfises escleróticas gravemente fragmentadas, placas epifisárias largas e epífises aumentadas. Achados radiográficos na condrodisplasia metafisária tipo Jansen. (*De Slovis TL, editor:* Caffey's pediatric diagnostic imaging, *ed 11, Philadelphia, 2008, Mosby.*)

Também pode haver um encurtamento desproporcional de diferentes segmentos dos membros; o padrão particular pode fornecer pistas para diagnósticos específicos. O encurtamento é maior nos segmentos proximais (braços e pernas) na acondroplasia; este é o chamado **encurtamento rizomélico**. O encurtamento desproporcional dos segmentos médios (antebraços e pernas) é denominado **encurtamento mesomélico**; o **encurtamento acromélico** envolve mãos e pés.

Com algumas exceções, observa-se uma forte correlação entre a idade de início e a gravidade clínica. Muitas das condrodisplasias neonatais letais são evidentes durante os exames rotineiros de ultrassonografia fetal realizados no fim do primeiro trimestre de gestação (Tabela 714.4). Existem padronizações durante a gestação para o comprimento dos ossos longos; as discrepâncias geralmente são detectadas entre o diâmetro biparietal do crânio e o comprimento de ossos longos. Muitos distúrbios se tornam aparentes no período do nascimento; outros se manifestam durante o 1º ano de vida. Diversos distúrbios se manifestam no início da infância e poucos no fim da infância ou mais tarde.

Manifestações não relacionadas ao crescimento

A maioria dos pacientes também apresenta problemas não associados ao crescimento. Deformidades esqueléticas, como mobilidade articular anormal, protuberâncias articulares e deformidades angulares nas articulações são comuns e geralmente simétricas. As anormalidades esqueléticas podem afetar de modo adverso os tecidos não esqueléticos. O comprometimento do crescimento na base do crânio e dos pedículos vertebrais reduz o tamanho do canal medular na acondroplasia e pode contribuir para uma compressão da medula espinal. Costelas curtas reduzem o volume torácico, o que pode comprometer a respiração em pacientes com condrodisplasias de tronco curto. Fenda palatina (ver Capítulo 336) é comum em muitos distúrbios, o que presumivelmente reflete um crescimento defeituoso do palato.

As manifestações podem não estar relacionadas ao esqueleto, refletindo a expressão de genes mutantes nos tecidos não esqueléticos. Exemplos incluem descolamento de retina na displasia espondiloepifisária congênita, digenesia gonadal na displasia campomélica, malformações cardíacas congênitas na síndrome de Ellis-van Creveld, imunodeficiência na hipoplasia cartilagem-cabelo e disfunção renal na distrofia torácica asfixiante. Esses problemas não esqueléticos fornecem pistas valiosas para diagnósticos específicos e devem ser tratados clinicamente (Tabela 714.3).

História familiar e reprodutiva

A história familiar pode identificar parentes com a condição; um padrão hereditário mendeliano pode ser encontrado. Como a apresentação pode variar em alguns distúrbios, as características que podem estar relacionadas ao distúrbio devem ser identificadas. Deve-se ter atenção especial aos graus leves de baixa estatura, desproporção, deformidades e outras manifestações, como osteoartrite precoce, pois estas podem passar despercebidas. O exame físico de parentes pode ser útil, assim como a revisão de suas fotografias, radiografias e registros médicos e laboratoriais.

Uma história reprodutiva pode revelar natimortos anteriores, perdas fetais e outras gestações anormais, que resultam de uma displasia esquelética. Complicações na gestação, como polidrâmnio ou redução do movimento fetal, são comuns nas displasias ósseas, especialmente nas variantes neonatais letais.

Apesar de a maioria das displasias esqueléticas ser de ordem genética, é comum não haver uma história familiar desse distúrbio. Novas mutações são comuns para os distúrbios autossômicos dominantes, especialmente distúrbios letais no período perinatal (displasia tanatofórica, osteogênese imperfeita). A maioria dos casos de acondroplasia resulta de novas mutações. Observou-se mosaicismo de células embrionárias, nos quais um dos pais possui clones de células embrionárias mutantes, na osteogênese imperfeita e em outros distúrbios dominantes. Geralmente, observa-se história familiar negativa nos distúrbios recessivos. Poucas dessas condições são causadas por mutações ligadas ao cromossomo X. O diagnóstico pré-natal está disponível para os distúrbios com *loci* genéticos identificados. A propriedade desses testes depende de vários fatores, e o aconselhamento genético é justificado para essas famílias.

Características radiológicas

A avaliação radiográfica para uma condrodisplasia deve incluir radiografias simples de todo o esqueleto. Devem ser feitos esforços para identificar quais ossos e quais partes dos ossos (epífises, metáfises, diáfises) estão mais afetados. Se disponíveis, as radiografias realizadas em diferentes idades devem ser examinadas porque as alterações radiológicas evoluem com o tempo. As radiografias realizadas antes da puberdade geralmente são mais informativas porque o fechamento puberal das epífises oblitera muitos dos sinais necessários para um diagnóstico radiográfico. O diagnóstico pré-natal também pode ser possível com a ultrassonografia fetal.

DIAGNÓSTICO

Se um lactente ou criança apresentar baixa estatura com características de desproporcionalidade, um diagnóstico é estabelecido pela combinação do quadro clínico observado (definido primariamente pelas histórias clínica, familiar e gestacional; pelo exame físico e pela avaliação radiológica) com os fenótipos clínicos de distúrbios bem documentados. Os pediatras devem ser capazes de reunir a maior parte destas informações e, em consulta com um radiologista, diagnosticar as condrodisplasias comuns. São muitos os textos de referência e bancos de dados *online* que fornecem informações sobre os distúrbios e listas abrangentes de referências atuais (http://www.ncbi.nlm.nih.gov/books/NBK1116/). Para os distúrbios menos comuns e para lactentes e crianças com fenótipos que não se encaixam em fenótipos clínicos bem estabelecidos, a consulta com especialistas em displasias ósseas é justificada.

Os **testes genéticos moleculares** para as condrodisplasias podem ser úteis, especialmente para os distúrbios nos quais há mutações recorrentes (a acondroplasia típica tem a mesma mutação *FGFR3*). Há testes de mutação para acondroplasia, embora o diagnóstico em geral seja feito clinicamente. A maior utilidade do teste pode ser o diagnóstico pré-natal para casais cujos pais apresentem acondroplasia típica (heterozigota). As crianças apresentam risco de 25% de uma acondroplasia homozigota muito mais grave, o que pode ser detectado pela análise de mutação. A pré-implantação de testes genéticos pode ser utilizada para identificar as mutações dominantes duplas. Outro exemplo de uso do teste é em distúrbios causados por mutações *DTDST*. Esses distúrbios são herdados de modo autossômico recessivo e um número limitado de alelos mutantes foi encontrado. Se identificadas no paciente, as mutações devem ser detectáveis nos pais e potencialmente utilizadas para o diagnóstico pré-natal. A análise de mutações está disponível comercialmente para muitas das displasias esqueléticas e é cada vez mais utilizada para confirmar o diagnóstico clínico e para o planejamento de uma gravidez.

Muitas das condrodisplasias apresentam alterações histológicas distintas da placa de crescimento esquelético. Algumas vezes, esses tecidos obtidos na biopsia ou descartados de um procedimento cirúrgico são úteis sob o ponto de vista diagnóstico. É rara a realização de um diagnóstico histológico se este ainda não for suspeitado com base clínica ou radiográfica.

GENÉTICA MOLECULAR

Diversos genes para a condrodisplasia foram identificados (Tabela 714.1). Esses genes codificam várias categorias de proteínas, incluindo proteínas da matriz cartilaginosa, receptores transmembrana, transportadores de íons e fatores de transcrição. O número de *loci* genéticos identificados é menor que o esperado pelo número de fenótipos clínicos reconhecidos. A maioria dos pacientes apresenta distúrbios que mapeiam para menos de 10 *loci*; as mutações em dois *loci* (*COL2A1* e *FGFR3*) são responsáveis por mais da metade dos casos. Pode haver um número limitado de genes cuja função é importante para o desenvolvimento esquelético, especialmente crescimento ósseo linear; mutações nesses genes dão origem a uma ampla gama de fenótipos clínicos de condrodisplasias. Novos genes abrigando mutações que causam condrodisplasias continuam sendo identificados com os avanços na tecnologia da detecção.

Mutações nos *loci* *COL2A1* e *FGFR3* ilustram diferentes características genéticas. Mutações *COL2A1* são distribuídas por todo o gene, com poucos casos de recorrências em pessoas não relacionadas. Em contraste, as mutações *FGFR3* são restritas a alguns locais dentro do gene, e a ocorrência de novas mutações nesses locais em indivíduos não relacionados é a regra. Existe uma forte correlação entre o fenótipo clínico e o local da mutação para as *FGFR3*, mas não para as mutações *COL2A1*.

FISIOPATOLOGIA

As mutações da condrodisplasia atuam por meio de diferentes mecanismos. A maioria das mutações que envolvem as proteínas da matriz cartilaginosa causa doença somente quando uma das duas cópias (alelos) do gene relevante sofre mutação. Essas mutações geralmente atuam por meio de um *mecanismo dominante negativo* no qual os produtos proteicos do alelo mutante interferem na montagem e função de moléculas multiméricas que contêm os produtos proteicos tanto de alelos normais como de mutantes. A molécula de colágeno tipo II é uma tripla hélice composta por três cadeias de colágeno, que são os produtos do gene de colágeno tipo II *COL2A1*. Quando as cadeias dos alelos normais e mutantes são combinadas para formar as triplas hélices, a maioria das moléculas contém pelo menos uma cadeia mutante. Não se sabe quantas cadeias mutantes são necessárias para produzir uma molécula disfuncional, mas, dependendo da mutação, teoricamente pode ser somente uma.

As mutações que envolvem o colágeno tipo X diferem do modelo recém-descrito e mapeiam para a região da cadeia responsável pelo reconhecimento da mesma; as cadeias devem se reconhecer entre si antes que possam formar moléculas de colágeno. Considera-se que as mutações interrompam este processo; como resultado, nenhuma das cadeias mutantes é incorporada às moléculas. O mecanismo é de *haploinsuficiência* porque os produtos dos alelos mutantes estão funcionalmente ausentes e o alelo normal é insuficiente para uma função normal. As mutações que envolvem os genes de transportes de íons também atuam por meio de perda de função dos transportadores. As mutações dos receptores transmembrana estudados até o momento parecem atuar por um ganho de função; os receptores mutantes iniciam sinais de um modo constitutivo independentemente de seus ligantes normais.

A despeito do mecanismo genético, as mutações levam ao rompimento da ossificação endocondral, o processo biológico responsável pelo desenvolvimento e crescimento linear do esqueleto (Figura 714.1). Sem dúvida, uma ampla gama de anormalidades morfológicas da placa de crescimento esquelética, a estrutura anatômica na qual a ossificação endocondral ocorre, foi descrita nas condrodisplasias.

TRATAMENTO

O primeiro passo é estabelecer o diagnóstico correto. Isso viabiliza a previsão do prognóstico e antecipa os problemas médicos e cirúrgicos associados a um distúrbio em particular. O estabelecimento do diagnóstico ajuda a distinguir entre distúrbios letais e distúrbios não letais no lactente prematuro ou recém-nascido (Tabelas 714.4 e 714.5). Um prognóstico ruim para a sobrevida a longo prazo pode depor contra o início de medidas extremas de preservação da vida para a displasia tanatofórica ou acondrogenesia tipo Ib ou II, enquanto tais medidas devem ser consideradas para lactentes com displasia congênita espondiloepifisária ou displasia diastrófica, que apresentam um bom prognóstico se o lactente sobreviver ao período neonatal.

Como não há terapia definitiva para normalizar o crescimento ósseo em nenhum desses distúrbios, o tratamento é direcionado para evitar e corrigir deformidades esqueléticas, tratar complicações não esqueléticas, fornecer aconselhamento genético e ajudar pacientes e famílias a aprender a lidar com a situação. Cada distúrbio tem seu conjunto próprio de problemas, e, consequentemente, o tratamento deve ser adaptado a cada distúrbio.

Há diversos problemas comuns a muitas condrodisplasias para os quais podem ser feitas recomendações gerais. Crianças com a maioria das condrodisplasias devem evitar esportes de contato e outras atividades que causem lesão ou estresse articular. Bons hábitos alimentares devem ser estabelecidos na infância para impedir ou minimizar a obesidade na vida adulta. O tratamento dentário deve ser iniciado de modo precoce para minimizar apinhamento e desalinhamento dos dentes. Crianças e parentes devem ter a oportunidade de participar de grupos de apoio, como os da Little People of American (http://www.lpaonline.org/) e da Human Growth Foundation (http://www.hgfound.org).

Duas abordagens controversas foram utilizadas para aumentar o comprimento ósseo. O alongamento cirúrgico do membro foi empregado para alguns distúrbios. Seu maior sucesso foi encontrado na acondroplasia, na qual os tecidos não esqueléticos tendem a ser redundantes e facilmente alongados. O procedimento geralmente é feito durante a adolescência. Doses farmacológicas de hormônio do crescimento humano comparáveis às utilizadas no tratamento da síndrome de Turner também foram tentadas em vários distúrbios; os resultados não foram conclusivos. Estudos em animais sugerem que o peptídeo natriurético tipo C pode promover o crescimento ósseo linear na acondroplasia. Os ensaios clínicos estão começando a testar a eficácia desta abordagem.

A bibliografia está disponível no GEN-io.

Capítulo 715
Distúrbios que Envolvem as Proteínas da Matriz Cartilaginosa

Jacqueline T. Hecht e William A. Horton

Os distúrbios das proteínas da matriz cartilaginosa que resultam em distúrbios de ossos e articulações podem ser classificados em cinco categorias correspondentes às proteínas defeituosas: três colágenos e as proteínas não colágeno COMP (proteína de matriz oligomérica de cartilagem), matrilina 3 e agrecano. Os fenótipos clínicos e a gravidade clínica diferem entre si e dentro dos grupos, especialmente o grupo da displasia espondiloepifisária (DEE), que são referidos como as colagenopatias tipo 2.

DISPLASIAS ESPONDILOEPIFISÁRIAS/ COLAGENOPATIAS TIPO 2

O termo *displasia espondiloepifisária* diz respeito a um grupo heterogêneo de distúrbios caraterizados pelo encurtamento do tronco e, em menor grau, dos membros. A gravidade varia de acondrogênese tipo II a hipocondrogênese um pouco menos grave (embora ambos os tipos sejam letais no período perinatal), passando pela DEE congênita e suas variantes, incluindo a displasia de Kniest (que são aparentes ao nascimento e, geralmente, não letais), até a DEE de início tardio (que pode não ser detectada até a adolescência ou vida adulta). O marco radiológico é o desenvolvimento anormal dos corpos vertebrais e das epífises, e sua extensão corresponde à sua gravidade clínica. A maioria das DEEs resulta de mutações heterozigotas do *COL2A1*; elas são distúrbios autossômicos dominantes. As mutações são dispersas ao longo do gene; há uma fraca correlação entre a localização da mutação e o fenótipo clínico resultante. O teste/confirmação molecular está prontamente disponível comercialmente. O diagnóstico pré-natal é possível se a mutação for identificada.

Displasias espondiloepifisárias letais

A **acondrogênese tipo II** (***OMIM 200610***) caracteriza-se pelo encurtamento grave de pescoço e tronco e, especialmente, dos membros, e por cabeça grande com fontanelas amplas. Hidropisia fetal e prematuridade são comuns; as crianças nascem mortas ou morrem ao nascer. A **hipocondrogênese** (***OMIM 200610***) diz respeito a um fenótipo clínico intermediário entre a acondrogênese tipo II e a DEE congênita. Geralmente, é letal no período neonatal.

A gravidade das alterações radiológicas se correlaciona com a gravidade clínica. Ambas as condições produzem ossos tubulares curtos e largos com metáfises abauladas. Os ossos da pelve são hipoplásicos e os ossos do crânio não apresentam boa mineralização. Os corpos vertebrais são mal ossificados em toda a coluna na acondrogênese tipo II, e nas colunas cervical e sacral na hipocondrogênese. Os pedículos são ossificados em ambas. Ambos os tipos podem ser detectados no pré-natal e confirmados por testes moleculares.

Displasia espondiloepifisária congênita

O fenótipo deste grupo, a DEE congênita (MIM 183900), é aparente ao nascer. A cabeça e a face geralmente são normais, mas fenda palatina é comum. O pescoço é curto e o tórax tem formato de barril (Figura 715.1). Cifose e lordose lombar fisiológica exagerada são comuns. Os segmentos proximais dos membros são mais curtos que as mãos e os pés, que geralmente parecem normais. Alguns lactentes apresentam pés tortos ou exibem hipotonia.

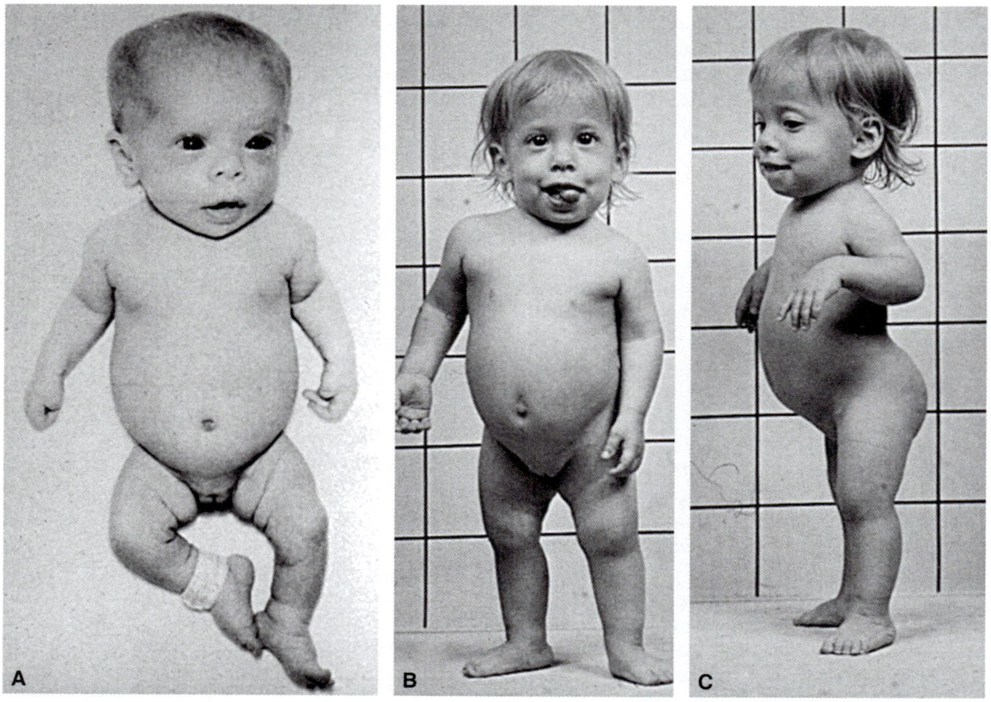

Figura 715.1 Displasia espondiloepifisária congênita mostrada no lactente (**A**) e no início da infância (**B**, **C**). Observe as extremidades curtas, as mãos relativamente normais, a face achatada e a lordose exagerada.

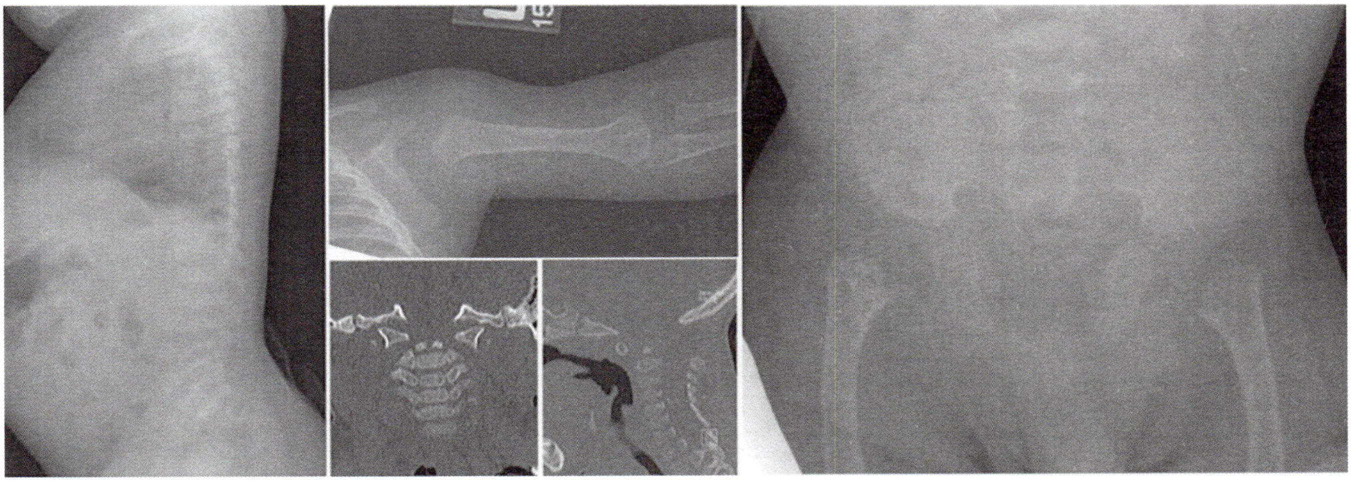

Figura 715.2 Displasia espondiloepifisária. Platispondilia, ossificação epifisária atrasada (sobretudo nas cabeças femorais) hipoplasia densa. (*De Campeau P, Sclesinger AE: Skeletal dysplasias. [Updated 2017 Jan 30]. In De Groot LJ, Chrousos G, Dungan K et al., editors.* Endotext [Internet]. *South Dartmouth, MA, 2000,* MDText.com, *Inc., Fig. 5, Available from:* https://www.ncbi.nlm.nih.gov/books/NBK279130/.)

As radiografias do esqueleto do recém-nascido revelam ossos tubulares curtos, retardo de ossificação dos corpos vertebrais e epífises ósseas proximais dos membros (Figura 715.2). Hipoplasia do processo odontoide, pelve curta e quadrada com sínfise pubiana mal ossificada e leve irregularidade da metáfise são evidentes.

Os lactentes geralmente apresentam os marcos de desenvolvimento normais; marcha gingada geralmente surge no início da infância. As complicações na infância incluem comprometimento respiratório secundário às deformidades espinais e compressão da medula óssea por instabilidade cervicomedular. A desproporção e o encurtamento pioram progressivamente com o passar dos anos, e a altura final varia entre 95 e 128 cm. A miopia é típica; os adultos são predispostos a descolamento de retina. A osteoartrite precoce (OP) ocorre na vida adulta e requer cirurgia para substituição da articulação.

DISPLASIA DE KNIEST

A displasia de Kniest variante da DEE (MIM 156550) apresenta-se ao nascimento com tronco e membros curtos associados a face plana, olhos proeminentes, articulações alargadas, fenda palatina e pés tortos (Figura 715.3). As radiografias demonstram defeitos vertebrais e ossos tubulares curtos com irregularidades epifisárias e alargamento metafisário, produzindo a aparência de halteres.

O desenvolvimento motor geralmente apresenta um retardo por causa das deformidades articulares, apesar de a inteligência ser normal. Perda auditiva e miopia comumente se desenvolvem durante a infância, e o descolamento de retina pode ocorrer como uma complicação tardia. O aumento articular progride durante a infância e se torna doloroso, sendo acompanhado por contraturas em flexão e atrofia muscular, que podem ser incapacitantes na adolescência.

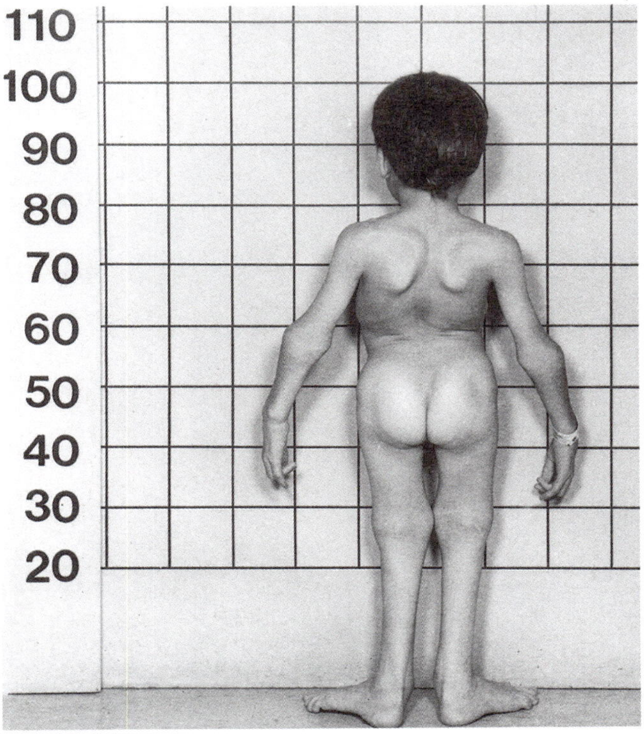

Figura 715.3 Paciente com displasia de Kniest. O tronco é curto e as epífises são largas. Há contratura dos dedos das mãos. (*De Traboulsi EI: Skeletal and connective tissue disorders with anterior segment manifestations. In Krachmer JH, Mannis MJ, Holland EJ, editors:* Cornea, *ed. 3, Philadelphia, 2011, Elsevier, Fig. 60.9.*)

DISPLASIA ESPONDILOEPIFISÁRIA DE INÍCIO TARDIO

A DEE de início tardio é um fenótipo clínico que varia de leve a muito leve caracterizado por estatura levemente reduzida associada a anormalidades epifisárias e vertebrais leves nas radiografias. Geralmente é detectada durante a infância ou adolescência, mas pode não ser reconhecida até a vida adulta, quando uma osteoartrite precoce aparece. Esta designação é nosologicamente distinta da DEE tardia, que é clinicamente semelhante, mas resulta da mutação do gene *SEDL* ligado ao cromossomo X.

DISPLASIAS ESPONDILOEPIFISÁRIAS RELACIONADAS AO GENE AGRECANO

Mutações do gene agrecano foram identificadas em duas condições tipo DEE. A DEE-Kimberley (*OMIM 608361*) é relativamente leve, com baixa estatura, constituição robusta e osteoartrite de início tardio das articulações que suportam peso. As mutações dominantes autossômicas são etiológicas. As mutações recessivas autossômicas causam um fenótipo clínico mais grave e generalizado, **displasia espondiloepifisária tipo agrecano (*OMIM 612813*)**. Alterações radiográficas incluem metáfises alargadas. Uma condição leve, **osteocondrite dissecante familiar (*OMIN 65800*)** é caracterizada por múltiplas lesões osteocondríticas (separação da cartilagem e osso subcondral do tecido circundante que afeta, principalmente, as articulações do joelho, tornozelo e cotovelo) nos joelhos e/ou quadris e/ou cotovelos, baixa estatura desproporcional e osteoartrite de início precoce. As mutações autossômicas dominantes foram descobertas em casos familiares.

DISPLASIA/SÍNDROME DE STICKLER (OSTEOARTRO-OFTALMOMIOPATIA HEREDITÁRIA)

As mutações dos genes que codificam o colágeno tipo II (*COL2A1*), tipo XI (*COL11A1*, *COL11A2*) e tipo IX (*COL9A1*) foram identificadas nos distúrbios tipo Stickler (*OMIM 184840, OMIM 215150*). A baixa estatura não é uma característica da displasia de Stickler (OMIM 184840). Sua semelhança com a DEE se deve às suas manifestações articulares e oculares. Essa displasia geralmente é identificada no recém-nascido por causa da fenda palatina e da micrognatia (anomalia de Pierre Robin; ver Capítulo 337). Vinte e cinco por cento dos pacientes com a síndrome de Stickler apresentam anomalia de Pierre Robin; 30% dos pacientes com anomalia de Pierre Robin apresentam síndrome de Stickler. Crianças com síndrome de Stickler normalmente são identificadas pela clínica craniofacial. Lactentes geralmente apresentam miopia grave e outras complicações oftalmológicas, incluindo degeneração coriorretiniana e vítrea; o descolamento de retina é comum na infância (Figura 715.4). A perda auditiva sensorineural pode surgir durante a adolescência, que é quando os sintomas de osteoartrite também começam. Deve-se prestar atenção especial às complicações oculares, mesmo na infância. Manifestações osteoarticulares incluem hipermobilidade articular (especialmente o quadril), colo femoral largo, cristas ilíacas hipoplásicas, nódulos de Schmorl, hipotonia muscular, displasia metafisário-epifisária; osteoartrite progressiva da coluna e articulações periféricas (que podem exigir uma cirurgia de substituição do quadril antes dos 30 anos) além da diminuição da densidade óssea. Podem-se observar manifestações semelhantes em outras doenças com mutações em genes de colágeno tipos II e XI (Tabela 715.1).

Tabela 715.1	**Outras doenças genéticas associadas às mutações dos genes de colágeno tipos II e XI, com apresentações clínicas semelhantes às da síndrome de Stickler.**
FENÓTIPOS ASSOCIADOS A MUTAÇÕES *COL2A1*	
Acondrogênese tipo II	
Hipocondrogênese	
Displasia espondiloepifisária congênita	
Displasia espondiloepimetafisária, tipo Strudwick	
Displasia de Kniest	
Displasia com contornos vertebrais alterados	
Algumas das doenças articulares juvenis	
FENÓTIPOS ASSOCIADOS A MUTAÇÕES *COL11A1*	
Síndrome de Marshall	
FENÓTIPOS ASSOCIADOS A MUTAÇÕES *COL11A2*	
Displasia otoespondilometafisária	
Síndrome de Weissenbach-Zweymuller	
Alguns casos de surdez neurossensorial isolada	

De Couchouron T, Masson C: Early-onset progressive osteoarthritis with hereditary progressive ophthalmology or Stickler syndrome. *Joint Bone Spine* 78:45-49, 2011, Table 1, p. 48.

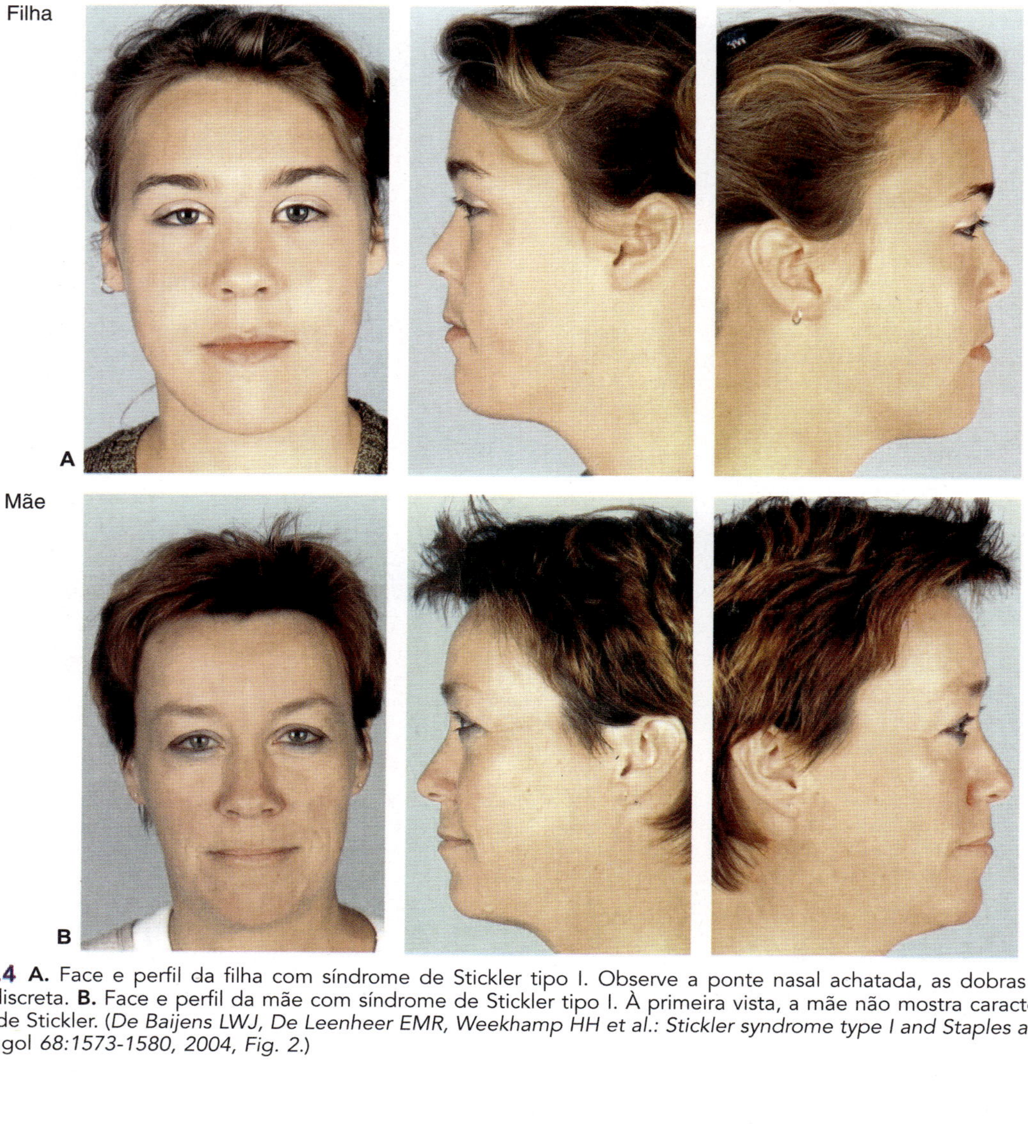

Figura 715.4 **A.** Face e perfil da filha com síndrome de Stickler tipo I. Observe a ponte nasal achatada, as dobras epicantais leves e a micrognatia discreta. **B.** Face e perfil da mãe com síndrome de Stickler tipo I. À primeira vista, a mãe não mostra características faciais claras da síndrome de Stickler. (*De Baijens LWJ, De Leenheer EMR, Weekhamp HH et al.: Stickler syndrome type I and Staples ankylosis.* Int J Pediatr Otorhinolaryngol *68:1573-1580, 2004, Fig. 2.*)

DISPLASIA METAFISÁRIA DE SCHMID

A displasia metafisária de Schmid (OMIM 156500) é uma das várias condrodisplasias nas quais anomalias metafisárias dominam as características radiográficas. Geralmente se apresenta no início da infância com estatura levemente reduzida, arqueamento das pernas e marcha gingada (Figura 715.5). As articulações, especialmente as dos punhos, podem estar aumentadas. As radiografias demonstram alargamento e mineralização irregular das metáfises dos ossos tubulares dos membros proximais (Figura 715.6). Coxa vara está geralmente presente e pode necessitar de correção cirúrgica. A baixa estatura se torna mais evidente com o passar dos anos e afeta as extremidades inferiores mais que as extremidades superiores; as manifestações se limitam ao esqueleto.

A condrodisplasia metafisária de Schmid é causada por mutações heterozigotas do gene que codifica o colágeno tipo X; é um traço autossômico dominante. A distribuição do colágeno tipo X é restrita à região do osso em crescimento na qual a cartilagem é convertida em osso. Isso pode explicar o porquê de as alterações radiográficas estarem confinadas às metáfises.

PSEUDOACONDROPLASIA E DISPLASIA EPIFISÁRIA MÚLTIPLA

A pseudoacondroplasia (MIM 177170) e a displasia epifisária múltipla (DEM) (MIM 600969) são dois fenótipos distintos que são agrupados em conjunto porque resultam de mutações do gene que codifica COMP. As mutações são heterozigotas em ambas, sendo traços autossômicos dominantes. Os fenótipos clínicos se restringem aos tecidos esqueléticos.

Recém-nascidos com pseudoacondroplasia têm tamanho e aparência medianas. As anormalidades da marcha e a baixa estatura afetam principalmente os membros e se tornam aparentes no fim da infância. A baixa estatura torna-se acentuada conforme a criança cresce e está associada à frouxidão articular generalizada (Figura 715.7). As mãos são curtas, largas e desviadas em direção ulnar; os antebraços são arqueados. Os marcos de desenvolvimento e a inteligência geralmente são normais. Lordose lombar e deformidades do joelho se desenvolvem durante a infância; a última frequentemente requer correção cirúrgica. A dor é comum nas articulações de sustentação de peso durante a infância e adolescência, levando à osteoartrite no fim da 2ª década. Adultos apresentam variação de altura entre 105 e 128 cm.

As radiografias esqueléticas demonstram anormalidades distintas dos corpos vertebrais e nas epífises e metáfises dos ossos tubulares (Figura 715.8).

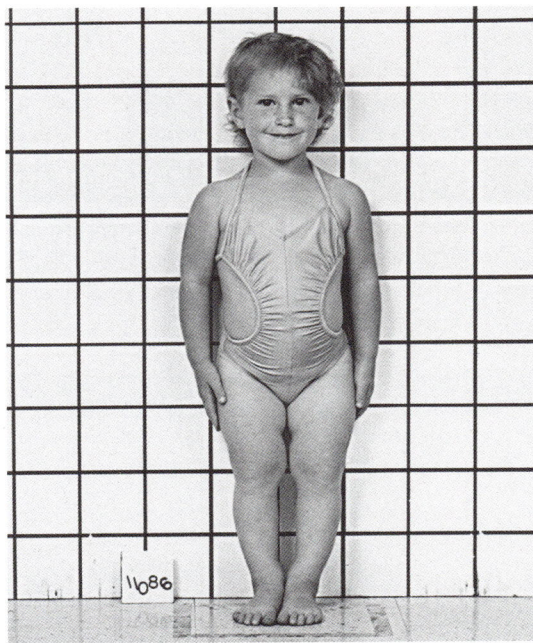

Figura 715.5 Paciente do sexo feminino com displasia metafisária tipo Schmid. A face é normal e a estatura é levemente reduzida. Presença de tíbia vara leve.

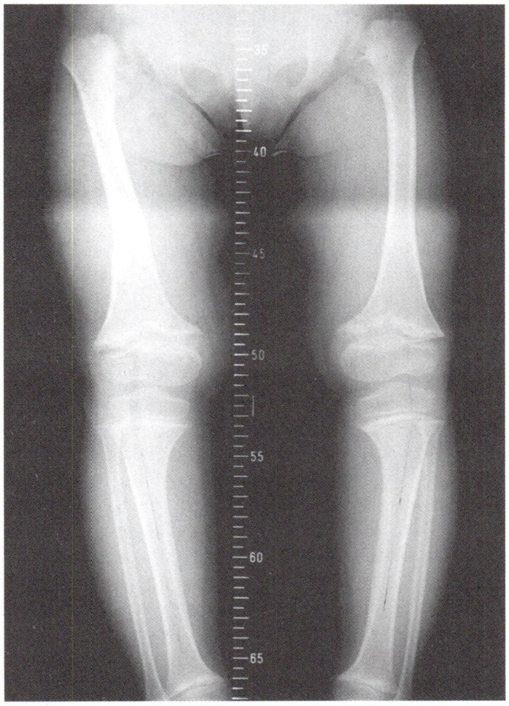

Figura 715.6 Radiografia dos membros inferiores em uma displasia metafisária de Schmid mostra ossos tubulares curtos, alargamento e irregularidades metafisárias, anormalidade das epífises das cabeças femorais e colos femorais. As epífises são normais. Presença de coxa vara.

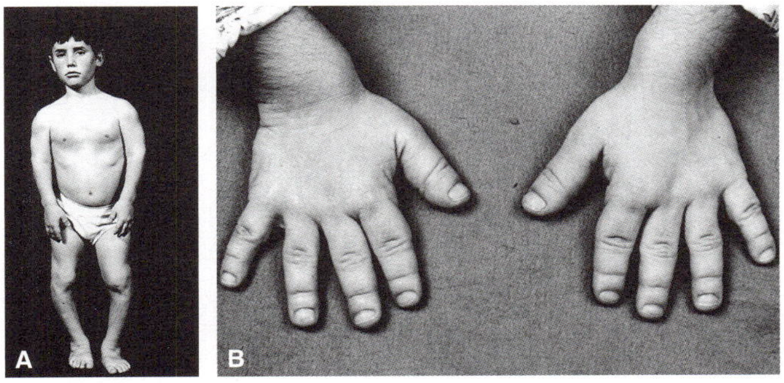

Figura 715.7 **A.** Pseudoacondroplasia em um adolescente do sexo masculino. A face e a circunferência da cabeça são normais. Há encurtamento de todas as extremidades e arqueamento das extremidades inferiores. **B.** Fotografia das mãos, mostrando dedos curtos grossos.

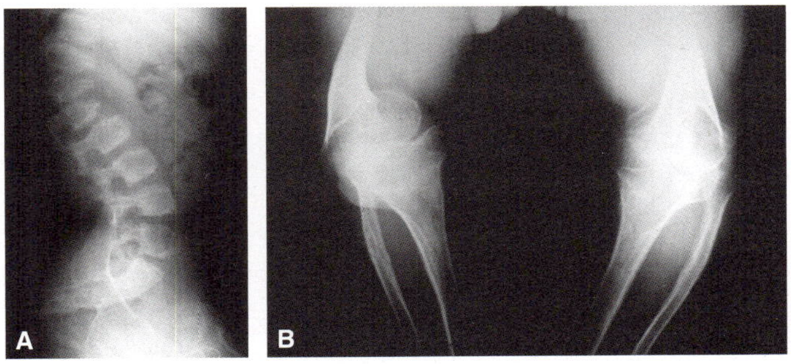

Figura 715.8 **A.** Radiografia da coluna toracolombar lateral de uma paciente com pseudoacondroplasia mostra protrusão central (língua) na superfície anterior das vértebras lombares superiores e torácicas inferiores. Observe a redução da altura dos corpos vertebrais (platispondilia) e lordose secundária. **B.** Radiografia das extremidades inferiores de um paciente com pseudoacondroplasia mostra grandes metáfises, epífises malformadas e arqueamento acentuado dos ossos longos.

O fenótipo DEM apresenta anormalidades esqueléticas que afetam predominantemente as epífises, sendo observadas nas radiografias. Duas formas clássicas são o tipo Fairbank grave e o tipo Ribbing leve. Dada a superposição nas características clínicas, e uma vez que as mutações COMP são encontradas nos dois tipos, estes podem ser considerados variantes clínicas.

O fenótipo clínico mais grave tem seu início durante a infância, com baixa estatura de membros levemente encurtados, dor nas articulações que sustentam peso e marcha gingada. As radiografias demonstram ossificação retardada e irregular das epífises. Em pacientes mais levemente afetados o distúrbio pode não ser diagnosticado até a adolescência ou a vida adulta. As alterações radiológicas podem se limitar às epífises da cabeça femoral. Neste último caso, a DEM suave deve ser distinguida da doença de Legg-Calvé-Perthes bilateral (ver Capítulo 698.3). A osteoartrite precoce dos quadris e joelhos é a principal complicação em adultos com DEM. A altura dos adultos varia entre 136 e 151 cm.

Existem famílias com manifestações clínicas e radiológicas de DEM que não são causadas por mutações COMP. Algumas são ligadas ao gene que codifica uma das cadeias de colágeno tipo IX. Sugeriu-se que a COMP e o colágeno tipo IX interagem funcionalmente na matriz de cartilagem, explicando o porquê de as mutações de diferentes genes produzirem quadros semelhantes. Mutações dos genes que codificam para outra proteína da matriz cartilaginosa, matrilina 3, e o transportador de sulfato da displasia diastrófica também foram encontrados em pacientes com DEM. Para os casos familiares de pseudoacondroplasia e DEM resultantes da mutação COMP, existe o diagnóstico pré-natal.

A bibliografia está disponível no GEN-io.

Capítulo 716
Distúrbios que Envolvem Receptores Transmembrana

Julie E. Hoover-Fong, William A. Horton e Jacqueline T. Hecht

As mutações heterozigotas dos genes que codificam *FGFR3* (receptor do fator de crescimento de fibroblastos 3) e *PTHR1* (receptor-1 do hormônio paratireóideo) resultam em distúrbios que envolvem os receptores transmembrana. As mutações fazem com que os receptores permaneçam ativados mesmo na ausência de ligantes fisiológicos, o que acentua a função receptora normal de regulação negativa do crescimento ósseo. As mutações atuam pelo ganho de função negativa. No grupo de mutação *FGFR3*, no qual os fenótipos clínicos variam de grave a leve, a gravidade parece estar correlacionada com a extensão de ativação do receptor. As mutações *PTHR1* e, especialmente, *FGFR3* tendem a recorrer em indivíduos sem parentesco (Tabela 716.1).

GRUPO ACONDROPLASIA

O grupo acondroplasia representa uma porcentagem substancial de pacientes com condrodisplasias. A esse grupo pertencem a displasia tanatofórica (DT), a condrodisplasia letal mais comum, com uma prevalência de um em 35.000 nascimentos; a acondroplasia, a condrodisplasia não letal mais comum, com uma prevalência de um em 15.000 a um em 40.000 nascimentos; e a hipocondroplasia. Todas as três apresentam mutações em um pequeno número de localizações no gene *FGFR3*. Há uma forte correlação entre o local de mutação e o fenótipo clínico.

Displasia tanatofórica

A DT (OMIM 187600, 187601) se apresenta antes ou no momento do nascimento. Na primeira situação, o exame de ultrassonografia na metade da gestação ou mais tardio revela cabeça grande com membros muito curtos; a gestação geralmente é acompanhada por polidrâmnio e parto prematuro. Membros muito curtos, pescoço curto, tórax longo e estreito e cabeça grande com hipoplasia mediofacial dominam o fenótipo clínico ao nascer (Figura 716.1). A deformidade do crânio em formato de folha de trevo, conhecida como ***kleeblattschädel***, algumas vezes é encontrada. Os recém-nascidos apresentam síndrome da angústia respiratória grave por causa do tórax pequeno. Apesar de esta poder ser tratada com cuidados respiratórios intensivos, o prognóstico a longo prazo é ruim.

As radiografias esqueléticas distinguem duas formas ligeiramente diferentes, chamadas de DT I e DT II. Na mais comum, DT I, as radiografias demonstram uma calota craniana grande com uma base

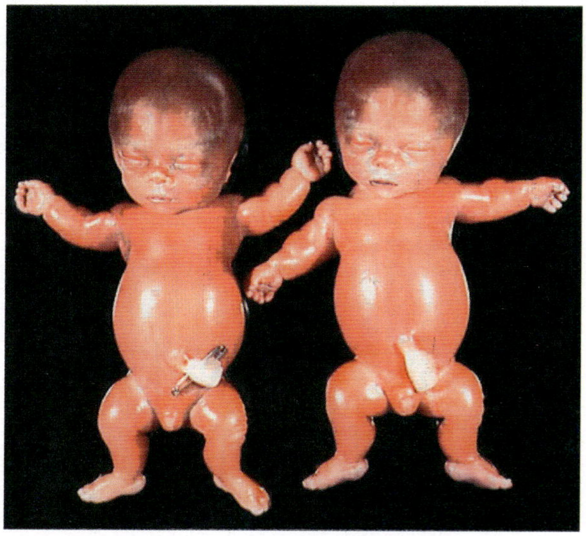

Figura 716.1 Gêmeos idênticos com displasia tanatofórica tipo I. Cabeça desproporcionalmente grande, tórax em forma de sino e micromelia. (*De Gilbert Barness E, Kapur RP, Oligny LL, Siebert JR, editors:* Potter's pathology of the fetus, infant and child, *ed. 2, Philadelphia, 2007, Elsevier, Fig. 20-47.*)

Tabela 716.1 Grupo condrodisplasia *FGFR3*.

GRUPO/NOME DO DISTÚRBIO	HERANÇA	OMIM	GR	ORPHA	GENE
Displasia tanatofórica tipo I (DT I)	AD	187600	1366	1860	*FGFR3*
Displasia tanatofórica tipo II (DT II)	AD	187601	1366	93274	*FGFR3*
Acondroplasia grave com retardo no desenvolvimento e acantose *nigricans* (SADDAN)	AD	187600	1455	85165	*FGFR3*
Acondroplasia	AD	100800	1152	15	*FGFR3*
Hipocondroplasia	AD	146000	1477	429	*FGFR3*
Camptodactilia, estatura alta e síndrome da perda auditiva (CATSHL)	AD	610474			*FGFR3*

Consulte também o grupo 33 para síndromes de craniossinostoses ligadas às mutações do *FGFR3*, assim como a síndrome LADD no grupo 39 para outro fenótipo relacionado ao *FGFR3*. OMIM, Online Mendelian Inheritance in Man (omim.org); GR, GeneReviews; ORPHA, Orphanet (orpha.net). (De Campeau P, Sclesinger AE: Skeletal dysplasias. [Updated 2017 Jan 30]. In De Groot LJ, Chrousos G, Dungan K *et al.*, editors. *Endotext [Internet]*. South Dartmouth, MA, 2000, MDText.com, Inc. Available from: https://www.ncbi.nlm.nih.gov/books/NBK279130/.)

de crânio pequena, afilamento ou achatamento acentuado dos corpos vertebrais (platispondilia), mais bem visualizados na incidência lateral, costelas muito curtas, hipoplasia acentuada dos ossos pélvicos e ossos tubulares muito curtos e arqueados, com metáfises alargadas (Figura 716.2). Os fêmures são curvados e com formato de um receptor de telefone. A DT II difere principalmente pela presença de fêmures mais longos e retos.

O fenótipo clínico da DT II está associado a mutações que mapeiam para o códon 650 de *FGFR3*, causando a substituição de um ácido glutâmico por lisina, o que ativa a atividade da tirosinoquinase de um receptor que transmite sinais para vias intracelulares. A mutação da lisina 650 para metionina está associada a um fenótipo clínico intermediário entre DT e acondroplasia, denominado **acondroplasia grave com retardo de desenvolvimento e acantose *nigricans* (SADDAN)**. As mutações do fenótipo DT I mapeiam principalmente para duas regiões do domínio extracelular do receptor, onde substituem resíduos de cisteína para outros aminoácidos. Acredita-se que os resíduos livres de cisteína formam ligações dissulfeto, o que promove a dimerização das moléculas receptoras e leva à ativação e à transmissão do sinal. A DT I e a DT II representam novas mutações para pais normais. O risco de recorrência é baixo. Como os códons mutados na DT sofrem mutação por motivos desconhecidos e em razão do risco teórico de mosaicismo de células embrionárias, os pais devem ser submetidos ao diagnóstico pré-natal para as gestações subsequentes.

Acondroplasia

A acondroplasia (OMIM 100800) é o protótipo da condrodisplasia. Geralmente, apresenta-se ao nascimento com membros muito curtos, tronco longo e estreito e cabeça grande com hipoplasia mediofacial e fonte proeminente (Figura 716.3). O encurtamento do membro é maior nos segmentos proximais e os dedos geralmente mostram configuração em tridente. A maioria das articulações é hiperextensível, mas a extensão é restrita ao nível do cotovelo. Uma giba toracolombar geralmente é encontrada. O comprimento ao nascer é um pouco abaixo do normal, mas ocasionalmente descrito dentro da variação normal a baixa.

Diagnóstico

Radiografias esqueléticas confirmam o diagnóstico (Figuras 716.3 e 716.4). Os ossos da calota craniana são grandes, enquanto a base do crânio e os ossos da face são pequenos. Os pedículos vertebrais são curtos em toda a coluna, o que pode ser observado na radiografia lateral. A distância interpedicular, que normalmente aumenta da primeira à quinta vértebra lombar, diminui com a acondroplasia. Os ossos ilíacos são curtos e arredondados, e os tetos acetabulares são planos. Os ossos tubulares são curtos, com metáfises levemente irregulares e alargadas. A fíbula é desproporcionalmente longa em comparação com a tíbia, que frequentemente é arqueada.

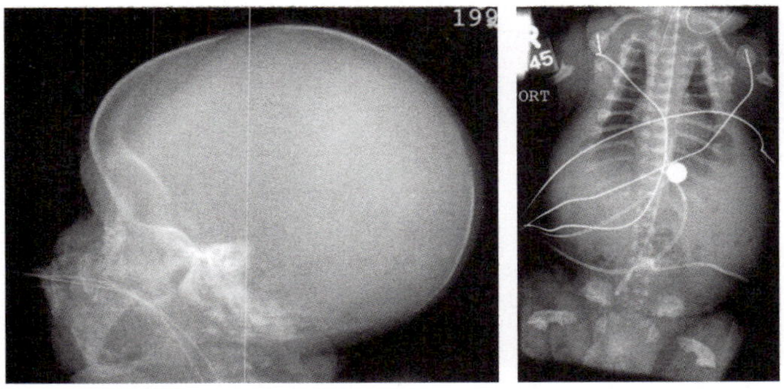

Figura 716.2 Displasia tanatofórica tipo I. Platispondilia grave, costelas muito curtas, tórax estreito, pelve larga e curta, crânio grande, ossos longos muito curtos e inclinados. (*De Campeau P, Sclesinger AE: Skeletal dysplasias. [Updated 2017 Jan 30]. In De Groot LJ, Chrousos G, Dungan K et al., editors.* Endotext [internet]. *South Dartmouth, MA, 2000, MDText.com, Inc., Fig. 1, Available from: https://www.ncbi.nlm.nih.gov/books/NBK279130/.*)

Manifestações clínicas

Os lactentes geralmente exibem retardo no desenvolvimento motor e frequentemente não andam sozinhos até 18 a 24 meses. Isso ocorre em virtude da hipotonia e da dificuldade mecânica de equilibrar a grande cabeça sobre um tronco de tamanho normal e extremidades curtas. A inteligência é normal, a menos que se desenvolvam complicações do sistema nervoso central. Conforme a criança começa a andar, a giba geralmente dá lugar a uma exagerada lordose lombar.

Lactentes e crianças com acondroplasia progressivamente estão abaixo dos padrões normais para comprimento e altura, podendo apresentar padrões atípicos. A altura, quando adultos, geralmente varia entre 118 e 145 cm para homens e entre 112 e 136 cm para mulheres. Alongamento cirúrgico dos membros e tratamento com hormônio do crescimento humano são utilizados para aumentar a altura; ambos são controversos. O peptídeo natriurético tipo C pode estimular o crescimento ósseo na acondroplasia com base em estudos em modelos animais. Estudos clínicos estão nas fases iniciais de teste.

Quase todos os lactentes e crianças com acondroplasia apresentam cabeças grandes, apesar de somente uma parcela apresentar hidrocefalia

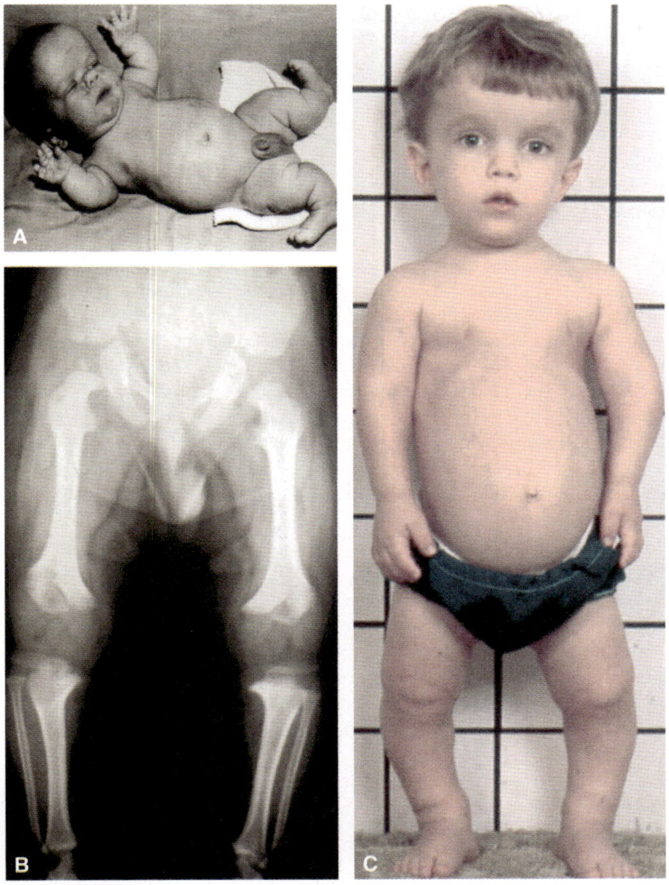

Figura 716.3 Fenótipo de acondroplasia em diferentes idades. **A.** Lactente com acondroplasia com macrocefalia, proeminência frontal, hipoplasia do terço médio da face, tórax pequeno, encurtamento rizomélico de todos os membros, dobras cutâneas redundantes e frouxidão articular extrema. Observe a mão em tridente com dedos curtos e quadris em abdução. **B.** Achados radiológicos típicos de uma criança com acondroplasia. Todos os ossos tubulares são curtos, mas a fíbula é relativamente longa em comparação com a tíbia. Há protrusão da epífise na metáfise do fêmur distal, criando a deformidade da viga e, em menor grau, da tíbia proximal. Os ossos ilíacos são arredondados, o teto acetabular é horizontal e os encaixes sacrociáticos são pequenos. **C.** Criança de 3 anos com acondroplasia com as características típicas mostradas em **A**. Observe que as dobras cutâneas redundantes não estão presentes e que a frouxidão articular melhorou. Encurtamento rizomélico das extremidades é mais pronunciado e acompanhado por encurtamento da tíbia. (*De Horton WA, Hall JG, Hecht JT: Achondroplasia*, Lancet *370:162-172, 2007.*)

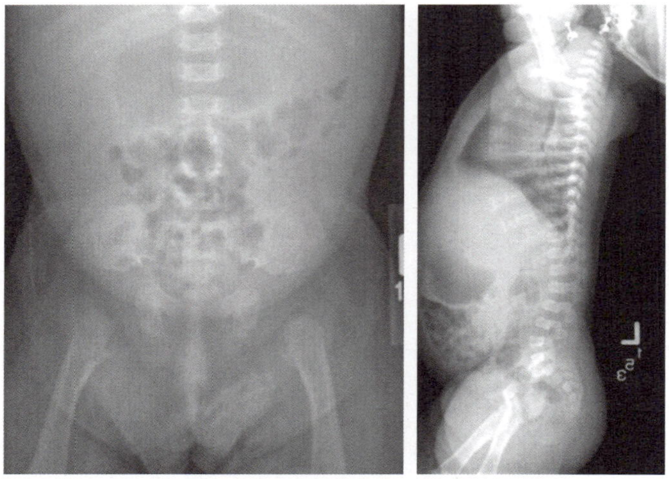

Figura 716.4 Acondroplasia. Ossos ilíacos curtos e arredondados, tetos acetabulares planos, distância interpediculada reduzida, altura do corpo vertebral normal, costelas curtas. (*De Campeau P, Sclesinger AE: Skeletal dysplasias. [Updated 2017 Jan 30]. In De Groot LJ, Chrousos G, Dungan K et al., editors.* Endotext [internet]. *South Dartmouth, MA, 2000, MDText.com, Inc., Fig. 2, Available from: https://www.ncbi.nlm.nih.gov/books/NBK279130/.*)

verdadeira. A circunferência da cabeça deve ser cuidadosamente monitorada com o uso dos padrões desenvolvidos para acondroplasia, assim como a função neurológica em geral. O canal espinal é estenótico e a compressão da medula espinal pode ocorrer no forame magno e na coluna lombar. O primeiro geralmente se apresenta em lactentes e crianças pequenas; pode estar associado a hipotonia, retardo no crescimento, quadriparesia, apneia central e obstrutiva e morte súbita. A correção cirúrgica pode ser necessária para estenose grave. A estenose espinal lombar geralmente não se manifesta até o início da vida adulta. Os sintomas incluem parestesias, torpor e claudicação nos membros inferiores. A perda do controle urinário e intestinal pode ser uma complicação tardia. O arqueamento dos membros inferiores é comum e pode necessitar de correção cirúrgica. Outros problemas comuns incluem dentes superpostos, dificuldades de articulação, obesidade e episódios frequentes de otite média, o que pode contribuir para a perda auditiva.

Genética

Todos os pacientes com acondroplasia típica apresentam mutações no códon 380 do *FGFR3*. Acredita-se que a mutação que mapeia para o domínio transmembrana do receptor estabilize dímeros receptores que amplificam os sinais receptores, com consequente inibição do crescimento ósseo linear. A acondroplasia se comporta como um traço autossômico dominante; a maioria dos casos surge como uma nova mutação em pais normais.

Dada a alta frequência de acondroplasia entre condições de nanismo, é relativamente comum que adultos com acondroplasia se casem. Estes casais apresentam um risco de 50% de transmissão de sua condição, acondroplasia heterozigota, para cada um de seus descendentes, bem como um risco de 25% de **acondroplasia homozigota**. Esta última condição exibe uma gravidade intermediária entre a DT e a acondroplasia heterozigota e é, geralmente, letal no período neonatal; muitas vezes, isso é chamado de herança "dominante dupla". O diagnóstico pré-natal está disponível e tem sido utilizado para diagnosticar a acondroplasia homozigota. Testes genéticos pré-implantados podem ser utilizados para identificar duplas mutações dominantes.

Hipocondroplasia

A hipocondroplasia (OMIM 146000) se assemelha à acondroplasia, porém é mais leve. Geralmente, não é aparente até a infância, quando uma estatura levemente baixa afetando os membros se torna evidente. As crianças apresentam uma constituição robusta e leve bossa frontal na cabeça. Dificuldades de aprendizagem podem ser mais comuns nessa condição. As alterações radiológicas são leves e compatíveis com o fenótipo acondroplásico leve. As complicações são raras; em alguns pacientes, a condição nunca é diagnosticada. A altura em adultos varia de 116 a 146 cm. Uma mutação *FGFR3* no códon 540 foi encontrada em muitos pacientes com hipocondroplasia. Existe uma heterogeneidade genética na hipocondroplasia; ou seja, as mutações de *SHOX* são associadas a um fenótipo clínico muito semelhante. O tratamento com hormônio do crescimento recombinante pode aumentar o crescimento e melhorar a desproporção corporal.

DISPLASIA METAFISÁRIA DE JANSEN

A condrodisplasia metafisária de Jansen (OMIM 156400) é uma rara condrodisplasia herdada de modo dominante, caracterizada por encurtamento acentuado dos membros associado a aparência facial incomum (ver Capítulo 714). Algumas vezes ela é acompanhada por pés tortos e **hipercalcemia,** com valores de cálcio sérico de 13 a 15 mg/dℓ. Ao nascimento, o diagnóstico pode ser feito com base nesses achados clínicos e radiografias que exibem ossos tubulares curtos com anomalias metafisárias características, que incluem alargamento, mineralização irregular, fragmentação e alargamento do espaço fisário. As epífises são normais. As articulações se tornam alargadas e limitadas em mobilidade com a idade. As contraturas em flexão se desenvolvem nos joelhos e quadris, produzindo uma postura inclinada. A coluna também pode ser deformada por crescimento irregular das vértebras. A inteligência é normal, apesar de poder haver perda auditiva.

A condrodisplasia metafisária de Jansen é causada pela ativação de mutações do *PTRH1*. Este receptor transmembrana conjugado à proteína G serve como receptor para o hormônio paratireóideo e para o peptídeo relacionado ao hormônio paratireóideo. A sinalização por meio desse receptor serve como um freio na diferenciação terminal das células cartilaginosas em uma etapa crítica do crescimento ósseo. Como ativam o receptor, as mutações aumentam o efeito de freio, e, assim, o crescimento ósseo é lento. Observam-se mutações de perda de função do *PTHR1* na condrodisplasia de Blomstrand, cujas características clínicas são a imagem espelhada da condrodisplasia metafisária de Jansen.

A bibliografia está disponível no GEN-io.

Capítulo 717

Distúrbios que Envolvem Transportadores de Íons

Jacqueline T. Hecht, William A. Horton e David Rodriguez-Buritica

Em ordem decrescente de gravidade, os distúrbios que envolvem os transportadores de íons incluem ancodrogênese tipo 1B, atelosteogênese tipo II, displasia diastrófica e uma forma recessiva rara de displasia epifisária múltipla (rMED, OMIM 226900). Eles resultam da perda funcional do transportador de íon sulfato chamado de *transportador de sulfato da displasia diastrófica* (TSDDT), que também é referido como *SLC26A2* (família de carreadores de solutos 26, membro 2). Essa proteína transporta íon sulfato para as células e é importante para as células cartilaginosas que acrescentam metades de sulfatos a proteoglicanos recém-sintetizados destinados à matriz cartilaginosa extracelular. Os proteoglicanos da matriz são responsáveis por muitas das propriedades da cartilagem que possibilitam que ela sirva como base para o desenvolvimento esquelético. As manifestações clínicas resultam de uma sulfatação defeituosa dos proteoglicanos da cartilagem.

Diversos alelos mutantes foram encontrados para o gene *DTDST*; eles desregulam de maneira variável a função do transportador. Os distúrbios são traços recessivos que necessitam da presença de dois alelos mutantes. O fenótipo é determinado pela combinação de alelos mutantes; alguns alelos estão presentes em mais de um distúrbio.

DISPLASIA EPIFISÁRIA MÚLTIPLA RECESSIVA AUTOSSÔMICA

Embora considerada anteriormente como uma displasia epifisária múltipla (OMIM 606718), de acordo como a nova nosologia, rMED agora é classificada entre outros distúrbios de sulfatação. A rMED normalmente apresenta-se durante a adolescência com início gradual de dor no quadril e no joelho que pode assemelhar-se à artrite reumatoide. Posteriormente, os pacientes apresentam deformidades nas mãos, nos pés e nos joelhos, e escoliose. Cinquenta por cento dos indivíduos apresentam pés tortos e anormalidades da orelha externa após o nascimento. A estatura é normal durante a infância, mas a altura final pode ser ligeiramente reduzida em comparação aos irmãos não afetados. Achados radiográficos incluem epífise achatada, bradidactilia leve e patela com dupla camada. O diagnóstico é clínico, com base na apresentação e nos achados radiológicos, porém a confirmação molecular está disponível com uma taxa de detecção acima de 90%. O tratamento inclui fisioterapia, controle de dor e intervenções ortopédicas.

Displasia diastrófica

A displasia diastrófica (OMIM 22600) é um distúrbio bem caracterizado e reconhecido ao nascimento pela presença de extremidades muito curtas, pés tortos e mãos curtas com luxação proximal do polegar produzindo uma aparência de "polegar de caroneiro" (Figura 717.1). As mãos geralmente estão desviadas em direção ulnar. A fusão óssea das articulações metacarpofalangianas (sinfalangismo) é comum, assim como o movimento limitado de muitas articulações, incluindo quadris, joelhos e cotovelos. As orelhas externas frequentemente se inflamam logo após o nascimento. A inflamação se resolve espontaneamente, mas deixa as orelhas fibróticas e contraídas (deformidade em "couve-flor". Muitos recém-nascidos apresentam fenda palatina.

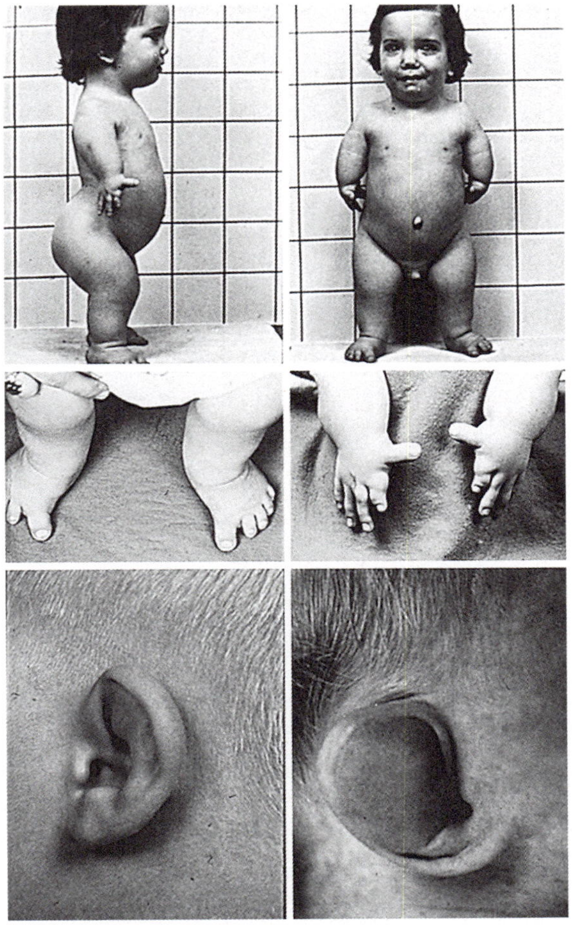

Figura 717.1 Criança com displasia diastrófica. As extremidades são dramaticamente encurtadas (*topo*). As crianças, com frequência, apresentam pés tortos (*no meio, à esquerda*). Os dedos são curtos, especialmente o dedo indicador; o polegar, caracteristicamente, tem inserção proximal e aparência de "polegar de caroneiro" (*no meio, à direita*). A hélice superior das orelhas se torna edemaciada 3 a 4 semanas após o nascimento (*parte inferior, à esquerda*), e essa inflamação se resolve espontaneamente, deixando uma deformidade em "couve-flor" das aurículas (*parte inferior, à direita*).

As radiografias demonstram ossos tubulares curtos e largos, com metáfises alargadas e epífises planas e irregulares (Figura 717.2). As epífises das cabeças femorais são hipoplásicas e as cabeças femorais são grandes. As ulnas e fíbulas são desproporcionalmente curtas. Os centros carpais podem estar com o desenvolvimento avançado; o primeiro metacarpo geralmente é ovoide e os metatarsos estão desviados medialmente. Pode haver anomalias vertebrais, incluindo fendas de lâminas vertebrais cervicais e estreitamento das distâncias interpediculares na coluna lombar.

As complicações são principalmente ortopédicas e tendem a ser graves e progressivas. A deformidade do pé torto no recém-nascido resiste aos tratamentos usuais e várias cirurgias corretivas são comuns. A escoliose geralmente se desenvolve no início da infância, requer vários procedimentos cirúrgicos para que haja o controle e, algumas vezes, compromete a função respiratória em crianças mais velhas. A despeito dos problemas ortopédicos, os pacientes geralmente têm uma duração de vida normal e atingem alturas entre 105 e 130 cm na vida adulta, dependendo da gravidade da escoliose. Curvaturas de crescimento estão disponíveis para a displasia diastrófica.

Alguns pacientes são afetados levemente e exibem estatura levemente baixa e contraturas articulares, sem pés tortos ou fenda palatina, com alterações radiológicas correspondentemente leves. O fenótipo leve tende a recorrer dentro das famílias. O risco de recorrência dessa condição autossômica recessiva é de 25%. O exame ultrassonográfico pode ser empregado para o diagnostico pré-natal, mas se as mutações *DTDST* puderem ser identificadas nos pacientes ou em seus pais, o diagnóstico genético é possível.

Acondrogênese tipo 1B e atelosteogênese tipo II

A acondrogênese tipo 1B (OMIM 600972) e a atelosteogênese tipo II (OMIM 256050) são condrodisplasias raras, recessivas e letais. A mais grave é a acondrogênese tipo 1B, que mostra ausência acentuada de desenvolvimento esquelético geralmente detectada no útero ou após um aborto espontâneo. Os membros são extremamente curtos e a cabeça é amolecida. As radiografias do esqueleto demonstram pouca ou nenhuma ossificação dos ossos do crânio, corpos vertebrais, fíbulas e ossos do tornozelo. A pelve é hipoplásica e as costelas são curtas. Os fêmures são curtos e exibem um formato trapezoide com metáfises irregulares.

Lactentes com atelosteogênese tipo II são natimortos ou morrem logo após o nascimento; a prematuridade é comum. Eles exibem membros muito curtos, especialmente os segmentos proximais. Podem-se observar pés tortos e luxações dos cotovelos e joelhos. As radiografias demonstram hipoplasia dos corpos vertebrais, especialmente da coluna cervical e lombar. Fêmures e úmeros são hipoplásicos e demonstram uma aparência baqueteada. Os ossos distais dos membros, incluindo a ulna e fíbula, são fracamente ossificados.

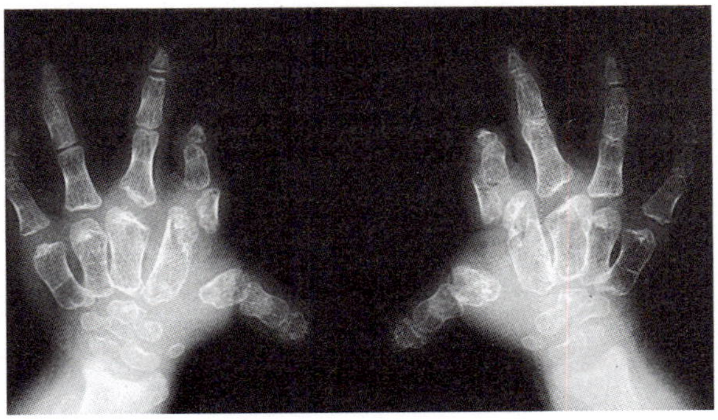

Figura 717.2 Radiografia das mãos na displasia diastrófica. Os metacarpos e as falanges são irregulares e curtos. O primeiro metacarpo é ovoide.

Ambos os distúrbios têm 25% de risco de recorrência e são potencialmente detectáveis *in utero* pela análise de mutação se os alelos mutantes forem identificados nos pais. O diagnóstico pré-natal é possível com a imagem do feto e/ou teste de mutação, o qual está comercialmente disponível.

A bibliografia está disponível no GEN-io.

Capítulo 718

Distúrbios que Envolvem Fatores de Transcrição

Jacqueline T. Hecht, William A. Horton e David Rodriguez-Buritica

Há três distúrbios bem delineados que envolvem fatores de transcrição e que resultam em displasias ósseas. A displasia campomélica é historicamente considerada uma condrodisplasia. A displasia cleidocraniana era inicialmente considerada uma disostose, mas na nova nosologia ela é considerada uma displasia esquelética em função do reconhecimento de um envolvimento esquelético adicional. A síndrome unha-patela (SUP) ainda é considerada como disostose. Os genes mutantes que codificam esses fatores de transcrição, *SOX9*, *RUNX2* (*CBFA1*) e *LMX1B*, respectivamente, são membros de famílias muito maiores de genes. *SOX9* é membro da família *SOX* de genes relacionados ao gene *SRY* (região determinante do sexo do cromossomo Y); *RUNX2* (*CBFA1*) pertence à pequena família dos genes de fatores de transcrição; e *LMX1B* é um gene da família do homeodomínio LIM. Todos os três distúrbios são resultado da haploinsuficiência dos respectivos produtos genéticos; os distúrbios são traços dominantes. Para casos familiares de displasia cleidocraniana e síndrome unha-patela, o diagnóstico pré-natal é possível se as mutações forem identificadas. A displasia campomélica resulta de novos eventos mutacionais e apresenta um baixo risco de recorrência nas gestações subsequentes.

DISPLASIA CAMPOMÉLICA

A displasia campomélica (OMIM 114290) é aparente no momento do nascimento por causa do arqueamento dos ossos longos (especialmente os da parte inferior das pernas), ossos curtos, insuficiência respiratória e outras anomalias que incluem defeitos na coluna cervical, sequência de Pierre-Robin, sistema nervoso central, coração e rins. Em alguns casos, o arqueamento femoral é mínimo (displasia campomélica acampomélica). Um total de 75% indivíduos XY têm algum grau de disgenesia gonadal que pode ser parcial ou completa, apresentando um fenótipo feminino normal ou genitálias ambíguas, o que resulta em falta de determinação do tecido testicular e subvirilização em indivíduos 46,XY. Indivíduos 46,XX têm um fenótipo feminino esperado com diferenciação ovariana normal. *Portanto, a análise cariotípica é indicada em todas as mulheres com campomelia.* Isso ocorre devido à importância da função do *SOX9* na diferenciação do tecido testicular e, na sequência, do *SRY*. Comparadas à haploinsuficiência de *SOX9*, as duplicações fazem com que o tecido gonadal diferencie-se em tecido testicular em um indivíduo 46,XX, destacando a importância da dose de *SOX9* na diferenciação gonadal. As radiografias confirmam o arqueamento e, geralmente, demonstram hipoplasia das escápulas e dos ossos da pelve (Figura 718.1). Os lactentes afetados geralmente morrem por insuficiência respiratória no período neonatal, em decorrência do envolvimento da caixa torácica. Complicações em crianças e adolescentes que sobrevivem incluem instabilidade cervical, baixa estatura com cifoescoliose progressiva, apneias recorrentes e infecções respiratórias, perda auditiva e dificuldades para se inclinar. Em função do efeito na diferenciação gonadal, os sobreviventes do 46XY afetados com disgenesia gonadal apresentam ausência de telarca e amenorreia primária. O teste de mutação está disponível comercialmente e tem uma taxa de detecção de 95%.

DISPLASIA CLEIDOCRANIANA

A displasia cleidocraniana (OMIM 114290) pode ser reconhecida em lactentes pela presença de ombros caídos, fontanelas abertas e testa proeminente. O comprimento ao nascer é normal, mas estatura levemente baixa e anomalias dentárias são evidentes durante a infância (Figura 718.2). Os ombros dos pacientes com displasia cleidocraniana podem se encontrar na linha média. As radiografias revelam clavículas hipoplásicas ou ausentes, retardo de ossificação dos ossos cranianos com vários centros de ossificação (ossos vormianos) e retardo de ossificação dos ossos da pelve. A fontanela anterior é larga e pode permanecer aberta. O curso geralmente não é complicado, exceto pelas luxações, especialmente dos ombros, e pelas anomalias dentárias (dentes excedentes) que necessitam de tratamento, e o risco de perda auditiva em função das infecções. Os indivíduos afetados são mais baixos do que os irmãos não afetados e têm um risco maior de genuvalgo, pé plano e escoliose. O diagnóstico é fundamentado na apresentação clínica e radiográfica, porém a confirmação molecular está disponível com uma taxa de detecção de 70%. A proporção dos casos resultantes de mutações *de novo* é alta. O tratamento inclui prevenção de infecções da orelha, fonoaudiologia, intervenções odontológicas e ortopédicas, conforme indicado.

SÍNDROME UNHA-PATELA

A displasia das unhas, a ausência ou hipoplasia da patela, as anomalias do cotovelo e os esporões ou "chifres" que se estendem dos ossos ilíacos caracterizam a síndrome unha-patela (SUP) (OMIM 119600), que também é chamada de *osteonicodiostose*. A penetrância é alta, mas a apresentação clínica é extremamente variável com um amplo espectro de gravidade; alguns pacientes apresentam alterações clínicas no início da infância, enquanto outros são assintomáticos até a vida adulta.

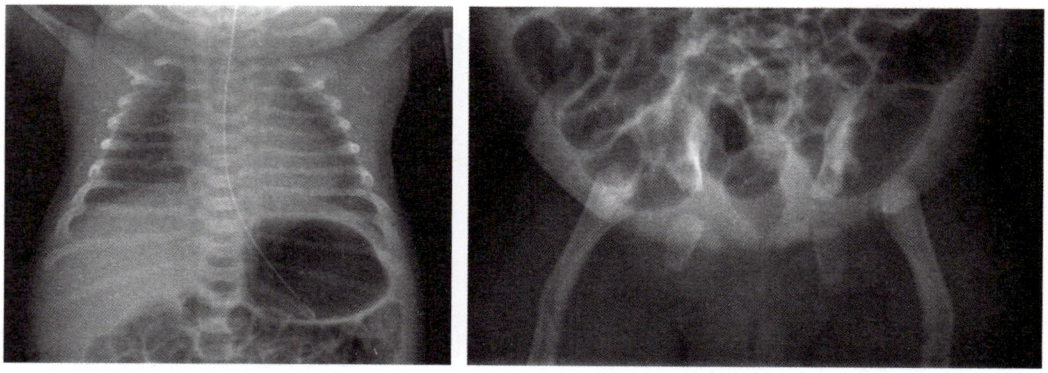

Figura 718.1 Displasia campomélica. Tórax em forma de sino, escápula hipoplásica, fêmures arqueados, ossos isquiais amplamente espaçados. (*De Campeau P, Schlesinger AE: Skeletal dysplasias (Fig. 12). [Updated 2017 Jan 30]. In De Groot LJ, Chrousos G, Dungan K et al., editors.* Endotext [Internet]. *South Dartmouth, MA, 2000,* MDText.com, Inc. https://www.ncbi.nlm.nih.gov/books/NBK279130/.)

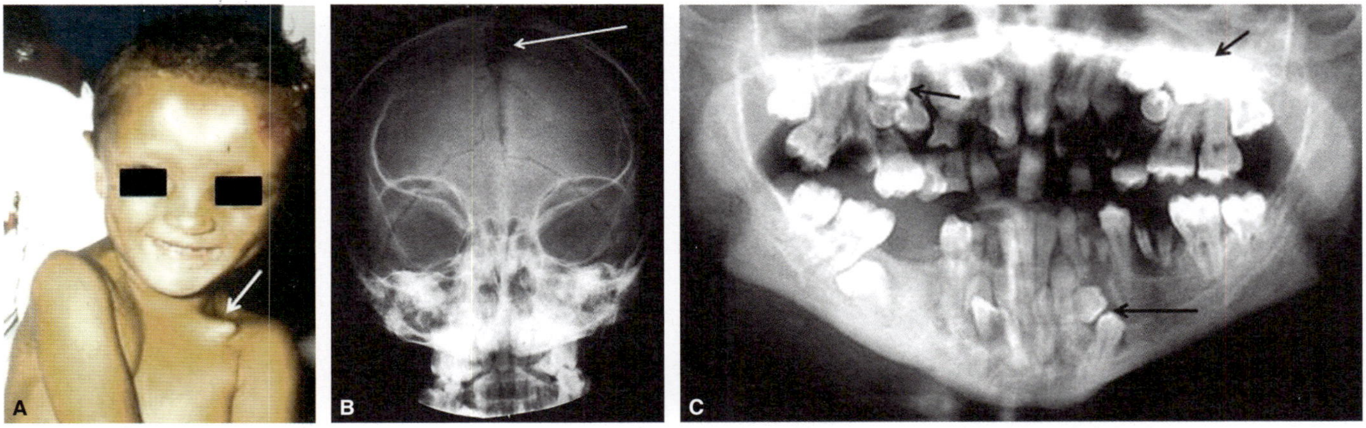

Figura 718.2 Características de displasia cleidocraniana apresentada. **A.** A testa é volumosa com uma depressão central, os olhos são amplamente espaçados e a mandíbula é pontiaguda. A clavícula é disforme (*seta*). **B.** Observe a persistência da fontanela anterior. **C.** Tomografia panorâmica com hiperdontia de um paciente do sexo masculino afetado mostra dentes supranumerários. (*De Roberts T, Stephen L, Beighton P. Cleidocranial dysplasia: a review of the dental, historical, and practical implications with an overview of the South African experience.* Oral Surg Oral Med Oral Pathol Oral Radiol *115(1):46-55, 2013, Figs. 1, 4 and 6.*)

As anormalidades da unha são quase universais com uma ampla variedade de manifestações, incluindo ausência, hipoplasia, fissuras, unhas enrugadas, finas ou hipertróficas. As anormalidades do cotovelo incluem limitação de qualquer movimento, cúbito valgo e pterígio. A patela pode ser hipoplásica ou ausente (Figura 718.3). Os chifres ilíacos projetam-se posterolateralmente do centro do osso ilíaco. Um total de 30% dos pacientes apresenta nefrite que se assemelha à glomerulonefrite crônica, que se apresenta com proteinúria com ou sem hematúria; 5% dos casos progridem para doença renal de estágio terminal. Há um risco elevado de glaucoma para os pacientes com SUP; 12% dos casos são *de novo*. O diagnóstico tem como base a apresentação clínica e a confirmação molecular está disponível com uma taxa de detecção de 95%. A terapia inclui tratamento de complicações ortopédicas, vigilância e tratamento da doença renal e acompanhamento oftalmológico.

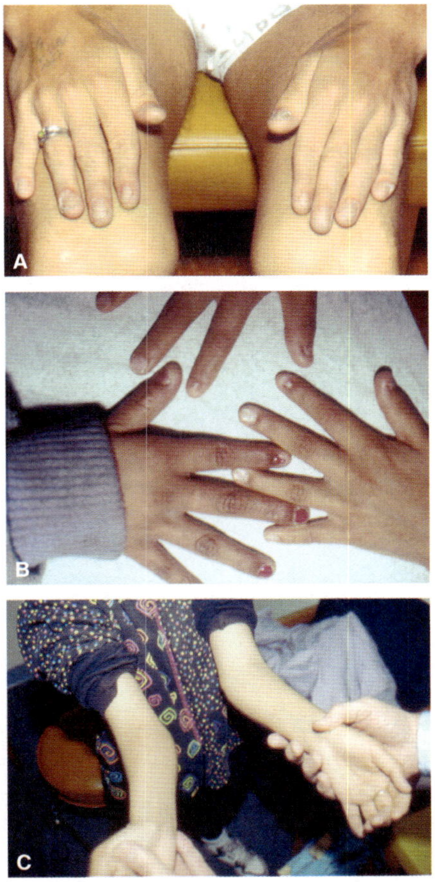

Figura 718.3 Síndrome unha-patela. **A.** Adolescente exibindo hipoplasia ungueal, principalmente nos polegares, e luxação das patelas menores. **B.** Duas crianças afetadas exibindo displasia ungueal. **C.** Extensão incompleta dos cotovelos. (*De Jones KL, Jones MC, Del Campo M, editors:* Smith's recognizable patterns of human malformation, *ed. 7, Philadelphia, 2013, Elsevier/Saunders, Fig. 1, p. 574.*)

A bibliografia está disponível no GEN-io.

Capítulo 719

Distúrbios que Envolvem Reabsorção Óssea Defeituosa

Jacqueline T. Hecht, William A. Horton e David Rodriguez-Buritica

As displasias ósseas que exibem aumento da densidade óssea são raras. A osteopetrose e seus vários subtipos e a picnodisostose resultam de reabsorção óssea defeituosa.

OSTEOPETROSE

Foram delineadas duas apresentações principais de osteopetrose: uma autossômica recessiva grave (OMIM 259700), com incidência de aproximadamente um em 250.000 nascimentos; e outra autossômica dominante leve (OMIM 166600), com incidência de cerca de um em 20.000 nascimentos. Distúrbios intrínsecos da função dos osteoclastos causados por mutações do gene que codifica uma subunidade específica de osteoclastos da bomba de prótons vacuolar (*TCIRG1*, *CLCN7*, *OSTM1*, *SNX10*, *TNFSFR11A*, *TNFSF1* e *PLEKHM1*) são encontrados na maioria dos pacientes com a apresentação recessiva. Mutações em *TNFSFR11A* e *TNFSF1* produzem osteopetrose com produção insuficiente de osteoclastos, em decorrência da alteração da interação RANK-RANKL. Observam-se mutações em *CLCN7* na apresentação

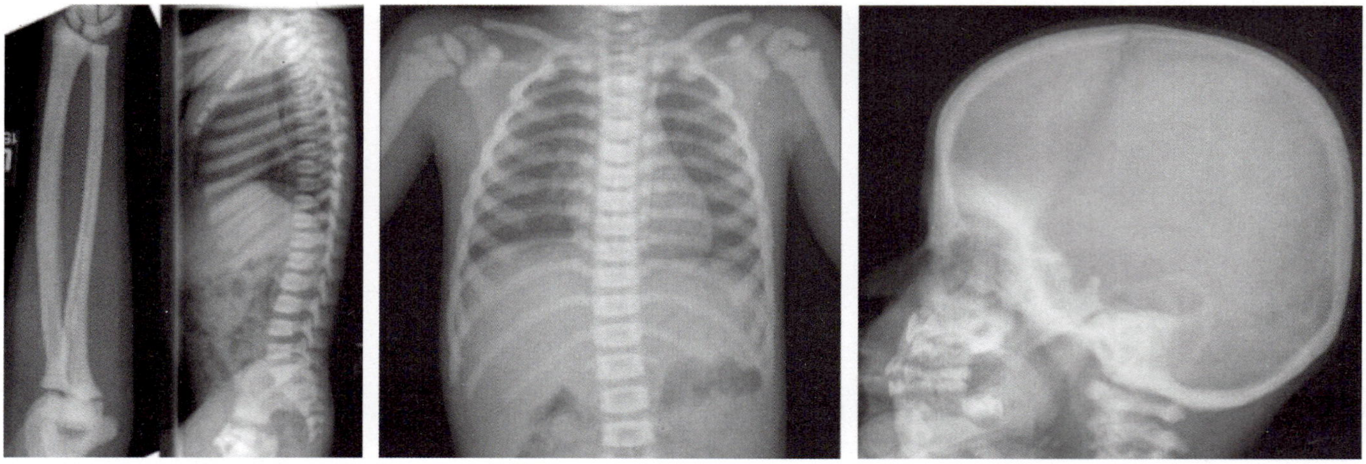

Figura 719.1 Osteopetrose. Ossos densos e espessos, bandas alternantes de esclerose e densidade óssea normal nos ossos longos, vértebra em camisa de rúgbi, base do crânio densa. (*De Campeau P, Schlesinger AE: Skeletal dysplasias (Fig. 14). [Updated 2017, Jan 30]. In De Groot Lj, Chrousos G, Dungan K et al., editors.* Endotext [Internet]. *South Dartmouth, MA, 2000, MDText.com, Inc. https://www.ncbi.nlm.nih.gov/books/NBK27913/.*)

dominante de osteopetrose. Todos os tipos de mutações levam a distúrbios da função normal dos osteoclastos. As mutações em outros genes resultam das apresentações sindrômicas adicionais, como osteopetrose com acidose tubular renal devido às mutações bialélicas em *CAII*.

A apresentação grave geralmente é detectada no lactente ou mais cedo em virtude de macrocefalia, hepatoesplenomegalia, surdez, cegueira e anemia grave. As radiografias revelam esclerose óssea difusa, e níveis de **hipocalcemia** podem ser detectados. Radiografias posteriores mostram a aparência característica de osso dentro do osso (Figura 719.1). Com o tempo, os lactentes geralmente apresentam falhas no desenvolvimento e demonstram retardo psicomotor e piora das neuropatias cranianas e da anemia. Problemas dentais, osteomielite da mandíbula e fraturas patológicas são comuns. Os pacientes mais gravemente afetados morrem durante a primeira infância; os pacientes com apresentações menos graves raramente sobrevivem além da 2ª década. Aqueles que sobrevivem além do período da primeira infância geralmente apresentam transtornos de aprendizagem, mas têm inteligência normal, a despeito das perdas auditiva e visual.

MANIFESTAÇÕES CLÍNICAS

A maioria das manifestações é causada pela falha da remodelagem dos ossos em crescimento. Isso leva a um estreitamento dos forames dos nervos cranianos e a um encarceramento nos espaços medulares, o que resulta em complicações secundárias, como disfunção dos nervos óptico e facial e anemia acompanhada por hematopoese extramedular compensatória no fígado e baço. Os ossos densos, excepcionalmente, são fracos, o que aumenta o risco de fraturas.

A apresentação autossômica dominante de osteopetrose (doença de Albers-Schönberg, osteopetrose tardia ou doença do osso de mármore) geralmente se manifesta durante a infância ou adolescência com fraturas e anemia leve e, menos frequentemente, como disfunção dos nervos cranianos, anomalias dentais ou osteomielite da mandíbula. As radiografias esqueléticas revelam aumento generalizado na densidade óssea e no encurvamento das metáfises. A alternância de bandas lucentes e densas produzem uma aparência de sanduíche para os corpos vertebrais. As alterações radiológicas, algumas vezes, são achados incidentais em adolescentes e em adultos de algum modo assintomáticos.

TRATAMENTO

A maioria das manifestações ósseas na osteopetrose grave causada por defeitos intrínsecos dos osteoclastos pode ser impedida ou revertida por transplante de células-tronco hematopoéticas (TCTH), se este for realizado antes do desenvolvimento de complicações secundárias irreversíveis, como a deficiência visual. O tratamento de substituição de RANKL pode ser útil em pacientes com deficiência de RANKL em virtude das mutações bialélicas em *TNFSF11*, que não se beneficiam do TCTH. Calcitriol e interferona-γ também têm sido utilizados com resultados questionáveis. O tratamento sintomático, como atendimento odontológico, transfusões para anemia e tratamento de infecções com antibióticos, é importante para os pacientes que sobrevivem à primeira infância.

PICNODISOSTOSE

Definida como uma displasia óssea autossômica recessiva, a picnodisostose (OMIM 265800) apresenta-se no início da infância com membros curtos, fácies caraterísticas, fontanela anterior aberta, crânio grande com bossa frontal e occipital e anomalias dentais. As mãos e os pés são curtos e largos e as unhas podem ser displásicas. As escleras podem ser azuis. Pequenos traumatismos geralmente levam a fraturas. O tratamento é sintomático e focalizado principalmente no manejo de problemas dentais e fraturas. O prognóstico geralmente é bom, e os pacientes tipicamente atingem alturas de 130 a 150 cm.

As radiografias esqueléticas demonstram um aumento generalizado na densidade óssea. Ao contrário dos muitos distúrbios deste grupo, as metáfises são normais. Outras alterações incluem suturas amplas e ossos vormianos no crânio, mandíbula pequena e hipoplasia das falanges distais (Figura 719.2).

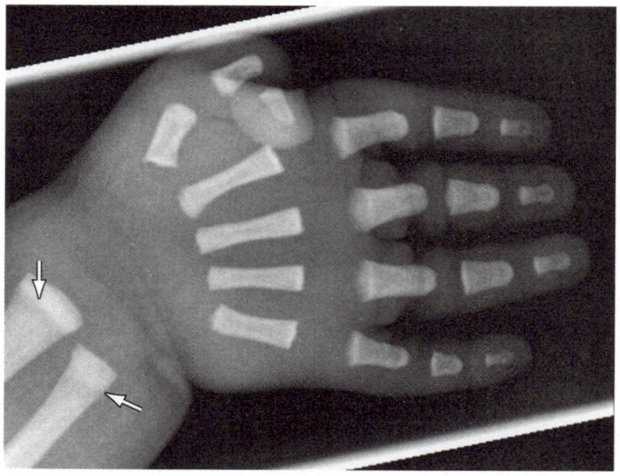

Figura 719.2 Osteopetrose. Radiografia da mão direita obtida com 2 semanas de vida. Observe as bandas lucentes metafisárias na ulna distal e no rádio (*setas*) e os ossos tubulares curtos. (*De Stark Z, Savarirayan R: Osteopetrosis,* Orphanet J Rare Dis *4:5, 2009.*)

Várias mutações foram encontradas no gene que codifica a catepsina K, uma cisteína protease que é altamente expressa nos osteoclastos. As mutações preveem perda de função enzimática, sugerindo que possa haver uma incapacidade dos osteoclastos em degradar matriz óssea e remodelar ossos.

A bibliografia está disponível no GEN-io.

Capítulo 720

Outros Distúrbios Hereditários do Desenvolvimento Esquelético

Jacqueline T. Hecht e William A. Horton

Grandes avanços em nossa compreensão levaram à delineação das bases genéticas dos distúrbios que, anteriormente, eram mal compreendidos. Algumas dessas condições agora são classificadas em uma família genética com base em seus achados moleculares e clínicos.

SÍNDROME DE ELLIS-VAN CREVELD

A síndrome de Ellis-van Creveld (OMIM 225500), também conhecida como displasia condroectodérmica, é uma displasia esquelética *e* ectodérmica. A displasia esquelética se apresenta ao nascimento com membros curtos, especialmente segmentos médio e distal, acompanhados por polidactilia pós-axial das mãos e algumas vezes dos pés (Figura 720.1). Displasia ungueal e anomalias dentárias (incluindo dentes neonatais, ausência, perda prematura dos dentes e defeitos do lábio superior) constituem a displasia ectodérmica. Manifestações comuns também incluem defeitos do septo atrial e outros defeitos cardíacos congênitos.

As radiografias esqueléticas revelam ossos tubulares curtos com extremidades baqueteadas, especialmente a tíbia e a ulna proximal (Figura 720.2). Os ossos do carpo demonstram centros de ossificação

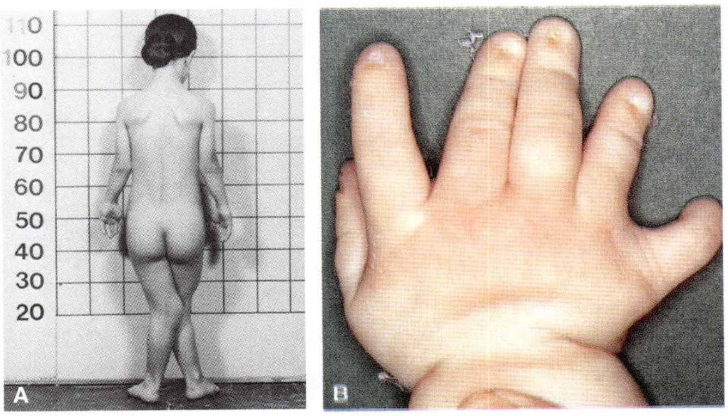

Figura 720.1 **A.** Síndrome de Ellis-van Creveld em mulher jovem. Observe baixa estatura, contraturas das articulações do cotovelo e joelho valgo acentuado. **B.** Dígitos múltiplos (polidactilia) em outro paciente com síndrome de Ellis-van Creveld. (***A.*** *De Zipes DP, Libby P, Bonow R, Braunwald E, editors:* Braunwald's heart disease: a textbook of cardiovascular medicine, *ed. 7, Philadelphia, 2004, WB Saunders, Fig 70.6;* ***B.*** *De Beerman LB, Kreutzer J, Allada V: Cardiology. In Zitelli BJ, McIntire SC, Nowalk AJ, editors:* Zitelli and Davis' atlas of pediatric physical diagnosis, *ed. 6, Philadelphia, 2012, Elsevier, Fig. 5.6.)*

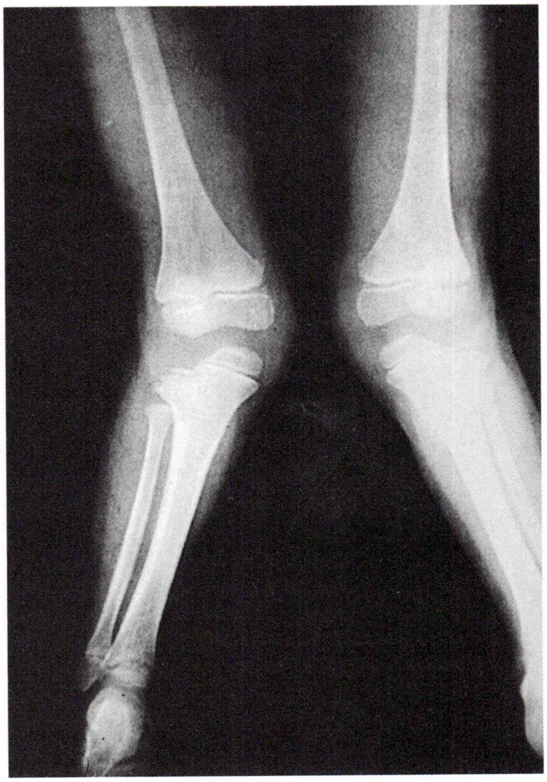

Figura 720.2 **Radiografia dos membros inferiores na síndrome de Ellis-van Creveld.** Os ossos tubulares são curtos e a fíbula proximal é curta. A ossificação é retardada na epífise tibial lateral, o que causa uma deformidade em genuvalgo.

extras e fusão; epífises em formato de cone são evidentes nas mãos. Geralmente, observa-se um esporão ósseo acima da face medial do acetábulo.

A síndrome de Ellis-van Creveld é um traço autossômico recessivo que ocorre mais frequentemente na população amish. Mutações foram identificadas em um entre dois genes, *EVC (EVC1)* ou *EVC2 (LIMBIN)*, que mapeiam em uma configuração cabeça-cabeça para o cromossomo 4p. Mutações do *ECV2* são detectadas na combinação alélica na disostose acrofacial de Weyer (OMIM 193530). As proteínas EVC e EVC2 parecem influenciar a via de sinalização *hedgehog* nos cílios ao associar-se constitutivamente a um padrão semelhante a um anel na zona de transição ciliar e aos sinais extracelulares transdutores ao núcleo por meio da sinalização *hedgehog*. Fgf18 também pode desempenhar um papel significativo. Esse distúrbio agora é classificado nas **ciliopatias** com grande envolvimento esquelético.

Aproximadamente 30% dos pacientes morrem por problemas cardíacos ou respiratórios durante a primeira infância. A expectativa de vida naqueles que sobrevivem é normal; as alturas dos adultos variam entre 119 e 161 cm.

DISTROFIA TORÁCICA ASFIXIANTE

(Ver também Capítulo 445.3.)

A distrofia torácica asfixiante (OMIM 208500), ou **síndrome de Jeune**, é uma condrodisplasia autossômica recessiva que se assemelha à síndrome de Ellis-van Creveld. Os recém-nascidos apresentam-se com um tórax longo e estreito e com insuficiência respiratória associada à hipoplasia pulmonar; normalmente evoluem para óbito. Outras manifestações neonatais incluem membros levemente encurtados e polidactilia pós-axial. Esta condição resulta de uma perturbação dos cílios, na maioria das vezes a partir de mutações do gene que codifica dineína citoplasmática 2 cadeia pesada 1 (*DYNC2H1*). Esse distúrbio agora é classificado nas **ciliopatias** com grande envolvimento esquelético.

As radiografias esqueléticas demonstram costelas muito curtas com expansão anterior. Os ossos tubulares dos membros são curtos com

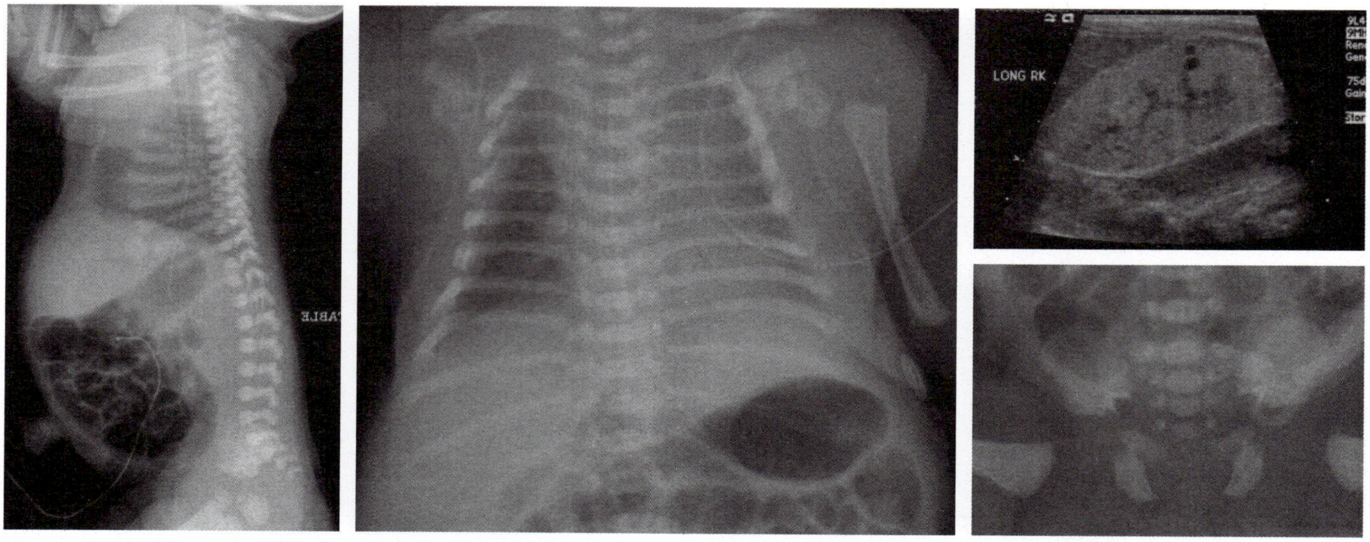

Figura 720.3 **Distrofia torácica asfixiante.** Costelas curtas e tórax estreito, pelve pequena, acetábulos em tridente, sem platispondilia (ajuda a diferenciar da displasia tanatofórica), doença renal cística. (*De Campeau P, Sclesinger AE: Sjkeletal dysplasias. [Updated 2017 Jan 30]. In De Groot LJ, Chrousos G, Duncan K et al., editors.* Endotext [Internet]. *South Dartmouth, MA, 2000,* MDText.com, *Inc., Fig. 6.* https://www.ncbi.nlm.nih.gov/books/NBK279130/.)

extremidades alargadas; epífises em formato de cone ocorrem nos ossos das mãos. Os ossos ilíacos são curtos e quadrados, com um esporão acima da face medial do acetábulo (Figura 720.3).

Se os lactentes sobreviverem ao período neonatal, a função respiratória geralmente melhora com o crescimento da caixa torácica. A cirurgia que produz expansão torácica lateral melhora o crescimento das costelas e aumenta as dimensões da parede torácica. Disfunção renal progressiva frequentemente se desenvolve durante a infância. Observaram-se, também, má absorção intestinal e disfunção hepática.

SÍNDROMES DA COSTELA CURTA E POLIDACTILIA

Estas condições, que compartilham as características clínicas da constrição da caixa torácica, costelas curtas, podactilia, extremidades muito curtas, letalidade durante o período neonatal e herança autossômica recessiva, foram originalmente agrupadas em cinco síndromes (SRP-2-5). As mutações que mapeiam os genes relacionados aos cílios *DYNCH2H, TT21B, WDR19, WDR34, WDR35, IFT80, IFT140, IFT172* e *NEK1* também foram encontradas neste grupo de distúrbios.

DISTÚRBIOS DO ESPECTRO ANAUXÉTICO DA HIPOPLASIA CARTILAGEM-CABELO

A hipoplasia cartilagem-cabelo (HCC; OMIM 250250), também conhecida como **condrodisplasia metafisária tipo McKusick**, faz parte de um espectro de distúrbios com envolvimento metafisário que inclui displasia metafisária sem hipotricose e displasia anauxética. Todos os distúrbios são caracterizados por estatura baixa desproporcional grave, que normalmente é reconhecida ao nascimento; os membros curtos podem levar à detecção pré-natal. Todos os distúrbios demonstram herança autossômica recessiva e são causados por mutações no *RMRP*, uma codificação genética para um grande componente do RNA não transcrito de um complexo enzimático envolvido no processamento do RNA mitocondrial. A perda desse produto genético interfere no processamento do RNA mensageiro e do RNA ribossômico e se correlaciona com a extensão da displasia óssea, ao passo que a perda do processamento do RNA mensageiro correlaciona-se com o grau de hipoplasia pilosa, imunodeficiência e anormalidade hematológica. Os testes moleculares confirmam o diagnóstico, e o diagnóstico pré-natal está disponível se a mutação for identificada no paciente ou nos pais.

Hipoplasia cartilagem-cabelo

A HCC é reconhecida durante o 2º ano de vida em virtude de deficiência de crescimento dos membros acompanhada por alargamento da caixa torácica inferior, esterno proeminente e arqueamento das pernas. As mãos e os pés são encurtados e os dedos são muito curtos, com extrema frouxidão ligamentar. O cabelo é fino, esparso e de cor clara, e as unhas são hipoplásicas. A pele é hipopigmentada.

As radiografias demonstram ossos tubulares curtos com metáfises alargadas, irregularmente mineralizadas e abauladas (Figura 720.4). Os joelhos são mais afetados do que o quadril, e a fíbula é desproporcionalmente mais longa do que a tíbia. Os metacarpos e as falanges são curtos e largos. As radiografias da coluna revelam leve platispondilia.

As manifestações não esqueléticas associadas à HCC incluem deficiência imune (anomalias de células T, neutropenia, leucopenia e suscetibilidade à varicela; crianças também podem apresentar complicações com as vacinas contra varíola e pólio), má absorção, doença celíaca e doença de Hirschsprung. Os adultos apresentam risco para malignidade, especialmente linfoma não Hodgkin e tumores de pele. A altura final é entre 107 e 157 cm.

Sua maior prevalência ocorre nas populações amish e finlandesa devido ao efeito do fundador.[1] A frequência do transportador nos amish é de 1:19, com um a cada 1.300 nascimentos afetados em comparação à frequência do transportador de 1:76 e um a cada 23.000 nascimentos afetados na Finlândia. A prevalência exata nas populações gerais não é conhecida, mas a HCC é relativamente rara. No entanto, duas condições alélicas – displasia metafisária sem hipotricose e displasia anauxética – expandem o espectro do fenótipo. As crianças com distúrbio de crescimento e cabelos anormais devem ser avaliadas quanto às mutações do *RMRP* para que a condição não passe despercebida no diagnóstico.

DISPLASIA METATRÓPICA

A displasia metatrópica (OMIM 156530) é um distúrbio autossômico dominante resultante de mutações heterozigóticas de *TRPV4* (receptor de potencial transitório vaniloide família 4), que codifica um canal de cátion permeável ao cálcio. Os recém-nascidos se apresentam com tronco longo e estreito e extremidades curtas. Um apêndice semelhante a uma cauda às vezes se estende a partir da base da coluna. Hipoplasia odontoide é comum e pode ser relacionada à instabilidade cervical. Cifoescoliose aparece no fim da primeira infância e progride ao longo de toda a infância, muitas vezes tornando-se grave o suficiente para comprometer a função cardiopulmonar. As articulações são grandes

[1]N.R.T.: O efeito fundador ou efeito do fundador é um fenômeno de evolução e foi definido por Ernst Mayar como "o estabelecimento de uma nova população por uns poucos fundadores originais, que contém apenas uma pequena fração da variação genética total da população parental".

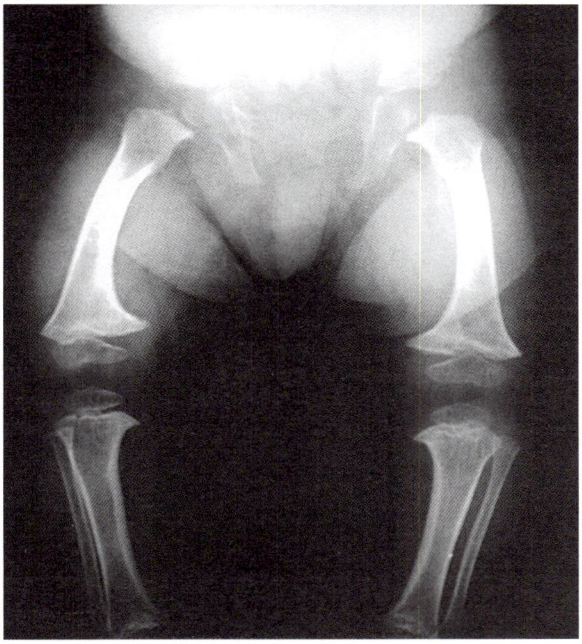

Figura 720.4 **Radiografia dos membros inferiores na hipoplasia cartilagem-cabelo.** Os ossos tubulares são curtos e as metáfises são alargadas e irregulares. As fíbulas são desproporcionalmente longas em comparação com as tíbias. Os colos femorais são curtos.

e tornam-se progressivamente limitadas em mobilidade, exceto nas mãos. Contraturas muitas vezes desenvolvem-se nos quadris e joelhos durante a infância. Apesar de os recém-nascidos gravemente afetados poderem morrer com uma idade jovem por insuficiência respiratória, os pacientes geralmente sobrevivem, embora possam se tornar adultos deficientes devido às deformidades musculoesqueléticas progressivas. A altura dos adultos varia de 110 a 120 cm.

As radiografias esqueléticas demonstram alterações características encabeçadas por platispondilia grave e ossos tubulares curtos com metáfises expandidas e deformadas que exibem uma aparência de halter (Figura 720.5). Os ossos pélvicos são hipoplásicos e exibem uma aparência de alabarda por causa de uma incisura sacrociática pequena e uma incisura acima da margem lateral do acetábulo. A displasia metatrópica está incluída no grupo *TRPV4*.

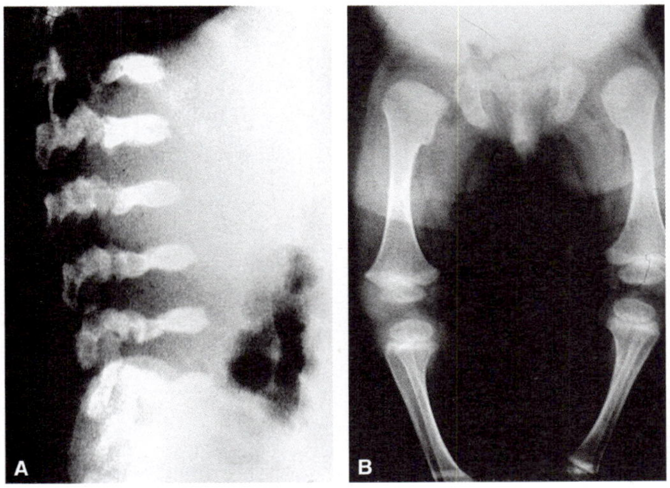

Figura 720.5 **A.** Radiografia lateral da coluna toracolombar na displasia metatrópica demonstra platispondilia grave. **B.** Radiografia das extremidades inferiores na displasia metatrópica demonstra ossos tubulares curtos com metáfises alargadas. Os fêmures apresentam aparência de haltere.

DISPLASIA ESPONDILOMETAFISÁRIA TIPO KOZLOWSKI

O tipo Kozlowski de displasia espondilometafisária (OMIM 184252) é um distúrbio autossômico dominante alélico de displasia metatrópica causado por mutações de *TRPV4*. Essas mutações de *TRPV4* também foram identificadas em braquiolmia autossômica dominante (OMIM 113500), cujo fenótipo é dominado por escoliose progressiva e platispondilia na radiografia, e artropatia digital familiar com braquidactilia (OMIM 606835). Esta última é caracterizada por osteoartrite dolorosa deformante das articulações interfalangianas, metacarpofalangianas e metatarsofalangianas com início após a 1ª década de vida. O restante do esqueleto não é afetado.

O tipo Kozlowski de displasia espondilometafisária manifesta-se no início da infância com baixa estatura leve envolvendo a maior parte do tronco e um andar gingado. As mãos e os pés podem ser curtos e grossos. As radiografias demonstram achatamento de corpos vertebrais. As metáfises dos ossos tubulares são alargadas e irregularmente mineralizadas, especialmente no fêmur proximal. Os ossos pélvicos manifestam hipoplasia leve. Escoliose pode se desenvolver durante a adolescência. É um distúrbio, contrariamente, não complicado, e as manifestações estão limitadas ao esqueleto. Os adultos alcançam alturas de 130 a 150 cm.

DISTÚRBIOS QUE ENVOLVEM FILAMINAS

As mutações de genes que codificam as proteínas filamina A e filamina B foram detectadas em diversos distúrbios de desenvolvimento esquelético: mutações da filamina A em síndromes otopalatodigitais tipo 1 e 2, displasia frontometafisária, síndrome de Melnick-Needles e displasia óssea terminal com defeitos pigmentares (OMIM 311300, 304120, 305620, 309350, 300244); e mutações da filamina B na síndrome de Larsen e atelosteogêneses letais perinatais tipos I e III, displasia espondilocarpotarsal e displasia bumerangue (OMIM 150250, 108720, 108721, 272460, 112310). As filaminas conectam funcionalmente proteínas estruturais extracelulares a intracelulares, ligando assim as células aos seus microambientes locais, o que é essencial para o desenvolvimento esquelético e crescimento.

OSTEOCONDROSES JUVENIS

As osteocondroses juvenis são um grupo heterogêneo de distúrbios no qual alterações regionais no crescimento ósseo causam artropatias não inflamatórias. As osteocondroses juvenis estão resumidas na Tabela 720.1. Alguns pacientes apresentam dor localizada e sensibilidade (doença de Freiberg, doença de Osgood-Schlatter [ver Capítulo 697.4], osteocondrite dissecante [ver Capítulo 697.3]), enquanto outros se apresentam com limitação indolor do movimento articular (doença de Legg-Calvé-Perthes [ver Capítulo 698.3], doença de Scheuermann [ver Capítulo 699.4]). O crescimento ósseo pode ser interrompido, levando a deformidades. O diagnóstico geralmente é confirmado pela

Tabela 720.1 Osteocondroses juvenis.

EPÔNIMO	REGIÃO AFETADA	IDADE NA APRESENTAÇÃO
Doença de Legg-Calvé-Perthes	Epífise da cabeça femoral	3 a 12 anos
Doença de Osgood-Schlatter	Tuberosidade tibial	10 a 16 anos
Doença de Sever	Calcâneo	6 a 10 anos
Doença de Freiberg	Cabeça do segundo metatarso	10 a 14 anos
Doença de Scheuermann	Corpos vertebrais	Adolescência
Doença de Blount	Face medial da epífise proximal da tíbia	Infância ou adolescência
Osteocondrite dissecante	Regiões subcondrais de joelho, quadril, cotovelo e tornozelo	Adolescência

radiologia, e o tratamento é sintomático. Acredita-se que a patogênese destes distúrbios envolva uma necrose isquêmica dos centros de ossificação primários e secundários. Apesar de terem sido publicados casos de formas familiares, esses distúrbios geralmente ocorrem de modo esporádico.

DOENÇA DE CAFFEY (HIPEROSTOSE CORTICAL INFANTIL)

Este é um distúrbio raro de etiologia desconhecida, caracterizado por hiperostose cortical com inflamação da fáscia e músculo contíguos. Geralmente é esporádica, mas foram registrados padrões hereditários autossômico dominante (OMIN 244460) e autossômico recessivo (OMIN 127000). Identificaram-se mutações em *Fam111A* (família com similaridade de sequência 111, membro A) e *TBCE* (chaperona E específica da tubulina) nas formas autossômica dominante e autossômica recessiva, respectivamente. A displasia de Caffey é classificada no grupo de displasia óssea delgada.

O início da doença no período pré-natal e, mais frequentemente, no pós-natal foi registrado. O início pré-natal pode ser leve (autossômico dominante) ou grave (autossômico recessivo). A doença pré-natal grave caracteriza-se por lesões ósseas típicas, polidrâmnio, hidropisia fetal, insuficiência respiratória grave, prematuridade e alto índice de mortalidade. O início no lactente (com menos de 6 meses; média: 10 semanas) é o mais comum; as manifestações incluem irritabilidade de início súbito, edema de tecidos moles contíguos que precede o espessamento cortical dos ossos subjacentes, febre e anorexia. O edema é doloroso com uma induração tipo madeira, mas com calor e rubor mínimos; não há supuração. Existem remissões e recorrências imprevisíveis; um episódio pode durar de 2 semanas a 3 meses. Os ossos mais comumente envolvidos incluem a mandíbula (75%) (Figura 720.6), a clavícula e a ulna. Se o edema não for proeminente ou visível, o diagnóstico pode não ser evidente.

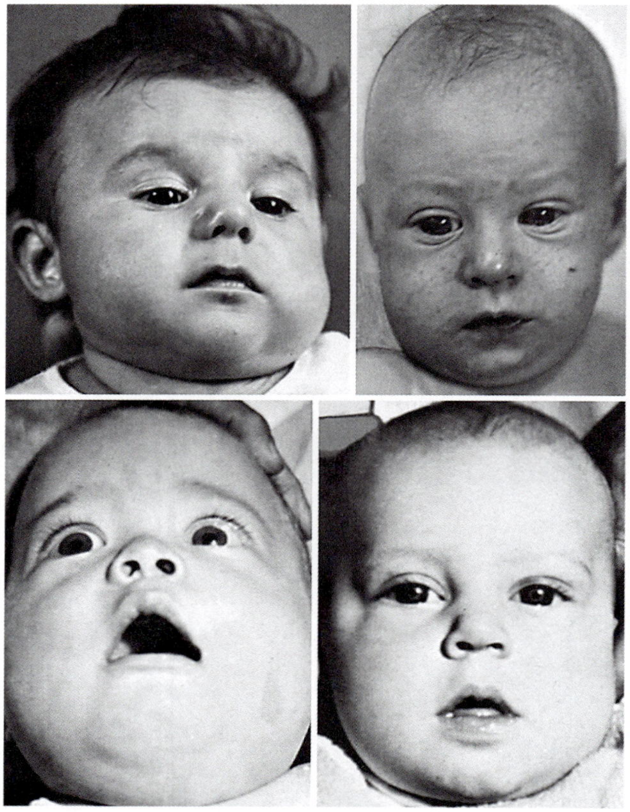

Figura 720.6 **Fácies da hiperostose cortical infantil.** Em quase todos os casos, as alterações apareceram antes do 5º mês de vida. Edema unilateral da bochecha esquerda e lado esquerdo da mandíbula em um lactente de 12 semanas de vida. (*De Slovis TL*: Caffey's pediatric diagnostic imaging, *ed. 11, Philadelphia, 2008, Mosby.*)

As características laboratoriais incluem elevação da velocidade de hemossedimentação e da fosfatase alcalina sérica, bem como, em alguns pacientes, elevação dos níveis séricos de prostaglandina E. Pode haver trombocitose e anemia. As características radiológicas incluem edema de tecidos moles e calcificação e hiperostose cortical (Figura 720.7). Todos os ossos podem ser afetados, exceto as falanges ou corpos vertebrais. O **diagnóstico diferencial** inclui outras causas de hiperostose, como intoxicação crônica por vitamina A, infusão prolongada de prostaglandina E em crianças com doença cardíaca congênita ductal dependente, tumores ósseos primários e escorbuto.

As complicações são raras, mas incluem pseudoparalisia com envolvimento do membro ou escápula, derrames pleurais (costela), torcicolo (clavícula), assimetria mandibular, fusão óssea (costelas ou ulna-rádio) e deformidades ósseas angulares (comuns no início pré-natal grave). O tratamento inclui indometacina e prednisona (quando houver fraca resposta à indometacina).

FIBRODISPLASIA OSSIFICANTE PROGRESSIVA

A fibrodisplasia ossificante progressiva (FOP) (OMIM 135100) é uma doença rara e gravemente incapacitante caracterizada pela formação óssea extraesquelética progressiva em tecidos conjuntivos moles, incluindo músculos, tendões, ligamentos, fáscias e aponeuroses. Com exceção da deformidade dos grandes dedos dos pés, os lactentes são normais no nascimento. Há episódios de edema de tecido mole doloroso com inflamação que geralmente começa na primeira infância, que inicialmente envolve a parte superior da região dorsal e pescoço e, posteriormente, todo o tronco e extremidades. Episódios repetidos (surtos) lentamente transformam os tecidos moles em bandas ou placas ósseas que se estendem por articulações e limitam progressivamente o movimento e a mobilidade. Os episódios são, muitas vezes, desencadeados por lesões, injeções intramusculares e infecções virais. A maioria dos pacientes é limitada à cadeira de rodas no fim de sua adolescência. A média de vida é de aproximadamente 40 anos, com a morte geralmente resultante de complicações de insuficiência cardíaca.

A FOP resulta de mutações heterozigotas de ativação do gene (*ACVR1*) que codifica a proteína morfogenética óssea (BMP; do inglês, *bone morphogenetic protein*) receptora tipo I, receptor de activina A tipo I (*ALK2*). Os pacientes com FOP clássica têm a mesma mutação *missense* de *ACVR1*, o que aumenta a sinalização de BMP que, por sua vez, induz a inflamação e a ossificação endocondral aberrante por meio de mecanismos que não são bem compreendidos. Os fatores ambientais, tais como as lesões traumáticas, desempenham um papel importante no desencadeamento destes eventos. As mutações de *ACVR1*

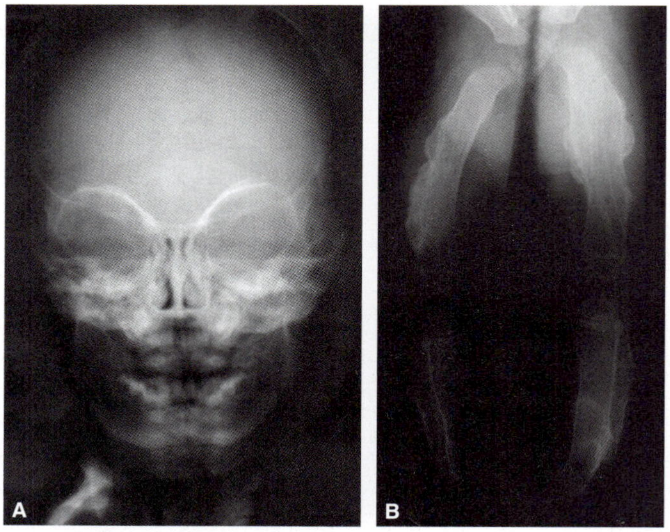

Figura 720.7 **A.** Radiografia de um lactente com 5 meses mostra hiperostose da mandíbula. **B.** Radiografia de um lactente com 5 meses mostra hiperostose em ambas as pernas. (*De Kamoun-Goldrat A, le Merrer M: Infantile cortical hyperostosis (Caffey disease): a review.* J Oral Maxillofac Surg *66:2145-2150, 2008, Figs. 1 and 2.*)

geralmente ocorrem esporadicamente, porém raramente observa-se transmissão autossômica dominante. A FOP é classificada no grupo de desenvolvimento desordenado dos componentes do esqueleto.

Não há tratamento definitivo para a FOP. O tratamento de suporte inclui evitar atividades físicas propensas a lesões traumáticas, injeções intramusculares, incluindo imunizações e estiramento excessivo da mandíbula durante procedimentos odontológicos. Corticosteroides e outros agentes anti-inflamatórios reduzem a inflamação durante os surtos. Os estudos da FOP em modelos animais sugerem que os inibidores da quinase tipo I da BMP e agonistas de receptor de ácido retinoico gama, bloqueadores da condrogênese (o passo inicial na ossificação endocondral), podem ser úteis na terapia futura. Um estudo de FOP animal indicou que o ALK2 mutante responde à ativina A, induz a sinalização canônica de BMP e leva à formação de osso heterotópico, fornecendo um possível alvo terapêutico adicional. Notavelmente, o agonista de receptor de ácido retinoico gama palovarotene está sendo testado em um ensaio clínico na fase 2 (NCT02190747) em andamento com pacientes com FOP.

A bibliografia está disponível no GEN-io.

Capítulo 721

Osteogênese Imperfeita

Joan C. Marini

A **osteoporose** é uma fragilidade do sistema esquelético e uma suscetibilidade a fraturas dos ossos longos ou compressões vertebrais por traumatismo mínimo ou sem importância (ver Capítulo 726). A **osteogênese imperfeita (OI)** é popularmente conhecida como doença dos ossos frágeis, cuja causa genética mais comum é uma alteração generalizada do tecido conjuntivo. O espectro da OI é extremamente amplo, variando de formas letais no período perinatal até uma forma leve na qual o diagnóstico pode ser de difícil reconhecimento em um adulto.

ETIOLOGIA

Defeitos estruturais ou quantitativos no colágeno tipo I causam o espectro clínico completo da OI (tipos I a IV). O colágeno do tipo I é o principal componente da matriz extracelular, dos ossos e da pele. De 15 a 20% dos pacientes clinicamente indistinguíveis da OI não possuem defeito molecular no colágeno tipo I (Tabela 721.1). Esses casos são provocados por defeitos em genes cujos produtos proteicos interagem com o colágeno tipo I. Um grupo de pacientes tem um colágeno supermodificado, com as alterações bioquímicas semelhantes àqueles com defeitos estruturais do colágeno e displasia óssea da OI grave ou letal. Esses casos são causados por mutações nulas recessivas em qualquer um dos três componentes do complexo colágeno prolil 3-hidroxilação, prolil 3-hidroxilase 1 (codificado pelo gene *LEPRE1* no cromossomo 1p34.1) ou suas proteínas associadas, CRTAP ou ciclofilina B (CyPB, codificada por *PPIB*). Um segundo conjunto de casos, sem defeitos no colágeno, tem o colágeno bioquimicamente normal. Defeitos em *IFITM5* e *SERPINF1* são responsáveis por alterações na mineralização nos tipos V e VI da OI, enquanto mutações no *SERPINH1*, que codifica o acompanhante de colágeno HSP47 e *FKBP10*, que codifica a peptidil-prolil *cis-trans* isomerase FKBP65, causam tipos X e XI da OI, respectivamente. As mutações raras em *BMP1* e a enzima que processa o propeptídeo C do colágeno tipo I também causam uma forma recessiva de OI. O conjunto mais recente de genes adicionados ao painel causativo de OI recessiva (*SP7*, OI tipo XIII; *TMEM38B*, OI tipo XIV; *WNT1*, OI tipo XV; *CREB3L1*, OI tipo XVI, *SPARC*, OI tipo XVII e *MBTPS2*, OI tipo XVIII) não só estão envolvidos na diferenciação de osteoblastos, mas também afetam a síntese de colágeno e ligações cruzadas. Há raros indivíduos com OI cujo defeito genético não está em um gene causador conhecido.

Tabela 721.1 Tipos de osteogênese, defeitos genéticos e fenótipos.

TIPOS DE OSTEOGÊNESE IMPERFEITA	HERANÇA	DEFEITO GENÉTICO	PROTEÍNA DEFEITUOSA
DEFEITOS NA SÍNTESE E ESTRUTURA DO COLÁGENO			
Tipos I, II, III, IV	AD	*COL1A1* ou *COL1A2*	Colágeno α1(1) ou α2(1)
DEFEITOS NA MINERALIZAÇÃO ÓSSEA			
Tipo V	AD	*IFITM5*	BRIL
Tipo VI	AR	*SERPINF1*	PEDF
DEFEITOS NA MODIFICAÇÃO DO COLÁGENO			
Tipo VII	AR	*CRTAP*	CRTAP
Tipo VIII	AR	*LEPRE1*	P3H1
Tipo IX	AR	*PPIB*	PPIB (CyPB)
DEFEITOS NO PROCESSAMENTO E LIGAÇÕES CRUZADAS DO COLÁGENO			
Tipo X	AR	*SERPINH1*	HSP47
Tipo XI	AR	*FKBP10*	FKBP65
Não classificado	AR	*PLOD2*	LH2
Tipo XII	AR	*BMP1*	BMP1
DEFEITOS NA DIFERENCIAÇÃO E FUNÇÃO DE OSTEOBLASTOS			
Tipo XIII	AR	*SP7*	SP7 (OSTERIX)
Tipo XIV	AR	*TMEM38B*	TRIC-B
Tipo XV	AR/AD	*WNT1*	WNT1
TipoXVI	AR	*CREB3L1*	OASIS
Tipo XVII	AR	*SPARC*	SPARC (Osteonectina)
Tipo XVIII	XR	*MBTPS2*	PS2

AD, autossômica dominante; AR, autossômica recessiva, XR, recessivo ligado ao cromossomo X. (De Kang H, Aryal ACS, Marini JC: Osteogenesis imperfecta: new genes reveal novel mechanisms in bone dysplasia. *Transl Res* 181:27-48, 2017, Table 1, p. 29.)

EPIDEMIOLOGIA

As formas autossômicas dominantes da OI ocorrem igualmente em todos os grupos raciais e étnicos, enquanto as formas recessivas ocorrem predominantemente em grupos étnicos com casamentos consanguíneos, ou como um efeito em populações isoladas. A mutação originária do oeste africano para o tipo VIII da OI tem uma frequência de 1 portador em 200 a 300 entre os afro-americanos. A incidência coletiva de todos os tipos de OI detectáveis na infância é de aproximadamente 1 em 20.000. Há uma incidência similar da forma leve da OI tipo I.

PATOLOGIA

As mutações estruturais do colágeno causam ossos globalmente anormais na OI. A matriz óssea contém fibrilas de colágeno tipo I anormal e níveis relativamente elevados de colágeno tipos III e V. Várias proteínas não colágenas da matriz óssea também estão reduzidas. As células ósseas contribuem para a patologia da OI, com a diferenciação anormal dos osteoblastos e aumento do número de osteoclastos ativos de reabsorção óssea. Os cristais de hidroxiapatita depositados nessa matriz são mal alinhados com o longo eixo de fibrilas e há uma hipermineralização paradoxal óssea.

PATOGÊNESE

O colágeno do tipo I é um heterotrímero constituído de 2 cadeias α1(I) e 1 cadeia α2(I). As cadeias são sintetizadas como moléculas de procolágeno com extensões globulares curtas em ambas as extremidades do domínio helicoidal central. O domínio helicoidal é composto por repetições ininterruptas da sequência Gly-X-Y, em que Gly é glicina, X frequentemente é prolina e Y muitas vezes é hidroxiprolina. A presença de glicina em cada terceiro resíduo é crucial para a formação das hélices, porque a sua pequena cadeia lateral pode ser acomodada no interior da hélice. As cadeias são montadas em trímeros nas suas extremidades carboxil; a formação da hélice prossegue então linearmente em uma direção carboxil para amino. Concomitante com o conjunto da hélice e sua formação, os resíduos de prolina e da lisina helicoidais são hidroxilados pela prolil 4-hidroxilase e lisil-hidroxilase e alguns resíduos de hidroxilisina são glicosilados.

Os defeitos estruturais do colágeno são predominantemente de dois tipos: 80% são mutações pontuais que provocam substituições de resíduos de glicina helicoidais ou resíduos cruciais do propeptídeo C por outros aminoácidos, e 20% são defeitos de *splicing* de éxons individuais. O tipo I da OI clinicamente leve tem um defeito quantitativo, com mutações nulas no alelo 1 α1(I) que conduz a uma quantidade reduzida de colágeno normal.

As substituições da glicina nas duas cadeias α têm relações genótipo-fenótipo distintas. Um terço das mutações na cadeia α_1 são letais, e aquelas em α2(I) são predominantemente não letais. Duas regiões letais em α1(I) alinham com as principais regiões de ligação do ligante do colágeno da hélice. As mutações letais em α2(I) ocorrem em oito conjuntos espaçados regularmente ao longo da cadeia, que se alinham-se com as regiões de proteoglicanos da matriz de ligação na fibrila de colágeno.

A OI clássica (Sillence tipos I-IV) é uma doença autossômica dominante, assim como é a OI tipo V. Algumas recorrências familiares de OI são causadas por mosaicismo parental para mutações dominantes do colágeno. Na América do Norte, 7 a 10% dos casos novos correspondem à OI recessiva. Os três tipos recessivos são causados por mutações nulas nos genes que codificam os componentes do colágeno do complexo prolil 3-hidroxilação no retículo endoplasmático (*LEPRE1*, *CRTAP* ou *PPIB*). Ainda não está claro se é a ausência do próprio complexo, ou a sua modificação, a característica crucial desses tipos de OI recessivas. Outros tipos recessivos são causados por mutações nulas em genes cujos produtos estão envolvidos no enovelamento do colágeno (*SERPINH1*, *FKBP10*), ou na mineralização (*SERPINF1*), ou defeitos na diferenciação e função de osteoblastos (*SP7*, *TMEM38B*, *WNT1*, *CREB3L1*, *SPARC*, *MBTPS2*).

MANIFESTAÇÕES CLÍNICAS

A OI clássica foi descrita com a tríade de ossos frágeis, esclera azulada e surdez precoce, embora a maioria dos casos não tenha todas essas características. A classificação de Sillence divide a OI em quatro tipos com base em critérios clínicos e radiográficos. Os tipos V e VI foram posteriormente propostos com base nas distinções histológicas. Os tipos subsequentes VII-XVIII foram baseados na identificação do defeito molecular, seguido pela descrição clínica.

Osteogênese imperfeita tipo I (leve)

A OI tipo I é muitas vezes suficientemente leve e é encontrada em grandes linhagens. Muitas famílias com o tipo I têm esclera azulada, fraturas recorrentes na infância e perda auditiva pré-senil (*i. e.*, no início da fase adulta – 30 a 60%). Ambos os tipos I e IV são divididos em subtipos A e B, dependendo da ausência (A) ou presença (B) da **dentinogênese imperfeita**, um tipo de displasia dentinária que resulta em descoloração (geralmente azul, cinza ou âmbar), dentes translúcidos que desgastam rapidamente ou quebram. Outras possíveis anormalidades do tecido conjuntivo incluem as articulações hiperextensíveis, ferimento fácil, pele fina, frouxidão ligamentar, escoliose, ossos vormianos, hérnia e estatura levemente baixa em comparação com os familiares. As fraturas resultam de traumatismo leve a moderado, mas diminuem após a puberdade.

Osteogênese imperfeita tipo II (perinatal letal)

Os lactentes com OI tipo II podem nascer mortos ou morrer no primeiro ano de vida. O peso ao nascer e o comprimento são pequenos para a idade gestacional. Há extrema fragilidade do esqueleto e de outros tecidos conjuntivos. Existem várias fraturas intrauterinas dos ossos longos, que têm uma aparência amassada nas radiografias. Há micromelia marcante e encurvamento das extremidades; as pernas são mantidas abduzidas em ângulo reto com o corpo na posição das pernas de rã. Múltiplas fraturas das costelas criam uma aparência frisada, e o pequeno tórax contribui para a insuficiência respiratória. O crânio é grande para o tamanho do corpo, com fontanelas anteriores e posteriores amplas. As escleras são azul-escuras acinzentadas. O córtex cerebral tem múltipla migração neuronal e outros defeitos (agiria, gliose, leucomalacia periventricular).

Osteogênese imperfeita tipo III (deformação progressiva)

A OI tipo III é a forma não letal mais grave da OI e resulta em deficiência física significativa. O peso e o comprimento ao nascer são frequentemente abaixo da normalidade. As fraturas geralmente ocorrem no útero. Há macrocefalia relativa e fácies triangular (Figura 721.1). Após o nascimento, as fraturas decorrem de traumatismos mínimos e consolidam-se com deformidades. A desorganização da matriz óssea resulta em uma aparência de "pipoca" na metáfise (Figura 721.2). A caixa torácica apresenta alargamento na base, e uma deformidade

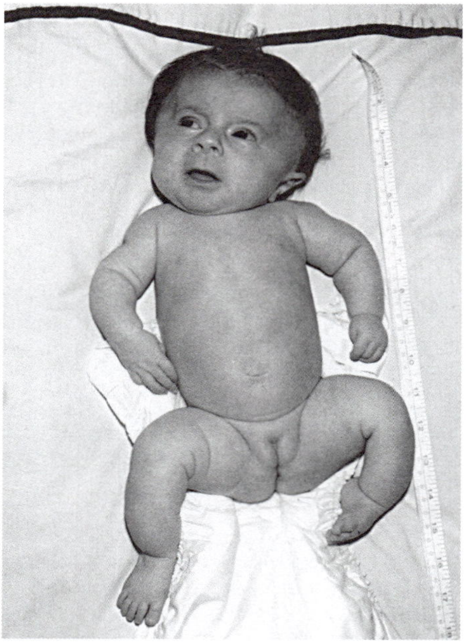

Figura 721.1 Criança com osteogênese imperfeita tipo III exibindo extremidades curvadas encurtadas, deformidade torácica e macrocefalia relativa.

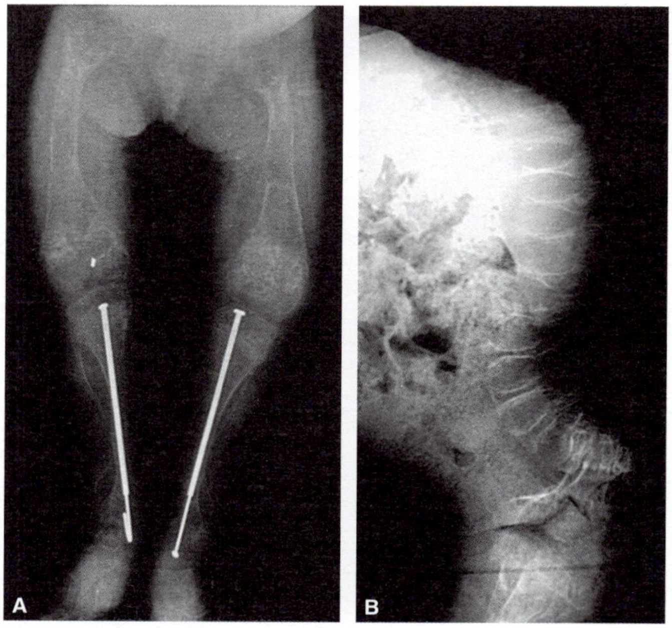

Figura 721.2 Características típicas das radiografias da osteogênese imperfeita tipo III em uma criança de 6 anos. **A.** Ossos longos inferiores são osteoporóticos, com alargamento metafisário, formação de "pipoca" nas placas de crescimento e colocação de hastes intramedulares. **B.** Corpos verticais estão comprimidos e osteoporóticos.

torácica (*pectus*) é frequente. Praticamente todos os pacientes do tipo III têm escoliose e compressão vertebral. O crescimento cai abaixo da curvatura no 1º ano de vida; todos os pacientes do tipo III têm baixa estatura extrema. A tonalidade da esclera varia de branca a azul. A dentinogênese imperfeita, a perda auditiva e a cifoescoliose podem estar presentes ou se desenvolver ao longo do tempo.

Osteogênese imperfeita tipo IV (moderadamente grave)

Os pacientes com OI tipo IV podem apresentar-se, ao nascimento, com fraturas intraútero ou encurvamento dos ossos longos inferiores. Eles também podem apresentar-se com fraturas recorrentes após a deambulação e a estatura varia de normal a baixa moderada. A maioria das crianças tem encurvamento moderado, mesmo com fraturas não frequentes. Crianças com OI tipo IV requerem intervenção ortopédica e reabilitação, mas elas geralmente são capazes de atingir habilidades de locomoção social. As taxas de fratura diminuem após a puberdade. Radiograficamente, elas são osteoporóticas e têm alargamento metafisário e compressões vertebrais. A tonalidade da esclera pode ser azul ou branca.

Osteogênese imperfeita tipo V (calo hiperplásico) e hiperosteoidose tipo VI (defeito de mineralização)

Os pacientes com OI tipos V e VI clinicamente têm OI com gravidade esquelética semelhante aos tipos IV e III, respectivamente, mas eles têm resultados distintos na histologia óssea. Os pacientes tipo V também costumam ter alguma combinação de calos hiperplásicos, calcificação da membrana interóssea do antebraço e/ou uma banda metafisária radiodensa. Eles constituem menos de 5% dos casos de OI. Todos os pacientes com o tipo V de OI são heterozigóticos para a mesma mutação em *IFITM5*, a qual gera um novo códon de iniciação para a proteína óssea BRIL. A OI não se manifesta no nascimento. Eles têm a histologia óssea anômala com amplas emendas osteoides e lamelação em escama de peixe sob a luz polarizada, causada pela deficiência do fator derivado do epitélio pigmentar codificado por *SERPINF1*. Os tipos V e VI estão conectados nas vias dos osteoblastos intracelulares – os transcritos de *SERPINF1* estão aumentados na OI tipo V, enquanto os transcritos de *IFITM5* estão reduzidos no OI tipo VI.

Osteogênese imperfeita tipos VII, VIII e IX (autossômica recessiva)

Os pacientes com OI tipos VII e VIII sobrepõem-se clinicamente com os tipos II e III, mas têm características distintas, incluindo esclera branca, rizomelia e circunferência da cabeça variando de pequena a normal. A crianças sobreviventes têm osteocondrodisplasia grave, com baixa estatura extrema e escore z de L1-L2 no intervalo −6 a −7 na absorciometria de dupla emissão com fonte de raios X (DXA). A OI tipo IX é muito rara (apenas oito casos notificados). A gravidade é bastante variável, desde letal a moderadamente grave. Estas crianças têm esclera branca, mas não têm rizomelia.

Osteogênese imperfeita tipos X e XI (autossômica recessiva)

Houve vários relatos de OI grave a letal tipo X causada por defeitos que afetam o domínio inibidor da endopeptidase do tipo serina da HSP47. Esse domínio é responsável pela função da chaperona HSP47, que ajuda a manter o estado dobrado dos heterodímeros de procolágeno. HSP47 e FKBP65, a proteína responsável pela OI tipo XI, cooperam na síntese de colágeno. A OI tipo XI é uma forma recessiva mais prevalente com fenótipo esquelético de moderado a grave, incluindo esclera branca e dentes normais. Contraturas congênitas das grandes articulações podem ocorrer com as mesmas mutações que causam apenas fragilidade esquelética, mesmo em grupo de irmãos. Na extremidade oposta do espectro, uma deleção de um único resíduo de tirosina causa a síndrome de Kuskokwim, uma alteração de contratura congênita com achados vertebrais muito discretos e osteopenia. Os defeitos em *FKBP10* diminuem a ligação cruzada de colágeno na matriz porque FKBP65 é a foldase para a lisil-hidroxilase 2, que hidroxila resíduos de telopeptídeos de colágeno importantes para a ligação cruzada.

Osteogênese imperfeita com alta massa óssea (clivagem do propeptídeo C no procolágeno)

As mutações autossômicas dominantes no lugar da clivagem do propeptídeo C no procolágeno, ou defeitos recessivos na enzima responsável pela sua clivagem, causam a fragilidade óssea com densidade óssea normal ou elevada no escore z na DXA. Os indivíduos com mutações dominantes têm estatura normal, esclera e dentes brancos e OI de leve a moderada. As mutações nulas em *BMP1* conduzem a um fenótipo esquelético mais grave com baixa estatura, escoliose e deformidade óssea, devido ao *BMP1* ter outros substratos além do colágeno tipo I.

Defeitos na diferenciação de osteoblastos (OI tipos XIII a XVIII)

O agrupamento funcional mais recente de genes que causam OI recessiva (tipos XIII a XVIII) afeta a diferenciação de osteoblastos e está relacionado ao colágeno. O *SP7* (OI tipo XIII) regula a diferenciação de osteoblastos e é crítico para a formação óssea. Os defeitos do *TMEM38B* (OI tipo XIV) são clinicamente indistinguíveis da OI do tipo IV. O *TMEM38B* codifica o canal catiônico de membrana do retículo endoplasmático TRIC-B, que afeta o fluxo de cálcio do retículo endoplasmático para o citoplasma. Como muitas enzimas envolvidas no metabolismo do colágeno são dependentes de cálcio, a síntese de colágeno é globalmente desregulada na ausência de TRIC-B, com significativa retenção intracelular. A modificação pós-traducional do colágeno também é prejudicada, levando à sub-hidroxilação da hélice do colágeno. Os defeitos recessivos em *WNT1* (OI tipo XV) causam OI grave com deformação progressiva. A ativação da via de sinalização Wnt através do receptor Frizzled na superfície dos osteoblastos aumenta a massa óssea, mas a deficiência de Wnt diminui a massa óssea. O SPARC (OI tipo XVII), também conhecido como osteonectina, é um componente glicoproteico da matriz extracelular. Defeitos em resíduos importantes para a ligação do SPARC ao colágeno foram relatados em dois casos de OI moderada a grave.

Os genes *MBTPS2* e *CREB3L1*, responsáveis pela OI tipos XVIII e XVI, respectivamente, codificam proteínas envolvidas na proteólise intramembrana regulada (PIR). O *MBTPS2* codifica a protease transmembrana do sítio 2 da proteína de Golgi (PS2), que age sucessivamente com PS1 para ativar moléculas reguladoras em momentos de estresse celular. OASIS, codificado por *CREB3L1*, é um substrato PIR.

Curiosamente, substituições *missense* em PS2 em pacientes OI resultam em sub-hidroxilação do resíduo de colágeno, importante para *cross linking* de colágeno na matriz, prejudicando a resistência óssea. Em camundongos com OASIS ausente, a transcrição do colágeno se mostrou comprometida.

OUTROS GENES DA OSTEOGÊNESE IMPERFEITA

Uma porcentagem muito pequena dos pacientes com OI tem displasia óssea que não pode ser explicada por mutações nos genes descritos anteriormente.

ACHADOS LABORATORIAIS

O sequenciamento do DNA é o primeiro teste laboratorial para diagnóstico; vários laboratórios de sequenciamento certificados pelo Clinical Laboratory Improvement Amendments (CLIA) oferecem painéis para testar a OI dominante e recessiva. A identificação da mutação é útil para determinar com certeza o tipo e para facilitar a triagem familiar e o diagnóstico pré-natal. É também possível a varredura da OI tipo VI por determinação do nível sérico do fator derivado do pigmento epitelial, que está muito reduzido nesse tipo.

Se fibroblastos da derme forem obtidos, esses podem ser úteis para a determinação do quantitativo de transcritos do gene candidato e também para testes bioquímicos de colágeno, que é positivo na maioria dos casos de OI tipos I a IV e IX e em todos os casos de OI VII/VIII. Na OI tipo I, a quantidade reduzida de colágeno tipo I resulta em um aumento na relação do colágeno tipo III com o colágeno tipo I na eletroforese em gel.

A OI grave pode ser detectada no pré-natal por ultrassonografia nível II em torno de 16 semanas de gestação. A OI e a displasia tanatofórica podem ser confundidas. A ultrassonografia pode não detectar a OI tipo IV e raramente detecta a OI tipo I. Para os casos recorrentes, a biopsia das vilosidades coriônicas pode ser utilizada para os estudos bioquímicos ou moleculares. Os amniócitos produzem estudos bioquímicos falso-positivos, mas podem ser usados para estudos moleculares em casos apropriados.

No período neonatal, os níveis de fosfatase alcalina normais a elevados presentes na OI distinguem-na da hipofosfatasia. Durante o período de escolaridade, as crianças com OI VI apresentam níveis séricos elevados de fosfatase alcalina.

COMPLICAÇÕES

A morbidade e a mortalidade da OI são devido ao envolvimento cardiopulmonar. As pneumonias recorrentes e a função pulmonar em declínio ocorrem na infância e o *cor pulmonale* é visto em adultos.

As complicações neurológicas incluem invaginação basilar, compressão do tronco encefálico, hidrocefalia e siringo-hidromielia. A maioria das crianças com os tipos de OI III e IV têm invaginação basilar, mas a compressão do tronco encefálico é incomum. A invaginação basilar é melhor detectada com TC helicoidal da junção craniocervical (Figura 721.3).

TRATAMENTO

Não há cura para a OI. Para OI não letal grave, a reabilitação física ativa nos primeiros anos de vida permite que as crianças atinjam um nível funcional mais elevado do que o manuseio ortopédico isolado. As crianças com OI tipo I e algumas com tipo IV deambulam espontaneamente. As crianças com OI tipos III, IV, V, VI e XI se beneficiam de andadores ortopédicos e um programa de natação e condicionamento. Os pacientes gravemente afetados requerem uma cadeira de rodas para a mobilidade social, mas podem adquirir habilidades de transferência e de autocuidado. Os adolescentes com OI podem exigir apoio psicológico em relação às questões de imagem corporal. O hormônio do crescimento melhora a histologia óssea em crianças que apresentam resposta ao crescimento (geralmente tipos I e IV).

O acompanhamento ortopédico da OI é destinado ao tratamento de fraturas e correção das deformidades para habilitar a função. As fraturas devem ser imediatamente imobilizadas com talas ou gesso; as fraturas na OI se consolidam bem, e a retirada do gesso deve ter como objetivo minimizar a osteoporose por imobilização. A correção das deformidades dos ossos longos requer um procedimento de osteotomia e a colocação de uma haste intramedular.

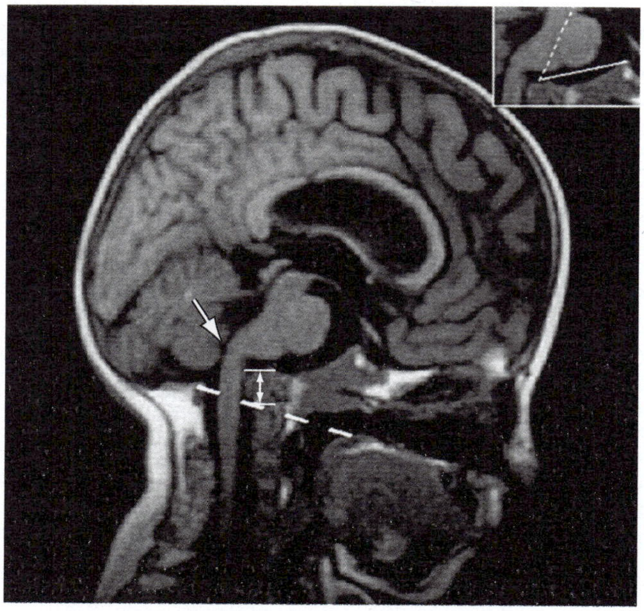

Figura 721.3 Característica típica de invaginação basilar mostrada na RM sagital de uma criança assintomática com osteogênese imperfeita tipo III. Há invaginação do odontoide acima da linha de Chamberlain, causando compressão e torção na junção pontomedular (*seta*).

Um curso de vários anos de tratamento de crianças com OI com bisfosfonatos (pamidronato IV ou alendronato oral ou risedronato) confere alguns benefícios. Os bisfosfonatos diminuem a reabsorção do osso pelos osteoclastos; os pacientes com OI têm o volume ósseo aumentado apesar do colágeno defeituoso. Os bisfosfonatos são mais benéficos para as vértebras (osso trabecular) do que para os ossos longos (osso cortical). O tratamento por 1 a 2 anos resulta em aumento na absorciometria de dupla emissão com fonte de raios X (DXA) de L1 a L4 e, mais importante, melhora as compressões nas vértebras e região afetada. No entanto, o acompanhamento de crianças tratadas com bisfosfonatos mostrou que a incidência de escoliose não é alterada, mesmo em crianças tratadas precocemente, embora tenha havido um atraso modesto na progressão do tipo III de OI. O risco relativo de fraturas dos ossos longos é discretamente diminuído por vários anos de bisfosfonatos. No entanto, as propriedades do material dos ossos longos são enfraquecidas pelo tratamento prolongado e agravamento da não consolidação após osteotomia. Não há efeito dos bisfosfonatos nos escores de mobilidade, força muscular ou dor óssea. Limitar a duração do tratamento entre 2 e 3 anos até meados da infância pode maximizar os benefícios e minimizar o prejuízo para as propriedades do material cortical. Os benefícios parecem persistir por vários anos após o período do tratamento e a alternância de intervalos de tratamento, assim como de fármacos, pode ser benéfica. Os efeitos colaterais incluem a remodelação anormal dos ossos longos, aumento da incidência da não consolidação das fraturas e fragilidade óssea semelhante à osteopetrose.

PROGNÓSTICO

A OI é uma condição crônica que limita tanto a expectativa de vida quanto a capacidade funcional. Os lactentes com OI tipo II geralmente morrem dentro de alguns meses a 1 ano de vida. Uma criança de ocorrência ocasional com radiografia do tipo II e deficiência de crescimento extremo sobrevive até a adolescência. Pessoas com OI tipo III têm uma expectativa de vida reduzida com grupos de mortalidade por causas pulmonares na primeira infância, na adolescência e aos 40 anos. As OI tipos I, IV e V são compatíveis com elevada expectativa de vida. Há relatos de indivíduos mais velhos com o tipo VIII já na terceira década, e alguns com o tipo XI na quarta década. O prognóstico a longo prazo para os tipos mais recessivos ainda é emergente, e muitos adultos com OI não realizaram testes moleculares.

Os indivíduos com OI tipo III são geralmente dependentes de cadeira de rodas. Com a reabilitação intensiva, eles podem atingir habilidades de transferência e locomoção doméstica. As crianças com OI tipo IV costumam obter habilidades de locomoção social de maneira independente ou com andadores ortopédicos.

ACONSELHAMENTO GENÉTICO

Para a OI autossômica dominante, o risco de um indivíduo afetado passar o gene para a sua descendência é de 50%. Uma criança afetada geralmente tem aproximadamente a mesma gravidade da OI que os pais; no entanto, existe uma variabilidade de expressão e o estado da criança pode ser mais ou menos grave do que o dos pais. O risco de recorrência empírica para um casal aparentemente não afetado de ter um segundo filho com OI é de 5 a 7%; esta é a chance estatística de que um dos pais tenha um mosaicismo germinal. A mutação do colágeno no progenitor com mosaico está presente em algumas células germinais e pode estar presente em tecidos somáticos. Se um dos pais for portador de mosaico, o risco de recorrência pode ser tão elevado quanto 50%.

Para a OI recessiva, o risco de recorrência é de 25% por gestação. Até o momento nenhum indivíduo conhecido com OI grave não letal recessiva teve um filho.

A bibliografia está disponível no GEN-io.

Capítulo 722

Síndrome de Marfan

Jefferson J. Doyle, Alexander J. Doyle e Harry C. Dietz III

A síndrome de Marfan (SMF) é uma doença hereditária sistêmica, do tecido conjuntivo, causada por mutações no gene que codifica a proteína fibrilina-1 da matriz extracelular (MEC). Ela está associada principalmente a patologias esqueléticas, cardiovasculares e oculares. O diagnóstico é baseado em achados clínicos, alguns dos quais são dependentes da idade.

EPIDEMIOLOGIA

A incidência relatada é de 1 em cada 10.000 nascidos vivos e aproximadamente um quarto dos casos é esporádica. Esta alteração mostra uma herança autossômica dominante, com alta penetrância, mas expressão variável; tanto a variação clínica interfamiliar como a intrafamiliar são comuns. Não há preferência racial ou de gênero.

PATOGÊNESE

A SMF está associada a anormalidade na produção, deposição na matriz e/ou estabilidade da fibrilina-1, uma proteína da MEC de 350 kDa que é o principal constituinte de microfibrilas, com ruptura proeminente de microfibrilas e fibras elásticas em tecidos doentes. O *locus* da *fibrilina-1* (*FBN1*) reside no braço longo do cromossomo 15 (15q21), e o gene é composto por 65 éxons. A análise da ligação indica uma ausência de heterogeneidade do *locus* e o envolvimento de *FBN1* foi demonstrado em mais de 90% dos casos, com mais de 1.000 mutações identificadas causadoras da doença até o momento (a maioria das quais são mutações pontuais *missense* e exclusivas para determinada família). Com exceção de um início precoce e apresentações graves da doença associada a algumas mutações nos éxons 26-27 e 31-32, nenhuma correlação clara genótipo-fenótipo foi identificada. Existe considerável variabilidade intrafamiliar, genética, epigenética, ambiental, ou outros fatores não identificados, que podem influenciar a expressão da doença.

A SMF era tradicionalmente considerada como resultado de uma deficiência estrutural dos tecidos conjuntivos. A fibrilina-1 reduzida foi cogitada como a causadora de um desarranjo primário na deposição de fibras elásticas, porque tanto a pele como a aorta dos pacientes afetados apresentam diminuição da elastina, juntamente com fragmentação de fibras elásticas. Em resposta ao estresse (assim como forças hemodinâmicas na aorta proximal), órgãos afetados foram considerados por manifestar essa insuficiência estrutural com degeneração acelerada. No entanto, foi difícil conciliar certas manifestações da doença, como crescimento excessivo ósseo, dismorfismo craniofacial e baixa massa muscular, ou depósitos de gordura, com esse modelo de deficiência estrutural.

A família das citocinas do fator de crescimento transformador beta (*TGF*-β) influencia um repertório diverso de processos celulares, incluindo a proliferação celular, a migração, a diferenciação, a sobrevivência e a atividade sintética. Os ligantes do *TGF*-β (*TGF*-β1, -β2, ou -β3) são sintetizados na forma de complexos precursores inativos e removidos pelas proteínas da MEC, incluindo a fibrilina-1. Os camundongos heterozigóticos para a mutação no gene da fibrilina-1, típica daquelas que causam a SMF em seres humanos, apresentam muitas das características clássicas da SMF, incluindo aneurisma da raiz da aorta, o qual está associado a uma assinatura tecidual para aumentar a sinalização de TGF-β, sugerindo que a falha na remoção do TGF-β latente pela fibrilina-1 da MEC leve a um aumento da ativação e da sinalização do TGF-β. Além disso, o antagonismo farmacológico da sinalização do TGF-β melhora o aneurisma aórtico em modelos de ratos com SMF, demonstrando que a alta sinalização pelo TGF-β é uma causa, em vez de uma consequência da progressão da doença.

A sinalização aberrante pelo TGF-β também pode desempenhar um papel no espectro mais amplo das manifestações da SMF. O aumento da sinalização pelo TGF-β tem sido observado em outros tecidos de camundongos com SMF, incluindo no pulmão em desenvolvimento, na valva mitral e no músculo esquelético. O tratamento desses camundongos com agentes que antagonizam o TGF-β atenua ou previne o enfisema pulmonar, a degeneração mixomatosa da valva mitral e a miopatia do músculo esquelético. O papel proeminente da desregulação do TGF-β na patogênese da SMF foi ainda validado pela descoberta e caracterização de outra síndrome de aneurisma da aorta, a **síndrome de Loeys-Dietz (SLD)**, em que os pacientes têm mutações nos receptores para o TGF-β e compartilham diversos aspectos clínicos sobrepostos com a SMF (ver Diagnóstico diferencial). Isso é ainda apoiado por dados que mostram que a **síndrome de Shprintzen-Goldberg (SGS)**, que mostra sobreposição fenotípica com SMF e SLD, é causada por mutações no SKI, um repressor conhecido da via de sinalização do TGF-β.

MANIFESTAÇÕES CLÍNICAS

A SMF é uma doença sistêmica, com manifestações principais nos sistemas esquelético, cardiovascular e ocular.

Sistema esquelético

O crescimento excessivo dos ossos longos (**dolicostenomelia**) é muitas vezes a manifestação mais evidente da SMF e pode produzir uma relação reduzida entre o segmento superior e o segmento inferior (SS/SI), ou uma envergadura, em relação à altura > 1,05 vez. As taxas anormais são SS/SI < 1 para idades entre 0 e 5 anos, SS/SI < 0,95 para idades entre 6 e 7 anos, SS/SI < 0,9 para idades entre 8 e 9 anos e < 0,85 para idades acima de 10 anos. A deformidade torácica anterior é provavelmente o resultado de um crescimento excessivo das costelas, empurrando o esterno, quer para fora (***pectus carinatum***), ou para dentro (***pectus excavatum***). As curvaturas anormais da coluna (mais comumente a escoliose toracolombar) também podem resultar, em parte, do aumento do crescimento vertebral. Outras características do esqueleto incluem um abaulamento do acetábulo para dentro da cavidade pélvica (protrusão acetabular), pés planos (pés chatos) e hipermobilidade articular (Figura 722.1), ou contraturas articulares. Dedos longos e finos em relação à palma da mão (**aracnodactilia**) são geralmente um achado subjetivo. A combinação de aracnodactilia e articulações hipermóveis

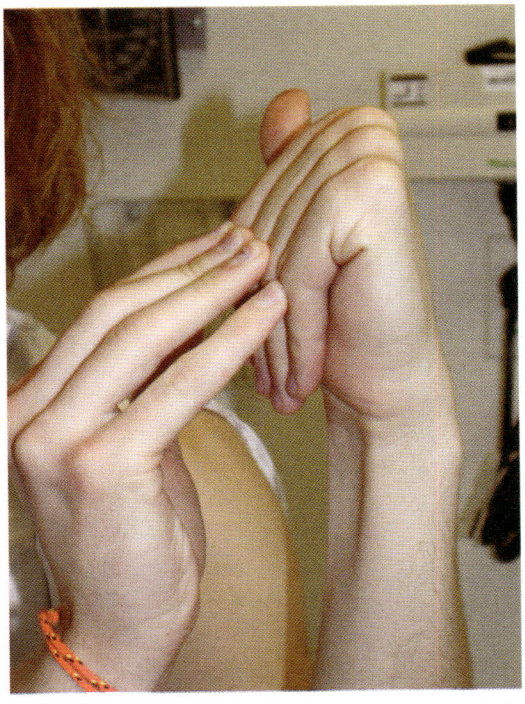

Figura 722.1 Frouxidão articular em paciente com síndrome de Marfan.

é demonstrada na presença do sinal de Walker-Murdoch ou do punho, que é positivo se houver uma sobreposição completa das falanges distais do polegar e do quinto dedo, quando a mão envolve o punho contralateral (Figura 722.2), e no sinal de Steinberg ou do polegar, que está presente quando a falange distal do polegar se estende completamente para além da borda ulnar da mão quando dobrado através da palma (Figura 722.2). A contratura dos dedos (**camptodactilia**) e dos cotovelos é comumente observada. Uma seleção de manifestações craniofaciais pode estar presente, incluindo um crânio longo e estreito (dolicocefalia), olhos profundos (enoftalmia), recesso inferior da mandíbula (retrognatismo), ou queixo pequeno (micrognatia), achatamento do terço médio da face (**hipoplasia malar**), palato com arqueamento alto e fissuras palpebrais oblíquas para baixo (Figura 722.3).

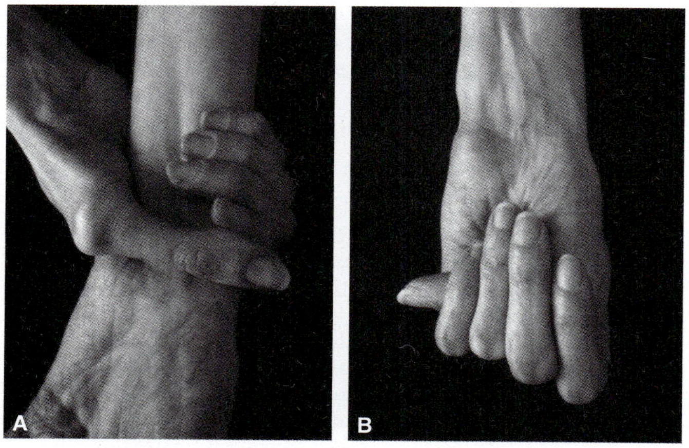

Figura 722.2 **A.** Sinal do punho (ou punho de Walker-Murdoch). Quando o punho é agarrado pela mão contralateral, o polegar se sobrepõe à falange terminal do quinto dígito. **B.** Sinal do polegar (polegar de Steinberg). Quando a mão é fechada sem ajuda, a falange distal do polegar se projeta para além da borda da mão. (*De McBride ART, Gargan M: Marfan syndrome,* Curr Orthop *20:418-423, 2006, Figs. 2 e 3.*)

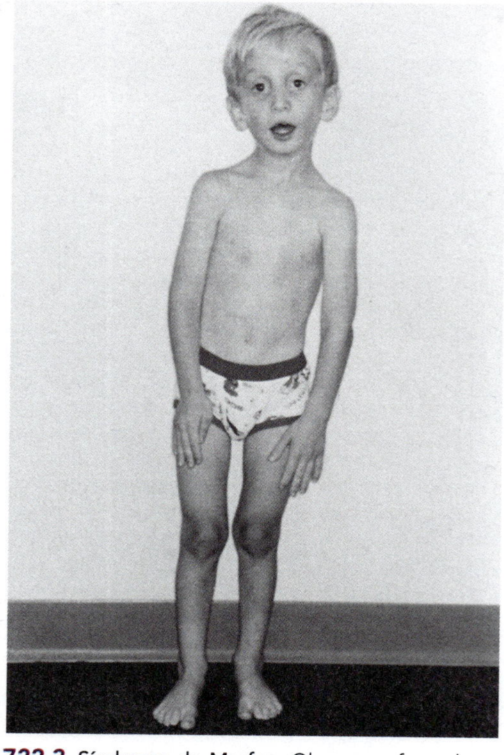

Figura 722.3 Síndrome de Marfan. Observe a face alongada, pálpebras caídas, dolicostenomelia aparente e escoliose leve.

Sistema cardiovascular

Dentro do coração, o espessamento das valvas atrioventriculares é comum e muitas vezes associado ao prolapso valvar. Graus variáveis de insuficiência podem existir. Em crianças com início precoce e SMF grave, a insuficiência da valva mitral pode levar a insuficiência cardíaca congestiva, hipertensão pulmonar e morte do lactente; esta manifestação é a principal causa de morbidade e mortalidade em crianças jovens com essa doença. Arritmias supraventriculares podem ser vistas em associação à disfunção da valva mitral. A arritmia ventricular também tem sido descrita em crianças com SMF e há um aumento da prevalência do intervalo QT prolongado. A cardiomiopatia dilatada ocorre com maior prevalência em pacientes com SMF, na maioria das vezes atribuída à sobrecarga de volume imposta pela regurgitação. A disfunção da valva aórtica é geralmente uma ocorrência tardia e atribuída ao alongamento do anel aórtico por um aneurisma da raiz da aorta em expansão.

Aneurisma, dissecção e ruptura da aorta, principalmente no nível dos seios de Valsalva (também conhecida como raiz da aorta), continua a ser a manifestação mais fatal da SMF, o que requer monitoramento por meio de ecocardiograma, ou outras modalidades de imagem, ao longo da vida. Em casos graves, o aneurisma pode estar presente no útero, mas nos casos leves, pode estar ausente ou nunca exceder dimensões que exijam intervenção clínica. As dimensões da aorta devem ser interpretadas em comparação com nomogramas dependentes da idade. Os fatores de risco mais importantes para a dissecção aórtica são o tamanho máximo da raiz da aorta e um histórico familiar positivo. Os achados histológicos característicos da aorta de pacientes com SMF incluem necrose cística mediana da camada média e ruptura das lamelas elásticas. A necrose cística medial descreve a apoptose focal e o desaparecimento de células do músculo liso vascular e das fibras elásticas da túnica média da parede da aorta, e a deposição subsequente de material do tipo mucina no espaço cístico. Estas mudanças produzem uma aorta mais espessa, menos distensível e mais dura, o que é mais propenso à dissecção da aorta. A maioria dos doentes com dissecção aguda da aorta apresenta sintomas clássicos, incluindo dor no peito, com início súbito, aguda e dilacerante, muitas vezes irradiando para o dorso. A dissecção normalmente começa na raiz da aorta e pode permanecer confinada à aorta ascendente (tipo II), ou continuar para a aorta descendente (tipo I). A insuficiência cardíaca congestiva de início agudo pode ocorrer se a função da valva aórtica for comprometida e os pacientes podem sofrer lesão cerebrovascular, dependendo do envolvimento das artérias carótidas. O envolvimento das artérias coronárias pode predizer a morte súbita cardíaca, secundária ao infarto agudo do miocárdio (IAM) ou à ruptura no saco pericárdio com posterior tamponamento cardíaco. A dissecção aórtica crônica geralmente ocorre de maneira mais insidiosa, muitas vezes sem dor no peito. A dilatação da artéria pulmonar principal é comum, mas normalmente não causa quaisquer sequelas clínicas. O aumento da aorta torácica ou abdominal descendente também pode ocorrer, embora seja relativamente raro.

Sistema ocular

O deslocamento do cristalino (**subluxação do cristalino**) ocorre em aproximadamente 60 a 70% dos pacientes, embora não seja único para esta alteração. Outras manifestações oculares incluem a miopia precoce e grave, a córnea plana, o aumento do comprimento axial do globo, a hipoplasia da íris e a hipoplasia do músculo ciliar, causando diminuição da meiose. Os pacientes também estão predispostos ao descolamento de retina e cataratas precoces ou glaucoma.

Outros sistemas

Há um aumento da incidência da doença pulmonar na SMF: a deformidade torácica anterior progressiva ou escoliose torácica podem contribuir para um padrão restritivo da doença pulmonar. Além disso, um alargamento dos espaços aéreos distais predispõe o paciente ao pneumotórax espontâneo, que ocorre em até 15% dos pacientes. A avaliação dos volumes e da função pulmonar deve levar em consideração o crescimento excessivo dos ossos longos influenciando as extremidades inferiores, o que pode levar a uma redução na capacidade vital forçada normalizada e na capacidade pulmonar total. Se corrigidas para o tamanho torácico ou altura assentada, o teste da função pulmonar muitas vezes é normal em pacientes com a doença.

Os pacientes com a SMF normalmente têm a pele com textura e elasticidade normais. A manifestação mais comum na pele são estrias – lesões rosadas semelhantes a cicatrizes, que mais tarde tornam-se brancas (**estrias atróficas**), que ocorrem em cerca de um terço dos pacientes. Essas podem ocorrer na ausência de obesidade, rápido ganho de massa muscular ou gravidez, e em locais não associados ao aumento da distensão da pele (*i. e.*, região anterior do ombro ou parte inferior das costas). Outra manifestação comum é a hérnia inguinal congênita ou adquirida. Há também um risco aumentado de hérnias cirúrgicas e recorrentes na população com Marfan.

O alargamento do saco dural ou do fundo de saco das raízes (ectasia dural) está presente em 63 a 92% dos pacientes com SMF. Embora a ectasia dural possa resultar em dor lombar, muitas vezes é assintomática e deve ser avaliada por imagem da região lombossacra com tomografia computadorizada (TC) ou imagem por ressonância magnética (RM).

DIAGNÓSTICO

Dada a complexidade do exame clínico na SMF e o diagnóstico diferencial relevante, a avaliação deve ser coordenada por um profissional com vasta experiência, como um geneticista, um cardiologista ou um oftalmologista. O diagnóstico é baseado em um conjunto definido de critérios clínicos elaborados por um painel internacional de peritos (revisado da nosologia de Ghent para a síndrome de Marfan; Tabela 722.1).

Na ausência de um histórico familiar de SMF conclusivo, o diagnóstico pode ser estabelecido em quatro cenários distintos:

1. A presença de qualquer dilatação da raiz da aorta, quando padronizada para a idade e tamanho do corpo (um escore Z da raiz aórtica ≥ 2), ou dissecção aórtica combinada com subluxação do cristalino, permite o diagnóstico inequívoco da SMF, independentemente da presença ou ausência de características sistêmicas (Tabela 722.1), exceto quando essas forem indicativas de um diagnóstico alternativo.
2. A presença de dilatação da raiz da aorta (escore Z ≥ 2), ou dissecção da aorta, e a identificação de uma mutação genuína de *FBN1* (Tabela 722.2) são suficientes para estabelecer o diagnóstico, mesmo que a subluxação do cristalino esteja ausente.
3. Quando a dilatação da raiz da aorta (um escore Z da raiz aórtica ≥ 2), ou dissecção aórtica estiver presente, mas a subluxação do cristalino estiver ausente e o *status FBN1* for desconhecido ou negativo, o diagnóstico pode ser confirmado pela presença de resultados sistêmicos suficientes (um escore sistêmico ≥ 7 pontos; Tabela 722.3). No entanto, as características sugestivas de um diagnóstico alternativo devem ser excluídas e o teste molecular alternativo apropriado deve ser realizado.
4. Na presença da subluxação do cristalino, mas ausência de dilatação da raiz da aorta ou dissecção da aorta, o achado de uma mutação *FBN1*, que tenha sido previamente associada com a doença aórtica, é necessário antes que o diagnóstico possa ser feito. Se a mutação *FBN1* não for inequivocamente associada à doença cardiovascular tanto em um caso-índice (probando) aparente como em não aparente, o paciente deve ser classificado como "síndrome da subluxação do cristalino isolada" (ver Diagnóstico diferencial).

Apesar destes critérios diagnósticos, ocasionalmente, casos esporádicos em jovens com idade inferior a 20 anos podem não preencher um dos quatro cenários propostos detalhados anteriormente. Se as

Tabela 722.1 Critérios de diagnósticos para síndrome de Marfan.

NA AUSÊNCIA DE UMA HISTÓRIA FAMILIAR PARA A SMF, O DIAGNÓSTICO PODE SER ESTABELECIDO EM 4 CENÁRIOS DISTINTOS:

1. Escore Z da raiz aórtica ≥ 2 *E* subluxação do cristalino*
2. Escore Z da raiz aórtica ≥ 2 *E* uma mutação genuína *FBN1* (Tabela 722.2)
3. Escore Z da raiz aórtica ≥ 2 *E* uma pontuação sistêmica > 7* (Tabela 722.3)
4. Subluxação do cristalino *E* uma mutação *FBN1* genuína conhecida por causar doenças da aorta

Na presença de um histórico familiar da SMF, o diagnóstico pode ser estabelecido na presença de:

1. Subluxação do cristalino
2. Um escore sistêmico ≥ 7*
3. Escore Z da raiz aórtica Z ≥ 2 se tiver mais de 20 anos ou ≥ 3 se mais jovens do que 20 anos*

NA AUSÊNCIA DE UMA HISTÓRIA FAMILIAR DE SMF, DIAGNÓSTICOS ALTERNATIVOS INCLUEM:

1. Subluxação do cristalino ± pontuação sistêmica *E* mutação *FBN1* não conhecida como associada a aneurisma da aorta ou nenhuma mutação *FBN1* = síndrome de subluxação do cristalino
2. Escore Z da raiz aórtica < 2 *E* um escore sistêmico > 5 (com pelo menos 1 característica esquelética), sem subluxação do cristalino = fenótipo MASS
3. Prolapso da valva mitral *E* escore da raiz aórtica Z < 2 *E* uma pontuação sistêmica < 5 sem subluxação do cristalino = síndrome do prolapso da valva mitral

*Ressalta-se que características sugestivas de um diagnóstico alternativo devem ser excluídas e testes moleculares alternativos apropriados devem ser realizados.

Tabela 722.2 Critérios para mutação *FBN1* causal.

- Mutação mostrada previamente como segregante em uma família de Marfan
- Qualquer uma das seguintes mutações *de novo* (com a paternidade comprovada e ausência de doença nos pais):
  - Mutação *nonsense*
  - Inserção/deleção *in-frame* e *out-of-frame*
  - Mutações *splice-site* que afetam a sequência de junção canônica ou expõem para alterar a recombinação no nível do mRNA/DNAc
  - Mutação *missense* alterando/criando resíduos de cisteína
  - Mutação *missense* que afetam resíduos conservados na sequência de consenso de EGF [(D/N)X(D/N)(E/Q)Xm(D/N)Xn(Y/F) com m e n representando o número variável de resíduos; D representa ácido aspártico; N representa asparagina; E representado ácido glutâmico; Q representa glutamina; Y representa tirosina; F representa fenilalanina; X representa qualquer aminoácido]
  - Outras mutações *missense*: segregação na família, se possível, e ausência em 400 cromossomos de controle etnicamente combinados; se não houver história familiar, ausência em 400 cromossomos de controle etnicamente combinados
- Acoplamento de haplótipo para *n* ≥ 6 meioses para o *locus FBN1*

De Loeys BL, Dietz HC, Braverman AC *et al.*: The revised Ghent nosology for the Marfan syndrome, *J Med Genet* 2010;47:476-485.

Tabela 722.3 Registros das características sistêmicas em pontos.

- Sinal do punho *E* do polegar = 3 (sinal do punho *OU* do polegar = 1)
- Deformidade *pectus carinatum* = 2 (*pectus excavatum* ou assimetria torácica = 1)
- Deformidade na parte posterior do pé = 2 (pés planos simples = 1)
- Pneumotórax = 2
- Ectasia dural = 2
- Protrusão acetabular = 2
- SS/SI reduzida *E* aumento do braço/altura *E* ausência de escoliose grave = 1
- Escoliose ou cifose toracolombar = 1
- Extensão reduzida do cotovelo = 1
- Características faciais (3/5) = 1 (dolicocefalia, enoftalmia, inclinação inferior das fissuras palpebrais, hipoplasia maxilar, retrognatismo)
- Estrias na pele = 1
- Miopia > 3 dioptrias = 1
- Prolapso da valva mitral (todos os tipos) = 1

Máximo total: 20 pontos; pontuação ≥ 7 indica envolvimento sistêmico. SS/SI razão segmento superior/segmento inferior.

características sistêmicas insuficientes (escore sistêmico < 7) e/ou medições da raiz da aorta limítrofe (escore Z < 3) estiverem presentes, sem evidência documentada de mutação genuína *FBN1*, o termo "doença do tecido conjuntivo não inespecífica" é recomendado. Nos casos em que mutação *FBN1* é identificada, o termo "SMF possível" deve ser usado.

Em um indivíduo com um histórico familiar positivo para SMF (em que um membro da família foi diagnosticado de maneira independente através dos critérios anteriormente referidos), o diagnóstico pode ser estabelecido na presença de:

1. Subluxação do cristalino;
2. Um escore sistêmico ≥ 7 pontos (Tabela 722.3);
3. Escore Z da dilatação da raiz aórtica ≥ 2 em adultos (≥ 20 anos) ou escore Z ≥ 3 em indivíduos menores de 20 anos.

No caso dos cenários 2 e 3, as características sugestivas de um diagnóstico alternativo devem voltar a ser excluídas e o teste molecular alternativo apropriado deve ser realizado.

DIAGNÓSTICO DIFERENCIAL

O diagnóstico diferencial da SMF inclui distúrbios com aneurisma da aorta (síndrome de Loeys-Dietz, síndrome do aneurisma da aorta torácica familiar, síndrome de Shprintzen-Goldberg); subluxação do cristalino (síndrome da subluxação do cristalino, síndrome de Weill-Marchesani e homocistinúria); ou manifestações sistêmicas da SMF (aracnodactilia contratural congênita e fenótipo de síndrome da valva mitral, aórtica, cutânea e esquelética [MASS; do inglês, *mitral valve, aorta, skin, skeletal*]; Tabela 722.4).

Síndromes do aneurisma da aorta

Um importante diagnóstico diferencial é a **síndrome de Loeys-Dietz (SLD)**, uma doença sistêmica do tecido conjuntivo caracterizada pela tríade de tortuosidade arterial e doença do aneurisma agressivo, hipertelorismo e úvula bífida ou fenda palatina, bem como muitas das características craniofaciais e esqueléticas encontradas na SMF. A distinção entre SMF e SLD é importante porque o aneurisma tende a degradar, em pacientes jovens, e quando presente em dimensão reduzida para

Tabela 722.4 Diagnóstico diferencial da síndrome de Marfan.

DIAGNÓSTICO DIFERENCIAL	CARACTERÍSTICAS CARDÍACAS	CARACTERÍSTICAS VASCULARES	CARACTERÍSTICAS SISTÊMICAS
SÍNDROMES DE ANEURISMA AÓRTICO			
Síndrome de Loeys-Dietz (OMIM: 609192)	Persistência do canal arterial Defeito do septo atrial Valva aórtica bicúspide	Aneurisma da raiz da aorta Tortuosidade arterial Aneurismas generalizados Dissecção vascular em idades relativamente jovens e pequenas dimensões da aorta	Hipertelorismo Fenda palatina Úvula larga ou bífida Craniossinostose Hipoplasia no terço médio da face Esclera azul Aracnodactilia Deformidade do *pectus* Escoliose Hipermobilidade articular Pés planos Fácil contusão Cicatrizes distróficas Pele translúcida Raramente atraso no desenvolvimento
Aneurisma da aorta torácica familiar (OMIM: 132900)	Geralmente nenhuma Formas raras com persistência do canal arterial	Aneurisma da raiz da aorta Aneurisma da aorta ascendente	Geralmente nenhuma Raramente livedo reticular e flóculos da íris
Síndrome de Shprintzen-Goldberg (OMIM: 182212)	Nenhuma	Aneurisma da raiz da aorta	Hipertelorismo Craniossinostose Palato arqueado Aracnodactilia Deformidade do *pectus* Escoliose Hipermobilidade articular Atraso de desenvolvimento
Valva aórtica bicúspide com aneurisma da aorta (OMIM: 109730)	Valva aórtica bicúspide	Aneurisma da raiz da aorta Aneurisma da aorta ascendente	
Síndrome de Ehlers-Danlos, tipo IV (OMIM: 130050)	Prolapso da válvula mitral	Aneurisma e ruptura de qualquer artéria muscular de médio a grande calibre Nenhuma predisposição para aneurisma da raiz da aorta	Hipermobilidade articular Cicatrizes atróficas Pele translúcida Fácil contusão Hérnias Ruptura de órgãos ocos
SÍNDROMES DE SUBLUXAÇÃO DO CRISTALINO			
Subluxação do cristalino familiar (OMIM: 129600)	Nenhuma	Nenhuma	Características esqueléticas não específicas
Homocistinúria (OMIM: 236200)	Prolapso da valva mitral	Trombose intravascular	Estatura alta Subluxação do cristalino (*ectopia lentis*) Supercrescimento de ossos longos Atraso de desenvolvimento
SINDROMES COM MANIFESTAÇÕES SISTÊMICAS DA SMF			
Fenótipo MASS (OMIM: 604308)	Prolapso da valva mitral	Limítrofe ou não progressiva	Achados inespecíficos da pele e do esqueleto Miopia

pacientes com SLD, que necessitam intervenções mais agressivas. O diagnóstico pode ser classificado em SLD do tipo 1 ou SLD do tipo 2, dependendo se o *locus* mutante reside no gene *TGFBR1* ou *TGFBR2*, que codifica os receptores TGF-β tipo 1 ou tipo 2, respectivamente. Cada variante foi classificada em tipos 1A e 1B e tipo 2B, a depender do grau de envolvimento craniofacial; em pacientes com doença tipo A, as anormalidades craniofaciais são graves, em pacientes com tipo B, as complicações são leves ou ausentes. Diversas novas variantes SLD têm sido descritas; a SLD tipo 3 é causada por mutações heterozigóticas nos genes que codificam a molécula SMAD3 de sinalização intracelular do TGF-β. A SLD tipo 4 é causada por mutações heterozigotas no receptor TGF-β2 no ligante extracelular TGF-β, enquanto a SLD tipo 5 é causada por mutações heterozigóticas no receptor TGF-β3 no ligante extracelular TGF-β. Os subtipos 3 e 4 são também caracterizados pela tortuosidade arterial generalizada, aneurisma da aorta, dissecção da aorta, assim como anormalidades craniofaciais típicas e esqueléticas. Os pacientes com mutações *SMAD3* também parecem predispostos a osteoartrite de início precoce e arritmias supraventriculares. Em contraste com outras formas de LDS, a tipo 5 não mostra nenhuma tortuosidade arterial surpreendente, e não há forte evidência para dissecção aórtica precoce.

Assim como a SMF, a **síndrome do aneurisma da aorta torácica familiar** é herdada como um traço autossômico dominante e é caracterizada pelo aneurisma da raiz da aorta e dissecção. Outras manifestações sistêmicas da SMF estão tipicamente ausentes e o distúrbio tem penetrância reduzida. Doenças causando mutações heterozigóticas foram identificadas em vários genes com funções relacionadas ao aparelho contrátil do músculo liso vascular, incluindo *MYH11*, *ACTA2*, e *MYLK*, que codificam a cadeia pesada 11 da miosina do músculo liso, a α-actina vascular do músculo liso e a cadeia leve da miosina quinase. No entanto, esses genes representam apenas uma fração dos casos de aneurisma da aorta torácica familiar não sindrômica. Na maioria dos casos, os princípios de manuseio usados para a SMF têm se mostrado eficazes para este tipo de aneurisma da aorta familiar.

A **síndrome de Shprintzen-Goldberg** é uma doença sistêmica do tecido conjuntivo que inclui praticamente todas as manifestações da SMF e SLD (craniofacial, esquelética, dermatológicas e cardiovasculares), com as descobertas adicionais de desenvolvimento tardio e hipotonia muscular esquelética aguda. A maioria dos casos é derivada de mutações heterozigóticas no gene *SKI*, que codifica um repressor intracelular da sinalização TGF-β. O envolvimento vascular tende a ser menos frequente e menos grave, quando comparado com a SMF ou a SLD.

Síndrome da subluxação do cristalino

A **síndrome de subluxação do cristalino** e a **síndrome de Weill-Marchesani** também podem ser causadas por mutações heterozigóticas na *FBN1*. Em segundo lugar, demonstrou-se que um composto heterozigoto ou mutações homozigóticas, *ADAMTSL4*, causam subluxação do cristalino associada a indivíduos jovens no momento do diagnóstico. Curiosamente, a mesma mutação *FBN1* produz a SMF clássica, a subluxação do cristalino e a subluxação do cristalino combinada com a pele, mas não manifestações cardiovasculares da SMF, sugerindo que essas apresentações fazem parte de um espectro de características clínicas da mesma doença, e destacando a contribuição potencial de modificadores genéticos da doença.

A **síndrome de Weill-Marchesani** é uma doença sistêmica do tecido conjuntivo caracterizada por anormalidades da pele, esqueléticas e oculares, incluindo microesferofacia, subluxação do cristalino e miopia. As características incompatíveis com o diagnóstico de SMF incluem baixa estatura e braquidactilia. Além das mutações *FBN1* (tipo 2), a síndrome pode ser causada por mutações homozigóticas ou heterozigóticas compostas em *ADAMTS10* (tipo 1) ou mutações homozigóticas em *LTBP2* (tipo 3), que codificam a metalopeptidase ADAM com o motivo 10 da trombospondina tipo 1 e a proteína de ligação beta ao fator de crescimento transformador latente 2, respectivamente.

A **homocistinúria** é uma doença metabólica causada por mutações homozigóticas ou heterozigóticas compostas no gene que codifica a cistationina β-sintase, o que leva a um aumento tanto na homocisteína como na metionina. As características clínicas da homocistinúria não tratada incluem subluxação do cristalino e anormalidades esqueléticas que se assemelham à SMF. No entanto, em contraste com a SMF, os pacientes afetados sofrem frequentemente de atraso do desenvolvimento, predisposição para eventos tromboembólicos e elevada incidência de doença arterial coronariana.

Síndromes com manifestações sistêmicas da síndrome de Marfan

A **aracnodactilia contratural congênita** é uma doença do tecido conjuntivo causada por mutações heterozigotas no gene que codifica a fibrilina-2 (*FBN2*). Há uma série de características clínicas que se sobrepõem à SMF, incluindo dolicostenomelia, deformidade torácica anterior, escoliose, contraturas articulares e aracnodactilia, bem como algumas malformações craniofaciais, incluindo palato altamente arqueado e retrognatismo. Além disso, ambas podem apresentar anormalidades cardiovasculares graves que conduzem à morte prematura, mas as anomalias cardíacas específicas são diferentes; insuficiência valvar e dilatação da raiz da aorta são comuns na SMF, enquanto os defeitos cardíacos congênitos são mais comuns na aracnodactilia contratural congênita. Os pacientes com aracnodactilia contratural congênita também apresentam deformidades no pavilhão auricular (uma característica marcante dessa condição).

Muitos pacientes referidos como possíveis SMF são encontrados apresentando evidências de uma alteração sistêmica do tecido conjuntivo, incluindo membros longos, deformidade da caixa torácica, estrias atróficas, prolapso da valva mitral e dilatação limítrofe não progressiva da raiz da aorta, mas não satisfazem os critérios de diagnóstico para SMF. Essa constelação de características é referenciada pelo acrônimo de **fenótipo MASS**, enfatizando as manifestações mitral, aórtica, cutânea e esquelética. O fenótipo MASS pode se segregar em grandes linhagens e permanece estável ao longo do tempo. O diagnóstico é particularmente desafiador no contexto de um caso esporádico de paciente jovem, no qual é necessário um acompanhamento cuidadoso para distinguir o fenótipo MASS da SMF emergente. A síndrome do prolapso da valva mitral familiar também pode ser causada por mutações no gene que codifica a fibrilina-1, o que inclui subdiagnóstico de manifestações sistêmicas.

ACHADOS LABORATORIAIS

Os estudos de laboratório devem documentar um teste negativo do cianeto nitroprussiato urinário ou estudos de aminoácidos específicos para excluir a deficiência de cistationina β-sintase (homocistinúria). Embora se estime que a maioria, ou todas, as pessoas com SMF clássica tenham mutação *FBN1*, o extenso tamanho desse gene e a heterogeneidade extrema alélica na SMF têm frustrado o diagnóstico molecular eficiente. O teor da triagem da mutação varia de acordo com a técnica e apresentação clínica. Ainda não está claro se as mutações "ausentes" são simplesmente atípicas em característica ou localização na *FBN1* ou localizadas em outro gene. Outros diagnósticos diferenciais, como fenótipo MASS, subluxação do cristalino, síndrome de Weill-Marchesani e síndrome de Shprintzen-Goldberg estão associados a mutações no gene *FBN1*. Muitas vezes, é difícil ou impossível prever o fenótipo a partir da natureza ou da localização de uma mutação *FBN1* na SMF. Assim, técnicas de genética molecular podem contribuir para o diagnóstico, mas elas não substituem a avaliação clínica abrangente e o acompanhamento. A ausência ou a presença de uma mutação *FBN1* não é suficiente para excluir ou estabelecer o diagnóstico, respectivamente.

CONTROLE

O encaminhamento para um centro multidisciplinar, onde um geneticista com experiência em SMF trabalhe em conjunto com subespecialistas para coordenar uma abordagem racional do acompanhamento e do tratamento, é aconselhável, dada a natureza complexa da doença em alguns pacientes. As avaliações anuais para doenças cardiovasculares, escoliose ou problemas oftalmológicos são imperativas.

TRATAMENTOS ATUAIS

A maioria dos tratamentos atualmente disponíveis, ou sob investigação, tem o objetivo de diminuir as complicações cardiovasculares, que podem ser categorizadas em restrições de atividade, cirurgia da aorta, profilaxia da endocardite e abordagens farmacológicas atuais.

Restrições de atividades

A fisioterapia pode melhorar o desempenho cardiovascular, o tônus neuromuscular e a saúde psicossocial, e o exercício aeróbico com moderação é recomendado. No entanto, o esforço físico extenuante, esportes competitivos ou de contato e atividades particularmente isométricas, que invocam a manobra de Valsalva, tais como levantamento de peso, devem ser evitados.

Cirurgia aórtica

O resultado cirúrgico é mais favorável, se realizado de forma eletiva, em vez de situação de urgência ou emergência (mortalidade de 1,5% *versus* 2,6% e 11,7%, respectivamente). Portanto, a cirurgia da aorta deve ser recomendada para pacientes adultos quando o diâmetro da raiz da aorta se aproximar de 50 mm, e a intervenção precoce deve ser considerada para aqueles com uma taxa rápida do alargamento (> 5 a 10 mm por ano) ou um histórico familiar de dissecção aórtica precoce. Não existem critérios definitivos guiando o tempo exato da cirurgia em crianças, nas quais a dissecção é extremamente rara, independentemente do tamanho da aorta. Isso levou muitos centros a adotarem o critério adulto de 50 mm, embora a cirurgia precoce possa ser realizada na presença de rápida taxa de crescimento (> 10 mm por ano) ou surgimento de insuficiência aórtica significativa. A preservação da valva aórtica nativa no momento da reparação é desejável para evitar a necessidade de anticoagulação ao longo da vida. Recomenda-se a correção ou substituição da valva mitral por regurgitação mitral aguda com sintomas associados, ou dilatação, ou disfunção ventricular esquerda progressiva.

Gravidez

Há maior risco de dissecção aórtica durante a gravidez em mulheres com SMF. No entanto, melhores dados e conhecimento indicam que o risco é baixo em pacientes com um diâmetro da raiz da aorta inferior a 40 mm. A substituição da raiz aórtica profilática pode minimizar o risco de dissecção aórtica e morte em mulheres com SMF que desejam engravidar, mas o risco de dissecção distal nas aortas ascendente ou descendente não pode ser modificado por essa intervenção.

Profilaxia de endocardite

O Conselho Consultivo Profissional da National Marfan Foundation acredita que os pacientes com SMF devem continuar a receber profilaxia para endocardite bacteriana, em parte porque as causas permanecem desconhecidas, mas é possível que as valvas mixomatosas típicas de SMF sejam um substrato preferido para infecção bacteriana.

Abordagens farmacológicas atuais

O uso de betabloqueadores tem sido tradicionalmente considerado o padrão para tratamento da SMF e vários estudos observacionais pequenos sugerem que haja um efeito protetor sobre o crescimento da raiz aórtica, com a dose normalmente titulada para alcançar uma frequência cardíaca de repouso < 100 bpm durante o exercício intenso. Devido ao papel reconhecido do estresse hemodinâmico na dilatação da aorta e na dissecção aórtica na SMF, esses efeitos protetores são atribuídos aos efeitos inotrópicos e cronotrópicos negativos dos betabloqueadores.

ESTRATÉGIAS TERAPÊUTICAS EMERGENTES

Bloqueador do receptor tipo 1 da angiotensina II

Há ampla evidência que associa a sinalização da angiotensina II com a ativação e a sinalização do TGF-β. Em um modelo com ratos portadores de SMF, a losartana, bloqueador do receptor tipo 1 da angiotensina II (BRA), mostrou prevenir completamente o crescimento patológico da raiz da aorta e normalizar a espessura e a arquitetura da parede aórtica; esses achados estão ausentes em camundongos tratados com placebo e com propranolol. Esses dados sugerem o potencial de remodelação produtiva da parede aórtica na SMF após a inibição do TGF-β. Notavelmente, melhorias na patologia pulmonar e do músculo esquelético nesses ratos também ocorreram com losartana, apoiando ainda a conclusão de que o tratamento funciona, diminuindo a sinalização de TGF-β em vez de simplesmente reduzir o estresse hemodinâmico em tecidos estruturalmente predispostos.

Em apoio à sua relevância para os seres humanos, um estudo retrospectivo avaliando o efeito de BRA em uma pequena coorte de pacientes pediátricos com SMF, que tiveram aumento grave da raiz da aorta apesar da terapia médica alternativa prévia, mostrou que os BRAs diminuíram significativamente a taxa de dilatação da raiz da aorta e da junção sinotubular (ambas ocorrem na SMF), enquanto a aorta ascendente distal (que normalmente não se torna dilatada na SMF) não foi afetada. Outras evidências de um efeito benéfico da terapia com losartana foram fornecidas por três estudos clínicos prospectivos que demonstraram que o tratamento com losartana isoladamente ou em combinação com betabloqueador diminuiu a progressão da dilatação da raiz da aorta em pacientes com SMF.

Um ensaio clínico comparativo avaliando o benefício terapêutico do losartana *versus* atenolol, em pacientes com SMF, concluiu que ambos os fármacos forneceram proteção significativa contra o crescimento da aorta, sem diferença significativa no efeito terapêutico entre os dois fármacos, apesar do uso de doses convencionais de losartana (dose aprovada pela Food and Drug Administration [FDA] para hipertensão) e uma dose atípica elevada de atenolol (a dose média de atenolol foi de 1,5 vez e a dose máxima foi de 2 vezes o limite superior aprovado pela FDA para o tratamento da hipertensão). Ambos segmentos de tratamento nesse ensaio mostraram uma taxa muito lenta de crescimento da raiz da aorta e um declínio significativo no escore Z da raiz da aorta ao longo do tempo, um desempenho superior ao observado em pacientes Marfan não tratados ou em pacientes tratados com dose convencional de atenolol (cerca de 1 mg/kg/dia). Estes dados sugerem fortemente que ambas as modalidades têm potencial terapêutico em pacientes com síndrome de Marfan.

Inibidores da enzima conversora de angiotensina

Tem sido proposto que os inibidores da ECA podem se mostrar tão efetivos quanto, ou mais efetivos que os BRAs no tratamento da SMF, por sua capacidade de limitar a sinalização por meio dos receptores de angiotensina tipo 1 e tipo 2 (AT1R e AT2R, respectivamente). No entanto, experimentos em modelos de camundongos demonstraram que o efeito benéfico da losartana é mediado tanto pelo bloqueio da sinalização do receptor AT1R quanto pelo desvio da sinalização através do receptor AT2R e, como consequência, o enalapril, embora superior ao placebo, mostrou ser menos eficaz que a losartana. Esses achados são concordantes com alguns pequenos estudos que sugerem que haja alguma proteção proporcionada pelos inibidores da ECA em pacientes com SMF; no entanto, experiência adicional e experiência clínica são necessárias para resolver totalmente esse problema.

Inibidores ERK

Sabe-se que a ativação do receptor de TGF-β dependente do ligante pode também iniciar cascatas não canônicas, incluindo as MAPKs. Há um aumento na ativação de ERK1/2 nas aortas de camundongos SMF, enquanto a administração de um inibidor seletivo da ativação de ERK1/2 por via oral biodisponível, RDEA119, preveniu completamente o crescimento patológico da raiz da aorta em camundongos SMF, sugerindo que ERK1/2 seja um mediador da fisiopatologia da doença e um potencial alvo terapêutico viável.

PROGNÓSTICO

As principais causas da mortalidade são a dilatação da raiz da aorta, a dissecção e a ruptura, com a maioria dos eventos fatais ocorrendo na 3ª e 4ª décadas de vida. A reavaliação da expectativa de vida na SMF sugere que o diagnóstico precoce e o tratamento médico e cirúrgico refinado têm melhorado muito o prognóstico para os pacientes com a doença. No entanto, a SMF continua associada a morbidade significativa e subgrupos seletos são refratários ao tratamento e continuam a apresentar mortalidade precoce. Em uma revisão de 54 pacientes diagnosticados durante a infância, 89% tinham patologia cardíaca grave; a doença cardíaca foi progressiva, apesar do tratamento padrão (22% morreram durante a infância, 16% antes da idade de 1 ano). Na forma mais clássica da SMF, estima-se que mais de 90% dos indivíduos terão um evento cardiovascular durante a sua vida, colocando tensões físicas e mentais em pacientes e suas famílias. A consciência destes problemas e o encaminhamento para serviços de apoio podem facilitar uma perspectiva positiva para essa condição.

ACONSELHAMENTO GENÉTICO

A natureza hereditária da SMF torna o aconselhamento para o risco de recorrência (genética) obrigatório. Pais destes casos esporádicos são, em média, 7 a 10 anos mais velhos do que os pais na população em geral. Esse efeito da idade paterna sugere que esses casos representem novas mutações dominantes com o mínimo risco de recorrência para futura descendência de pais normais. Devido a relatos raros de mosaicismo gonadal em pais fenotipicamente normais, o risco de recorrência para pais de um caso esporádico pode ser relatado como baixo, mas não zero. Cada filho de um progenitor afetado, no entanto, tem um risco de 50% de herdar a mutação para SMF e, portanto, de ser afetado. O aconselhamento de risco de recorrência é mais bem realizado por profissionais com experiência nas questões relacionadas com a doença.

A bibliografia está disponível no GEN-io.

Seção 4
Doenças Ósseas Metabólicas

Capítulo 723
Estrutura Óssea, Crescimento e Regulação Hormonal

Catherine M. Gordon

Ver também Capítulos 64 e 588.

O osso é um órgão rígido, mas metabolicamente ativo na medida em que está em constante formação (**modelamento**) e reformação (**remodelamento**). Ele é capaz de uma remodelação rápida, transporte de peso e resiste às tensões de várias atividades físicas. O osso é o principal reservatório de cálcio, fósforo e magnésio do corpo. Outras funções do osso incluem a proteção de órgãos, estrutura, movimento e a transmissão de som. Também é um órgão endócrino que produz o fator de crescimento fibroblástico 23 (FGF23), que regula a manipulação renal de fosfato. Os distúrbios que afetam este órgão e o processo de mineralização são designados **doenças ósseas metabólicas**.

O esqueleto humano consiste em matriz proteica, constituída principalmente de uma proteína contendo colágeno, a osteoide, sobre a qual é depositada uma fase mineral cristalina. A osteoide contendo colágeno constitui 90% da proteína óssea; porém outras proteínas, incluindo osteocalcina, que contém ácido gamacarboxiglutâmico, também estão presentes. A síntese de osteocalcina depende de vitamina K e vitamina D; em períodos com alta remodelação óssea, os valores de osteocalcina no soro são frequentemente elevados. A osteocalcina parece melhorar a secreção de insulina e a sensibilidade e reduzir os depósitos de gordura.

A matriz microfibrilar de osteoide permite a deposição de cristais de fosfato de cálcio altamente organizados, incluindo hidroxiapatita $[C_{10}(PO_4)_6 \cdot 6H_2O]$ e fosfato octacálcico $[Ca_8(H_2PO_4)_6 \cdot 5H_2O]$, além de fosfato de cálcio amorfo menos organizado, carbonato de cálcio, sódio, magnésio e citrato. A hidroxiapatita localiza-se profundamente dentro da matriz óssea, enquanto o fosfato de cálcio amorfo recobre a superfície do osso recém-formado ou remodelado.

Devido ao crescimento ósseo e às taxas de remodelação serem elevados durante a infância, diversos aspectos clínicos e ósseos de doenças ósseas metabólicas são mais frequentes em crianças do que em adultos.

O padrão de crescimento dos ossos consiste na aceleração do crescimento ósseo (comprimento) dos membros durante a pré-adolescência, aumento do crescimento (comprimento) do tronco (coluna) durante o início da adolescência e aumento da deposição mineral óssea no fim da adolescência. O uso de **absorciometria por raios X com dupla energia** (**DXA**; do inglês, *dual-energy x-ray absorptiometry*) ou tomografia computadorizada (TC) quantitativa permite a medição do conteúdo mineral e da densidade óssea em indivíduos saudáveis, assim como em crianças com doença óssea metabólica. A DXA expõe o paciente a menos radiação do que uma radiografia de tórax e significantemente menos em comparação à TC quantitativa, e é por isso mais comumente usada na prática clínica.

O **crescimento ósseo** ocorre em crianças, pelo processo de calcificação das células das cartilagens presentes nas extremidades dos ossos. De acordo com as concentrações prevalecentes de cálcio e fosfato de fluidos extracelulares, o mineral se deposita nos condrócitos ou células da cartilagem a serem submetidas à mineralização. A principal função do eixo endócrino vitamina D-hormônio da paratireoide (PTH)-FGF23 é o de manter as concentrações de cálcio e fosfato dos fluidos extracelulares em níveis apropriados para permitir a mineralização.

Outros hormônios também parecem regular o crescimento e a mineralização da cartilagem, incluindo o hormônio do crescimento, que age por intermédio de fatores de crescimento insulino-símiles, hormônios da tireoide, insulina, leptina, grelina e andrógenos e estrógenos, durante o crescimento rápido na puberdade. Concentrações suprafisiológicas de glicocorticoides prejudicam a função da cartilagem e o crescimento ósseo e aumentam a reabsorção óssea.

As taxas de formação óssea são coordenadas com as alterações no metabolismo mineral, tanto no intestino, como nos rins, onde uma série de hormônios regulam os processos. Ingestão ou absorção intestinal inadequadas de cálcio provocam uma queda nos níveis séricos de cálcio e em sua fração ionizada. Esta diminuição serve como um sinal para a síntese e a secreção do hormônio paratireoide (PTH, do inglês *parathyroid hormone*), o que resulta em maior reabsorção óssea (que aumenta o nível de cálcio sérico) e aumento da reabsorção tubular distal de cálcio. Isso também promove aumento nas taxas de síntese renal de $1,25(OH)_2D$ ou calcitriol, o metabólito mais ativo da vitamina D (Figura 723.1). A **homeostase do cálcio**, assim, é controlada pelo intestino porque a disponibilidade de $1,25(OH)_2D$, em última análise, determina a fração de cálcio ingerido que é absorvida.

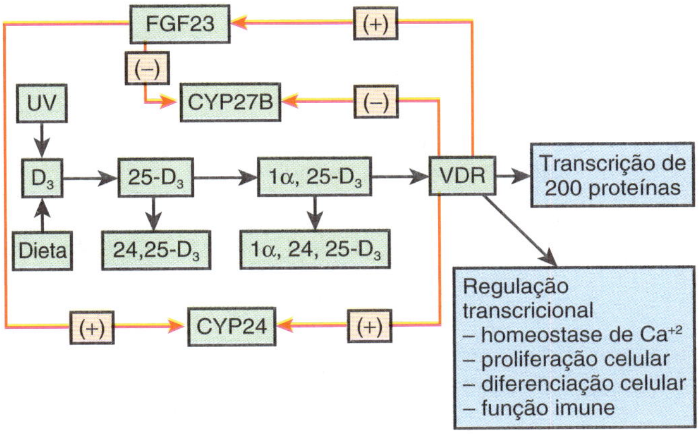

Figura 723.1 Metabolismo da vitamina D. A vitamina D pode ser sintetizada na pele sob a influência da irradiação ultravioleta UV, ou pode ser absorvida a partir da dieta. Ela é convertida para $25(OH)D_3$ (vitamina D_3) no fígado e, em seguida, adicionalmente convertida pelo rim. A enzima citocromo P450 (CYP) 27B converte $25(OH)D_3$ para $1\alpha,25\text{-}(OH)_2D_3$. $1,25(OH)_2D_3$ liga-se ao receptor da vitamina D (VDR), a qual, após o transporte para o núcleo, atua para induzir a transcrição de mais de 200 proteínas. As funções de algumas das proteínas estão indicadas. O VDR leva à ativação da produção do fator de crescimento fibroblástico 23 (FGF23). O FGF23 induz a fosfatúria (não representada), regula positivamente a CYP 24 e regula negativamente a CYP 27B.

A **homeostase do fosfato** é regulada pelos rins, porque a absorção intestinal de fosfato é quase completa e a excreção renal determina o nível sérico de fosfato. A absorção intestinal de fosfato excessivo provoca uma queda nos níveis séricos de cálcio ionizado e um aumento na secreção de PTH, resultando em fosfatúria, reduzindo, portanto, o nível de fosfato no soro e permitindo que o nível de cálcio se eleve. Hipofosfatemia bloqueia a secreção de PTH e promove a síntese de 1,25-di-hidroxivitamina D [1,25$(OH)_2$D] renal. Este último composto também promove maior absorção intestinal de fosfato. O papel importante do FGF23 na homeostase do fosfato é descrito mais adiante.

A **vitamina D** pode ser sintetizada na pele sob a influência de irradiação ultravioleta (UV), ou pode ser absorvida a partir da dieta. Ela é convertida para 25(OH)D_3 (vitamina D_3) no fígado e, em seguida, adicionalmente convertida pelo rim. A compreensão do metabolismo de vitamina D é necessária para avaliar a homeostase mineral, a doença óssea metabólica e o raquitismo. A pele contém o 7-desidrocolesterol, que é convertido em vitamina D_3 [25(OH)D_3] pela radiação UV; outros esteróis inativos da vitamina D também são produzidos (ver Capítulo 51). A vitamina D_3 é, então, transportada na corrente sanguínea para o fígado por uma proteína de ligação da vitamina D (DBP); DBP liga-se a todas as formas de vitamina D. A concentração plasmática livre ou não ligada à vitamina D é muito inferior ao nível de metabólitos de vitamina D DBP-ligada.

A vitamina D também pode entrar na via metabólica pela ingestão de vitamina D_2 (ergocalciferol) e vitamina D_3 (colecalciferol) por meio da dieta; ambos são absorvidos a partir do intestino, devido à ação de sais biliares. Depois da absorção, a vitamina D ingerida é transportada por quilomícrons para o fígado, onde, juntamente com vitamina D_3 derivada da pele, é convertida em 25-hidroxivitamina D[25(OH)D]. A 25(OH)D é em seguida transportada por DBP para os rins, onde sofre um metabolismo adicional. O 25(OH)D é o principal metabólito de vitamina D nos seres humanos (Tabela 723.1). Uma vez que a síntese de 25(OH)D é fracamente regulada por *feedback*, o seu nível no plasma aumenta no verão e diminui no inverno. O consumo elevado de vitamina D aumenta o nível plasmático de 25(OH)D para muitas vezes acima do normal; entretanto, a forma precursora da vitamina D é absorvida pelo tecido adiposo.

Nos rins, a 25(OH)D sofre hidroxilação dependente da concentração sérica predominante de cálcio, fosfato, PTH e FGF23. Se o nível de cálcio ou fosfato for reduzido ou o nível de PTH for elevado, a enzima 25(OH)D-1-hidroxilase é ativada e a 1,25$(OH)_2$D é formada. A 1,25$(OH)_2D_3$ liga-se ao receptor da vitamina D que, após ser transportada para o núcleo, atua a fim de induzir a transcrição de 200 a 400 proteínas e peptídeos. As funções de algumas das proteínas são conhecidas.

Outra classe de proteínas importantes na regulação do equilíbrio mineral e na síntese de vitamina D são as **fosfatoninas**. Entre elas estão as FGF23, as sFRP-4 (proteína 4 secretada relacionada ao Frizzled), e as MEPE (fosfoglicoproteína da matriz extracelular; do inglês, *matrix extracellular phosphoglycoprotein*). A superexpressão de FGF23 resulta em hipofosfatemia, fosfatúria, valores reduzidos no soro de 1,25$(OH)_2$D, e algumas formas de raquitismo. Distúrbios do equilíbrio de fosfato, incluindo hiper e hipofosfatemia, podem se relacionar a perda ou ganho de função destas fosfatoninas (Figura 723.1).

A ativação do receptor da vitamina D por 1,25$(OH)_2$D leva à produção de FGF23. O FGF23 é produzido pelos osteócitos e tem como alvo outro órgão, o rim, e promove fosfatúria. O FGF23 reduz a expressão/inserção de dois transportadores de fosfato de sódio no túbulo renal proximal, resultando em níveis mais elevados de excreção urinária de fosfato. Este hormônio derivado do osso também inibe a atividade da hidroxilase renal (CYP 27B1) e promove a atividade de 24-hidroxilase. Consequentemente, os níveis circulantes de 1,25 $(OH)_2$D decaem.

O metabólito ativo, a 1,25 $(OH)_2$D, circula a um nível que é apenas 0,1% do nível de 25(OH)D (Tabela 723.1) e atua sobre o intestino para aumentar o transporte ativo de cálcio e estimular absorção de fosfato. Devido à 1α-hidroxilase ser uma enzima mitocondrial fortemente regulada por *feedback*, a síntese da 1,25$(OH)_2$D declina após valores de cálcio ou fosfato séricos voltarem ao normal. O excesso de 1,25$(OH)_2$D é convertido para um metabólito inativo. Na presença de concentrações normais ou elevadas de cálcio ou fosfato no soro, a 25(OH)D-24-hidroxilase renal é ativada, produzindo 24,25-di-hidroxivitamina D [24,25$(OH)_2$D], que é uma via para a remoção do excesso de vitamina D; os níveis séricos de 24,25$(OH)_2$D (1 a 5 ng/mℓ) aumentam após a ingestão de grandes quantidades de vitamina D (Figura 723.1), ou na presença de concentrações aumentadas de FGF23. Embora a hipervitaminose D e a produção de metabólitos inativos possam ocorrer após a dosagem oral, a exposição prolongada da pele à luz solar normalmente não produz níveis tóxicos de 25(OH)D_3, sugerindo regulação natural da produção desse metabólito no tecido cutâneo.

Níveis de **1,25$(OH)_2$D no soro** são maiores em crianças do que em adultos, não são tão sujeitos à variabilidade sazonal e o pico ocorre durante o primeiro ano de vida e novamente durante o estirão de crescimento no adolescente. Esses valores devem ser interpretados à luz dos valores de cálcio no soro, fosfato e PTH prevalecentes, e considerando o perfil completo dos metabólitos de vitamina D.

Tabela 723.1 Valores metabólicos da vitamina D no plasma em indivíduos saudáveis normais.

METABÓLITO	VALOR PLASMÁTICO
Vitamina D_2	1 a 2 ng/mℓ
Vitamina D_3	1 a 2 ng/mℓ
25(OH)D_2	4 a 10 ng/mℓ
25(OH)D_3	26 a 70 ng/mℓ
25(OH)D TOTAL	20 a 80 ng/mℓ [Em 2010 o Institute of Medicine dos EUA indicou que um valor de 25(OH)D acima de 20 ng/mℓ é o limite mais baixo do normal.]
24,25$(OH)_2$D	1 a 4 ng/mℓ
1,25$(OH)_2$D	
Primeira Infância	70 a 100 pg/mℓ
Infância	30 a 50 pg/mℓ
Adolescência	40 a 80 pg/mℓ
Idade adulta	20 a 35 pg/mℓ

Tabela 723.2 Variantes clínicas do raquitismo e condições relacionadas.

TIPO	NÍVEL DE CÁLCIO SÉRICO	NÍVEL DE FÓSFORO SÉRICO	ATIVIDADE DE FOSFATASE ALCALINA	CONCENTRAÇÃO DE AMINOÁCIDOS NA URINA	GENÉTICA	FALHA GENÉTICA CONHECIDA
DEFICIÊNCIA DE CÁLCIO COM HIPERPARATIREOIDISMO SECUNDÁRIO*						
Falta de vitamina D						
Falta de exposição à luz do sol	N ou B	B	E	E		
Deficiência dietética da vitamina D	N ou B	B	E	E		
Congênito	N ou B	B	E	E		

(continua)

Tabela 723.2 Variantes clínicas do raquitismo e condições relacionadas. *(continuação)*

TIPO	NÍVEL DE CÁLCIO SÉRICO	NÍVEL DE FÓSFORO SÉRICO	ATIVIDADE DE FOSFATASE ALCALINA	CONCENTRAÇÃO DE AMINOÁCIDOS NA URINA	GENÉTICA	FALHA GENÉTICA CONHECIDA
Outras deficiências						
Má absorção da vitamina D	N ou B	B	E	E		
Doenças do fígado	N ou B	B	E	E		
Fármacos anticonvulsivantes	N ou B	B	E	E		
Osteodistrofia renal	N ou B	E	E	V		
Tipo I de vitamina D-dependente	B	N ou B	E	E	AR	S
DEFICIÊNCIA PRIMARIA DE FOSFATO (SEM HIPERPARATIREOIDISMO SECUNDÁRIO)						
Hipofosfatemia primária genética	N	B	E	N	XL, AD, AR	S
Raquitismo hipofosfatêmico ligado ao X					XL	S
Raquitismo hipofosfatêmico autossômico dominante					AD	S
Raquitismo hipofosfatêmico autossômico recessivo					AR	S
Síndrome de Fanconi						
Cistinose	N	B	E	E	AR	S
Tirosinose	N	B	E	E	AR	S
Síndrome de Lowe	N	B	E	E	XR	S
Adquirida	N	B	E	E		
Deficiência ou má absorção de fosfato						
Hiperalimentação parenteral	N	B	E	N		
Baixa ingestão de fosfato	N	B	E	N		
Outros						
Acidose tubular renal, proximal tipo II	N	B	E	N		S
Osteomalacia induzida por tumores	N	B	E	N		S
RESISTENCIA DO ÓRGÃO-ALVO À 1,25(OH)$_2$D$_3$						
Vitamina D-dependente tipo II (diversas variantes)	B	B ou N	E	E	AR	S
CONDIÇÕES RELACIONADAS SEMELHANTES AO RAQUITISMO						
Hipofosfatasia	N	N	L	Fosfatoetanolamina elevada	AR	S
Disostose metafisária						
Tipo Jansen		N	E	N	AD	S
Tipo Schmid		N	E	N	AD	S

*Deficiência de vitamina D, baixo 25(OH)D sem estímulo de valores superiores de 1,25(OH)$_2$. AD, autossômica dominante; AR, autossômica recessivo; B, baixo; E, elevado; N, normal; S, sim; V, variável; XL, ligado ao X (*X-linked*).

A deficiência de minerais impede o processo normal de deposição mineral óssea. Se a deficiência mineral ocorre na placa de crescimento, o crescimento desacelera e a idade óssea é retardada, uma condição chamada de **raquitismo**. A pouca mineralização do osso trabecular, que resulta em maior proporção de osteoide não mineralizado, é a condição de osteomalacia. O raquitismo é encontrado somente nas crianças em crescimento antes da fusão das epífises, enquanto a osteomalacia está presente em todas as idades. Todos os pacientes com raquitismo apresentam osteomalacia, mas nem todos os pacientes com osteomalacia têm raquitismo. Essas condições não devem ser confundidas com a osteoporose, uma condição de perda proporcional de volume ósseo e mineral (ver Capítulo 726).

O **raquitismo** pode ser classificado como raquitismo deficiente em cálcio ou deficiente em fosfato. Pelo fato de tanto os íons cálcio quanto fosfato constituírem o osso mineral, a insuficiência de qualquer tipo no fluido extracelular que banha a superfície de mineralização do osso resulta em raquitismo e osteomalacia. Os dois tipos de raquitismo são distinguíveis por suas manifestações clínicas (Tabela 723.2). O raquitismo também pode ocorrer em face da deficiência mineral, apesar de estoques adequados de vitamina D. O raquitismo verdadeiro por deficiência de cálcio na dieta é encontrado em algumas partes da África, mas raramente na América do Norte ou na Europa. Uma forma de raquitismo por deficiência de fosfato pode ocorrer em crianças que receberam a administração prolongada de sais de alumínio sequestradores de fosfato como tratamento para cólica ou refluxo gastresofágico. Isso resulta na síndrome de depleção de fosfato.

A bibliografia está disponível no GEN-io.

Capítulo 724

Hipofosfatasia

Linda A. DiMeglio

A hipofosfatasia é um erro inato raro no metabolismo, no qual a atividade da isoenzima fosfatase alcalina inespecífica (TNSALP; do inglês, *tissue-nonspecific alcaline phosphatase isoenzyme*) para os tecidos (fígado, osso, rim) é deficiente, embora a atividade das isoenzimas intestinais e placentárias seja normal. Mutações no gene *ALPL* reduzem a atividade da enzima TNSALP, essencial para a mineralização normal do esqueleto.

A maioria das mutações do gene *ALPL*, mais de 100 identificadas até o momento, são mutações *missense*, embora as mutações *splice-site*, pequenas deleções e mutações *frameshift* também tenham sido encontradas. Alguns pacientes possuem uma anormalidade que envolve a regulação dessa enzima em vez de mutação. Existe considerável heterogeneidade na gravidade da doença relacionada ao grau de comprometimento da atividade enzimática. É empregada uma nosologia que descreve sete formas da doença, que vão desde a doença letal neonatal à **odonto-hipofosfatasia**, que afeta apenas os dentes. As formas letais e infantis são autossômicas recessivas; formas mais brandas podem ser autossômicas recessivas ou dominantes.

Os casos de **hipofosfatasia perinatal** mais grave são letais no útero ou pouco após o nascimento. Os bebês afetados apresentam hipomineralização esquelética profunda com ossos pequenos e podem ainda ter anemia com hemorragia, convulsões piridoxina-dependentes e pulmões hipoplásicos (Figura 724.1*A*). **Hipofosfatasia infantil** é a próxima na continuidade. Esses bebês se apresentam, antes de 6 meses, com hipercalcemia/hipercalciúria (levando à nefrocalcinose), fusão prematura da sutura craniana (que pode levar ao aumento da pressão intracraniana), irritabilidade e déficit de desenvolvimento. Raios X revelaram ossificação irregular, áreas perfuradas e escavação metafisária. Antes da disponibilidade da terapia de reposição enzimática com **asfotase alfa**, a mortalidade foi estimada em 50%; sobreviventes tiveram incapacidade significativa. Há também uma forma **pré-natal benigna** de hipofosfatasia, observada em recém-nascidos que apresentam anormalidades esqueléticas no útero ou no nascimento, que melhoram espontaneamente ao longo do tempo.

A próxima forma de hipofosfatasia é reconhecida na infância (após 6 meses de vida) ou na adolescência tardia (**hipofosfatasia tardia**) (Figura 724.1*B*). Essas crianças apresentam esfoliação prematura dos dentes decíduos (com a raiz intacta devido ao cimento dentário mal mineralizado), deformidades esqueléticas leves, fratura e estatura baixa variável. Algumas crianças têm dor esquelética e fraqueza muscular. Ossos longos podem ter "línguas" características de radiolucência.

A **hipofosfatasia adulta** se manifesta na meia-idade (embora alguns pacientes possam voltar a contar uma história de perda precoce de dentes decíduos ou raquitismo). Essa forma é caracterizada por osteopenia/osteoporose, fraturas de estresse metafisário recorrentes (particularmente em tíbia e metatarso) e pseudofraturas femorais. Os indivíduos afetados também podem apresentar sintomas psiquiátricos (depressão/ansiedade) condrocalcinose, osteoartrite, miopatia, nefrocalcinose e perda dentária permanente entre 40 e 60 anos.

Na hipofosfatasia, grandes quantidades de fosfoetanolamina (PEA; do inglês, *phosphoethalamine*) são verificadas na urina, porque esse composto não pode ser degradado na ausência de atividade de TNSALP. Os níveis plasmáticos de pirofosfato inorgânico e fosfato-5′-piridoxal (PLP; do inglês, *pyridoxal-5′-phosphate*) estão elevados pela mesma razão. Os níveis de PLP tendem a ser mais baixos do que o normal na maioria das outras doenças dos ossos e, portanto, podem ajudar no diagnóstico diferencial de hipofosfatasia. Convulsões em pacientes com as formas letais e infantis da doença estão relacionadas ao metabolismo prejudicado da piridoxina.

O curso clínico desta condição muitas vezes melhora espontaneamente com o crescimento da criança afetada, embora a morte precoce por insuficiência renal ou tórax instável, que leva à pneumonia, possa ocorrer no quadro grave da doença. Terapia de reposição de enzimas com TNSALP melhora a recuperação esquelética e conteúdo mineral, *status* pulmonar e atividade física geral.

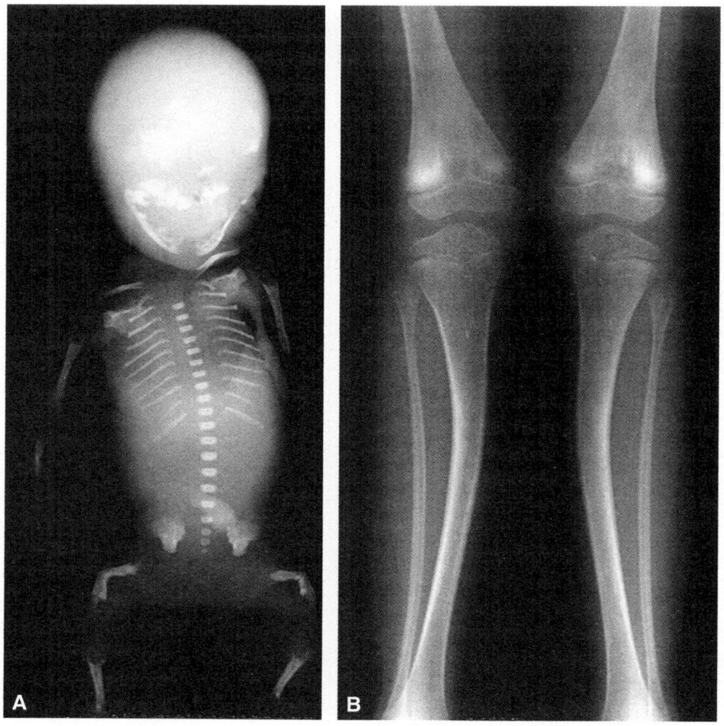

Figura 724.1 **A.** Feto com hipofosfatasia letal congênita mostrando costelas irregulares finas, platispondilia, faltando vértebras cervicais, ossificação e fêmures arqueados. **B.** Criança com 7 anos com hipofosfatasia tardia mostrando osteopenia, tíbias arqueadas e lesões tipo perfurações metafisárias.

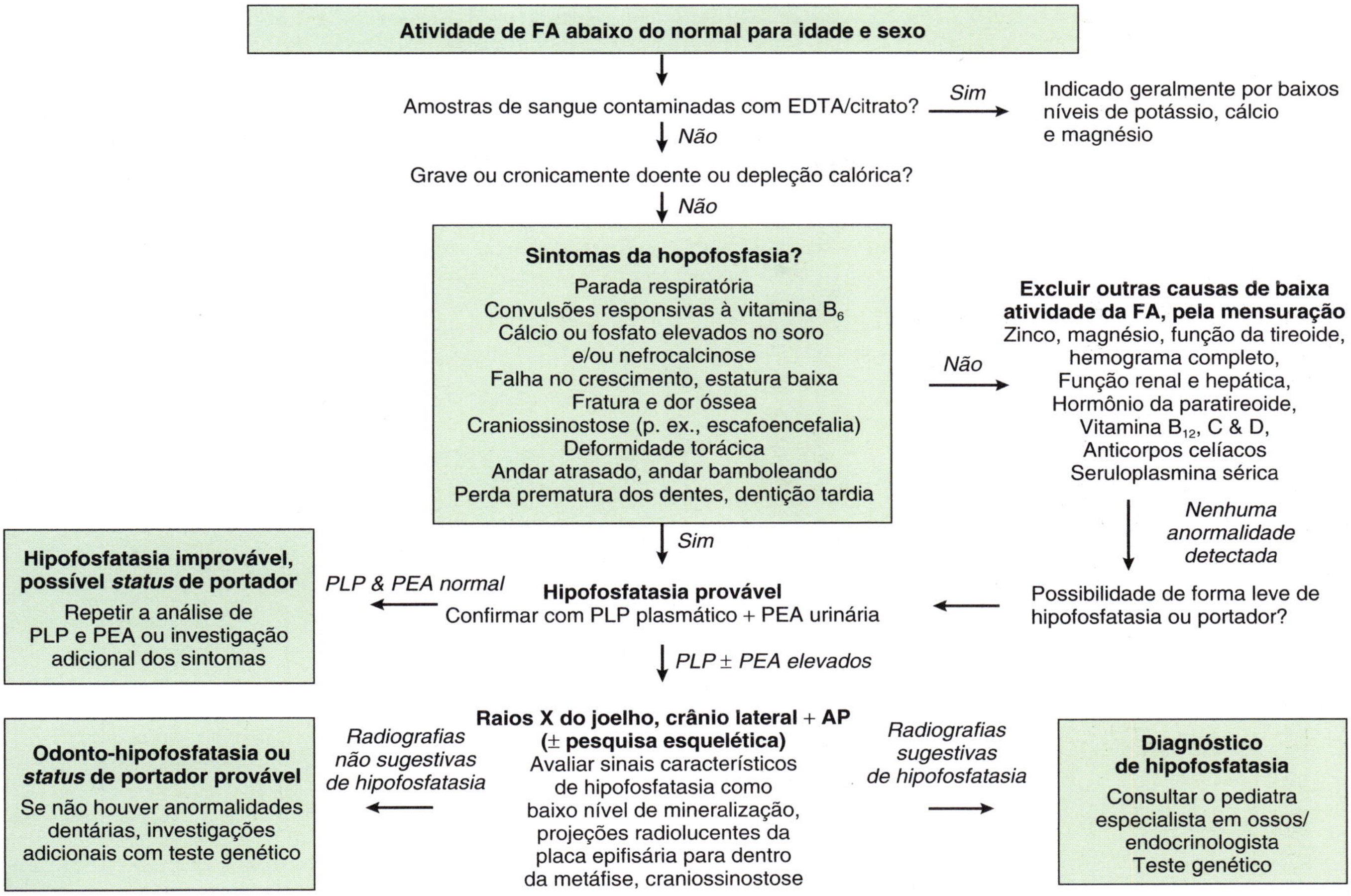

Figura 724.2 **Algoritmo de diagnóstico para a investigação de crianças que apresentam baixa atividade de fosfatase alcalina (FA) e/ou sintomas de hipofosfatasia.** Para pacientes com baixa ALP, várias condições, como deficiências nutricionais (proteínas/calorias, zinco, ácido fólico, magnésio, vitamina B_6, B_{12} e vitamina C), excesso de vitamina D, hipotireoidismo, hipoparatireoidismo, doença celíaca, transfusões de sangue recentes, osteodistrofia renal, cirurgia cardíaca e circulação extracorpórea, ressecção e transplante pós-hepáticos, acondroplasia e doença de Wilson precisam ser excluídos. AP, Anteroposterior; PEA, fosfoetanolamina; PLP, fosfato-5′-piridoxal. (*De Saraff V, Narayanan VK, Lawson AJ et al.: Lessons learned from laboratory screening for hypophosphatasia,* J Pediatr *172:181-186, 2016, Fig. 3.*)

Raramente, pacientes que apresentam padrões clínicos e radiográficos idênticos têm atividade normal da fosfatase alcalina (FA) do soro, mas há aumento nas concentrações de fosfoetanolamina, fosfato inorgânico e PLP. Essa doença foi denominada **pseudo-hipofosfatasia** e pode representar a presença de uma isoenzima de fosfatase alcalina mutante, que reage a substratos artificiais em um ambiente alcalino (em um tubo de ensaio), mas não *in vivo*, com substratos naturais. Uma abordagem para baixos níveis de FA é observada na Figura 724.2.

A bibliografia está disponível no GEN-io.

Capítulo 725
Hiperfosfatasia

Linda A. DiMeglio

A hiperfosfatasia se refere à elevação da fosfatase alcalina no soro. O aumento da fosfatase alcalina é mais comum devido a doenças hepatobiliares ou distúrbios ósseos, incluindo raquitismo, caracterizado por atividade osteoblástica alta; a distinção de etiologias hepáticas das ósseas requer o fracionamento das isoenzimas fosfatase alcalina ou a mensuração da fosfatase alcalina específica dos ossos, bem como outras avaliações laboratoriais da função hepática ou *status* do *turnover* da vitamina D óssea. As atividades da fosfatase alcalina na infância são geralmente mais altas do que as observadas em adultos, porque as crianças apresentam taxas mais altas de formação óssea; devem ser usados intervalos de referência apropriados para idade e sexo.

Em crianças entre 6 meses e 2 anos, os aumentos na fosfatase alcalina são geralmente devidos à **hiperfosfatasia transitória**. Isso geralmente é detectado como um achado incidental durante as avaliações laboratoriais de triagem ou as avaliações realizadas para uma queixa específica. Valores séricos de fosfatase alcalina de 3.000 a 6.000 UI/ℓ podem ser encontrados. As frações de isoenzima hepática e óssea estão ambas elevadas; não há outros sinais clínicos ou laboratoriais de doença hepática ou óssea. O diagnóstico pode ser confirmado por uma anamnese cuidadosa, além de avaliações laboratoriais de: cálcio, fósforo, Cr, AST, ALT, GGT, bilirrubina, PTH e 25-hidroxivitamina D. A causa pode estar relacionada ao excesso de sialilação da fosfatase alcalina, que diminui a velocidade de liberação. A fosfatase alcalina deve ser seguida em série (a cada 2 a 3 meses) até que a resolução seja documentada. A resolução geralmente ocorre dentro de 4 a 6 meses.

A **hiperfosfatasia familiar** é outra condição benigna. Tem uma herança autossômica dominante e pode ser distinguida da forma infantil transitória por elevações persistentes dos níveis séricos de fosfatase alcalina.

Altos níveis de fosfatase alcalina específica dos ossos também podem ser um sinal de um distúrbio genético ósseo subjacente. A **doença de Paget juvenil** é uma doença rara e herdada recessivamente. A maioria dos casos se deve a mutações de perda de função no gene *TNFRSF11B*, resultando em deficiência de osteoprotegerina. A doença geralmente tem seu início por volta de 2 a 3 anos, quando a deformidade dolorosa nas extremidades leva à marcha anormal, e, por vezes, à fratura. A calota craniana é grande, o crânio é espessado (díploe alargada) e pode ser deformado. O envolvimento do crânio pode levar à perda auditiva progressiva e profunda. O distúrbio é adicionalmente caracterizado por baixa estatura e deformidades ósseas progressivas, incluindo cifoescoliose. Radiografias mostram curvatura e espessamento diafisário, juntamente com osteopenia (Figura 725.1). Radiograficamente, a textura óssea é variável; áreas densas (que mostram uma aparência de algodão) são intercaladas com áreas radiolucentes e desmineralização generalizada. Os ossos longos aparecem cilíndricos, perdem a modelagem metafisária e contêm pseudocistos que mostram um halo ósseo denso. Esse distúrbio, entretanto, é distinto da doença de Paget adulta (osteíte deformante), pois a histologia do osso revela perda do remodelamento cortical ósseo normal e ausência do padrão de mosaico clássico do osso lamelar encontrado na condição adulta. Como na doença de Paget, com início no adulto, os bifosfonatos podem reduzir a rápida movimentação óssea encontrada nesse distúrbio, prevenindo deformidades e incapacidades e melhorando a audição.

Um distúrbio autossômico dominante mais grave, a **osteólise expansiva familiar**, é caracterizada por surdez de início precoce, perda prematura de dentes, alargamento progressivo hiperostótico dos ossos longos, que causam falanges dolorosas nas mãos, hipercalcemia episódica, e remodelação óssea aumentada. Esse distúrbio é devido a mutações no gene *TNFRSF11A*, que codifica o ativador receptor da proteína transmembrana NF-kappa-B (RANK), que medeia a osteoclastogênese.

A bibliografia está disponível no GEN-io.

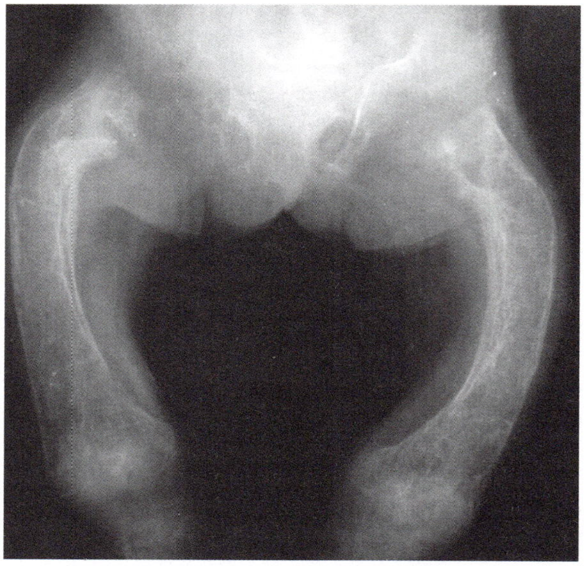

Figura 725.1 Doença de Paget juvenil mostrando curvatura e espessamento das diáfises e osteopenia. (*De Slovis TL, editor:* Caffey's *pediatric diagnostic imaging, ed 11, Philadelphia, 2008, Mosby, Fig. 167-26, p. 2744.*)

Capítulo 726

Osteoporose

Catherine M. Gordon

A osteoporose é o principal distúrbio ósseo em adultos, é relativamente incomum em crianças e os critérios que norteiam esse diagnóstico em pacientes pediátricos são fonte de debate. Esse distúrbio é caracterizado pela diminuição do volume ósseo e um aumento considerável na prevalência de fraturas. Em contraste à osteomalacia, que demonstra mineralização reduzida e volume ósseo normal, secções histológicas ósseas em todas as formas de osteoporose revelam um grau normal de mineralização com uma redução no volume ósseo, especialmente no osso trabecular (osso vertebral). O diagnóstico da osteoporose em crianças e adolescentes requer evidências da fragilidade esquelética (fraturas) independente da mensuração da densidade óssea e, em grupos em idade pediátrica, pode ser primário ou secundário (Tabela 726.1 e Figura 726.1). A osteoporose primária pode ser dividida em doenças hereditárias do tecido conjuntivo, incluindo osteogênese imperfeita (ver Capítulo 721), síndrome de Bruck, síndrome osteoporose-pseudoglioma, síndrome de Ehlers-Danlos (ver Capítulo 679), síndrome de Marfan

Tabela 726.1 Diagnósticos que conferem risco aumentado para Osteoporose.

DISTÚRBIOS ENDÓCRINOS	Artrite idiopática juvenil
Hipogonadismo no sexo feminino	Lupus eritematoso sistêmico
Síndrome de Turner	
Amenorreia hipotalâmica (tríade atlética)	DISTÚRBIOS GASTRINTESTINAIS
Anorexia nervosa	Síndromes de má absorção (fibrose cística, doença celíaca, atresia biliar)
Insuficiência ovariana primária	Intolerância ao leite verdadeira ou percebida
Terapia de depósito com acetato de medroxiprogesterona	Doença inflamatória intestinal
Mutações do receptor de estrógeno α *(ESR1)*	Icterícia obstrutiva crônica
Hiperprolactinemia	Cirrose biliar primária e outras cirroses
	Alactasia
Hipogonadismo no sexo masculino	Gastrectomia subtotal
Falha gonadal primária (síndrome de Klinefelter)	
Falha gonadal secundária (hipogonadismo hipogonadotrófico idiopático)	DISTÚRBIOS DA MEDULA ÓSSEA
Puberdade atrasada	Transplante de medula óssea
Hipertireoidismo	Linfoma
Hiperparatireoidismo	Leucemia
Hipercortisolismo (terapêutico ou doença de Cushing)	Anemias hemolíticas (anemia falciforme, talassemia)
Deficiência de hormônio de crescimento	Mastocitose sistêmica
Tireotoxicose	
	DOENÇAS DO TECIDO CONJUNTIVO/ÓSSEAS
DISTÚRBIOS INFLAMATÓRIOS	Osteoporose juvenil idiopática
Dermatomiosite	Osteogênese imperfeita
Hepatite crônica	Síndrome de Ehlers-Danlos
	Síndrome de Marfan

(continua)

Tabela 726.1 Diagnósticos que conferem risco aumentado para Osteoporose. *(continuação)*

Homocistinúria	Quimioterapia
Displasia fibrosa	Cigarros
Fraturas anteriores ou recorrentes de baixo impacto	
Osteoporose de início precoce com mutações *WNT1*	**DISTÚRBIOS DIVERSOS**
Osteoporose ligada ao X com fraturas com mutações *PLS3*	Imobilização (paralisia cerebral, atrofia muscular espinal, distrofia de Duchenne)
FÁRMACOS E DROGAS	Doença renal crônica
Álcool	Doença de depósito de glicogênio tipo 1
Heparina	Hepatite crônica
Glicocorticosteroides	Hipofosfatasia
Tiroxina	Baixa ingestão de cálcio na dieta
Anticonvulsivantes	Doença de Gaucher
Agonistas do hormônio liberador de gonadotrofinas	Neutropenia congênita grave
Ciclosporina	

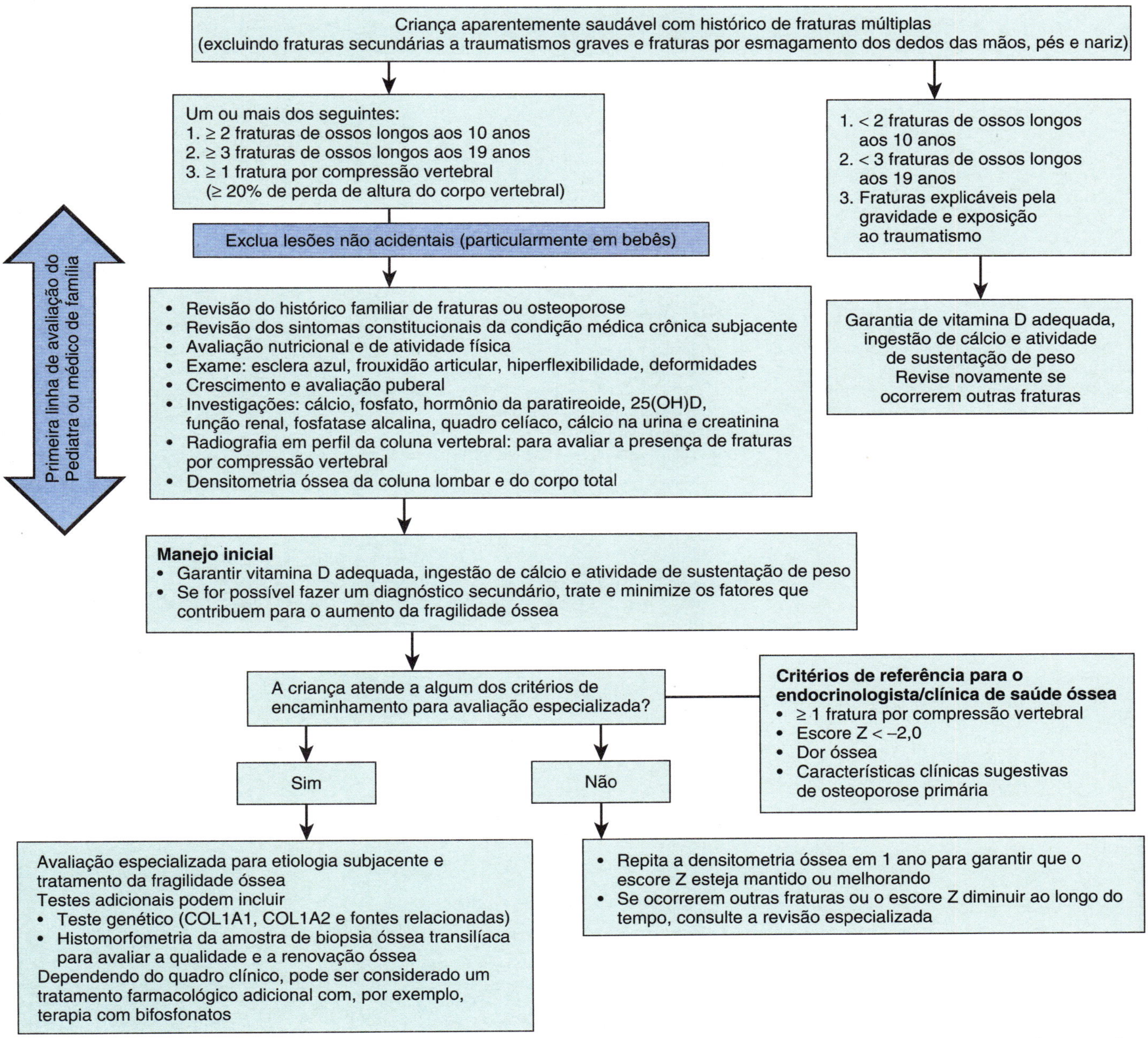

Figura 726.1 Um algoritmo para o manejo de uma criança que apresenta um histórico de fraturas clinicamente significativo, descrevendo a avaliação inicial, o manejo e quando considerar o encaminhamento para inspeção de um especiasta. (*Dados de Mayranpaa MK, Viljakainen HT, Toiviainen-Salo S et al.: Impaired bone health and asymptomatic vertebral compressions in fracture-prone children: a case-control study.* J Bone Miner Res *27(6):1413–1424, 2012; e Bishop N, Arundel P, Clark E et al.: Fracture prediction and the definition of osteoporosis in children and adolescents: the ISCD 2013 pediatric official positions,* J Clin Densitom *17(2):275-280, 2014.*)

(ver Capítulo 722), homocistinúria e osteoporose juvenil idiopática. Formas secundárias de osteoporose incluem várias doenças neuromusculares, doenças crônicas, distúrbios endócrinos e induzidos por substâncias, e erros inatos do metabolismo, incluindo intolerância à proteína lisinúrica e doença de Gaucher.

Quando nenhuma causa primária ou secundária óbvia pode ser detectada, a **osteoporose juvenil idiopática** deve ser considerada, especialmente se as seguintes características clínicas estiverem evidentes: início antes da puberdade, ossos longos e dor na região lombar, fraturas vertebrais, fraturas metatarsais e de ossos longos, uma aparência desbotada da coluna vertebral e do esqueleto apendicular em radiografias padrão e melhora na densidade óssea na pós-puberdade. Ossos trabeculares, como da coluna vertebral e metatarsos, são especialmente afetados por fraturas não traumáticas.

Em geral, os valores sanguíneos de minerais, de metabólitos de vitamina D, da fosfatase alcalina e do hormônio da paratireoide são normais. A avaliação do conteúdo mineral ósseo e da densidade óssea por absorciometria por raios X com dupla energia (DXA) ou, com menos frequência, tomografia computadorizada (TC) quantitativa, mostra marcadamente valores reduzidos. Vários modos de terapia (incluindo suplementos de cálcio por via oral, o calcitriol, bisfosfonatos, e calcitonina) têm sido utilizados com algum sucesso, em condições particulares, mas o efeito desses tratamentos é difícil de avaliar devido à recuperação espontânea que ocorre após o início da puberdade em mais de 75% dos casos.

A **síndrome da osteoporose-pseudoglioma** é um distúrbio autossômico recessivo manifestada por idade de início variável, baixa massa óssea, fraturas na infância e desenvolvimento do olho anormal; o gene defeituoso foi mapeado no cromossomo 11q12-13. A mutação é uma perda de função no gene para a proteína relacionada ao receptor da lipoproteína de baixa densidade ligada ao receptor 5. Curiosamente, as mutações com ganho de função resultam em um produto de gene que aumenta a densidade óssea.

Devem ser enfatizadas as implicações no ciclo da vida de qualquer desmineralização significativa ou osteoporose na infância. Eventos na infância influenciam o pico de massa óssea, e o fim da adolescência é um período de deposição mineral óssea rápida. O pico de massa óssea máxima é tipicamente atingido pelos 20 a 25 anos (dependendo da mensuração óssea), e a contribuição durante a infância é considerável. Uma série de medidas influenciam a massa óssea: a vitamina D, preferencialmente como colecalciferol (400 a 800 UI por dia), ingestão de cálcio (≥ 1.200 mg/dia em adolescentes) e os exercícios de resistência durante a infância. Exercícios de resistência melhoram a formação de ossos e reduzem a reabsorção óssea. Fatores que podem impedir a aquisição de pico de massa óssea incluem o uso de álcool e tabaco. Excelentes e convenientes fontes de cálcio na dieta incluem produtos lácteos, mas também peixes ósseos, verduras, bebidas e suplemento de cálcio (p. ex., suco de laranja). Iogurte e queijos duros podem ser utilizados em crianças com muita deficiência de lactase. Como parece que a osteoporose adulta se origina principalmente de fatores genéticos, representando uma interação complexa de características, não estão disponíveis intervenções específicas durante a infância para aumentar a massa óssea.

O tratamento de osteoporose secundária é melhor alcançado por meio do tratamento da doença de base, quando possível (Figura 726.1). O hipogonadismo deve ser tratado com terapia de reposição hormonal, mas em mulheres adolescentes, as questões nutricionais devem ser abordadas primeiro e, por fim, a prescrição de estrógeno transdérmico sobre o oral (ver Capítulo 711). A ingestão de cálcio deve ser aumentada para 1.500 a 2.000 mg/dia. Na osteoporose induzida por glicocorticoides, objetiva-se a menor dose possível para prevenir a atividade da doença (p. ex., em crianças com doença inflamatória intestinal), com dosagem em dias alternados ou, quando apropriado, tópica (p. ex., eczema) ou glicocorticoides inalados (p. ex., asma). Dietas especiais para erros inatos do metabolismo também são adequadas, bem como reposição enzimática para doenças como a hipofosfatasia, um distúrbio genético levando a produção deficiente de fosfatase alcalina endógena e mineralização óssea defeituosa. A triagem para doença celíaca deveria ser realizada para casos não explicados de perda de massa óssea; a aderência a uma dieta livre de glúten pode melhorar significantemente a saúde óssea nesses pacientes (ver Capítulo 338.2). O tratamento com bisfosfonatos inibe a reabsorção óssea em certas osteoporoses secundárias (induzidas por glicocorticoides), de início na idade adulta, e tem sido bem-sucedido. Terapia com bisfosfonatos pode também ser benéfica para crianças e adolescentes com osteogênese imperfeita e paralisia cerebral.

A bibliografia está disponível no GEN-io.

Medicina de Reabilitação

PARTE 32

Capítulo 727

Avaliação da Criança para Reabilitação

Michael A. Alexander e Nicole Marcantuono

Uma avaliação de reabilitação começa com a determinação do comprometimento fisiológico e das potencialidades. As potencialidades podem ser cruciais no modo como o indivíduo compensa suas deficiências atuais. As deficiências fisiológicas são os fatores biológicos que limitam a criança.

CARACTERÍSTICAS DA CRIANÇA

A avaliação começa com os **problemas psicocognitivos**. Em que ponto do espectro do desenvolvimento das habilidades de linguagem, sociais e emocionais a criança se encontra? Como é a função da criança na família, escola e comunidade? A presença de uma deficiência atua como um impedimento à aceitação social? O déficit no controle de impulsos, a gagueira ou falar alto, talvez por causa da perda de audição, distanciará a criança de outras crianças da mesma faixa etária?

Os **problemas sensoriais** precisam ser avaliados. A visão, a audição e outros sentidos estão presentes e atendem às necessidades da criança? O comprometimento do sentido do tato e propriocepção pode afetar a função dos membros da criança, particularmente na área das atividades motoras finas. Deficiências nessas habilidades também podem afetar o modo como a sociedade percebe a criança.

Para uma criança que tem dificuldades significativas, a equipe de avaliação deve incluir educadores, neuropsicólogos, assistentes sociais, fisioterapeutas, terapeutas ocupacionais, fonoaudiólogos, técnicos em aparelhos auditivos e técnicos em aparelhos ortopédicos, além do médico. A avaliação de reabilitação pediátrica é um processo que não só analisa as deficiências reais, mas observa como elas afetam a capacidade funcional do indivíduo. Tecnologia assistiva, equipamentos especiais e estratégias de adaptação devem ser utilizados pela equipe para minimizar o impacto global das deficiências da criança sobre a sua capacidade funcional, maturação e convívio familiar e, por fim, sobre as repercussões na idade adulta.

A **função dos membros superiores é avaliada** para determinar a força, amplitude de movimento e agilidade. Obviamente, a fraqueza de todos os membros irá resultar em maior grau de disfunção do que a fraqueza apenas em um dos membros. A função de membros inferiores afeta também seu deslocamento.

Para uma determinada criança, a cadeira de rodas manual pode melhorar sua mobilidade. Contudo, as crianças com fraqueza nos braços podem precisar de uma cadeira de rodas motorizada, com suas complicações associadas. Os problemas de acessibilidade, transporte e os custos podem se tornar questões importantes para a família. As tarefas motoras finas e de preensão (as habilidades altamente complexas realizadas pela mão) precisam ser avaliadas, porque algumas dessas crianças podem precisar lidar com *joysticks* e computadores, e uma boa *performance* nessas áreas pode compensar as deficiências físicas.

As deformidades esqueléticas, as limitações de amplitude de movimento e as contraturas podem afetar a função motora grossa, o equilíbrio, o sentar, o andar e o subir e descer escadas. A escoliose, a cifose e a obliquidade pélvica podem limitar o equilíbrio e a tolerância à posição sentada, o que pode, secundariamente, afetar a função de membros superiores e limitar o tempo para sociabilização.

CARACTERÍSTICAS DA FAMÍLIA

O nível de educação, aptidão e saúde mental dos pais ou cuidadores tem grande impacto sobre a criança. Sabe-se que para que uma criança com deficiência alcance seu máximo potencial, uma estrutura familiar estável e amorosa facilita sua *performance*. A família tem outros estressores, como doença, morte, divórcio e problemas legais? Quais são seus recursos de saúde?

AMBIENTE FÍSICO

A avaliação do ambiente começa com o quarto e a casa da criança. O acesso à casa e seu interior devem ser discutidos. Como essa criança é transportada? Se a criança usa cadeira de rodas motorizada, a cadeira pode sair com a criança ou ela precisa ficar na escola, em casa ou em outro lugar? Como a criança se move em ambientes em que a cadeira motorizada não está disponível? Há problemas para transportar a criança? Quais são a adequação, o custo e a confiabilidade do transporte que é usado pela família? O modo utilizado pela criança para sentar e sair da cadeira de rodas é uma parte significativa da avaliação. A criança auxilia na transferência ou é totalmente passiva e dependente de um adulto para se mover, por exemplo, do assento sanitário de volta para a cadeira de rodas?

Na escola, a criança tem acesso a todas as áreas e pode participar de todas as atividades em todo espaço, como as realizadas em sala de arte e música, refeitório, laboratório de ciências e auditório? A criança frequenta clubes, faz atividades em equipe e tem outras atividades fora de casa?

A CRIANÇA PREVIAMENTE SAUDÁVEL

Para as crianças que cresceram dentro de uma comunidade e conviviam em seu ambiente com uma capacidade normal, mas então adquiriram uma deficiência importante, torna-se extremamente relevante entender como era o seu mundo antes de elas serem afetadas por esse novo conjunto de problemas. Se a criança tiver idade suficiente para lembrar como era a vida antes, a perda de função poderá ser devastadora. Lidar com "o que poderia ter sido", juntamente com o que foi perdido, exigirá a ajuda de médicos especializados.

Capítulo 728

Reabilitação para Traumatismo Cranioencefálico Grave

Phillip R. Bryant e Chong-Tae Kim

Ver Capítulo 85.

O **traumatismo cranioencefálico** (TCE) é uma das principais causas de incapacidade pediátrica nos EUA; na faixa etária entre 0 e 4 anos, o TCE devido a quedas (72,8%) é o mais comum. O **TCE não acidental** continua a ser significativo entre crianças de 0 a 4 anos de idade (20 a 30 casos/100.000). As quedas (35,1%) e ser atingido ou se chocar contra um objeto (34,9%) são mais comuns naqueles de 5 a 14 anos de idade. Assaltos, quedas e lesões em veículos automotores compõem 85% dos TCEs experimentados entre indivíduos 15 a 24 anos de idade. O TCE é mais comum entre homens do que entre mulheres de todas as idades.

FISIOPATOLOGIA

O TCE é a consequência de lesões primárias e secundárias. A lesão primária resulta de impacto físico direto, o que inclui golpes e contragolpes, **lesões por aceleração-desaceleração** e **forças de cisalhamento**. As lesões primárias são clinicamente manifestadas por contusão focal, hematomas e edema. A lesão secundária é consequente à homeostase neuroquímica aberrante após lesão primária. Esse mecanismo de lesão ajuda a explicar por que os indivíduos podem experimentar uma disfunção global do cérebro a despeito de lesões cerebrais relativamente pequenas ou focais observadas por exames de imagem. Diminuir a lesão secundária é fundamental para evitar mais danos cerebrais após a lesão primária.

Em crianças, o TCE pode se manifestar de forma diferente em comparação com adultos. Crianças muito pequenas, cujas suturas cranianas ainda não se fecharam, acomodam algum aumento na pressão intracraniana, que pode resultar do TCE. A cabeça das crianças, no entanto, tem um tamanho relativamente maior em comparação ao corpo, mais conteúdo de água no cérebro e menos mielinização, o que pode contribuir para maior distorção cerebral e mais danos cerebrais comparativamente a uma lesão sofrida por um adulto.

GRAVIDADE

A gravidade aguda do TCE é tipicamente classificada com o escore da **Escala de Coma de Glasgow** (GCS), com escore 3 a 8 para lesão grave, 9 a 12 para lesão moderada e 3 a 15 para lesão leve (ver Capítulo 85). Parâmetros adicionais podem ser úteis para classificar a gravidade. Quanto maior for a duração da perda de consciência (ou seja, < 30 min, < 24 h ou > 24 h), mais grave será o TCE. Uma duração mais extensa da amnésia pós-traumática (< 1 dia, entre 1 e 7 dias ou > 7 dias) também pode refletir um TCE mais grave.

COMPLICAÇÕES MÉDICAS

Distúrbios da consciência

Crianças com TCE grave manifestam vários níveis de alteração da consciência. Os níveis de consciência são classificados em coma, estado vegetativo e estado minimamente consciente (Tabela 728.1). Quanto maior o período de consciência prejudicada, mais desfavorável a recuperação funcional. À medida que os pacientes se recuperam da consciência comprometida, eles podem apresentar padrões circadianos de sono-vigília alterados. Nessa fase, é particularmente importante **evitar a superestimulação durante a noite**, como procedimentos ou medicações sedativas durante o dia. **Um diário do sono** durante um período de vários dias a 1 semana é uma medida útil para monitorar os padrões de sono e determinar a eficácia dos medicamentos. Os **neuroestimuladores** (p. ex., amantadina, bromocriptina, metilfenidato ou L-dopa) são utilizados para melhorar a estimulação durante o dia. Trazodona ou melatonina podem ajudar a facilitar o sono à noite.

Transtornos cognitivo-comportamentais

Como os pacientes com TCE grave se recuperam de níveis iniciais baixos de consciência, eles podem demonstrar distúrbios cognitivo-comportamentais significativos. A escala **Rancho Los Amigos** (RLAS) (Tabela 728.2) pode ser usada para avaliar o nível dessa deficiência. Transtornos cognitivo-comportamentais comuns incluem agitação, agressividade, baixos limiares de frustração, impulsividade, déficit de atenção, labilidade emocional, perseveração, memória de trabalho prejudicada, e falta de consciência e julgamento de segurança. É importante excluir possíveis fatores exacerbantes ou causas médicas de estado mental e comportamento prejudicados, incluindo anormalidades eletrolíticas, infecção, obstipação acentuada ou retenção urinária e dor grave devido a lesões concomitantes em pacientes que incorrem em traumas múltiplos, incluindo TCE grave.

Agitação

A primeira linha de tratamento para agitação é diminuir as estimulações ambiental, visual, auditiva e tátil excessivas. A restrição física é tipicamente implementada como último recurso para evitar danos ao paciente e a outras pessoas, devendo ser removida assim que o perigo tenha sido afastado. A perda de memória pós-traumática pode ser particularmente debilitante porque é capaz de limitar a aquisição e a retenção de novas habilidades de aprendizagem. O **teste Children's Orientation and Amnesia** pode ser útil para determinar quando a

Tabela 728.1 Nível de consciência.

	COMA	ESTADO VEGETATIVO	ESTADO MÍNIMO DE CONSCIÊNCIA (–)	ESTADO MÍNIMO DE CONSCIÊNCIA (+)
Olhos abertos	Nenhum	Espontâneo ou com estímulo	Espontâneo	Espontâneo
Reflexos do tronco cerebral	Nenhum	Presentes	Presentes	Presentes
Orientação	Nenhuma	Nenhuma	Inconsistente	Consistente
Resposta proposital	Nenhuma	Nenhuma	Respostas triviais com localização (fixação visual ou rastreamento, localização da dor)	Respostas fidedignas com respostas verbais, comportamentais e/ou motoras

Tabela 728.2 Escala Rancho Los Amigos.

NÍVEL	CARACTERÍSTICAS COGNITIVO-COMPORTAMENTAIS	CARACTERÍSTICAS CLÍNICAS
I	Sem resposta	Estado comatoso
II	Resposta generalizada	Resposta não proposital, reflexiva e estereotipada a simulações
III	Resposta localizada	Especificamente localizada (giro da cabeça, piscar de olhos, aperto), resposta consistente a estímulos
IV	Confuso-agitado	Comportamento confuso e hiperativo
V	Confuso-inapropriado	Menos agitado e capaz de seguir instruções simples de forma consistente, porém difícil de seguir instruções complicadas
VI	Confuso-apropriado	Memória recente ainda deficiente, precisa de assistência para situações desconhecidas
VII	Automático-apropriado	Capaz de realizar rotina diária de forma independente, mas tem dificuldade em resolver problemas
VIII	Adequado-apropriado	Independente e funcional em atividades no lar e na comunidade, mas pode ter algumas dificuldades em situações estressantes

amnésia pós-traumática de um paciente terminou, determinando o momento que essas crianças podem ser candidatas à reabilitação cognitiva. Esse teste avalia a **orientação geral** (nome, idade, data de nascimento, escola etc.), a **orientação temporal** (hora atual, dia da semana, ano etc.) e a **memória** (verbal e não verbal). A maioria dos pacientes com TCE grave terá graus variados de comprometimento cognitivo residual a longo prazo, incluindo prejuízo no julgamento, déficits de atenção e danos à memória de trabalho.

Convulsão pós-traumática

A incidência de convulsões pós-traumáticas (CPT) depende da gravidade da lesão e da idade. Cerca de 30 a 35% das crianças com TCE grave experimentam uma CPT. CPT de início muito precoce desenvolve-se dentro de 24 horas após TCE; CPT de início precoce, dentro de 7 dias; e CPT de início tardio, 7 dias após um TCE. CPT de início precoce é mais comum em crianças, enquanto CPT de início tardio é mais comum em adultos. O risco da CPT de início tardio está aumentado no TCE causado por lesão penetrante, com lesões cerebrais particularmente graves, e em pacientes com história de CPT de início precoce. O tratamento profilático com medicação antiepiléptica por 7 dias após um TCE é comumente prescrito (ver Capítulo 85); no entanto, o tratamento com medicação anticonvulsivante por mais de 1 semana não oferece benefício adicional como medicação profilática.

Hiperatividade simpática paroxística

A hiperatividade simpática paroxística (HSP) é uma constelação de sintomas que se manifesta por hipertermia, taquicardia, taquipneia, diaforese e aumento do tônus, incluindo a postura distônica, sendo principalmente atribuível à desregulação autonômica. O mecanismo não foi claramente definido, mas acredita-se que seja devido à ruptura da função inibitória do mesencéfalo no diencéfalo. Alguns sintomas relacionados com a medicação podem imitar as características da HSP e exigir descontinuação e uso de medicação alternativa – por exemplo, haloperidol e clorpromazina podem causar síndrome neuroléptica maligna, fenitoína pode precipitar febre e bloqueadores de histamina-2 (cimetidina e ranitidina) podem produzir sintomas extrapiramidais. Não existe, atualmente, um padrão estabelecido para o tratamento da HSP, mas bromocriptina, propranolol ou labetalol, clonidina, amantadina, baclofeno intratecal, morfina, benzodiazepina e gabapentina foram prescritos com sucesso variável. A HSP é um fator negativo para resultados funcionais a curto prazo, mas não a longo prazo.

DESORDENS NEUROENDÓCRINAS

As deficiências do hormônio do crescimento e da gonadotrofina são os distúrbios mais comuns após o TCE, resultando em retardo de crescimento e puberdade precoce, respectivamente. Cerca de 8% das crianças com TCE grave sofrem de disfunção hipofisária crônica. Três tipos diferentes de distúrbios do metabolismo de sal e água, diabetes insípido (DI), síndrome de secreção inapropriada de hormônio antidiurético (SIADH) e síndrome cerebral perdedora de sal (SCPS) podem se desenvolver após um TCE grave. A DI resulta em hipernatremia e é tratada com desmopressina. A SIADH resulta em hiponatremia e é tratada restringindo-se os fluidos. A SCPS tem achados laboratoriais característicos de hiposmolaridade hiponatrêmica no plasma e hiperosmolaridade hipernatrêmica na urina. Na SCPS, o volume de fluido extracelular está esgotado; portanto, o tratamento requer a substituição de sódio e água.

ESPASTICIDADE

A espasticidade é uma complicação importante que se desenvolve em crianças com TCE grave (ver Capítulo 730).

Resultados associados à lesão cerebral traumática grave

Geralmente, quanto mais jovem a criança incorre em uma lesão cerebral grave, melhor o resultado funcional. No entanto, dada a mesma gravidade, o resultado de crianças muito pequenas é pior do que o de crianças mais velhas. A idade definida como "crianças muito jovens" (2 a 5 anos) é variável, dependendo dos estudos. A razão específica para essa diferença nos desfechos não foi identificada, mas uma explicação plausível é que, embora crianças muito jovens possuam ostensivamente um potencial maior de neuroplasticidade, seus cérebros imaturos e em desenvolvimento são mais vulneráveis ao TCE.

O escore da Escala de Coma de Glasgow é um forte fator prognóstico para mortalidade e resultado funcional na fase de lesão aguda, mas não para desfecho funcional nas fases subaguda ou crônica. A duração da amnésia pós-traumática ou o tempo para seguir os comandos são melhores fatores prognósticos para os resultados funcionais a longo prazo.

Deficiências cognitivas e comportamentais (falta de memória de aprendizagem e habilidades executivas, hiperatividade, depressão, déficits de consciência) são as sequelas mais comuns e de longa duração do TCE. Esses déficits podem inibir a reinserção escolar bem-sucedida e, também, a participação em atividades sociais.

Devido à mesma gravidade, o resultado funcional a longo prazo de crianças que sofrem trauma não acidental (infligido) é pior do que o daquelas que não foram alvo de abuso. Crianças que sofrem traumas não acidentais são tipicamente muito jovens. Se o desenvolvimento estiver atrasado antes de sua lesão cerebral, é provável que elas tenham pior resultado funcional a longo prazo.

O resultado funcional a longo prazo das crianças que sofrem um TCE é melhor do que o daquelas que sofrem uma lesão cerebral não traumática (anóxica).

A bibliografia está disponível no GEN-io.

Capítulo 729
Lesão Raquimedular e Tratamento da Disreflexia Autonômica

Phillip R. Bryant e Ashlee Jaffe

De todos os casos de **lesão raquimedular (LR)**, 26% ocorrem entre o nascimento e a idade de 21 anos. As crianças são mais suscetíveis às lesões causadas por cinto de segurança, lesões cervicais superiores, LRs sem anormalidades radiológicas e início tardio dos déficits neurológicos, variando de 30 minutos a 4 dias. O modo mais preciso de avaliar um paciente que tenha sofrido uma LR é por meio da realização de um exame físico padronizado, conforme aprovado pelos International Standards for Neurological and Functional Classification of Spinal Cord Injury, recomendado para crianças com 6 anos de idade ou mais (Figura 729.1). A expectativa de vida está relacionada ao nível neurológico da lesão e à classificação da escala de comprometimento ASIA.

MANIFESTAÇÕES CLÍNICAS

Imediatamente após a LR há um período de **choque medular** com tônus reduzido e ausência de reflexos. Por fim, os sinais de lesão dos **neurônios motores superiores** aumentarão, incluindo espasticidade e espasmos musculares involuntários. No entanto, se houver um segmento substancial de infarto medular, os pacientes podem ter paralisia flácida persistente.

As crianças com níveis neurológicos de lesão na T6 ou acima estão particularmente em risco de interrupção e descontrole do sistema nervoso autônomo. As manifestações mais comuns incluem bradicardia, hipotensão, desregulação na temperatura e, uma vez resolvido o choque medular, **disreflexia autonômica (DA)**. A DA é uma resposta simpática sustentada devido a um estímulo nocivo *abaixo* do nível da lesão. Os sintomas resultantes da DA normalmente incluem hipertensão, bradicardia, cefaleia e rubor da pele acima do nível da lesão, embora os sintomas vagos, como fadiga, irritabilidade ou choro possam estar

ASIA — AMERICAN SPINAL INJURY ASSOCIATION

INTERNATIONAL STANDARDS FOR NEUROLOGICAL CLASSIFICATION OF SPINAL CORD INJURY (ISNCSCI)

ISCOS — INTERNATIONAL SPINAL CORD SOCIETY

Nome do paciente ____________ Data/hora do exame ____________

Nome do examinador ____________ Assinatura ____________

DIREITO

MOTOR – PRINCIPAIS MÚSCULOS		Motor	SENSORIAL – Tato leve (TLD)	SENSORIAL – Picada de alfinete (PAD)
	C2			
	C3			
	C4			
MSD (Membro Superior Direito) – Flexores de cotovelo	C5			
Extensores de punho	C6			
Extensores de cotovelo	C7			
Flexores do dedo	C8			
Abdutores do dedo *(dedo mínimo)*	T1			
	T2			
	T3			
	T4			
	T5			
	T6			
	T7			
	T8			
	T9			
	T10			
	T11			
	T12			
	L1			
MID (Membro Inferior Direito) – Flexores de quadril	L2			
Extensores de joelho	L3			
Dorsiflexores de tornozelo	L4			
Extensores do hálux	L5			
Flexores plantares do tornozelo	S1			
	S2			
	S3			
Contração anal voluntária (CAV) (Sim/Não)	S4-5			
TOTAL DIREITO (MÁXIMO)		(50)	(56)	(56)

Comentários
(Músculo não principal? Motivo para NT? Dor?):

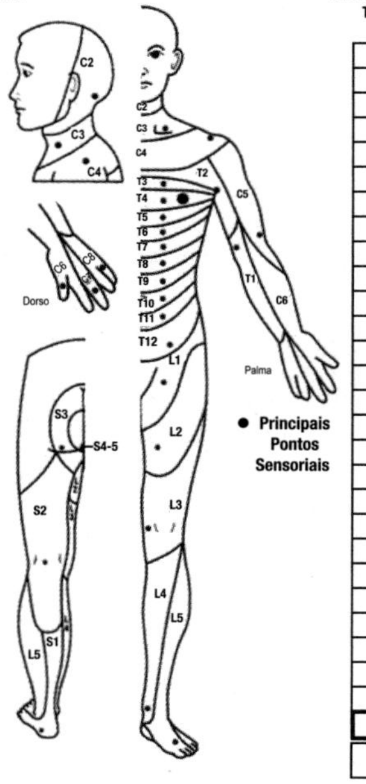

ESQUERDO

SENSORIAL – Tato leve (TLE)	SENSORIAL – Picada de alfinete (PAE)		Motor	MOTOR – PRINCIPAIS MÚSCULOS
		C2		
		C3		
		C4		
		C5		Flexores de cotovelo – MSE (Membro Superior Esquerdo)
		C6		Extensores de punho
		C7		Extensores de cotovelo
		C8		Flexores de dedo
		T1		Abdutores do dedo *(dedo mínimo)*
		T2		
		T3		
		T4		
		T5		
		T6		
		T7		
		T8		
		T9		
		T10		
		T11		
		T12		
		L1		
		L2		Flexores de quadril – MID (Membro Inferior Esquerdo)
		L3		Extensores de joelho
		L4		Dorsiflexores de tornozelo
		L5		Extensores do hálux
		S1		Flexores plantares do tornozelo
		S2		
		S3		
		S4-5		**Qualquer sensibilidade anal (Sim/Não)**
(56)	(56)		(50)	**TOTAL ESQUERDO (MÁXIMO)**

MOTOR
(PONTUAÇÃO NO VERSO)

0 = paralisia total
1 = contração palpável ou visível
2 = movimento ativo, a favor da gravidade
3 = movimento ativo, contra a ação da gravidade
4 = movimento ativo, contra a ação da gravidade e oferece alguma resistência
5 = movimento ativo, contra a ação da gravidade e oferece resistência normal
5 = normal, levando em consideração a dor/desuso*
NT = não testável.

SENSORIAL
(PONTUAÇÃO NO VERSO)

0 = ausente — *2 = normal*
1 = comprometido — *NT = não testável*

SUBESCORES MOTORES

MSD ☐ + MSE ☐ = ***TOTAL MMSS*** ☐ — MÁX. (25) (25) (50)
MID ☐ + MIE ☐ = ***TOTAL MMII*** ☐ — MÁX. (25) (25) (50)

SUBESCORES SENSORIAIS

TLD ☐ + TLE ☐ = ***TL Total*** ☐ — MÁX. (56) (56) (112)
PAD ☐ + PAE ☐ = ***PA TOTAL*** ☐ — MÁX. (56) (56) (112)

NÍVEIS NEUROLÓGICOS *Etapas 1 a 5 para classificação no verso*	D	E
1. SENSORIAL		
2. MOTOR		

3. NÍVEL NEUROLÓGICO DA LESÃO (NNL) ☐

4. COMPLETA OU INCOMPLETA? ☐ *Incompleta = qualquer função sensitiva ou motora em S4-5*

5. ESCALA DE DEFICIÊNCIA ASIA (AIS) ☐

ZONA DE PRESERVAÇÃO PARCIAL *(Apenas para lesões incompletas)* *Último nível preservado com qualquer inervação*	D	E
SENSORIAL		
MOTOR		

 REV 11/15

Graduação da Função Muscular

0 = paralisia total
1 = contração palpável ou visível
2 = movimento ativo, amplitude de movimento completa a favor da gravidade
3 = movimento ativo, amplitude de movimento completa contra a ação da gravidade
4 = movimento ativo, amplitude de movimento completa contra a ação da gravidade e oferece resistência moderada em uma posição muscular específica
5 = movimento ativo (normal), amplitude de movimento completa contra a ação da gravidade e resistência completa em uma posição muscular funcional exercida por uma pessoa sem deficiência
5* = movimento ativo (normal), amplitude de movimento completa contra a ação da gravidade e resistência suficiente para ser considerado normal se fatores inibidores identificáveis (p. ex., dor, desuso) não estiverem presentes
NT = não testável (ou seja, em decorrência de imobilização, dor intensa de modo que o paciente não pode ser avaliado, amputação de membro ou contratura > 50% da amplitude de movimento normal)

Graduação Sensorial

0 = Ausente **1** = Alterada (sensibilidade diminuída/prejudicada ou hipersensibilidade)
2 = Normal **NT** = Não testável

Quando Testar os Músculos Não Principais:

Em um paciente com uma classificação AIS B aparente, as funções do músculo não principal maiores que três níveis abaixo do nível motor de cada lado devem ser testadas para classificar mais precisamente a lesão (diferenciar entre AIS B e C).

Movimento	**Nível radicular**
Ombro: Flexão, extensão, abdução, adução, rotação interna e rotação externa **Cotovelo:** Supinação	**C5**
Cotovelo: Pronação **Punho:** Flexão	**C6**
Dedos: Flexão na articulação proximal, extensão **Polegar:** Flexão, extensão e abdução no plano do polegar	**C7**
Dedos: Flexão na articulação MCF **Polegar:** Oposição, adução e abdução perpendicular à palma da mão	**C8**
Dedos: Abdução do indicador	**T1**
Quadril: Abdução	**L2**
Quadril: Rotação externa	**L3**
Quadril: Extensão, abdução, rotação interna **Joelho:** Flexão **Tornozelo:** Inversão e eversão **Artelhos:** Extensão MTF e IF	**L4**
Hálux e artelhos: Flexão e abdução IFD e IFP	**L5**
Hálux: Adução	**S1**

ESCALA DE DEFICIÊNCIA ASIA (AIS)

A = Completa. Não há função motora ou sensitiva preservada nos segmentos sacros S4-S5.

B = Sensorial incompleta. Há função sensorial preservada, mas não motora, abaixo do nível neurológico estendendo-se até os segmentos sacros S4-S5 (tato leve ou picada de agulha em S4-S5 ou pressão anal profunda) e ausência de função motora preservada mais de três níveis acima do nível motor em ambos os lados do corpo.

C = Motora incompleta. A função motora é preservada nos segmentos sacrais mais caudais para a contração anal voluntária (CAV) OU o paciente atende aos critérios para o *status* sensorial incompleto (função sensorial preservada nos segmentos sacrais mais caudais (S4-S5) por LT, PP ou DAP), e parte da função motora poupada mais do que três níveis abaixo do nível motor ipsilateral do outro lado do corpo.
(Isso inclui as funções dos músculos principais e não principais para determinar o status motor incompleto.) Para AIS C – menos da metade das funções musculares principais abaixo do único NLI tem um grau muscular ≥ 3.

D = Motora incompleta. Status motor incompleto conforme definido anteriormente, com pelo menos metade (metade ou mais) das funções musculares principais abaixo do único NNL tem um grau muscular ≥ 3.

E = Normais. Se quando testadas com o ISNCSCI as funções motora e sensitiva são graduadas como normais em todos os segmentos e o paciente tinha déficits anteriores, por isso o grau AIS é E. Alguém sem uma LR inicial não recebe um grau AIS.

Usando ND: Para documentar os níveis sensorial, motor e NNL, a classificação da Escala de Deficiência ASIA, e/ou a zona de preservação parcial (ZPP) quando eles não puderem ser determinados com base nos resultados do exame.

ASIA — AMERICAN SPINAL INJURY ASSOCIATION
INTERNATIONAL STANDARDS FOR NEUROLOGICAL CLASSIFICATION OF SPINAL CORD INJURY
ISCOS — INTERNATIONAL SPINAL CORD SOCIETY

Etapas de Classificação

Recomenda-se a seguinte ordem para determinar a classificação dos indivíduos com LR.

1. Determinar os níveis sensitivos nos lados direito e esquerdo.
O nível sensitivo é o dermátomo intacto mais caudal para o tato leve e a picada de agulha.

2. Determinar os níveis motores nos lados direito e esquerdo.
Definido pelo músculo-chave funcionante mais inferior que tem um grau de pelo menos 3 (no teste em decúbito dorsal), de modo que as funções dos músculos-chave representadas por segmentos acima desse nível são consideradas intactas (classificada com um 5).
Observação: Nas regiões em que não há miótomo para testar, presume-se que o nível motor seja o mesmo que o nível sensitivo se a função motora testável acima deste nível também for normal.

3. Determinar o nível neurológico da lesão (NNL).
Este se refere ao segmento mais baixo com uma função motora (grau 3 ou mais) e sensitiva intacta, desde que haja função motora e sensitiva normal (intacta) rostralmente, respectivamente.
O nível neurológico é o nível exatamente acima dos níveis sensitivo e motor determinados nas etapas 1 e 2.

4. Determinar se a lesão é completa ou incompleta
(i. e., poupa ou não a região sacral).
Se houver "contração voluntária anal" = ***Não*** *E todos os escores sensitivos S4-S5 =* ***0***
E "qualquer sensibilidade anal" = ***Não****, então a lesão é* ***Completa****.*
Caso contrário, a lesão é ***Incompleta****.*

5. Determinar a graduação na Escala de Deficiência ASIA (AIS):

A lesão é completa? **Se SIM, AIS = A**, Registre a ZPP (A zona de preservação parcial corresponde ao dermátomo ou miótomo mais inferior registrado em cada lado com alguma preservação)

NÃO ↓

A lesão motora é completa? **Se SIM, AIS = B**

NÃO ↓ (Não = contração anal voluntária ou função motora mais de três níveis abaixo do nível motor em um determinado lado se o paciente tiver classificação de sensibilidade incompleta).

Ao menos metade (metade ou mais) dos músculos-chave abaixo do nível neurológico apresentam grau 3 ou mais?

NÃO ↓ **AIS = C**
SIM ↓ **AIS = D**

Se as funções motora e sensitiva forem normais em todos os segmentos, AIS = E.
Observação: AIS E é usado nos testes de seguimento quando um indivíduo com LR documentada recupera a função normal. Se no teste inicial não são encontrados déficits, o indivíduo está neurologicamente intacto e a Escala de Deficiência da ASIA não é aplicável.

Figura 729.1 Fluxograma da American Spinal Injury Association. (De American Spinal Injury Association: International standards for neurological and functional classification of spinal cord injury (ISNCSCI). Richmond, Virginia, 2016, http://asia-spinalinjury.org/wp-content/uploads/2016/02/International_Stds_Diagram_Worksheet.pdf.)

presentes nos pacientes mais jovens. Os estímulos nocivos são mais frequentemente decorrentes de uma distensão vesical ou retal, mas incluem diversas outras causas (Tabela 729.1). As crianças e adolescentes com LM de nível cervical ou alta têm menor pressão arterial basal em comparação com a população em geral. As elevações na pressão arterial 20 a 40 mmHg acima da linha de base podem ser consideradas um sinal de DA. ***A identificação e o tratamento do estímulo nocivo normalmente estão associados à resolução dos sintomas sem o uso de medicação anti-hipertensiva.*** *Se necessário, defende-se o uso de agentes anti-hipertensivos de início rápido e curta duração, incluindo a nifedipino e o nitropaste (Figura 729.2). É necessário tratamento de emergência da DA em razão do risco de acidente vascular encefálico e lesão adicional de órgãos como resultado da hipertensão sustentada. Recomenda-se o uso de um bracelete de alerta médico, a orientação dos adultos responsáveis pela supervisão e o transporte de um cartão de referência emergencial de DA (Figura 729.3).*

Os pacientes que apresentam LR são particularmente vulneráveis à **trombose venosa profunda** e **embolia pulmonar**, devido à imobilização de seus membros afetados. Em crianças e jovens, a trombose venosa profunda é mais comum em crianças pós-púberes. Recomenda-se o tratamento profilático o mais rápido possível após uma LR (a menos que contraindicado devido ao risco de hemorragia ou resposta alérgica anterior), incluindo heparina de baixo peso molecular, meias de compressão graduada e dispositivos de compressão sequencial da panturrilha para crianças mais velhas e adolescentes. A trombose venosa profunda de ocorrência tardia ocorre com mais frequência com a imobilização prolongada relacionada às doenças ou cirurgias; deve-se considerar, também, o uso de medidas profiláticas durante essas situações.

Em consequência da LR, os pacientes, muitas vezes, apresentam graus variantes de incontinência fecal e urinária. Após uma LR, a bexiga pode estar com arreflexia ou hiper-reflexia e pode haver dissinergia do esfíncter detrusor. O cateterismo intermitente estéril (CIE) normalmente é realizado 4 a 6 vezes/dia para prevenir retenção urinária e reflexo vesicoureteral. Fármacos anticolinérgicos podem melhorar a capacidade de armazenamento vesical e prevenir a incontinência urinária entre os cateterismos da bexiga. Antibióticos são recomendados para as infecções do trato urinário sintomático; a bacteriúria assintomática, sem refluxo vesicoureteral, geralmente não é tratada. A independência funcional com o tratamento da bexiga e do intestino deve ser promovida quando for apropriada ao desenvolvimento.

Tabela 729.1 Possíveis etiologias dos estímulos nocivos causadores da disreflexia autonômica.

SISTEMA URINÁRIO
- Distensão vesical
- Cálculos vesicais ou renais
- Cateter bloqueado/dobrado
- Dissinergia do esfíncter externo da uretra
- Infecção do trato urinário
- Instrumentação urológica
- Litotripsia por onda de choque

SISTEMA GASTRINTESTINAL
- Distensão intestinal
- Impactação intestinal
- Cálculos biliares
- Apendicite
- Úlceras gástricas
- Gastrite
- Instrumentação gastrintestinal
- Hemorroidas

SISTEMA TEGUMENTAR
- Roupas, sapatos ou órteses apertados
- Bolhas
- Queimaduras, queimaduras por sol ou congelamento
- Unha encravada
- Picadas de inseto
- Úlceras por pressão

SISTEMA MUSCULOESQUELÉTICO
- Fraturas
- Ossificação heterotópica
- Estimulação elétrica funcional

SISTEMA REPRODUTOR MASCULINO
- Epididimite
- Compressão escrotal (sentar-se sobre o escroto)
- Relação sexual
- Infecções sexualmente transmissíveis

SISTEMA REPRODUTOR FEMININO
- Menstruação
- Gravidez, especialmente trabalho de parto e parto
- Vaginite
- Relação sexual
- Infecções sexualmente transmissíveis

SISTEMA HEMATOLÓGICO
- Trombose venosa profunda
- Embolia pulmonar

OUTRAS CAUSAS SISTÊMICAS
- *Boosting* (um episódio de disreflexia autonômica intencionalmente causado por um atleta com lesão medular em uma tentativa de melhorar o desempenho físico)
- Uso de álcool em excesso
- Ingestão em excesso de cafeína ou diuréticos
- Estimulantes de venda livre ou sob prescrição
- Uso abusivo de substâncias

De Consortium for Spinal Cord Medicine: Acute management of autonomic dysreflexia: individuals with spinal cord injury presenting to health-care facilities, Washington, DC, 2001, Paralyzed Veterans of America, pp 10-11.

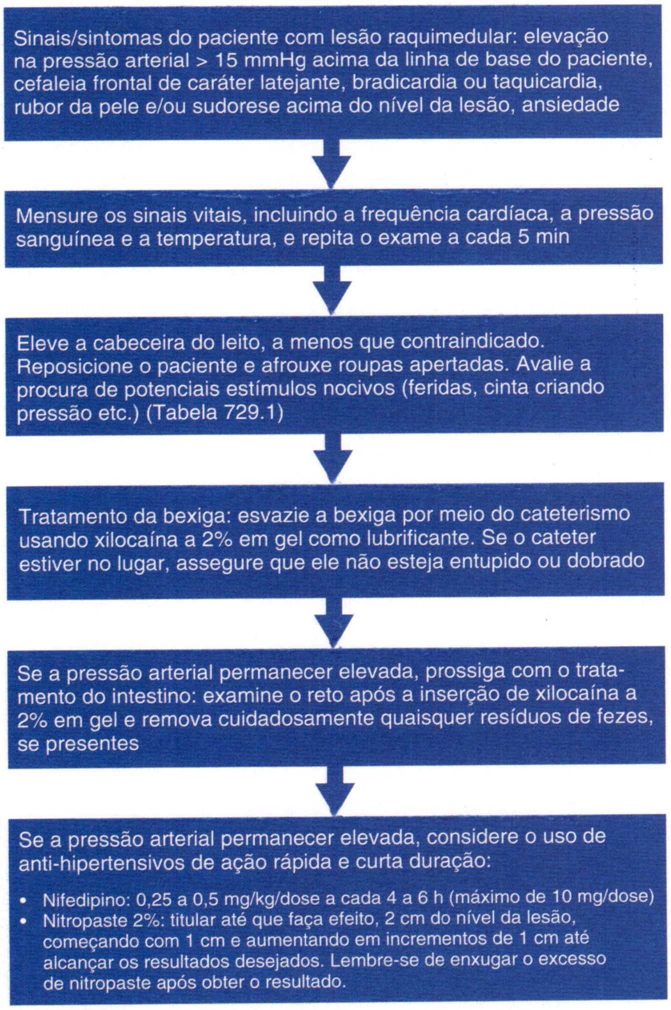
Sinais/sintomas do paciente com lesão raquimedular: elevação na pressão arterial > 15 mmHg acima da linha de base do paciente, cefaleia frontal de caráter latejante, bradicardia ou taquicardia, rubor da pele e/ou sudorese acima do nível da lesão, ansiedade
Mensure os sinais vitais, incluindo a frequência cardíaca, a pressão sanguínea e a temperatura, e repita o exame a cada 5 min
Eleve a cabeceira do leito, a menos que contraindicado. Reposicione o paciente e afrouxe roupas apertadas. Avalie a procura de potenciais estímulos nocivos (feridas, cinta criando pressão etc.) (Tabela 729.1)
Tratamento da bexiga: esvazie a bexiga por meio do cateterismo usando xilocaína a 2% em gel como lubrificante. Se o cateter estiver no lugar, assegure que ele não esteja entupido ou dobrado
Se a pressão arterial permanecer elevada, prossiga com o tratamento do intestino: examine o reto após a inserção de xilocaína a 2% em gel e remova cuidadosamente quaisquer resíduos de fezes, se presentes
Se a pressão arterial permanecer elevada, considere o uso de anti-hipertensivos de ação rápida e curta duração:
• Nifedipino: 0,25 a 0,5 mg/kg/dose a cada 4 a 6 h (máximo de 10 mg/dose)
• Nitropaste 2%: titular até que faça efeito, 2 cm do nível da lesão, começando com 1 cm e aumentando em incrementos de 1 cm até alcançar os resultados desejados. Lembre-se de enxugar o excesso de nitropaste após obter o resultado.

Figura 729.2 Algoritmo para o tratamento da disreflexia autonômica.

ATENÇÃO, MÉDICO

A seguir estão as recomendações de tratamento para crianças com disreflexia autonômica (DA)

- Sentar o paciente ereto (até 90°).
- Monitorar a PA a cada 2 a 3 min.
- Exame rápido para incluir o abdome para bexiga/intestino distendida(o) e qualquer outro sistema abaixo do nível de lesão que pode ser a fonte da disreflexia.
- Se um cateter urinário intermitente não tiver sido colocado, cateterize o indivíduo. Se tiver sido inserido, verifique o sistema quanto a dobras, torções, constrições ou obstruções.
- Se a PA sistólica:
  > 120 em crianças com menos de 5 anos
  > 130 em crianças entre 6 e 12 anos
  > 140 em adolescentes
  Administre um anti-hipertensivo com início rápido e duração curta enquanto a causa da DA está sendo investigada.
- **Pomada Nitro Paste** – ½″ (< 13 anos) ou 1″ (≥ 13 anos), aplique a cada 30 min, topicamente acima do nível da lesão, limpe quando a PA estiver estável, reaplique conforme necessário.
- **Nifedipedina** (se a pomada Nitro Paste NÃO estiver disponível) – 0,25 a 0,5 mg/kg por dose (< 13 anos) ou 10 mg por dose (≥ 13 anos), esguiche a fórmula de liberação imediata sublingualmente ou peça ao paciente para mastigar; pode ser repetido a cada 20 a 30 min conforme necessário.
- **Anti-hipertensivos IV** – apenas em um ambiente monitorado (UTI).
- Monitore os sintomas e a PA por pelo menos 2 h após a resolução de um episódio de DA.
- A DA pode levar a convulsões, AVC ou morte!

MINHAS INFORMAÇÕES

Nome:

HISTÓRICO MÉDICO

Pressão arterial basal:

Temperatura corporal basal:

Localização neurológica da lesão:

Prestador de cuidados primários:

Telefone:

Alergias:

CONTATO DE EMERGÊNCIA

Ligar para:

Parentesco

Telefone:

Esse projeto foi apoiado, em parte, pelo subsídio n. 90 PR3002, da U.S. Administration for Community Living, Department of Health and Human Services, Washington, DC 20201. Os beneficiários que realizam projetos sob patrocínio do governo são encorajados a expressar livremente suas descobertas e conclusões. Pontos de vista ou opiniões, portanto, não representam necessariamente a política oficia da Administration for Community Living.

Edição Pediátrica

DISREFLEXIA AUTONÔMICA (DA)

O QUE É:

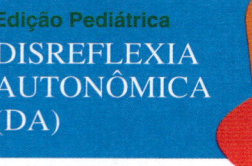

A pressão arterial é a medição de quão bem o sangue se move do coração ao restante do corpo. A Disreflexia Autonômica (DA) afeta a pressão sanguínea das pessoas com lesão medular acima do nível torácico T6. O corpo dessas pessoas fica confuso quando algo nocivo ou doloroso ocorre e elas não conseguem dizer o que é. Isso faz o corpo delas entrar em pânico e a pressão sanguínea ficar muito alta. É importante descobrir o que está acontecendo e sanar essa dor. Não corrigir isso pode ser perigoso e deixar a pessoa muito doente.

A disreflexia autonômica é uma emergência médica!

CAUSAS COMUNS:

- Bexiga distendida
- Intestino constipado
- Úlceras de pressão
- Ossos fraturados
- Queimaduras
- Infecções do trato urinário
- Unhas encravadas
- Qualquer condição ou procedimento que possa causar dor ou desconforto, mas está localizada(o) abaixo do nível da lesão neurológica.

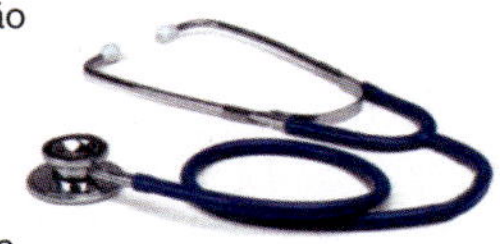

SINAIS E SINTOMAS COMUNS

ACIMA DO NÍVEL DA LESÃO

- Hipertensão *(rápido aumento da pressão sanguínea, 15 mmHg sistólica mais alta do que o normal em crianças e 15 a 20 mmHg sistólica mais alta do que o normal em adolescentes)*
- Bradicardia *(frequência cardíaca lenta)* ou taquicardia *(frequência cardíaca rápida)*
- Dor de cabeça forte
- Apreensão/ansiedade/sensação de desconforto
- Bochechas/pescoço/ombros vermelhos
- Visão embaçada
- Congestão nasal
- Sudorese
- Arrepios
- Dormência/formigamento

ABAIXO DO NÍVEL DA LESÃO

- Náuseas
- Calafrios sem febre
- Pele úmida, fria ou suada
- Frio
- Palidez

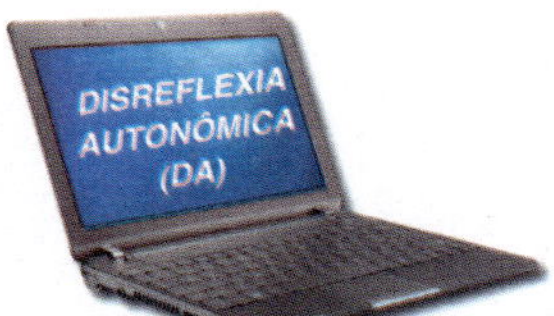

O QUE FAZER

❑ **Sentar-se** – Sentar-se ou levantar a cabeça a 90°.

IMPORTANTE: Permanecer sentado até a pressão sanguínea voltar ao normal.

❑ **Tirar** – Tirar ou afrouxar qualquer coisa apertada.

❑ **Verificar a pressão** – Medir a pressão a cada 5 min se ainda estiver mais alta do que o normal (15 mmHg acima da pressão normal em crianças, 15 a 20 mmHg acima da pressão normal em adolescentes.) Certifique-se de que o manguito correto está sendo usado.

❑ **Verificar a bexiga** – Esvaziar a bexiga (*i. e.*, cateterizar a bexiga). Se já houver um cateter intermitente, verificar se há dobras ou torções.

❑ **Verificar o intestino** – Verificar o intestino após usar gel ou pomada anestésica.

❑ **Verificar a pele** – Examinar se a pele apresenta novos ferimentos, feridas, hematomas, queimadura protuberâncias, cortes, picadas de inseto etc.

❑ **Encontrar outra origem** – Procurar por qualquer outra coisa que possa estar machucando caso os sintomas não tenham se resolvido.

❑ **Procurar ajuda** – Se não for possível se livrar sozinho dos sintomas imediatamente, ligue para o seu médico para obter ajuda ou vá para o pronto-socorro mais próximo.

IMPORTANTE: Se você for para o hospital, diga aos médicos e enfermeiras que você pode ter disreflexia, que sua pressão precisa ser verificada, que você precisa ficar sentado e que precisa descobrir o que está causando os sintomas.

CHRISTOPHER & DANA REEVE FOUNDATION
PARALYSIS RESOURCE CENTER
636 Morris Turnpike
Suite 3A
Short Hills, NJ 07078
Phone: (800) 539-7309
Fax: (973) 467-9845
www.paralysis.org

International Center for Spinal Cord Injury
at Kennedy Krieger Institute
Research. Restoration. Recovery.
707 North Broadway
Baltimore, MD 21205
Phone: (443) 923-9230
Fax: (443) 923-9215
www.spinalcordrecovery.org

Figura 729.3 Exemplo do cartão emergencial de disreflexia autonômica pediátrica, que pode ser baixado em vários idiomas gratuitamente no *site* do Christopher & Dana Reeve Foundation Paralysis Resource Center. (*https://www.christopherreeve.org/living-with-paralysis/free-resources-and-downloads/wallet-cards.*).

O tratamento da **incontinência fecal** exige o uso de modificações dietéticas, uso de medicamentos e evacuações planejadas. O esvaziamento é facilitado pelo uso de reflexo gastrocólico, estimulação digital, supositórios e enemas. Os indivíduos com LR apresentam maior risco de disfagia, esvaziamento gástrico tardio, íleo, ulcerações gástricas, pancreatite e síndrome da artéria mesentérica superior. O reconhecimento de um abdome agudo na LR é desafiador porque o paciente pode ser incapaz de sentir dor na intensidade da desordem intra-abdominal. Como resultado, um abdome agudo pode ser manifestado por sinais e sintomas não específicos, como vômito, dor obtusa não localizada, inquietação, febre e leucocitose.

É necessário monitoramento frequente à procura de **lesões cutâneas** e **úlceras de pressão,** tanto de forma aguda quanto ao longo da vida de indivíduos que apresentam LR. As úlceras de pressão podem curar mais lentamente em pacientes que apresentam LR, e podem impactar significativamente a função. Os locais mais comuns incluem o occipício, os cotovelos, o sacro, o ísquio e os calcanhares. A inspeção e o reposicionamento frequentes são importantes meios para minimizar o risco de desenvolvimento de úlceras de pressão.

Dependendo do nível de lesão, a paralisia do diafragma ou dos músculos intercostais e abdominais pode resultar em insuficiência respiratória restritiva e tosse ineficaz. Deve-se considerar o uso de treinamento muscular respiratório, faixas abdominais e aparelhos não invasivos de ventilação e desobstrução das vias respiratórias, como o dispositivo insuflador-desinsuflador de assistência à tosse em pacientes específicos.

A espasticidade normalmente aumenta com a estimulação nociva e pode interferir no sono, conforto, posicionamento e tratamento. A espasticidade não tratada pode levar ao desenvolvimento de contraturas e limitações funcionais. O tratamento inclui terapia farmacológica, alongamento, uso de talas e posicionamento para reduzir o tônus. A espasticidade focal pode ser tratada com toxina botulínica utilizando quimiodenervação ou fenol. Deve-se considerar o uso de baclofeno intratecal para a espasticidade generalizada grave ou espasticidade que é predominante nos membros inferiores.

O aumento da reabsorção óssea ocorre como resultado da imobilização. Se o cálcio em excesso não for adequadamente excretado pelos rins, poderá ocorrer o início insidioso de dor abdominal, náuseas, vômitos, letargia, polidipsia e poliúria. Essa **hipercalcemia por imobilização** é tratada com soro fisiológico intravenoso e bifosfonato pamidronato. A falha em tratar a hipercalcemia por imobilização pode resultar em nefrocalcinose, urolitíase ou insuficiência renal. A osteopenia começa imediatamente após a ocorrência de uma LR e se estabiliza 6 a 12 meses mais tarde. As **fraturas patológicas** ocorrem como consequência da perda na densidade mineral óssea. Os locais mais comuns de fratura incluem a região supracondiliana do fêmur e a tíbia proximal. As precauções são necessárias, uma vez que as fraturas podem ocorrer com pequenos traumas, amplitude de movimento e treinamento da marcha. O tratamento deve incluir o uso de talas removíveis ou gessos bem acolchoados sobre as proeminências ósseas para evitar a ruptura da pele, que é mais provável com a pele sem sensibilidade sob o gesso. Incentiva-se a prevenção por meio da descarga de peso progressiva, caso seja viável e seguro, e suplementação de cálcio e vitamina D.

O desenvolvimento de deformidades da coluna e escoliose é prevalente em pacientes que sofrem uma LR antes e durante a puberdade; muitos desses indivíduos precisarão de correção cirúrgica. Em decorrência da alta incidência de escoliose, deve-se obter radiografias da coluna torácica-lombar-sacral a cada 6 meses antes da maturidade esquelética e, então, a cada 12 meses. As crianças que apresentam lesões antes da puberdade são suscetíveis a deslocamento do quadril e exigem triagem periódica para essa condição. A ossificação heterotópica é menos prevalente em crianças quando comparada aos adultos e pode ocorrer, em média, 14 meses após a lesão inicial.

As crianças e os adolescentes com LR correm risco de massa muscular reduzida, resistência à insulina, diminuição do transporte de glicose, dislipidemia, obesidade e redução da saúde óssea de acordo com a idade. A orientação e o monitoramento nutricional são importantes para a redução das morbidades a longo prazo. Exercícios e atividades que promovem atividade e aptidão física são importantes para o bem-estar.

O ajuste psicológico à LR é influenciado pela idade de desenvolvimento no momento da lesão. Uma LR terá impacto sobre o desenvolvimento socioemocional da criança, portanto o ajuste deve ser acompanhado atentamente. Os resultados a longo prazo relacionados a enfrentamento, depressão e ansiedade são melhores em adultos que sofreram a lesão durante a infância, em comparação àqueles que sofreram as lesões na vida adulta. Estratégias de enfrentamento positivas e forte apoio social estão associados a uma maior participação social. Deve-se fornecer orientações sobre o desenvolvimento e função sexual em pacientes com LR.

PROGNÓSTICO

O prognóstico para a recuperação de déficits neurológicos resultantes da LM depende do nível neurológico e do nível de integridade da lesão. Determinou-se que o exame feito pelo menos 72 horas após a lesão é um melhor indicador do prognóstico do que os exames feitos antes desse período. Um novo exame após a recuperação do choque medular fornece mais informações prognósticas. É prudente que aqueles que determinam e comunicam o diagnóstico entendam as particularidades e limitações do exame anorretal específicos da criança na presença de lesão completa, exclusiva de crianças. Os indivíduos com lesão incompleta inicial tendem a ter maior probabilidade de recuperação neurológica. O nível neurológico pode auxiliar na determinação do nível de independência nas atividades funcionais (Tabela 729.2).

Tabela 729.2 Projeção de prognóstico funcional 1 ano após a lesão e/ou diagnóstico de acordo com o nível neurológico.

	C1-C4	C5	C6	C7	C8-T1
Alimentação	Dependente	Independente, com equipamentos de adaptação ajustados	Independente com ou sem equipamentos de adaptação	Independente	Independente
Cuidados pessoais	Dependente	Assistência mínima com equipamentos ajustados	Um pouco de assistência até independência com equipamentos de adaptação	Independente com equipamentos de adaptação	Independente
Vestir membro superior	Dependente	Requer assistência	Independente	Independente	Independente
Vestir membro inferior	Dependente	Dependente	Requer assistência	Um pouco de assistência até independência com equipamentos de adaptação	Geralmente independente
Banho	Dependente	Dependente	Um pouco de assistência até independência com equipamentos de adaptação	Um pouco de assistência até independência com equipamentos de adaptação	Independência com equipamentos

(continua)

Tabela 729.2 Projeção de prognóstico funcional 1 ano após a lesão e/ou diagnóstico de acordo com o nível neurológico. *(continuação)*

	C1-C4	C5	C6	C7	C8-T1
Mobilidade no leito	Dependente	Assistência	Assistência	Um pouco de assistência até independência	Independente
Deslocamento de peso	Independente na cadeira de rodas motorizada; dependente na cadeira de rodas manual	Assistência quando fora da cadeira de rodas motorizada	Independente	Independente	Independente
Transferências	Dependente	Assistência máxima	Alguma assistência até independência em superfícies planas	Independência com ou sem placa para nivelar superfícies	Independente
Propulsão na cadeira de rodas	Independente na cadeira de rodas motorizada; dependente na cadeira de rodas manual	Independente na cadeira de rodas motorizada; independente/ou precisa de algum tipo de assistência na cadeira de rodas manual com adaptações em superfícies planas	Independente na cadeira de rodas manual com as bordas revestidas em superfícies planas	Independente, exceto para transpor guias e terrenos irregulares	Independente
Conduzir automóveis	Incapaz	Independente com adaptações	Independente com adaptações	Carro com controles de mão ou van adaptada	Carro com controles de mão ou van adaptada
	T2-T9		T10-L2		L3-L5
Atividades de vida diária (higiene, alimentação, vestuário, banho)	Independente		Independente		Independente
Intestino/bexiga	Independente		Independente		Independente
Transferências	Independente		Independente		Independente
Deambulação	Fica em pé no estabilizador ortostático, mesa ortostática ou cadeira de rodas ortostática Apenas para exercício		Deambulação domiciliar com órtese		Deambulação na comunidade é possível

De Kirshblum SC, Ho C, Druin E *et al.*: Rehabilitation after spinal cord injury. In Kirshblum SC, Campagnolo D, DeLisa JE, editors: *Spinal cord medicine*, Philadelphia, 2002, Lippincott Williams & Wilkins, pp 275-298.

A bibliografia está disponível no GEN-io.

Capítulo 730

Espasticidade

Joyce L. Oleszek e Loren T. Davidson

A espasticidade é um dos componentes da síndrome dos neurônios motores superiores, caracterizada por resistência à velocidade dependente da amplitude de movimento passiva, gerando reflexos de estiramento tônico, acompanhada por impulsos tendíneos exagerados. O tratamento da espasticidade consiste em determinar qual grau de espasticidade pode ser tolerável e de benefício funcional *versus* contraproducente e potencialmente prejudicial. Ao elaborar um plano de tratamento, deve-se considerar tanto os efeitos positivos quanto os negativos da espasticidade sobre a função; o tratamento deve maximizar a função, minimizando a sedação e os efeitos adversos.

FÁRMACOS ORAIS

Os fármacos orais são frequentemente utilizados como um tratamento precoce para a espasticidade generalizada (Tabela 730.1). Embora a eficácia de determinados antiespasmódicos tenha sido demonstrada, a sua utilização deve ser baseada nos benefícios funcionais, uma vez que os efeitos adversos são bastante comuns. Os medicamentos frequentemente usados incluem baclofeno, benzodiazepínicos (diazepam, clonazepam), dantroleno sódico, tizanidina e clonidina.

Fármacos GABAérgicos

O ácido γ-aminobutírico (GABA) é um neurotransmissor inibitório do sistema nervoso central. Os dois receptores GABA mais associados aos efeitos do tratamento farmacológico da espasticidade são o $GABA_A$ e o $GABA_B$. Os **fármacos benzodiazepínicos** exercem o seu efeito por meio dos receptores $GABA_A$, aumentando a afinidade do GABA ao receptor $GABA_A$. Isso resulta em inibição pré-sináptica e em um efeito inibitório que abrange os níveis espinal e supraspinal. Dos benzodiazepínicos, o **diazepam** é o medicamento mais antigo e mais comumente usado para tratar a espasticidade, em virtude de sua meia-vida longa e da necessidade de administração menos frequente. Em crianças com menos de 2 anos de idade, o **clonazepam** é uma boa opção por causa da disponibilidade em uma formulação líquida e das diretrizes de dosagem. Os efeitos cognitivos dos benzodiazepínicos limitam o seu uso em pessoas com espasticidade intensa, visto que o incremento da dose resulta em sedação aumentada. Além disso, a sedação e o embotamento cognitivo limitam a utilidade dos benzodiazepínicos em pessoas com espasticidade de origem cerebral, pois podem retardar a recuperação da lesão encefálica adquirida e o desenvolvimento cognitivo infantil. O uso de benzodiazepínicos pode levar à dependência fisiológica; assim, não deve ser interrompido abruptamente para evitar a abstinência à medicação.

Tabela 730.1 Diretrizes de dosagem, ações farmacológicas e perfil de eventos adversos de fármacos orais antiespasmódicos comumente prescritos para crianças.

MEDICAÇÃO ORAL (DOSE/FREQUÊNCIA, IDADE/INTERVALO DE PESO)	MODO DE AÇÃO	EVENTOS ADVERSOS/PRECAUÇÕES
Baclofeno (0,125 a 1 mg/kg/dia) *Dosagens:* *2 a 7 anos:* 2,5 a 10 mg, 3 a 4 vezes/dia (10 a 40 mg/dia) *8 a 12 anos:* 5 a 15 mg, 3 a 4 vezes/dia (15 a 60 mg/dia) *12 a 16 anos:* 5 a 20 mg, 3 a 4 vezes/dia (20 a 80 mg/dia) Observação: aconselha-se cautela em caso de insuficiência renal; considerar redução na dose	• Análogo estrutural de ação central do GABA • Liga-se a receptores $GABA_B$ causando a inibição pré-sináptica de reflexos espinais monossinápticos/polissinápticos • Rápida absorção, níveis sanguíneos de pico em 1 h, meia-vida de 5,5 h • Excreção renal (70 a 80% inalterada) • Excreção hepática (15%)	• Depressão do sistema nervoso central (sedação, sonolência, fadiga) • Náuseas • Cefaleia • Tonturas • Confusão mental • Euforia • Alucinações • Hipotonia • Ataxia • Parestesias **Observação: a interrupção abrupta** pode causar convulsões, alucinações, espasmos musculares rebote e hipertermia
Diazepam (0,12 a 0,8 mg/kg/dia) *Dosagens:* *6 meses a 12 anos:* 0,12 a 0,8 mg/kg/dia VO, divididas a cada 6 a 8 h *> 12 anos:* 2 a 10 mg VO, 2 a 4 vezes/dia Observação: a prescrição de uma dose única ao deitar ou uma dose proporcionalmente maior ao deitar pode limitar a sedação diurna excessiva	• Ação central; liga-se a receptores $GABA_A$ mediando a inibição pré-sináptica na formação reticular do tronco encefálico e vias polissinápticas espinais • Rápida absorção; níveis sanguíneos de pico em 1 h, com meia-vida de 30 a 60 h	• Depressão do sistema nervoso central (sedação, déficit de memória e atenção) • Ataxia • Dependência/potencial para uso abusivo de substâncias/superdosagem • Síndrome de abstinência (incluindo ansiedade, agitação, irritabilidade, tremores, espasmos musculares, náuseas, insônia, convulsões, hipertermia) • Potencial aumentado de efeitos adversos em caso de baixos níveis de albumina, como resultado de estar 98% ligado a proteínas
Dantroleno sódico (3 a 12 mg/kg/dia) *Dosagens:* *Para crianças > 5 anos:* 6 a 8 mg/kg/dia VO, dividida em 2 a 4 vezes/dia Iniciar a 0,5 mg/kg 2 a 4 vezes/dia durante 7 dias, então 0,5 mg/kg 3 vezes/dia durante 7 dias; em seguida, 1 mg/kg 3 vezes/dia durante 7 dias, depois 2 mg/kg 3 vezes/dia até um máximo de 12 mg/kg/dia ou 400 mg/dia	• Ação periférica, bloqueando a liberação de cálcio do retículo sarcoplasmático com desacoplamento da excitação nervosa e contração de músculos esqueléticos • Níveis sanguíneos de pico em 3 a 6 h (metabólito ativo 4 a 8 h), com meia-vida de aproximadamente 15 h	• Mal-estar • Fadiga • Náuseas • Vômito • Diarreia • Fraqueza muscular em caso de altas doses Observação: hepatotoxicidade (DEVE-SE realizar testes de função hepática basais antes de iniciar o uso de dantroleno; repetir os testes semanalmente durante a titulação da dose, e regularmente a cada 1 a 2 meses depois disso). O fármaco **deve ser descontinuado imediatamente** caso as enzimas hepáticas se tornem elevadas
Tizanidina *Dosagens:* *Para crianças < 10 anos:* Inicialmente, administrar 1 mg VO ao deitar, aumentando para 0,3 a 0,5 mg/kg divididas em 4 doses *Para crianças > 10 anos:* Inicialmente, administrar 2 mg VO ao deitar, aumentando de acordo com a resposta, no máximo, 24 mg/dia divididas em 3 a 4 doses	• Atividade agonista α2-adrenérgica de ação central, tanto espinal quanto supraspinal. Impede a liberação de aminoácidos excitatórios, facilitando a inibição pré-sináptica • Boa absorção oral, níveis sanguíneos de pico dentro de 1 a 2 h, com meia-vida de 2,5 h	• Boca seca • Sonolência • Cefaleia • Tonturas • Insônia • Ansiedade • Agressividade • Alterações de humor • Alucinações visuais • Risco de hipotensão (embora com potência anti-hipertensiva 10 vezes menor que a da clonidina) • Náuseas • Vômito • Constipação intestinal Observação: os testes de função hepática devem ser monitorados – no início do estudo e 1 mês após a dose de manutenção ser alcançada
Clonidina *Dosagem:* 0,025 a 0,1 mg divididas em 2 a 3 doses	• Agonista alfa-adrenérgico misto de ação central com atividade predominantemente α2, causando hiperpolarização da membrana em vários locais do cérebro, tronco encefálico e cornos dorsais da medula espinal • Rapidamente absorvida VO, níveis sanguíneos de pico em 1 a 1,5 h, com meia-vida de 6 a 20 h	• Sonolência • Boca seca • Bradicardia • Hipotensão ortostática Observação: a interrupção abrupta pode resultar em hipertensão rebote

O **baclofeno** é um agonista do $GABA_B$ e é o agente preferido no tratamento da espasticidade de origem espinal. O baclofeno exerce um efeito inibidor sobre os reflexos espinais monossinápticos e polissinápticos. Infelizmente, também existem receptores localizados na porção supraspinal, resultando em sedação, que é comum a todos os medicamentos GABAérgicos. Na maior parte dos casos, a dosagem VO durante o dia de baclofeno é mais bem tolerada que os benzodiazepínicos no que diz respeito à sedação. A administração intratecal de baclofeno por meio de uma bomba de baclofeno (ver adiante) possibilita maior seletividade na redução da espasticidade, enquanto minimiza os efeitos adversos cognitivos. *Deve-se evitar* a interrupção abrupta do tratamento com baclofeno oral e intratecal (BIT), pois pode resultar em uma resposta de abstinência potencialmente fatal.

Agentes α2-adrenérgicos

A **clonidina** e a **tizanidina** são exemplos de agentes α2-adrenérgicos de ação central que diminuem a espasticidade e têm um efeito antinociceptivo. A clonidina é usada com mais frequência como um agente anti-hipertensivo. A clonidina exerce o seu efeito na espasticidade tanto por meio da inibição pré-sináptica de aferentes sensitivos quanto pela liberação de glutamato no nível da medula espinal. Seus efeitos adversos limitam a sua utilização como um antiespástico – são eles: hipotensão, bradicardia, sedação, perturbações cognitivas e xerostomia.

A **tizanidina** é um agonista α2-noradrenérgico que é tão eficaz quanto o diazepam e o baclofeno na redução do tônus. Em comparação à clonidina, a tizanidina tem efeitos hemodinâmicos menos potentes, o que é desejável quando é utilizada principalmente para a redução na espasticidade. A meia-vida da tizanidina é de aproximadamente 2 horas e 30 minutos, e requer uma dosagem frequente para manter um estado de equilíbrio. Os efeitos adversos da tizanidina incluem hipotensão, sedação, xerostomia, tonturas, alucinações e hepatotoxicidade.

Bloqueadores de cálcio de ação periférica

O **dantroleno sódico** atua no nível do músculo esquelético bloqueando a liberação de cálcio do retículo sarcoplasmático. Apesar do seu mecanismo de ação periférico, o dantroleno pode induzir à sedação, embora em menor grau que os outros agentes que atuam centralmente. O dantroleno é eficaz em diminuir o clônus e a espasticidade, mas consegue-o por meio do enfraquecimento não seletivo do músculo esquelético. A resultante fraqueza generalizada vista com o uso do dantroleno limita a sua utilidade em pacientes ambulatoriais. O dantroleno tem um evento adverso raro, mas significativo, de hepatotoxicidade fatal em menos de 1% dos pacientes. O risco de hepatotoxicidade aumenta quanto maior a idade, quanto maior a dose e em pacientes do sexo feminino.

A dosagem pediátrica dos medicamentos contra a espasticidade é muito variável e precisa ser adaptada à resposta da criança. A escolha da medicação, muitas vezes, é baseada na experiência pessoal e no impacto do benefício *versus* potenciais efeitos adversos. Ver a Tabela 730.1 quanto às diretrizes de dosagem.

TRATAMENTO CIRÚRGICO

Deve-se considerar o tratamento cirúrgico da espasticidade quando ela causar deficiências funcionais importantes que são refratárias ao tratamento mais conservador. Pode ser muito eficaz combinar as opções de tratamento, como injeções e medicações sistêmicas.

As **injeções intramusculares de toxina botulínica (BTX)** e a **neurólise com fenol/álcool** são usadas para tratar áreas focais de espasticidade. Essas injeções são mais eficazes em crianças com hipertonia localizada em músculos específicos e sem contratura significativa. A BTX bloqueia a transmissão do sinal na junção neuromuscular, impedindo a liberação de acetilcolina do axônio pré-sináptico para a placa motora terminal. O tratamento com BTX do tipo A é mais comum, mas a BTX do tipo B também é usada. Em geral, o período de relaxamento clinicamente útil é de 12 a 16 semanas, e recomenda-se que as injeções respeitem um intervalo mínimo de 3 meses, por causa da preocupação com a formação de anticorpos neutralizantes. Os eventos adversos relacionados à BTX são raros e incluem dor no local da injeção e fraqueza muscular focal. Nos EUA, a Food and Drug Administration (FDA) exige o uso de tarja preta nos produtos com BTX, alertando que os efeitos da BTX podem se espalhar da área de injeção para outras áreas do corpo, causando sintomas semelhantes aos do botulismo. A coadministração de BTX e aminoglicosídeos ou outros agentes que interferem na transmissão neuromuscular (p. ex., bloqueadores não despolarizantes semelhantes ao curare, lincosamidas, polimixinas, quinidina, sulfato de magnésio, anticolinesterases, cloreto de succinilcolina) deve ser realizada com cautela, visto que o efeito da toxina pode ser potencializado. A BTX-A é um tratamento eficaz e geralmente seguro para a espasticidade dos membros superiores e inferiores; as evidências sobre a melhora funcional são controversas. O uso a longo prazo da BTX-A com ciclos de injeções repetidas em crianças com paralisia cerebral é seguro e eficaz. As injeções de BTX-A no gastrocnêmio podem ser combinadas com aparelhos gessados seriados para ajudar a melhorar a amplitude de movimento do tornozelo e marcha.

As injeções perineurais de **fenol** normalmente são realizadas nos grandes músculos proximais (bíceps braquial, adutores de quadril, isquiotibiais) e a duração do efeito clínico pode ser mais longa que a da BTX, variando entre 3 e 18 meses. A injeção de fenol do ramo anterior do nervo obturador em crianças com paralisia cerebral é segura e eficaz. O baixo custo do fenol é uma vantagem significativa em relação à BTX, mas a necessidade de ser guiada por estimulação elétrica e usar anestesia geral pode não compensar qualquer redução de custos. A combinação de fenol com injeções de BTX possibilita um aumento na quantidade de músculos afetados sendo injetados com a dose máxima recomendada durante um procedimento. O fenol é seguro em crianças, mas, em casos raros, ocorrem disestesias sensoriais transitórias.

O **baclofeno intratecal (BIT)** é altamente eficaz no tratamento da espasticidade grave. O BIT é administrado no espaço intratecal por meio de uma bomba de infusão e cateter implantado cirurgicamente. Esse método de administração confere uma vantagem sobre o baclofeno enteral em que os efeitos depressivos sobre o sistema nervoso central são minimizados e as dosagens podem ser tituladas até o efeito funcional. Pode-se administrar um *bolus* de baclofeno como rastreamento pré-operatório por meio da punção lombar, utilizado para avaliar a capacidade de resposta e o impacto sobre a capacidade funcional. Os objetivos do tratamento – tanto para melhorar a função, quanto conforto e/ou os cuidados – precisam ser claramente estabelecidos. O custo e a manutenção podem ser proibitivos para algumas famílias. A ponta do cateter normalmente é posicionada em C5-T2, mas pode ser colocada intraventricularmente na distonia grave. O BIT é eficaz em crianças com paralisia cerebral; pode haver uma redução significativa na espasticidade de membros superiores e inferiores por até 10 anos. A fala, a comunicação e o controle da saliva podem melhorar após o uso de BIT. Os eventos adversos mais frequentes e graves relacionados aos procedimentos de implante do dispositivo são o desalojamento do cateter do espaço intratecal, a interrupção/secção do cateter e a infecção no local do implante, incluindo meningite. A interferência eletromagnética e a ressonância magnética (RM) podem causar alterações operacionais transitórias na bomba e alterações na velocidade de fluxo. Embora as bombas de baclofeno não impeçam a realização de exames de RM, recomenda-se que a bomba seja avaliada por um programador depois da RM como precaução. As bombas de BIT precisam ser substituídas a cada 5 a 7 anos por causa do fim da vida útil da bateria. A bomba está disponível em tamanhos de 20 e 40 mℓ, ambas medindo 8,75 cm de diâmetro. A bomba de baclofeno requer recargas periódicas em intervalos de 2 a 6 meses, dependendo da velocidade de dosagem e do tamanho da bomba, e as recargas são facilmente realizadas ambulatorialmente. A **abstinência de BIT** é uma emergência médica e deve ser identificada precocemente e tratada de modo agressivo. As sequelas podem incluir febre alta, alterações no estado mental, espasticidade rebote exagerada e rigidez muscular que, em casos raros, podem progredir para rabdomiólise, insuficiência de múltiplos órgãos e morte. A prevenção da interrupção abrupta do BIT exige atenção especial à programação e ao monitoramento do sistema de perfusão, cronograma de recarga e alarmes da bomba. Os cuidadores precisam ser orientados quanto aos primeiros sintomas da abstinência de baclofeno.

A **rizotomia dorsal seletiva (RDS)** é um procedimento cirúrgico que tem sido amplamente utilizado como um tratamento para a espasticidade. A técnica cirúrgica envolve laminectomias osteoplásticas em um ou múltiplos níveis, expondo as raízes nervosas de L2-S1. Normalmente, 25 a 70% das radículas dorsais são seccionadas seletivamente com o auxílio de monitoramento eletrofisiológico. Crianças de 3 a 8 anos de idade com diplegia espástica, envolvimento mínimo de membros superiores, boas habilidades motoras seletivas e força muscular e contraturas mínimas são as melhores candidatas à RDS. A capacidade pré-operatória de se levantar de uma posição de cócoras com apoio mínimo ou a capacidade de uma criança mais jovem de rastejar sobre as mãos e joelhos são preditores positivos para um bom desfecho com a RDS. As crianças devem ter a capacidade cognitiva e social para o intensivo programa de tratamento pós-operatório exigido. Os desfechos a longo prazo, 5 e 20 anos após a RDS em crianças, mostram melhora na espasticidade, na função motora e no padrão de marcha. A RDS pode reduzir a necessidade de cirurgias ortopédicas, com 35% das crianças não necessitando de cirurgia; isso pode ser mais provável se a RDS for realizada antes dos 5 anos de idade. As complicações a longo prazo, tais como disfunção sensitiva, disfunção vesical ou intestinal, ou dor nas costas, não são frequentes. A preocupação com as laminectomias em múltiplos níveis inclui o potencial risco aumentado de deformidades da coluna vertebral, mas não há nenhuma evidência clara que apoie isso.

A bibliografia está disponível no GEN-io.

Capítulo 731

Lesões do Plexo Braquial ao Nascimento

Maureen R. Nelson

As lesões do plexo braquial ao nascimento (LPBN) podem causar fraqueza e déficits funcionais significativos nos braços de crianças. Os nervos do braço são afetados em graus variáveis de fraqueza e perda sensitiva. A maior parte das crianças terá uma boa recuperação espontânea, mas déficits funcionais permanecerão em 20 a 30% das crianças com LPBN (ver Capítulo 120.6).

As lesões do plexo braquial ao nascimento parecem ocorrer devido a um estiramento lateral do plexo na grande maioria dos casos. Variações anatômicas nos ossos, vasos sanguíneos e tendões levam a uma quantidade muito pequena de casos. Relata-se que a incidência de LPBN é de 0,5 a 4,6 por 1.000 nascidos vivos, e a variabilidade é atribuível ao tipo de cuidados obstétricos e ao tamanho dos recém-nascidos em diferentes locais do mundo.

Os fatores de risco para a lesão do plexo braquial ao nascimento incluem outros filhos anteriores com LPBN, distocia de ombro, peso ao nascer acima de 4 kg, mães multíparas, obesas e diabéticas. Como fator protetor para LPBN tem sido descrito: ter dado à luz gêmeos ou trigêmeos, bem como cesarianas. Os fatores de maior risco de resultado desfavorável são peso ao nascer maior que 4 kg, síndrome de Horner, apresentação cefálica e indução ou aumento do trabalho de parto.

As lesões nervosas incluem neurapraxia, neurotmese e axoniotmese. A **neurapraxia** é a menos grave desses tipos e consiste em uma perda reversível da condução nervosa. Esse tipo irá se recuperar. A **neurotmese** é a mais grave e consiste na ruptura total e completa do nervo. A *avulsão* representa uma ruptura em uma lesão pré-ganglionar, e uma *ruptura* consiste no mesmo evento em uma lesão pós-ganglionar. A **axonotmese** é o tipo intermediário e o mais difícil de delimitar. Há interrupção do epineuro com lesão variável aos axônios (Figura 731.1). Os nervos são compostos por grupos de fascículos, os quais, por sua vez, são constituídos por grupos de axônios. Esse tipo de lesão contribui muito para o dilema diagnóstico e para a dificuldade de previsão da recuperação.

O plexo braquial é composto pelos ramos anteriores primários, ou raízes, de C5, C6, C7, C8 e T1 (Figura 731.2). Os troncos do plexo braquial consistem em C5-C6 formando o tronco superior, C7 formando o tronco médio e C8-T1 formando o tronco inferior; cada tronco tem divisões anteriores e posteriores. O cordão posterior é formado pela divisão posterior de cada tronco. O cordão medial vem da divisão anterior do tronco inferior. O cordão lateral é formado pelas divisões anteriores dos troncos superior e médio. A avaliação das raízes, troncos e cordões a partir da qual emergem os nervos ajuda a determinar o local da lesão.

A **paralisia de Erb** é geralmente descrita como a paralisia da parte superior do tronco, ou de C5-6. É, de longe, a lesão mais comumente vista na lesão do plexo braquial ao nascimento e, juntamente de C5-7, às vezes chamada de paralisia de Erb estendida, representam até 75% de todas as LPBN. Esses dois grupos também demonstram a maior taxa de recuperação, com 80 e 60%, respectivamente, resultando em um braço funcional. A **paralisia de Klumpke**, C8-T1, é extremamente rara na LPBN, pouco provável de ocorrer, exceto no caso de variação anatômica. Se uma criança apresenta um déficit C8-T1, o bebê provavelmente tinha uma LPBN C5-T1 completa originalmente e, então, teve recuperação da porção superior do plexo. Isso pode acontecer porque C4, C5, C6 e C7, às vezes, são protegidos ao emergirem da medula espinal, mantidas em uma goteira ao longo dos processos transversos por tecido conjuntivo, enquanto C8 e T1 não estão protegidos. O déficit de C8-T1 também pode resultar em uma lesão medular. Desse modo, é fundamental verificar se há outros sinais de lesão medular em todo o corpo. Deve-se, também, considerar considerar o potencial de uma variação anatômica, como uma costela ou tendão anômalo, que pode efetivamente causar um déficit isolado em C8-T1. As fibras sensoriais também estão relativamente protegidas em comparação às fibras motoras, porque as fibras sensoriais transitam juntas até emergirem da medula espinal no gânglio da raiz dorsal, onde se encontram seus corpos celulares. As fibras motoras têm seus corpos celulares no interior da medula espinal e, por isso, não são tão coesas em seu percurso. Por conseguinte, as fibras sensoriais podem ser poupadas, enquanto as fibras motoras mostram déficits clínicos.

Como partes variadas do plexo braquial têm diferentes riscos de lesão, as manifestações clínicas podem ser bastante variáveis, fazendo com que o diagnóstico seja desafiador. O nervo frênico também pode estar envolvido, visto que sua inervação é proveniente de C3, C4 e C5, com potenciais problemas respiratórios.

Dentre os diagnósticos diferenciais de um lactente com um déficit no braço estão a possibilidade de uma fratura de clavícula ou úmero, osteomielite, tumor ou infecção por varicela congênita, os quais podem levar a uma limitação na capacidade de mover o braço.

EXAME FÍSICO

O exame físico da criança começa com a observação. A avaliação da sensibilidade, sobretudo da sensibilidade aguda, útil por si só, frequentemente também irá ajudar na avaliação da motricidade ativa do lactente. A avaliação dos reflexos tendinosos profundos é importante, pois as crianças com paralisia do plexo braquial terão arreflexia ou hiporreflexia no braço envolvido. A avaliação dos reflexos primitivos, particularmente o reflexo de Moro, é útil, visto que a maior parte dessas crianças terá envolvimento em C5-6; portanto, esse reflexo pode mostrar abdução e flexão do ombro no lado contralateral, mas não no lado envolvido. A avaliação da amplitude de movimento é fundamental. Frequentemente, são observados déficits por causa do desequilíbrio entre os músculos que estão ativos e aqueles que não estão. O posicionamento em adução e rotação interna do ombro é comum, bem como em flexão do cotovelo, pronação do antebraço e flexão do punho e dedos. Em crianças com déficits muito graves, o braço pode ser mais frio por causa da emergência do sistema nervoso simpático em T1. Comumente há torcicolo, e o rosto quase sempre está virado para o lado contrário ao do braço envolvido. A **síndrome de Horner** (ptose, miose e anidrose) pode estar presente ipsilateralmente. O tamanho do braço envolvido também pode ser menor, cerca de 95% do braço não envolvido, em decorrência da atrofia muscular e, às vezes, com menor comprimento e diâmetro do osso.

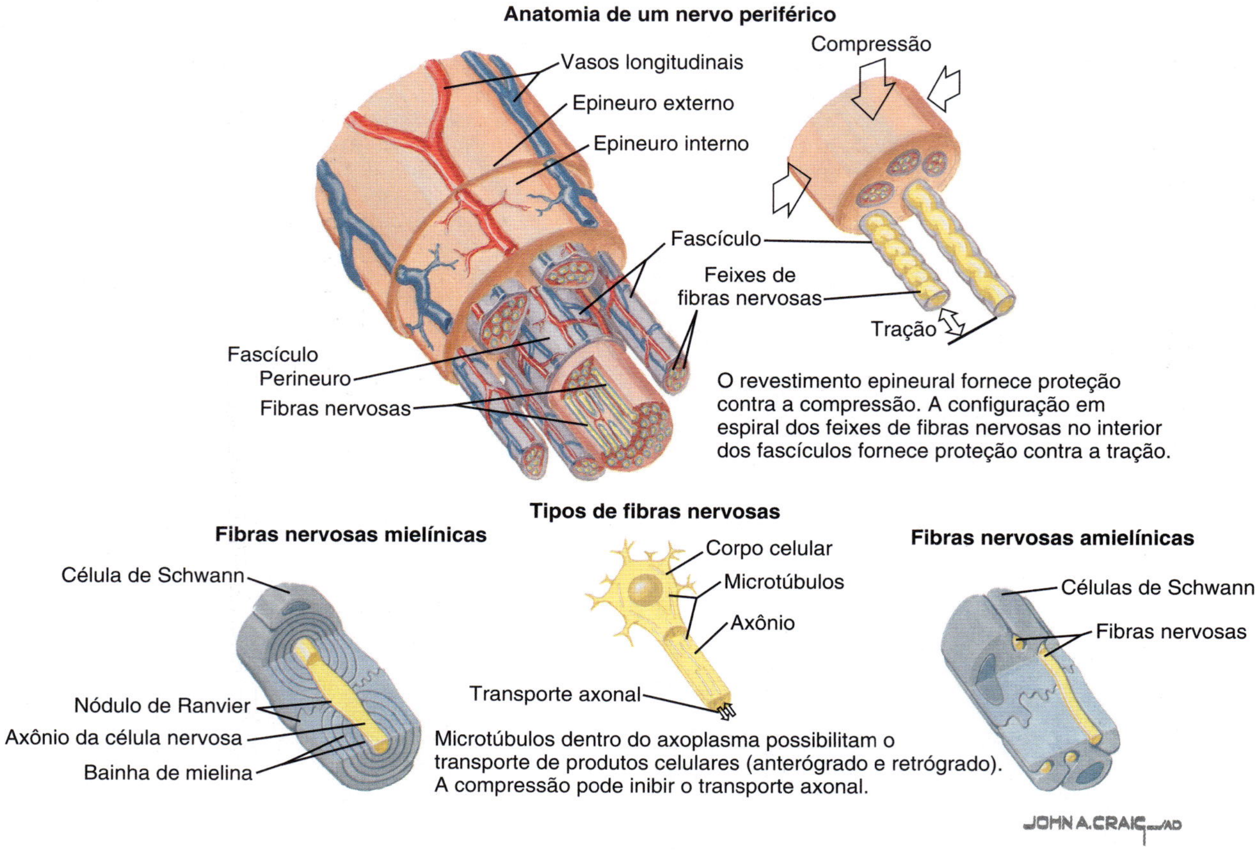

Figura 731.1 Anatomia dos nervos periféricos. *(Ilustração de Netter reproduzida de www.netterimages.com. Elsevier, Inc. Todos os direitos reservados.)*

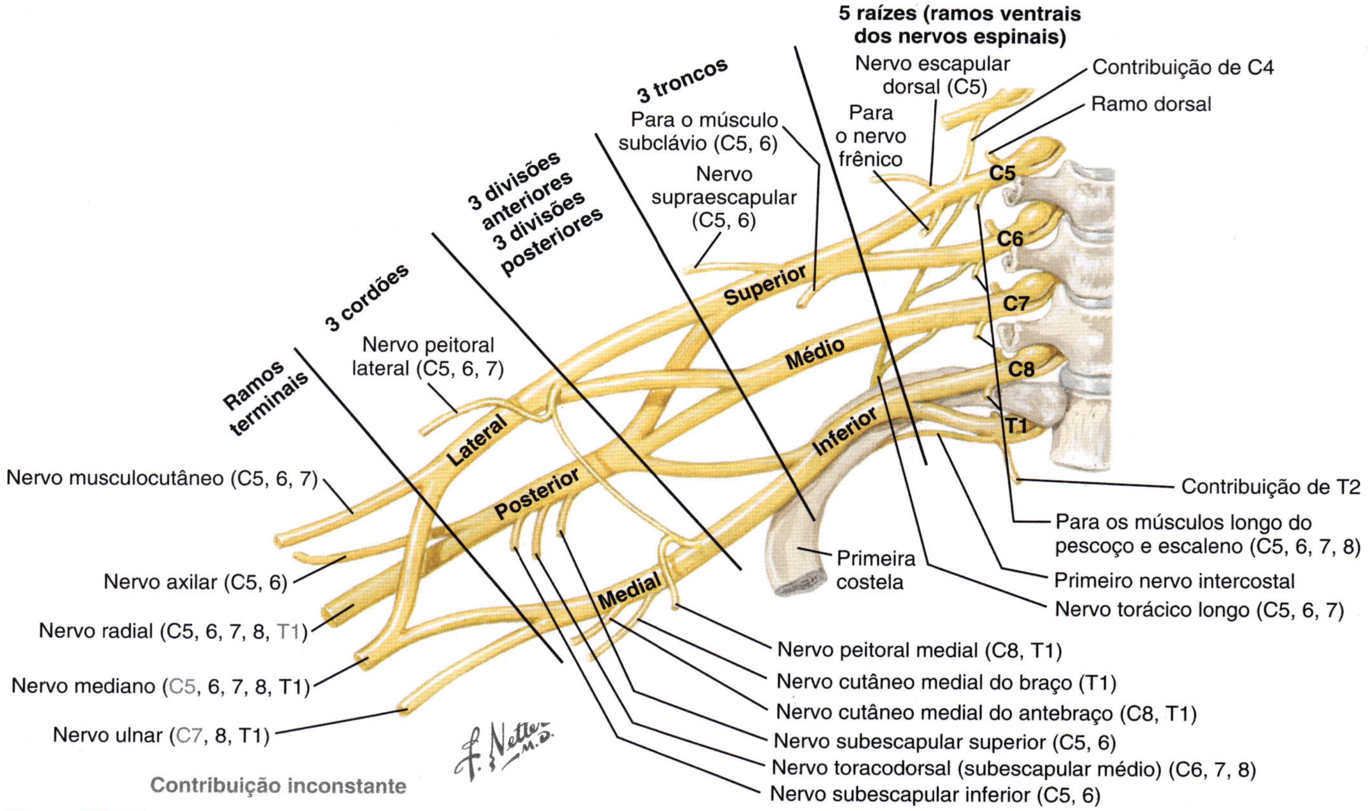

Figura 731.2 Representação esquemática do plexo braquial. *(Ilustração de Netter retirada de www.netterimages.com. Elsevier, Inc. Todos os direitos reservados.)*

Entre os bebês mais velhos e crianças, é possível observar movimentos compensatórios do braço. Os exemplos mais comuns são o uso da impulsão do tronco para mover (particularmente para rodar) o braço, a hiperlordose da coluna lombar para posicionar melhor o braço, o uso do músculo peitoral para flexionar o ombro e a utilização de apoio no joelho para que, fletindo o quadril, possa flexionar passivamente o cotovelo. O exame da simetria do tronco e das escápulas à procura de escápula alada também é relevante. Fazer com que a criança mais velha manipule botões, fechos ou zíperes, jogue e pegue uma bola e escreva, pinte ou brinque de colorir pode ser revelador.

EXAMES COMPLEMENTARES

Pode ser necessária avaliação radiográfica. As radiografias podem ser solicitadas imediatamente se houver razões para considerar uma fratura de clavícula ou úmero, infecção, osteomielite ou tumor. A ultrassonografia mostra os nervos e esta técnica está melhorando conforme a tecnologia avança. O mielograma por tomografia computadorizada (TC) ou ressonância magnética (RM) é utilizado para a avaliação de raízes nervosas e nervos. Ultrassonografia e RM são úteis em crianças mais velhas para avaliar anormalidades do ombro.

A avaliação eletrodiagnóstica também pode contribuir para o diagnóstico. Os estudos de condução de nervos sensitivos são muito úteis na criança com lesão grave que tem áreas insensíveis. A resposta sensitiva normal em áreas em que a criança não pode sentir indica *neurotmese pré-ganglionar* (avulsão). Os estudos de condução de nervos motores são úteis para verificar a continuidade das fibras nervosas em músculos fracos ou paralisados. As ondas F são úteis na avaliação proximal, visto que essas respostas vão dos nervos periféricos à medula espinal e voltam. Os potenciais somatossensivitos evocados são de difícil realização em crianças, por causa dos artefatos motores que obliteram as respostas; além disso, são imprecisos, por causa das respostas que se sobrepõem à estimulação periférica. São utilizados no peroperatório, visto que a estimulação pode ser realizada sobre as raízes nervosas para determinar sua continuidade proximal. A **eletromiografia** pode mostrar ativação nos músculos com paralisia ou fraqueza grave. É importante que esses estudos sejam realizados por alguém que tenha experiência em avaliar lactentes e crianças jovens, tanto para a avaliação mais precisa quanto para a experiência mais confortável ao menor avaliado. Há mudanças nas velocidades de condução nervosa que ocorrem com a idade, as distâncias não são as clássicas dos estudos tradicionais e a colocação dos eletrodos é um desafio por causa das mãos e membros muito pequenos.

TRATAMENTO

O tratamento começa na avaliação inicial com a orientação aos pais em relação ao posicionamento e exercícios de alongamento precoces a serem iniciados nos primeiros dias, ou 3 a 4 semanas, se houver fratura de úmero ou clavícula. Eles também são informados da tarefa essencial de manter o bebê consciente do braço acometido, inicialmente demonstrando manualmente atividades com o braço afetado que o bebê consegue realizar com o braço contralateral. Os pais também são informados sobre o risco mais elevado de LPBN nos próximos filhos, de modo que as famílias são encorajadas a conversar com seu ginecologista sobre o manejo otimizado nos próximos partos.

O bebê iniciará terapia ocupacional ou fisioterapia com cerca de 2 semanas de idade. O terapeuta ocupacional/fisioterapeuta irá avaliar o bebê como descrito anteriormente. Ele reiterará a importância de maximizar a propriocepção do braço envolvido e ensinará exercícios de amplitude de movimento. O terapeuta ocupacional/fisioterapeuta muitas vezes utilizará **talas**, comumente para a extensão do punho em um bebê com queda do punho e, possivelmente, também estendendo os dedos e abduzindo o polegar. Ao longo do tempo, outras necessidades de imobilização podem ser evidentes. Pode ser utilizada uma tira supinadora durante as atividades terapêuticas para girar o antebraço de uma posição de pronação para supinação. Talas de rotação externa do ombro podem ser úteis. Pode-se realizar o ***taping* (enfaixamento) terapêutico** para facilitar a supinação, extensão do punho ou, mais comumente, para o posicionamento do ombro, a fim de minimizar uma postura aduzida e rodada internamente. A família é instruída a respeito de um programa de exercícios domiciliar a ser realizado diariamente, incluindo exercícios de alongamento, fortalecimento conforme a criança for capaz, posicionamento e uso de talas.

Após alguns meses de idade, a criança poderá ser capaz de tolerar a estimulação elétrica muscular, a qual minimiza a atrofia e promove o aumento do tamanho das fibras musculares e, portanto, de sua força. Os parâmetros específicos para a sua utilização ainda não foram determinados, mas um programa de 20 a 30 min 2 vezes/dia é eficaz e demonstrou aumentar a densidade óssea. Há também os defensores do uso do **treinamento de movimento induzido por restrição do membro não acometido** para aumentar o uso ativo da mão envolvida. Isso é útil para um aumento a curto prazo no uso ativo do braço, mas as melhoras a longo prazo são menos prováveis.

O ***biofeedback*** tem sido usado para tentar treinar novamente os músculos acometidos pela LPBN. As **injeções de toxina botulínica** também são usadas para ajudar a equilibrar os músculos que estão dominando os músculos fracos, a fim de minimizar contraturas.

A função da mão foi avaliada testando-se crianças com envolvimento do plexo superior em relação ao seu lado contralateral; 80% das crianças tinham diminuição significativamente maior que a prevista no desempenho da mão oposta. A avaliação indicou que a função da mão estava prejudicada mesmo em crianças que têm envolvimento somente do plexo superior.

Problemas secundários podem aumentar o impacto negativo de déficits funcionais em crianças com LPBN. Observam-se contraturas de desequilíbrio decorrentes da fraqueza ou paralisia muscular, incluindo adução e rotação interna do ombro, flexão do cotovelo, pronação do antebraço e flexão de punho e dedos, que interferem na função. As injeções de toxina botulínica são eficazes na prevenção ou retardamento de intervenções cirúrgicas em crianças com déficits de ombro e cotovelo. Muitas vezes, observam-se diminuição no crescimento do comprimento do braço afetado e atrofia dos músculos. A falta de propriocepção do braço, às vezes chamada de *negligência do desenvolvimento*, nas crianças pode ter um impacto significativo no uso ativo do braço, que tem como consequência a perda funcional. Em geral, não há dor nas lesões do plexo braquial que ocorrem ao nascimento, em oposição às que ocorrem posteriormente na vida. A escápula alada pode ser problemática tanto socialmente quanto clinicamente. A alteração no desenvolvimento global da criança pode ser problemática. As crianças com perda de sensibilidade às vezes mastigam os dedos, causando ferimentos.

Os bebês sem melhora satisfatória na força muscular são candidatos à **intervenção cirúrgica**. Classicamente, se há flexão do cotovelo com força menor do que três quintos do esperado, essa criança passa a ser candidata a uma cirurgia do nervo. Os critérios e prazos específicos permanecem sob debate. Aqueles com paralisia do plexo braquial completa com um braço flácido e falta de sensibilidade estão sob consideração para a cirurgia entre 2 e 4 meses de idade, e aqueles com envolvimento das raízes altas do plexo são elegíveis entre 3 e 6 meses de idade (ou mesmo 9 meses). A estratégia cirúrgica para a paralisia completa é a microcirurgia precoce com foco primeiro na reinervação da mão. Se o ombro e o cotovelo continuarem com déficits mais tarde, eles serão submetidos a procedimentos musculotendíneos secundários.

As transferências de nervo, o enxerto de nervo e a neurólise são comumente realizados na cirurgia primária. Exames elétricos dos nervos realizados durante a cirurgia podem ajudar a orientar o procedimento. Comumente realizam-se estudos de potencial evocado somatossensorial e estudos de condução nervosa, tanto nervo-nervo quanto nervo-músculo. Esses estudos podem ajudar a determinar a continuidade elétrica funcional das fibras nervosas. O enxerto de nervos é comumente realizado utilizando-se fascículos do nervo sural, com vários fascículos sendo inseridos em cada nível de raiz. Para aqueles sem raízes nervosas intactas, os nervos intercostais e outros nervos periféricos são transferidos ou enxertados, ou pode ser realizado um enxerto cruzado (a partir do plexo contralateral) de C7.

A recuperação da função muscular pode ocorrer com enxertos e transferências de variados nervos para reinervação, mostrando a incrível capacidade de adaptação do corpo e o seu poder de recuperação. Recomenda-se a intervenção precoce, uma vez que se demonstrou que a melhora pós-operatória na função da mão e do braço é inversamente proporcional à idade no momento da cirurgia.

Nos bebês mais velhos e crianças, geralmente são realizados procedimentos em músculos, tendões e ossos, algumas vezes combinados com um procedimento de nervo periférico. O procedimento de Oberlin, que utiliza uma porção do nervo ulnar no nervo musculocutâneo, imediatamente no ponto em que este entra no bíceps, é um procedimento clássico de nervo periférico. A flexoplastia de Steindler, às vezes, é utilizada para obter a flexão do cotovelo, movendo os músculos flexores e pronadores do epicôndilo medial para a região mais proximal do úmero. As contraturas em flexão do cotovelo se desenvolvem em cerca de metade das crianças, com prevalência crescente com a idade. Injeções de toxina botulínica e gesso em série mostraram diminuir a contratura, enquanto a imobilização minimiza a progressão da contratura, mas não a diminui. Para aqueles com envolvimento muito grave do braço, às vezes, utiliza-se o grácil, retirando esse músculo juntamente ao seu suprimento nervoso e vascular; o conjunto é transferido para o braço para realizar a flexão do cotovelo e/ou extensão do punho.

Como a articulação do ombro se desenvolve conforme o crescimento da criança, frequentemente desenvolvem-se alterações. A displasia glenoumeral, às vezes com luxação do ombro, ocorre em 60 a 80% das pessoas com LPBN. O desequilíbrio muscular no ombro em desenvolvimento resulta em deformidade da articulação glenoumeral imatura do ponto de vista esquelético. A fraqueza para a rotação externa do ombro, combinada com uma forte rotação interna, leva a essa dificuldade. Pode haver displasia glenoumeral progressiva, com aumento da retroversão glenoidal, achatamento da cabeça do úmero e subluxação posterior da cabeça do úmero. O curso natural dessa deformidade é a progressão, se não tratada. Isso leva a mais limitações funcionais, mesmo com uma mão funcional. O tratamento visa minimizar essa progressão. As opções de tratamento incluem injeções de toxina botulínica, cirurgias artroscópicas, liberação de contraturas musculares, alongamento tendíneo (frequentemente do subescapular), transferências de tendão (comumente a transferência do grande dorsal para aumentar a força da rotação externa e abdução) e osteotomia derrotacional do úmero.

A bibliografia está disponível no GEN-io.

Capítulo 732
Mielomeningocele (Espinha Bífida)

Pamela Wilson e Janet Stewart

Ver também o Capítulo 609.

A meningomielocele, ou espinha bífida, é um defeito congênito do tubo neural que resulta na malformação da coluna vertebral e em uma potencial medula espinal displásica. A gravidade do defeito varia de espinha bífida oculta (ver Capítulo 609.2) até anencefalia (ver Capítulo 609.6). Estimativas recentes sugerem que a espinha bífida sem anencefalia é o defeito não cromossômico mais prevalente no sistema nervoso central (SNC) (3,73 por 10.000 nascimentos) nos EUA, e ocupa a sétima posição entre outros defeitos congênitos não relacionados ao SNC, com base nos dados do CDC.

ETIOLOGIA
Ver Capítulo 609.1.

PREVENÇÃO
Ver Capítulo 609.1.

RASTREAMENTO PRÉ-NATAL
A triagem pré-natal é recomendada para todas as mulheres grávidas, a fim de detectar defeitos do tubo neural. Um simples exame de sangue é realizado no 2º trimestre para avaliar a alfa-fetoproteína (AFP). Se um defeito do tubo neural estiver presente, a AFP é frequentemente elevada, e é indicada uma triagem adicional usando ultrassom de alta resolução. A ultrassonografia pode revelar não apenas o defeito da coluna vertebral, mas também o desenvolvimento cerebral anormal, sugerido pelos "*sinais de limão e banana*". O sinal de limão está relacionado com o formato da cabeça, é um recuo medial e recorte dos ossos frontais no crânio; enquanto o sinal de banana está associado à herniação do cerebelo do cérebro posterior no forame magno. A importância na identificação precoce permite que as famílias planejem o parto e considerem intervenções fetais, principalmente o fechamento cirúrgico pré-natal do defeito. O fechamento pré-natal diminui a necessidade de uma derivação e reduz a incidência de malformações graves de Arnold-Chiari, juntamente com melhores resultados motores. No entanto, há um aumento da incidência de parto prematuro e um risco de deiscência uterina; tais riscos são reduzidos com procedimentos fetoscópicos.

IMPLICAÇÕES CLÍNICAS
A meningomielocele é um problema multissistêmico que inclui anormalidades características no SNC. A lesão neurológica é avaliada pelo segmento nervoso intacto mais caudal com um teste motor de grau 3. As lesões associadas à espinha bífida são frequentemente agrupadas em torácica, lombar superior (L1-L2), mediana lombar (L3), lombar inferior (L4-L5) e sacral. Com base nessas informações, o clínico pode fazer inferências sobre as capacidades funcionais da criança e responder a perguntas pertinentes durante os encontros iniciais (Tabela 732.1). A pergunta mais básica que todas as famílias fazem é: "Meu filho vai andar?".

As intervenções cirúrgicas iniciais estão relacionadas ao fechamento do defeito aberto. Isso geralmente é feito no primeiro dia de vida. Uma vez que a lesão é fechada, a criança será monitorada para ver se desenvolve a hidrocefalia. A hidrocefalia é muito comum e está relacionada a herniação do cérebro posterior e obstrução do quarto ventrículo. A hidrocefalia pode ocorrer em qualquer momento, mas com mais frequência nos primeiros meses de vida. A dilatação ventricular pode preceder uma alteração na circunferência da cabeça ou sinais de aumento da pressão intracraniana. A ocorrência de hidrocefalia é de aproximadamente 77 a 95% e parece estar associada ao nível da lesão. O tratamento da ventriculomegalia, se leve, pode ser limitado inicialmente à observação clínica. A colocação cirúrgica de uma derivação ventricular ou ventriculostomia endoscópica é indicada quando a circunferência frontal occipital (OFC) está aumentando. O risco de revisão de derivação nos primeiros 2 anos é de 30 a 50%, que diminui para 10%.

A hérnia do cérebro posterior ou a **malformação de Chiari tipo II** é observada em 80 a 90% dos indivíduos com mielomeningocele. As manifestações clássicas incluem deslocamento caudal do cerebelo, ponte e medula e alongamento do quarto ventrículo. A malformação de Chiari II pode ser sintomática (por hérnia/compressão do tronco cerebral) em aproximadamente 20% das crianças. Os sintomas respiratórios associados à malformação de Chiari incluem estridor, disfunção das cordas vocais e apneia central ou obstrutiva. Problemas de deglutição e alimentação podem exigir a colocação de gastrostomia. Se a criança apresentar malformação sintomática de Chiari II, é indicada a descompressão cirúrgica. Todas as crianças com espinha bífida correm risco de **síndrome da medula ancorada** (ver Capítulo 624.1). A disfunção da derivação é a segunda causa mais comum de declínio neurológico. As manifestações clínicas da síndrome da medula ancorada incluem qualquer alteração na marcha, alteração da função intestinal ou da bexiga, aumento da escoliose, dor nas costas ou alterações ortopédicas. Os procedimentos cirúrgicos para liberar a medula são indicados naqueles com declínio neurológico, mas a taxa de sucesso é variável.

As **complicações ortopédicas** da mielomeningocele são comuns e têm padrões previsíveis. As deformidades da coluna vertebral incluem escoliose, lordose e cifose (ver Capítulo 699). O desenvolvimento da escoliose tem associação com o nível neurológico. Crianças com defeitos no nível torácico têm um risco de 80 a 100%, enquanto aquelas com defeitos em nível sacral apresentam um risco muito baixo. As deformidades da coluna tendem a aumentar mais rapidamente durante o

Tabela 732.1 Prognóstico na mielomeningocele.

NÍVEL MOTOR – SEGMENTO DA MEDULA ESPINAL	FUNÇÃO MOTOR PRESENTE	MOBILIDADE: IDADE ESCOLAR	VARIAÇÃO: ADULTO	ATIVIDADE: ADOLESCENTE
T12	Membros inferiores totalmente plégicos	Órtese para ortostatismo, cadeira de rodas	Cadeira de rodas	Cadeira de rodas, sem deambulação
L1-L2	Músculos flexores do quadril	Muletas, órteses, cadeira de rodas	Cadeira de rodas, deambulação domiciliar	Cadeira de rodas, não deambulação
L3-L4	Músculos do quadríceps	Muletas, órteses, deambulação domiciliar, cadeira de rodas	Muletas, deambulação domiciliar, cadeira de rodas	50% Cadeira de rodas, deambulação domiciliar com muletas
L5	Músculos Isquiotibiais mediais e tibiais anteriores	Muletas, órteses, deambulação na comunidade	Muletas, deambulação na comunidade	Deambulação na comunidade com muletas
S1	Isquiotibiais músculos isquiolaterais e fibulares	Deambulação deambulação na comunidade	Deambulação deambulação na comunidade	Ambulância 50% deambulam na comunidade com muletas ou bengalas
S2-S3	Possível perda leve de músculos intrínsecos do pé	Normal	Normal	Resistência limitada devido à deformidade nos pés adquiridas tardiamente

De Braddon RL, editor: Physical medicine & rehabilitation, ed 4, Philadelphia, 2011, WB Saunders, Table 54.1, p. 1284

crescimento, especialmente a puberdade. O tratamento da escoliose inclui opções não cirúrgicas e cirúrgicas. Aparelhos como **órteses torácico-lombar-sacrais**, terapia e opções adequadas de assento podem ser benéficas. As hastes de crescimento implantadas cirurgicamente para apoiar a coluna em desenvolvimento têm sido usadas em crianças mais novas. A cirurgia da coluna deve ser considerada se a curvatura da coluna escoliótica atingir 45°; a criança que está perto da maturidade esquelética é uma melhor candidata à cirurgia da coluna vertebral. Expectativas realistas precisam ser discutidas com a criança e a família. A correção da coluna vertebral pode melhorar a posição sentada, a postura e a obliquidade pélvica, mas pode ter impacto negativo na função e na deambulação.

O **desenvolvimento do quadril** também é influenciado pelo nível neurológico (ver Capítulo 698). O risco de luxação é maior para aqueles com lesões no nível L3, seguidos por L1-L2. As luxações unilaterais do quadril devem ser corrigidas cirurgicamente, pois podem resultar em obliquidade pélvica e problemas em sentar, enquanto as luxações bilaterais geralmente não requerem intervenções. As contraturas dos tecidos moles são comumente observadas em crianças com níveis mais altos de lesão. Flexores do quadril e flexores do joelho são comumente envolvidos.

Anormalidades no pé ocorrem em aproximadamente 90% das crianças e adolescentes. O objetivo do tratamento é atingir um pé de grau plantar para suportar o peso e permitir o desgaste de calçados. As deformidades do pé torto são comuns em bebês e o tratamento inclui fundição em série e órteses (ver Capítulo 694.3). Os resultados geralmente são abaixo do ideal e a cirurgia pode ser necessária. Além disso, o tálus vertical congênito (pés equinovaros) é frequentemente encontrado e precisa ser tratado (ver Capítulo 694.4).

A **osteoporose** (ver Capítulo 726) começa a se desenvolver na infância e é mais grave nas lesões de nível superior. Fraturas das extremidades inferiores são mais comuns no fêmur, seguidas pela tíbia. O tratamento preventivo inclui abordagens nutricionais, como uso de cálcio e vitamina D suplementares. Aqueles com fraturas documentadas devem ser submetidos a avaliação diagnóstica (ver Tabela 726.1), incluindo a absorciometria de duplo feixe de raios X. O uso de bifosfonatos pode ser considerado se a avaliação diagnóstica não revelar outras causas subjacentes. A utilidade do suporte precoce de peso tem sido defendida, mas a posição passiva pode ter pouco impacto na densidade óssea.

Pode-se esperar a ocorrência de **bexiga e intestino neurogênicos** (ver Capítulos 558 e 624.1). Os objetivos das intervenções de tratamento são proteger a função renal e alcançar a continência social. A introdução do cateterismo intermitente limpo (não estéril) é a base do manejo. É comum que os recém-nascidos sejam iniciados em um programa de cateterismo intermitente. A urodinâmica e a ultrassonografia renal são rotineiramente usados para monitorar hidronefrose e rastrear pressões intravesicais. Os medicamentos podem ser usados para reduzir as contrações da bexiga e melhorar a capacidade de volume. Técnicas cirúrgicas estão sendo usadas para melhorar a continência, incluindo aumento da bexiga, cirurgias uretrais e canais cateterizáveis. A má técnica do cateterismo intermitente e/ou o refluxo urinário podem levar à infecção do trato urinário, diagnosticada por dois achados: um exame de urina com contagem de células brancas < 10 e cultura urinária > 100.000. Em geral, é necessário um bom programa de educação intestinal para alcançar a continência intestinal. As intervenções não cirúrgicas incluem hidratação adequada, manipulação da dieta, regulação das fibras e uso de laxantes e enemas. Intervenções cirúrgicas, como enema anterógrado da continência, melhoraram a continência em muitas dessas crianças e adolescentes.

Alergias ao látex são comuns nessa população. A etiologia pode ser multifatorial, mas o aumento da exposição precoce pode desempenhar um papel no desenvolvimento de reações graves (ver Capítulo 174). Os prestadores de cuidados de saúde precisam estar cientes dos produtos que contêm látex ou que apresentam reatividade cruzada, como alimentos misturados com abacate, banana ou kiwi. O teste radioalergênico é usado para identificação de possíveis alergênios graves.

Sabe-se que a espinha bífida está associada a **problemas neuropsicológicos** específicos. Várias displasias neuronais cerebrais podem estar presentes. Tipicamente trata-se de um distúrbio de aprendizagem não verbal, caracterizado por dificuldades no raciocínio matemático, percepção espacial visual e conceitos de tempo. Além disso, existem pontos fracos na função executiva, velocidade de processamento e habilidades organizacionais. As crianças com espinha bífida geralmente se enquadram na faixa média de QI, embora aquelas com uma lesão mais alta tendam a se agrupar na extremidade inferior do espectro. A própria hidrocefalia tem impacto na cognição, conforme observado por déficits na aprendizagem, memória e função executiva. Crianças pequenas com espinha bífida tendem a se sair bem no início, pois têm boas habilidades verbais, mas, à medida que as demandas acadêmicas aumentam, os problemas escolares se tornam mais óbvios. É importante que sejam realizados testes neuropsicológicos/educacionais adequados para identificar as dificuldades que cada criança ou adolescente pode encontrar. Programas apropriados de intervenção e apoio precoce devem ser implementados, e devem ser desenvolvidos planos individuais de educação ou planos 504 (ver Capítulo 53). A estrutura no ambiente doméstico desempenha papel fundamental no ensino de habilidades de autocuidado, vestuário e mobilidade. A importância dessas intervenções precoces não pode ser subestimada, pois elas impactarão a qualidade de vida e a independência na adolescência e a transição para uma idade adulta independente.

ADOLESCÊNCIA E TRANSIÇÃO PARA A IDADE ADULTA

Os cuidados clínicos aumentaram a a expectativa de vida, e os pacientes conseguem chegar à idade adulta. Problemas físicos associados aos distúrbios de aprendizagem dificultam muito a transição para uma vida independente. O pediatra, em conjunto com serviços especializados, desempenha papel fundamental no desenvolvimento de um planejamento futuro. É importante discutir estratégias precoces para incentivar habilidades de independência e autoajuda apropriadas ao desenvolvimento. Devem ser feitos acordos financeiros a longo prazo, como os fundos de necessidades especiais. Os cuidados de transição devem ser iniciados precocemente, pois serviços médicos podem ser difíceis de identificar.

A bibliografia está disponível no GEN-io.

Capítulo **733**

Meios Auxiliares para Locomoção

Marisa Osorio, Elaine Tsao e Susan Apkon

Dispositivos auxiliares de locomoção, como órteses, próteses, andadores, muletas e cadeiras de rodas, são os principais componentes da prescrição terapêutica para crianças com deficiências físicas. O tipo de dispositivo escolhido depende de diagnóstico etiológico, nível funcional da criança, prognóstico de melhora, anormalidades no tônus, amplitude de movimento, força muscular e padrão global de marcha. A avaliação de uma criança que necessita de assistência à locomoção é realizada por médicos e profissionais da equipe de reabilitação, também responsáveis por prescrever o dispositivo auxiliar.

ÓRTESES

A **órtese** é um aparelho externo aplicado a um segmento do corpo para manter o alinhamento ou a posição, a fim de prevenir ou ajudar no movimento, ou estabilizar o segmento ou prestar apoio. As órteses podem ser estáticas, ou seja, rígidas, não possibilitando o movimento, ou podem ser dinâmicas, que possibilitam a ocorrência de movimento do membro. Elas são nomeadas de acordo com as partes do corpo que estão auxiliando. Por exemplo, **AFO** significa órtese tornozelo-pé (do inglês, *ankle-foot orthosis)*, uma órtese que reveste o pé e que se estende desde os artelhos até a metade da panturrilha (Figura 733.1). Existem órteses pré-fabricadas, mas muitas crianças precisam de órteses feitas sob medida para um ajuste ideal.

As órteses são modificadas durante períodos de crescimento ou modificações funcionais e, no Brasil, a prescrição é preparada com base nas informações coletadas pela avaliação multiprofissional sobre as necessidades do usuário e de seu ambiente, contando com a participação do usuário e de sua família. A prescrição descreve os produtos detalhadamente (tipo, modelo, classificação, características especiais e eventuais modificações).[1]

O tipo de órtese de membros inferiores prescrita baseia-se no diagnóstico da criança, no estado funcional, no prognóstico e nas metas terapêuticas. A prescrição é modificada, com frequência, enquanto a criança cresce. Antes de fazer a prescrição, o médico realiza um exame físico que inclui a avaliação da marcha, da força muscular, do tônus e da amplitude de movimento da criança. Há muitos tipos de órteses que têm como função específica melhorar a marcha. A Tabela 733.1 enumera exemplos dessas órteses e suas indicações.

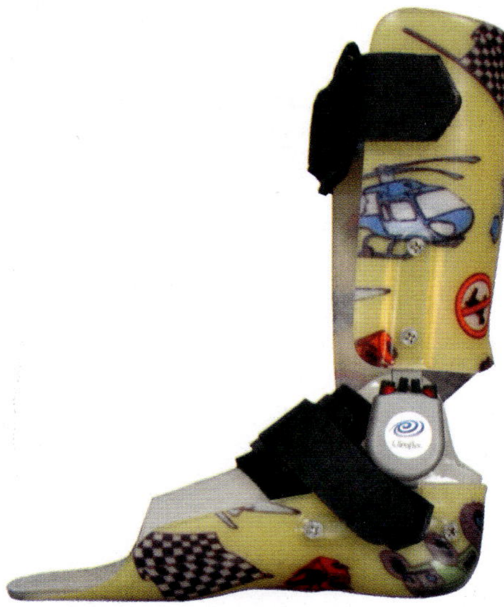

Figura 733.1 Órtese tornozelo-pé articulada. (*Cortesia de Ultraflex Systems, Inc., Pottstown, PA.*)

As AFO rígidas e articuladas são as órteses mais comumente prescritas. As AFO rígidas são usadas para crianças com hipertonia, já que ajudam a reduzir biomecanicamente o tônus e fornecem estabilidade na posição ortostática. As AFO de tornozelo rígido são também utilizadas em crianças que não deambulam, a fim de manter a amplitude de movimento do tornozelo.

As AFO articuladas possibilitam que a criança com dorsiflexão ativa do tornozelo consiga o apoio do calcanhar e, assim, obter um padrão de marcha mais funcional, possibilitando o movimento de dorsiflexão do pé. Esse modelo facilita a deambulação em superfícies irregulares e o uso de escadas, por possibilitar o movimento do tornozelo, enquanto ainda apoia a posição do pé e a estabilidade mediolateral do tornozelo. As AFO articuladas não devem ser utilizadas em crianças com paralisia cerebral, espinha bífida ou outras doenças se elas tiverem um padrão de marcha agachada, porque as órteses não impedem o agachar e podem, na verdade, aumentar ainda mais o agachamento. Na marcha agachada, os quadris e joelhos são mantidos em flexão e os tornozelos em dorsiflexão durante todo o ciclo da marcha.

PRÓTESES

A **prótese** é um dispositivo que substitui uma parte do corpo ausente, como um braço ou uma perna. As próteses de membros inferiores são usadas para melhorar a mobilidade, enquanto as próteses de membros superiores nem sempre são necessárias para melhorar a função, visto que as crianças podem ser bastante independentes com um único membro superior. As próteses de membros inferiores são usadas em crianças com amputações congênitas, deficiências nos membros, como a deficiência longitudinal congênita da fíbula, e amputações adquiridas como resultado de traumatismos ou câncer, e também nas amputações transversais congênitas ou para aquelas que foram submetidas à correção cirúrgica, como frequentemente ocorre na deficiência longitudinal da fíbula ou deficiência focal da parte proximal do fêmur.

Existem vários componentes nas próteses de membros inferiores, incluindo o soquete e o pé; essas próteses podem incluir ainda quadril e joelho, dependendo do nível de amputação. O protético trabalha com a criança e a família para confeccionar a prótese. Um médico ou profissional da equipe de reabilitação com experiência em próteses fornece a prescrição para esse dispositivo.

O tipo de prótese e a idade em que uma criança está apta a usar o aparelho dependem da etiologia da amputação, da cicatrização após a cirurgia e de restrições na descarga de peso. Em crianças muito novas, o uso de uma prótese de membro inferior baseia-se nos marcos de desenvolvimento, sendo a primeira prótese prescrita no momento em que a criança está começando a ficar em pé. A adição de articulações à prótese também ocorre respeitando as etapas do desenvolvimento

---

[1]No Brasil, ver *Guia para Prescrição, Concessão, Adaptação e Manutenção de Órteses, Próteses e Meios Auxiliares de Locomoção*, 2019, do Ministério da Saúde.

Tabela 733.1 Tipos de órteses.

ÓRTESE	FUNÇÃO	COMENTÁRIOS
Órtese de pé	Fornece estabilização somente para o pé para evitar pronação excessiva	Normalmente não pode ser personalizada
Órtese supramaleolar	Fornece estabilização lateral-medial para evitar pronação excessiva ou instabilidade	Apropriada para crianças com tônus reduzido, como na síndrome de Down
Órtese tornozelo-pé	Fornece estabilização ao tornozelo e contenção do pé caído ou da hipertonia espástica em flexão plantar, mantendo o pé em uma posição neutra	Comumente usada por crianças que deambulam ou não
Órtese de reação ao solo tornozelo-pé	Favorece o movimento de extensão do joelho para reduzir o agachamento ao ficar em pé ou caminhar	Apropriada para crianças com espinha bífida que agacham ao deambular
Órtese joelho-tornozelo-pé	Fornece estabilização do joelho no caso de fraqueza do quadríceps para promover postura ereta ao ficar em pé ou caminhar	Menos comumente utilizada em decorrência da grande dimensão da órtese, mas pode ser apropriada para crianças com espinha bífida ou lesão da medula espinal

neuropsicomotor; o uso de uma articulação do joelho ocorre por volta dos 3 anos de idade, quando a criança está aprendendo a subir e descer escadas.

Os avanços na tecnologia estão ajudando as crianças que usam próteses a alcançar um padrão de marcha funcional que torna o uso da prótese praticamente indetectável para um olhar destreinado. Novos componentes e modelos possibilitam aos amputados levar um estilo de vida ativo, incluindo atividades como corrida, natação, ciclismo e alpinismo.

DISPOSITIVOS AUXILIARES

Os dispositivos auxiliares têm como finalidade fornecer uma base de apoio mais ampla para melhorar a estabilidade durante a deambulação, reduzir a possibilidade de quedas e melhorar a eficiência da marcha. O dispositivo mais simples consiste em uma muleta de ponto único tradicional, comumente usada após uma lesão ortopédica. Para a maior parte das crianças com anomalias da marcha secundárias a distúrbios neurológicos, esta não é uma opção funcional. Meios auxiliares à marcha mais favoráveis, como muletas de antebraço ou de Lofstrand, são adequados a essas crianças; no entanto, a utilização desses dispositivos exige uma boa coordenação e força muscular. As crianças com paralisia cerebral e espinha bífida podem se beneficiar desses aparelhos.

Os **andadores** podem fornecer mais apoio do que as muletas e bengalas; eles não requerem a mesma força e coordenação para operar. As crianças com paralisia cerebral, por exemplo, podem usar um andador reverso, com apoio posterior. Essa configuração reversa fornece uma ampla base de apoio e estabilidade, ajuda a manter uma postura ereta e possibilita que a criança se envolva com o ambiente sem a barreira do andador na frente dela. Ter o andador reverso também reduz o risco de lesões mais graves após uma queda para a frente.

Muitas vezes, utilizam-se **andadores adaptados** para as crianças que necessitam de mais estabilidade. Esses aparelhos possibilitam que a criança realize os movimentos de perna, enquanto o tronco e a pelve são estabilizados (Figura 733.2).

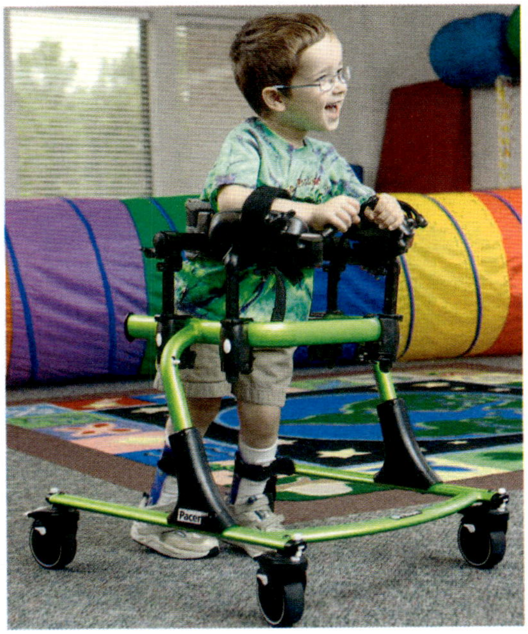

Figura 733.2 Treinadores de marcha. (*Copyright 2013 de Rifton Equipment, http://www.rifton.com.*)

CADEIRAS DE RODAS

As **cadeiras de rodas** devem ser consideradas um meio auxiliar de locomoção quando a deambulação não é possível ou é difícil fora do ambiente domiciliar. As crianças com lesões na medula espinal, espinha bífida, doenças neuromusculares ou paralisia cerebral podem se beneficiar do uso de uma cadeira de rodas. O objetivo é fornecer uma cadeira de rodas que possibilite que a criança se mova de modo independente no ambiente, incluindo em casa, na escola e na comunidade. Crianças a partir de 2 anos podem se autoimpulsionar em uma cadeira de rodas manual e conduzir uma cadeira de rodas motorizada. O tipo de cadeira de rodas vai depender do diagnóstico etiológico, das habilidades cognitivas, da visão, das habilidades motoras (como controle de cabeça e tronco), da capacidade de impulsionar uma cadeira de rodas manualmente, da força e resistência muscular, da presença de deformidades musculoesqueléticas e de comorbidades clínicas. É importante considerar ainda o crescimento futuro ou alterações previstas na função ao longo do tempo, bem como a capacidade da família de transportar a cadeira. Uma característica exclusiva das cadeiras de rodas pediátricas é a sua capacidade de se ajustar para acomodar o crescimento. Uma cadeira de rodas típica pode durar de 3 a 5 anos, com ajustes periódicos, de acordo com o crescimento, realizados por um especialista. Há muitos componentes que podem ser adicionados à cadeira de rodas, a fim de proporcionar mais apoio, incluindo apoios de cabeça, apoio lateral de tronco, abdutores de quadril, apoios antibáscula que impedem que a cadeira de rodas incline para trás, e rodas pneumáticas. O sistema de assento é considerado um item separado da cadeira de rodas propriamente dita e deve ser devidamente adequado às necessidades de tamanho da criança. Assentos demasiadamente grandes para a criança podem causar úlceras de pressão, piorar a escoliose e dificultar a sua capacidade de manobrar a cadeira. A função do sistema de assento é possibilitar o posicionamento correto da cabeça e do tronco. Crianças com bom controle do tronco precisam apenas de um assento simples, enquanto uma criança com controle insatisfatório do tronco, por exemplo, com lesão cervical alta da medula espinal, precisa de um sistema que inclua repouso para a cabeça e suportes torácicos laterais. Almofadas de assento anatômicas são necessárias para crianças com redução da sensibilidade para evitar a ocorrência de úlceras de decúbito.

A bibliografia está disponível no GEN-io.

Capítulo 734

Saúde e Bem-Estar da Criança com Deficiência

Maria G. Martinez, David M. Kanter e Margaret A. Turk

Ver também o Capítulo 17.

A expansão do conceito de incapacidade de modo a incluir crianças com necessidades especiais de saúde, condições crônicas e limitações funcionais por qualquer causa (p. ex., limitações nas atividades de cotidianas habituais, como autocuidado, mobilidade, comunicação e cognição) dificultou a identificação dos problemas de saúde comuns na infância das crianças com deficiência (p. ex., paralisia cerebral, deficiência intelectual, espinha bífida, distúrbios osteomusculares congênitos). Dados norte-americanos identificam alterações psicocognitivas no desenvolvimento como as principais condições de limitação nas atividades ou capacidade funcional, e as alterações motoras compreendem uma proporção menor de deficiências autoidentificadas (embora problemas de mobilidade e controle motor possam ser observados entre as condições não físicas mencionadas anteriormente). Os déficits cognitivos, mentais e motores da infância contribuem para problemas econômicos e de saúde que persistem na idade adulta. Como esses problemas podem responder às intervenções de promoção à saúde na infância e adolescência, o monitoramento de crianças com deficiência em todo o seu desenvolvimento é útil para fornecer informações e apoio a crianças e adolescentes, seus pais e familiares, a fim de promover a saúde ao longo da vida.

DEFINIÇÕES DE PROMOÇÃO À SAÚDE E ASPECTOS GERAIS DA DEFICIÊNCIA

A Organização Mundial de Saúde (OMS) define *promoção à saúde* como "o processo de capacitação da comunidade para ter maior controle sobre a sua saúde e melhorá-la". Esse conceito é importante para as pessoas com deficiência porque elas são carentes e têm disparidades de saúde comparativamente grandes. A OMS define, ainda, que as abordagens de promoção à saúde incluem mais que as orientações sobre saúde, consistindo também em ações comunitárias, tornando os ambientes propícios e acessíveis, propondo mudanças políticas, modificações nos serviços de saúde e desenvolvimento de capacitação pessoal. Os programas de saúde e bem-estar também incluem as estratégias preventivas já utilizadas e orientações. Existem fortes evidências de que o envolvimento em áreas específicas para promoção de saúde resulta em melhora, embora as evidências de sua influência sobre a saúde do adulto sejam menos consistentes.

Crianças com deficiência enfrentam muitas dificuldades para inserção social (Tabela 734.1). Programas de promoção à saúde, tanto amplos quanto específicos, consideram a gravidade da deficiência, as barreiras e recursos, a autoeficácia e a resiliência como itens para promover a saúde. Crianças com deficiência também podem precisar de adaptação ou assistência para minimizar suas limitações, circunstâncias econômicas, sociais e ambientais específicas.

As crianças e adultos com deficiência (e suas famílias), muitas vezes, veem a saúde de modo diferente daqueles sem deficiência. A deficiência pode influenciar a saúde e vice-versa, mas a percepção de sua própria saúde e bem-estar pode não condizer com o seu nível de deficiência. As crianças com deficiências congênitas ou adquiridas são vistas de forma restrita em relação à vida saudável, com foco na nutrição e, secundariamente, na atividade física, com pouca compreensão de como isso vai interferir no seu quadro. As experiências tidas por uma criança com deficiência, muitas vezes, constituem a base para os comportamentos da vida adulta, especialmente as atitudes negativas em relação a reabilitação, exercícios e atividades. O conhecimento dos pais, familiares e profissionais da saúde também influencia a ideia que a criança com deficiência tem do que é saúde. Os programas de promoção à saúde para essas crianças devem (1) entender e apoiar o papel e o bem-estar da família, (2) reconhecer que os pais das crianças com mais limitações funcionais podem precisar de mais recursos e apoio, (3) envolver as crianças com deficiência na elaboração e decisões dos programas e (4) abordar as dificuldades, reais e percebidas, à participação social (ver Tabela 734.1).

Tabela 734.1 Barreiras e facilitadores para crianças se envolverem em comportamentos saudáveis.

BARREIRAS	FACILITADORES
• Falta de conhecimento e habilidades • Medo de lesão ou fracasso • Atitudes negativas por parte dos pais, colegas, profissionais de saúde • Ausência de comportamentos saudáveis por parte dos pais • Estresse na rede familiar fechada • Escolhas pessoais • Fadiga • Falta de iniciativa • Limitação funcional • Incapacidade de controlar as mudanças de comportamento • Inacessibilidade a instituições ou recursos • Adulto com necessidade de assistência ou ajuda • Restrições econômicas • Políticas e procedimentos de instituições ou programas • Provedores não inclusivos • Desafios de transporte	• Educação ou conhecimento sobre comportamentos saudáveis • Envolver a criança nas discussões e decisões • Promoção de atividades integradas entre os profissionais de reabilitação e outros profissionais de saúde • Apoio e participação da família • Envolvimento de amigos e colegas nas atividades • Desejo de ser ativo • Modelos ou direções para a participação social com adaptações • Profissionais criativos e experientes • Tornar as atividades propostas uma parte da rotina – a repetição e a consistência promovem a continuidade das atividades • Instalações e oportunidades acessíveis, com pessoal capacitado • Políticas e recursos promovendo a participação • Prestadores acolhedores e inclusivos • Abordagens adaptáveis

Um programa de saúde e bem-estar eficaz deve envolver múltiplas abordagens e oportunidades para o sucesso, incluindo parcerias com familiares, funcionários da escola e equipe de reabilitação. Para que o programa seja eficiente, é necessário compreender qualquer incompatibilidade entre a expectativa de saúde e bem-estar por parte da criança e dos profissionais de saúde; abordar as limitações de um modelo voltado somente à educação e incluir a criança em discussões sobre a importância de comportamentos saudáveis, maneiras de se envolver em comportamentos saudáveis relacionados com a sua deficiência e as suas restrições, e as decisões sobre a participação social; promover envolvimento dos pais e familiares, levando-se em consideração o grande impacto existente na família de uma criança com deficiência.

ORIENTAÇÕES PROFILÁTICAS, ACONSELHAMENTO E CUIDADOS PREVENTIVOS

Os cuidados de saúde preventiva por meio da educação em saúde, orientações profiláticas e participação nos programas de vigilância e vacinação são o esteio dos programas pediátricos em saúde pública (ver Capítulo 28). O *Bright Futures*, desenvolvido pela Academia Americana de Pediatria e seus colaboradores e apoiado pelo Maternal and Child Health Bureau, Health Resources and Services Administration, fornece uma base de conhecimento para os profissionais de saúde ligados à pediatria e ao público em geral sobre orientações profiláticas, promoção à saúde e prevenção para crianças e adolescentes; no entanto, dispõe de poucas referências à deficiência. As orientações se referem a informações gerais relacionadas com o crescimento/desenvolvimento e práticas saudáveis. O aconselhamento se refere às orientações em relação a condições específicas, que podem incluir discussões sobre guias de orientações gerais para as crianças com deficiência. Para a população em geral, 25% dos pais não recebem quaisquer informações, e menos de 50% recebem as orientações recomendadas. Embora os pais de crianças com necessidades especiais de saúde (no sentido amplo) relatem o recebimento de informações de prevenção geral semelhantes ou melhores em relação aos pais de crianças sem deficiência, não é claro se aqueles com imitações funcionais de maior gravidade recebem essas orientações e aconselhamento, e se elas são fornecidas considerando-se o contexto da deficiência e outras circunstâncias.

As crianças com necessidades especiais de saúde precisam de medidas de prevenção típica, bem como aconselhamento mais específico com relação à sua deficiência. Esse aconselhamento mais específico deve ser gerenciado por profissionais de saúde especializados, embora as crianças com necessidades especiais tenham dificuldade em obter serviços ambulatoriais especializados adequados. As barreiras em relação ao cuidado, especialmente com o avançar da idade da criança, são a falta de equipamentos específicos e instituições acessíveis. Embora devam ser realizadas discussões com adolescentes sobre os riscos à saúde de fumar e beber, além de práticas de proteção sexual, as discussões podem exigir um enfoque diferente para os adolescentes com deficiência. Relatam-se taxas mais elevadas de violência e maus-tratos nas crianças com deficiência, de modo que os profissionais da saúde devem manter-se vigilantes.

A recomendação é reconhecer a necessidade de modificações e estar alerta para qualquer sinal de violência e ampliar o aconselhamento, de modo a incluir perguntas e discussões sobre condições específicas da deficiência (p. ex., muitas vezes, há presença de epilepsia ou deficiência cognitiva na paralisia cerebral, e bexiga e intestino neurogênicos nas disfunções da medula espinal) ou condições secundárias, como dor, osteoporose/fraturas ou fadiga vistas em muitas das crianças e adolescentes com deficiência.

ATIVIDADE FÍSICA

As diretrizes nacionais de saúde recomendam pelo menos 60 minutos de atividade física diária para crianças, mas qualquer aumento de atividade de níveis sedentários para atividades moderadas (30 a 40 minutos de intensidade moderada ou 20 minutos de atividade mais extenuante) proporciona algum benefício à saúde. Os profissionais de saúde devem dar conselhos específicos sobre como as crianças com deficiência podem aumentar seu nível de atividade. O exercício e a atividade aumentam a capacidade aeróbica, a capacidade funcional e a qualidade de vida de crianças com muitos tipos de deficiência e doenças crônicas (p. ex., paralisia cerebral, disfunção da medula espinal, fibrose cística, asma, deficiência intelectual, diabetes). Ainda assim, a maioria dos profissionais de saúde espera estilos de vida sedentários para crianças e adolescentes com deficiências, sejam quais forem suas habilidades funcionais. Para as crianças com deficiência, a educação física escolar e os programas de recreio podem apoiar atividades iguais ou superiores às recomendadas, e os requisitos da escola podem reforçar as expectativas de atividade. A necessidade de exercícios além da fisioterapia deve ser esclarecida para ajudar as crianças a entender os benefícios e o propósito de ambos. As atividades em que jovens com deficiência desejam participar devem ser apoiadas. As crianças com deficiência que participam de atividades físicas relatam benefícios sociais, como o desenvolvimento de amizades, a construção de um sistema de apoio, o conhecimento de si e a aquisição de um sentimento de realização. Esses fatores também contribuem para maior adesão às atividades. Crianças com deficiência também têm maior probabilidade de participar de atividades físicas quando essas atividades são supervisionadas e organizadas, ao contrário de brincadeiras livres em uma sala aberta. Para que as crianças com deficiência se envolvam em atividades físicas em ambientes suportados, a escola e os *playgrounds* públicos devem ser suficientemente acessíveis para apoiar a atividade física da comunidade. Várias agências endossaram a campanha "Compromisso com a inclusão" para promover a construção de comunidades saudáveis e inclusivas para pessoas de todas as idades com deficiência (p. ex., o Presidente do Conselho de Aptidão, Esportes e Nutrição, juntamente com o Centro Nacional de Saúde, Atividade Física e Deficiência, a Associação Americana de Saúde e Deficiência, e o Centro de Deficiência no Instituto de Saúde Pública).

A atividade física realizada por crianças e adolescentes melhora o condicionamento físico e a qualidade de vida dos jovens com alteração do desenvolvimento (Tabela 734.2). Esses programas de exercício e condicionamento descritos exigem a participação por 2 a 3 meses em atividades realizadas, no mínimo, 2 vezes/semana, para alcançar quaisquer mudanças, e muitas das mudanças alcançadas são mais duradouras que o esperado. Esses programas não são a fisioterapia tradicional, e a participação na fisioterapia não é um substituto a eles. Esses programas de condicionamento físico e exercícios geralmente exigem o apoio e a orientação de profissionais de reabilitação, embora possam ser realizados no âmbito comunitário fora de instituições de saúde.

A recreação e os esportes organizados são atividades que as crianças e adolescentes com deficiência podem desempenhar com êxito, às vezes com modificações. A participação melhora os parâmetros cardiopulmonares, a função motora, a competência social e a sensação geral de bem-estar. Muitas crianças com deficiência requerem instrução 1 a 1 para o desenvolvimento de habilidades, com o objetivo de participar de atividades com seus colegas. As barreiras percebidas para a participação nos esportes diferem com base na fonte: as crianças estavam preocupadas com a dependência; os pais exigiam mais informações sobre a possível participação esportiva; os profissionais notaram que as atitudes da família tiveram grande influência. Programas do Special Olympics International são uma oportunidade para crianças e adolescentes se envolverem em ambientes monitorados para praticar esportes e recreação.

Profissionais de reabilitação podem auxiliar na participação em atividades de solução de problemas, como usar tecnologias computadorizadas para "*exergaming*" (p. ex., Wii, Xbox, PlayStation), desenvolver desafios individuais ou em grupo com dispositivos móveis (p. ex., rastreadores de atividades como FitBit, aplicativos para celular), adaptação do equipamento (p. ex., prótese de membro superior modificada para permitir o uso de luvas de beisebol ou equipamento de bicicleta modificado) e conhecimento de programas de recreação adaptados na área (p. ex., equitação, esportes de inverno/água) para aumentar a participação.

NUTRIÇÃO E OBESIDADE

Ver também o Capítulo 60.

Gerir a combinação de nutrição e atividade física é o ingrediente-chave do controle de peso. A obesidade também afeta crianças com necessidades especiais. As estimativas sugerem que as crianças com limitações de atividade física têm duas vezes mais probabilidade que a população geral de estar acima do peso, e jovens com deficiências cognitivas estão em risco aumentado. Não está claro se a obesidade é uma causa para as limitações da atividade ou é um resultado da atividade limitada, que pode ser uma distinção importante no desenvolvimento de intervenções. A preocupação com a obesidade contrasta com as necessidades iniciais de ganho de peso da vida de muitas crianças com deficiências, e pode ser confusa para os pais e famílias quando o foco muda para a diminuição de peso. Fatores confundidores relacionados ao monitoramento da porcentagem de gordura corporal em crianças com deficiência incluem (1) a propensão para algumas deficiências, muitas vezes aquelas mediadas geneticamente, de estarem associadas à obesidade; (2) os padrões de medição podem não ser apropriados para certos diagnósticos ou tipos de deficiências (p. ex., diferenças esperadas na composição corporal, estaturas curtas, contraturas ou deficiências ou amputações de membros); (3) a obesidade pode ser um efeito colateral da medicação, e tal efeito deve ser balanceado contra os benefícios do fármaco (p. ex., antidepressivos, estabilizadores do humor, esteroides); e (4) a rede social de familiares, amigos, escolas e profissionais de saúde pode, inconscientemente, influenciar de forma negativa os hábitos saudáveis, incluindo o uso de alimentos como recompensa pelo gerenciamento do comportamento. Tanto as crianças quanto seus pais devem fazer parte das conversas relacionadas à obesidade ou a qualquer assunto relacionado ao peso. As informações devem ser apresentadas de maneira direta e compreensível e modificadas para as necessidades da criança e dos pais. A promoção da saúde por meio da nutrição e da atividade física, como desafios na resolução de problemas, pode ser uma abordagem melhor do que explicar a composição corporal e as vias metabólicas.

Tabela 734.2 Exemplos de programas de exercício para crianças com deficiência.

PROGRAMA	DESCRIÇÃO	RESULTADO/COMENTÁRIO
Programa de condicionamento realizado em um centro de atividades e/ou em casa*	Crianças com graus variados de deficiências Exercícios em grupo: 2 vezes/semana durante 14 semanas; alongamentos, exercícios aeróbicos, fortalecimento, relaxamento Programa domiciliar: 2 vezes/semana durante 12 semanas, usando vídeo de exercícios	Melhora na eficiência da marcha, força muscular, função geral O grupo tratado obteve maior eficácia segundo os parâmetros utilizados e satisfação
Programa de exercícios aeróbicos aquáticos em grupo†	Crianças com uma variedade de deficiências, > 50% capaz de andar 2 vezes/semana durante 14 semanas Recreação de modo a alcançar a frequência cardíaca-alvo; programa de fortalecimento aquático	Melhora na caminhada/corrida, não na força ao teste isométrico Os adultos necessitaram de monitoramento para manter a frequência cardíaca-alvo
Aula de treinamento em grupo‡	Crianças com paralisia cerebral que deambulavam 2 vezes/semana por 4 semanas Alongamento, treinamento de circuito com estações (esteira, equilíbrio, escadas, exercícios em cadeia cinética fechada)	Melhora na força muscular, mobilidade, função, exceto no teste de motricidade fina – melhora mantida por 8 semanas Fisioterapeutas conduziram e monitoraram o programa
Treinamento de fortalecimento muscular§	Crianças com paralisia cerebral, incluindo uma maioria capaz de deambular com dispositivos de assistência 3 vezes/semana por 6 semanas Programa de fortalecimento progressivo, realizado em casa	Melhora na percepção de força, deambulação, utilização de escadas e melhora de aspectos psicológicos Médicos monitoraram e resolvem intercorrências; alguma necessidade de envolvimento direto dos pais
Programa de caminhada-trote‖	Crianças com síndrome de Down 3 vezes/semana durante 10 semanas Sessões de 30 min, alcançando 65 a 70% da frequência cardíaca máxima	Dificuldade para promover o aumento na intensidade da atividade Melhora no tempo e grau de exercício de pico, mas não na capacidade aeróbica; melhora na capacidade de caminhada
Programa de treinamento em esteira¶	Crianças com deficiência intelectual Diariamente por 2 meses Uso progressivo da esteira com o objetivo de realizar exercícios por 20 a 30 min	Melhora na frequência cardíaca com e sem atividades Fisioterapeuta desenvolveu e monitorou, equipe da comunidade implementou
Exercício guiado por colegas**	Adolescentes com deficiência intelectual 2 vezes/semana durante 15 semanas Adolescentes sem deficiência e aqueles com deficiência pareados para apoiar uns aos outros na realização de 1 h de atividades aeróbicas, musculação, exercícios de flexibilidade	Melhora na realização de exercícios abdominais tradicionais, distância percorrida em 6 min e índice de massa corporal Alta frequência, menor adesão à musculação

*Fragala-Pinkham MA, Haley SM, Rabin J, Kharasch VS. A fitness program for children with disabilities. *PhysTher* 85(11):1182-1200, 2005.
†Fragala-Pinkham M, Haley SM, O' Neil ME. Group aquatic aerobic exercise for children with disabilities. *Dev Med Child Neurol* 50(11):822-827, 2008.
‡Blundell SW, Shepherd RB, Dean CM, Adams RD, Cahill BM. Functional strength training in cerebral palsy: a pilot study of a group circuit training class for children aged 4-8 years. *ClinRehabil* 17(1):48-57, 2003.
§McBurney H, Taylor NF, Dodd KJ, Graham HK. A qualitative analysis of the benefits of strength training for young people with cerebral palsy. *Dev Med Child Neurol* 45(10):658-663, 2003.
‖Millar AL, Fernhall B, Burkett LN. Effects of aerobic training in adolescents with Down syndrome. *Med Sci Sports Exerc* 25(2):270-274, 1993.
¶Lotan M, Isakov E, Kessel S, Merrick J. Physical fitness and functional ability of children with intellectual disability: effects of a short-term daily treadmill intervention. *Scientific World Journal* 4:449-457, 2004.
**Stanish HI, Temple VA. Efficacy of a peer-guided exercise programme for adolescents with intellectual disability. *J Appl Res Intellect Disabil* 25(4):319-328, 2012.

SAÚDE EMOCIONAL E ATIVIDADES DE LAZER

A saúde emocional da criança com deficiência, muitas vezes, é esquecida, a menos que a saúde mental ou transtornos de comportamento sejam a causa da deficiência. Jovens e adolescentes com deficiência parecem estar em maior risco de se sentirem tristes, estressados ou ansiosos (especialmente aqueles com mais limitações); aqueles com déficits intelectuais e transtornos de comportamento podem ter um pior funcionamento adaptativo, um relato familiar de doença mental ou um diagnóstico de transtorno do espectro do autismo. Os adolescentes com deficiência física participam de menos atividades sociais, têm menos amigos próximos ou íntimos e têm poucos planos para a educação. Há um risco de isolamento social na idade adulta. Pode-se considerar o uso de medicamentos, mas a sua eficácia não é garantida, e os efeitos colaterais indesejados podem produzir efeitos maléficos à saúde. O suporte requer o apoio de planos de saúde ou financiamento obrigatório.

As atividades de lazer e recreativas proporcionam sociabilização, mecanismos adicionais de enfrentamento do estresse e capacidade de desenvolver habilidades sociais e uma identidade pessoal mais fortalecida. As meninas com deficiência tendem a se engajar em atividades sociais que utilizem suas habilidades; os meninos se envolvem em atividades físicas, com a diminuição na participação com o aumento da idade. Em geral, incentivar a socialização por meio de atividades de lazer, recreação ou esportes e atividade física deveria fazer parte da rotina.

CUIDADOS COM OS DENTES

O atendimento odontológico é uma necessidade de cuidados de saúde frequentemente não abordado nas crianças com deficiência. Os principais déficits estão na aceitação dos cuidados odontológicos adicionais ou específicos (falta de serviços especializados). A gravidade da doença e a baixa renda podem estar associadas a patologias dentais não atendidas. A gravidade da deficiência também pode predizer o quanto os pais estão interessados na educação relacionada à saúde bucal e engajados em esforços de saúde bucal. Alterações comportamentais, muitas vezes, limitam os cuidados dentários, e o uso de técnicas de manejo de comportamento e programas de educação têm sido eficazes para possibilitar o atendimento odontológico, tanto preventivo quanto terapêutico.

PAPEL DOS PROFISSIONAIS DE SAÚDE

Os profissionais que prestam cuidados primários e outros profissionais de saúde devem estar atentos em relação à promoção da saúde física e mental de crianças e adolescentes com deficiência e seus familiares (Tabela 734.3). Uma vez que as discussões iniciais tenham decorrido, pode ser indicado o encaminhamento para profissionais de saúde com experiência em modificações necessárias para uma abordagem mais personalizada para a promoção da saúde.

A bibliografia está disponível no GEN-io.

734.1 Ventilação Mecânica Doméstica e Dependência Tecnológica

Robert J. Graham

Ver também o Capítulo 446.4.

As crianças com dependência tecnológica representam uma coorte especialmente complexa e potencialmente vulnerável de crianças com necessidades especiais de saúde (CNES).

Após a decisão de buscar suporte tecnológico para uma criança, a realidade do atendimento domiciliar é assustadora. Este capítulo, juntamente com sobre ventilação a longo prazo (ver Capítulo 446.4), fornece uma abordagem ao considerar provisões para a CNES e suas famílias.

PREPARAÇÃO

Existem desafios emocionais associados à integração de suportes tecnológicos aos cuidados "rotineiros", assumindo um papel tanto como pais quanto prestadores de cuidados. Atender às necessidades práticas, no entanto, pode ajudar a atenuar parte da ansiedade, bem como possibilitar que as famílias se concentrem ou revisitem as metas globais de cuidado, qualidade de vida e o papel da tecnologia. A família precisará considerar cada uma das seguintes implicações.

Financeiro (p. ex., seguro, subsídios, financiamento alternativo e emprego dos pais). Independentemente dos recursos pessoais, a maioria das famílias com filhos que necessitam de assistência tecnológica relata algum grau de carga financeira. Esses custos decorrem do gasto direto com equipamentos e medicamentos, perda de tempo de trabalho ou necessidade de descontinuar/mudar vocações, adaptações domésticas e outros custos indiretos. O acesso a um conselheiro financeiro ou gerente pode ajudar a identificar e navegar por recursos locais, estaduais e federais. Considerações adicionais também devem ser prestadas aos fundos de pessoal, testamentos e planejamento patrimonial, visto que todos eles têm implicações para benefícios a longo prazo e apoio financeiro para o indivíduo com necessidades especiais de saúde.

Equipamentos e suprimentos. Idealmente, o equipamento destinado a uso em casa será testado antes da alta para casa. O teste garante o funcionamento adequado, bem como qualquer tolerância. A compatibilidade elétrica com o serviço doméstico deve ser confirmada. O fornecimento de dispositivos de *backup* (p. ex., tubos de traqueostomia incluindo um tamanho menor para planejamento de contingência, baterias para ventiladores e tanques de oxigênio portáteis para suplementar concentradores de oxigênio elétricos), bem como suprimentos de emergência (p. ex., bolsas respiratórias autoinfláveis, epinefrina para aqueles que têm histórico de alergia, ou medicação antiepiléptica profilática para aqueles propensos a crises convulsivas), deve ser confirmado. Suprimentos e recursos de medicação devem ser suficientes para permitir o agendamento de visitas de acompanhamento. Os fornecedores responsáveis pela recertificação ou reordenação devem ser identificados.

Tabela 734.3 Saúde mental focada para crianças com deficiência.

ATIVIDADE DE SAÚDE	RELEVÂNCIA PARA A CRIANÇA COM DEFICIÊNCIA
Prevenção geral	• Reconheça os riscos de comportamentos menos saudáveis e barreiras e facilitadores às mudanças de comportamento e participação social • Aborde temas típicos a todas as crianças; aconselhe em relação à deficiência ou ao contexto da situação • Monitore especificamente à procura de maus-tratos e violência • Forneça informações típicas ao adolescente apropriadas à idade em relação a tabagismo, consumo de bebidas alcoólicas, uso abusivo de substâncias e proteção sexual; pode ser necessário fazer encaminhamentos • Monitore à procura de condições de saúde relacionadas com a deficiência; pode exigir encaminhamentos
Atividade física	• Promova o exercício e a atividade física – deve ser uma perspectiva de atividade • Certifique-se de que os familiares e a criança/adolescente estão bem informados sobre os benefícios e a possível necessidade de adaptação • Avalie a necessidade de possíveis alterações na dieta • Considere o envolvimento de profissionais de reabilitação
Nutrição e obesidade	• Reconheça que a obesidade pode causar limitações, e pode ser decorrente de hábitos dietéticos ruins e atividade física limitada • Siga a porcentagem de gordura corporal de forma consistente, reconhecendo a necessidade de medidas precisas ou limitações de medidas (p. ex., peso, IMC, espessura das dobras cutâneas, outras medidas tradicionais) em muitas condições de incapacidade • Certifique-se de que os familiares e a criança/adolescente estão bem informados sobre o que é nutrição saudável • Considere fazer o encaminhamento a um nutricionista ou outro profissional para envolver o paciente e seus familiares na adequação/direção ou sugestões de comportamento • Revise a necessidade de aumentar o nível de atividade com alterações na dieta
Saúde emocional	• Pergunte se há sentimento de ansiedade/sentir-se triste, manejo do estresse e capacidade de se adaptar, apoios sociais • Considere o uso de medicamentos e aconselhamento com base no efeito esperado, monitore efeitos/efeitos adversos; considere fazer encaminhamentos, assegurando-se de que há disponibilidade de seguro/cobertura de pagamento • Considere atividades de recreação e lazer para promover o apoio social e a capacidade de desenvolver habilidades sociais
Recreação e lazer	• Questione sobre as atividades sociais realizadas fora da casa; promova a importância de desenvolver habilidades sociais, senso de si próprio, apoio • Considere fazer encaminhamentos a programas comunitários ou profissionais de reabilitação
Odontológica	• Discuta o atendimento odontológico preventivo • Proponha estratégias de comportamento se houver problemas em se engajar em consultas odontológicas, e encaminhe o paciente para esse serviço conforme necessário

Treinamento. Padrões para treinamento e demonstração de competência variam entre instituições e entre provedores. As famílias e suas equipes médicas devem chegar a um acordo sobre a preparação mínima de segurança e o número de partes responsáveis disponíveis para ajudar na casa do paciente. O treinamento baseado em hospitais sobre uso e solução de ventiladores, cuidados com o acesso venoso central, trocas de tubo de traqueostomia e aspiração, cuidados com as feridas e outras intervenções inclui aulas de suporte básico à vida, sessões individuais com enfermeiras, terapeutas respiratórios ou outros profissionais de saúde, com simulação *hands-on* ou em manequim. A suposição de cuidado integral por parte das famílias durante a internação pode ser informativa para todas as partes interessadas e tranquilizadora para as famílias; a replicação supervisionada das demandas da assistência domiciliar (*homecare*) antes da alta é o ideal.

Aumento de equipe. Enfermagem domiciliar, atendimento hospitalar domiciliar, assistentes de cuidados, família ampliada e amigos representam recursos adicionais para a criança e sua família. Os subsídios variam com base na idade da criança, independência, condição clínica, dependência de tecnologia, metas de cuidado e outros fatores. Esses indivíduos podem necessitar de treinamento adicional, mas o aumento do número de provedores de cuidados domiciliares proficientes é crucial para a segurança e a consistência dos cuidados. Ao considerar a provisão de cuidados domiciliares, as famílias devem levar em conta o tipo de pessoal e como apoios adicionais permitiriam que a criança frequentasse a escola, os pais trabalhassem ou mantivessem a casa, continuassem os cuidados quando os pais estivessem doentes ou incapacitados ou ajudassem com outras crianças.

Monitoramento. A observação direta contínua não é prática, ou frequentemente desejável, no ambiente comunitário. Os profissionais e as famílias devem concordar com o equilíbrio do monitoramento extrínseco (p. ex., oximetria de pulso e frequência cardíaca) e alarmes intrínsecos do dispositivo (p. ex., ventilação/minuto alta e baixa, desconexão e faixas de pressão em um ventilador), com base nos riscos individuais da criança, bem como as circunstâncias ambientais. Tipicamente, a capnografia não está disponível, exceto em casos de síndromes de hipoventilação central, mas pode complementar a oximetria. Monitores de áudio e vídeo simples podem ser usados para aumentar a vigilância e podem ajudar as famílias em suas atividades diárias. A fadiga de alarmes, conforme experimentada pelos cuidadores de hospitais, também deve ser discutida, pois pode ser de grande importância onde os recursos não são tão robustos.

Adaptações ao ambiente de cuidados domiciliares. Modificações em casa podem ser necessárias para facilitar o atendimento e otimizar a segurança. As rampas para acesso de cadeira de rodas permitirão a entrada e a saída, e os sistemas de elevação podem minimizar o ônus físico e o risco de ferimentos aos provedores. As entradas podem ser ampliadas para permitir o acesso a várias salas, e podem ser necessárias acomodações alternativas para banho e toalete. Atualizações do sistema elétrico com aterramento e aumento de amperagem podem ser necessárias para alguns equipamentos.

Transporte. O planejamento da alta para uma criança com dependência de tecnologia deve incluir transporte para a escola, programas comunitários, atividades familiares rotineiras e serviços médicos agendados ou urgentes. A proximidade (rural ou urbana), a mobilidade da criança, o clima e a necessidade de monitoramento durante o percurso são outras considerações. Assentos de carro adaptáveis ou camas de carro podem ser comprados. Os veículos pessoais podem necessitar de modificações dispendiosas, incluindo elevadores e inversores de potência. As permissões também podem ser necessárias para uma pessoa dirigir, enquanto outra, enfermeira, pai ou assistente de cuidados, cuida da criança. Se viajar longas distâncias, talvez de férias, o planejamento avançado pode incluir a identificação de hospitais ao longo do trajeto e empresas de equipamentos recíprocos para atender às necessidades inesperadas de suprimento.

Transporte aéreo. Se uma família antecipa viajar de avião, devem ser feitas contingências para suporte de oxigênio em altitude, reconhecendo que a maioria das companhias aéreas comerciais pressuriza suas cabines para o equivalente a 7.000 a 8.000 pés. Fontes de oxigênio portáteis podem ter menos capacidade de fluxo de litros do que dispositivos estacionários ou domésticos. O espaço e o suprimento limitado de suprimentos também são considerações. As cadeiras de rodas elétricas estão sujeitas a danos quando colocadas nos porões de carga, e as equipes de terra provavelmente exigem instruções explícitas. Os provedores podem precisar escrever cartas para a segurança do aeroporto e companhias aéreas para excesso de bagagem, equipamentos eletrônicos, medicamentos e subsídios líquidos. As famílias também podem considerar o envio antecipado de suprimentos adicionais para o destino final.

Fatores de estresses ambientais. As temperaturas extremas, calor ou frio, variabilidade na umidade e outras variáveis ambientais podem afetar significativamente o bem-estar de uma criança com insuficiência respiratória subjacente ou outras necessidades especiais de saúde. Adaptações domésticas para permitir o controle do clima para o quarto da criança podem ser necessárias. As famílias podem considerar veículos pré-aquecidos, ou resfriadores, para excursões de rotina, e limitações às atividades do dia a dia são garantidas às vezes. As necessidades aumentadas de hidratação devem ser revistas com os médicos, juntamente com medidas preventivas e de proteção solar de rotina.

A preparação para a transição para o ambiente de cuidados domiciliares pode incluir um período de inatividade, dependendo das circunstâncias e preferências familiares. Estabelecer um período de estabilidade, quando não houver necessidade de alterar os suportes, pode minimizar as readmissões não planejadas.

RECURSOS DA COMUNIDADE

A transição da instalação de cuidados intensivos ou de reabilitação para o ambiente de cuidados domiciliares é, com frequência, muito esperada e bem-vinda. Essa etapa também pode ser assustadora e avassaladora, quer represente a primeira vez em casa ou um retorno após uma doença aguda ou uma cirurgia planejada. Os prestadores de serviços hospitalares podem estabelecer parcerias com as famílias para aliviar um pouco a ansiedade, bem como evitar armadilhas potenciais por meio de engajamento proativo. A não interferência para pacientes ambulatoriais e comunitários pode incluir o seguinte:

Prática médica comunitária. Atualizações sobre listas de problemas, acompanhamento projetado, necessidades de medicamentos e equipamentos, manutenção rotineira da saúde e medidas preventivas (p. ex., imunizações), considerações especiais para nutrição, identificação de fornecedores especializados e cronogramas de acompanhamento e riscos específicos para casos.

Socorristas. Confirmação de que a família tem capacidade para chamar serviços de emergência, serviços de polícia e de ambulância para delinear as necessidades básicas, intervenções ou precauções especiais, específicas, condições, identificação do equipamento que pode ser necessário com a criança no evento de uma emergência, determinação do destino de emergência (*i. e.*, hospital local ou centro de referência) e esclarecimento do estado de reanimação e terapias de suporte de vida.

Terapias. Educador físico, terapeuta ocupacional, fonoaudiólogo e outros terapeutas se beneficiam de avaliações baseadas no hospital, além de esboços de expectativas, restrições e incertezas.

Programas educacionais/escolas/habilitação do dia. A integração em serviços comunitários requer avaliação das necessidades de desenvolvimento, bem como possíveis configurações adaptativas, equipamentos, serviços, pessoal, transporte e serviços para todas as idades.

Energia e água. Alertar as autoridades locais de habitação, social, energia e água para necessidades médicas pode facilitar a priorização da restauração de serviços durante desastres naturais ou outras interrupções, bem como identificar programas para custear os custos incorridos com o aumento do uso elétrico acionado por tecnologia (p. ex., ventiladores domésticos, concentradores de oxigênio e controle climático).

As famílias podem encontrar recursos adicionais por meio de instituições religiosas, grupos sem fins lucrativos e de defesa (p. ex., Kiwanas, Shriners, Boy Scouts) e entidades específicas da condição, como a Associação de Distrofia Muscular. O alcance de outras famílias com circunstâncias semelhantes também pode ser útil, com a ressalva de que suas recomendações refletem seus próprios objetivos e experiência vivida com necessidades especiais de saúde.

ATENÇÃO SUBAGUDA

Os recursos locais para serviços médicos devem ser identificados antecipadamente. Eles começam com os cuidados primários e se estendem aos hospitais locais e regionais. É importante determinar a gama de serviços disponíveis, bem como identificar provedores específicos que se familiarizariam com um determinado caso. A criança com dependência tecnológica experimentará doenças intercorrentes ou acidentes inesperados que requerem avaliação, mas nem sempre necessitam de transporte para centros de atendimento terciário ou de referência. Planos de cuidados individuais podem ser desenvolvidos em conjunto com a família e provedores locais, e podem incluir limites para a transferência.

As famílias também devem considerar levar para casa equipamentos e suprimentos quando estiverem em situações de atendimento urgente e agudo. Dispositivos, como máscaras de pressão positiva bifásica das vias respiratórias (PPBiVA) e máquinas de assistência à tosse, ou medicamentos compostos, podem não estar disponíveis em todas as instalações. Avaliações a curto prazo podem se tornar demoradas, e a falta de prestação de cuidados de rotina pode agravar os problemas imediatos.

EMERGÊNCIA E ATENÇÃO AGUDA

Os profissionais e as famílias devem reconhecer que as CNES estão em risco de hospitalização repetida. A progressão de doenças subjacentes (p. ex., insuficiência cardíaca), intervenções cirúrgicas planejadas (p. ex., instrumentação espinal, vigilância broncoscópica, liberação de tendões) ou doenças agudas sobrepostas (p. ex., pneumonia, gastrenterite, apendicite, crises recorrentes) podem exigir readmissão. As crianças que são dependentes de tecnologia têm maior probabilidade de precisar de serviços de cuidados intensivos devido à natureza de suas necessidades e à sua vulnerabilidade. Problemas relacionados a equipamentos podem ser evitados por meio do planejamento descrito anteriormente. Uma vez hospitalizadas, as CNES correm maior risco de erros médicos e incorrem em mais intervenções quando comparadas a crianças saudáveis. Os pais devem ser encorajados a desenvolver um passaporte médico e uma lista de referência de provedores para facilitar a comunicação e a consistência dos cuidados. Pode ser útil referenciar as diretrizes de cuidados estabelecidas e, novamente, desenvolver planos de cuidados individualizados.

QUALIDADE DE VIDA CNES

CNES de crescente complexidade e dependência tecnológica estão prosperando no cenário de assistência domiciliar devido aos avanços nos cuidados médicos, tomada de decisão compartilhada, serviços comunitários e, principalmente, aos cuidados extensivos, vigilantes e proativos realizados por suas famílias. As adaptações permitem a participação em todos os aspectos das atividades familiares, escolares e comunitárias. Embora a trajetória individual e as necessidades subsequentes possam ser difíceis de prever, todas as partes interessadas devem reconhecer o impacto do cuidado crônico na unidade familiar e na qualidade de vida relacionada à saúde. A evolução de um lar médico para essa coorte de crianças exigirá provisões para a saúde mental da família, apoio aos irmãos, descanso e outras medidas para otimizar os resultados.

A bibliografia está disponível no GEN-io.

Capítulo 735

Visão Geral de Saúde Ambiental e Crianças

Ruth A. Etzel

MUDANÇA GLOBAL DO CLIMA

A principal meta dos pediatras é a prevenção. Um dos desafios dominantes da prevenção no século XXI é a mudança global do clima. A avaliação do Intergovernmental Panel on Climate Change concluiu, com consenso científico, que a Terra está sofrendo uma mudança global adversa do clima e que as contribuições antropogênicas (causadas pelo homem) são significativas. Essas mudanças climáticas estão criando condições que afetam a saúde pública, com impactos desproporcionais em determinadas etapas da vida, incluindo as crianças. As crianças são especialmente vulneráveis aos impactos da mudança climática, pois seus corpos estão crescendo e se desenvolvendo, elas têm comportamentos e interações peculiares com seu ambiente e precisam depender dos pais ou cuidadores para satisfazer suas necessidades básicas. A mudança do clima afetará a saúde das crianças como resultado da sua exposição a temperaturas elevadas; a eventos climáticos extremos mais frequentes, intensos ou de maior duração; às taxas de transmissão de doenças causadas por alimentos, água e vetores; ao aumento da poluição do ar por fungos, pólen e pela queima de combustíveis fósseis; e a estressores da saúde mental (Figura 735.1). Espera-se que desastres naturais, tais como inundações e furacões, moradias úmidas e enfermidades relacionadas com micotoxinas se agravem com o aumento das temperaturas e do nível do mar. O impacto provavelmente será sentido, na maioria, por crianças pequenas e pelas pessoas que vivem na pobreza. A necessidade de reduzir o dióxido de carbono no ambiente levou muitos países a assinar o Acordo de Paris. Ações individuais são uma etapa importante na redução do dióxido de carbono. Pais e cuidadores também trabalham para reduzir a geração de carbono de suas famílias. Eles também podem proteger a saúde das crianças ao verificar o índice de qualidade do ar e a concentração de pólen e cogitar a limitação do tempo das brincadeiras ao ar livre das crianças caso os níveis estejam elevados. Os pais podem observar as crianças para ver se há sinais de desidratação ou superaquecimento, e podem prevenir picadas de carrapatos e mosquitos usando repelentes de insetos e roupas protetoras. Pediatras e cuidadores podem defender efetivamente as crianças em nível comunitário, nacional e internacional.

RISCOS AMBIENTAIS LOCALIZADOS

Locais expostos a uma ampla variedade de agentes químicos, biológicos e físicos também podem causar danos às crianças. Numerosas epidemias de doenças causadas por agentes químicos, biológicos e físicos (naturais e originados pelo homem) ao longo dos últimos 80 anos documentaram uma variedade de resultados adversos nas crianças (Tabela 735.1). Algumas epidemias, tais como as causadas pela liberação noturna de isocianato de metila por uma fábrica de Bhopal, na Índia, pelo desastre

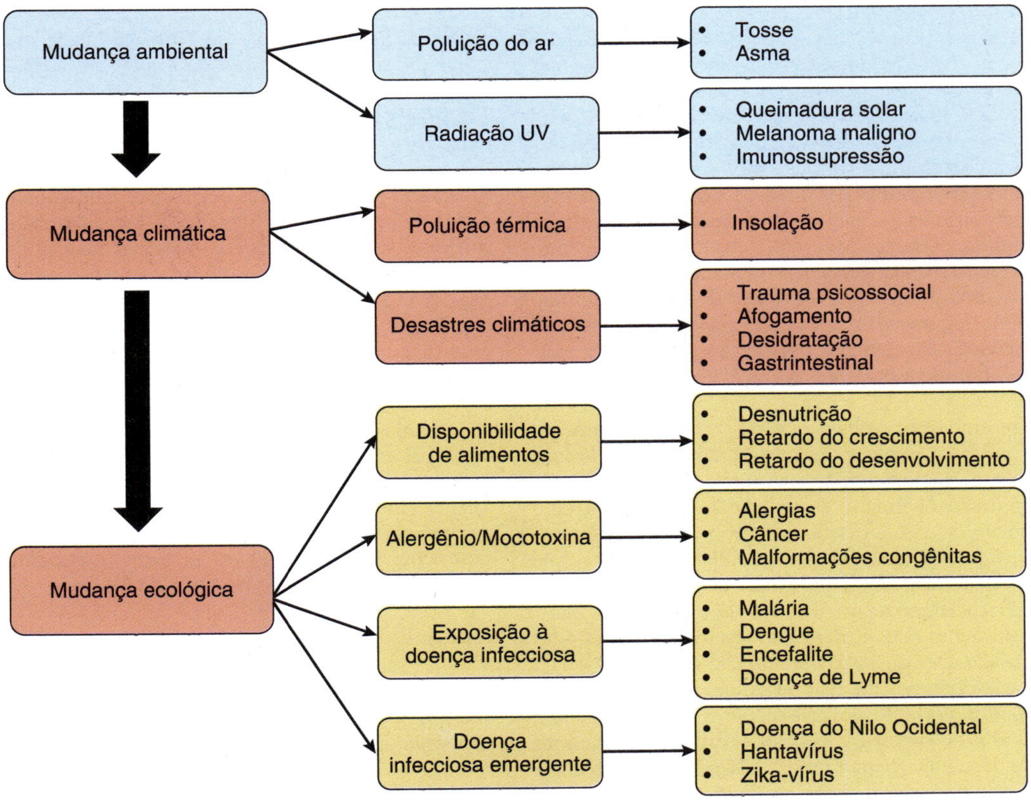

Figura 735.1 Relação entre mudança ambiental, climática e ecológica e a saúde das crianças. (*De Bunyavanich S, Landrigan CP, McMichael AJ, Epstein PR: The impact of climate change on child health, Ambul Pediatr 3:44-52, 2003, Fig. 2.*)

Tabela 735.1 Epidemias de doenças ambientais que afetaram crianças.

CONTAMINANTE	VEÍCULO	DATA	PAÍS	Nº APROXIMADO DE CRIANÇAS AFETADAS	DOENÇA	Nº APROXIMADO DE ÓBITOS
Tálio	Agentes depilatórios	1930	Granada	16	Talotoxicose	13
Metilmercúrio	Peixes e moluscos	1956	Japão	2.265	Paralisia cerebral	1.784
Arsênico	Leite em pó contaminado	1955	Japão	11.778	Febre, diarreia, pele escurecida, abdome distendido	113
Hexaclorobenzeno	No leite humano, depois que as gestantes ingeriram sementes tratadas com HCB	1957	Turquia	cerca de 200	Erupção cutânea *pembe yara* (ferida rosa), fraqueza, convulsões	< 2 anos cerca de 200
Isocianato de metila	Vazamento de usina química	1984	Índia	< 15 anos 200.000	Tosse, irritação nos olhos, asfixia, morte	Todas as idades 2.500 a 5.000
Dioxina	Explosão em usina química	1976	Itália	193 (88%)	Cloracne	0
Radiação	Chernobyl	1986	Ucrânia	< 18 anos 4.000	Câncer de tireoide	cerca de 8
Radiação	Sucata de equipamento médico roubado de hospital	1987	Goiânia, Brasil	249	Síndrome de radiação aguda	4 (1 criança)
Aflatoxina	Cereal	2004	Quênia	317	Aflatoxicose	125
Melamina	Fórmula infantil	2008	China	290.000	Cálculos renais	6
Chumbo	Mineração de ouro de pequena escala	2010	Nigéria	> 2.000	Convulsões, morte	200

nuclear em Chernobyl e pela contaminação por melamina de uma fórmula infantil na China, receberam atenção mundial e reforçaram a conscientização dos pais e pediatras quanto aos riscos existentes no meio ambiente. Para muitas pessoas, a palavra *epidemia* evoca imagens de enfermarias de isolamento em hospitais, mau saneamento e doenças infecciosas de rápida disseminação. Epidemias de origem ambiental, muitas vezes, têm servido para ilustrar novos riscos para as crianças. Muitos dos agentes químicos usados rotineira e sabidamente tóxicos para as crianças foram inicialmente identificados quando um grupo delas foi exposto e desenvolveu sintomas durante um período relativamente curto. Infelizmente, essas crianças afetadas serviram como "canários na mina de carvão" para indicar que determinados agentes químicos (como tálio, mercúrio, arsênico e chumbo) contidos em produtos infantis, como líquidos para lavagem de fraldas, pós para gengivas de bebês e agentes depilatórios, significavam uma ameaça à saúde. A comparação de crianças com canários é adequada: após a ocorrência de explosões subterrâneas na mina, os canários eram usados pelos mineiros até há pouco tempo para ajudar a detectar níveis elevados de monóxido de carbono. Os canários eram "detectores de monóxido de carbono" úteis devido a sua alta frequência respiratória e metabolismo acelerado, tornando-os mais sensíveis aos efeitos dos gases, incluindo monóxido de carbono. Da mesma maneira, as crianças pequenas têm alta frequência respiratória e metabolismo acelerado, podendo ser mais sensíveis aos agentes químicos presentes no meio ambiente do que os adultos.

A Tabela 735.1 resume os principais incidentes de envenenamento ambiental que afetaram as crianças. As características da exposição ambiental e a idade e o estágio do desenvolvimento da criança afetam a probabilidade do desenvolvimento de problemas de saúde. Após a liberação de isocianato de metila (usado na produção de alguns pesticidas) em Bhopal, em 1984, aproximadamente 200.000 crianças que viviam perto da usina química da Bhopal foram afetadas pelo gás (ver Tabela 735.1). O gás isocianato de metila é 1,4 vez mais pesado que o ar; portanto, concentrações mais elevadas do gás foram encontradas perto do piso ou do solo. Devido à baixa estatura, as áreas respiratórias das crianças são mais próximas do piso ou do chão do que as áreas respiratórias dos adultos; portanto, provavelmente as crianças inalaram concentrações mais altas do gás tóxico. As crianças expostas aos mesmos níveis de isocianato de metila que os adultos podem ter recebido doses mais altas, pois têm maior relação entre a superfície do pulmão e o peso corporal e maior relação entre o volume minuto e o peso. Com base em cada evento de envenenamento indicado na Tabela 735.1, foram tomadas precauções adicionais para evitar a exposição desnecessária de crianças ao produto ou agente químico específico envolvido.

Embora grandes envenenamentos, como os indicados na Tabela 735.1, tenham causado morbidade e mortalidade substanciais às crianças, os riscos à saúde ambiental também podem resultar em efeitos mais sutis que, talvez, só se manifestem em uma ocasião futura na vida. Além das exposições recebidas durante grandes deflagrações, as crianças recebem doses mais baixas de agentes químicos quase diariamente, por meio da água que bebem, dos alimentos que ingerem e do ar que respiram. Em virtude de sua vulnerabilidade peculiar, elas podem exibir sintomas dessas exposições antes dos adultos.

TOXINAS COMPARADAS COM AGENTES TÓXICOS

Uma toxina é uma substância venenosa produzida naturalmente por um organismo vivo (p. ex., aflatoxina). Um agente tóxico é uma substância venenosa feita pelos seres humanos ou introduzida no ambiente por atividade humana (p. ex., dioxinas). Agentes químicos sintéticos são conhecidos como agentes tóxicos.

MICOTOXINAS

É provável que as exposições de crianças a micotoxinas – toxinas produzidas por determinados fungos em cereais, nozes e outros produtos agrícolas – aumentem com as mudanças no clima, pois sua produção é influenciada por temperatura, umidade e chuva. O contato com micotoxinas resulta em diferentes desfechos de saúde que dependem da rota de exposição. A exposição por ingestão de alimentos ou bebidas pode levar a doenças gastrintestinais, tremores e câncer na vida adulta; a exposição pela respiração pode resultar em doença respiratória aguda durante a infância. Também estão surgindo evidências vinculando as exposições a micotoxinas em crianças (especialmente as que vivem em países em desenvolvimento) a retardo no crescimento.

Doenças pediátricas vinculadas a exposições a micotoxinas

As exposições a micotoxinas foram vinculadas a pelo menos duas doenças que afetam as crianças: defeitos no tubo neural e hemorragia pulmonar aguda.

Defeitos no tubo neural

Estudos de uma epidemia de malformações congênitas em 1990 no sul do Texas sugeriram uma associação entre a ingestão materna, durante a gravidez, de altos níveis de fumonisina – universalmente presente no milho e em produtos à base de milho – e malformações congênitas, como anencefalia e espinha bífida. Sabe-se que as fumonisinas interferem na absorção celular de folato.

Hemorragia pulmonar infantil

Vários estudos de uma epidemia, em 1994, de hemorragia pulmonar aguda em Cleveland, Ohio, documentaram uma nova associação entre hemorragia pulmonar potencialmente fatal e a presença do fungo toxicogênico *Stachybotrys* em lares danificados pela água nos quais as crianças moravam. O *Stachybotrys* produz micotoxinas lipossolúveis e imediatamente absorvidas pelas vias respiratórias, além de hemolisina e diversas proteinases que podem degradar o colágeno vascular. Nos anos subsequentes, o *Stachybotrys* e outros fungos toxicogênicos, incluindo o *Trichoderma*, têm sido associados à hemorragia pulmonar aguda em lactentes em outras regiões dos EUA e Nova Zelândia. Os pulmões dos lactentes, que se desenvolvem rapidamente, parecem ser vulneráveis aos efeitos das micotoxinas dos tricotecenos produzidas pelo *Stachybotrys* e o *Trichoderma*.

DOENÇAS DE ORIGEM ALIMENTAR CAUSADAS POR EXPOSIÇÕES AMBIENTAIS

A contaminação de alimentos com vírus e bactérias é uma das principais causas de doenças de origem alimentar nas crianças (ver Capítulo 366), e as crianças também apresentam diversos riscos de origem alimentar não infecciosos, que incluem agentes naturais, como as micotoxinas, e poluentes sintéticos orgânicos persistentes, como as dioxinas (ver Capítulo 737; Tabela 735.2).

Tabela 735.2 Doenças de origem alimentar (não infecciosas).

ETIOLOGIA	PERÍODO DE INCUBAÇÃO	SINAIS E SINTOMAS	DURAÇÃO DA DOENÇA	ALIMENTOS ASSOCIADOS	TESTES LABORATORIAIS	TRATAMENTO
Antimônio	5 min a 8 h geralmente < 1 h	Vômitos, gosto metálico	Geralmente autolimitada	Recipiente metálico	Identificação de metal em bebidas ou alimentos	Cuidados de suporte
Arsênico	Algumas horas	Vômitos, cólicas, diarreia	Vários dias	Alimentos contaminados	Urina; pode causar eosinofilia	Lavagem gástrica/ LBA (dimercaprol)
Cádmio	5 min a 8 h geralmente < 1 h	Náuseas, vômitos, mialgia, aumento da salivação, dor de estômago	Geralmente autolimitada	Frutos do mar, ostras, mexilhões, lagosta, cereais, amendoim	Identificação de metal no alimento	Cuidados de suporte
Intoxicação por ciguatera (toxina ciguatera)	2 a 6 h 3 h 2 a 5 dias	**Gastrintestinais:** dor abdominal, náuseas, vômitos, diarreia **Neurológicos:** parestesia, inversão da sensação de quente e frio, dor, fraqueza **Cardiovasculares:** bradicardia, hipotensão, aumento nas anormalidades da onda T	Dias, semanas ou meses	Uma variedade de grandes peixes de recifes de corais, garoupa, cioba, seriola e barracuda (o mais comum)	Radioensaio para toxinas em peixes de história consistente	Cuidados de suporte, manitol por via IV, crianças mais vulneráveis
Cobre	5 min–8 h geralmente < 1 h	Náuseas, vômitos, vômito azul ou verde	Geralmente autolimitada	Recipiente metálico	Identificação de metal em bebidas ou alimentos	Cuidados de suporte
Mercúrio	1 semana ou mais	Dormência, fraqueza nas pernas, paralisia espástica, visão comprometida, cegueira, coma. Gestantes e fetos em desenvolvimento são especialmente vulneráveis	Pode ser prolongada	Peixes expostos a mercúrio orgânico, cereais tratados com fungicidas à base de mercúrio	Análise do sangue e do cabelo	Cuidados de suporte
Toxinas de cogumelos, de curta duração (museinol, muscarina, psilocibina, coprinus atramentarius, ácido ibotênico)	< 2 h	Vômitos, diarreia, confusão, distúrbios visuais, salivação, diaforese, alucinações, reação semelhante à do dissulfiram	Autolimitada	Cogumelos selvagens (o cozimento pode não destruir essas toxinas)	Síndrome típica e cogumelo identificado ou demonstração da toxina	Cuidados de suporte
Toxina de cogumelos, de ação prolongada	4 a 8 h: diarreia; 24-48 h: insuficiência hepática	Diarreia, cólicas abdominais, levando à insuficiência hepática e renal	Frequentemente fatal	Cogumelos	Síndrome típica e cogumelo identificado e/ou demonstração da toxina	Cuidados de suporte, potencialmente fatal, pode necessitar de suporte de vida

(continua)

Tabela 735.2 Doenças de origem alimentar (não infecciosas). (*continuação*)

ETIOLOGIA	PERÍODO DE INCUBAÇÃO	SINAIS E SINTOMAS	DURAÇÃO DA DOENÇA	ALIMENTOS ASSOCIADOS	TESTES LABORATORIAIS	TRATAMENTO
Intoxicação por nitrito	1 a 2 h	Náuseas, vômitos, cianose, cefaleia, tontura, fraqueza, perda da consciência, sangue cor de chocolate	Geralmente autolimitada	Alimentos curados, quaisquer alimentos contaminados, espinafre exposto à nitrificação excessiva	Análise do alimento, sangue	Cuidados de suporte, azul de metileno
Pesticidas (organofosfatos ou carbamatos)	Alguns minutos a algumas horas	Náuseas, vômitos, cólicas abdominais, diarreia, cefaleia, nervosismo, borramento visual, contrações musculares, convulsões, salivação e meiose	Geralmente autolimitada	Qualquer alimento contaminado	Análise do alimento, sangue	Atropina: 2-PAM (pralidoxima) é usada quando a atropina não é capaz de controlar os sintomas e raramente é necessária na intoxicação por carbamatos
Baiacu (tetrodotoxina)	< 30 min	Parestesias, vômitos, diarreia, dor abdominal, paralisia crescente, insuficiência respiratória	Óbito geralmente em 4 a 6 h	Baiacu	Detecção de tetrodotoxina no peixe	Potencialmente fatal, pode necessitar de suporte respiratório
Escombroide (histamina)	1 min–3 h	Rubor, erupções cutâneas, sensação de queimadura na pele, boca e garganta, tontura, urticária, parestesias	3 a 6 h	Peixes: atum azul, atum, bonito, cavalinha, marlim, escolar-preto e dourado do mar	Demonstração de histamina no alimento ou no diagnóstico clínico	Cuidados de suporte, anti-histamínicos
Toxinas de moluscos (diarreicas, neurotóxicas, amnésicas)	Intoxicação diarreica por molusco (DSP) – 30 min-2 h	Náuseas, vômitos, diarreia e dor abdominal acompanhados por calafrios, cefaleia e febre	Algumas horas a 2 a 3 dias	Uma variedade de moluscos, principalmente mexilhões, ostras, vieiras e moluscos da costa da Flórida e Golfo do México	Detecção da toxina em moluscos, cromatografia líquida de alto desempenho	Cuidados de suporte, geralmente autolimitada
	Intoxicação neurotóxica por moluscos (NSP) – alguns minutos a horas	Formigamento e dormência dos lábios, língua e garganta, dores musculares, tontura, inversão da sensação de quente e frio, diarreia e vômitos				
	Intoxicação amnésica por molusco (ASP) – 24 a 48 h	Vômitos, diarreia, dor abdominal e problemas neurológicos, como confusão, perda de memória, desorientação, convulsão e coma				
Toxinas de moluscos (intoxicação paralítica por moluscos)	30 min–3 h	Diarreia, náuseas, vômitos causando parestesia da boca e dos lábios, fraqueza, disfasia, disfonia, paralisia respiratória	Dias	Vieiras, mexilhões, moluscos, berbigões	Detecção da toxina em alimentos ou na água em que os peixes estão localizados, cromatografia líquida de alto desempenho	Potencialmente fatal, pode necessitar de suporte respiratório
Fluoreto de sódio	Alguns minutos a 2 h	Gosto de sal ou sabão, dormência na boca, vômitos, diarreia, pupilas dilatadas, espasmos, palidez, choque, colapso	Geralmente autolimitada	Alimentos desidratados (leite em pó, farinha, fermento em pó, mistura para bolos) contaminados por inseticidas e raticidas contendo fluoreto de sódio	Análise do vômito ou dos lavados gástricos, análise do alimento	Cuidados de suporte

(*continua*)

Tabela 735.2 Doenças de origem alimentar (não infecciosas). *(continuação)*

ETIOLOGIA	PERÍODO DE INCUBAÇÃO	SINAIS E SINTOMAS	DURAÇÃO DA DOENÇA	ALIMENTOS ASSOCIADOS	TESTES LABORATORIAIS	TRATAMENTO
Tálio	Algumas horas	Náuseas, vômitos, diarreia, parestesias dolorosas, polineuropatia motora, perda de cabelo	Vários dias	Alimentos contaminados	Urina, cabelo	Cuidados de suporte
Latão	5 min–8 h geralmente < 1 h	Náuseas, vômitos, diarreia	Geralmente autolimitada	Recipiente metálico	Análise do alimento	Cuidados de suporte
Vomitoxina	Alguns minutos a 3 h	Náuseas, cefaleia, dor abdominal, vômitos	Geralmente autolimitada	Cereais como trigo, milho, cevada	Análise do alimento	Cuidados de suporte
Zinco	Algumas horas	Cólicas estomacais, náuseas, vômitos, diarreia, mialgias	Geralmente autolimitada	Recipiente metálico	Análise do alimento, sangue e fezes, saliva ou urina	Cuidados de suporte

Adaptado de Centers for Disease Control and Prevention. Diagnosis and management of foodborne illnesses: a primer for physicians and other health care professionals. MMWR 53(No. RR-4):1-33, 2004.

Aflatoxinas

Aflatoxinas são substâncias tóxicas formadas como resultado do crescimento de fungos no amendoim, milho, figo, sementes, tabaco e outros produtos. A International Agency for Research on Cancer (IARC) classificou a aflatoxina B1 como substância carcinógena do grupo I. A ingestão de níveis elevados de aflatoxina também pode causar aflatoxicose aguda, caracterizada por vômitos, dor abdominal, hepatite e, às vezes, óbito.

Ocratoxina A

A micotoxina ocratoxina A, produzida por muitas espécies diferentes de fungos *Aspergillus*, é tóxica para os rins. A ocratoxina A contamina muitos alimentos, incluindo cevada, centeio e outros cereais, alimentos derivados de cereais, frutas secas, favas, cacau, café, cerveja, vinho, aves domésticas, ovos, porcos e leite. A ocratoxina A é teratogênica, imunotóxica, genotóxica e mutagênica. A International Agency for Research on Cancer indicou que a ocratoxina é um possível carcinógeno humano (categoria 2B).

Fumonisinas

Fumonisinas são micotoxinas que podem contaminar fubá e cereais. Sabe-se que as fumonisinas interferem no metabolismo dos esfingolipídios. O consumo de alimentos contaminados com fumonisinas durante a gravidez tem sido vinculado a um risco elevado do nascimento de uma criança com defeitos no tubo neural e risco elevado de câncer esofágico na vida adulta.

Desoxinivalenol

Esta micotoxina, muitas vezes chamada de vomitoxina (porque seu efeito predominante são os vômitos), pode estar presente em alimentos feitos de trigo e milho. Mesmo depois que o grão é assado ou cozido, a vomitoxina mantém sua toxicidade. Diversas epidemias de vômitos que ocorreram na China entre 1961 e 1985 foram associadas à ingestão de cereais contaminados com vomitoxina. Em 1987, na Índia, quase 100 pessoas começaram a vomitar depois de comer produtos de trigo que continham vomitoxina e outras micotoxinas. Para os lactentes, a ingestão máxima diária tolerável é de 1,5 μg/kg de peso corporal. Uma suspeita de epidemia de uma doença relacionada com a vomitoxina que afetou aproximadamente 1.700 crianças em idade escolar nos EUA foi vinculada a burritos que tinham níveis mensuráveis de vomitoxina de 0,3 ppm (o nível máximo aconselhado pela Food and Drug Administration [FDA] é de 1 ppm).

A bibliografia está disponível no GEN-io.

Capítulo 736
Efeitos Biológicos da Irradiação Ionizante em Crianças

Samuel L. Brady e Donald P. Frush

PRINCÍPIOS BÁSICOS

A **radiação ionizante** é produzida quando ocorre absorção de energia no interior de um átomo, de modo que um elétron ligado seja liberado e o átomo se torne ionizado. A exposição à radiação ionizante geralmente é caracterizada em duas categorias: na primeira, situa-se a **dose absorvida** e, na segunda, a **dose equivalente** e a **dose efetiva**. Em termos da interação da radiação com os seres humanos, a dose absorvida é definida como a energia transmitida (ou seja, absorvida) no interior de uma massa de tecido, proveniente de uma fonte de radiação. A dose absorvida é calculada com base nas propriedades de atenuação do tecido irradiado (p. ex., a atenuação é maior em tecido ósseo em decorrência de sua maior densidade de elétrons e massa que as dos órgãos sólidos com densidade equivalente à da água). As unidades de dose absorvida, conforme definido pela International Commission of Radiation Units, são o **Gray** (Gy) e a dose de radiação absorvida (**rad**). Existem diferentes tipos de radiação – por exemplo, raios X, raios γ, partículas α (núcleos de hélio desprovidos de todos os elétrons), partículas β (elétrons não ligados), nêutrons, prótons e assim por diante. Nem todas as radiações têm o mesmo efeito nos tecidos biológicos para uma determinada dose absorvida, ou seja, as partículas β são bem superficiais, os prótons depositam a maior parte da energia mais profundamente no corpo e as partículas α e os nêutrons causam danos mais significativos que raios X ou raios γ. Os exames de diagnóstico por imagem usam raios X e raios γ. O uso terapêutico de radiação para tratamento de câncer usa, principalmente, raios X, partículas β e prótons, dependendo da aplicação e da localização da doença no interior do corpo. **Dose efetiva** é um termo usado para definir a efetividade relativa de serem causados danos biológicos. A International Commission on Radiological Protection (ICRP) dá aos raios X, aos raios γ e às partículas β um peso relativo de 1; aos prótons, um peso de 2; aos nêutrons, um peso relativo de 2,5 a 20 (o peso atribuído ao nêutron depende da energia do nêutron); e, às partículas α, um peso de 20. **Dose efetiva** é um termo que representa "a soma das doses equivalentes ponderadas (aplicando-se os fatores de ponderação de órgãos e tecidos) para os tecidos e órgãos radiossensíveis do corpo" (National Council on Radiation Protection and Measurements). A lista mais recente dos fatores de ponderação relativos de órgãos e tecidos definidos pela ICRP é fornecida na Tabela 736.1. A dose equivalente e a dose efetiva são medidas em unidades de **Sievert** (Sv) e em **rem** (unidade mais antiga) (Tabela 736.2). A dose efetiva não é aplicada como uma métrica da dose individual, mas é uma média da população. A dose efetiva é ponderada para ambos os sexos e não é definida para qualquer idade populacional.

Os exames de imagem de medicina nuclear e tomografia por emissão de prótons (PET) são descritos pela quantidade de radioatividade injetada, também denominada "administrada" (miliCuries ou Becquerels), que pode ser convertida na dose efetiva (em termos de miliSieverts), aplicando-se os fatores de correção fornecidos nos relatórios 53, 80 e 106 da ICRP.

A exposição à radiação ionizante ocorre a partir de fontes naturais (50%) e criadas pelo homem (50%). O gás radônio é responsável pela maior parte (37%) da radiação natural. A contribuição percentual dos exames médicos de imagem para a exposição à radiação total aumentou dramaticamente de 15% em meados dos anos 1980 para 50% em 2006, e a tomografia computadorizada (TC) é responsável por 24% da exposição à radiação total e por quase a metade da radiação dos exames de imagem (Figura 736.1). À medida que a taxa de exposição da população a exames médicos de imagem aumenta, o conhecimento das fontes, quantidades e riscos potenciais da radiação ionizante ainda pode ser limitado; por exemplo, é relatado que 75% dos radiologistas e médicos dos setores de emergência subestimam a dose de radiação da TC. Além disso, alguns procedimentos de imagem não produzem radiação ionizante (Tabela 736.3), e nem todas as modalidades que produzem radiação ionizante expõem a criança à mesma quantidade de radiação (Tabela 736.4).

Tabela 736.1 Tabela de fatores de ponderação de tecidos radiossensíveis; Relatório 103 da International Commission on Radiological Protection.

TECIDO	FATOR DE PONDERAÇÃO DO TECIDO (W_T)	$\sum w_T$
Medula óssea vermelha, cólon, pulmão, estômago, mama, tecidos remanescentes*	0,12	0,72
Gônadas	0,08	0,08
Bexiga, esôfago, fígado, tireoide	0,04	0,16
Superfície óssea, cérebro, glândulas salivares, pele	0,01	0,04
Total		1,00

*Tecidos remanescentes: glândulas adrenais, região extratorácica, vesícula biliar, coração, rins, linfonodos, músculos, mucosa oral, pâncreas, próstata, intestino delgado, baço, timo, útero/colo.

Tabela 736.2 Medidas de radiação.

UNIDADES	RADIOATIVIDADE	DOSE ABSORVIDA	DOSE EFETIVA	EXPOSIÇÃO
Unidades comuns	Curie (Ci)	rad	rem	Roentgen (R)
Unidades do SI*	Becquerel (Bq)	Gray (Gy)	Sievert (Sv)	Coulombs/kg

EQUIVALENTES DE CONVERSÃO
1 milicurie (mCi) = 37 megabecquerels (MBq)
100 rad = 1 Gy (1 rad = 1 cGy)
100 rem = 1 Sv (1 rem = 10 mSv)
A dose de radiação de fundo é de aproximadamente 1 milirad/dia (10 μGy/dia)

*Unidades do SI: Sistema Internacional de Unidades.

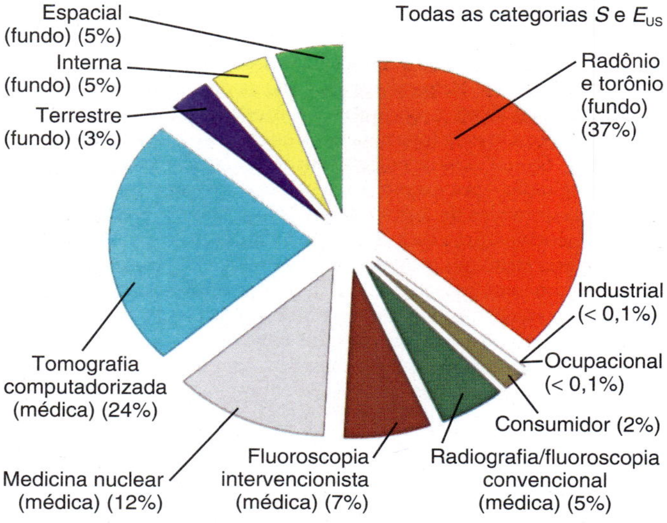

Figura 736.1 Dose efetiva coletiva em todas as categorias de exposição em adultos (percentual) – 2006. (*Adaptada com permissão do National Council on Radiation Protection and Measurements*, http://NCRPonline.org.)

Tabela 736.3 Modalidades de imagem.

MODALIDADE	ORIGEM
Radiografia digital (radiografia simples)	Radiação (raios X)
Angiografia/fluoroscopia	Radiação (raios X)
Ultrassonografia	Feixes sonoros
Tomografia computadorizada	Radiação (raios X)
Ressonância nuclear magnética	Campo magnético; radiofrequência
Medicina nuclear (incluindo tomografia por emissão de pósitrons)	Radiação (isótopo administrado)

Tabela 736.4 Dose média de radiação por exame de imagem para a população pediátrica.*

EXAME (0 A 18 anos)	DOSE EFETIVA (mSv)
Fluoroscopia intervencionista: AP e lateral do abdome	0,2 a 1,1 mSv/min
Fluoroscopia intervencionista: crânio	0,02 a 0,08 mSv/min
Fluoroscopia intervencionista: cardíaca	0,1 a 1 mSv/min
Radiografia digital: torácica com 2 projeções	0,04 a 0,06
Radiografia digital: abdome com 2 projeções	0,1 a 0,4
Tomografia computadorizada: cérebro	0,8 a 4
Tomografia computadorizada: tórax	1 a 4
Tomografia computadorizada: abdome/pelve†	2 a 7
Medicina nuclear (^{99m}Tc metileno difosfonato – ossos)	5 a 7
Tomografia por emissão de pósitrons (^{18}F-FDG; corpo inteiro)	3 a 15

*Referência da radiação de fundo = 0,01 mSv/dia ou 3 mSv/ano. †O limite superior da dose de radiação inclui a população adulta.

EFEITOS BIOLÓGICOS DA RADIAÇÃO

Os efeitos biológicos da radiação são divididos em dois tipos. O primeiro tipo, **reações teciduais** (previamente, **efeitos determinísticos**), é caracterizado por uma dose limite absorvida e a gravidade está diretamente relacionada à magnitude, caso o limite seja ultrapassado. Não foram demonstradas evidências de reações teciduais a partir dos níveis das doses de radiação (< 100 mGy) usadas em exames diagnósticos; no entanto, procedimentos invasivos (terapêuticos e intervencionistas), em raras ocasiões, causaram tais efeitos. Ocorrem reações teciduais típicas, como queda de cabelos temporária (epilação) e avermelhamento da pele (eritema), em regiões de doses de pico > 2,0 Gy (Tabela 736.5). A ocorrência de catarata também tem sido relatada com uma exposição aguda a doses > 2,0 Gy ou uma exposição de longa duração a doses > 5,0 Gy (os limites internacionais definiram o limite em > 0,5 Gy).

O segundo tipo consiste em efeitos estocásticos (aleatórios), que são preocupantes, pois podem ocorrer com qualquer dose, ou seja, não há limite. A probabilidade de ocorrência de um efeito estocástico aumenta com o nível crescente de dose absorvida, mas a gravidade de um efeito estocástico não aumenta com a dose. Efeitos estocásticos podem ser causados por qualquer nível de radiação que atinge tecidos vulneráveis (principalmente DNA, mas o citoplasma também apresenta risco), causando danos irreversíveis. Esses efeitos são representados pelo modelo linear sem limite (dose) (LNT). Tal modelo sustenta que nenhum nível de exposição à radiação está isento de efeitos ou não tem um efeito potencial "(ou seja, não possui limite) e o risco de danos por radiação". Esse conceito afirma que nenhum nível de exposição à radiação pode ser considerado seguro.

A radiação pode causar lesão celular permanente, acarretando carcinogênese, mutações genéticas ou morte celular. Os efeitos biológicos da radiação são resultantes, principalmente, de danos no DNA. As reações por **efeito direto** ocorrem, principalmente, por meio de interações de partículas com alta **transferência linear de energia (LET)**, como partículas α ou nêutrons, diretamente com a estrutura do DNA. De maneira semelhante, fótons de raios X ou raios γ podem interagir com os elétrons e liberá-los dos átomos (elétrons de recuo) próximo à estrutura do DNA. A energia cinética do elétron de recuo em partículas com LET elevada rompe diretamente as ligações químicas da estrutura do DNA. Os elétrons de recuo causam cerca de um terço dos danos no DNA.

Tabela 736.5 Níveis determinísticos de doses.

LESÃO	LIMITE APROXIMADO
PELE	
Eritema transitório	2 Gy (200 rad)
Descamação seca	8 Gy (800 rad)
Descamação úmida	15 Gy (1.500 rad)
Epilação temporária	2 Gy (200 rad)
Epilação permanente	7 Gy (700 rad)
OLHOS	
Catarata (aguda)	2,0 Gy (200 rad)*

*Ocorrência relatada entre 0,5 e 1,0 Gy.

Um **efeito indireto** é causado pela formação de radicais livres. A célula é composta de aproximadamente 80% de água. Portanto, a maior parte da energia depositada em uma célula resulta na produção de radicais livres aquosos. A energia dos fótons de raios X ou raios γ é convertida em elétrons de recuo que criam íons radicais (H_2O^+ and H_2O^-). Os íons radicais imediatamente se transformam (10^{-18} –10^{-3} s) em radicais livres (OH^-, H^+, H_3O^+). Acredita-se que aproximadamente dois terços dos danos no DNA sejam causados por radicais livres hidroxila (OH^-), que reagem, principalmente, com o DNA, conectando-se ao hidrogênio ligado ao carbono da desoxirribose, resultando em uma liberação de bases da estrutura do DNA e na ruptura de filamentos da hélice do DNA. As alterações químicas que se seguem demoram horas ou dias, ao passo que as alterações fisiológicas que levam à indução do câncer podem demorar anos ou décadas.

As manifestações de lesão no DNA são variáveis. A célula que contém o DNA com lesão pode morrer; morte celular (**apoptose**) é um mecanismo que elimina células altamente danificadas e potencialmente mutáveis. Dano a um único par de bases é o efeito mais prevalente e menos significativo. Noventa por cento das rupturas dos DNAs de fita simples são reparadas em 1 hora e, portanto, geralmente têm pouca importância biológica, pois cada fita é reparada tendo a fita oposta como modelo, mas pode ocorrer uma mutação no caso de reparo incorreto.

A ruptura de ambas as fitas do DNA (ou seja, ruptura de fita dupla) é o evento menos comum, porém mais problemático. O resultado final dependerá da proximidade das rupturas em cada fita. Se estiverem muito separadas, como na ruptura de fita simples, o reparo ocorrerá corretamente. Se as rupturas nas duas fitas forem opostas uma à outra (ou separadas por somente alguns pares de base), o reparo será mais difícil sem um modelo. As rupturas próximas de fita dupla induzidas por radiação geralmente causam morte celular ou danos cromossômicos, levando a mutações e carcinogênese.

Quando ocorrem danos no DNA, são produzidas aberrações nos cromossomos, que podem ser *aberrações instáveis* (geralmente letais para as células que se dividem) ou *aberrações estáveis*. As aberrações estáveis podem impedir que os cromossomos se reúnam (causando deleções) ou causar um rearranjo anormal dos cromossomos, como translocação recíproca ou aneuploidia. Embora seja lógico pensar que essas anormalidades nos cromossomos provoquem mutações que podem ativar oncogenes ou proto-oncogenes ou causar mutações nos genes supressores de tumor (ver Capítulo 519), poucos cânceres induzidos por radiação mostram translocações específicas que estariam associadas à ativação de oncogenes específicos ou genes supressores de tumor conhecidos. Uma exceção é a indução por radiação de carcinoma papilífero de tireoide, que resulta, provavelmente, da ativação do oncogene RET (ver Capítulo 506.1).

A **carcinogênese por radiação** parece ser um processo progressivo com várias etapas, composto de três estágios independentes: alterações morfológicas, imortalidade celular e gênese tumoral. A exposição à radiação induz instabilidade genômica celular. Essa instabilidade é transmitida à descendência de uma célula, resultando em uma elevação contínua da taxa pela qual as alterações genéticas aumentam nas gerações subsequentes da célula irradiada (Figura 736.2).

Um estudo longitudinal dos riscos de mortalidade adicional por câncer por irradiação ao longo da vida foi avaliado em *sobreviventes da bomba atômica*. Mais de 120.000 sobreviventes foram acompanhados por mais de 77 anos desde a exposição. As doses individuais de radiação foram estimadas levando em consideração a localização da pessoa com relação à distância do epicentro e as situações individuais de blindagem (como a linha de visão com relação a construções e relevo). A maior parte da exposição foi por irradiação direta de raios gama, com exposição de nêutrons até aproximadamente 2.000 metros. A idade na época da exposição, o estilo de vida e outros fatores foram considerados nos modelos analíticos para o cálculo da ocorrência de câncer (Figura 736.3) e outras doenças não cancerosas. Em comparação com adultos de meia-idade, as crianças geralmente são duas vezes mais sensíveis à carcinogênese induzida por radiação, e os neonatos são mais sensíveis que as crianças mais velhas. Devido aos riscos mais elevados associados à exposição à radiação nas mamas e na tireoide, as mulheres são mais sensíveis que os homens. Deve ser entendido que as taxas de câncer desse estudo são números de mortalidade. A incidência de câncer é aproximadamente duas vezes mais elevada que a incidência de mortalidade. Pode ser observada maior vulnerabilidade biológica aos efeitos estocásticos à radiação nos fetos expostos no útero por meio de radiação materna. Os Centros de Controle e Prevenção de Doenças (CDC) não relatam evidências científicas de efeitos não cancerosos (p. ex., malformações, retardo no crescimento e no desenvolvimento) por exposições no útero < 50 mGy, nível de exposição que é superior, essencialmente, ao de qualquer exame diagnóstico que use radiação ionizante. Além disso, os efeitos não cancerosos só podem aumentar ligeiramente com níveis de exposição entre 50 e 500 mGy. A exposição à radiação no útero está associada a um risco adicional do desenvolvimento de câncer infantil (todos os tipos): 1% (< 50 mGy), 1 a 6% (50 a 500 mGy) e > 6% (> 500 mGy), em comparação com 0,3% (somente exposição à radiação de fundo natural). O feto e o bebê são mais vulneráveis ao câncer induzido por radiação porque (1) estão crescendo rapidamente, com muitas células submetendo-se à atividade mitótica; (2) tumores induzidos por radiação (exceto leucemia) demoram muito tempo para se desenvolver e as crianças possuem tempo de vida mais longo; e (3) existe mais tempo para a ocorrência de exames de imagem, com o acúmulo dos riscos relativos às doses. Foram estabelecidas políticas relativas ao uso de aborto terapêutico pela ICRP e pelo American College of Obstetricians and Gynecologists, que afirma que doses fetais < 100 mGy não devem ser consideradas um motivo para a interrupção da gravidez, e que cada mulher deve ser informada de que a exposição a um único procedimento diagnóstico não causa efeitos teciduais ao feto.

A maioria dos tumores infantis ocorre esporadicamente, mas 10 a 15% dos casos têm forte associação familiar. Tumores familiares apresentam deleções cromossômicas específicas em comum. Em alguns desses tumores (retinoblastoma), a hipótese de Knudson de dois eventos é aparente (ver Capítulo 518). Não é uma coincidência o fato de que dois indivíduos com muitas doenças congênitas apresentam risco de desenvolverem tumores após irradiação. A Tabela 736.6 lista as doenças associadas à sensibilidade à radiação.

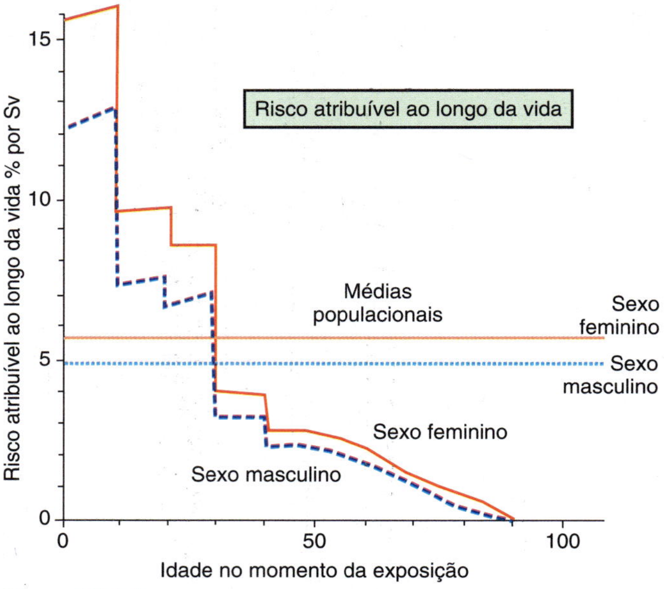

Figura 736.3 Risco adicional da incidência de câncer ao longo da vida por Sievert (Sv) como função da idade na ocasião da exposição. Dados originários de sobreviventes de bomba atômica. O risco médio em todas as idades em uma população é de aproximadamente 5% por Sievert, mas o risco varia consideravelmente com a idade: as crianças são muito mais sensíveis que os adultos. Em idades precoces, as meninas são muito mais sensíveis que os meninos. (*De Hall EJ: Introduction to session I: Helical CT and cancer risk,* Pediatr Radiol *32:225-227, 2002.*)

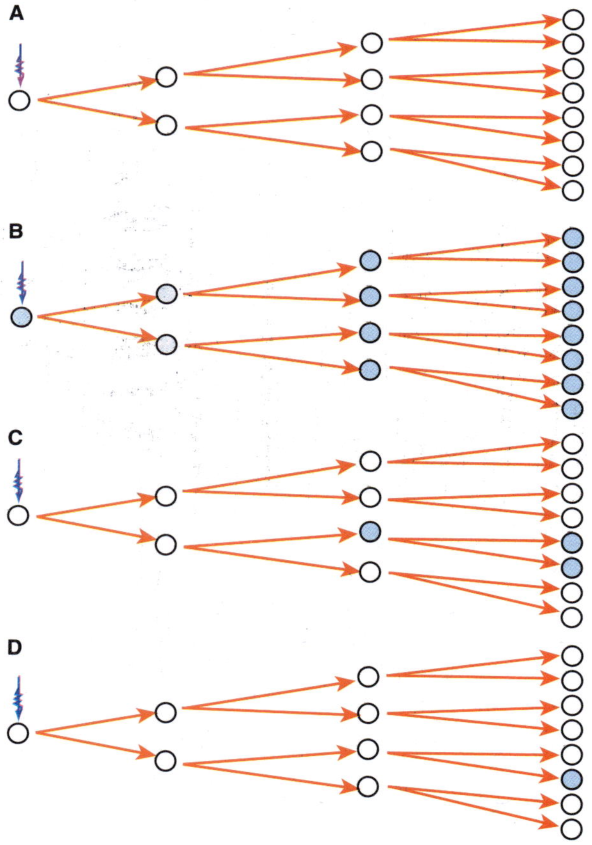

Figura 736.2 Esquema da mutagênese induzida por radiação. Os *círculos abertos* representam células normais, enquanto os *círculos azuis cheios* representam células com mutação. **A.** A maioria das células em uma população irradiada retém o fenótipo normal. **B.** Exemplo de uma célula com mutação direta decorrente de exposição à radiação; a mutação é transmitida para toda sua descendência. **C** e **D** são exemplos de mutações decorrentes de instabilidade genômica induzida por radiação. A célula irradiada e sua descendência imediata são normais, mas a frequência com a qual as mutações surgem entre as descendentes mais distantes da célula irradiada é elevada. (*De Little JB: Ionizing radiation. In Kufe DW, Pollock RE, Weichselbaum RR et al., editors:* Holland-Frei cancer medicine, *ed 3, Ontário, Canadá, 2003, BC Decker.*)

Tabela 736.6 Síndromes humanas hereditárias associadas à sensibilidade à radiação ionizante.

Ataxia-telangiectasia	Anemia de Fanconi
Síndrome do nevo basocelular	Síndrome de Gardner
Síndrome de Cockayne	Síndrome de ruptura de Nijmegen
Síndrome de Down	Síndrome de Usher

Adaptada de Slovis TL, Frush DP, Berdon WE *et al.*: Biologic effects of diagnostic radiation on children. Em Slovis TL, editor: *Caffey's pediatric diagnostic imaging*, ed 11, Philadelphia, 2008, Mosby, p. 5; and Hall EJ: *Radiobiology for the radiologist*, ed 6, Philadelphia, 2006, Lippincott Williams & Wilkins, p. 41

EXPOSIÇÃO À RADIAÇÃO EM EXAMES DE IMAGEM EM CRIANÇAS

O uso de modalidades de imagem que utilizam radiação ionizante para fins diagnósticos (p. ex., TC, exame nuclear de imagem, incluindo PET e radiografia) tem aumentado progressivamente ao longo dos anos. Estudos recentes relataram aumentos na taxa de utilização de exames pediátricos de TC para diversas indicações (pacientes na emergência com dor abdominal, quedas) de 1 a 5% no final dos anos 1990 para 11 a 15% no final dos anos 2000. Com o uso crescente de radiação em exames de imagem, surge a questão de risco potencial a longo prazo para a indução de câncer e mortalidade. As evidências de **risco adicional de câncer ao longo da vida (ELCR)** para sobreviventes da bomba atômica demonstram claramente o risco de câncer induzido por radiação para exposição de corpo inteiro > 100 mSv, ao passo que nenhum dado epidemiológico direto oferece suporte a exposições < 10 mSv, que é a dose efetiva da maioria dos exames diagnósticos por imagem. O que não está claro é o risco de câncer para níveis de dose efetiva calculadas entre 10 e 100 mSv, que é o intervalo no qual TC multifásica ou de dose elevada, cardiologia nuclear e alguns procedimentos fluoroscópicos intervencionistas/cardiológicos se situam. Foram estudados exames de TC de crânio e abdome em crianças e o ELCR varia amplamente, de 1:500 a mais de 1:10.000 (incluindo a possibilidade de que essas doses não ocasionam risco). Portanto, como os efeitos estocásticos são aleatórios, mas a probabilidade da ocorrência de um efeito aumenta com a dose, é importante que usemos a menor dose necessária para obter imagens suficientemente diagnósticas. É por esse motivo que os órgãos governamentais e de certificação estão exigindo que uma estimativa da dose de radiação seja exibida em tempo real durante o exame/procedimento e que seja disponibilizado um resumo da dose após a conclusão de cada exame. Os médicos e radiologistas que prescrevem exames devem estar familiarizados com as métricas específicas das doses para exames diagnósticos comuns.

Está aumentando a popularidade de *software* de relato e agregação de doses. A capacidade de coleta e análise de doses de exames individuais oferece aos profissionais de saúde uma ferramenta poderosa para corrigir exames discrepantes (ou seja, superexposições), ajustar a sobreutilização e lidar com outros erros sistêmicos presentes nos exames de imagem (como o efeito *dose creep* da radiação ao longo do tempo). Entretanto, segundo informado no relatório "Health Risks from Exposure to Low Levels of Ionizing Radiation" (Riscos à saúde decorrentes da exposição a níveis baixos de radiação ionizante) da BEIR VII, a importância da dose acumulada de radiação para o paciente, com relação ao risco à saúde, não é clara. Conforme discutido anteriormente, o risco de níveis de uma dose única aguda > 100 mSv está bem documentado, mas não existem evidências de risco de câncer com níveis de doses acumuladas < 100 mSv de curto ou longo prazo.

DIMINUIR A RADIAÇÃO DIAGNÓSTICA DESNECESSÁRIA EM CRIANÇAS E AINDA OBTER IMAGENS DIAGNÓSTICAS

Basicamente, o exame com menor dose de radiação é o de imagem realizado sem radiação ionizante. Para um número cada vez maior de indicações, a utilização de modalidades de radiação não ionizante, como ultrassonografia ou ressonância magnética (RM), deve ser a primeira consideração para o diagnóstico. A escolha do exame correto é de responsabilidade do médico que faz a prescrição e pode envolver a consulta a um radiologista, preferivelmente com experiência pediátrica. A TC envolve radiação ionizante e não detecta tantas anormalidades quanto a RNM. A RNM detecta com muito mais facilidade as alterações sutis das anomalias congênitas ou adquiridas que podem ser responsáveis por convulsões. Portanto, é adequado, *exceto* em uma situação de emergência, realizar uma RNM em um período razoável em vez de realizar dois exames (TC seguida de RNM). Além disso, exemplos do uso de ultrassonografia em vez de RNM, radiografia digital ou TC incluem o maior poder diagnóstico do teste dinâmico do tecido musculoesquelético quando realizado sob estresse (p. ex., no diagnóstico de ruptura do manguito rotador ou de subluxação meniscal da linha da articulação) ou na avaliação de lesões hepáticas por meio de ultrassonografia com contraste. A consideração dos riscos de comprometimento cognitivo decorrente de sedação e anestesia moderada em comparação com os riscos potenciais da radiação são importantes em idades em que isso seria necessário para RNM, mas não para TC.

Foi estimado que, talvez, até 30% dos exames de imagem, incluindo TC, são questionavelmente indicados e podem ser substituídos por outra modalidade que não produza radiação, ou sejam realizados sem indicações baseadas em evidências.

Redução da radiação do exame de TC

A maior fonte de radiação médica é a TC. O uso da TC aumentou, em parte, pela capacidade de serem adquiridos conjuntos de dados de imagem volumétricos de alta qualidade em questão de segundos. Evoluímos de um tomógrafo de uma imagem por rotação para tomógrafos que abrangem grandes áreas de cobertura (p. ex., 16 cm) e produzem um número elevado de imagens por rotação em uma fração de segundos. As imagens podem apresentar excelentes detalhes, incluindo reconstrução multiplanar e tridimensional dos dados adquiridos. Antigamente, eram necessários 30 minutos para a obtenção de 10 a 12 imagens. Atualmente, centenas de milhares de imagens são geradas em segundos. Por muitos anos, os parâmetros de adultos para as definições de TC foram usados para crianças, o que ocasionou dosagens para crianças muito mais elevadas que as dosagens para adultos. Isso ocorria porque os raios X de energia mais baixa que seriam absorvidos próximo ao campo em um adulto passariam inteiramente para a criança, irradiando-se, de forma relativa, para mais órgãos com a mesma exposição. Na comparação das dosagens dadas a neonatos e adultos durante uma TC cranioencefálica com os mesmos parâmetros em ambos os grupos, a dosagem dada aos neonatos pode ser quatro vezes igual à dosagem dada aos adultos; no caso de exame abdominal, a dosagem é aumentada em 60%. *É função do radiologista e do técnico em radiologia, com a ajuda de um médico, ajustar o exame ao paciente pediátrico.*

Os tomógrafos modernos têm muitas ferramentas para administrar a quantidade adequada de dose de radiação a um paciente pediátrico e para obter a qualidade necessária da imagem diagnóstica no exame. Os radiologistas devem trabalhar em conjunto com físicos médicos e especialistas em aplicativos externos para ajustar os protocolos de exames específicos para a população de pacientes pediátricos, estabelecendo as faixas de modulação corretas da corrente do tubo (miliampere-segundo [mAs] e o potencial do tubo (quilovolt [kV]) com base no peso ou tamanho do paciente, em exames do corpo, ou na idade, em exames cranioencefálicos. Além disso, os radiologistas e médicos de outras especialidades devem estabelecer diretrizes claras nos protocolos de TC pediátrica da instituição para a abrangência da varredura anatômica; a abrangência da varredura deve ser limitada apenas à região necessária para o diagnóstico (p. ex., um exame torácico deve ser iniciado no ápice do pulmão e se estender para uma região pouco abaixo da base do pulmão). A tomografia multifásica não deve ser a regra, e sim a exceção, somente realizada quando for absolutamente necessário.

O radiologista tem muitas maneiras de diminuir os parâmetros de modo que a criança seja submetida ao exame de diagnóstico por imagem sem radiação excessiva. Por exemplo, diminuir o valor de kV e aumentar o valor de mA pode melhorar a qualidade da imagem com menos exposição. No passado, a diminuição da dose de radiação de uma TC pela metade, mesmo em adultos, não alterava a eficácia diagnóstica do estudo e a capacidade do radiologista em fazer o diagnóstico adequado. Isso exigia que o radiologista examinasse imagens de qualidade reduzida (com "mais ruído"); contudo, os tomógrafos modernos usam algoritmos de reconstrução, como *reconstrução iterativa estatística (IR)* ou IR baseada em modelo. Esses algoritmos de IR permitem a redução da dose de radiação em 90% em algumas populações de pacientes, ao mesmo tempo que mantêm a qualidade da imagem equivalente às dos conjuntos de dados de imagem reduzida de pré-dose. Historicamente, a melhoria da qualidade da imagem da TC exigia o aumento da dose de radiação para o paciente. A substituição de tomógrafos mais antigos por tomógrafos mais avançados, a implementação de protocolos de exame específicos para pacientes pediátricos considerando tamanho, peso e idade e o rastreamento da utilização das doses pelas instituições foram três maneiras bem-sucedidas de reduzir a dose geral em > 50% em pacientes pediátricos durante a última década.

RADIOTERAPIA – EFEITOS AGUDOS E TARDIOS

Radioterapia usa doses elevadas para eliminar células malignas. A sensibilidade das células normais é bem próxima à das células malignas e, para serem atingidos índices de cura significativos, os rádio-oncologistas devem aceitar determinado percentual de complicações graves (5 a 10%). A radiação causa perda tecidual e lesões na vasculatura subjacente. A alteração vascular pode ser progressiva e causar fibrose arteriocapilar e lesão irreparável que, por sua vez, ocasiona perda tecidual adicional.

Os efeitos agudos da terapia (que ocorrem < 3 meses após seu início) geralmente estão associados à região do corpo que está recebendo irradiação (exceto fadiga, que pode começar durante esse período). Esses efeitos agudos incluem pneumonite causada por radiação, dermatite, mucosite, esofagite, edema cerebral e edema do órgão irradiado. Podem ocorrer alterações nos padrões dos movimentos intestinais. Entre esses efeitos, uma das reações agudas mais graves é pneumonite. Ela pode se manifestar até 24 horas após a irradiação quando ocorrer exsudação de material proteináceo para dentro dos alvéolos e edema intra-alveolar. Na maioria das vezes, a pneumonite por radiação começa 2 a 6 meses após a início da radiação, com quadro clínico de febre, tosse, congestão e dor pleurítica. Os efeitos tardios (que começam mais de 3 meses após a terapia) são numerosos (Tabela 736.7). Os mais comuns são anormalidades da função pulmonar, perda auditiva, da função endócrina/reprodutora, da função cardíaca e perda neurocognitiva.

A cada ano, o câncer infantil afeta 70 a 160 crianças por milhão entre 0 e 14 anos de idade. Devido ao diagnóstico precoce e à melhoria da terapia, mais de 79% das crianças diagnosticadas com câncer entre 1995 e 2001 são sobreviventes a longo prazo. Aproximadamente 1 em cada 570 adultos jovens é um sobrevivente a longo prazo de câncer e até 25% apresentam complicações relacionadas à terapia. Cânceres secundários são responsáveis por 6 a 10% de todos os cânceres em crianças ou adultos. Entre as crianças que participam do Childhood Cancer Survivor Study, ocorre uma incidência cumulativa de neoplasias secundárias de 3,2% 20 anos após o diagnóstico original. As neoplasias primárias com maior incidência cumulativa de neoplasia secundária, na ordem de frequência, são doença de Hodgkin (7,6), sarcomas de tecido mole (4,0), cânceres ósseos (3,3), leucemia (2,1), cânceres do sistema nervoso central (SNC) (2,1) e linfoma não Hodgkin (1,9). Isso reflete uma taxa de incidência global padrão de 6,38% (Figura 736.4).

Tabela 736.7 Efeitos tardios da radioterapia em crianças submetidas a tratamento de câncer.

SISTEMA	EFEITO TARDIO	DOSE (Gy)
Musculoesquelético	Hipoplasia muscular	> 20
	Escoliose, cifose, lordose	10 a 20
	Exostose osteocartilaginosa	?
Neuroendócrino (craniano ou cranioespinal)	Deficiência de hormônio do crescimento	> 18
	Deficiência do hormônio adrenocorticotrófico	> 40
	Deficiência do hormônio liberador de tireotrofina	> 40
	Puberdade precoce (principalmente no sexo feminino)	> 20
	Deficiência de gonadotrofina	< 40
Falência gonadal	Falência ovariana	4 a 12
	Falência testicular	> 3
Disfunção do sistema nervoso central*	Alterações estruturais	> 18
	Alterações cognitivas	?
Outros	Fibrose pulmonar	
	Nefropatia	
	Insuficiência hepática	
	Arterite	
	Comprometimento ocular	
	Comprometimento auditivo	
	Disfunção da medula óssea	
	Comprometimento cardíaco	

*Com quimioterapia intratecal (metotrexato). Adaptada de Halperin EC, Constine LS, Tarbell NJ *et al.*, editors: *Pediatric radiation oncology*, ed 3, Philadelphia, 1999, Lippincott Williams & Wilkins.

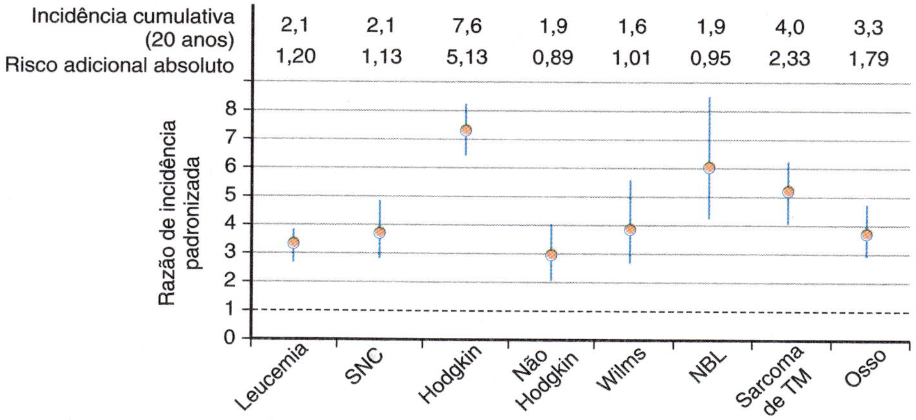

Figura 736.4 Neoplasia secundária na coorte do Childhood Cancer Survivor Study. *SNC*, sistema nervoso central; *NBL*, neuroblastoma; *TM*, tecido mole. (*De Robison LL: Treatment-associated subsequent neoplasms among long-term survivors of childhood cancer: the experience of the Childhood Cancer Survivor Study*, Pediatr Radiol *39[Suppl 1]: S32-S37, 2009, Fig. 1.*)

Os tumores secundários mais prevalentes são tumores ósseos, mama, tireoide e lesões no SNC (Figura 736.5). A Tabela 736.8 relaciona os cânceres secundários ao câncer primário e ao período de latência. Quase 70% das neoplasias secundárias se situam no campo da irradiação original. A radioterapia aumenta o risco de câncer secundário de uma forma dependente da dose para neoplasias não genéticas.

As complicações exatas dependem do local do campo de tratamento. Nas crianças, devido à localização de muitos tumores infantis, o cérebro normal comumente está no campo de tratamento. A irradiação padrão do cérebro nas crianças resulta em atrofia cortical em mais da metade dos pacientes que recebem 20 a 60 Gy; 26% apresentam alterações na substância branca (leucoencefalopatia) e 8%, calcificações. Quanto mais nova for a criança na ocasião da irradiação, maior será a atrofia. Alguns pacientes também demonstram microangiopatia mineralizante. As alterações do cérebro induzidas pela radiação são potencializadas pela administração de metotrexato antes, durante ou depois da radioterapia.

Necrose cerebral é uma complicação grave de doença vascular induzida por radiação. Ela geralmente é induzida 1 a 5 anos depois da irradiação, mas pode ocorrer até uma década mais tarde. A necrose cerebral pode se manifestar como cefaleia, pressão intracraniana elevada,

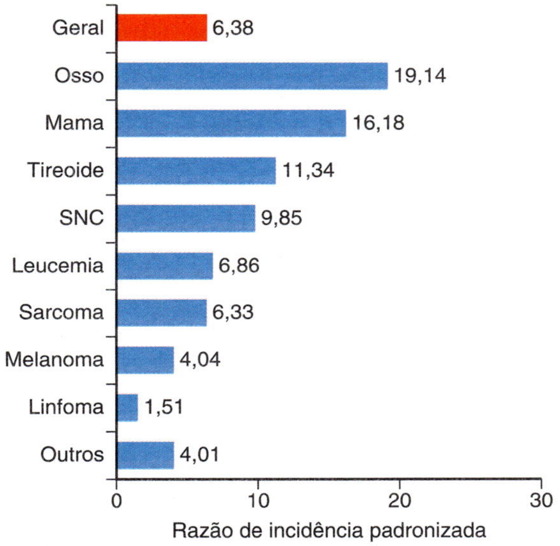

Figura 736.5 Razão de incidência padronizada por tipo de neoplasia secundária. *SNC*, sistema nervoso central. (*De Robison LL: Treatment-associated subsequent neoplasms among long-term survivors of childhood cancer: the experience of the Childhood Cancer Survivor Study, Pediatr Radiol 39[Suppl 1]:S32-S37, 2009, Fig. 2.*)

convulsões, déficits sensoriais e alterações psicóticas. A irradiação para a medula espinal resulta possivelmente em **mielite por radiação**, que pode ser transitória ou permanente. A mielite aguda transitória, muitas vezes, ocorre 2 a 4 meses após a irradiação. Os pacientes com mielite geralmente apresentam o **sinal de Lhermitte**, que é uma sensação de pequenos choques elétricos nos braços e pernas que ocorrem com a flexão do pescoço ou outros movimentos que distendem a medula espinal. A reversão da mielopatia transitória geralmente ocorre entre 8 e 40 semanas e não necessariamente evolui para necrose tardia.

A **mielopatia tardia** ocorre após um período médio de latência de 20 meses, mas pode ocorrer antes, se a dose total ou a dose por fração for elevada. Ela se manifesta, geralmente, como uma deterioração descontínua e é irreversível. Nas regiões cervical e torácica, desenvolve-se dissociação sensorial, seguida por paresia espástica e, em seguida, flácida. Na medula lombar, a paresia flácida é predominante. A mortalidade por lesões torácicas e cervicais altas chega a 70%, e o óbito ocorre por pneumonia e infecções do trato urinário.

A irradiação no SNC também pode afetar o crescimento pelo comprometimento do eixo hipotálamo-hipofisário pela diminuição da produção e liberação do hormônio do crescimento. As trofinas de hormônios diferentes do hormônio do crescimento também podem ser afetadas por irradiação no SNC, causando deficiência de gonadotrofina ou puberdade precoce. É possível, ainda, ocorrer o desenvolvimento de hipotireoidismo central. A irradiação no SNC também compromete a deposição de minerais nos ossos tanto no local (no campo de irradiação) quanto sistemicamente.

A irradiação também tem outros efeitos específicos para as crianças. Pode ocorrer escoliose ou hipoplasia óssea se os esquemas de tratamento fracionados ultrapassarem 4.000 rad. Doses fracionadas superiores a 25 Gy podem resultar em epifisiólise proximal do fêmur. Também foi relatado aumento na incidência de osteocondromas benignos após irradiação em crianças. A irradiação na parede torácica das meninas (além de causar câncer de mama) pode prejudicar o desenvolvimento da mama e/ou causar fibrose e atrofia do tecido mamário.

IRRADIAÇÃO DE CORPO INTEIRO

Exposição incontrolada à radiação em grande ou pequena escala

A exposição à radiação em grande escala pode ocorrer em acidentes nucleares, guerra ou ataques terroristas (ver Capítulos 14.2 e 741). Lesões por radiação, além de lesões explosivas e térmicas, precisam ser levadas em consideração.

Manifestações clínicas

Uma única grande exposição de radiação penetrante pode resultar em **síndrome de radiação aguda**. Os sinais e sintomas dessa síndrome resultam dos danos causados aos principais sistemas de órgãos que têm diferentes

Tabela 736.8 Cânceres secundários e sua relação com cânceres primários.

CÂNCERES SECUNDÁRIOS	CÂNCERES PRIMÁRIOS	LATÊNCIA (MEDIANA EM ANOS)	FATORES DE RISCO
Tumores cerebrais	LLA; tumores cerebrais; DH	9 a 10	Radiação; pouca idade
Síndromes mielodisplásicas/leucemia mieloide aguda	LLA; DH; tumores ósseos	3 a 5	Inibidores da topoisomerase II; agentes alquilantes
Câncer de mama	DH; tumores ósseos; sarcomas de tecido mole; LLA; tumores cerebrais; tumores de Wilms; LNH	15 a 20	Radiação; sexo feminino
Câncer de tireoide	LLA; DH; neuroblastoma; sarcomas de tecido mole; tumores ósseos; LNH	13 a 15	Radiação; pouca idade; sexo feminino
Tumores ósseos	Retinoblastoma (hereditário); outros tumores ósseos; sarcoma de Ewing; sarcomas de tecido mole; LLA	9 a 10	Radiação; agentes alquilantes; remoção do baço
Sarcomas de tecido mole	Retinoblastoma (hereditário); sarcomas de tecido mole; DH; tumores de Wilms; tumores ósseos; LLA	10 a 11	Radiação; pouca idade; antraciclinas

LLA, leucemia linfoide aguda; *DH*. doença de Hodgkin; *LNH*, linfoma não Hodgkin. De Bhatia S, Sklar S: Second cancers in survivors of childhood cancer. *Nat Rev Cancer* 2:124-132, 2002.

níveis de sensibilidade à radiação, modulados pelo índice em que a exposição à radiação ocorreu. A exposição a 1 Gy em 1 minuto seria sintomática, mas a exposição a 1 cGy/dia durante 100 dias não seria sintomática.

A **síndrome hematopoética** resulta de doses agudas de corpo inteiro acima de 0,7 a 10 Gy, e pacientes saudáveis quase sempre se recuperam de doses < 2 Gy. A dose que mata 50% de uma população em 60 dias é de aproximadamente 3,4 a 4,5 Gy, e transfusões de sangue e antibióticos eficazes podem aumentar o intervalo da dose para 5 a 8 Gy. Doses > 8 Gy quase sempre causam óbito por síndrome hematopoética. Os sintomas da exposição consistem em uma fase prodrômica, durante a qual o paciente apresenta náuseas/vômitos, diarreia e fadiga nas primeiras 12 horas, com duração dos sintomas geralmente de até 48 horas. Segue-se um período latente de 2 a 3 semanas, durante o qual os pacientes podem se sentir relativamente bem. Embora os pacientes estejam assintomáticos, já ocorreu comprometimento da medula óssea. O achado laboratorial mais óbvio é a diminuição dos linfócitos (Tabela 736.9). A depressão máxima da medula óssea ocorre aproximadamente 30 dias após a exposição, quando hemorragia e infecção podem ser os problemas mais relevantes. Se a medula óssea não estiver completamente degenerada, sucederá uma fase de recuperação. Esse efeito da radiação é semelhante ao que ocorre quando é usada irradiação de corpo inteiro (administrada como 12 Gy em dois tratamentos) para obliterar a medula óssea em crianças com leucemia antes do transplante da medula óssea.

A **síndrome gastrintestinal (GI)** ocorre em casos de doses de corpo inteiro acima de 6 a 10 Gy. Seguem de imediato náuseas, vômitos e diarreia. Existe um período latente de aproximadamente 1 semana se for administrado tratamento clínico intenso. Em seguida ao período latente, ocorre o retorno de sintomas GI, sepse e desequilíbrio eletrolítico, resultando em óbito cerca de 2 semanas após a exposição, em decorrência da destruição do trato GI e da medula óssea.

Em doses acima de 20 a 50 Gy, predomina a **síndrome cardiovascular/do SNC**. Náuseas, vômitos, prostração, hipotensão, ataxia e convulsões ocorrem quase de imediato. O período latente ocorre entre 4 e 6 horas após a exposição, seguido por grave manifestação do estágio inicial da doença, acabando por levar a coma e óbito em 2 a 3 dias.

Tratamento

Para as síndromes hematopoética e GI, o tratamento é de suporte, envolvendo transfusões, fluidoterapia, antibióticos e agentes antivirais.

Irradiação localizada

Manifestações clínicas

Uma vez que a exposição localizada envolve uma quantidade pequena de tecido, as manifestações podem ser menos intensas e os pacientes podem sobreviver mesmo se as doses absorvidas no local forem muito elevadas. A mão é o local mais comum para lesões acidentais irradiadas localizadas, geralmente como resultado do contato com fontes de radiação perdidas. Em segundo lugar, os locais acidentais mais comuns são a coxa e as nádegas, predominantemente pela colocação de fontes radioativas insuspeitas elevadas nos bolsos.

A Tabela 736.10 lista as alterações cutâneas que ocorrem após uma única irradiação localizada aguda. Ao contrário de outras formas de queimaduras térmicas, surgem sinais de irradiação em seguida a um período de poucos dias *após* a exposição. Pode ocorrer insuficiência vascular meses a anos depois e causar ulcerações ou necrose em áreas anteriormente cicatrizadas. A penetrabilidade da radiação é um fator importante no desfecho da lesão por radiação local. Partículas beta decorrentes de radiação pesada podem causar queimaduras cutâneas superficiais porque elas têm baixa penetrabilidade.

Alguns tecidos que podem ser expostos à radiação localizada são relativamente radiossensíveis. Pode ocorrer **formação de cataratas** (ver Capítulo 646) em decorrência de uma única exposição a raios gama no intervalo de 1 Gy a vários Gy. Essas cataratas geralmente levam de 2 meses a vários anos para se desenvolverem. É possível ocorrer **oligospermia** em até 2 meses. A infertilidade transitória nos homens pode ser resultante de doses de 15 cGy e há possibilidade de ocorrer esterilidade permanente em homens em doses de 3 a 6 Gy.

Tratamento

A terapia cutânea é direcionada à prevenção de infecções. O tratamento de lesões localizadas geralmente envolve cirurgia plástica e enxerto, se a exposição à radiação não tiver sido muito penetrante (ver Capítulo 92). A natureza da cirurgia depende da dose em várias profundidades de tecido e do local da lesão. A expressão completa da lesão por radiação, muitas vezes, não é aparente por 1 a 2 anos, devido a estreitamento arteriolar lento, que pode causar necrose tardia. Após uma radiação relativamente penetrante, talvez seja necessária uma amputação em decorrência de alterações obliterativas em pequenos vasos.

CONTAMINAÇÃO INTERNA

Epidemiologia

Acidentes envolvendo contaminação interna são raros e geralmente resultantes da administração errônea em ambiente hospitalar ou da ingestão voluntária de materiais radioativos contaminados insuspeitos. Outras causas possíveis de contaminação interna de crianças incluem a ingestão de leite de mães que foram submetidas a exames diagnósticos de medicina nuclear e exposição à radiação quando um dos pais ou irmãos recebe uma dose terapêutica de iodo-131.

Manifestações clínicas

Os riscos de contaminação interna dependem da natureza do radionuclídeo (particularmente em termos da sua solubilidade em água, da meia-vida, da meia-vida biológica e da emissão radioativa) e do composto químico.

Tratamento

O tratamento mais eficaz requer o conhecimento do radionuclídeo e da forma química. O tratamento deve ser instituído rapidamente para apresentar eficácia (Tabela 736.11). O **tratamento por remoção** envolve a limpeza de uma ferida contaminada e a realização de uma lavagem

Tabela 736.9 Desfecho esperado com base na contagem absoluta de linfócitos após irradiação penetrante aguda de corpo inteiro.

CONTAGEM MÍNIMA DE LINFÓCITOS NAS PRIMEIRAS 48 H APÓS A EXPOSIÇÃO	PROGNÓSTICO
1.000 a 3.000 (intervalo normal)	Nenhuma lesão significativa
1.000 a 1.500	Lesão significativa, mas provavelmente não letal, bom prognóstico
500 a 1.000	Lesão grave, prognóstico razoável
100 a 500	Lesão muito grave, prognóstico desfavorável
< 100	Letal sem doador de medula óssea compatível

Tabela 736.10 Alterações cutâneas após uma exposição à radiação única, aguda e localizada.

DOSE ABSORVIDA (Gy)	ALTERAÇÃO
3 a 4	Epilação em 2 a 3 semanas
10 a 15	Limiar para eritema; surge 18 a 20 dias após a exposição em doses mais baixas; pode surgir depois de poucas horas em doses mais altas
20	Descamação úmida, possível ulceração
25	Ulceração com cicatrização lenta
30 a 50	Formação de bolhas, necrose em 3 semanas
100	Formação de bolhas, necrose em 1 a 2 semanas

Dados de Gusev I, Guskova AK, Mettler FA Jr, editors: *Medical management of radiation accidents*, ed 2, Boca Raton, FL, 2001, CRC Press.

estomacal ou a administração de catárticos no caso de ingestão. A administração de antiácidos contendo alginato (p. ex., Gaviscon) geralmente também ajuda na remoção pela diminuição da absorção no trato GI. Um exemplo de **terapia de bloqueio** é a administração de iodeto de potássio ou outros compostos estáveis contendo iodo a pacientes com contaminação interna comprovada por iodo radioativo. O iodo estável bloqueia a tireoide com eficácia, embora sua efetividade diminua rapidamente com o passar do tempo após a contaminação. A dose recomendada de iodeto de potássio é de 16 mg para neonatos; 32 mg para crianças de até 3 anos; e 65 mg para crianças entre 3 e 18 anos. Cada dose protege somente por um dia. A **terapia por diluição** é usada em casos de contaminação por trítio (hidrogênio radioativo na forma de água) A fluidoterapia vigorosa promove a excreção. Casos de contaminação interna por elementos transurânicos (amerício e plutônio) podem precisar de **terapia de quelação** com ácido cálcio-dietileno-triaminopenta-acético.

Tabela 736.11 Terapia específica para contaminação por radiação interna.

RADIONUCLÍDEO	ABORDAGEM TERAPÊUTICA
Trítio	Diluição (fluidoterapia vigorosa)
Iodo-125 ou iodo-131	Bloqueio (solução saturada de iodeto de potássio ou iodeto de potássio), mobilização (fármacos antireoidianos)
Césio-134 ou césio-137	Redução da absorção gastrintestinal (azul da Prússia)
Estrôncio-89 ou estrôncio-90	Redução da absorção (antiácido em gel de fosfato de alumínio), bloqueio (lactato de estrôncio), deslocamento (fosfato oral), mobilização (cloreto de amônio ou extrato paratireóideo)
Plutônio e outros elementos transurânicos	Quelação com zinco ou ácido cálcio-dietileno-triaminopenta-acético (agentes em fase experimental)
Desconhecido	Redução da absorção (eméticos, lavagem, carvão ou laxativos) em caso de ingestão

De Mettler FA, Voelz GL: Major radiation exposure: what to expect and how to respond, *N Engl J Med* 346:1554, 2002.

O azul da Prússia é um medicamento aprovado pela Food and Drug Administration (FDA) para pacientes com contaminação interna por césio ou tálio. Ele pode acelerar a eliminação fecal do césio radioativo do organismo, impedindo que o césio proveniente da bile entre no intestino. O azul da Prússia evita que o césio seja reabsorvido pelo intestino. Ele pode ser administrado alguns dias após a ingestão, ao contrário do iodeto de potássio, que deve ser dado inicialmente nas primeiras 12 a 24 horas após a exposição.

No caso de **amamentação** após um procedimento de medicina nuclear, duas preocupações principais devem ser consideradas: (1) a dose interna que passa para o bebê pelo leite e (2) a dose da absorção de radiofarmacêuticos na mama da mãe que expõe o bebê a raios γ externos durante seu declínio. A maioria dos radiofarmacêuticos dos exames de imagem está abaixo da atividade calculada para expor o bebê a uma dose de 1 mSv pelo modo de exposição interno ou externo. A Tabela 736.12 fornece uma lista abrangente de radiofarmacêuticos e o período recomendado de cessação da amamentação segundo a Nuclear Regulatory Commission. No caso de atraso na amamentação, o leite pode ser extraído e armazenado pelos períodos indicados na Tabela 736.12, após os quais ele será seguro para alimentar o bebê.

Tabela 736.12 Diretrizes da Nuclear Regulatory Commission sobre amamentação durante o período de um exame de medicina nuclear.

RADIOFÁRMACO	PERÍODO SUGERIDO DE INTERRUPÇÃO DA AMAMENTAÇÃO
^{131}-I Iodeto de sódio	Interrupção total
^{123}-I Iodeto de sódio	Nenhuma interrupção*
^{123m}-I IBG	24 h
^{99m}-Tc DTPA	Nenhuma interrupção*
^{99m}-Tc MAA	13 h
^{99m}-Tc pertecnetato	24 h
Agentes de ^{99m}-Tc IDA	Nenhuma interrupção*
^{99m}-Tc gluco-heptonato	Nenhuma interrupção*
^{99m}-Tc HAM	Nenhuma interrupção*
^{99m}-Tc MIBI	Nenhuma interrupção*
^{99m}-Tc MDP	Nenhuma interrupção*
^{99m}-Tc PYP	Nenhuma interrupção*
Marcação de hemácias com ^{99m}-Tc	Nenhuma interrupção*
^{99m}-Tc enxofre coloidal	6 h
^{99m}-Tc MAG3	Nenhuma interrupção*
Marcação de leucócitos com ^{99m}-Tc	24 h
Citrato de ^{67}Ga	1 mês
^{51}Cr EDTA	Nenhuma interrupção*
Marcação de leucócitos com ^{111}In	1 semana
Cloreto de tálio ^{201}Tl	2 semanas

As diretrizes para compostos de ^{99m}Tc consistem em uma interrupção de 24 h para uma administração > 1.110 MBq, 12 h para uma administração de 444 a 1.110 MBq e nenhuma interrupção para uma administração < 444 MBq. *A atividade normalmente administrada está abaixo das atividades que requerem qualquer interrupção.

CONTAMINAÇÃO EXTERNA

A presença de contaminação radioativa externa na pele do paciente não constitui uma emergência médica imediata. O tratamento envolve a remoção e o controle da disseminação dos materiais radioativos. Se houver suspeita de contaminação superficial sem lesões físicas, a descontaminação poderá ser realizada com relativa facilidade. Se ocorrer algum traumatismo físico substancial ou outras lesões potencialmente fatais combinadas com contaminação externa, a descontaminação da superfície só deverá ser conduzida depois que o paciente tiver sido estabilizado fisiologicamente. Em muitas situações de acidente, o atendimento médico essencial pode ser inadequadamente retardado pela equipe de emergência do hospital devido ao medo de irradiação ou disseminação da contaminação pelo hospital. Após um acidente com irradiação, a triagem dos pacientes é essencial e é feita com base na exposição e nos sintomas (Figura 736.6).

A bibliografia está disponível no GEN-io.

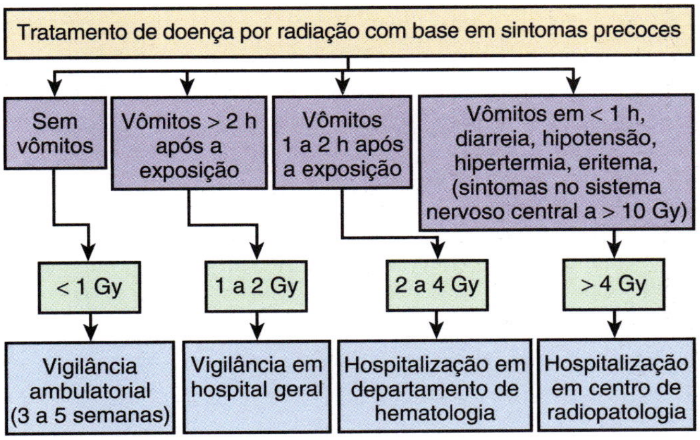

Figura 736.6 Tratamento de doença por radiação em diferentes níveis de atendimento médico, dependendo do surgimento de sintomas precoces e da dose de radiação estimada em todo o corpo. (*De Turai I, Veress K, Günalp B et al.: Medical response to radiation incidents and radionuclear threats*, BMJ *328:568-572, 2004.*)

Capítulo 737

Poluentes Químicos

Philip J. Landrigan e Joel A. Forman

Mais de 85.000 novos produtos químicos sintéticos foram desenvolvidos nos últimos 75 anos. Antigamente, a maioria deles não existia na natureza. Esses agentes químicos são usados em milhões de produtos, desde embalagens de alimentos a roupas, materiais de construção, combustível para motores, produtos de limpeza, cosméticos, produtos médicos, brinquedos e mamadeiras.

Os agentes químicos sintéticos estão amplamente disseminados no meio ambiente. O Inventário de Liberação Tóxica da U.S. Environmental Protection Agency (EPA) relata que, em 2015, quase 1,54 bilhão de quilos de resíduos químicos foi descarregado no ar, na água e no solo dos EUA. Essas substâncias químicas são detectadas, hoje, nos lugares mais remotos do planeta: nas calotas polares e nas profundezas do oceano.

As crianças estão, diariamente, em risco de exposição a agentes químicos sintéticos. Crianças, em especial, provavelmente serão expostas a quase 3.000 agentes químicos produzidos em volumes anuais de 453.500 quilos ou mais, designados pela EPA como agentes químicos com alto volume de produção. Dados de biomonitoramento dos níveis sanguíneos e urinários de mais de 200 agentes químicos com alto volume de produção são obtidos anualmente pelos Centros de Controle e Prevenção de Doenças (CDC) em uma amostra da população dos EUA por meio da National Health and Nutrition Examination Survey. Esses dados revelam que a maioria dos americanos de todas as idades, inclusive crianças, é rotineiramente exposta a um grande número de agentes químicos sintéticos.

Substâncias químicas tóxicas são exportadas em quantidades crescentes para os países mais pobres do mundo quando estes estão na fase de desenvolvimento industrial. As proteções ambientais desses países normalmente não são tão restritas quanto as dos países de alta renda, e a possibilidade de exposição grave, portanto, é alta. Os exemplos de tragédias que resultaram do envio de agentes químicos tóxicos para países de renda média e baixa incluem o desastre de Bhopal, na Índia, no qual centenas de pessoas foram mortas e milhares ficaram feridas pelo gás metil-isocianato liberado por uma explosão em uma instalação produtora de pesticida, e a exportação anual contínua de mais de 2 milhões de toneladas de amianto recém-produzido para os países mais pobres do mundo, nos quais esse agente é responsável anualmente por quase 200.000 óbitos por asbestose, câncer de pulmão e mesotelioma maligno.

AGENTES QUÍMICOS SINTÉTICOS E A SAÚDE HUMANA

Alguns agentes químicos sintéticos trouxeram grandes benefícios para a saúde humana. Os antibióticos ajudaram a controlar as principais doenças transmissíveis. Os desinfetantes químicos reduziram os óbitos por disenteria. Os agentes quimioterápicos possibilitaram a cura de muitos cânceres infantis.

Contudo, novas substâncias químicas também foram responsáveis por episódios trágicos de doença, morte e degradação ambiental. Muitas delas causaram lesões graves em crianças. Um padrão recorrente indica que as substâncias químicas são introduzidas no mercado com grande entusiasmo, são supostamente inofensivas e se submetem a poucos ou a nenhum teste prévio de segurança. Anos ou décadas mais tarde, depois de passarem a ser amplamente utilizadas, descobre-se que essas substâncias são nocivas para a saúde das crianças.

Muitas vezes, os primeiros casos de doenças causadas por elas são clinicamente graves, mas, com o passar do tempo, surgem evidências de toxicidade subclínica disseminada.

Exemplos históricos clássicos de epidemias provocadas por agentes químicos tóxicos inadequadamente testados incluem os seguintes:

- *Chumbo tetraetila*, que foi adicionado à gasolina nos EUA no início da década de 1920 até 1980. Ele foi responsável pela disseminação de envenenamento por chumbo, inicialmente evidente como uma epidemia de toxicidade aguda. A manifestação desse evento foi encefalopatia, convulsões e até mesmo óbito, mas, posteriormente, demonstrou ter causado neurotoxicidade subclínica e redução no QI em duas gerações de crianças norte-americanas (ver Capítulo 739)
- O pesticida *diclorodifeniltricloroetano (DDT)*, que quase trouxe a extinção da águia-pescadora e da águia-careca e, mais recentemente, foi vinculado ao aumento do risco de câncer de mama em mulheres expostas intrauterinamente há muitas décadas
- *Bifenilos policlorados (PCB)*, poluentes altamente persistentes, cuja produção foi proibida nos EUA em 1977, que continuam, hoje, a poluir grandes lagos e rios e que também são responsáveis pela perda do QI e perturbação no comportamento das crianças
- *Clorofluorocarbonetos*, destruidores da camada de ozônio.

Outros exemplos de substâncias químicas sintéticas que entraram em uso disseminado com poucas avaliações da sua segurança e que agora, reconhecidamente, são nocivas às crianças incluem:

- *Ftalatos*, substâncias químicas adicionadas a plásticos, cosméticos e produtos domésticos comuns que, atualmente, estão vinculados ao risco elevado de anormalidades reprodutoras em bebês do sexo masculino e ao aumento do risco de anormalidades no comportamento (ver Capítulo 49)
- *Éteres difenílicos polibromados*, usados como retardantes de chama em tapetes, mobília e equipamentos eletrônicos, atualmente vinculados à perda persistente de inteligência e à perturbação no comportamento das crianças
- *Bisfenol A*, substância química plástica vinculada a transtornos do neurodesenvolvimento.

Todos esses agentes químicos são produzidos em volumes de milhões de toneladas por ano, são amplamente disseminados no meio ambiente e são detectáveis nos organismos de quase todos os norte-americanos. Somente várias décadas após sua introdução, os riscos desses agentes químicos para as crianças estão começando a ser reconhecidos.

SUSCETIBILIDADE PECULIAR DAS CRIANÇAS ÀS SUBSTÂNCIAS QUÍMICAS SINTÉTICAS

Os efeitos das substâncias químicas sintéticas na saúde são especialmente graves quando a exposição ocorre durante janelas de vulnerabilidade no início da vida: durante a gravidez, os primeiros anos de vida e o início da infância. As crianças são altamente vulneráveis a poluentes químicos por diversos motivos:

1. As crianças, proporcionalmente, sofrem maiores exposições a poluentes químicos que os adultos. Elas bebem mais água, ingerem mais alimentos e inalam mais ar por quilo de peso corporal. As crianças são mais intensamente expostas aos poluentes da água, alimentos e ar. O comportamento das crianças de levar a mão à boca e o fato de brincarem perto do chão amplificam as exposições.
2. As vias metabólicas das crianças, principalmente nos primeiros meses após o nascimento, são imaturas. Embora, em alguns casos, as crianças tenham maior capacidade que os adultos para suportar os agentes tóxicos ambientais porque não podem metabolizar essas substâncias nas suas formas ativas, as crianças, mais comumente, não são, por sua vez, tão capazes quanto os adultos de se desintoxicar e excretar poluentes químicos.
3. Bebês e crianças estão crescendo e se desenvolvendo, e seus processos de desenvolvimento complexos, rápidos e altamente coreografados são extraordinariamente sensíveis a perturbações pelos poluentes químicos. Foi mostrado que até mesmo a exposição a doses mínimas de agentes químicos durante as janelas de vulnerabilidade no início do desenvolvimento causa ampla variedade de doenças na infância e também aumenta o risco de doença crônica e incapacidade ao longo da vida (Tabela 737.1).
4. Como as crianças ainda têm muitos anos de vida pela frente, terão tempo de desenvolver doenças crônicas em vários estágios que podem ser deflagradas por exposições precoces.

Tabela 737.1 Efeitos de poluentes químicos selecionados em bebês e crianças.

POLUENTE QUÍMICO	EFEITO(S)
Poluição do ar	Asma, outras doenças respiratórias, síndrome da morte súbita infantil
Amianto	Mesotelioma e câncer do pulmão
Benzeno, nitrosamina, cloreto de vinila, radiação ionizante	Câncer
Tabagismo ambiental	Risco elevado de síndrome da morte súbita infantil e asma
Álcool etílico	Síndrome alcoólica fetal após exposição intrauterina
Chumbo	Toxicidade neurocomportamental por exposição à baixa dose
Metilmercúrio	Neurotoxicidade no desenvolvimento
Inseticidas organofosforados	Neurotoxicidade no desenvolvimento
Bifenilos policlorados	Neurotoxicidade no desenvolvimento
Éteres difenílicos polibromados	Neurotoxicidade no desenvolvimento
Ftalatos	Neurotoxicidade no desenvolvimento e deficiência na reprodução
Tricloroetileno	Neurotoxicidade no desenvolvimento e deficiência na reprodução

A suscetibilidade peculiar dos bebês e crianças às substâncias químicas tóxicas, suscetibilidade que é quantitativa e qualitativamente diferente da dos adultos, é resumida na frase "crianças não são pequenos adultos". Muitos dos impactos das exposições tóxicas na saúde das crianças no início da vida, aparentemente, são mediados por alterações epigenéticas na expressão gênica.

TESTES DE SEGURANÇA DE AGENTES QUÍMICOS SINTÉTICOS

Os testes de substâncias químicas obrigatórios por lei quanto à segurança e à toxicidade, associados a controles rigorosos sobre os agentes químicos perigosos, constituem o elemento-chave da segurança química. São necessárias políticas rígidas de segurança química para proteger as crianças contra doenças e mortes causadas por agentes químicos. Um problema fundamental na pediatria ambiental, atualmente, é que, em alguns países, as políticas de segurança química são muito fracas. Somente cerca de 65% dos agentes químicos com alto volume de produção foram testados quanto à segurança ou riscos potenciais à saúde humana, e menos de 30% foram avaliados quanto à sua toxicidade pediátrica ou no desenvolvimento.

A não realização de testes de segurança em agentes químicos reflete a relutância da indústria química em assumir a responsabilidade pelos produtos que fabricam, em associação com as deficiências de longa data da lei federal norte-americana anterior relativa à segurança química, a Toxic Substances Control Act (TSCA) (Lei de Controle de Substâncias Tóxicas). Essa lei, na ocasião da sua aprovação, em 1976, se destinava a ser uma legislação consistente que exigiria a avaliação de todas as novas substâncias químicas antes do seu lançamento no mercado e também testes retroativos dos agentes químicos já comercializados, mas nunca concretizou suas intenções. Uma falha muito importante foi a decisão tomada logo após a aprovação da lei, que aceitou que todas as 62.000 substâncias químicas já comercializadas na ocasião eram seguras e não precisariam ser testadas. Desde essa ocasião, substâncias químicas têm sido introduzidas no mercado quase sem testes de segurança e consideradas seguras até causarem algum dano. Somente cinco substâncias químicas foram proibidas ou controladas segundo a TSCA: PCB, os clorofluorcarbonetos destruidores da camada de ozônio, e três carcinógenos humanos conhecidos: dioxina, amianto e cromo hexavalente.

Para lidar com o problema da exposição a agentes químicos não testados, os países começaram, nos últimos anos, a colocar em vigor legislações sobre segurança química. Em 2007, a União Europeia publicou a legislação Registration, Evaluation, Authorisation and Restriction of Chemical Substances (REACH) (Registro, Avaliação, Autorização e Restrição de Substâncias Químicas). Essa lei responsabiliza o setor a gerar dados sobre os riscos potenciais das substâncias químicas comerciais e a registrar essas informações na European Chemical Agency em Helsinki. A União Europeia está usando essas informações para criar regulamentos a fim de proteger a saúde das crianças e já foram proibidos determinados produtos tóxicos.

Em junho de 2016, os EUA aprovaram uma nova lei para reformular a TSCA. Tal lei – Frank R. Lautenberg Chemical Safety for the 21st Century Act (Lei de Segurança Química para o Século XXI de Frank R. Lautenberg) – exige que a EPA avalie a segurança de qualquer nova substância química antes que ela tenha autorização para ser lançada no mercado; requer a priorização de testes de segurança das substâncias químicas existentes; e exige o uso de uma norma baseada em riscos para avaliar a segurança química que considera somente riscos à saúde e fecha os olhos para medidas de proteção. Essa nova lei é auspiciosa para a melhora da proteção da saúde das crianças contra substâncias químicas tóxicas, mas também inclui uma cláusula de prioridade federal que pode inibir regulamentos de proteção estaduais. Transparência, supervisão e ativismo serão essenciais para garantir que a lei seja oportunamente implementada de maneira a se mostrar verdadeira na intenção de priorizar a saúde das crianças. A implementação da lei está apenas começando.

O UN Environment (anteriormente, UN Environment Programme – UNEP [Programa das Nações Unidas para o Meio Ambiente – PNUMA]) é a agência da ONU responsável pela segurança química. O PNUMA convocou um "compromisso global para o controle sensato das substâncias químicas. A agência dá suporte e acompanha o progresso dos acordos e tratados internacionais que limitam a fabricação, o lançamento no meio ambiente e o transporte global de poluentes persistentes, pesticidas, resíduos perigosos e mercúrio". O programa Strategic Approach to International Chemicals Management (Abordagem Estratégica ao Controle Internacional das Substâncias Químicas), apoiado pelo PNUMA, fornece uma plataforma para a coordenação do controle internacional de substâncias químicas tóxicas a uma ampla gama de partes interessadas. O PNUMA tem trabalhado estreitamente com a Organização Mundial da Saúde para coordenar a remoção do chumbo da gasolina nos países do mundo.

AGENTES QUÍMICOS SINTÉTICOS E DOENÇA EM CRIANÇAS

Um volume crescente de evidências indica que agentes químicos tóxicos podem causar doenças, incapacidade e morte nas crianças. Exposições a altas doses podem causar doença aguda clinicamente evidente. Exposições a doses menores podem causar lesões subclínicas reais, mas detectáveis somente por meio de testes especiais. Essas lesões acarretam diminuição da inteligência, queda no limiar de atenção, redução na fertilidade e diminuição no crescimento pulmonar. Quando a exposição a um poluente neurotóxico é disseminada, a neurotoxicidade resultante pode reduzir a inteligência, a criatividade e a produtividade econômica de sociedades inteiras (Figura 737.1).

As exposições a agentes químicos tóxicos no início da vida são vinculadas não apenas ao risco elevado de doenças na infância, mas também em fases posteriores da vida. Esse reconhecimento, denominado conceito das "origens do desenvolvimento da saúde e da doença", é derivado de estudos conduzidos por Barker *et al.*, que constataram que a desnutrição intrauterina está associada, décadas mais tarde, ao risco elevado de hipertensão, obesidade, diabetes e doença cardiovascular. A programação epigenética da expressão gênica durante as janelas de vulnerabilidade no início do desenvolvimento parece ser o mecanismo subjacente. O aumento dos riscos de doença na vida adulta foi, agora, associado também às exposições a agentes químicos tóxicos no início da vida, e também parece ser mediado por alterações epigenéticas na expressão gênica. Entre os problemas de saúde vinculados às exposições a agentes químicos tóxicos no início da vida, podem ser citados: diminuição da cognição nos adultos que foram expostos ao chumbo quando crianças, transtornos neurocomportamentais em crianças expostas a uma variedade de substâncias neurotóxicas para o desenvolvimento e, por fim, câncer.

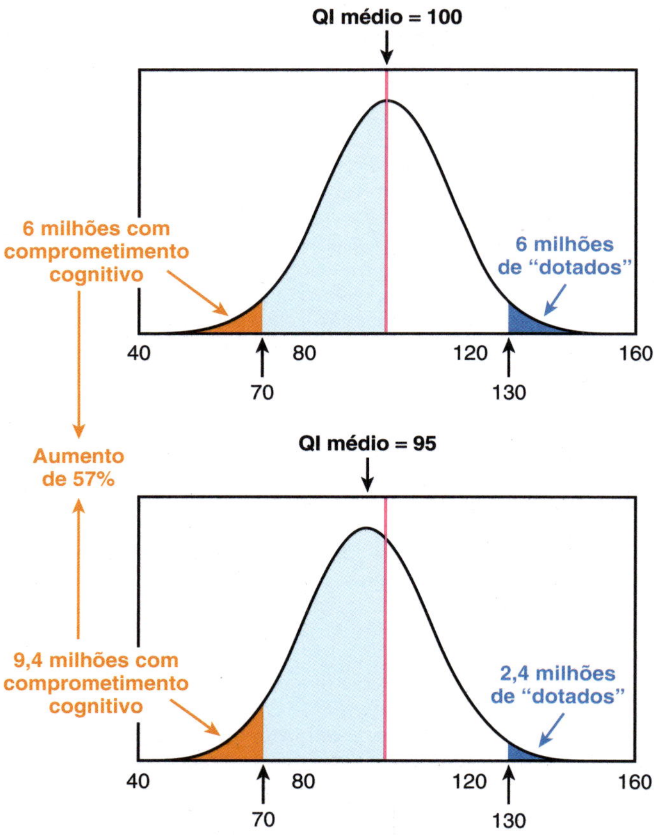

Figura 737.1 Impacto social da neurotoxicidade subclínica. A exposição disseminada a um poluente químico neurotóxico que diminui o QI médio em cinco pontos pode reduzir o número de crianças em uma sociedade com inteligência verdadeiramente superior (QI acima de 130) em mais de 50% e, da mesma maneira, causar um aumento de mais de 50% no número de QI abaixo de 70, aumentando, portanto, o número de crianças com mau desempenho escolar, que necessitam de educação especial e de outros programas de correção e não podem contribuir por completo para a sociedade quando se tornam adultos. Embora os efeitos subclínicos possam ser pequenos individualmente, os efeitos agregados no nível da população podem ter profundas consequências. Até que a toxicidade seja reconhecida, os danos poderão permanecer sem controle por muitos anos. (*De Schettler T, Stein J, Reich F, Valenti M: In harm's way: toxic threats to child development. A report by Greater Boston Physicians for Social Responsibility, 2000, p. 25. Disponível em*: http://www.psr.org/chapters/boston/resources/in-harms-way.html.)

POLUENTES QUÍMICOS MAIS PREOCUPANTES

Poluentes atmosféricos

A poluição do ar – poluição do ar ambiente e poluição do ar doméstico – é a maior ameaça ambiental à saúde. De acordo com a Organização Mundial da Saúde, estima-se que ela seja responsável por 6,5 milhões de óbitos a cada ano. Os poluentes atmosféricos de maior preocupação para a saúde das crianças são as substâncias particuladas, oxidantes fotoquímicos (especialmente ozônio), óxidos de nitrogênio, óxidos sulfúricos e monóxido de carbono.

A queima de combustíveis é a principal fonte de poluição atmosférica. Em países de renda alta e média, a queima de combustíveis fósseis, como carvão, petróleo e gás, é responsável pela maior parte da poluição atmosférica. Em países de renda média a baixa e baixa, a principal fonte é a queima de biomassa: madeira, esterco, palha e carvão vegetal. O carvão é o combustível fóssil mais poluente, e também a fonte mais importante de emissões de gás estufa, responsável pelas mudanças climáticas globais.

Níveis elevados de poluentes do ar ambiente estão associados a problemas respiratórios nas crianças, incluindo diminuição do volume expiratório, sibilos, exacerbação da asma e crescimento pulmonar mais lento. O crescimento pulmonar mais lento leva à diminuição do volume pulmonar e aumenta o risco de doença respiratória na infância, na adolescência e na vida adulta.

Os efeitos da poluição do ar doméstico na saúde das crianças são amplificados pelo fato de que muitas crianças passam 80 a 90% do seu tempo em ambientes fechados. A Organização Mundial da Saúde estima que mais de 2 milhões de crianças com menos de 5 anos de idade morrem a cada ano de infecções respiratórias agudas e que metade dessas mortes é atribuível à queima, em ambientes fechados, de biomassa. A fumaça ambiental do tabaco é um constituinte especialmente perigoso da poluição do ar em ambientes fechados e um deflagrador poderoso de asma (ver Capítulo 737.1). Os alergênios do ar em ambientes fechados podem contribuir para problemas respiratórios e incluem alergênios de baratas, ácaros, mofo, gatos e cães.

Melhoras a longo prazo na qualidade do ar ambiente, principalmente reduções dos níveis de material particulado e óxidos de nitrogênio, estão associadas a melhoras estatística e clinicamente significativas no crescimento pulmonar das crianças, efeitos que, aparentemente, persistem até a idade adulta e reduzem o risco de doença pulmonar e cardiovascular ao longo da vida.

RISCOS À SAÚDE DO DESENVOLVIMENTO DE GÁS NATURAL NÃO CONVENCIONAL (*FRACKING*)

O desenvolvimento de gás natural não convencional usando fraturamento hidráulico horizontal de alto volume (*fracking*) possibilitou a extração custo-efetiva de gás natural de depósitos subterrâneos de xisto previamente inacessíveis, e permitiu um crescimento de 30 vezes na produção de gás natural nos EUA desde 2000. Em 2015, havia 17.000 poços de gás natural nos EUA e o gás ultrapassou o carvão para se tornar a principal fonte de geração de eletricidade na América do Norte.

No processo de *fracking*, grandes volumes de água contendo uma mistura de agentes químicos (cuja composição é rigidamente mantida em segredo) são injetados a uma pressão extremamente elevada para separar a rocha e permitir a liberação do gás. O gás é levado à boca do poço pelos tubos de retorno, é coletado e enviado ao mercado. Em algumas regiões, o gás e o petróleo estão misturados e o gás pode ser queimado na boca do poço, enquanto o petróleo, mais valioso, é canalizado para o mercado.

Os riscos do *fracking* para a saúde das crianças estão apenas começando a ser examinados. Eles incluem:

- Poluição tóxica do ar por compostos orgânicos voláteis liberados dos poços de *fracking*, como benzeno, etilbenzeno, sulfeto de hidrogênio (H_2S), hexano e metano. O benzeno e o etilbenzeno são conhecidos carcinógenos humanos; o H_2S e o hexano são substâncias neurotóxicas; e o metano é um poluente climático que contribui para a emissão de gás estufa
- Poluição do ar associada ao tráfego, resultante do grande volume de caminhões a diesel necessários para o transporte ininterrupto de tubos, produtos químicos e água para as operações nos poços. As emissões de diesel contêm partículas grossas e finas, hidrocarbonetos policíclicos aromáticos (HPAs) e formaldeído e foram classificadas pela International Agency for Research on Cancer como um carcinógeno humano conhecido
- Poluição da água por agentes químicos tóxicos. Vazamentos de materiais tóxicos para cursos de água são comuns durante operações de *fracking*; além disso, grande parte da água injetada nos poços retorna para a superfície levando substâncias químicas injetadas pela empresa operadora, juntamente com altas concentrações de sal dissolvido de depósitos subterrâneos e de materiais radioativos de ocorrência natural. Foi demonstrado que essas substâncias químicas contaminam as águas subterrâneas e as superficiais. A poluição da água é um problema particularmente grave em regiões áridas com suprimento de água limitado
- Radônio liberado de depósitos subterrâneos. Foi mostrado que o radônio contamina o ar próximo às bocas de poço, e altas concentrações de radônio foram identificadas no gás enviado.

Riscos adicionais não químicos do *fracking* incluem barulho incessante, risco elevado de ferimentos em crianças por caminhões pesados em estradas rurais com manutenção inadequada, ruptura social em comunidades rurais e extensa degradação do meio ambiente.

Chumbo

Ver Capítulo 739.

Mercúrio

Ver Capítulo 738.

Amianto

Entre 1947 e 1973, o amianto foi amplamente usado como isolamento nas paredes e tetos das salas de aula de aproximadamente 10.000 escolas nos EUA. A deterioração subsequente do amianto liberou fibras de amianto no ar. O amianto não representa risco à saúde quando está intacto; no entanto, quando seus fragmentos passam a ser transportados pelo ar, podem ser inalados pelas crianças e produzem efeitos nocivos à saúde. O amianto é um carcinogênico humano, e os dois principais tipos de câncer causados pelo amianto são câncer de pulmão e mesotelioma. As leis federais norte-americanas exigem que todas as escolas sejam inspecionadas periodicamente quanto ao uso de amianto e que os resultados sejam tornados públicos. A remoção só é exigida quando o amianto está em visível deterioração ou quando está ao alcance das crianças. Na maioria dos casos, a colocação de obstáculos (paredes de gesso ou tetos rebaixados) proporciona a proteção adequada.

Pesticidas

Pesticidas constituem um grupo diverso de agentes químicos usados para controlar insetos, ervas daninhas, fungos e roedores. Aproximadamente 600 pesticidas estão registrados na EPA para uso nos EUA. Em 2007, ano mais recente para o qual os dados estão disponíveis, 398 milhões de quilos de pesticidas foram aplicados na agricultura norte-americana. Grandes volumes adicionais são usados em residências, escolas, parques, gramados, jardins e campos de golfe.

As crianças apresentam risco de exposição a pesticidas nas suas casas e escolas. Os alimentos são outras importantes vias de exposição, pois as crianças são expostas a níveis residuais de diversos pesticidas em frutas e verduras, principalmente aquelas importadas de países em que o uso de pesticidas é mais intenso que nos EUA. As crianças das áreas rurais podem ser expostas ao deslocamento de pesticidas de plantações que tiverem sido pulverizadas. As crianças empregadas na agricultura ou que vivem em acampamentos agrícolas de imigrantes apresentam risco de exposição direta a pesticidas.

As crianças podem sofrer superexposição aguda a pesticidas e evidenciar clinicamente resultados de envenenamento. A exposição elevada a inseticidas neurotóxicos, como **pesticidas organofosforados** e **carbamatos**, pode causar neurotoxicidade aguda. Ambas as classes de pesticidas atuam pela inibição da acetilcolinesterase e são responsáveis pelo maior número de casos de envenenamento agudo. Os sintomas incluem miose (não em todos os casos), salivação excessiva, cólicas abdominais, vômitos, diarreia e fasciculação muscular. Nos casos graves, a criança pode sofrer perda de consciência, arritmia cardíaca e morte por parada respiratória. O gás sarin usado em guerras é um organofosforado. Para o tratamento contra o envenenamento por medicamentos, agentes químicos e plantas, ver o Capítulo 77.

Os pesticidas também podem causar diversos efeitos tóxicos crônicos que incluem: polineuropatia e disfunção do sistema nervoso central (organofosfatos); desregulação hormonal e deficiência na reprodução (DDT, clordecona, dibromocloropropano); câncer (aldrin, dieldrina, herbicidas com clorofenoxi [2,4,5-T]); e fibrose pulmonar (paraquat).

A exposição pré-natal ao pesticida organofosforado clorpirifós em níveis que não produzem toxicidade evidente em gestantes foi associada à incapacidade do neurodesenvolvimento em crianças com função cognitiva reduzida (QI diminuído), transtorno das funções executivas e alterações funcionais e anatômicas no cérebro detectadas por ressonância magnética (RMf) funcional.

Duas classes de pesticidas de preocupação crescente são os herbicidas sintéticos e os inseticidas neonicotinoides. Os herbicidas são responsáveis por cerca de 40% do uso total de pesticidas, e sua aplicação está aumentando rapidamente. Os herbicidas também são amplamente usados na produção de alimentos geneticamente modificados, principalmente milho e soja, que são modificados para tolerar o **glifosato**, herbicida mais usado mundialmente. Os herbicidas podem ser pulverizados em lavouras resistentes a herbicidas durante a estação do crescimento. Atualmente, as plantações geneticamente modificadas resistentes ao glifosato são responsáveis por mais de 90% de todo o milho e a soja plantados nos EUA. O uso do glifosato aumentou mais de 250 vezes nos últimos 40 anos, de 0,4 milhão de quilos em 1974 a 113 milhões de quilos em 2014.

Estudos feitos em trabalhadores agrícolas com exposição ocupacional ao glifosato e outros herbicidas mostrou evidências do aumento da incidência de linfoma não Hodgkin. Com base nesses estudos e nos resultados convergentes de estudos toxicológicos, a International Agency for Research on Cancer determinou que o glifosato é um "provável carcinógeno humano". Níveis mensuráveis de metabólitos de glifosato são detectados na urina de 90% dos norte-americanos.

Os **neonicotinoides** são uma nova classe de pesticidas neurotóxicos desenvolvidos nos anos 1980 para substituir organofosfatos e carbamatos. O uso dos neonicotinoides aumentou drasticamente na última década e o inseticida neonicotinoide Imidacloprid é, no momento, o inseticida mais amplamente usado no mundo. O uso agrícola de neonicotinoides nos EUA em 2014 foi de quase 3,6 mil toneladas. Os neonicotinoides atacam os receptores nicotínicos de acetilcolina (nAChRs) do sistema nervoso dos insetos, atuando como potentes agonistas desses receptores e comprometendo a transmissão neural. Um volume crescente de evidências indica que os neonicotinoides são tóxicos para as abelhas e outros polinizadores em concentrações atualmente encontradas em regiões agrícolas. Suspeita-se que os neonicotinoides contribuem para o distúrbio do colapso das colônias de abelhas. Vários países europeus proibiram ou restringiram fortemente o uso de neonicotinoides. Quase nenhum dado está disponível referente à possível toxicidade pediátrica dos neonicotinoides ou no desenvolvimento.

As exposições das crianças aos pesticidas podem ser reduzidas minimizando-se as aplicações em gramados, jardins, escolas e parques; adaptando as técnicas do controle integrado das pestes; e reduzindo as aplicações de pesticidas nas lavouras de alimentos. *Foi demonstrado que o consumo de produtos orgânicos reduz dramaticamente a exposição de crianças em idade escolar a pesticidas organofosforados.*

Bifenilos policlorados, DDT, dioxinas, retardantes de chama bromados e outros hidrocarbonetos halogenados

Os hidrocarbonetos clorados constituem uma classe grande e diversificada de agentes químicos que incluem inseticidas (DDT), plásticos (policloreto de vinila), isoladores elétricos (PCB) e solventes (tricloroetileno). Dioxinas e furanos clorados altamente tóxicos são formados durante a síntese de herbicidas clorados ou como subprodutos da combustão de plásticos. Todos esses materiais estão amplamente dispersos e são altamente persistentes no meio ambiente. Dioxinas e furanos são conhecidos carcinógenos humanos. Retardantes de chama bromados são usados em carpetes, móveis e computadores. Eles também são altamente persistentes no meio ambiente.

Embriões, fetos e bebês, particularmente, têm risco elevado de danos por hidrocarbonetos halogenados. Todos esses compostos são lipossolúveis. Eles atravessam a placenta rapidamente e se acumulam no leite materno. A exposição intrauterina a PCB e retardantes de chama bromados tem sido vinculada a disfunções neurocomportamentais persistentes em crianças, manifestadas por comprometimento cognitivo (QI reduzido), queda no limiar de atenção e transtornos comportamentais.

O consumo de peixes provenientes de águas contaminadas é uma das principais fontes de exposição de crianças a PCB. As crianças podem sofrer exposição intrauterina ou pelo leite materno. Para proteger crianças e gestantes contra PCB em peixes, as agências governamentais emitiram alertas acerca do consumo de peixe de determinados lagos e rios. A combustão de resíduos médicos contendo policloreto de vinila e o uso de cloro para branqueamento de produtos de papel são importantes fontes evitáveis de emissões ambientais de dioxina e devem ser desencorajadas. Lâmpadas fluorescentes mais antigas instaladas há décadas nas escolas dos EUA são outra fonte de exposição a PCB. Lâmpadas que contêm PCB devem ser removidas das escolas o mais rapidamente possível para evitar contaminação ambiental. A remoção deve ser executada por profissionais treinados.

Desreguladores endócrinos

Desreguladores endócrinos são substâncias químicas sintéticas que mimetizam, bloqueiam ou alteram as ações de hormônios normais, como estrogênio, testosterona, hormônio do crescimento, insulina e hormônio da tireoide. Desreguladores endócrinos sintéticos são fabricados em volumes de milhões de quilos por ano. Eles incluem ftalatos, bisfenol A, perclorato, determinados pesticidas, retardantes de chama bromados, certos metais e dioxinas. Essas substâncias químicas, atualmente, estão disseminadas em produtos de consumo, como sopas, xampus, perfumes e plásticos. Elas estão amplamente espalhadas no meio ambiente e são encontradas no ar, nos alimentos e na água potável.

A exposição a desreguladores endócrinos no início do desenvolvimento humano é particularmente perigosa. Até mesmo exposições a doses extremamente baixas durante períodos precoces essenciais podem causar comprometimentos duradouros nas funções orgânicas e aumento do risco de doença.

Efeitos na reprodução são uma consequência das exposições a desreguladores endócrinos no início da vida. A desregulação endócrina está envolvida nas observações epidemiológicas de uma tendência a telarca e menarca precoces nas meninas (ver Capítulo 26), com aumento de câncer de testículo e hipospadia, além da diminuição da contagem de espermatozoides. Entre os efeitos na reprodução mais claramente documentados das exposições a desreguladores endócrinos no início da vida, podem ser citados **adenocarcinoma** da vagina nas mulheres e **criptorquidia** nos homens cujas mães tomaram dietilestilbestrol (DES). Outro efeito bem documentado é o encurtamento da distância anogenital, uma medida da feminização intrauterina de bebês do sexo masculino cujas mães foram submetidas a exposições elevadas a ftalatos durante a gravidez.

As exposições a desreguladores endócrinos no início da vida podem ter efeitos adversos no desenvolvimento do cérebro. A exposição pré-natal a ftalatos de baixo peso molecular está associada à queda no limiar de atenção em crianças de 4 a 9 anos de idade, e também a risco elevado de comportamentos autistas. A exposição pré-natal ao bisfenol A também tem sido vinculada a anormalidades comportamentais.

Foi relatado que os desreguladores endócrinos têm impactos adversos no metabolismo dos lipídios e aumentam o risco de obesidade. Níveis urinários mais elevados de bisfenol A estão associados a desfechos relacionados com obesidade, como doença cardiovascular, segundo um estudo transversal de dados de 2003 a 2004 da National Health and Nutrition Examination Survey em adultos.

Exposições no início da vida a desreguladores endócrinos, principalmente DDT, estão vinculadas a risco elevado de câncer. Um estudo epidemiológico de longa duração de mulheres na Califórnia descobriu que aquelas que foram expostas na gestação a altos níveis de DDT apresentaram um risco elevado de câncer de mama na vida adulta 40 a 50 anos mais tarde.

Carcinógenos ambientais

Leucemia e câncer de cérebro, as duas formas mais comuns de neoplasias pediátricas nos EUA, tiveram a incidência aumentada no período de 50 anos, de 1972 a 2012, apesar da diminuição da mortalidade. O aumento cumulativo da incidência de leucemia infantil foi superior a 20% e, para câncer do cérebro e do SNC, superior a 40%. No mesmo período, a incidência de câncer de testículo em homens jovens entre 15 e 30 anos mais que dobrou e está ocorrendo em indivíduos mais jovens. Esses aumentos são excessivamente rápidos para serem de origem genética e é provável que não se devam a melhores diagnósticos. Eles são, provavelmente, resultantes de exposições ambientais ainda indefinidas. Atualmente, o câncer é a segunda causa principal de morte nas crianças norte-americanas, superada apenas por ferimentos.

As crianças podem ser expostas a poluentes carcinogênicos na gestação ou após o nascimento. Aparentemente, elas são mais sensíveis que os adultos a determinados carcinógenos químicos e também à radiação ionizante (ver Capítulo 736). O potencial da carcinogênese química intrauterina foi inicialmente reconhecido com a descoberta de que o adenocarcinoma de células claras da vagina pode se desenvolver em mulheres jovens que foram expostas intrauterinamente ao DES.

A carcinogênese pode estar associada a exposições no lar e na comunidade. Foi constatado que filhos de indivíduos que trabalham com amianto e crianças que cresceram perto de fábricas de amianto apresentam uma incidência elevada de mesotelioma. Foi demonstrado que crianças que frequentaram escolas primárias em comunidades em que havia fábricas de borracha sintética têm risco elevado de leucemia como resultado da exposição ao 1,3-butadieno, conhecido carcinógeno humano e um dos principais componentes da borracha sintética. As crianças que crescem em fazendas apresentam altos índices de leucemia; suspeita-se que os pesticidas possuem um papel etiológico. A exposição intrauterina ao tricloroetileno através da água potável contaminada foi associada à incidência elevada de leucemia em meninas que moravam perto de uma instalação industrial e um local de resíduos industriais.

Rotas de exposição

Transplacentária. Metais pesados, como chumbo e mercúrio, componentes lipossolúveis, como PCB e DDT e desreguladores endócrinos, como ftalatos, atravessam a placenta rapidamente. Eles podem causar efeitos tóxicos graves e irreversíveis nos órgãos nervosos, endócrinos e reprodutores em desenvolvimento, mesmo em níveis muito baixos.

Água. Aproximadamente 200 agentes químicos foram detectados, em vários níveis, no abastecimento público de água. O chumbo é um contaminante especialmente comum. O abastecimento público de água geralmente é isento de chumbo na origem, mas pode ficar contaminado pelo chumbo dissolvido em canos e sistemas de encanamento que contêm chumbo. O chumbo provavelmente é dissolvido nos canos e encanamentos quando a água é ácida, conforme ocorreu em Flint, em Michigan, nos EUA, em 2014. Os níveis mais elevados de chumbo ocorrem na água que permanece nos canos de chumbo durante a noite. Portanto, é aconselhável deixar a água correr por 2 a 3 minutos todas as manhãs antes de preparar fórmulas infantis. Solventes e componentes da gasolina, como o éter metil terciário butílico e o benzeno, são comumente encontrados nos lençóis d'água. Contaminantes químicos provenientes da perfuração de gás podem contaminar a água em áreas em que está ocorrendo *fracking*. Herbicidas, como glifosato e atrazina, são contaminantes comumente encontrados na água potável de regiões agrícolas.

Ar. As emissões veiculares são a principal fonte de poluição do ar urbano. As emissões de diesel constituem um carcinógeno humano. Usinas termoelétricas a carvão são outra fonte significativa. Nas áreas rurais, a fumaça da madeira pode contribuir para a poluição atmosférica. As crianças que vivem na vizinhança de fundições e fábricas de agentes químicos podem estar expostas a emissões industriais tóxicas, como chumbo, benzeno e 1,3-butadieno.

Alimentos. Muitas substâncias químicas são intencionalmente adicionadas aos alimentos para melhorar a aparência, o sabor, a textura ou a preservação, mas muitas dessas substâncias foram insuficientemente testadas quanto à potencial toxicidade. Os resíduos de muitos pesticidas são encontrados em alimentos crus e processados. Os níveis de pesticidas são mais baixos em produtos agrícolas orgânicos em comparação a frutas e verduras convencionalmente cultivadas. Crianças que consomem produtos orgânicos apresentam níveis de pesticidas na urina substancialmente mais baixos que as que ingerem produtos convencionais.

Trajes de trabalho. As doenças nas crianças podem ser rastreadas até por meio da análise da poeira contaminada das roupas de trabalho dos pais, em que pode ocorrer toxicidade por chumbo, berílio, dioxina, pesticidas organofosforados e amianto. Essa exposição (denominada "tiro no pé") pode ser evitada com a provisão de instalações, no trabalho, para troca de roupas e banho.

Escola. As crianças podem estar expostas em escolas, jardins de infância e creches a tinta à base de chumbo, mofo, amianto, fumaça de tabaco, pesticidas e materiais perigosos de trabalhos manuais. Existem grandes oportunidades de prevenção no ambiente escolar e, muitas vezes, os pediatras são consultados para aconselhamento.

Trabalho infantil. Quatro a 5 milhões de crianças e adolescentes dos EUA ganham dinheiro trabalhando. O trabalho infantil está disseminado no mundo inteiro. As crianças que trabalham apresentam risco elevado de sofrerem traumatismo físico e ferimentos. Elas também podem ser expostas a uma ampla variedade de substâncias químicas tóxicas, incluindo pesticidas na agricultura e jardinagem, amianto na construção e na demolição de prédios e benzeno no bombeamento de gasolina.

O PAPEL DO MÉDICO

Mais uma vez, os pediatras desempenharam papel essencial no reconhecimento inicial de doenças causadas por substâncias químicas tóxicas. Cada pediatra precisa ser um "clínico em alerta" sempre aberto para a possibilidade da descoberta de novas doenças em crianças causadas por exposições perigosas no meio ambiente. Ao considerarem as origens de doenças não infecciosas, os pediatras devem perguntar a respeito de ambiente residencial, profissão dos pais, exposições pouco frequentes e fábricas na vizinhança. Uma causa ambiental é particularmente provável quando vários casos pouco usuais de doença ou constelações de achados ocorrem em conjunto. Qualquer adolescente com lesão traumática pode ter sofrido o ferimento no trabalho.

O histórico é o instrumento mais importante para obter informações sobre exposições ambientais. Por meio de algumas breves perguntas de triagem, informações acerca de exposições atuais e anteriores (incluindo perguntas sobre o trabalho e o percurso entre o trabalho e a residência em países em desenvolvimento) devem ser procuradas rotineiramente em cada novo paciente e em cada paciente com doença de causa não identificável. Alterações nos padrões de exposição ou novas exposições podem ser especialmente importantes. Se forem extraídas informações suspeitas, deverá ser feito um acompanhamento mais detalhado. Pode ser indicado o encaminhamento a um departamento de saúde estadual ou local ou a uma unidade especializada em saúde ambiental pediátrica (Pediatric Environmental Health Specialty Unit; https://www.pehsu.net/). O diagnóstico preciso da causa ambiental de uma doença pode levar a um melhor cuidado de crianças doentes e à prevenção da doença em outras crianças.

A bibliografia está disponível no GEN-io.

737.1 Tabaco

Judith A. Groner

COMPOSIÇÃO DA FUMAÇA AMBIENTAL DO TABACO E TOXICIDADES

O tabagismo é a causa mais evitável de morbidade e mortalidade, contribuindo para mais de 438.000 mortes por ano nos EUA. O motivo pelo qual as pessoas fumam é o vício em nicotina. Juntamente com o uso ativo do tabaco, a exposição à fumaça ambiental do tabaco (FAT) é um risco muito grave à saúde de crianças e adultos. A FAT é uma mistura de aproximadamente 7.000 constituintes e é composta da fumaça principal exalada pelo fumante e da fumaça secundária expelida pela extremidade de um cigarro aceso. Pelo menos 40 carcinógenos foram identificados na FAT, junto com 250 constituintes que são tóxicos ao sistema nervoso central, ao sistema imunológico, ao coração e ao fígado.

A FAT também contém material particulado, que é um risco independente à saúde. O material particulado é composto de matéria microscópica sólida e líquida suspensa no ar que pode ser inalada e entrar na circulação. Os mais estudados desses materiais incluem hidrocarbonetos policíclicos aromáticos (HPA) e as nitrosaminas específicas do tabaco, ambos carcinogênicos. A maior parte do material particulado na fumaça secundária não é filtrada pelo fumante, e seu tamanho é da ordem de submícrons (diâmetro $< 1\ \mu m$), o que significa uma classificação de material particulado fino. Essas partículas são menores que as partículas da fumaça principal e podem penetrar mais profundamente nos pulmões, resultando em maior toxicidade por meio de estresse oxidativo e inflamação. A exposição de curto e longo prazos a material particulado fino contribui para o agravamento da asma e de outras doenças respiratórias, de câncer do pulmão e outras neoplasias, de doença cardiovascular e morte. A FAT pode ser detectada em ambientes internos assim que é gerada. As pesquisas mostram que cerca da metade do material particulado proveniente da FAT ainda permanece no ar por 5 a 6 horas. Muitos componentes, como a nicotina e alguns hidrocarbonetos poliaromáticos, existem tanto na fase gasosa quanto na fase particulada da fumaça ambiental do tabaco. Classificados como "semivoláteis", a capacidade de esses componentes mudarem de forma de acordo com o ambiente significa que eles permanecem detectáveis nos ambientes fechados por períodos mais longos depois do abandono do fumo ativo.

A concentração da FAT nos ambientes internos depende do número de cigarros consumidos no período, do volume do recinto, da taxa de ventilação e de outros processos que eliminam poluentes do ar. O relatório do Surgeon General (2006) informou que existem múltiplos mecanismos pelos quais a FAT causa lesões no sistema respiratório. A lesão no sistema cardiovascular se deve a uma disfunção das células endoteliais em virtude da exposição à fumaça e aos seus efeitos pró-trombóticos. Não existe nível seguro de exposição ao tabaco.

O USO E A EXPOSIÇÃO AO TABACO CONSTITUEM UMA DISPARIDADE NO RISCO À SAÚDE

O consumo de tabaco e a consequente exposição das crianças ocorrem de maneira desproporcional entre as populações de baixa renda em desvantagem social, que têm menos condições financeiras de comprar cigarros e de arcar com o tratamento baseado em evidências para o vício da nicotina e o tratamento de doenças relacionadas à FAT. Houve uma profunda queda nos índices de tabagismo nas classes média e alta nos EUA desde os anos 1960 (queda de 83%), mas a taxa de diminuição é muito menor nos grupos de menor renda. O índice de tabagismo geral da população dos EUA é de aproximadamente 17%, mas chega a 43% entre adultos com grau educacional equivalente ao ensino médio. Devido a essas disparidades nos índices de tabagismo entre os adultos, as crianças nascidas em lares de baixa renda têm maior probabilidade de exposição à FAT. Mais de 40% das crianças dos EUA entre 3 e 11 anos de idade foram expostas à fumaça de tabaco entre 2011 e 2012, com base em um marcador biológico de exposição, o nível de cotinina no sangue. As crianças de lares de baixa renda e as afro-americanas preocupam mais, pois apresentam os índices mais elevados de exposição biológica à FAT medida; para cada diminuição na relação da receita da família, os níveis de cotinina no sangue aumentam à razão de 1,18 ng/ℓ nas crianças. Também foi mostrado que o fato de um pai ou mãe fumar constitui um fator de risco independente para insegurança alimentar nas crianças.

TABAGISMO MATERNO DURANTE A GRAVIDEZ E EXPOSIÇÃO À FUMAÇA DE TABACO DURANTE A GRAVIDEZ

Os efeitos do tabagismo materno no feto são profundos e podem ser divididos em efeitos relacionados à gravidez e efeitos a longo prazo. A exposição fetal é um dos comportamentos de risco modificáveis mais importantes para a criança e para a saúde a longo prazo.

Efeitos relacionados à gravidez. O tabagismo materno aumenta o risco de complicações da gravidez associadas à placenta, com um aumento da taxa de ruptura da placenta e placenta prévia entre as mães fumantes. Foi mostrado que tanto o tabagismo materno quanto a exposição materna à fumaça ambiental do tabaco reduzem o peso ao nascer e aumentam o risco de parto prematuro. A exposição intrauterina ao tabaco proveniente do tabagismo materno ativo ou da exposição materna à FAT aumenta o índice de natimortalidade. O tabagismo durante e após a gravidez constitui um fator de risco para a **síndrome da morte súbita infantil (SMSI)**; usando os dados de 2005 a 2009, o relatório do Surgeon General de 2014 determinou que o tabagismo durante a gravidez resulta em aproximadamente 1.000 mortes de bebês por ano, 8% de todas as mortes de bebês e 17% de todas as mortes por SMSI. Essas associações são modificáveis por políticas públicas. Diversos países da Europa mostraram redução nas complicações perinatais após leis antitabagismo abrangentes; nos EUA, as complicações da gravidez e a SMSI estão inversamente relacionadas aos níveis de taxação do tabaco.

Efeitos a longo prazo. Malformações congênitas. O tabagismo materno durante o início da gravidez é considerado causal (relatório do Surgeon General, 2014) para fendas orofaciais.

Tanto o tabagismo ativo durante a gravidez quanto a exposição materna à FAT aumentam o risco posterior de sobrepeso para a criança. Tal achado pode parecer surpreendente devido à longa relação entre tabagismo durante a gravidez e baixo peso ao nascer. Essa relação foi mostrada em diversos estudos epidemiológicos e é consistente com o ajuste de potenciais fatores de confusão, como o IMC dos pais, a amamentação, a dieta familiar e o estilo de vida. Uma metanálise de vários estudos relevantes de 1990 a 2011 mostrou uma RC ajustada de 1,47 (IC 95%: 1,25 a 1,73) de ocorrer sobrepeso.

O tabagismo materno durante a gravidez tem sido associado ao aumento do risco da ocorrência de problemas na aprendizagem e de problemas neurocomportamentais durante a infância. Os efeitos adversos do tabagismo pré-natal no neurodesenvolvimento da criança incluem desenvolvimento deficiente da linguagem e redução nas funções cognitivas. A exposição pré-natal ao tabagismo também pode reduzir o desempenho motor, o desenvolvimento mental (medido pelas Escalas de Bayley de desenvolvimento infantil), as pontuações de QI e o desenvolvimento da linguagem da criança, até os 3 anos de idade. Essa exposição também pode aumentar os riscos de diversos problemas comportamentais da criança, inclusive a externalização de comportamento agressivo e hiperativo, períodos prolongados de agressão verbal ou física e comportamento socialmente indesejável (transtorno de conduta) durante a infância, e delinquência no final da infância. Em um estudo, uma relação dose-resposta com a crescente gravidade do mau desempenho escolar foi relacionada ao número de cigarros que a mãe fumou durante a gravidez. O relatório de 2014 do Surgeon General concluiu que "as evidências são suficientes para deduzir que a exposição à nicotina durante o desenvolvimento fetal, janela essencial para o desenvolvimento do cérebro, tem consequências adversas permanentes".

Tabagismo materno durante a gravidez e desenvolvimento pulmonar

O tabagismo durante a gravidez está associado ao crescimento e à função insuficiente dos pulmões na criança, com risco mais alto de broncospasmo entre 2 e 4 anos de idade. Segundo o relatório do Surgeon General (2014), existem evidências suficientes para considerar essa relação como causal.

EXPOSIÇÃO PÓS-NATAL À FUMAÇA AMBIENTAL DO TABACO | EFEITOS NA CRIANÇA

Respiratórios. Crianças expostas à FAT apresentam maior taxa de prevalência de asma e asma com maior gravidade. O relatório do Surgeon General (2006) concluiu que existe uma relação causal entre tabagismo parental e tosse, secreção mucoide, sibilos, dispneia e asma entre as crianças em idade escolar. Crianças com exposição à FAT apresentam uma resposta mais fraca a corticosteroides inalados. Crianças asmáticas expostas à FAT têm maior probabilidade de uma consulta de emergência, de um pernoite no hospital e de internações hospitalares em comparação a crianças asmáticas não expostas. O índice de reinternações hospitalares em casos de asma tem sido associado ao nível de cotinina na saliva da criança, que constitui um biomarcador de exposição à fumaça. Isso é verdadeiro até mesmo em níveis muito baixos de exposição.

A exposição à fumaça do tabaco é uma causa de infecção no trato respiratório inferior em crianças. Achados do Surgeon General de 2006 foram atualizados por uma revisão sistêmica do tabagismo parental e residencial e do risco de infecções do sistema respiratório inferior na infância em 2011. A relação mais forte foi para bronquiolite, em que o risco de qualquer exposição residencial à fumaça aumentou por uma RC de 2,51 (IC 95%, 1,96 a 3,21) nos primeiros 2 anos de vida.

A exposição à FAT durante a infância aumenta a taxa de doença da orelha média, incluindo otite média aguda e recorrente e derrame crônico da orelha média. O relatório do Surgeon General (2006) considerou essa evidência como suficiente para inferir uma relação causal entre o tabagismo parental e doenças otológicas em crianças.

Efeitos cardiovasculares. A exposição à fumaça de tabaco durante a vida adulta tem sido vinculada ao risco elevado de doença cardiovascular. Cada vez mais evidências vinculam a exposição na infância a achados de aterosclerose pré-clínica. Esses achados incluem aumento da espessura da camada médio-intimal da carótida e baixa dilatação fluxo-mediada, ambos testes indiretos das alterações pré-clínicas que causam aterosclerose durante a vida adulta. Outros achados incluíram aumento da inflamação, medida pelos perfis lipídicos anormais da proteína C reativa, pelo aumento da pressão arterial e pelas taxas elevadas de síndrome metabólica entre crianças e jovens expostos à FAT.

Infecção. A exposição de crianças à FAT está relacionada a taxas elevadas de doença meningocócica invasiva em crianças com menos de 5 anos de idade. A FAT residencial dobrou o risco de doença meningocócica invasiva (RC de 2,18, IC 95%, 1,63-2,92, $I^2 = 72\%$), com alguma evidência da relação dose-resposta. O efeito mais forte foi observado em crianças abaixo de 5 anos de idade, e a exposição à FAT mais que dobrou a taxa de doença meningocócica (RC de 2,48, IC 95%, 1,51-4,09). Essa relação foi observada no tabagismo pré-natal (RC de 2,93, IC 95%, 1,52-5,66) e na exposição pós-natal (RC de 2,26, IC 95%, 1,54-3,31).

Também foi mostrado que a exposição à FAT também aumentou a gravidade da influenza em crianças hospitalizadas pela doença. Crianças com exposição à FAT apresentaram uma probabilidade 4,7 maior de internação em UTI (IC 95%, 1,4-18,5) e tiveram um tempo de permanência 70% mais longo (IC 95%, 12-230%) em comparação a crianças não expostas, após o controle de múltiplos fatores potenciais de confusão.

Utilização do atendimento de saúde. Crianças e adolescentes entre 3 e 19 anos expostos à FAT tiveram uma utilização mais alta do atendimento de saúde em comparação com seus pares não expostos, com base em uma análise de dados do NHANES entre 2009 e 2012. Crianças com alta exposição à FAT baseada nos níveis de cotinina no sangue tiveram uma probabilidade quase três vezes maior de um pernoite no hospital (IC 95%, 1,81-4,34) e o dobro da probabilidade de internações hospitalares que crianças sem exposição (IC 95%, 1,46-287).

Populações pediátricas vulneráveis especiais. Existem evidências de que a exposição à FAT exacerba os processos patológicos nas crianças com doenças crônicas significativas. Crianças com doença falciforme que são expostas à FAT têm morbidade elevada, taxas especificamente aumentadas de atendimentos na emergência e hospitalizações para crises vasoclusivas e síndrome aguda do tórax. Além disso, a exposição à fumaça do tabaco também está associada a anormalidades da função pulmonar em crianças com doença falciforme, independentemente da doença de base.

Crianças com fibrose cística (FC) constituem outra população vulnerável na qual a exposição à FAT apresenta uma ameaça adicional à saúde geral. Os principais problemas de saúde para esse grupo de crianças incluem distúrbios associados ao crescimento, função pulmonar e infecções pulmonares. Crianças expostas à FAT com FC têm redução no crescimento entre os 4 e os 12 meses, em comparação com crianças não expostas à FAT. Além disso, a exposição à fumaça do tabaco foi associada ao aumento da responsividade a broncodilatadores e aprisionamento aéreo e ao aumento do crescimento de *Staphylococcus aureus* e organismos anaeróbicos resistentes à meticilina na cultura respiratória. A exposição à fumaça de tabaco pode ser considerada um fator de risco modificável para crianças com doença falciforme e também com FC.

TRATAMENTO PARA A EXPOSIÇÃO À FUMAÇA AMBIENTAL DO TABACO

O melhor método para tratar a exposição de crianças à FAT é eliminar a exposição ajudando os pais a pararem de fumar. Não foi demonstrado que métodos para reduzir a exposição, como "fumar em áreas externas" ou usar uma "jaqueta para fumar", não eliminam a exposição à FAT bioquimicamente confirmada. Uma metanálise de seis estudos clínicos controlados especificamente voltada para a redução da exposição de crianças à FAT (e não para o abandono do tabagismo pelos pais) mostrou alguma redução na poluição pela fumaça de tabaco após a intervenção. Entretanto, todos os lares apresentaram poluição do ar significativa associada ao tabaco no final do período do estudo.

O consultório pediátrico, há muito tempo, tem sido considerado um excelente local para os pediatras rastrearem fumantes parentais e exposição de crianças à FAT e para intervirem junto aos pais. A Academia Americana de Pediatria (American Academy of Pediatrics [AAP]) recomenda que "os pediatras devem indagar sobre o uso de tabaco e a exposição à fumaça de tabaco como parte das consultas de avaliação de saúde e das consultas de doenças que possam ser causadas ou exacerbadas pela exposição à fumaça de tabaco, abordar a dependência dos pais/cuidadores ao tabaco como parte do atendimento de saúde pediátrico e implementar sistemas para identificar e oferecer aconselhamento, tratamento, recomendações de tratamento e/ou encaminhamento para pais dependentes do tabaco". O método dos 5 As para oferecer uma breve intervenção ao tabagismo foi desenvolvido para os consultórios das unidades básicas de saúde para os adultos. As etapas desse modelo são: (1) **perguntar** (***ask***) (quanto ao uso de tabaco pelo paciente), (2) **aconselhar** o paciente a parar de fumar, (3) **avaliar** a disposição do paciente em parar de fumar, (4) **ajudar** o paciente a parar de fumar ao oferecer uma breve orientação, farmacoterapia ou recomendações adequadas e (5) **agendar** uma visita de acompanhamento. Para consultórios pediátricos, esse modelo foi abreviado para o modelo Perguntar, Aconselhar, Encaminhar. Tais etapas são: (1) **perguntar** se alguém na residência ou que cuida da criança fuma, (2) **aconselhar** o fumante a parar de fumar e (3) **encaminhar** o fumante a tratamentos de abandono baseados em evidências, mais frequentemente um serviço por telefone ou por mensagens de texto. O serviço telefônico oferece tratamento gratuito aos fumantes e, comprovadamente, aumentou as probabilidades de abandono do fumo em comparação com intervenções mínimas.

O Clinical Effort Against Secondhand Smoke Exposure (CEASE) (Esforço Clínico contra a Exposição à Fumaça Ambiental do Tabaco) é um programa de treinamento aos pediatras e às equipes dos seus consultórios para sistematicamente fornecerem aconselhamento e intervenções sobre o abandono do fumo a pais e outros adultos que fumam, ao mesmo tempo oferecendo mais assistência ao abandono do fumo do que Perguntar/Aconselhar/Encaminhar. O modelo do CEASE é Perguntar, Ajudar e Encaminhar e envolve o treinamento dos pediatras para fornecerem farmacoterapia para abandono do fumo aos pais que desejam parar de fumar. O módulo CEASE (encontrado em https://www.ceasetobacco.org) inclui ferramentas para modificar a estrutura do consultório pediátrico para identificar os pais que fumam e ajudar os provedores de atendimento pediátrico a oferecer aconselhamento, medicamentos e encaminhamento para o tratamento do vício do fumo.

Apesar das recomendações da AAP para os pediatras incorporarem esses métodos à prática, uma metanálise de 2016 de estudos clínicos em ambientes de atendimento de rotina para a redução da exposição de crianças à FAT não mostrou nenhum efeito da intervenção. Entretanto, esses estudos controlados de prevenção à recaída do hábito de fumar das mães no pós-parto demonstrou resultados benéficos da intervenção.

A diminuição da incidência do início do tabagismo entre os jovens evitará que as crianças do futuro sejam expostas à FAT.

Oitenta por cento dos jovens que fumam persistem com o hábito na vida adulta. Desses, a metade morrerá antes dos seus pares não fumantes. Noventa por cento dos fumantes começa a fumar antes dos 19 anos de idade. Ao aumentar a idade permitida para a compra de cigarros para 21 anos, uma geração inteira de fumantes pode ser evitada. O movimento Tabaco 21 começou em 2005 em Needham, Massachusetts, nos EUA, com o aumento da idade mínima para a compra de cigarros para 21 anos. Até 2010, o índice de jovens fumantes caiu aproximadamente à metade (de 12,9 para 6,7%). Desde então, muitas cidades, inclusive Chicago e Nova York, e dois estados, Califórnia e Havaí, têm leis de acordo com o Tabaco 21.

A bibliografia está disponível no GEN-io.

Capítulo 738

Intoxicação por Metais Pesados

Prashant V. Mahajan

Chumbo, mercúrio, arsênio e cádmio, quatro dos "Dez agentes químicos mais preocupantes para a saúde pública" da Organização Mundial da Saúde (OMS) são os metais pesados que constituem as maiores ameaças aos seres humanos. A mais prevalente dessas exposições é a exposição ao chumbo (ver Capítulo 739).

A intoxicação por metais pesados resulta na toxicidade de diversos órgãos por meio da interrupção disseminada das funções celulares vitais. Pode ser necessária uma história meticulosa de exposição ambiental para identificar corretamente os metais pesados como fonte das manifestações multiformes associadas a essa exposição. A exposição ao arsênio pode ocorrer por alimento ou água contaminada; no mundo inteiro, estima-se que mais de 140 milhões de pessoas estejam cronicamente expostas à água potável com altos níveis de arsênio. A exposição ao mercúrio ocorre sobretudo por meio dos alimentos; peixes são a maior fonte de exposição ao metilmercúrio.

ARSÊNIO

Epidemiologia

Arsênio é um metaloide que existe em quatro formas: elementar, gasosa, como sal orgânico (na forma de arseniato pentavalente ou na forma de arsênio trivalente, arsenito) e na forma de compostos arsênicos orgânicos. As manifestações tóxicas são mais elevadas nos compostos mais solúveis e de maior valência. A **forma gasosa** é a mais tóxica do arsênio. Envenenamentos em massa pela exposição ao arsênio ocorreram ao longo da história, inclusive em 1998, em Wakayama, no Japão, quando 70 pessoas foram envenenadas. As crianças podem ser envenenadas após a exposição ao arsênio inorgânico encontrado em pesticidas, herbicidas, corantes, medicamentos homeopáticos e determinados medicamentos tradicionais oriundos da China, da Índia e do Sudeste Asiático (ver Capítulo 78). Depósitos no solo contaminam a água de poços artesianos. A contaminação dos lençóis d'água com arsênio é um problema comum em países em desenvolvimento. A contaminação dos poços tem sido comumente relatada nos estados norte-americanos do Alasca, Maine, Carolina do Norte e em regiões do oeste do país. Produtos alimentícios (arroz, xarope de arroz integral, sucos de frutas) cozidos em água contaminada podem absorver arsênio, concentrando-o no alimento (Figura 738.1) A OMS definiu 10 μg/ℓ

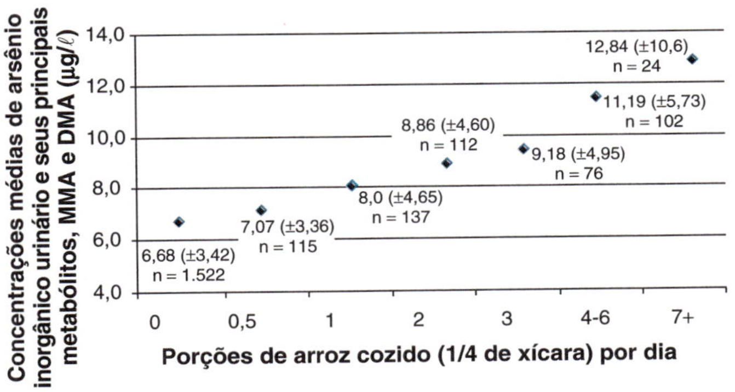

Figura 738.1 Concentrações médias de arsênio inorgânico urinário e seus principais metabólitos, ácido monometilarsônico (MMA) e ácido dimetilarsínico (DMA) por categoria de ingestão de arroz em crianças de 6 a 17 anos, segundo o National Health and Nutrition Examination Survey (NHANES) 2003-2008, exceto indivíduos com consumo recente de frutos do mar. (*De Lai PY, Cottingham KL, Steinmaus C et al.: Arsenic and rice: translating research to address health care providers' needs.* J Pediatr *167(4):797-803, 2015, Fig. 1, p. 799.*)

como limite superior de segurança. Em muitos países da Ásia e América do Sul, esse limite frequentemente é ultrapassado. A concentração de arsênio em um quarto dos poços de Bangladesh ultrapassou 50 µg/ℓ, e 35 a 77 milhões dos 125 milhões de habitantes do país consomem água contaminada com arsênio. A exposição ocupacional pode ocorrer em indústrias envolvidas na fabricação, mineração, fusão ou refino de vidro, porcelana, componentes eletrônicos e semicondutores e *lasers*. Embora o arsênio não seja mais produzido nos EUA, ele é produzido em muitos países e é importado pelos EUA para uso industrial. Componentes orgânicos de arsênio podem ser encontrados em frutos do mar, pesticidas e alguns produtos farmacêuticos veterinários. Ao contrário do mercúrio, as formas orgânicas de arsênio encontradas nos frutos do mar não são tóxicas.

Farmacocinética

O arsênio elementar é insolúvel em água e nos fluidos corporais, sendo, portanto, absorvido de forma insignificante e não tóxica. O inalado na forma gasosa é absorvido através dos pulmões. Os sais orgânicos de arsênio são bem absorvidos pelo trato gastrintestinal, pulmões e pele. Os seus compostos orgânicos são bem absorvidos pelo trato gastrintestinal. Após uma exposição aguda, o arsênio inicialmente se liga à porção proteica da hemoglobina nas hemácias (RBCs) e é rapidamente distribuído por todos os tecidos. O arsênio inorgânico é metilado e é eliminado predominantemente pelos rins, sendo 95% excretados na urina e 5% na bile. A maior parte do arsênio é eliminada nos primeiros dias e o restante é lentamente eliminado em um período de várias semanas. Essa substância se concentra no cabelo, nas unhas e na pele. A medição da distância entre as **linhas de Mees** (estrias brancas transversais da unha) e o leito da unha pode fornecer uma estimativa da ocasião da exposição (as unhas crescem à taxa de 0,4 mm/dia)

Fisiopatologia

Após a exposição à forma gasosa do arsênio, este entra nos eritrócitos e é oxidado em di-hidreto de arsênio e arsênio elementar. A complexação desses derivados com grupos sulfidrilos dos glóbulos vermelhos resulta em instabilidade da membrana celular e hemólise maciça. Os sais orgânicos de arsênio envenenam processos enzimáticos vitais para o metabolismo celular. O trivalente se liga aos grupos sulfidrilos, causando a diminuição da produção de adenosina trifosfato pela inibição de sistemas enzimáticos, como os complexos piruvato desidrogenase e α-cetoglutarato. O pentavalente pode ser biotransformado em arsênio trivalente ou substituído por fosfato na via glicolítica, resultando no desacoplamento da fosforilação oxidativa.

Manifestações clínicas

O arsênio na forma de gás é incolor, inodoro, não é irritante e é altamente tóxico. A inalação não causa sintomas imediatos. Após um período latente de 2 a 24 horas, os indivíduos expostos apresentam hemólise grave, mal-estar, cefaleia, fraqueza, dispneia, náuseas, vômitos, dor abdominal, hepatomegalia, palidez, icterícia, hemoglobinúria e insuficiência renal (Tabela 738.1). A ingestão aguda de arsênio produz toxicidade gastrintestinal em questão de minutos a horas e se manifesta por náuseas, vômitos, dor abdominal e diarreia. Gastrenterite hemorrágica com extensa perda de líquidos e perda para o terceiro espaço pode resultar em choque hipovolêmico. A toxicidade cardiovascular inclui prolongamento do intervalo QT, taquicardia ventricular polimórfica, cardiomiopatia congestiva, edema pulmonar e choque cardiogênico. A toxicidade neurológica aguda inclui delírio, convulsões, edema cerebral, encefalopatia e coma. As doses letais dos arsenatos são de 5 a 50 mg/kg; as doses letais dos arsenitos estão abaixo de 5 mg/kg.

As **sequelas tardias** incluem hematúria, proteinúria e necrose tubular aguda. Pode surgir uma neuropatia periférica motora e sensorial dias a semanas após a exposição aguda, secundária à degeneração axonal. A neuropatia se manifesta como disestesias dolorosas, seguidas por diminuição da sensação de vibração, dor, toque e temperatura, diminuição dos reflexos tendinosos; e, nos casos mais graves, paralisia crescente com insuficiência respiratória mimetizando síndrome de Guillain-Barré (ver Capítulo 634). Os sobreviventes adultos de envenenamento por arsênio na infância apresentam mortalidade maior decorrente de transtornos do sistema nervoso em comparação com adultos não submetidos a essa exposição.

Tabela 738.1 Efeitos do arsênio nos sistemas orgânicos.

SISTEMA ORGÂNICO	EFEITOS DO ARSÊNIO
Sistema gastrintestinal	Vesículas submucosas, diarreia aquosa ou sanguinolenta, grave hematêmese
Sistema cardiovascular	Contratilidade miocárdica reduzida, prolongamento do intervalo QT, taquiarritmias Vasodilatação, hipotensão
Rins	Hematúria, proteinúria, necrose tubular aguda
Sistema nervoso	Encefalopatia tóxica com convulsões, edema cerebral e coma Exposição crônica: neuropatia motora e sensorial periférica dolorosa
Sistema hematológico e linfático	Anemia e trombocitopenia; hemólise aguda com arsênio na forma de gás
Fígado	Degeneração gordurosa com necrose central
Pele	Descamação, alopecia, hiperqueratose, alterações nas unhas Exposição crônica: hiperqueratose, hiperpigmentação
Teratogênico	Defeitos no tubo neural do feto
Oncológico	Câncer urológico, outras neoplasias

A **toxicidade subaguda** é caracterizada por fadiga prolongada, mal-estar, perda de peso, cefaleia, encefalopatia crônica, neuropatia motora e sensorial periférica, leucopenia, anemia, trombocitopenia, tosse crônica e gastrenterite. As linhas de Mees das unhas se tornam aparentes 1 a 2 meses após a exposição em aproximadamente 5% dos pacientes. Os achados dermatológicos incluem alopecia, ulceração oral, edema periférico, um eritema macular pruriginoso e descamação.

A toxicidade crônica do arsênio causa morbidade significativa em crianças, resultando em lesões cutâneas e deficiência na função intelectual. A **exposição crônica** a baixos níveis de arsênio geralmente é proveniente de fontes ambientais ou ocupacionais. Ao longo dos anos, desenvolvem-se lesões dermatológicas, inclusive hiperpigmentação, hipopigmentação, hiperqueratose (sobretudo nas palmas das mãos e solas dos pés), carcinoma basocelular e de células escamosas e **doença de Bowen** (carcinoma de células escamosas cutâneo *in situ*). Podem ocorrer encefalopatia e neuropatia periférica. Ocorrem hepatomegalia, hiperesplenismo, fibrose portal não cirrótica e hipertensão portal. A **doença do pé preto** é uma doença arterial obliterativa dos membros inferiores associada à exposição crônica ao arsênio, descrita em Taiwan. A carcinogenicidade da exposição crônica ao arsênio é refletida no aumento das taxas de câncer de pele, pulmão, fígado, bexiga e rins, além de angiossarcomas. O arsênio é carcinogênico, possivelmente por desregulação epigenética. Os efeitos da exposição pré-natal ao arsênio são incertos, mas podem incluir baixo peso ao nascer.

Achados laboratoriais

O diagnóstico de intoxicação por arsênio é baseado em achados clínicos característicos, em uma história de exposição e em valores elevados de arsênio na urina, sendo que estes últimos confirmam a exposição. Deve ser determinado o nível momentâneo de arsênio em pacientes sintomáticos antes da quelação, embora o resultado possa ser, inicialmente, negativo. Uma vez que a excreção urinária de arsênio é intermitente, o diagnóstico definitivo depende de uma coleta de urina de 24 horas. Concentrações superiores a 50 µg/ℓ em uma amostra de urina de 24 horas indicam intoxicação por arsênio (Tabela 738.2). As amostras de urina devem ser coletadas em recipientes livres de metais. A ingestão de frutos do mar que contenham arsenobetaína e arsenocolina pode causar elevação nos níveis de arsênio na urina. Os níveis sanguíneos de arsênio raramente são úteis devido à sua alta variabilidade e à rápida depuração de arsênio do sangue em envenenamentos agudos. Valores elevados de arsênio no cabelo ou nas unhas devem ser

Tabela 738.2 Níveis aceitáveis e tóxicos de arsênio e mercúrio.

	ARSÊNIO	MERCÚRIO
Peso molecular	74,9 Da	200,59 Da
Nível aceitável no sangue	< 5 μg/ℓ (< 0,665 nmol/ℓ)	< 10 μg/ℓ (< 50 nmol/ℓ)
Nível aceitável na urina	< 50 μg/ℓ (< 6,65 nmol/ℓ) na amostra de urina de 24 h	< 20 μg/ℓ (< 100 nmol/ℓ)
Intervir no nível no sangue		> 35 μg/ℓ (> 175 nmol/ℓ)
Intervir no nível na urina	> 100 μg/ℓ (> 13,3 nmol/ℓ) na amostra de urina de 24 h	> 150 μg/ℓ (> 750 nmol/ℓ)

interpretados com cautela devido à possibilidade de contaminação externa. Radiografias abdominais podem demonstrar a ingestão de arsênio radiopaco.

Em um estágio mais avançado da doença, o hemograma completo pode apresentar anemia, trombocitopenia e leucocitose, seguidas por leucopenia, cariorrexia e pontilhados basófilos dos eritrócitos. As concentrações séricas de creatinina, bilirrubina e transaminases podem estar elevadas; a urinálise pode mostrar proteinúria, piúria e hematúria; e o exame do líquido cefalorraquidiano pode mostrar elevação nos níveis proteicos.

MERCÚRIO

Epidemiologia

O mercúrio existe em três formas: mercúrio elementar, sais de mercúrio inorgânico e mercúrio orgânico (Tabela 738.3). O **mercúrio elementar** está presente em termômetros, esfigmomanômetros, barômetros, baterias, processos de fusão de ouro ou prata e algumas tintas látex produzidas antes de 1991. Os trabalhadores das indústrias que produzem esses produtos podem expor seus filhos à toxina quando o mercúrio é levado para casa em roupas contaminadas A aspiração de tapetes contaminados com mercúrio e a quebra de lâmpadas fluorescentes, que contêm mercúrio, podem originar exposição ao vapor de mercúrio elementar. Ocorrem casos de envenenamentos graves por inalação na tentativa de separar ouro de minério de ouro ao aquecer o mercúrio e formar um amálgama ouro-mercúrio. O mercúrio elementar tem sido usado em medicamentos tradicionais por populações asiáticas e mexicanas para dor de estômago crônica, por nativos latino-americanos e caribenhos em práticas de ocultismo e como agente clareador da pele. Amálgamas dentários que contêm mercúrio elementar liberam quantidades residuais de mercúrio. Um painel de especialistas do National Institutes of Health concluiu que as evidências científicas existentes não indicam que os amálgamas dentários representam risco à saúde e que não devem ser substituídos simplesmente para diminuir a exposição ao mercúrio. Um painel de especialistas da OMS em 2009 concluiu que uma proibição global do amálgama a curto prazo seria problemática para a saúde pública e dentária. Entretanto, esse comitê recomendou que sejam procuradas alternativas para o uso de amálgama como parte do abandono do uso de amálgamas que contêm mercúrio.

Sais de mercúrio inorgânico são encontrados em pesticidas, desinfetantes, antissépticos, pigmentos, pilhas e explosivos e como conservantes em algumas preparações medicinais. O **mercúrio orgânico** na dieta, especialmente peixes que contêm metilmercúrio, constitui importante fonte de exposição ao mercúrio entre a população geral. As indústrias que podem produzir efluentes com mercúrio incluem a produção de cloro e soda cáustica, mineração e metalurgia, galvanoplastia, indústrias químicas, têxteis, de papel e farmacêuticas, além de curtumes. Os compostos de mercúrio no meio ambiente são metilados em metilmercúrio por microrganismos do solo e da água. O metilmercúrio da água se acumula rapidamente nos peixes (peixe-espada, cavala, atum, malacantídeos, tubarão) e em outros organismos aquáticos, que são, por sua vez, consumidos pelos seres humanos. Para abordar a inquietação de que o consumo materno de grandes quantidades de peixes durante a gravidez pode expor o feto a concentrações de mercúrio com consequências adversas, o estudo longitudinal Seychelles Child Development Study está em curso desde o final da década de 1980. A primeira coorte do estudo envolveu quase 800 duplas mãe-filho, com as coortes subsequentes inscritas. Apesar do elevado consumo de peixe pelas mães (média de 12 refeições semanais), o acompanhamento dos filhos pelo menos até os 9 anos de idade não revelou efeitos de desenvolvimento adversos consistentes. Os grandes surtos de intoxicação por metilmercúrio conhecidos incluem os incidentes ocorridos no Japão na década de 1950 (**doença de Minamata**, pelo consumo de frutos do mar contaminados) e no Iraque em 1971 (pelo consumo de cereais tratados com fungicida à base de metilmercúrio).

Timerosal é um conservante usado em algumas vacinas que contém mercúrio. O timerosal contém 49,6% de mercúrio no peso e é metabolizado em etilmercúrio e tiossalicilato. Durante uma revisão em curso de produtos biológicos em resposta à Lei de Modernização da FDA de 1997, esta organização determinou que os lactentes que receberam vacinas

Tabela 738.3 Características diferenciais de exposição ao mercúrio.

	ELEMENTAR	INORGÂNICO (SAL)	ORGÂNICO (ALQUILA)
Principal rota de exposição	Inalação	Oral	Oral
Principal distribuição tecidual	SNC, rins	Rins	SNC, rins, fígado
Depuração	Renal, GI	Renal, GI	Metilmercúrio: GI Arila: renal, GI
EFEITOS CLÍNICOS			
SNC	Tremor	Tremor, eretismo (irritabilidade)	Parestesias, ataxia, tremor, visão em túnel, disartria
Pulmonar	+++	–	–
Gastrintestinal	+	+++ (cáustico)	+
Renal	+	+++ (necrose tubular aguda)	+
Acrodinia	+	++	–
Terapia	BAL, DMSA	BAL, DMSA	DMSA (precoce)

BAL: British antilewisite (dimercaprol); *SNC*: sistema nervoso central; *DMSA*: 2,3 ácido dimercaptossuccínico; *GI*: gastrintestinal; +: leve, ++: moderada; +++: grave.
De Sue YJ: Mercury (heavy metals). In Nelson LS, Lewin NA, Howland MA *et al.*, editors: *Goldfrank's toxicologic emergencies*, ed 9, New York, 2011, McGraw-Hill, Table 96.4, p 1330.

com timerosal em diversas consultas podem ter sido expostos a mais mercúrio do que o nível recomendado pelas diretrizes federais. Como medida de precaução, a American Academy of Pediatrics, a American Academy of Family Physicians, o Advisory Committee on Immunization Practices e o U.S. Public Health Service emitiram um comunicado conjunto, em 1999, recomendando que o timerosal fosse removido das vacinas o mais rapidamente possível. *Nos EUA, o timerosal foi removido de todas as vacinas do programa recomendado de imunização infantil.* Lactentes e crianças que receberam vacinas com timerosal não precisam ser submetidos a exames de sangue, urina ou cabelo para detectar a presença de mercúrio, pois as concentrações foram muito baixas e não necessitam de tratamento. O risco maior de não vacinar as crianças supera qualquer risco conhecido de exposição às vacinas com timerosal. Os estudos *não* demonstram nenhum vínculo entre as vacinas com timerosal e transtornos do espectro autista (ver Capítulo 54), e não há evidências que deem suporte a uma mudança nos padrões de prática com relação à administração de vacinas com timerosal nas regiões do mundo em que elas são usadas. Foi observado um aumento nos níveis de mercúrio no sangue após uma única dose de vacina contra hepatite em lactentes prematuros, mas a significância clínica é desconhecida.

Farmacocinética

Oitenta por cento do vapor de mercúrio elementar inalado é absorvido pelos pulmões e distribuído rapidamente para o sistema nervoso central devido à sua rápida solubilidade em lipídios. O mercúrio elementar é oxidado pela enzima catalase em íon de mercúrio, que é a forma reativa que causa toxicidade celular. O mercúrio elementar líquido é fracamente absorvido no trato gastrintestinal, apresentando uma absorção de 0,1%. A meia-vida do mercúrio elementar nos tecidos é de cerca de 60 dias e a excreção ocorre, na sua maioria, pela urina.

Os sais de mercúrio inorgânico são absorvidos no trato gastrintestinal (10%) e cruzam a barreira hematencefálica em um grau inferior ao mercúrio elementar. Os sais mercúricos são mais solúveis do que os sais mercurosos e produzem, portanto, maior toxicidade. A eliminação ocorre principalmente na urina, com meia-vida de cerca de 40 dias.

O **metilmercúrio** é o composto de mercúrio mais avidamente absorvido, com cerca de 90% da absorção ocorrendo no trato gastrintestinal. A estrutura lipofílica com cadeia curta (alquilas) do metilmercúrio permite que ele se distribua rapidamente pela barreira hematencefálica e pela placenta. Cerca de 90% do metilmercúrio é excretado na bile e o restante, na urina. A meia-vida é de 70 dias.

Fisiopatologia

Após a absorção, o mercúrio é distribuído a todos os tecidos, particularmente o sistema nervoso central e os rins. O mercúrio reage com os grupos sulfidrilo, fosforila, carboxila e amidas, resultando na ruptura das enzimas, dos mecanismos de transporte, das membranas e das proteínas estruturais. A disfunção ou necrose celular disseminada resulta na característica da toxicidade em múltiplos órgãos do envenenamento por mercúrio.

Manifestações clínicas

Cinco síndromes descrevem o quadro clínico do envenenamento por mercúrio. A **inalação aguda de vapor de mercúrio elementar** resulta no início rápido de tosse, dispneia, dor torácica, febre, calafrios, cefaleia e distúrbios visuais. Os achados gastrintestinais incluem gosto de metal, salivação, náuseas, vômitos e diarreia. Dependendo da intensidade da exposição, a doença pode ser autolimitada ou pode evoluir para bronquiolite necrosante, pneumonite intersticial, edema pulmonar e óbito por insuficiência respiratória. Crianças menores são mais suscetíveis à toxicidade pulmonar. Os sobreviventes podem apresentar doença pulmonar restritiva. Disfunção renal e transtornos neurológicos (ataxia, fraqueza persistente, labilidade emocional) podem ocorrer de forma subaguda. A exposição crônica ao mercúrio elementar volatilizado em amálgamas dentários não foi considerada de significância clínica.

A **ingestão aguda de sais de mercúrio inorgânico** (geralmente após a ingestão de uma bateria botão) pode se manifestar em poucas horas como gastrenterite corrosiva, representada por gosto de metal, queimaduras na orofaringe, náuseas, hematêmese, dor abdominal intensa, hematoquezia, necrose tubular aguda, colapso cardiovascular e óbito.

A **intoxicação crônica por mercúrio inorgânico** produz a **clássica tríade** que consiste em tremor, transtornos neuropsiquiátricos e gengivoestomatite. A síndrome pode resultar da exposição prolongada ao mercúrio elementar, a sais de mercúrio inorgânico ou a determinados compostos de mercúrio, sendo que todos eles podem ser metabolizados em íons de mercúrio. Começa como um leve tremor involuntário dos dedos que desaparece durante o sono, mas que pode, mais tarde, ocorrer no rosto e evoluir para coreoatetose e balismo espasmódico. Também podem estar presentes neuropatia motora e sensorial mista e distúrbios visuais. Os transtornos neuropsiquiátricos incluem labilidade emocional, delírio, cefaleia, perda de memória, insônia, anorexia e fadiga. A disfunção renal varia de proteinúria assintomática a síndrome nefrótica.

Acrodinia ou **rubelose** é uma rara reação de hipersensibilidade idiossincrática ao mercúrio que ocorre, predominantemente, em crianças expostas a pós mercurosos. O complexo de sintomas inclui dor generalizada, parestesias e erupções cutâneas acrais (mãos e pés) que podem se disseminar até o rosto. A erupção normalmente é vermelho-rosada, papular, pruriginosa e dolorosa; pode evoluir para descamação e ulceração. Variantes morbiliformes, vesiculares e hemorrágicas têm sido descritas. Outras características importantes incluem anorexia, apatia, fotofobia e hipotonia, principalmente das cinturas pélvica e escapular. Podem estar presentes irritabilidade, tremores, diaforese, insônia, hipertensão e taquicardia. Alguns casos inicialmente foram diagnosticados como feocromocitoma. O desfecho é favorável após a remoção da fonte de exposição ao mercúrio.

A **intoxicação por metilmercúrio** (também conhecida como **doença de Minamata**, após o envenenamento por mercúrio em grande escala ocorrido na baía de Minamata, no Japão, em pessoas que tinham ingerido peixe contaminado) se manifesta como uma neurotoxicidade tardia que surge depois de um período de semanas a meses. Ela é caracterizada por ataxia; disartria; parestesias; tremores; transtornos do movimento; comprometimento da visão, da audição, do olfato e do paladar; perda de memória; demência progressiva; e óbito. Os lactentes expostos no útero são os mais afetados, com baixo peso ao nascer, microcefalia, profundo retardo do desenvolvimento, paralisia cerebral, surdez, cegueira e convulsões. Embora exista uma morbidade residual significativa pela neurotoxicidade do metilmercúrio, observações feitas durante o longo acompanhamento das crianças expostas no Iraque revelam a resolução completa ou parcial, na maioria dos casos.

Achados laboratoriais

O diagnóstico de intoxicação por mercúrio é baseado em achados clínicos característicos, em uma história de exposição e na elevação dos valores de mercúrio no sangue ou na urina, sendo que estes últimos confirmam a exposição. Podem ser usadas técnicas de cromatografia de camada fina e cromatografia gasosa para distinguir mercúrio orgânico de mercúrio inorgânico. O sangue deve ser coletado em tubos especiais para elementos-traço oriundos de laboratórios capacitados a realizar esses testes. Níveis abaixo de 10 $\mu g/\ell$ no sangue total e abaixo de 20 $\mu g/\ell$ em uma amostra de urina de 24 horas são considerados normais (Tabela 738.2). Embora os níveis de mercúrio no sangue possam refletir exposição aguda, eles diminuem à medida que o mercúrio se redistribui pelos tecidos. Os níveis de mercúrio na urina são mais úteis para identificar exposições prolongadas, exceto no caso de metilmercúrio, que sofre mínima excreção urinária. Os níveis de mercúrio na urina são usados no monitoramento da eficácia da terapia de quelação, ao passo que os níveis no sangue são usados principalmente no monitoramento de envenenamento por mercúrio orgânico. A análise do mercúrio no cabelo não é confiável porque o cabelo reflete exposições endógenas e exógenas ao mercúrio (o cabelo se liga avidamente ao mercúrio do meio ambiente). Radiografias abdominais podem demonstrar a ingestão de mercúrio radiopaco.

Os marcadores urinários de nefrotoxicidade precoce incluem microalbuminúria, proteína de ligação ao retinol, β_2-microglobulina e *N*-acetil-β-D-glicosaminidase. A neurotoxicidade precoce pode ser detectada com testes neuropsiquiátricos e estudos de condução nervosa, ao passo que a toxicidade grave do sistema nervoso central é aparente na TC e na RNM.

TRATAMENTO DE INTOXICAÇÃO POR ARSÊNIO E MERCÚRIO

Os princípios do tratamento de intoxicação por arsênio e mercúrio incluem a imediata remoção da fonte de envenenamento, estabilização agressiva e cuidados de suporte, descontaminação e terapia de quelação quando for adequado. Na suspeita do diagnóstico, o órgão local de controle de venenos deve ser acionado e os cuidados devem ser coordenados com médicos familiarizados com o tratamento de envenenamento por metais pesados.

Os cuidados de suporte para os pacientes expostos ao arsênio na forma de gás requerem o monitoramento rigoroso de sinais de hemólise, incluindo avaliação do esfregaço de sangue periférico e urinálise. A transfusão de concentrado de hemácias pode ser necessária, bem como a administração intravenosa de líquidos, bicarbonato de sódio e manitol para evitar insuficiência renal secundária à deposição de hemoglobina nos rins. Após a inalação de vapor de mercúrio elementar, os pacientes necessitam de um monitoramento cuidadoso da condição respiratória, que pode incluir oximetria de pulso, gasometria arterial e radiografia torácica. Os cuidados de suporte envolvem a administração de oxigênio suplementar e, nos casos graves, intubação e ventilação mecânica.

A ingestão aguda de sais de arsênio e mercúrio inorgânico resulta em gastrenterite hemorrágica, colapso cardiovascular e disfunção em múltiplos órgãos. Reanimação volêmica, o uso de agentes vasopressores e transfusão de hemoderivados pode ser necessário para o tratamento de instabilidade cardiovascular. Desconforto respiratório grave, coma com perda dos reflexos das vias respiratórias, convulsões intratáveis e paralisia respiratória são indicações para intubação e ventilação mecânica. A função renal deve ser cuidadosamente monitorada quanto a sinais de insuficiência renal e à necessidade de hemodiálise.

A descontaminação gastrintestinal após a ingestão de sais de arsênio e mercúrio inorgânico ainda não foi adequadamente estudada. Devido aos efeitos corrosivos desses compostos, não é recomendada a indução de êmese. Pode ser cogitada endoscopia antes da execução de lavagem gástrica. Arsênio e mercúrio não são bem adsorvidos pelo carvão ativado, mas seu uso pode ser útil na suspeita da presença de coingestantes. A irrigação intestinal total é usada para remover qualquer material radiopaco remanescente no trato gastrintestinal.

A **quelação** para envenenamento agudo por arsênio e mercúrio é mais eficaz quando administrada logo após a exposição. A quelação deve prosseguir até que o arsênio ou mercúrio na urina de 24 horas retornem aos níveis normais (abaixo de 50 μg/ℓ para arsênio e abaixo de 20 μg/ℓ para mercúrio), o paciente esteja assintomático ou os efeitos tóxicos remanescentes sejam supostamente irreversíveis. A eficácia da quelação para exposições crônicas é reduzida porque os metais pesados no compartimento tecidual são relativamente intercambiáveis e já terá ocorrido algum grau de toxicidade irreversível.

Dimercaprol, também conhecido como *2,3-dimercaptopropanol* ou *British antilewisite (BAL)*, é o agente quelante de escolha para pacientes que não conseguem tolerar terapia oral, o que é verdadeiro nos casos de pacientes muito graves e após a ingestão dos sais de arsênio e mercúrio inorgânico corrosivos. O BAL está disponível suspenso em óleo de amendoim e benzoato de benzila em ampolas de 3 mℓ em uma concentração de 100 mg/mℓ para injeção intramuscular profunda. Para **envenenamento por arsênio**, o esquema terapêutico recomendado para o BAL é 2,5 mg/kg IM a cada 6 horas para os primeiros 2 dias, 2,5 mg/kg IM a cada 12 horas no terceiro dia e, em seguida, 2,5 mg/kg/dia IM por 10 dias. Para grave envenenamento por arsênio, a dose de BAL é aumentada para 3 mg/kg IM a cada 4 horas por 2 dias, 3 mg/kg IM a cada 6 horas no terceiro dia e, em seguida, 3 mg/kg IM a cada 12 horas por 10 dias. A dose de BAL para **envenenamento por mercúrio inorgânico** é de 5 mg/kg IM no primeiro dia e, em seguida, 2,5 mg/kg IM a cada 12 a 24 horas por 10 dias. O complexo BAL/metal pesado é excretado na urina e na bile. Recomenda-se um período de 5 dias entre os ciclos de quelação. Os efeitos adversos do BAL incluem dor no local da injeção, hipertensão, taquicardia, diaforese, náuseas, vômitos, dor abdominal, sensação de queimação na orofaringe e de constrição no tórax. O BAL pode causar hemólise em indivíduos com deficiência de glicose-6-fosfato desidrogenase. É importante observar que o BAL é contraindicado para a quelação de metilmercúrio por redistribuir o metilmercúrio para o cérebro a partir de outros tecidos, resultando em aumento da neurotoxicidade.

A **D-penicilamina** é um quelante administrado por via oral que pode ser considerado para envenenamentos por mercúrio de menor gravidade ou como adjuvante à terapia com BAL em envenenamentos por arsênio, mas seu uso é amplamente restrito devido ao potencial de leucopenia, trombocitopenia e proteinúria significativas. Um análogo mais novo em investigação, N-acetil-D,L-penicilamina é usado com sucesso variável contra envenenamento por mercúrio.

Agentes quelantes orais são usados para substituir as dolorosas injeções de BAL quando o paciente está suficientemente estável para tolerar terapia por via oral (VO) e é necessário quelação prolongada. **Succimer**, também conhecido como *ácido 2,3-dimercaptosuccínico* (DMSA), é um derivado solúvel em água do BAL administrado por via oral. O DMSA está disponível em cápsulas de 100 mg. O regime terapêutico recomendado para DMSA é de 10 mg/kg VO a cada 8 horas, por 5 dias. O complexo DMSA/metal pesado é excretado na urina e na bile. Recomenda-se um período de 2 semanas entre os ciclos de quelação. Os efeitos adversos leves incluem náuseas, vômitos, diarreia, perda de apetite e elevações transitórias nos níveis das enzimas hepáticas. O DMSA também pode causar hemólise em pacientes com deficiência de glicose-6-fosfato desidrogenase. Pacientes que ingeriram mercúrio elementar não requerem acompanhamento, a menos que haja alguma doença subjacente que diminua o tempo do trânsito gastrintestinal. São recomendadas radiografias abdominais seriadas para documentar a evolução do metal. A inalação aguda de vapor de mercúrio e a ingestão de mercúrio inorgânico requerem hospitalização para o monitoramento da situação respiratória e gastrintestinal, respectivamente. O aborto terapêutico pode ser cogitado nas pacientes grávidas, devido ao efeito teratogênico do mercúrio.

Na Tabela 738.4 são mostradas estratégias para reduzir a exposição ao arsênio existente no arroz.

A bibliografia está disponível no GEN-io.

Tabela 738.4 Estratégias potenciais para reduzir a exposição a arsênio no arroz.

1. Diversifique a dieta
   - Alimente-se com uma dieta equilibrada e com uma variedade de cereais[†,‡,§]
   - Identifique crianças com risco de alto consumo de arroz e produtos de arroz (p. ex., dietas livres de glúten, altamente alérgicas)
2. Considere alternativas ao arroz como primeiro alimento
   - Comece a dar ao lactente trigo, aveia e outros cereais[†,‡]
   - Se tiver de dar cereal de arroz ao lactente, limite a uma porção por dia[§]
3. Adote tarefas que minimizem a exposição
   - Lave o arroz em um escorredor antes de cozinhar[§]
   - Cozinhe o arroz como macarrão, com bastante água[§]
   - Escolha variedades com níveis mais baixos de arsênio (p. ex., basmati)[§]
   - Evite ou limite o uso de leite de arroz ou outras bebidas à base de arroz em lactentes[‡] e crianças com menos de 5 anos[§,¶]
   - Leia os rótulos dos alimentos processados: escolha alternativas para alimentos adoçados com xarope de arroz integral ou espessados com produtos de arroz.
4. Ação regulatória
   - As agências federais devem estabelecer limites regulatórios para o conteúdo de arsênio no arroz e em produtos de arroz[§]

[†]FDA. [‡]AAP. [§]Consumer Reports. [¶]United Kingdom Food Standard Agency. De Lai PY, Cottingham KL, Steinmaus C *et al.*: Arsenic and rice: translating research to address health care providers' needs. *J Pediatr* 167(4):797-803, 2015, Table, p. 801.

Capítulo 739

Intoxicação por Chumbo

Morri Markowitz

O chumbo é um metal que existe em quatro formas isotópicas. Clinicamente, ele é puramente um agente tóxico; nenhum organismo tem qualquer função essencial que seja dependente do chumbo. Quimicamente, o baixo ponto de fusão e a capacidade de formar compostos estáveis tornam o chumbo útil para a fabricação de centenas de produtos; seu atrativo comercial resultou no processamento de milhões de toneladas de minério de chumbo, ocasionando a ampla disseminação do chumbo no ambiente humano.

O nível de chumbo no sangue (NCS) é o padrão ouro para a determinação dos efeitos na saúde. O nível limite no qual o chumbo começa a causar distúrbios bioquímicos, subclínicos ou clínicos ainda está para ser determinado. Em 2012, os Centers for Disease Control and Prevention (CDC) designaram 5 μg/dℓ como o "*valor de referência baseado no percentil 97,5 da população de crianças norte-americanas entre 1 e 5 anos*". Em outras palavras, foi o NCS que identificou os 2,5% das crianças com os NCSs mais altos em 2012. Como uma medida da distribuição dos NCSs nas crianças norte-americanas, em vez de um limite de toxicidade, este número mudará de uma forma dependente da epidemiologia dos NCSs. A vigilância do CDC mostrou que a prevalência de NCSs elevados tem diminuído de maneira significativa. Aproximadamente 100.000 crianças entre 1 e 5 anos atualmente têm NCSs ≥ 5 μg/dℓ. Felizmente, crianças com níveis suficientemente elevados para serem potencialmente fatais (> 100 μg/dℓ) são raras, nos EUA. Embora indicado como valor de referência, provavelmente os médicos e órgãos de saúde considerarão esse valor um limite para ações.

HISTÓRICO NA SAÚDE PÚBLICA

No final da década de 1970, quase todas as crianças em idade pré-escolar nos EUA tinham NCS acima do valor atual de referência de 5 μg/dℓ. Durante os 25 anos seguintes, os regulamentos governamentais causaram uma redução significativa dos três principais fatores contribuintes para a exposição ao chumbo por meio (1) da eliminação do uso de chumbo tetraetila como aditivo da gasolina, (2) da proibição da solda à base de chumbo para a vedação de latas de alimentos e bebidas e (3) da aplicação de um regulamento federal que limitou a quantidade de chumbo permitida na tinta para uso residencial a menos de 0,06% por peso (posteriormente reduzida, pela Product Safety Commission, para 0,009% em 2008). Os fatores que indicam um risco elevado de intoxicação por chumbo, além da idade pré-escolar, incluem baixa condição socioeconômica; morar em construções antigas, anteriores, principalmente, a 1960; localização urbana; e origem afro-americana. Outro grupo que foi identificado com risco elevado consiste em imigrantes recentes de países menos favorecidos, incluindo crianças adotadas.

Também está havendo progresso, em termos globais. No México, por exemplo, a introdução da gasolina sem chumbo em 1990 foi associada a uma redução nos NCSs, entre estudantes do primeiro grau, de 17 μg/dℓ em 1990 para 6,2 μg/dℓ em 1997. Em 2014, somente 6 países continuavam a usar gasolina com chumbo (Afeganistão, Argélia, Iraque, Coreia do Norte, Myanmar e Iêmen), e é esperado que esses países deixem de usar esse tipo de gasolina. Em Malta, depois da proibição da importação de tinta vermelha à base de chumbo e do uso de madeira tratada com chumbo como combustível nas padarias, o NCS de gestantes e recém-nascidos diminuiu 45%. Depois que foi documentado que as crianças que moravam nas proximidades de uma fábrica de baterias na Nicarágua tinham um NCS médio de 17,2 μg/dℓ, enquanto crianças na comunidade de controle tinham um NCS médio de 7,4 μg/dℓ, a fábrica foi fechada. Apesar desses avanços, a Organização Mundial da Saúde estima que quase um quarto de bilhão de pessoas possuem NCS acima de 5 μg/dℓ; entre as crianças, 90% vivem em países em desenvolvimento nos quais, em algumas regiões, o NCS pode ser 10 a 20 vezes maior do que nos países desenvolvidos.

Infelizmente, continuam a ocorrer desastres relacionados ao chumbo. Quando a fonte de abastecimento de água em Flint, no estado de Michigan, EUA, foi mudada (em 2014) para o rio Flint e usou uma usina de tratamento de água com controle de corrosão inadequado, o nível de chumbo da água que chegava às torneiras da cidade aumentou, o mesmo ocorrendo para o NCS das crianças < 5 anos. O risco de um NCS ≥ 5 μg/dℓ depois da mudança da fonte de abastecimento de água foi significativamente elevado durante o verão e outono em crianças de 1 a 2 anos. Subsequentemente, outras cidades estão avaliando o conteúdo de chumbo da água potável.

Em 2010, o CDC identificou diversas aldeias contaminadas por chumbo no norte da Nigéria. A trituração de minério para a extração de ouro causou uma ampla disseminação de poeira de chumbo. É provável que centenas de crianças tenham morrido em virtude dessa atividade e todas as crianças remanescentes nas aldeias, inicialmente avaliadas na ocasião, estavam intoxicadas por chumbo, 97% delas com NCS ≥ 45 μg/dℓ.

FONTES DE EXPOSIÇÃO

A intoxicação por chumbo pode ocorrer intrauterinamente porque o chumbo atravessa facilmente a placenta, proveniente do sangue materno. O espectro de toxicidade é semelhante ao vivenciado pelas crianças após o parto. A origem do conteúdo de chumbo do sangue materno pode ser a redistribuição de armazenamentos endógenos (ou seja, o esqueleto da mãe) ou o chumbo recentemente absorvido por meio de exposições ambientais contínuas.

Centenas de produtos contêm chumbo, incluindo baterias, revestimentos de cabos, cosméticos, suplementos minerais, plásticos, brinquedos (Tabela 739.1) e medicamentos tradicionais (Tabela 739.2). As principais fontes de exposição variam de país para país e em cada país; a principal fonte de exposição nos EUA ainda é a antiga tinta à base de chumbo. Aproximadamente 37 milhões de lares, principalmente os construídos antes de 1950, possuem tinta à base de chumbo (estimativa de 2011). Com a deterioração da tinta, ela esfarela, descasca e se transforma em poeira. Um trabalho inadequado de reabilitação das superfícies pintadas (p. ex., lixamento) pode resultar na disseminação de poeira de chumbo em toda a residência. A poeira pode revestir todas as superfícies, inclusive as mãos das crianças. Todas essas formas de chumbo podem ser ingeridas. Se for usado calor para remover a tinta, as concentrações de vapor de chumbo no aposento podem chegar a níveis suficientes para causar intoxicação por chumbo por inalação. Mais recentemente, há um aumento na percepção de que a água da

Tabela 739.1 Fontes de chumbo.
Lascas de tinta
Poeira
Solo
Exposição ocupacional dos pais ou filhos mais velhos (oficina de automóveis, fundição, construção, reformas, hidráulica, exposição a armas/balas, tintas, sucata eletrônica)
Vidrado cerâmico
Remédios fitoterápicos (p. ex., medicamentos ayurvédicos)
Remédios caseiros, incluindo antitranspirantes, desodorantes (Litargírio)
Joias (de brinquedo ou dos pais)
Carcaças de baterias armazenadas (ou morar perto de uma indústria de reciclagem de baterias)
Gasolina à base de chumbo
Bebidas destiladas ilícitas
Doces mexicanos; chocolates equatorianos
Galerias de tiro em ambiente fechado
Fragmentos de balas retidos
Temperos importados (*svanuri marili*, açafrão, *kuzhambu*)
Cosméticos à base de chumbo (kohl, surma)
Encanamento de chumbo (água)
Alimentos importados em latas que contêm chumbo
Brinquedos importados
Reformas domésticas
Brinquedos ou mobília antiga

Tabela 739.2 Casos de encefalopatia por chumbo associados a medicamentos tradicionais por tipo de medicação.

SISTEMA MÉDICO TRADICIONAL	CASOS DE ENCEFALOPATIA POR CHUMBO N (%)	N (%) CASOS PEDIÁTRICOS DENTRO DO SISTEMA OU MEDICAÇÃO DA MCA
Ayurveda	5 (7)	1 (20)
Ghasard	1 (1)	1 (100)
Práticas tradicionais do Oriente Médio	66 (87)	66 (100)
Azarcon e Greta	2 (3)	2 (100)
Medicina chinesa tradicional	2 (3)	2 (100)
Total	76 (100)	72 (95)

MCA, medicina tradicional e alternativa. De Karri SK, Saper RB, Kales SN: Lead encephalopathy due to traditional medicines. *Curr Drug Saf* 3:54-59, 2008.

torneira em residências e escolas pode ter quantidades substanciais de chumbo. Essa percepção surgiu com a descoberta, em 2015, de água contaminada na cidade de Flint, em Michigan, nos EUA, originária de canos corroídos e que causou altos NCSs nas crianças da cidade. Além disso, esse fato levantou dúvidas quanto à segurança da norma da Environmental Protection Agency (EPA) (Agência de Proteção Ambiental) sobre a concentração de chumbo na água de 15 ppb (μg de Pb/litro de água) que as empresas de abastecimento de água devem seguir em pelo menos 90% dos lares nas suas áreas de atendimento. Essa norma não era baseada na obtenção de proteção à saúde, e sim no que as empresas de abastecimento de água achavam financeiramente viável. A norma está sendo revisada pela EPA.

METABOLISMO

A atividade de levar a mão à boca, por parte das crianças pequenas, sem a intenção de se alimentar, constitui a via mais comum para a entrada de chumbo no organismo. Na maioria dos casos, o chumbo é ingerido, seja como componente da poeira raspada lambida das superfícies ou em lascas de tinta deglutidas, por meio de água contaminada proveniente de canos de chumbo ou torneiras de latão ou de alimentos ou líquidos contaminados. A contaminação cutânea com compostos de chumbo inorgânicos, como os encontrados em pigmentos, não resulta em uma quantidade substancial de absorção. No entanto, componentes orgânicos de chumbo, como o chumbo tetraetila, podem penetrar na pele.

O percentual de chumbo absorvido pelo intestino depende de vários fatores: tamanho da partícula, pH, outras matérias no intestino e estado nutricional de elementos essenciais. Lascas grandes de tinta são de difícil digestão e são, em sua maioria, excretadas; essa característica química dos compostos de chumbo é positiva, pois uma única lasca pode conter uma quantidade de chumbo potencialmente letal. Poeira fina pode ser dissolvida mais rapidamente, principalmente em meio ácido. O chumbo ingerido com o estômago vazio tem melhor absorção do que se ele for ingerido em uma refeição. A presença de cálcio e ferro pode diminuir a absorção de chumbo pela competição direta pelos locais de ligação; a deficiência de ferro (e, provavelmente, de cálcio) resulta em maior absorção, retenção e toxicidade do chumbo.

Após a absorção, o chumbo é disseminado no organismo pelo sangue. Ele circula ligado aos eritrócitos; aproximadamente 97% do chumbo do sangue está ligado aos eritrócitos ou no interior deles. A fração no plasma é muito pequena para ser medida pelas técnicas convencionais que empregam espectroscopia de absorção atômica ou voltametria de decapagem anódica; presume-se que seja a porção do plasma que entre nas células e induza toxicidade. Por isso, os laboratórios clínicos indicam o NCS e não o nível sérico ou sanguíneo de chumbo. A disponibilidade crescente e o custo decrescente da espectrometria de massa com plasma acoplado indutivamente, que é capaz de medir o chumbo em níveis de ng/dℓ, podem levar à disponibilidade clínica de ferramentas para medição do chumbo do plasma.

A maior parte do chumbo retido é acumulada nos ossos, onde permanece por anos. Entretanto, em todas as células, o chumbo causa múltiplos efeitos. Ele se liga às enzimas, principalmente aquelas que têm grupos sulfidrilo disponíveis, mudando o contorno e diminuindo a função. Por exemplo, três das oito enzimas uniformemente distribuídas na via do heme são suscetíveis a efeitos inibidores de chumbo. O acúmulo de quantidades excessivas de precursores do heme também é tóxico. A última enzima dessa via, a ferroquelatase, permite que a protoporfirina faça a quelação do ferro, formando, dessa maneira o heme. Níveis de protoporfirina eritrocitária (PE) acima de 35 μg/dℓ (dependente do laboratório) são anormais e consistentes com intoxicação por chumbo, deficiência de ferro ou doença inflamatória recente. A medição do nível de PE, portanto, é uma ferramenta útil para o monitoramento da toxicidade bioquímica do chumbo. Os níveis de PE começam a aumentar várias semanas depois que os NCSs atingiram 20 μg/dℓ em uma porção suscetível da população e são elevados em quase todas as crianças com NCSs acima de 50 μg/dℓ. Uma queda nos níveis de PE também segue uma diminuição nos NCSs depois de várias semanas, pois eles dependem do turnover das células e da interrupção da reprodução adicional excessiva por precursores eritrocitários da medula óssea. O teste pode ser prescrito como PE livre ou zinco protoporfirina. Este último geralmente não é corrigido quanto ao hematócrito.

Um segundo mecanismo de toxicidade do chumbo funciona por meio da sua competição com o cálcio. Muitas proteínas que se ligam ao cálcio possuem maior afinidade com o chumbo do que com o cálcio. O chumbo ligado a essas proteínas pode alterar sua função, resultando em sinalização intracelular e intercelular anormal. A liberação de neurotransmissores, em parte, é um processo dependente do cálcio inversamente afetado pelo chumbo.

Embora esses dois mecanismos de toxicidade possam ser reversíveis, um terceiro mecanismo evita o desenvolvimento da estrutura cerebral terciária normal. Em mamíferos imaturos, o processo de poda neuronal normal que resulta na eliminação de múltiplas conexões cerebrais intercelulares é afetado pelo chumbo. A falha na construção da estrutura cerebral terciária adequada durante a primeira infância e a infância pode resultar em anormalidade permanente. É tentador fazer deduções desses achados anatômicos sobre o correlato clínico do transtorno do déficit da atenção e hiperatividade observado em crianças intoxicadas por chumbo.

EFEITOS CLÍNICOS

O NCS é a medição mais bem estudada da carga de chumbo nas crianças. Embora os dados subclínicos e clínicos estejam correlacionados aos NCSs das populações, existe uma variabilidade interindividual considerável nessa relação. A **encefalopatia por chumbo** é mais provavelmente observada em crianças com NCSs acima de 100 μg/dℓ; contudo, uma criança com NCS de 300 μg/dℓ pode não apresentar sintomas, ao passo que outra com o mesmo nível pode estar comatosa. A suscetibilidade possivelmente está associada a polimorfismos nos genes que codificam as proteínas de ligação ao chumbo, como a desidratase do ácido Δ-aminolevulínico, enzima da via do heme.

Diversos efeitos subclínicos do chumbo foram demonstrados em estudos epidemiológicos transversais. A audição e a altura estão inversamente relacionadas aos NCSs das crianças; entretanto, em nenhum dos casos o efeito do chumbo atinge um nível que pode levar uma criança a atendimento médico. À medida que os NCSs aumentam nas populações de estudo, um nível mais alto de som (em todas as frequências) é necessário para que se atinja o limiar de audição. As crianças com NCSs mais altos são mais baixas do que as que têm níveis mais baixos; para cada aumento de 10 μg no NCS, as crianças são 1 cm mais baixas. A exposição crônica ao chumbo também pode retardar a puberdade.

Vários estudos longitudinais acompanharam coortes de crianças desde o nascimento até os 20 anos e examinaram a relação entre o NCS e as pontuações dos testes cognitivos ao longo do tempo. Existe um consenso de que os NCSs, expressos como níveis obtidos simultaneamente com testes cognitivos ou como uma medida que integra múltiplos NCSs obtidos de indivíduos ao longo do tempo, estão inversamente relacionados às pontuações dos testes cognitivos. A partir desses estudos, deduz-se que nenhum NCS acima de 0 μg/dℓ parece seguro. Na média, para cada elevação de 1 μg/dℓ no NCS, a pontuação cognitiva é aproximadamente 0,25 a 0,50 ponto inferior, embora a relação não seja linear em todo o espectro do NCS. Como os NCSs da primeira infância são preditores dos resultados dos testes cognitivos realizados anos mais tarde, esse achado implica que os efeitos do chumbo podem ser permanentes.

O efeito da exposição intrauterina ao chumbo não é tão claro. Foram obtidas repetidamente, a cada 6 meses, pontuações da Escala de Bayley de desenvolvimento mental para os primeiros 2 anos de vida em uma coorte de bebês nascidos em famílias de classe média. Os resultados foram inversamente associados aos NCSs do cordão umbilical, que é uma medida da exposição intrauterina. Entretanto, após os 2 anos de idade, todos os outros testes cognitivos realizados na coorte durante os 10 anos seguintes se correlacionaram aos NCSs aos 2 anos de idade, indicando que os efeitos da exposição pré-natal ao chumbo na função cerebral foram suplantados pelos eventos da primeira infância e dos NCSs posteriores. Estudos ulteriores, conduzidos em coortes de crianças mexicanas monitoradas desde o período pré-natal, confirmam a associação entre a exposição intrauterina ao chumbo e desfechos cognitivos posteriores. Nesses estudos, os níveis de Pb do plasma materno obtidos, principalmente, durante o primeiro trimestre, estavam mais fortemente associados às pontuações cognitivas nas crianças do que aos NCSs maternos.

O **comportamento** também é afetado adversamente pela exposição ao chumbo. Observa-se hiperatividade em crianças pequenas em idade escolar com histórias de intoxicação por chumbo ou com elevações concomitantes no NCS. Crianças mais velhas com um conteúdo maior de chumbo nos ossos têm maior probabilidade de ser agressivas e apresentar comportamentos preditivos de delinquência juvenil posterior. Um relatório oferece suporte ao conceito dos efeitos a longo prazo da exposição precoce ao chumbo. Nesse estudo longitudinal, as mães de uma coorte foram inscritas durante a gravidez. Os NCSs foram obtidos no início da gravidez, no nascimento e, em seguida, diversas vezes na criança durante os primeiros 6 anos. Os investigadores relatam que o índice relativo de prisões, especialmente por crimes violentos, aumentou significativamente com relação à presença desses NCSs no início da vida. Para cada aumento de 5 μg/dℓ no NCS, o índice ajustado de prisões foi de 1,40 para os NCSs pré-natais e de 1,27 para os NCSs aos 6 anos. Dados epidemiológicos dão suporte aos achados desse estudo observacional. Em uma análise que combinou dois conjuntos de dados nacionais, o uso total de gasolina à base de chumbo (Serviço Geológico dos EUA) e o total de atos criminais de violência relatados (Departamento de Justiça dos EUA), foi constatado que a quantidade de gasolina à base de chumbo usada anualmente estava fortemente associada a comportamentos criminais violentos, com um intervalo de 23 anos, ou seja, a exposição precoce foi seguida duas décadas depois pelo surgimento e queda, logo a seguir, de comportamento violento. Foi encontrada uma associação semelhante, dessa vez entre os níveis urbanos de chumbo no ar e crimes violentos posteriores, com um modelo semelhante mais bem ajustado, considerando um lapso de cerca de 20 anos.

Um estudo intervencionista, no qual crianças com intoxicação por chumbo moderada e NCSs iniciais de 20 a 55 μg/dℓ foram rigorosamente acompanhadas durante 6 meses, tratou dos problemas dos efeitos do tratamento no desenvolvimento cognitivo. Os componentes do tratamento incluíram instruções sobre as fontes de chumbo e sua atenuação, orientação nutricional, várias visitas residenciais e na clínica e, para um subconjunto, terapia de quelação. Os NCSs médios diminuíram e as pontuações cognitivas estavam inversamente relacionadas às alterações nos NCSs. Para cada queda de 1 μg/dℓ nos NCSs, as pontuações cognitivas subiam 0,25 ponto. Um estudo de tratamento randomizado controlado por placebo de crianças com 2 anos de idade com NCSs iniciais de 20 a 44 μg/dℓ que empregaram o agente quelante Succimer administrado durante 6 meses não encontrou diferença nas pontuações cognitivas *médias* aos 4 anos. Entretanto, como no estudo de tratamento anterior, a análise de regressão encontrou uma relação inversa entre as pontuações de *alteração*, ou seja, uma alteração nos NCSs estava associada a uma alteração nos escores cognitivos.

Não está claro se os efeitos comportamentais do chumbo são reversíveis. Em um estudo pequeno, a curto prazo, crianças hiperativas de 7 anos com NCSs na casa dos 20 foram aleatoriamente alocadas para receber um agente quelante (penicilamina), metilfenidato ou placebo. As classificações de comportamento de professores e pais melhoraram nos dois primeiros grupos, mas não no grupo de placebo. Os NCSs diminuíram somente no grupo submetido à quelação. Crianças de 2 anos intoxicadas por chumbo inscritas em um ensaio clínico controlado por placebo do agente quelante Succimer não apresentaram nenhuma diferença média no comportamento aos 4 ou 7 anos. Entretanto, os NCSs médios tampouco foram diferentes nos dois grupos dessas idades.

Esses estudos dão suporte ao conceito de que a exposição precoce ao chumbo pode causar déficits a longo prazo na cognição e no comportamento; eles também oferecem a possibilidade de que reduções na carga de chumbo podem estar associadas à melhoria das pontuações dos testes cognitivos.

SINTOMAS CLÍNICOS

Os sintomas **gastrintestinais** de intoxicação por chumbo incluem anorexia, dor abdominal, vômitos e constipação intestinal, muitas vezes ocorrendo e reaparecendo em um período de várias semanas. Crianças com NCSs superiores a 20 μg/dℓ têm o dobro da probabilidade de ter queixas gastrintestinais do que as crianças com NCSs mais baixos. Os sintomas do **sistema nervoso central** estão relacionados a agravamento de edema cerebral e pressão intracraniana aumentada. Raramente se observam cefaleia, alterações na atividade mental, letargia, papiledema, convulsões e coma resultando em óbito em níveis inferiores a 100 μg/dℓ, mas esses sintomas têm sido relatados em crianças com NCS da ordem de 70 μg/dℓ. O último óbito informado diretamente atribuível à toxicidade do chumbo nos EUA ocorreu em 2006, em uma criança com NCS de 180 μg/dℓ. Não existe um valor de corte claro no NCS para o aparecimento de hiperatividade, mas ela tem maior probabilidade de ser observada em crianças com níveis superiores a 20 μg/dℓ.

Outros órgãos também podem ser afetados pela toxicidade do chumbo, mas os sintomas geralmente não são aparentes nas crianças. Em níveis mais altos (> 100 μg/dℓ), é observada disfunção tubular renal. O chumbo pode induzir uma síndrome de Fanconi reversível (ver Capítulo 547.1). Além disso, com NCSs elevados, a sobrevida das hemácias é encurtada, o que possivelmente contribui para anemia hemolítica, embora a maioria dos casos de anemia em crianças intoxicadas por chumbo seja resultante de outros fatores, como deficiência de ferro e hemoglobinopatias. Pacientes mais velhos podem desenvolver uma neuropatia periférica, causando queda do punho e do pé, além de hipertensão.

DIAGNÓSTICO

Triagem

Estima-se que 99% das crianças intoxicadas por chumbo sejam identificadas por procedimentos de triagem e não por meio do reconhecimento clínico dos sintomas relacionados ao chumbo. Até 1997, a triagem universal por testes sanguíneos de todas as crianças entre 12 e 24 meses era a norma nos EUA. Considerando a queda nacional na prevalência de intoxicação por chumbo, as recomendações foram revisadas e passaram a ser direcionadas para o teste de chumbo no sangue em populações de risco elevado. O risco elevado se baseia em uma avaliação da probabilidade de exposição ao chumbo. Os departamentos de saúde são responsáveis por determinar a prevalência local de intoxicação por chumbo, e também do percentual de moradias construídas antes de 1950, no período de pico do uso de tintas à base de chumbo. Quando essas informações estão disponíveis, as diretrizes informadas de triagem para os clínicos podem ser emitidas. Por exemplo, no estado de Nova York, onde um grande percentual das moradias foi construído antes de

1950, o Departamento de Saúde determina que todas as crianças sejam testadas quanto à intoxicação por chumbo por exames de sangue. *Na ausência desses dados, o clínico deverá continuar a testar todas as crianças de 12 e 24 meses.* Em áreas em que a prevalência de intoxicação por chumbo e residências antigas for baixa, a triagem direcionada poderá ser baseada na avaliação de risco. Três perguntas constituem a base dos questionários mais publicados (Tabela 739.3) e poderão ser adicionados itens que forem pertinentes ao local ou ao indivíduo. Se houver alguma indústria que use chumbo na vizinhança da criança, se a criança tiver imigrado de um país que ainda permita o uso de gasolina à base de chumbo ou se a criança apresentar transtorno alimentar (pica ou alotriofagia) ou atraso no desenvolvimento, será adequada a realização de testes do nível de mercúrio no sangue. Todas as crianças qualificadas para o Medicaid devem ser submetidas a testes do nível de mercúrio no sangue. A amostragem venosa tem preferência com relação à amostragem capilar, pois a probabilidade de resultados falso-positivos e falso-negativos é menor com a amostragem venosa.

O limite para os efeitos do chumbo e o nível de referência para fins do controle do risco não são os mesmos. Problemas laboratoriais tornam a interpretação de valores entre 0 e 5 μg/dℓ mais difícil. Alguns laboratórios certificados como qualificados pelo CDC ou por outros programas de testes podem medir com precisão NCSs desde 2 μg/dℓ; outros, somente desde 5 μg/dℓ. Um valor de triagem igual ou superior a 5 μg/dℓ é consistente com exposição e requer uma segunda rodada de testes para a obtenção de um diagnóstico e para determinar a intervenção adequada. A ocasião para a repetição da avaliação depende do valor inicial (Tabela 739.4). Se o segundo teste (diagnóstico) confirmar que o NCS está elevado, serão necessários testes adicionais, segundo o cronograma recomendado (Tabela 739.5). Um NCS venoso confirmado de 45 μg/dℓ ou mais constitui uma indicação imediata de terapia por quelação.

Outras ferramentas para avaliação

A determinação do NCS continua a ser o padrão ouro para avaliar as crianças devido à pronta disponibilidade e à sua correlação com os desfechos de saúde nas populações. Existem técnicas para medir o chumbo em outros tecidos e fluidos corporais. Experimentalmente, o

Tabela 739.3 Questionário de riscos pessoais mínimos.

1. A criança mora ou visita regularmente uma casa que foi construída antes de 1950? (Inclua ambientes como creches, residências de babás ou parentes).
2. A criança mora ou visita regularmente uma casa construída antes de 1978 com reformas ou obras recentes (últimos 6 meses) ou em andamento?
3. A criança tem um irmão, irmã ou amiguinho que teve ou tem intoxicação por chumbo?

De Screening young children for lead poisoning: guidance for state and local public health officials, Atlanta, 1997, Centers for Disease Control and Prevention.

Tabela 739.4 Acompanhamento dos testes do nível de chumbo no sangue.

SANGUE (μg/dℓ)	TEMPO DECORRIDO ATÉ O TESTE DE CONFIRMAÇÃO
≥ Valor de referência-5	1 a 3 meses
5 a 44	1 semana a 1 mês*
45 a 59	48 h
60 a 69	24 h
≥ 70	Urgentemente, por ser um teste de emergência

CDC (2012).

Tabela 739.5 Resumo das recomendações para crianças com concentrações elevadas de chumbo no sangue (venoso) confirmadas.

CONCENTRAÇÃO DE CHUMBO NO SANGUE (μg/dℓ)	TESTES DE ACOMPANHAMENTO	RECOMENDAÇÕES
≥ Valor de referência-5	3 meses	À medida que os níveis se aproximarem de 5 μg/dℓ, use as recomendações para 5 a 19 μg/dℓ
5 a 19	1 a 3 meses	Orientação sobre o chumbo (fontes, via de entrada) Aconselhamento nutricional (Ca/Fe) Ambientais (métodos para a eliminação de riscos)
20 a 24	1 a 3 meses	Proceder como 10 a 19 ou mais: intervalos mais curtos se o nível de chumbo no sangue estiver aumentando
25 a 44	2 semanas-1 mês	Proceder como 20 a 24 ou mais: realizar anamnese e exame físico Hemoglobina ou hematócrito Situação do ferro Monitoramento do neurodesenvolvimento
45 a 69	O mais rapidamente possível	Proceder como 25 a 44 ou mais: hospitalizar e iniciar terapia de quelação Estudos laboratoriais: hemoglobina ou hematócrito Situação do ferro Protoporfirina eritrocitária livre ou zinco protoporfirina Testes de função renal e hepática Radiografia abdominal (na suspeita de ingestão de partículas de chumbo) com descontaminação do intestino, se indicado
≥ 70	O mais rapidamente possível	Proceder como 45 a 69 μg/dℓ ou mais: iniciar terapia de quelação com 2 medicamentos
NÃO RECOMENDADO PARA QUALQUER CONCENTRAÇÃO DE CHUMBO NO SANGUE Procurar linhas de chumbo nas gengivas Teste da presença de chumbo no cabelo, dentes ou unhas Radiografia dos ossos longos Fluorescência de raios X dos ossos longos		

Dados da American Academy of Pediatrics: Lead exposure in children: prevention, defection, and management, *Pediatrics* 116:1036-1046, 2005, and; Low Level Lead Exposure Harms Children: A Renewed Call for Primary Prevention Report of the Advisory Committee on Childhood Lead Poisoning Prevention. CDC (2012).

método de fluorescência de raios X (XRF) permite a avaliação direta e não invasiva dos depósitos de chumbo nos ossos. A metodologia de XRF foi usada para avaliar uma população que tinha sido submetida a uma exposição prolongada proveniente de uma fábrica de reciclagem de baterias. O estudo constatou que as crianças em idade escolar apresentavam níveis elevados de chumbo nos ossos, mas não no sangue venoso, achado consistente com nosso entendimento do lento *turnover* do chumbo nos ossos, que é mensurável em alguns anos, ao contrário do *turnover* do chumbo no sangue, que é mensurável em algumas semanas. O estudo também indicou que as crianças podem ter uma quantidade substancial de chumbo no organismo que não é detectada pelos exames de sangue de rotina. Esse chumbo armazenado pode ser liberado em níveis tóxicos se os índices de reabsorção óssea aumentarem repentinamente, como ocorre em imobilizações prolongadas superiores a 1 semana e durante e gravidez. Portanto, crianças com histórico de NCSs elevados apresentam risco potencial de recrudescência da toxicidade do chumbo muito depois da interrupção da ingestão e podem transmitir esse chumbo para a geração seguinte. A metodologia de XRF não está disponível para uso clínico em crianças.

O chumbo também pode ser medido na urina. A excreção espontânea, mesmo em crianças com NCSs elevados, geralmente é baixa. A excreção do chumbo pode ser estimulada pelo tratamento com agentes quelantes, e tal propriedade desses medicamentos forma a base do seu uso como componente para o tratamento da exposição ao chumbo. A excreção também foi usada para o desenvolvimento de um teste que diferencia crianças com cargas de chumbo responsivas à terapia de quelação, o **teste de mobilização de chumbo**. Nesse teste, uma coleta programada de urina é feita após uma ou duas doses de agente quelante e o conteúdo de chumbo é determinado. Entretanto, esse teste não é mais recomendado.

O chumbo presente no cabelo, nas unhas e na saliva também é mensurável, mas apresenta problemas de contaminação e interpretação do resultado. Serão necessárias pesquisas adicionais antes do estabelecimento das indicações para o teste desses materiais. Outros testes são usados como avaliações indiretas da exposição e do acúmulo de chumbo. Radiografias de ossos longos podem mostrar faixas densas nas metáfises, que talvez sejam difíceis de diferenciar das linhas de parada de crescimento. Se essas linhas forem causadas pelo chumbo, serão indicativas de meses a anos de exposição. Para crianças com sintomas agudos, quando o resultado do NCS não está imediatamente disponível, uma **radiografia de rins-ureteres-bexiga (RUB)** pode revelar **partículas radiopacas** no trato intestinal, achado consistente com a ingestão recente de reboco ou lascas de tinta contendo chumbo. Entretanto, a ausência de achados radiográficos não descarta a intoxicação por chumbo.

Como os NCSs refletem a ingestão recente ou a redistribuição proveniente de outros tecidos, mas não estão necessariamente correlacionados com a carga corporal de chumbo ou com a toxicidade do chumbo em uma criança, os testes dos efeitos do chumbo também podem ser úteis. Depois de diversas semanas de acúmulo de chumbo e um NCS superior a 20 μg/dℓ, podem ocorrer aumentos nos valores de PE superiores a 35 μg/dℓ. Um valor elevado de PE que não possa ser atribuído à deficiência de ferro ou a alguma doença inflamatória recente é um indicador do efeito do chumbo e um meio útil de avaliar o sucesso do tratamento; o nível de PE começará a diminuir algumas semanas depois de intervenções bem-sucedidas que reduzirem a ingestão de chumbo e aumentarem sua excreção. Como a PE é sensível à luz, as amostras de sangue total devem ser cobertas com uma folha de alumínio (ou equivalente) até serem analisadas.

TRATAMENTO

Quando o chumbo está localizado nos ossos, ele é liberado lentamente e é difícil removê-lo até mesmo com agentes quelantes. Como os efeitos cognitivos/comportamentais do chumbo podem ser irreversíveis, o principal esforço no tratamento da intoxicação por chumbo é evitar que ela ocorra e prevenir ingestão adicional por parte das crianças já intoxicadas. Os principais componentes no esforço de eliminar a intoxicação por chumbo são universalmente aplicáveis a todas as crianças (e adultos), e são os seguintes: (1) identificação e eliminação de fontes ambientais de exposição ao chumbo, (2) modificação comportamental para reduzir a atividade não nutritiva de levar a mão à boca e (3) aconselhamento nutricional para garantir a ingestão suficiente dos elementos essenciais cálcio e ferro. Para a pequena minoria de crianças com intoxicação por chumbo mais grave, existe tratamento medicamentoso que aumenta a excreção de chumbo.

Durante as visitas de manutenção da saúde, é justificável uma avaliação de risco limitada, que inclui perguntas relativas às fontes mais comuns de exposição ao chumbo: o estado de pinturas antigas, a exposição ocupacional secundária através de um adulto que more no lar e/ou a proximidade de uma fonte industrial de poluição. Se essa fonte for identificada, sua eliminação geralmente demandará a assistência de agências de saúde pública e moradia, além de orientação aos pais. A família deverá se mudar do apartamento contaminado por chumbo até que sejam feitos os reparos. Durante os reparos, lavagens repetidas das superfícies e o uso de aspiradores de pó com filtros HEPA (high-efficiency particle accumulator [acumulador de partícula de alta eficiência]) ajudam a reduzir a exposição à poeira que contém chumbo. A seleção cuidadosa de uma empreiteira certificada para executar o trabalho de atenuação de chumbo é necessária. Um trabalho negligente pode causar a disseminação de poeira e lascas que contenham chumbo em uma residência ou prédio e resultar na elevação adicional do NCS de uma criança. Após a conclusão do trabalho, devem ser coletadas amostras da poeira dos pisos e peitoris das janelas para verificar se o risco da exposição ao chumbo diminuiu.

Um único caso de intoxicação por chumbo muitas vezes é descoberto em uma moradia com vários familiares afetados, incluindo outras crianças pequenas, mesmo que a residência tenha uma fonte comum de chumbo, como uma pintura à base de chumbo descascada. A simples presença de chumbo em um ambiente não produz intoxicação. Os esforços dos pais para reduzir a atividade da criança afetada de levar a mão à boca são necessários para reduzir o risco de ingestão de chumbo. Lavar as mãos de maneira eficaz remove o chumbo. Porém, em uma residência com poeira de chumbo, este rapidamente começa a se acumular novamente nas mãos da criança após a lavagem. Portanto, a lavagem das mãos deve ser convenientemente limitada ao período imediatamente anterior à ocorrência da atividade nutritiva de levar a mão à boca.

Como existe competição entre o chumbo e os minerais essenciais, é razoável promover uma dieta saudável que seja suficiente em cálcio e ferro. As ingestões diárias recomendáveis desses metais variam bastante com a idade. Em geral, para crianças de 1 ano ou mais, uma ingestão de cálcio de cerca de 1 g/dia é suficiente e conveniente para lembrar (aproximadamente o conteúdo de cálcio de 950 mililitros de leite [≈1.200 mg de cálcio] ou suco de laranja fortificado com cálcio). A absorção de cálcio depende de vitamina D; o leite é fortificado com vitamina D, mas outras fontes nutricionais de cálcio muitas vezes não são. Pode ser prescrito um complexo vitamínico contendo vitamina D para crianças que não bebam leite suficiente ou que não se exponham adequadamente à luz do sol. Os requisitos de ferro também diversificam com a idade, variando de 6 mg/dia para bebês a 12 mg/dia para adolescentes. Para crianças bioquimicamente identificadas como tendo deficiência de ferro, a administração terapêutica de ferro em uma dose diária de 5 a 6 mg/kg por 3 meses é adequada. A absorção de ferro é intensificada quando o ferro é ingerido com ácido ascórbico (sucos de frutas cítricas). Dar cálcio ou ferro acima das ingestões diárias recomendadas a crianças sem deficiência de minerais comprovadamente não traz nenhum benefício terapêutico no tratamento de intoxicação por chumbo.

O **tratamento medicamentoso** para a remoção do chumbo é capaz de salvar as vidas de crianças com encefalopatia por chumbo. Em crianças sem encefalopatia, o tratamento evita a progressão dos sintomas e o aumento da toxicidade. As diretrizes para a **quelação** se baseiam no NSC. *Uma criança com NSC venoso de 45 μg/dℓ ou mais deve ser tratada.* Quatro medicamentos estão disponíveis nos EUA: ácido 2,3-dimercaptosuccínico (DMSA [Succimer]), $CaNa_2EDTA$ (versenato), British antilewisite (BAL [dimercaprol]) e penicilamina. DMSA e penicilamina podem ser administrados por via oral, enquanto $CaNa_2EDTA$ e BAL só podem ser administrados parenteralmente. A escolha do agente é orientada pela gravidade da intoxicação por chumbo,

Tabela 739.6 Terapia de quelação.

NOME	SINÔNIMO	DOSE	TOXICIDADE
Succimer	Chemet, ácido 2,3-dimercaptosuccínico	50 mg/m² de área de superfície corporal/dose (*e não 10 mg/kg*) a cada 8 h, por VO por 5 dias e, em seguida, a cada 12 h por 14 dias	Desconforto gastrintestinal, erupções cutâneas; níveis elevados no teste de função hepática, baixa contagem leucocitária
Edetato	$CaNa_2EDTA$ (edetato dissódico de cálcio) versenato	1.000 a 1.500 mg/m² de área de superfície corporal/dia; Infusão IV – contínua ou intermitente IM dividida a cada 6 h ou a cada 12 h por 5 dias	Proteinúria, piúria, nitrogênio ureico no sangue/creatinina crescente – todos raros Hipercalcemia se a infusão for muito rápida Inflamação tecidual se a infusão infiltrar
British antilewisite	Dimercaprol, British antilewisite	300 a 500 mg/m² de área de superfície corporal/dia; IM somente dividida a cada 4 h por 3 a 5 dias. Somente para nível de chumbo no sangue $\geq$ 70 µg/dℓ	Desconforto GI, alterações na atividade mental; níveis elevados no teste de função hepática, hemólise em caso de deficiência de glicose-6-fosfato desidrogenase; sem tratamento de ferro concomitante
D-Pen	Penicilamina	10 mg/kg/dia durante 2 semanas, aumentando para 25 a 40 mg/kg/dia; VO, dividida a cada 12 h. Por 12 a 20 semanas	Erupções cutâneas, febre; discrasias sanguíneas, níveis elevados no teste de função hepática, proteinúria Reatividade cruzada com penicilina

De Markowitz ME: Lead poisoning. *Pediatr Rev* 21:327-335, 2000.

pela efetividade do medicamento e pela facilidade de administração (Tabela 739.6). Crianças com NCSs de 44 a 70 µg/dℓ podem ser tratadas com um único medicamento, preferivelmente DMSA. Crianças com NCSs de 70 µg/dℓ ou mais necessitam de um tratamento com dois medicamentos: $CaNa_2EDTA$ em combinação com DMSA ou BAL para crianças sem evidências de encefalopatia ou $CaNa_2EDTA$ e BAL para crianças com encefalopatia. Os dados publicados sobre o tratamento combinado com $CaNa_2EDTA$ e DMSA para crianças com NCSs acima de 100 µg/dℓ são muito limitados. Entretanto, observações provenientes do tratamento de centenas de crianças gravemente intoxicadas por chumbo no norte da Nigéria indicam que o tratamento somente com DMSA é capaz de salvar vidas, embora o grau dos danos residuais nos sobreviventes não tenha sido relatado.

As toxicidades relacionadas aos medicamentos são de pouca relevância e reversíveis. Essas toxicidades incluem desconforto gastrintestinal, elevações transitórias das transaminases, sedimentos urinários ativos e neutropenia. Esses tipos de eventos são menos comuns para $CaNa_2EDTA$ e DMSA e mais comuns para BAL e penicilamina. Todos os medicamentos são eficazes na redução dos NCSs quando administrados em doses suficientes e pelo tempo prescrito. Esses medicamentos também podem aumentar a absorção de chumbo no intestino e devem ser administrados nas crianças em ambientes isentos de chumbo. Algumas autoridades também recomendam a administração de um catártico imediatamente antes ou concomitantemente com o início da quelação para eliminar qualquer chumbo já presente no intestino.

Nenhum desses agentes remove todo o chumbo do organismo. No espaço de dias a semanas após a conclusão de um ciclo terapêutico, o NCS aumenta, mesmo sem a ingestão de chumbo. Acredita-se que a origem desse rebote no NCS esteja nos ossos. Exames seriados do conteúdo de chumbo dos ossos mostraram que a quelação com $CaNa_2EDTA$ está associada à diminuição nos níveis de chumbo dos ossos, mas o chumbo residual permanece detectável mesmo depois de vários ciclos de tratamento.

A repetição da quelação é indicada se o NCS voltar ao nível de 45 µg/dℓ ou mais. Crianças com NCSs iniciais acima de 70 µg/dℓ provavelmente precisarão de mais de um ciclo. Recomenda-se um mínimo de 3 dias entre os ciclos para evitar toxicidades relacionadas ao tratamento, principalmente nos rins.

A indicação para a terapia de quelação para crianças com NCSs < 45 µg/dℓ não é tão clara. Embora o uso desses medicamentos em crianças com NCSs de 20 a 45 µg/dℓ diminua transitoriamente os NCSs e, em alguns casos, a reversão da inibição da enzima induzida pelo chumbo, poucas dessas crianças aumentam a excreção de chumbo significativamente durante a quelação, suscitando a dúvida de algum benefício ser obtido a longo prazo. Um estudo de crianças de 2 anos de idade com NCSs de 20 a 44 µg/dℓ que foram randomizadas para receber DMSA ou placebo descobriu que a queda nos NCSs foi maior nos primeiros 6 meses após o início da participação no grupo tratado com DMSA, mas os níveis convergiram em até 1 ano de acompanhamento. As pontuações médias dos testes cognitivos obtidas aos 4 e 7 anos de idade não foram estatisticamente diferentes entre os grupos. A quelação com DMSA (e $CaNa_2EDTA$) não é recomendada para todas as crianças com NCSs < 45 µg/dℓ. São necessários estudos adicionais para determinar se existem subgrupos de crianças com NCSs inferiores a 45 µg/dℓ que possam se beneficiar de quelação. Por exemplo, se forem selecionadas crianças para quelação após demonstração de responsividade a uma dose de teste de um agente quelante com aumento da diurese de chumbo, que é uma indicação de que o medicamento é eficaz na remoção permanente do chumbo do organismo, existirão melhores desfechos clínicos/subclínicos? Também ainda deve ser demonstrado se outros agentes quelantes disponíveis nos EUA ou em outro país são eficazes em reduzir substancialmente os depósitos corporais (ossos) de chumbo ou em reverter os déficits cognitivos atribuíveis ao chumbo nesses NCSs.

Com uma intervenção bem-sucedida, os NCSs diminuem, sendo que a maior queda no NCS ocorre nos primeiros 2 meses após o início da terapia. Subsequentemente, a taxa de alteração no NCS reduz lentamente, de modo que, em até 6 a 12 meses após a identificação, o NCS da criança média com intoxicação por chumbo moderada (NCS > 20 µg/dℓ) será 50% mais baixo. Crianças com NCSs mais elevados podem demorar anos para atingir o nível de referência atual do CDC, 5 µg/dℓ, mesmo se todas as fontes de exposição ao chumbo tiverem sido eliminadas, o comportamento tiver sido modificado e a nutrição tiver sido maximizada. A triagem precoce continua a ser a melhor maneira de evitar e, portanto, eliminar a necessidade de tratamento contra intoxicação por chumbo.

A bibliografia está disponível no GEN-io.

Capítulo 740

Intoxicação Alimentar Não Bacteriana

740.1 Intoxicação por Cogumelos

Diane P. Calello

Cogumelos são um alimento ideal. Eles têm poucas calorias, são isentos de gordura e têm elevado índice proteico, o que os torna uma excelente fonte nutricional. Infelizmente, alguns deles são altamente tóxicos se ingeridos. A colheita e o consumo de cogumelos selvagens estão se tornando cada vez mais populares nos EUA. Essa popularidade aumentada gerou o crescimento de relatos de intoxicações graves e fatais por cogumelos.

As síndromes clínicas produzidas pela intoxicação por cogumelos são divididas de acordo com a rapidez do início dos sintomas e com o sistema predominante envolvido (Tabela 740.1). Os sintomas são causados pela principal toxina presente nos cogumelos ingeridos. As oito principais toxinas produzidas pelos cogumelos são categorizadas como ciclopeptídeos, monometil-hidrazina, muscarina, indoles alucinógenos, isoxazol, coprine (reação semelhante ao dissulfiram), orelanina e irritantes específicos do trato gastrintesinal. O cogumelo selvagem comestível *Tricholoma equestre* está associado à rabdomiólise tardia e foi relatado que o *Clitocybe amoenolens* e o *Clitocybe acromelalga* causam eritromelalgia. As toxinas responsáveis por esses efeitos são desconhecidas e os métodos dos testes diagnósticos são limitados.

Os sintomas após a ingestão de cogumelos podem não ser diretamente decorrentes do efeito de toxinas, e sim uma reação alérgica ou um efeito tóxico de pesticidas ou outros contaminantes. Além disso, nem todos aqueles que ingerirem o mesmo cogumelo poderão ficar doentes ou, se ficarem, poderão ficar doentes em diferentes intervalos. A Tabela 740.2 lista os princípios gerais de tratamento.

Tabela 740.1 Resumo das síndromes comuns associadas aos cogumelos.

SÍNDROME	EVOLUÇÃO CLÍNICA	TOXINA(S)	COGUMELO(S) DESENCADEADOR(ES) TÍPICO(S)
Gastrenterite tardia. seguida por síndrome hepatorrenal	Estágio 1: 24 h após a ingestão: início de náuseas, vômitos, diarreia intensa semelhante à da cólera, dor abdominal, hematúria Estágio 2: 12 a 48 h após a ingestão: recuperação aparente; os níveis das enzimas hepáticas estão subindo durante esse estágio Estágio 3: 24 a 72 h após a ingestão: insuficiência hepática e renal progressivas, coagulopatia, cardiomiopatia, encefalopatia, convulsões, coma, morte	Ciclopeptídeos, principalmente amatoxinas	Espécies dos gêneros "*Amanitas mortais*", *Galerina*
Hiperatividade, delirium, coma	30 min a 2 h após a ingestão: delirium, alucinações e coma	Muscimol, ácido ibotênico	*Amanita muscaria, Amanita pantherina*
Gastrenterite tardia com anormalidades do sistema nervoso central	6 a 24 h após a ingestão: podem ocorrer náuseas, vômitos, diarreia, dor abdominal, cãibras musculares, delirium, convulsões, coma; hemólise e meta-hemoglobinemia	Giromitrina	*Gyromitra esculenta* ("falso morel")
Síndrome colinérgica	30 min a 2 h após a ingestão: bradicardia, broncorreia, broncospasmo, sialorreia, sudorese, lacrimejamento, convulsões, coma	Muscarina	Espécies do gênero *Boletus*, Espécies do gênero *Clitocybe*, Espécies do gênero *Inocybe*, Espécies do gênero *Amanita*
Reação semelhante à do dissulfiram com etanol	30 min após a ingestão de etanol (pode ocorrer até 1 semana após a ingestão de cogumelos contendo coprine): rubor da pele da face e tronco, hipotensão, taquicardia, dor torácica, dispneia, náuseas, vômitos, extrema apreensão	Coprine	*Coprinus atramentarius*
Alucinações	30 min a 3 h após a ingestão: alucinações, euforia, torpor, comportamento compulsivo, agitação	Psilocibina e psilocina	Espécies do gênero *Psilocybe*
Gastrite tardia e insuficiência renal	Dor abdominal, anorexia, vômitos começando 30 h após a ingestão, seguidos de insuficiência renal progressiva 3 a 14 dias mais tarde	Orelina, orelanina	Espécies do gênero *Cortinarius*
Anemia hemolítica mediada imunologicamente	Síncope, gastrenterite, oligúria, hemoglobinúria, dorsalgia, hemólise	Mediada por hemoglobina	*Paxillus involutus*
Irritantes gastrintestinais gerais	30 min a 2 h após a ingestão: náuseas, vômitos, cólicas abdominais, diarreia; pode ocorrer recuperação sem tratamento	Não identificadas, provavelmente múltiplas	*Chlorophyllum molybdites*, cogumelos do jardim ("pequenos cogumelos marrons"), muitos outros

De Brent J, Palmer RB: Mushrooms. Em Shannon MW, Borron SW, Burns MJ, editors: *Haddad and Winchester's clinical management of poisoning and drug overdose*, ed 4, Philadelphia, 2007, WB Saunders, Table 23-1.

Tabela 740.2 Tratamento geral da ingestão de cogumelos.

1. Determine o histórico de ingestão: quantos tipos de cogumelos ingeridos, a que horas, se alguém mais os ingeriu e que sintomas estão presentes
2. Tente determinar quais das possíveis síndromes (Tabela 740.1) o paciente pode estar apresentando. Por exemplo, sintomas gastrintestinais ocorrendo mais de 6 h após a ingestão sugerem fortemente intoxicação por ciclopeptídeos, giromitrina ou *Cortinarius*
3. Administre carvão ativado. Se o paciente tiver diarreia, não dê um catártico. Se for usado um catártico, dê somente com a primeira dose de carvão ativado. Use doses repetidas de carvão ativado na suspeita de intoxicações por amatoxina
4. Se for viável e, quando indicado, envie o aspirado gástrico ou a êmese, juntamente com quaisquer cogumelos remanescentes, a um micologista para identificação
5. Tente realizar uma identificação preliminar do cogumelo e dos esporos. Comece a fazer uma impressão dos esporos assim que possível
6. Mantenha medidas de suporte, inclusive das vias respiratórias, hidratação venosa e vasopressores (se necessário). Monitore a volemia do paciente
7. Evite antiespasmódicos para sintomas gastrintestinais
8. Antecipe o curso clínico.

De Brent J, Palmer RB: Mushrooms. Em Shannon MW, Borron SW, Burns MJ, editors: *Haddad and Winchester's clinical management of poisoning and drug overdose*, ed 4, Philadelphia, 2007, WB Saunders, Box 23.1.

SISTEMA GASTRINTESTINAL – INÍCIO TARDIO

Intoxicação por amanita

Intoxicações por espécies do gênero *Amanita* (cogumelo do boné da morte) e *Galerina* são responsáveis por 95% das fatalidades por intoxicação por cogumelos; a taxa de mortalidade para esse grupo é de 5 a 10%. A maioria das espécies produz duas classes de ciclopeptídeos: (1) falotoxinas, que são heptapeptídeos supostamente responsáveis pelos sintomas iniciais de intoxicação por *Amanita* e (2) amatoxinas, octapeptídeos que inibem a RNA-polimerase II nuclear e a produção subsequente de RNA mensageiro, causando disfunção da síntese proteica e morte celular. Células com altos índices de *turnover*, como as existentes na mucosa gastrintestinal, rins e fígado, são as mais gravemente afetadas. Outros efeitos sugeridos das toxinas são a indução de apoptose, depleção de glutationa hepática e formação de radicais livres de oxigênio. Atrofia amarela aguda do fígado e necrose dos túbulos renais proximais são encontrados nos casos letais.

A evolução clínica da intoxicação por espécies do gênero *Amanita* ou *Galerina* é bifásica. Náuseas, vômitos e dor abdominal intensa surgem 6 a 24 horas após a ingestão. Uma profusa diarreia aquosa ocorre logo a seguir, que pode durar 12 a 24 horas ou mais. Durante esse tempo, os pacientes ficam gravemente desidratados. De 24 a 48 horas depois da intoxicação, ocorrem icterícia, aumento das transaminases (com pico entre 72 e 96 horas depois), insuficiência renal e coma. O óbito ocorre 4 a 7 dias após a ingestão. Um tempo de protrombina inferior a 10% do controle é um fator de prognóstico desfavorável.

Tratamento

O tratamento para intoxicação por *Amanita* é de suporte e específico. A perda de fluido por diarreia intensa durante a evolução precoce da doença é intensa, exigindo a correção agressiva da perda de líquidos, de eletrólitos e de desequilíbrio ácido-base. Na fase tardia da doença, o tratamento de insuficiência renal e hepática também é necessário.

A terapia específica para intoxicação por *Amanita* se destina a remover a toxina rapidamente e bloquear a ligação no seu local de destino. O uso de carvão ativado é recomendado como parte do tratamento inicial de crianças com intoxicação por *Amanita*. Para ingestões significativas, considere silibinina (5 mg/kg IV durante 1 hora seguidas por uma infusão intravenosa contínua de 20 mg/kg/24 horas) por 3 dias após a ingestão. Se a silibinina não estiver disponível, poderá ser usada penicilina G (400.000 unidades/kg/24 horas). A silibinina e a penicilina G inibem a ligação de ambas as toxinas, interrompem a recirculação êntero-hepática de amatoxina e protegem o fígado contra lesões adicionais, embora sua eficácia seja controversa. Deve ser administrada acetilcisteína para oferecer efeito hepatoprotetor. Também são recomendadas hemodiálise e hemoperfusão como parte do tratamento inicial de crianças intoxicadas. Pode ser necessário transplante ortotópico de fígado para crianças com grave insuficiência hepática.

Intoxicação por monometil-hidrazina

As espécies do gênero *Gyromitra* contêm giromitrina, que se decompõe no estômago para formar monometil-hidrazina (CH_3NHNH_2) e inibe a produção enzimática de ácido γ-aminobutírico no sistema nervoso central (SNC). A monometil-hidrazina também oxida o ferro da hemoglobina, resultando em meta-hemoglobina. As crianças com intoxicação por *Gyromitra* apresentam vômitos, diarreia, hematoquezia e dor abdominal 6 a 24 horas após a ingestão da toxina. Sintomas do SNC, como vertigem, diplopia, cefaleia, ataxia e convulsões ocorrem posteriormente, na evolução clínica. Hemólise e meta-hemoglobinemia (Capítulo 489.6) são raras, mas constituem complicações potencialmente fatais da intoxicação por giromitrina.

Tratamento

Hipovolemia decorrente de perdas de líquido pelo trato gastrintestinal e convulsões necessitam de intervenção de suporte. O piridoxal fosfato, a coenzima que catalisa a produção do ácido γ-aminobutírico, pode reverter os efeitos da monometil-hidrazina quando administrado em doses elevadas. O cloridrato de piridoxina (25 mg/kg com infusão durante 30 minutos) é administrado em uma frequência que depende da melhora clínica. É administrado Diazepam para convulsões persistentes. A administração parenteral de azul de metileno é indicada se a concentração de meta-hemoglobina ultrapassar 30%. Podem ser necessárias transfusões de sangue no caso de hemólise significativa.

SISTEMA RENAL – INÍCIO TARDIO

Intoxicação por orelanina

As espécies do gênero *Cortinarius* contêm a toxina orelanina, estável ao calor, que causa grave lesão renal não glomerular caracterizada por fibrose intersticial e necrose tubular aguda. Embora o mecanismo exato da lesão não esteja totalmente esclarecido, acredita-se que um metabólito da orelanina iniba a síntese proteica nos rins. A intoxicação por *Cortinarius* é caracterizada por náuseas, vômitos e diarreia que se manifestam 36 a 48 horas após a ingestão. Embora os sintomas iniciais possam ser triviais, ocorre toxicidade renal mais grave depois de alguns dias e insuficiência renal aguda em 30 a 50% das pessoas afetadas, começando com poliúria e evoluindo para insuficiência renal (Capítulo 550).

Tratamento

O tratamento para intoxicação por orelanina é de suporte. Com atendimento precoce, 4 a 6 horas após a ingestão, a intoxicação pode ser tratada com carvão ativado e lavagem gástrica. Pode ser necessária hemodiálise em pacientes que sofrem de insuficiência renal. A maioria dos pacientes se recupera em até 1 mês, mas é desenvolvida insuficiência renal crônica entre um terço e metade dos pacientes, que precisarão, subsequentemente, de transplante renal.

SISTEMA NERVOSO AUTÔNOMO – INÍCIO RÁPIDO

Intoxicação por muscarina

Cogumelos dos gêneros *Inocybe* e, em um grau menor, *Clitocybe*, contêm muscarina ou compostos relacionados à muscarina. Esses derivados do quaternário de amônio se ligam a receptores pós-sinápticos, produzindo uma resposta colinérgica exagerada. O início dos sintomas é rápido (30 minutos a 2 horas após o consumo), e a intoxicação é caracterizada por sintomas de excesso colinérgico: diaforese, lacrimejamento excessivo, sialorreia, miose, bradicardia, hipotensão, incontinência urinária e fecal e vômitos. O sofrimento respiratório causado por broncospasmo e secreções broncopulmonares elevadas é a complicação mais grave. Os sintomas desparecem espontaneamente em 6 a 24 horas.

Tratamento

Sulfato de atropina, o antídoto específico, é administrado por via intravenosa (0,01 mg/kg; máximo: 2 mg). Esse tratamento é repetido até o desaparecimento dos sintomas pulmonares ou até que o paciente fique evidentemente taquicárdico.

Ingestão de Coprine

Coprinus atramentarius e *Clitocybe clavipes* contêm coprina. Como o dissulfiram (Antabuse; Odyssey Pharmaceuticals, Inc.), a coprine inibe o metabolismo do acetaldeído após a ingestão de etanol. As manifestações clínicas resultam do acúmulo de acetaldeído.

A intoxicação por coprine se torna aparente após a ingestão de etanol e pode ocorrer até 5 dias após o consumo do cogumelo. Hiperemia do rosto e do tronco, formigamento das mãos, gosto de metal na boca, taquicardia e vômitos ocorrem de forma aguda. A hipotensão pode resultar da vasodilatação periférica intensa.

A síndrome tipicamente é autolimitada e dura somente algumas horas. Não existe um antídoto específico. Se a hipotensão for grave, poderá ser necessária a infusão de soluções venosas para reestabelecimento do volume vascular. Também foram sugeridas pequenas doses orais de propranolol.

SISTEMA NERVOSO CENTRAL – INÍCIO RÁPIDO

Intoxicação por isoxazol

Embora *Amanita muscaria* e *Amanita pantherina* possam conter muscarina, as toxinas responsáveis pelos sintomas do SNC após a ingestão desses cogumelos são, principalmente, muscimol e ácido ibotênico, os derivados dos isoxazóis estáveis ao calor. Muscimol, que é um alucinógeno, e o ácido ibotênico, um inseticida, agem como agonistas do ácido γ-aminobutírico. Entre 30 minutos e 3 horas após a ingestão, surgem os sintomas do SNC: obnubilação, alternância entre letargia e agitação e, ocasionalmente, convulsões. Náuseas e vômitos são incomuns. Se houver um grande volume de muscarina no cogumelo, também podem ocorrer sintomas de crise colinérgica.

A terapia específica deve ser cuidadosamente selecionada. Se for observada uma resposta colinérgica exagerada, deverá ser administrada atropina. Por outro lado, uma vez que as ingestões de *A. muscaria* ou *A. pantherina* podem originar achados anticolinérgicos, o inibidor da acetilcolinesterase fisostigmina pode ser usado para reverter o delirium e o coma. Benzodiazepinas também podem ser usadas para a agitação e o delirium. As convulsões são controláveis com Diazepam. Entretanto, na maioria dos casos, cuidados de suporte precoces e observação rigorosa constituem tudo que é necessário.

Intoxicação por indole

Cogumelos pertencentes ao gênero *Psilocybe* ("cogumelos mágicos") contêm psilocibina e psilocina, dois compostos psicotrópicos. Até 30 minutos após a ingestão, os pacientes apresentam euforia e alucinações, frequentemente acompanhadas por taquicardia e midríase. Também foram observadas febre e convulsões em crianças com intoxicação por psilocibina. Esses sintomas são de curta duração, geralmente de 6 horas, após o consumo do cogumelo. O tratamento consiste em repouso e observação em um ambiente silencioso. Pacientes intensamente agitados podem responder a Diazepam.

SISTEMA GASTRINTESTINAL – INÍCIO RÁPIDO

Muitos cogumelos de diversos gêneros produzem manifestações gastrintestinais locais. As toxinas causadoras são diversas e amplamente desconhecidas. Até 1 hora após a ingestão, os pacientes apresentam dor abdominal aguda, náuseas, vômitos e diarreia. Os sintomas podem durar de horas a dias, dependendo da espécie do cogumelo. O tratamento é, principalmente, de suporte. Crianças com grandes perdas de líquido podem precisar de reposição volêmica. É imperativo diferenciar a ingestão de cogumelos dessa classe da ingestão das espécies dos gêneros *Amanita* e *Galerina*, que contêm ciclopeptídeos.

A bibliografia está disponível no GEN-io.

740.2 Intoxicação por Solanina

Diane P. Calello

Solanina é um alcaloide encontrado em plantas da família da beladona (Solanaceae), especificamente no tomate, na berinjela e, mais significativamente, na batata. A maioria das intoxicações por solanina relatada surgiu da ingestão de batatas esverdeadas. Quando expostas à luz e se tornam verdes e/ou brotam, as batatas produzem diversos glicoalcaloides contendo o derivado do colesterol *solanidina*. Dois desses glicoalcaloides, α-solanina e α-chaconina, são encontrados em concentração mais elevada nas cascas e brotos. Parte da solanina pode ser removida fervendo, mas não assando a batata. O principal efeito da α-solanina e da α-chaconina é a inibição reversível de colinesterase. Também foram relatados efeitos cardiotóxicos e teratogênicos.

As manifestações clínicas da intoxicação por solanina e chaconina ocorrem entre 7 e 19 horas após a ingestão. Os sintomas mais comuns são vômito, dor abdominal e diarreia; nos casos mais graves de intoxicação, sintomas neurológicos, incluindo torpor, apatia, confusão, fraqueza e distúrbios visuais, são raramente seguidos de coma ou óbito.

O tratamento de intoxicação por solanina é amplamente de suporte. Nos casos mais graves, os sintomas desaparecem em 1 a 2 semanas.

A bibliografia está disponível no GEN-io.

740.3 Intoxicação por Frutos do Mar

Diane P. Calello

INTOXICAÇÃO POR CIGUATERA

A doença causada por toxinas de frutos do mar mais frequente do mundo, ciguatera, foi observada na Flórida, Havaí, Polinésia Francesa, Ilhas Marshall, Caribe e Ilhas do Pacífico Sul e nas Ilhas Virgens. Com os modernos métodos de transporte, a doença atualmente ocorre no mundo inteiro. A garoupa é a fonte mais comumente identificada da toxina, seguida pelo pargo, cavala, olho-de-boi, golfinho, enguia e barracuda. A toxina também foi associada ao salmão criado em cativeiro.

O dinoflagelado *Gambierdiscus toxicus,* organismo microscópico unicelular encontrado nos recifes de corais, produz altas concentrações de ciguatoxina e maitotoxina. As toxinas são passadas pela cadeia alimentar por pequenos peixes herbívoros que consomem dinoflagelados até chegarem a peixes predadores maiores e, em seguida, aos seres humanos. Essas toxinas são inofensivas nos peixes, mas produzem sintomas clínicos distintos nos seres humanos.

As ciguatoxinas são inodoras, incolores e insípidas e não são destruídas pelo cozimento ou pelo congelamento. As ciguatoxinas aumentam a permeabilidade dos íons de sódio das membranas excitáveis e despolarizam as células nervosas, ações estas inibidas pelo cálcio e pela tetrodotoxina.

Entre 2 e 30 horas após a ingestão, a intoxicação por ciguatera normalmente produz uma doença bifásica. Os sintomas iniciais são inespecíficos e são de origem gastrintestinal (diarreia, vômitos, náuseas e dor abdominal). A segunda fase ocorre em poucos dias após a ingestão e consiste em prurido intenso, ansiedade, mialgias, relações sexuais dolorosas, sensação de dentes frouxos e erupções cutâneas nas palmas das mãos e solas dos pés; os sintomas neurológicos de disestesias circumorais e alodinia ao frio (inversão da sensação de quente e frio) são característicos dessa doença e podem durar vários meses. Taquicardia, bradicardia, hipotensão e óbito ocorrem muito pouco frequentemente. A ingestão de órgãos, ovas ou vísceras de peixe está associada a maior gravidade dos sintomas. O diagnóstico de intoxicação por ciguatera se baseia no quadro clínico e em uma história epidemiológica compatível; o diagnóstico é confirmado pelo teste do peixe ingerido quanto à existência de toxinas. Não existe nenhum biomarcador humano que confirme a intoxicação por ciguatera.

Tratamento

O tratamento para intoxicação por ciguatera é de suporte. A administração intravenosa de fluidos pode ser necessária para diarreia intensa e pode ser usada a administração parenteral de cálcio para tratamento de hipotensão. Depois que a hidratação adequada é estabelecida, é recomendado o uso de manitol (0,5 a 1,0 g/kg IV durante 30 a 45 minutos), administrado 48 a 72 horas após a ingestão de peixe tóxico para a redução dos sintomas agudos (principalmente sintomas neurológicos) e a possível prevenção de sintomas neurológicos crônicos. Diversos outros medicamentos e remédios fitoterápicos têm sido tentados, com resultados variáveis. Os casos, em sua maioria, são autolimitados, com prognóstico favorável.

INTOXICAÇÃO ESCOMBROIDE (PSEUDOALÉRGICA)

A ingestão de membros das famílias Scombridae, incluindo albacora, cavala, atum, bonito e olho-de-boi foi vinculada a grandes surtos de intoxicação pseudoalérgica por peixes. Peixes que não são da família escombroide e mamíferos marinhos, como mahi-mahi (peixe golfinho), peixe-espada e anchova também estão associados às intoxicações.

A transformação bacteriana de histidina em histamina é responsável pela síndrome clínica. A histidina é encontrada em altas concentrações na carne de peixe escombroide; se a refrigeração for inadequada, a ação das descarboxilases bacterianas durante a putrefação converterá histidina em histamina. Peixes que contêm mais de 20 mg de histamina por 100 g de peixe são tóxicos. Nos pacientes que recebem isoniazida, potente bloqueador da histaminase, a ingestão de carne de peixe contendo uma concentração mais baixa de histamina pode ser tóxica.

O início das manifestações clínicas é agudo e ocorre 10 minutos a 2 horas após a ingestão. Os sintomas e sinais mais comuns são diarreia, eritema, sudorese, rubor, diaforese, urticária, náuseas e cefaleia (Figura 740.1). Dor abdominal, taquicardia, queimadura ou entorpecimento oral, tontura, sofrimento respiratório, urticária e edema facial também ocorrem. A doença geralmente é autolimitada, desaparecendo em 8 a 24 horas.

Tratamento

O tratamento é, principalmente, de suporte. Com diarreia intensa, pode ser necessária a reposição de fluidos. Anti-histamínicos e antieméticos têm tido sucesso variável.

INTOXICAÇÃO PARALISANTE POR MOLUSCOS

Mexilhões, mariscos, ostras, vieiras e outros moluscos filtradores podem ficar contaminados durante a floração de dinoflagelados ou "maré vermelha". Durante os períodos de contaminação, a água nas regiões costeiras pode adquirir coloração vermelha pelas algas; esse sinal é a origem do termo *maré vermelha*. Essa coloração não indica necessariamente a presença de toxina, que pode estar presente em altas quantidades sem coloração. Entretanto, a água com coloração deve ser encarada com suspeita. As marés vermelhas são muitas vezes causadas pelos dinoflagelados *Alexandrium* spp. e *Gymnodinium catenatum*, que muitas vezes contêm várias potentes neurotoxinas. A intoxicação paralisante por moluscos é uma doença neurológica distinta causada por 20 toxinas paralisantes de moluscos estáveis ao calor intimamente relacionadas, geralmente chamadas de saxitoxinas. Esses compostos previnem a condução nervosa pela inibição da bomba sódio-potássio. O consumo de bivalves, como mexilhões, vieiras e mariscos, é a via usual de intoxicação, embora crustáceos e peixes também tenham sido implicados.

O início das manifestações clínicas da intoxicação paralisante por moluscos ocorre rapidamente, entre 30 minutos e 2 horas após a ingestão. Dor abdominal e náuseas são comuns. Parestesias são comuns e ocorrem na região perioral ou em uma distribuição em meia-luva, ou ambas. Entorpecimento ou formigamento perioral, diplopia, ataxia, disartria e sensação de flutuação são observados menos comumente. Nos casos graves, pode ocorrer insuficiência respiratória por paralisia do diafragma. Nadar durante um episódio de maré vermelha aparentemente não causa sequelas neurológicas, embora possa ocorrer irritação na pele ou nas mucosas.

Tratamento

Não se conhece nenhum antídoto para intoxicação paralisante por molusco. Podem ser necessários cuidados de suporte, incluindo ventilação mecânica. Embora os sintomas geralmente sejam autolimitados e de curta duração, a fraqueza e o mal-estar podem persistir por várias semanas após a ingestão.

INTOXICAÇÃO NEUROTÓXICA POR MOLUSCOS

A intoxicação neurotóxica por moluscos é uma doença rara que ocorre após o consumo de moluscos contaminados com brevetoxinas. Moluscos colhidos no Golfo do México durante ou logo após uma maré vermelha apresentam risco de contaminação por brevetoxinas produzidas pelo dinoflagelado *Karenia brevis*. Também surgiram recentes evidências da produção de brevetoxina por rafidófitos (*Chattonella* spp.). As brevetoxinas são um grupo de mais de 10 neurotoxinas lipossolúveis que ativam os canais iônicos de sódio, causando despolarização da membrana dos nervos. Moluscos não são afetados pelas brevetoxinas. Os atos de lavar, limpar, cozinhar e congelar não destroem as toxinas, que também não podem ser detectadas pelo sabor ou cheiro.

O início das manifestações clínicas da intoxicação neurotóxica por moluscos ocorre entre alguns minutos e 18 horas após o consumo. A maioria dos sintomas é de natureza gastrintestinal (náuseas, vômitos e diarreia) ou neurológica (entorpecimento e formigamento dos lábios,

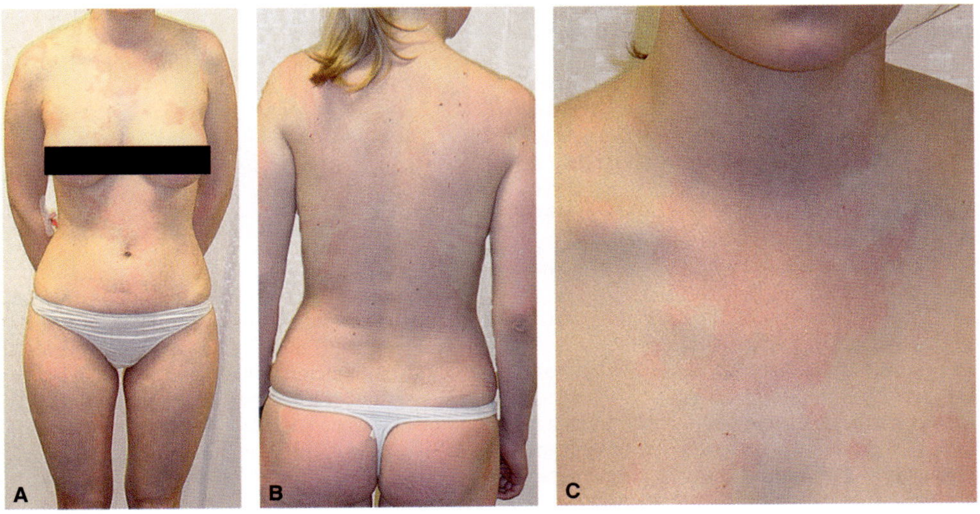

Figura 740.1 **A** e **B.** Erupção eritematosa disseminada, predominantemente no rosto (não mostrada) e no tronco da paciente 1. **C.** Vista aproximada da região superior do tórax. Observe a ausência de pápulas. (*De Jantschitsch C, Kinaciyan T, Manafi M et al.: Severe scombroid fish poisoning: an underrecognized dermatologic emergency.* J Am Acad Dermatol *65(1):246-247, 2011, Fig 1.*)

boca, face e membros, ataxia, paralisia parcial dos membros, inversão da sensação de quente e frio, fala indistinta, cefaleia e fadiga). A intoxicação neurotóxica por moluscos é semelhante a um caso leve de intoxicação paralisante por moluscos.

Tratamento

Não existe nenhum antídoto específico para brevetoxinas. O tratamento envolve, principalmente, cuidados de suporte. O brevenal, antagonista natural da brevetoxina produzida pelo *K. brevis*, poderá ser usado como uma forma de tratamento no futuro.

INTOXICAÇÃO DIARREICA POR MOLUSCOS

Diversos surtos de intoxicação diarreica por moluscos foram relatados na Europa após o consumo de mexilhões, amêijoas e outros moluscos. Os dinoflagelados *Dinophysis* e *Prorocentrum* produzem ácido ocadaico e seus derivados, as dinofisistoxinas. Esses compostos inibem as proteínas fosfatases. O acúmulo intracelular de proteínas fosforiladas causa o aumento das secreções de fluido pelas células intestinais por meio da afluência de cálcio, que é mediada pelo monofosfato cíclico de adenosina e pelas prostaglandinas.

Os pacientes apresentam diarreia intensa. Os cuidados são de suporte e direcionados para reidratação. A doença é autolimitada e a recuperação ocorre em 3 a 4 dias; poucos pacientes precisam de hospitalização.

INTOXICAÇÃO AMNÉSICA POR MOLUSCOS

A intoxicação amnésica por moluscos foi relatada pela primeira vez em 1987 no Canadá, quando um grupo de pessoas apresentou gastrenterite grave e sintomas neurológicos, incluindo perda de memória, após a ingestão de mexilhões originários da Ilha Prince Edward. Casos semelhantes foram identificados após o consumo de moluscos dos EUA, da Espanha e do Reino Unido.. A toxina responsável, o ácido domoico, é originária de uma diatomácea, *Pseudonitzschia multiseries*, que é um potente agonista do glutamato, interrompendo a transmissão neuroquímica no cérebro. Ele também se liga a receptores do glutamato, que aumentam o afluxo de cálcio, produzindo edema neuronal na área do hipocampo do cérebro e óbito.

As manifestações clínicas iniciais são gastrintestinais. A perda de memória está intimamente relacionada à idade avançada. Os pacientes < 40 anos têm maior probabilidade de sofrer diarreia, enquanto os pacientes > 50 anos apresentam perda de memória, com duração de meses a anos.

INTOXICAÇÃO POR BAIACU

O consumo de baiacu (peixe-balão) em determinadas regiões geográficas, como o Japão e o oceano Indo-Pacífico, está associado a uma doença neurotóxica letal causada por tetrodotoxina. O fugu, uma iguaria japonesa, é procurado em parte devido aos efeitos neurotóxicos sutis vivenciados após sua ingestão, incluindo parestesias periorais e uma sensação dissociativa. Embora um *chef* com treinamento na preparação de fugu remova as partes mais tóxicas do peixe, a toxina ainda é encontrada em graus variáveis.

A tetrodoxina, que também é encontrada no polvo-de-anéis-azuis, causa uma paralisia decorrente do bloqueio dos canais de sódio voltagem-dependentes. Os sintomas iniciais incluem parestesias, náuseas e tontura, que evolui para fraqueza, entorpecimento e falta de coordenação. Também pode ocorrer comprometimento do sistema nervoso autônomo, com bradicardia e hipotensão. Nos casos mais graves, o comprometimento respiratório requer ventilação assistida.

Não existe nenhum antídoto específico para a intoxicação por baiacu causada pela tetrodoxina.

INTOXICAÇÃO POR AZASPIRÁCIDOS

Os azaspirácidos são uma classe de toxinas de algas associadas à **floração de algas nocivas (HAB**, do inglês *harmful algal blooms*). A intoxicação por azaspirácidos resulta da ingestão de moluscos bivalves contaminados, principalmente mexilhões. Os azaspirácidos são distribuídos por todo o tecido muscular do mexilhão. O azaspirácido é citotóxico para as células e é um inibidor dos canais de Ca^{2+} nas membranas do plasma. Os sintomas começam 6 a 18 horas após a ingestão e incluem náuseas, vômitos, cólicas estomacais intensas e diarreia, que muitas vezes persiste por até 5 dias.

As cianobactérias (algas verde-azuladas) também produzem floração de algas nocivas; a exposição geralmente ocorre durante a prática de esportes aquáticos recreativos e pode ser cutânea ou gastrintestinal. Os sintomas incluem erupção cutânea, tosse, dor abdominal, diarreia, náuseas, vômitos, dores musculares, lacrimejamento, fraqueza ou faringite.

A bibliografia está disponível no GEN-io.

740.4 Intoxicação por Melamina

Diane P. Calello

A melamina (1,3,5-triazina-2,4,6-triamine ou $C_3H_6N_6$), composto desenvolvido na década de 1830, é encontrada em muitos plásticos, adesivos, produtos laminados, cimento, detergentes, tinta retardante de chama e outros. A intoxicação pela melamina de produtos alimentícios permaneceu desconhecida até 2007, quando alimentos para animais de estimação contaminados por melamina causaram a morte de muitos cães e gatos nos EUA. Em 2008, o uso de fórmulas infantis contaminadas por melamina em mais de 300.000 crianças resultou em lesões renais, 50.000 hospitalizações e seis mortes na China. Essa foi a primeira epidemia relatada de laticínios contaminados por melamina.

A melamina contém 66% de nitrogênio em sua massa. A adição ilegal de melamina às fórmulas infantis pode dar à fórmula uma aparência leitosa e, falsamente, aumentar o conteúdo proteico medido pelo teste de nitrogênio. A melamina, combinada com ácido cianúrico, forma cristais de cianurato nos rins. Juntamente com proteínas, ácido úrico e fosfato, a melamina forma cálculos renais.

As manifestações clínicas, inicialmente, são sutis e inespecíficas. A gravidade está relacionada à dose. Os primeiros sintomas nas crianças afetadas são choro sem explicação (principalmente ao urinar), vômitos e urina escurecida devido à formação de cálculos e areia no trato urinário. Subsequentemente, ocorrem obstrução urinária e insuficiência renal aguda. Na ausência de um diagnóstico específico, pode ocorrer morte por insuficiência renal. Não se sabe, atualmente, se as crianças com insuficiência renal induzida por melamina terão sequelas crônicas. Estudos em animais mostraram que a melamina pode causar comprometimento cognitivo, mas são necessárias mais investigações.

Os cálculos e a areia de melamina podem ser tratados com hidratação, alcalinização ou litotripsia. A insuficiência renal crônica requer cuidados de suporte e diálise, se necessário.

A bibliografia está disponível no GEN-io.

Capítulo 741

Terrorismo Biológico e Químico*

Theodore J. Cieslak e Jonathan Newmark

Em abril de 2017, um ataque na cidade de Khan Shaykhun, na Síria, empregou um "agente nervoso" tóxico (provavelmente Sarin) e causou a morte de pelo menos 92 civis, muitos deles crianças pequenas. O ataque foi intencionalmente direcionado a bairros civis no horário em que as crianças estavam se aprontando para a escola, forte evidência de que se tratava de um caso de terrorismo, não de guerra. Ações

*Este capítulo utilizou material da autoria de Frederick M. Henretig, publicado em edições anteriores deste livro. As opiniões expressas neste texto são as dos autores e necessariamente não refletem a posição de Universidade de Nebraska nem das entidades que a compõem.

terroristas direcionadas a crianças não são novidade. Trazidos à frente da consciência americana pelas referências de Timothy McVeigh à morte de crianças como "danos colaterais" durante o bombardeio da cidade de Oklahoma em abril de 1995, os ataques intencionais direcionados a crianças foram firmemente estabelecidos como uma realidade global com o ataque a uma escola ocorrido em Beslan, na Rússia, em setembro de 2004. O ataque, que deixou 334 mortos (inclusive 186 crianças), precedeu outros ataques especialmente direcionados a crianças em uma escola Amish no estado da Pensilvânia, nos EUA, em 2006, em um acampamento para adolescentes em Utoya, na Noruega, em 2011, e na escola primária Sandy Hook em Connecticut, nos EUA em 2012, entre outros.

Em paralelo aos ataques às crianças, existe uma tendência para o uso de armas de terror não convencionais. Em 1984, membros do movimento Rajneesh usaram a bactéria *Salmonella typhi* em uma onda de intoxicações intencionais que afetou 751 pessoas, incluindo 142 adolescentes em uma pizzaria popular. Em 1995, a seita Aum Shinrikyo matou 12 pessoas e intoxicou centenas ao soltar intencionalmente o agente nervoso sarin no metrô de Tóquio. Um cientista insatisfeito supostamente enviou esporos de antraz pelo correio norte-americano em outubro de 2001, matando cinco pessoas e ferindo 17 em um ataque a uma nação que ainda estava em choque com os atentados de 11 de setembro.

Esses desenvolvimentos nos lembram que os terroristas podem atacar a qualquer momento, usando diversas armas não convencionais, inclusive agentes biológicos e químicos. As crianças não são poupadas desses ataques a civis e as escolas e creches podem ser alvos dessas ações.

ETIOLOGIA

Os terroristas podem optar por usar **armas de oportunidade**, agentes que, por algum motivo, estão à mão para algum membro do grupo terrorista. As motivações dos terroristas muitas vezes são obscuras e de difícil previsão. As estratégias de prevenção e resposta devem, portanto, se concentrar não nos agentes que mais provavelmente serão usados, e sim nos agentes que, se fossem usados, constituiriam as ameaças mais graves à saúde e à segurança pública.

Agentes de ameaça biológica, incluindo patógenos e toxinas, foram divididos pelos Centros de Controle e Prevenção de Doenças em três categorias, sendo que a **categoria A** inclui doenças causadas pelos seis agentes que representam as maiores ameaças: antraz, peste (ver Capítulo 230.3), tularemia (ver Capítulo 233), varíola, botulismo (ver Capítulo 237) e as febres hemorrágicas virais (ver Capítulo 297).

Os terroristas também podem obter e liberar uma ampla variedade de agentes químicos potencialmente perigosos. Carros-tanque cheios de gases e líquidos industriais inflamáveis, ácidos e bases industriais corrosivos, compostos tóxicos, como cianetos e nitritos, pesticidas, dioxinas e explosivos cruzam nossas ferrovias e rodovias diariamente. Quatro classes de agentes químicos de "grau militar" com histórico de uso em guerras ou fabricados especificamente para uso como armas incluem os agentes nervosos organofosforados, vesicantes, cianetos (erroneamente chamados de "agentes sanguíneos") e certos irritantes pulmonares ou "agentes asfixiantes".

EPIDEMIOLOGIA E PREOCUPAÇÕES PEDIÁTRICAS ESPECÍFICAS

Ataques em larga escala a alvos civis provavelmente envolverão vítimas pediátricas e as crianças podem ser mais suscetíveis do que os adultos aos efeitos de determinados agentes biológicos e químicos (ver Capítulo 737). A epiderme mais fina e menos queratinizada faz com que agentes dermatologicamente ativos, como o gás mostarda ou as micotoxinas tricotecenos, sejam um risco maior para crianças do que para adultos. Maior área de superfície por unidade de volume aumenta ainda mais o problema. Um volume sanguíneo relativamente baixo torna as crianças mais suscetíveis às perdas de volume associadas a infecções entéricas, como cólera e intoxicações gastrintestinais, como pode ser observado na exposição a enterotoxinas estafilocócicas. A ventilação-minuto maior das crianças, comparada com a dos adultos, aumenta a ameaça de agentes aplicados por via inalatória. O fato de que as crianças vivem "mais perto do chão" compõe esse efeito quando há envolvimento de agentes químicos mais pesados do que o ar. Uma barreira hematencefálica imatura pode aumentar o risco de toxicidade ao sistema nervoso central por conta dos agentes nervosos. Por estarem em desenvolvimento, as crianças têm menor chance de fugir rapidamente de uma área, aumentando, portanto, a exposição a esses diversos efeitos adversos. Além disso, as crianças têm maior probabilidade de ficar assustadas ao ver os socorristas nos trajes de proteção individual.

As crianças aparentemente têm uma suscetibilidade peculiar a determinados agentes que podem ser usados por terroristas. Embora os adultos geralmente sofram somente uma rápida doença incapacitante autolimitada após uma infecção pelo vírus da encefalite equina venezuelana, as crianças pequenas têm uma probabilidade maior de apresentar convulsões, sequelas neurológicas permanentes e morte. No caso da varíola, a perda da imunidade de rebanho pode afetar desproporcionalmente as crianças. A imunidade induzida pela vacina da varíola diminui significativamente depois dos 3 a 10 anos de idade. Embora a maioria dos adultos seja considerada suscetível à varíola, considerando que a vacinação foi encerrada no início da década de 1970, adultos mais velhos podem ter alguma proteção individual contra morte ou contra o desenvolvimento de doença. As crianças de hoje estão entre as primeiras a crescer em um mundo sem qualquer imunidade individual ou de rebanho à varíola.

As crianças também podem apresentar manifestações peculiares da doença não observadas nos adultos. Parotidite supurativa é um achado característico comum entre crianças com melioidose, mas ela geralmente não é observada em adultos com infecção por *Burkholderia pseudomallei* (ver Capítulo 232.2). As convulsões, muitas vezes o sintoma de apresentação de intoxicação por cianeto ou agente nervoso, podem ser clinicamente muito mais difíceis de serem reconhecidas em crianças do que em adultos, parecendo mais falta de resposta ou alteração no estado mental do que um fenômeno tônico-clônico.

Os pediatras provavelmente se depararão com problemas peculiares ao tratarem vítimas infantis de ataques biológicos ou químicos. Muitos dos medicamentos úteis no tratamento dessas vítimas não são familiares aos pediatras ou têm contraindicações relativas para as crianças. As fluoroquinolonas e tetraciclinas são comumente mencionadas como os agentes de escolha no tratamento e profilaxia de antraz, peste, tularemia, brucelose e febre Q. Ambas as classes de medicamentos muitas vezes são evitadas nas crianças, embora o risco de morbidade e mortalidade por doenças induzidas por agentes de bioterrorismo supere amplamente o risco menor associado ao uso desses agentes por pouco tempo. O ciprofloxacino recebeu, como primeira indicação pediátrica licenciada, aprovação da FDA para uso na profilaxia de antraz após a exposição por inalação durante um ataque terrorista. Doxiciclina e levofloxacino estão licenciados especificamente para crianças para a mesma indicação e o levofloxacino também está licenciado para a profilaxia pós-exposição em crianças contra peste. Imunizações potencialmente úteis na prevenção de doenças induzidas por agentes biológicos muitas vezes não são aprovadas para uso em pacientes pediátricos. A vacina contra antraz disponível só está licenciada para pessoas entre 18 e 65 anos. A vacina contra peste está, atualmente, fora de produção e, provavelmente, ineficaz contra exposições por inalação, foi aprovada somente para pessoas entre 18 e 61 anos. A vacina contra varíola, de vírus atenuado, pode causar morte fetal quando dada a gestantes.

Muitos outros agentes farmacêuticos úteis não estão disponíveis em regimes de dosagens pediátricas. Os militares distribuem *kits* de antídotos contra agentes nervosos que consistem em autoinjetores preenchidos que se destinam à rápida administração de atropina e pralidoxima. Muitos departamentos de emergência e algumas ambulâncias têm estoques desses *kits*. As doses dos agentes contidas no *kit* do antídoto contra o agente nervoso são calculadas para soldados e são, portanto, excessivas para crianças pequenas. Além disso, autoinjetores de pralidoxima ainda não estão disponíveis. Autoinjetores de atropina especificamente formulados para crianças são aprovados pela FDA e estão disponíveis. Mesmo com a existência desses produtos, crianças com menos de 7 kg são muito pequenas para o uso seguro dos autoinjetores e o acesso venoso por dissecção será não somente demorado, mas também extremamente difícil em um ambiente contaminado.

Embora medidas e dispositivos de proteção física (p. ex., "máscaras contra gases") provavelmente sejam de pouca utilidade em um ambiente de ataque terrorista a civis, estes dispositivos comercializados muitas vezes não estão disponíveis em tamanhos pediátricos. A experiência de Israel na primeira guerra do Golfo sugere que pais amedrontados possam ter, de maneira imprópria, colocado essas máscaras nos filhos, causando asfixia involuntária.

No caso de um ataque terrorista de larga escala, o número de leitos hospitalares pediátricos pode ser insuficiente. Em qualquer grande desastre, pode ser fornecida capacidade adicional de leitos em qualquer hospital civil ou de veteranos com o apoio do National Disaster Medical System, mas esse sistema não faz nenhuma provisão específica para leitos pediátricos. A situação é ainda mais calamitosa com relação a leitos de unidades de queimados, que podem ser necessários no caso do uso de vesicantes, como o gás mostarda.

MANIFESTAÇÕES CLÍNICAS

Caso ocorra um ataque terrorista, os médicos poderão ser convocados para fazerem diagnósticos imediatos e prescrever tratamentos rápidos para salvar vidas antes que os resultados dos testes diagnósticos de confirmação estejam disponíveis. Embora cada potencial agente de terrorismo produza suas próprias manifestações clínicas peculiares, é útil considerar seus efeitos em termos de um número limitado de síndromes clínicas distintas. Essa abordagem ajuda os médicos a tomar decisões rápidas e racionais sobre a terapia empírica. As vítimas de um ataque terrorista apresentam sintomas imediatamente após a exposição a um agente (ou nas primeiras horas após a exposição) ou, como alternativa, elas sentem os sintomas se desenvolverem lentamente durante um período de dias ou semanas. No primeiro caso, a natureza sinistra dos eventos muitas vezes é óbvia e a etiologia mais provavelmente é convencional ou química por natureza.

Os agentes biológicos diferem das armas químicas (ver Capítulo 737) e nucleares (ver Capítulo 736) convencionais no sentido de terem períodos de incubação inerentes. Como consequência, os pacientes se apresentarão distantes em tempo e lugar do ponto de uma exposição não anunciada ou não percebida a um agente biológico. Embora os socorristas tradicionais, como bombeiros e paramédicos, possam estar na linha de frente de uma resposta terrorista convencional ou química, o médico da unidade básica de saúde ou pronto-socorro provavelmente constitui a primeira linha de defesa contra os efeitos de um agente biológico.

Portanto, as vítimas podem ser categorizadas como de apresentação imediata ou tardia. Dentro dessas categorias, os pacientes podem ser classificados como tendo, principalmente, manifestações respiratórias, neuromusculares ou dermatológicas (Tabela 741.1). Um número limitado de agentes pode causar, cada um deles, uma síndrome específica, permitindo a instituição de uma terapia empírica direcionada a uma curta lista de etiologias potenciais. As febres hemorrágicas virais podem se manifestar como febre e diátese hemorrágica; esses agentes são abordados separadamente no Capítulo 297. Na maioria dos casos, os cuidados de suporte são os pilares do tratamento de febre hemorrágica.

Síndrome neuromuscular de início súbito – agentes nervosos

O início muito rápido de sintomas neuromusculares após uma exposição deve levar o médico a considerar intoxicação por agente nervoso. Os agentes nervosos (*tabun, sarin, soman e VX*) são análogos organofosforados de pesticidas comuns que atuam como potentes inibidores da enzima acetilcolinesterase. Eles são perigosos por ingestão, inalação ou absorção cutânea (ver Capítulo 77).

A inibição da colinesterase por esses componentes resulta no acúmulo de acetilcolina nas junções neurais e neuromusculares, causando estimulação excessiva. A **síndrome colinérgica** resultante envolve efeitos centrais, nicotínicos e muscarínicos. Os efeitos centrais são mediados muscarínica e nicotinicamente e incluem estado mental alterado, evoluindo rapidamente para letargia e coma, além de ataxia, convulsões e depressão do sistema respiratório central. Estudos sobre exposições a pesticidas sugerem que as crianças podem ser mais propensas a disfunções neurológicas centrais com toxicidade por organofosforados do que os adultos. Os efeitos mais letais são de natureza respiratória, que resultam não apenas de efeitos centrais, mas também da paralisia direta do diafragma e de outros músculos respiratórios (efeitos nicotínicos) e de broncospasmo e broncorreia (efeitos muscarínicos). Os efeitos nicotínicos incluem miofasciculações e contrações musculares seguidas de fraqueza, que podem evoluir para paralisia flácida com a fadiga dos músculos. É importante observar que a paralisia flácida não está presente inicialmente, como em pacientes com intoxicação pela toxina botulínica, em que os neurotransmissores não podem ser liberados do terminal pré-sináptico, ao passo que, na intoxicação por agente nervoso, ocorre o acúmulo excessivo de neurotransmissores, pois a acetilcolinesterase, a enzima que desativa os transmissores, está inibida. Os efeitos muscarínicos incluem miose (característica clínica de pacientes que sofreram exposição a um agente nervoso não letal), visão embaçada, lacrimejamento profuso e rinorreia aquosa. Broncospasmo e secreções brônquicas aumentadas causam tosse, sibilos, dispneia e cianose. As manifestações cardiovasculares incluem bradicardia, hipotensão e bloqueio atrioventricular. Rubor, sudorese, sialorreia, náuseas, vômitos, diarreia, cólicas abdominais e incontinência urinária também são observados. Na ausência de uma intervenção imediata, o óbito pode ocorrer rapidamente, como resultado de uma combinação de efeitos centrais e paralisias dos músculos respiratórios.

A síndrome neuromuscular clássica com sintomas extremamente agudos resulta, mais comumente, de uma exposição a aerossóis ou vapores, que constituem a rota mais provável em um ataque terrorista. Porém, os agentes nervosos são líquidos na temperatura e pressão padrão e não causam irritação imediata na pele. Portanto, agentes nervosos líquidos podem ser contagiosos de uma pessoa para outra, atravessam a pele, e causam, assim, a síndrome de crises colinérgicas. Dependendo da dose e do local do corpo, a manifestação dos efeitos pode ter um retardo de minutos a horas. Nas crianças, como o extrato córneo só se forma gradualmente, o tempo de passagem na pele é reduzido. O achado clínico mais importante é que miose pode ser um desenvolvimento tardio. *Se o médico suspeitar que a criança possa ter sido exposta a agentes nervosos pela via cutânea, ele deverá imediatamente conduzir o tratamento, mesmo se ainda não tiver ocorrido o desenvolvimento de miose.*

A **intoxicação por cianeto** é um importante diagnóstico diferencial de intoxicação por agentes nervosos em um cenário de ataque. O cianeto ataca o citocromo a3 na cadeia transportadora de elétrons mitocondrial e pode causar uma síndrome quase imediata e um tanto similar de perda de consciência, respiração rápida imediata, estado epiléptico e rápida evolução para parada cardíaca. Os importantes

Tabela 741.1 Doenças causadas por agentes de terrorismo químico e biológico classificadas por síndrome.

	SINTOMAS NEUROMUSCULARES PROEMINENTES	SINTOMAS RESPIRATÓRIOS PROEMINENTES	ACHADOS DERMATOLÓGICOS PROEMINENTES
Início súbito ou início intermediário	Agentes nervosos	Cloro Fosgênio Cianeto	Gás mostarda *Lewisite*
Início tardio	Botulismo	Antraz Peste Tularemia Ricina	Varíola

pontos clínicos diferenciais incluem miose, que geralmente está ausente na intoxicação por cianeto, e a usual falta de cianose (ironicamente) devido à incapacidade de os tecidos usarem oxigênio do sangue, fazendo com que o sangue venoso retenha oxigênio e permaneça vermelho. Em uma emergência real, pode ser necessário tratar a intoxicação por agente nervoso e por cianeto até que a causa seja definitivamente identificada.

Síndrome neuromuscular de início tardio – botulismo

O início tardio (horas a dias após a exposição) dos sintomas neuromusculares é característico do botulismo. O botulismo ocorre após a exposição a uma de sete neurotoxinas relacionadas produzidas por determinadas cepas do *Clostridium botulinum*, bacilo Gram-positivo formador de esporos estritamente anaeróbico, comumente encontrado no solo. O botulismo de ocorrência natural (ver Capítulo 237) geralmente ocorre após a ingestão de toxina pré-formada (intoxicação alimentar) ou é resultante da produção de toxina intestinal (botulismo infantil). A exposição a um aerossol provavelmente resultaria em um caso de botulismo clínico indistinguível do botulismo causado por exposições naturais.

Após a exposição à toxina botulínica, normalmente as manifestações clínicas começam com paralisias bulbares, fazendo com que o paciente se queixe de ptose, fotofobia e visão embaçada por dificuldade de acomodação. Os sintomas podem evoluir para incluir disartria, disfonia e disfagia e, finalmente, uma paralisia simétrica descendente. As sensações e o sensório normalmente não são afetados. Na ausência de intervenção, o óbito muitas vezes decorre por insuficiência muscular respiratória. O mecanismo de ação da toxina botulínica é quase exatamente oposto ao do agente nervoso. Convulsões, perda de consciência e contrações periféricas e fasciculação, típicas de intoxicação por agente nervoso, não são observadas no botulismo.

Síndrome respiratória de início súbito – cloro, fosgênio e cianeto

O início súbito dos sintomas respiratórios logo após a exposição deve levar o médico a considerar uma gama de agentes químicos potenciais. Deve-se destacar que os agentes nervosos, discutidos anteriormente, podem afetar a respiração por meio de hipersecreção brônquica maciça. Entretanto, a vítima de agente nervoso provavelmente apresentará comprometimento muscular generalizado e manifestações do sistema nervoso central. Por outro lado, os inalantes tóxicos cloro e fosgênio produzem sofrimento respiratório sem comprometimento neuromuscular.

O **cloro** é um gás denso, acre, amarelo-esverdeado mais pesado do que o ar. Após uma exposição leve a moderada, ocorre irritação ocular e nasal, seguida por tosse, sensação de sufocamento, broncospasmo e retração torácica subesternal. Edema pulmonar, mediado pela geração de ácido clorídrico e radicais livres de oxigênio, ocorre depois de exposições moderadas a graves em até 30 minutos ou várias horas. Hipoxemia e hipovolemia, secundárias a edema pulmonar, são os fatores responsáveis pelo óbito, quando este ocorre.

O **fosgênio**, assim como o cloro, é um componente industrial comum que foi usado como arma nos campos de batalha de primeira guerra mundial. Seu odor foi descrito como o de "relva recém-cortada". Como o cloro, acredita-se que o fosgênio resulte na geração de ácido clorídrico, contribuindo, particularmente, para irritação nasal, das vias respiratórias e da conjuntiva. As reações de acilação causadas pelos efeitos do fosgênio na membrana alveolocapilar do pulmão podem causar edema pulmonar. A lesão pulmonar por fosgênio também pode ser mediada, em parte, por uma reação inflamatória associada à produção de leucotrieno. Pacientes com exposições leves a moderadas ao fosgênio podem ser assintomáticos, fato capaz de fazer com que as vítimas permaneçam em uma área contaminada. O edema pulmonar não cardiogênico ou "afogamento em terra firme" ocorre entre 4 e 24 horas após a exposição e é dose-dependente, com as exposições mais pesadas causando sintomas precoces. Dispneia precede possivelmente os achados radiológicos. Nas exposições graves, o edema pulmonar é tão marcante que pode resultar em hipovolemia e hipotensão. Como no caso do cloro, o óbito resulta de hipoxemia e asfixia.

O **cianeto** é um veneno celular, com manifestações clínicas proteicas. Inicialmente, a intoxicação se manifesta, mais comumente, como taquipneia e hiperpneia, evoluindo rapidamente para apneia em casos de exposição significativa (ver Capítulo 77). A eficácia do cianeto como agente químico de terrorismo é limitada por sua volatilidade no ar aberto e sua letalidade relativamente baixa, em comparação com os agentes nervosos. Ao ser liberado em um recinto fechado, entretanto, o cianeto pode ter efeitos devastadores, como evidenciado por seu uso nas câmaras de gás nazistas durante a segunda guerra mundial. O cianeto inibe o citocromo a3, interferindo com o metabolismo oxidativo mitocondrial e causando anoxia celular e acidose láctica. Além do sofrimento respiratório, os achados iniciais entre as vítimas do cianeto incluem taquicardia, rubor, tontura, cefaleia, diaforese, náuseas e vômitos. Com uma exposição maior, podem ocorrer convulsões, coma, apneia e parada cardíaca em poucos minutos. Tipicamente ocorre acidose metabólica com ânion gap alto e a menor utilização do oxigênio periférico provoca um valor de saturação venosa mista de oxigênio elevado.

Síndrome respiratória de início tardio – antraz, peste, tularemia e ricina

O início tardio dos sintomas respiratórios (dias depois da exposição) é característico de várias doenças infecciosas e de uma toxina que possa estar adaptada aos objetivos sinistros dos terroristas. Entre as toxinas mais ameaçadoras e problemáticas podem ser citados antraz, peste, tularemia e ricina, esta última tendo recebido considerável atenção da mídia nos anos recentes.

O **antraz** é causado por infecção pelo bacilo Gram-positivo formador de esporos *Bacillus anthracis*. A capacidade de formar esporos permite que os bacilos de antraz sobrevivam por longos períodos no meio ambiente e aumentem seu potencial como arma.

A grande maioria de casos de antraz ocorridos naturalmente é de origem cutânea, adquiridos pelo contato íntimo com a pele, lã, ossos e outros subprodutos de ruminantes infectados (principalmente bovinos, ovinos e caprinos). O antraz cutâneo é receptivo a terapias com uma variedade de antibióticos e é prontamente identificável por médicos experientes em regiões endêmicas; por consequência, raramente é fatal. Embora seja comum em partes da Ásia e da África Subsaariana, somente dois casos de antraz cutâneo ocorreram nos EUA nos 9 anos que precederam os ataques de 2001 (quando foram observados 11 casos cutâneos). O antraz gastrintestinal foi descrito somente uma vez nos EUA, em um participante de um círculo de tambores em que as peles dos tambores eram importadas. No entanto, em geral, ele ocorre após a ingestão de carne contaminada. No passado, o antraz inalatório, ou **doença dos separadores de lã**, era um risco ocupacional de trabalhadores de matadouros e indústrias têxteis. Atualmente eliminado como doença de ocorrência natural nos EUA, ele constitui a forma inalatória de antraz que representa a maior ameaça terrorista. Após uma liberação involuntária, em 1979, de uma instalação de armas biológicas em Sverdlovsk, antiga União Soviética, 66 de 77 (86%) de vítimas adultas conhecidas de antraz inalatório morreram. Nos ataques de 2011 envolvendo correspondência contaminada nos EUA, 5 de 11 (46%) pacientes com antraz inalatório morreram. Não é sabido se melhores modalidades de tratamento intensivo, mudanças em antibioticoterapias ou o reconhecimento mais precoce foram responsáveis pela melhora na taxa de mortalidade.

O antraz *inalatório* sintomático normalmente começa 1 a 6 dias após a exposição, embora períodos de incubação de até várias semanas tenham sido relatados. Começa com uma doença semelhante à gripe caracterizada por febre, mialgia, cefaleia e tosse. Às vezes, sucede um breve período intermediário de melhora, mas, em seguida, ocorre uma rápida deterioração; febre alta, dispneia, cianose e choque marcam essa segunda fase. Meningite hemorrágica ocorre em até 50% dos casos. As radiografias torácicas obtidas no ciclo tardio da doença podem revelar alargamento do mediastino ou uma linfadenopatia proeminente do mediastino; também pode ser observado derrame pleural. A bacteriemia muitas vezes é tão profunda que as colorações de Gram do sangue periférico demonstram o organismo nesse estágio. O tratamento imediato é imperativo; o óbito ocorrerá em cerca de 95% dos casos de antraz inalatório se esse tratamento começar mais de 48 horas após o início dos sintomas.

Embora o antraz inalatório seja uma doença que afeta principalmente o tecido linfático do mediastino, a exposição a bacilos de peste espalhados no ar normalmente causa pneumonia. A **peste** endêmica geralmente é transmitida por picadas de pulgas e é discutida no Capítulo 230.3. O organismo causador de todas as formas de peste humana, *Yersinia pestis,* é um bacilo intracelular facultativo Gram-negativo de coloração bipolar. A capacidade de sobreviver no interior do macrófago permite sua disseminação para locais distantes, após a inoculação ou inalação. Os bubões, linfonodos regionais claramente edemaciados e sensíveis à palpação na distribuição de uma picada constituem a marca característica da peste bubônica. Febre e mal-estar normalmente estão presentes e frequentemente ocorre septicemia à medida que a bactéria ganha acesso à circulação. Petéquias, púrpura e uma coagulopatia intravascular disseminada grave são comuns; 80% das vítimas de peste bubônica apresentam resultados positivos na hemocultura. A peste é extremamente infectante e letal, conforme ilustrado pelo fato de que a "peste negra" eliminou um terço da população da Europa na Idade Média.

A disseminação intencional em aerossol do *Y. pestis* provavelmente resultaria em uma preponderância de casos de peste pneumônica. A peste pneumônica também pode surgir secundariamente após o acometimento dos pulmões de pacientes com septicemia. Os sintomas incluem febre, calafrios, mal-estar, cefaleia e tosse. As radiografias torácicas podem revelar uma consolidação irregular e o achado clássico é o escarro com estrias de sangue. Coagulação intravascular disseminada e sepse grave tipicamente se desenvolvem à medida que a doença evolui. A peste pneumônica não tratada tem uma taxa de mortalidade próximo de 100%.

Tularemia é uma doença altamente infectante causada pelo cocobacilo Gram-negativo *Francisella tularensis.* A tularemia de ocorrência natural é discutida no Capítulo 233. O grau elevado de infectividade do *F. tularensis* (acredita-se que sejam necessários < 10 organismos para produzir infecção por inalação), além da sua capacidade de sobreviver no meio ambiente, contribui para sua inclusão na lista de agentes que causam preocupação. São conhecidas diversas formas clínicas de tularemia endêmica, mas a exposição inalatória resultante de um ataque terrorista provavelmente causaria uma pneumonia primária similar à peste ou uma tularemia tifoide, manifestando-se como uma variedade de sintomas inespecíficos, incluindo febre, mal-estar e dor abdominal.

A **ricina** é uma toxina proteica derivada da mamona *(Ricinus communis)* que inibe a síntese das proteínas ribossômicas. Ela se apresenta altamente tóxica em estudos em animais quando inalada e pode resultar no início tardio de sofrimento respiratório, edema pulmonar e insuficiência respiratória aguda. Uma série de casos de oito pessoas da década de 1940 descreveu uma doença respiratória febril após uma exposição inalatória. Se injetada, pode causar uma síndrome semelhante à sepse capaz de evoluir para falência múltipla de órgãos; a ingestão pode causar gastrenterite grave. Cartas contendo ricina foram enviadas a um prédio de escritórios do senado dos EUA em 2004 e, novamente, ao presidente Obama e ao prefeito Bloomberg, de Nova York, em 2013, embora ninguém tenha ficado doente em qualquer um dos atentados.

Síndrome dermatológica de início intermediário – gás mostarda e *lewisite*

O desenvolvimento de lesões cutâneas no prazo de horas a dias após a exposição é característica dos vesicantes químicos. Esses compostos, muitas vezes chamados de **agentes causadores de bolhas**, são venenos celulares e incluem o agente alquilante gás mostarda e o agente arsenical orgânico *lewisite.* Lesão tecidual e reprodução rápida de células começam minutos depois do contato com esses agentes. Os efeitos clínicos tipicamente se tornam evidentes várias horas após a exposição ao gás mostarda, enquanto os pacientes expostos ao *lewisite* sentem dor imediata. Tanto o gás mostarda como o *lewisite* afetam os olhos e o trato respiratório, e sua ingestão involuntária pode produzir sintomas gastrintestinais significativos.

A exposição ao gás mostarda pode causar supressão da medula óssea vários dias mais tarde. Com grande exposição, o gás mostarda também pode causar uma síndrome respiratória aguda, particularmente afetando as vias respiratórias superiores e causando laringospasmo e estridor.

Síndrome dermatológica de início tardio – varíola

O surgimento de um exantema dias a semanas após a exposição provavelmente é uma característica da apresentação de varíola. O vírus causador da varíola é membro da família *Orthopoxvirus.* A varíola tem um período de incubação de 7 a 17 dias. Esse período permite a ampla dispersão de pessoas expostas assintomáticas, o que contribui para a disseminação de um surto. Durante o período de incubação, o vírus se replica no trato respiratório superior. Ocorre uma viremia primária, durante a qual se dá a inoculação do fígado e do baço. Em seguida, desenvolve-se uma viremia secundária, a pele é acometida e surge o exantema clássico da varíola.

Os sintomas de varíola começam subitamente durante a fase de viremia secundária e incluem febre, calafrios, vômitos, cefaleia, dor lombar e extremo mal-estar. Entre 2 e 4 dias depois, surgem máculas no rosto e nos membros, que evoluem de maneira sincronizada para pápulas, pústulas e, finalmente, crostas. Com a descamação das crostas, os sobreviventes permanecem com cicatrizes despigmentadas e desfigurantes. A natureza síncrona das erupções e sua distribuição centrífuga diferenciam a varíola da varicela, que tem uma distribuição centrípeta. Historicamente, a varíola tinha uma taxa de mortalidade de 30% e o óbito era causado por comprometimento dos órgãos viscerais.

DIAGNÓSTICO

Em alguns casos, a natureza terrorista de um ataque químico ou biológico pode ser óbvia; por exemplo, um ataque químico anunciado pelos terroristas ou no qual as vítimas sucumbem em proximidade temporal e geográfica a um dispositivo de dispersão. Em outros casos, o médico pode ter de depender de pistas epidemiológicas para suspeitar da liberação intencional de agentes químicos ou biológicos. A presença de muitas vítimas agrupadas no tempo e no espaço deve aumentar o índice de suspeição, da mesma maneira que casos de morte inesperada ou doença inesperadamente grave. Doenças pouco comuns em determinada localidade em certa faixa etária ou durante determinada estação devem, da mesma maneira, justificar investigações adicionais. Surtos simultâneos de uma doença em regiões não contíguas devem levantar a suspeita de uma liberação intencional (como nos ataques de antraz pelo correio, em 2001), assim como surtos de múltiplas doenças na mesma região. Até mesmo um único caso de doença rara, como o antraz ou determinadas febres hemorrágicas virais, seria suspeito e um único caso de varíola quase certamente seria resultante de disseminação intencional. Muitos animais mortos poderiam fornecer evidências de uma liberação antinatural de aerossol, da mesma forma que as evidências de taxas de ataques diferentes entre as ocorrências em ambientes fechados e em ambientes abertos em determinada ocasião.

Em um cenário de vítimas em massa, os diagnósticos podem ser feitos, em grande parte, com base clínica. O diagnóstico de intoxicação por agente nervoso se baseia, principalmente, no reconhecimento clínico e na resposta do paciente à terapia com antídotos. Diversos dispositivos de detecção rápida desenvolvidos para uso militar podem detectar a presença de agentes nervosos no meio ambiente. Alguns deles estão, hoje, comercialmente disponíveis e estão estocados em determinados departamentos de emergência e veículos de segurança pública. As medições da acetilcolinesterase no plasma ou dos eritrócitos das vítimas de agentes nervosos podem ser úteis nos prognósticos a longo prazo, mas a correlação entre os níveis de colinesterase e os efeitos clínicos muitas vezes é reduzida e o teste raramente está disponível em emergências.

Deve se suspeitar clinicamente de **botulismo** entre os pacientes que apresentarem uma paralisia flácida simétrica descendente. Embora o diagnóstico diferencial de botulismo inclua outros distúrbios neurológicos incomuns, como miastenia *gravis* e síndrome de Guillain-Barré, a presença de múltiplas vítimas com sintomas semelhantes deve ajudar na determinação de um surto de botulismo. Eletromiografia é usada para dar suporte ao diagnóstico.

Inicialmente, o diagnóstico de **intoxicação por cianeto** também será feito, provavelmente, em base clínica na presença da síndrome tóxica adequada. Uma acidose metabólica com ânion gap aumentado, com lactato sérico elevado e concentração de oxigênio acima do esperado em sangue venoso misto dá suporte ao diagnóstico clínico. Altas concentrações de cianeto no sangue podem confirmar a suspeita clínica.

Entre todas as intoxicações por agentes químicos e biológicos, as únicas para as quais a terapia imediata sem a espera pelo diagnóstico definitivo pode salvar vidas e é obrigatória são as intoxicações por agentes nervosos e por cianeto. Se houver a suspeita dessas intoxicações, elas deverão ser tratadas antes da certeza do diagnóstico, elas podem matar muito rapidamente.

Deve-se suspeitar de **antraz** mediante o achado de bacilos Gram-positivos no material da biopsia cutânea (no caso de doença cutânea), nos esfregaços de sangue, no líquido pleural ou no líquido espinal. Radiografias torácicas demonstrando alargamento do mediastino no contexto de febre e sinais constitucionais, e na ausência de outra explicação óbvia (p. ex., traumatismo contuso ou infecção pós-cirúrgica), também devem levar à determinação do diagnóstico. A confirmação pode ser obtida por hemocultura.

Pode haver a suspeita de um diagnóstico de **peste** com o achado de bacilos bipolares em coloração de Gram ou de Wayson de escarro ou material aspirado de linfonodos; a confirmação é obtida com a cultura de *Y. pestis* do sangue, escarro ou aspirado de linfonodos. O organismo cresce em ágar-sangue ou MacConkey TRA padrão, mas a identificação muitas vezes é feita erroneamente por sistemas automatizados. *F. tularensis*, agente causador da tularemia, não cresce bem em meio padrão; seu crescimento é intensificado em meio que contém cisteína. Entretanto, devido à sua extrema infectividade, muitos laboratórios preferem determinar o diagnóstico pela reação em cadeia da polimerase ou sorologicamente, usando um ensaio de adsorção enzimática ou um teste de aglutinação sérica.

Deve haver suspeita de **varíola** com base clínica, que pode ser confirmada por cultura ou microscopia eletrônica das crostas ou do fluido vesicular, embora a manipulação de material clínico de vítimas com suspeita de varíola só deva ser tentada em laboratórios de saúde pública capazes de empregar precauções máximas de biocontenção (nível 4 de biossegurança). Cuidados semelhantes devem ser tomados com amostras de pacientes com várias febres hemorrágicas virais.

PREVENÇÃO

Podem ser consideradas medidas preventivas em contextos pré-exposição e pós-exposição. A **proteção pré-exposição** contra o ataque de um agente químico ou biológico pode consistir em medidas físicas, químicas ou imunológicas. A **proteção física** contra ataques primários frequentemente envolve máscaras contra gases e trajes de proteção; esse equipamento é usado pelos militares e por determinadas equipes de resposta a materiais perigosos, mas é improvável que o equipamento esteja disponível para civis no exato instante de uma liberação. As equipes médicas precisam entender os princípios de proteção física à medida que eles se aplicam ao controle de infecções e à disseminação da contaminação.

A peste pneumônica é disseminada por meio de gotículas respiratórias. Precauções contra gotículas, incluindo o uso de máscaras cirúrgicas simples, são justificáveis para profissionais de saúde que cuidam de pacientes com peste. A varíola é transmitida pelo núcleo das gotículas. Precauções contra a transmissão pelo ar, incluindo (preferivelmente) máscaras de alta eficiência com filtro de ar para material particulado, são recomendadas para as vítimas de varíola. Pacientes com determinadas febres hemorrágicas virais, como as causadas por filovírus (Ebola, Marburg) e arenavírus, devem ser tratados por meio de uma combinação de precauções contra gotículas e contato, preferivelmente em uma unidade especializada de biocontenção. A maioria das vítimas de agentes biológicos pode ser cuidada com segurança com o uso de precauções padrão. No caso de agentes químicos, resíduos de gás mostarda ou agentes nervosos na pele ou na roupa das vítimas têm a possibilidade de representar um risco à equipe médica. Para essas vítimas, sempre que possível, as roupas devem ser removidas e os pacientes devem ser descontaminados por meio de volumes abundantes de água antes da prestação de atendimento médico extensivo. A maioria dos outros agentes químicos é suficientemente volátil, de modo que a disseminação de um agente entre pacientes ou entre paciente e profissional de saúde é improvável.

Pode ser usada **profilaxia química pré-exposição** com base em relatórios de informações confiáveis. Se as autoridades considerarem que existe a ameaça iminente da liberação de um agente biológico específico, poderão ser distribuídos antibióticos a uma população antes da exposição. As oportunidades de emprego dessa estratégia provavelmente serão limitadas, embora as autoridades federais e estaduais estejam examinando diversos mecanismos para colocar tal estratégia em prática. Em contextos militares, a piridostigmina foi aprovada pela FDA como pré-tratamento contra ataques esperados de agentes nervosos. Esse medicamento não está aprovado para uso em crianças, e provavelmente não será recomendado para contextos civis.

Embora tenham sido desenvolvidas e aprovadas vacinas contra antraz e varíola (**medidas imunológicas pré-exposição**), o uso disseminado de qualquer uma das vacinas provavelmente será problemático, especialmente em crianças. A vacina contra antraz só está aprovada para maiores de 18 anos, é administrada em uma série de cinco doses ao longo de 18 meses e requer doses anuais de reforço. Essas considerações tornam improvável o emprego em larga escala da atual vacina contra antraz em civis, embora uma nova vacina recombinante contra antraz esteja em desenvolvimento, sendo estudada como uma série de três doses.

Também existem obstáculos importantes ao emprego disseminado da vacina contra varíola, embora as autoridades de saúde pública tenham considerado a retomada da campanha pela vacinação contra varíola. Embora, no passado, a vacina contra varíola (preparada a partir do vírus vaccinia, um membro da família Orthopoxvirus relacionado à varíola) tenha sido usada com segurança e sucesso em crianças pequenas, ela tem uma taxa relativamente elevada de complicações graves em determinados pacientes. Podem ocorrer *vacínia fetal* e morte quando gestantes são vacinadas. *Vacínia gangrenosa*, uma complicação frequentemente fatal, pode ocorrer quando pessoas imunocomprometidas são vacinadas. *Eczema vaccinatum* ocorre em pessoas com dermatoses preexistentes (dermatite atópica). A encefalite relacionada à vacina era muito conhecida durante a época da vacinação disseminada; como ela ocorre somente em vacinas primárias, afeta desproporcionalmente pacientes pediátricos. Pode ocorrer autoinoculação quando o vírus presente no local da vacinação é transferido manualmente para outras áreas da pele ou para o olho. Crianças pequenas presumivelmente apresentam risco maior para essa transmissão involuntária. Foi relatada miocardite subsequentemente a vacinações de recrutas militares.

Para tratar essas complicações, deve estar disponível globulina imune à vacínia durante uma campanha de vacinação. Pode ser administrada globulina imune à vacínia (0,6 mg/kg IM) em pessoas vacinadas que apresentam graves complicações ou a indivíduos com imunossupressão grave expostos à varíola e nos quais a vacinação não seria segura. Tem sido usado com sucesso um composto, o tecovirimat, mediante uma permissão do Investigational New Drug, para tratar pessoas (inclusive crianças) que sofrem de graves complicações decorrentes da vacinação. A vacina atual derivada de cultura de células (ACAM2000), além da globulina imune à vacínia e do tecovirimat, pode ser obtida, conforme a necessidade, mediante consulta às equipes dos Centros de Controle e Prevenção de Doenças. Além de uma possível função na profilaxia pré-exposição, a vacinação pode ser eficaz na profilaxia pós-exposição se dada aproximadamente nos primeiros 4 dias após a exposição.

A vacina contra antraz pode, da mesma maneira, ser usada em uma situação pós-exposição. Algumas autoridades recomendam três doses dessa vacina como adjuvante à quimioprofilaxia pós-exposição após a exposição documentada a esporos de antraz espalhados no ar. Entretanto, a administração pós-exposição de antibióticos orais constitui o pilar do tratamento para vítimas assintomáticas que, supostamente, foram expostas ao antraz e a outros agentes bacterianos, como peste e tularemia. A Tabela 741.2 lista os esquemas profiláticos adequados para várias exposições biológicas.

Tabela 741.2 Agentes de terrorismo biológicos críticos.

DOENÇA	ACHADOS CLÍNICOS	PERÍODO DE INCUBAÇÃO (DIAS)	PRECAUÇÕES DE ISOLAMENTO	TRATAMENTO INICIAL	PROFILAXIA
Antraz (por inalação) Pacientes clinicamente estáveis depois de 14 dias podem mudar para um único agente oral (conforme descrito na seção de profilaxia desta tabela) para completar um ciclo de 60 dias*	Pródromo febril com rápida progressão para linfadenite do mediastino e mediastinite, sepse, choque e meningite	1 a 5	Referência	Consulte a Tabela 741.3	**Ciprofloxacino 30 mg/kg/dia VO divididos a cada 12 h**† (máx. 500 mg/dose) *ou* **Doxiciclina 4,4 mg/kg/dia VO divididos a cada 12 h** (máx. 100 mg/dose) *ou* Clindamicina 30 mg/kg/dia VO divididos a cada 8 h (máx. 900 mg/dose) *ou* Levofloxacino 16 mg/kg/dia VO divididos a cada 12 h (máx. 250 mg/dose) *ou* **Amoxicilina 75 mg/kg/dia VO divididos a cada 8 h**‡ (máx. 1 g/dose) *ou* Penicilina VK 50 a 75 mg/kg/dia divididos a cada 6 a 8 h
Peste (pneumônica)	Pródromo febril com rápida progressão para pneumonia fulminante, hemoptise, sepse, coagulação intravascular disseminada	2 a 3	Gotículas (para os primeiros 3 dias de terapia)	Gentamicina 2,5 mg/kg IV a cada 8 h *ou* doxiciclina 2,2 mg/kg IV a cada 12 h *ou* ciprofloxacino 15 mg/kg IV a cada 12 h	Doxiciclina 2,2 mg/kg VO a cada 12 h *ou* ciprofloxacino 20 mg/kg VO a cada 12 h
Tularemia	Pneumônicos: início abrupto de febre com pneumonia fulminante Tifoides: febre, mal-estar, dor abdominal	2 a 10	Referência	O mesmo que para peste	O mesmo que para peste
Varíola	Pródromo febril com exantema vesiculopustular síncrono, centrífugo	7 a 17	Transmissão pelo ar (contato +)	Cuidados de suporte	A vacinação pode ser eficaz se dada nos primeiros dias após a exposição
Botulismo	Paralisia flácida simétrica descendente afebril com paralisias de nervos cranianos	1 a 5	Referência	Cuidados de suporte; antitoxina (ver texto) pode interromper a progressão dos sintomas, mas provavelmente não os reverterá	Nenhuma
Febres hemorrágicas virais	Pródromo febril com rápida progressão para choque, púrpura e diáteses	4 a 21	Contato (considerar transmissão pelo ar em casos de hemorragia maciça)	Cuidados de suporte; a ribavirina pode ser benéfica no tratamento de febre de Lassa e, talvez, outras febres hemorrágicas por arenavírus	Foi mostrado que a rivabirina é eficaz na profilaxia pós-exposição à febre de Lassa

†Medicamentos preferenciais são mostrados em negrito. ‡Penicilina e amoxicilina só devem ser usadas quando a cepa de *Bacillus anthracis* for sabidamente suscetível.

TRATAMENTO

As Tabelas 741.2, 741.3 e 741.4 fornecem terapias recomendadas para doenças evidentes causadas por diversos agentes químicos e biológicos. Provavelmente, o médico que prestar atendimento às vítimas precisará tomar decisões terapêuticas antes que os resultados dos testes de confirmação do diagnóstico estejam disponíveis e em situações nas quais o diagnóstico não seja de certeza. Particularmente, é necessária a descontaminação, pela equipe hospitalar, do equipamento de proteção individual adequado para os pacientes expostos a agentes químicos que não foram adequadamente descontaminados no ambiente pré-hospitalar (Tabela 741.4). Nesses casos, é importante observar que muitas doenças e sintomas causados por agentes químicos e biológicos desaparecerão espontaneamente, somente com os cuidados de suporte necessários. Na maioria das vezes, os casos de exposição a cloro e fosgênio podem ser controlados com sucesso dando-se atenção meticulosa à oxigenação e ao equilíbrio hídrico. As vítimas de gás mostarda podem precisar de suporte multissistêmico intensivo, mas nenhum antídoto ou terapia está disponível. Muitas doenças virais, como varíola, a maioria das febres hemorrágicas virais e a encefalite equina, também recebem tratamento de suporte.

Além de garantir a oxigenação, a ventilação e a hidratação adequadas, o médico poderá precisar aplicar terapias empíricas específicas urgentemente. Os pacientes que sofrerem o início súbito de sintomas neuromusculares graves poderão apresentar intoxicação por agente nervoso e deverão receber atropina (0,05 mg/kg) de imediato por conta dos seus efeitos antimuscarínicos. Embora a atropina alivie o broncospasmo e a bradicardia, reduza as secreções brônquicas e atenue os efeitos gastrintestinais de náuseas, vômitos e diarreia, ela não melhora a paralisia dos músculos esqueléticos. A pralidoxima (também conhecida como *2-PAM*) rompe a porção organofosforada da colinesterase e regenera a enzima intacta se não tiver ocorrido "envelhecimento". O efeito é mais proeminente na junção neuromuscular e melhora a força muscular. Seu uso imediato (a uma dose de 25 mg/kg) como adjuvante da atropina é recomendado em todos os casos graves.

Tabela 741.3 Tratamento de antraz inalatório em crianças.

QUANDO A MENINGITE NÃO PODE SER DESCARTADA*	QUANDO A MENINGITE PODE SER DESCARTADA
1. Uma fluoroquinolona bactericida:	1. Um antimicrobiano bactericida:
Ciprofloxacino 30 mg/kg/dia IV divididos a cada 8 h† (máx. 400 mg/dose) *ou* Levofloxacino 16 mg/kg/dia IV divididos a cada 12 h (máx. 250 mg/dose) *ou* Moxifloxacino 12 mg/kg/dia IV divididos a cada 12 h (máx. 200 mg/dose; para crianças 3 meses-2 anos); 10 mg/kg/dia IV divididos a cada 12 h (para crianças 2 a 5 anos); 8 mg/kg/dia IV divididos a cada 12 h (para crianças 6 a 11 anos); 400 mg IV 1 vez/dia (para crianças > 12 anos e > 45 kg)	Ciprofloxacino 30 mg/kg/dia IV divididos a cada 8 h (máx. 400 mg/dose) *ou* Levofloxacino 20 mg/kg/dia IV divididos a cada 12 h (máx. 250 mg/dose) *ou* Imipeném 100 mg/kg/dia IV divididos a cada 6 h (máx. 1 g/dose) *ou* Vancomicina 60 mg/kg/dia IV divididos a cada 8 h *ou* **Penicilina G 400.000 U/kg/dia IV divididos a cada 4 h** (máx. 4 MU/dose) *ou* Ampicilina 200 mg/kg/dia IV divididos a cada 6 h (máx. 3 g/dose)
2. Um segundo antimicrobiano bactericida:	-
Meropeném 120 mg/kg/dia IV divididos a cada 8 h (máx. 2 g/dose) *ou* Imipeném 100 mg/kg/dia IV divididos a cada 6 h (máx. 1 g/dose) *ou* Doripeném 120 mg/kg/dia IV divididos a cada 8 h (máx. 1 g/dose) *ou* Vancomicina 60 mg/kg/dia IV divididos a cada 8 h *ou* **Penicilina G 400.000 U/kg/dia IV divididos a cada 4 h**‡ (máx. 4 MU/dose) *ou* Ampicilina 400 mg/kg/dia IV divididos a cada 6 h (máx. 3 g/dose)	
3. Um inibidor da síntese proteica	2. Um inibidor da síntese proteica
Linezolida 30 mg/kg/dia IV divididos a cada 8 h (para crianças < 12 anos); 30 mg/kg/dia IV divididos a cada 12 h (para crianças > 12 anos; máx. 600 mg/dose) *ou* Clindamicina 40 mg/kg/dia IV divididos a cada 8 h (máx. 900 mg/dose) *ou* Rifampicina 20 mg/kg/dia IV divididos a cada 12 h (máx. 300 mg/dose) *ou* Cloranfenicol 100 mg/kg/dia IV divididos a cada 6 h	**Clindamicina 40 mg/kg/dia IV divididos a cada 8 h** (máx. 900 mg/dose) *ou* Linezolida 30 mg/kg/dia IV divididos a cada 8 h (para crianças < 12 anos); 30 mg/kg/dia IV divididos a cada 12 h (para crianças > 12 anos; máx. 600 mg/dose) *ou* Rifampicina 20 mg/kg/dia IV divididos a cada 12 h (máx. 300 mg/dose) *ou* Doxiciclina 4,4 mg/kg/dia IV dose de ataque (para crianças < 45 kg; máx. 200 mg), seguidos por 4,4 mg/kg/dia IV divididos a cada 12 h; 200 mg IV dose de ataque, seguidos por 100 mg IV a cada 12 h (para crianças > 45 kg)

*Ocorre meningite em aproximadamente 50% dos pacientes que inalaram antraz. †Medicamentos preferenciais são mostrados em negrito. ‡Penicilina e ampicilina só devem ser usadas quando a cepa de *Bacillus anthracis* for sabidamente suscetível.

Preferivelmente, a atropina e a pralidoxima devem ser administradas por via intravenosa nos casos graves, embora a rota intraóssea possa ser aceitável. Alguns especialistas recomendam que a atropina seja dada IM na presença de hipoxia para evitar arritmias associadas à administração intravenosa. Muitos serviços de tratamento de emergências estocam *kits* autoinjetores militares, que consistem em atropina e 2-PAM para injeção intramuscular. Autoinjetores de atropina pediátricos estão licenciados, embora os *kits* destinados a adultos (com 2 mg de atropina e 600 mg de pralidoxima) possam ser usados em crianças acima de 2 a 3 anos (Tabela 741.5). Autoinjetores não podem ser usados facilmente em crianças menores.

Estudos em animais dão suporte à administração profilática de rotina de doses anticonvulsivantes de benzodiazepínicos, mesmo na ausência de atividade convulsiva observável. Atualmente, o benzodiazepínico aprovado é o diazepam, mas aprovação do midazolam pela FDA, que apresenta atividade superior contra convulsões induzidas por agentes nervosos em modelos animais, é prevista para os próximos anos.

Sintomas neuromusculares tardios na situação de terrorismo podem ser decorrentes de botulismo. Cuidados de suporte, com atenção cuidadosa para o suporte ventilatório, são o pilar do tratamento contra o botulismo. Esse suporte poderá ser necessário por vários meses, tornando o tratamento de surtos de botulismo em larga escala especialmente problemático em termos de recursos médicos. Nos EUA, uma antitoxina heptavalente (tipos A-G) licenciada está disponível nos Centros de Controle e Prevenção de Doenças. A administração dessa antitoxina provavelmente não reverterá a doença em pacientes sintomáticos, mas poderá evitar evolução adicional. Além disso, um produto pentavalente (contendo anticorpos contra toxinas dos tipos A a E, mas licenciado somente para tratamento de intoxicação tipo A ou B), a imunoglobulina botulínica intravenosa (humana), BabyBIG, está disponível através do California Department of Health Services especificamente para o tratamento de botulismo de lactentes.

O **início rápido de sintomas respiratórios** pode sinalizar uma exposição a cloro, fosgênio, cianeto ou a vários outros agentes químicos industriais tóxicos. Embora o pilar da terapia em praticamente todas essas exposições consista na remoção da vítima para ar fresco e em cuidados intensivos de suporte, a intoxicação por cianeto frequentemente requer a administração de antídotos específicos.

O **antídoto clássico contra cianeto** utiliza um nitrito junto com tiossulfato de sódio e é administrado em dois estágios. O agente formador de meta-hemoglobina (p. ex., nitrito de sódio) é administrado em primeiro lugar, pois a meta-hemoglobina apresenta alta afinidade para o cianeto e faz com que ele se dissocie do citocromo oxidase. A dosagem de nitrito nas crianças deve ser baseada no peso corporal para evitar a excessiva formação de meta-hemoglobina e hipotensão induzida por nitrito. Pelos mesmos motivos, os nitritos devem ser infundidos lentamente durante 5 a 10 minutos. Um doador de enxofre, como tiossulfato de sódio, é administrado a seguir. Esse composto é usado como substrato pela enzima hepática rodanese, que converte cianeto em tiocianato, composto menos tóxico excretado na urina. O próprio tratamento com tiossulfato é eficaz e relativamente benigno, e pode ser usado isoladamente para casos leves a moderados. O nitrito de sódio e o tiossulfato de sódio são embalados juntos em *kits* de antídotos padrão, juntamente com nitrito de amila, um nitrito de sódio substituto que pode ser inalado em ambientes pré-hospitalares nos quais o acesso intravenoso não é disponível.

Outro antídoto disponível nos EUA é a hidroxocobalamina, que troca seu grupo hidróxi por cianeto, formando a inofensiva cianocobalamina (vitamina B12), que é excretada, subsequentemente, nos rins. O uso da hidroxocobalamina não é complicado pelo potencial de hipotensão ou meta-hemoglobina induzida por nitrito e tem baixa toxicidade. A dose recomendada é de 5 g em adultos ou 70 mg/kg em crianças, com administração por via intravenosa ao longo de 15 minutos. Uma segunda dose (2,5 a 5 g em adultos; 35-70 mg/kg

Tabela 741.4 Agentes de terrorismo químicos críticos.

AGENTE	TOXICIDADE	ACHADOS CLÍNICOS	INÍCIO	DESCONTAMINAÇÃO*	TRATAMENTO
AGENTES NERVOSOS					
Tabun, sarin, soman, VX	Anticolinesterase: muscarínica, nicotínica, efeitos no sistema nervoso central	Vapor: miose, rinorreia, dispneia Líquido: diaforese, vômitos Ambos: coma, paralisia, convulsões, apneia	Segundos: vapor Minutos a horas: líquido	Vapor: ar fresco, remover roupas, lavar cabelo Líquido: remover roupas, lavar a pele e o cabelo com muita água e sabão, irrigação ocular	ABCs. Atropina: 0,05 mg/kg IV[†], IM[‡] (mín.: 0,1 mg, máx.: 5 mg), repetir a cada 2 a 5 min prn para secreções marcantes, broncospasmos Pralidoxima: 25 mg/kg IV, IM[§] (máx.: 1 g IV; 2 g IM), pode repetir em 30 a 60 min prn, em seguida novamente a cada hora por 1 ou 2 doses prn para fraqueza persistente, alta necessidade de atropina Diazepam: 0,3 mg/kg (máx.: 10 mg) IV; lorazepam: 0,1 mg/kg IV IM (máx.: 4 mg); midazolam: 0,2 mg/kg (máx.: 10 mg) IM prn para convulsões ou exposição intensa
VESICANTES					
Gás mostarda	Alquilação	Pele: eritema, vesículas Olhos: inflamação Trato respiratório: inflamação	Horas	Pele: água e sabão Olhos: água (eficaz somente se aplicada poucos minutos após a exposição)	Cuidados sintomáticos
Lewisite	Arsênica		Dor imediata	Pele: água e sabão Olhos: água (eficaz somente se aplicada poucos minutos após a exposição)	Possivelmente British antilewisite (BAL) 3 mg/kg IM a cada 4 a 6 h para efeitos sistêmicos de lewisite em casos graves
AGENTES PULMONARES					
Cloro, fosgênio	Liberar ácido clorídrico, alquilação	Irritação dos olhos, nariz e garganta (especialmente cloro) Respiratórios: broncospasmo, edema pulmonar (especialmente fosgênio)	Minutos: irritação dos olhos, nariz e garganta, broncospasmos Horas: edema pulmonar	Ar fresco Pele: água	Cuidados sintomáticos (ver texto)
CIANETO					
	Citocromo oxidase Inibição: anoxia celular, acidose láctica	Taquipneia, coma, convulsões, apneia	Segundos	Ar fresco Pele: água e sabão	ABCs, 100% oxigênio Bicarbonato de sódio prn acidose metabólica; hidroxocobalamina 70 mg/kg IV (máx.: 5 g) *ou* nitrito/tiossulfato administrado conforme a seguir (ver texto): *Nitrito de sódio* (3%): *dose* (mℓ/kg) (máx.: 10 mℓ) — *Concentração estimada de hemoglobina* (*g/dℓ*) 0,27 — 10 0,33 — 12 (estimada para a criança média) 0,39 — 14 seguido por tiossulfato de sódio (25%): 1,65 mℓ/kg (máx.: 50 mℓ)

*A descontaminação, principalmente para pacientes com exposição significativa a agente nervoso ou vesicante, deve ser feita por profissionais de saúde trajando equipamento de proteção individual adequado. Para a equipe do departamento de emergência, esse equipamento consiste em um traje quimicamente resistente, botas e luvas com máscara/capuz facial inteiro com filtro de ar. [†]A via intraóssea provavelmente é equivalente à intravenosa. [‡]A atropina pode ter algum benefício via tubo endotraqueal ou inalação, assim como ipatrópio em aerossol. Consulte também a Tabela 741.5. [§]Pralidoxima é reconstituída a 50 mg/mℓ (1 g em 20 mℓ de água) para administração por via intravenosa e a dose total, infundida ao longo de 30 minutos, ou pode ser dada por infusão contínua (dose de ataque 25 mg/kg ao longo de 30 minutos e, em seguida, 10 mg/kg/hora). Para uso IM ela pode ser diluída em uma concentração de 300 mg/mℓ (1 g adicionado a 3 mℓ de água – por analogia com a concentração do autoinjetor Mark 1 do exército dos EUA), para efeito de um volume razoável por injeção. Consulte também a Tabela 741.5. ABC's, suporte a vias respiratórias, respiratório e circulatório; máx., máximo; mín., mínimo; prn, conforme necessário. Adaptada de Henretig FH, Cieslak TJ, Eitzen EM: Biological and chemical terrorism. *J Pediatr* 141:311-326, 2002.

Tabela 741.5 Recomendações de autoinjetores pediátricos para vítimas em massa ou cuidados pré-hospitalares.*

ATROPINA: TERAPIA COM AUTOINJETOR

IDADE APROXIMADA	PESO APROXIMADO (kg)	TAMANHO DO AUTOINJETOR (mg)
< 6 meses	< 7,5	0,25
6 meses-4 anos	7,5 a 18	0,5
5 a 10 anos	18 a 30	1,0
> 10 anos	> 30	2,0

PRALIDOXIMA: TERAPIA COM AUTOINJETOR

IDADE APROXIMADA (anos)	PESO APROXIMADO (kg)	NÚMERO DE AUTOINJETORES	DOSE DE PRALIDOXIMA (mg/kg)
3 a 7	13 a 25	1	24 a 46
8 a 14	26 a 50	2	24 a 46
> 14	> 50	3	< 35

*Considere o uso do autoinjetor de pralidoxima para vítimas em massa gravemente afetadas quando o acesso IV ou uma dosagem IM mais precisa em mg/kg for logisticamente inviável. A dose inicial usando autoinjetores de atropina é um autoinjetor de cada tamanho recomendado. A dose inicial com o uso de autoinjetores de pralidoxima é o número recomendado de autoinjetores (destinados a adultos, 600 mg). Estes últimos também podem ser injetados em um frasco esterilizado vazio; o conteúdo transportado por meio de uma agulha com filtro para uma pequena seringa pode constituir uma fonte de solução de pralidoxima concentrada (300 mg/mℓ) para injeção IM em crianças menores. Os autoinjetores podem ser disponibilizados de modo a fornecer doses adultas de atropina e pralidoxima em um injetor; este pode ser usado em crianças ≥ 3 anos, em vez de dois injetores separados, e dosados como indicado anteriormente para pralidoxima isoladamente.

em crianças) pode ser repetida em pacientes gravemente afetados. Os efeitos colaterais incluem hipertensão leve e vermelhidão da pele e das membranas mucosas e da urina, que pode durar vários dias. Embora nenhum ensaio clínico controlado em seres humanos esteja atualmente disponível para comparar a hidroxocobalamina com terapias à base de nitrito/tiossulfato, muitas autoridades acreditam que a eficácia e o perfil de segurança da hidroxocobalamina pesem em seu favor como o antídoto de escolha contra cianeto, especialmente para crianças, no contexto de vítimas em massa. Entretanto, para o uso da hidroxocobalamina, a solução deve ser misturada imediatamente antes do uso. No campo, os socorristas precisam estar adequadamente treinados para empregá-la.

Pesquisas em animais sugerem um modesto benefício da corticoterapia para mitigar lesões pulmonares após a inalação de cloro. Portanto, o uso de esteroides pode ser cogitado para pacientes que foram expostos ao cloro, especialmente como adjuvante aos broncodilatadores usados nos pacientes que manifestam broncospasmo e/ou histórico de asma. Além disso, também foi relatado alívio sintomático após a exposição ao cloro com terapia por nebulização de bicarbonato de sódio a 3,75%, embora o impacto desse esquema terapêutico nas lesões pulmonares seja desconhecido. Modelos animais também sugeriram um benefício com o uso de agentes anti-inflamatórios, inclusive ibuprofeno e N-acetilcisteína, que aparentemente atenuam o edema pulmonar induzido pelo fosgênio, além da utilização de ventilação com baixo volume corrente (ventilação protetora), embora os resultados dessas intervenções ainda não tenham sido informados em estudos clínicos.

Nos casos em que ocorra o **início tardio de sintomas respiratórios** como resultado de um ataque terrorista, deve-se considerar a administração empírica de um antibiótico eficaz contra antraz, peste e tularemia. Ciprofloxacino (10 a 15 mg/kg IV a cada 12 horas), levofloxacino (8 mg/kg IV a cada 12 horas) ou doxiciclina (2,2 mg/kg IV a cada 12 horas) constituem uma escolha adequada. Embora cepas de ocorrência natural de *B. anthracis* geralmente sejam bastante sensíveis à penicilina G, esses agentes são escolhidos porque existem cepas de *B. anthracis* resistentes à penicilina. Além disso, o ciprofloxacino e a doxiciclina são eficazes contra quase todas as cepas de *Y. pestis* e *F. tularensis*. Preocupações sobre betalactamases induzíveis no *B. anthracis* levaram os especialistas a recomendar um ou dois antibióticos adicionais em pacientes que inalaram antraz. Rifampicina, vancomicina, penicilina ou ampicilina, clindamicina, imipeném e claritromicina são escolhas racionais com base em dados de sensibilidade *in vitro*. Como o *B. anthracis* depende da produção de duas toxinas proteicas, a toxina do edema e a toxina letal, devido à sua virulência, os medicamentos que atuam no ribossomo para interromper a síntese proteica (p. ex., clindamicina, os macrolídeos) oferecem uma vantagem teórica. O frequente comprometimento das meninges entre as vítimas de inalação de antraz torna desejáveis agentes com maior penetração no sistema nervoso central. O tratamento de antraz é detalhado na Tabela 741.3.

O raxibacumabe, anticorpo monoclonal que inibe a ligação do antígeno do antraz aos receptores celulares, evitando que as toxinas entrem nas células, está aprovado para o tratamento da inalação de antraz, em combinação com antibióticos, assim como o obiltoxaximab, que neutraliza as toxinas do antraz. A dose adulta de raxibacumabe é de 40 mg/kg IV ao longo de 2 horas e 15 minutos. A dose pediátrica se baseia no peso; ≤ 15 kg: 80 mg/kg; > 15 a 50 kg: 60 mg/kg; > 50 kg: 40 mg/kg. É recomendada pré-medicação com difenidramina IV ou VO 1 hora antes da infusão.

Em pacientes nos quais é estabelecido o diagnóstico de peste ou tularemia, estreptomicina (15 mg/kg IM a cada 12 horas) tem sido, historicamente, o medicamento de escolha. Como esse medicamento geralmente não está disponível, muitos especialistas consideram gentamicina (2,5 mg/kg IV/IM a cada 8 horas) a escolha preferencial para a terapia. Além do ciprofloxacino, levofloxacino ou doxiciclina, deve ser empregado cloranfenicol (25 mg/kg IV a cada 6 horas) nos 6% de casos de peste pneumônica com meningite concomitante. Para ser eficaz, a terapia para peste pneumônica deve ser iniciada até 24 horas após o início dos sintomas. Existe pouca experiência clínica em lesões pulmonares induzidas por ricina. Espera-se que cuidados de suporte sejam o pilar da terapia. O tratamento de **lesão induzida por vesicante** é semelhante ao tratamento de vítimas de queimaduras e é amplamente sintomático (ver Capítulo 92). A principal diferença entre queimaduras térmicas e queimaduras por vesicantes é que as vítimas de vesicantes não precisam dos grandes volumes de fluido exigidos pelas vítimas de queimaduras térmicas, pois a epiderme permanece intacta. Esses pacientes correm risco de hidratação excessiva se forem tratados segundo os protocolos de queimaduras térmicas. Vítimas de gás mostarda se beneficiarão da aplicação de loções terapêuticas para a pele, como calamina e a administração de analgésicos. A intubação precoce de pacientes gravemente expostos é justificada para oferecer proteção contra comprometimento edematoso das vias respiratórias. Podem ser necessários oxigênio e ventilação, e uma atenção meticulosa à hidratação é de essencial importância. Pesquisas em andamento sugerem um papel para a N-acetilcisteína VO na mitigação de efeitos pulmonares crônicos causados por lesões de gás mostarda. Vítimas de *lewisite* podem ser tratadas praticamente da mesma maneira que as vítimas de gás mostarda. Além disso, dimercaprol (British antilewisite) em óleo de amendoim, administrado por via muscular, pode ajudar a amenizar os efeitos sistêmicos do *lewisite*.

O tratamento de vítimas sintomáticas de varíola também é predominantemente de suporte, com atenção ao controle da dor, à condição de hidratação e à insuficiência respiratória, de importância primordial. O composto antiviral cidofovir, licenciado para o tratamento de retinite por citomegalovírus em pacientes infectados pelo HIV, tem eficácia *in vitro* contra varíola e outros membros da família Orthopoxvírus. Sua utilidade no tratamento de vítimas de varíola não foi testada. Além disso, na situação de um grande surto de doença, o amplo uso parenteral desse medicamento seria problemático. Tecovirimat, mencionado anteriormente, demonstra excelentes resultados na atividade *in vitro* contra membros da família Orthopoxvírus, mas sua utilidade no tratamento de pacientes com varíola não foi, tampouco, testada.

Em todas as vítimas de agentes químicos, especialmente se houver a suspeita de um agente líquido, como VX ou a forma líquida do gás mostarda, a descontaminação é essencial e deve ser considerada uma intervenção médica primária. Embora essa tenha sido parte da doutrina aplicada às vítimas em ambientes civis e militares por décadas, só recentemente foram disponibilizadas informações para quantificar seu valor. Em um recente trabalho não publicado patrocinado pelo governo dos EUA e executado pela Public Health England e pela Universidade de Hertfordshire, a remoção das roupas eliminou 90% da contaminação em voluntários normais, e um subsequente banho de chuveiro com água e sabão eliminou 99% da contaminação. Isso tem grandes implicações no tratamento hospitalar de vítimas possivelmente contaminadas, inclusive crianças, e os hospitais devem se planejar para executar a missão de descontaminação em todos os níveis.

Uma ferramenta útil de planejamento para os médicos que se deparam com emergências químicas agudas é o *site* da National Library of Medicine, Chemical Emergency Medical Management (http://chemm.nlm.nih.gov), que contém uma ferramenta rápida para ajudar na rápida identificação sindrômica, semelhante às usadas neste capítulo.

A bibliografia está disponível no GEN-io.

Capítulo 742

Doença Psicogênica em Massa

Jonathan W. Mink

A *doença psicogênica em massa* se refere à rápida disseminação de sinais e sintomas que afetam os membros de um grupo coeso, originária de um transtorno do sistema nervoso envolvendo excitação, perda ou alteração de função, pelo qual as queixas físicas que são inconscientemente apresentadas não apresentam uma etiologia orgânica correspondente. A doença psicogênica em massa compartilha características comuns com o transtorno de conversão (Capítulo 35), no qual os sintomas não são produzidos de maneira consciente, e tipicamente são de natureza motora e sensorial. Os sintomas físicos estão associados a sofrimento e comprometimento significativos; em geral, eles interferem com as funções na escola ou no lar e afetam o relacionamento entre os colegas. A doença psicogênica em massa também era chamada de "histeria em massa" no passado, embora a maior parte da comunidade médica tenha deixado de usar o termo **histeria**. Alguns especialistas argumentam que **funcional** é um termo mais adequado do que **psicogênica** porque a doença não sugere etiologia e não reforça o pensamento dualista sobre a mente ser separada do cérebro. Apesar disso, hoje, o termo mais amplamente utilizado é **doença psicogênica** em massa.

Sabe-se muito menos sobre o suporte biológico e os aspectos clínicos da doença psicogênica em massa do que se conhece sobre o transtorno de conversão e outros transtornos com sintomas somáticos. Entretanto, existem algumas características importantes em comum com o transtorno de conversão. Podemos citar o início abrupto súbito, inconsistência com a anatomia e a fisiologia conhecidas, aspectos atípicos e inconsistência de sintomas ao longo do tempo. As características específicas da doença psicogênica em massa são a ocorrência desses sintomas em um grupo coeso; a presença de ansiedade elevada; a disseminação de sintomas por comunicação visual, sonora ou oral (inclusive mídia social); e uma elevada proporção mulheres:homens.

CARACTERÍSTICAS CLÍNICAS E DIAGNÓSTICO

Existem muitos exemplos de doença psicogênica em massa na história. O mais conhecido talvez seja o das "bruxas" de Salem. Os exemplos mais amplamente divulgados de doença psicogênica em massa ocorrem em adultos, mas também existem vários relatos referentes a crianças. Por exemplo, em 2004, 10 meninas adolescentes de uma escola na região rural da Carolina do Norte, nos EUA, desenvolveram episódios paroxísticos semelhantes a epilepsia ou síncope. Essas meninas pertenciam a um grupo social coeso (estudantes de uma pequena escola) e tiveram sintomas semelhantes. Os sintomas não se mostraram consistentes com síncope ou epilepsia e desapareceram, depois de um período de 2 semanas de férias da escola. Outro episódio em Le Roy, no estado de Nova York, nos EUA, consistiu em um surto de uma doença semelhante a tiques nervosos nos alunos do colégio. Os sintomas foram atípicos para tiques nervosos, pois não foram precedidos por um estímulo premonitório e não foi possível suprimi-los com esforço. Além disso, os sintomas foram notavelmente semelhantes em todos os pacientes afetados. Os sintomas desapareceram com o tempo. No exemplo de Le Roy, provavelmente ocorreu uma influência acentuada pela mídia social e pela mídia de massa, que amplificou a coesão do grupo.

Em um estudo de 280 incidentes químicos ambientais no Reino Unido entre 2007 e 2008, 7% foram classificados como doença psicogênica em massa, de acordo com cinco critérios de diagnóstico: (1) sintomas somáticos (corporais); (2) conexão social preexistente entre duas ou mais das pessoas afetadas; (3) disseminação epidêmica dos sintomas; (4) atribuição dos sintomas, pelos indivíduos afetados (ou por seus pais ou cuidadores), a um agente ameaçador externo de natureza física (geralmente química, biológica ou radiológica) ou espiritual; e (5) sintomas e sinais que não são compatíveis com a exposição ambiental especificada pelos indivíduos afetados nem com qualquer outra exposição ambiental cuja presença possa ser razoavelmente esperada na ocasião (ou pouco antes) do início dos sintomas.

Um estudo examinou experimentalmente a doença psicogênica em massa induzida. Em um estudo randomizado controlado, os participantes foram divididos em três grupos para estudar os efeitos de uma ameaça biológica simulada e elementos de contágio social. Os três grupos foram (1) grupo de controle sem intervenção, (2) grupo de indução de doença psicogênica e (3) grupo de indução de doença psicogênica e mídia. Os grupos 2 e 3 foram informados de que o objetivo do estudo era testar os efeitos colaterais de um composto carreador de um medicamento anti-influenza. Eles foram informados de que o composto não produzia efeitos colaterais graves, mas estava sendo avaliado quanto a efeitos colaterais leves. Nos grupos 2 e 3, foram colocados atores profissionais entre os participantes para, durante o estudo, simularem sintomas de náuseas, tontura e cefaleia. Ao grupo 3 também foi mostrado um documentário sobre a pandemia de gripe de 1918. O vídeo continha entrevistas com os sobreviventes e imagens vívidas de morte e doença. Os dois grupos de indução psicogênica apresentaram 11 vezes mais sintomas do que o grupo de controle. Se algum participante tivesse sido, ao longo da vida, acometido de uma história de evento traumático de depressão, a probabilidade de apresentar sintomas seria maior. O ato de assistir ao documentário não foi associado a um índice mais elevado de sintomas. Esse estudo confirmou o papel do **"contágio social"** na doença psicogênica em massa e forneceu um modelo para futuros estudos dos fatores que acarretam esse contágio.

ESTRATÉGIAS DE TRATAMENTO

A doença psicogênica em massa geralmente é autolimitada, mas o tratamento requer tranquilização e comunicação cuidadosas entre o médico e o paciente. Os modelos de explicação devem ser comunicados de modo sensível para não aparentar indiferença aos sintomas. Quando os médicos e os pacientes não concordam com a "realidade" da doença, o prognóstico é pior. Portanto, a atenção da mídia, a discordância médica e científica e os procedimentos jurídicos devem ser administrados de maneira a não exacerbar os sintomas ou a doença.

Na doença de Le Roy descrita anteriormente, o tratamento variou para cada indivíduo. As estratégias de tratamento incluíram terapia comportamental cognitiva, psicoterapia de suporte, educação, farmacoterapia para ansiedade coexistente e mudança do ambiente social. Muitos dos pacientes procuraram várias opiniões médicas. Ocorreram discussões frequentes entre médicos de saúde pública e de outros setores e os meios de comunicação locais. Uma redução da atenção por parte da mídia aparentemente acarretou uma rápida melhoria dos sintomas em alguns pacientes. É recomendável que os profissionais de saúde evitem a dicotomia de abordar a doença usando um modelo médico no qual as doenças são consideradas como tendo base física *ou* psicológica. Em contraste, um *continuum* biocomportamental de doenças caracteriza melhor a doença como ocorrendo em um espectro que varia de uma predominantemente biológica etiologia de um lado a uma etiologia predominantemente psicossocial no outro. É benéfico para o paciente que o médico assistente tente mudar a ênfase da compreensão da etiologia para um caminho em direção à recuperação.

A bibliografia está disponível no GEN-io.

Capítulo 743

Mordidas Humanas e de Animais

David A. Hunstad

Muitos animais, além dos cães domésticos e de rua, podem ser responsáveis por mordidas em seres humanos. O perfil dessas mordidas varia por país e região, com base nas condições de vida, nas espécies nativas e na oportunidade de um encontro.

EPIDEMIOLOGIA

Em todo o mundo, ocorrem dezenas de milhões de mordidas de cães, que resultam em aproximadamente 55.000 mortes anuais por raiva (Capítulo 300). As **mordidas de cães** representam aproximadamente 80 a 90% de todas as mordidas ocorridas nos EUA; 5 a 15% são mordidas de gatos, 2 a 5% de roedores e as restantes, de coelhos, furões, animais de fazenda, macacos e répteis. Estima-se que 4,5 milhões de pessoas nos EUA sofram mordidas de cães anualmente; aproximadamente 885.000 dessas pessoas procuram atendimento médico. Mordidas de cães também são muito comuns em Bangladesh, Índia, Paquistão e Myanmar, ao passo que, no Nepal, o gado bovino e os búfalos são responsáveis por mais da metade das mordidas, seguidos por cães, porcos e cavalos. Aproximadamente 1% dos ferimentos por mordidas de cães e 6% dos ferimentos por mordidas de gatos requerem hospitalização, nos EUA. Durante as três últimas décadas, ocorreram cerca de 20 mortes por ano nos EUA, em decorrência de lesões causadas por cães; 65% delas ocorreram em crianças com menos de 11 anos. As raças dos cães envolvidos nos ataques a crianças variam; a Tabela 743.1 mostra o índice de risco de mordidas fatais de cães, por raça. Em comparação com as outras raças, mordidas de pitbulls são responsáveis por índices mais elevados de hospitalização, escalas de Glasgow menores na internação e maior risco de morte. Cães machos não castrados são responsáveis por aproximadamente 75% dos ataques; as cadelas com cria em fase de amamentação muitas vezes causam ferimentos em crianças que tentam brincar com seus filhotes.

A maioria dos ataques de cães a crianças nos EUA ocorre entre os 6 e os 11 anos de idade, com ligeira predominância em meninos. Aproximadamente 65% dos ataques ocorrem perto de casa, 75% dos animais são conhecidos pelas crianças e quase 50% dos ataques supostamente não são provocados. Os dados estatísticos do Canadá são semelhantes, indicando que 70% das mordidas relatadas em um estudo foram sofridas por crianças entre 2 e 14 anos; 65% dos cães moravam na residência das vítimas ou pertenciam a familiares.

Entre as cerca de 450.000 **mordidas de gatos** relatadas por ano nos EUA, quase todas são causadas por animais conhecidos que moram com as vítimas. Como as mordidas de roedores (ratos, camundongos,

Tabela 743.1 Raças de cães associadas ao envolvimento em ataques fatais, segundo dados nacionais de registro em 2007 do American Kennel Club e o risco relativo de ataque fatal.

RAÇA*	NÚMERO DE CÃES ENVOLVIDOS EM ATAQUES FATAIS	NÚMERO DE CÃES REGISTRADOS NO AKC	RISCO RELATIVO DE ATAQUES FATAIS POR CADA CÃO†
Pitbull‡	113	2.239	2.520
Mastim napolitano	2	357	280
Chow Chow	2	1.567	65
Rottweiler	18	14.211	65
Cão da montanha dos Pirineus	2	1.916	50
Parson Russell terrier	1	1.096	45
Old english sheepdog	1	1.206	40
Husky siberiano	6	9.048	35
Bullmastiff	1	3.735	15
Doberman pinscher	2	11.381	10
Pastor australiano ou mestiço	1	6.471	10
Mastim mestiço	1	7.160	5
Pastor alemão	4	43.376	5
Boxer	1	33.548	1,5
Golden retriever ou mestiço	1	39.659	1,5
Labrador retriever ou mestiço	2	114.110	1
Total	158		

*Os dados são apresentados somente para raças de cães para as quais as informações de registro estão disponíveis no American Kennel Club (AKC). O AKC não registra o cão de presa canário, os cães-lobos ou cães de mistura de raças desconhecidas. Os dados de labradores *retrievers* e de labradores mestiços estão combinados. O risco relativo é normalizado para labradores *retrievers* e labradores mestiços. ‡O termo *pitbull* se refere a cães das seguintes raças: American pitbull terrier, American Staffordshire terrier e Staffordshire bull terrier. De Bini JK, Cohn SM, Acosta SM, McFarland MJ, Muir MT, Michalek JE; TRISAT Clinical Trials: Group. Mortality, mauling, and maiming by vicious dogs. *Ann Surg*, 253(4):791-797, 2011, Table 2.

hamsters) não são condições de notificação obrigatória, existem poucos dados sobre a epidemiologia dessas lesões ou sobre a incidência de infecção após mordidas ou arranhões de roedores.[1]

Existem poucos dados sobre a incidência e a demografia de ferimentos por mordidas humanas em pacientes pediátricos; entretanto, crianças em idade pré-escolar e no início da idade escolar parecem apresentar um risco mais elevado de receber uma mordida humana, muitas vezes em ambientes de creche ou pré-escolares. Em algumas séries, a proporção de mordidas humanas é mais alta em adolescentes, grupo etário em que lesões causadas por socos nos dentes (denominadas mordidas de briga) se tornam mais comuns.

MANIFESTAÇÕES CLÍNICAS

Lesões relacionadas a mordidas de cães podem ser divididas em três categorias de incidência quase igual: abrasões, perfurações e lacerações com ou sem avulsão de tecidos associada. As mordidas de cães também podem envolver ferimentos por esmagamento de tecidos. Por outro lado, o tipo mais comum de ferimento por mordidas de gato ou rato é por perfuração. Mordidas de gatos muitas vezes penetram no tecido profundo. As lesões por mordidas humanas são de dois tipos: lesão por oclusão, que ocorre quando os dentes superiores e inferiores se juntam em uma parte do corpo, ou uma lesão de punho fechado, que ocorre quando o punho ferido, geralmente da mão dominante, atinge os dentes de outro indivíduo.

DIAGNÓSTICO

A abordagem da vítima de mordida deve começar por anamnese e exame físico completos. Deve ser dada atenção especial às circunstâncias do evento da mordida (p. ex., espécie e número de animais, tipo de animal [doméstico ou selvagem], se o ataque foi ou não provocado, o local do ataque); histórico de alergias a medicamentos; e o *status* de imunização da criança (tétano) e do animal (raiva). Durante o exame físico, é necessária uma atenção meticulosa quanto ao tipo, tamanho e profundidade da ferida; quanto à presença de qualquer corpo estranho; quanto à situação das estruturas subjacentes; e, se a mordida ocorrer em um membro, o local exato dela, uma avaliação das possíveis estruturas envolvidas e a amplitude de movimento da área afetada. Um diagrama da ferida deverá ser registrado no prontuário médico. Deve ser cogitada a obtenção de radiografias da área afetada na probabilidade de penetração ou fratura de um osso ou articulação ou se houver algum corpo estranho na ferida. A possibilidade de uma fratura ou lesão penetrante no crânio deve ser particularmente cogitada em bebês que tenham sofrido mordidas de cães na face ou na cabeça.

COMPLICAÇÕES

A **infecção** é a complicação mais comum de feridas por mordidas, independentemente da espécie do animal causador da mordida. A decisão de se coletar material de uma ferida para cultura depende da espécie do animal causador da mordida, do intervalo de tempo decorrido desde a mordida, da profundidade da ferida, da presença de corpo estranho que contamine a ferida e de evidências clínicas de infecção. Embora tenham sido isoladas bactérias potencialmente patogênicas em até 80% das feridas por mordidas de cães de pacientes levados a atendimento médico até 8 horas depois da mordida, o índice de infecções em feridas que recebem atendimento médico dentro das primeiras 8 horas após a mordida é relativamente baixo (2,5 a 20%). Se a mordida não for profunda e/ou extensa, a ferida com atendimento em até 8 horas não necessitará de cultura, a menos que haja sinais precoces de infecção ou o paciente seja imunocomprometido. A bactéria *Capnocytophaga canimorsus* é isolada de aproximadamente 5% das feridas infectadas em pacientes imunocomprometidos e pode causar graves infecções sistêmicas nesses indivíduos. O índice de infecções em feridas por mordidas de gatos, mesmo as que recebem atendimento médico imediato, é > 50%. Portanto, é prudente coletar material para cultura de todas as feridas por mordidas de gatos, exceto as mais triviais. Deve ser coletado material para cultura de *todas* as outras feridas por mordida de animais, independentemente da espécie, que não receberem atendimento médico no prazo de 8 horas.

O índice de infeções após **mordidas de roedores** não é conhecido. A flora oral dos ratos é, em sua maioria, similar à dos outros mamíferos; entretanto, aproximadamente 50% e 25% dos ratos hospeda *Streptobacillus moniliformis* e *Spirillum minus*, respectivamente, ambas as quais causam **febre por mordida de rato** (Capítulo 744).

Todas as feridas por mordidas humanas, independentemente do mecanismo, devem ser consideradas portadoras de risco elevado de infecção e devem ser submetidas à cultura. Devido à alta incidência de infecções anaeróbicas após feridas por mordidas, é importante coletar material para cultura anaeróbica e aeróbica.

A Tabela 743.2 enumera as causas comuns de infecções bacterianas de tecido mole depois de mordidas de cães, gatos ou outros animais. Mordidas humanas ou de gatos, aquelas em que o tratamento é retardado, as que ocorrem em pacientes imunocomprometidos e aquelas associadas a perfurações profundas ou a lesões significativas por esmagamento apresentam um risco mais elevado de infecção. Risco elevado de infecção também está presente se a mordida ocorre em determinadas regiões anatômicas (mãos, pés, órgãos genitais) ou se há penetração em ossos ou tendões.

TRATAMENTO

A Tabela 743.3 descreve o tratamento profilático de ferimentos por mordidas humanas ou de animais para evitar infecções.

Depois da coleta do material adequado para cultura, a ferida deve ser anestesiada, limpa e vigorosamente irrigada com um grande volume de soro fisiológico. A irrigação com soluções contendo antibiótico não proporciona qualquer vantagem em comparação com a irrigação unicamente com soro fisiológico e pode causar irritação local dos tecidos. As perfurações devem ser completamente lavadas e cuidadosamente irrigadas com um cateter ou agulha de ponta romba; não deve ser empregada irrigação com alta pressão. O tecido avulsionado ou desvitalizado deve ser desbridado e todas as áreas flutuantes devem ser submetidas à incisão e drenadas.

Não existem dados suficientes para estabelecer se ferimentos por mordidas devem ser submetidos a fechamento primário, fechamento primário tardio (3 a 5 dias) ou cicatrizados por intenção secundária. Os fatores a serem considerados são o tipo, o tamanho e a profundidade da ferida; o local anatômico; a presença de infecção; o tempo decorrido desde o ferimento; e o potencial de deformação cosmética. Uma consulta cirúrgica adequada (p. ex., cirurgia pediátrica geral; cirurgia plástica, ortopédica ou nas mãos) deve ser considerada para todos os pacientes com feridas profundas ou extensas; no caso de feridas envolvendo as mãos, a face ou os ossos e articulações; e feridas infectadas que precisam de drenagem aberta. Embora seja consenso que feridas visivelmente infectadas e as que ocorreram há mais de 24 horas não devem ser suturadas, existe uma variação na prática clínica acerca da eficácia e da segurança do fechamento de feridas ocorridas há menos de 8 horas sem evidências de infecção. Uma vez que todas as **feridas nas mãos** apresentam risco elevado de infecção, particularmente em casos de ruptura de tendões ou penetração de ossos, a consulta cirúrgica quase sempre é indicada e é recomendado o fechamento primário tardio para muitas feridas por mordidas nas mãos. **Lacerações faciais** apresentam um risco mais baixo de infecção secundária devido ao suprimento sanguíneo mais abundante na região. Levando em conta esse fato e as considerações cosméticas, muitos cirurgiões plásticos defendem o fechamento primário de feridas faciais por mordida que receberam atendimento médico em até 6 horas, depois de um procedimento completo de irrigação e desbridamento.

De modo semelhante, existem alguns estudos que tratam da eficácia e da seleção de agentes antimicrobianos para a **profilaxia** de feridas por mordida. A bacteriologia das infecções de feridas por mordida é, principalmente, mais um reflexo da flora oral do animal causador da mordida do que da flora cutânea da vítima (Tabela 743.2). Como muitas das espécies bacterianas aeróbicas e

[1]N.R.T.: No Brasil, as mordidas por roedores também não são de notificação compulsória.

Tabela 743.2 Microrganismos associados às mordidas.

MORDIDAS DE CÃES	MORDIDAS DE GATOS	MORDIDAS DE SUÍNOS	MORDIDAS DE PRIMATAS
Espécies do gênero *Staphylococcus* Espécies do gênero *Streptococcus* Espécies do gênero *Eikenella* Espécies do gênero *Pasteurella* Espécies do gênero *Proteus* Espécies do gênero *Klebsiella* Espécies do gênero *Haemophilus* Espécies do gênero *Enterobacter* Espécies do gênero *Capnocytophaga* Espécies do gênero *Bacteroides* Espécies do gênero *Moraxella* Espécies do gênero *Corynebacterium* Espécies do gênero *Neisseria* Espécies do gênero *Fusobacterium* Espécies do gênero *Prevotella* Espécies do gênero *Porphyromonas*	Espécies do gênero *Pasteurella* Espécies do gênero *Actinomyces* Espécies do gênero *Propionibacterium* Espécies do gênero *Bacteroides* Espécies do gênero *Fusobacterium* Espécies do gênero *Clostridium* Espécies do gênero *Wolinella* Espécies do gênero *Peptostreptococcus* Espécies do gênero *Staphylococcus* Espécies do gênero *Streptococcus* **MORDIDAS DE HERBÍVOROS** *Actinobacillus lignieresii* *Actinobacillus suis* *Pasteurella multocida* *Pasteurella caballi* *Staphylococcus hyicus* subespécie *hyicus*	*Pasteurella aerogenes* *Pasteurella multocida* Espécies do gênero *Bacteroides* Espécies do gênero *Proteus* *Actinobacillus suis* Espécies do gênero *Streptococcus* Espécies do gênero *Flavobacterium* Espécies do gênero *Mycoplasma* **MORDIDAS DE ROEDORES – FEBRE POR MORDIDA DE RATO** *Streptobacillus moniliformis* *Spirillum minus*	Espécies do gênero *Bacteroides* Espécies do gênero *Fusobacterium* *Eikenella corrodens* Espécies do gênero *Streptococcus* Espécies do gênero *Enterococcus* Espécies do gênero *Staphylococcus* Enterobacteriaceae Herpes-vírus símio **MORDIDAS DE GRANDES RÉPTEIS (CROCODILOS, JACARÉS)** *Aeromonas hydrophila* *Pseudomonas pseudomallei* *Pseudomonas aeruginosa* Espécies do gênero *Proteus* Espécies do gênero *Enterococcus* Espécies do gênero *Clostridium*

Adaptada de Perkins Garth A, Harris NS: Animal bites. http://emedicine.medscape.com/article/768875-overview. Reimpressa com permissão de eMedicine.com, 2009.

Tabela 743.3 Tratamento de ferimentos por mordidas.

HISTÓRICO
Mordida de animais: determine o tipo de animal, se a mordida foi provocada ou não, e a situação/ambiente em que a mordida ocorreu. Siga as diretrizes da raiva para obter detalhes sobre tratamento de mordidas que apresentam risco de raiva
Paciente: obtenha informações sobre alergias a antimicrobianos, sobre medicamentos atuais, esplenectomia, doença hepática ou doenças imunossupressoras

EXAME FÍSICO
Se possível, registre um diagrama com o local, o tipo e a profundidade aproximada da ferida; amplitude de movimento; possibilidade de penetração em articulação; presença de lesão com edema ou esmagamento; funcionamento de nervos e tendões; sinais de infecção; e odor do exsudato

CULTURA
Devem ser obtidas culturas aeróbicas e anaeróbicas de feridas infectadas

IRRIGAÇÃO
A ferida deve ser fartamente irrigada com soro fisiológico

DESBRIDAMENTO
O tecido desvitalizado ou necrótico deve ser cuidadosamente submetido a desbridamento

RADIOGRAFIAS
Devem ser obtidas radiografias simples na possibilidade de penetração óssea para proporcionar uma linha basal para futura avaliação de osteomielite

FECHAMENTO DA FERIDA
O fechamento primário da ferida geralmente não é defendido. Poderá ser necessário o fechamento da ferida para determinadas feridas recentes não infectadas, principalmente feridas grandes na face. Para feridas maiores, as bordas podem ser aproximadas com fitas adesivas em casos selecionados

TERAPIA ANTIMICROBIANA
Feridas com apresentação precoce (não infectadas): administre terapia antimicrobiana para (1) feridas de moderadas a graves ocorridas há menos de 8 h, principalmente na presença de edema ou ferimento significativo por esmagamento; (2) penetração em osso ou espaço articular; (3) feridas profundas nas mãos; (4) pacientes imunocomprometidos (inclusive casos de mastectomia, doença hepática avançada, asplenia ou terapia com esteroide); (5) feridas adjacentes a prótese articular; e (6) feridas nas proximidades da região genital. Na maioria dos casos, a cobertura deve incluir *Pasteurella* (*Eikenella* em mordidas humanas), *Staphylococcus*, *Streptococcus* e organismos anaeróbicos, incluindo *Fusobacterium*, *Porphyromonas*, *Prevotella* e *Bacteroides* spp.

Feridas infectadas: Abrangem *Pasteurella* (*Eikenella* em mordidas humanas), *Staphylococcus*, *Streptococcus* e organismos anaeróbios, inclusive *Fusobacterium*, *Porphyromonas*, *Prevotella* e *Bacteroides* spp. Os seguintes antimicrobianos podem ser considerados na maioria das mordidas humanas e de animais terrestres. AS DOSAGENS SÃO PARA ADULTOS

- Primeira escolha: amoxicilina/ácido clavulânico
- Alergia a penicilina: não foi estabelecido qualquer tratamento alternativo para mordidas de animais em pacientes alérgicos a penicilina
  Os esquemas terapêuticos a seguir podem ser considerados
  - 300 mg de clindamicina VO 4 vezes/dia *associados a* 500 mg de ciprofloxacino VO 2 vezes/dia ou 500 mg de levofloxacino PO 1 vez/dia ou um comprimido de dose concentrada de sulfametoxazol-trimetoprima VO 2 vezes/dia
  - Doxiciclina 100 mg VO 2 vezes/dia
  - Moxifloxacino 400 mg VO 1 vez/dia
  - Em gestantes com forte alergia a penicilina, têm sido usados macrolídeos. Porém, devido à cobertura antimicrobiana insuficiente contra patógenos anaeróbicos, as feridas devem ser acompanhadas atentamente
- Em casos em que são considerados necessários antibióticos intravenosos, as escolhas de antimicrobianos únicos podem incluir ampicilina/sulbactam, cefoxitina, ertapeném ou moxifloxacino
- Os esquemas empíricos para tratamento de infecção adquiridas em água salgada ou água doce também devem ter cobertura contra múltiplas espécies de *Vibrio* e *Aeromonas*, respectivamente, com o uso de determinados agentes, como cefalosporinas de terceira geração (p. ex., cefotaxima) e fluoroquinolonas

HOSPITALIZAÇÃO
As indicações incluem sinais e sintomas de toxicidade sistêmica e agravamento da infecção

IMUNIZAÇÕES
Forneça imunização contra tétano e raiva, se indicado

ELEVAÇÃO
Pode ser necessária a elevação na presença de edema. A falta de elevação é uma causa comum de falha terapêutica

IMOBILIZAÇÃO
Para feridas significativas, imobilize o membro, principalmente as mãos, com uma tala

ACOMPANHAMENTO
Os pacientes devem ser lembrados de fazer um acompanhamento em 48 h ou antes, no caso de agravamento ou persistência de infecção e dor contínua.

RELATO
Pode ser necessário relatar o incidente a uma unidade de saúde local

De Goldstein EJC, Abrahamian FM: Bites. IN Bennett JE, Dolin R, Blaswer MJ, editors: Mandell, Douglas, and Bennett's principles and practice of infectious diseases, ed 8, Philadelphia, 2015, Elsevier, Table 320-3.

anaeróbicas presentes na cavidade oral do animal causador da mordida têm o potencial de invadir o tecido local, de se multiplicar e causar destruição tecidual, a maioria das infecções das feridas por mordidas é polimicrobiana.

Apesar do alto grau de homologia da flora bacteriana da cavidade oral de seres humanos, cães e gatos, existem diferenças importantes entre as espécies causadoras de mordidas e elas são refletidas nos tipos de infecção que ocorrem nas feridas. As espécies predominantes de bactérias isoladas em feridas por mordidas de cães são *Staphylococcus aureus* (20 a 30%), *Pasteurella multocida* (20 a 30%), *Staphylococcus intermedius* (25%) e *C. canimorsus;* aproximadamente metade das infecções em feridas por mordidas de cães também contém uma mistura de organismos anaeróbicos. Espécies semelhantes são isoladas em feridas infectadas por mordidas de gatos; entretanto, *P. multocida* é a espécie predominante em pelo menos 50% das infecções em feridas por mordidas de gatos. Pelo menos 50% dos ratos hospedam cepas de *S. moniliformis* na orofaringe, e aproximadamente 25% hospedam *Spirillum minor,* organismo aeróbico Gram-negativo. Em feridas por mordidas humanas, cepas não tipáveis de *Haemophilus influenzae, Eikenella corrodens, S. aureus,* estreptococos α-hemolíticos e organismos aeróbicos produtores de betalactamase (cerca de 50%) são as espécies predominantes. As lesões de punho fechado são particularmente propensas a infecção por *Eikenella* spp. (25%) e bactérias anaeróbicas (50%).

A escolha entre agentes antimicrobianos orais e parenterais deve ser baseada na gravidade da ferida, na presença e no grau de infecção evidente, em sinais de toxicidade sistêmica e no estado da imunidade do paciente. A amoxicilina-clavulanato é uma excelente escolha para terapia oral empírica contra feridas por mordidas humanas e de animais devido à sua atividade contra grande parte das bactérias que foram isoladas a partir de mordidas infectadas. De maneira semelhante, a opção de piperacilina-tazobactam ou ampicilina-sulbactam é escolhida para pacientes que necessitam de terapia parenteral empírica. A penicilina G continua a ser o medicamento de escolha para profilaxia e tratamento de ferimentos causados por ratos, pois esse agente apresenta excelente atividade contra *S. moniliformis* e *S. minor*. Como as cefalosporinas de primeira geração têm atividade limitada contra *P. multocida* e *E. corrodens*, elas não devem ser usadas para a profilaxia ou a terapia empírica inicial de infecções de feridas por mordidas. As alternativas terapêuticas para pacientes alérgicos à penicilina são limitadas porque os agentes alternativos tradicionais geralmente são inativos contra um ou mais dos diversos patógenos que causam infecções de feridas por mordidas. Clindamicina associada a sulfametoxazol-trimetoprima é o esquema terapêutico mais comumente sugerido para esses pacientes. Tetraciclina é o medicamento de escolha para pacientes alérgicos a penicilina que apresentam feridas persistentes por mordida de rato.

Embora o **tétano** só ocorra raramente após feridas por mordidas de humanos e animais, é importante obter um histórico de imunizações cuidadoso e providenciar vacinação antitetânica em todos os pacientes que estejam imunizados de modo incompleto ou que não tenham se vacinado contra o tétano nos últimos 5 anos. A necessidade da vacinação contra **raiva** pós-exposição em vítimas de mordidas de cães e gatos depende da confirmação de que o animal foi vacinado e, mais importante, na experiência local com animais com raiva na comunidade. Mordidas de morcegos, raposas, gambás e guaxinins devem ser consideradas com risco elevado de raiva, sendo indicada profilaxia pós-exposição. Para cães, gatos e outros animais conhecidos e que podem ser capturados, é indicada a observação pelo departamento local de controle de animais por 7 a 10 dias. Se um cão ou gato responsável por uma mordida tiver fugido, a decisão a ser tomada sobre a profilaxia da raiva poderá ser baseada nas circunstâncias relativas à mordida e no aconselhamento dos especialistas locais em doenças infecciosas e/ou dos funcionários do departamento de saúde. No mundo inteiro, anualmente, mordidas e contatos com animais resultam em mais de 10 milhões de evoluções pós-exposição. A profilaxia pós-exposição para hepatite B deve ser considerada no caso raro em que um indivíduo suscetível tiver sofrido uma mordida de um ser humano com risco elevado de hepatite B.

Tabela 743.4 Medidas para evitar mordidas de cães.

- Avalie realisticamente o ambiente e o estilo de vida e consulte um profissional (veterinário, consultor de comportamento animal ou criador responsável) para determinar raças de cães adequadas para consideração
- Cães com histórico de agressão são inadequados em lares com crianças
- Preste atenção aos sinais de medo ou apreensão da criança com relação a cães e, nesse caso, retarde a aquisição do animal
- Passe algum tempo com o cão antes de comprá-lo ou adotá-lo. Tenha cuidado quando trouxer um cão ou filhote para uma casa que tenha um bebê ou uma criança
- Castre/esterilize basicamente todos os cães (isso frequentemente reduz tendências agressivas)
- Nunca deixe um bebê ou criança pequena sozinha com um cão
- Socialize e treine adequadamente qualquer cão que chegar ao lar. Ensine comportamentos submissos ao cão (p. ex., rolar para expor a barriga e a largar o alimento sem rosnar)
- Procure aconselhamento profissional imediatamente (de veterinários, consultores de comportamento animal ou criadores responsáveis), se o cão desenvolver comportamentos agressivos ou indesejáveis
- Não faça brincadeiras agressivas com seu cão (p. ex., lutar)
- Ensine às crianças noções básicas de segurança relativas a cães e faça revisões regulares
  - Nunca se aproxime de um cão desconhecido
  - Nunca corra de um cão nem grite
  - Permaneça imóvel quando um cão desconhecido se aproximar ("ficar parado como uma árvore")
  - Se for derrubado por um cão, fique encolhido e deitado sem se mexer ("ficar parado como um tronco")
  - Nunca deixe uma criança brincar com um cão, a menos que esteja sob a supervisão de um adulto
  - Informe imediatamente se vir um cão perdido ou um cão com comportamento anormal com relação a alguém
  - Evite fazer contato visual direto com um cão
  - Não perturbe um cão que esteja dormindo, comendo ou tomando conta dos filhotes
  - Não acaricie um cão sem deixá-lo ver e farejar você antes
  - Se for mordido, imediatamente informe o fato a um adulto.

De Centers for Disease Control and Prevention: Dog bite-related fatalities – United States, 1995-1996, *MMWR Morb Mortal Wkly Rep* 46:463-467, 1997.

PREVENÇÃO

É possível reduzir o risco de feridas por mordidas de animais com orientação preventiva (Tabela 743.4). Os pais devem ser rotineiramente alertados, durante as visitas pré-natais e exames rotineiros de manutenção da saúde, sobre os riscos da existência de animais de estimação potencialmente agressivos em casa. Todos os pacientes devem ser alertados quanto à posse de animais exóticos de estimação. Além disso, os pais devem ser avisados da tendência de determinadas raças de cães em causar graves ferimentos e dos instintos protetores das cadelas em fase de amamentação. Todas as crianças pequenas devem ser atentamente supervisionadas, particularmente na presença de animais, e desde muito cedo devem aprender a respeitar os animais e a ter cuidado com seu potencial de causar ferimentos. A redução da incidência de feridas por mordidas humanas, particularmente em creches e escolas, pode ser alcançada por meio de uma vigilância adequada das crianças e com proporção adequada entre professores e crianças.

A bibliografia está disponível no GEN-io.

Capítulo 744

Febre por Mordida de Rato

David A. Hunstad

ETIOLOGIA

Febre por mordida de rato é um termo genérico que tem sido aplicado, no mínimo, às duas síndromes clínicas distintas, cada uma delas causada por um agente microbiano diferente. A febre por mordida de rato causada pelo *Streptobacillus moniliformis* é mais relatada nos EUA, porém também no Brasil, no Canadá, no México, no Paraguai, na Grã-Bretanha e na França. Ela foi identificada ainda em outras regiões da Europa e da Austrália. O *S. moniliformis* é um bacilo gram-negativo que está presente na microbiota nasofaríngea de muitos ratos selvagens e de laboratório. A infecção por *S. moniliformis* é mais comum após a mordida de um rato; entretanto, também foi relatada infecção em indivíduos que foram arranhados por ratos, nos que manusearam ratos mortos e nos que ingeriram leite contaminado com essa bactéria (**febre de Haverhill**). Do mesmo modo, a febre por mordida de rato pode ser transmitida por camundongos selvagens. A febre por mordida de rato causada pelo *Spirillum minus*, denominada **sodoku**, é mais comumente relatada na Ásia. O *S. minus* é um pequeno organismo gram-negativo espiral aeróbico. Os relatos de febre por mordida de rato na África são raros, o que sugere subnotificação em vez de inexistência da doença.

EVOLUÇÃO CLÍNICA

O período de incubação da forma estreptobacilar da febre por mordida de rato é variável, entre 3 e 10 dias. A doença caracteriza-se por um início *abrupto* de febre de até 41°C (a febre ocorre em mais de 90% dos casos informados), cefaleia latejante intensa, mialgia intensa, calafrios e vômitos. Em quase todos os casos, a lesão no local da inoculação cicatriza até o surgimento dos primeiros sintomas sistêmicos. Pouco depois do início da febre, surge um eritema polimorfo em até 75% dos pacientes. Na maioria deles, o eritema consiste em manchas maculopapulares vermelhas que, muitas vezes, apresentam um componente petequial; a distribuição do eritema é variável, mas ele costuma ser mais denso nas extremidades (Figura 744.1A e B). Podem surgir vesículas hemorrágicas nas mãos e nos pés, muito sensíveis à palpação (Figura 744.2).

Cerca de 50% dos pacientes apresentam artrite, que se manifesta pela primeira vez próximo ao final da primeira semana de doença; logo no início, a artrite pode se tornar migratória. Se a doença não for tratada, a febre, o eritema e a artrite durarão de 14 a 21 dias, frequentemente com um padrão bifásico para a febre e a artrite. Várias complicações são relatadas em pacientes com febre por mordida de rato, sendo as mais comuns pneumonia, artrite persistente, abscessos cerebrais e em tecidos moles e, menos frequentemente, miocardite ou endocardite. A taxa de mortalidade por mordida de rato não tratada é estimada em torno de 13%.

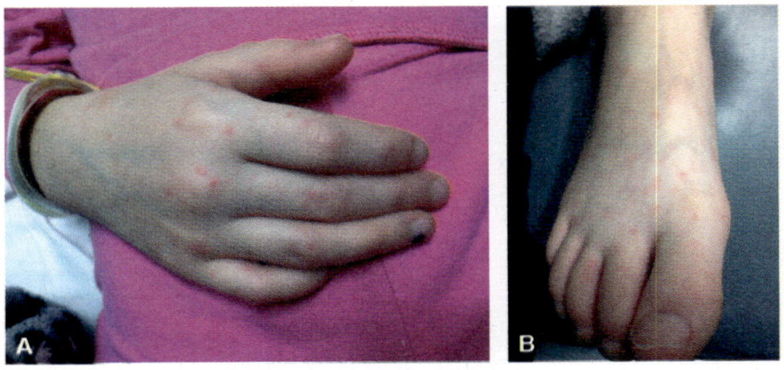

Figura 744.1 Eritema morbiliforme nas mãos/palmas das mãos (**A**) e nos pés (**B**) de um paciente com febre por mordida de rato. (*De Vetter NM, Feder Jr HM, Ratzan RM: Rat bite fever caused by a kiss,* Am J Emer Med *34(6):1190.e3–1190. e4, 2015. Figs. 1 e 3.*)

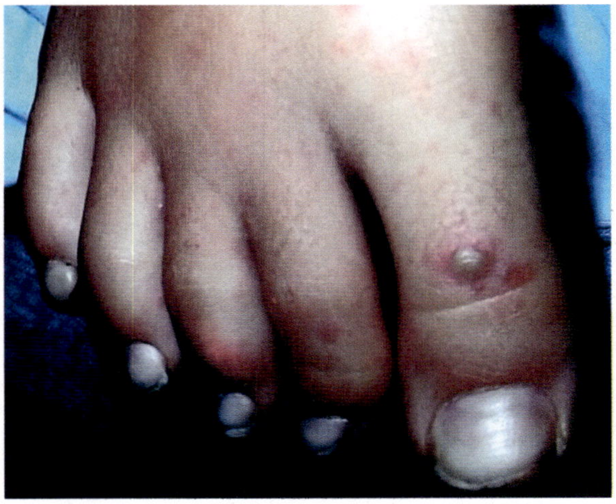

Figura 744.2 Vesículas hemorrágicas no primeiro e no terceiro artelhos de um paciente com febre por mordida de rato em estágio avançado. (*De Elliott SP: Rat bite fever and Streptobacillus moniliformis,* Clin Microbiol Rev *20:13–22, 2007. Fig. 3.*)

O período de incubação da sodoku é mais longo do que o da doença na forma estreptobacilar (14 a 21 dias). O sinal característico da doença induzida por *Spirillum* é febre associada a uma lesão endurecida no local da mordida, em geral supurativa e que não cicatriza. Invariavelmente, linfadenite e linfadenopatia estão presentes nos linfonodos regionais que drenam o local da inoculação. Muitos pacientes apresentam uma erupção cutânea macular generalizada, mais proeminente na presença de febre. Nos pacientes não tratados, a sodoku apresenta uma evolução recorrente e remitente; os sintomas diminuem depois de 5 a 7 dias de calafrios e febre, mas retornam 7 a 10 dias depois. Podem ocorrer vários ciclos se a doença não for reconhecida e tratada.

DIAGNÓSTICO

O diagnóstico da forma estreptobacilar da febre por mordida de rato é difícil, pois a doença se mostra incomum e pode ser confundida com a febre maculosa das Montanhas Rochosas ou (menos comumente) meningococcemia. Além disso, é difícil isolar e identificar o *S. moniliformis* por meio das técnicas bacteriológicas clássicas. A bactéria exige ser isolada e requer um meio de cultura enriquecido para crescimento e é inibida pelo polianetol sulfonato de sódio, aditivo presente em muitos frascos de cultura de sangue comerciais. O diagnóstico definitivo é feito quando se coleta a bactéria do sangue ou do líquido articular, ou quando ela é identificada em amostras humanas por meio de uma tecnologia molecular, como análise por reação em cadeia da polimerase, que tem sido usada com sucesso em seres humanos e animais de laboratório.

O diagnóstico de sodoku é feito com base clínica, pois não existem testes diagnósticos de sorologia, e o *S. minus* não foi cultivado em meio artificial. Raramente, a bactéria pode ser identificada em esfregaços com coloração de Gram ou em pus do local da inoculação. Aproximadamente 50% dos casos apresentam VDRL falso-positivo.

TRATAMENTO

Penicilina é o medicamento de escolha para ambas as formas de febre por mordida de rato. Recomenda-se o uso de penicilina G intravenosa (IV) ou penicilina G procaína intramuscular (IM) por 7 a 10 dias. Também tem sido usado um esquema de penicilina G IV por 5 a 7 dias seguida por penicilina V por via oral por mais 7 dias. Doxiciclina, gentamicina ou estreptomicina representam alternativas eficazes para pacientes alérgicos a penicilina. Pacientes com endocardite causada pelo *S. moniliformis* precisam de doses elevadas de penicilina G por 4 semanas; a adição de estreptomicina ou gentamicina pode ser útil.

A bibliografia está disponível no GEN-io.

Capítulo 745

Varíola do Macaco

David A. Hunstad

ETIOLOGIA

Desde a erradicação da varíola, o vírus da varíola do macaco, que causa a doença com mesmo nome, tornou-se, para os seres humanos, o membro mais importante do gênero *Orthopoxvirus*. Os macacos são os hospedeiros predominantes do vírus; entretanto, o vírus pode ser endêmico em esquilos da floresta tropical africana e pode estar presente em ratos, camundongos, porcos domésticos, ouriços e gambás da África. O vírus também foi identificado e transmitido por cães da pradaria nos EUA e afetou elefantes em jardins zoológicos. A gravidade da infecção varia por cepa viral e por hospedeiro; por exemplo, a doença é relativamente leve em macacos cinomolgos, mas é grave em orangotangos.

O vírus da varíola do macaco foi inicialmente observado em seres humanos da África Ocidental e Central na década de 1970, ocasião em que a varíola tinha sido erradicada da região. Na década de 1970, a taxa de ataque secundária estava em torno de 3% (comparação rigorosa com a taxa de 80% observada em indivíduos com varíola não vacinados). Poucos casos foram observados ao longo das duas décadas seguintes. Entretanto, durante um surto subsequente na década de 1990, quando a imunidade à varíola não era mais prevalente na população, a taxa de ataque secundária ultrapassou 75%. Também foram relatados surtos de varíola do macaco no Sudão. A varíola do macaco foi inadvertidamente introduzida nos EUA em 2003, presumivelmente por meio de roedores provenientes de Gana, que infectaram cães da pradaria que, subsequentemente, transmitiram a doença para animais de estimação; esse surto afetou mais de 70 pessoas. A transmissão primária da doença de um animal infectado para um ser humano ocorre por mordida ou por meio do contato do ser humano com sangue, secreção de ferida ou outro fluido corporal do animal infectado. A transmissão da infecção entre seres humanos é incomum, mas acredita-se que tenha sido uma importante fonte de transmissão de novos casos durante o surto nos EUA.

EVOLUÇÃO CLÍNICA

Os sinais e sintomas clínicos e a evolução da varíola do macaco são semelhantes aos da varíola, embora normalmente mais leves. Após um período de incubação de 10 a 14 dias, durante o qual o vírus se replica em tecidos linfoides, os seres humanos apresentam um início abrupto de mal-estar, febre, mialgia, cefaleia e dor lombar intensa. Podem ocorrer tosse seca, náuseas, vômitos e dor abdominal. Linfadenopatia generalizada, achado pouco usual na varíola, está invariavelmente presente durante os estágios agudos da varíola do macaco. Após um período de pródromo de 2 a 4 dias, surge um exantema de progressão cefalocaudal. À medida que a erupção cutânea evolui, a febre começa a diminuir. A erupção inicialmente é macular, mas se transforma, em poucas horas, em pápulas firmes que evoluem para vesículas e se tornam pustulares ao longo de 2 a 3 dias. Ao contrário das lesões de varíola, mas semelhantes às lesões de varicela, as lesões da varíola do macaco tendem a ocorrer em grupos (Figura 745.1). No final da segunda semana da doença, a lesão começa a secar, formar crostas e cascas e a soltar.

Deve ocorrer a suspeita de varíola do macaco em crianças que apresentem o pródromo característico associado a uma forma atípica de varicela e a um histórico de contato com cães da pradaria ou mamíferos exóticos, como ratos de Gâmbia e esquilos do Congo (*funisciurus congicus*). O diagnóstico é obtido com o isolamento do vírus da varíola do macaco em cultura, com a demonstração por reação em cadeia da polimerase de DNA viral em um espécime clínico ou por demonstração microscópica de um *orthopoxvirus* em um espécime clínico, na ausência de outra exposição ao *orthopoxvirus*.

TRATAMENTO

Não existe uma terapia eficaz comprovada para a varíola do macaco. Apesar das evidências de que a administração da vacina contra varíola tenha eficácia de 85% na prevenção ou atenuação da varíola do macaco, a raridade da infecção pela varíola do macaco não justifica uma vacinação universal. Em casos de exposição conhecida ou em situações de surto, a administração da vacina contra varíola pode ser indicada. Deverá ser cogitada a vacinação de familiares próximos e dos profissionais de saúde que prestarem atendimento aos indivíduos infectados. É relatado que a vacina tem eficácia preventiva se administrada no prazo de 2 semanas após a exposição. Indivíduos com comprometimento do sistema imunológico e aqueles com alergias potencialmente fatais ao látex ou à vacina contra varíola ou a qualquer um dos seus componentes (polimixina B, estreptomicina, tetraciclina, neomicina) tampouco deverão receber a vacina contra varíola.

Embora existam dados que indiquem que o cidofovir apresenta atividade *in vitro* contra o vírus da varíola do macaco e é eficaz na prevenção da infecção pela doença em animais, não existem dados para dar suporte à sua eficácia em seres humanos. Deve-se ter um cuidado especial com a higiene cutânea, com a manutenção de nutrição e hidratação adequadas e com a implementação imediata de terapia local ou sistêmica contra infecções bacterianas secundárias que possam ocorrer. Para a prevenção da disseminação da doença entre os seres humanos, deve ser implementada uma combinação de procedimentos de controle de contato, gotículas e de infecções transmitidas pelo ar.

A bibliografia está disponível no GEN-io.

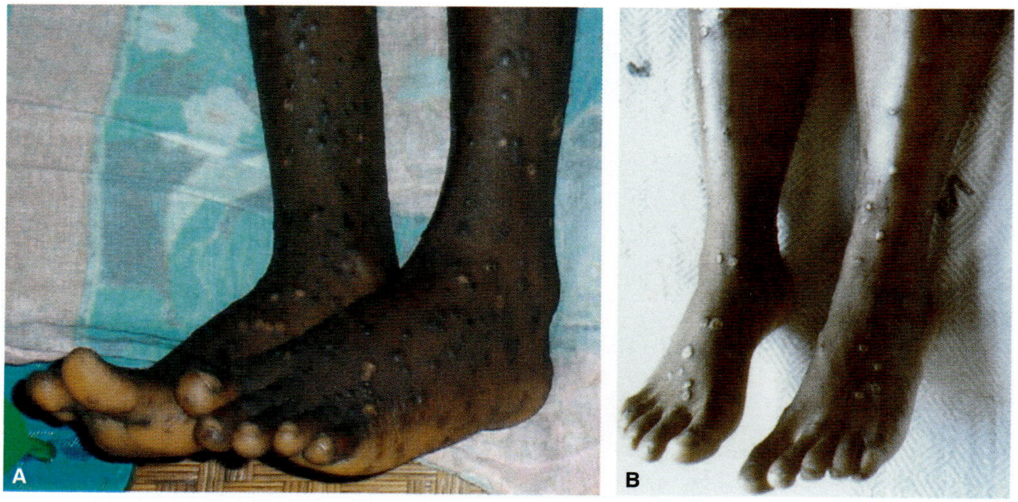

Figura 745.1 **A.** Pernas e pés de um paciente com varíola do macaco. **B.** Pernas e pés de um paciente com varíola em um estágio análogo da erupção (pustular). (*A, cortesia de Joseph M. Harvey, MD. B, cortesia de J. Nobel, Jr, MD, Centers for Disease Control and Prevention.*)

Capítulo 746

Envenenamentos

Sing-Yi Feng e Collin S. Goto

Envenenamentos por cobras, aranhas, escorpiões e outros animais peçonhentos podem causar morbidade e mortalidade significativas, embora a maioria provoque apenas dor e edema localizado. No relatório de 2014 da American Association of Poison Control Centers, aproximadamente 55.000 de 2,3 milhões de consultas telefônicas foram relacionadas a mordidas e picadas de diversos animais, e aproximadamente 18.000 envolveram crianças < 19 anos. Ocorreram seis óbitos por envenenamento, sendo um óbito pediátrico por envenenamento crotálico, quatro óbitos dentre pacientes adultos por envenenamento crotálico e um óbito de paciente adulto por uma picada de inseto da ordem Hymenoptera.

Nem toda mordida de uma criatura venenosa é perigosa. Em muitos casos, a peçonha não é injetada; essas são as chamadas mordidas secas. Uma mordida seca pode ocorrer por vários motivos, incluindo falha no mecanismo de aplicação do veneno e esvaziamento do veneno. Até 20% das mordidas de cobras crotalídeas, 80% das mordidas de cobras corais e cerca de 50% das mordidas de todas as cobras venenosas são secas.

ABORDAGEM GERAL À CRIANÇA ENVENENADA

Crianças podem ser mordidas ou picadas quando planejam explorar seu ambiente. A avaliação pode ser prejudicada por um histórico obscuro das circunstâncias e do possível organismo responsável pelo ataque, principalmente no caso de crianças pré-verbais. Os efeitos de algumas mordidas e picadas venenosas podem ser relativamente mais graves em crianças do que em adultos, uma vez que crianças geralmente recebem uma carga semelhante de veneno e apresentam um volume menor de sangue circulante para diluir seus efeitos.

Tratamento geral

A maioria dos envenenamentos exige os cuidados do local da ferida, controle da dor e tranquilização. Entretanto, a criança gravemente envenenada poderá precisar de intervenções de suporte avançado de vida, inclusive intubação endotraqueal e ventilação mecânica. O acesso intravenoso deve ser obtido em um membro não afetado, se possível (Capítulos 69 e 70) para fornecer fluidos e vasopressores por via intravenosa, de acordo com a necessidade. A hipotensão precoce geralmente é decorrente de vasodilatação e deve ser tratada com expansão de volume com a infusão adequada de solução cristaloide intravenosa (soro fisiológico em bolus de 20 mℓ/kg, repetido conforme necessário até três vezes). Choque que não responde à reposição de volume pode precisar da adição de um agente vasopressor, como epinefrina ou norepinefrina (além da administração de antídoto, se for pertinente). Se, na apresentação, houver suspeita de reação anafilática ao veneno, o tratamento (incluindo epinefrina) deverá ser iniciado o mais rapidamente possível (Capítulo 174), juntamente com o antídoto adequado.

A parte do corpo afetada deve ser imobilizada em uma posição de função e quaisquer regiões de edema devem ser marcadas, medidas e monitoradas. Se o antídoto para o veneno estiver disponível, deverão ser iniciados os esforços para localizar e garantir uma quantidade adequada de antídoto para tratar o paciente. Devem ser obtidas orientações sobre a dosagem de antídoto com toxicologistas experientes por meio da central de veneno regional.[2]

[2]N.R.T.: No Brasil, no *site* do Ministério da Saúde, há uma listagem por Estado, com nomes, endereços e telefones de hospitais que realizam atendimento com soroterapia para acidentes com animais peçonhentos. Em caso de emergência, chame imediatamente o Serviço de Atendimento Móvel de Urgência (SAMU 192) ou o Corpo de Bombeiros (193).

Cuidados gerais com a ferida

Mordidas e picadas requerem cuidados básicos com a ferida, incluindo irrigação sob pressão com bastante água da torneira ou soro fisiológico, quando possível. Para pequenas feridas por perfuração, isso não é prático, mas a pele deve ser rigorosamente lavada com água e sabão. A imunização contra tétano deve ser atualizada conforme a necessidade. Bolhas intactas devem ser mantidas para agirem como um curativo estéril para evitar infecção, ao passo que bolhas rompidas devem ser debridadas. O tecido exposto precisa ser coberto com curativos úmido-secos. Feridas necróticas, como as observadas em algumas picadas de cobra e de aranha, devem ser cuidadosamente debridadas, com a remoção somente de tecido claramente necrótico. Poderá ser necessária cirurgia reconstrutiva com enxertos cutâneos ou enxertos de músculos/tendões em uma ocasião posterior. Antibióticos profiláticos geralmente não são necessários, porque o veneno é bacteriostático. Os antibióticos geralmente devem ser reservados para sinais de infecção secundária estabelecida.

PICADAS DE COBRA

A maioria das picadas de cobra é causada por espécies não venenosas e não traz consequências mais graves do que uma ferida por perfuração contaminada (Figura 746.1). As cobras venenosas clinicamente importantes nos EUA pertencem a duas famílias: Crotalinae e Elapidae (Tabela 746.1). A maioria das picadas de cobra ocorre entre abril e setembro, quando as cobras estão mais ativas. Os machos são responsáveis por 75% das picadas e as crianças < 5 anos por 10 a 15% das ocorrências. Normalmente, as picadas são localizadas nos membros, embora tenham sido relatadas picadas em outras partes do corpo. Nos EUA, aproximadamente 98% das picadas de cobras venenosas são causadas por cobras crotalídeas (Crotalinae). Uma pequena fração das picadas é causada por cobras corais (Elapidae) nos estados do sul e do sudoeste e por cobras de estimação exóticas que foram importadas.[3]

Venenos e efeitos

Os venenos de cobra são misturas complexas de proteínas, incluindo enzimas que causam destruição dos tecidos locais e outras enzimas que têm efeitos sistêmicos potencialmente letais, incluindo coagulopatia e neurotoxicidade. Os sintomas e a gravidade de um envenenamento variam de acordo com o tipo de cobra, com a quantidade de veneno injetado e com o local da picada. Aproximadamente 25% das mordidas de cobra são "mordidas secas", em que o paciente apresenta as marcas das presas e as feridas por perfuração, mas não há dor, edema ou efeitos sistêmicos, já que nenhum veneno foi injetado. A maioria das picadas de cobras crotalídeas causa dor local significativa, edema e equimose, podendo ocasionar necrose do membro afetado (Figura 746.2). Dor e edema normalmente começam logo após a picada e podem perdurar por horas a dias. Um envenenamento grave pode resultar em coagulopatia de consumo, hipotensão e desconforto respiratório. Por outro lado, o veneno da família Elapidae é neurotóxico, com pouco ou nenhum dano tecidual. Essas picadas causam dor local variável e o início dos efeitos sistêmicos pode ser retardado por várias horas. As manifestações de neurotoxicidade geralmente são causadas por bloqueio curarizante na junção neuromuscular. Os sintomas geralmente começam com paralisias dos nervos cranianos, como ptose, disartria e disfagia e podem evoluir para insuficiência respiratória e paralisia completa. Algumas cobras crotalídeas, incluindo a cascavel do Pacífico Sul *(Crotalus oreganus helleri)*, a cascavel-diamante-ocidental *(Crotalus atrox)*, a cascavel da madeira *(Crotalus horridus horridus)* e a cascavel de Mojave *(Crotalus scutulatus)*, também podem causar neurotoxicidade significativa, como a Elapidae. As centrais regionais de controle de venenos e os toxicologistas devem ser consultados no início do tratamento.

[3]N.R.T.: No Brasil, de acordo com o manual da FUNASA, de 1990 a 1993, dos 81.611 casos notificados no período, o coeficiente de incidência foi de aproximadamente 13,5 acidentes/100.000 habitantes. Nas diferentes regiões do país, o maior índice foi no Centro-Oeste. Ainda que apresente um alto coeficiente, é possível que ocorra subnotificação na região Norte, tendo em vista as dificuldades de acesso aos serviços de saúde, o mesmo ocorrendo para o Nordeste. Em 16,34% das 81.611 notificações analisadas, o gênero da serpente envolvida não foi informado; no entanto, o gênero de cobra com maior notificação foi o *Bothrops*.

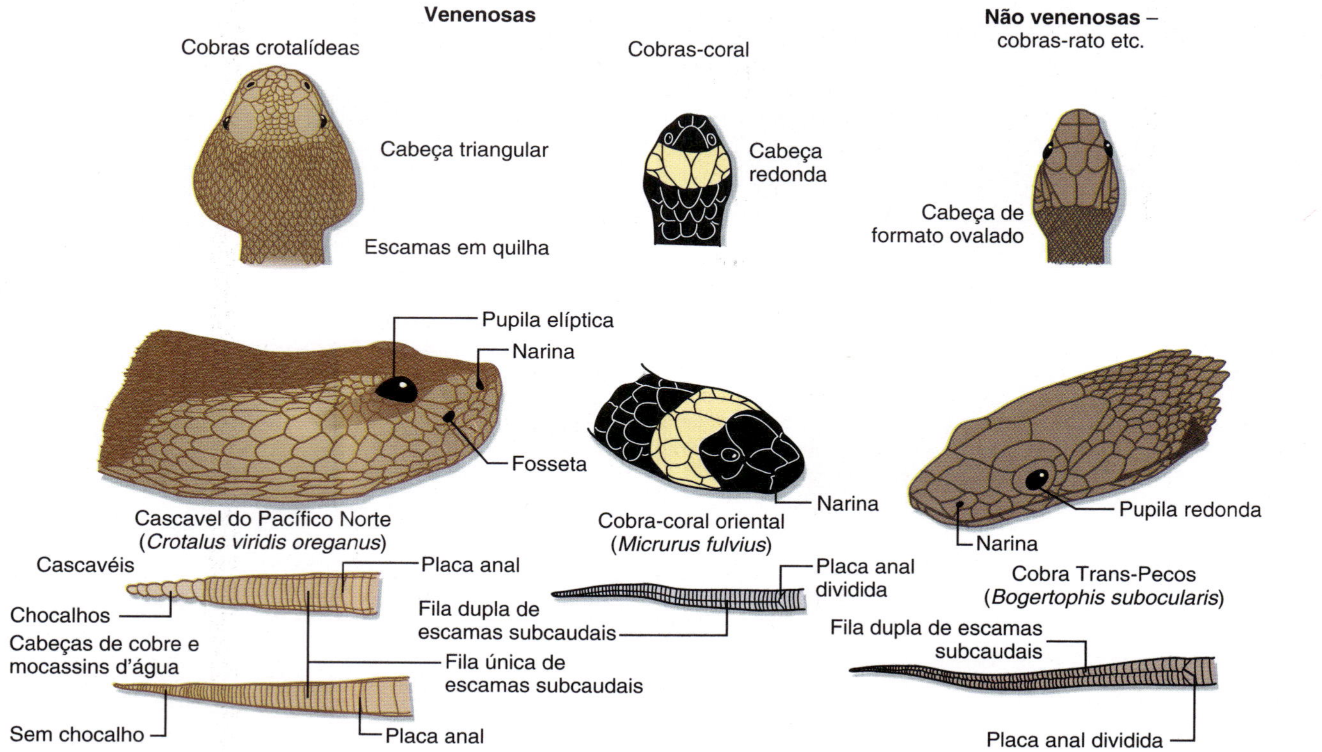

Figura 746.1 Comparação anatômica entre cobras crotalídeas, cobras-coral e cobras não venenosas dos EUA. (*Adaptada de Adams JG et al., editors: Emergency medicine, Philadelphia, 2008, WB Saunders. Drawing by Marlin Sawyer.*)

Tabela 746.1 Famílias de cobras venenosas importantes dos EUA.

FAMÍLIA	EXEMPLOS	EFEITOS DA TOXINA/OUTROS COMENTÁRIOS	ANTÍDOTO
Crotalinae (cobras crotalídeas)	Cascavéis (*Crotalus* e *Sistrurus.* spp.), mocassins d'água e cabeças de cobre (*Agkistrodon* spp.)	Fosseta sensível ao calor entre cada olho e a narina As toxinas causam danos teciduais, coagulopatia, colapso cardiovascular Exceção: cascavel de Mojave (*Crotalus scutulatus*) – veneno neurotóxico	Fab imune polivalente anticrotálico
Elapidae	Cobras-coral (*Micrurus* spp.)	O veneno é neurotóxico	Antiveneno (*Micrurus fulvius*)

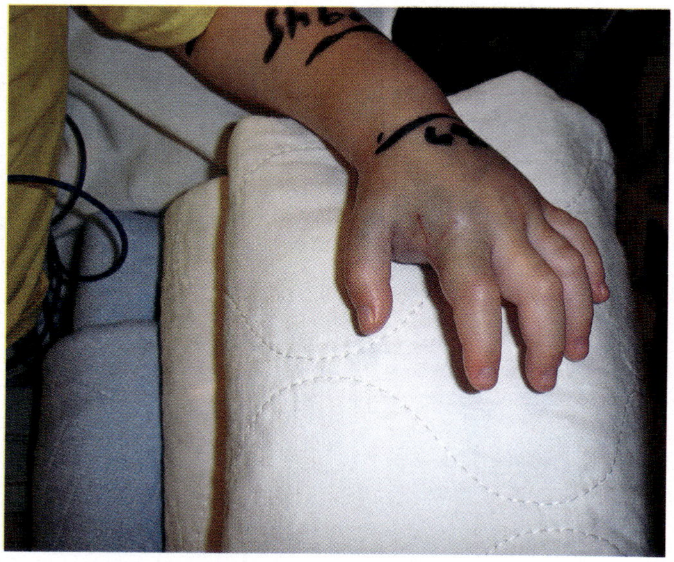

Figura 746.2 Picada de cascavel do Pacífico Sul (*Crotalus oreganus helleri*) em um menino de 2 anos. Observe as marcas das presas, o edema e os hematomas nos tecidos (fotografia tirada 2 horas após a picada) (*cortesia de Sean Bush, MD*).

Tratamento

Os cuidados pré-hospitalares devem se concentrar no transporte rápido para o setor de emergência, enquanto são prestados cuidados de suporte. Roupas apertadas, joias e relógios de pulso devem ser removidos e a parte do corpo afetada deve ser imobilizada em uma posição de função no nível do coração. Muitos tratamentos de campo popularizados para mordidas de cobra, como torniquetes, gelo, choque elétrico, incisão e sucção, demonstraram ser ineficientes ou prejudiciais.

No hospital, os cuidados de suporte devem continuar a ser prestados enquanto são feitos esforços para identificar a cobra responsável pelo ataque e garantir o antídoto adequado. Em envenenamentos graves, pode ser necessário suporte respiratório avançado, incluindo intubação endotraqueal e ventilação mecânica. O acesso venoso deve ser estabelecido em um membro não afetado, deve ser administrada fluidoterapia intravenosa conforme a necessidade e devem ser obtidas amostras laboratoriais padrão, incluindo hemograma completo, estudos de coagulação, concentração de fibrinogênio e bioquímica sérica, incluindo creatinoquinase total. Os exames laboratoriais devem, inicialmente, ser repetidos a cada 4 a 6 horas para monitorar a evolução do paciente e a resposta à terapia. Se forem aplicados torniquetes no local do atendimento, eles deverão ser cuidadosamente removidos após a obtenção do acesso venoso devido a possíveis efeitos adversos que podem ocorrer pela súbita liberação de veneno na circulação sistêmica. O membro que sofreu a picada deve ser marcado na borda principal do eritema e do edema, e deve ser anotada a hora, para monitoramento da evolução do edema.

A avaliação da gravidade do envenenamento no local do acidente e no hospital é essencial para a escolha adequada da terapia antiveneno para a vítima da picada (Tabela 746.2). Os antídotos são relativamente específicos para o gênero da cobra cujo veneno eles devem neutralizar. Se for determinado que o paciente precisa de um antídoto, a obtenção do antídoto correto deve começar assim que possível, ao se discutir o assunto com a farmácia do hospital, com a central regional de controle de venenos e, talvez, com os jardins zoológicos e museus locais, que mantêm em cativeiro cobras para estocar antídotos de cobras exóticas.

A Tabela 746.3 lista as indicações para a administração de antídotos. Em outubro de 2000, foi aprovado pela U.S. Food and Drug Administration (FDA) um antídoto Fab imune polivalente anticrotálico (FabAV) comercializado como CroFab, para uso em envenenamentos crotálicos. O FabAv é derivado de anticorpos de ovelhas (ovinos) contra o veneno de cobras crotalídeas e substitui o antídoto de imunoglobulina equina usado anteriormente. A vantagem mais importante desse antídoto é o número menor de reações de hipersensibilidade, incluindo reações imediatas e tardias. Isso ocorre porque o fragmento de Fab muito menor é consideravelmente menos antigênico do que toda a imunoglobulina.

O FabAV é derivado de quatro cobras, três do gênero *Crotalus* (cascavel-diamante-oriental, cascavel-diamante-ocidental e cascavel de Mojave) e uma do gênero *Agkistrodon* (mocassim d'água). Ele é eficaz contra os venenos de todas as cobras crotalídeas dos EUA. Existe uma reatividade cruzada com o antídoto FabAV de cobras-cabeça-de-cobre *(Agkistrodon contortrix)*. Entretanto, as mordeduras da cobra-cabeça-de-cobre muitas vezes não precisam de tratamento com antídoto porque causam menos efeitos sistêmicos e menos danos teciduais locais graves. A maioria dos envenenamentos por cobra-cabeça-de-cobre só causa edema tecidual local, equimoses e dor e geralmente reage bem aos cuidados de suporte e ao controle da dor. Qualquer criança com evidências de toxicidade sistêmica deve receber FabAV.

A dosagem inicial de FabAV tem o objetivo de controlar os sintomas (edema tecidual progressivo, trombocitopenia, coagulopatia, neurotoxicidade ou toxicidade sistêmica). A dose é repetida até que seja alcançado o controle inicial da toxicidade (ver Tabela 746.3). Doses de manutenção subsequentes podem ser necessárias para prevenir ou tratar a recorrência de efeitos dos venenos porque, devido ao seu baixo molecular, a meia-vida do FabAV é consideravelmente mais curta do que a dos componentes do veneno das cobras crotalídeas. Pacientes com envenenamento significativo devem ser acompanhados quanto a anormalidades hematológicas tardias (coagulopatia) que podem surgir até 2 semanas após a picada. Embora essas anormalidades tendam a ser leves coagulopatias de laboratório sem sangramento clínico, casos raros de sangramento intenso tardio foram relatados. Deve ser considerada terapia antiveneno adicional para essas coagulopatias tardias ou recorrentes, conforme mostrado na Tabela 746.4.

O envenenamento dos membros pode mimetizar síndrome compartimental com dor e edema intensos. É importante tratar esses pacientes agressivamente com FabAV e controle da dor com opioides para atenuar a dor e o edema intensos. Embora a fasciotomia tenha sido, um dia, recomendada para o tratamento de picadas de cobras crotalídeas nos membros, atualmente ela é um tratamento de último recurso no caso de o tratamento agressivo com FabAV não conseguir interromper a evolução da dor e do edema e uma síndrome compartimental real ser documentada com a medição da pressão intracompartimental.

Tabela 746.2 Pontuação de gravidade da picada de cobra e indicação para o antídoto anticrotálico Fab (FabAV).

GRAU DE GRAVIDADE	CLASSIFICAÇÃO	SINAIS E SINTOMAS	FABAV
0	Sem envenenamento	Marcas das presas, dor mínima	–
1	Envenenamento mínimo	Marcas das presas, dor, edema com 2,5 a 13 cm, eritema durante primeiras 12 h, sem sintomas sistêmicos	±
2	Envenenamento moderado	Marcas das presas, dor, edema com 15 a 30 cm, eritema nas primeiras 12 h, pode haver sintomas sistêmicos junto com rápida progressão do grau 1; pode ser observado exsudato sanguinolento saindo da ferida	+
3	Envenenamento grave	Marcas das presas, dor, edema maior do que 30 cm, sintomas sistêmicos, incluindo defeitos de coagulação após picadas de cobras crotalídeas, sinais de grau 1 e 2 em rápida progressão, com sinais e sintomas imediatos	++
4	Envenenamento muito grave	Reação local desenvolve-se rapidamente; o edema pode envolver o tronco ipsilateral; surgem equimose, necrose e bolhas; nos planos fasciais altamente restritivos a tensão pode ser suficientemente grande para restringir o fluxo arterial	+++

Adaptada de Dart RC, Hurlbut KM, Garcia R, Boren J: Validation of a Severity Score for the Assessment of Crotalid Snakebite, *Ann Emerg Med* 27(3):321-326, 1996.

Tabela 746.3 Diretrizes de dosagem do antídoto anticrotálico Fab.

DOSE	RECOMENDAÇÕES
Dose inicial: 4 a 6 frascos IV	• Reconstitua cada frasco de FabAV em 10 mℓ de água esterilizada para injeção e gire cuidadosamente para misturar • Dilua 4 a 6 frascos de FabAV reconstituído em 250 mℓ de soro fisiológico • Faça a infusão IV do FabAV durante uma hora • Comece com uma taxa de infusão lenta de 25 a 50 mℓ/hora por 10 min • Se não houver reação alérgica, aumente a taxa para 250 mℓ/hora para concluir a infusão • O volume da infusão pode ser diminuído para crianças pequenas ou pacientes sensíveis a volume • Observe por uma hora após a dose inicial para avaliar o controle do envenenamento • Repita 4 a 6 frascos de FabAV se necessário, para obter o controle inicial
Dose de manutenção: 2 frascos IV a cada 6 h × 3 doses	• Monitore a toxicidade tardia ou recorrente que necessite de FabAV adicional • As necessidades das doses do antídoto variam dependendo da resposta de cada paciente e da evolução clínica • Pacientes com envenenamento leve podem não necessitar de dosagem de manutenção além da dose inicial.

Adaptada de Goto CS, Feng SY: Crotalidae polyvalent immune Fab for the treatment of pediatric crotaline envenomations, *Ped Emerg Care* 25(4):273-279, 2009.

Tabela 746.4 Indicações para a administração de antídoto adicional em pacientes com coagulopatia recorrente ou trombocitopenia após o controle inicial.

- Evidência de sangramento clinicamente significativo.
- Contagem de plaquetas abaixo de 25.000/mm^3
- Índice Internacional Normalizado (INR) > 3
- Tempo de tromboplastina parcial ativada (TTPa) > 50 s
- Fibrinogênio < 50 mg/dℓ
- Presença de coagulopatia multicomponente
- Tendência de agravamento em um paciente com coagulopatia grave prévia
- Comportamento de alto risco de trauma
- Determinadas comorbidades (p. ex., vasculite sistêmica, transtornos convulsivos, AVC prévio)

From Norris RL, Bush SP, Smith J: Bites by venomous reptiles in Canada, the U.S. and Mexico. In Auerbach PS, editor: *Wilderness medicine*, ed 6, Philadelphia, 20212, Elsevier.

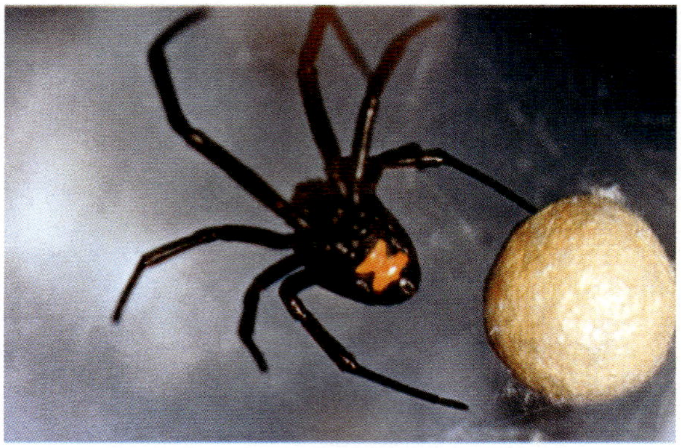

Figura 746.3 Aranha viúva-negra fêmea (*Latrodectus mactans*). Observe a marca em formato de ampulheta na parte inferior do abdome. (*Dos Centers for Disease Control and Prevention Public Health Image Library, Image #5449.*)

A aplicação do antídoto é o tratamento recomendado para envenenamento pela cobra-coral oriental *(Micrurus fulvius)* e pela cobra-coral do Texas *(Micrurus tener)*. As indicações para esse antídoto incluem o desenvolvimento de quaisquer sinais e sintomas neurológicos de envenenamento por cobra-coral, como parestesias, fala indistinta, dificuldades respiratórias, fraqueza muscular e fasciculações. Entretanto, o antídoto pode não estar prontamente disponível, pois o fabricante suspendeu temporariamente a fabricação. Não se sabe quando um novo suprimento do antídoto estará disponível. Cuidados de suporte respiratórios, incluindo intubação endotraqueal e ventilação mecânica para insuficiência respiratória, continuam a ser os pilares do tratamento.

Planejamento após a alta

Se, após a observação por 6 a 8 horas, uma criança apresentar somente as marcas das presas sem sintomas locais ou sistêmicos, os ferimentos poderão ser considerados mordidas secas e a criança poderá receber alta e ir para casa. Pacientes com toxicidade significativa e os que precisarem de tratamento com antídotos devem ser hospitalizados. Pacientes com histórico de picada de cobra-coral oriental ou do Texas devem ser hospitalizados para monitoramento por 24 horas para observar a toxicidade neurológica, de modo que o suporte respiratório possa ser fornecido conforme necessário. As crianças deverão ser internadas em uma unidade de tratamento intensivo se desenvolverem toxicidade tecidual local progressiva ou evidências de toxicidade sistêmica, incluindo coagulopatia, neurotoxicidade, instabilidade hemodinâmica ou dificuldade respiratória.

PICADAS DE ARANHA

Nos EUA, foram identificados 18 gêneros de aranhas que causam envenenamento clinicamente significativo. As aranhas de relevância nos EUA incluem a espécie *Latrodectus* (as aranhas-viúvas) e a espécie *Loxosceles* (as aranhas-reclusas).[4]

Aranhas *Latrodectus*

As espécies *Latrodectus* são encontradas em todas as regiões dos EUA e incluem *L. mactans* (Figura 746.3) (viúva-negra), *L. hesperus* (viúva-negra-ocidental), *L. bishop* (viúva-vermelha), *L. variolus* e *L. geometricus* (viúva-marrom). Elas são nativas de todos os estados, exceto do Alasca. A marca clássica de ampulheta só é encontrada na *L. mactans*. Elas gostam de viver perto do solo em áreas isoladas e pouco iluminadas, como celeiros, galpões e garagens.

Venenos e efeitos

As aranhas *Latrodectus* dispõem de um veneno que atua nas sinapses dos sistemas nervosos neuromuscular e autônomo, resultando na liberação excessiva de neurotransmissores. Todas as aranhas-viúvas apresentam venenos similares, sendo α-latrotoxina a neurotoxina mais importante.

Picadas de aranhas neurotóxicas tendem a ser muito dolorosas e a aranha responsável pelo ataque frequentemente é vista. Os efeitos sistêmicos podem incluir hipertensão, taquicardia, bradicardia, hipersalivação, diaforese e espasmos musculares difusos. Náuseas, vômitos, dor abdominal e rigidez abdominal podem mimetizar apendicite ou outra emergência abdominal aguda.

Tratamento

O tratamento do envenenamento neurotóxico por picada de aranha é centralizado em cuidados de suporte eficientes. Doses generosas de analgésicos opioides e benzodiazepinas devem ser utilizadas para controlar a dor e os espasmos musculares intensos. O antídoto contra *Lactrodectus* (Wyeth) é derivado de equinos e pode ser cogitado para a reversão de efeitos sistêmicos graves do envenenamento pela aranha-viúva. Embora seja eficaz, ele está associado à anafilaxia, à doença do soro e a reações anafilactoides e deve ser reservado para pacientes de alto risco, como gestantes com risco de aborto espontâneo decorrente de dor intensa. Um frasco é administrado por infusão intravenosa. A eficácia geralmente é observada até uma hora após a administração, com reversão da toxicidade sistêmica e alívio da dor. Ocasionalmente, é necessário um segundo frasco. Devido à possibilidade de reações graves ou potencialmente fatais, os riscos e os benefícios devem ser cuidadosamente considerados e o antídoto deve ser injetado lentamente, com monitoramento contínuo e preparação para tratamento de anafilaxia, caso ocorra.

Aranhas *Loxosceles*

Venenos e efeitos

As aranhas mais notórias por seu potencial dermonecrótico são as aranhas-reclusas do gênero *Loxosceles*. O membro mais conhecido desse gênero é a aranha-reclusa-marrom (*Loxosceles reclusa*; Figura 746.4), encontrada nas regiões centro-oeste e sul dos EUA. O veneno das aranhas *Loxosceles* contém uma enzima fosfolipase, a esfingomielinase D, além de hialuronidase. A hialuronidase é o fator de disseminação que permite que o veneno penetre nos tecidos, mas não induz danos teciduais. A esfingomielinase D causa necrose, hemólise de eritrócitos e liberação de serotonina das plaquetas. A picada dessa aranha geralmente é indolor e, inicialmente, não é percebida. Algumas horas após a picada, a região começa a formar bolhas, a sangrar e a apresentar dor. Um dia ou dois depois, o local apresentará ulcerações e desenvolverá necrose violácea com equimose adjacente e uma borda com isquemia pálida (reação "vermelha, branca e azul"). A lesão pode, gradualmente, se expandir durante dias a semanas até que o tecido necrótico descame e comece a cicatrizar (Figura 746.5).

Casos raros de loxoscelismo aparentemente são mais comuns em crianças pequenas. Os pacientes apresentam toxicidade sistêmica, incluindo febre, calafrios, náuseas, mal-estar, erupção macular difusa e petéquias; eles podem ter hemólise, coagulopatia e insuficiência renal.

[4]N.R.T.: No Brasil, existem três gêneros de aranhas de importância médica: *Phoneutria*, *Loxosceles* e *Latrodectus*. Os acidentes causados por *Lycosa* (aranha-de-grama), bastante frequentes, e pelas caranguejeiras, muito temidas, são destituídos de maior importância.

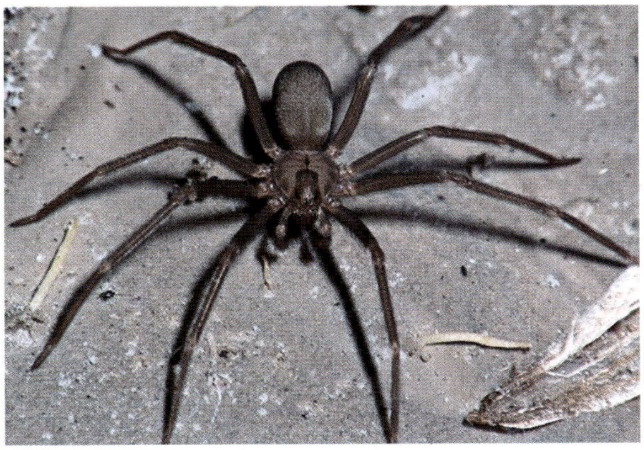

Figura 746.4 Aranha-reclusa macho (*Loxosceles* spp.). Observe a marca distinta em formato de violino no dorso do cefalotórax. (*Cortesia de Michael Cardwell/Extreme Wildlife Photography.*)

Em caso de lesões dérmicas necróticas sem identificação da aranha causadora da picada, deve ser considerado um amplo diagnóstico diferencial para garantir o tratamento adequado. O diagnóstico diferencial inclui infecções cutâneas (particularmente por *Staphylococcus aureus;* ver Capítulo 208), pioderma gangrenoso ou ectima gangrenosa.

Tratamento

O tratamento de picadas de aranha necrosantes inclui o cuidado adequado da ferida, a atualização da situação do tétano e a administração de antibióticos em caso de infecção bacteriana secundária. A limpeza diária da ferida e a proteção da região afetada devem ser feitas até a cicatrização.

Nenhuma terapia teve a eficácia definitivamente comprovada na limitação da extensão da necrose no caso de picada de aranha-reclusa, incluindo esteroides, dapsona, colchicina, cipro-heptadina, nitroglicerina, oxigênio hiperbárico e excisão tecidual precoce. Os cuidados meticulosos da ferida são o pilar do tratamento. Grandes lesões podem precisar de um fechamento secundário tardio com enxerto de pele após a ocorrência da clara demarcação do tecido.

Os pacientes com sinais e sintomas de loxoscelismo sistêmico devem ser hospitalizados para tratamento de suporte de hipovolemia, coagulopatia, hemólise e lesão renal aguda. Não existem antídotos comercializados nos EUA para o tratamento de picadas de aranha necrosantes, como as das espécies *Loxosceles*.

Alta

As vítimas com lesões cutâneas necróticas devem ser monitoradas por frequentes verificações ambulatoriais das lesões para determinar seu progresso. Crianças com dermonecrose ou toxicidade sistêmica com evolução rápida devem ser hospitalizadas para terapia de suporte, que pode incluir tratamento intensivo para hemólise, coagulopatia, insuficiência renal ou hipotensão.

PICADAS DE ESCORPIÃO

Existem mais de 650 espécies de escorpiões no mundo, algumas das quais capazes de causar envenenamento grave ou letal. Nos EUA, existem dois escorpiões clinicamente significativos: *Centruroides exilicauda* (escorpião de casca) e *Centruroides vittatus*. A maioria dos envenenamentos por escorpião ocorre no sudoeste dos EUA e as mortes são raras. Em outras regiões do mundo, principalmente América Latina, África, Oriente Médio e Ásia, diversos escorpiões causam fatalidades, regularmente.[5]

[5]N.R.T.: No Brasil, os acidentes escorpiônicos são importantes em virtude da grande frequência com que ocorrem e da sua potencial gravidade, principalmente em crianças picadas pelo *Tityus serrulatus*. Os principais agentes de importância médica são: *T. serrulatus*, responsável por acidentes de maior gravidade, *T. bahiensis* e *T. stigmurus*. Na região Sudeste, a sazonalidade é semelhante à dos acidentes ofídicos, ocorrendo a maioria dos casos nos meses quentes e chuvosos. As picadas atingem predominantemente os membros superiores, 65% das quais acometendo mão e antebraço. A maioria dos casos tem curso benigno, situando-se a letalidade em 0,58%. Os óbitos têm sido associados, com maior frequência, a acidentes causados por *T. serrulatus*, ocorrendo mais comumente em crianças menores de 14 anos.

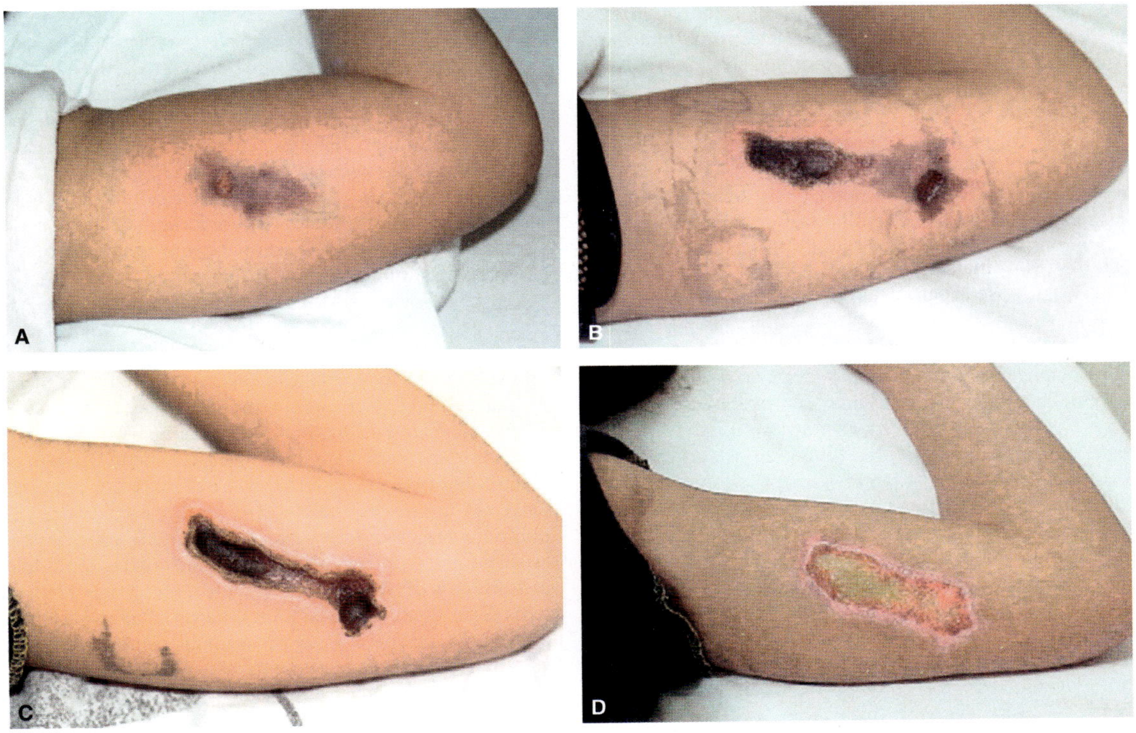

Figura 746.5 Progressão de loxoscelismo cutâneo em paciente brasileiro que foi picado em casa ao colocar a camisa. Ulceração e necrose no dia 1 (**A**), no dia 9 (**B**), no dia 16 (**C**) e no dia 25 (**D**). (*De Isbister G, Fan HW: Spider bite,* Lancet *378:2039–2046, 2011, Figura 3. Fotografias por Ceila MS Malaque.*)

Venenos e efeitos

O veneno do escorpião *Centruroides* contém fosfolipase, acetilcolinesterase, hialuronidase, serotonina e neurotoxinas, resultando em dor e parestesias intensas, além de sintomas sistêmicos de despolarização de terminais nervosos e liberação de acetilcolina e catecolaminas. As manifestações das picadas de escorpião em crianças variam de leve a graves e podem incluir toxicidade autonômica e somática. A toxicidade autonômica inclui hipertensão, taquicardia, sialorreia, êmese, diaforese e broncoconstrição, embora insuficiência respiratória seja rara. A toxicidade motora somática inclui ataxia, fasciculações, mioclonia e ospoclonia. Os pacientes em geral ficam impacientes ou agitados, podendo ocorrer disfunção de nervos cranianos.

Tratamento

A maioria das picadas de escorpião não produz efeitos graves e requer somente cuidados na ferida e medicamentos contra dor administrados por via oral. Entretanto, os pacientes com sintomas mais graves podem precisar de opioides IV para analgesia e de benzodiazepinas para espasmo muscular ou agitação intensa.

Em agosto de 2011, a FDA aprovou um antídoto específico para o escorpião de casca, o Anascorp (Bioclon, México). Esse antídoto é recomendado para pacientes gravemente doentes com neurotoxicidade ou outros sintomas graves, incluindo dor intratável não responsiva a doses adequadas de analgésicos opioides. Crianças pequenas têm maior probabilidade do que os adultos de desenvolver esses sintomas graves. É recomendável discutir a terapia antiveneno com a central regional de controle de venenos para a obtenção de orientações.

Alta

Pacientes com picadas leves de escorpião somente com efeitos locais podem receber alta e ir para casa com segurança, levando instruções para cuidados da ferida, analgésicos e rigoroso acompanhamento ambulatorial. Pacientes com evolução dos sintomas, dor intratável, neurotoxicidade ou outra toxicidade sistêmica devem ser hospitalizados, especialmente se estiver sendo cogitada a aplicação de antídoto. Aqueles que tiverem toxicidade grave devem ser internados em uma unidade de tratamento intensivo.

PICADAS DE HYMENOPTERA

A ordem Hymenoptera de insetos inclui as formigas picadoras, abelhas e vespas, que são caracterizadas pela presença de um ovipositor modificado (o ferrão), na extremidade do abdome, através do qual o veneno é injetado. Vários membros desta ordem podem ser encontrados no mundo inteiro.

Venenos e efeitos

O veneno de Hymenoptera é uma complexa mistura de proteínas, enzimas e substâncias vasoativas que resultam em ferida tecidual local e inflamação. A maioria das picadas só causa dor local, vermelhidão e edema, seguidos por prurido e resolução. Alguns pacientes apresentam uma grande reação local na qual o edema evolui para além do local da picada, possivelmente envolvendo todo o membro. Aproximadamente 0,4 a 0,8% das crianças e 3% dos adultos apresentam risco de reações alérgicas agudas e potencialmente fatais como resultado de sensibilidade ao veneno de Hymenoptera. Mortes causadas por anafilaxia decorrente do veneno de Hymenoptera costumavam ser uma das principais causas de mortalidade; entretanto, entre 2008 e 2011, somente dois óbitos decorrentes de envenenamento por Hymenoptera foram relatados nas centrais de controle de venenos nos EUA (Capítulo 171). Casos raros de doença do soro tardia podem ocorrer após picadas de Hymenoptera (Capítulo 175). As abelhas africanizadas *(Apis mellifera scutellata)*, híbrido agressivo das espécies ocidentais de abelhas com as espécies de abelhas africanas, podem causar episódios maciços de picadas, resultando em toxicidade sistêmica por veneno, com hipotensão, insuficiência respiratória, choque, hemólise e insuficiência renal.

Tratamento

Crianças com reações locais típicas podem ser tratadas com cuidados de suporte, incluindo analgésicos e anti-histamínicos, conforme a necessidade. Crianças com grandes reações locais também devem receber um ciclo de corticosteroides por via oral e uma receita de um *kit* de autoinjeção de epinefrina, com treinamento para uso antes de receberem alta. Pacientes com urticária, angioedema, sibilos ou hipotensão devem ser tratados com cuidados de suporte agressivos, incluindo terapia padrão para anafilaxia, como epinefrina intramuscular, corticosteroides, anti-histamínicos, fluidoterapia intravenosa, oxigênio e controle das vias respiratórias conforme a necessidade (Capítulo 174). Crianças com episódios maciços de picadas também podem precisar de reanimação na unidade de tratamento intensivo.

Planejamento após a alta

Crianças com reações locais podem receber alta com cuidados ambulatoriais contínuos, que podem incluir analgesia e anti-histamínicos. Decisões mais difíceis relativas às instruções após a alta envolvem crianças com manifestações sistêmicas. Crianças que só têm urticária difusa e que estão estáveis depois de um período de observação podem receber alta para prosseguir com um curto ciclo de anti-histamínicos e esteroides e para levar um *kit* de autoadministração de epinefrina. Essas crianças apresentam risco baixo de evoluírem para anafilaxia sistêmica com futuras picadas. Crianças que apresentam mais do que uma simples urticária (p. ex., sibilos, evidências de edema na laringe ou instabilidade cardiovascular) devem ser tratadas intensivamente e hospitalizadas pelo menos por 24 horas para observação. Elas devem ser encaminhadas para um alergista/imunologista para fazerem testes de sensibilidade ao veneno de hymenoptera e para possível imunoterapia. A imunoterapia reduz o risco de anafilaxia sistêmica decorrente de futuras picadas em pacientes de risco elevado de 30 a 60% para < 5%.

ENVENENAMENTO POR ANIMAIS MARINHOS

As classes de animais marinhos venenosos que causam mais morbidade e mortalidade nos seres humanos são os cnidários (água-viva, caravela-portuguesa, caravela-do-pacífico, coral-de-fogo, urtiga-do-mar, anêmonas e outros), moluscos (polvo-de-anéis-azuis e caramujos cônicos), peixes cartilagíneos (arraias) e membros da família Scorpaenidae (peixe-leão, peixe-escorpião e peixe-pedra).

Venenos e efeitos

Todos os cnidários apresentam células com ferrões denominadas nematocistos. Essas células contêm um túbulo altamente dobrado que se descarrega ao contato, penetra na pele e injeta veneno. O veneno é antigênico e pode ser dermonecrótico, hemolítico, cardiotóxico ou neuropático, dependendo da espécie. A **cubomedusa australiana (vespa-do-mar)** *(Chironex fleckeri)*, com seu veneno cardiotóxico, é conhecida por causar picadas rapidamente fatais em decorrência de parada cardíaca e edema pulmonar. Embora tenha sido relatada anafilaxia fatal por picadas de águas-vivas em águas costeiras dos EUA, esses eventos são raros. Para os médicos das Américas, a principal preocupação com o envenenamento por cnidários é a dor localizada que pode estar associada a parestesias ou prurido. Ocasionalmente, as vítimas podem apresentar sintomas sistêmicos, como náuseas, vômitos, cefaleia e calafrios.

Os moluscos englobam polvos e caramujos cônicos (*Conus* sp.). O *polvo* de significância toxicológica é o *Hapalochlaena maculosa* (polvo-de-anéis-azuis), encontrado principalmente nas águas australianas. O polvo-de-anéis-azuis secreta tetrodoxina (a mesma toxina encontrada no baiacu) pela glândula salivar. O bico do polvo perfura a pele e libera a tetrodoxina. A tetrodoxina bloqueia os canais de sódio dos neurônios, ocasionando paralisia. O veneno também contém outras toxinas, inclusive agentes vasoativos e enzimas que causam lesão tecidual local. Os caramujos cônicos têm um prosbócide oco com um dente que pode ser estendido para injetar veneno na vítima. O veneno da espécie *Conus* contém conotoxinas direcionadas a múltiplos receptores, incluindo os de voltagem, de ligante e receptores mediados pela proteína G. As conotoxinas causam uma variedade de sintomas, incluindo dor intensa, fraqueza, isquemia tecidual, cianose e entorpecimento. Os sintomas sistêmicos geralmente são neurológicos e incluem afonia, afasia, fraqueza, paralisia, insuficiência respiratória, colapso cardiovascular e, por fim, morte.

A **arraia** apresenta um espinho pontiagudo, serrilhado e uma glândula de veneno na base da cauda. O envenenamento muitas vezes ocorre quando a vítima pisa no animal escondido na água e a cauda faz um movimento de chicote para perfurar a perna. As lesões envolvem lacerações denteadas causadas pelo espinho, muitas vezes com a retenção de detritos (fragmentos do espinho, tecido glandular e areia). O veneno tem propriedades vasoconstritoras que podem ocasionar necrose tecidual e cicatrização inadequada do tecido. Os envenenamentos por arraias são significativos devido à dor intensa no local da ferida, que perdura por 24 a 48 horas. Alguns pacientes apresentam náuseas, vômitos e cãibras musculares. Raramente ocorre hipotensão ou convulsões.

Os membros da família Scorpaenidae apresentam espinhos venenosos dorsais, pélvicos e anais que ficam eretos quando o animal é ameaçado. As glândulas de veneno associadas a esses espinhos contêm múltiplas toxinas, enzimas e substâncias vasoativas. O envenenamento causa dor intensa imediata que pode persistir por horas ou dias. As vítimas podem apresentar destruição tecidual local, sendo comuns superinfecções. Os sintomas sistêmicos incluem diaforese, náuseas, vômitos, diarreia, dor abdominal, cãibras musculares e cefaleia. Nos casos graves, foram relatados paralisia, insuficiência respiratória, hipotensão, disritmias e colapso cardiovascular.

Tratamento

O tratamento de picadas por cnidários deve ser iniciado imediatamente após o envenenamento. Foi mostrado que molhar o local da picada com vinagre inibe a descarga de nematocistos. Os fragmentos visíveis dos tentáculos devem ser removidos com a mão (usando luvas) ou uma pinça. Fragmentos microscópicos podem ser removidos raspando-se cuidadosamente a região afetada. Remédios populares, como esfregar o ferrão com areia e aplicar urina não são úteis e podem causar mais irritação. Amaciador de carne geralmente não é eficaz. São indicados anti-histamínicos e corticosteroides para edema e urticária. Reações anafiláticas agudas devem ser tratadas com epinefrina por via intramuscular. Geralmente, não são necessários antibióticos.

Pacientes envenenados por moluscos recebem tratamento de suporte. Não existem antídotos para o veneno do polvo-de-anéis-azuis e do caramujo-cônico. Deve ser proporcionado o controle adequado da dor, conforme necessário. Pode ser necessário suporte cardiovascular. Toxicidades neurológicas graves, como insuficiência respiratória, devem ser tratadas por meio do manejo das vias respiratórias e ventilação mecânica.

O tratamento de picadas de arraias e de membros da família Scorpaenidae é semelhante. Essas toxinas são termolábeis e a imersão em água quente (aproximadamente 42°C) por 30 a 60 minutos desnatura os constituintes proteicos e diminui significativamente a dor. As feridas devem ser rigorosamente lavadas e exploradas com o uso de anestesia local para descartar a retenção de espinhos ou fragmentos. Os espinhos das arraias são radiopacos e podem ser vistos em radiografias ou identificados por ultrassonografia. As lacerações devem ser tratadas com fechamento primário tardio ou cicatrizadas por intenção secundária. Deve ser proporcionada analgesia sistêmica, conforme necessário. Devido ao risco de infecção bacteriana secundária, deve haver um baixo limiar para a administração de antibióticos profiláticos contra *Staphylococcus*, *Streptococcus* e espécies do gênero *Vibrio*, e as feridas devem ser examinadas diariamente por alguns dias. Um antídoto Fab equino contra peixe-pedra está disponível para envenenamento grave por peixe-pedra com toxicidade sistêmica ou dor intratável.

Planejamento após a alta

Depois do tratamento da ferida e da analgesia eficaz, a maioria das pessoas pode receber alta. Se houver efeitos sistêmicos significativos, o paciente deverá ser internado para monitoramento e cuidados adicionais, se necessário.

A bibliografia está disponível no GEN-io.

Índice Alfabético

C

D

H

J

K

L

M

O

P

Q

W

X

Y

Z